Arthritis and Allied Conditions

A Textbook of Rheumatology

Fifteenth Edition

Volume 1

第 1 卷

关节炎与相关疾病

第 15 版

主　编　William J. Koopman
　　　　Larry W. Moreland

主　译　陆　芸　张奉春　李世民
　　　　娄思权　侯筱魁

天津科技翻译出版公司

著作权合同登记号:图字:02-2006-87

图书在版编目(CIP)数据

关节炎与相关疾病.第1卷/(美)库普曼(Koopman,W. J.),(美)莫兰德(Moreland,L. W.)主编;陆芸等译.—天津:天津科技翻译出版公司,2010.8

书名原文:Arthritis and Allied Conditions:A Textbook of Rheumatology

ISBN 978-7-5433-2749-8

Ⅰ.①关… Ⅱ.①库… ②莫… ③陆… Ⅲ.①关节炎-诊疗 Ⅳ.①R684.3

中国版本图书馆CIP数据核字(2010)第129028号

授权单位:Lippincott Williams & Wilkins Inc.
出　　版:天津科技翻译出版公司
出 版 人:蔡　颢
地　　址:天津市南开区白堤路244号
邮政编码:300192
电　　话:022-87894896
传　　真:022-87895650
网　　址:www.tsttpc.com
印　　刷:山东临沂新华印刷集团有限公司
发　　行:全国新华书店
版本记录:889×1194　16开本　165印张　2400千字
2010年8月第1版　2010年8月第1次印刷
定价:680.00元(2卷)

(如发现印装问题,可与出版社调换)

译校者名单

主　译

陆　芸　张奉春　李世民　娄思权　侯筱魁

副主译

阚世廉　叶伟胜　冯世庆　胡永成　于建华　李德达　白人骁　王林森
王　毅　万　瑜　孙景城　刘　林　孙永生

译校者(按姓氏笔画排序)

丁秋玲　干耀恺　于建华　于新立　万　瑜　马　英　王　迁　王　基
王　瑜　王　毅　王一颖　王卫国　王文良　王英姿　王林森　王宝奎
王春宇　王跃庆　王敬博　王媛媛　尹　雷　帅宗文　叶伟胜　白人骁
冯　胜　冯世庆　邢国胜　吕　星　朱　佳　朱　波　任海龙　任富继
伦学刚　刘　林　刘　斌　刘永玉　刘兆杰　刘利国　闫　旭　闫富宏
孙永生　孙志明　孙景城　纪经涛　严孟宁　苏金梅　李　洁　李　通
李　锋　李　楠　李世民　李宝和　李建江　李梦涛　李嗣钊　李稚君
李德达　李鑫鑫　杨亚敏　杨建伟　肖　瑜　吴　迪　吴　莹　吴　疆
谷　雅　冷小梅　沈　敏　宋立明　张　化　张　文　张　良　张　凯
张　祎　张　涛　张　玺　张　梅　张　磊　张　飚　张文海　张永东
张秀丽　张奉春　张卓莉　陆　芸　陈　华　陈　啸　邵　杰　尚　玮
岳　冰　周佩兰　郑宝忠　郑得志　赵　力　赵文君　赵合元　赵丽丹
赵尚昆　郝永宏　荆　峰　胡永成　侯筱魁　娄思权　宣　梁　费允云
贺俊兰　桂晓臣　徐　东　徐　瑾　徐天睿　徐红英　高　莹　高丽霞
郭　军　黄海晶　曹沛宏　崔景秋　董立平　董宝军　蒋　颖　蒋文臣
焦　静　温晓宏　靳小兵　窦学梅　阚世廉　熊光宜　颜淑敏　鞠晓东
魏学磊

编者名单

Ivona Aksentijevich, M.D.
Staff Scientist
Genetics and Genomics Branch
National Institute of Health
Bethesda, MD

Leena Ala-Kokko, M.D., Ph.D.
Professor
Center for Gene Therapy
Tulane University Health Science Center
New Orleans, LA

Graciela S. Alarcón, M.D., MPH
Jane Knight Lowe Chair of Medicine in Rheumatology
Rheumatologist
Division of Clinical Immunology and Rheumatology
Department of Medicine
University of Alabama at Birmingham
Birmingham, AL

Dirk R. Albrecht, MS
Graduate Student Researcher
Department of Bioengineering
University of California at San Diego
La Jolla, CA

Nancy Bates Allen, M.D.
Professor
Department of Medicine
Duke University Medical Center
Durham, NC

Roy D. Altman, M.D.
Professor
David Geffen School of Medicine
University of California–Los Angeles
Los Angeles, CA

Won C. Bae, Ph.D.
Postdoctoral Fellow
Department of Bioengineering
University of California at San Diego
La Jolla, CA

Dominique Baeten, M.D., Ph.D.
Professor
Department of Rheumatology
Ghent University Hospital
Ghent, Belgium

Gene V. Ball, M.D.
Jane Knight Lowe Professor Emeritus
Division of Clinical Immunology and Rheumatology
Department of Medicine
University of Alabama at Birmingham
Birmingham, AL

Joan M. Bathon, M.D.
Professor
Attending Physician
Department of Medicine
Johns Hopkins Medical Institutions
Johns Hopkins Bayview Medical Center
Baltimore, MD

Michael J. Battistone, M.D.
Assistant Professor
Attending Physician
Division of Rheumatology
Department of Internal Medicine
University of Utah
Salt Lake City, UT

Michael A. Becker, M.D.
Professor
The University of Chicago
Pritzker School of Medicine
University of Chicago Medical Center
Chicago, IL

Nicholas Bellamy, M.D., M.Sc.
Professor
University of Queensland Mayne Medical School
Queensland, Australia

Robert M. Bennett, M.D., FRCP
Professor
Department of Medicine
Oregon Health and Sciences University
Portland, OR

Merrill D. Benson, M.D.
Department of Pathology and Laboratory Medicine
Indiana University School of Medicine
Indianapolis, IN

Christine B. Bernal, M.D.
Pediatric Rheumatology Fellow
Baylor College of Medicine
Houston, TX

Fraser N. Birrell, M.A., M.B., B.Chir, MRCP, Ph.D.
Clinical Senior Lecturer
Department of Rheumatology
University of Newcastle upon Tyne
Wansbeck General Hospital
Newcastle upon Tyne, UK

Warren D. Blackburn, Jr., M.D.
Professor
University of Alabama at Birmingham
Birmingham, AL

Marcy B. Bolster, M.D.
Associate Professor
Division of Rheumatology and Immunology
Medical University of South Carolina
Charleston, SC

Dennis W. Boulware, M.D., FACP
Professor
Attending Physician
Division of Clinical Immunology and Rheumatology
Department of Medicine
University of Alabama at Birmingham
Birmingham, AL

Dimitrios T. Boumpas, M.D.
Department of Rheumatology/Clinical Immunology
Medical School
University of Crete
Heraklion, Greece

Simon J. Bowman, Ph.D., FRCP
Honorary Senior Clinical Lecturer
Consultant Rheumatologist
Department of Rheumatology
Division of Immunity and Infection
University of Birmingham
Birmingham, UK

Laurence A. Bradley, Ph.D.
Division of Clinical Immunology and Rheumatology
Department of Medicine
University of Alabama at Birmingham
Birmingham, AL

S. Louis Bridges, Jr., M.D., Ph.D.
Associate Professor
Division of Clinical Immunology and Rheumatology
Departments of Medicine and Microbiology
University of Alabama at Birmingham
Birmingham, AL

Alan N. Brown, M.D.
Assistant Professor
Medical University of South Carolina
Charleston, SC

Hermine I. Brunner, M.D., M.Sc.
Assistant Professor
Departments of Pediatrics and Rheumatology
University of Cincinnati College of Medicine
Cincinnati Children's Hospital Medical Center
Cincinnati, OH

W. Watson Buchanan, M.D.
Professor Emeritus
McMaster University
Hamilton, ON, Canada

Jane A. Buckner, M.D.
Assistant Member
Clinical Assistant Professor
Department of Medicine
University of Washington
Benaroya Research Institute at Virginia Mason
Seattle, WA

Daniel C. Bullard, Ph.D.
Department of Genetics
University of Alabama at Birmingham
Birmingham, AL

Grant W. Cannon, M.D.
Professor
Associate Chief of Staff
Division of Rheumatology
University of Utah
VA Salt Lake City Health Care Systems
Salt Lake City, UT

Xu Cao, Ph.D.
Associate Professor
Department of Pathology
University of Alabama at Birmingham
Birmingham, AL

Robert H. Carter, M.D.
Professor
Physician
Department of Medicine
University of Alabama at Birmingham
Birmingham VA Medical Center
Birmingham, AL

Rowland W. Chang, M.D., MPH
Professor
Departments of Preventive Medicine, Medicine, and Physical Medicine & Rehabilitation
Director
Arthritis Center
Northwestern University Feinberg School of Medicine
Rehabilitation Institute of Chicago
Chicago, IL

W. Winn Chatham, M.D.
Associate Professor
Division of Clinical Immunology and Rheumatology
Department of Medicine
University of Alabama at Birmingham
Birmingham, AL

Albert C. Chen, Ph.D.
Assistant Project Scientist
Department of Bioengineering
University of California at San Diego
La Jolla, CA

Daniel O. Clegg, M.D.
Professor
Chief, Rheumatology Section
Chief, Division of Rheumatology
Harold J., Ardella T. and Helen T. Stevenson Presidential Chair
University of Utah
George E. Wahlen Department of Veterans Affairs Medical Center
Salt Lake City, UT

Philip L. Cohen, M.D.
Professor
Staff Physician
Department of Medicine
University of Pennsylvania
Philadelphia VA Medical Center
Philadelphia, PA

Andrew L. Concoff, M.D.
Assistant Professor
The University of Texas – Houston Medical School
Houston, TX

Juliet Arambulo Coquia, M.D.
Rheumatology Fellow
Rheumatology Section
UMDNJ-Robert Wood Johnson Medical School
Cooper Hospital/University Medical Center
Camden, NJ

Maripat Corr, M.D.
Associate Professor of Medicine
Division of Rheumatology
University of California – San Diego
San Diego, CA

Mary E. Cronin, M.D.
Associate Professor
Division of Rheumatology
Medical College of Wisconsin
Milwaukee, WI

Bruce N. Cronstein, M.D.
Professor
Director of Clinical Pharmacology
Associate Chairman of Medicine for Research
Division of Clinical Pharmacology
New York University School of Medicine
New York, NY

Mary K. Crow, M.D.
Professor
Senior Scientist
Department of Medicine
Research Division
Weill-Medical College of Cornell University
Hospital for Special Surgery
New York, NY

John M. Cuckler, M.D.
Professor
Surgeon
Department of Surgery
University of Alabama at Birmingham
Birmingham, AL

Catherine Lesko Daniel, M.D.
Assistant Professor
Division of Clinical Immunology and Rheumatology
University of Alabama at Birmingham
Birmingham, AL

Anne Davidson, MBBS, FRACP
Professor
Attending Physician
Departments of Medicine and Microbiology & Immunology
Albert Einstein College of Medicine
Jacobi Hospital
Bronx, NY

John C. Davis, Jr., M.D., MPH, MS
Assistant Professor
University of California – San Francisco
San Francisco, CA

Marietta M. De Guzman, M.D.
Baylor College of Medicine
Texas Children's Hospital
Houston, TX

Filip De Keyser, M.D., Ph.D.
Professor
Head of Clinic
Department of Rheumatology
Ghent University Hospital
Ghent, Belgium

Raphael J. Dehoratius, M.D.
Professor
Division of Rheumatology
Thomas Jefferson University
Philadelphia, PA

Chris T. Derk, M.D.
Senior Clinical Fellow
Division of Rheumatology
Thomas Jefferson University
Philadelphia, PA

D. Scott Devinney, D.O.
Surgeon
Shoulder and Elbow Service
Florida Orthopaedic Institute
Temple Terrace, FL

M. Franklin Dolwick, D.M.D., Ph.D.
Department of Oral and Maxillofacial Surgery
University of Florida College of Dentistry
Shands Teaching Hospital
Gainesville, FL

John P. Donohue, M.D.
Instructor
Department of Rheumatology
Harvard Medical School
Beth Israel Hospital
Boston, MA

N. Lawrence Edwards, M.D.
Professor
Department of Rheumatology and Clinical Immunology
University of Florida
Gainesville, FL

Michael H. Ellman, M.D.
Professor
Department of Medicine
University of Chicago
Chicago, IL

David T. Felson, M.D., MPH
Professor
Chief
Clinical Epidemiology Unit
Boston University School of Medicine
Boston, MA

Barri J. Fessler, M.D.
Assistant Professor
Director, Multidisciplinary Vasculitis Clinic
Division of Clinical Immunology and Rheumatology
University of Alabama at Birmingham
Birmingham, AL

David Fisher, M.D.
Surgeon
Shoulder and Elbow Service
Florida Orthopaedic Institute
Temple Terrace, FL

David A. Fox, M.D.
Professor
Department of Internal Medicine
Chief
Division of Rheumatology
University of Michigan
University of Michigan Hospital
Ann Arbor, MI

Mark A. Frankle, M.D.
Clinical Associate Professor
Chief
Shoulder and Elbow Service
Florida Orthopedic Institute
Temple Terrace, FL

Cem Gabay, M.D.
Associate Professor
Departments of Internal Medicine and Pathology-Immunology
Chief
Division of Rheumatology
University of Geneva School of Medicine
University Hospital of Geneva
Geneva, Switzerland

Renate E. Gay, M.D.
Professor
Chief of Staff
Department of Rheumatology
University of Zurich
University Hospital
Zurich, Switzerland

Steffen Gay, M.D.
Professor
Director, WHO-Center
Department of Rheumatology
University of Zurich
Zurich, Switzerland

Harry K. Genant, M.D.
Professor Emeritus
Department of Radiology
University of California – San Francisco
San Francisco, CA

Edward H. Giannini, M.Sc., Dr.P.H.
Professor
Departments of Pediatrics and Rheumatology
University of Cincinnati College of Medicine
Cincinnati Children's Hospital Medical Center
Cincinnati, OH

Gary S. Gilkeson, M.D.
Professor
Department of Medicine
Medical University of South Carolina
Charleston, SC

Don L. Goldenberg, M.D.
Rheumatology
Newton-Wellesley Hospital
Newton, MA

Tom P. Gordon, M.D., Ph.D.
Professor
Director
Department of Immunology, Allergy and Arthritis
Flinders University
Flinders Medical Centre
Bedford Park, South Australia

Jörg J. Goronzy, M.D.
Professor
Emory University
Atlanta, GA

Jan Tore Gran, M.D., Ph.D.
Professor
Head
Department of Rheumatology
University of Oslo
National Hospital Rikshospitalet
Oslo, Norway

Michele J. Grimm, Ph.D.
Graduate Program in Biomedical Engineering
Wayne State University
Detroit, MI

Barry L. Gruber, M.D.
Professor
Department of Medicine
State University of New York
Northport VA Medical Center
Stony Brook, NY

Nortin M. Hadler, M.D.
Professor
Departments of Medicine and Microbiology/Immunology
University of North Carolina School of Medicine
University of North Carolina Hospitals
Chapel Hill, NC

Paulette C. Hahn, M.D.
Clinical Assistant Professor
Department of Rheumatology and Clinical Immunology
University of Florida
Shands Teaching Hospital
Gainesville, FL

Laura P. Hale, M.D., Ph.D.
Assistant Research Professor
Department of Pathology
Duke University Medical Center
Durham, NC

James T. Halla, M.D.
Spartanburg Rheumatology
Spartanburg, NC

Paul B. Halverson, M.D.
Professor
Department of Internal Medicine
Division of Rheumatology
Medical College of Wisconsin
St. Joseph's Hospital
Milwaukee, WI

Uzma Haque, M.D.
Assistant Professor
Attending Physician
Department of Medicine
Johns Hopkins Medical Institutions
Johns Hopkins Bayview Medical Center
Baltimore, MD

Joe G. Hardin, M.D.
Professor
Department of Internal Medicine
University of South Alabama
University of South Alabama Medical Center
Mobile, AL

John B. Harley, M.D.
Professor
Member
Staff Physician
Departments of Medicine and Internal Medicine
Department of Arthritis and Immunology
University of Oklahoma
Oklahoma Medical Research Foundation
U.S. Department of Veterans Affairs Medical Center
Oklahoma City, OK

Michael Hausman, M.D.
Orthopedic Associates
Leni and Peter W. May Department of Orthopaedics
The Mount Sinai Medical Center
New York, NY

Louis W. Heck, M.D.
Division of Clinical Immunology and Rheumatology
Department of Medicine
University of Alabama at Birmingham
Birmingham, AL

Daniel Holderbaum, Ph.D.
Arthritis Translational Research Program
Case Western Reserve University
Beachwood, OH

James P. Hollowell, M.D.
Integrated Spine Care
Milwaukee, WI

Michele M. Hooper, M.D., M.S.
Arthritis Translational Research Program
Case Western Reserve University
Beachwood, OH

Greg A. Horton, M.D.
Associate Professor
Division of Orthopedic Surgery
University of Kansas Medical Center
Kansas City, KS

Aubrey Johnston Hough, Jr., M.D.
Distinguished Professor
Associate Dean for Special Projects
College of Medicine
University of Arkansas for Medical Sciences
Little Rock, AR

Laura B. Hughes, M.D.
Division of Clinical Immunology and Rheumatology
University of Alabama at Birmingham
Birmingham, AL

Gunnar Husby, M.D., Ph.D.
Professor
Head Physician
Department of Rheumatology
University of Oslo
Rikshospitalet National
Center for Rheumatic Diseases
Oslo, Norway

Elaine M. Husni, M.D.
Instructor
Associate Physician
Division of Rheumatology, Immunology and Allergy
Brigham and Women's Hospital
Harvard Medical School
Boston, MA

Robert D. Inman, M.D., F.R.C.P.C., F.A.C.P., F.R.C.P. Edin.
Professor
Senior Scientist
Department of Medicine and Immunology
University of Toronto
Toronto Western Hospital
Toronto, Ontario

John D. Isaacs, Ph.D., F.R.C.P.
Professor
Consultant Rheumatologist
School of Clinical Medical Sciences
University of Newcastle upon Tyne
Freeman Hospital
Newcastle upon Tyne, UK

Zacharia Isaac, M.D.
Director
Interventional Psychiatry
Orthopedic Arthritis Center
Brigham and Women's Hospital
Boston, MA

Christopher G. Jackson, M.D.
Professor
Staff Physician
Department of Rheumatology
University of Utah
George E. Wahlen Department of Veterans Affairs Medical Center
Salt Lake City, UT

Kyle D. Jadin, M.S.
Graduate Student Researcher
Department of Bioengineering
University of California at San Diego
La Jolla, CA

Hugo E. Jasin, M.D.
Professor
Director
Department of Internal Medicine
Division of Rheumatology and Clinical Immunology
University of Arkansas for Medical Sciences
Little Rock, AR

Meenakshi Jolly, M.D.
Chief
Section of Rheumatology
University of Illinois at Chicago
Advocate Christ Medical Center
Oaklawn, IL

Roland Jonsson, D.M.D., Ph.D.
Professor
Consultant
Department of Rheumatology
Broegelmann Research Laboratory
The Gade Institute
University of Bergen
Haukeland University Hospital
Bergen, Norway

Kenneth C. Kalunian, M.D.
University of California at San Diego
La Jolla, CA

Allen P. Kaplan, M.D.
Professor
Co-Director, Asthma and Allergy Center
Department of Medicine
Medical University of South Carolina
Charleston, SC

Daniel L. Kastner, M.D.
Arthritis Branch
National Institutes of Health
Bethesda, MD

Jeffrey N. Katz, M.D.
Division of Rheumatology
Brigham and Women's Hospital
Boston, MA

Muhammad Asim Khan, M.D., M.A.C.P., F.R.C.P.
Professor
Division of Rheumatology
Department of Medicine
Case Western Reserve University
Cleveland, OH

J. Michael Kilby, M.D.
Associate Professor
Medical Director
Department of Medicine
University of Alabama at Birmingham
Birmingham, AL

Robert P. Kimberly, M.D.
Division of Clinical Immunology and Rheumatology
Department of Medicine
University of Alabama at Birmingham
Birmingham, AL

Lynell W. Klassen, M.D.
Department of Internal Medicine
University of Nebraska Medical Center
Omaha, NE

Travis J. Klein, M.S.
Graduate Student Researcher
Department of Bioengineering
University of California at San Diego
La Jolla, CA

William J. Koopman, M.D.
Chairman
Department of Medicine
Univeristy of Alabama at Birmingham
Birmingham, AL

Joseph H. Korn, M.D.
Arthritis Center
Boston University School of Medicine
Boston, MA

Anita P. Kuan, Ph.D.
Postdoctoral Fellow
Department of Medicine
University of Pennsylvania
Philadelphia, PA

Daniel Lajeunesse, Ph.D.
Associate Professor
Researcher
Department of Medicine
Osteoarthritis Research Unit
University of Montreal
University of Montreal Hospital Centre
Montreal, Quebec

Albert F. Lobuglio, M.D.
Director
Comprehensive Cancer Center
University of Alabama at Birmingham
Birmingham, AL

Michael Dan Lockshin, M.D.
Professor
Attending Physician
Departments of Medicine, Obstetrics-Gynecology, and Rheumatology
Weill-Medical College of Cornell University
Hospital for Special Surgery
New York, NY

Carlos J. Lozada, M.D.
Division of Rheumatology and Immunology
University of Miami School of Medicine
Miami, FL

Stephen E. Malawista, M.D.
Professor
Attending Physician
Department of Internal Medicine
Yale University School of Medicine
Yale-New Haven Medical Center
New Haven, CT

Johanne Martel-Pelletier, Ph.D.
Professor
Director
Department of Medicine
Osteoarthritis Research Unit
University of Montreal
University of Montreal Hospital Centre
Montreal, Quebec

Thomas G. Mason II, M.D.
Department of Medicine
Division of Rheumatology
Mayo Clinic
Rochester, MN

Richard Mayne, Ph.D.
Department of Cell Biology
University of Alabama at Birmingham
Birmingham, AL

Daniel J. McCarty, M.D.
Will and Cara Ross Professor Emeritus
Department of Medicine
Medical College of Wisconsin
Milwaukee, WI

Kevin B. McGowan, M.S.
Graduate Student Researcher
Department of Bioengineering
University of California at San Diego
La Jolla, CA

Thomas A. Medsger, Jr., M.D.
Division of Rheumatology
Department of Medicine
University of Pittsburgh Medical Center
Pittsburgh, PA

Clement J. Michet, M.D., M.P.H.
Mayo Clinic
Rochester, MN

Herman Mielants, M.D., Ph.D.
Professor
Head of Clinic
Department of Rheumatology
Ghent University Hospital
Ghent, Belgium

Mark Mighell, M.D.
Surgeon
Shoulder and Elbow Service
Florida Orthopaedic Institute
Temple Terrace, FL

Ted R. Mikuls, M.D., M.S.P.H.
Assistant Professor
Department of Medicine
University of Nebraska Medical Center
Omaha, NE

Frederick W. Miller, M.D., Ph.D.
Chief, Environmental Autoimmunity Group
Office of Clinical Research
National Institute of Health
Bethesda, MD

Elinor Mody, M.D.
Division of Rheumatology, Immunology and Allergy
Brigham and Women's Hospital
Boston, MA

Gerald F. Moore, M.D.
Professor
Department of Internal Medicine
Section of Rheumatology
University of Nebraska College of Medicine
Omaha, NE

K. David Moore, M.D.
Assistant Professor
Division of Orthopaedic Surgery
University of Alabama at Birmingham
Birmingham, AL

Larry W. Moreland, M.D.
Professor
Division of Clinical Immunology and Rheumatology
Department of Medicine
University of Alabama at Birmingham
Birmingham, AL

Sarah L. Morgan, M.D.
Professor
University of Alabama at Birmingham
Birmingham, AL

Roland W. Moskowitz, M.D.
Professor
Department of Medicine
Case Western Reserve University
Co-Director
Arthritis Translational Research Program
University Hospitals
Cleveland, OH

John D. Mountz, M.D.
Division of Clinical Immunology and Rheumatology
Department of Medicine
University of Alabama at Birmingham
Birmingham, AL

Ulf Müller-Ladner, M.D.
Senior Rheumatology Attendant
CFO, Head Division of Rheumatology and Clinical Immunology
Department of Internal Medicine
University of Regensburg
Regensburg, Germany

Stanley J. Naides, M.D.
Thomas B. Hallowell Professor
Chief
Division of Rheumatology
The Milton S. Hershey Medical Center
Pennsylvania State University College of Medicine
Hershey, PA

Sonali Narain, M.D., M.P.H.
Assistant–IN
Department of Rheumatology and Clinical Immunology
University of Florida
Gainesville, FL

Charles L. Nelson, M.D.
Assistant Professor
Attending Surgeon
Department of Orthopaedic Surgery
University of Pennsylvania
Hospital of the University of Pennsylvania
Philadelphia, PA

Gerald T. Nepom, M.D., Ph.D.
Professor (Affiliate)
Department of Immunology
University of Washington
Director
Benaroya Research Institute at Virginia Mason
Seattle, WA

Gayle E. Nugent, M.S.
Graduate Student Researcher
Department of Bioengineering
University of California at San Diego
La Jolla, CA

Jim C. Oates, M.D.
Assistant Professor
Department of Medicine
Division of Rheumatology and Immunology
Medical University of South Carolina
Charleston, SC

James R. O'Dell, M.D.
Professor
Vice-Chairman
Department of Internal Medicine
Chief
Section of Rheumatology and Immunology
University of Nebraska Medical Center
Omaha, NE

Peter G. Pappas, M.D.
Professor
Department of Medicine
Division of Infectious Diseases
University of Alabama at Birmingham
Birmingham, AL

Bradford O. Parsons, M.D.
Leni and Peter W. May Department of Orthopaedics
The Mount Sinai Medical Center
New York, NY

Mukesh Patel, M.D.
Division of Infectious Diseases
Department of Medicine
University of Alabama at Birmingham
Birmingham, AL

Jean-Pierre Pelletier, M.D.
Professor
Director
Department of Medicine
Osteoarthritis Research Unit
University of Montreal
University of Montreal Hospital Centre
Montreal, Quebec

Maria D. Perez, M.D.
Assistant Professor
Baylor College of Medicine
Texas Children's Hospital
Houston, TX

Andras Perl, M.D., Ph.D.
Professor
Chief of Rheumatology
Department of Medicine
State University of New York
Syracuse, NY

Charles G. Peterfy, M.D., Ph.D.
Chief Medical Officer
Synarc, Inc.
San Francisco, CA

Karin S. Peterson, M.D., Ph.D.
Assistant Professor
Department of Pediatrics
Columbia University
New York, NY

Michelle A. Petri, M.D., M.P.H.
Professor
Director, Lupus Center
Department of Medicine
Division of Rheumatology
Johns Hopkins Medical Institutions
Johns Hopkins Bayview Medical Center
Baltimore, MD

Mark R. Philips, M.D.
Professor
Cell Biology and Pharmacology
NYU Medical Center
New York, NY

A. Robin Poole, Ph.D., D.Sc.
Professor
Director
Departments of Surgery and Medicine
Joint Diseases Laboratory
McGill University
Shriners Hospital for Children
Montreal, Quebec

Gregory J. Przybylski, M.D.
Director of Neurosurgery
The New Jersey Neuroscience Institute at JFK
Edison, NJ

Reed E. Pyeritz, M.D.
Department of Medicine
Division of Medical Genetics
University of Pennsylvania
Philadelphia, PA

Eric L. Radin, M.D.
Adjunct Professor
Department of Orthopaedic Surgery
Tufts-New England Medical Center
Boston, MA

Westley H. Reeves, M.D.
Marcia Whitney Schott Professor
Chief
Department of Rheumatology and Clinical Immunology
University of Florida
Shands Teaching Hospital
Gainesville, FL

Antonio J. Reginato, M.D.*
Division of Rheumatology
UMDNJ-Robert Wood Johnson Medical School
Cooper Hospital/University Medical Center
Camden, NJ

Morris Reichlin, M.D.
George Lynn Cross Research Professor
Vice President of Research, Member Arthritis/Immunology Program
Oklahoma University Health Sciences Center
Head, Clinical Immunology Laboratory
Oklahoma Medical Research Foundation
Oklahoma City, OK

Martin Rodriguez, M.D.
Research Fellow in Medicine
Department of Medicine
Harvard Medical School
Massachusetts General Hospital
Boston, MA

*Deceased

Ann K. Rosenthal, M.D.
Associate Professor
Division of Rheumatology
Department of Medicine
Medical College of Wisconsin
Zablocki VA Medical Center
Milwaukee, WI

Robert A.S. Roubey, M.D.
Associate Professor
Department of Medicine
Division of Rheumatology, Allergy, and Immunology
University of North Carolina School of Medicine
Chapel Hill, NC

Alexander P. Ruggieri, M.D., M.H.S.
Department of Rheumatology
Mayo Clinic
Rochester, MN

Lawrence M. Ryan, M.D.
Division of Rheumatology
Medical College of Wisconsin
Milwaukee, WI

Kenneth G. Saag, M.D., M.Sc.
Associate Professor
Department of Medicine
Division of Clinical Immunology and Rheumatology
University of Alabama at Birmingham
Birmingham, AL

Kenneth E. Sack, M.D.
Professor
Director, Clinical Programs in Rheumatology
Department of Medicine
University of California–San Francisco
San Francisco, CA

Robert L. Sah, M.D., Sc.D.
Professor
Vice-Chair
Department of Bioengineering
University of California at San Diego
La Jolla, CA

Mansoor N. Saleh, M.D.
Professor
Department of Hematology-Oncology
University of Alabama at Birmingham
Birmingham, AL

Charles L. Saltzman, M.D.
Professor
Department of Orthopaedic Surgery
University of Iowa
Iowa City, Iowa

John D. Sandy, Ph.D.
Associate Professor
Senior Investigator
Department of Pharmacology and Therapeutics
Center for Research in Paediatric Orthopaedics
University of South Florida
Shriners Hospital for Children
Tampa, FL

Minoru Satoh, M.D., Ph.D.
Associate Professor
Department of Rheumatology and Clinical Immunology
University of Florida
Gainesville, FL

Amr H. Sawalha, M.D.
Fellow
Department of Medicine
Division of Rheumatology
University of Michigan
Ann Arbor, MI

Allen Dale Sawitzke, M.D.
Associate Professor of Medicine–Clinical
Department of Medicine
University of Utah
Salt Lake City, UT

Tannin A. Schmidt, M.S.
Graduate Student Researcher
Department of Bioengineering
University of California at San Diego
La Jolla, CA

Harry W. Schroeder, Jr., M.D., Ph.D.
Professor
Department of Medicine
University of Alabama at Birmingham
Birmingham, AL

Barbara L. Schumacher, B.S.
Research Associate
Department of Bioengineering
University of California at San Diego
La Jolla, CA

H. Ralph Schumacher, Jr., M.D.
Professor
Department of Medicine
Chief
Division of Rheumatology
University of Pennsylvania
VA Medical Center
Philadelphia, PA

Charles N. Serhan, Ph.D.
Simon Gelman Professor
Director
Departments of Biochemistry, Molecular Pharmacology, Anesthesiology, Perioperative, and Pain Medicine
Center for Experimental Therapeutics and Reperfusion
Harvard Medical School
Brigham and Women's Hospital
Boston, MA

Joseph C. Shanahan, M.D.
Assistant Professor
Department of Medicine
Duke University Medical Center
Durham, NC

Vivian C. Shih, M.D.
Instructor
Department of Physical Medicine and Rehabilitation
Northwestern University Feinberg School of Medicine
Rehabilitation Institute of Chicago
Chicago, IL

Gene P. Siegal, M.D., Ph.D.
Professor and Senior Scientist
Department of Pathology
Director
Division of Anatomic Pathology
UAB Comprehensive Cancer Center and The Center for Metabolic Bone Disease University of Alabama at Birmingham
Birmingham, AL

Joachim Sieper, M.D.
Professor
Department of Rheumatology
Charité University Medicine Berlin
Berlin, Germany

Leonard H. Sigal, M.D.
Department of Medicine
Division of Rheumatology
UMDNJ-Robert Wood Johnson Medical School
Cooper Hospital/University Medical Center
New Brunswick, NJ

Richard M. Silver, M.D.
Professor and Director
Division of Rheumatology and Immunology
Medical University of South Carolina
Charleston, SC

Peter A. Simkin, M.D.
Division of Rheumatology
University of Washington
Seattle, WA

Trent H. Smith, M.D.
Department of Medicine
Mayo Clinic
Rochester, MN

James P. Stannard, M.D.
Associate Professor
Orthopaedic Surgeon
Department of Surgery
University of Alabama at Birmingham
Birmingham, AL

Douglas R. Stewart, M.D.
Division of Medical Genetics
University of Pennsylvania
Hospital of the University of Pennsylvania
Philadelphia, PA

Edward J. Stolarski, M.D.
Department of Orthopaedic Surgery
University of Pennsylvania
Hospital of the University of Pennsylvania
Philadelphia, PA

John H. Stone, M.D., M.P.H.
Associate Professor and Director
Department of Medicine
Johns Hopkins University
Johns Hopkins Bayview Medical Center
Baltimore, MD

John S. Sundy, M.D., Ph.D.
Assistant Professor
Department of Medicine
Division of Rheumatology and Immunology
Duke University Medical Center
Durham, NC

Teresa Kathleen Tarrant, M.D.
Rheumatology, Allergy, Immunology Fellow
Department of Medicine
Duke University Medical Center
Durham, NC

Ioannis Tassiulas, M.D.
Instructor
Assistant Attending Physician
Department of Medicine
Weill-Medical College of Cornell University
Hospital for Special Surgery
New York, NY

Michele M. Temple, M.S.
Graduate Student Researcher
Department of Bioengineering
University of California at San Diego
La Jolla, CA

Robert A. Terkeltaub, M.D.
Professor and Chief
Departments of Medicine and Rheumatology
University of California at San Diego
San Diego VA Medical Center
San Diego, CA

Sergio Miguel Angel Toloza, M.D.
Mary Kirkland Research Fellow
Department of Medicine
Division of Immunology and Rheumatology
University of Alabama at Birmingham
Birmingham, AL

Eric M. Veys, M.D., Ph.D.
Professor and Head
Department of Rheumatology
University of Ghent
Ghent University Hospital
Ghent, Belgium

John E. Volanakis, M.D.
Professor
Division of Clinical Immunology and Rheumatology
Department of Medicine
University of Alabama at Birmingham
Birmingham, AL

Angela A. Wang, M.D.
Assistant Professor
Department of Orthopedics
University of Utah
Salt Lake City, UT

Robert W. Warren, M.D., Ph.D., M.P.H.
Associate Professor
Division of Rheumatology
Baylor College of Medicine
Texas Children's Hospital
Houston, TX

Casey T. Weaver, M.D.
Professor
Staff Pathologist
Departments of Pathology and Microbiology
University of Alabama at Birmingham
Birmingham, AL

Andrew J. Weiland, M.D.
Professor
Orthopedic Surgeon
Weill-Medical College of Cornell University
Hospital for Special Surgery
New York, NY

Cornelia M. Weyand, M.D.
Professor
Emory University
Atlanta, GA

Ronald L. Wilder, M.D., Ph.D.
Vice President, Clinical Development, Immunological and Inflammatory Diseases
Medimmune
Gaithersburg, MD

H. James Williams, M.D.
Professor
Thomas D. and Rebecca E. Jeremy Presidential Endowed Chair for Arthritis Foundation
Attending Physician
Division of Rheumatology
Department of Internal Medicine
University of Utah
Salt Lake City, UT

Robert Winchester, M.D.
Professor
Department of Pediatrics, Medicine, and Pathology
Columbia University
New York, NY

Thomas S. Winokur, M.D.
Associate Professor
University of Alabama at Birmingham
Birmingham, AL

David Wofsy, M.D.
Arthritis/Immunology Unit
VA Medical Center
San Francisco, CA

Anne Woods, Ph.D.
Department of Cell Biology
University of Alabama at Birmingham
Birmingham, AL

Paul H. Wooley, M.D.
Professor
Department of Orthopaedic Surgery
Wayne State University
University Orthopaedics
Detroit, MI

Robert L. Wortmann, M.D.
Chairman
Department of Medicine
University of Oklahoma College of Medicine
Tulsa, OK

Tong Zhou, M.D.
Associate Professor
Division of Clinical Immunology and Rheumatology
Department of Medicine
University of Alabama at Birmingham
Birmingham, AL

Nathan J. Zvaifler, M.D.
Professor Emeritus
Department of Medicine
Division of Rheumatology, Allergy, Immunology
University of California at San Diego
La Jolla, CA

中文版前言

《关节炎与相关疾病》(*Arthritis and Allied Conditions*)一书的第15版由William J. Koopman和Larry W. Moreland教授主编。本书是一部临床治疗关节炎疾病的必读书,世界各国关节疾病医师和学者无不把它奉为经典的权威之作。此外,由我们天津医院骨科牵头组织,特邀我国最著名的类风湿性关节炎和骨关节炎专家北京协和医院风湿免疫科主任张奉春教授和北京大学第三医院骨科主任医师娄思权教授,以及国内骨科关节炎专家学者,共同昼夜奋战,终于将其翻译引进出版。该书涵盖了当代有关关节炎与相关疾病的最新临床诊断治疗经验和理论研究成果,它必将有助于我国关节炎医学的发展,成为我国关节炎临床医师在临床工作中的良师益友。

陆　芸

2010年2月10日

序 言

作为前主编，很高兴为这本书的第15版作序。可以肯定，没有哪本书比这部综合性著作更好地记录了风湿病学的发展过程。在这一迅速发展的领域，将当前的知识提炼并编写成具有连贯性和系统性的书籍已经成为一个挑战。自从宾夕法尼亚大学医院关节炎科主任 Bernard Isaac Comroe 医生于1940年独自开创性地撰写了关节炎一书以来，风湿病学科知识已经呈指数样递增。尽管 Comroe 当时的职称还仅仅是位讲师，但是这本书无疑使他成为了学术界的巨星，并与其奠定肺内科科学基础的兄弟 Julius 齐名。当时 Comroe 医生撰写关节炎一书的资料主要来源于由 Philip S. Hench 出版社自1936年开始出版的双年刊《风湿病述评》。

在1945年 Comroe 医生不幸辞世之后，Joseph Lee Hollander 便担任了宾夕法尼亚大学医院关节炎科主任一职，他也责无旁贷地担负起该书的再版，并命名为《Comroe 氏关节炎》。Joe 意识到了风湿病学知识的迅速增长，因此他认为应当采取多位作者联合编写的方案。从第4版到第8版，正值战争时期，基本上是由 Joseph Lee Hollander 和他在阿肯色州温泉城的美国海军总医院的同事一起编写的。该书内容涉及各兵种士兵常见的关节炎和其他风湿性疾病。医院的医护人员包括许多权威专家学者都为战后风湿病学的发展起到极大的推动作用。

1960年，Russell L. Cecil 在该书第6版前言中称道：《关节炎与相关疾病》一书就是"风湿病学的圣经"。Robert M. Stecker 分别在1966年出版的第7版和1972年出版的第8版的前言中指出，在这本书出版后的25年里，几乎全世界的医生都依照其中的知识来治疗关节炎。

我在1972年开始担任第8版的合作主编，之后担任了第9版到第12版的主编。Joseph Lee Hollander 和我都明显意识到每一个专题都应指定一位最称职的专家来撰写。我们的责任是确认合适的专家，并告知所确定的专题撰写的统一体例、章节的长短、疾病治疗的深度和广度，以尽量避免重复。为达到统一的效果，主编最好为一位，最多不能超过两位。后来 Bill Koopman 加入了进来，与我共同主编第12版。从此主编的接力棒又传到他的手中。

在 Bill Koopman 的精心指导下，该书第13和14版的质量有了进一步的提高。Larry W. Moreland 与 Bill Koopman 共同主编了该书的第15版，而且他将单独主编第16版，也将成为这部有70年历史的著作的第15位主编。Bill Koopman 和我都期盼着他为我们带来新的编辑意识和更有活力的新版本。

最后，我要感谢多年来为此书作出贡献和提出建议的朋友和同事，正是由于他们，该书才能在风湿病学领域中保持领先地位。能够参加这部著作的编写，我感到很荣幸；因为我在宾夕法尼亚大学医院时跟随 Joseph Lee Hollander 工作，所以在该书第6版时就加入了进来，此后每一版都参加编写。我有时候也在想，如果我不是这么心甘情愿地去从事这项工作的话，那么我也就无法取得像现在这样的成就。

Daniel J. McCarty, M.D.
威斯康辛州 密尔沃基市
（叶伟胜 译 李世民 校）

前　言

第 15 版《关节炎与相关疾病》收录了过去 4 年中有关风湿性疾病基础研究及临床知识上的新进展，变化之处充分体现了学科发展的动态。该版共增加了 9 个全新的章节，分别就细胞因子抑制剂、潜在生物学疗法、疼痛的机制及治疗、血管炎分类、韦格纳肉芽肿及抗中性粒细胞细胞质抗体相关性血管炎、结节性多动脉炎及微小多动脉炎、超敏性血管炎、贝赫切特综合征和其他血管炎综合征等新课题进行了论述。此外，共有 36 个章节启用了新的作者。综合性章节中，对有关风湿性疾病流行病学及用于临床评估的分析方法等内容进行了更新。所有这些变化均秉承了前辈 Dan McCarty 及已故 Joe Hollander 所一贯倡导的学术性与权威性。

自前一版再版以来，在有关关节分子及细胞水平组成成分的结构与功能、细胞因子及其受体的结构与功能、受体表达的调节方式、炎症的机制、风湿性疾病组织损伤的发病机制等方面的认识又取得了实质性的进展。这一领域的学术带头人，最能理解这些进展的重要性，由其亲自负责编写了涉及风湿性疾病基础科学的各个章节。

部分新增及修订后的章节，还就有关关节结构、蛋白多糖、细胞因子及其受体、胶原、软骨、滑膜细胞、急性期反应物等重要方面，提出了现代治疗学观点。在有关细胞黏附分子、补体、细胞凋亡、类花生酸类物质和氧化亚氮等章节中，收录了这些领域的重大研究成果，推动了对风湿性疾病发病机制的认识。同时还简要回顾了免疫球蛋白的分子基础及 T 细胞受体的多样性。在有关中性粒细胞、肥大细胞、嗜酸性粒细胞、巨噬细胞、淋巴细胞、血小板等章节中，从细胞生物学水平上对风湿性疾病组织损伤及炎症反应提出了新的见解。有关 HLA 复合体及非 HLA 基因在风湿性疾病发病机制中的作用，也被纳入到相应章节，充分体现了这些年来在风湿性疾病遗传基础研究上所取得的飞速进展。

对各种风湿性疾病发病机制的深入理解推动了治疗学的发展。部分章节中收录了有关细胞因子抑制剂、潜在生物学疗法、免疫调节剂等新的治疗方法，同时也记录了这些新的治疗方法给人们带来的兴奋与憧憬。

类风湿关节炎作为慢性炎症性关节炎性皮疹的原发病，在该版中是新增临床篇章的焦点。该篇中收录了有关类风湿关节炎的病理学、发病机制、临床表现、治疗等方面认识上的新进展。此外，还设立了专门的篇章讲述有关类风湿关节炎及骨性关节炎手术治疗上的进展。

系统性红斑狼疮一直是临床研究者及临床医师热衷的课题。在有关 SLE 发病机制、临床表现及治疗的章节中，记录了对该病认识上的重要进展。在有关反应性关节炎、肠病性关节炎、莱姆病的章节中着重阐述了细菌在触发某些风湿性疾病发病中的作用。对有关血管炎的篇章进行了充实，内容涵盖了大量临床研究，为风湿病学提供了权威性的观点。在骨质疏松症一章中，对其发病机制和治疗的内容进行了更新。

最后几章为骨性关节炎的发病机制、临床特点及治疗，充分体现出对这一复杂疾病认识上的新进展。

第 15 版《关节炎与相关疾病》由 Dr. Larry Moreland，一位优秀的临床医师及临床研究者，共同参与编辑。Dr. Moreland 还将承担起第 16 版的编辑工作。

我谨在此对那些曾经参与过本书编著的所有作者深表谢意，感谢他们所付出的巨大努力及为我们的学科所注入的活力。

William J. Koopman，M. D.
阿拉巴马州 伯明翰市
（谷雅 译　叶伟胜 校）

致　谢

首先诚挚地感谢总编辑 Tanya Lazar 在配合本书筹备工作中所付出的努力。她的耐心及对细节的关注无处不在。还要感谢 Gloria Purnell 及 Bettie Stone 在整个出版过程中所付出的不懈努力。承蒙临床免疫学及风湿病学学组全体同仁、工作人员及教职人员所给予的支持与帮助，没有他们，将无法完成本书的编著。在此还要感谢 Lippincott Williams & Wilkins 出版公司全体工作人员在本书后期制作过程中所付出的努力。

最重要的是，还要感谢我们的妻子，Lilliane 和 Susan，没有她们的宽容、爱和支持，我们的成就也无从谈起，在此也将此书献给她们。

（谷雅 译　叶伟胜 校）

目 录

第 1 篇　风湿性疾病研究绪论

第 1 章　风湿性疾病流行病学 …… 3
第 2 章　关节炎的鉴别诊断:症状和体征分析 …… 39
第 3 章　风湿性疾病的临床评价 …… 51
第 4 章　滑液分析 …… 79
第 5 章　关节镜检查 …… 93
第 6 章　关节炎磁共振成像 …… 109

第 2 篇　风湿病学研究的基础科学

第 7 章　关节的结构与功能 …… 145
第 8 章　滑液生理 …… 169
第 9 章　胶原结构与功能 …… 181
第 10 章　软骨蛋白聚糖的结构、功能和代谢 …… 201
第 11 章　正常软骨与异常软骨 …… 213
第 12 章　滑膜细胞的结构与功能 …… 259
第 13 章　免疫球蛋白及其基因 …… 275
第 14 章　巨噬细胞及其他抗原呈递细胞的结构和功能 …… 291
第 15 章　淋巴细胞的结构和功能 …… 313
第 16 章　中性粒细胞的结构和功能 …… 337
第 17 章　肥大细胞、嗜酸细胞和风湿性疾病 …… 359
第 18 章　风湿病中的血小板 …… 391
第 19 章　细胞因子和细胞因子受体 …… 403
第 20 章　风湿性疾病中的细胞黏附分子 …… 455
第 21 章　补体系统的分子生物学 …… 467
第 22 章　风湿性疾病中的急性期蛋白 …… 481
第 23 章　类花生酸类物质和相关复合物 …… 493
第 24 章　一氧化氮及其相关化合物 …… 515
第 25 章　免疫复合物的特性和免疫复合物病的原则 …… 531
第 26 章　细胞凋亡和自身免疫 …… 547
第 27 章　风湿病中人类白细胞抗原复合体的结构、功能及遗传学 …… 567
第 28 章　风湿性疾病的遗传学基础 …… 583
第 29 章　关节炎和自身免疫的动物模型 …… 601

第 30 章 慢性风湿性疾病的感染因素 …… 621

第3篇 风湿性疾病的治疗

第 31 章 非类固醇抗炎药 …… 651
第 32 章 甲氨蝶呤和来氟米特:在类风湿性关节炎和其他风湿性疾病治疗中的应用 …… 675
第 33 章 药物联合治疗 …… 709
第 34 章 皮质类固醇 …… 725
第 35 章 关节穿刺技术和关节腔注射治疗 …… 745
第 36 章 造血干细胞移植在自身免疫疾病中的应用 …… 757
第 37 章 基因治疗:关节炎治疗的潜在方法 …… 767
第 38 章 关节炎及风湿性疾病患者的康复 …… 781
第 39 章 细胞因子抑制剂:肿瘤坏死因子和白细胞介素-1 …… 805
第 40 章 风湿病的试验性生物治疗 …… 825
第 41 章 免疫调节剂(环孢素、他克莫司、硫唑嘌呤、环磷酰胺、霉酚酸酯和苯丁酸氮芥) …… 847
第 42 章 传统缓解病情抗风湿药:金制剂、D-青霉胺、柳氮磺胺吡啶和抗疟药 …… 875
第 43 章 四环素类药物与替代治疗 …… 901
第 44 章 疼痛机制和疼痛调节 …… 915

第4篇 风湿性疾病的外科干预

第 45 章 关节炎手畸形的外科治疗 …… 933
第 46 章 肩关节炎的外科治疗 …… 947
第 47 章 肘关节炎的外科治疗 …… 967
第 48 章 脊柱关节炎畸形的矫正 …… 985
第 49 章 髋关节炎性畸形的矫正 …… 997
第 50 章 膝关节炎的外科治疗 …… 1013
第 51 章 足和踝的关节炎 …… 1023

第5篇 类风湿性关节炎

第 52 章 类风湿性关节炎的病因和发病机制 …… 1035
第 53 章 类风湿性关节炎和相关疾病的病理 …… 1061
第 54 章 类风湿性关节炎的组织损伤机制 …… 1085
第 55 章 类风湿性关节炎的临床表现 …… 1107
第 56 章 类风湿性关节炎的关节外表现 …… 1135
第 57 章 类风湿性关节炎的实验室检查 …… 1147
第 58 章 类风湿因子 …… 1167
第 59 章 类风湿性关节炎的评估及治疗 …… 1187

第6篇 其他炎症性关节炎综合征

第60章 血清阴性多关节炎(包括成人Still病) …… 1203
第61章 幼年型特发性关节炎(幼年型类风湿关节炎) …… 1217
第62章 幼年型类风湿性关节炎的治疗 …… 1241
第63章 强直性脊柱炎 …… 1259
第64章 反应性关节炎 …… 1275
第65章 银屑病关节炎 …… 1297
第66章 肠病型关节炎 …… 1315
第67章 关节炎和风湿性疾病的肝脏表现 …… 1339
第68章 间歇性和周期性关节炎综合征 …… 1349

第7篇 全身风湿性疾病

第69章 未分化结缔组织病、重叠综合征和混合性结缔组织病(MCTD) …… 1399
第70章 系统性红斑狼疮的临床表现 …… 1409
第71章 系统性红斑狼疮的自身抗体 …… 1435
第72章 系统性红斑狼疮的发病机制 …… 1459
第73章 系统性红斑狼疮(SLE)的治疗 …… 1493
第74章 抗磷脂抗体综合征 …… 1505
第75章 炎性肌病:多肌炎、皮肌炎和相关疾病 …… 1521
第76章 系统性硬化症的发病机制 …… 1549
第77章 系统性硬化症和硬皮病变异型:临床表现 …… 1561
第78章 干燥综合征 …… 1607
第79章 风湿热及其他链球菌属相关的风湿性疾病 …… 1631
第80章 妊娠和风湿性疾病 …… 1643
第81章 复发性多软骨炎 …… 1653

第8篇 血管炎和相关疾病

第82章 血管炎:分类 …… 1663
第83章 韦格纳肉芽肿和抗中性粒细胞胞浆抗体相关性血管炎病 …… 1669
第84章 结节性多动脉炎 …… 1691
第85章 风湿性多肌痛和巨细胞动脉炎 …… 1699
第86章 白细胞破坏性血管炎和过敏性紫癜 …… 1713
第87章 中枢神经系统血管炎 …… 1723
第88章 其他血管炎综合征 …… 1741
第89章 贝赫切特综合征 …… 1755
第90章 假性血管炎 …… 1765

第9篇 其他风湿性疾病

第91章 纤维肌痛症 …… 1789
第92章 神经性关节病(Charcot关节) …… 1827
第93章 淀粉样变 …… 1847
第94章 结节病(肉样瘤病) …… 1875
第95章 与血液病、贮积病、脂类代谢失调及异常蛋白血症相关的关节炎 …… 1883
第96章 结缔组织与骨骼的遗传与发育性疾病 …… 1905
第97章 肥大性骨关节病变 …… 1951

第10篇 关节及其相关结构的局部病变

第98章 膝关节力学紊乱 …… 1961
第99章 颈椎综合征 …… 1971
第100章 颞颌关节疾患 …… 1981
第101章 腰痛 …… 1987
第102章 腰椎管狭窄 …… 2001
第103章 纤维化疾病 …… 2007
第104章 神经卡压综合征 …… 2023
第105章 关节及其相关结构的瘤样病变和肿瘤 …… 2031
第106章 肩关节疼痛与交感反射性营养不良综合征 …… 2045
第107章 骨坏死 …… 2063

第11篇 骨关节炎

第108章 骨关节炎病理学 …… 2079
第109章 骨关节炎的发病机制 …… 2105
第110章 骨关节炎的临床和实验室表现 …… 2131
第111章 骨关节炎的治疗 …… 2157
第112章 关节软骨修复、再生和替代 …… 2177

第12篇 代谢性骨与关节病

第113章 痛风与高尿酸血症的发病机制 …… 2201
第114章 高尿酸血症的治疗 …… 2235
第115章 结晶诱发性炎症的发病机制与治疗 …… 2249
第116章 焦磷酸钙结晶沉积性疾病、假痛风和关节软骨钙质沉着病 …… 2265
第117章 碱性磷酸钙(磷灰石、磷酸八钙、磷酸三钙)结晶沉积性疾病和钙质沉着病 …… 2287
第118章 草酸钙和其他结晶或微粒相关的关节炎 …… 2305
第119章 肌肉组织的代谢性疾病 …… 2327
第120章 褐黄病、血色素沉着和Wilson病 …… 2345
第121章 骨骼的健康和疾病 …… 2357

第 122 章 变形性骨炎(骨 Paget 病) …… 2419
第 123 章 内分泌疾病的风湿性表现 …… 2433

第 13 篇 感染性关节炎

第 124 章 细菌性关节炎 …… 2453
第 125 章 淋球菌性关节炎和其他奈瑟菌感染 …… 2481
第 126 章 真菌与分枝杆菌的骨关节感染 …… 2489
第 127 章 莱姆(Lyme)病 …… 2517
第 128 章 病毒性关节炎 …… 2535
第 129 章 反转录病毒相关风湿性和炎症性疾病 …… 2553

第 1 篇

风湿性疾病研究绪论

第1章

风湿性疾病流行病学

David T. Felson

流行病学是研究疾病在人群中的发生频率及该病与人群特征及环境的关系。流行病学的研究范畴十分广泛,包括:描述疾病在人群中的分布规律,以便合理地分配卫生保健资源;指出疾病的高发地区及致病因素;研究是否存在可能成为病因的特异性因素;甚至还包括应用临床试验对治疗方法进行评估,这也是一种流行病学方法。流行病学有助于我们对许多疾病的认识。从流行病学观点出发所制订的预防措施已使某些疾病的发病率呈下降趋势。在流行病学调查中,最重要的目的就是通过发现特定人群中疾病与某些特殊因素的相关性,揭示出疾病的病因。流行病学的研究方法有很多(表1.1)[1],其中主要包括描述性研究和分析性研究。

一、描述性研究

描述性研究是描述疾病在人群中的分布情况及影响,并评估出是否存在特定的疾病高发人群。除患病率研究外,描述性研究还包括病例报告、病例序列和典型病例调查。最终,通过描述性研究可以调查了解疾病对人体功能、卫生保健资源的利用以及治疗费用等方面的影响。

描述性研究常可通过不同人群或某一特定时间点或时间段内同一人群所呈现出的患病率的不同,获得病因假设。例如,北京人中髋关节骨关节炎(OA)的患病率明显低于美国白人。一种假设就是中国人中先天性髋关节畸形的发病率很低(见后面讨论)。又如,强直性脊柱炎(AS)在某些本土美国人中比在美国白人中更为常见,人白细胞抗原(HLA)-B27(该病的危险因素)在人群中携带率的差异解释了患病率的不同。类风湿性关节炎(RA)的发病率随时间推移正在逐渐降低(见后面讨论),这一变化可能是由于某种尚未确定的病因出现的频率降低。

也可通过病例序列和病例报告获得病因假设。当病例报告将两个不常发生的事件联系在一起,且这两个事件的同时发生绝非偶然时,则该病例序列或病例报告很可能验证了某种真性联系。例如,系统性红斑狼疮(SLE)(一种不常见疾病)与年轻女性发病(一种罕见现象)同时出现。病例序列通常比单一病例在信息提供上更具有价值,原因很简单,因为病例序列中的多个个体可使这种相关性表现得更加明显。病例序列揭示出了在母亲患SLE的婴儿中先天性心脏传导阻滞与普遍认知的疾病(如混合性结缔组织疾病和嗜酸细胞性筋膜炎)之间的相关性。

表1.1 流行病学研究方法

描述性研究:观察法
群体研究
病例序列
病例报告
典型病例调查
分析性研究:观察法
病例对照研究
队列研究
干预研究(临床试验)

From Buring J, Hennekens C. *Epidemiology in medicine*. Boston: Little, Brown, 1987:16–29, with permission.

二、分析性研究

分析性研究包括病例对照研究和队列研究，是对已提出的病因假设进行检验的一种研究方法。

当描述性研究提出新的病因假设或者实验室或动物研究提出新的关于疾病病因学的探讨时，分析性研究可用于对这些假设的检验(表1.2)。这里不包括干预研究和临床试验。

队列研究是对两组或两组以上不同程度暴露于潜在致病因子而尚未发病的人群，通过随访观察比较不同组别的发病情况。例如，对赛跑运动员及同年龄组久坐人群，就最终膝关节骨关节炎的发病情况进行比较。

病例对照研究是对某特定群体内患病人群(称为病例)与该群体内剩余人群的随机样本进行比较。在病例对照研究中，应注意询问受试者是否在疾病发生前就已经暴露于某种潜在危险因素。在关于HLA-DR1是否会增加类风湿性关节炎发病危险的调查研究中，可对类风湿性关节炎患者与一般人群对照组就HLA-DR1的携带率进行比较。

三、发病率、患病率及其在风湿性疾病研究中的问题

无论是病例对照研究还是队列研究，其焦点均集中在新发病例上。发病率是指在一定期间内某人群中某病新增病例的发生率。患病率是指人群中某一时刻(时间点患病率)或特定时间段内(期间患病率)现患病例(新、旧)的百分数或比例。患病率受发病率及病程两种因素的影响，对于慢性病，由于病程较长，人群中现患病例数势必会随着时间逐渐积累。任何可影响疾病病程的因素(如，好转或死亡、发病年龄、种族等)都会影响患病率。

群体普查通过调查在某一既定的时间内人群中受访者的患病人数，可评估出疾病的患病率。然而，为研究疾病的病因，我们必须清楚是否在疾病发生前就已存在某一特定病因，因为许多疾病本身也可导致特殊的后果(如，骨关节炎本身可能使患者更习惯于坐位，继而导致体重增加，这样骨关节炎和肥胖之间就形成了假性关联)。无论是病例对照研究还是队列研究，对新发病例(即刚患病的人)的评估都是至关重要的。虽然研究其他疾病（如心肌梗死和髋部骨折）的流行病学家，在新发病例的检出上并没有遇到任何麻烦，但对于风湿性疾病，新发病例的鉴别却很困难，这是由于风湿性疾病起病隐匿，常常很难界定准确的发病日期。

表1.2 病例对照研究与队列研究

研究方法	界定标志
病例对照	疾病的存在
队列研究	暴露的存在

几乎所有风湿性疾病流行病学研究都会遇到如下几点问题[2]：第一，病例的界定困难。亚临床疾病更多见，例如，硬皮病类疾病或许具有较高的患病率，但符合分类标准的系统性硬化症的患病率却很低。某些疾病，如骨关节炎，既可从临床上确定，也可经影像学确定。还有一些疾病，从理论上似乎很容易鉴别，但实际在临床中却易混淆，如纤维肌痛与局限性软组织风湿病。第二，病例的检出有赖于患者前来就诊的情况，这在很大程度上取决于疾病的严重程度，而疾病严重程度与医生是否熟悉诊断及患者是否积极寻求对症治疗有关。第三，疾病的表现可随时间而变化，因此类似于时间点患病率，甚至发病率等概念都具有人为因素。发病的日期很难清楚地确定，且某一患者是否在任何时间点上都能成为实际的现患病例也很难说清楚。所有这些方法学上的限制可能使风湿性疾病的流行病学调查比其他疾病更加困难。但研究者们坚信一定能够克服这些困难，并发现有关疾病发生及危险因素等方面有价值的信息。

疾病的自然史研究是流行病学随访调查(队列研究)的重要组成部分，且只有患病的个体才可被列为研究对象。根据影响预后的各种因素，如年龄、性别、疾病严重程度、起病方式等对有某种疾病的患者进行分层，然后随访一定时间得出发病率和死亡率。本章只研究探讨风湿性疾病对死亡率的影响，有关疾病病程的讨论将放到各相关疾病章节中。

四、风湿性疾病分类标准

对于风湿性疾病，分类标准是用来对患有某种具体风湿性疾病的人群与未患有该病的人群加以鉴别和区分。那么，为什么风湿性疾病需要这样一个分类标准呢？对于骨折和某些疾病如癌症和心肌梗死来说，疾病存在与否有很明确的标准。例如，骨折可通过X线或其他影像学方法明确显示出是否存在骨质断裂。但对于多数风湿性疾病，没有定义疾病存在与否的金标准。通过这样一种分类标准将疾病的定义统一起来，以便更

广泛地适用于不同临床样本及人群(表1.3)。

为制定分类标准,委员会提出三要素(表1.4):患病病例组,未患病对照组,以及可用于疾病最终定义的一套初步诊断检查或要点(经过检测后,这些检查本质上即构成了分类标准的要素)。分类标准的成功与否,有赖于三要素的可靠性,病例组与对照组的人数,以及病例组与对照组是否取自多种不同样本。

所选择的病例应能代表不同地区的各类患病人群。只有这样才能保证所有可能成为疾病特征的各种临床表现均被罗列。对于临床表现多样化的疾病,如系统性红斑狼疮,在其分类标准中,病例的选择应侧重一个中心,如果主要侧重于肾脏受累的患者,就不要轻易地将无肾脏表现的患者归纳在内。

在分类标准研究中,对照组的选择是最关键的一点。如果对照组选自一般人群,则分类标准很难对患有该病的人群与患有临床表现类似的其他风湿性疾病的人群进行准确的区分(例如,系统性红斑狼疮和硬皮病)。另一方面,如果对照组选自患有其他风湿性疾病(较常见)的人群,则分类标准很难对患有该病的人群

表1.3 风湿性疾病分类标准的作用

确立统一的病例界定标准,用于评估人群中的患病率或发病率
在临床研究中,用于确定研究对象患有该病和各研究中患者群体相似
教授学生疾病的特征(常常被不恰当地作为诊断标准)

表1.4 分类研究和设计要点

要点	建议
病例的选择	选取有广泛代表性的患者
对照的选择	选择时必须考虑到标准的用途;也是分类标准成功与否的关键
可能的诊断要点的选择	综合性(涵盖疾病的各个方面);精确定义每一方面
避免循环论证	所使用的病例组和对照组应来自不同的临床医师,而不是那些提供可能诊断要点的临床医师
	在一个全新的独立样本中对分类标准进行检测

From Felson DT, Anderson JJ. Methodological and statistical approaches to criteria development in rheumatic diseases. *Baillieres Clin Rheumatol* 1995;9:253-266, with permission.

与一般人群加以区分,这种分类标准可用于人群现患病率研究。例如,在骨关节炎的分类标准中,对照组主要从患有类风湿性关节炎的人群中选择,分类标准除外了长期晨僵的人群,它是类风湿性关节炎的一个特点,但不是一般人群的常见症状。

用于分类标准评估的诊断检查的选择,必须能够涵盖可定义疾病的所有潜在临床表现。这一点对风湿性疾病尤为重要,因为其常常累及多个器官。最后,大样本量的病例组和对照组的研究不应集中在一个地区,而应在多地区全面进行。甚至样本含量相对较大的研究(如病例组100人和对照组100人)都不能提供足够的信息以区分两个类似的诊断检查。对于已有的类风湿性关节炎和系统性红斑狼疮的分类标准,应随着我们对疾病及其诊断理解的深入而不断改进。

五、风湿性疾病的发病率、影响及费用

肌肉骨骼系统疾病是最常困扰人类的疾病之一。老年人患病率最高,但各个年龄组均可发病,常可导致残疾、器质性病变、功能性障碍及失业。在美国,当前约有33%的成年人受到肌肉骨骼系统症状或体征的影响,如肿胀、活动受限、疼痛。在美国的底特律,年龄超过65岁的居民中,肌肉骨骼系统症状(包括膝或背部疼痛及不明原因的关节痛)比其他各类症状更为常见[3]。自我报告的风湿性疾病的患病率,随年龄增长而逐渐增加,18岁以下年龄组极少见,65岁及以上年龄组较常见[4](表1.5)。75岁及以上年龄组中,多数人均自诉其患有关节炎。自我报告的关节炎中,女性较男性更常见;就种族与人种而言,与白人相比美国印第安人及黑人的患病率较高,而西班牙人患病率较低。在关节炎受累人群中,老年人、女性、非白种人比年轻人、男性、美国白人更易有活动受限。

风湿性疾病对人类的影响是巨大的。在年龄超过65岁的成年人中,风湿性疾病占就诊原因的第一位。风湿性疾病比其他各类疾病更易引起中老年人器质性病变及功能障碍[5]。图1.1是根据一次美国群体普查结果而得出的活动度损害在各类疾病中的分布情况。关节炎及肌肉骨骼系统疾病对中老年人这种功能上的影响与这一年龄组特有的高患病率是密不可分的。这些功能障碍及器质性病变终将导致劳动能力的丧失、提早退休、终日卧床在家或行动不便。

肌肉骨骼系统疾病所带来的总体费用相当高,据统计,1996年在美国有效流通的(上一年)的美元中,每

表1.5 肌肉骨骼系统疾病患病率：自我报告的关节炎

特征	患病率(%) 原始	患病率(%) 按年龄校正	患有关节炎并伴有活动受限者(%)
总体	15.0	–	18.4
年龄(岁)			
<25	1.3	–	10.6
25~34	6.6	–	8.7
35~44	12.7	–	11.9
45~54	22.6	–	15.3
55~64	36.5	–	19.4
65~74	45.4	–	21.9
75~84	55.2	–	23.7
≥85	57.1	–	32.3
性别			
女性	18.0	17.1	20.2
男性	11.7	12.5	15.3
人种			
白人	16.0	15.2	17.6
黑人	12.3	15.5	24.5
美国印第安人、爱斯基摩人、阿留申人	13.4	17.5	22.6
亚太人	5.6	7.3	13.0
其他人种	7.8	12.7	17.0
种族			
西班牙人	6.5	11.3	22.2
非西班牙人	15.9	15.3	18.1

Data reflect estimated average annual prevalence of self- reported arthritis and activity limitation attributable to arthritis, by selected characteristics, derived from the National Health Interview Survey–U.S., 1989–1991.

年就有1 248亿用于此项花费（不包括骨折和急性损伤）。并且这一数字还在逐年攀升，部分原因是由于人口老龄化及慢性肌肉骨骼系统疾病患者生存率的提高。在20世纪60年代和70年代，用于肌肉骨骼系统疾病的总费用约占国民生产总值的0.7%，而到了90年代，已增加到2.4%。在一项对关节炎患者的全国性调查中发现，各地区由于劳动能力丧失而带来的损失(间接损失)，已从原来占各项损失的50%上升到了76.5%。尽管如此，随着关节炎患者平均年龄的增长及退休人数的增加，直接费用(指用于医疗支出，如住院、药物、医生出诊等费用)也在迅速增长。一项关于常见风湿性疾病(RA、OA及纤维肌痛)患者的费用研究显示，与同年龄组其他疾病患者相比，有这些疾病的患者，其实际花费

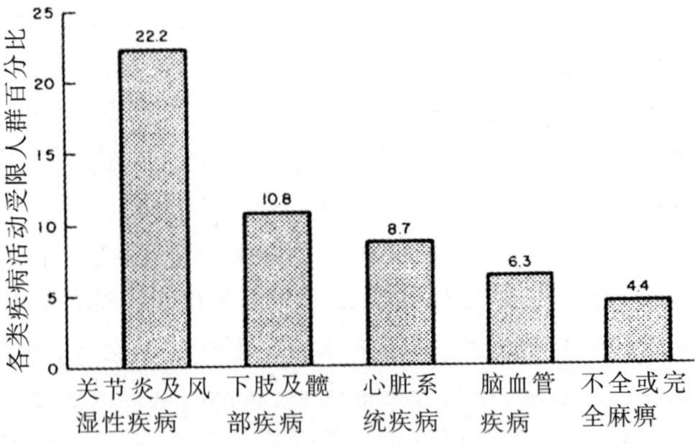

图1.1 各类疾病中活动度受限人群百分比，以上所列举的慢性疾病可能是他们活动受限的主要原因。(From Kelsey JL. *Epidemiology of muscu–loskeletal disorders*. NewYork：Oxford University Press,1982, with permission.)

往往比预期的直接医疗费用更高。总体来说，病情越严重，致残性越高，患者花费的费用也就越高[6]。

究竟哪种疾病可以解释出现的肌肉骨骼系统症状？最常见的肌肉骨骼系统症状一般累及身体的局部区域，如颈部、腰部、膝部、髋部、肩部。高达80%的成年人或多或少的都经历过腰痛[7]。在既定的时间内，有9%的成年男性及12%的成年女性会感到颈部不适，约有35%的人既往有过颈痛。至少有10%的成年美国人，每个月中会有很多天出现膝痛(据全国健康营养体检调查Ⅰ报道)；有6.7%以上的人经历过持续一个月以上的肩部不适[4]。几种风湿性疾病可以解释大部分局部不适症状，最常见的是骨关节炎、滑囊炎、腱鞘炎、腰痛(表1.6)。每种疾病的患病率在成年人中均达到或超过5%。其他常见的风湿性疾病还包括类风湿性关节炎、血清风湿因子阴性的关节炎、晶体相关性关节炎(痛风和假痛风)。其余一些低患病率的风湿性疾病能够解释其他常见的肌肉骨骼系统不适。

虽然普遍认为某些风湿性疾病(如硬皮病、AS、SLE)不常见或少见，但具有一到两种临床表现而不是全部临床表现的轻型病例却并不少见。事实上，风湿性疾病确实存在，并引起疼痛甚至致残，但并不是每位患病个体都符合风湿性疾病典型分类标准的所有表现(表1.7)。此外，高质量的成像设备及更为敏感的诊断检查已能够进一步对那些只具备某些特征而无过多临床表现的患者，及那些不符合严格疾病分类标准的患者加以确认。尽管如此，或许还有更多可提示疾病的影

表1.6 45岁以上成年人中最常见的风湿性疾病

非常常见(患病率>5%)
腰痛
骨关节炎
腱鞘炎或滑囊炎
一般常见(患病率0.5%~5%)
痛风
纤维肌痛
类风湿性关节炎

像学表现和诊断检查,因而,以风湿性疾病分类标准为依据的群体研究所得出的患病率,在多数情况下,往往比实际患病率及各型所占比重要低。

六、类风湿性关节炎

(一)定义和分类标准

类风湿性关节炎是一种不明原因的多关节慢性炎症性疾病。在第55章中详细描述了类风湿性关节炎的临床特征,但这些不是疾病的诊断标准,而是为更好地解释患者是否患有该病。

美国风湿病协会(ARA)[8][现更名为美国风湿病学会(ACR)]委员会早在1958年就已经出版了类风湿性关节炎的诊断标准(表1.8),以便确立更为统一的术语,通过不同地区间研究成果的直接比较提高相互交流。符合诊断标准中的7项者,可诊断为典型类风湿性关节炎;5项者确诊为类风湿性关节炎;3项者为可疑类风湿性关节炎。这些诊断标准已广泛用于临床试验(通常需区分出典型病例和确诊病例)及流行病学研究中患者资质的筛选。为提高美国风湿病协会诊断标准的特异性,于1966年又将其重新修订成一套新的诊断标准(纽约诊断标准[9]),其中包括关节炎的对称性及肢体远端关节受累。

美国风湿病协会诊断标准的成功之处在于创立了统一的专业术语,因此使类风湿性关节炎患者在分类上得以统一,但同时也存在很多不足。首先,那些符合“可疑”标准的患者,临床上未必真的患有类风湿性关节炎。马塞萨诸塞州萨德百里[10]的一项群体研究显示,在可疑的类风湿性关节炎患者中,只有15%的人在3~5年的随访中仍维持类风湿性关节炎的诊断,这说明他们不同于典型的类风湿性关节炎,只是一种暂时性的。同样,在可疑病例中,血清类风湿因子(RF)的阳性率很低,这是又一个不同于典型类风湿性关节炎之处。其次,少数几项诊断标准(如,第9、10、11项)需要依靠陈旧的检查方法。对于“确诊”和“典型”的类风湿性关节炎的鉴别并没有实际意义,因为在多数研究中这两个术语是通用的。最后,该诊断标准的特异性不足,包括那些“确诊”和“典型”病例也不能肯定认为临床上确实患有类风湿性关节炎。

1987年美国风湿病学会颁布了一套新的诊断标准(表1.8)[11];该标准摒弃了原有的多重诊断分类,支持单一诊断分类标准,更准确地定义了晨僵(≥1小时),并略去了不常用的实验室检查。同时,有别于旧的诊断标准,新版中不再除外患者患有其他风湿性疾病的可能性。该诊断标准还兼备传统与类别两种设计模式,与患有其他风湿性疾病的对照组相比,类风湿性关节炎的诊断敏感性达91%~94%,特异性达89%。

与1987年版诊断标准相比,1958年版诊断敏感性稍高,但特异性近似。为保证患病率和发病率评估上的连续性,许多研究同时使用了新旧两版诊断标准来提供类风湿性关节炎的各项比率。

因为新旧两版诊断标准中均只涉及类风湿因子及其他一些病程早期不易见到的疾病特征(如X线侵蚀样改变和类风湿结节),所以某些类风湿性关节炎患者直至病程晚期才符合诊断标准。因此,诊断标准对早期疾病及轻症疾病具有较低的诊断敏感性。在疾病发病前,研究只能针对病原学因素进行鉴别,因而有必要在疾病的早期阶段对其做出准确的定义,而不是等到患病的个体符合常规诊断标准时才做出诊断。新的类风湿性关节炎治疗原则有效地预防了关节结构的退行性

表1.7 风湿性疾病:严格界定与宽泛界定病例比较

严格界定(低患病率)	欧美患病率(1/10万)	宽泛界定(高患病率)	此类疾病的最高患病率(1/10万)
硬皮病	25	硬化性疾病	254
强直性脊柱炎	200	脊柱关节病	1 800
系统性红斑狼疮	24~50	未分化结缔组织疾病	?

表1.8　类风湿性关节炎诊断标准

美国风湿病协会1958年版诊断标准[a,b]	美国风湿病学会1987年版诊断标准[c,d]
1. 晨僵	1. 3个或3个以上关节晨僵持续至少1小时
2. 至少1个关节活动时疼痛或压痛	2. 3个或3个以上关节关节炎[e]
3. 1个关节表现为软组织肿胀或积液	3. 手关节关节炎[e]
4. 至少还有1个其他关节肿胀	4. 对称性关节炎
5. 对称性关节肿胀	5. 类风湿结节
6. 皮下结节	6. 血清类风湿因子阳性[f]
7. X线片上典型的关节炎改变	7. 手和腕部典型的X线改变
8. 血清类风湿因子试验阳性	
9. 滑液中少量黏蛋白沉淀物	
10. 滑膜组织学特征性改变	
11. 类风湿结节特征性组织病理学表现	

[a] Ropes MS, Bennett GA, Cobb S, et al. 1958 revision of diagnostic criteria for rheumatoid arthritis. *Bull Rheum Dis* 1958;9:175–176.

[b] 典型的类风湿性关节炎需符合上述诊断标准中的7项；确诊的类风湿性关节炎需5项；可疑的类风湿性关节炎需3项。诊断标准中的第1~5项需具备症状和体征持续存在的最短时限。

[c] Arnett FC, Edworthy SM, Block DA, et al. The American Rheumatism Association 1987 revised criteria for the classification of rheumatoid arthritis. *Arthritis Rheum* 1988;24:315–324.

[d] 就传统设计而言，至少需要符合7项诊断标准中的4项才可诊断为类风湿性关节炎。标准中的1~4项必须至少持续6周。就类别而言，类风湿性关节炎可包括具备标准中的第2和3项，第2和6项，第2和7项，第4和6项，及第3和6项。

[e] 关节炎是指软组织肿胀或临床上可观察到的积液。

[f] 无论任何方法，对照组中的阳性率应<5%。

变，这对于处于疾病早期阶段的患者来说是大有益处的。最后，极有可能是来自生物学的危险因素触发了类风湿性关节炎的发病，包括环境因素或感染因素，这些因素不同于那些永久性致病因素[12]。除非疾病在早期即被诊断，否则这些因素是很难被发现的。想要实现类风湿性关节炎的早期诊断，一个很实际的困难就是要鉴别出有永久性致残性风险的患者。虽然某些永久性类风湿性关节炎的危险因素已广为人知，但许多炎症性关节炎患者只是暂时性的，或者他们的关节炎最终进展为其他类型的关节炎，而非类风湿性关节炎。正是由于这些实际困难，目前尚无有效的方法可早期诊断类风湿性关节炎。

（二）患病率

无论男性还是女性，类风湿性关节炎的患病率均随年龄增长而升高，多数群体研究显示老年人（通常指65岁[13]或70岁及其以上[14]）的患病率最高。在60岁以上患者中，70岁及其以上和那些文化程度较低的人群，类风湿性关节炎的患病率最高[15]。女性患病率略高于男性，且类风湿性关节炎很少见于年轻男性。类风湿性关节炎普遍存在于整个人类，没有种族和地域的界限。

在欧洲，追溯至过去20年的大型人口普查得出成年人类风湿性关节炎患病率从0.2%（贝尔格莱德）上升到0.8%以上（芬兰）。来自南欧地区（意大利、希腊、南斯拉夫）的研究所报道的患病率一直较低（0.2%~0.4%），而其他欧洲地区的患病率常变化不定。在英国，近期的患病率约处于历史最低水平，这也可能反映出在疾病发生上呈现一种长期衰减趋势。与近期患病率相比，1985年明尼苏达州罗切斯特类风湿性关节炎的患病率相对较高，成年人为1.07%[16]。

世界各地类风湿性关节炎的患病率各不相同（表1.9）。虽然城镇非洲黑人的患病率相对较高，但在本土居民及某些乡村非洲黑人中类风湿性关节炎的患病率普遍较低。在中国及印尼地区，城市和乡村人口类风湿性关节炎患病率均较低。相反，在几个研究得较好的美国本土部落中，类风湿性关节炎非常常见，包括明尼苏达州的齐佩佤族[17]、亚利桑那州的皮马族、阿拉斯加的因纽皮特族，而其他美国本土人中类风湿性关节炎的患病率相对较低[18]。

为什么类风湿性关节炎的患病率上存在着这些群体差异呢？表1.9中列举的所有研究几乎均采用了美国风湿病协会确诊或典型类风湿性关节炎的诊断标准。如果在不同的研究中采用不同的筛选标准，那么所得出的差异也就毫无意义。非洲黑人中的低患病率可能与其不善表达及患病人群的低生存率有关，但这些不足以解释美国本土人及中国人中如此之大的患病率差异。另外一个可能的原因是由于这些研究中的样本含量较小,所得出的患病率估算值不够精确,具有较大的可信区间。然而大量研究已证实,它们之间确实存在着本质上的差异,因此,这一点也不能作为全部解释。所以很可能确实存在着患病率的差异，这可能是由于人群中存在着某些疾病易感基因或与疾病发生有关的感染因素,因而导致了不同的患病率。对高患病率人群的进一步研究可能会揭示出这些因素。

表1.9　所调查的大于30岁的成年人中确诊的或典型类风湿性关节炎的患病率*

地区(年)	被调查人数	患病率(%)
北美(以白人为主)		
全美国(1968)	6 672	1.0
马塞诸塞州萨德百里(1970)	4 452	0.9
明尼苏达州特库姆塞(1967)	6 000	0.5
密西西比州罗切斯特(1985)	–	1.1
北美(本土人)		
尤皮克爱斯基摩人	4 600	0.6
阿拉斯加印第安人	5 169	2.4
齐佩佤族印第安人	205	6.8
因纽皮特爱斯基摩人	855	1.4
欧洲(以白人为主)		
北英格兰(1961)	2 234	1.1
英格兰诺福克(2002)[a]	–	0.8
丹麦全国(1973)	19 100	0.8
德国汉诺威(1991)	11 534	0.5
芬兰(1989)	8 000	0.8
挪威奥斯陆(1997)[a]	10 000	0.4
意大利(1998)[a]	4 456	0.3
西班牙(2002)[a]	2 998	0.5
非洲		
尼日利亚乡村地区(1993)	2 000	0
索韦托城镇地区(1975)	964	0.9
亚洲		
广岛/长崎(1971)	11 393	0.6
中国厦门乡村地区(1983)	5 629	0.3
中国香港(1993)	2 000	0.3
印度尼西亚乡村地区(1993)	4 683	0.2
印度尼西亚城镇地区(1993)	1 071	0.3
日本歌山县(1975)	3 000	0.34
日本歌山县(1996)	3 000	0.17

[a]采用了美国风湿病协会1987年版类风湿性关节炎诊断标准（在意大利的研究中发现确诊的和典型的类风湿性关节炎具有相同的患病率)。

Modified from Silman A, Hochberg MC. *Epidemiology of the rheumatic diseases.* Oxford: Oxford University Press, 1993. with permission.

(三)发病率

发病率的确定需借助纵向调查研究，因而对发病率的研究常比患病率少。此外,即使在大范围人群中,新增病例数也相对较少，因此对发病率的估算往往是不精确的。来自马塞诸塞州萨德百里、英国诺维奇[19]、芬兰[20]的研究显示,成年人中类风湿性关节炎的年发病率女性高于男性,通常为0.2‰~0.4‰。明尼苏达州罗切斯特所报道的发病率较高,成年人约为0.75‰。

多数研究报道类风湿性关节炎的发病率呈下降趋势。根据来自Mayo诊所[16]、大不列颠全科医生的定期调查[21]、日本正在进行的社区调查[22]和追溯至过去25年对皮马族印第安人的调查[23]研究显示发病率已下降了20%~50%。严重致残患者的比例也已下降[24],且发病年龄有所升高[25]。有以下几点原因可以解释类风湿性关节炎发病上的这种变化,第一,潜在的感染性致病因子的长期变化;第二,口服避孕药的使用及其他药物或暴露的增加,均可保护人群免遭疾病;第三,生活水平及卫生环境的改善，在某种程度上也可影响疾病的发生和严重性;第四,遗传漂变使得某些类风湿性关节炎的保护性基因表达增加;第五,暴露于RA致病因子而具有较高发病率的同代出生人口正在逐渐消失。来自明尼苏达州罗切斯特[16]和皮马族印第安人的研究(后者为RA集中地区)证实了这种同代出生人口效应,即发病率逐代递减。RA发病率的降低与其他一些疾病,如冠心病和脑卒中的发病率降低是同步的。

(四)危险因素

1.遗传因素

RA患者的家族研究显示,一级亲属患病的危险性要比无亲属关系的个体高2~4倍。对双胞胎的研究显示,当双胞胎中有一方患RA,则同卵双生的另一方有12%~15%发生RA的可能性，而异卵双生另一方只有3%~4%的可能性。遗传度约为60%(遗传度是指遗传因素占疾病全部发病原因的比例)。在许多重症病例中,双胞胎的这种患病一致性表现得更为明显。尽管存在着上述这些显著遗传性,但多数与RA患者有密切亲属关系的个体并未发病,这说明疾病外显率相对较低,而环境因素可能在疾病发作中起重要作用。

在白人、患病的非洲黑人及具有高患病率的齐佩佤族印第安人中，RA与Ⅱ类主要组织相容性复合体(MHC)的单体型HLA-DR4相关[26,27]。虽然DR4被认为是与RA关系最为密切的单体型，但大约只有2/3的患者DR4阳性，而未患病的对照组中DR4的阳性率约为30%。DR4具有血清学特异性，可通过HLA复合体中的DR-β和DR-α基因所编码的HLA-Ⅱ类抗原分子的同种异型血清抗原决定簇对其进行确定。DR-β基因具有多态性，而DR-α基因不具备这种性质。DR-β1编码特异性DR抗原分子，从DR1到DR14，HLA-DR4的5个亚型为特定的DR-α基因所编码。在HLA-DR4的亚型中，Dw4(为DRB1*0401所编码)、Dw14(为DRB1*0404所编码)和Dw15(为DRB1*0405所编码)与RA有相关性，而具有其他亚型的患者，如Dw13(为DRB1*0403所编码)及Dw10(为DRB1*0402所编码)，与对照组相比，发生RA的风险性并无增加。虽然欧美地区的研究显示具有Dw4和Dw14抗原者RA的患病率较高，但对以色列犹太人、日本人及西班牙人的研究指出RA与Dw15具有更强的相关性。此外，在这些DR-β基因中含有一段共同的低聚核苷酸序列，即共同表位。令人惊奇的是，在DR4分子阴性而表达DR1单元型的RA患者中，似乎也具有DR-β等位基因，该等位基因中同样也含有这段重要的核苷酸序列[28,29](表1.10)。在41例血清阳性RA白人患者中，有35例(85%)携带一条或多条DR-β基因(他们分别为DR4阳性或DR1阳性)。这一共同表位解释了HLA作为RA易感性的遗传基础的大部分原因，但不是全部。共同表位类似于共显性基因的作用，因此，双倍基因可进一步增强患病的危险性[30]，并且携带两种不同等位基因，包括共同表位，很可能比携带两个相同的等位基因具有更高的危险性[31]，或者还有可能这些DR-β等位基因中的某个正在发挥易感性[32]。有共同表位的纯合子双胞胎在患病上具有更高的一致性[33]。DR4亚型不但是疾病易感性的基础，同时也大大增加了患重症疾病的危险性。在RA患者中，那些具有DR4亚型者比不具有者更可能发生X线侵蚀性改变，更可能有类风湿因子阳性及类风湿结节[34]。

尽管共同表位与RA具有密切相关性，但在携带该基因的人群中仍有许多人并未发病，这说明还存在着其他易感基因。其中之一很可能位于HLA基因区；通过对大量RA高发家族的基因组扫描发现，第6号染色体短臂上存在着一个恒定的连锁易感基因，甚至在去除了$DR\beta_1$链基因后仍可见[35]，因此推测出这一连锁基因的位点很可能在HLA-Ⅲ类基因区[36]。在连锁性和相关性研究中(后者检测出候补基因序列)又有证据表明，易感基因的位点在HLA基因区以外[35]。经证实的候补基因中，肿瘤坏死因子(TNF)受体Ⅱ编码的基因具有多态性[37]。很可能还存在着其他基因决定着疾病的临床表现形式，如Felty综合征(类风湿性关节炎伴脾大、白细胞减少)。

2.激素及生育因素

许多间接证据表明激素也可影响RA的发生及其严重性：①与男性相比，类风湿性关节炎更常见于女性。②妊娠期RA常可自发缓解，与这一时期激素水平发生变化有关。③男性RA患者血液中睾酮水平较低。

表1.10　类风湿性关节炎中，易感与非易感单体型的DRβ链第三等位基因高变区的氨基酸序列比较

易感	DR1(*0101)	Leu	Leu	Glu	Glu	Arg	Arg	Ala	Ala
易感	DR4 Dw14(*0404)	–	–	–	–	–	–	–	–
易感	DR4 Dw15(*0405)	–	–	–	–	–	–	–	–
易感	DR4 Dw4(*0401)	–	–	–	–	Lys	–	–	–
非易感	DRw10	–	–	–	Arg	–	–	–	–
非易感	DR4 Dw53	–	–	–	Arg	–	–	–	Glu
非易感	DR4 Dw10	gLe	–	–	Asp	Glu	–	–	–
非易感	DR4 Dw13	–	–	–	–	–	–	–	Glu
非易感	DR7	gLe	–	–	Asp	–	–	Gly	Glu
核苷酸序列	*0101	CTC	CTG	GAG	CAG	AGG	CGG	GCC	GCG
核苷酸序列	*0401	–	–	–	–	A	–	–	–

如果单体型具有两种8-氨基酸序列(起始于亮氨酸)中的一种，则为易感基因型。同样也存在几种DRβ链基因的寡核苷酸可产生这两种氨基酸序列，这些基因与RA的发生具有相关性(见表末)。

激素水平与RA的关系已成为调查研究的热门课题。

多方研究已着手调查RA与口服避孕药间的关系，但尚无统一定论。依据Meta分析[38]，以诊所和医院为基础的病例研究几乎一致认为口服避孕药对RA具有保护作用，而以人群为基础的病例研究中并未发现此种作用。口服避孕药也可防止RA的进一步加重[39]。

类似于口服避孕药研究，同时还进行了有关绝经后雌激素替代疗法对RA危险性的研究，但也未得出一致结论。而且，患RA的绝经后女性与对照组相比内源性雌激素水平并无持续性差异。虽然研究提示女性RA患者普遍生育率较低，但这些发现会使女性对早期发病可能引起的不孕感到恐慌[40]。

妊娠究竟是如何影响RA危险性的呢？正如先前所提到的，妊娠期间RA常会有所缓解。分娩后，特别是前3个月，原有的RA可能会再度加重，而对于先前无RA的女性，发病的危险性也会大大增加[41]。母乳喂养，特别是首次妊娠后，可能会进一步增加这种危险性[42]。那么，如何解释这些发现呢？体内的皮质醇和雌激素水平及其抗炎作用会在妊娠期增加而分娩后有所降低。这必然会导致促炎症因子(如，TNF-α)的含量在妊娠期下降，而分娩后下降停止[43]。母乳喂养期间泌乳素水平的增高可能具有促炎症反应的作用，并且不同于妊娠期，这种效应不会受到体内其他激素水平增高的控制，因此，泌乳素也会增加RA的危险性。

3.营养因素

越来越多的研究显示营养因素会影响RA的发病率。但这一点很难评估，因为多数流行病学研究并没有对营养素的长期摄入量进行准确的评价。此外，发病后个体也许会改变其日常饮食习惯，因此最有效的研究为队列研究，它可在疾病发生前即开始对营养素摄入量进行评估。即使这样，仍发现有几类营养素，由于其潜在的抗氧化性、抗炎性及其他效应，可能会减轻疾病的严重性，甚至是阻止疾病的发生。最有效的备选食物包括：含有ω3和ω9脂肪酸的食物；维生素C、E，及其他抗氧化剂(如硒)；令人惊讶的是还有咖啡和茶。

大量摄入烘焙或烤制的鱼类，特别是富含油脂的鱼类，如鲑鱼和鳟鱼，可减缓RA的进展[44]，因为它们中富含ω3脂肪酸。有关抗氧化性维生素及微量元素作用的证据存在明显差异：一项大样本队列研究[45]显示，隐黄素(柑橘类水果中发现的重要抗氧化剂)的摄入可防止RA的进展，而维生素C和E的作用最小；一项芬兰的队列研究[46]显示，血清中含硒水平较高可防止RA的进展，因而认为血清中硒含量的增加可暂时降低RA的发病率。

虽然茶中含有几种抗氧化剂，但尚无确凿的证据表明咖啡或茶的消耗量与RA具有相关性。一项研究[47]显示，饮茶者与不饮茶者相比，RA的危险性降低。咖啡与RA的关系更为复杂，各项研究结果极不一致。一项研究[47]显示，摄入咖啡可增加RA的危险性；但另一项研究却发现，含有咖啡因的咖啡与RA的危险性无相关性，而去除咖啡因的咖啡(同时还对咖啡因提取中的溶剂进行了痕量研究)会增加RA的危险性。进一步对这些营养素进行全面的评估是很必要的。

4.其他危险因素

表1.11中列出了RA的各种危险因素。类风湿因子阳性的个体易患RA，且危险程度与类风湿因子的效价有关[48]。大量证据表明，吸烟(特别是大量吸烟)既可导致RF升高，同时也增加了发生RA的风险[49-51]。吸烟者比不吸烟者RA的严重度更高，并且存在一种可编码解毒多种化学物质的酶基因，吸烟者中缺乏这一基因的人群更易发生严重的RA[52]。吸烟还有一定的抑制雌激素及降低免疫力的作用，这些都会影响RA的发生。

最后，RA患者中，患精神分裂症的比率极低，反之亦然，但对这种相关性尚无明确的解释。

虽然尚未发现与RA发生有关的感染因子，但环境

表1.11　有报道的可增加RA危险性的因素

	证据强度*
类风湿因子阳性	a
携带共同表位（疾病发生率和/或严重度增加）	a
肥胖	a
产后状态	a
母乳喂养	b
未经产	b
吸烟	b
精神分裂症(降低危险性)	b
口服避孕药(降低危险性)	b
血清抗氧化剂含量低	b
烘焙或烤制的鱼摄入量低	b
输血史	b
血清胆固醇高	c
使用雌激素	c

*证据强度：a，至少两项发病率研究显示出相关性，且无不一致报道(或单个不一致报道经方法学判断相对不可靠)；b，面对不一致的研究结果，多数证据支持相关性，或仅有一项发病率研究显示出不一致；c，多数发病率研究显示出不一致。

触发的可能性极大，有关类似于轻型RA的感染后关节炎的报道，使得感染成为可能的病原学因素。如果是由于感染或环境毒素而引起的RA，那么疾病在时间或空间上应具有一定的聚集性。在英国大部地区进行的一项前瞻性发病率研究显示，并无时间聚集性，且只存在一定程度的空间聚集性，且与时间无关，这说明疾病不具备可提示感染或毒素危险因素的聚集性[53]。

（五）死亡率

对于RA患者的预后，每个人的观点不同。以人群为基础的研究中，所获得的患者往往只有轻度RA，且症状时常缓解[54,55]。从群体筛查研究中检出的受试者，多数并未患有临床医师认可的RA。相反，以临床为基础的研究，常将焦点集中在备受病痛折磨的患者上（偏倚样本）。多数有关RA的远期预后的研究都是以临床为基础的。

RA临床患者，与同年龄和同性别对照组相比，具有较高的死亡率。生存期普遍缩短3~18年，并且每经过一个10年的跨度，死亡率的总体危险性就会增加1.3~2倍[56]。对于那些早期功能丧失[57,58]、重症RA以及同时伴有合并疾病（如心血管系统疾病）的患者来说，死亡率更是明显增加[59]。

与一般人群相比，RA患者更常死于感染[60]和心血管疾病[61]。其他常见的死亡原因还包括肾脏疾病（特别是在欧洲患者中，继发性淀粉样变的比率较高）和医源性胃肠道并发症。总体来看，RA患者有恶性肿瘤的危险性似乎并没有增加，尽管白细胞增多症和淋巴瘤的发生率比预期的要高[62]，部分原因可能是由于烷化剂的应用。RA患者中结肠癌的发病率降低，这是由于长期使用非类固醇药物的原因，此类药物可预防结肠癌[63]。许多长期RA患者会同时并发干燥综合征，这种综合征可增加患淋巴瘤的危险性。

七、青少年特发性关节炎

（一）定义

儿童可发生多种不同类型的关节炎。青少年特发性关节炎（JIA）专指儿童中所有不明原因的伴四肢或躯干关节炎的慢性疾病。在美国，青少年类风湿性关节炎（JRA）是指所有青少年特发性周围型（四肢）关节炎。而在欧洲，青少年类风湿性关节炎专指那些儿童期发病的血清类风湿因子阳性的类风湿性关节炎。欧洲风湿病防治联合会（EULAR）和美国风湿病协会（ARA）均颁布了青少年特发性关节炎（但在美国风湿病协会被称为青少年类风湿性关节炎）的诊断标准（见第61章）[64]，但两种诊断标准缺乏统一性。此外诊断标准并没有提供全面的临床亚型。因此，国际抗风湿病联合会（ILAR）又重新为该组病症制订了诊断标准（见表61.1）[65]。根据定义，JIA必须在16岁前发病，且至少持续6周。同时还定义了几种不同的亚型。ILAR诊断标准的效能（诊断敏感性和特异性）已经初步检测；它比EULAR的诊断标准更具敏感性[66]，或许还需要对某些排除诊断进行修改，甚至增加更多的疾病分类亚型。

青少年特发性关节炎的7种亚型分别为：系统性关节炎（Still病），少关节炎，多关节炎（类风湿因子阴性），多关节炎（类风湿因子阳性），银屑病性关节炎，起止点炎相关性关节炎（多为HLA-B27阳性，可表现为早发的成人脊柱关节病）及"其他"（不能囊括全部其他亚型）。在患有多关节炎的儿童中，国际抗风湿病联合会诊断标准对血清类风湿因子阴性的多关节炎与那些通常在青春期起病、表现为早发的成人RA的血清类风湿因子阳性多关节炎作出了区分。在少关节炎患者中，有一大类亚型多见于女孩，常在10岁以下发病，抗核抗体（ANA）阳性率及伴发虹膜睫状体炎的比率均较高。在青少年特发性关节炎分类中，多种伴发疾病的存在使得疾病的流行病学研究更为复杂。

（二）发病率和患病率

从中心医院或专科诊所所得到的数字往往比JIA的实际发病数要低得多。在以白人为主的欧洲及部分美国地区，根据这些数字所评估出的患病率在16岁以下青少年中为0.2‰~1.1‰[67,68]。来自比利时和澳大利亚的研究显示，许多患有轻度JIA的儿童尚未达到诊断标准，JIA的实际患病率可能高达4‰[69]。有证据表明，JIA具有年度周期性发病的规律[70]，但任何时段的病例数都很少，且其变化性是可预期的。有报道显示系统性JIA的发病率呈现季节性变化规律，这说明环境或感染因素明显有助于这一亚型的发生。

少关节炎是JIA亚型中最常见的一种。例如，在瑞典的一项研究中，少关节炎占全部病例的68%，而多关节炎（包括RF阳性及阴性）只占22%，剩余的10%为系统性关节炎、起止点炎相关性关节炎（青少年起病的强直性脊柱炎）及其他亚型。亚型的种类有时会在随访中发生变化。

在一项以白人为主的研究中，所报道的JIA年发病率为每100 000名儿童中有3.5~22.6例[71]，与患病率一样,不同研究间的变化幅度很大,这可能是由于所采用的诊断标准不同或病例来源不同。在发病率的动态变化趋势上存在着一定的差异。美国黑人儿童比白人儿童发病率稍低(约为6/100 000)。在中东地区阿拉伯儿童中,在尼日利亚、乌干达及赞比亚的黑人儿童中,在南非的印第安人和黑人儿童中均有JIA的报道[72]。出生于欧洲或美国的中国儿童中JIA很少见，尽管JIA在中国的发病率尚不清楚。

JIA在1~2岁达发病高峰，主要是由于在该年龄组的女孩中少关节炎发病率较高[73](图1.2)。男孩的发病年龄呈现双峰分布,即在1~2岁出现一个小高峰,并在青春期前出现一个相对较大的高峰。后一个高峰的出现可能是由于儿童期以后的HLA-B27相关性关节炎的发病。JIA的男女比例为1:3到1:2,但这一比例受发病年龄及不同亚型的双重影响。

(三)遗传因素

曾报道过至少有23个家族，在其一级亲属中发生多例JIA[74]。患病亲属,包括双胞胎,通常为同种亚型。单卵双胞胎中共患率约为44%,而与之相比,双卵双胞胎仅为4%[75]，这为疾病的遗传性提供了强有力的证

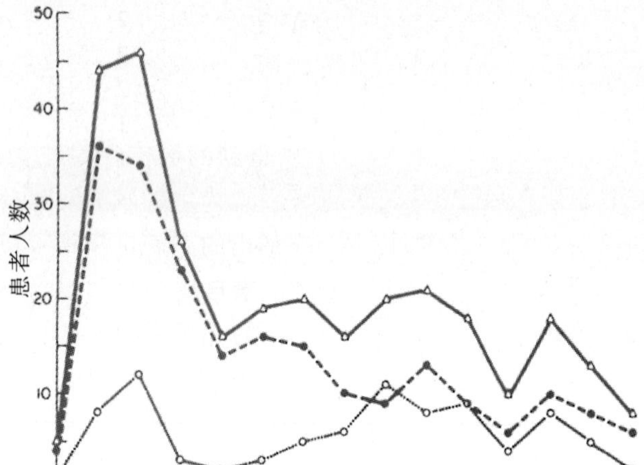

图1.2 一组患青少年类风湿性关节炎的儿童的发病年龄(0~14岁)(用△-△表示)及男(用○-○表示)女(用●-●表示)各自发病年龄。从整体上看,只在1~2岁出现一次较大的高峰。而男孩的发病年龄呈现双峰分布;第1个高峰出现在2岁,第2个高峰出现在9岁。女孩的发病年龄并没有明显的第2个高峰。男孩和女孩在10~14岁间发病频率均无明显增强。(From Cassidy JT. Juvenile rheumatoid arthritis. In: Kelley WM, Harris ED, Ruddy S, et al., eds. *Textbook of rheumatology*, 3rd ed.Philadelphia: WB Saunders, 1989:1289–1311,with permission.)

据。在单卵双胞胎中共患率并未达到100%,提示疾病具有可变的外显率。在JIA中,少关节炎较其他亚型遗传率更高。JIA多发的家族中大多成员并未患病,提示JIA的发生需要多基因(包括MHC基因)的相互作用[75]。某些HLA单体型可增加易感性,但并不是增加JIA本身的易感性,而是其特有临床表现形式的易感性。另外非HLA相关的基因因素可能影响疾病的易感性。具体的JIA易感基因将在第61章中详细讨论。

(四)其他危险因素

有关JIA的非遗传因素很少被评价。一项研究显示母乳喂养可预防JIA的发生[77]。

八、血清类风湿因子阴性关节炎

(一)HLA-B27相关性关节炎综合征

HLA-B27相关性关节炎统称为血清类风湿因子阴性脊柱关节炎或脊柱关节病,以骶髂关节炎,四肢炎症性关节炎及血清中缺乏RF为特点。血清阴性的脊柱关节炎包括:青少年及成人强直性脊柱炎、急性或慢性反应性关节炎(包括那些肠道病原体感染后发生的关节炎,如耶尔森菌、志贺杆菌、沙门菌及弯曲杆菌),伴发于慢性炎性肠病或银屑病的脊柱炎。青少年或青年人中某些类型的少关节周围型关节炎也包括在这一类疾病中,特别是在伴随有HLA-B27阳性时。所有这些病症具有共同的临床表现。骶髂关节炎的患病率较高,疾病的关节外表现包括眼葡萄膜炎,偶可见口腔溃疡,多倾向于近似或就是这些疾病。

分类标准中定义了每种脊柱关节病的临床特点。但由于这些疾病在临床特点上比较相似，并且许多人具有一种或多种疾病的不全表现形式，常常在疾病的流行病学和临床研究中被忽视,因此,欧洲脊柱关节病研究小组[78]和Amor均提出了各自的分类标准(表1.12)用于确认患有这些相关疾病中任意一种的患者，并将他们与那些具有症状而无脊柱关节病的个体区别开来。这些分类标准涵盖了那些患有原发性脊柱病(如强直性脊柱炎)的人群(几乎均有脊柱痛)及那些具有原发性四肢关节不适的人群。采用欧洲分类标准对403例脊柱关节病患者进行检测,其中包括109例不符合分类标准中任何一种具体疾病的患者，其诊断敏感性达87%。同时也将多数其他病症患者正确地列为未患脊柱关节病(诊断特异性达87%)。经研究证实这两套诊断标准均具有高度的敏感性和特异性(>85%)[79]。

表1.12 脊柱关节病分类标准

欧洲脊柱关节病研究小组分类标准
炎症性脊柱痛持续时间≥3个月(疼痛起病隐袭,年龄≤45岁,活动可缓解,伴有晨僵)
或
滑膜炎:不对称性或主要集中在下肢
和
一种或一种以上下列表现:
脊柱炎、银屑病、急性葡萄膜炎、反应性关节炎或炎症性肠病家族史
银屑病
炎症性肠病
非淋菌性阴道炎、宫颈炎,或在发生关节炎前1个月内曾有急性腹泻
左右臀部相互交替性疼痛
跟腱炎或足底筋膜炎
经X线片确认的骶髂关节炎(在4级中,双侧≥2级或单侧≥3级)

From Dougados M,van der Linden S, Juhlin R, et al. The European Spondyloarthropathy Study Group preliminary criteria for the classification of spondyloarthropathy.*Arthritis Rheum* 1991;34:1218–1227,with permission.

Amor脊柱关节病分类标准

参数	评分
临床症状或既往史	
夜间腰背痛或腰部晨僵	1
不对称性少关节炎	2
臀部痛	1
或	或
双侧或左右交替性臀部痛	2
香肠状趾或指	2
足跟痛或其他诊断明确的起止点疼痛	2
虹膜炎	2
关节炎发病前1个月内患非淋菌性尿道炎或宫颈炎	1
关节炎发病前1个月内患急性腹泻	1
银屑病、龟头炎或IBD	2
X线表现	
骶髂关节炎(双侧2级或单侧3级)	2
遗传背景	
HLA-B27阳性或强直性脊柱炎、反应性关节炎、葡萄膜炎、银屑病或IBD家族史	2
治疗反应	
服用NSAID后(48小时内)明显缓解或停药后疼痛迅速复发	2

HLA:人白细胞抗原;IBD:炎症性肠病;NSAID:非类固醇抗炎药。

确诊脊柱关节病需评分≥6分。

From Amor B, Dougados M, Mijiyawa M. Critère diagnostique des spondylarthropathies. *Rev Rhum Mal Osteoartic* 1990;57:85–89,with permission.

无论经上述哪种分类标准确诊的脊柱关节病,其患病率均比各个类型脊柱炎患病率要高得多。这主要是由于人群中许多脊柱关节病患者为未分化或反应性疾病,既不符合强直性脊柱炎的诊断标准,也不符合反应性关节炎的诊断标准。例如,已知在爱斯基摩人中脊柱关节病高发,他们中患未分化脊柱关节病(疾病的一种轻度表现形式,不符合风湿病谱中任何一种具体的风湿性疾病的诊断标准)的人数比患反应性关节炎或强直性脊柱炎者更多。人群中脊柱关节病的患病率为1.9%[80],比单纯强直性脊柱炎患病率更高。

所有这些病症的总体患病率与HLA-B27的阳性率直接相关,不过在HLA-B27阴性的个体中也会出现这些病症。对HLA-B27引起这些病症的原因尚未明确(见第27章和第64章)。除银屑病性脊柱炎外,越来越多的证据表明这些病症的患者多伴有炎症性肠病（见第30章,第64章和第66章)。

(二)强直性脊柱炎

强直性脊柱炎是脊柱的一种血清阴性炎症性关节炎,主要见于男性,是一种典型的HLA-B27相关性血清阴性脊柱关节炎。可出现关节外表现,特别是邻近关节及起止点处(肌腱和韧带止于骨性结构的部位)。

1.诊断标准

已颁布了几套不同的诊断标准[81](见第63章)。除由van der Linden等提出的诊断标准外[82](具有高度的敏感性和特异性),其余诊断标准的敏感性和特异性均未经广泛评估，遗憾的是不同的流行病学研究采用了不同的诊断标准。多数研究要求有明确的骶髂关节炎X线诊断及下腰部症状。体格检查诊断标准对AS患者敏感性较低,特别是疾病早期。

疾病表现形式的多样化阻碍了诊断标准的发展。许多受试者具有骶髂关节炎的X线表现但无症状。还有一些受试者具有提示疾病的症状且为AS患者的HLA-B27阳性亲属但无骶髂关节炎X线表现[83]。同样,临床诊断标准能够鉴别出AS患者与正常个体,但不能灵活地将机械性腰背部疼痛患者与AS患者进行鉴别。最后,当X线片显示出模棱两可的骶髂关节改变时,诊断标准缺乏一致性。

2.患病率和发病率

AS的患病率在不同种族和民族间有着显著差异。大致上与人群中HLA-B27的阳性率有关。在冈比亚Fula族中发现了这一原则的一个例外，在该地区多数HLA-B27阳性男性中并无AS病例。美国黑人比白人患病率低,主要是由于美国黑人中HLA-B27阳性率较低。中国人比日本人HLA-B27阳性率高,同样AS的患病率也同等程度增高[84]。在本土美国人中AS患病率最高,他们中携带HLA-B27者也格外常见。例如,在加拿大海达族印第安人中有50%为HLA-B27阳性，其AS的患病率为4.2%[85-87]。

在欧美白人中,HLA-B27的阳性率为4%~13%。该人群成年人中,AS的患病率为0.1%[88,89]~0.23%[90]。虽然在多数人群中,慢性背痛的患病率都很高,但经X线确诊的骶髂关节炎却很少见,因而AS的患病率也相对较低。然而,AS的实际患病率可能比X线研究所显示的患病率要高得多。一项以磁共振成像(MRI)为基础的研究报道,在具有背部炎性症状的人群中有1/3的人确实患有脊柱炎[69],由此得出的人口患病率为0.86%,比先前提出的高很多。

在35~64岁人群中,AS的患病率最高。而在25~34岁人群中AS的发病率最高。AS中男性比女性更多见,由不同研究所得出的性别比为4:1到10:1。

对AS的发病率研究非常困难,因为该病少见且起病隐匿。来自美国和斯堪的纳维亚半岛的研究显示成年人的年发病率为6.9/100 000~7.3/100 000,在1935年到1989年期间无明显变化。

3.其他遗传问题及病因因素

HLA-B27的23个自然变异型(亚型)已众所周知,它们分别为B*2701到B*2723,在肽结合槽内从1到7氨基酸置换点上,每一亚型都不同于其他亚型。在某些种族中一些亚型可能更为常见,但在所有这些亚型中,除HLA-B*2706和2709,均为AS的高危因素。的确,携带了B27易感表现型的中国人比倾向于携带B*2706的泰国人和印度尼西亚人患病率更高[84]。此外,在某些人群中,如非洲西部人群,B27阳性者很少见,而其他HLA-B等位基因(如B*14)也可增加疾病的易感性。所有这些疾病易感等位基因似乎都具有某一共同的氨基酸序列[91]。

在HLA-B27阳性者中,AS的患病率也存在着很大的人群差异。同样,AS患者的B27阳性亲属一般也比正常人群中B27阳性个体患病率要高。例如，在荷兰人中,来自正常人群的HLA-B27阳性个体中只有1.3%的人患有AS,而在同年龄组来自AS患者亲属的HLA-B27阳性者中为21%。

为什么不同组别的HLA-B27阳性个体中,AS的患病率会有如此之大的差异呢？在HLA-B27阳性的双胞胎中,单卵双生比异卵双生同患AS的比例更高[92],这说明疾病的遗传易感性并不单纯由HLA-B27所决定。的确，虽然对这些双胞胎研究显示超过90%的疾病发生上的差异是由遗传差异引起，而不是由非遗传因素或环境因素引起，但部分遗传易感性或许是由B27以外的基因所决定的。事实上，至少有一种其他类型的MHC Ⅰ类等位基因——HLA-B40可使疾病易感性增加3倍,而不依赖于HLA-B27[92]。通过对患病同胞兄妹疾病易感基因进行基因组的广泛扫描，发现疾病连锁基因位于主要组织相容性复合体基因座及其以外的基因区[93]。除位于MHC基因座以外的基因,如白介素-1

复合体，编码TNF-α基因启动子的多态性也有助于疾病的发生。要想鉴别出所有易感基因，需要比目前所能囊括的所有病例数更大样本含量的病例组和对照组[94]。

其他病因因素还包括与未患病对照组相比，AS患者中亚临床炎症性肠病的比率较高（见第66章）。与类风湿性关节炎和系统性红斑狼疮不同，女性AS患者中，既没有表现出与妊娠相关的疾病活动性的减弱，与正常女性相比也无生育率及妊娠结局的改变[95]。

4.疾病自然史

疾病的预后与其严重度及治疗有很大关系。过去采用放射疗法治疗的男性AS患者中，死亡率较高。而在未接受放射治疗的男性及女性患者中，死亡率是同年龄同性别对照组的1.5~1.9倍[96-98]。导致这些患者过早死亡的原因多种多样，包括肺炎、心血管疾病等，继发性淀粉样变的发生也可在一定程度上增加疾病的死亡率。颈椎半脱位也可导致过早死亡。

最后，确诊的时间也会影响到AS的自然史。有明确X线改变的骶髂关节炎通常需10年或更长时间才能进展为有症状的AS[99]。因此，AS的病程甚至可以比纵向临床研究所显示的时间更长且发病更隐匿。

（三）反应性关节炎（过去称为Reiter综合证）

反应性关节炎（见第64章）是由非淋菌性尿道炎、结膜炎及炎症性关节炎三联征组成。同AS及其他血清阴性关节炎一样，反应性关节炎也与HLA-B27有关。虽然典型的Reiter综合征患者至少必须具备三联征中的两种，且其中之一必须是炎症性关节炎，但近年来的许多研究显示反应性关节炎的不全表现形式同典型的一样常见[100]。在美国风湿病协会制定的反应性关节炎分类标准中，包括四肢关节炎发作持续时间超过1个月且伴有尿道炎或宫颈炎。

对发作初期的反应性关节炎的诊断敏感性为84%，随着时间的推移，许多患者会经历其他一些与关节炎相伴随的症状，如果分类标准中能够将其都囊括进去，则诊断敏感性可达97%[101]。在反应性关节炎与其他类型关节炎的鉴别上，分类标准的诊断特异性达98%。美国风湿病协会对反应性关节炎的定义具有一定的限制性。

反应性关节炎的范围已扩大到包含另一种HLA-B27相关性综合征，该综合征发生在肠道感染以后，由炎症性关节炎、结膜炎及其他类似于反应性关节炎的四肢关节炎表现共同组成。偶尔，流行性肠道感染过后，随之而来会引起此种反应性关节炎的继发流行，通常集中发生在HLA-B27阳性的男性人群中。在有些人中，这种反应性关节炎是一过性的，但在另一些人中是长期性的或周期性的。即便在由肠道感染所触发的反应性关节炎中，尿道炎也会随着关节炎的复发而出现。

1.患病率和发病率

在反应性关节炎中，男性比女性更多见。军队中的年轻男性发病率最高，在他们中反应性关节炎比RA更常见。在明尼苏达州罗切斯特50岁以下男性中，按年龄校正的年发病率为3.5/100 000，发病的高峰年龄为25~44岁。而在这一群体中，年轻男性反应性关节炎的患病率比AS低。

2.病因因素

反应性关节炎的病因，较其他风湿性疾病的特征性更明显。遗传因素再加上感染触发是疾病发生的必备条件。尚未对其他病因因素进行研究。约有75%的白人患者和45%的黑人患者，其遗传倾向是由HLA-B27单体型所决定的。某些北美本土人群，如Navajo及Inuit族，具有较高的HLA-B27携带率，相应的反应性关节炎的患病率也很高[102]。同AS一样，其他基因位点也可成为疾病的危险因素，其中包括TAP基因的多态性。

可触发反应性关节炎的感染将在第30章和第64章更为详尽地讨论。在人类免疫缺陷病毒（HIV）阳性受试者中，反应性关节炎的比率比预期的要高[103]，这或许是由于在HIV感染的高危同性恋患者中感染性尿道炎及肠道感染的比率较高。

3.疾病自然史

多数在肠道感染后发生的一过性反应性关节炎患者不会发展为典型的慢性反应性关节炎。约有25%符合慢性反应性关节炎诊断标准的患者，在关节炎初次发作后会出现病症的完全缓解[104,105]。而与之相反，大多数患者最终会发展为慢性致残性疾病。例如，在一组患者中，随访的5年内，有16%的患者不得不改变工作，还有11%的患者不能继续工作。足跟痛是一种预后不良的征兆。

（四）炎症性肠病关节炎

虽然在溃疡性结肠炎或节段性回肠炎的患者中，

只有一小部分会发生脊柱炎，但他们患脊柱炎的危险性比一般人群高30倍，并且他们中约有50%为HLA-B27阳性[106]。结肠性关节炎有两种表现形式：周围型和躯干型。躯干型常累及骶髂关节，与HLA-B27相关性更明显，而与肠道疾病的活动性无关；但周围型则不是这样，倾向于随着炎症性肠病的消长而变化（见第66章）。

（五）银屑病性关节炎

银屑病是白人中一种常见的皮肤病，其患病率为1%~2%。虽然对于疾病的定义已取得了一定的进展，包括诸如类风湿因子阴性、银屑病、指（趾）炎（手指或脚趾肿胀）等诊断标准，但缺乏统一的分类标准依旧阻碍了银屑病性关节炎的流行病学研究[107]。来自欧美地区主要针对临床上已确诊的银屑病性关节炎的调查结果显示总体患病率为2.3/10 000~10.9/10 000[108]。该病的亚型包括周围型关节炎和脊柱关节病，后者与HLA-B27有关，但周围型关节炎经过一定时间也会累及脊柱或骶髂关节。对临床确诊病例的研究显示，疾病的年发病率为6/100 000~6.7/100 000。在45~54岁的患者中发病率最高[109]，且男性比女性发病率更高。

周围型关节炎更多见于那些进展性和重度皮肤受累者，且通常在银屑病起病后发生[110]（见第65章）。那些银屑病及单纯周围型关节炎的患者具有较高的HLA-DR4携带率，HLA-DR4同时还与血清阳性类风湿性关节炎有关。在患者的同胞中，银屑病性关节炎的发生比预期的更为常见[111]。HIV感染可诱发银屑病性关节炎[112]。

群体研究显示，银屑病关节炎患者与同年龄及同性别的对照组相比，死亡率并未增加。但风湿病学临床研究表明，银屑病性关节炎患者死亡率有所增加，尽管如此，这种危险性仍比临床中类风湿性关节炎患者的死亡率低。

九、结缔组织疾病

（一）一般概念

结缔组织疾病（包括类风湿性关节炎）具有如下几个共同特点：

①宿主因素和遗传倾向。下文中所描述的流行病学资料及家族发病报道均显示出大量的宿主潜在易感因素。这些疾病在人口统计学上所呈现出的相似性，反映了宿主的影响，如女性多发，发病率随着性成熟期的到来而增加，特别是在黑人中。

②临床特征相似。这些疾病临床及实验室检查结果相似，因而很难对每名患者逐一分类，所以研究者统一将其视为胶原血管病或结缔组织疾病一族。也有人为强调这些疾病在特征上的相似性而将其称为未分化结缔组织病或混合型结缔组织病。

③血管是其重要的靶器官。在这一系列疾病中血管病变尤为常见。动脉、毛细血管、各种静脉均可受累，可发生从内膜非炎症性增生反应到急性坏死性病变一系列改变。

④免疫学相关性。免疫系统改变常与器官损伤有关，主要表现为循环或局部组织中免疫球蛋白、免疫复合物、补体成分的出现，和细胞介导的免疫应答的改变。临床流行病学资料显示这些病症具有共同的发病机制，但临床表现各异，这是由于不同的易感因素和促发因素共同作用于主要的靶组织的结果。

（二）系统性红斑狼疮

1.分类标准

1982年，Tan及其同事[113]重新修订了系统性红斑狼疮（SLE）的分类标准，并取代了原有的已过时的分类标准。在第70章中将详细讨论1982年美国风湿病学会修订的SLE分类标准。增加了抗核抗体、抗DNA抗体及抗Sm抗体的检测分析，随后又删除了原有的红斑性狼疮细胞检测分析和用于抗磷脂抗体综合征诊断的检测。这些是疾病的分类标准，而不是诊断标准，并且更多地用于研究目的，而不是临床诊断。

虽然SLE分类标准可鉴别出大部分具有活动性多系统病变的患者，但它缺乏对轻症或不典型SLE的诊断敏感性[114]。事实上，轻症或“不全”SLE患病率比那些典型病例更高。此外，许多轻症SLE患者既没发展到多系统病变，也不符合新的疾病分类标准[115]。虽然有些研究者试图对不全狼疮综合征进行定义，也有一些研究者将此类患者归为未分化结缔组织疾病，但总的来说这些患者并没有被纳入到SLE的流行病学研究中。

2.患病率和发病率

SLE并不常见。在欧美地区患病率为0.13‰~0.51‰[116]。患病率上的差异来自病例的筛选方法不同及人群中不同种族的混合。同疾病的发病率一样，SLE的患病率也在逐渐升高[117]。

在欧美地区所报道的系统性红斑狼疮的年发病率为1.8/100 000~7.6/100 000[118-121]。在四类美国本土人群中——Crow、Arapaho、Sioux及阿拉斯加人[122,123]，SLE

的发病率更高(16.6/100 000~27.1/100 000)[122,123],但在其他美国本土人群中发病率与多数欧美人持平。

几项研究显示SLE的发病率存在长期持续上升的趋势。例如,在明尼苏达州奥姆斯特德市,SLE的发病率从1950~1979年的1.5/100 000上升到1980~1992年的5.6/100 000,约翻了3倍[117]。发病率增加的部分原因是由于用于病例检出的血清学实验(如抗核抗体)的引进和广泛应用。

在15~64岁的人群中,女性SLE的患病率及发病率是男性的5~10倍。但在儿童及65岁以上的老年人中,女性与男性患病率及发病率的比值并不显著。根据年龄分组统计,在45~64岁女性中SLE的患病率及发病率最高,尽管在白人中,年龄超过65岁的女性仍具有较高的发病率。而在年龄超过65岁以上的男性中SLE的患病率及发病率最高,45岁以下男性中SLE很少见。

在欧美地区的黑人女性中,SLE的患病率及发病率约是白人的3倍(表1.13)。尽管有关男性狼疮比率的数据资料十分匮乏,但在黑人男性中患病率及发病率似乎仍高于白人。并且在黑人中,SLE的平均发病年龄较低。

华裔美国人,作为另外一种特殊种族人群,研究显示在他们中SLE具有较高的患病率[124],但来自中国的患病率研究并未显示出同样高的患病率[125]。生活在夏威夷的日本人中,SLE的患病率也很高,但在日本的患病率调查中也未呈现出同等程度的高患病率。类似的SLE高患病率情况也出现于生活在英国的印度人,但在印度并非如此[126,127]。其他有SLE高患病率报道的类似人群还包括波利尼西亚及菲律宾人。

在那些被调查的亚洲人中,移民到西方的均伴随有SLE患病率的升高,这种现象被称为患病率倾斜。生活在欧美地区的非洲人中,也同样存在着类似患病率倾斜[128],但这很难令人信服,因为在非洲SLE患者从未受到过医学上的关注,因而疾病检出率本身就很低。这种原国籍地区的低诊断率,同样也存在于被调查的亚洲人身上,这也造成了对患病率倾斜真实性的怀疑。如果移民到西方确实增加了疾病的发病率,那么很可能是由于西方国家所特有的微生物病原体或环境触发因素作用于敏感的遗传背景而产生的影响。一项关于加勒比海地区西非后裔中SLE病例组与对照组的研究指出非洲遗传混合度解释了狼疮高发的原因[129],这也支

表1.13 不同性别及人种中每100 000人中SLE的患病人数

调查者	地区	日期	白人男性	白人女性	黑人男性	黑人女性	总计
Siegel和Lee[a]	纽约	1965.7	3	17	3	56	14.6
Fessel[b]	圣弗朗西斯科	1973.7	7	71	53	286	50.8
Michet等[c]	罗切斯特	1980.1	19	54	–	–	40.0
Hopkinson等[d]	英国诺丁汉	1990.4	4	45	–	–	24.0
Johnson等[e]	英国伯明翰	1995.4	3	36	61	97	28.0
Molokhia等[f]	英国伦敦	2001.5	–	35	–	110	–

[a] Siegel M, Lee SL. The epidemiology of systemic lupus erythematosus. *Semin Arthritis Rheum* 1973;3:1–54.

[b] Fessel WJ. Epidemiology of systemic lupus erythematosus. *Rheum Dis Clin North Am* 1988;14:15–23.

[c] Michet CJ, McKenna CH, Elveback LR, et al. Epidemiology of systemic lupus erythematosus and other connective tissue disease in Rochester, Minnesota, 1950 through 1979. *Mayo Clin Proc* 1985;60:105–113.

[d] Hopkinson ND, Doherty M, Powell RJ. The prevalence and incidence of systemic lupus erythematosus in Nottingham, UK, 1989–1990. *Br J Rheumatol* 1993;32:110–115.

[e] Johnson AE, Gordon C, Palmer RG, et al. The prevalence and incidence of systemic lupus erythematosus in Birmingham, England. Relationship to ethnicity and country of birth. *Arthritis Rheum* 1995;38:551–558.

[f] Molokhia M, McKeigue PM, Cuadrado M, et al. Systemic lupus erythematosus in migrants from west Africa compared with Afro-Caribbean people in the UK. *Lancet* 2001;357:1414–1415.

持了上述假设[129]。

3.危险因素

(1)激素和环境因素

女性相比于男性的高患病率，提示了有关激素的调查研究，研究结果显示相对较低的雄激素水平或相对较高的雌激素水平是疾病高危人群的特点。例如，在患病的男性和女性中，雄激素水平均降低，在SLE患者及其亲属中，雌二醇的16α-羟基化作用加强，导致雌激素水平升高。使用雌激素替代疗法的女性可能比不使用者有更高的患病危险性[130]。

环境中的化学试剂，包括二氧化硅粉尘、芳香族胺、肼屈嗪、各种溶剂及香烟，也可成为SLE的病因。其中有关二氧化硅与疾病相关性的证据最为充分。人在吸入了二氧化硅颗粒后，肺巨噬细胞开始活跃，并产生多种细胞活性物质。对暴露于二氧化硅粉尘的工人及矽肺患者的研究显示他们均具有较高的SLE患病率[131]。大量病例对照研究[132]显示了工业或农业工人二氧化硅暴露与SLE危险性的剂量效应关系。

吸烟者患SLE的危险性增加或不增加[111]。虽然染发剂中含有肼屈嗪，其类似于可引起药物性狼疮的药物，但染发剂对增加狼疮危险性最多只能起到中度的作用[133]。三氯乙烯水污染的社区人群，与无污染社区人群相比，有SLE样症状者明显增多[134]。

营养因素的作用尚未明确，尽管有报道苜蓿新芽(含有非必需氨基酸L-刀豆氨酸)可在猿类引起SLE样疾病，并使一例患者病情加重。

SLE患者的犬类也有抗DNA抗体阳性的趋势，这提示存在一种家畜传播因子[135]。同样，与狼疮患者血清或核酸密切接触的实验室工作人员，与一般人群相比，更易产生抗DNA抗体，而非抗核抗体[136]。感染因子作为SLE的一种潜在病因，其作用将在第72章中详细讨论。

(2)遗传因素

SLE患者的一级亲属与同年龄同性别对照组相比，具有较高的患病率，提示该疾病具有较强的遗传性[137]。同样，单卵双胞胎比异卵双胞胎共患病的比率要高[138]。但在单卵双胞胎中，SLE共患率仅为58%，而不是想象中的100%，只有当疾病完全经遗传传递且完全外显时，共患率才可达100%。所有SLE病例中，有10%~12%为家族患病。当患者为男性或发病年龄较早时，SLE的这种家族遗传倾向更加明显。SLE患者的亲属中，出现血清学阳性或其他结缔组织疾病的可能性也很高。

受环境或内源性因素(如年龄、性别)的影响，与SLE遗传易感性有关的基因或基因组的外显率也会有很大差异。此外，疾病易感基因也会因种族而异。虽然某些很少见的基因异常(如CIq缺失)，其本身可能足以促发SLE，但更常见的是，多基因相互作用，共同增加了疾病的易感性，在第27章、第28章和第72章中，将对SLE易感基因进行详细讨论。

4.疾病自然史

从首次确诊的时间算起，生存率已大大提高[117]。以医院为基础的早期研究显示，4年生存率为51%[139]。近期以临床为基础的研究显示，5年生存率为90%[140]，10年生存率接近80%。在以一般人群为基础的研究中，生存率的提高比预期的更大。生存率提高的原因包括疾病的早期诊断，以及由于血清学检测和治疗方法的改进(类固醇药物、免疫抑制剂的使用及对肾衰竭者所进行的透析和器官移植)而使轻症患者检出率增加。

多数死亡发生在SLE确诊后的5年内，但其后也可出现第二个死亡高峰，SLE的死亡分布呈现一种双峰曲线[141]。早期死亡主要是由于感染，也有一部分人是由于活动性疾病[142]。革兰阴性菌及真菌感染的频率增加也是死亡的原因[143]。晚期死亡多发生于起病10年后，可能是由于心血管系统并发症及治疗引起的并发症所导致。

随着SLE死亡率的降低，注意力已转移到了疾病的发病率及发作频率上。用于狼疮活动性评估[144]的检测设备的提高，更有利于对狼疮各个时期活动性的判断。有些仪器可有效地将不同器官表现出的信息进行整合，并产生加权和，以此作为狼疮活动性的总分。在长期研究中发现狼疮在诊断初期最为活跃，但在确诊后的第一个5年后，甚至在第2年后发作次数明显减少[145,146]。虽然也可能出现SLE晚期再度复发的现象[147]，但似乎不常见。

SLE合并有活动性肾脏疾病或神经精神系统表现的患者，通常具有较高的死亡率[148,149]。合并的肾脏疾病是死亡和肾衰竭的主要危险因素；然而一旦出现肾衰竭，SLE常常会有所减轻。报道的与较差预后有关的其他危险因素还包括Coombs阳性溶血性贫血[150]、血小板减少症[143]、血管炎及其他并存疾病[150]。血清学检测结果并不一定能作为提示疾病预后不良的依据。

患SLE的黑人病死率高于白人。部分原因是由于其平均社会经济地位较低，这一因素直接关系到疾病的预后[148]。且黑人中多为重症患者，合并肾脏受累的概率较大，甚至在社会经济地位有所改善后，其病死率仍高于白人[143,151]。

老年患者不太可能引起肾衰，某些研究还显示老年患者比疾病程度相当的年轻患者预后更好[151,152]。

（三）多发性肌炎/皮肌炎

1.分类标准

多发性肌炎和皮肌炎同属于以特发性炎症性肌炎为特征的疾病分类中。对这一亚类，目前普遍认可的分类包括如下几种疾病：成人多发性肌炎，成人皮肌炎，肿瘤相关性炎症性肌炎，儿童肌炎及其他结缔组织病（重叠综合征）伴发性肌炎（见第75章中有关多发性肌炎和皮肌炎的讨论）。随着其他形式的炎症性肌炎的发现（如包涵体肌炎），以及认识到其他结缔组织病的特征也同时存在于多发性肌炎和皮肌炎患者中，因此很难对这些“相互重叠”的综合征加以定义，因此这一分类方法已逐渐被限用。

进行流行病学研究时，目前广泛采纳Bohan和Peter[153]（表1.14）的诊断标准。在实际临床中，高度疑似病例与确诊病例均计算在内，这一分类标准对于成人多发性肌炎和皮肌炎的诊断敏感性可达88%；在对其他结缔组织病的鉴别上，诊断特异性为93%[2]。该诊断标准需同时结合以下几项阳性发现：客观存在的近端肌无力，肌肉活组织检查显示为肌炎，典型的肌电图改变，血清肌酶升高。虽然该诊断标准得到了广泛应用，但它在定义肌电图改变上不够精确，并且采用肌炎特异性自身抗体来定义疾病及其亚型的方法可能已经过时。这些抗体可见于多数成人多发性肌炎和皮肌炎患者，且很少见于其他风湿性疾病患者中，但依据这些自身抗体的存在作为诊断标准还需进一步证实[154]。

2.发病率和患病率

多发性肌炎和皮肌炎的年发病率为7.4/1 000 000~10.2 /1 000 000，某些研究中发病率相对较低，是由于它们以出院诊断为依据，而且许多多发性肌炎和皮肌炎患者并未住院[153-155]。该病的发病率呈持续上升趋势，但这可能是由于诊断意识的增强及血清肌酶检测方法的广泛应用。

多发性肌炎和皮肌炎的发病年龄呈双峰分布，第一个高峰出现在10~14岁，最低点在15~24岁，第二个高峰出现在45~64岁。两次高峰分别对应于儿童皮肌炎和成人多发性肌炎或皮肌炎。来自宾夕法尼亚州阿利根尼县的研究显示甚至在65岁以后发病率也可继续上升[156]。

表1.14 多发性肌炎/皮肌炎诊断标准

表现

1. 皮肌炎典型皮疹
2. 病史及体格检查：近端肌肉对称性无力
3. 一种或一种以上血清肌酶升高
4. 肌电图显示肌病性改变
5. 肌肉活检显示为典型多发性肌炎

	Bohan和Peter[153]诊断标准	
	皮肌炎	多发性肌炎
确诊标准	1+2、3、4、5中任意3项	2、3、4、5中4项兼备
高度疑似标准	1+2、3、4、5中任意2项	2、3、4、5中任意3项
疑似标准	1+2、3、4、5中任意1项	2、3、4、5中任意2项

同SLE一样，该病黑人中的发病率约为白人的4倍，且无论男女均比相应白人对照组的患病率要高[156]。在南非的德兰士瓦，班图人中皮肌炎的发病率几乎是该地区白人的10倍[157]。在成年人中，多发性肌炎是最常见的疾病表现形式，而在儿童中则为皮肌炎。

3.遗传因素

家族性遗传很少见。有关组织相容性抗原的研究见第27章和第75章。

4.环境因素及恶性肿瘤相关性

多发性皮肌炎的发病无明显的季节性和地区差异。与家庭收入、住房拥挤状况无相关性，且无暂时性空间聚集性[158]。在儿童中，发病主要集中在寒冷月份或可能暴露于链球菌性疾病的人群[159]，这提示上呼吸道感染可能是疾病的促发因素。而在成年人中，多发性肌炎或皮肌炎却无类似前驱感染高发现象。感染作为多发性肌炎或皮肌炎的病因之一，相关证据将在第30章中详细阐述。

在皮肌炎[160]、多发性肌炎[161,162]及包涵体肌炎[162]的中老年患者中，发生恶性肿瘤的危险性增高，尽管这种危险性在多发性肌炎和包涵体肌炎患者中并不十分明显。在皮肌炎患者中，各类恶性肿瘤的危险性均比预期的高；而在多发性肌炎患者中，只有非霍奇金淋巴瘤、肺癌、膀胱癌危险性明显增加[161]。女性皮肌炎患者中，卵巢癌的危险性明显增加[161]。在皮肌炎患者中，癌症可发生于肌炎诊断前，也可发生于肌炎诊断后的几年内。而在多发性肌炎患者中，癌症可与肌炎诊断同时发生，或发生于肌炎诊断后的2年内。若肿瘤的发生先于皮肌炎诊断，提示在某些人中皮肌炎很可能是一种副肿瘤综合征[161]。

5.疾病自然史

多发性肌炎患者的7~8年生存率为53%~73%[163,164]。影响预后不良的因素包括：确诊时年龄超过50岁，起病时症状较重，如起病时即存在明显肌无力、发声困难或心肌受累[165]。某些研究显示吞咽困难、吸入性肺炎及初期治疗无效均可提示预后不良。

在非白人女性中，死亡率可能最高。在农村地区及小城镇其预后较好，尽管有报道城市中心其死亡率较高，但这可能与具有预后不良症状的患者更倾向于到市级医疗中心就诊有关[165]。儿童多发性肌炎或皮肌炎患者中，6年生存率为90%甚至更高。

（四）硬皮病

硬皮病这一专业术语涵盖各种与皮肤硬化有关的病症（参见第77章）。本病的病谱可从典型的弥漫性皮肤受累（系统性硬化症或弥漫性硬皮病）到局限性皮肤病变（CREST综合征），其中有具有钙化、雷诺现象、食管运动功能障碍、指端硬化及毛细血管扩张五大特征者，也有轻型变异者，如未分化结缔组织病，包括硬皮病的某些表现及雷诺现象。符合分类标准的系统性硬化症非常少见，而轻型表现者（包括CREST综合征及未分化结缔组织病表现型）在总数上比系统性硬化症更常见（表1.7）。硬皮病的这些变异形式，在临床病史和自然病史上的差异，表明它们分属不同的疾病亚型。血清抗拓扑异构酶抗体及抗着丝点抗体分别与弥漫性硬皮病及CREST综合征亚型的相关性即是支持这一论点的有力证据。

1.分类标准

美国风湿病协会小组委员会根据一项对大量系统性硬化症或其他结缔组织病患者的多中心纵向研究，提出了明确的系统性硬化症的分类标准[166]（表1.15）。这一分类标准包括具备一个主要指标，即近端硬皮病（硬化靠近手指近端），或至少具备三个次要指标中的两个（指端硬化、指端凹陷性瘢痕、胸部X线片示双肺底部纤维化），其对弥漫性硬皮病的诊断敏感性为97%，特异性为98%。该系统性硬化症分类标准经大量临床病例证实有效。而对具有相对轻型表现的非临床病例的有效性研究显示，其敏感性较低（79%），但具有高度特异性（100%）。这说明该分类标准对早期或轻型系统性硬化症患者的诊断敏感性较低，并且对无全身受累及广泛皮肤病变的局限性硬皮病患者诊断敏感性也较低。这必然会导致在群体研究中对疾病患病率的估计不足，及在临床研究中重症病例的过度出现。美国风湿病协会对分类标准进行了重新修订，加入了新的诊断方法，如甲褶毛细血管显微镜检查及硬皮病特异性自身抗体检测，在不影响诊断特异性的基础上，提高了这一分类标准对局限性硬皮病的诊断敏感性[167]。

2.患病率和发病率

弥漫性硬皮病（系统性硬化症）的早期患病率调查研究是以医院为基础进行的，因此漏掉了许多未住院或未经确诊的患者。这些研究显示该病并不常见，患病率为31/1 000 000~71/1 000 000（表1.16）。在南卡罗来纳州一项人口普查中，以雷诺现象为切入点，采用几种方法筛选弥漫性硬皮病病例，研究结果显示该病比先前所认识的要常见得多。患病率约为286/1 000 000。风湿病学家在密歇根州医院和诊所的调查中也发现了同样高的患病率（242/1 000 000）[168]，在南澳大利亚的病例调查中也是一样[169]（表1.16）。这些研究很可能将弥漫性及局限性硬皮病的病例均计算在内。因此，可能是病例调查方法的改进使得疾病的患病率有了明显提高，或者是该病的患病率真的有所上升；但也有可能是因为多数早期的患病率调查均在欧洲进行，而美国的患病率要比欧洲高；还有部分原因是由于对硬皮病肾危象的有效治疗使得生存期延长，因而患病率增加。

发病率研究（表1.16）也提示疾病的发生呈持续上升趋势。来自匹兹堡的一项长期单中心研究报道，从20世纪60年代到70年代后期发病率增加了一倍。在英国和威尔士，尽管硬皮病的治疗方法有所改进，但死亡率仍在增加，这也为发病率的实际增加提供

表1.15　ARA的系统性硬化症初步临床标准[a]

唯一主要指标：近端硬皮病；诊断敏感性为91%，特异性大于99%
指端硬化、指尖凹陷性瘢痕或指端指垫组织丧失、双侧肺底部纤维化，在无近端硬皮病情况下作为3个次要指标
在系统性硬化症患者中有97%具有一条主要指标或具有2条或2条以上次要指标，但系统性红斑狼疮、多发性肌炎（皮肌炎）或雷诺综合征患者中仅有2%具有上述指标

[a]除外局限性硬皮病及假硬皮病。

From Masi AT, Rodnan GP, Medsger TA Jr, et al. Preliminary criteria for the classification of systemic sclerosis (scleroderma). *Arthritis Rheum* 1980;23:581-590, with permission.

了额外证据[170]。

黑人女性硬皮病的发病率较高，约为白人女性的2倍。发病率的种族差异以在分娩这一年起病的病例中尤为明显。在男性中，无论黑人还是白人，发病率均为女性的1/3，但黑人男性硬皮病的发病率比白人男性稍高[171,172]。女性与男性的发病率比值在15~44岁之间达最高，在45岁以后开始下降。

硬皮病的发病率和患病率随年龄增长而增加，45~64岁年龄组为最高峰，但在65岁以后发病率无明显下降[171,172]。在60~80岁期间仍可发病。系统性硬皮病在儿童中很少见。

3.病因因素

在硬皮病患者的一级亲属中，患病的危险性较一般人群高出10~15倍[173]。即使这样，硬皮病多发病例的家族并不常见，且在单卵双胞胎中共患病的比率也很少。在硬皮病患者的亲属中，常常有一人或多人患有其他自身免疫性疾病，包括类风湿性关节炎、系统性红斑狼疮、雷诺现象或血清学阳性。在第76和77章中将详细描述硬皮病的特殊易感基因。

在硬皮病患者中，女性比男性多见。在患有Klinefelter综合征[174]（细精管发育障碍症）的男性中，发现了3例，该综合征患者具有2条X染色体，这3例合并有硬皮病的患者体内雄激素水平均较雌激素水平低。

硬皮病类似于移植物抗宿主病，多见于经产妇。一个有趣的发现可以为疾病的发病机制提供线索，即经证实在患有硬皮病的女性患者中，其血液和器官中均富含大量的胎儿细胞，而在正常个体中却没有这种现象，这种富含胎儿细胞的现象被称为微嵌合状态，可持续存在于分娩后的母体血液循环中，并且可作为疾病发病的根源[175]。这一论题将在第76章中进一步讨论。

表1.16 系统性硬化症（硬皮病）患病率和发病率选择性研究

地区	患病率（每1 000 000人）	年发病率（每1 000 000人）
大不列颠（1985~1986）	31	3.7
日本（1988）	38	NA
冰岛（1975~1990）	71	NA
澳大利亚（2001）	230	15
美国		
奥姆斯特德市（1950~1979）	253	13
匹兹堡[a]（1965~1972）	NA	9.6
匹兹堡（1973~1982）	NA	18.7
南卡罗来纳州（1985）	286	NA
密歇根州（1989~1991）	242	18.7

[a]仅包括住院病例。

NA：未提供数据。

不常见的毒素或环境暴露也可成为硬皮病样疾病的病因。这些物质在表1.17中被详细列举，它们与疾病的相关性也支持毒素可使具有遗传敏感性的宿主发病的假说。在塑料生产过程中接触氯乙烯的工人可见硬皮病样皮损、雷诺现象、甲褶毛细血管改变及指骨远端骨质溶解[176]。但在接触氯乙烯的工人中，也表现出了一些硬皮病中不常见的疾病特征，如血小板减少和肝功能异常。同样在暴露于二氧化硅粉尘的工人中，弥漫性硬皮病的患病率也很高。有机溶剂，如苯、甲苯、二甲苯及长期暴露于经氯化处理的脂肪烃（如三氯乙烯）均可增加患弥漫性硬皮病及硬皮病样疾病的危险性[177]。油漆稀料中含有多种此类有机化合物，长期接触也可增加患病的危险性[178]。或者是环境中的所有这些化学物质，它们具有不同的毒性，通过某些共同机制引发硬皮病，或者是对过去非特异性暴露的回忆，使得科学家们很难从中找出致病因子[178]。

非职业性暴露也可引起硬皮病样疾病，其中包括嗜酸细胞增多性肌痛综合征（EMS），一种伴有痛性皮肤硬结的多器官疾病，病因主要与被污染的L-色氨酸即双-L-色氨酸有关。在西班牙曾报道以发热、嗜酸性粒细胞增多、肺炎、EMS样皮损及神经系统病变为主要特征的类似病症，见于摄入了掺有次品菜子油的人群。上述这两种毒素暴露所引起的综合征更易使人联想到嗜酸细胞性筋膜炎而非硬皮病。药物引起的硬皮病样病变在文献中也有记载。例如，一种用于治疗癌症的药

表1.17 引起硬皮病样疾病有关的职业因素及其他因素

职业因素	
	氯乙烯
	二氧化硅粉尘
	有机溶剂：芳香族、含氯的和脂肪烃
	生物胺：环氧树脂、间苯二胺
其他因素	
	掺入次品的菜子油（油毒综合征）
	L-色氨酸（嗜酸细胞增多性肌痛综合征）
	药物：博来霉素、喷他佐辛

Modified from Steen VD. Systemic sclerosis. *Rheum Dis Clin North Am* 1990; 16:641–654, with permission.

物——博来霉素,常可导致雷诺现象及肺间质性病变,这些也是硬皮病的表现。

尽管受到公众的普遍关注，但大量设计精良的流行病学研究表明，以硅酮为主要材质的人造乳房内植物并不诱发硬皮病[179]或其他已知的风湿性疾病[180]。

4.疾病自然史

硬皮病的病程主要与其临床表现有关。弥漫性硬皮病患者预后相对较差,而局限性患者(如CREST综合征)一般预后良好。通过对多数弥漫性硬皮病患者的临床研究显示，从确诊日期开始计算5年累计生存率为34%~86%[181]。但这些临床研究中大部分均提早使用了抗高血压药物来治疗硬皮病肾危象。

即使在普遍使用了抗高血压药物后，弥漫性硬皮病患者按年龄及性别校正的死亡率也比一般人群高4~8倍[182]。甚至局限性硬皮病患者的死亡率也比一般人群高2~3倍。

硬皮病患者发生肺癌的危险性增加，尤其是那些伴有肺间质纤维化的硬皮病患者，而且这种危险性与吸烟无关[183]。

(五)血管炎

血管炎是一组以动脉、毛细血管及静脉的炎症为特征的疾病(见第82章)。这种疾病可单独发生,也可与其他风湿性疾病同时发生。常可根据受累血管的类型及血管壁炎症的组织学表现对各种血管炎进行分类。超敏性血管炎多累及小血管，常发生在感染或药物暴露后,是一种最常见的血管炎,且通常为一过性。

某些类型的血管炎只累及人群中的某些亚群。例如,川崎综合征只累及婴儿,特别是在日本和夏威夷。变应性肉芽肿性血管炎常累及具有哮喘病史的成年人。巨细胞动脉炎(颞动脉炎)(下文将详细讨论)最常见于原籍为北欧的老年女性。贝赫切特综合征是一种伴有口和生殖器溃疡的血管炎，在日本和中东地区最常见,且男性发病比女性更常见。

其他类型的血管炎可见于任何年龄的男女。其中包括韦格纳肉芽肿，一种与血液中抗中性粒细胞胞浆抗体检测阳性密切相关的肉芽肿性血管炎；还包括结节性多动脉炎及其各种变异型,可累及各种肌动脉,常由乙型肝炎病毒感染引起。冷球蛋白血症也是血管炎的一种表现形式,在该病症中,抗体与其他大分子形成复合物在低温下沉淀于血清中。随着冷球蛋白血症发生及检出病例数的增加，目前认为多数病例由丙型肝炎病毒感染引起。总体而言,在血管炎患者中,尚未发现HLA及其他遗传相关性，但在贝赫切特综合征患者中,HLA-B51的携带率较高。

由于血管炎并不常见，因此有关各种类型血管炎的患病率和发病率研究也很少，并且对各个类型血管炎的所有研究均是建立在小样本病例的基础上。制定有效的血管炎分类标准[184,185]有利于发病率和患病率的研究。分类标准的制定者采用了两种不同的方法:一套是美国风湿病学会的分类标准，通过统计学方法来区别不同类型的血管炎[184];而另外一套是由Chapel-Hill共同标准[185]所制定,由专家们根据疾病的临床和病理学特征来定义每种病症。每种方法有其各自的优缺点。美国风湿病学会的分类标准有时不适用于未分类病例，并且由于该标准是根据那些已确诊的各种类型的血管炎患者而制，因此在鉴别血管炎患者与未患病人群时,它不是最佳选择[186]。后一种分类标准不能将患者分为相互独立的亚类(某些患者可符合一类以上的标准),可操作性不强,因此该分类标准很难在实际中应用,且可能会漏掉某些明显患病的受试者。

除颞动脉炎外,在慢性系统性血管炎中,韦格纳肉芽肿患病率最高,约为3/100 000[187]。不同类型血管炎的发病率见表1.18。在第83~89章中将详细描述血管炎的临床及病理学表现。

颞动脉炎

颞动脉炎(巨细胞动脉炎)(见第85章)是年龄大于50岁人群中最常见的血管炎类型。在颞动脉炎中,血管的炎性病变主要累及主动脉弓及颅骨外围的大中型弹性动脉。从活检及尸检所获得的动脉标本中,在内弹力层附近可见巨细胞及其他炎性细胞浸润。临床表现包括头痛、头皮压痛、咀嚼性间歇痛、视力障碍及血沉(ESR)加快。颞动脉炎可引起一种被称为风湿性多肌痛(PMR)的综合征,以年龄大于50岁、近端肌肉酸痛及僵硬同时伴有血沉加快为主要特点。颞动脉炎和风湿性多肌痛这两种疾病很相似。通过症状或活检显示,在风湿性多肌痛患者中有15%~31%的人同时具有颞动脉炎表现[188]。相反,约有50%的颞动脉炎患者同时伴有风湿性多肌痛表现。

这些相关病症的患病率很难确定，部分原因是由于风湿性多肌痛和颞动脉炎常常反复发作和缓解,因此时间点患病率很难估计。但可对发病率进行很好的研究。在50岁以上人群中,明尼苏达州(多为斯堪的纳

表1.18 英国诺维奇系统性血管炎年发病率(1988~1994年)

类型	年发病率(每1 000 000人)
韦格纳肉芽肿	8.5
变应性肉芽肿血管炎	2.4
显微镜下多动脉炎[a]	2.4
冷球蛋白血症	1.2
未分类	4.8

诺维奇是建有疾病转送中心的唯一区域。

乙型肝炎和丙型肝炎的患病率（分别与多动脉炎及冷球蛋白血症密切相关)很低,因此所得出的发病率估计值可能比人口更为密集和复杂的城市人群要低。

[a]这一分类中包括结节性多动脉炎患者。

From Watts RA, Carruthers DM, Scott DGI. Epidemiology of systemic vasculitis: changing incidence or definition? *Semin Arthritis Rheum* 1995;25:28–34, with permission.

表1.19 颞动脉炎发病率:50岁以上人群中每年每100 000人中的发病率(由高到低排列)

	病例数	发病率
挪威南部,1987~1994	66	29.0
冰岛,1984~1990	133	27.0
丹麦,Ribe市,1982	46	23.3
丹麦(全国),1982~1993	–	20.0
瑞典,Goteberg,1977~1986	284	18.3
明尼苏达州,奥姆斯特德市,1950~1991	125	17.8
瑞典,Goteberg,1973~1975	74	16.8
以色列,耶路撒冷,1980~1991	84	10.2
西班牙,Lugo,1986~1995	93	9.4
法国,大西洋岸卢瓦尔省,1975~1979	110	9.4
意大利,Reggio Emilia,1980~1988	41	6.9
苏格兰,洛锡安,1964~1977	136	4.2
田纳西州,谢尔比,1971~1980	26	1.58
以色列,1960~1978	46	0.49

维亚人)、丹麦、瑞典、冰岛,颞动脉炎的发病率最高(表1.19),且挪威南部是世界上该病发病率最高的地区。而法国、意大利、苏格兰[189,190]、西班牙[191]、田纳西州的谢尔比市(该地区为多种族混合地区)[192],颞动脉炎发病率相对较低。虽然发病率上的差异十分显著,但得出这些发病率估计值的研究采用了不同的疾病分类标准和不同的筛选方法。尤其在谢尔比市发病率更低,可能是由于只对住院患者进行了研究。在欧美地区,颞动脉炎的发病率正在增加，这不单单是由人口老龄化所导致的[191,193]。

风湿性多肌痛的发病率比颞动脉炎要高好几倍,风湿性多肌痛的发病率研究一般以临床上已确诊的病例为基础，中老年人群的前瞻性研究显示的时间点患病率约为2%。如果这样,许多未经诊断的病例就会被遗漏,因此实际发病率很可能比报道的要高。

颞动脉炎的发病率在50岁以后随年龄增长而增加。有报道,发病率在60岁年龄组、70岁年龄组,甚至是80岁年龄组人群中最高[194]。在北欧及美国,男女比例可达1:4。

在亚洲人群及非洲黑人中,颞动脉炎是一种很少见的病变。虽然在美国黑人中,颞动脉炎要比先前认识到的更为常见一些[195],但在美国黑人[192]及拉丁美洲人[195]中也并不多见。种族差异并不一定能完全解释颞动脉炎发病率在地区间的差异。例如，在明尼苏达州白人中,颞动脉炎的发病率明显高于田纳西州的白人。该病的发病率是否确实随地域或种族而变化，目前尚不清楚,但有证据表明这两个参数均很重要。

在同胞兄妹、单卵双胞胎及父女间有过颞动脉炎家族发病的报道[190],这提示遗传背景是疾病易感性的一个因素。HLA-DR4阳性可增加颞动脉炎及风湿性多肌痛的危险性[2]。

颞动脉炎,尤其是女性患者,在吸烟者[196]及既往有过心肌梗死或周围血管疾病病史的人群中[189],患病率增加。与血管疾病和吸烟的相关性或许是由于病理学家对颞动脉活检结果的错误解释。对颞动脉炎的长期研究显示[197,198],每5~7年为一周期,出现一次发病高峰,且发病呈季节性变化(尽管不同研究所得出的最高发病季节或月份不同)。如果颞动脉炎的发生遵循一种周期性变化模式,那么该病的病因学很可能与感染因素有关。一项研究显示发病高峰与支原体肺炎的流行有关；而另一项研究则显示与细小病毒流行有关。的确,一项研究(但无其他研究)已指出与对照组相比，患病人群的颞动脉标本中更常检出细小病毒B19 DRA[199,200]。

颞动脉炎和风湿性多肌痛一般预后良好，死亡率与同年龄正常人群相等[201]或稍高[190,191]。但有部分患者在正确的治疗开始前已患有严重的或致命性的颞动脉炎或风湿性多肌痛。颞动脉炎可采用大剂量皮质激素治疗,但同时这种治疗也会带来很多不良后果。

十、非关节性风湿病和纤维肌痛

原发型非关节性风湿病及纤维肌痛的定义是非关节区域的疼痛或压痛。此类病症的患者临床及实验室检查一般无炎症病变，一般也无明显的关节炎。这些病症较常见，且经常为局限性疼痛，包括运动相关性及职业性软组织风湿病。

（一）纤维肌痛综合征

纤维肌痛是一种至少包括两个要素的综合征：一是慢性广泛性全身疼痛，尤其在非关节区域；二是一系列其他症状，包括疲劳、睡眠障碍、认知改变和心理不良应激。过去对此类综合征也有其他命名，包括纤维织炎及弥漫性肌筋膜痛。目前，已制定出纤维肌痛的分类标准（进一步讨论见第91章）；美国风湿学会的分类标准包括两点：慢性广泛性疼痛及多发性"压痛点"，其中包括特征性压痛点。这些压痛点的出现与长期情绪不良有关，如抑郁、焦虑及疲劳[202]。许多患有慢性疲劳综合征的患者都符合纤维肌痛的分类标准[203]。必须认识到，疼痛及非关节区域压痛的发生总是从局限性向弥漫性逐渐过渡。而纤维肌痛正是这一渐变过程的终点。并且越来越多的证据表明，纤维肌痛与一种神经系统介导的疼痛感知性增加有关。局限性非关节区域压痛（如肌腱炎）与弥漫性压痛（如纤维肌痛）之间是否存在着根本上的病理学差异目前尚不清楚[204]。症状弥漫者比症状局限者更常伴有疲劳及抑郁。

在大部分成年白人中，广泛性疼痛（指疼痛广泛累及腰部以上及腰部以下的躯体，且持续时间≥3个月）的时间点患病率为11%~12%[205]。另一方面，那些经鉴定明确患有慢性广泛性疼痛者，当再次调查时，往往就已不符合慢性广泛性疼痛标准，尽管他们仍时常发生局限性疼痛。

纤维肌痛常发生在那些患有慢性广泛性疼痛的患者中，这些人普遍伴有情绪上的不良应激[206]。纤维肌痛是成年人中最常见的肌肉骨骼系统病症之一。在风湿病专科诊所中，纤维肌痛是第一位或第二位最常见的诊断[207]。来自欧美地区的大量研究显示，成年人中纤维肌痛的患病率为0.7%~4.8%（表1.20）。一般而言，这些群体研究首先应对受试者进行筛查，以明确哪些人患有广泛性疼痛，随后对那些患有广泛性疼痛的人进行查体以确认是否存在压痛点。患病率上的差异有如下几点原因：①对症状的确认标准不同；②不同的检查者对阳性特征的界定不同；③某些研究中未对所有可能的压痛点进行彻底检查；④因为广泛性疼痛（及压痛点）并不是持续存在，那么初次筛查后随时间的推移必然会漏掉某些阳性特征者；⑤受试者年龄差异；⑥纤维肌痛患病率可能真的存在差异。纤维肌痛的发病率也很高，有报道在26~55岁女性人群中年发病率为0.58%。纤维肌痛主要见于女性，男女比例至少为1:2，并且在多数研究中，90%的纤维肌痛受试者为女性。纤维肌痛的患病率随年龄增长而增加，最常见于50岁以上女性，在65岁左右以后，男女患病率均有所下降。纤维肌痛也常见于学龄期儿童，他们中患病率为1.2%~6.2%。以临床为基础的研究显示白人及西班牙人患病率均较高，但在黑人中，纤维肌痛患病率较低[208]。

纤维肌痛存在几个众所周知的危险因素。首先，至少在临床背景下，纤维肌痛与重度抑郁症具有相关性，且重度抑郁症常发生在纤维肌痛之前[209]。其他相关综合征还包括偏头疼、肠易激惹综合征及各种睡眠障碍。

表1.20 成年人纤维肌痛患病率

国家	患病率（%）	年龄范围（岁）	筛查的受试者人数	检查的受试者人数
芬兰	0.8	≥30	7 217	3 434
丹麦	0.7[a]	≥16	1 595	65
瑞典	1.1	50~56	900	552
德国	3.0	25~74	541	60
波兰	4.5	无限制	1 105	110
大不列颠	4.8	18~75	2 034	177
美国	2.0	无限制	3 006	391

[a] 假设在筛查为阳性的人群中无纤维肌痛病例则不计算在内。如果不经校正，患病率为1.4%。

Modified from Schochal T, Croft P, Raspe H. The epidemiology of fibromyalgia: Workshop of the Standing Committee on Epidemiology European League Against Rheumatism (EULAR), Bad Sackingen, 19–21,November 1992. *Br J Rheumatol* 1994;33:783–786,with permission.

这一综合征常出现在跌倒、交通事故、颈部或下背部创伤后，并触发弥漫性疼痛。其他与纤维肌痛高发病率有关的危险因素还包括抗核抗体检测阳性[210]、教育程度低下[211]、从事需要高度机体应激的服务性行业或体力劳动[211]、睡眠性呼吸暂停、高催乳素血症及儿童可能的关节活动过度。

疾病自然史调查研究指出，纤维肌痛在临床中一经确诊，则患者将长期伴有持续性疼痛、睡眠障碍并不断寻求治疗[212]。如上所述，在群体普查中被筛选出的人或许只是一过性症状。由创伤性原因引起的患者，病情可能较为严重。广泛性疼痛可能与死亡的危险性增加有关。

（二）软组织风湿病

局部软组织病症是风湿性疾病最常见的表现形式。这些病症的病理生理学尚不清楚。例如，慢性上肢痛流行于澳大利亚的工人中，但通过对229名患者的彻底调查却发现，只有29人被认为符合风湿病学诊断[213]。局部病症表现有的易于诊断，有的难以理解。

颈部是肌肉骨骼疼痛最常见的部位之一。在任何既定的时间内，约有10%的成年人正在经历颈痛，并且有35%~60%的成年人曾经有过颈痛。值得庆幸的是，与颈痛有关的重度残疾并不常见，约有70%颈痛患者可在一个月内症状得到明显改善，颈痛的病理生理学并未被完全认识。许多患者被认为是肌肉劳损，也有一些人被认为可能患有颈椎骨关节炎。系统性病症，包括类风湿性关节炎，也可引起颈痛。颈痛的危险因素尚未调查清楚。

肩痛也十分常见，由于自诉的肩痛也可能是颈痛，反之亦然，需经查体证实疼痛的来源，因此很难对肩痛的患病率作出准确的评估。在美国进行的全国健康和营养检查调查(NHANES)I中，有6.75%的成年人认为自己患有持续时间超过1个月的肩痛，但另外一些研究指出，肩痛的短暂发作与膝痛或背痛一样常见，可发生于25%的成年人中[7]。对肩痛的病理生理学认识得比较充分，通常是由回旋肌群及肱二头肌的肌腱炎或滑囊炎引起，且很少由肩关节本身的关节炎引起。肩痛随年龄增长而逐渐增多[214]，女性较男性更常见。右侧较左侧更易受累，这可能是由于在多数人中，右侧为优势侧。对于在工作中需增加肩部和臂部负荷的人，包括牙科医生[215]，出现肩部不适的概率更大[214]。此外，成年人糖尿病患者，与同年龄同性别非糖尿病对照组相比，X线片可见肩部钙化的比率更高，这可能也是造成他们肩部肌腱炎高发的原因[216]。

腕管综合征是指由于正中神经在腕部受到卡压而造成该神经支配区域的感觉异常。约有55%的腕管综合征患者为双侧受累。优势手常最先受累且程度较为严重。在一项人口患病率调查中，有9.2%的成年女性(其中3.4%已被确诊)患有腕管综合征，且经检测证实伴有神经传导速度减慢，而在成年男性中仅有0.6%[217]。女性中45~74岁患病率最高。其他研究也曾报道过女性的这种高患病率，女性与男性患病率之比为2:1到6.6:1。有趣的是，如果以正中神经经过腕部的传导延迟来定义腕管综合征，那么它的患病率将比目前诊断的腕管综合征更高，且男女患病率几乎相等[218]。而且，甚至很多典型的腕管综合征患者似乎并无正中神经传导延迟，而在被证实有神经传导速度减慢的人群中，有很多几乎没有任何症状。

女性在妊娠期间、卵巢或子宫切除术后和绝经后早期，发生腕管综合征的比率比预期的要高，并且既往有过5年以上口服避孕药史的女性比未使用药物者更易发生腕管综合征[219,220]。此外，那些在工作中需要反复进行手部活动、长期腕关节屈伸[219]、较大的手部肌肉力量，特别是需反复应用时，或使用振动工具的人群，均是腕管综合征的高危人群。尽管不能解释全部病例，但糖尿病和甲状腺功能减退也可诱发腕管综合征，且肥胖症也是一个重要的危险因素。

十一、腰痛

在美国，45岁以下人群中，腰部的慢性损伤是活动受限的最常见原因，在45~64岁人群中，作为活动受限的原因，其位居第三[221]。在一生中，有60%~80%的人会患有腰痛。且在既定的月份，有35%~37%的成年人会至少经历一次持续时间超过24小时的腰痛[222]。幸运的是，大部分腰痛发作是暂时性的。经过治疗，有半数人可在一周之内疼痛减轻；约有90%的人在一个月内症状得到改善。只有7%的人发作可持续6个月以上，且那些腰痛持续时间较长的人，大部分是由于经济费用的原因。腰痛常常是发作性的，且经常反复。

多数腰痛患者，并未发现明确的导致腰痛的解剖学损害。多数病例，X线片及MRI[223]均未发现引起腰痛的特殊病理性损害。在坐骨神经支配区域，伴随疼痛的神经系统表现及神经根症状，可提示椎间盘性疾病，但多数患者并无这些症状或表现。

腰痛的首次发作常出现在20~40岁之间[221]。女性腰痛患病率较男性稍高,但需要工伤赔偿的腰痛更多见于男性。经手术确定的腰椎间盘疾病更常见于男性[224]。在成年人的一生中,腰痛的患病率都很高,只是在75岁以后略有降低,但在老年人中腰痛可引起明显的残疾[225]。

典型病例研究及纵向研究显示出了腰痛高危人群的几个特征。那些在工作中从事重体力劳动的人,特别是提拉、推动重物,或在提起重物的同时需反复进行转体动作的人,均是患腰痛的高危人群[221,226]。其他还包括在工作中使用振动工具的人。在腰背部损伤中,卡车司机列第一位,搬运工列第二位,护士及护工列第三位[227]。

其他职业因素也可增加患腰背痛的危险性。令人惊讶的是,久坐也会增加患腰痛的危险性,特别是当工作需要一个人长时间保持一种体位时。研究显示腰痛通常发生在开始从事此类工作的前几年内而不是以后[228]。

可塑的自身因素也会影响患腰背痛的危险性,同时也指出了预防的可能性。吸烟者患腰背痛的危险性增加[229],而体质健康者则可防止腰背痛的发生。前瞻性研究已证实腰部伸肌[230]和股四头肌[231]无力是易患腰背痛的危险因素。

那些患有严重复发性腰背痛的人常有典型的心理学特征。他们更易感到焦虑和抑郁,并保持高度的心理应激状态。甚至在发生背痛前,他们就常常对工作表示不满。伴有其他躯体症状,如头痛、腹痛的青少年也是发生腰背痛的高危人群[232]。虽然心理应激可使人更易发生背痛,但与那些无任何心理异常的人相比,心理应激更可能使急性背痛发展为慢性,并引起更严重的伤残[233,234]。

在工业生产中,有效的培训已成功地降低了腰背痛的发生,特别是教育工人在举起重物时应使物体尽量靠近身体,及训练工人保持良好的体能[228]。最终,变动工作还可避免一大部分腰背痛的发生。

十二、骨关节炎

骨关节炎(OA)是最常见的关节病症。在老年人群中,几乎普遍存在着骨关节炎的病理学表现,且临床表现也很常见。

(一)定义

目前应用最广泛的骨关节炎流行病学标准是以X线表现为基础的Kellgren和Lawrence标准[235]。在多数使用该标准的研究中,将那些具有2级或2级以上X线改变(骨赘形成伴或不伴关节间隙变窄)的人定义为骨关节炎患者。其他一些研究者也对骨关节炎进行了定义,同样以X线改变为基础,但要至少包括关节间隙变窄[236]。现已提出了新的X线分级方案,将骨赘及关节间隙变窄进行了分级,而不是简单地记录有或无[237]。尽管试图通过X线片来定义骨关节炎,但关节软骨及其他组织的病理性损害常常先于骨关节炎的X线诊断。

美国风湿病学会委员会已提出了手、膝及髋部的骨关节炎诊断标准,其以疾病的临床表现为中心,而不是只根据X线改变。该诊断标准主要针对疾病的症状,通常根据骨关节炎的关节症状及X线表现来定义受累关节。用于制定该标准的非骨关节炎人群几乎均为类风湿性关节炎患者,因此,与骨关节炎和一般人群的鉴别相比,该诊断标准更适用于骨关节炎与类风湿性关节炎患者的鉴别。

(二)患病率与发病率

骨关节炎可累及某些关节,但有的关节不受累。例如,在手部,远端指间关节(DIP)、近端指间关节(PIP)、拇指腕掌关节(CMC)最常受累。颈椎、腰骶椎、髋关节、膝关节、第1跖趾关节也常受累,而踝关节、腕关节、肘关节相对较少受累,肩关节更是如此。骨关节炎尤其易累及下肢负重关节及手部用于夹持物品的关节。

骨关节炎的患病率根据所评估的关节及对疾病的界定不同而有所变化。许多有X线表现的人并无症状,且单纯有X线表现的骨关节炎远远多于有症状的骨关节炎(既有X线表现又有症状的骨关节炎)。同样,患病率也因症状的阈值不同而异——轻症患病率高,而日常症状严重且伴有残疾的OA患病率低[238](图1.3)。年龄在55岁及以上人群中,约有25%的人每天都会感到膝痛,但这些人中只有50%有骨关节炎的X线表现,因此该年龄组有症状的骨关节炎的患病率为12.5%左右。伤残性膝痛的患病率更是相当低,在英国,35岁及以上骨关节炎患者中,因严重疼痛及残疾需要进行膝关节置换的仅为2.7%。

不管如何定义骨关节炎,其患病率总是随年龄增长而明显升高。例如,来自英国的数据资料表明约有2%~4%的成年人可发生手部有症状的骨关节炎。来自Framingham的研究显示,在70岁及以上人群中,该患病率可高达20%[239]。在Framingham,30岁及以上成年人中,有症状的骨关节炎的患病率为6.1%,但在63岁及以上人群中则患病率上升到12%~13%以上。尽管在青年人中,有症状的髋关节骨关节炎并不常见,但年龄在55岁以上的男性中,该患病率为5.5%,在同年龄组女性中为3.6%[240]。

与男性相比,女性骨关节炎更为常见且更为多发。在45岁以下人群中,男与女性骨关节炎的患病率大致相同,但在50岁以后,多数关节(特别是手部、膝关节、颈部和腰背部)的骨关节炎在女性中更为常见。在老年人群中,骨关节炎患病率的性别差异更加明显[240-242]。

年龄在65岁及以上人群中,有超过70%的人有手部骨关节炎的X线表现[243],但大部分并无症状。腰骶椎的X线改变较常见,但这些X线改变与背部症状的相关性并不明显。然而在髋关节和膝关节,X线表现越明显则越有可能引起症状。此外,在髋关节和膝关节中,症状常常是致残性的。

非洲籍美国人髋关节和膝关节骨关节炎的患病率与美国白人近似,至少是在被集中研究的乡村地区[244,245]。其他研究指出,与欧洲人(7%~25%)相比,牙买加、南非、尼日利亚、利比里亚的黑人(有X线表现的骨关节炎患病率为1%~4%)中髋关节骨关节炎的患病率相对较低。

在亚洲人中,髋关节骨关节炎的患病率较低。一项研究[246]显示年龄在55岁及以上的中国香港居民中,只有1%的人患有髋关节骨关节炎[246]。在一项对美国人和中国北京人的研究中,采用同一标准,结果发现在中国按年龄校正的X线髋关节骨关节炎患病率约为美国的1/10,且在被研究的1500名中国老年人中只发现1例有症状的髋关节骨关节炎[247]。此外,在美国的亚洲籍人群中,因骨关节炎而行髋关节置换术的也非常少见,这说明亚洲人的这种低患病率并不是由于环境因素造成的。的确,新近的研究工作已发现了一个令人信服的解释,即这种种族差异在于髋关节的解剖结构不同[248]。有趣的是,尽管中国人体形较瘦,但其膝关节骨关节炎的患病率却与美国人持平甚至更高[249];中国人习惯于蹲坐可以解释一部分膝关节骨关节炎高发的原因。与髋关节骨关节炎相同,中国人手部骨关节炎的患病率也很低,如果假定手部骨关节炎的遗传率很高,那么这种低患病率或许提示中国人不具备某些骨关节炎的易患基因[250]。

有症状的膝关节骨关节炎的发病率至少是髋关节或手部骨关节炎的两倍(表1.21)。对于所有关节来说,其骨关节炎的发病率均随年龄而增加,且女性发病率高于男性,特别是50岁以后。

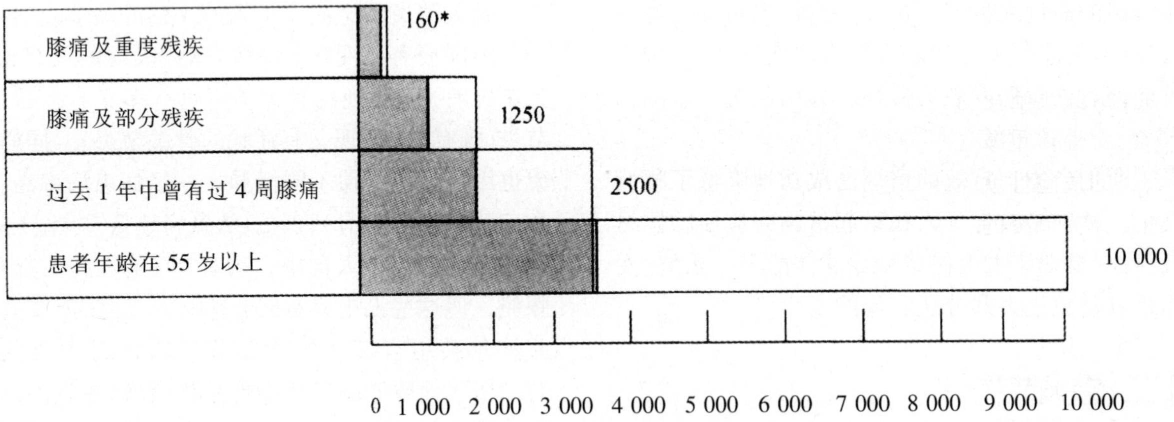

图1.3 在英国年龄为55岁及以上人群中,膝痛及骨关节炎的患病率。该"患病率梯度"显示出膝痛的患病率与疼痛及伤残程度有关。同时具有膝痛及严重残疾者并不常见,但单纯经常性膝痛的患病率却很高。阴影部分表示每类人群中有骨关节炎X线表现者的比例。*该类人群中具有骨关节炎X线表现者的比例并不清楚,尽管这一比例可能很高。(Adapted from Peat G, McCarney R, Croft P. Knee pain and osteoarthritis in older adults:a review of community burden and current use of primary health care. *Ann Rheum Dis* 2001;60:91–97, with permission.)

(三)危险因素

1.关节不稳和局部应力刺激

当关节畸形或受力不均时，易于发生局部软骨及骨损伤。这些关节内的局灶性损害可引起局部应力增加，从而进一步加重局灶性损害，并最终导致关节不稳,甚至关节半脱位。例如,患有先天性或发育性髋关节疾病的成年人中，如先天性髋关节发育不良及先天性股骨头骨骺滑脱,其骨关节炎的发病率较高。无论上述哪种病症均可遗留髋关节畸形，在负重时使局部软骨及骨组织应力增加,继而导致发病。当外翻应力或内翻应力作用于已存在不稳的膝关节时，也会发生类似现象。对于有膝关节骨关节炎的患者,内翻畸形或外翻畸形可进一步加速软骨的损耗[251]。

2.肥胖

体重超常的人比体重正常的人更易发生膝关节骨关节炎。无论是从症状还是X线片来界定膝关节骨关节炎,也不论病变是集中在胫股关节面[252]还是髌股关节面[253,254],这都是事实。纵向研究证实,体重超常会增加患膝关节骨关节炎的危险性,并且多数研究表明,在肥胖与膝关节骨关节炎的相关性上，女性比男性更密切[255]。肥胖的人是双侧髋关节有X线表现的骨关节炎的高危人群[256],但对单侧未必如此,并且肥胖会增加有症状的髋关节骨关节炎的危险性。

体重改变也会影响骨关节炎的发生及发展，甚至比平均体重对其影响更为明显。在Framingham研究中,中等身材的女性体重减轻11磅，其发生有症状的膝关节骨关节炎的危险性就会减少50%。但对髋关节来说,体重增加与骨关节炎的关系并不像膝关节这么明显。

为什么肥胖会引起骨关节炎目前尚不清楚。最显然的解释是肥胖增加了关节的负荷，就骨关节炎的危险性而言,这种影响对膝关节比髋关节更为明显,但这不能解释为什么肥胖只对某些人产生影响，而不是全部，手部骨关节炎的研究指出这也不能解释为什么女性肥胖与骨关节炎之间的联系更为密切。与肥胖有关的因素,如血清中脂质含量、尿酸水平、糖尿病、身体脂肪分布、血压、骨密度增加均已列入研究范围,但它们中没有一个比肥胖本身对骨关节炎更具提示性[257,258]。

表1.21 有症状的骨关节炎的患病率和发病率

受累部位	患病率(来源)	年发病率/1000人(来源)
膝	6.1%(Framingham研究)	2 (奥姆斯特德市和马塞诸塞州)
髋	0.7%(NHANES I)	0.5~0.74 (奥姆斯特德市和马塞诸塞州)
手部	2.4%(Lawrence等)	0.9(马塞诸塞州)

NHANES:全国健康和营养研究调查。

From Lawrence JS. *Rheumatism in populations.* Bristol, UK: JW Arrowsmith, 1977:98-155, with permission.

3.急性及反复性关节损伤

严重的关节急性损伤常会导致骨关节炎[259]。此类损伤多见于体育运动中，这可以解释退役的职业运动员中膝关节骨关节炎高发的原因。这种损伤也是大多数踝关节和肩关节骨关节炎的原因。

某些工作需机械性的反复使用关节，也会造成骨关节炎。同纺织工人手部骨关节炎高发一样,造船业工人膝关节及手指骨关节炎的患病率也很高。在弗吉尼亚的一个纺织工厂,那些需要重复进行精细夹握动作的工人,其远端指间关节骨关节炎的患病率比对照组中无需反复进行此类动作的工人要高[260]。农民中髋关节骨关节炎的患病率比预期的要高得多,但目前尚不清楚哪种特殊的耕种动作会增加骨关节炎的危险性[261]。那些在工作中需反复屈曲并提升膝关节的人，其两膝有X线表现关节骨关节炎的患病率是从事其他工作的人的2倍[262]。在中国,长期蹲坐也会增加胫股关节疾病的危险性。

多数体育运动与骨关节炎的研究已将运动员或退役运动员与对照组进行了比较。体育运动的影响本质上很难与运动中可能发生的关节损伤分清楚。此外,也很难具体分清对关节耐力、强度、抗冲击性的影响。即使如此,研究却一致指出优秀运动员日后发生骨关节炎的危险性较高,特别是负重关节。与对照组相比,足球运动员膝关节骨关节炎的患病率较高[263,264],甚至那些无严重损伤病史的足球运动员也是如此[263,264]。优秀的赛跑运动员日后发生骨关节炎的危险性也会增加[264-273](表1.22)。

体力活动的总体水平也会增加发生骨关节炎的危险性，特别是对于老年人及曾经有过关节损伤史的人。在Framingham通过对无骨关节炎的老年人随访8年的研究发现,高强度体力活动比久坐的生活方式患骨关节炎的危险性要高3倍。那些经常从事重体力活动的人更是骨关节炎的高危人群[274]。相对年轻受试者的纵向研究并未发现体力活动与发生膝关节骨关节炎的相关性。

通过区分易损关节与正常关节可以得出以上这些关于活动与骨关节炎相关性的结论。易损关节是指由于关节的保护机制受到损伤致使适度的负荷或应力便可造成关节损害。老化是导致易损性的主要原因，但既往的关节损伤也是一个原因。体力活动一般不会导致正常关节的骨关节炎，除非这种体力活动是过度的或有害的，且超出了关节的正常保护机制。对工人及运动健将的研究显示过度的重复性活动可损伤关节。来自Framingham的研究结果表明老年人较年轻人更易发生活动相关性损伤。

4.多发性及遗传性

某一关节的骨关节炎患者常会发生其他关节的骨关节炎。他们可为多发性骨关节炎，病变常累及近端指间关节、远端指间关节、第一掌腕关节、颈椎及腰椎关节、第一跖趾关节，偶可见髋关节。多发性骨关节炎女性比男性多见。

对多数早期发病的多发性骨关节炎高发家族的研究发现，骨关节炎的发生与一种Ⅱ型前胶原的常染色体显性突变有关。但在一般人群中，这种Ⅱ型前胶原常染色体异常或多态性与骨关节炎的遗传特性并无明显相关[277]。

在手部，超过50%的骨关节炎的发生与遗传特性有关，但对于膝关节，这一比例要小[278,279]。这可能是由于与遗传作用相比，膝关节骨关节炎的发生更多的是反复机械性损伤或其他生活方式因素作用的结果。同样，骨关节炎的女性遗传率要高于男性[280]。多数骨关节炎的易感基因具有关节特异性，并不增加多发性骨关节炎的发病[281]。

表1.22 赛跑与发生膝或髋关节骨关节炎危险性的研究摘要

优秀赛跑运动员[a]患膝或髋关节骨关节炎的危险性并无增加
业余跑步者患膝关节骨关节炎的危险性并无增加
有关业余跑步者患髋关节骨关节炎的危险性是否会增加的报道不一致
严重的膝关节损伤会增加患骨关节炎的危险性，并且在赛跑运动员中，这种损伤对增加患骨关节炎的危险性具有协同作用

该表包含了对有X线表现及有症状的骨关节炎的研究，因为并无证据表明二者在结果上有何不同。

[a]优秀赛跑运动员一般是指国家级赛跑运动员或奥运会田径队队员。

另外一个多发性骨关节炎的易患因素是晶体沉积。在18%~60%的骨关节炎患者的滑液中可发现双水焦磷酸钙结晶（CPPD）[282]。但双水焦磷酸钙晶体沉积性疾病的X线表现不同于多发性骨关节炎，且受累关节主要包括肘关节和腕关节，这些是骨关节炎很少累及的部位。另外，双水焦磷酸钙结晶也可出现于骨关节炎患者，因为两种疾病均好发于老年人[283]。

5.肌无力

股四头肌无力是膝关节骨关节炎的一个显著特点，股四头肌无力也会增加膝关节应力，特别是在足跟受到撞击时。虽然骨关节炎本身也会造成一部分患者股四头肌无力，但对无膝关节骨关节炎的女性，股四头肌无力可增加发生骨关节炎的危险性[284]。然而肌无力的影响因关节结构而异。人体主要通过股四头肌的收缩向膝关节传递作用力，当这种收缩作用于失稳的膝关节时，产生对膝关节有害的应力，从而使骨关节炎进一步加重[285]。

6.其他影响因素

大量证据表明使用雌激素可防止膝、髋和手部骨关节炎的发生。C反应蛋白（CRP）的升高，作为炎症反应的一种标志，会增加膝关节骨关节炎进展的危险性，不过C反应蛋白与肥胖的相关性可以解释这种作用。

骨密度降低（骨质疏松症）的患者发生骨关节炎的危险性相对降低[287]。缓慢成骨是骨关节炎高危人群的典型特征[287]。那么，一旦发生骨关节炎，骨密度就会降低，而骨密度降低反而可防止关节病变的进展[288]。

（四）加重症状的危险因素

在群体研究中，有X线表现的骨关节炎受试者中只有40%~80%具有关节症状。虽然X线表现较重的骨关节炎患者很可能具有症状，但其他结构的病理学改变也可诱发关节症状。在膝关节骨关节炎患者中，滑膜炎及关节积液肿胀常可导致关节症状的出现[289]。同样，MRI上表现有骨髓水肿的患者也会出现关节症状，这可能是反复骨创伤作用于失稳的膝关节而导致的[290]。

十三、痛风和高尿酸血症

痛风性关节炎几千年来一直被认为是一种常见的风湿性疾病。主要见于男性,完全不同于类风湿性关节炎、骨关节炎、系统性红斑狼疮及其他结缔组织病。痛风和类风湿性关节炎很少同时存在,但原因尚不清楚[291]。

高尿酸血症可诱发尿酸钠(MSU)晶体形成,逐渐沉积并导致痛风性炎症。痛风患者中,至少有90%的人血清尿酸含量增加[292]。因此影响高尿酸血症的因素与导致痛风的因素间存在着密切的联系。

(一)诊断标准

美国风湿病协会附属委员会提出了原发性痛风的初步分类标准[292](表1.23)。逐项对照表1.23中的标准,并遵循如下诊断规则:

①关节液中存在特征性的尿酸盐结晶(表1.23中第12项),或

②经化学或偏振光显微镜证实痛风结节内含有尿酸盐结晶,或

③在11项临床、实验室及X线表现中(除外表1.23中的第1和第2项)符合其中6项。

该组合标准具有高度的诊断敏感性(98%)及诊断特异性(对类风湿性关节炎的特异性达98%,对假通风和化脓性关节炎的特异性达89%)。在群体研究中关节液通常不易获得,因此将分类标准中的第11、12、13项略作修改,替换为"发作彻底终止",将第3项中的单关节炎替换为"多关节炎发作"。必须具备了11项分类标准中的6项才可诊断为痛风,但若无滑液情况,诊断的特异性将有所降低。在单一一次就诊过程中,通过对病史或临床记录的回顾所获得的信息,对痛风的诊断敏感性可达85%,在鉴别痛风和假通风时,特异性可达93%,对其他风湿性疾病的诊断特异性更高。

(二)患病率和发病率

痛风尤其多见于40岁以上的男性。据美国健康访问调查,有220万美国人自诉其患有痛风[293]。黑人中自诉患有痛风的比白人更为常见。在40岁以下人群中痛风并不常见,虽然该年龄组中男性患者比女性明显较多。绝经前期女性痛风的低患病率被认为是内源性雌激素具有降低尿酸盐的效应。目前,尿酸水平有长期增高的趋势,同时伴随痛风的发病率也在逐渐增加[294,295]。

表1.23 急性痛风性关节炎分类标准

1. 关节炎急性发作,超过1次
2. 1天内炎症发展达高峰
3. 单关节炎发作
4. 关节表面红肿
5. 第一跖趾关节炎症发作
6. 单侧第一跖趾关节炎症发作
7. 单侧跗间关节炎症发作
8. 痛风结节(已证实或可疑)
9. 高尿酸血症
10. X线片可见关节内不对称肿胀
11. X线片可见皮质下囊性变而无骨侵蚀
12. 发作期关节液内可见尿酸钠微晶体
13. 发作期关节液病原体培养阴性

From Wallace SL, Robinson H, Masi AT, et al. Preliminary criteria for the classification of the acute arthritis of primary gout. *Arthritis Rheum* 1977;20:895-900, with permission.

经内科医生诊断证实的痛风患病率比自诉的痛风较少[296]。痛风的患病率从近期的痛风发作到既往任何一次痛风发作病史(伴或不伴当前疾病特征,如痛风结节的存在)都有所不同,且随着在研究中不断变化的分类标准而变化。此外,对痛风的研究已有30多年的历史,因此痛风患病率的变化幅度较大也就不足为奇。在欧美地区,中老年人痛风的患病率:男性为0.5%~2.8%,女性为0.1%~1.5%[297-299]。

痛风的发病率在不同人群中也有所不同。在退伍军人管理局标准老龄化研究中[295],对21~81岁(平均年龄42岁)的男性进行队列研究发现,痛风的发病率为每年2.8/1 000。在Framinghan的研究中也报道了类似的痛风发病率[299],但比其他欧美地区研究所报道的发病率明显要高[296,298,300]。痛风的发病率与血清中的尿酸水平密切相关(表1.24)。尽管如此,即使在血清尿酸水平很高的人群中(>10mg/dL),5年累积发病率也只有30.5%,这就是说大约有70%的男性并无痛风发作。

群体普查表明,儿童期血清尿酸值升高[298-301],且与性别无关,但从15~19岁开始男性平均血清尿酸值高于女性,在20~24岁年龄组达最大差值(约为1.5mg /dL)。女性平均血清尿酸值从40岁开始逐渐升高,在绝经期后与男性平均值的差距缩小到0.5mg /dL以下。男性在整个成人期血清尿酸值基本保持恒定,而女性则

在50岁以后[302]。

在美国、大部分欧洲国家、日本及非洲黑人中，成年男性平均血清尿酸水平为5mg/dL[300,301,303,304]。与之相对，在某些南太平洋地区，人群平均血清尿酸水平为6.1~7.3mg/dL[305-307]，某些群体中，如新西兰毛利人、波利尼亚人、米科洛尼亚人，无论血清尿酸水平还是痛风的患病率均明显高于世界其他地区。生活在菲律宾群岛的菲律宾人，平均血清尿酸水平为5.2mg/dL，但菲律宾人移民到美国后，其尿酸水平升高[308,309]，可能由于移民后体重的增加，或是由于接受了西方的饮食。

（三）危险因素

除年龄及性别因素外，高尿酸血症的危险因素还包括肥胖、高血压、饮酒、血清胆固醇升高、日常饮食中含铅食物的摄入、可能接触铅的职业、低水平体力活动、日常饮食中钙摄入不足。嘌嗪类及袢利尿剂可升高血清尿酸水平，这也可以解释痛风与高血压的相关性[310]。血清尿酸水平呈持续上升的趋势，部分原因是由于利尿剂的广泛使用，但也可能是由于酒精的摄入增加或体重的持续增加，至少在美国是这样[311]。黑人中利尿剂的高使用率可能是他们中痛风高发的原因[312]。

几千年来痛风和高尿酸血症一直被认为是一种家族性疾病。报道的家族发病率为6%到高达80%[313]。痛风的这种家族聚集性少部分原因可归于目前已得到公认的嘌呤代谢障碍，如Lesch-Nyhan综合征。有人认为是由于部分酶缺乏，但尚未在痛风受试者中得到认可。

高尿酸血症或痛风患者发生冠脉高压及心脏病的危险性增加[295,314,315]。这种危险性的增加被认为与高胆固醇血症及肥胖等因素有关[311]。然而，部分研究指出，血清尿酸水平升高或痛风病史均可独立提示患冠状动脉疾病的危险性增加，或作为胰岛素抵抗的一种标志[316]。

（谷雅 刘兆杰 译 叶伟胜 冯世庆 校）

表1.24 痛风性关节炎的发病率与先前尿酸水平的相关性

血清尿酸水平（mg/dL）	年发病率（每1 000人）	5年累积发病率（%）
≤6.0	0.8	0.5
6.0~6.9	0.9	0.6
7.0~7.9	4.1	2.0
8.0~8.9	8.4	4.1
9.0~9.9	43.2	19.8
≥10.0	70.2	30.5

From Campion EW, Glynn R J, DeLabry LO. Asymptomatic hyperuricemia. Risks and consequences in the normative aging study. *Am J Med* 1987;82:421–426, with permission.

参考文献

1. Buring J, Hennekens C. *Epidemiology in medicine.* Boston: Little, Brown, 1987:16–29.
2. Silman A, Hochberg MC, eds. *Epidemiology of the rheumatic diseases,* 2nd ed. New York: Oxford University Press, 2001.
3. Verbrugge LM. From sneezes to adieux: stages of health for American men and women. *Soc Sci Med* 1986;22:1195–1212.
4. Lawrence RC, Helmick CG, Arnett FC, et al. Estimates of the prevalence of arthritis and selected musculoskeletal disorders in the United States. *Arthritis Rheum* 1998;41:778–799.
5. Haber LD. Disabling effects of chronic disease and impairment—II. Functional capacity limitations. *J Chronic Dis* 1973;26:127–151.
6. Yelin E, Callahan LF. The economic cost and social and psychological impact of musculoskeletal conditions. National Arthritis Data Work Groups. *Arthritis Rheum* 1996;39(11):1931.
7. Hadler NM. *Medical management of the regional musculoskeletal diseases.* Orlando: Grune & Stratton, 1984.
8. Ropes MS, Bennett GA, Cobb S, et al. 1958 revision of diagnostic criteria for rheumatoid arthritis. *Bull Rheum Dis* 1958:9:175–176.
9. Bennett PH, Burch TA. New York symposium on population studies in the rheumatic diseases; new diagnostic criteria. *Bull Rheum Dis* 1967;17:453–458.
10. O'Sullivan JB, Cathcart ES. The prevalence of rheumatoid arthritis. Follow-up evaluation of the effect of criteria on rates in Sudbury, Massachusetts. *Ann Intern Med* 1972;76:573–577.
11. Arnett FC, Edworthy SM, Block DA, et al. The American rheumatism association 1987 revised criteria for the classification of rheumatoid arthritis. *Arthritis Rheum* 1988;24:315–324.
12. Huizinga TWJ, Machold KP, Breedveld FC, et al. Criteria for early rheumatoid arthritis. From Baye's Law revisited to new thoughts on pathogenesis. *Arthritis Rheum* 2002;46:1155–1159.
13. Cathcart ES, O'Sullivan JB. Rheumatoid arthritis in a New England town. A prevalence study in Sudbury, Massachusetts. *N Engl J Med* 1970;282:421–424.
14. Linos A, Worthington JW, O'Fallon WM, et al. The epidemiology of rheumatoid arthritis in Rochester, Minnesota: a study of incidence, prevalence, and mortality. *Am J Epidemiol* 1980;111:87–98.
15. Rasch EK, Hirsch R, Paulose-Ram R, et al. Prevalence of rheumatoid arthritis in persons 60 years of age and older in the United States. *Arthritis Rheum* 2003;48:917–926.
16. Doran MF, Pond GR, Crowson CS, et al. Trends in incidence and mortality in rheumatoid arthritis in Rochester, Minnesota, over a forty-year period. *Arthritis Rheum* 2002;46:625–631.
17. Harvey J, Lotze M, Stevens MB. Rheumatoid arthritis in a Chippewa band. 1. Pilot screening study of disease prevalence. *Arthritis Rheum* 1981;24:717–721.
18. Boyer GS, Templin DW, Cornoni-Huntley JC, et al. Prevalence of spondyloarthropathies in Alaskan Eskimos. *J Rheumatol* 1994:21:2292–2297.
19. Symmons DPM, Barrett EM, Bankhead CR, et al. The incidence of rheumatoid arthritis in the United Kingdom: results from the Norfolk Arthritis Register. *Br J Rheumatol* 1994;33:735–739.
20. Kaipiainen-Seppanen O, Aho K, Isomaki H, et al. Incidence of rheumatoid arthritis in Finland during 1980–1990. *Ann Rheum Dis* 1996;55:608–611.
21. Hochberg MC. Changes in the incidence and prevalence of rheumatoid arthritis in England and Wales, 1970–1982. *Semin Arthritis Rheum* 1990;19:294–302.
22. Shichikawa K, Inoue, K, Hirota S, et al. Changes in the incidence and

prevalence of rheumatoid arthritis in Kamitonda, Wakayama, Japan, 1965–1996. *Ann Rheum Dis* 1999;58:751–756.

23. Jacobsson LTH, Hanson RL, Knowler WC, et al. Decreasing incidence and prevalence of rheumatoid arthritis in Pima Indians over a twenty-five-year period. *Arthritis Rheum* 1994;37:1158–1165.
24. Silman AJ. Trends in the incidence and severity of rheumatoid arthritis. *J Rheumatol* 1992;19(suppl 32):71–73.
25. Kaipiainen-Seppanen, Aho K, Isomaki H, et al. Shift in the incidence of rheumatoid arthritis toward elderly patients in Finland during 1975–1990. *Clin Exp Rheumatol* 1996;14:537–542.
26. Stastny P, Ball EJ, Khan MA, et al. HLA-DR4 and other genetic markers in rheumatoid arthritis. *Br J Rheumatol* 1988;27(suppl 2):132–138.
27. Morel PA, Fathman CG. Immunogenetics of rheumatoid arthritis. *J Rheumatol* 1989;16:421–423.
28. Nepom GT, Byers P, Seyfried C, et al. HLA genes associated with rheumatoid arthritis. *Arthritis Rheum* 1989;32:15–21.
29. Wordsworth P. The immunogenetics of rheumatoid arthritis. *Curr Opin Rheumatol* 1990;2:423–429.
30. Jawaheer D, Thomson W, MacGregor AJ, et al. Homozygosity for the HLA-DR shaped epitope contributes the highest risk for rheumatoid arthritis concordance in identical twins. *Arthritis Rheum* 1994;37:681–696.
31. McDonagh JE, Dunn A, Ollier WER, et al. Compound heterozygosity for the shared epitope and the risk and severity of rheumatoid arthritis in extended pedigrees. *Br J Rheumatol* 1997;36:322–327.
32. Thomson W, Harrison B, Ollier B, et al. Quantifying the exact role of HLA-DRB1 alleles in susceptibility to inflammatory polyarthritis. Results from a large, population-based study. *Arthritis Rheum* 1999;42:757–62.
33. Jawaheer D, Rhomson W, MacGregor AJ, et al. "Homozygosity" for the HLA-DR shared epitope contributes the highest risk for rheumatoid arthritis concordance in identical twins. *Arthritis Rheum* 1994;37:681–686.
34. Ollier W, Thomson W. Population genetics of rheumatoid arthritis. *Rheum Dis Clin North Am* 1992;18:741–760.
35. Jawaheer D, Seldin MF, Amos CI, et al. Screening the genome for rheumatoid arthritis susceptibility genes. *Arthritis Rheum* 2003;48:906–916.
36. Okamato K, Makino S, Yoshikawa Y. Identification of L IκBL as the second major histocompatibility complex-linked susceptibility locus for rheumatoid arthritis. *Am J Hum Genet* 2003;72:303–312.
37. Dieude P, Petit E, Cailleau-Moindrault S, et al. Association between tumor necrosis factor receptor II and familial, but not sporadic, rheumatoid arthritis. Evidence for genetic heterogeneity. *Arthritis Rheum* 2002;46:2039–2044.
38. Spector TD, Hochberg MC. The protective effect of the oral contraceptive pill on rheumatoid arthritis: an overview of the analytic epidemiological studies using meta-analysis. *J Clin Epidemiol* 1990;43:1221–1230.
39. van Zeben D, Hazes JMW, Vandenbroucke JP, et al. Diminished incidence of severe rheumatoid arthritis associated with oral contraceptives. *Arthritis Rheum* 1990;33:1462–1465.
40. Spector TD, Roman E, Silman AJ. The pill, parity, and rheumatoid arthritis. *Arthritis Rheum* 1990;33:782–789.
41. Silman A, Kay A, Brennan P. Timing of pregnancy in relation to the onset of rheumatoid arthritis. *Arthritis Rheum* 1992;35:152–155.
42. Brennan P, Silman A. Breastfeeding and the onset of rheumatoid arthritis. *Arthritis Rheum* 1994;37:808–813.
43. Kanik KS, Wilder RL. Hormonal alterations in rheumatoid arthritis, including the effects of pregnancy. *Rheum Dis Clin North Am* 2000;24:805–823.
44. Heliovaara M, Knekt P, Aho K. Serum antioxidants and risk of rheumatoid arthritis. *Ann Rheum Dis* 1994;53:51–53.
45. Cerhan JR, Saag KG, Merlino LA, et al. Antioxidant micronutrients and risk of rheumatoid arthritis in a cohort of older women. *Am J Epidemiol* 2003;157:345–354.
46. Knekt P, Heliovaara M, Aho K, et al. Serum selenium, serum alpha-tocopheral, and the risk of rheumatoid arthritis. *Epidemiology* 2000;11:402–405.
47. Mikuls TR, Cerhan JR, Criswell LA, et al. Coffee, tea, and caffeine consumption and risk of rheumatoid arthritis. *Arthritis Rheum* 2002;46:83–91.
48. Del Puente A, Knowler WC, Pettitt DJ, et al. The incidence of rheumatoid arthritis is predicted by rheumatoid factor titer in a longitudinal population study. *Arthritis Rheum* 1988;31:1239–1244.
49. Criswell LA, Merlino LA, Cerhan JR, et al. Cigarette smoking and the risk of rheumatoid arthritis among postmenopausal women: results from the Iowa Women's Health Study. *Am J Med* 2002;112:465–471.
50. Vessey MP, Villard-Mackintosh L, Yeates D. Oral contraceptives, cigarette smoking and other factors in relation to Arthritis. *Contraception* 1987;25:457–464.
51. Heliovaara M, Aho K, Aromaa A, et al. Smoking and risk of rheumatoid arthritis. *J Rheumatol* 1993;20:1830–1835.
52. Mattey DL, Hutchinson D, Dawes PT, et al. Smoking and disease severity in rheumatoid arthritis. Association with polymorphism at the glutathione S-transferase M1 locus. *Arthritis Rheum* 2002;46:640–646.
53. Silman A, Bankhead C, Rowlingson B, et al. Do new cases of rheumatoid arthritis cluster in time or in space? *Int J Epidemiol* 1997; 26:628–634.
54. Mikkelsen WM, Dodge H. A four-year follow-up of suspected rheumatoid arthritis: the Tecumseh, Michigan, community health study. *Arthritis Rheum* 1969;12:87–91.
55. Isacson J, Allander E, Broström LA. A seventeen-year follow-up of a population survey of rheumatoid arthritis. *Scand J Rheumatol* 1987;16:145–152.
56. Gabriel SE, Crowson CS, Kremers HM, et al. Survival in rheumatoid arthritis. A population-based analysis of trends over 40 years. *Arthritis Rheum* 2003;48:54–58.
57. Kazis LE, Anderson JJ, Meenan RF. Health status as a predictor of mortality in rheumatoid arthritis: a five-year study. *J Rheumatol* 1990;17:609–613.
58. Pincus T, Callahan LF, Vaughn WK. Questionnaire, walking time and button test measures of functional capacity as predictive markers for mortality in rheumatoid arthritis. *J Rheumatol* 1987;14:240–251.
59. Pincus T, Callahan LF. Taking mortality in rheumatoid arthritis seriously predictive markers, socioeconomic status and comorbidity. *J Rheumatol* 1986;13:841–845.
60. Wolfe F, Mitchell DM, Sibley JT, et al. The mortality of rheumatoid arthritis. *Arthritis Rheum* 1994;37:481–494.
61. Bjornadal L, Baecklund E, Yin L, et al. Decreasing mortality in patients with rheumatoid arthritis: results from a large population based cohort in Sweden, 1964–95. *J Rheumatol* 2002:29:906–912.
62. Isomaüki HA, Hakulinen T, Joutsenlahti U. Excess risk of lymphomas, leukemia and myeloma in patients with rheumatoid arthritis. *J Chronic Dis* 1978;31:691–696.
63. Cibere J, Sibley J, Haga M. Rheumatoid arthritis and the risk of malignancy. *Arthritis Rheum* 1997;40:1580–1586.
64. Cassidy JT, Levinson JE, Brewer EJ Jr. The development of classification criteria for children with juvenile rheumatoid arthritis. *Bull Rheum Dis* 1989;38:1–7.
65. Petty RE, Southwood TR, Baum J, et al. Revision of the proposed classification criteria for juvenile idiopathic arthritis: Durban, 1997. *J Rheumatol* 1998;25:1991–1994.
66. Bernston L, Fasth A, Andersson-Gare B, et al. Construct validity of ILAR and EULAR criteria in juvenile idiopathic arthritis: a population based incidence study from Nordic countries. *J Rheumatol* 2001;28:2737–2743.
67. Towner SR, Michet CJ, O'Fallon WM, et al. The epidemiology of juvenile arthritis in Rochester, Minnesota 1960–1979. *Arthritis Rheum* 1983;26:1208–1213.
68. Gäre BA, Fasth A. Epidemiology of juvenile chronic arthritis in southwestern Sweden: a 5-year prospective population study. *Pediatrics* 1992;90:950–958.
69. Manners PJ, Diepeveen DA. Prevalence of juvenile chronic arthritis in a population of 12-year-old children in urban Australia. *Pediatrics* 1996;98:84–90.
70. Peterson LS, Mason T, Nelson AM, et al. Juvenile rheumatoid arthritis in Rochester, Minnesota 1960–1993. Is the epidemiology changing? *Arthritis Rheum* 1996;39(8):1385–1390.
71. Kunnamo I, Kallio P, Pelkonen P. Incidence of arthritis in urban Finnish children: a prospective study. *Arthritis Rheum* 1986;28:12–32.
72. Singsen BH. Rheumatic diseases of childhood. *Rheum Dis Clin North Am* 1990;16:581–599.
73. Cassidy JT. Juvenile rheumatoid arthritis. In: Kelley WM, Harris ED, Ruddy S, et al., eds. *Textbook of rheumatology,* 3rd ed. Philadelphia: WB Saunders, 1989:1289–1311.
74. Clemens LE, Albert E, Ansell BM. Sibling pairs affected by chronic

arthritis of childhood: evidence for genetic predisposition. *J Rheumatol* 1985;12:108.
75. Howard JF, Sigsbee A, Glass DN. HLA genetics and inherited predisposition to JRA. *J Rheumatol* 1985;12:7–12.
76. Glass DN, Giannini EH. JRA as a complex genetic trait. *Arthritis Rheum* 1999;42:2213–2219.
77. Mason T, Rabinovich CE, Fredrickson DD, et al. Breast feeding and the development of juvenile rheumatoid arthritis. *J Rheumatol* 1995; 22:1166–1169.
78. Dougados M, van der Linden SJEF, Juhlin R, et al. The European Spondylarthritisopathy Study Group preliminary criteria for the classification of spondylarthritisopathy. *Arthritis Rheum* 1991;34:1218–1227.
79. Collantes-Estevez E, Cisnal Del Mazo A, Munoz-Gomariz E. Assessment of 2 systems of spondyloarthritisopathy diagnostic and classification criteria (Amor and ESSG) by a Spanish Multicenter Study. *J Rheumatol* 1995;22:246–251.
80. Braun J, Bollow M, Remlinger G, et al. Prevalence of spondyloarthritisopathies in HLA-B27 positive and negative blood donors. *Arthritis Rheum* 1998;41:58–67.
81. Khan MA, van der Linden SM. Ankylosing spondylitis and other spondyloarthritisopathies. *Rheum Dis Clin North Am* 1990;16:551–579.
82. van der Linden S, Valkenburg HA, Cats A. Evaluation of diagnostic criteria for ankylosing spondylitis. *Arthritis Rheum* 1984;27:361–368.
83. Khan MA, van der Linden SM, Kushner I, et al. Spondylitic disease without radiological evidence of sacroiliitis in relatives of HLA-B27 positive patients. *Arthritis Rheum* 1985;28:40–43.
84. Feltkamp TEW, Mardjuadi A, Huang F, et al. Spondyloopathies in eastern Asia. *Curr Opin Rheumatol* 2001;13:285–290.
85. Gofton JP, Lawrence JS, Bennett PH, et al. Sacroiliitis in eight populations. *Ann Rheum Dis* 1966;25:528–532.
86. Gofton JP, Bennett PH, Smythe HA, et al. Sacroiliitis and ankylosing spondylitis in North American Indians. *Ann Rheum Dis* 1972;31:474–481.
87. Gofton JP, Chalmers A, Price GE, et al. HLA 27 and ankylosing spondylitis in B.C. Indians. *J Rheumatol* 1984;11:572–573.
88. van der Linden SM, Valkenburg HA, de Jongh BM, et al. The risk of developing ankylosing spondylitis in HLA-B27 positive individuals: a comparison of relatives of spondylitis patients with the general population. *Arthritis Rheum* 1984;27;241–249.
89. Carbone LD, Cooper C, Michet CJ, et al. Ankylosing spondylitis in Rochester, Minnesota, 1935–1989. *Arthritis Rheum* 1992;35:1476–1482.
90. Gomor B, Gyodi E, Bakos L. Distribution of HLA B27 and ankylosing spondylitis in the Hungarian population. *J Rheumatol* 1977; 4(suppl 3):33–35.
91. Lopez-Larrea C, Mijiyawa M, Gonzalez S, et al. Association of ankylosing spondylitis with HLA-B* 1403 in a West African population. *Arthritis Rheum* 2002;46:2968–2971.
92. Brown MA, Pile KD, Kennedy G, et al. A genome-wide screen for susceptibility loci in ankylosing spondylitis. *Arthritis Rheum* 1998;41:588–595.
93. Laval SH, Timms A, Edwards S, et al. Whole-genome screening in ankylosing spondylitis: evidence of non-MHC genetic-susceptibility loci. *Am J Hum Genet* 2001:68:918–926.
94. Brown MA, Crane AM, Wordsworth BP. Genetic aspects of susceptibility, severity, and clinical expression in ankylosing spondylitis. *Curr Opin Rheumatol* 2002;14:354–360.
95. Ostensen M, Husby G. A prospective clinical study of the effect of pregnancy on rheumatoid arthritis and ankylosing spondylitis. *Arthritis Rheum* 1983;26:1155–1159.
96. Khan MA, Khan MK, Kushner I. Survival among patients with ankylosing spondylitis: a life-table analysis. *J Rheumatol* 1981;8:86–90.
97. Radford EP, Doll R, Smith PG. Mortality among patients with ankylosing spondylitis not given x-ray therapy. *N Engl J Med* 1977;297: 572–576.
98. Lehtinen K. Mortality and causes of death in 398 patients admitted to hospital with ankylosing spondylitis. *Ann Rheum Dis* 1993;52: 174–176.
99. Mau W, Zeidler H, Mau R, et al. Clinical features and prognosis of patients with possible ankylosing spondylitis. Results of a 10-year follow-up. *J Rheumatol* 1988;15:1109–1114.
100. Arnett FC. Seronegative spondylopathies. *Bull Rheum Dis* 1987;37: 1–12.
101. Willkens RF, Arnett FC, Bitter T, et al. Reiter's syndrome. Evaluation of preliminary criteria for definite disease. *Arthritis Rheum* 1981;24: 844–849.
102. Bardin T, Lathrop GM. Postvenereal Reiter's syndrome in Greenland. *Rheum Dis Clin North Am* 1992;18:81–93.
103. Winchester R, Bernstein DH, Fischer HD, et al. The co-occurrence of Reiter's syndrome and acquired immunodeficiency. *Ann Intern Med* 1987;106:19–26.
104. Fox R, Calin A, Gerber R, et al. The chronicity of symptoms and disability in Reiter's syndrome. An analysis of 131 consecutive patients. *Ann Intern Med* 1979;91:190–193.
105. Butler MJ, Russell AS, Percy JS, et al. A follow-up study of 48 patients with Reiter's syndrome. *Am J Med* 1979;67:808–810.
106. Brewerton DA, James DC. The histocompatibility antigen (HLA 27) and disease. *Semin Arthritis Rheum* 1975;4:191–207.
107. Taylor WJ. Epidemiology of psoriatic Arthritis. *Curr Opin Rheumatol* 2002;14:98–103.
108. Shbeeb M, Uramoto KM, Gibson LE, et al. The epidemiology of psoriatic arthritis in Olmsted County, Minnesota, USA, 1982–1991. *J Rheumatol* 2000;27:1247–1250.
109. Kaipiainen-Seppanen O. Incidence of psoriatic arthritis in Finland. *Br J Rheumatol* 1996;35:1289–1291.
110. Leonard DG, O'Duffy JD, Rogers RS. Prospective analysis of psoriatic arthritis in patients hospitalized for psoriasis. *Mayo Clin Proc* 1978;53:511–518.
111. Stern RS. The epidemiology of joint complaints in patient with psoriasis. *J Rheumatol* 1985;12:315–320.
112. Espinoza LR, Berman A, Vasey FB, et al. Psoriatic arthritis and acquired immunodeficiency syndrome. *Arthritis Rheum* 1988;31: 1034–1040.
113. Tan EM, Cohen AS, Fries JF, et al. The 1982 revised criteria for the classification of systemic lupus erythematosus. *Arthritis Rheum* 1982;25:1271–1277.
114. Hochberg MC. Systemic lupus erythematosus. *Rheum Dis Clin North Am* 1990;16:617–639.
115. Swaak AJG, van de Brink H, Smeenk RJT, et al. Incomplete lupus erythematosus: results of a multicentre study under the supervision of the EULAR Standing Committee on International Clinical Studies including Therapeutic Trials (ESCISIT). *Rheumatology* 2001;40: 89–94.
116. Fessel WJ. Epidemiology of systemic lupus erythematosus. *Rheum Dis Clin North Am* 1988;14:15–23.
117. Uramoto KM, Michet CJ Jr, Thumboo J, et al. Trends in the incidence and mortality of systemic lupus erythematosus, 1950–1992. *Arthritis Rheum* 1999;42:46–50.
118. Gudmundsson S, Steinsson K. Systemic lupus erythematosus in Iceland 1975 through 1985. A nationwide epidemiological study in an unselected population. *J Rheumatol* 1990;17:1162–1167.
119. Helve T. Prevalence of mortality rates of systemic lupus erythematosus and causes of death in SLE patients in Finland. *Scand J Rheumatol* 1985;14:43–46.
120. Jonsson H, Nived O, Sturfelt G, et al. Estimating the incidence of systemic lupus erythematosus in a defined population using multiple sources of retrieval. *Br J Rheumatol* 1990;29:185–188.
121. Hopkinson ND, Doherty M, Powell RJ. The prevalence and incidence of systemic lupus erythematosus in Nottingham, UK, 1989–1990. *Br J Rheumatol* 1993;32:110–115.
122. Morton RO, Gershwin ME, Brady C, et al. The incidence of systemic lupus erythematosus in North American Indians. *J Rheumatol* 1976; 3:186–190.
123. Boyer GS, Templin DW, Lanier AP. Rheumatic diseases in Alaskan Indians of the southeast coast: high prevalence of rheumatoid arthritis and systemic lupus erythematosus. *J Rheumatol* 1991;18:1477–1484.
124. Serdula MK, Rhoads GG. Frequency of systemic lupus erythematosus in different ethnic groups in Hawaii. *Arthritis Rheum* 1979;22: 328–333.
125. Chou CT, Lee FT, Schumacher RH. Modification of a screening technique to evaluate systemic lupus erythematosus in a Chinese population in Taiwan. *J Rheumatol* 1986;13:806–809.
126. Malaviya AN, Singh RR, Singh YN, et al. Prevalence of systemic lupus erythematosus in India. *Lupus* 1993;2:115–118.
127. Samanta A, Roy S, Feehally J, et al. The prevalence of diagnosed

systemic lupus erythematosus in whites and Indian Asian immigrants in Leicester City, UK. *Br J Rheumatol* 1992;31:679–682.

128. Bae S-C, Fraser P, Liang MH. The epidemiology of systemic lupus erythematosus in populations of African ancestry. A critical review of the prevalence gradient hypothesis. *Arthritis Rheum* 1998;41: 2091–2099.
129. Molokia M, Hoggart C, Patrick AL. et al. Relations of risk of systemic lupus erythematosus to west African admixture in a Caribbean population. *Hum Genet* 2003;112:310–318.
130. Sanchez-Guerrero J, Liang MH, Karlson EW, et al. Postmenopausal estrogen therapy and the risk of developing systemic lupus erythematosus (SLE). *Ann Intern Med* 1995;122:430–433.
131. Cooper GS, Dooley MA, Treadwell EL, et al. Hormonal, environmental, and infectious risk factors for developing systemic lupus erythematosus. *Arthritis Rheum* 1998;41:1714–1724.
132. Parks CG, Cooper GS, Nylander-French L, et al. Occupational exposure to crystalline silica and risk of systemic lupus erythematosus. A population-based, case-control study in the southeastern United States. *Arthritis Rheum* 2002;46:1840–1850.
133. Cooper GS, Dooley MA, Treadwell EL, et al. Smoking and use of hair treatments in relation to risk of developing systemic lupus erythematosus. *J Rheumatol* 2001;28:2653–2656.
134. Kilburn KH, Warshaw RH. Prevalence of symptoms of systemic lupus erythematosus (SLE) and of fluorescent antinuclear antibodies associated with chronic exposure to trichloroethylene and other chemicals in well water. *Environ Res* 1992;57:1–9.
135. Jones DRE, Hopkinson ND, Powell RJ. Autoantibodies in pet dogs owned by patients with systemic lupus erythematosus. *Lancet* 1992; 339:1378–1380.
136. Hatfield M, Evans M, Suenaga R, et al. Anti-idiotypic antibody against anti-DNA in sera of laboratory personnel exposed to lupus sera or nucleic acids. *Clin Exp Immunol* 1987;70:26–34.
137. Lawrence JS, Martins CL, Drake GL. A family survey of lupus erythematosus I heritability. *J Rheumatol* 1987;14:913–921.
138. Block SR, Winfield JB, Lockshin MC, et al. Studies of twins with systemic lupus erythematosus: a review of the literature and presentation of 12 additional sets. *Am J Med* 1975;59:533–552.
139. Merrell M, Shulman LE. Determination of prognosis in chronic disease, illustrated by systemic lupus erythematosus. *J Chronic Dis* 1955;1:12–32.
140. Bresnihan B. Outcome and survival in systemic lupus erythematosus. *Ann Rheum Dis* 1989;48:443–445.
141. Urowitz MB, Bookman AAM, Koehler BE, et al. The bimodal mortality pattern of systemic lupus erythematosus. *Am J Med* 1976;60: 221–225.
142. Rosner S, Ginzler EM, Diamond HS, et al. A multicenter study of outcome in systemic lupus erythematosus; II. Causes of death. *Arthritis Rheum* 1982;25:612–616.
143. Reveille JD, Bartolucci A, Alarcon GS. Prognosis in systemic lupus erythematosus; negative impact of increasing age at onset, black race, and thrombocytopenia, as well as causes of death. *Arthritis Rheum* 1990;33:37–48.
144. Liang MH, Socher SA, Larson MG, et al. Reliability and validity of six systems for the clinical assessment of disease activity in systemic lupus erythematosus. *Arthritis Rheum* 1989;32:1107–1118.
145. Swaak AJG, Bronsveld W, Nieuwenhuyse EJ, et al. Systemic lupus erythematosus. II. Observations on the occurrence of exacerbations in the disease course. Dutch experience with 110 patients studied prospectively. *Ann Rheum Dis* 1989;48:445–460.
146. Jonsson H, Nived O, Sturfelt G. Outcome in systemic lupus erythematosus: a prospective study of patients from a defined population. *Medicine* 1989;68:141–150.
147. Rubin LA, Urowitz MB, Gladman DD. Mortality in systemic lupus erythematosus: the bimodal pattern revisited. *Q J Med* 1985;55: 87–98.
148. Ginzler EM, Diamond HS, Weiner M, et al. A multicenter study of outcome in systemic lupus erythematosus. *Arthritis Rheum* 1982;25: 601–611.
149. Estes D, Christian CL. The natural history of systemic lupus erythematosus by prospective analysis. *Medicine* 1971;50:85–95.
150. Esdaile JM, Levington C, Federgreen W, et al. The clinical and renal biopsy predictors of long-term outcome in lupus nephritis: a study of 87 patients and review of the literature. *Q J Med* 1989;72:779–833.
151. Studenski A, Allen NB, Calswell DS, et al. Survival in systemic lupus erythematosus: a multivariate analysis of demographic factors. *Arthritis Rheum* 1987;30:1326–1332.
152. Ginzler EM, Schorn K. Outcome and prognosis in systemic lupus erythematosus. *Rheum Dis Clin North Am* 1988;14:67–78.
153. Bohan A, Peter JB. Polymyositis and dermatomyositis. *N Engl J Med* 1975;292:344–347,403–407.
154. Love LA, Leff RL, Fraser DD, et al. A new approach to the classification of idiopathic inflammatory myopathy: myositis-specific autoantibodies define useful homogeneous patient groups. *Medicine* (Baltimore) 70; 1991;6:360–374.
155. Patrick M, Buchbinder R, Jolley D, et al. Incidence of inflammatory myopathies in Victoria, Australia, and evidence of spatial clustering. *J Rheumatol* 1999;26:1094–1100.
156. Oddis CV, Conte CG, Steen VD, et al. Incidence of polymyositis-dermatomyositis: a 20-year study of hospital diagnosed cases in Allegheny County, PA 1963–1982. *J Rheumatol* 1990;17:1329–1334.
157. Findlay GH, Whiting DA, Simson IW. Dermatomyositis in the Transvaal and its occurrence in the Bantu. *S Afr Med J* 1969;43:694–697.
158. Medsger TA Jr, Dawson WN Jr, Masi AT. The epidemiology of polymyositis. *Am J Med* 1970;48:715–723.
159. Koch MJ, Brody JA, Gillespie MM. Childhood polymyositis: a case-control study. *Am J Epidemiol* 1976;104:627–631.
160. Sigurgeirsson B, Lindelof B, Edhag O, et al. Risk of cancer in patients with dermatomyositis or polymyositis: a population-based study. *N Engl J Med* 1992;326:363–367.
161. Hill CL, Zhang Y, Sigurgeirsson B, et al. Frequence of specific cancer types in dermatomyositis and polymyositis: a population-based study. *Lancet* 2001;357:96–100.
162. Buchbinder R, Forbes A, Hall S, et al. Incidence of malignant disease in biopsy-proven inflammatory myopathy. *Ann Intern Med* 2001; 134:1087–1095.
163. Medsger TA Jr, Robinson H, Masi AT. Factors affecting survivorship in polymyositis: a life-table study of 124 patients. *Arthritis Rheum* 1971;14:249–258.
164. Hochberg MC, Feldman D, Stevens MB. Adult onset polymyositis/ dermatomyositis: an analysis of clinical and laboratory features and survival in 76 patients with a review of the literature. *Semin Arthritis Rheum* 1986;15:168–178.
165. Hoffman GS, Franck WA, Raddatz DA, et al. Presentation, treatment, and prognosis of idiopathic inflammatory muscle disease in a rural hospital. *Am J Med* 1983;75:433–438.
166. Masi AT, Rodnan GP, Medsger TA Jr, et al. Preliminary criteria for the classification of systemic sclerosis (scleroderma). *Arthritis Rheum* 1980;23:581–590.
167. Lonzetti LS, Joyal R, Jean-Pierre R, et al. Updating the American College of Rheumatology preliminary classification criteria for systemic sclerosis: addition of severe nailfold capillaroscopy abnormalities markedly increases the sensitivity for limited scleroderma. *Arthritis Rheum* 2001;44:735–736.
168. Mayes MD. Scleroderma epidermiology, *Clin N Amer* 1996;22: 751–763.
169. Roberts-Thomson PJ, Jones M, Hakendorf P, et al. Scleroderma in South Australia: epidemiological observations of possible pathogenic significance. *Int Med J* 2001;312:220–229.
170. Silman AJ. Mortality from scleroderma in England and Wales 1968–1985. *Ann Rheum Dis* 1991;50:95–96.
171. Silman A, Jannini S, Symmons D, et al. An epidemiological study of scleroderma in the West Midlands. *Br J Rheumatol* 1988;27: 286–290.
172. Steen VD. Systemic sclerosis. *Rheum Dis Clin North Am* 1990;16: 641–654.
173. Arnett FC, Cho M, Chatterjee S, et al. Familial occurrence frequencies and relative risks for systemic sclerosis (scleroderma) in three United States cohorts. *Arthritis Rheum* 2001;44:1359–1362.
174. De Keyser F, Mielants H, Veys DM. Klinefelter's syndrome and scleroderma. *J Rheumatol* 1990;16:1613–1614.
175. Johnson KL, Nelson JL, Furst DE, et al. Fetal cell microchimerism in tissue from multiple sites in women with systemic sclerosis. *Arthritis Rheum* 2001;44:1848–1854.
176. Black CM, Pereira S, McWhirter A, et al. Genetic susceptibility to scleroderma-like syndrome in symptomatic and asymptomatic workers exposed to vinyl chloride. *J Rheumatol* 1986;13:10–59.
177. Nietert PJ, Sutherland SE, Silver RM, et al. Is occupational organic solvent exposure a risk factor for scleroderma? *Arthritis Rheum*

1998;41:1111–1118.
178. Garabrant DH, James L, Laing TJ, et al. Scleroderma and solvent exposure among women. *Am J Epidemiol* 2003;157:493–500.
179. Hochberg MC, Perlmutter DL, Medsger TA Jr, et al. Lack of association between augmentation mammoplasty and systemic sclerosis (scleroderma). *Arthritis Rheum* 1996;39:1125–1131.
180. Gabriel SE, O'Fallon WM, Kurland LT, et al. Risk of connective tissue diseases and other disorders after breast implantation. *N Engl J Med* 1994;330:1697–1702.
181. Masi AT. Clinical-epidemiological perspective of systemic sclerosis (scleroderma). In: Jayson MIV, Black CM, eds. *Systemic sclerosis: scleroderma.* New York: Wiley, 1988:7.
182. Scussel-Lonzetti, L, Joyal F, Jean-Pierre R, et al. Predicting mortality in systemic sclerosis: analysis of a cohort of 309 French Canadian patients with emphasis on features at diagnosis as predictive factors for survival. *Medicine* 2002;81:154–167.
183. Abu-Shakra M, Guillemin F, Lee P. Cancer in systemic sclerosis. *Arthritis Rheum* 1993:36:460–464.
184. Lightfoot RW Jr, Michel AB, Block DA, et al. The American College of Rheumatology 1990 criteria for the classification of polyarteritis nodosa. *Arthritis Rheum* 1990;33:1088–1093.
185. Jennette JC, Falk RJ, Andrassy K, et al. Nomenclature of systemic vasculitides: proposal of an international consensus conference. *Arthritis Rheum* 1994;37:187–192.
186. Rao JK, Allen NB, Pincus T. Limitations of the 1990 American College of Rheumatology Classification Criteria in the diagnosis of vasculitis. *Ann Intern Med* 1998;129:345–352.
187. Cotch MF, Hoffman GS, Yerg DE, et al. The epidemiology of Wegener's granulomatosus. Estimates of the five-year period prevalence, annual mortality, and geographic disease distribution from population-based data sources. *Arthritis Rheum* 1996;39:87–92.
188. Bengtsson BA, Malmvall BE. The epidemiology of giant cell arteritis including temporal arteritis and polymyalgia rheumatica. *Arthritis Rheum* 1981;24:899.
189. Barrier J, Pion P, Massari R, et al. Epidemiological approach to Horton's disease in the department of Loire-Atlantique: 110 cases in 10 years (1970–1979). *Rev Med Interne* 1983;3:13.
190. Michet CJ. Polymyalgia rheumatica/giant cell arteritis and other vasculitides. *Rheum Dis Clin North Am* 1990;16:667–680.
191. Gonzalez-Gay MA, Garcia-Porrua C, Rivas MJ, et al. Epidemiology of biopsy proven giant cell arteritis in northwestern Spain: trend over an 18 year period. *Ann Rheum Dis* 2001;60:367–371.
192. Smith CA, Fidler WJ, Pinals RS. The epidemiology of giant cell arteritis: report of a ten-year study in Shelby County, Tennessee. *Arthritis Rheum* 1983;26:12–14.
193. Machado EBV, Michet CJ, Ballard DJ, et al. Trends in incidence and clinical presentation of temporal arteritis in Olmsted County, Minnesota, 1950–1985. *Arthritis Rheum* 1988;31:745–749.
194. Sonnenblick M, Nesher G, Friedlander Y, et al. Giant cell arteritis in Jerusalem: a 12-year epidemiological study. *Br J Rheumatol* 1994; 33:938–941.
195. Gonzalez EB, Varner WT, Lisse JR, et al. Giant-cell arteritis in the southern United States. *Arch Intern Med* 1989;149:1561–1565.
196. Duhaut P, Pinede L, Demolombe-Rague S, et al. Giant cell arteritis and cardiovascular risk factors. A multicenter, prospective case-control study. *Arthritis Rheum* 1998;41:1960–1965.
197. Elling P, Olsson AT, Elling H. Synchronous variations of the incidence of temporal arteritis and polymyalgia rheumatica in different regions of Denmark; association with epidemics of mycoplasma pneumoniae infection. *J Rheumatol* 1996;23:112–119.
198. Salvarani C, Gabriel SE, O'Fallon WM, et al. The incidence of giant cell arteritis in Olmsted County, Minnesota: apparent fluctuations in a cyclic pattern. *Ann Intern Med* 1995;123:192–194.
199. Gabriel SE, Espy M, Erdman DD, et al. The role of parvovirus B19 in the pathogenesis of giant cell arteritis. *Arthritis Rheum* 1999;42: 1255–1258.
200. Salvarani C, Farnetti E, Casali B, et al. Detection of parvovirus B19 DNA by polymerase chain reaction in giant cell arteritis: a case-control study. *Arthritis Rheum* 2002;46:3099–3101.
201. Matteson EL, Gold KN, Bloch DA, et al. Long-term survival of patients with giant cell arteritis in the American College of Rheumatology giant cell arteritis classification criteria cohort. *Am J Med* 1996;100:193–196.
202. Crofford LJ, Clauw DJ. Fibromyalgia: Where are we a decade after the American College of Rheumatology classification criteria were developed? *Arthritis Rheum* 2002;46:1136–1138.
203. Buchwald D, Goldenberg DL, Sullivan JL, et al. The "chronic, active Epstein-Barr virus infection" syndrome and primary fibromyalgia. *Arthritis Rheum* 1987;30:1132–1136.
204. Croft P, Schollum J, Silman A. Population study of tender point counts and pain as evidence of fibromyalgia. *BMJ* 1994;309:696–699.
205. Croft P, Rigby AS, Boswell R, et al. The prevalence of chronic widespread pain in the general population. *J Rheumatol* 1993;20:710–713.
206. White KP, Nielson WR, Harth M, et al. Chronic widespread musculoskeletal pain with or without fibromyalgia: psychological distress in a representative community adult sample. *J Rheumatol* 2002;29: 588–594.
207. Wolfe F. Fibromyalgia. *Rheum Dis Clin North Am* 1990;16:681–698.
208. Felson DT. Epidemiologic research in fibromyalgia. *J Rheumatol* 1989;16(suppl 19):7–11.
209. Hudson JI, Hudson MS, Pliner LF, et al. Fibromyalgia and major affective disorder. A controlled phenomenology and family history study. *Am J Psychiatry* 1985;142:441–446.
210. Dinerman H, Goldenberg DL, Felson DT. A prospective evaluation of 118 patients with fibromyalgia syndrome: prevalence of Raynaud's phenomenon, Sicca symptoms, ANA, low complement, and Ig deposition at the dermal-epidermal junction. *J Rheumatol* 1986;13:368–373.
211. Makela M, Heliovaara M. Prevalence of primary fibromyalgia in the Finnish population. *BMJ* 1991;203:216–219.
212. Felson DT, Goldenberg DL. The natural history of fibromyalgia. *Arthritis Rheum* 1986;29:1522–1526.
213. Miller MH, Topliss DJ. Chronic upper limb pain syndrome (repetitive strain injury) in the Australian workforce: a systematic cross sectional rheumatological study of 229 patients. *J Rheumatol* 1988; 15:1705–1712.
214. Bjelle A. Epidemiology of shoulder problems. *Baillieres Clin Rheumatol* 1989;3:437–451.
215. Milerad E, Ekenvall L. Symptoms of the neck and upper extremities in dentists. *Scand J Work Environ Health* 1990;16:129–134.
216. Mavrikakis ME, Drimis S, Kontoyannis DA, et al. Calcific shoulder periarthritis (tendinitis) in adult onset diabetes mellitus: a controlled study. *Ann Rheum Dis* 1989;48:211–214.
217. de Krom MCTFM, Knipschild PG, Kester ADM, et al. Carpal tunnel syndrome: prevalence in the general population. *J Clin Epidemiol* 1992;45:373–376.
218. Ferry S, Pritchard T, Keenan J, et al. Estimating the prevalence of delayed median nerve conduction in the general population. *Br J Rheumatol* 1998;37:630–635.
219. Armstrong TJ, Silverstein BA. Upper-extremity pain in the workplace role of usage in causality. In: Hadler NM, ed. *Clinical concepts in regional musculoskeletal illness.* Orlando: Grune & Stratton, 1987:333–354.
220. de Krom MCTFM, Kester ADM, Knipschild PG, et al. Risk factors for carpal tunnel syndrome. *Am J Epidemiol* 1990;132:1102–1110.
221. Kerr MS, Frank JW, Shannon HS, et al. Biomechanical and psychosocial risk factors for low back pain at work. *Am J Public Health* 2001;91:1069–1075.
222. Papageorgiou AC, Croft PR, Ferry S, et al. Estimating the prevalence of low back pain in the general population. Evidence from the South Manchester back pain survey. *Spine* 1995;20:1889–1894.
223. Jarvik JJ, Hollingworth W, Heagerty P, et al. The longitudinal assessment of imaging and disability of the back (LAIDBack) study. *Spine* 2001;26:1158–1166.
224. Spangfort EV. The lumbar disc herniation. A computer-aided analysis of 2504 operations. *Acta Orthop Scand Suppl* 1972;142:1.
225. Edmond SL, Felson DT. Function and back symptoms among older adults. *J Am Geriatr J Am Geriatr Soc* 2003;51:1702–1709.
226. Stevenson J, Weber CL, Smith JT, et al. A longitudinal study of the development of low back pain in an industrial population. *Spine* 2001;26:1370–1377.
227. Macfarlane GJ, Thomas E, Papageorgiou AC, et al. Employment and physical work activities as predictors of future low back pain. *Spine* 1997;22:1143–1149.
228. Snook SH. Low back pain in industry. In: White AA III, Gordon SL, eds. *American Academy of Orthopaedic Surgeons symposium on idiopathic low back pain.* St. Louis: CV Mosby, 1982:23.

229. Bigos SJ, Spengler DM, Martin NA, et al. Back injuries in industry: a retrospective study: II. Injury factors. *Spine* 1986;11:246.
230. Frymoyer JW, Pope MH, Clements JH, et al. Risk factors in low-back pain: an epidemiological survey. *J Bone Joint Surg Am* 1983; 65:215–218.
231. Sjolie AN, Ljunggren AE. The significance of high lumbar mobility and low lumbar strength for current and future low back pain in adolescents. *Spine* 2001;26:2629–2636.
232. Jones GT, Watson KD, Silman AJ, et al. Predictors of low back pain in British schoolchildren: a population-based prospective cohort study. *Pediatrics* 2003;111:822–828.
233. Deyo RA, Tsui-Wu YJ. Functional disability due to back pain: a population-based study indicating the importance of socioeconomic factors. *Arthritis Rheum* 1987;30:1247–1253.
234. Southwick SM. The use of psychological tests in the evaluation of low-back pain. *J Bone Joint Surg Am* 1983;65:560–565.
235. Kellgren JH, Lawrence JS. *Atlas of standard radiographs. The epidemiology of chronic rheumatism,* Vol. 2. Oxford: Blackwell Scientific, 1963.
236. Ahlback S. Osteoarthritis of knee: a radiographic investigation. *Acta Radiol Suppl (Stockh)* 1968;277:7–12.
237. Altman R, Fries JF, Block DA, et al. Radiographic assessment of progression in Osteoarthritis. *Arthritis Rheum* 1987;30:1214–1225.
238. Peat G, McCarney R, Croft P. Knee pain and osteoarthritis in older adults: a review of community burden and current use of primary health care. *Ann Rheum Dis* 2001;60:91–97.
239. Zhang Y, Niu J, Kelly-Hayes M, et al. Prevalence of symptomatic hand osteoarthritis and its impact on functional status among the elderly. *Am J Epidemiol* 2002;156:1021–1027.
240. Lawrence JS. *Rheumatism in populations.* Bristol, UK: JW Arrowsmith, 1977:98–155.
241. Felson DT, Zhang Y. An update on the epidemiology of knee and hip osteoarthritis with a view to prevention. *Arthritis Rheum* 1998;41: 1343–1355.
242. Van Saase JLCM, Van Rommunde LKJ, Cats A, et al. Epidemiology of Osteoarthritis: Zoetermeer survey, comparison of radiological osteoarthritis in a Dutch population with that in 10 other populations. *Ann Rheum Dis* 1989;48:271–280.
243. Engel A. *Osteoarthritis and body measurements.* Series 11, No. 29, U.S. Public Health Service Publication No. 1999. Rockville, MD: National Center for Health Statistics, 1968.
244. Jordan JM, Linder GF, Renner JB, et al. The impact of arthritis in rural populations. *Arthritis Care Res* 1995;8:242–250.
245. Lawrence JS, Sebo M. The geography of osteoarthritis. In: Nuki G, ed. *The aetiopathogenesis of osteoarthritis.* Baltimore: University Park Press, 1980:155–183.
246. Hoaglund FT, Yau ACMC, Wong WL. Osteoarthritis of the hip and other joints in Southern Chinese in Hong Kong. *J Bone Joint Surg Am* 1973;55:545–557.
247. Nevitt MC, Xu L, Zhang Y, et al. Very low prevalence of hip osteoarthritis among Chinese elderly in Beijing, China, compared with whites in the United States. The Beijing Osteoarthritis Study. *Arthritis Rheum* 2002;46:1773–1779.
248. Kim YJ, Zhang Y, Nevitt MC, et al. Morphological differences between Chinese and Caucasian hips in women [Abstract]. *Arthritis Rheum* 2003;49(Suppl):S664.
249. Zhang Y, Xu L, Nevitt MC, et al. Comparison of knee osteoarthritis prevalence between Chinese elderly in Beijing and Caucasians in the U.S.: the Beijing Osteoarthritis Study. *Arthritis Rheum* 2001;44: 2065–2071.
250. Zhang Y, Xu, L, Nevitt MC, Niu J, et al. Lower prevalence of hand osteoarthritis among Chinese subjects in Beijing compared with white subjects in the United States. *Arthritis Rheum* 2003;48:1034–1040.
251. Sharma L, Song J, Felson DT, et al. The role of knee alignment in disease progression and functional decline in knee osteoarthritis. *JAMA* 2001;286:188–195.
252. Felson DT, Anderson JJ, Naimark A, et al. Obesity and knee osteoarthritis: the Framingham Study. *Ann Intern Med* 1988;109:18–24.
253. Cicuttini FM, Bake JR, Spector TD. The association of obesity with osteoarthritis of the hand and knee in women: a twin study. *J Rheumatol* 1996;23:1221–1226.
254. McAlindon T, Zhang Y, Hannan M, et al. Are risk factors for patellofemoral and tibiofemoral knee osteoarthritis different? *J Rheumatol* 1996;23:332–337.
255. Felson DT, Zhang Y, Hannan MT, et al. Risk factors for incident radiographic knee osteoarthritis in the elderly. The Framingham Study. *Arthritis Rheum* 1997;40:728–733.
256. Nevitt M, Lane NE, Scott JC, et al. Relationship of hip osteoarthritis to obesity and bone mineral density in older American women: preliminary results from the Study of Osteoporotic Fractures. *Acta Orthop Scand* 1993;64(suppl):2–5.
257. Davis MA, Ettinger WM, Neuhaus JM. The role of metabolic factors and blood pressure in the association of obesity with osteoarthritis of the knee. *J Rheumatol* 1988;15:1827–1832.
258. Dequeker J, Goris P, Utterhoeven R. Osteoporosis and osteoarthritis (osteoarthrosis): anthropometric distinctions. *JAMA* 1983;249:1448–1451.
259. Felson DT. Epidemiology of hip and knee osteoarthritis. *Epidemiol Rev* 1988;10:1–18.
260. Hadler NM, Gillings DB, Imbus R, et al. Hand structure and function in an industrial setting. *Arthritis Rheum* 1970;21:210–220.
261. Croft P, Coggon D, Cruddas M, et al. Osteoarthritis of the hip: an occupational disease in farmers. *BMJ* 1992;304:1269–1272.
262. Coggon D, Croft P, Kellingray S, et al. Occupational physical activities and osteoarthritis of the knee. *Arthritis Rheum* 2000;43:1443–1449.
263. Kujala UM, Kettunen J, Paananen H, et al. Knee osteoarthritis in former runners, soccer players, weight lifters, and shooters. *Arthritis Rheum* 1995;38:539–546.
264. Roos H, Lindberg H, Gardsell P, et al. The prevalence of gonarthrosis in former soccer players and its relation to meniscectomy. *Am J Sports Med* 1994;22:219–222.
265. Puranen J, Ala-Ketola L, Peltokallio P, et al. Running and primary osteoarthritis of the hip. *BMJ* 1975;2:424–425.
266. Sohn RS, Micheli LJ. The effect on the pathogenesis of osteoarthritis of the hips and knees. *Clin Orthop Rel Res* 1984;198:106–109.
267. Lane NE, Michel B, Bjorkengren A, et al. The risk of osteoarthritis with running and aging: a 5-year longitudinal study. *J Rheumatol* 1993;20:461–468.
268. Panush RS, Hanson CS, Caldwell JR, et al. Is running associated with osteoarthritis? An eight-year follow-up study. *J Clin Rheum* 1994;Oct.
269. Spector TD, Harris PA, Hart DJ, et al. Risk of osteoarthritis associated with long-term weight-bearing sports: a radiographic survey of the hips and knees in female ex-athletes and population controls. *Arthritis Rheum* 1996;39:988–995.
270. Marti B, Knowbloch M, Tschopp A, et al. Is excessive running predictive of degenerative hip disease? Controlled study of former elite athletes. *BMJ* 1989;299:91–93.
271. Vingard E, Alfredsson L, Goldie I, et al. Sports and osteoarthrosis of the hip: an epidemiologic study. *Am J Sports Med* 1993;21:195–200.
272. Konradsen L, Berg Hansen EM, Sondergaard L. Long distance running and osteoarthritis. *Am J Sports Med* 1990;18:379–381.
273. Kujala UM, Kaprio J, Sarna S. Osteoarthritis of weight bearing joints of lower limbs in former elite male athletes. *BMJ* 1994;308: 231–234.
274. McAlindon TE, Wilson PWF, Aliabadi P, et al. Level of physical activity and the risk of radiographic and symptomatic knee osteoarthritis in the elderly: The Framingham Study. *Am J Med* 1999;106: 151–157.
275. Ala-Kokko L, Baldwin CT, Moskowitz RW, et al. Single base mutation in the type II procollagen gene (COL2A1) as a cause of primary osteoarthritis associated with a mild chondrodysplasia. *Proc Natl Acad Sci U S A* 1990;87:6565–6568.
276. Palotie A, Ott J, Elim K, et al. Predisposition to familial osteoarthritisosis linked to type II collagen gene. *Lancet* 1989;1:924–927.
277. Ritvaniemi P, Korkko J, Bonaventure J, et al. Identification of COL2A1 gene mutations in patients with chondrodysplasias and familial osteoarthritis. *Arthritis Rheum* 1995;38:999–1004.
278. Spector TD, Cicuttini F, Baker J, et al. Genetic influences on osteoarthritis in women: a twin study. *BMJ* 1996;312:940–944.
279. Felson DT, Couropmitree NN, Chaisson CE, et al. Evidence for a mendelian gene in a segregation analysis of generalized radiographic osteoarthritis: the Framingham Study. *Arthritis Rheum* 1998;

41:1064–1071.
280. Kaprio J, Kujala UM, Peltonen L, et al. Genetic liability to osteoarthritis may be greater in women than men [Letter]. *BMJ* 1996; 313:232.
281. Hunter DJ, Demissie S, Cupples LA, et al. A new way to think about the genetics of hand osteoarthritis: joint specific phenotypes [Abstract]. The Framingham Study. *Arthritis Rheum* (in press).
282. Schumacher HR, Gordon G, Paul H, et al. Osteoarthritis, crystal deposition, and inflammation. *Semin Arthritis Rheum* 1981;10(suppl 1):116–119.
283. Felson DT, Anderson JJ, Naimark A, et al. The prevalence of chrondrocalcinosis in the elderly and its association with knee osteoarthritis: the Framingham Study. *J Rheumatol* 1989;16:1241–1245.
284. Slemenda C, Heilman DK, Brandt KD, et al. Reduced quadriceps strength relative to body weight. A risk factor for knee osteoarthritis in women? *Arthritis Rheum* 1998;41:1951–1959.
285. Sharma L, Dunlop DD, Cahue S, et al. Quadriceps strength and osteoarthritis progression in malaligned and lax knees. *Ann Intern Med* 2003;138:613–619.
286. Nevitt M, Felson, Peterfy C, et al. Inflammation markers (CRP, TNF-α, IL-6) are not associated with radiographic or MRI findings of knee OA in the elderly: the Health ABC Study [Abstract 962]. *Arthritis Rheum* 2002;46(suppl):372.
287. Sowers M, LaChance L, Jamadar D, et al. The associations of bone mineral density and bone turnover markers with osteoarthritis of the hand and knee in pre- and perimenopausal women. *Arthritis Rheum* 1999;42(3):483–489.
288. Zhang Y, Hannan MT, Chaisson CE, et al. Bone mineral density and risk of incident and progressive radiographic knee osteoarthritis in women: the Framingham study. *J Rheumatol* 2000;27:1032–1037.
289. Hill CL, Gale DG, Chaisson CE, et al. Knee effusions, popliteal cysts and synovial thickening: association with knee pain in those with and without Osteoarthritis. *J Rheumatol* 2001;28:1330–1337.
290. Felson DT, Chaisson CE, Hill CL, et al. The association of bone -marrow lesions with pain in knee osteoarthritis. *Ann Intern Med* 2001;134:541–549.
291. McCarty DJ. Coexistent gout and rheumatoid arthritis. *J Rheumatol* 1981;8:253–254.
292. Wallace SL, Robinson H, Masi AT, et al. Preliminary criteria for the classification of the acute arthritis of primary gout. *Arthritis Rheum* 1977;20:895–900.
293. Jack SS. *Current estimates from the national health interview survey: United States, 1979.* Vital and Health Statistics Series 10, No. 136. Washington, DC: U.S. Department of Health and Human Services, 1981.
294. Arromdee E, Michet CJ, Crowson CS, et al. Epidemiology of gout: Is the incidence rising? *J Rheumatol* 2002;29:2403–2406.
295. Campion EW, Glynn RJ, DeLabry LO. Asymptomatic hyperuricemia. Risks and consequences in the Normative Aging Study. *Am J Med* 1987;82:421–426.
296. Roubenoff R. Gout and hyperuricemia. *Rheum Dis Clin North Am* 1990;16:539–550.
297. Mikkelson WH, Dodge HJ, Valkenburg H. The distribution of plasma uric acid values in a population unselected as to gout and hyperuricemia. *Am J Med* 1965;39:242–251.
298. O'Sullivan JB. Gout in a New England town. *Ann Rheum Dis* 1972; 31:166–169.
299. Hall AP, Barry PE, Dawber TR, et al. Epidemiology of gout and hyperuricemia. *Am J Med* 1967;42:27–37.
300. Stewart RB, Yost R, Hale W, et al. Epidemiology of hyperuricemia in an ambulatory elderly population. *J Am Geriatr Soc* 1979;27: 552–554.
301. Dodge HJ, Mikkelsen WM. Observations on the distribution of serum uric acid levels in participants of the Tecumseh, Michigan, community health studies. *J Chronic Dis* 1970;23:161–172.
302. Yano K, Rhoads GG, Kagan A. Epidemiology of serum uric acid among 800 Japanese-American men in Hawaii. *J Chronic Dis* 1977; 30:171–184.
303. Okada M, Veda K, Omae T, et al. Factors influencing the serum uric acid level: a study based on a population survey in Hisayamatown, Kyushu, Japan. *J Chronic Dis* 1980;33:607–612.
304. Akizuki S. A population study of hyperuricemia and gout in Japan—analysis of sex, age and occupational differences in thirty-four thousand people in Nagano prefecture. *Ryumachi* 1982;22:201–208.
305. Prior I. Epidemiology of rheumatic disorders in the Pacific with particular emphasis on hyperuricemia and gout. *Semin Arthritis Rheum* 1981;11:213–229.
306. Healey LA. Epidemiology of hyperuricemia. *Arthritis Rheum* 1975; 18:709–712.
307. Darmawan J, Valkenburg HA, Muirden KD, et al. The epidemiology of gout and hyperuricemia in a rural population of Java. *J Rheumatol* 1992;19:1595–1599.
308. Healey LA, Bayani-Sioson PS. A defect in the renal excretion of uric acid in Filipinos. *Arthritis Rheum* 1971;14:721–726.
309. Torralba TP, Bayani-Sioson PS. The Filipino and gout. Semin *Arthritis Rheum* 1975;4:307–320.
310. Gurwitz JH, Kalish SC, Bohn RL, et al. Thiazide diuretics and the initiation of anti-gout therapy. *J Clin Epidemiol* 1997;50:953–959.
311. Gordon T, Kannel WB. Drinking and its relation to smoking, BP, blood lipids, and uric acid. *Arch Intern Med* 1983;143:1366–1374.
312. Hochberg MC, Thomas J, Thomas DJ, et al. Racial differences in the incidence of gout. The role of hypertension. *Arthritis Rheum* 1995;38:628–632.
313. Kelley WN. Inborn errors of purine metabolism—1977. *Arthritis Rheum* 1977;20(suppl):221–227.
314. Levine W, Dyer AR, Shekelle RB, et al. Serum uric acid and 11. 5-year mortality of middle-aged women: findings of the Chicago Heart Association Detection Project in industry. *J Clin Epidemiol* 1989;42:257–267.
315. Abbott RD, Brand FN, Kannel WB, et al. Gout and coronary artery disease: the Framingham Study. *J Clin Epidemiol* 1988;41:237–242.
316. Lee J, Sparrow D, Vokonas PS, et al. Uric acid and coronary heart disease risk: evidence for a role of uric acid in the obesity-insulin resistance syndrome. The Normative Aging Study. *Am J Epidemiol* 1995;142:288–294.

第2章

关节炎的鉴别诊断:症状和体征分析

Daniel J. McCarty

良好的预后和有效的治疗需要正确的诊断。而准确的诊断主要取决于详细的病史搜集和体检，其后借助实验室、放射科或必要时进行外科手术探查。本章着重描述与关节炎及其相关疾病鉴别诊断有关的临床病史(症状)和体检(体征)方面的一些问题(表 2.1)。

病史和体检的目的是把患者存在的问题归入四大类中的一种:炎症性,退变代谢性,功能性(包括神经性)和病因不清。这四类关节炎表现的主要特点列举于表 2.2。此种分类法不排除骨关节炎(OA)存在炎性成分,或炎性关节炎如类风湿性关节炎(RA)或银屑病性关节炎存在退变性成分。在这些关节炎综合征中,可能把部分器质性关节炎诊断为精神性关节炎，这对一个器质性关节炎来说,就戴上了一顶精神神经性帽子。相反，往往可把部分功能性关节炎诊断为严重的器质性关节炎。由于许多临床医师极力使患者的肌肉骨骼症状主诉成为一种关节炎的分类诊断，所以病因不清的

表2.1　关节炎鉴别诊断使用的症状和体征

	退变性关节炎	炎症性关节炎	精神性关节炎
症状			
僵硬(持续时间)	几分钟;长时间休息不动后发生“胶着”	往往数小时;休息后最明显	随休息或活动僵硬强度变化不大或没有变化
疼痛	活动疼痛,休息缓解	休息时也痛;夜间痛影响睡眠	随休息或活动疼痛强度变化不大或没有变化
无力	存在,通常为局部性且不严重	往往明显	为常见主诉;“神经衰弱”
疲劳	不常见	常常一到下午极度疲劳	常出现于上午
情绪抑郁和不稳定	不常见	常见;与疲劳同时发生;通常随疾病减轻而消失	常见
体征			
患病关节局限性压痛	通常都有	都有;炎症最敏感的指征	摸哪儿哪痛,“哪儿也不能碰的状态”；有把检查者的手推开或抓住的倾向
肿胀	关节积液常见;滑膜反应不严重	关节积液常见,滑膜常增生和肥厚	没有
皮肤发热和红斑	不常见,但可能发生	很常见	没有
捻发音	大到中等	中至微小	没有,除非同时患关节炎
骨刺	常见	有时出现,通常发生于骨关节炎之初	没有,除非同时患骨关节炎

表2.2 各类关节炎举例

非炎症性关节炎[a]	炎症性关节炎	精神性或功能性关节炎
侵蚀性OA	* 腱鞘炎	*原发性纤维性肌痛
	钙化性关节炎(BCP)	
	其他	
*原发性弥漫性OA	*类风湿性关节炎	*下肢躁动综合征
* 单发性 OA,如髋、膝、第一腕掌关节(CMC)髌骨外侧面	*血清阴性多关节炎	*癔病
*颈椎综合征	*系统性红斑狼疮	
*创伤性关节炎	*混合性结缔组织疾病	
无菌性骨坏死	结节性多动脉炎	
淀粉样关节病	多肌炎	
*假痛风(某些类型)	皮肌炎	
代谢性关节病	风湿热或链球菌感染后关节炎	
血色素沉着症	*反应性关节炎	
肢端肥大症	*银屑病性关节炎	
甲状腺功能低下	*强直性脊柱炎或脊椎关节病	
甲状旁腺功能亢进	*青少年性类风湿性关节炎	
褐黄病	炎症性肠病关节炎	
神经性关节病(Charcot关节病)	*晶体性滑膜炎	
*起止点病(enthesopathy)	痛风(MSU)	
肿瘤	假痛风(CPPD)	
色素沉着绒毛结节性滑膜炎;滑膜肉瘤	其他(BCP,皮质类固醇注射后发病)	
*力线异常,如半月板撕裂、胫骨扭转	*风湿性多肌痛	
*反射性交感性营养不良,如肩手综合征	* 复发性风湿病	
*肩周炎	病毒性关节炎(如,风疹、流行性腮腺炎、乙型肝炎、细小病毒感染)	
*肌腱炎	感染性关节炎	
血液病,如血友病	细菌性	
良性高活动度综合征	结核性	
	真菌性	
	免疫复合体性关节炎,如:冷球蛋白血症、细菌性心内膜炎、感性房室分流	

[a] 炎性成分在某些非炎症性关节炎中可时有时无。

*为每个临床医师常见的关节炎。

BCP:碱性磷酸钙;CMC:掌腕的;CPPD:双水焦磷酸钙;MSU:尿酸钠结晶。

分类很重要。一些初发的关节炎综合征和陈旧性关节炎症候群常常很难鉴别确诊。至少,我曾见到10%的有肌肉骨骼症状主诉的患者虽经数年仍不能得出明确诊断。不过其余关节炎患者,在最初检查后都能做出正确的鉴别诊断。

一、病史

(一)主诉

患者只因为疼痛、疼痛相当的症状或忧虑而就诊于内科医师。疼痛相当的症状包括低于疼痛的不适感觉,如瘙痒、酸痛、僵硬和恶心。对于所有其他症状,如果患者和家属没有注意或担心它们的存在,都不会向医生提供。因此治疗取决于:疼痛和其他不适感觉症状的缓解,向患者用非专业术语恰当解释病理生理学改变,以及为了解除这些问题想要采用何种治疗方法的简要说明。病史应该就患者应诊的动机,特别是对那些没有疼痛或疼痛相当症状的患者进行详细的询问。为什么忧虑?在美国私人开业的风湿病医疗诊所中占门诊新病例28%[1]的风湿性多肌痛患者能够代表有颈部和肩部肌肉紧张患者的一小部分吗？风湿性疾病的患者更可能带着写在纸张上的问题列表来就诊吗？应追查隐藏在所有重要主诉里的忧虑的原因。

(二)现病史

通常，临床医师想尽力确定病人患的是全身性疾病还是仅仅一个局部的病变。一个局限性病变可以影响多个部分。累及哪些关节和其他结构?以下常用关节这个词,当然,往往也包含腱鞘和滑囊。

发病的形式怎样?关节发病按什么顺序?发病速度多快？于一天的什么时间疼痛？如果患病关节疼痛,可由是否影响患肢功能或睡眠、工作来估计严重程度。发病是自限性、游走性,还是加重性(进行性)？如果是自限性的,发作多长时间?游走性是指患病关节症状完全消失后移至一个原来正常的关节发病。进行性或加重性是指在最初患病关节发病期间，另外一些关节出现病理学改变。需要治疗吗？给什么治疗？用药多少？治疗时间多长?对疾病的治疗作用是什么?治疗的副作用是什么？

客观地分析一些临床症状所得到的可靠资料,在诊断上可能起到重要作用。晨僵时间的长短,可作为临床测量炎症活动的一个简便的标准(见第3章)。患者往往注意晨僵的程度,而不关心晨僵持续的时间。要问两个时间:“你什么时间起的床？”和“你何时能自由活动的？”内科医师即可通过减法确定晨僵的时间。但如果问一个问题,“你在早晨起床后僵硬时间多长?”患者所提供的时间，与采用问两个问题的方法获得的时间相比一般较短。

晨僵的时间长短直接与肢体的关节炎、肌炎、滑囊炎或红斑的严重程度成比例。这表明炎症是非特异性的。晨僵时间的变化,可用于炎症及其对治疗反应的量化指标。

的确,晨僵是临床上观察炎症的最好方法之一,在无数复杂和费用较高的检查中，这种检查既不用电又可立即出结果。在检查类风湿性炎症时,晨僵比血沉更准确。真正的僵硬应该与OA的关节“胶着”相鉴别,OA的“胶着”时间仅持续几分钟甚至几秒钟。一个老人在穿过房间去调换电视的频道时，头几步的犹豫僵硬就是肢体“胶着”现象的常见例子。

患红斑的肢体变得越来越灵活，可准确地反映出伴有炎性反应和热性红斑的吸收消退。当给予小剂量泼尼松时,风湿性多肌痛的持续性晨僵完全消失。在晨起后,未经治疗的RA患者平均晨僵时间约4小时。肢体因炎症在制动后出现僵硬的机制尚不清楚，但客观判断这可能是主观增加对抗运动的一种感觉[2],肢体僵硬也可能与局部组织水肿和炎症代谢产物的蓄积有关系。肌肉挛缩的挤压作用有助于淋巴流动和静脉回流。不仅在睡眠后而且在任何长时间的制动之后,如看电视,炎症部分都可发生僵硬。

如果组织结构有明显炎症,运动时会疼痛,而当关节上皮肤有红斑时运动也会疼痛。休息时疼痛加重,只见于急性炎症。疼痛很难描述，更不用说量化和定位了。如果创伤,包括运动的微创伤是疼痛产生的重要因素,那么疼痛在运动时出现,而在休息时消失。倘若疼痛并不典型,可能包含有精神因素的成分。肌肉骨骼疾病的患者,疼痛可由滑膜、关节囊、骨膜、韧带或肌腱神经末梢的机械性刺激或是炎症刺激而产生，或由神经卡压(如腕的腕管内正中神经、肩的肩胛上神经或颈神经根孔的神经根受到压迫)而产生,或由神经穿过紧张的肌肉时引起肌肉痉挛或伴肌张力升高而产生。关节软骨不产生疼痛。炎症关节在休息时,肌电图显示无肌肉挛缩(痉挛)增强的表现,在肌肉挛缩时区别电活动的病理性增强与正常时的增强非常困难。如果患者主诉体表痛,在长时间制动后僵硬没有加重,应立即怀疑为直接神经刺激或精神因素所致。引发疼痛(触痛)在临床上非常重要,可以准确定位。

全身疲劳,像僵硬一样,是一种主观的现象,不是疾病的特异性表现。在起床后多长时间发生疲劳与关节炎的严重性成反比。这个时间可由“骨疲劳”的时间减去起床的时间得出。在疲劳开始前,未经治疗的类风湿性关节炎患者的这一平均时间约为3.5小时。关节炎病理性疲劳的原因尚不清楚。可能是由于病变部位肌肉活动的挤压，炎症产物产生组织作用在客观上表现为疲劳。如果问何时出现疲劳,患者常常说起床时已有疲劳存在。如果患者没有失眠症、贫血或代谢性疾病,那么疲劳常为神经官能性。这种感觉通常在起床后不久便消失。大多数人有时也有这种表现。睡醒时患者疲劳不缓解,可能表明缺少睡眠的第4期,这种情况常见于纤维性肌痛的患者。

1.无力

由于运动时关节疼痛,所以肌肉常在几天内迅速发生失用性萎缩。全身弥散性风湿性疾病,常常导致肌肉发生病理改变。上肢肌肉受累时,患者可能主诉手部笨拙或握力丧失。而下肢肌肉受累时,可感到从椅子上站起或上、下楼梯困难。这种主观感觉能通过测量手的握力或测定下肢肌肉做一个动作的时间来证实和量化[3]。

2.抑郁、癔病和情绪波动

抑郁是我们这个时代常见的症状，往往见于风湿病临床。患纤维性肌痛的患者可有这种表现(见第91章),为全身性风湿病常有的反应形式。在类风湿性关节炎,抑郁常与病理性疲劳发生的时间一致,当情绪波动(哭叫、发脾气或孤僻)时也出现抑郁。如果类风湿性关节炎病情缓解,抑郁症状消失。癔病不多见,通常为突然发生。患者不能清楚书写,手指疼痛(书写痉挛),躯干不能向后弯曲或伸直(躯干前屈症),或弯曲肢体不能伸直。下肢躁动综合征(restless legs syndrome)很像癔病或抑郁症的表现。这些患者特别容易受到暗示。几乎给予任何一种药物,除产生的某些不良副作用外,都会有巨大的治疗作用；这些患者用安慰剂治疗也非常有效。

(三)全身疾病史

这是常规病史的一部分，所有病例都应进行搜集书写。

(四)既往史

以前肌肉骨骼或全身疾病的记录可能有助于对当前疾病的了解。儿童期的舞蹈病或发育性疼痛可能有助于鉴别成人的风湿热或青少年类风湿性关节炎。最近有蜱或病毒性疾病的接触史，可能明确一种不明原因的关节炎。患者有同性恋或性乱史甚至更重要,可推测其患淋病性关节炎或反应性关节炎。

(五)家族史

通常可准确地得到糖尿病、高血压或心脏病的家族史。糖尿病可伴有肩的粘连性关节囊炎、Dupuytren挛缩和骨关节炎。可在痛风、假痛风、强直性脊柱炎和类风湿性关节炎患者中获得关节炎的家族史。笔者往往发现,由家族史确诊关节炎比较困难,更不用说实际上存在的关节炎类型。随着免疫遗传学的发展,这方面的病史采集可能变得更为重要(见第27章)。

(六)社会史

家庭生活的稳定以及工作的方式与稳定很重要，因为关节炎的治疗计划中大部分会涉及这些方面。副业(兼职、业余爱好)也应记录,因为这些在设计治疗方案时也必须考虑。当前所服用的药物应当列出,包括烟和酒。患者感知现实的能力和心理成熟程度也应该查明。患者有早老性痴呆或其他痴呆的表现可严重影响治疗需要的配合。

二、体格检查

(一)触诊

风湿病医师的手指是他们最重要的诊断工具。虽然有许多仪器对于量化压痛、关节肿胀和皮肤温度都有用,但没有任何器械能代替手指。对局部解剖学知识的了解最为重要。检查者必须知道,在他们手指下的结构是什么。在引出压痛时这特别有用,因为压痛是可获得的最敏感的体征,即使不是特异性的。初学者即使在浅表结构,施加的压力也太小。如果检查区炎症不明显的话,施加5kg/cm^{2}的压力,以拇指指甲变白为度[4,5]。当然,也不要突然用力把拇指压在红肿的关节上,应该运用经验常识进行触诊。主要应用压痛排除疾病。如果施加5kg/cm^{2}的压力而无压痛的话,那么应排除拇指下炎症，除非存在先天性和后天性痛觉不敏感。倘若出现压痛,则不是痛域低下就是病理性改变所致。幸而,大多数由于器质性病因引起的压痛都伴有更特异性的表现，如肿胀、捻发音和局部组织温度升高。关节压痛最好由压力作用于滑膜反折区域引出,而肌腱应略拉长然后施压。应该在每位患者的纤维织炎区域施加直接的压力。这些区域包括颈外侧带肌、斜方肌肌腹、髁上区域、臀部、膝内侧副韧带和鹅掌滑囊、大腿外侧阔筋膜张肌(见第91章)。

利用相同的压力作用在邻近区域可与压痛区形成对照。神经官能症患者身体各处可能都有触痛。这些患者往往会紧握检查者的手或把检查者的手拉着不松开——“别碰我”征。对骨的压痛与软组织的压痛进行区别很重要。例如,大多数老年人存在胫骨前面压痛,但病因不清。在严重骨质疏松症和其他形式的全身性骨疾病,都会出现压痛。在反射性交感性营养不良,整个手(或足)都存在压痛。即使关节周围压痛增强,在关节之间、在骨和软组织上的压痛往往也不表明就是滑膜炎(见第106章)。

深部位关节,例如髋关节、脊柱和骶髂关节,由于间隔软组织可减弱施加的作用力，因此需更大压力才能引出压痛。此时,检查者施加全身的力量作用于放在髋关节的手掌,或在脊柱或骶髂关节处的拇指。最好让患者爬在检查台上,双腿下垂,双足触碰地面,但不负重(图2.1)。在这一体位,腰脊柱前凸曲度变平。骶髂关节位于坐骨切迹顶和髂后下棘之间，这两处都很容易认出。骶髂关节炎症可由局部压痛精确地反映出来。分别在脊柱的每个脊椎上施压。在反应性关节炎、化脓性椎间盘炎和腰椎退变性椎间盘病的脊柱病变的"遗漏区"("skip areas")非常多见,通常用这种技术很容易检查出。

熟练的检查者可在约3分钟之内,以最佳方式,利用双手触诊人体的每个四肢关节,记录下压痛的存在。若进行脊柱检查,需要再增加3分钟。

(二)关节活动范围

关节的被动活动是引出疼痛的一种辅助方法,也是肌肉挛缩和关节活动受限所必需的检查。如果在被动活动时出现疼痛,而没有进一步检查,往往不能确定其发生原因。例如,在伸直肘关节到0度或超过0度时疼痛,可能由于存在关节内疾病如滑膜炎,但疼痛也可能由关节外疾病如肱二头肌腱炎引起。一项研究表明,良好的伸肘功能可排除肘关节疾病[6]。髋关节或肩关节活动时的疼痛,常由关节囊、滑囊或周围肌腱的病变所致。我常常对被动活动时疼痛的任何关节的周围解剖结构进行检查,以确定压痛部位。因此,如果被动活动没有疼痛就可以排除许多组织结构的病理变化,但如果存在被动活动时疼痛，则在病因检查时要求进一步触诊细查。

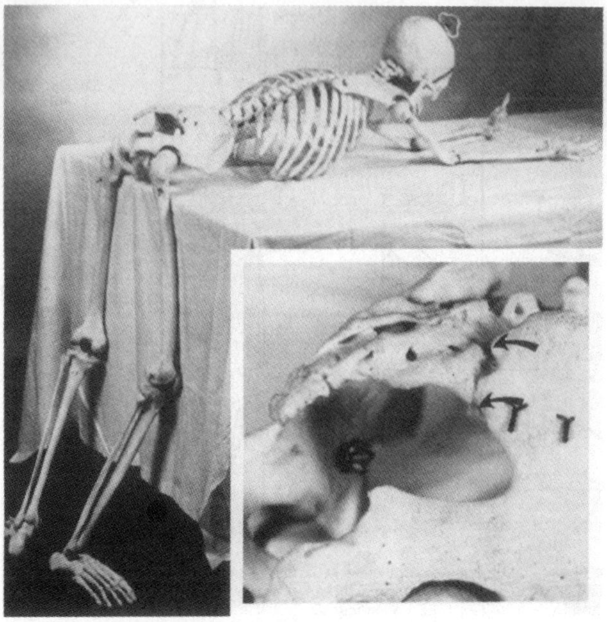

图2.1 骶髂关节和腰脊柱的最佳检查体位。骶髂关节后面位于坐骨切迹和髂后下棘之间(右下图,箭头)。

要引出被动活动时的压痛和疼痛，就应该测出所有关节的活动范围(图2.2)。正常的活动范围丧失,可由关节改变[如关节半脱位(部分脱位)、关节全脱位(完全脱位)、关节囊挛缩、关节内粘连、关节纤维性强直、关节内张力性积液、滑膜极度增厚和关节内游离体]引起。在一些疾病中常发生关节骨性强直,如青少年类风湿性关节炎(JRA)、强直性脊柱炎、银屑病性关节炎、Reiter病,以及极少情况下在痛风、假痛风、RA和OA中也可有骨强直。关节外病因,如肌腱断裂或肌腱脱位、肌肉痉挛、肌腱炎症或短缩以及软骨下骨骨折等，可能是关节活动范围丧失更加常见的原因。

关节的异常活动范围也应注意。膝关节骨关节炎时内侧胫骨平台的软骨下骨塌陷很常见，产生膝内翻畸形和由于膝内侧副韧带松弛而使不稳的膝关节可向外侧异常活动。当膝关节屈曲到约25°时,可确定膝关节外侧稳定性早期丧失。类风湿性关节炎(RA)除腕骨和跗骨关节外,往往引起关节不稳定,但不融合。三个常见的例子是膝关节外侧不稳的膝外翻和屈曲畸形、寰枢关节滑脱以及由于内侧副韧带侵蚀断裂引起的第二掌指关节的异常外侧运动。后者应在关节屈曲90°时检查,这时侧副韧带伸展紧张。偶尔,患骨关节炎时,一个膝关节发生内翻畸形，而另一膝关节发生外翻畸形,产生"风吹过"的表现。双膝退行性变的外翻畸形常伴有双水焦磷酸钙晶体沉积。

(三)肿胀

关节、滑囊和肌腱肿胀是一定存在有异常的重要体征。与压痛不同,肿胀可明确提示为器质性疾病。大多数肿胀是由下面组织的炎症引起,也可由滑膜增厚、关节液量增多或局部水肿而引起。探查滑膜肥厚,需要了解滑膜反折的解剖知识。刚好在皮肤下的关节,如膝、肘、腕、掌指(MCP)、近端指间(PIP)、远端指间(DIP)和跖趾(MTP)等关节尤其属于这种情况。如果触摸到增厚的边缘,特别是在多个区域摸到,则滑膜可能增厚，其可能是由炎性增生或异常物质（如淀粉样物质)蓄积而引起。肌腱滑膜常常参与这种炎性增生过程,使手肌腱间的掌脂肪组织肿大而探查到肿胀(图2.3)。跖趾（MTP）关节滑膜肿胀导致足趾的异常分开——"橱窗"征("window"sign)(图2.4)。腱鞘的滑膜肥厚常见于反应性关节炎或银屑病性关节炎，产生"香肠指(趾)"的表现。一般,滑膜肿胀在关节的伸肌面最明显,此处关节囊可能更加肿胀。

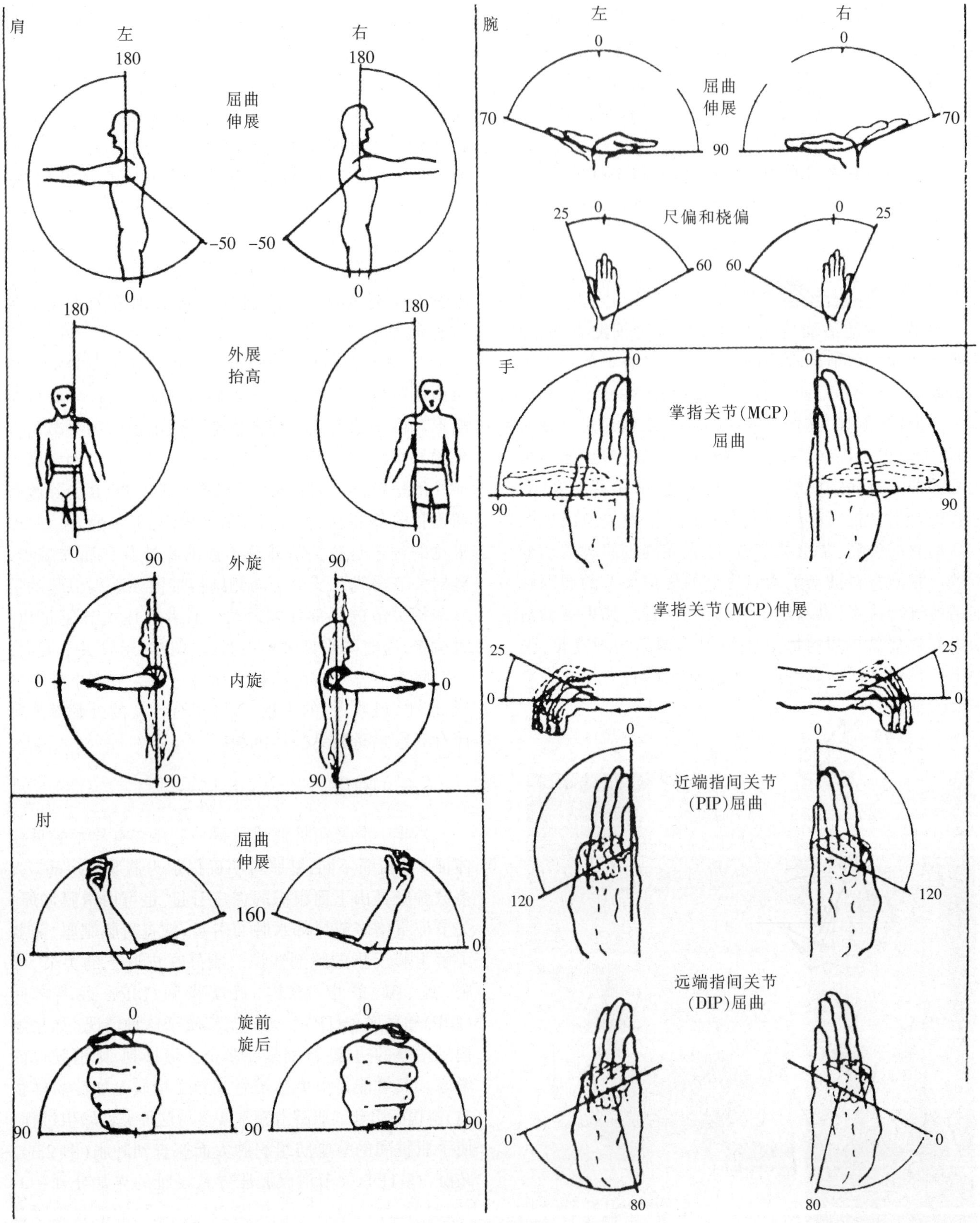

图2.2 用图显示出所有关节的正常活动范围。(Courtesy of Dr. J. Kenneth Herd Buffalo Children's Hospital and SUNY-Buffalo, 1965.)

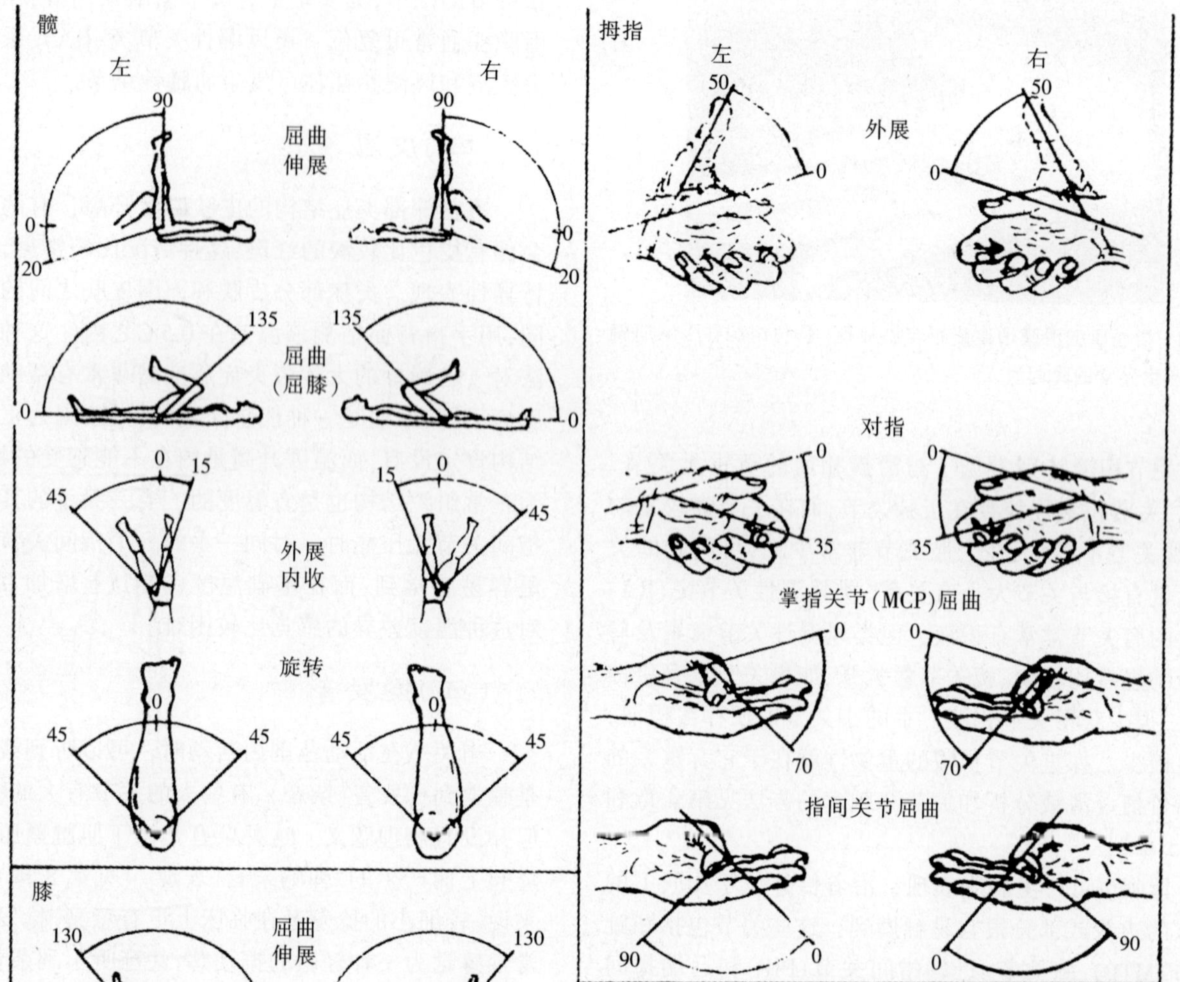
髋
左
右
90
屈曲
伸展
0
20
135
屈曲
(屈膝)
0
15
45
外展
内收
旋转
45
膝
130
屈曲
伸展
踝
20
45
屈曲
伸展
25
35
外翻
内翻
拇指
左
右
50
外展
0
对指
35
掌指关节(MCP)屈曲
70
指间关节屈曲
90
足趾
跖趾关节(MTP)
屈曲和伸展
80
30
握力
1.
2.
3.
走30步
开颌

图2.2 （续）。

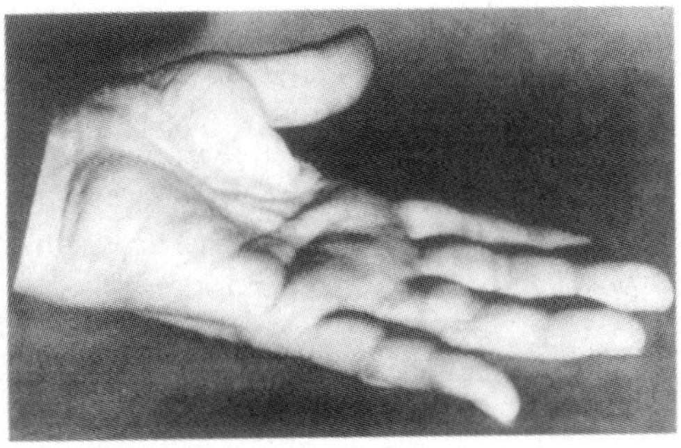

图2.3 指屈肌腱滑膜增厚能很容易发现。移位组织在手掌肌腱之间产生异常的隆起。

关节积液特别常见于与滑囊相通的负重大关节。因此,关节积液往往存在于膝关节,而在关节囊较紧的髋、踝关节不多见,在上肢关节非常少见,可测到的关节液量直接与关节大小有关系。类风湿性关节炎(RA)患者的肩关节常常有积液,但类风湿性关节炎累及肩关节的患者比较少。腕关节囊紧张,如果关节没有急性炎症,很少获得关节积液。手的小关节即便存在积液,量也极少。探查关节积液的重要性就在于它有重大的诊断价值(滑液分析和关节穿刺术的方法见第4章和第35章)。

骨刺也可产生肿胀表现,沿着恰好位于皮肤下的关节的边缘或部分很容易触摸到,这些关节包括跖趾关节(MTP)、膝关节、近端指间关节(PIP)和远端指间关节(DIP)。对骨赘用力触碰可有压痛。与X线检查相比,临床检查更容易查到骨刺。

在关节或受到反复创伤的部位(如鹰嘴、头后或足跟、坐骨结节,外耳以及戴眼镜人的鼻梁)摸到的结节性隆起,可能是类风湿结节、痛风石,少数情况下可为黄色瘤或淀粉样肿块。临床上,一个结节是什么,只有用显微镜检查后才能明确。大多数类风湿性关节炎手指关节的结节,其实是穿过关节囊缺损的滑膜疝。这种滑膜疝通常可复位。类风湿性关节炎(RA)、系统性红斑狼疮和风湿热往往可发生肌腱性结节。

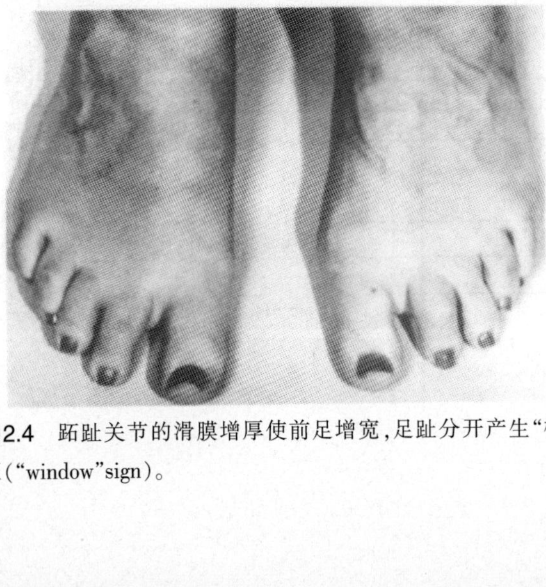

图2.4 跖趾关节的滑膜增厚使前足增宽,足趾分开产生"橱窗"征("window"sign)。

(四)皮温

覆盖深部炎症结构的皮肤温度升高,有的人有时会伴有皮色比较淡的红斑,这种情况比较常见,但不是特异性表现。炎症部分皮肤和周围皮肤之间的温度不同,用手指背面估测该温差在0.5℃之内。这种测定方法对于已确诊的大关节炎症病变是非常有帮助的。与压痛不同,压痛是一种能感受到的特性,因为正常组织结构肯定没有,而温度升高是内在不能感受的特性,因为正常组织结构也是有温度的。当一只手的其他近端指间关节无压痛时,对同一手的一个指间关节的压痛更容易感觉到,而在基础温度(32℃)上增加0.5℃时,对这种温度差异的感觉比较困难。

(五)捻发音

当关节在活动范围内活动时,可以听到或更多的是感觉到捻发音(杂音)。有些人的关节有大的噼啪声,但并没有病理意义。这种杂音是由于肌腱紧压在骨性隆起上而产生的"弹响杂音"表现[7](见第8章)。一般来说,较细小的捻发音在临床上更有意义。捻发音可能常常感觉为一种轻微的振动感,甚至听不到杂音。捻发音可由粗糙的关节软骨面互相摩擦而产生,或由相对骨的摩擦而引起。

当类风湿性关节炎所累及的关节运动时,往往可感觉到或听到细小的特异性捻发音,特别是在关节负重的情况下,如膝关节或髋关节负重时。这种捻发音可能是由破坏的关节软骨之间的摩擦引起。这些关节在X线片上显示为关节软骨弥漫性、严重性丧失,关节软骨可能像两片变薄的旧羊皮纸一样一起摩擦。在一些创伤或炎症过程中,广泛的纤维蛋白沉着,常产生肌腱捻发音。肌腱摩擦音提示为全身性硬皮病且预后不良[8]。周末运动员跟腱的捻发音反而在周一时听得清清楚楚。后一种类型捻发音的特点是休息后明显,反复运动后反而减小。实习生检查患者时,开始时捻发音很容易检查到,但后来捻发音则查不出来。由关节远端对着固定不动的关节近端摩擦,即可对关节软骨的完整性有所了解。当患者仰卧,股四头肌松弛时,髌骨可在其沟槽里上下活动。检查者的一只手可将肱骨头对着关节盂摩擦,另一只手牢牢固定肩胛骨。跖趾关节、近端指(趾)间关节、第一腕掌关节面互相摩擦时,可同时检查关节稳定性、活动范围和压痛。因此，检查者要确定现在炎症的程度和远期后遗症：畸形、关节不稳定和关节软骨损伤。

现已清楚关节杂音产生的机制[7]。这种现象是由关节的机械性不全脱位所致，伴有关节内气体形成，这是由关节内压力逐渐减小产生的。关节液所伴随的气化释放足够的游离能，产生可听到的响声。一旦响过，关节就不再有响声，直到气体被吸收，关节骨之间增加的间隙恢复正常。这个过程约需30分钟。

（六）无力

在关节炎症和损伤时，肌肉萎缩，特别是伸肌的萎缩发生很快。那样的关节通常总是屈至中间位，在这一体位，关节内压力最低，疼痛最轻。可通过应用一个适当的缠绕血压袖带测量握力和计算患病下肢肌肉进行一个重复动作需要的时间，则可容易测出肌力[3]。在肢体一个固定点（如鹰嘴突或髌骨）上或下一定距离测量肢体的周径，是很有帮助的。连续测量可用于监测为了恢复萎缩肌肉而设计的锻炼项目。

三、风湿病学的特殊检查

就像胸、腹部检查那样，临床医师应制定出肌肉骨骼系统检查的学科标准。在这些临床医师中，检查方法可能不同，但是对于一个特定专业的临床医师，每次检查患者的方法应该是相同的。该常规当然可以纳入全身检查中，因此在以下叙述中统称为全身检查。要特别注意患者主诉明确的部位或那些患者没有意识到有异常的部位。

首先，检查头部的颞下颌关节，类风湿性关节炎中该关节常被累及，而在痛风中从未被累及。按压颞下颌关节，该关节刚好在耳前颧弓的下面。把手指放在外耳道也可摸到该关节。让患者开口，然后闭口。前面上下牙之间的距离应为三个手指的宽度。然后检查颈椎的活动范围。让患者把颏部碰到双肩（颈部旋转检查）。此外，让患者鼻子居中立位，要他先用耳朵试着去碰一个肩，然后再用另一只耳朵去碰另一个肩（颈部侧屈检查）。之后患者用颏部接触胸部，然后极力伸展颈部。枕骨隆突与C7棘突的距离应小于三指宽。与此同时，按压颈部常见的纤维织炎（肌肉风湿病）区域。患关节炎时，通常在屈曲和伸展活动受限之前出现旋转和侧屈活动受限。如果颈部屈伸受限不一致，或者颈部屈伸比旋转和侧屈更痛，应怀疑为脊髓受累，而不是颈神经根损伤。

接着，以拇指按压肩锁关节和胸锁关节，也以此检查滑膜肥厚。这两个关节在类风湿性关节炎中常被累及，肩锁关节往往发生骨关节炎。继之按压胸骨柄间隙和肋软骨，测量胸部扩张作为肋椎关节活动的指标。于患者坐位时，检查脊柱的侧方运动。其后肩关节进行充分运动，常用一只手向下固定肩胛，检查肩关节外展运动。

将肱骨头和关节盂软骨一起摩擦，并触摸关节纤维囊，按压冈上肌和肱二头肌腱。肱二头肌腱在肱二头肌间沟内像一个可被弹拨的弓弦。肩关节内部不稳定性检查，应包括其关节稳定结构的检查[9]。接着检查两肘关节伸展情况和检查两肘关节的滑膜增厚情况。在鹰嘴和尺骨近端触摸到滑囊增厚和肿块，可能提示痛风石、类风湿结节、黄色瘤和淀粉样沉积物。使腕关节活动，检查滑膜肥厚、伸肌腱滑膜炎和de Quervain腱滑膜炎（拇指的伸肌腱）。分别按压桡腕关节、腕关节和尺骨滑囊（远端桡尺关节和尺骨远端相邻的滑囊）以检查有无压痛。评价远端桡尺关节的完整性，类风湿性关节炎（RA）往往侵蚀桡尺关节，出现尺骨背侧移位。尺骨远端出现异常垂直活动，很像钢琴键——丁是称“钢琴键”征。按压尺侧腕伸肌，在类风湿性关节炎时，该肌肉常被累及。向外侧一起按压掌指（MCP）关节，如果出现压痛，然后分别检查。应检查关节的滑膜增厚、活动范围、不稳定性和关节软骨的完整性。确定所有近端指间（PIP）关节、远端指间（DIP）关节以及拇指的指间关节、掌指（MCP）关节、第一掌腕关节的压痛、肿胀和活动范围。翻转手以检查手部是否有掌红斑、手掌增厚和Dupuytren挛缩。于手指完全伸展时，按压每一个肌腱以检查压痛，并触摸肌腱是否增粗。之后，按压桡侧腕屈肌和尺侧腕屈肌。尺侧腕屈肌腱没有腱鞘，而且豌豆骨属于一个籽骨。滑膜囊位于豌豆骨的下方。

患者仰卧，分别屈曲、外展和外旋（Patrick操作法）每一个髋关节。如果怀疑一侧髋关节屈曲挛缩，可保持对侧髋关节最大屈曲，使腰椎前凸完全消失，充分伸展可疑侧髋关节。这种检查方法可防止因腰椎前凸增加而出现的髋关节屈曲畸形假象。由上方按压髋关节，然后由侧方按压阔筋膜张肌和转子滑囊。

测定膝关节的活动范围。检查股四头肌的功能情况，检查膝关节有没有滑膜增厚、异物、积液、温度升高和骨刺，并检查膝关节的稳定性和软骨的完整性，尤其是要检查髌股关节间隔的关节软骨有无改变。查找腘窝囊肿，并按压髌腱下的脂肪垫。与检查胫骨前、后肌腱和腓骨肌腱一样,检查踝关节与距下关节。踝关节滑膜的增厚常常不易确定,因为正常情况下中年和中年之后,该关节周围纤维脂肪组织会增加,特别是女性。

按压跗骨关节。把跖趾(MTP)关节一起向外侧挤压,若发生压痛,应对跖趾关节分别检查。检查第一跖趾(MTP)关节是否有骨刺,并检查其活动范围和关节软骨的完整情况。检查踇屈肌腱上的滑囊和籽骨。后者是疼痛性 OA 中非常常见的部位。检查跖骨脂肪垫(天然的跖骨托)的部位。类风湿性关节炎(RA)时,该垫向前滑至足趾之下,使皮肤下仅留肿胀的跖骨头。接着检查足趾是否存在关节强直、"鸡颈"或锤状畸形。应在患者负重时检查双足。正常时各足趾都能触及地面和相邻的足趾。足趾不能触及地面提示跖趾(MTP)关节早期半脱位。足趾间出现空隙("橱窗"征)(图 2.4),表明跖趾关节肿胀或前足增宽。患者站立位时检查是否有弓形足或扁平足畸形。脊柱按已经介绍过的方法检查。

对于特殊韧带、滑囊和肌腱病变的准确定位,如果需要的话,可更详细地检查这些部位的每一处。优秀的专著性论文集可以提供更为详细的风湿病学检查的描述和说明[10,11]。

四、资料综合分析和鉴别诊断

临床医师的头脑以和计算机大致相似的方式贮存资料,而且还贮存的更多。它衡量着每个个体的每一种资料,并对比个体之间每一种资料的不同。当临床医师描述综合分析和鉴别诊断这一过程时,一定要做综合归纳,而且在实际工作中要做更精细的全面分析。前面的一般性叙述已经显示出各种症状和体征的相关意义。

一般从病史和体格检查便可得出诊断,不过准确诊断尚需实验室检查,包括:肉眼与镜下关节液分析,X 线检查,特殊试验,偶尔采用一般或特殊的显微镜下活检。

如果为炎性疾病,诊断可根据是一个关节还是多个关节受累、是中轴关节(脊柱、肩、髋)还是四肢(周围性)关节受累而不同。下面提供了一些常见炎性关节疾病的鉴别诊断:表 2.3 为单关节炎,表 2.4 为多关节炎,表 2.5 为炎性脊椎关节病,表 2.6 为退行性和代谢性关节病。这些总结可能肤浅和不全面,在此提出会有些担心。不过,当医学生和住院医师初次遇到关节炎患者时,这些表格可能有用。

表2.3 炎性单关节炎的鉴别诊断

A. 晶体诱发性关节炎

1. 痛风:男性,下肢,有既往发作史,夜间发作,因内科疾病或手术操作而使晶体沉积,秋水仙碱有作用,高尿酸血症,关节液中有尿酸钠结晶伴有中性粒细胞升高,白细胞计数为 10 000~60 000/mm^3
2. 假痛风:老年患者,膝或其他大关节,有既往发作史,因内科疾病或手术操作而使晶体沉积,关节屈曲挛缩,X 线检查显示软骨钙质沉着病,关节液中有双水焦磷酸钙结晶伴有中性粒细胞升高,白细胞计数为 5 000~60 000/mm^3
3. 钙化性肌腱炎、滑囊炎或关节周围炎:关节外组织,较大关节的肌腱或关节囊,既往有相同部位或其他部位的发作史,X 线检查显示有钙化,由患部穿刺出白垩样或乳白色物质,显微镜下检查有吞噬卵圆体的中性粒细胞

B. 复发性风湿病

中老年男性,突然发作,全身反应轻,有既往发作史,类风湿因子可能阳性,有轻微或没有慢性关节炎症,残留鹰嘴滑囊增大;几乎不能获得关节液;活检可见纤维蛋白沉积

C. 感染性关节炎

1. 化脓性关节炎:严重的炎症,存在原发性化脓病灶,具有药物滥用或酗酒史,关节液内中性粒细胞升高,白细胞计数为 50 000~300 000/mm^3(脓),涂片和培养可见到感染性微生物,关节液中可查到细菌抗原
2. 结核性关节炎:在其他部位有原发灶,有药物滥用或酗酒史,关节长期明显肿胀,关节液中性粒细胞升高,涂片和培养有抗酸菌
3. 真菌性关节炎:与结核性相似
4. 病毒性关节炎:有感染史或伴发全身性病毒性疾病,关节液可能是炎性或非炎性,单核粒细胞或中性粒细胞升高

D. 其他

1. 肌腱炎:虽然有 A.3 中的表现,但 X 线检查没有钙化,有创伤史,包括反复运动
2. 滑囊炎:如上面提到的,但炎症较弥散,有创伤史
3. 青少年类风湿性关节炎:儿童或青少年一侧或双侧膝关节肿胀,而无全身症状,关节无侵蚀,关节液轻度炎性表现,并有中性粒细胞,滑液 C'H_{50}(血清补体溶解活性)水平未降低

表2.4　炎性多关节炎的鉴别诊断

A. 类风湿性关节炎(RA)
  1. 血清类风湿因子阳性：女性患者，病变关节和肌腱对称，滑膜增厚，关节炎症，结节，虚弱，有全身症状，X线片上可见关节侵蚀，类风湿因子阳性，关节滑液的$C'H_{50}$水平降低，关节液白细胞计数为5 000~30 000/mm^3，中性粒细胞占50%~80%，儿童也可能患病
  2. 血清类风湿因子阴性：男女均可患病，病变关节和肌腱对称，关节炎症，X线检查有较多的骨改变(骨硬化、骨刺、融合、骨膜炎)，类风湿因子阴性，关节液的$C'H_{50}$水平未降低，关节液中白细胞计数为3 000~20 000/mm^3，中性粒细胞占20%~60%，患病关节不对称的病例数超过血清阳性RA，有些病例可能是成人型青少年类风湿性关节炎

B. 胶原性血管疾病
  1. 系统性红斑狼疮关节病：女性患者，与类风湿性关节炎一样，病变关节对称分布，脱发，黏膜损害，皮疹，全身症状，内脏或脑部受累，白细胞减少，梅毒血清试验(STS)阳性，X线检查无骨侵蚀改变，关节液为非炎性，黏度和黏蛋白凝块正常，白细胞计数为1 000~2 000/mm^3，大多数是小淋巴细胞，血清$C'H_{50}$往往降低，抗核抗体效价升高，抗人类固有DNA抗体效价升高，抗SM抗体增加；抗SSA(Ro)(一种人体基因)亚类(亚急性皮肤狼疮)阳性
  2. 硬皮病：皮肤紧张，雷诺现象，指(趾)吸收，吞咽困难，便秘，肺、心和肾被累及，对称性肌腱挛缩，没有或轻微滑膜肥厚，X线检查显示局限性钙质沉着，有斑点样或核仁形表现的抗核抗体(ANA)，抗SCL-70(SCL为一种对细胞分化有作用的基因)(全身性)和抗染色体着丝粒抗体(CREST综合征)阳性
  3. 多肌炎(皮肌炎)：骨盆和胸带的近端肌肉无力，肌肉压痛，皮疹，典型的甲床和指关节膨出部红斑，关节对称受累，肌电图(EMG)检查显示去神经支配和肌病并存型，肌肉活检异常，血清肌酸磷酸激酶升高
  4. 混合性结缔组织疾病：双手肿胀。雷诺现象；皮肤紧张，关节和肌腱对称性受累，X线检查时可能存在关节侵蚀，斑点形抗核抗体(ANA)阳性，抗核糖核蛋白抗体(抗-RNP抗体)增加，在用抗炎药物时对皮质类固醇治疗反应良好
  5. 结节性多动脉炎：对称性受累，全身性疾病的各种临床表现，通过组织学和血管造影检查进行诊断

C. 风湿热：年轻(年龄2~40岁)，咽喉痛，A组链球菌，游走性关节炎，皮疹，全心脏炎或心包受累，抗链球菌溶血素O(ASO)效价升高，阿司匹林治疗对关节炎症明显有效，在成年人往往没有心脏病变

D. 青少年类风湿性关节炎：关节对称受累，皮疹，发热，类风湿因子阳性或阴性，X线检查显示骨膜炎，关节侵蚀出现较晚，可发病于成人并反复发作；抗核抗体(ANA)阳性的少数关节受累的女孩可发生虹膜睫状体炎；HLA-B27阳性的男孩可能出现骶髂关节和脊柱关节融合

E. 银屑病性关节炎：非对称性关节受累和肌腱肿胀，皮肤或指甲损害不一定明显，可能在关节炎后出现，远端指间关节(DIP)可明显受累，X线检查显示关节骨膜炎或骨侵蚀，类风湿因子阴性，血清补体溶血活性($C'H_{50}$)在炎性关节液中通常不降低，关节液中性粒细胞明显增多

F. 反应性关节炎：男性患者，同性恋和(或)性混乱，尿道炎，虹膜炎，结膜炎，非对称性关节受累，下肢关节，非疼痛性黏膜溃疡损害，环状龟头炎，脓溢性皮肤角化病，体重下降，血清和关节液中$C'H_{50}$增加，关节液白细胞计数为5 000~30 000/mm^3；关节液中有巨噬细胞伴有3~5个吞噬性中性粒细胞("Reiter"细胞)，可能有肠道感染或尿道炎；并发症不一定全出现，女性也可患病

G. 淋病性关节炎：游走性关节炎和腱鞘炎最后固定于一个或多个关节或肌腱，男女均可发病，原发病灶为尿道、女性泌尿生殖道、直肠或口咽部，皮肤损伤，水疱；水疱液涂片为革兰染色阴性双球菌但培养未发现，原发灶、血液和关节液培养阳性

H. 多肌痛性风湿病：老年患者(>50岁)，骨盆和胸带对称性疼痛，无肌力减小，晨僵时间较长，明显疲劳，体重减轻，可能关节受累，特别是双肩关节、胸锁关节、双膝关节；血沉加快，血纤维蛋白原和β-或γ-球蛋白升高，贫血，小剂量泼尼松(10~20mg)有效，血清肌酸磷酸激酶正常，碱性磷酸酶(肝脏)升高

I. 晶体诱发性关节炎
  1. 单钠尿酸盐(MSU)结晶(痛风)：对称性关节炎，屈曲挛缩，既往有过急性发作史，痛风石，关节非炎症状态，对类风湿性关节炎(RA)应用皮质类固醇全身性治疗，高尿酸血症，关节液中有单钠尿酸盐结晶
  2. 双水焦磷酸钙(CPPD)结晶(假痛风)：对称性关节炎，掌指(MCP)关节以及腕、肘、肩、髋、膝、踝等关节屈曲挛缩，既往有急性发作史(有时)，关节非炎症状态，关节液中有双水焦磷酸钙(CPPD)结晶
  3. 碱性磷酸钙(BCP)结晶(Milwaukee肩)

J. 其他：淀粉样关节病，肠道炎性疾病周围性关节炎，结核性关节炎，亚急性细菌性心脏内膜炎(SBE)性关节炎，病毒性关节炎和螺旋体性关节炎

CREST综合征：钙质沉着，雷诺现象，食管受累及，指(趾)硬皮病和毛细血管扩张。

表2.5 炎性脊柱关节病的鉴别诊断

A. 强直性脊柱炎：男性患者，临床和X线检查显示对称性骶髂关节炎，脊柱活动受限，眼色素膜炎，脊柱韧带对称性光滑的钙化，关节强直（常为完全性），脊柱关节改变连续无遗漏，有家族史，HLA-B27抗原阳性，非类固醇抗炎药疗效明显

B. 反应性关节炎：性混乱患有尿道炎的患者，皮肤、眼、足跟受累，非对称性周围关节受累，常患非对称性骶髂关节炎和脊柱的非连续性病变，脊柱非对称性粗大的韧带骨赘，不对称的非完全性强直，HLA-B27常常阳性，非类固醇抗炎药的作用不确定

C. 银屑病性脊柱炎：皮肤和周围关节受累，非对称性骶髂关节炎，脊柱非连续性病变，脊柱关节可能强直，HLA-B27抗原常常阳性

D. 炎症性肠病：骶髂关节炎，往往对称，强直，可能为无症状性肠病，脊柱炎症病变；不同于周围关节炎，针对肠炎症治疗没有作用；HLA-B27抗原通常阳性

E. 其他：感染性（细菌、结核、真菌）骨软骨炎，年轻人的多发性骨骺炎

青少年类风湿性关节炎强直性脊柱关节病，几乎全部发生于HLA-B27抗原阳性的男孩，被认为是青少年强直性脊柱炎。

表2.6 退行性或代谢性关节病的鉴别诊断

A. 原发性弥漫性“结节”性骨关节炎

远端指间（DIP）关节出现Heberden结节；近端指间关节出现Bouchard结节，第一掌腕（CMC）关节、膝关节、第一跖趾（MTP）关节关节炎；对称性，家族性，没有全身症状；1型关节液

变异型

1. 侵蚀性骨关节炎：除有更多的炎症表现外其余相同，可有骨性强直
2. 远端指间（DIP）关节、第一掌腕（CMC）关节、第一跖趾（MTP）关节、其他关节的局限性骨关节炎

B. 非结节性骨关节炎

1. 一个或两个膝关节（常见）的局限性骨关节炎：中老年患者出现关节的屈曲和内翻畸形，1型关节液，软骨下微骨折伴有内侧胫骨平台塌陷；内侧胫股关节间隔受累明显
2. 髋关节的原发性骨关节炎：① 单侧：关节上方间隙狭窄，患肢较长；② 双侧：关节内侧间隙狭窄，股骨头内移，双下肢等长
3. 继发性骨关节炎：可发生于任何关节，由创伤引起，骨骺滑脱，关节力线改变，先天性畸形，曾患过其他关节炎
4. 伴有双水焦磷酸钙（CPPD）或碱性磷酸钙（BCP）结晶的骨关节炎；对称性受累，老年患者，表2.4中列出的关节屈曲挛缩，过去有急性发作史，伴有代谢性疾病；有家族史；胫股关节外侧间隔和髌股间隔改变明显伴有膝外翻畸形和屈曲挛缩

C. 代谢性关节病

患内分泌或代谢性疾病的患者有弥漫性或局限性肌肉骨骼受累

（李世民 董立平 李鑫鑫 译 李世民 刘林 徐红英 校）

参考文献

1. ARA Committee on Rheumatologic Practice. A description of rheumatology practice. *Arthritis Rheum* 1977;20:1278–1281.
2. Wright V, Johns RJ. Observation on the measurement of joint stiffness. *Arthritis Rheum* 1960;3:328–340.
3. Csuka ME, McCarty DJ. A rapid method for measurement of lower extremity muscle strength. *Am J Med* 1985;78:77–81.
4. McCarty DJ, Gatter RA, Phelps P. A dolorimeter for quantification of articular tenderness. *Arthritis Rheum* 1965;8:551–559.
5. McCarty DJ, Gatter RA, Steele AD. A twenty pound dolorimeter for quantification of articular tenderness. *Arthritis Rheum* 1968;11:696–698.
6. Docherty MA, Schwab RA, Ma OJ. Can elbow extension be used as a test of clinically significant injury? *South Med J* 2002;95:539–541.
7. Unsworth A, Dowson D, Wright V. Cracking joints. *Ann Rheum Dis* 1971;30:348–358.
8. Steen VD, Medsger TA. The palpable tendon friction rub: an important physical examination finding in patients with systemic sclerosis. *Arthritis Rheum* 1997;40:146–151.
9. Wilk KE, Andrews JR, Arrigo CA. The physical examination of the glenohumeral joint. Emphasis on the stabilizing structures. *J Orthop Sports Phys Ther* 1997;2:380–383.
10. Polley HF, Hunder GG. *Rheumatologic interviewing and physical examination of the joints,* 2nd ed. Philadelphia: WB Saunders, 1978.
11. Doherty M, Doherty J. *Clinical examination in rheumatology.* London: Wolfe, 1992.

第3章

风湿性疾病的临床评价

Nicholas Bellamy, W. Watson Buchanan

对肌肉骨骼系统患者的临床评价需要综合症状、体征、非侵入性影像学检查、体液和组织检查等多方面因素[1]。本章主要针对药物治疗的随机临床试验的一些特殊临床评价。关于风湿性疾病的影像学、病理学、生理学部分的相关内容,读者应参照本书其他章节。文献中所应用的方法、器材、技术以及检测方式各不相同,所以临床评价的方法是变化多样的[2]。临床评价的主要类型是用来衡量症状严重程度的临床体征和健康状况的一些检测技术。

描述性研究需要具备建立可信和有效的临床评价的能力,例如患者经济负担的评估[3]、疾病现状的阐明(诊断)[4]和未来健康状况的预测(预后)[5]。检测随时间而变化的病变还需要采用灵敏的评价技术。因此,无论是在研究还是临床实践情况下,有效性、可信度和敏感性都是临床评价检查技术的关键所在。临床医生在特殊需要的情况下要能够判断患者的健康状况是改善还是恶化,以及治疗的目的是否已达到。

评价技术的应用广泛且变化多样。其中包括流行病学研究、临床诊断、预后判断、临床上疾病结局的衡量、索赔或起诉的影响、干预性研究、卫生经济学分析的实施以及个体健康诊疗中影响的衡量。

在流行病学研究中,目的通常是确定肌肉骨骼疾病的发病率和患病率,以及确定患病个体的负担。以往只是需要将患病者从未患病者中区分开来,而现在则需要将疾病对患病个体的影响进行量化。

在诊断应用中,敏感性、特异性、阳性和阴性预测值以及可能的比率等内容是至关重要的。而在预后判断中,准确性是评价作用的精髓所在,只有具备准确性,才能根据目前的检测或者结合预测性检测来预示未来事件或健康状况。

减轻患者的负担是"骨与关节十年"的一个中心话题[6]。对患病群体或个体的健康状况进行标记的能力对于确定疾病和健康之间的差别是非常重要的[7]。

在诉讼或索赔情况下,不利的健康事件常常影响判决的结果。

经过多年严格的临床试验评估,治疗风湿病的药物才能应用于临床。新药的效力、耐受性、可接受性、有效性和成本-效果等综合药效学特点是通过多次试验和不同信息途径而获得的,包括随机对照试验、准实验研究、个案报道和病例系列报道、药物流行病学和药物经济学评价[1]。前面提到的资料通常通过系统的回顾过程,如 Cochrane 共同方案 (Cochrane Collaborative Project)[8]来进行对照和进一步的评价。Cochrane 的网址是 www.cochrane.org。

在卫生经济学研究中,临床状况的衡量是进行成本-效果和成本-效用分析所必需的。健康相关的生活质量和以效用为基础的器材的总体衡量是进行这类研究的中心内容[9]。

与研究中的应用不同,在临床环境中判定个体的应答状态需要应用实际的、用户友好的衡量技术,这些技术简明扼要,不需要很多人力或资金资源[10-13]。

临床研究中的评价过程常常是在临床试验设计的构架内进行[1]。在评价一种新的治疗对人的药效学情况时,双盲、随机、对照临床试验依然是使用最多的研究设计。经过半个多世纪的发展,临床试验的要求更加复杂和严格。然而,即使是今天,每一项新的临床试验在设计、检测和评价方面都面临挑战。对各种研究方法具有足以应对工作的了解对于完成以下任务是极为重要的：①进行临床研究课题。②批评性但有建设性地进行风湿病学文献的回顾。③对常规临床工作进行类似评价。

一、临床试验的设计和结果分析

临床试验共有八个组成部分：(a)研究目的；(b)试验设计；(c)病例选择；(d)随机取样和分层；(e)干预、共同干预、污染和依从性；(f)结果评价；(g)统计学计算；(h)解释和应用[1]。

(一)研究目的

为了获取知识，先要根据假设和推理探寻出许多问题的答案，然后再依据实际观察收集数据资料。然而要把提出假设与验证基本假设明确地区分开。因为不同的研究目的通常需要采用不同的、经常是特异性的方法，所以验证工作只应针对能有效促进试验成功的一个或最多两个主要假设进行。完成试验设计后，研究者应考虑选择的方法学和样本量是否能满足要求，将无统计学意义的无效假设予以排除，而将达到常规统计学意义的假设加以接受采纳。

(二)试验设计

有五种研究设计常用于抗风湿药物的评价：随机平行、随机交叉、序列性、非随机对照组和单组无对比开放设计[14]。平行设计最常用。这种设计操作简单，但是需要的样本量比可比的交叉设计大，并且不能确定问题的优先顺序或患者自身的应答差异。然而，交叉和析因设计操作起来较为复杂。这种试验设计可能会发生药物相互作用和残留效应，而且在重要性上往往超过了其统计学和概念的优势。交叉设计的一种特殊形式是N-of-1试验设计，可用于评价某患者对短效而非长效抗风湿药物的反应[15,16]。用N-of-1试验设计对有效药物和安慰剂进行比较所遇到的挑战与两种有效药物之间的比较是不同的。在N-of-1试验设计中，个体的反应是由多个随机排列配对在治疗期的总体结果所确定的。通过对几种竞争治疗方案重复实施所得结果的任何差异进行检测，便可应用临床标准或统计学标准来确定哪种治疗方案最适合某一个体患者。一般来说，非随机对照组设计和单组无对比开放设计[17]在评价抗风湿药物相对和绝对有效性和耐受性方面缺少必需的严格性。在早期试验中，如果对某种药物的确实反应不清楚，则应当采用安慰剂对照组。在后期试验中，当已证实该药物明显优于安慰剂时，无论是从科学性还是伦理观点上，则更适于用来比较患者对新药和对一种或多种标准治疗的反应差异。

(三)病例选择

大多数抗风湿药物试验主要针对单一疾病；也有些试验研究针对的是不同诊断结果的患者群体。在单一诊断群体中，“选择”意味着要将某些患者排除在研究之外，所以试验结果仅适用于与实际研究的患者有类似特点的患者[18]。在将这种药物推广应用于限定范围以外的患者时必须格外谨慎，因为有益和不良反应在各亚群患者间有明显的不同。应该注意的是，一些无入选资格的患者，以及一些有资格但被谢绝参与试验的患者，都未能出现在研究样本中，而将这些患者排除在外的本身就可能成为出现偏倚的潜在根源。实际上，那些志愿或同意参加临床研究的患者在预后上往往不同于未能参加的患者。通常来说，使用入选标准就是为了增加样本在诊断上的均一性，并排除那些应答可能性降低而不良反应可能性增高到合理范围以外的患者。因此，太年轻、太老或者妊娠的患者，患有合并症或严重疾病的患者，或者正在接受其他药物治疗的患者，通常被排除在新药物的早期研究之外[1]。

在对一组相对均一、依从性好的病情活跃和潜在应答性疾病的患者进行研究时，必须权衡考虑其统计学的有效性与其研究结果更有限的普遍性。

(四)随机取样和分层

在平行试验设计中，只有在认为两个治疗组具有类似预后的前提下，才能根据最后的数据得出两种抗风湿药物的相对有效性。通过分层化处理，可以保证试验组之间在规定的可能对预后具有重要意义的变量方面的可比性[1]。相反，随机取样(会出现多个亚型)则不能得到这种保证，但是会增加未规定的可能对预后具有重要意义的变量在各治疗组之间均衡分布的可能性[1]。假设基准疼痛程度是类风湿性关节炎(RA)[19]和骨关节炎(OA)[20]对抗风湿药物后续反应程度的一个决定因素(表3.1)，那么疼痛严重程度的可比性则应通过分层处理，或者更常见的是通过随机取样处理来确定。

虽然按惯例对试验组间的可比性进行评价可以通过统计分析进行成功的分组处理，但在随机变量的分析中仍会产生第二类误差，就像在结果变量的分析中

表3.1 类风湿性关节炎和骨关节炎初始疼痛分级和疼痛缓解评分之间的标准化应答均数和相关性

疼痛评分	SRM		相关性	
	RA	OA	RA	OA
VA	1.08	0.97	0.56	0.49
数值评分	1.08	0.91	0.48	0.48
CCAS	1.04	0.94	0.46	0.43
Likert评分	0.97	0.84	0.66	0.50
疼痛关节评分1	0.90	0.78	0.65	0.55
MPQ(总计)	0.68	0.74	0.54	0.50
疼痛关节评分2	0.66	0.70	0.25	0.34
逆向法	0.56	0.50	0.55	0.48

CCAS:连续色度模拟量表;MPQ:McGill 疼痛问卷调查;OA:骨关节炎;RA:类风湿性关节炎;SRM:标准化应答均数;VA:退伍军人管理局。

Adapted from Bellamy N, Campbell J, Syrotuik J. Comparative study of self-rating pain scales in rheumatoid arthritis patients. *Curr Med Res Opin* 1999; 15 (2): 121–127, and Bellamy N, Campbell J, Syrotuik J. Comparative study of self-rating pain scales in osteoarthritis patients. *Curr Med Res Opin* 1999; 15(2): 113–119, with permission.

一样。此外,即便是进行了随机取样和分层,一些重要的预后差异仍可避开统计检验。其他两种对患者进行治疗组分配的方法是最小化和自调整随机化处理[1],其目的是通过在分组过程中动态缩小组间差异来提高可比性。

(五)干预、共同干预、污染和依从性

1.干预

这一术语主要用于一项研究中某种特异性治疗方法的应用。被检测药物可以按固定剂量给予,或者根据预先制订的方案或根据患者的需要逐渐增加剂量。虽然逐渐增加剂量的给药策略可以最好地模仿临床实践,因为它可以使患者既不会过度治疗也不会治疗不充分,从而最大限度减少了因无效或不良反应而导致的应答失败,但是它会使以剂量为基础的对比分析变得困难,主要是因为留给每个剂量水平的样本量余额较小[1]。相反,固定剂量给药策略则可推断出单一给定剂量的有效性和耐受性,但不能解决常规临床实践中最佳治疗效果的用药量问题。

无论哪种策略,给药量均可预先规定、临时改动或用药后加一个"清除"期。根据待研究的疾病、目的以及抗风湿治疗的种类,清除期可能需要暂时停用一种或多种抗风湿药物。此期间可以是单盲、双盲、三盲或无盲。出于实用和伦理的原因,在"清除"期通常允许使用对乙酰氨基酚镇痛(一般用到日常最大剂量)。相反,全身性皮质类固醇治疗的突然停药不仅是不恰当的而且是危险的,而缓解病情药物能不能暂停用药尚无定论,因为这种药物中断后的效果在几周或几个月内都不很明显。因此,清除期一般仅限于非类固醇抗炎药物(NSAID)的停用。因为有活动性关节炎的患者无法忍受这种停药,因此通常规定让这些患者提前("活动门"规定)进入有效治疗阶段。除此以外,清除期还是有益的,在这个时期可以对被研究患者的基础情况进行评价,并可增强对有效药物治疗的任何后续反应,从而降低了为检测组内有统计学意义改善所需的样本量。此外还有助于评价患者的应答性和绝对改变值,有助于降低此前治疗的残留效应,易于在交叉研究中重新建立基准值,并且在试验终止时有助于重新规定试验组间的可比性和患者反应的持久性。

2.共同干预

共同干预是指在进行干预治疗的同时应用另一种潜在有效的治疗。它可以采用多种形式,包括:联合应用镇痛药物、皮质类固醇或缓解疾病的抗风湿药物(DMARD),住院治疗,理疗,以及手术治疗。由于这些形式常具有较大导致偏差的效果并使试验结果的解释产生混淆,所以共同干预要最小化,并要进行监测,而且在形成结论时要将其考虑在内[1]。因为疼痛缓解程度是评论大多数 NSAID 试验结果的首要指标,而且不管是否有官方的同意,联合应用镇痛药物都相当普遍,所以要对此格外谨慎。因此,无法确认的不同镇痛药的使用量会大大减小各试验组之间疼痛控制的差异,从而导致无差异存在的错误推测。镇痛剂的使用

是疼痛控制的一种替代性方法，其本身就是一个重要的研究目标。

至于其他种类的抗风湿药物，常规使用皮质类固醇的患者在进入研究之前应该维持一个稳定的剂量至少一个月，并在研究期间继续使用，而那些使用慢效缓解疾病药物的患者应在进入研究之前维持一个恒定的剂量至少3个月。在最近的指导手册中可以查到关于综合治疗管理的一些建议[21,22]。

3.污染

在设计良好、有效管理的抗风湿药物临床试验中，污染并不是一个常见的问题。当一位患者应用了一种专为其他试验治疗组患者设计的药物而不是预定的药物时，便会发生污染。其偏差效应十分明显，如果这种效应没有被发现，这些患者将被按照原定他们要应用的药物治疗组进行分析，而不是按他们实际应用的药物进行分析[1]。

4.依从性

依从性用于衡量患者对试验方案特别是药物摄入的遵守程度。它可以通过四种方式进行衡量：直接观察，患者报告(口头或日记)、药片计数，以及血清药物水平监测。每种方法都有其局限性，所以不依从的患者可以呈现为依从，反之亦然。采用一些巧妙的附加装置，如采用透明塑料罩包装或者在容器的密封装置中放一个微芯片，并不能确定有多少药片被真正应用了。依从性的检测远没有达到完全令人满意的程度。即使监测程序令人满意，但对明显影响治疗反应所限定的依从性水平还没有标准的规定[1]。在临床试验中，依从性在80%~120%是可以接受的。此外，由于入选患者是完全自愿的，而且患者在痛苦中并在密切监测下，因此我们认为这样的依从性比较高，患者报告(日记形式)和药片计数也符合实际应用的要求[1]。

(六)结果评价

结果评价的时限和性质应能反映受试药物潜在的有益和不利效果。所以，无论是缓解症状的抗风湿药物(SyMARD，如NSAID、环氧化酶-2抑制剂、镇痛剂)还是改善结构的抗风湿药物(StMARD，如甲氨蝶呤)，虽然在服用后的任何时候都可能发生不良反应，但是SyMARD的诱发反应(有效性)间期比慢反应StMARD要短得多。为了避免偏差，受试患者和观察者均不能知道哪些患者在接受哪一种研究的治疗(双盲研究)。通常接受测试的治疗以相同的方式进行，使用不能分辨的药物或者使用“双安慰剂”技术。假如仅仅使用单盲技术，患者或者更多数情况下是观察者会受预期偏差的影响，可能放大或抵消临床结果。在三盲试验中，不但患者和观察者不知情，而且第三方(如数据安全监测委员会)也不知情，后者管理试验的某些特殊部分，例如在某个治疗组中不良反应或失败反应的发生出乎意料地频繁或严重时，他们可以出于伦理的考虑停止研究。在三盲计划中，可以在无偏见的情况下做出这种决定。

1.有益效应

用于评价药物疗效的结果检测方法应该能够检测到最小的临床重要变化，同时应该能有效获得相关临床、结构或生物反应的维数[2]。完全有效的标准化检测方法优于各种专用方法。

2.有害效应

患者对治疗的耐受性可以通过患者自身的报告或者无确定答案或有确定答案的格式化问卷来监测。通常来说，调查越严格，“不耐受”的发生率就越高，将其归因于受试治疗的任务就越困难。即使是在正常人群中也存在不显著的短暂症状，如头痛、腹泻和消化不良等。由于这个原因，通常最好用不良事件这一术语而不用药物副作用这一术语，而且在临床试验中通常对研究药物的属性是分等级的，如无关、可能有关、很可能有关和明确相关。由于靶细胞的半衰期具有生理学差异，有些有害效应(如血小板减少)可能比其他有害效应(如某些类型的贫血)出现得更迅速。

为了保证安全性和科学的严格性，应当根据药物已知的药代动力学和药效动力学知识对患者的临床耐受性和实验室耐受性两方面进行适当的监测。有些研究的评价重点可能是药物毒性，有些是疗效，还有一些是对二者均进行评价。

(七)统计学计算

统计学计算的相关问题可细分为样本量计算和结果数据的统计学分析两部分。两者均应根据推理和假设进行慎重考虑。

1.样本量计算

临床试验所需的患者数量是由多个因素决定的，包括试验设计、第一类误差(α)和第二类误差(β)的数值、所涉及的最小临床重要差异(MCID)范围(Δ)以及基础数据组的可变性(σ)[23,24]。大多数抗风湿药物试验采用随机平行设计，进行治疗组内或治疗组间几种变量均值(和/或比率)的比较。越来越多已发表的文献中包含有关于样本量计算的方法和校正多项比较统计学 *p* 值所用处理方法的详细说明[25]。然而目前有些文献中仍缺少这些重要信息。

样本量的要求可以通过几个标准公式来计算，这些公式因试验设计以及是比较均数还是比较比例而不同(表3.2)。第一类误差(α)(单尾或双尾检验)常规被设定为0.05，也就是说，当 $\alpha=0.05$ 时，检测到的差异为完全偶然产生的可能性是 1/20 或更小。第二类误差(β)没有明确的规定，但通常至少是 $\beta=0.20$，最好是 $\beta=0.10$。如果 $\beta=0.10$，那么在某一特定水平真正差异因为偶然性而被忽略的可能性是 1/10 或更小。研究的功效用 $1-\beta$ 来表达。那么，当 β 被设定为 0.10 时，就意味着如果假设的差异真正存在，那么被研究者检测出来的可能性是 90%。令试验设计者感到困难的是 MCID(Δ)和标准差(σ)的数量界定。

尽管大多数已发表的文献中均包含偏差估测(如标准误差、标准差、可信区间)，但却几乎没有关于 MCID的估测。风湿病学临床试验结果判定(OMERACT)组已经注意到这一问题[26,27]，Beaton 及其同事们[28,29]已经提出了依照三个方面对健康状况的差异或变化进行分类的概念框架：①个体或组；②仅组内或仅组间或组内和组间；③变化的种类(最小可能可检测性、最小实际可检测性、人群内观察、在估计有改变的对象中观察、在估计已发生重要变化的对象中观察)。最近有关改变骨

表3.2 计算样本量的标准公式

两个相关均数的比较(交叉设计)[a]
配对数$=[\sigma_d(Z_\alpha+Z_\beta)/\Delta]^2$
两个独立均数的比较(平行设计)
每组样本数$=2[\sigma(Z_\alpha+Z_\beta)/\Delta]^2$
两个相关比率的比较(交叉设计)[b]
配对数$=\{Z_\alpha[\pi_0(1-\pi_0)]^{1/2}+Z_\beta[\pi_1(1-\pi_1)]^{1/2}\}^2(\pi_1-\pi_0)$
两个独立比率的比较(平行设计)[c]
每组样本数$=2\{(Z_\alpha+Z_\beta)/[2\sin^{-1}(\pi_1)^{1/2}]-[2\sin^{-1}(\pi_2)^{1/2}]\}^2$

[a] Z_α：第一类误差的值；该值反映试验设计者期望无效假设被错误拒绝的危险；Z_β：第二类误差的值；该值反映无效假设被错误接受的危险；Δ：主要结果判定的变化值；σ：主要结果判定的预期变量的估计值。

[b] π_0和π_1(在交叉设计)=分别代表患者接受无效假设和备择假设下某种新治疗的比率。通常$\pi_0=0.5$，$\pi_1>0.5$。

[c] π_1和π_2(在平行设计)=两个治疗组中特定结果的真正比率。

质疏松[31]、RA[31]、OA[32]和下腰痛[33]定义的一些观察结果可在 OMERACT 第五次会议公报中看到。有兴趣的读者也可以关注有关强直性脊柱炎 (AS)[34-36]、RA [37-39]、OA[40-42]和纤维肌痛(FM)[43]的系列研究，上述内容在肌肉骨骼系统临床测量学教科书中进行了总结[2]。

当缺乏 Δ 和标准差的足够信息时，可以用一种效应范围的估计来进行计算[44]。Cohen 的效应范围(小、中、大)是相对的且与背景相关。对单个数字而言，效应范围包含有 Δ 和标准差之间的关系。效应范围可在样本量计算中考虑。

应注意的是，样本需要量因结果检测方法的不同而不同。而且，当最小临床重要差异(Δ)减小时，或变量增大时，或误差限制更严格时，样本需要量将增加。样本量要满足依据最初结果判断验证无效假设的要求，这一点是绝对必要的。

大多数临床试验使用多种结果判定方法来获得多维性的应答[2]。但是，评价的结果变量越多，*p* 值越可能达到 0.05[45]。多项比较的统计学调整将限制显著性的上限，并降低显示任何单一变量真正差异的可能性。多项比较的校正在早期探索性研究中可能会产生相反的结果，因为正如 Feinstein 所指出，钓鱼的预期目的是抓到鱼[46]。相反，在确定结局的研究中，多项对比分析中的第一类误差问题应该采用多种方法之一进行全面分析。例如，可以根据推理来规定一两种主要结果判定方法，而将其他的降到次要结果判定，并将差别的第一类误差按比例分配给它们。样本需要量显然是推理性的，而且尽管 Δ 和 σ 常规上通常是固定的，但与设计值相比，应答强度可能会小一些，变量可能会大一些。此外，计算出的数量可能需要增大一些以适应预期有一定数目的患者中途退出。

2.统计学分析

应对试验结果进行分析，并以能显示临床重要性及其统计学意义的方式发表。根据推理确定的基本分析方法常用的有两种：解释性方法或按照试验流程的方法以及管理方法或治疗意向方法[47]。在解释性方法中，所有不能完全按照试验流程完成研究的患者都要从分析中排除在外。在管理性试验中，所有参加试验的患者都应包括在分析中。尽管按照试验流程的策略操作简便，但具有产生偏倚结果的危险，通常由于药物疗效或耐受性的任何真正的差异完全或部分受到损坏所致。在管理策略中，分析对象中包括有中途退出的患者，通常表明有重要的药物依赖事件。对丢失

的值进行调整往往是必要的,因此读者应该熟悉可用于处理数据中断的各种归因过程。这些方法包括(但不限于)最后观察结转法、最优观察结转法、最差观察结转法和 hot deck 归因法[48]。

治疗意向分析方法现在是大多数研究首选的分析方法。如果使用解释性策略,我们建议使用意向分析方法进行重复分析以确立结果的稳定性和结论的完整性。

尽管随机化的目的是达到研究组之间的可比性,但它并不能保证各治疗组中潜在混淆的变量之间的平衡。假如在疾病严重性或病期、反应能力、可能年龄等因素中发现有不平衡,那么就要考虑可调整这一不平衡的分析技术。

其他分析方法包括使用可信度和等价检测。虽然经常使用统计学意义的检测,但据推测显著性程度并不是治疗组间差异大小或临床重要性的合适指数[49]。因为通常认为,如果在不同患者组中重复进行同样的研究,不会观测到同样大小的差异,因此真正的差异并不能确切知道。赞成使用可信区间的人认为,它是对 p 值的一个有效的补充,因为区间包含真正差异的可能性极高。等价检测的概念十分重要,因为两种治疗之间缺乏差异并不意味着两种治疗完全相同[1]。关于无效假设和等价检测的相对价值的争论仍在继续[1]。实际上这两种方法可以有完全不同的用途。然而,假如大多数药物的研发是基于新制剂的疗效或耐受性优于对照药物且疗效优于安慰剂这样的前提,那么对大多数统计学对比着眼于接受或拒绝这一无效假设就并不奇怪了。

最后,"后面发生的就是结果"分析方法可能是作为试图从原始数据组中提取附加信息的提出假设练习而实施的。在这种情况下,对多重比较进行统计学校正是非常重要的。发现有意义 p 值的可能性与进行的比较次数有关。Bonferroni 校正常被用于这种情况,此时将传统的 0.05 数值除以要进行的比较次数即可以确定可接受的显著性水平。

(八)结果分析和应用

对研究结果进行解释,并将其应用于在人口统计、疾病特征、反应能力、伴发病、伴行治疗以及不良事件发生危险性等方面可能与研究群体不同的其他患者或患者群时应当谨慎。因此要在适当的临床背景下对试验结果进行仔细查验[1]。此外,在用不同的试验设计得到的其他相关数据时也对试验结果做出解释。读者应留意发表文献中可能存在的偏倚,而且在阳性研究结果比阴性研究结果更容易发表时常会发生偏倚。在一项关于临床研究者的调查中,Dickersin 等对 156 个调查对象的 271 项未发表的试验结果和 1 041 项发表的试验结果进行了分析[50]。分析结果表明,发表的阳性偏倚的确存在,而未发表的试验结果大多是因为结果是阴性的因而对其不感兴趣。

Cochrane 共同计划和其他类似的系统回顾程序都在试图将所有相关的已发表和未发表的产品信息公布于众,这对于了解治疗效果是极为重要的。1992 年,第一个 Cochrane 中心在牛津大学成立。通过互联网,各 Cochrane 中心及其相关的世界各地研究团队对于循证医学的国际信息库的发展做出了积极的贡献。这次重大行动吸引了全球范围内广大风湿病学家以及其他临床专家的积极参与。因为这些原因,与单一设计随机对照临床试验所得到的证据(二级证据)相比,对所有相关随机对照临床试验正确进行回顾所得到的证据(一级证据)更有说服力[51]。对于临床从业者来讲,注意将临床试验结果与日常工作相结合是很重要的[52],这与前面提到的,通过严格的纳入和排除标准来保证试验结果的广泛性是一致的[18]。

(九)临床评价方法

尽管最近进行了相对的规范化,但是对于骨骼肌肉系统疾病患者症状和体征的评估方法还是比较落后。最近,在风湿病学、矫形外科、康复、理疗、内科学以及相关学科的交流中,新的评估技术得到了发展和确认。在风湿病学方面,一些机构和组织,包括世界卫生组织、OMERACT、美国风湿病学会(ACR)、欧洲风湿病学家协会同盟及其分区协会、评估职业道德和科学优秀成果的组织(GREES)、美国食品和药品管理局、强直性脊柱炎评估(ASAS)组织、国际骨关节炎学会(OARSI)以及临床试验方法、检测和疼痛评估的发起组织(IMMPACT),为临床评估的各个方面都提供了指导,包括核心结果检测、应答者的标准、研究设计等。总之,临床研究的结果检测已变得更加标准化。

二、临床研究结果检测的选择

决定测量哪些结果以及如何测量可以遵循一些步骤。对于某些疾病,例如 RA、OA 和 AS,有出台的指导手册。虽然它不是正式条例的形式,但是在国际范围内是被认可的。对于目前尚无指导手册的情况或疾病,结果检测方法的选择可根据主要填报人的观点,并且要能反映疾病的特征、研究人群、试验药物的药效和研究设想。不同的患者群(成年和儿童)、不同的疾病(RA和OA)、不同的干预药物(SyMARD 和StMARD)可能需要不同的检测方法。

在以下框架内进行检测也许是有用的:概念框架,包括健康的主要特征,例如疾病的发病率、伤残程度、不适程度、医源性不良事件和 Fries 及其同事[53]倡导并被普遍认同的经济方面的影响,或者 WHO 关于伤残、活动能力和参与程度的框架[54]。为了使应答者的负担降低到最小,必须使检测项目和研究问题很好地对应。应避免不必要的数据收集。

对于读者来说,重要的是要能将结果检测与过程检测以及硬数据与软数据区分开来。最近几年,有这样一个趋势:认为检测分为结果和程序两种类型。结果检测的对象归根结底是疾病的临床结局,也就是说,它可以被患者感知并影响其日常生活。程序检测包括诸如红细胞沉降率和类风湿因子这样一些指标,对于患者来讲这些指标没有任何内在价值。硬数据和软数据这样的术语虽然不太合适但有时仍在使用。在临床计量学新原则下,硬数据和软数据这两个术语已很少使用,因为一些新的评价健康状况的设备和评价生活质量的检测方法(所谓的"软"测试)提供的数据比许多试验室提供的测试结果(所谓的"硬"测试)更能代表检测的特点[1]。因此,"硬"和"软"目前是指检测设备的实际特性而不是指数据本身的特性。

无论临床试验的流程如何,我们认为在表 3.3 中列出的和在下面将要讨论的关于临床试验评估指数的五项标准是很重要的[2]。它们与下面提出的关于临床试验检测筛选的"OMERACT 过滤器"是相似的[55],只不过在分析可信度和应答性方面有些不同,并且它还详细说明了有关伦理方面应履行的义务。

测试过程必须符合伦理学要求。一些能够引起伦理方面纠纷的让人感到疼痛、尴尬或对于研究课题有害的测试操作应该对参与者完全公开,如果有可能,尽量寻找侵入性小的测试操作。收集数据的必要性必须与其风险性进行仔细权衡,而且最终的测试过程应该由在生物医学界精通伦理事务裁定的中立机构来复查。

表3.3 肌肉骨骼系统临床试验选择评估技术的主要标准

1. 检测的过程必须符合伦理学要求
2. 要有足够的可信度以达到检测目的
3. 要有足够的有效性(表面、内容、标准、结构)以达到检测目的
4. 足够的应答能力 (如检测技术必须能够发现临床上重要变化的统计学意义)
5. 数据收集的可行性和设备的使用不应受到时间、复杂性和费用的过度限制

Adapted from Bellamy N. *Musculoskeletal clinical metrology*. Dordrecht, the Netherlands: Kluwer Academic, 1993, with permission.

有效性必须能满足测试目的。有效性分为四种类型:表面、内容、标准和结构[56]。

(一)表面有效性

如果训练有素的人员(研究者和临床医师)认可其能检测部分或全部确定的现象,那么这项检测就具有表面有效性。在许多情况下(如血红蛋白、体重),这种决定是不言而喻的,而在其他一些情况下,尤其是功能状态的主观检测,仅表面有效性可能是不足的,还要证实具有其他类型的有效性。

(二)内容有效性

某种仪器可能具有表面有效性,但是它不能获得被检项目的全部数据。因此,综合性检测才具有内容有效性。也就是说,检测要包括规定属性的所有相关内容。与表面有效性一样,内容有效性也具有主观性,但它可以由使用某种公认研发技术的个体或群体协商决定。决定哪些项目应纳入仪器的检测范围,哪些项目应排除在外是至关重要的,因为它将确定这种仪器的性质,并将指导和限制该仪器的应用。测试项目的任何添加或删除在根本上都会产生一种新仪器,需要重新生效方可应用。

一些仪器的测量完全依赖观察者,另一些仪器的测量完全不依赖观察者,还有一些是两者兼而有之。一般来说,用于临床试验的评估仪器,应包括的测量项目要能综合探测频发且对患者有临床重要性的症状。这个重要性的界定可通过患者群体对他们症状范围进行投票评估来确定[57,58],或者通过临床研究者根据他们对患者症状的认知来确定。我们认为,前者可避免家长式干涉问题,更为合适。

(三)标准有效性

在统计学上,标准有效性是通过将新仪器对照现行独立准则(图 3.1)或标准(现行的标准有效性)或者对照某一个将来标准(前瞻性标准有效性)进行比较来评估的。因此,这是一种评估仪器测量值与现在或将来健康状态的独立检测真值符合程度的方法。现行标准有效性的获得常会因某些有效标准的缺失而失败,而

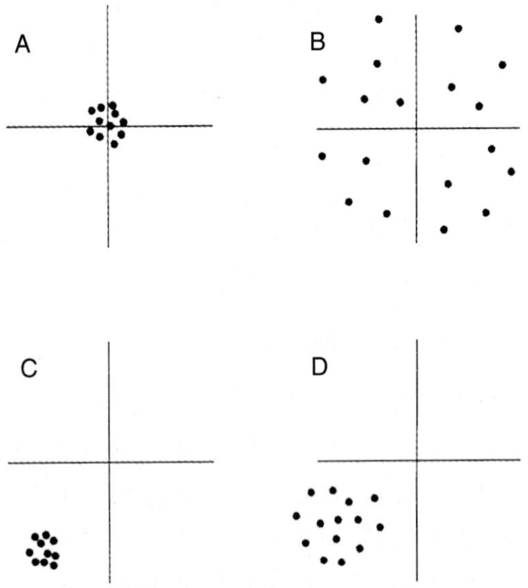

图3.1　系统误差(偏倚)和随机误差(噪声)的图示。检测结果比较:(A)有效且可信;(B)有效但不可信;(C)可信但偏倚;(D)偏倚且不可信。靶心代表真值,黑点代表单一静态现象的"检测值"。(Reproduced from Bellamy N. *Musculoskeletal clinical metrology*. Dordrecht, the Netherlands: Kluwer Academic, 1993, with permission.)

前瞻性标准有效性并不能马上与评估目标相关联。

(四)结构有效性

结构有效性有两种类型:会聚式和判别式。这两种类型都表明统计学的目的是阐释测试值和理论值 (结构)的一致性或这一属性的结果。会聚式结构有效性检验用于评估用两种不同仪器对单项健康指标所得的评分值之间的相关性。如果这个系数是正值,且明显高于零, 那么这项新测试方法就被认为具有会聚式结构有效性。相反,判别式结构有效性检验则用于比较用两种不同仪器(例如检测身体功能)对相同健康指标所得评分值之间的相关性, 以及某一健康指标与若干其他健康指标(例如检测社会和情感功能)中每一项所得评分之间的相关性。如果所提出的测量和公认的与结构密切相关的第二种测量之间的相关性优于和第三种与结构不太相关的测量之间的相关性, 那么这项测量就具有判别式结构有效性[1]。有效性就像可信度一样,没有绝对的标准,而且因测量目的不同而不同。

为了回避有效性测试中某些需要判断的问题,最近的一些多维指数使用了多变量分析技术来选择应包含的项目并对指标的应用情况进行评估。尽管建立模型应该补充而不是取代判断, 但是这些先进的统计技术能够提供关于有效性的其他有用信息。与随机误差不同(图 3.1),系统误差(偏倚)会产生无效结果,这些无效结果没有反映在标准差中, 也不能通过增加样本量来消除。

应该有足够的可信度以达到检测目的。可信度和一致性或认可是同义词,是指在潜在现象没有变化时,某种测量程序在重复应用中得出相同结果所达到的程度[56](图 3.1)。因为重复测量很少能产生完全相同的结果,所以总会有一定程度的不一致。这种形式的测量误差称之为噪声或随机误差。低水平的可信度反映在标准差的数值上, 而且导致在使用这种仪器进行临床试验时需要的样本量增加。与系统误差不同(图 3.1),随机误差可以通过增加样本量来消除。尽管没有绝对可取的可信度标准,但是可信度系数一般应该超过 0.80。

在评估可信度的各种方法中, 最常用的两种方法是测量-再测量可信度和内在一致性[56]。前者用于表述稳定性,要求以适当的间隔进行两次独立的测试。相反,内在一致只通过一次测试就能确定,并可估计出项目之间的相关性。在测量仪器就是观察者的特殊情况下,应对观察者之间和观察者自身的变异性进行评估,并通过使用标准化技术使其影响最小化[34,37,40,43]。根据评分的类型,可以利用组内相关系数(如 Cronbach α)或者可以从方差分析表中的方差分量得出可信度系数[34,37,40,43],或者单独使用 Cohen kappa 统计法来表明结果将认同度和偶然性考虑在内[59]。有许多方法可以用于 kappa 统计计算,其中一些考虑到了偏倚和患病数[60]。

测量误差主要来源于患者、观察者以及仪器。患者变异性多来源于症状的昼夜节律性[61-64],或者来源于身体疲劳、记忆力差或注意力不集中。观察者很容易发生疲劳,尤其是当评估工作冗长或复杂时,或者需要通过视觉或触觉来进行判断时更是如此[1]。测量仪器也会随其某些机械因素而改变, 例如血压计的袖带尺寸或者测力仪的阻力。无论是哪种来源的变异性,都应进行定量测定,如果变异性高得不能接受,则应该通过修改仪器、训练测试者[34,37,40,43]、或者修改测量过程以改善患者的行为方式来减小变异性。这种训练对于临床试验中样本量需求可能产生很大的影响[1]。

评估指标必须对变化非常敏感,也就是说,能够检测出两组或更多组将要进行治疗比较的人员中健康状况的差异性变化。这是用于评估的仪器绝对必备的条件,而且需要仔细的记录[1]。这种仪器不仅要对一般情况下的变化很敏感, 而且要对临床应用条件下的变化特别敏感。许多因素都会影响仪器的敏感性,其中最重要的就是分级问题[1]。除了Guttman累积分级方法以外,二歧尺度一般都缺乏所需要的敏感性,因为它们提供的应答选项很有限。对比之下,10cm直观类比标度(VAS)[2]、数字分级量表(NRS)[2]和5分Likert附加评分法[2]则提供有足够的应答选项。虽然这三种评定法在RA[19]和OA[20]研究中都很敏感,但是对其相对敏感性仍有争议(表3.1)。根据我们的经验,VAS比Likert评分法更为敏感[65-67],而NRS在应答体系中占据中间位置[19,20]。

有很多方法可以比较不同评估方法之间的相对敏感性。其中包括效应大小、标准化应答均值以及相对效能统计值[68-70](表3.4)。需要注意的是,统计上的优势并不一定等同于概念上的优势。然而,应答能力是检测差异的关键要求。

数据收集的可行性不应受到复杂性或时间的过度限制。复杂而相当费时的测量过程有使患者和评估者疲劳的风险,从而使得到的数据质量降低。在临床实践环境下,实用性尤为重要。

(五)肌肉骨骼系统的临床测量学

在临床测量中有三项基本决策:测量什么,如何测量,以及如何表达测得的数据。

"测量什么"取决于你要解决的问题。测量可依据临床检查、临床表现或患者报告(患者自述或者询问者转述)。测量过程可以主要关注与疾病相关的变量或者与结果相关的变量。最后,可对所有患者进行相同的测量或者进行个性化测量。

"如何测量"这一问题的解决要依据对测量文献中相关知识,以及现用和新兴理念的深入了解。测量的可靠性、可信度及敏感性都是非常重要的。一般来说,测量方法要选自当前可供使用的标准方法。

"如何表达测得的数据"是一种依据推理做出的决定,取决于测量目的是为了用适用于连续数据的对比分析在原始数据水平对患者进行比较,还是为了用适用于二歧数据的对比分析根据应答标准进行分析。

(六)测量策略

1.传统策略

传统策略一直是针对临床效果和耐受性变量、实验室变量以及有些研究所包括的影像学变量的变化进行检测[1]。分析过程是以逐项检测为基础进行的,然后利用统计结果的马赛克图发表关于该治疗绝对或相对优缺点的报告。通常,这种研究的目的是同时采集有关疾病活动性、严重性和临床结果的信息,以及监测潜在病理过程的各种表现。传统策略需要考虑两个问题:初始结果的选择和(或)最终研究中多项比较的统计学p值的校正;以及根据推理确定的解释程序,以便在不同的检测偏向不同的治疗措施时对这种解释进行仲裁。

2.信号策略

在信号策略中,检测的基础是明确定义的个体化目标。这种信号可以是一个或几个关节[1],或者是一项或多项特定的躯体活动,或者是患者认为非常重要的症状。信号选择的标准尚没有完全明确。然而一般说来,选定的信号应对该患者具有重要意义,而且应该能够通过自身改变(如恶化或缓解)来反映治疗效果。尽管这种方法根据个体情况量体裁衣制订了测量过程,但是临床医生和统计学家仍担心这种信号技术不太合适,因为它会导致要对不同患者的不同疾病变量进行评估,从而就像"苹果和橘子"相比一样,降低了统计学的可比性。虽然如此,但信号策略确实能够在症状全貌和表现方面对个体差异进行适当调和。使用这种方法的仪器包括McMaster多伦多患者优选问卷调卷(MACTAR)[71]。

(七)分析策略

所得数据可以用很多不同的策略来进行分析:传

表3.4 计算效应大小、标准化应答均值和相对效能的公式

效应大小	=	$\dfrac{\text{距基线水平的平均评分变化}}{\text{基线水平分数的标准差}}$
标准化应答均值	=	$\dfrac{\text{各次评估之间的平均评分变化}}{\text{变化的标准差}}$
相对效能	=	$\left[\dfrac{\text{仪器 1 中的变化 t 值}}{\text{仪器 2 中的变化 t 值}}\right]^2$

统分析,综合分析,应答者分析以及状态分析。

1.传统分析

传统分析是一种按一个或多个变量对无效假设进行逐个变量检测的分析方法。最常用的效应分析是对连续性数据根据差异变化来检测组间差异,而且要使用全部原始数据而且在某些情况下还要使用责任数据。相反,临床耐受性分析通常使用离散数据,以事件发生率为基础。

2.综合指数分析

与传统方法不同的是,综合指数可以通过统计程序或判定程序来建立,可以对分配给不同结果变量的分数进行综合[1]。这些变量通常针对不同的健康方面,并由简单或复杂的数学程序组合在一起[72,73]。集合指数[72]和疾病活动性评分(DAS)[73,74]就是综合指数的例子。综合指数与传统策略相比有两个优势。第一,它们为将所有相关终点组合成单一值提供了平台;第二,它们避免了为进行多项比较而调整 p 值,从而提高了临床试验的统计效率。这种加权和综合各程序的热情必然会由于认识到如下事实而缓和下来:从复杂现象中得出一个单一数值并不一定意味着对该现象的了解比以前更多和更深入。此外,加权和综合过程还可能对某种治疗的已知功效产生深刻的影响[75]。因为这个原因,综合指数需要根据推理进行广泛而精心的验证。在综合指数中,最引人关注的是DAS。DAS指数包括有4个变量,而这4个变量可用列线图组合成一个单一值[73]。目前它已用到临床上且比较普遍[1],并有多种不同形式[74]。

3.应答者分析

确定各患者对治疗的应答需要对临床上重要的应答(即各患者的应答而不是患者群体的应答)做出新的定义。假定患者是逐个进行治疗的,以患者个体应答为基础的分析方法有助于将临床试验结果外推到临床应用,而且有利于明确哪些患者实际上得到了改善以及哪些患者没有改善。为了描述所产生的变化幅度出现了大量缩略语。显然变化可以按多种方式分类,如:(a)有可能检测到的最小变化[32];(b)有可能测到的最小变化百分比[32];(c)最小可感觉到的临床改善[76];(d)临床上重要的最小差异[36,39,42,43,77]。

应答者标准的建立应依据区分应答者与非应答者的能力。为 RA 临床试验[1]建立应答者标准的多次尝试要早于 OMERACT 小组提出的核心集检测[78],此后以此为基础建立了 ACR 核心集[79](表 3.5)和 ACR 应答者标准[80](表 3.6),即,触痛和肿胀关节中有 20%好转以及下述 5 项标准中的 3 项有 20%的好转:患者疼痛,患者总体评价,劳动力丧失,医生总体评价,以及急性期反应物的水平。ACR 应答者标准[80]目前已被广泛使用。除此之外,分别以 50%和 70%可比较改善为基础的 ACR50 和 ACR70 应答标准,虽然对治疗应答的理解更全面,但是对治疗提出了更大的挑战[81]。这些依据标准的应答分析可以补充以连续数据为基础的传统分析方式的不足。

OA 的核心集检测方案(表 3.5)在 OMERACT 第三次会议[82]达成一致,后来被 OARSI 认可[22]。从那以后,OARSI 在 OA 的髋和膝研究中,提出了一系列针对

表3.5 类风湿关节炎、骨关节炎和强直性脊柱炎临床试验的核心集结果检测

类风湿关节炎	骨关节炎	强直性脊柱炎
疼痛	疼痛	疼痛[a]
功能	功能	功能[a]
患者总体评价	患者总体评价	患者总体评价[a]
触痛关节数	影像(用于≤1年的研究)	脊柱活动度[a]
肿胀关节数		僵硬度[a]
医师总体评价		周围关节和起止点[b]
CRP或ESR		急性期反应物[b]
影像学(用于疾病缓解研究)		脊柱影像
		髋关节影像
		乏力

[a]包含在用于DC-ART、SMARD/物理治疗和临床记录保存的三个核心集合中。

[b]包含在用于DC-ART和临床记录保存的核心集合中。

CRP:C反应蛋白;ESR:红细胞沉降率;DC-ART:疾病控制的抗风湿治疗;SMARD:缓解症状的抗风湿药物。

表3.6　类风湿关节炎、骨关节炎和强直性脊柱炎临床试验的应答者标准

类风湿关节炎		
要求： 触痛关节数改善≥20% 肿胀关节数改善≥20%	和	下列5项标准中3项的改善≥20%： 患者疼痛评价 患者总体评价 医师总体评价 患者自我评价能力 急性期反应物(ESR或CRP)
骨关节炎		
疼痛明显改善或者功能改善≥50%而且绝对改变≥20 nu	或	下列3项标准中至少2项改善： 疼痛≥20%和绝对改变≥10 nu 功能≥20%和绝对改变≥10 nu 患者总体评价≥20%和绝对改变≥10 nu
强直性脊柱炎		
以下4个方面至少3项改善≥20%和绝对改善≥10 nu(在0~100的评分尺度上)： 患者总体评价 疼痛 功能 炎症	和	其他潜在方面无恶化，此处恶化定义为变化≥20%和恶化净值≥10 nu(在0~100的评分尺度上)

nu：在0~100的评分尺度上的标准化单位。

不同于预等级的应答者标准[83]。最近，这些标准(表3.6)被修订成单一标准，既适合于关节，也适合于各种类别的治疗[84]。与RA的ACR应答者标准(基于百分比变化)不同[80]，新的OMERACT-OARSI应答者标准是基于绝对变化和百分比变化的结合[84]。值得注意的是，就OA而言，根据基于患者的MPCI、OARSI标准以及多位专家不记名的意见，分配给同一患者的应答状况是高度一致的[85]。最近的分析表明，最初的OARSI应答者标准和新的OMERACT-OARSI标准可能会产生类似的组间差异[86]，而且，与ACR20、50和70应答者标准用于RA患者一样，西部安大略和麦克马斯特大学评分(WOMAC)20、50和70应答者标准也可以相同的方式成功地应用于OA膝关节病变患者[87]。

通过ASAS小组的努力[88]，AS的核心集检测已达成一致。AS的核心集检测因应用的不同而不同，但是用于研究症状缓解的检测包括疼痛、功能丧失程度、脊柱活动度、患者总体评估及僵硬度(表3.5)。ASAS还提出了AS短期改善的初步定义(表3.6)，包括：在三个方面的改善≥20%和在0~100的评分尺度上净改善≥10标准化单位，而且第四方面无恶化，这四个方面包括身体功能、疼痛、患者总体评价和炎症[89]。

应答标准的被接受程度和应用广泛性正日益增加。它们可提供个体相对值的总和及群体应答，因而是补充了而不是代替了其他形式的统计分析。

4.状态获得分析法

分析治疗应答的新方法不是依据偏离基线的变化，而是以达到一种良好或首选的临床状态为依据。这种良好的临床状态曾被称为最小临床上重要状态、最小可接受的临床严重性、低活动性临床状态、低疾病活动性状态、患者可接受的症状严重性和低度症状严重性(BLISS)指数等[90,91]。根据BLISS方法[91]，患者可以依照下列良好状态的不同方面进行分类：①永远处于此状态；②首次处于此状态；③终点处于此状态；④部分时间处于此状态；⑤有时处于此状态。LISS指数有不同的切点，如小于5nu、小于10nu、小于15nu、小于20nu和小于25nu。总的来说，LISS指数可提供对应答速度、大小和持久性的评估。值得注意的是，依据传统分析[92]、OMERACT-OARSI应答者标准[86]、WOMAC 20、50、70[87]以及BLISS指数[91]对hylan GF 20疗效的分析得到了相似的结论。所以，状态获得分析法似乎是对数据分析的一种有效补充方法。尽管应用状态获得法进行结果分析的经验还很有限，但是可以预计这种新方法在依据标准的应答分类中的应用会有更大的发展。

(八)结果评估中按重要性选择变量的检测技术

结果评估可以依据症状、体征和(或)功能来进行。

1.依据症状的评估

依据症状的评估可以采用患者自我报告(书面、电子式数据采集)或者面谈报告(面对面交谈、电话访谈及计算机辅助的电话访谈)。获取数据的手段可以是简单的单向量表、关节炎通用评价、疾病特异性健康相关生活质量评价或者通用健康相关生活质量评价。疼痛、躯体功能以及患者整体评价是评估的关键所在，这些已包含在一些核心集检测项目中。

(1)*疼痛*

由于疼痛是风湿病患者的主要症状，因此疼痛的测评在抗风湿药物疗效的评价中极为重要[1]。疼痛是一种完全主观的感受,只能由患者自己进行测评。

目前已提出多种量化患者疼痛评分的方法(图3.2)。评价疼痛最简单的方式是使用单项目疼痛评分。最常用的方法之一是 Likert 评分表 (即所谓的描述性评分)[1]。该方法使用不同的形容词来描述从无痛到极端疼痛的各种程度。各形容词所对应的相应数值为:0 为无痛,1 为轻度疼痛,2 为中度疼痛,3 为重度疼痛,4 为极端疼痛或无法忍受的疼痛(图 3.2A)。这种评分法可以区分短期临床试验中 NSAID 与安慰剂的作用。该法易于实施,便于理解,并且可以立刻得出分值。

另一种常用的疼痛记录方法是 VAS 法[1]。画一条线表示疼痛的连续性,其末端代表疼痛的极端体验,即“无痛”和“极端疼痛”(图 3.2B)。患者在线上标出与其疼痛对应的某一点，该点与原点的距离代表了疼痛的严重程度。Scott 和 Huskisson 发现,VAS 法的实际应用受其设计的影响较大[1]。例如,沿这条直线按一定间隔标出疼痛程度会使该描述对应的标记点聚集在一起，从而将 VAS 变为一种图示评定量表，降低了其敏感性[2]。疼痛程度描述字母的等间距分布可能有助于解决这一问题(图 3.2C)。应用 VAS 时在水平和垂直量表之间确实有较好的相关性，而且重复测量结果也非常一致[1]。VAS 法的问题之一是,有些患者往往难以理解其内容,至少在最初接触时如此[2]。根据我们的经验,如果对患者进行细致的解释,几乎所有患者都能理解。该直线的两端都应有止点,以限制疼痛描述结果的分布。直线的长度一般设为 10cm;需要重点指出的是复印可能会改变其长度[1]。该法与语言分级评分法具有良好的相关性,已证实对疼痛变化敏感[1],而且适用于不同种族的患者,以及 5 岁以下的儿童[1]。VAS 法很可能是应答性最好的方法[19,20,65-67],但是操作起来相对复杂,往往更难以理解,而且使用书面问卷评分时间较长。电子式数据采集可以在很大程度上简化各种方法的操作和评分,对 VA 评分法尤其如此。

NRS 法常被称做 11 分制方格式评分法(图3.2D),其方格中依次包含从 0 到 10 的递增数字。与Likert 法相比,该法应答性较好,易于操作,提供的选项更多,而且可以迅速评分,仅应答性较 VAS 法稍差[19,20]。由于这一原因,NRS 法在临床实践中特别有用。

在具体操作中，各种文献对是否应该允许患者在评价目前疼痛时使用原来的评分尚存在争议[2]。根据我们对 OA 患者的观测，这一问题实际上并不能造成显著差异 [1]。RA 患者和 OA 患者疼痛的发作时间各

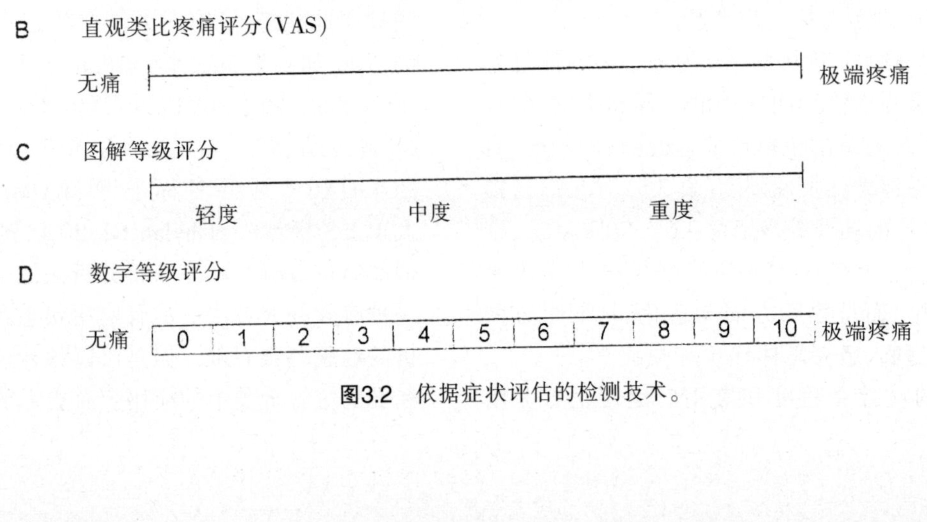

图3.2 依据症状评估的检测技术。

异,因此对评价时间进行标准化是明智的[61-63]。

对RA和OA的最新研究表明[19-20],Likert法、VA法和NRS疼痛评分法应答性较高。简单的评分法与复杂评分法(如疼痛关节面评分法、连续颜色类比评分法)相比,至少是同样可靠的;其中,VAS法可能是应答性最高的,而Likert法和NRS法更易于在医疗程序中实施。

McGill疼痛问卷(MPQ)和行为观察法是两种概念不同的疼痛评价方法。由蒙特利尔的Melzack提出的MPQ旨在调查疼痛的感觉特性、感情特性和可评估特性[1]。MPQ具有三项主要内容:①按所选择的用语言描述的轻重程度确定的疼痛评定指数。②按所选择语言描述量确定的评分。③按目前疼痛强度确定的评分。MPQ的相对应答性优于其他针对RA和OA的评分法[19,20]。行为观察法则试图在疼痛评价中引入客观性元素。疼痛行为是指患者向周围人群展示其正在忍受疼痛煎熬的活动,包括叹气、面部扭曲及类似行为。由于在疼痛评分中发生偏离的患者在行为测试中也会发生同样的偏离,所以此法是否具有客观性尚不得而知[2]。

总之,包括一项或多项的疼痛子评分法可以整合为多维健康状况调查表。其中的一些特定范例包括一般问卷(如SF-36)[93]、关节炎通用问卷[如健康评价问卷(HAQ)[94]、关节炎影响评分(AIMS,AIMS2)[95,96]]和疾病特异性问卷(如西部安大略和麦克马斯特大学骨关节炎指数[65,66]和澳大利亚或加拿大手骨关节炎指数[67])。与前述的分项多维问卷相反,综合多维问卷(如临床严重性指数)调查表中还包含有疼痛问题。

(2)**僵硬度**

过去曾认为,对患者关节僵硬度进行评价是无稽之谈。虽然未经证实,但一直以来都在争论的是,患者难以将僵硬和疼痛进行区分。不仅如此,关节僵硬还可以按持续时间或严重性来进行评价。当患者被问及关于关节僵硬的持续时间时,他们应当明白这一问题与第一次醒来的时间有关、与起床的时间有关、与关节僵硬首次改善的时间有关,还是与关节具有与一天内其他时间一样柔软性的时间有关[1]。最能说明平均持续时间的很可能是从睡醒到关节活动最大改善的时间[1]。由于评价关节僵硬持续时间的困难性,一些学者更乐于评价其严重性。实际上Hazes等人已发现,以严重性评分来评价晨僵优于持续时间评分[1]。应当注意的是,OA患者也将其疾病带来的这一后果看得相当重要[1],而且关节僵硬度评价包含于一些OA指数之内[1,57,58,65-67],并已列入ASAS对AS的核心集检测中[88]。

(3)**功能指数**

最初WHO关于慢性病影响分类中的"功能损害"、"劳动力丧失"和"残疾"这些术语[98]已被弃用,取而代之的是基于功能损害、活动能力和参与能力的新分类方法,并且认识到诸如环境与人体等相关因素的重要性[99]。但其要素仍保留在最新的国际关节功能分类(ICF)中[100]。功能损害是指心理、生理或感情结构或功能的任何缺失或异常。活动能力包括进行各种日常生活活动的能力。参与能力则涵盖各个体参与社会活动的范围。因此从本质上看,功能损害发生于器官水平,活动能力发生于个体水平,而参与能力则发生于社会水平。劳动力丧失是风湿病的主要特征,也是仅次于疼痛的重要结局。Weigl及其同事最近将两种疾病特异性指数[WOMAC和ICS(临床严重性指数)]与ICF结合起来,即将WOMAC和ICS两项问卷纳入ICF系统进行临床观测[101]。

身体功能可以按主观能力(即患者自述能做什么)或客观性能(即患者完成某项特定工作的实际情况)来评价。对用于评价身体功能的残疾指数要有深入的了解,这对于身体功能评价研究者而言是极为重要的,而且对于临床风湿病学者们而言也日益重要。

类风湿性关节炎　美国风湿病学会修订了类风湿性关节炎全身功能状态的分级标准。这一标准[102]是对原有的Steinbrocker功能分级系统[2]的修正,并被美国风湿病协会(American Rheumatism Association,ARA)采用。与原有的ARA标准相比,ACR标准分布更加合理,从Ⅰ到Ⅳ级的分级法应用更加广泛。由于其分级方法简单,较其他标准而言应答选项更少。

关节炎影响的评价方法(AIMS)　AIMS[95]是一种广为使用的方法,已经多种临床试验验证,具有数种语言版本可供选择。这是一种自我管理的多维指数,用45项问题对活动度、身体活动、灵活性、社会角色、社会活动、日常生活、疼痛、抑郁和焦虑9个方面进行调查。每一方面的问题都按照Guttman评分的次序进行排列,使得跳过某一问题的患者易于跳过同一方面的其他问题。每一项回答都有相应的分数,经标准化处理后每一方面最终以得分的方式(0~10分)体现。Meenan等人对其进行修正和扩充后提出了名为AIMS2的新问卷调查表,其所做的修正包括:(a)所有的问题都是以标准化格式提出的;(b)时间范围统一为过去的1个月;(c)AIMS的原有问题中,35项保持不变,对其中4项进行了修正,删除了6项,新增加3项;(d)全身健康状况评分方法由VAS法改为5分制形容词评分法;(e)

新增加了3项子评分法(包括上肢功能、劳动能力及来自家庭和朋友的支持);(f)所有修正后的评分法都重新命名以免将AIMS和AIMS2混淆;(g)增加了3项新的评价项目(对目前功能水平的满意度、关节炎对患者健康状况的特殊影响和患者最希望改善的3个部位)。

健康评价问卷(HAQ) Fries等人制定的HAQ[94]已经过反复的验证,具有多种语言版本[2],应用极为广泛。该问卷具有多种用途,是一种由5部分组成的范例文本。由患者自我管理的不适评分表和残疾度评分表是其常见的组成部分。疼痛的评价采用VAS法,即一条15cm长的水平线,两端分别代表"无痛"和"极端疼痛"。而其残疾度评价部分包含8个方面:衣着装扮、站起、进食、行走、个人卫生、伸手取物、握持动作和活动能力(每一部分包括2~3个问题)。用4分制评分法对所有20个问题的回答(程度从"无任何困难"到"无法完成")进行评分。其附加部分还就患者完成这些动作的辅助设施,如药物、器械或助力器等进行提问。制定评分方法以获取残疾度的子评分。除了HAQ的原始形式,还有用于RA和AS的修订版本,以及用于儿童RA的版本[2]。

麦克马斯特-多伦多关节炎患者残疾度专用问卷 麦克马斯特大学及多伦多大学联合制定的MACTAR残疾度评价问卷[71]着眼于患者个体的残疾表现进行研究。该问卷尤其要对每位患者重点的特殊功能进行量化,重点功能是在对患者进行首次评价时以无确定答案的问卷方式确定的。此后有确定答案的问卷则就其他活动的受限情况进行调查。然后按照残疾的重要程度,即按照患者最希望能够完成的活动为顺序来进行提问。

骨关节炎:西部安大略和麦克马斯特大学骨关节炎指数 由Bellamy等人创立的WOMAC骨关节炎标准[1,2,65,66,103]是一种三维的自我管理式问卷,旨在对膝关节或髋关节OA患者的疼痛(5项)、关节僵硬度(2项)及躯体残疾度(17项)进行调查。该方法已经过两项主要批准检验和其他大量临床计量评价的验证。它是一项应答性很高的方法,适用于5分制Likert法(WOMAC LK)、100mm视觉类比法(WOMAC VA)及11分制NRS模式。可对下列临床计量指标进行评价:可靠性,准确性(表面、内容、结构),应答性,相对有效性(与其他结果评价方法相比),Likert法与VAS法的比较,对数据进行参数和非参数处理的比较,Rasch分析,前期评分有效性和双盲对照比较,信号分析与集合分析比较,改变时间范围的影响,加权和集合问题,电子数据获取,以及电话问卷管理[1,2,65,66,103-107]。WOMAC标准已被翻译成超过65种语言的版本,广泛应用于OA的研究。最新的WOMAC数据已被用于OMERACT-OARSI应答标准[84,86]、WOMAC 20、50、70应答标准[87]和BLISS标准[91]的制定中,并可与ICF法相联合[101]。除了其传统的评价功能之外,WOMAC标准还具有一定的预测价值[108,109]。该标准可在用户手册和网上(www.womac.org)获取[103]。

临床严重性指数[97] Lequesne等已经制定了临床严重性的各项指数[97],一个用于髋关节,另一个用于膝关节。这种指数包括三个方面:疼痛或不适,最大行走距离,日常生活活动能力(髋关节指数中有关性功能的问题并不是所有各种研究都需要考虑)。这两个指数在5个疼痛项中的4项和最大行走距离方面是相同的,但在坐位疼痛和日常生活能力方面有区别。与其他一些指数不同的是,要将各个方面的评分最后归结为一个单一的得分。这些指数可以是自我管理式或调查者管理式。这一指数已有几种语言版本,并且ICS已经与ICF联合[101]。ICS评分可能对全髋关节置换具有一定预测价值[110]。

澳大利亚-加拿大手部骨关节炎指数[58,67] 该指数是一种针对手部骨关节炎患者就疼痛(5项)、僵硬(1项)和躯体功能(9项)进行调查的三维自我管理式问卷,而且可适用于5分制Likert评分(AUSCAN LK)、100mm视觉类比疼痛评分(AUSCAN VA)和11分制NRS评分方式。可对下列临床计量特性进行评估:可靠性,准确性(表面、内容、结构),应答性,加权和集合问题[58,67]。AUSCAN指数似乎比手部骨关节炎功能指数(FIHOA)的应答性更好[67]。AUSCAN指数已被翻译成超过20种不同的语言版本,www.auscan.org网站和用户手册可提供该指数[111]。

疼痛功能指数[112,113] 由Dreiser等人制定的疼痛功能指数是一种包含有10个系列问题的关于手部OA功能的单维问卷[112],旨在对可靠性、准确性及应答性进行调查[113]。该指数略加修改后被重新命名为FIHOA。

Cochin指数[114,115] Cochin指数最初用于RA患者[114],目前则已应用于手部OA患者[115]。该指数为残疾度评分,包括有关日常活动的18个问题。由患者的医生提问调查后,答案从"无困难完成"到"无法完成"分别以对应分数记录于一张6分制的Likert评分表中。调查者之间的可靠性较高(ICC=0.96),因此该指数具有良好的有效性和应答性。Cochin指数的应答性可能高于FIHOA[115]。

强直性脊柱炎:Bath强直性脊柱炎指数[116] Bath强直性脊柱炎指数由几个分指数组成,包括功能指数(BASFI)[117]、疾病活动性指数[118]、计量学指数[119]、全身指数[120]和放射学指数[121]。这些指数已逐渐为大众接受。最新的对照研究显示,BASFI 可能比 HAQ-S 和 Dougados 功能指数(DFI)的敏感性高[122],而 HAQ-S 的应答性优于 DFI[123]。

纤维肌痛:纤维肌痛影响问卷调查[124] 纤维肌痛影响问卷调查[124]为自我管理式问卷,包括 10 项问题,其中第一部分包括 10 个子问题。其问题来自三个方面:患者的互相影响,FM 文献,当前的健康状况检测。该问卷对身体功能、工作状态、抑郁、焦虑、睡眠、疼痛、关节僵硬情况、疲劳状况及舒适感等方面进行调查。关于其可靠性和有效性的初步检测结果令人鼓舞，预期会有更广泛的应用。

上臂、肩部、手部状况:上臂、肩部、手部残疾度(DASH)问卷调查[125,126] DASH 是一种由 30 项内容组成的自我管理式问卷，包括 21 项身体功能问题、6 项症状问题和 3 项社会功能问题。答案以 5 分制 Likert 评分法进行量化。利用公式可以计算出 DASH 总分（0~100分),分数越高代表的残疾度越高[125,126]。

使用上述方法者应当根据不同目的选用合适的方法[2]。我们建议,在进行任何一种方式的健康评价时,都应该与其创始者进行联系以获得关于实施、格式、评分及分析的建议。此外,常用的几种评价方法还提供有使用说明。现有的几种高效的功能或健康状况评价方法应当在将来的所有评价研究中作为常规应用。而一些未经验证的特殊方法则应避免使用。

(4)患者总体评价

患者的总体评价(PGA)是 RA[41,42]、OA[22,82]和 AS[88]患者核心集评价的一部分。尽管 PGA 常用于新药的临床试验[127-129],但对其问题的回答在国际上并无统一的用语及评分格式。实际上,PGA 可采用多种不同的格式。其问题可与某一关节或症状、患者的全身状况有关,或将患者作为一个整体来进行提问。可将其分解为数个小问题,亦可将其用于某一时刻患者健康状况的评价。患者回顾其痛苦经历并进而将这些信息筛选、权衡及汇总为一个简单而具有总结性的回答，对这一过程一直缺乏了解。很可能是个体之间,甚至是个体自身,在这一过程中具有极大的变异性。尽管如此,仍有很多人认为,PGA 是疾病结局评价中的重要组成部分。关于 PGA 问题的用语、评分及配置尚需要做进一步研究。

(5)非特异性健康状况评价

目前,“非特异性健康状况评价”常作为描述评价健康相关生活质量(health-related quality of life,HRQOL)问卷的集合性术语使用，亦可用于各种疾病和年龄段的患者。但是,各种问卷少有涉及人体状况的所有方面,如个人安全、经济宽裕、宗教自由、营养充足等,因而无法完整评价生活质量。在关节炎的评价性研究中这些技术的应用经验在不断增长，其中特别重要的5种分别为:SF-36 健康状况问卷及其衍生版（SF-12和SF-8）[93,130,131]、EuroQol[132,133]、WHOQOL[134]、Nottingham 健康评价[135]以及健康实用指数(Health Utilities Index)[136]。

SF−36 健康状况问卷[93] SF-36 来自于 Rand公司健康保险试验，是一种对美国各种资助卫生保健可选择方法的综合性评价。该问卷为一种自我管理问卷,含有 36 项,大约 5 分钟即可完成。它针对 3 种主要健康属性(功能状态、舒适度及总体健康评价)和 8 项健康内容进行评价:(a)健康问题导致的躯体活动受限(10项);(b)身体或情绪问题导致的社会活动受限(2 项);(c)健康问题导致的日常活动受限(4 项);(d)身体的疼痛(2 项);(e)总体心理健康(心理不良应激和健康程度)(5 项);(f) 情绪问题导致的日常活动受限(3项);(g)生命力(活力和疲劳度)(4 项);(h)总体健康感觉(5 项)。关于健康变化的条目是问卷的一部分,但不予评分。该问卷由训练有素的调查者以面对面或电话交谈的方式进行。它具有多种语言版本,广泛用于多种疾病状态。所报告的症状不归于某一疾病或某一关节。因此，该问卷反映的是与健康相关的总体生活质量,其得分可能受到各种并发症的影响。可以针对其 8 个组成部分之一进行评分，亦可进行身体状况评分(PCS)或精神状况评分(MCS)[93]。SF-36 有两个版本,在某些国家其数据已经规范化。该问卷还衍生出两个版本:SF-12 和 SF-8 [130,131]。在 OA 患者的临床应用中,SF-36 对样本量的要求高于 WOMAC[137,138]。然而需要指出的是,这两种方法针对的虽是患者健康状况的不同方面,但却同等重要[139],可结合应用于 OA 患者的评价。

EuroQol[132,133] EuroQol 是一种评价健康相关生活质量的非特异性方法[132],是一个短小的自我管理式问卷,可将患者划分为 243 种健康状态。它是一个由 5 个部分组成的简单问卷,包括可动性、自我护理、主要工作能力、社会关系、疼痛与情绪以及由患者对健康状况进行自我评分的 VAS。仅需几分钟即可完成,适用于邮件调查。该方法可获得健康状况的简易量化数值,因而可用于临床及经济健康状况的评价。最新研究证实在膝关节OA 患者中EuroQol-5D 具有较好的可靠性和有效性[133]。

WHOQOL[134] WHOQOL 作为一种非特异性的 HRQOL 评价方法,可以跨文化地域应用。它包括 236 个问题，将 HRQOL 的 29 个方面分为 6 个主要部分。

WHOQOL-100 版由数个不同文化地域的研究中心合作创立[134]。它包括 100 项有关总体生活质量、一般健康状况、身体健康情况、心理状态、社会关系及环境的问题。该方法将在大规模的国际流行病学研究中发挥重要作用。

Nottingham 健康评价[135] Nottingham 健康评价针对身体功能、社会能力及精神健康问题作出简要评价。它包括 6 个方面 38 项:身体活动性(8 项)、疼痛(8 项)、睡眠(5 项)、社会隔离(5 项)、情绪反应(9 项)及活力(3 项)。所有问题均采用是或否的回答模式。这是一种自我管理式问卷,仅需不到 10 分钟即可完成。对每一方面给出肯定回答的数量进行统计以得出分数。每一方面得分自成体系,亦可计算总分。

健康实用指数(HUI)[136] 这种多属性健康状况分类系统用于健康状况的综合描述。它要求回答 15 个问题以便对每日健康状况进行调查。该系统包括 8 个方面:视力,听力,言语能力,身体灵活性,精细活动能力,认知力,疼痛和不适,以及情绪。这种自我管理式问卷仅需不到 10 分钟即可完成并可得出总分。这一指数有多种应用,包括卫生经济学研究。HUI 在膝关节 OA的应答性最近在一项随机临床试验中受到了广泛关注,研究证实增加 G-F 20 具有较好的成本-效用比[9]。

除了上述基于症状的评价方法之外,还可对健康的其他方面如心理应对[140,141]、无助[142,143]和残疾度[144-149]等进行评价研究。值得关注的是,IMMPACT 最近对未来的慢性疼痛试验的核心集检测方法达成了共识,即不仅包括对疼痛、身体功能、患者对改善的评价以及对治疗的满意度、症状、不良事件和患者性格等进行评价,还包括对情绪进行评价[150]。现已认识到关节炎和肌肉骨骼疾病的心理影响[151-156],而且实现这一目标的评价方法已经出现。

2.依据体格检查的评估

在临床实践中,依据临床检查的评价是一项常规工作,而且以不同的形式已纳入临床研究的核心集检测建议中。此类评价可见于 RA 患者的 ACR 核心集评价[79](肿胀和压痛关节的数量)及 ASAS 指导方案[88](脊柱活动度),而在 OA 患者的 OMERACT 核心集评价[82]或慢性疼痛的IMMPACT 核心集评价[150]中则没有。有人认为基于检查的评价无法得到可靠的实施,但这一观点缺乏文献支持[34,37,40,43]。一项最新的 OA 研究也发现,部分而非全部的标准化膝关节检查具有可接受的可靠性[157]。在体格检查中发现的患者健康相关的生活质量异常较为重要。鉴于这一原因,将依据体格检查的评价与依据症状的评价相结合是必要的。在依据体格检查对肌肉骨骼系统的评价中,疼痛和肿胀的评价最为重要。

肌肉骨骼压痛:类风湿性关节炎 用于评价 RA 患者关节疼痛的方法有多种[1]。各种方法的区别主要在于涉及的关节不同,有的在评价时将关节分别评分,有的将其作为一个完整单位进行评分,有的对触诊的反应进行分级,而有的应用体表面积加权因子。各种不同方法的结果是,当单个关节受到最大影响时,其在总得分中的比重在不同标准下是不一致的。目前,RA 患者的关节疼痛评价所关注的是对疼痛关节数量的简单计算[1]。这一方法建议用于 RA 临床试验中 ACR 初步核心集的疾病活动性检测[79]。可对评估人员进行培训,以便对 RA 患者的疼痛关节作出可靠的计数[37]。

有几项研究曾对简化关节计数的作用进行了评价。Smolen 等提出,28 个关节计数法更为可靠有效,而且比评价全部关节更易于实施,因此只针对 RA 的重要关节进行评价[158]。Prevoo 等则将这一计数法成功纳入了改良的疾病活动性评分中[159]。简化关节计数法的使用过去曾遭到质疑[160,161],质疑者认为,尽管这一变动导致的敏感性变化可能很小,但该方法无法充分反映被排除在外的各关节的临床重要性。然而,RA 临床试验的结果评价 ACR 委员会指出,在 RA 临床试验中,经验证的 28 关节计数法同样适用[161]。不仅如此,van Gestel 等还提出,改良后的 28 关节计数法标准与涉及关节数更多的改良标准相比同样有效[162];Scott 等也认为,28 关节计数法正在成为国际标准[163]。

关节计数纳入临床常规[163]要求对评估人员进行充分的培训[37],或者要求患者自己进行关节计数[1]。一项最新的关于 RA 的自我报告式 36 关节计数法的可靠性和有效性评价研究发现,患者对疼痛的评分总是高于医师或经过培训的评价人员,因此自我报告无法代替标准的临床研究评价方法[164]。与之相反,Houssien 等发现,二者有良好的吻合性,但不可以相互替换[165]。

骨关节炎 Doyle 指数是对 Ritchie 指数的修正,其与 OA 患者的关联性更强[1]。对每一关节或关节单位进行触诊或被动活动(或者在腰椎患病的情况下进行主动活动)以检查疼痛,然后按照 Ritchie 分级系统评分。将各部分分数相加得到总的 Doyle 评分。迄今为止,该指数的应用范围仍很有限,很可能与其变异性及有时 OA 累及的局限性关节分布等情况有关。

强直性脊柱炎 对 AS 患者的压痛进行评价有两种方法可用[166,167]。二者均针对肌肉骨骼系统的多个部位而非特异性关节压痛进行评价。Dougados 指数[166]测定部位为 10 个，而 Newcastle Enthesis 指数[167]则为 30 个。二者均按照 Ritchie 系统对答案进行评分[1]。这些方法在评价性研究中具有重要作用。

纤维肌痛 机械性疼痛强度测量法常用于 FM 临床试验中[1]，多与 Chatillon 疼痛测量法一起使用。有文献称其标准使用方法的可靠性较高（观察者之间的可靠性=0.87）。除了对临床试验的结果进行评价之外，疼痛测量法还可用于 FM 疼痛阈值的决定因素的研究[1]。

关节肿胀 关节肿胀的探查比肿胀分级容易，可以由经过培训的评价人员来完成，可靠性较好[37]。RA 患者的关节肿胀评价主要是计算肿胀关节的数量[1]，常用方法为 28 关节计数法，与疼痛关节计数中所用的方法相同[163]。

肿胀和受损关节的周径测量曾受到广泛关注，传统上通常使用关节周径塑料测量尺来测量[1]。

3.依据关节功能的评价

临床试验中 3 种最常用的功能检查方法是关节活动度、握力和行走时间[1]。

美国矫形医师学会确定了正常人四肢关节的活动度范围[168]。角度测量法可用于大多数四肢关节，但在测定膝关节活动度中最为常用。经过这一方法的适当培训后，RA 和 OA 患者四肢关节的活动度均可以比较可靠地测定出来[1,37,40,157]。

在评价 AS 患者中，测量脊柱活动度及胸廓扩张度非常重要。目前已确定出不同性别和不同年龄的脊柱正常活动度。脊柱活动有多种测量方法，最常用的是皮肤牵张技术和倾斜角测量法[1]。脊柱活动性是AS患者的 ASAS 核心集评价项目[88]，经过培训的评价人员对其评价的可靠性很高[34]。

评价关节活动性的其他方法包括：行动评分法[169]，步态、上肢、下肢、脊柱（GALS）运动筛查[170]和倾斜角测量法[171]。

虽然此前在国际临床实验指南中曾推荐应用 50步行走时间和握力的测定，但目前其应用却日趋减少[1]，可能是由于担心其相关性以及前者的应答性[1,2]。步行时间对 OA 患者而言是一项敏感性较差的测定指标，对于 RA 患者的疾病活动性亦是如此[1,2]。对于握力测定，虽然提出过多种方法，但与传统的 Davis 袋和血压计袖套相比却没有任何优势可言[1]。测定握力时，测定时间、对患者的指导和测定设备的标准化极为重要。握力的决定因素包括：手掌的大小，前臂与手部的肌肉力量，以及腕、手、指各关节的疼痛和关节受损程度。

三、药物不良反应

与上文所涉及的对潜在益处的检测相比，对潜在伤害进行评估同样重要。

Friedman 等人将不良反应定义为“任何沿不良方向进展的以及体检表现、主诉和实验室检查结果在预期范围以外的临床事件、体征或症状”[172]。

药物不良反应（ADR）有两种类型。第一种，即 A 型不良反应，由药效增强导致，该型较常见且可预测，通常并不严重。该型反应的发生是由组织或器官的敏感性升高或药物清除较慢所致。而 B 型不良反应是一种与药物的药理特性无关的罕见异常反应，常称之为特异反应性。尽管 B 型不良反应偶可致死，但药物所致的大多数死亡病例是由较常发生的 A 型不良反应导致的。

抗风湿药物的耐受性可由以下几方面综合确定：(a)临床对照实验，(b)药物流行病学研究，(c)个案报告或病例系列报告。

研究者常常需要对 ADR 进行界定，以便描述其发生率、性质及其与药物干预的因果关系[2]。ADR 的发生率会受到确认方法、药物剂量、实验策略（固定或滴定法）、病例选择标准、随访时间以及分析方法（根据治疗目的或试验流程）的影响。

由于自愿做出的应答可能与引发方式不一致引发的应答有所不同，所以引发不良反应的策略需要慎重考虑[1]。无确定答案的问卷可能较有确定答案的问卷更能引起不同的应答。在相对较小的临床试验中发现罕见的不良事件有一定或然性。当出现预期外的不良反应时，尽管将其归因极为困难，但应记录在案，否则会由于这种不良反应只发生于一个或少数几个受试者而被视为不重要将其错误地排除。我们建议，将所有事件按其发生率、性质和严重程度（轻、中、重度）进行记录，而研究者应当对其是否与药物干预有关（可能、很可能或明确相关）做出判断。

由于医生对终止研究给药的倾向性各异，导致了对药物不良反应严重性的分级存在争议。不要想当然地以为所有的终止试验用药都是由于严重的不良反应所致，因为一些定为中度的不良反应也可引起担心而导致治疗终止。不过这种情况较少发生，因为大多数严重的不良反应都会导致试验终止。

ADR 的后果可按如下报告：①按器官系统分类的不良事件总数。②发生至少一种 ADR 的患者数量。③

严重ADR 的数量。④由于 ADR 而终止治疗的患者数量。临床及实验室的不耐受性可以分别或汇总报告。部分患者可发生多种 ADR，因此不良事件的总数可能高于发生至少一种不良反应的患者总量。此外，这种分析还依赖于是否只将发生“明确”或“很可能”不良事件的患者包括在内，还是将发生“可能”或“无关”事件的患者也包括在内。最好根据推理假定来设计分析方法并避免按照后发生的即为结果的方式收集数据。除了对 ADR 数据进行组间比较以外，还适合采用生存率分析技术。

新药在获得上市批准之前，要对数百名甚至几千名患者进行临床治疗试验研究[1]。样本量应当足以对发生率高于 1%或 1‰的不良反应进行辨别。经验法则是，为了保证不良事件 95%的可信检出率，受试者数量应当达到该事件预计发生率所需数量的 3 倍，即所谓的“3 倍法则”[1]。还需要指出的是，新药的临床治疗试验应当以筛选后的患者为研究对象，这样就可以把不良事件的潜在高危患者(高龄患者、孕妇)、存在严重并发症的患者以及正在应用特殊药物的患者排除在外。以这种“一尘不染”的患者为基础的临床试验可望识别出诸如 NSAID 引起的消化不良之类的常见副作用，但对罕见的不良反应则难以识别。要想对此进行识别需要对“现实状态”下的患者(其不同的患者组、并发症及伴随的药物治疗都会对研究结果产生影响) 进行研究。药物试验所需的患者数量庞大，其原因在于，与大众的看法相反，药物对大多数受试者而言是相对无害的[173]。

根据药物流行病学，我们可以对大样本患者进行不同疾病、年龄段、种族、地理区域及性别间的药物毒性检测[174]。但是如前所述，系统误差无法通过大样本量消除。入组患者必须能代表目标人群的整体水平，而非仅仅反映在毒性或耐受性方面高于通常的那部分人群。许多国家，包括几个欧洲国家、加拿大、美国和澳大利亚，都开发了自愿报告系统[2]。除了地区性和全国性系统以外，制药公司和药物研究机构还启动了药品工业监督程序[2]。就药物售后监督而言，Storm 指出，没有哪种方法是完美的，也没有哪种方法值得推广，对于某一具体问题来说，最合适的方法要经过筛选来确定(可供选择的方法包括自发不良反应报告、人群数据合集、医疗保健机构的计算机化数据库、前瞻性药物售后监督研究、其他特殊研究中收集的偶发数据以及为特殊用途专门重新收集的数据)[175]。对那些使用抗风湿药物并报告出现了不良反应者和用药后无不良反应者或有不良反应但未报告者而言，患者选择标准、给药计划、给药途径、伴随药物治疗及伴发疾病可能是不同的。新药的采用可能伴随有 Weber 效应[176]，即批准上市的最初 2 年内不良反应过度报告。最后应当指出，自动报告系统无法提供发生率，而仅能提供报告率[176]。医师未报告药物不良反应的原因包括满足现状、担心、内疚、自负、忽视、缺乏信心、精神不振等[177]。

最后需要强调的是，病例系列报告虽然是一种描述性无对照研究，但仍可提供有用的信息，至少在药物上市早期如此。此外还应记住，药物不良反应的最初辨别往往源自无对照报告 (例如沙利度胺导致的海豹肢畸形)。实际上，Venning 对截至 1983 年退市的 18 种药物的回顾性研究发现，其中 13 种的不良反应是无对照报告首先发现的[178-180]。不仅医师能识别药物不良反应，患者也能识别药物不良反应和不良临床事件[1]。

在临床试验中，有多种区分不良反应的方法：WHO 药物不良反应术语(WHO-ART)[181]和药物不良反应术语词库编码(COSTART)[182]。最近有人将医学词典管理机构(Medical Dictionary Regulatory Activities)使用的术语与 WHO-ART 进行了比较[183]。OMERACT 药物安全性工作组[184]提出要对风湿病学临床试验不良反应的评价进一步标准化[185](表 3.7)。WHO 以及关节炎、风湿病和老龄医疗信息系统分别建立了国际[186]和国家[187]药物监测计划，而且多国协作体系的建立旨在对 RA 的长期安全性进行监测[188]。OMERACT 药物安全性工作组只承认 4 项临床试验中收集安全性数据的方法：斯坦福毒性指数(STI)，以患者为主的症状指数，摩根指数，以及幼年型关节炎生活质量问卷调卷[189]。OMERACT 药物安全性工作组首选 STI，认为该指数经修正后包含有一些被忽略的属性，因此可有效应用于临床实验[189]。

通过对来源于对照临床试验、药物流行病学研究和个案报告或病例系列报告的数据进行有效结合，最终可揭示出新药的真实安全性和耐受性。

药物经济学

药物经济学评价逐渐成为抗风湿药物研究中效果评价程序的重要组成部分。有 4 种基本分析方法：成本最小化，成本-效益比，成本-效果比，成本-效用比[1]。大多数分析采用后两种方法。本章中提及的几种方法适用于评价效果(如 HAQ、AIMS、WOMAC 等)，另有几种方法适用于评价效用(如 HUI 和 EuroQoL)。近年来发表了几项成本-效果比和成本-效用比的研究结果[190-195]，并制订出解释经济学评价和指导新技术应用和选择的暂行指南 [196]。近期发展则包括 OMERACT 第五次会议[197,198]和 OMERACT 第六次会议[199,200]的推

表3.7　在风湿病学常用毒性标准中所描述的症状严重性

轻度	中度	重度	危及生命
无症状	有症状	症状延长,可逆	有死亡危险
短期(<1周)	阶段性(1~2周)	主要功能受损	严重功能丧失,特别是持续存在
生活方式无改变	偶有生活方式改变	服用处方药或部分缓解	可能住院
不用药或OTC药物	处方药可缓解	可能需要停用研究药物	可能住院
		可能住院	

OTC:非处方药。

From Woodworth, TG, Furst DE, Strand V, et al. Standardizing assessment of adverse events in rheumatology clinical trials. Status of OMER-ACT Toxicity Working Group, March 2000: towards a connom understanding of comparative toxity/safety profiles for antirheumatic therapies. *J Rheumatol* 2001; 28: 1163-1169,with permission.

荐意见。特别是提出了经济学评价参考实例的12项要素,包括研究范围、治疗时期、试验期之外的推测、治疗之外建模、不同试验的综合比较、临床结果检测、死亡率、健康状况评价、资源利用、治疗终止、治疗次序和群体发病率分层化[199]。

患者的期望

关于患者期望的最新看法来自于有关病情变化和状态对消费者重要性的讨论[201]。从传统意义上讲,虽然患者可以自行报告其症状,但通常还是临床医生通过这些报告来指导决策并建立临床治疗途径[202]。据观察,患者和临床医生对健康结局有着不同的期望[202],因此更直接地照顾到患者的看法和偏好与共同设定目标这一原则是一致的。Carr等指出,一些对于患者重要的结局目前尚未得到评估,而且现有评估手段应当加以细化,以便充分考虑到在疾病不同时期结局有着不同的重要性[203]。对未来健康状况和健康结局满意度的期望体现在结局评价的多种重要替代方法上[204]。

抗风湿药物疗效和耐受性的评价方法仍在不断研究之中。目前尚缺少国际通用标准,但一些机构提出的指南是向前迈进的有益尝试。更深入的抗风湿药物研究为下列工作提供了机会:应用已确定的方法学,应用经过充分验证的以核心变量为目标的高效结局评价方法,并提供足够大的样本量。对于将各种不同的结局评价方法加权聚合为一种简要的评分法的尝试,尚有争论且疑问颇多。因此对主要的结局评价方法进行规格化就极为重要。由于不同变量的样本量要求各不相同,因此用充分的统计学检验能力解决这一关键性的临床问题就显得极为重要。尽管有上述问题,不过近年来抗风湿药物试验的技术方法、以及试验和报告的质量却有了明显的提高。

四、各种疾病评价的最新进展

(一)类风湿性关节炎

对类风湿性关节炎临床试验的核心集检测达成共识以及ACR 20、ACR 50和ACR 70应答者标准的出现已使评价过程实现了标准化,至少从临床试验的远景来看是如此。

新出现的方法包括:关节损伤的新临床指数(关节力学评分)[205],RA临床严重程度(不会与心理作用混淆)的简要评价(类风湿性关节炎严重性评分)[206],RA长期不可逆性关节损伤评分方法(类风湿性关节炎关节损伤指数)[207],生育功能和残疾度的评价方法(生育功能丧失指标)[208],以及类风湿性关节炎自我功效评分法[209]。HAQ已成为几项深入研究的课题[210-218],其不同版本已经建立并进行了有效验证[210,211]。与HAQ不同版本间差异相关的一些问题已经得到解决[212,213,218],而且发现,HAQ的原始版本优于MHAQ和RA-HAQ[213]。HAQ可用于患者个体的监测[214]和基准点的设定[215,216],而且可预测申请伤残抚恤金能否成功[217]。在现有评价方法的进一步验证中,类风湿性关节炎生活质量问卷的有效性得到了扩展[219,220]。有人对RA手部手术后Cochin指数的应答性进行了评估[221],并对Dutch-AIMS2-SF的心理学特性进行了评价[222]。Fransen等进一步证实了类风湿关节炎疾病活动性指数(RADAI)的应答性[223],Smolen等对用于RA患者的单纯疾病活动性指数的有效性进行了验证[224]。在临床研究中,ACR应答标准[225-229]和DAS[230-232]的应用经验已相当成熟。在评价治疗的应答性中,上述各种评价方法的价值已在来氟米特[233]、甲氨蝶呤、环孢素A、柳氮磺胺嘧啶[234]和英夫利昔单抗[235]的临床试验中得以体现,它们在RA患者治疗的目标设定中也起了一定作用[236-238]。RA 患者的定量评价有利于对早期 RA[239]和迟发型 RA[240]患者的健康状况评估、国际间比较[241]、疾病间比较[242]、人群基准比较[243]以及在纵向观察研究和随访研究中对 RA 病程的观察[244,245]。虽然取得了这些进展,但在 RA 临床实践中,将标准化的定量评价纳入健康相关生活质量问卷的常规护理和应用中的尝试依然困难重重[246,247]。

(二)骨关节炎

对 OA 临床试验核心集检测达成共识以及OMERACT-OARSI 应答标准的出现使 OA 的评价过程实现了标准化,至少在临床试验的远景上如此。除了本章上文讨论的OA 评价方法以外，还对一些疾病特异性方法进行了相互比较[248-251],并与通用的 HRQOL 法进行了对比[252,253]。如果存在应答性差异,那些疾病特异性方法往往更受青睐。WOMAC 指数的韩国和新加坡版本已得到有效验证[254,255]。有人评价了社会经济地位和心理因素对健康状况的负面影响[256],但在美国未发现种族之间有症状感知的差异[257]。健康状况评价对确定关节置换手术的时机可能具有重要指导意义，对此 Fortin 等[258]指出,术前关节功能极差和疼痛极为严重的患者，其术后结局相对更差。此点尤为重要，因为 Hawker 等就曾指出,与男性相比,女性髋或膝关节炎的发病率更高,症状更重,残疾度更大,且更不适于行关节成形术[259]。

(三)强直性脊柱炎

在 AS 结局评价的标准化过程中，对 AS 临床试验核心集检测达成共识[88]以及 ASAS 对 AS 短期改善的初步规定的出现[89]是两个重要的步骤。van Tubergen 等从专业角度比较了应答标准和应答状态,结果发现 ASAS 标准具有 70%的一致性,62%的敏感性及 89%的特异性[260]。评价方法的发展催生了 AS 生活质量评价[261,262]和 AS 的患者生成指数[263],这是两种关于健康相关结局的高应答性评价方法。在对比研究中,EuroQoL VA 评分法和 SF-12 PCS 的应答性较强，而Haywood 等则对应用于 AS 患者的 EuroQoL-5D 评分法和 SF-12 MCS 的应答性提出了质疑[264]。Eyres 等应用Rasch 分析法对 BASFI 和修订的 Leeds 残疾度问卷进行了评估,结果发现二者均是单维的,但可显示无序项目的阈值[265]。WHO-DAS Ⅱ 据称可有效用于 AS 残疾度的评价,且对短期改变应答性较好[266]。Heuft-Dorenbosch 等创立并验证了 Maastricht AS 起止点炎评分法,但其应答性尚需进一步确认[267]。与 RA 结果相同,AS 的关节自评计数与医生的关节计数评价结果也有差异[268]。

(四)结缔组织疾病

有关复杂性多系统疾病[如系统性红斑狼疮(SLE)、系统性硬化病(SSc)、肌炎、血管炎和 Behcet 病]结局评价方法的研发已有了相当大的进展。

1.系统性红斑狼疮

系统性红斑狼疮活动性评估[269]、系统性红斑狼疮疾病活动指数[270]、不列颠群岛狼疮活动性总指数[271]以及系统性红斑狼疮国际合作组织/美国风湿病损伤学会指数(SDI)[272,273]都是对这种疾病不同方面的有效评价手段[274]。Brunner 等指出,SDI 加权项并不能增强该指数的性能[275]。关于 EuroQoL 的最新经验显示,该指数是对系统性红斑狼疮患者健康相关生活质量的有效评价手段[276]。目前已考虑制定有关系统性红斑狼疮研究的核心集检测[277,278]和应答标准[279]。

2.系统性硬化病

系统性硬化病多器官受累的特点使其结局评价方法的研发更加复杂化[280-282]。现已证实,HAQ 和 AIMS 这两种方法在其结局评价中很有价值[283-285]。最近,欧洲硬皮病研究组制订了针对系统性硬化病三个亚群的疾病活动性标准:全部 SSc 患者,局限型 SSc 患者,以及弥漫型 SSc 患者[286]。

3.血管炎

血管炎损伤指数[287,288]、血管炎活动性指数[289]、Birmingham 血管炎活动性评分(BVAS)[290]和 Birmingham 血管炎活动性评分的韦格纳肉芽肿病修订版(BVAS/WG)[291]是相对较新的方法,可以用于系统性血管炎的评价。Koldingsnes 等指出，在韦格纳肉芽肿病中，基线 BVAS-1评分和完全缓解概率之间具有相关性[292]。上述提及的一些方法除了描述和评价作用以外还可用于预后判断。

4.炎性肌病

国际肌炎结局评价协作研究组最近提出了用于成人和青少年特发性及青少年炎性肌病的核心集检测方法[293]。核心集包括 5 个方面:疾病总体活动性,肌力,躯体功能,实验室评价,骨外肌肉受累的评价[293]。他们根据其有效性、可行性和适用性推荐了一些特异性方法和技术[293]。Alexanderson 等提出并验证了一种名为肌炎活动性测评图的自我管理式问卷，用以评价多发性肌炎或皮肌炎的活动受限程度[294]。有文献对儿童期健康评价问卷(CHAQ)进行了评估,认为它是一种有效、可靠和应答性较好的评价方法，适用于青少年特发性炎性肌病身体功能的评估[295]。

(五)骨质疏松症

OMERACT 组对于骨质疏松症研究的核心集检测方法的开发进行了认真的考虑[296-299]。据此提出了6项核心集检测项目,即骨矿物质密度、椎体和非椎体骨折、生化标志物、疼痛、生活质量以及身高[296-299]。在此后的评价中发现,疼痛、骨矿物质密度和生化标志物对结局的应答性最高[297]。

(六)青少年慢性关节炎

对儿童(尤其是幼儿)进行评价极富挑战性[300-304]。感兴趣的读者不妨查阅有关小儿评价的专门文献。CHAQ是儿童期应用最为广泛的功能状态评价方法[305]。据 Dempster 等报道,MCID 有 0.13 的改善和0.75 的恶化[306]。小儿生活质量鉴定表是一种健康相关生活质量的评价模板[307]。该方法在多种多样风湿性疾病儿童病例中得到了验证[307]。关于该方法在某些特殊疾病以及不同研究领域和临床实践中应答性的深入研究将是人们关注的焦点。

(七)未来展望

使用有效、可靠和应答性较高的工具进行健康状况评价的可能性在不断扩展。国家性和国际性组织和机构在确定核心集检测及应答标准方面发挥着强有力的领导作用。临床研究已实现了高水准的标准化,而且有许多高效方法可供使用，其中多数可以满足国际性多中心评价的需要。但是由于文化背景、理解能力、运算能力等多方面的差异，常规临床应用环境仍然困难重重。将临床研究中常规应用的结局检测技术引入临床应用环境是可望实现的。其障碍可能包括:对各种评价方法缺乏了解,没有要进行定量评价的相关规定,对定量评价是否有利于决策和患者结局评价尚不确定，以及担心实施、评分和大量数据分析中会耗费时间和财力。虽然有这些问题,但短表式问卷、电子数据采集、应答标准和低强度症状严重性定义的出现，为将定量评价引入常规临床治疗提供了很好的机会，其临床应用正受到越来越多的关注，而且会使患者的期望和共享目标设定处于最重要的地位[308-311]。

(王卫国 孙永生 译 娄思权 陆芸 校)

参考文献

1. Bellamy N, Buchanan WW. Clinical evaluation in the rheumatic diseases. In: Koopman WJ, ed. *Arthritis and allied conditions,* 14th ed. Philadelphia: Lea & Febiger, 2000:51–82.
2. Bellamy N. *Musculoskeletal clinical metrology.* Dordrecht, the Netherlands: Kluwer Academic, 1993:1–367.
3. Murray CJ, Lopez AD, Jamison DT. The global burden of disease in 1990: summary results, sensitivity analysis and future directions. *Bull WHO* 1994;72(3):495–509.
4. Sackett DL, Haynes RB, Guyatt GH, et al. *Clinical epidemiology: a basic science for clinical medicine,* 2nd ed. Boston: Little, Brown, 1991:1–441.
5. Bellamy N. *Prognosis in the rheumatic diseases.* Lancaster, UK: Kluwer Academic, 1991:11–502.
6. Woolf AD. Leader. The bone and joint decade 2000–2010. *Ann Rheum Dis* 2000;59(2):81–82.
7. Hopman WM, Berger JL, et al. Is there regional variation in the SF-36 scores of Canadian adults. *Can J Public Health* 2002;93(3):233–237.
8. Glasziou AP. Editorial. The Cochrane Library: access for all Australians. *Med J Aust* 2002;177(10):532–533.
9. Torrance GW, Raynauld JP, Walker V, et al. A prospective, randomized, health outcomes trial evaluating the incorporation of hylan G-F 20 into the treatment paradigm for patients with knee osteoarthritis (part 2 of 2): economic results. *Osteoarthritis Cartilage* 2002;10(7): 518–527.
10. Bellamy N, Kaloni S, Pope J, et al. Quantitative rheumatology: a survey of outcome measurement procedures in routine rheumatology outpatient practice in Canada. *J Rheumatol* 1998;25:852–858.
11. Bellamy N, Muirden KD, Brooks PM, et al. Quantitative rheumatology: a survey of outcome measurement procedures in routine rheumatology outpatient practice in Australia. *J Rheumatol* 1999;26:1593–1599.
12. Wolfe F, Pincus T. Data collection in the clinic. *Rheum Dis Clin North Am* 1995;21(2):321–358.
13. Pincus T. Why should rheumatologists collect patient self-report questionnaires in routine rheumatologic care? *Rheum Dis Clin North Am* 1995;21(2):271–319.
14. Feinstein AR. Randomised clinical trials. In: *Clinical epidemiology—the architecture of clinical research.* Philadelphia: WB Saunders, 1985:683–717.
15. Nikles CJ, Glasziou PP, Del Mar CB, et al. N of 1 trials. Practical tools for medication management. *Aust Fam Physician* 2000;29(11):1108–1112.
16. Nikles CJ, Glasziou PP, Del Mar CB, et al. Preliminary experiences with a single-patient trials service in general practice. *Med J Aust* 2000;173(2):100–103.
17. Cook TD, Campbell DT. *Quasi-experimentation: design and analysis issues for field settings.* Boston: Houghton Mifflin, 1979:1–405.
18. Kvien K, Mikkelsen B-Y. Nordvåg editorial. Results from controlled clinical trials: how relevant for clinical practice. *J Rheumatol* 2003: 30(6):1135–1137.
19. Bellamy N, Campbell J, Syrotuik J. Comparative study of self-rating pain scales in rheumatoid arthritis patients. *Curr Med Res Opin* 1999; 15(2):121–127.
20. Bellamy N, Campbell J, Syrotuik J. Comparative study of self-rating pain scales in osteoarthritis patients. *Curr Med Res Opin* 1999;15(2): 113–119.
21. U.S. Food and Drug Administration. Guidance for industry, clinical development, programs for drugs, devices, and biological products for the treatment of rheumatoid arthritis (RA) (Draft). Accessed at *www.fda-gov/cder/guidance/guidance.htm,* January 6, 1997
22. Osteoarthritis Research Society (OARS) Task Force Report. Design and conduct of clinical trials of patients with osteoarthritis: recommendations from a task force of the osteoarthritis research society. *Osteoarthritis Cartilage* 1996;4:217–243.
23. Colton T. Inference on means. In: *Statistics in medicine.* Boston: Little, Brown, 1974:99–150.
24. Colton T. Inference on proportions. In: *Statistics in medicine.* Boston: Little, Brown, 1974:151–188.

25. Gøtzsche PC. Methodology and overt and hidden bias in reports of 196 double-blind trials of nonsteroidal anti-inflammatory drugs in rheumatoid arthritis. *Control Clin Trials* 1989;10:31–56.
26. Wells GA. Minimal clinically important difference module: introduction. *J Rheumatol* 2001;28(2):398–399.
27. Wells G, Anderson J, Beaton D, et al. Minimally clinically important difference module: summary, recommendations, and research agenda. *J Rheumatol* 2001;28(2):452–454.
28. Beaton DE, Bombardier C, Katz JN, et al. Looking for important change/differences in studies of responsiveness. *J Rheumatol* 2001; 28(2):400–405.
29. Wells G, Beaton D, Shea B, et al. Minimal clinically important differences: Review of methods. *J Rheumatol* 2001;28(2):406–412.
30. Cranney A, Welch V, Wells G, et al. Discrimination of changes in osteoporosis outcomes. *J Rheumatol* 2001;28(2):413–421.
31. Felson DT, Anderson JJ. A review of evidence on the discriminant validity of outcome measures in rheumatoid arthritis. *J Rheumatol* 2001;28(2):422–426.
32. Bellamy N, Carr A, Dougados M, et al. Towards a definition of "difference" in osteoarthritis. *J Rheumatol* 2001;28(2):427–430.
33. Bambardier C, Hayden J, Beaton DE. Minimal clinically important difference. Low back pain: outcomes measures. *J Rheumatol* 2001;28 (2):431–438.
34. Bellamy N, Buchanan WW, Esdaile JM, et al. Ankylosing spondylitis antirheumatic drug trials. I. Effects of standardization procedures on observer-dependent outcome measures. *J Rheumatol* 1991;18:1701–1708.
35. Bellamy N, Buchanan WW, Esdaile JM, et al. Ankylosing spondylitis antirheumatic drug trials. II. Tables for calculating sample size for clinical trials. *J Rheumatol* 1991;18:1709–1715.
36. Bellamy N, Buchanan WW, Esdaile JM, et al. Ankylosing spondylitis antirheumatic drug trials. III. Setting the delta for clinical trials of antirheumatic drugs—results of a consensus development (Delphi) exercise. *J Rheumatol* 1991;19:1716–1722.
37. Bellamy N, Anastassiades TP, Buchanan WW, et al. Rheumatoid arthritis antirheumatic drug trials. I. Effects of standardization procedures on observer-dependent outcome measures. *J Rheumatol* 1991;18:1893–1900.
38. Bellamy N, Anastassiades TP, Buchanan WW, et al. Rheumatoid arthritis antirheumatic drug trials. II. Tables for calculating sample size for clinical trials of antirheumatic drugs. *J Rheumatol* 1991;18:1901–1907.
39. Bellamy N, Anastassiades TP, Buchanan WW, et al. Rheumatoid arthritis antirheumatic drug trials. III. Setting the delta for clinical trials of antirheumatic drugs—results of a consensus development (Delphi) exercise. *J Rheumatol* 1991;18:1908–1915.
40. Bellamy N, Carette S, Ford PM, et al. Osteoarthritis antirheumatic drug trials. I. Effects of standardization procedures on observer dependent outcome measures. *J Rheumatol* 1992;19:436–443.
41. Bellamy N, Carette S, Ford PM, et al. Osteoarthritis antirheumatic drug trials. II. Tables for calculating sample size for clinical trials. *J Rheumatol* 1992;19:444–450.
42. Bellamy N, Carette S, Ford PM, et al. Osteoarthritis antirheumatic drug trials. III. Setting the delta for clinical trials—results of a consensus development (Delphi) exercise. *J Rheumatol* 1992;19:451–457.
43. Bellamy N, Bell MJ, Carette S, et al. Estimation of observer reliability and sample size calculation parameters for outcome measures in fibromyalgia clinical trials. *Inflammopharmacology* 1994;2:345–360.
44. Cohen J. *Statistical power analysis for the behavioural sciences,* 2nd ed. New Jersey: Lawrence Erlbaum Associates, 1988:1–567.
45. Armitage P. Comparison of several groups. In: *Statistical methods in medical research.* London: Blackwell Scientific, 1980:202–207.
46. Feinstein AR. Scientific decisions for data and hypothesis. In: *Clinical epidemiology—the architecture of clinical research.* Philadelphia: WB Saunders, 1985:500–529.
47. Sackett DL, Gent M. Controversy in counting and attributing events in clinical trials. *N Engl J Med* 1979;301:1410–1412.
48. Little RJA, Rubin DB. *Statistical analysis with missing data.* Toronto: John Wiley & Sons, 1987.
49. Simon R. Confidence intervals for reporting results of clinical trials. *Ann Intern Med* 1986;105:429–435.
50. Dickersin K, Chan S, Chalmers TC, et al. Publication bias and clinical trials. *Control Clin Trials* 1987;8:343–353.
51. National Health and Medical Research Council (HNHMRC). How to use the evidence: assessment and application of scientific evidence. Biotext, Canberra, Australia, 2000:1–84.
52. Coles LS, Fries JF, Kraines RG, et al. From experiment to experience: side effects of nonsteroidal anti-inflammatory drugs. *Am J Med* 1983; 74:820–828.
53. Fries JF, Bellamy N. Introduction. In: *Prognosis in the rheumatic diseases.* Ed. N Bellamy. Dordrecht, the Netherlands: Kluwer Academic, 1991:1–10.
54. World Health Organization. ICIDH-2. In: *An international classification of impairments, activities and participation.* Geneva: WHO, 1997.
55. Boers M, Brooks PM, Strand V, et al. The OMERACT filter for outcome measures in rheumatology. *J Rheumatol* 1998;25:198–199.
56. Carmines EG, Zeller RA. *Reliability and validity assessment.* Beverly Hills, CA: Sage Publications, 1979.
57. Bellamy N, Buchanan WW. A preliminary evaluation of the dimensionality and clinical importance of pain and disability in osteoarthritis of the hip and knee. *Clin Rheumatol* 1986;5(2):231–241.
58. Bellamy N, Campbell J, Haraoui B, et al. Dimensionality and clinical importance of pain and disability in hand osteoarthritis: development of the Australian/Canadian (AUSCAN) Osteoarthritis Hand Index. *Osteoarthritis Cartilage* 2002;10(11):855–862.
59. Cohen J. A coefficient of agreement for normal scales. *Educ Psych Measurement* 1960;20:27–47.
60. Byrt T, Bishop J, Carlin JB. Bias, prevalence and kappa. *J Clin Epidemiol* 1993;46:423–429.
61. Bellamy N, Sothern RB, Campbell J, et al. Circadian rhythm in pain, stiffness and manual dexterity in rheumatoid arthritis: relation between discomfort and disability. *Ann Rheum Dis* 1991;50:243–248.
62. Bellamy N, Sothern RB, Campbell J. Rhythmic variations in pain perception in osteoarthritis of the knee. *J Rheumatol* 1990;17:364–372.
63. Bellamy N, Sothern RB, Campbell J, et al. Rhythmic variations in pain, stiffness and manual dexterity in hand osteoarthritis. *J Rheumatol* 2002;61(12):1075–1080.
64. Bellamy N, Sothern R, Campbell J. Circadian and circaseptan rhythmicity in pain, stiffness and fatigue in fibromyalgia. *J Rheumatol* 2003 (in press).
65. Bellamy N, Buchanan WW, Goldsmith CH, et al. Validation study of WOMAC: a health status instrument for measuring clinically important patient relevant outcomes to antirheumatic drug therapy in patients with osteoarthritis of the hip or knee. *J Rheumatol* 1988;15:1833–1840.
66. Bellamy N, Buchanan WW, Goldsmith CH, et al. Validation study of WOMAC: a health status instrument for measuring clinically important patient relevant outcomes following total hip or knee arthroplasty in osteoarthritis. *J Orthop Rheumatol* 1988;1:95–108.
67. Bellamy N, Campbell J, Haraoui B, et al. Clinimetric properties of the AUSCAN Osteoarthritis Hand Index: an evaluation of reliability, validity and responsiveness. *Osteoarthritis Cartilage* 2002;10(11):863–869.
68. Davies GM, Watson DJ, Bellamy N. Comparison of the responsiveness and relative effect size of the WOMAC and SF-36 in a randomised clinical trial in patients with osteoarthritis. *Arthritis Care Res* 1999;12(3):172–179.
69. Theiler R, Sangha O, Schaeren S, et al. Superior responsiveness of the pain and function sections of the Western Ontario and McMaster Universities Osteoarthritis Index (WOMAC) as compared to the Lequesne-algofunctional Index in patients with osteoarthritis of the lower extremities. *Osteoarthritis Cartilage* 1999;7:515–519.
70. Griffiths G, Bellamy N, Bailey WH, et al. A comparative study of the relative efficiency of the WOMAC, AIMS and HAQ instruments in evaluating the outcome of total knee arthroplasty. *Inflammopharmacology* 1995;3:1–6.
71. Tugwell P, Bombardier C, Buchanan WW, et al. The MACTAR patient preference disability questionnaire—an individualized functional priority approach for assessing improvement in physical disability in clinical trials in rheumatoid arthritis. *J Rheumatol* 1987;14:446–451.
72. Smythe HA, Helewa A, Goldsmith CH. "Independent assessor" and "pooled index" as techniques for measuring treatment effects in rheumatoid arthritis. *J Rheumatol* 1977;4:144–152.
73. Van der Heijde DMFM, Van't Hof MA, Van Riel PLCM, et al. Judging disease activity in clinical practice in rheumatoid arthritis: first step in the development of a disease activity score. *Ann Rheum Dis* 1990; 49:916–920.
74. Van Riel PLCM, Van Gestel AM. The original "DAS" and the "DAS28" are not interchangeable: comment on the articles by Prevoo et al. *Arthritis Rheum* 1998;41:942–950.
75. Andersson G. Hip Assessment: a comparison of nine different methods. *J Bone Joint Surg [Br]* 1972;54:621–625.

76. Ehrich EW, Davies GM, Watson DJ, et al. Minimal perceptible clinical Improvement with the Western Ontario and McMaster Universities osteoarthritis index questionnaire and global assessments in patients with osteoarthritis. *J Rheumatol* 2000;27(11):2635–2641.
77. Angst F, Aeschlimann A, Michel BA, et al. Minimal clinically important rehabilitation effects in patients with osteoarthritis of the lower extremities. *J Rheumatol* 2002;29:131–138.
78. Boers M, Tugwell P, Felson DT, et al. World Health Organization and International League of Associations for Rheumatology core endpoints for symptom modifying antirheumatic drugs in rheumatoid arthritis clinical trials. *J Rheumatol* 1994;21(suppl 41):86–89.
79. Felson DT, Anderson JJ, Boers M, et al. The American College of Rheumatology Preliminary core set of disease activity measures for rheumatoid arthritis clinical trials. *Arthritis Rheum* 1993;36(6):729–740.
80. Felson DT, Anderson JJ, Boers M, et al. American College of Rheumatology preliminary definition of improvement in rheumatoid arthritis. *Arthritis Rheum* 1995;38:727–735.
81. Felson DT, Anderson JJ, Lange ML, et al. Should improvement in rheumatoid arthritis clinical trials be defined as fifty percent or seventy percent improvement in core set measures, rather than twenty percent? *Arthritis Rheum* 1998;41(9):1564–1570.
82. Bellamy N, Kirwan J, Boers M, et al. Recommendations for a core set of outcome measures for future phase III clinical trials in knee, hip and hand osteoarthritis. Consensus development in OMERACT III. *J Rheumatol* 1997;24:799–802.
83. Dougados M, LeClaire P, van der Heijde D, et al. Response criteria for clinical trials on osteoarthritis of the knee and hip: a report of the Osteoarthritis Research Society International Standing Committee for Clinical Trials Response Criteria Initiative [special article]. *Osteoarthritis Cartilage* 2000;8(6):395–403.
84. Pham T, van der Heijde D, Lassere M, et al. Outcome variables for osteoarthritis clinical trials: the OMERACT-OARSI set of responder criteria. *J Rheumatol* 2003;30(7):1648–1654.
85. Bellamy N, Lybrand SG, Gee T. An evaluation of the convergence between three different methods of response status assignment (RSA) based on the WOMAC Osteoarthritis Index. Abstract from the ACR Annual Scientific Meeting, New Orleans, October 24–29, 2002. *Arthritis Rheum* 2002;336(suppl):159.
86. Bellamy N, Bell MJ, Goldsmith CH, et al. Evaluation of the OARSI and OMERACT-OARSI sets of responder criteria in patients treated with hylan G-F 20 for knee osteoarthritis. *Osteoarthritis Cartilage* 2003;11(suppl A):S80.
87. Bellamy N, Bell MJ, Goldsmith CH, et al. WOMAC 20, 50, 70 response levels in patients treated with hylan G-F 20 for knee osteoarthritis. *Osteoarthritis Cartilage* 2003;11(suppl A):S82.
88. Van der Heijde D, van der Sjef L, Dougados M, et al. Ankylosing spondylitis: plenary discussion and results of voting on selection of domains and some specific instruments. *J Rheumatol* 1999;26:1003–1005.
89. Anderson JJ, Baron G, van der Heijde D, et al. Ankylosing spondylitis assessment group preliminary definition of short-term improvement in ankylosing spondylitis. *Arthritis Rheum* 2001;44(8):1876–1886.
90. Wells G, Anderson J, Boers M, et al. MCID/Low Disease Activity State Workshop: summary, recommendations and research agenda. *J Rheumatol* 2003;30:1115–1118.
91. Bellamy N, Bell MJ, Goldsmith CH, et al. Symptom free response using the WOMAC pain score in patients treated with hylan G-F 20 for knee osteoarthritis. *Osteoarthritis Cartilage* 2003;11(suppl A):S42.
92. Raynauld JP, Torrance GW, Walker V, et al. A prospective, randomized, health outcomes trial evaluating the incorporation of hylan G-F 20 into the treatment paradigm for patients with knee osteoarthritis (part 1 of 2): clinical results. *Osteoarthritis Cartilage* 2002;10(7):506–517.
93. Ware JE Jr, Sherbourne CD. The MOS 36-item Short-Form Health Survey (SF-36). I. Conceptual framework and item selection. *Med Care* 1992;30:473–481.
94. Fries JF, Spitz P, Kraines RG, et al. Measurement of patient outcome in arthritis. *Arthritis Rheum* 1980;23:137–145.
95. Meenan RF, Gertman PM, Mason JH. Measuring health status in arthritis: the arthritis impact measurement scales. *Arthritis Rheum* 1980;23:146–152.
96. Meenan RF, Mason JH, Anderson JJ, et al. AIMS2: the content and properties of a revised and expanded Arthritis Impact Measurement Scales health status questionnaire. *Arthritis Rheum* 1992;35:1–10.
97. Lequesne MG, Mery C, Samson M, et al. Indexes of severity for osteoarthritis of the hip and knee. Validation—value of comparison with other assessment tests. *Scand J Rheumatol* 1987;65(suppl):85–89.
98. Wood PNH. Appreciating the consequences of disease: the international classification of impairments, disabilities and handicaps. *WHO Chronic* 1980;34:376–380.
99. World Health Organization. ICIDH-2. In: *An international classification of impairments, activities and participation.* Geneva: WHO, 1997.
100. World Health Organization. *International Classification of Functioning, Disability and Health.* Geneva: WHO, 2001.
101. Weigl M, Cieza A, Harder M, et al. Linking osteoarthritis-specific health-status measures to the International Classification of Functioning, Disability and Health (ICF). *Osteoarthritis Cartilage* 2003;11:519–523.
102. Hochberg MC, Chang RW, Dwosh I, et al. The American College of Rheumatology 1991 revised criteria for the classification of global functional status in rheumatoid arthritis. *Arthritis Rheum* 1992;35:498–502.
103. Bellamy N. WOMAC Osteoarthritis Index—Guide V. 2002. Published by Nicholas Bellamy, Brisbane, Australia.
104. Wolfe F, Kong SX. Rasch analysis of the Western Ontario McMaster Questionnaire (W0MAC) in 2205 patients with osteoarthritis, rheumatoid arthritis, and fibromyalgia. *Ann Rheum Dis* 1999;58:563–568.
105. Theiler R, Kroesen S, Spielberger J, et al. Validation of the WOMAC 3.0 TS, an audiovisual computerised version of the WOMAC 3.0. *Osteoarthritis Cartilage* 2000;8(2):152–153.
106. Theiler R, Bischoff H, Good M, et al. Rofecoxib improves quality of life in hip and knee OA patients. 10th Asia Pacific League of Associations for Rheumatology Congress, Bangkok, Thailand. Abstract Book 242. 2002:122.
107. Bellamy N, Campbell J, Hill J, et al. A comparative study of telephone versus onsite completion of the WOMAC 3.0 Osteoarthritis Index. *J Rheumatol* 2002;29(4):783–786.
108. Lingard EA, Katz JN, Wright EA, et al. and Kinemax Outcomes Group. Predicting the outcome of total knee arthroplasty from preoperative status. *Arthritis Rheum* 2000;43(9)(suppl):216.
109. Ethgen O, Kahler KH, Kong SX, et al. Are health-related quality of life scores useful in predicting the use of health care services? Exploration in patients with arthritis. *Arthritis Rheum* 2000;43(9)(suppl):163.
110. Dougados M, Gueguen A, Nguyen M, et al. Requirement for total hip arthroplasty: an outcome measure of hip osteoarthritis. *J Rheumatol* 1999;26:855–861.
111. Bellamy N. AUSCAN Osteoarthritis Hand Index—User Guide I. Published by Nicholas Bellamy, 2001.
112. Dreiser R-L, Maheu E, Guillou, et al. Validation of an algofunctional index for osteoarthritis of the hand. *Rev Rheum* 1995;62(suppl 1);42–53.
113. Maheu E, Dreiser RL, Guillou GB. Functional index for hand osteoarthritis (OA). Sensitivity and discriminant value among other tests in a therapeutic trial (Anstr). *Rheumatology in Europe* 1995;24(suppl 3):195.
114. Duruöz MT, Poiraudeau S, Fermanian J, et al. Development and validation of a Rheumatoid Hand Functional Disability Scale that assesses functional handicap. *J Rheumatol* 1996;23:1167–1172.
115. Poiraudeau S, Chevelier X, Conrozier T, et al. Reliability, validity, and sensitivity to change of the Cochin hand functional disability scale in hand osteoarthritis. *Osteoarthritis Cartilage* 2001;9(6):570–577.
116. Calin A, Nakache J-P, Gueguen A, et al. Defining disease activity in ankylosing spondylitis: is a combination of variables (Bath Ankylosing Spondylitis Disease Activity Index) an appropriate instrument? *Rheumatology* 1999;38:878–882.
117. Calin A, Garrett SL, Whitelock HC, et al. A new approach to defining functional ability in ankylosing spondylitis: the development of the Bath Ankylosing Spondylitis Functional Index (BASFI). *J Rheumatol* 1994;21:2281–2285.
118. Garrett SL, Jenkinson TR, Whitelock HC, et al. A new approach to defining disease status in ankylosing spondylitis: the Bath Ankylosing Spondylitis Disease Activity Index (BASDAI). *J Rheumatol* 1994;21:2286–2291.
119. Jenkinson T, Mallorie PA, Whitelock HC, et al. A defining spinal mobility in ankylosing spondylitis: the Bath Ankylosing Spondylitis Metrology Index (BASMI). *J Rheumatol* 1994;21:1694–1698.

120. Jones SD, Steiner A, Garrett SL, et al. The Bath Ankylosing Spondylitis Global Score (BAS-G). *Br J Rheumatol* 1996;35:66–71.
121. Mackay K, Mack C, Brophy S, et al. The Bath Ankylosing Spondylitis Radiology Index (BASRI): a new validated approach to disease assessment. *Arthritis Rheum* 1998;41:2263–2270.
122. Ruof J, Sangha O, Stucki G. Comparative responsiveness of 3 functional indices in ankylosing spondylitis. *J Rheumatol* 1999;26:1959–1963.
123. Ward MM, Kuzis S. Validity and sensitivity to change of spondylitis-specific measures of functional disability. *J Rheumatol* 1999;26:121–127.
124. Burckhardt CS, Clark Sr, Bennett RM. The Fibromyalgia Impact Questionnaire: development and validation. *J Rheumatol* 1991;18: 728–733.
125. Hudak PL, Amadio PC, Bombardier C. Development of an upper extremity outcome measure: the DASH (disabilities of the arm, shoulder, and hand). *Am J Indust Med* 1996;29:602–608.
126. Navsarikar A, Gladman DD, Husted JA, et al. Validity Assessment of the Disabilities of Arm, Shoulder, and Hand Questionnaire (DASH) for patients with psoriatic arthritis. *J Rheumatol* 1999;26:2191–2194.
127. Geusens PP, Truitt K, Sfikakis P, et al. A placebo and active comparator-controlled trial of rofecoxib for the treatment of rheumatoid arthritis. *Scand J Rheumatol* 2002;31(4):230–238.
128. Kivitz A, Eisen G, Zhao WW, et al. Randomised placebo-controlled trial comparing efficacy and safety of valdecoxib with naproxen in patients with osteoarthritis. *J Fam Pract* 2002;51(6):530–537.
129. Leung AT, Malmstrom K, Gallacher AE, et al. Efficacy and tolerability profile of etoricoxib in patients with osteoarthritis: a randomised, double-blind, placebo and active comparator controlled 12-week efficacy trial. *Curr Med Res Opin* 2002;18(2):49–58.
130. Gandhi SK, Salmon JW, Zhao SZ, et al. Psychometric evaluation of the 12-item short-form health survey (SF-12) in osteoarthritis and rheumatoid arthritis clinical trials. *Clin Ther* 2001;23(7):1080–1098.
131. Burdine JN, Felix MR, Abel AL, et al. The SF-12 as a population health measure: an exploratory examination of potential for application. *Health Serv Res* 2000;35(4):885–904.
132. Hurst NP, Jobanputra P, Hunter M, et al., for the Economic and Health Outcomes Research Group. Validity of EuroQoL—a generic health status instrument—in patients with rheumatoid arthritis. *Br J Rheumatol* 1994;33:655–662.
133. Fransen M, Edmonds J. Reliability and validity of the EuroQoL in patients with osteoarthritis of the knee. *Rheumatology* 1999;38:807–813.
134. The WHOQOL Group. The World Health Organisation quality of life assessment (WHOQOL): development and general psychometric properties. *Soc Sci Med* 1998;46(12):1569–1585.
135. Hunt SM, McKenna SP, McEwen J, et al. The Nottingham Health Profile: subjective health status and medical consultations. *Soc Sci Med* 1981;15A:221–229.
136. Feeny D, Furlong W, Barr RD, et al. A comprehensive multiattribute system for classifying the health status of survivors of childhood cancer. *J Clin Oncol* 1992;10:923–928.
137. March LM, Oh E-S, Cross M, et al. A comparison of WOMAC and MOS SF-36 in OA patients undergoing joint replacement [Abstract 439]. 8th APLAR Congress of Rheumatology, Melbourne, Australia, April 21–26, 1996. Programme and Abstracts (Posters P119).
138. Davies GM, Watson DJ, Bellamy N. Comparison of the responsiveness and relative effect size of the WOMAC and SF-36 in a randomized clinical trial in patients with osteoarthritis. *Arthritis Care Res* 1999;12(3):172–179.
139. Hawker G, Melfi C, Paul J, et al. Comparison of a generic (SF-36) and a disease specific (WOMAC) (Western Ontario and McMaster Universities Osteoarthritis Index) instrument in the measurement of outcomes after knee replacement surgery. *J Rheumatol* 1995;22: 1193–1196.
140. Van Lankveld W, Van't Pad Bosch P, Van De Putte L, et al. Disease-specific stressors in rheumatoid arthritis: coping and well-being. *Br J Rheumatol* 1994;33:1067–1073.
141. Van Lankveld W, Näring G, van't Pad Bosch P, et al. Behavioural coping and physical functioning: the effect of adjusting the level of activity on observed dexterity. *J Rheumatol* 1999;26:1058–1064.
142. DeVellis RF, Callahan LF. A brief measure of helplessness in rheumatic disease: the helplessness subscale of the rheumatology attitudes index. *J Rheumatol* 1993;20:866–869.
143. Nicassio PM, Radojevic V, Weisman MH, et al. The role of helplessness in the response to disease modifying drugs in rheumatoid arthritis. *J Rheumatol* 1993;20:1114–1120.
144. Carr AJ, Thompson PW. Towards a measure of patient-perceived handicap in rheumatoid arthritis. *Br J Rheumatol* 1994;33:378–382.
145. Carr AJ. A patient-centred approach to evaluation and treatment in rheumatoid arthritis: the development of a clinical tool to measure patient-perceived handicap. *Br J Rheumatol* 1996;35:921–932.
146. Harwood RH, Carr AJ, Thompson PW, et al. Handicap in inflammatory arthritis. *Br J Rheumatol* 1996;35:891–897.
147. Carr AJ. Beyond disability: measuring the social and personal consequences of osteoarthritis. *Osteoarthritis Cartilage* 1999;7(2):230–238.
148. Sharpe L, Sensky T, Brewin CR, et al. Characteristics of handicap for patients with recent onset rheumatoid arthritis: the validity of the Disease Repercussion Profile. *Rheumatology* 2001;40:1169–1174.
149. Taylor W, Myers J, McNaughton H, et al. Evidence for inadequate construct validity of the Disease Repercussion Profile in people with rheumatoid arthritis. *Rheumatology* 2001;40:757–762.
150. Turk DC, Dworkin RH, Allen RR, et al. Core outcome domains in chronic pain clinical trials: IMMPACT Recommendations. *Pain* 2003 (in press).
151. Katz PP, Yelin EH. The development of depressive symptoms among women with rheumatoid arthritis. *Arthritis Rheum* 1995;38:49–56.
152. Crotty M, McFarlane AC, Brooks PM, et al. The psychosocial and clinical status of younger women with early rheumatoid arthritis: a longitudinal study with frequent measures. *Br J Rheumatol* 1994; 33:754–760.
153. Dexter P, Brandt K. Distribution and predictors of depressive symptoms in osteoarthritis. *J Rheumatol* 1994;21:279–286.
154. Suurmeijer TP, Waltz M, Moun T, et al. Quality of life profiles in the first years of rheumatoid arthritis results from the EURIDISS longitudinal study. *Arthritis Rheum* 2001;45(2):111–121.
155. Barlow JH, Wright CC, Williams B, et al. Work disability among people with ankylosing spondylitis. *Arthritis Rheum* 2001;45(5): 424–429.
156. Sherman AM. Social relations and depressive symptoms in older adults with knee osteoarthritis. *Soc Sci Med* 2003;56(2):247–257.
157. Cibere J, Bellamy N, Thorne A, et al. Reliability of the knee examination in osteoarthritis: effect of standardization. *Arthritis Rheum* 2004;50(2):458–468.
158. Smolen JS, Breedveld FC, Eberl G, et al. Validity and reliability of the twenty-eight-joint count for the assessment of rheumatoid arthritis activity. *Arthritis Rheum* 1995;38:38–43.
159. Prevoo MLL, Van't Hof MA, Kuper HH, et al. Modified disease activity scores that include twenty-eight-joint counts. *Arthritis Rheum* 1995;38:44–48.
160. Fuchs HA, Pincus T. Reduced joint counts in controlled clinical trials in rheumatoid arthritis. *Arthritis Rheum* 1994;37:470–475.
161. American College of Rheumatology Committee on Outcome Measures in Rheumatoid Arthritis Clinical Trials. Reduced joint counts in rheumatoid arthritis clinical trials [Editorial]. *Arthritis Rheum* 1994; 37:463–464.
162. Van Gestel AM, Haagsma CJ, van Riel PLCM. Validation of rheumatoid arthritis improvement criteria that include simplified joint counts. *Arthritis Rheum* 1998;41:1845–1850.
163. Scott DL, Antoni C, Choy EH, et al. Joint counts in routine practice [Editorial]. *Rheumatology* 2003;42:919–923.
164. Calvo FA, Calvo A, Berrocal A, et al. Self-administered joint counts in rheumatoid arthritis: comparison with stand joint counts. *J Rheumatol* 1999;26:536–539.
165. Houssien DA, Stucki G, Scott DL. A patient-derived disease activity score can substitute for a physician-derived disease activity score in clinical research. *Rheumatology* 1999;38:48–52.
166. Dougados M, Gueguen A, Nakache J-P, et al. Evaluation of a functional index and an articular index in ankylosing spondylitis. *J Rheumatol* 1988;15:302–307.
167. Mander M, Simpson JM, McLellan A, et al. Studies with an enthesis index as a method of clinical assessment in ankylosing spondylitis. *Ann Rheum Dis* 1987;46:197–202.
168. American Academy of Orthopaedic Surgeons. *Joint motion: method of measuring and recording*. Edinburgh: Churchill Livingstone, 1966.
169. Jonsson B, Larsson S-E. Rheumatoid arthritis evaluated by locomotion score. *Scand J Rheumatol* 1990;19:223–231.

170. Doherty M, Dacre J, Dieppe P, et al. The GALS locomotor screen. *Ann Rheum Dis* 1992;51:1165–1169.
171. Green S, Buchbinder R, Forbes A, et al. A standardised protocol for measurement of range of movement of the shoulder using the Plurimeter-V inclinometer and assessment of its intrarater and interrater reliability. *Arthritis Care Res* 1998;11:43–52.
172. Friedman LM, Furberg CD, DeMets DL. Assessment and reporting of adverse events. In: *Fundamentals of clinical trials.* Littleton, MA: PSG Publishing, 1985:147–160.
173. Binns TB. Therapeutic risks in perspective. *Lancet* 1987;25;2(8552): 208–209.
174. Inman WHW. Editor's introduction and commentary. In: Inman WHW, ed. *Monitoring for drug safety,* 2nd ed. Lancaster: MTP Press, 1986:3–11.
175. Strom BL. Overview of different logistical approaches to postmarketing surveillance. *J Rheumatol* 1988;15(suppl 17):9–13.
176. Weber JCP. Epidemiology of adverse reactions to non-steroidal anti-inflammatory drugs. In: Rainsford KD, Velo JP, eds. *Advances in inflammation research.* Vol. 6. New York: Raven, 1984:1–7.
177. Inman WHW, ed. *Monitoring for drug safety,* 2nd ed. Lancaster: MTP Press, 1986:37.
178. Venning GR. Identification of adverse reactions to new drugs: 2. How were 18 important adverse reactions discovered and with what delays? *BMJ* 1983;286:289–293.
179. Venning GR. Identification of adverse reactions to new drugs: 2. Continued: How were 18 important adverse reactions discovered and with what delays? *BMJ* 1983;286:365–368.
180. Venning GR. Identification of adverse reactions to new drugs: 3. Alerting processes and early warning systems. *BMJ* 1983;286:458–547.
181. World Health Organization. *The WHO adverse reaction dictionary.* Uppsala: WHO Collaborating Centre for International Drug Monitoring, 1990.
182. US Department of Commerce, National Technical Information Service. *COSTART: Coding symbols for thesaurus of adverse reaction terms,* 3rd ed. Springfield, IL: US Department of Commerce, National Technical Information Service, 1989.
183. Brown EG. Effects of coding dictionary on signal generation: a consideration of use of MedDRA compared with WHO-ART. *Drug Saf* 2002;25(6):445–452.
184. Brooks PM, Day RO. OMERACT 5 Drug Safety Working Group report: introduction. *J Rheumatol* 2001;28(5):1162.
185. Woodworth TG, Furst DE, Strand V, et al. Standardizing assessment of adverse effects in rheumatology clinical trials. Status of OMERACT Toxicity Working Group, March 2000: Towards a common understanding of comparative toxicity/safety profiles for antirheumatic therapies. *J Rheumatol* 2001;28(5)1163–1169.
186. Lindquist M, Edwards IR. The WHO programme for international drug monitoring, its database and the technical support of the Uppsala Monitoring Center. *J Rheumatol* 2001;28(5):1180–1187.
187. Singh G. Arthritis, Rheumatism and Aging Medical Information System Post-Marketing Surveillance Program. *J Rheumatol* 2001;28(5): 1174–1179.
188. Lipani JA, Strand, Johnson K, et al. A proposal for developing a large patient population cohort for long-term safety monitoring in rheumatoid arthritis. *J Rheumatol* 2001:28(5):1170–1173.
189. Welch V, Singh G, Strand V, et al. Patient based method of assessing adverse events in clinical trials in rheumatology: the Revised Stanford Toxicity Index. *J Rheumatol* 2001;28(5):1181–1191.
190. Ruchlin HS, Elkin EB, Paget SA. Assessing cost-effectiveness analyses in rheumatoid arthritis and osteoarthritis. *Arthritis Care Res* 1997;10:413–421.
191. Rissanen P, Sintonen H, Asikainen K, et al. Costs and cost-effectiveness in hip and knee replacements. *Int J Technol Assess Health Care* 1997;13(4):575–588.
192. Briggs A, Sculpher M, Britton A, et al. The costs and benefits of primary total hip replacement. *Int J Technol Assess Health Care* 1998;14(4):743–761.
193. Givon U, Ginsberg GM, Horoszowski, et al. Cost-utility analysis of total hip arthroplasties. *Int J Technol Assess Health Care* 1998; 14(4):735–742.
194. Lavernia CJ, Guzman JF, Gachupin-Garcia A. Cost effectiveness and quality of life in knee arthroplasty. *Clin Orthop Rel Res* 1997;345: 134–139.
195. Minas T. Chondrocyte implantation in the repair of chondral lesions of the knee: economics and quality of life. *Am J Orthop* 1998;27(11): 739–744.
196. Laupacis A, Feeny D, Detsky AS, et al. How attractive does a new technology have to be to warrant adoption and utilization? Tentative guidelines for using clinical and economic evaluations. *Can Med Assoc J* 1992;146(4):473–481.
197. Gabriel SE. Introduction. OMERACT 5 Economics Working Group Report. *J Rheumatol* 2001;28(3):642–647.
198. Gabriel SE. Summary. OMERACT 5 Economics Working Group: summary, recommendations, and research agenda. *J Rheumatol* 2001;28(3):670–673.
199. Gabriel S, Drummond M, Maetzel A, et al. OMERACT 6 Economics Working Group report: a proposal for a reference case for economic evaluation in rheumatoid arthritis. *J Rheumatol* 2003;30:886–890.
200. Maetzel A, Tugwell P, Boers M, et al. Economic evaluation of programs or interventions in the management of rheumatoid arthritis: defining a consensus-based reference case. *J Rheumatol* 2003;30:891–896.
201. Kirwan J, Heiberg T, Hewlett S, et al. Outcomes from the Patient Perspective Workshop at OMERACT 6. *J Rheumatol* 2003;30:868–872.
202. Hewlett SA. Patients and clinicians have different perspectives on outcomes in arthritis. *J Rheumatol* 2003;30:877–879.
203. Carr A, Hewlett S, Mitchell, et al. Rheumatology outcomes: the patient's perspective. *J Rheumatol* 2003;30:880–883.
204. Kvien TA, Heiberg T. Patient perspective in outcome assessments—perceptions or something more? *J Rheumatol* 2003;30:873–876.
205. Johnson AH, Hassell AB Jones PW, et al. The mechanical joint score: a new clinical index of joint damage in rheumatoid arthritis. *Rheumatology* 2002;41:189–195.
206. Bardwell WA, Nicassio PM, Weisman MH, et al. Rheumatoid Arthritis Severity Scale: a brief, physician-completed scale not confounded by patient self-report of psychological functioning. *Rheumatology* 2002;41:38–45.
207. Zijlstra TR, Moens HJB, Bukhari MAS. The rheumatoid arthritis articular damage score: first steps in developing a clinical index of long term damage in RA. *Ann Rheum Dis* 2002;61(1):20–23.
208. Katz PP, Pasch LA, Wong B. Development of an instrument to measure disability in parenting activity among young women with rheumatoid arthritis. *Arthritis Rheum* 2003;48(4):935–943.
209. Hewlett S, Cockshott Z, Kirwan J, et al. Development and validation of a self-efficacy scale for use in British patients with rheumatoid arthritis (RASE). *Rheumatology* 2001;40:1221–1230.
210. Osiri M, Deesomchok U, Tugwell P. Evaluation of functional ability of Thai patients with rheumatoid arthritis by the use of a Thai version of the Health Assessment Questionnaire. *Rheumatology* 2001;40: 555–558.
211. da Mota Facao D, Ciconelli RM, Ferraz MB. Translation and cultural adaptation of Quality of Life Questionnaires: an evaluation of methodology. *J Rheumatol* 2003;30:379–385.
212. Zandbelt MM, Welsing PMJ, van Gestel AM, et al. Health Assessment Questionnaire modifications: is standardisation needed? *Ann Rheum Dis* 2001;60(9)841–845.
213. Wolfe F. Which HAQ is best? A comparison of the HAQ, MHAQ and RA-HAQ, a difficult 8 item HAQ (DHAQ), and a rescored 20 item HAQ (HAQ20): analyses in 2491 rheumatoid arthritis patients following leflunomide initiation. *J Rheumatol* 2001;28:982–989.
214. Greenwood MC, Doyle DV, Ensor M. Does the Stanford Health Assessment Questionnaire have potential as a monitoring tool for subjects with rheumatoid arthritis? *Ann Rheum Dis* 2001;60(4):344–348.
215. Wolfe F, Choi HK. Leader. Benchmarking and the percentile assessment of RA: adding a new dimension to rheumatic disease measurement. *Ann Rheum Dis* 2001;60(11):994–995.
216. Wiles NJ, Scott DGI, Barrett EM, et al. Benchmarking: the five year outcome of rheumatoid arthritis assessed using a pain score, the Health Assessment Questionnaire, and the Short Form-36 (SF-36) in a community and a clinic based sample. *Ann Rheum Dis* 2001; 60(10):956–961.
217. Memel DS, Kirwan JR, Langley C, et al. Prediction of successful application for disability benefits for people with arthritis using the Health Assessment Questionnaire. *Rheumatology* 2002;41:100–102.
218. Hewlett S, Smith AP, Kirwan JR. Extended report. Measuring the meaning of disability in rheumatoid arthritis: the Personal Impact Health Assessment Questionnaire (PI HAQ). *Ann Rheum Dis* 2002; 61(11):986–993.

219. Tijhuis GJ, de Jong Z, Zwinderman AH, et al. The validity of the Rheumatoid Arthritis Quality of Life (RAQoL) questionnaire. *Rheumatology* 2001;40(10):1112–1119.
220. Neville C, Whalley D, McKenna S, et al. Adaptation and validation of the Rheumatoid Arthritis Quality of Life Scale for use in Canada. *J Rheumatol* 2001;28:1505–1510.
221. Lefevre-Colau MM, Poiraudeau S, Fermanian J, et al. Responsiveness of the Cochin rheumatoid hand disability scale after surgery. *Rheumatology* 2001;40(8):843–850.
222. Taal E, Rasker JJ, Riemsma RP. Psychometric properties of a Dutch short form of the Arthritis Impact Measurement Scales 2 (Dutch-AIMS2-SF). *Rheumatology* 2003;42:427–434.
223. Fransen J, Häuselmann H, Michel BA, et al. Responsiveness of the self-assessed rheumatoid arthritis disease activity index to a flare of disease activity. *Arthritis Rheum* 2001;44(1):53–60.
224. Smolen JS, Breedveld FC, Schiff MH, et al. A simplified disease activity index for rheumatoid arthritis for use in clinical practice. *Rheumatology* 2003;42:244–257.
225. Boers M, Verhoeven AC, van der Linden S. American College of Rheumatology criteria for improvement in rheumatoid arthritis should only be calculated from scores that decrease on improvement. *Arthritis Rheum* 2001;44(5):1052–1055.
226. Pincus T, Strand V, Koch G, et al. An index of the Three Core Data Set Patient Questionnaire Measures distinguishes efficacy of active treatment from that of placebo as effectively as the American College of Rheumatology 20% Response Criteria (ACR20) or the Disease Activity Score (DAS) in a rheumatoid arthritis clinical trial. *Arthritis Rheum* 2003;48(3):625–630.
227. Boers M. Concise communication: demonstration of response in rheumatoid arthritis patients who are nonresponders according to the American College of Rheumatology 20% criteria: the paradox of beneficial treatment effects in nonresponders in the ATTRACT trial. *Arthritis Rheum* 2001;44(11):2703–2704.
228. van Riel PLCM, van Gestel AM. Area under the curve for the American College of Rheumatology improvement criteria: a valid addition to existing criteria in rheumatoid arthritis? [Letters]. *Arthritis Rheum* 2001;44(7):1719–1720.
229. van Riel PLCM, van Gestel AM. Clinical outcome measures in rheumatoid arthritis. *Ann Rheum Dis* 2000;59(suppl 1):i28-i31.
230. den Broeder AA, Creemers MCW, van Gestel AM, et al. Dose titration using the Disease Activity Score (DAS28) in rheumatoid arthritis patients treated with anti-TNF-α. *Rheumatology* 2002;41(6):638–642.
231. Vrijhoel HJM, Diederiks JPM, Spreeuwenberg C, et al. Applying low disease activity criteria using the DAS28 to assess stability in patients with rheumatoid arthritis [Extended report]. *Ann Rheum Dis* 2003;62:419–422.
232. Welsing PMJ, van Gestel AM, Swinkels HL, et al. The relationship between disease activity, joint destruction, and functional capacity over the course of rheumatoid arthritis. *Arthritis Rheum* 2001;44(9):2009–2017.
233. Scott DL, Strand V. The effects of disease-modifying anti-rheumatic drugs on the Health Assessment Questionnaire score. Lessons from the leflunomide clinical trials database. *Rheumatology* 2002;41(8):899–909.
234. Ferraccioli GF, Gremese E, Tomietto P, et al. Analysis of improvements, full responses, remission and toxicity in rheumatoid patients treated with step-up combination therapy (methotrexate, cyclosporin A, sulphasalazine) or monotherapy for three years. *Rheumatology* 2002;41(8):892–898.
235. Russell AS, Conner-Spady B, Mintz A, et al. The responsiveness of Generic Health Status Measures as assessed in patients with rheumatoid arthritis receiving Infliximab. *J Rheumatol* 2003;30:941–947.
236. Capell H, McCarey D, Madhok R, et al. "5D" outcome in 52 patients with rheumatoid arthritis surviving 20 years after initial disease modifying antirheumatic drug therapy. *J Rheumatol* 2002;29:2099–2105.
237. Wells G, Boers M, Shea B, et al. MCID/Low Disease Activity State Workshop: low disease activity state in rheumatoid arthritis. *J Rheumatol* 2003;30:1110–1111.
238. Boers M, Anderson JJ, Felson DT. Deriving an operational definition of low disease activity state in rheumatoid arthritis. *J Rheumatol* 2003;30:1112–1114.
239. Young A, Dixey J, Kulinskaya E, et al. Which patients stop working because of rheumatoid arthritis? Results of five years' follow up in 732 patients from the early RA study (ERAS). *Ann Rheum Dis* 2002;61(4):335–340.
240. Mikuls T, Saag K, Griswell, et al. Health related quality of life in women with elderly onset rheumatoid arthritis. *J Rheumatol* 2003; 30:952–957.
241. Dadoniene J. Uhlig T, Stropuviene S, et al. Disease activity and health status in rheumatoid arthritis: a case-control comparison between Norway and Lithuania. *Ann Rheum Dis* 2003;62:231–235.
242. Sokoll KB, Helliwell PS. Comparison of disability and quality of life in rheumatoid and psoriatic arthritis. *J Rheumatol* 2001;28:1842–1846.
243. Sokka T, Krishnan E, Häkkinen A, et al. Functional disability in rheumatoid arthritis patients compared with a community population in Finland. *Arthritis Rheum* 2003;48(1):59–63.
244. Brekke M, Hjortdahl P, Kvien TK. Self-efficacy and health status in rheumatoid arthritis: a two-year longitudinal observational study. *Rheumatology* 2001;40(4):387–392.
245. Lindqvist E, Saxne T, Geborek P, et al. Ten year outcome in a cohort of patients with early rheumatoid arthritis: health status, disease process, and damage. *Ann Rheum Dis* 2002;60(12):1055–1059.
246. Fransen J, Daneel S, Langenegger T, et al. Rheumatologists' opinions on the feasibility of a measurement feedback system in rheumatoid arthritis and the influence of motivation. *Rheumatology* 2003; 42:924–928.
247. Russak SM, Croft JD, Furst DE, et al. The use of rheumatoid arthritis health-related quality of life patient questionnaires in clinical practice: lessons learned. *Arthritis Rheum* 2003;49(4):574–584.
248. Faucher M, Poiraudeau S, Lefevre-Colau MM, et al. Algo-functional assessment of knee osteoarthritis: comparison of the test-retest reliability and construct validity of the WOMAC and Lequesne Indexes. *Osteoarthritis Cartilage* 2002;10:602–610.
249. Poiraudeau S, Chevalier X, Conrozier T, et al. Reliability, validity and sensitivity to change of the Cochin hand functional disability scale in hand osteoarthritis. *Osteoarthritis Cartilage* 2001;9:570–577.
250. Roos EW, Toksvig-Larsen S. Knee injury and Osteoarthritis Outcome Score (KOOS)—validation and comparison to the WOMAC in total knee replacement. *Health Quality Life Outcomes* 2003;1:17.
251. O'Malley KJ, Suarez-Almazor M, Aniol J, et al. Joint-Specific Multidimensional Assessment of Pain (J-MAP): factor structure, reliability, validity and responsiveness in patients with knee osteoarthritis. *J Rheumatol* 2003;30:534–543.
252. Bachmeier CJM, March LM, Cross MJ, et al. A comparison of outcomes in osteoarthritis patients undergoing total hip and knee replacement surgery. *Osteoarthritis Cartilage* 2001;9:137–146.
253. Angst F, Aeschlimann A, Steiner W, et al. Responsiveness of the WOMAC Osteoarthritis Index as compared with the SF-36 in patients with osteoarthritis of the legs undergoing a comprehensive rehabilitation intervention [Extended reports]. *Ann Rheum Dis* 2001; 60:834–840.
254. Bae S-C, Lee H-S, Yun HR, et al. Cross-cultural adaptation and validation of Korean Western Ontario and McMaster Universities (WOMAC) and Lequesne Osteoarthritis Indices for clinical research. *Osteoarthritis Cartilage* 2001;9(8):746–750.
255. Thumboo J, Chew L-H, Soh C–H. Validation of the Western Ontario and McMaster University Osteoarthritis Index in Asians with osteoarthritis in Singapore. *Osteoarthritis Cartilage* 2001;9:440–446.
256. Thumboo J, Chew L-H, Lewin-Koh S-C. Socioeconomic and psychosocial factors influence pain or physical function in Asian patients with knee or hip osteoarthritis. *Ann Rheum Dis* 2002;61(11):1017–1020.
257. Ang DC, Ibrahim SA, Buraht CJ, et al. Is there a difference in the perception of symptoms between African Americans and whites with osteoarthritis? *J Rheumatol* 2003;30:1305–1310.
258. Fortin PR, Penrod JR, Clark AE, et al. Timing of total joint replacement affects clinical outcomes among patients with osteoarthritis of the hip or knee. *Arthritis Rheum* 2002;46(12):3327–3330.
259. Hawker GA, Wright JG, Coyte PC, et al. Differences between men and women in the rate of use of hip and knee arthroplasty. *N Engl J Med* 2000;342(14):1016–1022.
260. van Tubergen A, van der Heijde D, Anderson J, et al. Comparison of statistically derived ASAS improvement criteria for ankylosing spondylitis with clinically relevant improvement according to an expert panel [Extended report]. *Ann Rheum Dis* 2003;62:215–221.

261. Doward LC, Spoorenberg A, Cook SA, et al. Development of the ASQoL: a quality of life instrument specific to ankylosing spondylitis [Extended report]. *Ann Rheum Dis* 2003;62:20–26.
262. Haywood KL, Garratt AM, Jordan K, et al. Disease-specific, patient-assessed measures of health outcome in ankylosing spondylitis: reliability, validity and responsiveness. *Rheumatology* 2002;41(11):1295–1302.
263. Haywood KL, Garratt AM, Dziedzic K, et al. Patient centred assessment of ankylosing spondylitis-specific health related quality of life: evaluation of the Patient Generated Index. *J Rheumatol* 2003;30:764–773.
264. Haywood KL, Garratt AM, Dziedzic K, et al. Generic measures of health-related quality of life in ankylosing spondylitis: reliability, validity and responsiveness. *Rheumatology* 2002;41(12):1380–1387.
265. Eyres S, Tennant A, Kay L, et al. Measuring disability in ankylosing spondylitis: comparison of Bath Ankylosing Spondylitis Functional Index with Revised Leeds Disability Questionnaire. *J Rheumatol* 2002;29:979–986.
266. van Tubergen A, Landewé R, Heuft-Dorenbosch L, et al. Assessment of disability with the World Health Organisation Disability Assessment Schedule II in patients with ankylosing spondylitis. *Ann Rheum Dis* 2003;62:140–145.
267. Heuft-Dorenbosch L, Spoorenberg A, van Tubergen A, et al. Assessment of enthesitis in ankylosing spondylitis [Extended report]. *Ann Rheum Dis* 2003,62:127–132.
268. Spoorenberg A, van der Heijde D, Dougados M, et al. Reliability of self assessed joint counts in ankylosing spondylitis. *Ann Rheum Dis* 2002;61(9):799–803.
269. Liang MH, Socher SA, Larson MG, et al. Reliability and validity of six systems for the clinical assessment of disease activity in SLE. *Arthritis Rheum* 1989;32:1107–1118.
270. Bombardier C, Gladman DD, Chang CH, et al., and the Committee on Prognosis Studies in SLE. Development of the Disease Activity Index: the SLEDAI. *Arthritis Rheum* 1992;35:630–640.
271. Symmons DPM, Coppock JS, Bacon PA, et al. Development and assessment of a computerized index of clinical disease activity in systemic lupus erythematosus. *Q J Med* 1988;69:927–937.
272. Gladman D, Ginzler E, Goldsmith C, et al. Systemic lupus international collaborative clinics: development of a damage index in systemic lupus erythematosus. *J Rheumatol* 1992;19:1820–1821.
273. Stoll T, Seifert N, Isenberg DA. ACR/SLICC Damage Index is a useful predictor of severe outcome in SLE patients and an indicator of morbidity in different ethnic groups. *Br J Rheumatol* 1996;35:248–254.
274. Merrill JT. Measuring disease activity in systemic lupus: progress and problems [Editorial]. *J Rheumatol* 2002;29(11):2256–2257.
275. Brunner HI, Feldman BM, Urowitz MB, et al. Item weighting for the Systemic Lupus International Collaborating Clinics/American College of Rheumatology Disease Damage Index using Rasch Analysis do not lead to an important improvement. *J Rheumatol* 2003;30:292–297.
276. Wang C, Mayo NE, Fortin PR. The relationship between health related quality of life and disease activity and damage in systemic lupus erythematosus. *J Rheumatol* 2001;28:525–532.
277. Strand V, Gladman D, Isenberg D, et al. Outcome measures to be used in clinical trials in systemic lupus erythematosus. *J Rheumatol* 1999;26:490–497.
278. Smolen JS, Strand V, Cardiel M, et al. Randomized clinical trials and longitudinal observational studies in systemic lupus erythematosus. *J Rheumatol* 1999;26:504–507.
279. Isenberg D, Ramsey-Goldman R. Assessing patients with lupus: towards a drug responder index. *Rheumatology* 1999;38:1045–1049.
280. Medsger Jr TA, Silman AJ, Steen VD, et al. A disease severity scale for systemic sclerosis: development and testing. *J Rheumatol* 1999;26:2159–2167.
281. Ruof J, Brühlmann P, Michel BA, et al. Development and validation of a self-administered systemic sclerosis questionnaire (SySQ). *Rheumatology* 1999:38(6);535–542.
282. Silman A, Akesson A, Newman J, et al. Assessment of functional ability in patients with scleroderma: a proposed new disability assessment instrument. *J Rheumatol* 1998;25:79–83.
283. Clements PJ, Wong WK, Hurwitz EL, et al. The Disability Index of the Health Assessment Questionnaire is a predictor and correlate of outcome in the high-dose versus low-dose penicillamine in systemic sclerosis trial. *Arthritis Rheum* 2001;44(3):653–661.
284. Merkel PA, Herlyn K, Martin RW, et al. Measuring disease activity and functional status in patients with scleroderma and Raynaud's phenomenon. *Arthritis Rheum* 2002;46(9);2410–2420.
285. Kuwana M, Sato S, Kikuchi K, et al. Evaluation of functional disability using the Health Assessment Questionnaire in Japanese patients with systemic sclerosis. *J Rheumatol* 2003;30:1253–1258.
286. Valentini G, Della Rossa A, Bombardieri S, et al. European multicentre study to define disease activity criteria for systemic sclerosis. II. Identification of disease activity variables and development of preliminary activity indexes. *Ann Rheum Dis* 2001;60(6);592–598.
287. Exley AR, Bacon PA, Luqmani RA, et al. Development and initial validation of the vasculitis damage index for the standardised clinical assessment of damage in the systemic vasculitides. *Arthritis Rheum* 1997;40:371–380.
288. Exley AR, Bacon PA, Luqmani RA, et al. Examination of disease severity in systemic vasculitis from the novel perspective of damage using the vasculitis damage index (VDI). *Br J Rheumatol* 1998;37:57–63.
289. Whiting-O'Keefe QE, Stone JH, Hellmann DB. Validity of a Vasculitis Activity Index for systemic necrotizing vasculitis. *Arthritis Rheum* 1999;42:2365–2371.
290. Luqmani R, Bacon P, Moots R, et al. Birmingham Vasculitis Activity Score (BVAS) in systemic necrotizing vasculitis. *Q J Med* 1994;87:671–678.
291. Stone JH, Hoffman GS, Merkel PA, et al. A disease-specific activity index for Wegener's granulomatosis: modification of the Birmingham Vasculitis Activity Score. *Arthritis Rheum* 2001;44(4):912–920.
292. Koldingsnes W, Nossent JC. Baseline features and initial treatment as predictors of remission and relapse in Wegener's granulomatosis. *J Rheumatol* 2003;30:80–88.
293. Miller FW, Rider LG, Chung Y-L, et al. Proposed preliminary core set measures for disease outcome assessment in adult and juvenile idiopathic inflammatory myopathies [Report]. *Rheumatology* 2001;40(11):1262–1273.
294. Alexanderson H, Lundberg IE, Stenström. Development of the Myositis Activities Profile—validity and reliability of a self-administered questionnaire to assess activity limitations in patients with polymyositis/dermatomyositis. *J Rheumatol* 2002;29:2386–2392.
295. Huber AM, Hicks JE, Lachenbruch PA, et al. Validation of the Childhood Health Assessment Questionnaire in the Juvenile Idiopathic Myopathies. *J Rheumatol* 2001;28:1106–1111.
296. Cranney A, Tugwell P, Cummings S, et al. Osteoporosis clinical trials endpoints: candidate variables and clinimetric properties. *J Rheumatol* 1997;24:1222–1229.
297. Cranney A, Welch V, Tugwell P, et al. Responsiveness of endpoints in osteoporosis clinical trials—an update. *J Rheumatol* 1999;26:222–228.
298. Sambrook PN, Cummings SR, Eisman JA, et al. Workshop report: guidelines for osteoporosis trials. *J Rheumatol* 1997;24:1234–1236.
299. Brooks P, Hochberg M, for ILAR and OMERACT. Outcome measures and classification criteria for the rheumatic diseases. A compilation of data from OMERACT (Outcome Measures for Arthritis Clinical Trials), ILAR (International League of Associations for Rheumatology), regional leagues and other groups [Report]. *Rheumatology* 2001;40(8):896–906.
300. Flatø B, Sørskaar D, Vinje O, et al. Measuring disability in early juvenile rheumatoid arthritis: evaluation of a Norwegian version of the Childhood Health Assessment Questionnaire. *J Rheumatol* 1998;25:1851–1858.
301. Moroldo MB, Giannini EH. Estimates of the discriminant ability of definitions of improvement for juvenile rheumatoid arthritis. *J Rheumatol* 1998;25:986–989.
302. Burgos-Vargas R. Assessment of quality of life in children with rheumatic disease [Editorial]. *J Rheumatol* 1999;26:1432–1435.
303. Ruperto N, Ravelli A, Falcini F, et al. Responsiveness of outcome measures in juvenile chronic arthritis. *Rheumatology* 1999;38:176–180.
304. Giannini EH, Ruperto N, Ravelli A, et al. Preliminary definition of improvement in juvenile arthritis. *Arthritis Rheum* 1997;40:1202–1209.
305. Tennant A, Kearns S, Turner F, et al. Measuring the function of children with juvenile arthritis. *Rheumatology* 2001;40(11):1274–1278.
306. Dempster H, Porepa M, Young N, et al. The clinical meaning of functional outcome scores in children with juvenile arthritis [Research Article]. *Arthritis Rheum* 2001;44(8):1768–1774.

307. Varni JW, Seid M, Smith Knight T, et al. The PedsQL™ in pediatric rheumatology: reliability, validity, and responsiveness of the Pediatric Quality of Life Inventory™ generic core scales and rheumatology module. *Arthritis Rheum* 2002;46(3):714–725.
308. Hewlett SA. Patients and clinicians have different perspectives on outcomes in arthritis. *J Rheumatol* 2003;30:877–879.
309. Carr A, Hewlett S, Hughes R, et al. Rheumatology outcomes: the patient's perspective. *J Rheumatol* 2003;30:880–883.
310. Carr A. Problems in measuring or interpreting change in patient outcomes. *Osteoarthritis Cartilage* 2002;10:503–505.
311. Kirwan J, Heiberg T, Hewlett S, et al. Outcomes from the patient perspective workshop at OMERACT 6. *J Rheumatol* 2003;30:868–872.

第4章

滑液分析

Ted R. Mikuls

Paracelcus，一位 16 世纪的内科医生和炼金术士，最早使用“滑液”一词来命名关节液。滑液意思是“鸡蛋样”(或者说“蛋清样”也许更准确)，是一种透明的高黏滞度液体，可见于所有的正常滑膜关节。滑液的主要成分是血浆透析液，微循环中的血液通过相邻的内皮下膜和滑膜进入关节腔。正常的关节滑膜由 2~3 层滑膜细胞(滑膜内衬细胞，见第 8 章)组成，滑膜细胞分泌大分子量的高黏滞度葡糖胺聚糖透明质酸，这种物质在正常滑膜中浓度很高。

在过去的 50 年中，我们对正常滑膜及其炎症的病理生理过程有了更多的了解。尽管在某些情况下直接镜检是有用的而且是必要的(如，研究工作、恶性滑膜瘤、色素沉着绒毛结节性滑膜炎、肉芽肿性疾病)，但由于滑膜活检是侵入性操作且操作困难，因此其常规应用受限。滑膜的组织标本可通过针刺活检获得，在大的关节，如膝和肩，这种方法已被关节镜检查所取代(见第 5 章)。滑液检查通常可以反映滑膜及其相邻的内皮下膜的炎症改变，肌肉骨骼检查(见第 3 章)和关节穿刺术(见第 35 章)可明确其病理改变。单纯抽取滑液进行检查比滑膜活检有更大的实用价值，McCarty 称其为“滑液活检”。

20 世纪 50 年代，尿液分析已经普遍开展，Hollander 及其同事使用“滑液分析”一词来强调滑液分析与尿液分析一样，也可以用于诊断。与尿液分析一样，滑液分析也是一种有力的诊断工具，常取代组织活检，用于关节炎患者的诊断。20 世纪 60 年代，McCarty 及其同事用偏振光显微镜分别在痛风和假性痛风患者的滑液中发现了特征性的尿酸钠(MSU)结晶和双水焦磷酸钙(CPPD)结晶，更进一步确定了滑液检查的诊断意义[1,2]。

常规滑液分析是本章的重点，包括关节液的大体和显微镜检查，以及四种常见的异常关节液的鉴别分类。尽管不同的诊断和分类之间的表现有很多交叉，但异常滑液的分类(Ⅰ-Ⅳ群)对于鉴别诊断具有实际意义。除了常规的滑液分析，本章还将介绍其他几种具有重要临床意义的实验室检查。一些理论性、学术性或以前常用的特殊检查，只做简要的概述。

一、常规滑液分析

常规的滑液分析所包括的内容见表 4.1。常规的滑液分析就完全可以评估大部分关节炎患者，包括对滑液抽取物的大体检查和显微镜检查、基本微生物学检查以及白细胞计数与分类计数。这些检查结果有助于关节液的分类(Ⅰ-Ⅳ类，表 4.2)。这种分类具有实际的诊断价值(表 4.3)。大体检查一般在患者床旁操作，包括滑液的凝固性、体积、黏滞度、颜色和透明度等。为便于观察，可将滑液置于透明的玻璃试管中，因为一般用于抽取滑液的注射器不透明，不利于观察。为了更全面地分析滑液，可进行显微镜检查，包括光学显微镜检查(10 倍、40 倍和 100 倍油镜)、补光的偏振光显微镜检查和相差显微镜检查。

(一)大体检查

1.凝固性

与血浆相比，正常滑液缺乏几种凝固所必需的蛋

表4.1 滑液分析

常规分析
大体检查
颜色
透明度
黏滞度
凝固性
体积
显微镜检查
白细胞计数
白细胞分类计数
利用偏振光显微镜和相差显微镜检查湿涂片
微生物学检查
革兰染色
常规细菌培养
特殊检查
微生物学检查
特殊染色(嗜银染色、PAS染色、Ziehl-Nielsen染色)
真菌、病毒或结核菌的培养
微生物抗原或核酸检测(PCR分析)
血清学检测
总补体溶血活性($C'H_{50}$)
补体(如C3和C4,免疫扩散法)
其他抗体(RF、ANA、抗-CCP)
生化检测
葡萄糖
总蛋白
pH
氧分压
有机酸(乳酸和琥珀酸)
乳酸脱氢酶

ANA:抗核抗体;CCP:环瓜氨酸肽;PAS:高碘酸-希夫染色;RF:类风湿因子。

白,包括纤维蛋白原、凝血酶原、V和Ⅶ因子及组织凝血酶原激活物,因此,正常滑液不凝固。但关节内有炎症时,正常的"关节通透膜"破损,血浆凝血因子渗入到关节中。因此,例如在类风湿性关节炎(RA)或化脓性关节炎中炎性滑液可能凝固,而且凝固的速度与滑膜炎症的严重程度相关。虽然滑液凝固具有诊断价值,但它可能会影响其他更重要项目的观察,而且因为凝块"网罗"了白细胞会导致滑液中的白细胞假性降低。所以,滑液应收集在肝素抗凝的玻璃试管中(肝素或"棕色盖"试管),便于大体检查和准确地细胞计数。同时也应了解,用草酸盐或肝素锂抗凝(由于抗凝剂的性质)可导致晶体的形成,使偏振光显微镜检查时出现假阳性[3,4]。同样,乙二胺四乙酸(EDTA)具有抑制细菌生长的作用,可造成细菌培养的假阴性结果。

2.体积

正常情况下,关节腔内通常仅有少量滑液,即使是大关节,如膝关节腔内也仅有3~4mL滑液,且这些滑液不能被全部抽出。滑膜炎时滑膜通透性增加,导致大量滑液积聚于关节腔内(在膝关节腔,滑液量有时可超过100~150mL)。极少数情况下,高血容量患者的正常膝关节腔内也可有滑液聚积,包括充血性心衰、黏液性水肿和全身水肿的患者。同样,接受大剂量糖皮质激素治疗的患者的关节腔内也可出现自限性、无症状和非炎性积液[5]。尽管滑膜液量的多少对于鉴别各种炎性关节炎和非炎性关节炎意义不大,但连续穿刺检测滑液量可作为评价关节炎治疗效果的一种方法,因为滑液量的减少与临床症状的改善呈正相关。

3.黏滞度

正常滑液的黏滞度很高,主要因为含有相对高浓

表4.2 依据大体检查、黏蛋白凝块形成试验、白细胞计数与分类对关节滑液进行分类

项目	正常	非炎性(Ⅰ群)	炎性(Ⅱ群)	化脓性(Ⅲ群)
体积(mL)(膝关节)	<4	常>4	常>4	常>4
颜色	无色到淡黄色	黄色	黄色到白色	白色
透明度	透明	透明	半透明到不透明	不透明
黏滞度	很高	高	低	很低
黏蛋白凝块形成[a]	良好	一般到良好	一般到差	差
自凝性	不自凝	常自凝	常自凝	常自凝
白细胞计数/mm^3	<50	<3 000	3 000~50 000	50 000~300 000
多形核白细胞(%)	<25	<25	>70	>90

[a] 新鲜的渗出液因混有血清,凝块常不牢固。

表4.3　产生不同类型滑液的各种风湿性疾病

非炎性(Ⅰ类)	炎性[a](Ⅱ类)	化脓性[a](Ⅲ类)	出血性(Ⅳ类)
骨关节炎	类风湿性关节炎	细菌感染	创伤,尤其是骨折
早期类风湿性关节炎	反应性关节炎	结核	神经源性关节病(Charcot 关节)
创伤	晶体性滑膜炎,急性(痛风、假痛风和其他)	假性脓毒症	血液病(如,血友病)
剥脱性骨软骨炎	银屑病性关节炎		肿瘤,尤其是色素沉着绒毛结节性滑膜炎或血管瘤
骨坏死	炎症性肠病相关的关节炎		软骨钙质沉着症
骨软骨瘤病	病毒性关节炎		抗凝治疗
晶体性滑膜炎;慢性或亚急性(痛风和假痛风)	风湿热		关节假体
系统性红斑狼疮[b]	Behcet 病(白塞病)		血小板增多症
结节性多动脉炎[b]	脂肪滴滑膜炎		镰状细胞病
硬皮病	某些细菌感染,如,凝固酶阴性葡萄球菌、奈瑟菌、疏螺旋体、莫拉菌属		骨髓增生性疾病
淀粉样变性(关节)			Milwaukee 肩综合征
风湿性多肌痛			
大剂量糖皮质激素治疗			

[a]Ⅱ类和Ⅲ类滑膜炎症缓解,经过Ⅰ类再转为正常。

[b]偶尔可为炎性。

度的聚合透明质酸盐。透明质酸盐或透明质酸是滑液的主要流体非蛋白成分,起润滑滑膜组织的作用[6]。在炎性关节炎中,如RA或关节感染,可能因为自由基的形成,使透明质酸盐降解或解聚[7-9]。炎症导致的透明质酸盐降解和积液的稀释效应使滑液的黏滞度降低。黏滞度可通过"线试验"进行测定,即观察滑液从注射器滴入玻璃试管过程中的液线长度(图4.1B)。正常和Ⅰ类滑液的液线长达7~10cm或更长。线试验操作也可将滑液滴于镜检玻片上,从液滴中拉出针头(或注射器)并观察液线长度,也可正式采用黏度计进行测量[3],但极少使用。甲状腺功能减退患者的膝关节有时可有钝圆形膨大,此时滑液的黏滞度可高于正常。

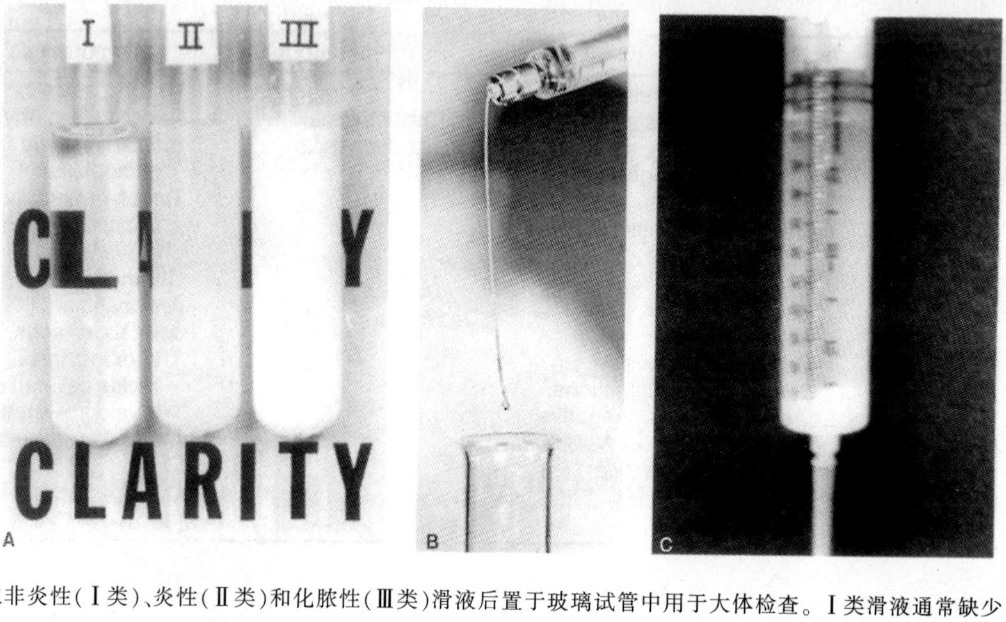

图4.1　(A)抽取非炎性(Ⅰ类)、炎性(Ⅱ类)和化脓性(Ⅲ类)滑液后置于玻璃试管中用于大体检查。Ⅰ类滑液通常缺少白细胞,是透明的;而Ⅱ类和Ⅲ类滑液白细胞数升高,而呈不透明。(B)采用"线试验"检测关节液的黏滞度。从骨关节炎患者的膝关节中抽取的关节液的黏滞度升高,液线长度约为8cm。(C)从急性假痛风患者膝关节中抽取的炎性(Ⅱ类)滑液静置数天后,白细胞和液体中的其他碎片沉到注射器底部,上层液体中白细胞相对较少。制动患者的体内也会出现类似的现象,导致滑液白细胞计数假性降低。

如上所述，黏滞度间接反映了滑液中透明质酸盐的浓度。尽管黏蛋白凝块形成试验是以前常用的试验，但它是检测滑液中聚合透明质酸盐浓度的正规试验，有两种操作方法。第一种，将滑液置于干净的玻璃试管中离心，在上清液中加入几滴冰醋酸，正常的滑液在试管底部形成沉淀物，而密度较小的透明质酸盐则留在试管上层。一般来说，形成“良好”的凝块即使晃动试管也能完整保留，加入透明质酸酶，凝块可被溶解。第二种也许更简便，4 份 2%冰醋酸加 1 份滑液。凝块形成“良好”到“一般”，通常见于正常滑液和Ⅰ类滑液，而凝块形成“一般”到“差”则常见于炎性滑液（Ⅱ和Ⅲ类）（图4.2）。

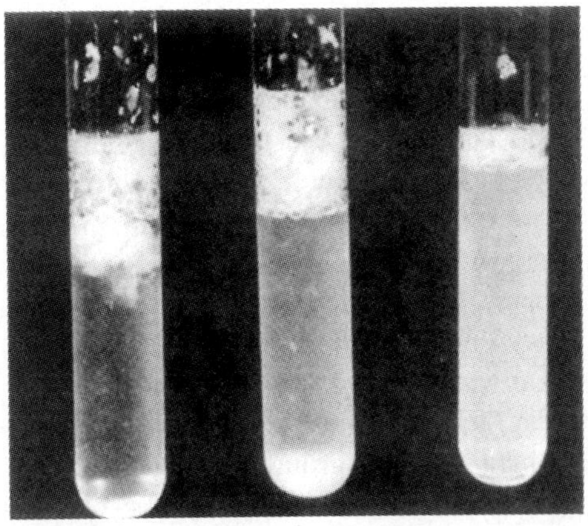

图4.2　1份关节液加4份2%冰醋酸可形成黏蛋白凝块。左侧凝块形成一般，中间形成较差，形成良好或一般的凝块加入透明质酸酶后可消失（右侧）。

4.颜色与透明度

正常滑液无色，像水或蛋清一样。滑膜炎时，滑液中白细胞和红细胞数量均可升高。与蛛网膜下腔出血患者的脑脊液类似，I类滑液和炎性滑液中的红细胞破坏后释放出血红蛋白，血红蛋白代谢为胆红素，使滑液呈黄色（或黄变）。相反，白细胞使滑液呈白色。因此，炎症程度较重、白细胞含量较高的滑液可呈白色或脓样的“奶油色”，如在化脓性关节炎患者的滑液中，白细胞数量通常超过 100 000~150 000/mm^3。滑液的颜色也可因侵入的微生物产色而有所变化，如，金黄色葡萄球菌可使滑液呈金色外观，而黏质沙雷菌则使滑液呈微红色。其他的颗粒物质也可使滑液的颜色发生变化，这些将在下文详细讨论。沙砾性的 MSU 结晶堆积在关节腔或关节囊内，可形成脓样外观，通常称为“尿酸盐乳”或“痛风性假性脓毒症”。

出血性或Ⅳ类滑液的鉴别诊断见表 4.3。创伤性抽取或穿刺是造成血性关节液最常见的原因。虽然关节内的原发性出血不会凝固，但穿刺创伤引起的出血常会发生凝固。此外，关节内的原发性出血为均一性的，而穿刺创伤造成的出血常只见于抽吸的开始或结束时。原发性出血（血液与滑液相混合）的血细胞比容低于 5%~10%，简单地测定血细胞比容也有助于诊断。有关节创伤及继发关节肿胀病史的患者，同时抽取血液标本，通过对比滑液与血中的血细胞比容和白细胞计数可判断是否为原发性出血。无出血性疾病（如血友病）的原发性出血必须确定关节周围是否有骨折，应进一步做影像学检查以确诊。血性渗出液中含有脂肪滴或骨髓成分高度提示关节内骨折[4]。结晶性关节炎，特别是CPPD结晶和磷灰石结晶，也常导致关节内出血（图4.3A）。

正常滑液和Ⅰ类滑液通常是透明的，常可透过装有此滑液的玻璃试管读印刷字（图 4.1A）。相反，颗粒物质的积聚（最常见的是白细胞）可增加滑液的不透明度。因此，滑液的不透明度通常与炎症程度相关，白细

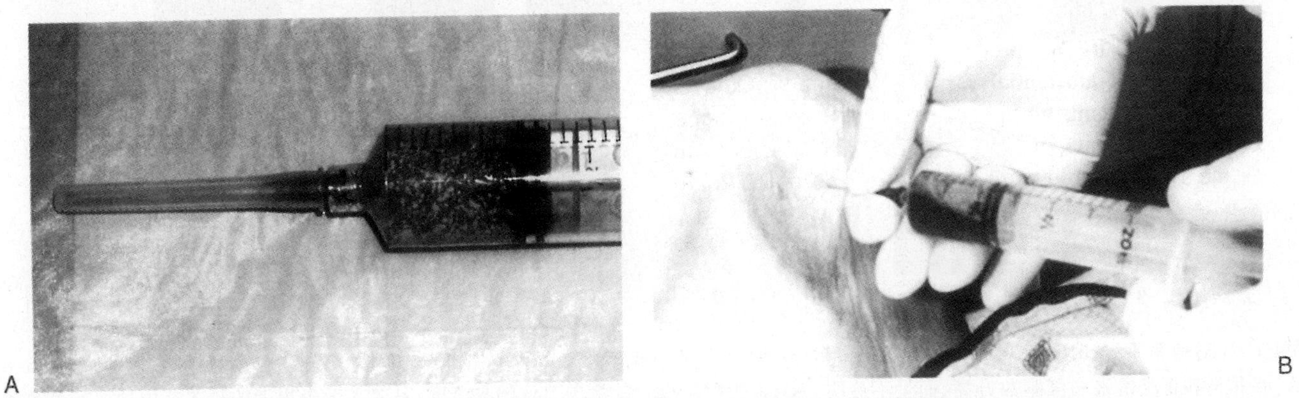

图4.3　（A）从一位患痛风石性痛风的老年男性的鹰嘴囊中抽取的出血性（Ⅳ类）滑液，除了血性液体还可见自由浮动的MSU结晶。（B）从一位患急性炎性关节炎妇女的肩关节中抽取的出血性滑液，在有补光的偏振光显微镜下可见大量细胞内双折光的CPPD结晶。

胞计数可反映炎症程度。其他的有形成分,包括红细胞(“冒烟”现象)、脂肪滴、CPPD 和 MSU 结晶、胆固醇结晶、软骨碎片、米粒小体以及金属和聚乙烯磨屑(来自关节假体),均可使样本不透明。米粒小体由纤维包绕胶原核心构成,是游离的组织小体,类似“精致的白米粒”[10],虽然缺乏特异性,但通常见于炎性渗出液中[11]。尽管滑液中微粒的数量和类型不是常规的诊断指标,但也有例外。从关节腔、关节囊或皮下结节内抽取的“白垩”样滑液(图 4.4)是痛风石性痛风的特征,而非炎性渗液中含有组织黑斑(“黑胡椒粉”样滑液),其是褐黄病关节病变的表现[12,13]。

(二)白细胞计数与分类

白细胞计数与分类有助于确定滑液的性质(表4.2)。一般来说,正常滑液中白细胞计数小于 150/mm³。而炎性Ⅱ类滑液,如 RA 和痛风中,白细胞计数通常为 3 000~50 000/mm³,化脓性关节炎(Ⅲ类滑液)中白细胞计数更高。尽管白细胞计数常有助于非炎性和炎性关节炎的鉴别[14-16],但要注意到这种简单的检测有局限性。据文献报道,在检测同一份滑液时,其中的白细胞计数和分类也可不同[17,18]。一项研究表明,同一份滑液在不同实验室检测时,白细胞计数可为 2 467~12 000/mm³[17]。Schumacher 及其同事将 30 份相等量滑液标本分别送到 4家临床实验室进行检测,测定结果与标准参考实验室的结果进行比较[18]。4 家实验室的白细胞计数与参考实验室的测定结果的相关性仅为一般(r=0.76~0.80)。而且,有 4 份标本的白细胞计数结果有显著性差异,导致错误地将这些滑液定为非炎性的或炎性的。因此,实验室在进行滑液中细胞计数的测定时,应对操作人员进行标准化操作的培训,使其了解影响检测结果准确性的因素。

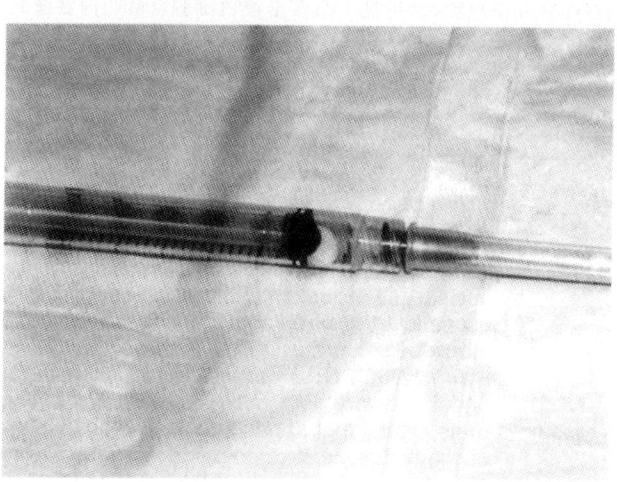

图4.4 从患者鹰嘴囊中抽取的“白垩样”物质,是痛风石性痛风的特征性表现。

虽然滑液的白细胞计数有助于非炎性关节炎和炎性关节炎的鉴别,但对于关节囊液的分类意义不大。45 例化脓性滑囊炎患者的 49 份滑液标本中的白细胞计数低的为 350/mm³,高的则超过 350 000/mm³,而且,在大约四分之一的标本中白细胞计数低于 5 000/mm³。然而,所有的滑液中的多形核白细胞(PMN)显著增高(>50%),表明白细胞分类更有助于炎性和非炎性滑液的鉴别[19]。

滑液中的白细胞计数和分类有时可用自动细胞计数仪检测。老一代的细胞计数仪仅以细胞大小作为计数的标志,有可能将滑液中的细胞外成分(如脂肪滴)错计为白细胞,导致白细胞计数假性升高,这种现象称为“滑液假性白细胞增多”[20]。新一代的自动细胞计数仪,根据细胞大小和颗粒或细胞的密度进行计数,使细胞计数更准确。但是,高黏滞度的滑液和其他颗粒成分会妨碍计数,需要稀释标本。除了技术上的因素导致细胞计数不准确,“沉淀现象”也可使滑液中白细胞计数假性降低[21]。就像白细胞和其他颗粒在注射器和玻璃试管内静置一段时间后会沉淀一样(图 4.1C),滑液中的白细胞在体内也可“沉淀”,尤其是那些多关节受累而需要制动的关节炎患者。为了避免抽到缺少白细胞的滑液,McCarty 建议抽取滑液之前反复吸注或连续地抽取、注入、再抽取,使沉淀的细胞重新悬浮起来之后,再用同一注射器抽取滑液[21]。

鉴于自动细胞计数仪的技术性难题,我们目前采用手工方法对所有的滑液进行细胞计数和分类。在普通光学显微镜下,用血细胞计数仪进行细胞计数,标本经 Wright 染色后进行分类计数。有时抽取的标本量很少(如仅有1 滴),同一份标本经 Wright 染色后可同时用于湿片和结晶的镜检分析。相反,标本经 Wright 染色后可在偏振光显微镜下观察其结晶(图 4.5C)。如果白细胞计数很低(常见于正常和Ⅰ类滑液),需将标本离心,弃去上清液,将离心后的沉淀物重新悬浮于剩余的几滴上清液中再进行 Wright 染色。出血性滑液,需用低渗盐水(0.3%)溶解红细胞后再检测。此外,大量的红细胞也妨碍白细胞的分类计数,加入 0.1%的亚甲蓝可增加白细胞的可见度,便于从红细胞中分辨出白细胞。

炎性滑液(Ⅱ和Ⅲ类)除了表现为白细胞计数增多外(>3 000/mm³),最常见的特征是 PMN 增多(表4.2)。正常和Ⅰ类滑液中 PMN 常小于 25%,而Ⅱ和Ⅲ类滑液中 PMN 比例较高(Ⅱ类>70%,Ⅲ类>90%)。滑液的白细胞

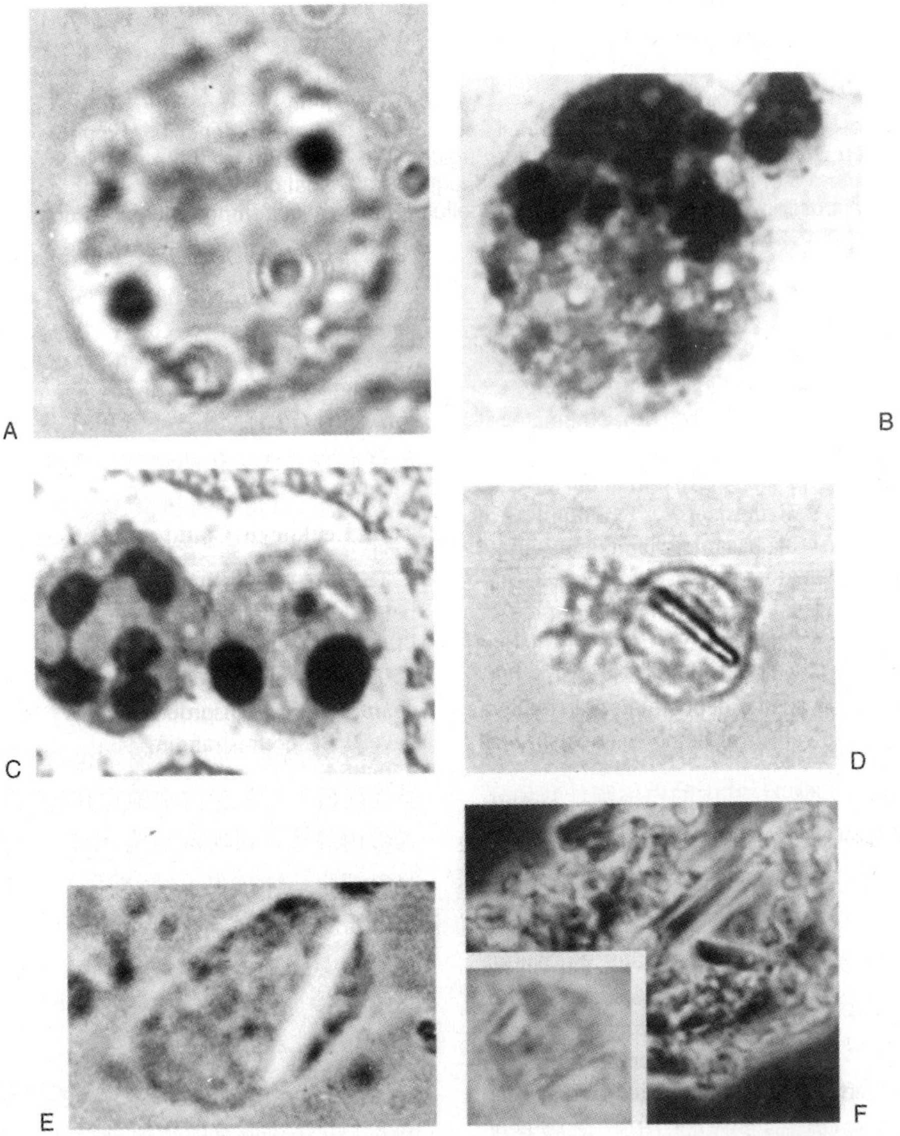

图4.5 (A)普通光学显微镜(×1 250)下的包涵体细胞(IBC),胞质内的包涵体呈深色、颗粒密集。(B)银屑病性关节炎患者的滑液经Wright染色后的涂片,可见单核巨噬(CPM)细胞或Reiter细胞(×1 000)。(D)Wright染色涂片,可见一个多形核白细胞(PMN)内吞噬的MSU结晶(偏振光,×1 200)。(D)普通光学显微镜下的短棒状CPPD结晶(×1 000)。(E)吞噬的MSU结晶穿破了滑液中PMN的外膜。(F)己曲安奈德,一种皮质类固醇酯,大小和形状类似于MSU或CPPD结晶(相差镜检,×1 000;插入式相差镜检,×800)。这些结晶被滑液中PMN迅速吞噬,在偏振光显微镜下观察可能与MSU和CPPD结晶相似。

分类具有重要的提示作用。例如,滑液中淋巴细胞增多见于病毒性关节炎、嗜酸性粒细胞性筋膜炎、早期RA、血清病及特发性炎性关节炎[4]。有时,白细胞分类也可见嗜酸性粒细胞增多,其鉴别诊断见表4.4,包括了常见的疾病(RA、风疹、Lyme病)和不常见的疾病(风湿热、寄生虫感染、嗜酸性粒细胞增多症)。

(三)常规显微镜检查

1.湿片与组织标本的制备

应强调用于显微镜检查的组织结节和湿涂片的精心制备的重要性。例如,当制备用于结晶检查的组织标本(包括滑膜或切除的结节)时,应注意防腐剂的影响,如甲醛可溶解尿酸盐结晶,应采用冰冻切片或酒精固定的标本。一旦液体或组织标本制备好,重要的是使用

表4.4 滑液中嗜酸性粒细胞增多的鉴别诊断

RA
风湿热
寄生虫感染
转移性腺癌
关节造影
空气
染色
X线治疗
风疹
急性
慢性
特发性(嗜酸性粒细胞性滑膜炎)
Lyme病
嗜酸性粒细胞增多症

干净无划痕的载玻片和盖玻片，因为灰尘和擦镜纸的碎屑具有折光性，会干扰结晶的观察。例如，灰尘颗粒具有双折光性，易与CPPD结晶混淆。在液体标本制备时，用滴管或无菌接种环取一滴滑液置于干净的载玻片上，然后盖上盖玻片。至关重要的是要及时镜检，因为标本制备几小时后会脱水，导致细胞干燥而失去其形态特征。因此，很多研究者建议在盖玻片周围涂上指甲油封片，这样可以减少细胞脱水，使视野中的细胞流动，从而保持细胞形态。

2.普通光学显微镜检查和细胞学检查

普通光学显微镜检查是滑液显微镜检查的重要组成部分，常与偏振光显微镜检查联合应用。光学显微镜检查(包括普通光和偏振光)常与相差显微镜检查联合，相差显微镜检查采用散射光(而不是直射光)，能够观察到更精细的细胞结构。除了白细胞(包括PMN、淋巴细胞、单核细胞和嗜酸性粒细胞)，普通光学显微镜还可观察滑膜内衬细胞、Reiter细胞(单核巨噬细胞)、狼疮(LE)细胞和包涵体细胞。尽管近年来对滑液细胞病理学在关节炎诊断中的作用有了新的认识[22,23]，但特殊的细胞学检查作为一种有实际诊断价值的工具还没有被广泛接受[24]。

Reiter细胞也称为单核巨噬细胞(CPM)，是吞入了PMN的单核细胞(图4.5B)。据报道，急性反应性关节炎患者的滑液中Reiter细胞可超过白细胞总数的2%[3]。尽管Reiter细胞这个名称看上去具有特异性，但这些细胞可见于各种炎性疾病，因此不是常规的诊断指标。但是，同一份滑液标本中同时出现CPM和肥大细胞，可用于血清学阴性关节炎(包括反应性关节炎、银屑病性关节炎、强直性脊柱炎和肠病性关节炎)与其他炎性关节炎(包括RA)的鉴别[22]。

在系统性红斑狼疮和药物诱导狼疮患者的滑液Wright染色涂片中可见到LE细胞[3,4]。与其他学者的看法一致，滑液中出现LE细胞的意义不大，通常反映了关节内存在抗核抗体(ANA)，相对于血清学检测，其诊断价值较低，已不再应用。

与Reiter细胞相似，包涵体细胞(也称为“类风湿细胞”或“葡萄干样细胞”)更常见于炎性关节炎[25]。这些细胞(以前称为“RA细胞”)是吞噬了细胞碎片(免疫球蛋白、DNA片段和纤维蛋白)的PMN。在普通光学显微镜下，细胞内包涵体呈圆形或葡萄干状(图4.5)，而在相差显微镜下则呈空泡状。Freemont及其同事使用细胞离心制片法计数1 892例患者的包涵体细胞，结果发现炎性关节炎患者包涵体细胞的百分率较高[23]。事实上，只有血清学阳性关节炎或化脓性关节炎患者的包涵体细胞超过65%。而且，如果连续检测出滑液中包涵体细胞百分比较高，提示RA患者的预后较差[26]。

3.补光的偏振光显微镜检查

自McCarty和Hollander描述MSU和CPPD结晶以来[1,2]，补光的偏振光显微镜检查已经成为常规滑液分析的重要组成部分。尽管病理性结晶（最常见的是MSU或CPPD结晶)在普通光学显微镜下就可观察到(图4.5D)，但需通过补光的偏振光显微镜检查对这些结晶进行鉴别。此外，可在相差显微镜下观察小的细胞内结晶(常常仅有几微米长)和胞质内的细微结构。在普通光学显微镜下，CPPD结晶可呈针状，此形态更常见于MSU结晶，只能通过观察结晶的折光性(偏振光显微镜检查)来加以鉴别。在普通光学显微镜中加入偏振片和补光器(载玻片上的玻璃纸带)即可制成简易的用于结晶分析的偏振光显微镜[27]。

偏振光显微镜的下层偏振镜(或偏光器)与上层的检偏振镜(分析器)平行时，偏振镜产生的光可完全通过；而两者成90°角时，检偏振镜能有效地阻挡所有的光，从显微镜的目镜下观察形成暗视野。放在两层光片之间的载物台上的任何具有折光性的颗粒(包括MSU或CPPD结晶)，能够完全反射或折射光线，在暗视野下呈白色。

在偏振镜间加入红色补光器可增强暗视野效果。补光器的振动轴与分析器和偏光器均呈45°角时，补光器使红光的波长减慢四分之一，使镜检视野呈红色或玫瑰红色，而不是暗视野。MSU和CPPD结晶则不呈白色，而呈蓝色或黄色，这取决于晶体长轴相对于补光器中光偏振的方向。转动MSU或CPPD结晶90°，结晶可由蓝色变为黄色，或由黄色变为蓝色。大多数偏振光显微镜的偏振方向被限定为箭头、线或希腊字母γ状。MSU和CPPD结晶被称为双轴，意思是不同的偏振速度下光可从两个方向穿过结晶而不被折射。

采用偏振光显微镜检查可从四个方面的特征来鉴别这些折光性的结晶。①结晶的形态特征，包括形状和大小；②双折光性；③双折光的强度（或亮度）；④消光角。MSU和CPPD结晶在偏振光显微镜下的观察结果比较见表4.5。

（1）MSU **结晶**

MSU结晶用于诊断痛风性关节炎，典型的形态呈棒状，亚显微结构为40μm长（直径大约是白细胞的4倍）。与CPPD结晶相比，MSU结晶具有很强的双折光性，在偏振光显微镜下非常明亮（图4.6）。重要的是，MSU结晶为阴性双折光，当MSU结晶与补光器的偏振轴平行时，MSU结晶呈黄色；而垂直时呈蓝色（图4.7）。典型的痛风患者的MSU结晶位于细胞内，也可观察到其穿透PMN细胞外膜（图4.5E）。MSU结晶的消光角明确。通过转动显微镜来观察折光性物质的消光角。当结晶与其最亮时的位置呈45°角（或平行于偏光器或分析器）时，与背景呈同向性（有补光器时呈玫瑰红色）。MSU结晶通常呈棒状，有时呈小球状（一些MSU结晶从中轴发散）[28]（图4.6）。阴性双折光的小球状MSU结晶在任何时候都呈黄色和蓝色，取决于它们与补光器偏振轴的相对位置。尿酸酶溶解、X线衍射或电镜检查（在MSU结晶只有亚显微结构时才需要使用）也有助于MSU结晶的鉴别，但很少使用。

（2）CPPD **结晶**

CPPD结晶的大小与MSU结晶相似，呈棒状（图4.5D），但菱形更常见。与MSU结晶的强双折光性不同，CPPD结晶仅有微弱的双折光，未经过培训的人很难鉴别。CPPD结晶为阳性双折光，当CPPD结晶的长轴平行于偏振轴时，CPPD结晶呈蓝色；而垂直于偏振轴时则呈黄色。MSU结晶的消光角明确，而CPPD结晶的消光角有一定范围。当结晶与偏振器或分析器成一定倾斜角度（20°~30°）时，与背景呈同向性。与MSU结晶一样，CPPD结晶的亚显微结构需在电镜下观察。

（3）**其他结晶**

关节内及关节周围结构中出现羟磷灰石（HA）结晶为病理性的（见第117章）。磷灰石块不具有双折光性，单个的结晶通常为亚显微结构大小（常为70~250 nm），因此需要用特殊的方法（包括染色）进行精确鉴别，单个的结晶只能在电镜下观察到[29]。HA结晶块可见于细胞外或细胞内（PMN内），在相差显微镜下呈“发光的硬币”状[30]。尽管常规的偏振光显微镜检查对于鉴别这些结晶的作用有限，但茜素红S染色可使含钙的颗粒着色，已成为在特殊参考实验室中检查HA结晶的辅助方法[31]。

尽管这些结晶的病理意义还有待研究，但无水磷酸钙（钙磷石）结晶导致的破坏性滑膜炎已有报道[32]。这些结晶呈棒状，具有强阳性双折光。

胆固醇结晶可见于炎性和非炎性关节炎的关节液中，而且表明渗出的时间较长[33,34]。胆固醇结晶通常长（100μm或更长）、薄，相互粘连成板层状，呈特征性的“锯齿状”。在偏振光显微镜下，单个结晶没有延伸角，只有微弱的双折光，因此很难检测到。然而当它们相互粘连成一堆时，这些结晶变得明亮，易于见到。

据报道草酸钙结晶可见于长期接受透析的患者[35,36]。这些结晶形态较小，位于细胞内，立方形到菱形，有微弱的阳性双折光。由于草酸钙结晶的形态和双折光，仅用偏振光显微镜检查，不易与CPPD结晶鉴别[35]。草酸钙结晶也可人为形成，将正常滑液置于

表4.5　MSU结晶和CPPD结晶在偏振光显微镜下的镜检特征

	结晶	
	尿酸钠（MSU）	双水焦磷酸钙（CPPD）
双折光	阴性	阳性
双折光强度（亮度）	强	弱
形态	棒状，小球状	菱形，棒状
消光	明确，平行于偏光器或分析器	逐渐，与偏光器或分析器呈一定角度
大小	亚显微结构大小，40μm	亚显微结构大小，40μm

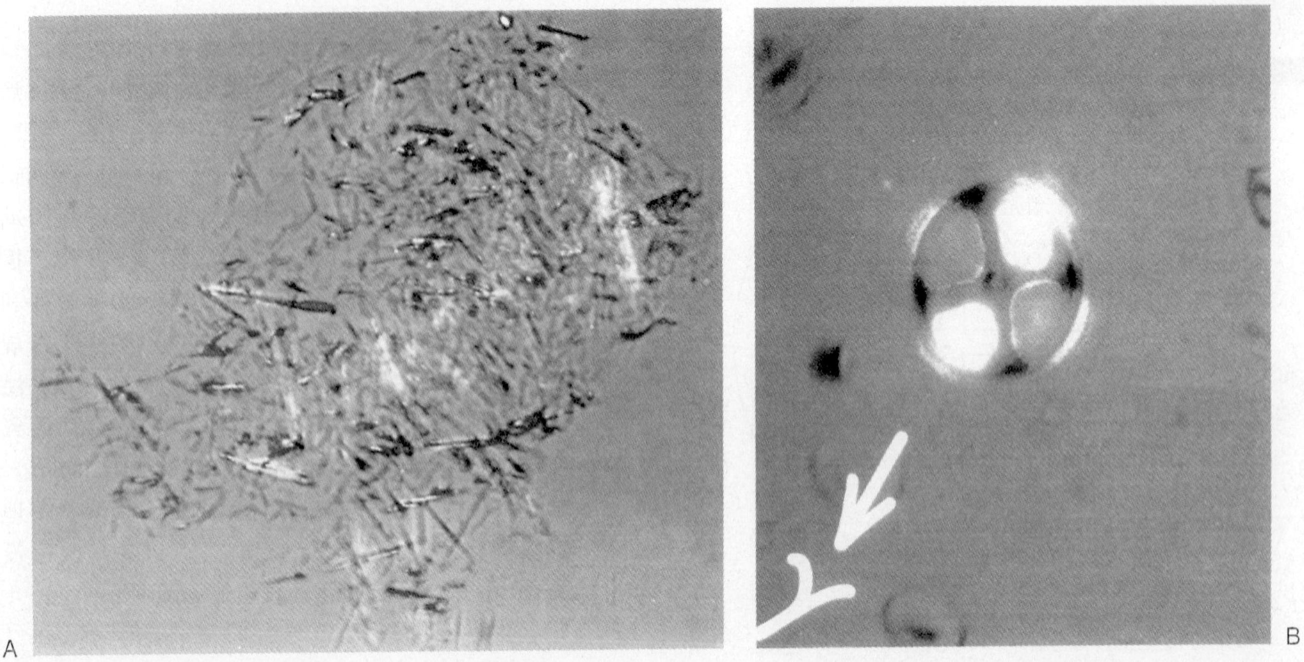

图4.6　(A)有补光的偏振光显微镜下慢性痛风石性痛风患者关节液中的大量MSU结晶(×500)。(B)痛风患者滑液中阴性双折光的小球体。MSU结晶很少呈小球状，通常呈针状(×1 000)。(Reproduced from Fiechtner JJ,Simkin PA.Urate spherulites in gouty synovia. *JAMA* 1981;245:1533–1536,by permission.)(见彩图)

含有草酸盐的试管中，可在原位置形成草酸钙结晶。

(4)其他折射性颗粒和假颗粒

将淀粉样变性患者的滑液离心后可发现淀粉样沉淀物[37]。刚果红染色后，在偏振光显微镜下淀粉样沉淀物呈"苹果绿"双折光。炎性关节炎和关节内骨折的病例中可见脂质包涵体，偏振光显微镜下呈"马尔他十字"双折光[38,39]。胰腺脂肪坏死患者的关节内可见脂肪滴[40]。据报道老的外科手术手套内的滑石粉在有补光的偏振光显微镜下呈"马尔他十字"状。正如使用草酸钙抗凝的试管可形成草酸钙结晶一样，使用肝素锂抗凝的试管可形成锂结晶。这些结晶可被激活的PMN吞噬，形成呈阳性双折光的细胞内结晶，类似于CPPD结晶。

皮质类固醇也可在关节腔内形成结晶，在关节内注射后数周至数月出现(图4.5F)。皮质类固醇结晶具有多种形态和双折光性质，可能非常类似病理性结晶，特别是CPPD结晶。其他假颗粒，包括聚乙烯磨屑(来自关节假体)、指甲油、浸入的油性微粒、灰尘、胶原纤维和其他纤维也都具有各种双折光性质，使滑液分析变得复杂。用指甲油封片，沿盖玻片边缘可形成大量双折光的结晶。浸入的油性微粒形成的结晶的形状和大小不同，但小的结晶常有双折光。双折光的灰尘和纤维的形状不规则，有分支，而MSU和CPPD结晶的形状则比较有规则。调整显微镜对准检测物层面，而不是在盖玻片上，可减少灰尘、纤维和浸入的油性微粒的影响。

(四)微生物学检查

1.染色与培养

化脓性关节炎的评估、诊断和治疗将在第124~127章中详细讨论，但某些重点部分值得回顾。鉴于化脓性关节炎的发病率和死亡率较高，临床医师必须高度警惕感染的存在，特别是炎性关节炎伴有已知的其他部位感染时(例如，心内膜炎、肺炎、菌血症、蜂窝织炎或尿道感染)。对于那些有关节损伤可能(如RA)和免疫功能受到抑制(如糖尿病、移植术后)的炎性关节炎患者，必须考虑潜在的感染。

Ⅲ类滑液的白细胞计数超过50 000/mm^3，感染的可能性很大。然而，化脓性关节炎的滑液有可能属于Ⅱ类滑液。例如，奈瑟菌和凝固酶阴性的葡萄球菌感染时滑液中白细胞计数和PMN的百分比相对较低[21]。相反，白细胞计数较高的Ⅲ类滑液，可见于非感染性关节炎，如痛风和假性痛风，甚至还可伴有急性感染过程。经培养证实为化脓性关节炎的单一病种的一组病例中，其中一半的滑液白细胞计数低于28 000/mm^3[41]。

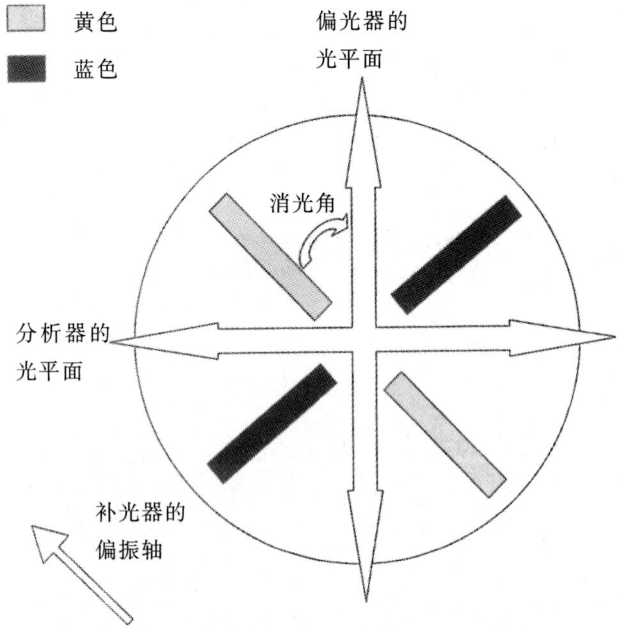

图4.7 MSU结晶在有补光的偏振光显微镜下的典型特征。MSU结晶具有很强的双折光，当晶体长轴平行于补光器偏振轴时呈黄色，垂直时呈蓝色。当晶体长轴平行于偏光器或分析器时则失去双折光性(与其最亮时的位置呈45°角)。

大多数情况下，革兰染色和常规细菌培养就可以满足滑液分析的目的。但是,各种特殊的染色(表4.6)和培养基在某些特殊情况下有辅助意义。例如,Ziehl-Nielsen 染色和嗜银染色有助于抗酸杆菌(如结核分枝杆菌)和真菌的鉴别。Whipple 病时,PAS 染色可以显示巨噬细胞内沉淀物的特征。淋病奈瑟菌是化脓性关节炎的常见病菌,是一种对营养高度苛求的细菌,革兰染色后不到四分之一的病例可检测到该菌，而受其感染的患者培养的阳性率仅为 30%~60%[42,43]。因此,怀疑淋病奈瑟菌感染的病例，应同时床旁接种巧克力琼脂或 Thayer-Martin 培养基(见第 125 章)。

将滑液直接接种到血培养瓶中可显著提高培养的阳性率[44,45]。von Essen 用了 20 年的时间,对 89 例患者的滑液同时使用血培养瓶和普通培养基进行培养,观察了 155 份培养阳性的标本[44]。结果发现在确实感染的患者中,超过三分之一的患者仅有血培养阳性。近来有报道儿童血培养瓶的使用增多，少量接种比传统接种量更利于细菌生长[45]。尽管使用血培养瓶可提高细菌的分离率,出现假阳性,但研究者认为这是“相对次要的”[44]。

2.DNA 扩增

怀疑有化脓性关节炎(包括奈瑟菌感染[46,47]、Lyme病相关的关节炎[48-51]、关节假体感染[52]和 Whipple 病[53])而临床表现不明确时，滑液的 PCR 检测有助于诊断。有一点很重要,PCR 检测阳性并不一定表明存在活动性感染,而只是表明关节腔内存在细菌 DNA 片段。据报道在淋菌性关节炎的诊断中 PCR 检测的灵敏度和特异性分别为 76%和 96%[47],表明PCR 检测优于常规的革兰染色和细菌培养。近来有研究者报道采用 PCR方法检测滑液中 Tropheryma whippelii 菌（Whipple 病的致病菌)的 DNA 用于诊断 Whipple 病是非常困难的[53]。

尽管采用 PCR 方法检测细菌 DNA 正越来越多地用于感染性疾病的诊断，但必须注意,PCR 检测还没有标准化,在大多数实验室还没有常规开展。

二、滑液生化检测

滑液中的葡萄糖[54]、总蛋白、乳酸脱氢酶(LDH)[55]和有机酸(包括乳酸和琥珀酸,常采用气-液色谱法进行测定)[4]已用于炎性和非炎性滑液的鉴别,特别是化脓性关节炎和其他炎性关节炎的鉴别。测定滑液中葡萄糖的含量时要求患者空腹，并同时测定血清中葡萄糖的含量,两者相差[血清葡萄糖含量减去滑液葡萄糖含量(δ 葡萄糖含量)]大于 40mg/dL 一般见于细菌性滑膜炎和分枝杆菌感染[54]。然而,化脓性和非化脓性关节炎患者的滑液中 δ 葡萄糖的含量有重叠，限制了滑液葡萄糖测定的应用。

据报道，化脓性滑膜液中乳酸和琥珀酸含量会显著升高[4,56]。以 0.05mM 为界限值,D-乳酸测定对诊断化脓性关节炎的灵敏度为 85%,特异性为 96%[56]。然而,与葡萄糖测定相同,化脓性关节炎和其他炎性关节炎患者滑液中有机酸的含量也有重叠，限制了这些实验的临床应用。此外,其灵敏度不高,阴性的实验结果也不能排除化脓性关节炎。滑液的 pH、氧分压和总蛋白也会因炎症的影响而有所变化，但对于化脓性关节炎和非化脓性关节炎的鉴别缺乏特异性。正常滑液的 pH 值为 7.4,有炎症时 pH 值降低,尤其是有化脓性关节炎时[57]。同样,有炎症时氧分压也下降[58]。氧分压也与滑液体积呈负相关，是滑液渗出增多导致局部缺血的表现。正常滑液的总蛋白含量平均为 1.8mg/dL,有炎症时呈非特异性升高。

在一项前瞻性研究中,Shmerling 及其同事连续检

表4.6　滑液检查的染色方法与镜下所见

染色方法	镜下所见
阿尔辛蓝染色	细胞内黏多糖
茜素红S	钙(羟磷灰石块)
刚果红染色	淀粉样沉淀物(偏振光显微镜下有苹果绿双折光)
革兰染色	细胞内细菌
苏木精-伊红染色	肿瘤细胞和米粒小体[a]
PAS染色	Whipple病(细胞内沉淀物[a])
普鲁士蓝染色	铁沉积(血色素沉着病和色素沉着绒毛结节性滑膜炎)
嗜银染色	真菌
苏丹黑染色	大单核细胞、淋巴母细胞和滑膜内衬细胞
von Kossa染色	磷酸钙(CPPD结晶和HA结晶;紫色到棕色)
Wright染色	白细胞分类,结晶
Ziehl-Nielsen染色	细胞内抗酸杆菌(如结核分枝杆菌)

[a]离心后标本。

测了100份滑液标本,评价几项滑液试验对于炎性和非炎性关节炎鉴别诊断的价值[15]。ROC曲线分析表明只有滑液白细胞计数和PMN的百分比可作为独立诊断指标,而滑液葡萄糖、总蛋白和LDH(灵敏度范围为20%~83%)不能用于独立诊断。虽然此项研究没有检测滑液有机酸的含量,但是研究者建议不对滑液进行生化检测,因为生化检测可能提供误导性或多余的信息。

抗体水平

可对滑液进行抗体浓度的检测,其方法同血清标本一样。然而,化脓性关节炎时滑膜的通透性增高,滑液中抗体水平普遍升高,限制了这项检测的意义[59]。

三、补体

滑液补体,特别是总补体溶血活性($C'H_{50}$),对炎性关节炎具有诊断意义。也可检测单一补体成分(C3或C4)或补体的降解产物如C5a[60]。为了检测$C'H_{50}$,抽取滑液标本后必须立即离心,上清液贮存于-70℃。同时与血清中$C'H_{50}$水平比较更有意义[61]。除非有局部补体的消耗,滑液$C'H_{50}$水平一般是血清的1/3~1/2。

有些早期的报道显示,RA患者滑液中$C'H_{50}$水平降低,而反应性关节炎患者的滑液中$C'H_{50}$水平升高[62-64],表明此实验对于不同类型炎性关节炎的鉴别具有重要作用。此外,$C'H_{50}$水平越低表明RA越严重,且预后不良[65]。系统性红斑狼疮患者滑液中$C'H_{50}$的水平也降低[63,66],而银屑病性关节炎患者滑液中$C'H_{50}$则升高。而随后的研究否定了前期补体实验的结果。Kim及其同事对来自于各种关节炎患者的174份滑液标本进行了一项回顾性研究,发现滑液$C'H_{50}$水平的检测对诊断的意义不大[61]。例如,滑液$C'H_{50}$对于鉴别类风湿性和非类风湿性滑液的灵敏度和特异性分别为70%和66%。尽管同时比较滑液和血清中的$C'H_{50}$水平可以提高实验的灵敏度(90%),但特异性没有提高。

四、细胞因子

细胞因子是小分子蛋白,由多种细胞(包括滑膜巨噬细胞和淋巴细胞)产生,在介导关节炎症中起重要作用。滑液中检测出的细胞因子及其抑制因子的数量还会进一步增多。尽管人们期望细胞因子对关节炎的诊断和预后能够起到重要作用[65],但是由于细胞因子间的相互作用、特异性低、缺乏标准化的操作程序、可重复性差,限制了滑液细胞因子水平检测的临床应用。一些促炎性因子[包括白细胞介素-1(IL-1)、IL-6、IL-8和肿瘤坏死因子(TNF-α)]在不同类型的炎性关节炎患者的滑液中升高。

初步的研究表明,在某些情况下,滑液IL-1和TNF-α的检测可提供有价值的信息。例如,在排除化脓性关节炎和结晶相关的关节炎后,滑液中IL-1β水平的升高(>15pg/mL)可用于鉴别未经治疗的RA与血清阴性脊柱关节病患者[68]。对18例银屑病性单关节炎患者的一项小规模研究表明,滑液中IL-1水平升高预示着3年内将进展为多关节炎[68]。另一项研究表明，TNF-α及其抑制因子[可溶性TNF受体(sTNFR)]的检测有助于青少年慢性关节炎的分型[69]。脊柱关节病患者滑液中sTNFR/TNF-α比值显著高于少关节和多关节的关节炎患者。尽管抗感染治疗有效时滑液中促炎性因子及其抑制因子的含量降低，但它们还不能用于治疗的监测。

五、血清因子

在许多滑液研究中报道了一些血清因子，包括类风湿因子(RF)、ANA和冷沉蛋白。目前为止，滑液中免疫复合物的检测还不能用于诊断。在多数情况下，滑液中RF的滴度与血清中含量相同或相近[3]。而且，滑液RF特异性低，也可见于其他炎性和非炎性的关节炎[74]。同样，ANA和冷沉蛋白(像混合冷球蛋白一样常见于RA)也缺乏特异性，因此，不能提供更多的诊断信息。

近来人们对滑液中抗聚丝蛋白抗体在RA诊断中的应用越来越感兴趣，但其用于诊断还有局限性。这些抗体[过去包括抗核周因子抗体和抗角蛋白抗体(AKA)]结合含瓜氨酸的肽段[75]。RF对于RA的特异性较低，而采用ELISA法和环瓜氨酸肽（CCP）抗原检测血清抗-CCP抗体，其特异性可达95%~100%[75-77]。抗-CCP抗体是由局部的滑液B淋巴细胞产生的[78]。在对20例RA患者进行的一项研究中，16例患者(80%)的血清及滑液中同时检出免疫球蛋白G(IgG)型AKA。与血清相比，滑液中免疫球蛋白的水平降低，而IgG型AKA水平升高。对各种炎性关节炎患者的研究表明，在近一半的RA患者滑液中检测到了AKA，而在其他非类风湿疾病患者的滑液中未检测到[79]。尽管滑液中抗-CCP抗体的检测具有特异性，但仍需进一步研究。

六、骨与软骨退化的标志物

目前认为，滑液中骨与软骨降解的几种生物标志物具有临床应用价值，特别是对骨关节炎(OA)的诊断和治疗。但是，这些标志物(包括蛋白多糖、脱氧吡啶酚和N-末端肽)与OA[80]或炎性关节炎[81]没有显著的相关性。有些因素可影响这些标志物的检测，包括可重复性差、血清含量可随时间变异、清洗创口时的稀释以及病理性浸润。今后，可能通过测定滑液中的尿素水平来校正冲洗稀释和浸润的影响[82]。

关节穿刺术和滑液分析对于肌肉骨骼疾病患者的评估具有非常重要的作用。除了基因组技术和蛋白质组学技术的进步，影像学的发展也促进了用于分析病变滑膜和滑液的其他或替代的方法出现。最先进的三维磁共振成像(MRI)技术是无创性检查，虽然有些昂贵，但可以准确评估滑液的体积[83]。Cimmino及其同事进行的最新研究表明，动态的MRI检查可以准确区分RA患者的活动期和非活动期[84]。计算机断层扫描可以特异性地显示痛风性关节炎中的痛风石沉淀物[85]。不同的研究报道了使用超声波可在体外获得疾病特异性的滑液的声学特征[86,87]，但其结果还需要在体内证实。基因芯片[88]和滑液蛋白生物晶片[89]将广泛应用于滑液分析，特别是用于研究疾病的发病机制和新的治疗途径。

（王毅 张凯 译　李世民 校）

参考文献

1. McCarty DJ, Hollander J. Identification of urate crystals in gouty synovial fluid. *Ann Intern Med* 1961;54:452–460.
2. McCarty DJ, Kohn N, Faires J. The significance of calcium phosphate crystals in the synovial fluid of arthritis patients: the pseudogout syndrome. I. Clinical aspects. *Ann Intern Med* 1962;56:738–745.
3. McCarty DJ. Synovial fluid. In: Koopman W, ed. *Arthritis and allied conditions,* 11th ed. Philadelphia: Lea & Febiger, 1989:69–90.
4. McCarty DJ. Synovial fluid. In: Koopman W, ed. *Arthritis and allied conditions,* 12th ed. Malvern, PA: Lea & Febiger, 1993:63–84.
5. Lally E. High-dose corticosterioid therapy: association with noninflammatory synovial effusions. *Arthritis Rheum* 1983;26:1283–1287.
6. Swann D, Radin E, Nazimiec M, et al. Role of hyaluronic acid in joint lubrication. *Ann Rheum Dis* 1974;33:318–326.
7. Weitz Z, Moak S, Greenwald R. Degradation of hyaluronic acid by neutrophil derived oxygen radicals is stimulus dependent. *J Rheumatol* 1988;15:1250–1253.
8. Uchiyama H, Dobashi Y, Ohkouchi K, et al. Chemical change involved in the oxidative reductive depolymerization of hyaluronic acid. *J Biol Chem* 1990;265:7753–7759.
9. Greenwald R, Moak S. Degradation of hyaluronic acid by polymorphonuclear leukocytes. *Inflammation* 1986;10:15–30.
10. Gatter R. *A practical handbook of joint fluid analysis.* Philadelphia: Lea & Febiger, 1984.
11. Galvez J, Sola J, Ortuno G, et al. Microscopic rice bodies in rheumatoid synovial fluid sediments. *J Rheumatol* 1992;19:1851–1858.
12. Hunter T, Gordon D, Ogryzlo M. The ground pepper sign of synovia fluid: a new diagnostic feature of ochronosis. *J Rheumatol* 1974;1:45–53.
13. Reginato A, Schumacher H, Martinez V. Ochronotic arthropathy with calcium pyrophosphate crystal deposition. A light and electron microscopic study. *Arthritis Rheum* 1973;16:705–714.
14. Shmerling R. Synovial fluid analysis. A critical reappraisal. *Rheum Dis Clin North Am* 1994;20:503–512.
15. Shmerling R, Delbanco T, Tosteson A, et al. Synovial fluid tests. What should be ordered? *JAMA* 1990;264:1009–1014.
16. Kersey R, Benjamin J, Marson B. White blood cell counts and differential in synovial fluid of aseptically failed total knee arthroplasty. *J Arthroplasty* 2000;15:301–304.
17. Hasselbacher P. Variation in synovial fluid analysis by hospital laboratories. *Arthritis Rheum* 1987;30:637–642.
18. Schumacher HJ, Sieck M, Rothfuss S, et al. Reproducibility of synovial fluid analyses. A study among four laboratories. *Arthritis Rheum* 1986;29:770–774.
19. Raddatz D, Hoffman G, Franck W. Septic bursitis: presentation, treat-

ment and prognosis. *J Rheumatol* 1987;14:1160–1163.
20. Vincent J, Korn J, Podewell C, et al. Synovial fluid pseudoleukocytosis. *Arthritis Rheum* 1980;23:1399–1400.
21. McCarty DJ. Synovial fluid. In: Koopman W, ed. *Arthritis and allied conditions*. Vol. 1. Baltimore: Williams & Wilkins, 1997:81–102.
22. Freemont A, Denton J. Disease distribution of synovial fluid mast cells and cytophagocytic mononuclear cells in inflammatory arthritis. *Ann Rheum Dis* 1985;44:312–315.
23. Freemont A, Denton J, Chuck A, et al. Diagnostic value of synovial fluid microscopy: a reassessment and rationalisation. *Ann Rheum Dis* 1991;50:101–107.
24. Swan A, Amer H, Dieppe P. The value of synovial fluid assays in the diagnosis of joint disease: a literature survey. *Ann Rheum Dis* 2002; 61:493–498.
25. Hollander J, McCarty DJ, Rawson A. The "R.A. cell," "ragocyte," or "inclusion body cell." *Bull Rheum Dis* 1965;16:382–383.
26. Davis M, Denton J, Freemont A, et al. Comparison of serial synovial fluid cytology in rheumatoid arthritis: delineation of subgroups with prognostic implications. *Ann Rheum Dis* 1988;47:559–562.
27. Owens DJ. A cheap and useful compensated polarizing microscope. *N Engl J Med* 1971;285:1152.
28. Fiechtner J, Simkin P. Urate spherulites in gouty synovia. *JAMA* 1981; 245:1533–1536.
29. Schumacher HJ. Crystal-induced arthritis: an overview. *Am J Med* 1996;100(suppl 2A):46–52.
30. McCarty DJ, Gatter R. Recurrent acute inflammation associated with focal apatite crystal deposition. *Arthritis Rheum* 1966;9:804–819.
31. Paul H, Reginato A, Schumacher HJ. Alizarin red S staining as a screening test to detect calcium compounds in synovial fluid. *Arthritis Rheum* 1983;26:191–200.
32. Skinner M, Cohen A. Calcium pyrophosphate dihydrate crystal deposition disease. *Arch Intern Med* 1969;123:636–644.
33. Nye W, Terry R, Rosenbaum D. Two forms of crystalline lipid in "cholesterol" effusions. *Am J Clin Pathol* 1968;49:718–728.
34. Fam A, Pritzker K, Cheng P, et al. Cholesterol crystals in osteoarthritic joint effusions. *J Rheumatol* 1981;8:273–280.
35. Hoffman G, Schumacher HJ, Paul H, et al. Calcium oxalate microcrystalline-associated arthritis in end-stage renal disease. *Ann Intern Med* 1982;97:36–42.
36. Reginato AJ, Ferreiro Seoane JL, Barbazan Alvarez C, et al. Arthropathy and cutaneous calcinosis in hemodialysis oxalosis. *Arthritis Rheum* 1986;29:1387–1396.
37. Gordon D, Pruzanski W, Ogryzlo M. Synovial fluid examination for the diagnosis of amyloidosis. *Ann Rheum Dis* 1973;32:428–430.
38. Reginato A, Schumacher HJ, Allan D, et al. Acute monoarthritis associated with lipid liquid crystals. *Ann Rheum Dis* 1985;44:537–543.
39. Weinstein J. Synovial fluid leukocytosis associated with intracellular lipid inclusions. *Arch Intern Med* 1980;140:560–561.
40. Gibson T, Schumacher HJ, Pascual E, et al. Arthropathy, skin and bone lesions in pancreatic disease. *J Rheumatol* 1975;2:7–13.
41. McCutchan H, Fisher R. Synovial leukocytosis in infectious arthritis. *Clin Orthop* 1990;257:226–230.
42. Scopelitis E, Martinez-Osuna P. Gonococcal arthritis. *Rheum Dis Clin North Am* 1993;19:363–377.
43. O'Brien J, Goldenberg D, Rice P. Disseminated gonococcal infection: a prospective analysis of 49 patients and a review of pathophysiology and immune mechanisms. *Medicine (Baltimore)* 1983;62:395–406.
44. von Essen R. Culture of joint specimens in bacterial arthritis. Impact of blood culture bottle utilization. *Scand J Rheumatol* 1997;26:293–300.
45. Yagupski P, Press J. Use of the isolator 1.5 microbial tube for culture of synovial fluid from patients with septic arthritis. *J Clin Microbiol* 1997;35:2410–2412.
46. Muralidhar B, Rumore P, Steinman C. Use of the polymerase chain reaction to study arthritis due to *Neisseria gonorrhoeae*. *Arthritis Rheum* 1994;37:710–717.
47. Liebling M, Arkfeld D, Michelini G, et al. Identification of *Neisseria gonorrhoeae* in synovial fluid using the polymerase chain reaction. *Arthritis Rheum* 1994;37:702–709.
48. Nanagara R, Duray P, Schumacher HJ. Ultrastructural demonstration of spirochetal antigens in synovial fluid and synovial membrane in chronic Lyme disease: possible factors contributing to persistence of organisms. *Hum Pathol* 1996;27:1025–1034.
49. Nocton J, Dressler F, Rutledge B, et al. Detection of *Borrelia burgdorferi* DNA by polymerase chain reaction in synovial fluid from patients with Lyme arthritis. *N Engl J Med* 1994;330:229–234.
50. Steere A. Diagnosis and treatment of Lyme arthritis. *Med Clin North Am* 1997;81:179–194.
51. Bradley J, Johnson R, Goodman J. The persistence of spirochetal nucleic acids in active Lyme arthritis. *Ann Intern Med* 1994;120:487–489.
52. Tunney M, Patrick S, Curran M, et al. Detection of prosthetic hip infection at revision arthroplasty by immunofluorescence microscopy and PCR amplification of the bacterial 16S rRNA gene. *J Clin Microbiol* 1999;37:3281–3290.
53. Lange U, Teichmann J. Whipple arthritis: diagnosis by molecular analysis of synovial fluid-current status of diagnosis and therapy. *Rheumatology* 2003;42:473–480.
54. Cohen A, Goldenberg D. Synovial fluid. In: Cohen A, ed. *Laboratory diagnostic procedures in the rheumatic diseases,* 3rd ed. New York: Grune & Stratton, 1985.
55. Pejovic M, Stankovic A, Mitrovic D. Lactate dehydrogenase activity and its isoenzymes in serum and synovial fluid of patients with rheumatoid arthritis and osteoarthritis. *J Rheumatol* 1992;19:529–533.
56. Gratacos J, Vila J, Moya F, et al. D-lactic acid in synovial fluid. A rapid diagnostic test for bacterial synovitis. *J Rheumatol* 1995;22: 1504–1508.
57. Ward T, Steigbigel R. Acidosis of synovial fluid correlates with synovial fluid leukocytosis. *Am J Med* 1978;64:933–936.
58. Richman A, Su E, JR. Ho G, Jr. Reciprocal relationship of synovial fluid volume and oxygen tension. *Arthritis Rheum* 1981;24:701–705.
59. Parker R, Schmid F. Antibacterial activity of synovial fluid during therapy of septic arthritis. *Arthritis Rheum* 1971;14:96–104.
60. Jose J, Moss I, Maini R, et al. Measurement of the chemotactic complement fragment C5a in rheumatoid synovial fluids by radioimmunoassay: role of C5a in the acute inflammatory phase. *Ann Rheum Dis* 1990;49:747–752.
61. Kim H, McCarty DJ, Kozin F, et al. Clinical significance of synovial fluid total hemolytic complementary activity. *J Rheumatol* 1980;7: 143–152.
62. Fostiropoulos G, Austen K, Bloch K. Total hemolytic complement (CH) and second component of complement (C2) activity in serum and synovial fluid. *Arthritis Rheum* 1965;8:219–232.
63. Hedberg H. The depressed synovial complement activity in adult and juvenile rheumatoid arthritis. *Acta Rheum Scand* 1964;10:109–127.
64. Pekin TJ, Zvaifler N. Hemolytic complement in synovial fluid. *J Clin Invest* 1964;43:1372–1382.
65. Bunch T, Hunder G, Offord K, et al. Synovial fluid complement: usefulness in diagnosis and classification of rheumatoid arthritis. *Ann Intern Med* 1974;81:32–35.
66. Pekin TJ, Zvaifler N. Synovial fluid findings in systemic lupus erythematosus (SLE). *Arthritis Rheum* 1970;13:777–785.
67. Punzi L, Calo L, Plebani M. Clinical significance of cytokine determination in synovial fluid. *Crit Rev Clin Lab Sci* 2002;39:63–88.
68. Punzi L, Bertazzolo N, Pianon M, et al. Value of synovial fluid interleukin-1 beta determination in predicting the outcome of psoriatic monoarthritis. *Ann Rheum Dis* 1996:642–644.
69. Rooney M, Varsani H, Martin K, et al. Tumour necrosis factor alpha and its soluble receptors in juvenile chronic arthritis. *Rheumatology (Oxford)* 2000;39:432–438.
70. Youssef P, Haynes D, Triantafillou S, et al. Effects of pulse methylprednisolone on inflammatory mediators in peripheral blood, synovial fluid, and synovial membrane in rheumatoid arthritis. *Arthritis Rheum* 1997;40:761–767.
71. Yanni G, Nabil M, Farahat M, et al. Intramuscular gold decreases cytokine expression and macrophage numbers in the rheumatoid synovial membrane. *Ann Rheum Dis* 1994;53:315–322.
72. Taylor P, Peters A, Paleolog E, et al. Reduction of chemokine levels and leukocyte traffic to joints by tumor necrosis factor alpha blockade in patients with rheumatoid arthritis. *Arthritis Rheum* 2000;43:38–47.
73. Thomas R, Carroll G. Reduction of leukocyte and interleukin-1 beta concentrations in the synovial fluid of rheumatoid arthritis patients treated with methotrexate. *Arthritis Rheum* 1993;36:1244–1252.
74. Seward C, Osterland C. The pattern of anti-immunoglobulin activities in serum, pleural, and synovial fluids. *J Lab Clin Med* 1973;81: 230–240.
75. Schellekens G, Visser H, de Jong B, et al. The diagnostic properties

of rheumatoid arthritis antibodies recognizing a cyclic citrullinated peptide. *Arthritis Rheum* 2000;43:155–163.
76. Schellekens G, de Jong B, van den Hoogen F, et al. Citrulline is an essential constituent of antigenic determinants recognized by rheumatoid arthritis-specific autoantibodies. *J Clin Invest* 1998;101:273–281.
77. Vincent C, Simon M, Sebbag M, et al. Immunoblotting detection of autoantibodies to human epidermins filaggrin: a new diagnostic test for rheumatoid arthritis. *J Rheumatol* 1998;25:835–837.
78. Reparon-Schuijt C, van Esch W, van Kooten C, et al. Secretion of anti-citrulline-containing peptide antibody by B lymphocytes in rheumatoid arthritis. *Arthritis Rheum* 2000;44:41–47.
79. Youinou P, Le Goff P, Colaco C, et al. Antikeratin antibodies in serum and synovial fluid show specificity for rheumatoid arthritis in a study of connective tissue diseases. *Ann Rheum Dis* 1985;44:450–454.
80. Schmidt-Rohlfing B, Thomsen M, Niedhart C, et al. Correlation of bone and cartilage markers in the synovial fluid with the degree of osteoarthritis. *Rheumatol Int* 2002;21:193–199.
81. Silverman B, Cawston T, Page Thomas D, et al. The sulphated glycosaminoglycan levels in synovial fluid aspirates in patients with acute and chronic joint disease. *Br J Rheumatol* 1990;29:340–344.
82. Kraus V, Heubner J, Fink C, et al. Urea as a passive transport marker for arthritis biomarker studies. *Arthritis Rheum* 2002;46:420–427.
83. Heuck A, Steiger P, Stoller D, et al. Quantification of knee joint fluid volume by MR imaging and CT using three-dimensional data processing. *J Comput Assist Tomogr* 1989;13:287–293.
84. Cimmino M, Innocenti S, Livrone F, et al. Dynamic gadolinium-enhanced magnetic resonance imaging of the wrist in patients with rheumatoid arthritis can discriminate active from inactive disease. *Arthritis Rheum* 2003;48:1207–1213.
85. Gerster J, Landry M, Dufresne L, et al. Imaging of tophaceous gout: computed tomography provides specific images compared with magnetic resonance imaging and ultrasonography. *Ann Rheum Dis* 2002;61:52–54.
86. Farina A, Filippucci E, Grassi W. Sonographic findings for synovial fluid. *Reumatismo* 2002;54:261–265.
87. Wu Y, Wu T, Liu Y, et al. Correlation of acoustic velocity of synovial fluid with markers of inflammation in arthritic patients. *J Formos Med Assoc* 2001;100:631–634.
88. Gu J, Rihl M, Marker-Hermann E, et al. Clues to pathogenesis of spondyloarthropathy derived from synovial fluid mononuclear cell gene expression profiles. *J Rheumatol* 2002;29:2159–2164.
89. Uchida T, Fukawa A, Uchida M, et al. Application of a novel protein biochip technology for detection and identification of rheumatoid arthritis biomarkers in synovial fluid. *J Proteome Res* 2002;1:495–499.

第5章

关节镜检查

Andrew L. Concoff, Kenneth C. Kalunian

关节镜检查使得临床医生能够在最小的手术风险和最少的手术费用下观看到关节软骨及滑膜。风湿病医生在小诊所靠局麻和清醒镇静剂下就可以实施关节镜检查。关节镜已经应用到许多大关节,近年来经过改进,出现了应用于手部小关节的微型关节镜。关节镜的应用使得受过训练的临床医生能直视骨关节炎和其他炎性关节炎患者的关节内病理变化。作为一种诊断工具,关节镜能够解释患者经传统疗法无效的疼痛原因,还使医生或科学家对关节炎的病理生理机制有了一个更好的理解。关节镜还可以进行关节炎相关的关节内病变的治疗,包括游离体的取出、磨损软骨的剔除和增生滑膜的清理。关节镜还可能对患有膝关节骨关节炎的一部分患者有作用,这些患者由于增生性滑膜炎的存在,软骨退变比较快。

一、历史背景

(一)关节镜作为一种诊断工具的发展

关节镜最初是作为一种诊断关节疾病的体格检查辅助工具发展起来的。1913 年 Bircher 在瑞士利用膀胱镜对尸体的膝关节进行了内镜检查来诊断半月板损伤[1]。他报道了 18 例患者的膝关节镜检结果,并且在 13 例患者中能够准确地诊断出异常,并与随后进行的关节切开术进行标准对照[1]。他介绍了几个沿用至今的重要原则,包括扩张关节腔以获得足够大的视野,止血带压迫造成一个视野缺血区和关节镜的插入技术[1]。1920 年,Takagi 在日本研发了一种关节镜用来诊断早期膝关节结核。他的器械大且不实用,但是接下来他把一种透镜系统整合到一个较小直径的内镜系统中。1932 年他出版了第一本膝关节镜图谱,并且介绍了一种适合取滑膜活检标本的关节镜[2]。20 世纪 30 年代早期,Burman、Finkelstein 和 Mayer 在纽约进行了大量尸体检查,提供了对膝关节镜方法的诸多描述[3]。由于这些方法存在技术上的欠缺,在骨科界存在怀疑,所以这些描述从没出版过。Takagi 的一个学生 Watanabe 改进了关节镜技术,并且于 1957 年出版了《关节镜图谱》一书[4]。这本图谱激发了国际上一部分人的兴趣,但是在 20 世纪 70 年代早期 Watanabe 研发出几种改良的关节镜之前,这种技术并没有得到广泛的应用[5]。

(二)关节镜作为一种治疗工具的发展

1955 年,Watanabe 研发了一种关节镜作为介入工具来清除髌上囊内的肿瘤。1962 年他进行了第一次关节镜下半月板切除术[1]。接下来 McGinty 引入了视频影像辅助关节镜,使得关节内图像能投射到电视屏幕上。这一贡献显著改善了介入关节镜的视野,使术者能在更短的时间内,在并发症发生率很低的情况下进行更多样的手术操作[6]。通过引进动力手术器械和描述软骨病变的关节镜手术操作,Johnson 为临床医生提供了一系列广泛的介入关节镜选择[7]。近些年介入关节镜性价比变得更高,而且现在它与关节切开手术相比,具有很少的围术期发病率、较短的治疗期、康复快和手术费用低等优点。关节镜与关节切开术相比还具有术后活动范围改善的特点[8]。由于这些因素,治疗性关节镜在北美已经成为应用频率最高的骨科手术操作,据估计 1990 年进行了 140 万例关节镜手术[9]。

(三)风湿病学专家兼关节镜专家

长期以来，风湿病学专家致力于把关节镜作为一种诊断和治疗工具用于关节炎患者。这种兴趣起源于对风湿性疾病的病理生理过程不了解和现有治疗手段的匮乏。在20世纪60年代和70年代，风湿病学家利用关节镜技术描述了几种慢性风湿疾病的关节内解剖[10,11]。然而，直到最近风湿病学家才开始把它广泛应用于诊断和治疗目的[12,13]。关节镜手术在诊所就可以进行，只需要对患者进行局麻和轻微的全身镇静[12]。

关节镜除了作为一种临床设备具有重要作用外，从学术角度讲这种技术对于风湿病学领域也很重要。关节镜能够为医生及科学家提供一种最好的方法来解释关节解剖及病理生理，还能解释临床症状、体征和病因学机制之间的关系。关节镜使风湿病学家及关节镜医生能够直视关节内解剖结构，并且能在直视下取样。研究者通过这种技术获取组织样本来研究滑膜组织的组织学特点，确定细胞因子的类型、疾病相关基因表达“特征”、晶体微粒子和滑膜微生物。这些结果与关节内描述相关，可以更好地了解炎性关节炎和骨关节炎两种疾病的发病机制。

由于担心造成软骨退变病灶，风湿病学家通常避免经过组织活检来进行关节软骨的取样。最近的研究似乎支持这些担心，如局部的软骨缺损已经证实是骨关节炎的一种早期表现[14]，动物模型已证实软骨持续障碍下的力学特性，这种动物模型剔除软骨来模仿自体软骨移植的预期表现[15]。严格避免软骨活检是进行关节软骨研究的一个很大的障碍，因为它迫使医生利用来自关节置换的残余组织、尸体或骨关节炎动物模型来研究探讨病理生理过程。然而，进行活检的道德限制也是潜在阻力，因为活检可能产生局部病变，不仅可能无法愈合，而且可能对周围的软骨也会产生负面的影响。

为了从定性和定量两方面描述关节内的病理变化，风湿病学家及关节镜学家已经发明了两种软骨和滑膜的描述和分级的方法[16,17]用于膝关节骨关节炎。SFA(Société Francaise d’Arthroscopie)系统[18-21]利用全球公认的模型，已经被确认为标准的对照；这一方法也已经通过业内、外人士的认可，具有可靠性，而且对软骨损伤的变化很敏感。有人提出一种SFA方法的辅助评分系统，用以评价膝关节骨关节炎中滑膜的异常，现已开展相关的研究[22]。

在两个队列骨关节炎疾病进程的研究中，SFA关节镜损伤评分系统作为主要的结果评定用于介入性治疗前和治疗后的比较[16,17]，包括一个多中心的、国际性的、应用公认的软骨保护性NSAID(非类固醇抗炎药)的试验[17]。在每项实验中，关节镜评分系统都能观察到平片不能识别出来的变化。由于目前认为，普通X线片既没有经过充分验证也不具有临床计量特征使其能在骨关节炎患者的关节软骨随时间逐渐缺失的这类实验中作为主要的结果评测方法[23]，而且目前尚缺少有效的可选择的判断标准，因此很难确定SFA评分系统是否优于普通X线片的结果，或者这个系统是否过于敏感以至于可识别临床上与软骨表现无关的变化。

有关膝关节骨关节炎的两项队列研究针对MRI和关节镜在跟踪疾病进展中的应用进行了对比；这两项研究得出了矛盾的结果[24,25]。在第一项研究中，就评估骨关节炎患者一年期变化方面对关节镜与MRI进行了对比[24]。二者的结果都是用SFA记录系统记录的。在1年研究期后只有以MRI为依据的SFA评分结果显示出有统计学意义的病情进展，表明MRI具有较高的敏感性。与这个结果相反，第二项研究[25]应用MRI的三维毁损梯度回波序列和脂肪抑制技术，3年后却没有显示出病情有任何进展。而且在依据MRI分析对膝关节骨关节炎患者进行软骨分级中观察者的一致性被认为较差[26,27]，而在通过关节镜对软骨损伤进行的SFA分级中观察者的一致性被认为不准确[28]。因此很明显，在依据关节镜和MRI对OA软骨损伤进行评估的临床测量中都存在有不确定性，而且在评估病情进展方面MRI和关节镜之间没有显著差别。最后，由于这些研究缺少长期随访，因此尚不清楚病情进展到具有临床意义的终点时(如疾病晚期需要全膝关节置换)是否能通过依据MRI或关节镜的软骨损伤评分的短期进展进行更好的预测。

在美国风湿病学会(ACR)的支持下，已制定出美国风湿病学会/膝关节镜骨关节炎评分系统(ACR/KAOS)，而且得到了业内人士的认可，目前正在研究其对变化的敏感性。ACR/KAOS依据的是现有的评分系统[29-34]，用于描述骨关节炎患者膝关节内软骨和滑膜的病理变化。对SFA和早期的ACR/KAOS进行了相互比较，并与直观类比评分系统进行了比较，比较项目是描述膝关节骨关节炎软骨损伤的评定者间相对可信度[30]。9名风湿病关节镜专家对5位软骨损伤程度不同的膝关节骨关节炎患者的膝关节镜影像资料进行分析，时间分别在6小时培训课之前(培训前评估)和6小时培训课之后的2个月(培训后评估)。在培训前评估中,SFA 评分系统提供的可信系数最高(r=0.94)。在培训后评估中,SFA 的可信系数有了进一步提高;而 ACR 系统却没有任何提高。这促进了 ACR 系统的改进,但此后未做对比研究。然而由于另一项试验结果的发表,对 SFA 系统的观察者间可靠性也提出了置疑[28]。对于介入纵向临床研究来说,应用系列关节镜检查对损伤的变化进行评分,应通过对关节镜资料进行单盲随机回顾性研究的方式来完成,这样可避免评定者之间可信度较差的影响。

二、关节镜检查对关节炎患者的诊断应用

(一)关节检查

关节镜检查最常见的诊断目的是识别引起关节症状的关节内解剖异常。诊断性关节镜检查的替代方法有关节造影、CT 和 MRI。

尽管关节造影比其他技术具有费用低和应用广泛的特点,但是它对关节炎患者的许多关节内异常敏感性低且特异性差[35-36]。该技术检测不出膝关节骨关节炎患者常见的退行性半月板撕裂,因为半月板中心边缘不易看到[37]。CT 技术难以评价关节软骨和滑膜病变[38]。

近年来在有关 MRI 诊断准确性的报道中已很少提到诊断性关节镜检查的应用,因为 MRI 具有损害小价格低的优点[39-42]。有关 MRI 和关节镜检查相对准确性的研究主要集中在与年轻患者运动损伤相关的机械性紊乱。有关 MRI 在这一患者人群应用的研究显示,MRI 对半月板和前交叉韧带异常的诊断准确性可达 98%[44]。然而当实验研究采用双盲设计并以关节镜检查结果作为比较标准时,MRI 的准确性比较低。Raunest 等[45]注意到,在对怀疑有半月板损伤的患者进行的双盲研究中,与关节镜检查相比,MRI 对半月板撕裂的诊断准确率为 72%。被研究人群的平均年龄为 40.9 岁。Glashow 等[46]注意到,在一项对平均年龄为 36 岁患者的双盲研究中,与关节镜检查结果相比,MRI 对半月板病变的阳性预测值为 75%,阴性预测值为 90%,敏感性为 83%,特异性为 84%。这项研究发现,MRI 对前交叉韧带完全撕裂的诊断敏感性和特异性分别为 61% 和 82%。Potter 等[47]对有临床损伤的 88 位患者进行了 MRI 特异自旋回波序列和关节镜的比较;患者的平均年龄为 38 岁(23~82岁)。用关节镜作为金标准,对于检查软骨病变,MRI 的敏感性为 87%,特异性为 94%,准确性为 92%,阳性预测值为 85%,阴性预测值为 95%;观察者间的差异很小。Kreitner 等[48]对 150 例膝关节创伤性损伤患者,前瞻性地比较了质子密度加权 SE 序列 MRI 和关节镜的检查结果,以关节镜检查为金标准,MRI 的诊断准确率:半月板病变为 77%~92%,交叉韧带病变为 91%~100%,透明软骨缺损为 73%~85%。

针对 MRI 和关节镜检查对骨关节炎患者的相对准确性曾进行了多项研究。Blackburn 等[49]比较了 MRI 和小管径关节镜检查,由风湿病关节镜专家对膝关节骨关节炎患者的关节内软骨损伤进行评价。关节内软骨损伤的 MRI 和关节镜评分的皮尔逊相关系数为 0.40,有 32.5%的 MRI 软骨评分比相应的关节镜评分至少低 2 级,有 18.8%的 MRI 评分显示为正常或 1级软骨病变,而关节镜评分显示为严重损伤(3 或 4级)。Drape 等[50]研究了 T1 加权三维梯度回波 MRI 对膝关节骨关节炎患者的关节内软骨损伤的定量评价的有效性和可靠性。在 43 例符合 ACR 标准的膝关节骨关节炎患者中,对胫股关节软骨病变用 SFA 系统通过MRI 和关节镜图像进行了双盲定量检测。SFA 关节镜与SFA MRI 评分之间在统计学上具有显著相关性(r = 0.83)。

最近的一些其他研究也主张采用新的成像技术来改进 MRI 对关节内软骨的诊断敏感性和特异性[51,52]。总之,一方面是该领域技术上的快速进步,另一方面是骨关节炎软骨退变的缓慢进程,这种不一致产生了一种循环式的主流观点:主张用新的未经验证的 MRI 方案来代替已经过充分研究但过时的方案。其结果是,没有一种成像方案经过充分验证而被人们认可用于纵向研究,而且相对于关节镜评分系统而言,软骨的 MR 评价就像一个“移动靶”。

由于人们都优先选用关节镜来检测膝关节骨关节炎伴发的某些异常,因此很少有研究来比较 MRI 和关节镜对检测骨关节炎伴发的滑液异常的相对诊断准确性。同样,也很少有研究来比较这两种方法对检测其他关节的骨关节炎或其他风湿病[包括类风湿性关节炎(RA)[53]和青少年型 RA(JRA)]中软骨、韧带或滑液异常的诊断能力[54]。一项小型研究对 MRI 评估滑膜炎的准确性与显微镜下和术中目测的评估结果进行了对比[53]。在 MRI 确定的滑液量和来自活检的滑膜炎标本组织学评估之间,以及在 MRI 评估的滑膜炎和定性分级(0=没有滑膜炎,1=轻微滑膜炎,2=中度滑膜炎,3=重度滑膜炎)[定量分级用于描述滑膜切除术(n=9)或全膝关节置换术关节切开时(n=33)的关节镜下滑膜形态]之间都存在良好的相关性(前者的斯皮尔曼相关系数 σ=0.55, p<0.001;后者 σ=0.40, p=0.05)。依据 MRI 和关节镜评估滑膜炎的强相关性,据报道也存在

于青少年慢性关节炎中[54]。需要做更深入的研究来比较关节镜检查和新型MRI诊断技术(包括那些应用对比剂的技术)。需要通过价格-效果分析和风险-效益分析对这两种方法进行更全面的比较评估。

风湿病学家报道了在诊断性膝关节镜下对膝关节骨关节炎患者的解剖学描述。这些报道主要针对滑膜和关节软骨的病变。Ike[55]提供了29例骨关节炎患者(因慢性疼痛而行关节镜检查)的32个膝关节的数据，旨在确定X线检查、临床症状和关节内病变之间的相关性。半月板损伤常见，大多数位于内侧半月板的后角，并伴有包含半月板间室内关节软骨的不同程度损伤以及在膝关节负重位X线片上可见的关节间隙狭窄。膝关节负重位X线片上所见的侧方关节间隙狭窄提示存在有假痛风,如关节镜下所见。

Klashman等[56]注意到,在应用NSAID、镇痛药和物理治疗对疼痛无效而行关节镜灌注治疗的膝关节骨关节炎患者中,有77%患者的灌流液中存在有细胞外正向双折射晶体。在标准X线片上这些患者没有一例显示有假痛风证据，但是有几例关节内存在有肉眼可见的晶体物质(图5.1)。在灌流液中有晶体物质的所有患者都有致密性滑膜增生，局限于髌上囊股骨滑车的近端区域(图5.2),而且髌股关节软骨比膝关节的其他关节表面损伤更严重。灌流液中没有晶体物质的患者均没有滑膜增生。正在进行的一些研究以求描述出晶体物质的特征,并明确它存在于增生性滑膜基质中。

(二)滑膜活检

提取滑膜组织标本是关节镜的另一项诊断性应用。从临床角度看,对应用关节镜评估滑膜病理尚有争议,其使用率欧洲比美国更高,然而提取滑液标本更适

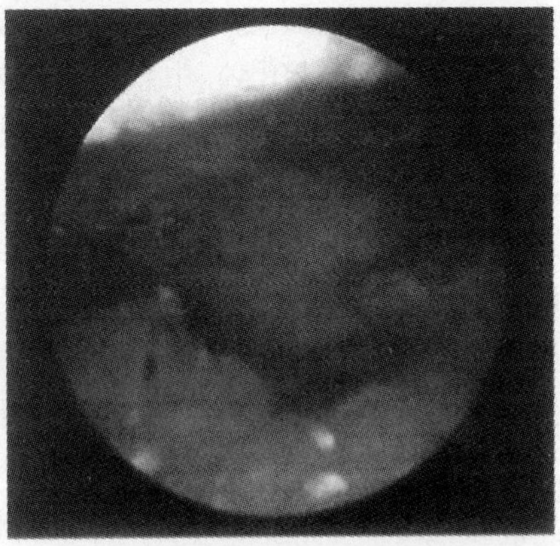

图5.1 应用直径2.7mm的关节镜观察一位骨关节炎患者，在伴有滑膜增生的髌上囊发现有晶体物质。(见彩图)

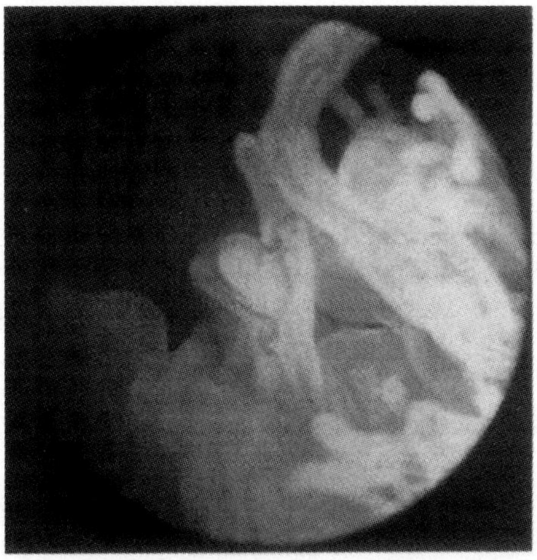

图5.2 应用直径2.7mm的关节镜观察一位骨关节炎患者，在其髌上囊股骨滑车近端可见滑膜增生。(见彩图)

用于研究目的。有人曾应用关节镜获取的滑膜组织进行了如下研究:通过培养、免疫组化、原位杂交和聚合酶链反应技术，评估早期RA患者是否存在支原体和衣原体；分析T细胞效应物途径在早期RA中与确诊RA中的作用；在组织水平研究生物治疗因子对RA的作用机制[57]。Klashman等[56]描述了骨关节炎患者髌上滑膜增生反应，这项研究利用了关节镜引导的滑膜组织取样技术。这些研究可识别出能从针对特异性标志物(微生物或晶体物质)的治疗中受益的关节炎患者亚群。通过滑液取样来识别患者亚群在临床上可能会具有重要意义。

关节镜下滑液取样比起穿刺针技术有多项优点。首先，用关节镜直视下取样能选择病变最严重的部位进行取样[33,58]。而穿刺针技术有遗漏重要病灶的风险，因为滑膜病变并不是均匀分布在整个关节。Lindblad和Hedfors[33]注意到,骨关节炎患者存在有孤立的滑膜增生区,Klashman等[56]证实了这个发现。第二,关节镜直视下取样有更大的视野。穿刺针取样技术往往不能获得足够的组织。Rooney等[59]注意到,在通过穿刺针获取的36例滑膜组织样本中，有7例取样组织不足。相比之下,Moreland等[60]在关节镜下连续对51个膝关节取样时都为实验研究成功获取了足够的组织。第三,直视下取样使关节镜专家能对滑膜增生的程度和目视特征进行评估，并能对相应的韧带、半月板和关节软骨的病理变化进行相关的描述。Youseff等[61]对RA患者滑膜组织样本的微观炎症程度进行了评价，样品分别通过关节镜下和穿刺针取自同一患者的髌上囊,以便进行比较。大多数由穿刺针获取的滑膜组织标本的

微观炎症程度与关节镜下获取的样本类似;然而,髌上囊样本的测量结果往往低估了邻近软骨区域的巨噬细胞浸润程度。这个结果表明,关节镜下活检能够取到炎症较严重部位的组织样本。

(三)关节镜诊断适应证

关节炎患者的关节镜诊断适应证基于特定的临床情况。通常基于诊断的不确定性或者传统治疗方法作用不明显的症状。诊断性关节镜下所观察到的表现可以指导临床医师为患者制定治疗方案。一些治疗性外科手术可作为关节镜检查的一部分,同时可根据关节镜下目测所见或滑膜活检结果制定药理介入方案。尽管对诊断性关节镜的临床适应证还没有从价格-效果比或结果检测方面进行评价,但可以从诊断性关节镜检查中受益的临床亚型患者包括(表 5.1):①症状对药物治疗无反应、症状与临床表现或渗液不相符以及间断性弹响发作或一过性绞锁(提示存在游离体或半月板撕裂)的骨关节炎患者[62,63];②症状对药物治疗无效或症状与临床表现不相符的炎症性关节炎患者;③关节腔穿刺培养阴性或经过合适的抗生素治疗和反复封闭引流症状和体征无改善的急性感染性关节炎患者;④诊断不明确的炎症性关节病患者[38]。

经传统治疗无效或症状与临床表现不一致的疼痛性 OA 患者,应视为可考虑行诊断性关节镜检查的主要关节炎患者[38]。这些患者关节镜检查时的最常见表现是半月板复杂性撕裂,通常位于内侧半月板的后角[39,52,55]。这种病变常伴有邻近关节软骨损伤和半月板周围滑膜炎[53]。半月板撕裂可引起间歇性渗出、绞锁或弹响症状[64]。然而在骨关节炎人群中,通过临床评估来正确识别半月板损伤的准确性是有限的[65,66]。这种结果的出现可能是由于与关节炎相关的非半月板特殊病理变化而行激发性操作所导致的症状引起的[66]。在一项研究所检测的临床评估中[66],只有 McMurray 检验阳性结果与关节镜下所见的不稳定性半月板撕裂呈正相关。在一项以药物治疗无效的膝关节骨关节炎患者为队列研究对象的另一项后续研究中[67],同样的调查组也确认 Steinmann 试验结果阳性、关节内侧触痛且存在不稳定性半月板撕裂(提示关节镜下清创效果良好)。

最近一项实验[68]提出,半月板的病理变化与膝关节骨关节炎预后之间存在更为复杂的关系,这引起了对下列问题的关注:MRI 显示的半月板撕裂是否与临床症状或功能状态有关。Bhattacharyya 等[68]评价了 MRI 所显示的半月板撕裂患病率与直观类比评分所得

表5.1 关节炎患者细针穿刺或者传统关节镜检查的常规适应证

骨关节炎
症状对药物治疗无反应
症状与临床表现不相符
渗液和/或间歇性弹响或出现绞锁,提示有游离体或半月板撕裂
炎症性关节炎
症状对药物治疗无反应
症状与临床表现不相符
不确定诊断
急性感染性关节炎
关节腔穿刺培养结果阴性
症状和(或)体征对合适的抗生素治疗和反复封闭引流无反应

的疼痛程度以及用西部安大略和麦克马斯特大学骨关节炎指数(WOMAC)评分所得的功能障碍程度之间的关系,对膝关节 OA 患者和有其他疾病的年龄匹配对照组进行了比较。结果令人惊奇地发现,91%有症状的关节炎患者和 76%无症状的患者在 MRI 上都发现有半月板撕裂。此外该结果还显示,有和无半月板撕裂的患者之间在疼痛程度或功能障碍程度上没有差异。如果认可这些结果,则以下两种情况将被认为是不恰当的:常规应用 MRI 来评估骨关节炎相关症状加重患者的半月板完整性,以及用MRI 发现的半月板撕裂作为行关节镜检查的唯一指征。

膝关节骨关节炎患者也常伴有游离体的存在,其为关节软骨碎片,当它们隔夹在关节表面时可能会破坏完整的关节软骨[64]。游离体会特征性地引起间歇性弹响或一过性绞锁发作。与半月板撕裂的特征性绞锁不同,游离体引起的绞锁通过改变体位通常可以缓解[64]。游离体偶尔会钙化,在标准 X 线片上可以看到;但是鉴别未钙化的游离体则需要行 MRI 或关节镜检查[64]。尽管关节镜在诊断膝关节骨关节炎伴发的半月板撕裂的准确性优于MRI,但是还没有关于这两种检查方法在诊断 OA 所伴发的游离体方面准确性的研究。然而,诊断性关节镜检查优于 MRI,因为在检查的同时可以将发现的游离体摘除[38]。

难治性骨关节炎患者的其他关节镜表现包括:存在有结晶性疾病[56],比临床体征和标准 X 线片所预示的更严重和更广泛的关节软骨损伤[38],髌骨在股骨滑车内的运动轨迹异常[38],交叉韧带损伤[38],以及通常与结晶性疾病相关的局部滑膜增生[56]。在进行关节镜检查之前,应该排除引起症状的关节外病因,包括生物力

学异常、分离性骨软骨炎和缺血性骨坏死[38]。

对药物治疗无效或者症状与临床表现不相符的炎性关节炎患者，通常患有难治性炎症疾病或由慢性滑膜炎引起的关节内病变[38]。滑膜的慢性炎症可导致邻近半月板或交叉韧带的撕裂或损伤[38]。关节内的米粒样小体可导致持续性症状以及弹响和绞锁等机械性症状[38]。关节镜下滑膜切除是一种不错的选择，可减少这些不良结果，特别是单个大关节存在严重症状而其他方面症状控制良好的炎症性关节病患者。在这些病例中，行关节镜下滑膜切除就不必再服用缓解病情的抗风湿药物。Ostergaard 等[69]研究了 MRI 在评价 RA(n=9)和非 RA(n=6)患者关节镜下滑膜切除术后滑膜炎复发方面的准确性。在进行关节镜下滑膜切除之前以及在术后 1 天、7 天、2 个月和 12 个月时进行的 MRI 检查显示，滑膜病变在持续减轻。2 个月时临床缓解与 MRI 所示的滑液量呈负相关。基准滑液量与临床反应没有相关性。侵蚀性进展不常见，且与 MRI 显示的基准滑液量没有相关性。

由于炎症性关节炎患者易于发生感染（与其基础疾病有关或是免疫抑制剂治疗所致），因此持续有炎症的患者应该考虑化脓性关节炎。为明确诊断慢性化脓性关节炎可能需要行滑膜活检[38]。15%的化脓性关节炎患者滑液培养为阴性[70]。诊断性关节镜检查同时在直视下行滑膜活检取样培养可能对这些患者有帮助。如果滑膜活检组织培养结果为阴性，患者可免于长期住院和胃肠外应用抗生素。在解释滑膜活检组织培养阴性患者的临床症状和体征时，诊断性关节镜技术可能有帮助，包括晶体疾病、单关节 RA 表现或者脊椎关节病患者。关节穿刺显示为化脓性关节炎的患者，如果对适当的抗生素治疗和反复的封闭引流没有临床反应，则可能需要行诊断性关节镜检查。关节镜检查可以提高对脓性滑液的引流和清除[71]，并可发现需要行滑膜切除术的滑膜局部增生区。

对于诊断不确定的炎症性关节炎患者，诊断性关节镜检查往往十分有用，可通过直视下滑膜取样检查出结核和真菌之类的慢性感染[38]。诊断性关节镜检查对于确定这组人群中是否存在结晶性疾病也很有帮助[56]。

三、关节镜在评价关节炎患者预后中的作用

最近的一项研究表明[72]，关节镜下的滑膜炎表现可能对此后数年发生的进行性软骨退变程度有一定预测价值。在用双盲法回顾 498 例膝关节镜的成对影像资料中，凡是发现有内侧半月板周围炎性滑膜组织（界定为充血性、肥厚性和/或血管过多性病变），内侧胫股关节软骨损伤加重的危险性均会明显增加（在用 SFA 评分系统评估时确定为增加了 4.5 个单位）。在那些有炎症性滑膜炎的患者中，23.3%显示有病情加重，相比之下滑膜正常的患者有 13.1%病情进展（p=0.02）。这个发现与先前的研究结果相一致，表明病变进展的危险性增加与多种公认的炎症性生物标记物有关，包括超敏感性 C 反应蛋白、透明质酸和软骨寡聚基质蛋白[73]。因此在关节镜下对炎症滑膜进行直接观察可能有预测预后的价值，并主张应用具有更强抗炎作用的治疗方案，甚至可以不顾副作用增加的后果。这种引起争议的解释，连同有限滑膜切除可能会延缓病程进展的建议，还没有经过纵向实验的验证。人们正在努力寻找用优于关节镜检查且创伤性更小的方法来诊断滑膜炎，包括彩色血流多普勒超声检查[74]，目的是识别更严重的炎症性骨关节炎的亚型患者，因为这些患者可能对关节镜介入治疗反应更好。通过回顾性研究已开发出用于鉴别这些患者的临床逐步解析法[75]，并且正在进行一项评价其实施效果的前瞻性试验。

四、关节镜在治疗关节炎患者中的应用

关节镜在治疗关节炎患者中的应用(表 5.2)包括：OA 患者游离体的清除和半月板撕裂的修补；OA 患者关节腔内碎片和(或)晶体的冲洗清除；化脓性关节炎患者脓性物质的引流；以及化脓性关节炎、炎症性关节炎和骨关节炎患者的清创术。然而在这类患者人群中对这些方法还没有做过充分的价格-效果分析或结果测量分析。半月板撕裂还不能用小管径关节镜完全解决，还需要采用传统的关节镜技术[55,76]。

(一)游离体摘除

关节镜清除游离体后，绞锁和步态不稳的短期内改善十分明显，但对该手术期望值过高的关节炎患者，还要格外谨慎。其目标应该是机械性症状的改善，而不是基础症状（包括疼痛）的缓解，基础症状是指与关节炎本身而不是与游离体存在相关的症状。目前还没有关于摘除游离体后长期效果的纵向研究。

表5.2 关节镜在治疗关节炎患者中的应用

骨关节炎	
	游离体摘除
	可对某些亚群患者进行冲洗[94]
	可对某些亚群患者进行清创
炎症性关节炎	
	滑膜切除术
感染性关节炎	
	冲洗
	滑膜切除术

(二)关节冲洗

关节冲洗已用于治疗骨关节炎患者，由于去除了关节腔内的碎屑而减轻疼痛症状[3]。关节冲洗是所有关节镜检查的一部分。需扩张关节腔来获得足够的视野,并清除影响视野的血和碎片[77]。间接的证据支持这样的观点：关节冲洗通过清除软骨微粒可缓解膝关节骨关节炎患者的疼痛。这些间接的证据包括:在骨关节炎的膝关节滑液[78]和滑膜[79]中确实存在有软骨碎片；在狗[80]和兔子[81]的模型中关节内放入软骨碎片确实诱发出骨关节炎；以及在体外证实用软骨碎片刺激培养的单核细胞的确可释放出蛋白酶[82]。人们复制关节镜下灌洗效应的尝试可追溯到20世纪40年代Watanabe的“关节泵”试验[83],试验中曾反复注入、排空和再滴入盐水；对64例膝关节骨关节炎患者进行了这一操作,有58例取得了良好的效果。Jungmichel等[84]发现,膝关节骨关节炎患者对没有关节镜直视下的盐水灌洗有疗效响应。

Livesley等[85]和Ike等[77]的报道均支持这样的观点：关节冲洗对膝关节骨关节炎患者是有好处的。Livesley将关节镜下用2L盐水进行冲洗的44例骨关节炎患者与进行物理治疗的42例骨关节炎患者作了比较。与接受物理治疗的患者相比,那些接受关节镜下冲洗的患者在3种不同的疼痛评分中都有了明显的改善,并可维持12个月以上。

Ike等[77]评价了膝关节潮流式冲洗的效果,这是一种局麻下非卧床治疗技术，其中的关节冲洗与关节镜下冲洗相似,但不在直视下操作。以潮流方式滴注盐水(周期性关节扩张,随后排空,总共用1L盐水分多次反复进行）以使关节内粘连分离，并使碎片从关节内流出。这项多中心、单盲、随机前瞻性试验对77例为膝关节骨关节炎确诊患者进行了研究，对潮流式膝关节冲洗加综合治疗(等长功能锻炼、关节保护和个体化抗感染治疗或镇痛治疗)与单纯综合治疗进行了比较。患者均满足膝关节骨关节炎的临床和放射学ACR标准,但所有患者均没有Kellgren和Lawrence[86]定义的影像学Ⅳ级严重疾病。在14周的试验中,与单纯综合治疗组相比,在随机分组的关节冲洗加治疗的患者组中,以下参数有显著改善:行走50步后的疼痛情况,爬4级台阶后的疼痛情况,前一天最严重的疼痛,不活动时的膝关节僵硬,膝关节晨僵频率,膝关节的触痛,以及患者和医生对治疗效果的评估。

Bradley等[87]最近对膝关节骨关节炎进行了一项潮流式灌洗假对照试验。180例患者被随机分入潮流冲洗试验组和假冲洗对照组,随访12月。对两组中的患者都在髌上囊外侧经皮插入一根14号针头。针头位于关节囊水平但不穿过关节囊(假冲洗组),或者穿过关节囊进入髌上囊(潮流式冲洗组)。灌洗时将外科单覆盖于手术区以免受试者看到。然后受试者接受假的或者真的循环灌洗,盲法评估结果表明,每组中有接近90%的受试者认为他们接受了潮流式冲洗。治疗组受试者的基线WOMAC评分更差。但是在对基线水平的这个差异进行调整之后,两组之间未发现任何区别。因此,研究者把观察到的改善归因于安慰剂效应,更具体地说是Hawthorne效应，受试者在试验过程中评分的改善,是因为他们知道正在进行试验观察的结果。

有3项研究对关节内给药联合关节镜下冲洗所获得的增进疗效进行了系统调查。Ravaud等[88]评价了单纯关节冲洗、单纯关节内注射类固醇和二者联合治疗膝关节骨关节炎的效果。98例有胫股关节症状的骨关节炎患者参加了一项持续24周的前瞻性随机试验。患者分成4个治疗组:关节内注射安慰剂,关节内注射皮质类固醇,关节冲洗加关节内注射安慰剂,关节冲洗加关节内注射皮质类固醇。接受关节冲洗的患者6个月时疼痛直观类比评分有了显著改善；仅注射皮质类固醇的患者在第1周和第4周时有改善，但没有长期效果。4周后任何一组都没有看到功能上的改善。

有两项试验评价了膝关节骨关节炎患者关节内注射透明质酸衍生物(玻璃酸钠)和关节镜下冲洗联合治疗的效果,但得出了相矛盾的结果[89,90]。对23例受试者冲洗后关节内注射透明质酸衍生物或安慰剂并随访2年,Edelson等[89]证实,利用外科专科医院的膝关节评分系统、膝关节协会临床分级系统或直观类比疼痛分级所得的结果两组间没有任何差异。然而Vad等[90]发现,在平均1.1年的随访中,接受关节灌注并注射透明质酸的受试者的效果(79.5%)优于那些仅接受透明质酸治疗患者(54%)(p<0.05)。

有两项研究评价了关节冲洗对类风湿性关节炎伴发有膝关节渗出症状的作用[91,92]。在一项对60例膝关节的研究中,Srinivasan等[91]将患者随机分为三组:关节内注射类固醇组,关节腔灌洗(不用关节镜)组,关节腔灌洗(不用关节镜)联合关节内注射类固醇组。三个治疗组的结果都显示疼痛减轻和活动范围增加;然而,在3个月时单纯关节灌洗的患者比其他两组患者的改善要小。在一项非随机试验研究中,Sharma等[92]评价了9例存在膝关节活动性滑膜炎的类风湿性关节炎患者关节镜下灌洗的效果;患者在灌洗后经关节镜注射了类固醇。9例患者中有8例在疼痛和行走时间方面有明显改善;这些效果保持了2周。

Chang等[93]将32例非晚期膝关节骨关节炎患者随机分为两组进行了对照比较研究,一组进行关节镜手术,另一组进行潮流式膝关节冲洗。在关节镜操作过程中,所有患者都接受了持续的盐水冲洗,并在关节镜引导下依据关节镜下所见表现进行了干预治疗,包括:撕裂半月板的清创术及半月板和交叉韧带碎片的清除,滑膜切除,以及游离软骨碎片的摘除。随机分到潮流式膝关节冲洗组的患者接受由Ike等[77]描述的闭式针刺灌洗。随访12个月后进行了结果测量,包括临床参数的评估(由事先不知道哪个是治疗组的医生进行鉴定)和受试者主观效果(包括用关节炎损伤测评表所得到的疼痛和功能状态结果)。在随访3个月时,两组患者的疼痛(主诉或观察)变化、功能状态以及患者和医生对疾病活动性的全面评估没有明显差异。随访12个月时,关节镜组的膝关节触痛和医生的全面评估评分出现了有统计学意义的改善;但是在12个月时,关节镜组29%的患者有改善,而潮流式灌洗组则有58%的患者得到了改善。与有其他关节内病理改变的患者相比,撕裂累及外侧半月板或内侧半月板前角的患者在关节镜术后更有可能获得改善,虽然在这个小样本试验中这种趋势没有显著性。研究者得出的结论是,关节镜下取出异常的软组织对非晚期膝关节骨关节炎患者所达到的疼痛和膝关节功能障碍缓解通常不会超过闭式针刺灌洗所达到的效果,因此大多数非晚期膝关节骨关节炎患者应该采用非手术方法进行治疗。他们认为,除非发现在治疗具有特殊关节内病变的某一亚组患者方面关节镜手术比闭合式针刺灌洗更有效,而且已确定出可靠的诊断参数(包括临床标准、影像学检查和诊断性小管径关节镜下表现)来鉴别这一亚组患者,否则对非晚期骨关节炎患者不主张行关节镜下清理术。

为了直接评价关节镜手术中冲洗液量的效果,Kalunian等[94]研究了关节镜引导下冲洗对早期膝关节骨关节炎患者的有效性,这些患者对保守治疗无反应,包括镇痛药、NSAID和物理治疗。在一项大型多中心前瞻性随机研究中,90例患者被随机分配到接受3L盐水的关节镜下冲洗组和接受进行关节镜检查所需最小冲洗量(<250mL)组。主要的结果变量是合计WOMAC评分。尽管该研究并未证实冲洗对关节炎严重性(用合计WOMAC评分测定)有影响,但较大的冲洗量确实对疼痛(通过直观类比评分和WOMAC疼痛分级测定)有明显影响。到12个月时,有和没有关节内晶体的患者在疼痛和合计WOMAC评分方面都有显著改善;有晶体的患者统计学改善程度更大。研究者得出的结论是,对于膝关节骨关节炎患者,特别是有隐匿性关节内晶体的患者,直视下关节冲洗可能是缓解疼痛的一种有效治疗选择。

(三)清创术

有多个骨科小组报道了对膝关节骨关节炎患者行关节镜下滑膜切除术的经验;但是对滑膜切除术的效果难以做出评价,因为这些报道中通常包括有曾同时进行过好几种其他治疗的患者,如部分滑膜切除术、半月板清创术、骨赘和游离体摘除术以及被侵蚀关节软骨的剖削术。Baumgaertner等[95]报道了48例膝关节骨关节炎关节镜下清创术的结果。在这项研究中,67%的患者有超过2年的膝关节疼痛,无一例患者疼痛少于6个月,而且所有患者经保守治疗都无效,如NSAID、镇痛药和物理疗法。65%的患者有膝关节三间室病变的影像学证据;其中69%的患者为重度病变,22%的患者为中度病变,9%的患者为轻度病变。35%的患者在X线片上可见单间室病变,其中59%为重度病变,35%为中度病变,6%为轻度病变。86%的患者进行过部分滑膜切除术,84%进行过内侧半月板部分切除术,31%进行过骨赘的摘除术,18%进行过外侧半月板部分切除术,14%进行过游离体摘除,14%进行过磨损软骨成形术。

若以症状改善来衡量结果,52%的患者有改善,并且其中40%的患者在平均33个月的随访期间内效果一直保持良好。症状持续时间较短、机械性症状、轻中度X线片改变及晶体沉着提示有较好的改善;症状持续时间长、重度X线片改变和关节排列紊乱提示预后较差。年龄、体重、关节炎的间室定位和手术前关节活动范围都不影响结果。

Hubbard[96]对76例出现股骨内侧髁3或4级单纯

骨关节炎病变的膝关节进行了关节镜下清创术（n=40)和3L盐水冲洗(n=36)治疗的前瞻性对比研究。清创组的平均随访时间为4.5年，冲洗组为4.3年。到1年时，清创组有32例膝关节的疼痛症状消失，而冲洗组只有5例。到5年时，清创组的32例生存者中19例没有出现疼痛，而冲洗组的26例中只有3例未出现疼痛。研究者得出的结论是，对于股骨内侧髁有3或4级病变的膝关节，关节镜下清创术优于关节镜下冲洗。

Ogilvie-Harris和Fitsialos[97]对291例进行过膝关节骨关节炎关节镜手术的患者进行了平均4年的随访，并依据进行的手术类型把患者分为几个亚组。238例患者只进行了部分滑膜切除术，148例进行了半月板和滑膜切除术，18例只进行了半月板切除术，32例只进行了磨损软骨成形术，4例只进行了冲洗治疗。以症状改善持续时间大于2年来衡量结果，研究者发现，仅一个间室行滑膜切除术的患者比两个间室行滑膜切除术的患者有更高的症状改善率。在行单室滑膜切除术的患者中，82%的患者症状改善持续2年以上，而行两室滑膜切除术的患者中仅58%有这种效果。只行半月板切除的患者效果最好；83%的患者疼痛缓解持续2年以上。对于所有干预组来说，软骨钙化和双侧髁病变的患者效果最差；关节排列紊乱提示预后较差。Harwin[98]对204例行关节镜下清创术的膝关节骨关节炎患者进行了一项回顾性研究，平均随访7.4年，结果也显示关节紊乱的预后较差。Harwin发现，5级以下关节排列紊乱患者的预后要好于关节紊乱更严重的患者。Sharma等[99]的最近研究显示，关节排列紊乱较轻患者的关节镜手术效果较好，实际上可能与其基础疾病的病程有关，并不能反映关节镜的特定治疗效果。

然而由于这些研究是回顾性研究，缺少对效果的功能测量，也没有足够的对照组，所以难以对这些研究结果做出解释。要了解滑膜切除术、半月板切除术和联合治疗等对骨关节炎患者的治疗效果，需进行随机对照研究，从临床指标、功能改善和所需费用等方面对各治疗组进行比较。

最近的一项重要试验研究大大提高了人们对采用潮流式灌洗以及关节镜下冲洗和清创治疗膝关节骨关节炎的疗效的认识。Moseley等[100]对从休斯敦退伍军人管理局医疗中心随机抽样选取的180例志愿者，根据其膝关节骨关节炎的严重程度进行了分组，分别对其进行假性关节镜检查、关节镜检查加单纯冲洗或者关节镜检查联合冲洗和清创。冲洗组至少接受10L液体冲洗，如果有不稳定性半月板撕裂还要进行切除。清创组也要进行至少10L液体的冲洗，并接受软骨成形术，如果伸展受阻需刮除胫骨棘骨赘，半月板切除至稳定的边缘，但不进行磨损关节成形术、微骨折或滑膜切除。采用精心设计的假性关节镜手术操作过程，包括：常规准备和手术铺巾，手术医生要有相关的手术器械并以标准术式处理膝关节，建议标准的膝关节入路，而且要在适当的时机发出盐水溅落声。分别在刚做完手术时、2周、6周、3个月、6个月、12个月、18个月和24个月时进行的治疗结果评价，包括由患者自我报告的膝关节特异性疼痛量表(12项)(是专为该项研究设计的但没有得到正式认可)以及AIMS-2和SF-36的疼痛和功能评分部分。在任何时间点的任何一组中都没有观察到疼痛或功能方面有显著差异，因为所有研究组的改善程度都相似，而且所获得的疗效均可归因于安慰剂效应。可惜的是，在该试验中没有对软骨损伤的进展进行评估。

在这项精心设计的试验中有一些明显的局限性，其中许多在随后的评论中都有所提及[101]。第一，骨关节炎累及女性多于男性，但是由于这项研究是在退伍军人管理局进行的，所以93%的入选者为男性。尽管骨关节炎在男性和女性中的表现有明显的不同[102]，但是关节镜干预治疗效果在膝关节骨关节炎患者中不可能存在性别差异，因为其他无对照试验研究对这种可能性并没有提供证据[103-105]。另外，该试验由Moseley等[100]报道的主要结果测量方法(膝关节特异性疼痛量表)在这篇文章出版之前也并没有得到认可。因为这种测量方法它是由经过严格验证的测评方法的几项要素组成的，而且经过证实的次级结果测量方法不能反应明显的治疗效果，所以它不可能受到极大的关注。疾病的严重性通过X线摄片根据改良的Kellgren和Lawrence系统[86]需对各间室评分求和进行评估。根据这个系统，仅有31%的受试者患有轻微疾病。由于关节镜和X线片对严重性的评价结果不一致而且假性关节镜检查组无法观察到软骨的情况，因此无法确定各被试组之间的软骨基线损伤程度是否类似。而且，由于没有切除发炎的滑膜组织或者没有行磨损关节成形术或微骨折技术，灌洗治疗的效果也会受到限制。这项研究也不同于以前的试验[94]，后者要求受试对象为此前经保守治疗(包括物理治疗，其被广泛认为是膝关节骨关节炎患者的首选治疗)无效的患者。这个因素可能增强了假性关节镜检查组患者的安慰剂效应。该文献中没有对存在的机械性症状和提示半月板撕裂的体格检查结果进行评价。如果这些表现在分布上的不一致更多出现于非清创组，则会降低清创术的效果。尽管这项试验中的受试者都患有膝关节骨关节炎，但尚不清楚将来的亚组分析(如,依据炎症、肥胖、关节排列紊乱、年龄和疾病严重程度等）能否识别那些对关节镜干预易于表现更强烈响应的患者,以及这种响应是否不同于假关节镜检查。最后,由于这项试验不是针对评估软骨损伤的进展而设计的,因此没有进行结构上的评估，也没有针对这种干预对疾病进展的作用做任何评论。最近的一项动物实验研究[106]表明，由于软骨成形术会对清创边缘的存活软骨细胞数量带来不利影响,因此可能使疾病进展恶化。

关于炎性关节炎患者行滑膜切除术后效果已完成的几项研究都存在结果测量方法有限和对照组不足的问题。传统上,炎性关节炎和耐药性单关节滑膜炎患者都被转诊到外科矫形医师通过关节切开术行滑膜切除术,然而,关节镜下行滑膜切除术有多项优点,包括死亡率低和恢复快[12,107]。关节切开术需要住院治疗,而关节镜手术在门诊就可以进行[107]。关节切开术后患者通常会发生关节纤维化,使关节活动范围平均减小 10°~20°,而行关节镜下滑膜切除术后患者的关节活动范围不受影响[8,12]。而且通过关节切开术行滑膜切除术需要前后两个切口[8,12]。

Cohen 和 Jones[108]对 9 例伴有慢性膝关节滑膜炎的类风湿关节炎患者(10 个膝关节)进行了一项前瞻性研究,这些患者都做过关节镜下全滑膜切除术。所有患者都对药物治疗无反应。术后关节触痛和肿胀均比术前有明显改善,并维持了 12 个月。所有患者的膝关节活动范围都有改善(平均 21°)。按 Steinbrocker 分类系统[109]确定 X 线片表现为Ⅲ级及以下的患者,日常活动(膝关节在负重、走路、从坐位站起、爬楼梯和下床时疼痛)时的关节功能有明显的改善。Klein 和 Jensen[8]随访了 43 例炎性关节炎(经 6 个月以上保守治疗无效)患者的 44 个膝关节行关节镜滑膜切除术的结果;术后平均随访时间为 2.7 年。以术后疼痛、肿胀、活动范围、行走距离和患者满意度为研究结果的测量方法。发现所有临床指标都有所改善，但是尚不清楚是否任何一个改善都有统计学意义。78%的患者很满意,7%的患者认为手术部分成功,15%的患者对结果不满意。关节镜术后在这些患者中未见关节纤维化。

Matsui 等[110]比较了关节镜下滑膜切除术和经关节切开术行滑膜切除术的效果，研究对象为累及膝关节的类风湿关节炎患者,随访时间大于 10 年。这些患者的 X 线片分级类似，但没有进行术前临床表现比较。在关节镜下滑膜切除术后,82.9%的膝关节疼痛症状消失且前 3 年内功能正常，但是仅有 44.7%的膝关节症状改善能维持到 8 年后。关节切开术组的结果与此类似。Smiley 和 Wasilewski[111]对 19 例炎性关节炎患者的 25 个膝关节研究了关节镜下滑膜切除术的效果。术后 6 个月,25 个膝关节中的 24 个有良好效果,表现为轻微疼痛或无痛,无渗出,活动范围无变化或增加,运动不受限或很少受限。2 年时评估的 21 个膝关节中有 19 个能保持这些改善,4 年时评估的 14 个膝关节中有 8 个能保持改善。

Arnold[112]注意到,类风湿关节炎患者行关节镜下滑膜切除术后 75%的膝关节有类似的结果。在他的研究中,如果在疾病早期行关节镜下滑膜切除术,症状改善可维持 2 年以上;但 X 线片显示关节间隙变窄(在负重前后位像上<2mm)通常预示临床反应较差。Ogilvie-Harris 和 Basinski[113]在一项对关节镜下膝关节滑膜切除术的研究中注意到疼痛和滑膜炎症明显缓解，这项研究包括 96 例类风湿关节炎患者，并进行了 2~4 年的随访。尽管 Ochi 等[114]曾发现,患严重侵蚀性疾病的患者在经关节切开术行滑膜切除术后仍然有骨破坏的 X 线证据，但是在疾病早期当把滑膜切除术作为一种干预手段来阻止侵蚀进展时，则需要进行大样本对照研究才能说明其作用。

五、关节镜手术

传统的关节镜由直径为 2.7~4.0mm 的细管组成，其内装有玻璃透镜系统。用一种经纤维光缆传导的大功率光源照亮关节间隙，将关节间隙的影像传送到与关节镜目镜相连的摄像机,再投射到视频监视器上[47]。这种系统的改进促进了光纤的发展，光纤不仅可以把光传送到关节,还可以把影像传回到摄像机。

通常由关节镜医师利用手提式的泵送系统或利用重力引流和抽吸引流来充盈关节（以便扩大视野并使关节内止血)和灌洗关节腔。实施关节内结构和表皮的麻醉;只有在手术室进行手术时或麻醉师参与手术时,通常才实施清醒镇静。当关节镜检查在诊室里进行时,通常应用小口径(1.6~1.8mm)的关节镜,以降低感染并发症的发生率，而在手术室进行时常用大口径（2.7~4.0mm)的关节镜。有些开业风湿病学医生常在诊室行关节镜检查,有些则在手术室进行,还有一些在这两种场合都进行。小口径关节镜能准确发现半月板、关节软骨和滑膜病变,但是往往会低估这些病变的严重性[55]。在诊室里可以用小口径关节镜在直视下进行滑膜取样;

然而病灶组织的切除则需要用电动刮削器以及手动切除和抓取器械，这些操作不适合在诊室进行。应用这些器械时应该更严格地预防感染，因为此时要做更大的切口。诊所不可能达到无菌操作条件。

（一）关节检查

虽然用于关节炎患者的诊断性和治疗性关节镜检查主要集中在膝关节，但是手和足部的小关节以及鹰嘴和肩峰下滑囊也可以用目前的关节镜进行检查。关节镜检查技术用于检查关节炎患者的较大关节，如肩关节和肘关节，不过在这些部位应用关节镜技术需要有高超的技巧并要经过专业训练。

（二）并发症

关节镜手术的并发症在多篇文献中已有详细的说明。由风湿病医师进行操作时这些并发症的发生率如表5.3所示。据Arnold报道，像关节镜入口处触痛或手术后渗液这类轻微并发症，其发生率不到患者总数的1%[12]。反射交感性营养不良、深静脉血栓形成和腓神经麻痹都比较罕见，并且通常和止血带的应用有关[115]。这种止血的形式在门诊关节镜检查中是不必要的，并且在关节镜手术中已经被自动输注泵所取代。术后感染率低于0.1%[115]。关节积血是关节镜检查最常见的并发症，据北美关节镜协会成员国的一项调查报道，其占所有并发症的23.5%[115]。它通常发生在涉及滑膜切除的手术中，偶尔发生在诊室的诊断性关节镜检查中[12]。Szachnowski等[116]对两个社区的诊所门诊进行的关节镜检查的并发症发生率进行了回顾性研究，这些诊所在35个月内对306位患者进行了335次关节镜操作。在335次操作中，131次为诊断性，204次为诊断和治疗性。严重和轻微并发症的发生率分别是1.2%和12.8%。在另一项研究中，Rich等[111]调查了应用针式关节镜进行滑膜活检的安全性（滑膜活检是由风湿病关节镜专家为研究目的对关节炎患者进行的），在49例膝关节手术操作中没有出现并发症。

新近报道了由洛杉矶加利福尼亚大学（UCLA）的两名风湿病关节镜专家所进行的一系列关节镜检查的结果[117]。在他们关于8年间进行过膝关节镜手术的连续患者的并发症的前瞻性报道中，在所进行的总共342例膝关节镜手术中，共发生了6种并发症（包括严重和轻微并发症，发生率为1.8%），分别是癫痫发作、痛风、入口处蜂窝织炎、踝关节疼痛、膝关节引流不充分和血管迷走神经症状。未提供这种手术后的远期发病率或死亡率数据。UCLA的并发症发生率和Szachnowski等报道的并发症发生率之间的差异可能是由于技术水平差异所引起的：UCLA的所有患者都是在无菌室用层流方式接受关节镜检查的，而Szachnowski研究中的患者都是在诊所接受关节镜检查的。这表明，由经过关节镜技术培训的有经验的风湿病专家进行的膝关节镜检查，其并发症的发生率较低，而且在手术室而不是诊所进行该操作还会进一步降低并发症的发生率。

（三）关节镜的实践

从技术上考虑，要求对从事关节镜检查的风湿病医师进行适当的培训，以获取进行这项操作所需的知识和技能。1986年，美国风湿病协会制定了风湿病医师进行关节镜手术的培训和练习实施准则。这项准则包括有对从事关节镜操作的风湿病医师进行审批、培训、实践、继续教育及临床考核的相关建议（表5.4）。美国风湿病协会依据这份文件来确认风湿病医师是否可从事关节镜操作，并为风湿病医师和风湿病学家制定了入会后成为关节镜技术指导医师的培训计划要点。在UCLA并发的模型基础上，美国风湿病学会提出了供风湿病关节镜医师使用的质量保证指南。

（四）研究潜力

接受过关节镜操作培训的风湿病医师会面临以下几项艰巨任务：必须进一步研发和验证对不同类型关节炎的关节内病理进行描述的评价标准，合作性研究尚需进一步扩大，尚需对膝关节以外的关节进行检查。这些目标的实现将使风湿病学界能通过宏观和微观病理学研究更深入地了解风湿病的病程。为了解生物制剂在组织水平的作用或各种关节镜治疗干预（如清理术或滑膜切除术）的作用而设计的各种先进结果测量方案，将使风湿病专家有可能开发出不同于传统关节

表5.3　风湿病医师进行关节镜操作的并发症

轻微并发症（<1%）
关节镜入口处触痛
渗液
血管迷走神经反应
罕见并发症（通常<0.1%）
脓毒性关节炎
关节积血
反射交感性营养不良
深静脉血栓形成
腓神经麻痹
关节破裂

炎治疗方法的新方法。对应用关节镜技术向关节内注射针对遗传因素、软骨生长和细胞活素表达的制剂所进行的研究将有可能彻底改变对关节炎患者的治疗方法。

表5.4 美国风湿病学会关于风湿病医师进行关节镜手术的实施准则

培训

进行关节镜手术的风湿病医师应该经过适当的培训并且要不断提供他们的临床体验证明。有关关节镜技术的充分培训证据应该包括按时参加关节镜教育课程并成功完成关节镜资格培训计划和(或)作为熟练关节镜医师的经验。进行上述任何一项或所有各项的体验都应做好记录,相关技能可以通过临床观察资料、患者记录和同行评价来证明

临床练习

关节镜医师应完成以下工作:

1. 询问病史,进行体格检查(要特别注意行关节镜检查的关节),总结收集到的数据以支持患者的诊断,特别是那些可经关节镜加以确认或处理的特征
2. 记录下针对该患者关节炎的综合治疗方案的所有要素、完成这项治疗方案所持续的时间以及实施关节镜检查的特定原因
3. 向患者解释手术操作过程,包括益处、可能的风险和并发症,以及关节镜检查在这项综合治疗方案中所起的作用。对于那些仅为了研究目的而接受这种操作的患者来说，这种研究必须经过人权委员会的认可。关节镜医师应该说明从这项操作的相关方面(如,关节灌洗)可能带来的好处以及在这项操作中了解到关节内解剖会对将来的治疗决策产生什么影响
4. 通过对患者关节炎类型以及可用于该患者的其他治疗选择的周密考察选择一种应当采用的治疗性关节镜操作
5. 起草一份手术报告,包括手术中进行的干预措施和术中所见,所进行的描述要前后一致,以便能使关节镜检查报告作为数据源来使用。可能的话,要对这项操作的关节镜部分做视频记录
6. 确保整个综合治疗方案的连续进行,同时要监督关节镜操作后的康复过程

其他技术

新上市的小口径关节镜(针式关节镜)可用于只进行局麻和轻度全身镇静的患者。对非卧床门诊患者进行关节镜操作的风湿病医师,如果对患者实施其他专科医师认为应在常规手术室进行的治疗操作,则必须对该操作负全面责任。针式关节镜医师应该具有以下专门技能:

1. 控制感染:包括器械的正确消毒和维护,按使用指南对不能经受标准消毒操作的器械进行处理,以及对在操作过程中接触到的周围表面进行关注和保护
2. 清醒镇静:包括试剂及其作用以及有关对接受制剂后患者的行业监测指南
3. 恢复:包括确定解除限制的时间,指导关节镜操作后的伤口护理和随访,保证运送回家并进行入户指导,提供有效的止痛措施,制定随访计划

继续教育

关节镜医师应该拥有关节镜检查的高级专业知识,并应了解关节镜检查在关节炎患者综合治疗方案中的作用。为了不断掌握最新信息,关节镜医师可以通过定期参加关节镜的研修会议、与其他关节镜医师合作以及不断查阅新发表的关节镜和风湿病学文献来更新知识和技能。关节镜医师在进行一项新的治疗手术之前应该获得必要的额外培训。此外,关节镜医师还必须在关节炎治疗的药理学和康复学方面拥有高级专业知识,并了解关节炎诊断试验和分级的最新进展

审批

授予和恢复进行关节镜检查医院级特许权的审批通常在各医院进行,由医学工作者委员会委员和相应科室主任,按照各医院和医学工作者内部章程、法规和规章做出决定。在做出这种决定的程序中,最好有在诊断性和治疗性关节镜检查方面具有工作经验的风湿病医师,以及在骨科手术方面拥有官方资格证的医师参加。应将其临床手术量、适应证、结果和并发症提供给负责授予、评审和恢复临床特许权的各医院相应医学工作者委员会

(赵力 李世民 译 李世民 校)

参考文献

1. Strobel M, Eichhorn J, Schiebler W. *Basic principles of knee arthroscopy: normal and pathologic finds, tips and tricks.* Berlin: Springer-Verlag, 1992:2.
2. Takagi K. Practical experiences using Takagi's arthroscope. *J Jpn Orthop Assoc* 1933;8:132.
3. Burman MS, Finkelstein H, Mayer I. Arthroscopy of the knee joint. *J Bone Joint Surg Am* 1934;16:255–268.
4. Watanabe M, Takeda S, Ikeuchi H. *Atlas of arthroscopy.* 2nd edition. Berlin: Auflage Spinger, 1970.
5. Watanabe M. Arthroscopy: the present state. *Clin Orthop* 1979;10:

503–521.
6. McGinty JB, Friedman PA. Arthroscopy of the knee. *Clin Orthop* 1976;121:173–180.
7. Johnson LL, Becker RL. Arthroscopy, technique and the role of the assistant. *Orthop Rev* 1976;9:31–43.
8. Klein W, Jensen K-U. Arthroscopic synovectomy of the knee joint: indication, technique and follow-up results. *Arthroscopy* 1988;4:63–71.
9. McGinty JB, Johnson LL, Jackson RW, et al. Uses and abuses of arthroscopy: a symposium. *J Bone Joint Surg Am* 1992;74:1563–1577.
10. Jayson MI, Dixon AS. Arthroscopy of the knee in rheumatic diseases. *Ann Rheum Dis* 1968;27:503–511.
11. Altman RD. Arthroscopic findings of the knee in patients with pseudogout. *Arthritis Rheum* 1976;19:286–292.
12. Arnold WJ. Office-based arthroscopy. *Bull Rheum Dis* 1992;41:3–6.
13. Ike RW, O'Rourke KS. Detection of intra-articular abnormalities in osteoarthritis of the knee: a pilot study comparing needle arthroscopy with standard arthroscopy. *Arthritis Rheum* 1993;36:1353–1363.
14. Squires GR, Okouneff S, Ionescu M, et al. The pathobiology of focal lesion development in aging human articular cartilage and molecular matrix changes characteristic of osteoarthritis. *Arthritis Rheum* 2003; 48(5):1261–1270.
15. Lee CR, Grodzinsky AJ, Hsu HP, et al. Effects of harvest and selected cartilage repair procedures on the physical and biochemical properties of articular cartilage in the canine knee. *J Orthop Res* 2000;18(5): 790–799.
16. Listrat V, Ayral X, Patarnello F, et al. Arthroscopic evaluation of potential structure modifying activity of hyaluronan (Hyalgan) in osteoarthritis of the knee. *Osteoarthritis Cartilage* 1997;5:153–160.
17. Ayral X, Mackillop N, Genant HK, et al. Arthroscopic evaluation of potential structure-modifying drug in osteoarthritis of the knee: a multicenter, randomized, double-blind comparison of tenidap sodium vs piroxicam. *Osteoarthritis Cartilage* 2003;11:198–207.
18. Dougados M, Ayral X, Listrat V, et al. The SFA system for assessing articular cartilage lesions at arthroscopy of the knee. *Arthroscopy* 1994;10:69–77.
19. Ayral X, Gueguen A, Listrat V, et al. Simplified arthroscopy system for chondropathy of the knee (revised SFA score). *Rev Rhum* 1994; 61:88–90.
20. Ayral X, Dougados M, Listrat V. Chrondroscopy: a new method for scoring chondropathy. *Semin Arthritis Rheum* 1993;22:289–297.
21. Ayral X, Dougados M, Listrat V, et al. Arthroscopic evaluation of chondropathy in osteoarthritis of the knee. *J Rheumatol* 1996;23:698–706.
22. Ayral X, Mayoux-Benhamou A, Dougados M. Proposed scoring system for assessing synovial membrane abnormalities at arthroscopy in knee osteoarthritis. *Br J Rheumatol* 1996;35(suppl 3):14–17.
23. Brandt KD, Mazzuca SA, Conrozier T, et al. Which is the best radiographic protocol for a clinical trial of a structure modifying drug in patients with knee osteoarthritis? *J Rheumatol* 2002;29:1308–1320.
24. Pessis E, Drape J-L, Ravaud P, et al. Assessment of progression in knee osteoarthritis: results of a 1 year study comparing arthroscopy and MRI. *Osteoarthritis Cartilage* 2003;11:361–369.
25. Gandy SJ, Dieppe PA, Keen MC, et al. No loss of cartilage volume over three years in patients with knee osteoarthritis as assessed by magnetic resonance imaging. *Osteoarthritis Cartilage* 2002;10:929–937.
26. Drape JL, Pessis E, Auleley GR, et al. Quantitative MR imaging evaluation of chondropathy in osteoarthritic knees. *Radiology* 1998; 208(1):49–55.
27. McNicholas MJ, Brooksbank AJ, Walker CM. Observer agreement analysis of MRI grading of knee osteoarthritis. *J R Coll Surg Edinb* 1998;44:31–33.
28. Brismar BH, Wredmark T, Movin T, et al. Observer reliability in the arthroscopic classification of osteoarthritis of the knee. *J Bone Joint Surg Br* 2002;84B:42–47.
29. Klashman DJ, Ike R, Moreland L, et al. Validation of an osteoarthritis data report from for knee arthroscopy. *Arthritis Rheum* 1995;38 (suppl):178.
30. Ayral X, Gueguen A, Ike RW, et al. Inter-observer reliability of the arthroscopic quantification of chondropathy of the knee. *Osteoarthritis Cartilage* 1998;6:160–166.
31. Noyes FR, Stabler CL. A system for grading articular cartilage lesions at arthroscopy. *Am J Sports Med* 1989;17:505–513.
32. Yates DB, Scott JT. Rheumatoid synovitis and joint disease: relationship between arthroscopic and histologic changes. *Ann Rheum Dis* 1975;34:1–6.
33. Lindblad S, Hedfors E. Intra-articular variations in synovitis: local macroscopic and microscopic signs of inflammatory activity are significantly correlated. *Arthritis Rheum* 1985;28:977–986.
34. Paus AC, Pahle JA. Arthroscopic evaluation of the synovial lining before and after open synovectomy of the knee joint in patients with chronic inflammatory joint diseases. *Scand J Rheumatol* 1990;19: 193–201.
35. Bonamo JJ, Shulman G. Double contrast arthrography of the knee: a comparison to clinical diagnosis and arthroscopic findings. *Orthopedics* 1988;11:1041–1046.
36. Hall FM. Pitfalls in assessment of the menisci by knee arthrography. *Radiol Clin North Am* 1981;19:305–328.
37. Ekstrom JE. Arthrography: where does it fit in? *Clin Sports Med* 1990;9:561–566.
38. O'Rourke KS, Ike RW. Diagnostic arthroscopy in the arthritis patient. *Rheum Dis Clin North Am* 1994;20:321–342.
39. Chan WP, Lang P, Stevens MP, et al. Osteoarthritis of the knee: comparison of radiography, CT and MR imaging to assess extent and severity. *AJR* 1991;57:799–806.
40. McAlindon TEM, Watt I, McCrae F, et al. Magnetic resonance imaging in osteoarthritis of the knee: correlation with radiographic and scintigraphic findings. *Ann Rheum Dis* 1991;50:14–19.
41. Martel W, Adler RS, Chan K, et al. Overview: new methods in imaging osteoarthritis. *J Rheumatol* 1991;18(suppl 27):32–37.
42. Stollar DW, Genant HK. Magnetic resonance imaging of the knee and hip. *Arthritis Rheum* 1990;33:441–449.
43. Fischer SP, Fox JM, Del Pizzo W, et al. Accuracy of diagnoses from magnetic resonance imaging of the knee. *J Bone Joint Surg Am* 1991; 73:2–10.
44. Gluckert K, Kladny B, Blank-Schal A, et al. MRI of the knee joint with a 3-D gradient echo sequence: equivalent to diagnostic arthroscopy? *Arch Orthop Trauma Surg* 1992;112:5–14.
45. Raunest J, Oberle K, Lehnert J, et al. The clinical value of magnetic resonance imaging in the evaluation of meniscal disorders. *J Bone Joint Surg Am* 1991;73:11–16.
46. Glashow JL, Katz R, Schneider M, et al. Double-blind assessment of the value of magnetic resonance imaging in the diagnosis of anterior cruciate and meniscal lesions. *J Bone Joint Surg Am* 1989;71: 113–119.
47. Potter HG, Linklater JM, Allen AA, et al. Magnetic resonance imaging of articular cartilage in the knee. *J Bone Joint Surg Am* 1998;80: 1276–1284.
48. Kreitner KF, Hansen M, Schadmand-Fischer S, et al. Low field MRI of the knee joint: results of a prospective, arthroscopically controlled study. *Rofo Fortsch Gebiete Rontgenstrahlen Neuen Bildgebenden Verfahren* 1999;170:35–40.
49. Blackburn WD, Bernreuter WK, Rominger M, et al. Arthroscopic evaluation of knee articular cartilage: a comparison with plain radiographs and magnetic resonance imaging. *J Rheumatol* 1994;21:675–679.
50. Drape HL, Pessis E, Auleley GR, et al. Quantitative MR imaging evaluation of chondroplasty in osteoarthritic knees. *Radiology* 1998;208: 49–55
51. Loeuille D, Oliver P, Mainard D, et al. Magnetic resonance imaging of normal and osteoarthritic cartilage. *Arthritis Rheum* 1998;41(6): 963–975.
52. Waldschmidt JG, Braunstein EM, Buckwalter KA. Magnetic resonance imaging of osteoarthritis. *Rheum Dis Clin North Am* 1999;25 (2):451–465.
53. Ostergaard M, Stoltenberg M, Lovgren-Nielsen P, et al. Magnetic resonance imaging-determined synovial membrane and joint effusion volumes in rheumatoid arthritis and osteoarthritis: comparison with the macroscopic and microscopic appearance of the synovium. *Arthritis Rheum* 1997;40(10):1856–1867.
54. Graham TB, Blebea JS, Gylys-Morin V, Passo MH. Magnetic resonance imaging in juvenile rheumatic arthritis. *Semin Arthritis Rheum* 1997;27(3):161–168.
55. Ike RW. The role of arthroscopy in the differential diagnosis of osteoarthritis of the knee. *Rheum Dis Clin North Am* 1993;19:1–24.
56. Klashman DJ, Moreland LW, Ike RW, et al. Occult presence of CPPD crystals in patients undergoing arthroscopic knee irrigation for refractory pain related to osteoarthritis. *Arthritis Rheum* 1994;37(suppl):240.

57. Rich E, Calvo-Alen J, Koopman WJ, et al. Synovial biopsy by needle arthroscopy: a useful research tool. *Arthritis Rheum* 1995;38(suppl): 237.
58. Ike RW. Refractory knee arthritis: when to consider arthroscopy. *J Musculoskel Med* 1991;8:45–63.
59. Rooney M, Condell D, Quinlan W, et al. Analysis of the histologic variation of synovitis in rheumatoid arthritis. *Arthritis Rheum* 1988; 31:956–963.
60. Moreland LW, Calvo-Alen J, Koopman WJ. Synovial biopsy of the knee joint under direct visualization by needle-arthroscopy. *J Clin Rheumatol* 1995;1:103–109.
61. Youseff PP, Kraan M, Breedveld F, et al. Quantitative microscopic analysis of inflammation in rheumatoid arthritis synovial membrane samples selected at arthroscopy compared with samples obtained blindly by needle biopsy. *Arthritis Rheum* 1998;41:663–669.
62. Rand JA. Role of arthroscopy in osteoarthritis of the knee. *Arthroscopy* 1991;7:358–363.
63. Myers SL, Brandt KD, Ehlich JW, et al. Synovial inflammation in patients with early osteoarthritis of the knee. *J Rheumatol* 1990;17: 1662–1669.
64. Goldberg VM, Kettelkamp DB, Colyer RA. Osteoarthritis of the knee. In: Moskowitz RW, Howell DS, Goldberg VM, et al., eds. *Osteoarthritis: diagnosis and medical/surgical management.* Philadelphia: WB Saunders, 1992:605.
65. Kalunian KC, Arnold WJ, Klashman DJ, et al. Can physical signs or magnetic resonance imaging substitute for diagnostic arthroscopy in knee osteoarthritis patients with suspected internal derangements? A pilot study. *J Clin Rheum* 2000;6(3):123–127.
66. Dervin GF, Stiell IG, Wells GA, et al. Physicians' accuracy and interrater reliability for the diagnosis of unstable meniscal tears in patients having osteoarthritis of the knee. *Can J Surg* 2001;44(4):267–274.
67. Dervin GF, Stiell IG, Rodyt K, et al. Effect of arthroscopic debridement for osteoarthritis of the knee on health-related quality of life. *J Bone Joint Surg Am* 2003;85(1):10–19.
68. Bhattacharyya T, Gale D, Dewire P, et al. The clinical importance of meniscal tears demonstrated by magnetic resonance imaging in osteoarthritis of the knee. *J Bone Joint Surg Am* 2003;85A:4–9.
69. Ostergaard M, Ejberg B, Stoltenberg M, et al. Quantitative magnetic resonance imaging as a marker of synovial membrane regeneration and recurrence of synovitis after arthroscopic knee joint synovectomy: a one year follow up study. *Ann Rheum Dis* 2001;60(3):233–236.
70. Von Essen R, Holtta A. Improved method of isolating bacteria from joint fluids by the use of blood culture bottles. *Ann Rheum Dis* 1986; 45:454–457.
71. Broy SB, Stulberg SD, Schmid FR. The role of arthroscopy in the diagnosis and management of the septic joint. *Clin Rheum Dis* 1986;12:489–499.
72. Ayral X, Pickering EH, Woodworth TG, et al. Synovitis predicts the arthroscopic progression of medial tibiofemoral knee osteoarthritis. *Arthritis Rheum* 2001;44(suppl)(9):101.
73. Poole AR. NIH Osteoarthritis Initiative white paper on biomarkers. Accessed at *www.niams.nih.gov/ne/oi/oabimarwhipap.htm.*
74. Ayral X, personal communication.
75. Concoff AL, Singh R, Klashman D, et al. A clinical algorithm for identifying occult crystalline disease in patients with knee osteoarthritis. *Arthritis Rheum* 1997;40(suppl):239.
76. Ike RW. Arthroscopy in rheumatology: a tool in search of a job. *J Rheumatol* 1994;21:1987–1989.
77. Ike RW, Arnold WJ, Rothschild E, et al., and the Tidal Irrigation Cooperating Group. Tidal irrigation versus conservative medical management in patients with osteoarthritis of the knee: a prospective, randomized study. *J Rheumatol* 1992;19:772–779.
78. Evans CH, Mears DC, McKnight JL. A preliminary ferrographic analysis of the wear particles in human synovial fluid. *Arthritis Rheum* 1981;24:912–918.
79. Horwitz T. Bone and cartilage debris in the synovial membrane. *J Bone Joint Surg Am* 1948;30:579–588.
80. Chrisman OD, Fessel JM, Southwick WO. Experimental production of synovitis and marginal articular exostoses in the knee joints of dogs. *Yale J Biol Med* 1965;37:409–412.
81. Evans CH, Mazzocchi RA, Nelson DD, et al. Experimental arthritis induced by intraarticular injection of allogenic cartilagenous particles into rabbit knees. *Arthritis Rheum* 1984;27:200–207.
82. Evans CH, Mears DC, Cosgrove JL. Release of neutral proteinases from mononuclear phagocytes and synovial cells in response to cartilagenous wear particles *in vitro. Biochem Biophy Acta* 1981;677: 287–294.
83. Watanabe M. Articular pumping. *J Jpn Orthop Assoc* 1949;24:30–42.
84. Jungmichel D, Weber H, Gatzsche L. [Joint washing: treatment possibility in active arthritis.] Gelenkwaschung: eine behandlungsmoglichkeit bei aktivierter arthrose. *Beitr Orthop Traumatol* 1988;35: 512–517.
85. Livesley PJ, Doherty M, Needhoff M, et al. Arthroscopic lavage of osteoarthritis knees. *J Bone Joint Surg Br* 1991;73:922–926.
86. Kellgren JH, Lawrence JS. Radiological assessment of osteoarthritis. *Ann Rheum Dis* 1957;16:494–501.
87. Bradley JD, Heilman DK, Katz BP, et al. Tidal irrigation as treatment for knee osteoarthritis: a sham-controlled, randomized, double-blinded evaluation. *Arthritis Rheum* 2002;46(1):100–108.
88. Ravaud P, Moulinier L, Giraudeau B, et al. Effects of joint lavage and steroid injection in patients with osteoarthritis of the knee: results of a multicenter, randomized, controlled trial. *Arthritis Rheum* 1999; 42:475–482.
89. Edelson R, Burks RT, Bloebaum RD. Short-term effects of knee washout for osteoarthritis. *Am J Sports Med* 1995;23:345–349.
90. Vad VB, Bhat AL, Sculo TP, et al. Management of knee osteoarthritis: knee lavage combined with hylan versus hylan alone. *Arch Phys Med Rehabil* 2003;84(5):634–637.
91. Srinivasan A, Amos M, Webley M. The effects of joint washout and steroid injection compared with either joint washout or steroid injection alone in rheumatoid knee effusion. *Br J Rheumatol* 1995;34: 771–773.
92. Sharma A, Baethge BA, Acebes JC, et al. Arthroscopic lavage treatment in rheumatoid arthritis of the knee. *J Rheumatol* 1996;23: 1872–1874.
93. Chang RW, Falconer J, Stulberg SD, et al. A randomized, controlled trial of arthroscopic surgery versus closed-needle joint lavage for patients with osteoarthritis of the knee. *Arthritis Rheum* 1993;36: 289–296.
94. Kalunian KC, Moreland LW, Klashman DJ, et al. Visually-guided irrigation in patients with early knee osteoarthritis: a multi-center randomized, controlled trial. *Osteoarthritis Cartilage* 2000;8:412–418.
95. Baumgaertner MR, Cannon WD Jr, Vittori JM, et al. Arthroscopic debridement of the arthritic knee. *Clin Orthop Rel Res* 1990;253: 197–202.
96. Hubbard MJS. Articular debridement versus washout for degeneration of the medial femoral condyle. *J Bone Joint Surg Br* 1996;78: 217–219.
97. Ogilvie-Harris DJ, Fitsialos DP. Arthroscopic management of the degenerative knee. *Arthroscopy* 1991;7:151–157.
98. Harwin SF. Arthroscopic debridement for osteoarthritis of the knee: predictors of patient satisfaction. *Arthroscopy* 1999;15:142–146.
99. Sharma L, Song J, Felson D, et al. The role of knee alignment in disease progression and functional decline in knee osteoarthritis. *JAMA* 2001;286(2):188–195.
100. Moseley JB, O'Malley K, Petersen NJ, et al. A controlled trial of arthroscopic surgery for osteoarthritis of the knee. *N Engl J Med* 2002;347(2):81–88.
101. Felson DT, Buckwalter J. Debridement and lavage for osteoarthritis of the knee. *N Engl J Med* 2002;347(2):132–133.
102. Concoff AL. In: DeCherney G, Pregler J, eds. *Osteoarthritis in principles of women's health.* Toronto: BC Decker, 2002.
103. McLaren AC, Blokker CP, Fowler PJ, et al. Arthroscopic debridement of the knee for osteoarthritis. *Can J Surg* 1991;34:595–598.
104. Rand JA. Role of arthroscopy in osteoarthritis of the knee. *Arthroscopy* 1991;7:358–363.
105. Sprague NF. Arthroscopic debridement for degenerative knee joint disease. *Clin Orthop* 1981;160:118–123.
106. Hunziker EB, Quinn TM. Surgical removal of articular cartilage leads to loss of chondrocytes from cartilage bordering the wound edge. *J Bone Joint Surg Am* 2003;85(2):85–92.
107. Arnold WJ, Kalunian K. Arthroscopic synovectomy by rheumatologists: time for a new look. *Arthritis Rheum* 1989;32:108–111.
108. Cohen S, Jones R. An evaluation of the efficacy of arthroscopic synovectomy of the knee in rheumatoid arthritis: 12–24 month results. *J Rheumatol* 1987;14:452–455.
109. Steinbrocker D, Traeger CH, Batterman RC. Therapeutic criteria in

rheumatoid arthritis. *JAMA* 1949;140:659–665.

110. Matsui N, Taneda Y, Ohta H, et al. Arthroscopic versus open synovectomy in the rheumatoid knee. *Int Orthop* 1989;13:17–20.
111. Smiley S, Wasilewski SA. Arthroscopic synovectomy. *Arthroscopy* 1990;6:18–23.
112. Arnold WJ. Arthroscopy in the diagnosis and therapy of arthritis. *Hosp Prac* 1992;March 30:43–53.
113. Ogilvie-Harris DJ, Basinski A. Arthroscopic synovectomy of the knee for rheumatoid arthritis. *Arthroscopy* 1991;7:91–97.
114. Ochi T, Iwase R, Kimura T, et al. Effect of early synovectomy on the course of rheumatoid arthritis. *J Rheumatol* 1991;18:1794–1798.
115. Szachnowski P, Wei N, Arnold WJ, et al. Complications of office based arthroscopy of the knee. *J Rheumatol* 1995;22:1722–1725.
116. Rich E, Calvo-Alen J, Koopman WJ, et al. Synovial biopsy by needle arthroscopy: a useful research tool. *Arthritis Rheum* 1995;38(suppl):237.
117. Wollaston S, Brion P, Kumar A, et al. Complications of knee arthroscopy performed by rheumatologists. *J Rheumatol* 2001;28:1871–1873.

第6章

关节炎磁共振成像

Charles G. Peterfy, Harry K. Genant

1895 年 Wilhelm Röentgen 发现了 X 射线,成为医学史上的一个奇迹。此后,连同不透射线造影剂的开发使得无创性观察患者体内病理变化成为现实。但是当时,这种能力的重要性并没有受到临床医师的关注。英国利兹市的 Berkeley George Moynihan(一位现代临床外科之父)的叙述证明了这一点,同时他还提到,随着麻醉和消毒技术的发展,他并没有看到外科手术领域还有任何发展的余地[1]。

伦琴射线发现后不久,出现了第一张患骨关节炎关节的 X 线片,直到现在 X 线摄片仍是评价关节炎和相关疾患的主要影像学手段。此后,基于 X 射线原理的影像学技术有了突飞猛进的发展,其中包括更敏感屏片组合、高分辨率光学和几何放大成像[2-5]以及计算机体层摄影(CT)的开发,但这些方法提供的信息基本上仍然仅限于骨性改变,因此只能对关节炎的复杂病变过程提供一孔之见。不能无创检查其他重要关节组织情况的这一缺陷已成为关节炎及其治疗方法研究的主要障碍。

大约 20 年前磁共振成像(MRI)的研发是一种概念上的突破,再次为发现疾病和指导治疗提供了一种能力空前的手段。MRI 是一种无电离辐射、真正多层面、空间分辨率高的影像检查,能无比清晰地显示软组织解剖,而且在区别病灶组织和正常组织方面具有独特的分辨力。此外,MRI 固有的非侵袭性以及良好的患者耐受性使其甚至可以对无症状关节进行连续成像检查。不同于其他的成像方式,如 X 线摄片、CT 或闪烁扫描,MRI 能同时对关节的所有组织成分进行直接观测。这种独特的成像能力会对目前认为关节炎是累及整个关节的一种疾病这一观点提供有力的支持。

MRI 曾被认为是一种技术上难以达到的成像方法,但现在全世界几乎任何一所大医院都在使用它。而且,当前市场上可供的先进 MRI 系统能够进行各种目前认为还属于专业科研领域的尖端技术操作。另外,由于汲取了其他成熟技术的经验,MRI 的成本在不断降低,与其他常规临床检查手段(如闪烁扫描和 CT)相比已具有一定竞争力。因此,虽然 MRI 用于关节炎的研发工作仍处于初期,但是由于 MRI 在我们了解关节炎的进程中以及我们与这种疾病的斗争中毫无疑问起着重要作用,所以它已受到人们的广泛关注。

一、技术考虑

由于关节炎是一种涉及多个医学领域的疾病,包括矫形外科和风湿病科,因此许多直接处理该病的临床医生对 MRI 的接触很少。基于这个原因,本章首先对 MRI 的基本原理和术语做一个简单说明。有兴趣的读者可查阅我们推荐的一些专著和文献,以便深入了解 MRI 的物理学基础及其临床应用[6-11]。

(一)MRI和其他成像方法的比较

与 X 线摄片和 CT 不同,它们依据的是 X 线的组织吸收,而 MRI 不产生任何电离辐射,是一种基本上无侵袭性的检查方法。X 线摄影,特别是带放大的 X 线摄影,比 CT 或MRI 能提供更好的空间分辨率,因此在显示皮质的细微不规则和软组织的轻微钙化方面具有一定优势。但是对于三维的解剖结构,X 线摄影只能提供二维成像效果,平行于 X 线束方向的结构影像会相互重叠。这种特点使X线片的解释复杂化，而且会掩盖一些重要的表现。CT和MRI都是断层摄影，能在空间上将相互重叠的结构分开。但是CT对大部分大关节的直接分层仅限于横断(轴位)面，因此矢状或冠状位图像需要对原始横断扫描数据进行图像重建。CT图像重建需要行薄层扫描，从而延长了检查时间，也加大了患者的辐射暴露量，而其图像质量一般较差(图6.1)。虽然对螺旋CT来说这是一个小问题[12-13]，但相对来说，只有MRI才是真正的多层面成像，而且几乎可以沿任何平面直接采集多层图像。此外MRI鉴别不同软组织的能力也无与伦比。鉴别骨结构也同样如此，MRI可以发现髓腔内的细微异常，例如外伤导致的出血和水肿、感染或缺血导致的渗出以及肿瘤的浸润，敏感性非常高。CT能分辨脂肪与其他软组织，而且在显示不同钙化结构方面(如皮质骨、骨小梁及相邻软组织)具有极高对比度，但它的软组织分辨力尚不能与MRI相媲美。

关节闪烁造影术在确定炎症性关节炎患者的关节受累程度上比体格检查和X线检查更敏感[14]，并且一次即可完成全身所有关节的检查。研究表明，应用亲骨性制剂(如^{99m}锝亚甲基二磷酸盐)的闪烁造影也可以预测骨关节炎在X线片上的进展情况[15,16]。在一项对94例膝关节骨关节炎确诊患者的研究中[15]，32个闪烁扫描法显示有严重异常的膝关节有88%在X线片和临床上表现有病情持续进展，而扫描结果为阴性的55例患者中没有一例显示有进展。相反，年龄、性别、症状持续时间以及肥胖却对病情进展没有预测价值。虽然以上结果以及更近期的研究结果令人鼓舞[17]，但利用亲骨样制剂的闪烁造影空间分辨率不高(图6.2)且特异性较差。因此对于这种检查方法在没有其他已发骨关节炎证据的情况下能否预测患者的预后不良这一问题必须进行直接的验证。^{67}镓枸橼酸盐和^{111}铟氯化物是检测炎症性关节间室更具特异性的标志物；但是这种合成的高能量放射性核素具有较低的目标-背景活性比，使其空间分辨率较差，从而限制了其临床应用，尤其是小关节。

与X线摄片、CT和闪烁造影不同，超声检查能直接观察关节软骨和滑膜[18,19]。但是由于在成像所用的频率和功率下声波不能穿透骨质而使这种方法的应用受到限制。所以大部分关节的某些区域无法进行超声检查。此外，超声检查对这些组织的生物化学和生物物理学性质的探测范围也比MRI小得多。

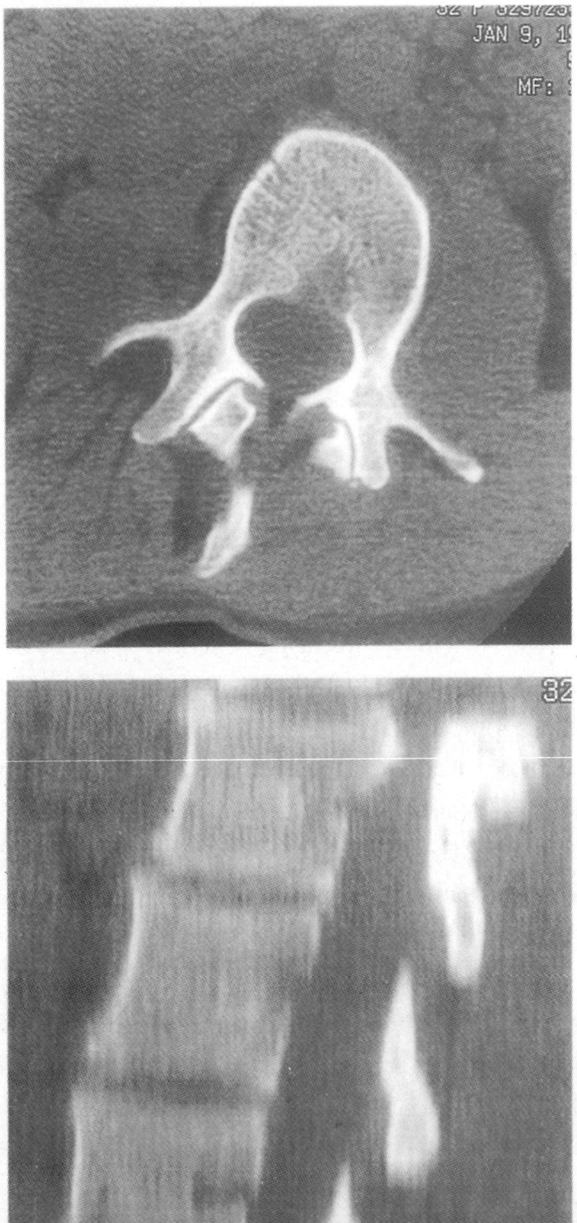

A

B

图6.1　计算机断层扫描（CT）多层图像重建。(A) 通过0.3mm×0.3mm像素和3mm层厚获得的第4腰椎体水平的横断CT扫描，显示出较高的空间分辨率。(B)使用连续3mm轴位CT扫描所获得的L1到S1的矢状位重建图像，显示的平面内空间分辨率较低(3.0mm×0.3mm像素)。

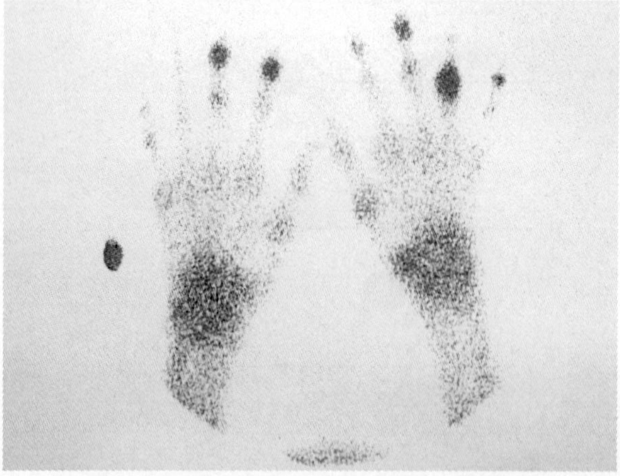

图6.2 关节闪烁造影。银屑病性关节炎患者的^{99m}锝亚甲基二磷酸盐闪烁造影显示出双手关节不对称性受累。尽管这一技术敏感性好且覆盖范围广，但闪烁造影的特异性较差而且解剖细节显示不清。

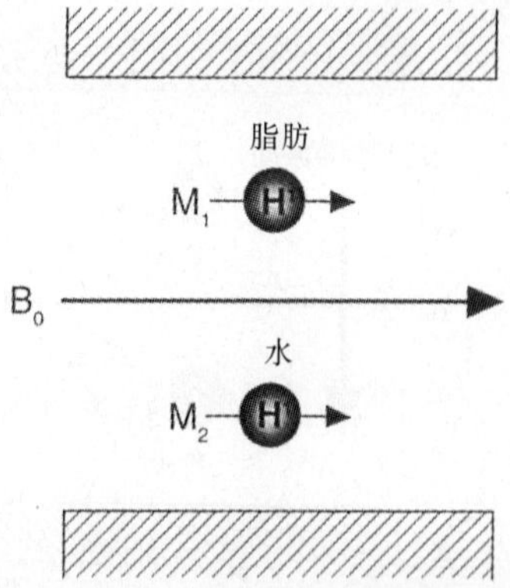

图6.3 纵向磁化。放置在磁共振成像磁体孔内高强度磁场(B_0)中的氢质子(H^1)，其平均磁矩(M)与B_0的方向一致。

(二)MRI的基本原理

1.信号和组织对比度

常规MRI依据的是氢原子核自旋(或更准确地说是围绕其轴线进动)时所产生的自然磁化(质子或“自旋”)。人体中氢质子含量最多的是水(H_2O)和脂肪($-CH_2-$)，MRI发出的几乎所有信号都来自这两种物质。钙化组织(如皮质骨)所含的氢质子相当少，因此通常在MRI上表现为信号空白区。当含脂肪或含水组织(如骨髓)中的氢质子处于MRI磁体孔内极高强度磁场(B_0)下时，表现出一种最终使其本身磁矩与所在磁场方向一致的趋势，如同指南针指向球磁场方向一样(图6.3)。这些质子各自磁矩的矢量和即称为总体磁化矢量(M)，其强度就是MRI的测量参数。

质子的进动频率(共振频率或拉莫尔频率)与MRI磁体的磁场场强成正比，对于临床用的MRI扫描器其范围为0.1~2.0特斯拉(T)。将这些质子自身置于整合的共振频率上的另一个交变磁场或旋转磁场中［即施加一个射频(rf)脉冲］会使其发生共振并与这个新磁场相一致。因此，施加一个与静磁场方向垂直的射频脉冲(即90°射频脉冲)会使M翻转90°，从而使其与静磁场的方向相切(图6.4)。［在MRI中射频这一术语并不是意味着要产生或使用无线电波，而只是指其频率在发射无线电波的频率范围之内(通常为10kHz~2GHz)。实际上，为了保证MRI的探测器线圈既不发射也不接收无线电波，对MRI系统已采取了许多有效措施[20]。］

与静磁场相切的M进动会在放置于患者附近的成像线圈的接收导线内感应出交变电流。然后将这个也在射频范围内的电流输入到计算机中进行分析处理。

2.T1弛豫

射频脉冲之后，M逐渐翻转恢复到与MRI磁体静磁场方向相一致的初始纵向方向。M的纵向分量(M_l)的恢复称之为自旋点阵或T1弛豫(图6.4B)。一些物质(如脂肪)显示为快速T1弛豫，而其他组织(如水)则显示为缓慢M_L恢复。如果某物质中的弛豫质子在M_L完全恢复之前又受到第二个90°射频脉冲的作用[即，如果重复时间(TR)比该物质的T1短]，则只有较少的那部分已恢复的质子(即M_L)能被切向翻转，因此所产生的MRI信号强度也会成比例地减小，因此将该物质或组织称之为部分饱和(图6.4C)。一般来说，需要进行128~256次重复扫描才能产生清晰的MRI图像。

因此，当应用相对较短的TR时(如500ms)，在这个时间内已经恢复的脂肪将显示为高信号强度，而仍处于相对饱和状态的水将显示为低信号强度(图6.5)。换句话讲，如果应用较长的TR(如2 000ms)，使水和脂肪的M_L几乎完全恢复，此时两种成分都显示为高信号强度(图6.5)。一些顺磁性物质，如亚急性血肿中的高铁血红蛋白(图6.6)和含钆的MRI对比剂[如钆-二亚乙基三胺五乙酸(Gd-DTPA)](图6.7)，会增加邻近水中质子的T1恢复时间，从而会增加其在短TR(T1加权)成像时的信号强度。

3.T2弛豫

磁共振成像的信号也受T2弛豫的影响，T2弛豫

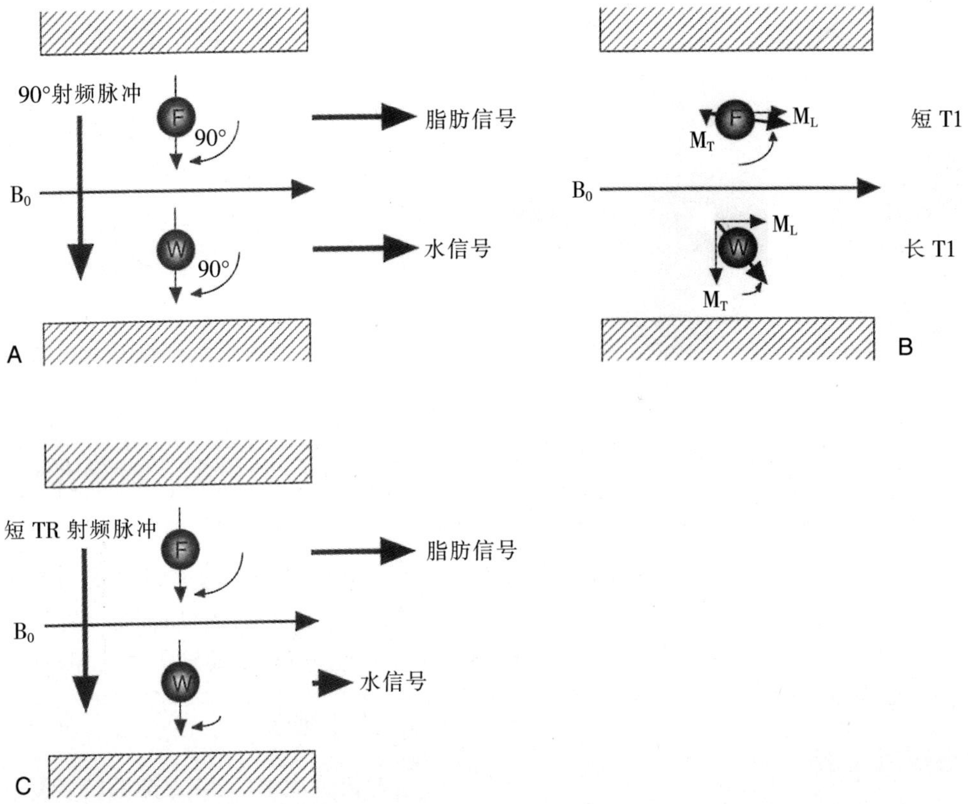

图6.4　横向磁化和T1弛豫。(A)处于静止磁场(B_0)内的质子受到第二个横向旋转磁场(90°射频脉冲)的作用时，会使这些质子的运动方向从最初的纵向翻转到横向，并在接受线圈中感应出电流。(B)一旦撤去横向磁场，质子又恢复到B_0的方向。这种纵向磁化(M_L)的时间相关性恢复就叫做T1弛豫。脂肪(F)表现为快T1弛豫。水(W)表现为慢T1弛豫。(C)在M_L完全恢复之前对弛豫中的质子再施加一个额外的90°射频脉冲(短TR序列)将会产生一个成比例的较小磁共振成像信号。

指的是当各个质子被此不同相位分离时横向磁化的降低(图 6.8)。因为各个质子的共振频率取决于其当时所在磁场的强度，所以相邻质子场的相互作用所导致的磁场微观不均一性将造成进动频率的核间差异，从而使相邻质子间相位相关性丧失。各个磁矩的相位相关性丧失使平均净磁化矢量(M)幅度减小，使 MRI 信号显现出来。这种失相位的速率(T2 弛豫)在各组织之间互不相同；例如，水中高活性自由质子的 T2 弛豫速率非常缓慢，而脂肪中的质子却表现为信号降低较快(图 6.8 和图 6.9)。当水中质子受到如肌腱、肌肉或关节软骨中排列相当规则的胶原分子的约束时，核间相互作用也会增强而且质子失相位更快(即 T2 缩短)，从而使信号降低。

通过利用一种 180°再同步射频脉冲(自旋回波技术)或一种用于空间编码的磁场梯度极性的瞬间反转(梯度回波技术)产生“回波”，可以在不同的时间对 MRI 信号进行取样。回波获得的时间越晚[即回波时间(TE)较长]，失相位的幅度越大，回波的振幅也就越小。相应的，自由水会显示为慢 T2 弛豫，在长 TE(>80ms)的自旋回波图像上保持相对较高的信号，而脂肪和结合水在同样长的 TE 图像上呈低信号(图 6.9)。

4.磁化率效应和 T2* 弛豫

在具有极不相同磁化率（一种物质暴露于磁场中的磁化程度）物质的界面上磁场的偏曲同样会使局部的质子失相位。磁化率效应(图 6.10)在含金属的组织(如手术后)中最为明显，但也可发生于小梁骨和骨髓组织之间、关节软骨和软骨下骨之间以及慢性出血时有含铁血黄素沉积物的组织中。由磁场异质性(磁化率效应)和核间相互作用(T2 弛豫)联合导致的信号减低就是所谓的 T2* 弛豫。T2* 通常远远短于 T2。自旋回波技术可校正固定的磁场异质性从而可生成真实的 T2 加权图像。相反，梯度回波技术却无法校正磁化率效应，因而生成所谓的 T2* 加权图像。这就是具有不均一磁场的髓腔内脂肪的信号强度在梯度回波成像时低于单纯脂

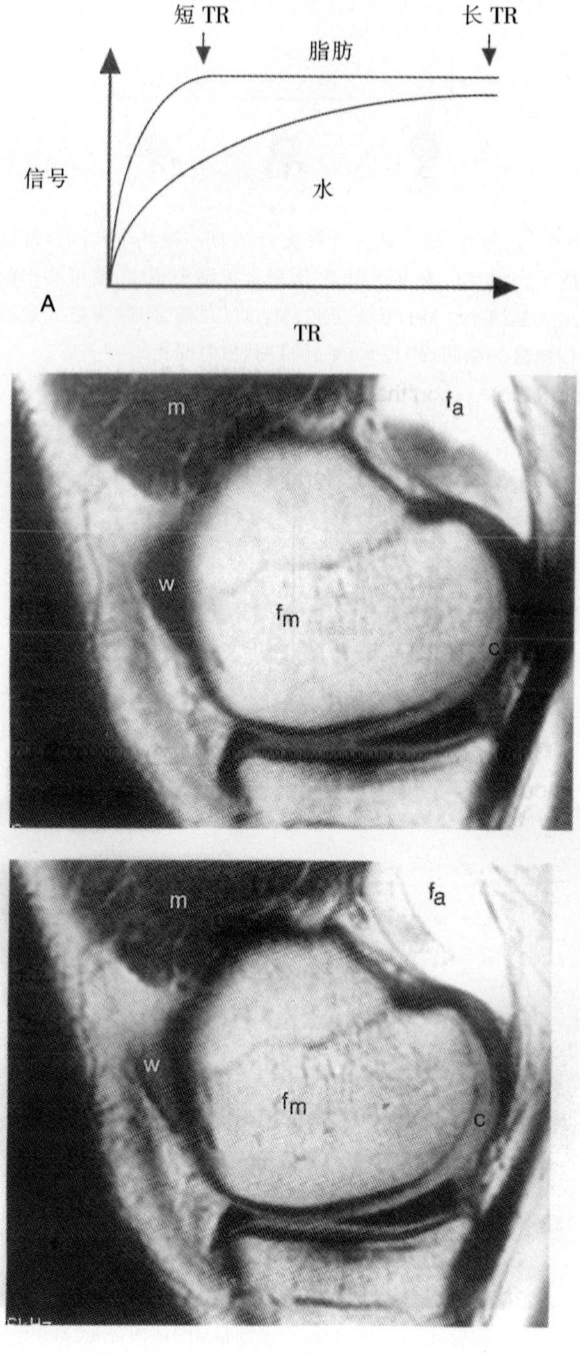

图6.5　TR对信号强度和对比度的影响。(**A**)由于不同组织的T1不同,因此改变连续90°射频脉冲之间的时间间隔(TR)会改变磁共振成像的对比度。T1加权图像使用短TR,而质子密度加权和T2加权图像使用长TR。(**B**)在正常膝关节的矢状位T1加权自旋回波图像上,脂肪组织(f_a)和骨髓(f_m)中的脂肪均显示为高信号强度,而滑液(w)、关节软骨(c)和肌肉(m)这些主要含水质子的结构则呈低信号强度。(**C**)同一膝关节的质子密度加权像显示脂肪(f_a,f_m)呈高信号强度,但由于其TR较长使水的纵向磁化恢复更完全,所以软骨(c)和滑液(w)的信号强度有所增强。

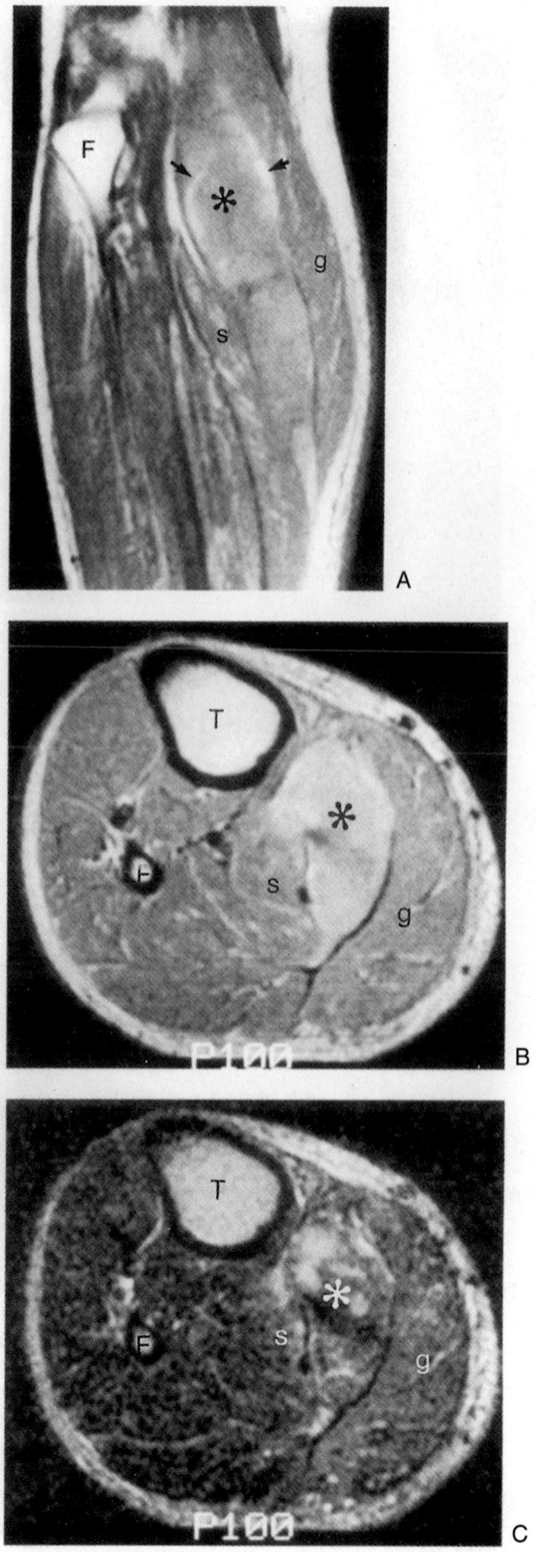

图6.6　亚急性出血中所含的高铁血红蛋白在T1加权像上显示为高信号。一位类风湿性关节炎患者的小腿矢状位(**A**)和横断面(**B**)T1加权自旋回波图像显示在腓肠肌(g)和比目鱼肌(s)之间有一大的充血性Baker囊(*)。囊内的高信号区(箭头)代表高铁血红蛋白。在T2加权自旋回波图像(**C**)上,囊内的血液成分(去氧血红蛋白)显示为低信号强度。T:胫骨;F:腓骨。

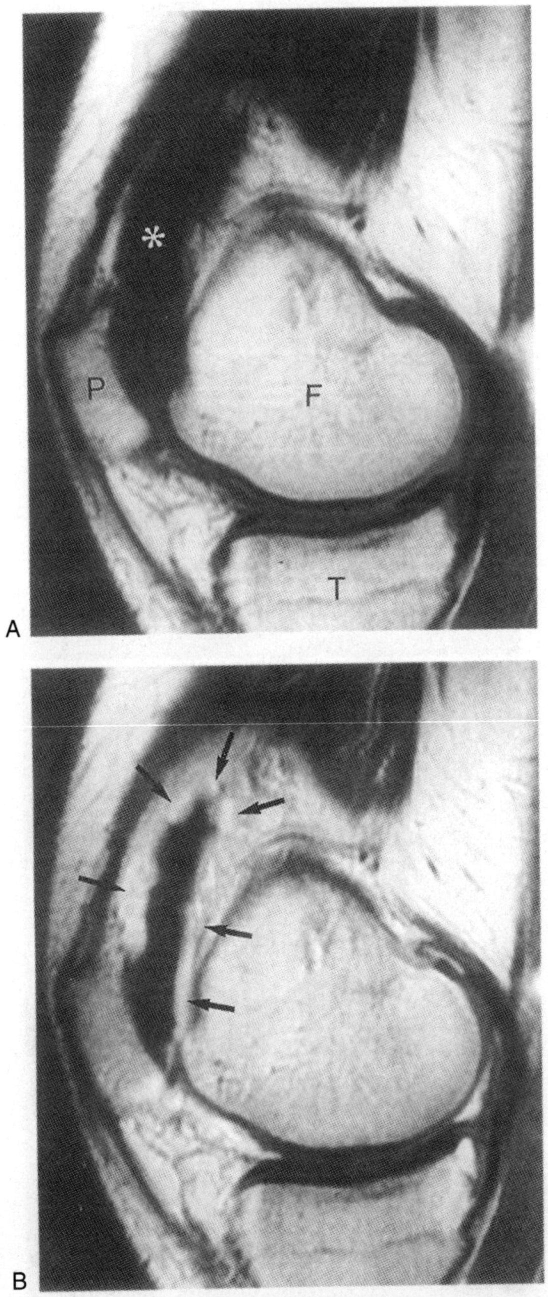

图6.7　钆-二亚乙基三胺五乙酸(Gd-DTPA)增强组织在T1加权像上显示为高信号。(A)类风湿性关节炎患者膝关节的矢状位T1加权自旋回波像显示关节渗出液与肥大性滑膜之间对比度很小,二者在肿胀的髌上囊(*)内均呈中等信号强度。(B)血管内注射Gd-DTPA后,富含血管的滑膜组织(箭头)在T1加权像上显示为高信号,这是因为Gd对该部位的水中质子有顺磁性作用。P:髌骨;F:股骨;T:胫骨。

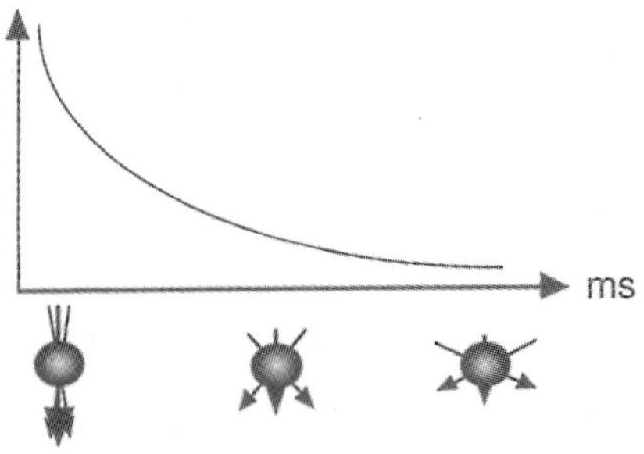

图6.8　T2弛豫(相位相关性丧失)。在同一磁场中共同自旋的相邻质子会相互影响自旋频率,因而会逐渐失相位,使可测出的净磁化矢量减小。M的水平分量(M_T)(以及信号)的指数式衰减叫做T2弛豫。脂肪(*F*)比水(*W*)的T2弛豫时间更短。

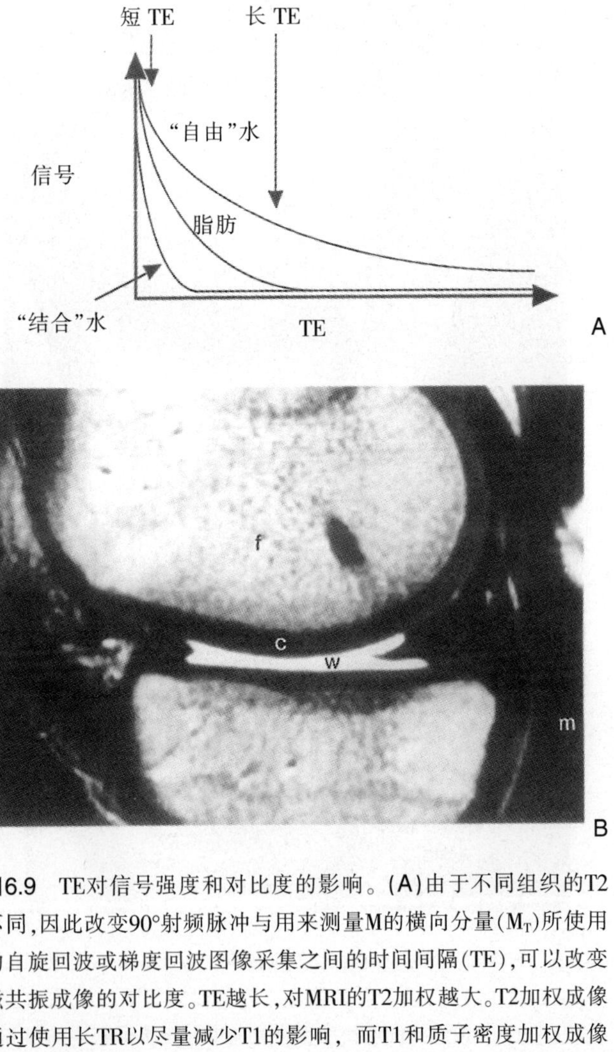

图6.9　TE对信号强度和对比度的影响。(A)由于不同组织的T2不同,因此改变90°射频脉冲与用来测量M的横向分量(M_T)所使用的自旋回波或梯度回波图像采集之间的时间间隔(TE),可以改变磁共振成像的对比度。TE越长,对MRI的T2加权越大。T2加权成像通过使用长TR以尽量减少T1的影响,而T1和质子密度加权成像则通过使用短TE以尽量减少T2弛豫的影响。自由水一般显示较长的T2弛豫时间。但是在微环境下受胶原或其他物质束缚的水中质子(“结合”水)则显示T2弛豫时间极短。(B)正常膝关节矢状位T2加权自旋回波像显示关节液(w)为高信号,其他结构,包括脂肪(f),均为低信号。虽然软骨(c)和肌肉(m)均含有大量的水,但因为其中的质子相对较为稳定(受限)而呈现为低信号。

肪组织中脂肪的信号，而在自旋回波成像时，两种组织中脂肪的信号强度相同的原因（图 6.10B 和图 6.10C）。

大多数形式的病理学改变（如与外伤、缺血、感染和肿瘤有关的水肿、渗出或血肿）均伴有自由水量的增多，因此在长 TE（T2 加权）图像上显示为高信号强度。但是当病变伴有纤维化（即胶原沉积）、含铁血黄素沉积或钙化时会使质子失相位和信号降低增强（图6.10D）。由于梯度回波成像容易受网状骨中磁化率效应的影响，因而其检测髓腔内病变的敏感性较低。

在 MRI 中识别出同时发生的 T1、T2 和 T2* 弛豫是十分重要的。通过控制 TR、TE、翻转角度等成像参数以及偶尔应用 MRI 对比剂，便可以在 MRI 上区分不同组织。

5.信噪比和空间分辨率

MRI 层面所显示的整个区域叫做视野。它依据某一方向的频率和另一方向的相位对质子进行空间编码，从而将视野划分成图像元素（像素）矩阵（图 6.11）。沿某一方向施加磁场梯度，可沿该方向给不同部位的各个质子赋予不同的频率（频率编码）。沿垂直方向瞬

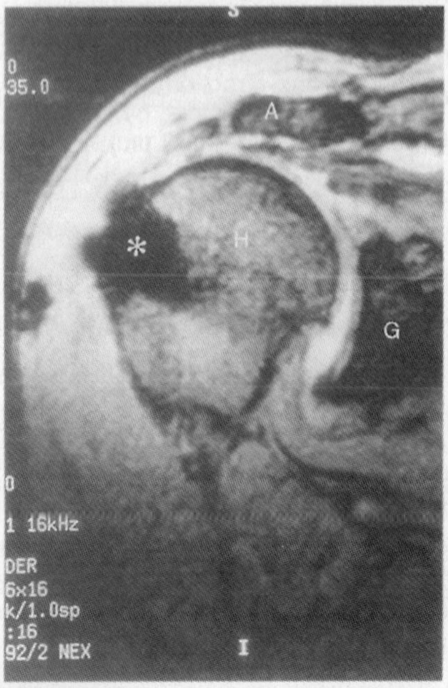

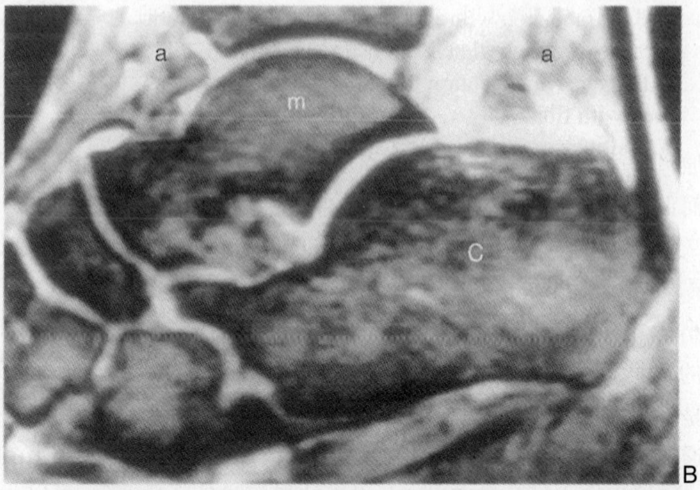

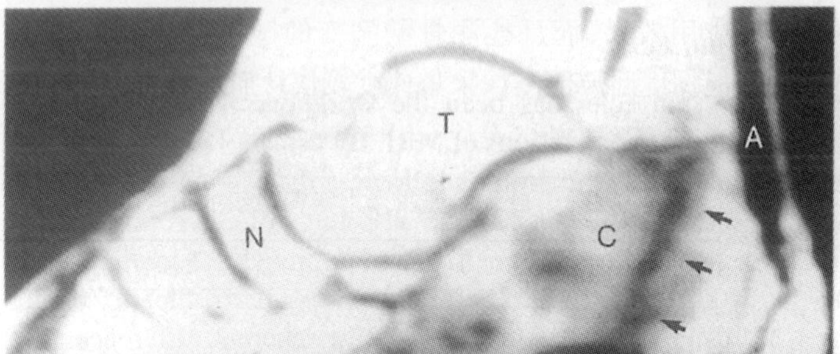

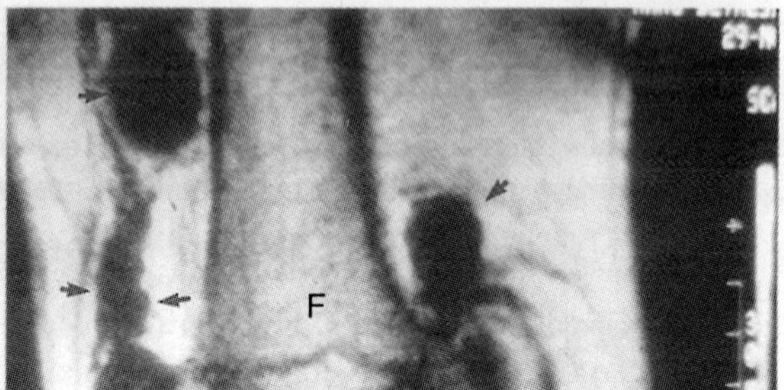

图6.10　磁化率效应。(A)冈上肌腱此前行修复术后肩关节的斜冠状位T2*加权梯度回波图像。手术部位(*)因组织内植入微小金属片而显示信号缺失。H：肱骨头；T：关节盂；A：肩峰。(B)跟骨(c)的矢状位T2*加权梯度回波像显示该骨内的信号仅有轻微不均一。可见髓腔(m)内脂肪的信号强度低于脂肪组织(a)。这是由髓腔内骨小梁引起的磁化率效应造成的。(C)同一跟骨矢状位T1加权自旋回波像清晰显示出跟骨内有一垂直低信号带(箭头)，这是骨折的特异性表现。在梯度回波像上因受局部磁化率效应的影响这一征象显示不清，但在分辨率较低的自旋回波像(采集时间只有52s)上却很明显。T：距骨；N：舟状骨；A：跟腱。(D)色素沉着绒毛结节性滑膜炎和复发性关节积血的膝关节矢状位T2*加权梯度回波像显示滑膜内(箭头)信号明显缺失，这是由于滑膜内含铁血黄素沉积引起的磁场干扰造成的。F：股骨；T：胫骨。

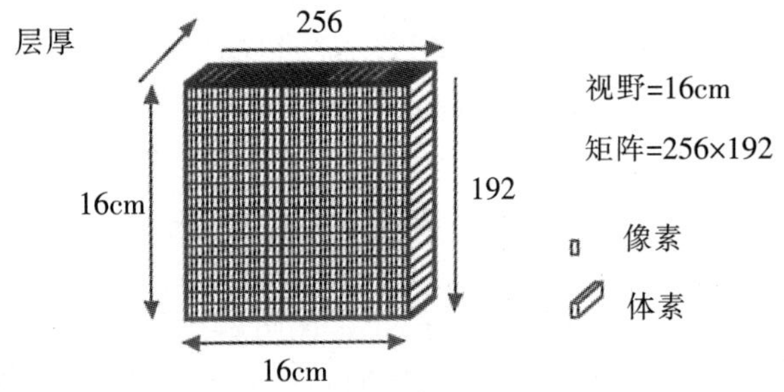

图6.11 空间分辨率和信噪比(S/N)。图示为16cm视野的单个磁共振成像层。应用一个方向上的频率编码和另一方向上的相位编码所产生的矩阵将图像再按分层平面细分。视野除以矩阵即可得出像素的大小(该情况下为625μm×833μm),它就是图像的平面分辨率。像素值乘以层厚(例如3mm)得出体素的大小(625μm×833μm×3 000μm)。体素减小时,空间分辨率就会增高,但图像的分辨率最终受每个体素内自旋质子数(即信噪比)的限制。

间施加另一个磁场梯度，使质子依据其在该方向上的位置而改变相位(相位编码)。将一个 20cm 宽的视野分成 256×192 的矩阵,形成大小为 0.8mm×1.0mm 的像素。层厚(一般为 1~5mm)乘以像素的大小决定着体素的大小。MRI 的空间分辨率是由体素的大小决定的。体素的信号强度代表了其内所有信号强度的平均值。这就是所谓的空间平均技术。

通过减小视野、增加矩阵或降低层厚来减小体素大小，可以提高空间分辨率。这几方面的权衡与信噪比(S/N)和成像时间有关。体素值越小,支持它所需的信噪比越大。使用高磁场强度的磁体（临床使用范围为0.1~3.0T)、延长成像时间(即取多次采集信号的平均值)、延长 TR(尽量延长信号的 T1 恢复时间)、缩短 TE(尽量减小信号的 T2 衰减)或使用特殊的成像线圈(如小面积线圈、正交线圈或相控阵阵列线圈)都可以提高信噪比[21]。

(三)成像序列

1.自旋回波

自旋回波是 MRI 临床应用中最常用的序列。在初始 90°激发脉冲后施加 180°射频脉冲使质子重新确定相位，其优点在于可以校正固定的磁场不均一性并可尽量减小磁化率效应。T1 加权自旋回波成像利用短 TR 时 T1 弛豫的内在差异来区分不同的组织。在这些图像上,可以通过使用短 TE 来尽量减小 T2 衰减(图 6.5B)。在 T1 加权像上显示为高信号强度的物质（表 6.1)有脂肪、亚急性血肿的高铁血红蛋白(图 6.6)以及暴露于含钆对比剂下的物质(图 6.7)。其他的大部分物质在T1 加权像上均为低信号。

T2 加权自旋回波技术利用长 TE 时 T2 弛豫的内在差异来区分不同组织(图 6.9,表 6.1)。应用长 TR 使 M_L 得到充分恢复，可将 T1 弛豫时间的差异降到最低。在 T2 加权像上显示为高信号的组织都含有大量的自由水,其中包括大多数类型的外伤、缺血、感染和肿瘤,以及孤立性液体聚集病灶,如脓肿、血肿和囊肿。纤维化、钙化、急性出血中的去氧血红蛋白或慢性出血沉积的含铁血黄素沉积在 T2 加权像上都会显示为低信号。但是 T2 加权像一般需要相对较长的成像时间(长 TR)且信噪比较低(T2 弛豫导致的信号衰减),这就限制了其空间分辨率。因此,在该序列中等候晚回波(长 TE)时一般收集的是较早的回波(短 TE)。短 TE 图像的信噪比较高,而且所显示的解剖细节比较清晰。因为这种成像方法既不是 T1 加权(长 TR)也不是 T2 加权(短 TE),故称为质子密度加权,在这种成像中,自由水和脂肪都显示为高信号。因为其脂肪和水的图像对比度较低，所以脂肪组织或骨髓的创伤、感染或肿瘤等异常在质子密度加权像上可能不明显。

2.梯度回波

梯度回波技术采用不完全翻转角(<90°),并通过梯度翻转而不是 180°射频脉冲来收集回波,它比自旋回波的速度快但容易受磁化率效应的影响。这种效应可以改变组织对比度，并会限制手术后梯度回波成像的应用效果,而且检测骨髓病变的敏感性较低(图6.10)。但梯度回波的图像采集速度较快从而使其可以用于三维

表6.1 自旋回波图像上不同组织的信号特征[a]

物质或组织	T1加权	T2加权
脂肪	+++	+
钆(Gd)增强组织	+++	(−)[b]
高铁血红蛋白	+++	+++
肌肉	+	−
软骨	+	−
滑膜	+	+++
渗出液	−−	+++
水肿	−	++/+++
去氧血红蛋白	−	−−
肌腱	−−	−−
半月板或唇	−−	−−
钙化	−−−	−−−
含铁血黄素沉积	−−−	−−−/−−−−

[a]按T1弛豫时间排列。

[b]钆–二亚乙基三胺五乙酸(Gd–DTPA)可略微缩短T2。

图像采集。三维成像可以采用更薄的扫描层厚,因而可提高信噪比,但需要的时间较长,更易受运动伪影的干扰。

3.快速自旋回波

快速自旋回波是一种能够产生致密 T2 加权自旋回波图像的技术，其空间分辨率高而且所需时间比常规自旋回波技术短得多。在显示关节软骨时这种成像技术效果尤其好。但是即使在相对长 TE 的快速自旋回波图像上脂肪也仍然显示为高信号，导致脂肪组织中的病变通常显示不清(图 6.12)。因此使用这种技术时通常要联合应用脂肪抑制技术。

4.脂肪抑制

用于抑制 MRI 上脂肪信号的最常用方法是频率选择预饱和法。因为所处的微环境不同,脂肪中的质子与水中质子的进动频率不同。这种现象称为化学移位。施加一个调谐在脂肪进动频率的带宽较窄的射频脉冲,就可以选择性地使脂肪质子发生饱和,而对水中质子没有明显影响(图 6.13)。这项技术应用于 T2 加权快速自旋回波序列所产生的图像，脂肪显示为低信号

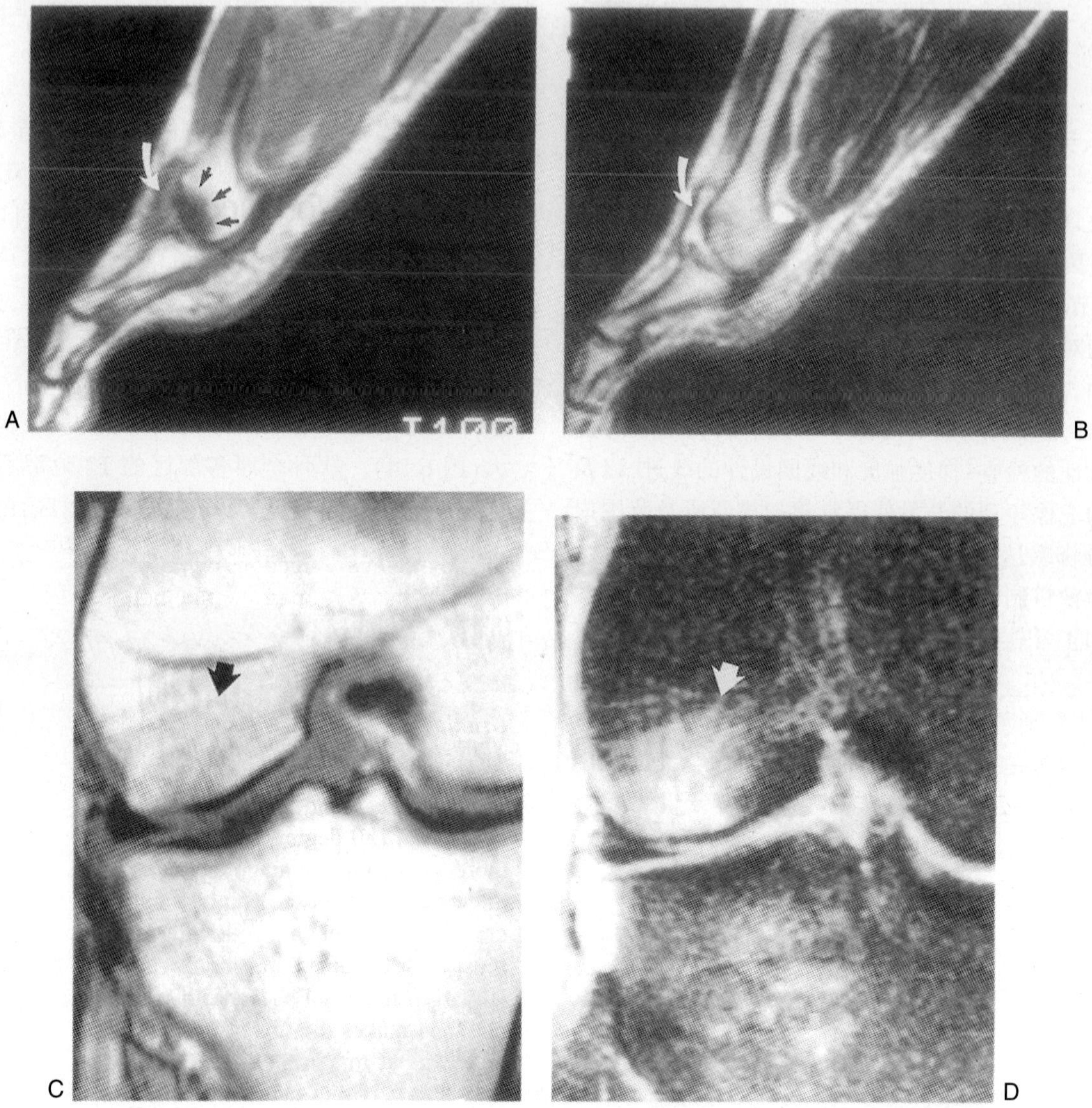

图6.12 快速自旋回波成像。(A)Freiberg不全骨折患者第二跖趾关节的矢状位T1加权常规自旋回波图像显示,该关节膨胀伴低信号强度渗液(弯箭头),以及因为骨质坏死,跖骨头内正常高信号强度的髓腔脂肪组织被低信号的渗出液所替代(直箭头)。(B)同一关节的T2加权快速自旋回波图像显示关节渗出液(弯箭头)呈高信号,但由于在这种序列中脂肪和水均呈现相对高的信号,因而骨髓腔内的异常显示得不清楚。(C)外伤后膝关节的冠状位T1加权常规自旋回波图像显示股骨内髁因骨挫伤而造成髓腔内轻微水肿(箭头)。(D)在同一膝关节的T2加权快速自旋回波图像上,因为脂肪信号被抑制(使用频率选择饱和技术),使骨挫伤(箭头)的显示更为明显。

强度而自由水显示为高信号(图 6.12)。频率选择脂肪饱和技术还可以在 T1 加权像上将高信号的含铁血红蛋白或钆增强组织与高信号的脂肪组织区分开。

这种脂肪抑制技术的一个限制因素就是施加预饱和脉冲会延长成像时间。另一种方法是选择性激发水中质子的进动频率。在其所生成的图像上,脂肪显示为低信号,但是由于这种技术不需要额外施加脂肪饱和脉冲,所以成像速度较快[22]。然而这两种技术都易受到主磁场不均一性的影响。这是由于组织内或其周围的金属物质或者待成像组织结构的解剖形态不规则造成的。共振频率取决于磁场强度,所以局部磁场强度的不均一性将会引起脂肪和水共振频率的不均一性。因此外加饱和或激发频率对这些部位也没有效果。

二、关节软骨的磁共振成像

有效评估活体中关节软骨对常规 MRI 提出了很大挑战。因为空间分辨率不足以及关节软骨与邻近组织(如关节液、滑膜、软骨下骨)之间的信号对比度较差,最初对膝关节这种大关节的软骨进行成像的努力均未成功。但是最新的技术发展已解决了早期的这些问题,MRI 现在甚至能对活体中小关节的关节软骨进行非侵入性的检查。梯度强度和线圈设计的改进,以及更有效的成像序列的开发使得常规扫描器所及范围内的空间分辨率达到 200μm。此外,通过利用关节软骨不同的弛豫机制,可在关节软骨和邻近组织之间以及病变区和正常软骨之间产生很明显的对比。

(一)正常软骨的信号特征

关节软骨是一种黏弹性和渗透性组织,其在 MRI 上的信号特征反映了其复杂的生物化学及组织学特性[23-25](图 6.14)。软骨可以被看做是一种由水和离子组成的液相物质和一种蛋白多糖和胶原纤维聚集组成的固态物质[25]。亲水蛋白多糖分子通过由带负电荷的葡糖胺聚糖(GAG)部分产生的 Donnan 渗透压使软骨中保持高含水量(因此质子密度也高)。这些负电荷能吸引正离子(一般为钠),因此能使水渗透入软骨中。这种渗透压与相邻 GAG 间的静电斥力共同作用将产生一种膨胀压,使软骨保持于膨胀状态并使纤维胶原基质处于张力下。软骨的水合程度取决于这种膨胀压力和胶原网抗膨胀作用之间的平衡。这种高质子密度就使软骨具有产生 MRI 信号的能力。然而与水中质子数量同等重要的是质子的状态,而且蛋白多糖和胶原对其他方向可动的质子的限制,促进了 T2 弛豫,从而加快了信号的衰减速度(参见 T2 弛豫一节)。

胶原对水中质子的这种作用在肌腱、韧带和半月板中非常重要,因为在这些组织中胶原含量较高。这些组织的 T2 弛豫通常非常快(<1ms)[26],因此即使使用常规MRI 扫描可达到的最短 TE(5ms)也可以在 T2 弛豫之前对大部分信号衰减进行取样。因此这些结构在所有脉冲成像序列中都显示为低信号[26,27](图 6.15)。虽然关节软骨中的胶原含量相对较低些,但它对该组织的信号特征具有很大的影响。

从关节面到软骨下骨,软骨中的胶原构成差异很大(图 6.14)。软骨全厚各层区的 T2 弛豫不同与纤维构成的这些差异有关[28,29]。在深部辐射区,由许多小横

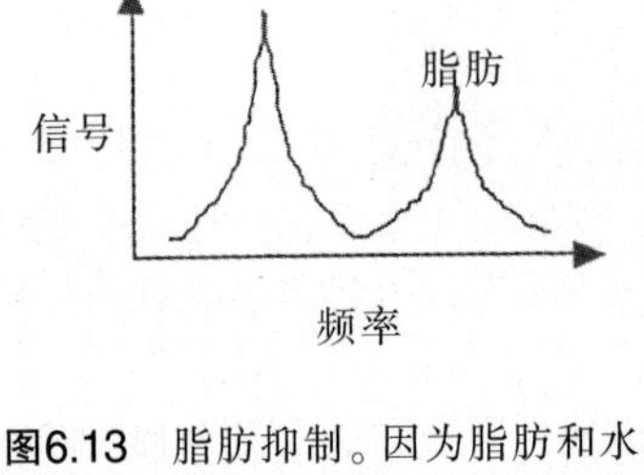

图6.13　脂肪抑制。因为脂肪和水中质子的自旋频率不同(化学移位现象),所以利用特定频率的射频脉冲可以选择性地使脂肪达到饱和,而水中质子不受任何影响。

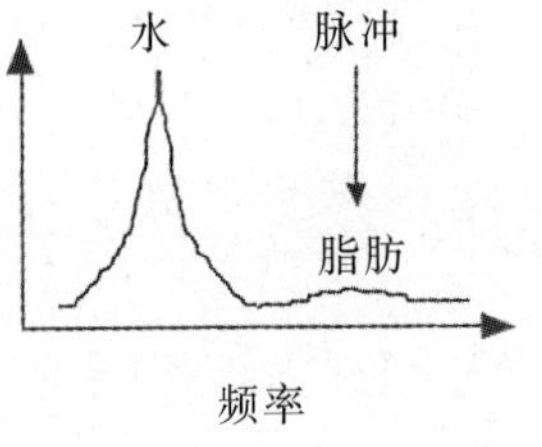

图6.14　关节软骨内胶原的分层构成。不同软骨区域内胶原纤维排列的差异导致T2弛豫的异质性和MRI信号的区域性特征。软骨最深层是钙化层(1)。该区域磁化率效应及低质子密度使其在MRI上表现为低信号。钙化区域有一层相对平行排列的胶原纤维,朝表面呈放射状排列穿过辐射层(2)。辐射层的T2弛豫较迅速。过渡层(3)的胶原排列更为混乱,显示为慢T2弛豫。最表层(4)是由沿切向排列的致密胶原纤维网构成,因此表现为快速T2弛豫。(Modified from peterfy C,Linares R,Steinbach L. Recent advances in magnetic resonance imaging of the musculoskeletal system. *Radiol Clin North* Am 1994;32:291-311,with permission.)

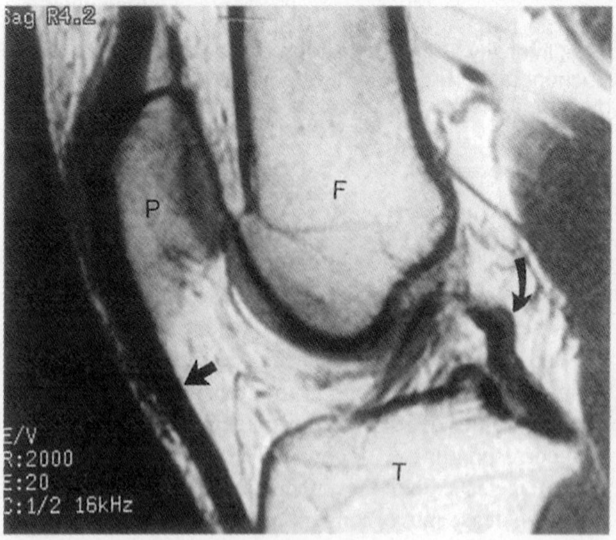

图6.15 肌腱和韧带的快速T2弛豫。膝关节矢状位短TE质子密度加权自旋回波图像显示髌腱(箭头)和后交叉韧带(弯箭头)因为其T2弛豫极快而呈低信号。P:髌骨;F:股骨;T:胫骨。

交束连接在一起的大束胶原纤维从下方钙化层向关节表面呈放射状发生。该层的T2弛豫相对较快,但仍有充足的时间使其在短TE图像上表现为中等信号(图6.16)。正常软骨的中间部位偶尔可见一条或多条窄的低信号带[30]。这是由一种所谓"截断"伪影造成的[30],但在高分辨率图像上较少见。在辐射区的上面为过渡区,其包含的胶原组织排列更紊乱,因此T2相对较长。软骨的外表层称为浅表切线区,包含一层沿切线方向排列的致密胶原纤维,其在负重时能承受张力并形成一道不透水的屏障以防止组织液在受压时丢失[25]。由于此层的胶原含量高,因此其T2弛豫时间短,从而使软骨表面周边在短TE图像上呈现为低信号强度(图6.16)。

因此在短TE图像上正常的关节软骨呈现为中等信号与低信号相互交替的三层结构,这与该组织的组织学形态稍有相关性(图6.16):①浅表低信号层对应于浅表切线层;②中等信号层对应于浅表切线层的深部、整个过渡层及辐射层的浅部;③稍低信号层对应于辐射层的其余部分。除超短TE图像外,软骨的深部钙化层在所有图像上均与呈信号空白的软骨下骨的下邻皮质难以区分。磁化率效应及化学位移伪影(除非使用脂肪抑制)可能夸大最深层的厚度(图6.17A)。

延长TE时(即在T2加权像上),深部辐射层的信号衰减会强化了软骨的三层形态表现(图6.17B)。采用特强T2加权时,过渡层也会出现信号丢失,从而使软骨表现为均一的低信号强度(图6.17C)。

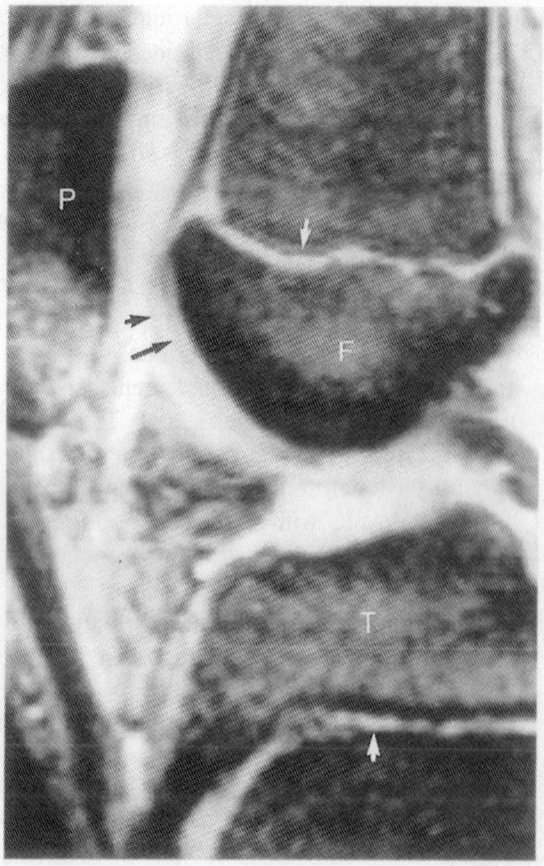

图6.16 软骨在短TE图像上的磁共振成像表现。膝关节矢状位T1加权自旋回波图像显示软骨为一种多层结构,外表边界为一薄层平行于关节表面的低信号带(短箭头)。下一层主要由过渡层构成,呈现为中等信号强度。再下层,位于软骨中间部位的是一薄层低信号强度带(长箭头),正是截断伪影。辐射层其余部位显示为中等信号。最下面的钙化层与软骨下骨板相结合。在股骨(F)和胫骨(T)中可见开放的生长板(白箭头)。P:髌骨。

(二)软骨成分变化的影响

在正常软骨的这种复杂的MRI信号特征上往往叠加有病变伴发的信号改变。当退变软骨丢失蛋白多糖时,剩余的浓缩蛋白多糖会发生膨胀,从而暴露出更多带负电荷的GAG,使其吸引阳离子和水。胶原的减少会降低对抗蛋白多糖膨胀压力的阻力,从而使软骨中的水含量轻微增加[31]。水含量增加会使得软骨的质子密度增加,从而导致软骨的信号增强。但这种质子密度的影响比较小,在常规MRI上常难以发现。另一方面,与此相关胶原基质丧失会减少T2信号衰减,使水信号得到更多显示[32]。因此,软骨疾病的一些早期病变在T2加权MRI上显示为信号增强。

同样,在T2加权像上OA膝关节的关节软骨内也常见高信号强度的病灶(图6.18)。所显示的这些信号

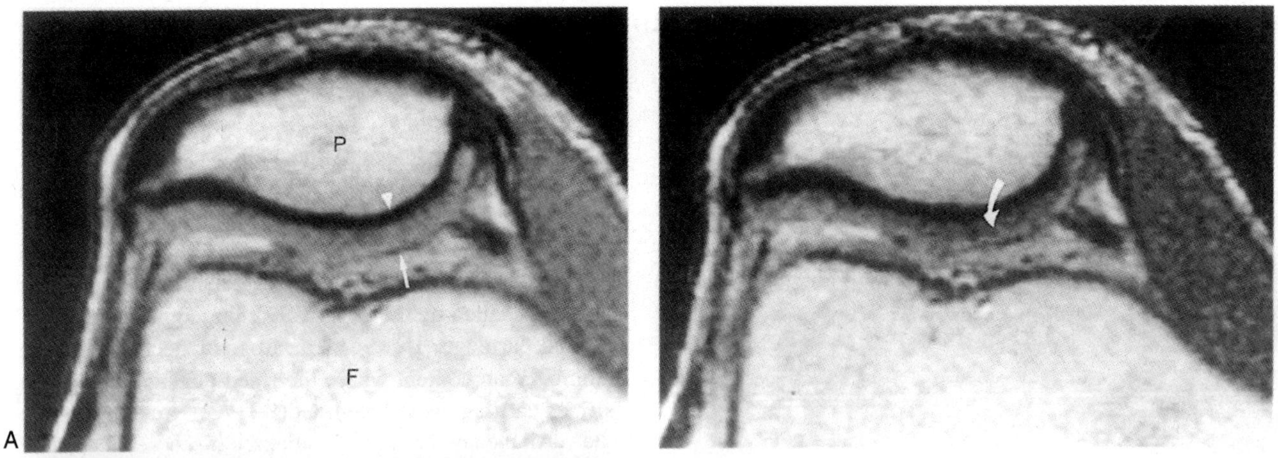

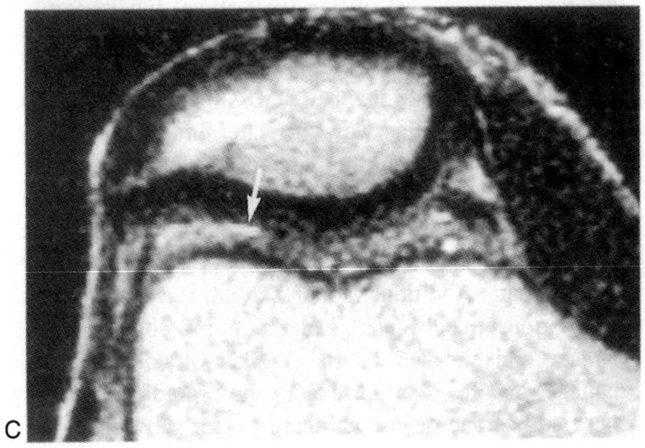

图6.17 TE对软骨信号的影响。(A)正常髌软骨的短TE(20ms)质子密度加权自旋回波图像显示边缘为一层低信号带（短直箭头），其内为弥散性中等信号。沿软骨与骨的界面的低信号(三角箭头)部分是由深部钙化软骨和软骨下骨相结合所致，但在此病例中可能被化学位移伪影加大了。P:髌骨;F:股骨。(B)当TE延长为40ms时，软骨深层的信号强度首先降低(弯箭头)。在表层低信号带下方的软骨仍为中等信号强度。(C)采用更长的T2加权(TE=80ms)时，整个软骨都显示为低信号。软骨和邻近关节液(粗直箭头)之间的对比度较高，但总信噪比相对较低。

改变与关节镜检查可见的异常表现是一致的[33,34]。软骨异常信号的表现形式有表层、透壁及深层线性改变三种(图 6.18)。后者可能反映潮痕处出现软骨分层[35]，其偶尔可见于外伤后的年轻患者。这种仅限于软骨深层的病变无法通过只能检查关节表面的关节镜来发现。我们经常在半月板撕裂邻近的软骨中以及在 OA 的确诊患者中观察到这些MRI 信号异常(图 6.19)，而且许多病例是在 MRI 或内窥镜证实软骨表面病变之前发现的。其他人也曾在关节镜未见明显异常的软骨中观察到 MRI信号异常[34,36,37]。然而所有这些研究只提供了横断面信息。目前尚缺乏描述这些 MRI 软骨病变的自然病史及其与继发性软骨丧失和关节破坏相关性的纵向研究资料。

使用更先进的研究设施能获得有关关节软骨构成的更详细信息。例如，利用非侵入性 MRI 技术可以精确测定软骨中较小的水含量和水的扩散系数[38,39]。这两项参数随着软骨疾病对蛋白多糖和胶原基质的损坏而增大。

另一种软骨基质完整性的标记物是 Gd(DTPA2)摄取量[29,40]。Gd(DTPA2)是一种广泛使用的 MRI 造影剂，它可以延长水分子的 T1 弛豫时间从而使其在重 T1加权像上表现为高信号。在正常软骨中，常规情况下进入滑液(静脉内注射或直接关节内注射)的带负电荷的 Gd(DTPA2)会受到同样带负电荷的蛋白多糖的排斥。但在葡糖胺聚糖含量减少的区域，软骨的固定负电荷密度会减少，Gd(DTPA2)就会扩散进入软骨从而延长 T1 弛豫时间。因此在反转恢复图像上呈低信号的软骨内，这些区域将显示为明显的高信号灶。通过用不同的 TR 来采集不同的图像，可以测定软骨各部位的 T1 量化值并将其标绘出来。用这种方法测出的 T1 值在软骨的常规范围内与蛋白多糖的含量几乎成线性相关。但这种将 T1 量化的方法比较费时，大部分临床研究中不常使用。因此尚需进行进一步研究来制定采集图像数据的最佳方法。此外还要继续进行研究，以明确蛋白多糖受损的这一标记与作为胶原基质受损标记的 T2 延长之间的关系，并明确两者(单独或联合)对提示软骨受损、OA 其他结构特征的病变进展及 OA 最终临床表现的作用有多大。

除了应用 Gd(DTPA2)以外，还可以应用阳离子对比剂(如锰[41,42])或通过用钠代替氢的成像方法来检测软骨中的蛋白多糖含量[43]。

磁化传递是关节软骨的一种特异性 MRI 弛豫机制，可用来产生额外的图像对比度[44-47](图 6.20)。这种现象表明，在组织水中自由活动质子与相同组织中受大分子限制的质子之间存在着热力学平衡。因为大分子的质子相对稳定，所以在常规MRI上T2弛豫时间极短(<1ms)，对信号没有直接影响。然而，这种MRI不可见池的选择性饱和(可通过多种不同技术产生)却可使水中自由质子的MRI可见池发生磁化传递(M_L)以维持平衡。这表明，组织信号强度的损失取决于这种平衡作用的比率常数以及该组织内水中质子和大分子质子的相对比例。在这种反应中，胶原是特别优良的大分子基质[47]，而且软骨[44,45]、增生性滑膜[45]和肌肉都相应表现出明显的磁化传递效应。另一方面，脂肪和关节液却没有出现明显的磁化传递，因此在大分子质子选择性饱和的条件下信号强度不会丧失。不同组织对磁化传递的敏感性不同，利用这种差异可以在关节的不同结构之间产生额外的图像对比[45](图6.21)。此外，还可以通过测定磁化传递效应对不同组织特定的大分子成分进行量化。例如在软骨中，胶原是参与这种现象的主要大分子物质，而蛋白多糖和其他一些成分的作用很小[47]。将来有可能用这种方法来测定软骨中的胶原含量。

(三)软骨形态学改变

随着关节软骨构成特性和生物力学特性的持续退化，软骨成分便开始丢失。病变可为局灶性或弥漫性，可仅限于表层的磨损和纤维化，也可累及软骨全层。有时可见软骨的局部膨胀或"起疱"，而关节面没有破坏[48](图6.22)。识别这种形态学改变，尤其是软骨表面的轻微磨损，需要有较高的空间分辨率和较高的对比度，以区分软骨和邻近的关节结构(如关节液、滑膜组织和软骨下骨)。

常规T2加权自旋回波成像能较好地显示大的软骨缺损(图6.23)。用三维(3D)MRI可以达到更薄的扫描层面以及较高的空间分辨率，但现在这种技术仅用于梯度回波序列，而且这些图像区分软骨和邻近组织的对比度较差(图6.21A)。可以利用磁化传递技术[49](图6.21和图6.24)或联合应用T1加权和脂肪抑制技术[45,49,50](图6.25)来提高三维梯度回波图像的对比度。后一种方法易于操作因而应用广泛。它利用了软骨相对于关节内其他结构T1时间稍短这一特点。但在一般情况下，T1上的这种微小差异会被脂肪的短T1与大部分其他组织的T1之间的更大差异所掩盖。通过脂肪饱和技术来消除T1加权像上脂肪的高信号可以增大图像上信号强度的动态范围，并增加软骨和邻近结构的对比度。因此在这种图像上软骨显示为带状高信号，而邻近的关节液、脂肪组织和软骨下骨则显示为低信号[45]。应用这种技术，滑膜组织也呈现为相对较高的信号强

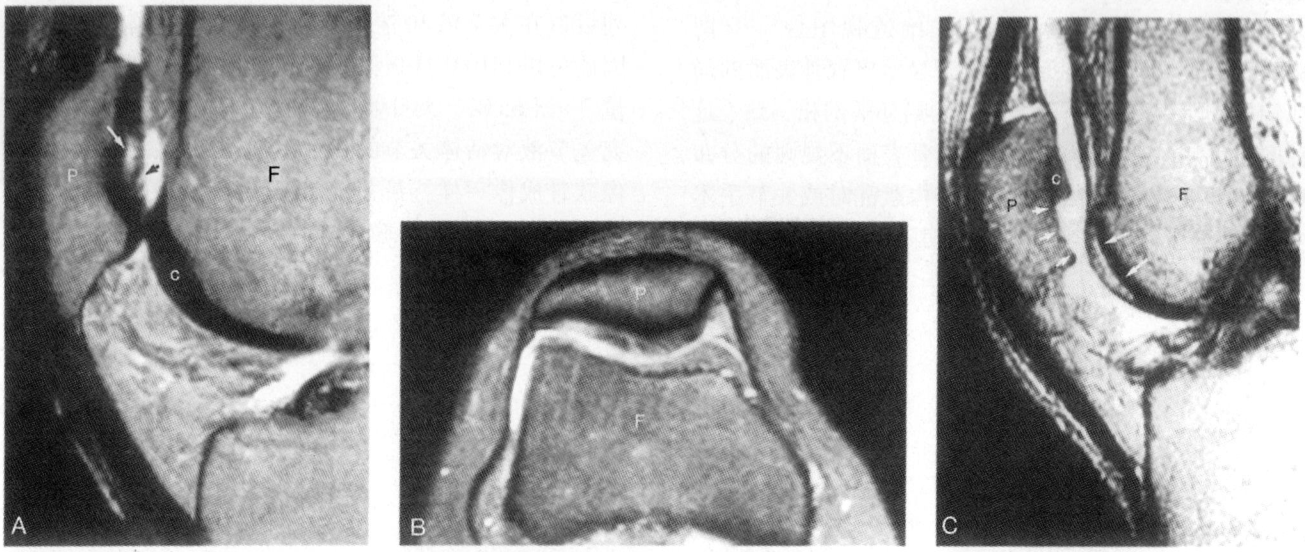

图6.18　软骨中信号异常的表现形式。(A)髌骨软骨软化患者的膝关节矢状位T2加权自旋回波图像显示，在低信号强度的髌软骨内有一呈高信号强度的浅表病灶(白箭头)，并伴有关节表面裂隙(黑箭头)。可见股骨(F)上方的正常软骨(c)呈均一性低信号。(B)另一髌骨的横断面脂肪抑制T2加权快速自旋回波图像显示关节软骨内有多条高信号的透壁条纹。F：股骨。(C)一位膝关节正面受直接撞击的患者的膝关节矢状位T2加权自旋回波图像显示，髌骨(P)下极处的软骨全层丧失(短箭头)。可见缺损所形成的锐利边缘及上极残余的软骨(c)。股骨滑车表面处的软骨厚度正常，关节面完整，但在平行于软骨下骨板的潮痕处(长箭头)可见一线样高信号带。这种明显的信号表现反映了外伤所致的软骨早期分层变化，其在关节镜下难以分辨。

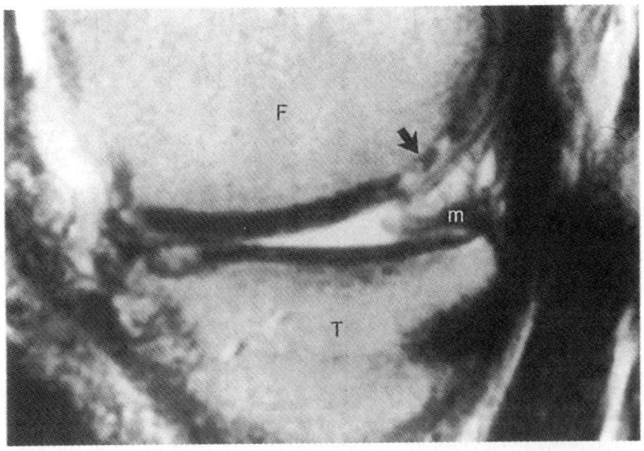

图6.19 半月板撕裂伴发的软骨缺损。膝关节矢状位T2加权快速自旋回波图像显示，撕裂处股骨内侧髁(F)的关节软骨有一处局部缺损(箭头)且内侧半月板(m)后角浸软。T:胫骨内侧。

度，不过它与关节软骨之间的S/N仍较高，足以将两者区分开[45]。据Recht等人[50]报道，这种技术在检测尸体膝关节肉眼可见的软骨缺损中敏感性达96%，特异性达95%。据Disler等人[51]报道，应用脂肪抑制3D MRI活体检测关节镜下可见的软骨病变，其敏感性达93%，特异性达94%。在同一项研究中，常规T2加权MRI在相当特异性下的敏感性只有53%。

只要在MRI上能将软骨与邻近结构分离开，就可以进行进一步分析。通过一种称之为分割的图像处理技术可以生成浓淡分明的软骨表面三维透视图像[52](图6.26)。所生成的三维图像能清晰显示出软骨表面的局部解剖，但它不一定与下方皮质的局部解剖相一致。这种图像可用于监测关节炎患者软骨表面不规则的分布和严重程度，或用于分析关节结构紊乱时或关节手术(如髌骨重新对位、半月板部分切除或肩袖修复术)后关节面之间的接触部位[53]。

此外，通过计算软骨三维重建图像中体素的总和，可以相当精确地确定出这种复杂组织结构的确切体积[22,49,52,54,55](图6.27)。用类似的技术还可以绘制出软骨厚度的分布图。通过对膝关节的常规MRI，Cohen等人[56]测量股骨、胫骨和髌软骨厚度达到的平均精准度误差(均方根标准差)只有0.3mm。这些技术的早期经验表明，在监测关节炎患者的病变进展和治疗效果方面，它们要比常规X线摄片更为可靠[55,57,58]。这种用MRI计算组织体积的方法不仅可用于关节软骨，而且可用于能在MRI上分辨出来的其他任何组织结构(图6.28)。Heuck等人[59]此前曾用类似技术证实，向尸体膝关节内注入关节液进行定量测定具有较高的精确性和可重复性。有了足够的对比度，同样可以测量关节炎关节内肥大性滑膜组织的总量。

三、滑膜组织和关节液的MRI

各种关节疾病中，关节滑膜层都显示有广泛的受累，但在正常关节中滑膜一般很薄以至于利用常规MRI无法显示出来。大多数病例中，滑膜炎的唯一征象是关节内渗出。但是存在于全身各个可动关节内的滑液量差异很大。正常情况下，踝关节内的滑液量相对较多[60]。目前尚不清楚关节液量确切达到多少才能确诊存在异常。如上所述，利用三维重建技术和MRI序列可以在关节液和邻近组织之间提供足够大的对比，因此可以利用MRI极其精确地测定出关节内液体的总量[59](图6.28)。对于监测关节炎患者的治疗效果和研究关节液对活体关节的正常生理作用非常有帮助。就像软骨成像一样，最关键的问题是能否在关节液与邻近组织(如软骨和滑膜)之间产生足够大的对比。

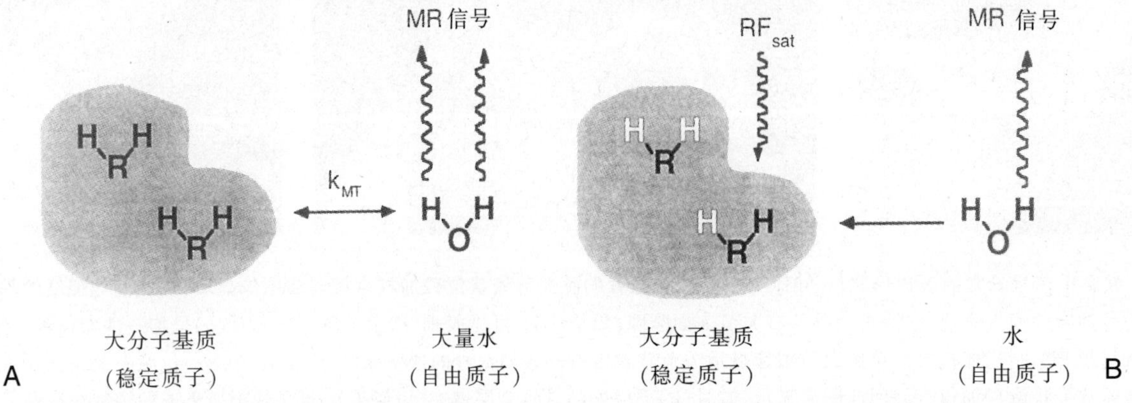

图6.20 磁化传递现象。(A)与大分子相关的稳定质子(MRI不可见)和水中自由质子(MRI可见)之间的正常热力学平衡。(B)稳定质子的选择性饱和导致纵向磁化从未饱和的水中质子传递到稳定的大分子质子(磁化传递)以维持平衡，因此表现为MRI信号的净丢失。

正常不含血的关节液中主要包含自由水，因此其信号特征表现为T1 恢复较慢和 T2 衰减较慢。因此关节内渗出液在 T2 加权像上表现为高信号（图 6.9B）。而另一方面，血性渗出液的信号正相反。其中可能含有高铁血红蛋白，其为短 T1 且在 T1 加权像上表现为高信号(图 6.6A)，或含有脱氧血红蛋白，其显示为快速 T2 弛豫且在 T2 加权像上表现为低信号(图 6.6B)。偶尔还可以见到液–液平面。在慢性复发性关节积血中，滑膜内积聚的含铁血黄素在 T1 和 T2 加权像上均表现为较低的信号强度(图 6.29 和图 6.30)。当腘窝囊肿位于腓肠肌和比目鱼肌之间时，常会发生出血。此时 T1 加权像上的表现可类似于含有脂肪的肿物，如脂肪肉瘤(图 6.6)，而在 T2 加权像上的表现类似于色素沉着绒毛结节性滑膜炎(图 6.29 和图 6.30)。腘窝囊肿也常是关节内游离体的贮藏处(图 6.31)。滑液从破损的 Baker 囊肿中漏出可能表现为自由水的羽毛状信号或沿膝关节后方肌肉间筋膜面走行的 Gd- DTPA 增强影[61](图 6.32)。

关节内的滑膜组织在 MRI 上的表现不尽相同。炎性水肿样滑膜通常因为其间隙内水含量较高而表现为慢 T2 弛豫。因此难以将增厚的滑膜组织与邻近的关节液或软骨相鉴别(图 6.33)。在长 TE 图像(T2 加权)上含铁血黄素沉积或慢性纤维化可使肥厚性滑膜组织的信号强度降低，有时在短 TE 图像(T1 加权、质子密度加权、大部分梯度回波序列)上也会如此。大部分滑膜组织比关节液的 T1 稍短，但在正常条件下 T1 加权像上的对比度相对较差难以将两者区分开。静脉内注射 Gd- DTPA 能通过促进 T1 恢复并使富含血管的滑

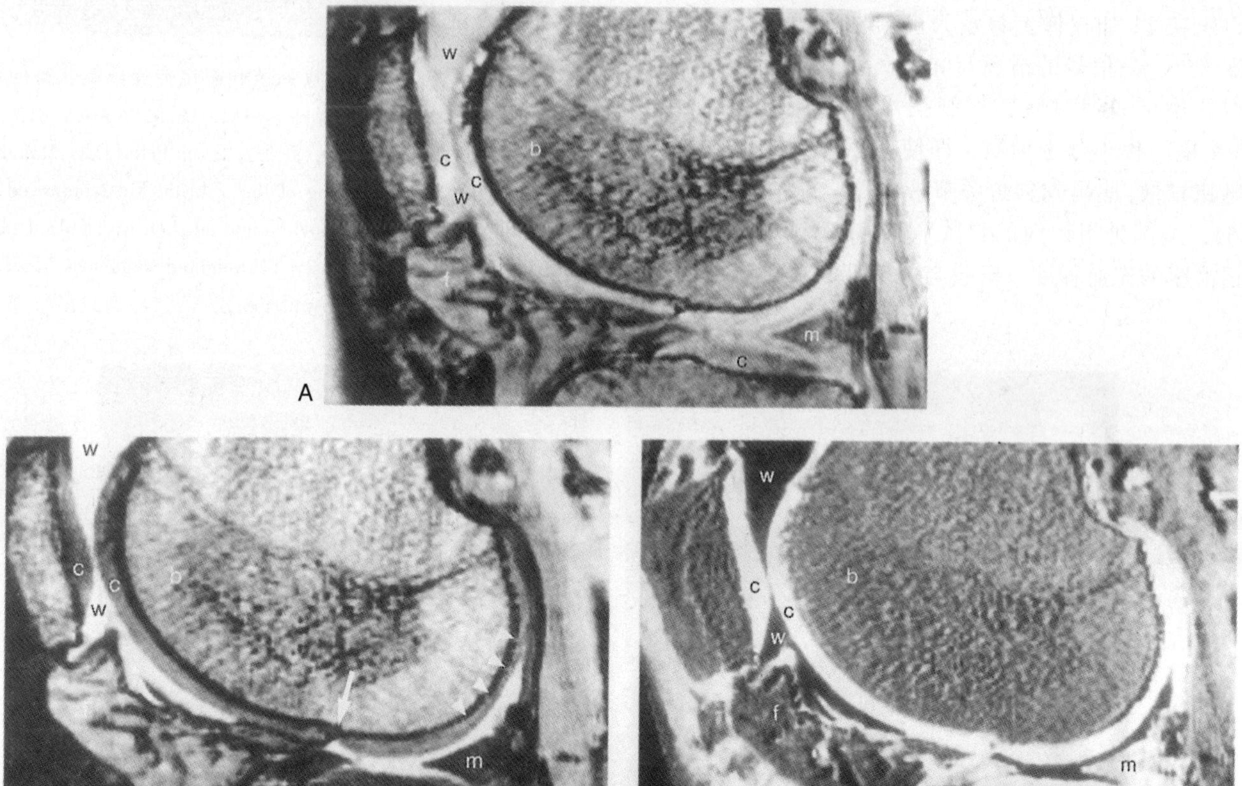

图6.21　关节软骨中的磁化传递现象。截肢后膝关节的矢状位图像，关节内注射了55mL的盐水以模拟关节渗出。(**A**)三维T2*加权梯度回波图像显示软骨(c)和关节液(w)间的对比度较差。(**B**)在同一成像序列中诱发磁化传递后软骨(c)的信号强度明显降低，但对关节液(w)、骨质(b)或脂肪组织(f)几乎没有影响。这样既增强了软骨和关节液间的对比度，又提高了空间分辨率，从而能清晰地分辨软骨表面的小缺损(长箭头)及软骨变薄的多发区(三角箭头)。但是软骨与骨界面间的对比度会降低。(**C**)同一膝关节磁化传递减影像(从A的影像中减去B的影像)可标绘出磁化传递的空间分布图。透明关节软骨(c)显示为高信号结构，而渗出液(w)、骨质(b)和脂肪(f)则为低信号。在半月板纤维软骨 (m) 也可见轻微的磁化传递。因此磁化传递减影像可使软骨–渗出液以及软骨–骨界面形成较高的对比度。(From peterfy CG, Majumdar S, Lang P, et al. MR imaging of the arthritic knee: improved discrimination of cartilage, synovium and effusion with pulsed saturation transfer and fat-suppressed T1-weighted sequences. *Radiology* 1994;191:413–419, with permission.)

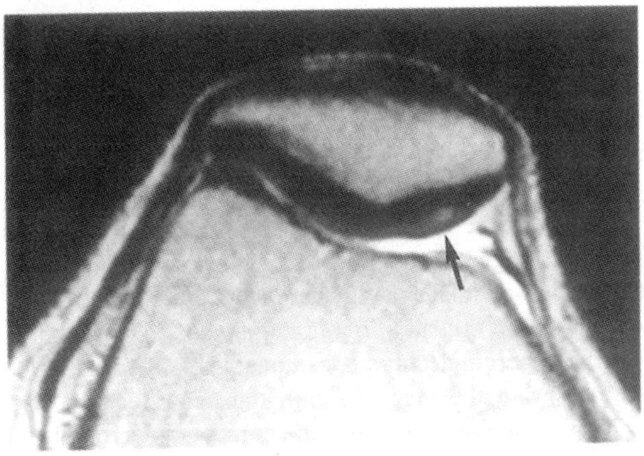

图6.22 髌骨软化早期表现。膝关节横断面T2加权快速自旋回波图像显示在髌软骨关节面的下方有一高信号灶。此处的软骨表面完整,但因为对膨胀压的抵抗力丧失而稍有膨起(箭头)。

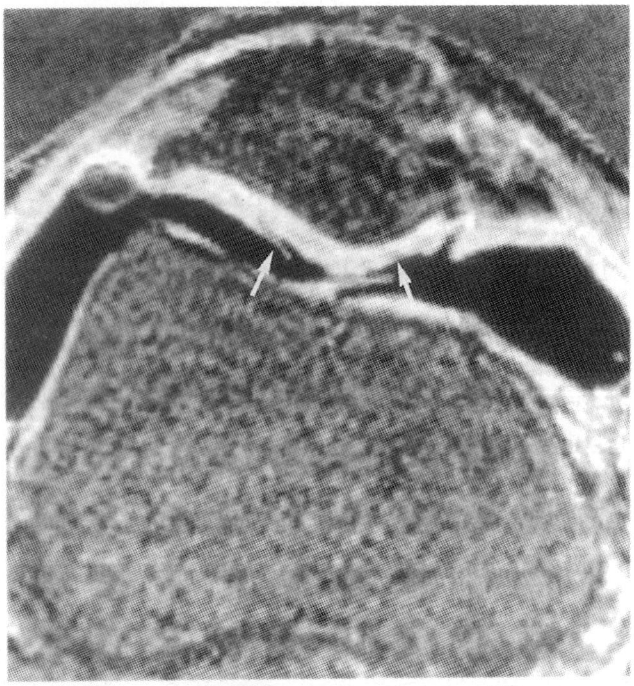

图6.24 通过三维(3D)梯度回波和磁化传递减影获得的关节面高分辨率图像。髌骨的横断面薄层3D磁化传递减影图像显示关节软骨表面小的不规则区(箭头)。(From Peterfy CG, Majumdar S, Lang P, et al. MR imaging of the arthritic knee: improved discrimination of cartilage, synovium and effusion with pulsed saturation transfer and fat-suppressed T1-weighted sequences. *Radiology* 1994;191:413–419, with permission.)

膜组织在T1加权像上显示为高信号来增加滑膜的对比度[62-66]。高信号的滑膜与邻近高信号的脂肪组织间的对比度可以通过脂肪抑制技术来增强。但是,Gd-DTPA是一种小分子物质,即使在正常毛细血管中也会迅速扩散,漏出到邻近关节液中[45,67,68](图6.34和图6.35)。这两种组织间的弥散平衡率取决于很多因素,包括滑膜的充血程度、滑膜与关节液的相对数量以及

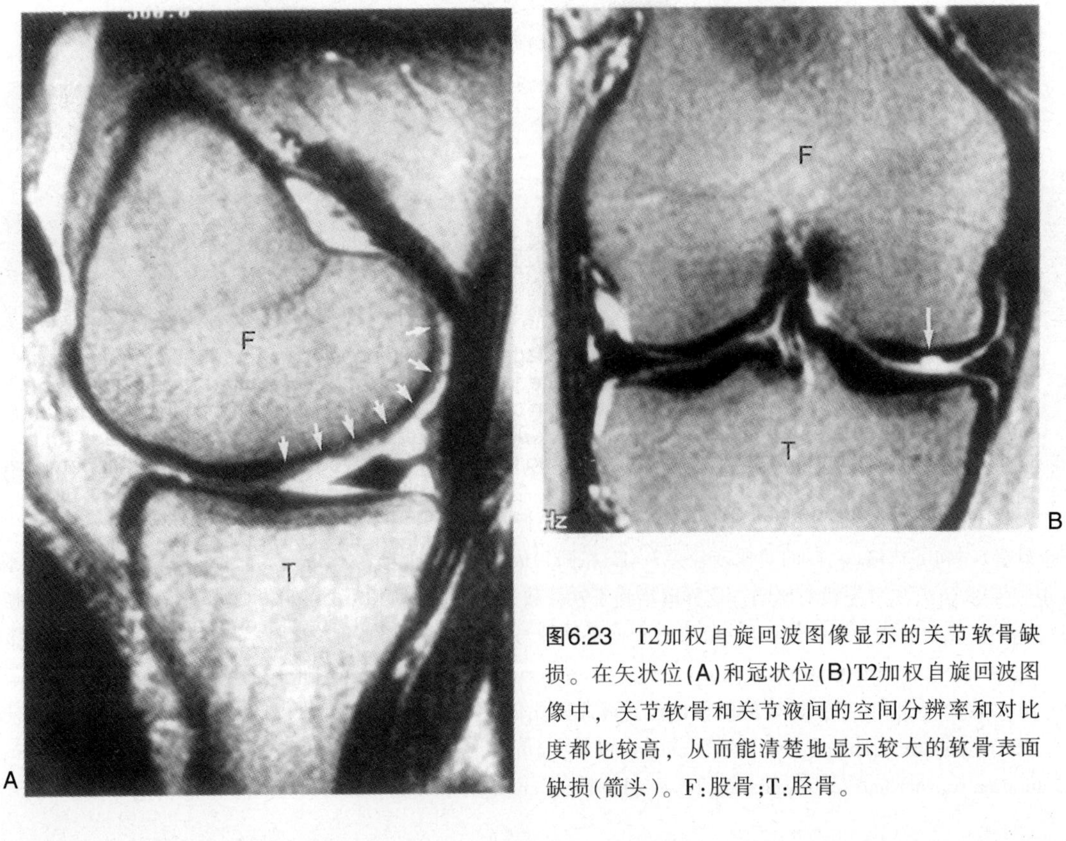

图6.23 T2加权自旋回波图像显示的关节软骨缺损。在矢状位(A)和冠状位(B)T2加权自旋回波图像中,关节软骨和关节液间的空间分辨率和对比度都比较高,从而能清楚地显示较大的软骨表面缺损(箭头)。F:股骨;T:胫骨。

关节的力学混合度。例如,在炎症比较严重的手部关节及颞下颌关节,这种平衡速度相当快(<5 分钟)[64](图 6.35)。因此,不可知的精确度误差会使Gd- DTPA 增强的滑膜组织的总量评估成为一个难题。

另一个能提高滑膜组织与邻近结构对比度的方法是使用磁化传递技术[45]。如上所述,选择性抑制肥大滑膜组织内的胶原质子信号会使组织内自由水中的质子失去磁化作用。从而会显著降低滑膜组织的信号强度(图 6.36)。通过对用或不用磁化传递获得的同一关节的图像进行相减,可以产生把滑膜显示为高信号结构的图像(图 6.36)。但是,这种明显的磁化传递效应也发生于软骨中,因此该技术难以将滑膜和邻近的软骨区分开。Gd- DTPA 有抑制磁化传递的作用[45,69]。所以静脉内注射这种对比剂会降低富含血管的滑膜组织在磁化传递减影图像上的信号强度。不过由于 Gd- DTPA 的弥散速度较慢,即使全部弥散到关节软骨中,磁化传递也不会受到影响,即便Gd- DTPA 积聚在关节液中,关节液的磁化传递效应也可以完全忽略不计[45]。肥大性滑膜组织内由胶原成分产生的磁化传递与 Gd- DT-PA 对该现象的抑制之间的相互影响可以提供一种描

A

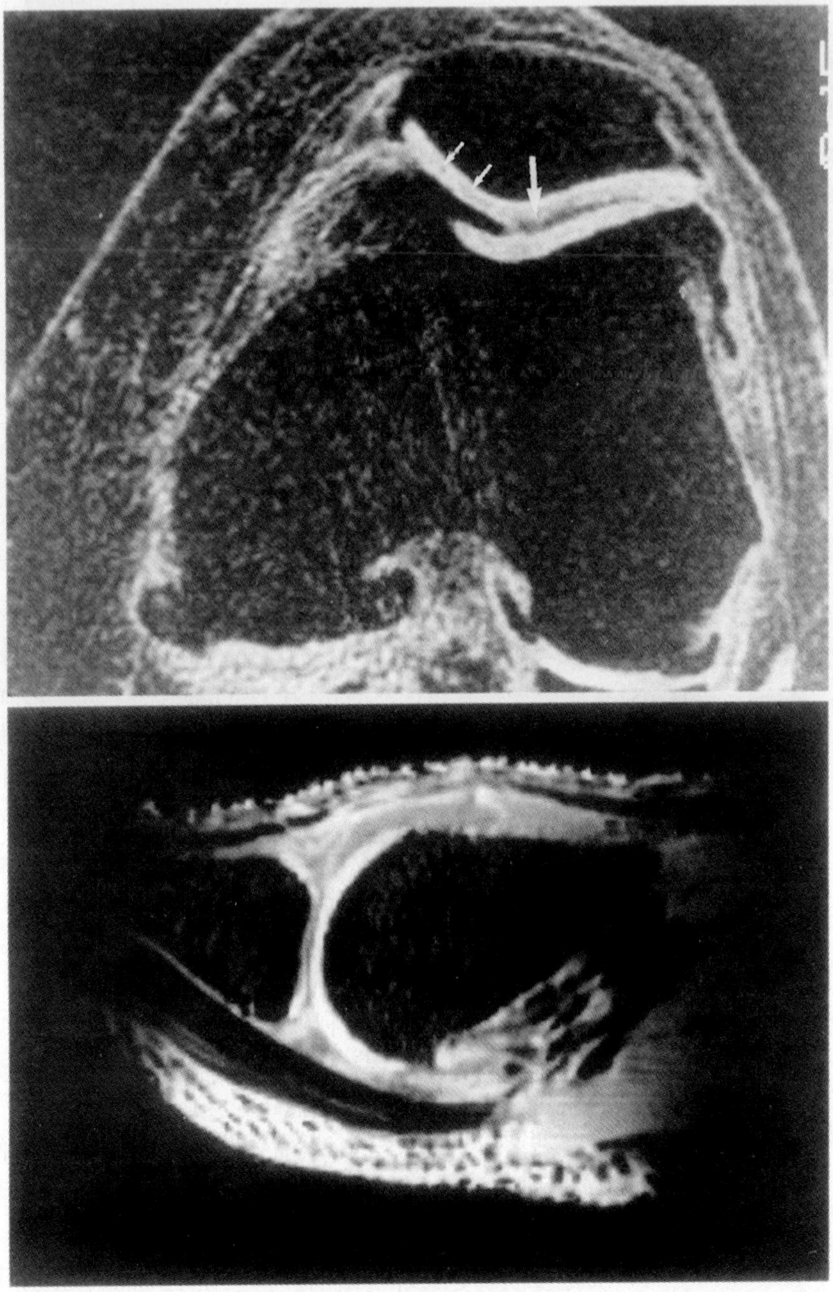

B

图6.25 脂肪抑制T1加权三维梯度回波成像。(A)62岁OA男性患者,髌骨横断面薄层脂肪抑制三维梯度回波成像利用高分辨率确定软骨界限,可清晰显示关节表面的磨损和纤维化(大箭头)。可见股骨和髌软骨内对应于上层辐射区呈细纹状低信号影(小箭头)。(From Peterfy CG, Majumdar S, Lang P, et al. MR imaging of the arthritic knee: improved discrimination of cartilage, synovium and effusion with pulsed saturation transfer and fat-suppressed T1 - Weighted sequences. *Radiology* 1994;191:413–419, with permission.)(B)示指掌指关节矢状位薄层脂肪抑制三维梯度回波图像以高对比度和分辨率显示出关节软骨。这一图像是用常规临床应用的MRI扫描器和商用成像软件获得的。(From Peterfy CG, van Dijke CF, Lu Y, et al. Quantification of articular cartilage in the metacarpophalangeal joints of the hand: accuracy and precision of 3D MR imaging. *AJR* 1995;165:371–375, with permission.)

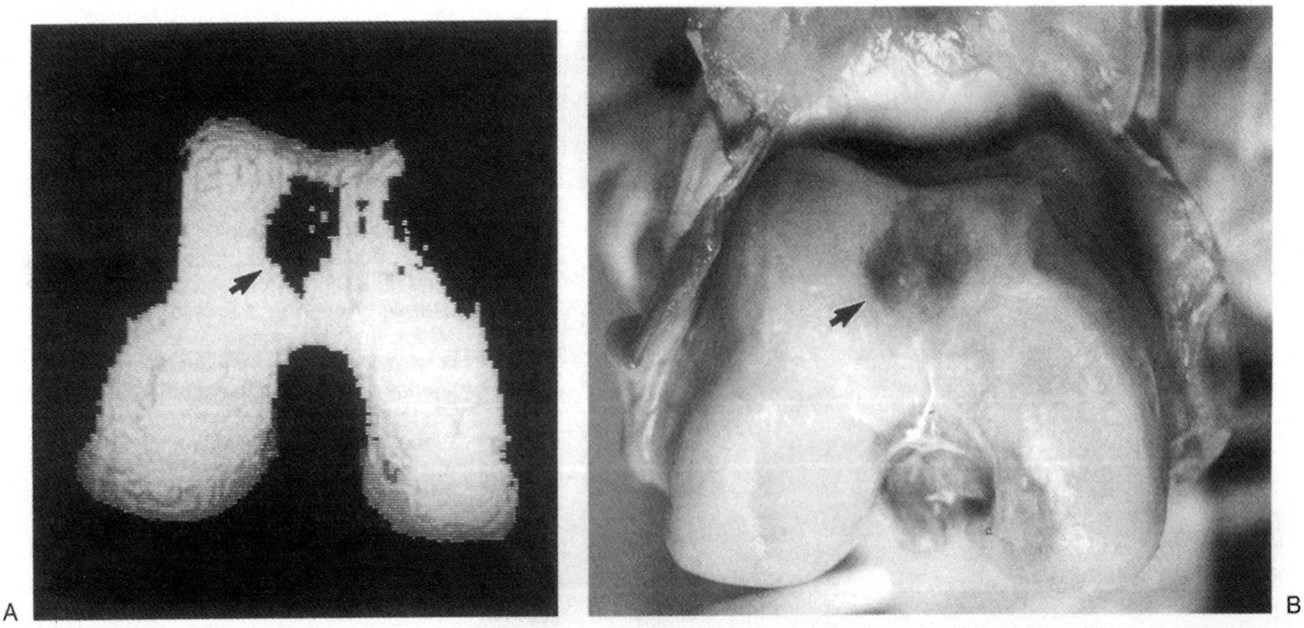

图6.26 股骨软骨表面三维(3D)成像。(A)在节段性T1加权、脂肪抑制梯度回波MRI的绘制图像上,可以发现在滑车沟内存在一块较大的局部缺损(箭头)。其与大体标本(B)中肉眼所见的缺损(箭头)相对应。将三维图像中的体素相加即可确定股骨软骨的总体积。(From Peterfy CG, van Dijke CF, Janzen DL, et al. Quantification of articular cartilage in the knee by pulsed saturation transfer and fat-suppressed MRI: optimization and validation. *Radiology* 1994; 192: 485–491, with permission.)

绘活体中这种不均质组织特征的无创性方法。但在现阶段,该领域的研究工作尚未开展。

Gd-DTPA还曾用于对关节炎患者滑膜炎严重程度的分级[64-66,68-73]。静脉内注入Gd-DTPA后若滑膜信号强度迅速增高且增强程度最高,提示有严重的炎症和增生,而信号增强缓慢则提示滑膜慢性纤维变性。治疗后滑膜信号的增强速率有明显改变[71,72,74,75]。在某些病例中这种变化在开始治疗后头几天就会出现。这与用X线片上的骨侵蚀程度作为依据需观察数月才能证实疾病进展或治疗效果的情况形成明显的对比。此外,类风湿关节炎(RA)的患者,手和腕关节滑膜体积的增大是发生进展性骨侵蚀的前兆。在Ostergaard等人的一项研究中[72],9位基准滑膜体积不超过5cm^{3}的患者,12个月后没有一位在MRI或X线片上表现有新的骨侵蚀,而10位基准滑膜体积至少为10cm^{3}的患者中有8位显示有病情进展。因此,用MRI检测滑膜炎是诊断RA患者可能发生侵蚀性病变的可靠依据,也可以用来监测这些患者对治疗的反应。不过,为了验证这种潜在标记的有效性及其性能特征还有待于进一步研究。

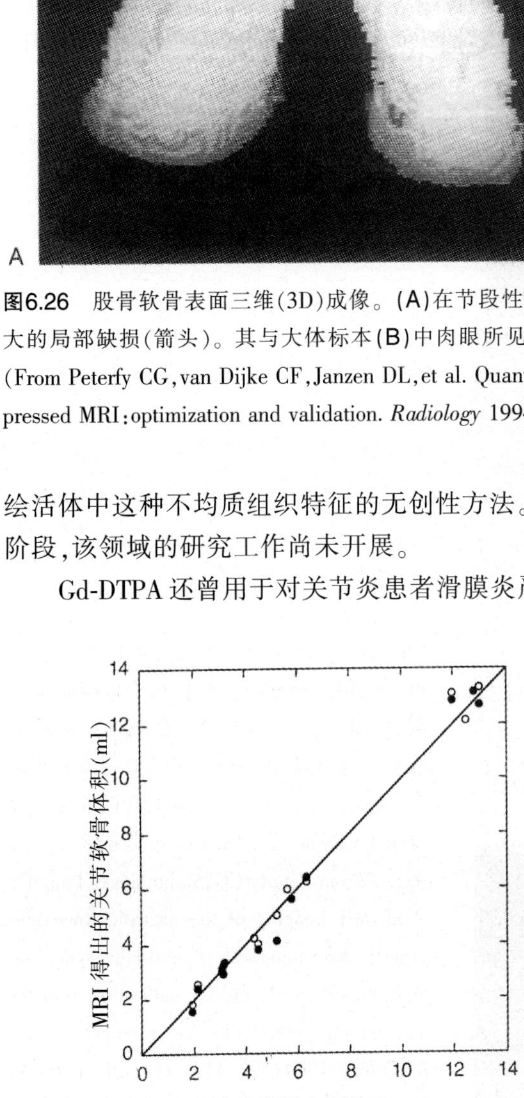

图6.27 利用MRI测量关节软骨总体积的精确性。图中示出通过MRI得出的软骨体积与直接用水替代法测得的软骨体积间的关系。包括有6个膝关节中总共12个软骨面(6个髌骨,3个胫骨和3个股骨)。直线代表理论上100%的准确性。(Modified from Peterfy CG, van Dijke CF, Janzen DL, et al. Quantification of articular cartilage in the knee by pulsed saturation transfer and fat-suppressed MRI: optimization and validation. *Radiology* 1994; 192: 485–491, with permission.)

色素沉着绒毛结节性滑膜炎是一种会发生单关节内积血的罕见滑膜疾病[76-78]。这种病变一般累及大关节,膝关节最为常见。其与腱鞘巨细胞瘤密切相关,二者在组织学上难以区分,但如其名,后者病变仅限于腱鞘的滑膜内,多见于指(趾)。虽然二者在组织学上存在相似性,但MRI的表现非常不同。腱鞘巨细胞瘤表现为靠近肌腱处边界清晰的肿物且在T2加权像上显示

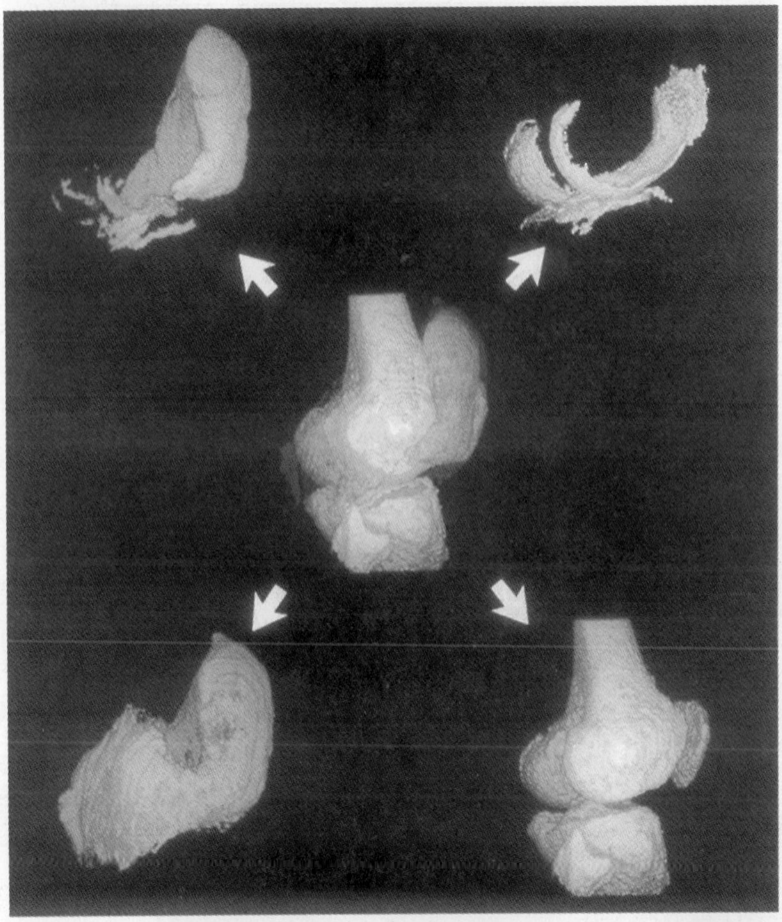

图6.28　关节各组成部分的三维(3D)成像。OA患者膝关节软骨(黄色)、增厚的滑膜(亮红)、渗出液(蓝色)和骨质(白色)的3D分解图像(后侧位观)。各个关节组成部分显示在中心图像周围。三维图像是利用图6.21中膝关节的磁化传递减影图像数据进行重建的。每个组成部分的体积可以通过其3D图像中体素之和来得出。(From Kuettner KE, Goldberg VM, eds. *Osteoarthritic disorders*. Rosemont, IL: American Academy of Orthopaedic Surgeons, 1995, with permission.)(见彩图)

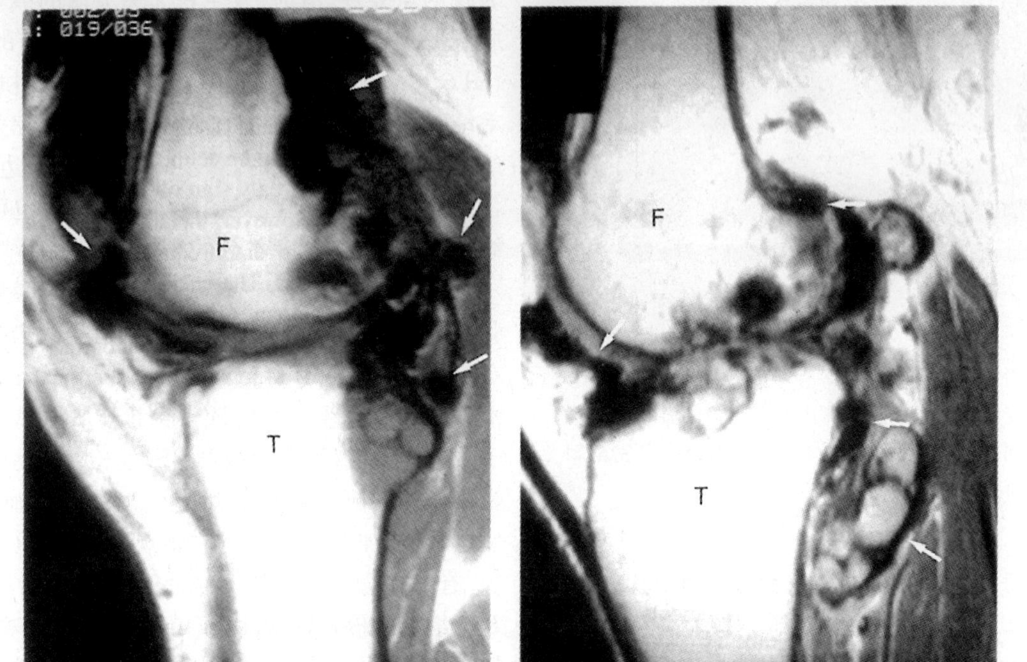

图6.29　色素沉着绒毛结节性滑膜炎(PVNS)。(A)患PVNS膝关节的矢状位T1加权自旋回波图像显示弥漫性滑膜组织增生及低信号强度的含铁血黄素沉积区(箭头)。(B)血友病性关节病的膝关节因为复发性关节积血在其矢状位T1加权成像上显示有类似的滑膜增厚和含铁血黄素沉积的表现(箭头)。F:股骨;T:胫骨。

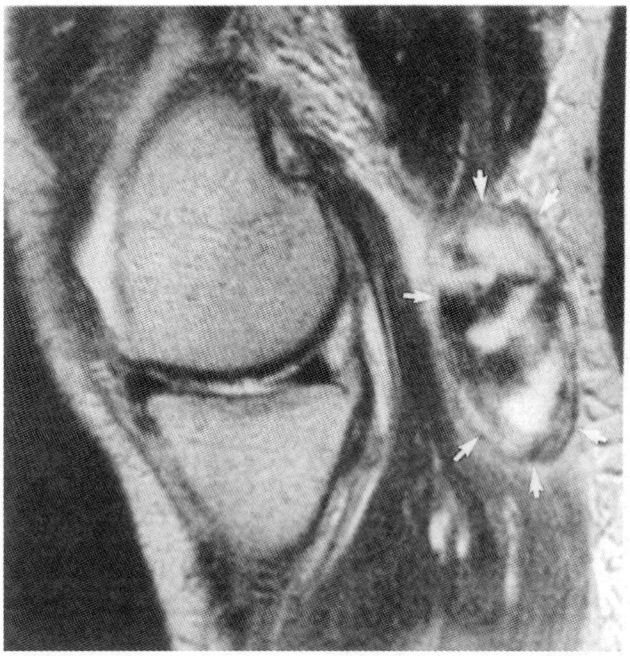

图6.30　出血性Baker囊肿。一位患出血性Baker囊肿的患者，其膝关节矢状位T2加权自旋回波图像显示有不规则的信号空白区，其表现与色素沉着绒毛结节性滑膜炎相似。

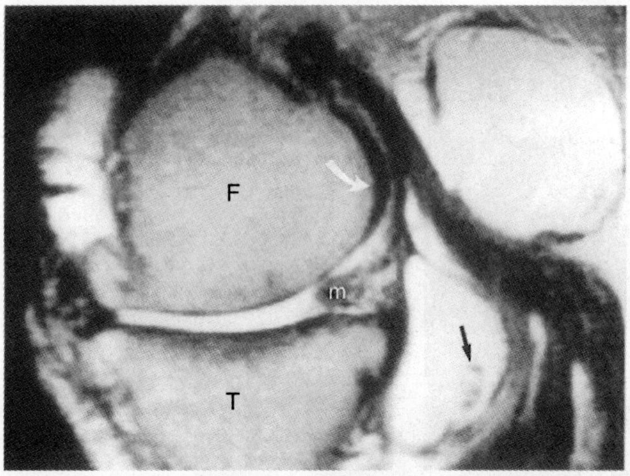

图6.31　Baker囊肿内的关节游离体。有严重骨关节炎的膝关节矢状位T2加权自旋回波图像显示腘窝内有一钙化的游离体（直箭头）。软骨（弯箭头）保持在股骨髁（F）后方，但别处已完全剥脱。可见浸润后的内侧半月板（m）。T：胫骨。

为均匀的低信号影[79]（图 6.37）。这种低信号是由于大部分病变内都有大量胶原组织和少量含铁血黄素。而色素沉着绒毛结节性滑膜炎表现为滑膜厚度弥散性不均，在长 TE 和短 TE 像上都表现为明显不均一的低信号，这是由于复发性关节积血使含铁血黄素过多沉积造成的(图 6.10D 和图 6.29)。在 MRI 上其完全无法与复发性关节积血的另一原因——血友病进行区分（图 6.29)。

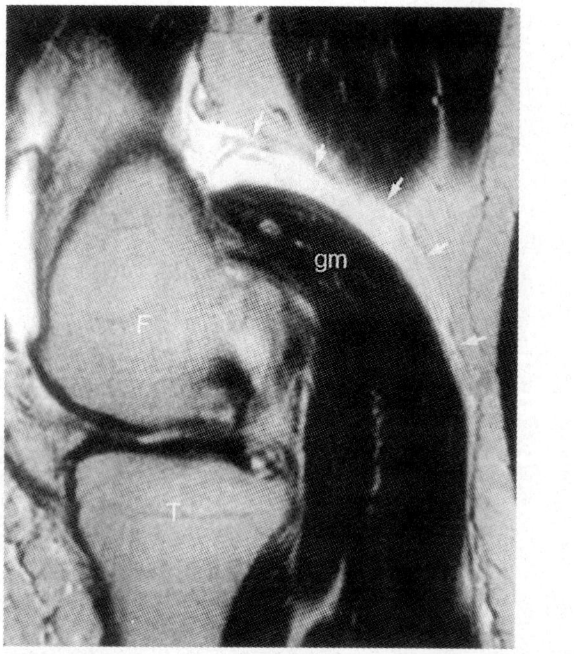

图6.32　破裂的Baker囊肿。矢状位T2加权自旋回波图像显示破裂Baker囊肿内流出的液体（箭头）沿腓肠肌（gm）深部的筋膜面流动；F：股骨；T：胫骨。

这两种病变在临床上容易鉴别，但两者在MRI上的相似性强调了关节积血对色素沉着绒毛结节性滑膜炎 MRI 表现的重要性。有时，发生在大关节内的绒毛结节性滑膜炎只是一个孤立的小结节而没有明显的关节积血（图 6.38A）。这样的病变通常被称为局灶性色素沉着绒毛结节性滑膜炎，但是其 MRI 表现几乎完全与腱鞘巨细胞瘤相同，在 T2 加权像上表现为圆形、边界清晰、均一性低信号影。相反，腱鞘巨细胞瘤有时也可呈现为多结节性、含铁血黄素着色的病灶(图6.38B)。

另一种在 MRI 上呈低信号表现的滑膜病变为滑膜骨软骨瘤病[78,80]。在这种病例中低信号的出现是因为存在有钙化，其在 MRI 上无信号。滑膜骨软骨瘤病来源于滑膜的软骨化生。小的软骨突起会从滑膜上脱落游离于关节内，受滑膜液的滋养逐渐生长。松动的关节内软骨游离体会再次贴附于滑膜上，建立新的血供，而且常发生骨化。骨软骨游离体在常规 X 线片和CT 上容易显示，有时也会显示出伴发的骨侵蚀，但经常会低估病变对软组织的侵及程度(图 6.39)。此外，由于没有明显的钙化，X 线片有时无法探测到这些病变。MRI 若发现不了病变的细小结节影，非钙化性滑膜软骨瘤可能会被误认为腱鞘囊肿或腘窝囊肿等独立的积液腔。有人认为，滑膜软骨瘤存在恶变为软骨肉瘤的可能性[78]。但一般除了直接蔓延外，滑膜的恶性肿瘤和转移性疾病极为

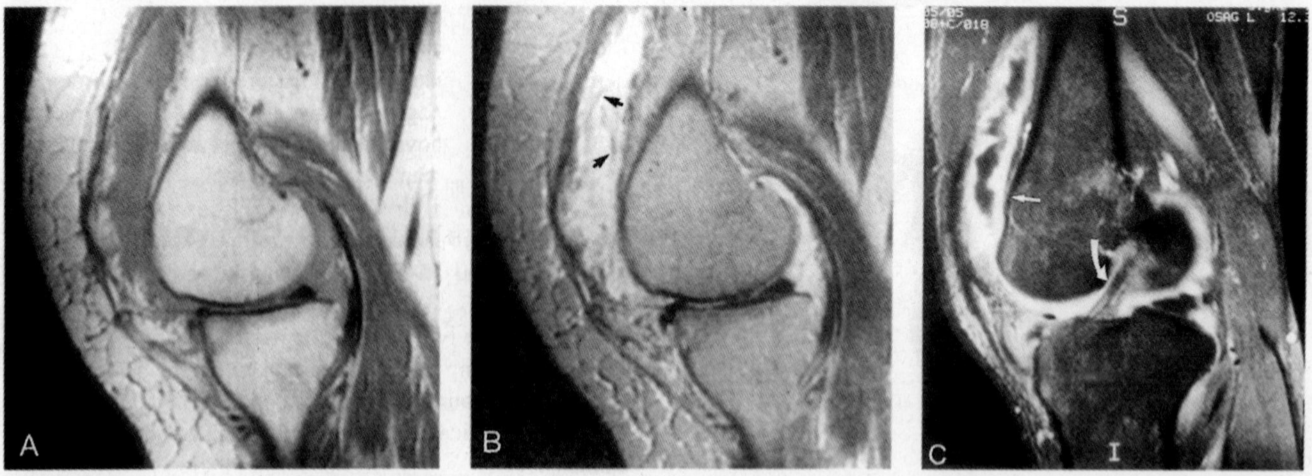

图6.33　滑膜组织在MRI上的表现。(A)类风湿性关节炎患者膝关节的矢状位T1加权自旋回波图像显示髌上囊膨胀伴滑膜增厚和渗出。在该序列中,滑膜和渗出都显示为中等信号,因此对比度较差。(B)在矢状位T2加权自旋回波图像上,滑膜和渗出都显示为高信号。增厚的滑膜内因为含铁血黄素沉积而夹杂低信号影(箭头),但大部分滑膜组织都不能与邻近的关节液区分开。(C)另一患有滑膜炎患者的膝关节矢状位脂肪抑制T1加权自旋回波图像显示,静脉内注射钆-二亚乙基三胺五乙酸后,富含血管的滑膜组织(箭头)的信号呈弥散性增强。可见由于滑膜组织的信号增强,使轮廓完整的前交叉韧带(弯箭头)得以显像。

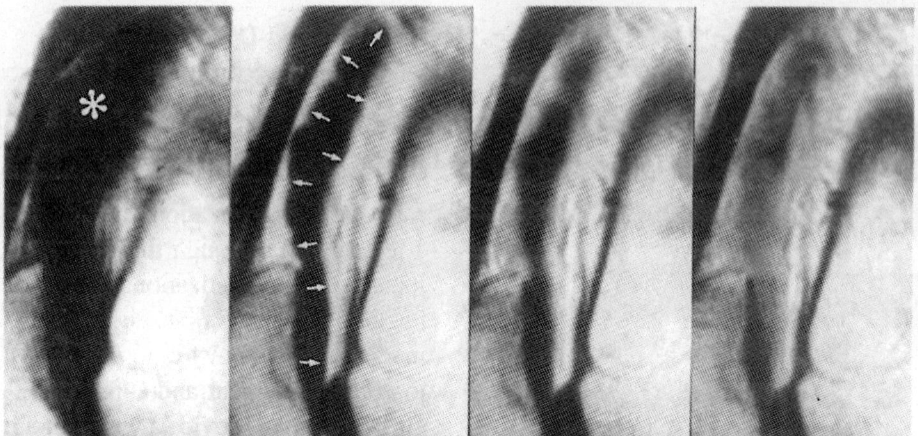

图6.34　滑膜内的钆-二亚乙基三胺五乙酸(Gd-DTPA)扩散至邻近关节渗出液中。非特异性滑膜炎患者在静脉内注射Gd-DTPA后不同时间(0、5、15和45分钟)采集的膝关节矢状位T1加权图像。第一幅图像(左边)是在刚要注射Gd-DTPA前采集的,其显示的增生滑膜与导致髌上囊膨胀(*)的渗出液之间的对比度较差。注射5分钟后,富含血管的滑膜组织(箭头)显示为高信号影,与邻近的渗出液间形成较高对比。但在一段时间(15和45分钟)后Gd向关节内的扩散使两者间的对比度降低,而且界线显得模糊不清。

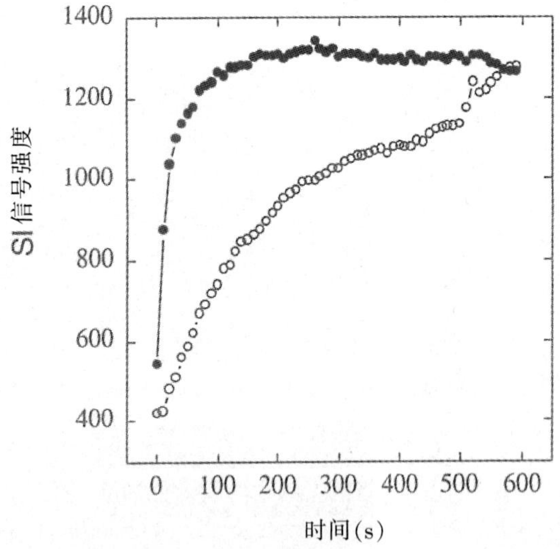

图6.35 钆-二亚乙基三胺五乙酸(Gd-DTPA)由滑膜向关节液的快速扩散。上图显示出静脉内注射Gd-DTPA后RA患者拇指掌指关节在不同时间内滑膜组织(●)和关节液(○)的信号强度(SI)变化。如图所示,两部分的信号强度均迅速增加,导致在10分钟内两组织间的对比度迅速降低。

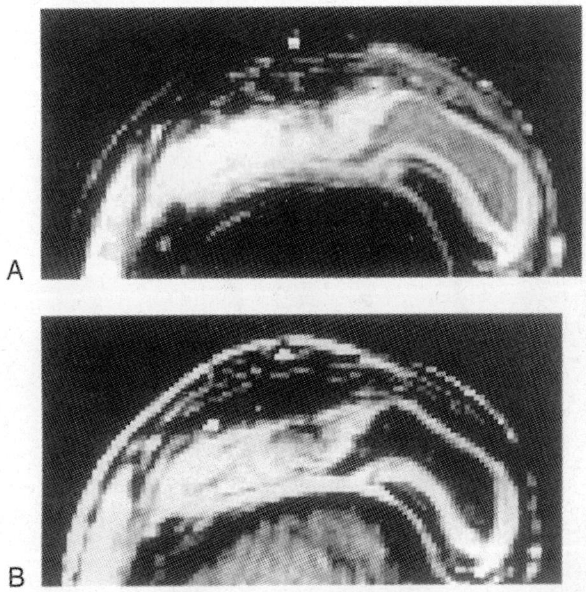

图6.36 不使用钆-二亚乙基三胺五乙酸的滑膜MRI。利用磁化传递减影技术(A)和脂肪抑制T1加权梯度回波(B)获得的类风湿性关节炎患者膝关节的横断面图像。两者均以高对比度显示出增厚的滑膜组织。(From Peterfy CG, Majumdar S, Lang P, et al. MR imaging of the arthritic knee: improved discrimination of cartilage, synovium and effusion with pulsed saturation transfer and fat-suppressed T1-weighted sequences. *Radiology* 1994;191:413–419, with permission.)

少见。即使是滑膜细胞肉瘤也几乎都发生于关节外[81]。

四、关节内其他结构的MRI

(一)软骨下骨

因为MRI不能显示钙化的组织结构,因此曾经认为MRI对于显示肌肉骨骼组织几乎没有什么帮助,现在看来不尽如此。临床上近25%的肌肉骨骼检查都会使用MRI。虽然钙化部分以及骨皮质和骨小梁等组织在MRI上为空白信号这点毋庸置疑,但这些结构的内外边缘实际上表现为中高信号影,因此,在多数情况下能很好显示。而且MRI显示骨髓的能力是不可替代的,它是目前诊断骨转移瘤、骨髓炎、骨坏死和骨损伤等疾病最敏感的方法[82]。这些病变都会导致自由水含量增加,而自由水在T1加权像上为低信号,在T2加权像上为高信号,而正常髓腔内的脂肪组织在T1加权像上显示为高信号,在T2加权像上为低信号,因此两者之间有很高的对比度。T2加权快速自旋回波成像是个例外,其显示脂肪和水均呈相对高的信号,所以需要采用脂肪抑制技术使髓腔内的结构产生对比(可见成像序列的前几段)。需要重申的是,因为网状骨中的磁化率效应,所以梯度回波技术对骨髓腔的病理改变不敏感。在MRI上也可发现骨硬化,而且

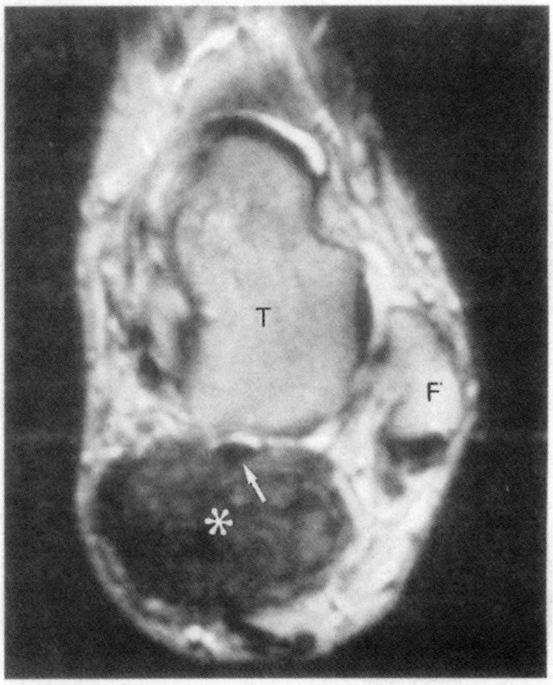

图6.37 腱鞘巨细胞瘤。踝关节横断面T2加权自旋回波图像显示出呈均匀低信号的大肿物,其邻近踇趾的踇长屈肌腱(箭头)的边界光滑清晰(*)。T:距骨;F:腓骨。

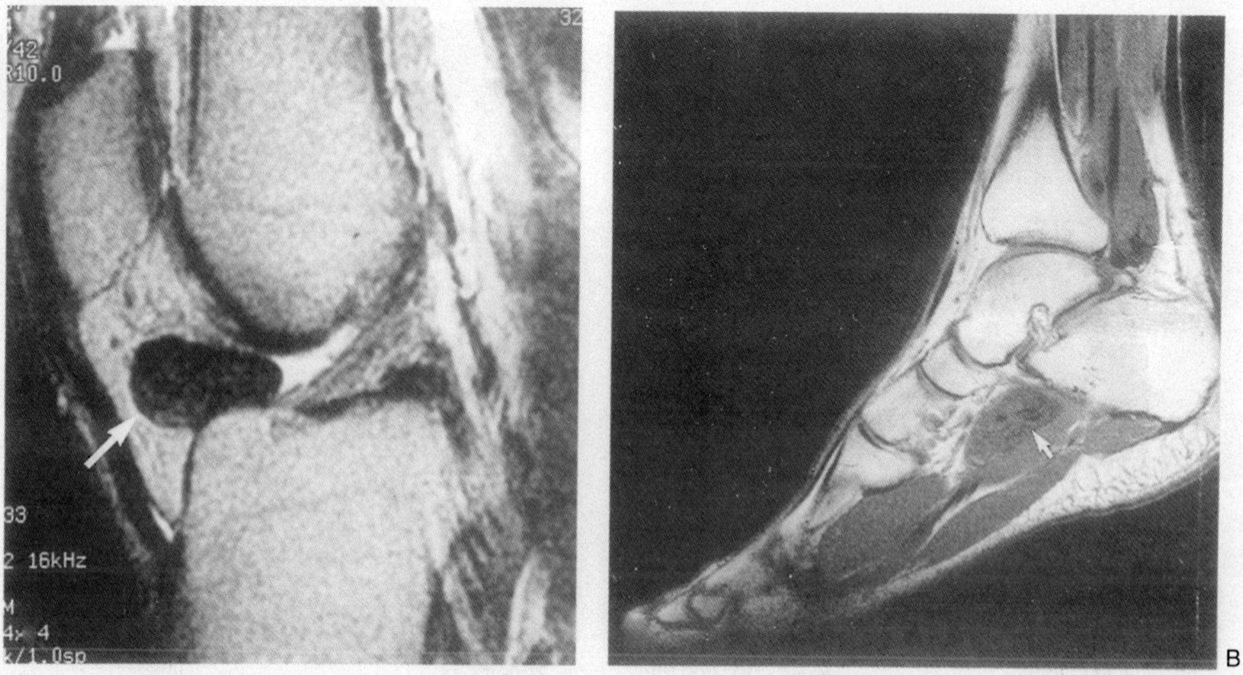

A　B

图6.38　罕见类型的绒毛结节性滑膜炎。(A)局部结节性滑膜炎膝关节的矢状位T2加权自旋回波图像显示在髌下(Hoffa)脂肪垫内有一个呈均匀低信号的肿物(箭头),其边界清晰。该病变表现的特征更类似于腱鞘巨细胞瘤而不是色素沉着绒毛结节性滑膜炎。(B)踝关节矢状位T1加权自旋回波图像显示䠀长屈肌腱鞘出现弥漫性含铁血黄素着色的绒毛结节样滑膜炎(箭头)。该病变的表现更像色素沉着绒毛结节性滑膜炎而不是腱鞘巨细胞瘤。

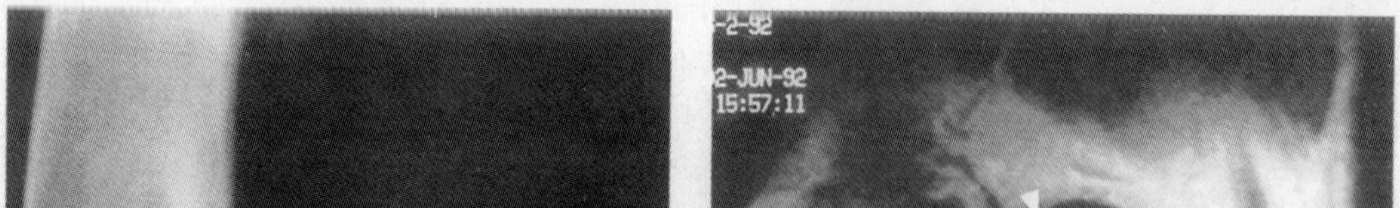

A　B

图6.39　滑膜骨软骨瘤病。(A)膝关节侧位X线片显示关节内有多个骨化体(箭头),与滑膜骨软骨瘤病的表现相一致。(B)在同一膝关节的矢状位T1加权自旋回波图像上,可见一些骨化体内含有呈高信号的骨髓脂肪(直箭头),而其他一些因完全骨化而表现为弥散性低信号影(弯箭头)。MRI还显示出该病变内大片的非钙化软组织成分(三角箭头)。

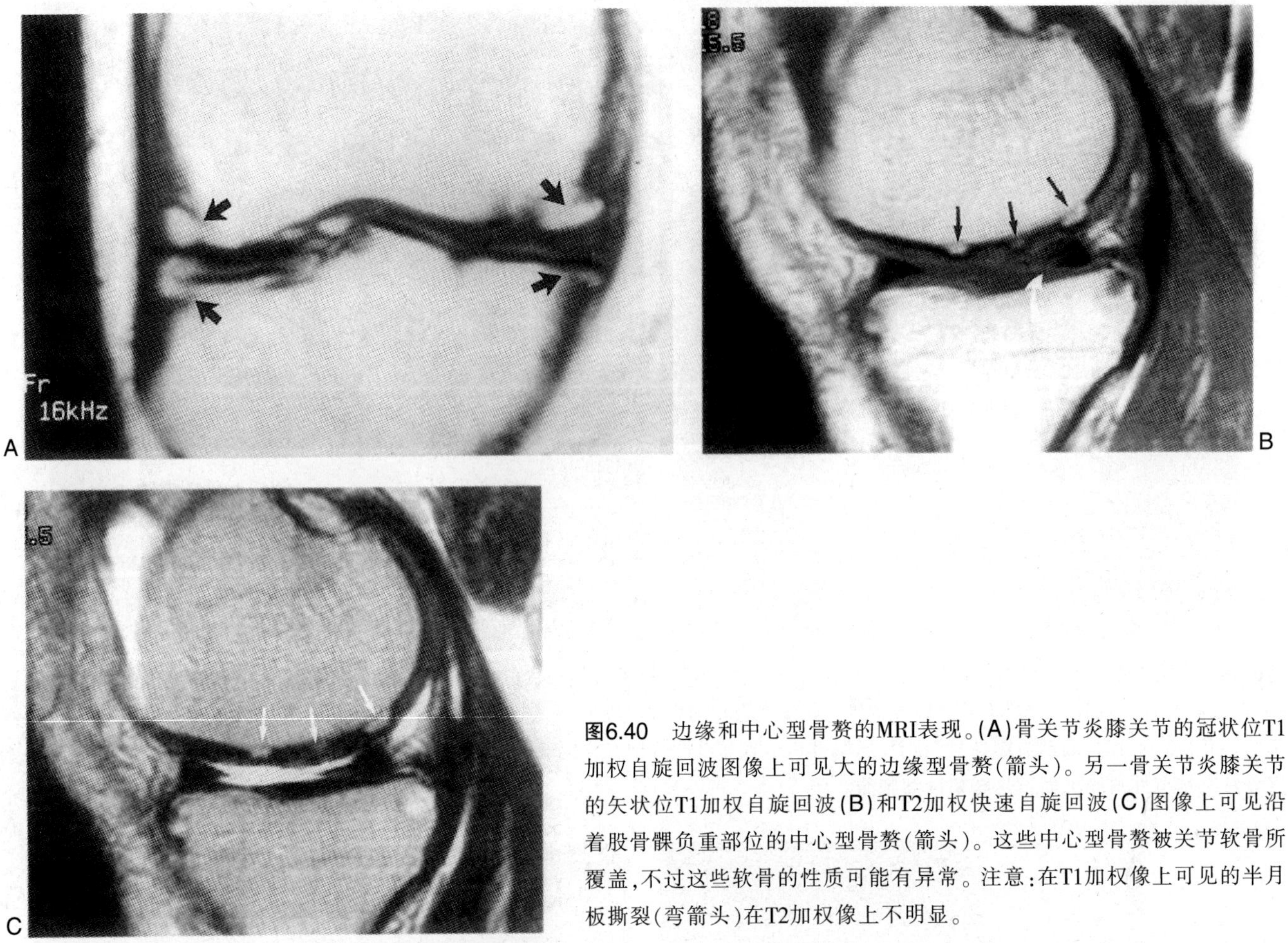

图6.40　边缘和中心型骨赘的MRI表现。(A)骨关节炎膝关节的冠状位T1加权自旋回波图像上可见大的边缘型骨赘(箭头)。另一骨关节炎膝关节的矢状位T1加权自旋回波(B)和T2加权快速自旋回波(C)图像上可见沿着股骨髁负重部位的中心型骨赘(箭头)。这些中心型骨赘被关节软骨所覆盖,不过这些软骨的性质可能有异常。注意:在T1加权像上可见的半月板撕裂(弯箭头)在T2加权像上不明显。

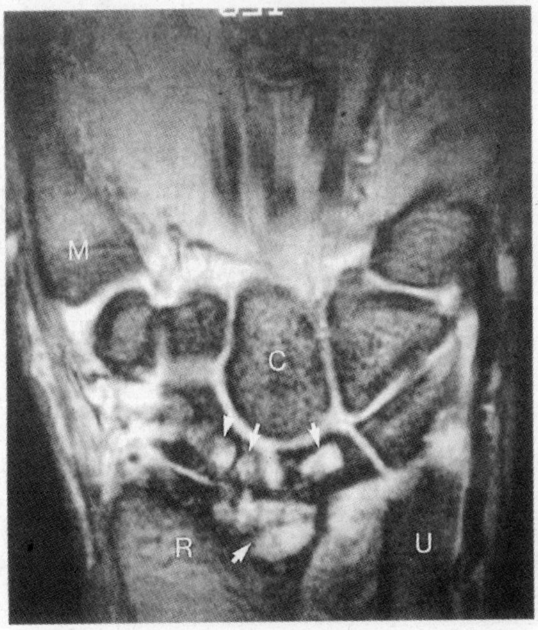

图6.41　MRI显示的骨侵蚀。类风湿性关节炎患者的腕关节冠状位T2*加权像显示腕骨和桡骨(R)远端有多个骨侵蚀灶(箭头)。U:尺骨;C:头状骨;M:第一掌骨。

由于存在致密性钙化和纤维化,因此在所有脉冲成像序列上都表现为低信号。

对于患关节炎的关节,MRI在显示骨赘(图6.40)、骨侵蚀(图6.41)及软骨下囊肿方面的敏感性优于常规X线摄片及CT[83]。多项研究显示,MRI在检测骨侵蚀的存在和进展方面的敏感性至少为X线片的2倍[72,74,84-86]。这首先要归功于MRI的多维体层成像能力。另外,MRI能准确显示出起止点炎(图6.42)及骨膜炎的部位,并能直接观测骨髓水肿和炎症[87-89](图6.43)。据报道,RA患者的局部骨髓水肿和炎症先于骨侵蚀[88,89]。在OA患者中关节下骨髓水肿样改变常伴有疼痛[90],并且提示会出现继发性软骨丢失[91]。在组织学检查中,这些区域常表现为纤维化和炎性浸润,可能表明了由于上方软骨的生物力学紊乱或关节稳定性丧失导致软骨下骨受到机械性损伤。

骨组织MRI的一项重要临床应用是评估接受类固醇治疗的关节炎患者中缺血性坏死情况[92],MRI是检测缺血性坏死最为敏感的方法。骨髓缺血的早期MRI表现为正常的脂肪信号被水信号所代替(图6.44)。缺血性

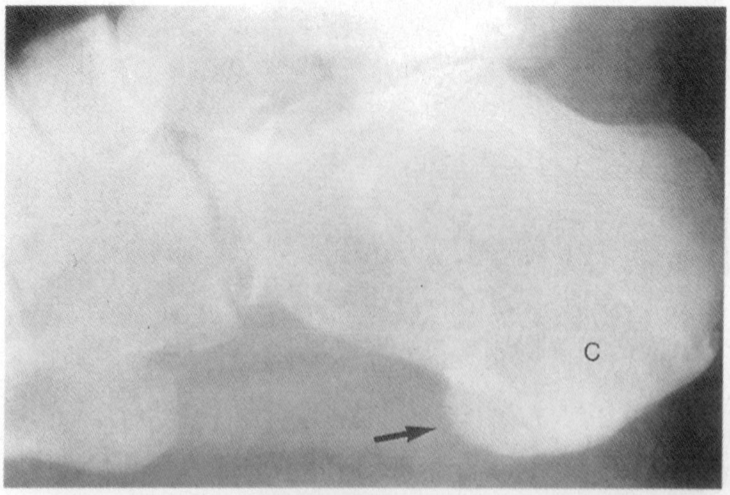

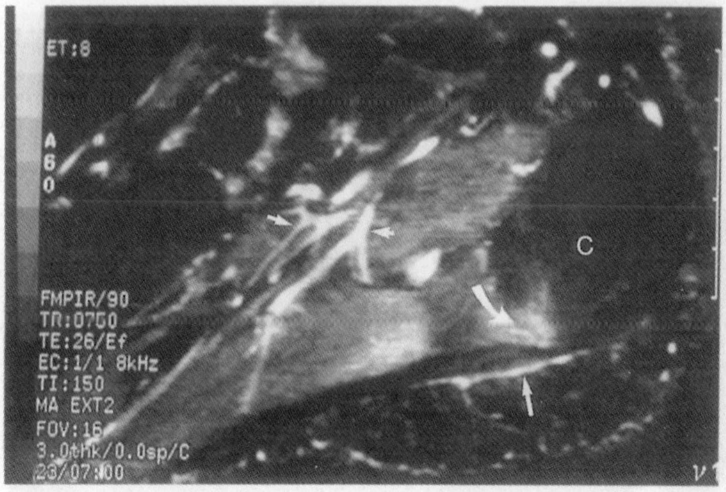

图6.42 起止点炎在MRI上的表现。(A)一位患Reiter综合征的患者，跟骨的侧位X线片显示在跖腱膜的跟骨附着处骨皮质有轻微不规则(箭头)。(B)跟骨的矢状位快速多层反转恢复(FMPIR)图像显示水为高信号而脂肪为低信号,因此局部软组织和骨髓内的水肿(弯箭头)显示为极高信号影。沿跖腱膜还可见有液体渗出(跖筋膜炎)(长直箭头)。分枝状的高信号影(短箭头)是血管。C:跟骨。

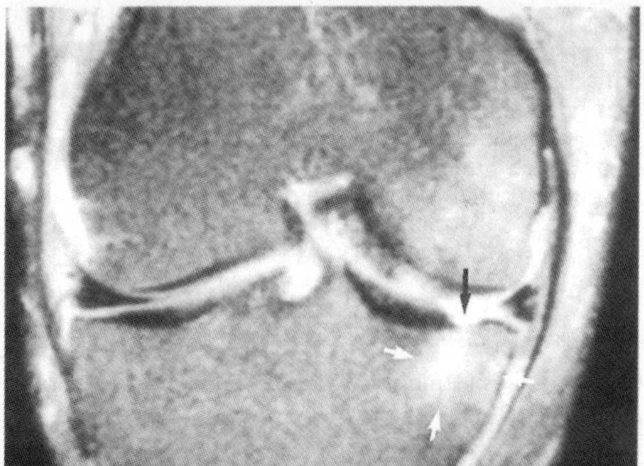

图6.43 利用MRI检测骨关节炎(OA)患者的骨髓水肿。OA患者膝关节的冠状位T2加权快速自旋回波像显示在内侧胫骨平台的局部软骨缺损(黑箭头)下方出现局部骨髓水肿(白箭头)。

坏死的早期表现无特异性,髋关节的创伤、感染、肿瘤或骨质疏松必须依据临床标准进行鉴别。随着骨坏死的形成和骨髓水肿的消失，最终沿失活骨的周边会形成一条匐行性修复组织带(图 6.44B)。这个不稳定的反应区一般在T1 加权像上显示为低信号，而在 T2 加权像上显示为高信号,此为缺血性坏死的特异性表现。MRI 除了能诊断该疾病外，还可用于评估骨质受累的程度以及发现关节表面轻微变形(可能会增加继发 OA 的危险性)。

MRI 也是检测应力反应或不完全骨折 (可能与长期使用类固醇有关)最敏感的方法。在这两种情况下，正常的骨髓脂肪信号会被水的信号所取代，常发生于特定的线性结构中(图 6.45)。

(二)关节内的韧带、半月板和关节唇

在维持可动关节完整功能方面起重要作用的其他关节结构还有支持韧带和半月板(或关节唇)。现已证实,MRI 也能对这些结构进行评价,并且在临床中已得到广泛应用。

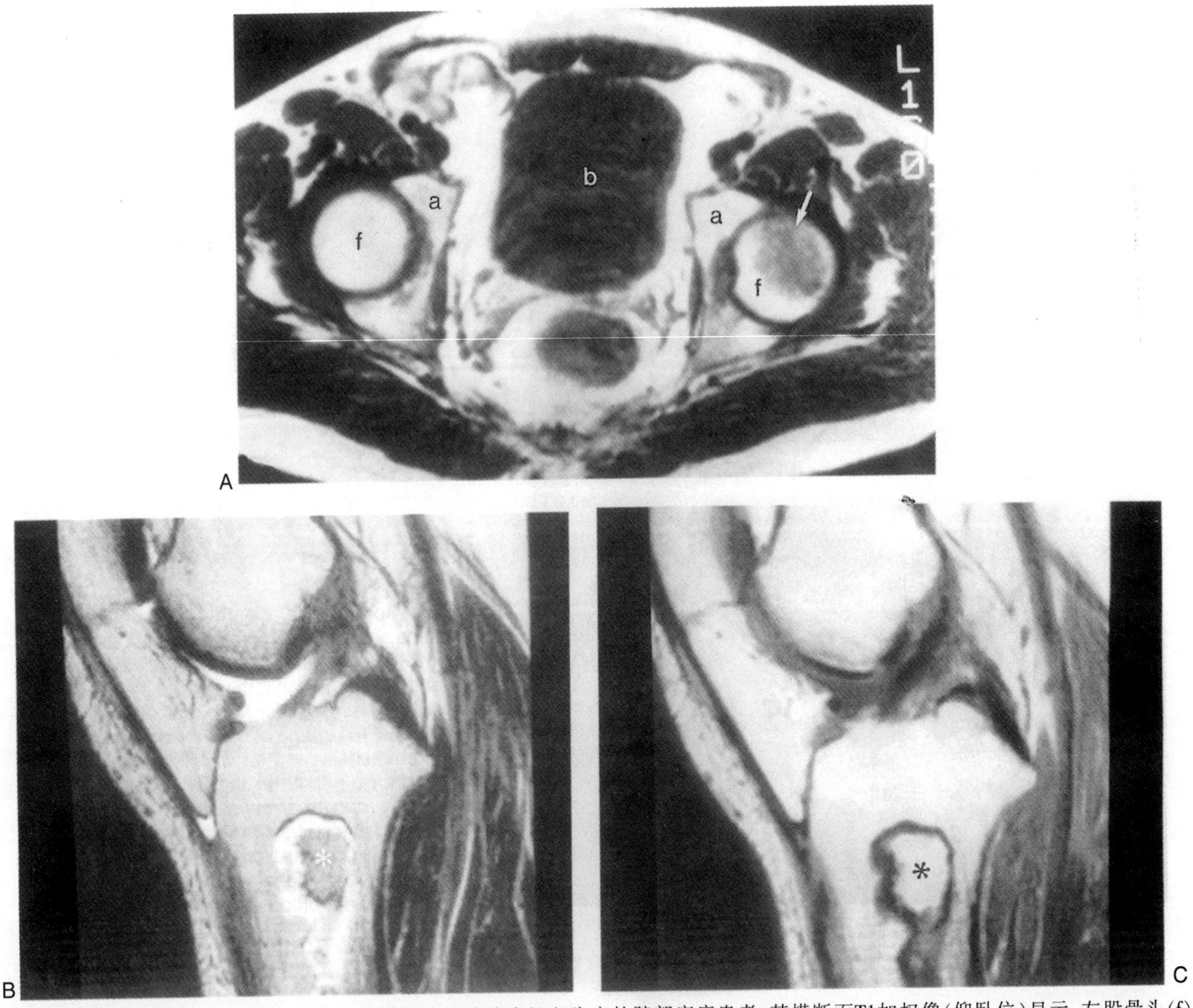

图6.44 缺血性坏死的MRI表现。(A)长期应用类固醇治疗红斑狼疮的髋部疼痛患者,其横断面T1加权像(仰卧位)显示,左股骨头(f)内出现非特异性骨髓水肿(箭头),该病变的部位和临床表现提示为缺血性坏死,但这种成像表现是非特异性的。a:髋臼;b:膀胱。另一患者膝关节的矢状位T1加权(B)和T2加权(C)自旋回波图像显示,胫骨近端有一骨髓信号异常区(*),以匐行形再生组织边缘为界,这是骨坏死的特异性表现。

1.韧带

韧带的主要成分为胶原,它使韧带具有较高的抗拉强度,但对水中质子也有抑制和失相位作用(参见T2弛豫一节),因此会影响其MRI信号特征。由于大多数正常韧带中水中质子相对缺乏,再加上胶原有使T2缩短的作用,因此在大部分MRI中韧带都表现为极低信号强度。所以只有在韧带被高信号物质(如脂肪或滑液)包绕时才会在MRI上清晰可见,这两种物质在质子密度加权和T2加权自旋回波图像上或T2*加权梯度回波图像上显示的信号强度均比正常韧带强。

完好的韧带表现为暗信号带,从其起点延续至止点(图6.46)。凭直觉可知,出现暗带不连则为韧带断裂的直接征象。但是穿过完好韧带的切面若有倾斜也会产生与此酷似的表现(图6.46)。所以在显示某些特殊韧带时需要采用专门的成像平面。例如,前交叉韧带在膝关节处于中立位的斜矢状位像上或腿处于轻微外展位的正矢状位像上显示最佳,而在肩关节外展活动中起重要稳定作用的肱盂下韧带只有在肩关节位于外展外旋位时才能显示出来[93](图6.47)。通过多层面图像重建,不论图像采集的原始层面如何,都能全面分析韧带的完整性。尽管如此,某些韧带(如肩关节的肱盂韧带)在MRI上仍难以显示。

2.半月板

半月板在膝关节中起着稳定和分配负荷的重要作

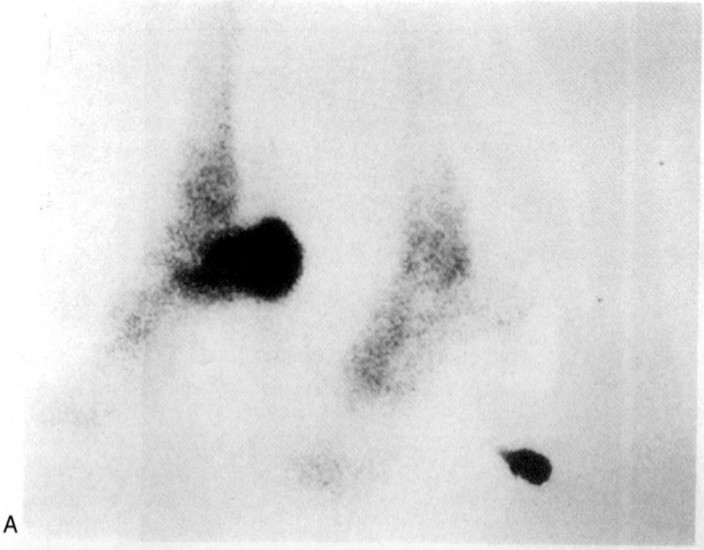
A

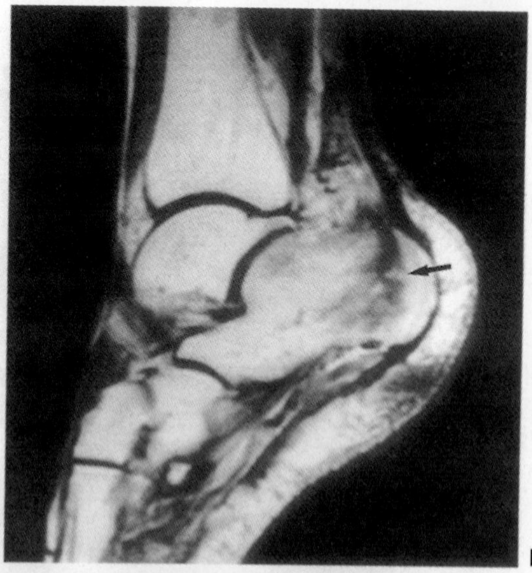
B

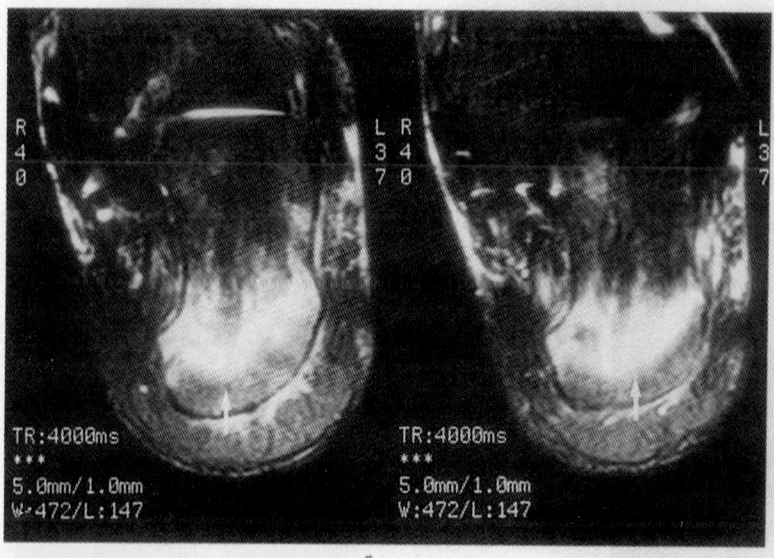

C

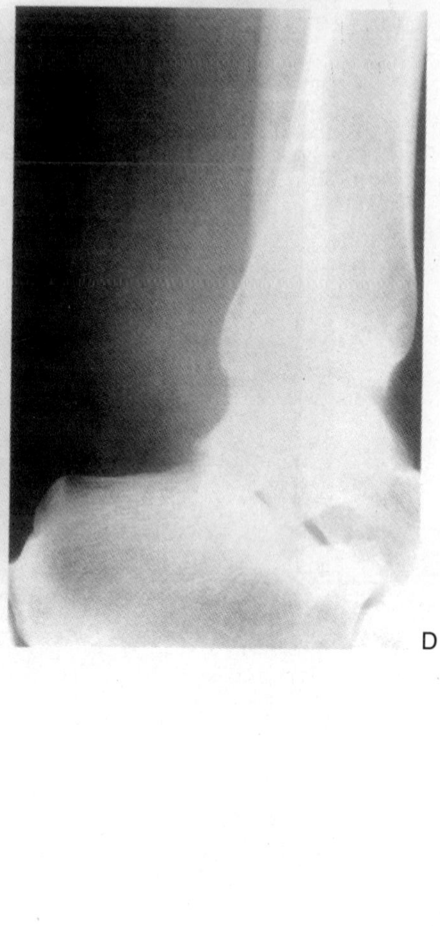
D

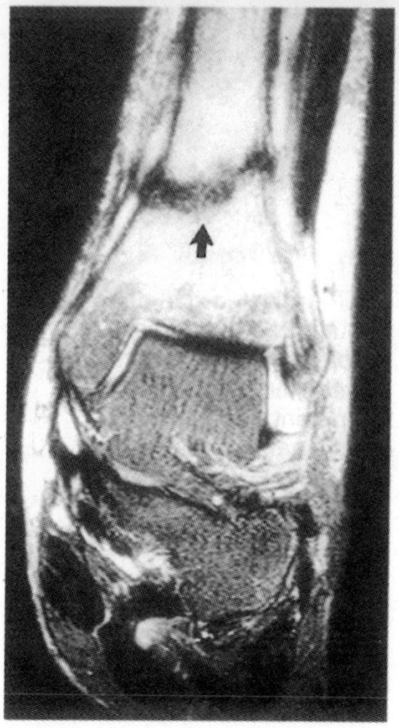
E

图6.45 利用MRI诊断应力性骨折。(A)女性肺癌患者,自发性足跟部疼痛,其足部侧位闪烁显像显示跟骨核素摄取量增多,但关于病变的性质没有提供更多的信息(X线摄片未见异常)。(B)足跟部矢状位T1加权自旋回波图像显示,跟骨内有一条垂直向低信号带状影取代了正常的骨髓脂肪影(箭头),其为骨折的特异性表现。(C)跟骨的横断面脂肪抑制T2加权快速自旋回波图像可见高信号的骨折线(箭头)。(D)一位疑有胫后肌腱断裂的患者,其侧位X线片上没有任何异常表现。(E)同一踝关节冠状位脂肪抑制T2加权快速自旋回波图像显示,有一条贯穿胫骨的水平向应力骨折线(箭头)。

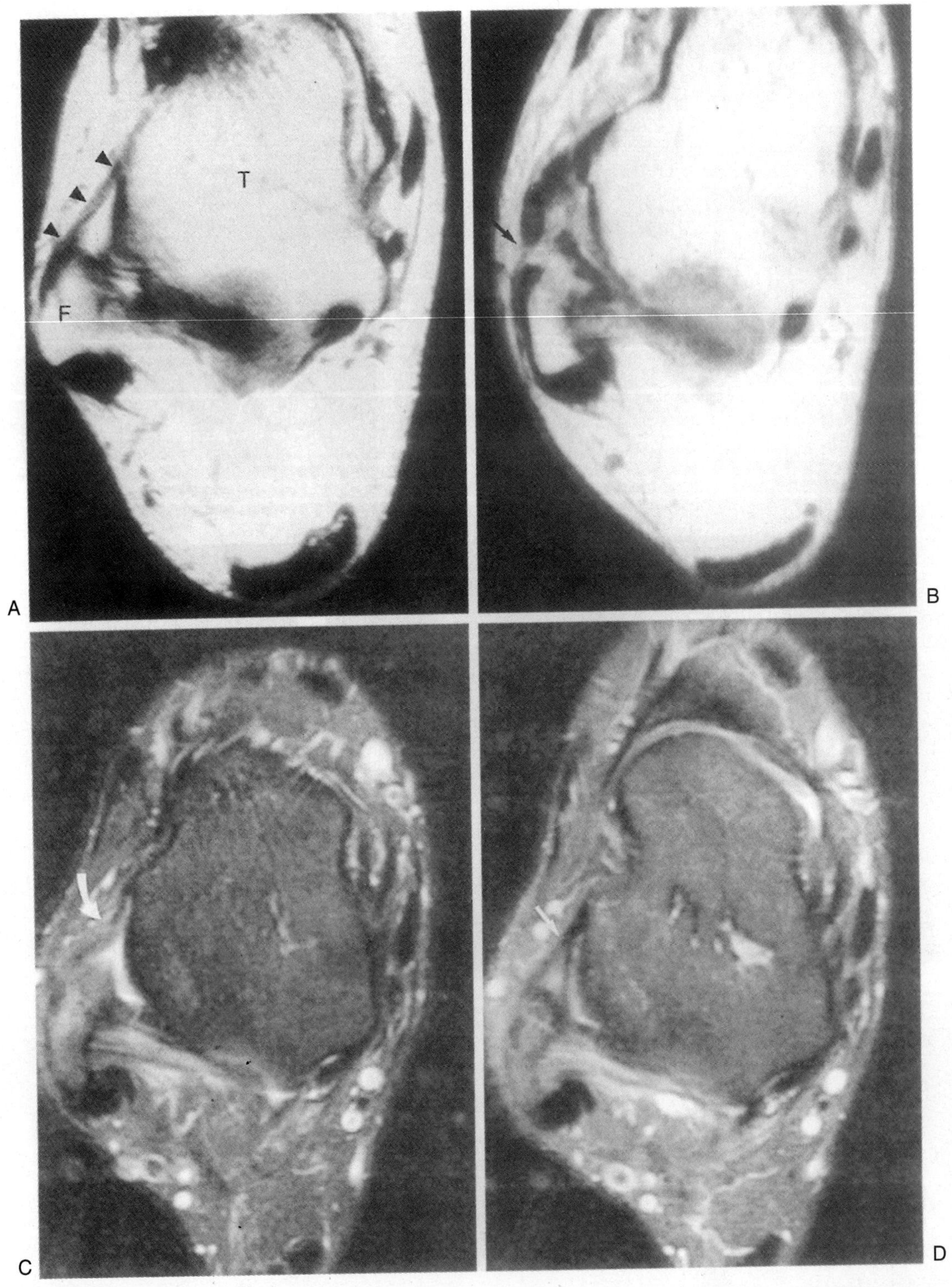

图6.46 MRI检查韧带完整性。(A)踝关节的横断面T1加权自旋回波图像显示,完整的距腓前韧带呈现为一条连续的低信号带状影(三角箭头)。T:距骨;F:腓骨。(B)另一个踝关节的距腓前韧带断裂(箭头)在图像上可见韧带增厚和不连续。(C)呈跖屈位的另一踝关节在横断面脂肪抑制T2加权快速自旋回波成像时造成切面倾斜,从而出现距腓前韧带不连续影(弯箭头)。(D)同一踝关节背屈位成像复查可见完整的距腓前韧带(箭头)。

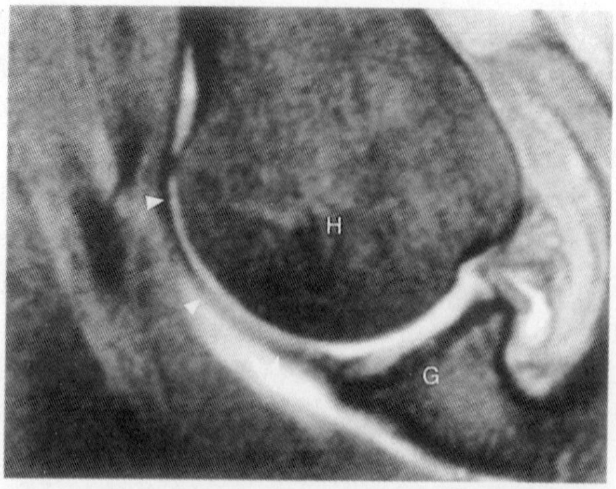

图6.47　臂外展位时下肱盂韧带的MRI表现。将手放在脑后，肩关节外展外旋，使下肱盂韧带(三角箭头)处于紧张状态时，脂肪抑制T1加权自旋回波图像显示有一条低信号带从下盂唇延伸到肱骨颈。将Gd-DTPA直接注射到关节内可以使这种唇囊结构显影更为明显。H：肱骨头；G：关节盂。

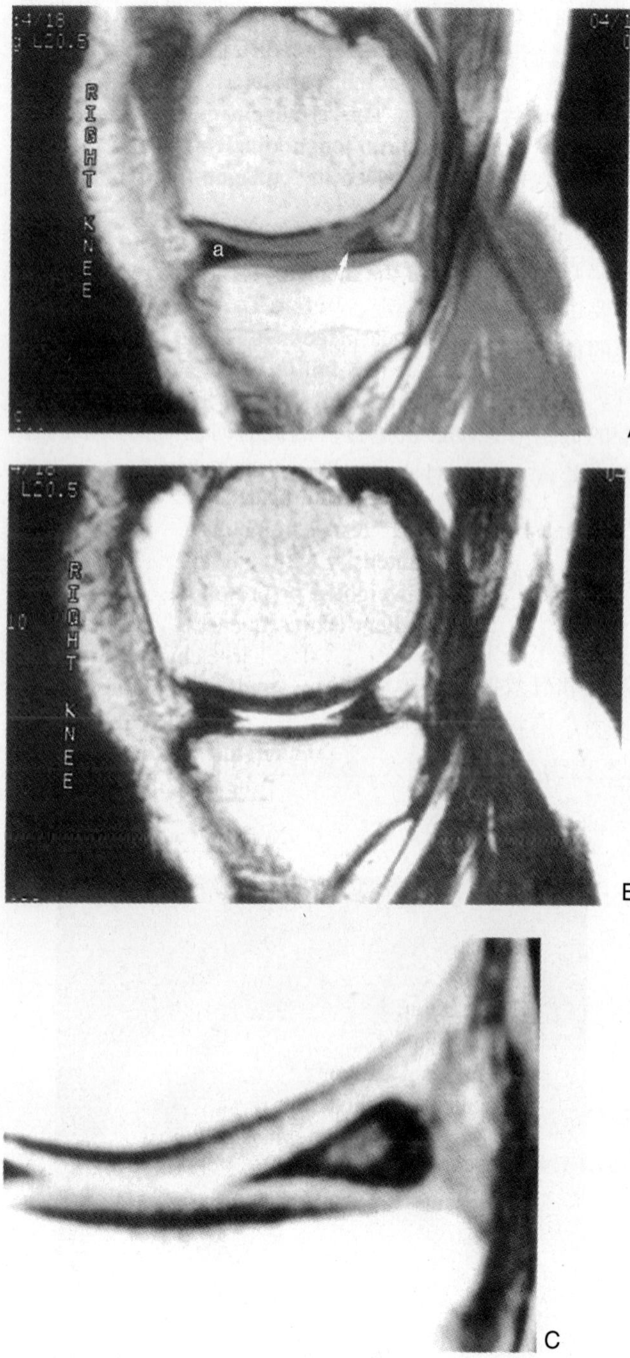

A

B

C

图6.48　半月板的MRI表现。(A)内侧半月板的矢状位T1加权自旋回波图像显示，正常的前角(a)为弥散性的低信号的三角形结构。后角内有一条中等信号线样影一直延伸至下方关节面，说明存在有撕裂(箭头)。(B)同一膝关节的矢状位T2加权图像上未见后角撕裂。(C)黏液样退变在短TE像上表现为半月板内球形或线样信号增强影（箭头)(在该病例中使用的是质子密度加权自旋回波)，但并没有到达关节面。

用，这两项功能是保持关节完整的关键。半月板部分或全切术后OA的发病率增高就说明了这一点[94]。因此评价半月板的完整性是MRI的最常见临床指征。

半月板由纤维软骨组成，其内包含有大量胶原纤维，这些纤维的空间分布能承受负重时产生的张应力。组织学检查、偏光显微镜检及X线衍射研究显示，其纤维走向，尤其是半月板外围主要呈环形。因为这种结构撕裂时只能沿纤维间的裂隙走行而不会垂直于纤维，所以通常呈纵行撕裂。

由于胶原会限制半月板组织内的水中质子，因此在MRI时会增大原子核间的相互作用从而增加T2弛豫。正常半月板纤维软骨的T2弛豫实际上相当迅速，以至用最短的TE序列也检测不到重要信号(图6.48)。但是如果胶原出现局部丢失，如黏液样或嗜酸性退变(通常也伴有局部水含量增加)，这种T2缩短效应将会减少，水信号就会显现出来。这就使半月板在短TE图像(即T1加权、质子密度加权自旋回波或任何梯度回波序列)上显示为球形或线样中等信号，而在长TE图像上则会发生信号衰退(图6.48B)。这些改变有时分别被称为一级和二级信号异常。它们也曾被误认为是半月板一级或二级“撕裂”，虽然这根本不是真正的撕裂，而且在本质上也并未侵犯半月板的关节面。

半月板撕裂可伴有半月板表面的完全变形，但通常在短TE上仅表现为延伸至另一光滑关节面的线样中等信号影(图6.48C)。有时会有较多的关节液渗入到半月板裂隙中，以至在T2加权像上清晰显现，但在大部分情况下长TE图像上不能发现贴合紧密的半月板裂隙。短

TE 像对此的敏感性较高(>90%)但对半月板撕裂缺乏特异性,而长 TE 像虽然特异性高,但敏感性却极低。

3.关节唇

肩关节盂唇是一种与关节盂缘形成纤维袖的组织有些类似的组织,对这一本身不稳定的关节起着重要的稳固作用。如同膝关节的半月板,关节盂唇的 MRI 主要由其纤维特性决定,因此在完好无损时表现为独立的低信号影。但是由于缺乏关节液导致的关节囊显著扩张,关节盂唇的影像常被邻近的关节囊和盂肱韧带的低信号强度影所遮盖。因此有时需要向关节内注射含盐或含钆的对比剂(即磁共振关节造影)才能在 MRI 上显示出这些唇囊结构[93]。

4.肌腱和肌肉

很多关节都主要依赖肌腱和肌肉来维持其动态稳定性和有效的机械承载能力。失去这些功能会引起生物力学磨损,最终导致关节失能。对肩关节来说尤为如此,因为其活动范围大,必然导致其内在稳定性差。因此,肩袖和肱二头肌长头腱的肌腱炎和断裂是导致肩关节疼痛和失稳的最常见原因。肩袖的完全撕裂会造成肱骨头向上半脱位,常会引起 OA。肩袖病变也是 MRI 最常见的指征之一。

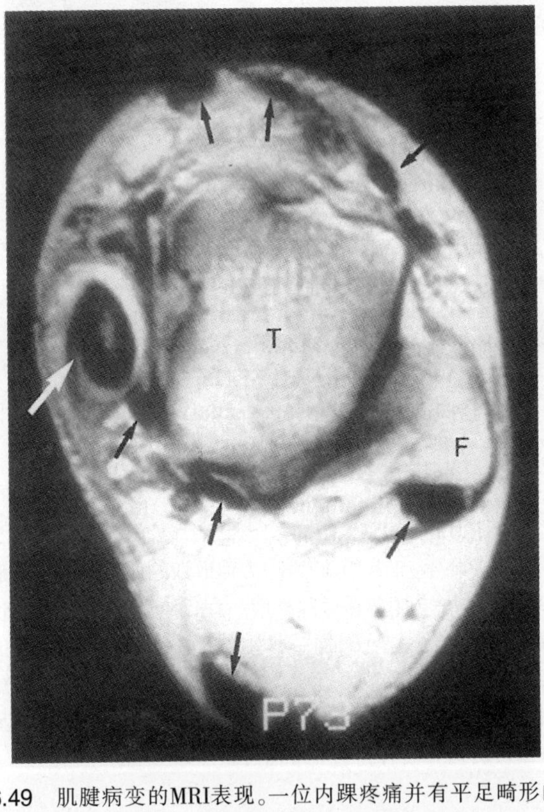

图6.49 肌腱病变的MRI表现。一位内踝疼痛并有平足畸形的患者,其踝关节横断面T2加权快速自旋回波图像显示胫后韧带(长箭头)增厚且信号增强,为严重肌腱炎的表现。将这一表现与同一图像上其他正常肌腱(短箭头)的表现相比较。T:距骨;F:腓骨。

与韧带和其他含胶原的组织类似,由于正常肌腱的胶原含量高因而 T2 衰减也较迅速,所以即使在短 TE MRI 上也表现为低信号。因此在 T2 加权 MRI 上肌腱内若出现高信号则提示有肌腱炎或肌腱撕裂(图6.49)。肌腱断裂(尤其是腕关节)是 RA 的常见并发症,但在临床检查时或者患者自身常难以察觉[95]。选择适当时机行滑膜切除术可防止即将发生的断裂,但实际上,断裂的确切时间很难预测。

肌肉所含的胶原量比肌腱和韧带要少一些,因此在 T1 和 T2 加权像上均表现为中等信号影(图 6.50)。肌肉炎症有时可伴发于炎性关节炎(图 6.50)。在 T2 加权 MRI 上其信号强度增强是因为肌间隙水肿导致水含量(即质子密度)增加以及胶原丢失引起 T2 延长。相反,炎症后的纤维化会使其在 T2 加权像上的信号强度降低,而脂肪性萎缩会使肌肉在 T1 加权像上呈现为间有脂肪高信号条纹的影像。一般来说,肌肉病变呈局域性分布。因此,其致残性以及与症状表现间的关系难以预测,且随病例的不同而异。此外所采取的治疗也会因针对滑膜炎还是针对软骨丢失而不同。

五、小结

MRI 是一门发展迅速的技术,它在诊断关节炎及其进展方面的能力是不可比拟的。这不仅因为它能同时对关节内各种结构进行直接检查,可在无创的前提下提供有关关节内各结构形态学和组成的相关信息。尤其值得一提的是,MRI 能发现关节疾病的早期病变,而此时临床症状可能很轻微甚至完全没有。早期发现有发生进展性病变危险的患者可以对其早期开始相应的治疗,以达到更好的预后。MRI 还能对病情进展和治疗效果作出客观准确的评估。这对患者个性化治疗效果的观察以及临床试验中不同疗法的效果监测都很有帮助。虽然还需要做进一步的研究来全面验证其中的一些检测方法,但迄今为止的研究结果颇令人鼓舞。

虽然 MRI 对解剖的描述如此清晰和详细,以至于任何人都能理解,但其仍是一种相当复杂的技术,需要有特殊的专业知识才能完成。因此,风湿病学医师应该熟悉这种技术,更多地了解其优势和缺点,更好地参与到MRI 技术的发展研究中,以便为风湿病患者带来更大的福音。

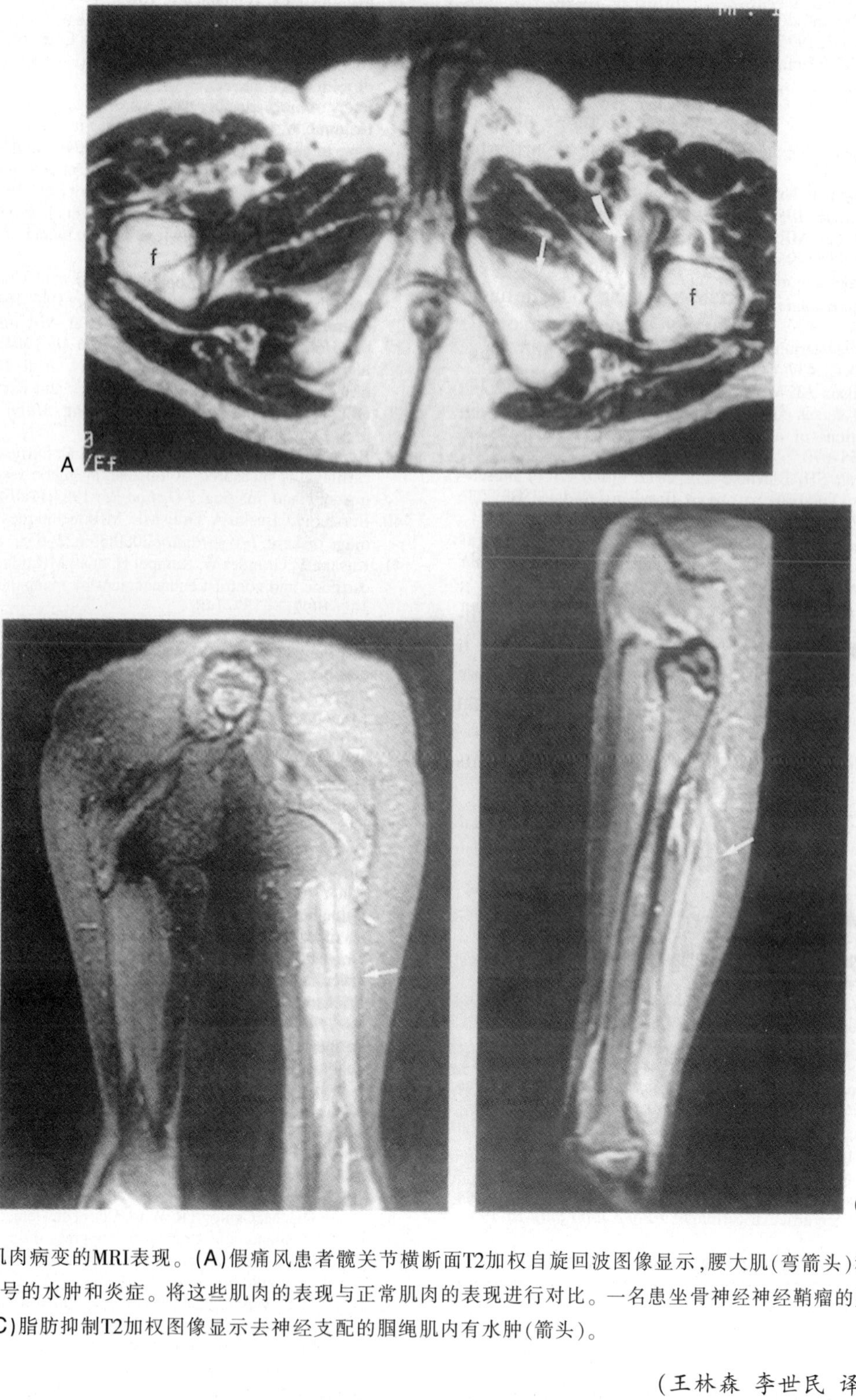

图6.50 关节炎中肌肉病变的MRI表现。(A)假痛风患者髋关节横断面T2加权自旋回波图像显示，腰大肌(弯箭头)和闭孔外肌(直箭头)中存在有呈高信号的水肿和炎症。将这些肌肉的表现与正常肌肉的表现进行对比。一名患坐骨神经神经鞘瘤的男孩，其大腿的冠状位(B)和矢状位(C)脂肪抑制T2加权图像显示去神经支配的腘绳肌内有水肿(箭头)。

(王林森 李世民 译 李世民 校)

参考文献

1. Medawar P. *The limits of science.* New York: Oxford University Press, 1984:43–54.
2. Genant HK. Methods of assessing radiographic change in rheumatoid arthritis. *Am J Med* 1983;30:35–47.
3. Genant HK, Doi K, Mall JC. Optical versus radiographic magnification for fine detail skeletal radiography. *Invest Radiol* 1975;10:160–172.
4. Buckland-Wright JC, Macfarlane DG, Lynch JA, et al. Joint space

width measures cartilage thickness in osteoarthritis of the knee: high resolution plain film and double contrast macroradiographic investigation. *Ann Rheum Dis* 1995;54:263–268.
5. Buckland-Wright JC, Macfarlane DG, Jasani MK, et al. Quantitative microfocal radiographic assessment of osteoarthritis of the knee from weight bearing tunnel and semiflexed standing views. *J Rheum* 1994; 21:1734–1741.
6. Abragam A. *The principles of nuclear magnetism.* London: Oxford University Press, 1983.
7. Budinger T, Lauterbur P. Nuclear magnetic resonance technology for medical studies. *Science* 1984;226:288–298.
8. Haacke E, Tkach J. Fast MR imaging: techniques and clinical applications. *AJR* 1990;155:951–964.
9. Pykett I. NMR imaging in medicine. *Sci Am* 1982;246:78–88.
10. Young S. *Magnetic resonance imaging: basic principles.* New York: Raven, 1988.
11. König S, Brown R. Determinants of proton relaxation in tissue. *Magn Reson Imaging* 1984;1:437–449.
12. McEnery KW, Wilson AJ, Murphy WAJ. Comparison of spiral computed tomography versus conventional computed tomography multiplanar reconstructions of a fracture displacement phantom. *Invest Radiol* 1994;29:665–670.
13. Fishman EK, Wyatt SH, Bluemke DA, et al. Spiral CT of musculoskeletal pathology: preliminary observations. *Skel Radiol* 1993;223: 253–256.
14. Mottonen TT, Hannonen P, Towanen J, et al. Value of joint scintigraphy in prediction of erosiveness in early rheumatoid arthritis. *Ann Rheum Dis* 1988;47:183–189.
15. Dieppe P, Cushnaghan J, Young P, et al. Prediction of the progression of joint space narrowing in osteoarthritis of the knee by bone scintigraphy. *Ann Rheum Dis* 1993;52:557–563.
16. Hutton CW, Higgs ER, Jackson PC, et al. 99m-Tc-HMDP bone scanning in generalized nodal osteoarthritis. II. The four hour bone scan image predicts radiographic change. *Ann Rheum Dis* 1986;45:622–626.
17. Boegard T, Rudling O, Dahlstrom J, et al. Bone scintigraphy in chronic knee pain: comparison with magnetic resonance imaging. *Ann Rheum Dis* 1999;58(1):20–26.
18. Iagnocco A, Coari G, Zoppini A. Sonographic evaluation of femoral condylar cartilage in osteoarthritis and rheumatoid arthritis. *Scand J Rheumatol* 1992;21:201–203.
19. van Holsbeeck M, van Holsbeeck K, Gevers G, et al. Staging and follow-up of rheumatoid arthritis of the knee. Comparison of sonography, and clinical assessment. *J Ultrasound Med* 1988;7:561–566.
20. Hoult D. The magnetic resonance myth of radio waves. *Concepts Magn Reson* 1989;1:1–5.
21. Kneeland JB, Hyde JS. High-resolution MR imaging with local coils. *Radiology* 1989;171:1–7.
22. Glaser C, Faber S, Eckstein F, et al. Optimization and validation of a rapid high-resolution T1-w 3D FLASH water excitation MRI sequence for the quantitative assessment of articular cartilage volume and thickness. *Magn Reson Imaging* 2001;19:177–185.
23. Hunziker E. Articular cartilage structure in humans and experimental animals. In: Kuettner K, et al., eds. *Articular cartilage and osteoarthritis.* New York: Raven, 1992:183–199.
24. Jeffery AK, Blunn GW, Archer CW, et al. Three-dimensional collagen architecture in bovine articular cartilage. *J Bone Joint Surg Br* 1991; 73:795–801.
25. Mow VC, Ratcliffe A, Poole AR. Cartilage and diarthrodial joints as paradigms for hierarchical materials and structures. *Biomaterials* 1992;13:67–97.
26. Fullerton G, Cameron I, Ord V. Orientation of tendons in the magnetic field and its effect on T_2 relaxation times. *Radiology* 1985;155:433–435.
27. Beltran J, Noto AM, Herman LJ, et al. Tendons: high-field strength, surface coil imaging. *Radiology* 1987;162:735–740.
28. Xia Y, Moody JB, Burton-Wurster N, et al. Quantitative *in situ* correlation between microscopic MRI and polarized light microscopy studies of articular cartilage. *Osteoarthritis Cartilage* 2001;9:393–406.
29. Gray ML, Burstein D, Xia Y. Biochemical (and functional) imaging of articular cartilage. *Semin Musculoskel Radiol* 2001;5:329–343.
30. Erickson SJ. High-resolution imaging of the musculoskeletal system. *Radiology* 1997;205(3):593–618.
31. Lehner KB, Rechl HP, Gmeinwieser JK, et al. Structure, function, degeneration of bovine hyaline cartilage: assessment with MR imaging *in vitro*. *Radiology* 1989;170:495–499.
32. König H, Sauter R, Deimling M, et al. Cartilage disorders: a comparison of spin-echo, CHESS, and FLASH sequence MR images. *Radiology* 1987;164:753–758.
33. Broderick LS, Turner DA, Renfrew DL, et al. Severity of articular cartilage abnormality in patients with osteoarthritis: evaluation with fast spin-echo MR vs arthroscopy. *AJR* 1994;162:99–103.
34. Rose PM, Demlow TA, Szumowski J, et al. Chondromalacia patellae: fat-suppressed MR imaging. *Radiology* 1994;193:437–440.
35. Vener MJ, Thompson RCJ, Lewis JL, et al. Subchondral damage after acute transarticular loading: an *in vitro* model of joint injury. *J Orthop Res* 1992;10:759–769.
36. Yulish BS, Montanez J, Goodfellow DB, et al. Chondromalacia patellae: assessment with MR imaging. *Radiology* 1987;164:763–766.
37. Quinn SF, Rose PM, Brown TR, et al. MR imaging of the patellofemoral compartment. *MRI Clin North Am* 1994;2:425–439.
38. Xia Y, Farquhar T, Burton-Wuster N, et al. Diffusion and relaxation mapping of cartilage-bone plugs and excised disks using microscopic magnetic resonance imaging. *Magn Reson Med* 1994;31: 273–282.
39. Burstein D, Gray ML, Hartman AL, et al. Diffusion of small solutes in cartilage as measured by nuclear magnetic resonance (NMR) spectroscopy and imaging. *J Orthop Res* 1993;11:465–478.
40. Burstein D, Bashir A, Gray ML. MRI techniques in early stages of cartilage disease. *Invest Radiol* 2000;35:622–638.
41. Kusaka Y, Grunder W, Rumpel H, et al. MR microimaging of articular cartilage and contrast enhancement by manganese ions. *Magn Reson Med* 1992;24:137–148.
42. Fujioka M, Kusaka Y, Morita Y, et al. Contrast-enhanced MR imaging of articular cartilage: a new sensitive method for diagnosis of cartilage degeneration. Presented at the 40th Annual Meeting, Orthopaedic Research Society, New Orleans, 1994.
43. Lesperance LM, Gray ML, Burstein D. Determination of fixed charge density in cartilage using nuclear magnetic resonance. *J Orthop Res* 1992;10:1–13.
44. Woolf SD, Chesnick S, Frank JA, et al. Magnetization transfer contrast: MR imaging of the knee. *Radiology* 1991;179:623–628.
45. Peterfy CG, Majumdar S, Lang P, et al. MR imaging of the arthritic knee: improved discrimination of cartilage, synovium and effusion with pulsed saturation transfer and fat-suppressed T_1-weighted sequences. *Radiology* 1994;191:413–419.
46. Hajnal JV, Baudouin CJ, Oatridge A, et al. Design and implementation of magnetization transfer pulse sequences for clinical use. *J Comput Assist Tomogr* 1992;16:7–18.
47. Kim DK, Ceckler TL, Hascall VC, et al. Analysis of water-macromolecule proton magnetization transfer in articular cartilage. *Magn Reson Med* 1993;29:211–215.
48. Hwang WS, Li B, Jin LH, et al. Collagen fibril structure of normal, aging, and osteoarthritic cartilage. *J Pathol* 1992;167:425–433.
49. Peterfy CG, van Dijke CF, Janzen DL, et al. Quantification of articular cartilage in the knee by pulsed saturation transfer and fat-suppressed MRI: optimization and validation. *Radiology* 1994;192:485–491.
50. Recht MP, Kramer J, Marcelis S, et al. Abnormalities of articular cartilage in the knee: analysis of available MR techniques. *Radiology* 1993;187:473–478.
51. Disler DG, McCauley TR, Wirth CR, et al. Detection of knee hyaline articular cartilage defects using fat-suppressed three-dimensional spoiled gradient-echo MR imaging: comparison with standard MR imaging and correlation with arthroscopy. *AJR* 1995;165:377–382.
52. Peterfy CG, van Dijke CF, Lu Y, et al. Quantification of articular cartilage in the metacarpophalangeal joints of the hand: accuracy and precision of 3D MR imaging. *AJR* 1995;165:371–375.
53. Ateshian GA, Cohen ZA, Kwak SD, et al. Determination of *in situ* contact areas in diarthrodial joints by MRI. Presented at the meeting of American Society of Mechanical Engineers, San Francisco, November 1995.
54. Eckstein F, Winzheimer M, Hohe J, et al. Interindividual variability and correlation among morphological parameters of knee joint cartilage plates: analysis with three-dimensional MR imaging. *Osteoarthritis Cartilage* 2001;9:101–111.
55. Raynauld J-P, Pelletier J-P, Beaudoin G, et al. A two-year study in osteoarthritis patients following the progression of the disease by magnetic resonance imaging using a novel quantification imaging system.

Arthritis Rheum 2002;46(suppl):150.
56. Cohen ZA, McCarthy DM, Kwak SD, et al. Knee cartilage topography, thickness, and contact areas from MRI: *in-vitro* calibration and *in-vivo* measurements. *Osteoarthritis Cartilage* 1999;7(1):95–109.
57. Boegård TL, Rudling O, Petersson IF, et al. Magnetic resonance imaging of the knee in chronic knee pain. A 2-year follow-up. *Osteoarthritis Cartilage* 2001;9:473–480.
58. Nishii T, Sugano N, Tanaka H, et al. Articular cartilage abnormalities in dysplastic hips without joint space narrowing. *Clin Orthop* 2001; 183–190.
59. Heuck AF, Steiger P, Stoller DW, et al. Quantification of knee joint fluid volume by MR imaging and CT using three-dimensional data processing. *J Comput Assist Tomogr* 1989;13:287–293.
60. Schweitzer ME, van Leersum M, Ehrlich SS, et al. Fluid in normal and abnormal ankle joints: amount and distribution as seen on MR images. *AJR* 1994;162:11–114.
61. Eich GF, Hallé F, Hodler J, et al. Juvenile chronic arthritis: imaging of the knees and hips before and after intraarticular steroid injection. *Pediatr Radiol* 1994;24;558–563.
62. Munk P, Vellet AD, Levin MF, et al. Intravenous gadolinium in the evaluation of rheumatoid arthritis of the shoulder. Presented at the meeting of the Society of Magnetic Resonance in Medicine, Berlin, Germany, 1992:457.
63. Björkengren AG, Geborek P, Rydholm U, et al. MR imaging of the knee in acute rheumatoid arthritis: synovial uptake of gadolinium-DOTA. *AJR* 1990;155:329–332.
64. Smith H-J, Larheim TA, Aspestrand F. Rheumatic and nonrheumatic disease in the temporomandibular joint: gadolinium-enhanced MR imaging. *Radiology* 1992;185:229–234.
65. Jevtic V, Watt I, Rozman B, et al. Precontrast and postcontrast (Gd-DTPA) magnetic resonance imaging of hand joints in patients with rheumatoid arthritis. *Clin Radiol* 1993;48:176–181.
66. König H, Sieper J, Wolf KJ. Rheumatoid arthritis: evaluation of hypervascular and fibrous pannus with dynamic MR imaging enhanced with Gd-DTPA. *Radiology* 1990;176:473–477.
67. Winalski CS, Aliabadi P, Wright RJ, et al. Enhancement of joint fluid with intravenously administered gadopentetate dimeglumine: technique, rationale, and implications. *Radiology* 1993;187:197–185.
68. Drapé J-L, Thelen P, Gay-Depassier P, et al. Intraarticular diffusion of Gd-DOTA after intravenous injection in the knee: MR imaging evaluation. *Radiology* 1993;188:227–234.
69. Tanttu JI, Sepponen RE, Lipton MJ, et al. Synergistic enhancement of MRI with Gd-DTPA and magnetization transfer. *J Comput Assist Tomogr* 1992;16:19–24.
70. Yamato M, Tamai K, Yamaguchi T, et al. MRI of the knee in rheumatoid arthritis: Gd-DTPA perfusion dynamics. *J Comput Assist Tomogr* 1993;17:781–785.
71. Østergaard M, Stoltenberg M, Lovgreen-Nielsen P, et al. Quantification of synovitis by MRI: correlation between dynamic and static gadolinium-enhanced magnetic resonance imaging and microscopic and macroscopic signs of synovial inflammation. *Magn Reson Imaging* 1998;16(7):743–754.
72. Østergaard M, Hansen M, Stoltenberg M, et al. Magnetic resonance imaging-determined synovial membrane volume as a marker of disease activity and a predictor of progressive joint destruction in the wrists of patients with rheumatoid arthritis. *Arthritis Rheum* 1999;42 (5):918–929.
73. Klarlund M, Østergaard M, Rostrup E, Skjodt H, Lorenzen I. Dynamic magnetic resonance imaging of the metacarpophalangeal joints in rheumatoid arthritis, early unclassified polyarthritis and healthy controls. *Scand J Rheumatol* 2000;29:108–115.
74. Palmer WE, Rosenthal DI, Schoenberg OI, et al. Quantification of inflammation in the wrist with gadolinium-enhanced MR imaging and PET with 2-(F-18)-fluoro-2-deoxy-D-glucose. *Radiology* 1995; 196(3):647–655.
75. Reece RJ, Kraan MC, Radjenovic A, et al. Comparative assessment of leflunomide and methotrexate for the treatment of rheumatoid arthritis, by dynamic enhanced magnetic resonance imaging. *Arthritis Rheum* 2002;46:366–372.
76. Jelinek JS, Kransdorf MJ, Utz JA, et al. Imaging of pigmented villonodular synovitis with emphasis on MR imaging. *AJR* 1989;152:337–342.
77. Hughes TH, Sartoris DJ, Schweitzer ME, et al. Pigmented villonodular synovitis: MRI characteristics. *Skel Radiol* 1995;24:7–12.
78. Resnick D. Internal derangements of joints. In: Resnick D, ed. *Diagnosis of bone and joint disorders.* Philadelphia: WB Saunders, 1995: 3063–3069.
79. Jelinek JS, Kransdorf MJ, Shmookler BM, et al. Giant cell tumor of the tendon sheath: MR findings in nine cases. *AJR* 1994;162:919–922.
80. Kramer J, Recht M, Deely DM, et al. MR appearance of idiopathic synovial osteochondromatosis. *J Comput Assist Tomogr* 1993;17:772–776.
81. Resnick D. Soft tissues. In: Resnick D, ed. *Diagnosis of bone and joint disorders.* Philadelphia: WB Saunders, 1995:4548.
82. Resnick D, ed. *Diagnosis of bone and joint disorders*, 3rd ed. Philadelphia: WB Saunders, 1995.
83. Chan WP, Lang P, Stevens MP, et al. Osteoarthritis of the knee: comparison of radiography, CT, and MR imaging to assess extent and severity. *AJR* 1991;157:799–806.
84. Peterfy C, Dion E, Miaux Y, et al. Comparison of MRI and X-ray for monitoring erosive changes in rheumatoid arthritis. *Arthritis Rheum* 1998;41(suppl):51.
85. Lindegaard H, Vallő J, Hőslev-Petersen K, et al. Low field dedicated magnetic resonance imaging in untreated rheumatoid arthritis of recent onset. *Ann Rheum Dis* 2001;60:770–776.
86. Backhaus M, Burmester GR, Sandrock D, et al. Prospective two year follow up study comparing novel and conventional imaging procedures in patients with arthritic finger joints. *Ann Rheum Dis* 2002;61:895–904.
87. Ahlstrom H, Feltelius N, Nyman R, et al. Magnetic resonance imaging of sacroiliac joint inflammation. *Arthritis Rheum* 1990;33:1763–1769.
88. Peterfy CG. The role of MR imaging in clinical research studies. *Semin Musculoskel Radiol* 2001;5:365–378.
89. McQueen F, Stewart N, Crabbe J, et al. Magnetic resonance imaging of the wrist in early rheumatoid arthritis reveals progression of erosions despite clinical improvement. *Ann Rheum Dis* 1999;58:156–163.
90. Felson DT, Chaisson CE, Hill CL, et al. The association of bone marrow lesions with pain in knee osteoarthritis. *Ann Intern Med* 2001; 134:541–549.
91. Felson D, McLaughlin S, Goggins J, et al. Bone marrow edema (BME) and its relation to x-ray progression in knee osteoarthritis (OA). *Arthritis Rheum* 2003;46(suppl):S558.
92. Tervonen O, Mueller DM, Matteson EL, et al. Clinically occult avascular necrosis of the hip: prevalence in an asymptomatic population at risk. *Radiology* 1992;182:845–847.
93. Tirman PFJ, Bost FW, Garvin GJ, et al. Posterosuperior glenoid impingement: MRI and MR arthrographic findings with arthroscopic correlation. *Radiology* 1994;193:431–436.
94. Lynch MA, Henning CE, Glick KRJ. Knee joint surface changes: long-term follow-up meniscus tear treatment in stable anterior cruciate ligament reconstructions. *Clin Orthop Rel Res* 1983;172:148–153.
95. Rubens DJ, Blebea JS, Totterman SMS, et al. Rheumatoid arthritis: evaluation of wrist extensor tendons with clinical examination versus MR imaging a preliminary report. *Radiology* 1993;187:831–838.

第 2 篇

风湿病学研究的基础科学

第7章

关节的结构与功能

Paul H. Wooley, Michele J. Grimm, Eric L. Radin

"功能决定形式"是对人类滑膜关节的最好诠释。进化赋予了人类灵活而稳固的四肢关节，既满足了人类直立行走的要求，同时在设计上也兼备了作用力的有效传递、表面低摩擦性及减震吸收功能。本章将从生物化学、细胞生物学、生物力学几方面对关节进行详细的讨论，并对关节功能起重要作用的关键部位的生理学，及关节炎的发生、发展进行论述。虽然讨论范围涵盖人体各个关节，但重点放在滑膜关节和椎间关节，因为它们占构成人体关节的绝大多数，且是本书中所涉及疾病最易受累的关节。

一、关节的分类

通常根据关节的运动类型对其进行分类，一般分为3类：不动关节(纤维性关节)、微动关节、可动关节[1]。也可根据结缔组织存在形式的性质对其进行分类[1]。由于关节的整体构造和组织结构决定了其相对活动度，因此两种分类方法是相互关联的。纤维组织或软骨组织(韧带联合或透明软骨结合)连接于不动关节或微动关节的骨性结构间。相反，虽然可动关节的骨性结构为透明软骨所覆盖，但完全包裹于滑膜所形成的关节腔内(滑膜关节或可动关节)[1,2]。

不动关节一般见于颅骨。该处骨板两端包括关节在内藉纤维或软骨组织结合在一起。微动关节以位于关节面之间宽且扁平的纤维软骨盘为特征。关节的骨性部分通常被透明软骨所覆盖，纤维囊包裹全部结构。相邻两椎体间、下胫腓关节、耻骨联合、骶髂关节的上2/3均属此类关节。可动关节主要见于四肢。关节腔——松弛的滑膜和光滑的关节软骨共同构成的宽阔且密闭的腔隙，赋予了关节在行走和抓握时所必需的活动度[1,2]。

二、滑膜关节

(一)一般结构

滑膜关节（可动关节）占构成人体关节的绝大多数，以几乎无摩擦和活动度大为特征。关节面通常为球状，有时为松质骨的扁平隆起，外包被覆薄层致密皮质骨(软骨下板)，终生被覆关节软骨。在软骨下板和关节软骨之间为钙化软骨中间层。骨性终板，占关节骨性末端的大部分，松质骨位于其下。在成年人中，松质骨内含有黄骨髓，而在儿童则为远端骨骺的主要部分(生长中心)，因此，其内常含有红骨髓(造血骨髓)。关节软骨附着于骨性终板，一组胶原纤维自关节软骨进入钙化软骨，甚至最终还可进入骨性结构，从而将关节软骨固定。透明软骨是结缔组织的一种特殊形式，光滑且富有弹性，作为关节的承载面和滑动面。关节腔是一含有少量滑液的密闭组织间隙(见第4、8章)(图7.1)。

关节软骨表面间的相对运动几乎是无摩擦的，同时提供了关节功能所必需的活动度。然而，为维持关节功能的有效性，关节又必须稳定于关节窝内，以避免过度滑动所造成的关节失稳。关节周围肌肉的主要功能是维持关节骨性结构的稳定性[3]。韧带及关节囊主要作用是引导并限制关节的活动范围。但如果没有肌肉的协同作用，韧带及关节囊将会处于过度紧张状态，并可能导致撕裂[3]。每个关节都有其特殊的构型，这种构

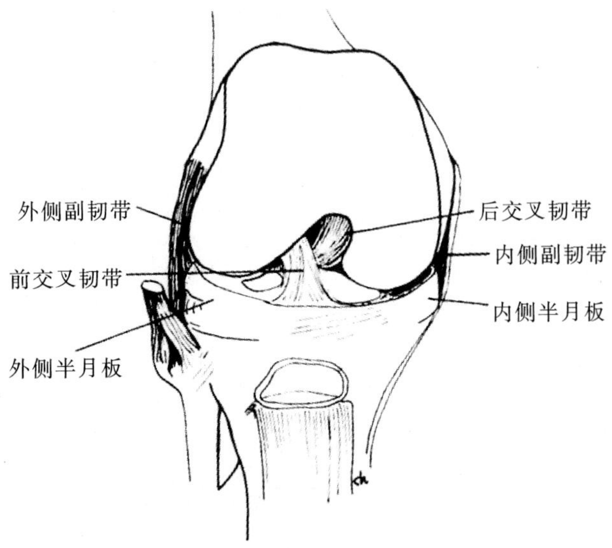

图7.1 人类膝关节,已去除髌骨及关节囊。图中可见股骨远端和胫骨近端被覆透明关节软骨。内侧半月板和外侧半月板附着于胫骨表面。内外侧副韧带和胶原纤维束维持冠状面的稳定性,而交叉韧带维持矢状面的稳定性。

型决定了关节的活动度。例如,髋关节为典型的球窝关节;膝关节为圆形的、髁性轮状凸起、四部链合关节,在屈伸运动的同时可做轻度旋转;踝关节是由一复杂的多边形踝穴构成的屈戌关节;肩关节为球状关节头与盘状关节窝构成的球窝关节。椎间关节由一个微动关节(纤维软骨盘连结于相邻两椎体的骨性终板)和两个可动关节(椎间平面关节,即关节突关节)组成,既保证了整个脊柱极大的活动度,又提供了充分的稳定性。

关节的构型为日常载荷提供了必要的接触面。这种解剖结构与肌肉的杠杆作用结合起来保证了关节功能的高效性[4]。关节的接触面可将关节内的应力水平维持在相关组织的耐受限度内(1000~2000kPa)[5]。同时关节的设计也体现了稳定性与活动度的对立统一。例如,踝关节需具有较高的稳定性,以便在站立或活动中给身体提供一个稳定的平台,同时为维持有效的步态,踝关节又必须具备屈伸功能。因此,这就需要相当大的骨性稳定性,胫腓骨的远端形成踝穴以容纳距骨滑车,本质上构成了一个屈戌关节。内踝、前唇、胫骨后缘、外踝通过与距骨的骨性撞击避免了异常活动,同时也提供了负重状态下正常背屈和跖屈所必需的稳定性。相反,肩关节是上肢搬运与投掷运动的基础,为保证其有效的灵活性,需具备较大的活动度。因此,这就需要一种浅而小的、非限制性的球-窝骨性构型,这种构型增加了肩关节的运动幅度,但同时也降低了关节的稳定性。肌肉的协同作用维持了肩关节的稳定性[6]。

纤维囊及韧带等辅助结构有助于维持关节的完整性[7,8]。对于大多数关节来说,纤维囊是由致密结缔组织构成的稳固装置,其包绕整个关节,并在近关节面处进入骨性结构。纤维囊局部增厚或相互平行的胶原纤维凝聚在一起形成韧带。这些韧带同样也进入骨性结构,并根据关节所处的状态调节其在两附着点间的紧张度。

衬于关节囊内,用于界定关节腔的是一层特殊的结缔组织细胞,即滑膜细胞,其可分泌滑液[9,10]。滑膜深面是数量不等的血管网、脂肪组织、纤维组织及蜂窝组织,用于支撑滑膜细胞。这些组织的存在使滑膜具有一定的松弛度,无限增大了关节的活动度,并使滑膜襞免于嵌入关节面间[11,12]。滑膜在关节囊与骨附着处使关节囊内层反折,并沿骨与关节软骨的边缘一直延伸[11]。滑膜组织血供丰富,这对于滑膜细胞的营养及滑液的产生都是必不可少的。关节囊还含有大量的神经末梢[10],与肌肉、韧带、肌腱内的感受器肌梭共同负责本体感觉、深部痛觉、牵伸感觉。这些传入刺激对关节具有保护作用,并能使我们产生对关节的空间位置觉[13-15]。

某些关节的关节腔内还含有完整或不完整的纤维软骨盘状结构,称其为关节盘。关节盘在某些部位(如肩锁关节)是一种发育不完全的产物,而在其他一些部位(如膝关节、颞下颌关节、胸锁关节)是一种高度进化的表现[1]。滑膜并不包被关节盘,关节盘是通过与骨、韧带、关节囊的联结牢固地固定于关节边缘,以避免在关节活动中的异常活动及移位。同关节软骨一样,关节盘基本上无神经分布。不同部位的关节盘的功能有所不同。但多数权威人士认为其主要功能是增加关节的稳定性,减震吸收,并在运动中调整关节面使其更具吻合性。关节盘多见于具有旋转功能的屈戌关节[16]。

(二)胚胎学及发育

最近的研究表明分子间的相互作用有助于滑膜关节的胚胎发育。从间充质的凝聚到原始长骨的形成,关节的发生要经历3个主要阶段。早期骨芽由软骨前体细胞组成,并最终向各方向分化。关节最初出现在妊娠第6周,此时高细胞密度带(间带)形成。最初的关节的形成以两侧长骨软骨化骨性元素间同质间带的形成为标志。随后,间带逐渐发育成3层,由两个外层软骨形成层及一层中间层组成。

该阶段,细胞从软骨形成前形态学逐渐开始分化,并成熟为扁平状高度浓集的细胞。同时伴有Ⅱ型胶原及其他软骨特有基因表达减少。通常在妊娠第 7 周,外部间充质分化形成关节囊和肌腱，而内部间充质分化成为滑膜和关节盘。最后(妊娠第 8 周左右),腔化作用形成关节腔。虽然腔化作用的开始与关节运动无关,但滑膜腔的最终分化形成却与关节运动有关[17,18]。

通过神经肌肉阻断剂使发育中的关节制动，可导致透明质酸(HA)的合成及其表面受体 CD44 的表达减少,最终使腔化过程失败。透明质酸的表达对腔化作用是至关重要的。它可通过瓦解细胞间带间的内聚作用[19],触发细胞凋亡(程序性细胞死亡),主要发生在中间层,部分发生在滑膜间充质内部区域[20]。然而,最近的研究显示，可将腔化过程中细胞凋亡作用限制在更后的时间点，并且只与骺软骨及生长板中的肥大软骨细胞有关[21]。

虽然影响关节整个发育过程的确切因素还有待进一步阐述，但现已证实存在许多具有调控作用的关键细胞信号。Wnt14 是 Wnt 族细胞信号分子之一,具有决定性作用。Wnt 基因编码局部作用性生长因子,作用于邻近 Wnt 蛋白形成位点的信号细胞。Wnt 信号路径中的多数组成成分都具有调节 β-连环蛋白水平及活性的作用。β-连环蛋白与钙黏蛋白形成的复合体是细胞黏附作用必不可少的。在胚胎关节中,Wint14 的表达水平提示该信号分子所调控的间充质细胞凝聚作用的阶段[22]。高 Wint14 水平表明前软骨形成细胞正在向区间组织细胞分化,并且该 Wnt14 基因的活性在整个滑膜形成期保持不变。Wnt14 蛋白用于调控下游基因的活性,其中包括 Gdf5(生长分化因子 5,也称为软骨源性形成蛋白 1)、自分泌运动因子、chordin(一种骨形态蛋白抑制因子),这些随后可阻断前软骨形成细胞附近的分化作用。因此,Wnt14 蛋白所到区域出现了不同的区间，这对于关节间隙的形成是必要的。Spitz 及 Duboule[23]提出了一种值得关注的假说,即尽管早期形成的同质间区发育的调节作用还有待进一步研究,但在肢体胚胎中原始关节的出现通过 Win14 的表达决定其后关节的位置。然而,同时还存在着几种可调节早期分化的候补基因,包括 Cuxl(果蝇截翅基因的一种同系物)，它可编码具有单一同源结构及多重 DNA 结合序列的大转录因子。Cuxl 涉及顶端外胚层嵴的形成,这一结构决定脊椎动物肢芽的发育[24],并且 Cuxl 在关节形成的初始区域被精确地表达。活性 Cuxl 基因出现在前软骨形成细胞向区间细胞分化时，并且已证实该基因可调节软骨细胞向具有区间组织特征的非软骨形成细胞转变[25]。此外,在肢体发育过程中,Hox 基因族的表达对关节定位也是至关重要的。这一基因族通常作用于细胞图式发育中,但也有证据表明 Hox 基因可通过改变软骨细胞的增殖及细胞黏附直接调节软骨形成[26]。

当关节发育时,骨形成蛋白(BMP)及其亚类 GDF 的作用变得重要。BMP 是转化生长因子-β 超家族的一部分，主要作用是诱导软骨内化骨的形成及促进骨折愈合。在胚胎发育过程中,BMP 也可通过调节细胞凋亡、细胞增殖及结缔组织基质的形成[28]来控制关节的发生[27]。在多数情况下,BMP 与 GDF 共同发挥作用,但也有证据表明 BMP 与 GDF 间的相互作用在不同关节中有所不同。既然可作用于同一受体,那么表达水平上的差异或许是影响关节发生的关键。BMP 与 GDF 间各种浓聚物及复合体的形成（同型二聚体或异二聚体),直接影响着 BMP/GDF 产物是否可导致细胞的增殖、分化及凋亡。例如,BMP-7 可增强碱性磷酸酶活性,这一能力可明显地被共同表达的 GDF-5 所降低[29]。可通过 BMP/GDF 与 chordin、卵泡抑素、noggin(均可拮抗受体结合）的相互作用，在蛋白水平上调控 BMP 与 GDF 发出的信号,或通过 Smadl 路径在基因水平上对其进行调节。noggin 出现在软骨凝聚作用的早期,在骺软骨形成后受到限制[30],而 chordin 在整个关节发生过程中保持不变。这些拮抗物通过阻碍 BMP 对局部软骨形成的促进作用来控制关节形成，并仅仅通过拮抗物与促进物在组织中扩散速率的差异进行调节[19]。成纤维细胞生长因子(FGF)也可调节 BMP 活性,并可抑制软骨细胞的分化及增殖 [31]。FGF 发出的细胞信号由 MAP 激酶的 Erk 族所介导,可控制 Smadl 的磷酸化作用。现已充分认识到 FGF3 受体突变所致的激活作用增强最终可导致以软骨发育不全为特征的近端肢体短缩。FGF 出现在肢体形成的早期阶段[32],可抑制 BMP 对软骨形成的诱导作用,并影响软骨图式形成,最终导致软骨块形成,周围有一组间隙规则的结节[33]。在关节发育过程中,FGF 受体表达上的差异决定了细胞信号的功能,FGF-R1 介导间充质细胞有丝分裂的发生,FGF-R2 是一种抑制信号,FGF-R3 对软骨组织有丝分裂的发生具有增量调节作用。

当真正的软骨组织开始出现时,成软骨细胞(软骨母细胞)迅速分泌大量的细胞外基质,并形成生长板。成软骨细胞的增殖具有单向特征，因此形态上呈现标志性柱状。其分化受 Sox 基因调控,自前软骨形成细胞到前肥大软骨细胞阶段表达 Sox9，软骨特有基因如 Col2al、Sox5、Sox6 的致活因子,与其共表达,同时也作为产生Ⅱ型胶原蛋白及蛋白多糖聚合体[34]的辅助因子。此外,转录因子 scleraxis 可干扰及偏离 Sox9 的表达,从而决定肌腱的发生[35]。两端均为关节的骨的发生从软骨原基开始,在不同时期呈现不同特点。出生时,X 线可见的次级骨化中心只存在于胫骨近端。其余部位约在出生后的第 3 或第 4 个月才开始出现。血管长入各个软骨性长骨前体的中心,并形成髓腔及初级骨化中心。在髓腔的近端和远端分别形成生长板(骺板),负责骨的纵向生长,而剩余的软骨端,血管以同样的方式长入并形成次级骨化中心,负责关节端的生长。

三、关节各组成部分的组织结构

(一)关节软骨

关节软骨(图 7.2)是可动关节关节面的主要组成部分,它与滑液的存在使得关节面间的相对运动几乎无摩擦[36]。在人类关节中,这群特殊的结缔组织厚度不超过 5mm[37],但根据不同关节及在关节内的位置不同,厚度也存在相当大的差异[38,39]。从肉眼来看,关节软骨为亮白色,随年龄增长有不同程度的变黄[40]。尽管富含水分,但关节软骨触摸起来质感半硬。与想象中的不同,关节软骨表面并不光滑,经电镜扫描,大量研究证实关节软骨表面的轻微起伏及不规则凹陷恰与其下细胞的形状及位置相对应[37,41,42]。这些凹陷平均直径为 20~40μm,出现的频率为 430 个/mm²[43,44](图 7.3)。关节软骨表面的这种不规整,在电子显微镜扫描下十分明显,它对于丝状滑动蛋白(也称润滑糖蛋白)提供附着点具有重要意义[45]。

成年人的关节软骨是无神经、无血管、无淋巴的。

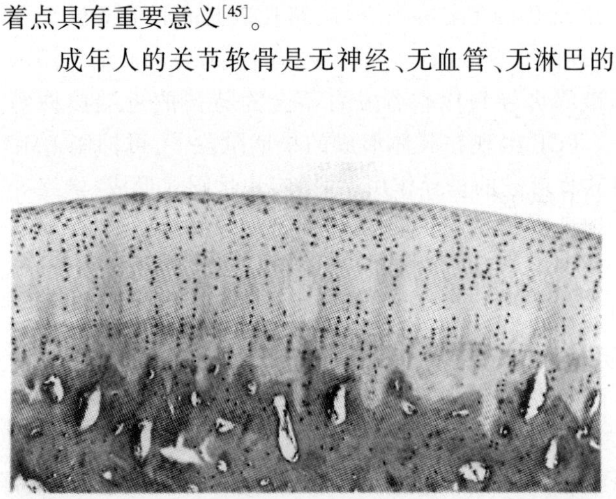

图7.2 成年人关节软骨低倍显微镜下照片。图中可见细胞呈带状分布,潮迹将径向层与钙化层分离开,其下为皮质骨构成的骨性终板。关节软骨中细胞含量稀少,大部分为细胞外基质(HE×40)。

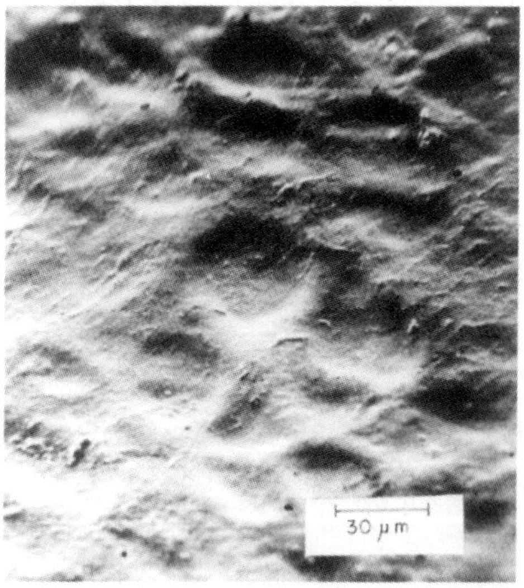

图7.3 电子显微镜下扫描可见关节软骨表面不规则地存在着许多圆形或卵圆形凹陷,平均直径为20~40μm(×440)。(Courtesy of Dr. lan Clark.)

在健康的成年人中,血管不能通过软骨下板。关节软骨通过双相扩散系统来获取营养[11,37,46]。由于滑膜内的血管分布于滑膜层的外表面[47],因此,营养物质必须首先经过滑膜扩散至滑液,随后穿过致密的软骨基质到达软骨细胞[48,19]。大部分软骨细胞陷于软骨基质内[11,48,49]。营养物质的扩散并不简单,分子的大小、电荷、构型均可影响其经过基质到达软骨细胞[37]。由于关节软骨中无神经分布,因此脊椎动物必须依靠关节囊、肌肉、软骨下骨中的神经末梢来感知疼痛及本体感觉[13-15,50,51]。虽然关节软骨是关节中至关重要的组成部分,但同任何器官一样,良好的功能有赖于各个组成成分的完整性。

组织学及超微结构研究发现,关节软骨内含有丰富的细胞外基质,且只含有少量细胞成分(图 7.4)[46,52]。细胞的分布并不是随机的,根据细胞的分布特点,可将其分为 3 个不同区域[37,53]:切线层或滑动层,狭长的成纤维细胞样细胞位于该区域内,其长轴与关节软骨表面平行;移行层,该区域内细胞为圆形,近似于随机分布;径向层,该区域内细胞呈不规则的短柱状排列。成年人关节软骨中的细胞数量非常少,彼此间间隔较大。软骨中并不存在其他组织中常见的细胞间桥、胞间交互系统或相互接触的突起。从关节软骨表面到深层,细胞及组织结构的不对称性还表现在主要的大分子组成成分,即胶原和蛋白多糖的不均匀分布。这些大分子物质具体的生物化学特性将在第 9、10、11 章中进一步讨论。

关节软骨中的含水量几乎可达 80%[53]。除少部分

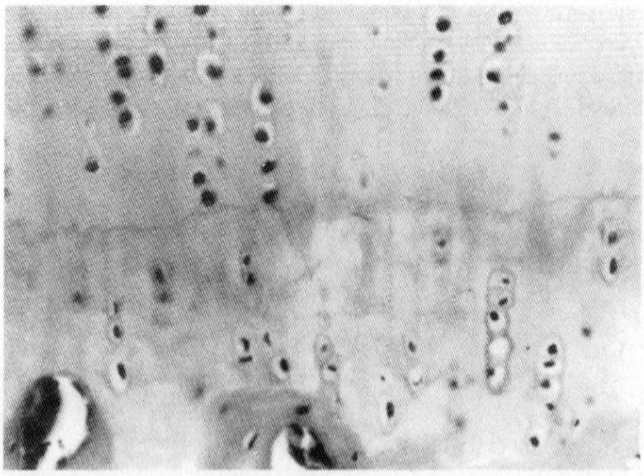

图7.4　发育成熟的关节软骨显微镜下照片,可见潮迹,即一条或一组起伏的淡蓝色线,将下方的钙化层与上方的径向层分隔开来。钙化层的基质和细胞覆以大量的磷灰石盐(HE×250)。

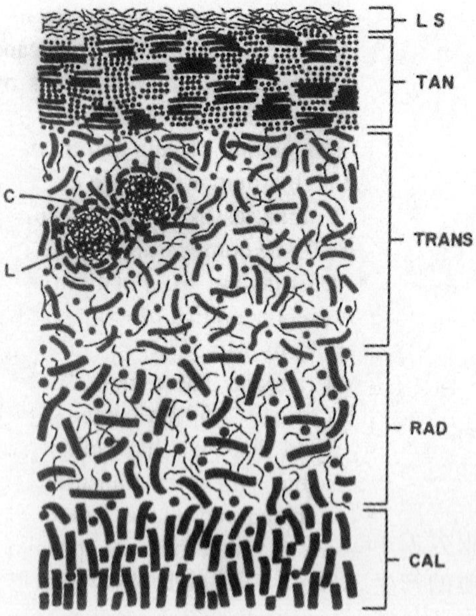

图7.5　由Lanc和Weiss所提出的人类关节软骨胶原纤维结构图。光泽层(LS)仅有几微米厚,由覆盖于关节软骨表面的细小纤维组成。其下为切线层(TAN),由平行于软骨表面的胶原纤维束组成,彼此间常垂直交织在一起。移行层(TRANS)内的胶原纤维呈随机排列。径向层(RAD)的胶原纤维也为随机排列,但直径较移行层大。钙化层(CLA)内的胶原纤维与软骨表面垂直。(From Lane JM.Weiss C. Current comment: review of articular cartilage collagen research.*Arthritis Rheum* 1975; 18: 558,with permission.)

"结合水"以蛋白多糖胶原凝胶的形式被限制外[37],多数水分可与滑液内的溶质自由交换[53]。水分的交换,特别是从关节软骨中"渗出",是边界润滑的基本特征[54,55]。在挤压作用下,此种自关节软骨表面的"渗出"可暂时性地使关节软骨的高度丧失达20%。当压力去除后,关节软骨可从滑液内再次吸收回水分,重新恢复其原有的高度[56]。

胶原是关节软骨中最主要的有机成分,占固态物质的50%以上[46]。最浅层的胶原纤维束沿切线方向交织排列,平行于软骨表面,形成软骨的"薄壳结构"。自软骨下骨,胶原纤维垂直向上延伸[57]。这些最底层的胶原纤维垂直于软骨表面并牢固的固定于其下方的骨性结构,因此可抗剪切力(图7.5)。中间区域的胶原纤维呈随机排列(图7.6)。这一表象掩盖了关节软骨胶原纤维的拱形结构,即自关节软骨基底部向关节软骨表层呈拱状,拱顶朝向关节表面。Benninghoff于1925年首先对此进行了描述[58,59],但该观点的疑义是胶原纤维的长度并不足以使其形成完整的拱形结构。最终通过电子显微镜技术阐明了这一情况。事实上,Benninghoff所提出的拱形结构是由基底部的垂直胶原纤维、表层的水平胶原纤维及中间区域的胶原纤维3部分组成,其中中间区域的胶原纤维在排列上垂直向多于水平向,但当承载时,呈现出水平向多于垂直向,可更好的抗压[61](图7.6)。这是一种非常精巧的工程学构造。

胶原纤维网状系统以机械连接的方式贯穿于整个软骨组织。该网状系统主要由Ⅱ型胶原蛋白组成。Ⅱ型胶原蛋白藉赖氨酸残端的氨基紧密地交联在一起形成原纤维。同时网状系统内还存在许多其他类型的胶原蛋白用于修饰原纤维的性状,并在胶原蛋白分子间形成其他额外交联。此外,基质中的其他大分子物质也可与胶原蛋白分子相互作用,某些也可形成额外交联。胶原纤维的空隙和网状结构可网罗聚集蛋白多糖,防止其从组织内扩散。蛋白多糖聚合体的分子量大于$2×10^6$ Da,其中约80%为硫酸软骨素氨基葡萄糖多糖链。这些化学链是由带负电荷的氨基葡萄糖多糖聚合而成。每条链约含有100个氨基葡萄糖多糖,每个氨基葡萄糖多糖带1个负电荷。每个蛋白多糖聚合体约由100条氨基葡萄糖多糖链组成。因此每个蛋白多糖聚合体约带10 000个负电荷。这些大分子在软骨中的浓度约为50~100mg/mL。如此高的带电浓度可在相对固定的蛋白多糖与运动的平衡离子间产生相当大的静电作用。正是由于氨基葡萄糖多糖链间的静电力,使得软骨内产生了膨胀压[62]。

正常关节软骨的组成成分和化学性质,在同一关节内及不同关节间均有所不同。惯常承载的区域,蛋白多糖及胶原蛋白的浓度较高,这种高浓度也与关节内

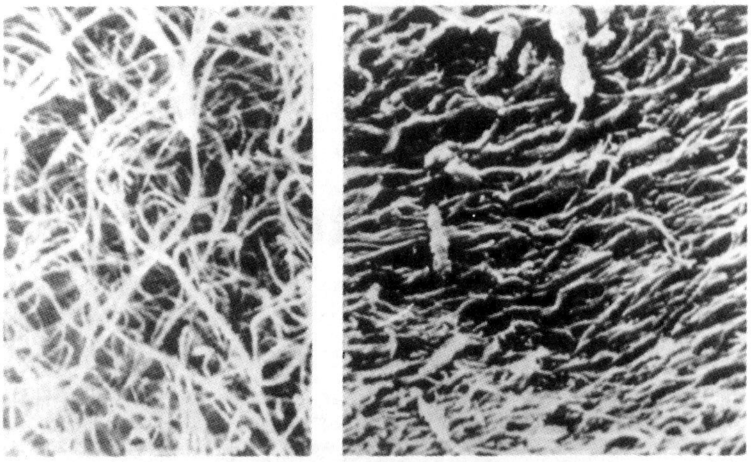

图7.6 左：未承载状态下关节软骨中间区域胶原纤维电子显微镜扫描图。胶原纤维基本为随机排列。右：承载时关节软骨同一区域胶原纤维电子显微镜扫描图。胶原纤维在排列上呈现出与作用力垂直的方向。(From McCall J. Load deformation response of the microstructure of articular cartilage. In: Wright V, ed. Lubrication and wear in *joints*. London: Sector,1969: 39–48, with permission.)

压力有很大关系。正是关节软骨内的流体静压，控制着软骨基质的产生。软骨细胞的细胞骨架感知形变并诱发代谢作用改变，而代谢作用决定了组织的细胞外化学成分[64]。Pauwels 通过对骨折畸形愈合的分析指出，间充质干细胞在流体静压的作用下形成软骨，其条件是在关节软骨的压缩限度内[65-67]。这一点已得到实验证实[68]。

(二)钙化软骨

钙化软骨层存在于关节软骨及软骨下骨之间。关节软骨及其钙化软骨层由一条不规则的波浪形淡蓝色线(苏木精伊红染色)与骨性结构分隔，该淡蓝色线称为潮迹[69,70](图 7.4)。潮迹在形状与组成上与骨质内的沉积线类似，可作为钙化的界限[71,72]。钙化软骨内的胶原为Ⅱ型胶原，外被覆一层羟基磷灰石。钙化软骨内含有代谢活跃的细胞[73]。钙化软骨的深层与软骨下骨终板融合形成一波状面[70](图 7.4)。Redle 及其同事[70]指出这显著地增强了抗剪切性，并有助于关节软骨在骨床上的固定。关节软骨最底层的纤维垂直于软骨表面，并牢固地固定于钙化软骨及软骨下结构，同样也增强了抗剪切性(图 7.5)。

异常的关节压力可以引起钙化软骨的重新塑形。过去曾认为是 effite，但新近被视为是一种动态过程[74]。钙化软骨通过向内生长的血管修复微小损伤[73]。在病理状态下，如骨关节炎，血管可穿过软骨下板及钙化软骨[52,75]。随后钙化软骨可作为软骨内化骨的来源重塑软骨下板，并产生新的潮迹[71]。经过充分塑形(如在骨关节炎中)以后，潮迹可以是双重的，甚至是多重的[76]。

(三)软骨下骨

虽然在组织学上，位于软骨下板及支撑软骨下板的松质骨内的骨组织很难与其他位置上的骨组织加以区分，但软骨下骨在结构上是特殊的。软骨下板位于钙化软骨之下，大部分区域比骨皮质更薄，含有数量不等的哈弗系统。这些哈弗系统平行于关节面而不是骨的长轴（图 7.7)。支撑软骨下板并充填于骨骺端的松质骨，其内部的水平与垂直连接在不同关节间有很大差异，但在同一关节内又是高度有序及具有特征性的。多数软骨下板与主要的应力方向成直角，连同软骨下骨板，其可变形性约为骨干皮质的 10 倍[77]。该处骨性结构的增强，即所谓的软骨下硬化，可导致软骨下板增厚，潮迹上升，被覆关节软骨变薄。这些也是骨关节炎的特征性病理学改变，对于关节功能及关节软骨都是有害的[78,79]。

(四)滑膜

成人关节中，滑膜具有两种功能：一是为关节软骨中的细胞提供营养物质；二是产生滑液以确保关节的低摩擦性。滑膜可分为两层：滑膜内膜，被衬于关节腔内；内膜下层，由结缔组织构成，用于支撑滑膜内膜及营养滑膜的血管。滑膜内膜产生滑液并直接与关节腔接触。正常情况下，滑膜内膜是由 2~3 层细胞构成的不规则薄膜(图 7.8)。在发生炎性病变时，滑膜内膜形态明显改变，迅速肥厚并增生，最终形成炎性纤维膜。滑膜内膜及内膜下层中的细胞即可分为特征性的两类，分别称为 A 型滑膜细胞和 B 型滑膜细胞。A 型滑膜细胞具有巨噬细胞形态学，而 B 型滑膜细胞类似于成纤维细胞。该术语正在被逐渐废弃，新近认识到 A 型滑膜细胞实际上是一种骨髓源性巨噬细胞，由占滑

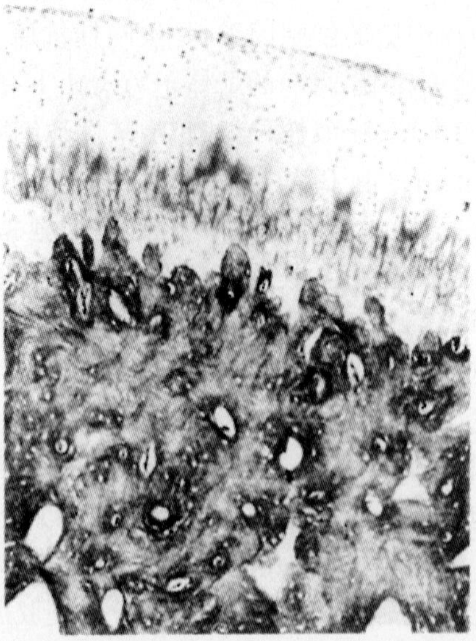

图7.7 成兔股骨远端显微镜下所见软骨下骨。可见骨与关节软骨的关系以及致密的软骨下板。哈弗管与关节面平行(马森三色染色×50)。

膜细胞中绝大多数的固有成纤维细胞整合形成。超微结构研究显示滑膜内膜下可见层粘连蛋白及Ⅳ型胶原蛋白,但其基部无基膜[79]。与滑膜内膜相比,内膜下组织中细胞含量稀少,细胞间质中除含有脂肪细胞及血管外,还含有丰富的Ⅰ型和Ⅲ型胶原蛋白、蛋白多糖及纤维连接蛋白[80]。

滑膜的细胞生物学

滑膜内膜的滑膜细胞及更深的内膜下层细胞的细胞生物学反映出不同滑膜层所具有的不同功能。通过免疫组织化学,可更清晰地了解细胞活性及蛋白质的生成。细胞内的蛋白质及细胞分化标记物可使我们进一步认识滑膜中细胞的功能及细胞间的相互作用。内膜巨噬细胞为非特异性酯酶染色阳性,根据滑膜内膜及内膜下层固有细胞表面标记物的不同,可对其进行辨别。滑膜巨噬细胞具有CD68高表达性,CD68是一种质量为110kd的Ⅰ型跨膜糖蛋白,位于单核细胞及巨噬细胞细胞质颗粒内。CD68也可见于粒细胞、树状突细胞、骨髓母细胞及造血细胞。它是唾液黏蛋白的一种,其功能尚未完全清楚。整个滑膜组织的巨噬细胞中,CD68的高表达性是相对一致的,并且在正常关节的巨噬细胞中,Ⅱ类主要组织相容性复合体DR抗原的表达性也是一致的[81,82]。CD14在内膜下细胞中的表达性高于内膜巨噬细胞,它是一种糖基磷脂酰肌醇膜蛋白,可见于除巨噬细胞/单核细胞系以外的中性粒细胞及B淋巴细胞。CD14是异侧脂多糖(LPS)受体复合体的一部分,其中包含Toll样受体4(TLR4),负责微生物早期先天免疫识别[83]。CD14结合脂多糖,并与TLR4共同形成转导活化信号[84]。

滑膜内膜巨噬细胞及内膜下细胞均表达淋巴细胞功能相关性标记物,介导细胞间及细胞基质的黏附作用。这些分子由一条共同的β链(95kd)结合不同的α链构成,α链可产生CD11a、CD11b或CD11c。内膜巨噬细胞基本上只限于表达CD11b,它可与补体成分C3b、细胞外基质蛋白、CD54细胞间黏附分子-1(ICAM-1)的第三胞外域结合。内膜下巨噬细胞可表达CD11a,它可介导白细胞的各种功能,包括与内皮细胞的相互作用[81]。

滑膜巨噬细胞可表达免疫球蛋白分子Fc段的全部3种受体(FcR)。但FcγRⅢ(CD16)/FcγRⅠ(CD64)的比值在内膜巨噬细胞中较高,而内膜下巨噬细胞中较低。Fc受体介导细胞、抗体及免疫复合物间的相互作用,且Fc受体的类型决定着其与免疫球蛋白结合是产生致使吞噬作用、脱颗粒作用或生成过氧化物的活化信号还是抑制信号。此外,对不同IgG亚类的亲和力还受FcγRⅡa、FcγRⅢa、FcγRⅢb基因多态性的影响[85]。现已发现,细胞表面标记物的表达,在内膜和内膜下层

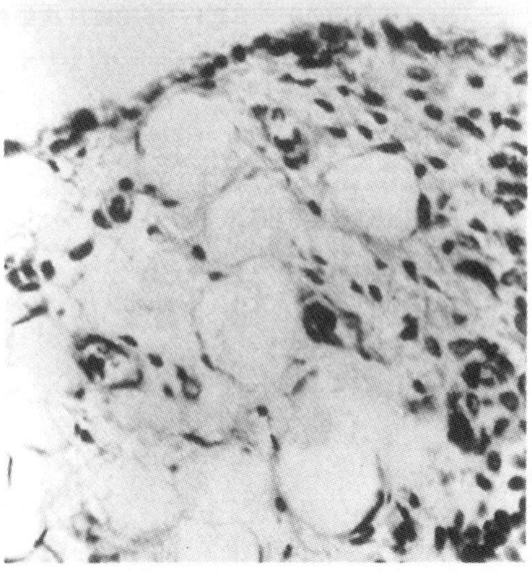

图7.8 正常滑膜电子显微镜下表现,可见滑膜内膜的滑膜细胞,且含有蜂窝组织及脂质滑膜组织(HE×225)。

的巨噬细胞间有所不同。这种表面抗原表达上的差异反映出不同巨噬细胞群所具有的功能不同，即细胞从循环系统向滑膜内膜表面移行过程中获得标记物是一种成熟作用，尽管这种变化的确切意义还不清楚。有趣的是，在组织巨噬细胞中通常可见的表面标记物，在滑膜巨噬细胞中却表达缺失或低度表达，特别是CD15a(黏附分子的糖类成分)、CD25(白介素2受体)、CD34(一种祖细胞标记物)和CD35(可与补体成分C3b和C4b结合)[81]。

采用免疫组织化学技术，通过滑膜成纤维细胞所表达的表面标记物，可清楚地区别出两类滑膜细胞(表7.1)。内膜成纤维细胞以具有高度的5′磷酸尿苷葡萄糖脱氢酶(UDPGD)活性为特征。这种酶可催化氨基葡萄糖多糖的生成，且在滑膜成纤维细胞中，这种酶的表达与UDP-醛酸酯的生成增多有关，UDP-醛酸酯可通过与UDP-N-乙酰氨基葡萄糖的共聚作用生成透明质酸(HA)[86]。滑膜成纤维细胞还具有CD55或补体衰变加速因子(DAF)的高表达性[87]。衰变加速因子是一种质量约为70kd跨膜糖蛋白，其糖基磷脂酰肌醇尾部可在细胞表面与活化的C4b或C3b补体片段结合，同时也是G蛋白的一种共配体——配对激活抗原CD97。衰变加速因子对补体成分的作用是在补体激活的经典途径和替代途径中阻止补体结合，并加速补体降解。成纤维细胞衰变加速因子的表达与巨噬细胞FcγRⅢa的表达有关，决定着在感染或自身免疫结缔组织病时，滑膜组织内所形成的免疫复合物的应答[88]。此外，滑膜成纤维细胞还可产生大量的细胞黏附分子，特别是血管细胞黏附分子-1(VCAM-1或CD106)。VCAM-1很少被正常的成纤维细胞所表达，这是因为它被认为是活化的内皮细胞的细胞因子，是极晚期抗原-1(VLA-4或β1整合素家族$\alpha_4\beta_1$)的配体。VCAM-1有助于单核细胞、淋巴细胞、嗜酸性粒细胞、嗜碱性粒细胞的黏附。ICAM-1是白细胞β_2整合素CD11a和CD11b的主要配体，也由滑膜成纤维细胞产生。这些细胞黏附分子可用于调节滑膜内细胞的运输，正常滑膜微静脉中的内皮细胞选择素及ICAM-1可加强这一作用。内皮细胞选择素多见于滑膜内较小的表浅微静脉中，而ICAM-1侧主要见于较大的深层微静脉中[89]。作为对暴露于致炎细胞因子，如IL-1β及肿瘤坏死因子α(TNFα)的反应，细胞黏附分子表达增加，使ICAM-1及VCAM-1增量上调，并导致随后的炎症反应中粒细胞的募集。CD49标记族成员包括层粘连蛋白、Ⅰ型及Ⅳ型胶原蛋白、纤维连接蛋白、玻璃体结合蛋白的整联蛋白受体，均由滑膜成纤维细胞表达。CD49表达的分布形式为靠近内膜下层粘连蛋白及Ⅳ型胶原蛋白存在的区域[90]。

(五)滑液及关节的润滑

滑液在维持关节正常功能中具有多重所用。它向陷于软骨基质内的细胞提供营养物质，并对关节软骨具有润滑作用。维持这些功能仅需要极少量的滑液，关节平均正常滑液量为1.1mL(0.13~3.5mL)[91]。虽然已充分认识到，创伤及炎症时滑液的性质会发生明显改变，但对正常滑液量却缺乏足够的认识。滑液的成分类似于血浆，但增加了透明质酸，它具有高度的黏滞性，这也正是滑液的特性。透明质酸是一种线性无分支多

表7.1 滑膜成纤维细胞所表达的细胞标记物的结构、功能及表达位点

标记物	结构	功能	表达
CD68	110kd跨膜糖蛋白：细胞表面及细胞质颗粒	不清楚	巨噬细胞、单核细胞、淋巴细胞
HLA-DR	共价结合异二聚体	抗原呈递	巨噬细胞、抗原呈递细胞
CD14	GPI连锁糖蛋白	LPS受体	巨噬细胞、单核细胞
CD11a,b,c	与β_2整合素相关的整合素α链	细胞黏附	淋巴细胞
CD16	80kd跨膜多肽	低亲和性IgG受体	巨噬细胞、自然杀伤细胞
CD64	Fc受体γRI	高亲和性IgG受体	巨噬细胞、单核细胞
CD54	ICAM-1	结合CD11a	滑膜成纤维细胞、多种组织细胞
CD55	DAF	阻断补体膜攻击	滑膜成纤维细胞
CD106	VCAM-1	结合单核细胞及淋巴细胞	滑膜成纤维细胞、内皮细胞
CD97	配对G蛋白	激活抗原	白细胞
CD49	VLA	介导细胞基质黏附	白细胞

DAF：促衰变因子；GPI：糖基磷脂酰肌醇；ICAM-1：细胞间黏附分子-1；IgG：免疫球蛋白G；VCAM-1：血管细胞黏附分子-1；VLA：极晚期抗原。

糖，由滑膜内膜成纤维细胞所分泌，在滑液中的浓度为2~4mg/mL[91]。透明质酸是一种大分子糖蛋白，平均分子量超过 10^6Da，其分子的大小决定了滑液的黏性流动特点。滑液具有触变性，即流动得越缓慢其黏滞性越强[92]。

经滑液润滑后的动物关节的摩擦阻力仅为0.002，是橡胶与钢之间摩擦阻力的一半，是冰刀与冰之间摩擦阻力的1/10[93]。根据对滑液触变性的观察，最初认为关节的润滑作用是通过一种流体动力学系统来完成的，在该系统中，滑液通过一部分承载面的持续旋转作用，而分布于承载面间。但由于关节两接触面间是摆动作用而不是旋转作用，因此关节并不适合于此种润滑方式[36]。随后发现，用经透明质酸酶处理后的滑液对关节进行润滑，关节面间的摩擦系数仍保持不变，这一发现否定了流体动力学学说[94]。在滑膜关节内存在着两种界面可获益于润滑作用：软骨-软骨；滑膜-软骨/滑膜-滑膜。目前推测滑液具有两种润滑机制：界面润滑和液膜润滑，前者是通过吸附于承载表面的单层润滑分子，使承载面在做相对运动时受到保护；而后者是通过在承载面间所形成的液膜，来减少或避免承载面间的相互接触。

在生理状态下，承载时富含水分的两软骨表面被一液体薄层所分隔。有证据充分表明该液体即为从含水量较高的软骨中"挤出"的水分[95]。虽然软骨中大部分水分以蛋白多糖胶原凝胶的形式存在[53]，但它可与滑液自由交换，并有相当一部分水分可通过作用于软骨的压力被释放出来[96]。在成年人中，软骨中的水分几乎不能穿过软骨下板，且流经软骨实质的水分也很有限，因此经软骨加压作用被置换出的水分首先作用于软骨表面即将被接触的区域。Mow 及 Mansour[97]得出结论认为，在关节正常活动中，水分易于从承载接触区的前下方被挤出。当压力解除后，软骨基质内的渗透压又足以将水分及分子溶质吸收回基质中，为下次"再挤出"做好准备，软骨又恢复其原有高度[98]。因此，存在于做相对运动的软骨表面间的液体薄膜实际上是由软骨的组织间液构成，当软骨对充填于接触面间的滑液加压时，组织间液被挤压至软骨表面。这种润滑机制实质上是流体静力学原理或渗出原理[95]。在即将承载接触的区域内，挤压薄层可被视为润滑液膜。软骨承载面间低摩擦性的关键在于润滑液膜所提供的流体静压使它们之间并未真正接触[98]。这种流体静力学机制在大量加载时更加有效，因为在承载较小时，关节软骨的加压作用也相对较小，因而渗出至软骨表面的液体也就非常有限。但在实际生理情况下，关节常在较小的载荷下运动，此时流体静力学机制不能形成充分的液膜，特别是在运动开始时。

根据对加载动物关节的体外试验，软骨-软骨间的界面润滑是通过软骨表面的活性磷脂(SALPL)与润滑糖蛋白[100]的相互作用来实现的。Hills 指出表面活性磷脂借其末端与软骨结合，形成表面疏水层，可显著降低摩擦力[101]。关节内的透明质酸可通过抑制磷脂酶A2的活性来保护这一疏水层[102]。润滑糖蛋白是一种质量为227kd的黏性糖蛋白，与玻璃体结合蛋白及软骨浅表区域的蛋白具有高度同源性，而与血红素蛋白同源性较低。约有50%的润滑糖蛋白与β(1-3)半乳糖-N-乙酰半乳糖胺[β(1-3)Gal-GalNac]发生O糖基化作用，从而不均匀地覆盖以NeuAc[103]。润滑糖蛋白是滑膜成纤维细胞在转录了巨核细胞刺激因子(MSF)基因后的产物，可能为MSF外显子6-9的产物。通过乳胶-玻璃界面的体外研究显示，经外显子6转译后的产物的修饰，使润滑糖蛋白具有润滑特性[103,104]。但软骨表面的润滑糖蛋白的界面润滑作用还有待进一步研究。

滑膜-软骨或滑膜-滑膜间的润滑作用是透明质酸对滑膜表面亲和力的结果。因此，透明质酸可作为滑膜的一种界面润滑剂[105]，在减轻关节运动阻力中具有重要作用，因为关节周围软组织对关节运动的阻碍作用远比软骨表面要大[106]。

此外，透明质酸在维持关节内滑液的量上还发挥着重要作用。透明质酸可减少在关节屈曲过程中随着液体压力的增加可能发生的滑液量丢失。Levick 及其同事[107]称其为"外流缓冲作用"。这种对滑液丢失的动态阻抗，是透明质酸分子的构型、带电性、渗透性及滑膜的超滤特性共同作用的结果。当关节内压力增加时，极化的透明质酸聚积于滑膜表面的细胞间隙，使渗透压增加，形成超滤作用，阻留了滑液内的水分子，限制了滑液的丢失。同时由于多聚体复合物的形成，透明质酸还阻碍了通过滑膜的通道。透明质酸与硫酸软骨素C间的聚合作用进一步加强了外流缓冲作用[108]。

（六）韧带、肌腱及关节囊

关节囊、肌腱、韧带共同维持了关节的稳定性。这些结构不仅制约着关节的运动，同时也分担着作用于关节的撞击力。韧带和肌腱属致密性结缔组织，在结构和功能上具有共同性。韧带在骨与骨之间起连接作用，而肌腱则作为肌肉与骨的附着点。

韧带由富含蛋白多糖的基质、埋于其间的胶原纤维及散在的少量成纤维细胞组成(图 7.9)。细胞在Ⅰ型胶原纤维束的间隙内成排分布，这些成纤维细胞藉伸向胶原纤维束间的翼状胞突相互连接。根据Ⅰ型胶原蛋白分子的性质，原纤维被认为是韧带的最基本构成单位。Ⅰ型胶原分子是由两条 α_1 链和一条 α_2 链 3 条多肽链构成的螺旋结构，相邻的平行胶原分子以错开 1/4 分子长度的方式聚合在一起，使其具有一定的强度。5 个Ⅰ型胶原分子聚合形成 1 条微纤维,微纤维再集合成亚纤维，随后组成胶原纤维的基本结构单元—— 原纤维。原纤维紧密的捆集在一起形成胶原纤维束。胶原纤维束,与其间隙内的成纤维细胞及含蛋白多糖的基质共同被束状膜所包绕[109]。韧带与骨的连接可分为直接插入和间接插入两类。间接插入最常见,以穿通纤维为特征,其位于骨性结构内,是深层纤维的斜形锚固点。浅层纤维则通过与骨外膜融为一体实现它与骨的间接附着。与此相反,直接插入则是深层纤维先穿过未矿化纤维软骨区，然后再经过矿化纤维软骨区与骨连结。

虽然认为韧带是抵抗应力,而肌腱是主动转移应力,但它们具有相同的基本结构。肌腱中胶原对蛋白多糖基质的含量比例要比韧带高,并且肌腱中胶原纤维的纵向平行排列比韧带更为明显。这也说明作用于韧带的力在方向上常存在变化,而肌腱所承受的力多为单一方向[42]。蛋白多糖(特别是核心蛋白多糖)与胶原纤维的相互作用增强了肌腱的抗拉强度,同时蛋白多糖还可调节原纤维的形成。蛋白多糖的分布形式，特别是核心蛋白多糖及双糖链蛋白多糖,可影响肌腱对外界作用力的反应。例如,当肌腱缠绕于关节面周围时[110],蛋白多糖可提高肌腱对压力的耐受性。在极度压迫(摩擦力较大)且非直线运动的部位,腱鞘可引导运动路径,对肌腱起到保护作用。腱鞘内的液体有助于肌腱在腱鞘内的滑动，该液体在生物化学性上与滑液无差别,很可能是从滑膜中挤压出的[111,112]。

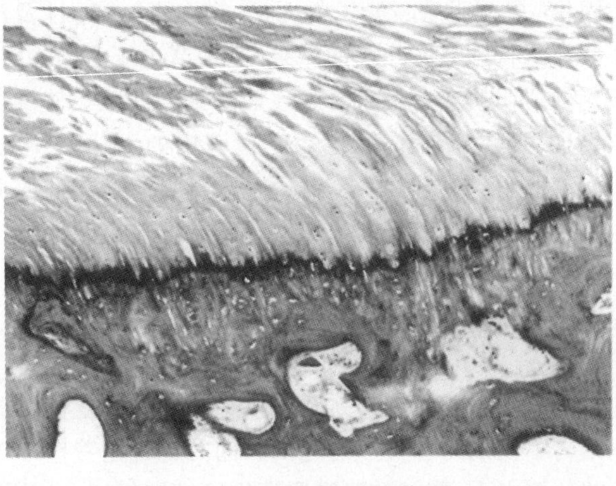

图7.9 显微镜下指间关节侧副韧带与指骨皮质的插入点。韧带的平行胶原纤维束,首先移行为纤维软骨,随后纤维软骨矿化,最终以类似穿通纤维(骨纤维)的形式进入骨皮质(HE×50)。

(七)关节盘

正如先前所提到过的,关节盘只存在于膝关节、颞下颌关节、胸锁关节、下尺桡关节、肩锁关节中。它们由完整或不完整的、扁平的、三角形的或某些不规则形状的纤维软骨盘构成，常牢固地附着于纤维囊及相邻的骨性结构[1,2](图 7.10)。

关节盘同关节软骨类似，其大部分区域无血管供应,但在与骨性结构附着处却有丰富的血管袢分布。已证实关节盘无神经及淋巴系统分布。关节盘有可能是从滑液中吸收一部分营养物质，但也可能是通过扩散作用从与骨或纤维囊附着处邻近的血管丛中获得营养物质[42]。偏振光或普通光学显微镜下可见膝关节半月板的胶原纤维呈环形排列，推测在承载时可增强组织的抗拉伸应力[113](图 7.10B)。关节盘纤维软骨在生物化学组成上与关节软骨有很大不同[42,113,114]。含水量约为 70%~78%,无机灰分约占湿重的 3%。剩余有机质主要为胶原,以Ⅰ型胶原($2\alpha_1$,$1\alpha_2$)为主[114]。胶原含量占有机质的 60%~90%[45,115-117]。弹性蛋白含量不足1%。蛋白多糖约占干重的 10%,构成蛋白多糖的主要为硫酸软骨素和硫酸皮肤素，硫酸角质素只占很小的一部分[118]。关节盘纤维软骨的代谢作用比关节软骨要缓慢得多。

四、关节是人体的器官之一

器官是由多种组织组成的一种生物学结构，具有特定的功能。关节是连接骨骼的器官,它使我们能够移动我们的骨骼系统。关节由关节软骨、钙化软骨、软骨下板及其下松质骨、关节囊、韧带、滑膜、滑液组成,某些关节还含有关节盘。肌肉用于活动及稳定关节,也可视为关节不可缺少的组成部分。对于任何一个器官来说,其各构成组织的健康与功能是相互关联的。从生物学角度上讲，对构成关节承载结构的组织最为重要的是其所受到的应力(单位面积上的压力或作用力)。类似的应力可发生于上下肢的任何关节内。显然,对于下肢关节而言,由于承载面所受到的作用力较大,因而所

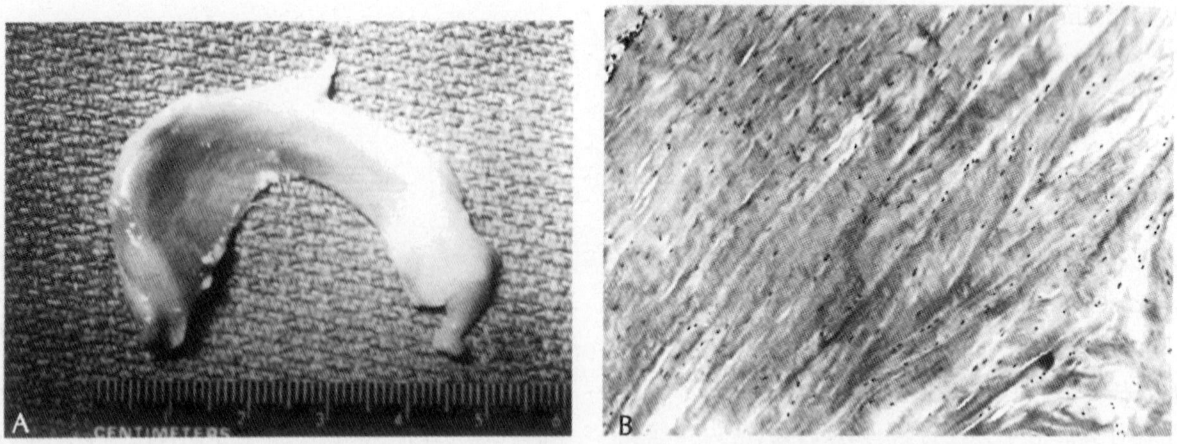

图7.10 (A)人类正常内侧半月板：呈新月形，游离缘较薄，边缘附着区域明显增厚。半月板增强了关节的稳定性，并作为膝关节内承重结构的一部分。(B)低倍显微镜下内侧半月板纤维软骨：可见大量相互平行的胶原纤维束，及少量细胞成分(HE×40)。

需的承载面积也较大。此外，关节所承受的载荷也并不是恒定不变的，因为活动是间断的且具有动态载荷高峰[119]。频繁的快速启动及快速停止是关节运动的特征，二者均可导致高载荷。值得注意的是，在人的一生中，多数关节在如此持久的机械作用下仍可正常工作，且有证据表明大部分承载区域并未遭到破坏。

(一)神经肌肉控制

由于已检测出滑膜组织对机械刺激几乎无反应，所以认为滑膜是去神经支配性组织。但通过免疫组织技术却发现，在滑膜组织中存在着交感神经传出纤维及具有无髓鞘C穿入纤维的游离神经末梢(伤害性感受器)[120]。通常认为，直径较小的节后肾上腺素能交感神经纤维可介导脉管系统对自主刺激及化学刺激的反应，从而控制关节血供。然而有证据表明，滑膜组织中存在着感觉神经，通过高张生理盐水或缓激肽[121]可诱发出痛觉反应。此类痛觉反应被认为是由Ⅳ类无髓鞘纤维所介导的。在正常情况下，它们基本上处于休眠状态[122]。这些神经纤维起自背根神经节内的细胞，神经肽在此产生并被转运。这些神经肽，特别是P物质，可对关节炎关节内的炎性反应起到调节作用[122,123]。与滑膜组织不同，关节囊中可很容易检测到神经末梢的存在，这些神经末梢通过本体感受发挥调节作用，并在关节正常运动中，通过吸收和分散作用于关节上的应力，起到维持关节吻合的作用[124,125]。

对于含少量血管的肌腱和韧带的血管调节作用了解得很少。然而，关节韧带中的神经末梢类似于高阈Ⅲ类(Aδ)皮下伤害感受器，而且在供应韧带和肌腱的血管中都存在有交感性缩血管神经纤维、副交感性舒血管神经纤维和直径较小的感觉性舒血管神经纤维[126]。在膝关节半月板中，伤害感受器及机械刺激感受器(Ruffini小体、Pacinian小体、Golgi腱器)分布于半月板的外侧缘、前角及后角。感受器的这种分布起因于对位不良使极度压力或张力作用于组织从而引起关节重新对位时需向人体发出信号的需求。此外，半月板也可产生本体感受信息以协调关节的运动、速度及方向[124]。

(二)滑膜关节的生物力学

可动关节的机械性能要求构成关节的各种组织在关节的生物力学中均应发挥其应有的作用。生物力学是力学原理在生物体上的应用，经物理学推导及工程学解释用于理解生理功能及生理反应。生物力学理论用于研究作用于生物系统的力，以及该作用力在生物系统中所产生的运动或生理反应。在关节功能上，无论是组织对所承受载荷的反应，还是关节所产生的运动，均可应用生物力学进行研究。关节是一种三维结构，关节所承受的作用力和产生的应变力也是三维的，因此，必须用向量表示。对于关节的作用力、形变、速度、加速度、运动，每个向量均应包括量值及方向两方面的信息。对向量来说，为其定义一个笛卡儿坐标系(x，y，z轴)，并规定出各轴的正负方向是极为重要的。通过这种方法，我们不但可追踪向量的定向，还可知道它的意义，例如在某一点上，作用力是拉力还是推力。力作用于物体的方式对于理解材料是如何应变的是十分重要的。力通常作用于物体表面，并沿其作用方向在物体表面产生推力(压力)、拉力(张力)或沿表面的滑动力(剪切力)。

几组数学关系有助于评估关节功能及反应。其中首先涉及应力、强度及应变。应力是作用力与作用面积之比。强度是指材料被破坏前所能承受的最大应力,它与加载的方式、载荷的方向、加载速度有关。应变是指当物体由于应力的作用而被压缩或拉伸时其长度变化的百分比。可分别计算出应力在各个方向上所引起的应变。

对于任何一种材料,因应力而引起的应变都与材料的性质有关。对于弹性材料,如橡胶类,应力与应变呈线性关系,用弹性模量来表示应力值与应变值所呈直线的倾斜度。弹性模量与物体的几何形状无关,但与加载方式、加载速度、载荷方向有关。对多数材料来说,应力与应变呈非线性关系,且不能用单一的弹性模量来表示。其次,当材料被拉伸时,材料沿加载方向伸长,同时沿与其垂直的方向变薄。同理,当材料被压缩时,沿与加载垂直的方向扩张(图 7.11)。用 Poisson 比来表示材料的这种属性,即用沿加载方向上形变的百分比来描述离轴反应。因此,对 Poisson 比为 0.3 的材料来说,材料每拉伸其原有长度的 1 倍,其横断面厚度减少 30%。

区分开材料的物质特性和结构特性是十分重要的,前者与材料的几何形状无关,而后者与构成材料的物质本身及几何形状均有关。例如,钢主要以物质特性为特征,但当它被用于起结构支撑作用的工形梁时,它所能承受的最大应力即变得重要了。因此,组织或器官的强度不仅与它的物质特性有关,即由组织的细胞外基质及其化学成分所决定,同时还与它的组织结构有关。

材料对作用力的反应决定着物体在空间中的移动。作用力可使物体呈直线运动或平移,但不能使其旋转。为使物体旋转,必须有力矩的作用。当某一物体或物体系统处于运动或静止状态,并受到力的作用时,所产生的力、力矩、运动,及三者之间的相互作用均遵循牛顿定律。如果物体或物体系统不发生移动则说明它处于静态平衡。

静态平衡通常指力及力矩的平衡。虽然在三维空间中,这种平衡是非常复杂的,但以跷跷板为例说明可使其具体化(图 7.12)。如果想通过放在跷跷板两端的物块使其在水平位置上获得平衡,那么必须确定出两物块的位置。在该实例中,有两个放置于跷跷板上的物块,及一个通过支承点及跷跷板轴起作用的地面反作用力。受重力作用,每个物块均产生一个向下的力,其大小等于质量乘以重力加速度 g。为达到平衡状态,力的和及力矩的和均应为零。因此,如果两物块的作用力是已知的,那么经跷跷板支承点的地面的反作用力是可以推算出来的。反作用力并不产生力矩,这是因为反作用力直接经支承点作用于跷跷板,这种情况下力臂为零。因此得出结论,较小的作用力(由小物块产生)必须作用于离旋转轴较远的位置以平衡产生的力矩。或者相反,如果作用力作用于离旋转轴较近的位置,那么作用力的大小必须足够大,以平衡存在的力矩。

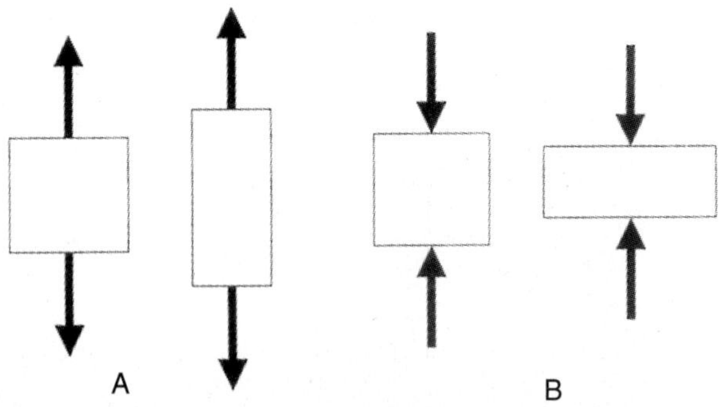

图7.11 对材料加载时,材料沿加载轴及与加载轴垂直的方向上均会发生形变。用Poisson比来表示材料的这种性能特征。

以工程学原理及实验研究为依据,能够确定出当载荷作用于组织,组织是如何反应的,并且也能够评估出关节所产生的内力。

(三)关节功能的生物力学

在日常活动中,关节在骨与骨之间传递着大量载荷。虽然很难在体内对这些载荷进行测量,但利用器械假体已可实现体外对它的测量[5,127],并根据体外测量结果进行了分析。以这些数据为基础,运用静态平衡和动态平衡原理,构造出人体关节模型[3]。肌肉通过产生围绕关节旋转轴的力矩,使四肢/脊柱的骨骼得以运动或稳定。这些内在力矩必须能够平衡外力的作用,其中包括:四肢及其所携带物体产生的重力,来自地面或其他支承结构的反作用力,及运动所产生的惯性。由于肌肉插入点与关节间的距离比任何外力作用线到关节的距离都要小得多[3],因此为获得力矩平衡,肌肉所产生的作用力必须比外力大得多。如果将关节本身的反作用力计算在肌力内,则关节的作用力通常是身体重量或关节所支撑部分身体重量的 2.5~10 倍[5,127,128]。

举例说明,对一个垂直站立而且同时手持重物置于身体前方的个体(图 7.13)可测定出向脊柱所传递的

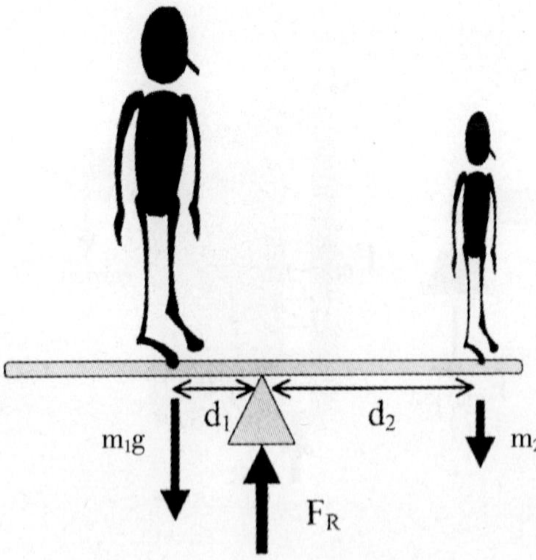

$$\sum \vec{F} = 0 = F_R - m_1g - m_2g$$

$$F_R = g(m_1 + m_2)$$

$$\sum M = 0 = m_1gd_1 - m_2gd_2 + F_R(0)$$

$$\frac{m_1g}{m_2g} = \frac{d_2}{d_1}$$

图7.12 通过以跷跷板为例可以简单地用图解来说明力和力矩的平衡原理。为使跷跷板获得水平方向上的平衡，力的总和及力矩的总和均应为零。F，作用力；N，力矩；d，距离；m，质量；g，重力加速度；F_R，地面反作用力。

作用力。假设躯干重量为身体总重量的2/3。为保持垂直站立姿势，脊柱后侧肌肉（主要为竖脊肌）必须提供足够的作用力以平衡由躯干重量及脊柱前方一定距离处携带物体二者所产生的力矩。当垂直站立手臂置于身体两侧时，只有躯干的重力作用于躯干质量的中心点——脊柱屈曲轴前方约10cm处。对于一个体重为75kg的个体，躯干的重力（50kg×g=490N）产生倾向于屈曲脊柱的49N·m的力矩。为平衡这一力矩，作用于距脊柱屈曲轴约3cm的竖脊肌必须产生1633N的总力。随后计算出作用于脊柱的总压力是很重要的，因为许多病变均受它的影响，如间盘突出、脊柱骨折、腰痛。脊柱内部的反作用力必须能够平衡躯干重力及肌肉作用力两个力。本例中作用于脊柱的压力为2123N（490N+1633N），是躯干重力的4倍多。当个体手持10kg的物体以全臂长度置于身体前方时，为保持站立姿势，肌肉所产生的作用力及脊柱所承受的压力都将增加。在该例中，竖脊肌必须产生4083N的作用力，同时脊柱的反作用力为4671N，几乎为躯干重力及携带物体重力之和的8倍。由此可见，关节内具有稳定作用的力远远大于使肢体运动的力[3]。

这一实例说明为维持关节稳定需较大的肌力。作用的外力到身体中心的距离越大，关节内在的作用力也就越大。这就是为什么建议在屈膝的状态下，而不是弯腰的状态下提起重物的生物力学解释。这样可使躯干的重心和物体的重心尽可能靠近脊柱的屈曲轴。

可动关节的功能有两点：一是在维持姿势或运动肢体时在相邻的骨与骨之间传递载荷；二是使部分躯体产生运动。为此，关节的多数组成部分必须能够耐受相当大的作用力。软骨下骨及钙化软骨主要受到经关节接触面的加压载荷的作用。而关节软骨则需同时承受加压载荷（经接触面）及关节面间相对运动所产生的剪切力的共同作用。韧带对其所附着的骨产生拉力作用，以克服使骨与骨分离的力。滑膜的主要作用并不在于承载，而是容纳滑液。滑液在关节急速启动时起到润滑关节的作用，事实上是在关节接触面间形成一层液膜以分隔两关节软骨，同时滑液还有进一步分布载荷的作用。肌肉作为关节本身以外的一种组织具有重要作用，一方面可产生作用力以维持姿势或运动肢体，另一方面可通过肌腱将载荷传递至骨。

具有机械性能的生物学组织，可通过改变其微观或宏观结构对承载环境做出反应。当组织能够适应于应力的增加时，这种改变是积极的；但当载荷超出了组织的耐受限度并引起组织退变时，这种改变是消极的。关节软骨及其下松质骨均为黏弹性物质，这说明它的基质中含有大量的液体相，加载时，液体相可在组织中流动，因此基质可吸收一部分传递来的作用力，同时这部分力也作用于剩余的基质。急速运动时的冲击载荷，其速度之快使得液体相几乎没有时间溢出，因此引起微损伤，这种微损伤也被认为是重塑的深部触发器。只要微损伤的累积量没有超出组织愈合的能力限度，即可认为是生理性的，并为组织提供了一种防御未来载荷的自我保护机制。日常活动中，关节组织受到反复的冲击载荷，当组织的愈合能力难以代偿这种频繁的冲击载荷，或者由于疾病或老化使组织的愈合过程受到影响，微损伤不断积累，最终可导致组织的实质性损害。

肌肉骨骼系统损伤时，无论损伤的是构成关节所必需的组成部分，还是只损伤了关节的邻近组织，都会影响到关节、骨、肌肉三者中其他组织所承受的载荷。这种影响可引起组织适应性或退变性循环反应，从而使组织的生理学性质及载荷传递进一步偏离于正常状态。因此在临床中，对疾病、损伤、临床干预所涉及的所

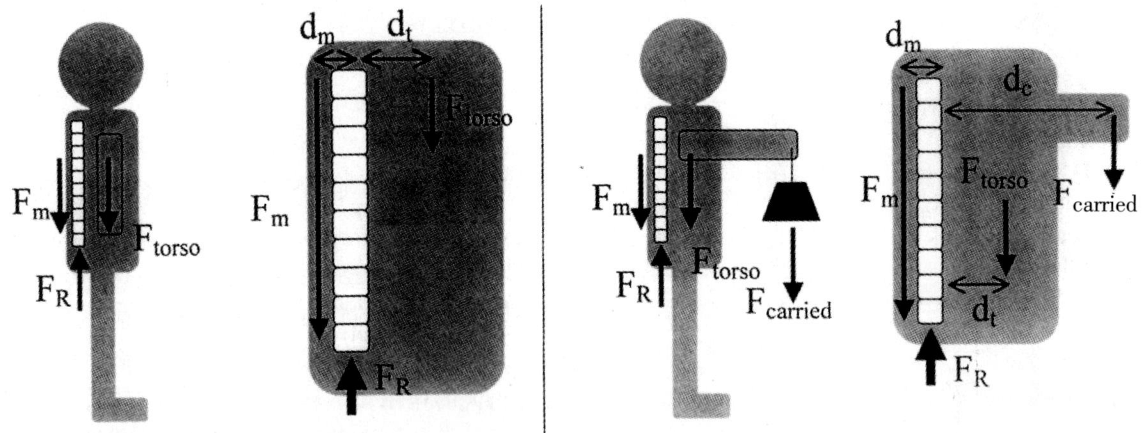

$$\sum M = 0 = F_m d_m - F_{torso} d_t + F_R(0)$$

$$F_m = \frac{F_{torso} d_t}{d_m}$$

$$\sum F = 0 = F_R - F_m - F_{torso}$$

$$F_R = F_m + F_{torso}$$

$$\sum M = 0 = F_m d_m - F_{torso} d_t - F_{carried} d_c + F_R(0)$$

$$F_m = \frac{F_{torso} d_t + F_{carried} d_c}{d_m}$$

$$\sum F = 0 = F_R - F_m - F_{torso} - F_{carried}$$

$$F_R = F_m + F_{torso} + F_{carried}$$

图7.13　利用平衡原理，推算出脊柱仅支撑躯干重力(左)及同时额外支撑一携带物体(右)两种情况下，肌肉产生的作用力及脊柱受到的压力。F_m，竖脊肌所产生的力；F_R，沿脊柱的反作用力；F_{torso}，躯干重力；$F_{carried}$，携带物体的重力。

有组织结构进行载荷评估就显得尤为重要。在骨关节炎中，关节所发生的特定位点的改变，很可能是由于解剖学原因或神经肌肉控制原因引起异常的、反复的冲击载荷，从而导致关节承载的变化[130]。但由于个体间组织特性和解剖学差异，因而体内测定十分困难，尽管这种测定最具有临床价值。通过利用有效的实验数据及更先进的模拟技术，许多新的方法正在被用于这些参数的测定[129]。

(四)骨的生物力学

骨是人体内主要的支撑结构。此外，软骨下骨及其下的松质骨的相对弹性是关节在承载状态下能够保持吻合度的主要原因[131]。这些功能的损害最终将会导致关节废用。骨不是一种简单的工程学材料，而是一种活体组织，也正是因此它能对所处的环境做出反应。作为一种结构材料，骨包括有机成分和无机成分，即胶原和羟基磷灰石。胶原是一种具有较高抗拉强度及黏弹性的蛋白质，而羟基磷灰石是一种性质类似于陶瓷的磷酸钙化合物。针状的羟基磷灰石结晶大小约为0.1nm，最初嵌于胶原纤维间的孔隙中，随后位于胶原纤维周围的分子间[132]。从组织学上看，骨板由平行排列的骨胶纤维构成，骨板依次呈同心圆分层排列，相邻骨板内的胶原纤维呈交叉方向。根据骨的类型不同，骨板的排列方式和空间结构也各不相同。

关节的支撑端，即骨骺，主要由多孔的海绵状骨组织构成，即通常所说的松质骨或骨小梁。它由一系列相互连接的板、梁、杆(统称为骨小梁)构成，这些骨小梁排列成类似于摩天大楼内部支架的三维结构。骨小梁由分层排列或相互环绕的骨板构成，厚度约为150~300μm。板和梁沿主要承载方向排列，而杆在离轴方向上作为支撑结构，可将压屈变形减少到最小。与皮质骨相比，健康的骨小梁具有较高的强度-重量比，即骨小梁可以承受相当大的载荷而只给身体增加很少的重量。骨小梁可见于长骨的干骺端/骨骺以及某些骨的内部，如椎骨和腕骨，在骨与骨之间载荷的传递上具有重要作用。软骨下骨，直接位于关节钙化软骨之下，疏松程度不及松质骨，并围绕中心血管(哈弗管)形成重塑区域。

骨小梁的力学性能具有多种特征，表 7.2 列出了其最具代表性的力学性能。

骨是一种黏弹性材料，这是由于它既有组织微观结构中的胶原，又有宏观结构中的骨髓。所谓黏弹性材料是指其材料特性与加载速度有关。加载速度越快，骨的刚性越强，也就是说在载荷总量不变的情况下，加载越快骨的形变越小。这是不同于传统工程学材料很重要的一点，因此骨的特性并不是恒定的。骨的强度、模量、密度在不同个体及不同解剖部位（可视为对应力的反应不同）间有所不同，或是由于年龄或疾病作用而发生变化。骨的力学特性的改变与组织在物质成分（如胶原-无机物复合材料本身的性质）或结构（如存在骨小梁的数量及排列方式）上的变化有密切关系。在正常骨组织中，物质成分的变化是非常有限的，无机物密度是相对恒定的，约为 1.8~1.9g/cm^3，无机物与胶原的体积比约为 1:1[135]。疾病可影响骨组织中无机物或胶原的含量，因此对骨组织的潜在特性也有很大影响（图7.14）。

骨随着年龄、疾病、身体条件而发生变化的原因是由于骨作为一种活体组织对生理环境的反应。骨对生理需求的反应有两种基本形式：骨的塑形和重塑。骨的塑形主要发生在儿童及青少年中，引起骨的长度及横断面生长。塑形过程通过骨内膜（髓腔内壁）和骨外膜（骨的外层）物质成分的增加来实现骨的生长，这一过程也可持续 生。骨的重塑过程涉及骨的去除与置换，这一过程使骨不断地循环生成，并且在健康骨组织中，它可限制导致组织结构被破坏的微裂纹的累积。大规模的重塑过程见于骨折愈合[136,137]。在与载荷相关的骨的重塑过程中，骨量的变化是由于结构性排布的骨的增加或减少，而不是物质成分水平上每单位体积胶原中无机物含量的改变。骨小梁三维结构的形成是整体骨结构中拉伸载荷轴与压缩载荷轴共同作用的结果。相互联结的软骨下板可精确地反映出关节内应力的分布，它的形成是为了提供最大的强度[138]。

当关节承载时，与骨干皮质骨相比，软骨下骨及松质骨相对刚度较低，因此，骨骺及干骺端可产生相当大的形变[131,139]。这有效地维持了关节在承载时的吻合状态（图 7.15）。同时也保证了关节内承载组织刚度的逐渐过渡：关节软骨→钙化软骨→骨骺及干骺端软骨下骨及松质骨→骨干皮质骨。材料在力学性质上的这种过渡保证了关节整体结构形变上的连续性，并避免了

表7.2　骨小梁具有代表性的力学性能

组织抗压强度（MPa）	0.5~50
组织弹性模量（MPa）	5~150
材料弹性模量（GPa）	1~11

见参考文献133和134。

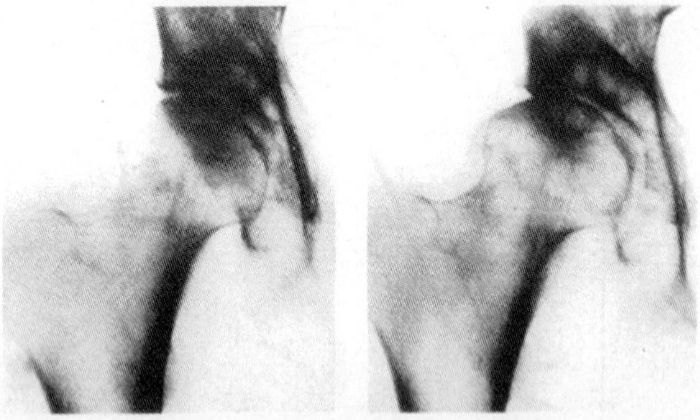

图7.14　髋关节骨关节炎半脱位前侧位X线片。髋臼外侧缘及股骨头对应区域骨质压缩，此处应力增加，骨质硬化。如果应力持续增加，则会发生囊性变。非承载区域骨质相对减少。

应力集中。

（五）关节软骨的生物力学

关节软骨为关节内骨与骨之间提供了平滑且低摩擦的支承面。关节软骨是一种富含水分的软组织，由含蛋白多糖的基质组成，并被胶原所增强。胶原的走行方向随关节软骨结构层面的不同而变化，最深层（即最远离关节接触面的区域）胶原纤维的走行垂直于关节面，而最浅层胶原纤维的走行则平行于关节面[37]。深层胶原纤维保证了关节软骨与钙化软骨间的力学连续性。中间区域的胶原纤维在方向上呈明显的随机分布，它可在压力作用下朝平行于承载面的方向重新排布[61]。胶原纤维类似于绳索，沿其长轴方向上不能支撑压缩载荷，因此这种排布可使关节软骨更好地耐受压力及剪切力。关节软骨以承受压缩载荷为主，属黏弹性物质。在加载开始时，含蛋白多糖的基质中的水分被挤出，材料的刚度与组织的通透性有密切关系。事实上，基质内的液压可支撑相当于生理加载过程中材料所承担载荷的 20 倍以上[37]。在持续的非循环载荷作用下，水分被迫从组织中流出，此时胶原及含蛋白多糖的基质决定着材料的特性。一旦去除载荷，蛋白多糖分子的带电性可产生渗透梯度，将水分重新吸收回组织中，以备下一次加载时使用。表 7.3 列出了关节软骨的代表性特性值。

关节软骨除可提供最佳的关节支承面以外，还可与松质骨一起提高载荷支承面与接触面间的吻合度，有利于载荷更好的分布于最大接触面积上[140]，避免应力集中及其下软骨下骨的不吻合性。Simon 及其同事[141]已证实关节软骨的厚度与其下骨性结构的不吻

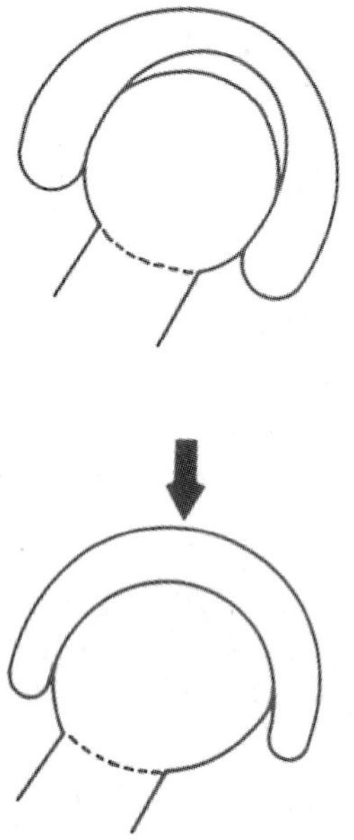

图7.15 在正常情况下,关节在非承载状态下并不完全吻合,而在承载状态下达到完全吻合状态。这正是由于关节软骨及软骨下骨在传导载荷时所发生的形变为关节提供了最大的接触面。承载状态下关节接触面积越大,单位面积上的作用力就越小,因而组织所承受的应力也就越小。(From Radin EL,Paul IL,Rose RM, et al. The mechanics of joints as it relates to their degeneration. In: American Academy of Orthopaedic Surgeons. *Symposium on osteoarthritis*. St. Louis: CV Mosby, 1976:41,with permission.)

合度有关。关节所传递的冲击载荷可使关节软骨受损,因此而导致的关节软骨龟裂很难愈合。是否会进一步引起关节软骨破坏,有赖于关节软骨在关节中的位置——通常承载区域的关节软骨损害会进一步加剧,而非承载区域的关节软骨则不会[142,143]。

(六)韧带的生物力学

韧带主要由胶原纤维和弹性纤维组成,大部分平行于加载方向排列,韧带跨关节将骨与骨连接起来。在非承载状态下,纤维通常呈轻度波浪状。在受到拉伸载荷的初期,各组成纤维逐渐伸长,形成低刚度区。一旦纤维被完全伸直,各个纤维的刚度将决定整个结构的刚度。由此产生的载荷-变性曲线(图 7.16)可依次呈现出特征性的低刚度坡脚区及刚度增强区。如果持续加载,则结构内的纤维将失去弹性,导致总体刚度下降,随后断裂。表 7.4 列举出了韧带抗拉伸特性的几个典型数值。韧带本身也属于黏弹性物质(只是其程度比骨更明显),在高速加载时,抗拉伸性较差。这种行为特征可以解释为什么缓慢的伸展运动不会损伤到韧带,而急速运动时则会导致韧带断裂。韧带的特性因解剖位置不同而异,表明韧带特性的形成是与正常的生理需要相匹配的。

韧带通过其插入点获得有限的血供,在胶原纤维及弹性纤维间仅有少量细胞(成纤维细胞)。存在的脉管联结对维持组织的特性是非常必要的。制动期,如肢体被固定时,可导致韧带的刚度及强度均下降。约经过与制动期相等的周期,韧带可自行恢复。据目前所知经过 12 个月的恢复及随后 9 周的非负重训练,韧带插入点的强度只能达到原有强度的 80%~90%[42]。过度负荷可使韧带受到损害,导致部分或全部纤维断裂。在无临床干预的情况下,韧带的完全断裂严格意义上讲是不能够愈合的,这是由于韧带末端失去了原有的连续性。部分断裂或挫伤是可以愈合的,但由于血供有限,通常需经过一段相当长的时间。

(七)肌肉的生物力学

肌肉的功能是对连接肌肉与骨骼的肌腱产生拉力。通过这种方式,肌肉能够运动肢体、稳定关节、改变体腔的容量。肌肉中产生力的单位是肌动蛋白原纤维

表7.3 人类股骨外侧髁关节软骨的典型特性

特性	值
Poisson比	0.10
抗压模量	0.70MPa
渗透系数	$1.18\times10^{-15}m^4/Ns$

见参考文献37。

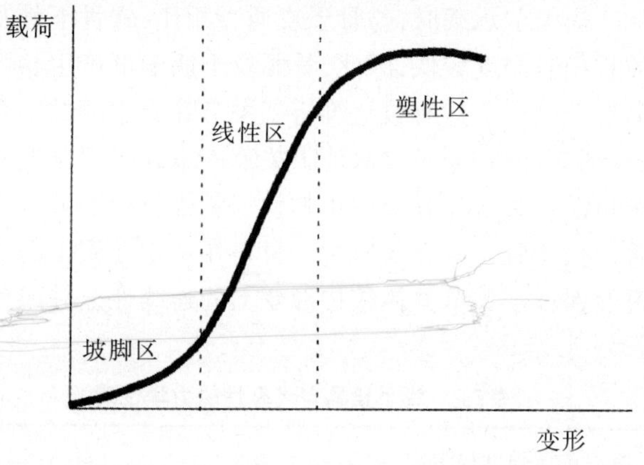

图7.16 拉伸载荷作用下,典型的韧带载荷-伸长曲线。首先为低刚度坡脚区,表示卷曲的胶原纤维正在逐渐伸直。随后当载荷使组织中的平行胶原纤维伸长时,刚度增强。最后胶原纤维开始失去弹性,直至韧带断裂。

表7.4 通过对兔子的前十字韧带与骨性附着处测量得到的在拉伸载荷作用下韧带的典型特征

组织	特性	值
韧带	刚度(N/mm)	150
	极限载荷(N)	368
	至断裂前所吸收的能量(N·mm)	1 330

见参考文献42和109。

和肌球蛋白原纤维的联合体所构成的肌节。假设每对原纤维都可产生一定量的最大作用力，那么整个肌肉所能产生的最大载荷，有赖于每个肌节中原纤维的数量及整个肌肉中肌节的数量。因此，肌肉的强度似乎与体积有关。骨骼的解剖通常决定了肌肉的长度，且在人体骨骼成熟后很难再改变。因而在成年人中，肌肉的强度主要取决于肌肉的横断面，横断面越大肌肉可产生的作用力也就越大。

与韧带及肌腱不同，肌肉是一种具有能动性的组织，当其处于被动状态时，对骨骼系统功能几乎不起任何作用。因此，肌肉的神经支配，在其维持姿势的稳定性及运动上具有重要作用。肌肉的稳定作用比活动肢体的作用更为重要，这一点对于缺乏大量限制性结构的关节来说尤为重要，特别是髋关节和肩关节。此外，肌肉的收缩与舒张还可吸收一部分经过骨的冲击载荷所产生的能量[3]。

五、椎间关节

(一)一般结构

脊柱是经椎间关节连接起来的骨的节段性序列。椎间关节由两部分组成：微动的椎间盘关节和可动的椎间平面关节(关节突关节)。间盘本身为纤维软骨复合体，分隔相邻的两个椎体。强有力的韧带、微动的椎间盘、椎间平面关节的构型(虽然是可动关节，但只能做轻微滑动)，这些结构使得相邻两节椎骨间的运动，无论在任何平面上都是非常有限的。但整个脊柱所有关节的运动总和，却赋予了其极大的活动度。脊柱不同区域(颈椎、胸椎、腰椎)的间盘，薄厚与形状各异，但组成结构基本相同[144]。椎间盘的中央为类软骨样物质，四周被胶原性纤维环所环绕，其上下表面分别以相邻椎体的上下终板为界(图 7.17)。

间盘髓核的含水量比关节软骨要高。在持续承载状态下(如长时间站立)，间盘内的部分水分会渗出；但髓核和纤维环对水的通透性比关节软骨要低。对黏性流体的总的限制性使间盘可以起到流体静力学减震吸收作用。脊柱的作用是轴向刚性连结，同时在一定范围上允许各个平面的屈曲运动：屈、伸、旋转、侧屈。包绕骨性部分的大量韧带组织保证了各脊柱节段间的稳定性。韧带结构不连续的后方也是间盘易于膨出的地方。棘间肌，坚实且可产生较大的作用力，维持了脊柱的稳定性。该肌群瘫痪，则患者在无外力支撑的情况下不能维持站立或坐位[145]。脊柱的生物力学将在随后的段落中详细介绍。

从解剖学上看，纤维环由包绕髓核的环状纤维薄板组成，并与椎体相连结。这种连结是通过纤维性结构与椎体边缘的接触以及前纵韧带、后纵韧带的包被所获得的[1,144]。纤维环的各纤维板的厚度约为 20μm，在偏振光显微镜下各纤维层间胶原纤维彼此呈一定角度交替排列[146-148]。纤维板内胶原纤维(直径 0.1~0.2μm)随机排布，且与较为质硬的肌腱和韧带相比，纤维环内蛋白多糖及组织间液的含量相对较高，因此纤维环具有一定的弹性[128,149,150]。整个间盘内纤维环的厚度并不是完全一致的，间盘前 1/3 纤维环最厚，且各纤维层间最为分离，而间盘后部，纤维环相对较薄，且各层间较为紧密[151]。

间盘的另外一个组成部分是髓核，位于间盘中央，被纤维环包绕。实际上，髓核并非位于纤维环区域内的正中央，站立位时，髓核通常位于靠近间盘后侧缘[151]。从间盘的横断面及矢状面来看，发现间盘可向切面外膨出，由此我们可了解到髓核的物质特性及其在关节内的功能。髓核由一种黏性流体结构构成，从组织学上看，细胞成分稀少，主要为埋入凝胶状基质内的疏松而纤细的纤维[7]。髓核中部，纤维呈随机分布，但在邻近上下软骨板处，纤维呈斜行方向从髓核周边附着处嵌入软骨[146,151,152]。髓核与纤维环之间的结构间隙很难辨别，在很多老年人中，两种组织已逐渐混合在一起[144,146]。

间盘的上下方分别被上下软骨板所覆盖，它们与相邻椎体的骨性终板紧密相连，在结构上与可动关节内的透明软骨无明显差别[144,151]，所不同的是上下软骨板无胶原“外衣”或任何可分离的浅层结构。取而代之的是，其中央区域与髓核内较细的纤维相锚固，周边区域与纤维环的纤维板相锚固。

(二)胚胎学及发育

人类椎间盘的发生出现于胚胎早期。随着桑葚胚

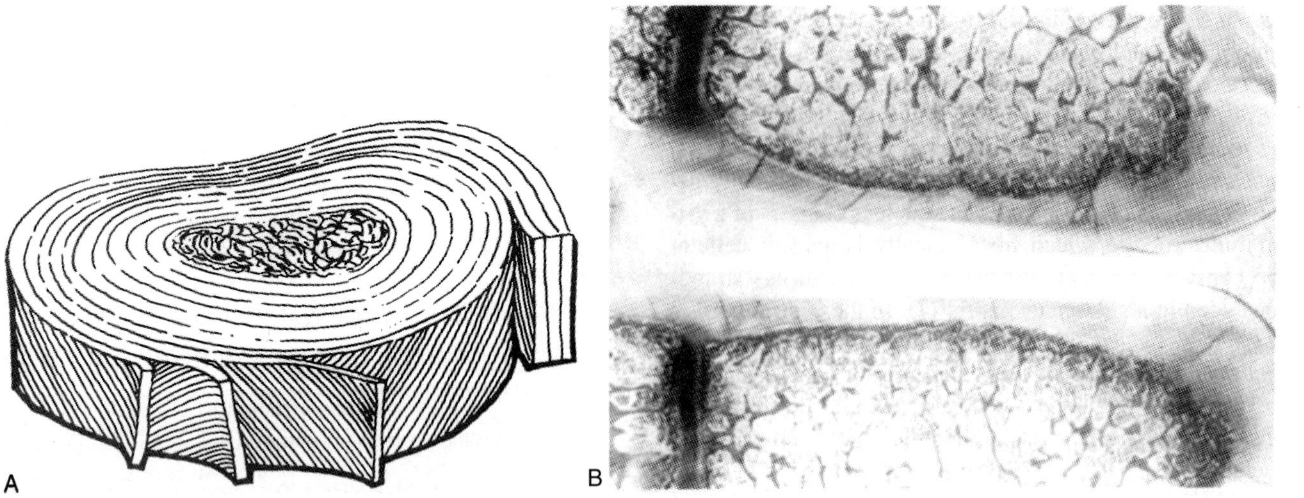

图7.17　(A)椎间盘结构手绘图。可见同心圆排列的各层纤维环,其间胶原纤维的走行呈现出不同方向。中央髓核为一种半流体物质。(B)低倍显微镜下可见软骨板覆盖于相邻椎体的骨性终板。四周环状纤维组织组成纤维环,中央染色较差的物质为髓核(HE×4)。

的形成,大量的原始细胞形成胚泡,胚泡内群细胞迅速增殖分化形成内胚层和外胚层,结合成为胚盘[153]。外胚层细胞继续增殖,在胚盘尾侧正中线上形成原条。原条中线加深形成原沟,并在头端形成原结。在此处,起源于中胚层的细胞形成脊索,脊索增厚隆起成为神经褶,并最终封闭神经沟为神经管[154,155]。脊索两侧的中胚层组织形成原始的体节,约在妊娠的第3周,已形成具体的脊髓节段。在脊索两侧,体节的中央部分形成脊柱。来自两侧的中胚层细胞参与椎体骨性成分的形成,不仅包括软骨终板,还包括纤维环和髓核的周边部分[153]。脊索最初位于椎体和间盘的中央,位于椎体内的脊索,在椎体软骨形成过程中被压缩,并在短期内消失[155]。因而,在发育成熟的胎儿或成年人椎体中无脊索的残留物(脊索瘤患者除外)。但位于椎间盘内的脊索却残留下来成为髓核的中央部[155]。纤维环的发生来自于胚胎早期体节各阶段内高度聚集的细胞,并最终完全包围脊索。骨化开始于椎体高度在50~60μm的阶段(约妊娠第3个月),此时血管已长入软骨前体,但终板依然为软组织,且作为髓核和纤维环的附着处[156]。

(三)生物化学

纤维环主要为胶原成分,但与其他纤维组织相比含水量相对较高,约占65%~70%[148,150]。胶原约占干重的50%~55%。组织的剩余部分主要为蛋白多糖和氨基葡萄糖多糖,后者包括硫酸软骨素和硫酸角质素[157,158]。除此之外,还含有少量的糖蛋白[129,130,159]。髓核的含水量比纤维环还要高,在未发育成熟的动物中可高达88%。老年人中,髓核的含水量可减少到65%[126,131,148]。髓核中也含有胶原(主要为Ⅱ型胶原),但与关节其他结缔组织相比,髓核中的胶原含量只占相当少的一部分,约为干重的20%~30%[55,58,59,148,157]。髓核内的大部分物质为蛋白多糖[149,160-162]及其他一些尚未明确的蛋白质成分[159]。各种氨基葡萄糖多糖在分布上随患者的年龄及退变程度而有所不同,目前有报道的为6-硫酸软骨素(约40%)、4-硫酸软骨素(5%)、硫酸角质素(约50%)、透明质酸(<2%)[157,158]。Peaeson及其同事[159]已证实了其他蛋白质的存在,很可能是糖蛋白,并认为它对维持纤维环的物理性质具有重要作用。同时还发现有溶酶体酶类的存在,并推测它可能具有维持蛋白多糖的正常循环量的作用[147]。合成作用主要发生在髓核的外层细胞[163]。

(四)椎间盘与脊柱的功能及生物力学

椎间盘的主要作用是在脊柱受压过程中作为承载结构并吸收能量[164-166]。富含水分的髓核具有可压缩性,它可介导对轴向压缩载荷的耐受,这也是脊柱应力转移的主要机制之一。髓核连同周围的纤维环一起,通过"桶状效应"(高度丧失,宽度增加),来抵抗和减缓压力[164,166,167]。作用于间盘上的力,使髓核受压,致使间盘内压力增加并使纤维环内产生张力。纤维环藉胶原网状结构的拉伸可缓冲间盘的大部分"桶状效应"。

如果将一个人头部的重量加载于仅有关节连接的脊柱上,那么脊柱会被压弯。这说明脊柱要保持直立状态，则必须有肌肉的作用[16]。因而，在日常活动中，肌肉对脊柱所产生的载荷必定要大于体重，当在身体前方加载一小负荷时，肌肉所产生的载荷可达总支撑重量的8倍。脊柱由串联排列的椎体和椎间盘组成。因此，当载荷作用于脊柱一端时，各个平面均承受相同的作用力。事实上，作用于腰椎椎体和间盘上的载荷，要比颈椎和胸椎的高，这是由于各相关平面以上体重的百分比也在相应增加，沿骶尾方向脊柱承载逐渐增加。

对于正常脊柱来说，单纯对脊柱施加压缩载荷或同时施加正常生理限度内的屈曲载荷，椎体破坏通常发生在间盘严重受损以前。间盘破裂，通常发生在加压、屈曲、旋转联合作用下。在这种情况下，纤维环撕裂首先发生在其周边部[164]。髓核随年龄增长而发生的生物化学改变，对间盘破裂几乎无任何影响[168]。

椎间平面关节的完整性和吻合性有赖于椎间盘间隙的维持。椎间盘破裂、间盘物质外溢、髓核蛋白多糖的消化、手术间盘摘除均可导致间盘高度的丧失，椎间隙塌陷，椎间平面关节下降，最终椎间平面关节接触面积减少，吻合度丧失[169,170]。椎间盘不应被视为一个独立的单位，而是椎间关节（包括椎间盘关节、椎间平面关节、前纵韧带及后纵韧带）整体不可分割的一部分。椎间关节所有这些组成部分共同担负起轴向抗压及维持脊椎稳定性的作用[165,171]。

六、滑膜关节的愈合

目前一致认为，除关节软骨外，滑膜关节的所有组织均可愈合。除关节软骨外，所有组织均有血管长入，并能参与正常的炎性愈合。成熟的关节软骨内，细胞游走性差，且缺乏参与愈合的细胞来源。但在某些情况下，软骨也可愈合。围绕关节软骨愈合而产生的争论，其焦点主要集中在影响关节软骨修复的几个因素。关节软骨修复需要有细胞来源、流体静压、组织生理压。初期，关节软骨以纤维软骨形式愈合，如果纤维软骨能够存活下来，则经过一段时间可成熟为透明软骨[172]。参与关节软骨愈合的细胞来自滑膜或软骨下骨，且软骨的愈合需要适当的运动及关节内压[173]。最初这种修复的性质为纤维软骨[172,174]，有报道这种纤维软骨经过若干年后可转变为透明软骨[172]。但由于机械因素的作用，这种纤维软骨通常不能长期存活下来，因此也很难与残余的关节软骨融为一体[172,175]。正如Pauwels、Coventry、Maguet 等[172]所说，如果关节的吻合度得以保留或重新建立，并且消除了应力集中，即可视为关节从功能上痊愈。如果半月板纤维软骨周边部损伤，由于该区域存在血运，因此能够愈合[176]。

七、小结

关节的主要功能是运动骨骼系统，而运动还需要肌肉收缩及体重所产生的力的传递。关节的设计决定了它易于活动。对于一个器官整体来说，各种组织均应发挥协同作用。关节软骨及滑膜可作为润滑界面，两种组织均具有润滑效应。关节软骨之下是结构排列复杂的软骨下骨，这种设计既可最大限度地减小关节内的压力，同时又可完成骨与骨之间载荷的传递。韧带具有机械保护作用，同时作为本体感受器还可指导关节的运动。肌肉能够控制关节的运动，对冲击载荷还可起到减震吸收的作用。正常的关节功能有赖于各种组织的相互关系，一种组织的损害最终可导致整个关节功能的障碍。在这一章的讨论中，作用于关节的生物学因素及力学因素是不可分割的，我们只有充分认识了二者之间的关系才能更好地理解关节的生理。

在这一章中，我们还着重强调了关节各种组织的分子生物学及其与生物力学间的关系。关节软骨的双相性模型正在进一步修订中，并且已成为关节软骨置换及软骨细胞形变预测的“分子水平”模拟的关键[177]。人们终将认识到，为获得最佳的功能，损伤后必须在重塑开始前立即进行关节结构的移植[178]，并且保持前交叉韧带适度的张力是临床治疗成功的关键[179]。在骨关节病手术方案有创性日益加剧的今天，骨与关节外科学杂志已经意识到应在50年后的今天再次发表Wally Blount 在1956年的社评“不要扔掉拐杖”[180]。我们所有人都应铭记历史的教训。

（刘兆杰 译　陆芸　叶伟胜 校）

参考文献

1. Goss CM, ed. *Gray's anatomy of the human body,* 29th ed. Philadelphia: Lea & Febiger; 1973.
2. Gardner E. The physiology of joints. *J Bone Joint Surg Am* 1963;45: 1061–1066.
3. O'Connor M, Shercliff T, Goodfellow J. The mechanics of the knee in the sagittal plane: mechanics, interactions between muscles, ligaments, and the articular surfaces. In: Muller W, HW, eds. *Surgery and arthroscopy of the knee.* New York: Springer-Verlag, 1988.
4. Neumann DA. Biomechanical analysis of selected principles of hip joint protection. *Arthritis Care Res* 1989;2:146–155.
5. Rydell N. Biomechanics of the hip-joint. *Clin Orthop* 1973;92:6–15.
6. Rothman RH, Marvel JP Jr, Heppenstall RB. Anatomic considerations in glenohumeral joint. *Orthop Clin North Am* 1975;6:341–352.
7. Fithian DC, Kelly MA, Mow VC. Material properties and structure-function relationships in the menisci. *Clin Orthop* 1990:19–31.
8. Kennedy JC, Weinberg HW, Wilson AS. The anatomy and function of

the anterior cruciate ligament. As determined by clinical and morphological studies. *J Bone Joint Surg Am* 1974;56:223–235.
9. Mankin HJ, Brandt DK, Moskowitz RW, et al. Biochemistry and metabolism of cartilage in osteoarthritis. In: *Osteoarthritis: diagnosis and management.* 1984:43–79.
10. Revell PA, Mayston V, Lalor P, et al. The synovial membrane in osteoarthritis: a histological study including the characterisation of the cellular infiltrate present in inflammatory osteoarthritis using monoclonal antibodies. *Ann Rheum Dis* 1988;47:300–307.
11. Barnett CH, Davies DV, MacConnail MA. Synovial joints: their structure and mechanics. Synovial joints: 1961.
12. Redler I, Zimny ML. Scanning electron microscopy of normal and abnormal articular cartilage and synovium. *J Bone Joint Surg Am* 1970;52:1395–1404.
13. Peterson HA, Winkelmann RK, Coventry MB. Nerve endings in the hip joint of the cat: their morphology, distribution, and density. *J Bone Joint Surg Am* 1972;54:333–343.
14. Ralston HJ, Miller MR, Kashara M. Nerve endings in human fasciae, tendons, ligaments, periosteum, and joint synovial membrane. *Anat Rec* 1960;136:137–147.
15. Gardner E. Innervation of the knee joint. *Anat Rec* 1948;101:109–130.
16. Radin EL, Rose RM, Blaha JD. *Practical biomechanics for the orthopedic surgeon,* 2nd ed. New York: 1991.
17. Dowthwaite GP, Ward AC, Flannely J, et al. The effect of mechanical strain on hyaluronan metabolism in embryonic fibrocartilage cells. *Matrix Biol* 1999;18:523–532.
18. Pitsillides AA, Skerry TM, Edwards JC. Joint immobilization reduces synovial fluid hyaluronan concentration and is accompanied by changes in the synovial intimal cell populations. *Rheumatology (Oxford)* 1999;38:1108–1112.
19. Francis-West PH, Parish J, Lee K, et al. BMP/GDF-signalling interactions during synovial joint development. *Cell Tissue Res* 1999;296:111–119.
20. Edwards JC, Wilkinson LS, Jones HM, et al. The formation of human synovial joint cavities: a possible role for hyaluronan and CD44 in altered interzone cohesion. *J Anat* 1994;185:355–367.
21. Kavanagh E, Abiri M, Bland YS, et al. Division and death of cells in developing synovial joints and long bones. *Cell Biol Int* 2002;26:679–688.
22. Hartmann C, Tabin CJ. Wnt-14 plays a pivotal role in inducing synovial joint formation in the developing appendicular skeleton. *Cell* 2001;104:341–351.
23. Spitz F, Duboule D. Development. The art of making a joint. *Science* 2001;291:1713–1714.
24. Tavares AT, Tsukui T, Izpisua Belmonte JC. Evidence that members of the Cut/Cux/CDP family may be involved in AER positioning and polarizing activity during chick limb development. *Development* 2000;127:5133–5144.
25. Lizarraga G, Lichtler A, Upholt WB, et al. Studies on the role of Cux1 in regulation of the onset of joint formation in the developing limb. *Dev Biol* 2002;243:44–54.
26. Goff DJ, Tabin CJ. Analysis of Hoxd-13 and Hoxd-11 misexpression in chick limb buds reveals that Hox genes affect both bone condensation and growth. *Development* 1997;124:627–636.
27. Lyons KM, Pelton RW, Hogan BL. Patterns of expression of murine Vgr-1 and BMP-2a RNA suggest that transforming growth factor-beta-like genes coordinately regulate aspects of embryonic development. *Genes Dev* 1989;3:1657–1668.
28. Hogan BL. Bone morphogenetic proteins: multifunctional regulators of vertebrate development. *Genes Dev* 1996;10:1580–1594.
29. Thomas JT, Kilpatrick MW, Lin K, et al. Disruption of human limb morphogenesis by a dominant negative mutation in CDMP1. *Nat Genet* 1997;17:58–64.
30. Merino R, Ganan Y, Macias D, et al. Morphogenesis of digits in the avian limb is controlled by FGFs, TGFbetas, and noggin through BMP signaling. *Dev Biol* 1998;200:35–45.
31. Shimazu A, Nah HD, Kirsch T, et al. Syndecan-3 and the control of chondrocyte proliferation during endochondral ossification. *Exp Cell Res* 1996;229:126–136.
32. Buckland RA, Collinson JM, Graham E, et al. Antagonistic effects of FGF4 on BMP induction of apoptosis and chondrogenesis in the chick limb bud. *Mech Dev* 1998;71:143–150.
33. Moftah MZ, Downie SA, Bronstein NB, et al. Ectodermal FGFs induce perinodular inhibition of limb chondrogenesis *in vitro* and *in vivo* via FGF receptor 2. *Dev Biol* 2002;249:270–282.
34. Smits P, Li P, Mandel J, et al. The transcription factors L-Sox5 and Sox6 are essential for cartilage formation. *Dev Cell* 2001;1:277–290.
35. Asou Y, Nifuji A, Tsuji K, et al. Coordinated expression of scleraxis and Sox9 genes during embryonic development of tendons and cartilage. *J Orthop Res* 2002;20:827–833.
36. Charnley J. Symposium on biomechanics. Institute of Mechanical Engineering 1969.
37. Mankin HJ, Mow VC. Form and function of articular cartilage. In: Simon SR, ed. *Orthopaedic basic science.* Chicago: American Academy of Orthopaedic Surgeons, 1994.
38. Meachim G. Effect of age on the thickness of adult articular cartilage at the shoulder joint. *Ann Rheum Dis* 1971;30:43–46.
39. Simon WH. Scale effects in animal joints. I. Articular cartilage thickness and compressive stress. *Arthritis Rheum* 1970;13:244–256.
40. van der Korst JK, Skoloff L, Miller EJ. Senescent pigmentation of cartilage and degenerative joint disease. *Arch Pathol* 1968;86:40–47.
41. Ghadially FN. Fine structure of joints. In: Sokoloff L, ed. *The joints and synovial fluid.* San Diego: Academic, 1978:105–168.
42. Woo SLY, An KN, Arnoczky SP, et al. Anatomy, biology, and biomechanics of tendon, ligament and meniscus. In: Simon SR, ed. *Orthopaedic basic science.* Chicago: American Academy of Orthopaedic Surgeons, 1994:45–88.
43. Clark IC. Human articular surface contours and related surface depression frequency studies. *Ann Rheum Dis* 1971;20:15–23.
44. Clark IC. Surface characteristics of human articular cartilage—a scanning electron microscope study. *J Anat* 1971;108:23–30.
45. Swann DA, Hendren RB, Radin EL, et al. The lubricating activity of synovial fluid glycoproteins. *Arthritis Rheum* 1981;24:22–30.
46. Mankin HJ. The articular cartilage, cartilage healing, and osteoarthrosis. In: Cruess RL, Rennie WRJ, eds. *Adult orthopaedics.* New York: Churchill Livingstone, 1984:163–270.
47. Davis DV. Blood supply of synovial membrane and interarticular structures. *Ann Coll Surg Engl* 1948;2:156.
48. Brower TD, Orlic PL. Diffusion of dyes through articular cartilage in vivo. *J Bone Joint Surg Am* 1962;44:456–463.
49. McKibben B. The nutrition of immature joint cartilage in the lamb. *J Bone Joint Surg Br* 1966;48:793–803.
50. Gardner E. Physiology of movable joints. *Physiol Rev* 1950;30:127–176.
51. Hogervorst T, Brand RA. Mechanoreceptors in joint function. *J Bone Joint Surg Am* 1998;80:1365–1378.
52. Stockwell RA. *Biology of cartilage cells.* Cambridge: Cambridge University Press, 1979.
53. Mankin HJ, Thrasher AZ. Water content and binding in normal and osteoarthritic human cartilage. *J Bone Joint Surg Am* 1975;57:76–80.
54. McCutchen CW. Boundry lubrication by synovial fluid: demonstration and possible osmotic explanation. *Fed Proc* 1966;25:1061.
55. Torzilli PA. Influence of cartilage conformation on its equilibrium water partition. *J Orthop Res* 1985;3:473–483.
56. Leidy J. On the intimate structure and history of articular cartilage. *Am J Med Sci* 2003;34:277–294.
57. Weiss C, Rosenberg L, Helfet AJ. An ultrastructural study of normal young adult human articular cartilage. *J Bone Joint Surg Am* 1968;50:663–674.
58. Benninghoff A. Form und Bau der Gelenkknorpel in ihren Beziehungen zur Funktion. I. Die modellierenden und formerhaltenden Faktoren des Knorpelreliefs. *Z Ges Anat* 1925;76:43–63.
59. Benninghoff A. Form und Bau der Gelenkknorpel in ihren Beziehungen zur Gunktion. II. Der Aufbau des Gelenkknorpels in seinen Beziehungen zur Funktion. *Z Zellforsch* 1925;2:783–862.
60. Clark JM, Simonian PT. Scanning electron microscopy of "fibrillated" and "malacic" human articular cartilage: technical considerations. *Microsc Res Tech* 1997;37:299–313.
61. McCall JG. Load-deformation studies of articular cartilage. *J Anat* 1969;105:212–214.
62. Buschmann MD, Grodzinsky AJ. A molecular model of proteoglycan-associated electrostatic forces in cartilage mechanics. *J Biomech Eng* 1995;117:179–192.
63. Cole AA, Kuettner KE. Molecular basis for differences between human joints. *Cell Mol Life Sci* 2002;59:19–26.
64. Guilak F, Jones WR, Ting-Beall HP, et al. The deformation behavior and mechanical properties of chondrocytes in articular cartilage. *Osteo-*

arthritis Cartilage 1999;7:59–70.
65. Pauwels F. Grundriss einer Biomechanik der Frakturheilung. *Verh Dtsch Orthop Ges* 1940;62.
66. Pauwels F. Eine neue Theorie über den Einfluss mechanisher Reize auf die Differenzierung der Stützgewebe. *Zeitschrift Anat Entwicklungsgeschichte* 1960;121:478–515.
67. Kummer B. *Principles of the biomechanics of the human supporting and locomotor system.* Vienna: Verlag der Wiener Medizinischen Akademie, 1963.
68. Shaw JL, Bassett CA. The effects of varying oxygen concentrations on osteogenesis and embryonic cartilage *in vitro*. *J Bone Joint Surg Am* 1967;49:73–80.
69. Fawns HT. Histological studies of rheumatic conditions. I. Observations on the fine structure of the matrix of normal bone and cartilage. *Ann Rheum Dis* 2003;12:105–113.
70. Redler I, Mow VC, Zimny ML, et al. The ultrastructure and biomechanical significance of the tidemark of articular cartilage. *Clin Orthop* 1975:357–362.
71. Green WT Jr, Martin GN, Eanes ED, et al. Microradiographic study of the calcified layer of articular cartilage. *Arch Pathol* 1970;90: 151–158.
72. Thompson AM, Stockwell RA. An ultrastructural study of the marginal transitional zone in the rabbit knee joint. *J Anat* 1983;136: 701–713.
73. Burr DB, Schaffler MB. The involvement of subchondral mineralized tissues in osteoarthrosis: quantitative microscopic evidence. *Microsc Res Tech* 1997;37:343–357.
74. Kenzora JE, Yosipovitch Z, Glimcher MJ. The calcified cartilage zone of adult articular cartilage: a viable functional entity. *Orthop Trans* 1978;2:1–20.
75. Bullough PG, Jagannath A. The morphology of the calcification front in articular cartilage. Its significance in joint function. *J Bone Joint Surg Br* 1983;65:72–78.
76. Johnson L. Kinetics of osteoarthritis. *Lab Invest* 1959;8:12–23.
77. Radin EL, Paul IL, Lowy M. A comparison of the dynamic force transmitting properties of subchondral bone and articular cartilage. *J Bone Joint Surg Am* 1970;52:444–456.
78. Radin EL, Wright V. Osteoarthrosis. *Mechanics of human joints: physiology, pathophysiology, and treatment.* New York: Marcel Dekker, 1993:341–354.
79. Barland P, Novikoff AB, Hamerman D. Electron microscopy of the human synovial membrane. *J Cell Biol* 1962;14:207–220.
80. Coleman P, Kavanagh E, Mason RM, et al. The proteoglycans and glycosaminoglycan chains of rabbit synovium. *Histochem J* 1998;30: 519–524.
81. Athanasou NA, Quinn J. Immunocytochemical analysis of human synovial lining cells: phenotypic relation to other marrow derived cells. *Ann Rheum Dis* 1991;50:311–315.
82. Wilkinson LS, Worrall JG, Sinclair HD, et al. Immunohistological reassessment of accessory cell populations in normal and diseased human synovium. *Br J Rheumatol* 1990;29:259–263.
83. Medzhitov R, Preston-Hurlburt P, Janeway CA Jr. A human homologue of the Drosophila Toll protein signals activation of adaptive immunity. *Nature* 1997;388:394–397.
84. Jurk M, Heil F, Vollmer J, et al. Human TLR7 or TLR8 independently confer responsiveness to the antiviral compound R-848. *Nat Immunol* 2002;3:499.
85. de Haas M. IgG-Fc receptors and the clinical relevance of their polymorphisms. *Wien Klin Wochenschr* 2001;113:825–831.
86. Hadler NM, Dourmashkin RR, Nermut MV, et al. Ultrastructure of a hyaluronic acid matrix. *Proc Natl Acad Sci U S A* 1982;79:307–309.
87. Lublin DM, Atkinson JP. Decay-accelerating factor: biochemistry, molecular biology, and function. *Annu Rev Immunol* 1989;7:35–58.
88. Bhatia A, Blades S, Cambridge G, et al. Differential distribution of Fc gamma RIIIa in normal human tissues and co-localization with DAF and fibrillin-1: implications for immunological microenvironments. *Immunology* 1998;94:56–63.
89. Fairburn K, Kunaver M, Wilkinson LS, et al. Intercellular adhesion molecules in normal synovium. *Br J Rheumatol* 1993;32:302–306.
90. Demaziere A, Athanasou NA. Adhesion receptors of intimal and subintimal cells of the normal synovial membrane. *J Pathol* 1992;168: 209–215.
91. Ropes MW, Bauer W. Synovial fluid changes in joint disease. Cambridge, MA: Harvard University Press, 1953.
92. Davies DV. Observations on the volume, viscosity, and nitrogen content of synovial fluid with a note on the histological appearance of synovial membrane. *J Anat* 2003;78:68–78.
93. Radin EL, Paul IL. Response of joints to impact loading. I. *In vitro* wear. *Arthritis Rheum* 1971;14:356–362.
94. Linn FC, Radin EL. Lubrication of animal joints. 3. The effect of certain chemical alterations of the cartilage and lubricant. *Arthritis Rheum* 1968;11:674–682.
95. McCutchen CW. Sponge-hydrostatic and weeping bearings. *Nature* 1959;184:1285–1286.
96. Edwards J. *Lubrication and wear in living and artificial human joints.* London: Institute of Mechanical Engineering, 1967.
97. Mow VC, Mansour JM. The nonlinear interaction between cartilage deformation and interstitial fluid flow. *J Biomech* 1977;10:31–39.
98. Linn FC, Sokoloff L. Movement and composition of interstitial fluid of cartilage. *Arthritis Rheum* 1965;8:481–493.
99. Hills BA, Monds MK. Enzymatic identification of the load-bearing boundary lubricant in the joint. *Br J Rheumatol* 1998;37:137–142.
100. Radin EL, Swann DA, Weisser PA. Separation of a hyaluronate-free lubricating fraction from synovial fluid. *Nature* 1970;228:377–378.
101. Hills BA. Boundary lubrication *in vivo*. *Proc Inst Mech Eng [H]* 2000;214(1):83–94.
102. Schwarz IM, Hills BA. Surface-active phospholipid as the lubricating component of lubricin. *Br J Rheumatol* 1998;37:21–26.
103. Jay GD, Harris DA, Cha CJ. Boundary lubrication by lubricin is mediated by O-linked beta(1–3)Gal-GalNAc oligosaccharides. *Glycoconj J* 2001;18(10):807–815.
104. Jay GD, Tantravahi U, Britt DE, et al. Homology of lubricin and superficial zone protein (SZP): products of megakaryocyte stimulating factor (MSF) gene expression by human synovial fibroblasts and articular chondrocytes localized to chromosome 1q25. *J Orthop Res* 2001;19(4):677–687.
105. Radin EL, Paul IL, Swann DA, et al. Lubrication of synovial membrane. *Ann Rheum Dis* 1971;30(3):322–325.
106. Johns RJ, Wright V. Relative importance of various tissues in joint stiffness. *J Appl Physiol* 1962;17:284–287.
107. Coleman PJ, Scott D, Mason RM, et al. Role of hyaluronan chain length in buffering interstitial flow across synovium in rabbits. *J Physiol* 2000;526:425–434.
108. Sabaratnam S, Coleman PJ, Badrick E, et al. Interactive effect of chondroitin sulphate C and hyaluronan on fluid movement across rabbit synovium. *J Physiol* 2002;540:271–284.
109. Woo SLY, Livesay GA, Runco TJ, et al. Structure and function of tendons and ligaments. In: Mow VC, Hayes WC, eds. *Basic orthopaedic biomechanics.* Philadelphia: Lippincott-Raven, 1997.
110. Vogel KG, Ordog A, Pogany G, et al. Proteoglycans in the compressed region of human tibialis posterior tendon and in ligaments. *J Orthop Res* 1993;11:68–77.
111. Lundborg G, Myrhage R. The vascularization and structure of the human digital tendon sheath as related to flexor tendon function. An angiographic and histological study. *Scand J Plast Reconstr Surg* 1977;11(3):195–203.
112. Hagberg L, Heinegard D, Ohlsson K. The contents of macromolecule solutes in flexor tendon sheath fluid and their relation to synovial fluid. A quantitative analysis. *J Hand Surg Br* 1992;17(2):167–171.
113. Bullough PG, Munuera L, Murphy J, et al. The strength of the menisci of the knee as it relates to their fine structure. *J Bone Joint Surg Br* 1970;52(3):564–567.
114. Lane JM, Weiss C. Review of articular cartilage collagen research. *Arthritis Rheum* 1975;18(6):553–562.
115. Peters TJ, Smillie IS. Studies on the chemical composition of the menisci of the knee joint with special reference to the horizontal cleavage lesion. *Clin Orthop* 1972;86:245–252.
116. Ghosh P, Taylor TK. The knee joint meniscus. A fibrocartilage of some distinction. *Clin Orthop* 1987(224):52–63.
117. Aspden RM, Yarker YE, Hukins DW. Collagen orientations in the meniscus of the knee joint. *J Anat* 1985;140:371–380.
118. McDevitt CA, Webber RJ. The ultrastructure and biochemistry of meniscal cartilage. *Clin Orthop* 1990;252:8–18.
119. Simon SR, Paul IL, Mansour J, et al. Peak dynamic force in human gait. *J Biomech* 1981;14:817–822.
120. Vilensky JA, O'Connor BL, Fortin JD, et al. Histologic analysis of neural elements in the human sacroiliac joint. *Spine* 2002;27(11):

1202–1207.
121. Kellgren JH, Samuel EP. The sensitivity and innervation of the articular capsule. *J Bone Joint Surg Br* 1950;32:84–92.
122. Mapp PI. Innervation of the synovium. *Ann Rheum Dis* 1995;54(5): 398–403.
123. Elfvin LG, Holmberg K, Johansson J, et al. The innervation of the synovium of the knee joint in the guinea pig: an immunohistochemical and ultrastructural study. *Anat Embryol (Berl)* 1998;197(4):293–303.
124. Kennedy JC, Alexander IJ, Hayes KC. Nerve supply of the human knee and its functional importance. *Am J Sports Med* 1982;10(6): 329–335.
125. Gronblad M, Korkala O, Liesi P, et al. Innervation of synovial membrane and meniscus. *Acta Orthop Scand* 1985;56(6):484–486.
126. Cohen ML. Priciples of pain and pain management. In: Klippel JH, Dieppe PA, eds. *Rheumatology,* 2nd ed. London: CV Mosby, 2003: 3.4.1–3.4.6.
127. Davy DT, Kotzar GM, Brown RH, et al. Telemetric force measurements across the hip after total arthroplasty. *J Bone Joint Surg Am* 1988;70:45–50.
128. Inoue H, Takeda T. Three-dimensional observation of collagen framework of lumbar intervertebral discs. *Acta Orthop Scand* 1975;46(6): 949–956.
129. Herzog W, Clark A, Wu J. Resultant and local loading in models of joint disease. *Arthritis Rheum* 2003;49(2):239–247.
130. Radin EL, Yang KH, Riegger C, et al. Relationship between lower limb dynamics and knee joint pain. *J Orthop Res* 1991;9(3):398–405.
131. Bullough PG, Goodfellow J, O'Conner J. The relationship between degenerative changes and load-bearing in the human hip. *J Bone Joint Surg Br* 1973;55(4):746–758.
132. Tong W, Glimcher MJ, Katz JL, et al. Size and shape of mineralites in young bovine bone measured by atomic force microscopy. *Calcif Tissue Int* 2003;72(5):592–598.
133. An YH. Mechanical properties of bone. In: An YH, ed. *Mechanical testing of bone and the bone–implant interface.* Boca Raton, FL: CRC Press, 2000:41–63.
134. Hayes WC, Bouxsein ML. Biomechanics of cortical and trabecular bone: implications for assessment of fracture risk. In: Mow VC, ed. *Basic orthopaedic biomechanics.* Philadelphia, Lippincott-Raven, 1997.
135. Kaplan FS, Hayes WC, Keaveny TM, et al. Form and function of bone. In: Simon AR, ed. *Orthopaedic basic science.* Chicago: American Academy of Orthopaedic Surgeons, 1994.
136. Frost HM. A brief review for orthopedic surgeons: fatigue damage (microdamage) in bone (its determinants and clinical implications). *J Orthop Sci* 1998;3(5):272–281.
137. Frost HM. The Utah paradigm of skeletal physiology: an overview of its insights for bone, cartilage and collagenous tissue organs. *J Bone Miner Metab* 2000;18(6):305–316.
138. Pugh JW, Rose RM, Radin EL. A possible mechanism of Wolff's law: trabecular microfractures. *Arch Intern Physiol Biochim* 1973; 81(1):27–40.
139. Mital MA. Biomechanical characteristics of the human hip joint [dissertation]. Glasgow, Scotland, University of Strathclyde, 1970.
140. Hayes WC, Mockros LF. Viscoelastic properties of human articular cartilage. *J Appl Physiol* 1971;31(4):562–568.
141. Simon WH, Friedenberg S, Richardson S. Joint congruence. A correlation of joint congruence and thickness of articular cartilage in dogs. *J Bone Joint Surg Am* 1973;55(8):1614–1620.
142. Byers PD, Contepomi CA, Farkas TA. Post-mortem study of the hip joint. III. Correlations between observations. *Ann Rheum Dis* 1976; 35(2):122–126.
143. Meachim G. Cartilage fibrillation at the ankle joint in Liverpool necropsies. *J Anat* 1975;119(3):601–610.
144. Coventry MB. Anatomy of the intervertebral disk. *Clin Orthop* 1969;67:9–15.
145. Radin EL. Mechanically induced periarticular and neuromuscular problems. In: Wright V, Radin EL, eds. Mechanics of human joints. *Physiology, pathophysiology, and treatment.* New York: Marcel Decker, 1993:355–372.
146. Happey F. Studies of the structure of the human intervertebral disc in relation to its functional and aging processes. In: Sokoloff L, ed. *The joints and synovial fluid,* Vol. 2. New York: Academic, 1980:95–136.
147. Naylor A, Happey F, Turner RL, et al. Enzymic and immunological activity in the intervertebral disk. *Orthop Clin North Am* 1975;6(1): 51–58.
148. Naylor A. The biochemical changes in the human intervertebral disc in degeneration and nuclear prolapse. *Orthop Clin North Am* 1971; 2(2):343–358.
149. Skaggs DL, Weidenbaum M, Iatridis JC. Regional variation in tensile properties and biochemical composition of the human lumbar annulus fibrosus. *Spine* 1944;19:1310–1319.
150. Urban JP, McMullin JF. Swelling pressure of the intervertebral disc: influence of proteoglycan and collagen contents. *Biorheology* 1985; 22(2):145–157.
151. Parke WW, Schiff DC. The applied anatomy of the intervertebral disc. *Orthop Clin North Am* 1971;2(2):309–324.
152. Donohue JM, Buss D, Oegema TR Jr, et al. The effects of indirect blunt trauma on adult canine articular cartilage. *J Bone Joint Surg Am* 1983;65(7):948–957.
153. Sherk HH, Nicholson JT. Comparative anatomy and embryology of the cervical spine. *Orthop Clin North Am* 1971;2:325–341.
154. Willis TA. The phylogeny of the intervertebral disk: a pictorial review. *Clin Orthop* 1967;54:215–233.
155. Wolfe HJ, Putschar WGJ VA. Role of the notochord in human intervertebral disk. I. Fetus and infant. *Clin Orthop* 1965;39:205–212.
156. Gardner E. The development and growth of bones. *J Bone Joint Surg Am* 1963;45:856–862.
157. Gower WE, Pedrini V. Age-related variations in proteinpolysaccharides from human nucleus pulposus, annulus fibrosus, and costal cartilage. *J Bone Joint Surg Am* 1969;51(6):1154–1162.
158. Oegema TR Jr, Bradford DS, Cooper KM, et al. Comparison of the biochemistry of proteoglycans isolated from normal, idiopathic scoliotic and cerebral palsy spines. *Spine* 1983;8(4):378–384.
159. Pearson CH, Happey F, Shentall RD, et al. The non-collagenous proteins of the human intervertebral disc. *Gerontologia* 1969;15(2): 189–202.
160. Melrose J, Ghosh P, Taylor TK. Proteoglycan heterogeneity in the normal adult ovine intervertebral disc. *Matrix Biol* 1994;14(1): 61–75.
161. Roberts S, Caterson B, Evans H, et al. Proteoglycan components of the intervertebral disc and cartilage endplate: an immunolocalization study of animal and human tissues. *Histochem J* 1994;26(5):402–411.
162. Brickley-Parsons D, Glimcher MJ. Is the chemistry of collagen in intervertebral discs an expression of Wolff's Law? A study of the human lumbar spine. *Spine* 1984;9(2):148–163.
163. Souter WA, Taylor TK. Sulphated acid mucopolysaccharide metabolism in the rabbit intervertebral disc. *J Bone Joint Surg Br* 1970; 52(2):371–384.
164. Farfan HF. *Mechanical disorders of the low back.* Philadelphia, 1973.
165. Adams MA, Hutton WC. Prolapsed intervertebral disc. A hyperflexion injury 1981 Volvo Award in Basic Science. *Spine* 1982;7(3):184–191.
166. Nachemson A, Morris JM. *In vivo* measurements of intradiscal pressure. *J Bone Joint Surg Am* 1964;46:1077–1092.
167. Broberg KB. On the mechanical behaviour of intervertebral discs. *Spine* 1983;8(2):151–165.
168. Gordon SJ, Yang KH, Mayer PJ, et al. Mechanism of disc rupture. A preliminary report. *Spine* 1991;16(4):450–456.
169. Dunlop RB, Adams MA, Hutton WC. Disc space narrowing and the lumbar facet joints. *J Bone Joint Surg Br* 1984;66(5):706–710.
170. Gotfried Y, Bradford DS, Oegema TR Jr. Facet joint changes after chemonucleolysis-induced disc space narrowing. *Spine* 1986;11(9): 944–950.
171. White AA III, Gordon SL. Synopsis: workshop on idiopathic low-back pain. *Spine* 1982;7(2):141–149.
172. Radin EL, Burr DB. Hypothesis: joints can heal. *Semin Arthritis Rheum* 1984;13(3):293–302.
173. Convery FR, Akeson WH, Keown GH. The repair of large osteochondral defects. An experimental study in horses. *Clin Orthop* 1972;82:253–262.
174. Buckwalter JA. Articular cartilage: injuries and potential for healing. *J Orthop Sports Phys Ther* 1998;28(4):192–202.
175. Buckwalter JA. Articular cartilage injuries. *Clin Orthop* 2002;402: 21–37.
176. Arnoczky SP, Warren RF. The microvasculature of the meniscus and

its response to injury. An experimental study in the dog. *Am J Sports Med* 1983;11(3):131–141.
177. Huang CY, Soltz MA, Kopacz M, et al. Experimental verification of the roles of intrinsic matrix viscoelasticity and tension-compression nonlinearity in the biphasic response of cartilage. *J Biomech Eng* 2003;125(1):84–93.
178. Aagaard H, Jorgensen U, Bojsen-Moller F. Immediate versus delayed meniscal allograft transplantation in sheep. *Clin Orthop* 2003(406): 218–227.
179. Heis FT, Paulos LE. Tensioning of the anterior cruciate ligament graft. *Orthop Clin North Am* 2002;33(4):697–700.
180. Blount WP. Don't throw away the cane. 1956. *J Bone Joint Surg Am* 2003;85:380.

第8章

滑液生理

Peter A Simkin

滑膜关节属于人体负重关节。在人的一生中，周围组织帮助维护、支撑及更新这种复杂的生理负重。其中起主要负重的组织是滑膜，通过3种主要途径来起到支撑正常关节的作用：①提供一种柔性、低摩擦衬料；②通过关节表面传递营养物质的同时，清除代谢废物；③在维持关节稳定性方面起到重要作用。这里对其生理功能及病理改变进行一下回顾。其第4项重要的生物润滑作用在第7章已进行了讨论。

一、滑膜生理功能

关节的功能在于运动，滑膜主要用于维护肌腱、韧带和关节囊在关节运动中的适应性。如屈指动作时，背侧指间关节滑膜伸展的同时，掌侧滑膜收缩，反之伸直关节(图8.1)。滑膜的弹性收展运动与拉手风琴时的收放动作是一致的。

大多数滑膜的伸展与收缩发生在关节软骨面水平。任何关节的屈伸，均会引起对侧关节面的反向运动。关节活动时，较小的软骨面围绕较大的软骨面运动。未与对侧软骨面接触的软骨暂时被滑膜覆盖，如握紧拳头时的指间关节。当软骨面恢复其原始位置时，润滑系统启动以防止邻近关节面对滑膜组织的挤压。润滑功能失效时，会出现反复的关节积血，这些问题在软骨关节面运动中常被忽视。Swann及同事证实，在滑膜润滑系统中，使滑液富有黏性的透明质烷分子起到重要的生理作用[1]。

润滑良好的滑膜必须在关节囊限定的范围内进行舒张和收缩。滑膜组织体积处于最小时此过程较容易，而在体积过大时此过程将受阻。活动性滑膜炎的细胞浸润增生及水肿会限制关节活动，因为此时滑膜将聚集成团块状病[2]。屈戌关节的关节囊在关节屈面一般较厚而且囊外的软组织的挤压会进一步缩小可利用空间，所以在完全屈曲时这种关节活动受限更加明显。除了活动度受限以外，滑膜组织体积增大还会促成许多发炎关节的僵直。

研究表明，在类风湿性关节炎患者中，对松弛的掌指关节行被动手法治疗会加重手部关节的僵直，而且屈曲位僵直大于伸直位僵直[1]。正常关节的僵直是一种复杂的病理现象，不同时间表现不一，与握力大小成反比，随年龄增长而加重，男性比女性的受累程度严重，而且受肌肉、肌腱及其他关节周围结构以及关节囊和滑膜的影响[1]。一些疾病的特征部位关节僵直症状更加严重，如类风湿性关节炎的手部、脊椎炎的背部或多肌痛的肩部，典型的晨僵症状提示组织水肿加重在休息期，且水肿组织影响关节正常功能。这种僵硬可通过关节活动来减轻，因为关节运动如同泵一样可将组织液压入集合小静脉及末端淋巴系统，从而可减少滑膜水肿。

二、滑膜渗透性

Ropes和Bauer在多滑液渗出经典研究中发现。滑液必须穿过内皮壁并扩散过细胞间隙才能通过滑膜[1](图8.2)。通常，水电解质及其他小的溶质容易穿过内皮组织并进入关节间隙，其速率主要由间隙扩散决定。相反，大多数蛋白被内膜保留，但这种功能在出现作为

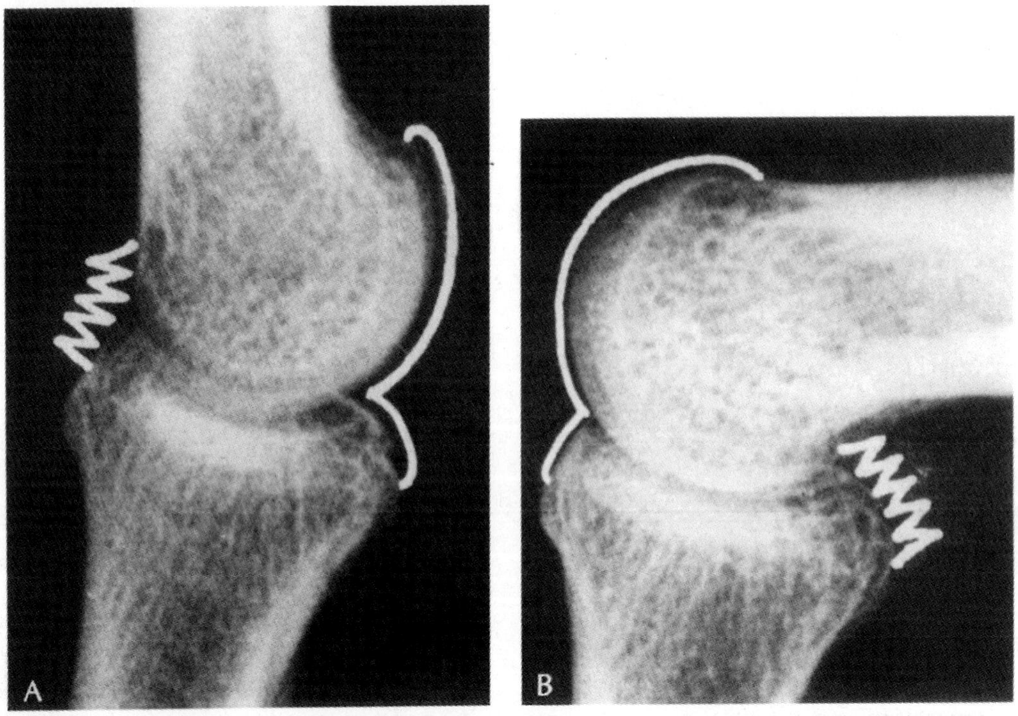

图8.1　指间关节侧位伸直位(A)和屈曲位(B)的侧面观。近侧关节软骨的表面积较大使骨远端骨能围绕近端骨运动。滑膜冗余部分(见图示)在伸直时聚集在上侧缘上方,而在屈曲时聚集在节下缘下方。

感染标志的血管通透性增加时会失效，此时大量蛋白将渗入间质。如果这种过量的蛋白质不能通过淋巴管引流速率的相应增加所清除，蛋白的血管外浓度会升高至血浆水平。其必然的结果是两间隙之间的胶体渗透压梯度逐渐降低。因为这种压力梯度有助于静脉对水的重吸收，因此静脉对蛋白的通透性的增加会导致组织水肿及关节渗液。这些原理反映了 Starling-Landis 关于微血管功能的概念，表明内膜对保持血浆蛋白水平的重要性[1]。

将微血管对蛋白的通透性增强与滑膜对小分子通透性增强等同起来是错误的。正常情况下小的溶质通过内膜时不仅通过传输蛋白的较大孔道，也可通过不能传输较大分子、分布广泛且通透性较好的小孔道系统微血管窗进行扩散。微血管窗减少及间质扩散程延长会限制小溶质的传输，而较大孔道则可促进蛋白质的渗漏。因此,这种双重功能可以分别改变滑膜对大溶质和小溶质的渗透性[3]。

(一)小分子

小分子(分子量低于 10 000 Da)几乎完全均衡地存在于滑液与血浆之间。这类分子包括氧、葡萄糖、二氧化碳、乳酸盐及其他组织代谢产物。因为关节软骨本身无血运,软骨营养物质的输送与废物的清除主要是通过滑液及其滋养滑膜的血供来完成的。邻近软骨下骨的血运对未成年人非常重要，但很难进入成年人的软骨细胞。因此对关节支撑中关键组织的滋养滑膜的这种传导机制至关重要。为了研究经滑膜交换的功能机制,必须破坏正常的生理平衡,然后测量并解释恢复平衡过程的动力学因素。有许多种方法可完成这项研究[4]。

正常人类膝关节的一系列实验提供了正常经滑膜交换过程的早期可靠证据,并证实间隙扩散在其中起着

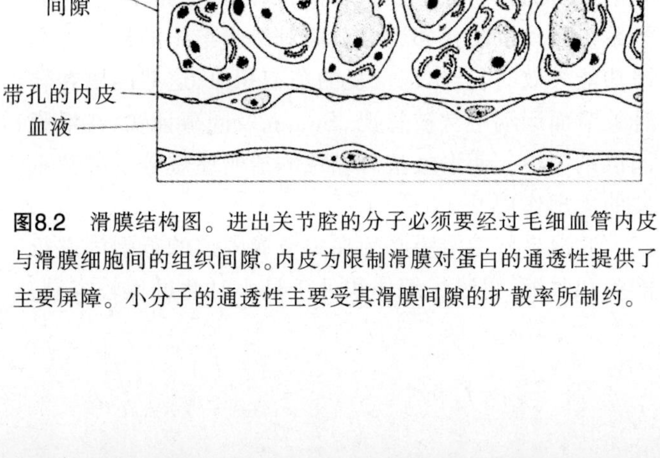

图8.2　滑膜结构图。进出关节腔的分子必须要经过毛细血管内皮与滑膜细胞间的组织间隙。内皮为限制滑膜对蛋白的通透性提供了主要屏障。小分子的通透性主要受其滑膜间隙的扩散率所制约。

非常重要的作用[1]。在这种实验模式中,向膝关节内注入了会微量氚化水、苯甲醇以及碳14标记的尿素、尿酸盐、葡萄糖或蔗糖的盐水溶液。随后抽吸一系列标本,测定了其外源性示踪复合物以及从血浆中渗入盐水溶液的内源性尿素、尿酸盐、葡萄糖、肌酐和总蛋白。实验过程中,内源性分子浓度逐渐升高,最后与血浆浓度达到完全平衡,而外源性分子浓度在其从关节腔内被清除后逐渐降低至零。通过对这些数据进行动力学分析,便可计算出类似于肾清除率的渗透率,即单位时间内与血浆保持平衡的滑膜腔内盐水溶液容积(mL/min)。

对于大多数复合物,滑液的渗透率大小与分子的大小成反比关系。因此,用所观测到的滑液渗透率与扩散系数(反映其形态与大小)标绘出的关系曲线是线性函数曲线(图8.3)。这一结果说明,小分子以自由扩散的形式沿着与滑液衬里细胞间狭窄通道一致的、相对窄长的扩散通道穿过滑膜(图8.2)。现有证据表明,不仅这条通道的大小而且通道内间质的组成对组织水分以及水中的溶质的传送均至关重要[5,6]。

支持这一观点的另一项证据是,滑膜渗透性与滑膜腔内容积密切相关。正常关节腔的膨胀可增宽并缩短细胞间通道从而有利于扩散过程,因此可加速小分子经滑膜的交换过程。这一发现证明滑膜膨胀性渗出可加速营养物质的输送及废物的排除。

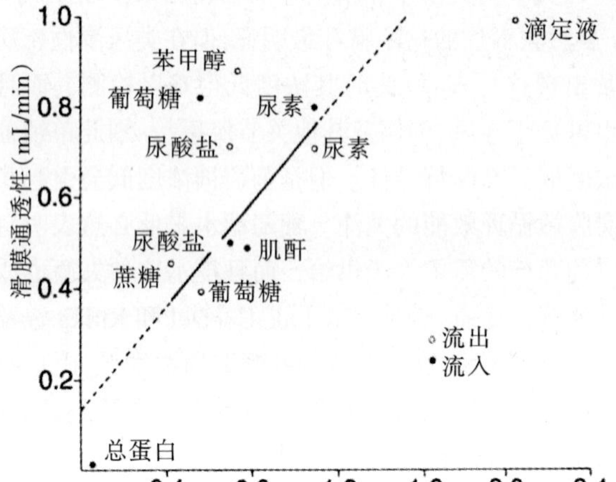

图8.3 正常膝关节静止时的滑膜通透性。通透性是按扩散系数对应标出的、流出和流入均相对关节腔而言。大多数据点是25例次研究的平均值,但蔗糖、葡萄糖、尿酸盐及尿素的流出值分别来自7、6、6、6次研究的结果。由于苯甲醇与葡萄糖分别以扩散方式和独特的方式进入关节腔,所以其速度较快。而蛋白由于受到内皮孔径的限制因而速度缓慢。可能是由于氚化水的流出受滑膜有效血流的限制,所以其流出要比按扩散系数预计的速度慢。所有其他小分子(蔗糖、尿素、尿酸盐、肌酐及葡萄糖)经滑膜离开关节的速率与其根据扩散动力学预计的大小成反比。

虽然尿酸盐离子的双向渗透性是对称的,但关节腔内其他阴离子的流出却可以通过特殊的传送系统增强。Dick 等发现,高氯酸钾可抑制 ^{99m}锝及 ^{131}碘从狗的后膝关节中清除,并抑制 ^{99m}Tc 从人体膝关节中清除[1]。这些实验结果非常有意义,因为卤化物离子的主动流出同时伴有水和钠离子的被动流出。因此这一系统通过泵的作用可将水从关节腔内排出。

其他几位研究者也对钠离子和碘离子从人体膝关节腔内的排出进行了研究[1,4]。^{24}Na 和 ^{131}I 均发射容易穿透软组织的伽马射线,因此可通过外部计数进行监控。这种描记结果通常为简单的指数函数,可用半衰期或清除常数来表示。在正常膝关节的不同实验系列中,^{24}Na 的平均清除常数为 0.022min^{-1}~0.051 min^{-1},^{131}I 为 0.022min^{-1}~0.055 min^{-1}。

Scholer 等将重水(D_2O)及 ^{22}Na 或 ^{24}Na 注入膝关节内,追踪观察这些同位素在一系列动脉血流样本中的表现,然后用这些数据计算出清除常数,其数值范围与关节外计数所得出的范围相同[1]。另外,Harris 与 Millard 使用充气止血带给大腿加压至 200mmHg 时也消除了 ^{24}Na 从膝部的排除。这些实验结果表明,同位素的清除依赖于有效的血液循环,而向邻近组织的扩散并无显著作用。

对关节疾病患者的研究也应用了同样的同位素研究。在退变性关节疾病及类风湿性关节炎中,^{24}Na 和 ^{131}I 的清除率高达正常值的3倍。在这些实验中未测定滑膜腔内容积,但临床压迹表明同位素清除率与液体渗出量之间呈正相关。在对少数个体进行的重复研究中,关节内应用类固醇也会导致清除率降低。简言之,这些研究者的发现证明,同位素清除加速表明在滑膜炎活动期滑膜血流增加。

长期以来临床生理学家一直对准确测定滑膜血流保持着浓厚兴趣[4]。但滑膜血供来自许多小血管,而且部分血供是与关节囊、骨干骺端及其他滑膜周围组织共用的。因此,不可能分离出某一部分血供是专为滑膜的进而进行测量,但是可以通过检测标记物小分子从关节间隙内的清除率来间接测定滑膜的血流。在灌注血浆与滑液达到完全平衡的状态下,对这种标记物小分子的清除率应等于滑膜的血流量。使用氚化水作为标记物,我们估计出正常膝关节的滑膜平均血流量为 1mL/min[1]。这个值可能高于真正的膝关节休息位正常值,因为测定时膝关节被会有轻度刺激物(0.9%苯甲醇)的 30mL 生理盐水扩张。对于膝关节炎症性关节炎做同样的实验

表8.1 类风湿性关节炎和骨关节炎的膝关节碘清除率

	例数	容积(mL)	速率常数(min^{-1})	清除率(mL/min)
类风湿性关节炎	11	106±23	0.018±0.007	1.92±0.98
骨关节炎	9	109±105	0.028±0.017	2.40±1.44

时,类风湿性关节炎及其他关节疾病的患者所得出的值差异较大。

对11例类风湿性关节炎患者和9例骨关节炎患者应用一种不同的实验方法重复检测了滑膜的有效血流量[7,8]。实验中,将微量的经过^{123}I和^{131}I标记的人血白蛋白注入到现有的膝关节渗液下,并通过连续的体外计数对其进行跟踪监测。24小时后在抽吸出的滑液标本中,利用标记白蛋白同位素稀释液来评估表现分布容积。利用自由碘清除速率常数(min^{-1})及容积(mL)的乘积可以得出清除率的数值(mL/min)(表8.1)。

自由碘清除率(同前一项研究中氚化水的清除率),可作为滑膜有效血流量的指标。这些数值与氚化水的测定结果具有广泛的可比性。值得注意的是,RA的平均有效血流量低于OA,有效血流量最低的7个值中有6个见于为类风湿患者。在类风湿组中,自由碘清除率明显与滑液的pH值(r=0.74)、乳酸盐(r=-0.77)、滑液/血清的葡萄糖含量比(r=0.81)及温度(r=0.88)相关。血流与这些缺血代谢指数之间的密切相关性提示,滑膜血流灌注不足可能是RA的常见表现。

关节血流量清除率的研究通常势必要在关节休息位下进行。这些研究本身就提供了一个有用的基线值,但在关节运动时血供变量会发生明显变化。因为关节的功能就是运动,因此McCarty曾对休息位滑膜研究与心脏停搏的心脏病研究进行了生动的对比[9]。注入放射标记的微球能对运动时的血流变化进行最可靠的研究,但这种方法不能应用于人。但对正常狗进行轻量跑台运动实验中,到达腕部的滑膜平均血流提高了7倍,到达膝部的血流提高了3倍[10]。这种运动引发的明显血流变化也适于人类膝关节,运动前后碘清除常数的测定结果可证明滑膜血流确有增加[11]。这些观察结果提示正常关节的血运储备相当充足,但尚不明确炎性滑膜是否也能以同样的形式做出响应。

(二)葡萄糖

葡萄糖是软骨细胞所需要的最重要营养成分,在滑液中又容易测出,而且在严重滑膜炎患者的滑液中通常含量较低,因此对其转运途径应给予特殊关注。Ropes、Muller和Bauer第一个在人体关节对这一课题进行了研究[1]。他们发现,滑液中的葡萄糖浓度通常与血浆接近。但在餐后3~4小时之间,关节腔内的浓度常高于灌注血流中的浓度。在对人和牛进行了一系列输注实验后他们发现,单向输送系统可能有利于葡萄糖从血浆向滑液的转移。

我们使用一种不同的实验方法(如上文所述的)证实了葡萄糖的转移的确是不对称的[1]。实验中通过一系列盐水注射液浓度的改变比较了正常膝关节中^{14}C标记复合物的流出与生理性"冷"分子的流入得出了如下实验结果:大多数小分子依靠单纯的扩散动力学在血浆与滑液之间对称性流动。但是在这些研究中发现,葡萄糖进入关节腔的速度要比仅凭其大小所预计的速度快,因此提示其为单向输送。这些研究并未明确葡萄糖的具体输送方式是主动输送(需要能量消耗)还是通过促进扩散完成的,但第二种的机制似乎更有可能。

在关节炎关节中,滑液中的葡萄糖浓度往往低于血浆。虽然脓毒症的这项特征最明显,但在类风湿性疾病中也常出现这一表现(此时其浓度低得难以检测),而且偶尔也可见于痛风、创伤及其他关节疾患[1]。因此单纯葡萄糖浓度低无诊断特异性。但是葡萄糖浓度低会引起我们对滑膜微循环效能的关注。葡萄糖水平低必然表明滑膜内对葡萄糖的需求大于供给,而且提示这种失衡也适用于其他营养物质。例如,Falchuk、Goetzel和Kulka曾发现15例类风湿性滑液中有3例的葡萄糖浓度低,而且所有这3例的氧分压均明显偏低,二氧化碳分压均偏高,乳酸盐均偏高,pH均偏低[1]。消耗增加和输送受损似乎都参与了滑液与血浆之间正常平衡的这一破坏过程,但对其具体机制尚需要进一步研究。

(三)脂溶性溶质

由于脂溶性溶质可通过细胞膜扩散也可在细胞膜之间扩散,所以其输送路径不仅局限于衬细胞之间。其可通过整个滑膜表面扩散进出关节腔。在我们对正常膝关节的研究中,曾用苯甲醇研究了这种现象;苯甲醇是一种脂溶性分子,它比同样大小的亲水分子通过关节腔快[1]。

生理上最重要的脂溶性分子是呼吸的气体:氧气

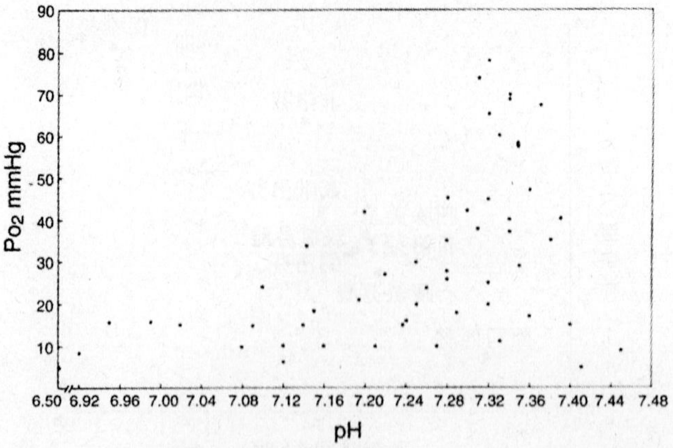

图8.4 各种关节疾病患者的滑液渗出中氧分压(Po_2)与pH值的相关性。局部轻度缺氧时pH值变化很小,但当Po_2低于30mmHg时常出现酸中毒。(Courtesy of Dr. D. J. Mc Lcarty.)

及二氧化碳。对这些重要代谢产物的滑液含量进行的研究发现,许多RA患者(以及少数其他关节疾病患者)的Po_2偏低,而且这一表现与Pco_2增高、pH值降低和乳酸盐增加相关(图8.4)。尽管氧具有高扩散性,但在这些关节中氧的供给满足不了滑膜的需求。低氧导致滑膜细胞及软骨细胞使用代谢上不划算的糖酵解通道,从而增加了葡萄糖的消耗及乳酸的生成。乳酸,连同氧化机制产生的碳酸,导致关节内酸中毒,滑液pH值可低至6.8[1,12]。所有这些改变均表明在炎性滑膜中存在着严重的循环代谢失衡,其微脉管系统既不能提供充足的代谢燃料也不能充分清除代谢产物。

(四)滑膜缺血

对于RA患者的滑膜缺血已进行过深入研究,但在

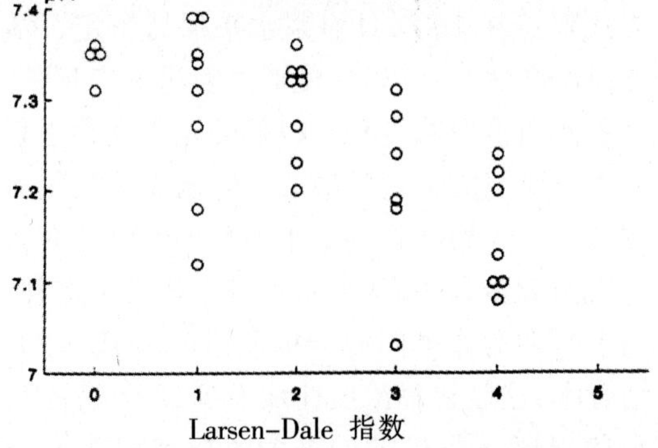

图8.5 类风湿性膝关节中滑液pH值关节破坏放射学证据呈负相关(r=0.62,$p<0.002$)。在Larsen-Dale指数中,正常软骨厚度是0分,软骨全部丢失是5分。(From Geborek P, Saxne T, Pettersson H, et al.Synovial fluid acidosis correlates with radiological joint destruction in rheumatoid arthritis knee joints.*J Rheumataol* 1989;16:468-472, with permission.)

化脓性关节炎中也常发生滑膜缺血,而且其他关节病也偶尔可见滑膜缺血。我们发现,滑膜的有效血流量与滑液的pH值、乳酸盐、葡萄糖及温度都有显著相关性,提示供血不足对此负主要责任。类风湿性关节炎时血流与温度间的线性关系特别值得关注。这提示,慢性类风湿性关节肿胀在寒冷时要比温暖时症状要重。这些关节所表现的渗出量、细胞反应、蛋白水平、代谢指数的明显升高都表明,其并非出现衰竭,而是患有高活动性滑膜炎。

对于类风湿性关节炎最常侵害的小关节,滑膜缺血的临床意义目前尚未得到验证[13]。但是在膝关节,关节损害的放射学证据却与滑膜缺血的代谢学证据高度相关[12](图8.5)。对类风湿性关节中取出的游离体进行分析显示,其中含有等量的I型和III型胶原蛋白,而且其比例与滑膜组织中相等[1]。这些数据表明,滑膜组织会周期性地脱落到许多类风湿性关节,这种最可能的机制表明这是一种微梗死过程。

小血管受累是类风湿性滑膜炎的最早期组织学改变之一。随着疾病的发展,会出现血管阻塞,导致滑膜失去血管的支持。形态分析显示,在一般性类风湿性滑膜中小血管较深在,且数量大约是正常滑膜血管数量的1/3[14]。因此,缺血的生理学证据与微血管损伤的形态学证据是一致的。

关节炎伴有高压灌注时出现的血管受压或填塞,会加重类风湿性滑膜的血流灌注不足。在膝关节记录的静息压可高达80mmHg,这种滑膜高压常见于小关节中有时出现的坚实且有弹性的渗液中[15]。但是当渗液关节发生肌肉主动收缩或完全屈曲压力变化最为明显。据Jayson和Dixon报道,向类风湿性膝关节内注入100mL生理盐水后,单纯被动屈曲时的平均压为802mmHg[1]。最近的一些研究利用多普勒激光测定显示,通过肌肉长时间收缩或维持屈曲使关节内压力增大时滑膜血流会明显减少[16,17]。互补评估显示,同样的方法可使类风湿性滑液中缺血的生物化学证据更加明显[18]。这些发现可能表明,正常的关节屈伸活动可引起血流出现时而增大时而减小的周期性变化,从而导致氧自由基引起的血再灌注损伤[17]。但是与此相抵触的证据却表明,对类风湿性膝关节的有效血供可改善膝关节的活动而且可持续改善[1]。因此借助生理学论证来反对类风湿性关节"应该使用但不要滥用"这一确立已久的假设为时尚早。

(五)药物

治疗任何形式滑膜炎的医生都必须进行抗炎治

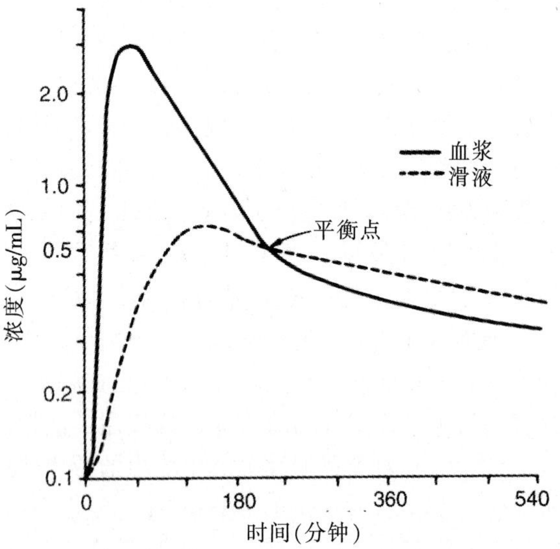

图8.6　在单剂量口服某种治疗药物后,一系列血浆和滑液样本的平均药物浓度。胃肠吸收后血浆浓度迅速升高,药物广泛分布于人体各部位后浓度降低,然后由于代谢和排泄作用而稳定地下降。开始时滑液中药物浓度滞后于血浆中的浓度,但在平衡点之后超过血浆浓度,并以与血浆一致的速率逐渐降低。达到平衡点后,药物随浓度梯度扩散,从滑液返回进入血浆。(Indomethacin data from Emori HW, Champion GD, Bluestone R, Paulus HE. Simultaneous pharmacokinetics of indomethacin in serum and synovial fluid. *Ann Rheum Dis* 1973;32:433-435.)

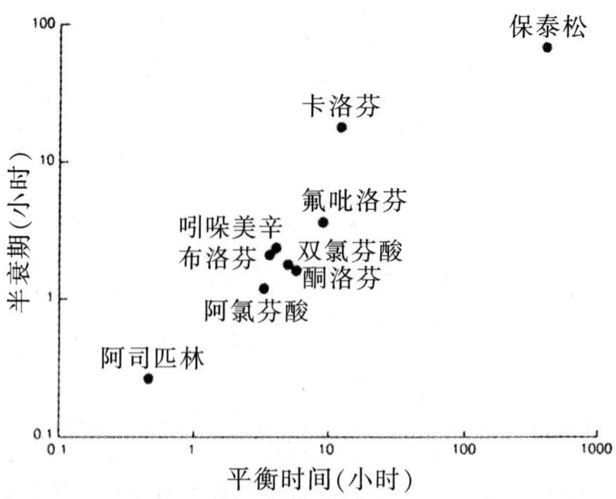

图8.7　非类固醇类抗炎药的生物半衰期与平衡时间的关系。线性关系表明,从血浆中被迅速清除的那些药物达到平衡较早,而生物半衰期长的药物达到平衡较晚。采用常规剂量程序时,常发现短效药物的滑液浓度高于血浆中同期浓度。(Wallis WJ, Simkin PA. Antirheumatic drug levels in human synovial fluid and synovial tissue: observations on extravascular pharmacokinetics. *Clin Pharmacokinet* 1983;8:496-522, with permission.)

疗。其主要手段是用药物来消除病因或改善炎症的进程,但这些药物手段如何能更好地到达靶区呢?这个问题主要是通过检测滑液中的药物浓度并与血浆中同期药物浓度作对比[19]来提出的。虽然任何药物在滑液本身都没有特定的作用部位,但这类研究都适当假设;这种间质液中的药物浓度能正确反映出药物对任何滑膜细胞种群的作用程度。

对于任何口服药物,血浆浓度反映出药物吸收、分布和消除这一连续但有所重叠的过程。药物峰值浓度通常在一两小时内达到,随后血浆浓度便逐渐降低。药物浓度的降低速率可细分为快速的初始期和慢速的终止期。在快速期内,代谢和(或)排泄作用开始将药物从血液中排出去,同时将其扩散到各个组织间隙中。这个消除过程会在终止期内持续进行,但表现消除较慢,因为此时已与组织间质液完全达到平衡,因此现在药物便开始从这些组织间隙内返回到血浆中。

关节内药物浓度与其他组织间隔相近的。散布的浓度水平通常滞后于血浆中正在升高的浓度水平,达到峰值较晚且较低,然后便自行开始下降。到达某一点时,两种浓度曲线的下降斜率通常会相交,随后滑液的药物浓度便高于血浆中的药物浓度(图 8.6)。达到这个交叉点或平衡点所需的时间即为药物的半衰期。短效药物(如阿司匹林),达到平衡点的时间最早,而长效药物(如保泰松)所需时间最长,药效中等的药物介于二者之间(图 8.7)。

这些实验都是在病理性膝关节渗出中进行的,通常为类风湿性关节炎患者。这些关节中血流分布量大而血浆流速慢(例如 100mL 和 2mL/min),即可解释滑液浓度滞后于血浆动力学升降期的原因。在典型的循环周期中,完全达到平衡需 50 分钟,此时药物浸出的某种方式保持在 100%且血浆水平保持恒定,活体内的实际浸出必然很低,以便使此过程进一步延长。在对滑液容积及白蛋白浓度相对较低的正常动物进行关节药物动力学研究时,其滑液曲线紧随血浆曲线而且彼此不相交[20]。当用药物制剂来治疗人类不伴有大量病理性渗出的大多数病症时,就很有可能发生这种情况。

几乎所有的非类固醇类抗炎药(NSAID)均有较高蛋白结合率,这是解释浓度曲线的第二个关注点。虽然跨过滑膜屏障进行扩散的多为游离态而非结合态药物,但所测定的是整体药物浓度。因为血浆中蛋白质浓度较高,所以当血浆中总浓度大于滑液中浓度时,游离态浓度将达到平衡。这就是达到表现平衡点之前滑液内浓度开始降低的原因。考虑到与血浆蛋白结合的性质,分清亲和力与亲合力是非常重要的。亲和力通过平衡透析进行常规测定，常大于99%，并如上文所述对药物分布起重要作用。相反，亲合力从不进行测定，但它对关节动力学至关重要。由于每种非类固醇类抗炎药(NSAID)的大部分都能通过各自的途径经滑膜血管进入关节内，所以其结合的亲合力必然较低。

为进一步测定滑膜中药物的输送机制，曾用一种简单的间隙模型对8种不同NSAID的10次单剂量研究结果进行了分析[21]。由于所有数据均来自类风湿性膝关节，所以认为其滑膜血流量和关节内分布量与在西雅图对类风湿性膝关节的测定结果是相同的。基本上可把注入膝关节的药量(浓度乘以容积)视为一种连续的"强制函数"，从而能计算出与滑液中药量变化十分吻合的药物进出速率。全部10组数据均与此模型十分符合。平均浸出值为23%，表明大多数与蛋白质结合的药物在经过滑膜组织时均与白蛋白分离开并离开脉管系统。只有很少量药物能以与白蛋白结合的形式进入滑膜组织，而且每种药物清除率在这两个方向上是对称的。上述实验结果有力地证明，这些药物是通过被动双向扩散过程进出关节的，而且NSAID与蛋白的结合对动力学的影响较利用报道的高结合常数所预计的要小。

在同期血浆浓度和滑液浓度曲线的研究中，抗生素是第二大类研究药物。与NSAID的实验数据相同，滑膜内抗生素浓度稍滞后于血浆浓度，在药物分布后期达到峰值，在药物排除阶段浓度较高。在滑液系列抽出物内通常可达到有效的抗生素浓度。在血管堵塞影响药物输送时有可能会限制抗生素进入不能引流的紧密渗出液内。这种情况类似于其他脓肿，容易发生在较小的关节或者高压渗出液常被漏检的不易接近的关节。因此，除非定期进行抽吸或手术引流，否则想当然地认为任何脓毒性关节内都能保持足够的抗生素水平是不明智的。

(六)蛋白质

所有的血浆蛋白都能穿过内皮组织，经滑膜间隙进入滑液。然而这种输运过程对蛋白分子大小具有高度选择性：较小的蛋白质(如白蛋白)，进入相对容易，而较大分子（如纤维蛋白原、巨球蛋白及一些补体成分)会受到限制。与这种进入机制相反，所有蛋白质的清除是通过淋巴的对流引流来完成的。这一过程对几乎所有血浆蛋白的大小没有限制。而就目前所知，一些大分子，如透明质烷和软骨蛋白聚糖，在进入淋巴终末回流时会受到部分限制[22]。

相对于血浆而言小分子蛋白浓度较大分子蛋白浓度高得多，因而滑液能反映进出的平衡[23]。正常膝和髋关节中滑液/血清(SF/S)平均比例如图8.8中所示。膝髋关节都表现出对最大的标记蛋白（α_2巨球蛋白)的排斥而允许最小被测蛋白(血清类黏蛋白)进入。转运蛋白及血浆铜蓝蛋白的进入介于中间地位。正常情况下髋(和肩)关节滑液中的蛋白质含量明显高于膝关节

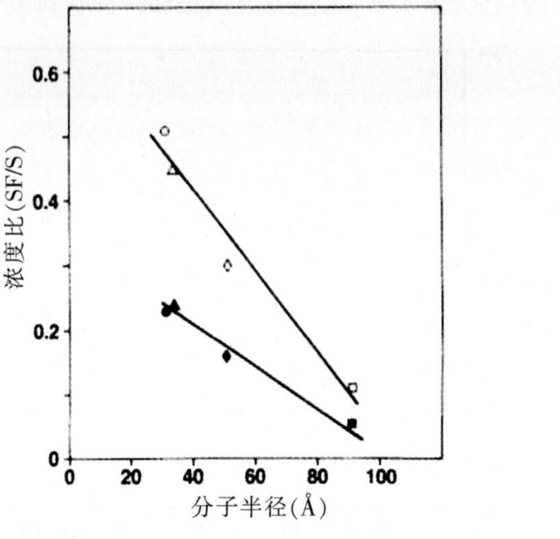

图8.8　临床正常人类髋关节(空心标志)和膝关节(实心标志)中选定血浆蛋白的滑液/血清比(SF/S)与分子半径的关系。膝髋关节的浓度比都与分子大小呈负相关，且髋关节的值均大于膝关节。被测蛋白是血清类黏蛋白(圆圈)、转铁蛋白(三角形)、血浆铜蓝蛋白(菱形)及α_2巨球蛋白(方形)(From Weinberger A, Simkin PA, Plasma peoteins in synovial fluids of normal human joints. *Semin Arthritis Rheum* 1989；19：66-76, with permission.)

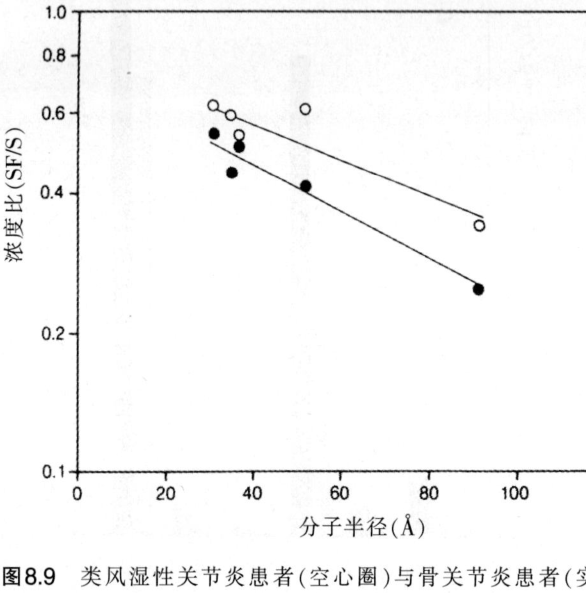

图8.9　类风湿性关节炎患者(空心圈)与骨关节炎患者(实心圈)中五种血浆蛋白(转铁蛋白、血清类黏蛋白、白蛋白、血浆铜蓝蛋白及α_2巨球蛋白)的平均滑液/血清比(SF/S)与分子半径的关系。浓度比的差异程度无统计学意义。(From Wallis WJ. Simkin PA, Nelp WB. Protein traffic in human synovial effusions. *Arthritis Rheum* 1987；30：57-63, with permission.)

表8.2　氚化水(THO)及总蛋白的平均滑膜渗透率

	数量	THO(mL/min)	蛋白(mL/min)
正常	17	1.11±0.05	0.008±0.001
类风湿	13	0.90±0.07	0.021±0.002
其他疾病	18	1.11±0.05	0.024±0.003

及其他较大的外周关节，但进出输送的定性平衡明显类似。

当膝关节发炎时,总蛋白浓度将从正常的1.3g/dL增加至接近血浆浓度的水平。炎症时的主要病理变化是正常情况下很弱的血浆对流性渗出会增加。内皮渗透性增强会使所有的蛋白质更易进入，但最明显的变化发生在分子较大的蛋白。此时滑液会凝结成块且补体活性增强(除了存在关节内消耗)。西雅图11例类风湿性关节炎和9例骨关节炎患者中选定标记蛋白的平均滑液/血清比例如图8.9所示。在这个病例系列中，与其他4组十分相近的数据一样，类风湿性关节炎患者的实验数据并不明显高于骨关节炎患者。但如下文所述,浓度值类似并不能表明输送运动力学机制类似。在所有实验系列中SF/S比例对大小的依赖性均十分明显,因此表明,除了非选择性的大孔血浆外渗以外，大量通过小孔的向内输送是连续选择性的。

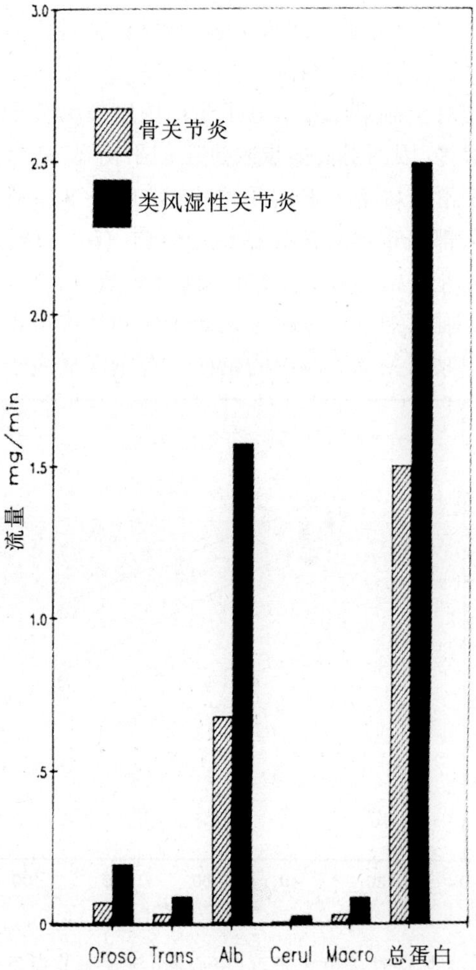

图8.10　骨关节炎与类风湿性关节炎患者膝关节渗出液的血清类黏蛋白(Oroso)、转铁蛋白(Trans)、白蛋白(Alb)、血浆铜蓝蛋白(Cerul)、α_2巨球蛋白(Macro)及总蛋白的流量(mg/min)比较。在这两种疾病中白蛋白都是经过关节腔的主要蛋白。

内皮对蛋白质的渗透性增加并不一定伴有滑膜对小分子溶质的渗透性增加。炎症的这种重要的效应差异,与滑膜渗透性的双屏障模型是完全一致的。如前所述，小分子溶质在血浆与滑液间的总体交换率取决于滑膜血流量以及通过间质组织的扩散。我们的短期平衡研究清楚显示出路径的这种双重性。例如氚化水在滑液与血浆间的交换并不会因滑膜炎而增强，而类风湿性关节炎患者及其他各种形式关节炎患者的蛋白质入量均大约是正常值的3倍(表8.2)。因此,滑膜炎症的血管渗透性增加可导致蛋白质浓度的明显增加,但并不会增强微血管的正常输送养分以及清除代谢废物的功能。事实上,大多数类风湿性局部缺血关节的蛋白

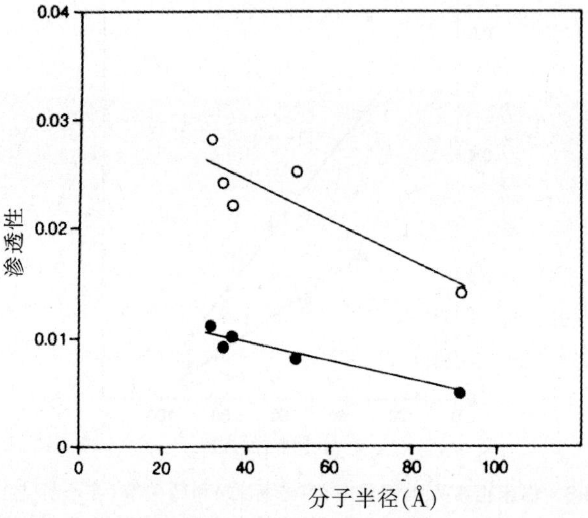

图8.11　关节炎患者膝关节渗出液的蛋白渗透性。在类风湿性关节炎(空心圈)中5种参考蛋白每一种的微血者渗出都是骨关节炎(实心圈)的2倍。(From Wallis WJ, Simkin PA, Nelp WB. Protein traffic in human synovial effusions. *Arthritis Rheum* 1987; 30:57-63, with permission.)

进入速率都很高。

在任何稳定的渗出中，每种蛋白的关节流量(mg/min)都可以用其滑液中浓度(mg/mL)与淋巴引流的有效速率(mL/min)的乘积来测定。使用 ^{131}I 标记的人血清白蛋白来测定淋巴引流，可计算出膝关节渗液患者的总蛋白以及各标记蛋白的渗出率[24](图 8.10)。可以预计,白蛋白占总蛋白的流量的绝大部分,而其他微量成分,如血浆铜蓝蛋白,所占比例很小。对每一种蛋白来说,尽管滑液浓度相近,但类风湿性关节炎的流量远大于骨关节炎的流量。这种差异很好解释。类风湿性膝关节的平均清除率(±SD)(0.071±0.028mL/min)远大于骨关节炎膝关节的平均清除率(0.039±0.030mL/min)。这种淋巴引流高达 2 倍的差异，在对滑液蛋白进行任何疾病间比较时都必须加以考虑[25]。由于浓度可以反映进出的平衡，所以进入类风湿性膝关节中的任何蛋白的总量必须加倍才能维持与骨关节炎中相同的蛋白浓度。

Myers 及其同事[26]用这种方法对正常狗关节内注射磷酸钙化合物晶体引起的不同程度滑膜炎进行了研究。他们发现即使轻度滑膜炎也会出现淋巴流出物的明显增高。他们在报告中强调,这种清除率加快将对基质分子的滑液浓度产生深远的影响，这些基质分子目前已作为关节炎中软骨损伤的标志物进行了广泛研究。要把这种分子用作组织损伤的可靠标志物,必须测定其动力学[25]及浓度。

流出率是评价血浆蛋白在滑膜渗出液中输送状况的最有效方法。但是流出率随血浆蛋白浓度及滑液血流量而改变,因此这种方法不能直接测量微血管的渗透率。为能直接检测渗透率，我们在通过关节微血管系统的单一通道中，对从血浆流入滑液的各种蛋白分级提取物进行了评估。为做到这一点,我们将蛋白的关节流出率除以该蛋白经血管输送到滑膜血管的量（用血浆浓度与有效血流量的乘积进行计算,mg/min)。这个比率反映了标记蛋白离开血浆通过滑膜微血管系统每个通道跨过滑膜进入滑液的那部分数量。我们将这个值称之为滑膜渗透性,并在图 8.11 上按渗透性数值重新计算和绘制出 SF/S 数据。渗透率的这种疾病相关性差异十分明显，但显然不能通过单纯检测 SF/S 比率来得出。

三、滑膜腔内的压力

无论上臂有无支撑,肱骨头均贴合于关节盂窝内。髋关节在行走摆动相不会出现半脱位。在工作和休息中,关节软骨的相对面均保持紧密贴近。关节表面的这种一致对合是维持关节正常功能至关重要的稳定因素。现有数据表明,大气压和软骨间的滑液膜是维持这种对合的重要因素。

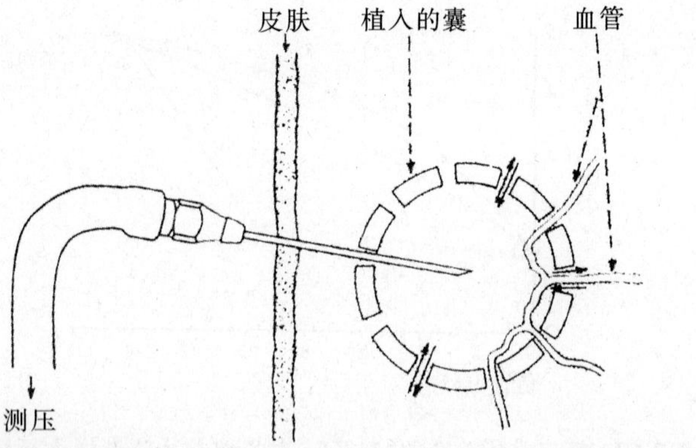

图8.12 用于组织液生理学研究的皮下穿孔囊。植入的囊被包埋在肉芽组织中。这种组织的胶体渗透压比组织液平均高出7mmHg,从而在囊内形成负压。滑膜与滑液的胶体渗透压之间类似的压力差可来解释正常关节休息位时所形成的负压。(From Guyton AC. A concept of negative interstitial pressure based on pressures in implanted perforated capsules. *Circ Res* 1963;12:399–414.)

(一)正常关节内压力

正常关节中运动表面之间仅隔一层滑液膜。与通常用简图描绘的膨胀结构不同，关节腔基本上是一个仅含有少量游离液的潜在腔隙，以致针刺抽吸通常抽不出液体。与此类似,正常的黏液囊和肌腱鞘也仅靠一层微观可见的液膜起润滑作用。因此这些间隙如同一只瘪气球,内表面又湿又滑,瘪塌状态显然是靠低于大气压的腔内压力维持的。Müller 提出了这一概念,他发现 3 个无渗出的人使膝关节的关节内压力分别为–8、–8、–12cmH_2O，另外 4 个有少量渗出的膝关节的压力值为–6~–4cmH_2O[1]。Müller 还发现狗在麻醉下及截肢后的关节内压为负值(低于大气压)。这一结果在多种哺乳动物的正常膝关节内反复得到了验证，表明静息时的关节内负压既不是骨骼肌收缩产生的也不是淋巴管主动泵送产生的[1]。这种幅度的压力差充分说明滑膜与软骨、腱鞘与肌腱、囊衬与囊之间是紧密对合的，但是这些结构在没有特殊泵送系统和连续能量消耗的情况下如此能维持这一压力差呢？

维持关节内负压的确切机制尚有争议，但是通过一项用硬物进行皮下囊穿孔的动物实验可以得出一个合理的解释。这些囊内的压力始终比大气压低7mmHg。在这个实验模型中,关节囊内流体静力负压是由一个大小相等方向相反的胶体渗透压来维持的

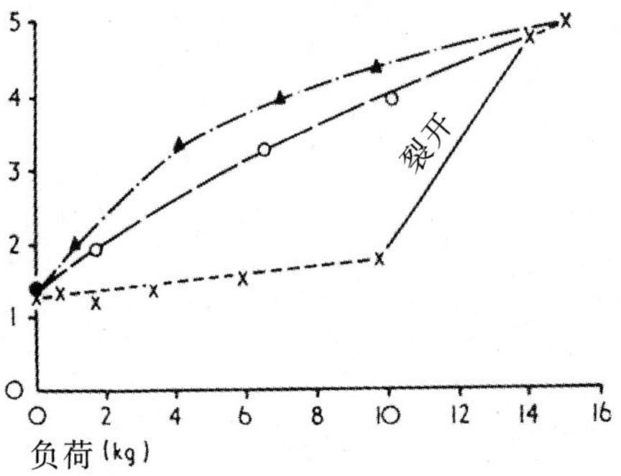

图8.13 第三掌指关节的“裂开”。尽管将拉力逐渐增大至10kg(带×的下方曲线)，但在关节裂开并且关节腔内形成气泡出现之前只能看到关节面有轻微分离。这种情况出现后，克服了滑液的粘连性，负荷便转移到关节的侧副韧带上。只要气泡仍然存在，关节的加载(空心圈)与卸载区(黑三角)均沿上方曲线变化。

(图8.12)。这种压力平衡有赖于周围组织的凝胶状组织间隙内结合有葡糖胺聚糖。关节囊周围这种凝胶形成的高渗透压会以足够的力“吸水”，从而在关节囊内形成负压。透明质酸酶或胶原酶通过关节囊的渗入会破坏组织间包埋的凝胶，从而使关节囊内外的压力相等[1]。因此这一实验模型提示，高胶体渗透压的有机基质如同一块海绵，在一个封闭的组织间隙内维持着流体静力负压。为使这个系统更有效，必须定期拧出这块滑膜“海绵”内的液体，而由此可能想到关节的正常运动即可产生周期性压力来完成这项功能进而维持这种系统的功能。

(二)关节稳定性的作用

正常压力差在稳定关节中起着重要的作用。连同韧带和肌腱的协同作用，这种“抽吸”能使关节表面达到最佳的对合效果，而且在关节在其活动范围内运动时可协助引导相对表面的移动。Jayson及Dixon通过对正常人体膝关节的研究明确了这些力的幅度范围。在股四头肌单纯等长收缩时，平均关节内压力降低至-107mmHg[1]。在更强的分离力作用下，这种引导机制会失效，而且压力会降低使溶解在组织内的气体从溶液中散出，同时关节表面会突然分离，并发出可听到的关节弹响。X线检查可发现关节分离及气泡[1]。这种空泡形成或真空现象虽受到普遍的关注，但其没有临床意义。

以指间关节为例，从关节稳定性的角度看，这些观察结果具有极大的指导意义。在正常情况下，伸直的中指可在约30°的外侧弓范围内自如活动，表明其掌指关节的侧副韧带松弛。Unsworth及其助手对放松的第三指逐渐施以牵拉力发现，要使中位指节分离需施10kg大的力[1](图8.13)。只有在这一牵引力下才能使其明显分离并使侧副韧带承受作用于关节两端的大部分作用力。在此作用力下，一个重要的稳定因素才能被解除。掌指关节的表面对大气压来说实在是太小了，仅凭此难以解释为什么能施加10kg的对合力。附加施力的可信解释是滑液具有一种类似于润滑剂的粘连功能。对正常关节的这种有效润滑主要源自边界层及流体力学机制[27]。界面层是一层覆盖于每个软骨表面的润滑剂，这是一种具有糖蛋白润滑作用的粘连剂[1]。这种界面层可通过降低或消除负重区的直接接触（即关节软骨与其对应面的摩擦）来降低摩擦力。粘连层还会使对合面之间彼此结合。在其他界面层润滑的实例也曾发现有这种粘连结合[1]。在这里，溶剂(水)的内聚力，可能会被黏性溶质(透明质烷)增强起着高效“胶水”的作用。这种水键的功能优势在于其抗拉强度高而抗应力强度极低。因此，这样一种系统能使关节对合面相互自由滑动而同时又限制了其相互分离。

在掌指关节分开时，分离力会使粘连结合破裂[28]。在这里(其他关节也一样)，关节内气体产生的水泡可用作关节软骨和关节内其他软组织的X线成像的对比剂。只要将掌指关节的接触面积与肩、肘及膝关节的接触面积进行一下简单的比较即可发现，使这些分离所需的力要比10kg大许多倍。因此单靠大气压，辅之以

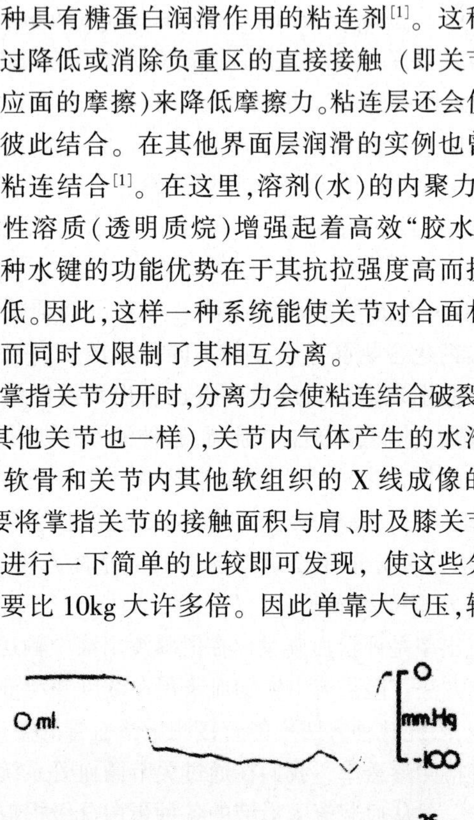

图8.14 正常膝关节注射0、10、20mL盐水后股四头肌的等长收缩。未注射时，关节内压为负压，注射10mL盐水后负压消失，注射20mL盐水后压力变为正压。(From Jayson MIV, Dixon AStj. Intraarticular perssure and rheumatoid geodes (bone“cysts”). *Ann Rheum Dis* 1970;29:496-502, with permission.)

滑液的粘连性，即可使大关节获得稳定及对合。多轴向性肩关节和髂关节尤其如此，而韧带在维持关节稳定性方面作用十分有限。

（三）渗出液的影响

在有渗出液的情况下，关节内的静压力将变为正压。正压的大小一般为10~20mmHg，有时会更高，其力学影响较深远[10]。渗出液消除了正常的负压液膜，代之以一种使韧带及关节囊上应力增加的扩张力（图8.14）。在完全伸展和屈曲时渗出液的压力最大，而在屈曲30°时压力最小。极端运动时的高压会引起不适，因此会使关节的有效活动范围受限。高压还会引起关节囊渐进性肿胀、关节囊疝以及类似于腘窝Baker囊肿样关节破裂。如上文所述，高压也会造成滑膜微血管的填塞，从而导致慢性类风湿性滑膜炎发生缺血[29]。综上所述，这种高压渗出液仍然是一项重要的研究课题，也是治疗干预的一项重要原因。

（四）关节变异

本文所述的每一种关节炎都是通过最容易受伤的关节以及通常不会受伤的关节来描述其特征的。通常人们对这些关节炎类型并不了解，但可以通过对关节本身的检查来找出影响其易感性的结构特征[30]。在查找关节间的生理差异时，总会发现某些差异。髋关节与膝关节在正常滑液蛋白浓度上的差异（见图8.8），必然反映出这两种关节在脉管生理学方面存在着明显的、尚未查明的差异。狗的腕及膝关节在影响微血管液体平衡的Starling力方面、血管的渗透性方面以及血流对运动的反应方面都有明显差异[9,31,32]。人体的外周小关节与膝关节相比，其内的压力值更接近于大气压[33]。如果将关节间的这些生理结构差异与每种疾病的病理改变相联系来解释受累关节和未受累关节的类型，其研究前景是非常广阔的。

四、滑液生理学中的研究课题

精确的诊断与适当的治疗是风湿病学临床研究的核心课题。大多数风湿性疾病的诊断标准多种多样，主要依赖于由非特异性实验室检查结果支持的临床检查。正如图8.5中对类风湿性关节炎所描述的，在任何诊断分类中，其病生理学表现均有很大差异。但迄今为止，对这种差异的内在含意还少有研究。哪些关节中的滑膜炎对关节内注射皮质类固醇最敏感？能不能通过流体静压、乳酸盐浓度、pH值、氧分压或这些生理参数的某种结合来精确预测关节破坏？这些数据能否为治疗决策提供有效的指导？抗生素和其他药物如何能更好地渗入渗出液内？是滑膜还是关节软骨的内环境使关节容易受到某些微生物的感染？滑膜微血管系统的某些特有特征是否会造成血液循环中的免疫复合物偏好沉积在关节内？各关节间的生理结构差异能否解释风湿性疾病的特征性类型，例如骨关节炎偏好累及远端指间关节，而类风湿性关节炎则很少累及？软骨下骨是否在某种程度上参与了关节活动时的关节内负压形成？果真如此的话，骨内压力的波动是否会对减压病以及其他病因无菌性坏死的病变形成起促进作用？以上所述及其他许多问题尚待深入研究，只有对关节生理学问题进行前所未有的研究才能给出正确的答案。

（黄海晶 李世民 译 叶伟胜 李世民 校）

参考文献

1. Simkin PA. Synovial physiology. In: McCarty DJ, Koopman WJ, eds. *Arthritis and allied conditions*, 12th ed. Philadelphia: Lea & Febiger, 1993:199–212.
2. Klarlund M, Østergaard M, Lorenzen I. Finger joint synovitis in rheumatoid arthritis: quantitative assessment by magnetic resonance imaging. *Rheumatology* 1999;38:66–72.
3. Simkin PA. Synovial perfusion and synovial fluid solutes. *Ann Rheum Dis* 1995;54:424–428.
4. Simkin PA, Bassett JE, Koh EM. Synovial perfusion in the human knee: a methodologic analysis. *Semin Arthritis Rheum* 1995;25:56–66.
5. Coleman P, Kavanagh E, Mason RM, et al. The proteoglycans and glycosaminoglycan chains of rabbit synovium. *Histochem J* 1998;30:519–524.
6. Coleman PJ, Scott D, Mason RM, et al. Characterization of the effect of high molecular weight hyaluronan on trans-synovial flow in rabbit knees. *J Physiol* 1999;514:265–282.
7. Wallis WJ, Simkin PA, Nelp WB, et al. Intraarticular volume and clearance in human synovial effusions. *Arthritis Rheum* 1985;28:441–449.
8. Wallis WJ, Simkin PA, Nelp WB. Low synovial clearance of iodide provides evidence of hypoperfusion in chronic rheumatoid synovitis. *Arthritis Rheum* 1985;28:1096–1104.
9. McCarty DJ Jr. Selected aspects of synovial membrane physiology. *Arthritis Rheum* 1974;17:289–296.
10. Simkin PA, Huang A, Benedict RS. Effects of exercise on blood flow to canine articular tissues. *J Orthop Res* 1990;8:297–303.
11. James MJ, Cleland LG, Gaffney D, et al. Effect of exercise on ^{99m}Tc-DTPA clearance from knees with effusions. *J Rheumatol* 1994;21:501–504.
12. Geborek P, Saxne T, Pettersson H, et al. Synovial fluid acidosis correlates with radiological joint destruction in rheumatoid arthritis knee joints. *J Rheumatol* 1989;16:468–472.
13. Bodamyali T, Stevens CR, Billingham MEJ, et al. Influence of hypoxia in inflammatory synovitis. *Ann Rheum Dis* 1998;57:703–710.
14. Levick JR. Hypoxia and acidosis in chronic inflammatory arthritis: relation to vascular supply and dynamic effusion pressure. *J Rheumatol* 1990;17:576–580.
15. Simkin PA. Feeling the pressure. *Ann Rheum Dis* 1995;54:611–612.
16. Geborek P, Forslind K, Wollheim FA. Direct assessment of synovial blood flow and its relation to induced hydrostatic pressure changes. *Ann Rheum Dis* 1989;48:281–286.
17. Stevens CR, Williams RB, Farrell AJ, et al. Hypoxia and inflammatory synovitis: observations and speculation. *Ann Rheum Dis* 1991;50:124–132.

18. James MR, Cleland LG, Rofe AM, et al. Intraarticular pressure and the relationship between synovial perfusion and metabolic demand. *J Rheumatol* 1990;17:521–527.
19. Day RO, McLachlan AJ, Graham GC, et al. Pharmacokinetics of non-steroidal anti-inflammatory drugs in synovial fluid. *Clin Pharmacokinet* 1999;36:191–210.
20. Bengtsson B, Franklin A, Luthman J, et al. Concentrations of sulphadimidine, oxytetracycline and penicillin G in serum, synovial fluid and tissue cage fluid after parenteral administration to calves. *J Vet Pharmacol Ther* 1989;12:37–45.
21. Simkin PA, Wu MP, Foster DM. Articular pharmacokinetics of protein-bound antirheumatic agents. *Clin Pharmacokinet* 1993;25:342–350.
22. Levick JR. A method for estimating macromolecular reflection by human synovium, using measurements of intra-articular half lives. *Ann Rheum Dis* 1998;57:339–344.
23. Weinberger A, Simkin PA. Plasma proteins in synovial fluids of normal human joints. *Semin Arthritis Rheum* 1989;19:66–76.
24. Wallis WJ, Simkin PA, Nelp WB. Protein traffic in human synovial effusions. *Arthritis Rheum* 1987;30:57–63.
25. Simkin PA, Bassett JE. Cartilage matrix molecules in serum and synovial fluid. *Curr Opin Rheumatol* 1995;7:346–351.
26. Myers SL, Brandt KD, Eilam O. Even low-grade synovitis significantly accelerates the clearance of protein from the canine knee—implications for measurement of synovial fluid "markers" of osteoarthritis. *Arthritis Rheum* 1995;38:1085–1091.
27. Simkin PA. Friction and lubrication in synovial joints. *J Rheumatol* 2000;27:567–568.
28. Chen YL, Israelachvili J. New mechanism of cavitation damage. *Science* 1991;252:1157–1160.
29. Funk RHW, Tischendorf R, Bratengeier H. Microendoscopy of the synovial vasculature in the rabbit knee joint. *Microvasc Res* 1995;50:45–55.
30. Simkin PA. Why this joint and why not that joint? *Scand J Rheumatol* 1995;24(suppl):13–16.
31. Simkin PA, Benedict RS. Hydrostatic and oncotic determinants of microvascular fluid balance in normal canine joints. *Arthritis Rheum* 1990;33:80–86.
32. Simkin PA, Benedict RS. Iodide and albumin kinetics in normal canine wrists and knees. *Arthritis Rheum* 1990;33:73–79.
33. Gaffney K, Williams RB, Jolliffe VA, et al. Intraarticular pressure changes in rheumatoid and normal peripheral joints. *Ann Rheum Dis* 1995;54:670–673.

第9章

胶原结构与功能

Richard Mayne, Leena Ala-Kokko

在结缔组织的电子显微照片下很容易辨认出各种胶原纤维,而且几束胶原纤维常会横向联合形成高度不可溶纤维,从而使角膜、皮肤或肌腱具有所需的抗拉强度[1,2]。然而现已确认,胶原的三螺旋结构是许多种不同蛋白质所共有的特征结构,而其中的一些蛋白质显然不是胶原,如乙酰胆碱酯酶或C1q[1]。通过最近完成的人类基因组序列,目前可以确认所有含胶原序列的蛋白质,而不需要借助任何有关其功能的信息。传统上用罗马字母来命名每一种新的胶原,目前已有27种不同的胶原被人类基因命名组织确认(www.gene.ucl.ac.uk/nomenelature/)。有关这些胶原的结构和表达的更详细资料可查阅 Online Mendelian Inheritance in Man (www.ncbi.nlm.nih.gov/omim 或 GeneCards(ge ne cards.weicmann.ac.il/geneloc/)数据库 。此外许多与胶原相关的结构域单元也出现在细菌和病毒的蛋白中[3],因此现在可以描述出构成胶原三螺旋结构的特定氨基酸序别的进化起源[4,5]。很多种胶原在细胞外基质中都有明确的构建作用,但对于那些新发现的被称之为胶原的蛋白来说,尚需要对其进行令人信服的验证。事实上,有几个胶原(XIII型,XVII型,XXIII型和XXV型)属跨膜蛋白,因此其功能可能为非构选性[6]。各个胶原分子在结缔组织中可通过多种方式相互作用,从而形成纤维(I,II,III,V/XI型)、微纤维(VI型)、网状结构(IV,VIII,X型)以及无交错的侧方联结纤维(VII型)[1,2]。还有一些胶原(Ⅸ,Ⅻ,ⅩⅣ型)只能与胶原纤维表面相互作用因而无法自行联合。这些胶原可能还包括XVI、XIX、XX、XXI,XXII型胶原,称之为三螺旋结构中断的纤维连接胶原 [7]。与初级结构有关的两种胶原(XV,XVIII型),含有几个被短的非胶原序列断开的短胶原结构域[8]。对XVIII型胶原的羧基端非胶原结构域已进行了广泛的研究,因为它具有血管生成抑制剂的作用,故称为内抑素[8,9]。XV型和XVIII型胶原大多位于膜的基底层[10-14]。

本章只讨论那些在关节软骨、骨和关节的细胞外基质中具有明确构建功能的胶原。

一、三螺旋结构

胶原三螺旋结构的一个重要特点是,在溶解状态下能自装配成一个三螺旋结构,其中的每个第三氨基酸都是氨基乙酸(甘氨酸)[15](图9.1和图9.2)。这使其能合成和装配成具有胶原结合大分子结合位点的三螺旋结构,也使人们能对其每一种相互作用的性质进行极其仔细的研究。例如,$\alpha_2\beta_1$ 和 $\alpha_1\beta_1$ 干扰素的结合位点最终都限定在位于I型胶原三螺旋结构内的GFOGER短序列上[16]。在后续研究中,完成了包含有GFOGER序列的三螺旋肽与 α_2 干扰素的重组体vWA结构域(I结构域)的共结晶,并用X线结晶体照相术详细描述了相互作用的分子性质[17]。此外还完成了人工合成三螺旋胶原肽的结晶,将其结构定为1.4Å分离度[18,19],这些方法具有多种明显的优势,因为它可以使胶原三螺旋结构产生多种特异性的已知突变,并能直接研究这些突变对螺旋稳定性及结构的影响[20,21]。通过类似方法还利用基质金属蛋白酶的建立了三螺旋结构细胞基质的分裂模型[22]。通过将Y位的脯氨酸转变为羟脯氨酸可使三螺旋结构明显得到稳定(图9.1),但达

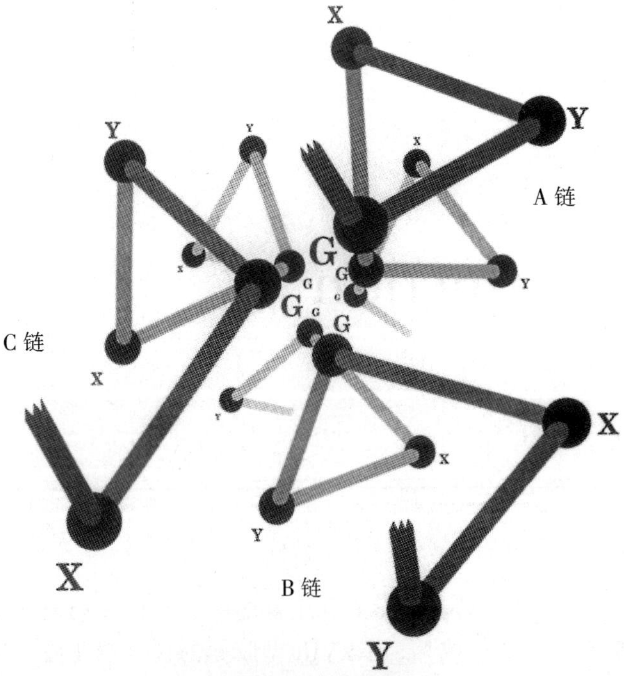

图9.1　3条胶原链形成三螺旋结构的模型。可见甘氨酸(G)在螺旋的中心,位于每个第三氨基酸处。X和Y氨基酸均位于螺旋的表面,因此其支链(未示出)从其分子向外发出。每条链部自身形成左向螺旋,而三条链共同形成右向超螺旋。(Reproduced by permission from Van der Rest M,Garrone R. Collagens as multidomain proteins. *Biochimie* 1990;72:473–484,with permission.)

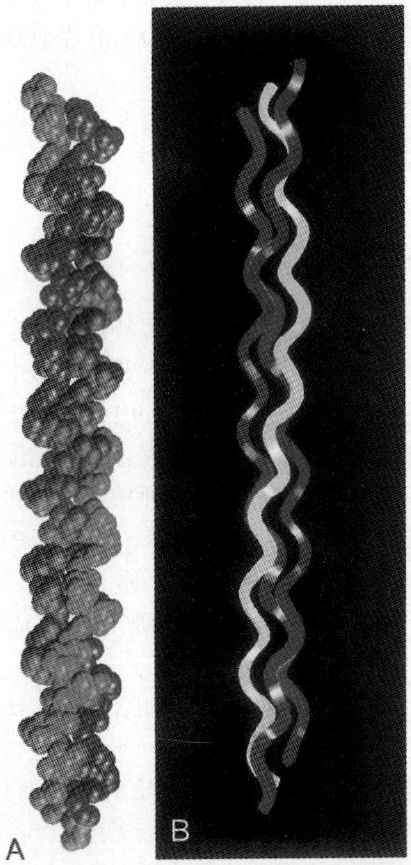

图9.2　(A)胶原三螺旋的空间立体模型。3条链相互平行,其残基相互交错。(B)天然胶原的条状图显示出每条胶原链的肽支柱。(Reproduced by permission from Bella J,Eaton M,Brodsky B,et al. Crystal structure of a collagen like peptide at 1.9Å resolution. Science 1994;266:75–81,with permission.)(见彩图)

到稳定的具体机制尚不清楚[18,23]。

二、纤维形成胶原或间质胶原

在27种不同的胶原中,只有5种(I,II,III,V,XI型)能通过交错的横向连接形成电子显微镜下可见的胶原纤维[1,24](图9.3)。而且认为V型和XI型胶原同属于具有不同链结构的V/XI型胶原族[25,26]。最近对XXIV和XXVII型胶原进行了克隆,二者似乎与间质胶原有关,尤其是低等生物体[27–29]。

表9.1概述了纤维形成胶原或间质胶原的不同胶原链,以及其分子构成、染色体定位和组织分布。I型胶原在大多数结缔组织中是主要类型,在骨、牙质、角膜和肌腱中占胶原总量的80%~90%。III型胶原在上述组织中罕见,但在含有细胶原纤维的组织(如肾脏、肝脏和淋巴结)中多见。I型和III型胶原在很多组织中构成联合纤维,有人认为III型胶原在限制纤维直径方面起主要作用[1]。III型胶原也可能形成独立的一群细胶原纤维,在经典组织学上含有III型胶原的纤维属于网状纤维。

II型胶原形成胚胎软骨组织和眼玻璃体中的细纤维[26]。体外纤维形成分析表明,II、IX、XI型胶原都是形成细纤维所必需的[30,31]。但在成年动物的关节软骨中,胶原纤维要粗得多,而且几乎全部由II型胶原构成[32]。进一步的研究表明,这些差异源自胶原分子的羟基赖氨酸含量和糖基化水平的不同[33]。

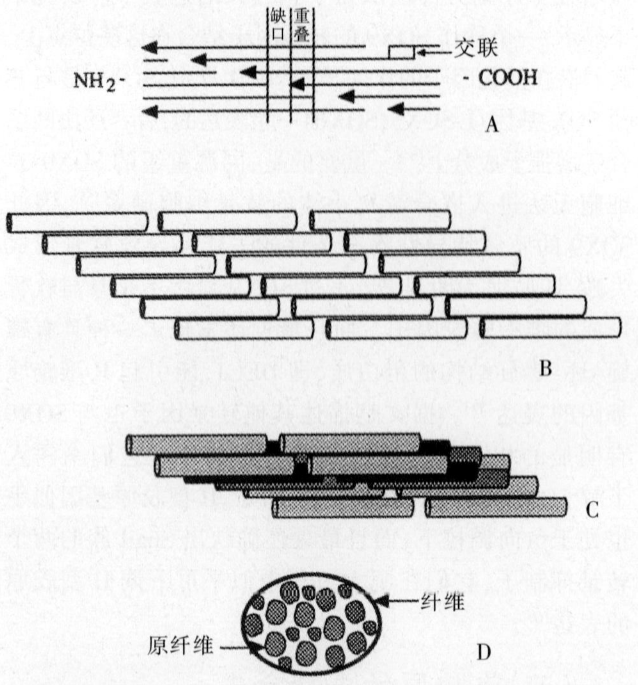

图9.3　形成纤维的间质胶原构成模型。(A)形成纤维的各个分子的构成。可见由于各分子交错排列而造成"间隙"与"重叠"区。另外还可以看见分子间源自赖氨酸的主要交联的位置。(B)各个分子的侧面连接。(C)形成纤维的分子的三维构成。(D)肌腱中形成纤维的几种原纤维的构成。每种原纤维之间都有足够的空间来容纳蛋白聚糖和非胶原蛋白。

在所有的结缔组织中,V/XI 胶原族各成员所占的数量是不同的(通常为 10%或更少)[25]。然而,[α1(V)]$_2$α2(V)链结构的分子占鸡角膜全部胶原总量的约 20%,鸡角膜是所有组织中纤维排列最高度有序的[34]。这一胶原族的功能目前尚不完全明确,虽然分析表明这些分子都参与了纤维直径的确定以及基质内胶原纤维整体构形的确立[35]。

(一)基因结构

间质胶原的基因广泛分布于不同的染色体上(表9.1),通常较大,具有许多的外显子,其间常散布有大的内含子[36]。一个典型胶原基因构成在图 9.4 上示出,图中所示为人类 α1(I)基因,总共由 18kb 核苷酸序列组成。每一条横线代表一个外显子,在三螺旋结构中其通常是 54bp 的倍数,偶尔有 9bp 缺失,因此会有45bp或 99bp。在非胶原氨基端和羧基端,外显子要大得多。这些结果表明,54bp 可以代表一个胶原分子原始基因单位[37],但并非所有胶原均如此,因为 X 型胶原的三螺旋结构是由单一大外显子编码的[38]。

(二)基因调控

目前对间质胶原基因的转录调节仍知之甚少,且常有争议,尽管实验均包括将启动子的转染到培养中的细胞内,或者在新近的实验中还包括有结合进转基因小鼠基因组中启动子的表达[39-41]。很显然,上游短序列是胶原基因最小的启动子[42],但是还有其他一些上游和下游成分,同样具有相当大的增强子启动子活性[39]。在 I 型胶原的表达调控特征中尚未解释清楚的是能高水平表达 α1(I)和 α2(I)基因的各种组织的数量。为了确认启动子的组织特异性成分已付出了相当大的努力[43]。目前已经确认骨[40,41]和肌腱[44]中特异性表达的启动区。确认调控成分的部分困难在某种程度上可能是由于尚未意识到上游远端成分(至少在 10kb

表9.1　间质胶原的分子构成

类型	链	分子构成	基因	染色体的位置	存在部位
I	α1(I)	[α1(I)]$_2$α2(I)	COL1A1	17q21.3-q22	大多数结缔组织:血管、骨、角膜、牙质、皮肤、肌腱
	α2(I)	[α1(I)]$_3$(少见)	COL1A2	7q21.3	
II	α1(II)	[α1(II)]$_3$	COL2A1	12q13.11	透明软骨、玻璃体
III	α1(III)	[α1(III)]$_3$	COL3A1	2q32.2	血管、肾、肝、肺
V/XI	α1(V)	[α1(V)]$_2$α2(V)	COL5A1	9q34.2-q34.3	分布较广(多数组织中含量较少):血管、骨、软骨、角膜、肌腱、玻璃体
	α2(V)	α1(V)a2(V)a3(V)	COL5A2	2q14-q32	
	α3(V)		COL5A3	19q13.2	
	α1(XI)	α1(XI)a2(XI)a3(XI)	COL11A1	1p21	
	α2(XI)	[α1(XI)]$_2$ a2(V)	COL11A2	6p21.3	
	α3(XI)[a]		COL11A3	12q13.11	
XXIV	α1(XXIV)	未知	COL24A1	1p22.3	广泛分布:骨、角膜、视网膜、皮肤、肌腱
XXVII	α1(XXVII)	未知	COL27A1	9q32	广泛分布:软骨、眼、耳、结肠、肺

[α]来自同一基因的 α1(II)链。

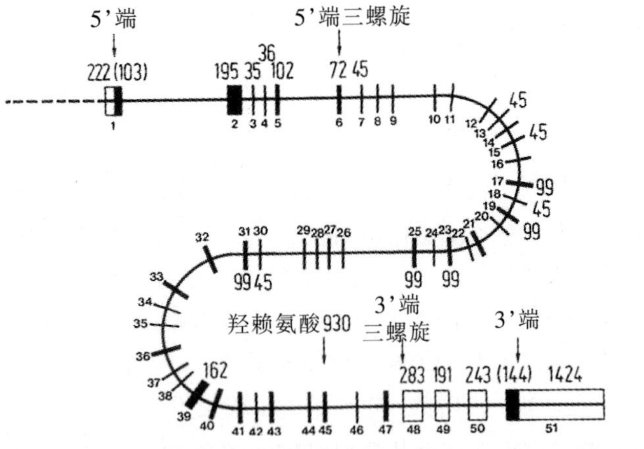

图9.4 人α1 (I) 胶原基因的外显子/内含子构成。该基因长18kb,包含51个外显子。在5'和3'非胶原区,标明了每个外显子的长度。在三螺旋结构域中,细线表示有54个核苷酸的外显子,粗线表示外显子为108bp。此外,还示出45、99、162bp长的外显子。I、II和III型胶原中可见同样外显子结构,尤其是三螺旋结构域。(Reproduced by permission from kühn, K In:Mayne R, Burgeson RE, eds. Structure and function of collagen types. Orlando:Academic Press, 1987:30.)

上游)可能在α1(I)[45]和α2(I)[46,47]基因转录中起着重要作用。尽管研究进展有限且各实验室的结果不尽相同,但对这I型胶原转录调控的这种分析对于了解生长因子(如TGF-β)在上调胶原生物合成中的转录活性[48,49]以及在组织纤维化过程中潜在的失调控作用[50,51]具有重要意义。

与α1(I)和α2(I)胶原基因的转录调控不同,在确认α1(Ⅱ)和α2(XI)胶原基因软骨特异性表达所需的短增强子序列方面已取得了相当大的进展[52]。研究结果显示,一个称作SOX9的转录因子结合在这些位点上,起着潜在活化因子的作用[52,53]。在软骨中,SOX9是与其他SOX基因(L-SOX5,SOX6)一起表达的,后者还协同结合于增强子成分上[54]。重要的是,同源重组的SOX9-/-细胞无法进入嵌合游离小体的软骨细胞谱系[55],因此SOX9的肢体特异性附有条件的失能会导致软骨形成失败,四肢尤为明显[56]。不过SOX9显然不是参与软骨形成的唯一转录因子,而且最近还发现了一种具有螺旋-环-螺旋结构的蛋白质,即DEC1,能引起II型胶原基因的表达[57]。据文献描述其他转录因子也与SOX9有明显的相互作用[58,59],因此有可能通过它们来深入了解SOX9的作用机制。有趣的是,II型胶原基因似乎也处于负向调控下,而且最近还确认出Snail族的两个转录抑制子,它们在肥大过程中似乎可下调II型胶原的表达[60]。

(三)前胶原的生物合成

原始转录本合成后,在细胞核分泌出经加工的转录本之前,间质胶原必经过广泛的拼接。然后在粗内质网上生物合成各个链,并在内质网池中装配成后续链[1,2]。对于间质胶原,链的装配由非胶原羧基端开始延伸至氨基端,伴随有链间和链内二硫键的形成(图9.5)。但在三螺旋装配之前,由于脯氨酸羟化酶和赖氨酸羟化酶的活性下,将会发生脯氨酸和赖氨酸分别的羟脯氨酸和羟赖氨酸的转译后重要修饰[1,2]。之后,胶原分子

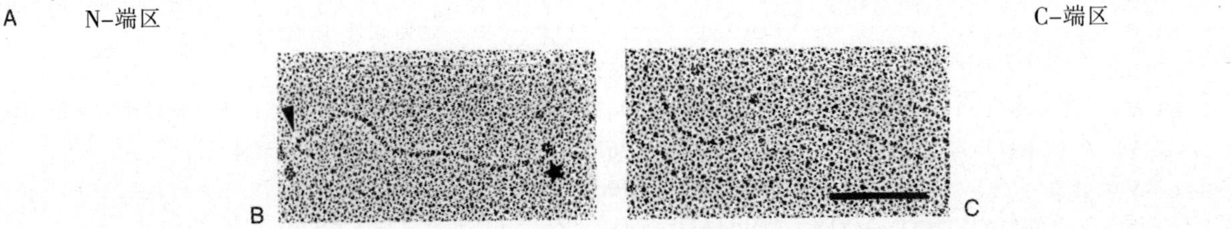

图9.5 (A)I型或II型前胶原结构显示前胶原氨基前肽酶和前胶原羧基前肽酶的分裂位点。可见链间二硫键存在于羧基端而非氨基端。还有可见氨基前肽内存在有短胶原三螺旋。(Reproduced and redrawn by permission from Burgeson RE, Nime:Collagen tgpes. Molecarlar structure and tissue distribution.C/in Orthop Rel Res 1992;282:250–272, with permssion.)(B)II型前胶原的旋转影。箭头表示氨基前肽,星号表示羧基前肽。(C)加工后的II型胶原分子的旋转影。线段长=100nm。(B and C are reproduced by permission from Mayne R, Brewton RG. Extracellular matrix of cartilage:collagen.In:Woessner JF, Howell DS, eds. *Joint cartilage degradation*.New York:Marcel Dekker, 1993:85, with permission.)

将转移至高尔基体并且在分泌前被包裹在特定液泡中，起码在某些组织(如发育中的肌腱或培养的成纤维细胞)中是如此[61-65]。伴侣蛋白可能不仅参与了促使正确折叠的三螺旋结构胶原分子的形成以及通过分泌通道，而且参与了错误折叠分子的快速溶解。有趣的是，脯氨酰4-羟化酶的β亚单元与二硫化物异构酶是完全相同的，后者可促进各种蛋白中二硫键的重新组合[2]，而且这种酶具有伴侣蛋白样作用[66]。某些伴侣蛋白，如二硫化物异构酶或结合蛋白，似乎还参与了C-前肽的识别以及错误折叠的胶原分子的在细胞内的固位[67-69]。但是粗内质网的主要胶原结合蛋白有多种名称，如HSP47、gp46或colligin[70-76]。有人提出，这种蛋白也具有伴侣蛋白样功能，在从粗内质网通向高尔基体的过程中与其他伴侣蛋白一起发挥协同作用。尽管对不同伴侣蛋白在正常细胞的胶原生物合成过程中的作用仍知之很少，但这些蛋白在I型胶原生成的质量调控中显然起着重要作用。这种质量调控对于要求准确对准各个分子而不能打断其三螺旋结构的间质胶原而言尤为重要，其有利于：①有序的纤维形成；②前胶原分子的成功分裂；③赖氨酸诱导交联键的精确形成[1,2]。

在某些组织(如发育中肌腱、角膜或成牙本质细胞)中，各个前胶原分子显然保持平行队列而无交错，并藏匿在高尔基体中出现的分离液泡内[63](图9.6)。但目前尚未确认在所有分泌间质胶原中是否都会形成这种大的分泌液泡。例如，在主要合成II型胶原的发育中软骨细胞中，通过电镜分析难以辨认出分泌液泡，而且大多数细胞内II型前胶原分子位于粗内质网而不在高尔基体中[77,78]。相反，在同样的细胞中则可明确证实高尔基体中有蛋白聚糖分泌且浓集。

(四)原纤维形成

在发育中肌腱内(但不是在其他组织内)，各个胶原纤维显然是在细胞的深部隐窝内装配的(图9.6)。这种独特的机制似乎反映了肌腱形态形成与重建的特殊相互作用，在这一过程中所有原纤维最终形成了高度有序的平行排列[79-80]。但在原纤维开始形成之前，各个前胶原分子的非胶原延伸部必须由前胶原蛋白酶从其氨基及羧基端切除[81](图9.5)。目前对前胶原在C-末端[82-86]和N-端[81,87]处分裂所需酶的辨认及特征描述已经取得了很大的进步。这些酶显然还具有其他一些细胞内处理功能，例如分裂一些胶原[88-90]和非胶原蛋白[91,92]。但对于大多数组织来说尚不明确胶原纤维

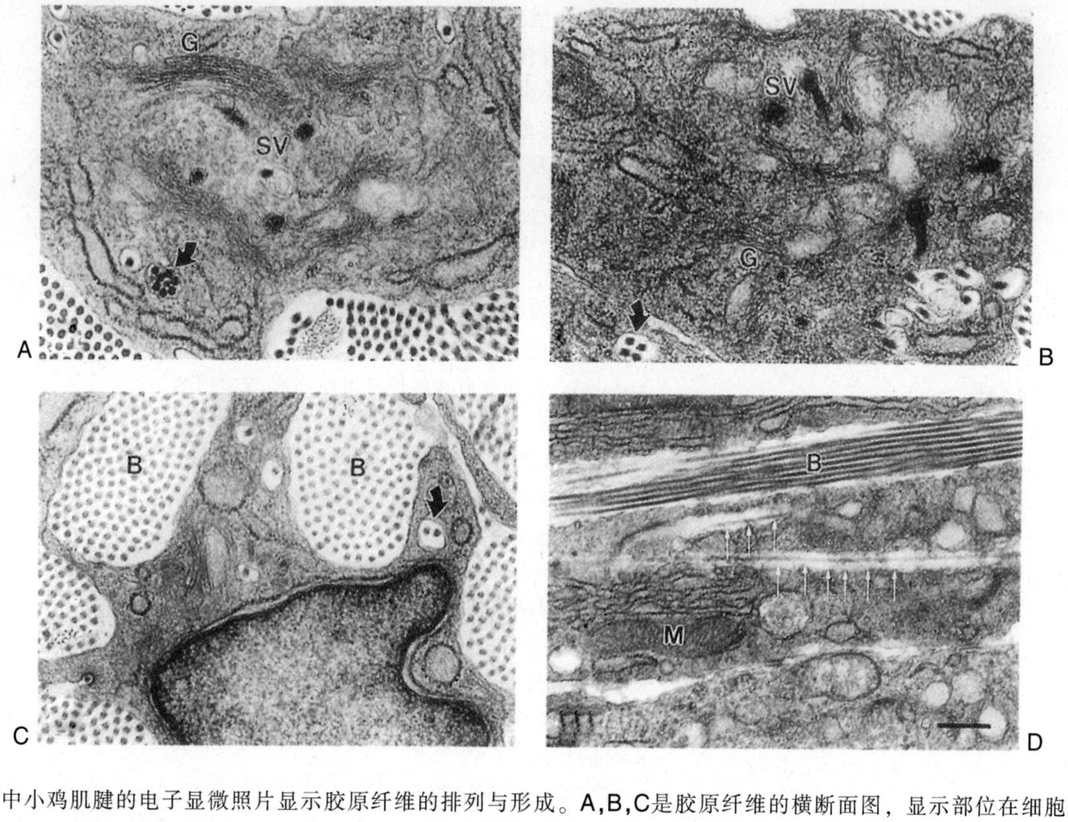

图9.6　发育中小鸡肌腱的电子显微照片显示胶原纤维的排列与形成。A,B,C是胶原纤维的横断面图，显示部位在细胞膜皱襞内(黑箭头)。D是单根胶原纤维的纵切面图(白箭头)。G：高尔基体；SV：分泌液泡；B：胶原纤维束；M：线粒体。

最初是如何形成的以及原纤维形成是否始终与细胞紧密相关。在很多组织(如角膜或胚胎肌腱)中,各原纤维的直径及其构成是被严格调控的[93]。虽然认为V/XI型胶原族可能起一定作用,但对其发生机制仍了解很少[1,94]。胶原纤维是通过在图9.3所标出的部位形成各分子间的赖氨酸诱导交联链来达到稳定的。这需要赖氨酸氧化酶来辨识特定位点的赖氨酸和羟赖氨酸残基,并形成高反应性乙醛基团,随后与其他分子中的邻近赖氨酸残基相互作用[95]。

除了上述已确认的胶原外,最近又确认了两种新的胶原分子(XXIV型和XXVII型),参见表9.1。目前还不了解这些胶原的功能,但据推测可能与无脊椎动物的胶原有关,XXIV型胶原可见于各种组织,而XXVII型胶原主要见于软骨。

三、累及间质胶原的遗传性疾病

表9.2列出了已知参与间质胶原突变或下文所述其他胶原突变的结缔组织遗传性疾病[1,2]。其中某些疾病的有用试验模型已在多种动物中自发形成或者可以用基因"敲除"小鼠进行研究[96]。

将Gly-X-Y三叶状结构的专性甘氨酸的密码子转变为另一个更大氨基酸的密码子这种单个碱基替代是胶原基因中最常见的突变。因为在三螺旋形成中,每个第三氨基酸都需要甘氨酸(图9.1),所以它的替代可从两方面影响胶原的生物合成。如果甘氨酸替代阻止了折叠过程,则部分已合成的前胶原分子便会被一种叫做"前胶原自杀"的过程迅速降解。如果分子合成未被阻止,甘氨酸替代可导致三螺旋结构中断,引起结构和功能异常的前胶原分子的形成和分泌,从而干扰原纤维的装配。拼接突变以及其他引起小的框内缺失或插入的突变也会对三级螺旋结构的形成有类似的影响。因为突变后的前α链会干扰正常前α链的合成,因此所有这些突变均被认为是显性有抗性。在这些基因中也常见减少胶原合成总量的突变。这种突变所导致的表现型通常要比显性有抗性突变轻,因为所有胶原的结构和功能都正常[97]。

表9.2 参与胶原突变的人类遗传性疾病

基因	疾病
COL1A1;COL1A2	成骨不全
	VIIA、VIIB型Ehlers-Danlos综合征(骨质疏松症)
COL2A1	一些软骨发育不全性疾病
	软骨成长不全及软骨形成不足
	脊椎骺板发育不良
	Kniest综合征
	I型Stickler综合征(骨关节炎)
COL3A1	IV型Ehlers-Danlos综合征(家族性主动脉瘤)
COL4A3;COL4A4	Alport综合征,常染色体遗传型
COL4A5	Alport综合征,X连锁型
COL4A5及COL4A6	Alport综合征伴食道弥漫性平滑肌瘤病,X连锁型
COL6A1;COL6A2;COL6A3	Bethlem肌病,Ullrich综合征
COL7A1	大泡性表皮松解,营养不良型
COL8A2	萎缩性角膜内皮营养不良,多形性角膜后层营养不良
COL9A1	多发性骨骺发育不良
COL9A2;COL9A3	多发性骨骺发育不良,椎间盘性疾病
COL10A1	Schmid干骺端软骨发育不良
COL11A1	2型Stickler综合征
COL11A2	3型非视觉性Stickler综合征
COL17A1	结合性大疱性表皮松解
COL18A1	Knobloch综合征
I型胶原氨基前肽酶	VIIC型Ehlers-Danlos综合征
赖氨酸羟化酶	VI型Ehlers-Danlos综合征

（一）Ⅰ型胶原

1.Ⅰ型胶原基因缺陷的相关疾病

Ⅰ型胶原可见于大多数结缔组织，但 COL1A1 或 COL1A2 位点的突变常表现为脆骨病或成骨不全(OI)[98]，几乎都是常染色体显性遗传。连锁与突变研究表明，成骨不全患者 90%以上在一个或多个Ⅰ型胶原基因中有突变[2,98]。成骨不全是一种临床异质性疾病，尽管Ⅰ型胶原是很多组织的主要胶原，但成骨不全都有骨质脆的特征表现。骨折次数可从几次到 200 多次。多数成骨不全患者还有蓝巩膜。也可能出现听力丧失和牙质发育不全。身材矮小和畸形通常为严重型。成骨不全分为Ⅰ~Ⅳ 4 种类型[98]。Ⅰ型最轻，其特征是可出现几次或多次骨折。患者不会发生畸形变，且身高正常或接近正常。Ⅱ型成骨不全属围产期致命变异，是最严重的一种类型。受累及的婴儿具有典型的面貌特征，黑巩膜和软颅盖骨。因为骨骼柔软故少见骨折。Ⅲ型成骨不全为进展性畸形，患儿在子宫中就已发生骨折。骨折发生率高，身材矮小，且在生命晚期发生明显畸形。Ⅳ型成骨不全有轻度畸形，临床表现与Ⅲ型成骨不全相似，但程度轻于Ⅲ型。

导致Ⅰ型胶原生成减少的突变是Ⅰ型成骨不全最常见的病因。这些突变包括：①将密码子变为终止密码子的点突变；②框外缺失或插入；③降低信使 RNA 水平的拼接突变，所有这些突变均已被确定在 COL1A1。结构突变，如引起 COL1A1 或 COL1A2 中甘氨酸替代的突变，也能导致Ⅰ型成骨不全，但这些突变比无效突变更少见。在Ⅱ、Ⅲ和Ⅳ型成骨不全中均曾发现甘氨酸替代，引起外显子跳跃、微小缺失或倍增的突变，以及Ⅰ型胶原基因的多外显子重组。这些突变导致胶原三螺旋结构不能正确形成或折叠。

在一个经过广泛调查的致死性成骨不全病例中，发现 α1(Ⅰ)链 748 位点上的甘氨酸突变为半胱氨酸[99]。这导致分子中出现一个在旋影后电镜下可见的明显扭曲，使其在体外与正常Ⅰ型胶原的原纤维形成中未能形成有序的原纤维[100]。而是形成一种不规则形结构，这清楚地表明突变直接影响了纤维装配过程中各分子间的侧向联系。这种突变非常罕见，而且在用Ⅰ型胶原对纤维形成做进一步的研究中，在不同位点用半胱氨酸替换甘氨酸形成了较粗的原纤维而没有形成不规则结构[101]。目前已进行了各某尝试，试图将三螺旋结构的突变位上与成骨不全的严重程度相对应，目标是将严重程度变化范围很宽，从出生时致死性重度表现型到成人仅偶尔发生骨折的轻度表现型[102,103]。总体来说，对于甘氨酸至半胱氨酸的替代，当突变向氨基端发生时表现型较轻[102,104]。然而这些结果往往难以解释清楚，因为干扰原纤维装配的突变也可以改变各分子的三螺旋结构，以至使氨基前肽酶的分型更慢[105]（图 9.5）。有些伴有Ⅰ型胶原突变的成骨不全患者表现型较轻，一少部分(1%~3%)诊断为更年期后骨质疏松症的患者也存在Ⅰ型胶原的突变[106]。有证据显示，COL1A1 的 Sp1 结合位点多形性伴发有骨密度降低和骨质疏松性骨折[107-109]。

ⅦA 型和ⅦB 型 Ehlers-Danlos 综合征(EDS)也涉及Ⅰ型胶原，但通常起因于外显子 6 内的突变或外显子 6 拼接位点的突变，导致此外显子在最终转录本内缺失[2,110]（见第 96 章）。外显子 6 编码氨基前肽酶分裂位点，以至使庞大的氨基前肽在分泌后随突变一起保留下来，从而影响纤维形成。但 Ehlers-Danlos 综合征也可起因于氨基前肽酶自身的合成缺陷，此时称之为ⅦC 型 Ehlers-Danlos 综合征或皮肤脆裂症[110]。这种病少见，表现为显著的关节活动过度、多发关节脱位和先天性髋脱位。许多病例在组织中均可见外形无法辨认的原纤维。这些原纤维被认为源自含有未分裂球状氨基前肽的分子聚合于原纤维表面。研究表明，另一个胶原修饰酶(即赖氨酸羟化酶）内的突变可导致 VI 型 Ehlers-Danlos 综合征，其特征表现为肌肉张力减退、脊柱后侧凸、骨质疏松、小角膜以及血管和眼球破裂[110,111]。这种突变几乎完全破坏了该酶的活性，导致胶原中羟基赖氨酸含量下降、羟赖氨酸醛诱导的交联键数目减少，并最终导致结缔组织力学性质降低。

2.Ⅰ型胶原基因缺陷的相关疾病动物模型

一般来说，Ⅰ型胶原合成的任何修饰，无论是发生于转基因小鼠还是动物自然发生的突变，均表现为骨质易碎，其表现形式与人类成骨不全类似。典型实例为实验鼠，其前 α2(Ⅰ)链合成失败导致分子中含$[\alpha1(\mathrm{I})]_3$复合链[112]。早些时候，在成骨不全的患者中曾描述过类似的α2（Ⅰ）合成失败[113]。现已获得用来表达人 COL1A1“迷你基因”的转基因鼠，其中用于编码该分子中心区域的 41 个外显子已被清除[114]。目前认为，带有自身正常羧基端的迷你基因表达，导致链装配过程中与正常 α1(Ⅰ)链的结合，进而导致前胶原自杀。高水平表达迷你基因的转基因鼠所呈现的表现型与严重型成骨不全十分类似[114]，但会有相当大的变异[115]。

(二)II型胶原

1.II型胶原基因缺陷的相关疾病

临床上辨认出的各种软骨发育不良有许多,现已明确Ⅱ型胶原突变是这些软骨疾病许多病因中的一种[116,117](表9.2)。由于II型胶原对骨骼发育和生长至关重要,因此其大多数表现型均严重,可能致命也可能导致侏儒症。导致这些表现型的突变通常位于II型胶原分子的三螺旋结构上,因此可能最终导致前胶原自杀或通过显性有抗性效应造成分子的结构和功能异常,其过程与I型胶原类似。关于II型胶原突变对大分子超结构软骨组织的表型影响目前了解得很少,除非通过手术或组织活检能得到软骨组织。II型胶原分子的微小缺陷,如果其与原纤维相结合,必然会对其与XI和IX型胶原的相互作用产生附加影响,最终导致基质结构紊乱。与I型胶原一样,尽管目前已辨认出大量的II型胶原基因突变,但仍难以将突变的位点和类型与临床表现的严重程度相互关联[118]。尤其值得关注的是Stickler综合征,它是一种相对较轻的COL2A1表现型。其特征是眼部广泛受累,包括高度近视、晶状体视网膜变性和视网膜脱落。其他表现还包括腭裂、典型面容、听力丧失和骨关节炎早期发作[116,119]。这些患者中有一部分的COL2A1突变总会累及早熟的终止密码子,以至于只有一半正常的II型胶原能在杂合子中合成[116]。但是在COL2A1外显子2中引入终止密码子的突变将导致主要伤害视觉的Stickler综合征[120-122]。由于外显子2的交替拼接使II型前胶原以两种方式合成[123]。长链型在由外显子2编码的氨基前肽内有一个富含半胱氨酸的大结构域,而短链型则没有这个结构域。长链型主要见于软骨形成前细胞,而在软骨细胞成熟过程中短链型会逐渐将其取代[124,125]。与成人软骨组织不同,研究表明成年牛的晶状体中含有长链型[126,127],这就能够解释那些外显子2突变患者为什么以眼部病变为主。玻璃体液的原纤维主要是II型胶原,在玻璃体形成中可提供的这种胶原数量不足会影响原纤维的正确组合,从而影响IX型和XI型胶原的正确结合。在玻璃体中它会最终导致凝胶萎陷,进而造成视网膜脱落。并非所有的Stickler综合征患者都表现为与COL2A1相关[119,128],目前的评价结果表明不到一半的患者家属存在有II型胶原突变[128]。近来将Stickler综合征分为3种类型(人类门德尔遗传在线#108300)。I型Stickler综合征包括以上所述的II型胶原突变,而II型包括α1(XI)链上发生的突变[118,119,129,130]。III型包括α2(XI)链上的突变,此型患者表现为类似Stickler综合征的表现型但无眼部受累[131-133]。这是预料中的结果,因为玻璃体所含的α2(XI)链都被α2(V)链所取代。但是也有些患者在α1(II)、α1(XI)和α2(XI)链上都没有发现突变,表明Stickler综合征至少还有另外一个位点。此外还提示,轻度软骨发育不良临床上可能表现为一种涉及II型胶原突变的家族性、早发性骨关节炎[134,135]。广泛调查研究发现,II型胶原突变特异性涉及arg^{519}→cys和arg^{75}→cys,导致多位非直系亲属的骨关节炎早期发作伴轻度软骨发育不良[135]。尽管某些连锁和联合研究表明COL2A1是全身性骨关节炎的一个位点[136-138],但其不可能是主要的易感位点[139,140]。

2.II型胶原基因缺陷的相关疾病动物模型

观察发现,一些转基因鼠对三螺旋结构截断的II型前胶原分子可能出现过表达[141],或者在三螺旋结构的不同位点包含有特异性突变或缺失[142]。总体来说,这些动物的表现型类似于相对轻度的软骨发育不良,可伴有:①生长板结构紊乱;②肢体短小且含粗胶原纤维的软骨基质排列无序;③软骨细胞且粗内质网明显扩大。最近已得到II型胶原基因敲除小鼠,正如所料,杂合子显示为生长盘无序和轻度软骨发育不良的相对较轻表现型[143,144]。纯合子在子宫内死亡。转基因和基因敲除的小鼠能为各种COL2A1突变所致的人类软骨发育不良提供良好的实验模型。

(三)III型胶原

COL3A1的突变构成一种临床罕见的疾病,即IV型Ehlers-Danlos综合征的生化基础,该病包括皮肤、血管、结肠病变及妊娠子宫破裂[2,103](见第96章)。这些组织都含有高含量的III型胶原,而且以成骨不全相同的方式引起临床表现的突变包括:①三螺旋结构中甘氨酸残基的替换;②外显子跳跃突变;或③常伴有III型前胶原分泌量异常的多个外显子缺失。IV型Ehlers-Danlos综合征是常染色体显性遗传,因此突变的分子对于三螺旋结构的形成、分泌及后续的纤维形成具有显性有抗性影响。组织中的胶原纤维较小且缺乏条理,而且常可见成纤维细胞伴粗内质网扩大。研究表明,在IV型Ehlers-Danlos综合征和家族性主动脉瘤之间可能有临床表现重叠,因此二者都涉及III型胶原突变[145]。对许多无亲关系患者所做的涉及III型前胶原DNA序列的广泛研究显示,COL3A1突变仅是

2%主动脉瘤可能的原因[146]。有趣的是,在III型胶原基因失活的小鼠中,死亡的主要原因是大血管破裂[147]。

(四)V/XI型胶原

尽管这个胶原族中的成员被认为在结缔组织的构成中起着关键作用[25],但直到最近才开始描述这些链中突变的表型结果。目前已对引起I型或II型Ehlers-Danlos综合征的COL5A1[148-151]和COL5A2[152]中的几种突变进行了描述。I型Ehlers-Danlos综合征的特征表现是皮肤伸展性过度、关节松弛以及与组织脆性和关节松弛度相关的并发症(如疝或关节脱位)[103]。II型Ehlers-Danlos综合征与I型相似但较轻。这些表现已在由于同源重组而表达异常α2(V)胶原链的转基因小鼠实验中得到证实和补充。对这些小鼠的形态学分析显示,多种组织中均有无序胶原纤维[153]。

尽管V型胶原和XI型胶原在结构上相关且其α链可以互换,但V型胶原主要见于表达I型胶原的组织,如皮肤、骨、肌腱及韧带。XI型胶原主要存在于表达II型胶原的组织内,如透明软骨及眼的玻璃体。因此,COL11A1和COL11A2基因的突变所产生的表现型与COL2A1突变相似。COL11A1的显性有抗性突变可引起上文所述的II型Stickler综合征[119,128-130]。累及该基因3'半链54bp外显子的拼接突变可导致称之为Marshall综合征的相关表现型[119]。与Stickler综合征相比,Marshall综合征患者的听力问题更明显而眼部症状较轻。有趣的是,研究发现眼部未受累的Stickler综合征家族都存在有COL11A2的突变[131-133]。耳脊椎骺发育不良是COL11A2突变谱系中最严重的后果[131,154]。临床表现包括感音神经性听力丧失、骨骺增大、肢体不对称性短缩、椎体畸形以及典型面容(包括面中部发育异常伴朝天鼻、鼻梁塌陷、小下颌及小腭裂)。耳脊椎骺发育不良是隐性疾病,且多数突变均可导致COL11A2功能丧失[154]。令人惊奇的是,COL11A2单纯性功能不全并不会造成某种表型。COL11A2基因敲除小鼠的表型类似于非眼型Stickler综合征及耳脊椎骺发育不良,小鼠会出现体形矮小、口鼻部退缩和耳聋[155]。非综合征性听力丧失是COL11A2突变谱系中最轻的后果。仅出现非综合征性感音神经性听力丧失的两个大家族已被证实存在有COL11A2基因的杂合性错义突变[156]。

其临床表型完全可以用突变对纤维形成、纤维直径或纤维间相互作用的影响来解释。这已被纤维形成体外研究[31]以及COL11A2基因敲除小鼠和cho小鼠的研究[155]所证实,后者的软骨基质中均有纤维排列紊乱而且其中有一些特粗的原纤维。现已明确cho小鼠的表型是由COL11A1的早期终止密码子所致[157]。

四、非原纤维胶原

多种不同类型的胶原均不能形成间质胶原特征性的交错纤维结构[1,6,158],它们的结构和染色体定位如表9.3所示。要描述这些胶原的全部特性是不可能的,有兴趣的读者可以查阅表中所提供的参考文献。下面仅对那些专门位于软骨中的非纤维胶原进行详细讨论。

(一)原纤维相关胶原

本胶原族的多个成员,如IX型、XII型及XIV型胶原,均已做过描述[1,159](图9.7)。另外,XVI、XIX、XX和XXII型胶原与上述胶原共用相同的结构域单元,也可属于FACIT胶原族成员。对XX、XXI和XXII型胶原还未进行广泛研究。XVI型胶原显然位于邻近微纤维和胶原纤维处[160],而XIX型胶原则聚集在基底膜区域[161,162]。

(二)IX型胶原

如图9.7所示,从羧基端算起,这种分子由3个胶原结构域(COL1→COL3)和4个非胶原结构域(NC1→NC4)组成。它是由3个不同的链装配而成,构成单个具有α1(IX)α2(IX)α3(IX)链构型的分子。在许多组织(包括透明软骨)中,一个独立的硫酸软骨素链位于α2(IX)链的NC3结构域[26]。另外,应用交替启动子可引起α1(IX)链出现两种变异,即NC4结构域存在或缺失。透明软骨与关节软骨中的IX型胶原主要由长链分子构成[26]。对鸡胚胎透明软骨胶原纤维的旋转影观察清楚地显示,IX型胶原的分子与纤维表面相连接(图9.8和图9.9)。此外,对IX型和II型胶原之间赖氨酸诱导交联键位置的分析也有力说明,这两型的分子是反向平行排列的[175,176],如图9.9所示。因此,IX型胶原提供了一种限制透明软骨纤维直径或影响原纤维与其他细胞外基质成分相互作用的机制。NC4这个从纤维表面伸出的结构域,可能与软骨基质的其他分子有潜在的相互作用,其中包括糖蛋白[177,178]。

IX型胶原在软骨基质的构成中似乎仅起着轻微的作用,因为敲除纯合子小鼠的α1(IX)链并不会引起明显的发育改变[179]。但在小鼠的生命后期,其关节软骨,其形式与人类骨关节炎类似,因此可为该病的研究提供一种合适的实验模型。使用这些小鼠随后进行的研

表9.3 非原纤维胶原的分子构成

类型	链	分子构成	基因	染色体定位	分布	参考文献
FACIT(间断三螺旋结构的原纤维相关胶原)及类似 FACIT						
IX	α1(IX)	α1(IX) α2(IX) α3 (IX)	COL9A1	6q13	软骨,玻璃体	159
	α2(IX)		COL9A2	1p34.2		
	α3 (IX)		COL9A3	20q13.33		
XII	α1(XII)	[α1(XII)]$_3$	COL12A1	6q13	广泛分布	158
XIV	α1(XIV)	[α1(XIV)]$_3$	COL14A1	8q24.12	广泛分布	158
XVI	α1(XVI)		COL16A1	1p35.2	成纤维细胞,角质化细胞	160
XIX	α1(XIX)		COL19A1	6q13		161,162
XX	α1(XX)		COL20A1	20q13.33		163
XXI	α1(XXI)		COL21A1	6p12.1		164–166
XXII	α1(XXII)		COL22A1	8q24.23		167
基底膜						
IV	α1(IV)	[α1(IV)]$_2$α2(IV)	COL4A1	13q34	所有基底膜	168
	α2(IV)		COL4A2	13q34	所有基底膜	
	α3(IV)	α3(IV) α4(IV) α5(IV)	COL4A3	2q36.3	肾小球基底膜	
	α4(IV)		COL4A4	2q36.3	肾小球基底膜	
	α5(IV)		COL4A5	Xq22.3	肾小球基底膜	
	α6(IV)		COL4A6	Xq22.3	肾小球囊/远端小管	
短链						
VIII	α1(VIII)	[α1(VIII)]$_3$	COL8A1	3q12.1	角膜后弹性层,血管内皮	1
	α2(VIII)	[α2(VIII)]$_3$	COL8A2	1p34.3		
X	α1(X)	[α1(X)]$_3$	COL10A1	6q22.1	增生性软骨	1
微原纤维						
VI	α1(VI)	α1(VI) α2(VI) α3(VI)	COL6A1	21q22.3	大多数组织	1,169
	α2(VI)	(其他组合?)	COL6A2	21q22.3		
	α3(VI)		COL6A3	2q37.3		
上皮相关组织						
VII		[α1(VII)]$_3$	COL7A1	3p21.31	植入原纤维	1
XVII		[α1(XVII)]$_3$	COL17A1	10q25.1	半桥粒相关组织	1
多种网状组织						
XV			COL15A1	9q22.33	广泛分布	8
XVIII			COL18A1	21q22.3	肝、肾、胎盘	8,9,170
跨膜组织						
XIII			COL13A1	10q22	广泛分布	6
XXIII	α1(XXIII)		COL23A1	5q35.3	前列腺肿瘤细胞	6,171
XXV	α1(XXV)		COL25A1	4q25	淀粉样斑	6,172
其他						
XXVI[a]	α1(XXVI)		COL26A1	7q22.1	卵巢,睾丸	173,174

[a]XXVI型也称为 emu2[173];还曾描述了一种与其密切相关的基因,称之为 emu1[174]。

所有染色体部位均来自以下网站:http//www.cse.ucsc.edu/~kent/.

究显示，α1(IX)的缺失不可能弥补和导致形成完整的 IX 型胶原分子的缺失和不足[180]。在一种被称为多发性骨骺发育不良的人类软骨发育异常中，已在 α1(IX)、α2(IX)和 α3(IX)链的 COL3 结构域发现了突变[181-187]。但是，并非所有的多发性骨骺发育不良患者都有 IX 型胶原突变。当这种疾病相关的假性软骨发育不全与 19 号染色体连锁时可在软骨基质寡聚蛋白中发现突变[188]。最近的研究证实，对母系 3 编码基质的 MATN3 基因突变也可引起多发性骨骺发育不良[188]。此外在隐性遗传型多发性骨骺发育不良的患者中还曾发现溶质载体元 26 元 2 基因(SLC26A2)有突变[189]。

X 型胶原在维持组织完整性中的这种作用也被最近的研究所证实，研究中发现有两种氨基酸替代，即 α2(IX)链中的 Gln326Trp 和 α3(IX)链中的Arg103Trp，容易引起一种常见的肌肉骨骼病变，即椎间盘疾病，其特征表现坐骨神经痛、间盘突出和变性[190-192]。

（三）VIII和X型胶原

VIII 型胶原中鉴别出 2 个链，称之为 α1(VIII)和 α2(VIII)链，而且发现其结构和序列与 X 型胶原的 α1(X)链密切相关[193]。每个 VIII 型或 X 型胶原分子均包含一个长度约为胶原间质胶原一半的短链胶原结构域，而且在氨基端(NC2)及羧基端(NC1)均有非胶原基团扩展。因此将它们称为短链胶原，不过 VIII 型和X

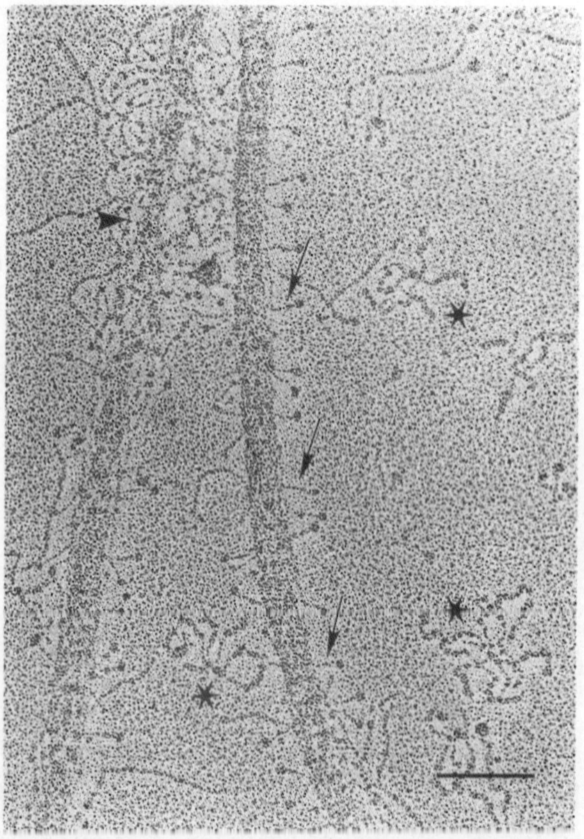

图9.8 透明软骨胶原纤维的旋转影显示，IX型胶原(箭头)的位置位于原纤维表面，因此COL3和NC4结构域(见图4.7)远离该表面。也可见标本上有大量韧黏素分子(星号)和一束轻微散开的原纤维（三角箭头）。标尺长=100nm。(Reproduced by permission from Vaughan L, Mendler M, Huber S, et al. D-periodic distribution of collagen type IX along cartilage fibrils, *J Cell Biol* 1988;106:991-997, by permission.)

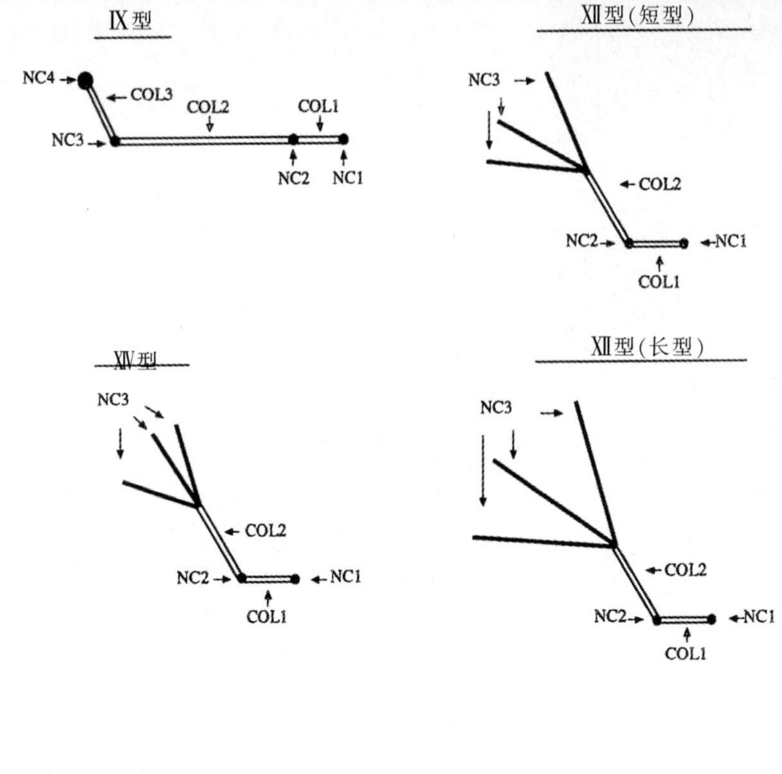

图9.7 IX、XII及XIV型胶原的结构模型。IX型含有3个胶原结构域(COL1-COL3)和4个非胶原结构域(NC1-NC4)。XII型与XIV型共用类似的COL1结构域，但其NC3结构域较长。XII型胶原的长型和短型起因于拼接位点不同(见参考文献158)。

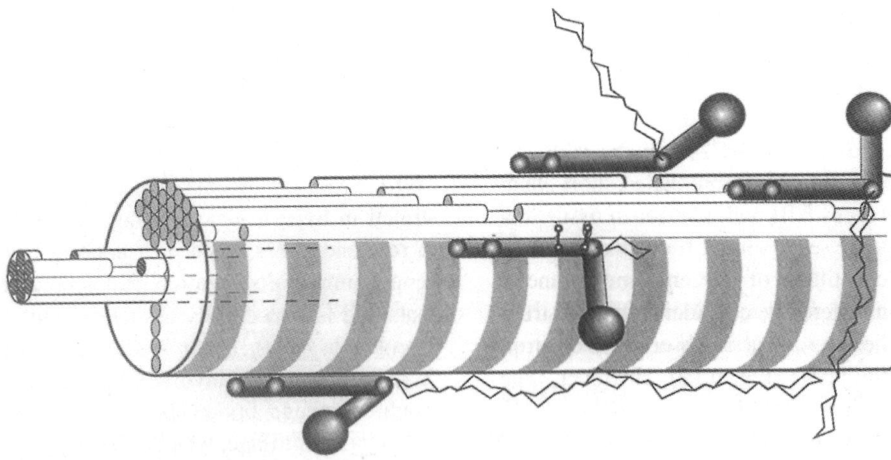

图9.9　鸡胚胎软骨的胶原纤维的结构模型。可见原纤维表面上有大量IX型胶原分子，其与II型胶原分子呈反向平行排列，并有单条硫酸软骨素链与NC3结构域相连（见图9.7）。(Reproduced by permission from Bruckner P, van der Rest M. Structure and function of cartllage collagens. *Microscop Res Tech* 1994;28:378-384, by permission.)

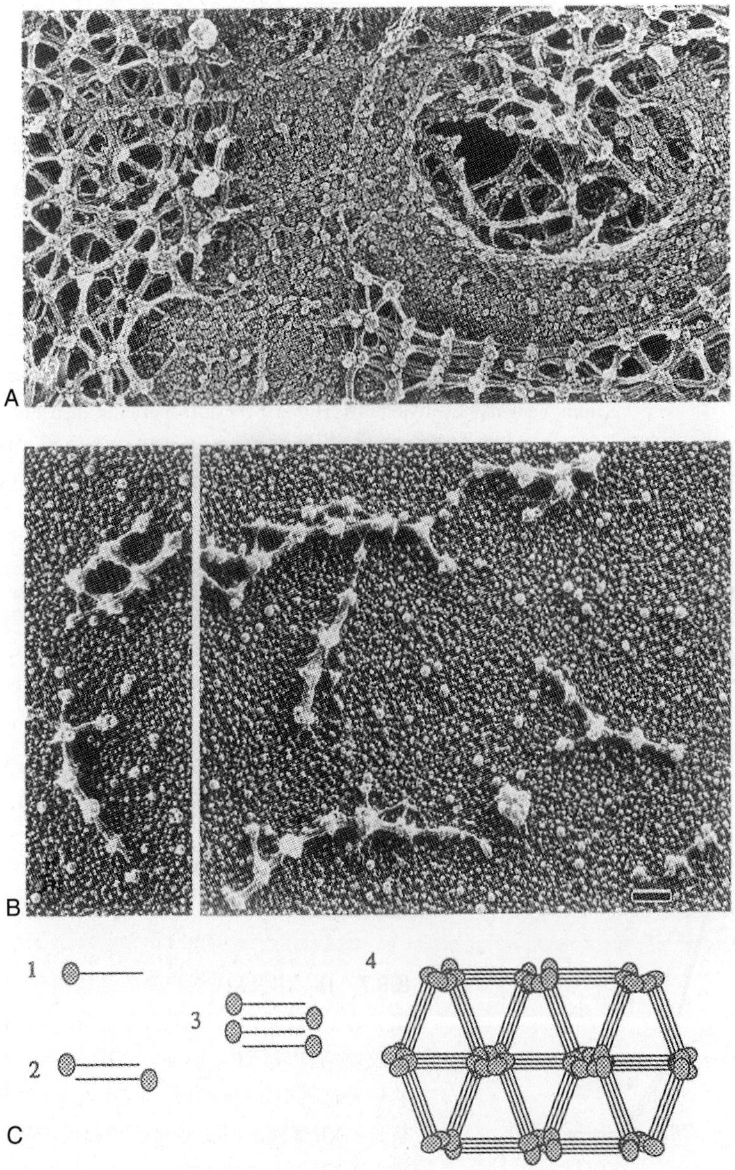

图9.10　(A)将牛角膜内皮细胞置于含有β-氨基丙腈的细胞培养液中，由VIII型胶原所形成的六角形网格的冷冻蚀刻复型。(B)经过1天培养的冷冻蚀刻复型1，此时网格形成处于早期。标尺长=100nm。(C)有VIII型胶原分子的潜在反向平行组合。1，单体；2，二聚体；3，四聚体；4，六角形网格。

型胶原在组织分布上不同，但功能相近。

VIII 型胶原是角膜内皮后弹性层的主要成分，其结构在电镜下呈六角形网格[194]（图 9.10）。而 VIII 型胶原广泛分布于不同组织中，主要见于血管中，血管是由平滑肌细胞和内皮细胞合成的[195]。目前已在 Fuchs 角膜内皮营养不良和多形性角膜后营养不良的家族性和散发性病例的 COL8A2 基因中发现有致病性突变[196]。

X 型胶原仅存在于肥大性软骨中（图 9.11），是在其中合成的主要胶原，而且可形成基质的临时框架[197]。尽管通过旋转影已观察到独立 X 型胶原呈近似六边形结构[198]，但在活体肥大性软骨中并未见类似的组织形式[197]。从电镜免疫定位来看，X 型胶原形成细胞周框，并与 II 型胶原纤维紧密连接 [197]。其他研究显示了 X 型胶原可能参与了肥大性软骨的钙化过程，但这一点尚未明确证实。在关节软骨的钙化的前沿及钙化区内曾发现有 X 型胶原，而在变异点上方的某些细胞内发现骨关节炎软骨中，有 X 型胶原的合成[199-201]。这些研究和使用鸡胚胎软骨细胞培养进行的其他研究 [202]表明，无论在体内是否发生，所有软骨细胞都可能变得肥大并开始合成 X 型胶原。

人类α1(X)基因突变可导致 Schmid 骨骺软骨发育不良[203,204]。这些突变几乎都发生在非胶原羧基端(NC1 结构域)，这里是三螺旋结构形成之前 3 条链开始装配所需的位点[204]。强大的疏水性相互作用显然在此识别过程中起着关键作用[205]。如果 3 条链不能正确连接，三螺旋结构就不可能形成。因此人们认为，杂合子中 X 型胶原发生突变的链的表达，具有显性有抗性效应，并导致临床上明显的软骨营养不良。这些结果说明，X 型胶原在肥大性软骨的结构中起着关键作用，因此让人感受到惊奇的是小鼠敲除 X 型胶原后长骨生长仍正常或影

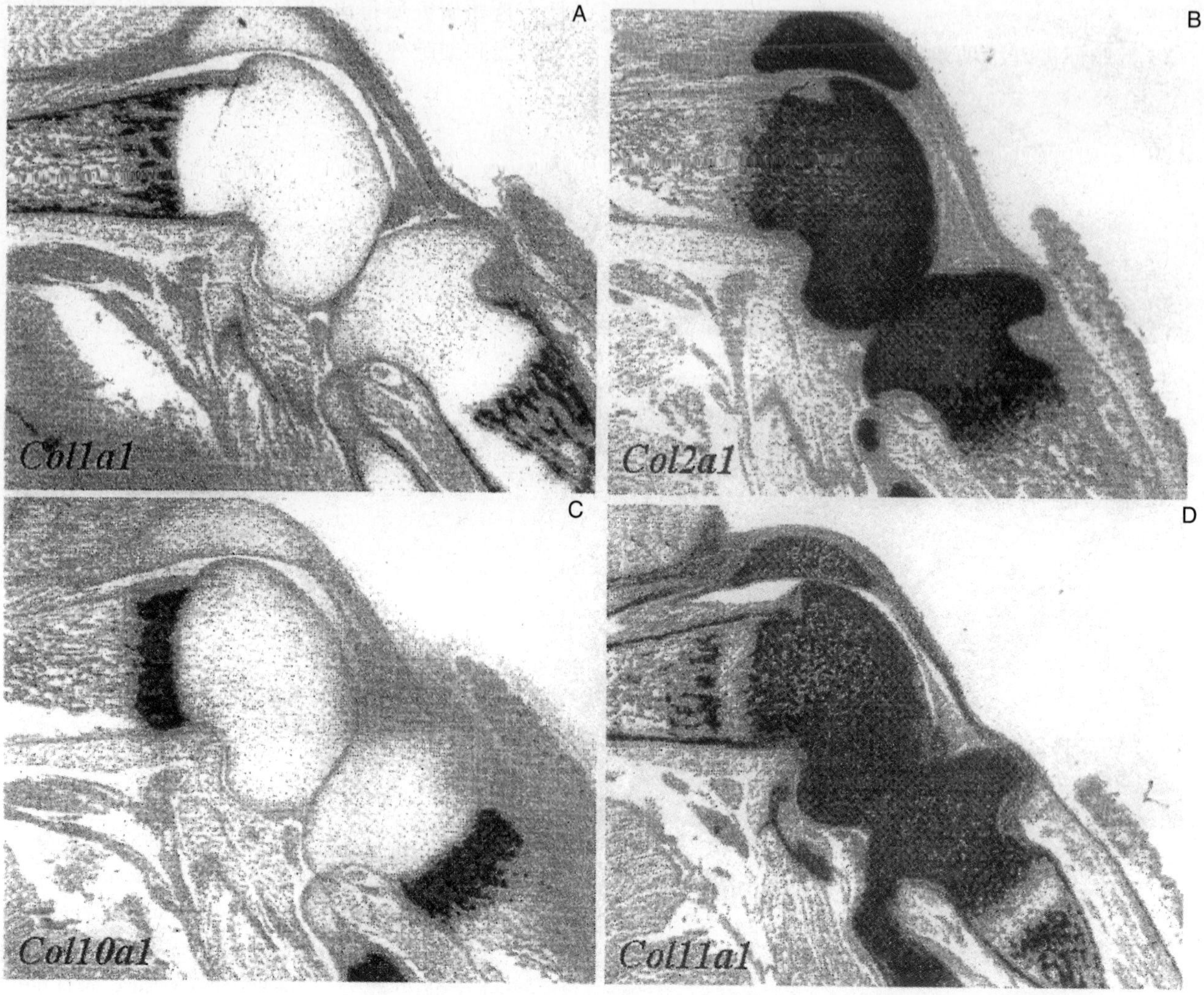

图9.11　新生小鼠后膝关节的原位杂交。(A)CoL1a1。(B)CoL2a1。(C)CoL10a1。(D)CoL11al。可看到CoL1a1(骨和肌腱)和CoL2a1(软骨)的分布对比。还可见到CoL10a1专性位于肥大性软骨中，CoL11a1的表达在此缺失。有趣的是，在骨与软骨中均可发现CoL11a1的表达。

响甚微[206,207]。最可能的解释是，这种显性有抗性效应是由粗内质网中未完全折叠分子的过度表达而产生的[208,209]。这些分子是以伴侣蛋白为目标移动的，但也可能聚集在一起，从而影响肥大性软骨生长所需的其他大分子的正常分泌。在X型胶原敲除后或无效突变时，这种情况将不会发生。但目前已对这一假说提出了质疑。现已证实，至少在某些具有早期转译终止密码子突变的患者中，突变的mRNA会遭受软骨细胞中完全性无意义介导的mRNA蜕变，导致单纯性功能不全[210]。

(四)VI型胶原

VI型胶原以一种独特的方式装配成微纤维，位于大多数组织中的大胶原纤维之间[211]。VI型胶原微纤维不同于弹性蛋白微纤维，也可见于大多数结缔组织中。后者常成束存在而且可能参与弹性蛋白的沉积[212]。

VI型胶原微纤维的初始结构模型大多源于独立单体、二聚体和四聚体的旋转影观察结果(图9.12)。每个分子似乎都是由3条不同的链，即α1(VI)、α2(VI)和α3(VI)组成的，而且两个分子是按图9.12所示的反平行结构装配的。最后在细胞内形成四聚体，此后四聚体的分泌和端-端相连形成微纤维，其在旋转影像上具有特征性的形态(图9.12)。值得注意的是，VI型胶原不含有赖氨酸诱导的交联键，而且解聚成四聚体发生在酸性条件下[212]。尽管进行了广泛研究，但VI型胶原微纤维的功能仍不清楚。对这3条链的分子克隆提供了有关结构的细节信息，而且发现α3(VI)链比其他两条链长得多，它在氨基端及羧基端都有非胶原结构域[211,213]。VI型胶原微纤维与间质胶原纤维、透明质酸及VI型胶原之间都可能发生结合[214,215]。此外文献还报道了一种与膜关联的硫酸软骨素糖蛋白(NG2)会与VI型胶原发生相互作用[216]。在关节软骨中，VI型胶原的许多原纤维在软骨细胞周围都有特定的细胞固定性。这些研究所得出总体结论是，VI型胶原可以在细胞表面和细胞外基质的胶原纤维之间起到桥接分子的

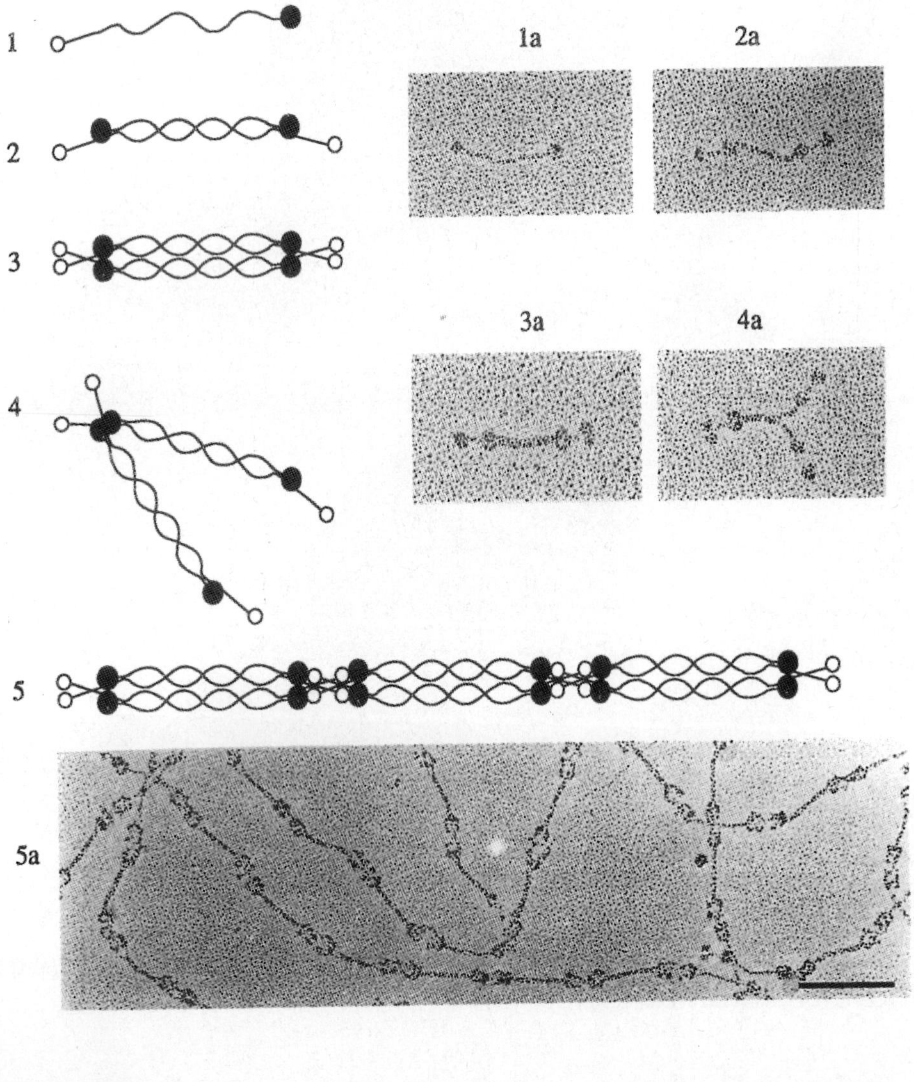

图9.12 VI型胶原的原纤维结构。1和1a分别是单体的线条图和旋转影。2和2a示出的是二聚体。3和3a显示的是此后形成的完全结合四聚体，4和4a为部分结合的四聚体。四聚体从细胞中分泌，端端连接形成一束原纤维(5和5a)。(Rotary shadowing in 5a is reproduced by permission from Kielty C, Whittaker SP, Grant ME, et al. Type VI collagen microfibrils: evidence for a structural association with hyaluronan. *J Cell Biol* 1992; 118: 979-990.)

作用。尽管在大多数结缔组织中都发现有 VI 型胶原，但与该分子唯一相关的遗传性疾病是罕见型肌肉营养不良(显性遗传性Bethlem 肌病)[217,218]和 Ullrich 综合征(一种隐性遗传性疾病)[219]。COL6A1 基因被目标基因分裂失活的小鼠也表现出包括有纤维坏死和吞噬作用的肌病，因此被视为肌病研究的有效动物模型[220]。

五、小结

研究证实，许多不同的胶原分子都能自我装配成各种结构。新确认的一些胶原不能形成传统形态的原纤维，而是形成多种由胶原三螺旋提供稳定性的其他结构。每个胶原链都会经历一系列转译后处理而且必须在被分泌之前成功完成。对于大分子结构的装配，可能还需要更进一步的处理。可以预言，很多种人类遗传性疾病都是不同类型胶原突变引起的。现在已清楚地证实，很多罕见的结缔组织遗传性疾病都涉及不同类型胶原的突变。然而对一些较常见的具有家族因素的疾病(如骨质疏松、主动脉瘤和骨关节炎)进行仔细的检查，却未能显示与突变胶原有关。

(黄海晶 译　陆芸 叶伟胜 校)

参考文献

1. Kielty CM, Grant ME. The collagen family: structure, assembly, and organization in the extracellular matrix. In: *Connective tissue and its heritable disorders*. New York: Wiley-Liss, 2002:159–221.
2. Myllyharju J, Kivirikko KI. Collagens and collagen-related diseases. *Ann Med* 2001;33:7–21.
3. Rasmussen M, Jacobsson M, Björck L. Genome-based identification and analysis of collagen-related structural motifs in bacterial and viral proteins. *J Biol Chem* 2003;278:32313–32316.
4. Exposito J, Cluzel C, Garrone R, et al. Evolution of collagens. *Anat Rec* 2002;268:302–316.
5. Boot-Hanford RP, Tuckwell DS. Fibrillar collagen: the key to vertebrate evolution? A tale of molecular incest. *Bioessays* 2003;25:142– 151.
6. Franzke C, Tasanen K, Schumann H, et al. Collagenous transmembrane proteins: collagen XVII as a prototype. *Matrix Biol* 2003;22: 299–309.
7. Shaw LM, Olsen BR. FACIT collagens: diverse molecular bridges in extracellular matrices. *Trends Biochem Sci* 1991;16:191–194.
8. Rehn M, Pihlajaniemi T. Type XV and XVIII collagens, a new subgroup within the family of collagens. *Semin Cell Dev Biol* 1996;7: 673–679.
9. Zatterstrom UK, Felbor U, Fukai N, et al. Collagen XVIII/endostatin structure and functional role in angiogenesis. *Cell Struct Funct* 2000; 25:97–101.
10. Myers JC, Dion AS, Abraham V, et al. Type XV collagen exhibits a widespread distribution in human tissues but a distinct localization in basement membrane zones. *Cell Tissue Res* 1996;286:493–505.
11. Halfter W, Dong S, Schurer B, et al. Collagen XVIII is a basement membrane heparan sulfate proteoglycan. *J Biol Chem* 1998;273: 25404–25412.
12. Tomono Y, Naito I, Ando K, et al. Epitope-defined monoclonal antibodies against multiplexin collagens demonstrate that type XV and XVIII collagens are expressed in specialized basement membranes. *Cell Struct Funct* 2002;27:9–20.
13. Miosge N, Simniok T, Sprysch P, et al. The collagen type XVIII endostatin domain is co-localized with perlecan in basement membranes *in vivo*. *J Histochem Cytochem* 2003;51:285–296.
14. Oh SP, Warman ML, Seldin MF, et al. Cloning of cDNA and genomic DNA encoding human type XVII collagen and localization of the alpha1(XVIII) collagen gene to mouse chromosome 10 and human chromosome 21. *Genomics* 1994;19:494–499.
15. Piez KA. Molecular and aggregate structures of the collagens. In: Piez KA, Reddi AH, eds. *Extracellular matrix biochemistry*. New York: Elsevier, 1984:1–39.
16. Knight CG, Morton LF, Peachey AR, et al. The collagen-binding A-domains of integrins alpha(1)beta(1) and alpha(2)beta(1) recognize the same specific amino acid sequence GFOGER, in native (triple-helical) collagens. *J Biol Chem* 2000;275:35–40.
17. Emsley J, Knight CG, Farndale RW, et al. Structural basis of collagen recognition by integrin $\alpha_2\beta_1$. *Cell* 2000;101:47–56.
18. Berisio R, Vitagliano L, Mazzarella L, et al. Crystal structure of a collagen-like polypeptide with repeating sequence pro-hyp-gly at 1.4Å resolution: implications for collagen hydration. *Biopolymers* 2001;56:8–13.
19. Berisio R, Vitagliano L, Mazzarella L, et al. Recent progress on collagen triple helix structure, stability, and assembly. *Protein Pept Lett* 2002;9:107–116.
20. Bella J, Eaton M, Brodsky B, et al. Crystal and molecular structure of a collagen-like peptide at 1.9Å resolution. *Science* 1994;266:75–81.
21. Baum J, Brodsky B. Folding of peptide models of collagen and misfolding in disease. *Curr Opin Struct Biol* 1999;9:122–128.
22. Lauer-Fields JL, Sritharan T, Stack MS, et al. Selective hydrolysis of triple-helical substrates by matrix metalloproteinase-2 and -9. *J Biol Chem* 2003;278:18140–18145.
23. Holmgren SK, Taylor KM, Bretscher LE, et al. Code for collagen's stability deciphered. *Nature* 1998;392:666–667.
24. Hulmes DJS. Building collagen molecules, fibrils, and suprafibrillar structures. *J Struct Biol* 2002;137:2–10.
25. Fichard A, Kleman J-P, Ruggiero F. Another look at collagen V and XI molecules. *Matrix Biol* 1994;14:515–531.
26. Brewton RG, Mayne R. Heterotypic type II, IX, and XI fibrils: comparison of vitreous and cartilage forms. In: Yurchenco PD, Birk DE, Mecham RP, eds. *Extracellular matrix assembly and structure*. San Diego: Academic, 1994:129–170.
27. Koch M, Laub F, Zhou P, et al. Collagen XXIV, a vertebrate fibrillar collagen with structural features of invertebrate collagens: selective expression in developing cornea and bone. *J Biol Chem* 2003;278: 43236–43244.
28. Pace JM, Corrado M, Missero C, et al. Identification, characterization, and expression analysis of a new fibrillar collagen gene, COL27A1. *Matrix Biol* 2003;22:3–14.
29. Boot-Handford RP, Tuckwell DS, Plumb DA, et al. A novel and highly conserved collagen [proα1(XXVII)] with a unique expression pattern and unusual molecular characteristics establishes a new clade within the vertebrate fibrillar collagen family. *J Biol Chem* 2003;278:31067–31077.
30. Mendler M, Eich-Bender SG, Vaughan L, et al. Cartilage contains mixed fibrils of collagen types II, IX, and XI. *J Cell Biol* 1989;108: 191–197.
31. Blaschke UK, Eikenberry EF, Hulmes DJ, et al. Collagen XI nucleates self-assembly and limits lateral growth of cartilage fibrils. *J Biol Chem* 2000;275:10370–10378.
32. Eyre DR, Wu JJ, Apone S. A growing family of collagens in articular cartilage: identification of 5 genetically distinct types. *J Rheumatol* 1987;14(suppl 14):25–27.
33. Notbohm H, Nokelainen M, Myllyharju J, et al. Recombinant human type II collagens with low and high levels of hydroxylysine and its glycosylated forms show marked differences in fibrillogenesis *in vitro*. *J Biol Chem* 1999;274:8988–8992.
34. McLaughlin JS, Linsenmayer TF, Birk DE. Type V collagen synthesis and deposition by chicken embryo corneal fibroblasts in vitro. *J Cell Sci* 1989;94:371–379.
35. Marchant JK, Hahn RA, Linsenmayer TF, et al. Reduction of type V collagen using a dominant-negative strategy alters the regulation of fibrillogenesis and results in the loss of corneal-specific fibril morphology. *J Cell Biol* 1996;135:1415–1426.
36. Sandell LJ, Boyd CD. Conserved and divergent sequence and func-

tional elements within collagen genes. In: Sandell LJ, Boyd CD, eds. *Extracellular matrix genes*. San Diego: Academic, 1990:1–56.
37. Yamada Y, Avvedimento VE, Mudryj M, et al. The collagen gene: evidence for its evolutionary assembly by amplification of a DNA segment containing an exon of 54 bp. *Cell* 1980;22:887–892.
38. Ninomiya Y, Gordon M, van der Rest M, et al. The developmentally regulated type X collagen gene contains a long open reading frame without introns. *J Biol Chem* 1986;261:5041–5050.
39. Rossert J, de Crombrugghe B. Type I collagen: structure, synthesis, and regulation. In: *Principles of bone biology*, 2nd ed. San Diego: Academic, 2002:189–210.
40. Kalajzic I, Kalajzic Z, Kaliterna M, et al. Use of type I collagen green fluorescent protein transgenes to identify subpopulations of cells at different stages of the osteoblast lineage. *J Bone Miner Res* 2002;17: 15–25.
41. Dacquin R, Starbuck M, Schinke T, et al. Mouse α1(I)-collagen promoter is the best known promoter to drive efficient Cre recombinase expression in osteoblast. *Dev Dyn* 2002;224:245–251.
42. Riquet FB, Tan L, Choy BK, et al. YY1 is a positive regulator of transcription of the *Col1a1* gene. *J Biol Chem* 2001;276:38665–38672.
43. Sokolov B, Ala-Kokko L, Dhulipala R, et al. Tissue-specific expression of the gene for type I procollagen (COL1A1) in transgenic mice. *J Biol Chem* 1995;270:9622–9629.
44. Terraz C, Brideau G, Ronco P, et al. A combination of *cis*-acting elements is required to activate the pro-α1(I) collagen promoter in tendon fibroblasts of transgenic mice. *J Biol Chem* 2002;277:19019–19026.
45. Terraz C, Toman D, Delauche M, et al. δEF1 binds to a far upstream sequence of the mouse pro-α1(I) collagen gene and represses its expression in osteoblasts. *J Biol Chem* 2001;276:37011–37019.
46. Antoniv TT, De Val S, Wells D, et al. Characterization of an evolutionary conserved far-upstream enhancer in the human α2(I) collagen (COL1A2) gene. *J Biol Chem* 2001;276:21754–21764.
47. De Val S, Ponticos M, Antoniv TT, et al. Identification of the key regions within the mouse *pro-α2(I)* collagen gene far-upstream enhancer. *J Biol Chem* 2002;277:9286–9292.
48. Zhang W, Ou J, Inagaki Y, et al. Synergistic cooperation between Sp1 and Smad3/Smad4 mediates transforming growth factor β1 stimulation of α2(I)-collagen (COL1A2) transcription. *J Biol Chem* 2000; 275:39237–39245.
49. Poncelet A-C, Schnaper HW. Sp1 and Smad proteins cooperate to mediate transforming growth factor-β1-induced α2(I) collagen expression in human glomerular mesangial cells. *J Biol Chem* 2001; 276:6983–6992.
50. Ramirez F, Rifkin DB. Cell signaling events: a view from the matrix. *Matrix Biol* 2003;22:101–107.
51. Cutroneo KR. How is type I procollagen synthesis regulated at the gene level during tissue fibrosis. *J Cell Biochem* 2003;90:1–5.
52. Lefebvre V, Huang W, Harley VR, et al. SOX9 is a potent activator of the chondrocyte-specific enhancer of the pro a1(II) collagen gene. *Mol Cell Biol* 1997;17:2336–2346.
53. Bridgewater LC, Walker MD, Miller GC, et al. Adjacent DNA sequences modulate Sox9 transcriptional activation at paired Sox sites in three chondrocyte-specific enhancer elements. *Nucleic Acids Res* 2003;31:1541–1553.
54. Lefebvre V, Li P, de Crombrugghe B. A new long form of Sox5 (L-Sox5), Sox6, and Sox9 are coexpressed in chondrogenesis and cooperatively activate the type II collagen gene. *EMBO J* 1998;17: 5718–5733.
55. Bi W, Deng JM, Zhang Z, et al. Sox9 is required for cartilage formation. *Nat Genet* 1999;22:85–89.
56. Akiyama H, Chaboissier MC, Martin JF, et al. The transcription factor Sox9 has essential roles in successive steps of the chondrocyte differentiation pathway and is required for expression of Sox5 and Sox6. *Genes Dev* 2002;16:2813–2828.
57. Shen M, Yoshida E, Yan W, et al. Basic helix-loop-helix protein DEC1 promotes chondrocyte differentiation at the early and terminal stages. *J Biol Chem* 2002;277:50112–50120.
58. Huang W, Lu N, Eberspaecher H, et al. A new long form of c-Maf cooperates with Sox9 to activate the type II collagen gene. *J Biol Chem* 2002;277:50668–50675.
59. Tsuda M, Takahashi S, Takahashi Y, et al. Transcriptional co-activators CREB-binding protein and p300 regulate chondrocyte-specific gene expression via association with Sox9. *J Biol Chem* 2003;278: 27224–27229.
60. Seki K, Fujimori T, Savagner P, et al. Mouse *Snail* family transcription repressors regulate chondrocyte, extracellular matrix, type II collagen, and aggrecan. *J Biol Chem* 2003;278:41862–41870.
61. Stephens DJ, Pepperkok R. Imaging of procollagen transport reveals COPI-dependent cargo sorting during ER-to-Golgi transport in mammalian cells. *J Cell Sci* 2002;115:1149–1160.
62. Mironov AA, Mironov AA Jr, Beznoussenko GV, et al. ER-to-Golgi carriers arise through direct en bloc protrusion and multistage maturation of specialized ER exit domains. *Dev Cell* 2003;5:583–594.
63. Birk DE, Silver FH, Trelstad RL. Matrix assembly. In: Hay ED, ed. *Cell biology of extracellular matrix*, 2nd ed. New York: Plenum, 1991: 221–254.
64. Bonfanti L, Mironov AA Jr, Martínez-Menárguez JA, et al. Procollagen traverses the Golgi stack without leaving the lumen of cisternae: evidence for cisternal maturation. *Cell* 1998;95:993–2003.
65. Mironov AA, Beznoussenko GV, Nicoziani P, et al. Small cargo proteins and large aggregates can traverse the Golgi by a common mechanism without leaving the lumen of cisternae. *J Cell Biol* 2001;155:1225–1238.
66. Wilson R, Lees JF, Bulleid NJ. Protein disulfide isomerase acts as a molecular chaperone during the assembly of procollagen. *J Biol Chem* 1998;273:9637–9643.
67. Chessler SD, Byers PH. BiP binds type I procollagen proα chains with mutations in the carboxyl-terminal propeptide synthesized by cells from patients with osteogenesis imperfecta. *J Biol Chem* 1993;268: 18226–18233.
68. Lamandé SR, Chessler, SD, Golub SB, et al. Endoplasmic reticulum-mediated quality control of type I collagen production by cells from osteogenesis imperfecta patients with mutations in the proα1(I) chain carboxyl-terminal propeptide which impair subunit assembly. *J Biol Chem* 1995;270:8642–8649.
69. Bottomley MJ, Batten MR, Lumb RA, et al. Quality control in the endoplasmic reticulum: PDI mediates the ER retention of unassembled procollagen C-propeptides. *Curr Biol* 2001;11:1114–1118.
70. Nagata K. Hsp47: a collagen-specific molecular chaperone. *Trends Biochem Sci* 1996;21:22–26.
71. Tasab M, Batten MR, Bulleid NJ. Hsp47: a molecular chaperone that interacts with and stabilizes correctly-folded procollagen. *EMBO J* 2000;19:2204–2211.
72. Hendershot LM, Bulleid NJ. Protein-specific chaperones: the role of hsp47 begins to gel. *Curr Biol* 2000;10:R912–R915.
73. Tasab M, Jenkinson L, Bulleid NJ. Sequence-specific recognition of collagen triple helices by the collagen-specific molecular chaperone hsp47. *J Biol Chem* 2002;277:35007–35012.
74. Koide T, Takahara Y, Asada S, et al. Xaa-arg-gly triplets in the collagen triple helix are dominant binding sites for the molecular chaperone hsp47. *J Biol Chem* 2002;277:6178–6182.
75. Macdonald JR, Bachinger HP. Hsp47 binds cooperatively to triple helical type I collagen but has little effect on the thermal stability or rate of refolding. *J Biol Chem* 2001;276:25399–25403.
76. Dafforn TR, Della M, Miller AD. The molecular interactions of heat shock protein 47 (hsp47) and their implications for collagen biosynthesis. *J Biol Chem* 2001;276:49310–49319.
77. Vertel BM, Velasco A, LaFrance S, et al. Precursors of chondroitin sulfate proteoglycan are segregated within a subcompartment of the chondrocyte endoplasmic reticulum. *J Cell Biol* 1989;109:1827–1836.
78. Iozzo RV, Pacifici M. Ultrastructural localization of the major proteoglycan and type II collagen in organelles and extracellular matrix of cultured chondroblasts. *Histochemistry* 1986;86:113–122.
79. Birk DE, Linsenmayer TF. Collagen fibril assembly, deposition, and organization into tissue specific matrices. In: Yurchenco PD, Birk DE, Mecham RP, eds. *Extracellular matrix assembly and structure*. San Diego: Academic, 1994:91–128.
80. Canty EG, Kadler KE. Collagen fibril biosynthesis in tendon: a review and recent insights. *Comp Biochem Physiol* 2002;133:979–985.
81. Prockop DJ, Sieron AL, Li SW. Procollagen N-proteinase and procollagen C-proteinase. Two unusual metalloproteinases that are essential for procollagen processing probably have important roles in development and cell signaling. *Matrix Biol* 1997/98;16:399–408.
82. Kessler E, Takahara K, Biniaminov L, et al. Bone morphogenetic protein-1: the type I procollagen C-proteinase. *Science* 1996;271:360–362.
83. Lee S, Solow-Cordero DE, Kessler E, et al. Transforming growth factor-β regulation of bone morphogenetic protein-1/procollagen

C-proteinase and related proteins in fibrogenic cells and keratinocytes. *J Biol Chem* 1997;272:19059–19066.
84. Pappano WN, Steiglitz BM, Scott IC, et al. Use of Bmp1/Tll1 doubly homozygous null mice and proteomics to identify and validate *in vivo* substrates of bone morphogenetic protein 1/tolloid-like metalloproteinases. *Mol Cell Biol* 2003;23:4428–4438.
85. Sieron AL, Tretiakova A, Jameson BA, et al. Structure and function of procollagen C-proteinase (mTolloid) domains determined by protease digestion, circular dichroism, binding to procollagen type I, and computer modeling. *Biochemistry* 2000;39:3231–3239.
86. Hartigan N, Garrigue-Antar L, Kadler KE. Bone morphogenetic protein-1 (BMP-1): identification of the minimal domain structure for procollagen C-proteinase activity. *J Biol Chem* 2003;278:18045–18049.
87. Colige A, Sieron AL, Li SW, et al. Human Ehlers-Danlos syndrome type VII C and bovine dermatosparaxis are caused by mutations in the procollagen I N-proteinase gene. *Am J Hum Genet* 1999;65:308–317.
88. Wang WM, Lee S, Steiglitz BM, et al. Transforming growth factor-β induces secretion of activated ADAMTS-2. *J Biol Chem* 2003;278: 19549–19557.
89. Rattenholl A, Pappano WN, Koch M, et al. Proteinases of the bone morphogenetic protein-1 family convert procollagen VII to mature anchoring fibril collagen. *J Biol Chem* 2002;277:26372–26378.
90. Unsöld C, Pappano WN, Imamura Y, et al. Biosynthetic processing of the pro-α1(V)$_2$pro-α2(V) collagen heterotrimer by bone morphogenetic protein-1 and furin-like proprotein convertases. *J Biol Chem* 2002;277:5596–5602.
91. Veitch DP, Nokelainen P, McGowan KA, et al. Mammalian tolloid metalloproteinase, and not matrix metalloprotease 2 or membrane type I metalloprotease, processes laminin-5 in keratinocytes and skin. *J Biol Chem* 2003;278:15661–15668.
92. Scott IC, Imamura Y, Pappano WN, et al. Bone morphogenetic protein-1 processes probiglycan. *J Biol Chem* 2000;275:30504–30511.
93. Ruggeri A, Motta PM, eds. In: *Ultrastructure of the connective tissue matrix*. Boston: Kluwer, 1984.
94. Linsenmayer TF, Gibney E, Igoe F, et al. Type V collagen: molecular structure and fibrillar organization of the chicken α1(V) NH2-terminal domain, a putative regulator of corneal fibrillogenesis. *J Cell Biol* 1993;121:1181–1189.
95. Bailey AJ. Molecular mechanisms of ageing in connective tissues. *Mech Ageing Dev* 2001;122:735–755.
96. Gustafsson E, Fassler R. Insights into extracellular matrix functions from mutant mouse models. *Exp Cell Res* 2000;261:52–68.
97. Prockop DJ, Kivirikko KI. Collagens: molecular biology, diseases, and potentials for therapy. *Annu Rev Biochem* 1995;64:403–434.
98. Byers PH, Cole WG. Osteogenesis imperfecta. In: Royce PM, Steinmann B, eds. *Connective tissue and its heritable disorders*, 2nd ed. New York: Wiley-Liss, 2002:385–430.
99. Vogel BE, Doelz R, Kadler KE, et al. A substitution of cysteine for glycine 748 of the α1 chain produces a kink at this site in the procollagen I molecule and an altered N-proteinase cleavage site over 225nm away. *J Biol Chem* 1988;263:19249–19255.
100. Kadler KE, Torre-Blanco A, Adachi E, et al. A type I collagen with substitution of a cysteine for glycine-748 in the α1(I) chain copolymerizes with normal type I collagen and can generate fractal-like structures. *Biochemistry* 1991;30:5081–5088.
101. Torre-Blanco A, Adachi E, Romanic AM, et al. Copolymerization of normal type I collagen with three mutated type I collagens containing substitutions of cysteine at different glycine positions in the α1(I) chain. *J Biol Chem* 1992;267:4968–4973.
102. Starman BJ, Eyre D, Charbonneau H, et al. Osteogenesis imperfecta. The position of substitution for glycine by cysteine in the triple helical domain of the proα1(I) chains of type I collagen determines the clinical phenotype. *J Clin Invest* 1989;84:1206–1214.
103. Byers PH. Mutations in collagen genes: biochemical and phenotypic consequences. In: Sandell LJ, Boyd CD, eds. *Extracellular matrix genes*. San Diego: Academic, 1990:251–263.
104. Shapiro JR, Stover ML, Burn VE, et al. An osteopenic nonfracture syndrome with features of mild osteogenesis imperfecta associated with the substitution of a cysteine for glycine at triple helix position 43 in the proα1(I) chain of type I collagen. *J Clin Invest* 1992;89: 567–573.
105. Lightfoot SJ, Holmes DF, Brass A, et al. Type I procollagens containing substitutions of aspartate, arginine, and cysteine for glycine in the proα1(I) chain are cleaved slowly by N-Proteinase, but only the cysteine substitution introduces a kink in the molecule. *J Biol Chem* 1992;267:25521–25528.
106. Spotila LD, Colige A, Sereda L, et al. Mutation analysis of coding sequences for type I procollagen in individuals with low bone density. *J Bone Miner Res* 1994;9:923–932.
107. Grant SF, Reid DM, Blake G, et al. Reduced bone density and osteoporosis associated with a polymorphic Sp1 binding site in the collagen type I alpha 1 gene. *Nat Genet* 1996;14:203–205.
108. Langdahl BL, Ralston SH, Grant SF, et al. An Sp1 binding site polymorphism in the COL1A1 gene predicts osteoporotic fractures in both men and women. *J Bone Miner Res* 1998;13:1384–1389.
109. Mann V, Hobson EE, Li B, et al. A COL1A1 Sp1 binding site polymorphism predisposes to osteoporotic fracture by affecting bone density and quality. *J Clin Invest* 2001;107:899–907.
110. Steinmann B, Royce PM, Superti-Furga A. The Ehlers-Danlos syndrome. In: Royce PM, Steinmann B, eds. *Connective tissue and its heritable disorders*, 2nd ed. New York: Wiley-Liss, 2002:431–523.
111. Hyland J, Ala-Kokko L, Royce P, et al. A homozygous stop codon in the lysyl hydroxylase gene in two siblings with Ehlers-Danlos syndrome type VI. *Nat Genet* 1992;2:228–231.
112. Chipman SD, Sweet HO, McBride DJ Jr, et al. Defective proα2(I) collagen synthesis in a recessive mutation in mice: a model of human osteogenesis imperfecta. *Proc Natl Acad Sci U S A* 1993;90:1701–1705.
113. Nicholls AC, Osse G, Schloon HG, et al. The clinical features of homozygous alpha 2(I) collagen deficient osteogenesis imperfecta. *J Med Genet* 1984;21:257–262.
114. Khillan JS, Olsen AS, Kontusaari S, et al. Transgenic mice that express a mini-gene version of the human gene for type I procollagen (COL1A1) develop a phenotype resembling a lethal form of osteogenesis imperfecta. *J Biol Chem* 1991;266:23373–23379.
115. Pereira R, Halford K, Sokolov B, et al. Phenotypic variability and incomplete penetrance of spontaneous fractures in an inbred strain of transgenic mice expressing a mutated collagen gene (COL1A1). *J Clin Invest* 1994;93:1765–1769.
116. Vikkula M, Metsäranta M, Ala-Kokko L. Type II collagen mutations in rare and common cartilage diseases. *Ann Med* 1994;26:107–114.
117. Mundlos S, Olsen BR. Heritable diseases of the skeleton. Part II: Molecular insights into skeletal development-matrix components and their homeostasis. *FASEB J* 1997;11:227–233.
118. Horton WA, Hecht JT. Chondrodysplasias: disorders of cartilage matrix proteins. In: Royce PM, Steinmann B, eds. *Connective tissue and its heritable disorders*, 2nd ed. New York: Wiley-Liss, 2002:909–937.
119. Annunen S, Körkkö J, Czarny M, et al. Splicing mutations of 54 bp exons in the COL11A1 gene cause Marshall syndrome but other mutations cause overlapping Marshall/Stickler phenotypes. *Am J Hum Genet* 1999;65:974–983.
120. Richards AJ, Martin S, Yates JR, et al. COL2A1 exon 2 mutations: relevance to the Stickler and Wagner syndromes. *Br J Ophthalmol* 2000;84:364–371.
121. Donoso LA, Edwards AO, Frost AT, et al. Identification of a stop codon mutation in exon 2 of the collagen 2A1 gene in a large stickler syndrome family. *Am J Ophthalmol* 2002;134:720–727.
122. Parma ES, Korkko J, Hagler WS, et al. Radial perivascular retinal degeneration: a key to the clinical diagnosis of an ocular variant of Stickler syndrome with minimal or no systemic manifestations. *Am J Ophthalmol* 2002;134:728–734.
123. Ryan MC, Sandell LJ. Differential expression of a cysteine-rich domain in the amino-terminal propeptide of type II (cartilage) procollagen by alternative splicing of mRNA. *J Biol Chem* 1990;265: 10334–10339.
124. Sandell LJ, Nalin AM, Reife RA. Alternative splice form of type II procollagen mRNA (IIA) is predominant in skeletal precursors and non-cartilaginous tissues during early mouse development. *Dev Dyn* 1994;199:129–140.
125. Lui VC, Ng LJ, Nicholls J, et al. Tissue-specific and differential expression of alternatively spliced alpha 1(II) collagen mRNAs in early human embryos. *Dev Dyn* 1995;203:198–211.
126. Reardon A, Sandell L, Jones CJ, et al. Localization of pN-type IIA procollagen on adult bovine vitreous collagen fibrils. *Matrix Biol* 2000;19:169–173.
127. Bishop PN, Reardon AJ, McLeod D, et al. Identification of alternatively spliced variants of type II procollagen in vitreous. *Biochem Biophys Res Commun* 1994;203:289–295.
128. Snead MP, Payne SJ, Barton DE. Stickler syndrome: correlation be-

tween vitreoretinal phenotypes and linkage to COL2A1. *Eye* 1994;8: 609–614.
129. Richards AJ, Yates JRW, Williams R, et al. A family with Stickler syndrome type 2 has a mutation in the COL11A1 gene resulting in the substitution of glycine 97 by valine in α1(XI) collagen. *Hum Mol Genet* 1996;5:1339–1343.
130. Griffith AJ, Sprunger LK, Sirko-Osadsa DA, et al. Marshall syndrome associated with a splicing defect at the COL11A1 locus. *Am J Hum Genet* 1998;62:816–823.
131. Vikkula M, Mariman ECM, Lui VCH, et al. Autosomal dominant and recessive osteochondrodysplasias associated with the COL11A2 locus. *Cell* 1995;80:431–437.
132. Sirko-Osadsa DA, Murray MA, Scott JA, et al. Stickler syndrome without eye involvement is caused by mutations in COL11A2, the gene encoding the α2(XI) chain of type XI collagen. *J Pediatr* 1998; 132:368–371.
133. Pihlajamaa T, Prockop DJ, Faber J, et al. Heterozygous glycine substitution in the COL11A2 gene in the original patient with the Weissenbacher-Zweymüller syndrome demonstrates its identity with heterozygous (OSMED) (Nonocular Stickler Syndrome). *Am J Med Genet* 1998;80:115–120.
134. Prockop DJ, Ala-Kokko L, McLain DA, et al. Can mutated genes cause common osteoarthritis? *Br J Rheumatol* 1997;36:827–830.
135. Holderbaum D, Haqqi TM, Moskowitz RW. Genetics and osteoarthritis: exposing the iceberg. *Arthritis Rheum* 1999;42:397–405.
136. Palotie A, Vaisanen P, Ott J, et al. Predisposition to familial osteoarthrosis linked to type II collagen gene. *Lancet* 1989;1:924–927.
137. Loughlin J, Irven C, Athanasou N, et al. Differential allelic expression of the type II collagen gene (COL2A1) in osteoarthritic cartilage. *Am J Hum Genet* 1995;56:1186–1193.
138. Meulenbelt I, Bijkerk C, De Wildt SC, et al. Haplotype analysis of three polymorphisms of the COL2A1 gene and associations with generalised radiological osteoarthritis. *Ann Hum Genet* 1999;63:393–400.
139. Loughlin J, Irven C, Fergusson C, et al. Sibling pair analysis shows no linkage of generalized osteoarthritis to the loci encoding type II collagen, cartilage link protein or cartilage matrix protein. *Br J Rheumatol* 1994;33:1103–1106.
140. Ritvaniemi P, Korkko J, Bonaventure J, et al. Identification of COL2A1 gene mutations in patients with chondrodysplasias and familial osteoarthritis. *Arthritis Rheum* 1995;38:999–1004.
141. Helminen H, Kiraly K, Pelttari A, et al. An inbred line of transgenic mice expressing an internally deleted gene for type II procollagen (COL2A1). *J Clin Invest* 1993;92:582–595.
142. De Crombrugghe B, Katzenstein P, Mukhopadhyay K, et al. Transgenic mice with deficiencies in cartilage collagens: possible models for gene therapy. *J Rheumatol* 1995;22(suppl 43):140–142.
143. Li S-W, Prockop DJ, Helminen H, et al. Transgenic mice with targeted inactivation of the Col2a1 gene for collagen II develop a skeleton with membranous and periosteal bone but no endochondral bone. *Genes Dev* 1995;9:2821–2830.
144. Aszódi A, Chan D, Hunziker E, et al. Collagen II is essential for the removal of the notochord and the formation of intervertebral discs. *J Cell Biol* 1998;143:1399–1412.
145. Kuivaniemi H, Tromp G, Prockop DJ. Genetic causes of aortic aneurysms. *J Clin Invest* 1991;88:1441–1444.
146. Tromp G, Wu Y, Prockop DJ, et al. Sequencing of cDNA from 50 unrelated patients reveals that mutations in the triple-helical domain of type III procollagen are an infrequent cause of aortic aneurysms. *J Clin Invest* 1993;91:2539–2545.
147. Liu X, Wu H, Byrne M, et al. Type III collagen is crucial for collagen I fibrillogenesis and for normal cardiovascular development. *Proc Natl Acad Sci U S A* 1997;94:1852–1856.
148. Toriello HV, Glover TW, Takahara K, et al. A translocation interrupts the *COL5A1* gene in a patient with Ehlers-Danlos syndrome and hypomelanosis of Ito. *Nat Genet* 1996;13:361–365.
149. Wenstrup RJ, Langland GT, Willing, MC, et al. A splice-junction mutation in the region of *COL5A1* that codes for the carboxyl propeptide of pro α1(V) chains results in the *gravis* form of the Ehlers-Danlos syndrome (type I). *Hum Mol Genet* 1996;5:1733–1736.
150. De Paepe A, Nuytinck L, Hausser I, et al. Mutations in the COL5A1 gene are causal in the Ehlers-Danlos syndromes I and II. *Am J Hum Genet* 1997;60:547–554.
151. Burrows NP, Nicholls AC, Richards AJ, et al. A point mutation in an intronic branch site results in aberrant splicing of COL5A1 and in Ehlers-Danlos syndrome type II in two British families. *Am J Hum Genet* 1998;63:390–398.
152. Michalickova K, Susic M, Willing MC, et al. Mutations of the α2(V) chain of type V collagen impair matrix assembly and produce Ehlers-Danlos syndrome type I. *Hum Mol Genet* 1998;7:249–255.
153. Andrikopoulos K, Liu X, Keene DR, et al. Targeted mutation in the col5a2 gene reveals a regulatory role for type V collagen during matrix assembly. *Nat Genet* 1995;9:31–36.
154. Melkoniemi M, Brunner HG, Manouvrier S, et al. Autosomal recessive disorder otospondylomegaepiphyseal dysplasia is associated with loss-of-function mutations in the COL11A2 gene. *Am J Hum Genet* 2000;66:368–377.
155. Li SW, Takanosu M, Arita M, et al. Targeted disruption of Col11a2 produces a mild cartilage phenotype in transgenic mice: comparison with the human disorder otospondylomegaepiphyseal dysplasia (OSMED). *Dev Dyn* 2001;222:141–152.
156. McGuirt WT, Prasad SD, Griffith AJ, et al. Mutations in COL11A2 cause non-syndromic hearing loss (DFNA13). *Nat Genet* 1999;23: 413–419.
157. Li Y, Lacerda DA, Warman ML, et al. A fibrillar collagen gene, Col11a1, is essential for skeletal morphogenesis. *Cell* 1995;80:423–430.
158. Ricard-Blum S, Dublet B, van der Rest M. In: Sheterline P, ed. *Unconventional collagens: types VI, VII, VIII, IX, X, XII, XIV, XVI and XIX*. Oxford, UK: Oxford University Press, 2000.
159. Olsen BR. Collagen IX. *Int J Biochem Cell Biol* 1997;29:555–558.
160. Kassner A, Hansen U, Miosge N, et al. Discrete integration of collagen XVI into tissue-specific collagen fibrils or beaded microfibrils. *Matrix Biol* 2002;22:131–143.
161. Myers JC, Li D, Bageris A, et al. Biochemical and immunohistochemical characterization of human type XIX defines a novel class of basement membrane zone collagens. *Am J Pathol* 1997;151:1729– 1740.
162. Myers JC, Li D, Amenta PS, et al. Type XIX collagen purified from human umbilical cord is characterized by multiple sharp kinks delineating collagenous subdomains and by intermolecular aggregates via globular, disulfide-linked, and heparin-binding amino termini. *J Biol Chem* 2003;278:32047–32057.
163. Koch M, Foley JE, Hahn R, et al. α1(XX) collagen, a new member of the collagen subfamily, fibril-associated collagens with interrupted triple helices. *J Biol Chem* 2001;276:23120–23126.
164. Fitzgerald J, Bateman JF. A new FACIT of the collagen family: COL21A1. *FEBS Lett* 2001;505:275–280.
165. Tuckwell D. Identification and analysis of collagen α1(XXI), a novel member of the FACIT collagen family. *Matrix Biol* 2002;21:63–66.
166. Chou M-Y, Li H-C. Genomic organization and characterization of the human type XXI collagen (*COL21A1*) gene. *Genomics* 2002;79: 395–401.
167. Koch M, Jin W, Ashworth T, et al. Alpha 1(XXII) collagen, a new member of the collagen subfamily. *NCBI Sequence Viewer* 2001. *www.ncbi.nlm.nih.gov/*.
168. Hudson BG, Tryggvason K, Sundaramoorthy M, et al. Alport's syndrome, Goodpasture's syndrome, and type IV collagen. *N Engl J Med* 2003;348:2543–2556.
169. Timpl R, Chu M-L. Microfibrillar collagen type VI. In: Yurchenco PD, Birk DE, Mecham RP, eds. *Extracellular matrix assembly and structure*. San Diego: Academic, 1994:207–242.
170. Sertie AL, Sossi V, Camargo AA, et al. Collagen XVIII, containing an endogenous inhibitor of angiogenesis and tumor growth, plays a critical role in the maintenance of retinal structure and in neural tube closure (Knobloch syndrome). *Hum Mol Genet* 2000;9:2051–2058.
171. Banyard J, Bao L, Zetter BR. Type XXIII collagen, a new transmembrane collagen identified in metastatic tumor cells. *J Biol Chem* 2003;278:20989–20994.
172. Hashimoto T, Wakabayashi T, Watanabe A, et al. CLAC: a novel Alzheimer amyloid plaque component derived from a transmembrane precursor, CLAC-P/collagen type XXV. *EMBO J* 2002;21: 1524–1534.
173. Sato K, Yomogida K, Wada T, et al. Type XXVI collagen, a new member of the collagen family, is specifically expressed in the testis and ovary. *J Biol Chem* 2002;277:37678–37684.
174. Leimeister C, Steidl C, Schumacher N, et al. Developmental expression and biochemical characterization of emu family members. *Dev*

Biol 2002;249:204–218.
175. Wu JJ, Woods PE, Eyre DR. Identification of cross-linking sites in bovine cartilage type IX collagen reveals an antiparallel type II-type IX molecular relationship and type IX to type IX bonding. *J Biol Chem* 1992;267:23007–23014.
176. Eyre DR, Pietka T, Weis MA, et al. Covalent cross-linking of the NC1 domain of collagen type IX to collagen type II in cartilage. *J Biol Chem* 2004;279:2568–2574.
177. Vaughan L, Mendler M, Huber S, et al. D-periodic distribution of collagen type IX along cartilage fibrils. *J Cell Biol* 1988;106:991–997.
178. Pihlajamaa T, Perälä M, Vuoristo MM, et al. Characterization of recombinant human type IX collagen. *J Biol Chem* 1999;274:22464–22468.
179. Fässler R, Schnegelsberg PNJ, Dausman J, et al. Mice lacking α1(IX) collagen develop noninflammatory degenerative joint disease. *Proc Natl Acad Sci U S A* 1994;91:5070–5074.
180. Hagg R, Hedbom E, Möllers U, et al. Absence of the α1(IX) chain leads to a functional knock-out of the entire collagen IX protein in mice. *J Biol Chem* 1997;272:20650–20654.
181. Muragaki Y, Mariman ECM, van Beersum SEC, et al. A mutation in the gene encoding the α2 chain of the fibril-associated collagen IX, COL9A2, causes multiple epiphyseal dysplasia (EDM2). *Nat Genet* 1996;12:103–105.
182. Holden P, Canty EG, Mortier GR, et al. Identification of novel pro-α2(IX) collagen gene mutations in two families with distinctive oligo-epiphyseal forms of multiple epiphyseal dysplasia. *Am J Hum Genet* 1999;65:31–38.
183. Paassilta P, Lohiniva J, Annunen S, et al. *COL9A3*: a third locus for multiple epiphyseal dysplasia. *Am J Hum Genet* 1999;64:1036–1044.
184. Bonnemann CG, Cox GF, Shapiro F, et al. A mutation in the alpha 3 chain of type IX collagen causes autosomal dominant multiple epiphyseal dysplasia with mild myopathy. *Proc Natl Acad Sci U S A* 2000;97:1212–1217.
185. Lohiniva J, Paassilta P, Seppanen U, et al. Splicing mutations in the COL3 domain of collagen IX cause multiple epiphyseal dysplasia. *Am J Med Genet* 2000;90:216–222.
186. Spayde EC, Joshi AP, Wilcox WR, et al. Exon skipping mutation in the COL9A2 gene in a family with multiple epiphyseal dysplasia. *Matrix Biol* 2000;19:121–128.
187. Czarny-Ratajczak M, Lohiniva J, Rogala P, et al. A mutation in COL9A1 causes multiple epiphyseal dysplasia: further evidence for locus heterogeneity. *Am J Hum Genet* 2001;69:969–980.
188. Briggs MD, Chapman KL. Pseudoachondroplasia and multiple epiphyseal dysplasia: mutation review, molecular interactions, and genotype to phenotype correlations. *Hum Mutat* 2002;19:465–478.
189. Superti-Furga A, Neumann L, Riebel T, et al. Recessively inherited multiple epiphyseal dysplasia with normal stature, club foot, and double layered patella caused by a DTDST mutation. *J Med Genet* 1999;36:621–624.
190. Annunen S, Paassilta P, Lohiniva J, et al. An allele of COL9A2 associated with intervertebral disc disease. *Science* 1999;285:409–412.
191. Paassilta P, Lohiniva J, Gorin HH, et al. Identification of a novel common genetic risk factor for lumbar disk disease. *JAMA* 2001;285:1843–1849.
192. Ala-Kokko L. Genetic risk factors for lumbar disc disease. *Ann Med* 2002;34:42–47.
193. Shuttleworth CA. Molecules in focus: type VIII collagen. *Int J Biochem Cell Biol* 1997;29:1145–1148.
194. Sawada H, Konomi H, Hirosawa K. Characterization of the collagen in the hexagonal lattice of Descemet's membrane: its relation to type VIII collagen. *J Cell Biol* 1990;110:219–227.
195. MacBeath JRE, Kielty CM, Shuttleworth CA. Type VIII collagen is a product of vascular smooth-muscle cells in development and disease. *Biochem J* 1996;319:993–998.
196. Biswas S, Munier FL, Yardley J, et al. Missense mutations in COL8A2, the gene encoding the alpha2 chain of type VIII collagen, cause two forms of corneal endothelial dystrophy. *Hum Mol Genet* 2001;10:2415–2423.
197. Linsenmayer TF, Long F, Nurminskaya M, et al. Type X collagen and other up-regulated components of the avian hypertrophic cartilage program. *Prog Nucleic Acid Res Mol Biol* 1998;60:79–109.
198. Kwan APL, Cummings CE, Chapman JA, et al. Macromolecular organization of chicken type X collagen *in vitro*. *J Cell Biol* 1991;114:597–604.
199. Oegema TR, Thompson RC Jr. The zone of calcified cartilage: its role in osteoarthritis. In: Kuettner KE, ed. *Articular cartilage and osteoarthritis*. New York: Raven, 1992:319–331.
200. Hoyland JA, Thomas JT, Donn R, et al. Distribution of type X collagen mRNA in normal and osteoarthritic human cartilage. *Bone Miner* 1991;15:151–163.
201. Girkontaite I, Frischholz S, Lammi P, et al. Immunolocalization of type X collagen in normal fetal and adult osteoarthritic cartilage with monoclonal antibodies. *Matrix Biol* 1996;15:231–238.
202. Castagnola P, Dozin B, Moro G, et al. Changes in the expression of collagen genes show two stages in chondrocyte differentiation *in vitro*. *J Cell Biol* 1988;106:461–467.
203. Warman ML, Abbott M, Apte SS, et al. A type X collagen mutation causes Schmid metaphyseal chondrodysplasia. *Nat Genet* 1993;5:79–82.
204. Chan D, Jacenko L. Phenotypic and biochemical consequences of collagen X mutations in mice and humans. *Matrix Biol* 1998;17:169–184.
205. Marks DS, Gregory CA, Wallis, GA, et al. Metaphyseal chondrodysplasia type Schmid mutations are predicted to occur in two distinct three-dimensional clusters within type X collagen NC1 domains that retain the ability to trimerize. *J Biol Chem* 1999;274:3632–3641.
206. Rosati R, Horan GSB, Pinero GJ, et al. Normal long bone growth and development in type X collagen-null mice. *Nat Genet* 1994;8:129–135.
207. Kwan KM, Pang MKM, Zhou S, et al. Abnormal compartmentalization of cartilage matrix components in mice lacking collagen X: implications for function. *J Cell Biol* 1997;136:459–471.
208. Chan D, Freddi S, Weng YM, et al. Interaction of collagen α1(X) containing engineered NC1 mutations with normal α1(X) *in vitro*. *J Biol Chem* 1999;274:13091–13097.
209. Dublet B, Vernet T. van der Rest M. Schmid's metaphyseal chondrodysplasia mutations interfere with folding of the C-terminal domain of human collagen X expressed in *Escherichia coli*. *J Biol Chem* 1999;274:18909–18915.
210. Bateman JF, Freddi S, Nattrass G, et al. Tissue-specific RNA surveillance? Nonsense-mediated mRNA decay causes collagen X haploinsufficiency in Schmid metaphyseal chondrodysplasia cartilage. *Hum Mol Genet* 2003;12:217–225.
211. Kielty CM, Cummings C, Whittaker SP, et al. Isolation and ultrastructural analysis of microfibrillar structures from foetal bovine elastic tissues. *J Cell Sci* 1991;99:797–807.
212. Spissinger T, Engel J. Type VI collagen beaded microfibrils from bovine cornea depolymerize at acidic pH, and depolymerization and polymerization are not influenced by hyaluronan. *Matrix Biol* 1994;14:499–505.
213. Baldock C, Sherratt MJ, Shuttleworth CA, et al. The supramolecular organization of collagen VI microfibrils. *J Mol Biol* 2003;330:297–307.
214. Keene DR, Ridgway CC, Iozzo RV. Type VI microfilaments interact with a specific region of banded collagen fibrils in skin. *J Histochem Cytochem* 1998;46:215–220.
215. Kuo H-J, Maslen CL, Keene DR, et al. Type VI collagen anchors endothelial basement membranes by interacting with type IV collagen. *J Biol Chem* 1997;272:26522–26529.
216. Burg MA, Tillet E, Timpl R, et al. Binding of the NG2 proteoglycan to type VI collagen and other extracellular matrix molecules. *J Biol Chem* 1996;271:26110–26116.
217. Jöbsis GJ, Keizers H, Vreijling JP, et al. Type VI collagen mutations in Bethlem myopathy, and autosomal dominant myopathy with contractures. *Nat Genet* 1996;14:113–115.
218. Lamandé SR, Bateman JF, Hutchison W, et al. Reduced collagen VI causes Bethlem myopathy: a heterozygous *COL6A1* nonsense mutation results in mRNA decay and functional haploinsufficiency. *Hum Mol Genet* 1998;7:981–989.
219. Camacho Vanegas O, Bertini E, Zhang RZ, et al. Ullrich scleroatonic muscular dystrophy is caused by recessive mutations in collagen type VI. *Proc Natl Acad Sci USA* 2001;98:7516–7521.
220. Bonaldo P, Braghetta P, Zanetti M, et al. Collagen VI deficiency induces early onset myopathy in the mouse: an animal model for Bethlem myopathy. *Hum Mol Genet* 1998;7:2135–2140.

第10章

软骨蛋白聚糖的结构、功能和代谢

Anne Woods

细胞外基质参与的细胞间相互作用可以调节许多基础生物学过程，包括生长、动态平衡以及疾病。研究不同组织例如骨、皮肤或软骨时，有证据表明存在高级机制以生成细胞的三维结构以及赋予分化后的组织特殊功能的细胞外基质。尽管这种结构可能在生长和疾病中发生改变，但许多基本组分仍然存在。早期镜下可见其分为可见的纤维（胶原纤维和弹性纤维）以及不定形物（由结构糖蛋白和蛋白聚糖/葡糖胺聚糖组成的基质）。但是更多近期研究表明，大部分细胞外基质成分的确是具有结构的，而且这种结构为组织提供了完整性。本章中将详细描述软骨的蛋白聚糖。软骨十分独特，它的主要功能是缓冲压力，如同"减压器"。另外，软骨和滑囊液还使两个关节面在相对运动时不致产生持续性破坏。软骨的这些特性有赖于这些细胞外基质的适量存在。而这又过来有赖于软骨内软骨细胞和滑膜细胞的正常功能。它们的动态平衡改变将导致关节功能障碍，尤其是关节炎中所见的软骨退行性改变。因此对软骨已做了深入的研究。细胞外基质和细胞表面的许多蛋白聚糖，连同一些对基质的合成、组装和降解的调控机制已经为我们所认识。

蛋白聚糖由一个蛋白核心组成，与其共价结合的是一个或多个的葡糖胺聚糖链［硫酸软骨素（CS）、硫酸肝素（HS）、硫酸皮肤素（DS）或硫酸角质素（KS）］[1-5]。这些葡糖胺聚糖链的结构见图 10.1。蛋白聚糖非同寻常，因为葡萄糖胺聚糖的无分支多糖长链往往起到比其核心蛋白更为重要的作用。蛋白聚糖存在于绝大部分细胞外基质、细胞表面和一些细胞内细胞器中[3-8]。它们以其核心蛋白为基础聚集成不同族系（例如，与透明质

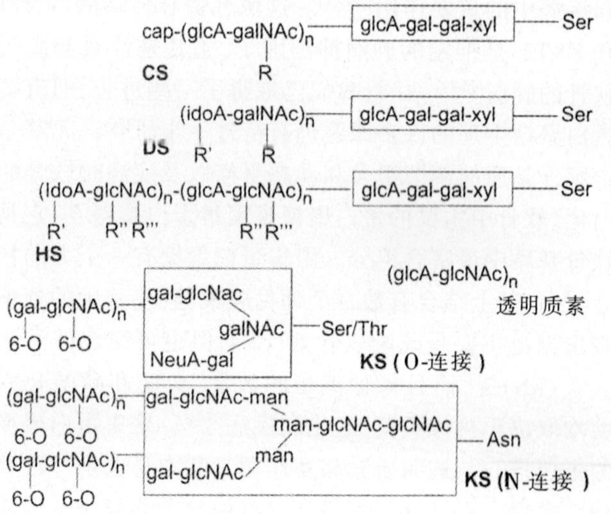

图10.1 葡糖胺聚糖的结构。框中为与核心蛋白结合的主要结构。硫酸肝素二聚糖的结构多变且复杂，硫酸化和糖醛酸差向异构化的程度沿单链结构而变，但受精确调节。Ser，丝氨酸；Thr，苏氨酸；Asn，天冬氨酸；xyl，戊醛糖；gal，半乳糖；glcA，葡糖醛酸；idoA，艾杜糖醛酸；galNAc，N-乙酰半乳糖胺；glcNAc，N-乙酰葡糖胺；man，甘露糖；NeuA，神经氨酸；R，galNAc（可能未硫酸，4-或6-硫酸化）；R′，idoA（可能未硫酸化或2-硫酸化）；R″，glcNAc（可能为6-硫酸化，3-硫酸化不常见）；R‴，glcNAc （可能为N-硫酸化，罕见葡糖胺残基未被N-乙酰化）；6-O，6-O硫酸盐化；KS，硫酸角质素；CS，硫酸软骨素；cap，末端4，6-二硫酸半乳糖残基。

酸酯结合的聚集蛋白聚糖）：黏结蛋白聚糖跨膜族系，富含亮氨酸蛋白聚糖以及其他族系（表 10.1）。现今我们

已经发现有40多种基因编码蛋白聚糖的核心蛋白。其中有些是以非聚糖蛋白存在的,故称之为"兼职"蛋白聚糖(如β聚糖,它亦是III型变异生长因子的受体)。

蛋白聚糖的结构非常复杂。它们可因葡糖胺聚糖链或核心蛋白数量以及所结合的葡糖胺聚糖的类型(HS、CS、DS或KS)的变化而出现很大差异。HS、CS和DS的合成开始于在核心蛋白丝氨酸残基上逐次加上戊醛糖、半乳糖和葡糖胺残基组成链式四糖,随后依靠N-乙酰葡糖胺转移酶(HS)和N-乙酰半乳糖胺转移酶(CS)的作用。KS葡糖胺聚糖则起始于将N-乙酰葡糖胺加压丝氨酸或苏氨酸(O-连接)上或加压天冬氨酸(N-连接)上,这两种主要结构均连接到双糖重复序列上。链延长的范围决定了葡糖胺聚糖的长度。即使链延长仍在继续,现有的单糖仍可被相互依赖的酶反应所修饰。这导致不同程度的差向异构化以及不同水平的硫酸盐化,见图10.1。现在已克隆出许多葡糖胺聚糖合成和修饰中所需的酶类,敲除技术确定了其在生长和疾病中的重要作用[9-24]。这两种糖苷转移酶(EXT1和EXT2)是推定的肿瘤抑制因子,尤其是针对起源于软骨的肿瘤[18-19]。尽管我们已取得了一些进步,但有关蛋白聚糖生理的许多课题仍有待进一步研究,尤其是细胞外基质的调节组合和动态平衡以及疾病时软骨的退化。软骨中主要的蛋白聚糖是聚集蛋白聚糖[25],它是软骨基质中最富含组分。聚集蛋白聚糖有一个大的核心蛋白,其上结合有数百个葡糖胺聚糖链。其中的葡糖胺聚糖链主要是硫酸软骨素(CS),但也可结合硫酸皮肤素(KS)链,而且每种类型的数量、长度和硫酸化程度均取决于机械负荷、老化和疾病[26-38]。聚集蛋白聚糖的蛋白核心与透明质素相互作用,其本身也是一种葡糖胺聚糖,而且许多聚集蛋白聚糖分子均与一个透明质素链相结合。聚集蛋白聚糖与透明质素的这种结合需要由另一种组分(连接蛋白)来使其稳定,它同时与聚集蛋白聚糖的核心蛋白及透明质素相结合[39-41]。这将导致大分子复合物(称为软骨蛋白聚糖)的聚集,赋予软骨以生物物理性能。软骨(尤其是关节软骨)的退化发生于多种疾病[如类风湿性关节炎(RA)和骨关节炎(OA)]。

表10.1　软骨的蛋白聚糖

蛋白聚糖族系	例子
聚集(高聚素)	聚集蛋白聚糖,多能(蛋白)聚糖
富含白氨酸的小体(SLRP)	核心蛋白多糖,二聚糖,骨骺素,黏附素,黏骨素,新糖蛋白(旋光素)
基底膜	基底膜蛋白多糖
细胞表面	多配体(蛋白)聚糖1–4,规律发育
其他	SZP,滑液素,PRG4

SZP:关节软骨浅层蛋白/蛋白聚糖;PRG4:蛋白聚糖4。

一、聚集蛋白聚糖:软骨中主要的蛋白聚糖

聚集蛋白聚糖是软骨中的主要蛋白聚糖,散布于II型胶原纤维中,占其干重的40%。聚集蛋白聚糖是一个大分子(图10.2和图10.3)且不存在单体形式。它常与透明质素相连,并且一个透明质素分子可与近200个聚集蛋白聚糖分子以非共价方式结合。这会使蛋白聚糖聚集到长达3~4μm,大约是血红细胞直径的一半。因透明质素上带负电荷以及聚集蛋白聚糖的硫酸盐化作用,阳离子将与该聚集体结合,随即又与水分子结合。实际上,水占软骨湿重的80%以上。这使该组织起到类似于"减震器"的作用,被压缩时释放水,当除去压力时可因其具有弹性又迅速回复原先的大小和形状。聚集蛋白聚糖和透明质素结合使它作为聚合蛋白聚糖中的一个小家族中的一员而区别于家族中的其他成员,它们是多能蛋白聚糖、神经(蛋白)聚糖和短蛋白聚糖[2,7,24,42,43]。尽管多能蛋白聚糖(versican)是生长中软骨的主要蛋白聚糖,但聚集蛋白聚糖主要存在于成熟软骨中。

聚集蛋白聚糖的核心蛋白的分子量约为220kd,含有多个确定的结构域[44,45]。G1结构域在N端,包含有一个免疫球蛋白样重复序列和两个链式结构单元。聚集蛋白聚糖中还有另一个含两个高级重复序列的球形结构域,这是多能蛋白聚糖中没有的。这两个球形结

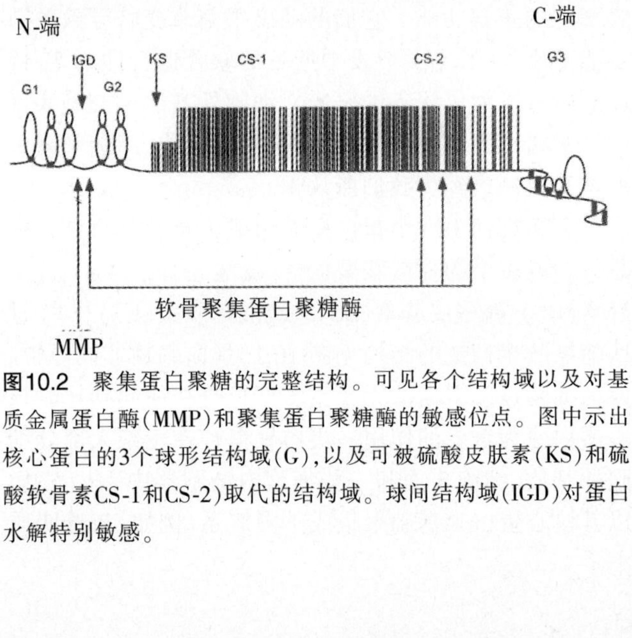

图10.2　聚集蛋白聚糖的完整结构。可见各个结构域以及对基质金属蛋白酶(MMP)和聚集蛋白聚糖酶的敏感位点。图中示出核心蛋白的3个球形结构域(G),以及可被硫酸皮肤素(KS)和硫酸软骨素CS-1和CS-2)取代的结构域。球间结构域(IGD)对蛋白水解特别敏感。

构域被一个球间结构域(IGD)分开,其可被金属蛋白酶分成几部分。G2结构域后面是KS葡糖胺聚糖的取代基，在它的前部有一大段区域可被CS葡糖胺聚糖取代。在C端包含有另一个球形结构域(G3)。G3结构域含3个亚结构域：两个交替拼接的EGF样重复序列,位于中央凝集素样结构的两侧,以及一个末端组分调节蛋白结构单元。聚集蛋白聚糖的基因长约80kb,有4个外合子编码G1,3个外合子编码G2,6个外合子编码G3,一个外合子编码IGD、KS段和CS段。葡糖胺聚糖链连于丝氨酸残基，其存在于重复丝氨酸糖苷残基的两个部位(CS-1和CS-2)[44]。CS-1段在人类中具有多态性,因为CS链的数量差异很大。由于存在对骨关节炎(OA)的遗传倾向,所以CS取代基的多样性可能对疾病的易感性起重要作用。

聚集蛋白聚糖通过与透明质素结合起着使蛋白聚糖聚集的作用(图10.3)。这种聚集物的质量可超过20

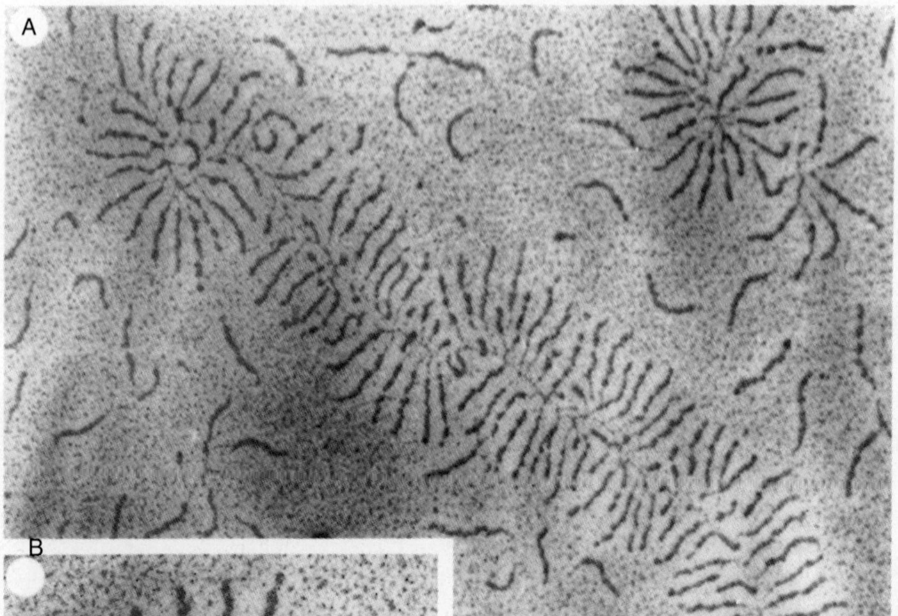

图10.3　(A,B)电镜下牛胎骨骺软骨的蛋白聚糖聚集。蛋白聚糖聚集的大小主要取决于透明质素中心纤维的长度。CS链沿蛋白核心密集,从而使CS区域呈现出同源性密集而加宽的区域(浓密段)。位于中央的稀疏段邻近透明质素,无CS链而含有G2、IGD和G1结构域。(Reproduced from Buckwalter JA, Rosenberg LC. Structural changes during development in bovine fetal epiphyseal cartilage. II. Electron microscopic studies of proteoglycan monomers and aggregates. Coll Relat Res 1983;3:489-504, with permission.)

亿，取决于有多少聚集蛋白聚糖单体与透明质素支柱相结合。而这又反过来取决于透明质素的长度。G1 结构域与大约 5 个透明质素双糖链结合[48]，而且这种相互作用的稳定性依赖于连接蛋白。连接蛋白与 G1 结构域相似，并与聚集蛋白聚糖和透明质素形成一个四聚体复合物，在透明质素中大约占据 25 个双糖链[39-41]。有趣的是，蛋白聚糖复合物的每一组分(聚集蛋白聚糖、透明质素和连接蛋白)都是独立分泌的，而且在细胞外进行组装。组装速度较慢[49]，可长达 24 小时。这使各个组分能从分泌部位向外扩散开并可说明细胞外与细胞内基质的组分差异。前者已含一个宽约 50μm 的区段，含 CS 比含胶原要多，而细胞内基质则富含胶原而蛋白聚糖成分减少。尽管有这些细微差异，但它们仍然很相似，都有一个高度可扩展的蛋白聚糖聚合物缠结在由 II 型胶原纤维支持的更加稳定的结构中。由于是通过 G1 结构域与透明质素相连，所以可以肯定聚集蛋白聚糖的 IGD 特异性分裂会由于软骨蛋白聚糖的丢失而导致关节炎。G1 结构域对软骨的形成和功能是必不可少的。cmd/cmd(软骨基质缺乏)小鼠中聚集蛋白聚糖的基因有一处点突变，其可导致 G1 结构域早熟性缺失[50,51]。这导致软骨由于缺乏聚集蛋白聚糖而明显异常。另外 cmd/+小鼠还显示有侏儒症和脊椎对位不正[52]。

聚集蛋白聚糖核心蛋白的其他区段的功能尚难以确定。G2 结构域不能与透明质素或连接蛋白结合。含 KS 链的区段可与 II 型胶原相互作用，但其亲和力较低，而且正常软骨功能不需要 KS 链的参与[53]。G3 结构域可与岩藻糖及半乳糖相互作用[54]，因此将这类蛋白多糖称为透明血凝素。多能蛋白聚糖的 G3 结构域可与韧黏素 R 相互作用[55]，其局限于神经组织内，不过有一种软骨同系物，即韧黏素 C[56]。事实上近期研究表明，聚集蛋白聚糖、多能蛋白聚糖及短蛋白聚糖凝集素结构域可通过与韧黏素 R 相同的位点与纤维素 2 结合[57]。G3 区段的另一个可能的功能是参与聚集蛋白聚糖的细胞内运输，因为内质网中保留有一种被截去的突变形式[43]。

聚集蛋白聚糖的 CS 链对软骨功能非常重要，CS的缺失可伴发软骨细胞代谢改变、基质降解和关节炎[26-29,36,58]。目前已越来越明确，软骨的结构，尤其是其细胞外基质，因年龄(特别是 20 岁以前)而异[29-31]。这主要是由于聚集蛋白聚糖中的改变所致，其 CS 链的平均长度由 20kd 降低为 8 kd，而且 CS-6 与 CS-4 的比例增加[31]。CS 含量还因疾病而异。例如，CS-4,6 焦硫酸盐存在于 60%正常软骨 CS 链未缩短末端，而在 OA 患者的软骨中只有 30%。

细胞外基质的改变可能会影响软骨细胞，反之亦然。例如，CS 含量的减少可降低基质的减震作用，使软骨细胞承受的压力增加。这又会造成基质合成、排出、构成和降解的改变。所有细胞外基质都要进行重组，尽管速率不一，因此细胞外基质的总体动态平衡对软骨至关重要。软骨的基质通过糖蛋白 CD44(透明质素的主要受体)与软骨细胞相连。反过来，透明质素与聚集蛋白聚糖相结合，从而使软骨细胞能够将蛋白聚糖保持在细胞周基质内，进而构成区内和区间基质。此外，CD44 可与肌动蛋白细胞支架相互作用，这对软骨细胞培养时基质的保存至关重要。

许多研究对聚集蛋白聚糖的代谢进行了调查，包括正常组织动态平衡时以及老化和疾病时(图 10.4)。G3 结构域特别容易在成熟软骨中分裂和释放。相反的，G1 结构域却被透明质素保留下来，而其他被降解的节段则被释放入基质内(图 10.4)。许多蛋白酶可以分解聚集蛋白聚糖，这个过程发生在 IGD、KS 和 CS 结构域[42,60-74]。基质金属蛋白酶家族(MMP)的成员包括MMP1-3 和7-9，可在

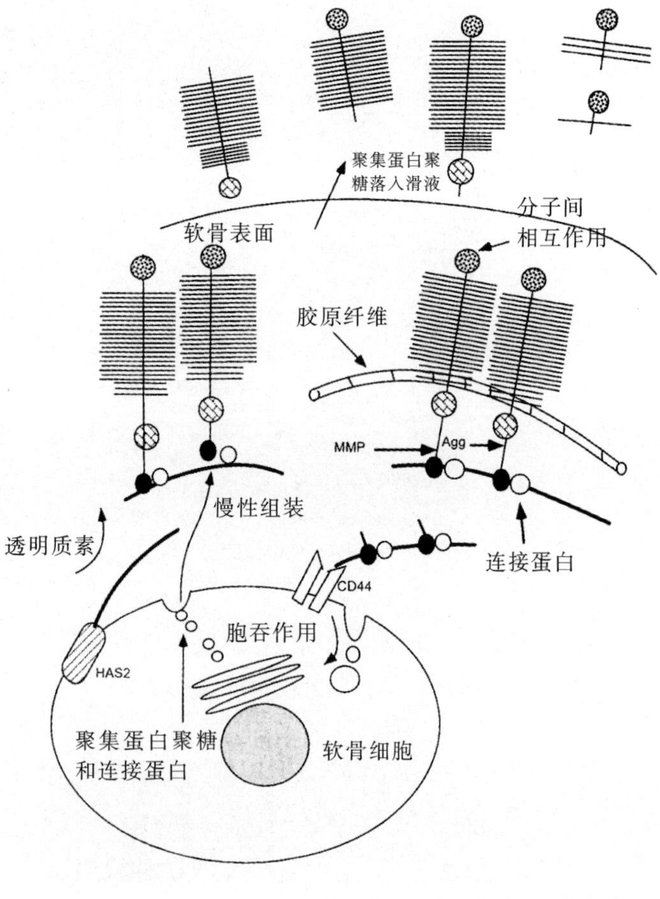

图10.4　聚集蛋白聚糖代谢的简化示意图。软骨细胞在细胞外环境中合成聚集蛋白聚糖、连接蛋白和透明质素。异化主要集中在聚集蛋白聚糖酶(Agg)和金属蛋白酶(MMP)，聚集蛋白聚糖碎段失落到滑液内，透明质素被软骨细胞摄取。CD44，透明质素受体。

IGD中分解聚集蛋白聚糖，这可发生于炎性及非炎性关节炎中，并且可通过单克隆抗体检测分解所产生的新抗原决定簇来进行监测。由于这些分解产物常被释放入滑膜内，所以可用来对退化的严重程度进行监测[60-70,75]。尽管MMP将IGD从Asn和Phe之间截断，但大部分检测到的释放产物是从IGD的Glu^{373}和Ala^{374}之间截断的[67-72,75]，提示还有其他的蛋白酶。这些产物不但可以在RA和OA患者的软骨中检测到，而且在健康人群中亦可检测到，这说明聚集蛋白聚糖的退化是正常动态平衡的一部分[69-72]。其他裂解发生在CS段[71-75]，这归因于一种在IGD和CS均可裂解的聚集蛋白聚糖酶[73,74]。深入免疫组化分析表明，MMP介导的新抗原决定簇见于已受损软骨，而聚集蛋白聚糖酶介导的新抗原决定簇则存在于正常组织[69-75]。聚集蛋白聚糖酶1和2已初步采用cDNA技术进行了克隆，是具有特殊性质的金属蛋白酶。纯化蛋白属ADAMT(双整合素及带有血小板反应素基序的金属蛋白酶族系成员。聚集蛋白聚糖酶1和2可在多部位分解聚集蛋白聚糖，现将其称为ADAMTS4和ADAMTS5[73-78]。这些聚集蛋白聚糖酶在化脓性疾病时可使软骨发生退化，其表现的酶解糖特异性比其他MMP族成员更为有限。需要更加详细的研究来测定降解的时间顺序以及诱导特异性蛋白酶合成和释放或激活的因素。

二、透明质素

透明质素是一个由葡萄糖醛酸和N-乙酰葡糖胺的重复性双糖构成的线性长链。不同于其他葡糖胺聚糖，透明质素是作为独立的葡糖胺聚糖链存在的，不与核心蛋白结合。此外，透明质素也不同于CS、KS和HS，它未被硫酸盐化。透明质素对软骨基质的结构、稳定性及功能非常重要，它是CD44糖蛋白的配体，CD44糖蛋白是将作用力从细胞外基质传至细胞支架的跨膜受体[59,79]，并且还控制着透明质素的周转[84]，有趣的是，CD44本身是“兼职”蛋白聚糖，它可以被CS、DS或HS所取代。

透明质素可包含质量可达10^7 Dal的3万多个重复性双糖[81]，它由软骨中的软骨细胞和滑膜组织中的A型滑液细胞产生。由于它有黏性，在关节也中可以起润滑剂的作用。外源性透明质素已用于临床治疗，尤其是对马的治疗[82]，用以强补关节炎时滑膜透明质素数量和链长的不足。透明质素非常特殊，因为它是在细胞表面由透明质素合酶(HAS蛋白)合成并释放到细胞外基质内。HAS蛋白除了细胞内N末端和C末端以外还含有多个跨膜结构域。最近的研究表明，重组HAS1可以在体外系统合成寡糖链[83]。现在已经识别出3种哺乳动物的HAS蛋白[21,22,83-86]，每一种可产生不同大小的透明质素[83]。HAS蛋白的组织表达方式具有高调节性[22]，而且HAS2敲除引起的心血管反应具有胚胎致死性。随后的研究强调了透明质素对生长(可能通过对细胞游走的影响)[23,84-86]和软骨基质功能[87,88]的重要作用。另外现在很多研究对HAS在肿瘤发生中的表达很感兴趣[23]。每个HAS基因的表达都不同，HAS2基因在滑膜和关节软骨中高度表达，而HAS3在上述组织中表达则很低[22]。此外，炎症前细胞活素在培养的滑液细胞中可调节HAS信使RNA(mRNA)的基因表达[88]。这是一个比较新的研究领域，但对HAS蛋白表达和活性的调控机制的深入了解有利于研发关节疾病新的干预治疗方法。

三、富含亮氨酸的小分子蛋白聚糖

含有富含亮氨酸结构域的这一类蛋白聚糖和糖蛋白(图10.5)也叫做“马蹄形”蛋白聚糖[89-94]。它们包括一个信号肽、一个可调控葡糖胺聚糖取代的前肽、一个可被酪氨酸硫酸化或被葡糖胺聚糖取代的富含半胱氨酸的区段以及一个富含亮氨酸重复序以另一个富含半胱氨酸区段结尾的长链。富含亮氨酸的基序为LXXLXLXXNXL/I，L代表亮氨酸，I代表异亮氨酸，N代表天冬氨酸。这个基序不仅存在于基质蛋白中，而且存在于细胞内蛋白中，可能是一种常见的蛋白/蛋白相互作用基序。事实上，马蹄形这一名称是由核糖核酶抑制剂的晶体结构衍生而来的[95]。这类蛋白包括：核心蛋白多糖、骺蛋白聚糖和二聚糖，它们只有一或两个CS或DS链；纤维调节蛋白聚糖；光蛋白聚糖和角膜素；以及其他不属于蛋白

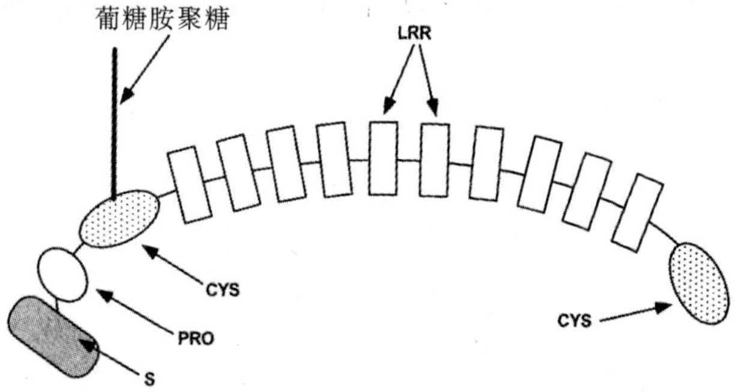

图10.5　核心蛋白多糖的结构原理图。它是一种富含亮氨酸的小分子蛋白聚糖。在N端是一个信号肽(S)，随后是前肽(PRO)和富含半胱氨酸的重复序(CYS)，在有核心蛋白多糖的情况下它常被单条硫酸软骨素或硫酸皮肤素链变为聚糖。接着是10个富含亮氨酸的重复序(LRR)，C末端还有第二个富含半胱氨酸重复序。

聚糖的物质,包括富含脯氨酸/精氨酸端的富含亮氨酸重复蛋白(PRELP)和骨糖素。核心蛋白多糖和二聚糖可调节软骨中胶原纤维的组装[96-99]。这种活性可能是由于蛋白/蛋白相互作用所致,因为去除葡糖胺聚糖链并不影响其功能。曾对其中的一些分子进行了敲除,但没有对软骨基质产生明显的影响,尽管核心蛋白多糖和二聚糖都是软骨的组分。这可能是由于其他一些富含亮氨酸的小分子蛋白过剩所致。关于各种富含亮氨酸小分子蛋白聚糖在正常和病变软骨中的作用尚需要进行深入研究。在这方面,要着重于核心蛋白多糖、二聚糖和纤维调节蛋白聚糖与转变生长因子 β 族的相互作用[100-102],后者在软骨生长和修复过程中起着重要作用。

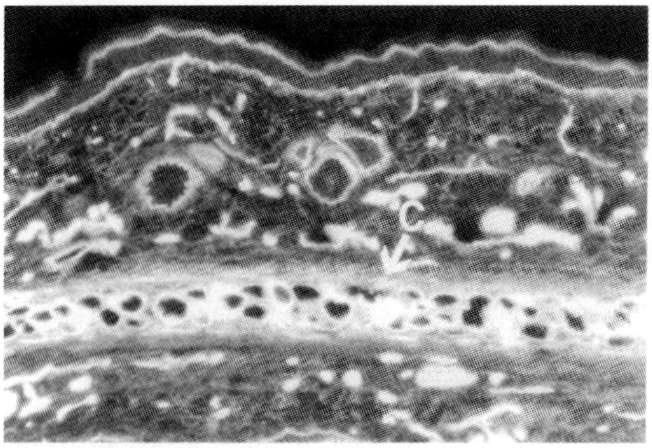

图10.6　串珠样蛋白聚糖位于基底膜内,是一种软骨(C)成分(箭头)。(Courtesy of Dr, A. Ljubi-mov, Cedars-Sinai Medical Center, Los Angeles, CA.)

四、串珠样蛋白聚糖

串珠样蛋白聚糖是一种基底膜蛋白聚糖,但它也存在于软骨中(图 10.6),尤其是关节软骨和生长板。它是由增殖软骨细胞和滑液细胞合成的,而且是滑膜的基质蛋白聚糖[103-107]。串珠样蛋白聚糖这种大分子蛋白聚糖在软骨中会被 HS 和 CS 链所取代[104]。人类串珠样蛋白聚糖基因对一个分子量约为 470kd 的核心蛋白进行编码,核心蛋白包括 5 个结构域(I-V),每个结构域都有与其他蛋白的同源性[108](图 10.7)。结构域 I 是葡糖胺聚糖的主要取代位点而且有一个由 3 个潜在附着位点连同一个 SEA(精子蛋白,肠激酶,集聚蛋白)结构单元构成的簇[109]。这个结构域具有主要软骨生成活性,可能是通过生长因子结合[107];结构域 II 与低密度脂蛋白受体具有同源性;结构域 III 与层粘连蛋白 α1 有同源性,包含 3 个球形结构域,散布于 4 个富含半胱氨酸的重复序结构单元之间。后面这个结构域(对小鼠而不对人)包含Arg-Gly-Asp 序列,可利用整合素受体通过识别来促进细胞粘连,不过与整合素无关的粘连也曾有报道[110,111]。结构域 IV 最大,在人类中包含有 21 个免疫球蛋白模块,最相似的免疫球蛋白模块出现在神经细胞粘连分子中,后者还参与细胞-细胞间的粘连。C 末端的结构域 V 也与层粘连蛋白用 α 亚单元同源,包含 3 个球形区域,其与表皮生长因子(ECF)样重复序相连。有文献提出,这个结构域也在细胞粘连、自联作用以及与其他基质组分的相互作用中发挥功能,并且可被 HS 和CS 多糖化[111,112]。

串珠样蛋白聚糖对软骨的生长和骨化至关重要。敲除串珠样蛋白聚糖的小鼠表现为高胚胎死亡率和严重骨骼畸形。另外,串珠样蛋白聚糖-2 基因(HSPG2)的突变可伴发两种骨骼疾病:Schwartz-Jampcl 综合征(软骨营养不良性肌强直),此综合征相对轻微[113],以及Silverman-Handmaker 综合征,它是一种严重的新生儿致命性发育异常[114]。串珠样蛋白聚糖通过其核心蛋白与其他基

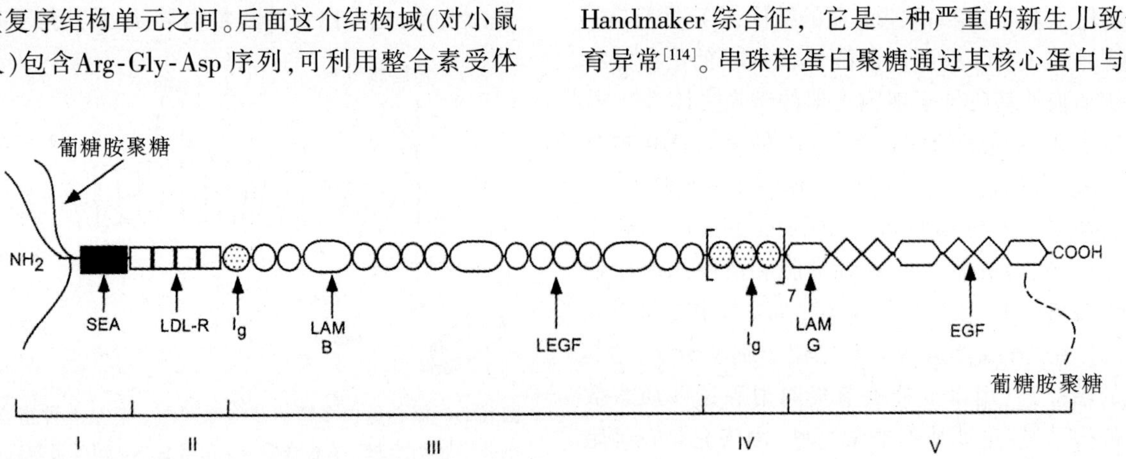

图 10.7　串珠样蛋白聚糖结构示意图。图中示出结构域I 到V,但结构域IV为了清晰起见做了简明化。在这个结构域人类有21个免疫球蛋白重复序。图中所示和层粘连蛋白同源的模块、层粘连蛋白-1表皮生长因子 (EGF)样模块(LEGF)以及C-末端 EGF样模块(EGF)的重复序,以及低密度脂蛋白受体 (LDL-R)。葡糖胺聚糖的取代主要在结构域I中,但也可发生在结构域V中。

质成分(包括层粘连蛋白、Ⅳ型胶原和巢蛋白),以及其他基质糖蛋白(如纤维结合蛋白)相互作用。这些相互作用对最初的原始软骨形成至关重要[24,105,113–115]。体外研究表明，串珠样蛋白聚糖可阻止软骨细胞的分化并促进软骨的形成[104,105]。

五、粘结蛋白聚糖

哺乳动物有4种粘结蛋白聚糖,它们具有细胞类型及生长特异性表达(图10.8)。粘结蛋白聚糖是一类具有小核心的蛋白跨膜蛋白聚糖[4,6,116–119]。它们除了3~4个葡糖胺聚糖取代位点(尤其是HS)以外,其外部结构域是发散的。粘结蛋白聚糖的跨膜结构域具有高度同源性,而且其短的胞浆结构域在近膜端(C1亚区)和远膜端(C2亚区)具有高度同源区段。每个族成员都显示有独特的(V)介入区并有一个可与含有PDZ(PSD95/DLG/ZO-1)结构域的蛋白相互作用的C端Phe-Tyr-Ala氨基酸序列。有文献认为含有PDZ结构域的蛋白在形成蛋白蛋白网中起连接器作用[120]或者起转运分子的作用[121]。目前已发现了粘结蛋白聚糖胞浆结合的配偶体,并明确了它们在相互作用中的功能[122–127]。

粘结蛋白聚糖1是上皮组织的主要粘结蛋白聚糖,它的下调可导致上皮表型缺失。粘结蛋白聚糖2是间充质细胞的主要粘结蛋白聚糖，它出现在软骨细胞中[128]。它在多种疾病(如RA、SLE及牛皮癣性关节炎)患者滑液的巨噬细胞中高度表达[129]。粘结蛋白聚糖2的水平可因白细胞介素(IL-1)的作用而升高,粘结蛋白聚糖2可与成纤维细胞生长因子(EGF-2),结合并将其呈递给细胞[129],所以它可能参与了对炎症反应的生长因子信号传导。粘结蛋白聚糖2在成纤维细胞对基质的组装中起重要作用[130],但尚未研究其在软骨组装中可能的作用。粘结蛋白聚糖3是神经组织的主要粘结蛋白聚糖粘结蛋白聚糖,但也存在于生长中的软骨[131–135]。FGF-2可增加粘结蛋白聚糖3在软骨细胞中的表达,这与生长加速正相关[136]。相反,粘结蛋白聚糖3在成熟的软骨中不表达[131]。粘结蛋白聚糖4不同寻常,正常情况下它只是细胞中的少量成分,但它可出现在与细胞外基质稳定粘连的许多细胞谱系中[137]。粘结蛋白聚糖4在细胞粘连中的作用已逐渐明确[4,6,116–119,138]。它与整合素协同作用产生稳定的粘连,同时形成细胞与基质粘连的特定区域(局部粘连)。这些结构在基质与细胞支架之间起界面作用，其中包含一个多成分复合体,用以调节粘连、细胞周期进展、凋亡及基因表达。粘结蛋白聚糖4的胞浆结构域与肌动蛋白交联物α-辅肌动蛋白相关[125],并且其V区可结合并直接激活蛋白激酶Ca(PKC-α)[126]。由粘结蛋白聚糖4激活PKC-α需要粘结蛋白聚糖的寡聚反应，该反应可由磷脂酰肌醇4,5二磷酸催化[139],后者在整合素受体与配体结合后亦可增加。有趣的是,粘结蛋白聚糖的寡聚反应可被FGF介导的V区上游的丝蛋白磷酸化作用调节，这可以会聚生长因子和粘连介导的信号传导[140]。一般来说,粘结蛋白聚糖是基质分子、生长因子和细胞因子的共同受体。因此,它们可以调节基质形成、细胞粘连和细胞增殖,所有这些参与了软骨生长、体内平衡

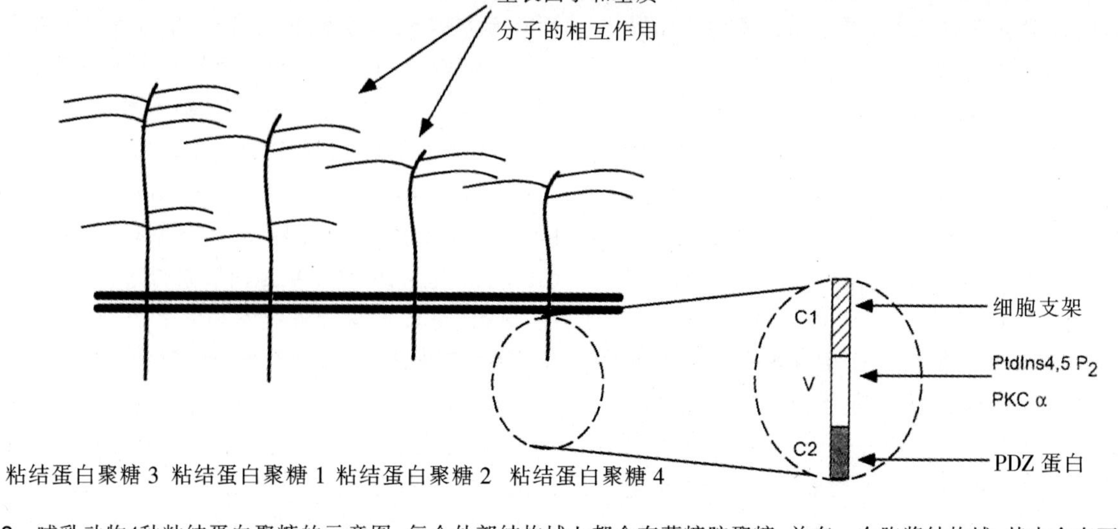

图 10.8 哺乳动物4种粘结蛋白聚糖的示意图。每个外部结构域上都会有葡糖胺聚糖,并有一个胞浆结构域,其内含有两个保存区(C1和C2),位于中央可变区(V)的两侧。图中示出蛋白激酶Cα(PKCα)、磷脂酰肌醇4,5、二磷酸盐和PDZ结构域蛋白的相互作用位点。

及疾病过程。阐明粘结蛋白聚糖的精确作用应是未来研究的一个广阔领域。

六、蛋白聚糖在软骨生长及疾病中的表达

各种蛋白聚糖在软骨生长发育和疾病中都有不同的表达。现有的许多知识都来源于遗传分析和敲除技术。目前在动物模型或人体中由于蛋白聚糖的合成或加工异常引起的骨骼缺陷已超过 11 种[24]。这里不可能对每一种进行详细讨论，只讨论其中几种胚胎致命性或会导致严重软骨营养不良的疾病，以便重点说明蛋白聚糖对软骨生长发育及稳定的作用。反应性遗传缺陷的范围很广，从会导致无分泌物的核心蛋白(如串珠样蛋白聚糖和聚集蛋白聚糖)的突变，到参与葡糖胺聚糖硫酸化的蛋白[如磷酸腺苷磷酸硫酸酯 PAPS)合成酶和硫酸盐转运蛋白基因）或参与葡糖胺聚糖延长的蛋白(如糖基转移酶)的突变。事实上现已明确，葡糖胺聚糖的处理在生长发育中起着至关重要的作用[20,24]。会影响软骨生长发育和病变的硫酸乙酰肝素生物合成酶包括EXT1 和 EXT2，其可伴发多发性外生骨疣而且具有葡萄糖醛酸基转移酶和 N-乙酰葡萄糖氨基转移酶活性[18,19]。敲除研究[18,19]表明，杂合小鼠的 HS 生成减少，而纯合小鼠在原肠胚形成阶段死亡。串珠样蛋白聚糖缺陷的胚胎可在 10~12 天时死于心脏基底膜破裂或者死于在围产期。该胚胎还表现有软骨营养不良，这提示串珠样蛋白聚糖具有保护软骨基质免于退化的作用[115]。其他研究也强调指出串珠样蛋白聚糖对软骨生长发育至关重要[114,115]。一种特殊的串珠样蛋白聚糖基因突变可导致 Silver man-Handmaker 型节段性发育异常，这是由于不稳定的串珠样蛋白聚糖不向基质分泌所致，而另一种突变则可导致软骨营养不良性肌强直。

对发育中软骨的直接研究还揭示出蛋白聚糖表达的变异形式。软骨形成分为 3 个阶段，第一阶段的特征是凝聚前的表皮与间质的相互作用，第二阶段是细胞凝聚，第 3 阶段是分化[132]。阶段 1 的特征是粘结蛋白聚糖-1 基因高度表达且存在有多能蛋白聚糖和串珠样蛋白聚糖；阶段 2 的特征是粘连蛋白聚糖 3[131]和多能蛋白聚糖含量高[130]；阶段 3 的特征是存在有聚集蛋白聚糖和透明质素[132]。多能蛋白聚糖和凝蛋白聚糖有截然不同的表达形式：前者存在于早期肢芽中，但后期随着软骨分化的进展和凝集蛋白聚糖占优势而消失[24]。细胞凝聚过程中粘结蛋白聚糖 3 大量表达的重要性在一些体外研究中进一步得到证实，这些研究表明粘结蛋白聚糖 3 核心蛋白抗体可减少软骨特异性基因的 mRNA，例如Ⅱ型胶原和凝集蛋白聚糖的核心蛋白[134]。鸡胎胫骨和胸骨内未成熟增殖软骨所含的粘结蛋白聚糖 3 mRNA 的量要多于成熟的肥大软骨[133]。免疫定位进一步证实粘结蛋白聚糖 3 限定于未成熟增殖软骨细胞，而且体外研究证实粘结蛋白聚糖 3 在未成熟增殖软骨细胞中的高基因表达在维生素 C 诱导成熟后会明显降低。

研究证明老化和疾病过程中软骨蛋白聚糖会有改变。当对来自青少年和成年人的新鲜分离关节软骨细胞中的 6 个细胞表面蛋白聚糖的 mRNA 进行分析时，可见这两个年龄段的细胞所得的结果相似[34]。最丰富的信息是关于粘结蛋白聚糖 4（双栖蛋白聚糖）和 CD44 的，还有少量是关于粘结蛋白聚糖 2(纤维蛋白聚糖)、磷脂酰肌醇蛋白聚糖和 β 聚糖的粘结蛋白聚糖 1 的 mRNA 未被检测到。也有报道[37]称，30 岁以后髁关节软骨中Ⅱ型胶原或葡糖胺聚糖含量无显著变化。但有趣的是，在藻酸盐培养中生长的牛胎儿软骨细胞生成的细胞联合基质要比未成熟或成熟细胞多，并且随年龄增长释放得也更多[38]。另外，在成年动物的细胞中，透明质素与含蛋白聚糖之比也有增大，而 HA 分子的长度在减少。其他一些研究通过确定在递增离液序列高的条件下容易提取其成分对软骨的稳定性进行了监测。用盐水溶液从未成熟的人类关节软骨中提取出大量的聚集蛋白多糖、接连蛋白及透明质素，但是从成人关节软骨中提取则需要更加严格的条件。相对 CS 链而言，聚集蛋白多糖在硫酸盐化和结构上也有差异。10~20 岁年龄时，N-乙酰乳糖胺的 6-硫酸盐化水平在连接区域会有增加，然后保持适当的稳定，直到 40 岁后才出现微弱的减少[35]；链的长度在 20 岁之前随年龄的增长而减小，而 6-硫酸盐化与 4-硫酸盐化 CS 的比率却在增加[43]。

人们曾对与 RA 或 OA 相关的蛋白聚糖的改变给予了很大关注。主要的蛋白聚糖(即聚集蛋白聚糖)由于核心蛋白的蛋白分解性裂解的增加而在关节软骨内被排除。MMP 主要分裂免疫球蛋白 D 中的 Asn^{341}-Phe^{342}，在聚集蛋白聚糖则分裂免疫球蛋白 D 中的 Glu^{373}-Ala^{374}。MMP 对聚集蛋白聚糖的分裂发生在降解晚期，MMP 酶 C-末端分解代谢和缺乏 CS 的聚集蛋白聚糖单体的生成发生在早期[114]。在炎症性和 OA 滑液中的聚集蛋白聚糖节段显示有 ^{374}ARGS 新抗原决定簇，提示聚集蛋白聚糖酶活性[64-73,142,143]ADAMTS4 也在富含 CS 区的 4 个其他位点(Glu^{1545}-Gly^{1546}，Gly^{1714}-Gly^{1715}，Glu^{1819}-Ala^{1820} 和 $G1u^{1914}$-Leu^{1920})发生分裂，并且分裂的节段可在应用 IL-1α 治疗牛关节软骨后的这些位点上发现。

正常的滑液中至少有10种节段，其中9种来自于与ADAMTS相关的分裂。OA晚期患者的关节软骨中的聚集蛋白聚糖与正常人相似，但滑液中的聚集蛋白聚糖会分裂为更多的节段，提示ADAMTS活性过高。ADAMTS4在OA软骨中特别易于诱发，而ADAMTS5是构成性表达，其表达的增高是人类软骨退化合并炎症疾病的一个标志[143]。ADAMTS4和5的抑制可以防止人类OA软骨中聚集蛋白聚糖的退化，是未来介入治疗的基础。预防聚集蛋白聚糖退化具有更广泛的作用，因为cmd/cmd小鼠胎儿中聚集蛋白聚糖的缺乏可伴发连接蛋白、粘结蛋白聚糖3和某些胶原的改变[144]，表明基质的整体完整性依赖于聚集蛋白聚糖。

已知在软骨退化中具有活性的其他蛋白酶是组织蛋白酶。聚集蛋白聚糖的组织蛋白酶D在IGD和富含CS区裂解可导致关节软骨中聚集蛋白聚糖的蛋白分解加工[145]。另外，在RA患者的软骨和骨的退化区以及患者的培养滑液成纤维细胞中也始终会发现组织蛋白酶K阳性的滑液成纤维细胞。组织蛋白酶K具有使聚集蛋白聚糖退化的活性，而且其分裂产物可增强组织蛋白酶K的溶胶原活性[146]。

与聚集蛋白聚糖不同，对其他蛋白聚糖在疾病中的改变尚未进行广泛的研究。粘结蛋白聚糖的mRNA在OA软骨中的严重损坏区域要比健康区域有所减少，而粘结蛋白聚糖4则有所增加[147]。粘结蛋白聚糖3在OA中有所增加，特别是严重受损软骨的上方区域[136]，而且核心蛋白多糖和双糖链蛋白多糖信息(及蛋白)的水平也被上调[148]。炎症前细胞活素可增加HAS2 mRNA的表达，导致透明质素的聚集和分裂[88]。完整的聚集蛋白聚糖可以从软骨中释放出来，与透明质素的退化相一致。事实上，IL-1β和视黄酸均可诱导软骨中透明质素的退化[149]；因此，除多聚蛋白多糖外透明质素的合成和转归也可能调节基质的稳定性。

六、小结

当前是一个深入了解软骨成分及其发育控制、体内平衡和退化的迅速扩大时代。大多数主要成分已被识别，而且在后基因组时代，它们的生物特性将被确定并与基因缺陷相关联。这将能确定各成分在软骨和滑膜中的作用。对引起软骨退化的各种蛋白酶的更深入了解将会开发出预防或可望逆转炎性病变和关节炎病变的新型治疗性制剂。同样，识别、克隆和表达各种酶的最新研究进展(包括葡糖胺聚糖合成和转译后修饰)也为今后的研究奠定了基础：更详细地理解蛋白多糖生物学，展望蛋白聚糖或葡糖胺聚糖体外合成对关节健康的决定性作用及它们在风湿病学新时代的最终应用。

致谢

书中所述的一些内容得到美国国家卫生研究所授权书GM50194和DK54605作者的支持。感谢John R .Couchman博士为本章提供的一些图表。

（李稚君 高莹 李世民 译 叶伟胜 李世民 校）

参考文献

1. Gallagher JT. Structure-activity relationship of heparan sulphate. *Biochem Soc Trans* 1997;25:1206–1209.
2. Hascall VC, Heinegård DK, Wight TN. Proteoglycans: metabolism and pathology. In: Hay ED, ed. *Cell biology of extracellular matrix.* New York: Plenum, 1991:149–175.
3. Lindahl U, Kusche-Gullberg M, Kjellén L. Regulated diversity of heparan sulphate. *J Biol Chem* 1998;273:24979–24982.
4. Tumova S, Woods A, Couchman JR. Heparan sulfate proteoglycans on the cell surface: versatile coordinators of cellular function. *Int J Biochem Cell Biol* 2000;32:269–288.
5. Iozzo RV. Matrix proteoglycans: from molecular design to cellular function. *Annu Rev Biochem* 1998;67:609–652.
6. Bernfield M, Gotte M, Park PW, et al. Functions of cell surface heparan sulfate proteoglycans. *Annu Rev Biochem* 1999;68:729–778.
7. Iozzo RV. *Proteoglycans: structure, biology and molecular interactions.* New York: Marcel Dekker, 2000.
8. Matsumoto R, Sbreve A, Ghildyal N, et al. Packaging of proteases and proteoglycans in the granules of mast cells and other hematopoietic cells. *J Biol Chem* 1995;270:19524–19531.
9. Fukuta M, Inazawa J, Torri T, et al. Molecular cloning and characterization of human keratan sulfate gal-6-sulfotransferase. *J Biol Chem* 1997;272:32321–32328.
10. Habuchi H, Kobayashi M, Kimata K. Molecular characterization and expression of heparan-sulfate 6-sulfotransferase. *J Biol Chem* 1998; 273:9208–9213.
11. Uchimura K, Muramasu H, Kadomatsu K, et al. Molecular cloning and characterization of an *N*-acetylglucosamine-6-*O*-sulfotransferase. *J Biol Chem* 1998;273:22577–22583.
12. Ong E, Hey J-C, Ding Y, et al. Expression cloning of a human sulfotransferase that directs the synthesis of the HNK-1 glycan on the neural cell adhesion molecule and glycolipids. *J Biol Chem* 1998;273: 5190–5195.
13. Kobayashi M, Sugumaran G, Liu J, et al. Molecular cloning and characterization of a human uronyl 2-sulfotransferase that sulfates iduronyl and glucuronyl residues in dermatan/chondroitin sulfate. *J Biol Chem* 1999;274:10474–10480.
14. Kusche-Gullberg M, Eriksson I, Pikas DS, et al. Identification and expression in mouse of two heparan sulfate glucosaminyl *N*-deacetylase/*N*-sulfotransferase genes. *J Biol Chem* 1998;273:11902–11907.
15. Aikawa J, Esko JD. Molecular cloning and expression of a third member of the heparan sulfate/heparin GlcNAc *N*-deacetylase/*N*-sulfotransferase family. *J Biol Chem* 1999;274:2690–2695.
16. Shworak NW, Liu J, Petros L, et al. Multiple isoforms of heparan sulfate D-glucosaminyl 3-*O*-sulfotransferase: isolation, characterization, and expression of human cDNAs and identification of distinct genomic loci. *J Biol Chem* 1999;274:5170–5184.
17. Wei G, Bai X, Sarkar AK, et al. Formation of HNK-1 determinants and the glycosaminoglycan tetrasaccharide linkage region by UDP-GlcUA:galactose β1,3-glucuronosyltransferase. *J Biol Chem* 1999; 274:7857–7864.
18. Lind T, Tufaro F, McCormick C, et al. The putative tumor suppressors EXT1 and EXT2 are glycosyltransferases required for the biosynthesis of heparan sulfate. *J Biol Chem* 1998;273:26265–26268.

19. Kitagawa H, Shimakawa H, Sugahara K. The tumor suppressor EXT-like gene EXTL2 encodes a 1, 4-*N*-acetylhexosaminyltransferase that transfers *N*-acetylgalactosamine and *N*-acetylglucosamine to the common glycosaminoglycan-protein linkage region. *J Biol Chem* 1999; 274:13933–13937.
20. Forsberg E, Kjellén, L. Heparan sulfate: lessons from knockout mice. *J Clin Invest* 2001;108:175–180.
21. Itano N, Sawai T, Yoshida M, et al. Three forms of mammalian hyaluronan synthases have distinct enzymatic properties. *J Biol Chem* 1999;274:23085–25092.
22. Ohno S, Tanimoto K, Fujimoto K, et al. Molecular cloning of rabbit hyaluronic acid synthases and their expression patterns in synovial membrane and articular cartilage. *Biochim Biophys Acta* 2002;1520: 71–78.
23. Toole B. Hyaluronan is not just a goo! *J Clin Invest* 2000;106:335–336.
24. Schwartz NB, Dominowicz M. Chondrodyplasias due to proteoglycan defects. *Glycobiology* 2002;12:57R–68R.
25. Watanabe H, Yamada Y, Kimata K. Roles of aggrecan, a large chondroitin sulfate proteoglycan, in cartilage structure and function. *J Biochem* 1998;124:687–693.
26. Lohmander LS, Ionescu M, Jugessur H. Changes in joint cartilage aggrecan after knee injury and in osteoarthritis. *Arthritis Rheum* 1999; 42:534–544.
27. Carney SL, Billingham ME, Caterson B, et al. Changes in proteoglycan turnover in experimental canine osteoarthritic cartilage. *Matrix* 1992;12:137–147.
28. Rizkalla G, Reiner A, Bogoch E, et al. Studies of the articular cartilage proteoglycan aggrecan in health and osteoarthritis: evidence for molecular heterogeneity and extensive molecular changes in disease. *J Clin Invest* 1992;90:2268–2277.
29. Thonar EJ-MA, Bjornsson K, Kuettner KE. Age-related changes in cartilage proteoglycans. In: Kuettner KE, Schleyerbach R, Hascall VC, eds. *Articular cartilage biochemistry.* New York: Raven, 1986: 273–288.
30. Plaas AH, Wong-Palms S, Roughley PJ, et al. Chemical and immunological assay of the nonreducing terminal residues of chondroitin sulfate from human aggrecan. *J Biol Chem* 1997;272:20603–20610.
31. Bayliss MT, Osborne D, Woodhouse S, et al. Sulfation of chondroitin sulfate in human articular cartilage. *J Biol Chem* 1999;274:15892–15900.
32. Plaas AHK, West LA, Wong-Palms S, et al. Glycosaminoglycan sulfation in human osteoarthritis. *J Biol Chem* 1998;273:12642–12649.
33. DeGroot J, Bank RA, Tchetverikov I, et al. Molecular markers for osteoarthritis: the road ahead. *Curr Opin Rheumatol* 2002;14:585–589.
34. Grover J, Roughley PJ. Expression of cell-surface proteoglycan mRNA by human articular chondrocytes. *Biochem J* 1995;309:963–968.
35. Lauder RM, Huckerby TN, Brown GM, et al. Age-related changes in the sulfation of the chondroitin sulfate linkage region from human articular cartilage aggrecan. *Biochem J* 2001;358:523–528.
36. Wells T, Davidson C, Morgelin M, et al. Age-related changes in the composition, the molecular stoichiometry and the stability of proteoglycan aggregates extracted from human articular cartilage. *Biochem J* 2003;370:69–79.
37. Aurich M, Poole AR, Reiner A, et al. Matrix homeostasis in aging normal human ankle cartilage. *Arthritis Rheum* 2002;46:2903–2910.
38. Kamada H, Masuda K, D'Souza AL, et al. Age-related differences in the accumulation and size of hyaluronan in alginate culture. *Arch Biochem Biophys* 2002;408:192–199.
39. Neame PJ, Christner JE, Baker JR. The primary structure of link protein from rat chondrosarcoma proteoglycan aggregate. *J Biol Chem* 1986;261:3519–3535.
40. Doege K, Hassell JR, Caterson B, et al. Link protein cDNA sequence reveals a tandemly repeated protein structure. *Proc Natl Acad Sci U S A* 1986;83:3761–3765.
41. Goetinck PF, Stirpe NS, Tsonis PA, et al. The tandemly repeated sequences of cartilage link protein contain the sites for interaction with hyaluronic acid. *J Cell Biol* 1987;105:2403–2408.
42. Lee V, Chen L, Paiwand F, et al. Cleavage of the carboxyl tail from the G3 domain of aggrecan but not versican and identification of the amino acids involved in the degradation. *J Biol Chem* 2002;277: 22279–22288.
43. Knudson CB, Knudson W. Cartilage proteoglycans. *Semin Cell Dev Biol* 2001;12:69–78.
44. Doege KJ, Sasaki M, Kimura T, et al. Complete coding sequence and deduced primary structure of the human cartilage large aggregating proteoglycan, aggrecan: human-specific repeats, and additional alternatively spliced forms. *J Biol Chem* 1991;266:894–902.
45. Valhmu WB, Palmer GD, Rivers PA, et al. Structure of the human aggrecan gene: exon-intron organization and association with the protein domains. *Biochem J* 1995;309:535–542.
46. Doege KJ, Coulter SN, Meek LM, et al. A human-specific polymorphism in the coding region of the aggrecan gene. *J Biol Chem* 1997; 272:13974–13979.
47. Jimenez SA, Dharmavaram RM. Genetic aspects of familial osteoarthritis. *Ann Rheum Dis* 1994;53:789–797.
48. Nieduszynski IA, Sheehan JK, Phelps CF, et al. Equilibrium-binding studies of pig laryngeal cartilage proteoglycans with hyaluronate oligosaccharide fractions. *Biochem J* 1980;185:107–114.
49. Sandy JD, O'Neill JO, Ratzlaff L. Acquisition of hyaluronate binding affinity by newly synthesized proteoglycans *in vivo*. *Biochem J* 1989; 258:875–880.
50. Rittenhouse E, Dunn LC, Cookingham J, et al. Cartilage matrix deficiency (*cmd*): a new autosomal recessive lethal mutation in the mouse. *J Embryol Exp Morphol* 1978;43:71–84.
51. Watanabe H, Kimata K, Lin S, et al. Mouse cartilage matrix deficiency (CMD) caused by a 7 bp deletion in the aggrecan gene. *Nat Genet* 1994;7:154–157.
52. Watanabe H, Nakata K, Kimata K, et al. Dwarfism and age-associated spinal degeneration of heterozygote cmd mice defective in aggrecan. *Proc Natl Acad Sci U S A* 1997;94:6943–6947.
53. Hedlund H, Hedbom E, Heinegård D, et al. Association of the aggrecan keratan sulfate-rich region with collagen in bovine articular cartilage. *J Biol Chem* 1999;274:5777–5781.
54. Halberg DF, Proulx G, Doege K, et al. A segment of the cartilage proteoglycan core protein has lectin-like activity. *J Biol Chem* 1988;263: 9486–9490.
55. Aspberg A, Miura R, Bourdoulous S, et al. The C-type lectin domains of lecticans: a family of aggregating chondroitin sulfate proteoglycans, bind tenascin-R by protein-protein interactions independent of carbohydrate moiety. *Proc Natl Acad Sci U S A* 1997;94:10116–10121.
56. Mackie EJ, Murphy LI. The role of tenascin-C and related glycoproteins in early chondrogenesis. *Microsc Res Tech* 1998;43:102–110.
57. Olin AI, Morgelin M, Sasaki T, et al. The proteoglycans aggrecan and versican form networks with fibulin-2 through their lectin domain binding. *J Biol Chem* 2001;276:1253–1261.
58. Hardingham TE, Fosang AJ. The structure of aggrecan and its turnover in cartilage. *J Rheumatol* 1995;43:86–90.
59. Nofal GA, Knudson CB. Latrunculin and cytochalasin decrease chondrocyte matrix retention. *J Histochem Cytochem* 2002;50:1313–1323.
60. Fosang AJ, Neame PJ, Hardingham TE, et al. Cleavage of cartilage proteoglycan between G1 and G2 domains by stromelysins. *J Biol Chem* 1991;266:15579–15582.
61. Flannery CR, Lark MW, Sandy JD. Identification of a stromelysin cleavage site within the interglobular domain of human aggrecan: evidence for proteolysis at this site *in vivo* in human articular cartilage. *J Biol Chem* 1992;267:1008–1014.
62. Fosang AJ, Neame PJ, Last K, et al. The interglobular domain of cartilage aggrecan is cleaved by PUMP, gelatinases, and cathepsin B. *J Biol Chem* 1992;267:19470–19474.
63. Fosang AJ, Last K, Knauper V, et al. Fibroblast and neutrophil collagenases cleave at two sites in the cartilage aggrecan interglobular domain. *Biochem J* 1993;295:273–276.
64. Fosang AJ, Last K, Neame PJ, et al. Neutrophil collagenase (MMP-8) cleaves at the aggrecanase site E373-A374 in the interglobular domain of cartilage aggrecan. *Biochem J* 1994;304:347–351.
65. Arner EC, Decicco CP, Cherney R, et al. Cleavage of native cartilage aggrecan by neutrophil collagenase (MMP-8) is distinct from endogenous cleavage by aggrecanase. *Am Soc Biochem Mol Biol* 1997;272: 9294–9299.
66. Fosang AJ, Last K, Knauper V, et al. Degradation of cartilage aggrecan by collagenase-3 (MMP-13). *FEBS Lett* 1996;380:17–20.
67. Fosang AJ, Last K, Maciewicz RA. Aggrecan is degraded by matrix metalloproteinases in human arthritis. *J Clin Invest* 1996;98:2292–2299.
68. Lark MW, Bayne EK, Flanagan J, et al. Aggrecan degradation in human cartilage. *J Clin Invest* 1997;100:93–106.

69. Lohmander LS, Neame PJ, Sandy JD. The structure of aggrecan fragments in human synovial fluid: evidence that aggrecanase mediates cartilage degradation in inflammatory joint disease, joint injury and osteoarthritis. *Arthritis Rheum* 1993;36:1214–1222.
70. Sandy JD, Flannery CR, Neame PJ, et al. The structure of aggrecan fragments in human osteoarthritic synovial fluid: evidence for the involvement in osteoarthritis of a novel proteinase which cleaves the glu 373-ala 374 bond of the interglobular domain. *J Clin Invest* 1992; 89:1512–1516.
71. Ilic MZ, Robinson HC, Handley CJ. Characterization of aggrecan retained and lost from the extracellular matrix of articular cartilage. *J Biol Chem* 1998;273:17451–17458.
72. Sandy JD, Neame PJ, Boynton RE, et al. Catabolism of aggrecan in cartilage explants: identification of a major cleavage site within the interglobular domain. *J Biol Chem* 1991;266:8683–8685.
73. Arner EC, Pratta MA, Trzaskos JM, et al. Generation and characterization of aggrecanase: a soluble, cartilage-derived aggrecan-degrading activity. *J Biol Chem* 1999;274:6594–6601.
74. Rodriguez-Manzaneque JC, Westling J, Thai SNM, et al. ADAMTS1 cleaves aggrecan at multiple sites and is differentially inhibited by metalloproteinase inhibitors. *Biochem Biophys Res Commun* 2002; 293:501–508.
75. Hughes CE, Caterson B, Fosang AJ, et al. Monoclonal antibodies that specifically recognize neoepitope sequences generated by "aggrecanase" and matrix metalloproteinase cleavage of aggrecan: application to catabolism *in situ* and *in vitro*. *Biochem J* 1995;305:799–800.
76. Tortorella MD, Burn TC, Pratta MA, et al. Purification and cloning of aggrecanase-1: a member of the ADAMTS family of proteins. *Science* 1999;284:1664–1666.
77. Abbaszade I, Liu R, Yang F, et al. Cloning and characterization of ADAMTS11, and aggrecanase from the ADAMTS family. *J Biol Chem* 1999;274:23443–23450.
78. Flannery CR, Little CB, Hughes CE, et al. Expression of ADAMTS homologues in articular cartilage. *Biochem Biophys Res Commun* 1999;260:318–322.
79. Knudson CB. Hyaluronan receptor-directed assembly of chondrocyte pericellular matrix. *J Cell Biol* 1993;120:825–834.
80. Hua Q, Knudson CB, Knudson W. Internalization of hyaluronan by chondrocytes occurs via receptor-mediated endocytosis. *J Cell Sci* 1993;106:365–375.
81. Weigel PH, Hascall VC, Tammi M. Hyaluronan synthases. *J Biol Chem* 1997;272:13997–14000.
82. Balazs EA, Denlinger JL. Viscosupplementation: a new concept in the treatment of osteoarthritis. *J Rheumatol* 1993;395:3–9.
83. Yoshida, M, Itano N, Yamada Y, et al. *In vitro* synthesis of hyaluronan by a single protein derived from mouse HAS1 gene and characterization of amino acid residues essential for its activity. *J Biol Chem* 2000;275:497–506.
84. Toole BP. Hyaluronan and its binding proteins, the hyaladherins. *Curr Opin Cell Biol* 1990;2:839–844.
85. Toole BP. Hyaluronan in morphogenesis. *J Intern Med* 1997;42:35–40.
86. Laurent T-C, Laurent U-B, Fraser J-R. The structure and function of hyaluronan: an overview. *Immunol Cell Biol* 1996;74:A1–A7
87. Nishida Y, Knudson CB, Nietfeld JJ, et al. Antisense inhibition of hyaluronan synthase-2 in human articular chondrocytes inhibits proteoglycan retention and matrix assembly. *J Biol Chem* 1999;274: 21893–21899.
88. Tanimoto K, Ohno S, Fujimoto K, et al. Proinflammatory cytokines regulate the gene expression of hyaluronic acid synthetase in cultured rabbit synovial membrane cells. *Connect Tiss Res* 2001;42:187–195.
89. Iozzo RV. The biology of the small leucine-rich proteoglycans. *J Biol Chem* 1999;274:18843–18846.
90. Fisher LW, Termine JD, Young MF. Deduced protein sequence of bone small proteoglycan I (biglycan) shows homology with proteoglycan II (decorin) and several nonconnective tissue proteins in a variety of species. *J Biol Chem* 1989;264:4571–4576.
91. Johnson HJ, Rosenberg L, Chois HU, et al. Characterization of epiphycan, a small proteoglycan with a leucine-rich repeat core protein. *J Biol Chem* 1997;272:18709–18717.
92. Bengtsson E, Neame PJ, Heinegård D, et al. The primary structure of a basic leucine-rich repeat protein, PRELP, found in connective tissues. *J Biol Chem* 1995;270:25639–25644.
93. Corpus LM, Funderburgh JL, Funderburgh ML, et al. Molecular cloning and tissue distribution of keratocan. *J Biol Chem* 1996;271: 9759–9763.
94. Plaas AH, Neame PJ, Nivens, et al. Identification of the keratan sulfate attachment sites on bovine fibromodulin. *J Biol Chem* 1990;265: 20634–20640.
95. Kobe B, Deisenhofer J. Crystal structure of porcine ribonuclease inhibitor: a protein with leucine-rich repeats. *Nature* 1993;366:751–756.
96. Schönherr E, Hausser H, Beavan L, et al. Decorin-type I collagen interaction: presence of separate core protein-binding domains. *J Biol Chem* 1995;270:8877–8883.
97. Svensson L, Heinegård D, Oldberg A. Decorin-binding sites for collagen type I are mainly located in leucine-rich repeats. *J Biol Chem* 1995;270:20712–20716.
98. Hedbom E, Heinegård D. Binding of fibromodulin and decorin to separate sites on fibrillar collagens. *J Biol Chem* 1993;268:27307–27312.
99. Rada JA, Cornuet PK, Hassell R. Regulation of corneal collagen fibrillogenesis *in vitro* by corneal proteoglycan (lumican and decorin) core proteins. *Exp Eye Res* 1993;56:635–648.
100. Yamaguchi Y, Mann DM, Ruoslahti E. Negative regulation of transforming growth factor-beta by the proteoglycan decorin. *Nature* 1990;346:281–284.
101. Takeuchi Y, Kodama Y, Matsumoto T. Bone matrix decorin binds transforming growth factor-beta and enhances its bioactivity. *J Biol Chem* 1994;269:32634–32638.
102. Hildebrand A, Romaris M, Rasmussen LM, et al. Interaction of the small interstitial proteoglycans biglycan, decorin and fibromodulin with transforming growth factor beta. *Biochem J* 1994;302:527–534.
103. Dodge GR, Boesler EW, Jimenez SA. Expression of the basement membrane heparan sulfate proteoglycan (perlecan) in human synovium and in cultured human synovial cells. *Lab Invest* 1995;73: 649–657.
104. SundarRaj N, Fite D, Ledbetter S, et al. Perlecan is a component of cartilage matrix and promotes chondrocyte attachment. *J Cell Sci* 1995;108:1–10.
105. French MM, Smith SE, Akanbi K, et al. Expression of the heparan sulfate proteoglycan, perlecan, during mouse embryogenesis and perlecan chondrogenic activity *in vitro*. *J Cell Biol* 1999;145:1103–1115.
106. Melrose J, Smith S, Knox S, et al. Perlecan, the multidomain HS-proteoglycan of basement membranes, is a prominent pericellular component of ovine hypertrophic vertebral growth plate and cartilagenous endplate chondrocytes. *Histochem Cell Biol* 2002;118: 269–280.
107. French MM, Gomes RR, Timpl R, et al. Chondrogenic activity of the heparan sulfate proteoglycan perlecan maps to the N-terminal domain I. *J Bone Miner Res* 2002;17:48–55.
108. Kallunki P, Tryggvason K. Human basement membrane heparan sulfate proteoglycans core protein: a 467-kD protein containing multiple domains resembling elements of the low density lipoprotein receptor, laminin, neural cell adhesion molecules and epidermal growth factor. *J Cell Biol* 1992;116:559–571.
109. Bork P, Patthy L. The SEA module: a new extracellular domain associated with O-glycosylation. *Protein Sci* 1995;4:1421–1425.
110. Hayashi K, Madri JA, Yurchenco PD. Endothelial cells interact with the core protein of basement membrane perlecan through β_1 and β_3 integrins: an adhesion modulated by glycosaminoglycan. *J Cell Biol* 1992;119:945–959.
111. Brown JC, Sasaki T, Göhring W, et al. The C-terminal domain V of perlecan promotes β_1 integrin-mediated cell adhesion, binds heparin, nidogen and fibulin-2 and can be modified by glycosaminoglycans. *Eur J Biochem* 1997;250:39–46.
112. Yurchenco PD, Cheng YS, Ruben GC. Self-assembly of a high molecular weight basement membrane heparan sulfate proteoglycan into dimers and oligomers. *J Biol Chem* 1987;262:17688–17676.
113. Arikawa-Hirasawa E, Le AH, Nishino I, et al. Structural and functional mutations of the perlecan gene cause Schwartz-Jampel syndrome, with myotonic myopathy and chondrodysplasia. *Am J Hum Genet* 2002;70:1368–1375.
114. Arikawa-Hirasawa E, Wilcox WR, Yamada Y. Dyssegmental dysplasia, Silverman-Handmaker type: unexpected role of perlecan in cartilage development. *Am J Med Genet* 2001;106:254–257.
115. Costell M, Gustafsson E, Aszodi A, et al. Perlecan maintains the integrity of cartilage and some basement membranes. *J Cell Biol* 1999;147:1109–1122.
116. Carey DJ. Syndecans: multifunctional cell-surface co-receptors. *Biochem J* 1997;327:1–16.

117. Woods A, Couchman JR. Syndecans: synergistic activators of cell adhesion. *Trends Cell Biol* 1998;8:189–192.
118. Rapraeger AC, Ott VL. Molecular interactions of the syndecan core proteins. *Curr Opin Cell Biol* 1998;10:620–628.
119. Woods A. Syndecans: transmembrane modulators of adhesion and matrix assembly. *J Clin Invest* 2001;107:935–941.
120. Fanning AS, Anderson J. Protein-protein interactions: PDZ domain networks. *Curr Biol* 1996;6:1385–1388.
121. Fialka I, Steinlein P, Ahorn H, et al. Identification of syntenin as a protein of the apical early endocytic compartment in Madin-Darby canine kidney cells. *J Biol Chem* 1999;274:26233–26239.
122. Grootjans JJ, Zimmerman P, Reekmans G, et al. Syntenin: a PDZ protein that binds syndecan cytoplasmic domains. *Proc Natl Acad Sci U S A* 1997;94:13683–13688.
123. Cohen AR, Woods DF, Marfatia SM, et al. Human CASK/LIN-2 binds syndecan-2 and protein 4.1 and localizes to the basolateral membrane of epithelial cells. *J Cell Biol* 1998;142:129–138.
124. Baciu PC, Saoncella S, Lee SH, et al. Syndesmos, a protein that interacts with the cytoplasmic domain of syndecan-4, mediates cell spreading and actin cytoskeletal organization. *J Cell Sci* 2000;113:315–324.
125. Greene DK, Tumova S, Couchman JR, et al. Syndecan-4 associates with α-actinin. *J Biol Chem* 2003;278:7617–7623.
126. Oh ES, Woods A, Couchman JR. Syndecan-4 proteoglycan regulates the distribution and activity of protein kinase C. *J Biol Chem* 1997;272:8133–8136.
127. Granes F, Urena JM, Rocamoro N, et al. Ezrin links syndecan-2 to the cytoskeleton. *J Cell Sci* 2000;113:1267–1276.
128. David G, Bai XM, Van der Schueren B, et al. Spatial and temporal changes in the expression of fibroglycan (syndecan-2) during mouse embryonic development. *Development* 1933;119:841–854.
129. Clasper S, Vekeman S, Fiore M, et al. Inducible expression of the cell surface heparan sulfate proteoglycan syndecan-2 (fibroglycan) on human activated macrophages can regulate fibroblast growth factor action. *J Biol Chem* 1999;274:24113–24123.
130. Klass CM, Couchman JR, Woods A. Control of extracellular matrix assembly by syndecan-2 proteoglycan. *J Cell Sci* 2000;113:493–506.
131. Gould SE, Upholt WB, Kosher RA. Syndecan-3: a member of the syndecan family of membrane-intercalated proteoglycans that is expressed at high amounts at the onset of chicken limb cartilage differentiation. *Proc Natl Acad Sci U S A* 1992;89:3271–3275.
132. Hall BK, Miyak T. Divide, accumulate, differentiate: cell condensation in skeletal development revisited. *Int J Dev Biol* 1995;39:881–893.
133. Shimazu A, Nah HD, Kirsch T, et al. Syndecan-3 and the control of chondrocyte proliferation during endochondral ossification. *Exp Cell Res* 1996;229:126–136.
134. Seghatoleslami MR, Kosher RA. Inhibition of *in vitro* cartilage differentiation by syndecan-3 antibodies. *Dev Dyn* 1996;207:114–119.
135. Koyama E, Leatherman JL, Shimazu A, et al. Syndecan-3, tenascin-C, and the development of cartilagenous skeletal elements and joints in chick limbs. *Dev Dyn* 1995;203:152–162.
136. Pfander D, Swoboda B, Kirsch T. Expression of early and late differentiation markers (proliferating cell nuclear antigen, syndecan-3, annexin VI and alkaline phosphatase) by human osteoarthritic chondrocytes. *Am J Pathol* 2001;159:1777–1783.
137. Woods A, Couchman JR. Syndecan 4 heparan sulfate proteoglycan is a selectively enriched and widespread focal adhesion component. *Mol Biol Cell* 1994;5:183–192.
138. Couchman JR, Woods A. Syndecan-4 and integrins: combinatorial signaling in cell adhesion. *J Cell Sci* 1999;112:3415–3420.
139. Oh ES, Woods A, Lim St, et al. Syndecan-4 proteoglycan cytoplasmic domain and phosphatidylinositol 4,5-bisphosphate coordinately regulate protein kinase C activity. *J Biol Chem* 1998;273:10624–10629.
140. Horowitz A, Simons M. Phosphorylation of the cytoplasmic tail of syndecan-4 regulates activation of protein kinase Cα. *J Biol Chem* 1998;273:25548–25551.
141. Little CB, Hughes CE, Curtis CL, et al. Matrix metalloproteinases are involved in C-terminal and interglobular domain processing of cartilage aggrecan in late stage cartilage degradation. *Matrix Biol* 2002;21:271–288.
142. Malfait AM, Liu RQ, Ijiri K, et al. Inhibition of ADAM-TS4 and ADAM-TS5 prevents aggrecan degradation in osteoarthritic cartilage. *J Biol Chem* 2002;277:22201–22208.
143. Arner EC. Aggrecanase-mediated cartilage degradation. *Curr Opin Pharmacol* 2002;2:322–329.
144. Wai AW, Ng LJ, Watanabe H, et al. Disrupted expression of matrix genes in the growth plate of the mouse cartilage matrix deficiency (cmd) mutant. *Dev Genet* 1998;22:349–358.
145. Handley CJ, Mok MT, Ilic MZ, et al. Cathepsin D cleaves aggrecan at unique sites within the interglobular domain and chondroitin sulfate attachment regions that are also cleaved when cartilage is maintained at acid pH. *Matrix Biol* 2001;20:543–553.
146. Hou WS, Li Z, Gordon RE, et al. Cathepsin k is a critical protease in synovial fibroblast-mediated collagen degradation. *Am J Pathol* 2001;159:2167–2177.
147. Barre PE, Redini F, Boumediene K, et al. Semiquantitative reverse transcription-polymerase chain reaction analysis of syndecan-1 and -4 messages in cartilage and cultured chondrocytes from osteoarthritic joints. *Osteoarthritis Cartilage* 2000;8:34–43.
148. Bock HC, Michaeli P, Bode C, et al. The small proteoglycans decorin and biglycan in human articular cartilage of late-stage osteoarthritis. *Osteoarthritis Cartilage* 2001;9:654–663.
149. Sztrolovics R, Recklies AD, Roughley PJ, et al. Hyaluronate degradation as an alternative mechanism for proteoglycan release from cartilage during interleukin-1β-stimulated catabolism. *Biochem J* 2002;362:473–479.

第11章

正常软骨与异常软骨

A. Robin Poole

软骨是一种特殊的骨组织，其半固体结构使其所在部位维持一定的形状，同时还加强了其强度、变形性和耐久性。与其他的肌肉骨骼组织一样，软骨的代谢受化学因素和机械因素调节。它作为骨的生长和修复的中间组织，在胚胎发育过程中它存在于原基中，存在于骺的初级和次级生长板，以及骨折的修复过程中。在生长和衰老的过程中，关节软骨对关节非常重要，但是关节软骨在关节炎时会发生变性和破坏，最终导致关节功能的丧失。非关节的软骨在全身也起着重要的作用，如位于鼻中隔、耳、喉、咽、支气管和肋软骨中的软骨。椎间盘由特化的软骨组成。

本章讲述了透明软骨的形成、发育、结构和变性，以及这些过程是如何调节的。在成人，着重研究关节软骨。本文在组织水平和分子水平上描述了软骨的结构、成分和构成，因这它与软骨细胞形成的细胞外延伸基质有关。这种基质的代谢转化由软骨细胞调节，而软骨细胞受生长因子、细胞因子和机械刺激的控制和影响。本章描述了这些调节因子以及它们在疾病状态下发生的改变，还讨论了软骨变性的机制，关节炎时变性是如何发生的，以及软骨作为一种自身抗原的来源如何引起炎性关节炎，如类风湿性关节炎(RA)。最后还简要讨论了软骨肿瘤和软骨的可移植性。

一、胚胎期和出生后的软骨形成

成软骨细胞(一种新分化的不成熟细胞)和软骨细胞(分化完全的成熟细胞)由间充质的软骨祖细胞分化而来。在生长发育过程中，体内[1]和高细胞密度的细胞培养[2]中无血管的间充质细胞的聚集均先于软骨的形成(图 11.1)。这些间充质细胞的特征是高表达纤维连接素和层粘连素、这些分子的受体[3]以及成软骨细胞/软骨细胞转录因子顺势蛋白 1[4]和 Sox9[5](译注：由 Sox 基因编码的 SRY 相关性蛋白质)。Sox9 是表达 II 型胶原所必需的，而且对软骨形成[6]至关重要。间充质聚集处表达的 IIA 型前胶原 mRNA 与 IIB 型胶原不同，它含有外显子 2 的表达产物，外显子 2 编码氨基前肽中 70-氨基酸、富含半胱氨酸的球形结构域[7,8]。在软骨细胞发育过程中有一段时间外显子 2(即 IIA 型胶原)的转录与 IIB 型胶原生成同时发生。随着软骨细胞的进一步发育，表达仅限于 IIB 型胶原。IIA 型氨基前肽可以结合生长和分化因子，以转化生长因子-β1(TGF-β1)和骨形态形成蛋白(BMP)-2[9]。此时可首次检测到聚集在一起的大型蛋白聚糖(即聚集蛋白聚酶)[10]，浓缩后，II 型胶原及聚集蛋白聚糖的含量增加。

在发育过程中形成软骨(如胚胎骨骺、鼻软骨和耳软骨)的软骨膜，在成人时仍然保持着成软骨潜能[11]，这一点与骨膜相同[12]。软骨偶尔也可在关节滑膜和黏液囊或腱鞘内通过化生而形成，但是这种软骨常会发生二次钙化，这与肥大表型的表达有关[13]。

间充质分化为软骨细胞涉及超家族调节分子，称其为 BMP，也称之为骨生成蛋白(OP)[14](图 11.1)。TGF-β 是其中最著名的成员。OP-1(BMP-7)、BMP-2B、TGF-β1 和 TGF-β2 可分别诱发软骨形成。在软骨周围的软骨膜上表达 BMP-2、BMP-4、BMP-5 和 BMP-7。在短耳鼠突变种中 BMP-5 的分裂导致软骨细胞浓集的丧失[15]，表明细胞分化需要 BMP-5。小鸡中 BMP-2 和BMP-4 的高表

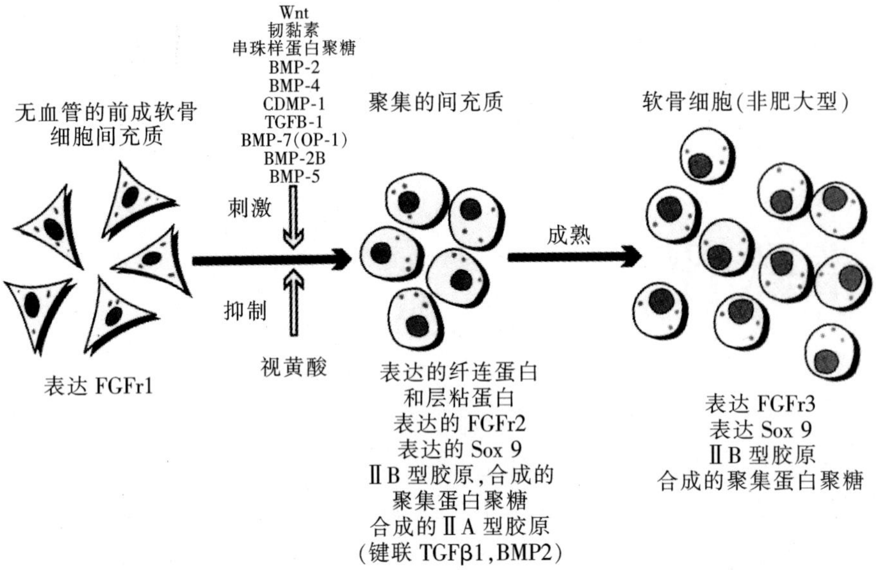

图11.1 间充质中软骨细胞的分化。图中示出调节此过程的一些分子。成熟包括细胞增殖及形成广泛的细胞外基质。Ⅱ型胶原合成需要转录因子Sox 9,否则不能表达软骨细胞表型。BMP,骨形态发生蛋白;CDMP,软骨起源形态发生蛋白;FGF,成纤维细胞生长因子;TGF,转化生长因子。

达[16]以及小鼠中软骨源性形态发生蛋白-1(CDMP-1,也称为生长分化因子 5)的高表达[17]分别导致了软骨的过生长以及软骨祖细胞的加速发育。小鼠中 BMP-7 的无效突变导致了骨骼的异常发育[18]。

BMP 信号发送可以被头蛋白或脊索蛋白抑制,它们都可以直接结合 BMP 从而阻止它们与其受体结合。缺失头蛋白的小鼠,软骨的浓缩发育正常但会出现增生。关节的起始发育也被抑制[19]。在骨骼成分的发育过程中脊索蛋白的过度表达会抑制软骨细胞的成熟[20]。视黄酸或持续活性的视黄酸受体可抑制间充质的分化[21,22]。视黄醛衍生物信号发送的抑制会诱导 Sox9 的表达,该转录因子是成软骨细胞分化的"控制开关"[29]。

成纤维细胞生长因子(FGF)在间充质分化中起关键作用,因为在肢芽向外生长时需要 FGF-10[24]。然而 FGF 受体 1(FGFr1)主要在未分化的增殖间充质中表达,FGFr2 可见于前软骨的浓集,FGFr3 可见于已分化的软骨小结中[25]。

二、表达肥大表型及非肥大表型的软骨细胞的成熟

由成软骨细胞形成的透明软骨的软骨细胞将在特定细胞循环基因的控制下持续分化[26]。它们合成并分泌Ⅱ型胶原和聚集蛋白聚糖,而且形成广泛的细胞外基质,其常在动物终身持续存在。这种软骨的典型代表为关节软骨和鼻软骨。软骨细胞也可以合成和分泌弹性蛋白,使基质具有更大的屈曲性;这种弹性软骨的典型代表为关节软骨和会厌软骨。尽管偶尔会在与软骨下骨的

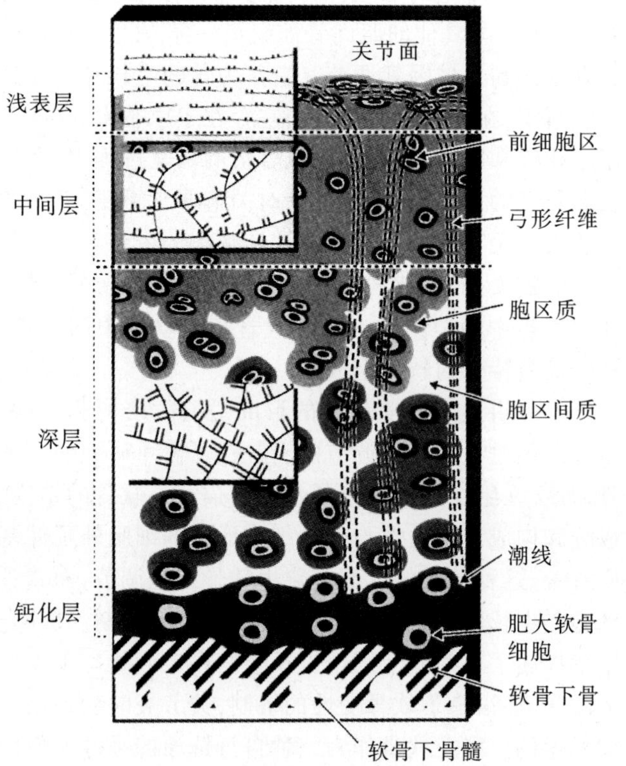

图11.2 基于对成年牛及人类的研究所得到的关节软骨的局部组织结构。胞区质、胞区间质、前细胞区的超微结构是不同的[180]。前细胞区包含高浓度的聚集蛋白聚糖、蛋白聚糖的核心蛋白多糖及Ⅵ型胶原。浅表区包含细的胶原纤维,其与关节表面成平行排列。图中示出钙化层的部分钙化关节软骨。依据聚集蛋白聚糖及连接蛋白分布的改变。人类最早可在17岁左右识别出胞区间质。插图示出胶原纤维的相对大小及排列。图中没有设比测尺。虚线表示的是弓形胶原纤维。

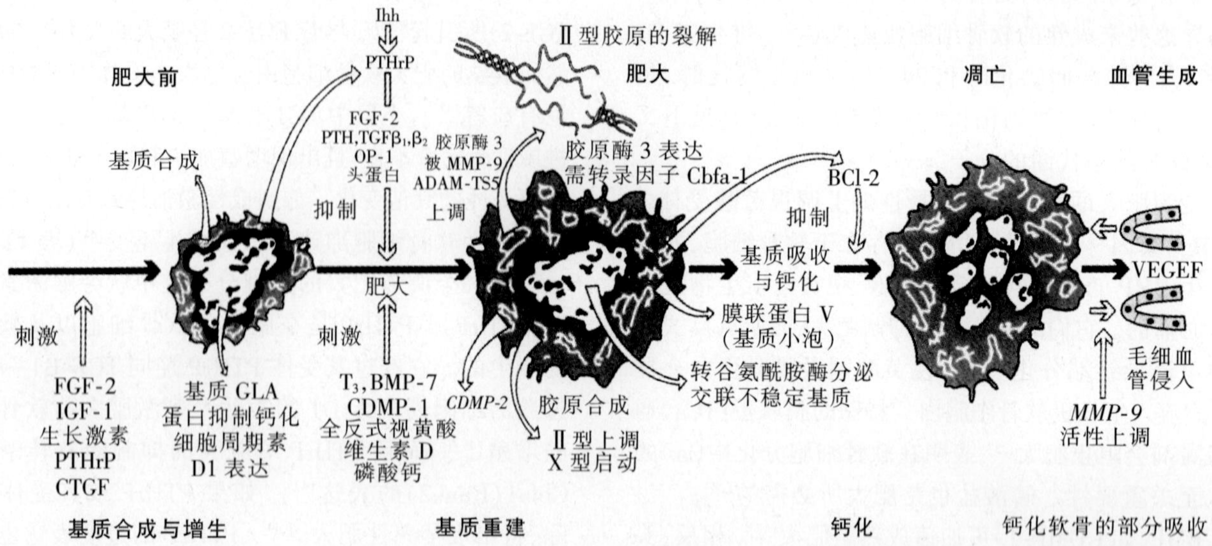

图11.3 软骨细胞的成熟及其调节。起始于增殖、基质合成及前肥大软骨细胞;发生细胞肥大,随后是广泛的细胞外基质矿化,最后是肥大软骨细胞凋亡,此凋亡过程与血管生成紧密相关。图中示出一些主要事件及调节分子。ADAM-TS,含有血小板反应蛋白基序的解聚素及金属蛋白酶;BMP,骨形态发生蛋白;CDMP,软骨起源形态发生蛋白;CTGF,结缔组织生长因子;FGF,成纤维细胞生长因子;IGF,胰岛素样生长因子;Ihh,Indian hedgehog;MMP,基质金属蛋白酶;OP,成骨蛋白;PTHrP,甲状旁腺激素相关肽,T_3,三碘甲状腺氨酸;TGF,转化生长因子;VEGF,血管内皮生长因子。

接合部位发现部分钙化的软骨层(如关节软骨中所见),但这些软骨通常并不钙化。它的上层线为潮线(图 11.2)

相反,发育中的骨、生长板和骨折骨痂中的成软骨细胞可分化形成肥大软骨细胞,其随后会使细胞外基质钙化[27](图 11.3 和图 11.4)。钙化的软骨将作为形成编织骨的支架。成骨细胞定居于残留的已钙化小梁状软骨上并沉积出骨化的类骨质。接下来这些骨质将与钙化的软骨核心一起被吸收,并根据其位置分别被骨小梁、板层骨或皮质骨所取代。如果将成软骨细胞保持在允许的环境下,从生长板软骨和鸡胸骨(此处成软骨细胞逐渐成熟形成肥大性软骨细胞)分离出的成软骨细胞将呈现一种按预定程序的细胞成熟过程,导致肥大表型的表达[28,29]。

调节成软骨细胞分化成肥大表型的各种因素十分复杂。肥大在软骨细胞增殖停止之后开始,并且以 X 胶原的合成为特征。这种增殖和基质合成需要生长激素(GH),它能产生胰岛素样生长因子-1(IGF-1)的合成和自分泌/旁分泌受体介导的软骨细胞的激活(见下文"调节软骨细胞代谢的分子"一节)。FGF-2 及其受体,即细胞表面的粘结蛋白聚糖-3,是软骨细胞增殖所必需的[30],正如整合素类酶(ILK),其失活可导致增殖的减少以及与 II 型胶原的结合受损[31]。

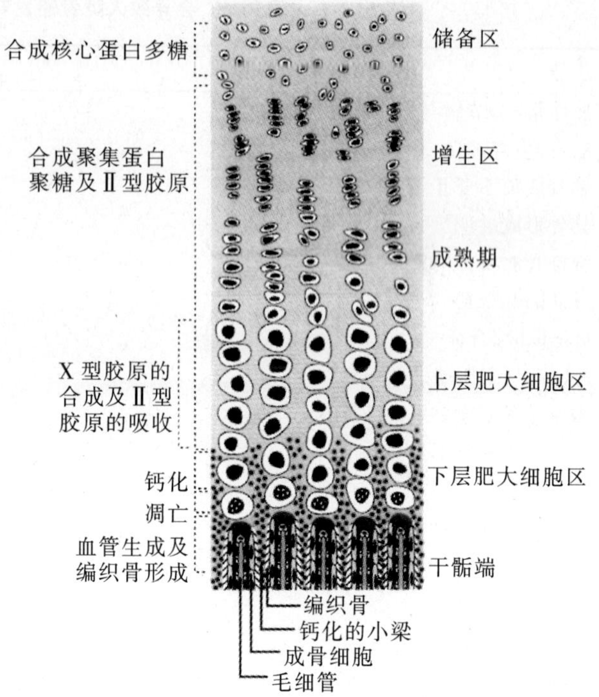

图11.4 哺乳动物(牛)初级生长板,显示出成软骨细胞从增生区到下层肥大细胞区的发展过程,下层肥大细胞区基质合成停止,细胞外基质已经钙化。作为血管生成反应的一部分,毛细管长入并侵蚀未钙化的横向间隔而且侵蚀某些已钙化的纵向间隔。(Modified and reproduced from Poole AR. The growth plate: cellular physiology, cartilage assembly and mineralization. In:Hall BK, Newman S, eds. *Cartilage:molecular aspects*. Boca Raton, FL:CRC Press, 1991: 179–211, with permission.)

甲状腺素(T_4)和更有潜力的三碘甲腺氨酸钠(T_3)可诱导这些未成熟的软骨细胞快速成熟[32]。维生素D,包括1,25-二羟胆钙化醇和24,25-二羟胆钙化醇,是确保完全成熟、基质钙化和血管侵入所必需的(见下文“调节软骨细胞代谢的分子”一节)。

变为肥大的软骨细胞选择性地上调视黄酸受体γ(RARγ)基因[33]。视黄醛衍生物存在于软骨细胞,尤其是产生BMP的邻近软骨周围细胞。视黄醛衍生物是肥大所必需的。它们的拮抗剂可抑制肥大,而所有反式视黄酸可诱导终端分化[33,34]。视黄酸刺激膜联蛋白介导的Ca^{2+}流入生长板软骨细胞内。特殊的膜联蛋白Ca^{2+}通道阻滞剂会阻止肥大[35],表明在软骨细胞分化中Ca^{2+}的摄入至关重要性。磷酸盐也是肥大所必需的[28]。

BMP(如CDMP-1)可加速成熟至肥大[17]。相反,头蛋白(是BMP的有效拮抗剂[36])抑制肥大。其他的BMP,即OP-1(BMP-7)[37]和TGF-β1,2[38,39],也抑制肥大。软骨细胞也表达这些BMP。然而,CDMP-2的表达仅局限于肥大的软骨细胞[40]。肥大的抑制也会由FGF(如FGF-2)所引起[39,41]。尽管FGF-2是肥大的强力抑制因子,然而成熟的肥大软骨细胞由于已失去受体因而对FGF-2没有应答[42]。小鼠中FGFr3基因的破坏可导致严重的进展性骨发育不良,且出现增殖加快和扩大的肥大带[43]。FGF受体的其他变化,如组成性激活导致骨骼发育不良伴肥大性软骨细胞加速凋亡而增生不变[44](表11.1)。

另一个调节肥大的关键分子是甲状旁腺激素相关肽(PTHrP)。PTHrP是在肥大前软骨细胞以及软骨膜内产生的。它经过其受体PTHrP连同TGF-β1一起通过激活细胞周期素D1的表达[46]刺激肥大前软骨细胞的增殖[45]。而且PTHrP对肥大的抑制涉及转录因子Cbfa1(Runx2)的表达[47]。如果PTHrP或其受体被删除,将出现早熟性肥大[48,49]。PTHrP的过度表达也会抑制肥大[50]。来源于PTHrP和PTH的肽在体外能反转肥大表型的表达[51]。

在肥大前细胞中可通过一种称之为Ihh(Indian

表11.1 会导致人类骨骼发育异常的软骨细胞遗传决定性分子缺陷

疾病	基因
屈曲指–关节病–髋内翻–心包炎综合征	浅表区蛋白
Kniest发育不良	COL2A1
软骨成长不全Ⅱ	COL2A1
软骨形成过少	COL2A1
脊椎骨骺发育不良	COL9A2
Stickler综合征	COL2A1
Marshall综合征	COL11A2
Schmid型干骺端发育不良	COL10A1
多发性骨骺发育不良(EDMI)	软骨寡聚蛋白
假性软骨发育不全	软骨寡聚蛋白
马方综合征	原纤维-1
弯曲变形性发育不良	硫酸盐运载体
软骨成长不全LB	硫酸盐运载体
骨生成不全Ⅱ	硫酸盐运载体
磷酸酶过少症	碱性磷酸酶
Keutel综合征	基质Gla蛋白
软骨发育不全	纤维母细胞生长因子受体3
Thanatotrophic发育不良Ⅰ型和Ⅱ型	纤维母细胞生长因子受体3
Jansen型干骺端发育不良	PTH-PTHrP受体
肢端肢中部软骨发育不全,Hunter-Thompson型	CDMP-1生长因子(Gdf-5)
躯干发育异常	SOX9转录因子
分节不良性发育异常,Silverman-Handmaker型	串珠样蛋白多糖
短指(趾)症A-1型	Indian hedgehog

CDMP:软骨源性形态发生蛋白;PTH:甲状旁腺激素;PTHrP:甲状旁腺激素相关肽。

hedgehog)的蛋白诱导出PTHrP,它的受体称为Patched。Hedgehog通过运转PTHrP的上游区控制肥大[52,53]。TGF-β2介导Hedgehog对肥大的影响以及PTHrP的表达[54]。Ihh的表达缺失导致软骨细胞增殖减少和早熟性肥大[55]。除了头蛋白和脊索蛋白外,Ihh也可上调BMP-2和BMP-4的表达[36]。肥大的完全表达依赖于转录因子osf2/Cbfa1(Runx2)的活性,否则不会表达胶原酶-3/基质金属蛋白酶13(MMP-13)[56-58]。这就是肥大性软骨细胞在钙化前和钙化中用以再吸收邻近细胞外基质的胶原酶[59-60]。抑制这种蛋白水解作用可防止软骨细胞肥大[60]。聚集蛋白聚糖酶-2/ADAM-TS5（一种有带血小板反应素基序5的解聚素和金属蛋白酶)的表达[61]以及由聚集蛋白聚糖酶和MMP介导的蛋白聚糖降解,是作为这一成熟过程的一部分而发生的。蛋白酶MMP-9表达的上调伴有软骨细胞的肥大[62]。当不表达MMP-9时,肥大会受抑制而且钙化会变得紊乱且为早熟性[63]。

Wnt家族的成员在软骨发育中也起着重要的作用。Wnt蛋白是自分泌/旁分泌信号发送分子。它们在细胞表面结合于称为frizzled的受体上。具有Wnt拮抗性质的蛋白包括Frzb-1。后者对于肢体骨骼发育产生很大影响,并且能调节软骨细胞的成熟[64]。Wnt5a和Wnt5b在体外可促进早期软骨形成,而在体内则抑制最终的(肥大性)分化[65]。Delta-1是在肥大细胞上表达的跨膜配体。它的受体(Notch-2)在发育的所有阶段都表达在软骨细胞。这些分子在确定细胞分化中都有涉及。如果Delta-1表达错误,肥大前细胞可以形成但不会分化成肥大细胞[66]。

凋亡代表肥大过程的终末阶段。Bcl-2是一种负向调节程序性细胞死亡的蛋白[67],它在肥大性软骨细胞中的表达会随着细胞凋亡而降低。

在骨骼的发育中绝对需要有血管生成。其中包括血管侵入被凋亡软骨细胞所占据的软骨细胞腔隙。在软骨细胞肥大发生于血管长入之前[68]。这些肥大细胞可产生两种主要的血管内皮细胞生长因子(VEGF)拼接变异[69,70]。VEGF受体(KDR和FLT-1)存在于长入肥大软骨内的血管内皮细胞上[70]。

结缔组织生长因子(CTGF)目前也认为是对生长板正常发育不可缺少的。没有CTGF的小鼠表现为软骨细胞增生受损、基质成分和MMP的表达降低以及肥大带扩大,出现血管生成(VEGF表达降低)和钙化受损[71]。部分这样的调节分子示于图11.3上。

（一）肥大和软骨内骨化时的基质改变和矿质形成

与关节软骨不同，关节软骨生长板（长骨体生长部)和骨痂是作为提供钙化软骨支架的暂时性组织,在此支架上成骨细胞形成编织骨(图11.4)。这个过程所涉及的细胞和基质的改变可见于原始生长板中。在这里可清楚识别出一条软骨细胞保留带，位于一个广泛的细胞外基质中。这就形成了一条增殖带,其中增殖细胞沿着由横行和纵行间隔分隔开的各个纵向列整齐排列。基质合成活跃[29]。当细胞从低增殖带发育成熟到肥大带时,基质被吸收。这一过程包括与肥大相伴发生的选择性分裂、变性以及胶原酶对Ⅱ型胶原清除[72,73]。正如以上所述,这个吸收过程是由于胶原酶3(MMP-13)和其他蛋白酶(包括MMP-9和聚集蛋白聚糖酶)的活性引起的。基质吸收伴随有细胞外基质中由转谷氨酰胺酶活性催化的交联形成[74]。在肥大早期,细胞外基质的合成如果不加速也会保持不减。和lipocalin(称为细胞外脂肪酸结合蛋白)的合成一样[77],当软骨细胞增大并变为肥大时便会启动X型胶原的合成[75,76]。碱性磷酸酶的合成也会增加[78]。

Ⅱ型胶原的丢失与聚集蛋白聚糖的保留形成了显明的对照[72,73,79]。X型胶原与胶原纤维丝网相互作用[76],但它也会被分裂开[80]。在低肥大带,当细胞外基质中基质体积最小而聚集蛋白聚糖最大时[72,79],基质合成停止。钙化起始于胶原纤维之间Ⅱ型前胶原的C-前肽(磷灰为结合蛋白和钙结合蛋白)浓集的局部区域[27,81]。

矿质形成也在基质囊泡中发生[82](图11.5)。这是一些浆膜突出产生的小(直径100nm)囊泡,富含碱性磷酸酶[82]和膜联蛋白V[83]。由视黄酸刺激的膜联蛋白Ⅱ、Ⅴ和Ⅵ调节囊泡中Ca^{2+}的摄取,促进成核[83-85]。对这些囊泡是否可作为发生在低肥大带中主要矿化过程的重要成核剂仍存有争议。矿化局灶往往与基质囊泡不相重合[76,86-88],不过它们之间相互毗邻存在(图11.5)。

在钙化软骨中总会发现高度浓集的碱性磷酸酶[72,89]。这种酶的活性对肥大所需的无机磷酸盐的生成以及存在无机钙时矿质的形成是非常重要的[27,28](表11.1)。焦磷酸盐是碱性磷酸酶的底物,可抑制矿化,是由前肥大细胞合成的并受跨膜蛋白Ank的调节[90]。抑制肥大的TGF-β可刺激Ank的表达[91]。

磷酸盐浓度的局部增大（由碱性磷酸酶作用于有机底物提供)会取代钙,导致羟磷灰石的形成[27,28]。蛋白聚糖可成为钙化的局灶核心[92,93]。Ⅱ型前胶原C-前

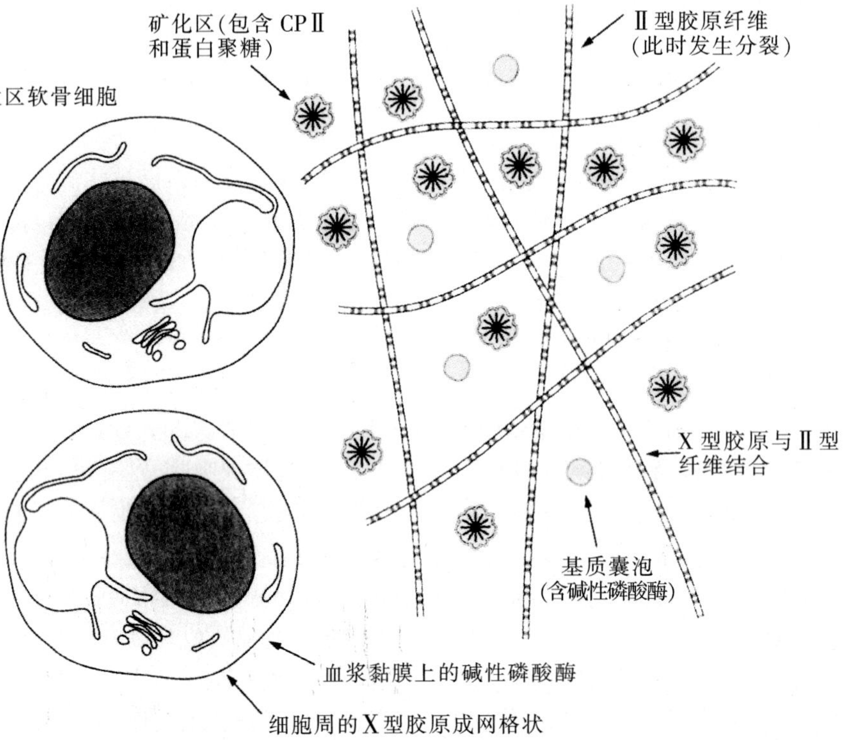

图11.5 原始矿化区位于生长板肥大带的细胞外基质,该区内含有高浓度聚集蛋白聚糖和Ⅱ型胶原C-前肽(CPⅡ)。基质囊泡内也开始矿化。(Reproduced from Poole AR. The growth plate: cellular physiology, cartilage assembly and mineralization. In:Hall BK, Newman S, eds. *Cartilage:molecular aspects*. Boca Raton, FL:CRC Press, 1991:179–211, with permission.)

肽在矿物形成部位的局灶性浓集[94]可能是由于这种分子与羟磷灰石的结合性性导致的[95],其可影响矿物质增长。胶原纤维丝上缺少矿物形成可能与存在有X型胶原[76]以及Ⅱ型胶原的广泛变性和裂解[73]有关。在生长板中,基质形成和钙化的过程较快,从细胞在上层增殖带首次出现到软骨钙化完成大约需要3~5天的时间[96]。钙化本身甚至更快(大约为12~24小时)[96,97]。因此对成软骨细胞的成熟和矿物质增长必须进行极精细调节,以便于干骺端毛细血管的侵入性血管生成过程能够很好地控制和平衡细胞增生、基质形成、重组及钙化,这将导致未钙化软骨和部分钙化软骨的清除。基质中γ-羧基谷氨酸(GLA)蛋白在这种调节中起着关键性作用,所以在该蛋白有缺陷的小鼠中表现出各种软骨的钙化,包括肥大带生长板的早熟性钙化,导致小鼠身长短小[98]。

(二)关节软骨的钙化层

这代表了与二次钙化中心有关的生长终极产物。因此它涉及此前描述的这类软骨的软骨内钙化。软骨细胞表达X型胶原,但血管长入随着生长的停止而终止。透明软骨没有正常的血管长入。它会有一种血管生成抑制因子,即肌钙蛋白1[99]。在生长板软骨中是否缺乏血管长入尚不明确。关节软骨的压迫性创伤导致骨和钙化层内形成微骨折并引起骨关节炎(OA),这可能会导致新潮线的形成(未钙化和钙化软骨之间的分界线)。这是由于此前未钙化的相邻软骨中重新启动软骨内重建过程所导致的。这些改变可能与骨关节炎中所见的软骨下骨形成增多有关,此时血管开始侵入钙化层和潮线[100],RA中也如此。在潮线正上方的细胞往往被碱性磷酸酶强染色[101],表明它们正在经历肥大过程。

(三)软骨发育不良,骨骼畸形和关节炎

有一个可遗传性伴有骨骼发育畸形的软骨畸形的异质基因组。患者常表现为生长板明显畸形和不成比例的身材短小。表11.1示出这些骨骼发育不良的某些类型,可在出生时或出生后得到鉴别。

早熟性骨关节炎常见于软骨发育不良。这通常与软骨相关胶原基因的缺陷有关。

由基因突变导致的这些和其他一些骨骼畸形将在其他章节中综述[102,103](见第9章和96章)。

三、关节软骨及其细胞外基质的结构组织

关节软骨以一种特定的方式组成，反映作用于这一组织上的张力、压力和剪切应力。它的局部性组成在图 11.2 中示出。在表浅带(也称为切线带)中，细胞是扁平的。而在踝部，浅表带的软骨细胞则以 2~13 个细胞密集成簇的方式排列，这种成簇排列在膝部正常情况下看不到[104]。其意义尚不清楚。不同于其他软骨细胞表浅细胞具有基质生物合成能力。这个区域是该组织最大限度暴露于关节的剪切力、压力和张力的区域。毫不奇怪，这里的可伸展性最大[105]。有趣的是，贯穿于较表浅基质的胶原纤维丝非常纤细，但其相互之间以及与关节表面是平行排列的。小分子蛋白聚糖的核心蛋白多糖在这个表面最为密集[106,107]，并与胶原纤维丝紧紧相连；大分子聚集蛋白聚糖在浅表带浓度最低，但与胶原含量相反，它的浓度随深度的增加而增加。浅表带包含一些独特的分子，如浅表带蛋白和 Del 1(译注：谷类基因中的散布性重复 DNA 序列)。

中央带(也称为中间带或过渡带)包含一些被广泛细胞外基质围绕的圆形细胞。深层带(也称之为放射带或辐射状带)内细胞体积最小；这个带内的细胞常常成簇聚集，类似于生长板的肥大软骨细胞。在关节表面细胞密度最大，而在中间和深层带细胞密度逐步减低到浅表带的 1/2~1/3[108,109]。细胞密度也随年龄的增加而递减[110,111]。

关节软骨的细胞随着对细胞因子还可能有对生长因子的响应而变动。例如，浅表细胞相对于较深层的软骨细胞对白细胞介素 1(IL-1)诱导的损伤更敏感[112]。

软骨基质由不同的区带组成，这些区带可以通过电镜水平所见的结构差异以及通过对蛋白聚糖和连接蛋白的组化染色和免疫组化染色来鉴别[113,114](图 11.2)。所有的软骨细胞均由 2mm 厚的薄层细胞周基质包绕，这层基质中包含极少可鉴别的胶原纤维丝，在电镜下为无定形结构，并且主要由丝状和纤细原纤维材料组成。它富含于丝状/微纤维形成的软骨基质蛋白、VI 型胶原和微纤维蛋白–1 中；核心蛋白多糖也在此处浓集。软骨细胞及其细胞周基质曾被称为 Chondron[115,116]。在表层、中间层和深层，于细胞周区域周围以及该区与胞间区之间都有一个界限清晰的胞质区。胞间区通常仅在成熟关节软骨的深层带中清晰可见，此处的聚集蛋白聚糖的结构和组分与胞质区明显不同[113](图 11.2)。胞间区代表的是与软骨细胞距离最远的那部分基质。在成年人的关节软骨中，胞间区与胞质区和细胞周区相比，它几乎不被硫酸软骨素、硫酸角质素和聚集蛋白聚糖染色。在人类，只有在大约 17 岁生长停止时才能识别出胞间区。所以此时深层细胞外基质的转换可能发生了明显的改变，此时的细胞密度也减少了。

与深层带相邻的是钙化带。连接处由一层称为潮线的界面确定，在苏木素染色和伊红染色的玻片上清楚可见。毫无疑问，钙化层提供了一个与软骨下骨相接的有效界面，其机械性能介于软骨与骨之间。

(一)软骨细胞外基质的组成

细胞外基质含有 65%~80%的水，软骨不同其含水量也不同。成年人浅表层的水含量最大，随着深度的增加而逐渐减少[117]。Ⅱ型胶原以及Ⅸ型和Ⅺ型胶原的原纤维排列使软骨具有可伸展特性(图 11.2 和图 11.6)。胶原(特别是Ⅱ型胶原)占软骨湿重的 15%~25%，干重的大约一半，浅表带除外，它们占干重的绝大部分[118]。葡糖胺聚糖蛋白多糖的含量(主要是大分子的聚集蛋白聚糖的含量)决定着软骨的压缩强度(抗变形强度)。它占湿重的 10%或占干重的 1/4 左右。由于葡糖胺聚糖链可结合高达其重量 50 倍的水(不过它们通常并不能被完全水合)，因此它们占水含量的大部分。聚集蛋白聚糖的降解产物随年龄的增加而聚集，主要含有 G1 球形结构域以及 G1 和 G2 结构域连同富含硫酸角质素的区域[120](图 11.7)，占成年关节软骨余下干重的主要部分。

(二)胶原

胶原在第 9 章中已有详细论述。所以这里只讨论胶原结构和组成的一些精选内容。

胶原纤维

(1)*Ⅱ型胶原*

在中间层和深层，胶原纤维看上去是随机排列的，但有一个大分子原纤维结构呈现与关节表面成直角的弓形排列[115](图 11.2)。这些原纤维包含有 300nm 长的Ⅱ型原胶原分子(每个Ⅱ型原胶原分子都包含有由 3 个相同 α 链组成的三螺旋结构)，并带有非螺旋结构的氨基端和羧基端的端肽结构域(图 11.6)。原纤维形成时呈半交错排列。成人的胶原分子通过羟基吡啶交联相连[121,122]。在成人的关节软骨中，中间带和深层带的胶原纤维的直径(约 75nm)通常比表面层的(30nm)要大[123]。成人关节软骨的Ⅱ型胶原转换通常十分有

限[124,125],细胞周部位除外,有证据表明此处的活性Ⅱ型胶原的降解[126,127]和合成较明显[128]。

Ⅱ型胶原是以一种高分子量的前体合成的。在纤维形成时需要氨基(N)和羧基(C)前肽对前胶原分子进行校正。此后它们被特殊的N蛋白酶和C蛋白酶清除。降解后C前肽暂时保留在软骨基质中[128]。C前肽也可结合Ca离子[129],从而影响矿物质生长[28]。

COL2A1胶原中N前肽的其他拼接方式在上文“胚胎期和出生后的软骨形成”一节中已有讨论。

(2)Ⅵ型胶原

Ⅵ型胶原与Ⅸ型和Ⅹ型胶原类似,其胶原链比Ⅱ型胶原要短。它主要存在于细胞周基质中[130]。它包含有α链,α链在四聚体形成的基础上可形成高度分支的丝网状结构[130]。这些丝网状结构的形成可能涉及与

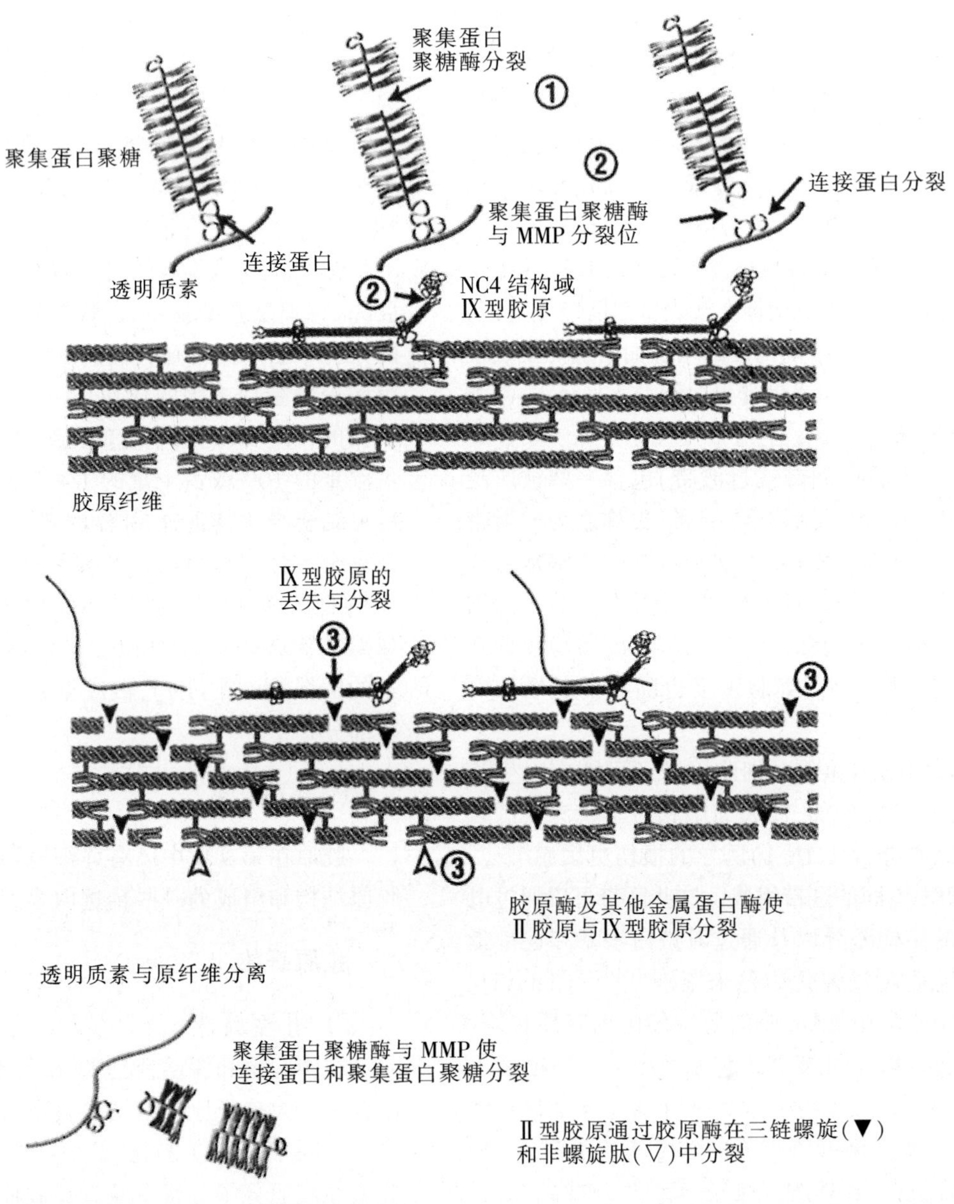

图11.6 胶原微纤维部分结构的示意图,显示出Ⅱ型胶原的交联式三螺旋分子结构。上图:可见原纤维与结合有聚集蛋白聚糖和连接蛋白的透明质素相关。Ⅸ型胶原以反向平行周期性方式与纤维表面共价结合。下图:Ⅱ型胶原被胶原酶分裂的部位用实心箭头示出,空心箭头所示为胶原端肽结构域的分裂部位。聚集蛋白聚糖的分裂(长箭头)发生在G1-G2球间结构域以及富含硫酸软骨素的区域。这些分子分裂的可能顺序用数字来表示,其依据的是生长板研究[73]及体外实验研究(尚未发表)。MMP:基质金属蛋白酶。(Modified and reproduced from Mort JS, Poole AR. Mediaters of inflammation, tissue destruction and repair. D. Proteases and their inhibitors. In: Klippel JH ed. *Primer on the rheumatic disease*, 12th ed. Atlanta: Arthritis Foundation, 2001:72-81, with permission.)

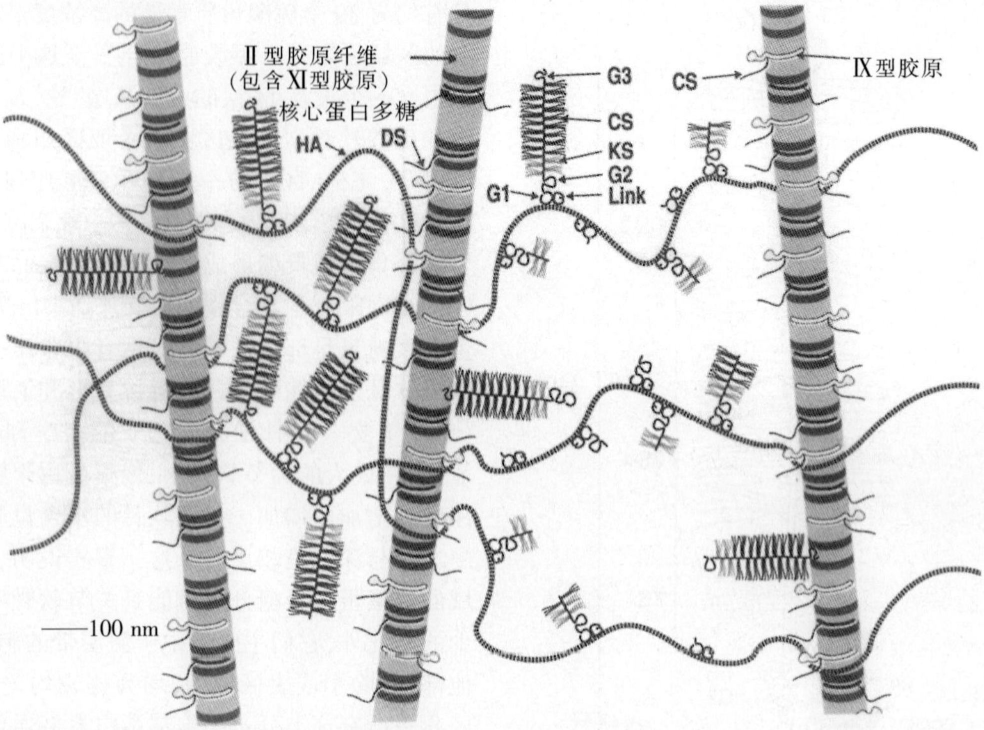

图11.7　关节软骨细胞外基质中Ⅱ型胶原纤维和聚集蛋白聚糖[与透明质酸(HA)结合]的结构。HA和胶原纤维以周期性方式直接或间接相互作用。它可以结合到Ⅸ型胶原的基本NC4结构域(图中显示为球形终端成分)。这型胶原和Ⅱ型胶原共价结合。核心蛋白多糖也通过其核心蛋白以周期性方式结合于Ⅱ型胶原,并有一个硫酸皮肤素(DS)侧链。完整的聚集蛋白聚糖分子(图的左侧)在C端包含一个G3球形结构域。它们通过球形G1 N端结构域连接在HA上。G2球形结构域的功能尚不明确。硫酸角质素(KS)和硫酸软骨素(CS)连接于核心蛋白上,如图所示。连接蛋白可以稳定G1与HA的相互作用。一些聚集蛋白聚糖分子直接或间接结合于胶原上。聚集蛋白聚糖(图的右侧)的降解产物随年龄的增长而在体内蓄积,因为它们仍通过功能性G1结构域连接于HA。聚集蛋白聚糖和胶原纤维的直接相连的性质仍有待确定。此图描述了成人的软骨基质,是大致按比例绘制的。

透明质素的结合[131,132]。

(3)Ⅸ型胶原

Ⅸ型胶原由 3 个独特的基因产物构成:α_1 链,α_2 链和α_3 链,每一条链都包含有胶原结构域和非胶原结构域。它以一种反向平行方式和Ⅱ型胶原共价结合于原纤维表面。N 端和 C 端非螺旋端肽结构域与Ⅱ型胶原交联结合(图 11.6)。Ⅱ型胶原存在时,它沿着长约 67nm 的原纤维呈周期性分布。在 α_1(Ⅸ)链的 N 端球形 NC4 结构域从原纤维向外伸展。因为它是主要结构,所以 NC4 结构域可作为葡糖胺聚糖(如透明质酸和硫酸软骨素)的结合位点(图 11.7)。Ⅸ型胶原也是一种蛋白聚糖,因为它有一个单一的硫酸软骨素链结合于α_2(Ⅸ)链上。缺乏Ⅸ型胶原的小鼠会发生退变性关节炎,这一事实证实了它在原纤维基质结构中的重要性[133]。此外,人类Ⅸ型胶原基因缺陷也可导致软骨发育不良(表 11.1)。

(4)Ⅹ型胶原

它是另一种短链胶原。它不存在于健康的关节软骨。通常只有肥大性软骨细胞才合成Ⅹ型胶原,并且Ⅹ型胶原是这些细胞的主要表型标记物。它在钙化之前合成和分泌,并且在各细胞周部位以及整个软骨基质中与自身及Ⅱ型胶原纤维产生相互作用[76]。Ⅹ型胶原基因的突变可导致骨骼发育异常(表 11.1)

(5)Ⅺ型胶原

Ⅺ型胶原存在于胶原纤维的表面和内部[134]。它包含有 3 个胶原性 α 链,其中 α_3 链是 COL2AI 基因的产物。这种胶原的功能目前也属未知,但是该分子发生基因突变的患者会出现骨骼发育异常和家族性 OA,表明它在软骨发育和保持软骨完整性中具有重要作用(表 11.1)

(6)Ⅻ型和ⅩⅣ型胶原

这两种胶原在序列和结构上与Ⅺ型胶原类似,都具有胶原结构域和非胶原结构域。Ⅻ型胶原和软骨细胞早期成熟有关。这两种胶原都是蛋白聚糖,因为它们含有硫酸软骨素链[135]。

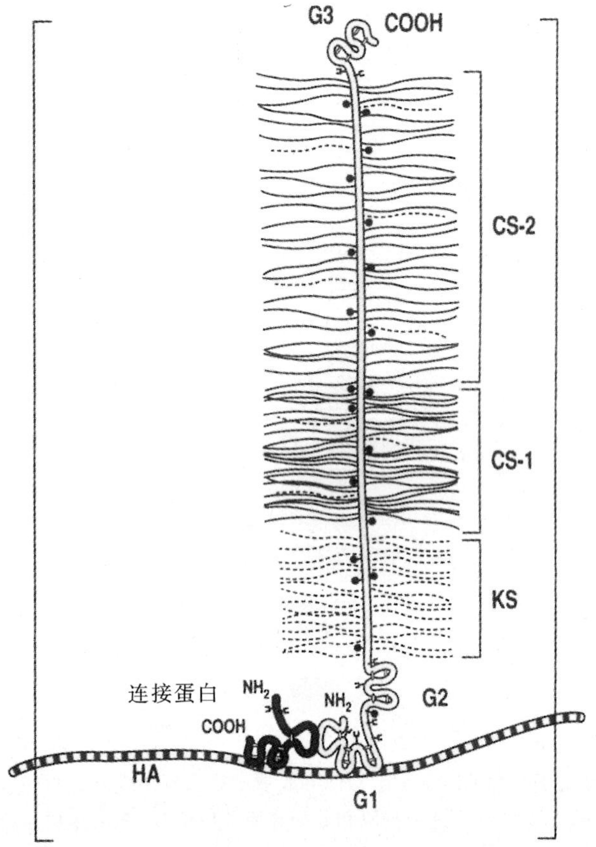

图11.8 成人大分子聚集蛋白聚糖和连接蛋白的结构，二者相互结合并通过聚集蛋白聚糖的G1球形结构域和透明质素相连。硫酸角质素链也存在于G1和G2结构域以及G1–G2球形间的结构域。

(三)蛋白聚糖

虽然第10章已详细讨论了这些分子，但下文仍要对其与本章相关的某些特性和结构做一简要回顾。

1.聚集蛋白聚糖和连接蛋白

软骨基质的主要蛋白聚糖是一种非常大的分子(叫做聚集蛋白聚糖)，它和透明质酸发生聚合(图11.6和图11.7)。图11.8示出它的详细结构。

聚集蛋白聚糖可通过它的G1球形结构域和透明质素相结合，因此它主要存在于软骨基质中。人类聚集蛋白聚糖包含一个蛋白核心，其特点为有3个球形结构域[136](图11.8)。在成人，与G2结构域羧基端最邻近的区域具有约为30个硫酸角质素链的高浓度。富含硫酸角质素的区域可以和II型胶原结合[137]。这个区域的核心蛋白包含一个重复11次的六肽基序[138]。人类聚集蛋白聚糖的硫酸软骨素连接区由两个亚区组成，即CS-1和CS-2[136]。CS-1区中的一个19氨基酸序列重复了19次。在CS-1和CS-2区内存在有多达100个硫酸软骨素链。

聚集蛋白聚糖形成一个高度水合的基质，但是胶原纤维网限制了水合作用和膨胀(图11.7)。因此，聚集蛋白聚糖只是部分水合并显示有膨胀压[139]。这一特性赋予软骨以压缩硬度并有抵抗变形和消散负荷的能力(参见下文“软骨细胞外基质的力学和物理特性”一节)。在成人的关节软骨中，聚集蛋白聚糖的浓度随着深度的增加而增加。关节软骨的水含量和固定电荷密度之间与深度呈相反关系这一事实说明，位于深部区域的聚集蛋白聚糖分子可能是关节软骨中水合作用最少的。此外，它们主要集中于深层带的胞质区，而在其他部位，除了浅表区域外，均为比较均匀的分布，浅表区几乎没有这类分子。聚集蛋白聚糖通常浓集于细胞周区域[140]。在理论上，这为防止软骨细胞呈受压缩力提供了进一步的保护。

这些分子中每种分子和透明质酸的相互作用均由于存在一个连接蛋白而得以稳定[141]。连接蛋白直接结合在聚集蛋白聚糖的G1结构域和透明质素[142]。发育过程中连接蛋白缺乏导致严重的骨骼病变证实了它的重要性[143]。G3球形结构域包含一个结合在岩澡糖和半乳糖上的植物凝集素样序列[144]，其在与细胞外基质中的其他分子的结合中具有重要作用。在这个结构域中会出现替代转录(利用外显子)[136]。

2.多功能蛋白聚糖

这个大分子蛋白聚糖也由软骨细胞表达[145]，但它不一定作为蛋白被检测到[146]。它通过与聚集蛋白聚糖类似的G1球形结构域结合在透明质素上。尽管缺少G2结构域，但它和聚集蛋白聚糖一样有一个羧基端G3结构域。有大量的硫酸软骨素链结合于核心蛋白上。G3结构域抑制间充质的软骨形成[147]。目前还不知道这一点对软骨修复是否有影响。

3.富含亮氨酸的小分子蛋白聚糖

(1)双糖链蛋白聚糖和核心蛋白聚糖

胎儿发育中软骨和成熟软骨中均可发现这些蛋白聚糖[148]。在成人的关节软骨中，它们的含量类似[107]。双糖链蛋白聚糖或核心蛋白聚糖的分子数量和聚集蛋白聚糖类似。双糖链蛋白聚糖和核心蛋白聚糖通常共同分布于成人软骨中，最集中的部位是紧邻关节表面下方和细胞周部位。它们在深层区域分布的最少[107]。核心蛋白聚糖结合于成形原纤维,而且与D期内d带和e带附近的胶原纤维密切相关。核心蛋白聚糖的核心蛋白与形成中Ⅰ型胶原纤维的结合限制了纤维的直径[140]。在缺少核心蛋白聚糖的小鼠(–/–)中,纤维合成会被打乱,并且皮肤的可伸展特性会显著降低[150]。这表明核心蛋白聚糖在确定纤维结构及其可伸展性中具有一定作用。核心蛋白聚糖也结合于XIV型胶原上[151]。但是还没有证据表明双糖链蛋白聚糖缺乏的小鼠(–/–)存在有Ⅱ型胶原纤维缺陷[152]。

这些分子的核心蛋白在大小和结构上是相似的,并且和相关分子一样包含有一系列前后重复的富含亮氨酸序列。而在关节软骨,双糖链蛋白聚糖含有两个硫酸皮肤素链,而核心蛋白聚糖只含有一个[153]。

(2)纤维调节蛋白

它所含的核心蛋白在大小上和核心蛋白聚糖及双糖链蛋白聚糖类似[154],但是它最多可与4个N连接的硫酸角质素相连[155]。纤维调节蛋白也可结合在Ⅰ型和Ⅱ型胶原上并影响纤维形成[156]。

(3)光蛋白聚糖

像纤维调节蛋白一样，光蛋白聚糖也含有硫酸角质素链。它也存在于软骨中[157],在软骨中它有可能和胶原纤维相联,这一点和角膜中一样。光蛋白聚糖的表达在成人软骨中最高，在这些软骨中它以缺少硫酸软骨素的形式存在。光蛋白聚糖可调节胶原纤维的装配,因为在光蛋白聚糖缺乏时，各种组织中的原纤维直径均变得过大[158]。光蛋白聚糖和纤维调节蛋白、核心蛋白聚糖及双糖链蛋白聚糖不同,它不存在于生长板[159]。

4.其他蛋白聚糖

(1)串珠样蛋白聚糖

起初人们认为这种与细胞相关的串珠样蛋白聚糖只存在于基底膜内。但它还存在于发育中软骨[160]和透明软骨中[161]。它有一个260kd的核心蛋白并含有硫酸乙酰肝素侧链和硫酸软骨素侧链。串珠样蛋白聚糖可促进间充质细胞或多能细胞的软骨形成[160]。如果没有表达串珠样蛋白聚糖,软骨发育将严重受损并有变性基质形成和软骨钙化缺乏[162],提示串珠样蛋白聚糖在软骨细胞信号发送中起着重要作用。

(2)粘结蛋白聚糖3

目前已识别出粘结蛋白聚糖3的4种异构体。它有一个单通式跨膜结构域和一个带有硫酸角质素链的长链延伸细胞外结构域。细胞内结构域参与信号转导。这种蛋白聚糖在增殖细胞中表达。它可以介导FGF-2诱导的细胞增殖表[163]。

(3)浅表层蛋白聚糖

这个345kd的分子由关节软骨的浅表层软骨细胞以及滑膜细胞表达[164,165]。它也叫做巨核细胞刺激因子,最初被称为润滑蛋白。它似乎在软骨和滑膜的表面润滑中起着重要作用。这个分子的遗传缺陷可导致早期的关节破坏[166](表11.1)。

有关蛋白聚糖的综述,请参见Iozzo的专著[167]。

(四)其他基质分子

1.发育性内皮位点–1(Del-1)

这个52kd的蛋白含有3个表皮生长因了(EGF)重复序列、一个精氨酸–甘氨酸–天门冬氨酸基序和两个discoidin 1样结构域。它结合$\alpha_V\beta_3$整合素并介导内皮细胞的附着和游走。由于它可以抑制或促进血管生成,因此它在软骨的浅表层表达值得关注[168],该部位在RA及OA有时中可见血管翳形成和血管过度生长。它在软骨中的作用还有待确定。

2.fibulin-1

它在含有多能蛋白聚糖的各种组织中都有表达,而且在发育中软骨中也可发现fibulin-1。它通过中心的钙结合EGF样结构域与多能蛋白聚糖和聚集蛋白聚糖的G3植物凝集素结构域相结合[169]。

3.软骨基质蛋白(CMP)/matrilin-1

它是matrilin家族中的一个成员,matrilin家族中都含有von Willebrand因子A结构域[170]。它不存在于正常的关节软骨(只存在于OA关节软骨中),它存在于鼻软骨、气管软骨和其他软骨中[171,172]。它是恒等椭圆体亚单位的致密三聚体,通过α螺旋构型中的C端伸展结构域装配而成[170]。CMP在富含硫酸软骨素的区域通过它的一个亚单位结合于聚集蛋白聚糖的核心蛋白。CMP与聚集蛋白聚糖的结合随着年龄的增加而增多[173]。在软骨中,它还在软骨细胞表面向外延伸的细胞周区域形成一个非胶原性丝状网[174]。在II型胶原存在的情况下,CMP是软骨细胞的一种有效黏附蛋白,以结合$\alpha_1\beta_1$整合素[175]。CMP在II型胶原纤维形成中也很重要,matrilin-1缺失小鼠中可见的生长板异常即可证实这一点[176]。

4.软骨寡聚蛋白

这个524kd的蛋白含有5个亚单位[177,178]。它是血小板反应蛋白家族中的一员，存在于透明软骨中[179]。它可以起细胞结合蛋白的作用，参与细胞/基质之间的相互作用[180]。它表现在与Ⅱ型胶原的锌依赖性结合中表现有高度亲和力[181]。

5.软骨中间层蛋白(CILP)

该大分子分泌糖蛋白[182],其含量随年龄的增加而增加,并且在早期OA患者中升高[183]。TGFβ诱导CILP的表达,而IGF-1则抑制其表达[184]。与早期观点不同,CILP没有核苷酸焦磷酸酶磷酸二酯酶活性,而是一种IGF-1拮抗物。

6.TSG-6

这个蛋白属于hyalaherin家族,这个家族包括CD44受体、软骨连接蛋白,聚集蛋白聚糖和多能蛋白聚糖。它是一个35kd的分泌性糖蛋白,含有一个结合于透明质酸[186,187]和糖胺聚糖[187]的单链结构单元。它可通过内部-α-抑制剂抑制血浆酶并可在体内产生强大的抗炎作用[188]。它在正常软骨中缺乏,但可以被IL-1β、肿瘤坏死因子(TNF)-α、TGF-β和血小板源性生长因子AA诱导[189]。

7.纤维结合素

纤维结合素是年幼动物和年长动物关节软骨的一种成分[190,191],但是不存在于人类正常关节软骨中[192]。它在软骨中的功能目前尚不明了，不过现已明确纤维结合素通过一个特殊的结合位点可结合于胶原和硫酸乙酰肝素蛋白聚糖,并通过RGD序列结合于细胞表面受体[193]。由于前-mRNA的替代拼接,软骨细胞可合成不同的拼接变异体,其中的一些为软骨特异性的[194-196]。它们的功能性意义尚不清楚。

8.基质γ-羧基谷氨酸蛋白

这种79残基蛋白含有5个GLA残基[197]。它可能是由生成骨钙素的基因复制产生的,故也称为骨Gla蛋白。它存在于大多数软骨中,包括关节软骨和生长板[198]。在鼠中,它的缺失可导致软骨(包括生长板)的钙化早熟[198]。软骨细胞也在动脉中层生长并变得肥大,使血管壁钙化。

9.韧黏素

韧黏素是一种伸展成章鱼样的大分子，它的6个臂由中心点向外辐射。每一个臂的分子量为200 kd并含有单条多肽链。观察发现,这个亚单位的多种形式可能是mRNA替代拼接的产物[199]。其区域结构和同多个配体相互作用的分子是一致的[200]。它可以直接或间接地同多种软骨基质分子相互作用[201]。虽然在软骨形成过程中和胚胎软骨中都有存在，但它不存在于发育中和成熟的健康软骨,不过可在软骨膜内存在[202]。它的存在和软骨形成以及骨形成和分化密切相关，并可在体外促进软骨形成[203]。

10.微纤维蛋白1

微纤维蛋白1存在于眼、血管和软骨中。它是一种350kd的糖蛋白(是微纤维的主要成分),可能与弹性蛋白有关。单体很容易形成凝聚物。它在胎儿发育中期存在于软骨基质中，并在细胞周部位形成带状的原纤维[204-206]。这个基因的缺陷可引起马方综合征[205](表11.1)。

11.弹性蛋白

根据定义,弹性蛋白只存在于弹性软骨中,如耳郭和会厌翼。文献中综述了在弹性蛋白mRNA中所观察到的弹性蛋白结构和大量替代拼接[207,208]。弹性蛋白构成了弹性纤维末端的无定形成分,并使其具有弹性。弹性蛋白的各个多肽链（弹性蛋白原）被广泛的共价交联,生成一种不溶解的蛋白,并可能形成一种随机螺旋状结构。

12.透明质酸

细胞外基质中聚集蛋白聚糖的大分子构成和固位取决于透明质酸。它直接或间接地结合于胶原纤维网(图11.7)。在未成熟的软骨中,透明质酸的分子量约为2000kd,但在成人后会降至300kd。其分子量的减少必然发生在细胞外基质中，因为新合成分子的分子量非常大[209]。成人后透明质酸的浓度大约增加5倍[209,210],这和生长板肥大区与增殖区相比所观察到的透明质酸浓度增加类似[72]。

表11.2列出了基质的一些成分。

四、软骨细胞外基质的力学和物理特性

关节软骨基质的组织结构赋予该组织一些特殊的物理特性,这种特性使它能够:①吸收和分散负荷;②在滑液存在的情况下提供一个几乎没有摩擦力的表

表11.2 成人关节软骨基质的结构大分子

分子	结构大小	分布	功能
胶原			
Ⅱ型	形成带状原纤维；占胶原总量80%~90%	整个基质	伸展强度
Ⅵ型	在细胞周部位形成微纤维	细胞周中部和深部区	未知
Ⅸ型	和Ⅱ型胶原交联；具有单支CS或DS链；因此是蛋白聚糖	整个基质	Ⅱ型原纤维的可伸展性？
Ⅹ型	和Ⅱ型胶原纤维相关，并位于细胞周网内	细胞周，胞质内，肥大软骨	未知
Ⅺ型	存在于Ⅱ型原纤维	所有软骨	Ⅱ型原纤维的可伸展性？
Ⅻ型和XⅣ型	均为同源三聚体；在结构和序列上和Ⅸ型类似；有硫酸软骨素链存在时均为蛋白聚糖	分别存在于和胶原纤维相关的特定部位	未知
蛋白聚糖			
聚集蛋白聚糖	3×10^6kd；最大的蛋白聚糖，通过G1球形结构域和透明质酸联结；形成软骨蛋白聚糖的主要部分（质量上）	存在于整个基质，但关节表面缺乏	通过高电荷密度的水合提供压缩强度
双糖链蛋白聚糖	Mr=76.3kd；Mr核心=38kd，关节软骨中有两条DS链	主要浓聚在关节表面之下；和核心蛋白多糖共同分布	未知
核心蛋白多糖	Mr=76kd；Mr核心=36.5kd；一条DS链或CS链	和双糖链蛋白聚糖共同分布，同胶原纤维联结	调节形成过程
纤维调节蛋白	Mr=58kd；可有4个N-连接KS链	肥大前软骨和肥大软骨中不存在	调节胶原纤维形成
光蛋白聚糖	Mr=58kd；可有4个N-连接KS链	未知	调节Ⅱ型胶原纤维形成
其他分子			
软骨基质蛋白(Matrilin-1)	3个亚单位，每个分子量Mr=54kd，通过二硫化键连接	正常关节软骨和椎间盘中不存在	未知
软骨寡聚蛋白	5个100~115kd的亚单位，二硫化键连接	最初存在于软骨	未知，但是如有缺损会引起假性软骨发育不全
连接蛋白	Mr=38.6kd（蛋白序列）	存在于整个基质，连接聚集蛋白聚糖和透明质酸	稳定聚集蛋白聚糖/多能蛋白聚糖通过G1结构域和HA连接
软骨连接素	Mr=38kd	细胞表面	促进软骨细胞和基质的黏附
膜联蛋白V	Mr=34kd（蛋白序列），也称为anchorin CⅡ	细胞表面/基质囊泡	Ⅱ型胶原的受体
纤维结合素	Mr=440kd（2个亚单位，各为220kd）	主要存在于胎儿和病变软骨	促进细胞黏附；与葡糖胺聚糖和胶原相互作用
基质-γ羧基谷(gla)蛋(MGP)	84残基蛋白	细胞周（成人），弥散分布（胎儿）	抑制钙化
韧黏素	6个200kd亚单位形成一个六臂糖蛋白	成熟软骨中可能不存在	参与软骨形成
微纤维蛋白-1	350kd糖蛋白；形成带状微纤维	纤维间细胞周部位	形成微纤维网
弹性蛋白	仅存在于弹性软骨如耳和会厌	整个弹性软骨	软骨的弹性
透明质酸	Mr=1 000~3 000kd	和胶原纤维直接或间接相互作用；聚集蛋白聚糖和多能蛋白聚糖通过G1结构域和它结合	聚集蛋白聚糖和多能蛋白聚糖在基质中固位

CS：硫酸软骨素；DS：硫酸皮肤素；HA：透明质酸；KS：硫酸角质素。

面。它的硬度使一些结构具有一定形状和底物,这些结构如胚胎期的肢体、鼻、耳郭、听小骨,以及气管、细支气管和关节软骨。

关节软骨的可伸展性能主要取决于胶原纤维网,其支架为Ⅱ型胶原纤维。在成熟的关节软骨中,浅表层的可伸展性能最大，该区的原纤维相互平行排列并与关节表面平行[105]。去除蛋白聚糖不影响软骨固有的伸展硬度和强度[211]。但是,当突然施加伸展负荷时蛋白聚糖成分(主要是聚集蛋白聚糖)很可能降低胶原的伸展和排列的速度；蛋白多糖也可保护胶原网不受机械性损坏[211-213]。胶原酶将胶原分解后可导致胶原网失去伸展硬度和强度[212]。高负重区的软骨含有较多的蛋白聚糖，但是并不像蛋白聚糖含量低的低负重区软骨那样坚硬[214]。因为大的伸展环压力可能存在于高负重区的外周,因此低负重区需要有较大的伸展硬度[214]。

给带电荷高的软骨基质施加一个生理范围内的压力即可产生一个电势。这是由带相反电荷离子的液体对流产生的，对流该将这些离子与带相反电荷的基质分子相互分离，从而沿液体流动方向产生电压梯度或“流体势能”。人们曾发明了一种电动表面探针,它将小的正弦电流加到关节软骨表面，然后用一个压电传感器来测量电流所产生的压力[215]。如果和关节镜技术联合应用，这在探测反映变性或修复的局部结构改变中非常有价值。

在生长过程中，伸展强度和硬度将随着距关节表面的深度的增加而增加。而在成熟软骨中却正好相反[105,216]。人们曾开发出多种方法来测量正常软骨中细胞周围基质或软骨的杨氏模量。在整个关节软骨杨氏模量是类似的,但在OA软骨中则明显降低[217]。在生长过程中和成熟后的关节软骨中，核心蛋白多糖随着深度的分布(在关节表面最多[107])通常直接与伸展强度和硬度相关。对核心蛋白多糖缺失小鼠的研究表明，核心蛋白多糖在决定皮肤的可伸展特性中起着关键作用[150],因为在核心蛋白多糖缺少时,可伸展特性会显著降低。这很可能也适用于软骨。

关节软骨中的软骨细胞对剪切应力和应变有反应。胶原–蛋白多糖基质比单纯胶原更具有黏弹性且更能分散剪切力。因此,聚集蛋白聚糖和胶原纤维相结合的结构可以提供所需的硬度和剪切能量分散特性。关节软骨会受到相当大的压缩力。但是这一点在那些关节软骨体积明显较大的男性受试者中是否更显著还不清楚[218]。

抗压缩能力来自于软骨的压缩硬度，其取决于软骨的聚集蛋白聚糖含量以及它产生的膨胀压力[219-221]。膨胀是由胶原纤维内的伸展力来平衡的。蛋白多糖的缺失导致压缩模量降低[212,220]，而不影响胶原网的固有硬度[222]。

(一)作用于软骨的关节内压力

髌股接触压力的体外研究表明，体内的髌股接触压力可以达到体重的65倍或10MPa[223]。对装有股骨头金属假体的患者进行在体分析记录到的关节内压力可达18MPa[224]。关节内的不同部位有不同的压力。此外，在上楼梯这类运动时发现关节内压力的变化非常迅速,最高增速可达每秒107MPa。

(二)机械压力影响软骨细胞介导的基质转变,细胞成活力和基质成分

软骨细胞的蛋白聚糖合成选择性地受周期性负荷的促进或抑制。短暂(20秒)施加5~15MPa生理范围内的流体静压可促进蛋白聚糖和胶原的合成长达2小时。流体静压大于20MPa时合成将减少[225]。显然,软骨细胞对其所处的机械环境反应非常敏感。

静态压力负荷(和增大的渗透压)可使其水含量降低,但却可以增加硫酸盐和羟基组抗衡离子(K^+、H^+、Na^+和Ca^{2+})的浓度,从而降低游离SO_4^{2-}的浓度。这样可以抑制蛋白聚糖的合成。压缩力促进SOX9、II型胶原和聚集蛋白聚糖的表达,但却抑制IL-1β的表达[226]。软骨细胞的周期性应变也可通过增加MMP和IL-1的基因表达来诱导基质降解[227]。

剪切力通过增加一氧化氮的含量促进凋亡，这和抗凋亡分子Bcl-2的表达减少有关[228]。

当受到过大的机械作用力(比如可引起和促进OA的作用力)时,胶原纤维网易受到直接损伤[229]。过大的周期性应力促使胶原在胶原酶的作用下裂解，导致表层软骨的变性甚至细胞死亡[230]。胶原受损可促进蛋白聚糖水合增加所引起的软骨膨胀[231]。

细胞表面的整合素受体可介导涉及细胞膜电势变化的力学诱导信号传递，并可起到细胞表面机械受体的作用(图11.9)。力学诱导的$\alpha_5\beta_1$整合素激活需要生成IL-4和一个涉及酪氨酸激酶的信号通路[233]。周期性重复加载可以刺激MMP-2和MMP-9的表达和活化，却对这些蛋白酶的组织抑制因子没有任何作用[234]。可抑制软骨中基质合成的恒定或静态压缩涉及IL-1α和IL-1β的生成以及NO合成酶的表达。IL-1受到IL-1受体对抗蛋白的抑制可以消除对合成的这种抑制。

神经肽受体神经激肽1及其配体底物P也参与力学转导[236]。Ihh蛋白在有丝分裂循环中维护软骨细胞并防止肥大(见上文"表达肥大表型及非肥大表型的软骨细胞的成熟"一节)。周期性机械应力(伸展)极大地增强了Ihh的表达。Ihh活性的抑制阻断了伸展引起的增殖刺激[237]。由于Noggin(BMP阻断剂)抑制了增殖刺激,因此BMP介导Ihh的活性。

(三)体内对力学环境改变的应答

在OA患者和实验性OA病例中,不稳定动关节边缘形成的骨赘(由覆盖骨性隆凸的透明软骨组成)可部分归因于骨膜承受的周期性异常负荷,其可通过一种软骨内过程导致骨赘形成。深层发生钙化并作为软骨内骨化过程的一部分形成骨组织。未钙化的透明关节软骨"帽"仍继续覆盖在骨赘上,表明钙化软骨与非钙化软骨是完全不同的,而且成人仍然有形成新软骨的能力。

在骨骼发育过程中机械作用力会影响形成软骨的各组织的分化作用,对此应给予特殊关注[238,239]。在成人,如果在动脉血管中放入一根金属丝,会给动脉血管中层的平滑肌施加周期性负荷,由于周期性动脉搏动压会刺激细胞表达成软骨细胞表型[240],因此会诱导透明软骨鞘的形成。同样,在血管中层注入角叉莱胶也会引起软骨形成。

当重新安置肌腱使其异常接触到一个固体表面(如骨)时,这个区域的肌腱细胞就会处于异常压力负荷下(由于运动可成为周期性负荷)并会合成聚集蛋白聚糖,不过它们还会继续合成Ⅰ型胶原[241]。因此它们会分化成纤维软骨细胞。

软骨细胞对体内机械刺激有反应。惯常不承载的犬股骨髁软骨,其蛋白聚糖含量比惯常承载部位要低,尽管其合成量相似[242]。将狗的后腿在屈曲状态下制动8周,也会导致蛋白聚糖合成的可逆性停止及软骨丢失[243]。对侧肢体承重增加导致未钙化软骨厚度的增加以及除表层外其他层蛋白聚糖含量的增加(最高可增加35%)[244]。过多运动可导致软骨破坏[245,246]。

对久卧不动的仓鼠的研究发现,被动运动(在踏车上)超过3个月可防止关节软骨的退化,说明锻炼是有

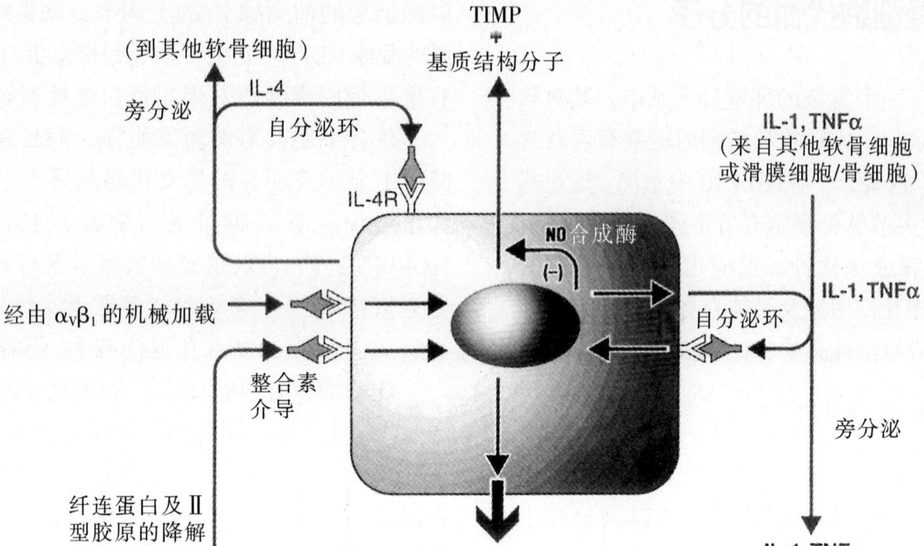

图11.9　本图示出了一个软骨细胞同其细胞外环境交流的方式以及这一过程如何调节基因表达和基质转换。细胞素[如白介素-1(IL-1)和肿瘤坏死因子α(TNF-α)]可来自远端部位(如滑膜或骨)并激活软骨细胞。软骨细胞也产生这些细胞素,用以按自分泌和旁分泌方式发出信号。基质降解产物可以通过细胞表面受体和IL-1发出信号来调节基因表达。与基质分子(如整合素)结合的受体可以感知力学负荷的变化并通过细胞因子(如IL-4)发送信号。IL-1诱导的一氧化氮(NO)合成可以抑制(−)基质合成。IL-4R,白介素4受体;TIMP,金属蛋白酶组织抑制剂。(Modified and reproduced with permission from Poole AR, Howell DS. Etiopathogenesis of osteoarthritis. In: Moskowitz. R, Goldberg V, Howell DS, et al., eds. *Osteoarthhritis: diagnosis and medical/surgical management*, 3rd ed. Philadelphia: WB saunders, 2001 : 29–47.)

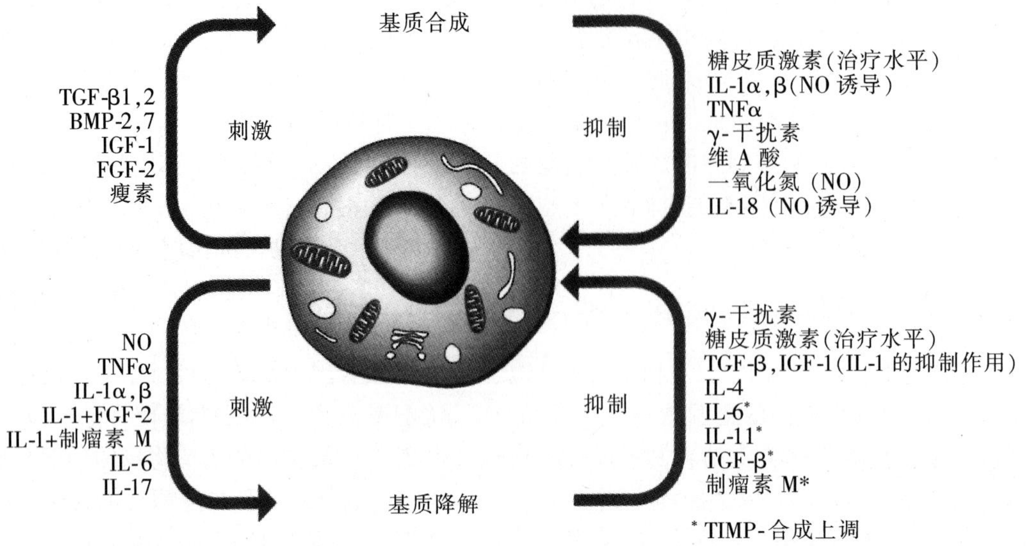

图11.10 细胞素生长因子以及促进软骨基质合成或降解的其他分子的作用。图中示出协同与拮抗作用。BMP,骨形态发生蛋白;FGF,成纤维细胞生长因子;IGF,胰岛素样生长因子;IL,白细胞介素;TGF,转化生长因子;TNF,肿瘤坏死因子。

益的,但不要过度。

五、调节软骨细胞代谢的分子

软骨细胞暴露于一个复杂的环境分子系中，其对软骨细胞的增殖、基质的合成和软骨细胞的退变有着对立的浓度依赖性作用。这些分子在图11.10中示出。这显然表明,生长板细胞对关节软骨细胞有着不同的反应。关节软骨细胞对来自于膝或踝软骨的反应也不同[248]。软骨细胞和周围环境的相互作用涉及受体介导机制，其中涉及各种结构性分子或可溶性介质,有些是结构退变产物。

(一)细胞表面受体

细胞表面受体包括各种整合素,根据软骨类型、发育和病变软骨中可含有不同的整合素。文献曾描述了各种整合素 α 和 β 链[249-252]。整合素 α_V 亚单位多在软骨的表层表达;在骨关节炎软骨中,亚单位 α_2、α_4 及 β_2 也有表达[253]。X 型胶原在基质的沉积和软骨生长需要整合素 β_1。抗体与 β_1 链结合可诱导凋亡[253]。β_1 整合素可介导与Ⅱ型胶原和纤连蛋白的连接[254]。而 RGD 整合素识别序列则抑制与纤连蛋白的连接。它对Ⅱ型胶原的连接没有影响[250]。Ⅱ型胶原有一个特异性受体,称为膜联蛋白[255]。它结合在Ⅱ型胶原的端肽区[256]。膜联蛋白 V 与钙结合蛋白的依钙结合蛋白、脂皮质蛋白及Ⅱ型蛋白有着广泛的同源型。它也可结合于 X 型胶原,以及Ⅱ型前胶原的 C 前肽[257]。

软骨细胞具有钙活化嘌呤受体,可介导腺苷 5'-三磷酸诱导的前列腺 E_2 的上调[258]。软骨细胞表达透明质酸的受体 CD44。它的下调引起聚集蛋白聚糖的丢失,伴有聚集蛋白聚糖酶对聚集蛋白聚糖裂解的增加[259]。

软骨细胞具有雌激素受体，而且在基质的合成和降解上显示有明显的男女代谢差异[260]。雌激素替代疗法可增加软骨细胞对蛋白聚糖和 IGF[261]结合蛋白2(IGFBP-2)的合成,这意味着雌激素对成人关节软骨有着直接影响[261]。这是否与多见于女性的 RA 或 OA 这类疾病中软骨的发育和退变有关,仍需进一步阐明。

软骨细胞有组胺(H_2)[262]和缓激肽的受体[263]。神经激肽 1(NK1)是 P 底物的一种神经肽受体,其与 P 底物和前速激肽原一起均由关节软骨细胞表达，由此通过替代拼接生成 P 底物和其他神经肽[236]。其功能意义尚需进一步研究，不过有证据表明 P 底物参与了通过 NKI 受体的力学转导[236]。

(二)氧

因为软骨细胞通常远离血管，因此通常承受较低的氧张力。它们通过有氧糖酵解产生能量,此过程可使一个葡萄糖分子转化为两个丙酮酸分子和两个 ATP 分子。低氧可诱导因子(HIF-1)主要参与对低氧的转录反应。亚单位 α(HIF-1α),通过易位使低氧状态下的细胞核具有对氧的反应性，与 HIF-1β 结合形成一个与低氧反应基因的顺式作用启动子区相结合的异源二聚体。HIF-1α 缺失可诱发生长板软骨细胞的凋亡[264]。HIF-1α 的缺失鼠在低氧状态下不能维持 ATP 水平。与野生型软骨细胞相比,这可导致聚集蛋白聚糖和Ⅱ型胶原的表达和含量的减少，而野生型软骨细胞可选择性增加Ⅱ型胶原的含量[265]。

(三)胰岛素样生长因子1

在刺激基质合成上，单纯胰岛素比 IGF-1 作用弱[266]。在体外 IGF-1 是胶原和蛋白聚糖合成的强力诱导剂[267,268]。这些作用由受体介导[269,270]。在生长板,就刺激基质合成和细胞分裂而言,增殖细胞反应最强[267,271]。在体外 IGF-1 能刺激软骨细胞增殖[272,273],在体内刺激生长板生长[274,275]。IGF-1 由软骨细胞合成[276,277],可与软骨基质结合[278],并通过旁分泌和自分泌方式发挥作用。它能使蛋白聚糖的合成速度维持在与胎牛血清所观察到的一样的水平[279]。除了刺激合成外,IGF-1 还能通过抑制 MMP 的表达[282,283]和白介素-1 受体Ⅱ(IL-1RⅡ)的表达来保持内环境稳定并降低细胞素诱导的降解代谢[278,280,281]。在滑膜液中,IGF-1 是蛋白聚糖合成的主要刺激因子[285]。从发炎鼠关节中获取的软骨对IGF-1 无反应[286]。这可能是由于 IL-1 和TNF-α 可刺激软骨细胞中 IGFBρ-3 的升高,中和了 IGF-1 的缘故[287]。

肢端肥大症患者血清[288]和尿液[289]中的 IGF-1 水平均有升高。在垂体功能不足时,尿中 IGF-1 会减少[289]。

(四)胰岛素样生长因子-2

IGF-2 在 A 和 B 结构域与 IGF-1 和人类胰岛素原有着极大的同源性[290]。IGF-2 刺激 DNA 和 RNA 的合成 [291]，而且在刺激胎儿细胞的无性系生长中比 IGF-1 作用强，而IGF-1 对成人软骨细胞作用较强。IGF-2可刺激蛋白聚糖合成,但与胰岛素相似,比 IGF-1 作用差。除了 IGF-1 受体外,还存在有 IGF-2 的独立受体[270]。

(五)生长激素

体内生长激素胃肠给药能刺激生长板的局部发育[292,293]。垂体切除可导致生长板软骨细胞 IGF-1 的消失,这意味着合成停止[276]。相反,给予系统性或局部性生长激素治疗可使 IGF-1 重新出现[278]和生长板的正常生长[271]。在生长激素[271,290]缺失的情况下 IGF-1 和 IGF-2(在较小的程度上)能刺激生长。因此,生长激素可增加 IGF-1 的合成,这正是生长激素促进生长的原因。

(六)TGF-β和BMP

TGF-β 是一种同源二聚体多肽，已确定出它的 5 种不同的同分异构体。它刺激软骨成形表型的表达(见上文“胚胎期和出生后的软骨形成”一节)。TGF-β 由关节软骨细胞(1–4 同源亚型)及其他细胞产生。IL-6 诱导 TGF-β_1 的合成,而 IL-1β 诱导 TGF-β_3 的合成[294]。

像 IGF-1 一样,TGF-β 可通过增加总蛋白的合成(包括胶原)并降低蛋白聚糖的降解[295,296]以及 TGF-β1 时的细胞素诱导胶原分裂[281]保持关节软骨蛋白聚糖的动态平衡。TGF-β 可防止 IL-1 诱导的降解[297]和抑制合成,但 TGF-β1 只能保护年轻动物[298]。这可能有助于衰老过程中 IL-1 的过度活跃。

研究证实，在非功能 TGF-β 受体Ⅱ过度表达[299]和 SMAD 信号通路受扰[300]的情况下 TGF-β 家族对软骨动态平衡起重要作用。在这两种情况下,实验鼠中均发现有软骨退变。同时伴有软骨细胞肥大,提示 TGF-β 家族在抑制关节软骨中软骨细胞肥大方面具有重要作用。特别是 TGF-β_1,它可下调 MMP-1 和 MMP-B 的表达,并降低 IL-1RⅠ、IL-1RⅡ、TNF 受体 1 和TNF 受体Ⅱ的基因表达以及前炎症细胞素的水平[301]。

FGF-2(碱性 FGF)可诱导 TGF-β 的生成[302]。与 FGF-2 一样,TGF-β 可刺激软骨细胞的复制。这两种因子协同作用,可使细胞分裂增加 73 倍[303]。而 TGF-2 可刺激软骨细胞合成 TGF-1,TGF-β 抑制 IGF-1 的生成和 IGF-2 的作用[304]。虽然 TGF-β 和 TGF-2 可各自或共同抑制生长板软骨细胞中Ⅱ型胶原 mRNA 的转录,但 TGF-β 却能刺激关节软骨细胞的胶原合成[296]。这可能是由于它能抑制 IL-1 受体表达[305]。因此生长板和非生长板软骨细胞对这些生长因子的反应性有着明显的差异。

BMP 或骨形成蛋白属于 TGF-β 超家族。它们在生长发育中起着关键作用(见“软骨形成和成熟”一节),而且还能调节前炎症细胞素对软骨的作用[14,306,307]。有趣的是,核因子 κB(NFκB)可以激活 BMP-2 基因在生长板软骨中的表达[308]。因为 NFκB 也是一种前炎症分子的转录激活因子，因此提示在基质合成代谢和分解代谢之间它是一种调节连锁。体外 BMP-7[309]和 BMP-2[310]及体内 BMP-2 能有效刺激软骨的蛋白多糖和胶原的合成。在体外,BMP-7 或OP-1 可抑制由于低剂量 IL-1β 引起的蛋白聚糖合成受抑[312],并可抑制软骨破坏和 MMP-B 的表达 [233]，而且还能促进蛋白聚糖的合成[313]。CDMP-1 和 CDMP-2 分别是鼠生长分化因子 5,6 的人类同源物。它们在健康和疾病软骨中都有表达,而且能促进蛋白聚糖合成,如 OP-1 中所见[314]。

(七)表皮生长因子

表皮生长因子(EGF)对软骨细胞的增殖没有作用,但它能促进蛋白聚糖的合成,不过它的作用较 IGF-1 弱[266,268,315]。EGF 与胰岛素一起可协同促进蛋白聚糖合成,并诱导软骨细胞增殖[268]。

(八)成纤维细胞生长因子(FGF)

FGF-2C(碱性 FGF)是一种有效的软骨细胞分裂素,能刺激生长板中蛋白聚糖的合成[303],而在胎儿关节软骨中它能刺激透明质酸合成并抑制蛋白聚糖合成[304]。在成人关节软骨中它显然是与 IGF-1 共同起作用的。IGF-2 和 IGF-1 协同刺激有丝分裂和蛋白聚糖合成[268]。在体内,IGF-2 可有效促进软骨细胞的增殖和细胞外基质的形成[316]。与 IGF-β 一样,FGF-2 可抑制肥大软骨细胞的晚期分化,此时已失去了 FGF-2 受体[42,317]。这可以解释FGF-2 为什么在没有钙化的情况下可在体内刺激软骨形成[316]。

在 RA 患者中曾发现高水平的 FGF-1 前体(碱性FGF),在 OA 患者滑膜液中程度较低[318]。在骨折愈合期,FGF-1 可刺激软骨扩展并抑制软骨细胞的基因表达[319]。

FGF-2 与 IL-1 协同作用,可促进前列腺素类化合物的生成,增强 IL-1 诱导蛋白酶从软骨细胞中的释放[320]。FGF-2 上调 IL-1 受体,不过 IL-1 阻止 FGF-2 的有丝分裂作用[321]。FGF-2 及其各种受体在软骨形成中起着关键作用,后者在软骨形成一节中讨论。由于突变 FGF 受体过度活跃会引起软骨发育不良(表 11.1)。

(九)细胞素和一氧化氮

与 IL-1 诱导金属蛋白酶合成和分泌以及基质降解[327,328]相比,其降低Ⅲ、Ⅸ、Ⅺ型胶原[324,326]和蛋白聚糖[322,323]的合成所需要的浓度要低得多(相差 10~100 倍)。IL-1β 比 IL-1α 的作用更强[329]。IL-1 在体内还可抑制软骨合成[330],并通过人类软骨细胞诱导 IL-6 的合成,其水平与 RA 患者膜液中的水平相当[331]。IL-1 与制瘤素 M 联合比单独任一项细胞素能更有效地诱导胶原降解[332]。两者联合可上调 ADAM-TS4 或聚集蛋白聚糖酶 1,而 IL-1α 可单独促进 ADAM-TS5[333]。

有报道认为,IL-6 可介导 IL-1 诱导的对蛋白聚糖合成的抑制[331],对此有较多的争议,另一些报道认为,IL-6 对人类软骨中对蛋白聚糖的合成没有作用[334]。另有报道认为,IL- 6 可在 OA 患者的软骨细胞中诱导 MMP-1 和MMP-13 的合成[301]。相反,有报道认为 IL-6 会阻止IL-1 诱导的胶原溶解活性[335]。IL-1 或 TNF-α 诱导的聚集蛋白聚糖降解可能被 IL-6 或其可溶受体加强[336]。这依赖于聚集蛋白聚糖酶,而不是 MMP。

软骨细胞在受到 IL-1α[337]、IL-1β 或 TNF-α[338]刺激后产生的一氧化氮会抑制蛋白聚糖的合成,而且可能是细胞素对基质合成抑制的主要介质。IL-1β 也可下调葡萄糖苷酰基转移酶 1 的表达,这是启动葡糖胺聚糖合成的一个关键酶[339]。葡糖胺可以抑制这种作用。一氧化氮也可诱导软骨细胞的凋亡[340],但仅在产其他反应氧核素的情况下才起作用[341]。

软骨细胞的凋亡也可由 TNF 相关凋亡配体(TRAIL)[342]、IL- 1α、TNF- α 和干扰素(INF)- γ[343]诱导。

虽然通常认为 IL-1β 和一氧化氮的过度产生会引起病理改变,但这些分子在低浓度下对维持正常内稳态也有着重要作用。因此在缺乏 IL-1β、IL-1 转化酶(这种酶产生 IL-1β)和诱导性一氧化氮合成酶的小鼠中,实验膝关节 OA 的发生会加速[344]。

虽然比 IL-1β 和 IL-1α 的作用弱,但 TNF-α 也可抑制Ⅱ型胶原的合成[345]。IL-1 和 TNF-α 有协同抑制作用[345]。INF- γ 可抑制Ⅱ型胶原的合成[346]。关节表面的软骨细胞对 IL-1 的抑制更敏感,而且有更多的受体[112]。IL-1 显然是体内伴有关节内炎症的软骨中对蛋白聚糖合成最有效的抑制剂[347]。IL-1 软骨退化的刺激作用在下文"关节软骨退化:机制和调节"一节中讨论。

由 IL-1 和 TNF-α 诱导的软骨退化可被 IL-4 抑制[348]。在体内 IL-4 过度表达可防止Ⅱ型胶原诱导关节炎中软骨的破坏[349]。因此,IL-4 是一种可防止软骨损坏的重要的调节性细胞素。IL-17 是一种细胞源性细胞素,其在 RA 患者中升高,而且可刺激软骨细胞中前炎症因子的表达[350],并可单独或者与其他细胞素联合作用促进由这些细胞介导的Ⅱ型胶原和蛋白聚糖的降解[351]。通过 NFκB 激活,IL-1 也可增加 OA 软骨中一氧化氮的产生,其与 IL-1β 信号发送无关[352]。IL-4 可降低由 IL-17 诱导的对蛋白聚糖合成的抑制[353]。

一项关于 IL-17、IL-1β 和 TNF-α 在刺激人类软骨细胞产生不同趋化因子方面具有不同能力的一项研究表明,IL-17、IL-1β 或 TNF-α 均可有效地产生IL-8,它们与诱导单核细胞化学黏附蛋白(MCP-1)和GRO-α 的细胞素是相同的。RANTES(受激活的正常 T 细胞表达和分泌的调节)由 IL-1β 和 TNF-α 刺激产生[354]。IL-18 也由软骨细胞产生,而且这种活性分子是在 IL-1 刺激后分泌的。它抑制 TGF-β 诱导的增殖,并增加一氧化氮的生成和表达以及诱导性一氧化氮合成酶、环氧合酶、IL-6与MMP-3的合成[355]。

(十)瘦素

软骨细胞表达瘦素受体。瘦素刺激软骨细胞会使基质合成和细胞增殖增强[386]。其意义尚需进一步研究。

(十一)软骨调节蛋白1

这种25kd的分子发现于软骨中,能刺激软骨细胞的增殖和蛋白聚糖的合成。更有趣的是,它是血管生成的抑制剂,在发生血管生成的钙化软骨中不存在[357]。

(十二)人软骨糖蛋白39

它属于几丁质酶家族,但缺乏几丁质酶活性。它是OA中激活软骨细胞以及炎症中滑液细胞和巨噬细胞的主要分泌产物。它能有效促进滑液细胞的生长,并可以与IGF-1相似的剂量促进成纤维细胞的生长[358]。它还与IGF-1有协同作用。

(十三)维生素D

维生素D缺乏破坏软骨内骨化,减慢钙化,并形成一个延长的软骨肥大区而且使血管生成受损,导致佝偻病。1,25$(OH)_2$维生素D_3的受体位于生长板软骨细胞上,其受体密度在肥大细胞中最高并伴有碱性磷酸酶含量升高[78]。在体外,健康小鼠需要1,25$(OH)_2$和24,25$(OH)_2$维生素D_3来刺激生长板软骨最大限度钙化[359]。然而在佝偻病小鼠(维生素D缺乏)中只需24,25$(OH)_2$维生素D_3即可刺激钙化。两种维生素D_3共同作用可最大限度刺激培养中正常小鼠生长板细胞中Ⅱ型原胶原的合成,其反映在Ⅱ型胶原合成的增加上[359]。

图11.10示出了某些分子对软骨细胞代谢的影响。

(十四)基质降解产物

基质降解产物可有效调节软骨细胞的基因表达和基质转换。纤链蛋白片段刺激基质降解。这些片段包括含有RGD序列[360]、替代拼接转录本[361]和羧基端肝素结合域[362,363]的片段。IL-1信号发送显然与该作用有关[360,362,364](图11.9)。事实上低浓度的纤链蛋白片段可以刺激基质的合成[365]。

成人中可自然生成的16残基连接蛋白氨基端片断,可刺激蛋白聚糖[366]以及Ⅱ型胶原和Ⅸ型胶原[367]的合成。也有证据表明,Ⅱ型胶原降解产物混合物可诱导基质降解,以及抑制胶原的合成[368]。一种依据内螺旋序列构成的24残基合成肽,可选择性诱导胶原酶,引起Ⅱ型胶原的消化,但对聚集蛋白聚糖无作用[369]。相反,完整的Ⅱ型胶原对维持软骨细胞表型的表达是必不可少的。

(十五)基质合成的昼夜节律

生长板和关节软骨的基质合成速率在一天中并不恒定,也不同步。在大鼠、小鼠和兔中,生长板中软骨形成在白天出现高峰[370]。这种周期差异可能与激素变化、体力活动和饮食有关。

六、关节软骨的退化:机制和调节

软骨基质的退化涉及基质分子的细胞外分裂,主要由蛋白酶引起,但也可由软骨细胞释放出的基因引起[371]。当健康软骨中引发降解(例如由IL-1引起)时,聚集蛋白聚糖会迅速消失[372,373]。接着是Ⅱ型胶原降解[374](图11.6)。例如,在添加IL-1后[374]组织培养中观察到的Ⅱ型胶原裂解延迟(例如在增加IL-1之后)[374],与前胶原酶的激活延迟有关,前胶原酶诱导迅速但激活缓慢[375]。与胶原纤维有关的蛋白聚糖(核心蛋白多糖、双糖链蛋聚糖和光蛋白聚糖)能抵抗降解并可起保护作用。相反,纤维调节蛋白则在早期降解[376]。降解产物可停留于细胞外基质内,因为它们是胶原纤维之类大分子结构的一部分(以共价键形式存留)或者是一种保持结合状态的分子,如仍结合在透明质酸上(通过G1结构域)的一部分聚集蛋白聚糖单体。缺少G1结构域的聚集蛋白聚糖片段是从大分子复合物中释放出的,可通过基质自由扩散,可局部被软骨细胞内吞或进入滑液和淋巴液。Ⅱ型胶原降解产物[378]和聚集蛋白聚糖,包括G1结构域,可在滑液中发现[378](见上文"体内监测软骨代谢:体液中软骨分子合成和降解产物的检测"一节)。

在生长发育期间和成人基质的周转中,基质分子的降解具有重塑的完整特征。因此这不仅仅是一个病理特征。它主要由细胞素、生长因子和激素进行精细调节(激素可调节蛋白酶及其抑制子和结构基质分子的合成)(图11.11)。由于蛋白酶及其抑制子之间的相对浓度不平衡,因而会发生过度的蛋白分解。这可以在生长板中进行生理调节,也可能是关节炎中的病理事件。基质分子的合成和降解通常能保持很好的平衡,特别是在存活的软骨,例如关节软骨。相反,生长板软骨是暂时的,基质生存期较短,这会反映在基质结构上。这一节将讨论软骨的调节和降解机制。

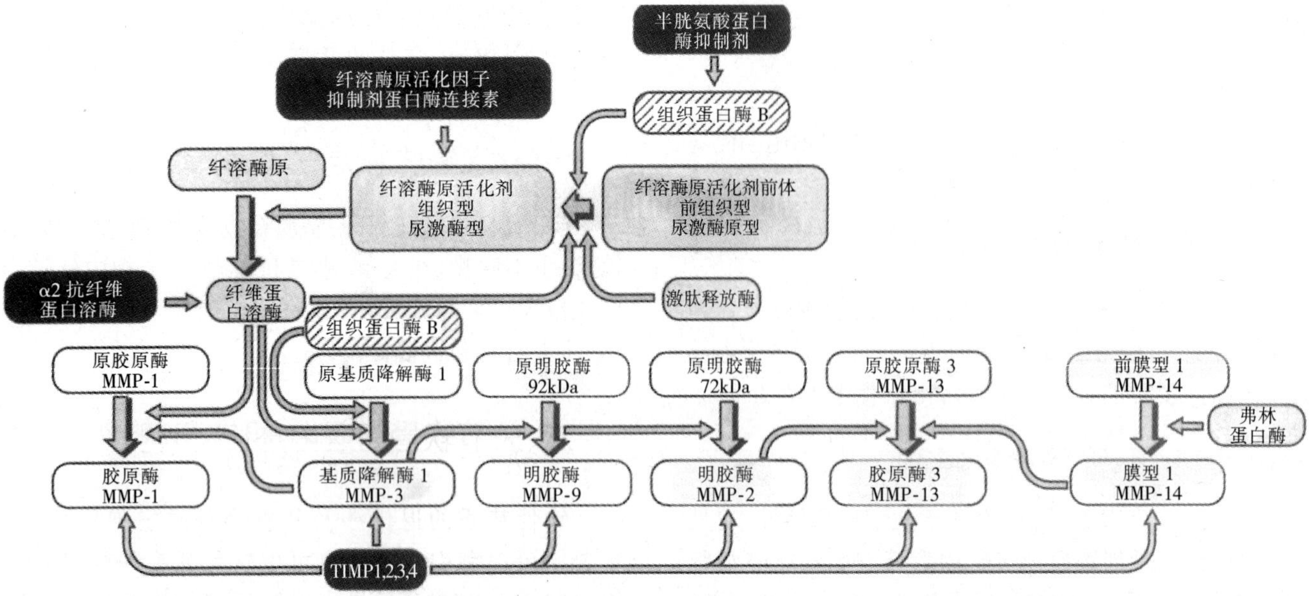

图11.11 蛋白酶及其刺激因子和抑制因子间的相互作用。黑色框内示出抑制因子,灰色框内示出丝氨酸蛋白酶,空白框内示出基质金属蛋白酶(MMP),阴影线框内示出组织蛋白酶B,属于半胱氨酸蛋白酶。图中还示出其他蛋白酶对潜在金属蛋白酶的激活。TIMP,金属蛋白酶的组织抑制剂。

(一)关节软骨降解中涉及的细胞改变

关节炎起病时,软骨细胞表现为逐渐肥大的特征性改变。例如,RA患者中X型胶原的表达增加[379];OA患者中,X型胶原[380]、PTHrP[381]以及膜联蛋白Ⅱ和Ⅴ[382]的表达增加。所有这些分子均由肥大前细胞或肥大细胞表达。这个过程伴有细胞凋亡[383,384]和基质钙化[385,386]有关。这些变化的发生与生长板中所见的Ⅱ型胶原过度分裂有关[127]。如果生长板介导的基质降解(包括胶原裂解)被合成性MMP-13(胶原酶-3)抑制因子阻止,软骨细胞肥大也将停止[60]。此外,健康软骨经胶原酶处理也会诱导细胞凋亡[379]。因此人们认为,在OA软骨基质中观察到的过度胶原降解可能引发了这些细胞改变。RA患者的关节软骨中更常见细胞凋亡[380]。因此,软骨细胞分化的类似机制可能发生在伴有细胞外基质降解的不同类型关节炎中。软骨细胞的行为特征将发生彻底改变,而且显然是不可逆的。这一点是无可挽回的,将导致软骨细胞不能对骨损伤进行修复。至此,细胞将不能增殖并最终走向死亡。

(二)与软骨降解有关的蛋白酶

半胱氨酸蛋白酶组织蛋白酶K由破骨细胞产生,在骨的再吸收中起关键作用,它在OA患者的软骨细胞中表达量会增加[387]。虽然它在pH中性时有活性,而且在OA患者中由于基质损伤pH值会逐渐降到5.5,但没有直接证据表明,此时的组织蛋白酶K与OA病理有关[387]。事实上目前尚没有明确的证据证实,是MMP以外的其他蛋白酶直接参与了软骨细胞外基质内分子的分裂。其他蛋白酶,如丝氨酸蛋白酶(如纤维蛋白溶酶)和MMP(MMP-3和MMP-14)能激活这些MMP(图11.11)。在健康人和关节炎患者中,蛋白酶主要来自软骨细胞,并破坏其周围基质[388,389]。在RA患者的关节表面、软骨血管翳接合部及其他部位,蛋白酶除来自软骨细胞外还可来自多形核白细胞和滑膜细胞[328,390,391](图11.12)。

表11.3列出了软骨细胞外基质中发现的蛋白酶及其底物。

各种MMP在结构上显示有相当大的同源性[392]。它们是作为潜在的酶原被分泌的,可在细胞外激活。MMP在活性位点含有一个锌原子,结合于组氨酸残基,在胶原酶-1(MMP-1)中也是这样。这里还有一个次级结构性锌原子和一个结构性钙原子[393]。有文献认为,8个来自分裂位点的残基中将酶原转化为活性酶的半胱氨酸残基,在正常情况下与锌原子结合[394,395],因此使该蛋白具有潜伏性。目前认为,激活过程涉及半胱氨酸与活性位点锌原子的分离以及它被水替代,导致活性位点的暴露和激活,将锌原子的作用从非催化作用转换为催化作用。这种转换和激活可由氨基苯酚乙酸汞化学诱导。激活过程也自然伴随着前片段的移

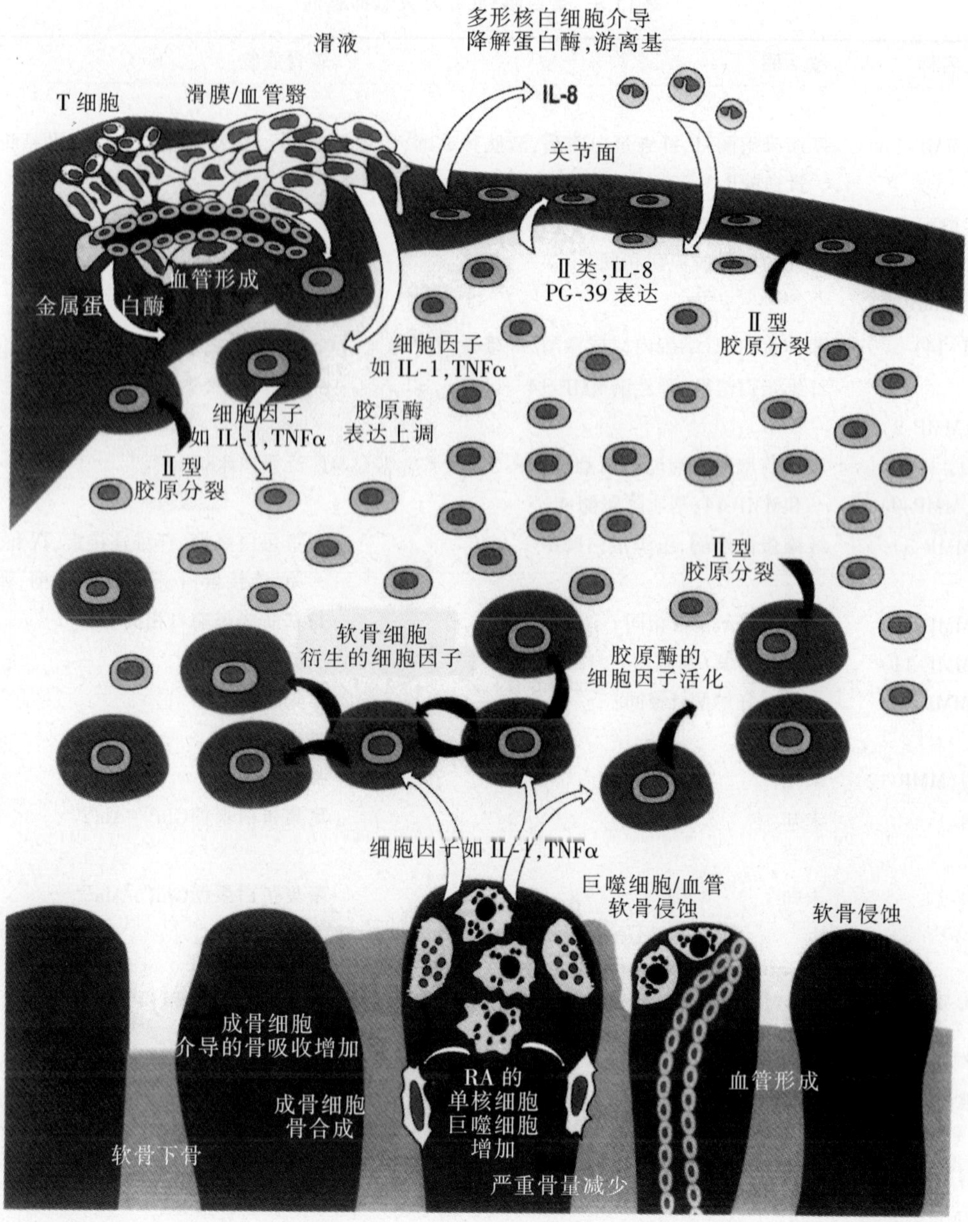

图11.12　类风湿性关节炎中滑膜/血管翳和及炎症骨对软骨退化的影响。暗阴影的基质表示Ⅱ型胶原降解的位点。此位点靠近血管翳,位于关节表面,并靠近软骨下骨,此处可见严重骨量减少。在后者的接合点可见软骨内血管侵入和单核细胞侵蚀,且伴有破骨细胞介导的软骨下骨过度吸收,从而导致骨质减少。软骨细胞对白介素1(IL-1)和肿瘤坏死因子α(TNF-α)有反应,进而产生出这些同样的细胞因子。多形核白细胞和滑膜细胞可产生基质金属蛋白(MMP),基质金属蛋白能直接损坏软骨或激活软骨细胞的细胞因子使基质降解。GP-39,人类软骨糖蛋白39。(Modified and reproduced from Poole AR, Alini M, Hollander AP. Cellular biology of cartilage degradation. In:Henderson B, Pettifer R, Edwards J, eds. *Mechanisms and models in rheumatoid arthritis.* London:Academic, 1995:163–204,with permission.)

除[395]。

基质降解酶-1(MMP-3)是形成间质胶原酶原(MMP-1)的超级激活酶[396,397]。胶原酶3(MMP-13)引起的Ⅱ型胶原分解在基质降解酶-1缺乏小鼠的抗原诱导关节炎模型中未发现(而野生小鼠则相反),这为支持基质降解酶-1具有激活小鼠胶原酶原-3的作用提供了有力的证据(胶原酶-3仅存在于鼠的关节软骨中)[398]。基质降解酶-1(MMP-3)也可降解聚集蛋白聚糖。聚集蛋白聚糖分解在基质降解酶-1缺乏的鼠中也被阻止[398]。MMP-3可分解非螺旋位点的Ⅱ、Ⅸ、Ⅺ型胶原[399]。因此它在降解基质胶原纤维上起重要作用。虽然MMP-3被视为一种降解蛋白酶,但它在软骨中的出现具有重要意义,因为在MMP-3缺乏鼠的实验性OA中,软骨损伤有所加重[344]。

丝氨酸蛋白酶纤维蛋白溶酶(来自纤维蛋白溶酶原,

表11.3 蛋白酶,底物及天然抑制剂

蛋白酶的种类及名称	激活酶	软骨底物
金属蛋白酶		
胶原酶-1(间质或MMP-1)	基质降解酶-1,纤维蛋白溶酶,激肽释放酶,组织蛋白酶B	Ⅰ、Ⅱ、Ⅲ、Ⅹ、Ⅸ型胶原;变性Ⅱ型胶原;聚集蛋白聚糖
胶原酶-3(MMP-13)	MMP-14,MMP-2,纤维蛋白溶酶	偏好Ⅱ型胶原
胶原酶-2(中性粒细胞或MMP-8)	可能与间质胶原酶相同	Ⅱ型胶原
膜型1MMP(MMP-14)	弗林蛋白酶(细胞内),尿激酶,纤维蛋白溶酶	Ⅱ型(弱活性),聚集蛋白聚糖
明胶酶A(72kd明胶酶,MMP-2)	纤维蛋白溶酶,弹性酶MMP-14	变性Ⅱ型,聚集蛋白聚糖
明胶酶B(92kd明胶酶,MMP-9)	尿激酶型纤溶酶原激活酶,MMP-2和MMP-14,基质降解酶-1	广泛蛋白水解
基质降解酶-1(MMP-3)	纤维蛋白溶酶,组织蛋白酶B	聚集蛋白聚糖,纤维连接素,Ⅸ和Ⅺ型胶原,原胶原,连接蛋白,核心蛋白多糖,弹性蛋白
基质降解酶-2(MMP-10)	与基质降解酶-1相同?	与基质降解酶-1相同?
基质降解酶-3(MMP-11)	弗林蛋白酶(细胞内),纤维蛋白溶酶	广泛蛋白水解
基质溶解因子(MMP-7)	与基质降解酶-1相同?	聚集蛋白聚糖
巨噬细胞		
金属弹性蛋白酶(MMP-12)	未知	弹性蛋白
聚集蛋白聚糖酶-1(ADAMTS-4)	未知	聚集蛋白聚糖Glu^{373}–Ala^{374}
聚集蛋白聚糖酶-2(ADAMTS-11)	未知	聚集蛋白聚糖Glu^{373}–Ala^{374}
丝氨酸蛋白酶		
纤维蛋白溶酶(来源于纤溶酶原)	纤溶酶原激活酶(UPA,TPA),纤维蛋白溶酶,组织蛋白酶B,激肽释放酶	金属蛋白酶原
组织纤溶酶原激活酶(来源于前PTA)	组织蛋白酶B,激肽释放酶	纤溶酶原
尿激酶型纤溶酶原激活酶(来源于前UPA)	组织蛋白酶B	
弹性蛋白酶[a]	没有	Ⅱ、Ⅸ、Ⅹ、Ⅺ型胶原;聚集蛋白聚糖;纤维连接素
组织蛋白酶G[1]	没有	TIMP,聚集蛋白聚糖,弹性蛋白,Ⅱ型胶原
激肽释放酶(来源于血浆)	Ⅻa,$Ⅻ_f$因子	原胶原酶,前基质溶素(?),原明胶酶(?)
半胱氨酸蛋白酶		
组织蛋白酶B	没有	原胶原,Ⅱ型胶原(端肽)
组织蛋白酶L	没有	连接蛋白,弹性蛋白,Ⅱ型胶原(端肽),聚集蛋白聚糖
组织蛋白酶K	没有	Ⅱ型胶原(螺旋内),聚集蛋白聚糖
天冬氨酸蛋白酶		
组织蛋白酶D	没有	聚集蛋白聚糖,变性Ⅱ型胶原

MMP和丝氨酸蛋白酶在中性pH时有活性,而组织蛋白酶在酸性pH时发挥活性。

[a]来源于多形核白细胞(中性粒细胞)。

ADAMTS,含有凝血酶敏感素的解聚素和金属蛋白酶;MMP,基质金属蛋白酶;TIMP,金属蛋白酶的组织抑制物;TPA,组织纤溶酶原激活酶;UPA,尿纤溶酶原激活酶。

由其激活酶活性而致)和激肽释放酶,以及半胱氨酸蛋白酶组织蛋白酶 B[400],每一个都能激活前胶原酶(MMP-1),也可能激活其他金属蛋白酶(图 11.11)。尿激酶型纤维蛋白溶酶激活酶的抑制剂可有效抑制 IL-1 和 TNF-2 刺激的蛋白聚糖在鼻软骨和关节软骨中的释放[401]。丝氨酸蛋白酶抑制酶可部分阻止鼻软骨中胶原的分解[375],因此这些蛋白酶与前胶原酶的激活有关。组织蛋白酶 B 在中性 pH 值能激活纤溶酶原激活酶[402],激活前胶原酶和前基质溶素[328],而且像大多蛋白酶一样能降解蛋白聚糖。半胱氨酸蛋白酶的抑制可阻止软骨中蛋白聚糖的降解[403],可能是由于在前MMP 活化水平受抑制所致。膜型Ⅰ MMP(MMP-14)和明胶酶 A(MMP-2)每个都能激活前胶原酶-3[404];在 MMP-4 缺乏鼠中成纤维细胞所致的胶原分裂会受到削弱[405],但软骨发育中的吸收除了次级骨化中心血管形成层面以外均没有被削弱。

(三)聚集蛋白聚糖的分裂

原位聚集蛋白聚糖的蛋白核心降解涉及 Glu373-Ala374(聚集蛋白聚酶分裂位点)和 Asn341- Phe342(MMP 分裂位点) 上 G1 和 G2 结构域之间的分裂[406,407](图 11.6)。组织蛋白酶 B 也可对 MMP 分裂位点起作用,先初步分裂出 3 个羧基端片段至 MMP 位点[408]。其他分裂发生在富含硫酸软骨素区和 G3 结构域[409]。ADAM-TS(含凝血酶敏感素的解聚素和金属蛋白酶 1)蛋白酶,就其涉及该分子降解方面而言也被称为聚集蛋白聚糖酶[410,411]。它们被合成为酶原与其他 MMP 一样,也需要激活,而且也被金属蛋白酶组织抑制酶(TIMP) - 1 抑制。虽然聚集蛋白聚糖可被多种蛋白酶分裂,但聚集蛋白聚糖酶 1(ADAM- TS4)和聚集蛋白聚糖酶 2(ADAM-TS5)在其中起着重要作用。ADAM- TS5 可能是构成型表达, 而 ADAM- TS4 则需要通过 IL- 1 和 TNF- α 处理[412]以及IL- 1 联合制瘤素 M 来诱导[333]。诱发实验性炎性关节炎后早期可发现聚集蛋白聚糖酶分裂, 然而没有证据表明在发现 MMP 分裂后, 聚集蛋白聚糖酶仍有活性[413]。这可能是由于 MMP 分裂位点保持有优先可用性, 因为它靠近与透明质酸保持结合的 G1 结构域。在 G1- G2 球间结构域的聚集蛋白聚糖分裂后,G1 结构域仍与透明质酸保持结合,从而导致这种复合体在老化关节软骨中的大量积聚[119]。这表明细胞外基质中正在进行蛋白水解。人类关节软骨连接蛋白在原位和体外发生的分裂, 都涉及残基 16 和 17 之间的一个原始分裂点位。这种分裂可能受 MMP- 3 或基质降解酶 1 的影响[414]。

(四)胶原分裂

在牛和人的关节软骨中,MMP 的羟酸盐和异羟肟酸盐抑制酶可选择性抑制Ⅱ型胶原的分裂[374,418]。这些观察结果表明 MMP 在这种基质分子的分裂中起关键作用。

纤维状胶原的降解通常涉及 Gly775-Leu776(在Ⅱ型胶原中)上三螺旋结构中胶原酶的原始分裂,不过多种蛋白酶可在Ⅱ型胶原 α 链的非螺旋端肽结构域分解(图 11.6)。然而关于在这些端肽位点的分裂目前了解的并不多。螺旋结构分裂导致三螺旋结构的变性,并伴有 α 链被明胶酶、基质降解酶和胶原酶的分解。在这些胶原酶中,胶原酶-3/MMP-13(其与软骨细胞肥大有关)在Ⅱ型胶原分裂中的作用最强,而且它是一种极好的明胶酶[416,417]。胶原酶-1/MMP-1 在由 IL-1α 介导的成年牛关节软骨Ⅱ型胶原分裂中并不起限速作用[374],而是胶原酶-3(和/或 2)起这样作用。在没有刺激因子的情况下从 OA 关节中提取人类关节软骨的组织培养中,可观察到类似的结果,即胶原的加速降解[415]。然而有证据表明,胶原酶-1 与非关节软骨(如鼻软骨)中Ⅱ型胶原的降解有关[374],而且也参与了 OA 患者中新合成胶原的降解[415]。

Ⅱ型胶原的分裂和变性首先在衰老和关节炎软骨细胞周部位发现[127]。通过用免疫化学方法检测基质分子的位点特异性分裂, 使我们对软骨中的蛋白水解有了更多的了解。目前已对在连接蛋白[418]、糖胺聚糖[419,420]和胶原[421]的分裂位点上生成的特异新抗原决定簇产生了抗体。这些抗体已广泛用于关节炎软骨的研究,因为这里有证据表明聚糖集蛋白聚糖可被 MMP 和聚集蛋白聚糖酶的分裂。在鼠的炎性关节炎中,目前已用这些抗体来研究 MMP 和聚集蛋白聚糖酶对聚集蛋白聚糖分解的相对作用[413]。目前已研制出对Ⅱ型胶原链内抗原决定簇的抗体,用以确定原位Ⅱ型胶原的变性,并对其进行了定量及定位[126,422],研究发现 OA 和 RA 中的损伤都有增大。另外,胶原酶分裂位点的抗体为检测胶原酶对Ⅱ型胶原的分裂提供了有效的方法, 并且表明Ⅱ型胶原的胶原酶分裂在 OA 中会有增高[127,415,421]。

(五)蛋白酶抑制

蛋白酶抑制酶列于表 11.3 中。有 4 种金属蛋白酶的组织抑制酶,通常称为 TIMP-1、TIMP-2、TIMP-3 和 TIMP-4。与蛋白酶活性相比,TIMP 在生长板肥大区内缺乏[423],在这里由肥大性软骨细胞介导的Ⅱ型胶原选择性明显降解,为基质钙化做好了准备[72]。据报道,OA 患者软骨中 TIMP 缺乏 (相对于胶原酶而言)[424,425],蛋白水解过度,而且 TIMP-4 基因表达增加[426]。TIMP-1 或 TIMP-2 都不能阻止 IL-1 诱导的软骨中聚集蛋白聚糖的降解,不过这两种分子都可以阻止胶原的降解[427]。丝氨酸蛋白酶的抑制剂包括蛋白酶连接素 1、纤溶酶原激活抑制剂-1 和 α_1蛋白酶抑制剂(图11.11)。纤维蛋白溶酶和激肽释放酶的抑制剂可调节金属蛋白酶原的活性(图11.11),在骨关节炎软骨中也缺乏[425],不过据报道 TSG-6 其可增强 inter-α 抑制剂的抑制作用在 OA 患者中升高,可能在 RA 软骨中也升高[187]。半胱氨酸蛋白酶抑制剂[428],也存在于软骨中。TGF-β_1[429]、IL-6[430]和制瘤素[431]刺激 TIMP 在软骨细胞中的合成(图 11.10)。IL-6 可通过 TGF-β 的诱导发挥作用[294]。IL-11 在人类关节软骨细胞中可由 IL-1β 和 TGF-β 诱生,也可以刺激 TIMP-1 在软骨细胞中的合成[432]。TIMP-3 存在于细胞外基质中,在此它可以更有效地调节金属蛋白酶介导的蛋白水解。细胞因子、生长因子、激素以及药品复合物显然都可以转化蛋白酶及其抑制剂之间的平衡关系,导致净降解或净合成(图 11.10)。

(六)金属蛋白酶基因表达的调节机制

AP-1(活化蛋白-1)结合位点存在于明胶酶 A (MMP-2)以外的所有金属蛋白酶的启动子区内。TNF-α 诱导胶原酶(MMP-1)和 IL-1 的合成,使 c-jun 和 fos 表达长时间增加,而佛玻醇酯只引起短暂的基因表达增加[432]。IL-1 也可激活 PA-1 位点[433,434],并引起 c-jun,c-fos 的短暂表达。在关节软骨细胞中,分裂原激活的蛋白(MAP) 激酶和NFκB 转录因子介导 TNF-α 对 MMP-13 的诱导[435]。IL-1β 诱导MMP-13 需要 p38 信号传送、c- jun N 端激酶和 NFκB转录[436]。在 OA 中,MMP-1 基因表达的诱导由炎症反应转录因子(SAF-1)调节[437]。

反应性氧簇的生成由 IL-1、TNF-β 和碱性 FGF 等细胞因子诱导,它介导 c-jun[438]和 c-fos[439]在软骨细胞中表达的诱导。另外,还需要 AP-1 与其他顺式作用因素(如 PEA3 位点)的特异性相互作用[440]。

转录因子 Cbfal(也叫做 Run X2)调节肥大性软骨细胞中胶原酶-3 的基因表达。缺乏 Cbfal 鼠常引起胶原酶表达的缺失[57,58]。

Ap1 位点在 TGF-β 和糖皮质激素对 MMP 的抑制中起主要作用[440]。TGF-β 抑制基质降解酶基因表达,是通过一个称为 TGF-β 抑制子的基质降解酶启动子上游序列产生的。这个序列与一个包含有 c-fos 的核蛋白复合体结合。c-fos 表达的诱导是该抑制作用所必需的。所有的反维 A 酸也抑制 IL-1 和佛玻醇酯对胶原酶的诱导,但只抑制对fos 基因表达的诱导,不抑制对 c-jun 基因表达的诱导[434]。

一些研究已证实,TGF-β 家族对防止软骨退变起着重要作用。激酶缺失性截断 TGF-βⅡ型受体的表达可促进软骨细胞的末端分化并引发 OA[299,491]。同样,SMAD 信号传送通路的损坏(它对 TGF-β 的信号传送至关重要也会导致软骨的退变和肥大[300]。

七、衰老和关节炎时软骨的变化

(一)衰老

随着人类关节软骨的衰老,软骨细胞对血清和生长因子的增殖反应将进行性降低[441]。老年人软骨细胞的分裂潜能和端粒长度都会减少,这表明端粒酶在维持复制能力方面起着重要作用[442]。这与随着衰老软骨细胞对TGF-β、IL-1[298]和 IGF-1[443]的反应降低有关。整体蛋白聚糖下降。由赖氨酸、糖和精氨酸交联形成的戊苷糖的聚集会有增加[444,445]。这种非酶糖化是由还原糖(如葡萄糖)与蛋白质自由氨基的自发反应引起的。这种糖化主要涉及胶原分子[445]。从 20 岁至 80 岁,人类软骨中戊苷糖含量可增加 50 倍[446]。随着这些晚期糖化终末产物在胶原上形成的增加,原纤维将变得更僵硬。其更容易出现于 OA 中[447]。基质中戊苷糖的增加与 MMP 介导退变(通过葡糖胺聚糖的释放来衡量)的降低呈反相关[448]。因此,糖化可能也是一个保护性机制。

聚集蛋白聚糖的进行性细胞外降解也会发生,它们引起分子量的减小。含有 G3 球形域的完整分子在衰老软骨中少见[449,450],而较小的富含硫酸角质素的分子数量会有增加[120](图11.7)。G1 球形域(透明质酸结合域)含量增加相当大。在该分子其余部分缺少时其主要存在于透明质酸结合的 G1 球形域。这种复合物反映了聚集蛋白聚糖 G1 和 G2 球形域之间的蛋白水解性分裂。这些退变产物在深层聚集[451,452],远离区间基质中的软骨细胞 (区间基质的葡糖胺聚糖染色降低)。G1 域的半衰期在 19~25 年间[445,453],而整个分子的半衰期仅为 3、4 年[454]。在发育和衰老过程中,连接蛋白的分子大小也会进行性减小,因为分裂靠近 N 端[455]。这些分解产物的聚集表明细胞外基质随着时间而进行性损害以及这些受损分子缺乏更新和交换。

30 岁之前膝关节软骨的浅表层显示为抗张力强度上升高,而后将随着年龄明显降低[456]。在衰老过程中健康成人关节软骨中Ⅱ型胶原的退变通常局限于细胞周围和关节表面[126,127,388]。基础周转可能也局限

表11.4　骨关节炎发生过程中与关节软骨早期中度变性(无或仅有少量原纤维形成)相关的改变

项目	改变	项目	改变
软骨细胞		**基质蛋白,胶原**	
大小及克隆	+	ⅡB型胶原含量	–
表达肥大表型		变性	+
Ⅹ型胶原	+	被胶原酶分裂	+
膜联蛋白Ⅱ和Ⅴ	+	合成	+
PTHrP	+	ⅡA型	+
凋亡	+	Ⅲ型	+
碱性磷酸酶	+	Ⅵ型	+
一氧化氮/细胞因子/生长因子		Ⅹ型	+
可诱导的一氧化氮合成酶	+	**蛋白多糖**	
IL-1β,TNF-α,IL-6,IL-8	+	聚集蛋白多糖合成(+全部);表面含量(–)	+/–
p55 TNF-α受体	+		
IL-1受体	+	硫酸软骨素的硫酸化改变	+/–
IGF-1,IGF-2,GP-39	+	核心蛋白多糖和二聚糖含量	–
IGFBP-3	+	核心蛋白多糖和二聚糖表达	+
软骨细胞和基质金属蛋白酶		纤维调节素和光蛋白聚糖表达	+
胶原酶-1,2,3(MMP-1,8,13)	+	连接蛋白表达	+
基质降解酶-1(MMP-3)	+	**其他蛋白**	
明胶酶A和B(MMP-2,9)	+	丛生蛋白	+
基质溶解因子(MMP-7)	+	软骨寡聚蛋白	+
MT1-MMP(MMP-14)	+	黏蛋白	+
聚集蛋白聚糖酶(ADAMTS家族)	+	纤维结合素	+
丝氨酸蛋白酶		软骨基质蛋白诱导	+
纤溶酶原激活物(PA)(尿激酶或组织PA)	+	SPARC(骨连接素)	+
		TSG-6	+
丝氨酸蛋白酶	+	软骨中间层蛋白	+
半胱氨酸蛋白酶		**羟磷灰石**	
组织蛋白酶B	+		
组织蛋白酶K	+		
蛋白酶,抑制物			
TIMP	–		
纤溶酶原激活物抑制物-1	–		

用增加(+)和减少(–)来表示改变。

ADAMTS:具有血小板反应蛋白基序的分解蛋白和金属蛋白酶;GP:糖蛋白;IGF:胰岛素样生长因子;IL:白介素;MMP:基质金属蛋白酶;PTHγP:甲状旁腺激素相关肽;TNF:肿瘤坏死因子。

于这些部位。在膝关节,深层区抗张力强度也显示有随着年龄增长而进行性下降[456],不过胶原总含量并无减少[457]。髋关节也可见抗张力性能随年龄增长的这类变化[458];相反,踝关节中距骨的关节软骨的抗张力特性却无变化或很少变化[459]。然而,随着年龄增长OA常发生于膝和髋关节,而踝关节一般不发生。这表明软骨抗张力特性的丧失和OA形成有一定相关性。相反,压缩试验分析表明,随着年龄的增长人类髌骨软骨的平衡模量仅在边缘有所下降,这种改变与关节表层退变相关[459]。这些观察结果表明,有OA发生倾向的关节中会有明显退变性张力改变。这些必然反映了软骨随着年龄增长而出现的组织结构改变,如果再充分发展,会使软骨易受创伤性损伤并软骨细胞的机械负荷发生改变,进而诱发基质周转率改变。这些变化与MRI所见的关节软骨变薄有关。老年妇女髌软骨较薄且男女性的股软骨也较薄,而胫骨软骨未显示有明显变化[460]。髌软骨的变形性也会降低。这可能与晚期糖化终端产物有关。与正常软骨相比,明显退变的人类股骨髁软骨[105]和OA软骨[214]都显示有抗张力硬度降低。实验诱发的犬OA模型还伴有抗压缩和张力特性的减低[461]。这些改变在表层软骨特别明显,这里的抗张力硬度几乎降低了一半,且伴有胶原和蛋白聚糖含量的明显下降以及羟基吡啶交联密度的降低[462]。这可能是由于胶原网损伤所致,导致了吸水量升高、蛋白聚糖浓度减少和变形增加[232]。

随着年龄增长,在30~40岁时约25%的样本可见膝关节股骨关节软骨Ⅱ型胶原的损害,40岁以后这种损害在组织化学水平始终可见[127,388]。损害起始于软骨表面,进行性但延伸到深层软骨。这些损害虽然与早期OA表现相似,但与OA中观察到的变性[421]和胶原酶所致Ⅱ型胶原分裂[463]相比,程度较轻。在抗张力特性没有降低的踝关节,无证据表明胶原和蛋白聚糖的含量有所改变,也无证据表明胶原网有明显损坏。

(二)骨关节炎

软骨中蛋白酶的表达和活性在OA中会升高,除TIMP-4[425](表11.4)以外的大多数蛋白酶抑制剂的含量有所降低[328],使蛋白酶为净活性。其证据来自对基质分子结构、含量、分布和降解各种改变的检测[464](表11.4)。MMP以及聚集蛋白聚糖酶ADAM-TS4和ADAM-TS5引起的聚集蛋白聚糖分裂增加[389,465]。在疾病进展早期的这些相同位点上,可以观察到胶原损伤[126]。聚集蛋白聚糖[388]、核心蛋白多糖和双糖链蛋白聚糖[107]的关节表面局部丧失以及有时在软骨细胞周围的局部丧失,可见于早期人类OA和实验诱发的OA中。在疾病晚期,Mankin 6级以上时,聚集蛋白聚糖的分子较大,葡糖胺聚糖在化学和免疫化学上有所差异[464](表11.4)。这些变化预示,此前存在的分子会丧失以及它们被新合成的蛋白聚糖所替代,其中有一部分会降解。其他蛋白聚糖表达增多,并诱导此前仅见于软骨形成时各种分子的合成,如黏蛋白和ⅡA型胶原(表11.4)。

在OA中,当胶原损伤比较广泛且导致深层原纤维形成时,会发生Ⅱ型胶原聚集蛋白聚糖和透明质酸的净丧失[466,467]。这反映在OA软骨中蛋白聚糖的染色的广泛丧失上。Ⅱ型胶原损害起始于关节表面的软骨细胞周围,并随着疾病进展逐渐累及深层细胞[126]。软骨胶原的抗张力特性丧失[105,214]。肿胀的加重和骨关节炎软骨的瞬时变形与胶原降解高度相关[231]。Ⅱ型胶原的降解增加发生于前十字韧带断裂后的早期,先于创伤后OA的临床起病[468]。

在软骨细胞周围发生Ⅱ型胶原分裂和退变的部位也是杨氏模量减小的部位[217]。这些损伤涉及浅表层关节软骨力学环境的变化,这可导致软骨细胞承受异常的机械负荷,从而引起直接或经软骨细胞介导的进行性净降解。Ⅱ型胶原的降解可源于体内或体外的异常负荷(参见上文"软骨细胞外基质的力学与物理特性"一节)。

损害形成于局部,如衰老小鼠中[469]和尸检[466]时所见。细胞外基质的退变较明显,特别是胶原酶引起的Ⅱ型胶原分裂。对损伤局部位点和软骨周围的分析表明,损害起始于局灶,然后便进行性扩大[466]。

涉及胶原酶过度活性的Ⅱ型胶原退变,可能主要是由于MMP-13所致[415],其表达位点与胶原分裂位点相同[126]。

OA软骨的这些退行性改变伴有生长因子和细胞因子/受体表达的明显改变(表11.4),表明这些分子与发病机制有关。OA软骨细胞中IL-1和TNF-α表达明显上调[470]。TNF-α受体(p55)[471-473]以及IL-1受体(低度)[470,474]上调。犬关节软骨受到外伤和OA形成时,IL-β和TNF-α以及基质降解酶-1(MMP3)在早期均有升高[475]。

在关节炎关节中所见的,软骨细胞对IL-1β和TNF-α浓集的降解作用的敏感性在OA关节内各有不同,表明病理改变有区域性差异[476]。IL-1β可诱导软骨细胞分泌IGF-1和IGF结合蛋白并上调受体数量,但对IGF-1mRNA的表达没有影响[477]。此外,IGF-1还可通过诱导可溶性IL-1受体Ⅱ蛋白来抵消IL-1的活性[284]。OA软骨中IGF-1(一种有效的基质合成刺激因子)的合成和表达会有升高[277,278],且伴有受体结合的增加[479]。因此,似乎分解代谢性细胞因子可以诱导软骨细胞的合成代谢反应,以便调节分解代谢刺激物。随着IGF-1的这种升高,OA软骨中的IGFBP-3浓度会上调[480]。OA软骨中骨桥蛋白表达显著上调[481],骨桥蛋白也可通过自发抑制以及IL-1β诱导的NO和PGE_2生成来调节降解[481]。这种调节是如何达到的尚不清楚。但是骨桥蛋白以及焦磷酸盐也可抑制发生于OA中的羟基磷灰沉积[482]。有文献曾对细胞因子和生长因子参与OA形成进行过综述[483]。

基质分子的丧失部分由于合成的增加使Ⅱ型胶原、聚集蛋白聚糖、核心蛋白多糖和软骨深层双糖链蛋白聚糖含量增加予以补偿(表11.4)。但是只有深层健康软骨才是这种合成增加的部位,而表层软骨依然受损严重。深层软骨的这种变化可能是深远的,因为其抗张力特性可能会增加[105]。

总的来说,退变占优势,而软骨基质则为净丢失。新合成的胶原分子在OA中退变,这与健康软骨完全不同[415]。OA中这些变化和其他变化的多样性总结在表11.4中。有关发生于OA中的变化,请参见参考文献484。

随着关节软骨的退变,常可见软骨下骨的血管侵入。事实上,用鸡胚胎绒毛膜尿囊膜进行的血管形成实验研究表明,OA软骨已丧失了抵抗血管侵入的能力[485],表明已形成了血管生成分子,如VEGF。这一切可能源于肥大性软骨细胞。

(三)类风湿性关节炎(RA)

RA 中，可能是多形核白细胞释放的自由基和蛋白酶的联合作用引起了关节表面上所见的损伤。这些细胞释放的自由基能激活潜在的胶原酶[486]。然而有证据表明，在邻近于软骨下骨的关节软骨深层区间基质中[126](图 11.12)以及在血管翳组织的附近[328](图 11.12 和图 11.13)，软骨细胞周围的Ⅱ型胶原纤维均有损伤。这与相邻骨细胞、滑膜细胞和巨噬细胞对前炎症细胞因子的表达(IL-1,TNF-α)密切相关。在兔的抗原诱导关节炎(RA 模型)中,已在深层软骨细胞中发现有 TNF-α[487],这也可见于 RA 软骨中[488]。邻近血管翳[390,391]和骨的软骨细胞周型破坏表明,这可能是由于激活软骨细胞[126](图 11.12 和图11.13)以及滑膜细胞[392]所生成的 MMP 引起退变的结果。毫无疑问,细胞因子会激活这些软骨细胞使基质发生退变。RA 时整个软骨中绝大多数Ⅱ型胶原最终会受到损伤[126],OA 时也一样。因此,在这两类关节炎中关节软骨损害的主要区别是由于滑膜细胞、巨噬细胞及发炎软骨下骨内细胞大量产生的前退变细胞因子(例如 IL-1 和 TNF-α)造成的。因此,在 RA 中软骨会受到来自各方的攻击(图 11.12)。

虽然细胞因子可诱导软骨退变，但各细胞因子的抑制有着复杂的影响。抑制 TNF-α 可显著抑制患者以及实验动物的炎性病变，表明它在炎症中起着重要作用。然而抑制炎症对聚集蛋白聚糖的降解没有什么影响或者影响甚微,正如在实验模型中用抗体中和 TNF-α 时所见[487,489]。TNF-α 的中和对抑制蛋白聚糖的合成没有什么作用,而 IL-1 的中合却可完全阻止对蛋白聚糖合成的抑制[489]并可防止软骨损伤。其他研究也表明,IL-1 的阻断可防止鼠炎性关节炎中软骨的破坏,而 TNF-α 的阻断仅能改善关节炎症[490]。正如上文所述,IL-1 对聚集蛋白聚糖合成的抑制，是通过产生 NO 介导的。在缺乏诱导性 NO 合成酶 2 的鼠中,蛋白聚糖的合成在实验性关节炎症中不再受到抑制。对 IGF-1 的反应也恢复了,而且蛋白聚糖的净损耗也显著减少,表明 NO 在炎症诱导的关节软骨损伤中起一定作用[491]。在鼠的炎性关节炎中 IL-4 能防止关节软骨受损[349],这表明这种细胞因子具有调节这种退变过程的作用。与 OA 中一样,可能有多种基质改变是由软骨损伤引起的,但至今对它们的研究甚少。此外还可诱导软骨基质蛋白(matrilin-1)的合成[492],并上调前炎症细胞因子的表达[470]。RA 关节软骨中的凋亡也被上调(OA 中也一样),而且这会伴有 Bcl-2 表达的降低[380],这也见于伴有生长板凋亡的病例中(参见上文“表达肥大表型及非肥大表型的软骨细胞的成熟”一节)。

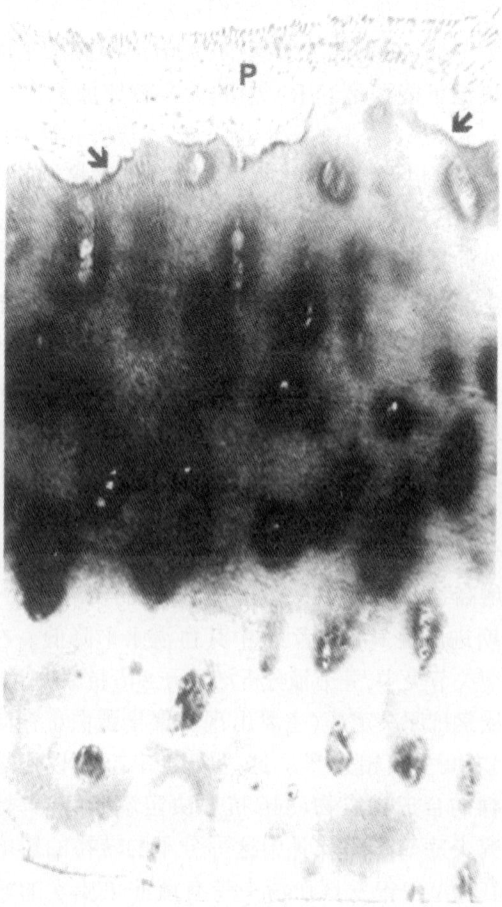

图11.13　类风湿性关节炎的血管翳(P)与关节软骨连接处,染色显示Ⅱ型胶原被胶原酶裂解的部位。注意这主要集中于软骨细胞周围。裂解增加的这一条带仅见于侵蚀软骨的血管翳附近,软骨连接处图中用箭头示出。(From Poole AR,Pidoux I,Billinghurst RC. Unpublished observations.)

八、体内监测软骨代谢:体液中软骨分子合成和降解产物的检测

对主要或唯一存在于软骨内的分子引入特异性免疫测定法,使我们能通过分析滑液、血清、血浆和尿液对软骨基质代谢进行各种新的体内研究(图 11.14)。不出所料，关节炎关节的滑液中软骨聚集蛋白聚糖的浓度比血清中要高[377,493]。这些分子一般代表合成或退变过程中的降解产物。最大的分解产物包括富含硫酸角质素的结构域以及聚集蛋白聚糖的 G1 和 G2 球形域[378]。人类引起关节失稳的创伤[494]会迅速导致受损关节滑液中聚集蛋白聚糖和其他产物的持续升高。这种升可

能有一定预后价值，因为它们提示可确诊为进行性退变性关节病。在炎性关节病中，关节液中高水平的聚集蛋白聚糖可能预示着RA中的关节破坏加重。

对RA患者关节的研究也显示，在疾病早期，X线片几乎检测不到损伤，就会有大量富含葡糖胺聚糖的聚集蛋白聚糖片段释放出来。这与疾病晚期形成鲜明对比，此时更多见的是蛋白聚糖退变，而且以透明质酸结合区(G1球形域)以及相关的聚集蛋白聚糖成分为主[495]，可能是由于透明质酸的结合使它们偏好潴留在软骨基质中所致。

硫酸软骨素的抗原决定族846，仅存在于最大的聚集蛋白聚糖分子(呈现为与透明质酸的完全聚集)[464]，其释放与聚集蛋白聚糖的合成紧密相关（图11.14），而且在关节损伤后[496]的滑液中和OA患者的关节液中[493,496]表现为浓度升高。这表明该分子在OA软骨中的含量增高[464]。与那些慢性或进展较慢的疾病相比[493,497]，在早期进展性RA患者[497]中其血清水平降低。在这两种类型关节炎中，关节液分析均显示，846抗原决定簇和硫酸角质素抗原决定簇(主要出现在聚集蛋白聚糖降解产物中)之间呈负相关[493]。这些研究指出，可以用聚集蛋白聚糖的合成标志物(846抗原决定簇)和降解标志物来研究炎症对透明软骨中这种分子的转换的影响。

在OA中曾发现血清中带有硫酸角质素的软骨蛋白聚糖升高，表明退变加重[466,498]。对人类的其他研究未能证实这些观察结果[493,499]。RA中循环硫酸角质素抗原决定簇水平一般都降低[493,500]，这提示，血清硫酸角质素水平的降低可能反映了系统中聚集蛋白聚糖合成的改变，它能被炎症介质(如IL-1和TNF-α)抑制(参见“调节软骨细胞代谢的分子”一节)。血清硫酸角质素抗原决定簇水平和晨僵持续时间以及α_1酸性糖蛋白[500,501]与TNF-α[501]的水平之间的显著反相关支持这一结论。

正如上文所述，通过测量早期RA患者血清中的这些抗原决定簇，有可能即刻鉴别快速和慢速进展性侵蚀性关节疾病。846抗原决定簇水平降低的患者(可能属于快速侵蚀组)中，软骨的寡聚基质蛋白(COMP)水平会升高[493]。OA患者中，COMP的升高[502,503]以及透明质酸的持续升高[502,504,505]与疾病的进展相关。透明质酸水平也与关节间隙的变化相关[504,505]。这些升高可能明确预示着滑膜炎的存在(滑膜炎会使OA的病情加重)，因为血清透明质酸水平与RA关节受累相关[506]，而且COMP也可由激活的滑膜细胞来合成和分泌[507]。独立实验表明，与对照人群相比OA患者的COMP水平升高[508]。

最近已研发出测量Ⅱ型胶原分裂[509-512]和合成的方法(图11.14)。在大鼠RA模型中，Ⅱ型胶原的胶原酶分裂产物的血清水平与关节损伤密切相关[509]。这种测定可能对人类疾病研究有一定价值。Ⅱ型原胶原的C-前肽是该分子合成的指示剂[128](图11.14)。早期RA患者可见其血清水平明显升高，这与病情进展快慢无关，与此相反，聚集蛋白聚糖生物合成标记物846抗原决定簇水平却会降低[497]。因此，炎症可能对软骨分子的合成或释放有着不同的影响。仅见于健康非关节软骨中的软骨基质蛋白(matrilin-1)在RA患者的血清中会升高，但在反应性关节炎中不升高[513]，这可能是由于在RA累及和未累及关节中均会诱导其合成所致[492]。横断面研究表明，与非关节炎对照组相比，OA患者血清中Ⅱ型胶原C-前肽水平有明显降低[126]。对ⅡA型胶原的氨基端前肽的研究也得出了类似的结果，这种分子再现于OA软骨中[514]。相反，Ⅱ型胶原的分裂(通过其羧基端肽释放到尿液中即可表明）在OA中升高[510,514]。在检测合成和降解的比率时，显然在OA患者中降解高而合成低，因此关节破坏的进展会加重[514]。在发展成OA的患者中，这些结果可能与Ⅱ型胶原系统转换率的差异相关。这些变化也不能简单地视为该病的必然结果。由Ⅱ型胶原中精氨酸[519]半胱氨酸突变引起的家族性OA患者，与无突变的人群相比，更常见C-前肽升高。这同样适用于硫酸角质素抗原决定簇和软骨寡聚蛋白，后两项的差异十分显著[515]。这些改变表明，Ⅱ型胶原三螺旋结构异常所引起的软骨转换率改变更普遍，导致退行性关节炎的早期进展。RA患者中Ⅱ型胶原退变也有增高，而且比OA患者更高[510]。升得越高，与疾病进展的相关性越紧密[516,517]。聚集蛋白聚糖(通过硫酸角质素抗原决定簇检查法测定)在生长期儿童的血清中有所增高，并在4~12岁时达到峰值[518]。然后开始明显降低[518,519]。用生长激素治疗可增加生长激素减少患儿的血清水平[520]。当硫酸角质素抗原决定簇水平在12岁左右开始降低时，Ⅱ型胶原C-前肽的循环水平将会升高[521]。因为在快速生长期可见后者的水平增高，因此软骨成分的血清水平变化似乎反映了生长发育的加快，特别是由于目前认为大量C-前肽源自软骨生长板。因此分析这些分子对确定生长缺陷儿童的应急治疗效果以及确定对关节炎、炎症及生长和软骨代谢的治疗效果很有价值。

九、软骨免疫：对炎性关节病中关节破坏的意义

软骨是一种血管组织，此前一直认为它像角膜一样具有“免疫特权”，可作为同种异体移植物。事实上，

软骨是一种免疫反应组织，可引起体液和细胞免疫。然而，细胞外基质在防止软骨细胞受到免疫损伤（例如由细胞毒性T淋巴细胞（$CD8^+$）和抗体所引起）上起着重要的保护作用。大多数关节软骨的细胞外基质通常不允许抗体和补体成分通过[522,523]。这可归因存在有高浓度的聚集蛋白聚糖。只有在关节表面，聚集蛋白聚糖的浓度可低到能让抗体通过的程度[523]。由于疾病中蛋白聚糖的丢失，软骨对这些分子的通透性将增高。同样，损伤可引起细胞和细胞外成分的释放，从而刺激免疫系统。

对类风湿性关节行关节成形术（术中切除了关节软骨从而减轻了滑膜炎症）后的常规观察，引起了人们对炎性关节炎发病机制中关节成分免疫性的重要性的极大关注。最近发现，在关节成形术后，类风湿性滑膜对淋巴细胞的渗入和激活能力有所减低[524]。在关节炎中，人类关节浅表区的软骨细胞表达有Ⅱ类主要组织相容性复合体（MHC）的抗体，因此可能对抗原传递功能有益。这些均可由IFN-γ诱导[526]。

（一）软骨胶原抗体

在风湿病患者中，常可检测到Ⅱ型胶原和其他软骨胶原的循环抗体。免疫性通常针对变性的Ⅱ型和Ⅺ型胶原[527,528]。这是可以预料的，因为碎裂胶原可能从软骨中释放出来并被免疫系统所识别。在溴化氰（CB）11结构域可检测到各个抗原决定簇[529]。在不同患者中这种抗原决定簇的识别会有不同。Ⅱ型胶原循环抗体的存在与牛皮癣[530]和强直性脊椎炎[531]中出现多关节炎有关。抗体从不会出现于RA临床发症之前[532]，而出现于关节软骨受损之后。产生Ⅱ型胶原抗体的B细胞出现在类风湿性滑液中[533,533a,534]。Ⅱ型胶原α链特异性序列的抗体在RA患者的血清中会升高。针对这个抗原决定簇的单克隆抗体（与第二个单克隆抗体联合）可诱发BALB/C鼠的关节炎[535]。此外，将RA患者血清中分离出的Ⅱ型胶原抗体注入小鼠后，可引起暂时性关节炎[536]。在复发性多软骨炎患者中也发现有Ⅱ型胶原抗体，这类患者的软骨

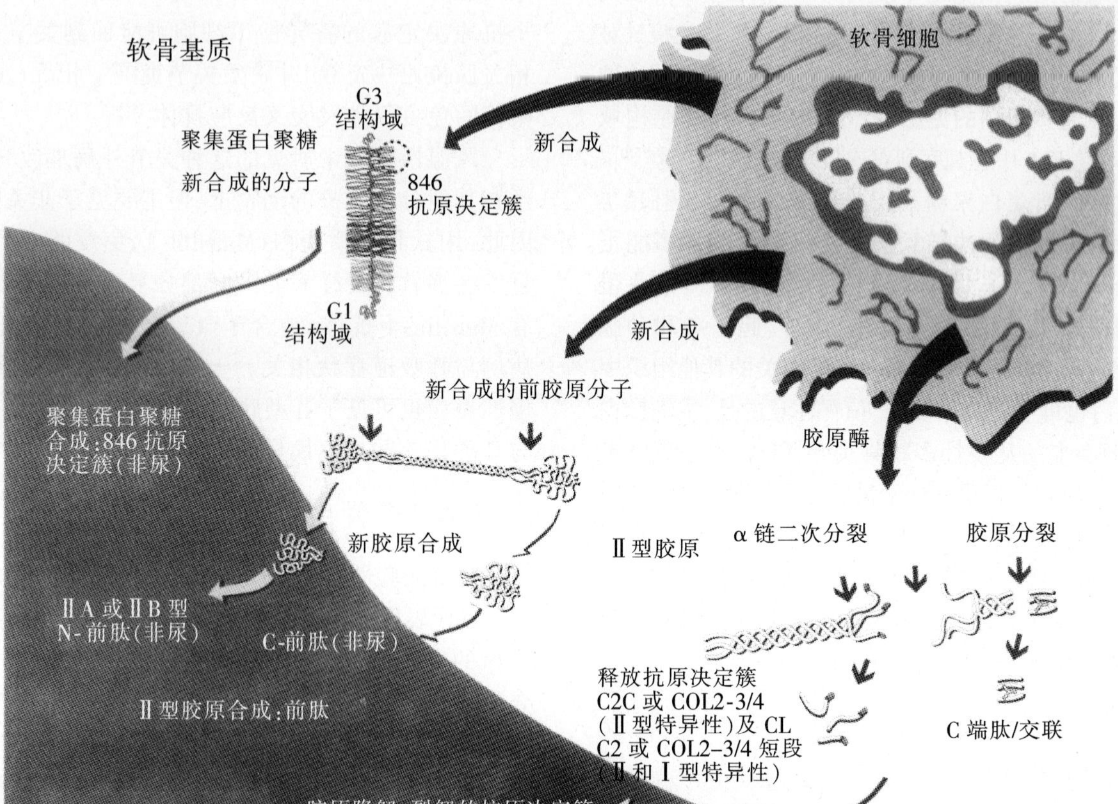

图11.14　软骨转换的生物标记物。图中显示，聚集蛋白聚糖合成/转化的产物（846抗原决定簇）、Ⅱ型前胶原合成（N-和C-前肽）及Ⅱ型胶原降解分裂抗原决定簇释放到体液中，在此可通过免疫测定法进行检测。(Reproduced from Poole AR.Biochemical/immunochemical biomarkers of osteoarthritis: utility for prediction of incident or progressive osteoarthritis. *Rheum Dis Clin North Am* 2003;29:803–818, with permission.)

炎症伴有广泛的软骨破坏[537-539]。在梅尼埃病和耳硬化症中，听软骨损坏伴有Ⅱ型胶原抗体的出现[540]。因此，抗体介导的软骨胶原免疫可能会引起软骨损伤。

(二)Ⅱ型胶原的细胞免疫

细胞免疫在大多数炎症性关节炎患者中常见，而且通常针对退变性的Ⅱ型胶原[541,542]。对天然Ⅱ型胶原的免疫常见于青少年RA(JRA)和系统性红斑狼疮患者，但在AS患者中不常见[542]。已从类风湿性滑液中分离出识别Ⅱ型胶原的CD4+T细胞克隆[543]。只有当牛皮癣患者患有侵蚀性关节炎时，才表现有对Ⅱ型胶原的免疫性[530]。如果细胞免疫在体内有表达，它可诱发结缔组织破坏。

(三)聚集蛋白聚糖，连接蛋白和糖蛋白39的体液和细胞免疫

聚集蛋白聚糖也是一种免疫原。仅在一项研究中报道了RA患者含有聚集蛋白聚糖抗体[544]。

相反，与CD4+ T细胞相关的聚集蛋白聚糖细胞免疫已在AS、JRA和RA患者中发现[541,542,545]。在复发性多关节炎患者中也有这方面的报道[546,547]。在RA中，该免疫针对与透明质酸结合的G1结构域[548]。在OA中也发现了这种免疫，以及对连接蛋白的免疫[549]。连接蛋白与G1结构域有同源性。在JRA中也观察到对连接对键蛋白的免疫[550]。

对这些软骨蛋白聚糖和相关分子的免疫可引起与蛋白聚糖共享的抗原决定簇的交叉反应（例如多能蛋白聚糖，它的G1结构域与聚集蛋白聚糖相似），这些蛋白聚糖可见于其他组织(如巩膜、韧带、起止点和动脉血管)[551-554]，存在于与多能蛋白聚糖相关的其他组织中的连接蛋白也可引起交叉反应。值得注意的是，主动脉炎常见于出现免疫的复发性多软骨炎[555]和AS[556]。巩膜炎偶尔可见于RA[557]，但更常见于复发性多软骨炎中[555,558]。目前尚没有明确的报道称在人和动物关节炎中，热休克蛋白和聚集蛋白聚糖之间有交叉反应性T细胞免疫[559,560]。目前尚无直接证据表明人类中有免疫交叉反应，因为还没有检测到克隆性T细胞群。

(四)由实验性诱导软骨成分免疫而诱导的侵蚀性关节炎

在炎性关节炎中表达的对Ⅱ、Ⅸ、Ⅺ胶原以及聚集蛋白聚糖的细胞免疫在因果关系上可能与这些疾病的发病机制有关，或者和体液免疫一样只是一种附带现象（继发于原始发病机制并由原始发病机制引起的免疫）。然而关键性的发现是：注射Ⅱ型胶原[561]、Ⅺ胶原[α3(Ⅺ)链，它与α1(Ⅱ)是相同基因的产物][562]以及Ⅸ和Ⅺ胶原[563]，注射聚集蛋白聚糖(特别是G1球形域)[564,565]，注射连接蛋白[566]及gp39[567]，分别可在动物中诱发炎性侵蚀性关节炎，这表明这些免疫反应在因果关系上可能与这些侵蚀性关节炎的发病机制有关。相反，脊椎炎和骶髂关节炎是AS的特征，而不是RA的特征。只有对聚集蛋白聚糖和多能蛋白聚糖的实验性免疫才能诱发这些病理改变[554,565,568]，不过在给鼠注射Ⅱ型胶原后诱发的慢性关节炎中曾发现有[569]。对含有同源性髓核的刘易斯鼠进行弗罗因德不全佐剂免疫接种引起了脊柱椎间盘炎，此时鼠的椎间盘髓核破裂，暴露出自身抗原[570]。

对聚集蛋白聚糖的免疫主要集中在G1球形域[564,568]。如果G1和球间G1-G2域存在有硫酸角质素，免疫反应会受到抑制，并能阻止关节炎的进展[564,571]。有趣的是，聚集蛋白聚糖中硫酸角质素的含量随着发育和衰老过程而增高[232,572]，因此这可以防止免疫的发展。BALB/c鼠的聚集蛋白聚糖免疫涉及对鼠的聚集蛋白聚糖中T细胞抗原决定簇和一些B细胞抗原决定簇的交叉反应识别。单个抗原决定簇的特异性T细胞可能回到关节(已注射相关肽抗原决定簇)并诱发关节炎[572]。相反，多能蛋白聚糖的免疫只涉及交叉反应抗体[554]。

风湿性疾病中所见的这种关节外病理改变也可发生在其他分子免疫的动物上，但主要见于非关节软骨。因此，用软骨基质蛋白(Matrilin-1)免疫的大鼠可出现复发性多软骨炎样病变[573]。部分复发性多软骨炎患者有Matrilin-1抗体(结合于气管喉软骨)，而且69%的病例与呼吸道症状相关[574]。伴有软骨样骨损伤的中耳慢性炎症也可见于Ⅱ型胶原免疫的大鼠[575,576]。这可能与耳硬化症和梅尼埃病的发病机制有关。

(五)软骨的移植和修复

许多实验性研究发现，虽然动物软骨的异体移植对免疫排斥表现有抵抗作用，但免疫反应最终会发生[577,578]。排斥的发生与局部产生软骨移植抗体和滑膜/血管翳介导的再吸收甚关[579]。许多血浆细胞和大淋巴细胞出现在覆盖和侵蚀移植物的入侵滑膜和血管翳中。只有自体移植物和组织相容性匹配的同种异体移植物才能成活，而且滑膜改变甚微。基于滑膜/血管翳介导的软骨排异反应而出现的细胞事件与RA中所见的情况极其类似，提示软骨免疫是这种疾病的局部病因因素，如前所述。会出现软骨移植物的组织侵袭、大量单核细胞的渗入以及在移植物表面或其内广泛形成血管翳组

织。人们知道,软骨薄片可以在关节内存活直至它们黏附于滑膜上,此后它们也就会被破坏[580]。这可能是直接蛋白水解作用和入侵滑膜组织产生细胞因子(例如IL-1)共同作用引起的,此时会激活软骨细胞从而降解其局部细胞外基质。

在补体存在的情况下,与软骨细胞反应的抗体可以破坏完整关节软骨中的软骨细胞[581,582],可能是由于软骨细胞能迅速补充它们所失去的蛋白聚糖,因而限制了抗体和补体成分的进入。只有当软性结缔组织(如滑膜)存在(作用IL-1等细胞因子的来源)时,才能引起软骨的破坏和再吸收[583,584]。

与动物实验结果相反,新鲜和冷冻的软骨异体移植物在人类中移植已获得成功[585,586]。然而在OA、骨坏死和分离性骨软骨炎的病例中,结果却常令人失望,可能是由于受体软骨中已存在有退变性病变。其原因可能是上文所述的软骨细胞和基质分子免疫性。在软骨完好无损的创伤患者中结果令人欣慰[587-589],而且免疫反应问题多表现在理论上而非实际上。在这些病例中也的确从没有发现免疫反应[590-592]。人类异体半月板的成功移植已有文献报道[593]。与动物实验结果的这些明显差异可能与以下这一事实有关:Ⅱ类MIIC抗原在人类软骨细胞的表达比动物要弱。

关节软骨的修复在成年中常见,但在JRA患儿中却不同,疾病活动性的降低可伴有关节软骨的修复和关节间隙的增宽,可通过X线检查发现[594,595]。现在采用从膝关节软骨非负重区获取的自体软骨细胞,经过培养扩增后,来填补软骨缺损[596]。虽然宣告成功,但结果数据十分有限。用骨膜瓣来容纳软骨细胞。在人类研究中目前尚不清楚骨膜对形成新软骨有多大重要作用。软骨修复的实验研究表明,可以用骨膜作为软骨形成的细胞源来修复关节软骨缺损[597-599]。形成的软骨是透明软骨,含有Ⅱ型胶原。与骨折骨痂和生长板不同,这些软骨是在周期性负重下形成的,因为它在关节内。周期性负重可防止常在邻近软骨下骨处发生的细胞肥大和软骨钙化。将移植的分离软骨细胞容纳在一个生物可降解的适当基质中是又一个促进有效修复的重要方法。一些实验方法应用了纤维聚合甘油酸支架[600](参见第112章)。参考文献601中提供了这一研究领域的最新综述。

十、软骨肿瘤和转染的软骨细胞系

软骨肿瘤有好几种[602-604]。骨软骨瘤是起源于骨骼干骺端带软骨帽的骨性物质,它占所有良性肿瘤的大约50%。它常出现于放疗后。多发性骨软骨瘤发生于常染色体显性遗传疾病中,称之为多发性骨软骨外生骨疣。内生软骨瘤形成于软骨样骨的髓腔内,通常在长骨上。它占所有良性骨肿瘤的大约10%。软骨内瘤是恶性肿瘤,无骨样组织产生(与骨肉瘤一样),但其常发生部分钙化。它们起源于健康骨或良性的软骨样新生物。透明细胞和间叶组织软骨瘤是组织学可识别的变异。软骨肉瘤占恶性软骨肿瘤的大约10%[603]。实验诱发c-fos和Fos蛋白的过度表达,导致软骨形成性肿瘤的发生[605]。软骨肉瘤的组织学分类基于核型大小、细胞表现(软骨样或黏液样)、有丝分裂和细胞总体结构。Ⅰ级肿瘤呈透明软骨样,类似于正常软骨。它们有侵袭性,但不转移。其预后较好,10年生存率为83%[602]。Ⅲ级软骨肉瘤常是表现为黏液样,伴有核异型和高有丝分裂率。分级最低的肿瘤含有正常成人的硫酸角质素含量,而高等级肿瘤不含有或只含有少量硫酸角质素[606]。

几种永生化软骨细胞系在进行中的研究上很有价值。编码SV40大T抗原的反转录病毒曾用于转染鼠[607]和人[608]的软骨细胞。这些细胞产生各种基质蛋白,包括Ⅱ型胶原和聚集蛋白聚糖。

十一、小结

通过力学和化学因素的联合作用精确调控着软骨的发育和生理变化。软骨能存活并形成永久性组织,例如关节软骨,或者是细胞变得肥大并使其基质钙化。钙化的基质起着模板的作用,成骨细胞附着其上并形成编织骨,这是软骨内骨化过程的一部分。软骨细胞基因突变可引起骨和软骨的异常发育,形成可识别的软骨发育异常。软骨包含有广泛的由软骨细胞合成的细胞外基质。许多基质分子的功能仍有待确定。在力学和化学环境改变时,作为对其的反应软骨细胞可能重塑或毁坏该基质。这发生于OA和RA中,其特征是基质转换加快和软骨的净丢失。软骨分子的降解产物可以在体内发现。它们会刺激由软骨细胞介导的基质降解,并作为自身抗原刺激针对软骨的免疫性。成人中的软骨修复难度很大,但这方面已有了很大的进步。

这篇关于软骨的综述旨在关注近年来对这种重要组织了解上取得的重大进展,以及我们有能力运用这些知识来促进软骨形成和防止其受到疾病的损伤。

致谢

感谢 Dorothy Redhead 在本章编辑工作中给予的帮助。感谢 Mark Lepi 和 Guylaine Bedard 在制图方面所做的工作。感谢 Shriners 儿童医院、加拿大健康研究所、加拿大关节炎网站和(美国)国家衰老研究所和国家健康研究所给予的资助。

(张秀丽 赵文君 李世民 译 叶伟胜 李世民 校)

参考文献

1. Fell HB. The histogenesis of cartilage and bone in the long bones of the embryonic fowl. *J Morphol* 1925;40:417–451.
2. Caplan AI, Syftestad G, Osdoby P. The development of embryonic bone and cartilage in tissue culture. *Clin Orthop* 1983;174:243–263.
3. Tavella S, Bellese G, Castagnola P, et al. Regulated expression of the fibronectin, laminin, and related integrin receptors during the early chondrocyte differentiation. *J Cell Sci* 1997;110:2261–2270.
4. Zhao G-Q, Zhou X, Eberspaecher H, et al. Cartilage homeoprotein 1: a homeoprotein selectively expressed in chondrocytes. *Proc Natl Acad Sci U S A* 1993;90:8633–8637.
5. Lefebvre V, deCrombrugghe B. Toward understanding SOX9 function in chondrocyte differentiation. *Matrix Biol* 1998;16:529–540.
6. Bi W, Deng JM, Zhang Z, et al. Sox9 is required for cartilage formation. *Nat Genet* 1999;22:85–89.
7. Sandell LJ, Morris N, Robbins JR, Goldring MB. Alternatively spliced type II procollagen mRNAs define distinct populations of cells during vertebral development: differential expression of the amino-propeptide. *J Cell Biol* 1991;114:1307–1319.
8. Nah H-D, Upholt WB. Type II collagen mRNA containing alternatively spliced exon predominates in the chick limb prior to chondrogenesis. *J Biol Chem* 1991;266:23446–23452.
9. Zhu J, Organesian A, Keene DR, et al. Type IIA procollagen containing the cysteine-rich amino propeptide is deposited in the extracellular matrix of prechondrogenic tissue and binds to TGF-β_1 and BMP-2. *J Cell Biol* 1999;144:1069–1080.
10. Kosher RA, Gay SW, Kamanitz JR, et al. Cartilage proteoglycan core protein gene expression during limb cartilage differentiation. *Dev Biol* 1986;118:112–117.
11. Bulstra S, Homminga GN, Buurman WA, et al. The potential of adult human perichondrium to form hyaline cartilage. *J Orthop Res* 1990; 8:328–335.
12. Fell HB. The osteogenic capacity *in vitro* of periosteum and endosteum isolated from the limb skeleton of fowl embryos and young chicks. *J Anat* 1932;66:157–185.
13. Maurice H, Crone M, Watt I. Synovial chondromatosis. *J Bone Joint Surg Br* 1988;70:807–811.
14. Wozney JM, Rosen V. Bone morphogenetic protein and bone morphogenetic protein gene family in bone formation and repair. *Clin Orthop Res* 1998:346:26–37.
15. King JA, Marker PC, Seung KJ, et al. BMP5 and the molecular, skeletal and soft tissue alterations in short ear mice. *Dev Biol* 1994;166:112–122.
16. Duprez D, Bell EJ, Richardson MK, et al. Overexpression of BMP-2 and BMP-4 alters the size and shape of developing skeletal elements in the chick limb. *Mech Dev* 1996;57:145–157.
17. Tsumaki N, Tonaka K, Arikawa-Hirasawa E, et al. Role of CDMP-1 in skeletal morphogenesis: promotion of mesenchymal cell recruitment and chondrocyte differentiation. *J Cell Biol* 1999;144:161–173.
18. Jena N, Martøn-Seisdedos C, McCue P, et al. BMP7 null mutation in mice: developmental defects in skeleton, kidney, and eye. *Exp Cell Res* 1997;230:28–37.
19. Brunet LJ, McMahon JA, McMahon AP, et al. Noggin, cartilage morphogenesis, and joint formation in the mammalian skeleton. *Science* 1998;280:1455–1457.
20. Zhang D, Ferguson CM, O'Keefe RJ, et al. A role for the BMP antagonist chordin in endochondral ossification. *J Bone Miner Res* 2002;17: 293–300.
21. Cash DE, Bock CB, Schughart K, et al. Retinoic acid receptor α function in vertebrate limb skeletogenesis: a modulator of chondrogenesis. *J Cell Biol* 1997;136:445–457.
22. Iwamoto M, Golden EB, Adams SL, et al. Responsiveness to retinoic acid changes during chondrocyte maturation. *Exp Cell Res* 1993;205: 213–224.
23. Hoffman LM, Weston AD, Underhill TM. Molecular mechanisms regulating chondroblast differentiation. *J Bone Joint Surg Am* 2003;85A (suppl 2):124–132.
24. Sekine K, Ohuchi H, Fujiwara M, et al. Fgf10 is essential for limb and lung formation. *Nat Genet* 1999;21:138–141.
25. Szebenyi G, Savage MP, Olwin BB, et al. Changes in the expression of fibroblast growth factor receptors mark distinct stages of chondrogenesis *in vitro* and during chick limb skeletal patterning. *Dev Dyn* 1995;204:446–456.
26. Beier F, Leask TA, Hague S, et al. Cell cycle genes in chondrocyte proliferation and differentiation. *Matrix Biol* 1999;18:109–120.
27. Poole AR. The growth plate: cellular physiology, cartilage assembly and mineralization. In: Hall BK, Newman S, eds. *Cartilage: molecular aspects.* Boca Raton, FL: CRC Press, 1991:179–211.
28. Alini M, Carey D, Hirata S, et al. Cellular and matrix changes before and at the time of calcification in the growth plate studied *in vitro*: arrest of type X collagen synthesis and net loss of collagen when calcification is initiated. *J Bone Miner Res* 1994;9:1077–1087.
29. Mwale F, Billinghurst RC, Ionescu M, et al. The assembly and degradation of types II and IX collagens associated with expression of the hypertrophic phenotype. *Dev Dyn* 2000;218:648–662
30. Shimazu A, Nah HD, Kirsch T, et al. Syndecan-3 and the control of chondrocyte proliferation during endochondral ossification. *Exp Cell Res* 1996;229:126–136.
31. Terpstra L, Prud'homme J, Arabian A et al. Reduced chondrocyte proliferation and chondrodysplasia in mice lacking the integrin-linked kinase in chondrocytes. *J Cell Biol* 2003;162:139–148.
32. Alini M, Kofsky Y, Wu W, et al. In serum-free culture thyroid hormones can induce full expression of chondrocyte hypertrophy leading to matrix calcification. *J Bone Miner Res* 1996;11:105–113.
33. Koyama E, Golden EB, Kirsch T, et al. Retinoid signalling is required for chondrocyte maturation and endochondral bone formation during limb skeletogenesis. *Dev Biol* 1999;208:375–391.
34. Underhill TM, Western AD. Retinoids and their receptors in skeletal development. *Microsc Res Tech* 1998;43:137–155.
35. Wang W, Xu J, Kirsch T. Annexin-mediated Ca^{2+} influx regulates growth plate chondrocyte maturation and apoptosis. *J Biol Chem* 2003; 278:3762–3769.
36. Pathi S, Rutenberg JB, Johnson RL, et al. Interaction of Ihh and BMPB/Noggin signalling during cartilage differentiation. *Dev Biol* 1999;209:239–253.
37. Chen P, Vukicevic S, Sampath TK, et al. Bovine articular chondrocytes do not undergo hypertrophy when cultured in presence of serum and osteogenic protein-1. *Biochem Biophys Res Commun* 1993;197: 1253–1259.
38. Kato Y, Iwamoto M, Koike T, et al. Terminal differentiation and calcification in rabbit chondrocyte cultures grown in centrifuge tubes: regulation by transforming growth factor β and serum factors. *Proc Natl Acad Sci U S A* 1988;85:9552–9556.
39. Böhme K, Winterhalter KK, Brückner P. Terminal differentiation of chondrocytes in culture is a spontaneous process and is arrested by transforming growth factor-β2 and basic fibroblast growth factor. *Exp Cell Res* 1995;216:191–198.
40. Chang SC, Hoang B, Thomas JT, et al. Cartilage-derived morphogenetic proteins: new members of the transforming growth factor-β superfamily predominantly expressed in long bones during human embryonic development. *J Biol Chem* 1994;269:28227–28234.
41. Iwamoto M, Shimazu A, Pacifici M. Regulation of chondrocyte maturation by fibroblast growth factor-2 and parathyroid hormone. *J Orthop Res* 1995;13:838–845.
42. Iwamoto M, Shimazu A, Nakashima K, et al. Reduction in basic fibroblast growth factor receptor is coupled with terminal differentiation of chondrocytes. *J Biol Chem* 1991;266:461–467.
43. Deng C, Wynshaw-Boris A, Zhou F, et al. Fibroblast growth factor receptor 3 is a negative regulator of bone growth. *Cell* 1996;84:911–921.

44. Legeai-Mallet L, Benoist-Lasselin B, Debezoide A-L, et al. Fibroblast growth factor receptor 3 mutations promote apoptosis but do not alter chondrocyte proliferation in the thanatophoric dysplasia. *J Biol Chem* 1998;273:13007–13014.
45. Loveys LS, Gelb D, Hurwitz SR, et al. Effects of parathyroid hormone-related peptide on chick growth plate chondrocytes. *J Orthop Res* 1993;11:884–891.
46. Beier F, Ali Z, Mok D et al. TGFβ and PTHrP control chondrocyte proliferation by activating cyclin D1 expression. *Mol Biol Cell* 2001; 12:3852–3863.
47. Iwamoto M, Kitagaki J, Tamamara Y, et al. Run X2 expression and action in chondrocytes are regulated by retinoid signalling and parathyroid hormone-related peptide (PTHrP). *Osteoarthritis Cartilage* 2003; 11:6–15.
48. Amizuka N, Warshawsky H, Henderson JE, et al. Parathyroid hormone-related peptide depleted mice show abnormal epiphyseal cartilage development and altered endochondral bone formation. *J Cell Biol* 1994;126:1611–1623.
49. Chung U-I, Lanske B, Lee K, et al. The parathyroid hormone/parathyroid hormone-related peptide receptor coordinates endochondral bone development by directly controlling chondrocyte differentiation. *Proc Natl Acad Sci U S A* 1998;95:13030–13035.
50. Weir EC, Philbrick WM, Amling M, et al. Targeted overexpression of parathyroid hormone-related peptide in chondrocytes causes chondrodysplasia and delayed endochondral bone formation. *Proc Natl Acad Sci U S A* 1996;93:10240–10245.
51. Zerega B, Cermelli S, Bianco P, et al. Parathyroid hormone [PTH(1–34)] and parathyroid hormone-related protein [PTHrP(1–34)] promote reversion of hypertrophic chondrocytes to a prehypertrophic proliferating phenotype and prevent terminal differentiation of osteoblast-like cells. *J Bone Miner Res* 1999;14:1281–1289.
52. Lanske B, Karapalis AC, Lee K, et al. PTH/PTHrP receptor in early development and Indian hedgehog-regulated growth. *Science* 1996; 273;663–666.
53. Vortkamp A, Lee K, Lanske B, et al. Regulation of cartilage differentiation by Indian hedgehog and PTH-related protein. *Science* 1996;273: 613–622.
54. Alvarez J, Sohn P, Zeng X et al. $TGF\beta_2$ mediates the effects of Hedgehog on hypertrophic differentiation and PTHrP expression. *Development* 2002;129:1913–1924.
55. St-Jacques B, Hammerschmidt M, McMahon AP. Indian hedgehog signalling regulates proliferation and differentiation of chondrocytes and is essential for bone formation. *Genes Dev* 1999;13:2072–2086.
56. Komori T, Yagi H, Nomura S, et al. Targeted disruption of Cbfa1 results in a complete lack of bone formation owing to a maturational arrest of osteoblasts. *Cell* 1997;89:755–764.
57. Jiménez MJG, Balbín M, López JM, et al. Collagenase-3 is a target of Cbfa1, a transcription factor of the runt gene family involved in bone formation. *Mol Cell Biol* 1999;19:4431–4442.
58. Inada M, Yasui T, Nomura S, et al. Maturational disturbance of chondrocytes in Cbfa1-deficient mice. *Dev Dyn* 1999;214:279–290.
59. Johansson N, Saarialho-Kere U, Airola K, et al. Collagenase-3 (MMP-13) is expressed by hypertrophic chondrocytes, periosteal cells, and osteoblasts during human fetal bone development. *Dev Dyn* 1997;208:387–397.
60. Wu W, Tchetina E, Mwale F et al. Proteolysis involving MMP-13 (collagenase-3) and the expression of the chondrocyte hypertrophic phenotype. *J Bone Miner Res* 2002;17:639–651.
61. Makihira S, Yan W, Murakami H, et al. Thyroid hormone enhances aggrecanase-2/ADAMTS-5 expression and proteoglycan degradation in growth plate cartilage. *Endocrinology* 2003;144:2480–2488.
62. Lee ER, Lamplugh L, Davoli MA, et al. Enzymes active in the areas undergoing cartilage resorption during the development of the secondary ossification center in the tibial of rats ages 0–21 days: two groups of proteinases cleave the core protein of aggrecan. *Dev Dyn* 2001;222: 52–70.
63. Vu TH, Shipley JM, Bergers G, et al. MMP-9/gelatinase B is a key regulator of growth plate angiogenesis and apoptosis of hypertrophic chondrocytes. *Cell* 1998;93:411–422.
64. Enomoto-Iwamoto M, Kitagaki J, Koyama E, et al. The Wnt antagonist Frzb-1 regulates chondrocyte maturation and long bone development during limb skeletogenesis. *Dev Biol* 2002;251;142–156.
65. Church V, Nohno T, Linker C, et al. Wnt regulation of chondrocyte differentiation. *J Cell Sci* 2002;115:4809–4818.
66. Crowe R, Zikherman J, Niswander L. Delta-1 negatively regulates the transition from prehypertrophic chondrocytes during cartilage formation. *Development* 1999;126:987–998.
67. Amiling M, Neff L, Tonaka S, et al. Bcl-2 lies downstream of the parathyroid hormone-related peptide in a signalling pathway that regulates chondrocyte maturation during skeletal development. *J Cell Biol* 1997;136:205–213.
68. Floyd WE, Zaleske DJ, Schiller AL, et al. Vascular events associated with the appearance of the secondary center of ossification in the murine distal femoral epiphysis. *J Bone Joint Surg Am* 1987;69:185–190.
69. Gerber HP, Vu TH, Ryan AM, et al. VEGF couples hypertrophic cartilage remodelling, ossification and angiogenesis during endochondral bone formation. *Nat Med* 1999;5:623–628.
70. Petersen W, Tsokos M, Pufe T. Expression of $VEGF_{121}$ and $VEGF_{165}$ in hypertrophic chondrocytes of the human growth plate and epiphyseal cartilage. *J Anat* 2002;201:153–157.
71. Ivkrovic S, Yoon BS, Popoff SN, et al. Connective tissue growth factor coordinates chondrogenesis and angiogenesis during skeletal development. *Development* 2003;130:2779–2791.
72. Alini M, Matsui Y, Dodge GR, et al. The extracellular matrix of cartilage in the growth plate before and during calcification: changes in composition, and degradation of type II collagen. *Calcif Tissue Int* 1992;50:327–335.
73. Mwale F, Tchetina E, Poole AR. The assembly and remodelling of the extracellular matrix in the growth plate in relationship to mineral deposition and cellular hypertrophy: an *in situ* study of collagens II and IX and proteoglycan. *J Bone Miner Res* 2002;17:275–283.
74. Aeschlimann D, Kaupp O, Paulsson M. Transglutaminase-catalyzed matrix cross-linking in differentiating cartilage: identification of osteonectin as a major glutaminyl substrate. *J Cell Biol* 1995;129:881–892.
75. Gibson GJ, Bearman CH, Flint MH. The immunoperoxidase localization of type X collagen in chick cartilage and lung. *Coll Rel Res* 1986; 6:163–184.
76. Poole AR, Pidoux I. Immunoelectron microscopic studies of type X collagen in endochondral ossification. *J Cell Biol* 1989;109:2547–2554.
77. Cancedda FD, Malpeli M, Gentili C, et al. The developmentally regulated avian Ch21 lipocalin is an extracellular fatty acid-binding protein. *J Biol Chem* 1996;271:20163–20169.
78. Iwamoto M, Sato K, Nakashima K, et al. Hypertrophy and calcification of rabbit permanent chondrocytes in pelleted cultures: synthesis of alkaline phosphatase and 1,25-dihydroxycholecalciferol receptor. *Dev Biol* 1989;136:500–507.
79. Matsui Y, Alini M, Webber C, et al. Characterization of aggregating proteoglycans from the proliferative, maturing hypertrophic and calcifying zones of the cartilage physes (growth plate). *J Bone Joint Surg Am* 1991;73:1064–1074.
80. Cole AA, Boyd T, Lucherne L, et al. Type X collagen degradation in long-term serum-free culture of the embryonic chick tibia following production of active collagenase and gelatinase. *Dev Biol* 1993;159: 528–534.
81. Poole AR, Pidoux I, Reiner A, et al. Association of an extracellular protein (chondrocalcin) with the calcification of cartilage in endochondral bone formation. *J Cell Biol* 1984;98:54–65.
82. Anderson HC. Mechanisms of mineral formation in bone. *Lab Invest* 1989;60:320–330.
83. Kirsch T, Nah HD, Shapiro IM, Pacifici M. Regulated production of mineralization-competent matrix vesicles in hypertrophic chondrocytes. *J Cell Biol* 1997;137:1149–1160.
84. Kirsch T, Nah HD, Demuth DR, et al. Annexin V-mediated calcium flux across membranes is dependent on the lipid composition: implications for cartilage mineralization. *Biochemistry* 1997;36:3359–3367.
85. Wang W, Kirsch T. Retinoic acid stimulates annexin-mediated growth plate chondrocyte mineralization. *J Cell Biol* 2002;157:1061–1069.
86. Shepard N, Mitchell N. Ultrastructural modifications of proteoglycans coincident with mineralization in local regions of rat growth plate. *J Bone Joint Surg Am* 1985;67:455–464.
87. Landis WJ, Glimcher MJ. Electron optical and analytical observations of rat growth plate cartilage prepared by ultramicrotomy: the failure to detect a mineral phase in matrix vesicles and the identification of heterodispersed particles as the initial solid phase of calcium phosphate deposited in the extracellular matrix. *J Ultrastruct Res* 1982;78: 227–268.

88. Thyberg J. Electron microscopic studies on the initial phases of calcification in guinea pig epiphyseal cartilage. *J Ultrastruct Res* 1974; 46:206–218.
89. Fell HB, Robison R. The growth, development and phosphatase activity of embryonic avian femora and limb-buds activated *in vitro*. *Biochem J* 1929;23:767–784.
90. Ho AM, Johnson MD, Kingsley DM. Role of mouse ank gene in control of tissue calcification and arthritis. *Science* 2000;289:265–270.
91. Sohn P, Crowley M, Statlery E, et al. Developmental and TGF-β-mediated regulation of Ank mRNA expression in cartilage and bone. *Osteoarthritis Cartilage* 2002;10:482–490.
92. Hunter GK. Role of proteoglycan in the provisional calcification of cartilage: a review and reinterpretation. *Clin Orthop* 1991;262:256–280.
93. Hunter GK. An ion exchange mechanism of cartilage calcification. *Connect Tissue Res* 1987;16:111–120.
94. van der Rest M, Rosenberg LC, Olsen BR, et al. Chondrocalcin is identical with the C-propeptide of type II procollagen. *Biochem J* 1986;237:923–925.
95. Choi HO, Tang L-H, Johnson TL, et al. Isolation and characterization of a 35,000 molecular weight subunit fetal cartilage matrix protein. *J Biol Chem* 1983;258:655–661.
96. Hunziker EB, Schenk RK, Cruz-Orive L-M. Quantitation of chondrocyte performance in growth plate cartilage during longitudinal bone growth. *J Bone Joint Surg Am* 1987;69:162–173.
97. Luder HU, Leblond CP, von der Mark K. Cellular stages in cartilage formation as revealed by morphometry, radioautography and type II collagen immunostaining of the mandibular condyle from weanling rats. *Am J Anat* 1988;182:197–214.
98. Luo G, Ducy P, McKee MD, et al. Spontaneous calcification of arteries and cartilage in mice lacking matrix GLA protein. *Nature* 1997; 6:78–81.
99. Moses MA, Wiederschain D, Wu I, et al. Troponin 1 is present in human cartilage and inhibits angiogenesis. *Proc Natl Acad Sci U S A* 1999;96:2645–2650.
100. Mankin HJ, Dorfman H, Lippiello L, et al. Biochemical and metabolic abnormalities in articular cartilage from osteoarthritic hips. II. Correlation of morphology with biochemical and metabolic data. *J Bone Joint Surg Am* 1971;53:523–537.
101. Rees JA, Ali SY. Ultrastructural localisation of alkaline phosphatase activity in osteoarthritic human articular cartilage. *Ann Rheum Dis* 1998;47:747–753.
102. Zelzer E, Olsen BR. The genetic basis for skeletal diseases. *Nature* 2003;423;343–348.
103. Superfiti-Furga A, Bonafé L, Rimoin DL. Molecular pathogenetic classification of genetic disorders of the skeleton. *Am J Med Gen* 2001;106:282–293.
104. Schumacher BL, Su J-L, Lindley KM et al. Horizontally oriented clusters of multiple chondrosis in the superficial zone of ankle, but not knee articular cartilage. *Anat Rec* 2002;266:241–248.
105. Kempson GE, Muir H, Pollard C, et al. The tensile properties of the cartilage of human femoral condyles related to the content of collagen and glycosaminoglycans. *Biochim Biophys Acta* 1973;297:465–472.
106. Poole AR, Webber C, Pidoux I, et al. Localization of a dermatan sulfate proteoglycan (DS-PGII) in cartilage and the presence of an immunologically related species in other tissues. *J Histochem Cytochem* 1986;34:619–625.
107. Poole AR, Rosenberg LC, Reiner A, et al. Contents and distribution of the proteoglycans decorin and biglycan in normal and osteoarthritic human articular cartilage. *J Orthop Res* 1996;14:681–689.
108. Stockwell RA, Meachim G. The chondrocytes. In: Freeman MAR, ed. *Adult articular cartilage,* 2nd ed. Tunbridge Wells, UK: Pitman Medical, 1979:69–144.
109. Mitrovic D, Quintero M, Stankovic A, et al. Cell density of adult human femoral condylar articular cartilage: joints with normal and fibrillated surfaces. *Lab Invest* 1983;49:309–316.
110. Stockwell R. The interrelationship of cell density and cartilage thickness in mammalian articular cartilage. *J Anat* 1971;109:411–421.
111. Evans C. An inverse relationship between mammalian lifespan and cartilage cellularity. *Exp Gerontol* 1983;18:137–138.
112. Haüselmann HJ, Flechtenmacher J, Michal L, et al. The superficial layer of human articular cartilage is more susceptible to interleukin-1 induced damage than the deeper layers. *Arthritis Rheum* 1996;39: 478–488.
113. Poole AR, Pidoux I, Reiner A, et al. An immunoelectron microscope study of the organization of proteoglycan monomer, link protein, and collagen in the matrix of articular cartilage. *J Cell Biol* 1982;93: 921–937.
114. Poole AR, Pidoux I, Reiner A, et al. Localization of proteoglycan monomer and link protein in the matrix of bovine articular cartilage: an immunohistochemical study. *J Histochem Cytochem* 1980;28: 621–635.
115. Benninghoff A. Form und Bau der Gelenkknorpel in ihren beziehunger zur funktion. Zweiter Tiel. Der aufbau des Gelenkknorpels in seinen beziehungen zur funktion. *Z Zellforsch Mikrosk Anat* 1925;2: 783–862.
116. Poole CA, Flint MH, Beaumont BW. Chondrons in cartilage: ultrastructural analysis of the pericellular microenvironments in adult human articular cartilages. *J Orthop Res* 1987;5:509–522.
117. Brocklehurst R, Bayliss M, Maroudas A, et al. The composition of normal and osteoarthritic articular cartilage from human knee joints. *J Bone Joint Surg Am* 1984;66:95–106.
118. Muir IHM. Biochemistry. In: Freeman MAR, ed. *Adult articular cartilage,* 2nd ed. Tunbridge Wells, UK: Pitman Medical, 1979:145–214.
119. Roughley PJ, White RJ, Poole AR. Identification of a hyaluronic acid-binding protein that interferes with the preparation of high-buoyant density proteoglycan aggregates from adult human articular cartilage. *Biochem J* 1985;231:129–138.
120. Webber C, Glant TT, Roughley PJ, et al. The identification and characterization of two populations of aggregating proteoglycans of high buoyant density isolated from post-natal human articular cartilages of different ages. *Biochem J* 1987;248:735–740.
121. Wu J-J, Eyre D. Identification of hydroxypyridinium cross-linking sites in type II collagen of bovine articular cartilage. *Biochemistry* 1984;23:1850–1857.
122. Eyre DR, Paz MA, Gallop PM. Cross-linking in collagen and elastin. *Annu Rev Biochem* 1984;53:717–748.
123. Ratcliffe A, Fryer PR, Hardingham TE. The distribution of aggregating proteoglycans in articular cartilage: comparison of quantitative immunoelectron microscopy with radioimmunoassay and biochemical analysis. *J Histochem Cytochem* 1984;32:193–201.
124. Repo RU, Mitchell N. Collagen synthesis in mature articular cartilage of the rabbit. *J Bone Joint Surg Br* 1971;53:541–548.
125. Eyre DR, McDevitt CA, Billingham MEJ, et al. Biosynthesis of collagen and other matrix proteins by articular cartilage in experimental osteoarthrosis. *Biochem J* 1980;188:823–837.
126. Dodge GR, Poole AR. Immunohistochemical detection and immunochemical analysis of type II collagen degradation in human normal, rheumatoid and osteoarthritic articular cartilage and in explants of bovine articular cartilage cultured with interleukin 1. *J Clin Invest* 1989;83:647–661.
127. Wu W, Billinghurst RC, Pidoux I, et al. Sites of collagenase cleavage and denaturation of type II collagen in articular cartilage in ageing and osteoarthritis and their relationship to the distribution of the collagenases MMP-1 and MMP-13. *Arthritis Rheum* 2002;46:2087–2094.
128. Nelson F, Dahlberg L, Reiner A, et al. The synthesis of type II procollagen is markedly increased in osteoarthritic cartilage in vivo. *J Clin Invest* 1998;102:2115–2125.
129. Kirsch T, von der Mark K. Ca^{2+} binding properties of type X collagen. *FEBS Lett* 1991;294:149–152.
130. Keene DR, Engvall E, Glanville RW. Ultrastructure of type VI collagen in human skin and cartilage suggests an anchoring function for this filamentous network. *J Cell Biol* 1988;107:1995–2006.
131. Kielty CM, Whittaker SP, Grant ME, et al. Type VI collagen microfibrils: evidence for a structural association with hyaluronan. *J Cell Biol* 1992;118:979–990.
132. McDevitt CA, Marcelino J, Tucker L. Interaction of intact type VI collagen with hyaluronan. *FEBS Lett* 1991;294:167–170.
133. Fässler R, Schnegelsberg PNJ, Dansman J, et al. Mice lacking a_1(IX) collagen develop noninflammatory degenerative joint disease. *Proc Natl Acad Sci U S A* 1994;91:5070–5074.
134. Mendler M, Eich-Bender SG, Vaughan L, et al. Cartilage contains mixed fibrils of collagen types II, IX and XI. *J Cell Biol* 1989;108: 191–197.
135. Watt SL, Lunstrum GP, McDonough AM, et al. Characterization of collagen types XII and XIV from fetal bovine cartilage. *J Biol Chem* 1992;267:20093–20099.

136. Doege KJ, Sasaki M, Kimura T, et al. Complete coding sequence and deduced primary structure of the human cartilage large aggregating proteoglycan aggrecan: human-specific repeats and additional alternatively spliced forms. *J Biol Chem* 1991;266:894–902.
137. Hedland H, Hedbom E, Heinegård D, et al. Association of the aggrecan keratan sulfate-rich region with collagen in bovine articular cartilage. *J Biol Chem* 1999;274:5777–5781.
138. Antonsson P, Heinegård D, Oldberg Å. The keratan sulfate-enriched region of bovine cartilage proteoglycan consists of a consecutively repeated hexapeptide motif. *J Biochem* 1989;264:16170–16173.
139. Maroudas A. Physical chemistry of articular cartilage and the intervertebral disc. In: Sokoloff L, ed. *The joints and synovial fluid.* Vol II. New York: Academic, 1980:239–291.
140. Shepard N, Mitchell N. Simultaneous localization of proteoglycan by light and electron microscopy using toluidine blue O: a study of epiphyseal cartilage. *J Histochem Cytochem* 1976;24:621–629.
141. Tang L-H, Rosenberg L, Reiner A, et al. Proteoglycans from bovine nasal cartilage: properties of a soluble form of link protein. *J Biol Chem* 1979;254:10523–10531.
142. Mörgelin M, Paulsson M, Hardingham TE, et al. Cartilage proteoglycans: assembly with hyaluronate and link protein as studied by electron microscopy. *Biochem J* 1988;253:175–185.
143. Watanabe H, Yamada Y. Mice lacking link protein develop dwarfism and craniofacial abnormalities. *Nat Genet* 1999;21:225–229.
144. Halberg DF, Proulx G, Doege K, et al. A segment of the cartilage proteoglycan core protein has lectin-like activity. *J Biol Chem* 1988;263: 9486–9490.
145. Grover J, Roughley PJ. Versican gene expression in human articular cartilage and comparison of mRNA splicing variation with aggrecan. *Biochem J* 1993;291:361–367.
146. Shi S, Ciurli C, Cartman A, et al. Experimental immunity to the G1 domain of the proteoglycan versican induces spondylitis, sacroiliitis and enthesitis in BALB/c mice without peripheral polyarthritis. *Arthritis Rheum* 2003;48:2903–2915.
147. Zhang Y, Cao K, Kiani CG, et al. The G3 domain of versican inhibits mesenchymal chondrogenesis via the epidermal growth factor-like motifs. *J Biol Chem* 1998;273:33054–33063.
148. Rosenberg LC, Choi H-U, Tang L-H, et al. Isolation of dermatan sulfate proteoglycans from mature bovine articular cartilages. *J Biol Chem* 1985;260:6304–6313.
149. Vogel K, Trotter JA. The effect of proteoglycans on the morphology of collagen fibrils formed in vitro. *Coll Rel Res* 1987;7:105–114.
150. Danielson KG, Baribault H, Holmes DF, et al. Targeted disruption of decorin leads to abnormal collagen fibril morphology and skin fragility. *J Cell Biol* 1997;136:729–743.
151. Ehnis T, Dieterich W, Bauer M, et al. Localization of a binding site for the proteoglycan decorin on collagen XIV (undulin). *J Biol Chem* 1997;272:20414–20419.
152. Xu T, Bianco P, Fisher LW, et al. Targeted disruption of the biglycan gene leads to an osteoporosis-like phenotype in mice. *Nat Genet* 1998;20:78–82.
153. Choi H-U, Johnson TL, Pal S, et al. Characterization of the dermatan sulfate proteoglycans, DS-PGI and DS-PGII, from bovine articular cartilage and skin isolated by octyl-Sepharose chromatography. *J Biol Chem* 1989;264:2876–2884.
154. Oldberg A, Antonsson P, Lindblom K, Heinegård D. A collagen-binding 58kD protein (fibromodulin) is structurally related to the small interstitial proteoglycans PG-S1 and PG-S2 (decorin). *EMBO J* 1989;8:2601–2604.
155. Plaas AHK, Neame PJ, Nivens CM, Reiss L. Identification of the keratan sulfate attachment sites on bovine fibromodulin. *J Biol Chem* 1990;265:20634–20640.
156. Hedbom E, Heinegård D. Binding of fibromodulin and decorin to separate sites on fibrillar collagens. *J Biol Chem* 1993;268:27307–27312.
157. Grover J, Chen X-N, Korenberg JR, Roughley PJ. The human lumican gene: organization, chromosomal location and expression in articular cartilage. *J Biol Chem* 1995;270:21942–21949.
158. Chakravarti S, Magnuson T, Lass JH, et al. Lumican regulates collagen fibril assembly: skin fragility and corneal opacity in the absence of lumican. *J Cell Biol* 1998;141:1277–1286.
159. Alini M, Roughley PJ. Changes in leucine-rich repeat proteoglycans during maturation of the bovine growth plate. *Matrix Biol* 2001;19: 805–813.
160. French MM, Smith SE, Akanbi K, et al. Expression of the heparan sulfate proteoglycan, perlecan, during mouse embryogenesis and perlecan chondrogenic activity *in vitro*. *J Cell Biol* 1999;145:1103–1115.
161. Sundarhaj N, Fite D, Ledbetter S, et al. Perlecan is a component of cartilage matrix and promotes chondrocyte attachment. *J Cell Sci* 1995;108:2663–2672.
162. Costell M, Gustafsson E, Aszodi A, et al. Perlecan maintains the integrity of cartilage and some basement membranes. *J Cell Biol* 1999; 147:1109–1122.
163. Kirsch T, Koyama E, Liu M, et al. Syndecan-3 is a selective regulator of chondrocyte proliferation. *J Biol Chem* 2002;277:42171–42177.
164. Schumacher BL, Block JA, Schmid TM, et al. A novel proteoglycan synthesized and secreted by chondrocytes of the superficial zone of articular cartilage. *Arch Biochem Biophys* 1994;311:144–152.
165. Schumacher BL, Hughes CE, Kuettner KE, et al. Immunodetection and partial cDNA sequence of the proteoglycan, superficial zone protein, synthesized by cells lining synovial joints. *J Orthop Res* 1999; 17:110–120.
166. Warman ML. Human genetic insights into skeletal development, growth, and homeostasis. *Clin Orthop* 2000;37a(suppl):540–554.
167. Iozzo RV. Matrix proteoglycans: from molecular design to cellular function. *Annu Rev Biochem* 1998;67:609–652.
168. Pfister BE, Aydelotte MB, Burkhart W, et al. Del 1: a new protein in the superficial layer of articular cartilage. *Biochem Biophys Res Commun* 2001;286:268–273.
169. Aspberg A, Adam S, Kostka G, et al. Fibulin-1 is a ligand for the c-type lectin domains of aggrecan and versican. *J Biol Chem* 1999; 274:20444–20449.
170. Deak F, Wagener R, Kiss I, et al. The matrilins: a novel family of oligomeric extracellular matrix proteins. *Matrix Biol* 1999;18:55–64.
171. Franzen A, Heinegård D, Solursh M. Evidence for sequential appearance of cartilage matrix proteins in developing mouse limbs and in cultures of mouse mesenchymal cells. *Differentiation* 1987;36:199–210.
172. Paulsson M, Heinegård D. Radioimmunoassay of the 148-kilodalton cartilage protein: distribution of the protein among bovine tissues. *Biochem J* 1982;207:207–213.
173. Hauser N, Paulsson M, Heinegård D, and Mörgelin M. Interaction of cartilage matrix protein with aggrecan: increased covalent cross-linking with tissue maturation. *J Biol Chem* 1996;271:32247–32252.
174. Chen Q, Zhang, Y, Johnson DM, et al. Assembly of a novel cartilage matrix protein filamentous network: molecular basis of differential requirements of von Willebrand factor A domains. *Mol Biol Cell* 1999;10:2149–2162.
175. Makihira S, Yan W, Ohno S, et al. Enhancement of cell adhesion and spreading by a cartilage specific noncollagenous protein cartilage matrix protein, (CMP/matrilin-1) via integrin $\alpha_1\beta_1$. *J Biol Chem* 1999;274:11417–11423.
176. Hunag X, Birk DE, Goetinck kPF. Mice lacking matrilin-1 (cartilage matrix protein) have alterations in type II collagen fibrillogenesis and fibril organization. *Dev Dyn* 1999;216:434–441.
177. Oldberg A, Antonsson P, Lindblom K, et al. COMP (cartilage oligomeric matrix protein) is structurally related to the thrombospondins. *J Biol Chem* 1992;267:22346–22350.
178. Newton G, Weremowicz S, Morton CC, et al. Characterization of human and mouse cartilage oligomeric matrix protein. *Genomics* 1994;24:435–439.
179. Hedbom E, Antonsson P, Hjerpe A, et al. Cartilage matrix proteins: an acidic oligomeric protein (COMP) detected only in cartilage. *J Biol Chem* 1992;267:6132–6136.
180. DiCesare PE, Mörgelin M, Mann K, et al. Cartilage oligomeric matrix protein and thrombospondin 1: purification from articular cartilage, electron microscopic structure and chondrocyte binding. *Eur J Biochem* 1994;223:927–937.
181. Rosenberg K, Olsson H, Mörgelin M, et al. Cartilage oligomeric matrix protein shows high affinity zinc-dependent interaction with triple helical collagen. *J Biol Chem* 1998;273:20397–20403.
182. Lorenzo P, Neame P, Sommarin Y, et al. Cloning and deduced amino acid sequence of a novel cartilage protein (CILP) identifies a proform including a nucleotide-pyrophosphohydrolase. *J Biol Chem* 1998;273:23469–23475.
183. Lorenzo P, Bayliss MT, Heinegård D. A novel cartilage protein (CILP) present in the mid-zone of human articular cartilage increases with age. *J Biol Chem* 1998;273:23463–23468.

184. Hirose J, Masuda I, Ryan LM. Expression of cartilage intermediate layer protein/nucleotide pyrophosphohydrolase parallels the production of extracellular inorganic pyrophosphate in response to growth factors and with aging. *Arthritis Rheum* 2000;43:2703–2711.
185. Johnson K, Farley D, Hu, S-I, et al. One of two chondrocyte-expressed isoforms of cartilage intermediate-layer protein functions is an insulin-like growth factor 1 antagonist. *Arthritis Rheum* 2003; 48:1302–1314.
186. Lee TH, Wisniewski HG, Vilcek J. A novel secretory tumor necrosis-factor-inducible protein (TSG-6) is a member of the family of hyaluronate binding proteins closely related to the adhesion receptor CD44. *J Cell Biol* 1992;116:545–550.
187. Parkar AA, Kahmann JD, Howat SLT, et al. TSG-6 interacts with hyaluronan and aggrecan in a pH-dependent manner via a common functional element: implications for its regulation in inflamed cartilage. *FEBS Letts* 1998;428:171–176.
188. Wisniewski H-G, Hua J-C, Poppers DM, et al. TNF/IL-1-inducible protein TSG-6 potentiates plasmin inhibition by inter-α-inhibitor and exerts a strong anti-inflammatory effect *in vivo*. *J Immunol* 1996; 156:1609–1615.
189. Maier R, Wisniewski H-G, Vilcek J, et al. TSG-6 expression in human articular chondrocytes: possible implications in joint inflammation and cartilage degradation. *Arthritis Rheum* 1996;39: 552–559.
190. Weiss RF, Reddi AM. Appearance of fibronectin during the differentiation of cartilage, bone and bone marrow. *J Cell Biol* 1981;88: 630–636.
191. Wurster NB, Lust G. Synthesis of fibronectin in normal and osteoarthritic articular cartilage. *Biochim Biophys Acta* 1984;800:52–58.
192. Jones KL, Brown M, Ali SY, et al. An immunohistochemical study of fibronectin in human osteoarthritic and disease free articular cartilage. *Ann Rheum Dis* 1987;46:809–815.
193. Hakomori S, Fukuda M, Sekiguchi K, et al. Fibronectin, laminin and other extracellular glycoproteins. In: Piez KA, Reddi AH, eds. *Extracellular matrix biochemistry.* New York: Elsevier, 1984:229–275.
194. Bennett VD, Pallante KM, Adams SL. The splicing pattern of fibronectin mRNA changes during chondrogenesis resulting in an unusual form of the mRNA in cartilage. *J Biol Chem* 1991;266:5918–5924.
195. Zhang D-W, Burton-Wurster N, Lust G. Alternative splicing of ED-A and ED-B sequences of fibronectin pre-mRNA differs in chondrocytes from different cartilaginous tissues and can be modulated by biological factors. *J Biol Chem* 1995;270:1817–1822.
196. Parker AE, Boutell J, Carr A, et al. Novel cartilage-specific splice variants of fibronectin. *Osteoarthritis Cartilage* 2002;10:528–534.
197. Price PA, Williamson MK. Primary structure of bovine matrix Gla protein: a new vitamin K-dependent bone protein. *J Biol Chem* 1985; 260:14971–14975.
198. Loesser R, Carlson CS, Tulli H, et al. Articular cartilage matrix g-carboxyglutamic acid-containing protein characterization and immunolocalization. *Biochem J* 1992;282:1–6.
199. Weller A, Beck S, Ekblom P. Amino acid sequence of mouse tenascin and differential expression of two tenascin isoforms during embryogenesis. *J Cell Biol* 1991;112:355–362.
200. Nies DE, Hemesath JJ, Kim J-H, et al. The complete cDNA sequence of human hexabrachion (tenascin): a multidomain protein containing unique epidermal growth factor domains. *J Biol Chem* 1991;266: 2818–2823.
201. Vaughan L, Huber S, Chiquet M, Winterhalter KH. A major six-armed glycoprotein from embryonic cartilage. *EMBO J* 1987;6:349–353.
202. Väkevä L, Mackie E, Kantomaa T, et al. Comparison of the distribution of patterns of tenascin and alkaline phosphatase in developing teeth, cartilage, and bone of rats and mice. *Anat Rec* 1990;228:69–76.
203. Mackie EJ, Thesleff I, Chiquet-Ehrismann R. Tenascin is associated with chondrogenic and osteogenic differentiation *in vitro*. *J Cell Biol* 1987;105:2569–2579.
204. Corson GM, Chalberg SC, Dietz HC, et al. Fibrillin binds calcium and is coded by cDNAs that reveal a multidomain structure and alternatively spliced exons at the 58 end. *Genomics* 1993;17:476–484.
205. Pereira L, D'Alessio M, Ramirez F, et al. Genomic organization of the sequence coding for fibrilin: the defective gene product in Marfan syndrome. *Hum Mol Genet* 1993;2:961–968.
206. Keene DR, Jordan CD, Reinhardt DP, et al. Fibrilin-1 in human cartilage: developmental expression and formation of special banded fibers. *J Histochem Cytochem* 1997;45:1069–1082.
207. Gosline JM, Rosenbloom J. Elastin. In: Piez KA, Reddi AH, eds. *Extracellular matrix biochemistry.* Amsterdam: Elsevier, 1984:191–227.
208. Indik Z, Yeh H, Ornstein-Goldstein N, et al. Structure of the elastin gene and alternative splicing of elastin mRNA: implications for disease. *Am J Med Genet* 1989;34:81–90.
209. Holmes WA, Bayliss MT, Muir H. Hyaluronic acid in human articular cartilage: age related changes in content and size. *Biochem J* 1988;250:435–441.
210. Thonar EJ-MA, Sweet MBE, Immelman AR, et al. Hyaluronate in articular cartilage: age-related changes. *Calcif Tissue Res* 1978;26: 19–21.
211. Schmidt MB, Mow VC, Chun LE, Eyre DR. Effects of proteoglycan extraction on the tensile behaviour of articular cartilage. *J Orthop Res* 1990;8:353–363.
212. Kempson GE, Tuke MA, Dingle JT, et al. The effects of proteolytic enzymes on the mechanical properties of adult human articular cartilage. *Biochim Biophys Acta* 1976;428:741–760.
213. Mow VC, Howell DS, Buckwalter JA. Structure and function relationships of articular cartilage and the effects of joint instability and trauma on cartilage function. In: Brandt KD, ed. *Cartilage changes in osteoarthritis.* Indianapolis: Indiana School of Medicine, Ciba-Geigy Corporation, 1990:22–42.
214. Akizuki S, Mow VC, Muller F, et al. Tensile properties of human knee joint cartilage. 1. Influence of ionic conditions, weight-bearing, and fibrillation on the tensile modulus. *J Orthop Res* 1986;4:379–392.
215. Berkenblit SI, Frank EH, Salant EP, Grodzinsky AJ. Nondestructive detection of cartilage degeneration using electromechanical surface spectroscopy. *J Biomech Eng* 1994;116:384–392.
216. Roth V, Mow VC. The intrinsic tensile behaviour of the matrix of bovine articular cartilage and variation with age. *J Bone Joint Surg Am* 1980;62:1102–1117.
217. Alexopoulos LG, Haider MA, Vail TP, Guilak F. Alterations in the mechanical properties of the human chondrocyte pericellular matrix with osteoarthritis. *J Biomech Eng* 2003;125:323–333.
218. Cicuttini F, Forbes A, Morris K, et al. Gender differences in knee cartilage volume as measured by magnetic resonance imaging. *Osteoarthritis Cartilage* 1999;7:265–271.
219. Kempson GE, Muir H, Freeman MAR, et al. Correlations between the compressive stiffness and chemical constituents of human articular cartilage. *Biochim Biophys Acta* 1970;215:70–77.
220. Kempson GE. Mechanical properties of articular cartilage. In: Freeman MAR, ed. *Adult articular cartilage.* Tunbridge Wells, UK: Pitman Medical, 1979:333–414.
221. Urban JPG, Maroudas A, Bayliss MT, et al. Swelling pressures of proteoglycans at the concentrations found in cartilaginous tissues. *Biorheology* 1979;16:447–464.
222. Basser PJ, Schneidermann R, Bank RA, et al. Mechanical properties of the collagen network in human articular cartilage as measured by osmotic stress technique. *Arch Biochem Biophys* 1998;351:207–219.
223. Huberti HH, Hayes WC. Patellofemoral contact pressures: the influence of Q-angle and tendofemoral contact. *J Bone Joint Surg Am* 1984;66:715–724.
224. Hodge WA, Fijan RS, Carlson KL, et al. Contact pressures in the human hip joint measured *in vivo*. *Proc Natl Acad Sci U S A* 1986; 83:2879–2883.
225. Hall AC, Urban JPG, Gehp KA. The effects of hydrostatic pressure on matrix synthesis in articular cartilage. *J Orthop Res* 1991;9:1–10.
226. Takahashi I, Nuckolls GH, Takahashi K, et al. Compressive force promotes SOX9, type II collagen and aggrecan and inhibits IL-1β expression resulting in chondrogenesis in mouse embryonic limb bud mesenchymal cells. *J Cell Sci* 1998;111:2067–2076.
227. Fujisawa T, Hattori J, Takahashi K, et al. Cyclic mechanical stress induces extracellular matrix degradation in cultured chondrocytes via gene expression of matrix metalloproteinases and interleukin-1. *J Biochem* 1999;125:966–975.

228. Lee M, Frindade MCD, Ikenoue T, et al. Regulation of nitric oxide and Bcl-2 expression by shear stress in human osteoarthritic chondrocytes *in vitro*. *J Cell Biochem* 2003;90:80–86.
229. Thibault M, Poole AR, Buschmann MD. Cyclic compression of cartilage/bone explants *in vitro* leads to physical weakening, mechanical breakdown of collagen and release of matrix fragments. *J Orthop Res* 2002;20:1285–1273.
230. Chen C-T, Bhargava M, Lin PM, et al. Time, stress, and location dependent chondrocyte death and collagen damage in cyclically loaded articular cartilage. *J Orthop Res* 2003;21:888–898.
231. Bank RA, Soudry M, Maroudas A, et al. The increased swelling and instantaneous deformation of osteoarthritic cartilage is highly correlated with collagen degradation. *Arthritis Rheum* 2000;43:2202–2210.
232. Wright MO, Nishida K, Bavington C, et al. Hyperpolarization of cultured human chondrocytes follows cyclical pressure-induced strain: evidence of a role for $\alpha_5\beta_1$ integrin as a chondrocyte mechanoreceptor. *J Orthop Res* 1997;15:742–747.
233. Millward SJ, Wright MO, Lee H-S, et al. Integrin-regulated secretion of interleukin 4: a novel pathway of mechanotransduction in human articular chondrocytes. *J Cell Biol* 1999;145:183–189.
234. Blain EJ, Gilbert SJ, Wardale RJ, et al. Upregulation of matrix metalloproteinase expression and activation following cyclical compressive loading of articular cartilage *in vitro*. *Arch Biochem Biophys* 2001;396;49–55.
235. Murata M, Bonassar LJ, Wright M, et al. A role for the interleukin-1 receptor in the pathway linking static mechanical compression to decreased proteoglycan synthesis in surface articular cartilage. *Arch Biochem Biophys* 2003;413:229–235.
236. Millward-Sadler SJ, Mackenzie A, Wright MO, et al. Tachykinin expression in cartilage and function in human articular chondrocyte mechanotransduction. *Arthritis Rheum* 2003;48:146–156.
237. Wu QY, Zhang Y, Chen Q. Indian hedgehog is an essential component of mechanotransduction complex to stimulate chondrocyte proliferation. *J Biol Chem* 2001;276:35290–35296.
238. Carter DR. Mechanical loading history and skeletal development. *J Biomech* 1987;20:1095–1109.
239. Carter DR, Orr TE, Fyhrie DP, ET AL. Influences of mechanical stress on prenatal and postnatal development. *Clin Orthop* 1987;219: 237–250.
240. Rodbard S. Negative feedback mechanism in the architecture and function of the connective and cardiovascular tissues. *Perspect Biol Med* 1970;13:507–527.
241. Gillard GC, Reilly HC, Bell-Booth PG, et al. The influence of mechanical forces on the glycosaminoglycan content of the rabbit flexor digitorum profundus tendon. *Connect Tissue Res* 1979;7:37–46.
242. Slowman SD, Brandt KD. Composition and glycosaminoglycan metabolism of articular cartilage from habitually loaded and habitually unloaded sites. *Arthritis Rheum* 1986;29:88–94.
243. Palmoski MJ, Perricone E, Brandt KD. Development and reversal of a proteoglycan aggregation defect in normal canine knee cartilage after immobilization. *Arthritis Rheum* 1979;22:508–517.
244. Kiviranta I, Jurvelin J, Tammi M, et al. Weight bearing controls glycosaminoglycan concentration and articular cartilage thickness in the knee joints of young beagle dogs. *Arthritis Rheum* 1983;30:801–809.
245. Säämänen A-M, Tammo M, Kiviranta I, et al. Maturation of proteoglycan matrix in articular cartilage under increased and decreased joint loading: a study in young rabbits. *Connect Tissue Res* 1987;16: 163–175.
246. Vasan N. Effects of physical stress on the synthesis and degradation of cartilage matrix. *Connect Tissue Res* 1983;12:49–58.
247. Otterness IG, Eskra JD, Bliven ML, et al. Exercise protects against articular cartilage degeneration in the hamster. *Arthritis Rheum* 1998; 41:2068–2076.
248. Eger W, Schumacher BL, Mollenhauer J, et al. Human knee and ankle explants: catabolic differences. *J Orthop Res* 2002;20:526–534.
249. Salter DM, Godolphin JL, Gowlay MS. Chondrocyte heterogeneity: immunohistologically defined variation of integrin expression at different sites in human fetal knees. *J Histochem Cytochem* 1995;43: 447–457.
250. Loesser RF. Integrin-mediated attachment of articular chondrocytes to extracellular matrix proteins. *Arthritis Rheum* 1993;36:1103–1110.
251. Woods VL Jr, Schreck PJ, Gesink DS, et al. Integrin expression by human articular chondrocytes. *Arthritis Rheum* 1994;37:537–544.
252. Ostergaard K, Salter DM, Petersen J, et al. Expression of α and β subunits of the integrin superfamily in articular cartilage from macroscopically normal and osteoarthritic human femoral heads. *Ann Rheum Dis* 1998;57:303–308.
253. Hirsch MS, Lunsford LE, Trinkaus-Randall V, Svoboda KKH. Chondrocyte survival and differentiation *in situ* are integrin mediated. *Dev Dyn* 1997;210:249–263.
254. Enomoto M, Leboy PS, Menko AS, et al. β_1 Integrins mediate chondrocyte interaction with type I collagen, type II collagen and fibronectin. *Exp Cell Res* 1993;205:276–285.
255. Turnay J, Pfannmüller E, Lizarbe MA, et al. Collagen binding activity of recombinant and N-terminally modified annexin V (archorin CII). *J Cell Biochem* 1995;58:208–220.
256. Fernandez MP, Selmin O, Martin GR, et al. The structure of anchorin CII: a collagen binding protein isolated from chondrocyte membrane. *J Biol Chem* 1988;263:5921–5925.
257. Kirsch T, Pläffle M. Selective binding of anchorin cII (annexin V) to type II and X collagen and to chondrocalcin (C-propeptide of type II procollagen): implications for anchoring function between matrix vesicles and matrix proteins. *FEBS Lett* 1992;310:143–147.
258. Koolpe M, Benton HP. Calcium-mobilizing purine receptors on the surface of mammalian articular chondrocytes. *J Orthop Res* 1997;15: 204–213.
259. Chow G, Nietfeld JAAP, Knudson CB, et al. Antisense inhibition of chondrocyte CD44 expression leading to cartilage chondrolysis. *Arthritis Rheum* 1998;41:1411–1419.
260. Da Silva JAP, Willoughby DA. The influence of sex in arthritis: is cartilage an overlooked factor? *J Rheumatol* 1994;21:791–796.
261. Richmond RS, Carlson CS, Register TC, et al. Functional estrogen receptors in adult articular cartilage: estrogen replacement therapy increases chondrocyte synthesis of proteoglycans and insulin-like growth factor binding protein 2. *Arthritis Rheum* 2000;43:2081–2090.
262. Taylor DJ, Yoffe JR, Woolley DE. Histamine H_2 receptors on fetal-bovine articular chondrocytes. *Biochem J* 1983;212:517–520.
263. Benton HP, Jackson TR, Hanley MR. Identification of a novel inflammatory stimulant of chondrocytes: early events in cell activation by bradykinin receptors on pig articular chondrocytes. *Biochem J* 1989;258:861–867.
264. Schipani E, Ryan ME, Didrrickson S, et al. Hypoxia in cartilage: HIF-1α is essential for chondrocyte growth arrest and survival. *Genes Dev* 2001;15:2865–2876.
265. Pfander D, Cramer T, Schipani E, et al. HIF-1α controls extracellular matrix synthesis by epiphyseal chondrocytes. *J Cell Sci* 2003;116: 1819–1826.
266. Prins APA, Lipman JM, McDevitt CA, et al. Effect of purified growth factors on rabbit articular chondrocytes in monolayer culture. II. Sulfated proteoglycan synthesis. *Arthritis Rheum* 1982;25: 1228–1238.
267. Guenther HL, Guenther HE, Froesch ER, et al. Effect of insulin-like growth factor on collagen and glycosaminoglycan synthesis by rabbit articular chondrocytes in culture. *Experientia* 1982;38:979–980.
268. Osborn KD, Trippel SB, Mankin HJ. Growth factor stimulation of adult articular cartilage. *J Orthop Res* 1989;7:35–42.
269. Watanabe N, Rosenfeld RG, Hintz RL, et al. Characterization of a specific insulin-like growth factor-I/somatomedin-C receptor on high density, primary monolayer cultures of bovine articular chondrocytes: regulation of receptor concentration by somatomedin, insulin and growth hormone. *J Endocrinol* 1985;107:275–283.
270. Trippel SB, Chernausek SD, Van Wyk JJ, et al. Demonstration of type I and type II somatomedin receptors on bovine growth plate chondrocytes. *J Orthop Res* 1988;6:817–826.
271. Hunziker E, Wagner J, Zapf J. Differential effects of insulin-like growth factor 1 and growth hormone on developmental stages of rat growth plate chondrocytes *in vivo*. *J Clin Invest* 1994;93:1078–1086.
272. Vetter U, Zapf J, Heit W, et al. Human fetal and adult chondrocytes: effect of insulin-like growth factors I and II, insulin and growth hormone on clonal growth. *J Clin Invest* 1986;77:1903–1908.
273. Makower A-M, Wroblewski J, Pawlowski A. Effects of IGF-1, rGF, FGF, EGF and NCS on DNA-synthesis, cell proliferation and morphology of chondrocytes isolated from rat rib growth cartilage. *Cell Biol Int Rep* 1989;13:259–270.

274. Schoenle E, Zapf J, Humbel RE, et al. Insulin-like growth factor 1 stimulates growth in hypophysectomized rats. *Nature* 1982;296:252–253.
275. Schoenle E, Zapf J, Hauri C, et al. Comparison of *in vivo* effects of insulin-like growth factor I and II and of growth hormone in hypophysectomised rats. *Acta Endocrinol* 1985;108:167–174.
276. Nilsson A, Isgaard J, Lindahl A, et al. Regulation by growth hormone of number of chondrocytes containing IGF-1 in rat growth plate. *Science* 1986;233:571–574.
277. Middleton JFS, Tyler JA. Upregulation of insulin-like growth factor 1 gene expression in the lesions of osteoarthritic human articular cartilage. *Ann Rheum Dis* 1992;51:440–447.
278. Luyten FP, Hascall VC, Nissley SP, et al. Insulin-like growth factors maintain steady state metabolism of proteoglycans in bovine articular cartilage explants. *Arch Biochem Biophys* 1988;267:416–425.
279. McQuillan DJ, Handley CJ, Campbell MA, et al. Stimulation of proteoglycan biosynthesis by serum and insulin-like growth factor-1 in cultured bovine articular cartilage. *Biochem J* 1986;240:423–430.
280. Tyler JA. Insulin-like growth factor 1 can decrease degradation and promote synthesis of proteoglycan in cartilage exposed to cytokines. *Biochem J* 1989;260:543–548.
281. Hui W, Cawston T, Rowan AD. Transforming growth factor β1 and insulin-like growth factor 1 block collagen degradation induced by oncostatin M in combination with tumour necrosis factor from bovine cartilage. *Ann Rheum Dis* 2003;62:172–174.
282. Hui W, Rowan AD, Cawston T. Insulin-like growth factor 1 blocks collagen release and down regulates matrix metalloproteinase-1, -3, -8, and -13 in RNA expression in bovine nasal cartilage stimulated with oncostatin M in combination with interleukin 1α. *Ann Rheum Dis* 2001;60:254–261.
283. Im H-J, Pacione C, Chubinskaya S, et al. Inhibitory effects of insulin-like growth factor-1 and osteogenic protein-1 on fibronectin fragment and interleukin-1β stimulated matrix metalloproteinase-13 expression in human chondrocytes. *J Biol Chem* 2003;278:25386–25394.
284. Wang J, Elewant D, Veys EM, et al. Insulin-like growth factor-1 induced interleukin-1 receptor II overrides the activity of interleukin-1 and controls the homeostasis of the extracellular matrix of cartilage. *Arthritis Rheum* 2003;48:1281–1291.
285. Schalkwijk J, Joosten LAB, van den Berg WB, et al. Insulin-like growth factor stimulation of chondrocyte proteoglycan synthesis by human synovial fluid. *Arthritis Rheum* 1989;32:66–71.
286. Schalkwijk J, Joosten LAB, van den Berg WB, et al. Chondrocyte nonresponsiveness to insulin-like growth factor I in experimental arthritis. *Arthritis Rheum* 1989;32:894–900.
287. Olney RC, Wilson DM, Mohtai M, et al. Interleukin-1 and tumor necrosis factor-α increase insulin-like growth factor binding protein-3 (IGFBP-3) production and IGFBP-3 protease activity in human articular chondrocytes. *J Endocrinol* 1995;146:279–286.
288. Rieu M. Evaluation of insulin-like growth factor (somatomedin) levels in acromegaly. *Hormone Res* 1986;24:112–115.
289. Yokoya S, Suwa S, Maesaka H, Tanaka T. Immunoreactive somatomedin C/insulin-like growth factor I in urine from normal subjects, pituitary dwarfs, and acromegalics. *Pediatr Res* 1988;23:151–154.
290. Zapf J, Froesch ER. Insulin-like growth factors/somatomedins: structure, secretion, biological actions and physiological role. *Horm Res* 1986;24:121–130.
291. Sessions CM, Emiler CA, Schalch DS. Interaction of insulin-like growth factor II with rat chondrocytes: receptor binding, internalization and degradation. *Endocrinology* 1987;120:2108–2116.
292. Isaksson OGP, Jansson J-O, Gause IAM. Growth hormone stimulates longitudinal bone growth directly. *Science* 1982;216:1237–1239.
293. Russell SM, Spencer EM. Local injections of human or rat growth hormone or purified somatomedin-C stimulate unilateral tibial epiphyseal growth in hypophysectomized rats. *Endocrinology* 1985;116:2563–2567.
294. Villiger PM, Kusari AB, ten Dijke P, et al. IL-1β and IL-6 selectively induce transforming growth factor-β isoforms in human articular chondrocytes. *J Immunol* 1993;151:3337–3344.
295. Morales TI, Roberts AB. Transforming growth factor β regulates the metabolism of proteoglycans in bovine cartilage organ cultures. *J Biol Chem* 1988;263:12828–12831.
296. Redini F, Galera P, Mauviel A, et al. Transforming growth factor β stimulates collagen and glycosaminoglycan biosynthesis in cultured rabbit articular chondrocytes. *FEBS Lett* 1988;234:172–176.
297. Chandrasekhar S, Harvey AK. Transforming growth factor-β is a potent inhibitor of IL-1 induced protease activity and cartilage proteoglycan degradation. *Biochem Biophys Res Commun* 1988;157: 1352–1359.
298. Scharstuhl A, van Beuningen HM, Vitters EL et al. Loss of transforming growth factor counteraction on interleukin-1 mediated effects in cartilage of old mice. *Ann Rheum Dis* 2002;61:1095–1098.
299. Serra R, Johnson M, Filvaroff EH, et al. Expression of a truncated, kinase-defective TGF-β type II receptor in mouse skeletal tissue promotes terminal chondrocyte differentiation and osteoarthritis. *J Cell Biol* 1997;134:541–552.
300. Yang X, Chen L, Xu X, et al. TGFβ/Smad3 signals repress chondrocyte hypertrophic differentiation and are required for maintaining articular cartilage. *J Cell Biol* 2001;153:35–46.
301. Shlopov BV, Gunanovskaya ML, Hasty KA. Autocrine regulation of collagenase 3 (matrix metalloproteinase 13) during osteoarthritis. *Arthritis Rheum* 2000;43:195–205.
302. Gelb DE, Rosier R, Puzas JE. The production of transforming growth factor-β by chick growth plate chondrocytes in short term monolayer culture. *Endocrinology* 1990;127:1941–1947.
303. Crabb ID, O'Keefe RJ, Puzas JE, Rosier RN. Synergistic effect of transforming growth factor β and fibroblast growth factor on DNA synthesis in chick growth plate chondrocytes. *J Bone Miner Res* 1990;5:1105–1112.
304. Elford PR, Lamberts SWJ. Contrasting modulation by transforming growth factor-b1 of insulin-like growth factor-1 production in osteoblasts and chondrocytes. *Endocrinology* 1990;127:1635–1639.
305. Harvey AK, Hrubey PS, Chandrasekhar S. Transforming growth factor-β inhibition of interleukin-1 activity involves down-regulation of interleukin-1 receptors on chondrocytes. *Exp Cell Res* 1991;195: 376–385.
306. Hogan BLM. Bone morphogenetic proteins: multifunctional regulators of vertebrate development. *Genes Dev* 1996;10:1580–1594.
307. Schmidt JM, Hwang K, Winn SR, et al. Bone morphogenetic proteins: an update on basic biology and clinical relevance. *J Orthop Res* 1999;17:269–278.
308. Feng JQ, Xing L, Zhang JH, et al. NF-kβ specifically activates BMP-2 gene expression in growth plate chondrocytes *in vivo* and in a chondrocyte cell line *in vitro*. *J Biol Chem* 2003;278:29130–29135.
309. Flechtenmacher J, Huch K, Thonar EJ-MA, et al. Recombinant human osteogenic protein 1 is a potent stimulator of the synthesis of cartilage proteoglycans and collagens by human articular chondrocytes. *Arthritis Rheum* 1996;39:1896–1904.
310. Sailor LZ, Hewick RM, Morris EA. Recombinant human bone morphogenetic protein-2 maintains the articular chondrocyte phenotype in long-term culture. *J Orthop Res* 1996;14:937–945.
311. Glansbeek HL, van Beuningen HM, Vitters EL, et al. Bone morphogenetic protein 2 stimulates articular cartilage proteoglycan synthesis *in vivo* but does not counteract interleukin-1α effects on proteoglycan synthesis and content. *Arthritis Rheum* 1997;40:1020–1028.
312. Huch K, Wilbrink B, Flechtenmacher J, et al. Effects of recombinant human osteogenic protein 1 on the production of proteoglycan, prostaglandin E_2 and interleukin-1 receptor antagonist by human articular chondrocytes cultured in the presence of interleukin-1β. *Arthritis Rheum* 1997;40:2157–2161.
313. Koepp HE, Sampath KT, Kuettner KE, et al. Osteogenic protein-1 (OP-1) blocks cartilage damage caused by fibronectin fragments and promotes repair by enhancing proteoglycan synthesis. *Inflamm Res* 1999;48:199–204.
314. Bobacz K, Gruber R, Soleiman A, et al. Cartilage-derived morphogenetic proteins-2 and -2 are endogenously expressed in healthy and osteoarthritic human articular chondrocytes and stimulate matrix synthesis. Osteoarthritis Cartilage 2002;10:394–401.
315. Makower A-M, Wroblewski J, Pawlowski A. Effects of IGF-1, EGF and FGF on proteoglycans synthesized by fractionated chondrocytes of rat rib growth plate. *Exp Cell Res* 1988;179:498–506.
316. Cuevas P, Burgos J, Baird A. Basic fibroblast growth factor (FGF) promotes cartilage repair *in vivo*. *Biochem Biophys Res Commun* 1988;156:611–618.
317. Kato Y, Iwamoto M. Fibroblast growth factor is an inhibitor of chondrocyte terminal differentiation. *J Biol Chem* 1990;265:5903–5909.
318. Sano H, Forough R, Maier JAM, et al. Detection of high levels of heparin binding growth factor-1 (acidic fibroblast growth factor) in inflammatory arthritic joints. *J Cell Biol* 1990;110:1417–1426.

319. Jinguishi S, Heydemann A, Kana SK, et al. Acidic fibroblast growth factor (aFGF) injection stimulates cartilage enlargement and inhibits cartilage gene expression in rat fracture healing. *J Orthop Res* 1990; 8:364–371.
320. Phadke K. Fibroblast growth factor enhances the interleukin-1 mediated chondrocyte protease release. *Biochem Biophys Res Commun* 1987;142:448–453.
321. Chin JE, Hatfield CA, Krzesicki RF, et al. Interactions between interleukin-1 and basic fibroblast growth factor on articular chondrocytes: effects on cell growth, prostanoid production and receptor modulation. *Arthritis Rheum* 1991;34:314–324.
322. Tyler JA. Articular cartilage cultured with catabolin (pig interleukin 1) synthesizes a decreased number of normal proteoglycan molecules. *Biochem J* 1985;227:869–878.
323. Morales TI, Hascall VC. Specificity of action of lipopolysaccharide on bovine articular cartilage metabolism: a comparison with interleukin-1. *Connect Tissue Res* 1989;19:255–275.
324. Tyler JA, Benton HP. Synthesis of type II collagen is decreased in cartilage cultured with interleukin-1 while the rate of extracellular degradation remains unchanged. *Coll Rel Res* 1988;8:393–405.
325. Goldring MB, Birkhead J, Sandell LJ, et al. Interleukin-1 suppresses expression of cartilage-specific types II and IX collagens and increases types I and III collagens in human chondrocytes. *J Clin Invest* 1988; 82:2026–2037.
326. Lefebvre V, Peeters-Joris C, Vaes G. Modulation by interleukin-1 and tumor necrosis factor α of production of collagenase, tissue inhibitor of metalloproteinases and collagen types in differentiated and dedifferentiated articular chondrocytes. *Biochim Biophys Acta* 1990; 1052:366–378.
327. Arner EC, Pratta MA. Independent effects of interleukin-1 on proteoglycan breakdown, proteoglycan synthesis and prostaglandin E_2 release from cartilage in organ culture. *Arthritis Rheum* 1989;32: 288–297.
328. Poole AR, Alini M, Hollander AP. Cellular biology of cartilage degradation. In: Henderson B, Pettifer R, Edwards J, eds. *Mechanisms and models in rheumatoid arthritis*. London: Academic, 1995: 163–204.
329. Yaron I, Meyer FA, Dayer J-M, et al. Some recombinant human cytokines stimulate glycosaminoglycan synthesis in human synovial fibroblasts cultures and inhibit it in human articular cartilage cultures. *Arthritis Rheum* 1989;32:173–180.
330. van de Loo AAJ, van Beuningen HM, van Lent PLEM, et al. Direct effect of murine IL-1 on cartilage metabolism *in vivo*. *Agents Actions* 1989;26:153–155.
331. Nietfeld JJ, Duits AJ, Tilanus MGJ, et al. Antisense oligonucleotides: a novel tool for the control of cytokine effects on human cartilage: focus on interleukin-1 and 6 and proteoglycan synthesis. *Arthritis Rheum* 1994;37:1357–1362.
332. Cawston TE, Curry VA, Summers CA, et al. The role of oncostatin M in animal and human connective tissue collagen turnover and its localization within the rheumatoid joint. *Arthritis Rheum* 1998;41: 1760–1771.
333. Koshy PJT, Lundy CJ, Rowan AD, et al. The modulation of matrix metalloproteinase and ADAM gene expression in human chondrocytes by interleukin-1 and oncostatin M. A time course study using real-time quantitative reverse transcription-polymerase chain reaction. *Arthritis Rheum* 2002;46:961–967.
334. Seckinger P, Yaron I, Meyer FA, et al. Modulation of the effects of interleukin-1 on glycosaminoglycan synthesis by the urine-derived interleukin-1 inhibitor, but not by interleukin-6. *Arthritis Rheum* 1990;33:1807–1814.
335. Silacci P, Dayer J-M, Desgeorges A, et al. Interleukin (IL)-6 and its soluble receptor induce TIMP-1 expression in synoviocytes and chondrocytes and block IL-1 induced collagenolytic activity. *J Biol Chem* 1998;273:13625–13629.
336. Flannery CR, Little CB, Hughes CE, et al. IL-6 and its soluble receptor augment aggrecanase-mediated proteoglycan catabolism in articular cartilage. *Matrix Biol* 2000;19:549–553.
337. Häuselmann HJ, Oppliger L, Michel BA, et al. Nitric oxide and proteoglycan biosynthesis by human articular chondrocytes in alginate culture. *FEBS Lett* 1994;352:361–364.
338. Taskiran D, Stefanovic-Racic M, Georgescu H, et al. Nitric oxide mediates suppression of cartilage proteoglycan synthesis by interleukin-1. *Biochem Biophys Res Commun* 1996;200:142–148.
339. Gouze J-N, Bordji K, Gulberti S, et al. Interleukin-1β downregulates the expression of glucuronosyltransferase 1, a key enzyme priming glycosaminoglycan biosynthesis. Influence of glucosamine on interleukin-1β-mediated effects in rat chondrocytes. *Arthritis Rheum* 2001;44:351–360.
340. Blanco FJ, Ochs RL, Schwarz H, Lotz M. Chrondocyte apoptosis induced by nitric oxide. *Am J Pathol* 1995;146:75–85.
341. Del Carlo M Jr, Loesser RF. Nitric-oxide-mediated chondrocyte cell death requires the generation of additional reactive oxygen species. *Arthritis Rheum* 2002;46:394–403.
342. Pettersen I, Figenschau Y, Olsen E, et al. Tumor necrosis factor–related apoptosis-inducing ligand induces apoptosis in human articular chondrocytes *in vitro*. *Biochem Biophys Res Commun* 2002;296: 671–676.
343. Schwerwegh AJ, Dombrecht EJ, Stevens WJ, et al. Influence of proinflammatory (IL-1α, IL-6, TNF-α, IFN-γ) and anti-inflammatory (IL-4) cytokines on chondrocyte function. *Osteoarthritis Cartilage* 2003;11:681–687.
344. Clements KM, Price JS, Chambers MG, et al. Gene deletion of either IL-1β, ICE; Nos or SLN-1 accelerates the development of knee osteoarthritis in mice after surgical transection of the medial collateral ligament and partial medial menisectomy. *Arthritis Rheum* 2003;48: 3452–3463.
345. Goldring MB, Birkhead J, Sandell LJ, et al. Synergistic regulation of collagen gene expression in human chondrocytes by tumor necrosis factor-α and interleukin-1β. *Ann NY Acad Sci* 1990;580: 536–539.
346. Goldring MB, Sandell LJ, Stephenson ML, et al. Immune interferon suppresses levels of procollagen in mRNA and type II collagen synthesis in cultured human articular and costal chondrocytes. *J Biol Chem* 1986;261:9049–9056.
347. Fons AJ, van de Loo J, Joosten LAB, et al. Role of interleukin-1, tumor necrosis factor α and interleukin-6 in cartilage proteoglycan metabolism and destruction. *Arthritis Rheum* 1995;38:164–172.
348. Yeh LA, Augustine AJ, Lee P, et al. Interleukin-4, an inhibitor of cartilage breakdown in bovine articular cartilage explants. *J Rheumatol* 1995;22:1740–1746.
349. Lubberts E, Joosten LA, van Den Bersselaar L, et al. Adenoviral vector-radiated overexpression of IL-4 in the knee joint of mice with collagen-induced arthritis prevents cartilage destruction. *J Immunol* 1999;163:4546–4556.
350. Shalon-Barak T, Quach J, Lotz M. Interleukin-17 induced gene expression in articular chondrocytes is associated with activation of mitogen-activated protein kinases and NF-κB. *J Biol Chem* 1998; 273:27467–27473.
351. Koshy PJ, Henderson N, Logan C, et al. Interleukin-17 induces cartilage collagen breakdown: novel synergistic effects in combination with proinflammatory cytokines. *Ann Rheum Dis* 2002;61:704–713.
352. Attur MG, Patel RN, Abramson SB, et al. Interleukin-17 upregulation of nitric oxide production in human osteoarthritis cartilage. *Arthritis Rheum* 1997;40:1050–1053.
353. Lubberts E, Joosten LAB, van de Loo FAJ, et al. Reduction of interleukin-17 induced inhibition of chondrocyte proteoglycan synthesis in intact murine articular cartilages by interleukin-4. *Arthritis Rheum* 2000;43:1300–1306.
354. Honorati MC, Bovara M, Cattini L, et al. Contribution of interleukin 17 to human cartilage degradation and synovial inflammation in osteoarthritis. *Osteoarthritis Cartilage* 2002;10:799–807.
355. Olec T, Hashimoto S, Quach J, et al. IL-18 is produced by articular chondrocytes and induces proinflammatory and catabolic responses. *J Immunol* 1999;162:1096–1100.
356. Figenschau Y, Knutsen G, Shahazeydi S, et al. Human articular chondrocytes express functional leptin receptors. *Biochem Biophys Res Commun* 2001;287:190–197.
357. Hirak Y, Inoue H, Iyama K-I, et al. Identification of chondromodulin 1 as a novel endothelial cell growth inhibitor. Purification and its localization in the avascular zone of epiphyseal cartilage. *J Biol Chem* 1997;272:32419–32426.
358. Recklies AD, White C, Ling H. The chitinase-3 like protein human cartilage glycoprotein 39 (HC-gp39) stimulates proliferation of human connective-tissue cells and activates both extracellular signal-regulated kinase and protein kinase B–mediated signalling pathways. *Biochem J* 2002;365:119–126.

359. Hinek A, Poole AR. The influence of vitamin D metabolites on the calcification of cartilage matrix and the C-propeptide of type II collagen (chondrocalcin). *J Bone Miner Res* 1988;3:421–429.
360. Homandberg GA, Hui F, Wen C, et al. Fibronectin-fragment induced cartilage chondrolysis is associated with release of catabolic cytokines. *Biochem J* 1997;321:751–757.
361. Peters JH, Loredo GA, Benton HP. Is osteoarthritis a fibronectin-integrin imbalance disorder? *Osteoarthritis Cartilage* 2002;10:831–835.
362. Yasuda T, Poole AR. A fibronectin fragment induces type II collagen degradation by collagenase through an interleukin-1 mediated pathway. *Arthritis Rheum* 2002;46:138–148.
363. Yasuda T, Poole AR, Shimizu M, et al. Involvement of CD44 in induction by a carboxyterminal heparin-binding fibronectin domain of matrix metalloproteinases in human articular cartilage in culture. *Arthritis Rheum* 2003;48:1271–1280.
364. Arner EC, Tortorella MD. Signal transduction through chondrocyte integrin receptors induces matrix metalloproteinase synthesis and synergizes with interleukin-1. *Arthritis Rheum* 1995;38:1304–1314.
365. Homandberg GA, Wen C. Exposure of cartilage to a fibronectin fragment amplifies catabolic processes while also enhancing anabolic processes to limit damage. *J Orthop Res* 1998;16:237–246.
366. McKenna LA, Liu H, Sansom P, et al. A N-terminal peptide from link protein stimulates proteoglycan biosynthesis in human articular cartilage *in vivo*. *Arthritis Rheum* 1998;41:157–162.
367. Mwale F, Demers CN, Petit A, et al. A synthetic peptide of link protein stimulates the biosynthesis of collagens II, IX and proteoglycan by cells of the intervertebral disc. *J Cell Biochem* 2003;88:1202–1213.
368. Jennings L, Wu L, King KB, et al. The effects of collagen fragments on the extracellular matrix metabolism of bovine and human chondrocytes. *Connect Tissue Res* 2001;42:71–86.
369. Yasuda T, Wu W, Poole AR. A fragment of type II collagen can induce collagenase-mediated cleavage of type II collagen: identification of a positive degradative feedback loop in cartilage resorption. *Arthritis Rheum* (In press).
370. Simmons DJ, Whiteside LA, Whitson SW. Biorhythmic profiles in the rat skeleton. *Metab Bone Dis Rel Res* 1979;2:49–64.
371. Tiku ML, Liesch JB, Robertson FM. Production of hydrogen peroxide by rabbit articular chondrocytes: enhancement by cytokines. *J Immunol* 1990;145:690–696.
372. Dingle JT, Horsfield P, Fell HB, et al. Breakdown of proteoglycan and collagen induced in pig articular cartilage in organ culture. *Ann Rheum Dis* 1975;34:303–311.
373. Cawston TE, Ellis AJ, Lean E, et al. Interleukin-1 and oncostatin M in combination promote the release of collagen fragments from bovine nasal cartilage in culture. *Biochem Biophys Res Commun* 1995;215:377–385.
374. Billinghurst RC, Wu W, Ionescu M, et al. Comparison of the degradation of type II collagen and proteoglycan in nasal and articular cartilages induced by interleukin-1 and the selective inhibition of type II collagen cleavage by collagenase. *Arthritis Rheum* 2000;43:664–672.
375. Milner JM, Elliott S-F, Cawston TE. Activation of procollagenases is a key control point in cartilage collagen degradation. Interaction of serine and metalloproteinase pathways. *Arthritis Rheum* 2001;44:2084–2096.
376. Sztrolovics R, White RJ, Poole AR, et al. Resistance of small leucine rich repeat proteoglycans to proteolytic during interleukin-1 stimulated cartilage. *Biochem J* 1999;339:571–577.
377. Cheung HS, Ryan LM, Kozin F, et al. Identification of collagen subtypes in synovial fluid sediments from arthritic patients. *Am J Med* 1980;68:73–79.
378. Witter J, Roughley PJ, Webber C, et al. The immunological detection and characterization of cartilage proteoglycan degradation products in synovial fluids of patients with arthritis. *Arthritis Rheum* 1987;30:519–526.
379. Kim HA, Song YW. Apoptotic chondrocyte death in rheumatoid arthritis. *Arthritis Rheum* 1999;42:1528–1537.
380. Von der Mark K, Kirsch T, Nerlich A, et al. Type X collagen synthesis in human osteoarthritic cartilage: induction of chondrocyte hypertrophy. *Arthritis Rheum* 1992;35:806–811.
381. Terkeltaub R, Lotz M, Johnson K, et al. Parathyroid hormone-related protein is abundant in osteoarthritic cartilage, and the parathyroid hormone-related protein 1–173 isoform is selectively induced by transforming growth factor beta in articular chondrocytes and suppresses generation of extracellular inorganic pyrophosphate. *Arthritis Rheum* 1998;41:2152–2164.
382. Kirsch T, Swoboda B, Nah HD. Activation of annexin II and V expression, terminal differentiation, mineralization and apoptosis in human osteoarthritic cartilage. *Osteoarthritis Cartilage* 2000;8:294–302.
383. Hashimoto H, Ochs RL, Komiya S, et al. Linkage of chondrocyte apoptosis and cartilage degradation in human osteoarthritis. *Arthritis Rheum* 1998;41;1632–1638.
384. Blanco FJ, Guitan R, Vazquez-Martel E, et al. Osteoarthritis chondrocytes die by apoptosis: a possible pathway for osteoarthritis pathology. *Arthritis Rheum* 1998;41:284–289.
385. Gordon GV, Villanueva T, Schumacher HR, et al. Autopsy study correlating degree of osteoarthritis, synovitis and evidence of articular calcification. *J Rheumatol* 1984;11:681–686.
386. Ohira T, Ishikawa K. Hydroxyapatite deposition in osteoarthritic articular cartilage of the proximal femoral head. *Arthritis Rheum* 1987;30:651–660.
387. Konttinen YT, Mordelin J, Li T-F, et al. Acidic endoproteinase cathepsin K in the degeneration of the superficial articular hyaline cartilage in osteoarthritis. *Arthritis Rheum* 2002;46:953–960.
388. Hollander AP, Pidoux I, Reiner A, et al. Damage to type II collagen in ageing and osteoarthritis: starts at the articular surface, originates around chondrocytes and extends into the cartilage with progressive degeneration. *J Clin Invest* 1995;96:2859–2869.
389. Lark MW, Bayne EK, Flanagan J, et al. Aggrecan degradation in human cartilage: evidence for both matrix metalloproteinase and aggrecanase activity in normal osteoarthritic, and rheumatoid joints. *J Clin Invest* 1997;100:93–106.
390. Woolley D, Crossley MJ, Evanson J. Collagenase at sites of cartilage erosion in the rheumatoid joint. *Arthritis Rheum* 1977;20:1231–1239.
391. Kobayashi I, Ziff M. Electron microscopic studies of the cartilage-pannus junction in rheumatoid arthritis. *Arthritis Rheum* 1975;18:475–483.
392. Mort JS, Poole AR. Mediators of inflammation, tissue destruction and repair. D. Proteases and their inhibitors. In: Klippel JH ed. *Primer on the rheumatic diseases,* 12th ed. Atlanta: Arthritis Foundation, 2001:72–81.
393. Lovejoy B, Hassell AM, Luther MA, et al. Crystal structures of recombinant 19-kDa human fibroblast collagenase complexed to itself. *Biochemistry* 1994;33:8207–8217.
394. Van Wart HE, Birkedal-Hansen H. The cysteine switch: a principle of regulation of metalloproteinases activity with potential applicability to the entire matrix metalloproteinase gene family. Proc Natl Acad Sci U S A 1990;87:5578–5582.
395. Springman EB, Angleton EL, Birkedal-Hansen H, et al. Multiple modes of activation of latent human fibroblast collagenase: evidence for the role of a Cys^{73} active-site zinc complex in latency and a "cysteine switch" mechanism for activation. *Proc Natl Acad Sci U S A* 1990;87:364–368.
396. Murphy G, Cockett MI, Stephens PE, et al. Stromelysin is an activator of procollagenase: a study with natural and recombinant enzymes. *Biochem J* 1987;248:265–268.
397. Brinckerhoff CE, Suzuki K, Mitchell TI, et al. Rabbit procollagenase synthesized and secreted by a high yield mammalian expression vector requires stromelysin (matrix metalloproteinase-3) for maximal activation. *J Biol Chem* 1990;265:22262–22269.
398. van Meurs J, van Lent P, Stoop R. et al. Cleavage of aggrecan at the ASN^{341}-PHE^{342} site coincides with the initiation of collagen damage in murine antigen-induced arthritis. *Arthritis Rheum* 1999;42:2074–2084.
399. Wu J-J, Lark M, Chun LE, Eyre DR. Sites of stromelysin cleavage in collagen types II, IX, X, and XI of cartilage. *J Biol Chem* 1991;266:5625–5628.
400. Eeckhout Y, Vaes G. Further studies on the activation of procollagenase, the latent precursor of bone collagenase: effects of lysosomal cathepsin B, plasmin and kallikrein and spontaneous activation. *Biochem J* 1977;166:21–31.
401. Bryson H, Bunning RAD, Feltell R, et al. A serine proteinase inactivator inhibits chondrocyte-mediated cartilage proteoglycan breakdown occurring in response to proinflammatory cytokines. *Arch Biochem Biophys* 1998;355:15–25.

402. Kobayashi H, Schmitt M, Goretzki L, et al. Cathepsin B efficiently activates the soluble and the tumor cell receptor-bound form of the proenzyme urokinase type plasminogen activator (Pro-uPA). *J Biol Chem* 1991;266:5147–5152.
403. Buttle DJ, Handley CJ, Ilic MZ, et al. Inhibition of cartilage proteoglycan release by a specific inactivator of cathepsin B and an inhibitor of matrix metalloproteinases: evidence for two converging pathways of chondrocyte mediated proteoglycan degradation. *Arthritis Rheum* 1993;36:1709–1717.
404. Knäuper V, Will H, López-Otin C, et al. Cellular mechanisms for human procollagenase-3 (MMP-13) activation: evidence that MT1-MMP (MMP-14) and gelatinase A (MMP-2) are able to generate active enzyme. *J Biol Chem* 1996;271:17124–17131.
405. Holmbeck K, Bianco P, Caterina J, et al. MT1-MMP-deficient mice develop dwarfism, osteopenia, arthritis, and connective tissue disease due to inadequate collagen turnover. *Cell* 1999;99:81–92.
406. Flannery CR, Lark MW, Sandy JD. Identification of a stromelysin cleavage site within the interglobular domain of human aggrecan: evidence for proteolysis at this site *in vivo* in human articular cartilage. *J Biol Chem* 1992;267:1008–1014.
407. Sandy JD, Neame PJ, Boyton RE, et al. Catabolism of aggrecan in cartilage explants: identification of a major cleavage site within the interglobular domain. *J Biol Chem* 1991;266:8683–8685.
408. Mort JS, Magny M-C, Lee ER. Cathepsin B an alternative protease for the generation of an aggrecan "metalloproteinase" cleavage neoepitope. *Biochem J* 1998;335:491–494.
409. Ilic MZ, Robinson HC, Hudley CJ. Characterization of aggrecan retained and lost from the extracellular matrix of articular cartilage: involvement of carboxyl-terminal processing in the catabolism of aggrecan. *J Biol Chem* 1998;273:17451–17458.
410. Tortorella MD, Burn TC, Pratta MA, et al. Purification and cloning of aggrecanase-1: a member of the ADAMTS family of proteins. *Science* 1999;284:1664–1666.
411. Abbaszade I, Liu R-Q, Yang F, et al. Cloning characterization of ADAMTS 11, an aggrecanase from the ADAMTS family. *J Biol Chem* 1999;274:23443–23450.
412. Tortorella MD, Malfait A-M, Deccico C, et al. The role of ADAM-TS4 (aggrecanase-1) and ADAM-TS5 (aggrecanase-2) in a model of cartilage degradation. *Osteoarthritis Cartilage* 2001;9:539–552.
413. van Meurs JB, van Lent PL, Holthuysen AE, et al. Kinetics of aggrecanase- and metalloproteinase-induced neoepitopes in various stages of cartilage destruction in murine arthritis. *Arthritis Rheum* 1999;42:1128–1139.
414. Nguyen Q, Murphy G, Roughley PJ, et al. Degradation of proteoglycan aggregate by a cartilage metalloproteinase. *Biochem J* 1989;259:61–67.
415. Dahlberg L, Billinghurst RC, Manner P, et al. Collagenase-mediated cleavage of resident type II collagen is selectively enhanced in cultured osteoarthritic cartilage and can be arrested with a synthetic inhibitor which spares collagenase-1 (MMP-1). *Arthritis Rheum* 2000;43:673–682.
416. Knäuper V, Lopez-Otin C, Smith B, et al. Biochemical characterization of human collagenase-3. *J Biol Chem* 1996;271:1544–1550.
417. Mitchell PH, Magna HA, Reeves LM, et al. Cloning, expression, and type I collagenolytic activity of matrix metalloproteinase-13 from human osteoarthritic cartilage. *J Clin Invest* 1996;97:761–768.
418. Hughes CE, Caterson B, White RJ, et al. Monoclonal antibodies recognizing protease-generated neoepitopes from cartilage proteoglycan degradation: application to studies of human link protein cleavage by stromelysin. *J Biol Chem* 1992;267:16011–16014.
419. Hughes CE, Caterson B, Fosang AJ, et al. Monoclonal antibodies that specifically recognize neoepitope sequences generated by "aggrecanase" and matrix metalloproteinase cleavage of aggrecan: application to catabolism *in situ* and *in vitro*. *Biochem J* 1995;305:799–804.
420. Singer IJ, Kawka DW, Bayne EK, et al. VDIPEN, a metalloproteinase-generated neoepitope, is induced and immunolocalized in articular cartilage during inflammatory arthritis. *J Clin Invest* 1995;95:2178–2186.
421. Billinghurst RC, Dahlberg L, Ionescu M, et al. Enhanced cleavage of type II collagen by collagenases in osteoarthritic articular cartilage. *J Clin Invest* 1997;99:1534–1545.
422. Hollander A, Heathfield TF, Webber C, et al. Increased damage to type II collagen in osteoarthritic cartilage detected by a new immunoassay. *J Clin Invest* 1994;93:1722–1732.
423. Dean DD, Muniz OE, Woessner JF Jr, et al. Production of collagenase and tissue inhibitor of metalloproteinases by rat growth plates in culture. *Matrix* 1990;10:320–330.
424. Dean DD, Martel-Pelletier J, Pelletier JP, et al. Evidence for metalloproteinase and metalloproteinase inhibitor imbalance in human osteoarthritic cartilage. *J Clin Invest* 1989;84:678–685.
425. Yamada H, Nakagawa T, Stephens RW, et al. Proteinases and their inhibitors in normal and osteoarthritic articular cartilage. *Biomed Res* 1987;8:289–300.
426. Huang W, Li WQ, Dehnade F, et al. Tissue inhibitor of metalloproteinase-4 (TIMP-4) gene expression is increased in human osteoarthritic femoral head cartilage. *J Cell Biochem* 2002;85:295–303.
427. Ellis AJ, Curry VA, Powell EK, et al. The prevention of collagen breakdown in bovine nasal cartilage by TIMP, TIMP-2 and a low molecular weight synthetic inhibitor. *Biochem Biophys Commun* 1994;201:94–101.
428. Barrett AJ. The cystatins: a new class of peptidase inhibitors. *TIPS* 1987;12:193–196.
429. Günther M, Haubeck H-D, Van de Leur E, et al. Transforming growth factor β1 regulates tissue inhibitor of metalloproteinases-1 expression in differentiated human articular chondrocytes. *Arthritis Rheum* 1994;37:395–405.
430. Lotz M, Guerne P-A. Interleukin-6 induces the synthesis of tissue inhibitor of metalloproteinases-1/erythroid potentiating activity (TIMP-1/EPA). *J Biol Chem* 1991;266:2017–2020.
431. Nemoto O, Yamada H, Mukaida M, et al. Stimulation of TIMP-1 production by oncostatin M in human articular cartilage. *Arthritis Rheum* 1996;39:560–566.
432. Maier R, Ganu V, Lotz M. Interleukin-11, an inducible cytokine in human articular chondrocytes and synoviocytes, stimulates the production of the tissue inhibitor of metalloproteinases. *J Biol Chem* 1993;268:21527–21532.
433. Brenner DA, O'Hara M, Angel P, et al. Prolonged activation of jun and collagenase genes by tumour necrosis factor α. *Nature* 1989;337:661–663.
434. Lafyatis R, Kim S-J, Angel P, et al. Interleukin-1 stimulates and all-*trans*-retinoic acid inhibits collagenase gene expression through its 58 activator protein-1-binding site. *Mol Endocrinol* 1990;4:973–980.
435. Liacini A, Sylvester J, Li WQ, et al. Induction of matrix metalloproteinase-13 gene expression by TNFα is mediated by MAP kinases, AP-1, and NF-κB transcription factors in articular chondrocytes. *Exp Cell Res* 2003;288:208–217.
436. Mengshol JA, Vincenti MP, Coon CI, et al. Interleukin-1 induction of collagenase 3 (matrix metalloproteinase 13) gene expression in chondrocytes requires p38, C-JUN N-terminal kinase and nuclear factor Kβ. *Arthritis Rheum* 2000;43:801–811.
437. Ray A, Kwoki K, Cook JL et al. Induction of matrix metalloproteinase gene expression is regulated by inflammation-responsive transcription factor SAF-1 in osteoarthritis. *Arthritis Rheum* 2003;48:134–145.
438. Lo YYC, Wong JMS, Cruz TF. Reactive oxygen species mediate cytokine activation of c-Jun NH_2-terminal kinases. *J Biol Chem* 1996;271:15703–15707.
439. Lo YYC, Cruz TF. Involvement of reactive oxygen species in cytokine and growth factor induction of c-*fos* expression in chondrocytes. *J Biol Chem* 1995;270:11727–11730.
440. Benbow U, Brinckerhoff CE. The AP-1 site and MMP gene regulation: what is all the fuss about? *Matrix Biol* 1997;15:519–526.
441. Guerne P-A, Blanco F, Kadin A, et al. Growth factor responsiveness of human articular chondrocytes in aging and development. *Arthritis Rheum* 1995;38:960–968.
442. Martin JA, Buckwalter JA. Telomere erosion and senescence in human articular cartilage chondrocytes. *J Gerontol A Biol Sci Med Sci* 2001;56:B172–179.
443. Loesser RF, Shanker G, Carlson CS, et al. Reduction in the chondrocyte response to insulin-like growth factor 1 in ageing and osteoarthritis. Studies in a non-human primate model of naturally occurring disease. *Arthritis Rheum* 2000;43:2110–2120.
444. De Groot J, Verzijl N, Bank RA, et al. Age-related decrease in proteoglycan synthesis of human articular chondrocytes: the role of nonenzymatic glycation. *Arthritis Rheum* 1999;42:1003–1009.
445. Verzijl N, DeGroot J, Bank RA, et al. Age-related accumulation of the advanced glycation end product pentosidine in human articular cartilage aggrecan: the use of pentosidine levels as a quantitative measure of protein turnover. *Matrix Biol* 2001;20:409–417.

446. Bank RA, Bayliss MT, Lafeber F-PJG, et al. Ageing and zonal variation in posttranslational modification of collagen in normal human articular cartilage. *Biochem J* 1998;330:345–351.
447. Verzijl N, DeGroot J, Ben ZC, et al. Crosslinking by advanced glycation end products increases the stiffness of the collagen network in human articular cartilage: a possible mechanism through which age is a risk factor for osteoarthritis. *Arthritis Rheum* 2002;46: 114–123.
448. DeGroot J, Verzijl N, Wentig-van Wijk MJG, et al. Age-related decrease in susceptibility of human articular cartilage to matrix metalloproteinase-mediated degradation. The role of advanced glycation end products. *Arthritis Rheum* 2001;44:2562–2571.
449. Dudhia J, Davidson CM, Wells TM, et al. Age-related changes in the content of the C-terminal region of aggrecan in human articular cartilage. *Biochem J* 1996;303:933–940.
450. Paulsson M, Morgelin M, Wiedemann H, et al. Extended and globular proteins domains in cartilage proteoglycans. *Biochem J* 1987;245: 763–772.
451. Franzen A, Inerot S, Hejderup S-O, et al. Variations in the composition of bovine hip articular cartilage with distance from the articular surface. *Biochem J* 1981;195:535–543.
452. Bayliss MT, Ali SY. Age-related changes in the composition and structure of human articular-cartilage proteoglycans. *Biochem J* 1978;176: 683–693.
453. Maraoudas A, Bayliss MT, Uchitel-Kaushansky N, et al. Aggrecan turnover in human articular cartilage: use of asparitic acid racemization as a marker of molecular age. *Arch Biochem Biophys* 1998;350: 61–71.
454. Maroudas A, Bayliss MT, Uchitel-Kaushansky N, et al. Aggrecan turnover in human articular cartilage: use of aspartic acid racemization as a marker of molecular age. *Arch Biochem Biophys* 1998;350:61–71.
455. Nguyen Q, Liu J, Roughley PJ, et al. Link protein as a monitor of endogenous proteolysis in adult human articular cartilage. *Biochem J* 1991;278:143–147.
456. Kempson GE. Relationship between the tensile properties of articular cartilage from the human knee and age. *Ann Rheum Dis* 1982; 41:508–511.
457. Venn MF. Variation of chemical composition with age in human femoral head cartilage. *Ann Rheum Dis* 1978;37:168–174.
458. Kempson GE. Age-related changes in the tensile properties of human articular cartilage: a comparative study between the femoral head of the hip joint and the talus of the ankle joint. *Biochim Biophys Acta* 1991;1075:223–230.
459. Armstrong CG, Mow VC. Variations in the intrinsic mechanical properties of human articular cartilage with age, degeneration and water content. *J Bone Joint Surg Am* 1982;64:88–94.
460. Hudelmaier M, Glaser C, Hohe J, et al. Age-related changes in the morphology and deformational behaviour of knee joint cartilage. *Arthritis Rheum* 2001;44:2556–2561.
461. Setton LA, Mow VC, Müller FJ, et al. Mechanical properties of canine articular cartilage are significantly altered following transection of the anterior cruciate ligament. *J Orthop Res* 1994;12:451–463.
462. Guilak F, Ratcliffe A, Lane N, et al. Mechanical and biochemical changes in the superficial zone of articular cartilage in canine experimental osteoarthritis. *J Orthop Res* 1994;12:474–484.
463. Aurich M, Poole AR, Reiner A, et al. Matrix homeostasis in aging normal ankle cartilage. *Arthritis Rheum* 2002;46:2903–2910.
464. Rizkalla G, Bogoch ER, Poole AR. Studies of the articular cartilage proteoglycan aggrecan in health and osteoarthritis: evidence for molecular heterogeneity and extensive molecular changes in disease. *J Clin Invest* 1992;90:2268–2277.
465. Malfait A-M, Liu R-Q, Ijiri K, et al. Inhibition of ADAM-TS4 and ADAM-TS5 prevents aggrecan degradation in osteoarthritic cartilage. *J Biol Chem* 2002;277:22201–22208.
466. Squires G, Okouneff S, Ionescu M, et al. Pathobiology of focal lesion development in aging human articular cartilage reveals molecular matrix changes characteristic of osteoarthritis. *Arthritis Rheum* 2003;48:1261–1270.
467. Sweet M, Thonar E, Immelman A, et al. Biochemical changes in progressive osteoarthrosis. *Ann Rheum Dis* 1977;36:387–398.
468. Price JS, Bickerstaff DR, Bayliss MT, et al. Degradation of cartilage type II collagen precedes the onset of osteoarthritis following anterior cruciate ligament rupture. *Arthritis Rheum* 1999;42:2390–2398.
469. Stoop, R, van der Kraan PM, Buma P, et al. Type II collagen degradation in spontaneous osteoarthritis in C57/Bl/6 and BALB/c mice. *Arthritis Rheum* 1999;42:2381–2389.
470. Melchiorri C, Meliconi R, Frizziero L, et al. Enhanced and coordinated in vivo expression of inflammatory cytokines and nitric oxide synthase by chondrocytes from patients with osteoarthritis. *Arthritis Rheum* 1998;41:2165–2174.
471. Westacott CI, Sharif M. Cytokines in osteoarthritis: mediators or markers of joint destruction. *Semin Arthritis Rheum* 1996;25:254–272.
472. Westacott CI, Atkins RM, Dieppe PA, et al. Tumor necrosis factor-α receptor expression on chondrocytes isolated from human articular cartilage. *J Rheumatol* 1994;21:1710–1715.
473. Webb GR, Westacott CI, Elson CJ. Chondrocyte tumor necrosis factor receptors and focal loss of cartilage in osteoarthritis. *Osteoarthritis Cartilage* 1997;5:427–437, 543.
474. Martel-Pelletier J, McCollum R, DiBattista JA, et al. The interleukin-1 receptor in normal and osteoarthritic human articular chondrocytes: identification as the type I receptor and analysis of binding kinetics and biologic function. *Arthritis Rheum* 1992;35:530–540.
475. Pickvance EA, Oegema J-R Jr, Thompson RC Jr. Immunolocalization of selected cytokines and proteases in canine articular cartilage transarticular loading. *J Orthop Res* 1993;11:313–323.
476. Barakat AF, Elson CJ, Westacott CI. Susceptibility to physiological concentrations of IL-1β varies in cartilage at different anatomical locations on human osteoarthritic knee joints. *Osteoarthritis Cartilage* 2002;10:264–269.
477. Matsumoto T, Tsukazaki T, Enomoto H, et al. Effects of interleukin-1β on insulin-like growth factor-1 autocrine/paracrine axis in cultured rat articular chondrocytes. *Ann Rheum Dis* 1994;53:128–133.
478. Schneiderman R, Rosenberg N, Hiss J, et al. Concentration and size distribution of insulin-like growth factor-2 in human normal and osteoarthritic synovial fluid and cartilage. *Arch Biochem Biophys* 1995;324:173–188.
479. Doré S, Pelletier J-P, DiBattista JA, et al. Human osteoarthritic chondrocytes possess an increased number of insulin-like growth factor 1 binding sites but are unresponsive to its stimulation: possible role of IGF-1 binding proteins. *Arthritis Rheum* 1994;37:253–263.
480. Morales TI. The insulin-like growth factor binding proteins in uncultured human cartilage. Increases in insulin-like growth factor binding proteins during osteoarthritis. *Arthritis Rheum* 2002;46:2358–2367.
481. Attur MG, Dave MN, Stuchin S, et al. Osteopontin: an intrinsic inhibitor in cartilage. *Arthritis Rheum* 2001;44:578–584.
482. Johnson K, Goding J, Van Etten D, et al. Linked deficiencies in extracellular PP(i) and osteopontin mediate pathologic calcification associated with defective PC-1 and ANK expression. *J Bone Miner Res* 2003;18:994–1004.
483. Goldring MB. The role of the chondrocyte in osteoarthritis. *Arthritis Rheum* 2000;43:1916–1926.
484. Poole AR, Howell DS. Etiopathogenesis of osteoarthritis. In: Moskowitz R, Goldberg V, Howell DS, et al., eds. *Osteoarthritis: diagnosis and medical/surgical management*, 3rd ed. Philadelphia: WB Saunders, 2001:29–47.
485. Fenwick SA, Gregg PJ, Rooney P. Osteoarthritic cartilage loses its ability to remain avascular. *Osteoarthritis Cartilage* 1999;7:441–452.
486. Burkhardt H, Schwingel M, Menninger H, et al. Oxygen radicals as effectors of cartilage destruction: direct degradative effect on matrix components and indirect action via activation of latent collagenase from polymorphonuclear leukocytes. *Arthritis Rheum* 1986;29:379–387.
487. Lethwaite J, Blake S, Hardingham T, et al. Role of TNF-α in the induction of antigen induced arthritis in the rabbit and the anti-arthritic effect of species specific TNF-α neutralizing monoclonal antibodies. *Ann Rheum Dis* 1995;54:366–374.
488. Chu CQ, Field M, Allard S, et al. Detection of cytokines at the cartilage/pannus junction in patients with rheumatoid arthritis: implications for the role of cytokines in cartilage destruction and repair. *Br J Rheumatol* 1992;31:653–661.
489. van Loo FAJ, Joosten LAB, van Lent PLEM, et al. Role of interleukin-1, tumor necrosis factor α, and interleukin-6 in cartilage proteoglycan metabolism and destruction: effect of *in situ* blocking in murine antigen and zymosan induced arthritis. *Arthritis Rheum* 1995;38:164–172.
490. Joosten LA, Helsen MM, Saxne T, et al. IL-1 alpha beta blockade prevents cartilage and bone destruction in murine type II collagen-induced arthritis whereas TNF-alpha blockade only ameliorates joint inflammation. *J Immunol* 1999;163:5049–5055.

491. van den Berg WB, van de Loo F, Joosten LA, et al. Animal models of arthritis in NOS2-deficient mice. *Osteoarthritis Cartilage* 1999;7: 413–415.
492. Okimura A, Okada Y, Makihira S, et al. Enhancement of cartilage matrix protein synthesis in arthritic cartilage. *Arthritis Rheum* 1997; 40:1029–1036.
493. Poole AR, Ionescu M, Swan A, et al. Changes in cartilage metabolism in arthritis are reflected by altered serum and synovial fluid levels of the cartilage proteoglycan aggrecan: implications for pathogenesis. *J Clin Invest* 1994;94:25–33.
494. Lohmander LS, Dahlberg L, Ryd L, et al. Increased levels of proteoglycan fragments in knee joint fluid after injury. *Arthritis Rheum* 1989;32:1434–1442.
495. Saxne T, Heinegaärd D. Synovial fluid analysis of two groups of proteoglycan epitopes distinguishes early and late cartilage lesions. *Arthritis Rheum* 1992;35:385–390.
496. Lohmander LS, Ionescu M, Jugessur H, et al. Changes in joint cartilage aggrecan after knee injury and in osteoarthritis. *Arthritis Rheum* 1999;42:534–544.
497. Månsson B, Carey D, Alini M, et al. Cartilage and bone metabolism in rheumatoid arthritis: differences between rapid and slow progression of disease identified by serum markers of cartilage metabolism. *J Clin Invest* 1995;95:1071–1077.
498. Poole AR. Can osteoarthritis as a disease be distinguished from ageing by skeletal and inflammation markers? Implications for "early" diagnosis, monitoring skeletal changes and effects of therapy. In: Hamerman D, ed. *Osteoarthritis and the ageing population.* Baltimore: Johns Hopkins University Press, 1997:187–214.
499. Spector TD, Woodward L, Hall GM, et al. Keratan sulphate in rheumatoid arthritis, osteoarthritis and inflammatory diseases. *Ann Rheum Dis* 1992;51:1134–1137.
500. Poole AR, Witter J, Roberts N, et al. Inflammation and cartilage metabolism in rheumatoid arthritis: studies of the blood markers hyaluronic acid, orosomucoid and keratan sulfate. *Arthritis Rheum* 1990; 33:790–799.
501. Manicourt D A, Troki R, Fukuda K, et al. Levels of circulating tumor necrosis factor α and interleukin-6 in patients with rheumatoid arthritis: relationship to serum levels of hyaluronan and antigenic keratan sulfate. *Arthritis Rheum* 1993;36:490–499.
502. Sharif M, Saxne T, Shepstone L, et al. Relationship between serum cartilage oligomeric matrix protein levels and disease progression in osteoarthritis of the knee joint. *Br J Rheumatol* 1995;34:306–310.
503. Peterson IF, Boegsrd T, Svensson B, et al. Changes in cartilage and bone metabolism identified by serum markers in early osteoarthritis of the knee joints. *Br J Rheumatol* 1998;37:46–50.
504. Sharif M, George E, Shepstone L, et al. Serum hyaluronic acid level as a predictor of disease progression in osteoarthritis of the knee. *Arthritis Rheum* 1995;38:760–767.
505. Sharma L, Hurwitz DE, Thonar EJ-MA, et al. Knee adduction moment, serum hyaluronan level, and disease severity in medial tibiofemoral osteoarthritis. *Arthritis Rheum* 1998;41:1233–1240.
506. Poole AR, Dieppe P. Biological markers in rheumatoid arthritis. *Semin Arthritis Rheum* 1994;23:17–31.
507. Recklies AD, Baillargeon L, White C. Regulation of cartilage oligomeric matrix protein synthesis in human synovial cells and articular chondrocytes. *Arthritis Rheum* 1998;41:997–1006.
508. Clark AG, Jordan JM, Vilim V, et al. Serum cartilage oligomeric matrix protein reflects osteoarthritis presence and severity. *Arthritis Rheum* 1999;42:2356–2364.
509. Song X-Y, Zeng L, Jin W, et al. Secretory leukocyte protease inhibitor suppresses the inflammation and joint damage of bacterial and wall-induced arthritis. *J Exp Med* 1999;190:535–542.
510. Christgau S, Garnero P, Filedelius C, et al. Collagen type II c-telopeptide fragments as an index of cartilage degradation. *Bone* 2001;29:209–215.
511. Downs JT, Lane CL, Nestor NB, et al. Analysis of collagenase cleavage of type II collagen using a neoepitope ELISA. *J Immunol Methods* 2001;247:25–34.
512. Poole AR. Biochemical/immunochemical biomarkers of osteoarthritis: Utility for prediction of incident or progressive osteoarthritis. *Rheum Dis Clin North Am* 2003;29:803–818.
513. Saxne T, Heinegård D. Involvement of nonarticular cartilage, as demonstrated by release of a cartilage-specific protein in rheumatoid arthritis. *Arthritis Rheum* 1989;32:1080–1086.
514. Garnero P, Ayral X, Rousseau J-C, et al. Uncoupling of type II collagen synthesis and degradation predicts progression of joint damage in patients with knee osteoarthritis. *Arthritis Rheum* 2002;46:2613–2624.
515. Bleasel JF, Poole AR, Heinegård D, et al. Changes in serum cartilage marker levels indicate altered cartilage metabolism in families with the osteoarthritis-related type II collagen gene COL2A1 mutation. *Arthritis Rheum* 1999;42:39–45.
516. Garnero P, Gineyts E, Christian S, et al. Association of urinary glycosyl-galactosyl-pyridinoline and type II collagen C-telopeptide with progression of joint destruction in patients with early rheumatoid arthritis. *Arthritis Rheum* 2002;46:21–30.
517. Garnero P, Landewé R, Boers M, et al. Association of baseline levels of markers of bone and cartilage degradation with long-term progression of joint damage in patients with early rheumatoid arthritis. The Cobra Study. *Arthritis Rheum* 2002;46:2843–2856.
518. Saxne T, Castro F, Rydholm U, et al. Cartilage derived proteoglycans in body fluids of children: inverse correlation with age. *J Rheumatol* 1989;16:1341–1344.
519. Thonar EJM, Pachman LM, Lenz ME, et al. Age related changes in the concentration of serum keratan sulfate in children. *J Clin Chem Clin Biochem* 1988;26:57–63.
520. Pachman LM, Green OC, Lenz ME, et al. Increase in serum concentrations of keratan sulfate after treatment of growth hormone deficiency with growth hormone. *J Pediatr* 1990;116:400–403.
521. Carey D, Alini M, Poole AR, et al. Serum content of the C-propeptide of the cartilage molecule type II collagen in children. *Clin Exp Rheumatol* 1997;15:325–328.
522. Maroudas A. Transport of solutes through cartilage, permeability to large molecules. *J Anat* 1976;122:335–347.
523. Poole AR, Barratt MEJ, Fell HB. The role of soft connective tissue in the breakdown of pig articular cartilage in the presence of complement-sufficient antiserum to pig erythrocytes. II. Distribution of immunoglobulin G (IgG). *Int Arch Allergy Appl Immunol* 1973;44:469–488.
524. Konttinen YT, Li T-F, Lassus J, et al. Removal of hyaline articular cartilage reduces lymphocyte infiltration and activation in rheumatoid synovial membrane. *J Rheumatol* 2001;28:2184–2189.
525. Burmester GR, Menche D, Merryman P, et al. Application of monoclonal antibodies to the characterization of cells eluted from human articular cartilage: expression of Ia antigen in certain diseases and identification of an 85-kD cell surface molecule accumulated in the pericellular matrix. *Arthritis Rheum* 1983;26:1187–1195.
526. Jahn B, Burmester GR, Schmid HJ, et al. Changes in cell surface antigen expression on human articular chondrocytes induced by γ-interferon. *Arthritis Rheum* 1987;30:64–74.
527. Boissier MC, Chiocchia G, Texier B, et al. Pattern of humoral reactivity to type II collagen in rheumatoid arthritis. *Clin Exp Immunol* 1989;78:177–183.
528. Morgan K, Clague RB, Collins I, et al. Incidence of antibodies to native and denatured cartilage collagens (types II, IX and XI) and to type I collagen in rheumatoid arthritis. *Ann Rheum Dis* 1987;46: 902–907.
529. Worthington J, Turner S, Brass A, et al. Epitopes on the CB-11 peptide of type II collagen recognized by antibodies from patients with rheumatoid arthritis. *Br J Rheumatol* 1993;32:658–662.
530. Trentham DE, Kammer GM, McCune WJ, et al. Autoimmunity to collagen: a shared feature of psoriatic and rheumatoid arthritis. *Arthritis Rheum* 1981;24:1363–1369.
531. Clague RB, Shaw MJ, Holt PJL. Incidence of serum antibodies to native type I and type II collagens in patients with inflammatory arthritis. *Ann Rheum* 1980;39:201–206.
532. Möttönen T, Hannonen P, Oka M, et al. Antibodies against native type II collagen do not precede the clinical onset of rheumatoid arthritis. *Arthritis Rheum* 1988;31:776–779.
533. Andriopoulos NA, Mestecky J, Miller EJ, et al. Antibodies to human native and denatured collagens in synovial fluids of patients with rheumatoid arthritis. *Clin Immunol Immunopathol* 1976; 6:209–212.
533a. Mestecky J, Miller EJ. Presence of antibodies specific to cartilage-type collagen in rheumatoid synovial tissue. *Clin Exp Immunol* 1975; 22:453–456.
534. Tarkowski A, Klareskog L, Carlsten H, et al. Secretion of antibodies to types I and II collagen by synovial tissue cells in patients with rheumatoid arthritis. *Arthritis Rheum* 1989;32:1087–1092.

535. Burkhardt H, Koller T, Engstrom A, et al. Epitope-specific recognition of type II collagen by rheumatoid arthritis antibodies is shared with recognition by antibodies that are arthritogenic in collagen-induced arthritis in the mouse. *Arthritis Rheum* 2002;46:2339–2348.
536. Wooley PH, Luthra HS, Singh SK, et al. Passive transfer of arthritis to mice by injection of human anti-type II collagen antibody. *Mayo Clin Proc* 1984;59:737–743.
537. Foidart JM, Abe S, Martin GR, et al. Antibodies to type II collagen in relapsing polychondritis. *N Engl J Med* 19789;299:1203–1207.
538. Ebringer R, Rook G, Swana GT, et al. Autoantibodies to cartilage and type II collagen in relapsing polychondritis and other rheumatic diseases. *Ann Rheum Dis* 1981;40:473–479.
539. Meyer O, Cyna J, Dryll A, et al. Relapsing polychondritis-pathogenic role of anti-native collagen type II antibodies. *J Rheumatol* 1981;8:820–824.
540. Yoo T, Stuart JM, Kang AH, et al. Type II collagen autoimmunity in otosclerosis and Meniere's disease. *Science* 1982;217:1153–1155.
541. Golds EE, Stephen IBM, Esdaile JM, et al. Lymphocyte transformation to connective tissue antigens in adult and juvenile rheumatoid arthritis, osteoarthritis, ankylosing spondylitis, systemic lupus erythematosus and non-arthritic control populations. *Cell Immunol* 1983;82:196–209.
542. Stuart JM, Postlethwaite AZ, Townes AS, et al. Cell mediated immunity to collagen and collagen a chains in rheumatoid arthritis and other rheumatic diseases. *Am J Med* 1980;69:13–18.
543. Londei M, Savill CM, Verhoef A, et al. Persistence of collagen type II-specific T cell clones in the synovial membrane of a patient with rheumatoid arthritis. *Proc Natl Acad Sci U S A* 1989;86:636–640.
544. Glant T, Csongar J, Szucs T. Immunopathologic role of proteoglycan antigens in rheumatoid joint disease. *Scand J Immunol* 1980;11:247–252.
545. Mikecz K, Glant TT, Baron M, et al. Isolation of proteoglycan specific T lymphocytes from patients with ankylosing spondylitis. *Cell Immunol* 1988;112:55–63.
546. Rajapakse D, Bywaters E. Cell mediated immunity to cartilage proteoglycans in relapsing polychondritis. *Clin Exp Immunol* 1974;16:497–502.
547. Herman J, Dennis M. Immunopathologic studies in relapsing polychondritis. *J Clin Invest* 1973;52:549–588.
548. Guerassimov A, Zhang Y, Banerjee S, et al. Cellular immunity to the G1 domain of cartilage proteoglycan aggrecan is enhanced in patients with rheumatoid arthritis but only after removal of keratan sulfate. *Arthritis Rheum* 1998;41:1019–1025.
549. Guerassimov A, Zhang Y, Cartman A, et al. Immune responses to cartilage link protein and the G1 domain of proteoglycan aggrecan in patients with osteoarthritis. *Arthritis Rheum* 1999;42:527–533.
550. Guerassimov A, Duffy C, Banerjee S, et al. Immunity to cartilage link protein is observed in patients with juvenile rheumatoid arthritis. *J Rheumatol* 1997;27:959–964.
551. Poole AR, Pidoux I, Reiner A, et al. Mammalian eyes and associated tissues contain molecules that are immunologically related to cartilage proteoglycan and link protein. *J Cell Biol* 1982;93:910–920.
552. Cöster L, Rosenberg LC, van der Rest M, et al. The dermatan sulfate proteoglycans of bovine sclera and their relationship to those of articular cartilage: an immunological and biochemical study. *J Biol Chem* 1985;260:6020–6025.
553. Poole AR. The histopathology of ankylosing spondylitis: are there unifying hypotheses? *Am J Med Sci* 1998;316:228–233.
554. Shi S, Ciurli C, Cartman A, et al. Experimental immunity to the G1 domain of the proteoglycan versican induces spondylitis and sacroiliitis of a kind seen in human spondyloarthropathies. *Arthritis Rheum* 2003;48:2903–2915.
555. Dolan DL, Lemmon GB, Teitelbaum SL. Relapsing polychondritis: analytical review and studies on pathogenesis. *Am J Med* 1966;41:285–299.
556. Calin A. Ankylosing spondylitis. In: Kelley WN, Harris ED Jr, Ruddy S, et al., eds. *Textbook of rheumatology,* 2nd ed. Philadelphia: WB Saunders, 1989:1021–1037.
557. Tessler HH. The eye in rheumatic diseases. *Bull Rheum Dis* 1985;35:1–8.
558. McKay DAR, Watson PG, Lyne AJ. Relapsing polychondritis and eye disease. *Br J Ophthalmol* 1974;58:600–605.
559. Van Eden W, Holoshitz J, Nevo Z, et al. Arthritis induced by a T-lymphocyte clone that responds to *Mycobacterium tuberculosis* and to cartilage proteoglycans. *Proc Natl Acad Sci U S A* 1985;82:5117–5120.
560. Van Eden W, Thole JER, van der Zee R, et al. Cloning of the mycobacterial epitope recognized by T lymphocytes in adjuvant arthritis. *Nature* 1988;331:171–173.
561. Trentham DE, Townes AS, Kang AH. Autoimmunity to type II collagen: an experimental model of arthritis. *J Exp Med* 1977;146:857–868.
562. Cremer MA, Terato K, Seyer JM, et al. Immunity to type XI collagen in mice: evidence that the α3(XI) chain of type XI collagen and the α1(II) chain of type II collagen share arthritogenic determinants and induce arthritis in DBA/1 mice. *J Immunol* 1991;146:4130–4137.
563. Boissier M-C, Chiocchia G, Ronziere M-C, et al. Arthritogenicity of minor cartilage collagens (types IX and XI) in mice. *Arthritis Rheum* 1990;33:1–8.
564. Leroux J-Y, Poole AR, Webber C, et al. Characterization of proteoglycan-reactive T cell lines and hybridomas from mice with proteoglycan-induced arthritis. *J Immunol* 1992;148:2090–2096.
565. Glant T, Mikecz K. Antigenic profiles of human, bovine and canine articular chondrocytes. *Cell Tissue Res* 1986;244:359–369.
566. Zhang Y, Guerassimov A, Leroux J-Y, et al. Induction of arthritis in BALB/c mice by cartilage link protein: the involvement of distinct regions recognized by T and B lymphocytes. *Am J Pathol* 1998;153:1283–1291.
567. Verheijden GFM, Rijnders AWM, Bos E, et al. Human cartilage glycoprotein-39 as a candidate autoantigen in rheumatoid arthritis. *Arthritis Rheum* 1997;40:1115–1125.
568. Leroux J-Y, Guerassimov A, Cartman A, et al. Immunity to the G1 domain of the cartilage proteoglycan aggrecan can induce inflammatory erosive polyarthritis and spondylitis on BALB/c mice but immunity to G1 is inhibited by covalently bound keratan sulfate *in vitro* and *in vivo*. *J Clin Invest* 1996;97:621–632.
569. Gillet P, Bannwarth B, Charriere G, et al. Studies on type II collagen induced arthritis in rats: an experimental model of peripheral and axial ossifying enthesopathy. *J Rheumatol* 1989;16:721–728.
570. Takenaka Y, Kahan A, Amor B. Experimental autoimmune spondylodiscitis in rats. *J Rheumatol* 1986;13:397–499.
571. Zhang Y, Guerassimov A, Leroux J-Y, et al. Arthritis induced by proteoglycan aggrecan G1 domain in BALB/c mice: evidence for T-cell involvement and the immunosuppressive influence of keratan sulfate on recognition of T and B cell epitopes. *J Clin Invest* 1998;101:1678–1686.
572. Glant TT, Mikecz K, Roughley PJ, et al. Age-related changes in protein-related epitopes of human articular cartilage proteoglycans. *Biochem J* 1986;236:71–75.
573. Hansson A-S, Heinegård D, Holmdahl R. A new animal model for relapsing polychondritis, induced by cartilage matrix protein (matrilin-1). *J Clin Invest* 1999;104:589–598.
574. Hansson A-S, Heinegård D, Piette J-C, et al. The occurrence of autoantibodies to matrilin-1 reflects a tissue specific response to cartilage of the respiratory tract in patients with relapsing polychondritis. *Arthritis Rheum* 2001;44:2402–2412.
575. Huang CC, Saporta D, Abramson M. Type II collagen induced bone resorption in the temporal bone of rats: histological and immunohistochemical studies. *Arch Otorhinolaryngol* 1985;242:183–188.
576. Huang CC, Saporta D, Abramson M. Immunologically induced salpingitis in rats. *Am J Otolaryngol* 1985;6:368–372.
577. Stevenson S. The immune response to osteochondral allografts in dogs. *J Bone Joint Surg Am* 1989;69:573–582.
578. Stevenson S, Dannucci GA, Sharkey NA, et al. The fate of articular cartilage after transplantation of fresh and cryopreserved tissue-antigen-matched and mismatched osteochondral allografts in dogs. *J Bone Joint Surg Am* 1989;71:1297–1307.
579. Yablon IG, Brandt KD, Deheblis R, et al. Destruction of joint homografts: an experimental study. *Arthritis Rheum* 1977;20:1526–1537.
580. Sengupta S. The fate of transplants of articular cartilage in the rabbit. *J Bone Joint Surg Br* 1974;56:167–177.
581. Millroy SJ, Poole AR. Pig articular cartilage in organ culture: effect of enzymatic depletion of the matrix on response of chondrocytes to complement-sufficient antiserum against pig erythrocytes. *Ann Rheum Dis* 1974;33:500–508.

582. Fell HB, Barratt MEJ, Welland H, et al. The capacity of pig articular cartilage in organ culture to regenerate after breakdown induced by complement-sufficient antiserum to pig erythrocytes. *Calcif Tissue Res* 1976;20:3–21.
583. Fell HB, Barratt MEJ. The role of soft connective tissue in the breakdown of pig articular cartilage cultivated in the presence of complement-sufficient antiserum to pig erythrocytes. I. Histological changes. *Int Arch Allergy* 1973;44:441–468.
584. Fell HB, Jubb RW. The effect of synovial tissue on the breakdown of articular cartilage in organ culture. *Arthritis Rheum* 1977;20:1359–1371.
585. Gross AE, Silverstein EA, Falk J, et al. The allotransplantation of partial joints in the treatment of osteoarthritis of the knee. *Clin Orthop* 1975;108:7–14.
586. Parrish FF. Allograft replacement of all or part of the end of a long bone following excision of a tumor: report of twenty-one cases. *J Bone Joint Surg Am* 1973;55:1–22.
587. McDermott AGP, Langer F, Pritzker kPH, Gross AE. Fresh small-fragment osteochondral allografts: long-term follow-up study on first 100 cases. *Clin Orthop* 1985;197:96–102.
588. Czitrom AA, Langer F, McKnee N, et al. Bone and cartilage allotransplantation: a review of 14 years of research and clinical studies. *Clin Orthop* 1985;208:141–145.
589. Gross AE, Garel A, Langer F, et al. Analysis of the histopathology of failed fresh osteochondral allografts. *Orthop Trans* 1984;8:399.
590. Zukor DJ, Gross AE. Osteochondral allograft reconstruction of the knee. Part I: a review. *Am J Knee Surg* 1989;2:139–149.
591. Mankin HJ, Gebhardt MC, Tomford WW. The use of frozen cadaveric allografts in the management of patients with bone tumors of the extremities. *Orthop Clin North Am* 1987;18:275–289.
592. Zukor DJ, Oakeshott RD, Gross AE. Osteochondral allograft reconstruction of the knee. Part 2: Experience with successful and failed fresh osteochondral allografts. *Am J Knee Surg* 1989;2:182–191.
593. Zukor DJ, Cameron JC, Brooks PJ, et al. The fate of human meniscal allografts. In: Ewing JW, ed. *Articular cartilage and knee joint function: basic science and arthroscopy.* New York: Raven, 1990:147–152.
594. Bernstein B, Forrester D, Singsen B, et al. Hip joint restoration in juvenile rheumatoid arthritis. *Arthritis Rheum* 1977;20:1099–1104.
595. Garcia-Morteo O, Babini JC, Maldonado-Cocco JA, et al. Remodelling of the hip joint in juvenile rheumatoid arthritis. *Arthritis Rheum* 1981;24:1570–1574.
596. Brittberg M, Lindahl A, Nilsson A, et al. Treatment of deep cartilage defects in the knee with autologous chondrocyte transplantation. *N Engl J Med* 1994;331:889–895.
597. O'Driscoll SW, Salter RB. The induction of neochondrogenesis in free intra-articular periosteal autografts under the influence of continuous passive motion: an experimental investigation in the rabbit. *J Bone Joint Surg Am* 1984;66:1248–1257.
598. O'Driscoll SW, Keeley FW, Salter RB. Durability of regenerated articular cartilage produced by free autogenous periosteal grafts in major full-thickness defects in joint surfaces under the influence of continuous passive motion: a follow-up report at one year. *J Bone Joint Surg Am* 1988;70:595–606.
599. O'Driscoll SW, Keeley FW, Salter RB. The chondrogenic potential of free autogenous periosteal grafts for biological resurfacing of major full-thickness defects in joint surfaces under the influence of continuous passive motion: an experimental investigation in the rabbit. *J Bone Joint Surg Am* 1986;68:1017–1035.
600. Freed LE, Grande DA, Lingbin Z, et al. Joint resurfacing using allograft chondrocytes and synthetic biodegradable polymer-scaffolds. *J Biomed Mater Res* 1994;28:891–899.
601. Buckwalter JA, Mankin HJ. Articular cartilage repair and transplantation. *Arthritis Rheum* 1998;41:1331–1342.
602. Wright BA, Cohen MM Jr. Tumors of cartilage. In: Hall BH, ed. *Cartilage.* Vol 3. Orlando: Academic, 1983:143–163.
603. Dahlin DC, Unni KK. *Bone tumors: general aspects and data on 8,542 cases*, 4th ed. Springfield, IL: Charles C Thomas, 1986.
604. Aigner T. Towards a new understanding and classification of chondrogenic neoplasias of the skeleton-biochemistry and cell biology of chondrosarcoma and its variants. *Virchows Arch* 2002;441:219–230.
605. Wang ZQ, Grigoriadis AE, Mohle-Steinlein U, et al. A novel target cell for c-fos-induced oncogenesis: development of chondrogenic tumours in embryonic stem cell chimeras. *EMBO J* 1991;10:2437–2450.
606. Pal S, Strider W, Margolis R, et al. Isolation and characterization of proteoglycans from human chondrosarcomas. *J Biol Chem* 1978; 253:1279–1289.
607. Mallein Gerin F, Olsen BR. Expression of simian virus 40 large T (tumor) oncogene in mouse chondrocytes induces cell proliferation without loss of the differentiated phenotype. *Proc Natl Acad Sci U S A* 1993;90:3289–3293.
608. Goldring MB, Birkhead JR, Suen L-F, et al. Interleukin-1β-modulated gene expression in immortalized human chondrocytes. *J Clin Invest* 1994;94:2307–2316.

第12章

滑膜细胞的结构与功能

Ulf Müller-Ladner, Renate E. Gay, Steffen Gay

过去10年间,分子生物学在类风湿性关节炎(RA)滑膜细胞的作用和功能方面提供了新的观点。滑膜成纤维细胞(SF),也称为成纤维细胞样滑膜细胞,以前认为属于难以归类的可产生透明质酸的润滑细胞,现被公认为在RA中介导关节破坏的关键病原细胞。尤其是活性滑膜细胞,最初由Fassbender[1]描述为"转化细胞",或活化SF,现在认为它们是这一破坏过程的细胞成分。

分子研究推动了有关这些细胞的最新资料的快速积累[2-4],最终认识到在类风湿性关节破坏中至少存在两个细胞途径[5]。除T细胞依赖途径外,目前还识别出T细胞非依赖途径的分子和细胞学特性[6]。关于后者,某些原致癌基因的表达[2,7]、在关节软骨上的附着以及基质降解金属蛋白酶和组织蛋白酶在滑膜附着处的上调,共同介导了这些细胞的侵袭和破坏性生长[6]。

发生于类风湿性滑膜中的功能改变包括滑膜细胞增殖和凋亡之间的失衡。在肾被膜下共同植入带有正常人软骨的RA滑膜的重症联合免疫缺陷(SCID)的RA小鼠模型中[8],在缺乏人类T细胞的情况下,类风湿性SF的攻击性行为会维持220多天。除由p38α和β介导的细胞因子依赖途径外,对于SF的非细胞因子依赖激活途径的证据还包括这些细胞中内源性L1成分的表达,它导致p38δ的上调,这是一种基质金属蛋白酶1(MMP-1)的强诱导物[9]。此外,由SF经由Toll样受体2(TLR-2)对趋化因子分泌的非细胞因子依赖诱导作用的证据表明,SF属先天免疫系统部分并可能在滑膜炎症的诱导中起着重要作用[10]。两个主要途径在图12.1上作了图解说明。

本章中对RA中SF的特殊性能与其他成纤维细胞和滑膜细胞进行了比较。这些特性曾导致将这些细胞称为"转化的攻击者"[11,12]或简称为活化的SF。

一、滑膜细胞的分类,形态学及正常功能

健康的滑膜在正常情况下,滑膜细胞是衬覆于关节腔最内层的主要细胞类型。在衬里下方已发现有成纤维细胞、巨噬细胞、肥大细胞、血管细胞和淋巴细胞。

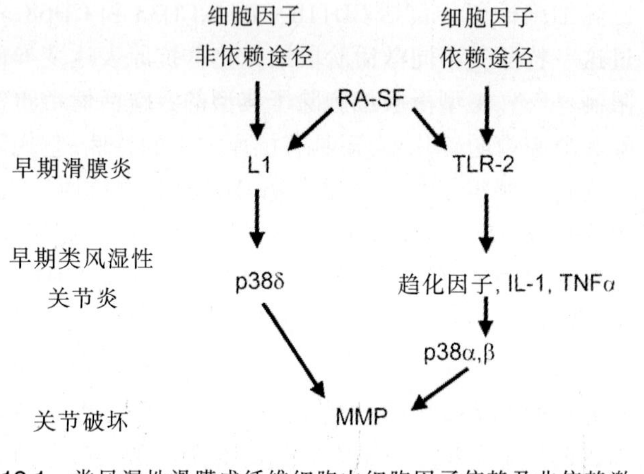

图12.1 类风湿性滑膜成纤维细胞中细胞因子依赖及非依赖激活机制。图解长期涉及的不同激活机制。非细胞因子依赖激活作用导致在早期关节炎L1成分的上调[9],接着p38δ有丝分裂原(细胞分裂剂)激活蛋白(MAP)激酶导致基质金属蛋白酶(MMP)的产生和关节破坏。其次,细胞因子驱动途径经由Toll样受体(TLR-2)起作用,接着白细胞介素-1和肿瘤坏死因子-α(TNF-α)以及后来的p38α和βMAP激酶,也随着在类风湿性关节中产生MMP。

尽管所有这些细胞种类组成滑膜并且在数量上变化相当大[13],但只有两种特定的细胞被称为滑膜细胞。这两种细胞形成衬里层,通常为 1~3 细胞厚,且无法由基底膜与下层结缔组织相分离。根据它们的形态学和分子表面标志,A 型滑膜细胞类似于组织巨噬细胞,而 B 型滑膜细胞则具有成纤维细胞的特性[14,15]。对两种滑膜细胞的确切起源尚存在争议[16]。大约 2/3 的滑膜衬层细胞呈现为 A 型滑膜细胞的超微结构特点，是 1/3 则呈现为 B 型滑膜细胞的超微结构特点。对中间细胞类型也有描述但未进行分类[17]。这些细胞可能代表滑膜细胞的某个发育阶段，但仍不能除外它们具有不同功能的可能性。

巨噬细胞样 A 型滑膜细胞类似于组织巨噬细胞。它们的形状多变,有时会形成树枝状突起。胞核富含异染色质,并有众多种胞浆空泡(一种突出的高尔基体)和少量内质网。双极外形的 B 型滑膜细胞,类似于组织成纤维细胞。它们的内质网突出,且高尔基体发育良好。胞核淡染,且通常显示有多个核仁。滑膜细胞的形状在其一生中并不一定保持不变。在不同的疾病中,滑膜细胞经常改变它们的形态学表现并经历增殖或程序性细胞死亡(凋亡)。形成滑膜的滑膜细胞的主要功能是提供关节腔并为两个相关节骨骼的相邻关节软骨(和固有软骨细胞)提供除了氧和营养素之外的润滑分子,如透明质酸。尽管具有共同的组织定位,但两种类型的滑膜细胞却具有不同的生物和分子功能。

巨噬细胞样 A 型滑膜细胞表达有多种细胞表面巨噬细胞标记，包括 CD11b、CD14、CD33 和 CD68,不过这一特征受不同激活阶段的分化群抗原表达变异的限制[14,18,19]。A 型滑膜细胞除了典型的吞噬活性负责清除关节腔内的碎片外,还具有抗原加工的特性。它们除了表达主要组织相容性复合物(MHC)Ⅱ类抗原[人白细胞抗原(HLA)DR 和 DQ][21,22]外,还表达 Fc 受体、雌激素和雄激素受体[20]。另一个特殊的种群是 CD14/33 阳性细胞,有时特指树突状细胞[23],它似乎与 RA 的 X 线片上可见的关节破坏有关[24]。这些细胞的功能如同有效抗原递呈细胞[25]。能够促成滑膜炎症的 A 型滑膜细胞的另一个特性是，在它们的溶酶体中能产生前列腺素[26]。滑膜巨噬细胞驱动着促炎症反应和基质降解信号的扩增,这仍会留下一个难以回答的问题,即这些细胞究竟是“策划者”还是“执行者”[27]。

为关节润滑生产透明质酸是 B 型成纤维细胞样滑膜细胞的主要特性之一。这些细胞还可合成许多基质成分,包括胶原。然而,它们还具备多种酶,能够降解软骨和骨。B 型滑膜细胞缺乏特异性 HLA DR 标记分子并且还不能被特异性抗体所检测到。然而这两种滑膜细胞会经由附属黏附分子并通过细胞因子、生长因子和趋化因子的释放彼此以及与其他细胞相互作用(见下文所述)。在进一步讨论这两种特殊类型滑膜细胞的生物学和功能特性中,A 型滑膜细胞将特指滑膜巨噬细胞,而 B 型滑膜细胞将特指 SF。

滑膜细胞:滑膜组织病理学部分

一般而言，所有细胞类型的绝对数在炎症性滑膜中会有增加。在炎症性关节炎中,血细胞或骨髓生成细胞(除单核细胞外还包括 T 和 B 淋巴细胞)的浸润均可在滑膜中观察到。在 RA 早期,尽管起始因素未知,并可以发生在出现明显炎症之前，但在终末血管周围区域会有少许淋巴细胞聚集[28]。突出表现是衬里层滑膜细胞(包括活化的成纤维细胞)令人印象深刻的增生。后者细胞呈现出活跃的表型以及对相邻软骨和骨的侵袭性破坏[5,6]。它们的特征是具有大而淡染的核,核仁明显,胞浆丰富,所以在某种程度上,类似异形的恶性细胞[1]。这些细胞的激活伴随酶和信号分子表达的增强[2]。另一方面，滑膜巨噬细胞可表现为不同的形状而且还可通过细胞因子和蛋白水解酶的上调促成 RA 滑膜的破坏性特征。相反,当受到转化生长因子(TGF)-β 刺激时，通过特定 SF 分化成为肌纤维母细胞样细胞似乎可介导类风湿性滑膜的纤维化[29]。

二、滑膜细胞的激活

(一)激活滑膜细胞的可能启动子

如上所述，活跃的滑膜细胞是 RA 的组织学特征[5,6,11,12]。虽然这些细胞显示出活跃甚或恶性细胞的性质，但是这些性质并不意味着不受控制的增殖，而是在描述一种细胞代谢性激活的状态。活化后SF 的特征是具有密集、粗面内织网、数目众多的不规则核而且正常梭形细胞骨架发生改变。癌基因或病毒衍生基因序列整合成 SF 的 DNA，正如实验模型所证实[30,31],它们可能是这种表现最初的启动子。在风湿性疾病中，反转录病毒作为诱导自身免疫和细胞激活的病原因子曾被反复提出[32]。就反转录病毒在这些疾病中可能的作用而言，描述人类嗜 T 淋巴细胞病毒 I 型(HTLV-I) 与慢性关节病之间关系的报道最令人感兴趣[33]。另一方面,细胞激活至少需要两个协同作用的癌基因[34,35]。反转录病毒诱导激活的标准模型是tax 转基因小鼠模型。这些 tax 转染动物出现了严重的类风湿样关节炎[36]。有趣的是,作为 HTLV-I 基因组一部分的 tax 曾在鼠类 SF 中检测到[37]。与著名的 c-fos 启动子被 tax 转染激活相一致,c-fos、白细胞介素-1β(IL-1β)和 IL-6 的信使 RNA(mRNA)在这些 tax SF 表达的特异性克隆中也被上调[39]。然而,目前在人的类风湿关节炎中还没有由 HTLV-I tax 介导的转染激活的证据。内源性基因 L1 元素在这些细胞中的表达导致 p38δ(它是 MMP-1 蛋白酶强效诱导因子)的上调,这为 SF 的细胞因子依赖性激活提供了额外的证据[9]。

(二)揭示滑膜细胞激活细节的动物模型

有多种动物模型曾提供了了解导致关节破坏路径的新见解[40]。经过全面检验的特发性关节炎动物模型是 MRL-lpr/lpr 小鼠。在纯合动物中单一基因(lpr)的变异可导致严重的自身免疫性疾病[41]。这些小鼠出现了淋巴增生性疾病并生成类风湿因子,以及类风湿关节炎样对称性多关节炎[42]。有趣的是,正如 Fassbender[1] 在人的类风湿关节炎中所见,这些动物最初的疾病特征是外形出现变形的滑膜细胞数目增加。接下来,这些细胞黏附于软骨和骨上,并逐渐侵入这些组织。有文献表明,与增生相关的原致癌基因 ras 和 myc在这些细胞中的表达与组织蛋白酶 B 和 L 以及 MMP-1 的表达有关[43,44]。令人吃惊的是,在早期阶段炎性细胞缺如。然而在软骨破坏的初始阶段之后,炎性细胞会出现在滑膜组织中,类似于人类关节中的类风湿样滑膜[42,45]。这些动物中的基因组突变位点位于 Fas 凋亡基因[41]。这种 lpr 突变是反转录转座子(内源性的反转录病毒)插入 Fas 基因的结果[46,47]。然而令人困惑的是,可能在整个喂养期间 MRL-lpr/lpr 小鼠再也不会出现破坏性关节炎。

开发一种允许在活体器官上直接研究滑膜细胞和滑膜组织而并不影响其免疫系统的动物模型,对于探索滑膜细胞在软骨破坏中的作用是非常重要的。首先在胸腺缺如的裸鼠上进行了实验,在这些小鼠中来源于类风湿性关节炎患者的 SF 形成了一种血管翳样组织[48]。滑膜能够种植在 SCID 小鼠上,基于此建立了另一种动物模型[49]。后一种模型包含有在 SCID 小鼠肾囊下联合种植的正常人软骨和类风湿性关节炎滑膜。这些移植物至少存活了 220 天,而且滑膜已逐渐侵入进软骨内[8]。所产生的软骨侵蚀类似于类风湿性关节炎中所见(图 12.2)。这种类风湿关节炎样滑膜生长早期阶段的特征表明,在软骨破坏部位的 SF 中产生了对基质降解蛋白酶进行编码的 mRNA。对 SF 在这个模型中起着重要作用提供佐证的是,给培养的 SF 植入了人类正常的软骨。最令人惊奇的是,是类风湿 SF 而不是来自骨关节炎(OA)患者的皮肤成纤维细胞或滑膜细胞,能够侵入软骨并在黏附部位合成组织蛋白酶而没有 T 细胞的明显参与[50]。这个模型类似于在 c-fos 转基因小鼠中观察到的关节破坏特征,其中的 T 细胞完全缺如提示,滑膜肥厚可在完全不受 T 细胞的影响下发生[51]。

总之,这些数据有力地证明,SF 在类风湿性关节炎的关节破坏中起着主导作用。在这方面,一项令人遗憾的实验将模型和现实连系在一起。长期罹患 RA 的获得性免疫缺陷综合征(AIDS)患者,尽管缺乏滑膜或外周血 CD4 阳性 T 细胞也会发生渐进性关节破坏[52]。关节破坏的进展伴有 SF 在侵入部位生成基质降解蛋白酶,包括组织蛋白酶 B 和L。有趣的是,在受检的关节中没有炎症的临床特点。这些观察结果支持如下观点:由固有 SF 介导的非 T 细胞依赖途径[6],可持续存在于缺乏明显炎症的 RA 中;X 线观察也发现关节的破坏可不依赖于局部和全身性炎症而独立进展,因而支持这一观点[53,54]。

(三)基因转录、原致癌基因和细胞内信号转导的影响

有证据表明,在 RA 中所观察到的滑膜细胞的细胞变异和代谢改变是由原致癌基因的转录上调介

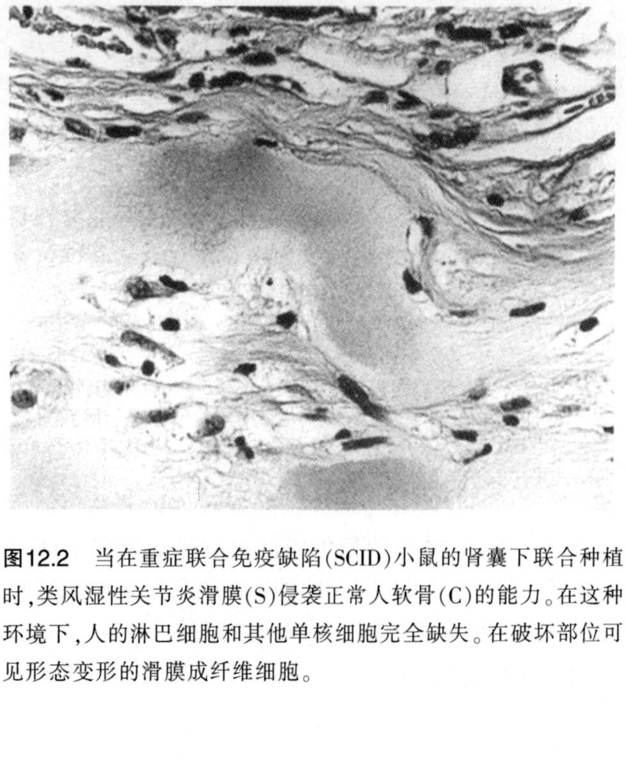

图12.2 当在重症联合免疫缺陷(SCID)小鼠的肾囊下联合种植时,类风湿性关节炎滑膜(S)侵袭正常人软骨(C)的能力。在这种环境下,人的淋巴细胞和其他单核细胞完全缺失。在破坏部位可见形态变形的滑膜成纤维细胞。

导的[2,7,55]，并涉及细胞周期的调节。早期生长反应基因和增生相关的原致癌基因在RA的发病机制中都有体现[7,55]。尽管导致RA中诱发成纤维细胞生长的确切事件还不清楚，但c-sis/血小板源性生长因子(PDGF)系统是能够刺激滑膜生长的极少数事件链中的实例之一。PDGF主要在血小板和巨噬细胞中产生。SF对PDGF的促有丝分裂作用有反应[56]。

早期反应基因似乎参与了初始各步的滑膜细胞激活。研究发现，早期反应基因egr-1(也称为锌手指基因Z-225[57])在RA SF中明显上调[58]，并且持续多次传代egr-1的表达均增加[59]。通过原位杂交，曾在类风湿性滑膜的大量细胞中检测到egr-1的mRNA。Egr-1不仅调节在RA滑膜中过度表达的其他肿瘤基因(如sis和ras)的表达[43]，而且调节金属蛋白酶1(TIMP-1)的胶原和组织抑制因子的表达[60]。

哺乳动物细胞中的c-fos肿瘤基因，有一个与鼠肉瘤病毒基因v-fos相对应的基因，是RA的SF中另一个被激活的基因[58,61]。转译后Fos蛋白的一个主要作用是控制组织降解分子(如MMP-1[62]和MMP-3[63])的激活。因此可以预料，在类风湿性关节破坏中fos和egr-1的表达与MMP-1在滑膜侵入部位的表达有关[58]。Fos蛋白与Jun蛋白发生二聚反应形成AP-1[64]，它是一种转录激活因子，可抑制RA滑膜中已增强的DNA结合活性[65]。各种细胞因子和生长因子［表皮生长因子(EGF)，成纤维细胞生长因子(FGF)，PDGF，肿瘤坏死因子(TNF)和IL-1］可介导转录因子(c-fos/c-jun)(结合于AP-1启动子[66])的细胞生成，此后fos/jun可激发其他几个基因(如MMP-1和MMP-3)的表达。另一方面，糖皮质激素受体可与AP-1相互作用。这种相互作用可以解释类固醇对RA的一种作用，即对MMP-1产生的抑制[67]。当蛋白合成依赖于完整的mRNA时，反义寡核苷酸对相关原致癌基因的抑制是抑制原致癌基因依赖性细胞通路的一种颇具吸引力的治疗方法。值得关注的是，c-fos反义寡核苷酸能抑制AP-1蛋白的表达和SF增生[68]。此外，SF的外观改变还与RA滑膜中原致癌基因myc和ras的表达相关[69]。众所周知，转录后myc序列可从衰老中挽救细胞并与ras协同激活细胞[70]。Myc基因产物的表达可显示在RA中软骨和骨破坏部位的SF上[43,71]。同样，肿瘤基因ras主要在滑膜衬里层中表达，并可调控类风湿性滑膜细胞对TNF-α和TGF-α的增生反应[72]。此外，ras还与侵入生长部位蛋白水解酶组织蛋白酶L的表达相关[43]。

基因转录的另一个重要调节因子是核因子κB(NFκB)，它由RA SF表达，并由逆转录病毒感染(如HTLV-Ⅰ)[73]以及促炎症细胞因子(如IL-1)[74]激发[73]。NFκB的两个亚单位可在类风湿性关节炎滑膜中检测到，尤其是滑膜的衬里细胞中[75-77]。就促炎症通路而言，NFκB可增加环氧化酶2蛋白在RA SF中的表达[76]。在慢性炎症中，NFκB的基因转录可能被细胞因子和生长因子显著改变，从而导致广泛的细胞激活。

当暴露于TNF-α时，SF显示有增殖增加和接触抑制降低[78]。这些影响与egr-1[79]和NFκB[80]的TNF-α依赖性诱导有关。与IL-6生成低的细胞克隆相比，在自发性生成IL-6的类风湿性SF细胞系中，可检测到NFκB和CBF1(EB病毒C-启动因子1)显著增高的活性[81,82]。

就NFκB的信号转导而言，RANK（核因子κB的受体激活因子)作为TNF受体家族的成员之一，似乎是最重要的膜受体之一。在类风湿性滑膜中，RANK通过它的结合配偶体RANK配体(RANKL)启动骨降解通路，RANKL也受到称为osteoprotegerinl破骨细胞分化因子(OPG/ODF)的可溶性诱饵受体的约束。如同成骨断裂和骨破坏中主要涉及的RA SF那样[83]，RANKL/ODF表达在骨质侵蚀的部位[84-86]。图12.3示出RANK/RANKL依赖性信号转导通路。有趣的是，与RA SF只表达低水平的RANKL/ODF相比[85]，表达高水平RANKL/ODF的类风湿性SF可诱导大量的破骨细胞样细胞。此外还发现，Toll样受体，尤其是TLR-2可介导NFκB的易位并诱导炎症反应(包括IL-1)[10]。

以NFκB依赖性通路为目标是治疗RA的有效方法，支持这一观点的是糖皮质激素通过上调κB抑制因子(IκB)对NFκB起抑制作用[87]。IκB活性受两个激酶的调节，即IκB激酶1和IκB激酶2，也称为IKK1和IKK2。如同IKK1和IKK2一样，IκB的出现也在RA滑膜中得到证实[88]。因为研究发现TNF-α和IL-1是NFκB激活的关键诱导因子[88]，因此这个通路的另一个最可能关键因素包括由细胞因子依赖性磷酸化及普遍蛋白化(作用)导致的IκB的灭活。另外，IKK-2显性负向突变细胞群还表现出对TNF-α触发的NFκB核易位的抵抗，而IKK1的缺乏并不影响该通路[89]。此外，应用反义寡核苷酸未抑制NFκB mRNA还导致了结合于环氧合酶基因启动子上的NFκB减少[76]。因为抗氧化剂N-乙酰半胱氨酸对TNF-α活性的抑制不仅降低了TNF-α/NFκB依赖性基因的表达而且明显降低了滑膜的增殖，因此TNF-α似乎在RA SF中对调节NFκB非常重要[78]。

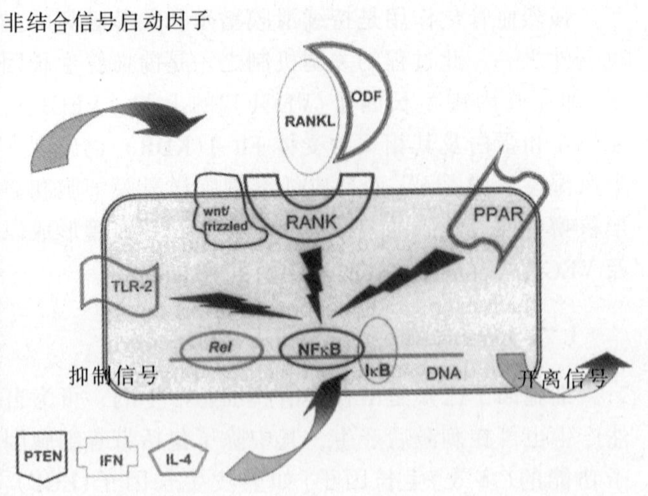

图12.3 类风湿性关节炎(RA)滑膜中受核因子κB(NFκB)的激活刺激或其导致的进出细胞周机制的概要。NFκB由RA滑膜成纤维细胞表达且由许多细胞外刺激触发，包括反转录病毒和炎症前细胞因子，常可导致细胞激活，然而缺乏阻碍此激活过程的抑制信号。RA滑膜成纤维细胞中NFκB的激活通常可导致其他炎症前分子和基质降解分子的合成，而特殊途径似乎与RA特异性相关。其中，核因子-κB受体激活物（RANK）经由其结合配偶体RANK配体(RANKL)可启动骨降解途径，后者也可受到称作osteoprotegerin/破骨细胞分化因子(OPG/ODF)的可溶性诱饵受体的约束。RANKL/ODF参与骨断裂和骨破坏。此外，Toll样受体(如，Tool样受体2，TLR-2)还可易位NFκB并引起炎症，而过氧化物酶体增殖子活化受体(PPAR)可介导NFκB的另一种激活机制。IκB，核因子κB的抑制因子；IFN，干扰素；PTEN，在第10染色体上删除的磷酸酶及张力蛋白同系物。

结合于核受体上以及随后抑制基因转录及细胞内信号激酶的辅助蛋白的过表达，可能在炎症前反应和自身免疫机制中[90]以及滑膜细胞的激活中[91]起着重要作用。例如，存在于SF中的核受体辅助因子SMRT(维A酸类和甲状腺激素受体的沉默间介器)，可抑制MMP-1启动因子的活性[92]。

通过mRNA稳定作用进一步调控RA成纤维细胞中的基因表达。在这一方面现已证实，IL-6基因表达受p38有丝分裂原活化蛋白激酶(MAPK)的调控，后者可增强IL-6 mRNA的稳定性[93]。观察发现p38 MAPK的抑制作用可抑制前列腺素E2和环氧合酶-2的IL-1依赖性上调，因此提出该p38 MAPK还可调节RA中SF的炎症前反应通路[91]。与NFκB相似，细胞内MAPK级联[如p38 MAPK和c-jun激酶(JNK)]似乎是参与调节类风湿性滑膜基质降解的关键机制，因为p38 MAPK的激活可抑制Ras/Raf诱导的MMP-1基因表达[94]而且JNK可调控IL-1依赖性MMP-1的基因表达[95]。

最近认定，一种新的配体依赖性转录因子，即过氧化物酶体增殖子活化受体-γ(PPAR-γ)，在滑膜细胞的病理生理学中起一定作用。刺激PPAR-γ可引起核转录因子转录活性的抑制以及炎症前细胞因子的下调。在RA的SF中，刺激PPAR-γ可诱导NFκB和AP-1的负向调控，随后是众多细胞因子表达的下调，除包括基质金属蛋白酶(如MMP-1和MMP-3)外还包括TNF-a、IL-1、IL-6和IL-8[96-98]。

(四)细胞周期的长期失调：增殖与凋亡

越来越多的证据表明，SF的增殖及其侵袭性生长是由于细胞周期调节（即细胞增殖与程序性细胞死亡之间的平衡）的受损所致。在这方面必须注意，体外[59,99]或体内[100]激活RA SF均未显示增殖率的增加，只能通过对生长调节基因(如同源基因)的操控来防止其发生[101]。相反，细胞凋亡可通过结扎表面受体（如Fas受体或TNF-α受体)来触发，并可导致细胞DNA细胞内的分解和濒死细胞的吞噬作用。细胞凋亡的有效抑制因子是原致癌基因Bcl-2[102]，其位于胞内线粒体膜、内质网和核膜[103]。Bcl-2抑制凋亡的终末步骤之一。在RA滑膜中不足3%的活化SF正经历明显的凋亡[104,105]，凋亡基因Fas的mRNA主要见于与终末血管相关的细胞中[106]。近期发现指出，Bcl-2[及Bcl-x(L)]表达的调节与SF衍生的抗凋亡IL-15对IL-15受体的自泌激活程度有关[107]。有趣的是，Bcl家族的其他成员也参与了RA的病理生理过程。作为NFκB活性的已知调节因子，Bcl-3参与MMP-1经由NFκB的IL-1依赖性合成[108]。

促成RASF净增殖的另一个因子可能是由于肿瘤抑制基因(如p53)、第10号染色体上删除的磷酸酶和张力蛋白同系物(PTEN)[109]或Sentrin[110]有缺陷或者缺乏。虽然在RASF和滑膜组织中表达的p53[111,112]的作用尚未完全阐明，但它的存在和活性显然受某些独特而多变的环境因素和基因组突变的影响[113,114]。用蛋白酶体抑制剂治疗后细胞内p53的聚积可防止PDGF受激滑膜细胞进展到细胞周期的S期[115]。相反，在胶原诱导的关节炎模型中，p53缺乏的小鼠显示出关节炎的严重性加重，以及滑膜细胞凋亡的基本缺失[116]。最终，内源性p53的抑制显著增强了SCID小鼠模型中RA SF对正常软骨的破坏性[117]。

另一方面，PTEN是一种肿瘤抑制基因，但研究发现它具有酪氨酸磷酸酶活性，在它发生突变时会促进恶性肿瘤的发生。在RA中，滑膜内层和侵袭性生长部位PTEN的缺乏可延长软骨破坏部位活化SF的寿命[109]。正如在癌细胞中所观察的那样，这可以由对IκB/NFκB和其他核因子(如akt/蛋白激酶B)的PTEN依赖性影响未加以说明[118-120]。丝氨酸/苏氨酸激酶akt显然对滑膜细胞增殖的TNF依赖性调节起着决定性作用[121]。Sentrin是一种防御Fas和TNF诱导细胞死亡的新奇蛋白质，研究显示它也在RA滑膜中有强烈表达[110]。

促进增殖的这些细胞周期调节的改变提示研究人员要对应用抗Fas抗体治疗引起的RA滑膜中细胞凋亡增强的效果进行检测[123]。HTLV-I tax转基因小鼠模型中会呈现一种RA样破坏性关节炎，关节内应用抗Fas抗体在几天内即可改善关节肿胀和关节炎。关节的免疫组织学检查显示，这种效果很可能应归因于凋亡的诱导，这与此前证实功能性Fas在RA滑膜中表达的观察结果是一致的[124]。然而，RA SF借由抗Fas抗体对Fas诱导的凋亡显得有些抵抗，尽管事实上对Fas也有表达。这种抵抗可能(至少部分)是由于Fas样IL-1转化酶(FLICE)抑制蛋白(FLIP)的上调，后者通过抑制滑膜衬里层中凋亡触发细胞内酶FLICE(半胱氨酸天冬氨酸蛋白酶8)发挥了一种抗凋亡效果[125]。SF中凋亡的定向诱导体现了一种有前途的治疗方法，值得对其作进一步研究。

(五)生长因子

TGF-β、FGF和PDGF诱导细胞增殖，因而形成了生长因子的一个亚家族。TGF-β在滑膜组织和滑液中大量表达并且主要由滑膜巨噬细胞产生。它引发促炎效果还是抗炎效果取决于其所在部位和浓度。在动物中，当把TGF-β直接注射进关节腔时[126]，TGF-β会诱导滑膜内层的增殖并刺激SF产生胶原。TGF-β还在刺激IL-1和MMP-1合成方面显示有协同作用[127]。有趣的是，最近的资料显示TGF-β的这些作用是通过调控滑膜SF中磷脂酰肌醇及akt的活性与抗凋亡途径直接相关的[128]。TGF-β似乎通过对IL-1受体的干扰，还可作为一种T细胞的有效抑制剂[129]。FGF是滑膜细胞和血管上皮细胞的一种自分泌生长因子。SF对FGF的反应不仅是增殖，还能产生FGF，从而触发了局部成纤维细胞的生长[130]。出现在滑膜衬里层的PDGF是一种滑膜生长的高效刺激剂[131]。现已证实，PDGF还是少数几种细胞因子之一，可直接对滑膜细胞进行原致癌基因触发的激活[56]。

强烈血管化作用是持续滑膜增殖和关节破坏的先决条件之一。此过程的关键机制之一是前血管生长因子[即血管内皮生长因子(VEGF)]的上调。VEGF的mRNA和蛋白及其相关的受体Flt-1(KDR)，也出现在类风湿性滑膜[132,133]，而且成纤维细胞样滑膜细胞和多形核嗜中性白细胞的共培养实验证实，新血管形成以及VEGF的合成都是由此相互作用触发的[132]。

(六)细胞因子

细胞因子已知是由各种滑膜细胞产生的，可为自然产生也可在刺激后产生，其中除了包括带有细胞因子功能的(多效)生长因子[如表皮生长因子(EGF)、VEGF、TGF、胰岛素样生长激素-1(IGF-1)和IGF-2、粒细胞-巨噬细胞集落刺激因子(GM-CSF)以及巨噬细胞集落刺激因子(M-CSF)]外，还包括IL-1α、IL-1β、IL-6、IL-8、IL-10、IL-11、IL-15、IL-16、IL-17、IL-18、IL-21R、干扰素-γ(IFN-γ)和TNF-α[131,134-145]。这些细胞因子大部分都可诱导滑膜细胞产生其他细胞因子和基质降解酶，特别是主要促炎症反应细胞因子(如TNF-α)的作用还可以被共激细胞因子[如凋亡的TNF样弱诱导物(TWEAK)]进一步增强[146]。除了检查滑膜衬里层中存在细胞因子和测量由滑膜细胞产生的各个细胞因子的量以外，最重要的问题还涉及这些分子在细胞因子—滑膜细胞—细胞因子通路中的作用以及在不同细胞因子依赖性信号发送级联之间串扰中的作用[147]。

然而细胞因子的产生并不仅限于RA滑膜细胞。从OA患者得到的滑膜标本证实其细胞因子表达类型类似于RA患者。观察到的唯一差别是RA滑膜中滑膜细胞所产生的IL-1、IL-6、GM-CSF、TNF-α和EGF数量明显较高，大概是由于RA滑膜标本中细胞构成偏高所致[148]。炎症抑制细胞因子IL-10在RA和OA中也都有表达[149]。将重组IL-10加入到RA滑膜培养中，极大地降低了促炎症反应细胞因子的浓度，提示这一细胞因子对RA有潜在的治疗作用。巨噬细胞衍生的炎性细胞因子TNF-α的抑制因子，包括其可溶性受体[150]，已列入最近制定的新的RA治疗方案中[151,152]。

有趣的是，尽管对T细胞的研究发现IFN-γ和IL-4均上调[150]，但对反应性关节炎滑膜细胞表达的细胞因子类型仍知之甚少。然而由于合成速度的变化相当大，取决于组织样本的取得部位和培养条件，所有关于由体外滑膜细胞产生细胞因子的实验均难以进行评估[153-155]。

（七）前列腺素

促炎症反应的前列腺素途径也可促进 RA 中的滑膜炎症和关节破坏[156]。环氧合酶(COX-1 和 COX-2)可催化酶的激活，使花生四烯酸转化为前列腺素，后者是强效的炎症介质。COX-1 可见于人类大多数组织，而 COX-2 的表达仅限于某些特殊的组织(如大脑和肾)。在 RA 滑膜中，可在滑膜衬里层细胞、淋巴细胞和内皮细胞中检出 COX-2[157]。滑膜衬里中的 COX-2 似乎主要来自 SF[76]，因为仅有少数表达 COX-2 的滑膜衬里细胞带有巨噬细胞标志物 CD68[158]，而抑制实验发现 SF 与 COX-2 的合成直接相关[91]。另外，选择性COX-2 抑制物也显出对 SF 发挥促凋亡的作用，因为塞来昔布(抗关节炎药，COX-2 抑制剂）能通过诱导 PPAR-γ 非依赖性凋亡来抑制 SF 的增殖[159]。使人感兴趣的是，抑制环氧合酶途径的非类固醇类抗炎药(NSAID)对另一个重要的花生四烯酸衍生介质群——白细胞三烯类的生成仅产生有限的影响。因此，抑制白细胞三烯和前列腺素的合成（通过联合应用脂肪氧合酶和环氧合酶抑制因子)也许是一种有效的途径[160-162]。

三、细胞间相互作用与通讯

（一）与其他细胞和基质的短程相互作用

细胞与其他细胞及其周围基质的直接相互作用是由细胞黏附分子介导的。在这个通讯配体和受体群中，绝大多数黏附分子按常规可归入整合素、选择蛋白和免疫球蛋白超基因家族[163](第 20 章)。对 RA 滑膜本身黏附分子功能的认识在很大程度上仅限于 T 细胞的相互作用[164-167]以及某些细胞类型与内皮细胞间的相互作用[168,169]。有关在 RA 滑膜细胞表达的黏附分子的表达和功能作用鲜有所知。一些有趣的资料表明，免疫球蛋白基因超家族的某些成员在 SF 上有表达。在 RA 增生性滑膜的衬里层中曾发现血管细胞黏附分子-1(VCAM-1)表达丰富，而在 OA 滑膜中则表达程度较轻[170]。掊抗巨噬细胞特异性 CD68 抗原的抗体双标记显示，尤其是易于附着于并侵入关节软骨的 SF，可表达VCAM-1 [171]。因此，VCAM-1 可能支持多重而重要的附着功能，尤其是 RA 滑膜。在滑膜微脉管系统，VCAM-1 结合于淋巴细胞膜迟发激活抗原-4 (VLA-4)。另一方面，VLA-4 还作为配体用于纤维连接蛋白(称之为 CS-1)的替代拼接形态，参与SF、基质和淋巴细胞之间的多向交互作用[172]。图 12.4 说明了这一交互作用网。

致炎细胞因子(如 TNF-α 和 IL-1β)可增强VCAM-1 在 SF 的表达，而且多数最新资料可证实 IL-18 至少通过 3 个不同的细胞内激活途径对 VCAM-1 在 SF 中的上调起着关键作用[173,174]。有趣的是，SF 中 IL-18/IL-18 受体依赖性途径的激活需要与 T 细胞的相互作用[175]。另外，通过对 VCAM-1 在 RA SF 中表达的抑制可介导糖皮质激素的某些抗炎效应，导致结合于 VLA-4 表达淋巴细胞的减少[176]。VCAM↔CS-1↔VLA-4 的双向相关性在活化滑膜与软骨的结合中可能也很重要，因为早期研究已证实纤维连接蛋白在软骨浅表层的浓度比深层更高[177]。因此，特殊的黏附分子可能不仅是 RA 滑膜的标志物，而且对疾病的发病机制也有促进作用。

作用纤维连接蛋白的配体，整合素 $\alpha_5\beta_1$(CD49e)在培养的 RA SF 中将上调，表明这些细胞具有附着于其他基质成分的潜能[178]。对于 IV 型胶原、层粘连蛋白和韧粘系的整合素受体也曾得到类似的结果[178]。此外，侵入牛软骨的 RASF 可被 α_4 整合素抗体所抑制[179]。除了细胞至细胞的信号发送外，黏附分子还可促使促炎症反应细胞迁移进类风湿性滑膜中。VLA-4 和-5 可增强单核细胞通过 SF 屏障迁移[180]。有趣的是，VCAM-1 配体的阻断只能抑制跨内皮细胞迁移而不能抑制穿越 SF 的迁移[180]。值得关注的是，类风湿性 SF 对感觉神经肽底物 P 可表达 mRNA[181]，感觉神经肽底物 P 可增强致炎细胞因子对 VCAM-1 表达的作用[182]。

滑膜巨噬细胞可表达高水平 ICAM-1[164,168,176]。ICAM-1 结合于其在不同粒细胞上的整合素反受体［粒细胞功能相关抗原-1(LFA-1)]，它在 RA 和正常滑膜细胞表达[164]，且表现为一种由细胞因子诱导的黏附分子。在培养的 SF 上 ICAM 低水平表达。当用各种细胞因子(如 IFN-γ、IL-1 或 TNF-α)刺激时，ICAM-1 的在这些细胞上表达显著增强[183]。另一个或许很重要的相互作用是 RA SF 与 T 淋巴细胞通过 ICAM-1 结合到 LFA-1 而发生联络。通过免疫组织化学分析证实，ICAM-1 阳性的SF 四周环绕有 LFA-1 阳性的 T 淋巴细胞，伴有 SF 对 IL-1 表达的上调[184]。ICAM-1 在 RA 发病机制中的一个作用是由此前的临床试验提出的，试验中用 ICAM-1 的单克隆抗体短期治疗 RA 患者，导致大约一半患者的临床症状改善而没有出现严重的副作用[185]。有意思的是，研究显示推注甲泼尼龙可大大降低滑膜衬里 ICAM-1 的表达[186]。白细胞受体 LFA-1 的另一个反受体ICAM-3，也出现在滑膜巨噬细胞和淋巴细胞，但相对于其他细胞黏附分子而言其功能仍需确定[187,188]。

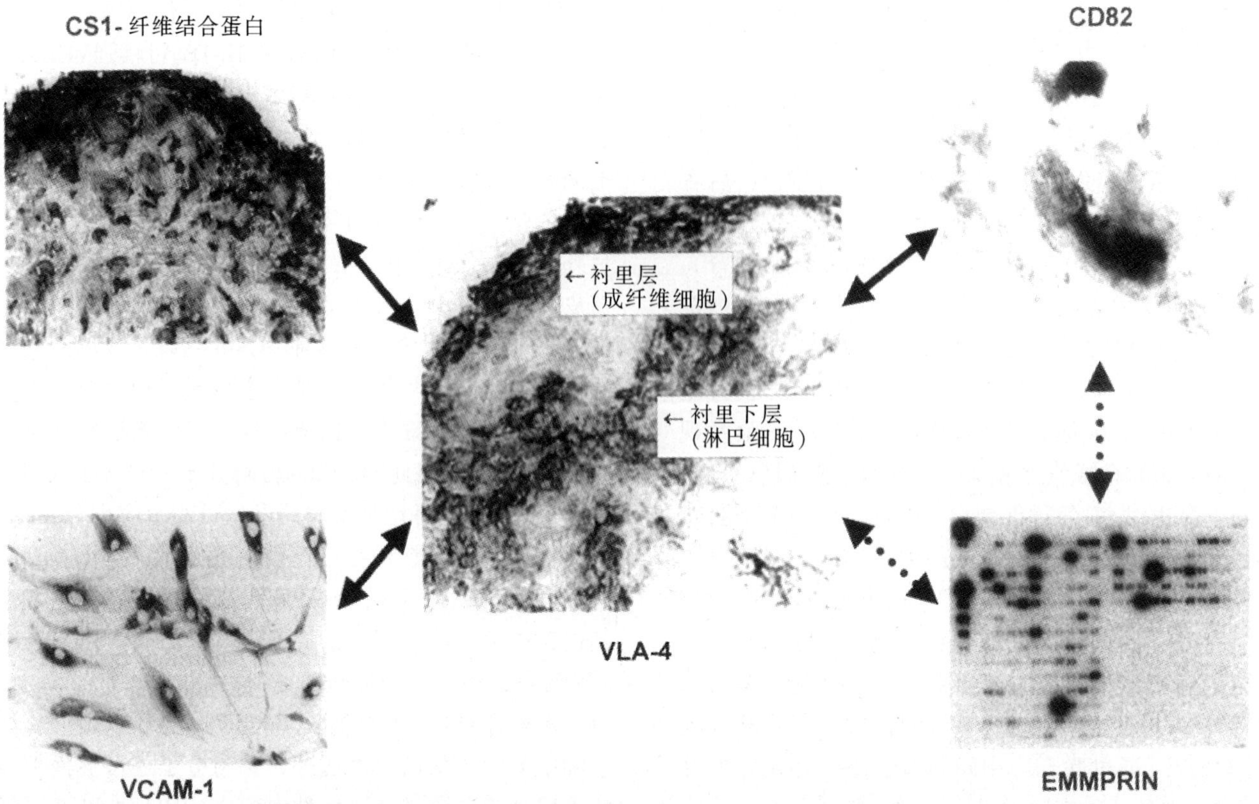

图12.4 类风湿性滑膜中将基质连接于成纤维细胞以及将炎症细胞连接于基质降解酶的多向交互作用网。基质成分(如纤维连接蛋白CS-1)可与整合素迟发抗原-4(VLA-4)结合,VLA-A在淋巴细胞和滑膜成纤维细胞上表达,后者又可结合于黏附分子即血管细胞黏附分子-1(VCAM-1)。VLA-4极有可能也在滑膜成纤维细胞上结合CD82,后者对基质金属蛋白酶诱导物[如细胞外基质金属蛋白酶诱导物(EMMPRIN)]具有潜在的调控作用。

显然，滑膜细胞上黏附分子的表达为结合于炎症细胞(如淋巴细胞和单核细胞/巨噬细胞)提供了一种机制。另外,细胞–基质黏附机制不仅有利于滑膜细胞结合于关节基质上，而且还表明巨噬细胞和SF之间存在有明显的差别。例如,层粘连蛋白受体($\alpha_6\beta_1$整合素)仅由SF表达而不由滑膜巨噬细胞表达[189]。另一方面,另一个免疫球蛋白超基因家族的成员CD31,其在结构上类似于CD4和ICAM-1，是由滑膜巨噬细胞和成纤维细胞共同表达的，因此假设这一分子在RA滑膜中具有普遍“黏附”作用[190]。E-选择蛋白、L-选择蛋白和P-选择蛋白也存在于RA滑膜中,而且由于它们的功能大多与滑膜微脉管系统内内皮细胞和单核细胞之间的黏附性相互作用有关[190]，从而为治疗介入指明了目标。另外,其他的观察结果还表明,整合素/基质的相互作用可触发SF产生并释放基质降解酶(如MMP-1)[191]。此外,IL-1β还能增强整合素在RA的SF上的表达[192]。

(二)长程相互作用:趋化因子的作用

成纤维细胞可称作增强粒细胞(化学)吸引的“血管球旁细胞”[193]。例如在刺激CD40配体/CD40系后,成纤维细胞可释放一些化学吸引分子，如化学增活素巨噬细胞炎症蛋白(MIP)、单核细胞趋化蛋白(MCP)和RANTES(调控激活正常T细胞表达和分泌)[194]。同样,SF在IL-1α和TNF-β刺激后也能表达MIP-3α,而且这一机制在(血管周围的)单核细胞的化学趋化作用中特别有效[195]。再者,制瘤素M可刺激SF释放趋化因子MCP-1 [196]。在RA滑膜中，制瘤素M主要由单核细胞–巨噬细胞型的细胞产生并能增加基质金属蛋白酶的生成。由于大量趋化性IL-16的产生,SF也可促进促炎症反应CD4阳性淋巴细胞的注入[134]。由RA SF加工的IL-16的量与最终的化学吸引活性相关。相反,CD4阳性T细胞衍生的细胞因子IL-17可诱导在类风湿性SF中生成细胞因子,因此而刺激促炎症相互作用级联[135]。有趣的是,滑膜细胞调控和产生趋化因子是经由自分泌和旁分泌两个途径完成的[197]。这些途径包括细胞外信号相关激酶(erk)-1和-2的CCL-2/MCP-1依赖性上调[197]。

趋化因子相关途径对滑膜病理生理学的重要性可通过存在有细胞黏附机制共激链这一事实加以阐释。尽管SF主要表达趋化因子间质细胞衍生因子-1(SDF-1),后者可被组织缺氧进一步增强[198],但B细胞的假性伸入运动只能在IL-4依赖性VCAM-1上调后才能完成[199]。因此，趋化因子受体和受体依赖性细胞内机制的阻断可能成为RA治疗的诱人目标。另一方面,IL-10还参与了促炎症反应趋化因子的下调[200]并且可能是抑制RA关节破坏的多能分子,这一观点获得了以下事实的支持:在基于逆反录病毒IL-10基因转移后,可单独或与IL-1联合,完全抑制RA中SF的侵袭性生长[30,201]。然而更多最新的资料却证实，经由在这些细胞上表达的TLR-2激活SF导致了有效趋化因子(包括MPC-2)的诱导[202]。这一新的观察结果证明,SF是先天免疫系统的一部分,它在类风湿性关节的炎症诱导中起着关键作用。

四、滑膜细胞在关节破坏中的作用

(一)基质金属蛋白酶

大多数蛋白水解酶都具有对RA滑膜的破坏性潜能。其中的关键角色是MMP和组织蛋白酶。MMP属于一个成长中的含锌酶家族,包括胶原酶、基质降解酶、明胶酶以及膜型(MT)MMP。目前已确定出MMP1至24的特征。近年来已对许多在调控MMP合成中起作用的细胞内信号途径进行了检测[203,204]。MMP能分解结缔组织基质成分,如胶原、糖蛋白及蛋白聚糖。在RA滑膜中，生成MMP-1细胞的数量以及与MMP-1的天然抑制物TIMP1至3(金属基质蛋白酶组织抑制剂1~3)相比净过剩的MMP-1的数量均与滑膜炎症程度相关[205-208]。最新数据表明，至少有部分MMP的生成是因为存在细胞外MMP诱导物(EMMPRIN)所致[209],它不仅可增加成纤维细胞的破坏潜能[210],而且还专门上调了类风湿滑膜中mRNA和蛋白水平[2]。此外,对SF在人造基质中侵袭的评估还表明，这些细胞的侵袭性与MMP特殊的全貌相关，包括MMP-1、MMP-3及MMP-10的表达[99]。有趣的是,直接的细胞接触和滑膜间隔内部的相互作用似乎在调节着MMP的分泌。这种调节部分归因于滑膜细胞间缝隙连接的功能完整性[211]。

MMP家族最具特征的成员是MMP-1，也称为胶原酶-1。MMP-1分解I、II、VII和X型胶原。MMP-1是最重要的MMP，但绝大多数其他MMP也已在RA滑膜中检测到。在侵袭部位或在滑膜衬里层中的SF是这些酶的主要来源[212],而MMP很可能是造成RA关节破坏的驱动力之一[213]。已知另一个主要分解关节软骨Ⅱ型胶原而非蛋白多糖的MMP是MMP-13,也称为胶原酶-3。MMP-13在类风湿性关节破坏患者的滑膜衬里中表现为在mRNA和蛋白水平都有表达[214]。MMP家族中一个多效成员MMP-9(或明胶酶B)只作为一个炎症标记而非RA的特异性标记。这一结论得到以下事实的支持,即MMP-9并非局限于SF,也可由内皮细胞、巨噬细胞及粒细胞合成[215,216]。

在过去10年间,对MMP家族的其他成员，即膜型MMP,已做过描述并与组织破坏相关。其中,MT1-MMP(MMP-14)和MT3-MMP(MMP-16)尤其令人关注,因为它们除了能激活其他MMP以外还能分解细胞外基质成分。在RA滑膜中,已观察到MT1-MMP和MT3-MMP的充分表达,MT3-MMP由SF表达,而MT1-MMP则由SF以及CD68阳性破骨细胞和巨噬细胞表达[217,218]。另外，在滑膜/软骨相互作用部位的蛋白水解活性似乎受MT1-MMP、TIMP-2和MMP-2组成的复合物的介导。而且,MT1和MT3-MMP在关节破坏中的重要作用是根据其在RA滑膜中的充分表达而提出的，相反,MT2-MMP(MMP-15)和MT4-MMP(MMP-17)却只有有限的表达[218]。

(二)组织蛋白酶

RA滑膜中第二个重要的蛋白水解酶家族是组织蛋白酶。这些基质降解酶的表达与SF中所见的大量原致癌基因的激活相关。研究显示,ras肿瘤基因转染到成纤维细胞可引起细胞激活和组织蛋白酶L的诱导[219,220]。组织蛋白酶L的表达的确与ras的表达程度和细胞的迁移潜能均相关[221]。由于组织蛋白酶L除能降解蛋白聚糖外[223],还能降解I、II、IX和XI型胶原[222],所以认为在活化滑膜细胞中此半胱氨酸蛋白酶的上调在RA关节破坏中起着主要作用[43,55,224]。在骨侵蚀部位，组织蛋白酶L是由CD68阳性巨噬细胞样滑膜细胞释放的[225],而CD68阳性破骨细胞仅显示组织蛋白酶L有限的表达。令人信服的资料表明,CD68阳性破骨细胞和CD68阴性SF可能是通过生成组织蛋白酶K对软骨和骨降解起主要作用[226]。

应该强调的是，与OA相比,RA中产生基质降解酶的滑膜细胞数量增多，这在很大程度上表明RA的细胞过多特性。然而,这两种疾病之间最重要的差别是

RA中活化的滑膜细胞附着于软骨和骨性基质。由此可推断,RA中由附着的滑膜细胞释放出的蛋白水解酶可以降解基质而不会碰到存在于滑液中的抑制因子。

一种针对抑制侵袭性滑膜在“热区”(即滑膜与软骨/骨的接合处)中破坏活性的有前途的方法是研制组织蛋白酶的抑制因子。一类这样的抑制因子是类甲基酮,它不仅可抑制活体内组织蛋白酶B和L的活性,而且可减轻口服给药时关节炎动物模型的关节破坏[227]。目前正在进行类似的实验以测试MMP-1的抑制因子。氯牛磺酸是由嗜中性粒细胞在其氧化爆发期产生的一种氯胺,研究发现可降低细菌性胶原酶对胶原的降解作用[228]。

基质破坏的另一个系统是纤维蛋白溶酶原活化作用系统,集中于丝氨酸蛋白酶纤维蛋白溶酶周围。纤维蛋白溶酶可活化基质金属蛋白酶并具有直接的蛋白水解性质。RA和OA两者的SF在体外都可合成大量的尿激酶-纤溶酶原激活物,而该激活物的受体也在成纤维细胞的表面表达[229]。有趣的是,RA SF的部分基质降解能力似乎受纤维蛋白溶酶的介导,正如血纤维蛋白溶酶抑制剂的基因转移所示[230],因而支持纤维蛋白溶酶原活化作用系统在类风湿性滑膜中起着重要作用的假设。大多数最近的证据表明,活化的SF不仅可促进破骨细胞增生[85],而且还通过质子泵的表达可降解骨质[231,232]。

概括地说,大多数基质降解酶主要在活化滑膜侵入毗邻软骨和骨的部位由活化SF表达。对RA的治疗来说,抑制这一有害过程是颇具吸引力的策略。在这方面必须注意,类风湿性滑膜中存在有一个对抗分子家族——TIMP。TIMP-1的mRNA及蛋白存在于滑膜衬里[233,234],但其出现并非仅限于RA滑膜。细胞因子,如IL-1和TNF-α,并不明显影响TIMP-1基因的表达[235],但IL-1可极大减少其在滑膜细胞和软骨细胞中的产生[129]。另一方面,基因转移实验已表明,TIMP-1和TIMP-3也都是TACE(一种促进RA滑膜合成TNF的分子)的抑制剂[236],能显著抑制SCID小鼠模型中SF介导的软骨破坏[237]。

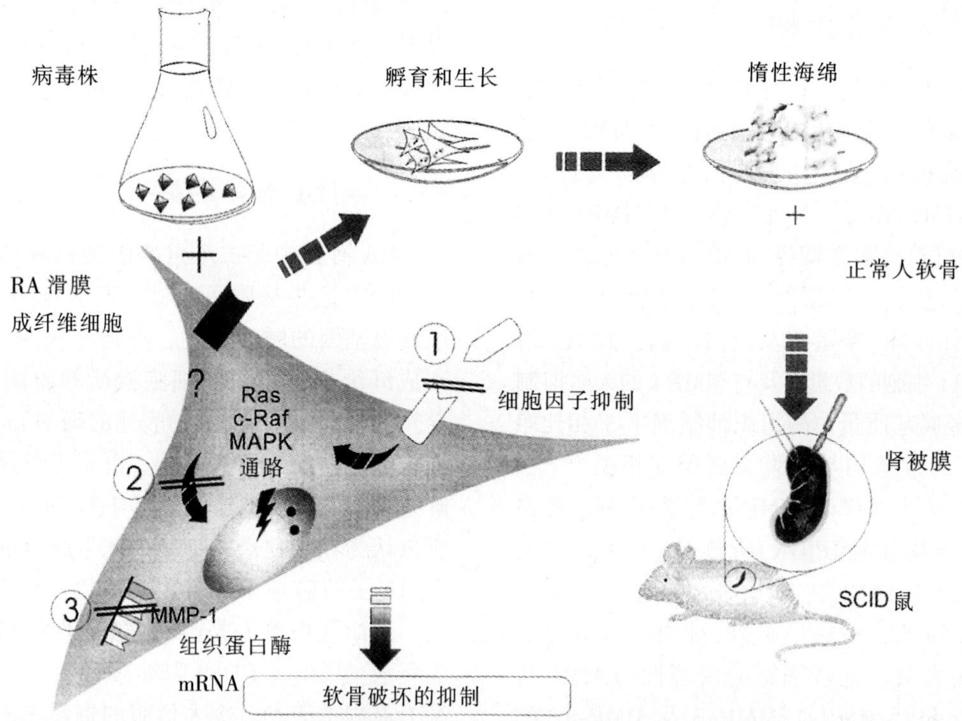

图12.5 类风湿性滑膜细胞中基因转移的分子靶点。图中示出重症联合免疫缺陷(SCID)小鼠模型用于评价治疗类风湿性关节炎(RA)中基因转移可能的分子靶点。RA滑膜成纤维细胞转导反转录病毒载体编码抑制因子:①炎性细胞因子;②Ras-Raf-MAPK(促分裂原活化蛋白激酶)途径;③基质降解酶可与软骨一起被移入SCID小鼠。然后评价随后的软骨降解及成纤维细胞侵袭性长入软骨。MMP-1:基质金属蛋白酶-1。(Reproduced from Jorgensen C, Gay S. Gene therapy in osteoarticular diseases: Where are we? *Immunol Today* 1998;9:387-391, with permission.)

五、前景展望

关键性细胞和分子事件将 RA 与其他关节炎区分开来。活化的 SF 按照激活因子的网络行事，它在 RA 关节破坏中起着关键作用并成为研制新颖治疗介入方法(包括基因转移)的合理目标。正如第 37 章的详细描述及图 12.5 中的图解那样，目前已研制出腺病毒和反转录病毒的结构用于在体内将基因转移进入滑膜细胞。这种方法在研发新颖的治疗策略中已获得成功。在这方面已经表明，将 RA 中 raf 和 myc 的 IL-1、IL-10,TIMP-1 至 -3 以及纤维蛋白溶酶抑制剂基因转换进入人类 SF，可改变涉及关节破坏的关键途径[238]。在这一点上需要强调的是，基因转移不仅使评价特定信号途径的调节成为可行，而且可作为“原理性证据”用于将来的药物研发目标。

致谢

本文得到了德国研究协会(DFG Mu 1383/1-3 和3-4)和瑞士国家科学基金会(NSF 3200-64142.00)的支持。

(徐瑾　邢国胜　译　叶伟胜　陆芸　校)

参考文献

1. Fassbender HG. Histomorphologic basis of articular cartilage destruction in rheumatoid arthritis. *Coll Rel Res* 1983;3:141–155.
2. Neumann E, Kullmann F, Judex M, et al. Identification of differentially expressed genes in rheumatoid arthritis by a combination of complementary DNA array and RNA arbitrarily primed-polymerase chain reaction. *Arthritis Rheum* 2002;46:52–63.
3. Watanabe N, Ando K, Yoshida S, et al. Gene expression profile analysis of rheumatoid synovial fibroblast cultures revealing the overexpression of genes responsible for tumor-like growth of rheumatoid synovium. *Biochem Biophys Res Commun* 2002;294:1121–1129.
4. Judex M, Neumann E, Lechner S, et al. Laser-mediated microdissection facilitates analysis of area-specific gene expression in rheumatoid synovium. *Arthritis Rheum* 2003;48:97–102.
5. Gay S, Gay RE, Koopman WJ. Molecular and cellular mechanisms of joint destruction in rheumatoid arthritis: two cellular mechanisms explain joint destruction? *Ann Rheum Dis* 1993;52(suppl):39–47.
6. Franz JK, Pap T, Müller-Ladner U, Gay RE, et al. T cell-independent joint destruction. In: Miossec P, van den Berg WB, Firestein GS, eds. *T cells in arthritis.* Basel, Switzerland: Birkhäuser Verlag, 1998:55–74.
7. Müller-Ladner U, Kriegsmann J, Gay RE, Gay S. Oncogenes in rheumatoid arthritis. *Rheum Dis Clin North Am* 1995;21:675–690.
8. Geiler T, Kriegsmann J, Keyszer G, et al. A new model for rheumatoid arthritis generated by engraftment of rheumatoid synovial tissue and normal human cartilage into SCID mice. *Arthritis Rheum* 1994;37:1664–1671.
9. Neidhart M, Rethage J, Kuchen S, et al. Retrotransposable L1 elements expressed in rheumatoid arthritis synovial tissue: association with genomic DNA hypomethylation and influence on gene expression. *Arthritis Rheum* 2000;43:2634–2447.
10. Seibl R, Birchler T, Loeliger S, et al. Expression and regulation of toll-like receptor 2 in rheumatoid arthritis synovium. *Am J Pathol* 2003;162:1221–1227.
11. Firestein GS. Invasive fibroblast-like synoviocytes in rheumatoid arthritis: passive responders or transformed aggressors? *Arthritis Rheum* 1996;39:1781–1790.
12. Firestein GS, Zvaifler NJ. How important are T cells in chronic rheumatoid synovitis ? II. T cell-independent mechanisms from beginning to end. *Arthritis Rheum* 2002;46:298–308.
13. Rooney M, Condell D, Quinlan W, et al. Analysis of the histologic variation of synovitis in rheumatoid arthritis. *Arthritis Rheum* 1988;31:956–963.
14. Wilkinson LS, Pitsillides AA, Worrall JG, et al. Light microscopic characterization of the fibroblast-like synovial intimal cell (synoviocyte). *Arthritis Rheum* 1992;35:1179–1184.
15. Graabaek PM. Ultrastructural evidence for two distinct types of synoviocytes in rat synovial membrane. *J Ultrastruct Res* 1982;78:321–339.
16. Edwards JCW. Structure of synovial lining. In: Henderson B, Edwards JCW, eds. *The synovial lining in health and disease.* London: Chapman & Hall, 1987:17–40.
17. Ghadially FN. Fine structure of joints. In: Sokoloff L, ed. The joints and synovial fluid. New York: Academic, 1978:110–120.
18. Bröker BM, Edwards JCW, Fanger M, et al. The prevalence and distribution of macrophages bearing FcγRI, FcγRII, and FcγRIII in synovium. *Scand J Rheumatol* 1990;19:123–135.
19. Sack U, Stiehl P, Geiler G. Distribution of macrophages in rheumatoid synovial membrane and its association with basic activity. *Rheumatol Int* 1994;13:181–186.
20. Cutolo M, Sulli A, Barone A, et al. Macrophages, synovial tissue and rheumatoid arthritis. Clin Exp Rheumatol 1993;11:331–339.
21. Klareskog L, Forsum U, Kabelitz D, et al. Immune functions of human synovial cells: phenotypic and T cell regulatory properties of macrophage-like cells that express HLA-DR. *Arthritis Rheum* 1982;25:488–501.
22. Burmester GR, Jahn B, Rohwer P, et al. Differential expression of Ia antigens by rheumatoid synovial lining cells by rheumatoid synovial lining cells. *J Clin Invest* 1987;80:595–604.
23. Van Dinther-Janssen ACHM, Pals ST, Scheper RJ, et al. Dendritic cells and high endothelial venules in the rheumatoid synovial membrane. *J Rheumatol* 1990;17:11–17.
24. Yanni G, Whelan A, Feighery C, et al. Synovial tissue macrophages and joint erosion in rheumatoid arthritis. *Ann Rheum Dis* 1994;53:39–44.
25. Thomas R, Davis LS, Lipsky PE. Rheumatoid synovium is enriched in mature antigen-presenting dendritic cells. *J Immunol* 1994;152:2613–2623.
26. Fujii I, Shingu M, Nobunaga M. Monocyte activation in early onset rheumatoid arthritis. *Ann Rheum Dis* 1990;49:497–503.
27. Burmester GR, Stuhlmüller B, Keyszer G, et al. Review: mononuclear phagocytes and rheumatoid synovitis: mastermind or workhorse in arthritis? *Arthritis Rheum* 1997;40:5–18.
28. Schumacher HR Jr, Bautista BB, Krauser RE, et al. Histological appearance of the synovium in early rheumatoid arthritis. *Semin Arthritis Rheum* 1994;23(suppl 2):3–10.
29. Mattey DL, Dawes PT, Nixon NB, et al. Transforming growth factor β_1 and interleukin 4 induced a smooth muscle actin expression and myofibroblast-like differentiation in human synovial fibroblasts *in vitro*: modulation by basic fibroblast growth factor. *Ann Rheum Dis* 1997;56:426–431.
30. Neumann E, Judex M, Kullmann F, et al. Inhibition of cartilage destruction by double gene transfer of IL-1ra and IL-10 is mediated by the activin pathway. *Gene Ther* 2002;9:1508–1519.
31. Lemaire R, Flipo R-M, Monte D, et al. Synovial fibroblast-like cell transfection with the SV40 large T antigen induces a transformed phenotype and permits transient tumor formation in immunodeficient mice. *J Rheumatol* 1994;21:1409–1419.
32. Gay S, Kalden JR. Retroviruses and autoimmune rheumatic diseases. *Clin Exp Immunol* 1994;98:1–5.
33. Nishioka K, Nakajima T, Hasunuma T, et al. Rheumatic manifestations of human leukemia virus infection. *Rheum Dis Clin North Am* 1993;19:489–503.
34. Carson DA, Ribeiro JM. Apoptosis and disease. *Lancet* 1993;341:1251–1254.
35. Land H, Parada LF, Weinberg RA. Tumorigenic conversion of primary fibroblasts requires at least two cooperating oncogenes. *Nature* 1983;304:596–602.
36. Iwakura Y, Tosu M, Yoshida E, et al. Introduction of inflammatory

arthropathy resembling rheumatoid arthritis in mice transgenic for HTLV-I. *Science* 1991;253:1026–1028.
37. Kitajima I, Yamamoto K, Sato K, et al. Detection of human T cell lymphotropic virus type I proviral DNA and its gene expression in synovial cells in chronic inflammatory arthropathy. *J Clin Invest* 1991;88: 1315–1322.
38. Fujii M, Sassone-Corsi P, Verma IM. C-*fos* promoter trans-activation by the tax1 protein of human T-cell leukemia virus type I. *Proc Natl Acad Sci U S A* 1988;85:8526–8530.
39. Nakajima T, Aono H, Hasunuma T, et al. Overgrowth of human synovial cells driven by the human T cell leukemia virus type I *tax* gene. *J Clin Invest* 1993;92:186–193.
40. O'Sullivan FX, Gay RE, Gay S. Spontaneous arthritis models. In: Henderson B, Pettipher R, Edwards J, eds. *Mechanisms and models in rheumatoid arthritis.* London: Academic, 1995:471–483.
41. Watanbe-Fukunaga R, Brannan CI, Copeland NG, et al. Lymphoproliferation disorder in mice explained by defects in *Fas* antigens that mediate apoptosis. *Nature* 1992;356:314–317.
42. O'Sullivan FX, Fassbender HG, Gay S, et al. Etiopathogenesis of the rheumatoid arthritis-like disease in MRL/l mice. I. The histomorphologic basis of joint destruction. *Arthritis Rheum* 1985;28: 529–536.
43. Trabandt A, Aicher WK, Gay RE, et al. Expression of the collagenolytic and *ras*-induced cysteine protease cathepsin L and proliferation-associated oncogenes in synovial cells of MRL/l mice and patients with rheumatoid arthritis. *Matrix* 1990;10:349–361.
44. Trabandt A, Gay RE, Fassbender HG, et al. Cathepsin B in synovial cells at the site of joint destruction in rheumatoid arthritis. *Arthritis Rheum* 1991;34:1444–1451.
45. Tanaka A, O'Sullivan FX, Koopman WJ, et al. Etiopathogenesis of the rheumatoid arthritis-like disease in MRL/l mice: II. Ultrastructural basis of joint destruction. *J Rheumatol* 1988;15:10–16.
46. Wu J, Zhou T, He J, et al. Autoimmune disease in mice due to integration of an endogenous retrovirus in an apoptosis gene. *J Exp Med* 1993;178:461–468.
47. Chu J-L, Drappa J, Parnassa A, et al. The defect in *Fas* mRNA expression in MRL/lpr mice is associated with insertion of the retrotransposon. *J Exp Med* 1993;178:723–730.
48. Brinckerhoff CE, Harris ED. Survival of rheumatoid synovium implanted into nude mice. *Am J Pathol* 1981;103:411–419.
49. Rendt KE, Barry TS, Jones DM, et al. Engraftment of human synovium into severe combined immune deficient (SCID) mice: migration of human peripheral blood T-cells to engrafted human synovium and to mouse lymph nodes. *J Immunol* 1993;151:7324–7336.
50. Müller-Ladner U, Kriegsmann J, Franklin BN, et al. Synovial fibroblasts of patients with rheumatoid arthritis attach to and invade normal human cartilage when engrafted into SCID mice. *Am J Pathol* 1996; 149:1607–1615.
51. Shiozawa S, Tanaka Y, Fujita T, et al. Destructive arthritis without lymphocyte infiltration in H2-c-*fos* transgenic mice. *J Immunol* 1992; 148:3100–3104.
52. Müller-Ladner U, Kriegsmann J, Gay RE, et al. Progressive joint destruction in a HIV-infected patient with rheumatoid arthritis. *Arthritis Rheum* 1995;38:1328–1332.
53. Mulherin D, Fitzgerald O, Bresnihan B. Clinical improvement and radiological deterioration in rheumatoid arthritis: evidence that the pathogenesis of synovial inflammation and articular erosion may differ. *Br J Rheumatol* 1996;35:1263–1268.
54. McQueen FM, Stewart N, Crabbe J, et al. Magnetic resonance imaging of the wrist in early rheumatoid arthritis reveals progression of erosions despite clinical improvement. *Ann Rheum Dis* 1999;58:156–163.
55. Trabandt A, Gay RE, Gay S. Oncogene activation in rheumatoid synovium. *APMIS* 1992;100:861–875.
56. Lafyatis R, Remmers EF, Roberts AB, et al. Anchorage independent growth regulation of synoviocytes from arthritic and normal joints: stimulation by exogenous platelet-derived growth factor and inhibition by transforming growth factor-beta and retinoids. *J Clin Invest* 1989;83:1267–1276.
57. Wright JJ, Gunter KC, Mitsuya H, et al. Expression of a zinc finger gene in HTLV-I and HTLV-II transformed cells. *Science* 1990;248: 588–591.
58. Trabandt A, Aicher WK, Gay RE, et al. Spontaneous expression of immediately-early response genes c-*fos* and *egr-1* in collagenase-producing rheumatoid synovial fibroblasts. *Rheumatol Int* 1992;12:53–59.
59. Aicher WK, Heer AH, Trabandt A, et al. Overexpression of zinc-finger transcription factor Z-225/*egr-1* in synoviocytes from rheumatoid arthritis patients. *J Immunol* 1994;152:5940–5948.
60. Aicher WK, Alexander D, Haas C, et al. Transcription factor early growth response gene 1 activity up-regulates expression of tissue inhibitor of metalloproteinases in human synovial fibroblasts. *Arthritis Rheum* 2003;48:348–359.
61. Krane SM, Conca W, Stephenson ML, et al. Mechanisms of matrix degradation in rheumatoid arthritis. *Ann NY Acad Sci* 1990;580:350–354.
62. Schönthal A, Herrlich P, Rahmsdorf HJ, et al. Requirement for *fos* gene expression in the transcriptional activation of collagenase by other oncogenes and phorbol esters. *Cell* 1988;54:325–344.
63. Mauviel A. Cytokine regulation of metalloproteinase gene expression. *J Cell Biochem* 1993;53:288–295.
64. Angel P, Karin M. The role of *Jun*, *Fos* and the AP-1 complex in cell proliferation and activation. *Biochim Biophys Acta* 1991;1072:129–157.
65. Asahara H, Fujisawa K, Kobata T, et al. Direct evidence of high DNA binding activity of transcription factor AP-1 in rheumatoid arthritis synovium. *Arthritis Rheum* 1997;40:912–918.
66. Muegge K, Durum SK. From cell code to gene code: cytokines and transcription factors. *New Biol* 1989;1:239–247.
67. Jonat C, Rahmsdorf HJ, Park KK, et al. Antitumor promotion and anti-inflammation: down-modulation of AP-1 (*Fos/Jun*) activity by glucocorticoid hormone. *Cell* 1990;62:1189–1204.
68. Morita Y, Kashihara N, Yamamura M, et al. Antisense oligonucleotides targeting c-*fos* mRNA inhibit rheumatoid synovial fibroblast proliferation. *Ann Rheum Dis* 1998;57:122–124.
69. Gay S, Gay RE. Cellular basis and oncogene expression of rheumatoid joint destruction. *Rheumatol Int* 1989;9:105–113.
70. Sorrentino V, Drozdoff V, McKinney MD, et al. Potentiation of growth factor activity by exogenous c-*myc* expression. *Proc Natl Acad Sci U S A* 1986;83:8167–8171.
71. Case JP, Lafyatis R, Remmers EF, et al. Transin/stromelysin expression in rheumatoid synovium: a activation-associated metalloproteinase secreted by phenotypically invasive synoviocytes. *Am J Pathol* 1989; 135:1064.
72. Kitasato H, Noda M, Akahoshi T, et al. Activated *ras* modifies the proliferative response of rheumatoid synovial cells to TNF-α and TGF-α. *Inflamm Res* 2001;50:592–597.
73. Mori N, Shirakawa F, Abe M, et al. Human T-cell leukemia virus type I *tax* transactivates the interleukin-6 gene in human rheumatoid synovial cells. *J Rheumatol* 1995;22:2049–2054.
74. Inoue H, Takamori M, Nagata N, et al. An investigation of cell proliferation and soluble mediators induced by interleukin-1β in human synovial fibroblasts: comparative response in osteoarthritis and rheumatoid arthritis. *Inflamm Res* 2001;50:65–72.
75. Handel ML, McMorrow LB, Gravallese EM. Nuclear factor κB in rheumatoid synovium: localization of p50 and p65. *Arthritis Rheum* 1995;38:1762–1770.
76. Crofford LJ, Tan B, McCarthy CJ, et al. Involvement of nuclear factor κB in the regulation of cyclooxygenase-2 expression by interleukin-1 in rheumatoid synoviocytes. *Arthritis Rheum* 1997;40:226–236.
77. Asahara H, Asanuma M, Ogawa N, et al. High DNA-binding activity of transcription factor NFκB in synovial membranes of patients with rheumatoid arthritis. *Biochem Mol Biol Int* 1995;37:827–832.
78. Fujisawa K, Aono H, Hasunuma T, et al. Activation of transcription factor NFκB in human synovial cells in response to tumor necrosis factor-α. *Arthritis Rheum* 1996;39:197–203.
79. Grimbacher B, Aicher WK, Peter HH, et al. TNF-α induces the transcription factor *Egr-1*, pro-inflammatory cytokines and cell proliferation in human skin fibroblasts and synovial lining cells. *Rheumatol Int* 1998;17:185–192.
80. Gerritsen ME, Shen C-P, Perry A. Synovial fibroblasts and the sphingomyelinase pathway: sphingomyelin turnover and ceramide generation are not signaling mechanisms for the actions of tumor necrosis factor-α. *Am J Pathol* 1998;152:505–512.
81. Miyazawa K, Mori A, Yamamoto K, et al. Constitutive transcription of the human interleukin-6 gene by rheumatoid synoviocytes: spontaneous activation of NF-κB and CBF-1. *Am J Pathol* 1998;152:793–803.
82. Miyazawa K, Mori A, Yamamoto K, et al. Transcriptional roles of CCAAT/enhancer binding protein-β nuclear factor-κB, and C-promoter binding factor 1 in interleukin (IL)-1β-induced IL-6 synthesis by human rheumatoid fibroblast-like synoviocytes. *J Biol Chem* 1998;273:7620–

7627.
83. Gravallese EM, Manning C, Tsay A, et al. Synovial tissue in rheumatoid arthritis is a source of osteoclast differentiation factor. *Arthritis Rheum* 2000;43:250–258.
84. Takayanagi H, Iizuka H, Juji T, et al. Involvement of receptor activator of nuclear factor κB ligand/osteoclast differentiation factor in osteoclastogenesis from synoviocytes in rheumatoid arthritis. *Arthritis Rheum* 2000;43:259–269.
85. Shigeyama Y, Pap T, Künzler P, et al. Expression of osteoclast differentiation factor in rheumatoid arthritis. *Arthritis Rheum* 2000;43: 2523–2530.
86. Romas E, Gillespie MT, Martin TJ. Involvement of receptor activator of NFκB ligand and tumor necrosis factor-α in bone destruction in rheumatoid arthritis. *Bone* 2002;30:340–346.
87. Boumpas DT. A novel action of glucocorticoids: NFκB inhibition. *Br J Rheumatol* 1996;35:709–710.
88. Aupperle KR, Bennett BL, Boyle DL, et al. NF-κB regulation by IκB kinase in primary fibroblast-like synoviocytes. *J Immunol* 1999;163: 427–433.
89. Aupperle KR, Bennett BL, Han Z, et al. NF-κB regulation by IκB kinase-2 in rheumatoid arthritis synoviocytes. *J Immunol* 2001;166: 2705–2711.
90. Johnson GL, Lapadat R. Mitogen-activated protein kinase pathways mediated by ERK, JNK, and protein kinases. *Science* 2002;298:1911–1912.
91. Faour WH, He Y, He QW, et al. Prostaglandin E(2) regulates the level and stability of cyclooxygenase-2 mRNA through activation of p38 mitogen-activated protein kinase in interleukin-1β-treated human synovial fibroblasts. *J Biol Chem* 2001;276:31720–31731.
92. Schroen DJ, Chen JD, Vincenti MP, et al. The nuclear receptor corepressor SMRT inhibits interstitial collagenase (MMP-1) transcription through an HRE-independent mechanism. *Biochem Biophys Res Commun* 1997;237:52–58.
93. Miyazawa K, Mori A, Miyata H, et al. Regulation of interleukin-1β-induced interleukin-6 gene expression in human fibroblast-like synoviocytes by p38 mitogen-activated protein kinase. *J Biol Chem* 1998, 273:24832–24838.
94. Westermarck J, Li SP, Kallunki T, et al. p38 mitogen-activated protein kinase-dependent activation of protein phosphatases 1 and 2A inhibits MEK1 and MEK2 activity and collagenase 1 (MMP-1) gene expression. *Mol Cell Biol* 2001;21:2373–2383.
95. Han Z, Boyle DL, Chang L, et al. c-*Jun* N terminal kinase is required for metalloproteinase expression and joint destruction in inflammatory arthritis. *J Clin Invest* 2001;108:73–81.
96. Fahmi H, Pelletier JP, Di Battista JA, et al. Peroxisome proliferator-activated receptor γ activators inhibit MMP-1 production in human synovial fibroblasts likely by reducing the binding of the activator protein 1. *Osteoarthritis Cartilage* 2002;10:100–108.
97. Yamasaki S, Nakashima T, Kawakami A, et al. Functional changes in rheumatoid fibroblast-like synovial cells through activation of peroxisome proliferator-activated receptor γ-mediated signalling pathway. *Clin Exp Immunol* 2002;129:379–384.
98. Ji JD, Cheon H, Jun JB, et al. Effects of peroxisome proliferator-activated receptor-γ (PPAR-γ) on the expression of inflammatory cytokines and apoptosis induction in rheumatoid synovial fibroblasts and monocytes. *J Autoimmun* 2001;17:215–221.
99. Tolboom TC, Pieterman E, van der Laan WH, et al. Invasive properties of fibroblast-like synoviocytes: correlation with growth characteristics and expression of MMP-1, MMP-3, and MMP-1. *Ann Rheum Dis* 2002;61:975–980.
100. Mohr W, Beneke K, Mohing W. Proliferation of synovial lining cells and fibroblasts. *Ann Rheum Dis* 1975;34:219–224.
101. Khoa ND, Nakazawa M, Hasunuma T, et al. Potential role of HOXD9 in synoviocyte proliferation. *Arthritis Rheum* 2001;44: 1013–1021.
102. Yang E, Zha J, Jockel J, et al. Bad, a heterodimeric partner for Bcl-xL and *Bcl-2*, displaces Bax and promotes cell death. *Cell* 1995;80: 285–291.
103. Hockenbery D, Nunez G, Milliman C, et al. *Bcl-2* is an inner mitochondrial membrane protein that blocks programmed cell death. *Nature* 1990;348:334–336.
104. Nakajima T, Aono H, Hasunuma T, et al. Apoptosis and functional *Fas* antigen in rheumatoid arthritis synoviocytes. *Arthritis Rheum* 1995;38:485–491.
105. Matsumoto S, Müller-Ladner U, Gay RE, et al. Ultrastructural demonstration of apoptosis, *Fas* and *Bcl-2* expression of rheumatoid synovial fibroblasts. *J Rheumatol* 1996;23:1345–1352.
106. Müller-Ladner U, Kriegsmann J, Gay RE, et al. Upregulation of *Bcl-2* and *fas* mRNA in synovium of patients with rheumatoid arthritis (RA). *Arthritis Rheum* 1994;37(suppl):163.
107. Kurowska M, Rudnicka W, Kontny E, et al. Fibroblast-like synoviocytes from rheumatoid arthritis patients express functional IL-15 receptor complex: endogenous IL-15 in autocrine fashion enhances cell proliferation and expression of *Bcl-x(L)* and *Bcl-2*. *J Immunol* 2002;169:1760–1767.
108. Elliott SF, Coon CI, Hays E, et al. Bcl-3 is an interleukin-1-responsive gene in chondrocytes and synovial fibroblasts that activates transcription of the matrix metalloproteinase 1 gene. *Arthritis Rheum* 2002;46: 3230–3239.
109. Pap T, Franz JK, Hummel KM, et al. Activation of synovial fibroblasts in rheumatoid arthritis: lack of expression of the tumour suppressor PTEN at sites of invasive growth and destruction. *Arthritis Res* 2000;2:59–64.
110. Franz JK, Pap T, Hummel KM, et al. Expressions of sentrin, a novel anti-apoptopic molecule at sites of synovial invasion in rheumatoid arthritis. *Arthritis Rheum* 2000;43:544–607.
111. Firestein GS, Nguyen K, Aupperle KR, et al. Apoptosis in rheumatoid arthritis: p53 overexpression in rheumatoid arthritis synovium. *Am J Pathol* 1996;149:2143–2151.
112. Yamanishi Y, Boyle DL, Rosengren S, et al. Regional analysis of p53 mutations in rheumatoid arthritis synovium. *Proc Natl Acad Sci U S A* 2002;99:10025–10030.
113. Firestein GS, Echeverri F, Yeo M, et al. Somatic mutations in the p53 tumor suppressor gene in rheumatoid arthritis synovium. *Proc Natl Acad Sci U S A* 1997;94:10895–10900.
114. Kullmann F, Judex M, Neudecker I, et al. Analysis of the p53 tumor suppressor gene in rheumatoid arthritis synovial fibroblasts. *Arthritis Rheum* 1999;42:1594–1600.
115. Migita K, Tanaka F, Yamasaki S, et al. Regulation of rheumatoid synoviocyte proliferation by endogenous p53 induction. *Clin Exp Immunol* 2001;126:334–338.
116. Yamanishi Y, Boyle DL, Pinkoski MJ, et al. Regulation of joint destruction and inflammation by p53 in collagen-induced arthritis. *Am J Pathol* 2001;160:123–130.
117. Pap T, Aupperle KR, Gay S, et al. Invasiveness of synovial fibroblasts is regulated by p53 in the SCID mouse *in vivo* model of cartilage invasion. *Arthritis Rheum* 2001;44:676–681.
118. Gustin JA, Maehama T, Dixon JE, et al. The PTEN tumor suppressor protein inhibits tumor necrosis factor-induced nuclear factor-κB activity. *J Biol Chem* 2001;276:27740–27744.
119. Koul D, Yao Y, Abbruzzese JL, et al. Tumor suppressor MMAC/PTEN inhibits cytokine-induced NFκB activation without interfering with the IκB degradation pathway. *J Biol Chem* 2001;276:11402–11408.
120. Pianetti S, Arsura M, Romieu-Mourez R, et al. Her-2/neu overexpression induces NF-κB via a PI3-kinase/Akt pathway involving calpain-mediated degradation of IκB-α that can be inhibited by the tumor suppressor PTEN. *Oncogene* 2001;20:1287–1299.
121. Zhang HG, Wang Y, Xie JF, et al. Regulation of tumor necrosis factor α-mediated apoptosis of rheumatoid arthritis synovial fibroblasts by the protein kinase akt. *Arthritis Rheum* 2001;44:1555–1567.
122. Okura T, Gong L, Kamitani T, et al. Protection against *Fas*/APO-1- and tumor necrosis factor-mediated cell death by a novel protein, sentrin. *J Immunol* 1997;157:4277–4281.
123. Fujisawa K, Asahara H, Okamoto K, et al. Therapeutic effect of the anti-*Fas* antibody on arthritis in HTLV-I *tax* transgenic mice. *J Clin Invest* 1996;98:271–278.
124. Hoa TTM, Hasunuma T, Aono H, et al. Novel mechanisms of selective apoptosis in synovial T cells of patients with rheumatoid arthritis. *J Rheumatol* 1996;23:1332–1337.
125. Schedel J, Gay RE, Künzler P, et al. FLICE-inhibitory protein expression in synovial fibroblasts and at sites of cartilage and bone erosion in rheumatoid arthritis. *Arthritis Rheum* 2002;46:1512–1518.
126. Allen JB, Manthey CL, Hand AR, et al. Rapid onset synovial inflammation and hyperplasia induced by transforming growth factor beta. *J Exp Med* 1990;171:231–247.
127. Cheon H, Yu SJ, Yoo DH, et al. Increased expression of pro-inflammatory cytokines and metalloproteinase-1 by TGF-β1 in synovial fibroblasts from rheumatoid arthritis and normal individuals. *Clin Exp*

Immunol 2002;127:547–552.
128. Kim G, Jun B, Elkon KB. Necessary role of phosphatidylinositol 3-kinase in transforming growth factor β-mediated activation of akt in normal and rheumatoid arthritis synovial fibroblasts. *Arthritis Rheum* 2002;46:1504–1511.
129. Wahl SM, Allen JB, Wong HL, et al. Antagonistic and agonistic effects of transforming growth factor-beta and IL-1 in rheumatoid synovitis. *J Immunol* 1990;145:2514–2519.
130. Melnyk VO, Shipley GD, Sternfeld MD, et al. Synoviocytes synthesize, bind, and respond to basic fibroblast growth factor. *Arthritis Rheum* 1990;33:493–500.
131. Kumkumian GK, Lafyatis R, Remmers EF, et al. Platelet-derived growth factor and IL-1 interactions in rheumatoid arthritis: regulation of synoviocyte proliferation, prostaglandin production, and collagenase transcription. *J Immunol* 1989;143:833–837.
132. Kasama T, Shiozawa F, Kobayashi K, et al. Vascular endothelial growth factor expression by activated synovial leukocytes in rheumatoid arthritis: critical involvement of the interaction with synovial fibroblasts. *Arthritis Rheum* 2001;44:2512–2524.
133. Giatromanolaki A, Sivridis E, Athanassou N, et al. The angiogenic pathway "vascular endothelial growth factor/flk-1(KDR)-receptor" in rheumatoid arthritis and osteoarthritis. *J Pathol* 2001;194:101–108.
134. Franz JK, Kolb SA, Hummel KM, et al. Interleukin-16, produced by synovial fibroblasts, mediates chemoattraction for CD4+ T lymphocytes in rheumatoid arthritis. *Eur J Immunol* 1998;28:2661–2671.
135. Chabaud M, Fossiez F, Taupin J-L, Miossec P. Enhancing effect of IL-17 on IL-1-induced IL-6 and leukemia inhibitory factor production by rheumatoid arthritis synoviocytes and its regulation by Th2 cytokines. *J Immunol* 1998;161:409–414.
136. Maier R, Ganu V, Lotz M. Interleukin-11, an inducible cytokine in human articular chondrocytes and synoviocytes, stimulates the production of the tissue inhibitor of metalloproteinases. *J Biol Chem* 1993;268:21527–21532.
137. McInnes IB, Liew FY. Interleukin-15: a proinflammatory role in rheumatoid arthritis synovitis. *Immunol Today* 1998;19:75–79.
138. Firestein GS, Alvaro-Gracia JM, Maki R. Quantitative analysis of cytokine gene expression in rheumatoid arthritis. *J Immunol* 1990; 144:3347–3353.
139. Brennan FM, Field M, Chu CQ, et al. Cytokine expression in rheumatoid arthritis. *Br J Rheumatol* 1991;30:76–80.
140. Gracie JA, Forsey RJ, Chan WL, et al. A proinflammatory role in rheumatoid arthritis synovitis. *Immunol Today* 1998;19:75–79.
141. Koch AE, Kunkel SL, Burrows JC, et al. Synovial tissue macrophage as a source of the chemotactic cytokine IL-8. *J Immunol* 1991;147: 2187–2195.
142. Keyszer GM, Heer AH, Kriegsmann J, et al. Detection of insulin-like growth factor I and II in synovial tissue specimens of patients with rheumatoid arthritis and osteoarthritis by in situ hybridization. *J Rheumatol* 1995;22:275–281.
143. Lotz M, Guerne PA. Interleukin-6 induces the synthesis of tissue inhibitor of metalloproteinases-1/erythroid potentiating activity (TIMP-1/EPA). *J Biol Chem* 1991;266:2017–2020.
144. Alvaro-Gracia JM, Zvaifler NJ, Firestein GS. Cytokines in chronic inflammatory arthritis. V. Mutual antagonism between interferon-gamma and tumor necrosis factor-alpha on HLA-DR expression, proliferation, collagenase production, and granulocyte-macrophage colony-stimulating factor production by rheumatoid arthritis synoviocytes. *J Clin Invest* 1990;86:1790–1798.
145. Hirth A, Distler O, Seibl R, et al. Interleukin-21 receptor is expressed in synovial lining cells of patients with rheumatoid arthritis. *Arthritis Rheum* 2001;44(suppl):164.
146. Chicheportiche Y, Chicheportiche R, Sizing I, et al. Proinflammatory activity of TWEAK on human dermal fibroblasts and synoviocytes: blocking and enhancing effects of anti-TWEAK monoclonal antibodies. *Arthritis Res* 2002;4:126–133.
147. Deon D, Ahmed S, Tai K, et al. Cross-talk between IL-1 and IL-6 signaling pathways in rheumatoid arthritis synovial fibroblasts. *J Immunol* 2001;167:5395–5403.
148. Farahat MN, Yanni G, Poston R, Panayi GS. Cytokine expression in synovial membranes of patients with rheumatoid arthritis and osteoarthritis. *Ann Rheum Dis* 1993;52:870–875.
149. Katsikis PD, Chu C, Brennan FM, et al. Immunoregulatory role of interleukin-10 in rheumatoid arthritis. *J Exp Med* 1994;179:1517–1527.
150. Taylor DJ. Cytokine combinations increase p75 tumor necrosis factor receptor binding and stimulate receptor shedding in rheumatoid synovial fibroblasts. *Arthritis Rheum* 1994;37:232–235.
151. Maini RN. Testing immunological concepts by clinical trials in rheumatoid arthritis. *Immunologist* 1994;2:147–176.
152. Furst DE, Breedveld FC, Kalden JR, et al. Updated consensus statement on biological agents for the treatment of rheumatoid arthritis and other rheumatic diseases (May 2002). *Ann Rheum Dis* 2002; 61(suppl 2):2–7.
153. Simon AK, Seipelt E, Sieper J. Divergent T-cell cytokine patterns in inflammatory arthritis. *Proc Natl Acad Sci U S A* 1994;91:8562–8566.
154. Fong K-Y, Boey M-L, Koh W-H, et al. Cytokine concentrations in the synovial fluid and plasma of rheumatoid arthritis patients: correlation with bony erosions. *Clin Exp Rheumatol* 1994;12:55–58.
155. Eberhard BA, Laxer RM, Andersson U, et al. Local synthesis of both macrophage and T cell cytokines by synovial fluid cells from children with juvenile rheumatoid arthritis. *Clin Exp Immunol* 1994; 96:260–266.
156. Müller-Ladner U, Gay RE, Gay S. Signaling and effector pathways. *Curr Opin Rheumatol* 1999;1:194–201.
157. Kang RY, Freire-Moar J, Sigal E, et al. Expression of cyclooxygenase-2 in human and an animal model of rheumatoid arthritis. *Br J Rheumatol* 1996;35:711–718.
158. Franz JK, Hummel KM, Aicher WK, et al. *In-situ* detection of cyclooxygenase (COX) 1 and 2 mRNA in rheumatoid arthritis (RA) and osteoarthritis (OA) synovium. *Arthritis Rheum* 1996;39(suppl):197.
159. Kusunoki N, Yamazaki R, Kawai S. Induction of apoptosis in rheumatoid synovial fibroblasts by celecoxib, but not by other selective cyclooxygenase 2 inhibitors. *Arthritis Rheum* 2002;46:3159–3167.
160. Nickerson-Nutter CL, Medvedeff E. The effect of leukotriene synthesis inhibitors in models of acute and chronic inflammation. *Arthritis Rheum* 1996;39:515–521.
161. Laufer SA, Augustin J, Dannhardt D, Kiefer W. (6,7-Diarydihydropyrrolizin-5-yl)acetic acids: a novel class of potent dual inhibitors of both cyclooxygenase and 5-lipoxygenase. *J Med Chem* 1994;12: 1894–1897.
162. Gay RE, Neidhart M, Pataky F, et al. Dual inhibition of 5-lipoxygenase and cyclooxygenases 1 and 2 by ML3000 reduces joint destruction in adjuvant arthritis. *J Rheumatol* 2001;28:2060–2065.
163. Springer TA. Adhesion receptors of the immune system. *Nature* 1990;346:425–433.
164. Hale LP, Martin ME, McCollum DE, et al. Immunohistologic analysis of the distribution of cell adhesion molecules within the inflammatory synovial microenvironment. *Arthritis Rheum* 1989;32:22–30.
165. Oppenheimer-Marks N, Lipsky PE. The role of cell adhesion in the evolution of inflammatory arthritis. In: Wegner CD, ed. *Adhesion molecules*. San Diego: Academic, 1994:141–161.
166. Springer TA. Traffic signals for lymphocyte recirculation and leucocyte emigration: the multistep paradigm. *Cell* 1994;76:301–314.
167. Pitzalis C, Kingsley G, Panayi G. Adhesion molecules in rheumatoid arthritis: role in the pathogenesis and prospects for therapy. *Ann Rheum Dis* 1994;53:278–288.
168. Koch AE, Burrows JC, Haines GK, et al. Immunolocalization of endothelial and leukocyte adhesion molecules in human rheumatoid and osteoarthritic synovial tissues. *Lab Invest* 1991;64:313–320.
169. Kriegsmann J, Keyszer GM, Geiler T, et al. Expression of endothelial leukocyte adhesion molecule-1 (ELAM-1) mRNA and protein in rheumatoid arthritis (RA). *Arthritis Rheum* 1995;38:750–754.
170. Morales-Ducret J, Wayner E, Elices MJ, et al. Alpha 4/beta 1 integrin (VLA-4) ligands in arthritis: vascular cell adhesion molecule in synovium and on fibroblast-like synoviocytes. *J Immunol* 1992;149: 1424–1431.
171. Kriegsmann J, Keyszer GM, Geiler T, Bräuer R, et al. Expression of vascular cell adhesion molecule-1 mRNA and protein in rheumatoid arthritis synovium demonstrated by *in situ* hybridization and immunohistochemistry. *Lab Invest* 1995;72:209–213.
172. Müller-Ladner U, Kriegsmann J, Stahl D, at al. Expression of alternatively spliced CS-1 fibronectin isoform and its counter-receptor VLA-4 in rheumatoid arthritis synovium. *J Rheumatol* 1997;24: 1873–1880.
173. Morel JC, Park CC, Woods JM, et al. A novel role for interleukin-18 in adhesion molecule induction through NFκB and phosphatidylinositol (PI) 3-kinase-dependent signal transduction pathways. *J Biol*

Chem 2001;276:37069–37075.
174. Morel JC, Park CC, Zhu K, et al. Signal transduction pathways involved in rheumatoid arthritis synovial fibroblast interleukin-18-induced vascular cell adhesion molecule-1 expression. *J Biol Chem* 2002;277:34679–34691.
175. Möller B, Kessler U, Rehart S, et al. Expression of interleukin-18 receptor in fibroblast-like synoviocytes. *Arthritis Res* 2002;4:139–144.
176. Tessier PA, Cattaruzzi P, McColl SR. Inhibition of lymphocyte adhesion to cytokine-activated synovial fibroblasts by glucocorticoids involves the attenuation of vascular cell adhesion molecule 1 and intercellular adhesion molecule 1 gene expression. *Arthritis Rheum* 1996;39:226–234.
177. Hayashi T, Abe E, Jasin HE. Fibronectin synthesis in superficial and deep layers of normal articular cartilage. *Arthritis Rheum* 1996;39:567–573.
178. Rinaldi N, Schwarz-Eywill M, Leppelmann-Jansen P, et al. Increased expression of integrins on fibroblast-like synoviocytes from rheumatoid arthritis in vitro correlates with enhanced binding to extracellular matrix proteins. *Ann Rheum Dis* 1997;56:45–51.
179. Wang AZ, Wang JC, Fisher GW, et al. Interleukin-1β-stimulated invasion of articular cartilage by rheumatoid synovial fibroblasts is inhibited by antibodies to specific integrin receptors and by collagenase inhibitors. *Arthritis Rheum* 1997;40:1298–1307.
180. Shang X-Z, Lang BJ, Issekutz AC. Adhesion molecule mechanisms mediating monocyte migration through synovial fibroblast and endothelium barriers: role for CD11/CD18, very late antigen-4 (CD49d/CD29), very late antigen-5 (CD49e/CD29), and vascular cell adhesion molecule-1 (CD106). *J Immunol* 1998;160:467–474.
181. Sakai K, Matsuno H, Tsuji H, et al. Substance P receptor (NK1) gene expression in synovial tissue in rheumatoid arthritis and osteoarthritis. *Scand J Rheumatol* 1998;27:135–141.
182. Lambert N, Lescoulié PL, Yassine-Diab B, et al. Substance P enhances cytokine-induced vascular cell adhesion molecule-1 (VCAM-1) expression on cultured rheumatoid fibroblast-like synoviocytes. *Clin Exp Immunol* 1998;113:269–275.
183. Chin JE, Winterrowd GE, Krzesicki RF, et al. Role of cytokines in inflammatory synovitis: the coordinate regulation of intercellular adhesion molecule 1 and HLA class I and class II antigens in rheumatoid synovial fibroblasts. *Arthritis Rheum* 1990;33:1776–1786.
184. Nakatsuka K, Tanaka Y, Hubscher S, et al. Rheumatoid synovial fibroblasts are stimulated by the cellular adhesion to T cells through lymphocyte function associated antigen-1/intercellular adhesion molecule-1. *J Rheumatol* 1997;24:458–464.
185. Kavanaugh AF, Davis SL, Nichols LA, et al. Treatment of refractory rheumatoid arthritis with a monoclonal antibody to intercellular adhesion molecule 1. *Arthritis Rheum* 1994;37:992–999.
186. Youssef PP, Triantafillou S, Parker A, et al. Effects of pulse methylprednisolone on cell adhesion molecules in the synovial membrane in rheumatoid arthritis: reduced E-selectin and intercellular adhesion molecule 1 expression. *Arthritis Rheum* 1996;39:1970–1979.
187. El-Gabalawy H, Gallatin M, Vazeux R, et al. Expression of ICAM-R (ICAM-3): a novel counter-receptor for LFA-1 in rheumatoid and non-rheumatoid synovium. *Arthritis Rheum* 1994;37:846–854.
188. Skezanecz Z, Haines GK, Lin TR, et al. Differential distribution of intercellular adhesion molecules (ICAM-1, ICAM-2, and ICAM-3) and the MS-1 antigen in normal and diseased human synovia. *Arthritis Rheum* 1994;37:221–231.
189. Pirila L, Aho H, Roivainen A, et al. Identification of α6β1 integrin positive cells in synovial lining layer as type B synoviocytes. *J Rheumatol* 2001;28:478–484.
190. Johnson BA, Haines GK, Harlow LA, et al. Adhesion molecule expression in human synovial tissue. *Arthritis Rheum* 1993;36:137–146.
191. Riikonen T, Westermarck J, Koivisto L, et al. Integrin α2β1 is a positive regulator of collagenase [MMP-1] and collagen α1[1] gene expression. *J Biol Chem* 1995;270:13548–13352.
192. Pirilä L, Heino J. Altered integrin expression in rheumatoid synovial lining type B cells: *in vitro* cytokine regulation of α1β1, α6β1, αvβ5 integrins. *J Rheumatol* 1996;23:1691–1698.
193. Smith RS, Smith TJ, Blieden TM, et al. Fibroblasts as sentinel cells: synthesis of chemokines and regulation of inflammation. *Am J Pathol* 1997;151:317–322.
194. Liu MF, Chao SC, Wang CR, et al. Expression of CD40 and CD40 ligand among cell populations within rheumatoid synovial compartment. *Autoimmunity* 2001;34:107–113.
195. Matsui T, Akahoshi T, Namai R, et al. Selective recruitment of CCR6-expressing cells by increased production of MIP-3α in rheumatoid arthritis. *Clin Exp Immunol* 2001;125:155–161.
196. Langdon C, Leith J, Smith F, et al. Oncostatin M stimulates monocyte chemoattractant protein-1- and interleukin-1-induced matrix metalloproteinase-1 production by human synovial fibroblasts *in vitro*. *Arthritis Rheum* 1997;40:2139–2136.
197. Nanki T, Nagasaka K, Hayashida K, et al. Chemokines regulate IL-6 and IL-8 production by fibroblast-like synoviocytes from patients with rheumatoid arthritis. *J Immunol* 2001;167:5381–5385.
198. Hitchon C, Wong K, Ma G, et al. Hypoxia-induced production of stromal cell-derived factor 1 (CXCL12) and vascular endothelial growth factor by synovial fibroblasts. *Arthritis Rheum* 2002;46:2587–2597.
199. Burger JA, Zvaifler NJ, Tsukada N, et al. Fibroblast-like synoviocytes support B-cell pseudoemperipolesis via a stromal cell-derived factor-1-and CD106 (VCAM-1)-dependent mechanism. *J Clin Invest* 2001;107:305–315.
200. Kunkel SL, Lukacs N, Kasama T, et al. The role of chemokines in inflammatory joint disease. *J Leukoc Biol* 1996;59:6–12.
201. Müller-Ladner U, Evans CH, Franklin BN, et al. Gene transfer of cytokine inhibitors into human synovial fibroblasts in the SCID mouse model. *Arthritis Rheum* 1999;42:490–497.
202. Pierer M, Kyburz D, Rethage J, et al. TLR2 dependent upregulation of chemokines in RA-SF. *Arthritis Rheum* 2002;46(suppl):553.
203. Vincenti MP, Brinckerhoff CE. Transcriptional regulation of collagenase (MMP-1, MMP-13) genes in arthritis: integration of complex signaling pathways for the recruitment of gene-specific transcription factors. *Arthritis Res* 2002;4:157–164.
204. Smolian H, Aurer A, Sittinger M, et al. Secretion of gelatinases and activation of gelatinase A (MMP-2) by human rheumatoid synovial fibroblasts. *Biol Chem* 2001;382:1491–1499.
205. Maeda S, Sawai T, Uziki M, et al. Determination of interstitial collagenase (MMP-1) in patients with rheumatoid arthritis. *Ann Rheum Dis* 1995;54:970–975.
206. Clark IM, Powell LK, Ramsey S, et al. The measurement of collagenase, TIMP, and collagenase-TIMP complex in synovial fluids from patients with osteoarthritis and rheumatoid arthritis. *Arthritis Rheum* 1993;36:372–380.
207. Konttinen YT, Ceponis A, Takagi M, et al. New collagenolytic enzymes/cascade identified at the pannus-hard tissue junction in rheumatoid arthritis: destruction from above. *Matrix Biol* 1998;17:585–601.
208. Kozaci LD, Buttle DJ, Hollander AP. Degradation of type II collagen, but not proteoglycan, correlates with matrix metalloproteinase activity in cartilage explant cultures. *Arthritis Rheum* 1997;40:164–174.
209. Tomita T, Nakase T, Kaneko M, et al. Expression of extracellular matrix metalloproteinase inducer and enhancement of the production of matrix metalloproteinases in rheumatoid arthritis. *Arthritis Rheum* 2002;46:373–378.
210. Zucker S, Hymowitz M, Rollo EE, et al. Tumorigenic potential of extracellular matrix metalloproteinase inducer. *Am J Pathol* 2001;158:1921–1928.
211. Kolomytkin OV, Marino AA, Waddell DD, et al. IL-1β-induced production of metalloproteinases by synovial cells depends on gap junction conductance. *Am J Physiol Cell Physiol* 2002;282:C1254–C1260.
212. Gravallese EM, Darling JM, Ladd AL, et al. *In situ* hybridization studies on stromelysin and collagenase mRNA expression in rheumatoid synovium. *Arthritis Rheum* 1991;34:1071–1084.
213. Müller-Ladner U, Gay S. MMPs and rheumatoid synovial fibroblasts: Siamese twins in joint destruction? *Ann Rheum Dis* 2002;61:957–959.
214. Lindy O, Konttinen YT, Sorsa T, et al. Matrix metalloproteinase 13 (collagenase 3) in human rheumatoid synovium. *Arthritis Rheum* 1997;40:1391–1399.
215. Ahrens D, Koch AE, Pope RM, et al. Expression of matrix metalloproteinase 9 (96-kd gelatinase B) in human rheumatoid arthritis. *Arthritis Rheum* 1996;39:1576–1587.
216. Gruber BL, Sorbi D, French DL, et al. Markedly elevated serum MMP-9 (gelatinase B) levels in rheumatoid arthritis: a potentially useful laboratory marker. *Clin Immunol Immunopathol* 1996:78:161–171.

217. Mitsui H, Nishimura A, Yoshimura K, et al. Expression of membrane type matrix metalloproteinases in the synovial tissue from patients with rheumatoid arthritis. *Arthritis Rheum* 1998;42(suppl):1710.
218. Pap T, Shigeyama Y, Kuchen S, et al. Differential expression pattern of membrane-type matrix metalloproteinases in rheumatoid arthritis. *Arthritis Rheum* 2000;43:1226–1232.
219. Joseph L, Lapid S, Sukhatme VP. The major *ras* induced protein in NIH 3T3 cells is cathepsin L. *Nucleic Acid Res* 1987;15:3186–3192.
220. Mason RW, Wilcox D, Wikstrom P, et al. The identification of active forms of cysteine proteinases in Kirsten virus transformed mouse fibroblasts by use of a specific radiolabelled inhibitor. *Biochem J* 1989;257:125–129.
221. Denhardt DT, Greenberg AH, Egan SE, et al. Cysteine proteinase cathepsin L expression correlates closely with the metastatic potential of H-*ras*-transformed murine fibroblasts. *Oncogene* 1987;2:55–59.
222. Maciewicz RA, Wotton SF, Etherington DJ, et al. Susceptibility of the cartilage collagens type II, IX and XI to degradation by the cysteine proteinases, cathepsin D and L. *FEBS Lett* 1990;269:189–193.
223. Nguyen Q, Mort JS, Roughley PJ. Cartilage proteoglycan aggregate is degraded more extensively by cathepsin L than by cathepsin B. *Biochem J* 1990;266:569–573.
224. Keyszer GM, Heer AH, Kriegsmann J, et al. Comparative analysis of cathepsin L, cathepsin D and collagenase mRNA expression in synovial tissues of patients with rheumatoid arthritis and osteoarthritis by *in situ* hybridization. *Arthritis Rheum* 1995;38:976–984.
225. Iwata Y, Mort JS, Tateishi H, et al. Macrophage cathepsin L: a factor in the erosion of subchondral bone in rheumatoid arthritis. *Arthritis Rheum* 1997;40:499–509.
226. Hummel KM, Petrow PK, Jeisy E, et al. Cathepsin K mRNA is expressed in synovium of patients with rheumatoid arthritis (RA) at sites of bone destruction. *J Rheumatol* 1998;25:1887–1894.
227. Esser RE, Angelo RA, Murphey MD, et al. Cysteine proteinase inhibitors decrease articular cartilage and bone destruction in chronic inflammatory arthritis. *Arthritis Rheum* 1994;37:236–247.
228. Davies JMS, Horwitz DA, Davies KJA. Inhibition of collagenase activity by N-chlorotaurine: a product of activated neutrophils. *Arthritis Rheum* 1994;37:424–427.
229. Matucci Cerinic M, Generini S, Partsch G, et al. Synoviocytes from osteoarthritis and rheumatoid arthritis produce plasminogen activators and plasminogen activator inhibitor-1 and display u-PA receptors on their surface. *Life Sci* 1998;63:441–453.
230. Van der Laan WH, Pap T, Ronday HK, et al. Cartilage degradation and and invasion by rheumatoid synovial fibroblasts is inhibited by gene transfer of a cell surface-targeted plasmin inhibitor. *Arthritis Rheum* 2000;43:1710–1718.
231. Pap T, Claus A, Ohtsu S, et al. Osteoclast-independent bone resorption by fibroblast-like cells. *Arthritis Res* 2003;5:R163–R173.
232. Ohtsu S, Pap T, Shigeyama Y, et al. Identification of a novel splice variant of an osteoclast-like v-ATPase BETA-1 subunit in activated fibroblasts. *Arthritis Rheum* 2000;43(suppl):165.
233. Firestein GS, Paine M. Expression of stromelysin and TIMP in rheumatoid arthritis synovium. *Am J Pathol* 1992;1401309–1314.
234. Okada Y, Gonoij Y, Nakanishi I, et al. Immunohistochemical demonstration of collagenase and tissue inhibitor of metalloproteinases (TIMP) in synovial lining cells of rheumatoid synovium. *Virchows Arch B Cell Pathol* 1990;59:305–312.
235. MacNaul KL, Chartrain N, Lark M, et al. Discoordinate expression of stromelysin, collagenase, and tissue inhibitor of metalloproteinases-1 in rheumatoid human synovial fibroblasts: synergistic effects interleukin-1 and tumor necrosis factor-α on stromelysin expression. *J Biol Chem* 1990;265:17238–17245.
236. Ohta S, Harigai M, Tanaka M, et al. Tumor necrosis factor-α (TNF-α) converting enzyme contributes to production of TNF-α in synovial tissues from patients with rheumatoid arthritis. *J Rheumatol* 2001;28:1756–1763.
237. Van der Laan WH, Quax PH, Seemayer CA, et al. Cartilage degradation and invasion by rheumatoid synovial fibroblasts is inhibited by gene transfer of TIMP-1 and TIMP-3. *Gene Ther* 2003;10:234–242.
238. Neumann E, Judex M, Kullmann, et al. Inhibition of cartilage destruction by double gene transfer of IL-1Ra and IL-10 involves the active pathway. *Gene Ther* 2002;9:1508–1519.

第13章

免疫球蛋白及其基因

Harry W. Schroeder

免疫球蛋白(Ig)分子负责两项主要的功能:①受体功能,承担识别外来抗原,如毒素、病毒和暴露于病原微生物表面的分子;②效应器功能,导致外来抗原或标记该抗原存在的细胞的消除或灭活[1]。被抗体结合的那部分抗原称为抗原决定簇。抗体的V(或可变)结构域显示出分子的异质性,这是区分抗原所必需的。借此,V结构域对受体的功能进行编码,从而确定抗体的特异性。相反,Ig重(H)链的C(恒定)结构域可在V区结合抗原后触发抗体的效应器功能。效应器功能一般是炎性反应,包括补体固定、补体激活以及在碱性粒细胞、单核细胞、血小板和免疫反应的其他重要成分的细胞表面与Fc受体的结合。

具有单克隆抗体的异种(或免疫球蛋白的限制组)的免疫作用表明,免疫球蛋白包含有共有和特有抗原决定簇。特有抗原决定簇称为异型,包含在免疫作用抗体的V部分。抗原决定簇称为同型,对于抗体恒定部分具有特异性,可将免疫球蛋白分成各个识别组,每个组确定一个独特型的C结构域。一个物种中各个体亚系共有的抗原决定簇在该物种其他个体之间会有不同,称为同种异型,从而决定了由等位型免疫球蛋白基因导致的内在多态性[2]。

免疫球蛋白的几个共同点应当在文中提一下,以便于我们理解与类风湿疾病有关的这个系统。首先,免疫球蛋白的各组和亚组都有与免疫防御机制相关的特殊功能。例如免疫球蛋白A(IgA),它是出现在所有外分泌中主要的一类免疫球蛋白,负责保护黏膜表面,防止其受到外源性物质的最初攻击。第二个基本考虑是,出现在宿主免疫系统中的抗原的交叉反应或变异、免疫球蛋白基因独特的基因重组或者对自我抗原的异常免疫反应,可导致生成与自体成分有反应的抗体[3]。免疫应答的这些变异在类风湿性关节炎(RA)、系统性红斑狼疮(SLE)和相关疾病中最为常见。正如本书其他章节中所述,这些免疫学反应似乎在这些疾病某些表现的发病机制中起着重要作用[4]。

一、抗体分子的结构

所有免疫球蛋白的基本结构是相同的。免疫球蛋白由两种多肽链组成(图13.1)。大的称为重(H)链,小的称为轻(L)链。每个免疫球蛋白亚单位均包括两个相同的H链或两个相同的L链,因此其基本分子式为H_2L_2[5]。结合H链和L链的二硫键将L链的羧基端连接到H链上。H链上的链间二硫桥接数在不同组中从1到11不等,并且通常位于分子中央的一个叫"铰链"的区域上。L链的分子量约为25 000Da;H链为50 000~65 000Da不等。分子量的差异与铰链结构的不同有关,或与μ和εH链上存在额外结构域有关。例如,在γ3恒定区的铰链其长度是γ1区的4倍,并且富集半胱氨酸和脯氨酸残基。

对比大量同源免疫球蛋白的氨基酸序列发现,H和L链就像完整的抗体分子一样,可以从结构和功能上分成V区和C区。V区最为多变,它由前110~120个氨基残基编码。L链的另一半和H链的3/4通常称为C区,因为它们的结构几乎完全相同,所有的分子都属于同一个免疫球蛋白组或亚组。

每一个多肽链还可以分成一系列球形亚单位或结构域,每个的长度为110~120个残基,其特征是都有一个

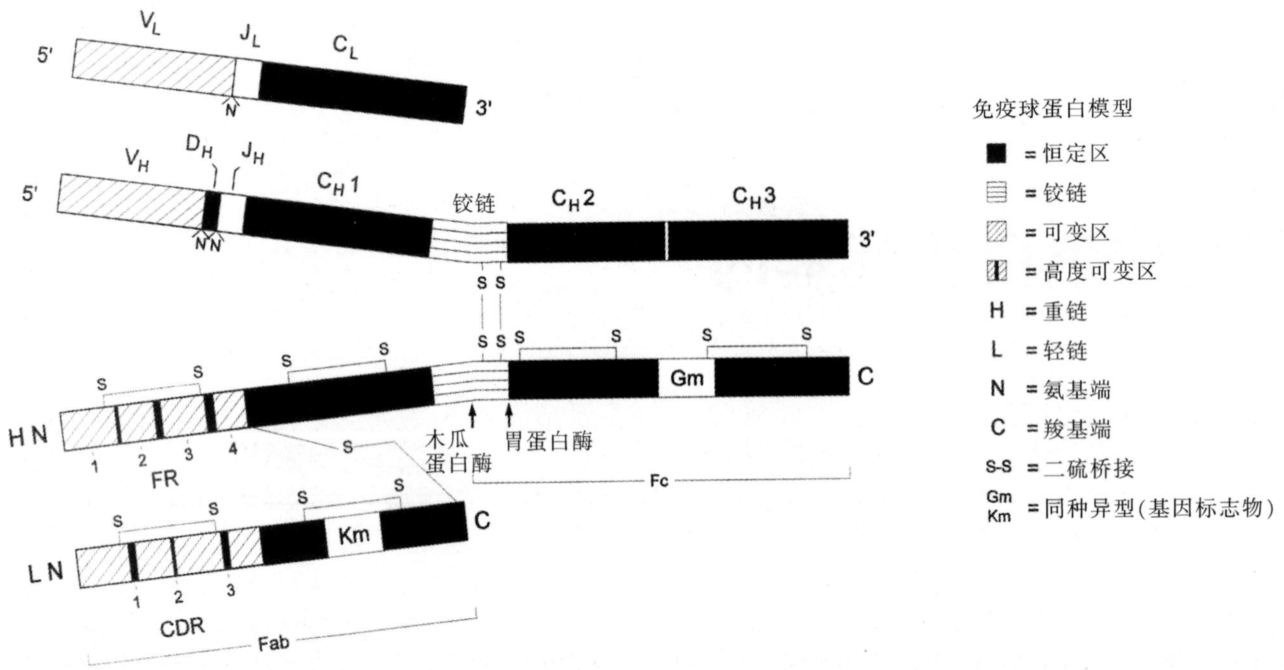

图13.1　免疫球蛋白分子的二维模型。

高度保守的链内二硫桥接，可跨越大约 60 个残基并使该结构域致密(图 13.1)。对基因构成序列和相似性的分析表明，这些结构域是发生在脊椎动物界进化过程中一系列基因复制的结果。在这些已经完成各种生物性质的功能定位的组和亚组中，各个结构域显然会为了完成不同的生物功能而不断进化[6]。每个 C 结构域的中心部分均由 2 个反向平行的 β 折叠片组成，一个由 3 链组成另一个由 4 链组成。这种致密形式为免疫球蛋白折叠提供了极大的稳定性。V 结构域与 C 结构域的不同之处在于它有两个额外链形成了一个额外的环。这些链及其相关的环有助于稳定共同构成抗原结合位点的 V_H 和 V_L 之间的相互作用[7-9]。

每一个 V 结构域包括 4 个片段，其内包含有称为框架(FR)并被 3 个高度可变序列片段彼此分开的相对保守序列[8-10]。这 3 个高度可变片段称为补充决定区(CDR)，可对连接 V 结构域中心区中 β 折叠片反向平行链的 β 环进行编码。这些柔性环显示出对肽成分的最低限制。H 链的 3 个 CDR 和 L 链的 3 个 CDR 并列形成抗原结合位点(图 13.2)。这些高度可变的片段密切配合形成抗体独特异性决定簇，并具有相同特异性的抗体具有即使不完全相同也十分类似的 CDR。反过来，框架区主要编码 β 折叠片，β 折叠片构成将 V_H 和 V_L 聚集到一起的结构性支架。

L 链的恒定部分只包含一个 C 结构域，而 H 链则可包含 3 或 4 个 C 结构域。在 IgG、IgD 和 IgA 组的抗体中，H 链的恒定部分也在分子中心包含一个称为铰链的结构域间区。对比 H 链的不同组和亚组恒定部分的结构发现，在分子中占据相同位置的这些结构域具有明显的同系性[11]。这些同系 C_H 结构域的结构特点决定了它们具有区分免疫球蛋白不同组和亚组的生物学功能。C_H 结构域的这些特点也会影响不同免疫球蛋白组的定位和活动位点。例如，IgG C_H2 和 C_H3 结构域及其同系物对于免疫球蛋白与效应器细胞表面上组别特异性 Fc 受体的相互作用是非常重要的[12-14]。效应器细胞包括粒细胞、单核细胞、淋巴细胞、肥大细胞和内皮细胞。补体结合集中于 C_H2 结构域，不过 C_H2 和 C_H3 之间的界面也起着极其重要的作用[15,16]。这两种相互作用在启动吞噬过程，允许某些亚组横越胎盘以及影响淋巴细胞、血小板和其他细胞的生物学功能中是非常重要的。同样，抗体分解代谢的调节需要 C_H2 和 C_H3 界面有一个合适的形态，而它部分是由铰链区控制的[17,18]。

尽管 H 和 L 链是免疫球蛋白真正的结构性亚单位，但获得带有不同生物学特性的生物活性片段的简单方法是通过蛋白水解消化，其主要发生于裸露的铰链区[19]。获得的产物因酶而异。通常，木瓜蛋白酶降解生成1 个Fc

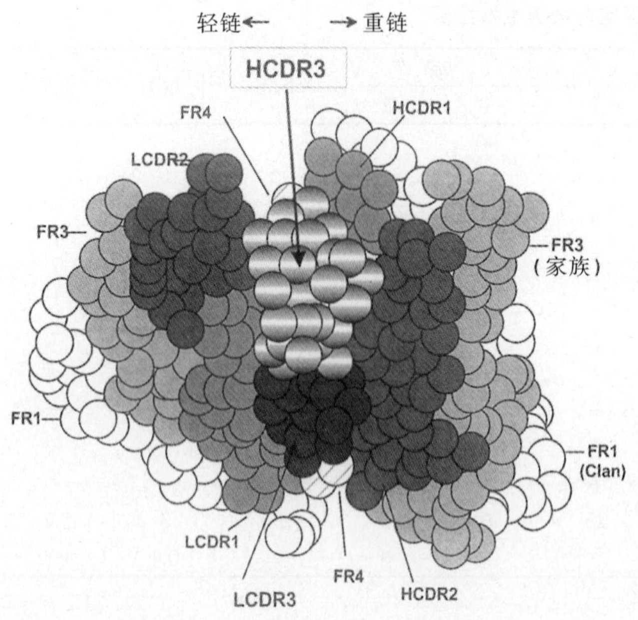

图13.2 抗原结合位点由H链的3个补体决定区(CDR)和L链的3个CDR并列构成。从这种观点看结合位点如同抗原遇到CDR一样。VH结构域在右侧。CDR3间隔的中心位置已经很明显。

和2个Fab片段,而胃蛋白酶降解Fc片段并生成2个仍由二硫桥接所连接的Fab,即(Fab')$_2$。这些蛋白水解片段通常包括1个或多个完整的结构域,可提供了许多有用的生物学信息,因为Fab片段(图13.1)可与抗原结合,而Fc片段可用于研究免疫球蛋白的次级生物学性质。

二、抗体组和亚组

H链的C结构域决定抗体的组和亚组。尽管这些C结构域看起来像来源于一个共同的祖序列,但它们已经演化成不同的结构,因而具有不同的效应器功能。人类存在两个L链组,κ和λ[11]。5个主要H链组中的两个,α和γ,已经历过复制[11]。例如,IgG1、IgG2、IgG3和IgG4都有相同的基本结构,而其不同之处仅在于它们恒定区的原始序列以及链间二硫键上的位置。每一个亚组的H链均称之为γ1、γ2等。同样,IgA由两个亚组α1和α2组成。各亚组C_H结构域的不同将以表位密度依赖性方式明显影响多价抗原的功能亲和力[20]。表13.1列出了人类5种主要免疫球蛋白组,并描述了它们的一些物理和化学性质。表13.2从生物学功能的角度对比了4个IgG亚组、两个IgA亚组以及IgM、IgD和IgE组。

(一)IgM

IgM以两个主要形式存在[19]。一种是基本亚单位,即8S 180 000Da的IgM,分子式为μ_2L_2。它的血清含量低,但是以跨膜形式成为B淋巴细胞表面的主要成分。血清中的主要形式是19S,900 000Da,5连体IgM(μ_2L_2)$_5$,其中的5个亚单位由二硫桥接连接而成,通常包含有一个由附加多肽链(J链)组成的分子,J链由一个二硫桥接连接其中的2个亚单位。这个15 000Da的分子在启动二硫键结合的多聚体形成中显得十分重要,而也可见于且IgA中[21]。

IgM是在原始免疫反应过程中产生的主要免疫球蛋白。偶尔,比如在有类风湿因子、冷凝集素和异体凝集素的情况下,它能长期保持为主要或单个抗体组。它与大多数免疫球蛋白的不同之处在于,由于其有一个额外的结构域因而H链较大。IgM可亲合性结合补体,并且研究表明这一特性受μ C_H2和C_H4结构域的影响,但主要集中于C_H3,即IgG C_H2的同源体上[22]。尽管每个μ_2L_2亚单位的效价为2,但在结合于大的蛋白抗原时,IgM的五聚体形式中10个抗原结合位点中有5个由于空间障碍而似乎被阻断。结果使大抗原的效价成为5。这样就使IgM类风湿因子能以22S复合体(μ_2L_2)$_5$-(IgG)$_5$的形式存在于血清中。

表13.1 各免疫球蛋白组的精选性质

	IgG	IgA	IgM	IgD	IgE
分子量	16 0000	170 000或多聚体	900 000	160 000	180 000
离心沉降常数	7S	7S[9,11,13]	19S	7S	8S
大约血浆密度(mg/dL)	1 000~1 500	250~300	100~150	0.3~30	0.0015~0.2
化合价	2	2(单体)	10(小抗原),5(大抗原)	2	2
分子式	γ_2L_2	$(\alpha_2L_2)_N$	$(\mu_2L_2)_5$	δ_2L_2	ε_2L_2
半衰期(天)	23	6	5	3	2.5
特殊性质	胎盘通路	分泌性Ig	淋巴细胞表面原始反应	淋巴细胞表面	反应素

表13.2 免疫球蛋白组和亚组的精选生物性质

	IgG				IgA		IgM	IgD	IgE
	1	2	3	4	1	2			
所占比率(%)	65	20	10	5	90	10			
补体结合	++	+	++	–	–	–	++	–	–
补体结合(可选)			+	+	+/–	+/–			
胎盘通路	+	+	+	+	–	–	–	–	–
结合于肥大细胞或碱性粒细胞	–	–	–	–	–	–	–	–	+
结合巨噬细胞	+	±	+	±	–	–	–	–	–
中性粒细胞	+	+	+	+	+	+	–	–	–
血小板	+	+	+	+	–	–	–	–	–
淋巴细胞	+	+	+	+	–	–	+	–	–
与葡萄球菌A反应	+	+	–	+	–	–	–	–	–
半衰期(天)	23	23	8~9	23	6	6	5	3	2.5
合成 mg/(kg·d)	25	?	3.5	?	24	?	7	0.4	0.02

+:阳性;++:强阳性;–:阴性;±:不确定。

(二)IgG

IgG是主要的免疫球蛋白组,其可引起大量抗体活性作为对大多数抗原的反应。4个IgG亚组依照其在血清中的浓度水平进行编号,IgG_1是主体亚组, 而IgG_4是最少见亚组。这些亚组各起不同的作用。IgG_1和IgG_3结合补体[23]并结合巨噬细胞Fcγ受体,而IgG_2结合补体[24]但对Fcγ受体的结合程度较弱[25]。IgG_4在天然状态下不能有效地结合补体, 但有报道称在蛋白水解分裂后可结合补体。C_H2结构域的序列和结构决定了IgG亚组结合补体的能力[24]。

IgG_1和IgG_3多由病毒性抗原引起 [26],IgG_2由碳水化合物引起[27],IgG_4由蠕蝼寄生虫引起[28]。尽管这些同型的出现并非体液防护其相关抗原所必需,但是缺乏这些抗体的个体更容易被某些特殊类型的感染性微生物所感染[29]。例如,缺乏IgG_2的个体对有包膜的微生物更易感,但是没有证据表明IgG_4缺陷的个体(1%的正常男性和9%的正常女性) 对寄生虫更易感。所有4个IgG亚组的Fc片段都能与类风湿因子相互作用。

(三)IgA

在血清中,IgA一般以单体的形式(α_2L_2)存在。偶尔,尤其在骨髓瘤患者中,IgA可以多聚体 ($(\alpha_2L_2)_{2,3}$-J的形式出现。尽管其在血清中的浓度次于IgG,但它的主要作用是在黏膜分泌中起主导型Ig的作用[30]。

分泌型IgA有多种特殊性质[31]。首先它大多由位于或起源于小肠管淋巴样组织中的浆细胞合成。在这些分泌物中,该分子通常以可变的多聚体形式存在,带有两个与70 000Da分泌型成分 ($(\alpha_2L_2)_2$- SC相关的亚单位(图13.3)。SC由沿肠腔分布的上皮细胞合成。SC的全部功能尚不确定, 但它似乎可作为IgA的受体在将承载IgA的淋巴细胞吸引到肠道和其他分泌器官上起重要作用[32]。它还可以将循环中的IgA吸引到其分子与分泌成分进行合成的上皮细胞表面上。另一个功能可能是通过在α链的铰链/Fc区延迟裂解使分泌型IgA复合体更能抵抗蛋白分解性液化[33]。

宿主中黏膜免疫系统的重要性不能过高估计。大多数感染因子通过胃肠道和呼吸道进入人体,并引起主要由IgA组参与的体液/黏膜免疫反应(可参见第66章)。其结果正如脊髓灰质炎疫苗接种项目所证实, 这些制剂的口服疫苗可能比全身用药更有效。黏膜免疫系统在泌尿生殖系统、眼泪、唾液和呼吸系统中似乎也起着重要作用。它也可能是抵御环境病原体变异的主要防御系统, 即使IgA在补体系统激活或吞噬作用启动方面相对较弱。

(四)IgE

IgE多分布在血管外,而且其血浆转换率较快,半衰期约为2天。与IgE相关的主要抗体类型是反应素抗体,它在各种过敏性疾病中起一定作用。通过它们与肥大细胞和碱性粒细胞上Fcϵ受体的相互作用,IgE反应素抗体在出现抗原时可诱导组胺和各种其他血管活性物质的释放,从而引起各种过敏状态的临床表现(第17章)[29]。IgE抗体可能在很多寄生虫感染中起保护的作用,其机制是通过增加血管通透性,从而使其他类型的抗体被激活。

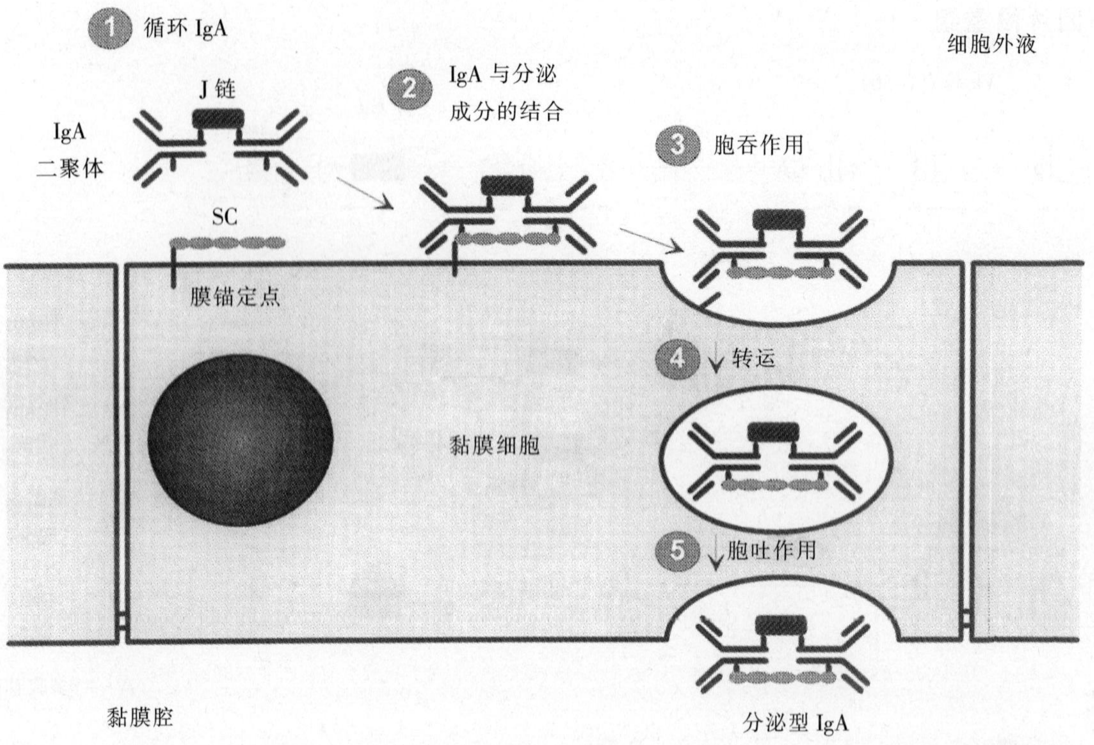

图13.3 穿过黏膜屏障的分泌性IgA的产生和转运。分泌性IgM以类似的方式产生。

（五）IgD

尽管 IgD 的 H 链可经过替代拼接成为分泌型[34]，但人类的 IgD 血清抗体少见，而且在鼠和灵长类的血清中缺乏。相反，IgD 通常是在成熟的淋巴细胞表面与 IgM 一起被发现[35]。IgD 的出现伴有 B 淋巴细胞从耐受抗原的细胞转变为对抗原有反应并产生抗体的细胞。IgD 在这个转变中的作用尚知之甚少。游离 IgD 与其他免疫球蛋白的不同之处在于它对蛋白水解异常敏感。

（六）Gm同种异型系

H 链和 L 链 C 结构域的一系列血清学定义的基因标志物，因为它们是在血清的丙球蛋白部分首次被发现的，故称为 Gm[36]。针对 $\gamma1$、$\gamma2$、$\gamma3$、$\gamma4$、$\alpha2$ 和 ϵH 链的 C 结构域以及 κL 链规定了不同的等位基因类型。某些 Gm 同种异型与易发某些自身免疫性疾病的素因间的相关性已有报道[2,36]。目前尚不清楚这种相关性是否表明 C 变易等位基因对免疫球蛋白功能有直接影响或者该同种异型是否是位于 C 区位点附近的相连基因出现的标志，包括各个 V 基因片段的等位基因。

三、免疫球蛋白的基因结构

H 链和两种类型的 L 链（κ 和 λ）各自由单独的多基因家族进行编码[37,38]。单个免疫球蛋白多肽链 V 区的变异性，连同一个几乎不变的恒定区，表明这些多肽链不同功能的 V 区和 C 区分别是由每个基因族内独立的基因元素或基因片段编码的。也就是说，编码单个多肽链需要有一个以上的基因[39]。

两个基因/一个多肽学说的确立来自于对免疫球蛋白基因的核苷酸序列分析。例如，编码 κ C 结构域的单个基因片段定位于人类 2 号染色体上的 κ 位点[40]。相反，V 结构域是由两个独立的基因片段（V_κ 和 J_κ）拼接在一起产生的（图 13.4A）。每个 V_κ 基因片段都包含有它自己的启动子、主外显子、约 100 个核苷酸的内含子、一个编码前 3 个框架区（FR1、2 和 3）的外显子（前两个补体决定区作为一个整体）、CDR3 的氨基末端和一个重组的简单序列。A J_κ（J 表示结合）元素从它自己的重组信号、CDR3 的剩余部分和完整的 FR4 开始（图 13.4B）。

使用同一个缩写（V）来表示 Ig 肽链上的全部可变结构域和只对同一个可变结构域的某一部分编码的基

κ 位点基因片段重组

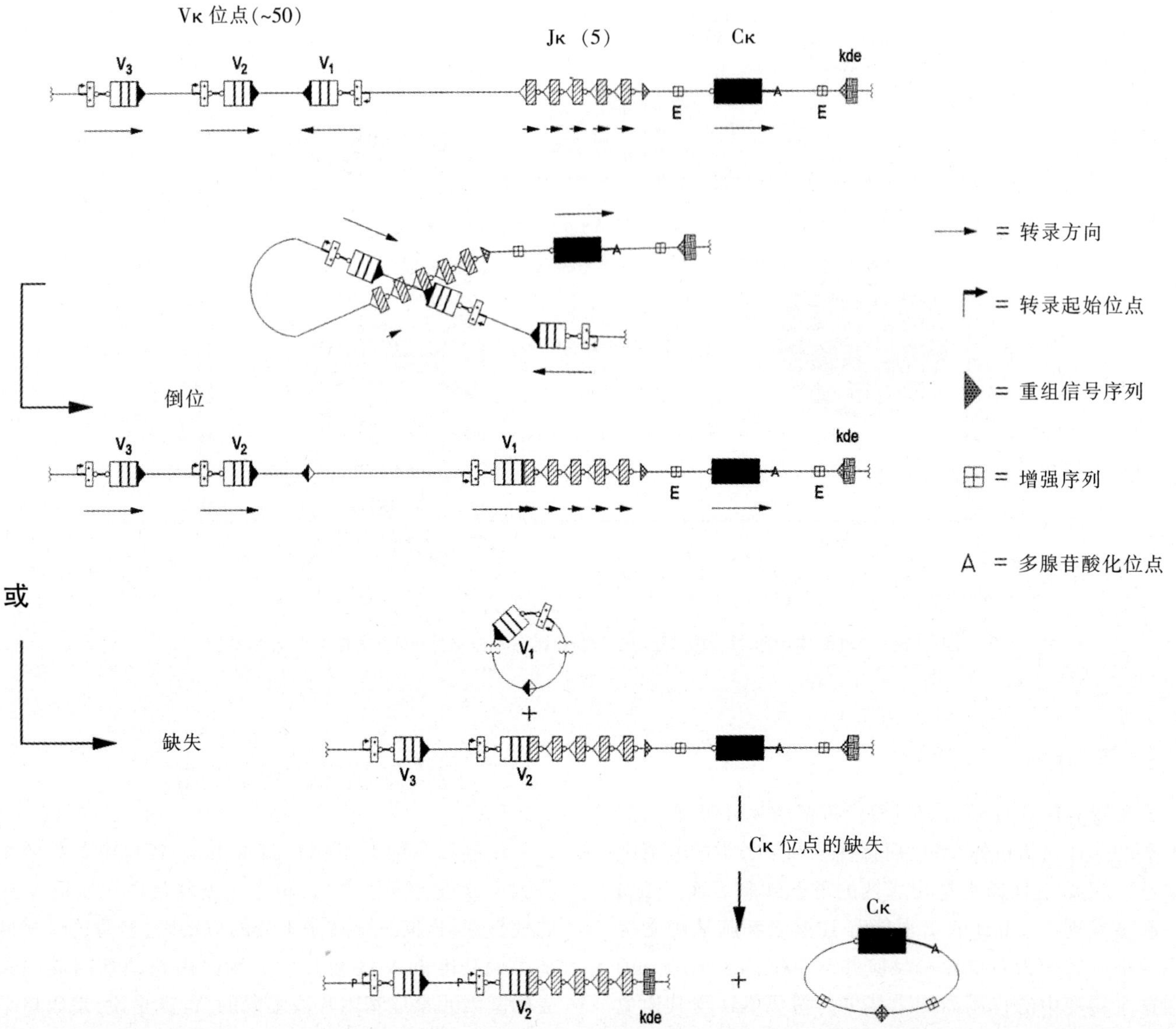

κ mRNA 的结构

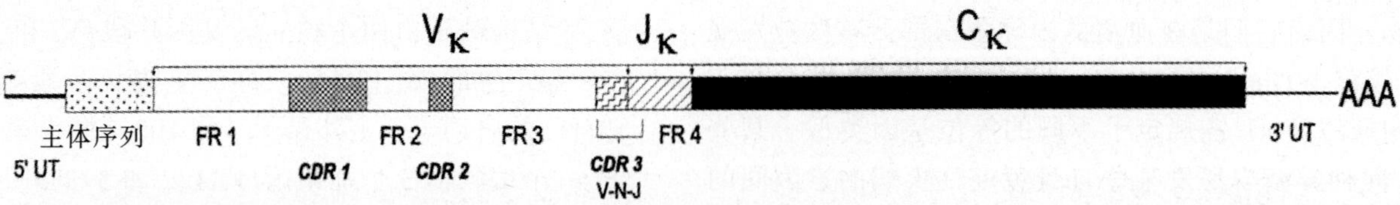

图13.4 在人类κ轻链基因重组过程中参与基因片段构成和信使RNA拼接的基因事件。V,可变区;J,结合区;C,κ轻链的恒定区。进一步描述见正文。

因片段,是由历史先例的结果。不幸的是,读者必须先看上下文才能弄清讨论的是抗体的哪个 V 区。

重组信号序列(RSS)包括一个高度保守的 7 碱基对(即七聚体序列(如 CACAGTG),它是与一个不太保守的 9 碱基对(即九聚体)序列(如 ACAAAACCC)分离开的,二者之间有一个 12(1 圈)或 23(2 圈)碱基对间隔区。例如 V_K 基因片段有一个 12 碱基对和 J_K 片段有一个 23 碱基对间隔区。这些间隔区将七聚体和九聚体序列放在 DNA 分子的同一边,二者之间由 1 或 2圈 DNA 螺旋分开。一圈重组信号序列主要识别两圈信号序列。这样可使无用的 V-V 或 J-J 重组保持最小化。依据 V_K 基因片段的转录方向,重组能可通过介入 DNA 的倒位或缺失继续进行(图 13.4A)。在这两种情况下,均可将 V 和 J 基因片段的两个回文重组信号和密码区并列,但是倒位产物仍留在细胞的 DNA 内,而在缺失的情况下,介入 DNA 将被去除。

可将免疫球蛋白基因重组视为一种位点特异性裂解后进行非同源DNA末端连接的特殊形式[41,42]。RSS 为淋巴样特异性 RAG1 和 RAG2 蛋白的结合提供了识别位点,二者共同作用使双链在 RSS 的七聚体处裂开。然后借助参与DNA 放射损伤修复的其他一些因素对断端进行处理和连接,这些因素包括 DNA 依赖性蛋白激酶(DNA-PK)以及Ku70、Ku80、Artemis、DNA 连接酶 IV 和 Xrec4 蛋白。还可能涉及其他蛋白,包括组胺 H2AX、Mre11/Rad50/Nbs1 复合体以及 HMG1 和 2。V(D)J 重组可通过限制接触染色体上的 RSS 位点来调节,以至于一些特殊位点仅在某些细胞类型和发育阶段才能得到。

包括有 RSS 的非编码末端通常进行钝端连接。相反,相邻的编码 DNA 在裂解中被转变为发夹序列,将 DNA 一条链的 3' 端连接到另一条反向平行链的 5' 端。发夹序列可夹在向下距发夹序列末端的中间或几个碱基。当不对称夹持时,发夹序列将会留下一个交错切口端。核酸外切酶的活性将导致终端序列丢失。然而,交错切口端的多聚酶修复将会产生一个被称为 P 连接的末端核苷酸序列回文重复[43]。末端脱氧核苷酸转移酶(TdT)(如果出现)可能随机把核苷酸添加到切口端的 3'末端(称为 N 核苷酸)[44]。研究表明,七聚体和九聚体序列以及居间序列的变异可影响 TCR 位点的重组频率而且还会引起基因在该免疫球蛋白位点的利用差异[45]。

V_K 启动子与位于 C_K 外显子两侧的两个增强子的并列可使该位点进行转录。转录后,居间内含子在远端拼接,产生一个成 1.2 千碱基的成熟信使 RNA(mRNA)。从成熟多肽上切下的主体肽,引导轻链蛋白进入分泌路径(图 13.4B)。

C_K 上游有 5 个 J_K 和 75 个 J_K 基因片段(图13.5)。1/3 的 V_K 基因片段是假性基因,它们包含框架转移突变或停止密码子,防止其形成功能性蛋白[46]。曾在有表达的所有组织成分中发现的 28 个 V_K 基因片段,可将它们分成 6 个不同的家族[40,47,48],每个家族均由具有共同扩展序列和结构相似性的基因片段组成[9]。这些家族的大小不等,V_K1 家族约有14 个活性成员,而 V_K4 和 V_K5 家族各仅有一个成员[40,48]。

28 个活性 V_K 基因片段中的每一个都有重组成 5 个 J_K 元素中任何一个的潜能,产生包括 140 种以上不同 VJ 组合的潜在集合。在基因片段结合位点甚至会产生更大的差异。每个重组基因片段在重组过程中外核苷酸水解会损失 1~5 个核苷酸,而且除原始种序列外还可插入 N 核苷酸 [49]。N 核苷酸的随机插入归因于 TdT 的作用。附加 N 区产生的每个密码子均可增加 20 倍集合的潜在多样性。因此,κ 集合最初的多样化集中于决定 CDR3 的 VJ 连接上。

22 号染色体上的 λ 位点包括 7 个不同的 $C_λ$ 恒定结构域,其中只有 4 个为功能性。每个 $C_λ$ 都与其自己的 $J_λ$ 相关[50](图 13.6)。$V_λ$ 基因被安排在 3 个不同的簇中,每个族中均包括有不同 $V_λ$ 家族的成员[51]。依据单倍型,大约可有 30~36 个潜在功能性 $V_λ$ 基因片段和同等数量的假性基因。

H 链也可形成一个带有非常规 λ L 链(称之为替代性或假性轻链,ΨLC)的复合体[50]。编码 ΨLC 蛋白、14.1 和 VpreB 的基因位于 22 号染色体的 λ 轻链区位点(图 13.6)。这些基因对传统的 λ L 链表现出极大的同源性,λ14.1 基因包括 J λ 和 C λ 样序列,而 VpreB 基因包括 V λ 样序列。传统的和 ΨLC 基因之间的主要差异在于,14.1 和 VpreB 基因重组不是 ΨLC 表达所必需的,因此编码 ΨLC 的 mRNA 可以在免疫球蛋白基因重组开始之前在最早的 B 细胞前体内检测到。

H 链位点,正如它编码抗体的受体和效应器功能那样,它比 κ 和 λ 位点要复杂得多[11,38,52]。在 14 号染色体长臂端粒附近有接近 90 个 V_H 基因片段[53,54]。其中,大约有 50 个是功能性,可将其分成相关基因片段的 7 个不同家族 [9,55]。邻近最大着丝点的 V_H 的 V6-1 是 27 个 D_H(D 代表多样性)基因片段[56](图 13.7)和 6 个功能性 J_H 基因片段[57]。每一个 V_H 和 J_H 基因片段都伴有一个两圈的重组序列,以防止 V→J 的直接连接。一对单圈重组,信号序列位于每个 D_H 的两侧。D-D 连

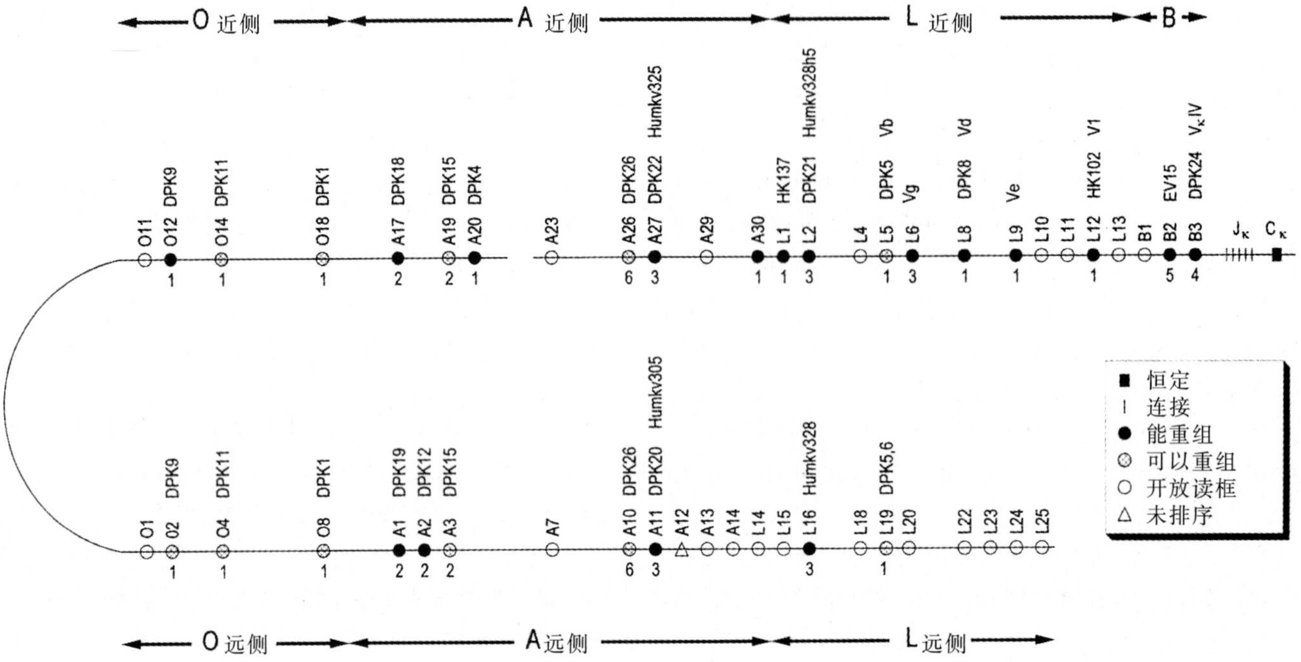

图13.5　在人类2号染色体上免疫球蛋白κ位点的图解描述。图中只示出带有开放读框的Vκ基因片段，但其尚未排序。黑色圆点代表已知要重组的基因片断。带阴影圆圈代表带复制的基因片段，但其复制序列十分密集以至使重组序列不能被分配到远侧区或近侧区的片断（例如L5和L19）。这些基因片段可通过它们的Zachau（O、A、L或B）和Winter（DPK）名称来识别，或者通过其他合适的通俗名称来识别。Vκ家族可按每个已知被表达或认为应当被表达的基因片段的相应圆圈来识别。位于Jκ远侧（远侧O、A和L）的Vκ位点是Jκ近侧（近侧O、A和L）的位点的反向复制。

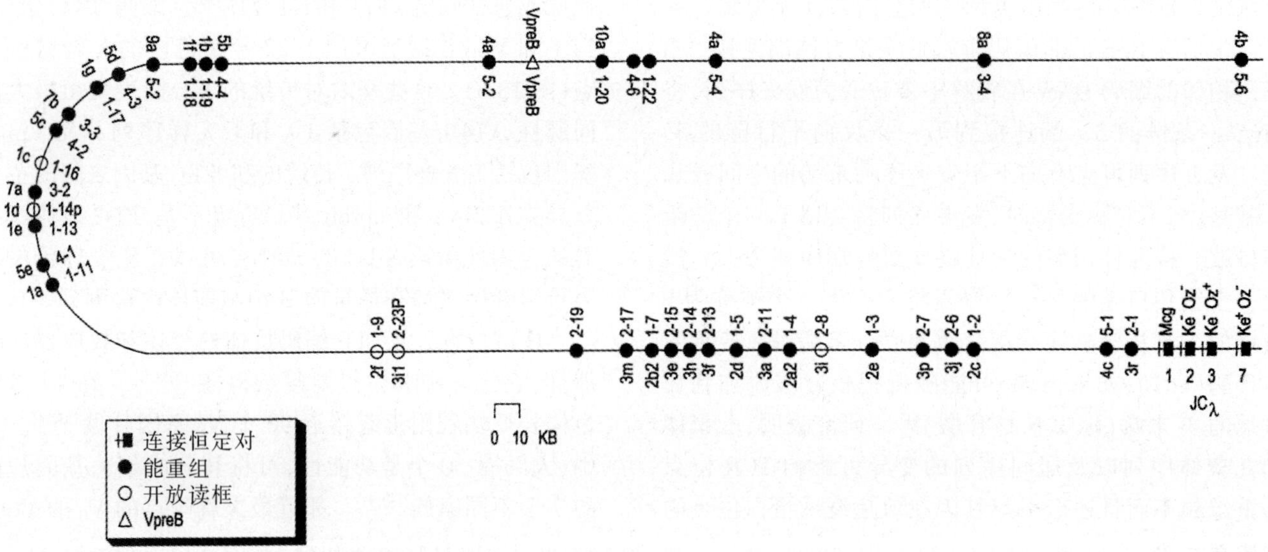

图13.6　在人类22号染色体上免疫球蛋白λ位点的图解描述。图中只示出带有开放读框的Vκ基因片段，但其尚未排序。黑色圆点代表已知要重组的基因片段。这些基因片段可通过它们的Schimzu（内环）和Winter（外环）名称来识别。4个恒定区通过它们的同种异型标志来识别，每个都有它们自己的相关J元素。

接是可能的，但十分罕见。重组从 D_H 与 J_H 基因片段的连接开始，随后是 V_H 元素与 DJ 中间体的氨基端的连接。V_H 基因片段包括：FR1、2 和 3，CDR1 以及 2 和 CDR3 氨基端部；D_H 基因片段形成 CDR3 的中部；而 J_H 元素包含 CDR3 的羧基端和 FR4 全部（图 13.8）。大约 50 个 V_H 之一和 27 个 D_H 之一以及 6 个 J_H 基因片段之一的随机配对，能产生出 10^4 个不同的 VDJ 组合。

尽管各个 V、D 和 J 基因片断组合连接可造成多样性，但前免疫集合中的主要变异来源是 VDJ 连接本身。首先，D_H 基因片段可通过其倒位或缺失重组，这样具有能被顺读或倒读的潜能。此外，每一个 D_H 基因片段都能在 3 种潜在的读框的任何一个中被拼接和转译。因此，每个 D_H 基因片段基本上可编码 6 个不同的肽片段。其次，每个重组基因片段的末端会在重组过程当中丢失 1 个或多个核苷酸。这种连接过程的不准确性造成了额外的多样性。第三，非种系编码的核苷酸（N 区）可取代某些或所有丢失的核苷酸或被附加包含在原始种系序列中。每个被附加 N 区增加的密码子可使该集合的多样性增加 20 倍。N 区可插入在 V 和 D 之间，也可插入在 D 和 J 之间。第四，P 连接[43]也可被

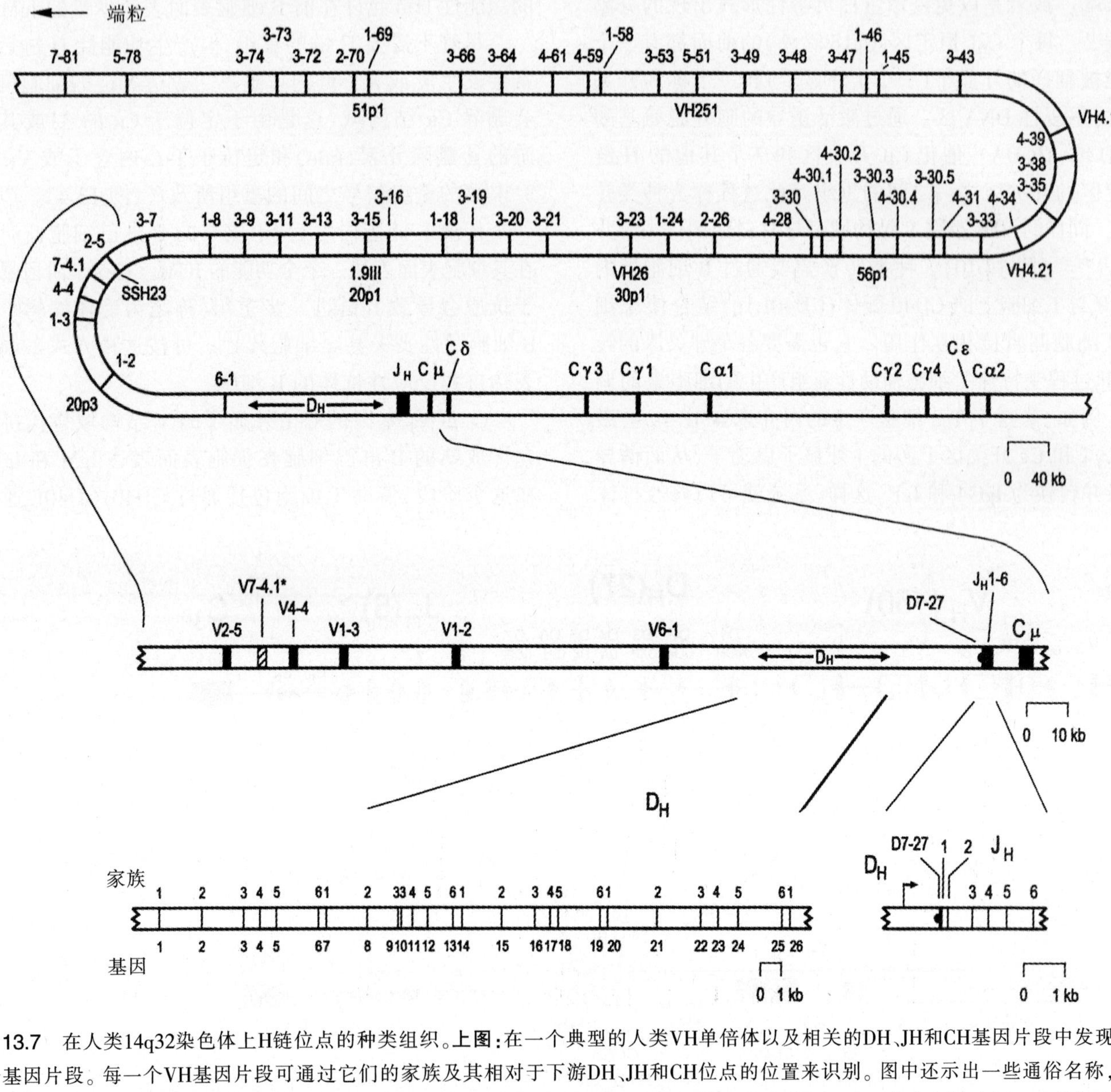

图13.7　在人类14q32染色体上H链位点的种类组织。**上图：**在一个典型的人类VH单倍体以及相关的DH、JH和CH基因片段中发现的53个基因片段。每一个VH基因片段可通过它们的家族及其相对于下游DH、JH和CH位点的位置来识别。图中还示出一些通俗名称，通过它们可识别出某些具有临床意义的VH基因片断。**中图：**这是6个最大JH近端VH基因片段以及DH和JH位点的放大图。星号标出的是V7-4.1基因片段，它在某些单倍体基因组中缺如。**下图：**一个是DH位点的放大图，另一个是JH位点的放大图，包括高度保守的D7-27（DHQ52）基因片断，其主要用于胎儿期。

合并到重组基因片段之间的连接中，进一步增加了多样性。总之，在基因片段重组时可产生超过 10^{10} 个不同的H链VDJ连接(即CDR3)。最后，因为任何一个L链在理论上均可与任何H链相联系，所以H和L链配偶体的随机连接可产生一个超过 10^{16} 个不同免疫球蛋白的潜在前免疫抗体集合。

位于VDJ位点下游的是9个功能性C区基因片段[11](图13.7)。C基因含有一系列外显子，每个外显子编码一个独立的结构域、铰链或末端(图13.9)。所有的H链基因都能进行替代拼接，形成两种不同类型的羧基端；或者是将免疫球蛋白锚定于B淋巴细胞表面的膜末端，或者是以免疫球蛋白可溶性形式出现的分泌末端[11]。每个 C_H1 恒定区($C_H1\delta$ 除外)的前面都有一个不能被翻译的外显子(一个I外显子)和一个称为开关(S)的重复性DNA区。通过激活诱导的胞苷脱氨基酶(AID或AICDA)催化Cμ开关区和7个其他的H链恒定区的开关区之一之间的重组(此过程称为种类转换)，同样的VDJ重链V结构域可与H链组的任一个并列[11,58,59](图13.10)。种类转换需要通过B细胞上的CD40与T细胞上的CD40配体(CD40L)的结合使T细胞/B细胞间直接相互作用。它也需要各个开关区的转录，此过程受特殊T细胞辅助性亚组产生的细胞素的调节。例如，暴露于 T_H2 细胞产生的白介素4(IL-4)会激活Cγ4和Cϵ开关区上游的I外显子启动子，从而诱导转录并转换为IgG4和IgE。这样，系统就可以修改抗体分子的受体和效应器末端以满足某项特殊需要。

该系统的复杂性最好通过将各种分子事件与B淋巴细胞的形成相联系来加深理解[60](图13.11)。免疫球蛋白位点从第一个B细胞祖代的胚胎形成开始。在TdT出现后，D_H 基因片断首先重组为 J_H；然后 V_H 与DJ中间体并列。3种可能的拼接中只有一种会导致VDJ与同一个读框中的 V_H 和 J_H 形成连接。在第一个H链位点未能产生可翻译的H链后会尝试在第二个H链位点重排。成功重排后会中止H链位点的重组，这个过程因为其可防止细胞在不同的结合位点产生两个功能性H链而被称为等位基因排除。λ假性轻链(ΨLC)出现时产生的功能性H链允许在前B细胞表面表达少量的IgM。

尽管不需要H链的重组，但产生功能性H链后通常会发生κ或λ L链的重组[60]。表达λ链的细胞可能会删除Cκ结构域，这是由于定位于Cκ的3'或其下游的κ删除元素(κde)和定位于J-C内含子或Vκ的3'末端的重组信号之间的重组所致[61](图13.4)。产生一个传统L链蛋白之后，未成熟的B淋巴细胞此时会在其细胞表面表达一个全功能的IGM。在这个阶段暴露于抗原会导致L链进一步重组(称之为受体编辑[62])、B细胞活性丧失甚至细胞死亡。可按这种方式来调控表达自我反应性抗体的B细胞。

C_μ 或 C_δ 基因的 C_H1 外显子的V结构域替代拼接允许成熟的B淋巴细胞在细胞表面表达IgM和IgD。在这个阶段，借助T细胞包括通过CD40-CD40L通路

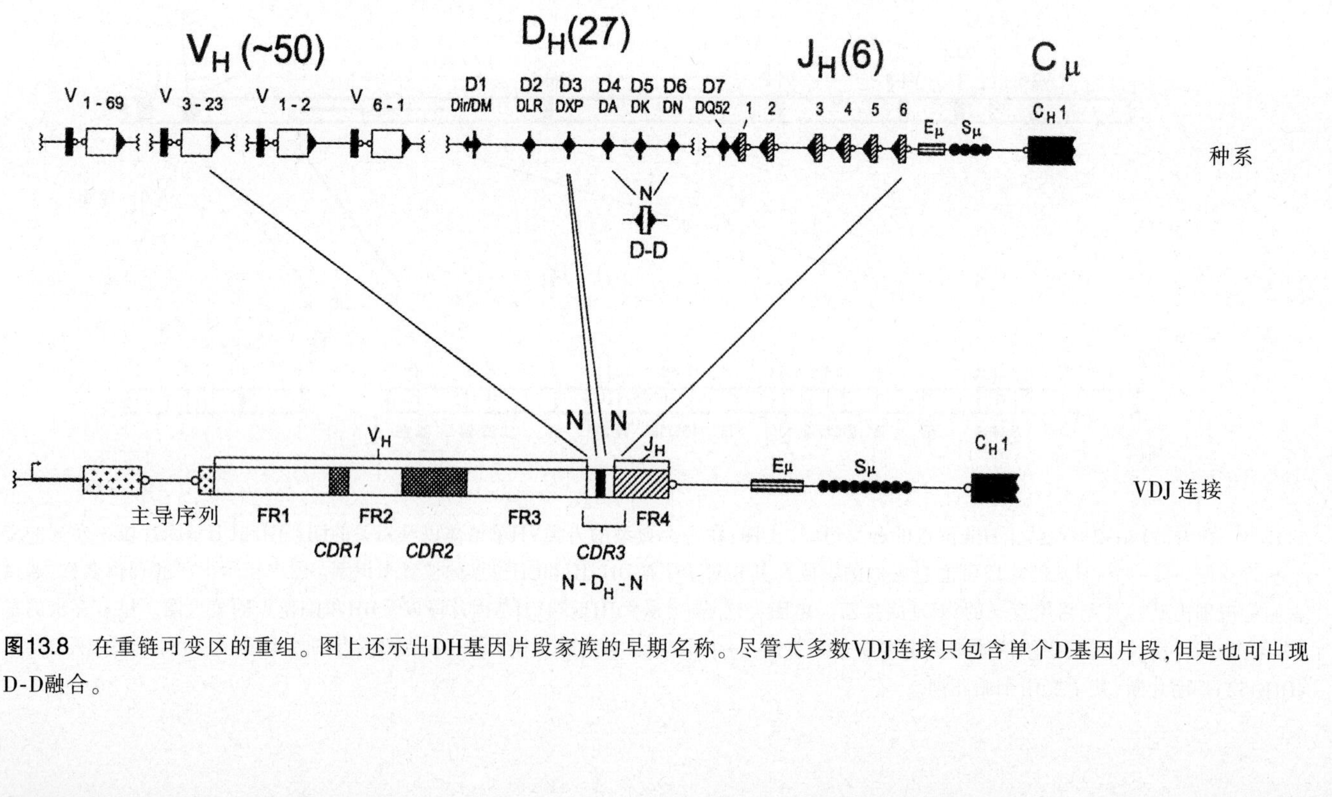

图13.8 在重链可变区的重组。图上还示出DH基因片段家族的早期名称。尽管大多数VDJ连接只包含单个D基因片段，但是也可出现D-D融合。

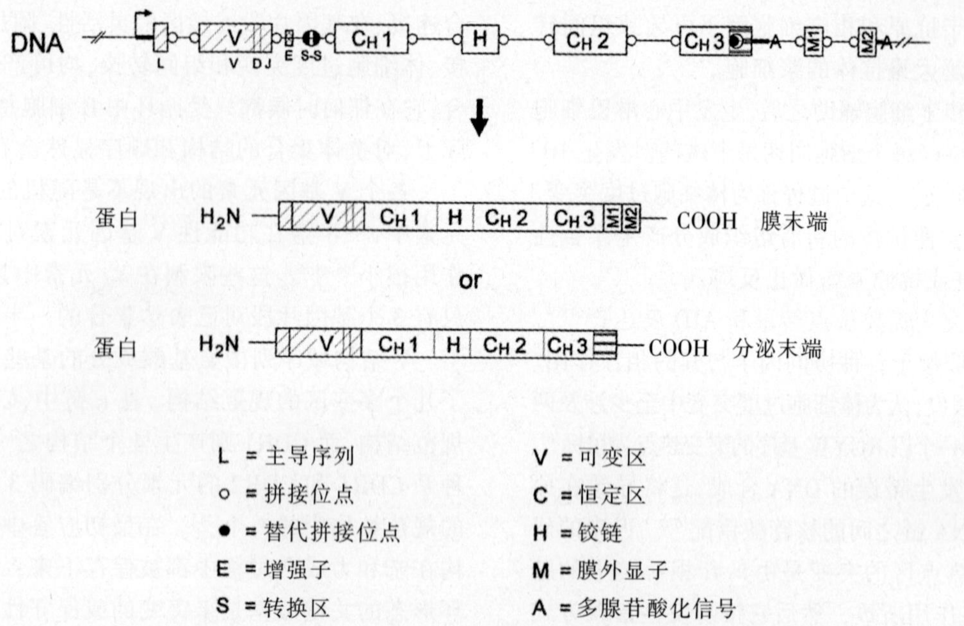

图13.9 参与重链恒定区结构域基因片段替代拼接的分子事件。

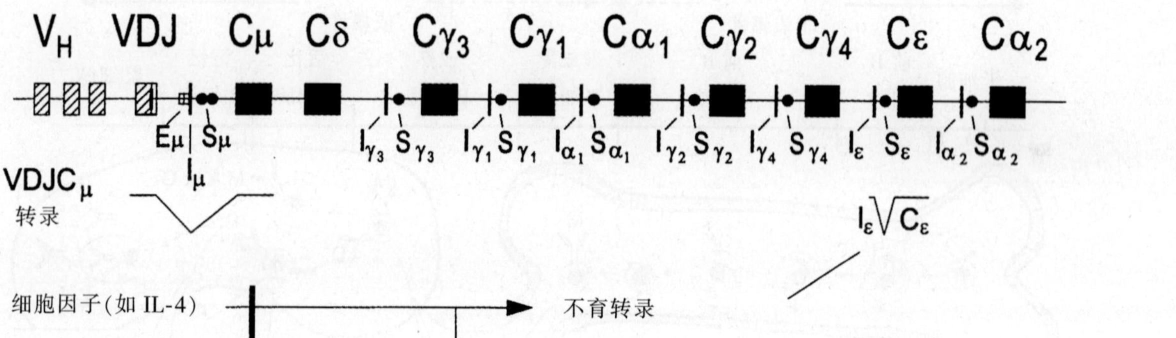

图13.10 人类免疫球蛋白H链的组间转换(只列出一些功能性元素)。这里描述了参与免疫球蛋白组间表达转换的分子事件。上图:在μ链合成中的基因组合。下图:导致介入DNA删除的开关区重组事件,它是对ε单倍体链的最终表达所必需的。暴露于相应细胞因子或通过CD40:CD40L通路的T细胞–B细胞相互作用导致I外显子的激活,从而产生ε不变转录(Iε-Cε)。CD40:CD40L相互作用对于接下来的Cμ被其他的恒定基因(在此情况下是Cε)取代是必要的。S位点表示转换特异性重组信号。体细胞过度突变和转换重组可通过激活因子诱导的胞嘧啶核苷脱氨基酶(AID)催化。

的信号传导暴露于抗原和相应细胞因子可导致组间转换或分化成能分泌大量抗体的浆细胞。

暴露于抗原和T细胞辅助之后,生发中心淋巴细胞的V结构域基因将以每个细胞周期每个碱基对发生10^{-3}改变的速率进行突变[63],这个过程称为体细胞过度突变。体细胞过度突变会使抗体的所有组织成分产生亲合性突变,对重复免疫或抗原暴露做出反应。

体细胞过度突变需要位点转录和AID表达[59,64,65]。AID的活性似乎依赖于各种协同因子与其的相互作用。以前曾有人提出假设,认为体细胞过度突变中至少涉及两个独立的机制。第一个以RGYW基序的突变热点为目标[6],第二个合并有易发生错误的DNA合成,这将导致在原始模板和突变DNA链之间的核苷酸错配[67]。近来的研究表明,RGYW热点区的突变是由鸟苷相对链上的胞嘧啶AID脱氨基作用所致，然后它按易发生错误方式进行修复。相反,离最初脱氨基作用远的腺嘌呤和胸腺嘧啶的突变是由跨损伤DNA多聚酶的作用引起的,比如多聚酶η、ι和ζ,通常会被修复以修补该DNA。

理论上讲,基因片断的组合性重组、H和L链的组合连接、在基因片段连接区的灵活性、附加的N区、P连接、体细胞过度突变和组间转换,均可产生一个抗体集合,它在任何时候都只受循环中B细胞总数的限制。实际上,对抗体集合的结构和顺序显然会有明显的限制。

各个V基因元素的出现不是随机的。在V_κ和V_H元素中,一半潜在功能性V基因元素对已表达的集合作用很小[46,48,68]。这些限制在V_λ元素中甚至更大,这里只有3个基因片段对已表达集合的一半起作用[69]。

V结构域序列中氨基酸成分的某些特殊模式产生了几个多变区的规范结构。在κ链中,CDR2编码单个规范结构,而CDR1则产生4个结构之一[70]。在H链,种系CDR1和CDR2的元素分别编码3个或5个不同的规范结构中的一个[71]。在最初应答中选定的规范结构在亲和力成熟过程中都被保存下来；决定抗原结合环形态的关键残基是未突变的或保守性突变。

CDR3区增强后的序列多样性通过其结构多样性反映出来。在κ链中,尽管70%的重组序列与3个已知规范结构之一是相互对应的，但剩下的30%是可变的。规范结构是以CDR-H3为基础定义的[72],但几乎

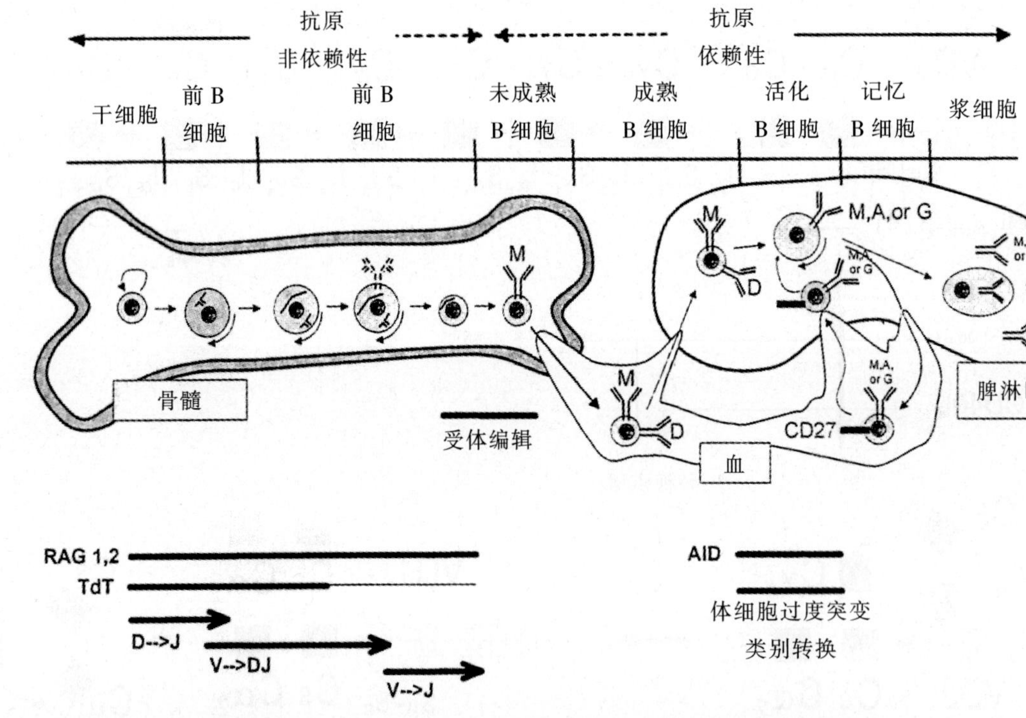

图13.11　人类B细胞分化的简化通路[49]。尽管没有标出,但很多成熟的B细胞、记忆B细胞和浆细胞会循环回骨髓内。毗邻细胞的弯曲箭头表示细胞复制。其他的箭头表示成熟的方向。D→J、V→DJ和V→J表示重组。RAG:重组酶;Slg:表面免疫球蛋白;TdT:终末脱氧核苷酸转移酶。

没有这样的结构是以环为基础定义的。在序列水平，CDR-H3 中的丝氨酸、酪氨酸和甘氨酸残基是优先的。这种优先体现在 D_H 元素 6 个读框中氨基酸的非随机出现上[73,74]。每一个读框编码一系列疏水残基、一系列带电残基或一个包含上述丝氨酸、酪氨酸和甘氨酸残基的中性读框。这个读框称为读框 1，在已表达集合中优先使用[70,74]。

尽管亲和力成熟常保留 CDR 的规范结构，但其多样性的分布在原始的和抗原选择集合之间会有不同[75]。在原始集合中多样性集中在 CDR3 的结合位点中心。随着体细胞过度突变，多样性将散布在结合位点外周的 CDR1 和 CDR2 区。

四、临床重要性

能够对潜在的高离散度抗原序列起反应的这种需要导致脊椎动物演化出一套优秀的系统，可产生一个多样性抗体序列，如前所述。系统本质的内在特性是可产生自体反应性分子，这些分子的过度生成可导致疾病的发生，尤其是类风湿性疾病[3]。

多样化过程的本质对我们有某些特殊的意义，有助于我们理解暴露于同样的抗原怎样会在不同个体产生不同的抗体反应，其中某些个体甚至会导致疾病。例如，由于重组事件具有随机性，潜在抗体集合中仅有一少部分在任何时候都可使用，并且这个集合会随时间改变。因此，即使完全一样的双胞胎暴露于相同的感染性因素，也可产生完全不同的抗体反应。

通过应用单克隆抗体技术，可能由于自我反应性产生针对异常蛋白和其他免疫球蛋白的抗个体基因型抗体。同样，通过先进的细胞免疫技术，使得从 RA、SLE 和其他表达自我反应性抗体的类风湿性疾病的患者的组织中分离和永生化 B 细胞成为可能[76–79]。尽管基因片段的广泛变异性，尤其是它们经过体细胞突变之后，可用于病源性自体抗体中，但某些自身特异性可能与特殊种系基因元素的应用有关[77,78]。例如，伴有类风湿因子活性的异常蛋白在应用 L 链 κ 基因片段 Humkv325 和 Humkv328 以及与 V_H1 家族成员之一 V1–69(51p1)同源的 H 链时会被富集[78]。直接针对 I/i 红细胞抗原的抗体一般都是由包含 V4–34(VH4.21)基因片段的抗体编码的[80]。抗 DNA8.12 个体基因型是由 $V_\lambda 2$ 基因家族的成员编码的[81]。同样，抗DNA 16.6 个体基因型与 V_H3 家族的成员之一 V3–23(30p1，VH26)相关[77,82]。

动物模型研究表明，特殊 V 基因片段的出现或缺失会影响类风湿疾病的表现，例如在某些小鼠系中肾小球肾炎的发生和发病年龄[83]。同样不难想像，一些重要的免疫球蛋白基因片段或基因序列表达的异常调节也可导致疾病。为了检验这些学说，研究者们曾分析了种系 V 基因片段及其相关调节序列中的变化范围或多态性。这些研究表明，某些 V 区，尤其引人注意的是与类风湿因子相关的 V_κ Humkv325 和 Humkv328 片段[78]，表明为很小序列多态性；而其他一些区段如 V_H 基因片段 V1–69 和 V7–4.1，也能编码类风湿因子[84]，却是高度多态性的[85,86]。

在胎儿期个体首先发育出分辨自我和非我的能力。在这个发育阶段，对特殊抗原反应的能力将以一种程序化的分步方式展出[87]。与这种抗原反应的程序化表现相关的是通过一系列限制组合 V、D 和 J 基因片段的优先应用控制抗体集合的多样性[88]。尽管发育调节的 V 基因片段从逻辑上说不可能与自身起反应，但它们中还包括有此前描述的某些自身反应性抗体相关性 V_κ 和 V_H 基因片段，即 V3–23 和Humkv325[77,78]。这些可能的病源性基因片段的优先应用表明，它们在免疫反应的发生中起着重要的作用，因此它们的存在所带来的益处远超出发生自身反应抗体的风险性。

人类抗体研究表明 V3–23 可能具有一定生物学作用，该抗体直接针对 b 型流感嗜血杆菌荚膜多糖(Hib PS)，一个发育控制的抗原特异性[89]。这些抗体大多包含高度类似于 V3–23 的序列。V3–23 是胎儿所有组织成分的主要成分，通过抗微生物特异性编码抗体，一个正常胎儿直到 2 岁才会发生反应；也可能的病源性抗 DNA 特异性编码抗体，这一事实表明利用 V_H 以外的其他因素，在人类免疫反应的程序化发展中以及免疫功能性疾病中必然起了一定的作用。

除了 V_H 以外，抗原结合位点还是轻链集合、可在 H 和 L 链之间形成的这种变异组合、体细胞突变和 HCDR3 构成的产物。大量的证据表明，控制体细胞突变在调控抗体集合的多样性中起主要作用[90]。例如，通过体细胞突变，一个在其他方面为良性或保护性的 V 结构域可能变成一个病源性抗体[91]。

抗体集合的构成主要依据个体的年龄而变。在胎儿只有极少序列包含体细胞突变，因此，抗原结合位点的外边界基本上限于种系序列。HCDR3 对抗原结合位点的中心起作用(图 13.2)，由于组合连接 V、D 和 J 基因片段以及 N 附加区而包含体细胞变异。D_H 和 J_H 作用和 N 附加区在人类生命早期是受控制的[88]，所产生的 HCDR3 集合在长度分布、基因片段内容和氨基酸表现上与成人不同。在这个集合的基因调节上叠加有在免疫球蛋白在发育中的 B 细胞表面表达时首先施加的时间长度的选择。压力也被施加到CDR3序列上。通过进化中的选择，每一个 D_H 读框均已形成以展示特征性的水疗法：中性，带电的或疏水性。对丝氨酸、酪氨酸和甘氨酸富集的中性读框在所有到目前为止受测的物种中均为首选[74]。然而抗DNA结合抗体常在CDR3中包含有带电的氨基酸，是通过应用可选的 D_H 读框、N附加区或体细胞突变引入的[3,92]。因此，控制CDR3的结构和序列在限制或控制新生的可能有自体反应的V基因功能区的自我反应中起重要作用。

在老年个体中，骨髓中的B细胞产生减少[93]，但会使此前暴露于抗原形成的抗体以及包含大量的体细胞变异的抗体富集。因此该抗体集合的外周控制机制更加重要。抗原选择和体细胞突变B细胞随年龄而积累对于自身反应性抗体的作用仍不清楚。

免疫系统这些和其他方面仍是研究的热点。当我们对抗体集合在分子水平的调节机制有了更好的理解，并阐明其内在或者在这些调节过程中获得的能影响疾病发展的方式时，那么应用恰当的知识去逆转免疫反应的病理结果将成为可能。

（荆峰 译 叶伟胜 陆芸 校）

参考文献

1. Schroeder HW Jr. Immunoglobulins and their genes. In: Koopman WJ, ed. *Arthritis and allied conditions: a textbook of rheumatology.* Baltimore: Williams & Wilkins, 2001:301–316.
2. Jazwinska EC, Dunckley H, Propert DN, et al. GM typing by immunoglobulin heavy chain gene RFLP analysis. *Am J Hum Genet* 1988; 43:175–181.
3. Marion TN, Krishnan MR, Desai DD, et al. Monoclonal anti-DNA antibodies: structure, specificity, and biology. *Methods* 1997;11:3–11.
4. Jang YJ, Stollar BD. Anti-DNA antibodies: aspects of structure and pathogenicity. *Cell Mol Life Sci* 2003;60:309–320.
5. Edelman GMN. Antibody structure and molecular immunology. *Science* 1973;180:830–840.
6. Yasmeen D, Ellerson JR, Dorrington KJ, et al. The structure and function of immunoglobulin domains. IV. The distribution of some effector functions among the Cgamma2 and Cgamma3 homology regions of human immunoglobulin G1. *J Immunol* 1976;116:518–526.
7. Amzel LM, Poljak RJ. Three-dimensional structure of immunoglobulins. *Annu Rev Biochem* 1979;48:961–997.
8. Padlan EA. Anatomy of the antibody molecule. *Mol Immunol* 1994; 31:169–217.
9. Kirkham PM, Schroeder HW Jr. Antibody structure and the evolution of immunoglobulin V gene segments. *Semin Immunol* 1994;6:347–360.
10. Kabat EA, Wu TT, Perry HM, et al. *Sequences of proteins of immunological interest.* Bethesda: U.S. Department of Health and Human Services, 1991:1–2387.
11. Honjo T. Immunoglobulin genes. *Annu Rev Immunol* 1983;1:499–528.
12. Weng Z, Gulukota K, Vaughn DE, et al. Computational determination of the structure of rat Fc bound to the neonatal Fc receptor. *J Mol Biol* 1998;282:217–225.
13. Maxwell KF, Powell MS, Hulett MD, et al. Crystal structure of the human leukocyte Fc receptor, Fc gammaRIIa. *Nature Struct Biol* 1999;6:437–442.
14. Herr AB, Ballister ER, Bjorkman PJ. Insights into IgA-mediated immune responses from the crystal structures of human FcalphaRI and its complex with IgA1-Fc. *Nature* 2003;423:614–620.
15. Duncan AR, Winter G. The binding site for C1q on IgG. *Nature* 1988;332:738–740.
16. Okada M, Utsumi S. Role for the third constant domain of the IgG H chain in activation of complement in the presence of C1 inhibitor. *J Immunol* 1989;142:195–201.
17. Kim JK, Tsen MF, Ghetie V, et al. Evidence that the hinge region plays a role in maintaining serum levels of the murine IgG1 molecule. *Mol Immunol* 1995;32:467–475.
18. Medesan C, Matesoi D, Radu C, et al. Delineation of the amino acid residues involved in transcytosis and catabolism of mouse IgG1. *J Immunol* 1997;158:2211–2217.
19. Davie DR, Metzger H. Structural basis of antibody function. *Annu Rev Immunol* 1983;1:87–117.
20. Cooper LJ, Robertson D, Granzow R, et al. Variable domain-identical antibodies exhibit IgG subclass-related differences in affinity and kinetic constants as determined by surface plasmon resonance. *Mol Immunol* 1994;31:577–584.
21. Koshland ME. The coming of age of the immunoglobulin J chain. *Annu Rev Immunol* 1985;3:425–453.
22. Chen FH, Arya SK, Rinfret A, et al. Domain-switched mouse IgM/IgG2b hybrids indicate individual roles for C mu 2, C mu 3, and C mu 4 domains in the regulation of the interaction of IgM with complement C1q. *J Immunol* 1997;159:3354–3363.
23. Bruggeman MG, Williams GT, Bindon CI, et al. Comparison of the effector functions of human immunoglobulins using a matched set of chimeric antibodies. *J Exp Med* 1987;166:1351–1361.
24. Sensel MG, Kane LM, Morrison SL. Amino acid differences in the N-terminus of C(H)2 influence the relative abilities of IgG2 and IgG3 to activate complement. *Mol Immunol* 1997;34:1019–1029.
25. Waldmann H. Manipulation of T cell responses with monoclonal antibodies. *Annu Rev Immunol* 1989;7:407–444.
26. Skvaril F, Schilt U. Characterization of the subclass and light chain types of IgG antibodies to rubella. *Clin Exp Immunol* 1984;55:671–676.
27. Barrett DJ, Ayoub EM. IgG2 subclass restriction of antibody to pneumococcal polysaccharides. *Clin Exp Immunol* 1986;63:127–134.
28. Otteson EA, Skvaril F, Tripathy SP, et al. Prominence of IgG4 in the IgG antibody response to human filiariasis. *J Immunol* 1985;134: 2707–2712.
29. Preudhomme JL, Hanson LA. IgG subclass deficiency. *Immunodef Rev* 1990;2:129–149.
30. Goldblum RM. The role of IgA in local immune protection [discussion]. *J Clin Immunol* 1990;10(suppl):64–70.
31. Underdown BJ, Schiff JM. Immunoglobulin A: strategic defense initiative at the mucosal surface. *Annu Rev Immunol* 1986;4:389–417.
32. Crago SS, Kulhavy R, Prince SJ, et al. Secretory component of epithelial cells is a surface receptor for polymeric immunoglobulins. *J Exp Med* 1978;147:1832–1837.
33. Crottet P, Corthesy B. Secretory component delays the conversion of secretory IgA into antigen-binding competent F(ab′)2: a possible implication for mucosal defense. *J Immunol* 1998;161:5445–5453.
34. Blattner FR, Tucker PW. The molecular biology of immunoglobulin D. *Nature* 1984;307:417–422.
35. Cooper MD, Kuritani T, Chen C-L, et al. Expression of IgD as a function of B-cell differentiation. *Ann NY Acad Sci* 1982;399:146–156.
36. Grubb R. Immunogenetic markers as probes for polymorphism, gene regulation and gene transfer in man—the Gm system in perspective. *APMIS* 1991;99:199–209.
37. Leder P. The genetics of antibody diversity. *Sci Am* 1982;246:102–115.
38. Tonegawa S. Somatic generation of antibody diversity. *Nature* 1983; 302:575–581.
39. Dreyer WJ, Bennett JC. The molecular basis of antibody formation: a paradox. *Proc Natl Acad Sci U S A* 1965;54:864–869.
40. Zachau HG. The human immunoglobulin kappa genes. In: Honjo T, Alt FW, Rabbitts PH, eds. *Immunoglobulin genes.* London: Academic, 1995:173.
41. Bassing CH, Swat W, Alt FW. The mechanism and regulation of chromosomal V(D)J recombination. *Cell* 2002;109(suppl):45–55.
42. Gellert M. V(D)J recombination: RAG proteins, repair factors, and regulation. *Annu Rev Biochem* 2002;71:101–132.
43. Lafaille JJ, DeCloux A, Bonneville M, et al. Junctional sequences of T cell receptor γδ genes: implications for γδ T cell lineages and for a novel intermediate of V-(D)-J joining. *Cell* 1989;59:859–870.
44. Desiderio SV, Yancopoulos GD, Paskind M, et al. Insertion of N regions into heavy-chain gene is correlated with expression of terminal deoxytransferase in B cells. *Nature* 1984;311:752–755.

45. Bassing CH, Alt FW, Hughes MM, et al. Recombination signal sequences restrict chromosomal V(D)J recombination beyond the 12/23 rule. *Nature* 2000;405:583–586.
46. Klein R, Jaenichen H-R, Zachau HG. Expressed human immunoglobulin kappa genes and their hypermutation. *Eur J Immunol* 1993;23:3248–3271.
47. Brodeur PH, Riblet RJ. The immunoglobulin heavy chain variable region (IgH-V) locus in the mouse. I. One hundred Igh-V genes comprise seven families of homologous genes. *Eur J Immunol* 1984;14:922–930.
48. Cox JPL, Tomlinson IM, Winter G. A directory of human germ-line Vk segments reveals of strong bias in their usage. *Eur J Immunol* 1994;24:827–836.
49. Lee SK, Bridges SL Jr, Koopman WJ, et al. The immunoglobulin kappa light chain repertoire expressed in the synovium of a patient with rheumatoid arthritis. *Arthritis Rheum* 1992;35:905–913.
50. Blomberg BB, Solomon A. The murine and human lambda light chain immunoglobulin loci: organization and expression. In: Herzenberg LA, Weir DM, Blackwell C, eds. *Weir's handbook of experimental immunology.* Oxford: Blackwell Science, 1996:10.1–10.26.
51. LeBien TW, Bollum FJ, Yasmineh WG, et al. Phorbol ester-induced differentiation of a non-T, non-B leukemic cell line: model for human lymphoid progenitor cell development. *J Immunol* 1982;128:1316–1320.
52. Yancopoulos GD, Alt FW. Regulation of the assembly and expression of variable region genes. *Annu Rev Immunol* 1986;4:339–368.
53. Cook GP, Tomlinson IM, Walter G, et al. A map of the human immunoglobulin VH locus completed by analysis of the telomeric region of chromosome 14q. *Nature Genet* 1994;7:162–168.
54. Matsuda F, Ishii K, Bourvagnet P, et al. The complete nucleotide sequence of the human immunoglobulin heavy chain variable region locus. *J Exp Med* 1998;188:2151–2162.
55. Pallares N, Lefebvre S, Contet V, et al. The human immunoglobulin heavy variable genes. *Exp Clin Immunogenet* 1999;16:36–60.
56. Corbett SJ, Tomlinson IM, Sonnhammer EL, et al. Sequence of the human immunoglobulin diversity (D) segment locus: a systematic analysis provides no evidence for the use of DIR segments, inverted D segments, "minor" D segments or D-D recombination. *J Mol Biol* 1997;270:587–597.
57. Ravetch JV, Siebenlist U, Korsmeyer SJ, et al. Structure of human immunoglobulin mu locus: characterization of embryonic and rearranged J and D genes. *Cell* 1981;27:583–591.
58. Manis JP, Tian M, Alt FW. Mechanism and control of class-switch recombination. *Trends Immunol.* 2002;23:31–39.
59. Ta V-H, Nagaoka H, Catalan N, et al. AID mutant analyses indicate requirement for class-switch-specific cofactors. *Nature Immunol* 2003;4:843–848.
60. Burrows PD, Schroeder HW Jr, Cooper MD. B-cell differentiation in humans. In: Honjo T, Alt FW, eds. *Immunoglobulin genes.* London: Academic, 1995:3–32.
61. Selsing E, Daitch LE. Immunoglobulin lambda genes. In: Honjo T, Alt FW, eds. *Immunoglobulin genes.* London: Academic, 1995:193–204.
62. Tiegs SL, Russell DM, Nemazee D. Receptor editing in self-reactive bone marrow B cells. *J Exp Med* 1993;177:1009–1020.
63. Shlomchik MJ, Marshak-Rothstein A, Wolfowicz CB, et al. The role of clonal selection and somatic mutation in autoimmunity. *Nature* 1987;328:805–811.
64. Fukita Y, Jacobs H, Rajewsky K. Somatic hypermutation in the heavy chain locus correlates with transcription. *Immunity* 1998;9:105–114.
65. Reynaud CA, Aoufouchi S, Faili A, et al. What role for AID: mutator, or assembler of the immunoglobulin mutasome? [Review]. *Nat Immunol* 2003;4:631–638.
66. Dorner T, Foster SJ, Farner NL, et al. Somatic hypermutation of human immunoglobulin heavy chain genes: targeting of RGYW motifs on both DNA strands. *Eur J Immunol* 1998;28:3384–3396.
67. Rada C, Ehrenstein MR, Neuberger MS, et al. Hot spot focusing of somatic hypermutation in MSH2-deficient mice suggests two stages of mutational targeting. *Immunity* 1998;9:135–141.
68. Cook GP, Tomlinson IM. The human immunoglobulin VH repertoire. *Immunol Today* 1995;16:237–242.
69. Ignatovich O, Tomlinson IM, Jones PT, et al. The creation of diversity in the human immunoglobulin V(lambda) repertoire. *J Mol Biol* 1997;268:69–77.
70. Tomlinson IM, Cox JP, Gherardi E, et al. The structural repertoire of the human V kappa domain. *EMBO J* 1995;14:4628–4638.
71. Chothia C, Lesk AM, Gherardi E, et al. Structural repertoire of the human VH segments. *J Mol Biol* 1992;227:799–817.
72. Shirai H, Kidera A, Nakamura H. H3-rules: identification of CDR-H3 structures in antibodies. *FEBS Lett* 1999;455:188–197.
73. Schroeder HW Jr, Ippolito GC, Shiokawa S. Regulation of the antibody repertoire through control of HCDR3 diversity. *Vaccine* 1998;16:1363–1368.
74. Ivanov I, Link JM, Ippolito GC, et al. Constraints on hydropathicity and sequence composition of HCDR3 are conserved across evolution. In: Zanetti M, Capra JD, eds. *The antibodies.* London: Taylor & Francis, 2002:43–67.
75. Tomlinson IM, Walter G, Jones PT, et al. The imprint of somatic hypermutation on the repertoire of human germline V genes. *J Mol Biol* 1996;256:813–817.
76. Randen I, Thompson KM, Pascual V, et al. Rheumatoid factor V genes from patients with rheumatoid arthritis are diverse and show evidence of an antigen-driven response [Review]. *Immunol Rev* 1992;128:49–71.
77. Dersimonian H, Schwartz RS, Barrett KJ, et al. Relationship of human variable region heavy chain germ-line genes to genes encoding anti-DNA autoantibodies. *J Immunol* 1987;139:2496–2501.
78. Carson DA, Chen PP, Kipps TJ. New roles for rheumatoid factor. *J Clin Invest* 1991;87:379–383.
79. Schrohenloher RE, Accavitti MA, Bhown AS, et al. Monoclonal antibody 6B6.6 defines a cross reactive kappa light chain idiotope on human monoclonal and polyclonal rheumatoid factors. *Arthritis Rheum* 1990;33:187–198.
80. PascualV, Capra JD. VH 4.21, a human V_H gene segment over represented in the autoimmune repertoire. *Arthritis Rheum* 1992;34:11–18.
81. Paul E, Iliev AA, Livneh A, et al. The anti-DNA associated idiotype 8.12 is encoded by the V lambda II gene family and maps to the vicinity of light chain CDR1. *J Immunol* 1992;149:3588–3595.
82. Schroeder HW Jr, Hillson JL, Perlmutter RM. Early restriction of the human antibody repertoire. *Science* 1987;238:791–793.
83. Datta SK. A search for the underlying mechanisms of systemic autoimmune disease in the NZB x SWR model. *Clin Immunol Immunopathol* 1989;51:141–156.
84. Randen I, Thompson KM, Pascual V, et al. Rheumatoid factor V genes from patients with rheumatoid arthritis are diverse and show evidence of an antigen-driven response [Review]. *Immunol Rev* 1992;128:49–71.
85. Matsuda F, Shin EK, Nagaoka H, et al. Structure and physical map of 64 variable segments in the 3′ 0.8-megabase region of the human immunoglobulin heavy-chain locus. *Nat Genet* 1993;3:88–94.
86. Sasso EH, Willems van Dijk K, Bull AP, et al. A fetally expressed immunoglobulin VH1 gene belongs to a complex set of alleles. *J Clin Invest* 1993;91:2358–2367.
87. Silverstein AM. Ontogeny of the immune response: a perspective. In: Cooper MD, ed. *Development of host defense.* New York: Raven, 1977:1–10.
88. Zemlin M, Schelonka RL, Bauer K, et al. Regulation and chance in the ontogeny of B and T cell antigen receptor repertoires [Review]. *Immunol Res* 2002;26:265–278.
89. Adderson EE, Shackelford PG, Quinn A, et al. Restricted Ig H chain V gene usage in the human antibody response to Haemophilus influenzae type b capsular polysaccharide. *J Immunol* 1991;147:1667–1674.
90. Meffre E, Catalan N, Seltz F, et al. Somatic hypermutation shapes the antibody repertoire of memory B cells in humans. *J Exp Med* 2001;194:375–378.
91. Giusti AM, Chien NC, Zack DJ, et al. Somatic diversification of S107 from an antiphosphocholine to an anti-DNA autoantibody is due to a single base change in its heavy chain variable region. *Proc Natl Acad Sci U S A* 1987;84:2926–2930.
92. Shlomchik MJ, Mascelli MA, Shan H, et al. Anti-DNA antibodies from autoimmune mice arise by clonal expansion and somatic mutation. *J Exp Med* 1990;171:265–297.
93. Nunez C, Nishimoto N, Gartland GL, et al. B cells are generated throughout life in humans. *J Immunol* 1996;156:866–872.

第14章

巨噬细胞及其他抗原呈递细胞的结构和功能

Mary K. Crow

单核吞噬细胞普遍存在于人体的各个组织中，其参与免疫的每一个阶段和炎症的应答，从开始识别外来的微生物或毒素直到最后的间接隔离、清除或将入侵者杀死。尽管这些细胞没有特殊淋巴抗原细胞核免疫球蛋白产物那样的精密，但是它可以和淋巴细胞一样依次参与所有的炎症应答。如果它失去抗原识别和表现的功能，细胞免疫应答和体液免疫应答将会失去作战的后备军队。因此细胞活性补体表现为单核吞噬细胞和其他相关的抗原呈递细胞(APC),它们的功能主要是防御反应。当考虑到单核吞噬细胞的完全分化能力时,会影响细胞的衰老和凋亡,与此同时坏死的细胞核组织会重建愈合。因为它广泛存在于细胞中,当它的重要功能发生错误时,会对病理产生重要作用。

一、先天免疫应答和适应性免疫应答

细胞和分子对宿主的防御功能大致可分为两个系统:先天免疫应答和适应性免疫应答。从系统发育来看,先天免疫应答发生在适应性免疫应答之前，但是它们都是人体有效抵抗微生物所必需的。当失去先天性免疫应答但同时适应性免疫应答过渡活跃时，对疾病反而有促进作用。它们各自都有对比识别扩增和效应作用的机制。

吞噬细胞是第一条防线，它包括巨噬细胞和中性粒细胞这些细胞和血清蛋白一起作用清除侵入机体的生物体。在这个过程中,它们产生了新的细胞表面物质和可溶性蛋白,从而引发炎症。若它们的作用不足以清除宿主体内的微生物，就会启动更精密的适应性免疫应答来帮助。所以单核吞噬细胞的主要作用是吞噬和消化外来微生物和衰老或凋亡的宿主细胞，通过抗原呈递作用来启动获得性免疫应答,分泌可溶性介质。目前为止，一个令人好奇的并且尚未了解得很清楚的作用就是,吞噬细胞是怎样区分外来物和自身产物的,在吞噬外来微生物时可以激活 T 细胞,但是显然不会吞噬自体产物。

二、抗原识别作用和呈递细胞

考虑到单核吞噬细胞有近肾小球细胞的类似作用，在任何情况下都可以识别微生物和病原体。Metchnikoff 第一次发现它是一类游走细胞[1]。虽然大部分的细胞相当的稳定,位于皮肤、黏膜、上皮这些容易被入侵的组织当中。像褶皱细胞一样许多单核巨噬细胞有特别的抗原识别细胞，并且这些细胞在淋巴液中流动,从一个器官到另一个器官,像哨兵一样提供第一层防御来抵抗感染源。我们可以清楚地看到它的伸缩,进行阿米巴样的运动,这样的运动可以是朝着一定的方向。当有必要时这样的细胞可以向感觉细胞一样感知细胞外的环境。单核细胞是最大量的抗原呈递细胞,它可以介导激活内原性免疫系统,特殊的轴突状细胞可以补充适应性免疫应答，一旦 B 淋巴细胞被抗原和抗原激活 TH 相互作用激活，可以像特异性的抗原呈递细胞一样增加或延长适应性免疫应答。

（一）单核细胞

单核巨噬细胞的前身是骨髓干细胞，在粒单核细胞刺激因子(GM-CSF)和巨噬细胞集落刺激因子(M-CSF)的作用下生成。像血液中的单核细胞在细胞刺激因子和组织基质的刺激下进一步分化成巨噬细胞[2]。单核细胞在不同分化阶段的细胞核分子结构反映了它的不同功能。随着细胞的成熟,细胞核和细胞质成比例增加,溶酶体和表面受体也增加。在酯酶的作用下骨髓单核有很高的分化率,发育成有褶皱膜的单核细胞前体。从骨髓叶到循环池的过程中细胞质活性提高,在过氧化物酶的作用下产生增值能力。成熟的单核细胞有许多特异性的表面受体,例如CD14,一旦进入循环系统它们就完成了到成熟单核细胞的分化过程。所有的效应子作用可以对微生物的入侵和机体的受伤进行完整的应答。在宿主或外部的作用下诱发正在循环的单核细胞增加细胞表面黏附分子的表达,使它们可以停留在上皮细胞表面,间隔地分散于上皮上。在血细胞渗出时可以在上皮中运动,最后通过结蒂组织基质的破裂作用来消化[3]。循环中的单核细胞半衰期只有22小时,一旦进入组织中就完全转化为巨噬细胞,只有一小部分有增值的能力,来增加效应因子的作用时间。在单核细胞的完整的分化系统中还有在胞浆中的腹膜巨噬细胞,在肝中的星型细胞,在肺泡中的肺泡巨噬细胞,在脑中的神经胶质细胞,在结缔组织中的组织细胞,在骨中的破骨细胞,在滑囊中的A型滑液细胞。

(二)树突状细胞

DC(树突状细胞)是功能最强的APC。它分布于宿主容易被侵入的地方:皮肤、消化道和呼吸上皮[4]。现在对于树突状细胞的造血位置的许多研究还没有完全解释淋巴样前体对这些重要的APC的生成作用[5,6]。我们把位于身体不同位置的DC分为不同的几类。在这些当中所谓的髓样树突状细胞在体外有普通髓样前体细胞或单核细胞生成。浆细胞样树突状细胞,I型干扰素主要由其分泌,极有可能来自于淋巴样前体细胞或者髓样前体细胞或者朗格汉斯细胞。在皮肤中的浆细胞样树突状细胞则有可能来自于髓样前体细胞,但是需要TGF-β参与[6-8]。至少在体外,来自骨髓前体细胞或外周血单核细胞的树突状细胞的分化需要细胞因子GM-CSF及IL-4的作用,而进一步的成熟则需要TNF-α的作用[9,10]。

存在于表皮的朗格汉斯细胞具有吞噬抗原的特殊作用,这种作用是通过巨噬细胞的胞饮作用实现的。这些细胞通过淋巴管从表皮转移到淋巴结。在次级淋巴组织中,在T细胞丰富的区域中的交错突细胞(IDC),与朗格汉斯细胞相比分化上略有不同,而且更为活跃一些[7,9]。虽然IDC丧失了吞噬功能,但是增加了刺激潜在T细胞活性的能力。最近发现树突状细胞在诱导对于外界抗原的免疫反应与保持自身抗原的耐受有同等重要的作用[7,11]。与重要组织相溶复合物(MHC)分子作用有关的树突状细胞引起的自身抗原耐受有可能被激活也可能处于静止状态,因为激活需要所谓的危险信号的作用。这些细胞与T细胞的相互作用,或者生成少量的激活的T细胞,或者诱导生成调节性T细胞来抑制免疫系统的活性,相比之下树突状细胞在遇到外界抗原时会通过来自于保守序列识别受体(CPRR)的信号被激活,并且有效诱导幼稚T细胞的活性及使效应T细胞的功能全部发挥出来。细胞表面高密度MHC-Ⅱ型分子及协同刺激分子和黏附分子对于树突状细胞的功能起了很大的作用。另一类树突状细胞,即叶状树突状细胞(FDC)并不来源于骨髓,但是对于B细胞抗原的表达起了必不可少的作用[12]。叶状树突状细胞通过补体受体相互作用使抗原抗体形成复合物,并通过B细胞抗体受体的作用使免疫复合物沉积在样本表面。

(三)激活的B细胞

因为每个B细胞的表面都有与抗原结合的特殊受体,因此这些细胞能够与抗原结合,然后被吞入细胞内,而后在细胞内的囊泡内被水解成具有潜在免疫源性的多肽。这些多肽可被提承给具有MHC-Ⅱ型分子抗原结合槽的T细胞。当B细胞通过细胞表面的免疫球蛋白(B细胞抗原受体)接收到激活信号之后,通过TLR的作用受到细菌成分(如脂多糖LPS或者胞嘧啶磷酸鸟苷酸CpG寡聚脱氧核苷酸序列)的刺激,或者通过与辅助T细胞的相互作用,就会使协同刺激分子及黏附分子高水平表达,从而为树突状细胞转变为有活性的APC提供支持。

三、内源性免疫反应中单核巨噬细胞的功能

(一)识别

1.刺激因子

内源性免疫系统主要用于快速反应并且必须能够分解由于生理波动进入内环境的入侵微生物所引起的潜在的有威胁的损害[13]。一些微生物的免疫刺激成分

近几十年来已经被探明，比如说LPS一种重要的革兰阴性细菌的毒性因子，就在最近一个更为广谱的微生物原型的免疫系统刺激因子已被分离出来，并且认为存在于普通病原相关性分子模型(PAMP)中，它一旦被细胞受体快速识别就会引发宿主的损害[14,15]。

细菌的细胞壁结构复杂，在革兰阴性细菌中由黏多糖磷脂、脂多糖、脂蛋白构成，在革兰阳性细菌中黏多糖有多层。这些细菌细胞壁的成分包含的模版识别模序，是内源性免疫反应的第一个刺激因子[13]。LPS通过与LPS结合蛋白的相互作用然后与单核巨噬细胞CD-14细胞表面受体结合引发炎症的瀑布反应[14]。尽管树突状细胞并不表达CD-14但是他们通过LPS和可溶性分子CD-14依赖性通路作用的刺激后可以产生细胞因子增加细胞表面协同次分子和黏附分子[15]。由细菌产生的胞壁酰二肽、磷壁酸、外源凝集素、甲基化的二三肽，可以引发单核细胞的活性。由于自身多肽N末端不含甲基因此可以和这些多肽相区别。合成的N甲基氮氨酰亮氨酰苯丙氨酸在体外研究中通常被用作潜在的单核细胞刺激因子。

在微生物病原分子中细菌和病毒DNA产生的CpG寡聚脱氧核苷酸模序可以被哺乳动物免疫系统与自身相区别而被识别[16-18]。CpGDNA序列是奇异且特殊的分子，通过微生物分子组成的进化，一种基本的改变就能够引起一种微生物有能力把自己的表达转移到另一种微生物。CpG是非甲基化的核苷酸，并有一个核心序列，最典型的结构包括两个嘌呤，一个胞嘧啶，一个鸟嘌呤和两个嘧啶[17]。这种模式在病毒和细菌的基因中比在动物的基因中更为普遍。而一些高等的生物则进化出一套识别系统能够被这些免疫刺激模序表达所激活。Krieg等进行了一项大范围的研究来决定选择能够激活单核细胞以及相当有效的分辨GTCGTT序列的DNA序列[17,19]。CpG特异细胞受体已被完整地分离出来，即TLR9是TLR家族的成员[20]。TLR9连接DNA刺激序列的细胞内间隔摄取以及用来激活激酶包括白细胞介素Ⅰ相关的受体激酶、肿瘤坏死因子受体相关因子、核因子κB(NFκB)和撕裂源激活蛋白激活激酶，它可以介导新基因的转录。这些CpG核苷激活B细胞核单核细胞，引发活性氧产物的生成，并且促进细胞免疫反应的激活。对于CpG核苷的特殊属性的了解有助于研究一种包含这种模序的基因载体来辅助T细胞Ⅰ的反应[18]。除了协同刺激DNA序列外，诱导病毒的双链RNA也能刺激内源性免疫反应。多聚核糖基酸，多聚核糖胞苷酸是一种dsRNA合成的类似物，dsRNA可以诱导不成熟的树突状细胞分化成成熟的树突状细胞。多具核糖基酸，多具核糖胞苷酸对于分泌性的IFN-α也是一种潜在的刺激因子。IFN-α是能够促进自然杀伤(NK)细胞活性的细胞因子[21]。TLR3现在被认为有识别dsRNA的作用[22]。

刺激因子像微生物衍生物一样可以诱导刺激单核细胞，β-1,3-葡聚糖可以产生呼吸爆发和细胞因子产物。它也可以诱导磷酰丝氨酸受体与凋亡细胞结合。水杨酸酐和乳胶颗粒也可被单核-巨噬细胞吞噬[23]。

许多宿主蛋白与微生物衍生因子协同激活固有免疫反应[13]。补体激活产物如C5a，激活花生四烯酸途径，生成白介素[24]。急性期蛋白血清淀粉状蛋白A相当于吞噬细胞化学吸引剂的作用[15]。热休克蛋白(HSP)及纤维连接蛋白和透明质酸裂解产物在与TLR结合后激活免疫反应[19,26,27]在最有效的固有免疫系统中，激活物是由过多抗体与其抗原结合并被血清补休溶解而形成的免疫复合物，以及被抗体经调理作用或包被着的更大的颗粒。这些免疫复合物或调理颗粒可以与许多FcR异构体结合，与补体受体一起激发一系列吞噬作用[28-31]。免疫复合物的激发活性包括固有免疫反应的微生物抗体和水溶性介质(补体)，以及获得性免疫反应的高特异性产物(抗体)，这揭示了单核吞噬细胞的中心作用和固有免疫及获得免疫的调理作用在宿主防御机制中的价值。

与这些激活性刺激物相反，宿主衍生的必须被吞噬性细胞清除的补体通常不能激发固有免疫系统[32]。凋亡细胞及其碎片以及衰老细胞被很快地从宿主体内清除而并不诱导免疫系统活性。虽然刺激性细胞功能缺陷的机制还不能解释，但已知补体成分和C反应蛋白参与了单核吞噬细胞系统对残片安全而有效的清除[33]。自身补体与单核细胞间的相互作用确实有生化及功能上的意义。凋亡细胞的吞噬作用诱导一些细胞因子的合成，但他们的免疫抑制作用要多于增强作用，使获得性免疫系统得以维持对这些宿主成分的免疫忽略[22]。TGF被认为是免疫系统活性中凋亡细胞清除作用的抑制因素。

2.单核吞噬细胞受体

每个细胞外异物和宿主刺激物必须与吞噬细胞在其细胞表面反应，绝大多数常常是细胞表面糖蛋白受体的配体(表14.1)。这些受体中有一些表达于成熟单核细胞表面像TLR，一些是在其噬细胞激活或被诱导。后者为细胞因子受体，是由固有及获得性免疫系统细

表14.1 单核吞噬细胞受体

受体	配体
模式识别和类滚动识别受体	
TLR-2	脂阿拉伯甘露糖;酰基阿拉伯泌乳素肽聚糖复合物;脂膜酸;酵母聚糖
TLR-3	dsRNA
TLR-4	LPS:HSP60;HSP70;纤维结合素 EDA 域;透明质酸;硫酸乙酰肝素多糖碎片
TLR-5	鞭毛蛋白;
TLR-7	咪唑并喹啉:R-848
TLR-9	未甲基化的 CpG DNA
CD14	LPS/LPS-凝结蛋白质复合物
受体机制的吞噬作用	
FcR:FcγRI(CD64);FcγRIIa(CD32);FcγRIIb2(CD32);FcγRIII(CD16)	IgG 的 Fc 片断
FcRεII(CD23)	IgE 的 Fc 片断
甘露糖-6-磷酸盐受体	甘露糖-6-磷酸盐
巨噬细胞消除受体(I 和 II)	乙酰化的低密度脂蛋白
MARCO	子宫珠蛋白相关蛋白-1
CD-信号	白色念珠菌;HIVgp120
补体受体	
CR1(CD35)	C3b;C4b
CR2(CD21;在树突的小囊泡和 B 细胞上)	C3d
CR3(CD11b)	C3bi;纤维蛋白素原
CR4(CD11c)	C1q
消除凋亡细胞和衰老细胞的受体	
CD36	磷脂酰丝氨酸;血小板反应素
$\alpha_v\beta_3$单核细胞	凋亡细胞;玻璃粘连蛋白
$\alpha_v\beta_5$(DC)	凋亡细胞
唾液酸黏附素受体	红细胞
糖化最终产物受体(RAGE)	AGE 产物
细胞因子受体	
TGF-β受体	TGF-β
p55 和 p75 TNF-α受体	TNF-α
干扰素-α受体	干扰素-α
干扰素-γ受体	干扰素-γ
M-CSF受体(c-fms)	M-CSF
GM-CSF 受体	GM-CSF
IL-1,IL-3,IL-4,IL-6,IL-10,IL-15,IL-18 受体	细胞活素表象
趋化因子和其他 7 跨膜 G-蛋白配对受体	
FPR-1(高亲和)	N-甲基肽
FPRL-1(低亲和)	N-甲基肽;淀粉样 A 蛋白;脂氧素 A4
C5a 受体	C5a;C5a-des-arg
PAF 受体	PAF
LTB_4 受体	LTB_4
P 物质受体	P 物质
C-C(β)趋化因子受体 1	MIP-1α;MIP-1β;RANTES;MCP-1

表14.1　单核吞噬细胞受体(续)

受体	配体
IL-8受体α	IL-8
IL-8受体β	IL-8;其他β趋化因子
肾上腺素能受体	肾上腺素神经递质
阿片受体	内源性和外源性的阿片肽
激素受体	
糖皮质激素受体	糖皮质激素
维生素D受体	维生素D_3
黏着受体	
整合素	
CD18 β_2家族整合素	
LFA-1(CD11a)	ICAM-1
Mac-1(CD11b;CR3)	C3bi;β-葡聚糖;ICAM-1
P150,95(CD11c;CR4)	纤维蛋白原;ICAM-1
β_1整合素	
VLA4($\alpha_4\beta_1$)	VCAM-1;纤维结合素
免疫球蛋白超家族黏附分子	
ICAM-1(CD54)	LFA-1
ICAM-2(CD102)	LFA-1,MAC-1
LFA-3(CD58)	CD2
PECAM(CD31)	PECAM;$\alpha_V\beta_3$整合素
L-1选择素;E-选择素	唾液酸化的路易斯-x
白细胞上皮细胞黏附分子(CD44)	透明质素
适应性免疫应答反应	
MHC class I	抗原肽;CD8;TCR
MHC class II	抗原肽;CD4;TCR
CD1	αGal-神经酰胺
B7.1(CD80);B7.2(CD8.6)	CD28;CTLA-4
B7h	ICOS
B7-H1	PD-1
髓细胞表达的触发受体	
TREM1	?
TREM2	?

FPR,甲酰基肽受体;FPRL,类甲酰基肽受体;&M-CSC,粒-巨噬细胞集落刺激因子;ICAM,细胞间黏附分子;Ig,免疫球蛋白;IL,白(细胞)介素,LFA,白细胞更能抗原;LPS,脂多糖;LTB4,白(细胞)三烯B4;MARCO,巨噬细胞胶原结构清除受体;MCP,单核细胞趋化蛋白;MHC,主要组织相容性复合物;MIP,巨噬细胞抑制蛋白;PAF,血小板活化因子;PECAM,血小板内皮细胞黏附因子;RANTES,规律活化正常T细胞的表达和分泌;TCR,T细胞受体;TGF,转化生长因子;TNF,肿瘤坏死因子;TLR,Toll-like受体;TREM,髓样细胞表达的触发受体;VCAM,血管细胞黏附分子;VLA,最终活化。

胞介导的受动过程的关键介质。

3.模式识别和相似识别受体

由细菌产物激活的固有免疫反应机制的理解最近因对TLR家族的阐述被提升到了一个新的水平[14.15.19.26.27.34-39]。证实了果蝇和人类IL-1受体(两者均激活NFKB转录因子组分)信号分子中的这个家族的序列的同源性，可以克隆哺乳动物受体中的一个新的家族—TLR，它在单核吞噬细胞识别微生物入侵作用中起中心作用[34]。人类TLR家族中有10个成员,最近研究扩充了他们的配体明细表，其中有细菌及真菌脂蛋白和醣脂类，去甲基 CpG DNA 模序、dsRNA、宿主蛋白如 HSP，以及合成性化合物。有报告表明 TLR4 介导革兰阴性菌的单核细胞活性，并与 LPS 的易识别受体 CD14 协同激发巨噬细胞效应因子功能[35,37,38]。TLR4 配体有 LPS 及一些考虑为风湿病中炎症刺激因子的宿主蛋白。HSP60、HSP70、黏连蛋白 III 型重复胞外域 A 和透明质酸、硫酸肝素片段以及纤维蛋白原都被确定为 TLR4 的配体。TLR2 通过酵母、革兰阳性菌、结核分枝杆菌及螺旋菌介导固有免疫系统活性[35-39]。分枝杆菌细胞壁阿拉伯脂酸甘露聚糖和分枝杆菌阿拉伯树胶酸泌乳素-肽聚糖复合体、金黄色葡萄球菌脂壁酸和酵母衍生的酵母聚糖是一些被 TLR2 识别的微生物组分。TLR3 通过 dsRNA 介导细胞活性，TLR9 通过去甲基 CpG DNA 介导细胞活性[20,22]TLR7 的微生物或宿主配体还未发现，但这种 TLR 被发现参与一些合成性化合物的作用，包括抗病毒制剂咪喹莫特，其结构与核酸相关[19]。由 TLR2 和 TLR1/TLR6 也被认为具有更多的识别微生物产物的能力[19]。TLR 在固有免疫的协同激活作用中的公认作用在于病源体与普遍模式识别受体如 CD14 或甘露糖受体结合，但是 TLR 提供了这种附加的配体的特异性。微生物配体是内在化的，TLRs 存在于吞噬细胞空泡表面，即或调适分子驱动各种信号流使产生新的基因表达和前炎症介导产物。其中一种调适因子叫 MyD88，其独立的途径已被证实由 TLR3 和TLR4 用于诱导 IRF-3 活性。IRF-3 是 I 型干扰素转录中重要的转录因子[41,42]。胞内调适分子与 MyD88 具有序列同源性，称为 Mai 和 TRIF(or TICAM-1)，近期被确定参与了 MyD88 信号途径(图 14.1)。其近期数据表明TLR 激发途径生成了 TNF-α,IL-12、可诱导 NO合酶、NO、干扰素-β(IFN-β)和下游 IFN 调节基因[36]。TLR 家族的复杂性由于在不同细胞类型上的 TLR 的不同分布而扩大了。现已确定巨噬细胞和树突状细胞拥有比想象中的区别“自己”和“异己”更为复杂精细的系统。事实上，TLR 受体可被看作是固有免疫系统的特异性抗原受体。可推测 TLR 在包含凋亡宿主细胞碎片的吞噬细胞空泡中无法探测到其特异性配体上由于在这些环境中自我耐受的存在。

近期报告了一种区别于 TLR 的固有免疫受体家族，其配体未知。这些由骨髓状细胞(TREM)表达的激发受体是在人类染色体 6p21 的 MHC 上编码的，并且包含了增强因子和抑制因子[43]TREM1 表达于噬中性粒细胞和一些单核细胞/巨噬细胞，当被激发后，可促进化学因子的生成和肌肉过氧化物酶的释放，他还通过扩大了的激活 T 细胞 T_H1 能力参与了一些单核细胞分化为树突状细胞的过程。TREM2 表达于未成熟的树突状细胞和微神经胶质和骨母细胞中，配合后可诱导部分树突状细胞突变。

4.吞噬细胞受体

FcR 是免疫球蛋白超家族的成员，他们表达于固有免疫系统细胞并与免疫球蛋白分子的 Fc 段结合[28-30]（见第二十五章）。当与其受体结合后，FcR 即可以将激活信号转换给吞噬细胞又可以介导吞噬细胞中与 Ig 结合的小体。人类 IgG 受体的 FcR 家族包括三个亚家族：FcγRI，II 和 III。FcγRI 是与 IgG 单体结合的高亲和力受体。FcγRII 和 FcγRIII 是仅能与 IgG 复合体结合的低亲和力受体。FcγRII 家族既包含了兴奋性受体(FcγRIIa)又包含了抑制性受体(FcγRIIb)，这是以这些受体胞浆内尾端氨基酸序列的多样性为基础的，兴奋性受体拥有一个基于免疫受体酪氨酸的兴奋序列(ITAM)，而抑制性受体拥有一个基于免疫受体酪氨酸的抑制序列(ITIM)[29,44]。与兴奋性受体配合后，细胞骨架中的肌动蛋白及其他组分重排以促进与受体结合的复合物的吞胞作用[45]。细胞内钙离子释放，细胞激酶如

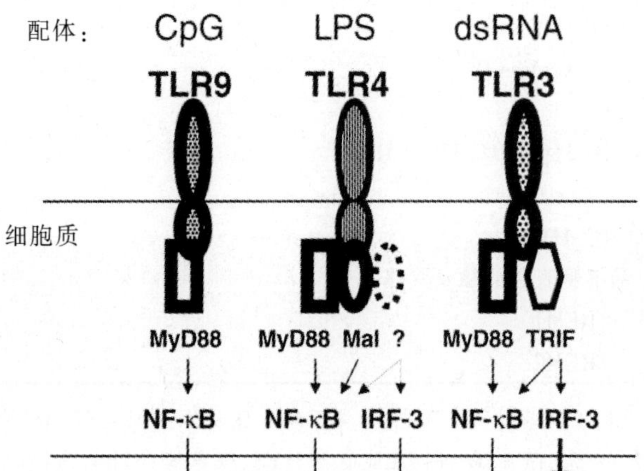

图14.1 Toll-like受体（TLR）-介质分子的信号。代表性的TLR受体和它当前发出的信号在图中显示为：TLR-9-介导信号和MyD88结合，激活核因子κB(NF-κB)，使TNF-α、白(细胞)介素-1和其他细胞因子转化。TLR-4-介导信号使用MyD88和Mai受体分子激活NF-κB并也用额外的结合子来激活干扰调节因子-3(IRF-3)。TLR-3-介导信号使用MyD88-相关途径，但由TIR(TRIF或TICAM-1)激活IRF-3诱导干扰素-β基因转化。

Lyn 蛋白酪氨酸激酶被激活，他们磷酸化胞浆调节分子并激发新的基因转录。最终清除了抗体-调理颗粒和免疫复合物，并生成激活获得性免疫反应的抗原，产生细胞毒性介质如活性氧簇和细胞因子[28-30]。FcR 核苷酸序列的遗传多态性造成了其结构和功能的多样性，FcγRII 和 FcγRIII 的多态性均与狼疮性肾炎的发病率增高有关[46,47]。尽管带有 FcγRII 等位基因的肾炎患者有所增加的理论基础被假定为吞噬作用和免疫复合物清除作用的减弱，经 FcR 并因其许多生化及免疫学结局或对抗原更有效的处理，巨噬细胞活性增加也可导致疾病易感性和严重性因 FcR 结构不同而改变。

甘露糖-6-磷酸受体可直接识别包含微生物组分并表达糖分子，还可介导这些含甘露糖颗粒的吸收并定位于细胞内组分[13,48]。而后 TLR 测试吞噬小体组分中其配体的存在[35]。分子被甘露糖-6-磷酸受体吞噬也可在 MHC II 型分子的呈递中处理[49]。I 型和 II 型巨噬细胞清除受体可介导修饰了的(乙酰化)低密度脂蛋白的内吞作用，产生泡沫细胞，参与形成动脉粥样硬化性损伤[23]。

5.补体受体

补体受体与 Fc 受体共同促进吞噬细胞清除病原菌[31,50,51]。C3b 可直接与细菌结合，C1q 与 Ig 结合对细菌起调理作用(见第二十一章)。补体受体 1(CR1)在吞噬细胞上与 C3b 和 C4b 结合；CR2 在滤泡树突状(和 B)细胞上与 C3d 结合；CR3 和 CR4 表达于巨噬细胞的整合蛋白，与 C3bi 结合，C3bi 是补体降解产物；C1q 受体可直接与 C1q 相关细菌结合。虽然补体受体和 FcR 可相互增加活性，但数据表明如果没有 FcR，绝大多数补体受体不能独立的诱导补体或颗粒的吞噬作用。补体和 Fc 受体共同刺激吞噬细胞生化途径，导致新的基因表达和产生毒性介质。

6.清除凋亡或衰老细胞的受体

组成大多数组织的细胞的寿命都使有限的。衰老细胞和经程序化的细胞死亡(凋亡)必须被有效地清除并且不会激发吞噬外来微生物的炎症级联反应[33]。凋亡最开始时是浆膜翻转以暴露通常不存在于膜外表面的磷脂。磷脂酰丝氨酸的暴露相当于凋亡细胞的制造者，因为它可以激发吞噬细胞清除凋亡细胞。CD36 是单核细胞表面受体，与磷脂酰丝氨酸小泡特异性结合并对启动凋亡细胞的吞噬作用至关重要[52,53]。在其他单核巨噬细胞激活的情况下，$\alpha_V\beta_3$ 整合蛋白介导对凋亡细胞的识别和吞噬[54]。在树突状细胞上，$\alpha_V\beta_5$ 整合蛋白介导对凋亡细胞的吸收[55]。红细胞(RBC)通过唾液酸黏附素受体与巨噬细胞结合，镰状或畸形红细胞是单核吞噬细胞的活性激发物[56]。另一种单核细胞受体是年老糖化终产物受体(RAGE)，它是细胞表面分子免疫球蛋白家族的成员并且介导多种细胞压力产物的清除，包括糖尿病和淀粉样变性病程中的产物[57,58]。RAGE 可能参与了诱导产生 TNF-α 的病理过程。

7.细胞因子受体

尽管篇幅限制不允许对有关单核细胞和树突状细胞的功能的大量回顾，但至少很明确的是前炎症细胞因子、免疫调节细胞因子和抑制性细胞因子受体调节细胞表面表达和接收信号已被如细胞因子蛋白本身一样严密地程序化了。一些细胞因子受体如 TNF-α 持续存在于细胞表面，但绝大多数在细胞经吞噬细胞激发或细胞膜与前炎症激发物相互作用以后会增加他们的表达。被用于细胞因子受体的生化信号途径被普遍分为许多类型。激酶及调试分子的双激酶信号传导子及转录激活子 (Jak-STAT) 途径被用于许多细胞因子，包括原型 IFN-α 和 IFN-γ[59]。高前炎症转录因子NFκB 有许多细胞因子受体激活，以 TNF-α 为原型[60]。TGF-β 受体激发另一组细胞内调适蛋白[61]。无论每种细胞因子受体所用的是哪种途径，他们都会导致转录因子的激活，这些转录因子可结合其各自的 DNA，这些 DNA 是在基因促进区域上的结合模序。转录因子还可以诱导控制下一阶段固有免疫及获得性免疫的蛋白的转录和翻译。

8.趋化因子和其他的7-跨膜-G-蛋白偶和受体

巨噬细胞表达化学吸引剂的受体，化学吸引剂可依浓度梯度聚集细胞[62-65]。作为一个群组，趋化吸引剂以整体结构与受体结合，即 7-跨膜-G-蛋白偶和受体。这些受体的配合激活 GTP-结合调节蛋白，后者可刺激细胞内生化信号途径。一个水溶性宿主介质家族名为趋化因子，是细胞类型特异性化学吸引剂。趋化因子受体结合 T 细胞衍生 TANTES（正常 T 细胞表达和分泌的上调活性)，游走抑制因子(MIF)，和单核细胞衍生的单核细胞化学吸引蛋白 1(MCP-1)。近期发现人类免疫缺陷病毒 1 的共同受体是 β-趋化因子（CC-CKR-5 或 CCR5）的受体和 β-趋化因子 RANTES、巨噬细胞抑制蛋白-lα(MIP-lα)和 MIP-1β 抑制巨噬细胞对 HIV 的过度摄取。这些发现论证了微生物病原菌利用宿主分子以便自身发展，并提供了抗病毒治疗的新途径[66,67]。

除了作为趋化因子的受体，7-跨膜-G-蛋白偶和受体家族的成员还可与其他化学吸引剂结合，而无论它们是宿主还是由微生物衍生而来。甲酰化的细菌趋化性肽f-met-leu-phe可与高亲和力受体(甲酰化肽受体)结合也可与低亲和力受体[甲酰肽受体样1(FPRL-1)]结合来诱导吞噬细胞的趋化作用和钙流动[64,66]。许多其他化学吸引剂也利用FPRL-1，包括血清淀粉样A蛋白和脂毒素A4[25]。许多这一类重要的巨噬细胞受体既可与C5a结合又可与其降解产物结合，即C5a-des-arg[50]。

不很明确的定义是许多鸦片类生物碱受体，他们中的一些是与G蛋白偶联的[68]。内源性和药物性鸦片剂都可与这些表达于单核细胞或颗粒细胞的受体结合，并且由于抑制性趋化因子诱导的趋化作用而对炎症反应有普遍的负面作用。与鸦片类受体配合还可调节细胞因子的分泌，即IFN-γ减少而TGF-β增加。

9.激素受体

糖皮质激素的细胞受体是持续存在于许多细胞的胞浆中的，包括单核细胞，并且在与其配体结合以后，游走入核并于此与基因启动子的激素反应元件结合[69-71]。糖皮质激素一些特异性作用方面的单核细胞的功能描述如下。维生素D是深入研究的巨噬细胞活性的诱导物，它通过其特异性胞浆受体起作用[50]。

(二)扩增

1.游走

游走是单核吞噬细胞的特点之一，通过伸展和收缩伪足来介导沿基质或化学吸引剂梯度的运动。由肌动蛋白和凝胶溶胶素构成的细胞内骨架提供了浆膜移动的结构[45]。许多化学吸引剂蛋白尤其是趋化因子，作用于单核巨噬细胞起始跨越浓度梯度的运动。激活补体产生C5a及其降解产物、由补体复合物生成的C5a-des-arg，是巨噬细胞和中性粒细胞对组织损伤部位趋化作用的早期补体，可增加巨噬细胞对内皮细胞的黏附性。

2.黏附

单核细胞和巨噬细胞的散布在体外可稳定观察并且反映了体内基质补体被激发的相似过程。巨噬细胞膜与胶原纤维-蛋白聚糖、弹性蛋白和通过与诸如CD44的受体的结合，介导了这些细胞在退出血管后的游走。

3.补充

巨噬细胞被细菌组分激活后产生启动血管扩张的的细胞因子并召集固有免疫系统细胞。免疫和炎症细胞在细菌入侵或损害部位的定位包括以下几个独立的步骤：(a)选择素介导内皮细胞摆动；(b)整合素介导稳固附着于内皮而不运动；(c)在免疫球蛋白超家族的整合蛋白和黏附分子作用下从内皮边缘溢出，或血球溢出；(d)吞噬细胞通过在浓度梯度或化学因子指导下的游走从内皮下组织基质运动至感染或损伤部位[72](图14.2)。

选择素和整合蛋白表达于激活的单核和中性粒细胞以及其他类型细胞表面，并且介导免疫系统细胞及其在向感染部位运动途中所遭遇的细胞间的相互作用[72]。L-选择素是主要的吞噬细胞选择素，它与碳水化合物如sialyl Lewis X在内皮细胞表面结合。也会发生一种逆向作用，即吞噬细胞上的sialyl Lewis X介导与内皮细胞上的P-或E-选择素的可逆结合[73]。内皮选择素在对细菌产物(LPS)、补体激活产物(C5a)或者吞噬细胞产物包括白介素B4和TNF-α的反应中表达。这些选择素与碳水化合物在吞噬细胞表面的相互作用产生了吞噬细胞在血管表面可逆的黏附和摆动。

整合素是细胞表面黏附分子的重要类型，它们持续存在于单核细胞表面，但经历了“内-外”信号达到

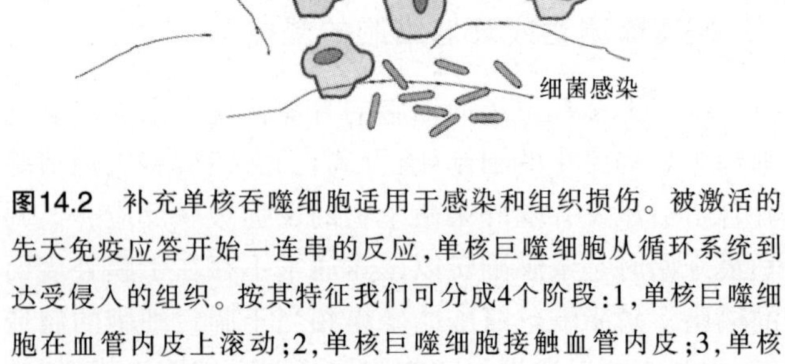

图14.2 补充单核吞噬细胞适用于感染和组织损伤。被激活的先天免疫应答开始一连串的反应，单核巨噬细胞从循环系统到达受侵入的组织。按其特征我们可分成4个阶段：1，单核巨噬细胞在血管内皮上滚动；2，单核巨噬细胞接触血管内皮；3，单核巨噬细胞从相邻的内皮细胞中渗出；4，移动穿过内皮下组织基质到达损伤部位。在这个过程中关键的蛋白是细胞表面选择蛋白，联合蛋白，和免疫球蛋白超家族的成员。可溶性的趋化因子使单核巨噬细胞穿过浓度梯度。

在IL-8或其他刺激物激活单核细胞后，与其配体相互作用能力的形态[72,73]。对整合蛋白最好的描述是属于CD18家族，后者包含至少3个糖蛋白分子复合体，这种复合体拥有一个β亚基，可与CD11a[白细胞功能相关抗原1(LFA-1)]、CD11b(Mac-1)或CD11c(p150/95)进行配对[31,72]。LFA-1和p150/95(CR4)都是表达于单核细胞和树突状细胞的整合蛋白。LFA-1的配体是细胞内黏附分子1(ICAM-1)，表达于内皮细胞和绝大多数白细胞上。MAC-1是补体系统C3bi组分的受体(CR3)，并有助结合和介导C3bi调理素化颗粒的吞噬作用。MAC-1的其他受体包括凝集素如β-葡聚糖和ICAM。ICAM是包含免疫球蛋白样结构域的细胞表面黏附分子。它们能在树突状细胞、淋巴细胞和激活的内皮上发现，并可促进APC/T细胞相互作用。这些免疫球蛋白超家族成员包括ICAM-1(CD54)、ICAM-2(CD102)和LFA-3(CD58)。ICAM-1在内皮细胞表面经前炎症细胞因子TNF-α诱导。吞噬细胞的血球渗出是经整合细胞和免疫球蛋白家族成员血小板内皮细胞黏附分子(CD31)诱导，后者表达于吞噬细胞或内皮细胞表面，并且在内皮细胞表面它们彼此毗连。

4.入侵

一旦穿过血管内皮下的基膜，吞噬细胞必须建立由结缔组织基质到组织破坏部位的途径。吞噬细胞表面的黏附分子与细胞外基质成分如纤连蛋白相互作用，同时细胞表面和分泌的蛋白水解酶诱导足够的基质降解以使细胞运动。巨噬细胞血浆纤维蛋白溶酶原激活物将无活性的纤维蛋白溶酶原转变为纤维蛋白溶酶。在血浆纤维蛋白溶酶的利于组织入侵的蛋白水解作用中，有细胞外基质的消化。与此同时，血浆纤维蛋白溶酶参与了早期炎症反应和激活潜在TGF-β，前者为将C3分解为C3a(过敏毒素)，后者为中性粒细胞和单核细胞的趋化因子。胶原酶和弹性蛋白酶也可由单核细胞在对LPS或细胞因子刺激的反应中分泌，细胞表面基质金属蛋白可参与基质的细胞入侵[74]。然而，巨噬细胞似乎通过同步产生抗蛋白酶如α_2-巨球蛋白和α_1-抗蛋白酶来调节这些潜在的破坏活性，后者可抑制弹性蛋白。

(三)效应因子功能

1.吞胞作用

免疫复合体、调理素化颗粒和凋亡细胞的吞胞作用由许多上面提到的受体介导，这是依靠颗粒被清除而实现的[23]。调理素化的颗粒包括细菌，与FcR结合，同时凋亡细胞及碎片与磷酰丝氨酸结合或被其他受体清除[33,53-56,75]。被吸收的物质有一层脂膜包裹，而后与含酶溶酶体生成吞噬溶酶体。有机物的吸收会激发吞噬细胞生成一种介质宿主，它具有毒性并直接或间接地杀死微生物。溶酶体酶包括酸性水解酶和蛋白酶，后者可在吞噬小体中发挥作用或者分泌到细胞外环境。这些酶的底物并不只限于微生物，但包括宿主结缔组织在内，溶酶体酶可以介导组织损伤。溶酶是持续分泌的并且可以通过水解细菌胞壁的n-乙酰胞壁酸-β1-4-n—乙酰葡糖连接来降解细菌胞壁。大多数中性蛋白酶和溶酶体酶可在感染部位检测到，包括类风湿性滑液，并推测他们在软骨退化中起重要作用。

虽然凋亡碎片的降解也可导致其在吞噬溶酶体中的降解，但其诱导的细胞激活比吞入体外异物而激发的细胞激活要有限得多。吸收宿主碎片通常不会诱导协同刺激分子的表达增加，所以并不对T细胞具有免疫原性，不激活呼吸爆发，并且只诱导一系列有限的细胞因子，主要是对炎症过程起抑制作用的类型[32]。

(四)分泌

1.花生四烯酸代谢

活化巨噬细胞可激活细胞磷酸化功能，磷酸化可作用于浆膜磷脂层以抵御酶性生成花生四烯酸（见第二十三章)。花生四烯酸经环氧酶或脂氧酶分解的终产物包括前列腺素(PG)、血栓素、和白细胞介素[76]。通过活化3′,5′-环磷酰苷(cAMP)，前列腺素E_2(PGE_2)对许多淋巴细胞功能普遍起抑制作用，并且可诱导发热和痛觉过敏[77]。另一方面，也可刺激破骨细胞和骨的重吸收。白介素C和D(过敏反应的慢反应底物)介导平滑肌收缩，LTB_4是中性粒细胞和巨噬细胞的化学吸引剂。血栓素则使血管收缩剂。

2.细胞因子

细胞因子由吞噬细胞在与微生物产物相互作用或免疫系统刺激后分泌，它是炎症反应放大作用的中心，并且是更多特异性获得性免疫反应的始动环节(表14.2)。生成细胞因子需要细胞核转录因子的活化和置换，以及新的基因转录。大多数细胞因子有多种细胞来源并且多效作用于广泛范围内的细胞靶位。在与特异性细胞表面受体结合后，许多细胞因子可活化胞内调节蛋白家族成员,即Jak-STAT蛋白,他在随后会激发多种编码效应因子分子的基因转录[59]。其他的细胞因子可调节在细胞循环和分离进程中起控制作用的蛋白。在有巨噬细胞和树突状细胞产生的绝大多数重要细胞因子中有IFN-α、TNF-α、IL-1、IL-6、IL-12、IL-15和IL-18[48,78-89]。IFN-α是逾40年前首个被研究的细胞因子[90],现已知其由胞浆样的树突状细胞产生[8,78,79]。它最重要的激发物是dsRNA,它是病毒的重要组分。

一旦产生了I型干扰素(INF)就可直接抑制病毒复制,并对防御病毒感染的免疫系统结构起作用[91-93]。INF-α不仅可以增进天然杀伤细胞、抗病毒感染细胞和抗肿瘤细胞的细胞毒活性,而且也能抑制T-细胞增殖。前者的活性,对于乙型和丙型肝炎病毒感染病人或黑色素瘤、Kaposi肉瘤病人及其他恶性肿瘤病人的INF-α治疗效果很重要[94]。

TNF-α是由单核吞噬细胞产生控制微生物病原体感激的最重要细胞因子之一,此外它也是调节感染患者组织损伤可能性最大的细胞因子。INF-α的合成和分泌主要由上面所提到的微生物刺激启动。脂多糖(LPS)、鸟胞嘧啶磷酸盐(CpG)结构形式或其他刺激以及Fc受体(FcR)免疫复合体的吞噬作用,全可以使果蝇受体(TLR)活化诱发TNF-α产生。在鼠动物模型中,给TNF-α抗体中和消除TNF-α细胞因子,其后鼠动物模型有细菌感染,存活期缩短,证明TNF-α对控制细菌感染的重要作用[95,96]。由此可见,TNF-α要动用吞噬细胞破坏产生,如果不能,就与感染隔开,若这些都实现不了,则患者处于危险之中,因为不仅受体机体其余部位原始感染灶细菌的血源扩散,而且还必然遭遇出现全身性更强的原炎性细胞因子的后果,即出现原炎性细胞因子浓度升高,也就是说高浓度细胞因子扩散到整个机体。

这些会造成休克和其他所有有害的后果。当为慢

表14.2 单核巨噬细胞分泌的细胞因子和趋化因子

介质	功能特性
集落刺激因子	
GM-CSF	粒细胞和巨噬细胞的分化
M-CSF	单核巨噬细胞和破骨细胞的分化
G-CSF	粒细胞的分化
干扰素	
干扰素-α	促进自然杀伤细胞的功能,诱导树突状细胞分化,巨噬细胞iNOS产物,抑制T细胞增值
白细胞介素	
IL-1α和IL-1β	诱导细胞活素,金属蛋白酶,急性期反应,T细胞增值
IL-6	诱导急性期反应,B细胞分化
IL-10	抑制巨噬细胞协同刺激作用,增进B细胞分化
IL-12	促进Th1效应子作用
IL-15	通过IL-2诱导T细胞活化
IL-18	诱导GM-CSF,TNF-α,iNOS
其他细胞活素	
TNF-α	诱导致炎细胞因子和基质,促进骨吸收
BLyS	B细胞存活因子
TGF-β	趋化因子,免疫抑制剂,前纤维化因子
血小板生长因子	诱导MCP-1,促进血管平滑肌细胞有丝分裂和趋化
成纤维细胞生长因子	诱导MCP-1,上皮细胞趋化,成骨细胞存活
胰岛素样生长因子	诱导ICAM-1和TNF-α,成骨细胞存活
趋化因子	
IL-8	趋化嗜中性粒细胞
MIP-1α	趋化嗜中性粒细胞
MCP-1	趋化单核细胞和记忆T细胞,激活呼吸爆发

BlyS,B淋巴细胞刺激因子;GM-CSF,g巨噬细胞集落刺激因子;iNOS,诱导一氧化氮合酶;MCP,单核细胞趋化蛋白;MIP,巨噬细胞抑制蛋白;TGF,转化生长因子;Th1,T辅助细胞亚型;TNF,肿瘤坏死因子。

表现性时，在类风湿患者分泌滑液的解剖学位置，TNF-α 在众多炎性介质中起着非常重要的诱导作用[97]。TNF-α 刺激分泌滑液的纤维原细胞产生胶原酶和PGE_2，以及骨骼的溶解，这些都会造成软骨的损伤和骨质减少。值得注意的是，类风湿患者中限制 TNF-α在维持慢性炎症中的细胞因子中所起的关键病理作用[98,99]。可以吸收过量可溶性的 TNF-α 的内源可溶性TNF-α 受体，可以进行 TNF-α 生理调节，从作用机理的角度，作为新的药物治疗手段。

由骨髓细胞(包括单核细胞和树状细胞)分泌的 B 淋巴细胞刺激因子(BLyS)是 TNF 家族中的另外一个成员。在狼疮的鼠类模型上，BLyS 结合到 B 细胞上相应的受体后提高了他们的存活率。抑制 BLyS 可以导致某些自身抗体的含量减少。最近，阻断 BLyS 途径作为自身免疫性疾病和炎症性疾病的治疗方法的可能性正在试验当中。

IL-1 是另外一个由单核巨噬细胞产生的、有多向性作用的细胞因子。它可以被多种微生物和宿主单核细胞刺激因子介导产生。最重要的作用是它为 T 细胞活化和诱导细胞因子的合成提供有效的支持。它也可以引发失控的微生物感染所造成的全身表现，比如发热、中性粒细胞增多症以及产生急性期蛋白。IL-1 与 TNF-α 一起参与滑液细胞的激活、胶原酶的生成、蛋白聚糖的降解和骨的重吸收，这些都是类风湿性关节的病理改变。鉴于 IL-1 的高度破坏潜力，理所当然会出现它的天然抑制物[82]。IL-1 受体拮抗剂(IL-1RA)是一种单核细胞产物，当 IL 明显过多时，它可抑制 IL-1 与其细胞表面受体的结合和许多 IL-1 介导的效应因子功能。在一种治疗 RA 的基因疗法的动物实验中，IL-1RA 被作为关节炎症的第一实验调节物[100]。

IL-6 由单核细胞和 T_H2 细胞产生。它是 B 细胞向血浆细胞分化的终末阶段的重要因子，它可诱导肝细胞分泌多种急性期反应物。IL-2 是包含 35-和40-kd 亚基的异二聚体，由单核细胞和树突状细胞生成，在诱导 T 细胞显著 T_H1 反应中起关键作用[83,84]。其他两种细胞因子，IL-15 和 IL-18 也可能在 RA 病理过程中发挥重要活性。它的一个重要作用是诱导单核细胞合成 T 细胞依赖的 TNF-α 和趋化因子。通过观察风湿性滑液组织证实 IL-15 在 T 细胞表型生长中期重要的作用。IL-15 的受体出现在淋巴细胞和巨噬细胞的滑液中。IL-18 的信使 RNA 和蛋白在风湿性关节滑液组织标本中也可见到，IL-18 可引导巨噬细胞产生 GM-CSF、TNF-α 和含氮氧化物，当出现风湿性疾病时 IL-12、IL-15、IL-18 一起作用使 T_H1-保持其表型以及巨噬细胞的激活状态。

尽管其他由巨噬细胞产生的趋化因子有少量明显的促炎症反应，但在终结免疫反应中起到一个更加重要的作用。TGF-β 作为趋化型因子较早出现在被激活的巨噬细胞中，它通常来抑制 T 细胞的增值促进纤维化，并且作为免疫反应来治疗创伤的作用会下降[102]。IL-10 是由巨噬细胞和 T_H2、T 细胞产生的一种重要的免疫调制的趋化因子。它作用在单核细胞来抑制抗原呈递细胞的能力和细胞活素的产生。然而，IL-10 是 B 淋巴细胞的重要的激活物，它可用来增加 B 细胞的增殖水平，以抗原绑定于免疫球蛋白表面诱导免疫球蛋白抗原水平的转换和激活的 T 辅助细胞与 CD40 的结合[105]。

3.趋化因子

趋化因子是一种可溶性蛋白，是许多类型细胞对微生物的产物物理性因素或内源性致炎细胞因子，包括 TNF-α 或 IL-1。它可用来调节免疫反应的恢复和炎症细胞聚集于感染或受伤的组织处。与巨噬细胞相关的最重要的成员是 α（CXC）趋化因子家庭的成员(例如：IL-8)和 β(CC)趋化因子家族的成员(MCP-1、RANTES 和 MIP-lα)。IL-8 是由单核细胞产生，并且作用于中性粒细胞将它们带到炎症的地方。然而，MCP-1 和 MCP-lα 吸引单核细胞和记忆 T 细胞[67,86]。RANTES 是由激活的 T 细胞产生并且吸引单核细胞、粒细胞和淋巴细胞。对于细胞外基质或内皮细胞的基质的趋化因子的浓度梯度，是被细胞表达的特殊受体检测的。趋化因子也可以激活。它们的目标细胞来产生毒素，例如含氮氧化物。它们用来损坏微生物。IL-8 也可以刺激溶酶体酶的释放。

4.中性蛋白酶

这些酶是在巨噬细胞刺激后被分泌出来的，其中一些见于细胞膜上。胶原蛋白酶的弹性蛋白酶通过结缔组织可以加速巨噬细胞的活动。当过量产生时也可导致组织的破坏。其他酶例如在蛇毒蛋白酶家族中的酶，含有一种解聚素和金属蛋白酶域(ADAMS)，它们可将无活性的细胞前体转化为它们的激活形式。例如：TNF-α 转化酶间接将细胞表面 TNF-α 的酶分裂来形成可溶性的形式[106]。另一种中性蛋白酶是纤溶酶原活化因子激活物。此物在上文中提及，它可激发补体激活和纤维蛋白降解。由巨噬细胞产生的抗蛋白酶限制那些酶的破坏潜能。

5.其他

单核巨噬细胞使细胞中可产生补体成分血小板活化因子。是一种由巨噬细胞产生的磷酸胆碱衍生物。它对巨噬细胞和中性粒细胞有趋化性，并可诱导支气管收缩。

（五）细胞毒性

1.突发性呼吸的活性氧产物

许多的单核细胞刺激物作为一个最终共同通道激发突发性呼吸的生化反应。在这个反应中氧被耗尽，并且还原型辅酶 II 减少。一种膜相关的酶被激活，并在反应中将氧转化成超氧负离子(O_2^-)：$NADPH+H^++2O_2=NADP^++2H^+ + -2O_2^-$。在接下来的反应中，超氧化歧化酶生成过氧化氢。在铁存在的情况下，过氧化氢形成氢氧根？(-OH)和单态氧(-O_2)。最后，髓过氧化酶和卤化物(例如 Cl-)一起作用，将单态氧转化成次氯酸。还原型辅酶 II 氧化酶不是一个单个的蛋白酶，而是一个合成物，它的成分最近被确定。这也导致对于免疫缺乏疾病的新的认知。两种细胞溶质因子，p47-phox 和 p67-phox 蛋白。一种膜联合黄素蛋白以及异二聚体细胞色素 b_{558}，组成 p22-phox 和 gp91-phox 蛋白，组成了这种合成物。慢性肉芽肿性疾病由于其中任何一个蛋白出现突变的功能缺陷都会发生。

所有这些氧化剂因子——过氧化氢、超氧负离子、单态氧、羟自由基以及次氯酸离子可以使羟基酶或蛋白失活，而导致杀死寄生虫和肿瘤细胞。氧化剂因子也可以通过将氮氨酸氧化成硫氧化物而使化学诱导物和抗蛋白酶失活。INF-7 可以诱导毒性调解者的增加，并通过化学引诱物来激活蛋白激酶 C。

吞噬细胞的毒性代谢产物，至少部分的生长调节是在相同化学细胞中，其对于宿主组织有潜在的毁灭性。而这些相同的细胞是用来中和这些危险产物的。超氧化物歧化酶将超氧负离子转化为过氧化氢，而过氧化氢酶引起过氧化氢的代谢。

将超氧阴离子转变为过氧化氢，后者被过氧化氢酶代谢。

2.活性氮产物

另外，活化激活的巨噬细胞的含氧产物已被许多的研究证实引导产生含氮氧化合成酶及其产物。抗菌药中的含氮氧化物对先天的免疫反应具有潜在的组织破坏的能力[110-114]。

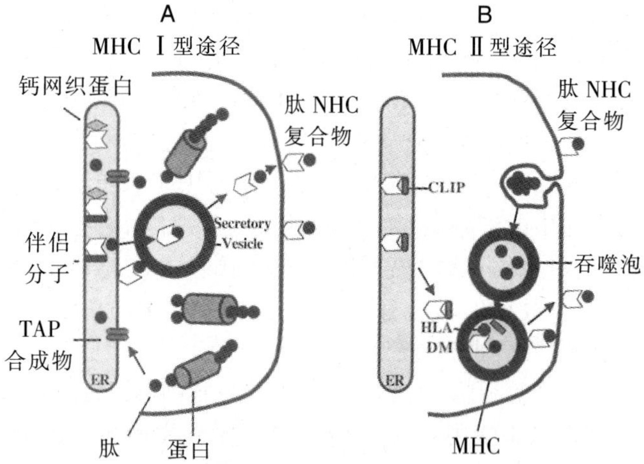

图 14.3　单核吞噬细胞的抗原呈递。(A)主要组织相容性复合物(MHC)I型途径。(B)MHC II型途径

四、适应性细胞的免疫应答中抗原称的细胞的功能

（一）识别

树突状细胞是适应性免疫反应开始时最重要的抗原呈递细胞，并且在淋巴结的 T 细胞和脾中充满大量的指状突起连接的细胞[4,7]。这些树突状细胞大多数来自循环的淋巴或者皮肤，在那里它们被视为郎格罕斯细胞。巨噬细胞也为 T 细胞加工处理抗原，并且受到激活信号的 B 细胞增加它们细胞表面共同刺激分子的表达例如 CD80 和 CD86，这可以影响抗原表达细胞。因为它们细胞表面的抗原受体能特异性地与抗原结合是与适应性免疫反应有关[115]。

1.MHC一级抗原加工处理途径

根据包含的抗原不同，它们加工处理的机制也不同。细胞内的微生物特别是病毒，通过 MHC 一级抗原处理途径产生免疫刺激物缩氨酸[116](图 14.3A)。例如一个病毒可以进入宿主细胞整合基因，并允许它们通过宿主细胞翻译转录病毒蛋白。在产生综合体之后，那些蛋白中的一些通过蛋白代谢在细胞溶质中降解，与适当大小的肽结合，然后被宿主 TAP1 和 TAP2(具有抗原表达的运输者)蛋白运到内质网[117-122]。而肽可以再去形成新的 MHC 一级分子，由一个 45-kd 糖基化蛋白 α 链和一个 12-kdβ$_2$-非糖基化组合链(微球蛋白链)并维持在一个通过钙联接蛋白、钙网织蛋白、伴侣分子与蛋白质结合的构象。一旦它们与任何的外来或自身肽结合,一级分子会离开内质网进入细胞膜。肽与MHC一级分子绑定易于与T细胞的$CD8^+$互相作用,因为CD8与一级分子上的非多形态区域结合可保证抗原呈递细胞和T细胞的相互作用。弄清楚自身免疫疾病的遗传易感性的潜在意义在于可能导致某些肽向MHC I型选择性转运的TAP分子的等位基因的多样性[123]。

2.MHC二级抗原加工处理途径

与细胞内组织的途径相反，细胞外病原体例如细菌和一些寄生虫是通过胞饮和胞吞的作用进入抗原表达细胞,通过细胞内的一系列腔室,导致MHC二级-富含小泡(MIIC)[117,118](图14.3B)。在由包括组织蛋白酶等酶的催化下,抗原微粒退化后,微粒中的肽落在新生的MHC二级分子上并且表达在抗原呈递细胞表面,准备通过T细胞受体与T细胞互相作用。TCR有一个合适的分子，可以和MHC二级分子结合槽中的肽有效地结合。MHC二级分子是异二聚体糖蛋白,它包括一个33-kd α链和一个29-kd β链[124]。正如一级分子,绑定抗原的沟,是由两个多形的部分组成。尽管与MHC一级分子相反,在MHC二级分子中这两部分只是一个链的一部分，单链和三链相互之间组成绑定的沟。这种机制最近已被阐明即可以使抗原的肽绑定于MHC二级分子的裂口处。自内质网出现DR、DQ或DP α和β链（第三人白细胞抗原基因位点的产物(HLA)-D),最新的肽结合槽被配位子临时占有,不变链。在被分类吞噬入细胞质囊泡后,MHC二级分子变成酸性多肽MIIC。在MIIC中,不变链是整齐的直到片断和MIIC槽结合,这个肽叫做CLIP,或者结合不变链的二级分子[125]。CLIP然后能被从绑定的沟转移,由HLA相关分子DM促进的结果是允许从外来抗原产生的肽进入裂口处,并且将MHC的肽转移到细胞表面[126]。T细胞参与MHC二级分子表达的肽的是一个$CD4^+$细胞，因为CD4分子能够绑定于MHC二级分子的多形的区域并且使抗原表达细胞绑定于T细胞更加坚固。

重要的是MHC分子不仅绑定外来的肽。事实上,大多数的一级和二级细胞表面也都表达自身蛋白产生的肽。一些试验性的建议是不同的MHC的突变遗传因子有不同的绑定自身肽的能力[127,128]。许多RA相关的MHC II型等位基因如DRB1*0401更为复杂的肽结合能力都可能具有病理学意义。有人提议RA相关的等位基因可能提供了MHC II型细胞表面上的某种结构,这种结构促进了其与TCR之间的直接作用而无论是否与肽结合[129]。健康个体不能对自身抗原激发免疫反应,必须依赖APC在无入侵细菌情况下表达协同刺激分子及其对整个免疫系统强自身反应T细胞的相对不足。

3.非典型的抗原处理途径

没有肽的抗原也可以在巨噬细胞表面被处理和在T细胞表达。CD1分子家族的基因与MHC一级、二级分子有关,但在MHC的外面被译成密码[130-134]。CD1的结构强调它具有与抗原绑定蛋白相似的分子结构,但若是CD1,与其结合的是脂类和糖脂类而不是肽类[135]。在临床重要的微生物抗原中,被CD1家族分子表达于T细胞上的是分枝杆菌的脂类抗原，例如霉菌酸。被CD1表达的抗原很好地补充MHC一级和二级分子抗原表达的能力，并对病原微生物群体产生适应性免疫反应。

4.共同刺激

共同刺激是适应性免疫反应的T或B细胞产生的除通过细胞表面抗原受体途径的第二种途径，它是为了被完全的激活[115,136]。通过T细胞在抗原呈递细胞上被抗原-MHC的复合物激活，几个共同刺激途径已被说明。B7.1(CD80)和B7.2(CD86)是最好的修饰物,并且是抗原呈递细胞表面最重要的分子,它通过CD28配体调节T细胞的共同刺激途径[115,137]。最近一个补充的共同刺激途径被记载，在此途径中一个由TNF-α诱导产生的B7相关分子与T细胞诱导产生的共同刺激分子互相作用,产生激活T细胞的信号[138-141]。B7表达为同源二聚体,并且是免疫球蛋白超基因家族的成员。它们在低浓度时出现,或者根本不出现,它们位于单核细胞表面,但是当单核细胞被刺激与微生物互相作用后,B7分子被诱导表达。细菌蛋白在诱导共同刺激分子表达中很活跃。其中的一部分蛋白就可导致其免疫原性。当抗原呈递细胞运送的肽-MHC复合物与T细胞的一种特殊抗原在共同刺激分子尚未表达时互相作用,T细胞无反应性，导致再一次暴露相同的抗原的肽[142]。然而，共同刺激分子在抗原上的细胞上的表达是适应性免疫反应的一个关键环节。除了这些可以促进共同刺激分子之外,抑制受体的配体可以帮助调节T细胞的活性导致一个免疫反应的终止[143]。CTLA4和PD-1是两种抑制共同刺激的分子。CTLA4与CD28均与B7

配体结合，并与它们有很高的亲和力。CTLA4 的一种可溶形式能够有效地阻止 CD28 与 B7 的互相作用，与此相关的治疗方法正在研究当中。

5.交叉启动

尽管上文提及表达于 $CD8^+$ T 细胞的经典处理途径，通过细胞质，肽进入 ER，并附着与 MHC 一级分子上，此时可注意到一种可选择的机制[53]，在这里我们称为交叉启动。凋亡的细胞和它们可能含有的外来的抗原会被树突状细胞吞噬，处理加工，然后表达在 MHC 一级分子到 $CD8^+$ T 细胞上。这种机制与规律不同的是 MHC 一级表达的肽不是来源于细胞外。这种情况下，典型地用于二级细胞表达的抗原是被吞噬的。这种途径允许病毒抗原在一个宿主细胞，它们也许没有为 T 细胞的刺激表达充足的共同刺激分子，它们可在另一个宿主抗原呈递细胞中表达，引起适应性免疫反应。

（二）通过单核巨噬细胞扩大和调节适应性免疫反应

通过单核巨噬细胞的产物以及对细胞活素的反应，还有其他的免疫调节分子，抗原呈递细胞调节它们的数量，T 淋巴细胞来表达效应细胞。

1.细胞活素

APC 的一个重要的作用就是制造细胞活素来对 T 细胞的反应活动产生影响。单核细胞和树突状细胞同时分泌 IL-12 附着于活跃的 T 细胞和 NK 细胞。当附着在 CD4 T 细胞上时，IL-12 可以帮助其他不同的细胞分泌 IL-2 和 IFN-γ[83]。当 IL-12 附着于它的受体 $CD8^+$ T 细胞时，可以帮助不同的细胞毒素效应细胞。与这种细胞免疫客观作用相反的是，抑制性的细胞活素特别是 IL-10 和 TGF-β，都是由巨噬细胞产生的。这两种细胞活素抑制 T 细胞的增殖，或者是直接的抑制，或者是减少共同刺激分子在 APC 上的表达[102-104]。

2.前列腺素

前列腺素-E_2 还原酶是一种花生四烯酸途径的产物，通常抑制 T 细胞的增殖及其受体的功能。前列腺素-E_2 还原酶可降低 T 细胞内细胞内信号途径的反应水平以提高 cAMP 的水平[76,77]。

（三）在适应的免疫反应中单核细胞、吞噬细胞受体的功能

1.抗体呈递细胞的细胞毒性

一旦体液免疫产生特殊抗原的抗体，这种抗体可以将抗原表达目标细胞和细胞毒素效应细胞连接到被 FCR 抑制的抗体上。抗体呈递细胞的细胞毒性是一种适应性的免疫反应，将先天免疫系统的细胞呈递至效应器的功能机制。这种凋亡的机制促进活跃的 T 细胞和诱导单核细胞，成熟的其他细胞产生 GM-CSF（粒细胞-巨噬细胞集落刺激因子）和 M-CSF（巨噬细胞集落刺激因子）两种生长因子。

2.细胞内细胞的凋亡

许多巨噬细胞效应器的机制取决于当巨噬细胞被 T 淋巴细胞的特殊抗原激发变成活跃时是否更加的有效率[144,145]。细胞内的细菌包括肺结核杆菌、麻风菌和寄生虫，例如利什曼原虫，寄居在可以进行繁殖和保护它们自己免受宿主免疫反应的巨噬细胞内。微生物的产物的逐渐形成阻止了其将微生物群落的消化，因此宿主产生适应性免疫反应来抵御微生物群落。T_H1 细胞的表面蛋白和细胞活素，尤其是 IFN-γ 和 TNF-α 可以直接激活巨噬细胞杀死微生物。可以调节细胞活素功能的分子包括含氮氧化物，含氧基和吞噬细胞溶酶体内的含量。同样的细胞免疫途径可以杀死肿瘤细胞。这种毁灭性的机制可以有效地抵御入侵的微生物，但如果没有很好的控制，也会对宿主的组织造成破坏。

3.肉芽组织的形成

肉芽肿是典型的细胞内大量微生物长期感染的结果，它标明机体的免疫系统尝试着将未能成功杀死和退化了的微生物包裹，限制潜在致病微生物的威胁。在肉芽肿的中间部分是由融合的巨噬细胞形成，导致细胞表现出多个核，核周围有大量的淋巴细胞和栅式原始纤维细胞。微生物群落有时在肉芽肿的中间部分可以看到。由 T 细胞和成胶原细胞得到的细胞活素，特别是 IFN-γ 和 TNF-α，可以促进这种降低感染的肉芽肿的形成。

(四)抗原表达细胞的调节

1.细胞活素的调节

调节单核巨噬细胞的重要问题在于骨髓细胞成熟的水平以及不同的成熟的单核细胞(或树突状细胞)进入到最终不同的表现性的时间(正如上文讨论到)[2]。在刺激祖先细胞的细胞活素中,T细胞产生IL-3,IL-6和GM-CSF;B细胞产生IL-6;巨噬细胞的产物是GM-CSF,M-CSF,和IL-6。当$CD4^+$ T_H1细胞经受特殊抗原激发之后,产生IFN-γ和TNF-α,并减轻了巨噬细胞的活性(图14.4)。在IFN-γ与其特殊的细胞表面感受器绑定后,它可以通过Jak-STAT途径产生巨噬细胞许多有效的作用。可以产生突发性呼吸的酶,细胞表面表达的MHCI级和Ⅱ级的分子增多,促进了巨噬细胞细胞活素和APC的功能。IFN-γ的产物并不是适应性细胞免疫反应的唯一产物,因为NK细胞在它被IFN-α。激发后也会分泌其他的细胞活素,包括GM-CSF和M-CSF,可以促进单核细胞产生细胞活素和增加黏附分子细胞表面的表达。

2.通过细胞与细胞的互相作用激发单核细胞

在特殊抗原激发后,T细胞表面产生可溶解的分子来激发单核细胞和其他的APC。T细胞的CD40配体

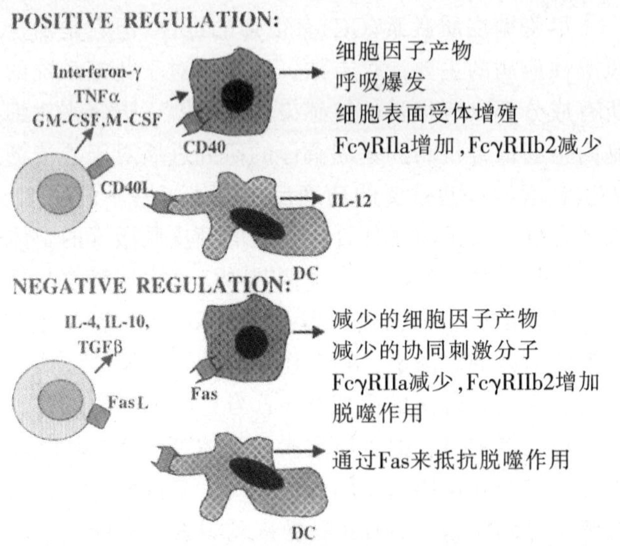

图14.4 抗原表达细胞的调节(APC)在单核巨噬细胞和其他的抗原白表达细胞开始激活适应性免疫反应之后,活跃的T细胞也调节抗原表达细胞。T细胞是通过细胞活素和细胞表面的互相作用的分子间接调节的。这种调节对于单核巨噬细胞起着正面和负面的作用。

(CD40L)与细胞表面的CD40结合增加共同刺激分子的表达,并产生巨噬细胞TNF-α和含氮氧化物以及树突状细胞IL-12[146]。由CD40L/CD40相互作用引发的激活作用为单核细胞产生对于带有特殊抗原$CD8^+$细胞毒性细胞的生长更有效的共同刺激做准备,促进T细胞通过T_H1细胞活素途径多样化。

3.通过可溶解的中间产物和细胞表面的互相作用降低对于单核细胞和树突状细胞的调节

与IFN-γ和其他单核细胞释放的细胞活素相反,IL-4是一种由Th2 T细胞产生的重要的细胞因素,抑制巨噬细胞激活[144]。最近研究数据表明,在巨噬细胞的目标中,分别被IFN-γ和IL-4调节,而这两种同是巨噬细胞FcγRⅡ的亚型。感受器的激活形式FcγRIIa,当由IFN-γ表达时会增加,当由IL-4表达时会减少。而感受器的抑制形式FcγRIIb2,当由IFN-γ表达时会减少,当由IL-4表达时会增加[44]。T_H2细胞和巨噬细胞产生两种多效性细胞活素[103,104,147]。IL-10和TGF-β,通常抑制巨噬细胞的活性。IL-10减少共同刺激分子的表达,又因为这个原因,可将巨噬细胞的抗原表达功能变得迟钝。而由先天和适应性的免疫反应产生的可溶性中间产物组织了巨噬细胞的多样性。由巨噬细胞产生的PGE_1和PGE_2也可以抑制他们的功能。

像激活的T帮助细胞和巨噬细胞之间CD40L/CD40之间互相作用促进巨噬细胞激活一样[146],其他同一分子家族的成员Fas配体和Fas的感受器,通过Fas途径减少凋亡调节巨噬细胞的生存时间[148]。最近一项有趣的观察表明,当巨噬细胞和B细胞与Fas结合后,会被引导进入细胞凋亡,而树突状细胞会抵抗Fas间接调节的凋亡,这可以反映出他们间接调节适应性免疫反应的重要作用[149]。

五、吞噬细胞和抗原表达细胞缺乏的临床症状

单核吞噬细胞系统在宿主身体的防御系统中的重要作用在一些巨噬细胞感受器细胞途径缺乏时可以体现出来。由于血浆共同细胞膜NADPH氧化酶成分的缺乏减少慢性肉芽肿性疾病产生超氧化的特性[108,109]。一种常染色体隐性的形式是以p67-phox或p47-phox胞液蛋白或细胞色素b_{558}p22-phox亚基的改变为特点的。最常见的类型为x连接,它是基于gp91-phox细胞色素b_{558}组分而形成的。具有这种基因紊乱的孩子不

能清除直接的过氧化氢细菌和严重的慢性感染进而导致肉芽肿的形成。应用可以促进吞噬细胞功能的 IFN-γ 和预防性的抗生素进行治疗会很有效[150]。

髓过氧化氢酶与 H_2O_2 作用产生 HOC1，它是一种很强过氧化剂，对微生物群落和肿瘤细胞有很强的毒性作用。这种相关的普通的髓过氧化氢酶的缺乏与 NADPH 氧化酶的缺乏相比较而言，具有很少的医学后果[151]。其他可以控制微生物感染的吞噬细胞机制活力增强，并且补充 HOC1 缺乏。

在一种淋巴细胞黏附力缺乏的染色体隐性疾病中，不同整合蛋白突变 β_2 链(CD18)使全部这三个使用此链的整合蛋白(Mac-1，LFA-1，和 pl50，95)的功能受损[152]。这些患者的吞噬细胞功能减低，难于形成脓，导致威胁生病的细菌感染，这也许是由于吞噬细胞通过血管内皮细胞层的能力减低。通常 β_2-链缺乏和临床症状是不同的，这是根据是否因此链不能产生而严重的缺乏，或是因它的产量低于正常水平，又或是因为它的能力减低，这些都使细胞表面黏附分子表达比正常水平减低 10%。尽管基因治疗现在可能是一种很适合的方法，但现在对于分子黏附力的缺乏的治疗没有比骨髓移植更有效的[152]。

六、风湿性关节炎中的单核吞噬细胞

考虑到在本章中谈及的单核细胞和树突状细胞的大量的功能，引起对那些细胞成为潜在致病源的注意，它们同时也是宿主身体防御功能的关键。对于这些细胞加以分析，细胞活素、趋化因子和其他可溶的中间产物出现在风湿性滑膜上，并在这种原型风湿性疾病中对单核吞噬系统的中间角色起着不等的作用。通常每次炎症前的表现和抗原表达活性都是做为风湿性关节炎的证据[89,114,153]。

巨噬细胞组成大量的渗入浆膜基质的单核细胞并且巨噬细胞可以产生 A 型用于形成多层脂膜的滑膜细胞，这被视为在风湿开始的时候早期表现的改变[154,155]。当巨噬细胞成为组织中重要的抗原表达细胞，风湿性关节炎患者的关节滑液中会大量的充满树突状细胞[156]。

尽管不同的研究人员对于 T 细胞和巨噬细胞之间与病原体产生的炎症和关节软组织损伤之间的重要关系有不同的看法[157]，但一种中立的看法可能表明在慢性炎症过程中，先天的和适应性的免疫反应中的许多成分在风湿性关节炎患者的动关节有限的空间中自给自足。无论是先天的还是病原体引起的激活的免疫系统，都清楚地表明病理学中通过抑制 T 细胞抗原受体而存在大量的 T 细胞，这与外周血中 T 细胞相比较，可以表明那些 T 细胞可以是被一个抗原或一组抗原，更或者被少量的超抗原选择[158]。那些 T 细胞中有一些是 CD40L+，它具有直接激活巨噬细胞的潜能，而树突状细胞是通过 CD40[159]。在风湿性关节炎患者的关节中漂浮着退化的产物，细胞活素（TNF-α，IL-1，IL-6，IL-12，IL-15，IL-18 等)、趋化因子(IL-8 和 MlP-la)、活性氧、含氮氧化物、白三烯(LTB4)、溶菌酶和中性蛋白酶。

来自于巨噬细胞的感染炎症前的中间产物和抗感染的中间产物的平衡，可以清楚地倾向于一个炎症感染的轮廓。尽管在巨噬细胞的调节功能中，内在基因的缺陷可以导致它高度活跃并且毁坏周围环境，但是这种基因的缺陷不需要从病理学上观察其发展。在最初的缺乏信息的引发机制中，我们对促炎症反应细胞和介质的了解体现在 RA 关节中有许多合理的目标可以中止激活关节疾病的恶性循环。

七、单核吞噬细胞系统治疗方法

研究表明在风湿性关节的浆膜及滑液中，有大量的巨噬细胞及其产物。这清楚地表明在风湿性关节中有三种有效的治疗物质。

(一)糖皮质激素

尽管糖皮质激素(GC)有很强的毒性，但它是治疗风湿性疾病的主要治疗方法，因为它对于免疫系统的所有成分都具有很强的抗感染的能力[160]。近年来对细胞内生物信号机制和基因翻译的研究进展对于弄清糖皮质激素的一些重要的药理反应提供了基本的原理。表现在巨噬细胞和其他许多细胞的糖皮质激素的受体基本上是一种激素激活翻译调节[161]。糖皮质激素与其受体结合后进入细胞核，当上行到 GC 的应答单元在二聚体基因的启动子，它会作为装配蛋白质的底物促进转录起始复合体的生成[69-71]。当它以单体的形式出现在细胞核中时，糖皮质激素的受体更多地与辅阻遏物蛋白结合并且抑制基因的活性。大多数研究人员同意感染前翻译因子 NFκB 是糖皮质激素作用的一个基本的目标[162-165]。糖皮质激素的二聚受体促进 IκBα 分子的翻译，IκBα 可以抑制 NFκB 从其原处转移至细胞核内，导致 NFκB-依附基因翻译的减少，而这些基因中许多是引起炎症之前的。糖皮质激素可以通过抑制其他翻译因子例如需要被细胞活素提高活性的 AP-1

来抑制许多细胞活素基因的翻译[166-168]。糖皮质激素也可以引导产生脂皮质素-1（也被称作脂调制素或膜联蛋白-1），它是一种磷脂酶 A_2 的抑制剂[169-172]。随着磷脂酶 A_2 产生花生四烯酸，脂调蛋白 1 减少花生四烯酸的产量，进而导致前列腺素，白三烯和氧根水平的下降。

糖皮质激素的许多反应作用在单核巨噬细胞和抗原表达细胞上。糖皮质激素减少细胞表面 MHC II 分子的表达，并且与 B7.1（CD80）选择性地减少共同刺激分子但不是与 B7.2（CD86）表达人类受感染的巨噬细胞[173]。糖皮质激素增加 IFN-γ 引导的 FcγRI 表达[174]。与这些数据相一致的是静脉内甲基泼尼松的治疗方法增加了结合和被人类巨噬细胞吞噬溶解的 IgG-敏感的红细胞。这些都表明在应用糖皮质激素后增加了 Fc 受体的表达和功能[175]。糖皮质激素抑制一些巨噬细胞细胞活素的分泌包括 IL-1β 和 IL-6 并且减少了由 IL-1 或 TNF-α 引导的趋化因子的产生[176]。由 LPS 刺激的人类巨噬细胞分泌的 TNF-α 也被抑制[177]。糖皮质激素还通过抑制 IL-2 的产生来禁止由巨噬细胞参与的 T_H1 反应，进而产生 T_H1 的效应器的反应。地塞米松产生的剂量依赖性（0.001~1.0 mM）降低了 LPS 作用的单核细胞中的诱生型 氧化氮合酶的活性，这表明一种可能的机制是早期观察到的被经 GC 处理的吞噬细胞杀死体内微生物[178]。

最近的研究数据表明，糖皮质激素降低其功能的调节是一种负面的调节途径。糖皮质激素在 LPS 激活细胞和 T 细胞中引导产生 MIF[179]。细胞活素是炎症前产生且不会被体外糖皮质激素调节的抑制分泌的其他细胞活素以及体外毒素引起自杀毁灭。MIF 通过 LPS 激活的单核细胞来解除被糖皮质激素抑制的 TNF-α、IL-1β、IL-6 和 IL-8 分泌物的分泌。抗 MIF 抗体具有潜在抑制地塞米松的作用，这可以支持 MIF 在降低糖皮质激素作用中重要的作用。

除了它们对巨噬细胞的作用外，糖皮质激素也可以改变抗原的表达和树突细胞的表达的功能，并且可以减少树突细胞的可行性[180-182]。地塞米松（10^{-8} M）通过单核细胞的 GM-CSF 和 IL-4 可以损伤完全成熟的 DC。可以调节抗原摄取和细胞黏附力的分子增加，内皮细胞的体积也增加。相反的是，糖皮质激素可以减少共同刺激分子在树突细胞表面的表达包括 CD86，因此减少它们被 T 细胞表达的能力[182]。

简言糖皮质激素对于巨噬细胞和树突状细胞的直接作用，表明风湿性关节炎患者对于类固醇激素治疗强烈的抗炎作用。而对于此治疗方法的副作用很清楚，并且将在第 34 章讨论。

（二）TNF-α 和IL-1的阻滞作用

TNF-α 是巨噬细胞产生的细胞活素，被视为是风湿性关节炎症的激活者，这都基于当 TNF-α 的激活作用被抑制时，许多其他的细胞活素减少了集中和激活的能力[97]。TNF-α 促进 IL-1 的产生，激活滑膜细胞分泌金属蛋白酶，调节骨吸收的作用。可溶性 TNF-α 受体的功能、TNF-α 的单克隆抗体和可溶性 IL-1 对于风湿性关节炎的治疗作用将在第 39 章讨论[98,99]。

腺苷

腺苷是巨噬细胞的产物之一，它在风湿性关节炎许多治疗方法中起到抗炎的作用，它的这种作用被一些实验室的研究数据所支持[183,184]。通过与腺苷 A2 受体结合，腺苷增加 cAMP 和蛋白激酶 A 细胞信号传导，导致在巨噬细胞中抑制 IL-12 和增加 IL-10 的产量。这说明，一些抗炎的药物也可以通过这个途径工作。甲氨蝶呤、柳氮磺胺嘧啶和阿司匹林都可以增加腺苷在炎症部位的释放并且通过接下来的腺苷与其受体 A2 结合来减少炎症。

（李稚君　张祎　李世民　译　　叶伟胜　李世民　校）

参考文献

1. De Kruif P. *Microbe hunters*. New York: Harcourt Brace, 1926.
2. Metcalf D. The molecular control of cell division, differentiation commitment and maturation in hemopoietic cells. *Nature* 1989;339:27–30.
3. Harlan JM. Leukocyte-endothelial interactions. *Blood* 1985;65:513–525.
4. Steinman RM. The dendritic cell and its role in immunogenicity. *Annu Rev Immunol* 1993;9:271–296.
5. Hume DA, Ross IL, Himes SR, et al. The mononuclear phagocyte system revisited. *J Leukoc Biol* 2002;72:621–627.
6. Ardavin C. Origin, precursors and differentiation of mouse dendritic cells. *Nature Rev* 2003;3:1–9.
7. Shortman K, Liu Y-J. Mouse and human dendritic cell subtypes. *Nature Rev* 2002;2:151–161.
8. Colonna M, Krug A, Cella M. Interferon-producing cells: on the front line in immune responses against pathogens. *Curr Opin Immunol* 2002;14:373–379.
9. Pickl WF, Majdic O, Kohl P, et al. Molecular and functional characteristics of dendritic cells generated from highly purified CD14+ peripheral blood monocytes. *J Immunol* 1996;157:3850–3859.
10. Sallusto F, Lanzavecchia A. Efficient presentation of soluble antigen by cultured human dendritic cells is maintained by granulocyte/macrophage colony-stimulating factor plus interleukin-4 and downregulated by tumor necrosis factor. *J Exp Med* 1994;179:1109–1118.
11. Steinman RM, Howiger D, Nussenzweig MC: Tolerogenic dendritic cells. *Ann Rev Immunol* 2003;21:685–711.
12. Humphrey JH, Grennan D, Sundaram V. The origin of follicular dendritic cells in the mouse and the mechanism of trapping of immune complexes on them. *Eur J Immunol* 1984;14:859–864.
13. Fearon DT. Seeking wisdom in innate immunity. *Nature* 1997;388:323–324.
14. Medzhitov R, Janeway CA Jr. Decoding the patterns of self and nonself by the innate immune system. *Science* 2002;296:298–300.

15. Verhasselt V, Buelens C, Willems F, et al. Bacterial lipopolysaccharide stimulates the production of cytokines and the expression of costimulatory molecules by human peripheral blood dendritic cells. *J Immunol* 1997;158:2929–2925.
16. Messina JP, Gilkeson GS, Pisetsky DS. Stimulation of *in vitro* murine lymphocyte proliferation by bacterial DNA. *J Immunol* 1991;147: 1759–1764.
17. Krieg AM, Yi AK, Matson S, et al. CpG motifs in bacterial DNA trigger direct B-cell activation. *Nature* 1995;374:546–549.
18. Weiner GJ, Liu H-M, Wooldridge JE, et al. Immunostimulatory oligodeoxynucleotides containing the CpG motif are effective as immune adjuvants in tumor antigen immunization. *Proc Natl Acad Sci U S A* 1997;94:10833–10837.
19. Akira S, Hemmi H. Recognition of pathogen-associated molecular patterns by TLR family. *Immunol Lett* 2003;85:85–95.
20. Hemmi H, Takeuchi O, Kawai T, et al. A Toll-like receptor recognizes bacterial DNA. *Nature* 2000;408:740–745.
21. Verdijk RM, Mutis T, Esendam B, et al. Polyriboinosinic polyribocytidylic acid (poly(I:C)) induces stable maturation of functionally active human dendritic cells. *J Immunol* 1999;163:57–61.
22. Alexopoulou L, Holt AC, Medzhitov R, Flavell RA. Recognition of double-stranded RNA and activation of NF-kappaB by Toll-like receptor 3. *Nature* 2001;413:732–738.
23. Aderem A, Underhill DM. Mechanisms of phagocytosis in macrophages. *Annu Rev Immunol* 1999;17:593–623.
24. Snyderman R, Phillips JK, Mergenhagen SE. Biological activity of complement in vivo: role of C5 in the accumulation of polymorphonuclear leukocytes in inflammatory exudates. *J Exp Med* 1971;134: 1131–1134.
25. Su SB, Gong W, Gao JL, et al. A seven-transmembrane, G protein-coupled receptor, FPRL1, mediates the chemotactic activity of serum amyloid A for human phagocytic cells. *J Exp Med* 1999;189:395–402.
26. Armant M, Fenton MJ. Toll-like receptors: a family of pattern-recognition receptors in mammals. *Gen Biol* 2002;3:3011.1–3011.6.
27. Takeda K, Kaisho T, Akira S. Toll-like receptors. *Annu Rev Immunol* 2003;21:335–376.
28. Ravetch JV, Kinet J. Fc receptors. *Annu Rev Immunol* 1993;9:457–492.
29. Ravetch JV. Fc receptors: rubor redux. *Cell* 1994;78:553–560.
30. Ravetch JV, Clynes RA. Divergent roles for Fc receptors and complement in vivo. *Annu Rev Immunol* 1998;16:421–432.
31. Carroll MC. The role of complement and complement receptors in induction and regulation of immunity. *Annu Rev Immunol* 1998;16: 545–568.
32. McDonald PP, Fadok VA, Bratton D, et al. Transcriptional and translational regulation of inflammatory mediator production by endogenous TGF-beta in macrophages that have ingested apoptotic cells. *J Immunol* 1999;163:6164–6172.
33. Savill J, Dransfield I, Gregory C, Haslett C. A blast from the past: clearance of apoptotic cells regulates immune responses. *Nature Rev* 2002;2:965–975.
34. Rock FL, Hardiman G, Timans JC, et al. A family of human receptors structurally related to Drosophila Toll. *Proc Natl Acad Sci U S A* 1998;95:588–593.
35. Underhill DM, Ozinsky A, Hajjar AM, et al. The Toll-like receptor 2 is recruited to macrophage phagosomes and discriminates between pathogens. *Nature* 1999;401:811–815.
36. Underhill DM, Ozinsky A, Smith KD, et al. Toll-like receptor-2 mediates mycobacteria-induced proinflammatory signaling in macrophages. *Proc Natl Acad Sci U S A* 1999;96:14459–14463.
37. Takeuchi O, Hoshino K, Kawai T, et al. Differential roles of TLR2 and TLR4 in recognition of gram-negative and gram-positive bacterial cell wall components. *Immunity* 1999;11:443–451.
38. Hirschfeld M, Kirschning CJ, Schwandner R, et al. Cutting edge: inflammatory signaling by *Borrelia burgdorferi* lipoproteins is mediated by toll-like receptor 2. *J Immunol* 1999;163:2382–2386.
39. Brightbill HD, Libraty DH, Krutzik SR, et al. Host defense mechanisms triggered by microbial lipoproteins through Toll-like receptors. *Science* 1999;285:732–736.
40. Takeuchi O, Takeda K, Hoshino K, et al. Cellular responses to bacterial cell wall components are mediated through MyD88-dependent signaling cascades. *Int Immunol* 2000;12:113–117.
41. O'Neill LAJ. Toll-like receptor signal transduction and the tailoring of innate immunity: a role for Mal. *Trends Immunol* 2002;23:296–300.
42. O'Neill LAJ, Fitzgerald KA, Bowie AG. The Toll-IL-1 receptor adaptor family grows to five members. *Trends Immunol* 2003;24:286–289.
43. Colonna M. TREMs in the immune system and beyond. *Nature Rev* 2003;3:1–9.
44. Pricop L, Redecha P, Teillaud J-L, et al. Differential modulation of stimulatory and inhibitory Fc gamma receptors on human monocytes by Th1 and Th2 cytokines. *J Immunol* 2001;166:531–537.
45. Hartwig JH, Chambers KA, Stossel TP. Association of gèlsolin with actin filaments and cell membranes of macrophages and platelets. *J Cell Biol* 1989;108:467–479.
46. Salmon JE, Millard S, Schachter LA, et al. Fc gamma RIIA alleles are heritable risk factors for lupus nephritis in African Americans. *J Clin Invest* 1996;97:1348–1354.
47. Wu J, Edberg JC, Redecha PB, et al. A novel polymorphism of FcγRIIIa (CD16) alters receptor function and predisposes to autoimmune disease. *J Clin Invest* 1997;100:1059–1070.
48. Milone MC, Fitzgerald-Bocarsly P. The mannose receptor mediates induction of IFN-alpha in peripheral blood dendritic cells by enveloped RNA and DNA viruses. *J Immunol* 1998;161:2391–2399.
49. Parra-Lopez CA, Lindner R, Vidavsky I, et al. Presentation on class II MHC molecules of endogenous lysozyme targeted to the endocytic pathway. *J Immunol* 1997;158:2670–2679.
50. Zahn S, Zwirner J, Spengler HP, et al. Chemoattractant receptors for interleukin-8 and C5a: expression on peripheral blood leukocytes and differential regulation on HL-60 and AML-193 cells by vitamin D3 and all-trans retinoic acid. *Eur J Immunol* 1997;27:935–940.
51. Crass T, Raffetseder U, Martin U, et al. Expression cloning of the human C3a anaphylatoxin receptor (C3aR) from differentiated U-937 cells. *Eur J Immunol* 1996;26:1944–1950.
52. Tait JF, Smith C. Phosphatidylserine receptors: role of CD36 in binding of anionic phospholipid vesicles to monocytic cells. *J Biol Chem* 1999;274:3048–3054.
53. Albert ML, Sauter B, Bhardwaj N. Dendritic cells acquire antigen from apoptotic cells and induce class I-restricted CTLs. *Nature* 1998; 392:86–89.
54. Finnemann SC, Rodriguez-Boulan E. Macrophages and retinal pigment epithelium phagocytosis: apoptotic cells and photoreceptors compete for $alpha_v beta_3$ and $alpha_v beta_5$ integrins, and protein kinase C regulates $alpha_v beta_5$ binding and cytoskeletal linkage. *J Exp Med* 1999;190:861–874.
55. Inaba K, Turley S, Yamaide F, et al. Efficient presentation of phagocytosed cellular fragments on the major histocompatibility complex class II products of dendritic cells. *J Exp Med* 1998;188:2163–2173.
56. Crocker PR, Kelm C, Dubois B, et al. Purification and properties of sialoadhesin, a sialic acid binding receptor of murine tissue macrophages. *EMBO J* 1991;10:1661–1669.
57. Miyata T, Hori O, Zhang J, et al. The receptor for advanced glycation end products (RAGE) is a central mediator of the interaction of AGE-$beta_2$microglobulin with human mononuclear phagocytes via an oxidant-sensitive pathway. Implications for the pathogenesis of dialysis-related amyloidosis. *J Clin Invest* 1996;98:1088–1094.
58. Schmidt AM, Yan SD, Wautier JL, et al. Activation of receptor for advanced glycosylation end products: a mechanism for chronic vascular dysfunction in diabetic vasculopathy and atherosclerosis. *Circ Res* 1999;84:489–497.
59. Ivashkiv LB. Cytokines and STATs: how can signals achieve specificity? *Immunity* 1995;3:1–4.
60. Kopp E, Ghosh S. Inhibition of NF-κB by sodium salicylate and aspirin. *Science* 1994;165:956–959.
61. Pick E, Heldin CH, Ten Dijke P. Specificity, diversity, and regulation in TGF-beta superfamily signaling. *FASEB J* 1999;13:2105–2124.
62. Holmes WE, Lee J, Kuang WJ, et al. Structure and functional expression of a human interleukin-8 receptor. *Science* 1991;253:1278–1280.
63. Kavelaars A, Broeke D, Jeurissen F, et al. Activation of human monocytes via a non-neurokinin substance P receptor that is coupled to Gi protein, calcium, phospholipase D, MAP kinase, and IL-6 production. *J Immunol* 1994;153:3691–3699.
64. Le Y, Gong W, Li B, et al. Utilization of two seven-transmembrane, G protein-coupled receptors, formyl peptide receptor-like 1 and formyl peptide receptor, by the synthetic hexapeptide WKYMVm for human phagocyte activation. *J Immunol* 1999;163:6777–6784.
65. Denecke B, Meyerdierks A, Bottger EC. RGS1 is expressed in monocytes and acts as a GTPase-activating protein for G-protein-coupled chemoattractant receptors. *J Biol Chem* 1999;274:26860–26868.

66. Deng X, Ueda H, Su SB, et al. A synthetic peptide derived from human immunodeficiency virus type 1 gp120 downregulates the expression and function of chemokine receptors CCR5 and CXCR4 in monocytes by activating the 7-transmembrane G-protein-coupled receptor FPRL1/LXA4R. *Blood* 1999;94:1165–1173.
67. Cocchi F. Identification of RANTES, MIP-1 alpha, and MIP-1 beta as the major HIV-suppressive factors produced by CD8+ T cells. *Science* 1995;270:1811–1815.
68. Grimm MC, Ben-Baruch A, Taub DD, et al. Opiates transdeactivate chemokine receptors: δ and μ opiate receptor-mediated heterologous desensitization. *J Exp Med* 1998;188:317–325.
69. Tsai M-J, O'Malley B. Molecular mechanisms of action of steroid/thyroid receptor superfamily members. *Annu Rev Biochem* 1994;63:451–486.
70. Schmid W, Strahle U, Schutz G, et al. Glucocorticoid receptor binds cooperatively to adjacent recognition sites. *EMBO J* 1989;8:2257–2263.
71. Westin S, Kurokawa R, Nolte RT, et al. Interactions controlling the assembly of nuclear-receptor heterodimers and co-activators. *Nature* 1998;395:199–202.
72. Springer TA. Traffic signals on endothelium for lymphocyte recirculation and leukocyte emigration. *Annu Rev Physiol* 1995;57:827–872.
73. Ebnet K, Kaldjian EP, Anderson AO, et al. Orchestrated information transfer underlying leukocyte endothelial interactions. *Annu Rev Immunol* 1996;14:155–177.
74. Rittner HL, Kaiser M, Brack A, et al. Tissue-destructive macrophages in giant cell arteritis. *Circ Res* 1999;84:1050–1058.
75. Karakawa WW, Sutton A, Scheerson R, et al. Capsular antibodies induce type-specific phagocytosis of capsulated *Staphylococcus aureus* by human polymorphonuclear leukocytes. *Infect Immun* 1986;56:1090–1095.
76. Bachwich PR, Chensue SW, Larrick JW, et al. Tumor necrosis factor stimulates interleukin-1 and prostaglandin E_2 production in resting macrophages. *Biochem Biophys Res Commun* 1986;136:94–101.
77. Kammer GM. The adenylate cyclase-cAMP-protein kinase A pathway and regulation of the immune response. *Immunol Today* 1988;9:222–229
78. Ferbas JJ, Toso JF, Logar AJ, et al. CD4+ blood dendritic cells are potent producers of IFN-alpha in response to in vitro HIV-1 infection. *J Immunol* 1994;152:4649–4662.
79. Siegal FP, Kadowaki N, Shodell M, et al. The nature of the principal type I interferon-producing cells in human blood. *Science* 1999;284:1835–1837.
80. Munoz Fernandez MA, Fernandez MA, Fresno M. Synergism between tumor necrosis factor-alpha and interferon-γ on macrophage activation for the killing of intracellular *Trypanosoma crusi* through a nitric oxide-dependent mechanism. *Eur J Immunol* 1992;22:301–307.
81. Kinler V, Sappino A-P, Grau GE, et al. The inducing role of tumor necrosis factor in the development of bactericidal granulomas during BCG development. *Cell* 1989;56:731–740.
82. Arend WP, Malyak M, Cuthridge CJ, et al. Interleukin-1 receptor antagonist: role in biology. *Annu Rev Immunol* 1998;16:27–55.
83. Avice MN, Demeure CE, Delespesse G, et al. IL-15 promotes IL-12 production by human monocytes via T cell-dependent contact and may contribute to IL-12–mediated IFN-γ secretion by CD4+ T cells in the absence of TCR ligation. *J Immunol* 1998;161:3408–3415.
84. Link AA, Kino T, Worth JA, et al. Ligand-activation of the adenosine A2a receptors inhibits IL-12 production by human monocytes. *J Immunol* 2000;164:436–442.
85. McInnes IB, Leung BP, Sturrock RD, et al. Interleukin-15 mediates T cell-dependent regulation of tumor necrosis factor-alpha production in rheumatoid arthritis. *Nat Med* 1997;3:189–195.
86. Badolato R, Ponzi AN, Millesimo M, et al. Interleukin-15 (IL-15) induces IL-8 and monocyte chemotactic protein 1 production in human monocytes. *Blood* 1997;90:2804–2809.
87. Musso T, Calosso L, Zucca M, et al. Human monocytes constitutively express membrane-bound, biologically active, and interferon-γ-upregulated interleukin-15. *Blood* 1999;93:3531–3539.
88. Carson WE, Ross ME, Baiocchi RA, et al. Endogenous production of interleukin 15 by activated human monocytes is critical for optimal production of interferon-gamma by natural killer cells in vitro. *J Clin Invest* 1995;96:2578–2582.
89. Gracie JA, Forsey RJ, Chan WL, et al. A proinflammatory role for IL-18 in rheumatoid arthritis. *J Clin Invest* 1999;104:1393–1401.
90. Pfeffer LM, Dinarello CA, Herberman RB, et al. Biologic properties of recombinant α-interferons: 40th anniversary of the discovery of the interferons. *Cancer Res* 1998;58:2489–2499.
91. Trinchieri G, Santoli D. Antiviral activity induced by culturing lymphocytes with tumor-derived or virus-transformed cells. Enhancement of natural killer cell activity by interferon and antagonistic inhibition of susceptibility of target cells to lysis. *J Exp Med* 1978;147:1314–1333.
92. Herberman RB, Ortaldo JR, Bonnard GD. Augmentation by interferon of human natural and antibody-dependent cell-mediated cytotoxicity. *Nature* 1979;277:221–223.
93. Lindahl-Magnuson P, Leary P, Gresser I. Interferon inhibits DNA synthesis induced in mouse lymphocyte suspensions by phytohaemagglutinin or by allogeneic cells. *Nature New Biol* 1972;237:120–121.
94. Appasamy R, Bryant J, Hassanein T, et al. Effects of therapy with interferon-α on peripheral blood lymphocyte subsets and NK activity in patients with chronic hepatitis C. *Clin Immunol Immunopathol* 1994;73:350–357.
95. Douni E, Akassoglou K, Alexopoulou L, et al. Transgenic and knockout analysis of the role of TNF in immune regulation and disease pathogenesis. *J Inflamm* 1995–1996;47:27–38.
96. Rayhane N, Lortholary O, Fitting C, et al. Enhanced sensitivity of tumor necrosis factor/lymphotoxin-α-deficient mice to *Cryptococcus neoformans* infection despite increased levels of nitrite/nitrate, interferon-gamma, and interleukin-12. *J Infect Dis* 1999;180:1637–1647.
97. Brennan FM, Maini RN, Feldmann M. TNF α—a pivotal role in rheumatoid arthritis. *Br J Rheumatol* 1992;31:293–298.
98. Maini RN, Breedveld FC, Kalden JR, et al. Therapeutic efficacy of multiple intravenous infusions of anti-tumor necrosis factor alpha monoclonal antibody combined with low-dose weekly methotrexate in rheumatoid arthritis. *Arthritis Rheum* 1998;41:1552–1563.
99. Moreland LW, Schiff MH, Baumgartner SW, et al. Etanercept therapy in rheumatoid arthritis. A randomized, controlled trial. *Ann Intern Med* 1999;130:478–486.
100. Ghivizzani SC, Lechman ER, Kang R, et al. Direct adenovirus-mediated gene transfer of interleukin 1 and tumor necrosis factor alpha soluble receptors to rabbit knees with experimental arthritis has local and distal anti-arthritic effects. *Proc Natl Acad Sci U S A* 1998;95:4613–4618.
101. Sebbag M, Parry SL, Brennan FM, et al. Cytokine stimulation of T lymphocytes regulates their capacity to induce monocyte production of tumor necrosis factor-α, but not interleukin-10: possible relevance to pathophysiology of rheumatoid arthritis. *Eur J Immunol* 1997;27:624–632.
102. DelGiudice G, Crow MK. Role of transforming growth factor beta (TGF β) in systemic autoimmunity. *Lupus* 1993;2:213–220.
103. Ding L, Shevach EM. IL-10 inhibits mitogen-induced T cell proliferation by selectively inhibiting macrophage costimulatory function. *J Immunol* 1992;148:3133–3139.
104. Malefyt RDW, Yssel H, de Vries J. Direct effects of IL-10 on subsets of human CD4+ T cell clones and resting T cells. Specific inhibition of IL-2 production and proliferation. *J Immunol* 1993;150:4754–4765.
105. Zan H, Cerutti A, Dramitinos P, et al. Induction of Ig somatic hypermutation and class switching in a human monoclonal IgM+ IgD+ B cell line in vitro: definition of the requirements and modalities of hypermutation. *J Immunol* 1999;162:3437–3447.
106. Patel IR, Attur MG, Patel RN, et al. TNF-alpha convertase enzyme from human arthritis-affected cartilage: isolation of cDNA by differential display, expression of the active enzyme, and regulation of TNF-alpha. *J Immunol* 1998;160:4570–4579.
107. Nathan CF. Secretion of oxygen intermediates: role in effector functions of activated macrophages. *Fed Proc* 1982;41:2206–2211.
108. Noack D, Rae J, Cross AR, et al. Autosomal recessive chronic granulomatous disease caused by novel mutations in NCF-2, the gene encoding the p67-phox component of phagocyte NADPH oxidase. *Hum Genet* 1999;105:460–467.
109. Leusen JH, Meischl C, Eppink MH, et al. Four novel mutations in the gene encoding gp91-phox of human NADPH oxidase: consequences for oxidase assembly. *Blood* 2000;95:666–673.
110. Sharara AI, Perkins DJ, Misukonis MA, et al. Interferon (IFN)-α activation of human blood mononuclear cells *in vitro* and *in vivo* for nitric oxide synthase (NOS) type 2 mRNA and protein expression: possible relationship of induced NOS2 to the anti-hepatitis C effects

of IFN-α in vivo. *J Exp Med* 1997;186:1495–1502.
111. Snell JC, Chernyshev O, Gilbert DL, et al. Polyribonucleotides induce nitric oxide production by human monocyte-derived macrophages. *J Leukoc Biol* 1997;62:369–373.
112. Grabowski PS, Wright PK, Van't Hof RJ, et al. Immunolocalization of inducible nitric oxide synthase in synovium and cartilage in rheumatoid arthritis and osteoarthritis. *Br J Rheumatol* 1997;36:651–655.
113. St Clair EW, Wilkinson WE, Lang T, et al. Increased expression of blood mononuclear cell nitric oxide synthase type 2 in rheumatoid arthritis patients. *J Exp Med* 1996;184:1173–1178.
114. Borderie D, Hilliquin P, Hernvann A, et al. Nitric oxide synthase is expressed in the lymphomononuclear cells of synovial fluid in patients with rheumatoid arthritis. *J Rheumatol* 1999;26:2083–2088.
115. Lenschow DJ, Walunas JA, Bluestone JA. CD28/B7 system of T cell costimulation. *Annu Rev Immunol* 1996;14:233–258.
116. Pamer E, Cresswell P. Mechanisms of MHC class I-restricted antigen processing. *Annu Rev Immunol* 1998;16:323–358.
117. Morrison LA, Lukacher AE, Brachiale VL, et al. Differences in antigen presentation to MHC class I– and class II–restricted influenza virus–specific cytolytic T-lymphocyte clones. *J Exp Med* 1986;163: 903–921.
118. Germain RN. MHC-dependent antigen processing and peptide presentation: providing ligands for T lymphocyte activation. *Cell* 1994; 76:287–299.
119. Song R, Harding CV. Roles of proteosomes, transporter for antigen presentation (TAP), and β_2-microglobulin in the processing of bacterial or particulate antigens via an alternate class I MHC processing pathway. *J Immunol* 1996;156:4182–4190.
120. Shepard JC, Schumacher TNM, Ashton-Rickardt P, et al. TAP1-dependent peptide translocation *in vitro* is ATP-dependent and peptide-selective. *Cell* 1993;74:577–584.
121. Lehner PJ, Cresswell P. Processing and delivery of peptides presented by MHC class I molecules. *Curr Opin Immunol* 1996;8: 59–67.
122. Germain RN, Castellino F, Han RE, et al. Processing and presentation of endocytically acquired protein antigens by MHC class I and class II molecules. *Immunol Rev* 1996;151:5–30.
123. Foley PJ, Lympany PA, Puscinska E, et al. Analysis of MHC encoded antigen-processing genes TAP1 and TAP2 polymorphisms in sarcoidosis. *Am J Respir Crit Care Med* 1999;160:1009–1014.
124. Fremont DH, Hendrickson WA, Marrack P, et al. Structures of an MHC class II molecule with covalently bound single peptides. *Science* 1996;272:1001–1004.
125. Cresswell P, Denzin LK. HLA-DM induces CLIP dissociation from MHC class II α:β dimers and facilitates peptide loading. *Cell* 1995; 82:155–165.
126. Morris P, Shaman J, Attaya M, et al. An essential role for HLA-DM in antigen presentation by class II major histocompatibility molecules. *Nature* 1994;368:551–554.
127. Carmichael P, Copier J, So A, et al. Allele-specific variation in the degeneracy of major histocompatibility complex (MHC) restriction. *Hum Immunol* 1997;54:21–29.
128. Hammer J, Gallazi F, Bono E, et al. Peptide binding specificity of HLA-DR4 molecules: correlation with rheumatoid arthritis association. *J Exp Med* 1995;181:1847–1855.
129. Penzotti JE, Doherty D, Lybrand TP, et al. A structural model for TCR recognition of the HLA class II shared epitope sequence implicated in susceptibility to rheumatoid arthritis. *J Autoimmun* 1996;9: 287–293.
130. Porcelli SA, Modlin RL. The CD1 system: antigen-presenting molecules for T cell recognition of lipids and glycolipids. *Annu Rev Immunol* 1999;17:297–329.
131. Blumberg RS, Gerdes D, Chott A, et al. Structure and function of the CD1 family of MHC-like cell surface proteins. *Immunol Rev* 1995; 147:5–29.
132. Porcelli SA, Morita ST, Modlin RL. T cell recognition of non-peptide antigens. *Curr Opin Immunol* 1996;8:510–516.
133. Beckman EM, Melian A, Behar SM, et al. CD1c restricts responses of mycobacteria-specific T cells. Evidence for antigen presentation by a second member of the human CD1 family. *J Immunol* 1996;157: 2795–3803.
134. Moody DB, Besra GS, Wilson IA, et al. The molecular basis of CD1-mediated presentation of lipid antigens. *Immunol Rev* 1999;172:285–296.
135. Zeng Z, Castano AR, Segelke BW, et al. Crystal structure of mouse CD1: an MHC-like fold with a large hydrophobic binding groove. *Science* 1997;277:339–345.
136. Liu Y, Janeway CA Jr. Cells that present both specific ligand and co-stimulatory activity are the most efficient inducers of clonal expansion of normal CD4 T cells. *Proc Natl Acad Sci* 1992;89:3845–3949.
137. Razi-Wolf Z, Freeman GJ, Galvin F, et al. Expression and function of the murine B7 antigen, the major co-stimulatory molecule expressed by peritoneal exudate cells. *Proc Natl Acad Sci U S A* 1992;89:4210–4214.
138. Yoshinaga SK, Whoriskey JS, Khare SD, et al. T-cell co-stimulation through B7RP-1 and ICOS. *Nature* 1999;402:827–832.
139. Swallow MM, Wallin JJ, Sha WC. B7h, a novel costimulatory homolog of B7.1 and B7.2, is induced by TNF-α. *Immunity* 1999;11: 423–432.
140. Okazaki T, Iwai Y, Honjo T. New regulatory co-receptors: inducible co-stimulator and PD-1. *Curr Opin Immunol* 2002;14:779–782.
141. Sharpe AH, Freeman GJ. The B7-CD28 family. *Nature Rev Immunol* 2002;2:116–126.
142. Mueller DL, Jenkins MK. Molecular mechanisms underlying functional T-cell unresponsiveness. *Curr Opin Immunol* 1995;7:375–381.
143. Greenwald RJ, Latchman YE, Sharpe AH. Negative co-receptors on lymphocytes. *Curr Opin Immunol* 2002;14:391–396.
144. Stout R, Bottomly K. Antigen-specific activation of effector macrophages by interferon-γ producing (Th1) T-cell clones: failure of IL-4 producing (Th2) T-cell clones to activate effector functions in macrophages. *J Immunol* 1989;142:760–765.
145. Paulnock DM. Macrophage activation by T cells. *Curr Opin Immunol* 1992;4:344–349.
146. Banchereau J, Bazan F, Blanchard F, et al. The CD40 antigen and its ligand. *Annu Rev Immunol* 1994;12:881–922.
147. Tsunawaki S, Sporn M, Ding A, et al. Deactivation of macrophages by transforming growth factor-β. *Nature* 1988;334:260–262.
148. Suda T, Takahashi T, Goldstein P, et al. Molecular cloning and expression of the Fas ligand, a novel member of the tumor necrosis factor family. *Cell* 1993;75:1169–1178.
149. Ashany D, Savir A, Bhardwaj N, et al. Dendritic cells are resistant to apoptosis through the Fas (CD95/APO-1) pathway. *J Immunol* 1999; 163:5303–5311.
150. Conte D, Fraquelli M, Capsoni F, et al. Effectiveness of IFN-γ for liver abscesses in chronic granulomatous disease. *J Interferon Cytokine Res* 1999;19:705–710.
151. DeLeo FR, Goedken M, McCormick SJ, et al. A novel form of hereditary myeloperoxidase deficiency linked to endoplasmic reticulum/ proteosome degradation. *J Clin Invest* 1998;101:2900–2909.
152. Bauer TR, Schwartz BR, Conrad Liles W, et al. Retroviral-mediated gene transfer of the leukocyte integrin CD18 into peripheral blood $CD34^+$ cells derived from a patient with leukocyte adhesion deficiency type I. *Blood* 1998;91:1520–1526.
153. Al-Mughales J, Blyth TH, Hunter JA, et al. The chemoattractant activity of rheumatoid synovial fluid for human lymphocytes is due to multiple cytokines. *Clin Exp Immunol* 1996;106:230–236.
154. Burmester GR, Dimitriu-Bona A, Waters SJ, et al. Identification of three major synovial cell lining populations by monoclonal antibodies directed to Ia antigens and antigens associated with monocytes/macrophages and fibroblasts. *Scand J Immunol* 1983; 17:69–82.
155. Holmdahl R, Jonsson R, Larsson P, et al. Early appearance of activated $CD4^+$ T lymphocytes and class II antigen-expressing cells in joints of DBA/1 mice immunized with type II collagen. *Lab Invest* 1988;58:53–60.
156. Tsai V, Bergroth V, Zvaifler NJ. Synovial dendritic cells and T cells in rheumatoid arthritis. *Scand J Rheumatol* 1988;74:79–88.
157. Firestein GS, Zvaifler NJ. How important are T cells in chronic rheumatoid synovitis. *Arthritis Rheum* 1990;33:768–773.
158. Li Y, Sun GR, Tumang JR, et al. CDR3 sequence motifs shared by oligoclonal rheumatoid arthritis synovial T cells. Evidence for an antigen-driven response. *J Clin Invest* 1994;94:2525–2531.
159. Wagner UG, Kurtin PJ, Wahner A, et al. The role of $CD8^+$ $CD40L^+$ T cells in the formation of germinal centers in rheumatoid synovitis. *J Immunol* 1998;161:6390–6397.
160. Hench PS. The reversibility of certain rheumatic and nonrheumatic

conditions by the use of cortisone or of the pituitary adrenocorticotrophic hormone. *Ann Intern Med* 1952;36:1–38.

161. Crow MK. Mechanism of glucocorticoid action on the immune system and in inflammation. In: Lin AN, Paget SA, eds. *Principles of corticosteroid therapy.* New York: Arnold, 2002:41–65.
162. Auphan N, DiDonato JA, Rosette C, et al. Immuno-suppression by glucocorticoids: inhibition of NF-κB activity through induction of IkB synthesis. *Science* 1995;270:286–290.
163. Scheinman RI, Cogswell PC, Lofquist AK, et al. Role of transcriptional activation of IκBa in mediation of immunosuppression by glucocorticoids. *Science* 1995;270:283–286.
164. De Vera ME, Taylor BS, Wang Q, et al. Dexamethasone suppresses iNOS gene expression by upregulating I-κ B-a and inhibiting NF-κ B. *Am J Physiol* 1997;273:G1290–G1296.
165. De Bosscher K, Schmitz ML, Vanden Berghe W, et al. Glucocorticoid-mediated repression of nuclear factor-κB-dependent transcription involves direct interference with transactivation. *Proc Natl Acad Sci U S A* 1997;94:13504–13509.
166. Kerppola TK, Luk D, Curran T. Fos is a preferential target of glucocorticoid receptor inhibition of AP-1 activity *in vitro. Mol Cell Biol* 1993;13:3782–3791.
167. Heck S, Bender K, Kullman M, et al. I-κBα-independent downregulation of NF-kappaB activity by glucocorticoid receptor. *EMBO J* 1997;16:4698–4707.
168. Scheinman RI, Gualberto A, Jewell CM, et al. Characterization of mechanisms involved in transrepression of NF-κ B by activated glucocorticoid receptors. *Mol Cell Biol* 1995;15:943–953.
169. Blackwell GJ, Carnuccio R, DiRosa M, et al. Macrocortin: a polypeptide causing the anti-phospholipase effect of glucocorticoids. *Nature* 1980;287:147–149.
170. Flower RJ, Blackwell GJ. Anti-inflammatory steroids induce biosynthesis of a phospholipase A2 inhibitor which prevents prostaglandin generation. *Nature* 1979;278:456–459.
171. Crompton MR, Moss SE, Crumpton MJ. Diversity in the lipocortin/calpactin family. *Cell* 1988;55:1–3.
172. Wallner BP, Mattaliano RJ, Hession C, et al. Cloning and expression of human lipocortin, a phospholipase A2 inhibitor with potential anti-inflammatory activity. *Nature* 1986;320:77–81.
173. Girndt M, Sester U, Kaul H, et al. Glucocorticoids inhibit activation-dependent expression of costimulatory molecule B7–1 in human monocytes. *Transplantation* 1998;66:370–375.
174. Pan L, Mendel DB, Zurlo J, et al. Regulation of the steady state level of Fcγ R1 mRNA by IFN-γ and dexamethasone in human monocytes, neutrophils, and U-937 cells. *J Immunol* 1990;145:267–275.
175. Salmon JE, Kapur S, Meryhew NL, et al. High-dose, pulse intravenous methylprednisolone enhances Fcγ receptor-mediated mononuclear phagocyte function in systemic lupus erythematosus. *Arthritis Rheum* 1989;32:717–725.
176. Amano Y, Lee SW, Allison AC. Inhibition by glucocorticoids of the formation of interleukin-1 α, interleukin-1 β, and interleukin-6: mediation by decreased mRNA stability. *Mol Pharmacol* 1993;43:176–182.
177. Waage A, Bakke O. Glucocorticoids suppress the production of tumour necrosis factor by lipopolysaccharide-stimulated human monocytes. *Immunology* 1988;63:299–302.
178. Di Rosa M, Radomski M, Carnuccio R, et al. Glucocorticoids inhibit the induction of nitric oxide synthase in macrophages. *Biochem Biophys Res Commun* 1990;172:1246–1252.
179. Calandra T, Bernhagen J, Metz CN, et al. MIF as a glucocorticoid-induced modulator of cytokine production. *Nature* 1995;377:68–71.
180. Holt PG, Thomas JA. Steroids inhibit uptake and/or processing but not presentation of antigen by airway dendritic cells. *Immunology* 1997;91:145–150.
181. Piemonti L, Monti P, Allavena P, et al. Glucocorticoids affect human dendritic cell differentiation and maturation. *J Immunol* 1999;162:6473–6481.
182. Moser M, De Smedt T, Sornasse T, et al. Glucocorticoids downregulate dendritic cell function *in vitro* and *in vivo. Eur J Immunol* 1995;25:2818–2824.
183. Gadangi P, Longaker M, Naime D, et al. The anti-inflammatory mechanism of sulfasalazine is related to adenosine release at inflamed sites. *J Immunol* 1996;156:1937–1941.
184. Cronstein BN, Montesinos MC, Weissmann G. Salicylates and sulfasalazine, but not glucocorticoids, inhibit leukocyte accumulation by an adenosine-dependent mechanism that is independent of inhibition of prostaglandin synthesis and p105 of NFκB. *Proc Natl Acad Sci U S A* 1999;96:6377–6381.

第15章

淋巴细胞的结构和功能

Robert H. Carter, Casey T. Weaver

淋巴细胞是获得性免疫应答中的主要细胞。我们的生活环境中充满了可侵袭我们免疫系统的病原体。病毒和细菌突变的速度远远快于我们人类。如果我们的免疫系统功能不增强，那么新的病原体就开始包围它们。与先天性免疫相反,淋巴细胞可根据我们生活的环境通过一系列反应来调整免疫反应。此过程需通过抗原受体基因重组等过程产生众多不同的淋巴细胞来完成。这会引发两个问题:高反应性的淋巴细胞必然从祖细胞产生的细胞克隆组中被选择出来。相反,遗传水平上的重组可产生受体与机体自身组织反应的淋巴细胞,而这些淋巴细胞会被严格调控或清除。

一旦此过程停止疾病就会发生。自我反应而非被清除或抑制的克隆会增殖或侵袭而引起组织的损伤。这种损伤可直接发生,如抗造血细胞抗体的产生,也可作为多细胞炎症反应的一部分出现。

本章着重从分子水平上介绍多样性产生、克隆选择、自身反应控制的机制,因为这些机制可能是许多风湿性疾病新疗法的关键。过去的十年间我们已经了解到许多关于淋巴细胞调控方面的知识，尤其是通过表面受体对细胞进行控制方面的知识。然而,我们对于这些细胞在风湿病学家观察到的多数疾病中所起作用方面的认识还很少。随着对这些细胞基本生物学了解的不断加深，淋巴细胞的靶向疗法目前已经在人类开始早期试验阶段(见第40章)。这些疗法不仅可以改善患者的生活，而且还教给我们很多关于这些疾病病生理学方面的知识。而要明确这些疗法如何发挥作用就要求我们了解淋巴细胞的结构和功能。

我们以一篇有关淋巴细胞如何相互作用来进行免疫应答的综述来开篇,用以强调淋巴器官的解剖结构。本章还将介绍T细胞、B细胞及自然杀伤(NK)细胞的发育和功能。最后,我们将在分子水平着重讨论淋巴细胞的调控及未来风湿性疾病治疗的目标。

一、淋巴细胞生物学概述

淋巴细胞祖细胞在血液中循环流动。早期B细胞在骨髓中继续发育,而早期T细胞迁移至胸腺发育。两种细胞的前体经基因重排而产生抗原受体。T、B细胞抗原受体均为异源二聚体，由两条不同的二硫化物连接的链式结构所组成，其结合特性由源于遗传水平上的重组蛋白序列来决定。用于结合抗原的抗原受体部分由两到三个基因片段产生:可变的、多样性及连接片段。抗原受体基因包含这些片段各自的多重变异体。结合每个片段中的一个变异体可产生不同受体。产生的负责编码受体抗原结合片段(即可变区域)与恒定区进行剪接，此恒定区负责编码结合区域与细胞连接的蛋白部分,并负责跨膜的信号传导。总之,一种特异的淋巴细胞通常在特定时间表达一种抗原受体，因而有唯一的抗原特异性(但有特例)。在B细胞中,同样的重链基因在RNA水平上可选择性地与轻链剪接，产生可分别作为抗原受体和分泌型免疫球蛋白的两种跨膜免疫球蛋白。B细胞的免疫球蛋白结构已在第13章中详尽地介绍过。T细胞中免疫球蛋白的重组与B细胞相似，将在后面的章节中进行介绍。

未成熟的淋巴细胞一旦经过成功的重组而产生一个抗原受体,那么B细胞和T细胞就需分别在骨髓和胸腺中接受选择。阳性选择使可表达功能性受体的细胞存活；阴性选择指的是对自身反应性细胞的清除。如果B或者T细胞通过了这些选择，它将离开骨髓或者胸腺进入周围淋巴组织成为一个成熟的淋巴细胞，但这些细胞是幼稚的，因为它们还未遇到抗原。

B细胞与T细胞的根本差别在于这些细胞结合和识别抗原的方式。只要与免疫球蛋白结合的分子部分(抗原决定部位)是以正确的构型暴露，那么作为B细胞的抗原受体的膜型免疫球蛋白(第13章)可结合液态分子、沉积分子或细胞表面相关分子。相反，T细胞受体(TCR)仅可与那些吸收或产生的蛋白片段结合，并在细胞内降解，通过主要组织相容性复合体(MHC)在细胞表面表达(见第27章)。只要这种结合足够强，在任何情况下均可占据抗原受体。然而这种结合的结果需由抗原被识别的情况来决定。单纯的抗原受体结合并不能导致有效的应答。另外，淋巴细胞表面的其他复合受体也须参与。在对一些抗原进行免疫应答时，免疫系统会变体以使配体满足这些复合受体(coreceptors)。如果抗原受体被占据而必要的复合受体却未被占据，结果是不仅对该片段不进行应答，而且细胞出现无能，即使再次遇到该抗原也不能应答。因而，在未成熟阶段，除了通过阴性选择进行自身反应细胞的清除外，在幼稚阶段未遇自身抗原或成熟B细胞抗原受体基因进一步突变后，在外周还存在一种无反应性(即耐受性)维持的机制。该过程对于自身免疫性疾病的病生理及治疗有重大的意义。

如果淋巴细胞被成功地激活，它就会克隆性增殖。由于极度相似，带有不同抗原受体的淋巴细胞可竞争结合抗原。与受体紧密结合的淋巴细胞可以生存并增殖，而那些结合不紧密的淋巴细胞则不能。B淋巴细胞可出现体细胞高度突变，这是一种出现在编码免疫球蛋白受体结合区域基因处的高频点突变。这些突变会导致某些子代细胞与受体的结合力会比其双亲细胞更高。这些高亲和力的细胞会被选择并增殖。从而产生较未遇病原体之前更多数量的和更高亲和力的淋巴细胞。

一旦免疫反应有效地清除了一种病原体，该反应即中止。由于是附加的复合受体，大多数应答性细胞会出现程序性细胞死亡或凋亡(见第26章)。而一定比例的应答细胞的后代可存活下来成为记忆细胞。甚至在感染被消除后还会存在许多高亲和力的细胞。此外，这些细胞已接触过抗原，当它们再次遇到抗原时与幼稚细胞相比反应更迅速而有效。由此产生免疫记忆，这种方式可更有效地清除此前通过感染或者接种接触的病原体。

二、免疫系统的解剖学知识

(一)淋巴系统器官

与其他系统的器官一样，解剖结构对于淋巴系统的功能十分重要(见图15.1)。

在免疫应答过程中，细胞间接触需出现于正确的时间和地点以连接淋巴细胞表面的受体。一级或次级淋巴器官内不同的微环境存在高度特异性细胞。细胞间的相互作用形成了免疫调节的基础。然而免疫系统不同于其他系统，淋巴细胞可以从淋巴样结构中迁移出，并进入机体的任何部位，有时此过程的出现是病理性的。本节我们首先了解各种淋巴样结构及淋巴细胞的循环过程。

(二)骨髓

骨髓是一级淋巴器官，也是造血干细胞分化为与局部基质细胞相关的前体B细胞的部位。正在发育的B

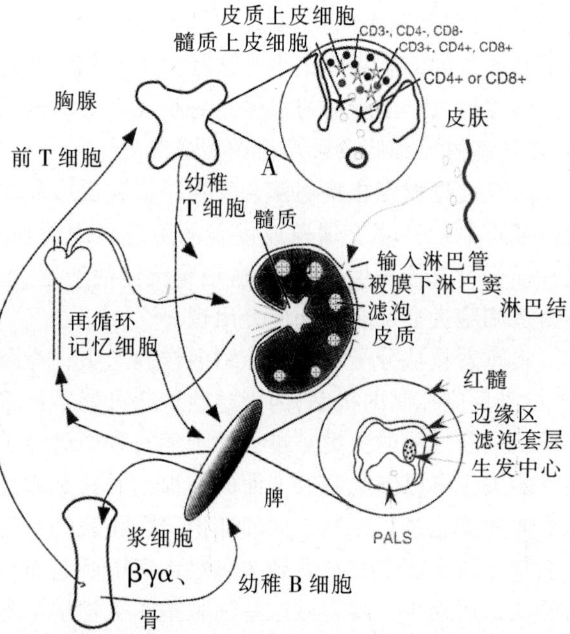

图15.1 免疫系统的解剖。B细胞和T细胞的成熟和选择可分别在一级淋巴器官、骨髓和胸腺中进行。成熟但抗原–幼稚细胞从这些一级淋巴器官移行至二级淋巴器官，如脾脏和淋巴结。记忆细胞在这些器官及血液中进行循环，并可用于进入组织的招募。皮肤树突状细胞携带抗原到局部淋巴结。PALS：动脉周围淋巴鞘。

细胞经胚系基因的重组产生免疫球蛋白的重链和轻链。阳性选择和阴性选择的过程能确保那些表达表面免疫球蛋白的发育，而不能保证那些对自身抗原反应不强的发育。除分泌性免疫球蛋白A在肠道外，骨髓是最大的抗体产生部位。另外，再循环的成熟淋巴细胞也出现在骨髓中[1]。

(三)胸腺

胸腺是一个特异性供T细胞发育的一级淋巴器官。发育中的T细胞重组其抗原受体基因及T细胞库的选择均在胸腺部位。在人出生之前胸腺即完全发育，直到青春期之前胸腺一直保持高产的成熟T细胞，此后出现进行性的退化，T细胞的合成量下降。胸腺间质元素对于发育中的T细胞功能的选择、支援是十分关键的，并按照功能分为不同区域。胸腺的外层部分即皮质含有大量的胸腺细胞，是T细胞识别受体基因重组和全部功能选择的部位。皮质的外层含有快速分化的未成熟胸腺细胞，而皮质内层主要是需选择的未分化细胞。胸腺皮质上皮细胞高度分化以便于和密级排布的胸腺细胞接触，并承担阳性选择。胸腺的中心区域即髓质主要是准备运往外周的成熟T细胞。它也含有髓质上皮细胞、骨髓衍生的巨噬细胞及被认为可在负性选择过程中起重要作用的树突状细胞(见后面“T细胞发育”部分)。

(四)皮肤

皮肤中的朗格罕斯细胞(Langerhans cell)可视为免疫系统中的哨兵。它们通过巨胞饮(macropinocytosis)及与表面甘露糖受体结合来占据抗原。虽然这些抗原被有效地加工处理，但在皮肤它们呈递抗原的能力有限。感染时出现炎症因子时，这些细胞会离开皮肤，移行至淋巴结，上调MHC分子和共刺激分子[2]。因此，吸收入皮肤中的抗原被携带至淋巴结，并以高效方式呈递至淋巴细胞。

(五)淋巴结

淋巴结是二级淋巴结构，其解剖结构特别适合其作为幼稚B细胞、T细胞的主要激活部位。它们是血液中B细胞、T细胞与通过淋巴管携带源于胞外组织间隙抗原的巨噬细胞、树突状细胞汇合的免疫交汇点。淋巴结包括囊下窦、皮质及髓质。囊下窦是连续性的输入性淋巴系统，它接受胞外组织间隙中的淋巴和细胞。皮质由分布于外周的B细胞滤泡和周围的副皮质T细胞区组成。髓质包括一些巨噬细胞和浆细胞，这些细胞沿着与输出性淋巴管相连接的引流窦道而排列。循环中的B细胞与T细胞通过由特异性内皮（高内皮小静脉）排列组成的毛细血管后静脉而进入副皮质区，它可选择性地与幼稚淋巴细胞相连。B细胞迁移至滤泡，而T细胞一直停留在副皮质区。在副皮质区，幼稚B细胞、T细胞与新来的巨噬细胞及树突状细胞汇合，并检测它们的特异性抗原。在没有抗原识别的情况下，B细胞与T细胞通过髓质移出淋巴结并通过输出性淋巴管返回血液。B细胞或T细胞在经淋巴结移出过程中如果遇到抗原，则滞留于此并被激活，以进行增殖和分化。

(六)脾脏

脾脏的功能是监视血源性抗原和储存淋巴细胞。淋巴细胞的活化发生在白髓[3]。脾脏白髓的脉管系统由带有突出性末端分支的中心小动脉组成。淋巴小结与这些结构密切相关。紧紧围绕中心小动脉的是富含T细胞区，即外周动脉淋巴鞘区(PALS)。在PALS周围是滤泡套层(follicular mantle)内的B细胞聚集区。来自动脉的终末分支围绕滤泡套层的外周部分形成窦状隙，即边缘窦，巨噬细胞排列其周围。在边缘窦和红髓之间是另一个富含B细胞的区域，称为边缘区。免疫应答过程中，在PALS和滤泡套层的交界处会形成一个名为生发中心的新结构，它由B细胞、T细胞和滤泡树突状细胞(FDC)所组成。

(七)肠道

肠道含机体最大部分的免疫细胞，形成了总称为肠相关淋巴样组织（GALT）这个二级淋巴结构[4]。GALT包括扁桃体、腺状体、阑尾、小肠派伊尔淋巴结(Peyer patche)及结肠淋巴小结。GALT暴露于大量的食物抗原及来自肠道菌丛共生体的细菌性抗原中。目前正研究机体在这种慢性抗原刺激下维持免疫内环境稳定的机制。在腹膜腔中可发现B细胞的B-1亚群。这些细胞通常表达包括自身抗原在内的未突变、带有相对低亲和力的广谱反应性膜免疫球蛋白。现已发现连续低水平地与抗原受体结合会导致这种类型的分化。由于它们表达的抗体性质，这些细胞提供给机体-抗体贮备，它以足可启动补体激活和全部免疫应答的低亲和力来结合多种抗原。由自身抗原引起的持续性刺激(“tickling”)可使这些细胞对攻击做出更迅速的反应[5]。

(八)淋巴细胞归巢

B细胞库、T细胞库个体特异性出现的频率很小(1×10^{-5}~1×10^{-6}),而致病抗原可穿透的解剖表面是十分大的。淋巴细胞可游走,并且在很大的区域里可进行自我监控。因此适应性免疫系统有一些复杂的运输机制,用以在不同的解剖单元间运输,并使其归巢到感染部位,从而与抗原进行有效的互相作用。趋化因子和黏附因子可调节淋巴细胞定位。趋化因子提供移动信号,黏附因子提供黏附方式。随着趋化因子受体在人免疫缺陷病毒的内化过程中的重要作用,以及其在决定病毒取向方面作用的证实,该领域的研究正迅速地向前发展。

趋化因子是一种以特异性链内二硫键与半胱氨酸残基相连的小蛋白。在I类(CC趋化因子)趋化因子中,两种半胱氨酸是相邻近连接的,而另一类(CXC)趋化因子,两种半胱氨酸是被一种氨基酸所分隔的。每种趋化因子都与一种特异性受体相连(CCR或者CXCR)。该系统很复杂,因为一种趋化因子可以与一种以上的受体相连,而且细胞可以分泌不止一类的趋化因子,并表达一种以上的受体,但分泌和受体表达被调控[6]。

在淋巴细胞中,趋化因子对于骨髓发育、淋巴小结形成及炎症都很重要。骨髓基质细胞和胸腺树突细胞可分别表达可吸引B淋巴细胞、T淋巴细胞祖细胞的趋化因子(分别为SDF-1和TECK)。脾脏和淋巴结也可表达趋化因子BCA-1,它和CXCR5相连,主要在B细胞上表达。缺乏CXCR5的老鼠,B细胞可正常发育,但不能进入淋巴结和脾脏的B细胞区。处于不同分化阶段的树突细胞可表达多种趋化因子,它们可将不同的T细胞亚群吸引到淋巴小结不同区域。成熟T细胞上的趋化因子受体表达更加复杂。其中一些表达于多数T细胞上,而有些仅在亚群上得以表达。

特异性受体的表达决定于T细胞先前的激活(幼稚细胞与记忆细胞比较)、T细胞的分化途径(辅助T细胞亚群(T_H1)与T_H2比较)和刺激的性质(接触炎性细胞因子与T细胞抗原受体或特殊共刺激分子的激活比较)。一些趋化因子受体可以与局部产生的趋化因子结合,如表达这些因子的T细胞仍保持在淋巴小体中。有时,这些受体会被下调,可能是这些细胞将离开滤泡进入再循环库中。如果这些细胞已经上调组织炎症部位的趋化因子受体,那么这些T细胞将移至此区域。因而,T细胞以不同方式激活后会被募集到不同的部位。

黏附分子辅助淋巴细胞与淋巴细胞间、淋巴细胞与抗原呈递细胞(APC)、内皮细胞及细胞外基质间的黏附(见20章)。黏附分子有四类。一些黏附分子如细胞间黏附分子(ICAM)、血管细胞黏附分子(VCAM)、CD20及淋巴细胞功能相关性抗原-3(LFA-3)均含有带有特异性免疫球蛋白的细胞外襞。它们可见于淋巴细胞、APC及内皮细胞,并在其他细胞上连接蛋白,包括同一家族的其他成员或整合素。整合素由两种亚基(α,β链)组成,并表达于多种淋巴细胞。它们可以和其他细胞上的黏附分子(包括免疫球蛋白家族)、基质蛋白及多糖蛋白结合。选择素可见于淋巴细胞和内皮细胞,它有凝集素区,与特异变性低聚糖结合到糖蛋白上。地址素见于不同内皮细胞上,它有多糖侧链与选择素或者整合素结合。对血液中流动的淋巴细胞而言,最具代表性的初接触是内皮细胞上多糖和淋巴细胞上选择素之间的接触。它可滞留淋巴细胞,以使其沿内皮细胞滚动。不同解剖部位的内皮细胞表达不同的多糖,因此可滞留已分化的淋巴细胞表达不同的选择素或整合素。随后它们会紧紧黏附在一起,通常可通过淋巴细胞上的整合素与内皮细胞上的ICAM或VCAM相结合来介导。而血细胞渗出则由另一与内皮细胞上其他ICAM或者VCAM分子相结合的整合素所调控。一旦细胞到达炎症部位(或者淋巴小结),在淋巴细胞与抗原呈递细胞(APC)之间的相互作用可被整合素、ICAM、CD2或LFA-3所介导。阻断这些相互作用可抑制抗原呈递。这些分子不但可以加强细胞间的结合,而且,它们之间的连接还可以触发淋巴细胞的活化信号(尤其T细胞上的LFA-1、CD2)[8]。

三、淋巴细胞的发育和功能

(一)B细胞

1.B细胞的发育

最近对早期B细胞在成熟过程中个别阶段的特异性表面标志物表达方面的研究取得了一定的进展。B细胞发育的可分为不同阶段[9]。下面重点介绍免疫球蛋白基因的重排和表达及B细胞成熟的选择。该过程对自体反应性B细胞的产生和控制十分重要。

谱系提交出现后的第一步就是免疫球蛋白重链基因的重排。此过程包括种系染色体的断离和V_HD_H与J_H片段的相连(见第13章中的描述),首先一个D_H和一个J_N相连,然后将一个VH连接至DJ_H上,形成VDJ_H夹,多样性即是由不同的V、D及J片段的选择产生的。但断离和相连的过程并不十分准确，因此，产物中可能会含有或不含一个或多个侧翼DNA碱基，这进一步增加了多样性。最终，表达于重排细胞中的末端脱氧转移酶（TdT）在重组前将一些特别的碱基片段加到其末端，成为多样性的第三种机制。结果，不同的B细胞祖细胞中免疫球蛋白基因存在着巨大差异。在相连过程中加入或剪除的碱基会产生一些在下游阅读框出现易位的基因，从而生成不成熟蛋白。这时细胞会尝试在其他染色体上重排第二重链等位基因（second heavy-chain allele）。在可成功生成重链蛋白的细胞中，它与可形成替代轻链复合体（surrogate light-chain complex）的一对分子相结合，并表达于细胞表面[10]。重链替代轻链复合体的表达需成功的重链重组，它使细胞停止重链基因的重排，而轻链基因的重排继续进行[11]。因此，重链蛋白的表面表达是B细胞发育过程中的第一道关卡点，而对前B细胞的进一步发育则是必需的[12]。

轻链基因的重排与重链相似，只是没有D区。重排首先发生在κ部位。如果成功，可以产生轻链蛋白，同时细胞表达重链，形成免疫球蛋白分子，它可移至细胞表面，细胞则发育到未成熟B细胞阶段。如果κ部位的重组不能进行，那么蛋白或所产生的轻链就不能和特异的重链配对，也就没有免疫球蛋白分子表达，细胞则尝试重组其他等位基因和位点。这是第二个关卡点，因为细胞发育必须产生与重链相配的轻链。

前B细胞上的重链替代物轻链复合体及未成熟B细胞上的完整免疫球蛋白分子与一对名为Igα和Igβ的跨膜蛋白相关。它们是B细胞正向选择通过上述关卡点所需的信号分子[13]。从本质上说，完整的表面复合物的形成可以产生一个低而足够的信号。如低亲和力结合自身抗原可以正向选择细胞[14]。因此，骨髓中B细胞的正向选择可通过表面免疫球蛋白复合物的形成来完成，也可由实际结合能力来决定。

未成熟B细胞表面的免疫球蛋白有时自我反应性很强，并与骨髓内机体自身分子紧密结合。在外周，常规方法不能发现表达这种免疫球蛋白的细胞。现已假定这些细胞在骨髓为负性选择方式，并通过细胞程序性死亡被清除。例如，在携带编码高亲和力抗体（如抗DNA抗体）或高亲和力类风湿因子的转基因小鼠体内可检测到表达免疫球蛋白的早期未成熟B细胞，但是没有相应的成熟B细胞。现在我们得知，这些细胞可能经受体编辑后会形成新的免疫球蛋白，而非死亡[15]。高亲和力、抗自身抗体触发了一系列酶的再表达，它们类似于那些参与重链、轻链基因初期重组的酶。一直表达于染色体上的基因终末片段常用来替代V-(D)-J片段，形成第一个自身反应性的免疫球蛋白。如果下面的重排成功，那么就可表达一种新的免疫球蛋白分子。如果这种新的免疫球蛋白不能以高亲和力结合自身分子，那么就会出现重组酶的酶基因沉默，重排即停止。这是一个不同的克隆选择学说，淋巴细胞可以改变它们表达的免疫球蛋白，而非简单地被选择为生存或凋亡[16]。自身免疫中出现的这种阴性选择逃逸可以用一种假说来解释：在自身免疫中，虽然最初表达的自体反应性抗体与新抗体很少都被表达，但自体反应性抗体的表达水平低，并可逃逸选择。这些细胞如果被激活就能够产生自身反应性的抗体。

2.B细胞的分化

经选择存活下来的细胞作为一种新的、成熟B细胞离开骨髓，游经脾脏进入PALS区。这些细胞可以标记，但三天后就很难检测到它们。可以假设这些新形成的细胞与少量选择进入常寿命B细胞库的细胞间存在一种竞争，但它们的命运就不得而知了[17]。

抗原经血被携带进入脾脏后，通过边缘窦进入白髓被吸收，并由附近富含清道夫受体的巨噬细胞呈递。首先被激活的淋巴细胞是边缘区的B细胞，它们特异性很强，因为它们总在试图与一些非蛋白抗原如细菌上的多糖类进行反应，且反应迅速，几小时内就可使其分化为抗体分泌细胞。抗原进入PALS区，T细胞在此受到刺激，开始T细胞与B细胞间的接触。然后，边缘区的B细胞进入红髓并分化成为浆母细胞，对病原体进行快速、初始的反应。其他T细胞、B细胞则形成生发中心。在此，T细胞、B细胞以及滤泡树突状细胞之间发生一系列反应。后者通过受体来长程保持表面含抗原的免疫复合物，这种受体将补体和抗体结合到免疫复合物上。B细胞上的抗原受体可识别这种抗原。而B细胞还必须与活化的T细胞相互作用。B细胞通过Ⅱ型MHC类分子呈递抗原给T细胞（见27章）。B细胞、T细胞上的其他复合受体有着对应的受体，它们可为有效的免疫应答提供一些很关键的信号。经活化的B细胞进一步增殖，并在重组免疫球蛋白基因可变区的突变下进行体细胞高度突变[18]。生发中心形成早期会出现源于不同克隆的B细胞。亲和力相对低的B细胞克隆即可形成一个生发中心。后期克隆则很少，它们中有一些是经选择变异的，通过适当方法可以了解这些细胞自生发中心开始的发育过程[19]。免疫球蛋白基因突变产生的受体有的较其亲代B细胞的亲和力更高，而有的会更低。高亲和力的受体结合会更为牢固。由此可引起信号增加，导致更多的增殖[20]。具有较高亲和力的突变克隆经选择可生存下来。

生发中心也会出现从IgM到IgG或其他的类别转换。B细胞间的同型转换受控于辅助T细胞共刺激信号，而此过程需CD40的结合及某些细胞因子的分泌[21]。T_H2通过抗体定向机制应答胞外病原体而分泌的IL-4及其他细胞因子可诱导向IgG1和IgE的转换。前者固定补体，并通过调理素作用使病原体利于吞噬；而后者为利于对抗这些抗原可活化过敏机制。最近有证据表明干扰素（interferon，IFN）和肿瘤坏死因子(tumor necrosis factor，TNF)这两种TH-1型细胞在细胞内抗原上介导攻击时常常分泌的细胞因子可诱导向同型IgG2的转化。T细胞和B细胞之间的协同作用及TH1与TH2之间的分化将在后面进行更详细的介绍。

一些高亲和力的、可转换的细胞作为浆细胞能迁移至红髓或进入骨髓，并分泌高亲和力的免疫球蛋白。而其他细胞可作为免疫抗原的高亲和力细胞库而存活，以提供更大的记忆细胞库来更快速地进行应答，并以更高的亲和力来识别再次出现的同一抗原[22]。

没被选择的细胞会怎样呢？那些辅助受体被结合的细胞会经历程序性死亡过程，就像活化的B细胞、T细胞由于低亲和力接收到抗原受体不适当的信号（低反应性的抗原受体接受不足够的信号，从而经历程序性死亡)。最近的研究结果表明这些细胞可能经历与此不同的过程。骨髓中一些可以促进基因(包括重组酶基因)重排的酶也可表达于B细胞的生发中心中。抗原受体结合竞争力较弱的B细胞可能会在生发中心进行与骨髓中一样的免疫球蛋白基因重排而产生一种全新的抗原受体[16]。但其重要性尚未确定[23]。还有一个问题就是在高度突变的过程中可能会产生一种与自身分子立即结合的新受体。因此，机体肯定会通过一种机制来阻止那些经外周突变形成的自身反应性细胞的扩张。这些细胞会暴露于那些尚未与炎症诱导产生的辅助受体相结合的自身抗原中。辅助信号缺乏时的抗原受体信号会导致无反应性的发生。而这有助于清除那些免疫球蛋白基因中出现突变导致自身反应性抗原受体产生的细胞[24]。自身反应性细胞在辅助受体诱导下识别自身时可能会由无反应状态复苏，而在炎症过程中则会通过其他方式发生。另外，自身反应性细胞的选择在生发中心外也还可能发生，但不符合正常负性选择机制。

3.B细胞效应器功能

外周B细胞有两种功能。第一，B细胞可通过抗原呈递作用激活T细胞，此过程可通过B细胞上细胞表面分子的表达及细胞因子的分泌来调控。第二，分化的B细胞可在组织局部或胞浆中分泌抗体。B细胞表面免疫球蛋白的亲和力有助于聚集抗原完成呈递。我们可以把B细胞近似看为所处部位的清除抗原。抗原的结合会使表面免疫球蛋白携带与其相伴的抗原进行快速的内化作用。这种抗原免疫球蛋白复合物被携带至特殊小室，并降解为肽片断。在同一部位，MHCII类分子会从侣伴蛋白中释放出来。而MHC分子的结合位点可用于肽片断的结合。结合到MHCII类分子上的新抗原复合物随后会被运回到细胞表面用以呈递到T细胞的抗原受体上(图15.2)。

抗原的加工处理和呈递均受调控[25]。除了内化增强，抗原与膜免疫球蛋白的结合也能活化抗原降解时细胞必需结构的形成。B细胞的活化也可增加细胞表面MHCⅡ类分子的表达量。所有这些过程都可增加抗原摄取和递呈的能力。然而，与结合TCR相比，B细胞活化T细胞的能力除了MHC-肽复合体外，还需依赖B细胞表面共刺激分子的表达。与抗原结合而没有受到刺激的AB细胞是T细胞的弱活化剂。实际上这种抗原呈递在没有其他信号时可能会使T细胞无能，也就是说即使有适当共刺激存在时，T细胞也不能对同一抗原的呈递进行适当的应答。而先前通过细胞刺激因子或其他活化细胞引起的B细胞活化可导致B细胞表面新蛋白的表达(在此仅介绍那些改变抗原递呈的分子，而B细胞与T细胞合作所涉及的分子将在后面深入探讨)。先前活化的B细胞可表达CD80或CD68（B7.1或B7.2)。这样的B细胞能立刻传递给T细胞两种信号：一种使B细胞上MHCⅡ类分子肽复合体与T细胞抗原受体的结合，另一种通过B细胞上CDS0和CD86与T细胞上的CD28结合。这两种信号的活化引起白介素-2(interleukin-2，IL-2)的高水平分泌及T细胞的大量增殖。T细胞的这种效应子作用依赖于所受到刺激的类型，后面T细胞分化章节中对此有相关的讨论。这个论题有些复杂，因为T细胞的分化还要依赖于T细胞的活化情况及不同的共刺激分子、细胞因子的衔接。B细胞CD80/CD68的表达及不同细胞因子的分泌均可改变抗原呈递后T细胞的分化。T_H1与T_H2间的改变会极大程度地影响着自身免疫表现及感染的恢复。就这点来说，B细胞对二者间平衡的改变起着很重要的作用。

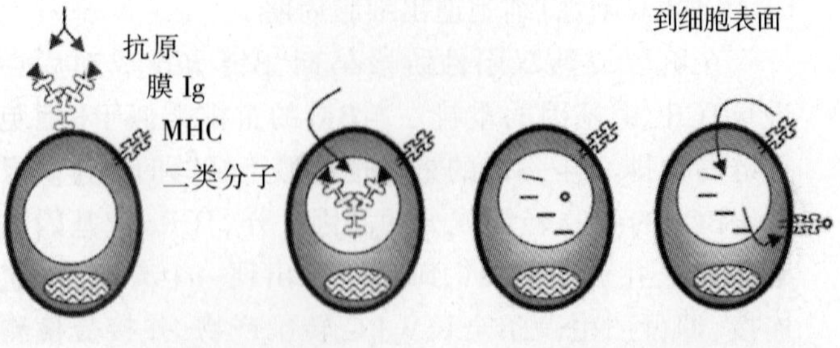

图15.2 通过B细胞进行的抗原呈递。抗原结合膜免疫球蛋白(膜Ig)后(1),复合体被内化(2),并在溶菌酶室裂解为肽(3)。主要组织相容性复合物(Major histocompatibility complex, MHC)II类分子也被携带至此,他们在此结合抗原片段。MHCII类分子-肽复合体被转运至细胞表面用于呈递到T细胞(4)。

B细胞自身抗原的抗原呈递作用在自身免疫中也起着关键性的作用。自身反应性T细胞与B细胞相比有着更严格的调控。T细胞与自身蛋白反应比B细胞更难。而摄取自身抗原并接受第二刺激信号的B细胞可以将那个抗原与适当的共刺激信号一起呈递给T细胞。这能克服T细胞耐受,而且可产生针对自身抗原的T细胞反应性。动物模型研究结果提示:自身抗原从B细胞呈递到T细胞对自身免疫性的发展是必需的[26]。

B细胞经足够的刺激后会分化为浆细胞,并主要产生分泌型免疫球蛋白。初始接种抗原后所产生的初始抗体主要是较低亲和力的IgM。B1亚群和边缘区B细胞这两种B细胞亚群可更广地表达具有活性的IgM,并可能需要一些自身抗原引起的低水平持续刺激。可能是由于这种低水平刺激的结果,这些细胞在受到更高水平的刺激时会作出更快的反应。新形成的B细胞也可能会促进IgM反应。在脾脏PALS和红髓内可发现多数IgM抗体分泌细胞。在免疫后的第一周可形成生发中心,而且出现亲和力较高的细胞。B细胞也会经历同种型转换,而IgG变成主要的。多数记忆细胞也被转化。分泌型免疫球蛋白的功能将在第13章中介绍。

(二)T细胞

1.T细胞的发育

T细胞经谱系定型的最初阶段后,其发育可被分为另外两个阶段:特异性选择和功能性分化。特异性选择在胸腺进行,并决定由成熟T细胞库所识别的抗原特异性的范围。与B细胞不同的是T细胞不进行自身抗原受体的体细胞高度突变,因此,其抗原特异性一旦在胸腺培育(阳性选择作用)期间被选择即可固定下来。T细胞受体(TCR)与B细胞受体(B-cell receptor,BCR)一样不能识别天然或完整的抗原结构,但可识别与MHC分子结合的抗原片段。因此,胸腺中的特异性选择是由抗原和自身MHC特异性所决定的。迁移出胸腺并进入到再循环淋巴细胞库后,T细胞会在胸腺外组织、外周组织或淋巴组织(如脾脏和淋巴结)中进行功能性分化。该过程始于在二级淋巴样结构T细胞区内进行的与抗原负荷树突状细胞间的相互作用。抗原识别、成熟之前,再循环的T细胞指的是幼稚T细胞,它们必须分开并分化成功能更强的细胞即所谓的效应性T细胞以参与获得性免疫。由于T细胞在免疫反应中起着主要的调控作用,因此效应细胞的分化过程在有效免疫过程中起着重要作用,而幼稚T细胞转变为效应性T细胞则是免疫调节过程中极为重要的关卡点。失调效应性T细胞的分化也会相应地在多种自身免疫中发挥着重要作用。

T细胞与B细胞一样来源于由骨髓造血干细胞发育而成的共同淋巴细胞前体(common lymphoid precursor,CLP)。但T细胞不像B细胞那样在骨髓中完成大部分发育,它主要在胸腺由从骨髓迁移至此的CLP样细胞发育而来,因此称为胸腺依赖性淋巴细胞或T淋巴细胞。发育中的T细胞需在胸腺中进行抗原受体基因的重排及选择来产生单个抗原特异性[27,28]。由于抗原的识别是以识别肽与高度多肽的MHC分子结合成的复合体来进行的,因此胸腺选择过程分为两步。第一步,已成功重排并表达编码抗原受体基因的胸腺细胞被正向选择用以识别自身MHC分子。第二步,那些对自体抗原具有强烈反应的胸腺细胞通过阴性选择被清除。阳性选择和阴性选择的结合可产生一个自身MHC限制性的、自我耐受的成熟T细胞库(见图15.3)。

通过一些细胞表面蛋白的不同表达方式可确定胸腺细胞成熟过程中的不同阶段。而TCR和CD4与CD8共同受体的表达可确定其主要发育阶段(见图15.3)。从骨髓新迁移来的不成熟胸腺细胞(前T细胞)缺乏这些细胞表面标记物。这些细胞由于缺乏CD4和CD8的表达而被称为双阴性胸腺细胞。TCR基因重排就是在这个阶段开始的。这个过程与早期B细胞发育有一些共同的特性,不同的是发育中的胸腺细胞会为最终确定αβTCR和γδTCR这两个不同T细胞谱系的两组不同TCR基因组进行基因重排。γδT细胞与αβT细胞来源于同一种幼稚胸腺前体细胞（$CD3^-CD4^-CD8^-$），但他们的特异性、复合受体表达方式及功能不同于αβT细胞谱系。αβT细胞系和γδT细胞系的定型可能是随机的，且可能决定于第一个被成功重排和功能性表达的那个受体组。γδT细胞中含有5%胸腺内发育中的T细胞，但成熟似乎不需要完整的胸腺。αδT细胞系在胸腺中占主体，因而更受关注。

编码TCRβ链的基因重排始于双阴性（$CD3^-CD4^-CD8^-$）胸腺细胞群，类似于BCR的重链重排。$D_β$到$J_β$链的重排后是$V_β$到$D_βJ_β$重排。多样性的产生机制与免疫球蛋白重链相似：V-、D-或J链片断不同方式的使用、D片段不精确的剪接及剪接部位TdT介导的核苷酸的加入。β链基因包括两簇$D_β$段和$J_β$片段，他们每个都与自己恒定区或$C_β$片段相伴。这样，如果第一次重排不成功的话，可以在每个β链等位基因上尝试进行第二次重排。因此，双阴性前T细胞可能有4次机会去重排β链基因片段以增加发生有效重排的机会。在少数情况下（<20%），两个等位基因都没能成功重排，细胞则在双阴性阶段死亡。一旦出现有效的β链重排，β链蛋白就与一个前Tα链配对，并与CD3成分结合而生成功能性的前TCR[29]。通过这个受体

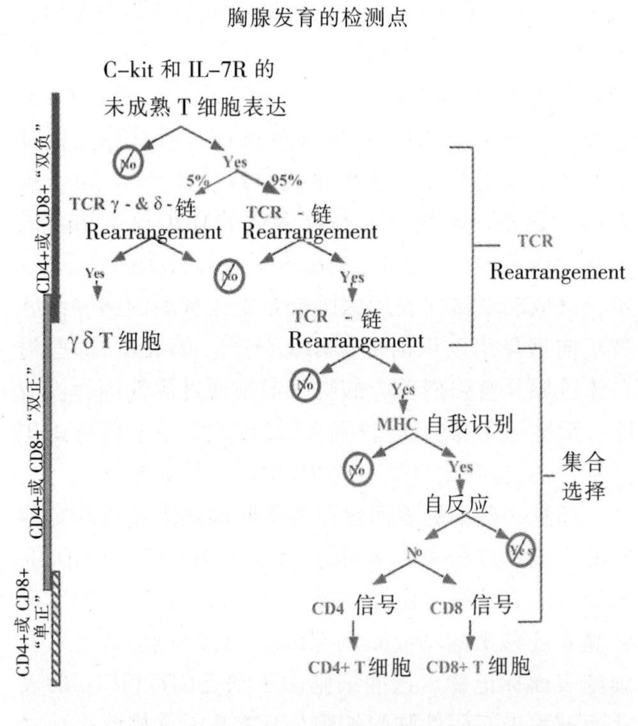

图15.3　胸腺的发育。当未熟T细胞在胸腺中发育时，它们必须通过一系列限制点。首先需要为T细胞受体链进行成功的基因重组。如果重组成功，细胞则还需经历阳性选择和阴性选择。缺乏其中的任何一个都会导致细胞死亡。IL-7R：白介素-7受体。

组转导信号会停止其他的β链重排（等位基因排斥），并刺激有效的增殖来扩增克隆后代的数量。此过程伴随着CD8与CD4的依序表达，随后扩增的克隆作为$CD3^+CD4^+CD8^+$双阳性T细胞退出细胞周期。

在胸腺成熟双阳性阶段早期，β链重排成功后会进行TCR $_α$链基因的重排。与β链的重排类似于B细胞重链的重排一样，α链的重排也类似于轻链的重排。像编码BCR的κ和λ轻链成分的基因一样，TCRα链基因缺乏D片段，并首先重排$V_α$到$J_α$。如果出现一个有效的$V_αJ_α$连接，即可产生一条全长$V_αJ_αC_α$转录产物，并接受检测以与新合成的β链配对。如果没有出现有效的$V_αJ_α$连接，则$V_αJ_α$重排会持续至产生有效的转录产物。不像β链，每个α链的等位基因仅含有一个单独的$V_αJ_α$簇和一个单个的$C_α$片段。然而却含有大量的$V_α$和$J_α$基因片断（分别约为70和50），并出现多重的、连续的重组。α链也不像β链那样需进行等位基因排斥，而且即使在第一等位基因进行有效重排后，在第二等位基因上仍能继续进行重排。因此，任何时候α链进行有效重排都很少失败。这种成功α链重排方式的副产物是有相当一部分发育中的胸腺细胞表达两种TCR时有共同的β链，而α链不同（双重受体T细胞）[30]。然而，由于阳性选择排除了大多数发育中的胸腺细胞，而阴性选择消除了自我反应性的TCR，因此，单个的成熟T细胞表达两种功能TCR的可能性很低[31]。因此，大多数循环中表达两种TCR特异性的成熟T细胞（成熟T细胞库的30%）在功能上都是单一特异性的。

α链成功的重排刺激了第二次快速增殖来在选择前扩增克隆群。双阳性（$CD3^+CD4^+CD8^+$）细胞由此组成了最大的胸腺细胞群（80%）。这些细胞受检后与胸腺皮质上皮细胞（胸腺哺育细胞）上的自身MHCⅠ类及Ⅱ类分子-肽复合体相结合。有些双阳性胸腺细胞表达的TCR能以足够的亲和力结合自身MHC/自身肽复合体（5%），这些细胞可免于程序性细胞死亡，并接受阳性选择，而那些没有结合的（95%）即被"忽视"，且进入凋亡细胞死亡过程[32]。阳性选择期间，那些表达的TCR可与MHCⅠ类分子优先结合的细胞可下调CD4成为$CD3^+CD4^-CD8^+$。相反，那些受体与MHCⅡ类分子结合的细胞变成了$CD3^+CD4^+CD8$（单阳性阶段）[33]。$CD4^+CD8^-$细胞与$CD4^-CD8^+$细胞的比例约为2:1。与自身MHC^+肽紧密结合的阳性选择细胞经刺激通过自杀开始细胞的死亡，因而进行阴性选择[34]。阴性选择可通过与骨髓衍生的APC（巨噬细胞或树突状细胞）或胸腺髓质的髓上皮细胞之间的相互作用进行[35]。单阳性阶段其他有活力

的细胞是不可分的，在胸腺细胞中占15%左右。这些细胞可转运到外周成为抗原幼稚的成熟T细胞。

2.效应T细胞的分化和记忆

CD4$^+$T细胞和CD8$^+$T细胞离开胸腺后会进入一个可长时间生存的再循环库。抗原识别之前，它们表达黏附因子和趋化因子受体的方式帮助它们在血液、二级淋巴组织(如脾脏和淋巴结)之间不断地循环，并返回到血液[8,36]。循环的T细胞库在二级淋巴组织中与经输入淋巴管或血液，由摄入或加工处理抗原组织部位迁移至此的承载抗原树突状细胞(antigen-bearing dendritic cells)有规律地接触[37]。树突状细胞是以未成熟状态存在于多数组织中的造血源性细胞的另一谱系。这些细胞具有高活性受体独立性（巨胞饮作用，macropinocytotic)及病原体摄入受体介导机制，吞噬微生物后易被诱导迁移至引流淋巴组织。树突状细胞活化、迁移的同时会发育成熟为T细胞识别所需的有效APC，这种APC可表达高水平的MHC分子，而这种MHC分子可携带被加工处理的抗原[38](图15.4)。

CD4$^+$、CD8$^+$幼稚细胞在二级淋巴组织中首次遇到抗原前功能有限。活化、成熟的树突状细胞上的抗原识别可刺激增殖，并开始进行分化来帮助T细胞提高功能性反应以消除病原体。幼稚T细胞有效的分化途径范围存在很大的弹性空间。因此，具有同一抗原特异性的幼稚T细胞根据最初抗原刺激期间周围环境所接受的不同信号可分化为具有不同功能的效应细胞(如T_H1细胞和T_H2细胞)。负载抗原的树突状细胞所表达的共刺激分子是信号传递分子中重要的一类，它与来自抗原受体的一起启动效应性T细胞的分化。“第二信号”的另一类是致炎细胞因子，他们可被感染部位已识别细菌的先天性免疫系统所释放(如巨噬细胞、自然杀伤性细胞)。与B细胞和T细胞不同，先天性免疫系统的细胞缺乏特异抗原的受体，却能表达可刺激炎性产物(如细胞因子)合成的保守细菌结构的受体，这些炎性产物可控制幼稚T细胞向功能性效应细胞的分化。微生物以这种方法通过先天免疫系统细胞的间接作用使幼稚T细胞进行“再训练(secondary education)”，以使他们分化为适当类型的细胞来完成他们的清除。效应细胞有三种分化过程可以清除一些依赖不同显微解剖环境

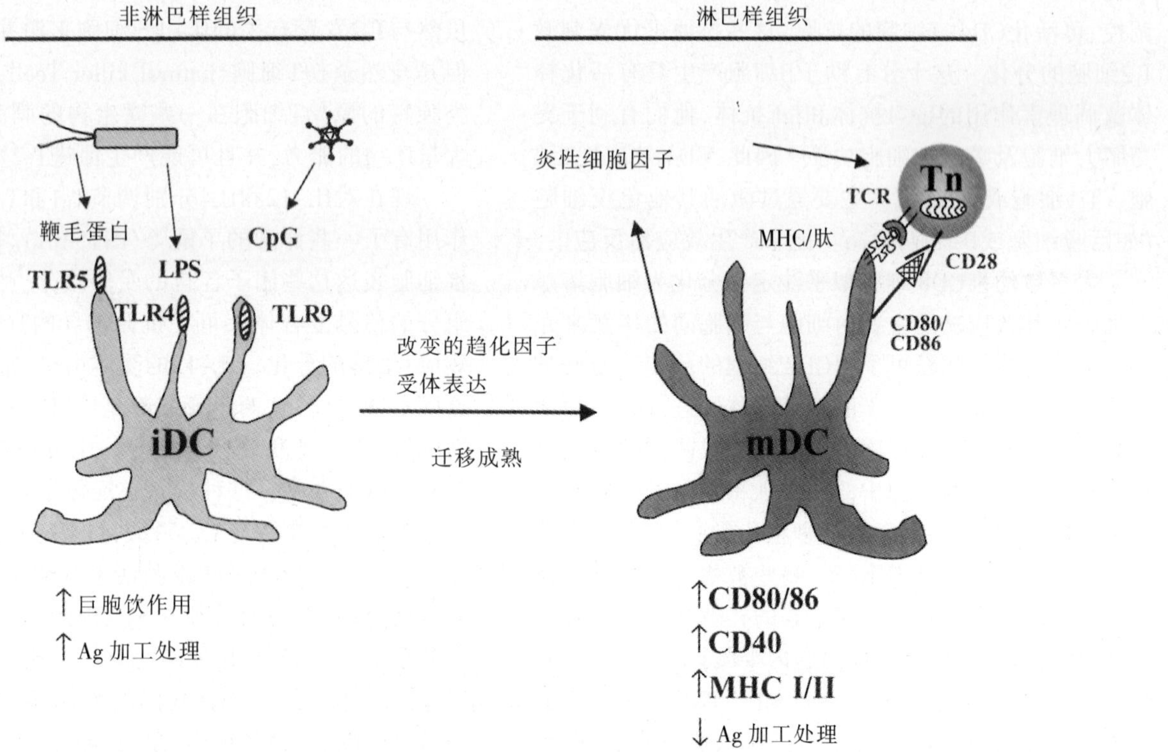

图15.4　Toll样受体(TLR)的活化将树突状细胞的成熟/活化与幼稚T细胞活化和效应细胞分化联接起来。CpG：细菌性富含CpG DNA；iDC：未成熟树突状细胞；LPS：细菌的脂多糖；mDC：成熟树突状细胞；TCR：T细胞受体；Tn：幼稚T细胞。

而生存的病原体:胞浆内的、囊泡内的(如吞噬体和溶酶体)及胞外的病原体。

在细胞宿主胞浆内进行复制的病原体 (如病毒和某种细菌)所形成的肽片段可被转运到内质网,并结合到新合成的MHC Ⅰ类分子的抗原结合槽内[39]。MHC Ⅰ类-肽复合体会被转运到细胞表面,由CD8⁺ T细胞进行识别。这些病原体经被感染的宿主细胞破坏可被最大程度地清除,因此,CD8⁺效应细胞主要通过细胞溶解机制进行分化来破坏他们识别的承载MHC⁻肽复合体的细胞。适于囊泡内或细胞外生存的病原体可产生一些抗原,而这些抗原在APC特异溶酶体囊泡内被加工处理。MHC Ⅱ类分子也可以运输到这些囊泡内。II类分子在抗原加工囊泡内去除不变链后分离出来,与病原相关蛋白水解产生的肽相结合。这些MHC Ⅱ类分子-肽复合体也被转运到细胞表面,由CD4⁺ T细胞进行识别。在巨噬细胞吞噬小泡中进行复制或需在吞噬小泡被破坏的某些病原(例如:分枝杆菌和利什曼原虫类)首先被T_H1这种特异性CD4⁺细胞所清除,这种细胞能产生一些可激活巨噬细胞进行胞内杀伤的细胞因子。T_H1细胞也可协助B细胞,从而有利于对吞噬和胞内杀伤有条理素作用的IgG2和IgG3抗体的产生。那些在胞外环境可自由生存及复制的病原体也会产生经II类途径调控、可活化CD4⁺ T细胞的抗原。这些抗原可优先刺激T_h2细胞的分化,这十分有助于B细胞产生具有活化补体及调理素作用的IgG1抗体和IgE抗体,他们有利于提高肥大细胞及噬碱粒细胞功能。因此,CD4⁺效应性T细胞 (T_h1细胞或T_h2细胞) 主要通过激活其他免疫细胞(如巨噬细胞或B细胞)提高功能来产生效应器反应。

大多数幼稚CD8⁺细胞似乎注定会分化为细胞溶解性细胞,其效应功能主要由细胞与细胞间的接触来介导[40]。通过溶解颗粒可了解CD8⁺细胞的分化。他们是一些变性溶酶体,存在于由特意性抗原进行破坏的细胞内,其中有可引发程序性细胞死亡或凋亡的效应器分子。分化的CD8+细胞中的两种独特蛋白一起发挥作用来杀伤靶细胞。穿孔素是一种生孔蛋白,它可在靶细胞膜上聚合来攻破其细胞膜。一些被称为粒酶的细胞毒性丝氨酸蛋白酶可通过穿孔素的孔隙被释放入靶细胞,活化引发凋亡级联反应的胞内半胱天冬酶。分化的CD8⁺细胞还表达包括Fas配体(FasL)、TNF-α和TNF-β在内的一些TNF超家族成员,由抗原识别来诱导,也能刺激感染靶细胞的凋亡。虽然这些穿孔素——粒酶系统相关机制的重要性还不十分清楚,但可推测他们适于不同类型胞质病原体的清除。

幼稚CD4⁺细胞分化为T_H1或T_H2效应细胞也反映出病原体的独特类型,T_H1和T_H2可通过被抗原活化时所产生细胞因子的模式来区别[41](图15.5)。TH1细胞可产生干扰素-γ(IFN-γ),这种细胞因子可有效地激活巨噬细胞和刺激利于调理素化抗体产生的B细胞转化。T_H1细胞也可表达Fas配体,并通过激活Fas死亡级联反应来杀死感染目标。T_H2细胞则产生IL-4、IL-5、IL-10和IL-13这些有效的B细胞分化活化因子 (见第19章)。重要的是T_h1和T_h2细胞因子是反向调节的[42]。也就是说T_h1细胞因子作用于APC和发育中的幼稚CD4⁺ T细胞来诱导T_h1的分化而抑制T_h2的分化。相反,T_h2细胞因子促进T_h2分化而抑制T_h1分化。因此,利于其中任一分化途径发育的因子往往都会自身增强,并带来表型的稳定性。抗原活化的幼稚CD4⁺细胞分化为T_h1细胞或T_h2细胞的所有决定因子虽然还不完全清楚,但对病原体反应过程中所产生的一些特异性细胞因子的存在是主要的决定因素。T_h1的分化主要由IL-2和IFN-γ来诱导,而T_h2的分化由IL-4诱导[43,44]。虽然分化的T_h1或T_H2本身在回忆应答过程中可产生一些这类细胞因子,但在初级抗原反应早期他们似乎主要来源于先天免疫系统的细胞。巨噬细胞、树突状细胞及NK细胞可被微生物产物活化而产生IL-12,然后刺激IFN-γ的产生[45]。虽然与T_H2发育有关的IL-4的细胞来源并不十分清楚,但是自然杀伤T细胞(natural killer Tcell,NK T cell)这类独特的原始T细胞在一些微生物的刺激下具有产生大量IL-4的能力,并且可能产生促进T_H2发育的IL-4。

现在对IL-12和IL4分别调节T_H1和T_H2细胞分化的作用有了一些详细的了解[46](图15.6A)。抗原活化的幼稚细胞表达这些因子各自的受体成分。两种受体是多组分的信号复合体,可在抗原诱导的TCR信号后调节效应T细胞的分化。IL-12的受体由IL-12β1和IL-12β2这两条链组成。这两个亚基都是IL-12高亲和力结合所需的,而β2主要负责信号转导。IL-12Rβ2的胞质尾区含有酪氨酸残基,这种残基在配体结合后被受体相关的蛋白酪氨酸激酶(JAK)磷酸化。IL-12Rβ2链的磷酸化引起信号传导子及转录激活子4(STAT4)的募集,其随后被JAK磷酸化所激活。STAT4的活化对T_H1的发育十分重要,因为缺乏STAT4的老鼠只能产生有限的T_H1反应。有趣的是,抗原活化的幼稚T细胞IL-12Rβ2链的表达是由IFN-γ诱导的STAT1来调控的。STAT1信号可诱导转录因子T-bet(transcription factor T-bet)的表达,它是发育中的和已确立的TH1细胞sIL-12Rβ2链稳定表达所需的。T-bet也具有促进编码IFN-γ基因表达的作用。IL-12的信号依次诱导IFN-γ高水平的表达和IL-18受体的表达，经此过程的信号会放大IFN-γ的表达。因此，IFN-γ和IL-12可连续而协调地发挥作用来引发并稳定T_H1的分化过程。STAT4信号通过尚不清楚的机制可抑制发育中T细胞IL-4表达的诱导。

相反，在幼稚T细胞活化初期，IL-4R的信号会阻断IL-12Rβ2亚基的表达，因而消减发育中T_H2细胞的IL-12信号和T_H1分化过程[47]。IL-4受体是由独特的IL-4Rα链组成的异源二聚体[48]，此链在IL-4结合时可与γc链配对[48]。这种γc链是包括IL-2、IL-7及IL-15受体在内的Ⅰ型细胞因子受体家族中共有的。IL-4与其受体结合可刺激JAK介导的STAT6的磷酸化和活化，这是T_H2分化所需的。因此，STAT4和STAT6成为谱系特异性信号传导中间体，它们在T_H1和T_H2细胞的分化过程中均分别起着重要作用[49]。通过STAT6的IL-4R信号可依次诱导GATA3和cMAF，转录因子的表达，这些转录因子选择性表达于T_H2细胞中，对其分化及维持是重要的。

获得性免疫应答的一个标志就是在初期接触抗原后产生一个更快的、更强的应答。这种对先前遇到抗原的“记忆”能力可保持在细胞水平上[40]。T细胞记忆表现出依赖于抗原驱动分化的T细胞的定量适应与定性适应：抗原特异性细胞增强的频率及先前受刺激细胞增强的反应性。定义T细胞记忆的确切本质要难于B细胞，部分原因是T细胞不进行体细胞高度突变。因此，难于直接测量T细胞功效的改变。但很清楚，T细胞除了伴随抗原刺激增加T细胞的频率外，还能在再次应答或回忆应答时更有效地识别抗原。因此，继发T细胞活化的抗原水平较原始T细胞低约100倍。由于抗原刺激后TCR的亲和力没有改变，因此使抗原敏感性增加的基础一定在于非TCR识别结构或TCR抗原更有效地通过胞内信号传导通路结合。

一些细胞表面分子的表达在抗原驱动的T细胞分化过程中被调整，这些改变与T细胞记忆或效应器作用相关[50]。他们中有一些是黏附分子，如L-选择素（L-selectin，CD62L）及淋巴细胞功能相关抗原-3（lymphocyte function associated antigen-3，LFA-3），他们表达的改变会影响T细胞的迁移及与APC黏附的相互作用。

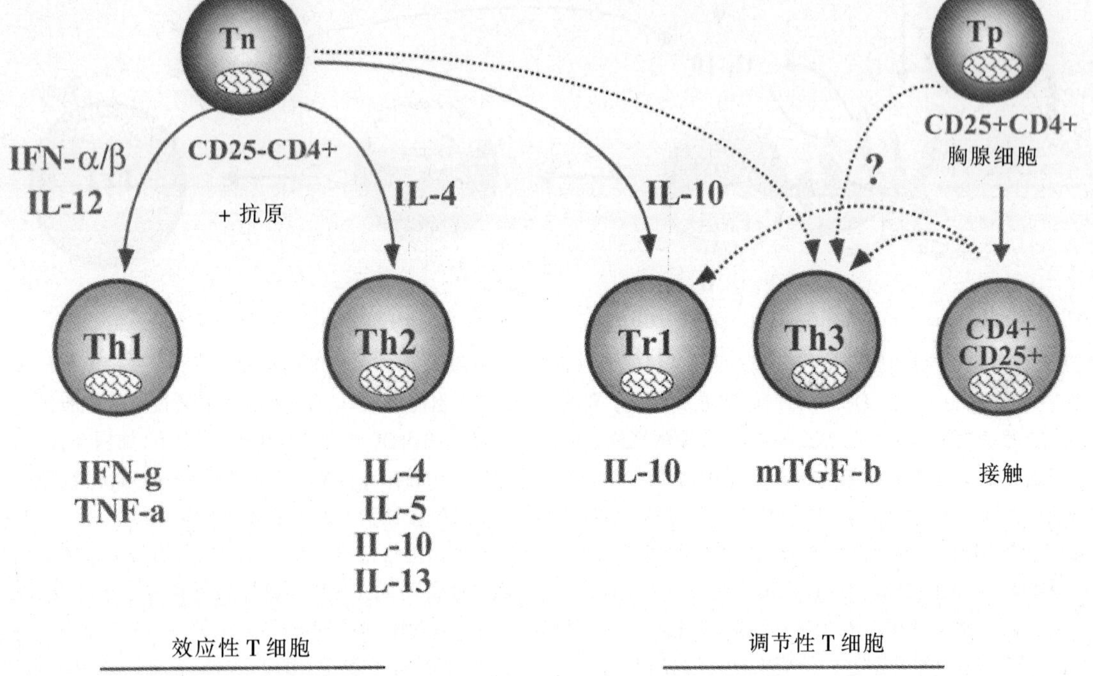

图15.5　效应和调节CD4+T细胞。CD4+T细胞可能分化为不同谱系的效应或调节细胞。箭头表示确定的（实箭头）和假定的（虚箭头）谱系之间的关系。辅助性T细胞1（T_h1）、辅助性T细胞2（T_h2）和调节性T1（Tr1）细胞可由成熟、幼稚前体（Tu，幼稚T细胞）发育而成。CD25+调节性T细胞（Treg）和其他调节性T细胞间的谱系关系尚未确定，但在胸腺内发育期间CD25+Tnegs来自于T细胞前体（TP）。

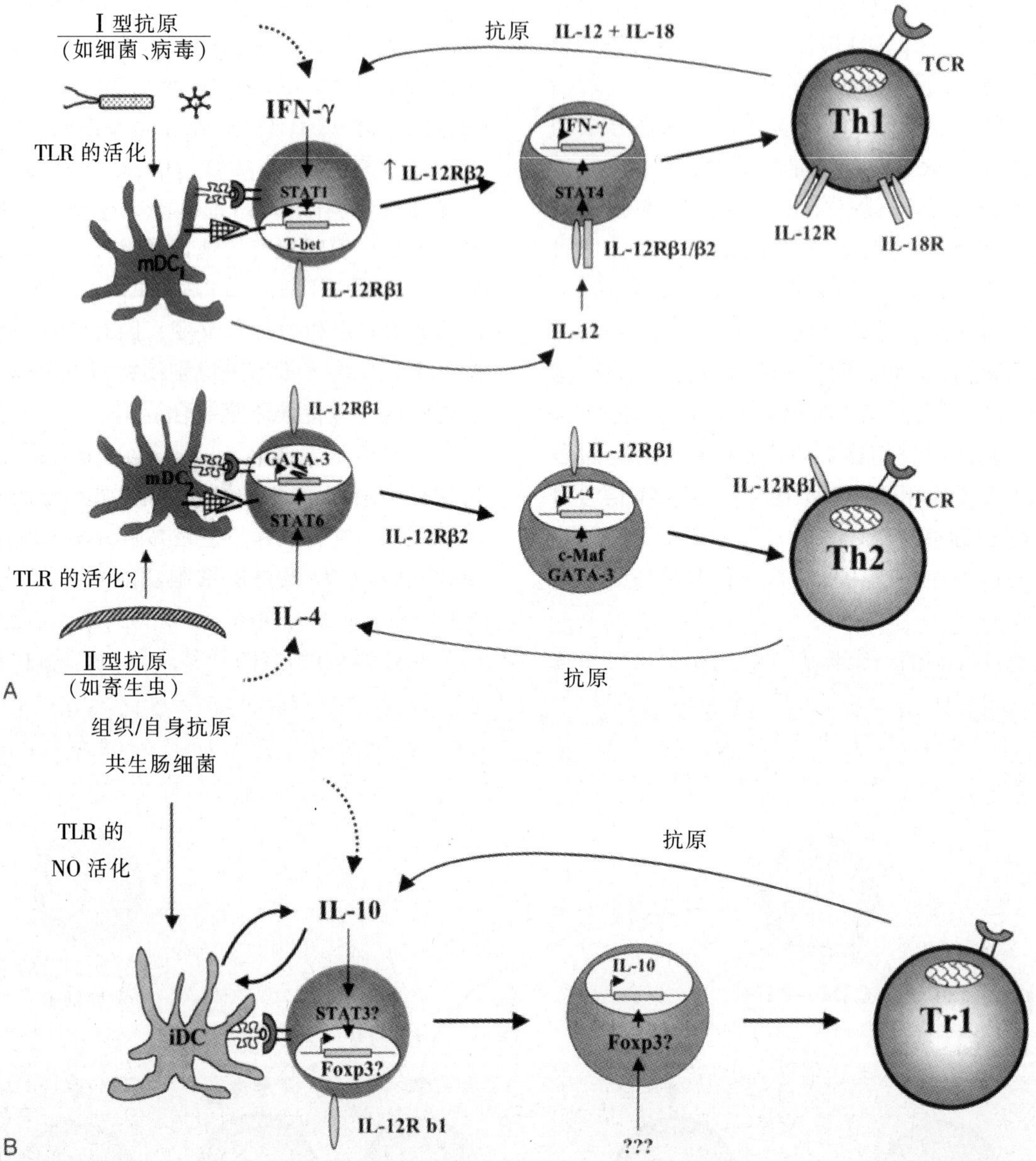

图15.6　效应T细胞和调节性T细胞(Treg)分化途径。(A)T辅助1(Th1)和T辅助2(Th2)效应细胞分化。1型或2型病原体的吸收可诱导不同种树突状细胞(分别为mDC1和mDC2)的迁移、成熟和活化。来源于幼稚T细胞前体的Th1和Th2的发育通过这些二级淋巴组织中负载抗原的树突状细胞的识别来引发。已加工处理I型抗原的成熟、活化DC通过直接由DC产生的细胞因子/因子[如白介素-12(IL-12)]及由先天性免疫系统其他细胞产生的细胞因子[如自然杀伤细胞产生的干扰素-γ(IFN-γ)]或已分化的Th1细胞来诱导抗原-特异性幼稚T细胞进行Th1效应细胞分化。IFN-γ受体信号转导通过STAT1(信号传导子及转录激活子1)和T细胞受体(TCR)信号转导可诱导T-bet转录因子,T-bet随后诱导IL-12受体β2链(IL-12Rβ2)的表达,利于其通过STAT4进行信号转导。IL-12诱导的STAT接着会与其他转录因子合作来引发IFN-γ基因的表达,为Th1分化建立一个正反馈回路。Th2分化的不同在于IL-4诱导的信号转导通过STAT6途径诱导转录因子GATA-3,它可抑制IL-12Rβ2链的表达,因此阻止IL-12信号转导。IFN-γ和IL-12信号转导无论哪一个缺乏都可能引起GATA-3表达。由于T-bet和GATA-3都可通过正反馈来自我增强其表达,也可能会抑制彼此的表达,因而一旦引发即可稳定不同的分化过程。(B)Treg分化：虽然对Treg分化的分子途径还不十分了解，但现在看来至少Tregs谱系中的Trl细胞是在识别呈递于未成熟树突状细胞(iDC)的同源抗原过程中由幼稚CD4前体发育而来的。与IFN-γ/IL-12和IL-4分别在Th1和Th2发育过程中的作用类似,IL-10对Trl的发育可能也是十分关键的。与T-bet和GATA-3在Th1和Th2细胞系中的作用一样,转录因子Foxp3可能是Treg发育的一个主要调控因子。这些通路只是CD4T细胞所显示的,CD8T细胞可能也存在相似的途径,但缺乏特征性。

与此相似，细胞膜酪氨酸磷酸酶CD45不同亚型的表达也会遭受分化依赖性改变，这种改变源于其胞外区外显子编码部位的选择剪接[51]。CD45通过其胞间磷酸酶区的作用来调控TCR对于抗原信号的反应性。但是CD45调控T细胞信号传导时剪接变体如何不同还不清楚。抗CD45单克隆抗体识别所有CD45剪接变体上的决定子，而抗CD45R抗体识别由某一选择性剪接的外显子编码的抗原决定簇。CD4+和CD8+细胞根据其CD45亚型的表达均能被分为两个亚群。幼稚T细胞典型地表达一种包括“A”外显子(CD45RA)在内的高分子量形式的CD45，而记忆T细胞典型地表达一种低分子量形式的CD45(CD45RO)，它已剪除几乎全部的可变的外显子。CD45RA细胞的刺激会引起CD45RA的丢失和CD45RO的表达[52]。这些观察结果已认定CD45RA和CD45RO可分别作为幼稚和记忆的标志物。然而，最近通过啮齿类动物的研究结果提示这种关联并不是绝对的，因为CD45ROT细胞经过一段时间可能会复原为CD45RA。因此，CD45异型的表达与T细胞分化及记忆之间的确切关系仍不完全确定。效应性T细胞与具有有限效应器功能的抗原刺激细胞之间相似的细胞表面分子改变说明记忆细胞与效应细胞之间谱系关系仍需进一步地探讨。目前仍不清楚记忆T细胞是否源于效应T细胞或代表一种不同的分化途径。

3.T细胞的耐受性

T细胞在胸腺发育期间出现的阳性选择和阴性选择过程可平衡用于自我限制与自我反应性缺乏的需求量。在阴性选择过程中被清除的是胸腺中被阳性选择的发育中的克隆，而不是那些结合自身抗原过强的，即所谓的中心耐受。一段时间以来都认为独特地表达于胸腺外组织的一些自身抗原可通过组织巨噬细胞和树突状细胞将他们摄取并转运到胸腺来促进中心耐受。发育中的胸腺细胞对这些组织特异性抗原的识别可影响它们的清除，从而有可能清除自我反应性T细胞。由于巨噬细胞或树突状细胞摄取的抗原很容易被MHC Ⅱ类分子所呈递，并由发育中的CD4+ T细胞来识别，因此会在造血来源的特异性APC上通过阴性选择进行这种亚型的胸腺内清除。由于通过MHCⅠ类分子呈递所需通路被加工处理的抗原以这种方式没有被有效地处理，也就不十分清楚组织特异性抗原如何能促进发育中的CD8+T细胞进行胸腺内清除。然而，最近研究结果显示许多“组织特异性”抗原在转录因子AIRE(自身免疫调节因子)的调控下由胸腺髓质特异性上皮细胞低水平表达[53]。许多由MEC异位表达的蛋白都成为确诊的自身免疫性疾病的目标抗原(如胰岛素，I型糖尿病；髓磷脂碱性蛋白，多发性硬化症；甲状腺球蛋白，甲状腺炎)。Aire基因缺陷的人可出现多脏器自身免疫综合征，I型自身免疫性多内分泌腺病综合征；而经Aire基因诱导突变的小鼠则显示出高亲和力T细胞克隆不完全的阴性选择，将MEC不完全阴性选择与自身免疫联系起来[54-56]。

胸腺选择是非常有效的，但不是可靠的，至少一部分上是因为并非所有的自身抗原都呈递于胸腺来促进阴性选择，或是因为低亲和力的T细胞克隆可能逃脱胸腺内清除。这不仅对“免疫赦免”部位(如中枢神经系统和睾丸)被解剖性隔离的自身抗原是极其真实的，而且也包括那些未以足够水平正常表达来促进胸腺清除的组织特异性抗原，或直到发育后期才表达的抗原(如青春期表达的新生抗原)。因此胸腺外的T细胞库也包含一部分表达能识别自身抗原的TCR的克隆。已有一些涉及外周沉默的自身反应克隆的机制：免疫无知，克隆无反应性，免疫抑制及外周清除。尽管需这些方法的环境全部涉及外周耐受，但依据自身抗原的性质及需他们发挥作用的T细胞分化阶段(如幼稚T细胞/VS.效应器或记忆T细胞)会有所不同，而且可能不会互相排斥。

T细胞活化的前提条件是抗原肽片断与自身MHC分子的结合及足够量TCR进行同时的衔接来引发诱导细胞周期进入与分化的信号级联放大。低于信号传导所需的抗原阈值时，T细胞会“忽视”抗原，且不产生应答。由于缺乏抗原肽片段与自身MHC分子的结合或缺乏足够量的抗原以超过T细胞活化所需的阈值，对许多自身抗原的耐受性可能都是通过免疫无知这个过程发生的。由于在脑、睾丸或眼前房等解剖部位能到达免疫诱导部位的组织抗原淋巴引流系统或血液引流系统有限或没有，因此免疫忽视是自身抗原隔离的结果。对于那些能表达足够水平来刺激识别他们的T细胞的自身抗原来说，还需要通过其他机制来阻止自身免疫。

幼稚T细胞除需要最小TCR信号传导阈值外，还需其他的信号来引发效应细胞的分化[57]。其中主要的是通过CD28受体的共同信号(见图15.4)。CD28的配体可作为共刺激分子，并由APC表达。虽然效应和记忆CD4+T细胞可被通过多种专职APC中的一种来呈递的抗原所活化，而CD8+细胞也可由呈递于大多数承载MHCⅠ类分子细胞(包括非APC)上的抗原所活化，但抗原-幼稚CD4+和CD8+ T细胞仅能被那些通过骨髓衍生的树突状细胞进行呈递的抗原所活化。这些APC在Toll样受体

(TLR)信号或炎性细胞因子刺激活化后可表达高水平的CD80和CD86。TLR是一个含有不同种类高度进化的保守分子的家族,其中每个成员识别一种与微生物独特相关的保守分子结构。这些微生物结构统称为病原相关的分子模式(pathogen–associatedmolecular patterns, PAMP),包括脂多糖(lipopolysaccharide)、肽聚糖(peptidoglycans)或细菌鞭毛蛋白(bacterial flagellin)等细菌相关致炎因子及病毒相关结构,如双链RNA[58]。TLR识别PAMP可刺激通过共同的衔接蛋白MyD88与核因子κB及丝裂原活化蛋白激酶 (mitogen–activatedproteinkinase, MAPK)途径活化相连的信号级联放大。MyD88及仅与TLR家族某一成员相连的MyD88相关衔接蛋白 (如Trif)在所有TLR的胞浆部分连接一个共同的基序(Toll/IL–1受体或TIR区)来引发TLR信号传导[59]。TLR识别PAMP诱导炎症反应的过程是给病原体存在周围的宿主细胞传导信号所需的高度进化保守机制的一种体现。对参与效应T细胞分化的共刺激因子及表达于树突状细胞上的致炎细胞因子进行的TLR连锁诱导代表一种重要的机制，先天性免疫应答可以通过该机制来指导获得性免疫应答。

T细胞对未能活化TLR或炎性信号传导而缺乏共刺激因子诱导特性的无毒抗原(如组织抗原)的识别未能刺激效应细胞的发育，而且可能诱导被称为无反应性的有限T细胞活化过程[60,61]。无反应的T细胞对IL–2的产生不足,且未能进行有效的增殖。因此它们不能进行效应器分化。尚不清楚无反应性的T细胞是持续存在并分化成有抗原特异性抑制功能的调控群体，还是选择以类似未能阳性选择的胸腺细胞的排除机制来进行清除。任何情况下这些自身特异性的克隆在功能上是沉默的。因此,偶然识别使TLR活化的微生物结构的APC表达共刺激分子是外周识别自身/非自身的关键关卡点。如果他们独特的作用像单独APC可以活化幼稚T细胞一样，那么树突状细胞上的TLR信号传导与活化效应T细胞分化所需之间的联系就决定了树突状细胞是外周免疫耐受的“守门人”[62]。

除了免疫无知和免疫无反应性，免疫抑制也是一种重要的机制，通过它自身抗原的外周耐受得以正常维持。最近的研究已明确能下调或抑制效应T细胞分化的分化CD4⁺ T细胞谱系不同于幼稚T细胞前体,而且也可以有效地抑制已有的T效应细胞和记忆细胞 (见图15.5)。这些细胞表达细胞因子和表面标志方式不同于T_H1及T_H2效应器,他们统称为调节性T细胞或Treg细胞。虽然可能存在CD8⁺ Tregs,但最具有这些细胞特征的还是在CD4⁺ T细胞谱系中。

目前已知的三种CD4⁺ Tregs是:CD25⁺ CD4⁺ Treg细胞、Tr1细胞(1型调节性T细胞)和T_H3细胞[63–65](见图15.5)。所谓CD25⁺ CD4⁺ Treg细胞是因为它们构成性表达CD25的标志物,这种标志物是IL–2受体复合体的高亲和力成分(IL–2Rα链),仅正常表达于最近活化的T细胞上。这些细胞也表达CTLA–4,它是B7–1和B7–2共刺激分子抑制性受体。CD25⁺ CD4⁺ Treg细胞可能在胸腺阳性选择期间通过识别某种组织特异性抗原进行发育。CD25⁺ CD4⁺ Treg作用于外周，通过抑制树突状细胞成熟和活化来阻断自身反应性幼稚T细胞的活化，如果他们不被抑制就有可能刺激幼稚T细胞前体向效应细胞分化[66](图15.7)。虽然CD25⁺ CD4⁺ Treg抑制树突细胞活化的机制尚不清楚，但此过程需在Treg与树突状细胞间存在细胞间的接触，而且它能阻止共刺激分子表达的诱导。通过研究IPEX(免疫失调,多发性内分泌腺病,肠病,性连锁综合征)或XLAAD(X染色体连锁的自身免疫–过敏失调综合征）等人类攻击性自身免疫综合症与编码Foxp3转录因子的基因缺陷之间的联系，目前已经对控制CD25⁺ CD4⁺ Treg细胞发育的分子机制有了深入的了解 [67,68]。Foxp3基因突变可导致Foxp3表达不足,此种鼠未能形成CD25⁺ CD4⁺ Tregs,而表现出的临床综合征类似于人类疾病，暗示这种因子在CD25⁺ CD4⁺ Treg细胞发育过程中的重要作用。

Tr1细胞来源于在IL–10影响下发育成熟的树突状细胞所活化的幼稚CD4T细胞前体[69,70](图15.6)。与CD25⁺ CD4⁺ Treg不同,Trl细胞可能在胸腺外发育。抗原活化的Tr1细胞的特点是高水平IL–10的产生，适度干扰素–γ的产生,但不产生IL–4或IL–13[65]。Tr1细胞所产生的IL–10可阻断树突状细胞和巨噬细胞产生致炎细胞因子,如IL–12和IL–6,而他们对于效应T细胞的分化来说是重要的。T_H3细胞最初分离于给予抗原后小鼠的引流肠道的淋巴结,可通过转化生长因子β1这类免疫抑制性细胞因子高水平的产生来区分[64]。引起T_H3细胞发育的具体条件及它们促进外周耐受性的机制还不十分明确。假设他们在富含免疫抑制性细胞因子的组织部位如肠道进行发育,或发育于未充分活化的、无反应性的前体。

调控性T细胞介导的耐受性总的特征是这些细胞对同族抗原(cognate antigen)的反应性能抑制由效应细胞与独立抗原反应所介导的组织损伤，即旁观者抑制现象[71]。无论是通过细胞间接触(如CD25⁺ CD4⁺ treg细胞)介导还是通过细胞因子(如Tr1细胞)介导,此现象终可允许治疗性干预，这种干预是在整体免疫抑制缺乏情况下特异性下调引起疾病的效应T细胞。它也给能抑制已存在疾病的干预带来希望。不幸的是，最近通过加入抗原进行调节性T细胞的诱导来改善人类自身免疫性疾病（如多发性硬化症和类风湿性关节炎）的尝试仅取得了有限的成功。

编辑外周T细胞库克隆特异性的一个重要调节过程是活化诱导的细胞死亡（activation-induced cell death, AICD）过程。AICD为清除抗原活化的淋巴细胞提供了一个有效机制，且通过凋亡这种细胞自杀性机制来介导。虽然淋巴细胞的凋亡可通过多种机制来引发，但最具特征的是Fas受体（CD95）与Fas配体（FasL）的互相作用[72]。Fas和Fas配体分别是TNF受体和配体超家族的成员[73]。Fas可被多种细胞表达，包括静止及活化的B细胞、T细胞，而Fas配体主要由活化的T_H1细胞所表达。Fas信号在效应器中似乎与一个凋亡性自杀反应相联，但并非幼稚T细胞。与此相似，FasL也可由活化的效应细胞表达，尤其是$CD8^+$细胞溶解性细胞和T_H1细胞。抗原活化的效应T细胞对Fas和Fas配体的表达成为这些细胞引发其免疫反应期间的自身清除的一种机制[74]。然而，具有争论性的是在生理背景上该途径也被活化。较少争论的是Fas/Fas配体的相互作用在某些免疫特许组织部位内效应T细胞清除过程中所发挥的作用。FasL可分别构成性表达于眼和睾丸的非淋巴细胞及炎性T细胞反应可能严重受损或阻断再生能力的组织部位中。Fas配体在这些部位的表达刺激了浸润性效应细胞的AICD，并成为维持这些组织内的自身耐受性的一种机制[75]。无论是通过Fas还是通过TNF受体超家族的相关成员如死亡受体4或5，控制介导AICD的生理学机制来清除自体反应性细胞已成为研究热点。

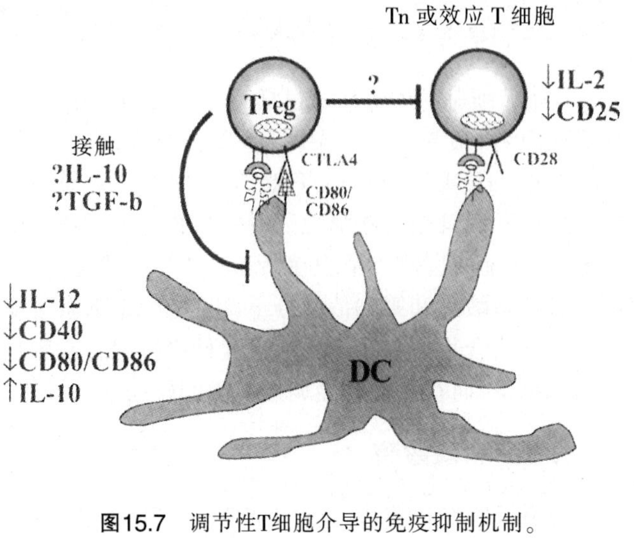

图15.7 调节性T细胞介导的免疫抑制机制。

（三）自然杀伤性细胞（Natural Killer-Cells, NK）

自然杀伤细胞是第三类淋巴样细胞，它介导基因无限制的、被选细胞靶点无前期活化或免疫必需要求的抗原非特异性细胞毒性[76]。NK细胞因此成为先天性免疫系统的重要组成部分。在成人循环淋巴细胞中的5%到20%为NK细胞，可形成抵御病毒感染和恶性肿瘤的第一道防御线。NK细胞含有胞内大颗粒，其中包括穿孔素（穿孔蛋白）和粒酶。尽管这些细胞刺激细胞毒活性的信号与$CD8^+$效应细胞有所不同，但他们的细胞毒性潜在性相类似。NK细胞的细胞毒活性由两种细胞表面受体调控：Fc受体和MHC Ⅰ类特异性受体[77]。大多数NK细胞均表达CD16（FcγRⅢ），这是一种低亲和力的IgGFc受体（也可在噬中性粒细胞中发现），这些细胞本身可通过IgG与细胞靶点相连来介导抗体依赖性细胞的细胞毒性。虽然NK细胞缺乏CD3-TCR复合体的多数成分，但他们可表达CD3ξ链，此链可与CD16形成复合物，并通过这个受体介导信号转导。NK细胞不在细胞表面表达剩余的CD3链或重排TCR基因，因此缺乏T细胞的克隆限制性的抗原特异性。相应地，NK细胞的发育不需要胸腺。NK细胞类似于某些上皮细胞表面上的γ/δ型T细胞，这些细胞可表达CD3信号传导成分的完整补体，但靶细胞识别时使用单个的、单一特异性的重排TCR。

NK细胞通过CD94及其同系物和杀伤细胞抑制性受体这两个不同受体家族来识别MHCI类分子[78]。这些受体胞浆尾部含有免疫受体酪氨酸抑制性基序（immunoreceptor tyrosine activation motifs, ITIM），因此当他们在潜在目标上结合MHCI类分子时会传递给NK细胞一个负信号。NK介导的细胞毒性通过这种抑制信号的丢失可定向于那些丢失I类表达的细胞。免疫系统可通过这种“遗失的自己”战略机制来消灭被某些抑制I类表达病原体感染的细胞。通过这种机制同样地也可排除那些可能以其他方式通过下调MHCI类分子逃脱免疫监督的肿瘤细胞。通过IL-2或1型（IFN-α及IFN-β）和2型（IFN-γ）干扰素对NK细胞的活化，其细胞毒作用能大幅度地增强。虽然对NK细胞的前体了解很少，但这些细胞最初极有可能在骨髓中发育。

NK细胞除具有细胞毒性活性外，还可通过非细胞毒性机制促进免疫反应[79]。例如在IL-12和TNF-α影响下，这些细胞会分泌大量的IFN-γ，它能活化先天性免疫系统的其他效应细胞，并促进T_H1细胞分化。最近报道，NK细胞通过仍未知的机制在$CD8^+$细胞毒性效应T细胞的分化过程中起着重要作用。

四 淋巴细胞功能的分子调控

（一）细胞表面受体和细胞之间的相互作用

B细胞和T细胞的有效活化均需一种以上的抗原受体连接。静息状态下，二者均不表达其他分子结合辅助分子所必须的适当的反受体。一个静息的、未接触抗原的B细胞即使已经摄取并加工处理了一种合适的抗原，它也不可能有效地活化一个T细胞。相反地，一个静息T细胞也不能辅助B细胞的活化。然而，由于活化，两种细胞均能增加合适的反受体水平，并能刺激其他的以进行最强反应。

在一个炎症反应的环境外遭遇抗原的淋巴细胞收不到来自辅助受体的信号，而且不能被有效地活化，这可保护宿主免受其自身组织的攻击。然而，在炎症过程中，TNF、IL-1等细胞因子能诱导APC上必需的反受体，在这种环境中给抗原遇到的淋巴细胞发信号有可能是危险的。辅助受体和他们的反配体有更多的重要性，因为它们可能有益于临床治疗性上调或下调免疫反应。

与抗原接触的部位可以提供一种初期活化环境：在引流感染部位的淋巴结中，树突状细胞可被炎性细胞因子活化而成为对T细胞非常有效的APC。血源性抗原会通过脾脏边缘带并活化位于此处已接触抗原的B细胞来进行浸润，它对T细胞的抗原呈递也是有效的。活化的T细胞此刻可以和一个适当的B细胞相互作用来完成协作活化作用(图15.8)。正如前面所讨论的那样，T细胞受到的初始刺激类型决定了该细胞将变成何型效应细胞。但T细胞不管处于哪种情况都会成为有活性的细胞，而且表达CD154这种新的细胞表面分子，也称gp39或CD40L[80]。它是C40这种存在于静息B细胞上的TNF受体超家族成员的反受体。活化的T细胞上的CD154此刻可用于结合B细胞上的CD40。CD40的结合提供了一个生存信号，保护B细胞免受程序性细胞死亡，诱导向IgG和IgE免疫球蛋白同型的转换，并有利于记忆B细胞过度分化为浆细胞的介导。抗原与膜免疫球蛋白结合而成的复合物和CD154与CD40结合而成的复合物也可诱导新分子在B细胞表面的表达。其中之一是CD80(B7.1)。它是CD28的反受体，表达于T细胞[81]。CD28在T细胞上的结合立刻给T细胞发送一个信号，协同TCR一起诱导T细胞产生更多的细胞因子，尤其是IL-2[82]。因此，有效的T细胞/B细胞合作需要这两种细胞表面上有新的反配体的表达，而这种配体可在各自细胞上结合他们相互的辅助受体。一旦这种情况发生，辅助受体与抗原受体一起活化细胞来实现它们的效应器功能。

其他受调控的受体配体偶联也可被诱导。CD40在B细胞上的连接可诱导B细胞上另一种分子CD95配体（CD154,Fas配体）的表达。这会结合T细胞上CD95（Fas）。正常情况下，CD95配体的结合可诱导细胞死亡。但B细胞接受到来自其抗原受体、且经CD40传导的信号后可被保护起来，但如果没有接受到此信号，细胞即会死亡。非抗原触发的B细胞活化可通过此机制被阻止。在活化后期，CD28的结合可给T细胞发送一种信息来表达CD152（CTLA-4）。这也会结合CD80，但与CD28相比具有更高的亲和力。由于这个原因，CTLA4-Ig这种可溶性CTLA4融合蛋白作为B7和CD28互相作用的抑制剂正进行临床开发。与CD28不同，CD152为T细胞提供一种阴性信号[83]。这为进行有效协作后停止免疫反应提供了一条途径。

最近，对TNF受体超家族和B7家族的其他可诱导的共刺激分子研究较多。它们在免疫反应后期显得更重要。这使他们成为临床干预的一个研究热点，目标是阻断负责自身免疫疾病表现的免疫系统的效应支。TNF受体家族中研究较多的是死亡受体5、OX40及4-IBB。而B7家族研究较多的其他配体是ICOS和PD-1。每个家族的特异性成员都可以成为正性或负性调节因子。上述的每个作用都已从自身免疫性动物模型中得到证据[84,85]。

（二）信号转导：概述

B淋巴细胞和T淋巴细胞具有一些共同的信号转导机制，可概括为三个方面(图15.9)。首先，抗原受体(B细胞表面Ig或T细胞上的TCR)对抗原的识别可诱导胞质蛋白和膜糖脂的磷酸化。其次，活化可触发第二信使分子，目前研究热点集中在钙和脂质中间代谢产物。第三点，磷酸化和第二信使分子调节能引起下游效应的大分子复合物的聚集。这些过程最终控制胞质到核的蛋白易位，而在此他们会调控基因的转录。

1.激酶和磷酸酶

激酶可以将磷酸基(最常来源于三磷酸腺苷，ATP)

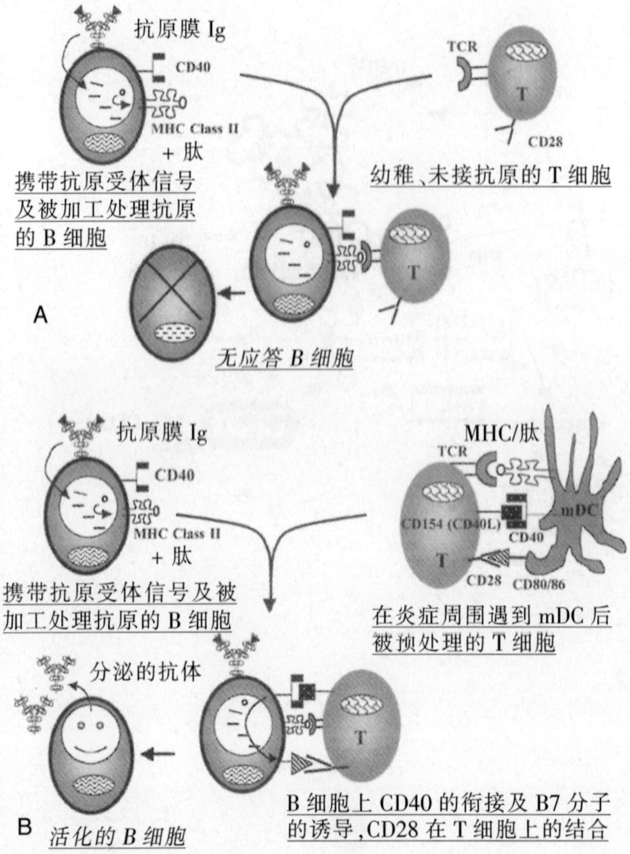

图15.8　T细胞和B细胞的合作。如果一个B细胞遇到一个合适的抗原在B细胞表面会结合膜免疫球蛋白(Ig),它可启动抗原受体信号转导。如图15.2注解,抗原被吸收、降解,并通过与主要组织相容性复合物 (MHC)II类分子形成一个复合物被带回至B细胞表面。这个肽-MHC复合物可能被一个表达合适T细胞受体的T细胞所识别。(A)如果T细胞先前没有被活化,那么此T细胞将不表达B细胞有效活化所需的表面复合受体。在缺乏复合受体的其他信号时,B细胞抗原受体、膜Ig的结合可引起B细胞无应答。(B)相反,T细胞如果先前曾与活化抗原呈递细胞接触则会导致T细胞上CD154(CD40L)的新表达。如果已结合并加工过抗原的B细胞被处理过的T细胞识别,那么T细胞上的CD154会结合B细胞上的CD40,这样B细胞就会被有效地活化。此外,B细胞立即会被诱导在其表面表达CD80/86(B7),它可结合T细胞上的CD28。B细胞和T细胞都需要来自他们抗原受体及有效活化所需复合受体的信号。

转移给色氨酸、苏氨酸和酪氨酸或糖脂上的羟基。这种蛋白的磷酸化可以直接地调节酶的活性或控制蛋白/蛋白间的相互作用。糖脂的磷酸化则可以调节他们作为第二信使产生底物的使用,而且也能调节与蛋白的相互作用。

许多胞质信号传导蛋白都含有一个名为src同源区-2(SH2)的区域(此命名是由于它们有一段序列与src激酶的一部分相似)。SH2区可结合到磷酸化的酪氨酸上。不同蛋白SH2区的精确序列会有所不同。不同的SH2区以高亲和力与带特殊氨基酸侧翼的磷酸化酪氨酸相结合。因此,不同蛋白的SH2区会结合不同的磷酸酪氨酸,使相互作用具有特异性。活化作用可引起多重底物的酪氨酸磷酸化,为含有SH-2的蛋白提供一个停泊位点。活化作用又通过这种方式引起多聚体蛋白复合物的调节性形成,其中的确切成员则决定于不同SH2区内的序列及含侧翼氨基酸的不同磷酸酪氨酸。

这里涉及的淋巴细胞受体中没有一个是他们的激酶。然而,B细胞和T细胞抗原受体分别与CD79及CD3结合,而二者均可与胞质激酶相结合。CD3和CD79含有带侧翼氨基酸的酪氨酸和一个共同的间隔。这种序列称为免疫受体酪氨酸活化基序(immunoreceptor tyrosineactivation motif, ITAM),负责活化细胞内酪氨酸激酶与抗原受体复合物的结合。某些辅助受体可在一个不同但相关的序列中含有酪氨酸,称为一个ITIM,它在磷酸化时可与磷酸酶的SH2区结合。一般而言,这些可通过去除磷酸基来下调信号传导。因此淋巴细胞会受控于可调控胞质激酶与磷酸酶之间平衡的不同受体,其中,胞质激酶加入了磷酸基并促进蛋白复合物的形成;而磷酸酶则去除他们。这是抗原受体和辅助受体信号联合后决定细胞命运的一种机制。

脂质激酶将磷酸基加入到磷脂酰肌醇糖脂的肌醇糖环中。磷脂酶C则将在肌醇环的4、5位含有磷酸基的磷脂酰肌醇分解。一些脂质激酶可增加这种底物的产生,从而放大了信号的传导。磷脂酰肌醇(-3)激酶这种不同的激酶使在3号位使肌醇磷酸化[86]。这些产物不再作为磷脂酶C的底物,但能与一个名为普列克底物蛋白同源(Pleckstrin homology, PH)结构域的蛋白区结合。这种结合出现在蛋白复合物在含糖脂的膜上聚集的过程中,而且可以直接活化激酶和其他包含PH区的酶。

2.第二信使

磷脂酶C作用于胞膜上的一种脂质磷脂酰肌醇4,5-二磷酸盐,并将其分为两部分:磷酸肌醇和二酰基甘油。前者打开内质网通道,将储存的钙释放到胞浆内。钙的增加有多种作用。钙与钙调蛋白的结合可调控一种转录因子活化T细胞的核因子易位至核内(这是环孢霉素调控途径)。钙与二酰基甘油可活化蛋白激酶C这种丝氨酸激酶,而它可调节多种与其他转录元件调节相关的信号传导通路。

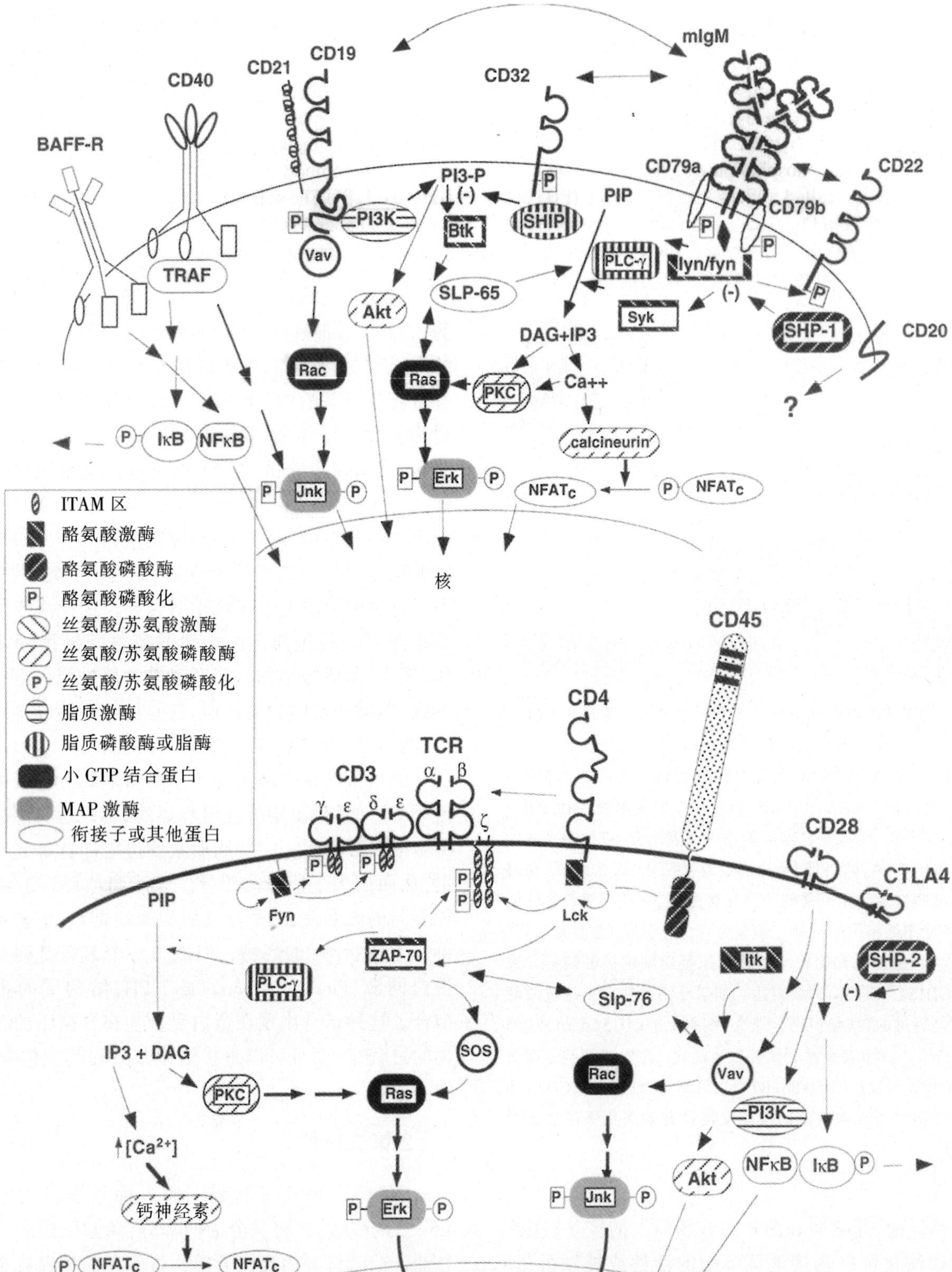

图15.9 B细胞和T细胞内信号转导。不同信号转导分子类别图解。显示的仅为被选择蛋白磷酸化的分子。DAG：二酰基甘油；IP3：三磷酸肌醇；mIgM：膜免疫球蛋白；PIP3：三磷酸磷脂酰肌醇；↔：蛋白间的关联。

3.蛋白复合物的聚集

T细胞或B细胞抗原受体连接后最先进行酪氨酸磷酸化的分子是衔接蛋白SLP-76和SLP-65[87,88]。这些胞质分子本身并无酶活性，但包含酪氨酸、SH2区和其他蛋白结合区。衔接子上的磷酸化酪氨酸和SH2区可分别与其他分子上的SH2区和磷酸化酪氨酸结合。这些由酪氨酸磷酸化调控的相互作用会引起蛋白复合物的聚集。衔接子成为这种聚集的支架，引起相关蛋白的活化。例如，衔接子将一些激酶如Zap-70或syk与他们的底物联接到一起。衔接子也可控制这些聚集的胞内定位。靠近胞膜对一些酶的活化是重要的，而这也是由衔接子调控的。

4.抗原受体信号转导

虽然B细胞抗原受体、T细胞抗原受体识别的抗原结构本质有所不同，但它们具有相同的重要结构和功能特征。他们都是由下面两个功能性成分组成的多亚单位复合物：与抗原识别有关的可变链和受体转运到细胞表面及受体信号传导都需要的恒定副链（图15.9）。BCR的膜免疫球蛋白成分可与CD79（Igα和Igβ）结合。TCR的α/β异源二聚体与CD3亚单位（CD3δ、CD3ε、CD3γ和CD3ζ）结合。在非活化细胞中，酪氨酸激酶能不依赖磷酸化构成性地结合CD3和CD79。当TCR或膜免疫球蛋白结合抗原时，会有受体复合物的聚集，将多种CD3或CD79与相关的激酶结合起来。激酶可使CD3或CD79亚单位附近ITAMs上的酪氨酸磷酸化。这些会形成活化的信号传导复合物聚集中心。在T细胞和B细胞，CD3与CD79上磷酸化的ITAM可分别招募和活化相关的胞质酪氨酸激酶Zap-70和syk[89]。这些还可使不是抗原受体复合物组成部分的其他胞质分子上的酪氨酸磷酸化。Zap-70或syk磷酸化目标包括衔接蛋白、胞质酶或跨膜分子[90,91]。

胞质蛋白酪氨酸磷酸化的增加是明显的，而且淋巴细胞抗原受体的聚集会在数秒内出现。SLP-65和SLp-76分别被B细胞和T细胞抗原受体复合物活化的syk和Zap-70激酶磷酸化。他们会为由其他衔接分子、磷脂酶C和激酶组成的信号传导复合物的形成提供支架。这个复合物对于磷脂酶C的活化极为重要。如前所述，磷脂酶C的活化会引起第二信使二酰基甘油和磷酸肌醇的释放。约一分钟后由此引起钙的增加达到高峰，但在平台延长期则保持升高。

淋巴细胞抗原受体通过衔接分子调控的另一组酶是三磷酸鸟苷(GTP)－结合蛋白，其中最有名的是Ras[92]。他们一起调控一系列下游激酶，这些激酶总称为MAPKs，包括胞外信号调节激酶（extracellular signal response kinase，ERK）和Jun氨基末端激酶（JunN-terminal kinase，JNK）。这一系列酶反应步骤可使信号放大。这个级联反应的终末酶一旦被活化就会移入核内，它们在那里使核转录因子磷酸化，特别是与淋巴细胞活化后快速开启的一些基因相关的AP-1复合物成员的磷酸化。

可见，这些由B细胞和T细胞抗原受体信号传导所活化的不同信号传导途径调控着可引起晚期细胞反应的新基因转录的活化。然而，这些途径也受淋巴细胞辅助受体的调控。辅助受体会根据抗原结合情况，在抗原反应过程中通过控制这些信号转导通路来调控基因开启。

（三）辅助受体功能

B细胞或TCR对抗原的结合不足以激活一个完整的B细胞或T细胞反应过程。实际上，在继发或辅助信号传导通路未被激活时，抗原受体结合对于淋巴细胞的灭活是一个很重要的机制。我们在此探讨几种B细胞与T细胞辅助受体的功能，其中几种已在上面做了介绍。而许多其他表面分子也已介绍过，其中包括一些对抗原受体信号传导的调节有重要作用的分子[93]。

1.B细胞活化辅助受体功能

（1）CD19/CD21

CD19和CD21可共同存在于B细胞表面。他们中任何一个的缺失都会引起生发中心反应的B细胞的存活率降低及蛋白抗原抗体反应的减弱[94,95]。这种自然联系和他们共同的生理功能产生这样一种尚未被最终证明的假说：它们是共同发挥作用的。CD21可与补体蛋白C3的裂解片段相结合，而这种片段以共价键方式与免疫复合物上的抗原结合。如果一个B细胞遇到了一个含有抗原的免疫复合物，且此抗原在那个细胞上与抗原受体相结合，而CD21结合以共价键连接到免疫复合体上的C3dg片段，那么，这个免疫复合物就会将抗原受体与CD21连接起来。在体外，CD21和抗原受体的这种交联会有力地促进B细胞的活化。然而，CD21有较短的胞质尾区，而CD19则有较长的胞质区。虽然两者各自在某些功能上可能是独立完成的，但CD19可作为CD19-CD21复合体的信号转导亚单位发挥作用。

CD19的胞浆域有9个酪氨酸残基，且可像衔接分子那样发挥作用，但它由胞外活动调控[96]。B细胞抗原受体被结合时酪氨酸会被磷酸化。磷酸化的酪氨酸则与磷脂酰肌醇-3激酶、Vav等胞质蛋白的SH2区结合。

如前所述，磷脂酰肌醇-3激酶像其他激酶一样将ATP的磷酸基转移到胞膜糖脂磷脂酰肌醇上肌醇糖头部基团的3位，然后它与含有PH区的蛋白结合。这样的结合可使胞质蛋白转到胞膜上，3-磷酸磷脂酰肌醇即可定位于此。受磷脂酰肌醇-3激酶直接或间接调控的信号传导通路范围包括酪氨酸激酶(tyrosine kinases，Btk)、丝氨酸激酶(serine kinases，蛋白激酶C和Akt)及MAPK。其他与CD19、Vav结合的胞质蛋白可调控小GTP结合蛋白，并在钙流量和MAPK活化中起着重要作用。

(2)CD32(Fc受体)

CD32与IgG分子的Fc段结合。由于亲和力相对较低，所以只有当IgG呈递于固定序列如在免疫复合物中时才进行有效的结合。如果B细胞与含IgG的免疫复合物上的抗原相结合，那么CD32和抗原受体就会被有效地连接。

CD32在ITIM基序上有一个胞质酪氨酸，它只在这种与抗原受体共连接情况下才会磷酸化。SHIP这种胞质磷酸酶会与此磷酸酪氨酸结合。SHIP从肌醇上去除磷酸基，从而下调细胞的活化[97,98]。CD32可减弱B淋巴细胞与带IgG的抗原进行的反应。

(3)CD40

CD40不同于上述的辅助受体，它可以不依赖抗原受体而发挥作用[21]。它调节B细胞活化、T细胞/B细胞合作、生发中心形成及抗体种类转换的作用前面已有所介绍。CD40是TNF受体家族的一个成员。这些都没有内在的酶活性(CD40甚至都没有胞质酪氨酸)。当此家族成员与其配体相结合时会形成三聚体。这利于它与名为TNF受体相关因子 (TNFreceptor-associated factors，TRAF)的胞质信号传导分子进行结合。他们中至少有4个因子可与CD40相结合，但他们连接着不同的下游信号传导通路[99]。这其中包括前面介绍的MAPK途径(ERK、JNK和p38家族)和NFκB。NFκB是一种核转录因子，可通过IKB这种抑制性因子保持于胞浆内。而由一种TRAF与CD40共同进行部分调节的IKB磷酸化则引起IKB的降解。然后NFκB自由地移入核内，并调控基因转录。已在有关B细胞分化与效应功能中讨论过的TNF受体超家族其他成员可通过类似途径传导信号。

2.T细胞辅助受体

TCR与BCR不同的一个重要特征是TCR可识别APC表现出的抗原肽与MHC分子复合物。仅通过TCR对MHC-抗原肽复合物进行的识别对T细胞的活化的刺激很弱。复合受体分子CD4或CD8分别在MHCII类限制性或MHCI类限制性T细胞谱系上的衔接对于通过TCR进行的有效信号转导至关重要。除此之外，表达于APC的配体所需的共刺激受体通过可调控T细胞活化和分化的“第二信号”的产生来调控T细胞的抗原识别效应。

(1)CD4和CD8

CD4和CD8细胞表面蛋白由αβT细胞的两个主要谱系差别性表达[100]。CD4是一个由4个胞外Ig样区和1个与酪氨酸激酶Lck结合的胞浆区组成的单链分子。CD4的胞外部分可与远离抗原肽结合位点的MHCII类分子恒定区结合，因此在T细胞抗原识别期间可与MHC-抗原肽/TCR复合物结合。将Lck带至位于TCR复合物(CD3亚基和?链同型二聚体)胞浆内区域、接近其ITAM磷酸化的靶点需要将CD4招募至TCR复合物中[101]。Lck在抗原活化的TCR复合物上进行磷酸化的准确靶点仍不清楚，这是因为Fyn也参与了TCR复合物ITAM的早期磷酸化。然而结合CD4的Lck似乎是ZAP-70激酶ζ链招募磷酸酪氨酸后使ZAP-70激酶磷酸化的主要激酶。因此，CD4复合受体在TCR复合物信号转导的引发和传导中起着关键性的作用。CD4复合受体的参与可能使TCR信号转导增加了约100倍。能阻断CD4与MHCII类分子相互作用的抗体相应地也会强烈地抑制CD4T细胞的活化。

虽然CD8的结构与CD4有所不同，但它在TCR信号传导中的作用与CD4类似。CD8是典型的由α链和β链组成的异源二聚体，其中每个都含有一个单独的Ig样胞外区。有些细胞，特别是那些存在于上皮细胞表面如肠，在缺少CD8β链时可能表达CD8α链的同型二聚体。CD8的胞外区包含一个MHCI类分子恒定区结合位点，与MHCII类分子上的CD4结合位点相对应。与CD4一样，CD8可通过α链的胞质尾区与Lck结合，因此，在抗原活化期间就会将Lck招募到TCR信号传导复合物上。结合CD4的Lck的磷酸化靶点与结合CD8的可能是同一个，而CD8联合信号所传递的TCR信号的增强也类似于CD4。

(2)CD28和CD152

为了能完全活化，除需要TCR与CD4或CD8结合MHC-肽复合物所产生的特殊信号外，幼稚或初期T细胞还对通过其他细胞表面受体进行的共刺激信号传导有严格的要求[57]。了解最多的共刺激分子是CD80和CD86(B7-1及B7-2)[102]。他们是表达于活化APC上的结构相关的同源二聚体糖蛋白。B7-1及B7-2是CD28受体的配体，构成性表达于非活化的T细胞。两种B7分子与CD28结合的亲和力相似，因此并不清楚这两个家族成员是否具有不同的功效。然而,它们的表达方式根据APC的类型及诱导其表达的信号会有所不同[103]。对结合了配体如内毒素的TLR进行识别过程中所传导的信号可直接上调B7的表达,而炎性介质如IL-1则会间接地上调B7的表达。

T细胞上通过CD28进行的信号传导与B细胞复合受体复合物CD19/CD21有些共同特征[104]。结合了CD28的B7招募并活化鸟氨酸转换因子Vav,Vav再结合和活化小G蛋白Rac。Rac的活化会引发一个MAPK级联反应,但它与TCR复合物所激活的反应有所不同。这条通路的最终激酶是JNK,JNK在磷酸化时进入核内并活化转录因子Jun。Jun与Fos结合后形成一个功能性AP-1转录复合物，它对于许多B细胞、T细胞基因产物的最佳转录起始来说是必不可少的。

B7的第二受体CD152(CTLA-4)在抗原活化的T细胞上进行诱导，并由特定的Tregs构成性表达[105,106]。CD152虽然结构上与CD28相关,但对B7-1和B7-2的亲和力明显高于CD28。与CD28不同,CD152转导信号会给活化的T细胞传递一种抑制信号[107]。如果CD152对B7-1和B7-2的亲和力比CD28高,且他们的表达有所延迟,那么CD152对T细胞活化的中止就可能具有重要的作用。从本质上说,CD152是T细胞反应的一个分子刹车。通过$CD25^+$ $CD4^+$ Tregs进行的CTLA-4信号转导为他们抑制性功能所需。尽管B7与CD152连接所引发的信号转导级联反应的具体过程目前仍未确定，但不同种类的CD152其胞质尾区是高度保守的，且含有一个可结合酪氨酸磷酸酶SHP-2并可使丝氨酸磷酸酶活化的ITIM基序。因此,CD152在T细胞活化过程的后期似乎可优先结合B7来激活下调T细胞活化的磷酸酶。

ICOS/B7h和PD-1/PD-L等B7/CD28/CTLA-4家族的其他成员也可调控B细胞和T细胞的分化,且产生相似的信号[108]。

（邢国胜 徐瑾 译　　叶伟胜 马英 校）

参考文献

1. Paramithiotis E, Cooper M. Memory B lymphocytes migrate to bone marrow in humans. *Proc Natl Acad Sci U S A* 1997;94:208.
2. Banchereau J, Steinman RM. Dendritic cells and the control of immunity. *Nature* 1998;392:245.
3. MacLennan ICM. Germinal centers. *Annu Rev Immunol* 1994;12:117.
4. McGhee JR. The mucosal immune system. In: Paul WE, ed. *Fundamental immunology.* Philadelphia: Raven, 1999:909.
5. Lam K-P, Rajewsky K. B cell antigen receptor specificity and surface density together determine B-1 versus B-2 cell development. *J Exp Med* 1999;190:471.
6. Baggiolini M. Chemokines and leukocyte traffic. *Nature* 1998;392:565.
7. Ward SG, Bacon K, Westwick J. Chemokines and T lymphocytes: more than an attraction. *Immunity* 1998;9:1.
8. Butcher EC, Picker LJ. Lymphocyte homing and homeostasis. Science 1996;272:60.
9. Ghia P, ten Boekel E, Rolink AG, et al. B-cell development: a comparison between mouse and man. *Immunol Today* 1998;19:480.
10. Loffert D, Ehlich A, Muller W, et al. Surrogate light chain expression is required to establish immunoglobulin heavy chain allelic exclusion during early B cell development. *Immunity* 1996;4:133.
11. ten Boekel E, Melchers F, Rolink AG. Precursor B cells showing allelic inclusion display allelic exclusion at the level of pre-B cell receptor surface expression. *Immunity* 1998;8:199.
12. Melchers F. Fit for life in the immune system? Surrogate L chain tests H chains that test L chains. *Proc Natl Acad Sci U S A* 1999;96:2571–2573.
13. Rolink AG, Brocker T, Bluethmann H, et al. Mutations affecting either generation or survival of cells influence the pool size of mature B cells. *Immunity* 1999;10:619.
14. Hayakawa K, Asano M, Shinton SA, et al. Positive selection of natural autoreactive B cells. *Science* 1999;285:113.
15. Retter MW, Nemazee D. Receptor editing occurs frequently during normal B cell development. *J Exp Med* 1998;188:1231.
16. Nussenzweig M. Immune receptor editing: revise and select. *Cell* 1998;95:875.
17. Pillai S. The chosen few: positive selection and the generation of naive B lymphocytes. *Immunity* 1999;10:493.
18. Wagner SD, Neuberger MS. Somatic hypermutation of immunoglobulin genes. *Annu Rev Immunol* 1996;14:441.
19. Kuppers R, Zhao M, Hansmann ML, et al. Tracing B cell development in human germinal centres by molecular analysis of single cells picked from histological sections. *EMBO J* 1993;12:4955–4967.
20. Batista FD, Neuberger MS. Affinity dependence of the B cell response to antigen: threshold, a ceiling, and the importance of off-rate. *Immunity* 1998;8:751.
21. Vogel LA, Noelle RJ. CD40 and its crucial role as a member of the TNFR family. *Semin Immunol* 1998;10:435.
22. Rajewsky K. Clonal selection and learning in the antibody system. *Nature* 1996;381:751.
23. Schatz DG. Developing B-cell theories. *Nature* 1999;400:614–615, 617.
24. Kench JA, Russell DM, Nemazee D. Efficient peripheral clonal elimination of B lymphocytes in MRL/lpr mice bearing autoantibody transgenes. *J Exp Med* 1998;188:909–917.
25. Aluvihare VR, Khamlichi AA, Williams GT, et al. Acceleration of intracellular targeting of antigen by the B-cell antigen receptor: importance depends on the nature of the antigen-antibody interaction. *EMBO J* 1997;16:3553–3562.
26. Chan OT, Hannum LG, Haberman AM, et al. A novel mouse with B cells but lacking serum antibody reveals an antibody-independent role for B cells in murine lupus. *J Ext Med* 1999;189:1639.
27. Janeway CA, Travers P, Walport M, et al. The thymus and the development of T lymphocytes. In: Janeway CA, Travers P, Walport M, et al., eds. *Immunobiology: the immune system in health and disease.* New York: Garland Publishing, 1999:227.
28. Medzhitov R, Janeway CA Jr. Innate immunity: impact on the adaptive immune response. *Curr Opin Immunol* 1997;9:4–9.
29. von Boehmer H, Fehling HJ. Structure and function of the pre-T cell receptor. *Annu Rev Immunol* 1997;15:433.
30. Padovan E, Casorati G, Dellabona P, et al. Expression of two T cell receptor alpha chains: dual receptor T cells. *Science* 1993;262:422.
31. Hardardottir F, Baron JL, Janeway CA Jr. T cells with two functional antigen-specific receptors. *Proc Natl Acad Sci U S A* 1995;92:354.
32. Jameson SC, Hogquist KA, Bevan MJ. Positive selection in the thymus. *Ann Rev Immunol* 1995;13:93.
33. Ellmeier W, Sawada S, Littman DR. The regulation of CD4 and CD8 coreceptor gene expression during T cell development. *Annu Rev Immunol* 1999;17:523.
34. Bevan MJ. In thymic selection, peptide diversity gives and takes away. *Immunity* 1997;7:175.
35. Sprent J, Webb SR. Intrathymic and extrathymic clonal deletion of T cells. *Curr Opin Immunol* 1995;7:196.
36. Ford WL, Gowans JL. The traffic of lymphocytes. *Semin Hematol* 1969;6:67.

37. Picker LJ, Siegelman MH. Lymphoid tissues and organs. In: Paul WE, ed. *Fundamental immunology.* Philadelphia: Raven, 1999;479.
38. Mellman I, Steinman RM. Dendritic cells: specialized and regulated antigen processing machines. *Cell* 2001;106:255.
39. Pamer E, Cresswell P. Mechanisms of MHC class I–restricted antigen processing. *Annu Rev Immunol* 1998;16:323.
40. Ahmed R, Gray D. Immunological memory and protective immunity: understanding their relation. *Science* 1996;272:54.
41. Mosmann TR, Coffman RL. T_H1 and T_H2 cells: different patterns of lymphokine secretion lead to different functional properties. *Annu Rev Immunol* 1989;7:145.
42. Fiorentino DF, Bond MW, Mosmann TR. Two types of mouse T helper cell. IV. Th2 clones secrete a factor that inhibits cytokine production by Th1 clones. *J Exp Med* 1989;170:2081.
43. O'Garra A, Murphy K. Role of cytokines in determining T-lymphocyte function. *Curr Opin Immunol* 1994;6:458.
44. Paul WE, Seder RA. Lymphocyte responses and cytokines. *Cell* 1994; 76:241–251.
45. Abbas AK, Murphy KM, Sher A. Functional diversity of helper T lymphocytes. *Nature* 1996;383:787.
46. Murphy KM. T lymphocyte differentiation in the periphery. *Curr Opin Immunol* 1998;10:226.
47. Szabo SJ, Jacobson NG, Dighe AS, et al. Developmental commitment to the Th2 lineage by extinction of IL-12 signaling. *Immunity* 1995;2: 665–675.
48. Nelms K, Keegan AD, Zamorano J, et al. The IL-4 receptor: signaling mechanisms and biologic functions. *Annu Rev Immunol* 1999;17:701.
49. Leonard WJ. STATs and cytokine specificity. *Nat Med* 1996;2:968.
50. Sprent J. T and B memory cells. *Cell* 1994;76:315–322.
51. Trowbridge IS, Thomas ML. CD45: an emerging role as a protein tyrosine phosphatase required for lymphocyte activation and development. *Annu Rev Immunol* 1994;12:85–116.
52. Mason D, Powrie F. Memory $CD4^+$ T cells in man form two distinct subpopulations, defined by their expression of isoforms of the leucocyte common antigen, CD45. *Immunology* 1990;70:427–133.
53. Derbinski J, Schulte A, Kyewski G, et al. Promiscuous gene expression in medullary thymic epithelial cells mirrors the peripheral self. *Nat Immunol* 2001;2:1032–1039.
54. Bjorses P, Aaltonen J, Horelli-Kuitunen N, et al. Gene defect behind APECED: a new clue to autoimmunity. *Hum Mol Genet* 1998;7: 1547–1553.
55. Anderson MS, Venanzi ES, Klein L, et al. Projection of an immunological self shadow within the thymus by the aire protein. *Science* 2002;298:1395–1401.
56. Liston A, Lesage S, Wilson J, et al. Aire regulates negative selection of organ-specific T cells. *Nat Immunol* 2003;4:350.
57. Schwartz RH. Costimulation of T lymphocytes: the role of CD28, CTLA-4, and B7/BB1 in interleukin-2 production and immunotherapy. *Cell* 1992;71:1065.
58. Medzhitov R, Janeway CA Jr. Decoding the patterns of self and nonself by the innate immune system. *Science* 2002;296:298.
59. Hoebe K, Du X, Georgel P, et al. Identification of Lps2 as a key transducer of MyD88-independent TIR signalling. *Nature* 2003;424: 743.
60. Mueller DL, Jenkins MK, Schwartz RH. An accessory cell-derived costimulatory signal acts independently of protein kinase C activation to allow T cell proliferation and prevent the induction of unresponsiveness. *J Immunol* 1989;142:2617.
61. Schwartz RH. T cell anergy. *Annu Rev Immunol* 2003;21:305.
62. Matzinger P. Tolerance, danger, and the extended family. *Annu Rev Immunol* 1994;12:991.
63. Sakaguchi S. Regulatory T cells: key controllers of immunologic self-tolerance. *Cell* 2000;101:455.
64. Chen Y, Kuchroo VK, Inobe J, et al. Regulatory T cell clones induced by oral tolerance: suppression of autoimmune encephalomyelitis. *Science* 1994;265:1237.
65. Groux H, O'Garra A, Bigler M, et al. A $CD4^+$ T-cell subset inhibits antigen-specific T-cell responses and prevents colitis. *Nature* 1997; 389:737.
66. Shevach EM. Regulatory T cells in autoimmmunity. *Annu Rev Immunol* 2000;18:423.
67. Hori S, Nomura T, Sakaguchi S. Control of regulatory T cell development by the transcription factor Foxp3. *Science* 2003;299:1057–1061.
68. Fontenot JD, Gavin MA, Rudensky AY. Foxp3 programs the development and function of $CD4^+CD25^+$ regulatory T cells. *Nat Immunol* 2003;4:330.
69. Groux H. Type 1 T-regulatory cells: their role in the control of immune responses. *Transplantation* 2003;75(suppl):8.
70. Wakkach A, Fournier N, Brun V, et al. Characterization of dendritic cells that induce tolerance and T regulatory 1 cell differentiation *in vivo. Immunity* 2003;18:605.
71. Weiner HL, Friedman A, Miller A, et al. Oral tolerance: immunologic mechanisms and treatment of animal and human organ-specific autoimmune diseases by oral administration of autoantigens. *Ann Rev Immunol* 1994;12:809.
72. Nagata S, Golstein P. The Fas death factor. *Science* 1995;267:1449.
73. Smith CA, Farrah T, Goodwin RG. The TNF superfamily of cellular and viral proteins: activation, costimulation, and death. *Cell* 1994;76: 959–962.
74. Crispe N. Fatal attractions: Fas-induced apoptosis of mature T cells. *Immunity* 1994;1:347.
75. Griffith TS, Ferguson TA. The role of FasL-induced apoptosis in immune privilege. *Immunol Today* 1997;18(5):240.
76. Yokoyama WM. Natural killer cells. In: Paul WE, ed. *Fundamental immunology.* Philadelphia: Raven, 1999:575.
77. Lanier LL. Natural killer cells: from no receptors to too many. *Immunity* 1997;6:371.
78. Lanier LL. NK cell receptors. *Annu Rev Immunol* 1998;16:359.
79. Biron CA, Nguyen KB, Pien GC, et al. Natural killer cells in antiviral defense: function and regulation by innate cytokines. *Annu Rev Immunol* 1999;17:189.
80. Grewal I, Flavell R. CD40 and CD154 in cell-mediated immunity. *Annu Rev Immunol* 1998;16:111.
81. Lenschow DJ, Walunas TL, Bluestone JA. CD28/B7 system of T cell costimulation. *Annu Rev Immunol* 1996;14:233–258.
82. Daikh D, Wofsy D, Imboden JB. The CD28-B7 costimulatory pathway and its role in autoimmune disease. *J Leukoc Biol* 1997;62:156.
83. Boussiotis VA, Freeman GJ, Gribben JG, et al. The role of B7–1/B7–2:CD28/CLTA-4 pathways in the prevention of anergy, induction of productive immunity and down-regulation of the immune response. *Immunol Rev* 1996;153:5.
84. Nurieva RI, Treuting P, Duong J, et al. Inducible costimulator is essential for collagen-induced arthritis. *J Clin Invest* 2003;111:701.
85. Foell J, Strahotin S, O'Neil SP, et al. CD137 costimulatory T cell receptor engagement reverses acute disease in lupus-prone NZB × NZW F1 mice. *J Clin Invest* 2003;111:1505.
86. Fruman DA, Snapper SB, Yballe CM, et al. Impaired B cell development and proliferation in absence of phosphoinositide 3-kinase p85alpha. *Science* 1999;283:393.
87. Fu C, Turck CW, Kurosaki T, et al. BLNK: a central linker protein in B cell activation. *Immunity* 1998;9:93.
88. Clements JL, Yang B, Ross-Barta SE, et al. Requirement for the leukocyte-specific adapter protein SLP-76 for normal T cell development. *Science* 1998;281:416.
89. Jiang A, Craxton A, Kurosaki T, et al. Different protein tyrosine kinases are required for B cell antigen receptor-mediated activation of extracellular signal-regulated kinase, c-Jun NH2-terminal kinase 1, and p38 mitogen-activated protein kinase. *J Exp Med* 1998;188:1297.
90. Reth M, Wienands J. Initiation and processing of signals from the B cell antigen receptor. *Annu Rev Immunol* 1997;15:453.
91. Cantrell D. T cell antigen receptor signal transduction pathways. *Annu Rev Immunol* 1996;14:259.
92. Hashimoto A, Okada H, Jiang A, et al. Involvement of guanosine triphosphatases and phospholipase C-gamma2 in extracellular signal-regulated kinase, c-Jun NH2-terminal kinase, and p38 mitogen-activated protein kinase activation by the B cell antigen receptor. *J Exp Med* 1998;188:1287.
93. Janeway CA, Travers P, Walport M, et al. *Immunobiology: the immune system in health and disease.* New York: Garland Publishing, 1999.
94. Carroll MC. The role of complement and complement receptors in induction and regulation of immunity. *Annu Rev Immunol* 1998;16:545.
95. Tedder T, Inaoki M, Sato S. The CD19-CD21 complex regulates signal transduction thresholds governing humoral immunity and autoimmunity. *Immunity* 1997;6:107.
96. Fearon DT, Carter RH. The CD19/CR2/TAPA-1 complex of B lymphocytes: linking natural to acquired immunity. *Annu Rev Immunol* 1995;13:127.
97. Ono M, Okada H, Bolland S, et al. Deletion of SHIP or SHP-1 reveals

two distinct pathways for inhibitory signaling. *Cell* 1997;90:293.
98. Pearse RN, Kawabe T, Bolland S, et al. SHIP recruitment attenuates Fc gamma RIIB-induced B cell apoptosis. *Immunity* 1999;10:753.
99. Lee HH, Dempsey PW, Parks TP, et al. Specificities of CD40 signaling: involvement of TRAF2 in CD40-induced NF-kappaB activation and intercellular adhesion molecule-1 up-regulation. *Proc Natl Acad Sci U S A* 1999;96:1421–1426.
100. Bierer BE, Sleckman BP, Ratnofsky SE, et al. The biologic roles of CD2, CD4, and CD8 in T-cell activation. *Ann Rev Immunol* 1989;7:579.
101. Qian D, Weiss A. T cell antigen receptor signal transduction. *Curr Opin Cell Biol* 1997;9:205.
102. Liu Y, Linsley PS. Costimulation of T-cell growth. *Curr Opin Immunol* 1992;4:265–270.
103. Thompson CB. Distinct roles for the costimulatory ligands B7–1 and B7–2 in T helper cell differentiation? *Cell* 1995;81:979–982.
104. Rudd CE. Upstream-downstream: CD28 cosignaling pathways and T cell function. *Immunity* 1996;4:527.
105. Linsley PS, Brady W, Urnes M, et al. CTLA-4 is a second receptor for the B cell activation antigen B7. *J Exp Med* 1991;174:561–569.
106. Takahashi T, Tagami T, Yamazaki S, et al. Immunologic self-tolerance maintained by CD25(+)CD4(+) regulatory T cells constitutively expressing cytotoxic T lymphocyte-associated antigen 4. *J Exp Med* 2000;192:303–310.
107. Thompson CB, Allison JP. The emerging role of CTLA-4 as an immune attenuator. *Immunity* 1997;7:445.
108. Frauwirth KA, Thompson CB. Activation and inhibition of lymphocytes by costimulation. *J Clin Invest* 2002;109:295.

第16章

中性粒细胞的结构和功能

Mark R. Philips, Bruce N. Cronstein

19 世纪末，Metchnikoff[1]除了描述巨噬细胞的吞噬作用之外，还提出巨噬细胞能释放出可损伤周围组织的物质。一直到 20 世纪中期才阐述了中性粒细胞在免疫介导的组织损伤中的重要作用。第一个实验性的证明来自于 Arthus 反应的研究：氮芥或异种抗中性粒细胞的抗血清导致中性粒细胞消耗，从而可以抑制一些物种的 Arthus 反应[2]。尽管在一些接受抗血清治疗的动物的血管中发现了抗原、抗体和补体成分的沉积，但还没有找到血管损伤的显微镜下的证据[3-7]。其他的一些免疫损伤的实验模型显示组织损伤依赖于中性粒细胞。这些模型包括兔的实验性血清病的坏死性动脉炎模型[8]，鼠或兔的急性肾小管炎引起的蛋白尿模型[9]和关节内的逆转被动 Arthus 反应导致的兔关节炎模型[10]。在上述实验模型的最后，向关节内注射纯化的中性粒细胞悬液可再次使乏中性粒细胞的兔发生免疫性损伤。因此，中性粒细胞是急性炎症的组织学标志物，是风湿性疾病中炎性组织损伤的重要介质。

一、中性粒细胞的骨髓生成及其结构

多形核白细胞(PMN)也称为粒细胞，是有丝分裂后期、分化末期的吞噬细胞，是宿主抵抗微生物侵袭的细胞免疫的第一道防线。根据胞浆颗粒的不同染色特征，血液中的粒细胞可分为三种类型，中性粒细胞、嗜酸性粒细胞和嗜碱性粒细胞。95%的粒细胞是中性粒细胞，在外周血中含量最高。55%~60%的正常骨髓造血是产生中性粒细胞，以每天 10^{11} 个的速度向外周循环中输送[11]。这种输送在应激情况下(如感染)会显著增加。

与单核细胞、巨核细胞和红细胞一样，粒细胞也来自骨髓的髓样干细胞。分化为粒细胞的最原始细胞是原始粒细胞，可分化为早幼粒细胞，它是中性粒细胞的前身。嗜中性早幼粒细胞继而分化为嗜中性中幼粒细胞、晚幼粒细胞和杆状核细胞，最终分化为成熟的中性粒细胞[11]。像所有的造血细胞一样，中性粒细胞的分化受特殊的细胞因子和造血生长因子的调控，最具代表性的是粒系集落刺激因子(G-CSF)和粒系细胞/巨噬细胞集落刺激因子(GM-CSF)[12,13]。这两种因子目前都可以通过重组获得，而且可通过促进髓样细胞的恢复而显著降低癌症化疗的死亡率。维甲酸在激活转录程序以促进中性粒细胞成熟中也起了重要作用[14]。临床上，所有的反式-维甲酸对治疗早幼粒细胞白血病有效，因为他可以促进白血病细胞的分化。细胞因子和维甲酸通过激活基因以促进粒细胞分化目前还在研究中[15]。

中性粒细胞的原始细胞通过有丝分裂进入中幼粒细胞阶段，一旦到达晚幼粒细胞阶段就停止分化。中性粒细胞在骨髓中经历有丝分裂和有丝分裂后的分化周期大约需要 7 天，然而释放进入外周血循环后的半衰期仅为 6 小时[11]。近来研究发现衰老的中性粒细胞(像适当地被刺激的有丝分裂细胞一样）经历一种程序性细胞死亡过程即凋亡[16]。凋亡的中性粒细胞被网状内皮系统清除[17]。经血管进入组织，特别是那些被炎症部位吸引的循环池中的中性粒细胞的半衰期还不清楚。

中性粒细胞多彩染色(如瑞氏染色)的最主要特征是分叶核含有致密的异染色质(图 16.1A)。一些女性

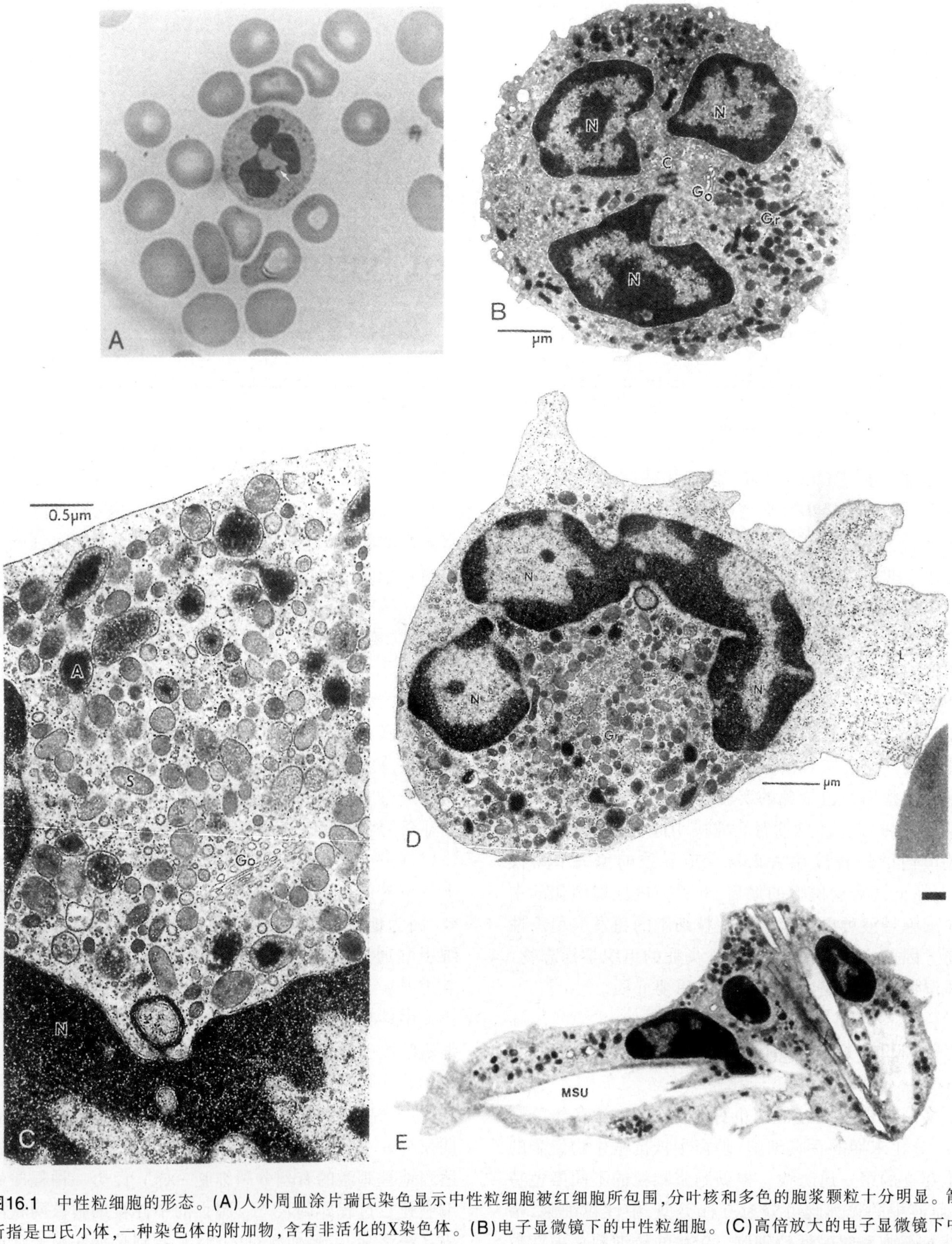

图16.1　中性粒细胞的形态。(A)人外周血涂片瑞氏染色显示中性粒细胞被红细胞所包围,分叶核和多色的胞浆颗粒十分明显。箭头所指是巴氏小体,一种染色体的附加物,含有非活化的X染色体。(B)电子显微镜下的中性粒细胞。(C)高倍放大的电子显微镜下中性粒细胞胞浆颗粒的形态。(D)偏振光电子显微镜下的中性粒细胞,表面伸展,暴露出伪足或前缘,通过肌动蛋白微丝的网状组织排除胞浆颗粒(尚无定论)。(E)电子显微镜下已吞入尿酸钠结晶(MUS)的中性粒细胞(¥7600)。标志物为0.5或1 mm,A,嗜天青颗粒;C,中心粒;Go,高尔基体;Gr,颗粒;L,伪足;N,核;S,特殊颗粒。(Photomicrographs in B–D courtesy of Dr. Dorothea Zucker-Franklin;Photomicrograph in E courtesy of Dr. Abby Rich.(图A见彩图)

的中性粒细胞可见不活跃的X染色体与一个核叶黏附drumstick appendage,像鼓槌一样,即Barr体(如图16.1A中的箭头所示)。相对于单核细胞,成熟的中性粒细胞处于合成的静止期,持续保持染色质的致密,没有核仁,相对缺乏内质网。然而,最近的研究表明中性粒细胞的转录和翻译都很活跃,合成的基因产物包括白细胞介素-1α(IL-1α)、IL-1β[18]、IL-8[19]、肿瘤坏死因子(TNF-α)、G-CSF、GM-CSF[20]、cRaf-1[21]、补体受体1(CR1)、CD11a、免疫球蛋白c段受体(FcγR)、肌动蛋白、主要组织相容性复合体(MHC)I[22]。

中性粒细胞胞浆的最主要特征是含有大量的胞浆颗粒(图16.1A-C)。这些颗粒具有两种重要的功能。这些颗粒内含对宿主防御重要的广谱抗菌酶和肽段[23],膜上含有能调节炎性应答的流动的表面蛋白[24]。根据形态和组化染色,人的中性粒细胞的颗粒可分为两种(图16.1C),嗜天青颗粒和特殊颗粒,分别以染色的特征和嗜中性的粒细胞的特征来命名。嗜天青颗粒是一种特殊的溶酶体,在电镜下显示为过氧化物酶阳性。由于嗜天青颗粒最先形成(在早幼粒细胞阶段),被认为是初级颗粒。特殊颗粒在中幼粒细胞阶段形成,被认为是次级颗粒[11]。细胞亚型分馏技术可区分嗜天青颗粒和特殊颗粒,以进一步详细分析各种类型颗粒的分子组分(表16.1)。最近有些研究用免疫金电镜将过氧化物酶阴性的颗粒进行分类[25],采用高压游离电泳技术从纯化的小囊泡中分离出质膜[26],已经确定了参与胞外分泌的中性粒细胞颗粒有四种类型:分泌型囊泡[27,28]、明胶颗粒[29,30]、特殊颗粒和嗜天青颗粒。分泌型囊泡具有胞饮血浆蛋白的特性,可通过常规密度梯度法提纯,加热或刺激分离的中性粒细胞会使其极不稳定。这一新发现的最重要的生理学作用是,它是表面糖蛋白如补体受体1[31]、CD11b/CD18[32]、细胞色素b558[33]和甲酰基肽段受体[34]最重要的储存库,有炎性刺激时,中性粒细胞表面的这些糖蛋白能被迅速上调。除了用于储存表面糖蛋白、分泌型囊泡以及特殊型和明胶颗粒,它还可提供细胞内膜,形成伪足时可以迅速扩大细胞的表面积(图.16.2),这是吞噬作用的一个关键步骤。

中性粒细胞具有运动性,既可以随机运动也可以向化学吸引因子源方向做定向运动。当刺激性的微粒子遇上中性粒细胞时,就会发生吞噬作用。中性粒细胞的运动和吞噬功能依靠于细胞骨架上肌动蛋白的运动特性。细胞松弛素(松胞素)B,一种真菌的代谢产物,抑制肌动蛋白的聚合,阻断中性粒细胞的运动和吞噬作用。肌动蛋白的微丝直径为6nm,与肌球蛋白共同组成细胞的收缩系统。微丝在细胞的黏附、运动和吞噬颗粒方面起重要作用[35]。中性粒细胞收缩系统与骨骼肌具有惊人的相似作用。已经从吞噬细胞中分离出了肌动蛋白、肌球蛋白(具有肌动蛋白激活的Mg2+依赖性三磷酸腺苷酶(ATPase)的活性)、肌动蛋白结合蛋白和一种可使肌动蛋白激活Mg2+依赖性ATPase的复合因子[3]。如同大多数阿米巴细胞一样,中性粒细胞在运动中被前缘或伪足的质膜下的肌动蛋白微丝的密集网状组织极化,可排出胞浆颗粒(图16.1D)。整合素的黏附分子胞浆区域是肌动蛋白聚合的中心地带,用于连接细胞外基质和细胞内骨架。整合素和肌动蛋白微丝连接部位的结构即是所谓的局部黏附斑点,由几种肌动蛋白相关分子组成,其中包括纽蛋白、踝蛋白和α-辅肌动蛋白[37]。肌动蛋白微丝网状组织除了促进阿米巴运动以外,还能调节吞噬体的形成。正常的吞噬过程从两个方向收缩,在微粒下方形成内陷。因为质膜下的肌动蛋白网状组织形成一个胞浆颗粒的"排出区域",所以肌动蛋白聚合的动力学特性对于脱颗粒是至关重要的。由肌动蛋白介导的吞噬运动的第二种形式是在胞浆膜的侧面进行,封闭吞噬细胞的空泡,像个收紧口的钱袋。

除了肌动蛋白微丝,中性粒细胞的细胞骨架还具有微管结构。微管是微管蛋白的聚合体,分子量为55kd。中心粒位于高尔基体和细胞核之间(图16.1B),有一个源于微管的高电子密度中心。微管呈放射状向外散发,经过邻近的膜结合细胞器如颗粒[38]。无论在体内还是在体外,微管的"集合"和"分解"受到多方面的控制。钙离子、pH值或渗透压降低,可促进聚合的微管分解[39]。环鸟苷一磷酸(cGMP)及可升高其细胞内水平的介质,如佛波豆蔻酸乙酯和甲酰胆碱,可促进微管的集合,而3',5'-环腺苷一磷酸(cAMP)及可升高其细胞内水平的介质,如前列腺素E1(PGE1)和异丙肾上腺素,则促进微管的分解[40]。细胞的氧化还原状态也可调节微管的集合[41]。植物秋水仙碱和长春新碱诱导微管的可逆性分解。对这些介质特别是秋水仙碱的研究表明微管在脱颗粒中起重要作用[42]。

二、中性粒细胞的功能

中性粒细胞的功能可以分为早期功能和晚期功能。早期功能是指中性粒细胞在炎症部位的聚集,包括黏附、渗出和趋化。在过去的15年中我们了解了这些功能的本质,从分子水平上了解了几种黏附分子。使我

表16.1 中性粒细胞的颗粒及其内容物

结构分类	细胞器(诱导胞吐作用从最慢到最快)			
	嗜天青颗粒(初级颗粒)	特殊颗粒(次级颗粒)	明胶颗粒(第三颗粒)	分泌型囊泡
抗微生物酶类	5'核苷酸酶 α-岩藻糖苷酶 α-甘露糖苷酶 酸性磷酸酶 芳香基硫酸酯酶 天青杀素 β-葡萄糖胺酶 β-葡萄糖醛酸酶 β-甘油磷酸酶 **组织蛋白酶** **弹性蛋白酶** 溶菌酶 **髓过氧化物酶** 神经氨酸酶 磷脂酶A **蛋白水解酶3** 唾液酸酶	**胶原酶** **类肝素酶** 组胺酶 溶菌酶 纤溶酶原激活剂 唾液酸酶	乙酰转移酶 **明胶酶**	
抗微生物蛋白/肽段	细菌性/渗透性诱导蛋白 防御素 泛激素	hCap18 乳铁蛋白 维生素B_{12}结合蛋白		
其他大分子	硫酸软骨素 葡萄糖胺聚糖 肝素结合蛋白 硫酸乙酰肝素	$β_2$-微球蛋白		
来自胞饮的血浆蛋白				白蛋白 免疫球蛋白 转铁蛋白
膜相关蛋白	CD63 CD68	CD11b/CD18 CD66 CD67 细胞色素b558 纤维结合蛋白受体 甲酰基肽受体 G蛋白α亚基 层黏连蛋白受体 rap1/2 血小板反应素受体 肿瘤坏死因子受体 玻璃体结合蛋白受体	CD11b/CD18 DAG-脱酰酶 甲酰基肽受体	碱性磷酸酶 CD11b/CD18 补体受体1 细胞色素b558 甲酰基肽受体 尿纤溶酶原激活剂受体

注:黑体字部分与组织炎性组织损伤有关。

们更兴奋的是，最早期的黏附有望成为新一代抗炎药物的靶位,此药对非炎性细胞的影响较小。晚期功能是指吞噬、脱颗粒、呼吸爆发和炎性介质的精密调节的效应阶段。早期和晚期功能的作用机制都是一种信号转导机制,中性粒细胞通过表面受体感受环境,进而采取适当的方式产生应答。

(一)黏附、渗出和趋化

中性粒细胞到达炎症或感染部位(图 16.3)必须首先黏附在血管内皮上(黏附),沿着内皮表面滚动至病

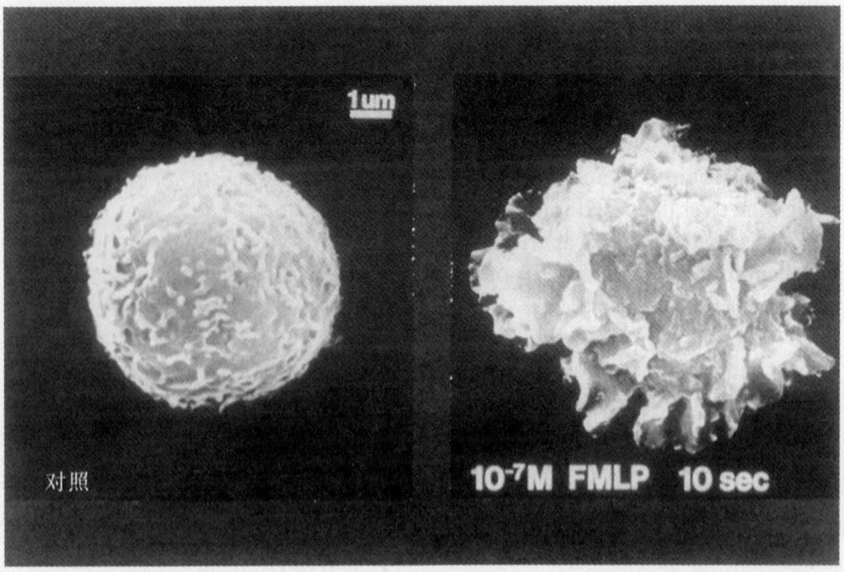

图16.2 扫描电镜下静止状态的人中性粒细胞(左)和受到化学诱导剂N-甲酰甲硫氨酰-亮氨酰-苯丙氨酸(FMLP)刺激后的人中性粒细胞(右),显示伪足的广泛形成使表面积显著增加。

变区域(松弛粘连),在炎症部位相邻的内皮细胞上黏附扩展(紧密粘连),在内皮细胞间游走,到达细胞外间隙(渗出),最终到达炎症源头部位(趋化)。这一过程受血管和白细胞黏附因子的介导,其生物学和调节机制是过去十年的研究热点。在适当的刺激下,内皮细胞和中性粒细胞均可通过调节黏附因子彼此增加黏附性(见第20章)。

白细胞或内皮细胞表面主要表达三类蛋白,在白细胞-内皮细胞的交互作用中起重要作用。整合素是表达于白细胞和其他细胞表面的一大类异型二聚体黏附蛋白。所有白细胞均可表达一种或多种β2整合素,这组异型二聚体黏附蛋白含有相同的β链(CD18),但α链不同(CD11a,b,c)。整合素在他们的反配体中与一组特异的氨基酸序列结合,含有此氨基酸序列(RGD或精氨酸-甘氨酸-天冬氨酸)的肽段可以阻断许多依赖整合素的功能。整合素在内皮细胞(和其他细胞)表面与属于免疫球蛋白超家族的蛋白(细胞内黏附分子(ICAM)-1和-2)结合,构成第二类主要的黏附分子家族。第三类黏附蛋白家族(选择素)与糖蛋白和糖脂的糖基结合。三种独立的分子组成了选择素家族:P-选择素,E-选择素和L-选择素。P-选择素表达于活化的血小板和内皮细胞,L-选择素表达于白细胞(中性粒细胞、单核细胞和淋巴细胞亚型),E-选择素则表达于激活的内皮细胞。这些分子的编码基因均位于1号染色体上,来源于单一的遗传基因。这些选择素都含有一个细胞外C-型(Ca^{2+}依赖性)凝集素区域(用于结合他

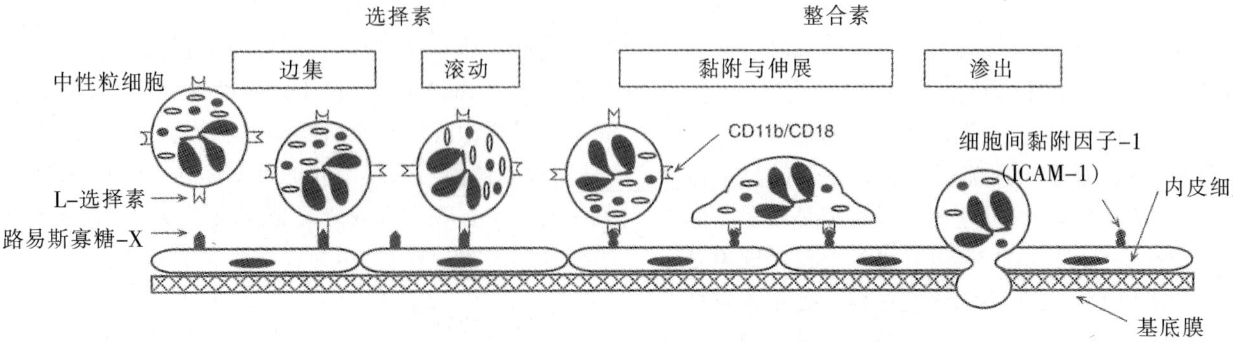

图16.3 中性粒细胞-内皮细胞黏附介导中性粒细胞在炎症部位聚集的机制。

们的同族配体)，一个上皮细胞生长因子(EGF)相关的区域(功能未知)，，其细胞外部分含有大量短的重复区(补体调节蛋白区)，一个疏水的跨膜区和一个短的胞内区。E-选择素和P-选择素都与含有唾液酸化的路易斯寡酶-X抗原(Sialyl Lewis X抗原，一种复杂的糖分子)的糖蛋白和糖脂结合。Sialyl Lewis X抗原主要表达于中性粒细胞表面[43-46]。

中性粒细胞和血管内皮细胞间的相互作用是由位于他们表面的特殊黏附分子的连续作用介导的。L-选择素参与中性粒细胞黏附内皮细胞的初始阶段，随后，当中性粒细胞与内皮细胞黏附后或被化学诱导剂刺激后，L-选择素从中性粒细胞表面脱落下来[47]。然后，中性粒细胞表面的β2整合素CD11b/CD18被激活(机制尚未完全清楚)，从而加强黏附作用，促进跨膜运动[48-52]。急性炎症部位的内皮细胞表达P-选择素和E-选择素，可与中性粒细胞表面的特异糖基相互作用[46,53]。因此，中性粒细胞表面和/或内皮细胞表面的激活的变换导致中性粒细胞到达炎症部位。

一旦与血管内皮细胞表面黏附，中性粒细胞就通过内皮细胞间的间隙，从血管内游出，即渗出过程。然后，穿过血管基底膜，此过程十分类似于局部的蛋白水解过程。这些过程的发生取决于CD11b/CD18的连续激活和失活及整合素与ICAM-1的相互作用[54]。

中性粒细胞表达炎症或感染部位的大量介质的受体。因为中性粒细胞能够沿着这些分子诱导的方向定向移动，因此他们被称作化学诱导剂。在炎性化学诱导剂中有活化的补体(C3a,C5a)，化学激活剂(如IL-8)，花生四烯酸的代谢产物(白三烯B4)，脂质(血小板激活因子(PAF))，生长因子(转化生长因子(TGF)-β)和从细菌中分离出的N-甲酰基肽。尽管化学诱导剂构成了一组多种混合物，但化学诱导剂的受体包含一组与7个跨膜域结构十分相似的糖蛋白结构。化学诱导剂的受体在中性粒细胞的前部和伪足部位表达密度最高，可结合化学诱导剂("前灯现象")。一旦化学诱导剂的受体与其配体相结合，受体即被移向细胞的底部，与其他结合受体聚集，受体的功能被抑制[55-57]。

中性粒细胞的趋化现象类似变形虫的运动，这需要肌动蛋白重构，暴露出顶部(伪足)和尾部的反应区(尾足)的膜结构。有趣的是，这两个过程都是由单基因三磷酸鸟苷酸酶(GTPase)1族调节的[58]。趋化现象是一种古老的最原始真核生物的细胞过程，近年来发现其分子机制十分保守。细胞黏液菌和白细胞的趋化现象的关键是磷酸肌醇代谢的梯度，受脂质激酶(磷脂酰肌醇-3-激酶(PI3k))、磷酸酶和从10号染色体上被删除的张力蛋白同系物(PTEN)的空间调节[59]。

(二)吞噬

中性粒细胞一旦到达炎症部位，就吞噬微生物和其他颗粒。然而，为了使颗粒能被有效地吞噬，他们必须被调理(来自希腊文"准备餐桌")。典型的调理素是免疫球蛋白和补体，两者均来自血浆。中性粒细胞表面表达调理素受体：对应免疫球蛋白恒定区的有两种受体，FcγRII和FcγRIII[60]，针对补体片段的有两种受体，CR1(针对C3b和C4b)和CR3(针对iC3b)[61]。调理素受体除了具有调理颗粒与中性粒细胞黏附的功能以外，还可向细胞内转导信号。FcγRs与调理素的结合可引发吞噬作用，而补体受体与调理素结合则需要再次刺激才能促进颗粒的吞噬[62]。

吞噬作用是一种活化过程，需要耗能，部分由肌动蛋白细胞骨架的重构来介导。中性粒细胞的胞膜在接触点内陷并包绕颗粒，形成细胞内空泡(称为吞噬体或吞噬囊泡)，从细胞表面脱落，完全成为胞浆内物质[63,64]。吞噬过程完成后，细胞又恢复为圆形，可利用的细胞膜表面减少。尽管中性粒细胞相对较大，细胞膜表面较大(图16.2)，但其膜仍有限，可利用的膜表面有限决定了单个细胞吞噬颗粒的数量有限。颗粒膜与吞噬体的融合开始了吞噬颗粒的消化过程。溶酶体颗粒将其内溶物释放至吞噬体中，即脱颗粒过程[65-67]。此吞噬体(现称为吞噬溶酶体)被酸化，而且含有多组杀微生物的蛋白和降解酶。

吞噬作用的分子基础难以通过中性粒细胞的实验获得，因为他们抵制培养和基因处理。然而，近年来关于巨噬细胞吞噬作用的分子分析的很多报道都是相似的[68,69]，巨噬细胞也属于中性粒细胞。近来关于巨噬细胞吞噬作用的研究发现，由FcγR介导的吞噬作用的机制与补体受体介导的吞噬作用不同。前者涉及细胞伸展的拉链机制，由rac1和cdc42hs GTPase调节，产生前炎性介质；后者包括将调理后颗粒拉进细胞，这个过程依赖于rhoA GTPase，不产生炎性介质[70]。由Iα磷酸肌醇磷酸激酶使磷酸肌醇局部重构，产生4,5-PIP2，是使吞噬体膜与质膜不同的重要途径[71]。近来最引人关注的关于吞噬作用的研究是发现了以内质网为代表的细胞膜的大量储存，作为吞噬体膜的重要来源[72]。

(三)脱颗粒

脱颗粒是指活化的中性粒细胞胞浆颗粒从形态上

的丢失。脱颗粒时吞噬体-溶酶体的融合是一个研究热点,但至今对其了解甚少。控制膜与膜接合和融合的因子是“细胞器官排除区”的分解,由需要形成吞噬体的肌动蛋白纤维网提供。在其他细胞外的细胞中,钙离子依赖的磷脂结合蛋白的附属家族参与调节中性粒细胞的脱颗粒[73]。特殊颗粒与吞噬体融合早于嗜天青颗粒[74],以及不完全促分泌素如佛波豆蔻酸乙酯刺激特殊颗粒的释放,而不是嗜天青颗粒的释放[75],此研究表明不同类型颗粒的释放受到不同的调控,同样,不同的中性粒细胞颗粒与不同的 GTPase 有关[76]。

中性粒细胞颗粒含有各种大分子(表 16.1),包括酶(如蛋白酶,酯酶,核苷酸酶,糖水解酶和过氧化物酶),非酶类蛋白(如乳铁蛋白和维生素 B_{12} 结合蛋白),葡萄糖胺聚糖和抗微生物肽段(如防御素和细菌/渗透性诱导蛋白)。而这些物质中的某些很明显是用于中和微生物(如溶菌酶和防御素),其他物质(如乳铁蛋白和硫酸软骨素)的作用还不清楚。在这些蛋白中,中性粒细胞颗粒特有的蛋白是髓过氧化物酶,嗜天青颗粒的一种成份,形成脓性物质的黄绿色泽。髓过氧化物酶在宿主防御中起关键作用,通过中性粒细胞呼吸爆发、超氧负离子(O_2^-)和 H_2O_2 将微生物转化为有效的抗微生物成分次氯酸(含氯漂白剂)[77]。

尽管很多颗粒酶可损伤宿主的组织,但它们由膜包裹在细胞器内,在吞噬溶酶体的酸性微环境中有活性,而血浆中大量的细胞外抑制物可使它们失活。然而,有一点是十分明确的,那就是中性粒细胞颗粒酶在炎症时的组织损伤过程中起重要作用,如风湿病。将要死亡的中性粒细胞释放溶酶体内容物,更重要的是中性粒细胞通过形成吞噬体而不是在细胞外间隙周围分泌特殊颗粒和嗜天青颗粒,认识到这一点就可以解决上述矛盾的结论[78]。

直到 30 年前,一直认为只有坏死的中性粒细胞能够将颗粒内成分释放入细胞外间隙,在白细胞碎裂性血管炎的组织学观察中也可见到,现在才知道激活的中性粒细胞即可分泌颗粒内容物[79]。

从某种程度上讲,分泌型囊泡与含有明胶酶的第三颗粒容易被动员,通过靶质膜进行胞吐作用,在可溶性刺激物的刺激下释放其内容物,如 C5a 和 LTB_4[27]。在此过程中,他们不仅分泌可溶性内容物,而且可作为一个快速的膜动员池,能够立即扩大表面积和传递新的表面蛋白[24]。相反,在体外,含有乳铁蛋白的特殊颗粒和嗜天青颗粒仅在特异刺激下释放其内容物,但他们在可溶性松胞素 B 的刺激下可分泌其内容物[79]。电镜研究显示特殊颗粒和嗜天青颗粒只将吞噬体膜作为其靶细胞[74]。吞噬体-溶酶体的融合后吞噬体被封闭,但是,允许颗粒内蛋白逸出,即所谓的“反流”过程[78]。

已经提出了几种假说诠释炎症部位中性粒细胞分泌的蛋白酶如何逃避蛋白酶抑制剂(如 α1-抗胰蛋白酶和 β2-巨球蛋白)的灭活。激活的中性粒细胞产生的活性氧和次氯酸可灭活抗蛋白酶[80]。血浆抗蛋白酶所需的微环境的作用体现在“无效的吞噬作用”的模型中,在此过程中,中性粒细胞尽力吞噬外来物质,这些物质嵌在中性粒细胞表面,不能被包绕,如类风湿性滑膜炎时,含有类风湿因子的免疫复合物嵌于透明软骨上[81,82]。在炎症部位对结缔组织损害最大的颗粒水解酶是弹性蛋白酶、胶原酶和组织蛋白酶 G。弹性蛋白酶是一种中性蛋白酶,大量表达于中性粒细胞,在肌腱、血管和肺组织中可降解弹性蛋白,也可作为一种广谱的丝氨酸蛋白酶。中性粒细胞胶原酶是一种金属蛋白酶,能降解软骨和骨的 I 型胶原,但必须首先通过弹性蛋白酶裂解蛋白将其激活。组织蛋白 G 是一种广谱的类糜蛋白酶,在中性 pH 条件下活性最高。

(四)呼吸爆发

吞噬性白细胞可分解氧分子,产生活性氧,对宿主抵抗微生物具有独特的效能。分解氧分子单个电电子的酶即“呼吸爆发”或还原型辅酶 II(NADPH)氧化酶。前者是 Sbarra 和 Karnovsky 于 1959 年发现吞噬细胞和中性粒细胞在氰化物敏感性反应中的耗氧显著增加,即爆发性呼吸[83]。后者更常用,是发现 NADPH5 年后发现的,大部分 NADPH 来自磷酸已糖支路,是吞噬细胞氧化酶的电子供体[84]。NADPH 氧化酶的最初产物 O_2^-,是多种毒素包括单氧、H_2O_2 和次氯酸的前体。慢性肉芽肿(CGD)患者的特征充分说明了 NADPH 氧化酶对人类免疫系统的重要性,这是一种遗传性疾病,由于缺乏 NADPH 氧化酶,在前抗生素时代生命受到反复化脓性感染的威胁。现在知道了 CGD 是一种遗传基因疾病,编码 NADPH 氧化酶复合物的基因的四个基因中的一个基因缺陷。尽管在爆发性呼吸过程中产生的氧化物质是抗菌物质,但是近来的研究工作表明爆发性呼吸的主要作用是使吞噬溶酶体中保持一种酸性 pH 环境,从而确保颗粒酶的最佳抗菌活性及使分泌的蛋白进入吞噬溶酶体中[85]。

NADPH 氧化酶在静息的中性粒细胞中没有活性,但是在吞噬溶酶体的膜上可迅速被激活[86]。NADPH 氧化酶复合物的分子本质是过去二十年的研究热点(图

16.4)。对最常见的X连锁型CGD患者的研究确定了氧化酶、细胞色素b_{558}的第一组分[87],中性粒细胞质膜中的一种异二聚体糖蛋白，含有两组亚铁血红素及与黄素腺嘌呤二核苷酸酯(FAD)和NADPH结合的区域[88]。二十多年前，用于研究NADPH氧化酶活化的游离细胞系统的发展[89-92]使氧化酶和其他蛋白的鉴别成为可能[93]。蛋白的最小补体需要在一个完整的重组系统中组装一种活化的NADPH氧化酶,这个重组系统包括细胞色素b_{558}和三种细胞溶质因子,$p47^{phox}$,$p67^{phox}$和$p21^{rac}$[94]。第三种因子被鉴定为$p40^{phox}$[95]。$p40^{phox}$和$p47^{phox}$都含有src异体同形3(SH3)区域,可与相互作用的蛋白的富含比咯氨酸的区域结合。最近发现他们也含有PX区域,可与磷酸肌醇结合[96]。NADPH氧化酶的激活受磷酸化修饰调节，与细胞因子向胞浆或吞噬体膜的转运有关(图16.4)。尽管$p47^{phox}$,$p40^{phox}$和$p67^{phox}$在电子传移中的作用还没有阐明,但他们是氧化酶的结构组分。$p21^{rac1}$普遍表达于调节GTPases的ras超家族的膜上,但$p21^{rac2}$仅存在于髓样组织。小鼠的$p21^{rac1}$基因断裂导致胚胎死亡，而$p21^{rac2}$基因的断裂仅导致中性粒细胞NADPH氧化酶的部分缺失，这表明$p21^{rac1}$可以替代$p21^{rac2}$[97]。有趣的是,缺乏$p21^{rac2}$的小鼠中性粒细胞对化学诱导剂的信号转导有一些缺陷，说明$p21^{rac2}$对中性粒细胞而不是氧化酶有重要作用。像ras-相关GTPases的rho亚族的其他膜一样,$p21^{rac}$参与肌动蛋白骨架重构的信号转导,特别是伪足形成的信号传导[97]。$p21^{rac}$在NADPH氧化酶中的作用是当今的研究热点[98]。

(五)炎性介质的合成与分泌

中性粒细胞既参与又扩大炎症过程。通过合成和释放各种可溶性介质，中性粒细胞能够募集更多的细胞到达炎症部位,而且一旦到达将激活这些细胞。中性粒细胞分泌的两种主要类型的介质包括:细胞因子,通常为小蛋白或小肽段(分子量<20 000D);脂源性介质,包括类花生酸类物质和白三烯。

1.细胞因子

中性粒细胞分泌的几种蛋白质在炎症的病理过程中是十分重要的。体外研究表明,在炎症刺激下,如被调理的细菌、酵母菌或结晶(如尿酸钠),中性粒细胞分泌IL-1α、TNF-α、IL-6和IL-8[99-104]。此外,近来研究表明在体内中性粒细胞也可分泌细胞因子[104]。有趣的是,静息的中性粒细胞也分泌一种特殊的IL-1抑制因子,最近确定为IL-1受体拮抗剂(IL-1RA)[105,106]。因此,在静息状态下,中性粒细胞分泌抗炎性细胞因子,而一旦被激活，则分泌前炎性细胞因子，扩大和延长炎症反应。中性粒细胞也释放IL-6受体，在炎症部位作为IL-6的一种吸收体,就像IL-1RA一样,作为炎症的一种内源性调理素[107,108]。

2.类花生酸类物质和白三烯

当遇到吞噬性刺激时，中性粒细胞释放花生四烯酸的活化产物。这些物质包括环氧化酶(COX)途径的

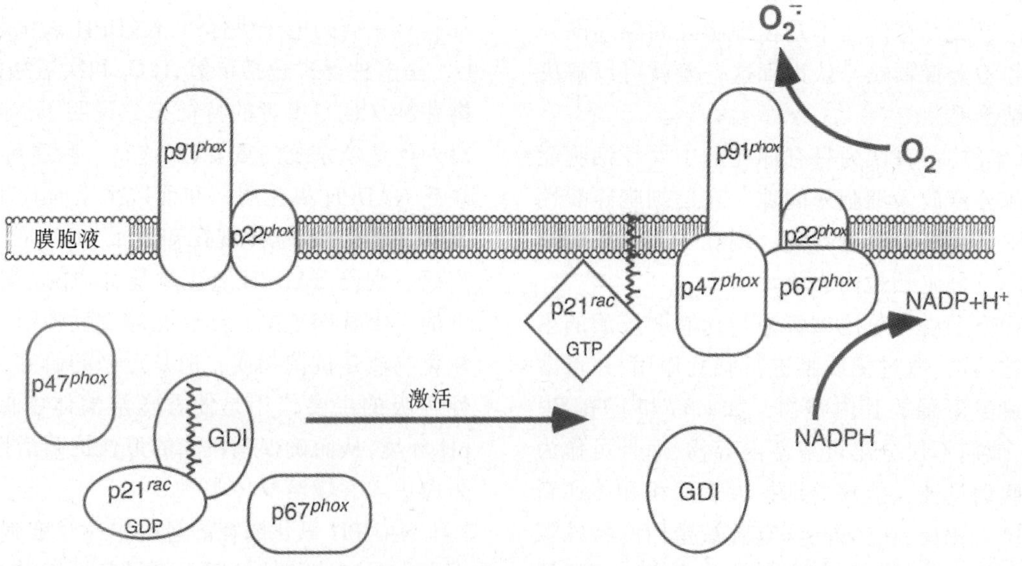

图16.4 中性粒细胞NADPH氧化酶复合体的多分子组装。

产物、前列腺素(PG)和血栓素(TX)、脂加氧酶(LO)途径产物及白三烯(LT)。这些物质的确切作用及彼此之间、与其他炎性介质之间的相互作用至今还没有完全清楚。此外,这些物质都具有抗炎和前炎性作用(见第23章)。

受刺激时,在磷脂酶 A_2(PLA_2)的作用下,花生四烯酸从膜磷脂 sn-2 号位释放出来。这一步可被抗炎性的甾体类固醇抑制。花生四烯酸是一种 20 碳多不饱和脂肪酸,能与在呼吸爆发中产生的氧发生反应[109,110]。更重要的是,一些酶可通过在特异部位引介氧将花生四烯酸转化为脂类介质。在这些酶中研究最深入的两种酶是 COX(也称为前列腺素 H 合酶)和 5-LO,表达于中性粒细胞,分别产生类花生酸类物质(前列腺素和血栓素)和白三烯。

目前已经确定了两种 COX 亚型,一种是构成酶(COX1),一种是诱导酶(COX2),二者对于各种非甾体类抗炎药(NSAID)抑制的反应不同[111](见第 31 章)。由 COX 介导的花生四烯酸代谢形成的脂肪酸内超氧化酶(PGG、PGH 类)是缓激肽和组胺[112]引起水肿的弱强化因子[112],是更稳定的 PG 和 TX 形成(异构作用)的调节介质。PGE_2 和 PGI_2 是主要的炎性调节因子,因为注射 PGE_2 和 PGI_2,且与缓激肽和组胺协同作用时,他们能引起局部血管扩张和水肿;向实验动物的中脑中注射后可引起发热;它们可使神经对疼痛刺激的敏感性增加。这些物质在炎性渗出液中浓度升高,他们的合成受到大多数抗炎药物的抑制[113]。相反,也有证据表明 PG 具有抗炎作用。PGE 类可刺激 cAMP 的产生,从而抑制速发型超敏反应及与细胞免疫有关的反应,如凝集素介导的 T 细胞有丝分裂[114]和中性粒细胞的分解[115]。

已经阐明了 LO 途径的产物,逐渐证实了它们在炎症中的作用。LT 代谢的主要途径取决于细胞类型,如血小板中的 12-LO,T 淋巴细胞中的 15-LO 和中性粒细胞中的 5-LO。图 16.5 描述的是经 5-LO 途径代谢的花生四烯酸的代谢过程。LO 不被 NSAIDs 所抑制,5-LO 催化 5-HETE 的形成,被转化为不稳定的环氧化物 LTA_4[116],然后酶水解为 LTB_4 或通过谷胱甘肽 5-转移酶转化为 LTC_4,后者可被谷氨酰转肽酶进一步作用形成 LTD_4 和 LTE_4[117,118]。

LTB_4 是中性粒细胞的自分泌物,由中性粒细胞分泌而且又作用于中性粒细胞。纳摩尔浓度的 LTB_4 具有趋化中性粒细胞的作用[119],刺激中性粒细胞与内皮细胞和其他中性粒细胞的黏附[120]。因此,来自中性粒细胞的 LTB_4 通过募集其他中性粒细胞来扩大急性炎症反应。高浓度的 LTB_4 引起脱颗粒,产生超氧负离子和膜相关钙离子的转运[121,122]。这些发现表明 LTB_4 在炎症时的组织损伤的发病过程中起重要作用,促进了用于治疗炎性疾病的抑制 LTB_4 的合成或作用的药物的发展。

含半胱氨酸的白三烯(LTB_4,LTB_4 和 LTB_4)由巨噬细胞和嗜碱性粒细胞产生,构成了免疫介导的"过敏性反应的慢反应物质"(SRS-A)。他们的生物功能之一是剂量依赖性的血管收缩,在终末小动脉最明显。尽管血管收缩时间很短,但可引起毛细血管后微静脉的大分子呈剂量依赖性、可逆性地渗出[123]。因此,PGE_2、PGI_2 与 SRS-A 一起引起水肿。

(六)信号转导

像所有的细胞一样,中性粒细胞通过其表面受体感应周围的环境中的信号分子。免疫系统的淋巴细胞依赖丝裂信号(几小时至几天)不同,中性粒细胞依赖于快速信号(几秒钟至几分钟)以保护宿主细胞防御感染。事实上,在某些情况下,在炎性刺激发生的几分钟之内,就已经启动了中性粒细胞前述的重要功能。因此,中性粒细胞像神经内分泌细胞一样具有各种 G 蛋白偶联受体并不奇怪,此受体可迅速传导信号,常引发速发型反应。

1.化学诱导剂的受体

经典的化学诱导剂[甲酰甲硫氨酰-亮氨酰-苯丙氨酸(FMLP),C5a,LTB_4 和 PAF]和近来才发现的化学诱导细胞因子 (IL-8,GRO,NAP-2,ENA-78 和 GCP-2)均可与中性粒细胞上的分子结合,这些分子是一大族可与 G 蛋白相互作用的受体。近来报道了甲酰基肽、C5a、IL-8 和 PAF 受体的互补 DNA(cDNA)[124,128]。这些 cDNAs 的分子水平分析显示每个受体都含有 7 个疏水 α 螺旋,形成 7 个跨膜域结构,和一系列细胞外和胞浆内的结构(类似于研究最透彻的受体的结构),β-肾上腺素受体。除了化学诱导剂的受体外,中性粒细胞也表达这类中其他受体,包括 β-肾上腺素受体、PGE 和腺苷受体。

2.G蛋白

鸟嘌呤核苷调节结合蛋白或 G 蛋白是 αβγ 异三聚体蛋白,与质膜的内部小叶相关,通过结合二磷酸鸟苷(GDP)的非活化状态与结合 GTP 的活化状态之间的转换，可将信号从跨膜受体转导给效应分子（图16.6）。受体存在构象改变，使受体与G蛋白相互作用，导致Gα和Gβ/γ的分离，他们中的每一种在活化效应分子中都起到重要作用。GTPase Gα的活化可终止信号传导。至少已经确定了16α及多种β和γ的亚基[129,130]。有些α亚基作为二磷酸鸟苷核糖基转移酶的底物，组成百日咳和霍乱毒素。人的中性粒细胞质膜含有百日咳和霍乱毒素的底物[131]。由于百日咳抑制很多但不是所有FMLP刺激的中性粒细胞的功能，因此推断中性粒细胞既含有百日咳敏感G蛋白又含有百日咳非敏感G蛋白。采用亚单位特异性抗血清进行的免疫印迹分析确定了人中性粒细胞膜上含有$G_{\alpha i1,2}$，$G_{\alpha 8}$[133]，$G_{\beta 1,2}$[133]和$G_{\gamma 2}$[134]。有重要的证据表明Gαi2参与化学诱导性中性粒细胞的活化[135]。

3.效应器和第二信使

在中性粒细胞中最多的G蛋白效应器是由化学诱导剂诱导的多磷酸肌醇特异性磷脂酶C（PLC）(图16.6)。PLC-β1和PLC-β2都由$G_{\alpha i}$激活，只是后者的同源异构体由$G_{\beta/\gamma}$激活[136]。PLC具有催化磷脂酰肌醇-4,5-二磷酸盐（PIP_2）(构成质膜的一种磷脂成分）水解为第二信使甘油二酯(DAG)和1,4,5-肌醇三磷酸(IP3)。DAG可激活蛋白激酶C，蛋白激酶C可使各种细胞蛋白上的丝氨酸和苏氨酸残基磷酸化；IP3使细胞内储存的Ca^{2+}释放，从而调节各种Ca^{2+}依赖蛋白。而DAG的早期升高可增强PLC活性，而持续升高可激活磷脂酰胆碱特异性磷脂酶D，受蛋白激酶C（PKC)，Ca^{2+}和ADP核糖因子(ARF)的调节[137]。化学诱导剂，β-肾上腺素因子，E序列的前列腺素与腺苷均可使中性粒细胞内cAMP水平升高[138]，表明在大多数细胞中腺嘌呤环化酶是一种G蛋白效应器，cAMP是一种重要的第二信使。腺嘌呤环化酶的亚型和相关的G蛋白在中性粒细胞信号转导中的作用仍未阐明。细胞内cAMP水平升高通常抑制中性粒细胞的功能，其机理尚不清楚[139]。近来研究阐明cAMP(通过蛋白激酶A起作用）在Raf-1水平抑制中性粒细胞促细胞分裂原活化蛋白激酶(MAPK)[140,141]，此证据表明cAMP下调中性粒细胞活性的分子机制[142]。中性粒细胞信号转导中的其他效应分子包括磷酸肌醇-3-激酶(由Gβ/γ激活)[143]、PLA_2(从甘油磷脂酶的sn-2号位释放花生四烯酸)[144]。花生四烯酸盐既对中性粒细胞有直接效应又是各种类花生酸类物质的前体，具有前炎性效应和抗

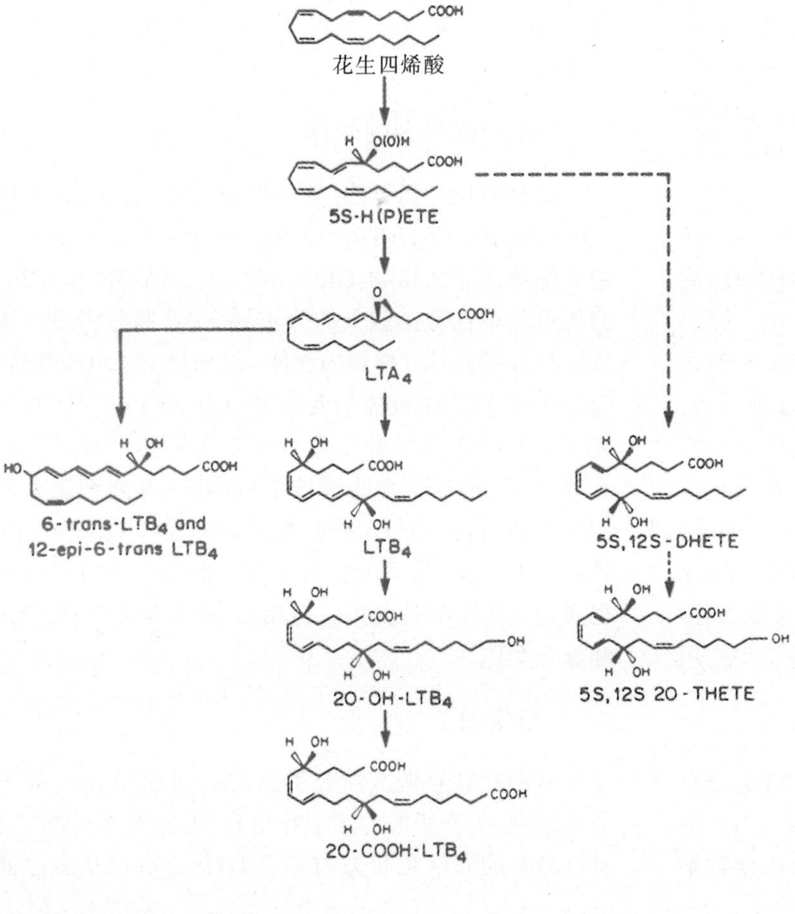

图16.5　花生四烯酸在中性粒细胞中经5-脂氧化酶途径的代谢过程。DHETE，四烯酸；H(P)ETE，二十碳四烯酸；LTB_4，白三烯B_4。

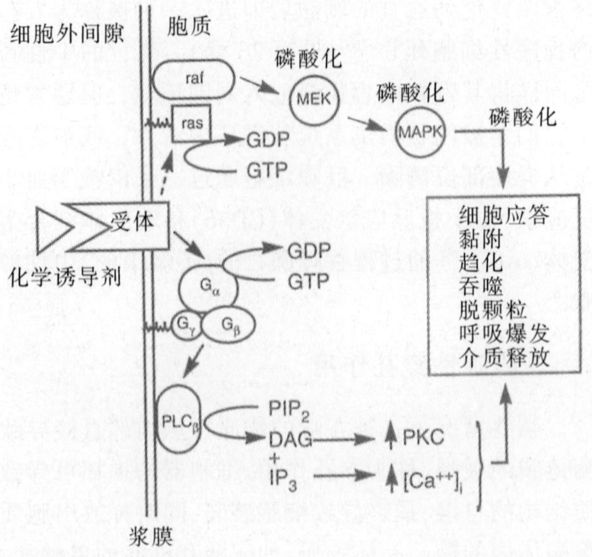

图16.6 中性粒细胞中化学诱导剂激活的信号转导。

炎效应。

4.单体鸟苷三磷酸酶

除了G蛋白三聚体，调节GTPase、与原癌基因产物p21[ras]相关的第二类超家族可控制各种细胞过程[145,146]。Ras相关GTPase是单体GTP结合蛋白，可发生构像的改变，在结合GDP的失活状态与结合GTP的活化状态间循环转化。GTPase的ras超家族可分成与生长和分化的信号传导有关的ras家族、参与肌动蛋白骨架重构的信号传导的rho家族，以及参与调节囊泡的信号传输的rab和ARF家族。人的中性粒细胞上的上述家族的每一个成员均已得到确认。值得注意的是p21[rac]可激活NADPH氧化酶[147,148]；p21[rap1]与细胞色素b_{558}相关，但与体外NADPH过氧化物酶的活性无关[149]；p21[rho][76,150]参与成骨细胞形成肌动蛋白压力纤维[151]；p21[CDC42][150]可激活特异的激酶[152]；ARF可激活磷脂酸的产物磷脂酶D[137]，参与囊泡的融合。尽管G蛋白偶联受体结合p21[ras]信号转导途径还未确定，但是在中性粒细胞中化学诱导剂激活p21[ras]、Raf-1和MAPK[153-155]（图16.6）。ras相关GTPase和G蛋白异三聚体实质上都是亲水蛋白，在膜上发挥其生物功效。Ras相关蛋白和G蛋白的γ亚基的靶位是质膜，通过一系列碳末端传导后修饰参与异戊二烯基化（15或20个碳原子的聚异戊烯脂侧链）、蛋白水解和羧甲基化[156]。羧甲基化，在整个过程中是唯一可逆的一步反应，与中性粒细胞活化有关，在信号转导过程中可能起调节作用[150]。

5.非G蛋白偶联受体

除了前面讨论的G蛋白偶联受体，中性粒细胞还表达各种其他类型受体。包括调理素受体（补体受体和免疫球蛋白恒定区受体（FcγR）），细胞内黏附分子和细胞外基质的受体（整合素），以及细胞因子和几种类Toll受体家族（TLR 1,2,4,5）的受体，参与识别病原体分子[157]。像T细胞受体一样，FcγR通过位于聚合受体复合物的胞浆部分的酪氨酸激活区进行信号转导，依次激活src家族酪氨酸激酶，如p72[syk][158]。有趣的是FcγRIIIB（在中性粒细胞上大量表达）具有缺乏胞浆区的糖基磷脂酰肌醇锚着位点，因此信号转导必须经过辅助分子，可能是ξ的同型二聚体，与T细胞受体和FcγRIIIA（一种跨膜的同源异构体）有关[158]。同样，从细胞外基质经过整合素的信号转导可引起蛋白的酪氨酸磷酸化，尽管可以独立调节其他整合素介导的功能，包括细胞-细胞间黏附和肌动蛋白骨架的构建[159]。类Toll受体信号经过核因子κB（NFκB）的激活和转位转至胞核，调节参与炎症应答的大量基因的转录[160]。中性粒细胞上表达的TLR中研究最深入的是TLR4，是细菌内毒素的配体（与其辅助分子脂多糖结合蛋白和CD14结合）。与细菌脂多糖一样，细胞因子TNF-α，GM-CSF和γ-干扰素（IFN-γ）本身不会刺激中性粒细胞产生应答，但他们使中性粒细胞对低浓度的化学诱导剂产生应答，一种似乎有极大的生理关联的生物学效应。来自有丝分裂细胞中细胞因子受体的信号转导引起信号分子（如膜JAK和STAT家族）的异寡聚化，导致特异位点的基因转录[161]，但对于中性粒细胞中细胞因子的信号转导未进行深入研究。大多数经典的蛋白酪氨酸激酶受体（如血小板生长因子与分裂素的同型二聚体[162]，通过p21[ras]，Raf-1和MAPK向核内转导信号[163]）在中性粒细胞上的信号转导还未见报道。

三、风湿病中的中性粒细胞

由于从病因学上认为许多风湿性疾病系自身免疫性疾病，所以该领域内的很多研究均将注意力集中于淋巴细胞。尽管中性粒细胞在独立作用时不能区分自己与非己，但作为免疫系统重要的效应分子，却通过介导许多组织的损伤在风湿病的病理生理过程中发挥重要作用。

(一)组织损伤的机制

中性粒细胞通过几种机制引起组织的损伤，如关节炎时滑膜组织的损伤或血管炎时微管系统的损伤。首先，如前所述，中性粒细胞受化学诱导剂、免疫复合物或细胞因子的刺激可释放一系列具有潜在毒性的氧代谢产物（O_2^-、H_2O_2、HOCl）。这些活性氧可氧化膜磷脂，导致DNA突变，耗竭重要代谢（如ATP）的靶细胞。尽管在细胞内液或细胞外液中均含有抗氧化剂或自由基清除剂（如谷胱甘肽和血浆铜蓝蛋白），但在严重感染部位这些体系均被抑制，从而使活性氧代谢产物引起组织的损伤。

第二，中性粒细胞可主动释放其颗粒内容物，将细胞从其底物上移除，破坏基质蛋白，并直接损伤细胞。与活性氧代谢产物类似，细胞外间隙也存在着拮抗中性粒细胞蛋白酶的保护性机制（如蛋白酶抑制剂，α_1-抗胰蛋白酶和α_2-巨球蛋白）。然而，针对炎症部位的中性粒细胞源性蛋白酶的作用提出了几种不同的机制。其中包括在中性粒细胞与靶细胞或细胞外基质之间的闭合空间中的蛋白酶，以及由HOCl灭活的抗蛋白酶[80]。Vartio等[164]进行的研究表明来源于中性粒细胞颗粒的蛋白酶（如组织蛋白酶G）可将基质蛋白降解成多肽，其中一些可作为中性粒细胞和其他炎症细胞的趋化剂。这些多肽能够吸引其他的炎症细胞到达炎症部位，从而放大炎症过程。Harlan等[165]应用血清处理的酵母多糖活化人的中性粒细胞，证明了中性粒细胞蛋白酶通过消化包括纤连蛋白在内的内皮细胞表面蛋白引起内皮细胞的分离。蛋白酶与其他溶酶体成分从中性粒细胞释放并到达其作用底物有几种机制。

1.坏死

一种可能引起炎症部位的中性粒细胞释放其溶酶体成分的机制即为细胞死亡。当中性粒细胞接触到毒素（如蛇毒中的磷脂酶或脓性关节炎时可能产生的某些物质），早期即出现浆膜损伤，细胞内容物（包括那些包被在溶酶体内的物质）即按一定的比例从受损的细胞中释出。生物清洁剂（如两性蜂毒肽），即以此方式引起细胞膜的初级溶胞作用，并随后引起溶酶体破裂[78]。这时，胞质内的酶、K+、其他细胞内容物，以及溶酶体水解酶，直接释入周围组织。

2.凋亡

中性粒细胞寿命短，与其他细胞一样，当到达寿命终末期或受到适宜的刺激后即进入一种被称为“凋亡”的程序性细胞死亡[166]（见第26章）。凋亡的中性粒细胞同样将其颗粒内容物释放入周围环境，但通常情况下它们会被网状内皮系统从循环中清除，或被吞噬细胞从炎症部位清除。巨噬细胞通过一个依赖于血小板反应素，血小板反应素受体（CD36）和玻璃体结合蛋白受体（$\alpha_5\beta_3$）[167]的过程吞噬凋亡的（不健康的）中性粒细胞[168]。

3.内源性穿孔作用

某些情况下，被吞噬的物质可从内部直接导致溶酶体膜的破裂，称为穿孔作用。细胞器的损坏可导致胞质结构的自溶，最终导致细胞破裂，同时释放出胞质和溶酶体内的酶。晶体物质，如尿酸和硅酸的单钠盐，即以这种方式作用于吞噬细胞[169]。因此，以这种形式释放的溶酶体酶是痛风时炎症反应的主要促进因子（见第115章）。

前三种关于溶酶体酶释放的机制均涉及中性粒细胞的死亡，另有两种关于未损伤的、有活性的中性粒细胞溶酶体酶的释放机制也获得了认可。这两种机制均与免疫组织损伤的发病机制有关，并已证实其受几种药物试剂的影响，特别是那些能够影响胞浆微管系统聚集状态或细胞内环核苷酸水平的药物。

4.胞吞时的反流

某些情况下，如类风湿性关节炎（RA）时中性粒细胞摄取滑液中的不溶性免疫复合物或其他的一些粒子时，中性粒细胞颗粒在被包绕形成细胞外间隙前即与形成的吞噬体融合。这样，溶酶体水解酶反流，炎性物质释放进入周围组织，不伴有吞噬细胞的死亡或胞浆内酶的释放[78]。包括吞噬细胞摄取粒子在内的许多体系为这种称为胞吞时反流作用的机制提供了生化学和形态学的依据。Ohlsson[170]指出中性蛋白酶、弹性蛋白酶和胶原酶均以这种机制进行反流。这似乎是许多疾病状态下组织损伤的共同机制。

5.胞吐作用

活性中性粒细胞选择性分泌溶酶体酶的另一相关机制是胞吐作用。该过程中，储存在颗粒内的物质直接释放进入外环境，而不形成吞噬体。例如，当细胞遇到沉积于固相表面（如微孔滤器或胶原膜）不能被摄取的免疫复合物或免疫球蛋白聚合体（无效吞噬）时，则黏附于其表面并选择性地释放其溶酶体内成分[171]。这些情况下酶的释放过程似乎是通过胞外途径的逆胞吞作用来完成的。颗粒与浆膜的融合使溶酶体酶直接释放到细胞外,而不进入吞噬囊泡。中性粒细胞的黏附性不发生改变。当免疫复合物沉积于细胞表面或细胞外结构(如血管基底膜)时,这种酶释放的机制是造成组织损伤的发病机理之一。例如,系统性红斑狼疮(SLE)时,表面沉积的免疫复合物(DNA-抗-DNA IgG 抗体)和补体活化产物激活了这种形式的颗粒酶的释放,导致狼疮性肾炎的发生。

胞吐作用是由几种不同的炎性因子诱导的主动过程。包括与抗原(FcγR 激活物)结合后发生构象变化的 IgG 分子的 Fc 段,第三类补体的片段(C3b 和 C3bi 受体激活物)和可溶性的低分子量补体成分 C5a。例如,与类风湿因子反应的 IgG 或单独的热聚合 IgG 生成的免疫复合物(可悬浮或沉积于非吞噬细胞表面)可通过逆胞吞作用引起人类中性粒细胞选择性地释放溶体酶内成分[78,172-175]。中性粒细胞与固定在非吞噬细胞表面的 C3 片段(无 IgG 存在)时,反应方式与此类似。由补体活化经典途径或旁路替代途经生成的 C5a 在无颗粒(或免疫球蛋白)参与的情况下可与中性粒细胞相互作用,促进溶酶体颗粒与浆膜的融合[174]。细胞松弛素 B 及中性粒细胞与表面的黏附作用均增强了对 C5a 的释放反应[175]。

共有四种类型的胞质颗粒参与胞吐作用。然而,从某种程度上讲,分泌颗粒和明胶颗粒相对容易动员(如在体外加热中性粒细胞),而特殊颗粒和嗜天青颗粒的释放则需要如前所述的特定条件。尽管如此,适度刺激中性粒细胞后仍可在其上清液中检测到特殊颗粒和嗜天青颗粒的特定标志物(如乳铁蛋白和 β-葡萄糖醛酸苷酶)[78,172-175]。大多数炎性刺激物(如甲基肽和补体成分)可引起特殊颗粒和嗜天青颗粒的分泌,故而称作完全性促分泌剂。有趣的是,一些非免疫刺激物似乎也可引起特殊颗粒的选择性释放,因而称作不完全性促分泌剂。这类刺激物包括促癌剂佛波豆蔻酸乙酯[176,177]和刀豆蛋白 A[178]。在吞噬过程中观察到的这些情况与所报道的其后的脱颗粒作用[74]均提示特殊颗粒和嗜天青颗粒的胞吐作用是受不同机制调控的[76]。认识到中性粒细胞可损伤宿主组织,则指出 RA、晶体性关节炎和血清阴性关节炎患者的滑液中富含大量中性粒细胞就具有十分重要的意义。中性粒细胞还是不同类型血管炎的主要细胞。中性粒细胞在风湿性疾病炎症部位的定位表明中性粒细胞在此类疾病中造成了组织损伤。

6.中性粒细胞与RA

普遍认为 RA 是一种 T 细胞驱动的自身免疫性疾病。事实上,RA 患者的滑膜中含有活化的 T 细胞、分泌自身抗体的浆细胞,但中性粒细胞却很少。相反,RA 患者的关节滑膜液中却可检出高达 100 000/mm^3 的白细胞,几乎全部为中性粒细胞。而且,在 30mL RA 患者的膝关节渗出液中中性粒细胞的渗出量可高达 10^9 个/天[179],由此可能造成的组织损伤是不容忽视的。关节腔内出现中性粒细胞并不稀奇,因为滑膜液中存在大量中性粒细胞的化学诱导剂[180]。滑膜液中存在淋巴细胞的机制尚不明确,而中性粒细胞则是通过滑膜血管移行,迅速通过滑膜组织进入滑液腔。这些研究表明中性粒细胞在以组织受损为特征的 RA 中的作用。在滑膜液中中性粒细胞产生有毒的氧代谢产物及其他的物质,这些物质可以降解透明质酸,而透明质酸是关节液的主要润滑成分。透明质酸的降解明显降低了关节液的黏度,使得透明质酸通过刺激中性粒细胞保护软骨不受损伤的作用消失[82]。除了这些,许多对治疗 RA 有效的药物影响中性粒细胞的募集与功能这一事实也证明了中性粒细胞参与 RA 的发病。

7.中性粒细胞与痛风

与 RA 一样,痛风性关节炎也是以中性粒细胞渗入滑膜腔中为特征,有时渗入滑膜腔的中性粒细胞数可超过 100 000/mm^3。与 RA 不同的是,中性粒细胞是痛风性关节炎发病中的唯一的炎性细胞。尿酸钠结晶常与一些血浆蛋白(如 IgG 或补体)结合,是中性粒细胞吞噬能力的有效刺激物,可引起炎性介质的分泌[181]。IL-1 是这些炎性介质之一,参与了痛风患者中少见的全身性炎症[182]。在基因敲除鼠上进行的研究表明 IL-8 是急性痛风性关节炎发作期间促使中性粒细胞在关节腔聚集的主要物质[183]。

花生四烯酸代谢产物可能参与痛风性关节炎的发病(见第 113 章)。尿酸钠结晶刺激中性粒细胞和血小板产生花生四烯酸代谢产物。中性粒细胞在的尿酸钠环境中可产生羟甘碳四烯酸(5-HETE),LTB_4(及其非酶作用形成的异构体是 6-反-LTB_4,12-正-6-反-LTB_4),和以及通过 5-LO 途经产生 20-COOH-LTB_4。当有尿酸钠存在时,秋水仙碱处理后的中性粒细胞不能使 5-HETE 生成 LTA_4,也不能生成 LTB_4 及其异构体。这使得花生四烯代谢转化为其他产物,如 5S,12S-DiHETE,可对抗 LTB_4 的作用[184]。人体只有应用大剂量的秋水仙碱,使秋水仙碱达到高浓度,才能获得这些效应。最近的研究表明高浓度的秋水仙碱能够降低中性粒细胞表达L-选择素,使中性粒细胞黏附血管内皮的能力减弱,从而阻止其进入急性痛风性关节炎患者的关节腔中[185]。更令人惊奇的是通过服用预防剂量而获得极低水平的秋水仙碱,内皮细胞黏附分子对中性粒细胞的黏附力消失[185]。这些研究首次表明应用低浓度秋水仙碱可用于预防痛风性关节炎的发生(见第113章)。

8.中性粒细胞与肾小球肾炎和血管炎

中性粒细胞渗出是急进性肾小球肾炎和血管炎的特征。一些体内试验表明中性粒细胞参与某些类型的肾小球肾炎和许多类型的血管炎的组织损伤[1-10]。白细胞碎裂性血管炎(由中性粒细胞破碎形成的碎片的组织学外观而得名)是血管炎的一种类型,其特征是中性粒细胞渗出和血管壁损伤,血管壁常有免疫复合物的沉积。尽管人们通常认为中性粒细胞在血管内激活后可损伤肾小球和血管,但近期的研究表明血管内皮通过表达中性粒细胞黏附分子对中性粒细胞聚集于脉管系统的炎症部位起积极作用[186,187]。

某些类型的血管炎和肾小球肾炎与循环中的自身抗体有关,自身抗体与中性粒细胞的胞质成分相互作用,被称作抗中性粒细胞胞浆抗体(ANCA)。根据免疫组织着色类型的不同分为C-ANCA和P-ANCA,现已被证实分别是蛋白酶-3和绿过氧物酶的自身抗体。针对中性粒细胞颗粒成分的自身抗体与Wegener肉芽肿、显微镜下多血管炎以及特发性坏死性肾小球肾炎密切相关,这一现象表明这些抗体在这些疾病的发病中起作用。根据这一假设,ANCA可以附着在中性粒细胞表面,尤其是在细胞因子作用下中性粒细胞分泌和吸收颗粒酶而被激活后,最终导致血管和肾小球内皮的损伤[188](见第83章)。与IgG结合活性增强相关的中性粒细胞FcRII的多形性,与Wegener肉芽肿时肾小球肾炎的进展有关,这一现象支持了上述的假设[189]。另外一种假设是ANCA标志着疾病的进程,但不参与其发病。

四、中性粒细胞功能的药物控制

有两种药物可以防止中性粒细胞介导的组织损伤。第一种是防止中性粒细胞在炎症部位的聚集,第二种是降低中性粒细胞进入炎症部位后释放毒性物质(颗粒成分或氧代谢产物)的能力。目前应用的大多数抗炎药物抗炎的同时,也具有明显的副作用。特异性阻断中性粒细胞聚集或抑制其功能的新药正在研发中。

(一)抗炎药物抑制中性粒细胞与内皮细胞的相互作用

大量的工作致力于开发特异性作用于黏附分子的药物。直接针对中性粒细胞黏附分子(CD11b/CD18,L-选择素)或内皮细胞黏附分子(E-选择素,ICAM-1)的抗体可能对治疗急性炎症有效[190]。可阻断由选择素介导的相互作用的可溶性受体、肽和糖类对预防和治疗急性炎症可能也是有效的[191]。除了新开发的抗炎药外,有报道称目前抗炎治疗中应用的许多药物可能通过(至少部分通过)阻断白细胞与内皮细胞的相互作用,从而阻断中性粒细胞在炎症部位的聚集。NSAID,如阿司匹林(见第31章),在体外可调节激活的中性粒细胞黏附于内皮细胞的能力[192,193]。NSAID对内皮细胞花生四烯酸代谢产物的抑制作用可导致中性粒细胞化学拮抗剂的生成[194]。而且,体内和体外的试验均表明一些NSAID(并非所有)可调节中性粒细胞表面黏附分子(L-选择素)的表达[195]。另一些研究表明,经金盐治疗患者的滑膜组织的首要变化之一是滑膜微管系统E-选择素的表达降低[196](见第42章)。体外试验也表明金盐对激活的内皮细胞表达黏附分子具有直接的、选择性的作用[197]。糖皮质激素可降低细胞因子活化的内皮细胞对黏附分子的表达,这也解释了这类药物为什么具有抗炎和免疫抑制效能[198]。近来发现,秋水仙碱通过破坏微管系统可诱导L-选择素从中性粒细胞表面脱落,并改变E-选择素介导中性粒细胞与内皮细胞的黏附能力,从而降低滑膜内皮细胞在痛风炎症部位募集中性粒细胞的能力[185]。另一些研究表明甲氨蝶呤通过增加腺苷的释放从而抑制中性粒细胞和内皮细胞的黏附[199]。在一例体内急性炎症模型中,经甲氨蝶呤治疗后局部腺苷释放增加,也可减少中性粒细胞的聚集[200]。

(二)抗炎药物抑制中性粒细胞介质的释放

药物对中性粒细胞溶酶体酶释放及O_2^-生成的抑制作用引起了更多的关注。总的来说,对颗粒酶释放起作用的药物主要有两种:直接影响微管系统聚合的物质和影响细胞内环核苷酸(cAMP和cGMP)水平的物质。外源性cAMP(存在磷酸二酯酶抑制剂时)与可升高细胞内 cAMP 水平的药物（如 PGE1 或异丙肾上腺素）可减少酶的释放[174]。外源性 cGMP 与可升高细胞内 cGMP 水平的药物（如 5-羟色胺或氨甲酰胆碱）可增加溶酶体酶的释放[174]。类似的，促进微管解聚的药物（如秋水仙碱或长春新碱）减少溶酶体酶的释放，而促进微管聚合的药物（如重水）则增加溶酶体酶的释放。其中一些药物（如秋水仙碱）通过中性粒细胞特异性地抑制 LTB_4 的产生，可能还存在其他的作用机制[186]。

包括阿司匹林在内的 NSAID 均可抑制 PG 的合成，可以解释这类药物解热、镇痛及抗凝血的效能，但这一作用不能解释其抗炎效能[201,202]。抗炎剂量的 NSAID 对中性粒细胞的功能有一系列影响[203]。阿司匹林和炎痛喜康抑制中性粒细胞的脱颗粒、聚集以及超氧负离子的生成。布洛芬仅抑制中性粒细胞的聚集和脱颗粒，而消炎痛则仅抑制中性粒细胞的聚集[204]。在不依赖前列腺素的作用模式中，NSAID 可能以 G 蛋白耦联受体进行信号转导作用于中性粒细胞[205]。水杨酸盐还可通过抑制下游信号转导分子 MAPK 的活化，从而降低活化中性粒细胞的黏附[206]。

我们实验室的其他研究表明，腺苷是有效调节中性粒细胞功能的内源性因子。这些嘌呤可与仍在脱颗粒的中性粒细胞的表面受体相结合，选择性地抑制 O_2^- 及其他毒性氧代谢产物的生成。奇怪的是，在某些刺激物（如 C5a、FMLP 和调理的酵母多糖颗粒）作用下，腺苷及其类似物可调节中性粒细胞的功能，而其他的物质（免疫复合物）则不能引起这样的反应。表面上看来，结合腺苷受体促进中性粒细胞的趋化是相互矛盾的[207-213]。顺着这样的思路，受损组织所释放的腺苷可促进中性粒细胞迁移至感染部位或组织损伤部位，同时抑制活化的中性粒细胞损伤健康组织。我们实验室近来的研究表明甲氨喋呤促进受损组织释放腺苷，而这些炎症部位释放的腺苷抑制中性粒细胞的聚集（见第 32 章）。因而，腺苷可能介导了甲氨喋呤的抗炎作用[201,202]。与此类似，受到炎性刺激后大剂量的水杨酸盐同样可引起腺苷的释放，中性粒细胞的聚集显著降低[214]。除腺苷外，一氧化氮（NO）可能是中性粒细胞功能的内源性下调因子，因为 NO 可抑制中性粒细胞的黏附和 O_2^- 生成，表明能够促进 NO 合成的药物具有抗炎活性[215]。

五、遗传性疾病

如前所述，中性粒细胞的功能是由一系列外在和内在的因素共同调解的，打破任何一项平衡均可导致中性粒细胞功能失调。中性粒细胞功能缺陷可引起宿主的免疫缺陷，而炎症抑制机制缺陷则可引起炎性疾病如 RA、系统性红斑狼疮（SLE）和成人呼吸窘迫综合征（ARDS）。已明确的原发性（可能为遗传性）中性粒细胞功能缺陷至少有 15 种[216]。另外还发现从 RA 和 SLE 等自身免疫性疾病患者体内分离的中性粒细胞的功能异常[217]。根据对炎性刺激物的主要反应可将中性粒细胞功能异常进行分类：受体配对障碍、趋化性障碍、黏附障碍、吞噬障碍、脱颗粒障碍、呼吸爆发氧化酶缺陷或非氧化性杀菌机制的特异性缺陷。尽管多数遗传性中性粒细胞功能缺陷都极为罕见，但对异常中性粒细胞的研究深化了对正常中性粒细胞功能的认识。

（一）慢性肉芽肿性疾病

中性粒细胞功能障碍在分子水平上最典型的例子即慢性肉芽肿性疾病（CGD）。CGD 是一种童年早期发病的罕见遗传性疾病（患病率约为 1:500 000），反复发作化脓性感染，以皮肤、肺及胃肠道多见，并伴有肉芽肿形成，可导致梗阻[218]。因而，CGD 是一种伴有异常炎症反应的中性粒细胞功能缺陷性疾病。由于缺乏 NADPH 氧化酶的某种成分，CGD 以中性粒细胞及吞噬细胞完全或近乎完全缺乏呼吸爆发为其特征[218,219]。有趣的是，即使在特定的家族中，该病的临床差异也很大，这表明还有其他因素影响该疾病的临床过程。最常见的病原体包括：过氧化氢酶阳性的金黄色葡萄球菌，革兰阴性菌中的洋葱假单胞菌，努卡菌属，真菌如白色念珠菌，光滑球拟酵母菌和波氏假性霉样菌。造成 CGD 高发病率和高死亡率的病原体很少。提出了两种假说来解释这些病原体[218]。一种假说是基于大多数病原体为过氧化物酶阳性，认为在中性粒细胞髓过氧化物酶利用 H_2O_2 之前，病原体可率先在吞噬体内破坏由微生物生成的 H_2O_2。第二种假说则认为这些病原体均为中性粒细胞的非氧化性杀微生物机制所不能杀灭的亚型。

65%的 CGD 患者呈 X-连锁性疾病，位于 Xp21.1 的细胞色素 b_{558}，$p91^{phox}$，大亚基基因缺陷。另外的 35%呈常染色体隐性遗传，其中多数（全部患者的23%）呈 7q11.23 的 $p47^{phox}$ 基因缺陷，其余的分别为编码细胞色素 b_{558} 小亚基的位于 1q25 的 $p67^{phox}$ 基因缺陷和位于 16p24 亚型的 $p22^{phox}$ 基因缺陷。关于这些基因的缺失、插入、点突变引起终止密码生成，氨基酸置换或剪接位点缺失的情况均有报道，大多数 CGD 患者的基因突变呈家族特异性。

应该指出的是，尚无 p21rac 基因缺陷的报道，表明这种基因缺陷可能为致死性的，这与 p21rac1 为必要基因、在体内偶可替代 p21rac2 的观察结果相一致[97]。

到目前为止，CGD 的治疗仍为应用抗生素抗感染。目前有结果显示 IFN-γ 对降低 CGD 患者感染的发生率和严重程度有效[220,221]，但其作用机制（尤其是对那些完全缺乏 NADPH 氧化酶成分的患者）仍不清楚。近来以基因敲除技术建立小鼠 p91phox[222]缺陷或 p47phox[223]缺陷的同源重组动物模型，可在未来用于检测治疗。目前正在运用新兴的基因转导技术进行 CGD 治疗的研究[224]。同缺乏可诱导 NO 合酶的小鼠一样，CGD 小鼠免疫缺陷的程度相对轻微，当但这两种体系都被破坏时，小鼠形成重度免疫缺陷，表明防御体系中活性氧与活性氮类物质均过剩[225]。在过去的 15 年里对 CGD 分子基础的深入研究不仅使我们对人类免疫缺陷综合征有了异常深刻的理解与认识，同时也证实了 NADPH 氧化酶在生化机理阐述中的重要作用。

（二）白细胞黏附障碍

除 CGD 之外，中性粒细胞的另一种遗传性功能异常为白细胞黏附障碍（LAD），近来从分子水平描述了其特征。与 CGD 类似，临床上有两种类型的 LAD，均以反复发作的细菌与真菌感染为特征，特别是皮肤和黏膜，但不伴有肉芽肿的形成。与 CGD 不同的是，I 型 LAD 与伤口愈合障碍、新生儿脐带割断延迟、龈炎以及持续的粒细胞增多相关[226]。临床上分为严重的与缓和的 LAD 两种类型。LAD 患者的中性粒细胞表现为正常的呼吸爆发，但其活动性及吞噬功能都受损。早期曾报道 LAD 患者中性粒细胞表面缺乏糖蛋白，以致发现了 LAD 患者的白细胞缺乏全部三种 β_2 整合素（Mac-1、白细胞功能相关抗原-1（LFA-1）和 gp150/95），这些蛋白可介导许多对白细胞功能很重要的黏附作用[227]。由于这三种异源二聚体拥有一条相同的 β 链，CD18，于是发现了该分子的表达缺陷。目前认为，编码 CD18 的基因（位于 21q22.3）发生任何一种突变引起 CD18 表达降低或突变的 CD18 与其同源的三条 α 链（CD11a，CD11b 或 CD11c）结合的能力受损即可引起 LAD。不能在内质网形成适当的异源二聚体阻碍了该分子向细胞表面的转运，从而被降解[228]。临床症状多样性的分子机理尚不清楚，但已经发现临床症状的严重程度与细胞表面 β_2 整合素的表达有关[229]。II 型LAD 即是由于广泛的岩藻糖基化障碍从而不能合成选择素适当的糖蛋白配体所造成的[230,231]。与CGD 相同，LAD 是一种有望以基因转移方法进行治疗的疾病，已有报道介绍应用逆转录病毒载体的实验性研究[232]。与阐述 CGD 时中性粒细胞 NADPH 氧化酶的生化机制相同，对 LAD 分子机制的研究对解释白细胞黏附分子的生物学性质是非常必要的。

（三）Ché diak-Higashi综合征

Chédiak-Higashi 综合征是一种罕见的、常染色体隐性遗传的中性粒细胞功能障碍性疾病。该综合征以中性粒细胞中含有异常巨大的胞浆颗粒为特征。由于这些颗粒为过氧化物酶阳性且缺乏正常的嗜天青颗粒，故认为这些巨大颗粒来源于嗜天青颗粒。尽管 Chédiak-Higashi 中性粒细胞具有正常的呼吸爆发，但其运动能力及脱颗粒能力均有缺陷，而且缺乏组织蛋白酶 G。Chédiak-Higashi 综合征的临床症状包括眼皮肤白化病、畏光、眼球震颤、进行性周围神经病变、龈炎、中性粒细胞减少和与中性粒细胞减少不成比例的反复化脓性感染。尽管 Chédiak-Higashi 综合征的分子机制尚不清楚，但发现了感染患者的中性粒细胞有生化缺陷，包括环核苷酸代谢异常和微管装配障碍[233]。包括 beige 小鼠在内已建立起几种 Chédiak-Higashi 综合征的动物模型，有假说认为 bg 突变可能与 Chédiak-Higashi 综合征基因具有某种同源性[234]。

（四）特殊颗粒缺乏症

另外一种罕见的中性粒细胞缺陷性疾病是特殊颗粒缺乏症[235,236]。患者的中性粒细胞呈双叶核，超微结构和细胞分离研究表明其缺乏特殊颗粒[237]。特殊颗粒的生化标志物（如乳铁蛋白、维生素 B_{12} 结合蛋白）缺乏或显著减少[237]。特殊颗粒缺乏症患者的炎性反应能力下降，常发生反复的细菌感染，没有特异的病原体。外周血中性粒细胞计数和呼吸爆发正常。此病的分子机制尚不清楚，少数病例报道表明此病属于常染色体隐性遗传性疾病。热损伤患者[238]和正常新生儿[239]的中性粒细胞与特殊颗粒缺乏症患者的中性粒细胞相似，也缺乏相关的特殊颗粒。

（五）髓过氧化物酶缺乏症

髓过氧化物酶缺乏症是一种比较常见的中性粒细胞遗传缺陷病（发病率为 1/2000）[213,236,240,241]。幸运的是，髓过氧化物酶缺乏症几乎没有临床症状，既不会导致细菌感染，可能是因为该类患者的中性粒细胞可产生过量的 H_2O_2 的缘故。髓过氧化物酶缺乏症是一种常染色体隐性遗传性疾病，基因位点在7q21[240]。

（张凯 王媛媛 译 叶伟胜 校）

参考文献

1. Metchnikoff E. Sur la lutte des cellules de l'organisme contre l'invasion des microbes. *Ann Inst Pasteur* 1886;1:321.
2. Cochrane CG, Weigle WO, Dixon FJ. The role of polymorphonuclear leukocytes in the initiation and cessation of the Arthus vasculitis. *J Exp Med* 1959;110:481–494.
3. Boxer LA, Stossel TP. Interactions of actin, myosin, and an actin-binding protein of chronic myelogenous leukemia leukocytes. *J Clin Invest* 1976;57:964–976.
4. DeShazo CV, McGrade MP, Henson PM, et al. The effect of complement depletion on neutrophil migration in acute immunologic arthritis. *J Immunol* 1972;108:1414–1419.
5. Humphrey JH. The mechanism of Arthus reactions. I. The role of polymorphonuclear leucocytes and other factors in reversed passive Arthus reactions in rabbits. *Br J Exp Pathol* 1955;36:268–282.
6. Parish WE. Effects of neutrophils on tissues: experiments on the Arthus reaction, the flare phenomenon, and post-phagocytic release of lysosomal enzymes. *Br J Dermatol* 1969:81:28–35.
7. Stetson CA. Similarities in the mechanisms determining the Arthus and Shwartzman phenomena. *J Exp Med* 1951;94:347–358.
8. Kniker WT, Cochrane CG. Pathogenic factors in vascular lesions of experimental serum sickness. *J Exp Med* 1965;122:83–98.
9. Cochrane CG, Unanue ER, Dixon FJ. A role of polymorphonuclear leukocytes and complement in nephrotoxic nephritis. *J Exp Med* 1965; 122:99–116.
10. DeShazo CV, Henson PM, Cochrane CG. Acute immunologic arthritis in rabbits. *J Clin Invest* 1972;51:50–57.
11. Bainton DF, Ullyot JL, Farquhar MG. The development of neutrophilic polymorphonuclear leukocytes in human bone marrow. *J Exp Med* 1971;134:907–934.
12. Crosier PS, Clark SC. Basic biology of the hematopoietic growth factors. *Semin Oncol* 1992;19:349–361.
13. Golde DW, Baldwin GC. Myeloid growth factors. In: Gallin JI, Goldstein IM, Snyderman R, eds. *Inflammation: basic principles and clinical correlates.* New York: Raven, 1992:291–301.
14. Lawson ND, Berliner N. Neutrophil maturation and the role of retinoic acid. *Exp Hematol* 1999;27:1355–1367.
15. Berliner N. Molecular biology of neutrophil differentiation. *Curr Opin Hematol* 1998;5:49–53.
16. Squier MK, Sehnert AJ, Cohen JJ. Apoptosis in leukocytes. *J Leukoc Biol* 1995;57:2–10.
17. Homburg CH, Roos D. Apoptosis of neutrophils. *Curr Opin Hematol* 1996;3:94–99.
18. Lord PCW, Wilmoth LMG, Mizel SB, et al. Expression of interleukin-1α and β genes by human blood polymorphonuclear leukocytes. *J Clin Invest* 1991;87:1312–1321.
19. Cassatella MA, Bazzoni F, Ceska M, et al. IL-8 production by human polymorphonuclear leukocytes: the chemoattractant formyl-methionyl-leucyl-phenylalanine induces the gene expression and release of IL-8 through a pertussis toxin–sensitive pathway. *J Immunol* 1992;148: 3216–3220.
20. Lindermann A, Riedel D, Oster W, et al. Granulocyte-macrophage stimulating factor induces cytokine secretion by human polymorphonuclear leukocytes. *J Clin Invest* 1989;83:1308–1312.
21. Colotta F, Polentarutti N, Mantovani A. Differential expression of Raf-1 protooncogene in resting and activated human leukocyte populations. *Exp Cell Res* 1991;194:284–288.
22. Jack R, Fearon D. Selective synthesis of mRNA and proteins by human peripheral blood neutrophils. *J Immunol* 1988;140:4286–4293.
23. Spitznagel JK. Antibiotic proteins of human neutrophils. *J Clin Invest* 1990;86:1381–1386.
24. Borregaard N, Kjeldsen L, Lollike K, et al. Granules and vesicles of human neutrophils: the role of endomembranes as source of plasma membrane proteins [Review]. *Eur J Hematol* 1993;51:318–322.
25. Kjeldsen L, Bainton DF, Sengelov H, et al. Structural and functional heterogeneity among peroxidase-negative granules in human neutrophils: identification of a distinct gelatinase-containing granule subset by combined immunocytochemistry and subcellular fractionation. *Blood* 1993;82:3183–3191.
26. Sengelov H, Mielsen MH, Borregaard N. Separation of human neutrophil plasma membrane from intracellular vesicles containing alkaline phosphatase and NADPH oxidase activity by free flow electrophoresis. *J Biol Chem* 1992;167:14912–14917.
27. Borregaard N, Christensen L, Bejerrum OW, et al. Identification of a highly mobilizable subset of human neutrophil intracellular vesicles that contains tetranectin and latent alkaline phosphatase. *J Clin Invest* 1990;85:408–416.
28. Borregaard N, Miller LJ, Springer TA. Chemoattractant-regulated mobilization of a novel intracellular compartment in human neutrophils. *Science* 1987;237:1204–1206.
29. Dewald B, Bretz U, Baggiolini M. Release of gelatinase from a novel secretory compartment of human neutrophils. *J Clin Invest* 1982;70: 518–525.
30. Kjeldsen L, Bjerrum OW, Askaa J, et al. Subcellular localization and release of human neutrophil gelatinase, confirming the existence of separate gelatinase-containing granules. *Biochem J* 1992;287:603–610.
31. Sengelov H, Kjeldsen L, Kroeze W, et al. Secretory vesicles are the intracellular reservoir of complement receptor 1 in human neutrophils. *J Immunol* 1994;153:804–810.
32. Sengelov H, Kjeldsen L, Diamond MS, et al. Subcellular localization and dynamics of mac-1 ($a_m b_2$) in human neutrophils. *J Clin Invest* 1993;92:1467–1476.
33. Calafat J, Kuijpers TW, Janssen H, et al. Evidence for small intracellular vesicles in human blood phagocytes containing cytochrome b_{558} and the adhesion molecule CD11b/CD18. *Blood* 1993;81:3122–3129.
34. Sengelov H, Boulay F, Kjeldsen L, Borregaard N. Subcellular localization and translocation of the receptor for *N*-formylmethionyl-leucyl-phenylalanine in human neutrophils. *Biochem J* 1994;299: 473–479.
35. Reaven EP, Axline SG. Subplasmalemmal microfilaments and microtubules in resting and phagocytizing cultivated macrophages. *J Cell Biol* 1976;59:12–27.
36. Samuelsson SJ, Luther PW, Pumplin DW, et al. Structures linking microfilament bundles to the membrane at focal contacts. *J Cell Biol* 1993;122:485–496.
37. Turner CE, Burridge K. Transmembrane molecular assemblies in cell–extracellular matrix interactions. *Curr Opin Cell Biol* 1991;3: 849–853.
38. Weissmann G, Korchak HM, Perez HD, et al. The secretory code of the neutrophil. *J Res Soc* 1979;26:687–701.
39. Rich AM, Hoffstein S. Inverse correlation between neutrophil microtubule numbers and enhanced random migration. *J Cell Sci* 1981;48: 181–191.
40. Reibman J, Haines K, Weissmann G. Alterations in cyclic nucleotides and the activation of neutrophils. In: Grinstein S, Rotstein O, eds. *Current topics in membranes and transport.* Vol. 35. Mechanisms of leukocyte activation. New York: Academic, 1990:399–424.
41. Mellon MG, Rebhun LI. Sulfhydryls and the *in vitro* polymerization of tubulin. *J Cell Biol* 1976;70:226–238.
42. Malawista SE. Microtrobules and the mobilization of hisosomes in phagocytizing human leukocytes. *Ann NY Acad Sci* 1975;253: 738–749.
43. Osborn L. Leukocyte adhesion to endothelium in inflammation. *Cell* 1990;62:3–6.
44. Paulson JC. Selectin/carbohydrate-mediated adhesion of leukocytes. In: Harlan JM, Liu DY, eds. *Adhesion: its role in inflammatory disease.* New York: WH Freeman, 1992:19–42.
45. Lobb RR. Integrin-immunoglobulin superfamily interactions in endothelial-leukocyte adhesion. In: Harlan JM, Liu DY, eds. *Adhesion: its role in inflammatory disease.* New York: WH Freeman, 1992:1–18.
46. Cronstein BN, Weissmann G. The adhesion molecules of inflammation. *Arthritis Rheum* 1993;36:147–157.
47. Smith CW, Kishimoto TK, Abbass O, et al. Chemotactic factors regulate lectin adhesion molecule 1 (LECAM-1)-dependent neutrophil adhesion to cytokine-stimulated endothelial cells *in vitro. J Clin Invest* 1881;87:609–618.
48. Smith CW, Rothlein R, Hughes BJ, et al. Recognition of an endothelial determinant for CD18-dependent human neutrophil adherence and transendothelial migration. *J Clin Invest* 1988;82:1746–1756.
49. Smith CW, Marlin SD, Rothlein R, et al. Cooperative interactions of

LFA-1 and Mac-1 with intracellular adhesion molecule-1 in facilitating adherence and transendothelial migration of human neutrophils *in vitro*. *J Clin Invest* 1991;83:2008–2017.
50. Schwartz BR, Ochs HD, Beatty PG, et al. A monoclonal antibody-defined membrane antigen complex is required for neutrophil-neutrophil aggregation. *Blood* 1985;65:1553–1556.
51. Wallis WJ, Hiekstein DD, Schwartz BR, et al. Monoclonal antibody-defined functional epitopes on the adhesion-promoting glycoprotein complex (CD18) of human neutrophils. *Blood* 1986;67:1007–1013.
52. Harlan JM, Killen PD, Senecal FM, et al. The role of neutrophil membrane glycoprotein GP-150 in neutrophil adherence to endothelium *in vitro*. *Blood* 1985;66:167–178.
53. Springer TA. Traffic signals for lymphocyte recirculation and leukocyte emigration: the multistep paradigm. *Cell* 1994;76:301–314.
54. Smith CW, Marlin SD, Rothlein R, et al. Cooperative interactions of LFA-1 and Mac-1 with intercellular adhesion molecule-1 in facilitating adherence and transendothelial migration of human neutrophils *in vitro*. *J Clin Invest* 1991;83:2008–2017.
55. Jesaitis AJ, Naemura JR, Sklar LA, et al. Rapid modulation of *N*-formyl chemotactic peptide receptors on the surface of human granulocytes: formation of high affinity ligand-receptor complexes in transient association with cytoskeleton. *J Cell Biol* 1984;98:1378–1387.
56. Jesaitis AJ, Tolley JO, Bokoch GM, et al. Regulation of chemoattractant receptor interaction with transducing proteins by organizational control in the plasma membrane of human neutrophils. *J Cell Biol* 1989;109:2783–2790.
57. Weinbaum DL, Sullivan JA, Mandell GL. Orientation of membrane receptors on the neutrophil. In: Weissmann G, ed. *Advances in inflammation research.* New York: Raven, 1982:95–108.
58. Gardiner EM, Pestonjamasp KN, Bohl BP, et al. Spatial and temporal analysis of Rac activation during live neutrophil chemotaxis. *Curr Biol* 2002;12:2029–2034.
59. Iijima M, Huang YE, Devreotes P. Temporal and spatial regulation of chemotaxis. *Dev Cell* 2002;3:469–478.
60. Unkeless JC. Function and heterogeneity of human Fc receptors for immunoglobulin G. *J Clin Invest* 1989;83:355–361.
61. Ross GD, Medoff ME. Membrane complement receptors specific for bound fragments of C3. *Adv Immunol* 1985;37:217–267.
62. Wright SD, Silverstein SC. Tumor-promoting phorbol esters stimulate C3b and C3b8 receptor-mediated phagocytosis in cultured human monocytes. *J Exp Med* 1982;156:1149–1164.
63. Korn ED, Weisman RA. Phagocytosis of latex beads by *Acanthamoeba*. II. Electron microscopic study of the initial events. *J Cell Biol* 1969;34:219–227.
64. Mudd J, McCutcheon M, Lucke B. Phagocytosis. *Physiol Rev* 1934; 14:210–275.
65. Zucker-Franklin D, Hirsch JG. Electron microscope studies on the degranulation of rabbit peritoneal leukocytes during phagocytosis. *J Exp Med* 1964;120:569–576.
66. Cohn ZA, Hirsch JG. The influence of phagocytosis on the intracellular distribution of granule-associated components of polymorphonuclear leucocytes. *J Exp Med* 1960;112:1015–1022.
67. Ohlsson K, Olsson I, Spitznagel JK. Localization of chymotrypsin-like cationic protein, collagenase, and elastase in azurophil granules of human neutrophilic polymorphonuclear leukocytes. *Hoppe Seylers Z Physiol Chem* 1977;358:361–366.
68. Allen LH, Aderem A. Mechanisms of phagocytosis. *Curr Opin Immunol* 1996;8:36–40.
69. Desjardins M. ER-mediated phagocytosis: a new membrane for new functions. *Nature Rev Immunol* 2003;3:280–291.
70. Caron E, Hall A. Identification of two distinct mechanisms of phagocytosis controlled by different rho GTPases. *Science* 1998;282:1717–1721.
71. Botelhoa RJ, Teruele M, Dierckmanb R, et al. Localized biphasic changes in phosphatidylinositol-4,5-bisphosphate at sites of phagocytosis. *J Cell Biol* 2000;151:1353–1368.
72. Gagnon E, Duclos S, Rondeau C, et al. Endoplasmic reticulum-mediated phagocytosis is a mechanism of entry into macrophages. *Cell* 2002;110:119–131.
73. Sjolin C, Stendahl O, Dahlgren C. Calcium-induced translocation of annexins to subcellular organelles of human neutrophils. *Biochem J* 1994;300:325–330.
74. Bainton DF. Sequential degranulation of the two types of polymorphonuclear leukocyte granules during phagocytosis of microorganisms. *J Cell Biol* 1973;58:249–264.
75. Smolen JE, Weissmann G. Stimuli which provoke secretion of azurophil enzymes from human neutrophils induce increments in adenosine cyclic 38–58-monophosphate. *Biochim Biophys Acta* 1981;672:197– 206.
76. Phillips MR, Agramson SB, Kolasinki SL et al. Low molecular weight GTP binding protein S in.
77. Klebanoff SJ. Myeloperoxidase: contribution to the microbicidal activity of intact leukocytes. *Science* 1972;169:1095–1097.
78. Zurier RB, Hoffstein S, Weissmann G. Mechanisms of lysosomal enzyme release from human leukocytes. *J Cell Biol* 1973;58:27–48.
79. Zurier RB, Hoffstein S, Weissmann G. Cytochalasin B: effect on lysosomal enzyme release from human leucocytes. *Proc Natl Acad Sci U S A* 1973;70:844–848.
80. Weiss SJ. Tissue destruction by neutrophils. *N Engl J Med* 1989;320: 365–376.
81. Ugai K, Ishikawa H, Hirohata K, et al. Interaction of polymorphonuclear leukocytes with immune complexes trapped in rheumatoid articular cartilage. *Arthritis Rheum* 1983;26:1434–1441.
82. Sbarra AJ, Karnovsky ML. The biochemical basis of phagocytosis. 1. Metabolic changes during the ingestion of particles by polymorphonuclear leukocytes. *J Biol Chem* 1959;234:1355–1362.
83. Rossi F. The O_2^--forming NADPH oxidase of the phagocytes: nature, mechanisms of activation and function. *Biochim Biophys Acta* 1986; 853:65–89.
84. Morel F, Doussiere J, Vignais PV. The superoxide-generating oxidase of phagocytic cells: physiological, molecular and pathological aspects. *Eur J Biochem* 1991;201:523–546.
85. Reeves EP, Lu H, Jacobs HL, et al. Killing activity of neutrophils is mediated through activation of proteases by K^+ flux. *Nature* 2002; 416:291–297.
86. Segal AW, Jones OTG, Webster D, et al. Absence of a newly described cytochrome b from neutrophils of patients with chronic granulomatous disease. *Lancet* 1978;2:446–449.
87. Rotrosen D, Yeung CL, Leto TL, et al. Cytochrome b_{558}: the flavin-binding component of the phagocyte NADPH oxidase. *Science* 1992; 256:1459–1462.
88. Bromberg Y, Pick E. Activation of NADPH-dependent superoxide production in a cell-free system by sodium dodecyl sulfate. *J Biol Chem* 1985;260:13539–13545.
89. Curnutte JT. Activation of human neutrophil nicotinamide adenine dinucleotide phosphate, reduced (triphosphopyridine nucleotide, reduced) oxidase by arachidonic acid in a cell-free system. *J Clin Invest* 1985;75:1740–1743.
90. McPhail LC, Shirley PS, Clayton CC, et al. Activation of the respiratory burst enzyme from human neutrophils in a cell-free system: evidence for a soluble factor. *J Clin Invest* 1985;75:1735–1739.
91. Bromberg Y, Pick E. Unsaturated fatty acids stimulate NADPH-dependent superoxide production by cell-free system derived from macrophages. *Cell Immunol* 1984;88:213–221.
92. Segal AW, Abo A. The biochemical basis of the NADPH oxidase of phagocytes. *Trends Biochem Sci* 1993;18:43–47.
93. Rotrosen D, Yeung CL, Katkin JP. Production of recombinant cytochrome b_{558} allows reconstitution of the phagocyte NADPH oxidase solely from recombinant proteins. *J Biol Chem* 1993;268:14256–14260.
94. Roberts AW, Kim C, Zhen L, et al. Deficiency of the hematopoietic cell-specific rho family GTPase rac2 is characterized by abnormalities of neutrophil function and host defense. *Immunity* 1999;10: 183–196.
95. Wientjes FB, Hsuan JJ, Totty NF, et al. p40phox, a third cytosolic component of the activation complex of the NADPH oxidase to contain src homology 3 domains. *Biochem J* 1993;296:557–561.
96. Xu Y, Hortsman H, Seet L, et al. SNX3 regulates endosomal function through its PX-domain-mediated interaction with PtdIns(3)P. *Nat Cell Biol* 2001;3:658–666.
97. Nobes C, Hall A. Rho, Rac and Cdc42 GTPases regulate the assembly of multimolecular focal complexes associated with actin stress fibers, lamellipodia, and filopodia. *Cell* 1995;81:53–62.
98. Philips MR, Feoktistov A, Pillinger MH, et al. Translocation of p21rac2 from cytosol to plasma membrane is neither necessary nor sufficient for neutrophil NADPH oxidase activity. *J Biol Chem* 1995; 270:11514–11521.
99. Tiku K, Tiku ML, Skosey JL. Interleukin-1 production by human

polymorphonuclear neutrophils. *J Immunol* 1986;136:3677–3685.
100. Arnold R, Scheffer J, Konig B, et al. Effects of *Listeria monocytogenes* and *Yersinia enterocolitica* on cytokine gene expression and release from human polymorphonuclear granulocytes and epithelial (HEp-2) cells. *Infect Immunol* 1993;61:2545–2552.
101. Roberge CJ, Grassi J, de Medicis R, et al. Crystal-neutrophil interactions lead to interleukin-1 synthesis. *Agents Actions* 1991;34:38–41.
102. Fujishima S, Hoffman AR, Vu T, et al. Regulation of neutrophil interleukin-8 gene expression and protein secretion by LPS, TNF-alpha, and IL-1 beta. *J Cell Physiol* 1993;154:478–485.
103. Kusaka Y, Cullen RT, Donaldson K. Immunomodulation in mineral dust-exposed lungs: stimulatory effect and interleukin-1 release by neutrophils from quartz-elicited alveolitis. *Clin Exp Immunol* 1990; 80:293–298.
104. Takeichi O, Saito I, Tsurumachi T, et al. Human polymorphonuclear leukocytes derived from chronically inflamed tissue express inflammatory cytokines in vivo. *Cell Immunol* 1994;156:296–309.
105. Tiku K, Tiku ML, Liu S, et al. Normal human neutrophils are a source of a specific interleukin 1 inhibitor. *J Immunol* 1986;136: 3686–3692.
106. Re F, Mengozzi M, Muzio M, et al. Expression of interleukin-1 receptor antagonist (IL-1ra) by human circulating polymorphonuclear cells. *Eur J Immunol* 1993;23:570–573.
107. Marin V, Montero-Julian F, Gres S, et al. Chemotactic agents induce IL-6Ralpha shedding from polymorphonuclear cells: involvement of a metalloproteinase of the TNF-alpha-converting enzyme (TACE) type. Eur J Immunol 2002;32:2965–2970.
108. Hurst SM, Wilkinson TS, McLoughlin RM, et al. IL-6 and its soluble receptor orchestrate a temporal switch in the pattern of leukocyte recruitment seen during acute inflammation. *Immunity* 2001;14: 705–714.
109. Perez HD, Weksler B, Goldstein I. A new mechanism for the generation of biologically active products from arachidonic acid. *Clin Res* 1979;27:464a.
110. Vane J. Towards a better aspirin. *Nature* 1994;367:215–216.
111. Kuehl FA Jr, Humes JL, Egan RW, et al. Role of prostaglandin endoperoxide PGG_2 in inflammatory processes. *Nature* 1977;265:170–172.
112. Robinson DR, Curran DP, Hamer PJ. Prostaglandins and related compounds in inflammatory rheumatic diseases. In: Ziff M, Velo G, Gorini S, eds. *Advances in inflammation research.* New York: Raven, 1982.
113. Goodwin JS, Bankhurst AD, Messner RP. Suppression of human T-cell mitogenesis by prostaglandin: existence of a prostaglandin-producing suppressor cell. *J Exp Med* 1971;146:1719–1734.
114. Smolen JE, Korchak HM, Weissmann G. Increased levels of cyclic adenosine 38,58-monophosphate in human polymorphonuclear leukocytes after surface stimulation. *J Clin Invest* 1980;65:1077–1085.
115. Radmark O, Malmsten C, Samuelsson B, et al. Leukotriene A: stereochemistry and enzymatic conversion to leukotriene B. *Biochem Biophys Res Commun* 1980;92:954–961.
116. Hammarstrom S. Metabolism of leukotriene C_2 in the guinea pig: identification of metabolites formed by the lung, liver, and kidney. *J Biol Chem* 1981;256:9573–9578.
117. Hammarstrom S. Rapid *in vivo* metabolism of LTB C_3 in the monkey, *Macaca irus. Biochem Biophys Res Commun* 1981;101:1109–1115.
118. Smith MJ, Ford-Hutchinson AW, Bray MA. Leukotriene B: a potential mediator of inflammation. *J Pharm Pharmacol* 1980;32:517–518.
119. Dahlen S-E, Hedqvist P, Hammarstrom S, et al. Leukotrienes are potent constrictors of human bronchi. *Nature* 1980;288:484–486.
120. Feinmark SJ. Stimulation of human leukocyte degranulation by leukotriene B_4 and its omega-oxidized metabolites. *FEBS Lett* 1981; 136:141–144.
121. Serhan CN, Fridovich J, Goetzl EJ, et al. Leukotriene B_4 and phosphatidic acid are calcium ionophores: studies employing arsenazo III in liposomes. *J Biol Chem* 1982;257:4746–4752.
122. Samuelsson B. Leukotrienes: mediators of immediate hypersensitivity reactions and inflammation. *Science* 1983;220:568–575.
123. Boulay F, Tardif M, Brouchon L, et al. The human *N*-formylpeptide receptor: characterization of two cDNA isolates and evidence for a new subfamily of G-protein-coupled receptors. *Biochemistry* 1990; 29:11123–11133.
124. Gerard NP, Gerard C. The chemotactic receptor for human C5a anaphylatoxin. *Nature* 1991;349:614–617.
125. Murphy PM, Tiffany HL. Cloning of complementary DNA encoding a functional human interleukin-8 receptor. *Science* 1991;253:1280–1283.
126. Boulay F, Mery L, Tardif M, et al. Expression cloning of a receptor for C5a anaphylatoxin on differentiated HL-60 cells. *Biochemistry* 1991;30:2993–2999.
127. Honda Z, Nakamura M, Miki I, et al. Cloning by functional expression of platelet-activating factor receptor from guinea-pig lung. *Nature* 1991;349:342–346.
128. Neer EJ. Heterotrimeric G proteins: organizers of transmembrane signals. *Cell* 1995:80:249–257.
129. Simon MI, Strathmann MP, Gautam N. Diversity of G proteins in signal transduction. *Science* 1991;252:802–808.
130. Volpp BD, Nauseef WM, Clark RA. Two cytosolic neutrophil oxidase components absent in autosomal chronic granulomatous disease. *Science* 1988;242:1295–1297.
131. Goldsmith P, Gierschik P, Milligan G, et al. Antibodies directed against synthetic peptides distinguish between GTP-binding proteins in neutrophil and brain. *J Biol Chem* 1987;30:14683–14688.
132. Gierschik P, Sidiropoulous D, Spiegel A, et al. Purification and immunochemical characterization of the major pertussis toxin-sensitive guanine nucleotide binding protein in bovine neutrophil membranes. *Eur J Biochem* 1987;165:185–194.
133. Philips MR, Staud R, Pillinger M, et al. Activation-dependent carboxyl methylation of neutrophil G-protein a subunit. *Proc Natl Acad Sci U S A* 1995;92:2283–2287.
134. Polakis PG, Uhing RJ, Snyderman R. The formylpeptide chemoattractant receptor copurifies with a GTP-binding protein containing a distinct 40-kDa pertussis toxin substrate. *J Biol Chem* 1988;263: 4969–4976.
135. Camps M, Carozzi A, Schnabel P, et al. Isozyme-selective stimulation of phospholipase C-b_2 by G protein bg-subunits. *Nature* 1992; 360:684–686.
136. Cockcroft S, Thomas GMH, Fensome A, et al. Phospholipase D: a downstream effector of ARF in granulocytes. *Science* 1994;263:523–526.
137. Smolen JE, Korchak HM, Weissmann G. Increased levels of cyclic adenosine-38,58-monophosphate in human polymorphonuclear leukocytes after surface stimulation. *J Clin Invest* 1980;79:1077–1085.
138. Zurier RB, Weissmann G, Hoffstein S, et al. Mechanisms of lysosomal enzyme release from human leukocytes. II. Effects of cAMP and cGMP, autonomic agonists, and agents which affect microtubule function. *J Clin Invest* 1974;53:297–309.
139. Cook SJ, McCormick F. Inhibition by cAMP of ras-dependent activation of Raf. *Science* 1993;262:1069–1072.
140. Wu J, Dent P, Jelinek T, et al. Inhibition of the EGF-activated MAP kinase signaling pathway by adenosine 38,58-monophosphate. *Science* 1993;262:1065–1068.
141. Pillinger MH, Philips MR, Feoktistov A, et al. Crosstalk in signal transduction via EP receptors: prostaglandin E_1 inhibits chemoattractant-induced mitogen-activated protein kinase activity in human neutrophils. In: Samuelsson B, ed. *Advances in prostaglandin, thromboxane, and leukotriene research.* New York: Raven, 1995:23:311–316.
142. Stephens L, Smrcka A, Cooke FT, et al. A novel phosphoinositide 3 kinase activity in myeloid-derived cells is activated by G protein bg subunits. *Cell* 1994;77:83–93.
143. Forehand JR, Johnston RB Jr, Bomalaski JS. Phospholipase A_2 activity in human neutrophils: stimulation by lipopolysaccharide and possible involvement in priming for an enhanced respiratory burst. *J Immunol* 1993;151:4918–4925.
144. Abramson SB, Leszczynska-Piziak J, Weissmann G. Arachidonic acid as a second messenger: interactions with a GTP-binding protein of human neutrophils. *J Immunol* 1991;147:231–236.
145. Hall A. The cellular functions of small GTP-binding proteins. *Science* 1990;249:635–640.
146. Abo A, Pick E, Hall A, et al. Activation of the NADPH oxidase involves the small GTP-binding protein $p21^{rac1}$. *Nature* 1992;353: 668–670.
147. Knaus UG, Heyworth PG, Evans T, et al. Regulation of phagocyte oxygen radical production by the GTP-binding protein Rac 2. *Science* 1991;254:1512–1515.
148. Quinn MT, Parkos CA, Walker L, et al. Association of a ras-related protein with cytochrome b of human neutrophils. *Nature* 1989;342: 198–200.

149. Philips MR, Abramson SB, Kolasinski SL, et al. Low molecular weight GTP-binding proteins in human neutrophil granule membranes. *J Biol Chem* 1991;266:1289–1298.
150. Philips MR, Pillinger MH, Staud R, et al. Carboxyl methylation of ras-related proteins during signal transduction in neutrophils. *Science* 1993;259:977–980.
151. Ridley AJ, Hall A. The small GTP-binding protein rho regulates the assembly of focal adhesions and actin stress fibers in response to growth factors. *Cell* 1992;70:389–399.
152. Martin GM, Bollag G, McCormick F, et al. A novel serine kinase activated by rac1/CDC42Hs-dependent autophosphorylation is related to PAK65 and STE20. *EMBO J* 1995;14:1970–1978.
153. Torres M, Hall FL, O'Neill K. Stimulation of human neutrophils with formyl-methionyl-leucyl-phenylalanine induces tyrosine phosphorylation and activation of two distinct mitogen-activated protein-kinases. *J Immunol* 1993;150:1563–1578.
154. Worthen GS, Avdi N, Buhl AM, et al. FMLP activates Ras and Raf in human neutrophils: potential role in activation of MAP kinase. *J Clin Invest* 1994;94:815–823.
155. Buhl AM, Avdi N, Worthen GS, Johnson GL. Mapping of the C5a receptor signal transduction network in human neutrophils. *Proc Natl Acad Sci U S A* 1994;91:9190–9194.
156. Clarke S. Protein isoprenylation and methylation at carboxyl terminal cysteine residues. *Annu Rev Biochem* 1992;61:355–386.
157. Muzio M, Bosisio D, Polentarutti N, et al. Differential expression and regulation of toll-like receptors (TLR) in human leukocytes: selective expression of TLR3 in dendritic cells. *J Immunol* 2000;164: 5998–6004.
158. Ravetch JV. Fc receptors: rubor redux. *Cell* 1994;78:553–560.
159. Miyamoto S, Akiyama SK, Yamada KM. Synergistic roles for receptor occupancy and aggregation in integrin transmembrane function. *Science* 1995;267:883–885.
160. Sabroe I, Prince LR, Jones EC, et al. Selective roles for Toll-like receptor (TLR)2 and TLR4 in the regulation of neutrophil activation and life span *J Immunol* 2003;170:5268–5275.
161. Kishimoto T, Taga T, Akira S. Cytokine signal transduction. *Cell* 1994;76:253–262.
162. Heldin CH. Dimerization of cell surface receptors in signal transduction. *Cell* 1995;80:213–223.
163. Crews CM, Erikson RL. Extracellular signals and reversible protein phosphorylation: what to Mek of it all. *Cell* 1993;74:215–217.
164. Vartio T, Seppa H, Vaheri A. Susceptibility of soluble and matrix fibronectin to degradation by tissue proteinases, mast cell chymase and cathepsin G. *J Biol Chem* 1981;256:471–477.
165. Harlan JM, Killen PD, Harker LA, et al. Neutrophil-mediated endothelial injury *in vitro*: mechanisms of cell detachment. *J Clin Invest* 1981;68:1394–1403.
166. Savill JS, Wylie AH, Henson JE, et al. Macrophage phagocytosis of aging neutrophils in inflammation: programmed cell death in the neutrophil leads to its recognition by macrophages. *J Clin Invest* 1989;83:865–875.
167. Savill J, Hogg N, Ren Y, et al. Thrombospondin cooperates with CD36 and the vitronectin receptor in macrophage recognition of neutrophils undergoing apoptosis. *J Clin Invest* 1992;90:1513–1522.
168. Haslett C. Resolution of inflammation and the role of apoptosis in the tissue fate of granulocytes. *Clin Sci* 1992;83:639–647.
169. Rich AM, Giedd KN, Cristello P, et al. Granules are necessary for death of neutrophils after phagocytosis of crystalline monosodium urate. *Inflammation* 1985;9:221–232.
170. Ohlsson K. Granulocyte collagenase and elastase and their interactions with alpha 1-antitrypsin and alpha 2-macroglobulin. In: Reich DB, Shaw E, eds. *Proteases and biological control.* New York: Cold Spring Harbor Laboratory, 1975.
171. Herlin T, Petersen CS, Esmann V. The role of calcium and cyclic adenosine 38,58-monophosphate in the regulation of glycogen metabolism in phagocytozing human polymorphonuclear leukocytes. *Biochim Biophys Acta* 1978;542:63–76.
172. Zurier RB, Weissmann G, Hoffstein S, et al. Mechanisms of lysosomal enzyme release from human leukocytes. II. Effects of cAMP and cGMP, autonomic agonists, and agents which affect microtubule function. *J Clin Invest* 1974;53:297–309.
173. Malmsten CL, Palmblad J, Uden AM, et al. Leukotriene B_4: a highly potent and stereospecific factor stimulating migration of polymorphonuclear leukocytes. *Acta Physiol Scand* 1980;110:449–451.
174. Goldstein IM, Hoffstein S, Gallin JI, et al. Mechanisms of lysosomal enzyme release from human leukocytes: microtubule assembly and membrane fusion induced by a component of complement. *Proc Natl Acad Sci U S A* 1973;70:2916–2920.
175. Zurier RB, Hoffstein S, Weissmann G. Cytochalasin B: effect of lysosomal enzyme release from human leukocytes. *Proc Natl Acad Sci U S A* 1973;70:844–848.
176. Goldstein IM, Hoffstein S, Weissmann G. Mechanisms of lysosomal enzyme release from human polymorphonuclear leukocytes. *J Cell Biol* 1975;66:647–652.
177. Wolfson M, McPhail LC, Nasrallah VN, et al. Phorbol myristate acetate mediates redistribution of protein kinase C in human neutrophils: potential role in the activation of the respiratory burst enzyme. *J Immunol* 1985;135:2057–2062.
178. Hoffstein S, Soberman R, Goldstein I, et al. Concanavalin A induces microtubule assembly and specific granule discharge in human polymorphonuclear leukocytes. *J Cell Biol* 1976;68:781–787.
179. Hollingsworth JW, Siegel ER, Creasey WA. Granulocyte survival in synovial exudate of patients with rheumatoid arthritis and other inflammatory joint diseases. *Yale J Biol Med* 1967;39:289–296.
180. Koch AE, Kunkel SL, Strieter RM. Cytokines in rheumatoid arthritis. *J Invest Med* 1995;43:28–38.
181. Terkeltaub RA. Gout and mechanisms of crystal-induced inflammation. *Curr Opin Rheum* 1993;5:510–516.
182. di Giovine FS, Malawista SE, Thornton E, et al. Urate crystals stimulate production of tumor necrosis factor alpha from blood monocytes and synovial cells: cytokine mRNA and protein kinetics, and cellular distribution. *J Clin Invest* 1991;87:1375–1381.
183. Terkeltaub R, Baird S, Sears P, et al. The murine homolog of the interleukin-8 receptor CXCR-2 is essential for the occurrence of neutrophilic inflammation in the air pouch model of acute urate crystal-induced gouty synovitis. *Arthritis Rheum* 1998;41:900–909.
184. Serhan CN, Lundberg U, Weissmann G, et al. Formation of leukotrienes and hydroxy acids by human neutrophils and platelets exposed to monosodium urate. *Prostaglandins* 1984;274:563–581.
185. Cronstein BN, Molad Y, Reibman J, et al. Colchicine alters the quantitative and qualitative display of selectins on endothelial cells and neutrophils. *J Clin Invest* 1995;96:994–1002.
186. Lozada C, Levin RI, Huie M, et al. Identification of C1q as the heat-labile serum co-factor required for immune complexes to stimulate endothelial expression of the adhesion molecules E-selectin, ICAM-1 and VCAM-1. *Proc Natl Acad Sci U S A* 1995;92:8378–8392.
187. Mulligan MS, Varani J, Dame MK, et al. Role of endothelial-leukocyte adhesion molecule 1 (ELAM-1) in neutrophil-mediated lung injury in rats. *J Clin Invest* 1991;88:1396–1406.
188. Jennette JC, Falk RJ. Pathogenic potential of anti-neutrophil cytoplasmic autoantibodies. *Adv Exp Med Biol* 1993;336:7–15.
189. Edberg JC, Wainstein E, Wu J, et al. Analysis of FcgRII gene polymorphisms in Wegener's granulomatosis. *Exp Clin Immunogenet* 1997;14:183–195.
190. Kavanaugh AF, Davis LS, Nichols LA, et al. Treatment of refractory rheumatoid arthritis with a monoclonal antibody to intercellular adhesion molecule 1. *Arthritis Rheum* 1994;37:992–999.
191. Cronstein BN. Adhesion molecules in inflammation: current research and new therapeutic targets. *Clin Immunol* 1994;1:323–326.
192. Buchanan MR, Vasquez MJ, Gimbrone MAJ. Arachidonic acid metabolism and the adhesion of human polymorphonuclear leukocytes to cultures vascular endothelial cells. *Blood* 1983;62:889–895.
193. Cronstein BN, Van de Stouwe M, Druska L, et al. Nonsteroidal antiinflammatory agents inhibit stimulated neutrophil adhesion to endothelium: adenosine dependent and independent mechanisms. *Inflammation* 1994;18:323–335.
194. Buchanan MR, Haas T, Lagarde M, et al. 13-Hydroxyoctadecadienoic acid is the vessel wall chemorepellant. *J Biol Chem* 1986; 260:16056–16059.
195. Diaz-Gonzalez F, Gonzalez-Alvaro I, Campanero MR, et al. Prevention of *in vitro* neutrophil endothelial attachment through shedding of L-selectin by nonsteroidal anti-inflammatory drugs. *J Clin Invest* 1995;95:1756–1765.
196. Corkill MM, Kirkham BW, Haskard DO, et al. Gold treatment of rheumatoid arthritis decreases synovial expression of the endothelial leukocyte adhesion receptor ELAM-1. *J Rheumatol* 1991;18:1453–1460.

197. Newman PM, To SST, Robinson BG, et al. Effect of gold sodium thiomalate and its thiomalate component on *in vitro* expression of endothelial cell adhesion molecules. *J Clin Invest* 1994;94:1864–1871.
198. Cronstein BN, Kimmel SC, Levin RI, et al. A mechanism for the antiinflammatory effects of corticosteroids: the glucocorticoid receptor regulates leukocyte adhesion to endothelial cells and expression of ELAM-1 and ICAM-1. *Proc Natl Acad Sci U S A* 1992;89:9991–9996.
199. Cronstein BN, Eberle MA, Gruber HE, et al. Methotrexate inhibits neutrophil function by stimulating adenosine release from connective tissue cells. *Proc Natl Acad Sci U S A* 1991;88:2441–2445.
200. Cronstein BN, Naime D, Ostad E. The anti-inflammatory mechanism of methotrexate: increased adenosine release at inflamed sites diminishes leukocyte accumulation in an *in vivo* model of inflammation. *J Clin Invest* 1993;92:2675–2682.
201. Abramson SB, Korchak H, Ludewig R, et al. Modes of action of aspirin-like drugs. *Proc Natl Acad Sci U S A* 1985;82:7227–7231.
202. Weissmann G. Aspirin. *Sci Am* 1991;264:84–90.
203. Abramson SB, Cherksey B, Gude D, et al. Nonsteroidal anti-inflammatory drugs exert differential effects on neutrophil function and plasma membrane viscosity: studies in human neutrophils and liposomes. *Inflammation* 1990;14:11–30.
204. Kaplan HB, Edelson HS, Korchak HM, et al. Effects of non-steroidal anti-inflammatory agents on human neutrophil functions *in vitro* and *in vivo*. *Biochem Pharmacol* 1984;33:371–378.
205. Abramson SB, Leszczynska-Piziak J, Haines KA, et al. Nonsteroidal anti-inflammatory drugs: effects on a GTP binding protein within the neutrophil plasma membrane. *Biochem Pharmacol* 1991; 41:1567–1573.
206. Pillinger MH, Capodici C, Rosenthal P, et al. Modes of action of aspirin-like drugs: salicylates inhibit erk activation and integrin-dependent neutrophil adhesion. *Proc Natl Acad Sci U S A* 1998;94:14540–14545.
207. Cronstein BN, Rosenstein ED, Kramer SB, et al. Adenosine: a physiological modulator of superoxide anion generation by human neutrophils. II. Adenosine acts via an A_2 receptor on human neutrophils. *J Immunol* 1985;135:1366–1371.
208. Cronstein BN, Leven RL, Belanoff J, et al. Adenosine: an endogenous inhibitor of neutrophil mediated injury to endothelial cells. *J Clin Invest* 1986;78:760–770.
209. Cronstein BN, Kubersky SM, Weissmann G, et al. Engagement of adenosine receptors inhibits H_2O_2 release by activated human neutrophils. *Clin Immunol Immunopathol* 1987;42:76–85.
210. Cronstein BN, Kramer SB, Rosenstein ED, et al. Engagement of adenosine receptors raises cAMP alone and in synergy with engagement of the FMLP receptor and inhibits membrane depolarization but does not affect stimulated Ca^{++} fluxes. *Biochem J* 1988;252:709–715.
211. Rose FR, Hirschhorn R, Weissmann G, et al. Adenosine promotes chemotaxis. *J Exp Med* 1988;167:1186–1194.
212. Cronstein BN, Levin RI, Hirschhorn R, et al. The opposing effects of adenosine A_1 and A_2 receptor occupancy on stimulated neutrophil (PMN) adherence. *J Clin Invest* 1992;148:2201–2206.
213. Cronstein BN, Kramer SB, Weissmann G, et al. Adenosine: a physiological modulator of superoxide anion generation by human neutrophils. *J Exp Med* 1983;153:1160–1177.
214. Cronstein BN, Montesinos MC, Weissmann G. Salicylates and sulfasalazine, but not glucocorticoids, inhibit leukocyte accumulation by an adenosine-dependent mechanism that is independent of inhibition of prostaglandin synthesis and p105 of NfkappaB. *Proc Natl Acad Sci U S A* 1999;96:6377–6381.
215. Clancy RM, Leszczynska-Piziak J, Abramson SB. Nitric oxide, an endothelial cell relaxation factor, inhibits neutrophil activation via a direct action on the NADPH oxidase. *J Clin Invest* 1992;90:1116–1121.
216. Gallin JI. Disorders of phagocytic cells. In: Gallin JI, Goldstein IM, Snyderman R, eds. *Inflammation: basic principles and clinical correlates.* New York: Raven, 1992:859–874.
217. Casimir C, Chetty M, Bohler MC, et al. Identification of the defective NADPH-oxidase component in chronic granulomatous disease: a study of 57 European families. *Eur J Clin Invest* 1992;22:403–406.
218. Curnutte JT. Chronic granulomatous disease: the solving of a clinical riddle at the molecular level. *Clin Immunol Immunopathol* 1993;67 (suppl):2–15.
219. Vojtek AB, Cooper JA. Rho family members activators of MAP kinase cascades. *Cell* 1995;82:527–529.
220. Sechler JM, Malech HL, White CJ, et al. Recombinant human interferon-gamma reconstitutes defective phagocyte function in patients with chronic granulomatous disease of childhood. *Proc Natl Acad Sci U S A* 1988;85:4874–4878.
221. Ezekowitz RA, Dinauer MC, Jaffe HS, et al. Partial correction of the phagocyte defect in patients with X-linked chronic granulomatous disease by subcutaneous interferon gamma. *N Engl J Med* 1988;319: 146–151.
222. Pollock JD, Williams DA, Gifford MA, et al. Mouse model of X-linked chronic granulomatous disease, an inherited defect in phagocyte superoxide production. *Nat Genet* 1995;9:202–209.
223. Jackson SH, Gallin JI, Holland SM. The $p47^{phox}$ mouse knock-out model of chronic granulomatous disease. *J Exp Med* 1995;182: 751–758.
224. Dinauer MC, Li LL, Bjorgvinsdottir H, et al. Long-term correction of phagocyte NADPH oxidase activity by retroviral transfer in murine X-linked chronic granulomatous disease. *Blood* 1999;94: 914–922.
225. Shiloh MU, MacMicking JD, Nicholson S, et al. Phenotype of mice and macrophages deficient in both phagocyte oxidase and inducible nitric oxide synthase. *Immunity* 1999;10:29–38.
226. Springer TA, Thompson WS, Miller LJ, et al. Inherited deficiency of the Mac-1, LFA-1 and gp150/95 glycoprotein family and its molecular basis. *J Exp Med* 1984;160:1901–1918.
227. Anderson DC, Springer TA. Leukocyte adhesion deficiency: an inherited defect in the Mac-1, LFA-1 and p150/95 glycoproteins. *Annu Rev Med* 1987;38:175–194.
228. Arnaout MA. Leukocyte adhesion molecules deficiency: its structural basis, pathophysiology and implications for modulating the inflammatory response. *Immunol Rev* 1990;114:145–180.
229. Anderson DC, Schmalstieg FC, Finegold MJ, et al. The severe and moderate phenotypes of heritable Mac-1, LFA-1 deficiency: their quantitative definition and relation to leukocyte dysfunction and clinical features. *J Infect Dis* 1985;152:668–689.
230. Etzioni A, Harlan JM, Pollack S, et al. Leukocyte adhesion deficiency (LAD) II: a new adhesion defect due to absence of sialyl Lewis X, the ligand for selectins. *Immunodeficiency* 1993;4:307–308.
231. Marquardt T, Brune T, Luhn K, et al. Leukocyte adhesion deficiency II syndrome, a generalized defect in fucose metabolism. *J Pediatr* 1999;134:681–688.
232. Wilson JM, Ping AJ, Krauss JC, et al. Correction of CD18-deficient lymphocytes by retrovirus-mediated gene transfer. *Science* 1990; 248:1413–1416.
233. Nath J, Flavin M, Gallin JI. Tubulin tyrosinolation in human polymorphonuclear leukocytes: studies in normal subjects and in patients with the Chédiak-Higashi syndrome. *J Cell Biol* 1982;95:519–526.
234. Rotrosen D, Gallin JI. Disorders of phagocyte function. *Annu Rev Immunol* 1987;5:127–150.
235. Gallin JI. Neutrophil specific granule deficiency. *Annu Rev Med* 1985;36:263–274.
236. Malech HL, Gallin JI. Neutrophils in human disease. *N Engl J Med* 1987;317:687–694.
237. Gallin JI, Fletcher MP, Seligmann BE, et al. Human neutrophil specific granule deficiency: a model to assess the role of neutrophil specific granules in the evolution of the inflammatory response. *Blood* 1982;59:1317–1329.
238. Davis JM, Dineen P, Gallin JI. Neutrophil degranulation and abnormal chemotaxis after thermal injury. *J Immunol* 1980;124:1467–1471.
239. Ambruso DR, Bentwood B, Henson PM, et al. Oxidative metabolism of cord blood neutrophils: relationship to content and degranulation of cytoplasmic granules. *Pediatr Res* 1984;18:1148–1153.
240. Nauseef WM, Root RK, Malech HL. Biochemical and immunological analysis of hereditary myeloperoxidase deficiency. *J Clin Invest* 1983;71:1297–1307.
241. Nauseef WM. Myeloperoxidase deficiency. *Hematol Pathol* 1990;4: 165–178.

第17章

肥大细胞、嗜酸细胞和风湿性疾病

Barry L. Gruber，Allen P. Kaplan

一、肥大细胞

肥大细胞，原先认为它负责自身免疫性超敏反应，近期发现它对自身免疫具有重要的防护作用和自身稳定性[1-3]。虽然肥大细胞的确切作用有待进一步研究，但我们发现了肥大细胞对风湿病发展的潜在作用。大量证据表明风湿病累及的组织中通常可以见到数量惊人的肥大细胞。因为特定组织中肥大细胞的数量相对恒定，所以肥大细胞增生就证明了它参与疾病的发病。在受累组织中，例如关节液，发现了激活的肥大细胞产物释放入组织，证实了这种假设[4,5]。此外，研究硬皮病和风湿性关节炎的超微结构发现活化(或分泌)的肥大细胞表型。显微镜观察在风湿病所累及的组织中发现肥大细胞簇，例如血管翳边缘侵蚀至软骨下骨[9,10]。可能有更多的特异性证据表明肥大细胞参与风湿性疾病。现在，我们广泛地认识到肥大细胞有能力整和一系列的炎性物质、生长因子和细胞因子[11]。许多介质参与风湿病。但是，肥大细胞在复杂的慢性炎症过程中也可能是非特异性的或是无关紧要的旁观者[12]。

我们更加关注肥大细胞在慢性炎症条件下潜在的作用。肥大细胞广泛分布在结缔组织中，尤其在血管区域。事实上，因为肥大细胞分布在小静脉周围，它就成为了小血管的“看守”。这种分布有利于它释放快速弥散介质如组胺、NO 和花生四烯酸代谢产物例如 PGD_2(前列腺素 D_2)、LTB_4(白三烯 B_4)、LTC_4(白三烯 C_4)调节微循环，这些介质可以调节血管通透性和白细胞移动。以组胺为例，它刺激血管内皮细胞短暂表达 P-选择蛋白(P-selectin)，导致白细胞缓慢穿过微血管[13]。肥大细胞释放的介质调节内皮细胞易于黏附白细胞。肥大细胞脱颗粒导致内皮细胞表面表达 E-选择蛋白(E-selectin)、细胞黏附分子 1(ICAM-1)、血管黏附分子-1(VCAM-1)，分泌肿瘤坏死因子-α(TNF-α)[14-16]。随后，肥大细胞刺激白细胞渗出，早期表现为风团和潮红，导致所谓的迟发型炎症反应。肥大细胞提高血管通透性，促进血细胞黏附微血管内皮，导致炎细胞转移到组织中。在某些情况中，这种炎症前期效应促进宿主防御，比如，对抗寄生虫或细菌病原入侵[17]。近来有证据表明，肥大细胞表面受体蛋白直接识别细菌感染产物，释放具有生物活性的炎性分子限制细菌感染扩散参与自身免疫反应，促进宿主恢复[1,3,18,19]。活体研究表明，大量微生物谱系包括普通肺炎病毒、支原体、大肠菌甚至受损组织释放产物如核苷[2]都可以刺激肥大细胞反应。肥大细胞通过表面受体识别微生物产物，受体包括Toll样受体 4(Toll-like receptor 4)、特异性补体受体[20-22]。辅助 T 细胞亚型 2-极化型引发炎症使得黏膜表面肥大细胞反应性增生。若干 T_H2 细胞因子(IL-3、IL-4、IL-5、IL-9)协同干细胞因子(stem cell factor SCF)促进肥大细胞增生[2]。首先 IL-4 引起肥大细胞表达重要的炎症相关基因，如 LTC_4 分解酶、FcεRI 及若干细胞因子。

肥大细胞参与组织修复过程，证据就是在受伤组织的修复过程中、邻近骨折愈合处发现大量脱颗粒肥大细胞[23]。肥大细胞直接或间接通过炎细胞来调节慢性炎症的修复，包括血管增生、结缔组织基质重塑。肥大细胞具有双重作用：放大组织反应以唤起急性炎反应(如自身免疫反应)；调节慢性炎症反应的机化、新生血管形成和基质重塑。这其中包括肥大细胞诱导释放促炎症反应细胞因子[11]，丝胺酸蛋白酶激活基质金属蛋白酶[24,25]，产物刺激纤维母细胞和内皮细胞增殖[26,27]。近期实验结果表明肥大细胞在肿瘤发生过程中具有重要作用，它可以正性调节并维持血管生成，识别周围基质[28]。

在许多慢性疾病中肥大细胞增生，有些学者认为在组织损伤/修复的生物学反应过程中肥大细胞是基础因素，在风湿性疾病中肥大细胞出现异常调节产物和调节过程，但还存在争议。本章来复习肥大细胞在风湿病发病机理中的来龙去脉。首先简要复习肥大细胞的生物学性质和介质。

(一)肥大细胞的形态

肥大细胞在组织中很有特征性，最突出的是细胞浆中弥漫分布明亮的蓝色颗粒，有时可以掩盖细胞核。因此，一个世纪前 Paul Ehrich 称之为“mast zellen”即肥胖的细胞。在苯胺染色中这些颗粒呈现出明亮的颜色，这种性质称为异质性。异质性是由于染料分子定位于颗粒的蛋白多糖核心传递负电荷的密集区。在组织标本中，嗜碱性粒细胞着色类似于肥大细胞，不易区分，但嗜碱性粒细胞存在血液中，相对较小，非炎性疾病它很少进入组织。

为识别组织中的肥大细胞常规用苯胺染色，如甲苯胺蓝或 Giemsa。也可以选择小檗碱染色，它与肝素结合使得颗粒呈现明亮的荧光[29,30]。研究者最近发现，肝素紧密地与非共轭卵白素结合，这样就可以很容易地追踪肥大细胞[31]。免疫过氧化物酶技术使用专一的单克隆抗体直接针对肥大细胞膜抗原(如：IgE，c-kit)，或者颗粒蛋白酶组成物质如纤溶蛋白和糜蛋白[32,33]。在同一标本中使用多种技术使得肥大细胞在原位丢失异质性颗粒，关于这点参考肥大细胞模型[34]。

电镜帮助我们识别组织中的肥大细胞，观测它的活动情况[30]。肥大细胞在脱颗粒时结构发生改变[31,32]。静息状态，细胞浆中的颗粒内部结构高度排列，看似卷轴、颗粒或晶体。这种颗粒的结构是不同肥大细胞亚型的基础，因为这些模型反映不同蛋白酶的轮廓[33]。细胞浆中包含大量卵圆形液态物质，电子浓聚，通常比颗粒小。肥大细胞表面覆盖大量细小投影具有明显褶皱的细胞膜。脱颗粒早期的改变就是电子浓集区消失，随后个别颗粒融合成大的脱颗粒囊泡。然后与细胞膜融合，挤出颗粒内容物。真皮原位研究的结果表明颗粒内容物假定为一种外表非结晶的纤维丝状结构，围绕在细胞周围并且敷着周围细胞或平滑肌细胞[34]。组织肥大细胞活化使得颗粒表现为“吃东西的嘴”样，其过程称为断片坏死[30,35]。这种活化随着刺激(包括脱颗粒)的改变而变。

(二)肥大细胞的起源和分布

肥大细胞和嗜碱性细胞来源于骨髓刺激造血前体细胞[41,43]。现在有证据表明这两种细胞来源于相同的祖先。嗜碱性细胞在骨髓中完全分化然后进入血液循环，占全部粒细胞系总数的0.5%。而肥大细胞在循环中短暂循环，在周围组织中成熟。同嗜酸性细胞一样，嗜碱性细胞几乎不离开血液循环，除非是在炎症反应情况时比如接触性皮炎[44]，所以在正常组织中不能见到嗜碱性细胞。这些细胞的补充依赖于特定细胞膜黏附分子的表达和相互作用。嗜酸性细胞和嗜碱性细胞激活表达白细胞功能抗原 (LFA-1)(leukocyte functional antigen-1)(CD11a/18)，这些细胞回归到血管内皮细胞释放反配体受体部位。反配体受体如 ICAM-1，它是整联蛋白超家族中的分子，能够间接黏附[32,45]。除此之外，嗜酸性细胞利用迟发抗原-4 [very late antigen-4(VLA-4)]与微脉管系统结合表达 VCAM-1，还利用多糖受体结合脉管内皮细胞选择素 (vascular E-selectin)[46,47]。通过肥大细胞所释放的介质刺激内皮细胞黏附分子的表达可能调节此过程。几位研究者已经证实脱颗粒的皮肤肥大细胞释放肥大细胞衍生 TNF-α[15,48]可以正性调节内皮细胞表达内皮细胞选择素和ICAM-1。实验数据表明内皮细胞表达高水平的 VCAM-1 和 ICAM-1 以适应肥大细胞的分泌产物，在成纤维细胞和角化细胞中也观察到类似的效应[4]。其结果就是刺激炎细胞穿过血管基底膜，定居在内皮下，促进活化的组织成纤维细胞(activated tissue fibroblasts)黏附。从而增促进肥大细胞和组织成纤维细胞的相互作用，正性调节原胶原合成及肌纤维母细胞转化[50-53]。

肥大细胞起源于骨髓中定型的前体，它区别于单核/巨噬细胞前体，可能是独一无二的细胞谱系[43,54]。外周血中，肥大细胞的定型前体被认定为 CD34 弱阳性表达的单核细胞[55]，弱阳性是相对于嗜酸性细胞和嗜碱性细胞而言。事实上，血液循环中不能见到成熟的肥大细胞。$CD34^+$的单核肥大细胞前体与酪氨酸激酶跨膜转运受体 c-kit 结合后进一步分化。其他的细胞表面标记物证实肥大细胞不是直接起源于单核细胞[54]，它具有从骨髓谱系分离得来的特殊表型。前体细胞转移到周围组织血管内进行终末分化，受到周围组织微环境的允许因子调节[60]。实际上，每个组织都含有肥大细胞，居于血管、淋巴组织和神经周围，黏膜、肺实质、皮肤和胃肠道中肥大细胞比较多。解剖学研究证实肥大细胞围绕纤维母细胞、神经细胞。肺组织超微结构中的纤维母细胞、肥大细胞及淋巴细胞紧密的位置关系证实肥大细胞有可能促进淋巴细胞-纤维母细胞黏附[63]。通过小鼠的解剖研究表明肥大细胞类似于T细胞，其前体细胞迁移、返回特定的组织[64]。已经提纯、培养人体肥大细胞的整合素受体[65,66]，它作用于血管地址素(vascular addressins)从而使肥大细胞前体更容易返回。组织中肥大细胞前体的补充，部分受到表面整合素(surface integrin)和基质相互作用的调节，促进其结合到基底膜元件，例如层黏连蛋白和纤维连接蛋白(laminin and fibronectin)[67-69]。同样，肥大细胞有助于基底膜元件的形成，比如层黏连蛋白和IV型胶原[70]。血管周围的肥大细胞受到内皮细胞释放的c-kit配体的调节[71]。近来研究表明前体肥大细胞短暂表达CD34和CD38，参与调节白细胞与内皮细胞黏附[59,72]。这些观察帮助我们理解肥大细胞如何迁移、如何在血管周围定居。

有趣的是啮齿类动物的肥大细胞合成mRNA，编码α和β链(α_4,β_1和β_7)集合淋巴结淋巴细胞黏附分子-1[lymphocyte Peyer patch adhesion molecule-1 (LPAM-1)]和LPAM-2淋巴细胞导航受体(lymphocyte homing receptors)[73,74]。$\alpha_4\beta_7$整连蛋白促进白细胞与黏膜定居因子细胞黏附分子[mucosal addressin cell adhesion molecule-1(MAdCAM-1)]结合[75]，调节运输至肠道淋巴组织[76]。进一步的研究表明α_4链占$\beta_{1,7}$链比率表达不同于小鼠肥大细胞集结。这些整连蛋白配体表达的改变在活体外可能受到骨髓驱动肥大细胞暴露c-kit配体、IL-3或这些因子产物调节[73]。人体β整联蛋白的类似研究揭示了LTB_4上调表达并与同型细胞结合[77]。因此，黏膜或结缔组织中的肥大细胞受到特殊整联蛋白配体差异表达和随后的细胞黏附性质改变的调节。从而这些整联蛋白决定肥大细胞最终定居地点。通过流式细胞计量术研究其衍生部位的差异性，发现人体肥大细胞其他的黏附分子弥散分布于各个组织器官。人体肺和子宫肥大细胞表达ICAM-1(CD54)，子宫肥大细胞也表达CDllc和β_2亚基(CD18)以及玻璃黏连蛋白受体(CD51和CD61)$\alpha_V\beta_3$、VLA-4($\alpha_4\beta_1$)(CD49d和CD29)[78,79]其他研究学者已经证实CD29、CD43、CD44(Pgp-1)、CD45、CD49d、CD49e、CD117(c-kit)和FcεRI存在[32,65,80,81]。近来人体肥大细胞中发现功能性高亲和力IgG受体FcγRI，明显受到IFN-γ1b上调[82,83]。相当有趣的是鼠肥大细胞的其他受体包括Fas抗原(CD95, APO-1)，TGF-b(transforming growth factor-β)受体，肝细胞生长因子[hepatocyte growth factor (c-met)]和NGF(Trk-A)[nerve growth factor(NGF)][84-87]，这些受体可能在细胞信号传导通路主要负责生存和发展。

肥大细胞运输到周边组织(peripheral tissues)也受到肥大细胞趋化因子影响。如果受到恰当的信号完全成熟的肥大细胞有能力直接迁移。例如，在博伊登室(Boyden chambers)模型中c-kit配体有利于肥大细胞迁移[88,89]。除此以外，某些细胞因子，比如IL-3、TGF-β、β趋化因子、RANTES(regulated upon activation normal T cell expressed and secreted)作为肥大细胞的趋化因子[86,89,90]。这些因子向肥大细胞发出信号，使得肥大细胞动员细胞支架出现偏振形态改变，为迁移作好准备。生长因子，尤其血管生成因子例如FGF[fibroblast growth factor (FGF)]、PDGF[platelet-derived growth factor(PDGF)]、VEGF[vascular endothelial growth factor(VEGF)]和PDE-CGF[platelet-derived endothelial cell growth factor(PDE-CGF)]，在体外这些因子都能够刺激肥大细胞直接迁移[91]。人体肥大细胞趋化因子受体CXCR1和CXCR2，对IL-8和相关嗜中性白细胞激活肽-2 (NAP-2)[neutrophil-activating peptide-2(NAP-2)]趋化功能反应[92,93]。这些重要的研究结果可能很好地解释在炎症、血管生成、纤维化的部位肥大细胞成簇聚集的原因。

到达组织后，前体肥大细胞与c-kit、同源配体(在鼠类是IL-3)相互作用进行增殖、分化、成熟。原癌基因c-kit具有酪氨酸激酶活性嵌入蛋白的受体是触发信号转导和肥大细胞增殖的基础。c-kit配体(同样肥大细胞生长因子，SCF，钢性基座因子，钢性因子)具有两种选择性结合形式表达，一种是其他残余细胞相关的溶解和分泌。细胞相关受体和肥大细胞表面c-kit直接结合使得组织内肥大细胞和间充质细胞黏附[94]，还需要其他学者证实[95]。IL-4和c-kit配体能够调节细胞外基质蛋白黏附[96]。在鼠肥大细胞中IL-3也是肥大细胞成熟和分化因子，而因人类成熟肥大细胞缺乏IL-3受体，故与鼠类不同[97,98]。但人体肥大细胞前体短暂表达IL-3受体[99]。鼠肥大细胞其他细胞因子IL-4, IL-9,IL-10以及NGF可以调节肥大细胞成熟、生长、分化。比如，培养鼠的腹膜成熟肥大细胞，6天发生细胞凋亡，NGF产生c-fos可能显著延迟凋亡[100]。类似研究表明c-kit配体也可抑制细胞凋亡[101]。因此，特定组织的肥大细胞数量的决定因素很复杂，包括唯一的归巢机制和外源性因子,调节定向迁移,允许组织因子平衡肥大细胞的生存和凋亡[102-104]。

对人体肥大细胞个体发育的起源观察发现纤维母细胞调节肥大细胞分化、生长、生存[105-107]。实验表明如果用3T3纤维母细胞培养人类成熟肥大细胞可以直接从脐血单核细胞或者胎儿肝细胞增殖而来。转化了的3T3-纤维母细胞提供的假定生长因子主要是膜结合的c-kit配体或SCF;即使在不成熟的肥大细胞中培养处理了的溶解重组体SCF直接加入脐带血,提高脐带血中次要附属细胞对肥大细胞的成熟也至关重要[41,110]。另一组研究发现从肥大细胞增多症患者体内提取的一种细胞株可以提高培养的肥大细胞成熟程度[111]。还有一些细胞因子可以促进肥大细胞分化和生存,包括IL-3,IL-4,IL-5和IL-6[99]。总的来说,培养的肥大细胞最多生存几周,寿命有限。目前,在活体中延长人类肥大细胞寿命,培养大量实验用的肥大细胞是研究中的一个困难。大部分研究使用鼠类肥大细胞或非成熟转化的人类肥大细胞配体(HMC-1)[112]。有趣的是,这种配体具有功能获得性c-kit对细胞繁殖和生存具有重要作用[113]。

鼠类肥大细胞依据表型、生物化学、功能异质性分为不同亚型[60]。肥大细胞缺乏性小鼠为我们的研究提供非常好的资料,解释不同亚型肥大细胞的机制[114]。给肥大细胞缺乏性小鼠注射肥大细胞前体(如骨髓)将来长成肥大细胞,其表型决定于定居部位(例如:结缔组织或黏膜)[60]。研究肥大细胞缺乏性小鼠发现突变位于白斑或W点位,比如W/Wv链。这些小鼠表现为红细胞性贫血、不育、白化病以及卡扎尔间质细胞缺乏,这些间质细胞引起肠道活动[115]。W/Wv基因缺乏的小鼠基因突变位于染色体5的c-kit原癌基因等位基因[116,117]。

另一类肥大细胞缺乏性小鼠基因缺陷位于钢座位点(steel locus)(Sl/Sld)。通过交叉实验,我们发现Sl/Sld缺乏性小鼠含有一种微环境重要因子,然而W/Wv小鼠含有自身干细胞[60]。近一步研究发现其原因是这些位点是分子克隆形成[57,118]。Sl位点负责c-kit受体链编码,解释了W和Sl突变的表型异常的补充性质[119]。大鼠、小鼠和人类克隆的Sl基因转录两条可替换的拼接产物,220和248氨基酸链,它可以被蛋白分解为可溶、分泌、细胞相关的糖蛋白,不同于钢性因子、肥大细胞生长因子(MGF)、c-kit链(KL)或SCF。这种蛋白具有显著的生物学活性[119]。与其他生长因子协同效应,SCF深远影响早期骨髓样细胞、淋巴样细胞和红细胞样细胞的生存、增殖和分化。SCF能够纠正贫血和Sl/Sld小鼠肥大细胞缺乏症,培育黏膜型肥大细胞转化为结缔组织表型[121]。肥大细胞在造血谱系中是独一无二的,使得kit受体表达维持到成熟期,对SCF反应作用贯穿其生命周期。活体分析发现SCF对肥大细胞具有多种生物学效应,包括生存、趋化性、增殖、分化、表型更替和介质内容,促进脱颗粒,或者与其他因子协同作用促进分泌介质,改变其他受体表达[120,122]。肥大细胞糜蛋白酶在异常位点可以拆分细胞膜相关SCF成为可溶的、具有生物学活性的肽段,表明潜在的肥大细胞信号扩增回路[123]。正如前文所述,人类SCF也可以促进造血大细胞α-类胰蛋白酶显著升高[124]。

我们推测纤维母细胞/肥大细胞相互作用取决于这些同源细胞表面受体(SCF-kit)的相互作用,不过尚未证实纤维母细胞胞浆内SCF区域确实单独转导随后连接到所提及的双向细胞活性[125]。在任何特定组织中,因子上调膜SCF的表达或改变可溶性分泌可以导致肥大细胞数量大小的改变。在活体研究中,近期将因子定义为:炎症时刺激mRNA表达SCF的物质[126]。正如我们所预料的,肥大细胞增多症与c-kit"功能获得性"突变或组织SCF水平升高有关[127-129]。而且,使用糖皮质激素导致局部肥大细胞数量减少,局部抑制SCF生成[130]。

人类肥大细胞明确的亚型比鼠类肥大细胞少。相比而言,人类从骨髓细胞中培养的淋巴细胞依赖性(或IL-3依赖性)亚型的肥大细胞,还没有明确定义[102]。人类肥大细胞分类系统是依据细胞质颗粒的蛋白酶不同而分类。肥大细胞颗粒相关酶中两个主要的酶是糜蛋白酶和类胰蛋白酶。定位于结缔组织、肠黏膜上皮、乳腺实质、滑膜及淋巴结的肥大细胞都含有这些酶。黏膜和肺的肥大细胞缺乏糜蛋白酶(因此,命名为MCTC和MCT肥大细胞)。进一步详细观察,MCTC含有另外两种蛋白酶:羧肽酶-A和组织蛋白酶-G样蛋白酶[133,134]。第三类肥大细胞缺乏类胰蛋白酶但含有糜蛋白酶(MCC)[135]。

肥大细胞种族确切相关性和细胞异质重要性现在难以决定。有趣的是T-淋巴细胞缺乏症(例如:获得性免疫缺陷和严重的免疫缺陷病)黏膜活检发现缺乏MCT肥大细胞[136]。这些数据表明某一种人类肥大细胞(例如MCT)是淋巴细胞依赖性,与其蛋白酶类型相同。近来新的概念表明T细胞依赖性肥大细胞(MCT)构成并参与组织重塑[2]。T细胞依赖性肥大细胞在疾病中的效应不明。例如,研究硬皮病组织的肥大细胞在纤维变性的真皮层表现为类胰蛋白酶变化，与正常皮肤的不同，而正常皮肤中所有肥大细胞都是 MC_{TC} 表型[137]。推测 MCT 肥大细胞在正常组织边界以外具有专一或特殊功能，可以作为我们进一步研究硬皮病的线索。

（三）肥大细胞的活化和脱颗粒过程

嗜碱性细胞和肥大细胞参与过敏反应，它们与环境抗原 IgE 结合，然后脱颗粒。在过去的十年中，描述了几种脱颗粒的方式，在这章节中将简要介绍。IgE/抗原依赖系统是最早认识并广泛研究的。这种方式产生巨大效应，因为每个肥大细胞表达 200 000 IgE 受体（FcεRI）。FcεRI 是四聚体（αβγ2），与 IgE 分子的 Fc 部分具有高度亲和力（亲和力恒量 10-9M）[139,140]。在抗原提呈细胞中 FcεRI 也可以表达为三聚体（αγ2），例如单核细胞、朗格罕斯细胞、外周血树突状细胞[140]。IgE 选择性低度亲和力结合替代受体（FcεRII），表达不同细胞，包括淋巴细胞、嗜中性粒细胞、血小板、单核细胞、树突状细胞可能还有嗜酸性细胞[141]。这些低亲和力受体功能尚不清楚。当多介体过敏物质接触到肥大细胞表面时，高亲和力受体产生跨膜信号。如果这种物质大小恰当，临界的 IgE 与过敏原结合，导致 FcεRI 受体在细胞膜聚集，产生活化信号。近来发现 IgE 系统调节知识，读者需要参考并理解复习[140,142]。个体 IgE 的特异性决定细胞对外来某种物质的反应。另一方面，肥大细胞（和嗜碱性细胞）增殖并表达炎症反应。在自身免疫性疾病中，IgE 直接应对自身抗原，产生炎症反应，不需要外来物质刺激[143,144]。慢性荨麻疹病人自身抗体与高亲和力 IgE 受体结合是疾病自身免疫的基础[145]。

细胞内应对活化信号是通过脂质双分子层内复杂的瀑布样反应[146–148]。早期数分钟内发生一系列的细胞膜和细胞骨架的改变并分泌，然后数小时内生成细胞因子。反应过程包括一系列的放大步骤，最初是两个或更多的 FcεRI 受体聚集到多肽链[149]。FcεRI 属于细胞表面受体家族的细胞膜多亚基免疫反应受体（MIRR），它缺乏内在酶活性，但通过相应的细胞浆中酪氨酸激酶转导信号[148,150]。受体聚集后，最早能检测到的事件是酪氨酸磷酸化限制 FcεRIα 链残基，在保守基序活化 B 或 T 细胞受体，称为免疫受体酪氨酸活化基序（ITAM）[151]。这是 FcεRI 导致脱颗粒的重要步骤，限定受体激活。ITAM 残基磷酸化是通过 Lyn 介导，Src 家族酪氨酸激酶，它与 FcεRI 的 β 亚基特定位点结合[152,153]。这些亚基中的磷酸化 ITAM 结构改变作为另外的信号分子聚集的支架，这些信号分子中一部分具有其他的结合部位，一部分具有催化部位例如 Syk（ZAP-70）[151]。通过 Lyn 和其他途径补充、活化 Syk 是促进酪氨酸磷酸化和扩增下游信号的关键步骤[148]。最终通过聚合作用和肌动蛋白重新分布调节组织再生的骨架，改变细胞膜形态、黏附性、基因活化和脱颗粒分泌[151]。

已经描述的一系列有关酪氨酸激酶介导信号途径，包括不同类型的分裂-活化蛋白（MAP）激酶的活化，例如 ERK1，ERK2 和 JNK/SAPK；通过 $P21^{ras}$ 激活并补充的三磷酸鸟嘌呤，对于细胞核易位有重要作用，不同转录因子的细胞核易位例如细胞核因子 κB（NFκB）调节细胞因子和趋化因子合成[148,154,155]。FcεRI 信号途径中其他重要的第二信使包括活化酶产物，例如磷脂酰肌醇-3（PI-3）激酶、磷脂酶 C（PLC）的 γ1γ2 亚型[156]。FcεRI 介导信号下游主要目标是这些酶的活化，介导是通过活化的 Syk 和 Bruton 酪氨酸激酶（Btk）。PI-3 激酶和 PLC 亚型相互作用进行复杂、紧密地调节[157]。PLC?1 亚基催化脂质产物形成 1，4，5-三磷酸肌醇（IP3）和甘油二酯（DAG）。IP3 促进钙的释放，DAG 活化蛋白激酶 C（PKC）。最终钙通道打开，允许钙流入细胞膜内、细胞膜产生电流波动，抗原介导分泌易于颗粒或囊泡与细胞膜融合，释放颗粒内容物。电压依赖性钙通道形成钙内流，此过程受到细胞内介质（PI-3 激酶）和其他信号途径的调节[157]。这对分泌至关重要，因为没有细胞外的钙将吸收细胞浆内容物释放[158]。IgE-介导的钙流入途径和 FcεRI 受体相关钙通道的详情不清楚。有证据表明鞘氨基醇（SM）代谢途径和鞘氨基醇激酶活化并非传统的涉及 PLC，可能这是钙代谢的关键，肥大细胞中钙的代谢导致颗粒内容物的胞吐[159,160]。

小分子细胞膜相关 G 蛋白作为第二信使，受到 SM 途径或 PLC 自身调节。小分子细胞膜相关 G 蛋白关系到 PLC 途径受体活化并促进胞吐融合。钙的代谢和 PKC 活化协同某些转化因子下游的激活，包括 MAP 激酶和活化 T 细胞核因子。活化 T 细胞核因子直接调节新产物的基因表达，包括肥大细胞-诱导细胞因子[161]。其他途径聚合下游也调节细胞因子产物，例如 c-kit 受体链促进 TNF-α 生成[162]。这个复杂过程的详尽描述参见其他文献[148,163]简略图见图 17.1。

简要地说，通过脱颗粒和介质释放证明变应原与 FcεRI 受体衔接激活细胞。一旦细胞被激活，细胞活化信号关闭。肥大细胞作为我们免疫应答的一部分，它与外来生物或特殊物质即刻并短暂的作用。激活途径的负性调节是结构相似细胞表面受体家族称为抑制性受体超家族（IRS）[148]。所有的 IRS 膜都含有至少一个所谓免疫受体酪氨酸抑制性序列(ITIM)的副本,ITIM普遍存在于其他免疫效应细胞[148,164]。这些跨膜受体,以FcεRIIB受体为例,与活化的受体结合(例如,FcεRI)导致ITIM酪氨酸快速磷酸化,同时为src-同源2(SH2)区域和肌醇-5-磷酸化酶SH-2提供点位。SH2区域包括酪氨酸磷酸化酶SHP-1和SHP-2,肌醇-5-磷酸化酶SH-2包括肌醇磷酸化酶(SHIP)和SHIP2[148]。与ITIM结合的蛋白活化或抑制的基础是它们具有脱磷酸活化途径分子,如图17.1所示。值得注意的负性信号分子与β亚基结合,激活蛋白如Syk与γ亚基结合,γ亚基缺少共同的ITIM区域[148,151]。SHIP看守肥大细胞脱颗粒的大门。这种分子的功能推翻了大鼠模型中的IgE聚合反应导致大量脱颗粒[165]。SHIP废除肥大细胞脱颗粒的机制还不清楚,SHIP能够水解3,4,5-三磷酸磷脂酰肌醇(PIP3)和干涉细胞外的钙内流[165]。细胞膜表面受体IRS称为肥大细胞功能相关性抗原,产生抑制信号[148]。进一步的研究解释了消除过敏原反应的途径,这种研究的方法的设计是基于刺激负性调节[166]。

应该强调的另一种可供选择的方法刺激肥大细

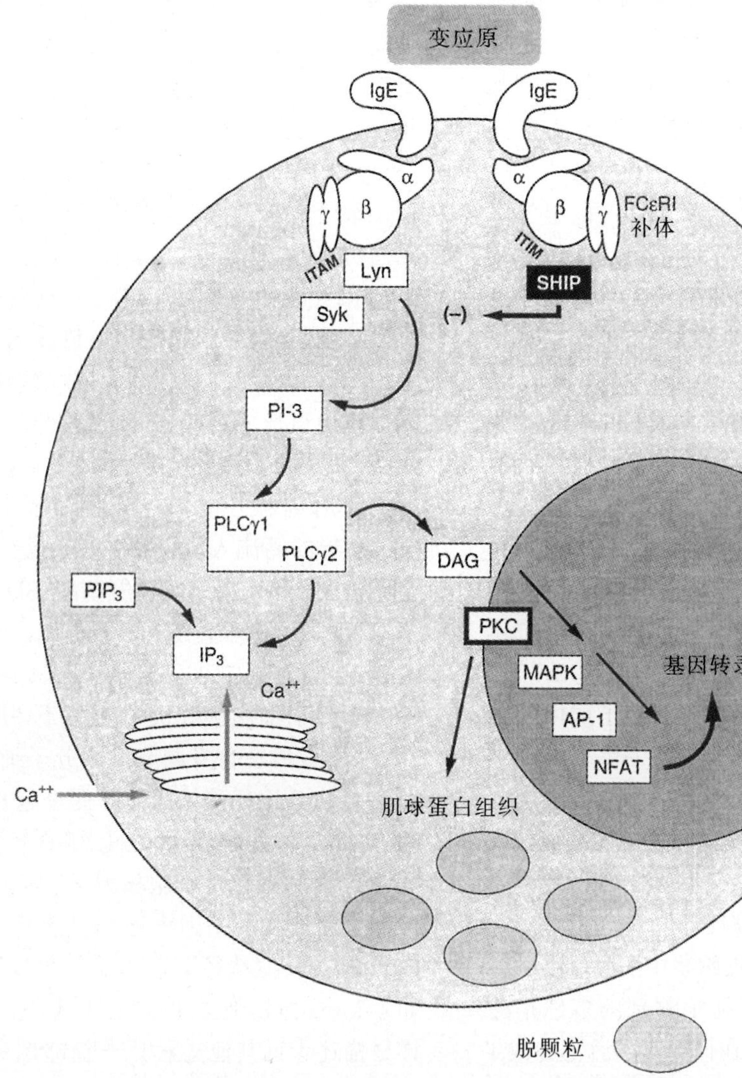

图17.1 肥大细胞活化略图。与抗原接触后IgE聚集,激活受体。胞浆内一系列的酪氨酸激酶信号分子磷酸化激活。起初在FcεRI受体亚基的特定部位(ITAM)。随后导致激酶瀑布阶梯式组合激活,最后电压依赖性钙通道打开脱颗粒。同时,下游信号转导途径开始,调节基因转录,促进细胞因子生成,例如肿瘤坏死因子-α(TNF-α),同时,通过抑制性受体负性调节,例如FcγIIB含有酪氨酸抑制基序(ITIM),允许磷酸化酶激活(例如:src同源肌醇磷酸化酶(SHIP)) 在FcεRI受体的特殊位点脱去磷酸,缓冲细胞反应。Btk ,Bruton酪氨酸激酶;DAG,甘油二酯;IP3,1,4,5-三磷酸肌醇;MAPK,分裂-激活蛋白激酶;NFAT,活化T细胞细胞核因子;PI-3,磷脂酰肌醇-3激酶;PIP3,3,4,5-三磷酸磷脂酰肌醇;PKC蛋白激酶C;PLC,磷脂酶C。

胞,这些途径不受经典的 IgE 结合的限制,而通过多价体链或自身抗体。这样的活化方式包括神经递质,比如 P 物质;颗粒分泌的促炎症反应肽[167],血小板,单核细胞;以及补体成分和某种蛋白酶刺激肥大细胞分泌。在活体,这种物质限制嗜碱性细胞释放组胺,因此称为组胺释放因子(HRF)[168]。随后这些因子被赋予白介素、趋化因子或 IgE 依赖性因子的特征。某些白介素和造血因子在 IgE-非依赖性方法中能够间接或直接促进组胺释放[169]。举例,活体高浓度 IL-3、IL-8 和粒细胞-巨噬细胞集落刺激因子(GM-CSF)释放嗜碱性细胞的组胺(IL-1 弱阳性),低浓度 IL-3、IL-5 和 GM-CSF 不能直接促进组胺释放[169,170]。IL-1、IL-6、IL-7 也是同样。唯一可以启动肥大细胞分泌细胞因子样分子的就是 SCF[171,172]。来自鼠类骨髓的肥大细胞暴露于 IL-4,参与功能性应答内皮缩血管肽-1[173]。

其他参与 IgE-非依赖性组胺释放活动的肽就是趋化因子,既趋化性细胞因子[174]。这些肽属于蛋白超家族,分子量 6 000~14 000 道尔顿,依据序列中半胱氨酸残基位置分为四个亚类。β 亚基特点是前两个半胱氨酸之间插入一个氨基酸 (C-X-C),α 亚基特点是两个半胱氨酸相邻(C-C)。近来才描述了另外两个小亚基。总的来说,尽管 C-C 趋化因子例如单细胞趋化因子蛋白[(monocyte chemoattractant protein)MCP-1,-2,-3,-4]更具活性,但 α、β 亚基从嗜碱性细胞中释放组胺(HRF 活性)。在这方面,MCP-1 是最有效、含量最高的,MCP-3 与之等效但含量不如 MCP-1。MCP-4、RANTES、MCP-2 和巨噬细胞抑制蛋白[(macrophage inhibitory protein)MIP-1α 和 MIP-1β][178]。尽管 MIP-1 活化啮齿类动物肥大细胞[178],但肥大细胞对抗原的反应不如嗜碱性细胞。MIP-1α 和 RANTES 诱导鼠科动物肥大细胞趋化[93],这些因素对人类肥大细胞的效应尚不明确。确实有实验证明对人的肺、子宫、皮肤或扁桃体肥大细胞没有趋化效应。

肥大细胞也应答来自补体的 C3a、C4a 和 C5a;某些蛋白酶例如胰蛋白酶和糜蛋白酶;细菌细胞壁产物;激肽;甲状旁腺激素(parathyroid hormone,PTH);花生四烯酸产物[180-184]。与风湿性疾病的关系在于胶原分解产物可以刺激肥大细胞分泌[185]。近来有证据显示在肥大细胞组织中并存的活化 T 细胞诱导肥大细胞脱颗粒或增强依赖性 FcεRI 分泌[186,187]。这是独立的激活途径包括细胞表面 LFA-1/ICAM 相互作用以及这些细胞的异型聚合体[186]在肥大细胞介导的炎症中,$CD4^+$ T 细胞诱导肥大细胞释放 IL-16,促进 T 淋巴细胞聚集[188]。

总的来说,除了经典的 IgE 抗原相关性机制以外还有几条途径启动肥大细胞分泌(表 17.1)。一部分激活剂不需要通过 FcεRI 受体转导信号。而且,有证据显示经典的过敏性细胞反应以广泛的细胞脱颗粒释放介质为特点,细胞-细胞接触后交换产物,称为颗粒转移或选择性释放特殊介质。

目前,肥大细胞应答不同细胞的机制还需要进一步阐述。电子显微镜下观察的脱颗粒形态多种多样[35,36,189,190]。活体内肥大细胞接触刺激物后,可以观察

表17.1　肥大细胞激活因子

获得免疫反应
IgE-依赖性途径
多种过敏原
IgE合成物
抗- IgE抗体
IgE风湿性因子
抗-FcεRI抗体
IgE-依赖性HRF
IgE-非依赖性途径
FcR受体链(例如FcγRI)
趋化因子:MCP-1,MCP-2, MCP-3, RANTES, MIP-1α,MIP-1β
内皮缩血管肽-1
补体诱导肽:C3a,C4a,C5a
TNF-α,IL-12
蛋白酶:糜蛋白酶,胰蛋白酶
干细胞因子
激肽
甲状旁腺激素
胶原退变产物
嗜酸性细胞诱导蛋白
P物质
细胞-细胞接触(T细胞,纤维母细胞)
自身免疫反应(Toll 样受体)
细菌产物
脂多糖
菌毛
溶血素
毒素
寄生虫
曼森血吸虫
病毒
流感病毒A

HRF,组胺释放因子;IgE,免疫球蛋白E;IL,白介素;MCP,单细胞趋化因子蛋白;MIP,巨噬细胞抑制蛋白;RANTES,上调T细胞表达分泌激活因素;TNF,肿瘤坏死因子。

到个别颗粒膨胀，颗粒基质电子密度降低，然后弥漫致几个颗粒。融合的颗粒变大，颗粒基质看上去更纤细。大约10分钟内，这些大颗粒接触到细胞膜，通过一个孔隙挤出颗粒内容物。这时它们在细胞浆里看起来像空的管道（图17.2）。肥大细胞的细胞浆改变非常特别[37]，嗜碱性细胞刺激肥大细胞形成不同的细胞浆模式：单个颗粒膜与细胞膜融合，颗粒内容物经过多条通路释放到外表面。肥大细胞的颗粒看上去像释放的低密度介质。存在一种假设一旦颗粒基质融入外部环境就发生胞吐作用。

如前文所描述，IgE受体交叉连接并释放细胞膜相关不饱和脂肪酸花生四烯酸。环氧合酶（前列腺素）、脂氧合酶（白三烯）途径的产物和潜在血小板激活因子（platelet-activating factor，PAF）形成这种复杂的代谢过程[191]。后文所要讲述肥大细胞产物激活细胞过程，但肥大细胞产物并不储存在颗粒中。

（四）肥大细胞产生的介质

肥大细胞内充满一些物质，这些物质能够调节血管通透性，控制细胞运输到组织，为神经通路供能，收缩平滑肌，刺激周围细胞生成血管，运输细胞外基质。肥大细胞释放的经典介质分为三类：完成/容易洗脱；完成/颗粒相关；新生成介质（要了解更多的肥大细胞介质参阅参考文献[192]。此外。肥大细胞合成多血症细胞因子[11]。肥大细胞诱导物质与风湿性疾病具有潜在关联，下文将简要介绍（表17.2和表17.3）。

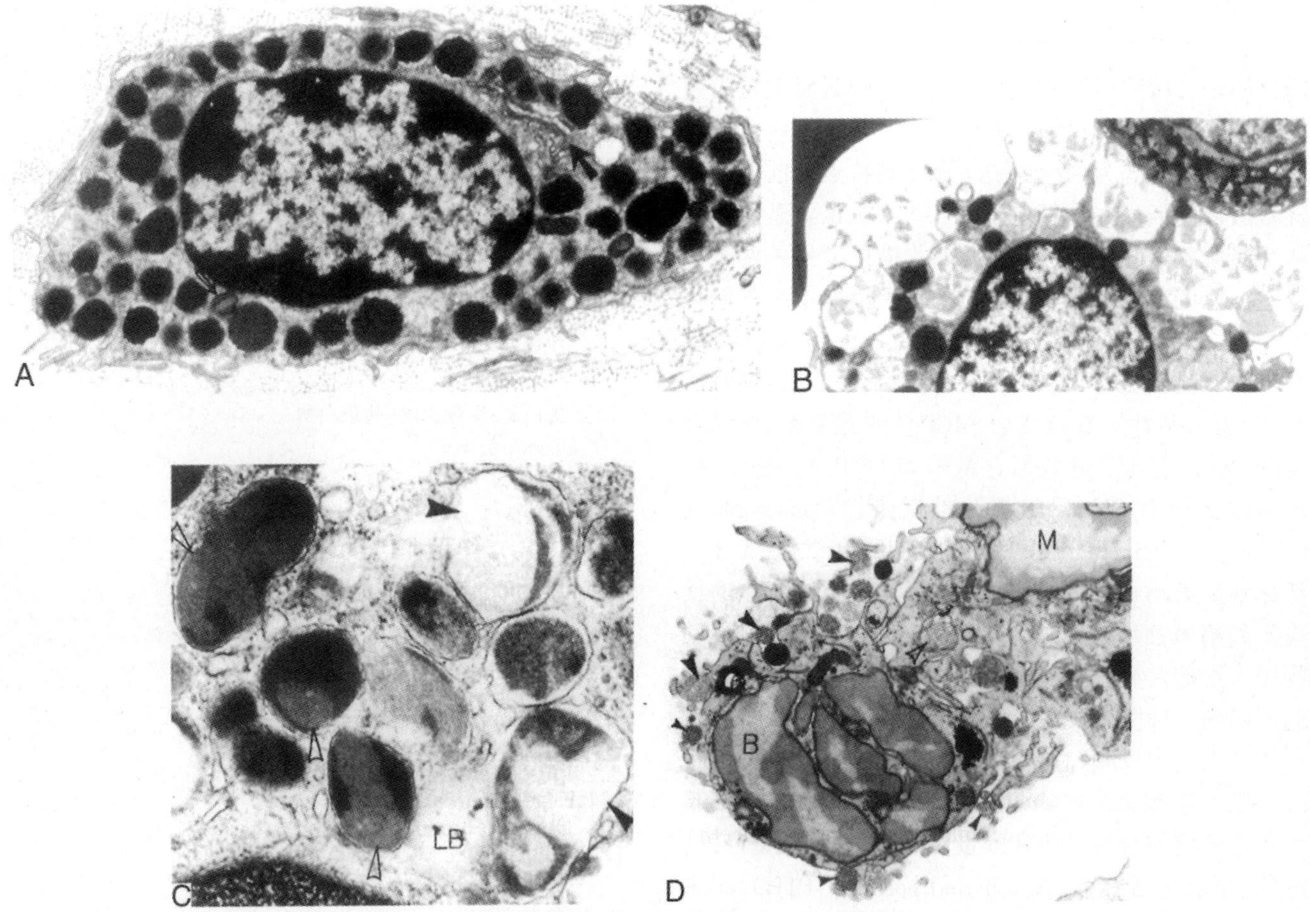

图17.2 （A）乳腺腺瘤患者的皮肤肥大细胞核，局部区域浓染的染色质，高尔基体（实箭头），周围围绕着大量高密度颗粒，线粒体，其中一个线粒体含有结晶状的基质（中空箭头）（×16500）。（Courtesy of Ann M.Dvorak.）（B）IgE刺激后3分钟的人体皮肤肥大细胞。注意颗粒基质中多个孔道，部分通过细胞膜挤出。一些未改变颗粒仍然存在细胞浆内（×17000）。（C）大疱性类天疱疮患者皮肤肥大细胞胞浆放大，显示一些颗粒局灶性、地图样丢失（中空箭头）。其他颗粒显示晶体状内容物（实箭头）。显示脂质体（lipid body，LB）。（D）被甲酰蛋-亮-苯丙氨酸三肽（formyl methionine leucine phenylalanine tripeptide，FMLP）刺激后1分钟的嗜碱性细胞“B”。注意挤出细胞膜的颗粒（闭合箭头），单核细胞旁边（M）紧密相连，一个吞噬的颗粒（开放箭头）（×20500）。（Courtesy of Ann M.Dvorak.）

表17.2 人类肥大细胞介质

容易洗脱
组胺
嗜酸性细胞趋化因子
嗜中性粒细胞趋化因子
过氧化物
芳香基硫酸酯酶A
弹性蛋白酶
β-己糖胺酶
β-半乳糖苷酶
舒血管素样酶
颗粒相关
肝素/硫酸软骨素E
类胰蛋白酶[α,βⅠ,βII,βIII,δ,跨膜形式(transmembrane TMT)]
糜蛋白酶
羧肽酶
组织蛋白酶G
过氧化物歧化酶,过氧化氢酶(啮鼠动物)
芳香基硫酸酯酶B
原胶原酶
新生成
白三烯(LTC_4,LTD_4,LTE_4)
血小板活化因子
前列腺素(PGD_2)
肥大细胞诱导趋化因子
RANTES
MCP-1
MIP-1β,MIP-1α
肥大细胞诱导细胞因子和潜在的纤维原因子
白介素-1β,-3,-4-5,-6,-8,-13,-14,-16
粒细胞-巨噬细胞集落刺激因子(GM-CSF)
TNF-α
PDGF
干扰素-γ
血管内皮生长因子
纤维母细胞生长因子
神经生长因子
转化生长因子-β
内皮缩血管肽-1
干细胞因子(肥大细胞生长因子,c-kit链)

1.组胺

组胺就是颗粒相关性胺，组胺在过敏反应中的作用是经典研究对象。肥大细胞和嗜碱性细胞每106个细胞中含有大约1~5mg组胺,相当于颗粒重量的5%~10%。在颗粒中,组胺结合在核蛋白多糖。重要的是人类全部的组胺来源于肥大细胞或嗜碱性细胞，血小板含有少量组胺。

局限性或弥漫性硬皮病[193]和先天性肺纤维化[194,195]患者血浆中组胺水平升高。在瘢痕疙瘩和增生性瘢痕中组胺也升高[196]。在活体,组胺促进纤维母细胞增殖,胶原纤维合成[179-199],释放细胞因子IL-11[200]。组胺可以迅速上调内皮细胞黏附分子,例如选择因子P[201,202],迫使白细胞向炎症部位聚集[203]。

临床上,组胺释放导致Lewis三重应答:充血水肿、瘙痒、水疱。神经肽P物质可以刺激部分反应生成[204]。组胺应答无髓鞘神经纤维C释放的P物质负反馈给肥大细胞,导致进一步的脱颗粒。许多硬皮病患者主诉瘙痒,这与组胺或神经肽的释放是否有关系尚不明确。

2.血小板激活因子

原先描述血小板激活因子是IgE介导嗜碱性细胞释放,能够促进血小板凝集,这种分子在10-10M浓度下具有超常的生物学活性[205]。它除了凝集血小板以外还可以促进嗜中性细胞、单核细胞凝集。嗜中性细胞通过特殊受体尤其对PAF作用敏感,对迁移、突然氧化、脂氧化酶生成产物直接应答。皮肤注射PAF导致风团、潮红,与白细胞尤其是嗜酸性粒细胞的浸润相关。嗜酸性粒细胞与肥大细胞介质协同作用有助于PAF释放。嗜酸性粒细胞与纤维反应的相关性在后文讨论。嗜酸性粒细胞富于促纤维生成肽例如TGF-α、TGF-β。嗜酸性粒细胞具有潜在的致硬化作用[207,208]。在动物模型中,PAF是补体介导血管炎的主要因素[209],在人类血管炎中的作用尚待研究。

3.花生四烯酸的代谢

这段将要讨论直接路径导致的前列腺素和硫化白三烯的形成(见23章)。至少两个主要的磷脂酶A_2(PLA_2)参与肥大细胞花生四烯酸的代谢:一个是大分子量,可以诱导细胞质溶解(c PLA_2);另一种是分泌性,小分子量(s PLA_2)[210]。人类肥大细胞(来源于肺、心脏和消化道)通过速发通路的前列腺素合成酶-1以及迟发通路的前列腺素合成酶-2[212]来合成PDG_2[211]。皮内注射这种特殊的化合物引起无症状的风团和潮红，真皮水肿2小时以上。伴随着嗜中性白细胞浸润血管周围,并出现双相性峰值分别是30分钟、6小时。由于循环中过多的PDG_2还造成肥大细胞增多症患者出现潮红和高血压[213]。

表17.3　肥大细胞产物功能

分泌介质	功能
组胺	Lewis三重应答(血管舒张,内皮细胞收缩,提高血管通透性,轴突反射)(H1),瘙痒(H1),胃酸分泌(H2),抑制淋巴细胞(H2),软骨细胞活化(H2),滑膜微环境调节(H2),化学吸引(嗜酸性细胞),P物质释放,纤维母细胞增生,诱导内皮细胞的P选择蛋白
肝素	抗凝集,抗补体(Clq结合,激活C4,C2,C3,C3bBb转化酶),刺激抗原,增强弹力酶活性,调节降钙素所致的骨质疏松,刺激胶原合成,抑制活化的胶原,稳定类胰蛋白酶,增强纤黏蛋白与胶原结合,纤维母细胞增生,增强纤维母细胞生长因子
类胰蛋白酶	胰岛素酶分裂,纤维蛋白原与高分子量激肽原相互作用,尿型血纤维蛋白溶酶原激活作用,潜在的滑膜胶原通过前基质溶素转化作用,衰退血管活性肠肽(VIP)-犬科,收缩支气管
	细胞效应(蛋白酶激活受体N端分裂,PAR-2)刺激纤维母细胞趋化作用、增殖、胶原分解、肌纤维母细胞转化,COX-2表达,诱导上皮细胞增殖,IL-8释放,ICAM-1表达,促进内皮细胞迁移和血管形成,嗜酸性细胞作用,IL-6、IL-8释放
糜蛋白酶	糜蛋白酶裂解,血管紧缩素I转化为血管紧缩素II,细胞膜物质裂解(层黏连蛋白、IV型胶原、纤维连接蛋白、弹力蛋白),表皮-真皮断裂,神经肽VIP和P物质衰退,组胺介导的水疱变大,前IL-1β转化为活化的IL-1β,内皮素-1转化为血管活性内皮素-1,释放TGF-β,活化MMP-9,增强黏膜腺体分泌,膜相关干细胞因子裂解
前列腺素(PGD_2)	收缩支气管,化学趋化,抑制血小板聚集,血管舒张,增强LTC_4对脉管作用
白三烯(LTC_4,LTD_4,LTE_4)	迟发性过敏反应,收缩平滑肌,舒张血管,激活内皮细胞
血小板激活因子(PAF)	激活嗜中性细胞、血小板,收缩平滑肌,血管通透性,吸引嗜酸性细胞、嗜中性粒细胞,诱导补体介导免疫反应
Kallikrein样酶	生成缓激肽
细胞因子	文中所述免疫效应和结缔组织效应

ICAM:细胞间黏附因子;COX:环氧化酶;IL:白介素;TGF:转化生长因子;VIP:血管活性肠肽。

肥大细胞的脂氧化酶通路富含酶类，这些酶是羟基过氧化二十碳四烯酸(hydroperoxyeicosatetraenoic acid,HPETE) 的过氧化氢产物,HPETE 能够代谢为5-HETE。肥大细胞通过 T 细胞诱导(T_H2)细胞因子例如IL-4[2]调节此途径。一旦肥大细胞被激活,5-脂氧酶(5-LO)转移到细胞膜,并与 18-kd 蛋白 5-LO-激活蛋白(FLAP)相互作用,稳定花生四烯酸与 5-LO 结合,生成 LTA_4[214]。HPETE 转化为 LTB_4,LTC_4,LTD_4 和LTE_4。现在我们不清楚人类肥大细胞是否也是 LTB4 的来源，但其他三个(LTC_4,LTD_4 和 LTE_4)组成一组肥大细胞产物,是过敏反应的慢作用物质(slow-reacting substances of anaphylaxis,SRS-A)。SRS-A 从名称就可以反应其生物作用,将其注射入皮肤,形成高皮温风团、潮红,持续 4 小时。显微镜下表现:真皮水肿,小静脉和毛细血管扩张,内皮细胞活化。使用 LTD_4 吸入研究导致周围气道可逆收缩,是组胺的 100~1000 倍。总的来说,硫酸化肽段作用与组胺类似,但单个细胞效价更高,持续时间更长。PAF 和白细胞三烯是引发哮喘的主要介质。近来在气道过敏性疾病的老鼠模型中发现白三烯引起支气管平滑肌增生、黏膜下胶原沉积。在风湿性疾病的老鼠模型中,肥大细胞广泛参与疾病发生[215]。许多白三烯抑制因子应用于遗传性过敏症，尤其是支气管哮喘。白三烯受体抑制因子和脂氧酶对抗物也应用于临床,取得满意效果。

4.趋化因子

我们已经证实了许多肥大细胞产物来介导颗粒细胞和单核细胞的移动。肥大细胞在激活后短暂释放嗜中性粒细胞趋化因子(例如 HMW-NGF)[216]。哮喘病中应答抗原释放 HMW-NGF,伴随白细胞聚集。如上文所述,花生四烯酸(尤其是 LTB_4)和 PAF 对白细胞具有趋化作用。HMW-NGF 分子量大约 500 000 道尔顿,位于肥大细胞颗粒内,其结构不详。

肥大细胞离心上清液中的物质分子量小，是嗜酸性粒细胞的趋化因子。这些因子称为过敏性嗜酸性粒细胞趋化因子，这就解释了嗜酸性粒细胞浸润和嗜酸性粒细胞相关性过敏反应[217]。它具有这样的活性是由于两个四肽参与,既缬氨酸-甘氨酸-丝氨酸-谷氨酸、丙氨酸-甘氨酸-丝氨酸-谷氨酸。这些化合物对嗜酸性粒细胞的趋化作用不如PAF或相关的β-趋化因子例如嗜酸细胞活化趋化因子、MCP-3、RANTES。

我们认识的其他因子调节T-和B-淋巴细胞运输,一部分是抑制因子,另一部分是促进因子。除此之外,肥大细胞释放的白三烯、前列腺素、生物源胺调节单核细胞功能。在肥大细胞中液发现了趋化因子家族中的成员和特殊的细胞因子(例如IL-8,IL-16),在下文中将详细解释[188,218]。这些分子是有效的趋化因子[175]。其他肥大细胞诱导肽能诱导非造血性细胞移动,例如释放的VEGE[26]。

(五)肥大细胞的酶

肥大细胞中含有大量的颗粒是中性蛋白酶。哺乳动物肥大细胞的酶主要是类胰蛋白酶。类胰蛋白酶占肥大细胞干重的25%[219,220]。它是稳定的四聚体,分子量134kd,与肝素紧密结合[221]。人类嗜碱性细胞也发现微量类胰蛋白酶,除肥大细胞以外没有发现其他细胞含有类胰蛋白酶的产物。因此类胰蛋白酶是组织标本检测肥大细胞的重要标志物[132]。类胰蛋白酶水平增高是特异、具有临床意义的追踪肥大细胞依赖性的证据[222,223]。肥大细胞表达一组紧密相关的类胰蛋白酶,称为跨膜类胰蛋白酶,β/I、β/II、β/III、α和γ,全部都由染色体16p13.3编码[224-228]。β-类胰蛋白酶是脱颗粒的主要功能酶,?-类胰蛋白酶因为只有一个变化的氨基酸所以具有限制底物特异性,保持非活化状态[227]。

类胰蛋白酶是内肽酶在中性pH值通过化合物水解作用定量监测,例如甲苯磺酰基-L-精氨酸甲基酯(tosyl-L-arginine methyl ester,TAMe)、特定的硝基苯胺,或者更方便的是免疫测定法[220,229,230]。免疫测定法是临床中广泛应用检测类胰蛋白酶的方法[222],它对肥大细胞比组胺更特异反应肥大细胞和嗜碱性细胞的构成。在临床工作中肥大细胞的作用具有争议,这样就能定量检测类胰蛋白酶水平。例如,这样的数据支持肥大细胞的激活引起婴儿突然死亡症状[231]。

类胰蛋白酶催化部位的结构构像是唯一的,它与抵抗自身的抗蛋白酶有关。它能够抑制血液循环或组织中所有激活的蛋白酶,但对类胰蛋白酶没有效应[232]。β-类胰蛋白酶和α-类胰蛋白酶具有限制性[233]。在活体,类胰蛋白酶代谢成为高分子量激肽原和部分纤维蛋白素原[192]。肥大细胞介导的水肿、炎症中退变的纤维蛋白素原能够阻止纤维蛋白凝结、允许颗粒细胞游出血管。类胰蛋白酶能够裂解并激活金属蛋白酶前基质溶素(proMMP-3),proMMP-3使某些基质裂解、激活前胶原酶[24]。因此,肥大细胞肯定能够辅助结缔组织退变。类胰蛋白酶可以激活尿型-纤溶酶激活剂(u-PA或尿激酶原),尿激酶原可以促进细胞外基质蛋白分解[234]。另外,犬科类胰蛋白酶催化肠神经肽(VIP)衰退[235],人的类胰蛋白酶可以降解降钙素基因相关肽[236],意味着存在静止的bronchdilatory反馈机制。

近来研究重点集中在类胰蛋白酶特异性裂解蛋白酶激活受体的N端(protease-activated receptor, PAR),允许类胰蛋白酶发挥细胞信号效应功能,类似于凝血酶。事实上,一摩尔的类胰蛋白酶刺激胸腺嘧啶核甙的效应比凝血酶强,且有时能促进细胞增殖[237,238]。类胰蛋白酶对不同细胞的类细胞因子作用不及有丝分裂效应[239]。微静脉的内皮细胞迁移和血管内聚集表明抗原对类胰蛋白酶的反应[240](图17.3)。纤维母细胞应答迁移、增生生成胶原[51,241]。内皮细胞增生表达ICAM-1,产生IL-8应答类胰蛋白酶[242]。鳞状细胞癌的遗传转移模型过程中发现类胰蛋白酶(和糜蛋白酶)刺激血管发生和间质重塑[28]。

通过药物阻断类胰蛋白酶的催化位点使得类胰蛋白酶"细胞因子样"活性丢失,就支持了类胰蛋白酶可以裂解特定蛋白酶激活受体的观点,但是类胰蛋白酶介导旁分泌细胞效应机制尚未阐明。通过缺乏钙的代谢反应出凝血酶特异性蛋白酶-激活性受体(PAR-1)对类胰蛋白酶不敏感,PAR-1对百日咳病毒不敏感,缺乏PLC活性[237,238],这个家族中的蛋白水解激活受体[243]可能被类胰蛋白酶激活[244-247]。研究肥大细胞介导组织重塑中发现间充质细胞的特征性PAR-2是类胰蛋白酶的潜在目靶[228,239,248,249]。如果这些研究是确实肯定的,那么下一步的研究方向就是类胰蛋白酶-特异性受体配体的识别和细胞效应的特点。考虑到人类肥大细胞释放大量类胰蛋白酶以及很难找到敏感而孤立的作用底物,我们希望这些新的研究途径成为未来研究的焦点。抑制人类类胰蛋白酶的选择性非细胞毒性的药物研究已经发展了[250,251],将进一步描绘类胰蛋白酶在疾病中的作用[248]。

糜蛋白酶是人类肥大细胞另一种中性蛋白酶,因为它具有胰蛋白酶样特异性所以称其为糜蛋白酶。它可以从真皮肥大细胞中提纯,单体28kd。人类糜蛋白酶克隆来源于皮肤、胎盘、扁桃体和心肌组织[252,253]。使

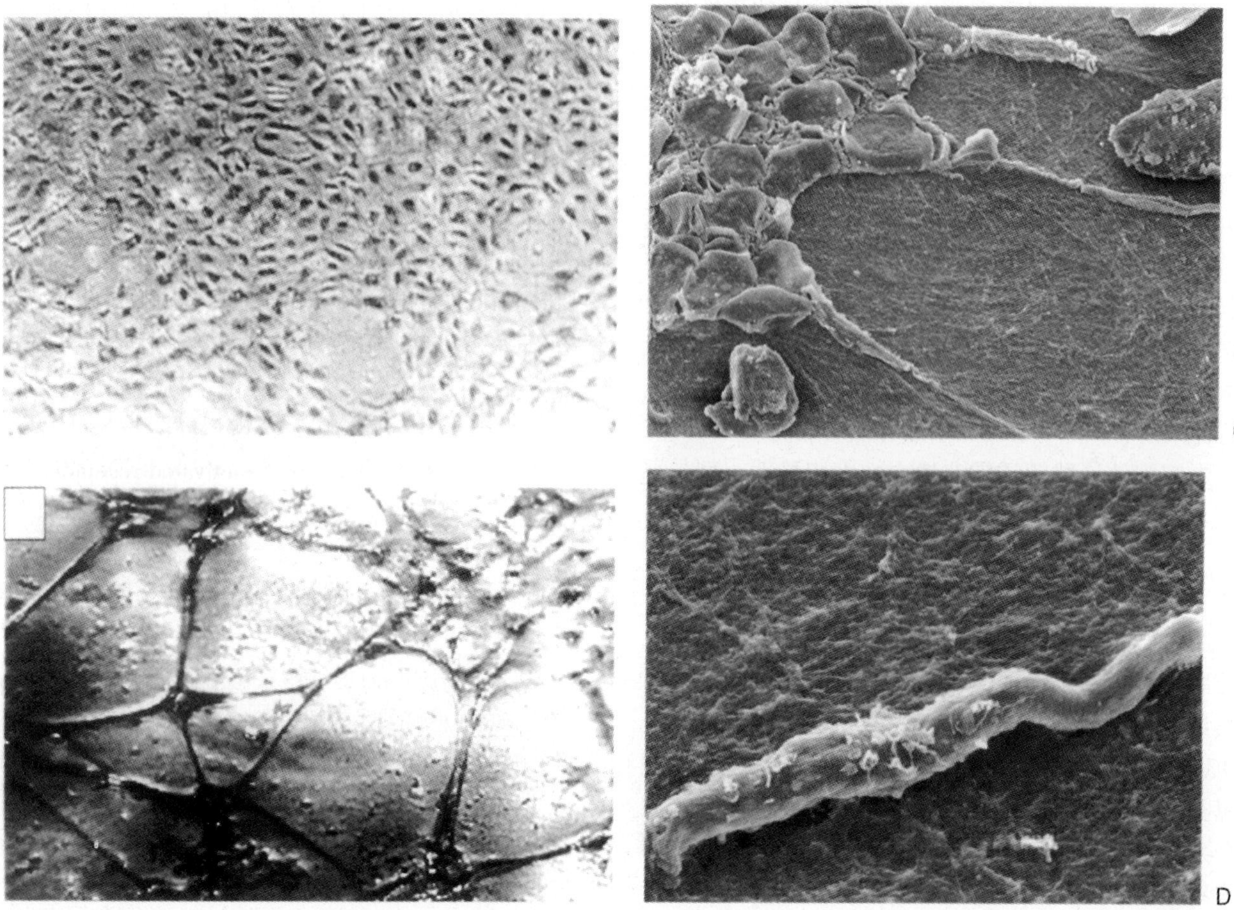

图17.3 肥大细胞引发血管生成。用基质胶培养真皮微静脉内皮细胞，随机的单层生长模式(A)，对照暴露于肥大细胞诱导的类胰蛋白酶的生长模式(B)。B图中显示在类胰蛋白酶中没有发育的环形脉管，意味着类胰蛋白酶有前生成血管效应。C、D显示内皮细胞暴露于类胰蛋白酶的电镜扫描。典型的鹅卵石样内皮细胞(C)，快速改变形成管道样结构(D)。

用从荨麻疹斑点中提取的肥大细胞研究糜蛋白酶的基本结构[254]。糜蛋白酶以及与其密切相关的蛋白酶、组织蛋白酶G都是MC_{TC}肥大细胞产物，并且可以测定染色体14的基因簇。MC_{TC}肥大细胞产物包括粒酶B/H，组织蛋白酶G，糜蛋白酶[253]。糜蛋白酶特异性不如类胰蛋白酶。活体中，糜蛋白酶使血管紧张素I转化为血管紧张素II、激活缓激肽、代谢凝血酶、引发细胞膜外基质层黏连蛋白、Ⅳ型胶原退变[255-259]。通过糜蛋白酶培养解释了人皮肤表皮-真皮分离的观察[260]。血管紧张素转化酶主要在心脏中，是促使血管收缩的主要物质，已证实它就是人类糜蛋白酶[252]。此外，犬科糜蛋白酶诱导神经肽VIP、P物质退变，增强黏膜腺体分泌，放大组胺诱导的风团-潮红反应[180,235]。糜蛋白酶可以裂解细胞膜相关SCF生成有活性的可溶性物质，为肥大细胞活化建立一个自分泌扩增回路[123]。糜蛋白酶转化非活化IL-1的生成活化分子[261]。除此之外，纤维组织反应中糜蛋白酶激活TGF-β[263]。糜蛋白酶可以作为前明胶酶B的激活剂，直接裂解间质胶原。间质胶原是关节疾病的肥大细胞自然衰退的相关因素[25,264]，并能促进血管紧张素释放[28]。有证据表明羧肽酶是肥大细胞MC_{TC}表型产物[265]。肥大细胞本身是否具有合成金属蛋白酶的能力尚不清楚。但有证据表明肥大细胞至少是原胶原酶的储存部位[266]。

(六)肥大细胞的蛋白多糖

肥大细胞和嗜碱性细胞分泌颗粒的核心是硫酸蛋白多糖分子[267]。人类肥大细胞的主要蛋白多糖是肝素，机体最主要的酸性分子[268]。大鼠骨髓肥大细胞和人嗜碱性细胞主要含有硫酸软骨素，肥大细胞合成硫酸软骨素E[267,269]。肝素和硫酸软骨素E的蛋白多糖核心相同，差别在于糖胺多糖侧链结构不同，肝素是糖醛酸连接在氨基葡糖，硫酸软骨素E是糖醛酸连接氨基半乳糖。它们都可以抵抗蛋白酶,因为糖胺多糖侧链密度高。

肥大细胞颗粒中的蛋白多糖有多种功能,其中之一就是连接并稳定颗粒中储存的其他活性物质例如蛋白酶。这样可以保护细胞,也可以为蛋白酶提供稳定的构象。例如,如果肝素被类胰蛋白酶驱逐除去,四聚体结构很快分裂为单体,并失去催化活性[221]。蛋白多糖是重要的生长因子[270,271]。此外,肝素作为分泌性产物(或者从猪肠道提取出的具有商业价值的产物)具有多种生物学活性[272]。举一个与临床相关的例子,抗凝血酶Ⅲ可以抑制凝血。蛋白多糖其他多种效用包括提高弹力酶活性;促进内皮细胞的释放纤溶酶原激活剂;促进胶原与纤连蛋白结合[273]。肝素可以为内皮细胞诱导提供能量;肝素也可以促进过敏性生长因子释放,延长半衰期,通过蛋白酶退变来保护这些因子;提高过敏性生长因子对其他细胞的效应[274-277]。实际上,初步的研究结果表明肥大细胞诱导肝素可以激活FGF,使得FGF与细胞受体连接[278]。肝素抑制平滑肌细胞增生、迁移,机制是癌基因表达的调节。某种癌基因如c-myc和c-fos是细胞进入生长循环必不可少的,肝素能够抑制其表达[279]。肝素作为另一种形式的血管平滑肌细胞可以抑制多种金属蛋白酶,包括胶原酶、基质降解酶和明胶酶B[280]。肝素与补体瀑布反应相互作用抑制C1q与免疫补体结合;C1s活化C2、C4;扩增转化C3bBb;酵母多糖依赖性活化C3[281,282]。另外,C1抑制剂的活化可以提高肝素数量。注射肝素可以延长抗凝时间,但导致骨质疏松[283],机制可能是PTH与肝素协同作用于骨母细胞;但活体研究确发现与之相冲突的结果[284-287]。另一种机制是胶原酶的激活[288],但尚未证实[266]。有报道肝素促进纤维母细胞增殖[199,289],可能由于抑制了细胞黏附胶原基质[290]。

(七)肥大细胞的细胞因子

在肥大细胞生物性质的研究中令人兴奋的发展在于肥大细胞合成一系列细胞因子。单聚体细胞因子包括TNF-α、IL-1α、IL-1β和IL-6;趋化因子包括RANTES、MCP-1、MIP-1α和MIP-1β;造血生长因子包括IL-3、IL-4、IL-5、IL-6、IL-8、GM-CSF和SCF;免疫调节细胞因子包括IL-10、IL-13和IFN-γ;间充质细胞因子包括TGF-β、基本纤维母细胞生长因子[basic fibroblast growth factor(bFGF)]和NGF。研究表明鼠类肥大细胞交叉连接随后基因表达[11,291-295]。在肥大细胞颗粒中,TGF-β持续表达[292]和TNF-α储存是与哺乳动物肥大细胞的差异[296]。人类肥大细胞研究有限,但研究人员将免疫组织技术应用在不同组织,重点是从肥大细胞增多症患者提取HMC-1细胞配体[112,297]。通过这些努力,我们至少在人体肥大细胞中发现了TNF-α、IL-8、其他IL-8相关性趋化因子;可能IL-1β、IL-3、IL-4、IL-5、IL-6、IL-13和TGF-b也是肥大细胞的产物[155,188,218,293,297-304]。肥大细胞产生的细胞因子范围广,不同细胞表达特异性物质或细胞因子。通过观察老鼠IL-6发现在某些环境中细胞因子的分泌不依赖于组胺的释放[305]。肥大细胞刺激NGF[306]或SCF[162]的活化信号途径特异地影响细胞因子(和其他肽产物)的基因转导,不依赖于组胺释放。活化T细胞细胞核因子[nuclear factor of activated T-cells (NFAT-1)]和相关蛋白调节细胞因子转录表达以应答IgE交叉或SCF。除此以外,NFB、c-Fos和c-Jun(活化蛋白-1或AP-1的组分)对人类肥大细胞因子转录极其重要[155]。激活移植组织或活体的肥大细胞导致微血管内皮细胞活化,因为微血管内皮分泌选择素E和ICAM-1增加[14,15]。针对TNF-α的先前新增加中性抗体可以抑制微血管内皮细胞活化[15]。许多研究证实肥大细胞是TNF-α的主要来源,生理情况时TNF-α可能主要来源于真皮[296,308,309]。肥大细胞随时准备释放大量细胞因子是理解激活的肥大细胞旁分泌效应的基础。先前推测的在急、慢性免疫反应中存在大量肥大细胞得以证实。其他数据表明肥大细胞包括人类肥大细胞可以合成、储存、释放VEGF和bFGF[26,310],肥大细胞参与结缔组织重塑。在疾病过程中肥大细胞常常伴随新生血管形成。

肥大细胞表面能够表达Ⅱ类组织相容性抗原以及辅助分子,例如ICAM-1[32,311]。这些表面分子允许淋巴细胞和肥大细胞相互作用生成新物质[186]。因此,想要描述人类肥大细胞诱导细胞因子的轮廓,我们就要进一步理解肥大细胞所参与的生长、修复、炎症的生物反应,随后挤近疾病的各个部位。

(八)肥大细胞与风湿病

1.肥大细胞与关节炎

(1)概述

肥大细胞在关节炎发病机理中的确切作用还是推测的[312-314]。与鼠类不同,人类没有完全缺乏肥大细胞症,也不存在一种药物特异性针对肥大细胞并使之丧失功能。因此,现在不能彻底了解人类肥大细胞的结构功能。然而,基因突变引发鼠类肥大细胞缺乏症,为我们提供绝好的机会来进行肥大细胞致关节炎的实验[114]。在慢性侵蚀性关节炎实验模型中,研究者利用转化关节炎基因血清 K/BxN 鼠近亲交配生成后代缺乏肥大细胞[W/W^V(c-kit)和 Sl/Sl^d(c-kit 链)缺陷突变型],表明与同窝出生的小鼠相比能完全抵抗关节炎的进展[315]。如果移植肥大细胞使小鼠恢复,关节炎迅速发展[315]。在慢性炎症过程中,肥大细胞脱颗粒先于嗜中性粒细胞聚集,意味着肥大细胞在 RA 模型的组织病理学的重要角色[316]。其他大鼠的关节炎模型也支持这个观点。在实验性关节炎辅助模型中,W/W^V(c-kit)缺陷突变型鼠株,通过对比正常+/+同窝出生的小鼠监测疾病严重程度[317]。在急性炎症早期两组滑膜没有差异。然而,慢性改变包括关节软骨基质缺乏,软骨细胞死亡,动物模型中最严重的情况充满肥大细胞。此外,疾病在慢性持续期间短暂的急性炎症导致肥大细胞显著扩增反应。

关节炎的另一个动物模型是将从Ⅱ型胶原主要的淋巴细胞分离提纯的关节炎基因注射入动物体内,发现肥大细胞迅速脱颗粒与水肿、炎症浸润和纤维素沉积[318]。推测注射的提纯淋巴素直接刺激肥大细胞脱颗粒,同时导致关节炎。关节内注射 TGF-?引发急、慢性滑膜炎,大量肥大细胞聚集[86,319]。观察结果与 Lewis 小鼠注射链球菌多糖的结果一致[320]。静脉注射 30 分钟后周围血液循环中肥大细胞显著脱颗粒,导致微血管通透性增强,肽聚糖易于沉积,持续的慢性滑膜炎。纤维素样沉积是慢性滑膜炎的特征性病变,通过肥大细胞活化所介导[321]。

辅助-诱导关节炎的研究表明在滑膜炎出现前一周,周围组织中出现大量肥大细胞。这些肥大细胞随后脱颗粒,并且单核细胞浸润,出现明显的滑膜炎[322]。实验模型的设计变化在于给预先致敏的动物使用特异性 IgE-介导直接激活滑膜肥大细胞[323]。这个实验证实首次激活滑膜肥大细胞就产生急性而短暂的炎症。这种动物模型往往伴随水肿、粒细胞渗出,但这是非侵蚀性炎症,类似于狼疮或间歇性关节积水。系统性红斑狼疮(SLE)患者的关节炎发现了大量滑膜肥大细胞和极高水平的组胺[4,323,324]。自身免疫病患者循环中发现的 IgE 类风湿因子、抗-IgE 自身抗体或 FcεRI 抗体都是滑膜肥大细胞激活剂[143,144,325-327]因为活体实验证实 IgE 类风湿因子致敏,并且导致滑膜肥大细胞脱颗粒[143]。患者能否合成类似于慢性荨麻疹[145]的针对高亲和力 IgE 的抗体还不清楚。也许风湿性疾病存在另一种激活肥大细胞的机制[328]。

慢性关节炎的结缔组织损伤是肥大细胞介导的,肥大细胞扩大或协调急性炎症反应。这些结果与人类关节炎的组织学形态观察结果一致。类风湿性关节炎(RA)和骨关节炎(osteoarthritis,OA)肥大细胞持续增高[4,329-335]。类风湿性滑膜炎的肥大细胞局灶性聚集的特性[7,331,336],意味着肥大细胞表形与功能相适应。虽然肥大细胞表面表达 C5a 受体(CD88)上调[337]并且只有这些肥大细胞应答促进特异性分泌[338]。肥大细胞的化学诱导剂包括 TFG-β、SCF 或 c-kit 链,刺激 RA 滑膜组织肥大细胞聚集。TNF 刺激滑膜纤维母细胞释放 c-kit 链[339-341]。

(2)关节炎中的肥大细胞脱颗粒

滑膜肥大细胞活化的程度和性质是我们的研究对象[5]。通过 RA、OA 和血清阴性脊椎关节炎患者的关节滑液体测定肥大细胞诱导产物、α-类胰蛋白酶、β-类胰蛋白酶和组胺的含量[5]。尽管 OA 的炎症表现不明显,但监测关节腔的肥大细胞产物水平发现的 OA 肥大细胞脱颗粒程度最高[5]。肥大细胞扩展的一个特殊亚型是在 OA 滑膜中发现,这种亚型含有类胰蛋白酶缺乏糜蛋白酶(MC_T)[342]。RA 肥大细胞亚型是 MC_T 和 MC_{TC} 混合型,MC_T 肥大细胞扩展型与滑膜炎症密切相关,MC_{TC} 与基质损伤、纤维组织相关[7,336,343-345]。这些研究结果表明类风湿性滑膜炎的肥大细胞对炎症不同方面都具有直接作用[344]。

滑膜液以及细胞外组织中发现的组胺和类胰蛋白酶主要由肥大细胞激活[5,7],滑膜组织中发现早期的超微结构证实肥大细胞脱颗粒,但近期有报道说软骨细胞也可以使组氨酸脱羧生成组胺[314]。滑膜中肥大细胞增长情况与疾病的活性相关[329,332]。而且,在研究 RA 的关节血管翳细胞的形态学过程中,意外地发现了肥大细胞主要在此聚集[10,347](图 17.4)。过去,大家认为肥大细胞聚集是 RA 慢性滑膜炎侵袭抑制基质融解并形成软骨损伤的基础[348]。在此处发现的肥大细胞数量增加与其衰退能力相关[349],研究表明肥大细胞诱导蛋白酶侵蚀软骨[7,350]。肥大细胞产物例如类胰蛋白酶或糜蛋白酶能够激活金属蛋白酶家族中的成员[24,25,351],可以直接参与损伤过程[24,352,353]。近来发现人类肥大细胞可以合成并释放间质胶原酶(基质金属蛋白酶-1)[354]。某种肥大细胞产物也可以刺激生成并释放基质-衰退金属蛋白酶[355]。这个结论与前文提到的肥大细胞缺乏性动物的实验观察减少软骨消耗相一致[317]。肥大细胞通过类似于蛋白水解的机制促使假体关节松动[356]。

关节炎性疾病里合成的 IgE 抗体抵抗滑膜微环境中的物质成分,导致肥大细胞脱颗粒,以 IgE 抗软骨胶原的形成为例[357,358]。滑膜基质细胞合成的 IgE 具有类

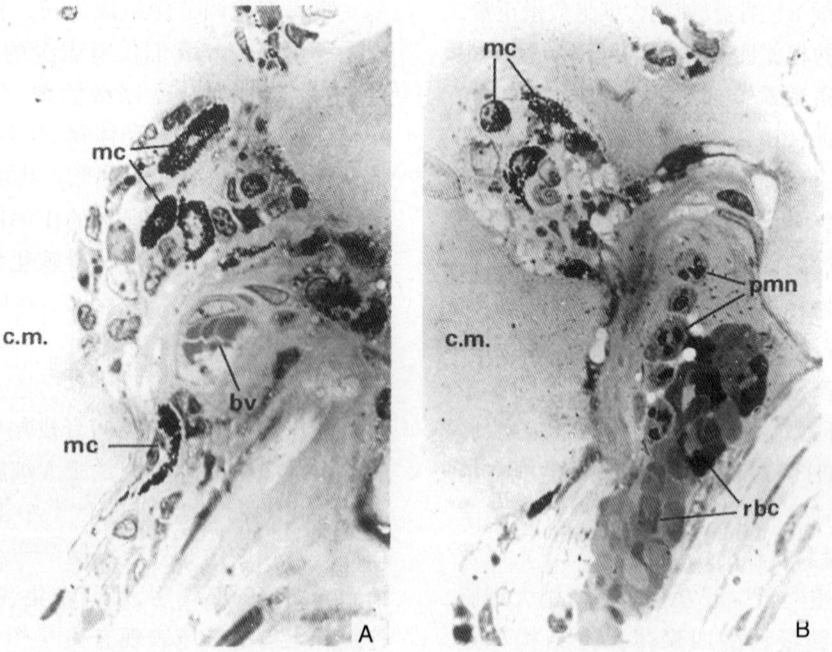

图17.4　(A,B) 这两张图是类风湿性关节炎的血管翳正侵入软骨下骨。肥大细胞簇(mc)正侵入软骨基质(cm)边缘,距离血管(bv)很近,血管内含有红细胞(rbc)和多型核白细胞(pmn)(×825)。

风湿因子样活性。IgE 通过高亲和力 IgE 受体与肥大细胞膜结合。紧接着 IgG 聚集,启动肥大细胞。大量数据支持这个机制,包括 IgE 类风湿因子的出现以及活体内 IgE 致滑膜肥大细胞脱颗粒[143],[326,327,359,360]。在高度细胞周转的组织中,例如类风湿的滑膜内,IgE 与抗核、抗-DNA、抗-RNA 活性相关联[361,362]。

IgE 分子本身引起抗个体基因型和以类风湿因子为目靶(抗 IgE 自身抗体)的免疫应答。以组胺释放为结果的实验就证实了这种推断[143,144,363-367]。而且,由上述任意一种机制形成的 IgE 免疫复合物都可以激活具有低亲和力 IgE 受体的细胞[368,369],这些细胞包括单核细胞、血小板、嗜酸性粒细胞和活化的 B 淋巴细胞。

(3)**骨病中的肥大细胞**

肥大细胞在骨病中的作用越来越受到关注。肥大细胞定位于软骨基质和骨组织的造血区域,并聚集在骨吸收转化区域。肥大细胞主要影响骨转化重塑。正常愈合或与骨重塑相关的修复都发现短暂肥大细胞增生[370,371]。而且,肥大细胞增生症对骨组织的影响超过对其他任何组织的影响。通过骨测量,系统性肥大细胞增多症70%以上的病例中轴骨和四肢骨都出现无法控制的肥大细胞增高[372]。最常见的是弥漫性骨量减少,硬化区和透明区域同样受累及,明确地定义病变,其本质不是骨质疏松也不是结晶。主要表现为骨量减少,常伴发病埋性骨折。有些学者认为,我们低估了肥人细胞增高症与自发性骨质疏松地差别,肥大细胞增高症发生率 1.25%,在年轻人群中更高[374]。而且,肯定的是一些系统性肥大细胞增高症患者既没有疼痛也没有症状[375]。与年龄相关的绝经期后骨质疏松的检查发现持续的肥大细胞增高[376,377]。肥大细胞增多症通过骨闪烁扫描法测定与骨骼调查不符和。肥大细胞增高症的管状骨组织组织形态学分析显示加速骨重塑,大量骨母细胞和小梁周围纤维化组织分泌骨样基质[373,378]。小梁周围是肥大细胞簇形成的肉芽肿,它与吸收形成的凹陷区、新生骨形成区相联系。这些患者的骨髓腔肥大细胞浸润伴随不同程度的纤维化和骨小梁硬化。看上去好像肥大细胞刺激并调节骨组织重塑。肥大细胞增多症的组织学研究支持破骨细胞活性增强[374]。影像学表现为透亮区,描述成骨质吸收、硬化增强,伴随新生骨形成。

很久以前,Urist 和 McLean[379]实验观察发现,大量肥大细胞聚集在骨膜表面诱导甲状旁腺功能亢进和佝偻病。这个实验是数百只小鼠断奶后给予缺乏钙和维生素 D 的饮食,喂养 105 天处死。骨组织分析结果:引发佝偻病的早期改变,出现甲状旁腺功能亢进。这就导致破骨细胞数量增多,纤维组织增生。伴随着大量肥大细胞聚集在骨膜表面和骨髓里,纤维组织里散在肥大细胞。肥大细胞数量与喂养时间相关。给予维生素 D

纠正矿物质缺乏,逆转纤维性骨炎,使肥大细胞数量正常。肥大细胞数量与PTH的相关性已经被其他学者证实[380]。持续定量注入甲状旁腺激素造成甲状旁腺骨病模型,表明破骨细胞活性增加,PDGFA免疫染色增强[381]。甲状旁腺机能亢进患者,骨髓腔里充满肥大细胞,如同肾病性骨营养不良的髓腔[382]。McKenna和Frame[383]描述一个病例,肥大细胞紧邻着吸收部位。这例标本中,高吸收性与破骨细胞活性并不一致,但伴有显著的肥大细胞增生,这就意味着肥大细胞本身负责基质吸收。

肥大细胞的哪种产物参与骨组织重塑?从临床实验和活体观察来看,肝素具有骨吸收作用。实验表明肝素主要功能是促进PTH介导的骨吸收,组织学观察结果已在上文中讲解[286,384]。然而,肝素具有多种生物学效应,包括某些生长因素的辅助因子(例如FGF),以及直接影响结缔组织增殖[199,289]。肝素也能够使肥大细胞颗粒相关蛋白酶-类胰蛋白酶四聚体保持结构稳定性,类胰蛋白酶在骨转化中发挥多种功能。其他肥大细胞诱导的介质包括PDG_2、过氧化物酶、激肽生成因子、细胞因子例如TNF-α、IL-1、IL-6都可能促进骨吸收。

我们利用W/W^V肥大细胞缺乏性小鼠研究肥大细胞对骨组织重塑的影响[385]。一系列的实验设计包括拔出臼齿或慢性外源性物质造成牙周炎来刺激牙槽骨重塑,早期刺激过程中延迟出现消失的骨基质形成。采用相对原始的方法监测没有发现矿物质缺乏。在慢性牙周炎模型中,牙槽骨短暂丢失,随后进行骨修复形成新生骨。肥大细胞缺乏性动物在修复过程中大量骨质丢失,随后骨形成减少。这些研究为肥大细胞参与骨组织重塑提供了强有力的证据。但我们不清楚是否肥大细胞参与骨组织补充、分化、激活成骨细胞还是破骨细胞。因为缺乏肥大细胞仅仅部分改变生物学结果。因此,幼稚的W/W^V肥大细胞缺乏性小鼠的骨组织本质上是正常的。这是与其他种类肥大细胞缺乏性小鼠mi/mi相比较得到的结论。mi/mi小鼠因为缺乏破骨细胞和肥大细胞前体细胞而致骨质疏松。骨质疏松与肥大细胞的关系还不清楚。

这些研究表明生理性骨转化、重塑受到肥大细胞的影响。肥大细胞增多症表现肥大细胞聚集,出现骨组织过度重塑,因为肥大细胞打破了破骨与成骨的平衡。有一项研究支持这个观点,促肥大细胞分泌激素(化合物48/80)抑制PTH介导骨吸收[386]。这是与另一项研究比较而言得出的结论[387],研究人员给患牙周炎的小猎犬注射肥大细胞对抗剂,可以抑制骨丢失。这样就可以有效地测量肥大细胞产物控制骨转化。

肥大细胞调节骨组织生长、重塑的确切作用还需要进一步研究。我们仅有很少的资料涉及肥大细胞、NFκB的破骨细胞受体激活剂(RANK)、RANK配体(RANKL)、骨保护素受体诱饵,这些都是控制破骨细胞分化、活化的关键物质[388]。我们需要更多地研究肥大细胞在正常生理情况下的作用以及对特殊骨病的作用。肥大细胞对骨质疏松、骨软化症和纤维性骨炎的影响还不清楚。

2.硬皮病中的肥大细胞

硬皮病早期炎症浸润真皮层[389],但大家不太注意的是组织中也出现了大量肥大细胞[390-393]。一些学者在实验和硬皮病患者[6,12,356,394-396]中都注意到肥大细胞是造成纤维化的潜在效应细胞[53,228]。以前大家认为,肥大细胞与瘢痕过度增生、肺纤维化、嗜伊红性筋膜炎以及神经纤维瘤的临床表现有关[371,397-401]。

动物实验证实肥大细胞参与纤维化的发展。对小鼠直接地反复刺激肠系膜或真皮肥大细胞导致周围间质细胞增生[402,403]。紧肤(tight skin,Tsk)的小鼠容易罹患真皮增厚,显微镜下观察发现真皮形成大量肥大细胞肉芽肿[404]。这可能就是小鼠硬皮病的移植-病毒-宿主疾病模型最有趣的方面[34,396,405]。Clamna和同事们[396]发现纤维化发生前短暂地出现肥大细胞肉芽肿消失。这些肥大细胞用标准的组织学技术难以发现,必须依赖于未曾触及的异染性的细胞浆颗粒。因此,它们被称为幻影细胞(phantom cell)(图17.5)。这种细胞是在一例胎儿硬皮病的病例中发现的,从受累皮肤的研究中得到其超微结构特点[395]。这些幻影细胞也存在于心肌和硬皮病患者的真皮中[393,406]。

硬皮病的病因非常复杂,包括一系列的上游事件和大量扩增途径。临床数据表明早期的内皮细胞活化导致血小板聚集,最终导致释放大量细胞因子和PDGF。这些因子参与纤维母细胞的增生和活化。此过程中结缔组织中的肥大细胞聚集。血小板产物例如TGF-β导致局部肥大细胞增生[86,319]。近来研究者证实硬皮病患者真皮和血清中c-kit链(SCF)增高[407]。血小板诱导产物有助于肥大细胞肉芽肿的形成[174]。然后,肥大细胞的释放产物例如TNF-α导致内皮细胞强烈表达黏附分子,更促进了局部炎症反应。我们只是部分了解肥大细胞和纤维母细胞之间的相互作用,其结果是持续地激活纤维母细胞造成纤维化。联合培养纤维母细胞和肥大细胞造成肥大细胞的行为和表型发生改变[106]。而且,肥大细胞的分泌产物细胞因子以及肥

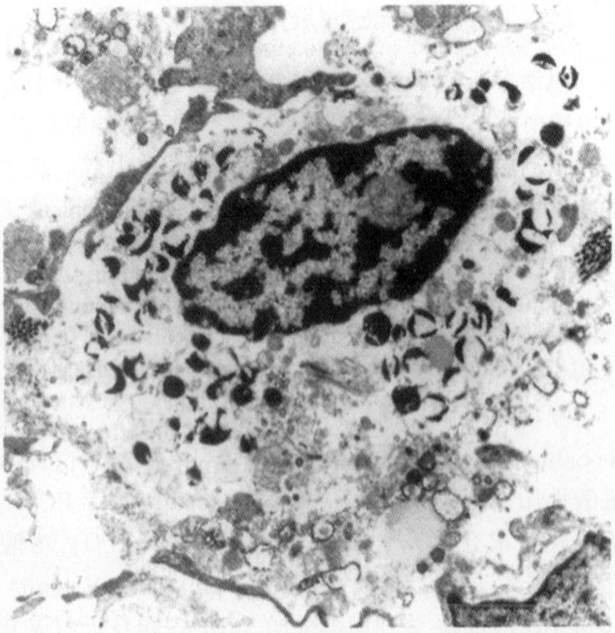

图17.5　这个肥大细胞来源于进展期弥漫性硬皮病患者。细胞水肿，细胞外膜缺失。细胞核完好，细胞浆中有一些颗粒碎片，看上去像“嘴咬过”的，是脱颗粒的断片。(×10300)(Courtesy of Henry N.Clanman)

大细胞诱导的类胰蛋白酶都可以提高纤维母细胞增殖和代谢活性[51,241,408,409]。从联合培养的研究中发现肥大细胞黏附纤维母细胞，其机制尚不清楚，我们仅仅发现SCF和钙黏蛋白受体与反配体相连以及表面联接蛋白[94,95,410]。建立了异型的细胞-细胞接触方式，肥大细胞诱导IL-4作为重要的信号分子刺激纤维母细胞增生[411]。

使用肥大细胞缺乏性小鼠模型刺激不同程度的组织纤维化，研究肥大细胞在纤维化中的作用[412-414]。最令人注目的报道是：与肥大细胞正常的小鼠相比肥大细胞缺乏性小鼠不容易形成矽肺，尤其不容易形成肉芽肿病变和肺泡增厚[415]。如果给这些小鼠补充肥大细胞，将产生与对照组相同的结果[415]。与组织形态学相似，肥大细胞缺乏性小鼠的支气管肺泡液分析结果是嗜中性白细胞相当少。另一个实验模型是将肥大细胞缺乏性小鼠与紧肤小鼠杂交[416]来研究肥大细胞在疾病中的作用。研究人员发现肥大细胞不是纤维化形成的必须因素，但可以促进纤维化[417]。因此这些实验就阐明了肥大细胞是如何调节组织重塑，它直接或间接地参与炎症应答和纤维化过程。

与硬皮病的发病机理相关的是肥大细胞特异性介质一旦释放就作用于纤维母细胞和内皮细胞。在某些实验中，组胺刺激胶原合成，肝素为内皮细胞介导的生长因子、FGF提供能量[274,275,277,418-420]。FGF也是肥大细胞合成的[310,421]。它与硬皮病的关系显而易见。有几篇研究报告报道了其他的肥大细胞释放成纤维因子[422,423]。另一方面，一系列的研究聚焦于类胰蛋白酶促进纤维母细胞激活[51,237,241]。类胰蛋白酶刺激纤维母细胞化学趋化、增生、生成Ⅰ型胶原[51,237,241,424]。肥大细胞具有增强间质组织收缩的能力，表明它可以介导纤维母细胞转化为肌纤维母细胞[52,425,426]。近来临床研究发现类胰蛋白酶促进肾间质纤维化的发展[424]。

我们关注的一个重要问题是什么刺激肥大细胞参与疾病如硬皮病的发生。解决这个问题的一种办法是注射肥大细胞-稳定抗原[427]。但几乎没有药物可以完全稳定肥大细胞脱颗粒。给Tsk小鼠模型使用色甘酸钠和酮替芬取得了令人鼓舞的结果[428]。但是，这些药物的生物利用度和效能还不能稳定肥大细胞[429]。

3.其他风湿性疾病中的肥大细胞

我们研究了大量的结缔组织疾病发现一个突出的结果就是肥大细胞增生。结缔组织疾病包括Sjögren综合征、Lyme滑膜炎、毒油综合征(toxic oil syndrome)、嗜酸性筋膜炎、嗜酸性肌痛综合征、家族性肢端溶骨症和Beh&ccedilla等疾病，这只是一小部分[397,430-434]。我们很难确定肥大细胞在这些疾病中的确切作用。但相似的是，这些疾病都是伴有嗜酸性粒细胞的慢性炎症，产生一个微环境促使肥大细胞增生。我们推测肥大细胞作为有效细胞参与其中，而不是一个旁观者[313,435]。

肥大细胞参与了上述的疾病，而且它诱导作用于血管的产物在免疫复合物介导的血管炎中具有重要作用。研究这种现象的经典模型是血清病[436,437]。在动物实验中，预先给予对抗肥大细胞产物的药物就可以避免血管损伤[436]。皮肤注射组胺可以导致局部白细胞破碎的血管炎[438]。除了组胺能够增加血管通透性以外，活化的肥大细胞增强白细胞黏附血管内皮，促进颗粒细胞游出[15,16,440]。

我们现在才解开肥大细胞对疾病作用的谜团[441]。近年来我们认识到肥大细胞含有独一无二的生物活性物质。尤其是快速扩展的肥大细胞诱导细胞因子、生长因子，对肥大细胞蛋白酶的生物学效应有了新的理解，为我们研究肥大细胞在风湿病中的作用开辟了新的道路。这些证据集中于肥大细胞对组织愈合过程、宿主防御机制、急慢性炎症、血管发生和病理性纤维化的作用。因为很多骨病和结缔组织病病因不明确，结果打破修复的平衡，使得肥大细胞参与修复。尽管肥大细胞组分的研究已经取得很大进展，但是其确切的作用还不明了。肥大细胞稳定剂在小鼠的风湿模型中是有帮助的[442]。如果我们推测肥大细胞对风湿病很重要，还需要更多的特异性媒介物。

二、嗜酸性粒细胞

嗜酸性粒细胞是 Paul Ehrlich 在 1979 年命名的，因为其细胞浆染色嗜伊红而得名。嗜酸性粒细胞来源于骨髓粒细胞系，占白细胞总数的 5%，组织中有大量储备(大约是 100 倍)[444]。很疾病都可以刺激血液中嗜酸性粒细胞增多，包括过敏性疾病、蠕虫寄生虫感染、自身免疫性和血管炎性疾病以及大量特发性综合征[445]。嗜酸性粒细胞转移至炎症(或感染)部位。多种炎性物质都能激活嗜酸性粒细胞，包括肽、脂质、小分子蛋白以及一系列具有分泌性质的物质包括细胞因子和趋化因子。但分泌机制、激活机制还在研究中，近年已经取得相当大的进展。

(一)嗜酸性粒细胞的分化、动力学和分布

细胞因子如 GM-SCF、IL-3、IL-5 和趋化因子 RANTES 刺激骨髓中的嗜酸性粒细胞发展、分化[445]。IL-3 作用于 $CD34^+$干细胞扩增骨髓成分，其中嗜酸性粒细胞占 10%。GM-CSF 作用于嗜酸性粒细胞、中性粒细胞、单核细胞集落成熟前体，嗜酸性粒细胞集落占 25%。这些细胞的前体细胞不同，然而，相同的前体细胞可以提供嗜碱性粒细胞加嗜酸性粒细胞或单一细胞的集落。IL-5 是特异性细胞因子，作用于嗜酸性粒细胞/嗜碱性粒细胞前体产生单一嗜酸性粒细胞集落[447]，然而，TGF-β介导向嗜碱性粒细胞转化[448]。INF-α 抑制多潜能集落形成，也包括抑制嗜酸性粒细胞前体[449]。

一旦释放入血，嗜酸性粒细胞的半衰期为 8 小时，定居于组织中 2~5 天，但细胞因子可以使其延长至 14天。在急性过敏性反应或者蠕虫感染刺激嗜酸性粒细胞激增，嗜酸性粒细胞顺着趋化梯度补充到组织中，首先它沿着血管内皮移动(滚动并黏附)，然后穿过血管内皮进入组织。

IL-5 与嗜酸性粒细胞的移动密切相关，IL-5 在一些(不是全部)疾病时随嗜酸性粒细胞增多而增高，例如蟠尾丝虫感染、重组 IL-2 治疗、嗜酸性粒细胞增多症相关血管性水肿和 T 细胞依赖自发性嗜酸性粒细胞增多综合征[450]。

(二)嗜酸性粒细胞的结构和组成

血涂片上嗜酸性粒细胞直径 12~17μm，比中型粒细胞稍稍大一点。它的细胞核双叶，核里有特殊的颗粒，颗粒由高电子密度的核和低电子密度基质组成。这些颗粒电子密度一致，主要见于嗜酸性早幼粒细胞。属于小颗粒细胞的第三类，含有酶例如芳基硫酸酯酶、酸性磷酸酶。从颗粒中分离的结构是脂质小体，是有膜球状的微小体，因其内含脂质所以锇染色阳性。脂质小体储存酯化花生四烯酸，是生成前列腺素和白三烯的部位。

颗粒的晶体样的核含有主要基质蛋白 (major basic protein，MBP)，颗粒基质中含有其他阳离子蛋白例如嗜酸性阳离子蛋白 (eosinophil cationic protein，ECP)、嗜酸性过氧化物酶(eosinophil peroxidase，EPO)，嗜酸性粒细胞衍生的神经毒素 (eosinophil-derived neurotoxin，EDN)和 β-葡萄糖醛酸酶。MBP 占颗粒蛋白成分的 55%，等电点 11，富含精氨酸，由 MBP 前体衍化而来，N 端富含谷氨酸和天门冬氨酸，所以 MBP 前体等电点 6.2。嗜碱性粒细胞、部分肥大细胞亚群也有MBP。当嗜酸性粒细胞与抗体覆盖的童虫接触时释放 MBP，MBP 直接与曼(森)氏血吸虫童虫膜连接分解虫膜。它也对大量其他蠕虫具有毒性。MBP 能从嗜碱性粒细胞直接释放组胺，引起中型粒细胞释放过氧化物和溶酶体，刺激血小板分泌 5-羟色胺。可以抑制经典补体途径，引起纤毛停滞和呼吸上皮细胞脱落。因此，MBP 参与哮喘相关支气管高反应。

类似于 EDN，ECP 具有 RNA 酶活性 (比率 1:100)，EDN、ECP 占有 89%的血液学排列。单克隆抗体(EG1)含有 ECP，而构象 EG2 与活化相关(尽管区分活化和静息的嗜酸性粒细胞还有局限性)[452]。ECP 对血吸虫童虫的毒性是 MBP 的 10 多倍，但含量很少，同时它对旋毛虫幼虫和马来丝虫微丝蚴也有毒性。与MBP 相似，ECP 连接并中和组胺，通过激活Ⅻ因子(Hageman 因子)部分缩短促凝血酶原激酶作用时间。

EDN 损伤有髓鞘神经，与高嗜酸性粒细胞综合征或 Churg-Strauss 综合征的神经性病变相关。EDN 与胰腺 RNA 酶(和 ECP)同源。

EPO 与中性粒细胞或单核细胞髓过氧化物酶的吸收光谱不同，血红素辅基不同。H_2O_2 加卤素形成氢卤酸(hypohalous acids)，最好用溴化物不用氯化物。血清中也有硫氰酸，似卤化物，与 EPO 相互作用形成亚硫氰酸。亚硫氰酸是 EPO 在体液中主要的氧化产物。

Charcot Leyden 结晶蛋白是与嗜酸性粒细胞相关

的另一种蛋白，最初是在哮喘患者的痰液中发现的六棱双锥体结晶。结晶来自于溶血磷脂酶[453]，估计占嗜酸性粒细胞蛋白的7%~10%。它是嗜酸性颗粒的一个亚型，是细胞膜结合蛋白。它的功能还不清楚，但它能降解溶血磷脂表面活性物质，促进肺不张的进展。在嗜碱性粒细胞中也发现了少量结晶，其他细胞没有。嗜酸性粒细胞的小颗粒里含有芳香基硫酸酯酶B、酸性磷酸酶、β-葡萄糖醛酸酶、溶菌酶，还有一种胶原酶嗜中性弹性蛋白酶(可能是摄取的不是自身合成)，以及对应于明胶酶的92-kd金属蛋白酶。

脂质小体是酯化的花生四烯酸的来源，可以被磷脂酶A_2裂解为花生四烯酸。花生四烯酸被环氧合酶或脂(肪)氧合酶和FLAP转化为前列腺素和白三烯。前列腺素和白三烯分别转化为脂氧素和5-HETE。嗜酸性粒细胞产生大量LTC_4(从LTC_4可以转化为LTD_4和LTE_4)、5-HETE，而且只分泌很少量的LTD_4或LTE_4。PAF，结构1-alkyl2-lyso-sn-glycero-3磷酸胆碱，是游离花生四烯酸2位乙酰化而来。它在疾病中的作用还不清楚，只了解它能提高血管通透性，促使支气管收缩，还是嗜酸性粒细胞的趋化物质(图17.6是嗜酸性粒细胞的电镜图像)。

嗜酸性粒细胞具有细胞表面受体，它与免疫球蛋白或内皮细胞对应部位接触，这对嗜酸性粒细胞迁移到组织很重要。它有IgG、IgA、IgE受体。主要的IgG受体是低亲和力FcγRII (CD32)，IFN-γ介导生成FcγRⅢ(CD16)。低亲和力IgE受体FcεRII(CD23)，嗜酸性粒细胞还表达高亲和力FcεRI，与嗜碱性粒细胞、肥大细胞的相同，但这还有争议[454,455]。IgA受体是分泌性IgA。嗜酸性粒细胞具有补体受体，包括C1q、C3b/C4b(CR1)、iC3b (CR3)、C3a和C5a受体。主要的趋化因子受体是CCR1(集合MIP-1α、MCP-3、RANTES)。细胞因子受体包括促嗜酸性白血球生成激素(eosinophilopoiesis)抑制其凋亡，促进它在组织中增生，这些受体是IL-3、IL-5、GM-CSF。还有IL-1α、IL-2、IL-4、IL-8、IFN-α、IFN-γ、TNF-α、IL-16的受体，以及PAF、LTB_4受体。只有IL-16通过CD4刺激嗜酸性粒细胞。PAF和LTB_4刺激趋化性嗜酸性粒细胞脱颗粒和突发性呼吸。嗜酸性粒细胞内有雌激素和糖皮质激素受体，表达细胞/细胞作用膜蛋白，包括CD40、CD40配体、CD28、CD86，也可以刺激表达主要组织相容性复合体II抗原。

嗜酸性粒细胞也产生大量细胞因子。TGF-α和TGF-β部分参与纤维化、增厚基底膜。嗜酸性粒细胞还产生IL-3、IL-5和GM-CSF激活嗜酸性粒细胞，抑

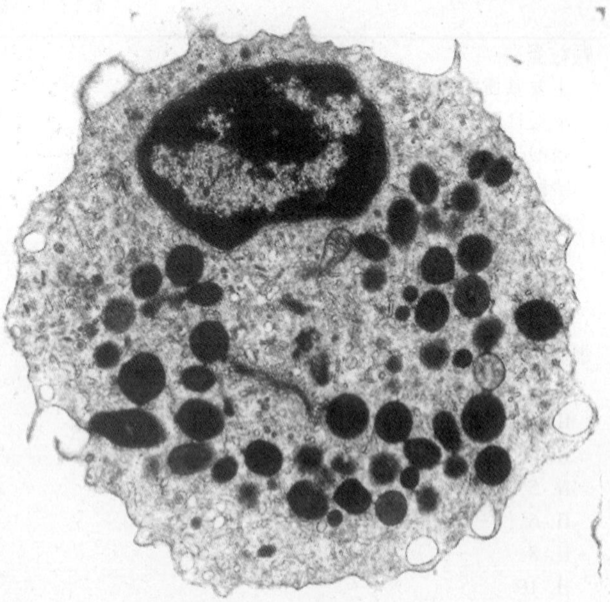

图17.6　这是来自高嗜酸性粒细胞综合征患者外周血的嗜酸性粒细胞。可以见到一个分裂核，染色质浓集。胞浆颗粒中有大的带膜高密度球状小体内含结晶样颗粒；少量高密度球状游离晶体样颗粒；低密度颗粒；管状小泡结构。[From Dvorak AM, Letourneau L, LoganGR, et al. Ultrastructural Localization of the Charcot -Leyden crystal protein (lysophospholipase)to a distinct crystalloid free granule population in mature human eosinophils. *Blood* 1988;72:150-158, with permission.]

制其凋亡。在鼻息肉已经证实含有GM-CSF[456]。哮喘的支气管肺泡灌洗液中肯定有IL-5及GM-CSF mRNA[457]，通过原位杂交，腹部疾病的肠内组织发现IL-5mRNA[458]和高嗜酸性粒细胞综合征[449]。刺激嗜酸性粒细胞可以产生IL-4，但嗜碱性粒细胞更主要。嗜酸性粒细胞还可以生成IL-6、IL-8、IL-10、TNF-α、MIP-1α、RANTES和IL-16。表17.4总结了嗜酸性粒细胞分泌产物。

(三)嗜酸性粒细胞的迁移

炎症中趋化因子促使嗜酸性粒细胞黏附于内皮细胞并向组织处迁移，致嗜酸性粒细胞选择性聚集。起初细胞稍稍黏附于内皮然后沿着内皮滚动。由于嗜酸性粒细胞与活化的白细胞紧密黏附然后开始迁移。L-选择蛋白与内皮细胞唾液糖蛋白相互作用介导嗜酸性粒细胞滚动。内皮细胞的P-选择蛋白、E-选择蛋白分别作用于嗜酸性粒细胞的P-选择糖蛋白链1、唾液酸二聚体Lewisx[459]，嗜酸性粒细胞VLA-4与内皮细胞VCAM-1相互作用[460]。嗜酸性粒细胞表达几种整联蛋

表17.4 嗜酸性粒细胞分泌产物

颗粒蛋白	脂类介质
主要基质蛋白	LTB_4
嗜酸性过氧化物酶	LTC_4
嗜酸性阳离子蛋白	LTC_5
嗜酸性粒细胞衍生神经毒素	5-HETE
β-葡萄糖醛酸酶	5.15和8.15-diHETE
酸性磷酸酶	5-0-15-H6,8,11,13-ETE
芳香基硫酸酯酶B	前列腺素E_1和E_2
	6—酮-前列腺素F_1
细胞因子	血栓素B_2
IL-1	PAF
IL-3	酶
IL-4	弹力蛋白酶(有争议)
IL-5	Charcot Leyden结晶蛋白
IL-6	胶原酶
IL-8	92-kd明胶酶
IL-10	相关氧化介质
IL-16	过氧化自由基负离子
GM-CSF	过氧化氢
RANTES	羟自由基
TNF-α	
TGF-α	
TGF-β_1	
MIP-1α	

HETE:羟基二十碳四烯酸;ETE:二十碳四烯酸;diHETE:二羟基二十碳四烯酸;TNF:肿瘤坏死因子;TGF:转化生长因子;MIP:巨噬细胞炎性蛋白;PAF:血小板激活因子。

From Kita H,Gleich GJ. The eosinophil structure and functions. In. Kaplan AP,ed. *Allergy*,2nd ed. Philadelphia:WB Saunders,1997:153, with permission.

白与内皮细胞的免疫球蛋白家族受体及细胞外基质组分紧密结合。这种结合与内-外信号相关,调节受体从低亲和力转化为高亲和力。嗜酸性粒细胞的CD11α/CD18(LFA-1)结合内皮细胞的ICAM-1/ICAM-2;CD11b/CD18(MAC-1)ICAM-1;VLA-4($\alpha_4\beta_1$)结合VCAM-1。

表17.5 嗜酸性粒细胞化学趋化物质

趋化因子	嗜酸细胞活化趋化因子1、嗜酸细胞活化趋化因子2、嗜酸细胞活化趋化因子3、MCP2、MCP3、MCP4、RANTES、MIP1α、IL-8
细胞因子	IL-16、IL-2
引物	IL-3、IL-5、GM-CSF
体液介质	PAF、C5a、C3a、LTB_4、LTD_4、DiHETES、组胺

DiHETES:二羟基二十碳四烯酸;GM-CSF:粒细胞-巨噬细胞集落刺激因子;IL:白介素;LTD4:白三烯D4;MCP:单核细胞化学趋化蛋白;MIP:巨噬细胞抑制蛋白;PAF:血小板活化因子;RANTES:上调活化的正常T细胞表达和分泌。

嗜酸性粒细胞也表达$\alpha_4\beta_7$,与肠MAdCAM-1程度低于VCAM-1。IL-1、TNF-α、IL-4、IL-13刺激内皮细胞调节这些作用。IL-3、IL-5、GM-CSF、PAF刺激嗜酸性粒细胞。这些因子通过提高配体数量和亲和力刺激细胞提高应答。这些物质使嗜酸性粒细胞容易穿过内皮细胞,趋化因子刺激细胞迁移到组织。表17.5列出部分化学趋化性物质。补体C3a、C5a是嗜酸性粒细胞的趋化因子,C3a更具选择性,因为它不能激活嗜中性粒细胞迁移[461]。嗜酸细胞活化趋化因子1、2、3具有严格的专一性[462-464],通过CCR3趋化因子受体作用[465]。CCR3趋化因子受体在嗜碱性粒细胞和部分Th2细胞中也存在。MCP3、MCP4、RANTES也通过CCR3趋化因子受体和其他细胞因子受体相互作用。他们参与嗜酸性粒细胞趋化及不同疾病过程。组胺具有化学趋化性和化学增活性,相当的选择性,但它不是主要嗜酸细胞趋化的媒介物。LTB_4对嗜中性粒细胞、嗜酸性粒细胞都有趋化性,而LTD_4在生理性浓集时选择性趋化嗜酸性粒细胞[467],脂氧酶的产物DiHETES也是这样[468]。PAF

是另一种潜在的嗜酸细胞趋化因子，如果给遗传性过敏症的患者皮肤注射PAF会引出嗜酸性粒细胞，而在非遗传性过敏症的患者会引出嗜中性粒细胞[469]。IL-8的CXC使嗜酸性粒细胞具有趋化性，但上述的C-C趋化因子可能是最重要的[470]。

虽然IL-3、IL-5、GM-CSF(尤其是IL-5)对嗜酸性粒细胞移动有重要作用,但没有一种,也包括IL-5,在活体可以监测到。从骨髓游出,嗜酸性粒细胞成熟,为应答趋化因子做好准备,对抗细胞凋亡也有重要作用。组织中嗜酸性粒细胞的聚集需要IL-5,IL-5的趋化作用很弱，但外周血中仅嗜酸性粒细胞具有IL-5受体。在内皮细胞水平,IL-1、TNF-α激活ICAM-1,IL-4、IL-13激活VCAM-1。

(四)嗜酸性粒细胞活化

有大量文献关于"低密度"嗜酸性粒细胞,先前认为它是活化表型。然而,从骨髓释放的这些细胞看似代表了已接触抗原的或部分被激活的细胞。另一方面,活化的嗜酸性粒细胞不一定是低密度。CD69代表了早期活化抗原,HLA-DR与受体一样，例如CD11b、CD11c可以上调反应,L-选择蛋白下调反应。C5a或PAF刺激嗜酸性粒细胞,不能生成LTC_4。如果用IL-3、IL-5、GM-CSF预处理就可以刺激生成LTC_4。这是预处理导致部分激活的经典例子。IL-5刺激嗜酸性粒细胞整联蛋白-依赖性黏附于纤维连接蛋白或层黏连蛋白,刺激生成过氧化物、巨噬细胞和IgG依赖性脱颗粒。它由DNA-结合复合物包含STAT-1介导,激活很多激酶例如JaK-2、lyn、Ras、Raf-1、MAP激酶[472-474]。

有趣的是富含嗜酸性粒细胞的组织就是颗粒蛋白(granule protein)沉积的部位。包括三方面,称为:细胞损伤、调节分泌、断片脱颗粒。细胞损伤与细胞膜、细胞器膜损伤相关,细胞核染色质溶解。"调节分泌"是颗粒膜和细胞膜的在细胞边缘相融合，通过脱颗粒小孔排出特殊的颗粒基质及核心成分。断片脱颗粒的特点是囊泡呈递颗粒内容物,介质是细胞质中空的囊泡。它们在特定疾病期间的作用还不清楚。它们确切的调节机制和转导机制也不清楚。我们通过观察肥大细胞或嗜碱性粒细胞发现活化分泌过程不是爆发性的（半衰期30秒~3分钟,刺激不同而分泌时间不同),而是受到刺激后逐渐释放持续1~2小时。许多刺激嗜酸性粒细胞的活化或趋化都能引起脱颗粒。IL-5刺激它脱颗粒需要培养4天,而GM-CSF仅要几小时。和PAF一样,受调理素作用的微粒(覆盖免疫球蛋白和补体)致脱颗粒,如果细胞黏附到基质与受体例如MAC-1衔接。C-C趋化因子例如RANTES和嗜酸细胞活化趋化因子导致已接触抗原的细胞脱颗粒，在活体1-2小时达到释放最大值[475,476]。

(五)嗜酸性粒细胞和风湿性疾病

多种风湿性疾病中都能见到嗜酸性粒细胞浸润组织或血嗜酸性粒细胞数量增高，最典型的是Churg-Strauss综合征（过敏性的脉管炎及肉芽肿病)(见88章)。引起坏死的血管炎涉及小动脉、小静脉,与小肉芽肿相关，小肉芽肿中心是嗜酸性粒细胞周边放射状围绕着吞噬细胞和上皮样巨细胞。病变早期主要是嗜酸性粒细胞、中型粒细胞和淋巴细胞数量少,在慢性病变中主要是巨噬细胞和巨细胞。过敏性鼻炎、过敏性哮喘的前驱症状组织浸润（例如：嗜酸性粒细胞性肺炎或Loffler综合征)或肠胃炎然后是血管炎。因为受测者都是过敏症,趋化因子例如RANTES、嗜酸细胞活化趋化因子-1、2、3或MCP-3、4可能参与，所以趋化因子是否参与嗜酸性粒细胞的聚集还不清楚。补体激活的血管炎及游离的C5a、C3a刺激中性粒细胞、嗜酸性粒细胞、单核细胞聚集,以中性粒细胞为主,反映了不同血液。嗜酸性筋膜炎和嗜酸性肌痛综合征与污染L-色氨酸有关,是另一类与嗜酸性粒细胞有关的疾病。我们选择的病例是RA和Sjögren综合征。

（熊光宜 译　叶伟胜 李世民 校）

参考文献

1. Galli J, Maurer M, Lantz CS. Mast cells as sentinels of innate immunity. *Curr Opin Immunol* 1999;11:53–59.
2. Boyce JA. Mast cells: beyond IgE. *J Allergy Clin Immunol* 2003;111:1–15.
3. Mekori YA, Metcalfe DD. Mast cells in innate immunity. *Immunol Rev* 2000;173:131–140.
4. Malone DA, Irani AM, Schwartz LB, et al. Mast cell numbers and histamine levels in synovial fluids from patients with diverse arthritides. *Arthritis Rheum* 1986;29:956–963.
5. Buckley MG, Walters C, Wong WM, et al. Mast cell activation in arthritis: detection of alpha- and beta-tryptase, histamine and eosinophil cationic protein in synovial fluid. *Clin Sci* 1997;93:363–370.
6. Claman HN. On scleroderma: mast cells, endothelial cells, and fibroblasts. *JAMA* 1989;262:1206–1209.
7. Tetlow LC, Woolley DE. Distribution, activation and tryptase/chymase phenotype of mast cells in the rheumatoid lesion. *Ann Rheum Dis* 1995;54:549–555.
8. DePaulis A, Marino I, Ciccarelle A, et al. Human synovial mast cells: ultrastructural *in situ* and *in vitro* immunologic characterization. *Arthritis Rheum* 1996;39:1222–1233.
9. Dabbous MK, Walker R, Haney L, et al. Mast cells and matrix degradation at sites of tumor invasion in rat mammary adenocarcinoma. *Br J Cancer* 1986;54:459–465.
10. Bromley M, Fischer WD, Woolley DE. Mast cells at the site of cartilage erosion in the rheumatoid joint. *Ann Rheum Dis* 1984;43:76–79.
11. Atkins FM, Clark RAF. Mast cells and fibrosis. *Arch Dermatol* 1987;123:191–193.

12. Galli SJ. New concepts about the mast cell. *N Engl J Med* 1993;328: 257–265.
13. Osborn L. Leukocyte adhesion to endothelium in inflammation. *Cell* 1990;62:3–6.
14. Kyan-Aung U, Haskard DO, Poston RN, et al. Endothelial leukocyte adhesion molecule-1 mediate the adhesion of eosinophils to endothelial cells *in vitro* and are expressed by endothelium in allergic cutaneous inflammation *in vivo*. *J Immunol* 1991;146:521–528.
15. Klein LM, Lavker RM, Matis WL, et al. Degranulation of human mast cells induces an endothelial antigen central to leukocyte adhesion. *Proc Natl Acad Sci U S A* 1989;86:8972–8976.
16. Meng H, Tonnesen MG, Marchese MJ, et al. Mast cells are potent regulators of endothelial cell adhesion molecule ICAM-1 and VCAM-1 expression. *J Cell Physiol* 1995;165:40–53.
17. Brown SJ, Galli SJ, Gleich GJ, et al. Ablation of immunity to Amblyomma americanum by anti-basophil serum: cooperation between basophils and eosinophils in expression of immunity to extoparasites (ticks) in guinea pigs. *J Immunol* 1982;129:790–796.
18. Malaviya R, Ross E, Jakschik BA, et al. Mast cell degranulation induced by type 1 fimbriated *Escherichia coli* in mice. *J Clin Invest* 1994;93:1645–1653.
19. Wershil BK, Theodos CM, Stephen JG, et al. Mast cells augment lesion size and persistence during experimental Leishmania major infection in the mouse. *J Immunol* 1994;152:4563–4570.
20. Supajatura J, Ushio H, Nakao A, et al. Differential responses of mast cell Toll-like receptors 2 and 4 in allergy and innate immunity. *J Clin Invest* 2002;109:1351–1359.
21. Gommerman JL, Oh DY, Zhou X, et al. A role for CD21/CD35 and CD19 in responses to acute septic peritonitis: a potential mechanism for mast cell activation. *J Immunol* 200;165:6915–6921.
22. Supajatura V, Ushio H, Nakao A, et al. Protective roles of mast cells against enterobacterial infection are mediated by Toll-like receptor 4. *J Immunol* 2001;167:2250–2256.
23. Gruber BL. Mast cells: accessory cells which potentiate fibrosis. *Intern Rev Immunol* 1995;12:259–279.
24. Gruber BL, Marchese MJ, Suzuki K, et al. Synovial procollagenase activation by human mast cell tryptase dependence upon matrix metalloproteinase 3 activation. *J Clin Invest* 1989;84:1657–1662.
25. Fang K, Raymond W, Blount J, et al. Dog mast cell alpha-chymase activates progelatinase B by cleaving the Phe88-Gin89 and Phe91-Glu92 bonds of the catalytic domain. *J Biol Chem* 1997;1997:25628–25635.
26. Grutzkau A, Kruger-Krasagakes S, Baumeister H, et al. Synthesis, storage, and release of vascular endothelial growth factor/vascular permeability factor (VEGF/VPF) by human mast cells: implications for the biological significance of VEGF-206. *Mol Biol Cell* 1998;9: 875–884.
27. Kanbe N, Kurosawa M, Nagata H, et al. Cord blood-derived human cultured mast cells produce transforming growth factor β. *Clin Exp Allergy* 1999;29:105–113.
28. Coussens LM, Raymond WW, Bergers G, et al. Inflammatory mast cells up-regulate angiogenesis during squamous epithelial carcinogenesis. *Genes Dev* 1999;13:1382–1397.
29. Dimlich RVW, Meineke HA, Reilly FD, et al. The fluorescent staining of heparin in mast cells using berberine sulfate: compatibility with paraformaldehyde or *o*-pthalaldehyde induced fluorescence and metachromasia. *Stain Technol* 1980;55:217–223.
30. Enerbäck L. Berberine sulfate binding to mast cell polyanions: a cytofluorometric method for the quantitation of heparin. *Histochemistry* 1974;42:301–313.
31. Bergstresser PR, Tigelaar, RE, Tharp MD. Conjugated avidin identifies cutaneous rodent and human mast cells. *J Invest Dermatol* 1984; 83:214–218.
32. Valent P, Majdic O, Maurer D, et al. Further characterization of surface membrane structures expressed on human basophils and mast cells. *Int Arch Allergy Appl Immunol* 1990;91:198–203.
33. Schwartz LB. Monoclonal antibodies against human mast cell tryptase demonstrate shared antigenic sites on subunits of tryptase and selective localization of the enzyme to mast cells. *J Immunol* 1985;134: 526–531.
34. Claman HN. Mast cell depletion in murine chronic graft-versus-host disease. *J Invest Dermatol* 1985;84:246–248.
35. Dvorak AM. New aspects of mast cell biology. *Int Arch Allerg Immunol* 1997;114:1–9.
36. Galli SJ, Dvorak AM, Dvorak HF. Basophils and mast cells: morphologic insights into their biology, secretory patterns and function. *Prog Allergy* 1984;34:1–141.
37. Dvorak AM, Galli SJ, Schulman L, et al. Basophil and mast cell degranulation ultrastructural analysis of mechanisms of mediator release. *Fed Proc* 1983;42:2510–2515.
38. Craig SS, Schechter NM, Schwartz LB. Ultrastructural analysis of maturing human T and TC mast cells *in situ*. *Lab Invest* 1989;60:147.
39. Kaminer MS, Lavker RM, Walsh RM, et al. Extracellular localization of human connective tissue mast cell granule contents. *J Invest Dermatol* 1991;96:857–863.
40. Dvorak AM. *Basophil and mast cell degranulation and recovery*. New York: Plenum, 1991.
41. Valent P, Spanblochl E, Sperr WR, et al. Induction of differentiation of human mast cells from bone marrow and peripheral blood mononuclear cells by recombinant human stem cell factor/*kit*-ligand in long-term culture. *Blood* 1992;80:2237–2245.
42. Denburg JA. Basophil and mast cell lineages *in-vitro* and *in-vivo*. *Blood* 1992;79:846–860.
43. Fodinger M, Fritsch G, Winkler K, et al. Origin of human mast cells: development from the transplanted hematopoietic stem cells after allogenic bone marrow transplantation. *Blood* 1994;84:2954–2959.
44. Dvorak AM, Newball HH, Dvorak HF. Degranulation of basophilic leukocytes in allergic contact dermatitis reactions in man. *J Immunol* 1976;116:687–695.
45. Bochner BS, Peachell PT, Brown KE, et al. Adherence of human basophils to cultured umbilical vein endothelial cells. *J Clin Invest* 1988; 81:1355–1364.
46. Weller PF, Rand TH, Goelz SE, et al. Human eosinophil adherence to vascular endothelium mediated by binding to vascular cell adhesion molecule 1 and endothelial leukocyte adhesion molecule 1. *Proc Natl Acad Sci U S A* 1991;88:7430–7433.
47. Bochner BS, Luscinskas FW, Gimbrone MA Jr, et al. Adhesion of human basophils, eosinophils, and neutrophils to IL-1 activated human vascular endothelial cells: contributions of endothelial cell adhesion molecules. *J Exp Med* 1991;173:1553–1557.
48. Leung YM, Pober JS, Cotran RS. Expression of endothelial-leukocyte adhesion molecule-1 in elicited late phase allergic reactions. *J Clin Invest* 1991;87:1805–1809.
49. Meng H, Marchese MJ, Garlick JA, et al. Mast cells induce T-cell adhesion to human fibroblasts by regulating ICAM-1 and VCAM-1 expression. *J Invest Dermatol* 1995;105:789–796.
50. Gordon JR, Galli SJ. Promotion of mouse fibroblast collagen gene expression by mast cells stimulated via the FcεRI. Role for mast cell–derived transforming growth factor-β and tumor necrosis factor-α. *J Exp Med* 1994;180:2027–2037.
51. Gruber BL, Kew RR, Jelaska A, et al. Human mast cells activate fibroblasts: tryptase is a fibrogenic factor stimulating collagen messenger ribonucleic acid synthesis and fibroblast chemotaxis. *J Immunol* 1997;158:2310–2317.
52. Gailit J, Marchese MJ, Kew RR, et al. Mast cells stimulate fibroblast transformation to a myofibroblast morphology and functional state. *J Invest Dermatol* 2001;117:1113–1119.
53. Gruber BL. Mast cells in the pathogenesis of fibrosis. *Curr Rheum Rep* 2003;5:147–153.
54. Agis H, Wilheim M, Sperr WR, et al. Monocytes do not make mast cells when cultured in the presence of SCF. Characterization of the circulating mast cell progenitor as a c-*kit*$^+$, CD34$^+$, Ly$^-$, CD14$^-$, CD17$^-$, colony forming cell. *J Immunol* 1993;15:4221–4227.
55. Kirshenbaum AS, Goff JP, Semere T, et al. Demonstration that mast cells arise from a progenitor cell population that is CD34$^+$, c-*kit*$^+$, and expresses aminopeptidase N (CD-13). *Blood* 1999;94:2333–2342.
56. Kirshenbaum AS, Kessler SW, Goff JP, et al. Demonstration of the origin of human mast cells from CD34$^+$ bone marrow progenitor cells. *J Immunol* 1991;146:1410–1415.
57. Galli SJ, Tsai M, Wershil BK. The c-*kit* receptor, stem cell factor, and mast cells. What each is teaching us about the others. *Am J Pathol* 1993;142:965–974.
58. Rottem M, Okada T, Goff JP, et al. Mast cells cultured from the peripheral blood of normal donors and patients with mastocytosis originate from a CD34/FcRI$^-$ cell population. *Blood* 1994;84:2489–2496.
59. Kempuraj D, Saito H, Kaneko A, et al. Characterization of mast cell–committed progenitors present in human umbilical cord blood. *Blood* 1999;93:3338–3346.

60. Galli SJ. New insights into "The riddle of the mast cells": microenvironmental regulation of mast cell development and phenotypic heterogeneity. *Lab Invest* 1990;62:5–33.
61. Greenberg G, Burnstock G. A novel cell-to-cell interaction between mast cells and other cell types. *Exp Cell Res* 1983;147:1–13.
62. Baraniuk JN, Kowalski ML, Kaliner MA. Relationships between permeable vessels, nerves, and mast cells in rat cutaneous neurogenic inflammation. *J Appl Physiol* 1990;68:2305–2311.
63. Heard BE, Dewar A, Corrin B. Apposition of fibroblasts to mast cells and lymphocytes in normal human lung and in cryptogenic fibrosing alveolitis—ultrastructure and cell perimeter measurements. *J Pathol* 1992;166:303–310.
64. Smith T, Weis J. Mucosal T cells and mast cells share common adhesion receptors. *Immunol Today* 1996;17:60–64.
65. Guo CB, Kageysobotka A, Lichtenstein LM, et al. Immunophenotyping and functional analysis of purified human uterine mast cells. *Blood* 1992;79:708–712.
66. Shimizu Y, Irani A, Brown E, et al. Human mast cells derived from fetal liver cells cultured with stem cell factor express a functional CD51/CD61 (avB3) integrin. *Blood* 1995;86:930–939.
67. Dastych J, Costa JJ, Thompson HL, et al. Mast cell adhesion to fibronectin. *Immunology* 1991;73:478–484.
68. Thompson HL, Burbelo PD, Yamada Y, et al. Mast cells chemotax to laminin with enhancement after IgE-mediated activation. *J Immunol* 1989;143:4188–4192.
69. Thompson HL, Burbelo PD, Metcalfe DD. Regulation of adhesion of mouse bone-marrow derived mast cells to laminin. *J Immunol* 1990; 145:3425–3431.
70. Thompson HL, Burbelo PD, Yamada Y, et al. Mast cells synthesize basement membrane components: a potential role in early fibrosis. *Clin Res* 1990;38:448A.
71. Weiss RR, Whitaker-Menezes D, Longley J, et al. Human dermal endothelial cells express membrane-associated mast cell growth factor. *J Invest Dermatol* 1995;104:101–106.
72. Deaglio S, Morra M, Mallone R, et al. Human CD38 (ADP-ribosyl cyclase) is a counter-receptor of CD31, an Ig superfamily member. *J Immunol* 1998;160:395–401.
73. Ducharme LA, Weis JH. Modulation of integrin expression during mast cell differentiation. *Eur J Immunol* 1992;22:2603–2607.
74. Gurish MF, Bell AM, Smith TJ, et al. Expression of murine β_7, α_4 and β_1 integrin genes by rodent mast cells. *J Immunol* 1992;149:1964–1972.
75. Berlin C, Berg EL, Briskin MJ, et al. $\alpha_4\beta_7$ integrin mediates lymphocyte binding to the mucosal vascular addressin MAdCAM-1. *Cell* 1993;74:185–195.
76. Gurish MF, Tao H, Abonia JP, et al. Intestinal mast cell progenitors require CD49 $\delta\beta_7(\alpha_4\beta_7$ integrin) for tissue specific homing. *J Exp Med* 2001;194:1243–1252.
77. Weber S, Babina M, Feller G, et al. Human leukemic (HMC-1) and normal mast cells express beta 2-integrins: characterization of beta 2-integrins and ICAM-1 on HMC-1 cells. *Scand J Immunol* 1997;45:471–481.
78. Metcalfe DD, Costa JJ, Burd PR. Mast cells and basophils. In: Goldstein JIG, Goldstein IM, eds. *Inflammation: basic principles and clinical correlates.* New York: Raven, 1992:709–725.
79. Hamawy MM, Mergenhagen SE, Siraganian RP. Adhesion molecules as regulators of mast cell and basophil function. *Immunol Today* 1994; 15:62–66.
80. Weber S, Ruh B, Dippel E, et al. Monoclonal antibodies to leucosialin (CD43) induce homotypic aggregation of the human mast cell line HMC-1: characterization of leucosialin on HMC-1 cells. *Immunology* 1994;82:638–644.
81. Metcalfe D, Baram D, Mekori Y. Mast cells. *Physiol Rev* 1997;77: 1033–1079.
82. Okayama Y, Kirshenbaum AS, Metcalfe DD. Expression of a functional high-affinity IgG receptor, Fc gamma RI, on human mast cells: regulation of IFN-gamma. *J Immunol* 2000;164:4332–4339.
83. Tkaczyk C, Okayama Y, Woolhiser M, et al. Activation of human mast cells through the high affinity IgG receptor. *Mol Immunol* 2002;38: 1289–1294.
84. Nilsson G, Forsberg-Nilsson K, Xiang Z. Human mast cells express functional TrkA and are a source of nerve growth factor. *Eur J Immunol* 1997;27:2295–2301.
85. Hartmann K, Wagelie-Steffen A, von Stebut E, et al. Fas (CD95, APO-1) antigen expression and function in murine mast cells. *J Immunol* 1997; 159:4006–4014.
86. Gruber BL, Marchese MJ, Kew R. Transforming growth factor-β1 mediates chemotaxis of mast cells. *J Immunol* 1994;152:5860–5867.
87. Yano K, Nakao K, Sayama K, et al. The HMC-1 human mast cell line expresses the hepatocyte growth factor receptor c-*met*. *Biochem Biophys Res Commun* 1997;239:740–745.
88. Meininger CJ, Yano H, Rottapel R, et al. The c-*kit* receptor ligand functions as a mast cell chemoattractant. *Blood* 1992;79:958–963.
89. Nilsson G, Butterfield JH, Nilsson K, et al. Stem cell factor is a chemotactic factor for human mast cells. *J Immunol* 1994;153:3717–3723.
90. Matsuura N, Zetter BR. Stimulation of mast cell chemotaxis by interleukin 3. *J Exp Med* 1989;170:1421–1425.
91. Gruber BL, Marchese MJ, Kew RR. Angiogenic factors stimulate mast cell migration. *Blood* 1995;86:2488–2493.
92. Lippert U, Artuc M, Grutzkau A, et al. Expression and functional activity of the IL-8 receptor type CXCR1 and CXCR2 on human mast cells. *J Immunol* 1998;161:2600–2608.
93. Taub D, Dastych J, Inamura N, et al. Bone marrow-derived murine mast cells migrate, but do not degranulate, in response to chemokines. *J Immunol* 1995;154:2393–2402.
94. Adachi S, Ebi Y, Nishikawa SI, et al. Necessity of extracellular domain of W(c-*kit*) receptors for attachment of murine cultured mast cells to fibroblasts. *Blood* 1992;79:650–656.
95. Trautmann A, Feuerstein B, Ernst N, et al. Heterotypic cell-cell adhesion of human mast cells to fibroblasts. *Arch Dermatol Res* 1997; 289:194–203.
96. Lorentz A, Schuppan D, Gebert A, et al. Regulatory effects of stem cell factor and interleukin-4 on adhesion of human mast cells to extracellular matrix proteins. *Blood* 2002;99:966–972.
97. Rennick D, Lee FD, Yokota T, et al. A cloned MCGF cDNA encodes a multilineage hematopoietic growth-factor: multiple activities of interleukin 3. *J Immunol* 1985;134:910–914.
98. Ihle JN, Keller J, Oroszlan S, et al. Biological properties of homogeneous interleukin 3. I. Demonstration of WEHI-3 growth-factor activity, mast cell growth-factor activity, P cell-stimulating factor activity and histamine-producing factor activity. *J Immunol* 1983;131: 282–287.
99. Li L, Zhang X, Krilis SA. Factors that affect human mast cell and basophil growth. In: Razin E, Rivera J, eds. *Signal transduction in mast cells and basophils.* New York: Springer-Verlag, 1999:54–65.
100. Horigome K, Bullock ED, Johnson EM. Effects of nerve growth factor on rat peritoneal mast cells. *J Biol Chem* 1994;269:2695–2702.
101. Yee NS, Paek I, Besmer P. Role of *kit*-ligand in proliferation and suppression of apoptosis in mast cells: basis for radiosensitivity of white spotting and steel mutant mice. *J Exp Med* 1994;179:1777–1787.
102. Kirshenbaum AS, Goff JP, Kessler SW, et al. Effect of IL-3 and stem cell factor on the appearance of human basophils and mast cells from CD34+ pluripotent progenitor cells. *J Immunol* 1992;148:772–777.
103. Swieter M, Mergenhagen SE, Siraganian RP. Microenvironmental factors that influence mast cell phenotype and function. *Proc Soc Exp Biol Med* 1992;199:22–33.
104. Mekori YA, Harmann K, Metcalfe DD. Mast cell apoptosis. In: Razin E, Rivera J, eds. *Signal transduction in mast cells and basophils.* New York: Springer-Verlag, 1999:85–96.
105. Davidson S, Mansour A, Gallily R, et al. Mast cell differentiation depends on T cells and granule synthesis on fibroblasts. *J Immunol* 1983;48:439–452.
106. Levi-Schaffer F, Austen KF, Gravallese PM, et al. Coculture of interleukin 3-dependent mouse mast cells with fibroblasts results in a phenotypic change of the mast cells. *Proc Natl Acad Sci U S A* 1986; 83:6485–6488.
107. Levi-Schaffer F, Austen KF, Caulfield JP, et al. Fibroblasts maintain the phenotype and viability of the rat heparin-containing mast cell *in vitro*. *J Immunol* 1985;135:3454–3461.
108. Furitsu T, Saito H, Dvorak AM, et al. Development of human mast cells in vitro. *Proc Natl Acad Sci U S A* 1989;86:10039–10043.
109. Irani AA, Craig SS, Nilsson G, et al. Characterization of human mast cells developed *in vitro* from fetal liver cells cocultured with murine 3T3 fibroblasts. *Immunology* 1992;77:136–143.
110. Irani AM, Nilsson G, Miettinen U, et al. Recombinant human stem cell factor stimulates differentiation of mast cells from dispersed human fetal liver cells. *Blood* 1992;80:3009–3021.
111. Li L, Macpherson JJ, Adelstein S, et al. Conditioned media from a cell strain derived from a patient with mastocytosis induces preferential development of cells that possess high affinity IgE receptors and

the granule protease phenotype of mature cutaneous mast cells. *J Biol Chem* 1995;270:2258–2263.
112. Butterfield JH, Weiler D, Dewald G, et al. Establishment of an immature mast cell line from a patient with mast cell leukemia. *Leukoc Res* 1988;12:345–355.
113. Kanakura Y, Furitsu T, Tsujimura T, et al. Activating mutations of the c-*kit* proto-oncogene in a human mast cell leukemia cell line. *Leukemia* 1994;8(suppl):18–22.
114. Galli SJ. New approaches for the analysis of mast cell maturation, heterogeneity, and function. *Fed Proc* 1987;46:1906–1914.
115. Huizinga H, Thuneberg L, Kluppel M, et al. *W/Kit* gene required for interstitial cells of Cajal and for intestinal pacemaker activity. *Nature (Lond)* 1995;373:347–349.
116. Chabot B, Stephenson DA, Chapman VM, et al. The protooncogene c-*kit* encoding a transmembrane tyrosine kinase receptor maps to the mouse W locus. *Nature* 1988;335:88–89.
117. Geissler EN, Ryan MA, Housman DE. The dominant-white spotting (W) locus of the mouse encodes the c-*kit* proto-oncogene. *Cell* 1988;55:185–192.
118. Galli SJ, Zsebo KM, Geissler EN. The *kit* ligand, stem cell factor. *Adv Immunol* 1994;55:1–96.
119. Witte ON. Steel locus defines new multipotent growth factor: minireview. *Cell* 1990;63:5–6.
120. Broudy VC. Stem cell factor and hematopoiesis. *Blood* 1997;90:1345–1364.
121. Tsai M, Takeishi T, Thompson H, et al. Induction of mast cell proliferation, maturation, and heparin synthesis by the rat c-*kit* ligand, stem cell factor. *Proc Natl Acad Sci U S A* 1991;88:6382–6386.
122. Galli SJ, Zsebo KM, Geissler EN. The *kit* ligand, stem cell factor. *Adv Immunol* 1994;55:1–96.
123. Longley BJ, Tyrrell L, Ma Y, et al. Chymase cleavage of stem cell factor yields a bioactive, soluble product. *Proc Natl Acad Sci U S A* 1997;94:9017–9021.
124. Costa JJ, Demetri GD, Harrist TJ, et al. Recombinant human stem cell factor (*kit* ligand) promotes human mast cell and melanocyte hyperplasia and functional activation *in vivo*. *J Exp Med* 1996;183:2681–2686.
125. Flanagan JG, Leder P. The *kit* ligand: a cell surface molecule altered in steel mutant fibroblasts. *Cell* 1990;63:185–194.
126. Aye MT, Hashemi S, Leclair B, et al. Expression of stem cell factor and c-*kit* messenger RNA in cultured endothelial cells, monocytes and cloned human bone marrow stromal cells (CFU-RF). *Exp Hematol* 1992;20:523–527.
127. Longley BJ, Tyrrell L, Zu SZ, et al. Somatic c-*kit* activating mutation in urticaria pigmentosa and aggressive mastocytosis: establishment of clonality in a human mast cell neoplasm. *Nat Genet* 1996;12:312–314.
128. Longley BJ, Morganroth GS, Tyrrell L, et al. Altered metabolism of mast cell growth factor (c-*kit* ligand) in cutaneous mastocytosis. *N Engl J Med* 1993;328:1302–1307.
129. Hirota S, Nomura S, Asada H, et al. Possible involvement of c-*kit* receptor and its ligand in increase of mast cells in neurofibroma tissues. *Arch Pathol Lab Med* 1993;117:996–999.
130. Finotto S, Mekori YA, Metcalfe DD. Glucocorticoids decrease tissue mast cell number by reducing the production of the c-*kit* ligand, stem cell factor, by resident cells: *in vitro* and *in vivo* evidence in murine systems. *J Clin Invest* 1997;99:1721–1728.
131. Welle M. Development, significance, and heterogeneity of mast cells with particular regard to the mast cell–specific proteases chymase and tryptase. *J Leukoc Biol* 1997;61:233–245.
132. Irani AM, Schechter NM, Craig SS, et al. Two types of human mast cells that have distinct neutral protease compositions. *Proc Natl Acad Sci U S A* 1986;83:4464–4468.
133. Schechter NM, Irani AM, Sprows JL, et al. Identification of a cathepsin G-like proteinase in the MCTC of human mast cell. *J Immunol* 1990;145:2652–2661.
134. Irani AM, Goldstein SM, Wintroub BU, et al. Human mast cell carboxypeptidase: selective localization to MCTC cells. *J Immunol* 1991;147:247–253.
135. Weidner N, Austen KF. Heterogeneity of mast cells at multiple body sites: fluorescent determination of avidin binding and immunofluorescent determination of chymase, tryptase, and carboxypeptidase content. *Pathol Res Pract* 1993;189:156–162.
136. Irani AMA, Craig SS, DeBlois G, et al. Deficiency of the tryptase-positive, chymase-negative mast cell type in gastrointestinal mucosa of patients with defective T lymphocyte function. *J Immunol* 1987;138:4381–4386.
137. Irani AA, Gruber BL, Kaufman LD, et al. Mast cell changes in scleroderma. Presence of MCt cells in the skin and evidence of mast cell activation. *Arthritis Rheum* 1992;35:933–939.
138. Gruber BL. The mast cell in the pathogenesis of scleroderma. *Clin Dermatol* 1994;12:397–406.
139. Metzger H, Alcaraz G, Hohman RJ, et al. The receptor with high affinity for immunoglobulin E. *Annu Rev Immunol* 1986;4:419–470.
140. Prussin C, Metcalfe DD. The immune system. IgE, mast cells, basophils, and eosinophils. *J Allergy Clin Immunol* 2003;111:1–17.
141. Speigelberg HL. Structure and function of Fc receptors for IgE for lymphocytes, monocytes, and macrophages. *Adv Immunol* 1984;35:61–88.
142. Verelli D. The regulation of IgE synthesis. *J Clin Allergy Immunol* 2002;16:179–196.
143. Gruber BL, Ballan D, Gorevic PD. IgE rheumatoid factors: quantification in synovial fluid and ability to induce synovial mast cell histamine release. *Clin Exp Immunol* 1988;71:289–294.
144. Gruber BL, Kaufman LD, Marchese M, et al. Anti-IgE autoantibodies in systemic lupus erythematosus: prevalence and functional significance. *Arthritis Rheum* 1988;31:1000–1006.
145. Hide M, Francis DM, Grattan CEH, et al. Autoantibodies against the high-affinity IgE receptor as a cause of histamine release in chronic urticaria. *N Engl J Med* 1993;328:1599–1604.
146. Holowka D, Baird B. Antigen-mediated IgE receptor aggregation and signaling: a window on cell surface structure and dynamics. *Annu Rev Biophys Biomol Struct* 1996;25:79–112.
147. Tkaczyk C, Gilfillan AM. FcεRI-dependent signaling pathways in human mast cells. *Clin Immunol* 2001;99:198–210.
148. Ott VL, Cambier JC. Molecular mechanisms in allergy and clinical immunology. Activating and inhibitory signaling in mast cells: new opportunities for therapeutic intervention? *J Allergy Clin Immunol* 2000;106:1–16.
149. Ishizaka T, Ishizaka K. Triggering of histamine release from rat mast cells by divalent antibodies against IgE-receptors. *J Immunol* 1978;120:800–805.
150. Kinet JP. The high-affinity IgE receptor (Fc epsilon RI): from physiology to pathology. *Ann Rev Immunol* 1999;17:931–972.
151. Siraganian RP. Signaling pathways that regulate effector function: perspectives. In: Razin E, Rivera J, eds. *Signal transduction in mast cells and basophils.* New York: Springer-Verlag, 1999:181–190.
152. Cambier JC. Antigen and Fc receptor signaling. *J Immunol* 1995;15:3281–3285.
153. Eisman E, Bolen JB. Engagement of the high affinity IgE receptor activates src protein-related tyrosine kinases. *Nature (Lond)* 1992;355:78–80.
154. Suzuki H, Takei M, Yanagida M, et al. Early and late events in FcεRI signal transduction in human cultured mast cells. *J Immunol* 1997;159:5881–5888.
155. Lorentz A, Klopp I, Gebhardt T, et al. Role of activator protein 1, nuclear factor κ-B, and nuclear factor of activated T-cells in IgE-receptor-mediated cytokine expression in mature human mast cells. *J Allergy Clin Immunol* 2003;111:1–10.
156. Wilson BS, Barker SA, Graham TE, et al. Phosphoinositide-derived second messengers in FcεR1 signaling: PI-3 kinase products control membrane topography and the translocation and activation of PLC-γ1 in antigen-stimulated mast cells. In: Razin E, Rivera J, eds. *Signal transduction in mast cells and basophils.* New York: Springer-Verlag, 1999:191–206.
157. Barker SA, Lujan D, Wilson BS. Multiple roles for PI 3-kinase in the regulation of PLCγ activity and Ca^{2+} mobilization in antigen-stimulated mast cells. *J Leukoc Biol* 1999;65:321–329.
158. McCloskey MA. New perspectives on Ca^{2+} influx in mast cells. In: Razin E, Rivera J, eds. *Signal transduction in mast cells and basophils.* New York: Springer-Verlag, 1999:227–246.
159. Choi OH, Kim J-H, Kinet J-P. Calcium mobilization via sphingosine kinase in signalling by the FcεRI antigen receptor. *Nature (Lond)* 1996;380:634–636.
160. Beaven MA. Calcium signaling: sphingosine kinase versus phospholipase C? *Curr Biol* 1996;6:798–801.

161. Baumruker T, Prieschl EE. FcεRI-mediated activation of NF-AT. In: Razin E, Rivera J, eds. *Signal transduction in mast cells and basophils.* New York: Springer-Verlag, 1999:328–336.
162. Ishizuka T, Kawasome H, Terada N, et al. Stem cell factor augments FcεRI-mediated TNF-α production and stimulates MAP kinases via a different pathway in MC/9 mast cells. *J Immunol* 1998;161:3624–3630.
163. Razin E, Rivera J. *Signal transduction in mast cells and basophils.* New York: Springer-Verlag, 1999.
164. Cambier JC. Inhibitory receptors abound? *Proc Natl Acad Sci U S A* 1997;94:5993–5995.
165. Huber M, Helgason C, Damen J, et al. The src homology 2 containing inositol phosphatase (SHIP) is the gatekeeper of mast cell degranulation. *Proc Natl Acad Sci U S A* 1998;95:11330–11335.
166. Moriya K, Rivera J, Odom S, et al. ER-27319, an acridone-related compound, inhibits release of antigen-induced allergic mediators from mast cells by selective inhibition of Fc-epsilon receptor I-mediated activation of Syk. *Proc Natl Acad Sci U S A* 1997;94:12539–12544.
167. White MV, Baer H, Kubota Y, et al. Neutrophils and mast cells: characterization of cells responsive to neutrophil-derived histamine-releasing activity (HRA-N). *J Allergy Clin Immunol* 1989;84:773–780.
168. MacDonald SM. Histamine releasing factors. In: Razin E, Rivera J, eds. *Signal transduction in mast cells and basophils.* New York: Springer-Verlag, 1999:390–401.
169. Liao T-N, Hsieh K-H. Characterization of histamine-releasing activity: role of cytokines and IgE heterogeneity. *J Clin Immunol* 1992;12:248–258.
170. Kirai K, Yamaguchi M, Misaki Y, et al. Enhancement of human basophil histamine release in basophils triggered by interleukin 5. *J Exp Med* 1990;172:1525–1528.
171. Bischoff SC, Dahinden CA. 1992 c-*kit* ligand: a unique potential for mediator release by human lung mast cells. *J Exp Med* 1992;175:237–244.
172. Columbo M, Horowitz EM, Botana LM, et al. The human recombinant c-*kit* receptor ligand, rhCSF, induces mediator release from human cutaneous mast cells and enhances IgE-dependent mediator release from both skin mast cells and peripheral blood basophils. *J Immunol* 1992;599–608.
173. Egger D, Gueenich S, Denzlinger C, et al. IL-4 renders mast cells functionally responsive to endothelin-1. *J Immunol* 1995;154:1830–1837.
174. Baeza ML, Reddigari SR, Kornfeld D, et al. Relationship of one form of human histamine releasing factor (HRF) to connective tissue activating peptide-III (CTAP-III). *J Clin Invest* 1990;85:1516–1521.
175. Hedrick JA, Zlotnik A. Chemokines and lymphocyte biology. *Curr Opin Immunol* 1996;8:343–347.
176. Kuna P, Reddigari SR, Rucinski D, et al. Monocyte chemotactic and activating factor is a potent histamine-releasing factor for human basophils. *J Exp Med* 1992;175:489–493.
177. Kuna P, Reddigari SR, Schall TJ, et al. RANTES, A monocyte and T lymphocyte chemotactic cytokine releases histamine from human basophils. *J Immunol* 1992;149:636–642.
178. Alam R, Forsythe PA, Stafford S, et al. Macrophage inflammatory protein Ia activates basophils and mast cells. *J Exp Med* 1992;176:781–786.
179. Fureder W, Agis H, Semper H, et al. Differential response of human basophils and mast cells to recombinant chemokines. *Ann Hematol* 1995;70:251–258.
180. Johnson AR, Erdos EG. Release of histamine from mast cells by vasoactive peptides. *Proc Soc Exp Biol Med* 1973;142:1252–1256.
181. Rubinstein I, Nadel JA, Graf PD, et al. Mast cell chymase augments histamine-induced wheal formation in allergic dog skin. *FASEB J* 1990;4:A1939.
182. West GB. Thoughts on mast cells, histamine release and immunoglobulin E. *Int Arch Allergy Appl Immunol* 1985;78:221–223.
183. Lagunoff D, Chi EY, Wan H. Effects of chymotrypsin and trypsin on rat peritoneal mast cells. *Biochem Pharmacol* 1975;24:1573–1578.
184. Schulman ES, Post TP, Henson PM, et al. Differential effects of the complement peptides, C5a and C5a des arg on human basophil and lung mast cell histamine release. *J Immunol* 1988;81:918–923.
185. Wize J, Wojtecka-Lukasik E, Maslinski S. Collagen-derived peptides release mast cell histamine. *Agents Actions* 1986;18:262–265.
186. Inamura N, Mekori Y, Bhattacharyya S, et al. Induction and enhancement of FcεRI-dependent mast cell degranulation following coculture with activated T cells: dependency on ICAM-1- and leukocyte function-associated antigen (LFA)-1-mediated heterotypic aggregation. *J Immunol* 1998;160:4026–4033.
187. Bhattacharyya SP, Drucker I, Reshef T, et al. Activated T lymphocytes induce degranulation and cytokine production by human mast cells following cell-to-cell contact. *J Leukoc Biol* 1998;63:337–341.
188. Rumsaeng V, Cruikshank W, Foster B, et al. Human mast cells produce the CD4+ T lymphocyte chemoattractant factor, IL-16. *J Immunol* 1997;159:2904–2910.
189. Dvorak AM, Schulman ES, Peters SP, et al. Immunoglobulin E-mediated degranulation of isolated human lung mast cells. *Lab Invest* 1985;53:45–56.
190. Dvorak A, Costa J, Monahan-Earley R, et al. Ultrastructural analysis of human skin biopsy specimens from patients receiving recombinant human stem cell factor: subcutaneous injection of rhSCF induces dermal mast cell degranulation and granulocyte recruitment at the injection site. *J Allergy Clin Immunol* 1998;101:793–806.
191. MacGlashan DWJ, Schleimer RP, Peters SP, et al. Generation of leukotrienes by purified human lung mast cells. *J Clin Invest* 1982;70:747–752.
192. Schwartz LB, Huff T. Biology of mast cells and basophils. In: Middleton EJ, ed. *Allergy: principles and practice.* St. Louis: CV Mosby, 1993:135–168.
193. Falanga V, Soter NA, Altman RD, et al. Elevated plasma histamine levels in systemic sclerosis (scleroderma). *Arch Dermatol* 1990;126:336–338.
194. Haslam PL, Cromwell O, Dewar A, et al. Evidence of increased histamine levels in lung lavage fluids from patients with cryptogenic fibrosing alveolitis. *Clin Exp Immunol* 1981;44:587–591.
195. Casale TB, Trapp S, Zehr B, et al. Bronchoalveolar lavage fluid histamine levels in interstitial lung diseases. *Am Rev Respir Dis* 1988;138:1604–1609.
196. Hakanson R, Owman C, Sjoberg NO, et al. Direct histochemistry demonstration of histamine in cutaneous mast cells. *Experientia* 1969;25:854–855.
197. Russell JD, Russell SB, Trupin KM. The effect of histamine on the growth of cultured fibroblasts isolated from normal and keloid tissue. *J Cell Physiol* 1977;93:389–393.
198. Hatamochi A, Ono M, Arakawa M, et al. Analysis of collagen gene expression by cultured fibroblasts in morphea. *Br J Dermatol* 1992;126:216–221.
199. Kalenderian R, Gruber BL, Simon S, et al. Effects of histamine and heparin on human lung fibroblasts. *Am Rev Respir Dis* 1990;42:A499.
200. Zheng T, Nathanson M, Elias J. Histamine augments cytokine-stimulated IL-11 production by human lung fibroblasts. *J Immunol* 1994;153:4742.
201. Asako H, Kurose I, Wolf R, et al. Role of H1 receptors and P-selectin in histamine-induced leukocyte rolling and adhesion in postcapillary venules. *J Clin Invest* 1994;93:1508–1513.
202. Gaboury JP, Johnston B, Niu X-F, et al. Mechanisms underlying acute mast cell–induced leukocyte rolling and adhesion *in vivo.* *J Immunol* 1995;154:804–813.
203. Kubes P, Kanwar S. Histamine induces leukocyte rolling in post-capillary venules. *J Immunol* 1994;152:3570–3577.
204. Church MK, Lowman MA, Rees PH, et al. Plenary lecture. Mast cells, neuropeptides and inflammation. *Agents Actions* 1989;27:8–16.
205. Pinckard RN, McManus LM, Hanahan DJ. Chemistry and biology of acetylglyceryl ether phosphorylcholine (platelet activating factor). In: Weismann G, ed. *Advances in inflammation research.* Vol. 4. New York: Raven, 1982:147–160.
206. Archer CB, Page CP, Roubin R, et al. Inflammatory characteristics of platelet-activating factor (Paf-acether) in human skin. *Br J Dermatol* 1984;110:45–51.
207. Wong DTW, Donoff BR, Yang J, et al. Sequential expression of transforming growth factors alpha and beta1 by eosinophils during cutaneous wound healing in the hamster. *Am J Pathol* 1993;143:130–142.
208. Costa JJ, Matossian K, Resnick MB, et al. Human eosinophils can express the cytokines tumor necrosis factor-alpha and macrophage inflammatory protein-1 alpha. *J Clin Invest* 1993;91:2673–2684.

209. Warren JS, Mandel DM, Johnson KJ, et al. Evidence for the role of platelet-activating factor in immune complex vasculitis in the rat. *J Clin Invest* 1989;83:669–678.
210. Dennis EA. The growing phospholipase A_2 superfamily of signal transduction enzymes. *Trends Biochem Sci* 1997;2:1–2.
211. Heavy DJ, Ernst PB, Stevens RL, et al. Generation of leukotriene B_4, leukotriene C_4, and prostaglandin D_2 by immunologically activated rat intestinal mucosa mast cells. *J Immunol* 1988;140:1953–1957.
212. Reddy S, Herschman HR. Prostaglandin synthase-1 and prostaglandin synthase-2 are coupled to distinct phospholipases for their generation of prostaglandin D_2 in activated mast cells. *J Biol Chem* 1997; 272:3231–3237.
213. Roberts LJ, Sweetman BJ, Lewis RA, et al. Increased production of prostaglandin D_2 in patients with systemic mastocytosis. *N Engl J Med* 1980;303:1400–1404.
214. Brock TG, Paine IR, Peters-Golden M. Localization of 5-lipoxygenase to the nucleus of unstimulated rat basophilic leukemic cells. *J Biol Chem* 1994;269:361–368.
215. Henderson WR Jr, Tang LO, Chu SJ, et al. A role for cysteinyl leukotrienes in airway remodeling in a mouse asthma model. *Am J Respir Crit Care Med* 2002;165:108–116.
216. Atkins PC, Norman M, Weiner H, et al. Release of neutrophil chemotactic activity during immediate hypersensitivity reactions in humans. *Ann Intern Med* 1977;86:415–418.
217. Goetzl EJ, Austen KF. Purification and synthesis of eosinophilotactic tetrapeptides of human lung tissue: identification as eosinophil chemotactic factor of anaphylaxis (ECF-A). *Proc Natl Acad Sci U S A* 1975;72:4123–4127.
218. Moller A, Lippert D, Lessman D, et al. Human mast cells produce IL-8. *J Immunol* 1993;151:3261–3266.
219. Schwartz LB, Lewis RA, Seldin D, et al. Acid hydrolases and tryptase from secretory granules of dispersed human lung mast cells. *J Immunol* 1981;126:1290–1294.
220. Schwartz LB, Lewis RA, Austen KF. Tryptase from human pulmonary mast cells: purification and characterization. *J Biol Chem* 1981; 256:11939–11943.
221. Schwartz LB, Bradford TR. Regulation of tryptase from human lung mast cells by heparin: stabilization of the active tetramer. *J Biol Chem* 1986;261:7372–7379.
222. Schwartz LB. Tryptase: a clinical indicator of mast cell–dependent events. *Allergy Proc* 1994;15:119–123.
223. Hogan AD, Schwartz LB. Markers of mast cell degranulation. *Methods* 1997;13:43–52.
224. Miller JS, Westin EH, Schwartz LB. Cloning and characterization of complementary DNA for human tryptase. *J Clin Invest* 1989;84: 1188–1195.
225. Miller JS, Moxley G, Schwartz LB. Cloning and characterization of a second complementary DNA for human tryptase. *J Clin Invest* 1990; 86:864–870.
226. Vanderslice P, Ballinger SM, Tam EK, et al. Human mast cell tryptase—multiple cDNAs and genes reveal a multigene serine protease family. *Proc Nat Acad Sci U S A* 1990;87:3811–3815.
227. Huang C, Li L, Krilis SA, et al. Human tryptases α and β/II are functionally distinct due, in part, to a single amino acid difference in one of the surface loops that form the substrate-binding cleft. *J Biol Chem* 1999;274:19670–19676.
228. Abraham WM. Tryptase: a potential role in airway inflammation and remodeling. *Am J Physiol Lung Cell Mol Physiol* 2002;24:158–161.
229. Smith TJ, Houghland MW, Johnson DA. Human lung tryptase, purification and characterization. *J Biol Chem* 1984;259:11046–11051.
230. Schwartz LB, Bradford TR, Rouse C, et al. Development of a new, more sensitive immunoassay for human tryptase: use in systemic anaphylaxis. *J Clin Immunol* 1994;14:190–204.
231. Platt MS, Yunginger JW, Sekulat-Perlman A, et al. Involvement of mast cells in sudden infant death syndrome. *J Allergy Clin Immunol* 1994;94:250–256.
232. Alter SC, Kramps JA, Janoff A, et al. Interactions of human mast cell tryptase with biological protease inhibitors. *Arch Biochem Biophys* 1990;276:26–31.
233. Schwartz LB. Mast cells: function and contents. *Curr Opin Immunol* 1994;6:91–97.
234. Stack MS, Johnson DA. Human mast cell tryptase activates single-chain urinary-type plasminogen activator (pro-urokinase). *J Biol Chem* 1994;269:9416–9419.
235. Caughey GH, Leidig F, Viro NF, et al. Substance P and vasoactive intestinal peptide degradation by mast cell tryptase and chymase. *J Pharmacol Exp Ther* 1988;244:133–137.
236. Walls AF, Brain SD, Desai A, et al. Human mast cell tryptase attenuates the vasodilator activity of calcitonin gene-related peptide. *Biochem Pharmacol* 1992;43:1243–1248.
237. Ruoss SJ, Hartmann T, Caughey GH. Mast cell tryptase is a mitogen for cultured fibroblasts. *J Clin Invest* 1991;88: 493–499.
238. Hartmann T, Ruoss SJ, Raymond WW, et al. Human tryptase as a potent, cell-specific mitogen: role of signaling pathways in synergistic responses. *Am J Physiol* 1992;262:L528–L534.
239. Levi-Schaeffer F, Piliponsky AM. Tryptase, a novel link between allergic inflammation and fibrosis. *Trends Immunol* 2003;24:158–161.
240. Blair RJ, Meng H, Marchese MJ, et al. Human mast cells stimulate vascular tube formation: tryptase is a novel, potent angiogenic factor. *J Clin Invest* 1997;99:2691–2700.
241. Cairns JA, Walls AF. Mast cell tryptase stimulates the synthesis of type I collagen in human lung fibroblasts. *J Clin Invest* 1997;99: 1313–1321.
242. Cairns JA, Walls AF. Mast cell tryptase is a mitogen for epithelial cells: stimulation of IL-8 production and intercellular adhesion molecule-1 expression. *J Immunol* 1996;156:275–283.
243. Dery O, Corvera CU, Steinhoff M, et al. Proteinase-activated receptors: novel mechanisms of signaling by serine proteases. *Am J Physiol* 1998;274:C1429–C1452.
244. Schechter NM, Brass LF, Lavker RM, et al. Reaction of mast cell proteases tryptase and chymase with protease activated receptors (PARs) on keratinocytes and fibroblasts. *J Cell Physiol* 1998;176:365–373.
245. Corvera C, Dery O, McConalogue K, et al. Mast cell tryptase regulates rat colonic myocytes through proteinase-activated receptor 2. *J Clin Invest* 1997;100:1383–1393.
246. Mirza H, Schmidt VA, Derian SK, et al. Mitogenic responses mediated through the proteinase-activated receptor-2 are induced by expressed forms of mast cell alpha- or beta-tryptases. *Blood* 1997;90: 3914–3922.
247. Molino M, Barnathan DS, Numerof R, et al. Interactions of mast cell tryptase with thrombin receptors and PAR-2. *J Biol Chem* 1997;272: 4043–4049.
248. Lan RS, et al. Role of protease-activated receptors in airway function: a target for therapeutic intervention? *Pharmacol Ther* 2002;95: 239–257.
249. Frungieri MB, et al. Proliferative action of mast cell tryptase is mediated by PAR-2, COX2, prostaglandins and PPARγ: possible relevance to human fibrotic disorders. *Proc Natl Acad Sci U S A* 2002; 99:15072–15077.
250. Burgess LE, Newhouse BJ, Ibrahim P, et al. Potent selective nonpeptidic inhibitors of human lung tryptase. *Proc Natl Acad Sci U S A* 1999;96:8348–8352.
251. Clark JM, Abraham WM, Fishman CE, et al. Tryptase inhibitors block allergen-induced airway and inflammatory responses in allergic sheep. *Am J Respir Crit Care Med* 1995;152:2076–2083.
252. Urata H, Kinoshita A, Perez DM, et al. Cloning of the gene and cDNA for human heart chymase. *J Biol Chem* 1991;266:17173–17179.
253. Caughey GH, Schaumberg TH, Zerweck EH, et al. The human mast cell chymase gene (CMA1): mapping to the cathepsin G/granzyme gene cluster and lineage-restricted expression. *Genomics* 1993;15: 614–620.
254. Schechter NM, Wang ZM, Blacher RW, et al. Determination of the primary structures of human skin chymase and cathepsin G from cutaneous mast cells of urticaria pigmentosa lesions. *J Immunol* 1994;152:4062–4069.
255. Vartio T, Seppa H, Vaheri A. Susceptibility of soluble and matrix fibronectins to degradation by tissue proteinases, mast cell chymase and cathepsin G. *J Biol Chem* 1981;256:471–476.
256. Wintroub BU, Schechter NM, Lazarus GS, et al. Angiotensin I conversion by human and rat chymotryptic proteinases. *J Invest Dermatol* 1984;83:336–339.
257. Sayama S, Iozzo RV, Lazarus GS, et al. Human skin chymotrypsin-like proteinase chymase. *J Biol Chem* 1987;262:6808–6815.
258. Gunnar P, Karlstrom A. Thrombin is inactivated by mast cell secretory granule chymase. *J Biol Chem* 1993;268:11817–11822.
259. Schechter NM, Choi JK, Slavin DA, et al. Identification of a chymotrypsin-like proteinase in human mast cells. *J Immunol* 1986; 137:962–970.

260. Briggaman RA, Schechter NM, Fraki J, et al. Degradation of the epidermal-dermal junction by proteolytic enzymes from human skin and human polymorphonuclear leukocytes. *J Exp Med* 1984;160:1027–1042.
261. Mizutani H, Schechter N, Lazarus G, et al. Rapid and specific conversion of precursor interleukin 1b (IL-1b) to an active IL-1 species by human mast cell chymase. *J Exp Med* 1991;174:821–825.
262. Wypij DM, Nichols JS, Novak PJ, et al. Role of mast cell chymase in the extracellular processing of big-endothelin-1 to endothelin-1 in the perfused rat lung. *Biochem Pharmacol* 1992;43:845–853.
263. Taipale J, Lohi J, Saarinen J, et al. Human mast cell chymase and leukocyte elastase release latent transforming growth factor-β1 from the extracellular matrix of cultured human epithelial and endothelial cells. *J Biol Chem* 1995;270:4689–4696.
264. Saarinen J, Kalkkinen N, Welgus H, et al. Activation of human interstitial procollagenase through direct cleavage of the Leu83-Thr84 bond by mast cell chymase. *J Biol Chem* 1994;269:18134–18140.
265. Natsuaki M, Stewart CB, Vanderslice P, et al. Human skin mast cell carboxypeptidase: functional characterization, cDNA cloning, and genealogy. *J Invest Dermatol* 1992;99:138–145.
266. Krejci NC, Knapp DM, Rudd RJ, et al. Dermal mast cell granules bind interstitial procollagenase and collagenase. *J Invest Dermatol* 1992;98:748–752.
267. Stevens RL, Fox CC, Lichtenstein LM, et al. Identification of chondroitin sulfate E proteoglycans and heparin proteoglycans in the secretory granules of human lung mast cells. *Proc Natl Acad Sci U S A* 1988;85:2284–2287.
268. Metcalfe DD, Lewis RA, Silbert JE, et al. Isolation and characterization of heparin from human lung. *J Clin Invest* 1979;64:1537–1543.
269. Razin E, Stevens RL, Akiyama F, et al. Culture from mouse bone marrow of a subclass of mast cells possessing a distinct chondroitin sulfate proteoglycan with glycosaminoglycans rich in *N*-acetylgalactosamine-4, 6-disulfate. *J Biol Chem* 1982;257:7229–7236.
270. Ruoslahti E. Proteoglycans in cell regulation. *Cell* 1989;264:13369–13372.
271. Yamaguchi Y, Mann DM, Ruoslahti E. Negative regulation of TGF-β by the proteoglycan decorin. *Nature* 1990;346:281–284.
272. Rosenberg RD. Biological actions of heparin. *Semin Hematol* 1977;14:427–440.
273. Lonky SA, Marsh J, Wohl H. Stimulation of human granulocyte elastase by platelet factor 4 and heparin. *Biochem Biophys Res Commun* 1978;85:1113–1118.
274. Gajdusek C. Release of endothelial cell-derived growth factor (ECDGF) by heparin. *J Cell Physiol* 1984;121:13–21.
275. Gospodarwicz D, Cheng J. Heparin protects basic and acidic FGF from inactivation. *J Cell Physiol* 1986;128:475–484.
276. McCaffrey TA, Falcone DJ, Brayton CF, et al. Transforming growth factor-beta activity is potentiated by heparin via dissociation of the transforming growth factor-beta/alpha 2-macroglobulin inactive complex. *J Cell Biol* 1989;109:441–448.
277. Schreiber AB, Kenney J, Kowalski WJ, et al. Interaction of endothelial cell growth factor with heparin: characterization by receptor and antibody recognition. *Proc Natl Acad Sci U S A* 1985;82:6138–6142.
278. Meininger CJ, Sherwood SJ, Hawker JR. Mast cell heparin displaces with basic fibroblast growth factor from endothelial cell matrix [Abstract]. *J Cell Biochem* 1991;15(suppl):232.
279. Wright TCJ, Pukac LA, Castellot JJJ, et al. Heparin suppresses the induction of c-*fos* and c-*myc* mRNA in murine fibroblasts by selective inhibition of a protein kinase C-dependent pathway. *Proc Natl Acad Sci U S A* 1989;86:3199–3203.
280. Kenagy RD, Nikkari ST, Welgus HG, et al. Heparin inhibits the induction of three matrix metalloproteinases (stromelysin, 92-kD gelatinase, and collagenase) in primate smooth muscle cells. *J Clin Invest* 1994;93:1987–1993.
281. Weiler JM, Yurt RW, Fearon DT, et al. Modulation of the formation of the amplification convertase of complement, C3b, Bb, by native and commercial heparin. *J Exp Med* 1978;147:409–421.
282. Kazatchkine MD, Fearson DT, Silbert JE, et al. Surface-associated heparin inhibits zymosan-induced activation of the human alternative complement pathway by augmenting the regulatory action of the control proteins on particle-bound C3b. *J Exp Med* 1979;150:1202–1215.
283. Avioli LV. Heparin induced osteopenia: an appraisal. *Adv Exp Med Biol* 1975;52:375–387.
284. Crisp AJ, Wright JK, Hazleman BL. Effects of heparin, histamine, and salmon calcitonin on mouse calvarial bone resorption. *Ann Rheum Dis* 1986;45:422–427.
285. Glowacki J. The effects of heparin and protamine on resorption of bone particles. *Life Sci* 1983;33:1019–1024.
286. Goldhaber P. Heparin enhancement of factors stimulating bone resorption in tissue culture. *Science* 1965;147:407–408.
287. Hurley MM, Gronowicz G, Kream BE, et al. Effect of heparin on bone formation in cultured fetal rat calvaria. *Calcif Tissue Int* 1990;46:183–188.
288. Sakamoto S, Sakamoto M, Goldhaber P, et al. Studies on the interaction between heparin and mouse bone collagenase. *Biochim Biophys* 1975;385:41–50.
289. Yamashita Y, Nakagomi K, Hasegawa S, et al. Effect of heparin on proliferation of pulmonary fibroblasts. *Am Rev Respir Dis* 1990;42:A912.
290. Sanantonio JD, Lander AD, Wright TC, et al. Heparin inhibits the attachment and growth of BALB/c-3T3 fibroblasts on collagen substrata. *J Cell Physiol* 1992;150:8–16.
291. Burd PR, Rogers HW, Gordon JR, et al. Interleukin 3-dependent and -independent mast cells stimulated with IgE and antigen express multiple cytokines. *J Exp Med* 1989;170:245–254.
292. Tsai M, Gordon JR, Galli SJ. Mast cells constitutively express transforming growth factor-beta mRNA. *FASEB J* 1990;4:A1944.
293. Gordon JR, Burd PR, Galli SJ. Mast cells as a source of multifunctional cytokines. *Immunol Today* 1990;11:458–464.
294. Plaut M, Pierce JH, Watson CJ, et al. Mast cell lines produce lymphokines in response to cross-linkage of Fc epsilon RI or to calcium ionophores. *Nature* 1989;339:64–67.
295. Young J, Lice CC, Butler G, et al. Identification, purification, and characterization of a mast cell–associated cytolytic factor related to tumor necrosis factor. *Proc Natl Acad Sci U S A* 1987;84:9175–9179.
296. Ohkawara Y, Yamauchi K, Tanno Y, et al. Human lung mast cells and pulmonary macrophages produce tumor necrosis factor-alpha in sensitized lung tissue after IgE receptor triggering. *Am J Respir Cell Mol Biol* 1992;7:385–392.
297. Moller A, Henz BM, Grutzkau A, et al. Comparative cytokine gene expression: regulation and release by human mast cells. *Immunology* 1998;93:289–295.
298. Bradding P, Okayama Y, Howarth PH, et al. Heterogeneity of human mast cells based on cytokine content. *J Immunol* 1995;155:297–307.
299. Bradding P. Human mast cell cytokines. *Clin Exp Allergy* 1996;26:13–19.
300. Kruger-Krasagakes S, Moller S, Kolde G, et al. Production of interleukin-6 by human mast cells and basophil cells. *J Invest Dermatol* 1996;106:75–79.
301. Galli SJ, Gordon JR, Wershil BK. Mast cell cytokines in allergy and inflammation. *Agents Actions Suppl* 1993;43:209–220.
302. Selvan RS, Butterfield JH, Krangel MS. Expression of multiple chemokine genes by human mast cell leukemia. *J Biol Chem* 1994;269:13893–13898.
303. Bradding P, Feather IH, Howarth PH, et al. Interleukin 4 is localized to and released by human mast cells. *J Exp Med* 1992;176:1381–1386.
304. Ying S, Durham SRJ, Jacobson MR, et al. T lymphocytes and mast cells express messenger RNA for IL-4 in the nasal mucosa in allergen-induced rhinitis. *Immunology* 1994;82:200–206.
305. Leal-Berumen I, Conlon P, Marshall JS. IL-6 production by rat peritoneal mast cells is not necessarily preceded by histamine release and can be induced by bacterial lipopolysaccharide. *J Immunol* 1994;152:5468–5475.
306. Bullock E, Johnson E. Nerve growth factor induces the expression of certain cytokine genes and bcl-2 in mast cells: potential role in survival promotion. *J Biol Chem* 1996;271:27500–27508.
307. Rao A. A transcription factor required for the co-ordinate induction of several cytokine genes. *Immunol Today* 1994;15:274–281.
308. Steffen M, Abboud M, Potter GK, et al. Presence of tumor necrosis factor or related factor in human basophil/mast cells. *Immunology* 1989;66:445–450.
309. Walsh LJ, Trinchieri G, Waldorf HA, et al. Human dermal mast cells contain and release tumor necrosis factor a, which induces endothelial leukocyte adhesion molecule 1. *Proc Natl Acad Sci U S A* 1991;88:4220–4224.
310. Qu Z, Liebler JM, Powers MR, et al. Mast cells are a major source of basic fibroblast growth factor in chronic inflammation and cutaneous hemangioma. *Am J Pathol* 1995;147:564–573.

311. Banovac K, Neylan D, Leone J, et al. Are the mast cells antigen presenting cells? *Immunol Invest* 1989;18:901–906.
312. Wasserman SI. Current comment: the mast cell and synovial inflammation. What's a nice cell like you doing in a joint like this? *Arthritis Rheum* 1984;27:841–844.
313. Marone G. Mast cells in rheumatic disorders: mastermind or workhorse? *Clin Exp Rheumatol* 1998;16:245–249.
314. Woolley DE. Mast cell in inflammatory arthritis. *N Engl J Med* 2003; 348:1709–1711.
315. Lee DM, Friend DS, Gurish MF, et al. Mast cells: a cellular link between autoantibodies and inflammatory arthritis. *Science* 2002;297: 1689–1692.
316. Benoist C, Mathis C. Mast cells in autoimmune diseases. *Nature* 2002;420:875–878.
317. van den Broek MF, van den Berg WB, van de Putte LBA. The role of mast cells in antigen induced arthritis in mice. *J Rheumatol* 1988;15: 544–551.
318. Caulfield JP, Hein A, Helfgott SM, et al. Intraarticular injection of arthritogenic factor causes mast cell degranulation, inflammation, fat necrosis, and synovial hyperplasia. *Lab Invest* 1988;59:82–95.
319. Allen JB, Manthey CL, Hand AR, et al. Rapid onset synovial inflammation and hyperplasia induced by transforming growth factor beta. *J Exp Med* 1990;171:231–247.
320. Dalldorf FG, Anderle SK, Brown RR, et al. Mast cell activation by a group A streptococcal polysaccharide in the rat and its role in experimental arthritis. *Am J Pathol* 1988;132:258–264.
321. Wershil BK, Mekori YA, Murakami T, et al. 125-I fibrin deposition in IgE-dependent immediate hypersensitivity reactions in mouse skin. *J Immunol* 1987;139:2605–2614.
322. Gryfe A, Sanders PM, Gardner DL. The mast cell in early rat adjuvant arthritis. *Ann Rheum Dis* 1971;30:24–29.
323. Malone DG, Metcalfe DD. Demonstration and characterization of a transient arthritis in rats following sensitization of synovial mast cells with antigen-specific IgE and parenteral challenge with specific antigen. *Arthritis Rheum* 1988;31:1063–1067.
324. Malone DG, Metcalfe DD. Mast cells and arthritis. *Ann Allergy* 1988;61:27–30.
325. De Clerck LS, Struyf NJ, Bridts CH, et al. IgE-containing immune complexes in synovial fluid of patients with rheumatoid arthritis. *Clin Rheumatol* 1990;9:176–181.
326. Zuraw BL, O'Hair CH, Vaughan JH, et al. Immunoglobulin E-rheumatoid factor in the serum of patients with rheumatoid arthritis, asthma and other diseases. *J Clin Invest* 1981;68:1610–1613.
327. Merity K, Falus A, Erhardt CC, et al. IgE and IgE-rheumatoid factors in circulating immune complexes in rheumatoid arthritis. *Ann Rheum Dis* 1984;43:246–250.
328. Marone G. The anti-IgE/anti-Fc epsilon RI alpha autoantibody network in allergic and autoimmune diseases. *Clin Exp Allergy* 1999;29: 17–27.
329. Crisp A, Chapman J, Clifford M, et al. Articular mastocytosis in rheumatoid arthritis. *Arthritis Rheum* 1984;27:845–850.
330. Godfrey HP, Ilardi C, Engber W, et al. Quantification of human synovial mast cells in rheumatoid arthritis and other rheumatic diseases. *Arthritis Rheum* 1984;27:851–854.
331. Gruber BL, Gorevic PD, Kaplan AP, et al. Rheumatoid synovial mast cells: functional studies. *J Allergy Clin Immunol* 1985;75:202.
332. Malone DG, Wilder RC, Saavedra-Delgado AM, et al. Mast cell numbers in rheumatoid synovial tissues: correlation with quantitative measure of lymphocytic infiltration and modulation by anti-inflammatory therapy. *Arthritis Rheum* 1987;30:130–138.
333. Okada J. The mast cell in synovial membrane of patients with joint diseases. *Jpn J Orthop Surg* 1973;47:657.
334. Fremont AJ, Denton J. Disease distribution of synovial fluid mast cells and cytophagocytic mononuclear cells in inflammatory arthritis. *Ann Rheum Dis* 1984;44:312–315.
335. Sajveiya K. Synovial mast cells. *Ind J Pathol Microbiol* 1983;26: 111–115.
336. Irani AM, Golzar N, Deblois G, et al. Distribution of mast cell subsets in rheumatoid arthritis and osteoarthritis synovia. *Arthritis Rheum* 1987;30:566.
337. Kiener H, Baghestanian M, Dominkus M, et al. Expression of the C5a receptor (CD88) on synovial mast cells in patients with rheumatoid arthritis. *Arthritis Rheum* 1998;41:233–245.
338. de Paulis A, Marino I, Ciccarelli A, et al. Human synovial mast cells. I. Ultrastructural *in situ* and *in vitro* immunologic characterization. *Arthritis Rheum* 1996;39:1222–1233.
339. Carsons SE. Detection and quantitation of stem cell factor (*kit* ligand) in the synovial fluid of patients with rheumatic disease. *J Rheumatol* 2000;27:2798–2800.
340. Olsson N. Demonstration of mast cell chemotactic activity in synovial fluid from rheumatoid patients. *Ann Rheum Dis* 2001;60:187–193.
341. Keiner HP. Tumor necrosis factor alpha promotes the expression of stem cell factor in synovial fibroblasts and their capacity to induce mast cell chemotaxis. *Arthritis Rheum* 2000;43:164–174.
342. Buckley M, Gallagher P, Walls A. Mast cell subpopulations in the synovial tissue of patients with osteoarthritis: selective increase in numbers of tryptase-positive, chymase-negative mast cells. *J Pathol* 1998;186:67–74.
343. Gotis-Graham I, McNeil HP. Mast cell responses in rheumatoid synovium. Association of the MCTC subset with matrix turnover and clinical progression. *Arthritis Rheum* 1997;40:479–489.
344. Gotis-Graham I, Smith M, Parker A, et al. Synovial mast cell responses during clinical improvement in early rheumatoid arthritis. *Ann Rheum Dis* 1998;57:664–671.
345. McNeil HP. Human mast cell subsets—distinct functions in inflammation? *Inflamm Res* 2000;49:3–7.
346. Gruber BL, Pozansky M, Boss E, et al. Characterization and functional studies of rheumatoid synovial mast cells: activation by secretagogues, anti-IgE and histamine-releasing lymphokine. *Arthritis Rheum* 1986;29:944–955.
347. Bromley M, Woolley DE. Histopathology of the rheumatoid lesion: identification of cell types at sites of cartilage erosion. *Arthritis Rheum* 1984;27:857–863.
348. Woolley DE, Crossley MJ, Evanson JM. Collagenase at the site of cartilage erosion in the rheumatoid joint. *Arthritis Rheum* 1977;20: 1231–1239.
349. Gruber BL, Schwartz LB. The mast cell as an effector of connective tissue degradation: a study of matrix susceptibility to human mast cells. *Biochem Biophys Res Commun* 1990;171:1272–1278.
350. Tetlow LC, Woolley DE. Mast cells, cytokines, and metalloproteinases at the rheumatoid lesion: dual immunolocalisation studies. *Ann Rheum Dis* 1995;54:896–903.
351. Johnson J, Jackson C, Angelini G, et al. Activation of matrix-degrading metalloproteinases by mast cell proteases in atherosclerotic plaques. *Arterioscler Thromb Vasc Biol* 1998;18:1707–1715.
352. Gruber BL, Schwartz LB, Ramamurthy NS, et al. Activation of latent rheumatoid synovial collagenase by human mast cell tryptase. *J Immunol* 1988;140:3936–3942.
353. Yoffe J, Taylor DJ, Woolley DE. Mast cell products stimulate collagenase and prostaglandin E production by cultures of adherent rheumatoid synovial cells. *Biochem Biophys Res Commun* 1984;122: 270–276.
354. DiGirolamo N. *In vitro* and *in vivo* expression of interstitial collagenase/MMP-1 by human mast cells. *Dev Immunol* 2000;7:131–142.
355. Zhang J, Nie G, Jian W, et al. Mast cell regulation of human endometrial matrix metalloproteinases: a mechanism underlying menstruation. *Biol Reprod* 1998;59:693–703.
356. Solovieva SA, Ceponis A, Konttinen YT, et al. Mast cells in loosening of totally replaced hip joints. *Clin Orthop Rel Res* 1996;322: 158–165.
357. Bartholomew JS, Evanson JM, Woolley DE. Serum IgE anti-cartilage antibodies in rheumatoid patients. *Rheumatol Int* 1991;11: 37–40.
358. Cooper AL, Snowden N, Woolley DE. IgE antibodies specific for cartilage collagens type II, IX, and XI in rheumatic diseases. *Scand J Rheumatol* 1993;22:207–214.
359. Chatpar PC, Muller D, Gruber BL, et al. Prevalence of IgE rheumatoid factor (IgE RF) in mixed cryoglobulinemia and rheumatoid arthritis. *Clin Exp Rheum* 1986;4:313–317.
360. Permin H, Egeskjold EM. IgE anti-IgG antibodies in patients with juvenile and adult rheumatoid arthritis including Felty's syndrome. *Allergy* 1982;37:421–427.
361. Permin H, Stahl Skov P, Norn S, et al. Basophil histamine release by RNA, DNA and aggregated IgG examined in rheumatoid arthritis and systemic lupus erythematosus. *Allergy* 1978;33:15–23.
362. Permin H, Stahl Skov P, Norn S. Basophil histamine release induced by leukocyte nuclei in patients with rheumatoid arthritis. *Allergy* 1983;38:273–281.
363. Magnusson CGM. Detection of anti-IgE autoantibodies. In: Shakib

F, ed. *Monographs in allergy.* Vol. 26. Basel, Switzerland: S Karger, 1989:18–26.
364. Gruber BL. Activation of rheumatoid synovial mast cells: role of IgE-associated antiglobulins. In: Shakib F, ed. *Monographs in allergy.* Vol. 26. Basel, Switzerland: S Karger, 1989:120–134.
365. Johansson S. Anti-IgE antibodies in human serum. *J Allergy Clin Immunol* 1986;77:555–557.
366. Nawata Y, Koike T, Yanagisawa T, et al. Anti-IgE autoantibody in patients with bronchial asthma. *Clin Exp Immunol* 1984;58:348–356.
367. Nawata Y, Koike T, Hosokawa H, et al. Anti-IgE autoantibodies in patients with atopic dermatitis. *J Immunol* 1985;135:478–482.
368. Rouzer CA, Scott WA, Hamill AL, et al. Secretion of leukotriene C and other arachidonic acid metabolites by macrophages challenged with immunoglobulin E immune complexes. *J Exp Med* 1982;156: 1077–1086.
369. Paganelli R, Quinti I. Pathological significance of circulating IgG anti-IgE complexes. In: Shakib F, ed. *Monographs in allergy.* Vol. 26. Basel, Switzerland: S Karger, 1989:184–197.
370. Lindholm OR, Lindholm PS, Liukko HP, et al. The mast cell as a component of healing fractures in callus. *J Bone Joint Surg* 1969;51: 148–155.
371. Severson AR. Mast cells in areas of experimental bone resorption and remodelling. *Br J Exp Pathol* 1969;50:17–21.
372. Rafii M, Firooznia H, Golimbu C, et al. Pathologic fracture in systemic mastocytosis. Radiographic spectrum and review of the literature. *Clin Orthop* 1983;180:260–267.
373. Fallon MD, Whyte MP, Teitelbaum SL. Systemic mastocytosis associated with generalized osteopenia. *Hum Pathol* 1981;12:813–820.
374. Delling G. Histological characteristics and prevalence of secondary osteoporosis in systemic mastocytosis. A retrospective analysis of 158 cases. *Pathologe* 2001;22:132–140.
375. Tharp MD. Mastocytosis. *Dermatol Clin* 2001;19:679–696.
376. Fallon MD, Whyte MP, Craig BJ, et al. Mast cell proliferation in postmenopausal osteoporosis. *Calcif Tissue Int* 1983;35:29–31.
377. Frame B, Nixon RK. Bone marrow mast cells in osteoporosis of aging. *N Engl J Med* 1968;279:626–630.
378. Hills E, Dunstan CR, Evans RA. Bone metabolism in systemic mastocytosis. *J Bone Joint Surg Am* 1981;63:665–669.
379. Urist MR, McLean FC. Accumulation of mast cells in endosteum of bones of calcium-deficient rats. *Arch Pathol* 1957;63:239– 251.
380. Rockoff SD, Armstrong JD. Parathyroid hormone as a stimulus to mast cell accumulation in bone. *Calcif Tissue Res* 1970;5:41–55.
381. Lotinun S. Triazolopyrimidine (trapidil), a platelet-derived growth factor antagonist, inhibits parathyroid bone disease in an animal model for chronic hyperthryoidism. *Endocrinology* 2003;144:2000–2007.
382. Ellis HA, Peart KM. Iliac bone marrow mast cells in relation to the renal osteodystrophy of patients treated by haemodialysis. *J Clin Pathol* 1976;29:502–516.
383. McKenna MJ, Frame B. The mast cell and bone. *Clin Orthop* 1985; 200:226–233.
384. Crisp AJ, Roelke MS, Goldring SR, et al. Heparin modulates intracellular cyclic cAMP in human trabecular bone cells and adherent rheumatoid synovial cells. *Ann Rheum Dis* 1984;43:628–634.
385. Rosenstein R, Greenberg G, Melnick M, et al. Mast cells in bone remodeling—using a genetically defined mouse model as a clue to human disease. *Craniofac Struct Connect Tissue Disord* 1990;25:15–25.
386. Greenberg G, Pokress S, Minkin C. Inhibition of bone resorption *in vitro* by Compound 48/80. *Calcif Tissue Int* 1985;37:447–449.
387. Jeffcoat MK, Williams RC, Johnson HG. Treatment of periodontal disease in beagles with iodoxamide ethyl, an inhibitor of mast cell release. *J Periodont Res* 1985;20:532–541.
388. Bell NH. Rank ligand and the regulation of skeletal remodeling. *J Clin Invest* 2003;111:1120–1122
389. Fleischmajer R, Perlish JS, Reeves JRT. Cellular infiltrates in scleroderma skin. *Arthritis Rheum* 1977;20:975–984.
390. Nishioka K, Kobayashi Y, Katayama I, et al. Mast cell numbers in diffuse scleroderma. *Arch Dermatol* 1987;123:205–208.
391. Hawkins RA, Claman HN, Clark RAF, et al. Increased dermal mast cell populations in progressive systemic sclerosis: a link in chronic fibrosis? *Ann Intern Med* 1985;102:182–186.
392. Takeda K, Hatamochi A, Ueki H. Increased number of mast cells accompany enhanced collagen synthesis in linear localized scleroderma. *Arch Dermatol Res* 1989;281:288–290.
393. Lichtbroun AS, Sandhaus LM, Giorno RC, et al. Myocardial mast cells in systemic sclerosis: a report of three fatal cases. *Am J Med* 1990;89:372–376.
394. Claman HN. Mast cells, T cells and abnormal fibrosis. *Immunol Today* 1985;6:192–194.
395. Claman HN. Mast cell changes in a case of rapidly progressive scleroderma: ultrastructural analysis. *J Invest Dermatol* 1989;92:290–295.
396. Claman HN, Lee Choi K, Sujansky W, et al. Mast cell "disappearance" in chronic murine graft-vs-host disease (GVHD)—ultrastructural demonstration of "phantom mast cells." *J Immunol* 1986;137:2009–2013.
397. Kirkpatrick CJ, Curry A. Interaction between mast cells and perineural fibroblasts in neurofibroma: new insights into mast cell function. *Pathol Res Pract* 1988;183:453–458.
398. Kawanami O, Ferrans VJ, Fulmer JD, et al. Ultrastructure of pulmonary mast cells in patients with fibrotic lung disorders. *Lab Invest* 1979;40:717–734.
399. Gabrielli A, DeNictolis M, Campanati G, et al. Eosinophilic fasciitis: a mast cell disorder? *Clin Exp Rheumatol* 1983;1:75–78.
400. Kirscher CW, Bailey JF. The mast cell in hypertrophic scars. *Tex Rep Biol Med* 1972;30:327–338.
401. Walls AF, Bennett AR, Godfrey RC, et al. Mast cell tryptase and histamine concentrations in bronchoalveolar lavage fluid from patients with interstitial lung disease. *Clin Sci* 1991;81:183–188.
402. Norrby K, Arnqvist HJ, Bergstrom S, et al. Augmented mitogenesis in normal connective tissue cells following mast cell secretion in diabetic rats. *Virchows Arch (Cell Pathol)* 1982;39:137–144.
403. Norrby K. Intradermal mast-cell secretion causing cutaneous mitogenesis. *Virchows Arch (Cell Pathol)* 1983;42:263–269.
404. Walker MA, Harley R, Maise J, et al. Mast cells and their degranulation in the Tsk mouse model of scleroderma. *Proc Soc Exp Biol Med* 1985;180:323–328.
405. Claman HN, Jaffee BD, Huff JC, et al. Chronic graft-versus-host disease (GVHD) as a model for scleroderma. II: Mast cell depletion with deposition of immunoglobulins in the skin and fibrosis. *Cell Immunol* 1985;94:73–84.
406. Seibold JR, Giorno RC, Claman HN. Dermal mast cell degranulation in systemic sclerosis. *Arthritis Rheum* 1990;33:1702–1709.
407. Kihira C. Increased cutaneous immunoreactive stem cell factor expression and serum stem cell factor level in systemic scleroderma. *J Dermatol Sci* 1999;20:72–78.
408. Levi-Schaeffer F, Kupietzky A. Mast cells enhance migration and proliferation of fibroblasts into an *in vitro* wound. *Exp Cell Res* 1990; 188:42–49.
409. Subba Rao PV, Friedman MM, Atkins FM, et al. Phagocytosis of mast cell granules by cultured fibroblasts. *J Immunol* 1983;130:341–349.
410. Vliagoffis H, Hutson AM, Mahmudi-Azer S, et al. Mast cells express connexins on their cytoplasmic membrane. *J Allergy Clin Immunol* 1999;103:656–662.
411. Trautmann A, Krohne G, Brocker E, et al. Human mast cells augment fibroblast proliferation by heterotypic cell-cell adhesion and action of IL-4. *J Immunol* 1998;160:5053–5057.
412. Groto T, Befus D, Low R, et al. Mast cell heterogeneity and hyperplasia in bleomycin-induced pulmonary fibrosis in rats. *Am Rev Respir Dis* 1984;130:797–802.
413. Horuchi T, Ohta K, Yamaguchi M, et al. Mast cell involvement in bleomycin induced lung injury of mice. *Am Rev Respir Dis* 1990;42:A498.
414. O'Brien-Ladner A, Wesselius LJ, Stechshulte DJ. Decreased lung collagen deposition in mast cell deficient mice after bleomycin. *Am Rev Respir Dis* 1990;42:A499.
415. Suzuki N, Horiuchi T, Ohta K, et al. Mast cells are essential for the full development of silica-induced pulmonary inflammation: a study with mast cell–deficient mice. *Am J Respir Cell* 1993;9:475–483.
416. Siracusa LD, Christner P, McGrath R, et al. The tight skin (Tsk) mutation in the mouse, a model for human fibrotic diseases, is tightly linked to the beta 2-microglobulin (B2m) gene on chromosome 2. *Genomics* 1993;17:748–751.
417. Everett ET, Pablos JL, Harley RA, et al. The role of mast cells in the development of skin fibrosis in tight-skin mutant mice. *Comp Biochem Physiol [A]* 1995;110:159–165.
418. Cohen IK, Beaven MA, Horakova K, et al. Histamine and collagen synthesis in keloid and hypertrophic scars. *Surg Forum* 1972;23:509–510.
419. Hatamochi A, Fujiwara K, Ueki H. Effects of histamine on collagen synthesis by cultured fibroblasts derived from guinea pig skin. *Arch*

Dermatol Res 1985;277:60–64.
420. Barzu T, Molho P, Tobelem G, et al. Binding and endocytosis of heparin by human endothelial cells in culture. *Biochim Biophys Acta* 1985;845:196–203.
421. Qu Z, Planck SR, Rosenbaum JT. Mast cells rather than macrophages or synoviocytes are the major source of basic fibroblast growth factor in arthritic joints. *Arthritis Rheum* 1994;37(suppl):305.
422. Kanbe N. Production of fibrogenic cytokines by cord blood-derived cultured human mast cells. *J Allergy Clin Immunol* 2000;106(suppl):91–98.
423. Li CY, Baek JY. Mastocytosis and fibrosis: role of cytokines. *Int Arch Allergy Immunol* 2002;127:123–126.
424. Kondo S. Role of mast cell tryptase in renal interstitial fibrosis. *J Am Soc Nephrol* 2001;12:1668–1676.
425. Yamamato T. Mast cells enhance contraction of three-dimensional collagen lattices by fibroblasts by cell-cell interaction: role of stem cell factor/c-*kit*. *Immunology* 2000;99:435–439.
426. Skold CM. Co-cultured human mast cells stimulate fibroblast mediated contraction of collagen gels. *Inflammation* 2001;25:47–51.
427. Gruber BL, Kaufman LD. Remission in progressive early diffuse scleroderma induced by ketotifen: evidence for the role of mast cells in disease pathogenesis. *Am J Med* 1990;89: 392–395.
428. Walker MA, Harley RA, LeRoy EC. Inhibition of fibrosis in Tsk mice by blocking mast cell degranulation. *J Rheumatol* 1987;14:299–301.
429. Gruber BL, Kaufman LD. A double-blind randomized controlled trial of ketotifen versus placebo in early diffuse scleroderma. *Arthritis Rheum* 1990;34:362–366.
430. Fonseca E, Solis J. Mast cells in the skin: progressive systemic sclerosis and the toxic oil syndrome. *Ann Intern Med* 1985;102:864–865.
431. Konttinen YT, Tuominen S, Segerbergkonttinen M, et al. Mast cells in the labial salivary glands of patients with Sjögren's syndrome—a histochemical, immunohistochemical, and electron microscopical study. *Ann Rheum Dis* 1990;49:685–689.
432. Lichtig C, Haim S, Gilhar A, et al. Mast cells in Behçet's disease: ultrastructural and histamine content studies. *Dermatologica* 1981; 162:167–174.
433. Kaufman LD, Seidman RJ, Philips ME, et al. Cutaneous manifestations of L-tryptophan associated eosinophilic-myalgia syndrome: a spectrum of sclerodermatous skin disease. *J Am Acad Dermatol* 1990;23:1063–1069.
434. Johnston YE, Duray PH, Steere AC, et al. Lyme arthritis: spirochetes found in synovial microangiopathic lesions. *Am J Pathol* 1985;118: 26–34.
435. Gruber BL, Kaplan AP. Mast cells and rheumatic diseases. In: McCarty DJ, Koopman WJ, eds. *Arthritis and allied conditions*. Philadelphia: Lea & Febiger, 1993:417–436.
436. Cochrane CG, Koffler D. Immune complex disease in experimental animals and man. *Adv Immunol* 1973;16:185–264.
437. Bielory L, Gascon P, Lawley T, et al. Human serum sickness: a prospective analysis of 35 patients treated with equine anti-thymocyte globulin for bone marrow failure. *Medicine* 1988;67:40–57.
438. Braverman IM, Yen A. Demonstration of immune complexes in spontaneous and histamine-induced lesions and in normal skin of patients with leukocytoclastic angiitis. *J Invest Dermatol* 1975;64: 105–112.
439. Majno G, Shea SM, Leventhal M. Endothelial contraction induced by histamine-type mediators. *J Cell Biol* 1969;42:647–659.
440. Van Haaster C, Derhaag J, Engels W, et al. Mast cell–mediated induction of ICAM-1, VCAM-1 and E-selectin in endothelial cells *in vitro*: constitutive release of inducing mediators but no effect of degranulation. *Pflugers Arch* 1997;435:137–144.
441. Riley JF. Pharmacology and functions of mast cells. *Pharmacol Rev* 1955;7:267–277.
442. Kobayashi Y. Mast cells as a target of rheumatoid arthritis treatment. *Jpn J Pharmacol* 2002;90:7–11.
443. Takaishi T, Morita Y, Kudo K, et al. Auranofin, an oral chrysotherapeutic agent, inhibits histamine release from human basophils. *J Allergy Clin Immunol* 1984:74:296–301.
444. Rytomaa T. Organ distribution and histochemical properties of eosinophil granulocytes in the rat. *Acta Pathol Microbiol Scand* 1960; 50(suppl 140):1–118.
445. Kita H, Adolphson CR, Gleich GJ. Biology of eosinophils. In: *Allergy—principles and practice,* Eds. Adkinson NF, Yunginger, Busse WW et al. Mosby 2003 6th edition, pp. 305–332.
446. Paltraman RI, Collins PD, Williams TJ, et al. Eotaxin induces a rapid release of eosinophils and their progenitors from the bone marrow. *Blood* 1998;91:2240–2248.
447. Sanderson CJ. Control of eosinophilia. *Int Arch Allergy Appl Immunol* 1991;94:122–126.
448. Sillaber C, Geissler K, Scherrer R, et al. Type beta transforming growth factors promote interleukin-3 (IL-3)-dependent differentiation of human basophils but inhibit IL-3-dependent differentiation of human eosinophils. *Blood* 1992;80:634–641.
449. Butterfield JH, Gleich GJ. Interferon gamma treatment of six patients with the idiopathic hypereosinophilic syndrome. *Ann Intern Med* 1994;121:648–653.
450. Cogan E, Schandene L, Crusiaux A, et al. Brief report: Clinical proliferation of type 2 helper T cells in a man with the hypereosinophilic syndrome. *N Eng J Med*1994;330:535–538.
451. Weller P. Eosinophil structure and function. In: Koopman WJ, ed. *Arthritis and allied conditions.* Vol. I. Philadelphia: Lippincott Williams & Wilkins, 2001:383–392.
452. Jahnsen FL, Brandtzaeg P, Halstensen TS. Monoclonal antibody EG2 does not provide reliable immunohistochemical discrimination between resting and activated eosinophils. *J Immunol Methods* 1994;175:23–36.
453. Ackerman SJ, Corrette SE, Rosenberg HF. Molecular cloning and characterization of human eosinophil Charcot-Leyden crystal protein (lysophospholipase). *J Immunol* 1993;156:456–468.
454. Gounni AS, Lamkhioued B, Ochiai K, et al. High-affinity IgE receptor on eosinophils is involved in defense against parasites. *Nature* 1994;367:183–186.
455. Kita H, Kaneko M, Bartemes KR, et al. Does IgE bind to and activate eosinophils from patients with allergy? *J Immunol* 1999;162:6901–6911.
456. Ohno I, Lea R, Finotto S, et al. Granulocyte/macrophage colony stimulating factor (GM-CSF) gene expression by eosinophils in nasal polyposis. *Am J Respir Cell Mol Biol* 1991;5:505–510.
457. Broide DH, Paine MM, Firestein GS. Eosinophils express interleukin 5 and granulocyte macrophage-colony stimulating factor mRNA at sites of allergic inflammation in asthmatics. *J Clin Invest* 1992;90: 1414–1424.
458. Desreumaux P, Janin A, Colombel JF, et al. Interleukin 5 messenger RNA expression by eosinophils in the intestinal mucosa of patients with cochliac disease. *J Exp Med* 1992;175:293–296.
459. Symon FA, Lawrence MB, Williamson MI, et al. Functional and structural characterization of the eosinophil P-selectin ligand. *J Immunol* 1996;157:1711–1719.
460. Walsh GM, Symon FA, Lazarovites AI, et al. Integrin alpha 4 beta 6 mediates human eosinophil interaction with MAdCAM 1, VACM-1 and fibronectin. *Immunology* 1996;89:112–119.
461. Daffern PJ, Pfeifer PH, Ember JA, et al. C3a is a chemotaxin for human eosinophils but not for neutrophils. I, C3a stimulation of neutrophils is secondary to eosinophil activation. *J Exp Med* 1995;171:2119–2127.
462. Ponath PD, Qin S, Ringler DJ, et al. Cloning of the human eosinophil chemoattractant, eotaxin. Expression, receptor binding, and functional properties suggest a mechanism for the selective recruitment of eosinophils. *J Clin Invest* 1996;97:604–612.
463. Forssmann U, Ugoccioni M, Loetscher P, et al. Eotaxin-2, a novel CC chemokine that is selective for the chemokine receptor CCR3, and acts like eotaxin on human eosinophil and basophil leukocytes. *J Exp Med* 1997;185:2171–2176.
464. Shinkai A, Yoshisue H, Koike M, et al. A novel human CC chemokine, eotaxin-3, which is expressed in IL-4-stimulated vascular endothelial cells, exhibits potent activity toward eosinophils. *J Immunol* 1999;163:1602–1610.
465. Heath H, Qin S, Rao P, et al. Chemokine receptor usage by human eosinophils. The importance of CCR3 demonstrated using an antagonistic monoclonal antibody. *J Clin Invest* 1997;99:178–184.
466. Clark RAF, Gallin JI, Kaplan AP. The selective eosinophil chemotactic activity of histamine. *J Exp Med* 1975;142:1462–1476.
467. Spada CS, Nieves AL, Krauss AH-P, et al. Comparison of leukotriene B4 and D4 effects on human eosinophil and neutrophil motility *in vitro*. *J Leukoc Biol* 1994;55:183–191.
468. Sehmi R, Cromwell O, Taylor GW, et al. Identification of guinea pig eosinophil chemotactic factor of anaphylaxis as leukotriene B4 8(S), 15(S)-dihydroxy-5, 9, 11, 13 (Z.E.Z.E.)-eicosatetraenoic acid. *J Immunol* 1991;147:2276–2283.
469. Sigal CE, Valone FH, Holtzman J, et al. Preferential human eosino-

phil chemotactic activity of the platelet activating factor (PAF): 1-0-hexadecyl-2-acetyl-sn-glyceryl-3-phosphocholine (AGEPC). *J Clin Immunol* 1987;7:179–184.

470. Shute J. Interleukin-8 is a potent eosinophil chemoattractant [Editorial]. *Clin Exp Allergy* 1994;24:203–206.

471. Bochner BS. Cellular adhesion and its antagonism. *J Allergy Clin Immunol* 1997;100:581–585.

472. Pazdrak K, Stafford S, Alam R. The activation of the JAK-STAT 1 signaling pathway by IL-5 in eosinophils. *J Immunol* 1995;155:397–402.

473. Pazdak K, Schreiber D, Forsythe P, et al. The intracellular signal transduction mechanism of interleukin 5 in eosinophils—the involvement of Lyn tyrosine kinase and the Ras-Raf-1-Mek-microtubule-associated protein kinase pathway. *J Exp Med* 1995;181:1827–1834.

474. van der Bruggen T, Caldenhoven E, Kanters D, et al. Interleukin-5 signaling in human eosinophils involves JAK2 tyrosine kinase and STAT1-alpha. *Blood* 1995;85:1442–1448.

475. Kaplan AP, Kuna P, Reddigari SR. Chemokines: Chemotactic factors that activate basophils (histamine releasing factor) and eosinophils. In: Johansson SGO, ed. *Progress in allergy and clinical immunology.* Gottingen, Germany: Hogrefe & Huber, 1995:30–37.

476. Kaplan AP, Iyer M, Simone J, et al. Studies of the activation of eosinophils by RANTES. *Int Arch Allergol Clin Immunol* 1995;1:4–11.

第18章

风湿病中的血小板

Mansoor N. Saleh, Albert F. Lobuglio

血小板是极小的胞质裂片,由骨髓巨核细胞产生,通常受许多细胞因子、体液生长因子及血小板密度的调节[1-8]。血小板的生理作用是在组织受损的内部及外部形成初始栓子。内皮下胶原是一种有效的血小板活化物,它会引起一系列反应从而形成血小板血栓,最终在受损部位形成止血块[9,10]。血小板活化伴血小板的脱颗粒并向其周围释放颗粒物质[11],这些物质是各种细胞过程的刺激物,包括导致组织炎症和伤口愈合的细胞过程[12-14]。风湿病常伴有刺激血小板活化的过程[15-17],血小板活化可能与风湿病中的炎症反应有关[11,18-20]。此外,血小板的量和质的异常也与风湿病有关,用于治疗风湿病的药物常改变血小板的功能。本章回顾血小板和风湿病的这种双重关系。

一、血栓形成

多能造血干细胞在适当的细胞因子的刺激下能够分化为多能骨髓祖细胞[1,6-8,21,22]。各种因素(包括总血小板密度和细胞因子)在体外及体内影响血小板的生成。1994年,5个不同的调查小组运用3种不同的实验方法,同时复制出了复杂的血小板生长和成熟的因子[23-28]。血小板生成素(TPO),也称为c-Mpl配体或巨核细胞生长发育因子(MGDF),促使巨核细胞分化以及血小板生成[22,26-30]。早期的临床实验使用两种不同的TPO,一种是截短形式的TPO与聚乙二醇(PEG)糖基共价结合,以延长其半衰期(聚乙二醇重组人巨核细胞生长发育因子PEG-rHuMGDF)[31],另一种是完整糖基化的重组人血小板生成素 (rhTPO)[6]。在安慰剂控制实验中,化疗之前或之后,PEG-rHuMGDF可促进血小板的恢复,呈剂量依赖性[32-34],这些患者会出现可逆性血小板增多症。更让人困惑的是中和抗体的出现与血小板减少症有关。rhTPO的早期临床试验表明血小板减少症的程度降低及持续时间缩短与大剂量的化疗有关[35,36]。与PEG-rHuMGDF一样,在一些使用rhTPO治疗的患者出现了可逆性血小板增多症。重组体分子未知的免疫原性以及与之相关的血小板减少症阻碍了这两种分子的进一步临床发展。

到目前为止,唯一得到美国食品与药品管理局(FDA)认可的血小板集落刺激因子(CSF)是重组人白细胞介素-11(rhIL-11),它是一种多向造血生长因子,在血小板发育的不同时期起作用,包括干细胞和巨核细胞水平[6]。在随机的安慰剂控制实验中发现,rhIL-11对减轻化疗所致的血小板减少症、减少血小板的输入是安全和有效的[37,41]。其毒副作用包括液体潴留(需要使用利尿剂)和房性心律失常[42]。TPO和IL-11的发现使人们重新认识了在巨核细胞整个生长和成熟过程中以及在血小板产生过程中,一些其他的细胞因子和生长因子的作用,如IL-3、IL-6、干细胞因子以及粒-单核细胞集落刺激因子(GM-CSF)[31,43-46]。虽然目前血小板激活细胞因子有确切的临床作用,但它们广泛应用于临床尚需证实。

一般来说,巨核细胞在骨髓中4~5天成熟[2,5,9]。成熟的巨核细胞有明确的界膜系统,将胞质分成不同的血小板区,包括线粒体和胞质致密颗粒[47]。开放小管系统穿过血小板区,允许细胞外血浆进入,并使血浆成分入胞更加容易。成熟巨核细胞破裂时释放血小板,使开放小管系统产生裂隙，这引起了膜结合胞质粒子的释放。以前人们认为血小板从巨核细胞出芽生殖，可能并不准确。但是，血小板可能是由骨髓巨核细胞发出的胞质突起分泌的[47]。

血小板标记研究表明血小板的寿命约为 9 天。静脉内给药后，血小板分别进入血管池(约 70%)和脾池(约 30%)，二者处于平衡状态[2,3,48]。血小板体积通常与血小板计数成反比，因为在巨核细胞成熟晚期释放的血小板来自较小的血小板区，因此在形态上它们比在应激时形成的血小板小[49]。

二、血小板的结构

关于这一话题已有数不清的评论[4,47,50]。血小板是大约 1.5~3μm 的盘状胞质碎片，有质膜包绕，由成熟的巨核细胞产生，含有一系列不同的血小板颗粒[9,47,50,51](图 18.1)。血小板没有细胞核，因此不能合成依赖核 DNA 或 RNA 的蛋白质。但是血小板含有丰富的糖原，与胞质线粒体一起用于新陈代谢。血小板膜的外层有各种表面糖蛋白和磷脂[50]。磷脂在血小板膜上的分布与其他造血细胞类似，疏水性的胆碱磷脂分布在膜外层，亲水性的酸性磷脂主要分布在内膜的胞质侧[52]。血小板表面磷脂在凝血[53]及花生四烯酸衍生物的生成过程中起重要作用，如血栓烷，它是一种有效的血小板聚集剂[54](见第 23 章)。另一方面，血小板表面糖蛋白有特异地与配体结合的能力，这对血小板的黏附和聚集很重要[10,20,55-61]。与这些糖蛋白的遗传性缺乏有关的临床综合征已有描述，常有出血素质[61-67]。血小板聚集性的研究可特征性地显示与之相关的血小板的功能缺陷。使用易于获得的抗特异表面糖蛋白的鼠单克隆抗体可证实这种特殊膜成分的缺乏[67,68]。一些表面糖蛋白也作为靶抗原，引起自身免疫性血小板减少症[69-74]。除了引起血小板减少症，在特殊的但不完全清楚的情况下，直接抗血小板的自身抗体可引起血小板脱颗粒和前炎性介质的释放，从而引发炎症反应[75]。

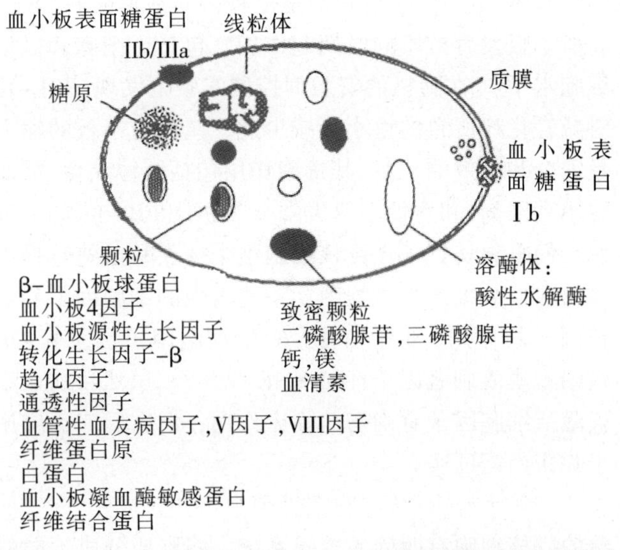

图18.1 血小板及其颗粒成分。ADP,二磷酸腺苷;ATP,三磷酸腺苷;FⅤ,Ⅴ因子;GPⅠb,血小板表面糖蛋白Ⅰb;PDGF,血小板源性生长因子;VEGF,血管内皮生长因子;PF4,血小板4因子;TGF-β,转化生长因子-β;vWf,血管性血友病因子。

血小板的细胞质含有各种细胞器，其中最主要的是 3 种储存颗粒：α 颗粒、致密颗粒和溶酶体颗粒。在适当的兴奋刺激下，血小板颗粒内的物质，尤其是 α 颗粒内的物质，在组织受损处的血小板活化过程中释放，活化其他的血小板和周围的细胞成分[76,77]。血小板颗粒成分的储存和释放异常引发的出血性疾病已有描述(储存池缺陷病)[61,62,67,78]。

三、血小板在止血中的作用

血小板的生理作用是活化后形成血小板凝块（图 18.2)。这样的血小板凝块可作为随后形成的止血凝块的基质[9,10,77,79]。内皮下胶原暴露，血小板迅速转化为黏性的细胞成分，黏附于内皮表面(黏附)。血小板黏附是通过内皮下 vW 因子与血小板表面糖蛋白Ⅰb(gpⅠb)的结合。此外，自然存在的血浆黏附蛋白也影响这一初始的血小板/血小板表面的相互作用。随后发生迅速改变，活化血小板通过其表面 gpIIb/IIIa 形成纤维蛋白原介导的交联，引起血小板之间的相互作用(聚集)。活化的血小板也可通过 gpIIb/IIIa 与 vW 因子结合。同时，血小板释放其细胞内颗粒成分(分泌)。这些颗粒成分包括血管活性胺、二磷酸腺苷、血小板源性生长因子(PDGF)、血管内皮生长因子(VEGF)、转化生长因子-β（TGF-β)、β-血小板球蛋白、血小板 4 因子(PF4)[10,20,60,76,79]。这一过程引起循环中其他血小板的活化(放大)。最终的结果是形成血小板凝块、激活级联凝血反应、活化凝血酶、形成纤维蛋白凝块。血小板激活与抑制信号的平衡对血小板的生理功能很重要。任何一个过程的不平衡都可导致形成病理性血小板凝块，如系统性红斑狼疮(SLE)相关的抗磷脂抗体引起血小板活化，在动脉及静脉内形成血栓[75,80-86](见第 74 章)。相反，血小板功能缺陷(如储存池缺陷病)导致正

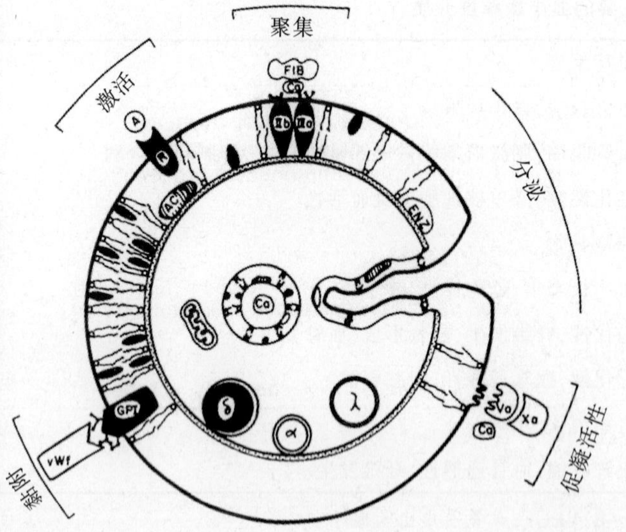

图18.2 小板的结构与功能。血小板膜由夹状的磷脂双分子层组成,厚度为8nm,极性的头端(白圈)朝向亲水侧,一对柔软的脂肪酸链(波浪线)朝向双层磷脂的疏水侧。散在分布着胆固醇(小黑椭圆体)、蛋白和糖蛋白。伸出膜表面的是血小板表面糖蛋白Ⅰ(GPⅠ),在黏附过程中与vW因子结合。血小板的聚集和分泌由促效剂(A)与特异受体的结合引起,如凝血酶、肾上腺素或二磷酸腺苷(ADP)。在细胞外Ca2+(Ca)存在下,纤维蛋白原(FIB)与膜上的GPIIb/IIIa复合物结合可导致血小板聚集。血小板的分泌需要前列腺素的合成、细胞膜上的其他反应、开放小管系统和致密小管系统(center)的参与。这些合成反应需要酶(ENZ)的参与,如磷脂酶A2、环氧合酶。血小板的释放反应需要储存Ca2+释放入胞质中,从而引起δ、α、λ颗粒的释放。血小板的促凝血活性由Ⅴa因子与血小板表面受体的结合而引起,在Ca2+存在下,Ⅴa因子作为Ⅹa因子的受体,继而在血小板表面活化凝血酶原。血小板的功能部分受腺苷酸环化酶复合物(AC)的自动调节,AC 加上3',5'-环单磷酸腺苷(cAMP)依赖的磷酸二酯酶决定血小板的cAMP含量(cAMP抑制血小板功能)(From Shattil SJ, Bennett JS.Platelets and their membrane in hemostasis: physiology and pathophysiology. Ann Intern Med 1981;94: 108-118,with permission.)

常血小板的止血功能丧失,引起出血素质[62,65,76]。在生物化学水平,细胞外配体和血小板表面的特异受体相互作用会引起血小板激活或抑制[56-59,61,79,87]。细胞外信号通过信号转导 G 蛋白通过质膜[57,88,89]。细胞内的血小板反应由第二信使系统介导。激活信号途径似乎是通过 1,4,5-三磷酸肌醇和 1,2-甘油二酯传导的(但尚不完全清楚),而抑制信号以 3',5'-环单磷酸腺苷作为第二信使[57,61]。

四、血小板在风湿病发病中的作用

大量证据表明,血小板不仅是在止血中,在其他过程中都起到重要作用[12,13,20,60,90,91]。血小板参与一些细胞过程的病理生理反应,包括动脉粥样硬化[91-93]、类风湿性关节炎[18,94]、炎症性肠病[95]及肿瘤转移[96-99]。血小板活化引起大量因子的释放,其中许多因子能引起组织炎症反应[18,20,60](表 18.1)。在炎症受损处会出现血小板激活[18,100],有报道认为血小板在过敏反应相关的免疫性损伤中有保护作用[101]。尽管有证据表明血小板与人类风湿病的发病有关,但这些证据仍是间接和偶然的。本节回顾与组织炎症有关的血小板及其产物的一些实验室数据,为理解血小板在人类风湿病中的作用提供基础。

对 PDGF 的广泛研究表明其在体外可特异地刺激成纤维细胞、平滑肌细胞、结缔组织的增生[102,103]。PDGF 可能是与炎症和伤口愈合相关的复杂生物反应中的重要细胞因子之一[20,60,104,105]。近来有证据表明血小板表面分子与血小板的颗粒成分共同调节血小板与其他的炎症细胞的关联。来源于血小板 α 颗粒的 PDGF、血小板表面的 P-选择素与炎症部位血小板所释放的组胺在血小板与其他的炎症细胞的关联中起重要作用[20]。血小板源性 VEGF 也参与生理性伤口愈合过程中的血管形成[105,106]、经皮冠状动脉重建术后的再狭窄[91]、动脉粥样硬化、甚至是肿瘤的生长和转移[105]。与此类似,TGF-β 也可导致间质细胞中形成软骨[107,108]。从血小板溶酶体分泌的酸性水解酶也被证实与典型病例中细胞外基质的的消化有关。已证明来自血小板 α 颗粒的血清素、通透性因子、趋化因子可增强血管通透性及趋化性[51]。因此,血小板活化后的分泌产物可参与炎症反应。在生理条件下,这有利于伤口愈合及组织修复[104,109]。另一方面,在过量的刺激信号的影响下[56,57](如 IL-1、TNF、白细胞活化后的产物),这会导致无限制的炎症(如与风湿病相关的炎症)。已证明巨核细胞与血小板激活细胞因子 IL-11 在关节炎症中起保护作用,可能是通过诱导生成金属蛋白酶组织抑制因子(TIMP),中和风湿病中增强的金属蛋白酶活性[110]。

因此,风湿病被认为是血小板暴露于大量活化因子中的一种疾病,导致血小板活化、病理刺激物的繁殖。大量的事实证明了这一点。在很多 RA、系统性硬化症和 SLE 患者发现了血浆血小板源性结缔组织活

表18.1　组织炎症反应中主要的血小板源性介质

血小板源性因子(来源)	炎症反应
血栓烷A_2(环氧合酶)	血管收缩,血小板聚集
12L-羟基过氧化二十碳四烯酸(脂肪氧合酶依赖)	血管收缩,刺激白细胞白三烯B4的合成,抑制环氧合酶
12L-羟基二十碳四烯酸(脂肪氧合酶依赖)	趋化性,刺激单核细胞促凝血活性
黏附糖蛋白:血小板凝血酶敏感蛋白,纤维结合蛋白(α颗粒)	细胞黏附
血小板特异蛋白:β-血小板球蛋白,PF4(α颗粒)	血小板聚集,趋化性
生长因子: PDGF,VEGF,TGF-β(α颗粒)	趋化性,纤维发生,软骨形成,血管发生
阳离子蛋白:趋化因子,通透因子(α颗粒)	趋化性,血管通透性,组胺释放
酸性水解酶(溶酶体)	组织消化
血清素(致密颗粒)	血管收缩,血管通透性,纤维发生

PDGF,血小板源性生长因子;PF4,血小板4因子;TGF-β,转化生长因子-β;VEGF,血管内皮生长因子。

化肽Ⅲ水平升高[19,111,112]。这些肽在滑膜、脾和肾中的沉积和部分过程会引起中性粒细胞和成纤维细胞的激活,并因此引起炎症反应。RA患者血清中胶质抑制因子/血小板源性内皮细胞生长因子的水平升高,它们来源于激活的血小板与细胞因子激活的滑液细胞,是临床疾病的有用标志物[113]。在一些自身免疫性胶原血管疾病中,包括SLE[114,115]和Kawasaki综合征[116],出现了抗体介导的内皮损伤,这种损伤可作为一种内皮受损处有效的血小板激活物,而促进炎症过程[20,60,117-121]。循环免疫复合物与许多风湿病的发病有关[122-125],它们可通过亲和力低的免疫球蛋白G(IgG)Fc受体(FcγRⅡ)[126]直接与血小板结合,并引起血小板激活和聚集。血小板激活也可通过免疫复合物和Clq受体的结合而引起[112,127]。在哮喘[129]和寒冷性荨麻疹[130]中发现了IgE抗体介导的血小板激活,但这是否与风湿病有关尚不清楚。放射标记的血小板局限于RA患者的炎症活跃部位,但在静态关节中不存在[100,131]。RA患者的滑膜液以及活动性RA患者的血清中发现了血小板特异蛋白[131]。因此,有大量的间接证据表明血小板与风湿病发病有关。

五、风湿病中血小板数量的异常

(一)血小板减少症

风湿病患者出现血小板计数减低并不少见,因病因不明确,鉴别诊断应包括血小板生成的减少[132]、血小板分布的改变[133]或血小板破坏的增加[133-136]。

风湿病中巨核细胞发育不全常由药物诱导的骨髓抑制而引起,这些药物通常是免疫抑制剂,用于难治性疾病的治疗(如环磷酰胺、甲氨蝶呤、硫唑嘌呤)。所有的骨髓抑制剂都能抑制巨核细胞的复制,有剂量和时间依赖性。伴有白细胞计数降低可为诊断提供线索。常抽取骨髓用于诊断,停用药物后,血小板计数可恢复。恢复的时间可能与免疫抑制治疗的时间有关。在一些SLE患者中发现了自身抗体介导的巨核细胞发育不全[137-140],在这些病例中,自身抗体可与血小板和巨核细胞的抗原反应[141]。在没有使用任何刺激性药物的情况下,伴有血小板结合IgG水平升高[142]、骨髓巨核细胞数量减少时应怀疑血小板减少症的诊断。

风湿病中出现血小板减少症的第二种可能原因是脾肿大引起的血小板分布的改变。增大的脾可包含50%~80%的循环血小板,引起血小板分离和外周血小板减少,并无血小板的破坏(脾功能亢进)[133]。这种血小板减少症可见于Felty综合征、SLE、青少年类风湿性关节炎(JRA)及其他风湿病中[133]。其血小板减少通常不很严重,患者通常无症状。脾肿大支持诊断,但必须排除其他引起血小板减少的原因。单纯脾肿大的患者也应该考虑局限于脾的恶性B细胞疾病(脾边缘区淋巴瘤)[143,144]的可能。临床病史、查体和实验室检查通常可以满足恶性和良性脾功能亢进的鉴别。

血小板减少的第三个机制是免疫介导的血小板破坏的增加[134,136,145]。近15%~25%的SLE患者出现免疫性血小板减少性紫癜(ITP),但仅有约三分之一的患者出现症状并需要治疗[146-150]。女性更容易受累,这似乎与人类白细胞抗原(HLA)-DRw2有关。一方面,与SLE相关的免疫性血小板减少症的临床过程可能与SLE的其他表现无关,表现很像原发性ITP[145,149-152]。另一方面,系统性血管炎患者的血小板减少严重、发病机制更复杂、临床过程更差、预后更差[85,147,149,152,153],患者的骨髓巨核细胞常大量增生。无血小板消耗的其他原因(如脓毒症、弥散性血管内凝血或活动性血管炎),血小板减少可能是由于IgG型自身抗体与血小板表面抗原结合,引起巨噬细胞Fc受体介导的血小板的吞噬作用[154]。含有IgG的免疫复合物也可通过血小板FcγRⅡ非特性地结合。使用放射标记的单克隆抗IgG试剂进行血小板结合抗体的定量常有利于免疫性和非免疫性血小板减少症的鉴别[142]。血小板特异自身抗体通过Fab段与靶抗原结合,不同的调查者已发现了推定的血小板表面抗原[155,156]。尽管如此,来自SLE患者的骨髓瘤细胞和淋巴细胞融合的单克隆抗体[157,158]除了与血小板表面抗原结合外,常与单链和双链DNA、细胞骨架、胞质、抗原发生交叉反应[158-161]。SLE发病机制中的主要刺激抗原和这些自身抗体的作用尚不清楚。

免疫介导的血小板破坏可能是由药物引起的[133,134,162-165]。用于治疗风湿病的多种药物(包括金盐、特定的抗炎药物)都与药物引起的免疫性血小板减少症有关[163,166-170]。近5%接受肌肉内金盐治疗的RA患者出现血小板减少症[170-172]。血小板减少症的发展是隐匿的,可伴有各类细胞的减少。HLA-DRw3可能与此有关。其发病机制尚不清楚,但证据显示似乎与药物引起的抗体有关[163,164,171-174]。最近发现直接抗血小板相关gpV的抗体与金盐引起的免疫性血小板减少症的发病有关[166]。有趣的是,血小板表面糖原蛋白特异抗体也与少数摄入甲氧萘丙酸和对乙酰氨基酚后出现的药物依赖免疫性血小板减少症有关[168]。治疗就是停用相关药物,停用药物后血小板多数情况下可以恢复到治疗前水平,但也可长期存在。除非患者的血小板减少有症状,很少使用皮质类固醇治疗[167-169,175]。

循环免疫复合物通过FcγRⅡ与血小板表面结合也可引起血小板减少症。血小板破坏可由巨噬细胞Fc受体介导,或由膜攻击复合体激活补体而溶解血小板。在逃避了溶解过程的循环血小板表面发现了补体成分[176]。

与风湿病有关的抗体介导的血小板减少症的治疗与原发性ITP的治疗稍有不同[134,145,168,170,177],最初常使用皮质类固醇治疗。脾切除术用于类固醇抵抗的原发性ITP患者,但不推荐用于与风湿病有关的血小板减少症的最初治疗[178]。免疫复合物或IgM介导的血小板减少症患者通常对脾切除术无反应。另外,对于长期接受免疫抑制治疗的患者,脾切除术会增加其患脓毒症的危险。长春新碱(常用于治疗原发性ITP的另一种药物)对一部分患者有效。使用这种药物必须注意药物引起的周围神经病。对于已经接受类固醇治疗或类固醇抵抗的患者提倡使用静脉内γ-球蛋白(IVIgG)治疗,IVIgG可能对一些SLE相关的血小板减少症患者有效[177,179],其作用机制尚有待阐明,但最新的数据表明其对宿主FcγR遗传多态性的重要作用[180]。另外,自身抗体的产成受抑制(抗遗传活性)[181]和Fc受体受阻碍[182]也与之有关。达那唑是一种合成的雄激素,有一定疗效,且无明显毒副作用[183]。系统性血管炎相关的血小板减少症的治疗更困难,治疗反应与原发疾病的临床过程有关[119,121]。常推荐大剂量类固醇的冲击治疗、周期性环磷酰胺或联合免疫抑制治疗[184-187]。为难治性风湿病且伴有免疫性血小板减少症的患者找到合适的治疗方法对临床医师常是个挑战。葡萄球菌蛋白A的免疫吸附已用于治疗难治性ITP,已成功地用于治疗风湿病有关的免疫性血小板减少症[188-192]。用于治疗难治性疾病还应该延迟,因为从技术上和从患者的角度都是麻烦的。嵌合的抗CD-20单克隆抗体有效地排除B细胞,已证明对治疗自身免疫性血细胞减少症[193-197]及风湿病有关的免疫性血小板减少症有效。首次输入后一周内可排除外周B细胞,恢复需要4~6个月[198,199]。外周B细胞的排除常与感染率的增加无关,免疫球蛋白的水平常无变化,或稍有抑制[199]。

(二)血小板增多症

活动性RA患者的血小板计数常升高[131]。血小板增多的程度似乎与关节炎症的程度、一些急性期的血浆蛋白[200]以及血清血小板激活细胞因子的水平有关[201-203]。这一现象的可能原因尚不清楚,但人们认为慢性炎症引起反应性血小板增多,体内的细胞因子水平升高也支持了这一观点。有趣的是,血小板标记研究表明血小板会首先出现在关节炎症部位[131],尽管血小板分布分离,但观察到血小板计数升高反映了这一现象的复杂本质。与此有关的血小板增高症通常没有症状,而且几乎不需治疗。如果血小板计数高于$10^6/\mu L$,就应该进行骨髓增生性疾病的检查,并需要血液学的治疗。

六、风湿病中血小板功能的异常

(一)血小板活化

5%~10%的SLE患者出现影响体外凝血试验的抗

磷脂抗体(狼疮抗凝物)[133,204-206](见第74章)。狼疮抗凝物可延长依赖磷脂的凝血试验的时间。尽管大多数患者无出血异常，但常有部分凝血活酶时间和凝血酶原时间延长。矛盾的是受累患者有患动脉和静脉血栓性疾病的危险[81,85,86,207-211],而且女性患者会出现习惯性流产和胎死宫内的综合征[212-214]。这些表现的病理生理机制尚未完全清楚。狼疮抗凝物是自身抗体,可能抑制前列腺素 I_2($PG\ I_2$)的释放,$PG\ I_2$ 是一种有效的血小板抑制因子,来自血管内皮细胞[215],可促使血小板聚集。另外，抗体和血小板表面磷脂的结合可诱导血小板聚集和脱颗粒,从而引发病理过程和促使血栓形成[75,216-218]。循环中存在狼疮抗凝物的SLE患者中有50%形成血栓，而循环中没有狼疮抗凝物的SLE患者中仅有10%形成血栓。循环中存在狼疮抗凝物的患者约1/3出现类似SLE的症状。没有特殊的危险因素而出现复发的动脉或静脉血栓形成现象的患者,除检查引起高凝状态的原因,还应考虑是否存在狼疮抗凝物。这些患者常表达其他自身抗体(抗DNA抗体,抗心磷脂抗体)。抗心磷脂、狼疮抗凝物与反复性血栓形成之间存在显著相关性[219,220]。无任何已知原因、无出血史的患者,出现体外的依赖磷脂的凝血试验(部分凝血活酶时间、凝血酶原时间、组织凝血活酶抑制试验、稀释Russell蝰蛇毒时间)的异常延长,应怀疑存在狼疮抗凝物。实验室检查的异常不能通过与正常血浆混合而得以纠正，但可通过事先与含有过量血小板磷脂的血浆混合而得以纠正。皮质类固醇与抗血小板聚集药物如阿司匹林(ASA)是否能降低血栓形成的危险尚不清楚。近来推荐应用低分子肝素加ASA进行缓慢抗凝，特别是有血栓形成和习惯性流产综合征的女性患者[220,221,222]。

(二)血小板功能的抑制

风湿病患者常使用非甾体类消炎药(NSAID)进行治疗。这些药物不能选择性抑制与血小板聚集和释放有关的环氧合酶-2(COX-2)[223,224]。ASA是一种重要的非选择性COX抑制剂，引起不可逆的乙酰化,使关键酶COX失活。抑制COX对血小板及血管内皮有两种作用[225]。抑制血小板COX防止了花生四烯酸代谢产物血栓烷 A_2(一种有效的血小板聚集剂)的形成,ASA也可以抑制血管内皮COX,从而抑制抗血小板聚集的前列环素(PGI_2)的形成。因为血小板缺乏合成其他酶的能力，所以在血小板的生存期(>9天)COX都被ASA抑制。另一方面,受抑制的血管内皮COX可迅速被灭活的酶的替代而得以纠正。其他的非选择性NSAID,如消炎痛、布洛芬、保泰松,通过竞争性抑制血小板COX可逆性地削弱了血小板的功能[224,225]。与ASA不同,这些药物的作用依赖于他们的血浆半衰期,停用药物后是可逆的。使用NSAID药物继发的血小板机能异常与瘀点和易于形成伤痕有关，使胃肠出血及发生消化性溃疡的危险性增加[226-229]。有胃肠损伤(溃疡、息肉、肿瘤)病史的患者在接受NSAID药物治疗时更易于出血。体外出血时间延长，血小板功能的研究表明特征性的异常。

新研制的特异性COX-2抑制剂有抗炎作用,对胃肠毒副作用较小,对血小板功能的影响较小[230-234]。这些新药物是否应广泛使用还没有得到证实[235]。功能正常的血小板促进止血和伤口愈合,常有利于特异性地抑制医源性操作(如冠状动脉血管成形术)部位的血小板活化。新型的特异性血小板功能抑制剂已被开发成抗血栓药物[236-238]。在体内,血小板糖蛋白gpⅡb/Ⅲa与循环黏附蛋白(主要是纤维蛋白原)结合,引起血小板与血小板之间的桥联和凝集[230-240]。直接抗gpⅡb/Ⅲa的单克隆抗体可抑制血小板聚集和血管损伤部位的修复[236,239,241-243]。在一项预期的随机双盲研究中,给予嵌合的抗gpⅡb/Ⅲa抗体的Fab段(c7E3),随后行高风险性的血管成形术，显著降低了急性血管阻塞和再狭窄的发生[244,245]。如人们所预计,由于医源性诱导的血小板功能异常导致的出血危险性增加[244]与治疗有关。另外,假性血小板减少症也与c7E3的使用有关。这一药物能否用于预防其他疾病(如血管炎)中与血小板激活有关的血管血栓形成尚未得到证实[246]。

七、小结

血小板功能的激活和抑制之间的不平衡在血友病中起重要作用。相反,风湿病通常与血小板数量的异常有关，血小板减少症比血小板增多症更常见。另外,各种血小板功能的异常与风湿病有关,其中一些异常与原发疾病有关,而另外一些异常是由抗炎药物引起的。许多炎性介质与血小板在体外的激活有关,有证据表明在体内血小板对这种刺激物的反应在引起与风湿病有关的组织炎症中起重要作用。已有大量关于血小板和风湿病之间的可能联系的研究,包括影响二者的介质。更好地理解血小板在人类炎症性疾病中的相互作用，将为更好的治疗开辟道路。

（张凯 王媛媛 译 叶伟胜 马信龙 李世民 校）

参考文献

1. Hoffman R. Regulation of megakaryocytopoiesis. *Blood* 1989;74:1196–1212.
2. Harker LA, Finch CA. Thrombokinetics in man. *J Clin Invest* 1969;48:963–974.
3. Corash L, Chen HY, Levin J, et al. Regulation of thrombopoiesis: effects of the degree of thrombocytopenia on megakaryocyte ploidy and platelet volume. *Blood* 1987;70:177–185.
4. Penington DG. Formation of platelets. In: Gordon JL, ed. *Platelets in biology and pathology.* Vol. 2. Amsterdam: Elsevier/North-Holland 1981:19–42.
5. Han ZC, Bellucci S, Caen JP. Megakaryocytopoiesis: characterization and regulation in normal and pathologic states. *Int J Hematol* 1991;54:3–14.
6. Prow D, Vadhan-Raj S. Thrombopoietin: biology and potential clinical applications. *Oncology* 1998;12:1597–1608.
7. Kuter DJ. Thrombopoietin: biology and clinical applications. *Oncologist* 1996;1:98–106.
8. Gewirtz AM. Megakaryocytopoiesis: the state of the art. *Thromb Haemost* 1995;74:204–209.
9. Lichtman MA, Brennan JK. Platelet production and destruction. In: Colman RW, Hirsh J, Marder VJ, et al., eds. *Hemostasis and thrombosis: basic principles and clinical practice,* 2nd ed. Philadelphia: JB Lippincott 1987:395–824.
10. Lind SE. The hemostatic system. In: Handin RI, Lux SE, Stossel TP, eds. *Principles and practice of hematology*. Philadelphia: JB Lippincott 1995:949–972.
11. Skaer RJ. Platelet degranulation. In: Gordon JL, ed. *Platelets in biology and pathology.* Vol. 2. Amsterdam: Elsevier/North-Holland 1981:321–348.
12. Gentry PA. The mammalian blood platelet. Its role in haemostasis, inflammation and tissue repair. *J Comp Pathol* 1992;107:243–270.
13. Chung KF. Platelet-activating factor in inflammation and pulmonary disorders. *Clin Sci* 1992;83:127–138.
14. Steed DL. The role of growth factors in wound healing. *Surg Clin North Am* 1997;77:575–586.
15. Jefferies WM. The etiology of rheumatoid arthritis. *Med Hypotheses* 1998;51:111–114.
16. Hermann JA, Hall MA, Maini RN, et al. Important immunoregulatory role of interleukin-11 in the inflammatory process in rheumatoid arthritis. *Arthritis Rheum* 1998;41:1388–1397.
17. Feldmann M, Brennan FM, Maini RN. Role of cytokines in rheumatoid arthritis. *Annu Rev Immunol* 1996;14:397–440.
18. Ginsberg MH. Role of platelets in inflammation and rheumatic disease. *Adv Inflamm Res* 1986;2:53–71.
19. Castor CW, Andrews PC, Swartz RD, et al. Connective tissue activation. XXXVI. The origin, variety, distribution, and biologic fate of connective tissue activating peptide-III isoforms: characteristics in patients with rheumatic, renal and arterial disease. *Arthritis Rheum* 1993;36:1142–1153.
20. Mannaioni PF, Di Bello MG, Masini E. Platelets and inflammation: role of platelet-derived growth factor, adhesion molecules and histamine. *Inflamm Res* 1997;46:4–18.
21. Clark SC, Kamen R. The human hematopoietic colony stimulating factors. *Science* 1987;236:1229–1237.
22. Mazur EM. Megakaryocytopoiesis and platelet production: a review. *Exp Hematol* 1987;15:340–350.
23. Sohma Y, Akahori H, Seki N, et al. Molecular cloning and chromosomal localization of the human thrombopoietin gene. *FEBS Lett* 1994;353:57–61.
24. de Sauvage FJ, Haas PE, Spencer SD, et al. Stimulation of megakaryocytopoiesis and thrombopoiesis by the c-Mpl ligand. *Nature* 1994;369:533–538.
25. Lok S, Kaushansky K, Holly RD, et al. Cloning and expression of murine thrombopoietic cDNA and stimulation of platelet production *in vivo*. *Nature* 1994;369:565–568.
26. Bartley TD, Bogenberger J, Hunt P, et al. Identification and cloning of a megakaryocyte growth and development factor that is a ligand for the cytokine receptor Mpl. *Cell* 1994;77:1117–1124.
27. Kaushansky K, Lok S, Holly RD, et al. Promotion of megakaryocyte progenitor expansion and differentiation by the c-Mpl ligand thrombopoietin. *Nature* 1994;369:568–571.
28. Kuter DJ, Beeler DL, Rosenberg RD. The purification of megapoietin: a physiological regulator of megakaryocyte growth and platelet production. *Proc Natl Acad Sci U S A* 1994;91:11104–11108.
29. Wendling F, Maraskovsky E, Debili N, et al. c-Mpl ligand a humoral regulator of megakaryocytopoiesis. *Nature* 1994;369:571–574.
30. Kaushansky K. Thrombopoietin: the primary regulator of platelet production. *Blood* 1995;86:419–431.
31. Choi ES, Hokom MM, Chen JL, et al. The role of megakaryocyte growth and development factor in terminal stages of thrombopoiesis. *Br J Haematol* 1996;95:227–233.
32. Fanucchi M, Glaspy J, Crawford J, et al. Effects of polyethylene glycol-conjugated recombinant human megakaryocyte growth and development factor on platelet counts after cancer. *N Engl J Med* 1997;336:404–409.
33. Basser RL, Rasko JE, Clarke K, et al. Randomized, blinded, placebo-controlled phase I trial of pegylated recombinant human megakaryocyte growth and development factor with filgrastim after dose-intensive chemotherapy in patients with advanced cancer. *Blood* 1997;89:3118–3128.
34. Basser RL, Rasko JE, Clarke K, et al. Thrombopoietic effects of pegylated recombinant human megakaryocyte growth and development factor (PEG-rHuMGDF) in patients with advanced cancer. *Lancet* 1996;348:1279–1281.
35. Vadhan-Raj S. Recombinant human thrombopoietin: clinical experience and in vivo biology. *Semin Hematol* 1998;35:261–268.
36. Vadhan-Raj S, Murray LJ, Bueso-Ramos C, et al. Stimulation of megakaryocyte and platelet production by a single dose of recombinant human thrombopoietin in patients with cancer. *Ann Intern Med* 1997;126:673–681.
37. Vredenburgh JJ, Hussein A, Fisher D, et al. A randomized trial of recombinant human interleukin-11 following autologous bone marrow transplantation with peripheral blood progenitor cell support in patients with breast cancer. *Biol Blood Marrow Transplant* 1998;4:134–141.
38. Isaacs C, Robert NJ, Bailey FA, et al. Randomized placebo-controlled study of recombinant human interleukin-11 to prevent chemotherapy-induced thrombocytopenia in patients with breast cancer receiving dose-intensive cyclophosphamide and doxorubicin. *J Clin Oncol* 1997;15:3368–3377.
39. Kaye JA. Clinical development of recombinant human interleukin-11 to treat chemotherapy-induced thrombocytopenia. *Curr Opin Hematol* 1996;3:209–215.
40. Tepler I, Elias L, Smith JW II, et al. A randomized placebo-controlled trial of recombinant human interleukin-11 in cancer patients with severe thrombocytopenia due to chemotherapy. *Blood* 1996;87:3607–3614.
41. Gordon MS, McCaskill-Stevens WJ, Battiato LA, et al. A phase I trial of recombinant human interleukin-11 (neumega rhIL-11 growth factor) in women with breast cancer receiving chemotherapy. *Blood* 1996;87:3615–3624.
42. Kuter DJ, Cebon J, Harker LA, et al. Platelet growth factors: potential impact on transfusion medicine. *Transfusion* 1999;39:321–332.
43. Quesenberry PJ, Ihle JN, McGrath E. The effect of interleukin-3 and GM-CSA-2 on megakaryocyte and myeloid clonal colony formation. *Blood* 1985;65:214–217.
44. Ishibashi T, Kimura H, Uchida T, et al. Human interleukin-6 is a direct promoter of maturation of megakaryocytes *in vitro*. *Proc Natl Acad Sci U S A* 1989;86:5953–5957.
45. Ikebuchi K, Wong GG, Clark SC, et al. Interleukin-6 enhancement of interleukin-3 dependent proliferation of multipotential hemopoietic progenitors. *Proc Natl Acad Sci U S A* 1987;84:9035–9039.
46. Teramura M, Kobayashi S, Hoshino S, et al. Interleukin-11 enhances human megakaryocytopoiesis *in vitro*. *Blood* 1992;79:327–331.
47. Zucker-Franklin D, Greaves MF, Grossi CE, et al. *Atlas of blood cells: function and pathology,* 2nd ed. Philadelphia: Lea & Febiger, 1988.
48. Aster RH, Jandl JM. Platelet sequestration in man. I. Methods. *J Clin Invest* 1964;43:843–855.
49. Paulus J-M. Platelet size in man. *Blood* 1975;46:321–336.

50. Isenberg WH, Bainton DF. Megakaryocyte and platelet structure. In: Hoffman R, Benz EJ Jr, Shattil SJ, et al., eds. *Hematology: basic principles and practice.* New York: Churchill Livingstone, 1994:1516–1524.
51. Holmsen H. Platelet secretion. In: Colman RW, Hirsch J, Marder VJ, et al., eds. *Hemostasis and thrombosis: basic principles and clinical practice,* 2nd ed. Philadelphia: JB Lippincott 1987:606–617.
52. Chap HJ, Zwall RF, van Deenan LL. Action of highly purified phospholipids on blood platelets. Evidence for an asymmetric distribution of phospholipids in the surface membrane. *Biochem Biophys Acta* 1977;467:146.
53. Shattil SJ, Bennett JS. Platelets and their membrane in hemostasis: physiology and pathophysiology. *Ann Intern Med* 1981;94:108–118.
54. Roth GJ. Platelet arachidonate metabolism and platelet-activating factor. In: Phillips DR, Shuman MA, eds. *Biochemistry of platelets.* San Diego: Academic, 1986:69.
55. Phillips DR, Shuman MA, eds. *Biochemistry of platelets.* San Diego: Academic, 1986.
56. Siess W. Molecular mechanisms of platelet activation. *Physiol Rev* 1989;69:58–178.
57. Knoll MH, Schafer AI. Biochemical mechanisms of platelet activation. *Blood* 1989;74:1181–1195.
58. Nurden AT, Caen JP. Membrane glycoproteins and human platelet function. *Br J Haematol* 1978;38:155–160.
59. Phillips DR, Jennings LK, Edwards HH. Identification of membrane proteins mediating the interaction of human platelets. *J Cell Biol* 1980;86:77–86.
60. Lukaszyk A, Bodzenta-Lukaszyk A, Aksiucik A, et al. The role of epidermal growth factor in platelet-endothelium interactions. *J Physiol Pharmacol* 1998;49:229–239.
61. Handin RI. Platelet membrane proteins and their disorders. In: Handin RI, Lux SE, Stossel TP, eds. *Blood: principles and practice of hematology.* Philadelphia: JB Lippincott, 1995:1049–1068.
62. Weiss HJ. Congenital disorders of platelet-function. *Semin Hematol* 1980;17:228–241.
63. Bellucci S, Tobelem G, Caen JP. Inherited platelet disorder. *Prog Hematol* 1983;13:223–263.
64. Grottum KA, Hovig T, Holmsen H, et al. Wiskott-Aldrich syndrome: qualitative platelet defects and short platelet survival. *Br J Haematol* 1969;17:373–388.
65. Bick RL. Platelet function defects: a clinical review. *Semin Thromb Hemost* 1992;18:167–185.
66. Sham RL, Francis CW. Evaluation of mild bleeding disorders and easy bruising. *Blood* 1994;8:98–104.
67. Bennett JS, Kolodziej MA. Disorders of platelet function. *Dis Mon* 1992;38:577–631.
68. George JN, Nurden AT, Phillips DR. Molecular defects in interaction of platelets with the vessel wall. *N Engl J Med* 1984;311:1084–1098.
69. Niessner H, Clemetson KJ, Panzer S, et al. Acquired thrombasthenia due to GP IIb-IIIa-specific auto-antibodies. *Blood* 1986;68:571–576.
70. Devine DV, Currie MS, Rosse WF, et al. Pseudo-Bernard-Soulier syndrome: thrombocytopenia caused by autoantibody to platelet glycoprotein Ib. *Blood* 1987;70:428–431.
71. Lynch DM, Howe SE. Antigenic determinants in idiopathic thrombocytopenic purpura. *Br J Haematol* 1986;63:301–308.
72. Beardsley DS, Spiegal JE, Jacobs MM, et al. Platelet membrane glycoprotein IIIa contains target antigens that bind anti-platelet antibodies in immune thrombocytopenia. *J Clin Invest* 1985;74:1701–1707.
73. Woods VL Jr, Oh EH, Mason D, et al. Autoantibodies against the platelet glycoprotein IIb/IIIa complex in patients with chronic ITP. *Blood* 1984;63:368–375.
74. Beer JH, Rabaglio M, Berchtold P, et al. Autoantibodies against the platelet glycoproteins (GP) IIb/IIIa, Ia/IIa, and IV and partial deficiency in GPIV in a patient with a bleeding disorder and a defective platelet collagen interaction. *Blood* 1993;82:820–829.
75. Deckmyn H, Vanhoorelbeke K, Peerlinck K. Inhibitory and activating human antiplatelet antibodies. *Baillieres Clin Haematol* 1998;11:343–359.
76. Shaefer AI. The platelet life cycle: normal function and qualitative disorders. In: Handin RI, Lux SE, Stossel TP, eds. *Blood: principles and practice of hematology.* Philadelphia: JB Lippincott 1995:1095–1126.
77. Harrison P, Savidge GF, Cramer EM. The origin and physiological relevance of alpha-granule adhesive proteins. *Br J Haematol* 1990;74:125–130.
78. Weiss HJ, Witte JD, Kaplan KL, et al. Heterogeneity in storage pool deficiency: studies on granule-bound substrates in 18 patients including variant deficient in α-granules, platelet factor 4, β-thromboglobulin and platelet derived growth factor. *Blood* 1979;54:1296–1319.
79. Caen JP, Rosa JP. Platelet-vessel wall interaction: from the bedside to molecules. *Thromb Haemost* 1995;74:18–24.
80. Colaco CB, Elkon KB. The lupus anticoagulant. A disease marker in antinuclear antibody negative lupus that is cross-reactive with autoantibodies to double-stranded DNA. *Arthritis Rheum* 1995;28:67–74.
81. Mueh JR, Herbst KD, Rapaport SI. Thrombosis in patients with the lupus anticoagulant. *Ann Intern Med* 1980;92:156–159.
82. McNeil HP, Chesterman CN, Krilis SA. Immunology and clinical importance of antiphospholipid antibodies. *Adv Immunol* 1991;49:193–280.
83. Galli M, Bevers EM, Comfurius P, et al. Effect of antiphospholipid antibodies on procoagulant activity of activated platelets and platelet-derived microvesicles. *Br J Haematol* 1993;83:466–472.
84. Wiener HM, Vardinon N, Yust I. Platelet antibody binding and spontaneous aggregation in 21 lupus anticoagulant patients. *Vox Sang* 1991;61:111–121.
85. Rauch J. Platelet phospholipid antigen-antibody interactions: detection and biological relevance. *Transfusion Med Rev* 1990;4:110–114.
86. Eisenberg PR, Ghigliotti G. Platelet-dependent and procoagulant mechanisms in arterial thrombosis. *Int J Cardiol* 1999;68(suppl 1):3–10.
87. Michelson AD, Furman MI. Laboratory markers of platelet activation and their clinical significance. *Curr Opin Hematol* 1999;6:342–348.
88. Brass LF, Manning DR, Shattil SJ. GTP-binding proteins and platelet activation. *Prog Hemost Thromb* 1990;10:127–174.
89. Neer EJ, Clapham DE. Roles of G protein subunits in transmembrane signaling. *Nature* 1988;333:129–134.
90. Arnaout MA. Cell adhesion molecules in inflammation and thrombosis: status and prospects. *Am J Kidney Dis* 1993;21:72–76.
91. Le Breton H, Plow EF, Topol EJ. Role of platelets in restenosis after percutaneous coronary revascularization. *J Am Coll Cardiol* 1996;28:1643–1651.
92. Lassila R. Inflammation in atheroma: implications for plaque rupture and platelet-collagen interaction. *Eur Heart J* 1993;14(suppl K):94–97.
93. Ross R. The pathogenesis of atherosclerosis: an update. *N Engl J Med* 1986;314:488–500.
94. DeLisser HM, Newman PJ, Albelda SM. Platelet endothelial cell adhesion molecule (CD31). *Curr Topics Microbiol Immunol* 1993;184:37–45.
95. Collins CE, Cahill MR, Newland AC, et al. Platelets circulate in an activated state in inflammatory bowel disease. *Gastroenterology* 1994;106:840–845.
96. Honn KV, Tang DG, Chen YQ. Platelets and cancer metastasis: more than an epiphenomenon. *Semin Thromb Hemost* 1992;18:392–415.
97. Poggi A, Stella M, Donati MB. The importance of blood cell-vessel wall interactions in tumour metastasis. *Baillieres Clin Haematol* 1993;6:731–752.
98. Honn KV, Tang DG, Crissman JD. Platelets and cancer metastasis: a causal relationship? *Cancer Met Rev* 1992;11:325–351.
99. Weiss L. Overview of the metastatic cascade. In: Honn KV, Sloan BF, eds. *Hemostatic mechanisms and metastasis.* Boston: Martinus Nijhoff, 1984:15.
100. Oxholm P, Winther K. Thrombocyte involvement in immune inflammatory reaction. *Allergy* 1986;41:1–10.
101. Terkeltaub RA, Ginsberg MH. Platelets in rheumatic disease. In: McCarthy DJ, ed. *Arthritis and allied conditions,* 11th ed. Philadelphia: Lea & Febiger, 1989.
102. Kohler M, Lipton A. Platelets as a source of fibroblast growth promoting activity. *Exp Cell Res* 1974;87:297–301.
103. Ross R, Raines EW, Bowen-Pope DF. The biology of platelet-derived growth factor. *Cell* 1986;46:155–169.
104. Deuel TF, Kawahara RS, Mustoe TA, et al. Growth factors and wound healing: platelet-derived growth factor as a model cytokine. *Annu Rev Med* 1991;42:56–584.
105. Wartiovaara U, Salven P, Mikkola H, et al. Peripheral blood platelets express VEGF-C and VEGF which are released during platelet activation. *Thromb Haemost* 1998;80:171–175.
106. Assoian RK, Grotendorst GR, Miller DM, et al. Cellular transformation by coordinated action of three peptide growth factors from human platelets. *Nature* 1984;309:804–806.

107. Sporn MB, Roberts AB, Wakefield LM, et al. Transforming growth factor-beta: biological function and chemical structure. *Science* 1986;233:532–534.
108. Assoian RK, Komoriya A, Meyers CA, et al. Transforming growth factor beta in human platelets: identification of major storage site, purification and characterization. *J Biol Chem* 1983;258:7155–7160.
109. Zucker-Franklin D, Drosenberg L. Platelet interaction with modified articular cartilage: its possible relevance to joint repair. *J Clin Invest* 1977;59:641–651.
110. Trontzas P, Kamper EF, Potamianou A, et al. Comparative study of serum and synovial fluid interleukin-11 levels in patients with various arthritides. *Clin Biochem* 1998;31:673–679.
111. Ertenli I, Kiraz S, Arici M, et al. P-selectin as a circulating molecular marker in rheumatoid arthritis with thrombocytosis. *J Rheumatol* 1998;25:1054–1058.
112. Vollertsen RS, Conn DL. Vasculitis associated with rheumatoid arthritis. *Rheum Dis Clin North Am* 1990;16:445–461.
113. Waguri Y, Otsuka T, Sugimura I, et al. Gliostatin/platelet-derived endothelial cell growth factor as a clinical marker of rheumatoid arthritis and its regulation in fibroblast-like synoviocytes. *Br J Rheumatol* 1997;36:315–321.
114. Cines DB, Lyss AP, Reeber M, et al. Presence of complement fixing anti-endothelial cell antibodies in systemic lupus erythematosus. *J Clin Invest* 1984;73:611–625.
115. LeRoux GL, Wautier MP, Guillerin L, et al. IgG binding to endothelial cells in systemic lupus erythematosus. *Thromb Haemost* 1986; 56:144–146.
116. Leung DY, Collins T, Lapierre LA, et al. IgM antibodies present in the acute phase of Kawasaki's syndrome lyse cultured vascular endothelial cells stimulated by gamma interferon. *J Clin Invest* 1986;77: 1428–1435.
117. Kuryliszyn-Moskal A, Bernacka K, Klimiuk PA. Circulating intercellular adhesion molecule 1 in rheumatoid arthritis: relationship to systemic vasculitis and microvascular injury in nailfold capillary microscopy. *Clin Rheumatol* 1996;15:367–373.
118. Bacon PA, Kitas GD. The significance of vascular inflammation in rheumatoid arthritis. *Ann Rheum Dis* 1994;53:621–623.
119. Goronzy JJ, Weyand CM. Vasculitis in rheumatoid arthritis. *Curr Opin Rheumatol* 1994;6:290–294.
120. van der Zee JM, Heurkens AH, van der Voort EA, et al. Characterization of anti-endothelial antibodies in patients with rheumatoid arthritis complicated by vasculitis. *Clin Exp Rheumatol* 1991;9:589–594.
121. Vollertsen RS, Conn DL. Vasculitis associated with rheumatoid arthritis. *Rheum Dis Clin North Am* 1990;16:445–461.
122. Jarvis JN, Pousak T, Krenz M, et al. Complement activation and immune complexes in juvenile rheumatoid arthritis. *J Rheumatol* 1993;20:114–117.
123. Oleesky DA, Daniels RH, Williams BD, et al. Terminal complement complexes and C1/C1 inhibitor complexes in rheumatoid arthritis and other arthritic conditions. *Clin Exp Immunol* 1991;84:250–255.
124. Goronzy JJ, Weyand CM. Vasculitis in rheumatoid arthritis. *Curr Opin Rheumatol* 1994;6:290–294.
125. Moulds JM, Krych M, Holers VM, et al. Genetics of the complement system and rheumatic diseases. *Rheum Dis Clin North Am* 1992;18: 893–914.
126. Stuart SG, Simister NE, Clarkson SB, et al. The low affinity Fc receptor for human IgG (hFcRII) exists as multiple isoforms. *EMBO J* 1989;8:3657–3666.
127. Peerschke EI, Ghebrehiwet B. Human blood platelets possess specific binding sites for Clq. *J Immunol* 1987;138:1537–1541.
128. Joseph M, Capron A, Amiesen J-C, et al. The receptor for IgE on blood platelets. *Eur J Immunol* 1986;16:306–312.
129. Krauer KA. Platelet-activation during antigen induced airway reactions in asthmatic subjects. *N Engl J Med* 1981;304:1404–1406.
130. Grandel KE, Farr RS, Wanderer AA, et al. Association of platelet activating factor with primary acquired cold urticaria. *N Engl J Med* 1985;313:405–409.
131. Farr M, Scott DL, Constable TJ, et al. Thrombocytosis of active rheumatoid disease. *Ann Rheum Dis* 1983;42:545–549.
132. Burstein SA. Thrombocytopenia due to decreased platelet production. In: Hoffman R, Benz EJ Jr, Shattil SJ, et al., eds. *Hematology:* basic principles and practice. New York: Churchill Livingstone, 1995:1870–1878.
133. Warkentin TE, Trimble MS, Kelton JG. Thrombocytopenia due to platelet destruction and hypersplenism. In: Hoffman R, Benz EJ Jr, Shattil SJ, et al., eds. *Hematology: basic principles and practice.* New York: Churchill Livingstone, 1995:1889–1909.
134. Bussel J, Cines D. Immune thrombocytopenic purpura, neonatal alloimmune thrombocytopenia, and post-transfusion purpura. In: Hoffman R, Benz EJ Jr, Shattil SJ, et al., eds. *Hematology: basic principles and practice.* New York: Churchill Livingstone, 1995: 1849–1870.
135. Franck H, Rau R, Herborn G. Thrombocytopenia in patients with rheumatoid arthritis on long-term treatment with low dose methotrexate. *Clin Rheumatol* 1997;16:429–430.
136. McCrae KR, Bussel JB, Mannucci PM, et al. Platelets: an update on diagnosis and management of thrombocytopenic disorders. *Hematology* 2001;282–305.
137. Kaplan C, Champeix P, Blanchard D, et al. Platelet antibodies in systemic lupus erythematosus. *Br J Haematol* 1987;67:89–93.
138. Griner PF, Hoyer LW. Amegakaryocytic thrombocytopenia in systemic lupus erythematosus. *Arch Intern Med* 1970;125:328–332.
139. Nagasawa T, Sakurai T, Kashiwagi H, et al. Cell-mediated amegakaryocytic thrombocytopenia associated with systemic lupus erythematosus. *Blood* 1986;67:479–483.
140. Hasegawa Y, Nagasawa T, Kamoshita M, et al. Effects of anti-platelet glycoprotein Ib and/or IIb/IIIa autoantibodies on the size of megakaryocytes in patients with immune thrombocytopenia. *Eur J Haematol* 1995;55:152–157.
141. Stahl CP, Zucker-Franklin D, McDonald TP. Incomplete antigenic cross-reactivity between platelets and megakaryocytes: relevance in ITP. *Blood* 1986;67:421–428.
142. Court WS, Bozeman JM, Soong S-J, et al. Platelet surface-bound IgG in patients with immune and nonimmune thrombocytopenia. *Blood* 1987;69:278–283.
143. Franco V, Florena AM, Iannitto E. Splenic marginal zone lymphoma [Review]. *Blood* 2003;101:2464–2472.
144. Thieblemont C, Felman P, Callet-Bauchu E, et al. Splenic marginal-zone lymphoma: a distinct clinical and pathological entity. *Lancet* 2003;4:95–103.
145. Sutor AH, Gaedicke G. Acute autoimmune thrombocytopenia. *Baillieres Clin Haematol* 1998;11:381–389.
146. Doan CA, Bouroncle BA, Wiseman BK. Idiopathic and secondary thrombocytopenic purpura: clinical study and evaluation of 381 cases over a period of 28 years. *Ann Intern Med* 1960;53:861–876.
147. Nossent JC, Swaak AJG. Prevalence and significance of haematological abnormalities in patients with systemic lupus erythematosus. *Q J Med* 1991;80:605–612.
148. Gladman DD, Urowitz MB, Tozman EC, et al. Haemostatic abnormalities in systemic lupus erythematosus. *Q J Med* 1983;52:424–433.
149. Pistiner M, Wallace DJ, Nessim S, et al. Lupus erythematosus in the 1980s: a survey of 570 patients. *Semin Arthritis Rheum* 1991;21: 55–64.
150. Rabinowitz Y, Dameshek W. Systemic lupus erythematosus after acute "idiopathic" thrombocytopenic purpura: a review. *Ann Intern Med* 1960;52:1–28.
151. Alger M, Alarcon-Segovia D, Rivero SJ. Hemolytic anemia and thrombocytopenic purpura: two related subsets of systemic lupus erythematosus. *J Rheumatol* 1977;4:351–357.
152. Miller MH, Urowitz MB, Gladman DD. The significance of thrombocytopenia in systemic lupus erythematosus. *Arthritis Rheum* 1983; 26:1181–1186.
153. Reveille JD, Bartolucci A, Alarcon GS. Prognosis in systemic lupus erythematosus. Negative impact of increasing age at onset, black race, and thrombocytopenia, as well as causes of death. *Arthritis Rheum* 1990;33:37–48.
154. Saleh MN, Moore DL, Lee JY, et al. Monocyte-platelet interaction in immune and non-immune thrombocytopenia. *Blood* 1989;74:1328–1331.
155. van Leeuwen EF, van der Ven JT, Engelfriet CP, et al. Specificity of autoantibodies in autoimmune thrombocytopenia. *Blood* 1982;59:23–26.
156. Woods VL, Kurata Y, Montgomery RR, et al. Autoantibodies against platelet glycoprotein Ib in patients with chronic immune thrombocytopenic purpura. *Blood* 1984;64:156–160.
157. Shoenfeld Y, Hsu-Lin SC, Gabriels JE, et al. Production of autoantibodies by human-human hybridomas. *J Clin Invest* 1982;70:205–208.
158. Nugent DJ. Human monoclonal antibodies in the characterization of platelet antigens. In: Kunicki TJ, George JN, eds. *Platelet immunobiology: molecular and clinical aspects.* Philadelphia: JB Lippincott, 1989:273–290.

159. Asano T, Furie BC, Furie B. Platelet binding properties of monoclonal lupus autoantibodies produced by human hybridomas. *Blood* 1985;66:1254–1260.
160. Andre-Schwartz J, Datta SK, Shoenfeld Y, et al. Binding of cytoskeletal proteins by monoclonal anti-DNA lupus autoantibodies. *Clin Immunol Immunopathol* 1984;31:261–271.
161. Fabris F, Steffan A, Cordiano I, et al. Specific antiplatelet autoantibodies in patients with antiphospholipid antibodies and thrombocytopenia. *Eur J Haematol* 1994;53:232–236.
162. Dixon RH, Rosse WF. Platelet antibody in autoimmune thrombocytopenia. *Br J Haematol* 1975;31:129–134.
163. Lerner W, Caruso R, Faig D, et al. Drug-dependent and non-drug-dependent antiplatelet antibody in drug-induced immunologic thrombocytopenic purpura. *Blood* 1985;66:306–311.
164. Aster RH. Drug-induced immune thrombocytopenia: an overview of pathogenesis. *Semin Hematol* 1999;36(suppl 1):2–6.
165. Hegde UM. Platelet antibodies in immune thrombocytopenia. *Blood Rev* 1992;6:34–42.
166. Burgess JK. Molecular mechanisms of drug-induced thrombocytopenia. *Curr Opin Hematol* 2001;8:294–298.
167. Greinacher A, Eichler P, Lubenow N, et al. Drug-induced and drug-dependent immune thrombocytopenias. *Rev Clin Exp Hematol* 2001;5:166–200.
168. Bougie D, Aster R. Immune thrombocytopenia resulting in sensitivity to metabolites of naproxen and acetaminophen. *Blood* 2001;97: 3846–3850.
169. Aster RH. Drug-induced immune thrombocytopenia: an overview of pathogenesis. *Semin Hematol* 1999;36:2–6.
170. Aster RH. The immunologic thrombocytopenias. In: Kunicki TJ, George JN, eds. *Platelet immunobiology: molecular and clinical aspects*. Philadelphia: JB Lippincott, 1989:387–435.
171. Adachi JD, Bensen WG, Kassam Y, et al. Gold induced thrombocytopenia: 12 cases and a review of the literature. *Semin Arthritis Rheum* 1987;16:287–293.
172. Walker DJ, Saunders P, Griffiths ID. Gold induced thrombocytopenia. *J Rheumatol* 1986;13:225–227.
173. Kelton JG, Meltzer D, Moore J, et al. Drug-induced thrombocytopenia is associated with increased binding of IgG to platelets both *in vivo* and *in vitro*. *Blood* 1981;58:524–529.
174. von dem Borne AE, Pegels JG, van der Stadt RJ, et al. Thrombocytopenia associated with gold therapy: a drug-induced autoimmune disease? *Br J Haematol* 1986;63:509–516.
175. Saleh MN, Dhodaphar N, Allen K, et al. Quinidine-induced immune thrombocytopenia. *Henry Ford Hospital Med J* 1989;37:28–43.
176. Sims PJ. Interaction of human platelets with the complement system. In: Kunicki TJ, George JN, eds. *Platelet immunobiology: molecular and clinical aspects*. Philadelphia: JB Lippincott, 1989:354–383.
177. Mobini N, Sarela A, Ahmed AR. Intravenous immunoglobulins in the therapy of autoimmune and systemic inflammatory disorders. *Ann Allergy Asthma Immunol* 1995;74:119–128.
178. Rivero SJ, Alger M, Alcarcon-Segovia D. Splenectomy for hemocytopenia in systemic lupus erythematosus. A controlled appraisal. *Arch Intern Med* 1979;139:773–776.
179. Maier WP, Gordon DS, Howard RF, et al. Intravenous immunoglobulin therapy in systemic lupus erythematosus-associated thrombocytopenia. *Arthritis Rheum* 1990;33:1233–1239.
180. Binstadt BA, Geha RS, Bonilla FA. IgG Fc receptor polymorphisms in human disease: implications for intravenous immunoglobulin therapy. *J All Clin Immunol* 2003;111:697–703.
181. Sultan Y, Kazatchkine MD, Maisonneuve P, et al. Anti-idiotypic suppression of autoantibodies to factor VIII (antihaemophilic factor) by high-dose intravenous gammaglobulin. *Lancet* 1984;2: 757–767.
182. Bussel JB, Kimberly RP, Inman RD, et al. Intravenous gammaglobulin treatment of chronic idiopathic thrombocytopenic purpura. *Blood* 1983;62:480–486.
183. Blanco R, Martinez-Taboada VM, Rodriguez-Valverde V, et al. Successful therapy with danazol in refractory autoimmune thrombocytopenia associated with rheumatic diseases. *Br J Rheumatol* 1997; 36:1095–1099.
184. Warner M, Kelton JG. High-dose pulsed dexamethasone for immune thrombocytopenia. *N Engl J Med* 1997;337:425–427.
185. Busto MJ, Llamas P, Cabrera R, et al. Pulsed high-dose dexamethasone in the treatment of refractory immune thrombocytopenia. *Br J Haematol* 1996;93:738–739.
186. Lurie DP, Kahaleh MB. Pulse corticosteroid therapy for refractory thrombocytopenia in systemic lupus erythematosus. *J Rheumatol* 1982;9:311–314.
187. Mackworth-Young CG, Walport MJ, Hughes GR. Thrombocytopenia in a case of systemic lupus erythematosus: repeated administration of "pulse" methyl prednisolone. *Br J Rheumatol* 1984;23:298–300.
188. Matic G, Bosch T, Ramlow W. Background and indications for protein A-based extracorporeal immunoadsorption. *Ther Apher* 2001;5: 394–403.
189. Hughes LB, Moreland LW. New therapeutic approaches to the management of rheumatoid arthritis. *Biodrugs* 2001;15:379–393.
190. Furst D, Felson D, Thoren G, et al. Immunoadsorption for the treatment of rheumatoid arthritis: final results of a randomized trial. *Ther Apher* 2000;4:363–373.
191. Blanchette V, Freedman Jd, Garvey B. Management of chronic immune thrombocytopenic purpura in children and adults. *Semin Hematol* 1998; 35:36–51.
192. Schneider M, Gaubitz M, Pernoik A. Immunoadsorption in systemic connective tissue diseases and primary vasculitis. *Ther Apher* 1997; 1:117–120.
193. Silverman GJ, Weisman S. Rituximab therapy and autoimmune disorders: prospects for anti-B cell therapy. *Arthritis Rheum* 2003;48: 1484–1492.
194. Saleh MN, Gutheil J, Moore M, et al. A pilot study of the anti-CD20 monoclonal antibody rituximab in patients with refractory immune thrombocytopenia. *Semin Oncol* 2000;27:99–103.
195. Vose JM. Therapeutic uses of MAbs directed against CD20. *Cytotherapy* 2000;2:455–461.
196. Ratanatharathorn V, Carson E, Reynolds C, et al. Anti-CD20 chimeric monoclonal antibody treatment of refractory immune-mediated thrombocytopenia in a patient with chronic graft-versus-host disease. *Ann Intern Med* 2000;133:275–279.
197. Arzoo K, Sadeghi S, Liebman HA. Treatment of refractory antibody mediated autoimmune disorders with an anti-CD20 monoclonal antibody (rituximab). *Ann Rheum Dis* 2002;61:922–924.
198. Grillo-Lopez AJ, White CA, Varns C, et al. Overview of the clinical development of rituximab: first monoclonal antibody approved for the treatment of lymphoma. *Semin Oncol* 1999;26(suppl 14): 66–73.
199. Maloney DG. Preclinical and phase I and II trials of rituximab. *Semin Oncol* 1999;26(suppl 14):74–78.
200. Dixon JS, Martin MFR, Bird HA, et al. A comparison of platelet count and acute phase proteins in the measurement of disease activity in rheumatoid arthritis. *Br J Rheumatol* 1983;22:233–238.
201. Ertenli I, Haznedaroglu IC, Kiraz S, et al. Cytokines affecting megakaryocytopoiesis in rheumatoid arthritis with thrombocytosis. *Rheumatol Int* 1996;16:5–8.
202. Crilly A, Madhok R. Relationship between interleukin-6 levels and platelet counts in systemic juvenile rheumatoid arthritis. *Arthritis Rheum* 1992;35:840.
203. de Benedetti F, Massa M, Robbioni P, et al. Correlation of serum interleukin-6 levels with joint involvement and thrombocytosis in systemic juvenile rheumatoid arthritis. *Arthritis Rheum* 1991;34: 1158–1163.
204. Anonymous. Lupus anticoagulant. *Lancet* 1984;1:1157– 1158.
205. Morgan M, Downs K, Chesterman CN, et al. Clinical analysis of 125 patients with the lupus anticoagulant. *Aust N Z J Med* 1993;23:151–156.
206. Soltesz P, Veres K, Lakos G, et al. Evaluation of clinical and laboratory features of antiphospholipid syndrome: a retrospective study of 637 patients. *Lupus* 2003;12:302–307.
207. Elias M, Eldor A. Thromboembolism in patients with the "lupus"-type circulating anticoagulant. *Arch Intern Med* 1984;144:510–515.
208. Gladman DD, Urowitz MB, Tozman EC, et al. Haemostatic abnormalities in systemic lupus erythematosus. *Q J Med* 1983;52:424–433.
209. Rand JH. The antiphospholipid syndrome. *Ann Rev Med* 2003;54: 409–424.
210. Somers E, Magder LS, Petri M. Antiphospholipid antibodies and incidence of venous thrombosis in a cohort of patients with systemic lupus erythematosus. *J Rheumatol* 2002;29:2531–2536.
211. Galli M, Luciani D, Bertolini G, et al. Lupus anticoagulants are stronger risks factors for thrombosis than anticardiolipin antibodies in the antiphospholipid syndrome: a systematic review of the literature. *Blood* 2003;101:1827–1832.

212. Firkin BG, Howard MA, Radford N, et al. Possible relationship between lupus inhibitor and recurrent abortion in young women. *Lancet* 1980;2:366.
213. Scott JS. Immunological factors and recurrent fetal loss. *Lancet* 1984;1:1122.
214. Branch DW, Khamashta MA. Antiphospholipid syndrome: obstetric diagnosis, management, and controversies. *Obstet Gynecol* 2003; 101:1333–1344.
215. Carreras LO, Defreyn G, Mackin SJ. Arterial thrombosis, intrauterine death and "lupus" anticoagulant: detection of immunoglobulin interfering with prostacyclin formation. *Lancet* 1981;1:244–246.
216. Dorsch CA, Meyerhoff J. Mechanisms of abnormal platelet aggregation in systemic lupus erythematosus. *Arthritis Rheum* 1982;25: 966–973.
217. Weissbart E, Baruth B, Mielke H, et al. Platelets as target cells in rheumatoid arthritis and systemic lupus erythematosus: a platelet specific immunoglobulin inducing the release reaction. *Rheumatol Int* 1982;2:67–73.
218. Deckmyn H, Vanhoorelbeke K, Peerlinck K. Inhibitory and activating human antiplatelet antibodies. *Baillieres Clin Haematol* 1998;11: 343–359.
219. Hardin JA, Cronlund M, Haber E, et al. Activation of blood clotting in patients with systemic lupus erythematosus. *Am J Med* 1978;65: 430–436.
220. Harris EN, Asherson RA, Gharavi AE, et al. Thrombocytopenia in SLE and related autoimmune disorders. Association with anticardiolipin antibodies. *Br J Haematol* 1985;59:227–230.
221. Triolo G, Ferrante A, Ciccia F, et al. Randomized study of subcutaneous low molecular weight heparin plus aspirin versus intravenous immunoglobulin in the treatment of recurrent fetal loss associated with antiphospholipid antibodies. *Arthritis Rheum* 2003;48:728–731.
222. Von Dadelszen P, Kent N. Antiphospholipid syndrome in pregnancy: a randomized, controlled trial of treatment. *Obstet Gynecol* 2002;100: 408–413.
223. O'Brien JR. Effect of anti-inflammatory agents on platelets. *Lancet* 1968;1:894–895.
224. McQueen EG, Facoory B, Faed JM. Non-steroidal anti-inflammatory drugs and platelet function. *N Engl J Med* 1986;99:358–360.
225. Weksler BB, Pett SB, Alonso D, et al. Differential inhibition by aspirin of vascular and platelet prostaglandin synthesis in atherosclerotic patients. *N Engl J Med* 1983;308:800–805.
226. Ferraris VA, Swanson E. Aspirin usage and perioperative blood loss in patients undergoing unexpected operations. *Surg Gynecol Obstet* 1983;156:439–442.
227. Ferraris VA, Ferraris SP, Lough FC, et al. Preoperative aspirin ingestion increases operative blood loss after coronary artery bypass grafting. *Ann Thorac Surg* 1988;45:71–74.
228. Garcia Rodriguez LA. Variability in risk of gastrointestinal complications with different nonsteroidal anti-inflammatory drugs. *Am J Med* 1998;104(suppl):30–34.
229. Henry D, Lim LL, Garcia Rodriguez LA, et al. Variability in risk of gastrointestinal complications with individual non-steroidal anti-inflammatory drugs: results of a collaborative meta-analysis. *BMJ* 1996;312:1563–1566.
230. Simon LS. Role and regulation of cyclooxygenase-2 during inflammation. *Am J Med* 1999;106(suppl):37–42.
231. Dubois RN, Abramson SB, Crofford L, et al. Cyclooxygenase in biology and disease. *FASEB J* 1998;12:1063–1073.
232. Simon LS, Lanza FL, Lipsky PE, et al. Preliminary study of the safety and efficacy of SC-58635, a novel cyclooxygenase 2 inhibitor: efficacy and safety in two placebo-controlled trials in osteoarthritis and rheumatoid arthritis, and studies of gastrointestinal and platelet effects. *Arthritis Rheum* 1998;41:1591–1602.
233. Lipsky PE. Specific COX-2 inhibitors in arthritis, oncology and beyond: where is the science headed? *J Rheumatol* 1999;26(suppl 56): 25–30.
234. Geis GS. Update on clinical developments with celecoxib, a new specific COX-2 inhibitor: what can we expect? *J Rheumatol* 1999; 26(suppl 56):31–36.
235. Lipsky PE, Isakson PC. Outcome of specific COX-2 inhibition in rheumatoid arthritis. *J Rheumatol* 1997;24(suppl 49):9–14.
236. Harker LA, Maraganore JM, Hirsh J. Novel antithrombotic agents. In: Colman RW, Hirsh J, Marder VJ, et al., eds. *Hemostasis and thrombosis: basic principles and clinical practice.* Philadelphia: JB Lippincott, 1994:1638–1660.
237. Antiplatelet Trialists' Collaboration. Collaborative overview of randomized trials of antiplatelet therapy. I. Prevention of death, myocardial infarction, and stroke by prolonged antiplatelet therapy in various categories of patients. *BMJ* 1994;308:81–106.
238. Conti CR. Glycoprotein IIb/IIIa platelet receptor blockers: are they ready for prime time in patients with unstable coronary artery disease? *Clin Cardiol* 1999;22:57–58.
239. Coller BS, Peerschke EI, Scudder LE, et al. A murine monoclonal antibody that completely blocks the binding of fibrinogen to platelets produces a thrombasthenic-like state in normal platelets and binds to glycoprotein IIb and/or IIIa. *J Clin Invest* 1983;72:325–338.
240. Phillips DR, Charo IF, Scarborough RM. GPIIb-IIIa: the responsive integrin. *Cell* 1991;65:359–362.
241. Frelinger AL III, Cohen I, Plow EF, et al. Selective inhibition of integrin function by antibodies specific for ligand-occupied receptor conformers. *J Biol Chem* 1990;265:6346–6352.
242. Gawaz M, Ruf A, Neumann FJ, et al. Effect of glycoprotein IIb-IIIa receptor antagonism on platelet membrane glycoproteins after coronary stent placement. *Thromb Haemost* 1998;80:994–1001.
243. Madan M, Berkowitz SD, Tcheng JE. Glycoprotein IIb/IIIa integrin blockade. *Circulation* 1998;98:2629–2635.
244. EPIC (Evaluation of 7E3 for the Prevention of Ischemic Complications) Study Group. Use of a monoclonal antibody directed against the platelet glycoprotein IIb/IIIa receptor in high-risk coronary angioplasty. *N Engl J Med* 1994;330:956–961.
245. Harker LA. Platelets and vascular thrombosis. *N Engl J Med* 1994;330:1006–1007.
246. Futterman LG, Lemberg L. Harnessing the platelet. *Am J Crit Care* 1997;6:406–414.

第19章

细胞因子和细胞因子受体

Cem Gabay

细胞因子在细胞发育期间调节其分化、复制、生存及死亡，同时在成熟生物体防御损伤反应期间可维持机体自身稳定。在成熟生物体内，细胞因子对受累器官及整个机体由效应期开始到功能恢复的一系列细胞反应发挥作用。在体外，一种细胞因子对一种细胞功能的调节能被简化为特异性细胞因子与其受体的相互作用，胞内信号传导及产生细胞反应。在体内，细胞因子则是一个大的、复杂的信号传导网络成员。细胞因子作用就像级联反应和网络一样。有些细胞因子可刺激其他细胞因子和受体的生成。此外，细胞很少仅接触一种细胞因子。介质会联合起来共同传递生物相关信息。细胞因子在靶细胞上的作用可能会被其他细胞因子、受体拮抗剂和可溶性受体所抑制或增强。细胞因子的联合已经显示出相加、协同或抑制作用。这些支配细胞对细胞因子刺激的生理反应的原理为了解发病机制和确定治疗性干预的目标和手段提供一个框架。最近一些新疗法的发展进步就是基于细胞因子及其受体生物学研究的发展。

本章第一部分复习了细胞因子总的生物学方面内容。第二部分讨论单个细胞因子家族，并总结它们的分子特性，体内、外生物学活性，在风湿性疾病中的表达，发病机制及基于细胞因子及其受体的治疗性干预。

一、细胞因子家族概述

细胞因子可以按照共同的结构特性进行分类，而这种特性在一定程度上与功能关系相关。然而，有些细胞因子家族包含了对细胞功能具有不同作用的分子，有时甚至是拮抗作用。相反的，不同的细胞因子家族对细胞功能可能具有相似的作用。细胞因子家族内保守的结构代表受体结合基序。受体家族的特征是细胞外配体识别结构相似的基序及胞内负责相似信号转导途径活化的区域。细胞因子和它们相应的受体家族见表19.1和表19.2。

3个白介素-1（IL-1）配体在结构上具有相关性，但其中包括两个显效性细胞因子（IL-1α和IL-1β）和一个特异的拮抗性细胞因子，IL-1受体拮抗剂（IL-1Ra）。最近已经克隆出细胞因子IL-1家族的新成员，但它们在体内的功能还不清楚。IL-1受体是细胞因子受体中第一个被鉴定的成员，它具有免疫球蛋白样结构。最近鉴定出的Toll样受体（TLR）家族也是IL-1受体（IL-1R）超家族的一部分。TLR有与IL-1R同源的胞内区。而受体的胞外区是不同的，它由富含亮氨酸的基序组成。TLR在宿主对病原体的反应中起着重要的作用，并成为先天性免疫应答和获得性免疫应答之间联系的一座桥梁。肿瘤坏死因子（TNF）受体家族则在受体胞外区具有重复的富含半胱氨酸基序的共同结构。

下面三个家族组成了造血细胞因子超家族。所有这三个家族都利用结构相关的受体，即造血细胞因子受体。这些受体至少由2种不同的亚单位组成，其中β或γ链激活信号转导，并能与决定配体特异性的不同α链相结合。利用共同的IL-2受体γ链进行信号转导的细胞因子家族包括IL-2、IL-4、IL-7、IL-15和IL-21。IL-6、白血病抑制因子（LIF）、抑瘤素M（OSM）、IL-11及睫状神经营养因子（CNTF）利用糖蛋白130（gp130）或LIFR作为信号转导物。粒细胞–巨噬细胞集落刺激

表19.1　细胞因子家族

家族成员	
TNF	TNF-α,LT-α,LT-β,CD40L,FasL,BAFF,APRIL,RANKL,NGF,CD27
IL-1	IL-1α,IL-1β,IL-1Ra,IL-18,IL-1F5~IL-1F10
IL-6	IL-6,LIF,OSM,IL-11,CNTF,CT-1,CLC
结合共同γ链的细胞因子	IL-2,IL-4,IL-7,IL-9,IL-15,IL-21
IL-10	IL-10,IL-19,IL-20,IL-22,IL-24,IL-26,IL-28,IL-29
IL-12	IL-12,IL-23,IL-27
IL-17	IL-17A~IL-17F,IL-25
造血细胞因子	SCF,IL-3,TPO,EPO,GM-CSF,G-CSF,M-CSF
IFN	IFN-α亚家族,IFN-β,IFN-γ
CXC趋化因子	CXCL1~CXCL16
CC趋化因子	CCL1~CCL28
C趋化因子	XCL1,XCL2
CX3C趋化因子	CX3CL1
TGF-β超家族	TGF-β,BMP家族,活化素,抑制素,MIS,nodal,leftys
生长因子	PDGF,EGF,PGF,IGF,VEGF

APRIL:一种增殖诱导配体;BAFF:B淋巴细胞刺激因子;BMP:骨形成蛋白;CLC:心肌营养蛋白样细胞因子;CNTF:睫状神经营养因子;CT:心肌营养素;EGF:表皮生长因子;ENA:上皮-中性粒细胞活化肽;EPO:促红细胞生成素;FGF:成纤维细胞生长因子;G-CSF:粒细胞集落刺激因子;GM-CSF:粒细胞-巨噬细胞集落刺激因子;IFN:干扰素;IGF:胰岛素样生长因子;IL:白介素;IL-1Ra:白介素-1受体拮抗剂;L:配体;LIF:白血病抑制因子;LT:淋巴毒素;M-CSF:单核细胞集落刺激因子;MIS:缪勒氏管抑制物;NGF:神经生长因子;OSM :抑瘤素M;PDGF:血小板衍生生长因子;RANK:核因子κB受体活化因子;SCF:干细胞因子;TGF:转化生长因子;TNF:肿瘤坏死因子;TPO:血小板生成素;TRAIL:肿瘤坏死因子相关凋亡诱导配体;VEGF:血管内皮细胞生长因子。

表19.2　细胞因子受体家族

受体家族	成员	共同特征
IL-1受体	IL-1RI,IL-1RII,IL-1RAcP,IL-18Rα,IL-18Rβ,T1/ST2,IL-1Rrp2	Ig样胞外区
Toll样受体	TLR1~10	富含亮氨酸的胞外区
TNF受体	TNFRI,TNFRI,Fas,CD27,CD30,LTβR,NGFR,RANK,AFFR,BCMA,TAcI, TRAILR1,2,3	富含半胱氨酸的胞外区
血细胞生成素受体	IL-2R,IL-3R,IL-4R,IL-5R,IL-6R,IL-7R,IL-9R,IL-13R,IL-15R,G-CSFR, GM-CSFR,EPOR,TPOR	C末端W-S-X-W-S基序
IFN受体	IFN-α/βR,IFN-γR,IL-10R,IL-19R,IL-20R,IL-22R,IL-24R	成串的四个半胱氨酸
趋化因子受体	CXCR1~4;CCR1~8,CR,C3XCR	7个跨膜区
TGF-β受体	TGF-βRI,TGF-βRII,BMPR,ActivinR	丝氨酸-苏氨酸激酶
生长因子受体	EGFR,PDGFR,FGFR,M-CSFR(c-fms),SCFR(c-kit)	酪氨酸激酶

BAFF:B淋巴细胞刺激因子;BCMA:B细胞成熟抗原;BMP:骨形成蛋白;EGF:表皮生长因子;EPO:促红细胞生成素;FGF:成纤维细胞生长因子;G-CSF:粒细胞集落刺激因子;GM-CSF:粒细胞-巨噬细胞集落刺激因子;IL:白介素;IL-1RacP:白介素-1受体辅助蛋白;IL-1Rrp2:IL-1R相关蛋白2;M-CSF:单核细胞集落刺激因子;NGF:神经生长因子;PDGF:血小板衍生生长因子;RANK:核因子κB受体活化因子;SCF:干细胞因子;TACI:跨膜活化分子和钙调蛋白亲环素配体相互作用分子;TGF:转化生长因子;TLR:Toll样受体;TNF:肿瘤坏死因子;TPO:血小板生成素;TRAIL:肿瘤坏死因子相关凋亡诱导配体。

因子(GM-CSF)、粒细胞集落刺激因子(G-CSF)及IL-5则通过GM-CSFβ链进行信号转导。

干扰素(IFN)家族包括三个主要亚型。α和β干扰素(也称Ⅰ型IFN)在功能上更为相关,并使用同一受体。而γ干扰素(又称Ⅱ型干扰素)的功能则有所不同。IFNγ受体与Ⅰ型IFN受体有关,各受体会利用同一胞内信号转导与转录激活因子(STAT)家族的不同成员。IL-10及其相关细胞因子IL-19、IL-20、IL-22、IL-24、IL-26、IL-28和IL-29可与IFN受体家族相关受体结合。

趋化因子具有共同结构，根据头两个半胱氨酸的间距可区分其不同的亚家族。趋化因子可与 7 个利用 G 蛋白进行信号转导的跨膜区受体结合。转化生长因子 β(TGF-β)超家族包括 TGF-β、骨形态蛋白(BMP)、激活素及抑制素。这个细胞因子家族不同成员的受体均具有丝氨酸-苏氨酸激酶活性。血小板衍生生长因子(PDGF)、胰岛素样生长因子(IGF)、上皮生长因子(EGF)及成纤维细胞生长因子(FGF)都是通过具有内在酪氨酸激酶活性的胞内区域受体来活化细胞的。单核细胞集落刺激因子(M-CSF)和干细胞因子(SCF)也是这个家族的一部分。

除这种结构上的分类外，细胞因子也可以按照它们的细胞来源来分组。有些细胞因子主要产生于 T 淋巴细胞,也称为淋巴因子,而另一部分则产生于其他细胞。组织分布最广的细胞因子是Ⅰ型 IFN、IL-6、IL-1、TNF 家族的一些成员、趋化因子及 CSF 家族。TGF-β 产生于几乎所有正常细胞。主要或唯一产生于淋巴细胞的细胞因子是 IL-2、IL-3、IL-4、IL-5、IL-13、IL-17 和 IFN-γ。辅助性 T 细胞(Th)亚群能通过其产生细胞因子的模式来区别。Th1 细胞产生的细胞因子包括 IL-2、IFN-γ 和淋巴毒素(LT),而主要由 Th 2 衍生的细胞因子是 IL-4、IL-5、IL-9、IL-10 和 IL-13。IL-10 是由 Th1 细胞生成的 IFN-γ 的有效抑制剂。IL-4,IL-10 和 IL-13 则抑制产生于单核细胞的细胞因子。相反,IL-12 和 IL-18 是生成 IFN-γ 的有效刺激因子，并可促进 Th1 反应。目前对于多数自身免疫疾病而言，不同细胞因子作用模式之间的联系还没明确。对于类风湿性关节炎(RA),至少在确诊的患者中,滑膜巨噬细胞和成纤维细胞是细胞因子生成的主要细胞。

二、细胞因子表达的调节

在自身稳定状态下，多数细胞因子不表达或低水平表达。体外应答细胞活化反应时或体内宿主进行防御反应期间,在转录、转录后、翻译及将潜在的前体转变为具有生物活性的形式时会出现细胞因子表达的增强。细胞因子调节细胞因子受体的表达,而细胞因子活性的调节涉及细胞因子受体和受体拮抗剂的可溶形式。

损伤反应如创伤或感染时,会产生一些刺激物,这会启动细胞因子基因转录的诱导。细胞因子诱导剂可能是微生物抗原，降解的胞外基质碎片或体液介质系统的激活产物,如补体成分 C3a、C5a 或激肽。激活早期还涉及神经肽，这是由于它们在组织受损后立即被释放,并作用于血管壁上细胞、白细胞和间质细胞。

细胞因子诱导剂与细胞表面受体的结合刺激了导致转录因子活化的胞内信号，包括激酶或磷酸酶 (图 19.1)。这些 DNA 结合蛋白识别细胞因子基因启动子内的特异区域，包括 AP-1 结合位、核因子 κB(NFκB)、NF-IL-6,3’,5’-环磷酸腺苷(cAMP)应答元件结合蛋白(CREB)、STAT、SP-1 及 IFN 调节因子-1(IRF1)。细胞因子的高水平表达需要蛋白与这些部位中的一些进行结合。DNA 结合蛋白对细胞因子表达的诱导起着相加或协同作用。

在必要的转录因子活化或负转录调节因子抑制的基础上,细胞因子 mRNA 的合成被启动。转录速率和时间及转录后结构可能影响细胞因子的表达。就 IL-1 在人单核细胞中的表达而言,脂多糖(LPS)主要提高转录速率，而细胞的预孵化会导致信使 RNA(mRNA)经较长时间转录而增加表达水平,并增加 mRNA 稳定性[1,2]。在转录和转录后水平,TNF-α 生成均可被调节。包括 IL-1、TNF-α 及 GM-CSF 在内的许多细胞因子在其 3’-非翻译区(UTR)具有 UAUUAU 或 AUUA 基序,它可以使 mRNA 快速降解[3]。通过带有这些调节区突变的遗传改良小鼠的重型表型可以看出 TNF-α 基因中这些富含 AU 的元件的重要性。这些动物产生大量 TNF-α,并自发性出现肠炎和关节炎[4]。细胞因子 mRNA 的存在并不一定导致蛋白的产生。翻译调节对一些细胞因子的表达是重要的,如 IL-1 和 TNF-α。这些细胞因子的 mRNA 能被单核细胞的附着所诱导,但蛋白仅产生于活化因子(如 LPS)对细胞的进一步刺激[2,5]。一些细胞因子被分泌,而其他的则被大量贮存于胞内,需其他刺激物来启动它们的分泌，最终一些细胞因子仍会保留在细胞内,并在此发挥特殊的胞内功效。分泌的细胞因子包括 N 末端区域疏水的信号序列,并遵循经典的内质网到高尔基体的分泌途径。然而,一些细胞因子如 IL-1α、IL-1β、IL-16 和 IL-18 缺乏这种一致的分泌信号序列,需通过其他通路被转运到细胞外。细胞因子从细胞中分泌出时,多数具有生物学活性。相反,有些细胞因子(如 TGF-β)被分泌时不具有生物学活性或有潜在的生物活性，需进一步在细胞外经蛋白酶处理来获得生物学活性[6]。

细胞因子能与膜结合或被分泌。TNF-α 和这种细胞因子家族中大多数其他成员以膜锚定蛋白形式表达。这些膜结合细胞因子具有生物学活性,在一些细胞反应中比分泌型更有效[7]。TNF-α 通过 ADAM(一种解

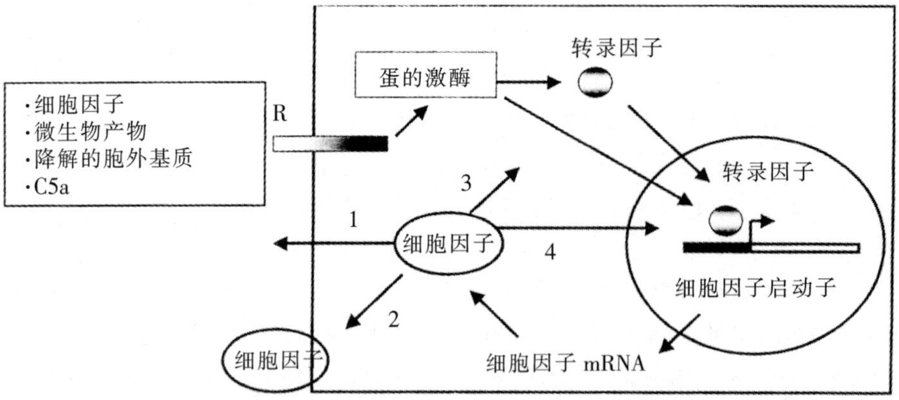

图19.1　细胞因子表达的调节。不同刺激物结合到细胞表面受体(R)后诱导胞内信号转导途径。胞浆和核转录因子通过蛋白激酶活化后刺激细胞因子基因转录。细胞因子通过经典和非经典途径由细胞释放(1),以膜锚定蛋白形式表达(2),保留在胞浆中(3)或迁移至核内(4)。

聚素和金属蛋白酶)家族基质金属蛋白酶中的 TNF-α 转换酶(TACE)分开。约 10%~15%的 IL-1α 被十四烷酰化,转运到细胞表面并以膜结合蛋白形式表达。以膜结合蛋白形式表达的 IL-1α 和 TNF-α 能刺激人成纤维细胞和内皮细胞进行直接的细胞–细胞接触。

细胞因子间可通过相互作用来调控它们的表达。诱导它们自身表达的细胞因子包括 IL-1、IL-2、IL-6、LIF 及 TGF-β。自身诱导代表了一种有效的放大机制。IL-1、TNF-α、LIF、IL-17 及 IL-18 不仅可诱导相互的表达,而且可诱导其他细胞因子如 IL-2、IL-6 家族细胞因子、趋化因子及 CSF 的表达。

细胞因子表达的抑制是一种重要调节机制,潜在有害的细胞因子活性可通过这种机制被调控。TGF-β、IL-4、IL-10 及 IL-13 是细胞因子生成抑制剂中最具特征性的[8,9]。TGF-β 能抑制 IL-1 或 LPS诱导单核细胞生成 TNF-α 或 IL-6[10]。IL-4 是一种有效的单核细胞活化抑制剂,并能干扰 IL-1、TNF-α、IL-6 和 IL-8 的生成[11]。此外、IL-4 能刺激 IL-1Rβ 的生成。IL-10 的发现基于它具有抑制 T 淋巴细胞生成 IFN-γ 的能力[12]。它也是一种单核细胞去活化因子,大量地产生于单核细脆,并抑制单核细胞合成一些细胞因子。糖皮质激素具有更重要的细胞因子表达的负调控作用。急性反应期间,血液中内源性糖皮质激素水平增加。炎性相关细胞因子刺激促肾上腺皮质激素释放激素的产生,刺激促肾上腺皮质激素和皮质醇的释放。多数细胞因子的启动因子都包含糖皮质激素反应元件,它可结合被配体占领的糖皮质激素受体[13]。对于致炎刺激物诱导的不同细胞因子表达,糖皮质激素是有效的抑制剂[14]。

三、细胞因子受体后信号通路

膜结合和分泌型细胞因子可与细胞表面受体、可溶性受体或载体蛋白结合,并与基质成分有关。受体后信号转导的激活确定了对细胞因子的不同细胞反应。特异性细胞因子的受体组织分布限定其配体生物活性的范围。细胞因子受体水平变化代表调控细胞对细胞因子反应的另一种机制。一些受体高水平地构成性表达,而其他受体的表达则被诱导细胞因子生成的介质及细胞因子自身所调控。IL-1 促进 IL-2 受体的上调,而IL-2 是其自身受体的有效诱导剂。TGF-β 在某些细胞中已经显示出能抑制 IL-1 受体的表达,这可能是其干扰 IL-1 生物效应的一种机制。此外,细胞因子能刺激细胞表面受体的裂解,从而抑制细胞应答。

应用结构不同的受体来活化不同受体后信号途径反映出细胞因子调控细胞功能的多样化。蛋白磷酸化是细胞信号传导的常见机制。蛋白激酶是一种可以使磷酸盐与胞内特异性蛋白的丝氨酸、苏氨酸或酪氨酸侧链以共价键形式结合的酶。这种磷酸化调控它们的酶活性(胞内激酶活化级联反应)、胞内位置(核易位)及被胞内蛋白激酶的降解。促分裂原活化蛋白激酶(MAPK)是一种信号转导蛋白家族,它能使特异的丝氨酸和苏氨酸在底物蛋白上磷酸化,并调节在细胞因子和其他刺激物反应时不同的细胞活性[15]。MAPK 是其他激酶、可被上游激酶激活的 MAPK 激酶(MKK)和 MKK 激酶(MKKK)的底物。MAPK 在多细胞有机体中可分为 3 个亚家族,包括胞外信号调节激酶(ERK)1

和 ERK2（以前称为 p42/44)，c-Jun 氨基末端激酶(JNK1，2，3)和 p38 MAPK。这些激酶的底物包括其他蛋白激酶、转录因子和细胞骨架蛋白。不同的 MAPK 参与了细胞对细胞因子的反应及转录水平细胞因子表达的调控。此外，p38 MAPK 对 TNF-α mRNA 稳定性增加引起其转录后水平表达的增强起着重要作用。JNK 可被包括 TNF-α、IL-1 和 IL-6 在内的炎症相关因子所激活。c-Jun 是 AP-1 转录因子的主要成分，JNK 与 c-Jun 相结合并使其磷酸化。这个途径对细胞分化和细胞死亡的调控都发挥着重要作用。此外，JNK 也可能通过上调基质金属蛋白酶(MMP)的表达而参与关节炎的关节损伤过程。共有四种p38MAPK：α，β，γ 和δ。IL-1 和 TNF-α 是 p38 α 和 p38 β 的主要活化剂。由于 p38 MAPK 参与了致炎细胞因子的调节和细胞对细胞因子的反应，因此它们被认为是炎性疾病的关键因子。p38 MAPK 抑制剂对关节炎和狼疮性肾炎实验模型具有抗炎作用 [16]。目前正在进行 RA 患者使用p38 MAPK 抑制剂的临床试验。

NFκB 是一个被广泛表达的转录因子家族，它调节先天性免疫应答和获得性免疫应答中不同基因产物的表达。NFκB 在细胞胞浆中以同二聚体或异二聚体形式存在。许多 NFκB 调节基因在细胞应答应激、损伤及炎症中十分重要。TNF-α、IL-1、病原体产物及凋亡前和坏死刺激物可以激活 NFκB。虽然已经鉴定出哺乳动物细胞 NFκB 家族中 p65/Re1A、c-Rel、RelB、p50 及 p52 这 5 个成员，但多数细胞仍以 p50/p65 异源二聚体为主。NFκB 家族的每一个成员均有一个保守的 N 末端区和核定位信号区，保守的 N 末端区名为 Rel 同源区，它含有 DNA 结合区和二聚体化功能域区。NFκB 与名为 IκB 的抑制剂发生非共价相互作用，这种抑制剂能掩盖其核定位信号，并使 NFκB 保留在胞浆中。IκB 家族包括 IκB-α、IκB-β、IκB-γ、IκB-ε、Bcl-3、p100 及 p105。IκB-α 基因敲除小鼠出现伴有多器官炎症的围产期死亡提示它们中的一些抑制剂在维持机体自身稳定方面发挥着重要作用[17,18]。最近人们发现两种 NFκB 活化途径。一种途径基于位于 N 末端区的两个特定丝氨酸上可诱导的 IκB 磷酸化，涉及多数 NFκB 二聚体，尤其是那些含有 p65 的 NFκB 二聚体。IκB 磷酸化后出现泛素化蛋白降解，从而允许 NFκB 二倍体易位进入胞核（图 19.2)。另一种途径是基于 p52/p100 前体的可诱导过程。两种途径均依赖于 IκB 激酶(IKK)复合物的成分，IKK 复合物由两个催化区(IKK-α 和 IKK-β)和一个调节区 IKK-γ(也称 NEMO)组成。在进行炎症信号应答时，I κB 的磷酸化和随后的降解均需 IKK-β 和 IKK-γ 的参与，而 IKK -α 主要参与了 p100 的诱导[19]。NFκB 诱导激酶(NIK)不参与对炎性刺激物如 TNF-α 和 IL-1 的应答，但在通过 LT-β 受体的连接进行基因转录诱导过程中有时需要 NIK。NIK 敲除小鼠会出现淋巴样组织发育和抗体反应的异常[20]。

Janus 激酶(JAK)/STAT 通路涉及众多细胞因子、生长因子和激素诱导的细胞信号[21]。缺乏催化区的细胞因子受体能通过蛋白激酶 JAK 家族的相关成员来介导配体诱导的蛋白酪氨酸磷酸化活化，这些成员包括 JAK1、JAK2、JAK3 和 TYK2。活化的 JAK 使受体胞浆区特定的酪氨酸残基磷酸化，从而为含 src 同源域 2 (SH2)的信号蛋白提供停泊位点。STAT 蛋白是一族含 SH2 结合区的转录因子，它们被聚集到受体复合物上进行磷酸化。STAT 的酪氨酸磷酸化诱导它们形成同源二聚体或异源二聚体，并诱导二聚体快速易位至核(图 19.2)。一些STAT 也进行酪氨酸磷酸化。Ser727 的磷酸化很有趣，因为它可能是 MAPK 磷酸化部位，因此可以使 STAT 和 MAPK 通路间出现一些交联。除 STAT 外，细胞因子受体的酪氨酸磷酸化还能活化其他胞内信号，如 Ras/Raf/MAPK、磷脂酰肌醇-3 (PI3)激酶及磷脂酶 C-γ(PLCγ)。STAT 家族由 7 个成员组成。对 IFN 应答的主要是 STAT1。STAT4 可被 IL-12 活化，并在 $CD4^+$ T 细胞分化过程中沿 Th1 途径介导 IL-12 的效应。STAT4 缺乏小鼠与 IL-12 敲除小鼠显示出同样的表现。STAT6 被IL-4、IL-13 活化，它在 Th2 应答中起着关键性作用。缺乏 STAT6 的小鼠会缺失 IL-4 诱导的多数功能，包括 Th 2 细胞的分化和生成 IgE 的能力。STAT3 可被IL-6 相关细胞因子、IL-10 及瘦素刺激。而 STAT3 基因缺失会导致胚胎死亡。STAT5a 和STAT5b 被许多细胞因子(IL-2、IL-3、IL-5、IL-7、IL-9、IL-15 和 IL-21)、CSF(血小板生成素、促红细胞生成素和 GM-CSF)、生长因子和激素(血小板衍生生长因子、上皮生长因子、生长激素、催乳素及胰岛素)所刺激。STAT5a 和 STAT5b 敲除小鼠仅表现为生长激素和催乳素信号及 IL-2 依赖性 T 细胞功能的受损。

最近，内源性信号抑制剂引起许多研究者的关注。基因打靶实验可能会证明这些抑制信号在维持自身稳定方面的重要作用。这些抑制剂的过度表达可以使我们更好地了解一些信号通路在风湿性疾病的病理生理学中的作用。一些信号会刺激其自身抑制剂的生成(图 19.2)。IκB-α 的表达在对 NFκB 活化进行应答时会被上调，从而导致NFκB基因转录效应的终止。抑制型Smad会下调TGF-β信号，而在对TGF-β应答时抑制型Smad水平有所增加。目前已经对调节JAK-STAT级联反应的机制进行了深入的研究。细胞因子信号传导抑制剂(SOCS)家族显示出一种不同的负反馈调节机制。这些抑制因子是细胞因子诱导的含SH2区域(CIS)的蛋白或STAT诱导的STAT抑制剂(SSI)。SOCS家族中的8个成员均包括一个SH2区。IL-6诱导SOCS1的表达，促红细胞生成素诱导SOCS2的表达，TNF-α和IL-6相关细胞因子诱导SOCS3的表达，而IFN-γ是这3个家族成员的有效诱导剂。SOCS1和SOCS3在细胞因子信号转导的调控中起着重要的作用。SOCS1敲除小鼠出现IFN-γ信号转导失控，并在一些器官中出现广泛的骨髓单核细胞浸润。阻断IFN-γ能消除SOCS1敲除小鼠多数病理学表现。在肠炎患者结肠组织中SOCS3的表达有所上调，而在结肠炎实验模型中SOCS3的表达也显示出重要的调节作用[22]。另外，RA患者滑膜标本中的SOCS3 mRNA表达同样有所增强。通过腺病毒的基因转移使SOCS3表达可以有效地预防和治疗两种实验性关节炎[23]。

四、可溶性受体

除膜结合细胞因子受体外，还发现了可溶性IL-2R、TNF受体(TNFR)、IL-6R、IFN-γR、IL-4R、IL-7R、IL-9R、IL-22、GM-CSFR和Fas。可溶性受体可来源于膜相关蛋白的裂解，也可来自mRNA差异剪接产物。体外细胞活化过程中可产生可溶性受体，而在免疫或炎性反应期间其产生可能与疾病活动度相关[24]。可溶性TNFR与TNF-α结合并阻断其生物学活性[25]。相反，可溶性IL-6Rα结合IL-6，然后IL-6/sIL-6Rα复合物与gp130一起活化细胞反应。目前正在对可抑制细胞因子活性的可溶性细胞因子受体进行治疗效果试验。作为一种含有TNFR p75胞外部分的融合分子，依那西普已经被证实具有治疗RA和青少年原发性关节炎(JIA)的作用(第39章)。

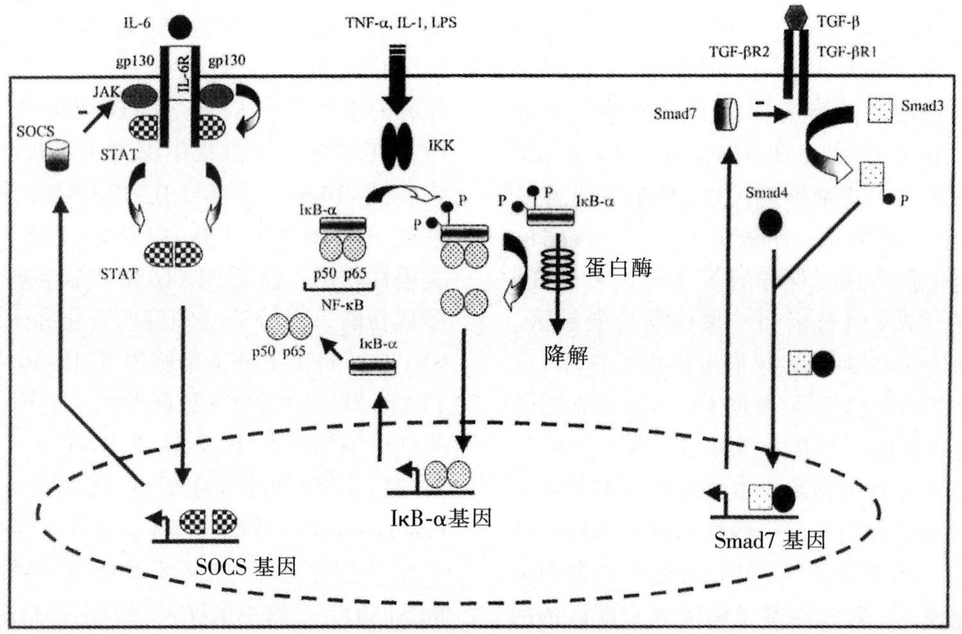

图19.2 3种胞内抑制通路的诱导。在IL-6结合的基础上，gp 130的异二聚体诱导JAK、gp130的胞浆区和STAT的酪氨酸磷酸化。STAT3二聚体被易位至核内，在这里它们与SOCS的启动子区和其他靶基因结合。SOCS3抑制JAK的磷酸化，并作为JAK-STST级联反应的天然抑制剂发挥作用。核因子κB(NFκB)被IκB保留在胞浆中。在细胞被IL-1、肿瘤坏死因子-α、脂多糖及其他诱导剂活化的基础上，IκB激酶复合物被活化，引起IκB的磷酸化。然后IκB-α被泛素化及降解。游离的NFκB迁移进入核内，并刺激IκB-α和其他基因的表达。新合成的IκB-α与游离的NFκB在胞浆中结合，导致NFκB效应的终止。转化生长因子-β(TGF-β)与Ⅱ型TGF-β受体结合，引起Ⅰ型TGF-β受体的。聚集和磷酸化。Smad3被Ⅰ型TGF-β受体磷酸化，并与Smad4结合。这个Smad复合物迁移进入核内。TGF-β活化Smad7的表达，Smad7则通过阻断Smad3与Ⅰ型TGF-β受体的相互作用而抑制TGF-β的信号转导。

五、细胞因子和风湿性疾病

在风湿性疾病中，无论是作为致病介质、致病机制的标记物，还是在某些情况下作为疾病活动度的标记物，或是作为新治疗手段或目标，细胞因子都是很重要的。致病细胞因子效应可以利用以下调控机制：①细胞因子及其受体的短暂表达及短半衰期。②拮抗性细胞因子或细胞因子抑制剂的产生。③胞内信号抑制剂负反馈机制。风湿性疾病的局部和全身表现是细胞因子介导的细胞活化出现不相称的强度和持续时间的结果。

（一）细胞因子与发病机制

炎症、胞外基质和实质细胞的破坏及功能不全组织的形成是风湿性疾病常见的局部表现。细胞因子可将不同的致病因子转变为致病反应，并维持炎症的慢性期及组织的破坏。以软骨为例，表 19.3 总结了细胞因子介导组织破坏的作用机制。作为能够促进组织降解的细胞因子，IL-1 和 TNF-α 已经备受关注[26]。这两种细胞因子均诱导一系列蛋白酶的表达，抑制胞外基质的形成或刺激基质过多地积聚。IL-1 也是一种软骨细胞增殖抑制因子，并可诱导软骨细胞内一氧化氮(NO)高水平地生成(第 24 章)。NO 不仅抑制软骨细胞增殖，还会抑制蛋白多糖的合成，并诱导培养的软骨细胞出现凋亡[27]。软骨细胞的破坏有些是由炎性关节病变的滑膜炎引起的，并与骨关节炎时软骨细胞衍生的分解因子有关。由于软骨胞外基质被吸收，可以尝试通过余下的软骨细胞来修复软骨，这虽然不能使软骨完全恢复，但可修复组织并生成骨赘。合成代谢因子如 TGF-α 可促进后一个过程。血浆中由局部产生的细胞因子一旦达到可测定的水平就会诱导急性期反应。

（二）细胞因子和风湿性疾病的治疗

细胞因子是风湿性疾病治疗性干预的目标和工具。目前，TNF-α 和 IL-1 在风湿性疾病致病中的重要作用已经十分明确。体外和体内实验结果显示包括 IL-6、IL-7、IL-15 及 IL-18 在内的其他细胞因子也与风湿性疾病的病理生理相关。相反，一些细胞因子如 IL-4、TGF-β、IL-10 和 IL-13 被认为是抗炎细胞因子。在维持机体的自身稳定和风湿性疾病的致病机制中，细胞因子的功能是复杂的，而有害性的和保护性的细胞因子是人为划分出来的。TNF-α、IL-18 和 IL-1 虽然在 RA 中发挥致炎作用，但在宿主抗感染反应过程中却具有重要作用。此外，在动物模型和患者使用 TNF-α 抑制剂进行治疗中已经得到证实，TNF-α 可以调控自体免疫反应。IL-10 已经显示出在系统性红斑狼疮(SLE)的病理生理学方面发挥着重要的作用。TGF-β 和其他细胞因子在全身性硬皮病(SSc)的皮肤和器官纤维化形成中起着关键性作用。虽然 TGF-β 对关节软骨起着保护性的作用，但也会刺激骨赘的形成。

目前在抑制细胞因子功能的抗风湿治疗方法中，TNF-α 和 IL-1 是最重要的因子。基于细胞因子的治疗性干预方法可能是使用细胞因子治疗或抑制它们的生成或活性(表 19.4)。使用细胞因子或可溶性细胞因子受体来治疗慢性疾病的问题是这些蛋白的相对较短的半衰期。一些新方法的使用也许会解决这个难题，如使用含某些细胞因子胞外结合基序并耦联人免疫球蛋白 IgG Fc 片段的融合蛋白[28]。基因治疗也为长时间增加血液中或局部细胞因子水平提供了一种方法（第 37 章）。可是在基因转移治疗风湿性疾病的临床使用前，应解决有关细胞因子表达持续时间和安全性方面的技术难题。以抑制特异性细胞因子作为慢性风湿性疾病治疗方法的问题是不同细胞因子具有重叠的生物学活性。这个问题也许可以通过同时使用不同细胞因子的抑制剂来解决。也可以选择一些致病细胞因子共用的胞内信使如 p38 MAPK、NFκB 或 JNK 通路。

表19.3　IL-1在软骨中的分解作用

诱导	抑制
蛋白酶	Ⅱ型胶原酶合成
前列腺素 E_2	蛋白多糖合成
NO	软骨细胞增殖
氧自由基	
致炎细胞因子	

表19.4　细胞因子活性的抑制

配体的单克隆抗体
受体的单克隆抗体
可溶性受体
免疫球蛋白/受体融合蛋白
反义寡核苷酸
RNA构成酶，RNAi
配体结合受体部位相应的肽类物质
细胞信号传导非肽类抑制因子
细胞因子处理酶的抑制剂

RNAi：RNA干涉。

六、肿瘤坏死因子(TNF)和相关细胞因子

TNF是已知的多功能细胞因子大家族的一部分。TNF受体(TNFR)家族成员调控众多的细胞功能,而这些细胞功能与免疫失调疾病包括免疫介导疾病和感染密切相关。TNF受体及相应配体的数量在过去10年快速增加。它们的生物功能的鉴定使针对TNF家族成员的自身免疫疾病的不同治疗方法有所发展。在这些方法中,使用TNF-α抑制剂治疗包括RA、脊柱关节病和肠炎在内的多种炎性疾病目前已被广泛接受。

TNFR及配体家族具有一些共同的结构特征。所有这些受体都是带有保守的、富含半胱氨酸基序的I型跨膜蛋白,并在某种程度上具有胞外同源性。而在胞内区则没有明显的同源性。包括Fas、TNF-α受体p55、某些TRAIL受体 (DR4和DR5)、DR3及DR6在内的一些受体含有一个胞浆死亡区,该区负责凋亡信号的转导[29,30]。此外,尽管霍奇金抗原DR30缺乏胞浆死亡区,但它也能作为前凋亡受体[31]。

配体家族的所有成员均为Ⅱ型跨膜蛋白,它们以膜结合型和可溶型形式表达。诱导胞内反应需配体结合后的寡聚化受体参与。免疫细胞表面能表达配体和(或)受体。因此,配体与其同源受体的相互作用能介导旁分泌或自分泌效应。在这个家族中,除细胞膜结合受体外,还发现了一些可溶性受体,包括低亲和力的可溶性神经生长因子(NGF)受体、两种可溶性TNF-α受体(p55及p75)、可溶性CD27和可溶性Fas。可溶性TNFR可能产生于膜结合型TNFR的溶蛋白性裂解,这是由于其中的每个受体仅能测到一种mRNA。相反,可溶性Fas分子来源于一个RNA剪接变体。骨保护素(OPG)是一种分泌型蛋白,并可作为诱捕受体对NFκB受体活化因子配体 (RANKL) 发挥作用[32]。可溶性TNF-α受体 (p55和p75) 可与它们的配体TNF-α结合,并阻止它们与细胞表面受体相互作用,因此可作为一种天然抑制剂发挥作用。可溶性Fas也具有生物活性,它可抑制激动性抗体诱导的凋亡。通过包含全部或部分胞外区域的重组可溶性受体的使用可以了解它们配体的生物学功能特征。

TNF受体超家族成员可以传导导致细胞死亡或存活并增殖的信号。有些受体,如TNFR p55、LT-β受体及DR3对这两种信号都能转导[30,33]。凋亡信号与生存信号的区别依赖于细胞类型及功能状态。通过TNFR p55和Fas刺激细胞能诱导凋亡,这个过程涉及胞浆死亡区域及半胱天冬酶级联反应的活化。死亡受体最重要的功能之一就是通过免疫细胞激活诱导的细胞死亡来维持耐受性。激活的T细胞能表达Fas及其配体(FasL),从而以自分泌形式使细胞发生凋亡。Fas或FasL不完全表达会导致淋巴样增殖,并出现自身免疫现象[34,35]。相反,刺激信号需NFκB通路的活化来介导。

(一)TNF功能和相关细胞因子

TNF-α主要来源于单核吞噬细胞,它能被相似的刺激物诱导生成。TNF-α是分子量为27kd的跨膜蛋白,可被TACE从细胞表面裂解,生成分子量为17kd、可分泌的成熟型TNF-α。TNF-α与风湿病相关的生物学效应包括活化巨噬细胞和多形核(PMN)白细胞、刺激T细胞和B细胞的增殖、刺激不同细胞内致炎因子、释放NO、促进成纤维细胞的增殖、促进成纤维细胞分泌胶原酶和前列腺素E_2(PGE_2)及骨和软骨的吸收[26]。TNF-α的全身效应类似于IL-1。它也能促进急性期反应的刺激,包括体重减轻、发热、代谢改变及贫血。贫血RA患者外周血单核细胞(PBMC)的上层液能抑制红细胞生成,此作用几乎完全被TNF-α抗体所中和[38]。由于TNF-α血浆水平的升高与体重的减轻之间具有一定的相关性,因此TNF-α可能对RA能量代谢发挥作用。

LT-α、LT-β和TNF-α在结构上具有一定的相关性,它们可被位于第6对染色体上的主要组织相容性抗原复合物(MHC)内的基因编码。编码LT和TNF-α的基因具有高度同源性,可能来源于一个祖基因[39]。TNF-α主要产生于单核细胞和巨噬细胞,而LT-α、LT-β仅表达于活化的淋巴细胞、自然杀伤(NK)细胞及$CD4^+CD3^-$细胞亚群[40,41]。LT-α缺乏一个跨膜区,以同型三聚体(LT3-α)形式分泌,也可与膜结合LT-β相互作用形成一个LT-α1β2异源三聚体。LT-α仅有约30%的序列与TNF-α具有同源性,但它们却与同一受体结合,并在体外具有相似的效应。而LT-α1β2则通过不同的受体(LTβR)传导信号。基因打靶小鼠研究显示,TNF-α对宿主防御和炎性反应的调控起着重要作用,同时它参与了生发中心的形成和体液免疫应答的成熟[42]。LT-βR信号传导对淋巴结、Peyer结的发育及脾白髓的形成是必需的[43]。利用基因打靶技术使全部TNF/LT基因位点缺乏后证实了TNF-α和LT在体内的重要功能[44]。

(二)TNF-α与关节炎实验模型

使用关节炎实验模型进行的一些研究提示 TNF-α 与关节炎实验和 IL-1 可能发挥不同的效应。TNF-α 与关节炎实验在滑膜炎症的诱导中发挥着重要作用,而IL-1 可能主要参与软骨的破坏[45]。兔膝关节内注射 TNF-α 诱导了白细胞的浸润,但不会引起软骨蛋白多糖明显地丢失。与 IL-1 诱导 PMN/单核细胞混合浸润相比,TNF-α 诱导的白细胞浸润主要以单核细胞为主。以摩尔为单位,TNF-α 引起关节部位细胞蓄积的活性显著弱于 IL-1。注射次最大剂量 IL-1 和 TNF-α 对PMN 蓄积会起到明显的协同作用。TNF-α 转基因小鼠会出现慢性炎性多关节炎,而使用抗 TNF-α 单克隆抗体治疗可以完全阻止其出现。目前已有学者研究了抑制 TNF-α 活性对实验性诱导的关节炎的治疗价值。胶原诱导的关节炎(CIA)小鼠在其疾病诱导期间使用 TNF-α 受体 Fc 融合蛋白或抗 TNF-α 抗体能显著减少关节炎的发生率和严重性。TNF-α 对确诊的疾病和抗胶原抗体产生的效果有所不同[46,47]。

(三)TNF-α在类风湿性关节炎中的表达

RA 滑膜液(SF)中含有 TNF-α 和可抑制 TNF 活性的可溶性 TNFR[48,49]。RA 血清或 SF 均测不出 LT。可检测出 TNF-α 的 RA 患者血沉较高,且 SF 中白细胞计数也较高。TNF-sR55 和 TNF-sR75 可存在于 SF 中,它们在血清阳性 RA 患者 SF 中的浓度高于其他炎性关节炎患者[50]。可溶性 TNFR 在 SF 中的水平高于血清中的水平,提示它可在关节局部生成[51]。TNF-α 由各种关节病患者 SF 中的单核细胞和组织分泌。通过免疫组织化学染色发现,在衬里层、衬里下层及滑膜组织血管周围的单核细胞内有 TNF-α 表达[52]。TNF-α 和 TNFR 具有相似的分布提示 TNF-α 在关节中可能具有自分泌和旁分泌的活性[53],这已被 SF 或滑膜新分离的细胞所证实。这些培养结果显示 IL-1α 和 IL-1β mRNA 的表达时间有所延长,并可被抗 TNF-α 抗体而不是抗LT 抗体缩短,提示 TNF-α 可能是 IL-1 的主要诱导因子。使用阻断 IL-1 信号转导的抗体可完全阻止过度表达人 TNF-α 的转基因小鼠关节炎的进一步发展,提示 IL-1 在这种动物模型体内介导了 TNF-α 的效应。TNF-α 也能诱导不同实验体系 IL-6、IL-8 和 GM-CSF 的表达。根据这些结果可以提出这样一种假设:在类风湿滑膜内存在一个含较高 TNF-α 的细胞因子网络。事实上,TNF-α 是第一个成功使用细胞因子对人关节炎进行干预治疗的细胞因子。有关类风湿性关节炎患者临床试验的结果将在第 39 章进行详细描述。

(四)TNF-α与系统性红斑狼疮

目前可利用的试验结果还不能使我们明确 TNF-α 在人 SLE 或鼠 SLE 模型中的作用。现已证明 TNF-α 参与了鼠 SLE 的遗传[54]。这个结论来源于新西兰黑(NZB)与新西兰白(NZW)F1 代杂交鼠身上意想不到的发现。在 F1 代鼠发现的一些严重疾病部分是由鼠 MHC 内显性 NZW 基因定位造成的,而 TNF-α 就位于此。研究者确定了这些鼠 TNF-α 基因内限制性内切酶片段长度的多态性,并发现它与这些鼠中 TNF-α 水平减少有关[55]。用重组 TNF-α 进行替代治疗能显著延缓狼疮样肾炎的发生。然而,也有证据表明 TNF-α 在鼠出现狼疮的局部表现中起到一定的作用,如自身免疫性肺炎的发生。有狼疮倾向小鼠的肺标本上 TNF-α mRNA 水平有所升高,而 TNF-α 抗体可阻止肺损伤的发展[56]。此外,(NZB×NZB)F1 代小鼠的表现也不同于MRL-lpr/lpr 小鼠,随着疾病的发展,其生成 TNF-α 的水平会有所增加[57]。

有些研究检测了 SLE 患者细胞产生的 TNF-α。其中一项结果显示体外活化的 SLE 患者单核细胞生成 TNF-α mRNA 和蛋白的数量较正常单核细胞明显减少[58]。然而在非刺激培养条件下,SLE 患者自发合成的 TNF-α 有所增加[59]。虽然与 46%的 RA 患者会出现血清 TNF-α 水平升高相比,出现于 SLE 患者的比例仅有29%,但 SLE 患者血液中 TNF-α 的水平可能不会被降低[60]。感染的 SLE 患者血液中 TNF-α 水平会增加[61]。SLE 患者 p55(Ⅰ型)和 p75(Ⅱ型)可溶性 TNFR 平均浓度均显著高于对照组,并与疾病活动度相关[62]。SLE 血清中的可溶性 TNFR 可以有效地抑制 TNF-α 的生物活性。因此,可溶性 TNFR 浓度可作为一个附加变量来测定具有生物活性的 TNF-α 的有效水平。

临床试验中使用 TNF-α 抑制剂已清楚地显示 TNF-α 在自主免疫的调节和下游炎症过程中所发挥的作用。在临床试验中,经治疗的 RA 或强直性脊柱炎患者体内检测出抗核抗体和抗双链 DNA 抗体的百分比大于接受安慰剂治疗的患者。此外,停止使用 TNF-α 抑制剂后,少数出现狼疮样综合征的患者的临床症状会消失[63]。TNF-α 在靶器官炎症过程中起着重要作用,如严重狼疮性肾炎患者使用 TNF-α 抗体后就会出现阳性结果[64]。

(五)TNF-α与脊椎关节病

一些脊椎关节病患者血液和SF中TNF-α的水平有所升高。此外,在骶髂关节炎症部位存在TNF-α信使RNA和蛋白[65]。这些发现为TNF抑制剂(如可降低TNF-α生成的沙利度胺)和阻断TNF-α的生物剂的使用提供了一个理论基础。强直性脊柱炎和银屑病性关节炎使用TNF阻断剂的临床试验结果进一步证明了TNF-α在这些疾病中的重要性[66]。强直性脊柱炎患者用TNF-α单克隆抗体(英夫利昔)或可溶性TNFR(依那西普)治疗后,中轴骨骼活动性疾病的临床和血清学指标明显改善[66-69]。银屑病和活动的外周型关节炎患者对依那西普的治疗具有相似的反应[70]。

(六)神经生长因子(NGF)

RA患者和实验性诱导的关节炎动物滑膜内NGF水平有所增加。而带有人TNF基因的转基因小鼠的NGF表达水平也会增加。关节内注射TNF-α和IL-1后,小鼠NGF水平同样增加[71]。另一方面,NGF会调控关节炎实验模型生成TNF-α[72]。这些鼠皮下注射NGF抗体后减弱了由疾病发展引起的体重丢失。转基因小鼠出现滑膜肥大细胞数量的增加,提示NGF和肥大细胞之间在功能上存在一定的联系[73]。有趣的是,RA患者经局部的NGF治疗后脉管炎性溃疡得到快速治愈。这种作用也许与NGF对新血管发生和角质化细胞增殖的促进作用有关[74]。

(七)Fas(CD95)/APO-1

Fas/APO-1是作为一种细胞膜受体被发现的,它被特异性抗体活化后经凋亡途径引起细胞死亡。Fas基因转位因子的插入可引起MRL品系小鼠lpr突变。这种插入引起Fas mRNA表达降低,MRL lpr/lpr小鼠静息的或活化的淋巴细胞均不表达Fas蛋白。Fas可能对胸腺的选择和外周T细胞的存活均发挥作用,而MRL lpr/lpr小鼠自身免疫反应加速可能源于这些途径的缺乏[75]。

FasL是一种跨膜蛋白，诱导表达Fas靶细胞的凋亡。FasL表达于活化的脾细胞和胸腺细胞,与其参与T细胞介导的细胞毒性的功能相符[76]。全身性淋巴结病(gld)MRL小鼠自身免疫表现与lpr系小鼠相似。gld突变是一种发生于FasL基因的点突变,它可废除与其受体(Fas)的结合。由于野生型MRL小鼠也发生自身免疫疾病的野生形式,因此lpr和gld变异使潜在易感自身免疫疾病的表现出现得更严重且更快。Fas基因的变异能使人类罹患罕见的和严重的自身免疫性淋巴细胞增生综合征(Canale-Smith综合征)[77]。此外,由Fas基因变异引起的Fas介导的缺损性凋亡也是淋巴瘤的危险因素[78]。凋亡诱导的损伤与SLE之间可能存在一定的联系。SLE患者的PBMC生成的可溶性Fas会增加。这种可溶性受体竞争性结合FasL,并保护细胞不发生凋亡[79]。不完全凋亡也可能会促进RA滑膜血管翳的形成。FasL存在于滑膜成纤维细胞表面[80]。自然处理的可溶性FasL大量存在于RA患者的SF中。与膜结合型相反,可溶性FasL并不诱导凋亡[80]。因此,类风湿关节中可溶性FasL的蓄积可能在抗Fas诱导的凋亡方面发挥保护性作用。

(八)CD40和CD40配体

活化T细胞上的CD40配体(CD40L或CD154)与B细胞上的CD40相互作用可诱导B细胞的增殖及生发中心的形成。CD40/CD40L在生发中心内进一步相互作用使B细胞经免疫球蛋白同型类别转换、体细胞突变、特异性B细胞克隆扩增及浆细胞终末分化而发生变异。在继发性抗体反应期间,记忆B淋巴细胞的活化及终末分化需要CD40与其连接[81]。CD40L/CD40相互作用可促进树突状细胞的分化[82]。CD40可能还参与了RA的维持[83]。CD40和CD40L的相互作用激活单核细胞、树突状细胞和成纤维细胞生成IL-1、IL-6、IL-8及TNF-α,并增加黏附分子和金属蛋白酶的表达[84-88]。CD40的衔接刺激滑膜成纤维细胞生成血管内皮生长因子(VGEF),从而促进滑膜血管翳的新生血管形成[89]。使用CD40L抗体可减少小鼠CIA的严重性,并伴随Ⅱ型胶原抗体滴度的降低[90]。人与鼠出现SLE时都会特征性地出现T细胞上CD40L表达非常规地增加,而且会产生自身反应性B细胞[91,92]。SLE实验模型研究证明使用抗CD40L抗体对延缓疾病发作和改善确诊肾炎的病程是有效的[93,94]。SLE患者短期使用人化抗CD40L单克隆抗体治疗可使血清学指标(抗DNA抗体的水平)和血尿症得到改善。但是,由于出现了严重的副作用(如心肌梗死和血栓栓塞),因此临床试验提早结束[95]。而最近SLE患者使用另一人化抗CD40L单克隆抗体的试验结果并未出现血栓栓塞，但却显示对疾病活动度没有明显影响[96]。因此需深入研究以便进一步了解CD40/CD40L的相互作用在治疗自身免疫性疾病方面的有效性。

(九)RANK配体和骨保护素

RANKL 通过与其受体 RANK 的结合来调控破骨细胞的分化和活性[97]。RANKL 也称骨保护素配体(OPGL)、TNF 相关活化诱导细胞因子(TRANCE)、破骨细胞分化因子(ODF)。RANK 表达于破骨前体细胞和成熟破骨细胞中。RANKL 能激活成熟破骨细胞,并在 CSF-1 存在的情况下促进破骨细胞的生成。它可通过成骨细胞表达,并能被骨吸收因子 VitD3、IL-11、PGE2 及甲状旁腺激素上调[98]。带有断裂 RANKL 基因的小鼠会出现严重的骨硬化症及破骨细胞的完全缺乏[99]。此外,RANKL 还可调控淋巴结的发育及树突状细胞和淋巴细胞间的相互作用[99]。RANKL 在 T 细胞中的表达随着抗原受体的结合而被上调。活化的,而不是静止的 T 淋巴细胞表面能检测到 RANKL。RANKL 也能被活化的 T 细胞释放,提示活化的 T 细胞也许是通过活化 RANK 信号传导来调节骨代谢。在体内,全身 T 细胞的活化会使 RANKL 介导的破骨细胞的生成和骨丢失增加[100]。RANK 与配体结合后聚集衔接蛋白 TRAF6,从而导致 NFκB 及 c-Jun 氨基末端激酶途径的活化。缺乏TRAF6 的小鼠会出现骨硬化症,这表明 TRAF6 在 RANK 信号转导中发挥着重要的作用[101]。

OPG 作为 TNF 受体家族的一种新成员最初是通过序列同源性被识别的[32]。OPG 不含跨膜区域,以可溶性诱饵受体形式分泌。OPG 结合 OPGL,从而阻止这个细胞因子激活 RANK。

类风湿滑膜的滑液成纤维细胞和 T 细胞可表达 RANKL,说明这种细胞因子对骨侵蚀的发生起着重要作用。使用 RANKL 抑制剂可以证明它在关节侵蚀中所发挥的作用。佐剂诱导的关节炎大鼠使用重组 OPG 后虽然对滑膜炎症发挥的作用很弱,但却几乎完全阻止了骨侵蚀的发生[100]。CIA 大鼠和 TNF-α 转基因小鼠上也出现类似的表现[102,103]。

(十)肿瘤坏死因子家族中B细胞活化因子及相关分子

B 细胞活化因子(BAFF)是 TNF 家族中一个新的成员,也是维持 B 细胞自身稳定的一种主要成分。BAFF 还可称为 BlyS (B 淋巴细胞刺激因子)、TALL-1 (TNF 和凋亡配体相关的白细胞表达配体 1)、THANK (可诱导凋亡并活化 NFκB 和 JNK 的 TNF 同源物)、TNFSF13B(TNF 超家族成员 13B)及 zTNF4。BAFF 是存在于细胞表面的一种同型三聚体,也是一种可与三个不同受体结合的可溶性蛋白,这三个受体是 BCMA (B 细胞成熟抗原)、TACI(跨膜激活剂及钙调节亲环素配体相互作用分子) 和 BAFF-R (BAFF 受体)[104]。BAFF-R 是与 BAFF 特异性结合的唯一受体。这些受体主要表达于 B 细胞系,但在 T 细胞中也有小范围的表达。树突状细胞、巨噬细胞及单核细胞可生成 BAFF,而 IFN-γ 和 IL-10 可上调其表达[105-107]。BAFF 是过渡型和成熟型 B 细胞生存的关键介导因子。BAFF 过度表达则会引起 B 细胞增生及提示发生 SLE 样疾病的自身免疫现象,其中包括抗DNA 抗体和免疫复合物在肾内的沉积[108,109]。当 BAFF 转基因小鼠变老时,它们会出现一种类似于人干燥综合征的表现。在 SLE、RA 及原发性干燥综合征患者的血液中可以测出升高的 BAFF[30]。RA 患者 SF 中的BAFF 水平远远超过血中的水平[110]。此外,类风湿滑液和干燥综合征患者的唾液腺中 BAFF 的表达也较高[111]。

APRIL(一种增殖诱导配体)与 BAFF 密切相关,它以分泌蛋白形式表达。不同于 BAFF,虽然 APRIL 可与 TACI 和 BCMA 结合,但它的生物学功能还不清楚。作为一种 APRIL 抑制剂,转基因 TACI-Ig 的过度表达并不改变 B 细胞区域。体内、外 APRIL 过度表达于 T 细胞会增加它们的存活率,并增加不依赖 T 细胞的Ⅱ型体液反应[112]。如同所有 TNF 家族中的其他成员,APRIL 常表达为同型三聚体形式。但 APRIL 与 BAFF 也能形成异型三聚体分子,它可在体外诱导 B 细胞的增殖。炎性风湿性疾病患者的血液中可测出这些升高的异型三聚体,这提示 BAFF/APRIL 异型三聚体对自主免疫性疾病的发生具有一定作用[113]。

TNF 相关凋亡诱导配体(TRAIL)又称 Apo2 配体,它是一种跨膜蛋白。与 TNF 配体家族其他成员一样,TRAIL 也能诱导很多细胞的凋亡[114,115]。特别是 TRAIL 可限制肿瘤细胞的活性。许多免疫细胞都表达 TRAIL,如 $CD4^+$ T 细胞、NK 细胞、巨噬细胞、树突细胞。TRAIL 在抑制肿瘤转移及控制病毒诱导的疾病方面都起着重要的作用。近期发现 TRAIL 可表达于唾液腺浸润 T 细胞,因此从病理学角度上看干燥综合征可能也涉及 TRAIL[116]。TRAIL 与 FasL 一样,在阻止自身免疫性疾病的发生方面起着重要作用。小鼠的 TRAIL 被阻断后会增加自体反应的淋巴细胞增殖,引起关节炎及关节的破坏[117]。

七、白介素-1及相关的细胞因子

（一）白介素-1家族成员

IL-1 细胞因子家族包括 3 个成员：IL-1α 和 IL-β 这两种显效剂和天然抑制剂 IL-1Ra。IL-1α 和 IL-1β 被两种不同基因编码，它们有 26%的氨基酸具有同源性。两种 IL-1 在合成时都形成分子量为 31kd 的前体肽(IL-1α 前体和 IL-1β 前体)，二者被降解后则形成分子量为 17kd 的成熟 IL-1α 和 IL-1β。IL-1β 主要生成于巨噬细胞，其前体主要经IL-1β 转化酶(ICE，也称半胱天冬酶 1)降解为 IL-1β 后被分泌。而在缺乏 ICE 时，IL-1β 前体可被其他酶降解。IL-1β 的产生没有疏水性引导肽参与，因此不按照典型的分泌途径进行分泌。最近已经明确 IL-1β 既能通过内胞浆囊泡胞吐作用分泌，也能通过微泡出芽被快速地释放到细胞膜内[118,119]。而人体 IL-1α 则以分子量为 31kd 的胞内蛋白或膜结合蛋白形式表达。这两种分子间重要的不同点在于前 IL-1β 是无生物学活性的，但前 IL-1α 和成熟 IL-1α 均显示出全部的受体结合活性。除受体结合后的生物学效应外，IL-1α 还在细胞内发挥其他功能。胞内的IL-1α 能调控细胞迁移、细胞增殖及细胞因子的生成[120-122]。分子量为 16kd 的 IL-1α 氨基末端前片段含有一个核固定序列，这个 16kd 的前片段可迁移入核，并在此发挥转化癌蛋白或诱导癌细胞而非正常细胞凋亡的作用[123,124]。

IL-18 与 IL-1 家族在结构上具有相似性。最近又发现了另外 6 种新的 IL-1 家族成员，使 IL-1 家族成员增加到 10 个。近期提出的 IL-1 家族成员命名方法为：IL-1F1(IL-1α)、IL-1F2(IL-1β)、IL-1F3(IL-1Ra)、IL-1F4 (IL-18)、IL-1F5 (IL-1H3、IL-1Hy1、FIL1δ、IL-1RP3、IL-1L1、IL-1δ)、IL-1F6 (FIL1ε)、IL-1F7 (IL-1H4、FIL1ζ、IL-1RP1、IL-1H)、IL-1F8(IL-1H2 和FILη)、IL-1F9(IL-1H1、IL-1RP2、IL-1ε)和 IL-1F10(IL-1Hy2 和 FKSG75)[125]。编码 IL-1α、IL-1β、IL-1Ra 及 6 个新成员的基因在 2 号染色体长臂上形成一串。IL-18 与其结合蛋白位于 11 号染色体上。

IL-1R 拮抗剂(IL–1Ra)是 IL-1 家族的第三个成员。IL-1Ra 与细胞表面 IL-1 受体结合，且具有与 IL-1 一样的亲和力，但并不引起任何胞内反应。IL-1Ra 竞争性地阻止 IL-1 与其靶细胞间的相互作用。但是，由于每个细胞仅有少量的 IL-1 结合就足以引起全部的生物学反应，所以阻断 IL-1 的生物学效应必须有大量的 IL-1Ra。IL-1Ra 有 4 种亚型，有一种亚型具有一个亲水性引导肽并可被分泌(sIL-1Ra)，而其他三种为胞内型(icIL-1Ra1、2、3)。这些不同的 IL-1Ra 肽通过使用选择性第一外显子、选择性 mRNA 片段或选择性翻译起始可由同一个基因生成[126]。

（二）白介素-1受体家族成员

三种 IL-1 受体以膜结合型和可溶型两种形式存在，包括Ⅰ型 IL-1 受体(IL-1RI)、Ⅱ型 IL-1 受体(IL-1RII)和 IL-1R 辅助蛋白(IL-1RAcP)。三种类型 IL-1 受体的胞外区均属于免疫球蛋白(Ig)超家族，而且一些氨基酸序列具有同源性。此外，三种 IL-1 受体的胞浆区均与 Toll 样受体具有序列同源性。IL-1RI 与 IL-1RII 结构上最显著的区别在于 IL-RII 具有短的胞浆区(29 个氨基酸)，而 IL-1RI 拥有一个含 213 个残基的胞浆尾巴。与配体结合后，胞内信号传导仅通过 IL-1RI 出现。IL-1RI 以最高的亲和力与 IL-1β 相结合。IL-1Ra 也以和 IL-1α 同样的亲和力与 IL-1R 相结合。因此，当两种受体均在细胞表面表达时，IL-1Ra 会优先与 IL-1RI 结合[127]。

IL-1 对细胞的作用会诱导形成高亲和力的复合物，这其中包括 IL-1RI 和 IL-1RAcP。表达 IL-1RI 但缺乏 IL-1RAcP 的细胞不与 IL-1 反应，说明 IL-1 信号传导依赖于 IL-1RAcP 的存在[128]。IL-1 可通过 NFκB、JNK/AP-1、p38 MARK 及 ERK1/ERK2 转导途径活化细胞。IL-1RI 和 IL-1RAcP 的胞内区在 IL-1、IL-1RI 及 IL-1RAcP 形成复合物后可聚集两个胞质内的衔接蛋白——髓样分化因子(MyD88)和 Toll 作用蛋白(Tollip)[129,130]。这些分子聚集丝氨酸–苏氨酸激酶 IL-1R 相关激酶(IRAK)家族，然后使它们在受体复合物上被磷酸化，从而解离其与 TRAF6 的相互作用[131]。IRAK 包含 4 种不同的同源性蛋白，即 IRAK-1、IRAK-2、IRAK-M、IRAK-4。最近发现 IRAK-4 对于 IL-1R 和其他 Toll 样受体的反应是必不可少的 [132]。为了激活 NFκB 通路，TRAF6 会刺激 IKK 活性。而 TRAF6 还可通过一个不同区域激活 JNK/AP-1 通路，它不需要 TRAF6 磷酸化[130]。通过 T 淋巴细胞和软骨细胞已经证实 IL-1 可活化酪氨酸酶激酶。酪氨酸酶激酶的药理学抑制剂干扰软骨细胞多数 IL-1 易感基因的诱导[133]。目前正在研究通过干扰胞内信号传导过程来抑制 IL-1 致病效应的新方法。关节炎动物模型使用NFκB 和 JNK/AP-1 通路的药理学抑制剂后获得的结果给人类的治疗带来了希望[134,135]。

IL-1RII 可能存在于细胞表面或以可溶形式充当分子诱饵[136]。可溶性的 IL-1RII 发现于多种病理生理条件下的生物液体中。糖皮质激素、IL-4、LPS 及 TNF-α 均可刺激 IL-1RII 的表达或释放。可溶性 IL-1RII 可通过胞外区基质金属蛋白酶的蛋白水解生成[137]，也可通过产生分泌蛋白的原始转录本的选择剪接生成[138]。可溶性的 IL-1RII 以高亲和力与 IL-1β 结合，并阻止它与细胞表面 IL-1RI 间的相互作用。因此，可溶性IL-1RII 可作为天然存在的 IL-1 抑制剂发挥作用。腺病毒转导的、表达 IL-1RII 的软骨细胞和滑膜成纤维细胞对 IL-1β 刺激的 IL-6、CXCL8/IL-8、PGE_2 和 NO 的产生具有抵抗作用[139]。而可溶性 IL-1RII 结合 IL-1Ra 的亲和力明显弱于 IL-1β，这可能会补充 IL-1Ra 的抗炎效果[140]。此外，膜结合型的 IL-1RII 也具有抑制 IL-1 反应的作用，这可能与配体陷落功能有关[141]。

除 IL-1R 和 IL-18 受体(IL-18R)外，IL-1R 家族中其他 5 个成员也已明确，它们是 T1/ST2、IL-1R rp2、APL、TIGIRR(或 APL-2)及 SIGIRR。T1/ST2 和 IL-1R rp2 与 IL-1R 和 IL-18R 复合物成员在结构上具有同源性。APL、TIGIRR、及 SIGIRR 在它们的羧基末端均含有约 100 个氨基酸的附加部分。其他结构变化是 SIGIRR 的胞外区存在单个的 Ig 区而不是通常的 3 个[142]。有关 IL-1R 同系物功能和假定配体方面的资料较少。Jurkat 细胞经 IL-1R rp2、IL-1F9 转染能活化 NFκB，这种效应可被 IL-1F5 抑制[143]。T1/ST2 表达于Ⅱ型T 辅助淋巴细胞(Th2)，目前已经证明 T1/ST2 对 Th2 应答(IL-4、IL-5、IgE 产生)起着重要作用[144]。IL-7Fb 虽然可与 IL-18Rα 结合，但却不能聚集 IL-18Rβ，因此不显示任何显效剂或拮抗剂活性。而 IL-1F7b 与 IL-18 结合蛋白结合，并与 IL-18Rβ 形成一个分子复合物，因此可抑制 IL-18 的活性[145]。

(三)白介素-1的功能

IL-1 是宿主防御反应的一个重要调节因子。虽然单核细胞和巨噬细胞是 IL-1 的主要来源，但它在不同炎性反应阶段会表达于不同组织。产生 IL-1 的多数细胞也产生其拮抗剂 IL-1Ra。维持 IL-1 和 IL-1Ra 之间的平衡具有重要的作用。有趣的是，IL-1 能以不同模式来诱导 IL-1Ra 的合成，这就产生一个可以活跃地调节炎性反应的负反馈机制。此外，通过 IL-1 的生物学效应可反映出它对靶细胞的直接效应及被其他介质调控的间接效应，这些介质中包括大量的细胞因子。

1.免疫应答反应和炎症

IL-1 是免疫功能的重要调控因子。在细胞表面免疫球蛋白抗原或抗体反应过程中，它作为一种单核细胞衍生的共刺激分子参与 T 细胞的活化，并增强 B 细胞的增殖能力。在单核细胞中，IL-1 能诱导其自身和大量其他细胞因子的合成。IL-1 还可活化成熟中性粒细胞，增加超氧化物(O2-)的释放，增强趋化性及去粒作用[146-150]。IL-1 也促进中性粒细胞的传播，并延长中性粒细胞的存活时间[151]。

IL-1 在促炎症反应早期的另一个重要作用是对内皮细胞的活化，这种活化伴有黏附分子、细胞因子生成、NO、组织纤溶酶原激活物生成[152]及血管渗透性增加[153]的诱导。IL-1 诱导磷脂酶 A_2 的活性和环氧合酶 2 的表达，从而导致 PGE_2 的生成。

2.IL-1的全身效应

IL-1 除了在组织损伤局部发挥作用，还会对骨髓、肝和中枢神经系统(CNS)发挥全身效应[127]。IL-1 可导致嗜睡、抑郁、食欲减退及神经内分泌改变，并刺激促肾上腺皮质素释放激素的释放，从而刺激促肾上腺皮质激素，生成氢化可的松。IL-1 还调节下丘脑摄食中枢的控制。人注射 IL 后会出现发热、肌痛、头痛和关节痛，其中的每一个症状都可通过使用环氧化酶(COX)抑制剂得到缓解，说明这些效应是通过 PGE_2 介导的。IL-1β 在 CNS 中可诱导 COX-2，这会引起痛觉过敏。这种现象可能对感染性疾病的全身性疾病行为综合征和继发于中枢致敏的痛觉过敏起着重要的作用[154]。IL-1 引起收缩压剂量依赖性地降低，这可能是由 NO 诱导的。IL-1 可通过包括 IL-6 家族成员在内的其他细胞因子直接和间接地刺激急性期蛋白的产生。IL-1 对红细胞生成也有直接和间接的作用，可引起慢性炎性疾病、中性白细胞增多症和血小板增多症出现贫血。此外，IL-1 还会促进慢性疾病中存在的恶病质，如骨骼肌、脂肪组织的减少及骨丢失[155]。

3.IL-1及IL-1受体拮抗剂间的平衡

IL-1 和 IL-1Ra 间的平衡在多种炎性疾病的病程中发挥着重要作用，如肠炎、败血病、急性重型肝炎和肝移植排异。阻断抗 IL-1Ra 抗体及使用 IL-1Ra 基因敲除小鼠的研究结果进一步证明了内源性 IL-1Ra 的生理学功能。缺乏 IL-1Ra 表达的小鼠更易感于内毒素诱导的死亡。相反，过度表达 IL-1Ra 的转基因小鼠由于受到了保护免于内毒素诱导的死亡，但更易感于李斯特氏菌感染，可见IL-1/IL-1Ra的比例在宿主的防御反应中发挥着重要作用[156]。IL-1Ra敲除小鼠CIA的发病时间明显提早，且滑膜炎更严重，常伴随骨侵蚀[157]。最有趣的是，通过基因缺失使BALB/cA小鼠缺乏IL-1Ra后在自身抗体存在的情况下会出现自发的慢性多关节炎，因此又出现一些RA的临床和生物学特征[158]。在MFI×129条件下喂养的IL-1Ra敲除小鼠会自发地出现类似于结节性多发性动脉炎的动脉炎性疾病[159]。CIA小鼠滑膜中的IL-1β/IL-1Ra升高，而这个比值与关节评分的严重性有关。相反，IL-1β/IL-1Ra在晚些时间会降低，这与关节炎症活性水平的进行性减少一致[160]。

比较莱姆病患者膝关节炎的临床病程可发现，内源性IL-1Ra对关节炎具有重要的抗炎作用。SF中含有高浓度IL-1Ra和低浓度IL-1β的患者会出现关节炎急性发作的快速消退，而细胞因子浓度相反的患者的病程会有所延长[161]。

4.IL-1和IL-1受体拮抗剂在风湿性疾病中的表达

许多患有不同类型风湿性疾病患者的SF中均含有IL-1α、IL-1β和IL-1Ra。SF或血浆中IL-1的水平与疾病间的关系是不确定的[162]。经甲氨蝶呤治疗，临床症状得到明显改善的患者白细胞数量和SF内IL-1β的浓度有所减少[163]。虽然与外周血中性粒细胞相比这些细胞产生的IL-1Ra相对较少，而IL-1β相对较多，但中性粒细胞仍可能是SF内IL-1Ra的主要来源[164,165]。另外，IL-1Ra还可能来源于SF中单核细胞及滑膜组织巨噬细胞[166]。

在类风湿性滑膜内，IL-1Ra mRNA和蛋白主要存在于衬里下层和血管周围区域，在内膜的衬里层则水平较低[167,168]。培养的类风湿性滑膜细胞产生的IL-1Ra与IL-1相比较低。在类风湿滑膜的软骨-血管翳交界面上有90%以上的细胞IL-1α染色呈阳性，而只有不足10%的细胞可表达IL-1Ra蛋白[167]。

SSc患者皮肤内IL-1α的表达有所升高。皮肤成纤维细胞内的IL-1α的表达促进细胞因子和Ⅰ型原胶原诱导的SSc成纤维细胞的出现[121,122]。

血清中IL-1的水平是测不到的。而包括RA、SLE和肌炎在内的各种炎性风湿性疾病及严重感染或创伤患者的血清中IL-1Ra的水平会有所升高。近期发现血清中的IL-1Ra可能主要来源于肝细胞对急性反应蛋白(IL-1β和IL-6)刺激的反应[169,170]。

5.IL-1在类风湿关节炎的病理生理学中的作用

研究结果显示，IL-1的局部效应在RA的病理生理学中发挥着重要作用。IL-1可通过增加趋化因子和黏附分子的表达来诱导中性粒细胞、淋巴细胞、单核细胞的趋化，增加成纤维细胞的增殖使血管翳形成，并刺激PGE2的产生。IL-1也可通过对滑膜成纤维细胞和软骨细胞的作用促进软骨、骨和关节周围组织的破坏。IL-1对软骨的作用包括通过诱导中性金属蛋白酶(如胶原酶和间充质溶解素)的产生来增加蛋白多糖的降解和降低关节软骨细胞蛋白多糖的合成。IL-1还可降低软骨主要成分——Ⅱ型胶原的产生，从而刺激Ⅰ型胶原的产生。IL-1主要通过破骨细胞的成熟和活化对骨进行分解作用。这种作用有一部分可能是通过上调RANKL的表达来介导的。此外，IL-1也通过与RANKL无关的途径来诱导破骨细胞的活化。

关节炎实验动物模型的研究结果进一步证明了IL-1在RA的病理生理学中所发挥的重要作用。注射入动物关节内的IL-1可诱导中性粒细胞的趋化，进而吸引单核细胞。此外，注射IL-1后会使软骨出现与RA相似的代谢方面的改变，如蛋白多糖的丢失。炎性关节炎动物模型使用IL-1后明显增加了血管翳的形成和软骨的破坏。IL-1α过度表达的转基因小鼠出现严重的关节炎，其特征是滑膜内出现明显的中性粒细胞和巨噬细胞浸润[171]。IL-1β易感性的缺乏及ICE敲除小鼠出现CIA，进一步支持了IL-1在炎性关节炎病理生理中发挥的重要作用[127]。过度表达sIL-1Ra或icIL-1Ral的转基因小鼠不会出现CIA[172]。在不同的关节炎实验模型中，以重组蛋白形式或通过局部基因送传递方式使用IL-1Ra均可降低关节炎的严重性，并能阻止关节遭到进一步的破坏[173]。

总之，以上结果证明了IL-1在RA关节炎症和关节破坏的发病机制中的作用，为以IL-1为目标治疗RA的方法提供了强有力的理论基础。如同第39章详细描述的，RA患者单独使用重组人IL-1Ra或与其他能缓解疾病的抗风湿性药物联合使用对改善疾病活动度的临床指标和阻止关节破坏的放射学进程均是有效的。

(四)Toll样受体(TLR)

TLR是最近发现的IL-1受体超家族中的一个亚

型。果蝇的胚胎背腹图案形成及随后发育阶段的先天性免疫应答都需要 Toll 受体信号传导通路[174]。这些受体识别大量的微生物成分,对包括人、小鼠和飞蝇在内不同有机体的先天性免疫应答起着重要作用。第一个克隆化的果蝇 Toll 受体人类同系物也被称为Ⅰ型跨膜蛋白,其胞外区由富含亮氨酸的重复区组成,这不同于 IL-1 受体的 Ig 样区,其胞浆区与人 IL-1R 胞浆区具有同源性[175]。迄今为止,已经克隆出 10 种 TLR(TLR1-10),它们都有富含亮氨酸的胞外重复区和与 IL-1R 同源的胞内区,即 Toll/IL-1R 同源(TIR)区。

与革兰阴性菌 LPS 受体一样,TLR4 是 TLR 家族中最具特征性的成员。通过对 LPS 低反应性 C3H/HeJ 小鼠体内 lps 基因的克隆发现,在第三外显子出现错义突变,引起组氨酸在 TLR4 信号传导区被脯氨酸置换。而基因敲除小鼠 TLR4 基因的缺失证明了这个受体在 LPS 炎性反应过程中的作用[176,177]。此外,胞外辅助蛋白 MD2 不仅可与 TLR4 相互作用,而且是 LPS 检测时所必需的[178]。TLR4 也参与识别其他外显子和自身配体,包括植物性抗有丝分裂化合物紫杉醇、呼吸道合胞病毒结核分枝杆菌的融合蛋白 F、微生物及人热休克蛋白 60、纤维结合蛋白的额外结构域 A 及纤维蛋白原[179-185]。TLR2 与 TLR6 或其他 TLR 一起结合,并被多种分子活化,这其中包括细菌脂肽、黏肽、酵母多糖、钩端螺旋体的 LPS、分枝杆菌的糖脂[186]。莱姆病的病原体博氏疏螺旋体可刺激 NFκB 进行核易位,并通过 TLR2 刺激细胞因子的产生。这些数据显示出 TLR2 可促进与莱姆关节炎相关的炎性反应[187]。TLR5 能识别细菌鞭毛蛋白[188],而 TLR9 与未甲基化的 CpG DNA 基序(它首先发现于微生物的 DNA)结合[189],TLR3 则参与病毒感染期间双链 RNA 的识别[190]。

由于有保守的 TIR,TLP 与 IL-1R 激活的信号传导途径有许多共同之处。通过 TIR 进行活化可刺激 MyD88、Tollip、IRAK 和 TRAF6 的聚集,使负责基因表达改变的下游信号发生活化。越来越多的证据表明除 MyD8-IRAK 通路外,还需要其他信号传导通路。TLR 已成为先天性免疫应答和获得性免疫应答联系的桥梁。树突状细胞的成熟包括细胞因子(TNF-α 和 IL-12)、趋化因子受体的生成和共刺激分子(CD40、CD80、CD86)的产生,它可通过对各种微生物产物应答过程中的 TLR 信号传导来诱导。成熟树突状细胞从外周组织迁移至淋巴结,并在此刺激 T 细胞的应答。此外,不同 TLR 的活化可能会引起不同的细胞因子反应。

有些细菌性关节炎以明显的关节感染和快速软骨破坏为特征,TLR 对这种关节炎可能是重要的。关节炎组织中 TLR 的表达可能会增加,从而使这些细胞对各种细菌成分的活化更敏感。确诊的 RA 出现潮红可能是临床症状不明显的感染和 TLR 介导的细胞刺激的结果。此外,损伤组织释放的自身分子如 HSP60、纤维结合蛋白、纤维蛋白原对 TLR 信号通路的激活可能参与了关节炎关节内炎性反应的维持。

(五)IL-18

IL-18 在结构上与 IL-1 家族具有相似性。IL-18 也被合成为分子量为 23kd、无生物学活性的前体,随后被 ICE 裂解[191]。人 IL-18 受体同样与 IL-1R 复合物十分相似。其结合链称为 IL-18Rα,其序列与先前发现的 IL-1R 相关蛋白相同。IL-18Rβ(也称辅助蛋白样蛋白)作为一种信号肽与 IL-1RAcP 相关。IL-18Rβ 自身不与 IL-18 结合,但可被招募,并与IL-18Rα 及其配体一起形成一种高亲和力的异源三聚体复合物。这种高亲和力复合物招募胞内相同的衔接分子(MyD88、IRAK、TRAF6),产生与 IL-1 相似的反应(NFκB、JNK、p38 MAP 激酶)[192]。

IL-18 最初是作为一种 IFN-γ 诱导因子(IGIF)被发现的,它可在短小棒状杆菌预处理的小鼠发生内毒素血症期间出现。IL-18 的前体可在巨噬细胞、树突状细胞、Kupffer 细胞、角质化细胞、软骨细胞、滑膜成纤维细胞及成骨细胞中表达。IL-18R 复合物则表达于幼稚型 T 细胞、成熟 Th1 淋巴细胞、NK 细胞、巨噬细胞、中性粒细胞及软骨细胞。IL-18 与 IL-12 具有协同作用,能共同增强 IFN-γ 基因的表达[193]。因此,IL-18 与 IL-12 一起成为促进 Th1 细胞分化的细胞因子。与此相一致,IL-18 受体表达于 Th1 淋巴细胞,而不表达于 Th2 淋巴细胞[194]。IL-18 与 IL-12 一样可增加 NK 细胞活性[195,196]。IL-18 还可诱导细胞因子(如 GM-CSF、TNF-α 和 IL-1β)和趋化因子(如 IL-8)的表达[197]。它增加 T 细胞和 NK 细胞内 FasL 的表达,并诱导表达 Fas 的细胞发生凋亡[198]。此外,IL-18 在体内、外均有趋化 T 细胞的特性[199]。

IL-18 除了可诱导 IFN-γ 生成外,还能刺激 Th2 的应答。IL-18 与 IL-2 联合可促进培养的 T 淋巴细胞和 NK 细胞生成 IL-13。鼠实验模型研究结果发现,IL-18 有可能诱导 IgG1、IgE 和 Th2 细胞因子(如 IL-4、IL-5、IL-10)的产生。过度表达 IL-18 的转基因小鼠可生成高水平的 Th1、Th2 及 IgE、IgG1[200]。

1.IL-18结合蛋白

分子量为38kd的IL-18结合蛋白(IL-18BP)的发现来源于在人尿中纯化细胞因子结合分子的方法。虽然IL-18BP代表细胞因子结合链受体的胞外区，但还没有发现IL-18BP的跨膜区和胞浆区。所以,IL-18BP以分泌性结合蛋白形式表达。IL-18BP与IL-18结合，并阻止它与细胞表面受体的相互作用，因此它可作为一种天然抑制剂发挥作用。IL-18BP对人和鼠的IL-18均有抑制作用[201]。

人类IL-18BP四种不同亚型(IL-18BPa、b、c、d)的基因编码可通过mRNA的选择性剪接产生。这些异型主要在C末端区有所不同。IL-18BPa对IL-18具有最大的亲和力，其解离常数达399pM。IL-18BPc与IL-18BPa具有除C末端区域29个氨基酸外的相同免疫球蛋白区域。IL-18BPc与IL-18的结合亲和力较IL-18BPa小10倍。IL-18a和IL-18c能以大于2的摩尔量中和超过95%的IL-18。IL-18BPb和18BPd由于缺乏完整的免疫球蛋白区域，所以没有能力去结合和抑制IL-18[202]。

健康人血液中IL-18BP的含量范围为0.5 ng/mL~7 ng/mL。一般而言，IL-18BP的摩尔量是IL-18的20~30倍。由于IL-18BP结合IL-18的亲和力较高，因此IL-18BP在IL-18相关疾病中显示出重要的免疫和炎性应答调节剂作用。

2.IL-18在关节炎中的作用

RA滑膜组织中IL-18 mRNA和蛋白的表达水平明显高于OA组织。在滑膜淋巴细胞和巨噬细胞中可检测到IL-18受体的表达。IL-18可与IL-12或IL-15一起在体外诱导滑膜组织生成IFN-γ。IL-18自身既可促进GM-CSF和NO的生成，还能明显地诱导巨噬细胞合成TNF-α。TNF-α和IL-1β可增加培养的滑膜内和纯化的滑膜成纤维细胞内IL-18的生成[203]。

IL-18也可产生于关节软骨细胞。软骨细胞产生IL-18前体,经IL-1刺激分泌成熟的IL-18。IL-18对软骨细胞作用的研究结果显示,它可抑制细胞的增殖,增加NO的产生。IL-18还可刺激间充质溶解素、IL-6和COX-2的产生。正常人关节软骨经IL-18处理后氨基葡聚糖的释放会增加。因此,IL-18对于软骨是一种具有分解作用的细胞因子[204]。与此相反,IL-18对于骨侵蚀可能具有保护作用。向成骨细胞分化的间质细胞可能会通过T细胞释放GM-CSF来生成可抑制破骨细胞形成的IL-18[205]。

体内研究结果已经证实了IL-18在关节炎发病机制中的作用。CIA小鼠使用IL-18后可促进侵蚀性炎性关节炎的发生，说明IL-18在体内可能是一种致炎因子[203]。相反,IL-18敲除小鼠CIA的发生率和严重性均有所降低[206]。使用抗IL-18抗体和IL-18BP能使CIA的临床严重性明显降低。疾病严重性降低的同时会出现软骨组织学破坏的减少。

八、IL-6和相关的细胞因子

IL-6是包括LIF、OSM、CNTF、心肌营养素、心肌营养素样细胞因子和IL-11在内的细胞因子家族中的一个成员。在宿主损伤过程中,IL-6对其协调的全身性防御反应发挥着重要的作用，这是因为它可调节免疫应答和炎性反应、肝急性期蛋白的合成、血细胞生成和骨代谢。包括上皮细胞、内皮细胞、平滑肌细胞、肾小球膜细胞、肝癌细胞、成纤维细胞、软骨细胞、滑膜细胞、成骨细胞、破骨细胞、神经胶质细胞及星形胶质细胞在内的许多种细胞在被活化后可表达IL-6。在骨髓衍生的细胞中，单核吞噬细胞是IL-6一个重要的来源,但中性粒细胞、嗜曙红细胞和肥大细胞也能表达这种细胞因子。

高亲和力的人IL-6R复合物由IL-6和两种膜相关受体成分组成，这两种膜相关受体成分一个是IL-6R α亚单位,另一个是高亲和力转换因子和信号传导分子gp130 β亚单位。分子量为80kd的IL-6配体结合链有一个信号传导所不需的含82个氨基酸的短的胞内部分。健康个体的血清和尿中可检测到可溶性IL-6R(sIL-6Rα),而多发性骨髓瘤和人免疫缺乏病毒感染患者的sIL-6Rα水平有所增加。sIL-6Rα既可通过涉及TACE机制的膜抛锚受体脱落产生，也可通过使肽缺乏胞浆和跨膜区的mRNA剪接产生。炎性风湿性疾病患者SF中的sIL-6Rα水平也有所升高。SF中sIL-6Rα的水平与白细胞数量有关。肝细胞可能是血液中sIL-6Rα的主要来源[208]。血液中IL-6的复合物与其可溶性受体能与膜结合gp130一起诱导细胞反应。人血清中也能检测出可溶性gp130。可溶性gp130能阻断IL-6/sIL-6Rα复合物对gp130信号传导的刺激作用，因此可作为一种天然的IL-6抑制剂。使用gp130-Fc融合蛋白会明显抑制Crohn病动物模型出现结肠炎[209]。

除IL-6Rα亚单位外,gp130还与其他不同的受体链相互作用,并作为 IL-6、OSM、LIF、CNTF 和 IL-11共同的信号转导蛋白发挥作用。CNTF、LIF、OSM 和IL-6 既可通过诱导 β 信号转导受体成分 gp130 (就 IL-6 而言)来传导信号,也可通过 gp130 与 gp130 相关LIFR-β(就 CNTF、LIF 和 OSM 而言)或 gp130 与OSMR-β(就 OSM 而言) 进行异源性二聚化来启动信号传导。抗 gp130 单克隆抗体能阻断这些因子诱导的所有生物学反应[210,211]。细胞因子与 gp130 结合后可活化 JAK1、JAK2 和 TYK2, 使酪氨酸残基在 gp130 的胞浆区被磷酸化。转录因子 STAT3 被招募和活化。二聚化的 STAT3 会转移入核, 并在此发挥它的基因转录调控作用。除 JAK-STAT 通路外,ERK MAP 激酶途径也通过招募和 gp130 的 759 位点(Y759)酪氨酸残基上 SHP2 的磷酸化被激活。体外实验结果显示,SHP2 和 STAT3 介导的信号传导参与了细胞的生长和基因的表达[212]。使用 STAT3 或 SHP2 结合位敲入突变小鼠进行实验的研究结果证明, 这两条途径对彼此都发挥着重要的调节作用。Y759 SHP2 结合位的突变显示 SHP2 在体内对 STST3 的生物学效应起着负调控作用。相反,gp130 STAT 结合位的缺失会引起 SHP2/ras/ERK 出现持续的活化[213]。SHP2 结合位的突变可引起急性期反应增强、Th1 细胞因子的生成增加、IgG2a 和 IgG2b 水平增加、脾大及淋巴结病。此外, 这些鼠还出现了迟发性关节炎,这种关节炎类似于 RA,有明显的关节损伤和自身抗体的产生[213,214]。相反,负责 STAT3 活化的酪氨酸残基发生的变异使 Th1 细胞因子的产生有所减少,IgG2a 和 IgG2b 的水平有所降低。STAT 结合位的缺失则导致了黏膜的免疫反应和急性期蛋白的产生受损。此外,这些鼠还出现了胃肠道溃疡和严重的关节病, 这种关节病的特征是关节软骨降解及慢性滑膜炎[215]。

(一)IL-6功能

1.IL-6调节炎性及急性期反应

IL-6 是最有效的肝细胞刺激因子之一。急性期蛋白是一组随炎性反应的不同水平会有所变化的血浆蛋白,IL-6 可调控它的产生(第 22 章)。一些急性期反应蛋白的产生被增加(正急性期蛋白),而其他的水平则降低(负急性期蛋白)。此外,急性期反应蛋白可依炎性刺激后其水平的动态变化和强度大小发生很大的改变。由于炎性期间血清淀粉状蛋白 A 和 C 反应蛋白(CRP)水平的增加达 1 000 倍,因此它们是主要的急性期反应蛋白。其他正急性期蛋白包括纤维蛋白原、α1 抗胰蛋白酶、α1 酸性糖蛋白、结合珠蛋白、酯酶抑制因子 C1 和金属蛋白酶组织抑制剂(TIMP)。负急性期反应蛋白包括白蛋白和载脂蛋白 A_1[155]。LIF、IL-11 和 OSM 可诱导相似的急性期反应蛋白。IL-6 是急性期反应蛋白的主要刺激因子, 而 IL-1 和 TNF-α 仅诱导有限的急性期反应物。在体内,大鼠使用 IL-6 后产生的急性期反应蛋白与炎性实验动物模型诱导的急性反应期蛋白是同一组的。IL-6 过度表达的多数疾病或实验体系会出现肝急性期反应,而血液中 IL-6 的水平与肝急性期反应蛋白的水平间呈现良好的相关性。在一些炎性风湿性疾病中,IL-6 的水平也与急性期反应蛋白的水平呈正相关。使用 IL-6 敲除小鼠进行的实验发现了一个非常有趣的结果, 这个结果涉及 IL-6 对 APP 产生的作用。组织损伤或感染后,IL-6 敲除小鼠不能进行正常的肝急性期反应,而在 LPS 攻击后仅被中度地侵袭[216,217],说明血液中的细胞因子随刺激类型而发生变化。

IL-6 作为宿主抗损伤防御反应的一种协调因子,对神经系统的作用也是其作用的一部分。IL-6 可通过 PGE_2 依赖性机制来诱导发热[218]并激活下丘脑-垂体-肾上腺轴。静脉给予 IL-6 可能通过诱导促肾上腺皮质素释放激素来诱导促肾上腺皮质激素的释放,是一种保护性负反馈, 因为肾上腺类固醇可抑制炎性反应并协同 IL-6 来刺激肝急性期反应蛋白。

由于 IL-6 与此类细胞因子家族的其他成员有重叠的活性,所以在通过同源重组使 IL-6 基因断裂后来探讨 IL-6 在宿主防御反应中的作用。IL-6 缺失小鼠发育正常。而 IL-6 敲除小鼠对痘苗病毒和单核细胞增多性李斯特氏菌引起的感染缺乏控制。其 T 细胞依赖性抗水泡性口膜炎病毒抗体反应受损。

IL-6 一个重要且独特的生物学活性是减少 LPS 诱导的 TNF-α、IL-1 及趋化因子的表达[219]。从这些研究来看,IL-6 与其他细胞因子的单核细胞激活特性不大相同,它在单核细胞中主要作用于细胞的分化,并下调某些致炎反应。在致死性内毒素血症模型中可见到 IL-6 这种潜在的抗炎活性,因为使用 IL-6 预防后可改善其存活率并减少 TNF-α 的产生[220]。相反,IL-6 缺失小鼠注射 LPS 后 TNF-α 水平有所增加。IL-6 对可溶性 TNF 受体及 IL-1Ra 释放所起的作用可能介导了其些抗炎效应。此外,IL-6 还可诱导急性反应期蛋白,它们中至少部分在体内也具有抗炎特性[221,222]。

最近的研究结果显示,炎症期间 IL-6 对中性粒细胞浸润向单核细胞浸润过渡过程中起着重要的作用。

IL-6敲除小鼠使用LPS后中性粒细胞的水平明显升高。野生型小鼠出现急性腹膜炎时,其局部浸润主要由中性粒细胞及随后出现的单核细胞组成。而在IL-6缺乏小鼠的腹膜液中,中性粒细胞是唯一存在的细胞。IL-6敲除小鼠使用IL-6/sIL-6Rα后可以恢复单核细胞的存在[223]。

2.IL-6和红细胞生成作用

IL-6可被骨髓基质成纤维细胞表达,并在体内维持正常、基本的红细胞生成作用。组织损伤时血液中IL-6的水平也较高,这会促进血小板和白细胞的生成。因此,IL-6也是调节这种适应性反应的一种刺激物[224]。在对血小板生成的作用中,IL-6与IL-3具有协同作用,并可在体外和灵长类动物体内增加IL-3诱导的巨核细胞克隆的数量[225]。LIF和IL-11对血小板生成有相似的作用。但IL-6和相关的细胞因子不是血小板生成的主要刺激物。这是近期鉴定的细胞因子——血小板生成素的功能,它是巨核细胞生成和成熟的诱导剂。

3.骨代谢

骨量的维持依靠的是成骨细胞骨形成和破骨细胞骨吸收的功能。骨巨细胞瘤会产生高水平的IL-6,而IL-6中和抗体则通过这些细胞抑制骨吸收[226]。伴有过度骨丢失的疾病会出现IL-6水平的增加,如牙周病、Paget病、多发性骨髓瘤、RA和甲状旁腺功能亢进症。甲状旁腺激素刺激反应可产生IL-6。sIL-6Rα存在时,IL-6会诱导破骨样多核细胞的形成。IL-6还能通过涉及gp130和STAT3活性的机制来刺激基质细胞/成骨细胞RANKL的表达。此外,IL-6家族的其他成员如IL-11、LIF、OSM也可刺激RANKL产生,导致破骨细胞的成熟并出现骨吸收。雌激素丢失后会出现骨质疏松,IL-6可能通过破骨细胞的分化参与到此致病过程中。雌激素会抑制IL-6的产生,而IL-6抗体可阻止卵巢切除后破骨细胞的增加[227]。通过这些数据可以看出IL-6可能是人破骨细胞的自分泌和旁分泌因子,并对这些细胞的骨吸收能力起着重要作用。最近研究发现位于-572和-174的两个启动子的多态性可影响IL-6的活性。-572C等位基因或-174G等位基因存在的同时常出现Ⅰ型胶原C-末端交联(一种骨吸收指标)水平和血液中CRP水平的增加,但对骨钙素(一种骨形成指标)无影响。两种等位基因的存在具有累加效应。带有这些等位基因的个体腰椎骨密度值较低[228]。

4.B细胞反应

IL-6是第一个被识别的B细胞活化因子。体内、体外各种实验结果均证明了IL-6在促进B淋巴细胞分化为抗体分泌细胞过程中的作用。IL-6对浆细胞的生存和成熟是必需的,并诱导B细胞的过度反应。一个最支持IL-6在自身抗体产生过程中所起作用的例子就是可产生高水平IL-6的心脏黏液瘤。手术切除这种肿瘤后常导致自身抗体、高丙种球蛋白血症和肝急性期反应的降低[229]。

自发的自身免疫性疾病(如RA、SLE和Ⅰ型糖尿病)及自身免疫疾病实验模型会出现全身性或发病局部IL-6水平的升高。IL-6可能促进这些疾病自身抗体的产生。当自身抗体直接致病或形成致病的免疫复合物时,IL-6可能会促进自身免疫疾病的发生。包括自身抗体的产生在内的B细胞功能过度是SLE的共同特征,这与细胞因子的自发分泌有关。体外无刺激时,SLE的B细胞可表达IL-6Rs,并分泌IL-6。抗IL-6R抗体则抑制多克隆Ig及抗DNA自身抗体的自发产生[230]。自身免疫性疾病患者和实验模型的研究结果清楚地显示出IL-6在自身抗体形成中所起的显著作用。因此,IL-6的中和作用可能对狼疮实验模型具有治疗意义。IL-6中和抗体可阻止(NZB×NZW)F1代小鼠抗ds-DNA的产生,并明显减少蛋白尿,延长其生命[231]。MRL鼠使用抗IL-6中和抗体后降低了抗dsDNA抗体的产生及肾损伤的发生[232]。

转基因小鼠IL-6表达失调最初可导致多克隆性高球蛋白血症,随后阶段会出现IgG1浆细胞增多症,产生自身抗体,急性期反应基因活化及脾和骨髓巨核细胞数量增加。虽然这些动物不会出现特殊的器官特异性自身免疫表现,但它们会发生类似于人SLE的系膜增生性肾小球肾炎[233,234]。

5.T细胞反应

IL-6是一种单核细胞衍生的辅助因子,是T细胞活化所必需的,可刺激胸腺细胞和外周血T细胞的增殖[235]。

IL-6也是先天性免疫应答和获得性免疫应答间联系的重要桥梁。IL-6刺激人单核细胞分化为更有效力的抗原呈递细胞。$CD4^+CD25^+$调节T细胞与抗原呈递细胞相互作用对效应器T细胞的活化起到抑制作用。有趣的是,抗原呈递细胞活化所释放的IL-6所发挥的效应可能超过调节T细胞的这种效应[236]。因此,在炎性疾病发生时,如果有活化的效应器 T 细胞参与,那么针对 IL-6 进行治疗可能会是一个有效的方法。

(二)IL-6在风湿性疾病中的表达

1.类风湿性关节炎

在 RA 的滑膜中,含有 IL-6 的细胞存在于增厚的衬里层内,也可分布于深部滑膜血管周围。在 RA 中,IL-6 主要存在于免疫系统中的巨噬细胞中。关节炎患者 SF 中的 IL-6 水平有所增高,并与炎性反应强度有良好的相关性。与 OA 患者相比,炎性关节病患者 SF 中的 IL-6 水平更高。通过对比 RA 患者 SF 中与血清中 IL-6 的水平发现,关节中 IL-6 的浓度高了 1 000 倍。SF 中 IL-6 的水平与血清中 IL-6 的水平具有一定的相关性,说明血液中的 IL-6 来源于关节。总之,血清中 IL-6 的水平与急性期蛋白的水平间具有良好的相关性[237]。

2.系统性红斑狼疮

多数 SLE 血清中 IL-6 的水平高于正常,而且其浓度与疾病活动度相关。一些研究者指出,IL-6 水平升高时,CRP 和其他急性期蛋白(如纤维蛋白原)不会增高,这与预期的结果一样。SLE 的 IL-6 与 CRP 之间缺乏相关性说明这类疾病中的肝细胞缺乏对这种细胞因子的反应[238]。IL-6 可能可促进系膜增生性肾小球肾炎的发病,因为它可刺激肾小球膜细胞的增殖。50%的该病患者尿中的 IL-6 水平有所升高,所以,至少肾小球膜细胞是 IL-6 的一种细胞来源[239]。在 14 例中枢神经系统(CNS)狼疮患者中,有 10 例患者脑脊液中的 IL-6 水平升高[240]。所有患者脑脊液中的 Ig 水平均有所增加。而在 9 例没有累及 CNS 的 SLE 患者中,仅有 1 例患者出现了 IL-6 的中度增加。当治疗期间症状有所改善时,脑脊液中的 IL-6 水平也明显降低。累及 CNS 的狼疮患者血清中的 IL-6 水平与脑脊液中的 IL-6 水平无相关性。

3.其他风湿性疾病

风湿性多肌痛和巨大动脉炎患者会出现强烈的肝急性期反应,15 例未经治疗的患者血清中的 IL-6 水平均较高。但治疗与肝急性期反应无相关性。有趣的是,其中 6 例患者在类固醇治疗后的 6 个月后虽然肝急性期蛋白已经降低,但 IL-6 水平仍继续升高[241]。出现巨大动脉炎时,表达 IL-6 的巨噬细胞主要位于外膜[242]。

全身型 JIA 患者血清中的 IL-6 水平明显升高,缓解期内则有所降低[243]。血清中 IL-6 的水平与关节炎的程度和严重性相关,与血小板增多症也有一定的相关性。全身型 JIA 患者血清中的 IL-6 水平可随着发热的情况变化出现快速增高与降低。IL-6 水平升高是 JIA 儿童出现发育受损的部分病因[244]。IL-6 基因启动子区的序列分析结果显示,儿童患者(<5 岁)具有潜在保护性的-174C 基因型的频率有所降低。发现这个等位基因伴随着较高的转录活性后,可能对全身型 JIA 发病机制的研究起到促进作用[245]。

一些炎性微晶体可诱导单核吞噬细胞和滑膜细胞分泌 IL-6,如尿酸单钠和双水焦磷酸钙(而不是羟基磷灰石结晶)。痛风及假性痛风患者的 SF 中可发现高浓度的 IL-6[246]。

4.IL-6在类风湿性关节炎治疗中的靶向作用

通过一些关节炎动物模型可以了解 IL-6 抑制作用的结果。阻断 IL-6R 抗体后可以抑制 CIA 的发生。使用抗体治疗的小鼠血清中抗Ⅱ型胶原抗体 IgG 的水平较低,淋巴细胞对Ⅱ型胶原的反应也减少。这些结果证实了在Ⅱ型胶原免疫过程中 IL-6 所起的作用[247]。敲除 IL-6 的小鼠不出现 CIA,这与上述发现相一致[248]。IL-6 缺失的小鼠仅出现轻度的抗原诱发性关节炎(AIA)。番红 O 染色结果显示,IL-6 缺乏小鼠的关节软骨能得到较好的保护,而产生 IL-6 的小鼠的关节软骨被完全破坏。这个研究结果说明 IL-6 在关节炎的诱导阶段和效应阶段均发挥着重要作用[249]。与 AIA 和 CIA 中 IL-6 所起的明显致病作用相反,TNF-α 转基因小鼠出现自发性关节炎不受 IL-6 基因失活的影响[248]。

使用 IL-6 缺失小鼠和野生型小鼠进行非免疫介导的酵母多糖诱导的关节炎的对比研究发现,第一周仅仅野生型小鼠出现慢性炎症。而在 IL-6 缺乏的小鼠中,软骨细胞蛋白多糖合成的抑制和蛋白多糖降解的诱导均较高,从而使蛋白多糖的丢失更加明显。关节间隙注射重组 IL-6 后可明显减少软骨的破坏[250]。

各种关节炎动物模型的研究结果显示,IL-6 是在Ⅱ型胶原进行自身免疫和慢性关节炎症发生过程中的重要因子。但 IL-6 似乎并不是结缔组织降解的直接致病因子。相反,IL-6 可能通过刺激 TIMP-1 和 TGF-β 的产生保护胞外基质不被降解[251-253]。研究人员针对 IL-6 进行了一项涉及 5 例 RA 患者的小型开放性试验。对这些患者连续 10 天静脉注射抗 IL-6 单克隆抗体,没有发现副作用。试验中观察到了患者的临床情况改善和CRP水平的减少。然而,这种临床情况的改善仅是暂时的[254]。最近研究人员对45例活动期RA患者进行了一项随机双盲安慰剂对照剂量递增的抗IL-6R单克隆抗体试验。患者分为4组, 分别单剂量静脉给予0.1、1、5或10mg/kg的抗IL-6R单克隆抗体或安慰剂。2周后,9例使用5mg/kg单剂量抗体治疗的患者中的5例达到了美国风湿病学学会(ACR)20%改善量表(ACR20)的反应率,但在抗IL-6R抗体其他剂量组和安慰剂组之间没有统计学差异[255]。试验期间研究药物没有出现相关的严重不良事件。另一项随机、双盲、安慰剂对照的无其他疾病修饰的抗风湿药物12周的研究结果证实了抗IL-6R单克隆抗体在治疗RA中的有效性和安全性[256]。

(三)白血病抑制因子(LIF)、制瘤素M(OSM)和IL-11

LIF可存在于RA、OA患者的SF中, 其中RA患者浓度较高[257,258]。培养的人滑膜细胞和关节软骨细胞经IL-1刺激后也可产生具有生物活性的LIF[257]。LIF潜在的致病效应是活化单核细胞[259]。LIF可增加TNF-α对滑膜成纤维细胞产生PGE_2的刺激作用, 因此可能参与了RA的炎性表现。IL-11表达于滑膜细胞和软骨细胞,它与IL-6和OSM相似,可诱导TIMP的产生[260]。IL-11存在于RA患者的SF中, 而它在血清中的存在是不固定的。IL-11外源性增加可抑制RA滑膜TNF-α、MMP-1及MMP-3的产生[261]。CIA小鼠滑膜也可产生IL-11。而在CIA发病后使用重组人IL-11可明显减轻关节炎的严重性及关节的进一步损伤[262]。有研究者对活动期RA患者进行了一项重组人IL-11的Ⅰ/Ⅱ期随机、剂量递增的双盲安慰剂对照试验。全部91例患者被随机分为5组, 分别接受一周两次皮下注射2.5~7.5μg试验药物或安慰剂和一周一次皮下注射5~15μg试验药物或安慰剂治疗。12周后,使用每周一次15μg IL-11治疗的患者触痛关节的数量明显减少,但与安慰剂对照组相比,ACR20反应没有明显的改善。试验中出现的明显与IL-11相关的唯一不良事件是注射部位的反应[263]。

OSM在不同实验模型中均发挥致炎作用。OSM可刺激上皮细胞表达黏附分子, 并增加中性粒细胞通过内皮细胞层的迁移。OSM可刺激促炎介质的表达[264]。关节内注射腺病毒编码鼠的OSM可诱导关节出现一些严重炎性反应,如滑膜增生、单核细胞浸润、血管翳的形成及软骨退变等[265]。相反,OSM在体内能促进骨膜骨沉积,而不是吸收[266]。CIA小鼠的关节中可检测出OSM mRNA。CIA发病后使用抗OSM中和抗体可使关节炎性反应和软骨损伤明显减少[267]。可见,以OSM为目标对RA进行治疗可能具有潜在的应用价值。

九、IL-2及相关的细胞因子

IL-2是主要的T细胞生长因子。IL-2受体表达于淋巴细胞及单核吞噬细胞, 以3种亚单位链的不同组合形式出现,它们与IL-2具有不同的亲和力。IL-2Rα以低亲和力与IL-2结合。而中亲和度是IL-2Rβ和IL-2Rγ复合物的功能,而高亲和力受体则包括所有3种亚单位成分。体外细胞活化的反应过程中,IL-2受体α链从淋巴细胞和单核细胞脱落。信号的转导需IL-2Rγ链。IL-4R、IL-7R、IL-9R、IL-15R及IL-21R也是信号转导成分。这些细胞因子共用同一信号转导受体成分是它们生物活性相似的原因。IL-2Rγ的变异使人类出现X连锁重症联合免疫缺陷病 (CXSCID),这是一种以T细胞很少或根本不存在为特征的疾病。相反,IL-2缺乏的SCID患者或IL-2缺乏的小鼠却有正常数量的T细胞, 说明通过可活化IL-2Rγ链的其他细胞因子可以得到代偿。

在这个家族内,IL-4和IL-13关系紧密,因为它们都可以使单核吞噬细胞具有抗炎作用。除此以外,它们与这个细胞因子家族的其他所有成员分享调控B淋巴细胞和T淋巴细胞功能的作用。IL-15与IL-2功能相似,但与IL-2的仅在淋巴细胞表达相反,包括巨噬细胞和成纤维细胞在内的不同类型细胞均可产生IL-15。IL-21与IL-2、IL-15密切相关。IL-21可产生于活化的T淋巴细胞, 并促进T细胞、B细胞的增殖及NK细胞的增殖与成熟。

(一)IL-2

IL-2的表达、其多种受体亚单位的诱导及随后的配体受体相互作用对T细胞的活化十分关键。IL-2也可作为B淋巴细胞、NK细胞及淋巴因子激活的杀伤细胞的重要调节因子[268]。IL-2是一种分子量为15.5kd的单链糖蛋白。T淋巴细胞是其主要的细胞来源。IL-2的表达依赖于T细胞受体(TCR)-CD3复合物的活化,介导抗原递呈细胞和T淋巴细胞间相互作用的细胞因子及其他受体可增强其表达。带有IL-2断裂基因的小鼠其T细胞发育正常。而在体外,其T细胞的增殖是可诱导的，但与正常鼠比较有所减少。随着 IgG1 和 IgE 水平的增加,B 细胞分化会受损。6 周龄时,这些鼠由于对正常的肠道抗原出现异常的免疫反应而发生肠炎[269]。

风湿性疾病中IL-2及IL-2受体的表达

虽然IL-2 是免疫应答反应诱导的主要细胞因子，但它对人自身免疫性疾病的致病作用还不十分清楚。这部分是由于自身免疫疾病患者组织或体液中 IL-2 的水平出乎意料的低造成的。此外,仅有少量针对 IL-2 治疗实验性关节炎或狼疮的研究。目前关于 IL-2 最受关注是体液中可溶性 IL-2 受体 α 链(CD25)的存在。

仅有少数研究能检测出风湿性疾病患者 SF 中或血清中的 IL-2 样生物活性或免疫反应性[270]。IL-2 mRNA 在风湿性疾病患者组织中的表达是可以测定的,但其水平较低[271]。与难以测定 IL-2 的表达相反，可溶性 IL-2 受体 α 链(sIL-2Rα)容易测定,而且许多研究者已经发表了对不同风湿性疾病中溶解的 IL-2 受体的测定数值。溶解性 IL-2 受体首先发现于培养的活化淋巴细胞上清液中。分子量为 45kd 的 IL-2Rα 产生于 55kd 的膜相关 IL-2Rα 亚单位的蛋白裂解过程中[272]。这种可溶性受体调控 T 细胞反应的功能尚不清楚。它仅在高浓度时抑制 IL-2 的生物活性,这可能与其对 IL-2 的亲和力相对较低有关。

(1)类风湿性关节炎中可溶性IL-2受体α

早期在相对较少的患者中进行的研究显示,RA 的疾病活动度与sIL-2Rα 具有相关性。虽然后来的研究证实在 RA 时其水平有所增加，但它与疾病活动度的关系还不是十分清楚。有研究者在对 148 名顽固性 RA 患者进行的甲氨蝶呤前瞻性随机安慰剂对照试验期间测定了 sIL-2Rα 水平。所有 RA 患者 sIL-2Rα 的平均水平均明显高于正常对照者，试验期间则明显降低。sIL-2Rα 的水平与关节疼痛或触痛无相关性,sIL-2Rα 水平不能预测对甲氨蝶呤的反应[273]。而为了验证通过 sIL-2Rα 的水平来预测侵蚀发展的可能性，有研究者对 155 名早期 RA 患者进行了列队试验以测定其水平。随访 2 年后的结果显示,血清中 sIL-2Rα 的水平与侵蚀的改变没有明显的联系[274]。

有些研究检测了 JIA 中的可溶性 sIL-2Rα。与健康的对照者相比，患者血清中 sIL-2Rα 的水平有所增加,在全身性发病组中发现了其最高滴度。在 16 名儿童口服甲氨蝶呤治疗的研究中发现,sIL-2Rα 与治疗应答间具有良好的相关性[275]。

(2)系统性红斑狼疮中的可溶性IL-2受体

大量 SLE 患者即使在非活动期,其 sIL-2Rα 的水平也较健康对照者高。而与其他风湿性疾病比较,SLE 血清中的 sIL-2Rα 水平较高[276]。SLE 加剧之前 sIL-2Rα 会明显升高，并与抗 dsDNA、C3 和 C4 的水平相关。sIL-2Rα 的水平在治疗后有所降低[277]。对 62 名 SLE患者进行前瞻性研究的结果显示，所有患者的 sIL-2Rα 水平均明显高于正常对照者。在狼疮性肾炎耀斑期,10 例患者中的 9 例出现 sIL-2Rα 的明显升高，而其中仅有 6 例患者显示抗 DNA 抗体升高或溶血补体(C'H_{50})的降低。sIL-2Rα 与组织活性、慢性指数和 IgG 及 C3 的沉积相关,而与抗 DNA 抗体和 C'H_{50} 水平无关[278]。通过对 SLE 患者进行相似观察的纵向调查发现,患者 sIL-2Rα 与抗 dsDNA 抗体之间测量结果的改变无相关性[279]。肾炎患者治疗前血清中 sIL-2Rα 的浓度较高,而在治疗 6 个月后明显降低[280]。有研究者测量了 20 名首次发生中风的年轻人脑脊液中的 IL-1β、TNF-α、IL-2 及 sIL-2Rα 水平。随访期间出现 SLE 的 5 例患者的 sIL-2Rα 水平明显较高，说明测定 sIL-2Rα 对于区分免疫介导的 CNS 血管病变与其他原因引起的中风可能是有用的[281]。在感染反应中,活动期或非活动期 SLE 患者的 sIL-2Rα 水平均明显升高[282]。纵向测量结果是否是疾病加重的有用标记指标还需其他研究加以验证。

(3)其他风湿性疾病中的可溶性IL-2受体

有研究者对 102 例韦格纳肉芽肿患者进行研究后发现,活动期患者的 sIL-2Rα 水平与缓解期患者相比有所增加。病情加重的患者,其 sIL-2Rα 水平的增加早于 CRP 和抗中性粒细胞胞浆抗体。此外,CRP 和抗中性粒细胞胞浆抗体水平较低的活动期患者的 sIL-2Rα 水平也有所增加。这项研究提示,sIL-2Rα 对于韦格纳肉芽肿病的疾病活动度和急性复发的早期征兆可能是一个良好的标记物[283]。

多肌炎患者的 sIL-2Rα 水平与皮质类固醇治疗应答之间具有良好的相关性。此外,复发患者 sIL-2Rα 水平的增加先于其他实验室标记指标。sIL-2Rα 的最高值可以作为干燥综合征、SSc[284]和局限性硬皮病[285]的疾病活动度、预后及所有疾病严重性的指标。

(4)IL-2和IL-2拮抗剂在体内的使用

在治疗性干预的发展过程中,IL-2/IL-2R 系统首先用于恶性肿瘤治疗的研究。IL-2 合成和作用抑制剂为自身免疫疾病提供了新的治疗手段，但可利用的数据非常有限。重组IL-2 已经用于肿瘤患者,但已有少量病例报道它可使RA复活[286]或使患者出现炎性关节炎[287]。

白喉毒素上的受体结合区被IL-2置换的融合蛋白与表达高亲和力IL-2受体的T细胞相结合，并通过蛋白合成的抑制来诱导活化T细胞的细胞毒性。Ⅰ期试验结果显示，在19例使用高剂量或中剂量融合蛋白治疗的患者中，有9例很快就取得了临床疗效[288]。但进一步的对照研究没有证实此方法用于RA治疗的有效性。最近，研究人员用CIA猕猴检测了人化抗IL-2Rα单克隆抗体达克珠单抗的预防和治疗效果。达克珠单抗的使用可以减少免疫动物关节炎的发生，同时也证明对减轻关节炎猴的关节炎症和关节损伤是有效的[289]。这些结果为治疗性干预的应用带来了希望，但还应通过临床试验加以证实。

（二）IL-4和IL-13

IL-4的识别最初是基于其对B淋巴细胞的效应。它可刺激B细胞的增殖，并通过活化的B细胞来刺激IgG和IgM的产生，还可增加CD23这种IgE低亲和力受体的表达。IL-4主要是Th2细胞的产物，它可抑制Th1细胞生成IL-2和IFN-γ。此外，IL-4还抑制单核细胞内炎性因子的合成。通过RA滑膜培养发现，IL-4可抑制体外诱导的IL-1、TNF-α的生成及IL-6、TNF-α、LIF和PGE_2的自发性生成。另外，IL-4在体外还可抑制生长因子诱导的滑膜细胞的增殖。IL-4(及IL-13)这些抗炎作用中的一部分可能是通过对巨噬细胞内NFκB活化的抑制作用来介导的[290]。与此不同，IL-4对滑膜成纤维细胞的NFκB活性却没有影响[291]。IL-4也诱导抗炎介质的产生。IL-4还通过LPS刺激的PBMC及类风湿滑液的移出物来刺激IL-1Ra的分泌[292,293]。此外，IL-4可增加IL-1对培养人肝细胞生成IL-1Ra的刺激作用，并增加培养时TNF-α刺激的中性粒细胞对IL-1Ra的释放[294,295]。IL-4也刺激可溶性IL-1RII和TNFR的表达。以上所有这些特性均显示，IL-4具有潜在的抗炎作用。然而，IL-4在其他系统中可能发挥致炎作用，这种作用是通过增加IL-1对内皮细胞生成单核细胞趋化蛋白和IL-6[296]及滑膜成纤维细胞生成IL-6[291]的刺激作用而实现的。IL-4也可增强TNF-α对内皮细胞中血管细胞黏附分子(VCAM-1)表达[297]及滑膜成纤维细胞中IL-8表达的诱导作用[298]。IL-4可能还有软骨保护活性，因为它可阻止，甚至可能逆转软骨的降解。CIA小鼠膝关节内注射表达IL-4的腺病毒可以阻止软骨细胞的凋亡和软骨的侵蚀[299]。IL-4也能阻止骨破坏的进展。CIA小鼠关节IL-4的过度表达抑制了RANKL的表达，并阻止破骨样细胞的形成及骨侵蚀的发生。RA患者骨移植物体外培养加入IL-4后的研究结果显示它对Ⅰ型胶原的分解具有持续的抑制作用[300]。有趣的是，尽管严重的关节炎症和滑膜成纤维细胞的扩增持续存在，但IL-4仍对软骨和骨具有保护作用。这些发现也许与IL-4的抗凋亡效应有关[301]。

IL-4在RA的SF和组织中未被测出[293]。IL-4的这种缺乏可能造成了Th1/Th2的平衡紊乱及RA的慢性病程。关节炎动物模型的研究结果证明，IL-4是一种有抗关节炎潜能的细胞因子。IL-4缺失小鼠会出现较多的CIA慢性复发[302]。蛋白多糖诱导缺乏IL-4或STAT6的小鼠出现的关节炎较野生型小鼠更为严重，IL-12、TNF-α及IFN-γ的生成明显增多，说明内源性IL-4对确定关节炎症的程度起着重要的调节作用[303]。链球菌细胞壁碎片诱导的关节炎每日使用IL-4治疗对急性期的作用很弱。但IL-4可抑制慢性破坏期，减少炎性细胞的聚集，消除血管翳和侵蚀。出现CIA时，IL-4可与IL-10起协同保护作用避免软骨的降解[304]。

IL-13与IL-4有共同的生物学活性。无论是人还是鼠基因组，二者的基因均是紧密连锁的，它们的蛋白序列具有同源性[305,306]。然而IL-4可诱导某些细胞(如T细胞)出现对IL-13不应答的独特反应[9]。IL-4这些独特的效应是由于不同受体亚单位的存在造成的。其3种功能性受体分别存在于不同细胞环境内。由IL-4Rα和共有的γ链组成的Ⅰ型IL-4受体存在于T细胞和NK细胞。包括IL-4Rα和IL-13Rα1的Ⅱ型受体存在于非造血细胞中。含有IL-4Rα、IL-13Rα1和共有γ链组成的异质三联体的Ⅲ型IL-4R存在于B细胞和单核细胞中。

IL-13由活化的Th2细胞分泌，并调节单核细胞和B细胞功能。IL-13通过与包含IL-4Rα和两个IL-13结合蛋白(IL-13Rα1、IL-13Rα2)的复杂受体系统相结合来发挥它的效应。IL-13受体表达于人B细胞、嗜碱粒细胞、嗜酸粒细胞、肥大细胞、内皮细胞、成纤维细胞、单核细胞/巨噬细胞、呼吸道上皮细胞和平滑肌细胞中。IL-13可增强B淋巴细胞上CD23/Fcε受体和MHC Ⅱ类分子的表达。它与抗Ig和抗CD40共刺激B细胞的增殖，并诱导IgE合成。在单核细胞中，IL-13可抑制LPS诱导的IL-1、IL-6、IL-8、IL-10、IL-12、TNF和NO的产生，但增加IL-1Ra的产生[307]。这些对巨噬细胞具有抑制作用的Th1细胞介导的反应受到抑制。

CIA小鼠经IL-13治疗后疾病的严重性减轻,TNF-α的水平也有所降低。

关节炎动物模型使用IL-4后得到了鼓舞人心的结果,随后有研究者对RA患者进行了重组人IL-4的Ⅰ期剂量递增的双盲安慰剂对照的安全性研究。治疗虽然没有取得明显有益的结果,但发现它具有较好的耐受性[308]。

在风湿性疾病中的表达

SLE患者血清中的IL-4、IL-6和IL-10水平有所升高。这些结果提示,SLE应为Th2驱动型疾病。而B细胞过度反应和高球蛋白血症的存在也支持这种假设。但有关IL-4对SLE作用的实验模型产生了相反的结果。MRL-lpr/lpr小鼠使用抗IL-4抗体治疗后,死亡率和疾病活动度下降[309]。相反,在BxSB雄性狼疮模型中IL-4则是非必需的[310]。过度表达IL-4的转基因小鼠根据体内情况既可出现狼疮样疾病也可有保护性的作用[311,312]。SSc患者的IL-4和IL-13水平有所升高[313,314]。IL-4还可刺激正常的和SSc的成纤维细胞在转录水平和mRNA稳定性水平上产生胶原[315],因此,IL-4在硬皮病的病理生理学中具有潜在的作用。其他多种细胞因子和生长因子也有涉及。

(三)IL-7、IL-15和IL-21

IL-7与IL-2共有一些活性,其中包括对T细胞增殖的刺激作用、对细胞毒性效应细胞和NK细胞的诱导作用、对B细胞和免疫球蛋白产生的刺激作用及阻止T细胞凋亡的作用。这些共有的活性与IL-7和IL-2受体使用同一γ链有关。此外,IL-7有一个表达于T细胞和单核细胞/巨噬细胞的特异性IL-7Rα链受体。与IL-2不同,IL-7的产生不仅仅限于活化的T淋巴细胞,却仅在静息T细胞中可检测出。此外,包括脾、胸腺、角质化细胞和肠上皮细胞在内的各种组织和细胞中均发现了IL-7 mRNA。不同的研究结果显示,与IL-2产生的调控主要在转录水平上不同,IL-7的合成在转译水平上也能被调节。最近一些研究结果表明,IL-7是一种致炎细胞因子,因此可能会促进炎性风湿性疾病的发生。IL-7可诱导单核细胞/巨噬细胞产生TNF-α、IL-1β、IL-6和IL-8[316]。全身型JIA患者血清中IL-7的水平明显高于健康儿童。升高的IL-7水平与全身症状持续存在有关[317]。RA患者血液中IL-7的水平也高于正常对照组,并与CRP浓度呈正相关[318]。与从OA患者中分离的细胞相比,从RA滑膜中新分离出的细胞可自发地表达更多的IL-7 mRNA和蛋白。孤立的滑膜成纤维细胞(不是巨噬细胞或T细胞)生成的IL-7蛋白水平较低,而IL-1β和TNF-α可增加这种生成。IL-7也刺激滑膜组织中T细胞的增殖[319]及SF中单核细胞产生TNF-α。SF中$CD4^+$T细胞在其细胞表面表达IL-7Rα链受体,IL-7可刺激$CD4^+$T细胞产生TNF-α和IFN-γ。相反,IL-7对IL-4的产生却没有影响,说明IL-7可特异性地促进Th1应答。IL-7对Th1应答的作用是通过包括巨噬细胞在内的抗原递呈细胞释放IL-12来介导的。与IFN-γ相比,TNF-α的释放不依赖于IL-12,它也许是通过对T细胞的一种直接作用或是通过活化的T细胞和巨噬细胞间的相互作用实现的[318]。通过分析RA、OA和对照关节中细胞因子的表达发现,IL-7 mRNA可特异地表达于RA软骨[320]。另外,IL-7也参与了骨丢失,并通过T细胞诱导RANKL而参与了关节侵蚀的发生[321]。

与IL-7一样,IL-15可产生于多种组织和细胞中,如巨噬细胞、成纤维细胞、角质化细胞和骨骼肌。在巨噬细胞中,IL-15的产生被IFN-γ、LPS、细菌和病毒所诱导。IL-15有两种不同亚型,它们的信号序列长短、细胞位置和组织分布均不同[322,323]。一种亚型含有一个48个氨基酸的长引导肽,以跨膜蛋白或分泌蛋白形式表达。而另一种较短的亚型有一个含21个氨基酸的引导序列,存在于细胞核中或以细胞溶质肽形式存在。与其他细胞因子如TNF-α和IL-1α一样,跨膜IL-15也具有一定的生物活性[324]。跨膜亚型或分泌亚型的过度表达均可使淋巴结中$CD8^+$记忆T细胞的数量增加,IFN-γ的产生增强,并能抵抗沙门菌感染;胞内亚型过度表达的转基因小鼠则出现TCR衔接后的IFN-γ生成受损,并容易发生沙门菌感染。这些结果提示,两种亚型间的平衡也许对调控宿主防御和炎性状态起着重要作用[325]。IL-15与一种异源三聚体受体相互作用,这个异源三聚体受体包括IL-2Rα和共有的γ链的,但没有β链。第三种成分是IL-15特异性的IL-15Rα结合受体。与IL-2Rα只存在于活化T细胞中不同,IL-15Rα可表达于不同细胞,包括T细胞、中性粒细胞、肥大细胞、成肌细胞、滑膜成纤维细胞、内皮细胞和人神经细胞。IL-1β和TNF-α均可刺激滑膜成纤维细胞表达IL-15Rα mRNA和蛋白[326]。

在RA中可很容易地检测出IL-15,但在OA、SF中则不能。通过免疫染色可鉴定出RA滑膜中的IL-15阳性细胞,主要是巨噬细胞和一些成纤维样细胞。IL-15能通过滑膜T细胞的活化、以依赖细胞接触的机制来诱导单核细胞内 TNF-α 的生成[327]。IL-15 也可诱导其他致炎细胞因子的产生，如 IL-1β、IL-8 和 IL-17。IL-15 还可作为 T 细胞趋化因子和抗 T 细胞凋亡因子发挥作用，与 IL-2 共有一些生物活性，它可刺激 T 细胞的增殖，诱导 IFN-γ 的产生并抑制凋亡。它能促进 B 细胞增殖与分化并激活 NK 细胞。最近研究人员发现，IL-15 可以活化中性粒细胞并保护其免于发生凋亡，对肥大细胞的增殖同样具有诱导作用。IL-15 对培养的 RA 滑膜成纤维细胞的增殖及抗凋亡的 Bcl-2、Bcl-x_L 的表达均有刺激作用。将 IL-15 突变体/Fcγ2a（一种 IL-15Rα 拮抗剂）加入到培养的滑膜成纤维细胞中，可减少内源性 Bcl-2 和Bcl-x_L 的表达及滑膜细胞的增殖，并伴随着凋亡的增加[326]。IL-15 在体外还对滑膜血管上皮细胞发挥抗凋亡效应，因此，可能会促进滑膜内血管的生成过程[328]。此外，IL-15 刺激破骨细胞祖细胞分化为前破骨细胞，这种效应不依赖于 TNF-α、IL-2 或 IL-7[329]。这些研究结果说明，IL-15 在关节炎症的起始和扩展及引起关节损伤的机制方面均起着重要作用。用含有Ⅱ型胶原的不完全福氏佐剂免疫的小鼠在启动期间使用重组 IL-15 再现了完全福氏佐剂免疫小鼠出现的关节炎[330]。免疫后使用鼠 IL-15Rα 链的可溶性片段则明显抑制了CIA 的进一步发展。与正常鼠比较，治疗鼠的这种效应在体外伴随着脾细胞抗原特异性的增殖和 IFN-γ 的合成明显减少，在体内则伴随着血清中抗Ⅱ型胶原抗体的明显减少[331]。此外，人 IL-15Rα 可溶性片段可能也抑制猴 CIA 的发生[330]。总之，体内、外研究结果显示，IL-15 拮抗剂对 RA 可能具有潜在的治疗作用。最近，研究人员对 30 例 RA 患者进行了一项随机双盲剂量递增的安慰剂对照临床试验，以调查完整的人抗 IL-15 单克隆抗体(HuMax-IL-15)的安全性和有效性。初步数据显示，使用 HuMax-IL-15 对 RA 患者的治疗是安全和有效的[332]。

表达于活化的 CD4⁺T 淋巴细胞的 IL-21 是近期发现的一种细胞因子。IL-21 对 T 和 B 淋巴细胞的增殖具有共刺激作用，并具有调控 NK 细胞活化和扩增的作用。IL-21 与 IL-2、IL-4 和 IL-15 具有序列同源性，并通过一种异二聚体受体介导其效应，这种异二聚体受体包括一个新型Ⅰ类 IL-21 受体和共有的 γ 细胞因子受体链。IL-21R 可表达于 T 细胞、B 细胞及 NK 细胞[333,334]。与 IL-21R 和共有 γ 受体链的结合是转导胞内信号所必需的。人 γ 链的变异与 X 连锁重度复合性免疫缺陷病(SCID)有关。缺乏对 IL-2、IL-7 和 IL-15 的应答反应是 T 细胞和 NK 细胞缺失的原因，而不是B 细胞缺陷的原因。在 IL-21R 基因敲除小鼠体内，IL-21 与 IL-4 合作，并对免疫后免疫球蛋白的产生中起着关键性的作用。这些结果说明对 IL-4 和IL-21 应答的缺乏是引起 X 连锁 SCID 病中 B 细胞缺陷的原因[335]。IL-21 也是一种骨髓瘤细胞的生长因子和存活因子，这种效应可能通过 JAK-STAT 通路和ERK1/2 通路的激活来介导[336]。

IL-21 在不同实验体系中均显示出对 Th1 和 Th2 反应的刺激作用。体内研究也显示 Th1 反应的调节需要 IL-21。与野生型小鼠相比，免疫的 IL21R –/– 小鼠在注射特异性抗原后足垫炎性反应较强。这种延迟型过敏的增强与分离的淋巴结 T 细胞产生 IFN-γ 明显增加有关[337]。这些结果说明 IL-21 也许对一些过度 Th1 反应的疾病(如 RA)具有保护性作用。

(四)IL-9

IL-9 表达于活化的 T 细胞，并被认为是一种 Th2 细胞因子。IL-9 可与其特异性受体(IL-9Rα)和共有的 γ 链相互作用。与配体结合后，JAK-STAT 和 MAP 激酶 ERK 通路均被激活[338]。IL-9 与 IL-4 参与了对胞外寄生虫和哮喘的免疫反应。过度表达 IL-9 的转基因小鼠会出现肥大细胞增生病、B1 淋巴细胞和嗜曙红细胞膨胀。而 IL-9 转基因小鼠的一些表现(如嗜曙红细胞增多、支气管高反应性、IgE 水平的升高和黏液分泌)则说明哮喘的发病机制涉及 IL-9。

十、IL-10和相关的细胞因子

(一)IL-10

IL-10 最初名为细胞因子合成抑制因子，为 Th2 细胞衍生的因子，它可抑制 Th1 细胞产生 IFN-γ。IL-10 产生于单核细胞、T 淋巴细胞和 B 淋巴细胞。LPS 可刺激它在单核细胞中的表达，而 IFN-γ 则减少其表达。与其他一些细胞因子不同，IL-10 的转录能被转录因子 Sp1 和 Sp3 所调控，而这两种转录因子可构成性地表达于多种细胞[340,341]。此外，通过 mRNA 稳定性的改变可以在转录后水平上控制 IL-10 mRNA 的水平[342]。目前已经发现 IL-10 基因内 5’侧翼区出现了一些多态现象。伴随着-1082(G)等位基因，ConA 诱导的 IL-10 的生成也较多[343]。SLE 患者的 IL-10 启动子区的单体型与疾病易感性之间可能具有一定的联系。这种联系可能是重要的，因为 IL-10 水平的升高可能会诱发疾病。

IL-10 对 T 细胞和 NK 细胞的抑制作用是间接的，需通过抑制附属细胞(巨噬细胞/单核细胞)的功能来完成。事实上，在单核细胞对 LPS 和 IFN-γ 反应过程中，IL-10 可减少其产生 IL-1、TNF-α、IL-6、IL-8、NO 及活性氧簇。IL-10 还可抑制活化的单核细胞产生多种 C-C 和 C-X-C 趋化因子[344-347]。此外，IL-10 也干扰 MHC Ⅱ类分子及共刺激分子(如 CD80/CD86)的表达[348]。IL-10 还能通过下调单核细胞 COX-2 的表达来抑制 PGE_2。IL-10 通过对 MMP 产生的抑制作用和对TIMP 产生的增强来抑制单核细胞/巨噬细胞降解胞外基质的能力[349]。IL-10 也通过刺激单核细胞和中性粒细胞产生 IL-1Ra 来发挥抗炎作用[295,350]。IL-10 有缺陷的小鼠免疫系统发育却是正常的，但由于对肠道病原体的免疫反应失去控制，它们会出现慢性小肠结肠炎[351]。另外，通过使用其他实验模型，IL-10-/-小鼠出现了其他严重的炎性反应，说明 IL-10 在体内对限制炎性反应发挥关键性作用[352,353]。IL-10 对细胞因子及趋化因子产生的抑制作用涉及转录和转录后机制[354,355]。

IL-10 受体由两个亚单位组成，它们是 IFN 受体家族的成员。IL-10R1 是配体结合亚单位。在所有 IL-10 易感细胞中均可检测出 IL-10R1，IL-10R1 通过单克隆抗体的中和作用阻断了 IL-10 的效应。IL-10R1 可表达于造血细胞和非造血细胞。它在活化的单核细胞和LPS 刺激的成纤维细胞中的表达上调[356]。IL-10R2 是一种信号传导辅助亚单位，构成性地表达于多数细胞和组织。IL-10R2 很少促进 IL-10 的结合，但它的主要功能似乎是在信号复合物中募集 JAK 激酶[357,358]。IL-10 可激活 STAT3、STAT1 和 STAT5。而在所有 IL-10 易感细胞中，STAT3 对于 IL-10 的信号传导是最重要的。

由于 IL-10 可抑制单核细胞合成细胞因子，因此被用于 LPS 诱导的休克试验。单剂量注射 IL-10 后可避免腹膜内注射内毒素的小鼠死亡。IL-10 的这种保护作用与内毒素诱导的 TNF-α 释放得到降低有关[359]。健康受试者静脉使用 IL-10 可抑制 LPS 诱导的体温升高及细胞因子的释放[360]。

1.IL-10和类风湿性关节炎

IL-10 mRNA 及蛋白可自发产生于培养的 RA 和 OA 滑膜中。对 RA 和 OA 滑膜进行活检时，IL-10 可出现于单核细胞团块中的单核细胞和 T 细胞。在 RA 滑膜的培养中，内源性生成的 IL-10 的中和增加了 TNF-α 和 IL-1β 的分泌，但 IL-6 和 IL-8 的水平不受影响。而外源性 IL-10 则可降低自发的 TNF-α 和 IL-1β 水平[361]。由 RA 衍生的 T 细胞克隆体不会生成大量的Th1 细胞因子。滑膜中 IL-10 的存在可能是 IL-2 和IFN-γ 相对缺乏的一个原因。

全身性应用 IL-10 对 RA 关节炎动物模型具有保护作用。胶原和链球菌细胞壁诱导的关节炎疾病在诱导前、后使用 IL-10 可减少关节肿胀、滑膜浸润、细胞因子产生及软骨降解[304,362-365]。抗体中和 IL-10 后增加了这些模型的疾病严重性[366]。IL-10 的一种病毒同系物具有 IL-10 的多数生物活性，但它不诱导 B 细胞上 MHC Ⅱ类分子的表达，也不作为共刺激分子对 T 细胞活化发挥作用。IL-10 的全身性腺病毒传递有一定的抗关节炎作用。而通过腺病毒基因转移的病毒IL-10 在关节周围的释放使 CIA 受到有效而持续的抑制[367]。

有研究者对 RA 患者进行了一项为期 28 天的Ⅰ期随机双盲安慰剂对照临床试验，以评价注射重组人 IL-10 的有效性和安全性。治疗期间，随着疾病活动度的改善还对可逆的剂量依赖性血小板减少症进行了观察。血液中可溶性 TNFR p55 和 p75 及 IL-1Ra 水平在最高剂量时显著增加，体外植物血凝素和 LPS 刺激反应过程中产生的 IL-1 和 TNF 趋于降低[368]。IL-10 具有较好的耐受性。但随后的研究发现其缺乏有效性，最终导致研究中断。研究者还对银屑病关节炎患者进行了一项双盲剂量递增的安慰剂对照Ⅱ期临床试验。研究结果显示，使用 IL-10 是安全的。但在观察 IL-10 治疗银屑病有效性时发现，银屑病关节炎没有得到改善[369]。

2.IL-10和系统性红斑狼疮

SLE 患者血清中 IL-10 的水平升高，并与疾病活动度和抗 dsDNA 抗体水平相关[370]。IL-10 可增加与抗凋亡蛋白 bcl-2 表达相关的正常 B 细胞的存活率[371]。IL-10 对于被 IgM 或 CD40 交联活化的成熟 B 细胞的增殖来说是一种有效的辅助因子。IL-2 和 IL-4 可进一步增强这种效应。SLE 患者的 PBMC 可产生较多的 IL-10。SLE 患者的PBMC 转移至 SCID 小鼠后出现高滴度的抗 dsDNA 抗体，而它几乎完全被抗 IL-10 抗体所消除[372]。SLE 血清中的免疫复合物通过 FcγRII 机制可以诱导 IL-10 的产生，从而使 B 细胞保持高活性[373]。抗 IL-10 抗体可以延缓 (NZB×NZW)F1 代小鼠疾病的发作。这种对自身免疫的保护似乎是由于抗 IL-10 诱导的内源性 TNF-α 的上调造成的，因为使用抗 TNF-α

中和抗体后，抗IL-10保护的小鼠很快就出现了自身免疫。使用IL-10可加速自身免疫的发作，这与上述实验中使用抗IL-10治疗后具有保护作用的结果相一致[374]。有研究者进行了一项开放性临床试验，6例患者使用鼠抗人IL-10单克隆抗体21天，其中5例患者的多数疾病活动度指标都得到了长期的降低，从而进一步证明了IL-10在SLE发病机制中的作用[375]。

（二）IL-10相关的细胞因子

近期发现了5种新的细胞因子，它们是IL-19、IL-20、IL-22、IL-24和IL-26，它们有限的一级序列与IL-10具有同源性[376,377]。除IL-10的病毒同系物外，这些细胞因子形成一个IL-10相关的细胞因子家族。与IL-10一样，所有这些新的细胞因子均需要两种不同的受体亚单位来进行信号转导。此外，这些细胞因子也具有一些共同的受体亚单位。IL-10R2是IL-10和IL-22的共同亚单位。IL-19、IL-20和IL-24能结合IL-20R1和IL-20R2。在配体结合基础上，多种R1、R2链的异二聚体诱导JAK/STAT系统的活化。STAT3是STAT分子经IL-10相关细胞因子活化后的主要产物。IL-22BP是这类受体中唯一的可溶性受体。IL-22BP的编码序列缺乏胞浆区和跨膜区。因此，IL-22BP以分泌蛋白的形式释放，它可特异性地结合IL-22，并作为IL-22天然拮抗剂发挥作用[378]。

皮肤的发育和自身稳定可能涉及一些IL-10相关细胞因子。IL-20转基因小鼠出现类似于银屑病的角质化细胞过度增生，但是没有常见的真皮T细胞浸润[379]。IL-24可表达于正常皮肤，创伤愈合期间其表达上调[380]。免疫细胞对不同刺激物的反应过程中会产生IL-19、IL-20和IL-24。病毒转化的T细胞及新分离的健康供者的PBMC也可表达IL-26[377]。与IL-10只激活Th1而不激活Th2不同，CD4$^+$细胞可生成鼠和人IL-22[381]。现已证明IL-22参与了炎性反应过程。IL-22能诱导HepG2肝癌细胞系产生急性期蛋白[382]。各种器官对LPS的反应均会产生IL-22。与IL-10不同，IL-22不抑制LPS刺激的单核细胞产生TNF-α、IL-1和IL-6[383]。它对IFN-γ的产生也无影响，但对Th2 CD4$^+$细胞产生IL-4有适度的抑制作用[383]。有趣的是，通过原位杂交实验，一些组织内炎性浸润的单核细胞中可检测出IL-22BP mRNA这种IL-22的拮抗剂[383]。

最近又发现了3种新的细胞因子：IL-28A、IL-28B和IL-29，它们均具有抗病毒活性。这些细胞因子表达于病毒感染的PBMC，并与一种异二聚体受体结合，这种异二聚体受体由IL-10R2和IL-28Rα这种新的受体链组成，而此受体链有23%的氨基酸序列与IL-22Rα相同[384]。

十一、IL-12和相关的细胞因子

（一）IL-12

IL-12是一种分子量为70kd的异二聚体细胞因子，由p40和p35这两种共价连接链组成。虽然它与IL-2没有序列同源性，但这两种细胞因子的三维结构似乎是相似的。而p35基因与Ⅰ类细胞因子如IL-6和G-CSF有同源性。有趣的是，p40与分子量为80kd的IL-6R α链和CNTF受体的胞外区有同源性[385]。IL-12最初是从EB病毒转化的B淋巴细胞中分离出来的。p40和p35都由体外活化的外周血黏附细胞产生，也可能由B细胞产生[386]。虽然在许多细胞中可以测出p35 mRNA，但游离的p35蛋白不会被分泌。相反，活化的巨噬细胞和树突状细胞产生IL-12后会引起p40单体或二聚体大量地释放。p40同源二聚体能作为IL-12的受体拮抗剂发挥作用。然而，使用p40同源二聚体对IL-12p35/p40-/-小鼠进行治疗可以恢复迟发型超敏反应，表明p40在p35缺乏时发挥显效剂作用。p40是巨噬细胞趋化剂，并能诱导可诱导型NO合成酶(iNOS)的表达。p40二聚体的拮抗剂和显效剂活性可能是通过它与IL-12R的β1亚单位相结合来介导的[387]。

IL-12可刺激Th1相关细胞因子的产生，尤其是来自T细胞和NK细胞的IFN-γ的产生。原来被称为NK细胞刺激因子的IL-12还可抑制Th2相关细胞因子的产生，并能与由β1、β2两种亚单位组成的高亲和力受体相结合。β1、β2均与gp130家族和LIF受体密切相关。这些受体表达于T细胞和NK细胞，是IL-12生物活性所必需的。β2亚单位对信号转导起着重要作用，因为它可为介导IL-12效应的STAT4提供结合位点。

IL-12和关节炎

有研究者通过关节炎试验模型对IL-12的作用进行了研究。Ⅱ型胶原和不完全福氏佐剂免疫的小鼠使用IL-12后发生关节炎的比例较高。而且，IL-12可加重关节炎的严重性，并增加胶原特异性IgG2a、IgG2b抗体的产生及IFN-γ的产生。IFN-γ被中和后阻止了IL-12在关节炎发生过程中的作用[388]。此外，其他研究者的研究结果显示,IL-12可刺激CIA的发生,这种作用并不依赖于其诱导IFN-γ的能力[389]。使用抗IL-12中和抗体治疗的小鼠和IL-12-/-小鼠CIA的发病率和严重性明显下降[390-392]。与其在免疫期间或关节炎发作前、后的作用不同,IL-12对确诊的关节炎似乎发挥一种保护性的作用。使用抗IL-12抗体可以诱导IL-1β和TNF-α表达增加的确诊关节炎的进一步加重[393]。使用鼠重组IL-12也可使关节炎受到很强的抑制[394]。IL-12对确诊关节炎的抗炎作用是通过刺激IL-10的产生来介导的[393]。

早期和晚期RA患者SF中的单核细胞可检测出IL-12p40 mRNA。RA患者SF中的IL-12蛋白水平与RA患者血清中的水平相比有所增加。此外,在RA患者的滑膜组织中也可测出IL-12p40 mRNA。由类风湿滑膜分离出的细胞可自发产生IL-12。通过免疫组织化学方法可以发现衬里下层的IL-12,并多数表达于CD68$^+$细胞[395]。在类风湿性结节中同样可识别出IL-12 mRNA及其蛋白[396]。

(二)IL-23和IL-27

IL-23是由可形成一种二硫键复合物的p40和p19组成的一种新的异二聚体分子。IL-23可与IL-12Rβ1和IL-23R相结合。IL-23R负责胞内信号的转导,并有一个胞浆区的STAT4结合位点[397]。与IL-12 p35相似,在同一个细胞内p19和p40的共表达是IL-23表达所必需的。IL-23可由活化的树突状细胞产生,可刺激记忆T细胞的增殖。与IL-12相比,它可适度地作用于IFN-γ的产生[398]。过度表达p19的转基因小鼠会出现伴有过早死亡的多脏器炎性疾病,说明IL-23可发挥致炎作用[399]。

IL-27也是一种异二聚体蛋白,它由EB病毒诱导基因3(EBI3,一种p40相关蛋白)和p38(一种新的p35相关肽)组成。IL-27可由活化的抗原递呈细胞产生,并诱导幼稚CD4$^+$T细胞的增殖。IL-27和IL-12也以协同方式诱导IFN-γ的产生[400]。IL-27可与TCCR(一种新的受体链,与IL-12Rβ2具有部分同源性)及gp130相结合。TCCR可表达于幼稚T细胞,当Th1或Th2细胞分化时,它的表达有所降低[401]。此外,Th1分化早期也需要TCCR,但在Th1反应的维持中不是必需的。这些结果提示,IL-27和IL-12分别对Th1反应的开始和维持连续地发挥作用[387]。

十二、IL-16

IL-16产生于CD8$^+$,而不是CD4$^+$T细胞。这种细胞因子虽不是趋化因子家族成员,但对CD4$^+$T淋巴细胞、单核细胞和嗜酸性细胞起着趋化作用。IL-16以含631个氨基酸残基的前体形式产生,但没有N末端信号肽。IL-16前体的处理和释放位于胞外间室[402]。IL-16可与CD4相结合,并能降低表达CD4细胞的活性[403]。RA血清中和SF中的IL-16浓度较OA明显升高[404,405]。IL-16 mRNA及其蛋白在RA的滑膜组织中也可检测到[404,406]。原位杂交研究结果显示,它表达于滑膜的成纤维细胞及炎症的浸润物中。IL-16蛋白在类风湿滑膜内的CD8$^+$细胞中也可检测到[406]。但血清和SF中的IL-16水平与疾病活动度的生物学指标和临床指标无关[404,405]。

在SCID小鼠体内植入类风湿滑膜组织模型进行的同基因CD8$^+$T细胞过继性转移可以使IFN-γ和巨噬细胞衍生的致炎因子(如IL-1β、TNF-α)的产生明显减少。使用抗IL-16中和抗体和重组IL-16发现转移的CD8$^+$T细胞的抗炎作用是通过IL-16来介导的[406]。

SLE患者血液中IL-6水平有所升高,且严重疾病患者更高,它与疾病活动度指标相关[407,408]。

十三、IL-17和相关细胞因子

编码人IL-17的互补DNA(cDNA)已从一个CD4$^+$T淋巴细胞基因库中克隆出来。IL-17是一条含一个N末端引导序列,由155个氨基酸残基组成的肽链。它有72%的氨基酸与HVS13(一种来自松鼠猴疱疹病毒的开放读码框)相同,而有63%与鼠CTLA 8相同。IL-17主要由活化的CD4$^+$淋巴细胞产生,并以同源二聚体分子形式分泌[409]。来自T细胞系的研究结果证明IL-17是一种Th1细胞因子[410]。IL-17可与其细胞表面受体IL-17R相结合,这种受体在多数细胞中均可表达。因此,IL-17在不同组织中均具有生物活性。IL-17、IL-1和TNF-α可刺激共同的胞内信号传导通路,如p38 MAPK和NFκB[411,412]。因此,这些细胞因子共有许多活性。IL-17还可刺激人成纤维细胞内IL-6、IL-8和细胞间黏附分子-1(ICAH-1)的产生。此外,IL-17也刺激单核细胞/巨噬细胞产生TNF-α和IL-1[413]。

RA患者SF中的IL-17水平较OA患者高。IL-17

mRNA 在 RA 患者滑膜组织中可检测出，但在 OA 中则不能检测出[414]。IL-17 的表达仅限于血管周围浸润的淋巴细胞[415]。IL-17 的致炎作用说明它参与了RA 和其他炎性疾病的致病机制。在滑膜成纤维细胞中，IL-17 可刺激 IL-6、IL-8、LIF 和 PGE_2 的产生[416]。虽然 IL-1 刺激这些反应更有效，但 IL-17 能与 IL-1 和 TNF-α 协同来诱导细胞因子和 MMP 的产生[416]。IL-17 还通过诱导巨噬细胞炎性蛋白 3α(MIP-3α，也称 CCL20)的产生来刺激树突状细胞的迁移和 T 细胞的招募[415]。IL-17 也通过诱导 MMP-3 的产生和减少关节软骨细胞蛋白多糖的合成而加剧关节损伤[417]。产生 IL-17 的 T 细胞可促进骨侵蚀的发生。事实上，IL-17 是通过增加RANKL 的表达和 RANKL/OPG 比率来刺激破骨细胞生成的[418]。体内试验研究结果进一步证实了 IL-17 在 RA 发病机制中的作用。在正常鼠的关节内使用 IL-17 可诱导软骨的降解[419]。IL-17 的这种作用并不依赖于 IL-1[420]。CIA 小鼠关节内 IL-17 的过度表达会引起严重的骨破坏，破骨细胞活性和 RANKL 的表达也明显上升[418]。Th2 细胞因子能够减少 IL-17 的生成并减弱其生物效应[415]。CIA 小鼠使用 IL-4 后可阻止侵蚀的进一步发展，并可减少破骨细胞的数量。IL-4 则能降低 RANKL 和 IL-17 mRNA 的水平[300]。

与健康对照受试者相比，SSc 患者血清中的 IL-17 水平明显增加。在皮肤及支气管肺泡灌洗的淋巴细胞中可检测出 IL-17 mRNA。IL-17 特异性地出现在 SSc 早期说明 IL-17 在 SSc 早期可能发挥一定的作用。IL-17 可以诱导来自正常供试者和 SSc 患者的经过培养的皮肤成纤维细胞的增殖及内皮细胞粘连分子、IL-1β 和 IL-6 的表达[421]。SLE 患者的 IL-17 水平也有所升高[422]。

近期发现了几种与 IL-17 某些序列具有同源性的其他肽类。这些 IL-17 家族成员中的每一个均共有四个高度保守的半胱氨酸残基，它们可能参与链间二硫键的形成。现在这些同系物被命名为 IL-17B 到 IL-17F，也包括 IL-25。与 IL-17 不同，IL-25 产生于 Th2 细胞和肥大细胞，并刺激 IL-4、IL-5、IL-13 及嗜酸细胞活化趋化因子的产生[423]。使用 IL-25 后可使嗜曙红细胞明显增多，因此，过敏性疾病可能涉及这种细胞因子[424]。

十四、集落刺激因子(CSF)

本节讨论的是作为血细胞生成主要调节剂的细胞因子。目前关注的有关风湿性疾病的三个方面是：这些细胞因子对血细胞生成和成熟造血细胞的作用，这也许会促进炎性反应和组织损伤；它们在风湿性疾病中的表达；CSF 治疗性地用于风湿性疾病患者。

（一）血细胞生成的调节和其对成熟细胞的作用

多数CSF 及其受体是血细胞生成素家族成员。M-CSF(*c-fms*)受体及 SCF 受体(*c-kit*)有内在的受体酪氨酸激酶活性。$CD34^+$造血干细胞的主要生长因子是 SCF。IL-3 可刺激多能定向造血干细胞及粒细胞、巨噬细胞、嗜曙红细胞、肥大细胞、巨核细胞或红系细胞的定向细胞。因此，IL-3 也称为多潜能集落刺激因子。GMC-SF 不仅刺激粒细胞和巨噬细胞前体细胞的形成，而且也刺激更多幼稚祖细胞和其他细胞系的形成。IL-5 对嗜曙红细胞的发育起着主要作用，且不同于它对小鼠 B 细胞的分化作用，IL-5 似乎并不调节人 B 淋巴细胞。G-CSF 可通过诱导祖细胞克隆样增生和分化而生成粒细胞。

促红细胞生成素（Epo）产生于肾和胎肝缺氧反应。它可随血液循环到造血组织，抑制程序性死亡，并刺激定向红系祖细胞的增殖与分化[425]。与其他多数造血细胞因子不同，Epo 在成熟器官中产生的唯一部位是肾小管周围的间质细胞，它具有特异性，因为它对其他细胞很少发挥作用。

巨核细胞的生成需两种活性：一个是诱导巨核细胞祖细胞的增殖和分化，另一个就是能使巨核细胞成熟。这两种活性现在已知是同一分子的功能，这个分子被称为血小板生成素。这种细胞因子与 Epo 紧密相关，并可与 c-mpl 编码受体(造血细胞因子家族的一个成员)相结合[426]。

除调节造血细胞的发育外，CSF 也能活化成熟细胞。IL-3 和 IL-5 刺激成熟的人嗜碱粒细胞和嗜曙红细胞的分泌反应，而 GM-CSF 是一种重要的人成熟单核细胞活化剂。后者可诱导滑膜组织细胞上的 MHC Ⅱ类分子抗原[427]及单核细胞分泌纤溶酶原活化因子。M-CSF 还刺激细胞因子的合成，并提高巨噬细胞的存活率。M-CSF 缺乏是造成骨硬化小鼠破骨细胞和巨噬细胞缺乏的原因，而应用 M-CSF 后可以得到纠正[428]。M-CSF 也对成熟破骨细胞发挥作用。它具有趋化性，可诱导细胞扩散，并能提高破骨细胞的生存率。G-CSF 及 GM-CSF 可激活和启动中性粒细胞分泌反应。GM-CSF 还会增强 IL-1Ra 的构成性产生，它是活化中性粒细胞主要的新合成产物。由 RA 的 SF 中分离出的中性粒细胞也会对 GM-CSF 产生反应，使 IL-1Ra 的合成有所增加[429]。健康受试者使用 G-CSF 后可迅速引起伴 FcγRIII 上调的中性粒细胞的活化、特异性颗粒的血管内释放，并使弹性酶的血浆水平有所升高[430]。

(二)风湿性疾病集落刺激因子表达

滑膜成纤维细胞是不同 CSF 的重要细胞来源。GM-CSF 和 G-CSF 可被 IL-1 和 TNF-α 诱导[431,432]。环氧合酶抑制剂可使 IL-1 作用于 GM-CSF 的合成，但却抑制 G-CSF 的合成。IL-1β、TNF-α、IFN-γ 或 IL-4 对滑膜细胞的刺激也可增加 M-CSF 的生成。M-CSF 对炎症部位单核巨噬细胞维持长期聚集、活化及生存可能特别重要。GM-CSF 在没有外界刺激物的条件下可自发地产生于 RA 滑膜细胞，也可少量地产生于 OA 滑膜细胞。在培养的 RA 滑膜细胞中，TNF-α 中和抗体能减少 GM-CSF 的自发产生。在对同一个诱导物进行应答反应中，关节软骨细胞与滑膜细胞一样可产生这三种 CSF。

严重或中度 RA 患者及 SLE 患者血浆中的 GM-CSF 水平均有所升高，但脊柱关节病患者血浆中的 GM-CSF 水平不会增加。GM-CSF 在 RA 的 SF 中检测到的浓度高达1 300 pg/mL。活动期 RA 患者血清中的 G-CSF 水平也会升高，并与晨僵和肿胀的关节数量呈明显的相关性[433]。与 ELISA 检测后的发现相同，SLE 患者血清中的IL-3 水平高于健康对照受试者[434]。

有研究者使用 CIA 观察了 GM-CSF 在关节炎发病过程中的作用。抗原激发时使用抗 GM-CSF 中和抗体可以改善继发的疾病。而抗 GM-CSF 抗体的使用则降低了确诊 CIA 的关节炎症水平、SF 内 IL-1β 和TNF-α 的水平及随后出现的关节损伤的水平，但尚缺乏有关对Ⅱ型胶原体液和细胞反应方面的作用[435]。

(三) 风湿性疾病治疗中的集落刺激因子

慢性疾病性贫血(ACD)是炎性风湿性疾病患者的常见疾病。ACD 的发病机制包括，红细胞前体对 Epo 反应能力的降低、Epo 生成的减少及巨噬细胞铁贮存动员的受损[436]。RA 患者和 ACD 患者使用 Epo 治疗后引起血红蛋白值明显增高，且可改善疾病活动度[437,438]。

GM-CSF 和 G-CSF 目前已用于治疗药物诱导的粒细胞缺乏症，并可使外周血粒细胞的恢复明显加快，并使死亡率降低。GM-CSF 治疗的患者和 G-CSF 治疗的患者间的粒细胞恢复无差异[439]。

G-CSF 抑制剂可能参与了自身免疫疾病中中性粒细胞减少症的发病过程。在 Felty 综合征的患者和中性粒细胞减少症的 SLE 患者中均可检测出抗 G-CSF IgG 抗体，但 RA 对照患者没有检测出。出现这些抗体时常伴随着 G-CSF 水平的升高及中性粒细胞数量的减少。在一些中性粒细胞减少症的患者体内，这些抗体可以对其靶分子发挥中和效应[440]。尽管不断有病例报道显示CSF 在治疗自身免疫疾病中的造血不足方面的作用，但没有在大量患者中进行的能说明其应用价值的研究。G-CSF 还可改善 Felty 综合征的粒细胞减少症[441]，这也许对治疗狼疮性中性粒细胞减少症是有效的[442]。一例由于严重中性粒细胞减少症而引起传染性并发症的 Felty 综合征患者使用 GM-CSF 进行短期治疗后白细胞数量有所上升，粒细胞功能得到改善[443]。

十五、干扰素

干扰素(IFN)是一个带有免疫调节功能的天然分泌的蛋白家族。它们可以增强巨噬细胞消除肿瘤细胞、病毒和细菌的能力。IFN 现在分为两型，1 型 IFN 包括 IFN-α 和 IFN-β，2 型则单独由 IFN-γ 组成。IFN-α 有许多基因，而 IFN-β 和 IFN-γ 则为单基因。IFN-γ 与另两种 IFN 的结构和细胞来源有所不同。从本质上说，所有类型的白细胞均可产生 IFN-α 而 IFN-β 则主要来源于成纤维细胞。IFN-γ 的生成仅限于 T 淋巴细胞和NK 细胞。所有类型的 $CD8^+$细胞、Th1 细胞及 $CD4^+$ 细胞中较幼稚的 Th0 亚群细胞均能产生 IFN-γ。与 IFN-α 和 IFN-β 不同，IFN-γ 不能被病毒感染所诱导，而是通过淋巴细胞的抗原刺激或促有丝分裂刺激来诱导。淋巴细胞生成 IFN-γ 的调控是区别免疫应答反应的一个重要方面，它可被其他细胞因子所调控。IL-12 和 IL-18 也刺激 T 淋巴细胞和 NK 细胞内 IFN-γ 的产生，而 IL-10 则是 IFN-γ 生成的一种抑制剂。

IFN 受体构成了一个不同的细胞因子受体家族。IFN-α 和 IFN-β 的基因结构相似，尽管它们全部氨基酸序列的同源性程度较低，但仍可与同一个受体相结合。IFN-γ 受体则与 IFN-α 和 IFN-β 受体不同。两种 IFN 受体均包含长的胞内区，并可激活同一信号传导分子家族中共同的和不同的成员。多种细胞均能表达 IFN 受体。

（一）干扰素功能

IFN 的抗病毒活性与抑制病毒 RNA 和蛋白合成的蛋白及酶的诱导有关。IFN 也是多种细胞的有效生长抑制因子，并在免疫应答反应的调控中起着重要的作用。IFN 还能调节间充质细胞的功能，并显示出抗血管生成的作用。

（二）干扰素的免疫调节作用

IFN-α 可刺激树突状细胞的成熟，促进 Th1 反应，促使单核细胞/巨噬细胞的活化[444]。IFN-α 也发挥抗炎作用。健康人使用 IFN-α 后可增加 IL-1Ra 的生成，降低 IL-1 对 IL-8 生成的刺激作用[445]。IFN-α 还可促进由 OA 患者和 RA 患者滑膜组织分离出的单核细胞释放 IL-1Ra 和可溶性 TNFR p55。此外，IFN-α 能诱导 RA 患者 SF 中的单核细胞合成 OPG，但对 RANKL、IL-1β 和 TNF-α 的生成无影响[446]。IFN-β 能通过减少TNF-α 和 IL-1β 的释放、增强 IL-10 和 IL-1Ra 的生成来发挥抗炎作用。IFN-β 也会增强 T 细胞的细胞毒性，抑制 T 细胞的增殖和迁移，增强 Th1 细胞生成 IL-2，上调 TGF-β 及其受体在外周单核细胞上的表达，降低 MHC Ⅱ类分子在病毒感染的细胞和肿瘤细胞上的表达，并降低某些黏附分子的表达[447]。IFN-γ 的免疫调节作用包括MHC Ⅰ类、Ⅱ类抗原的诱导及单核细胞的活化。IFN-γ 也可通过刺激抗原呈递细胞内酶和肽转运体的产生来调节抗原的加工。由于 IFN-γ 是一种巨噬细胞活化因子，因此它可刺激细胞表面 Fc 和补体受体的表达，增强巨噬细胞杀伤胞内病原体的能力，并增强它们杀灭肿瘤的作用。IFN-γ 能增强对其他因子（如 LPS）反应时的细胞因子合成。鼠巨噬细胞可刺激 NO 的产生，并刺激单核细胞内补体成分和 C1 酯酶抑制剂的合成[448]。在巨噬细胞中，IFN-γ 可降低 LPS 刺激的分子量为 92kd 和 75kd 的非活性Ⅳ型明胶酶[449]、胶原酶和基质降解酶[450]的生成。IFN-γ 对胶原酶生成的抑制作用与其降低 PGE_2 水平的能力有关，因为在 IFN-γ 处理的单核细胞中，膜结合磷脂酶有所减少[451]。

（三）干扰素对间充质细胞的作用

IFN 对间充质细胞的作用不同于分解代谢因子（IL-1 和 TNF-α）的作用，也不同于 TGF-β 的合成作用。RA 患者使用重组 IFN-β 后会使滑膜组织中的 MMP 水平和 IL-1β 水平降低[452]。IFN-β 可增强IL-1 对培养的关节软骨细胞和滑膜成纤维细胞生成 IL-1Ra 的作用[453]。此外，IFN-β 通过调节 RANKL 对破骨细胞的生成作用，以负反馈机制来发挥其在骨的自身稳定过程中的关键性作用。破骨细胞前体内 IFN-β 的表达可通过转录因子 c-Fos 由 RANKL 所诱导。诱导之后，IFN-β 会与其破骨细胞上的自身受体相结合，并降低破骨细胞成熟的必需因子 c-Fos 的表达[454]。

IFN-γ 可抑制滑膜细胞的增殖及Ⅰ型和Ⅲ型胶原的转录[455,456]。它也会减少来自硬皮病患者损伤处的成纤维细胞的特异性胶原合成的增加。IFN-γ 还能抑制人滑膜成纤维细胞内 IL-1 或 TNF-α 诱导的 PGE_2 和胶原酶生成[457]。相反，IFN-γ 可适量增加透明质酸的生成。IFN-γ 对胶原酶活性的抑制作用不是由于对前胶原酶蛋白及其 mRNA 表达的抑制，而是与基质降解酶（前胶原酶活化因子）生成的减少有关[458]。IFN-γ 能降低关节软骨细胞Ⅱ型、Ⅸ型和Ⅺ型胶原基因的表达及胶原的生物合成[459,460]。与 IFN-β 一样，IFN-γ 可通过干扰 RANKL 信号转导通路来抑制破骨细胞的形成。IFN-γ 也诱导 TRAF6 的快速降解，使 NFκB 和 JNK 的激活受到抑制[461]。

（四）风湿性疾病中的干扰素水平

SLE、干燥综合征和 RA 患者的血清中包含有活性的 IFN，用生物学细胞病变效应抑制测定法可以测出[462]。IFN 滴度与疾病活动度、自身抗体水平、补体水平及治疗反应有关[463]。SLE 患者血清中的 IFN-α 升高可能参与了自身免疫的致病机制。中和抗体试验结果显示，SLE 患者血液中的 IFN-α 可诱导单核细胞分化为树突状细胞[464]。这种树突状细胞可能捕捉存在于 SLE 患者血中的凋亡细胞和核小体，并诱导自体反应的 $CD4^+$T 细胞克隆扩增，随后引起能产生自身抗体的 B 细胞的分化[465]。由于 IFN-γ 诱导的改变，儿科 SLE 患者的 PBMC 的基因转录会出现变化[466]。与这些发现一致的是，患者经IFN-α 治疗后，自身免疫性疾病发生的频率增加，其范围为 0.15%~19%[467]。自身免疫性疾病的发病率可依潜在疾病、治疗方案和治疗的时间有所不同。

与中枢神经系统狼疮的其他症状如癫痫发作相比，中枢神经系统狼疮患者，尤其是狼疮性精神病的患者脑脊液中的 IFN-α 水平有所升高。神经元中可检测出IFN-γ 的免疫反应性及其 mRNA。CNS 内生成的 IFN-γ 也许能促进狼疮性精神病的发生，它也许会成为一种对 SLE 患者精神病的鉴别诊断有用的测试[468]。SLE 患者血清中 IL-18（一种 IFN-γ 生成诱导因子）的水平有所升高，它与疾病活动度及 IFN-γ 的水平相关[469]。经流式细胞术测定发现，肾狼疮患者的 Th1/Th2 比率升高，此值在弥漫增生性狼疮肾炎患者中更高[470]。

RA 的 SF 中的 IFN-α 水平很低。虽然约 25%的 RA 的 SF 中发现其浓度有所增加，但大多数样本浓度还是低于检测的下限[471]。IFN-γ 在一些关节炎的关节内没有被检测出，而有的虽然可以检测出，但水平较低[472]。这与 RA 滑膜组织内 IFN-γ mRNA 的缺乏有关[471]。

（五）自身免疫疾病实验模型中的干扰素

1.系统性红斑狼疮模型

有学者通过鼠 SLE 模型研究了Ⅰ型 IFN 对狼疮的致病作用。IFN-α/IFN-β 诱导剂(聚肌胞苷酸)可加速(NZB×NZW)F1 代小鼠的自身免疫[473]。淋巴细胞性脉络丛脑膜炎病毒感染的正常小鼠的肾小球肾炎的诱导可被抗 IFN 抗体所抑制[474]。对缺乏 IFN-α/β 受体 α 链的 NZB 小鼠进行的实验进一步证明了Ⅰ型 IFN 在狼疮的致病机制中所起的作用。与野生型同胞仔不同，IFN-α/βR -/-纯合小鼠出现自身抗体、肾病和死亡率的明显减少[475]。IFN-γ 可能在狼疮模型中也起着重要作用。(NZB×NZW)F1 代小鼠使用 IFN-γ 后使肾病加速说明了 IFN-γ 对其的重要性，而早期使用 IFN-γ 中和抗体能明显延缓其发作[476]。此外，IFN-γ 或 IFN-γ 受体基因缺失的 MRL-lpr/lpr 小鼠出现血清学异常明显减少，存活率有所提高[477-479]。

2.类风湿性关节炎模型

有学者通过 CIA 研究了 IFN-β 的功能。用表达 IFN-β 的反转录病毒体外感染同源的成纤维细胞，并将其在关节炎发病前进行腹膜内注射。注射表达 IFN-β 成纤维细胞的小鼠发病的严重性较轻。在确诊 CIA 后注射可生成 IFN-β 的成纤维细胞得到了很好的效果。经组织学分析发现，IFN-β 治疗小鼠的关节破坏明显减少。接受表达 IFN-β 的成纤维细胞治疗的小鼠出现抗Ⅱ型胶原 IgG2a 水平的降低，而抗Ⅱ型胶原 IgG1 的水平有所增加。这些结果显示，IFN-β 可诱导向 Th2 反应的转变[480]。随后的研究发现，CIA 小鼠每日注射重组 IFN-β 降低关节的炎性反应，对关节损伤有保护性的作用[481]。也有学者将重组 IFN-β 用于 CIA 猴。给 3 只已确诊关节炎的 CIA 猴在 1 周内每日皮下注射 IFN-β，结果其中 2 只猴的 CRP 水平明显降低，且临床上得到明显的改善[482]。

IFN-γ 信号转导在 CIA 中作用的研究却得到了相反的结果。2 份研究结果显示，DBA/1 小鼠敲除 IFN-γR 后出现关节炎加速进展、关节炎症更为严重及继发的关节损伤等情况[483,484]。IFN-γR-/-CIA 小鼠的抗Ⅱ型胶原 IgG，尤其是 IgG2a 亚型明显低于 IFN-γR +/+CIA 小鼠[484]。而其他研究者的研究结果则相反，IFN-γR-/-小鼠只发生轻型的 CIA[485]。

（六）类风湿性关节炎的干扰素治疗

研究人员对 12 例 RA 患者进行了一项关于 IFN-β 的开放性Ⅰ期临床试验。每周 3 次对患者皮下注射 3 个不同剂量的 IFN-β(22μ、44μg 或 66μg)。治疗具有较好的耐受性。触痛及肿胀的关节数量、患者对疼痛的评价和患者及医生的整体评价均有明显但有限的改善[482]。IFN-β 治疗患者的滑膜组织中 IL-1β、IL-6、MMP-1 和 TIMP 的表达明显降低[452]。

研究者已经进行了一些将 IFN-γ 用于 RA 的对照试验。对 249 例 RA 患者进行的Ⅲ期对照试验结果显示，IFN-γ 组经 3 个月治疗后应答率明显较高[486]。但随访后发现 IFN-γ 有益的效果趋于降低，患者停药的主要原因是缺乏临床效果[487]。对 197 例 RA 患者进行的为期 24 周的多中心随机双盲安慰剂对照临床试验结果却显示，IFN-γ 与安慰剂比较没有更多的治疗价值[488]。此外，与多发性硬化症的研究结果一样，不同的研究结果均提示，IFN-γ 可能会引起自身免疫疾病的恶化[489-491]。最近又有研究结果显示，用抗 IFN-γ 抗体治疗 RA 也许是更适当的治疗方法[492]。

（七）硬皮病的干扰素治疗

由于 IFN 对成纤维细胞的增殖和胶原的生成均有抑制作用，因此研究人员开始将 IFN 开始用于 SSc 患者的试验。14 例皮肤弥漫型 SSc 患者中的 10 例肌肉注射 IFN-α 后出现了皮肤划痕的改善和稳定。但对握力、指挛缩、呼吸功能、内脏的累及没有明显的作用。由临床未累及的皮肤分离培养出的成纤维细胞内Ⅰ型胶原的合成明显减少，但在损伤皮肤培养出的成纤维细胞内却没有减少[493]。9 例硬皮病患者皮下注射 IFN-γ12 个月后，皮肤全部划痕和血气分析均出现明显的改善。而其他临床参数没有明显改变，但也没有出现严重的不良反应[494]。在一项总共有 44 名SSc 患者参加的多中心随机安慰剂对照临床试验中，27 例皮下注射 IFN-γ，17 例为对照组。结果显示，IFN-γ 对皮肤硬化仅轻度有效，且不同时出现生活质量参数的改善。18 例治疗患者中的 8 例和 11 例对照患者中的 3 例的器官累及现象得到了改善，而治疗患者中的 3 例和对照患者中的 4 例出现恶化。除流感样不良事件外，IFN-γ 的治疗具有较好的耐受性[495]。

(八)其他风湿性疾病的干扰素治疗

对白塞病患者皮下注射 IFN-α (300 万单位，3 次/周)后出现眼部炎症的改善[496]。在一项随机双盲临床试验中对患者每周注射 3 次 600 万单位的 IFN-α-2a 或安慰剂。结果显示，IFN-α-2a 对黏膜损伤的治疗是有效的，眼部炎症发作的严重性和频率均得到改善[497]。两项随机、双盲、安慰剂对照试验结果显示，干燥综合征患者口服 IFN-α 后可增加唾液的产生，并改善口腔干燥症状[498,499]。这些研究中也有一项显示眼球干燥症状得到了改善[499]。

十六、趋化因子

趋化因子是分子量为 8~10kd 的细胞因子，其主要生物活性是对中性粒细胞、单核细胞、淋巴细胞、嗜碱细胞及嗜曙红细胞发挥趋化的活性。此外，这些趋化因子中的多数也参与了血管发生和其他细胞因子的诱导。这个细胞因子超家族现在包括近 50 个配体和至少 19 个受体。通过不同的实验室对趋化因子进行鉴别意味着它们常会有不同的名称，因而会引起混淆。最近研究人员采用一种系统命名法对趋化因子和受体进行命名[500]。趋化因子按其 2 个或 4 个半胱氨酸残基位置的结构同源性已经被分为至少 4 个不同的家族。这些趋化因子和趋化因子受体家族分别被命名为 C-X-C、C-C、C、C-X3-C 和 CXCR、C-CR、CR、CX3CR[500]。

在 C-X-C 趋化因子中，半胱氨酸被一种插入的氨基酸所分离。这个趋化因子家族(CXCL1~CXCL16)主要包括 CXCL-1 或生长相关癌基因(gro)α、CXCL4 或血小板因子-4、CXCL5 或上皮-中性粒细胞活化肽(ENA)-78、CXCL6 或结缔组织活性肽 (CTAP)-Ⅲ、CXCL8 或 IL-8、CXCL9 或 IFN-γ 诱导的单核因子、CXCL10 或 IFN-γ 诱导蛋白(IP-10)和 CXCL12 或基质细胞衍生因子(SDF)-1。总之，C-X-C 趋化因子参与了中性粒细胞的趋化。C-C 趋化因子有两个相连的、保守的半胱氨酸残基。C-C 趋化因子家族(CCL1~CCL28)包括 CCL2 或单核细胞趋化蛋白(MCP)-1、CCL3 或巨噬细胞炎症蛋白 MIP-1α、CCL5 或正常 T 细胞分泌激活因子(RANTES)和 CCL20 或巨噬细胞炎症蛋白-3α(MIP-3α)。这些趋化因子主要对单核细胞发挥他们的趋化活性。趋化因子家族中的一些成员也对 T 淋巴细胞亚群、NK 细胞、嗜碱细胞和嗜曙红细胞具有趋化性[501]。C 家族(XCL1 和 XCL2)只有一个半胱氨酸，而 C-X3-C 家族有 3 个插入的非半胱氨酸。CL 家族包括 XCL1 或淋巴细胞趋化因子，T 淋巴细胞迁移至炎性部位常涉及它[502]。CX3CL1 或 fractalkine 表达于细胞因子活化的上皮细胞，对淋巴细胞和单核细胞具有趋化作用[503,504]。

趋化因子是唯一作用于 G 蛋白耦联 (七跨膜受体)的细胞因子。由于这是一类具有显效或拮抗活性小分子的受体，因此可能成为治疗的目标[505]。

趋化因子受体对其配体有一种非特异性的亲和力。C-X3-C 有其自己的受体[503,504]。趋化因子受体可能会影响炎症期间细胞浸润的类型。CCR3 表达于 Th2 淋巴细胞，而不表达于 Th1 淋巴细胞。因此，CCR3 相应的表达于过敏性浸润。相反，CCR5 可表达于多数 Th1 淋巴细胞，并已在 RA 的滑膜液和组织中检测出[506]。CXCL8/IL-8 受体(CXCR1 和 CXCR2)可与 CXCL1/groα 及 CXCL5/ENA-78 相结合[507]。CXCL8/IL-8 受体序列与其他中性粒细胞趋化因子受体 (fMet-Leu-Phe 和 C5a)具有同源性。Duffy 血型抗原(也称 Duffy 抗原趋化因子受体，一种间日疟原虫受体)是一种红细胞趋化因子受体，可与 CXCL8/IL-8、CXCL1/groα 和 CXCL5/ENA-78 结合[508]。

(一)趋化因子的功能

1.C-X-C趋化因子

C-X-C 趋化因子不仅对中性粒细胞具有趋化性，而且也能活化中性粒细胞分泌反应。CXCL8/IL-8 可刺激溶酶体酶的释放，活化呼吸暴发，增加补体和黏着受体的表达[509]。CXCL8/IL-8 也是一种 T 细胞和嗜碱细胞趋化因子[510]。有些 C-X-C 趋化因子可刺激血管生成，而其他的则会抑制。总之，载有谷氨酰-亮氨酰-精氨酰(ELR)序基的趋化因子(如 CXCL8/IL-8、CXCL1/groα、CXCL5/ENA-78 和 CTAP-Ⅲ/CXCL6)可促进血管生成，而缺乏 ELR 的细胞因子则抑制新血管形成。但也有一个例外，CXCL12/SDF-1 虽然缺乏 ELR 残基，却具有血管生成的作用[511-513]。将 CXCL8/IL-8 移植入大鼠角膜后，它能促进血管生成，并诱导人脐静脉上皮细胞的增殖和趋化。CXCL8/IL-8 中和抗体在类风湿滑膜巨噬细胞条件介质内可阻断一些血管生成活性，说明 CXCL8/IL-8 可能会促进关节炎的血管生成依赖性滑膜增生[514]。

CXCL1/groα 是一种有丝分裂蛋白，由黑色素瘤细胞分泌，与人 gro 基因编码的多肽相符合。groβ 和 groγ 是其另外两种异构体，分别有 90%和 86%的氨基酸序列与groα 相同。CXCL1/groα 和 CXCL8/IL-8 有一些共同的生物学活性。IL-8 可作为一种人黑色素瘤细胞生长因子发挥作用[515]。纯化的 CXCL1/groα 与 CXCL8/IL-8 竞争性结合中性粒细胞，对中性粒细胞的趋化活性与 CXCL8/IL-8 等同[516]。CXCL1/groα 可诱导趋化性、弹性酶的胞吐作用，且与 CXCL8/IL-8 相似，可改变细胞溶质内的游离钙。但与 CXCL8/IL-8 相比，CXCL1/groα 在诱导中性粒细胞内呼吸暴发方面相对较弱。大鼠皮内注射 CXCL1/groα 可使中性粒细胞大量地聚积。CXCL1/groα 和 CXCL8/IL-8(而不是 C-C 趋化因子)可降低类风湿滑膜的成纤维细胞表达间质胶原。这与其对 MMP 或 TIMP 的作用无关，说明 CXCL1/groα 和 CXCL8/IL-8 可能参与了胶原转换的调节[518]。

2.C-C趋化因子

C-C 趋化因子是单核细胞和淋巴细胞有效的趋化因子，也是嗜曙红细胞和嗜碱性细胞的活化因子和趋化剂。CCL2/MCP-1 和 CC 亚家族的其他成员(CCL5/RANTES、CCL3/MIP-1α 及 CCL7/MCP-3）均可刺激人单核细胞内花生四烯酸的释放。CCL8/MCP-2、CCL7/MCP-3 的序列与 CCL2/MCP-1 高度相似。然而，CCL8/MCP-2 在刺激花生四烯酸及钙动员的效力上和与标记的 CCL2/MCP-1 竞争的能力上均与 CCL2/MCP-1 和 CCL7/MCP-3 有相当大的差别[518]。CCL3/MIP-1α 和 CCL4/MIP-1β 是活化的(而不是静息期的)人 T 淋巴细胞趋化因子。$CD4^+T$ 细胞在对 CCL4/MIP-1β 进行应答反应时会发生迁移，而 CCL3/MIP-1α 可诱导大部分 $CD8^+T$ 细胞的趋化性[518]。CCL5/RANTES 则引起参与记忆 T 细胞功能的人血 $CD4^+T$ 淋巴细胞的选择性迁移[519]。CCL2/MCP-1 能诱导体内、外的血管生成[520]。细胞由血液迁移至组织依赖于整合素介导的对内皮的黏附。黏附不仅需要内皮细胞上的整合素配体，而且需要与 T 细胞有关的整合素活化。CCL3/MIP-1α 可诱导 T 细胞的趋化和黏附，并增加 $CD8^+T$ 细胞对 VCAM-1 的附着。CCL4/MIP-1β 通过与蛋白多糖的结合固定于内皮细胞上，并诱导 T 细胞与VCAM-1 的结合。通过这种机制，这些结合肝素的细胞因子能通过上皮细胞蛋白多糖表现出来，并启动黏附[521]。

(二)关节炎中趋化因子的表达

趋化因子在关节组织中表达方面的研究结果显示，这些细胞因子中的有些成员可以表达于滑膜成纤维细胞、巨噬细胞和软骨细胞[522]。一些趋化因子可构成性地表达于关节炎组织中的细胞。在体外，IL-1、TNF-α 和 LPS 是趋化因子最有效的诱导因子。地塞米松也可抑制趋化因子 RNA 及其蛋白的合成。RA 的发病机制涉及大量的趋化因子，其中包括 CXC8/IL-8、CXCL5/ENA-78、groα/CXCL1、CXCL6/CTAP-Ⅲ和 CXCL12/SDF-1，而其他趋化因子，如 CXCL10/IL-10、CXCL4/PF4 和 CXCL9/MIG 则发挥抗炎和抗血管生成的作用[507]。

在 RA 患者的血液、SF 和组织中可测出大量的 CXC8/IL-8[523-525]。RA 的 PBMC 中还可观察到 IL-8 的自发产生，与对照组相比，SF 单核细胞中的水平较高。LPS、包含类风湿因子的免疫复合物、酵母多糖和 IL-1 均可增加 IL-8 的生成。培养的滑膜成纤维细胞在应答 IL-1 或 TNF-γ 刺激反应过程中也产生 IL-8。IL-4 能进一步增强 IL-8 的合成，而 IFN-γ 则会减少其合成[298]。单钠尿酸盐结晶同样可刺激单核细胞释放 IL-8。痛风患者与 OA 患者相比，SF 中的 IL-8 有所增加，它可能是结晶诱导炎症过程中被中性粒细胞招募的重要因子[526]。RA 患者的 SF 和组织中均可检测出大量的 CXCL5/ENA-78[527]。而 SF 中的单核细胞和滑膜成纤维细胞均能生成 CXCL5/ENA-78。类风湿滑膜包含中性粒细胞趋化活性，约一半被 IL-8 或 ENA-78 抗体所中和[527]。CXCL1/groα 表达于类风湿滑膜组织衬里层和衬里下层的巨噬细胞，能够刺激成纤维细胞的生长及血管生成。与类风湿滑膜成纤维细胞相比，来自 OA 或非炎性滑膜的绝大多数滑膜成纤维细胞系 CXCL1/groα 和groβ 的构成性表达相对增加[523]，这一点与在多数其他细胞因子中的发现有所不同。CXCL6/CTAP-Ⅲ对滑膜成纤维细胞有合成作用，并且可刺激人滑膜成纤维细胞的增殖和蛋白多糖的产生[512,528]。RA、SSc及 SLE 患者血浆中的CXCL6/CTAP-Ⅲ水平有所增加[528]。

RA SF 中的 CCL2/MCP-1 水平明显高于 OA。RA 血清内的 CCL2/MCP-1 水平也出现升高[529]。RA SF 内的 CCL3/MIP-1α 水平高于包括 OA 在内的其他类型的关节炎。RA 滑膜组织中的巨噬细胞及 SF 均可生成 CCL2/MCP-1[529]、CCL3/MIP-1α[530]和 CCL5/RANTES[523]。IL-1 和 TNF-α 则可刺激 RA 滑膜中的成纤维细胞生成这些趋化因子。RA SF 内巨噬细胞的趋化活性有 36%可被抗 CCL3/MIP-1α 抗体所中和[530]。CCL20/MIP-3α 对记忆 T 细胞、B 细胞、单核细胞和幼稚树突状细胞均有趋化作用。RA 的 SF 和组织中的 CCL20/MIP-3α 水平有所升高。这种细胞因子可见于滑膜衬里层和浸润的巨噬细胞。IL-1、TFN-α 和 IL-17 的刺激可诱导滑膜的成纤维细胞产生这种趋化因子[415]。

RA 患者的 SF 内存在大量的 CX3CL1，并对单核细胞和淋巴细胞发挥趋化活性。SF 内的单核细胞和滑膜组织中的巨噬细胞、成纤维细胞、内皮细胞及树突状细胞均可生成 CX3CL1。

通过检测 RA 患者外周血、SF 和组织内单核细胞/巨噬细胞中的趋化因子受体可以发现，RA 外周血中的单核细胞可表达 CCR1、CCR2、CCR3、CCR4 和CCR5，而在 SF 内的单核细胞则表达 CCR3 和 CCR5。在滑膜组织的巨噬细胞内可检测出 CCR1、CCR2 和 CCR5。这些结果说明，一些趋化因子受体参与了关节内单核细胞的招募，而其他的趋化因子则参与了单核细胞在炎性滑膜内的贮存[531]。

（三）炎症和关节炎体内模型调节中的趋化因子

学者们使用了不同实验模型来研究关节炎致病过程中趋化因子的参与情况。将 CXCL8/IL-8 注射到兔膝关节后可引发类似于 RA 组织学表现的关节炎症[525]。注射CCL2/MCP-1 后可刺激巨噬细胞在滑膜组织中的募集[532]。通过炎性模型已经证明细胞对趋化因子的敏感性有所增加。在对 CCL2/MCP-1 的应答反应过程中伴随着趋化因子受体的增加和白细胞募集方式的改变[533]。CIA 小鼠关节内 CCL5/RANTES 和 CCL3/MIP-1α 的水平有所增加[534]。佐剂诱导关节炎动物的外周血及关节内的 CCL5/RANTES 水平同样增加。但 CCL3/MIP-1α 没有变化。CCL5/RANTES 多克隆抗体很大程度地改善了炎性症状。而 CCL3/MIP-1α 多克隆抗体则是无效的[535]。AIA 大鼠关节匀浆内 CXCL5/ENA-78 的生成及其在血清中的水平在早期即可增加，甚至是在关节炎出现明显征象之前。疾病发作前使用抗人CXCL5/ENA-78 多克隆抗体能减轻 AIA 的严重程度，而 AIA 临床发作后再使用抗 CXCL5/ENA-78 多克隆抗体则不会改善疾病，可见这种趋化因子主要在疾病早期发挥作用[536]。相反，CCL2/MCP-1 可能主要在 AIA 晚期涉及[362]。这些早期发现提示，单个趋化因子的抑制作用在关节炎治疗中的有效性是有限的，因为有大量的趋化因子及其受体被上调和活化。

十七、转化生长因子-β(TGF-β)超家族

TGF-β 超家族是一大组可控制发育、伤口修复、组织纤维化、细胞生长、细胞死亡或凋亡及细胞分化的可分泌细胞因子。在脊椎动物中，这个细胞因子家族组成成员超过 35 个，这其中包括 TGF-β、BMP、生长分化因子(GDF)、活化素、抑制素、缪勒(氏)管抑制物质(MIS)、Nodal 和 Leftys。TGF-β 超家族成员可被译为带有结构域和成熟区的含 N-末端信号肽的前多肽原前体。TGF-β 超家族细胞因子共同的结构特征是成熟区内的 6~9 个保守的半胱氨酸残基，它们可形成分子内或分子间的二硫键[537,538]。在哺乳动物中，由 3 个不同的基因对 TGF-β 亚型进行编码，它们是 TGF-β1、TGF-β2、TGF-β3。TGF-β 以潜在的无生物活性的前体形式分泌，成熟区的活性即被前体相关肽(LAP)前肽所掩盖。LAP 的分解可活化TGF-β 亚家族配体。在体外，伴随着活化的 TGF-β 由此复合物中释放的过程可被接触酸或碱所诱导。包括凝血酶敏感素 Ⅰ 和整合素 $\alpha_V\beta_6$ 在内的胞外基质蛋白在生理条件下可介导 TGF-β 的活化[539,540]。此外，TGF-β 的活化剂包括多种蛋白酶，如纤溶酶、凝血酶、组织蛋白酶 D 和血浆转谷氨酰胺酶。TGF-β1 的前体是一种含 390 个氨基酸的蛋白。成熟 TGF-β1、TGF-β2 和 TGF-β3 蛋白是分子量为 25kd 的同源二聚体，它们由从这个复合物中释放出的112 个氨基酸单体所组成。

TGF-β 超家族配体与跨膜丝氨酸/苏氨酸激酶家族(也称 TGF-β 受体超家族)相结合。根据它们结构特性，TGF-β 受体可分为 3 个亚家族。Ⅰ型和Ⅱ型受体分别是分子量约为 55kd 和 70kd 的糖蛋白。这两种受体可被多种细胞共表达。信号转导的启动需结合Ⅱ型 TGF-β 受体(一种具有构成性活性的丝氨酸/苏氨酸激酶)，并引起Ⅰ型 TGF-β 受体的募集和磷酸化。这个异源二聚体复合物的形成导致下游信号传导级联的活化。Ⅰ型受体在跨膜区和含有保守的 SGSGSG 基序的激酶区之间有一个保守区域，称为 GS 区。GS 区的丝氨酸/苏氨酸磷酸化是 TGF-β 信号转导所必需的[541-543]。TGF-β 和活化素的配体可与Ⅱ型受体直接结合，然后募集Ⅰ型受体。与此不同，BMP 可与Ⅰ型和Ⅱ型两种

受体相结合。Ⅰ型受体可测定胞内信号的特异性，而Ⅱ型受体对于配体结合则是特异性的[541,544]。Ⅰ型 TGF-β受体不能单独与配体相结合，而Ⅱ型受体没有Ⅰ型受体也不能转导信号[541]。另一类型的细胞表面受体由于与Ⅰ型和Ⅱ型受体相比分子量较高，因此被称为Ⅲ型受体，它与配体结合的亲和力较高，并可促进配体与Ⅱ型受体之间的相互作用，但不能转导信号[545]。蛋白聚糖和内皮因子是两种Ⅲ型受体。蛋白聚糖也可作为天然存在的信号转导抑制因子而发挥作用。事实上，蛋白聚糖的胞外区能被细胞脱落进入周围介质。重组可溶性蛋白聚糖能与 TGF-β 结合，并具有抑制 TGF-β 与膜受体结合的作用。因此，可溶性蛋白聚糖(也可存在于血清中)是一种 TGF-β 拮抗剂[546]。蛋白聚糖也能与抑制素相结合，并促进它与活化素Ⅱ型受体之间的相互作用，因此，可作为一种活化素信号转导抑制因子而发挥作用[547]。

Smad 蛋白是 TGF-β 超家族信号传导途径中的胞内成分。Smad 是 MAD 和 Sma 脊椎动物的同系物，MAD 和 Sma 分别首先发现于果蝇和秀丽隐杆线虫[548–550]。在脊椎动物体内发现了至少 10 种不同的 Smad 蛋白。Smad 的突变常会引发人类的肿瘤，说明这些蛋白可能作为肿瘤抑制物而发挥作用。Ⅰ型 TGF-β 受体可引起配体特异性受体相关 Smad(R-Smad)的磷酸化。R-Smad 包括 Smad1、Smad5、BMP 的 Smad8 下游、Smad2、TGF-β 的 Smad3 下游和活化素。R-Smad 的磷酸化主要出现于 C 末端内的丝氨酸残基。Ⅰ型TGF-β 受体磷酸化后，R-Smad 形成一个带有 Smad4 的异二聚体复合物，然后它会易位进入核内，并作为一种转录因子发挥作用[551]。脊椎动物的 Smad 抑制蛋白包括 Smad6 和Smad7。Smad6 主要抑制 BMP 信号，而 Smad7 对 TGF-β 和 BMP 信号均有抑制作用。二者抑制 Smad 作用的机制也稍有不同[552]。Smad7 通过占领 BMP、TGF-β 和活化素的Ⅰ型受体结合位点来抑制R-Smads 的磷酸化。Smad6 则通过同 Smad4 竞争其与受体活化的 Smad1 的相互作用来抑制 BMP 的信号转导。在对 BMP、TGF-β 和活化素的信号转导进行应答反应时，被抑制的 Smad的水平会有所增加，说明它们作为负反馈调控来发挥作用。此外，包括 TNF-α、IFN-γ、紫外线光在内的其他胞外信号均可刺激 Smad7 的表达及 CD40 受体的连接[553–556]。

(一)TGF-β的免疫调节作用

TGF-β 有多种不同的免疫调节作用，如对淋巴红细胞生成作用的调节和对成熟细胞分化及效应器功能的调节。总的来说，TGF-β 对免疫功能发挥抑制作用。但对单核细胞有一些刺激作用，最显著的是对单核细胞的趋化活性。在体外，TGF-β 可抑制 T 细胞的增殖和分化，并抑制细胞毒性细胞的活化。另外，TGF-β 同样可抑制 B 细胞的增殖和抗体的形成，但 IgA 的生成除外。因为 TGF-β 是黏膜免疫系统 IgA 生成的重要刺激因子。TGF-β 对于单核巨噬细胞的作用是复杂的。大量体内、外实验已经证明了它对单核细胞具有直接的趋化作用。此外，滑膜细胞 TGF-β 的刺激可增加 CCL2/MCP-1 的生成，这可能是单核细胞募集的一种间接机制[557]。致炎单核细胞其他被 TGF-β 活化的潜在功能还包括 Ig 恒定区第三受体 (FcγRⅢ、CD16)的诱导，它能引发超氧阴离子的释放[558]。TGF–β 是第一个用于确立单核细胞失活概念的细胞因子。单核细胞经TGF-β 预处理后抑制了 LPS 刺激的 IL-1 和 TNF-α 的产生。在诱导性刺激物使用后再加入 TGF-β，细胞因子的产生则不会受到抑制[559]。TGF-β1 基因经同源重组发生断裂后可引起多个器官出现明显的单核白细胞浸润，随后出现恶病质并最终导致死亡[560]。

体内使用 TGF-β 后的结果有赖于注射部位、组织或试验动物的自身状况。关节内注射 TGF-β 能诱导促炎症反应的改变。而实验性诱导的自身免疫疾病动物腹膜内注射 TGF-β 后出现了炎症的抑制及组织破坏的减少。

正常兔关节内注射 TGF-β1 或 TGF-β2 后可诱导以单核巨噬细胞浸润为主的滑膜炎症及增生[561,562]。关节炎试验模型的试验结果也证明了关节内注射 TGF-β 的致炎作用。经牛Ⅱ型胶原免疫的兔踝关节注射 TGF-β1 后会诱导持续的临床上明显可见的炎症[563]。链球菌细胞壁诱导关节炎的关节内注射 TGF-β 中和抗体后可减少炎性细胞的蓄积及组织的病状[564]。

全身使用 TGF-β1 后具有免疫抑制和抗炎作用。虽然腹膜内注射 TGF-β1 不能逆转确诊的疾病，但仍可明显地改善关节炎，甚至在关节炎进一步发展时开始使用也会有效[565]。全身使用 TGF-β1 后同样可以抑制链球菌细胞壁诱导的多关节炎的发生。用 TGF-β1 治疗还可减少炎性细胞的浸润、血管翳的形成及关节的侵蚀[566]。全身使用 TGF-β 后对复发的实验性过敏性脑脊髓炎(EAE)(多发硬化症的动物模型)也发挥有益的作用[567]。EAE 的抑制能被口服髓磷脂碱性蛋白所诱导。这种抑制作用可被 $CD8^+T$ 细胞来介导过继性转移保护，也可通过 TGF-β 的释放来介导。EAE 是自限的,TGF-β参与了这种疾病原本存在的自然恢复的过程[568]。CIA晚期TGF-β mRNA的水平有所增加,同时关节炎症消退[534]。

(二)TGF-β与胞外基质

TGF-β超家族成员是间充质细胞分化和结缔组织发育的重要调节因子[569]。从生理学角度上讲,TGF-β与基质形成和组织修复相关。它在组织损伤部位由血小板α颗粒释放,由炎性细胞和间充质细胞合成。在体内,它可刺激肉芽组织的形成,并促进皮下及皮肤伤口的愈合。对单核细胞和成纤维细胞的趋化活性为结缔组织的修复提供一个附加的重要的间接机制。TGF-β敲除小鼠伤口的愈合出现明显推迟证明了TGF-β在结缔组织修复中的重要作用[570]。

组织纤维化可被定义为一种涉及成纤维细胞的增殖和胞外基质(ECM)生成增加的复杂过程。对成纤维细胞最有效的促纤维化刺激物就是TGF-β。最近的研究结果已经证明TGF-β对胶原生成的刺激作用需要Smad和Sp1的协同作用[571]。由于TGF-β可增加基质降解酶抑制剂的生成,因此进一步增加了ECM的积蓄。此外,TGF-β还增加TIMP-1[572]、纤溶酶原激活物抑制剂[573,574]和胶原酶/MMP-1[575]的生成。

TGF-β对纤维症的一些作用可部分地通过分子量为36~38kd的富含半胱氨酸肽的结缔组织生长因子(CTGF)的诱导来介导。CTGF属于生长因子的CCN(CTGF, Cyr61/cef 10,肾母细胞瘤过表达蛋白)家族。TGF-β可增加人成纤维细胞生成CTGF。TGF-β对CTGF生成的刺激作用依赖于Smad3和Smad4[576]。除Smad外,Ras/MEK/ERK信号转导途径也可促进TGF-β诱导的CTGF的生成[577]。CTGF对成纤维细胞有促有丝分裂的作用,并可刺激ECM的生成。CTGF还能增加成纤维细胞内α1(Ⅰ)型胶原、纤维连接蛋白及α5整合素mRNA的水平[578]。CTGF也能通过增加TGF-β1与TGF-β受体的结合活性来增强TGF-β1的生物学效应[579]。

有学者通过新生小鼠皮下注射TGF-β和CTGF研究了二者在皮肤纤维化发病机制中的作用。TGF-β单独使用不会引发持续的纤维化。使用TGF-β后再注射CTGF则可形成纤维化组织,虽然在第7天时停止了注射,但纤维化仍持续达14天。相反,使用TGF-β之前即注射CTGF与单独使用TGF-β相比,没有发现任何明显的改变。注射碱性FGF和CTGF后可对组织的纤维化产生相似的作用。这些结果说明TGF-β在纤维化的诱导过程中发挥着重要的作用,而CTGF对纤维化过程的维持是重要的[580]。

纤维化实验模型中的TGF-β信号

转导通过实验模型可以了解TGF-β在疾病相关的纤维化发病机制中的作用。可导致人肾衰的肾病的重要病理学特征是肾小球胞外基质的蓄积。TGF-β1转基因小鼠可自发出现肾纤维化[581]。

TGF-β在博莱霉素诱导的肺纤维化中的作用已得到广泛研究。TGF-β生成的增加似乎在该病的病理生理过程中起着重要的作用。使用TGF-β2抗体后可减少博莱霉素诱导的肺胶原蓄积[582]。最近的研究结果证明了TGF-β信号转导在组织纤维化过程中的作用。显性负相Ⅱ型TGF-β受体的过度表达能阻止大鼠肝纤维化[583]。与野生型小鼠相比,经博莱霉素治疗的Smad3缺失小鼠肺部的胶原蓄积有所减少,纤维化的改变也有所减弱。但Smad3的缺失并不能完全阻止纤维化的进一步发展,说明其他Smad及其他信号转导通路也可能参与了此病变过程。通过Smad7的腺病毒转移对TGF-β信号转导进行抑制后可阻止啮鼠动物实验性诱导肺和肾纤维化的进一步发展[584,585]。

(三)系统性硬皮病

SSc以出现组织纤维化为特征。SSc患者皮肤常发现Ⅰ、Ⅲ、Ⅴ、Ⅵ和Ⅶ型胶原、纤维结合蛋白和蛋白多糖的过度生成。由于它们在纤维化的发病机制中发挥作用,研究者检测了SSc患者体内TGF-β和CTGF的存在。通过SSc患者皮肤活检发现TGF-β2水平有所增加,并与前α1(Ⅰ)型胶原共同存在于皮血管周围[586]。SSc患者皮肤Ⅶ型胶原表达有所增加,同时TGF-β1和TGF-β2的表达也会增加[587]。在雷诺现象中,皮肤活检样本的内皮细胞的胞内和胞外均出现TGF-β。SSc成纤维细胞可以增加胶原的生成,而抗TGF-β中和抗体可以下调其能力,这证明了TGF-β在纤维化发病机制中的作用[588]。在SSc和间质性肺病患者的肺活检中检测到了TGF-β1的表达。在隐源性纤维化肺泡炎纤维性组织中发现,肺泡巨噬细胞、支气管上皮细胞和肺细胞胞内、胞外均可表达TGF-β1。在累及肺的全身自身免疫疾病患者支气管肺泡的单核细胞中可观察到TGF-β mRNA的表达和TGF-β的生成出现自发性地增加[589]。在SSc患者硬化性损伤的成纤维细胞中可检测出CTGF mRNA[590]。硬化性损伤处的CTGF mRNA水平与纤维化之间具有一定的相关性[591]。SSc患者血清中的CTGF水平有所升高,并与皮肤硬化的程度和肺纤维化的程度相关，说明 CTGF 在硬皮病的发生过程中起着重要作用[592]。前列环素能抑制 SSc 患者成纤维细胞和皮肤内 CTGF 的生成[577]。前列环素这种抗纤维化的作用能通过蛋白激酶 A 的活化来介导，这种活化可以阻断成纤维细胞内TGF-β 诱导的 Ras/MEK/ERK 信号转导。总之，硬皮病损伤中 TGF-β 与 CTGF 的存在及它们在 ECM 不断沉积过程中的作用提示，以这些细胞因子为目标的治疗可以证明它们在治疗 SSc 和其他纤维化相关疾病中的潜在价值。

(四)关节炎中TGF-β的表达

RA 或其他炎性关节疾病患者的 SF 内包含高水平的有活性的和潜在的 TGF-β[558,593]。新分离出的 RA 滑膜细胞可表达 TGF-β1 mRNA，也可分泌潜在型 TGF-β 蛋白。TGF-1 是一种成纤维细胞促有丝分裂因子，来自类风湿性和其他炎性关节病(而不是 OA 滑膜)的成纤维细胞培养后可构成性地产生 TGF-β1[594]。多数活跃增殖的滑膜细胞出现TGF-β1 及 TGF-β Ⅱ 型受体的过多表达[595]。在绝大多数 RA 患者的滑膜组织及软骨/血管翳的接触面可检测出 TGF-β1 蛋白。它主要存在于 RA 增厚的滑膜衬里层单核细胞/巨噬细胞及 B 型滑膜衬细胞中[596]。

(五)软骨细胞修复

软骨是修复主要是为了治疗创伤性损伤或炎性损伤，而这两种损伤可能会进一步引发 OA。生长因子在软骨代谢中发挥着重要作用。胰岛素样生长因子(IGF)-1 是调控基质合成和降解的主要的内环境稳定性因子。存在于 SF 中的 IGF-1 对正常软骨转换的维持发挥着显著的作用[597]。TGF-β 超家族成员的其他生长因子(如 BMP 和 TGF-β)都参与了软骨代谢。

IGF-1 可刺激软骨细胞的增殖和蛋白多糖的合成。骨关节炎的软骨细胞和来自炎性关节的软骨对 IGF-1 处于无应答状态，因此限制了 IGF-1 在软骨修复中的应用[598]。TGF-β 是关节软骨最重要的合成代谢因子之一。TGF-β 可促进Ⅱ型胶原、Ⅸ型胶原[599]及蛋白多糖[600]的合成。它虽不刺激金属蛋白酶的合成，但可增加 TIMP 在软骨细胞的表达[601]。在已知的生长因子中，TGF-β 似乎是软骨细胞增殖最有效的刺激剂，而 TGF-β 的所有 3 种亚型对分化的软骨细胞均显示出相似的作用[602]。骨关节炎的软骨细胞对 TGF-β 敏感性增强。正常软骨细胞接触 TGF-β 的时间过长也会诱导反应性增强。这种作用可能与受体表达和胞内信号传导出现变化有关。

IL-1 对关节软骨分解代谢发挥着主要作用。不同的关节炎和骨关节炎实验模型结果已经证明IL-1 参与了软骨的降解。在一些结缔组织的细胞反应中，TGF-β 是 IL-1 的功能性拮抗剂。在兔关节软骨细胞中，TGF-β 可以通过减少稳态 mRNA 的水平来减少IL-1 诱导的胶原酶和基质降解素的合成。此外，TGF-β 还下调 IL-1R，这是它在软骨细胞中拮抗 IL-1 活性的一种机制[603]。然而，在某些条件下，TGF-β 也可能会增强IL-1 的作用。丝氨酸蛋白酶、尿型纤溶酶原激活剂(u-PA)的表达常与组织重建有关。类风湿滑膜成纤维细胞内 TGF-β 与IL-1 一样可刺激 u-PA 的活性[604]。

TGF-β 和 BMP-2 对关节软骨可发挥合成代谢作用。BMP-2 的诱导作用快速且短暂，而 TGF-β 则是延迟且持久的作用模式[605,606]。此外，TGF-β(而不是BMP-2)可对抗 IL-1 对蛋白多糖合成起到的抑制作用。缺乏 iNOS 小鼠的实验研究结果显示，BMP-2 在 IL-1 存在时还能够保持合成代谢的作用，说明 NO 可干扰 BMP-2 的信号转导。与 BMP-2 不同，BMP-7 在体外能对抗 IL-1 的活性[607]。有学者通过关节炎模型探讨了内源性 TGF-β 在软骨修复中的作用。酵母多糖诱导的关节炎小鼠使用可溶性Ⅱ型 TGF-β 受体后加剧了关节软骨内蛋白多糖的丢失[608]。

TGF-β 除对软骨细胞增殖和基因表达发挥作用外，还能够促进可引起胞外基质钙化和骨形成的反应[609]，因此能促进 OA 关节骨赘的形成。酵母多糖诱导关节炎的关节内单独注射 TGF-β 或联合应用 IL-1 后可刺激关节边缘骨赘的形成[606,610]。木瓜蛋白酶诱导的 OA 模型使用 TGF-β 抑制剂后发现内源性 TGF-β 可能参与了骨赘的形成[605]。与 TGF-β 一样，BMP-2 也能诱导骨赘的形成，但位置有所不同[608]。以上结果说明，尽管它们可以对关节软骨发挥有效作用，但生长因子也会在其他关节组织引起严重的副作用，这就限制了它们在治疗软骨损伤方面的应用。

(邢国胜 译　陆芸 叶伟胜 校)

参考文献

1. Arend WP, Gordon DF, Wood WM, et al. IL-1 beta production in cultured human monocytes is regulated at multiple levels. *J Immunol* 1989;143:118–126.
2. Haskill S, Johnson C, Eierman D, et al. Adherence induces selective mRNA expression of monocyte mediators and proto-oncogenes. *J Immunol* 1988;140:1690–1694.
3. Malter JS. Identification of an AUUUA-specific messenger RNA binding protein. *Science* 1989;246:664–666.
4. Kontoyiannis D, Pasparakis M, Pizarro TT, et al. Impaired on/off regulation of TNF biosynthesis in mice lacking TNF AU-rich elements:

implications for joint and gut-associated immunopathologies. *Immunity* 1999;10:387–398.
5. Schindler R, Clark BD, Dinarello CA. Dissociation between interleukin-1 beta mRNA and protein synthesis in human peripheral blood mononuclear cells. *J Biol Chem* 1990;265:10232–10237.
6. Myazono K, Heldin CH. The mechanism of action of transforming growth factor-beta. *Gastroenterol Jpn* 1993;28:81–85; discussion 86–87.
7. Macchia D, Almerigogna F, Parronchi P, et al. Membrane tumour necrosis factor-alpha is involved in the polyclonal B-cell activation induced by HIV-infected human T cells. *Nature* 1993;363:464–466.
8. Bogdan C, Nathan C. Modulation of macrophage function by transforming growth factor beta, interleukin-4, and interleukin-10. *Ann NY Acad Sci* 1993;685:713–739.
9. Zurawski G, de Vries JE. Interleukin 13, an interleukin 4-like cytokine that acts on monocytes and B cells, but not on T cells. *Immunol Today* 1994;15:19–26.
10. Ruscetti FW, Dubois CM, Jacobsen SE, et al. Transforming growth factor beta and interleukin-1: a paradigm for opposing regulation of haemopoiesis. *Baillieres Clin Haematol* 1992;5:703–721.
11. Banchereau J, Briere F, Galizzi JP, et al. Human interleukin 4. *J Lipid Mediat Cell Signal* 1994;9:43–53.
12. Howard M, O'Garra A. Biological properties of interleukin 10. *Immunol Today* 1992;13:198–200.
13. Ray A, LaForge KS, Sehgal PB. On the mechanism for efficient repression of the interleukin-6 promoter by glucocorticoids: enhancer, TATA box, and RNA start site (Inr motif) occlusion. *Mol Cell Biol* 1990;10:5736–5746.
14. Amano Y, Lee SW, Allison AC. Inhibition by glucocorticoids of the formation of interleukin-1 alpha, interleukin-1 beta, and interleukin-6: mediation by decreased mRNA stability. *Mol Pharmacol* 1993;43:176–182.
15. Johnson GL, Lapadat R. Mitogen-activated protein kinase pathways mediated by ERK, JNK, and p38 protein kinases. *Science* 2002;298:1911–1912.
16. Iwata Y, Wada T, Furuichi K, et al. p38 Mitogen-activated protein kinase contributes to autoimmune renal injury in MRL-Fas(lpr) mice. *J Am Soc Nephrol* 2003;14:57–67.
17. Beg AA, Sha WC, Bronson RT, et al. Constitutive NF-kappa B activation, enhanced granulopoiesis, and neonatal lethality in I kappa B alpha-deficient mice. *Genes Dev* 1995;9:2736–2746.
18. Klement JF, Rice NR, Car BD, et al. IkappaBalpha deficiency results in a sustained NF-kappaB response and severe widespread dermatitis in mice. *Mol Cell Biol* 1996;16:2341–2349.
19. Ghosh S, Karin M. Missing pieces in the NF-kappaB puzzle. *Cell* 2002;109(suppl):81–96.
20. Yin L, Wu L, Wesche H, et al. Defective lymphotoxin-beta receptor-induced NF-kappaB transcriptional activity in NIK-deficient mice. *Science* 2001;291:2162–2165.
21. Ihle JN. The Stat family in cytokine signaling. *Curr Opin Cell Biol* 2001;13:211–217.
22. Suzuki A, Hanada T, Mitsuyama K, et al. CIS3/SOCS3/SSI3 plays a negative regulatory role in STAT3 activation and intestinal inflammation. *J Exp Med* 2001;193:471–481.
23. Shouda T, Yoshida T, Hanada T, et al. Induction of the cytokine signal regulator SOCS3/CIS3 as a therapeutic strategy for treating inflammatory arthritis. *J Clin Invest* 2001;108:1781–1788.
24. Rubin LA. The soluble interleukin-2 receptor in rheumatic disease. *Arthritis Rheum* 1990;33:1145–1148.
25. Wallach D, Engelmann H, Nophar Y, et al. Soluble and cell surface receptors for tumor necrosis factor. *Agents Actions Suppl* 1991;35:51–57.
26. van den Berg WB, Joosten LA, van de Loo FA. TNF alpha and IL-1 beta are separate targets in chronic arthritis. *Clin Exp Rheumatol* 1999;17:105–114.
27. Lotz M. The role of nitric oxide in articular cartilage damage. *Rheum Dis Clin North Am* 1999;25:269–282.
28. Economides AN, Carpenter LR, Rudge JS, et al. Cytokine traps: multi-component, high-affinity blockers of cytokine action. *Nat Med* 2003;9:47–52.
29. Smith CA, Farrah T, Goodwin RG. The TNF receptor superfamily of cellular and viral proteins: activation, costimulation, and death. *Cell* 1994;76:959–962.
30. Zhou T, Mountz JD, Kimberly RP. Immunobiology of tumor necrosis factor receptor superfamily. *Immunol Res* 2002;26:323–336.
31. Amakawa R, Hakem A, Kundig TM, et al. Impaired negative selection of T cells in Hodgkin's disease antigen CD30-deficient mice. *Cell* 1996;84:551–562.
32. Simonet WS, Lacey DL, Dunstan CR, et al. Osteoprotegerin: a novel secreted protein involved in the regulation of bone density. *Cell* 1997;89:309–319.
33. Liu ZG, Hsu H, Goeddel DV, et al. Dissection of TNF receptor 1 effector functions: JNK activation is not linked to apoptosis while NF-kappaB activation prevents cell death. *Cell* 1996;87:565–576.
34. Watanabe-Fukunaga R, Brannan CI, Copeland NG, et al. Lymphoproliferation disorder in mice explained by defects in Fas antigen that mediates apoptosis. *Nature* 1992;356:314–317.
35. Takahashi T, Tanaka M, Brannan CI, et al. Generalized lymphoproliferative disease in mice, caused by a point mutation in the Fas ligand. *Cell* 1994;76:969–976.
36. Black RA, Rauch CT, Kozlosky CJ, et al. A metalloproteinase disintegrin that releases tumour-necrosis factor-alpha from cells. *Nature* 1997;385:729–733.
37. Moss ML, Jin SL, Milla ME, et al. Cloning of a disintegrin metalloproteinase that processes precursor tumour-necrosis factor-alpha. *Nature* 1997;385:733–736.
38. Katevas P, Andonopoulos AP, Kourakli-Symeonidis A, et al. Peripheral blood mononuclear cells from patients with rheumatoid arthritis suppress erythropoiesis *in vitro* via the production of tumor necrosis factor alpha. *Eur J Haematol* 1994;53:26–30.
39. Locksley RM, Killeen N, Lenardo MJ. The TNF and TNF receptor superfamilies: integrating mammalian biology. *Cell* 2001;104:487–501.
40. Ware CF, Crowe PD, Grayson MH, et al. Expression of surface lymphotoxin and tumor necrosis factor on activated T, B, and natural killer cells. *J Immunol* 1992;149:3881–3888.
41. Mebius RE, Rennert P, Weissman IL. Developing lymph nodes collect $CD4^+CD3^-$ $LTbeta^+$ cells that can differentiate to APC, NK cells, and follicular cells but not T or B cells. *Immunity* 1997;7:493–504.
42. Pasparakis M, Alexopoulou L, Episkopou V, et al. Immune and inflammatory responses in TNF alpha-deficient mice: a critical requirement for TNF alpha in the formation of primary B cell follicles, follicular dendritic cell networks and germinal centers, and in the maturation of the humoral immune response. *J Exp Med* 1996;184:1397–1411.
43. Rennert PD, James D, Mackay F, et al. Lymph node genesis is induced by signaling through the lymphotoxin beta receptor. *Immunity* 1998;9:71–79.
44. Kuprash DV, Alimzhanov MB, Tumanov AV, et al. Redundancy in tumor necrosis factor (TNF) and lymphotoxin (LT) signaling *in vivo*: mice with inactivation of the entire TNF/LT locus versus single-knockout mice. *Mol Cell Biol* 2002;22:8626–8634.
45. van den Berg WB. Joint inflammation and cartilage destruction may occur uncoupled. *Springer Semin Immunopathol* 1998;20:149–164.
46. Wooley PH, Dutcher J, Widmer MB, et al. Influence of a recombinant human soluble tumor necrosis factor receptor FC fusion protein on type II collagen-induced arthritis in mice. *J Immunol* 1993;151:6602–6607.
47. Williams RO, Feldmann M, Maini RN. Anti-tumor necrosis factor ameliorates joint disease in murine collagen-induced arthritis. *Proc Natl Acad Sci U S A* 1992;89:9784–9788.
48. Neale ML, Williams BD, Matthews N. Tumour necrosis factor activity in joint fluids from rheumatoid arthritis patients. *Br J Rheumatol* 1989;28:104–108.
49. Di Giovine FS, Nuki G, Duff GW. Tumour necrosis factor in synovial exudates. *Ann Rheum Dis* 1988;47:768–772.
50. Roux-Lombard P, Punzi L, Hasler F, et al. Soluble tumor necrosis factor receptors in human inflammatory synovial fluids. *Arthritis Rheum* 1993;36:485–489.
51. Cope AP, Aderka D, Doherty M, et al. Increased levels of soluble tumor necrosis factor receptors in the sera and synovial fluid of patients with rheumatic diseases. *Arthritis Rheum* 1992;35:1160–1169.
52. Yocum DE, Esparza L, Dubry S, et al. Characteristics of tumor necrosis factor production in rheumatoid arthritis. *Cell Immunol* 1989;122:131–145.

53. Deleuran BW, Chu CQ, Field M, et al. Localization of tumor necrosis factor receptors in the synovial tissue and cartilage-pannus junction in patients with rheumatoid arthritis. Implications for local actions of tumor necrosis factor alpha. *Arthritis Rheum* 1992;35:1170–1178.
54. Jacob CO. Studies on the role of tumor necrosis factor in murine and human autoimmunity. *J Autoimmun* 1992;5(suppl A):133–143.
55. Jacob CO, McDevitt HO. Tumour necrosis factor-alpha in murine autoimmune "lupus" nephritis. *Nature* 1988;331:356–358.
56. Deguchi Y, Kishimoto S. Tumour necrosis factor/cachectin plays a key role in autoimmune pulmonary inflammation in lupus-prone mice. *Clin Exp Immunol* 1991;85:392–395.
57. Magilavy DB, Rothstein JL. Spontaneous production of tumor necrosis factor alpha by Kupffer cells of MRL/lpr mice. *J Exp Med* 1988; 168:789–794.
58. Mitamura K, Kang H, Tomita Y, et al. Impaired tumour necrosis factor-alpha (TNF-alpha) production and abnormal B cell response to TNF-alpha in patients with systemic lupus erythematosus (SLE). *Clin Exp Immunol* 1991;85:386–391.
59. Malave I, Searles RP, Montano J, et al. Production of tumor necrosis factor/cachectin by peripheral blood mononuclear cells in patients with systemic lupus erythematosus. *Int Arch Allergy Appl Immunol* 1989;89:355–361.
60. Maury CP, Teppo AM. Tumor necrosis factor in the serum of patients with systemic lupus erythematosus. *Arthritis Rheum* 1989;32:146–150.
61. Maury CP, Teppo AM. Cachectin/tumour necrosis factor-alpha in the circulation of patients with rheumatic disease. *Int J Tissue React* 1989;11:189–193.
62. Gabay C, Cakir N, Moral F, et al. Circulating levels of tumor necrosis factor soluble receptors in systemic lupus erythematosus are significantly higher than in other rheumatic diseases and correlate with disease activity. *J Rheumatol* 1997;24:303–308.
63. Shakoor N, Michalska M, Harris CA, et al. Drug-induced systemic lupus erythematosus associated with etanercept therapy. *Lancet* 2002; 359:579–580.
64. Aringer M, Zimmermann C, Graninger WB. TNF-alpha is an essential mediator in lupus nephritis. *Arthritis Rheum* 2002;46:LB08.
65. Braun J, Bollow M, Neure L, et al. Use of immunohistologic and *in situ* hybridization techniques in the examination of sacroiliac joint biopsy specimens from patients with ankylosing spondylitis. *Arthritis Rheum* 1995;38:499–505.
66. Braun J, Sieper J. Therapy of ankylosing spondylitis and other spondyloarthritides: established medical treatment, anti-TNF-alpha therapy and other novel approaches. *Arthritis Res* 2002;4:307–321.
67. Brandt J, Haibel H, Cornely D, et al. Successful treatment of active ankylosing spondylitis with the anti-tumor necrosis factor alpha monoclonal antibody infliximab. *Arthritis Rheum* 2000;43:1346–1352.
68. Braun J, Brandt J, Listing J, et al. Treatment of active ankylosing spondylitis with infliximab: a randomised controlled multicentre trial. *Lancet* 2002;359:1187–1193.
69. Gorman JD, Sack KE, Davis JC Jr. Treatment of ankylosing spondylitis by inhibition of tumor necrosis factor alpha. *N Engl J Med* 2002; 346:1349–1356.
70. Mease PJ, Goffe BS, Metz J, et al. Etanercept in the treatment of psoriatic arthritis and psoriasis: a randomised trial. *Lancet* 2000; 356:385–390.
71. Aloe L, Tuveri MA. Nerve growth factor and autoimmune rheumatic diseases. *Clin Exp Rheumatol* 1997;15:433–438.
72. Manni L, Aloe L. Role of IL-1 beta and TNF-alpha in the regulation of NGF in experimentally induced arthritis in mice. *Rheumatol Int* 1998;18:97–102.
73. Aloe L, Probert L, Kollias G, et al. The synovium of transgenic arthritic mice expressing human tumor necrosis factor contains a high level of nerve growth factor. *Growth Factors* 1993;9:149–155.
74. Tuveri M, Generini S, Matucci-Cerinic M, et al. NGF, a useful tool in the treatment of chronic vasculitic ulcers in rheumatoid arthritis. *Lancet* 2000;356:1739–1740.
75. Drappa J, Brot N, Elkon KB. The Fas protein is expressed at high levels on CD4+CD8+ thymocytes and activated mature lymphocytes in normal mice but not in the lupus-prone strain, MRL lpr/lpr. *Proc Natl Acad Sci U S A* 1993;90:10340–10344.
76. Suda T, Takahashi T, Golstein P, et al. Molecular cloning and expression of the Fas ligand, a novel member of the tumor necrosis factor family. *Cell* 1993;75:1169–1178.
77. Drappa J, Vaishnaw AK, Sullivan KE, et al. Fas gene mutations in the Canale-Smith syndrome, an inherited lymphoproliferative disorder associated with autoimmunity. *N Engl J Med* 1996;335:1643–1649.
78. Straus SE, Jaffe ES, Puck JM, et al. The development of lymphomas in families with autoimmune lymphoproliferative syndrome with germline Fas mutations and defective lymphocyte apoptosis. *Blood* 2001;98: 194–200.
79. Cheng J, Zhou T, Liu C, et al. Protection from Fas-mediated apoptosis by a soluble form of the Fas molecule. *Science* 1994;263:1759–1762.
80. Hashimoto H, Tanaka M, Suda T, et al. Soluble Fas ligand in the joints of patients with rheumatoid arthritis and osteoarthritis. *Arthritis Rheum* 1998;41:657–662.
81. Arpin C, Banchereau J, Liu YJ. Memory B cells are biased towards terminal differentiation: a strategy that may prevent repertoire freezing. *J Exp Med* 1997;186:931–940.
82. Noelle RJ. CD40 and its ligand in host defense. *Immunity* 1996;4: 415–419.
83. MacDonald KP, Nishioka Y, Lipsky PE, et al. Functional CD40 ligand is expressed by T cells in rheumatoid arthritis. *J Clin Invest* 1997; 100:2404–2414.
84. Malik N, Greenfield BW, Wahl AF, et al. Activation of human monocytes through CD40 induces matrix metalloproteinases. *J Immunol* 1996;156:3952–3960.
85. Yellin MJ, Winikoff S, Fortune SM, et al. Ligation of CD40 on fibroblasts induces CD54 (ICAM-1) and CD106 (VCAM-1) up-regulation and IL-6 production and proliferation. *J Leukoc Biol* 1995;58: 209–216.
86. Kiener PA, Moran-Davis P, Rankin BM, et al. Stimulation of CD40 with purified soluble gp39 induces proinflammatory responses in human monocytes. *J Immunol* 1995;155:4917–4925.
87. Caux C, Massacrier C, Vanbervliet B, et al. Activation of human dendritic cells through CD40 cross-linking. *J Exp Med* 1994;180: 1263–1272.
88. Sekine C, Yagita H, Miyasaka N, et al. Expression and function of CD40 in rheumatoid arthritis synovium. *J Rheumatol* 1998;25: 1048–1053.
89. Cho CS, Cho ML, Min SY, et al. CD40 engagement on synovial fibroblast up-regulates production of vascular endothelial growth factor. *J Immunol* 2000;164:5055–5061.
90. Durie FH, Fava RA, Foy TM, et al. Prevention of collagen-induced arthritis with an antibody to gp39, the ligand for CD40. *Science* 1993; 261:1328–1330.
91. Koshy M, Berger D, Crow MK. Increased expression of CD40 ligand on systemic lupus erythematosus lymphocytes. *J Clin Invest* 1996; 98:826–837.
92. Desai-Mehta A, Lu L, Ramsey-Goldman R, et al. Hyperexpression of CD40 ligand by B and T cells in human lupus and its role in pathogenic autoantibody production. *J Clin Invest* 1996;97:2063–2073.
93. Mohan C, Shi Y, Laman JD, et al. Interaction between CD40 and its ligand gp39 in the development of murine lupus nephritis. *J Immunol* 1995;154:1470–1480.
94. Kalled SL, Cutler AH, Datta SK, et al. Anti-CD40 ligand antibody treatment of SNF1 mice with established nephritis: preservation of kidney function. *J Immunol* 1998;160:2158–2165.
95. Boumpas DT, Furie R, Manzi S, et al. A short course of BG9588 (anti-CD40 ligand antibody) improves serologic activity and decreases hematuria in patients with proliferative lupus glomerulonephritis. *Arthritis Rheum* 2003;48:719–727.
96. Kalunian KC, Davis JC Jr, Merrill JT, et al. Treatment of systemic lupus erythematosus by inhibition of T cell costimulation with anti-CD154: a randomized, double-blind, placebo-controlled trial. *Arthritis Rheum* 2002;46:3251–3258.
97. Lacey DL, Timms E, Tan HL, et al. Osteoprotegerin ligand is a cytokine that regulates osteoclast differentiation and activation. *Cell* 1998;93:165–176.
98. Yasuda H, Shima N, Nakagawa N, et al. Osteoclast differentiation factor is a ligand for osteoprotegerin/osteoclastogenesis-inhibitory factor and is identical to TRANCE/RANKL. *Proc Natl Acad Sci U S A* 1998; 95:3597–3602.
99. Kong YY, Yoshida H, Sarosi I, et al. OPGL is a key regulator of osteoclastogenesis, lymphocyte development and lymph-node organogenesis. *Nature* 1999;397:315–323.

100. Kong YY, Feige U, Sarosi I, et al. Activated T cells regulate bone loss and joint destruction in adjuvant arthritis through osteoprotegerin ligand. *Nature* 1999;402:304–309.
101. Lomaga MA, Yeh WC, Sarosi I, et al. TRAF6 deficiency results in osteopetrosis and defective interleukin-1, CD40, and LPS signaling. *Genes Dev* 1999;13:1015–1024.
102. Romas E, Sims NA, Hards DK, et al. Osteoprotegerin reduces osteoclast numbers and prevents bone erosion in collagen-induced arthritis. *Am J Pathol* 2002;161:1419–1427.
103. Redlich K, Hayer S, Maier A, et al. Tumor necrosis factor alpha-mediated joint destruction is inhibited by targeting osteoclasts with osteoprotegerin. *Arthritis Rheum* 2002;46:785–792.
104. Mackay F, Schneider P, Rennert P, et al. BAFF and APRIL: a tutorial on B cell survival. *Annu Rev Immunol* 2003;21:231–264.
105. Schneider P, MacKay F, Steiner V, et al. BAFF, a novel ligand of the tumor necrosis factor family, stimulates B cell growth. *J Exp Med* 1999;189:1747–1756.
106. Shu HB, Hu WH, Johnson H. TALL-1 is a novel member of the TNF family that is down-regulated by mitogens. *J Leukoc Biol* 1999; 65:680–683.
107. Nardelli B, Belvedere O, Roschke V, et al. Synthesis and release of B-lymphocyte stimulator from myeloid cells. *Blood* 2001;97:198–204.
108. Khare SD, Sarosi I, Xia XZ, et al. Severe B cell hyperplasia and autoimmune disease in TALL-1 transgenic mice. *Proc Natl Acad Sci U S A* 2000;97:3370–3375.
109. Mackay F, Woodcock SA, Lawton P, et al. Mice transgenic for BAFF develop lymphocytic disorders along with autoimmune manifestations. *J Exp Med* 1999;190:1697–1710.
110. Cheema GS, Roschke V, Hilbert DM, et al. Elevated serum B lymphocyte stimulator levels in patients with systemic immune-based rheumatic diseases. *Arthritis Rheum* 2001;44:1313–1319.
111. Groom J, Kalled SL, Cutler AH, et al. Association of BAFF/BLyS overexpression and altered B cell differentiation with Sjögren's syndrome. *J Clin Invest* 2002;109:59–68.
112. Stein JV, Lopez-Fraga M, Elustondo FA, et al. APRIL modulates B and T cell immunity. *J Clin Invest* 2002;109:1587–1598.
113. Roschke V, Sosnovtseva S, Ward CD, et al. BLyS and APRIL form biologically active heterotrimers that are expressed in patients with systemic immune-based rheumatic diseases. *J Immunol* 2002;169: 4314–4321.
114. Baetu TM, Hiscott J. On the TRAIL to apoptosis. *Cytokine Growth Factor Rev* 2002;13:199–207.
115. Renshaw SA, Parmar JS, Singleton V, et al. Acceleration of human neutrophil apoptosis by TRAIL. *J Immunol* 2003;170:1027–1033.
116. Matsumura R, Umemiya K, Kagami M, et al. Expression of TNF-related apoptosis inducing ligand (TRAIL) on infiltrating cells and of TRAIL receptors on salivary glands in patients with Sjögren's syndrome. *Clin Exp Rheumatol* 2002;20:791–798.
117. Song K, Chen Y, Goke R, et al. Tumor necrosis factor-related apoptosis-inducing ligand (TRAIL) is an inhibitor of autoimmune inflammation and cell cycle progression. *J Exp Med* 2000;191: 1095–1104.
118. MacKenzie A, Wilson HL, Kiss-Toth E, et al. Rapid secretion of interleukin-1beta by microvesicle shedding. *Immunity* 2001;15: 825–835.
119. Andrei C, Dazzi C, Lotti L, et al. The secretory route of the leaderless protein interleukin 1beta involves exocytosis of endolysosome-related vesicles. *Mol Biol Cell* 1999;10:1463–1475.
120. Garfinkel S, Haines DS, Brown S, et al. Interleukin-1 alpha mediates an alternative pathway for the antiproliferative action of poly(I.C) on human endothelial cells. *J Biol Chem* 1992;267:24375–24378.
121. Kawaguchi Y, Hara M, Wright TM. Endogenous IL-1alpha from systemic sclerosis fibroblasts induces IL-6 and PDGF-A. *J Clin Invest* 1999;103:1253–1260.
122. Higgins GC, Wu Y, Postlethwaite AE. Intracellular IL-1 receptor antagonist is elevated in human dermal fibroblasts that overexpress intracellular precursor IL-1 alpha. *J Immunol* 1999;163:3969–3975.
123. Stevenson FT, Turck J, Locksley RM, et al. The N-terminal propiece of interleukin 1 alpha is a transforming nuclear oncoprotein. *Proc Natl Acad Sci U S A* 1997;94:508–513.
124. Pollock AS, Turck J, Lovett DH. The prodomain of interleukin 1alpha interacts with elements of the RNA processing apparatus and induces apoptosis in malignant cells. *FASEB J* 2003;17:203–213.
125. Sims JE, Nicklin MJ, Bazan JF, et al. A new nomenclature for IL-1-family genes. *Trends Immunol* 2001;22:536–537.
126. Arend WP, Malyak M, Guthridge CJ, et al. Interleukin-1 receptor antagonist: role in biology. *Annu Rev Immunol* 1998;16:27–55.
127. Dinarello CA. Biologic basis for interleukin-1 in disease. *Blood* 1996;87:2095–2147.
128. Wesche H, Korherr C, Kracht M, et al. The interleukin-1 receptor accessory protein (IL-1RAcP) is essential for IL-1-induced activation of interleukin-1 receptor–associated kinase (IRAK) and stress-activated protein kinases (SAP kinases). *J Biol Chem* 1997;272: 7727–7731.
129. Wesche H, Henzel WJ, Shillinglaw W, et al. MyD88: an adapter that recruits IRAK to the IL-1 receptor complex. *Immunity* 1997;7: 837–847.
130. Li X, Commane M, Jiang Z, et al. IL-1-induced NFkappa B and c-Jun N-terminal kinase (JNK) activation diverge at IL-1 receptor-associated kinase (IRAK). *Proc Natl Acad Sci U S A* 2001;98: 4461–4465.
131. Cao Z, Xiong J, Takeuchi M, et al. TRAF6 is a signal transducer for interleukin-1. *Nature* 1996;383:443–446.
132. Suzuki N, Suzuki S, Duncan GS, et al. Severe impairment of interleukin-1 and Toll-like receptor signalling in mice lacking IRAK-4. *Nature* 2002;416:750–756.
133. Geng Y, Maier R, Lotz M. Tyrosine kinases are involved with the expression of inducible nitric oxide synthase in human articular chondrocytes. *J Cell Physiol* 1995;163:545–554.
134. Sagot Y, Sattonet-Roche P, Bhagwat SS, et al. Two IKK2 inhibitors are orally active small molecules decreasing severity of collagen-induced arthritis in DBA/1 mice. *Arthritis Rheum* 2001;44:368.
135. Han Z, Boyle DL, Chang L, et al. c-Jun N-terminal kinase is required for metalloproteinase expression and joint destruction in inflammatory arthritis. *J Clin Invest* 2001;108:73–81.
136. Colotta F, Dower SK, Sims JE, et al. The type II "decoy" receptor: a novel regulatory pathway for interleukin 1. *Immunol Today* 1994; 15:562–566.
137. Orlando S, Sironi M, Bianchi G, et al. Role of metalloproteases in the release of the IL-1 type II decoy receptor. *J Biol Chem* 1997;272: 31764–31769.
138. Liu C, Hart RP, Liu XJ, et al. Cloning and characterization of an alternatively processed human type II interleukin-1 receptor mRNA. *J Biol Chem* 1996;271:20965–20972.
139. Attur MG, Dave MN, Leung MY, et al. Functional genomic analysis of type II IL-1beta decoy receptor: potential for gene therapy in human arthritis and inflammation. *J Immunol* 2002;168:2001–2010.
140. Burger D, Chicheportiche R, Giri JG, et al. The inhibitory activity of human interleukin-1 receptor antagonist is enhanced by type II interleukin-1 soluble receptor and hindered by type I interleukin-1 soluble receptor. *J Clin Invest* 1995;96:38–41.
141. Neumann D, Kollewe C, Martin MU, et al. The membrane form of the type II IL-1 receptor accounts for inhibitory function. *J Immunol* 2000;165:3350–3357.
142. Sims JE. IL-1 and IL-18 receptors, and their extended family. *Curr Opin Immunol* 2002;14:117–122.
143. Debets R, Timans JC, Homey B, et al. Two novel IL-1 family members, IL-1 delta and IL-1 epsilon, function as an antagonist and agonist of NF-kappa B activation through the orphan IL-1 receptor–related protein 2. *J Immunol* 2001;167:1440–1446.
144. Townsend MJ, Fallon PG, Matthews DJ, et al. T1/ST2-deficient mice demonstrate the importance of T1/ST2 in developing primary T helper cell type 2 responses. *J Exp Med* 2000;191:1069–1076.
145. Bufler P, Azam T, Gamboni-Robertson F, et al. A complex of the IL-1 homologue IL-1F7b and IL-18-binding protein reduces IL-18 activity. *Proc Natl Acad Sci U S A* 2002;99:13723–13728.
146. Yagisawa M, Yuo A, Kitagawa S, et al. Stimulation and priming of human neutrophils by IL-1 alpha and IL-1 beta: complete inhibition by IL-1 receptor antagonist and no interaction with other cytokines. *Exp Hematol* 1995;23:603–608.
147. Brandolini L, Bertini R, Bizzarri C, et al. IL-1 beta primes IL-8-activated human neutrophils for elastase release, phospholipase D activity, and calcium flux. *J Leukoc Biol* 1996;59:427–434.
148. Ferrante A, Nandoskar M, Walz A, et al. Effects of tumour necrosis factor alpha and interleukin-1 alpha and beta on human neutrophil migration, respiratory burst and degranulation. *Int Arch Allergy Appl Immunol* 1988;86:82–91.

149. Sullivan GW, Carper HT, Sullivan JA, et al. Both recombinant interleukin-1 (beta) and purified human monocyte interleukin-1 prime human neutrophils for increased oxidative activity and promote neutrophil spreading. *J Leukoc Biol* 1989;45:389–395.
150. Dularay B, Elson CJ, Clements-Jewery S, et al. Recombinant human interleukin-1 beta primes human polymorphonuclear leukocytes for stimulus-induced myeloperoxidase release. *J Leukoc Biol* 1990;47: 158–163.
151. Colotta F, Re F, Polentarutti N, et al. Modulation of granulocyte survival and programmed cell death by cytokines and bacterial products. *Blood* 1992;80:2012–2020.
152. Schleef RR, Bevilacqua MP, Sawdey M, et al. Cytokine activation of vascular endothelium. Effects on tissue-type plasminogen activator and type 1 plasminogen activator inhibitor. *J Biol Chem* 1988;263: 5797–5803.
153. Royall JA, Berkow RL, Beckman JS, et al. Tumor necrosis factor and interleukin 1 alpha increase vascular endothelial permeability. *Am J Physiol* 1989;257:L399–410.
154. Samad TA, Moore KA, Sapirstein A, et al. Interleukin-1beta-mediated induction of Cox-2 in the CNS contributes to inflammatory pain hypersensitivity. *Nature* 2001;410:471–475.
155. Gabay C, Kushner I. Acute-phase proteins and other systemic responses to inflammation. *N Engl J Med* 1999;340:448–454.
156. Hirsch E, Irikura VM, Paul SM, et al. Functions of interleukin 1 receptor antagonist in gene knockout and overproducing mice. *Proc Natl Acad Sci U S A* 1996;93:11008–11013.
157. Ma Y, Thornton S, Boivin GP, et al. Altered susceptibility to collagen-induced arthritis in transgenic mice with aberrant expression of interleukin-1 receptor antagonist. *Arthritis Rheum* 1998;41: 1798–1805.
158. Horai R, Saijo S, Tanioka H, et al. Development of chronic inflammatory arthropathy resembling rheumatoid arthritis in interleukin 1 receptor antagonist-deficient mice. *J Exp Med* 2000;191:313–320.
159. Nicklin MJ, Hughes DE, Barton JL, et al. Arterial inflammation in mice lacking the interleukin 1 receptor antagonist gene. *J Exp Med* 2000;191:303–312.
160. Gabay C, Marinova-Mutafchieva L, Williams RO, et al. Increased production of intracellular interleukin-1 receptor antagonist type I in the synovium of mice with collagen-induced arthritis: a possible role in the resolution of arthritis. *Arthritis Rheum* 2001;44:451–462.
161. Miller LC, Lynch EA, Isa S, et al. Balance of synovial fluid IL-1 beta and IL-1 receptor antagonist and recovery from Lyme arthritis. *Lancet* 1993;341:146–148.
162. di Giovine FS, Poole S, Situnayake RD, et al. Absence of correlations between indices of systemic inflammation and synovial fluid interleukin 1 (alpha and beta) in rheumatic diseases. *Rheumatol Int* 1990;9:259–264.
163. Thomas R, Carroll GJ. Reduction of leukocyte and interleukin-1 beta concentrations in the synovial fluid of rheumatoid arthritis patients treated with methotrexate. *Arthritis Rheum* 1993;36: 1244–1252.
164. Malyak M, Swaney RE, Arend WP. Levels of synovial fluid interleukin-1 receptor antagonist in rheumatoid arthritis and other arthropathies. Potential contribution from synovial fluid neutrophils. *Arthritis Rheum* 1993;36:781–789.
165. Malyak M, Smith MF Jr, Abel AA, et al. Peripheral blood neutrophil production of interleukin-1 receptor antagonist and interleukin-1 beta. *J Clin Immunol* 1994;14:20–30.
166. Firestein GS, Boyle DL, Yu C, et al. Synovial interleukin-1 receptor antagonist and interleukin-1 balance in rheumatoid arthritis. *Arthritis Rheum* 1994;37:644–652.
167. Deleuran BW, Chu CQ, Field M, et al. Localization of interleukin-1 alpha, type 1 interleukin-1 receptor and interleukin-1 receptor antagonist in the synovial membrane and cartilage/pannus junction in rheumatoid arthritis. *Br J Rheumatol* 1992;31:801–809.
168. Firestein GS, Berger AE, Tracey DE, et al. IL-1 receptor antagonist protein production and gene expression in rheumatoid arthritis and osteoarthritis synovium. *J Immunol* 1992;149:1054–1062.
169. Gabay C, Smith MF, Eidlen D, et al. Interleukin 1 receptor antagonist (IL-1Ra) is an acute-phase protein. *J Clin Invest* 1997;99:2930–2940.
170. Gabay C, Gigley J, Sipe J, et al. Production of IL-1 receptor antagonist by hepatocytes is regulated as an acute-phase protein *in vivo*. *Eur J Immunol* 2001;31:490–499.
171. Niki Y, Yamada H, Seki S, et al. Macrophage- and neutrophil-dominant arthritis in human IL-1 alpha transgenic mice. *J Clin Invest* 2001;107: 1127–1135.
172. Palmer G, Talabot-Ayer D, Szalay-Quinodoz L, et al. Mice transgenic for intracellular interleukin-1 receptor antagonist type 1 are protected from collagen-induced arthritis. *Eur J Immunol* 2003;33: 434–440.
173. Gabay C. IL-1 inhibitors: novel agents in the treatment of rheumatoid arthritis. *Expert Opin Invest Drugs* 2000;9:113–127.
174. Wright SD. Toll, a new piece in the puzzle of innate immunity. *J Exp Med* 1999;189:605–609.
175. Medzhitov R, Preston-Hurlburt P, Janeway CA Jr. A human homologue of the *Drosophila* Toll protein signals activation of adaptive immunity. *Nature* 1997;388:394–397.
176. Poltorak A, He X, Smirnova I, et al. Defective LPS signaling in C3H/HeJ and C57BL/10ScCr mice: mutations in Tlr4 gene. *Science* 1998;282:2085–2088.
177. Hoshino K, Takeuchi O, Kawai T, et al. Cutting edge: Toll-like receptor 4 (TLR4)-deficient mice are hyporesponsive to lipopolysaccharide: evidence for TLR4 as the Lps gene product. *J Immunol* 1999; 162:3749–3752.
178. Shimazu R, Akashi S, Ogata H, et al. MD-2, a molecule that confers lipopolysaccharide responsiveness on Toll-like receptor 4. *J Exp Med* 1999;189:1777–1782.
179. Kawasaki K, Akashi S, Shimazu R, et al. Mouse toll-like receptor 4.MD-2 complex mediates lipopolysaccharide-mimetic signal transduction by Taxol. *J Biol Chem* 2000;275:2251–2254.
180. Kurt-Jones EA, Popova L, Kwinn L, et al. Pattern recognition receptors TLR4 and CD14 mediate response to respiratory syncytial virus. *Nat Immunol* 2000;1:398–401.
181. Means TK, Wang S, Lien E, et al. Human toll-like receptors mediate cellular activation by *Mycobacterium* tuberculosis. *J Immunol* 1999; 163:3920–3927.
182. Ohashi K, Burkart V, Flohe S, et al. Cutting edge: heat shock protein 60 is a putative endogenous ligand of the Toll-like receptor-4 complex. *J Immunol* 2000;164:558–561.
183. Bulut Y, Faure E, Thomas L, et al. Chlamydial heat shock protein 60 activates macrophages and endothelial cells through Toll-like receptor 4 and MD2 in a MyD88-dependent pathway. *J Immunol* 2002; 168:1435–1440.
184. Okamura Y, Watari M, Jerud ES, et al. The extra domain A of fibronectin activates Toll-like receptor 4. *J Biol Chem* 2001;276: 10229–10233.
185. Smiley ST, King JA, Hancock WW. Fibrinogen stimulates macrophage chemokine secretion through toll-like receptor 4. *J Immunol* 2001;167:2887–2894.
186. Underhill DM, Ozinsky A. Toll-like receptors: key mediators of microbe detection. *Curr Opin Immunol* 2002;14:103–110.
187. Hirschfeld M, Kirschning CJ, Schwandner R, et al. Cutting edge: inflammatory signaling by *Borrelia burgdorferi* lipoproteins is mediated by Toll-like receptor 2. *J Immunol* 1999;163:2382–2386.
188. Hayashi F, Smith KD, Ozinsky A, et al. The innate immune response to bacterial flagellin is mediated by Toll-like receptor 5. *Nature* 2001; 410:1099–1103.
189. Hemmi H, Takeuchi O, Kawai T, et al. A Toll-like receptor recognizes bacterial DNA. *Nature* 2000;408:740–745.
190. Alexopoulou L, Holt AC, Medzhitov R, et al. Recognition of double-stranded RNA and activation of NF-kappaB by Toll-like receptor 3. *Nature* 2001;413:732–738.
191. Gu Y, Kuida K, Tsutsui H, et al. Activation of interferon-gamma inducing factor mediated by interleukin-1beta converting enzyme. *Science* 1997;275:206–209.
192. Thomassen E, Bird TA, Renshaw BR, et al. Binding of interleukin-18 to the interleukin-1 receptor homologous receptor IL-1Rrp1 leads to activation of signaling pathways similar to those used by interleukin-1. *J Interferon Cytokine Res* 1998;18:1077–1088.
193. Dinarello CA. IL-18: a TH1-inducing, proinflammatory cytokine and new member of the IL-1 family. *J Allergy Clin Immunol* 1999;103: 11–24.
194. Xu D, Chan WL, Leung BP, et al. Selective expression and functions of interleukin 18 receptor on T helper (Th) type 1 but not Th2 cells. *J Exp Med* 1998;188:1485–1492.
195. Hyodo Y, Matsui K, Hayashi N, et al. IL-18 up-regulates perforin-mediated NK activity without increasing perforin messenger RNA

expression by binding to constitutively expressed IL-18 receptor. *J Immunol* 1999;162:1662–1668.
196. Takeda K, Tsutsui H, Yoshimoto T, et al. Defective NK cell activity and Th1 response in IL-18-deficient mice. *Immunity* 1998;8:383–390.
197. Puren AJ, Fantuzzi G, Gu Y, et al. Interleukin-18 (IFNgamma-inducing factor) induces IL-8 and IL-1beta via TNFalpha production from non-CD14+ human blood mononuclear cells. *J Clin Invest* 1998;101:711–721.
198. Faggioni R, Cattley RC, Guo J, et al. IL-18-binding protein protects against lipopolysaccharide- induced lethality and prevents the development of Fas/Fas ligand-mediated models of liver disease in mice. *J Immunol* 2001;167:5913–5920.
199. Komai-Koma M, Gracie JA, Wei XQ, et al. Chemoattraction of human T cells by IL-18. *J Immunol* 2003;170:1084–1090.
200. Hoshino T, Kawase Y, Okamoto M, et al. Cutting edge: IL-18-transgenic mice: *in vivo* evidence of a broad role for IL-18 in modulating immune function. *J Immunol* 2001;166:7014–7018.
201. Novick D, Kim SH, Fantuzzi G, et al. Interleukin-18 binding protein: a novel modulator of the Th1 cytokine response. *Immunity* 1999; 10:127–136.
202. Kim SH, Eisenstein M, Reznikov L, et al. Structural requirements of six naturally occurring isoforms of the IL-18 binding protein to inhibit IL-18. *Proc Natl Acad Sci U S A* 2000;97:1190–1195.
203. Gracie JA, Forsey RJ, Chan WL, et al. A proinflammatory role for IL-18 in rheumatoid arthritis. *J Clin Invest* 1999;104:1393–1401.
204. Olee T, Hashimoto S, Quach J, et al. IL-18 is produced by articular chondrocytes and induces proinflammatory and catabolic responses. *J Immunol* 1999;162:1096–1100.
205. Horwood NJ, Udagawa N, Elliott J, et al. Interleukin 18 inhibits osteoclast formation via T cell production of granulocyte macrophage colony-stimulating factor. *J Clin Invest* 1998;101:595–603.
206. Wei XQ, Leung BP, Arthur HM, et al. Reduced incidence and severity of collagen-induced arthritis in mice lacking IL-18. *J Immunol* 2001;166:517–521.
207. Plater-Zyberk C, Joosten LA, Helsen MM, et al. Therapeutic effect of neutralizing endogenous IL-18 activity in the collagen-induced model of arthritis. *J Clin Invest* 2001;108:1825–1832.
208. Desgeorges A, Gabay C, Silacci P, et al. Concentrations and origins of soluble interleukin 6 receptor-alpha in serum and synovial fluid. *J Rheumatol* 1997;24:1510–1516.
209. Atreya R, Mudter J, Finotto S, et al. Blockade of interleukin 6 trans signaling suppresses T-cell resistance against apoptosis in chronic intestinal inflammation: evidence in Crohn disease and experimental colitis *in vivo*. *Nat Med* 2000;6:583–588.
210. Nishimoto N, Ogata A, Shima Y, et al. Oncostatin M, leukemia inhibitory factor, and interleukin 6 induce the proliferation of human plasmacytoma cells via the common signal transducer, gp130. *J Exp Med* 1994;179:1343–1347.
211. Zhang XG, Gu JJ, Lu ZY, et al. Ciliary neurotropic factor, interleukin 11, leukemia inhibitory factor, and oncostatin M are growth factors for human myeloma cell lines using the interleukin 6 signal transducer gp130. *J Exp Med* 1994;179:1337–1342.
212. Taga T, Kishimoto T. Gp130 and the interleukin-6 family of cytokines. *Annu Rev Immunol* 1997;15:797–819.
213. Ohtani T, Ishihara K, Atsumi T, et al. Dissection of signaling cascades through gp130 *in vivo*: reciprocal roles for STAT3- and SHP2-mediated signals in immune responses. *Immunity* 2000;12:95–105.
214. Atsumi T, Ishihara K, Kamimura D, et al. A point mutation of Tyr-759 in interleukin 6 family cytokine receptor subunit gp130 causes autoimmune arthritis. *J Exp Med* 2002;196:979–990.
215. Ernst M, Inglese M, Waring P, et al. Defective gp130-mediated signal transducer and activator of transcription (STAT) signaling results in degenerative joint disease, gastrointestinal ulceration, and failure of uterine implantation. *J Exp Med* 2001;194: 189–203.
216. Kopf M, Baumann H, Freer G, et al. Impaired immune and acute-phase responses in interleukin-6-deficient mice. *Nature* 1994;368: 339–342.
217. Fattori E, Cappelletti M, Costa P, et al. Defective inflammatory response in interleukin 6–deficient mice. *J Exp Med* 1994;180: 1243–1250.
218. Dinarello CA, Cannon JG, Mancilla J, et al. Interleukin-6 as an endogenous pyrogen: induction of prostaglandin E_2 in brain but not in peripheral blood mononuclear cells. *Brain Res* 1991;562:199–206.
219. Aderka D, Le JM, Vilcek J. IL-6 inhibits lipopolysaccharide-induced tumor necrosis factor production in cultured human monocytes, U937 cells, and in mice. *J Immunol* 1989;143:3517–3523.
220. Barton BE, Jackson JV. Protective role of interleukin 6 in the lipopolysaccharide-galactosamine septic shock model. *Infect Immun* 1993;61:1496–1499.
221. Tilg H, Dinarello CA, Mier JW. IL-6 and APPs: anti-inflammatory and immunosuppressive mediators. *Immunol Today* 1997;18:428–432.
222. Szalai AJ, Nataf S, Hu XZ, et al. Experimental allergic encephalomyelitis is inhibited in transgenic mice expressing human C-reactive protein. *J Immunol* 2002;168:5792–5797.
223. Hurst SM, Wilkinson TS, McLoughlin RM, et al. IL-6 and its soluble receptor orchestrate a temporal switch in the pattern of leukocyte recruitment seen during acute inflammation. *Immunity* 2001;14: 705–714.
224. Ogawa M. IL6 and haematopoietic stem cells. *Res Immunol* 1992; 143:749–751.
225. Asano S, Okano A, Ozawa K, et al. *In vivo* effects of recombinant human interleukin-6 in primates: stimulated production of platelets. *Blood* 1990;75:1602–1605.
226. Ohsaki Y, Takahashi S, Scarcez T, et al. Evidence for an autocrine/paracrine role for interleukin-6 in bone resorption by giant cells from giant cell tumors of bone. *Endocrinology* 1992;131:2229–2234.
227. Jilka RL, Hangoc G, Girasole G, et al. Increased osteoclast development after estrogen loss: mediation by interleukin-6. *Science* 1992; 257:88–91.
228. Ferrari SL, Ahn-Luong L, Garnero P, et al. Two promoter polymorphisms regulating interleukin-6 gene expression are associated with circulating levels of C-reactive protein and markers of bone resorption in postmenopausal women. *J Clin Endocrinol Metab* 2003; 88:255–259.
229. Strassmann G, Fong M, Windsor S, et al. The role of interleukin-6 in lipopolysaccharide-induced weight loss, hypoglycemia and fibrinogen production, *in vivo*. *Cytokine* 1993;5:285–290.
230. Nagafuchi H, Suzuki N, Mizushima Y, et al. Constitutive expression of IL-6 receptors and their role in the excessive B cell function in patients with systemic lupus erythematosus. *J Immunol* 1993;151: 6525–6534.
231. Finck BK, Chan B, Wofsy D. Interleukin 6 promotes murine lupus in NZB/NZW F1 mice. *J Clin Invest* 1994;94:585–591.
232. Kiberd BA. Interleukin-6 receptor blockage ameliorates murine lupus nephritis. *J Am Soc Nephrol* 1993;4:58–61.
233. Suematsu S, Matsusaka T, Matsuda T, et al. Generation of plasmacytomas with the chromosomal translocation t(12;15) in interleukin 6 transgenic mice. *Proc Natl Acad Sci U S A* 1992;89:232–235.
234. Woodroofe C, Muller W, Ruther U. Long-term consequences of interleukin-6 overexpression in transgenic mice. *DNA Cell Biol* 1992;11:587–592.
235. Lotz M, Jirik F, Kabouridis P, et al. B cell stimulating factor 2/interleukin 6 is a costimulant for human thymocytes and T lymphocytes. *J Exp Med* 1988;167:1253–1258.
236. Pasare C, Medzhitov R. Toll pathway-dependent blockade of CD4+CD25+ T cell-mediated suppression by dendritic cells. *Science* 2003;299:1033–1036.
237. Vreugdenhil G, Lowenberg B, van Eijk HG, et al. Anaemia of chronic disease in rheumatoid arthritis. Raised serum interleukin-6 (IL-6) levels and effects of IL-6 and anti-IL-6 on *in vitro* erythropoiesis. *Rheumatol Int* 1990;10:127–130.
238. Gabay C, Roux-Lombard P, de Moerloose P, et al. Absence of correlation between interleukin 6 and C-reactive protein blood levels in systemic lupus erythematosus compared with rheumatoid arthritis. *J Rheumatol* 1993;20:815–821.
239. Horii Y, Muraguchi A, Iwano M, et al. Involvement of IL-6 in mesangial proliferative glomerulonephritis. *J Immunol* 1989;143:3949–3955.
240. Hirohata S, Miyamoto T. Elevated levels of interleukin-6 in cerebrospinal fluid from patients with systemic lupus erythematosus and central nervous system involvement. *Arthritis Rheum* 1990;33: 644–649.
241. Dasgupta B, Panayi GS. Interleukin-6 in serum of patients with polymyalgia rheumatica and giant cell arteritis. *Br J Rheumatol* 1990; 29:456–458.

242. Wagner AD, Goronzy JJ, Weyand CM. Functional profile of tissue-infiltrating and circulating CD68+ cells in giant cell arteritis. Evidence for two components of the disease. *J Clin Invest* 1994;94: 1134–1140.
243. de Benedetti F, Massa M, Robbioni P, et al. Correlation of serum interleukin-6 levels with joint involvement and thrombocytosis in systemic juvenile rheumatoid arthritis. *Arthritis Rheum* 1991;34: 1158–1163.
244. De Benedetti F, Alonzi T, Moretta A, et al. Interleukin 6 causes growth impairment in transgenic mice through a decrease in insulin-like growth factor-I. A model for stunted growth in children with chronic inflammation. *J Clin Invest* 1997;99:643–650.
245. Fishman D, Faulds G, Jeffery R, et al. The effect of novel polymorphisms in the interleukin-6 (IL-6) gene on IL-6 transcription and plasma IL-6 levels, and an association with systemic-onset juvenile chronic arthritis. *J Clin Invest* 1998;102:1369–1376.
246. Guerne PA, Terkeltaub R, Zuraw B, et al. Inflammatory microcrystals stimulate interleukin-6 production and secretion by human monocytes and synoviocytes. *Arthritis Rheum* 1989;32:1443–1452.
247. Takagi N, Mihara M, Moriya Y, et al. Blockage of interleukin-6 receptor ameliorates joint disease in murine collagen-induced arthritis. *Arthritis Rheum* 1998;41:2117–2121.
248. Alonzi T, Fattori E, Lazzaro D, et al. Interleukin 6 is required for the development of collagen-induced arthritis. *J Exp Med* 1998;187: 461–468.
249. Ohshima S, Saeki Y, Mima T, et al. Interleukin 6 plays a key role in the development of antigen-induced arthritis. *Proc Natl Acad Sci U S A* 1998;95:8222–8226.
250. van de Loo FA, Kuiper S, van Enckevort FH, et al. Interleukin-6 reduces cartilage destruction during experimental arthritis. A study in interleukin-6-deficient mice. *Am J Pathol* 1997;151: 177–191.
251. Lotz M, Guerne PA. Interleukin-6 induces the synthesis of tissue inhibitor of metalloproteinases-1/erythroid potentiating activity (TIMP-1/EPA). *J Biol Chem* 1991;266:2017–2020.
252. Villiger PM, Kusari AB, ten Dijke P, et al. IL-1 beta and IL-6 selectively induce transforming growth factor-beta isoforms in human articular chondrocytes. *J Immunol* 1993;151:3337–3344.
253. Silacci P, Dayer JM, Desgeorges A, et al. Interleukin (IL)-6 and its soluble receptor induce TIMP-1 expression in synoviocytes and chondrocytes, and block IL-1-induced collagenolytic activity. *J Biol Chem* 1998;273:13625–13629.
254. Wendling D, Racadot E, Wijdenes J. Treatment of severe rheumatoid arthritis by anti-interleukin 6 monoclonal antibody. *J Rheumatol* 1993;20:259–262.
255. Choy EH, Isenberg DA, Garrood T, et al. Therapeutic benefit of blocking interleukin-6 activity with an anti-interleukin-6 receptor monoclonal antibody in rheumatoid arthritis: a randomized, double-blind, placebo-controlled, dose-escalation trial. *Arthritis Rheum* 2002;46: 3143–3150.
256. Nishimoto N, Yoshizaki K, Miyasaka N, et al. A multi-center, randomized, double-blind, placebo-controlled trial of humanized anti-interleukin-6 (IL-6) receptor monoclonal antibody (MRA) in rheumatoid arthritis (RA). *Arthritis Rheum* 2002;46:559.
257. Lotz M, Moats T, Villiger PM. Leukemia inhibitory factor is expressed in cartilage and synovium and can contribute to the pathogenesis of arthritis. *J Clin Invest* 1992;90:888–896.
258. Waring P, Wycherley K, Cary D, et al. Leukemia inhibitory factor levels are elevated in septic shock and various inflammatory body fluids. *J Clin Invest* 1992;90:2031–2037.
259. Villiger PM, Geng Y, Lotz M. Induction of cytokine expression by leukemia inhibitory factor. *J Clin Invest* 1993;91:1575–1581.
260. Maier R, Ganu V, Lotz M. Interleukin-11, an inducible cytokine in human articular chondrocytes and synoviocytes, stimulates the production of the tissue inhibitor of metalloproteinases. *J Biol Chem* 1993;268:21527–21532.
261. Hermann JA, Hall MA, Maini RN, et al. Important immunoregulatory role of interleukin-11 in the inflammatory process in rheumatoid arthritis. *Arthritis Rheum* 1998;41:1388–1397.
262. Walmsley M, Butler DM, Marinova-Mutafchieva L, et al. An anti-inflammatory role for interleukin-11 in established murine collagen-induced arthritis. *Immunology* 1998;95:31–37.
263. Moreland L, Gugliotti R, King K, et al. Results of a phase-I/II randomized, masked, placebo-controlled trial of recombinant human interleukin-11 (rhIL-11) in the treatment of subjects with active rheumatoid arthritis. *Arthritis Res* 2001;3:247–52.
264. Modur V, Feldhaus MJ, Weyrich AS, et al. Oncostatin M is a pro-inflammatory mediator. *In vivo* effects correlate with endothelial cell expression of inflammatory cytokines and adhesion molecules. *J Clin Invest* 1997;100:158–168.
265. Langdon C, Kerr C, Hassen M, et al. Murine oncostatin M stimulates mouse synovial fibroblasts *in vitro* and induces inflammation and destruction in mouse joints *in vivo*. *Am J Pathol* 2000;157: 1187–1196.
266. de Hooge AS, van de Loo FA, Bennink MB, et al. Adenoviral transfer of murine oncostatin M elicits periosteal bone apposition in knee joints of mice, despite synovial inflammation and up-regulated expression of interleukin-6 and receptor activator of nuclear factor-kappa B ligand. *Am J Pathol* 2002;160:1733–1743.
267. Plater-Zyberk C, Buckton J, Thompson S, et al. Amelioration of arthritis in two murine models using antibodies to oncostatin M. *Arthritis Rheum* 2001;44:2697–2702.
268. Waldmann TA. The IL-2/IL-15 receptor systems: targets for immunotherapy. *J Clin Immunol* 2002;22:51–56.
269. Sadlack B, Merz H, Schorle H, et al. Ulcerative colitis-like disease in mice with a disrupted interleukin-2 gene. *Cell* 1993;75:253–261.
270. Tebib JG, Boughaba H, Letroublon MC, et al. Serum IL-2 level in rheumatoid arthritis: correlation with joint destruction and disease progression. *Eur Cytokine Netw* 1991;2:239–243.
271. Firestein GS, Xu WD, Townsend K, et al. Cytokines in chronic inflammatory arthritis. I. Failure to detect T cell lymphokines (interleukin 2 and interleukin 3) and presence of macrophage colony-stimulating factor (CSF-1) and a novel mast cell growth factor in rheumatoid synovitis. *J Exp Med* 1988;168:1573–1586.
272. Rubin LA, Galli F, Greene WC, et al. The molecular basis for the generation of the human soluble interleukin 2 receptor. *Cytokine* 1990;2:330–336.
273. Polisson RP, Dooley MA, Dawson DV, et al. Interleukin-2 receptor levels in the sera of rheumatoid arthritis patients treated with methotrexate. *Arthritis Rheum* 1994;37:50–56.
274. Camilleri JP, Amos N, Williams BD, et al. Serum soluble interleukin 2 receptor levels and radiological progression in early rheumatoid arthritis. *J Rheumatol* 2001;28:2576–2578.
275. Rose CD, Fawcett PT, Gibney K, et al. Serial measurements of soluble interleukin 2 receptor levels (sIL2-R) in children with juvenile rheumatoid arthritis treated with oral methotrexate. *Ann Rheum Dis* 1994;53:471–474.
276. Raziuddin S, al-Janadi MA, al-Wabel AA. Soluble interleukin 2 receptor levels in serum and its relationship to T cell abnormality and clinical manifestations of the disease in patients with systemic lupus erythematosus. *J Rheumatol* 1991;18:831–836.
277. ter Borg EJ, Horst G, Limburg PC, et al. Changes in plasma levels of interleukin-2 receptor in relation to disease exacerbations and levels of anti-dsDNA and complement in systemic lupus erythematosus. *Clin Exp Immunol* 1990;82:21–26.
278. Laut J, Senitzer D, Petrucci R, et al. Soluble interleukin-2 receptor levels in lupus nephritis. *Clin Nephrol* 1992;38:179–184.
279. Ward MM, Dooley MA, Christenson VD, et al. The relationship between soluble interleukin 2 receptor levels and antidouble stranded DNA antibody levels in patients with systemic lupus erythematosus. *J Rheumatol* 1991;18:235–240.
280. Davas EM, Tsirogianni A, Kappou I, et al. Serum IL-6, TNFalpha, p55 srTNFalpha, p75srTNFalpha, srIL-2alpha levels and disease activity in systemic lupus erythematosus. *Clin Rheumatol* 1999;18: 17–22.
281. Gilad R, Lampl Y, Eshel Y, et al. Cerebrospinal fluid soluble interleukin-2 receptor in cerebral lupus. *Br J Rheumatol* 1997;36: 190–193.
282. Wong KL, Wong RP. Serum soluble interleukin 2 receptor in systemic lupus erythematosus: effects of disease activity and infection. *Ann Rheum Dis* 1991;50:706–709.
283. Schmitt WH, Heesen C, Csernok E, et al. Elevated serum levels of soluble interleukin-2 receptor in patients with Wegener's granulomatosis. Association with disease activity. *Arthritis Rheum* 1992; 35:1088–1096.
284. Manoussakis MN, Papadopoulos GK, Drosos AA, et al. Soluble interleukin 2 receptor molecules in the serum of patients with autoimmune diseases. *Clin Immunol Immunopathol* 1989;50:321–332.

285. Uziel Y, Krafchik BR, Feldman B, et al. Serum levels of soluble interleukin-2 receptor. A marker of disease activity in localized scleroderma. *Arthritis Rheum* 1994;37:898–901.
286. Lavelle-Jones M, al-Hadrani A, Spiers EM, et al. Reactivation of rheumatoid arthritis during continuous infusion of interleukin 2: evidence of lymphocytic control of rheumatoid disease. *BMJ* 1990;301: 97.
287. Massarotti EM, Liu NY, Mier J, et al. Chronic inflammatory arthritis after treatment with high-dose interleukin-2 for malignancy. *Am J Med* 1992;92:693–697.
288. Sewell KL, Parker KC, Woodworth TG, et al. DAB486IL-2 fusion toxin in refractory rheumatoid arthritis. *Arthritis Rheum* 1993;36: 1223–1233.
289. Brok HP, Tekoppele JM, Hakimi J, et al. Prophylactic and therapeutic effects of a humanized monoclonal antibody against the IL-2 receptor (DACLIZUMAB) on collagen-induced arthritis (CIA) in rhesus monkeys. *Clin Exp Immunol* 2001;124:134–141.
290. Lentsch AB, Shanley TP, Sarma V, et al. *In vivo* suppression of NF-kappa B and preservation of I kappa B alpha by interleukin-10 and interleukin-13. *J Clin Invest* 1997;100:2443–2448.
291. Donnelly RP, Crofford LJ, Freeman SL, et al. Tissue-specific regulation of IL-6 production by IL-4. Differential effects of IL-4 on nuclear factor-kappa B activity in monocytes and fibroblasts. *J Immunol* 1993;151:5603–5612.
292. Allen JB, Wong HL, Costa GL, et al. Suppression of monocyte function and differential regulation of IL-1 and IL-1ra by IL-4 contribute to resolution of experimental arthritis. *J Immunol* 1993;151:4344–4351.
293. Miossec P, van den Berg W. Th1/Th2 cytokine balance in arthritis. *Arthritis Rheum* 1997;40:2105–2115.
294. Gabay C, Porter B, Guenette D, et al. Interleukin-4 (IL-4) and IL-13 enhance the effect of IL-1beta on production of IL-1 receptor antagonist by human primary hepatocytes and hepatoma HepG2 cells: differential effect on C-reactive protein production. *Blood* 1999;93:1299–1307.
295. Marie C, Pitton C, Fitting C, et al. IL-10 and IL-4 synergize with TNF-alpha to induce IL-1ra production by human neutrophils. *Cytokine* 1996;8:147–151.
296. Colotta F, Sironi M, Borre A, et al. Interleukin 4 amplifies monocyte chemotactic protein and interleukin 6 production by endothelial cells. *Cytokine* 1992;4:24–28.
297. Iademarco MF, Barks JL, Dean DC. Regulation of vascular cell adhesion molecule-1 expression by IL-4 and TNF-alpha in cultured endothelial cells. *J Clin Invest* 1995;95:264–271.
298. Rathanaswami P, Hachicha M, Sadick M, et al. Expression of the cytokine RANTES in human rheumatoid synovial fibroblasts. Differential regulation of RANTES and interleukin-8 genes by inflammatory cytokines. *J Biol Chem* 1993;268:5834–5839.
299. Lubberts E, Joosten LA, van Den Bersselaar L, et al. Adenoviral vector-mediated overexpression of IL-4 in the knee joint of mice with collagen-induced arthritis prevents cartilage destruction. *J Immunol* 1999;163:4546–4556.
300. Lubberts E, Joosten LA, Chabaud M, et al. IL-4 gene therapy for collagen arthritis suppresses synovial IL-17 and osteoprotegerin ligand and prevents bone erosion. *J Clin Invest* 2000;105:1697–1710.
301. Joosten LA, Lubberts E, Helsen MM, et al. Protection against cartilage and bone destruction by systemic interleukin-4 treatment in established murine type II collagen-induced arthritis. *Arthritis Res* 1999;1:81–91.
302. Svensson L, Nandakumar KS, Johansson A, et al. IL-4-deficient mice develop less acute but more chronic relapsing collagen-induced arthritis. *Eur J Immunol* 2002;32:2944–2953.
303. Finnegan A, Grusby MJ, Kaplan CD, et al. IL-4 and IL-12 regulate proteoglycan-induced arthritis through STAT-dependent mechanisms. *J Immunol* 2002;169:3345–3352.
304. Joosten LA, Lubberts E, Durez P, et al. Role of interleukin-4 and interleukin-10 in murine collagen-induced arthritis. Protective effect of interleukin-4 and interleukin-10 treatment on cartilage destruction. *Arthritis Rheum* 1997;40:249–260.
305. McKenzie AN, Culpepper JA, de Waal Malefyt R, et al. Interleukin 13, a T-cell-derived cytokine that regulates human monocyte and B-cell function. *Proc Natl Acad Sci U S A* 1993;90:3735–3739.
306. Minty A, Chalon P, Derocq JM, et al. Interleukin-13 is a new human lymphokine regulating inflammatory and immune responses. *Nature* 1993;362:248–250.
307. de Waal Malefyt R, Figdor CG, Huijbens R, et al. Effects of IL-13 on phenotype, cytokine production, and cytotoxic function of human monocytes. Comparison with IL-4 and modulation by IFN-gamma or IL-10. *J Immunol* 1993;151:6370–6381.
308. Van den Bosch F, Russell A, Keystone EC. rHu IL-4 in subjects with active rheumatoid arthritis (RA): a phase I dose escalating safety study. *Arthritis Rheum* 1998;41:56.
309. Schorlemmer HU, Dickneite G, Kanzy EJ, et al. Modulation of the immunoglobulin dysregulation in GvH- and SLE-like diseases by the murine IL-4 receptor (IL-4-R). *Inflamm Res* 1995;44:194–196.
310. Kono DH, Balomenos D, Park MS, et al. Development of lupus in BXSB mice is independent of IL-4. *J Immunol* 2000;164:38–42.
311. Erb KJ, Ruger B, von Brevern M, et al. Constitutive expression of interleukin (IL)-4 *in vivo* causes autoimmune-type disorders in mice. *J Exp Med* 1997;185:329–339.
312. Santiago ML, Fossati L, Jacquet C, et al. Interleukin-4 protects against a genetically linked lupus-like autoimmune syndrome. *J Exp Med* 1997;185:65–70.
313. Needleman BW, Wigley FM, Stair RW. Interleukin-1, interleukin-2, interleukin-4, interleukin-6, tumor necrosis factor alpha, and interferon-gamma levels in sera from patients with scleroderma. *Arthritis Rheum* 1992;35:67–72.
314. Hasegawa M, Fujimoto M, Kikuchi K, et al. Elevated serum levels of interleukin 4 (IL-4), IL-10, and IL-13 in patients with systemic sclerosis. *J Rheumatol* 1997;24:328–332.
315. Lee KS, Ro YJ, Ryoo YW, et al. Regulation of interleukin-4 on collagen gene expression by systemic sclerosis fibroblasts in culture. *J Dermatol Sci* 1996;12:110–117.
316. Alderson MR, Tough TW, Ziegler SF, et al. Interleukin 7 induces cytokine secretion and tumoricidal activity by human peripheral blood monocytes. *J Exp Med* 1991;173:923–930.
317. De Benedetti F, Massa M, Pignatti P, et al. Elevated circulating interleukin-7 levels in patients with systemic juvenile rheumatoid arthritis. *J Rheumatol* 1995;22:1581–1585.
318. van Roon JA, Glaudemans KA, Bijlsma JW, et al. Interleukin 7 stimulates tumour necrosis factor alpha and Th1 cytokine production in joints of patients with rheumatoid arthritis. *Ann Rheum Dis* 2003; 62:113–119.
319. Harada S, Yamamura M, Okamoto H, et al. Production of interleukin-7 and interleukin-15 by fibroblast-like synoviocytes from patients with rheumatoid arthritis. *Arthritis Rheum* 1999;42:1508–1516.
320. Leistad L, Ostensen M, Faxvaag A. Detection of cytokine mRNA in human, articular cartilage from patients with rheumatoid arthritis and osteoarthritis by reverse transcriptase-polymerase chain reaction. *Scand J Rheumatol* 1998;27:61–67.
321. Toraldo G, Roggia C, Qian WP, et al. IL-7 induces bone loss *in vivo* by induction of receptor activator of nuclear factor kappa B ligand and tumor necrosis factor alpha from T cells. *Proc Natl Acad Sci U S A* 2003;100:125–130.
322. Tagaya Y, Kurys G, Thies TA, et al. Generation of secretable and nonsecretable interleukin 15 isoforms through alternate usage of signal peptides. *Proc Natl Acad Sci U S A* 1997;94:14444–14449.
323. Gaggero A, Azzarone B, Andrei C, et al. Differential intracellular trafficking, secretion and endosomal localization of two IL-15 isoforms. *Eur J Immunol* 1999;29:1265–1274.
324. Musso T, Calosso L, Zucca M, et al. Human monocytes constitutively express membrane-bound, biologically active, and interferon-gamma-upregulated interleukin-15. *Blood* 1999;93:3531–3539.
325. Nishimura H, Yajima T, Naiki Y, et al. Differential roles of interleukin 15 mRNA isoforms generated by alternative splicing in immune responses *in vivo*. *J Exp Med* 2000;191:157–170.
326. Kurowska M, Rudnicka W, Kontny E, et al. Fibroblast-like synoviocytes from rheumatoid arthritis patients express functional IL-15 receptor complex: endogenous IL-15 in autocrine fashion enhances cell proliferation and expression of Bcl-x(L) and Bcl-2. *J Immunol* 2002;169:1760–1767.
327. McInnes IB, Leung BP, Sturrock RD, et al. Interleukin-15 mediates T cell-dependent regulation of tumor necrosis factor-alpha production in rheumatoid arthritis. *Nat Med* 1997;3:189–195.
328. Yang L, Thornton S, Grom AA. Interleukin-15 inhibits sodium nitroprusside-induced apoptosis of synovial fibroblasts and vascular endothelial cells. *Arthritis Rheum* 2002;46:3010–3014.

329. Ogata Y, Kukita A, Kukita T, et al. A novel role of IL-15 in the development of osteoclasts: inability to replace its activity with IL-2. *J Immunol* 1999;162:2754–2760.
330. Liew FY, McInnes IB. Role of interleukin 15 and interleukin 18 in inflammatory response. *Ann Rheum Dis* 2002;61:100–102.
331. Ruchatz H, Leung BP, Wei XQ, et al. Soluble IL-15 receptor alpha-chain administration prevents murine collagen-induced arthritis: a role for IL-15 in development of antigen-induced immunopathology. *J Immunol* 1998;160:5654–5660.
332. Baslund B, Tvede N, Danneskiold-Samsoe B, et al. First use of a human monoclonal antibody against IL-15 (HUMAX-IL15) in patients with active rheumatoid arthritis (RA): results of a double-blind, placebo-controlled phase i/ii trial. *Ann Rheum Dis* 2003;62:66.
333. Ozaki K, Kikly K, Michalovich D, et al. Cloning of a type I cytokine receptor most related to the IL-2 receptor beta chain. *Proc Natl Acad Sci U S A* 2000;97:11439–11444.
334. Parrish-Novak J, Dillon SR, Nelson A, et al. Interleukin 21 and its receptor are involved in NK cell expansion and regulation of lymphocyte function. *Nature* 2000;408:57–63.
335. Ozaki K, Spolski R, Feng CG, et al. A critical role for IL-21 in regulating immunoglobulin production. *Science* 2002;298:1630–1634.
336. Brenne AT, Baade Ro T, Waage A, et al. Interleukin-21 is a growth and survival factor for human myeloma cells. *Blood* 2002;99: 3756–3762.
337. Wurster AL, Rodgers VL, Satoskar AR, et al. Interleukin 21 is a T helper (Th) cell 2 cytokine that specifically inhibits the differentiation of naive Th cells into interferon gamma-producing Th1 cells. *J Exp Med* 2002;196:969–977.
338. Demoulin JB, Louahed J, Dumoutier L, et al. MAP kinase activation by interleukin-9 in lymphoid and mast cell lines. *Oncogene* 2003; 22:1763–1770.
339. Soussi-Gounni A, Kontolemos M, Hamid Q. Role of IL-9 in the pathophysiology of allergic diseases. *J Allergy Clin Immunol* 2001; 107:575–582.
340. Brightbill HD, Plevy SE, Modlin RL, et al. A prominent role for Sp1 during lipopolysaccharide-mediated induction of the IL-10 promoter in macrophages. *J Immunol* 2000;164:1940–1951.
341. Tone M, Powell MJ, Tone Y, et al. IL-10 gene expression is controlled by the transcription factors Sp1 and Sp3. *J Immunol* 2000; 165:286–291.
342. Powell MJ, Thompson SA, Tone Y, et al. Posttranscriptional regulation of IL-10 gene expression through sequences in the 3′-untranslated region. *J Immunol* 2000;165:292–296.
343. Turner DM, Williams DM, Sankaran D, et al. An investigation of polymorphism in the interleukin-10 gene promoter. *Eur J Immunogenet* 1997;24:1–8.
344. Berkman N, John M, Roesems G, et al. Inhibition of macrophage inflammatory protein-1 alpha expression by IL-10. Differential sensitivities in human blood monocytes and alveolar macrophages. *J Immunol* 1995;155:4412–4418.
345. Rossi DL, Vicari AP, Franz-Bacon K, et al. Identification through bioinformatics of two new macrophage proinflammatory human chemokines: MIP-3alpha and MIP-3beta. *J Immunol* 1997;158: 1033–1036.
346. Marfaing-Koka A, Maravic M, Humbert M, et al. Contrasting effects of IL-4, IL-10 and corticosteroids on RANTES production by human monocytes. *Int Immunol* 1996;8:1587–1594.
347. Kopydlowski KM, Salkowski CA, Cody MJ, et al. Regulation of macrophage chemokine expression by lipopolysaccharide *in vitro* and *in vivo*. *J Immunol* 1999;163:1537–1544.
348. Kubin M, Kamoun M, Trinchieri G. Interleukin 12 synergizes with B7/CD28 interaction in inducing efficient proliferation and cytokine production of human T cells. *J Exp Med* 1994;180:211–222.
349. Lacraz S, Nicod LP, Chicheportiche R, et al. IL-10 inhibits metalloproteinase and stimulates TIMP-1 production in human mononuclear phagocytes. *J Clin Invest* 1995;96:2304–2310.
350. Cassatella MA, Meda L, Gasperini S, et al. Interleukin 10 (IL-10) upregulates IL-1 receptor antagonist production from lipopolysaccharide-stimulated human polymorphonuclear leukocytes by delaying mRNA degradation. *J Exp Med* 1994;179:1695–1699.
351. Kuhn R, Lohler J, Rennick D, Rajewsky K, Muller W. Interleukin-10-deficient mice develop chronic enterocolitis. *Cell* 1993;75:263–274.
352. Berg DJ, Kuhn R, Rajewsky K, et al. Interleukin-10 is a central regulator of the response to LPS in murine models of endotoxic shock and the Shwartzman reaction but not endotoxin tolerance. *J Clin Invest* 1995;96:2339–2347.
353. van der Poll T, Marchant A, Buurman WA, et al. Endogenous IL-10 protects mice from death during septic peritonitis. *J Immunol* 1995; 155:5397–5401.
354. Kim HS, Armstrong D, Hamilton TA, et al. IL-10 suppresses LPS-induced KC mRNA expression via a translation-dependent decrease in mRNA stability. *J Leukoc Biol* 1998;64:33–39.
355. Kishore R, Tebo JM, Kolosov M, et al. Cutting edge: clustered AU-rich elements are the target of IL-10-mediated mRNA destabilization in mouse macrophages. *J Immunol* 1999;162:2457–2461.
356. Weber-Nordt RM, Meraz MA, Schreiber RD. Lipopolysaccharide-dependent induction of IL-10 receptor expression on murine fibroblasts. *J Immunol* 1994;153:3734–3744.
357. Kotenko SV, Krause CD, Izotova LS, et al. Identification and functional characterization of a second chain of the interleukin-10 receptor complex. *EMBO J* 1997;16:5894–5903.
358. Spencer SD, Di Marco F, Hooley J, et al. The orphan receptor CRF2–4 is an essential subunit of the interleukin 10 receptor. *J Exp Med* 1998;187:571–578.
359. Howard M, Muchamuel T, Andrade S, et al. Interleukin 10 protects mice from lethal endotoxemia. *J Exp Med* 1993;177:1205–1208.
360. Pajkrt D, Camoglio L, Tiel-van Buul MC, et al. Attenuation of proinflammatory response by recombinant human IL-10 in human endotoxemia: effect of timing of recombinant human IL-10 administration. *J Immunol* 1997;158:3971–3977.
361. Katsikis PD, Chu CQ, Brennan FM, et al. Immunoregulatory role of interleukin 10 in rheumatoid arthritis. *J Exp Med* 1994;179:1517–1527.
362. Kasama T, Strieter RM, Lukacs NW, et al. Interleukin-10 expression and chemokine regulation during the evolution of murine type II collagen-induced arthritis. *J Clin Invest* 1995;95:2868–2876.
363. Tanaka Y, Otsuka T, Hotokebuchi T, et al. Effect of IL-10 on collagen-induced arthritis in mice. *Inflamm Res* 1996;45:283–288.
364. van Roon JA, van Roy JL, Gmelig-Meyling FH, et al. Prevention and reversal of cartilage degradation in rheumatoid arthritis by interleukin-10 and interleukin-4. *Arthritis Rheum* 1996;39:829–835.
365. Walmsley M, Katsikis PD, Abney E, et al. Interleukin-10 inhibition of the progression of established collagen-induced arthritis. *Arthritis Rheum* 1996;39:495–503.
366. Persson S, Mikulowska A, Narula S, et al. Interleukin-10 suppresses the development of collagen type II-induced arthritis and ameliorates sustained arthritis in rats. *Scand J Immunol* 1996;44:607–614.
367. Whalen JD, Lechman EL, Carlos CA, et al. Adenoviral transfer of the viral IL-10 gene periarticularly to mouse paws suppresses development of collagen-induced arthritis in both injected and uninjected paws. *J Immunol* 1999;162:3625–3632.
368. Keystone E, Wherry J, Grint P. IL-10 as a therapeutic strategy in the treatment of rheumatoid arthritis. *Rheum Dis Clin North Am* 1998; 24:629–639.
369. McInnes IB, Illei GG, Danning CL, et al. IL-10 improves skin disease and modulates endothelial activation and leukocyte effector function in patients with psoriatic arthritis. *J Immunol* 2001;167:4075–4082.
370. Grondal G, Gunnarsson I, Ronnelid J, et al. Cytokine production, serum levels and disease activity in systemic lupus erythematosus. *Clin Exp Rheumatol* 2000;18:565–570.
371. Itoh K, Hirohata S. The role of IL-10 in human B cell activation, proliferation, and differentiation. *J Immunol* 1995;154:4341–4350.
372. Llorente L, Zou W, Levy Y, et al. Role of interleukin 10 in the B lymphocyte hyperactivity and autoantibody production of human systemic lupus erythematosus. *J Exp Med* 1995;181:839–844.
373. Ronnelid J, Tejde A, Mathsson L, et al. Immune complexes from SLE sera induce IL10 production from normal peripheral blood mononuclear cells by an FcgammaRII dependent mechanism: implications for a possible vicious cycle maintaining B cell hyperactivity in SLE. *Ann Rheum Dis* 2003;62:37–42.
374. Ishida H, Muchamuel T, Sakaguchi S, et al. Continuous administration of anti-interleukin 10 antibodies delays onset of autoimmunity in NZB/W F1 mice. *J Exp Med* 1994;179:305–310.
375. Llorente L, Richaud-Patin Y, Garcia-Padilla C, et al. Clinical and biologic effects of anti-interleukin-10 monoclonal antibody administration in systemic lupus erythematosus. *Arthritis Rheum* 2000;43: 1790–1800.

376. Moore KW, de Waal Malefyt R, Coffman RL, et al. Interleukin-10 and the interleukin-10 receptor. *Annu Rev Immunol* 2001;19:683–765.
377. Kotenko SV. The family of IL-10-related cytokines and their receptors: related, but to what extent? *Cytokine Growth Factor Rev* 2002; 13:223–240.
378. Kotenko SV, Izotova LS, Mirochnitchenko OV, et al. Identification, cloning, and characterization of a novel soluble receptor that binds IL-22 and neutralizes its activity. *J Immunol* 2001;166:7096–7103.
379. Blumberg H, Conklin D, Xu WF, et al. Interleukin 20: discovery, receptor identification, and role in epidermal function. *Cell* 2001; 104:9–19.
380. Soo C, Shaw WW, Freymiller E, et al. Cutaneous rat wounds express c49a, a novel gene with homology to the human melanoma differentiation associated gene, mda-7. *J Cell Biochem* 1999;74:1–10.
381. Pittman DD, Goad B, Lambert AJ, et al. IL-22 is a tightly-regulated IL10-like molecule that induces an acute-phase response and renal tubular basophilia. *Genes Immunol* 2001;2:172.
382. Dumoutier L, Van Roost E, Colau D, et al. Human interleukin-10-related T cell-derived inducible factor: molecular cloning and functional characterization as an hepatocyte-stimulating factor. *Proc Natl Acad Sci U S A* 2000;97:10144–10149.
383. Xie MH, Aggarwal S, Ho WH, et al. Interleukin (IL)-22, a novel human cytokine that signals through the interferon receptor-related proteins CRF2–4 and IL-22R. *J Biol Chem* 2000;275:31335–31339.
384. Sheppard P, Kindsvogel W, Xu W, et al. IL-28, IL-29 and their class II cytokine receptor IL-28R. *Nat Immunol* 2003;4:63–68.
385. Gearing DP, Cosman D. Homology of the p40 subunit of natural killer cell stimulatory factor (NKSF) with the extracellular domain of the interleukin-6 receptor. *Cell* 1991;66:9–10.
386. D'Andrea A, Rengaraju M, Valiante NM, et al. Production of natural killer cell stimulatory factor (interleukin 12) by peripheral blood mononuclear cells. *J Exp Med* 1992;176:1387–1398.
387. Brombacher F, Kastelein RA, Alber G. Novel IL-12 family members shed light on the orchestration of Th1 responses. *Trends Immunol* 2003;24:207–212.
388. Germann T, Szeliga J, Hess H, et al. Administration of interleukin 12 in combination with type II collagen induces severe arthritis in DBA/1 mice. *Proc Natl Acad Sci U S A* 1995;92:4823–4827.
389. Matthys P, Vermeire K, Mitera T, et al. Anti-IL-12 antibody prevents the development and progression of collagen-induced arthritis in IFN-gamma receptor-deficient mice. *Eur J Immunol* 1998;28: 2143–2151.
390. McIntyre KW, Shuster DJ, Gillooly KM, et al. Reduced incidence and severity of collagen-induced arthritis in interleukin-12-deficient mice. *Eur J Immunol* 1996;26:29332938.
391. Butler DM, Malfait AM, Maini RN, et al. Anti-IL-12 and anti-TNF antibodies synergistically suppress the progression of murine collagen-induced arthritis. *Eur J Immunol* 1999;29:2205–2212.
392. Malfait AM, Butler DM, Presky DH, et al. Blockade of IL-12 during the induction of collagen-induced arthritis (CIA) markedly attenuates the severity of the arthritis. *Clin Exp Immunol* 1998;111:377–383.
393. Joosten LA, Lubberts E, Helsen MM, et al. Dual role of IL-12 in early and late stages of murine collagen type II arthritis. *J Immunol* 1997;159:4094–4102.
394. Hess H, Gately MK, Rude E, et al. High doses of interleukin-12 inhibit the development of joint disease in DBA/1 mice immunized with type II collagen in complete Freund's adjuvant. *Eur J Immunol* 1996;26:187–191.
395. Morita Y, Yamamura M, Nishida K, et al. Expression of interleukin-12 in synovial tissue from patients with rheumatoid arthritis. *Arthritis Rheum* 1998;41:306–314.
396. Hessian PA, Highton J, Kean A, et al. Cytokine profile of the rheumatoid nodule suggests that it is a Th1 granuloma. *Arthritis Rheum* 2003;48:334–338.
397. Parham C, Chirica M, Timans J, et al. A receptor for the heterodimeric cytokine IL-23 is composed of IL-12Rbeta1 and a novel cytokine receptor subunit, IL-23R. *J Immunol* 2002;168:5699–5708.
398. Oppmann B, Lesley R, Blom B, et al. Novel p19 protein engages IL-12p40 to form a cytokine, IL-23, with biological activities similar as well as distinct from IL-12. *Immunity* 2000;13:715–725.
399. Wiekowski MT, Leach MW, Evans EW, et al. Ubiquitous transgenic expression of the IL-23 subunit p19 induces multiorgan inflammation, runting, infertility, and premature death. *J Immunol* 2001;166: 7563–7570.
400. Pflanz S, Timans JC, Cheung J, et al. IL-27, a heterodimeric cytokine composed of EBI3 and p28 protein, induces proliferation of naive CD4(+) T cells. *Immunity* 2002;16:779–790.
401. Chen Q, Ghilardi N, Wang H, et al. Development of Th1-type immune responses requires the type I cytokine receptor TCCR. *Nature* 2000;407:916–920.
402. Center DM, Kornfeld H, Cruikshank WW. Interleukin 16 and its function as a CD4 ligand. *Immunol Today* 1996;17:476–481.
403. Theodore AC, Center DM, Nicoll J, et al. CD4 ligand IL-16 inhibits the mixed lymphocyte reaction. *J Immunol* 1996;157:1958–1964.
404. Blaschke S, Schulz H, Schwarz G, et al. Interleukin 16 expression in relation to disease activity in rheumatoid arthritis. *J Rheumatol* 2001;28:12–21.
405. Kageyama Y, Ozeki T, Suzuki M, et al. Interleukin-16 in synovial fluids from cases of various types of arthritis. *Joint Bone Spine* 2000; 67:188–193.
406. Klimiuk PA, Goronzy JJ, Weyand CM. IL-16 as an anti-inflammatory cytokine in rheumatoid synovitis. *J Immunol* 1999;162:4293–4299.
407. Matsushita M, Hayashi T, Ando S, et al. Changes of CD4/CD8 ratio and interleukin-16 in systemic lupus erythematosus. *Clin Rheumatol* 2000;19:270–274.
408. Lard LR, Roep BO, Verburgh CA, et al. Elevated IL-16 levels in patients with systemic lupus erythematosus are associated with disease severity but not with genetic susceptibility to lupus. *Lupus* 2002; 11:181–185.
409. Yao Z, Painter SL, Fanslow WC, et al. Human IL-17: a novel cytokine derived from T cells. *J Immunol* 1995;155:5483–5486.
410. Aarvak T, Chabaud M, Miossec P, et al. IL-17 is produced by some proinflammatory Th1/Th0 cells but not by Th2 cells. *J Immunol* 1999;162:1246–1251.
411. Kehlen A, Thiele K, Riemann D, et al. Expression, modulation and signalling of IL-17 receptor in fibroblast-like synoviocytes of patients with rheumatoid arthritis. *Clin Exp Immunol* 2002;127: 539–546.
412. Shalom-Barak T, Quach J, Lotz M. Interleukin-17-induced gene expression in articular chondrocytes is associated with activation of mitogen-activated protein kinases and NF-kappaB. *J Biol Chem* 1998;273:27467–27473.
413. Jovanovic DV, Di Battista JA, Martel-Pelletier J, et al. IL-17 stimulates the production and expression of proinflammatory cytokines, IL-beta and TNF-alpha, by human macrophages. *J Immunol* 1998; 160:3513–3521.
414. Kotake S, Udagawa N, Takahashi N, et al. IL-17 in synovial fluids from patients with rheumatoid arthritis is a potent stimulator of osteoclastogenesis. *J Clin Invest* 1999;103:1345–1352.
415. Chabaud M, Page G, Miossec P. Enhancing effect of IL-1, IL-17, and TNF-alpha on macrophage inflammatory protein-3alpha production in rheumatoid arthritis: regulation by soluble receptors and Th2 cytokines. *J Immunol* 2001;167:6015–6020.
416. Miossec P. Interleukin-17 in rheumatoid arthritis: if T cells were to contribute to inflammation and destruction through synergy. *Arthritis Rheum* 2003;48:594–601.
417. Lubberts E, Joosten LA, van de Loo FA, et al. Reduction of interleukin-17-induced inhibition of chondrocyte proteoglycan synthesis in intact murine articular cartilage by interleukin-4. *Arthritis Rheum* 2000;43:1300–1306.
418. Lubberts E, Van Den Bersselaar L, Oppers-Walgreen B, et al. IL-17 promotes bone erosion in murine collagen-induced arthritis through loss of the receptor activator of NF-kappaB ligand/osteoprotegerin balance. *J Immunol* 2003;170:2655–2662.
419. Dudler J, Renggli-Zulliger N, Busso N, et al. Effect of interleukin 17 on proteoglycan degradation in murine knee joints. *Ann Rheum Dis* 2000;59:529–532.
420. Lubberts E, Joosten LA, Oppers B, et al. IL-1-independent role of IL-17 in synovial inflammation and joint destruction during collagen-induced arthritis. *J Immunol* 2001;167:1004–1013.
421. Kurasawa K, Hirose K, Sano H, et al. Increased interleukin-17 production in patients with systemic sclerosis. *Arthritis Rheum* 2000; 43:2455–2463.
422. Wong CK, Ho CY, Li EK, et al. Elevation of proinflammatory cytokine (IL-18, IL-17, IL-12) and Th2 cytokine (IL-4) concentra-

tions in patients with systemic lupus erythematosus. *Lupus* 2000; 9:589–593.
423. Fort MM, Cheung J, Yen D, et al. IL-25 induces IL-4, IL-5, and IL-13 and Th2-associated pathologies *in vivo*. *Immunity* 2001;15: 985–995.
424. Hurst SD, Muchamuel T, Gorman DM, et al. New IL-17 family members promote Th1 or Th2 responses in the lung: *in vivo* function of the novel cytokine IL-25. *J Immunol* 2002;169:443–453.
425. Nissenson AR. Erythropoietin overview—1993. *Blood Purif* 1994; 12:6–13.
426. Foster DC, Sprecher CA, Grant FJ, et al. Human thrombopoietin: gene structure, cDNA sequence, expression, and chromosomal localization. *Proc Natl Acad Sci U S A* 1994;91:13023–13027.
427. Alvaro-Gracia JM, Zvaifler NJ, Firestein GS. Cytokines in chronic inflammatory arthritis. IV. Granulocyte/macrophage colony-stimulating factor-mediated induction of class II MHC antigen on human monocytes: a possible role in rheumatoid arthritis. *J Exp Med* 1989;170: 865–875.
428. Kodama H, Yamasaki A, Nose M, et al. Congenital osteoclast deficiency in osteopetrotic (op/op) mice is cured by injections of macrophage colony-stimulating factor. *J Exp Med* 1991;173:269–272.
429. McColl SR, Paquin R, Menard C, et al. Human neutrophils produce high levels of the interleukin 1 receptor antagonist in response to granulocyte/macrophage colony-stimulating factor and tumor necrosis factor alpha. *J Exp Med* 1992;176:593–598.
430. de Haas M, Kerst JM, van der Schoot CE, et al. Granulocyte colony-stimulating factor administration to healthy volunteers: analysis of the immediate activating effects on circulating neutrophils. *Blood* 1994;84:3885–3894.
431. Hamilton JA, Piccoli DS, Cebon J, et al. Cytokine regulation of colony-stimulating factor (CSF) production in cultured human synovial fibroblasts. II. Similarities and differences in the control of interleukin-1 induction of granulocyte-macrophage CSF and granulocyte-CSF production. *Blood* 1992;79:1413–1419.
432. Alvaro-Gracia JM, Zvaifler NJ, Brown CB, et al. Cytokines in chronic inflammatory arthritis. VI. Analysis of the synovial cells involved in granulocyte-macrophage colony-stimulating factor production and gene expression in rheumatoid arthritis and its regulation by IL-1 and tumor necrosis factor-alpha. *J Immunol* 1991;146:3365–3371.
433. Nakamura H, Ueki Y, Sakito S, et al. High serum and synovial fluid granulocyte colony stimulating factor (G-CSF) concentrations in patients with rheumatoid arthritis. *Clin Exp Rheumatol* 2000;18:713–718.
434. Fishman P, Kamashta M, Ehrenfeld M, et al. Interleukin-3 immunoassay in systemic lupus erythematosus patients: preliminary data. *Int Arch Allergy Immunol* 1993;100:215–218.
435. Cook AD, Braine EL, Campbell IK, et al. Blockade of collagen-induced arthritis post-onset by antibody to granulocyte-macrophage colony-stimulating factor (GM-CSF): requirement for GM-CSF in the effector phase of disease. *Arthritis Res* 2001;3:293–298.
436. Means RT Jr. Pathogenesis of the anemia of chronic disease: a cytokine-mediated anemia. *Stem Cells* 1995;13:32–37.
437. Peeters HR, Jongen-Lavrencic M, Vreugdenhil G, et al. Effect of recombinant human erythropoietin on anaemia and disease activity in patients with rheumatoid arthritis and anaemia of chronic disease: a randomised placebo controlled double blind 52 weeks clinical trial. *Ann Rheum Dis* 1996;55:739–744.
438. Kaltwasser JP, Kessler U, Gottschalk R, et al. Effect of recombinant human erythropoietin and intravenous iron on anemia and disease activity in rheumatoid arthritis. *J Rheumatol* 2001;28:2430–2436.
439. Sprikkelman A, de Wolf JT, Vellenga E. The application of hematopoietic growth factors in drug-induced agranulocytosis: a review of 70 cases. *Leukemia* 1994;8:2031–2036.
440. Hellmich B, Csernok E, Schatz H, et al. Autoantibodies against granulocyte colony-stimulating factor in Felty's syndrome and neutropenic systemic lupus erythematosus. *Arthritis Rheum* 2002;46: 2384–2391.
441. Bhalla K, Ross R, Jeter E, et al. G-CSF improves granulocytopenia in Felty's syndrome without flare-up of arthritis. *Am J Hematol* 1993; 42:230–231.
442. Euler HH, Schwab UM, Schroeder JO. Filgrastim for lupus neutropenia. *Lancet* 1994;344:1513–1514.
443. Kaiser U, Klausmann M, Kolb G, et al. Felty's syndrome: favorable response to granulocyte-macrophage colony-stimulating factor in the acute phase. *Acta Haematol* 1992;87:190–194.
444. Hermann P, Rubio M, Nakajima T, et al. IFN-alpha priming of human monocytes differentially regulates gram-positive and gram-negative bacteria-induced IL-10 release and selectively enhances IL-12p70, CD80, and MHC class I expression. *J Immunol* 1998;161:2011–2018.
445. Reznikov LL, Puren AJ, Fantuzzi G, et al. Spontaneous and inducible cytokine responses in healthy humans receiving a single dose of IFN-alpha2b: increased production of interleukin-1 receptor antagonist and suppression of IL-1-induced IL-8. *J Interferon Cytokine Res* 1998;18:897–903.
446. Wong T, Majchrzak B, Bogoch E, et al. Therapeutic implications for interferon-alpha in arthritis: a pilot study. *J Rheumatol* 2003;30: 934–940.
447. van Holten J, Plater-Zyberk C, Tak PP. Interferon-beta for treatment of rheumatoid arthritis? *Arthritis Res* 2002;4:346–352.
448. Lotz M, Zuraw BL. Interferon-gamma is a major regulator of C1-inhibitor synthesis by human blood monocytes. *J Immunol* 1987;139: 3382–3387.
449. Xie B, Dong Z, Fidler IJ. Regulatory mechanisms for the expression of type IV collagenases/gelatinases in murine macrophages. *J Immunol* 1994;152:3637–3644.
450. Shapiro SD, Campbell EJ, Kobayashi DK, et al. Immune modulation of metalloproteinase production in human macrophages. Selective pretranslational suppression of interstitial collagenase and stromelysin biosynthesis by interferon-gamma. *J Clin Invest* 1990;86:1204–1210.
451. Wahl LM, Corcoran ME, Mergenhagen SE, et al. Inhibition of phospholipase activity in human monocytes by IFN-gamma blocks endogenous prostaglandin E_2-dependent collagenase production. *J Immunol* 1990;144:3518–3522.
452. Smeets TJ, Dayer JM, Kraan MC, et al. The effects of interferon-beta treatment of synovial inflammation and expression of metalloproteinases in patients with rheumatoid arthritis. *Arthritis Rheum* 2000; 43:270–274.
453. Palmer G, Mezin F, Jugo Aubry CE, et al. Interferon-B stimulates interleukin-1 receptor antagonist production in human articular chondrocytes and synovial fibroblasts. *Ann Rheum Dis* 2004;63: 43–49.
454. Takayanagi H, Kim S, Matsuo K, et al. RANKL maintains bone homeostasis through c-Fos-dependent induction of interferon-beta. *Nature* 2002;416:744–749.
455. Narayanan AS, Whithey J, Souza A, et al. Effect of gamma-interferon on collagen synthesis by normal and fibrotic human lung fibroblasts. *Chest* 1992;101:1326–1331.
456. Meyer FA, Yaron I, Yaron M. Synergistic, additive, and antagonistic effects of interleukin-1 beta, tumor necrosis factor alpha, and gamma-interferon on prostaglandin E, hyaluronic acid, and collagenase production by cultured synovial fibroblasts. *Arthritis Rheum* 1990;33:1518–1525.
457. Nakajima H, Hiyama Y, Tsukada W, et al. Effects of interferon gamma on cultured synovial cells from patients with rheumatoid arthritis: inhibition of cell growth, prostaglandin E_2, and collagenase release. *Ann Rheum Dis* 1990;49:512–516.
458. Unemori EN, Bair MJ, Bauer EA, et al. Stromelysin expression regulates collagenase activation in human fibroblasts. Dissociable control of two metalloproteinases by interferon-gamma. *J Biol Chem* 1991; 266:23477–23482.
459. Goldring MB, Fukuo K, Birkhead JR, et al. Transcriptional suppression by interleukin-1 and interferon-gamma of type II collagen gene expression in human chondrocytes. *J Cell Biochem* 1994;54: 85–99.
460. Reginato AM, Sanz-Rodriguez C, Diaz A, et al. Transcriptional modulation of cartilage-specific collagen gene expression by interferon gamma and tumour necrosis factor alpha in cultured human chondrocytes. *Biochem J* 1993;294:761–769.
461. Takayanagi H, Ogasawara K, Hida S, et al. T-cell-mediated regulation of osteoclastogenesis by signalling cross-talk between RANKL and IFN-gamma. *Nature* 2000;408:600–605.
462. Hooks JJ, Moutsopoulos HM, Geis SA, et al. Immune interferon in the circulation of patients with autoimmune disease. *N Engl J Med* 1979;301:5–8.
463. Preble OT, Black RJ, Friedman RM, et al. Systemic lupus erythematosus: presence in human serum of an unusual acid-labile leukocyte interferon. *Science* 1982;216:429–431.

464. Blanco P, Palucka AK, Gill M, et al. Induction of dendritic cell differentiation by IFN-alpha in systemic lupus erythematosus. *Science* 2001;294:1540–1543.
465. Hardin JA. Directing autoimmunity to nucleoprotein particles: the impact of dendritic cells and interferon alpha in lupus. *J Exp Med* 2003;197:681–685.
466. Bennett L, Palucka AK, Arce E, et al. Interferon and granulopoiesis signatures in systemic lupus erythematosus blood. *J Exp Med* 2003; 197:711–723.
467. Ronnblom LE, Alm GV, Oberg KE. Autoimmunity after alpha-interferon therapy for malignant carcinoid tumors. *Ann Intern Med* 1991;115:178–183.
468. Shiozawa S, Kuroki Y, Kim M, et al. Interferon-alpha in lupus psychosis. *Arthritis Rheum* 1992;35:417–422.
469. Amerio P, Frezzolini A, Abeni D, et al. Increased IL-18 in patients with systemic lupus erythematosus: relations with Th-1, Th-2, pro-inflammatory cytokines and disease activity. IL-18 is a marker of disease activity but does not correlate with pro-inflammatory cytokines. *Clin Exp Rheumatol* 2002;20:535–538.
470. Akahoshi M, Nakashima H, Tanaka Y, et al. Thl/Th2 balance of peripheral T helper cells in systemic lupus erythematosus. *Arthritis Rheum* 1999;42:1644–1648.
471. Hopkins SJ, Meager A. Cytokines in synovial fluid: II. The presence of tumour necrosis factor and interferon. *Clin Exp Immunol* 1988; 73:88–92.
472. Buchan G, Barrett K, Fujita T, et al. Detection of activated T cell products in the rheumatoid joint using cDNA probes to Interleukin-2 (IL-2) IL-2 receptor and IFN-gamma. *Clin Exp Immunol* 1988;71:295–301.
473. Carpenter DF, Steinberg AD, Schur PH, et al. The pathogenesis of autoimmunity in New Zealand mice. II. Acceleration of glomerulonephritis by polyinosinic-polycytidylic acid. *Lab Invest* 1970;23: 628–634.
474. Gresser J, Morel-Maroger L, Verroust P, et al. Anti-interferon globulin inhibits the development of glomerulonephritis in mice infected at birth with lymphocytic choriomeningitis virus. *Proc Natl Acad Sci U S A* 1978;75:3413–3416.
475. Santiago-Raber ML, Baccala R, Haraldsson KM, et al. Type-I interferon receptor deficiency reduces lupus-like disease in NZB mice. *J Exp Med* 2003;197:777–788.
476. Jacob CO, van der Meide PH, McDevitt HO. *In vivo* treatment of (NZB X NZW)F1 lupus-like nephritis with monoclonal antibody to gamma interferon. *J Exp Med* 1987;166:798–803.
477. Balomenos D, Rumold R, Theofilopoulos AN. Interferon-gamma is required for lupus-like disease and lymphoaccumulation in MRL-lpr mice. *J Clin Invest* 1998;101:364–371.
478. Haas C, Ryffel B, Le Hir M. IFN-gamma receptor deletion prevents autoantibody production and glomerulonephritis in lupus-prone (NZB × NZW)F1 mice. *J Immunol* 1998;160:3713–3718.
479. Schwarting A, Wada T, Kinoshita K, et al. IFN-gamma receptor signaling is essential for the initiation, acceleration, and destruction of autoimmune kidney disease in MRL-Fas(lpr) mice. *J Immunol* 1998; 161:494–503.
480. Triantaphyllopoulos KA, Williams RO, Tailor H, et al. Amelioration of collagen-induced arthritis and suppression of interferon-gamma, interleukin-12, and tumor necrosis factor alpha production by interferon-beta gene therapy. *Arthritis Rheum* 1999;42:90–99.
481. Holten VJ, Sattonet-Roche P, Siegfried C, et al. Treatment with recombinant interferon beta slows cartilage destruction and reduces inflammation in the collagen-induced arthritis model of rheumatoid arthritis. *Arthritis Rheum* 2000;43:231.
482. Tak PP, Hart BA, Kraan MC, et al. The effects of interferon beta treatment on arthritis. *Rheumatology (Oxford)* 1999;38:362–369.
483. Vermeire K, Heremans H, Vandeputte M, et al. Accelerated collagen-induced arthritis in IFN-gamma receptor-deficient mice. *J Immunol* 1997;158:5507–5513.
484. Manoury-Schwartz B, Chiocchia G, Bessis N, et al. High susceptibility to collagen-induced arthritis in mice lacking IFN-gamma receptors. *J Immunol* 1997;158:5501–5506.
485. Kageyama Y, Koide Y, Yoshida A, et al. Reduced susceptibility to collagen-induced arthritis in mice deficient in IFN-gamma receptor. *J Immunol* 1998;161:1542–1548.
486. Group GLS. Double blind controlled phase III multicenter clinical trial with interferon gamma in rheumatoid arthritis. German Lymphokine Study Group. *Rheumatol Int* 1992;12:175–185.
487. Cannon GW, Emkey RD, Denes A, et al. Prospective 5-year followup of recombinant interferon-gamma in rheumatoid arthritis. *J Rheumatol* 1993;20:1867–1873.
488. Veys EM, Menkes CJ, Emery P. A randomized, double-blind study comparing twenty-four-week treatment with recombinant interferon-gamma versus placebo in the treatment of rheumatoid arthritis. *Arthritis Rheum* 1997;40:62–68.
489. Graninger WB, Hassfeld W, Pesau BB, et al. Induction of systemic lupus erythematosus by interferon-gamma in a patient with rheumatoid arthritis. *J Rheumatol* 1991;18:1621–1622.
490. Machold KP, Smolen JS. Interferon-gamma induced exacerbation of systemic lupus erythematosus. *J Rheumatol* 1990;17:831–832.
491. Seitz M, Franke M, Kirchner H. Induction of antinuclear antibodies in patients with rheumatoid arthritis receiving treatment with human recombinant interferon gamma. *Ann Rheum Dis* 1988;47:642–644.
492. Sigidin YA, Loukina GV, Skurkovich B, et al. Randomized, double-blind trial of anti-interferon-gamma antibodies in rheumatoid arthritis. *Scand J Rheumatol* 2001;30:203–207.
493. Stevens W, Vancheeswaran R, Black CM. Alpha interferon-2a (Roferon-A) in the treatment of diffuse cutaneous systemic sclerosis: a pilot study. UK Systemic Sclerosis Study Group. *Br J Rheumatol* 1992;31:683–689.
494. Hein R, Behr J, Hundgen M, et al. Treatment of systemic sclerosis with gamma-interferon. *Br J Dermatol* 1992;126:496–501.
495. Grassegger A, Schuler G, Hessenberger G, et al. Interferon-gamma in the treatment of systemic sclerosis: a randomized controlled multicentre trial. *Br J Dermatol* 1998;139:639–648.
496. Wechsler B, Bodaghi B, Huong DL, et al. Efficacy of interferon alfa-2a in severe and refractory uveitis associated with Behçet's disease. *Ocul Immunol Inflamm* 2000;8:293–301.
497. Alpsoy E, Durusoy C, Yilmaz E, et al. Interferon alfa-2a in the treatment of Behçet disease: a randomized placebo-controlled and double-blind study. *Arch Dermatol* 2002;138:467–471.
498. Ship JA, Fox PC, Michalek JE, et al. Treatment of primary Sjögren's syndrome with low-dose natural human interferon-alpha administered by the oral mucosal route: a phase II clinical trial. IFN Protocol Study Group. *J Interferon Cytokine Res* 1999;19:943–951.
499. Khurshudian AV. A pilot study to test the efficacy of oral administration of interferon-alpha lozenges to patients with Sjögren's syndrome. *Oral Surg Oral Med Oral Pathol Oral Radiol Endod* 2003; 95:38–44.
500. Zlotnik A, Yoshie O. Chemokines: a new classification system and their role in immunity. *Immunity* 2000;12:121–127.
501. Szekanecz Z, Strieter RM, Kunkel SL, et al. Chemokines in rheumatoid arthritis. *Springer Semin Immunopathol* 1998;20(1–2):115–32.
502. Borthwick NJ, Akbar AN, MacCormac LP, et al. Selective migration of highly differentiated primed T cells, defined by low expression of CD45RB, across human umbilical vein endothelial cells: effects of viral infection on transmigration. *Immunology* 1997;90:272–280.
503. Bazan JF, Bacon KB, Hardiman G, et al. A new class of membrane-bound chemokine with a CX3C motif. *Nature* 1997;385:640–644.
504. Ruth JH, Volin MV, Haines GK 3rd, et al. Fractalkine, a novel chemokine in rheumatoid arthritis and in rat adjuvant-induced arthritis. *Arthritis Rheum* 2001;44:1568–1581.
505. Proudfoot AE, Power CA, Rommel C, et al. Strategies for chemokine antagonists as therapeutics. *Semin Immunol* 2003;15:57–65.
506. Loetscher P, Uguccioni M, Bordoli L, et al. CCR5 is characteristic of Thl lymphocytes. *Nature* 1998;391:344–345.
507. Szekanecz Z, Kim J, Koch AE. Chemokines and chemokine receptors in rheumatoid arthritis. *Semin Immunol* 2003;15:15–21.
508. Horuk R, Chitnis CE, Darbonne WC, et al. A receptor for the malarial parasite *Plasmodium vivax*: the erythrocyte chemokine receptor. *Science* 1993;261:1182–1184.
509. Baggiolini M, Dewald B, Moser B. Interleukin-8 and related chemotactic cytokines—CXC and CC chemokines. *Adv Immunol* 1994;55: 97–179.
510. Larsen CG, Anderson AO, Appella E, et al. The neutrophil-activating protein (NAP-1) is also chemotactic for T lymphocytes. *Science* 1989;243:1464–1466.
511. Szekanecz Z, Koch AE. Chemokines and angiogenesis. *Curr Opin Rheumatol* 2001;13:202–208.
512. Strieter RM, Polverini PJ, Kunkel SL, et al. The functional role of the ELR motif in CXC chemokine-mediated angiogenesis. *J Biol Chem* 1995;270:27348–27357.

513. Moore BB, Keane MP, Addison CL, et al. CXC chemokine modulation of angiogenesis: the importance of balance between angiogenic and angiostatic members of the family. *J Invest Med* 1998;46: 113–120.
514. Koch AE, Polverini PJ, Kunkel SL, et al. Interleukin-8 as a macrophage-derived mediator of angiogenesis. *Science* 1992;258: 1798–1801.
515. Schadendorf D, Moller A, Algermissen B, et al. IL-8 produced by human malignant melanoma cells *in vitro* is an essential autocrine growth factor. *J Immunol* 1993;5:2667–2675.
516. Balentien E, Han JH, Thomas HG, et al. Recombinant expression, biochemical characterization, and biological activities of the human MGSA/gro protein. *Biochemistry* 1990;29:10225–10233.
517. Unemori EN, Amento EP, Bauer EA, et al. Melanoma growth-stimulatory activity/GRO decreases collagen expression by human fibroblasts. Regulation by C-X-C but not C-C cytokines. *J Biol Chem* 1993;268:1338–1342.
518. Taub DD, Conlon K, Lloyd AR, et al. Preferential migration of activated CD4+ and CD8+ T cells in response to MIP-1 alpha and MIP-1 beta. *Science* 1993;260:355–358.
519. Schall TJ, Bacon K, Toy KJ, et al. Selective attraction of monocytes and T lymphocytes of the memory phenotype by cytokine RANTES. *Nature* 1990;347:669–671.
520. Salcedo R, Ponce ML, Young HA, et al. Human endothelial cells express CCR2 and respond to MCP-1: direct role of MCP-1 in angiogenesis and tumor progression. *Blood* 2000;96:34–40.
521. Tanaka Y, Adams DH, Hubscher S, et al. T-cell adhesion induced by proteoglycan-immobilized cytokine MIP-1 beta. *Nature* 1993;361: 79–82.
522. Villiger PM, Terkeltaub R, Lotz M. Monocyte chemoattractant protein-1 (MCP-1) expression in human articular cartilage. Induction by peptide regulatory factors and differential effects of dexamethasone and retinoic acid. *J Clin Invest* 1992;90:488–496.
523. Hogan M, Sherry B, Ritchlin C, et al. Differential expression of the small inducible cytokines GRO alpha and GRO beta by synovial fibroblasts in chronic arthritis: possible role in growth regulation. *Cytokine* 1994;6:61–69.
524. Koch AE, Kunkel SL, Burrows JC, et al. Synovial tissue macrophage as a source of the chemotactic cytokine IL-8. *J Immunol* 1991;147: 2187–2195.
525. Endo H, Akahoshi T, Takagishi K, et al. Elevation of interleukin-8 (IL-8) levels in joint fluids of patients with rheumatoid arthritis and the induction by IL-8 of leukocyte infiltration and synovitis in rabbit joints. *Lymphokine Cytokine Res* 1991;10:245–252.
526. Terkeltaub R, Zachariae C, Santoro D, et al. Monocyte-derived neutrophil chemotactic factor/interleukin-8 is a potential mediator of crystal-induced inflammation. *Arthritis Rheum* 1991;34:894–903.
527. Koch AE, Kunkel SL, Harlow LA, et al. Epithelial neutrophil activating peptide-78: a novel chemotactic cytokine for neutrophils in arthritis. *J Clin Invest* 1994;94:1012–1018.
528. Castor CW, Andrews PC, Swartz RD, et al. Connective tissue activation. XXXVI. The origin, variety, distribution, and biologic fate of connective tissue activating peptide-III isoforms: characteristics in patients with rheumatic, renal, and arterial disease. *Arthritis Rheum* 1993;36:1142–1153.
529. Koch AE, Kunkel SL, Harlow LA, et al. Enhanced production of monocyte chemoattractant protein-1 in rheumatoid arthritis. *J Clin Invest* 1992;90:772–779.
530. Koch AE, Kunkel SL, Harlow LA, et al. Macrophage inflammatory protein-1 alpha. A novel chemotactic cytokine for macrophages in rheumatoid arthritis. *J Clin Invest* 1994;93:921–928.
531. Katschke KJ Jr, Rottman JB, Ruth JH, et al. Differential expression of chemokine receptors on peripheral blood, synovial fluid, and synovial tissue monocytes/macrophages in rheumatoid arthritis. *Arthritis Rheum* 2001;44:1022–1032.
532. Akahoshi T, Wada C, Endo H, et al. Expression of monocyte chemotactic and activating factor in rheumatoid arthritis. Regulation of its production in synovial cells by interleukin-1 and tumor necrosis factor. *Arthritis Rheum* 1993;36:762–771.
533. Johnston B, Burns AR, Suematsu M, et al. Chronic inflammation upregulates chemokine receptors and induces neutrophil migration to monocyte chemoattractant protein-1. *J Clin Invest* 1999;103: 1269–1276.
534. Thornton S, Duwel LE, Boivin GP, et al. Association of the course of collagen-induced arthritis with distinct patterns of cytokine and chemokine messenger RNA expression. *Arthritis Rheum* 1999;42: 1109–1118.
535. Barnes DA, Tse J, Kaufhold M, et al. Polyclonal antibody directed against human RANTES ameliorates disease in the Lewis rat adjuvant-induced arthritis model. *J Clin Invest* 1998;101:2910–2919.
536. Halloran MM, Woods JM, Strieter RM, et al. The role of an epithelial neutrophil-activating peptide-78-like protein in rat adjuvant-induced arthritis. *J Immunol* 1999;162:7492–7500.
537. Massague J. TGF-beta signal transduction. *Annu Rev Biochem* 1998; 67:753–791.
538. Padgett RW, Savage C, Das P. Genetic and biochemical analysis of TGF beta signal transduction. *Cytokine Growth Factor Rev* 1997;8:1–9.
539. Schultz-Cherry S, Lawler J, Murphy-Ullrich JE. The type 1 repeats of thrombospondin 1 activate latent transforming growth factor-beta. *J Biol Chem* 1994;269:26783–26788.
540. Munger JS, Huang X, Kawakatsu H, et al. The integrin alpha v beta 6 binds and activates latent TGF beta 1: a mechanism for regulating pulmonary inflammation and fibrosis. *Cell* 1999;96:319–328.
541. Wrana JL, Attisano L, Wieser R, et al. Mechanism of activation of the TGF-beta receptor. *Nature* 1994;370:341–347.
542. Souchelnytskyi S, ten Dijke P, Miyazono K, et al. Phosphorylation of Ser165 in TGF-beta type I receptor modulates TGF-beta1-induced cellular responses. *EMBO J* 1996;15:6231–6240.
543. Wieser R, Wrana JL, Massague J. GS domain mutations that constitutively activate T beta R-I, the downstream signaling component in the TGF-beta receptor complex. *EMBO J* 1995;14:2199–2208.
544. Attisano L, Wrana JL, Lopez-Casillas F, et al. TGF-beta receptors and actions. *Biochim Biophys Acta* 1994;1222:71–80.
545. Lopez-Casillas F, Payne HM, Andres JL, et al. Betaglycan can act as a dual modulator of TGF-beta access to signaling receptors: mapping of ligand binding and GAG attachment sites. *J Cell Biol* 1994; 124:557–568.
546. Lopez-Casillas F, Wrana JL, Massague J. Betaglycan presents ligand to the TGF beta signaling receptor. *Cell* 1993;73:1435–1444.
547. Lewis KA, Gray PC, Blount AL, et al. Betaglycan binds inhibin and can mediate functional antagonism of activin signalling. *Nature* 2000;404:411–414.
548. Sekelsky JJ, Newfeld SJ, Raftery LA, et al. Genetic characterization and cloning of mothers against dpp, a gene required for decapentaplegic function in *Drosophila melanogaster. Genetics* 1995;139: 1347–1358.
549. Savage C, Das P, Finelli AL, et al. *Caenorhabditis elegans* genes sma-2, sma-3, and sma-4 define a conserved family of transforming growth factor beta pathway components. *Proc Natl Acad Sci U S A* 1996;93:790–794.
550. Derynck R, Gelbart WM, Harland RM, et al. Nomenclature: vertebrate mediators of TGFbeta family signals. *Cell* 1996;87:173.
551. Chang H, Brown CW, Matzuk MM. Genetic analysis of the mammalian transforming growth factor-beta superfamily. *Endocr Rev* 2002;23:787–823.
552. Ishisaki A, Yamato K, Hashimoto S, et al. Differential inhibition of Smad6 and Smad7 on bone morphogenetic protein- and activin-mediated growth arrest and apoptosis in B cells. *J Biol Chem* 1999; 274:13637–13642.
553. Bitzer M, von Gersdorff G, Liang D, et al. A mechanism of suppression of TGF-beta/SMAD signaling by NF-kappa B/RelA. *Genes Dev* 2000;14:187–197.
554. Ulloa L, Doody J, Massague J. Inhibition of transforming growth factor-beta/SMAD signalling by the interferon-gamma/STAT pathway. *Nature* 1999;397:710–713.
555. Quan T, He T, Voorhees JJ, et al. Ultraviolet irradiation blocks cellular responses to transforming growth factor-beta by down-regulating its type-II receptor and inducing Smad7. *J Biol Chem* 2001;276: 26349–26356.
556. Patil S, Wildey GM, Brown TL, et al. Smad7 is induced by CD40 and protects WEHI 231 B-lymphocytes from transforming growth factor-beta–induced growth inhibition and apoptosis. *J Biol Chem* 2000;275:38363–38370.
557. Villiger PM, Terkeltaub R, Lotz M. Production of monocyte chemoattractant protein-1 by inflamed synovial tissue and cultured synoviocytes. *J Immunol* 1992;149:722–727.
558. Wahl SM, Allen JB, Welch GR, et al. Transforming growth factor-beta in synovial fluids modulates Fc gamma RII (CD16) expression on mononuclear phagocytes. *J Immunol* 1992;148:485–490.

559. Brennan FM, Chantry D, Turner M, et al. Detection of transforming growth factor-beta in rheumatoid arthritis synovial tissue: lack of effect on spontaneous cytokine production in joint cell cultures. *Clin Exp Immunol* 1990;81:278–285.
560. Shull MM, Ormsby I, Kier AB, et al. Targeted disruption of the mouse transforming growth factor-beta 1 gene results in multifocal inflammatory disease. *Nature* 1992;359:693–699.
561. Allen JB, Manthey CL, Hand AR, et al. Rapid onset synovial inflammation and hyperplasia induced by transforming growth factor beta. *J Exp Med* 1990;171:231–247.
562. Elford PR, Graeber M, Ohtsu H, et al. Induction of swelling, synovial hyperplasia and cartilage proteoglycan loss upon intra-articular injection of transforming growth factor beta-2 in the rabbit. *Cytokine* 1992;4:232–238.
563. Cooper WO, Fava RA, Gates CA, et al. Acceleration of onset of collagen-induced arthritis by intra-articular injection of tumour necrosis factor or transforming growth factor-beta. *Clin Exp Immunol* 1992; 89:244–250.
564. Wahl SM, Allen JB, Costa GL, et al. Reversal of acute and chronic synovial inflammation by anti-transforming growth factor beta. *J Exp Med* 1993;177:225–230.
565. Thorbecke GJ, Shah R, Leu CH, et al. Involvement of endogenous tumor necrosis factor alpha and transforming growth factor beta during induction of collagen type II arthritis in mice. *Proc Natl Acad Sci U S A* 1992;89:7375–7379.
566. Brandes ME, Allen JB, Ogawa Y, et al. Transforming growth factor beta 1 suppresses acute and chronic arthritis in experimental animals. *J Clin Invest* 1991;87:1108–1113.
567. Kuruvilla AP, Shah R, Hochwald GM, et al. Protective effect of transforming growth factor beta 1 on experimental autoimmune diseases in mice. *Proc Natl Acad Sci U S A* 1991;88:2918–2921.
568. Khoury SJ, Hancock WW, Weiner HL. Oral tolerance to myelin basic protein and natural recovery from experimental autoimmune encephalomyelitis are associated with downregulation of inflammatory cytokines and differential upregulation of transforming growth factor beta, interleukin 4, and prostaglandin E expression in the brain. *J Exp Med* 1992;176:1355–1364.
569. Hill DJ, Logan A. Peptide growth factors and their interactions during chondrogenesis. *Prog Growth Factor Res* 1992;4:45–68.
570. Crowe MJ, Doetschman T, Greenhalgh DG. Delayed wound healing in immunodeficient TGF-beta 1 knockout mice. *J Invest Dermatol* 2000;115:3–11.
571. Zhang W, Ou J, Inagaki Y, et al. Synergistic cooperation between Sp1 and Smad3/Smad4 mediates transforming growth factor beta1 stimulation of alpha 2(I)-collagen (COL1A2) transcription. *J Biol Chem* 2000;275:39237–39245.
572. Verrecchia F, Chu ML, Mauviel A. Identification of novel TGF-beta/Smad gene targets in dermal fibroblasts using a combined cDNA microarray/promoter transactivation approach. *J Biol Chem* 2001; 276:17058–17062.
573. Hua X, Miller ZA, Wu G, et al. Specificity in transforming growth factor beta-induced transcription of the plasminogen activator inhibitor-1 gene: interactions of promoter DNA, transcription factor muE3, and Smad proteins. *Proc Natl Acad Sci U S A* 1999;96:13130–13135.
574. Stroschein SL, Wang W, Luo K. Cooperative binding of Smad proteins to two adjacent DNA elements in the plasminogen activator inhibitor-1 promoter mediates transforming growth factor beta-induced smad-dependent transcriptional activation. *J Biol Chem* 1999;274:9431–9441.
575. Yuan W, Varga J. Transforming growth factor-beta repression of matrix metalloproteinase-1 in dermal fibroblasts involves Smad3. *J Biol Chem* 2001;276:38502–38510.
576. Holmes A, Abraham DJ, Sa S, et al. CTGF and SMADs, maintenance of scleroderma phenotype is independent of SMAD signaling. *J Biol Chem* 2001;276:10594–10601.
577. Stratton R, Rajkumar V, Ponticos M, et al. Prostacyclin derivatives prevent the fibrotic response to TGF-beta by inhibiting the Ras/MEK/ERK pathway. *FASEB J* 2002;16:1949–1951.
578. Frazier K, Williams S, Kothapalli D, et al. Stimulation of fibroblast cell growth, matrix production, and granulation tissue formation by connective tissue growth factor. *J Invest Dermatol* 1996;107:404–411.
579. Abreu JG, Ketpura NI, Reversade B, et al. Connective-tissue growth factor (CTGF) modulates cell signalling by BMP and TGF-beta. *Nat Cell Biol* 2002;4:599–604.
580. Takehara K. Hypothesis: pathogenesis of systemic sclerosis. *J Rheumatol* 2003;30:755–759.
581. Schiffer M, Bitzer M, Roberts IS, et al. Apoptosis in podocytes induced by TGF-beta and Smad7. *J Clin Invest* 2001;108:807–816.
582. Giri SN, Hyde DM, Hollinger MA. Effect of antibody to transforming growth factor beta on bleomycin induced accumulation of lung collagen in mice. *Thorax* 1993;48:959–966.
583. Qi Z, Atsuchi N, Ooshima A, et al. Blockade of type beta transforming growth factor signaling prevents liver fibrosis and dysfunction in the rat. *Proc Natl Acad Sci U S A* 1999;96:2345–2349.
584. Nakao A, Fujii M, Matsumura R, et al. Transient gene transfer and expression of Smad7 prevents bleomycin-induced lung fibrosis in mice. *J Clin Invest* 1999;104:5–11.
585. Terada Y, Hanada S, Nakao A, et al. Gene transfer of Smad7 using electroporation of adenovirus prevents renal fibrosis in post-obstructed kidney. *Kidney Int Suppl* 2002;61:94–98.
586. Kulozik M, Hogg A, Lankat-Buttgereit B, et al. Co-localization of transforming growth factor beta 2 with alpha 1(I) procollagen mRNA in tissue sections of patients with systemic sclerosis. *J Clin Invest* 1990;86:917–922.
587. Rudnicka L, Varga J, Christiano AM, et al. Elevated expression of type VII collagen in the skin of patients with systemic sclerosis. Regulation by transforming growth factor-beta. *J Clin Invest* 1994;93: 1709–1715.
588. Ihn H, Yamane K, Kubo M, et al. Blockade of endogenous transforming growth factor beta signaling prevents up-regulated collagen synthesis in scleroderma fibroblasts: association with increased expression of transforming growth factor beta receptors. *Arthritis Rheum* 2001;44:474–480.
589. Deguchi Y. Spontaneous increase of transforming growth factor beta production by bronchoalveolar mononuclear cells of patients with systemic autoimmune diseases affecting the lung. *Ann Rheum Dis* 1992;51:362–365.
590. Igarashi A, Nashiro K, Kikuchi K, et al. Significant correlation between connective tissue growth factor gene expression and skin sclerosis in tissue sections from patients with systemic sclerosis. *J Invest Dermatol* 1995;105:280–284.
591. Igarashi A, Nashiro K, Kikuchi K, et al. Connective tissue growth factor gene expression in tissue sections from localized scleroderma, keloid, and other fibrotic skin disorders. *J Invest Dermatol* 1996;106: 729–733.
592. Sato S, Nagaoka T, Hasegawa M, et al. Serum levels of connective tissue growth factor are elevated in patients with systemic sclerosis: association with extent of skin sclerosis and severity of pulmonary fibrosis. *J Rheumatol* 2000;27:149–154.
593. Lotz M, Kekow J, Carson DA. Transforming growth factor-beta and cellular immune responses in synovial fluids. *J Immunol* 1990;144: 4189–4194.
594. Bucala R, Ritchlin C, Winchester R, et al. Constitutive production of inflammatory and mitogenic cytokines by rheumatoid synovial fibroblasts. *J Exp Med* 1991;173:569–574.
595. Taketazu F, Kato M, Gobl A, et al. Enhanced expression of transforming growth factor-beta s and transforming growth factor-beta type II receptor in the synovial tissues of patients with rheumatoid arthritis. *Lab Invest* 1994;70:620–630.
596. Chu CQ, Field M, Abney E, et al. Transforming growth factor-beta 1 in rheumatoid synovial membrane and cartilage/pannus junction. *Clin Exp Immunol* 1991;86:380–386.
597. Schalkwijk J, Joosten LA, van den Berg WB, et al. Insulin-like growth factor stimulation of chondrocyte proteoglycan synthesis by human synovial fluid. *Arthritis Rheum* 1989;32:66–71.
598. Schalkwijk J, Joosten LA, van den Berg WB, et al. Chondrocyte nonresponsiveness to insulin-like growth factor 1 in experimental arthritis. *Arthritis Rheum* 1989;32:894–900.
599. Bradham DM, in der Wiesche B, Precht P, et al. Transrepression of type II collagen by TGF-beta and FGF is protein kinase C dependent and is mediated through regulatory sequences in the promoter and first intron. *J Cell Physiol* 1994;158:61–68.
600. Galera P, Redini F, Vivien D, et al. Effect of transforming growth factor-beta 1 (TGF-beta 1) on matrix synthesis by monolayer cultures of rabbit articular chondrocytes during the dedifferentiation process. *Exp Cell Res* 1992;200:379–392.
601. Gunther M, Haubeck HD, van de Leur E, et al. Transforming growth factor beta 1 regulates tissue inhibitor of metalloproteinases-1 expres-

sion in differentiated human articular chondrocytes. *Arthritis Rheum* 1994;37:395–405.

602. Guerne PA, Sublet A, Lotz M. Growth factor responsiveness of human articular chondrocytes: distinct profiles in primary chondrocytes, subcultured chondrocytes, and fibroblasts. *J Cell Physiol* 1994;158: 476–484.
603. Harvey AK, Hrubey PS, Chandrasekhar S. Transforming growth factor-beta inhibition of interleukin-1 activity involves down-regulation of interleukin-1 receptors on chondrocytes. Exp Cell Res. 1991;195: 376–385.
604. Hamilton JA, Piccoli DS, Leizer T, et al. Transforming growth factor beta stimulates urokinase-type plasminogen activator and DNA synthesis, but not prostaglandin E_2 production, in human synovial fibroblasts. *Proc Natl Acad Sci U S A* 1991;88:7180–7184.
605. van den Berg WB, van der Kraan PM, Scharstuhl A, et al. Growth factors and cartilage repair. *Clin Orthop* 2001:244–250.
606. Glansbeek HL, van Beuningen HM, Vitters EL, et al. Bone morphogenetic protein 2 stimulates articular cartilage proteoglycan synthesis in vivo but does not counteract interleukin-1alpha effects on proteoglycan synthesis and content. *Arthritis Rheum* 1997;40:1020–1028.
607. Huch K, Wilbrink B, Flechtenmacher J, et al. Effects of recombinant human osteogenic protein 1 on the production of proteoglycan, prostaglandin E_2, and interleukin-1 receptor antagonist by human articular chondrocytes cultured in the presence of interleukin-1beta. *Arthritis Rheum* 1997;40:2157–2161.
608. van de Loo FA, Arntz OJ, van Enckevort FH, et al. Reduced cartilage proteoglycan loss during zymosan-induced gonarthritis in NOS2-deficient mice and in anti-interleukin-1-treated wild-type mice with unabated joint inflammation. *Arthritis Rheum* 1998;41: 634–646.
609. Roberts AB, Sporn MB. Physiological actions and clinical applications of transforming growth factor-beta (TGF-beta). *Growth Factors* 1993;8:1–9.
610. van Beuningen HM, van der Kraan PM, Arntz OJ, et al. Transforming growth factor-beta 1 stimulates articular chondrocyte proteoglycan synthesis and induces osteophyte formation in the murine knee joint. *Lab Invest* 1994;71:279–290.

第20章

风湿性疾病中的细胞黏附分子

Casey T. Weaver ，Daniel C. Bullard

黏附分子是多功能细胞表面蛋白，它可以介导细胞/细胞、细胞/基质间的相互作用。这些蛋白除了具有维持组织结构和完整性的作用外，还可参与活化细胞的过程，包括细胞的活力、信号转导和活化。例如，黏附分子介导的相互作用对于一些不同的炎症和免疫反应起着关键性的作用，这其中包括：炎性刺激后白细胞从血管游出进入组织、免疫监督与归巢、吞噬作用及白细胞/内皮的活化。现在已经发现大量的黏附分子，其中一些可根据其结构、功能的相似性被分入不同家族，如选择素、整合素、钙黏蛋白、CD44 及免疫球蛋白黏附蛋白家族。

通过对感染患者黏附分子表达的分析、在动物模型进行的抑制作用研究的分析及体外冻存组织或细胞系黏附的分析发现：这些蛋白在炎性疾病的发病过程中起着积极的作用，这其中包括类风湿性关节炎(RA)、系统性红斑狼疮(SLE)及血管炎综合征[1-9]。本章简单介绍一些主要的黏附分子家族及其成员的结构和功能的研究概况，并讨论它们在风湿性疾病发病过程中可能的作用。

一、选择素

粘连分子的选择素家族由 3 种结构相似的蛋白组成：E-选择素、P-选择素和 L-选择素。这些蛋白共同促进白细胞的滚动，而这种滚动是白细胞由血管腔募集到血管外组织的第一步。白细胞在内皮组织上的选择素依赖性滚动可以使其为趋化因子“检查”内皮组织，这些趋化因子能活化白细胞以增强整合素结合，然后介导牢固黏附，从而使白细胞能够跨过内皮游走到两个临近组织的间隙。选择素首次发现于一种单克隆抗体的使用，这种抗体能够抑制白细胞归巢(L-选择素)、抑制白细胞与内皮细胞的结合(E-选择素)或结合活化的血小板(P-选择素)[10-13]。后来，在内皮细胞上也发现了 P-选择素[14]。所有这 3 种选择素在 20 世纪 80 年代后期均被克隆出，并被排序[15-20]。

选择素具有高度同源性，它们在核酸和蛋白水平的同源性分别达到 40%和 60%[21]。选择素的结构是由一个短的胞浆区、一个跨膜区、一系列短同源重复序列(SCR)区、一个单个的表皮生长因子(EGF)样区和一个位于氨基末端的 C 型 Ca^{2+}依赖性凝集素结合区（图 20.1A)所组成。胞浆部分似乎参与了胞内信号转导，且在酪氨酸、苏氨酸和丝氨酸残基处可被磷酸化[22]。选择素磷酸化的作用虽仍在研究过程中，但它对配体结合、分泌或信号转导来说可能是重要的[23-27]。选择素间 SCR 区的数量有所不同，L-选择素、E-选择素和 P-选择素分别包括 2 个、6 个和 9 个 SCR 区。在各种选择素之间进行的 SCR 区域交换研究结果证明：它们彼此在功能上能够互相替换[28,29]。SCR 区可能参与了蛋白结构的维持及配体结合的增强[30,31]。所有选择素的 EGF 样区具有很强的同源性，它似乎可以通过凝集素结合构象的稳定作用或与配体的直接相互作用来参与细胞黏附过程[29,31-33]。SCR 或 EGF 区的缺失可消除配体的结合，说明这些区域对于选择素的相互作用是重要的[31]。

P-选择素(CD62P)既可表达于血小板，也可表达于内皮细胞；而 E-选择素(CD62E)的表达仅限于内皮组织。E-选择素和 P-选择素都可促进内皮细胞表面的

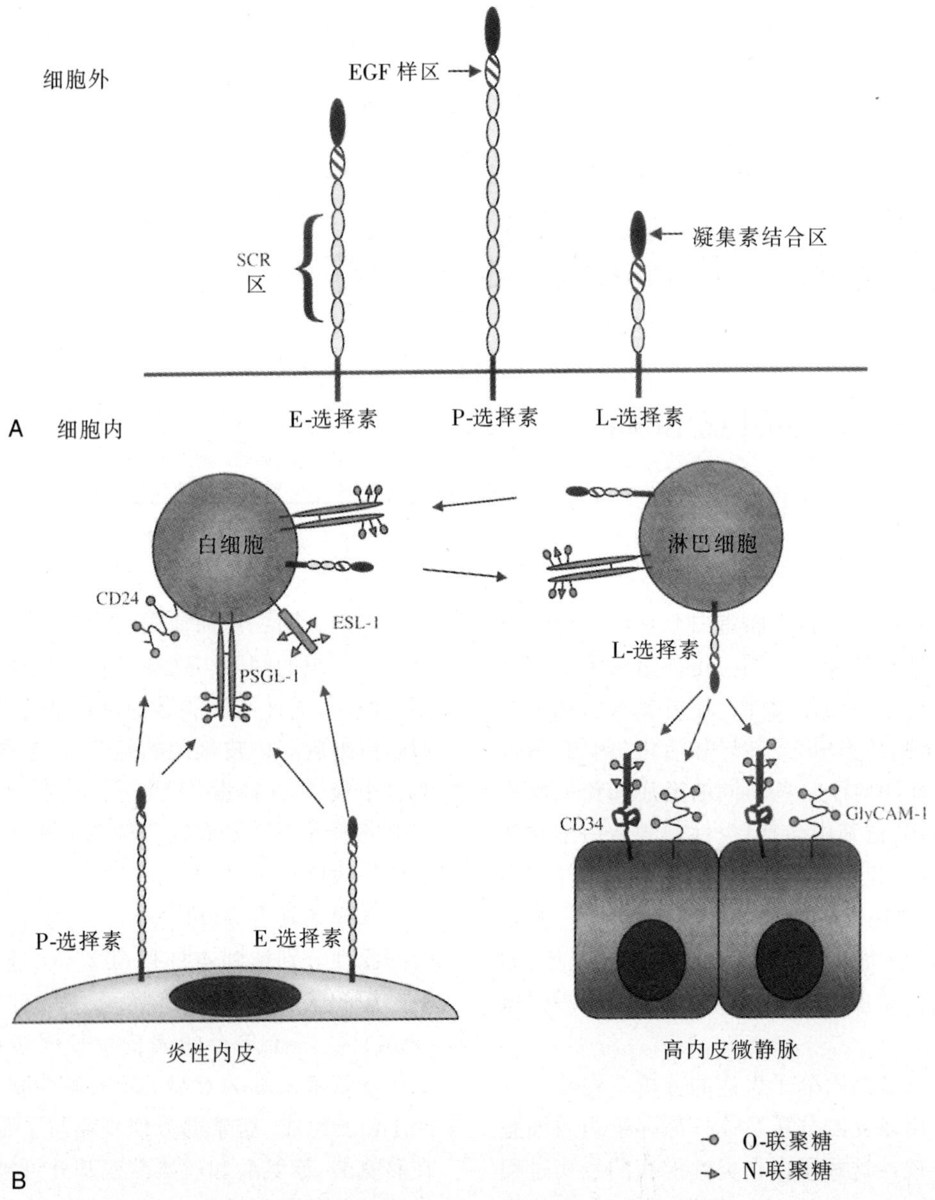

图20.1 选择素的结构。(**A**)选择素家族的所有成员均有3个一般的基序:短同源重复序列(SCR),一个表皮生长因子(EGF)样区及凝集素结合区。选择素家族成员中SCR区的数量不同。(**B**)典型的P-选择素、E-选择素和L-选择素配体及表达它们的细胞。

白细胞滚动,而P-选择素还可促进血小板的聚集及与其他细胞的黏附[34-38]。P-选择素储存于内皮细胞的怀布尔-帕拉德体或血小板的α颗粒[14,39-42],并在炎性介质(如组织胺或凝血酶)活化细胞后被快速动员到细胞表面[13,14,40,43,44]。与P-选择素一样,E-选择素可被大量不同的炎性细胞因子所诱导,如肿瘤坏死因子-α(TNF-α)、白介素-1(IL-1)或细菌脂多糖(LPS)[15,45]。E-选择素最高水平的表达通常在几个小时内出现于内皮细胞表面[15]。而L-选择素(CD62L)与P-选择素和E-选择素仅能表达于活化的内皮组织或血小板中不同,它可表达于所有粒细胞、单核细胞及大多数淋巴细胞和自然杀伤(NK)细胞[46]。淋巴细胞表达的L-选择素主要限于抗原-幼稚B和T细胞;活化后它从白细胞表面快速脱落[47,48],并不再表达于多数效应器细胞或记忆细胞[49,50]。L-选择素虽然是白细胞归巢到二级淋巴组织[如外周淋巴结及派尔(Peyer)斑]的主要介导物质,但它也能促进白细胞在炎性刺激物活化的非淋巴样组织内皮上的滚动[10,51-53]。

选择素最关键的功能区是Ca^{2+}依赖性凝集素结合区,它可控制选择素的配体结合特性[28,54]。每个选择素均可与聚糖结构相结合，而这种聚糖结构通过糖基转移酶的作用已被附加到糖蛋白上。被选择素识别的聚糖结构多数是附加到蛋白骨架的丝氨酸或苏氨酸残基上 O-联聚糖，也有少量附加到天冬酰胺残基上的 N-联聚糖[38,55]。四糖结构 sLex(sialy Lewisx)是第一个被发现可作为选择素配体的聚糖，是迄今为止选择素结合的最具特性的糖类基序[56-60]。P-选择素、E-选择素和 L-选择素证明有些糖蛋白的所有组成成分具有明显的重叠，这些糖蛋白可以产生它们所识别的聚糖，但根据组织部位似乎存在一个首选配体的分级。P-选择素优先识别的糖蛋白是 P-选择素糖蛋白配体-1 (PSGL-1)，这是一种由多数白细胞表达、富含在 O-联聚糖上的同源二聚体唾液黏蛋白[38,55,61,62](图 20.1B)。CD24 是 P-选择素的一种附加配体，它对表达 PSGL-1 和 CD24 的白细胞黏附的作用相对较弱[38,55]。虽然 E-选择素还可识别一种名为 E-选择素配体-1(ESL-1)的独特配体，但 PSGL-1 仍是一种 E-选择素配体。E-选择素可能也结合某些糖脂，甚至还可与适当糖基化的 L-选择素结合[38,55]。

L-选择素识别的配体包括一个特异性内皮组织表达的分子家族，它们可以顺二级淋巴组织的高内皮微静脉(HEV)排列(图 20.1B)。它最初被认为与外周淋巴结血管地址素(PNAd)一样，而现在应理解为：它是由一些被 HEV 构成性表达的 L-选择素配体所组成的一种复合物[38,63]。这个复合物中包括：糖基化细胞黏附分子-1 (GlyCAM-1)、mucosialin (CD34)、podocalyxin、endomucin、endoglycan 及肠派尔(Peyer)淋巴结内的黏膜地址素细胞黏附分子-1(MAdCAM -1)[63-65]。这其中每一个配体都是唾液黏蛋白，表示了 O-联糖的优势。有趣的是，L-选择素也能结合 PSGL-1，因此，它除介导内皮/白细胞间的相互作用外，还介导了白细胞/白细胞的相互作用[55]。

选择素适当的配体表现于白细胞上 (如 PSGL-1 和 ESL-1)、HEV 的内皮上(如 GlyCAM-1 和 CD34)、还是在血小板(如 PSGL-1)上有赖于它们生物合成所需的糖基、唾液酸化及硫转移酶在这些细胞中的表达[38]。对于参与了选择素功能的一些体内配体来说，一些酶会促进它们的生物合成，虽然精确识别所有这些酶还需进一步地加以研究，但目前已经鉴别出其中一些关键酶。这些酶中主要的是：C2GlcNAcT-I(core 2β1- 6-N glucosaminyltransferase I)、α-1,3 墨角藻糖基转移酶(FucT)、聚糖 O-硫转移酶(GST)-3 及 α2-3 唾液酸转移酶。C2GlcNAcT-1 可产生一种核聚糖及某些 L-选择素配体，其中核聚糖随后经修饰酶作用可形成 P-选择素和 E-选择素[66]；α-1,3 FucT(主要是 FucT-VII，而 FucT-IV 较少)在选择素配体封端基团(如 sLex)处参与形成关键的海藻糖残基 [67-69]；GST-3 在封端集团使糖基残基变为硫酸盐[38]；α2-3 唾液酸转移酶在 sLex 结构使次末端的半乳糖残基进行唾液酸化[38,66,69-73]。糖基转移酶在选择素配体聚糖表达方式改变过程中十分关键，其不同的细胞表达是炎性细胞募集改变的作用机制之一。α-1,3 墨角藻糖基转移酶中的 FucT-VII 在 T_H1 和 T_H2 淋巴细胞发育期间的不同表达就是一个重要的例子，由此可能会生成被前者而不是后者结合的有效力的 P-选择素和 E-选择素[74,75]。

二、整合素

整合素由一个含 24 个异二聚体蛋白的家族组成，这个家族通过 18α-和 8 个 β 亚单位基因的不同组合而形成[76,77]。这些蛋白对于脊椎动物和无脊椎动物的细胞-细胞之间的黏附(白细胞-内皮细胞黏附)及细胞 基质之间的黏附(半桥粒和灶性接触)是十分重要的[78]。整合素也参与了细胞支架的组建及信号的转导[79]。整合素的表达是普遍存在的，每个细胞可表达多种整合素蛋白。α 和 β 亚单位各有自己的编码基因，个别的成员不显示协调的转录调节[80]。亚单位在高等有机体出现变体以便于一些 α 亚单位能与多种 β 亚单位以非共价键相互作用(图 20.2A)。目前已经鉴别出多种不同的整合素配体，其中包括免疫球蛋白超家族成员以及胞外基质蛋白，如纤维结合蛋白、胶原和层粘连蛋白[81]。

整合素的胞外部分由头区和两条“腿”区组成[77,82](图 20.2B)。根据晶体学研究结果发现：α 整合素头部区域由 7 个叶片组成的 β 片层结构域所组成，在 β 亚单位内则会复合 von Willebrand 因子 A 区或 βA 区[77,82,83]。交联研究结果证明 α 和 β 亚单位的头部均可进行配体识别，这其中也包括二价阳离子(如 Ca^{2+}和 Mg^{2+})结合区[84-86]。半数 α 亚单位蛋白还包含一个由外显子改组形成的嵌入区域(I 或 βA 区)，它能影响配体的特异性[87,88]。这种选择剪接导致氨基末端第三段约200 个氨基酸序列的加入[81]。在 α 亚单位，接近跨膜区的区域是“腿”区，包含 3 个 β 三明治区(calf 1、calf2 和 thigh)[76]。β 亚单位“腿”区中有一些与其他蛋白同源的不同结构，这其中包括杂合的或免疫球蛋白折叠区，1 个 plexin-信号素-整合素(PSI)区，4 个表皮生长因子样重复区

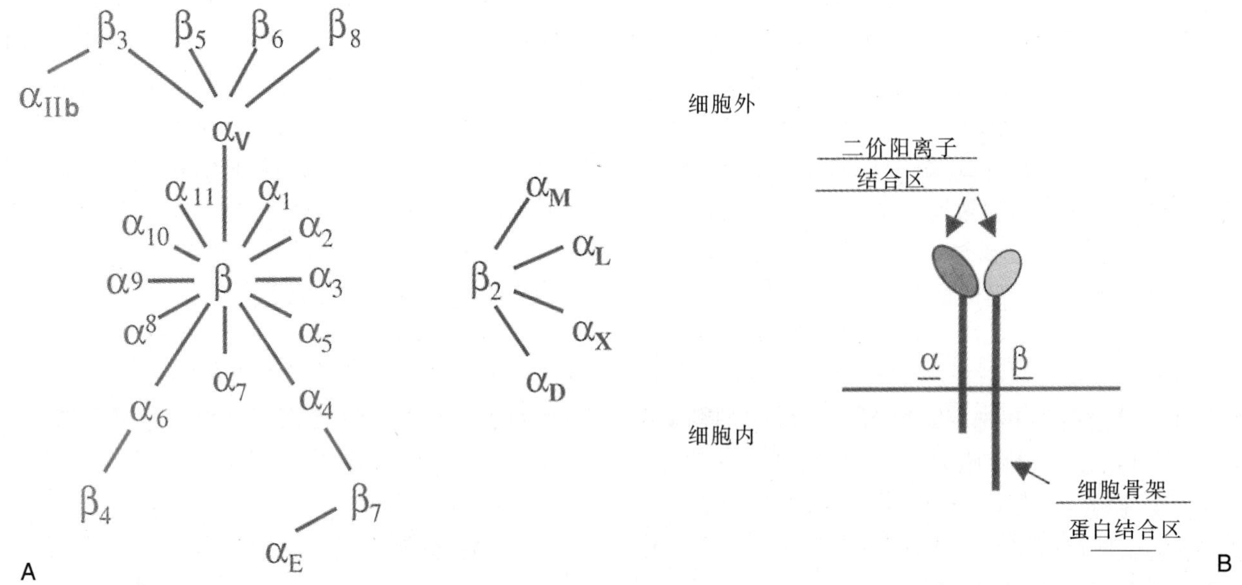

图20.2 整合素亚单位之间的关联及结构。(A)各种α和β亚单位复合中的一部分。(B)α和β亚单位基本结构。二价阳离子结合区位于α和β亚单位的球形头区，而细胞骨架相关的蛋白结合区在β亚单位的胞浆尾区。

及一个β尾区[77,82,83]。α和β亚单位都包含短的、胞质尾区(β4除外)和一个单个的跨膜区(图20.2B)。β亚单位的胞质尾区还参与通过各种连接蛋白如纽蛋白、踝蛋白、α-辅肌动蛋白整合素复合物连接到细胞骨架上的过程[89]。

整合素介导的细胞黏附可以通过多种机制来控制，其中包括：蛋白表面密度的改变、细胞表面整合素的聚集及受体亲和力的改变。许多种胞外刺激物可诱导一些整合素表面表达水平的增加[90]。例如：细胞因子和趋化因子可通过增加整合素基因的表达及整合素蛋白胞内储存的动员来促进炎症反应期间白细胞的黏附[91]。在活化及增加整合素结合配体能力的情况下，一些整合素也可能在细胞表面发生构象变化或聚集[79,92]。最终，部分类型的细胞在分化或对外界的信号进行应答反应期间，其整合素表达方式可能也会发生改变[81]。因此，整合素的动态表达方式能调控细胞间特异的黏附相互作用，并影响它们的功能特性。

通过研究1型白细胞黏附缺陷病（LAD-1）和Glanzmann血小板机能不全这两种由整合素变异引起的不同疾病，发现整合素对其具有有益的功能。人和家畜的LAD-1产生于β_2整合素β亚单位的变异。β_2整合素表达的丢失会引起感染易感性的增加，中性粒细胞的迁移受损，白细胞的增多，伤口愈合的延缓及吞噬功能的缺损[93,94]。Glanzmann血小板机能不全则是一种由αII或β_3整合素亚单位变异引起的异质疾病[95]。这些变异导致了血小板功能的缺陷，从而使感染个体的出血易感性有所增加。

三、免疫球蛋白超家族

黏附分子中免疫球蛋白(Ig)超家族的成员都具有相似的结构，以能介导配体结合的胞外IgG样区为特征[96]。这些蛋白的主要结构包括：一个胞浆区，一个跨膜区及具有二硫键环、α反向平行β-折叠(α antiparallel β-pleated sheet)的IgG样区(图20.3)。IgG黏附家族中的成员可参与多种细胞反应，如免疫监督、白细胞活化、白细胞迁移。蛋白包括：黏附分子，如胞间黏附分子(ICAM)-1、-2、-3(ICAM-1，ICAM-2和ICAM-3)；血管细胞黏附分子-1（VCAM-1）；血小板内皮细胞黏附分子-1（PECAM-1)；MAdCAM-1和连接黏附分子-1、2、3(JAM-1、-2、-3)。

ICAM-1最初是作为β_2整合素淋巴细胞功能相关抗原-1(LFA-1)的配体来识别的[97]。ICAM-1可以结合许多不同的配体，包括：β_2整合素Mac-1和p150/95、透明质素和纤维蛋白原[98-100]。ICAM-1可构成性表达于多种不同类型的细胞，并能被多种炎性因子如TNF-α和LPS所上调[97,101]。ICAM-1还参与多种白细胞和内皮反应，其中包括：白细胞的牢固黏附及通过内皮的迁移、白细胞–白细胞的聚集和白细胞的活化[97,102-105]。ICAM-1与β_2整合素之间的相互作用促进了这些细胞的活动，

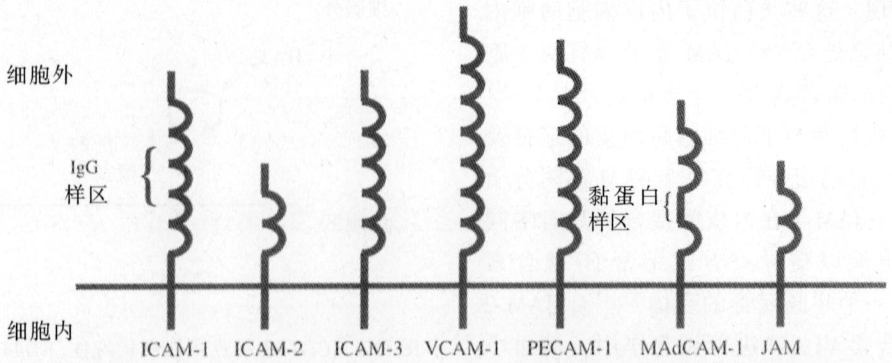

图20.3 免疫球蛋白超家族蛋白的结构特征。免疫球蛋白超家族蛋白的胞外部分含有IgG样重复区。超家族内的不同分子之间IgG重复的数量不同。

而这种作用刺激由外向内的信号转导途径[91,96]。ICAM-1 的交联可以通过胞内 Ca^{2+}的释放和丝裂原活化蛋白(MAP)激酶的活化，使免疫球蛋白超家族其他成员的表达增加来激活信号转导级联[106]。

ICAM-2 是通过使用单克隆抗体、使其表达克隆化而发现的，所用的这种单克隆抗体能抑制静息期内皮上、由 LFA-1 介导的白细胞的黏附及迁移[107]。ICAM-2 能构成性表达于细胞表面，并主要存在于内皮细胞、抗原递呈细胞和一些肠上皮细胞[108]。与 ICAM-1 不同，ICAM-2 不能被炎性因子所诱导，因此，ICAM-2 对正常免疫监督是重要的[108]。ICAM-3 发现于 1992 年，它在所有静息状态下的白细胞上均可表达[109,110]。它可以结合 LFA-1，对白细胞的聚集和活化是重要的[109-111]。这 3种 ICAM 胞外表面 IgG 样区的数量是不同的。ICAM-1 和 ICAM-3 均有 5 个 IgG 样区，而 ICAM-2 仅有两个 IgG 样区(图 20.3)。

ICAM-1 由于可介导淋巴细胞黏附而被发现[112]。炎性细胞因子和 ICAM-1 的交联可增加 VCAM-1 基因的表达[106,113]。VCAM-1 的主要配体是 $\alpha_4\beta_1$ 整合素(极迟抗原-4，VLA-4)，它对单核细胞和淋巴细胞的牢固黏附、迁移及淋巴细胞的刺激都是重要的。VCAM-1 可与整合素 $\alpha_4\beta_7$、$\alpha_9\beta_1$ 及 $\alpha_d\beta_2$ 相结合[91,114,115]。VCAM-1 mRNA 的选择剪接可产生 2 种不同的蛋白质异形体。较大的VCAM-1 蛋白由 7 个IgG 样区所组成，而较短的分子缺乏 IgG 样区 4[112]。IgG 样区 1(也可能 IgG 样区 4)可以大量地介导 VCAM-1/配体间的相互作用。抗体阻断研究结果显示：两种剪接变体的区域 1 均参与了白细胞的黏附过程，而较小的 VCAM-1 异型由于缺乏 IgG 样区 4 可能有不同的附着特性[96]。

PECAM-1 最初发现于血管内皮上表面蛋白的血清学鉴定，并将其定位于内皮细胞的细胞间结合处[116,117]。抗 PECAM-1 抗体可以阻止白细胞跨过内皮层的迁移[118]。PECAM-1 也可表达于血小板、单核细胞、中性粒细胞、NK 细胞和某些 T 细胞亚群[119,120]。近期研究结果发现 PECAM-1 还参与了血管生成过程、细胞的迁移、巨噬细胞的吞噬与凋亡[121,122]。

PECAM-1 蛋白含有 6 个 IgG 样区、 个跨膜区和一个胞浆区(图 20.3)。胞浆区包括免疫受体酪氨酸抑制基序，可以表现丝氨酸和酪氨酸的不同磷酸化作用，并能进行选择剪接[120-122]。PECAM-1 的信号转导对于正常内皮层的完整性及白细胞 β_2 整合素的活化都是重要的[123]。虽然 PECAM-1 能与其他异嗜性配体相互作用，但它的附着还需通过嗜同种受体反应来介导的[122]。区域 1 和区域 2 的抗体可以阻断 PECAM-1 嗜同种受体反应，也能阻止 PECAM-1 介导的白细胞的活化[117,119,123]。

MAdCAM-1 最初也是通过一种单克隆抗体被识别的，这种抗体能使 Peyer 淋巴集结和肠系膜淋巴结的高内皮小静脉着色[124,125]。MAdCAM-1 在组织中表达的特征显示它可构成性表达于黏膜组织[124,126]。TNF-α 可以上调 MAdCAM-1 的表达[127]。这种黏附分子还可介导二级淋巴器官高位内皮小血管内淋巴细胞的黏附与迁移。MAdCAM-1 含有 3 个胞外 IgG 样区。位于 IgG 样区 2 和 IgG 样区 3 之间的黏蛋白样区参与了配体结合过程(图 20.3)。MAdCAM-1 的配体包括 $\alpha_4\beta_7$ 整合素和 L-选择素，它们分别结合 MAdCAM-1 蛋白的区域 1 和黏蛋白样区[53]。

JAM 家族成员 (JAM-1、-2、-3) 均表达于内皮细胞，但也可表达于上皮细胞、白细胞和血小板[128-131]。这是黏附分子中相对较新的一个家族，其余的成员有望在不久的将来被发现。这些蛋白位于内皮细胞的胞内区，且浓集在紧密结合处[132,133]。JAM分子含有两个胞外IgG区、一个单独的跨膜区及一个短的胞质尾区[133]（图20.3）。JAM的成员参与了白细胞跨内皮的迁移及通透性的调节[128,134]。目前正在研究每个JAM黏附分子配体的专属性特征。JAM-1在内皮间接合处具有嗜同源二聚作用，但也能以嗜异染方式结合β_2整合素LFA-1；JAM-1还是一种呼肠病毒的受体[135–137]。JAM-2能与JAM-3、β_1整合素VLA-4进行相互作用，而血小板上的JAM-3可以结合β_2整合素Mac-1[138–140]。

四、CD44

CD44是一种重糖基化黏附蛋白，最初发现于神经元细胞、白细胞和红细胞[141,142]。CD44可以参与多种不同的细胞过程。其中包括介导淋巴细胞/内皮细胞的相互作用及胞外基质的重排与改建[143]。CD44所具有的不同功能是由于选择剪接产生了不同的糖蛋白异形体。CD44是一种I型膜糖蛋白，它由一个胞质尾区、一个跨膜区和一个在氨基末端有球形区的胞外区所组成（图20.4）。其中，氨基末端的球形区中含有关键的半胱氨酸残基二硫键，它对配体结合是重要的[144,145]。但如果其他胞外区也有足够量的糖基化，那么它们可能也参与配体的结合。CD44主要的生理学配体是透明质酸（HA）[146]。炎性刺激（如TNF-α和IL-1β）可以增加内皮HA的表达[147]。而体外研究结果显示：胞外基质的其他成分（如纤维结合蛋白、层粘连蛋白和I型胶原）可能同样也结合CD44[148,149]。

CD44功能早期研究结果显示它参与了淋巴细胞的归巢，因为其单克隆抗体可以阻断外周血中的淋巴细胞黏附到黏膜高内皮小静脉[150]。在体内，注射CD44抗体可以抑制迟发型超敏反应早期的水肿和细胞浸润[151]。DeGrendele等的研究结果显示：CD44对活化的T细胞外渗到炎症部位是重要的[143,152]。在体外，CD44可以促进内皮上淋巴细胞的滚动，而CD44/HA的相互作用也可加强白细胞表达致炎细胞因子[143,153]。虽然炎症期间淋巴细胞的粘连和迁移涉及CD44/HA的相互作用，但要进一步确定CD44在不同组织炎症反应期间的作用还必需进行更多的研究。

五、钙黏蛋白

钙黏蛋白最初发现于一种细胞表面蛋白，这种表

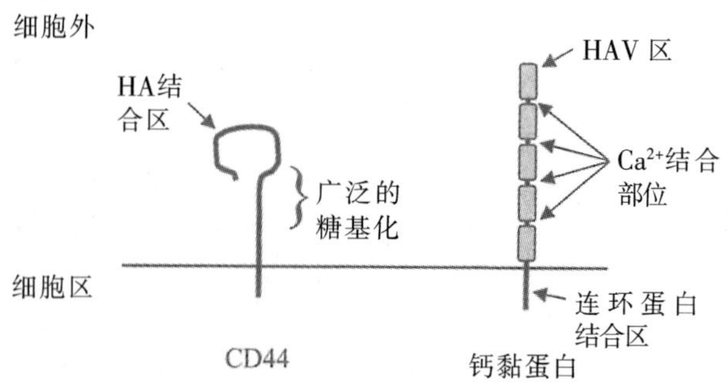

图20.4　CD44和钙黏蛋白结构特性。CD44分子能被广泛的糖基化，遍及蛋白多数胞外部分。在胞外区的球状头部发现了透明质酸（HA）结合区。标准的钙黏蛋白典型性包括5个胞外区（EC 1–5），由Ca^{2+}结合部位分开。最后的胞外区包括组氨酸、丙氨酸、缬氨酸(HAV)基序，它介导钙黏蛋白同型的相互作用。钙黏蛋白胞浆区包括钙黏蛋白结合区，它对于细胞骨架的联系是重要的。

面蛋白以钙易感性为特征[154]。迄今为止，在脊椎动物体内已经发现了超过80种的不同钙黏蛋白。钙黏蛋白参与一些特定细胞（如上皮细胞、内皮细胞及神经元细胞）的同质性黏附。除这些结构功能外，钙黏蛋白对细胞的生长和分化也具有一定的作用[154]。单一的钙黏蛋白即可介导这些细胞的同型相互作用；但细胞也可表达一些其他类型的钙黏蛋白。如E-钙黏蛋白主要参与上皮细胞–细胞的黏附，而这些细胞还能表达其他的钙黏蛋白，如N-钙黏蛋白和P-钙黏蛋白[155]。钙黏蛋白还可参与异嗜性相互作用。如T淋巴细胞通过E-钙黏蛋白与$\alpha_E\beta_7$整合素的相互作用能黏附到肠的上皮细胞上[156]。

钙黏蛋白通常由3个主要结构区组成：一个胞浆区、一个跨膜区和一个氨基末端的胞外区（图20.4）。不同种类的钙黏蛋白，其胞浆区是高度保守的[154]。由于蛋白的连环蛋白家族也带有钙黏蛋白的胞质尾区，因此，这个区是关键的[157–160]。连环蛋白将钙黏蛋白分子连接到肌动蛋白细胞骨架，形成可见于上皮细胞和内皮细胞的黏附连接及胞桥小体。标准的钙黏蛋白胞外区由胞外(EC)区1到5(EC1–5)5个重复基序所组成[160]。胞外部分的氨基末端也包含可介导钙黏蛋白嗜同种相互作用的HAV区[159,160]。不同种类的钙黏蛋白的定向诱变和嵌合体结构显示：邻近HAV区的氨基酸可能对钙黏蛋白嗜同种相互作用的特异性是重要的[160]。

六、白细胞/内皮黏附的机理

白细胞/内皮间的相互作用对于正常炎性反应和

炎性疾病的发生均是必需的。白细胞外渗期间出现的这种黏附相互作用已经成为十分活跃的研究课题,目前研究结果显示需要多种不同黏附分子的协同结合。白细胞募集到血管外组织需经一个协定的、多级的过程来完成,这个过程涉及到白细胞的滚动、黏附及跨血管迁移[96,161]。支持这些机制的大多数证据来自毛细血管后微静脉的活体观察及在分离的白细胞和内皮细胞体外模型系统进行的研究。某些病理条件下(如移植排异反应、血管炎和动脉粥样硬化)的动脉血管也可观察到白细胞的黏附[7,162]。白细胞在毛细血管后水平的黏附机制已经明确;但有关白细胞/动脉的黏附途径却了解得相对很少。图 20.5 示意的是白细胞的黏附过程。

活化或非活化状态下白细胞和内皮组织均可生存。炎性反应期间有效力的白细胞募集需要这些细胞的活化,这会引起黏附分子表达的增加及受体亲和力的改变。一些炎症刺激物(如病原体和组织损伤)能活化毛细血管后微静脉内皮组织,并可促进白细胞的黏附及外渗[163,164]。内皮细胞和白细胞的活化也可出现于血管内,而且会促进白细胞/内皮细胞的相互作用。这种机制在不同的血管炎性疾病的损伤过程中可能是重要的[7]。表 20.1 列举了黏附和迁移过程中白细胞和内皮细胞间一些配体/受体的相互作用。

白细胞黏附反应的初始阶段涉及白细胞的附壁及沿血管内皮的滚动[36]。如同白细胞离开毛细血管腔并进入毛细血管后微静脉,血流动力使白细胞朝小静脉内皮方向而向外移动。附壁多是由于白细胞离开毛细血管腔时红细胞的数量大大超过了白细胞,并朝血管壁方向推压它们。紧贴于小静脉内皮的白细胞进行低亲和力(弱)细胞/细胞的相互作用,并引发白细胞的滚动。可直接介导白细胞滚动的黏附分子包括:选择素、VLA-4、α_4/β_7、VCAM-1、MAdCAM-1 和 CD44[36,143,165]。滚动使白细胞在内皮细胞表面上通过的时间有所增加,并进行高亲和力(强)细胞/细胞的相互作用。虽然其他黏附分子不能直接介导白细胞沿血管壁的滚动,但它们也能促进这个过程。如 β_2 整合素 LFA-1 与 Mac-1 和它们内皮配体间的相互作用可以调节或降低中性粒细胞的滚动速度[166]。这称为慢速滚动,这似乎是促进有效的稳定或牢固黏附的关键因素之一。

高亲和力的相互作用出现于趋化因子及其他内皮衍生介质活化滚动的白细胞之后。这些介质可以刺激 L-选择素的脱落、整合素蛋白构象的改变及胞内整合素蛋白(如 Mac-1)的释放[48,91,167]。这些过程可以帮助 β_2

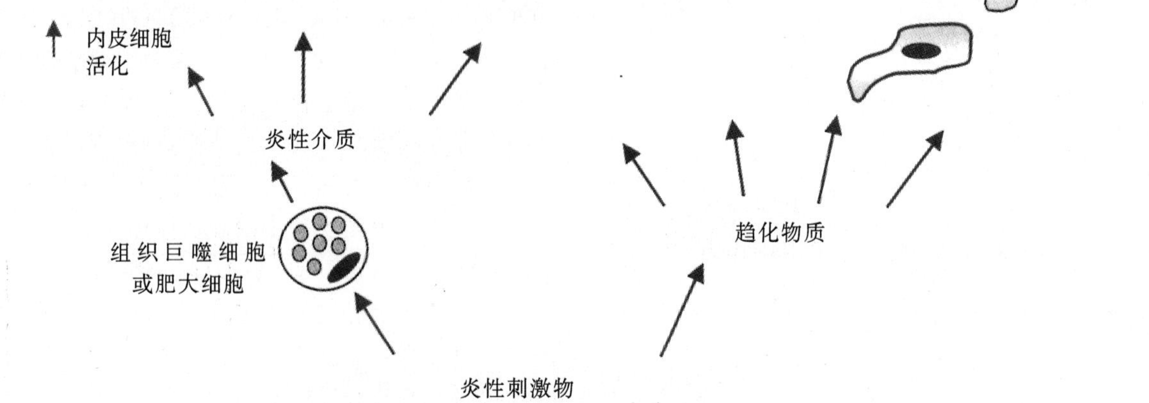

图20.5　白细胞黏附和迁移机制。白细胞外渗涉及3个主要步骤:白细胞的滚动、牢固黏附及迁移。炎性刺激物通过活化血管内白细胞和其他细胞来启动这个过程。然后这些细胞释放炎性介质,引起内皮细胞的活化。炎性刺激物也能刺激趋化物的释放,它们可促进白细胞跨内皮及穿越血管外组织的迁移。

整合素与免疫球蛋白超家族成员的结合，且对随后白细胞的牢固黏附是关键性的。LFA-1、Mac-1、ICAM-1、ICAM-2、MAdCAM-1 和 VCAM-1 全部可以介导一个或多个白细胞亚型的牢固黏附[163]。牢固黏附的白细胞随后开始变平，然后跨过内皮细胞表面伸展。白细胞在邻近的内皮细胞间伸展微绒毛以开始跨毛细血管后微静脉迁移的过程。

除选择素外，还有许多不同的黏附分子都参与了经内皮的迁移。在内皮细胞上，PECAM-1、JAM-1、JAM-2、JAM-3 和 VE-钙黏蛋白全部都集中在外缘，并帮助白细胞在邻近内皮细胞间进行迁移[120,128,132]。在白细胞上，包括 LFA-1 及 VLA-4 在内的多种整合素也可以通过免疫球蛋白超家族不同成员间的相互作用来介导这个过程[105,135]。然而，为了确定跨内皮迁移期间不同的白细胞亚型特有的黏附途径及调节此过程的细胞行为，还必须进行更多的研究。

七、风湿性疾病致病过程中的黏附分子

目前仍有许多不同的风湿性疾病的致病机制不十分明确。但现在已有足够的证据证明：在这些疾病的组织炎症发生过程中，黏附分子的表达是关键性的决定因素。例如在类风湿性关节炎(RA)疾病进展期间，黏附分子可能会介导多种不同细胞间的相互作用，包括：白细胞进入滑膜组织及滑膜液、滑膜增殖及血管翳形成、白细胞黏附到软骨、血管翳组织黏附到软骨及骨、滑膜组织内血管生成活性(综述见参考文献 1~6)。血管炎性疾病发生期间，黏附分子对于白细胞与内皮、平滑肌的相互作用及引起血管破坏的白细胞活化过程都是关键的[7-9]。

表20.1 白细胞/内皮细胞黏附分子相互作用

相互作用	内皮黏附分子	白细胞黏附分子
滚动	E- selectin	ESL-1[a]
	P- selectin	PSGL-1
	HA	CD44
	未知[b]	L- selectin
	VCAM-1	VLA- 4
紧密附着	ICAM-1	LFA-1,Mac-1
	ICAM-2	LFA-1
	VCAM-1	VLA- 4
	HA	CD44
迁移	ICAM-1	LFA-1,Mac-1
	ICAM-2	LFA-1
	VCAM-1	VLA- 4
	PECAM-1	PECAM-1,其他？
	JAM	多种配体

[a] ESL-1在体内还没有显示出结合E-选择素及介导滚动。

[b] 涉及炎性白细胞募集的生理学L-选择素配体还没有被鉴定。

ESL:E-选择素配体；HA：透明质酸；ICAM：细胞间黏附分子；JAM:结合黏附分子；LFA:淋巴细胞功能相关抗原；PECAM:血小板-内皮细胞黏附分子；PSGL:P选择素糖蛋白配体；VCAM:血管细胞黏附分子；VLA:极迟抗原。

对各种风湿性疾病患者的研究结果证明了黏附分子在疾病致病过程中的活性作用。研究结果已经证实：在不同类型的风湿性疾病患者的外周血白细胞和炎症组织内，一些特异性黏附分子(包括 E-选择素、ICAM-1、VCAM-1、E-钙黏蛋白和各种 β_1、β_2 整合素成员)的表达有所增加[1,3,7,168]。此外，可溶性黏附分子血清中的水平也有所增加，这可能预示白细胞与内皮的长期活化[3,169]。一些目前使用的治疗性药物如皮质类固醇、甲氨蝶呤和环孢素 A 也可以下调黏附分子的表达。因此，黏附蛋白表达的降低可能是这些药物发挥作用的一种途径[3]。

此外，更多来自于动物模型及体外实验性黏附系统的研究结果间接证明了黏附分子在疾病致病中的作用。例如，病原体、细胞因子、免疫复合物、补体蛋白及自身抗体等与风湿性疾病相关的一些炎性介质可以上调白细胞或其他组织中特异性黏附分子的表达[5,7,163,164,170]。疾病发展过程中，炎症的开始和确立可能都是通过这种机制。有研究者使用 RA 及血管炎动物模型体系来更特异性地确定某些黏附分子的功能。在许多不同的啮齿动物关节炎模型中，缺失或抑制 P-选择素、ICAM-1、VLA- 4、CD44 及一些 β_2 整合素后可以抑制关节炎症的发展[171-175]。在 MRL/MpJ/Fas^{lpr} 狼疮模型体系中，由于遗传缺陷而缺乏 ICAM 的小鼠血管炎的发生也明显减少[176]。这些研究证明黏附分子参与了风湿性疾病的发病和发展过程。但为了确定个别黏附分子在这些不同疾病中的确切作用还必须进行进一步的研究。

虽然使用抗黏附分子治疗 RA 或相关疾病的研究很少，但抑制黏附分子间相互作用的治疗战略现在已经成功用于慢性炎性疾病的治疗[177-181]。以前用鼠的抗 ICAM-1 单克隆抗体治疗 RA 患者可以减少疾病的活动度[182]。但重复使用这种抗体进行治疗伴随着一些副作用；而且与初期试验观察到的有效性相比，临床有效

性很小[183]。这很可能源于这种鼠抗体的免疫原性。最近，在银屑病患者进行的人源化抗 LFA-1 单克隆抗体临床试验中给我们带来了有希望的结果[178,179]。此外，人源化抗 α_4 整合素抗体对肠炎和多发性硬化症的临床治疗十分有益[180,181]。当然，要了解抗黏附分子治疗在治疗 RA 及其他疾病患者时的有效性还需今后进行更多的研究。

致谢

本工作得到了关节炎基金会 Young Investigator Grant to D.C.B 的支持。

（邢国胜 译 陆芸 叶伟胜 校）

参考文献

1. McMurray RW. Adhesion molecules in autoimmune disease. *Semin Arthritis Rheum* 1996;25:215.
2. Oppenheimer-Marks N, Lipsky PE. Adhesion molecules in rheumatoid arthritis. *Springer Semin Immunopathol* 1998;20:95.
3. Mojcik CF, Shevach EM. Adhesion molecules; a rheumatologic perspective. *Arthritis Rheum* 1997;40:991.
4. Liao H-X, Haynes BF. Role of adhesion molecules in the pathogenesis of rheumatoid arthritis. *Rheumatoid Arthritis* 1995;21:715.
5. Szekanecz Z, Szegedi G, Koch AE. Cellular adhesion molecules in rheumatoid arthritis: regulation by cytokines and possible clinical importance. *J Invest Med* 1996;44:124.
6. Szekanecz Z, Szegedi G, Koch AE. Angiogenesis in rheumatoid arthritis: pathologic and clinical significance. *J Invest Med* 1998;46:27.
7. Kevil CG, Bullard DC. Roles of leukocyte/endothelial cell adhesion molecules in the pathogenesis of vasculitis. *Am J Med* 1999;106:677.
8. Cid MC. New developments in the pathogenesis of systemic vasculitis. *Curr Opin Rheum* 1996;8:1.
9. Sundy JS, Haynes BF. Pathogenic mechanisms of vessel damage in vasculitis syndromes. *Rheum Dis Clin North Am* 1995;21:861.
10. Gallatin WM, Weissman IL, Butcher EC. A cell-surface molecule involved in organ-specific homing of lymphocytes. *Nature* 1983;304:30.
11. Bevilacqua MP, Pober JS, Mendrick DL, et al. Identification of an inducible endothelial-leukocyte adhesion molecule. *Proc Natl Acad Sci U S A* 1987;84:9238.
12. Hsu-Lin S-C, Berman CL, Furie BC, et al. A platelet membrane protein expressed during platelet activation and secretion. *J Biol Chem* 1984;259:9121.
13. McEver RP, Martin MN. A monoclonal antibody to a membrane glycoprotein binds only to activated platelets. *J Biol Chem* 1984;259:9799.
14. McEver RP, Beckstead JH, Moore KL, et al. GMP-140, a platelet alpha granule membrane protein, is also synthesized by vascular endothelial cells and is localized in Weibel-Palade bodies. *J Clin Invest* 1989;84:92.
15. Bevilacqua MP, Stengelin S, Gimbrone MAJ, et al. Endothelial leukocyte adhesion molecule 1: an inducible receptor for neutrophils related to complement regulatory proteins and lectins. *Science* 1989;243:1160.
16. Camerini D, James SP, Stamenkovic I, et al. Leu-8/TQ1 is the human equivalent of the Mel-14 lymph node homing receptor. *Nature* 1989;342:78.
17. Johnston GI, Cook RG, McEver RP. Cloning of GMP-140, a granule membrane protein of platelets and endothelium: sequence similarity to proteins involved in cell adhesion and inflammation. *Cell* 1989;56:1033.
18. Lasky LA, Singer MS, Yednock TA, et al. Cloning of a lymphocyte homing receptor reveals a lectin domain. *Cell* 1989;56:1045.
19. Siegelman MH, Van De Rijn M, Weissman IL. Mouse lymph node homing receptor cDNA clone encodes a glycoprotein revealing tandem interaction domains. *Science* 1989;243:1165.
20. Tedder TF, Isaacs CM, Ernst TJ, et al. Isolation and chromosomal localization of cDNAs encoding a novel human lymphocyte cell surface molecule, LAM-1. *J Exp Med* 1989;170:123.
21. Huang KS, Graves BJ, Wolitzky BA. Functional analysis of selectin structure. In: Vestweber D, ed. *The selectins: initiators of leukocyte endothelial adhesion.* Vol. 3. Amsterdam: Harwood Academic, 1997:1.
22. Crovello CS, Furie BC, Furie B. Rapid phosphorylation and selective dephosphorylation of P-selectin accompanies platelet activation. *J Biol Chem* 1993;268:14590.
23. Weyrich AS, McIntyre TM, McEver RP, et al. Monocyte tethering by P-selectin regulates monocyte chemotactic protein-1 and tumor necrosis factor-α secretion. Signal integration and NF-κB translocation. *J Clin Invest* 1995;95:2297.
24. Waddell TK, Fialkow L, Chan CK, et al. Potentiation of the oxidative burst of human neutrophils. A signaling role for L-selectin. *J Biol Chem* 1994;269:18485.
25. Waddell TK, Fialkow L, Chan CK, et al. Signaling functions of L-selectin. Enhancement of tyrosine phosphorylation and activation of MAP kinase. *J Biol Chem* 1995;270:15403.
26. Laudanna C, Constantin G, Baron P, et al. Sulfatides trigger increase of cytosolic free calcium and enhanced expression of tumor necrosis factor-alpha and interleukin-8 mRNA in human neutrophils. Evidence for a role of L-selectin as a signaling molecule. *J Biol Chem* 1994;269:4021.
27. Simon SI, Burns AR, Taylor AD, et al. L-selectin (CD62L) cross-linking signals neutrophil adhesive functions via the Mac-1 (CD11b/CD18) beta 2-integrin. *J Immunol* 1995;155:1502.
28. Kansas GS, Spertini O, Stoolman LM, et al. Molecular mapping of functional domains of the leukocyte receptor for endothelium, LAM-1. *J Cell Biol* 1991;114:351.
29. Kansas GS, Saunders KB, Ley K, et al. A role for the epidermal growth factor-like domain of P-selectin in ligand recognition and cell adhesion. *J Cell Biol* 1994;124:609.
30. Watson SR, Imai Y, Fennie C, et al. The complement binding-like domains of the murine homing receptor facilitate lectin activity. *J Cell Biol* 1991;115:235.
31. Li SH, Burns DK, Rumberger JM, et al. Consensus repeat domains of E-selectin enhance ligand binding. *J Biol Chem* 1994;269:4431.
32. Pigott R, Needham LA, Edwards RM, et al. Structural and functional studies of the endothelial activation antigen endothelial leukocyte adhesion molecule-1 using a panel of monoclonal antibodies. *J Immunol* 1991;147:130.
33. Spertini O, Kansas GS, Reinmann KA, et al. Functional and evolutionary conservation of distinct epitopes on the leukocyte adhesion molecule (LAM-1) that regulate leukocyte migration. *J Immunol* 1991;147:942.
34. Hamburger SA, McEver RP. GMP-140 mediates adhesion of stimulated platelets to neutrophils. *Blood* 1990;75:550.
35. Larsen E, Celi A, Gilbert GE, et al. PADGEM protein: a receptor that mediates the interaction of activated platelets with neutrophils and monocytes. *Cell* 1989;59:305.
36. Ley K. The selectins as rolling receptors. In: Vestweber D, ed. *The selectins—initiators of leukocyte endothelial adhesion.* Vol. 3. Amsterdam: Harwood Academic, 1997:63.
37. Johnson RC, Mayadas TN, Frenette PS, et al. Blood cell dynamics in P-selectin-deficient mice. *Blood* 1995;86:1106.
38. Lowe JB. Glycosylation in the control of selectin counter-receptor structure and function. *Immunol Rev* 2002;186:19.
39. Stenberg PE, McEver RP, Shuman MA, et al. A platelet alpha-granule membrane protein (GMP-140) is expressed on the plasma membrane after activation. *J Cell Biol* 1985;101:880.
40. Hattori R, Hamilton KK, Fugate RD, et al. Stimulated secretion of endothelial von Willebrand factor is accompanied by rapid redistribution to the cell surface of the intracellular granule membrane protein GMP-140. *J Biol Chem* 1989;264:7768.
41. Bonfanti R, Furie BC, Furie B, et al. PADGEM (GMP140) is a component of Weibel-Palade bodies of human endothelial cells. *Blood* 1989;73:1109.

42. Berman CL, Yeo EL, Wencel-Drake JD, et al. A platelet alpha granule membrane protein that is associated with the plasma membrane after activation. *J Clin Invest* 1986;78:130.
43. Hattori R, Hamilton KK, McEver RP, et al. Complement proteins C5b-9 induce secretion of high molecular weight multimers of endothelial von Willebrand factor and translocation of granule membrane protein GMP-140 to the cell surface. *J Biol Chem* 1989;264:9053.
44. Kubes P, Kanwar S. Histamine induces leukocyte rolling in postcapillary venules. A P-selectin-mediated event. *J Immunol* 1994;152:3570.
45. Cotran RS, Gimbrone MAJ, Bevilacqua MP, et al. Induction and detection of a human endothelial activation antigen *in vivo*. *J Exp Med* 1986;164:661.
46. Lewinsohn DM, Bargatze RF, Butcher EC. Leukocyte-endothelial cell recognition: evidence of a common molecular mechanism shared by neutrophils, lymphocytes, and other leukocytes. *J Immunol* 1987;138: 4313.
47. Jung TM, Gallatin WM, Weissman IL, et al. Down-regulation of homing receptors after T cell activation. *J Immunol* 1988;141:4110.
48. Kishimoto TK, Jutila MA, Berg EL, et al. Neutrophil Mac-1 and MEL-14 adhesion proteins inversely regulated by chemotactic factors. *Science* 1989;245:1238.
49. Kansas GS, Wood GS, Fishwild DM, et al. Functional characterization of human T lymphocyte subsets distinguished by monoclonal anti-Leu-8. *J Immunol* 1985;134:2995.
50. Picker LJ, Treer JR, Ferguson-Darnell B, et al. Control of lymphocyte recirculation in man. I. Differential regulation of the peripheral lymph node homing receptor L-selectin on T cells during the virgin to memory cell transition. *J Immunol* 1993;150:1105.
51. Bradley LM, Watson SR, Swain SL. Entry of naive CD4 T cells into peripheral lymph nodes requires L-selectin. *J Exp Med* 1994;180: 2401.
52. Arbones ML, Ord DC, Ley K, et al. Lymphocyte homing and leukocyte rolling and migration are impaired in L-selectin-deficient mice. *Immunity* 1994;1:247.
53. Bargatze RF, Jutila MA, Butcher EC. Distinct roles of L-selectin and integrins $\alpha_4\beta_7$ and LFA-1 in lymphocyte homing to Peyer's patch-HEV in situ: the multistep model confirmed and refined. *Immunity* 1995;3:99.
54. Erbe DV, Watson SR, Presta LG, et al. P- and E-selectin use common sites for carbohydrate ligand recognition and cell adhesion. *J Cell Biol* 1993;120:1227.
55. Patel KD, Cuvelier SL, Wiehler S. Selectins: critical mediators of leukocyte recruitment. *Semin Immunol* 2002;14:73.
56. Phillips ML, Nudelman E, Gaeta FCA, ET AL. ELAM-1 mediates cell adhesion by recognition of a carbohydrate ligand, Sialyl-Le^x. *Science* 1990;250:1130.
57. Polley MJ, Phillips ML, Wayner E, et al. CD62 and endothelial cell-leukocyte adhesion molecule 1 (ELAM-1) recognize the same carbohydrate ligand, sialyl-Lewis X. *Proc Natl Acad Sci U S A* 1991;88:6224.
58. Foxall C, Watson SR, Dowbenko D, et al. The three members of the selectin receptor family recognize a common carbohydrate epitope, the sialyl Lewis^x oligosaccharide. *J Cell Biol* 1992;117:895.
59. Zhou Q, Moore KL, Smith DF, et al. The selectin GMP-140 binds to sialylated, fucosylated lactosaminoglycans on both myeloid and nonmyeloid cells. *J Cell Biol* 1991;115:557.
60. Kansas GS. Selectins and their ligands: current concepts and controversies. *Blood* 1996;88:111.
61. Sako D, Chang X-J, Barone KM, et al. Expression cloning of a functional glycoprotein ligand for P-selectin. *Cell* 1993;75:1179.
62. Moore KL, Patel KD, Breuhl RE, et al. P-selectin glycoprotein ligand-1 mediates rolling of human neutrophils on P-selectin. *J Cell Biol* 1995; 128:661.
63. Fieger CB, Sassetti CM, Rosen SD. Endoglycan, a member of the CD34 family, functions as a L-selectin ligand through modification with tyrosine sulfation and sialyl Lewis x. *J Biol Chem* 2003;278: 27390–27898.
64. Lasky LA, Singer MS, Dowbenko D, et al. An endothelial ligand for L-selectin is a novel mucin-like molecule. *Cell* 1992;69:927.
65. Puri KD, Finger EB, Gaudernack G, et al. Sialomucin CD34 is the major L-selectin ligand in human tonsil high endothelial venules. *J Cell Biol* 1995;131:261.
66. Ellies LG, Tsuboi S, Petryniak B, et al. Core 2 oligosaccharide biosynthesis distinguishes between selectin ligands essential for leukocyte homing and inflammation. *Immunity* 1998;9:881.
67. Erdmann I, Scheidegger EP, Koch FK, et al. Fucosyltransferase VII-deficient mice with defective E-, P-, and L-selectin ligands show impaired CD4+ and CD8+ T cell migration into the skin, but normal extravasation into visceral organs. *J Immunol* 2002;168:2139.
68. Homeister JW, Thall AD, Petryniak B, et al. The alpha(1,3)fucosyltransferases FucT-IV and FucT-VII exert collaborative control over selectin-dependent leukocyte recruitment and lymphocyte homing. *Immunity* 2001;15:115.
69. Knibbs RN, Craig RA, Maly P, et al. a1,3-fucosyltransferase VII dependent synthesis of P- and E-selectin ligands on cultured T lymphoblasts. *J Immunol* 1998;161:6305.
70. Knibbs RN, Craig RA, Natsuka S, et al. The fucosyltransferase FucT-VII regulates E-selectin ligand synthesis in human T cells. *J Cell Biol* 1996;133:911.
71. Maly P, Thall AD, Petryniak B, et al. The a (1,3) fucosyltransferase FucT-VII controls leukocyte trafficking through an essential role in L-, E-, and P-selectin ligand biosynthesis. *Cell* 1996;86:643.
72. Wagers AJ, Stoolman LM, Kannagi R, et al. Expression of leukocyte fucosyltransferases regulates binding to E-selectin. Relationship to previously implicated carbohydrate epitopes. *J Immunol* 1997;159: 1917.
73. Kumar R, Camphausen RT, Sullivan FX, et al. Core 2 b-1, 6-N-acetylglucosaminyltransferase enzyme activity is critical for P-selectin glycoprotein ligand-1 binding to P-selectin. *Blood* 1996;88:3872.
74. Lim YC, Henault L, Wagers AJ, et al. Expression of functional selectin ligands on Th cells is differentially regulated by IL-12 and IL-4. *J Immunol* 1999;162:3193.
75. Wagers AJ, Waters CM, Stoolman LM, et al. Interleukin 12 and interleukin 4 control T cell adhesion to endothelial selectins through opposite effects on alpha1, 3-fucosyltransferase VII gene expression. *J Exp Med* 1998;188:2225.
76. Hynes RO. Integrins: bidirectional, allosteric signaling machines. *Cell* 2002;110:673.
77. Humphries MJ, McEwan PA, Barton SJ, et al. Integrin structure: heady advances in ligand binding, but activation still makes the knees wobble. *Trends Biochem Sci 2003;28:313.*
78. Burke RD. Invertebrate Integrins: structure, function, and evolution. *Int Rev Cytol* 1999;191:257.
79. Liddington RC, Ginsberg MH. Integrin activation takes shape. *J Cell Biol* 2002;158:833.
80. Hughes AL. Coevolution of the vertebrate integrin alpha and beta chain genes. *Mol Biol Evolution* 1992;9:216.
81. Shimizu Y, Rose DM, Ginsberg MH. Integrins in the immune system. *Adv Immunol* 1999;72:325.
82. Arnaout MA. Integrin structure: new twists and turns in dynamic cell adhesion. *Immunol Rev* 2002;186:125.
83. Xiong JP, Stehle T, Diefenbach B, et al. Crystal structure of the extracellular segment of integrin alpha Vbeta3. *Science* 2001;294:339.
84. D'Souza SE, Ginsberg MH, Burke TA, et al. Localization of an Arg-Gly-Asp recognition site within an integrin adhesion receptor. *Science* 1998;242:91.
85. Smith JW, Cheresh DA. The Arg-Gly-Asp binding domain of the vitronectin receptor. Photoaffinity cross-linking implicates amino acid residues 61–203 of the β-subunit. *J Biol Chem* 1988;263:18726.
86. Smith JW, Cheresh DA. Integrin ($\alpha_v\beta_3$)-ligand interaction. Identification of a heterodimeric RGD binding site on the vitronectin receptor. *J Biol Chem* 1990;265:2168.
87. Fleming JC, Pahl HL, Gonzalez DA, et al. Structural analysis of the CD11b gene and phylogenetic analysis of the X alpha-integrin gene family demonstrate remarkable conservation of genomic X organization and suggest early diversification during evolution. *J Immunol* 1993;150:480.
88. Larson RS, Corbi AL, Berman L, et al. Primary structure of the leukocyte function-associated molecule-1a subunit: an integrin with an embedded domain defining a protein superfamily. *J Cell Biol* 1989;108: 703.
89. Hynes RO. Integrins: versatility, modulation, and signaling in cell adhesion. *Cell* 1992;69:11.
90. Larson RS, Springer TA. Structure and function of leukocyte integrins. *Immunol Rev* 1990;114:181.
91. Springer TA. Adhesion receptors of the immune system. *Nature* 1990; 346:425.
92. Takagi J, Springer TA. Integrin activation and structural rearrange-

ment. *Immunol Rev* 2002;186:141.

93. Anderson DC, Schmalsteig FC, Finegold MJ, et al. The severe and moderate phenotypes of heritable Mac-1, LFA-1 deficiency: their quantitative definition and relation to leukocyte dysfunction and clinical feature. *J Infect Dis* 1985;152:668.
94. Anderson DC, Springer TA. Leukocyte adhesion deficiency: an inherited defect in the Mac-1, LFA-1 and p150,95 glycoproteins. *Annu Rev Med* 1987;38:175.
95. Kato A. The biologic and clinical spectrum of Glanzmann's thrombasthenia: implications of integrin $\alpha_{IIb}\beta_3$ for its pathogenesis. *Crit Rev Oncol Hematol* 1997;26:1.
96. Carlos TM, Harlan JM. Leukocyte-endothelial adhesion molecules. *Blood* 1994;84:2068.
97. Rothlein R, Dustin ML, Marlin SD, et al. A human intercellular adhesion molecule (ICAM-1) distinct from LFA-1. *J Immunol* 1986;137:1270.
98. Diamond MS, Staunton DE, Marlin SD, et al. Binding of the integrin Mac-1 (CD11b/CD18) to the third immunoglubulin-like domain of ICAM-1 (CD54) and its regulation by glycosylation. *Cell* 1991;65:961.
99. McCourt PAG, Ek B, Forsberg N, et al. Intercellular adhesion molecule-1 is a cell surface receptor for hyaluronan. *J Biol Chem* 1994;269:30081.
100. Languino LR, Duperray A, Joganic KJ, et al. Regulation of leukocyte-endothelium interaction and leukocyte transendothelial migration by intercellular adhesion molecule 1-fibrinogen recognition. *Proc Natl Acad Sci USA* 1995;92:1505.
101. Dustin ML, Rothlein R, Bhan AK, et al. Induction by IL-1 and interferon, tissue distribution, biochemistry, and function of a natural adherence molecule (ICAM-1). *J Immunol* 1986;137:245.
102. Makgoba MW, Sanders ME, Ginther Luce GE, et al. ICAM-1: a ligand for LFA-1-dependent adhesion of B, T and myeloid cells. *Nature* 1988;331:86.
103. Fischer H, Gjorloff A, Hedlund G, et al. Stimulation of human naive and memory T helper cells with bacterial superantigen; naive CD4+45RA+ T cells require a costimulatory signal mediated through the LFA-1/ICAM-1 pathway. *J Immunol* 1992;148:1993.
104. Kuhlman P, Moy VT, Lollo BA, et al. The accessory function of murine intercellular adhesion molecule-1 in T lymphocyte activation. *J Immunol* 1991;146:1773.
105. Issekutz AC, Rowter D, Springer TA. Role of ICAM-1 and ICAM-2 and alternate CD11/CD18 ligands in neutrophil transendothelial migration. *J Leukoc Biol* 1999;65:117.
106. Lawson C, Ainsworth M, Yacoub M, et al. Ligation of ICAM-1 on endothelial cells leads to expression of VCAM-1 via a nuclear factor-κB-independent mechanism. *J Immunol* 1999;162:2990.
107. Staunton DE, Dustin ML, Springer TA. Functional cloning of ICAM-2, a cell adhesion ligand for LFA-1 homologous to ICAM-1. *Nature* 1989;339:61.
108. de Fougerolles AR, Stacker SA, Schwarting R, et al. Characterization of ICAM-2 and evidence for a third counter-receptor for LFA-1. *J Exp Med* 1991;174:253.
109. de Fougerolles AR, Springer TA. Intercellular adhesion molecule 3, a third adhesion counter-receptor for lymphocyte function-associated molecule 1 on resting lymphocytes. *J Exp Med* 1992;175:185.
110. Vazeux R, Hoffman PA, Tomita J, et al. Cloning and characterization of a new intercellular adhesion molecule ICAM-R. *Nature* 1992;360:485.
111. de Fougerolles AR, Qin X, Springer TA. Characterization of the function of intercellular adhesion molecule (ICAM)-3 and comparison with ICAM-1 and ICAM-2 in immune responses. *J Exp Med* 1994;179:619.
112. Osborn L, Hession C, Tizard R, et al. Direct expression cloning of vascular cell adhesion molecule 1, a cytokine-induced endothelial protein that binds to lymphocytes. *Cell* 1989;59:1203.
113. Kalogeris TJ, Kevil CG, Laroux FS, et al. Differential monocyte adhesion and adhesion molecule expression in venous and arterial endothelial cells. *Am J Physiol* 1999;276:L9–L19.
114. Taooka Y, Chen J, Yednock T, et al. The integrin $\alpha_9\beta_1$ mediates adhesion to activated endothelial cells and transendothelial neutrophil migration through interaction with vascular cell adhesion molecule-1. *J Cell Biol* 1999;145:413.
115. Vieren MVd, Crowe DT, Hoekstra D, et al. The leukocyte integrin alpha D beta 2 binds VCAM-1: evidence for a binding interface between I domain and VCAM-1. *J Immunol* 1999;163:1984.
116. Newman PJ, Berndt MC, Gorski J, et al. PECAM-1 (CD31) cloning and relation to adhesion molecules of the immunoglobulin gene superfamily. *Science* 1990;247:1219.
117. Newman PJ. The role of PECAM-1 in vascular cell biology. *Ann NY Acad Sci* 1994;714:165.
118. Muller WA. The role of PECAM-1 (CD31) in leukocyte emigration: studies *in vitro* and *in vivo*. *J Leukoc Biol* 1995;57:523.
119. DeLisser HM, Newman PJ, Albelda SM. Molecular and functional aspects of PECAM-1/CD31. *Immunol Today* 1994;15:490.
120. Newman PJ. Perspectives series: cell adhesion in vascular biology; the biology of PECAM-1. *J Clin Invest* 1997;100(suppl):25.
121. Bird IN, Taylor V, Newton JP, et al. Homophilic PECAM-1 (CD31) interactions prevent endothelial cell apoptosis but do not support cell spreading or migration. *J Cell Sci* 1999;112:1989.
122. Jackson DE. The unfolding tale of PECAM-1. *FEBS Lett* 2003;540:7.
123. Elias CG, Spellberg JP, Karan-Tamir B, et al. Ligation of CD31/PECAM-1 modulates the function of lymphocytes, monocytes and neutrophils. *Eur J Immunol* 1998;28:1948.
124. Nakache M, Berg EL, Streeter PR, et al. The mucosal vascular addressin is a tissue-specific endothelial cell adhesion molecule for circulating lymphocytes. *Nature* 1989;337:179.
125. Briskin MJ, McEvoy LM, Butcher EC. MAdCAM-1 has homology to immunoglobulin and mucin-like adhesion receptors and to IgA1. *Nature* 1993;363:461.
126. Streeter PR, Berg EL, Rouse BTN, et al. A tissue-specific endothelial cell molecule involved in lymphocyte homing. *Nature* 1988;331:41.
127. Connor EM, Eppihimer MJ, Morise Z, et al. Expression of mucosal addressin cell adhesion molecule-1 (MAdCAM-1) in acute and chronic inflammation. *J Leukoc Biol* 1999;65:349.
128. Martin-Padura I, Lostaglio S, Schneemann M, et al. Junctional adhesion molecule, a novel member of the immunoglobulin superfamily that distributes at intercellular junctions and modulates monocyte transmigration. *J Cell Biol* 1998;142:117.
129. Aurrand-Lions M, Duncan L, Ballestrem C, et al. JAM-2, a novel immunoglobulin superfamily molecule, expressed by endothelial and lymphatic cells. *J Biol Chem* 2001;276:2733.
130. Palmeri D, van Zante A, Huang CC, et al. Vascular endothelial junction-associated molecule, a novel member of the immunoglobulin superfamily, is localized to intercellular boundaries of endothelial cells. *J Biol Chem* 2000;275:19139.
131. Arrate MP, Rodriguez JM, Tran TM, et al. Cloning of human junctional adhesion molecule 3 (JAM3) and its identification as the JAM2 counter-receptor. *J Biol Chem* 2001;276:45826.
132. Muller WA. Leukocyte-endothelial-cell interactions in leukocyte transmigration and the inflammatory response. *Trends Immunol* 2003;24:327.
133. Luscinskas FW, Ma S, Nusrat A, et al. The role of endothelial cell lateral junctions during leukocyte trafficking. *Immunol Rev* 2002;186:57.
134. Johnson-Leger CA, Aurrand-Lions M, Beltraminelli N, et al. Junctional adhesion molecule-2 (JAM-2) promotes lymphocyte transendothelial migration. *Blood* 2002;100:2479.
135. Ostermann G, Weber KS, Zernecke A, et al. JAM-1 is a ligand of the beta(2) integrin LFA-1 involved in transendothelial migration of leukocytes. *Nat Immunol* 2002;3:151.
136. Bazzoni G, Martinez-Estrada OM, Mueller F, et al. Homophilic interaction of junctional adhesion molecule. *J Biol Chem* 2000;275:30970.
137. Barton ES, Forrest JC, Connolly JL, et al. Junction adhesion molecule is a receptor for reovirus. *Cell* 2001;104:441.
138. Liang TW, Chiu HH, Gurney A, et al. Vascular endothelial-junctional adhesion molecule (VE-JAM)/JAM 2 interacts with T, NK, and dendritic cells through JAM 3. *J Immunol* 2002;168:1618.
139. Cunningham SA, Rodriguez JM, Arrate MP, et al. JAM2 interacts with alpha4beta1. Facilitation by JAM3. *J Biol Chem* 2002;277:27589.
140. Santoso S, Sachs UJ, Kroll H, et al. The junctional adhesion molecule 3 (JAM-3) on human platelets is a counterreceptor for the leukocyte integrin Mac-1. *J Exp Med* 2002;196:679.
141. Lucas MG, Green AM, Telen MJ. Characterisation of the serum In (Lu)-related antigen: identification of a serum protein related to erythrocyte p80. *Blood* 1989;73:596.
142. Telen MJ, Rogers I, Letarte M. Further characterisation of erythrocyte p80 and the membrane protein defect of In (Lu) Lu (a-b-) erythrocytes. *Blood* 1987;70:1475.

143. DeGrendele HC, Estess P, Picker LJ, et al. CD44 and its ligand hyaluronate mediate rolling under physiologic flow: a novel lymphocyte-endothelial cell primary adhesion pathway. *J Exp Med* 1996;183:1119.
144. Ponta H, Wainwright D, Herrlich P. The CD44 protein family. *Int J Biochem Cell Biol* 1998;30:299.
145. Borland G, Ross JA, Guy K. Forms and functions of CD-44. *Immunology* 1998;93:139.
146. Lesley J, Hyman R, English N, et al. CD44 in inflammation and metastasis. *Glycoconjugate J* 1997;14:611.
147. Mohamadzadeh M, DeGrendele H, Arizpe H, et al. Proinflammatory stimuli regulate endothelial hyaluronan expression and CD44/HA-dependent primary adhesion. *J Clin Invest* 1998;101:97.
148. Jalkanen S, Jalkanen M. Lymphocyte CD44 binds the COOH-terminal heparin-binding domain of fibronectin. *J Cell Biol* 1992;116:817.
149. Wayner EA, Carter WG. Identification of multiple cell adhesion receptors for collagen and fibronectin in human fibrosarcoma cells possessing unique alpha and distinct beta subunits. *J Cell Biol* 1987;105:1873.
150. Jalkanen S, Bargatze RF, de la Toyos J, et al. Lymphocyte recognition of high endothelium: antibodies to distinct epitopes of an 85–95kD glycoprotein antigen differentially inhibit lymphocyte binding to lymph node, mucosal, or synovial endothelial cells. *J Cell Biology* 1987;105:983.
151. Camp RL, Scheynius A, Johansson C, et al. CD44 is necessary for optimal contact allergic responses but is not required for normal leukocyte extravasation. *J Exp Med* 1993;178:497.
152. De Grendele HC, Estess P, Siegelman MH. Requirement for CD44 in activated T cell extravasation into an inflammatory site. *Science* 1997;278:672.
153. McKee CM, Penno MB, Cowman M, et al. Hyaluronan fragments induce chemokine gene expression in alveolar macrophages: the role of HA size and CD44. *J Clin Invest* 1996;98:2403.
154. Yagi T, Takeichi M. Cadherin superfamily genes: functions, genomic organization, and neurologic diversity. *Genes Dev* 2000;14:1169.
155. Johnson KR, Lewis JE, Li D, et al. P- and E-cadherin are in separate complexes in cells expressing both cadherins. *Exp Cell Res* 1993;207:252.
156. Cepek KL, Shaw SK, Parker CM, et al. Adhesion between epithelial cells and T lymphocytes mediated by E-cadherin and the $a^E B_7$ integrin. *Nature* 1994;372:190.
157. Gumbiner BM. Cell adhesion: the molecular basis of tissue architecture and morphogenesis. *Cell* 1996;84:345.
158. Magee AI, Buxton RS. Transmembrane molecular assemblies regulated by the greater cadherin family. *Curr Opin Cell Biol* 1991;3:854.
159. Takeichi M. Cadherins: a molecular family important in selective cell-cell adhesion. *Annu Rev Biochem* 1990;59:237.
160. Takeichi M. Morphogenetic roles of classic cadherins. *Curr Opin Cell Biol* 1995;7:619.
161. Springer TA. Traffic signals for lymphocyte recirculation and leukocyte emigration: the multistep paradigm. *Cell* 1994;76:301.
162. Price DT, Loscalzo J. Cellular adhesion molecules and atherogenesis. *Am J Med* 1999;107:85.
163. Harlan JM, Winn RK, Vedder NB, et al. *Adhesion: its role in inflammatory disease*. New York: WH Freeman, 1992.
164. Granger DN, Kvietys PR, Perry MA. Leukocyter endothelial cell adhesion induced ischemia and reperfusion. *Can J Physiol Pharmacol* 1993;71:67–75.
165. Berlin C, Bargatze RF, Campbell JJ, et al. α4 Integrins mediate lymphocyte attachment and rolling under physiologic flow. *Cell* 1995;80:413.
166. Dunne JL, Ballantyne CM, Beaudet AL, et al. Control of leukocyte rolling velocity in TNF-alpha-induced inflammation by LFA-1 and Mac-1. *Blood* 2002;99:336.
167. Landis RC, Bennett RI, Hogg N. A novel LFA-1 activation epitope maps to the I domain. *J Cell Biol* 1993;120:1519.
168. Trollmo C, Nilsson I-M, Sollerman C, et al. Expression of the mucosal lymphocyte integrin $\alpha^E\beta_7$ and its ligand E-cadherin in the synovium of patients with rheumatoid arthritis. *Scand J Immunol* 1996;44:293.
169. Tervaert JWC, Kallenberg CGM. Cell adhesion molecules in vasculitis. *Curr Opin Rheum* 1997;9:16.
170. Westlin WF, Gimbrone MAJ. Neutrophil-mediated damage to human vascular endothelium. Role of cytokine activation. *Am J Pathol* 1993;142:117.
171. Bullard DC, Hurley LA, Lorenzo I, et al. Reduced susceptibility to collagen-induced arthritis in mice deficient in intercellular adhesion molecule-1. *J Immunol* 1996;157:3153.
172. Issekutz AC, Ayer L, Miyasaka M, et al. Treatment of established adjuvant arthritis in rats with monoclonal antibody to CD18 and very late activation antigen-4 integrins suppresses neutrophil and T-lymphocyte migration to the joints and improves clinical disease. *Immunology* 1996:88:569–576.
173. Barbadillo C, G-Arroyo A, Salas C, et al. Anti-integrin immunotherapy in rheumatoid arthritis: protective effect of anti-α4 antibody in adjuvant arthritis. *Springer Semin Immunopathol* 1995;16:427.
174. Mikecz K, Brennan FR, Kim JH, et al. Anti-CD44 treatment abrogates tissue oedema and leukocyte infiltration in murine arthritis. *Nat Med* 1995;1:558.
175. Schimmer RC, Schrier DJ, Flory CM, et al. Streptococcal cell wall-induced arthritis. Requirements for neutrophils, P-selectin, intercellular adhesion molecule-1, and macrophage-inflammatory protein-2. *J Immunol* 1997;159:4103.
176. Bullard DC, King PD, Hicks MJ, et al. Intercellular adhesion molecule-1 deficiency protects MRL/MpJ-*Fas^{lpr}* mice from early lethality. *J Immunol* 1997;159:2058.
177. Cornejo CJ, Winn RK, Harlan JM. Anti-adhesion Therapy. *Adv Pharmacol* 1997;39:99.
178. Gottlieb A, Krueger JG, Bright R, et al. Effects of administration of a single dose of a humanized monoclonal antibody to CD11a on the immunobiology and clinical activity of psoriasis. *J Am Acad Dermatol* 2000;42:428.
179. Gottlieb AB, Krueger JG, Wittkowski K, et al. Psoriasis as a model for T-cell-mediated disease: immunobiologic and clinical effects of treatment with multiple doses of efalizumab, an anti-CD11a antibody. *Arch Dermatol* 2002;138:591.
180. Ghosh S, Goldin E, Gordon FH, et al. Natalizumab for active Crohn's disease. *N Engl J Med* 2003;348:68.
181. Miller DH, Khan OA, Sheremata WA, et al. A controlled trial of natalizumab for relapsing multiple sclerosis. *N Engl J Med* 2003;348:15.
182. Kavanaugh AF, Davis LS, Nichols LA, et al. Treatment of refractory rheumatoid arthritis with a monoclonal antibody to intercellular adhesion molecule-1. *Arthritis Rheum* 1994;37:992.
183. Kavanaugh AF, Schulze-Koops H, Davis LS, et al. Repeat treatment of rheumatoid arthritis patients with a murine anti-intercellular adhesion molecule 1 monoclonal antibody. *Arthritis Rheum* 1997;40:849.

第21章

补体系统的分子生物学

John E. Volanakis

补体系统与类风湿疾病的关系是多重的：受到免疫复合物的触发后，补体系统介导急性炎症反应，在清除免疫复合物及凋亡细胞过程中扮演重要角色，同时调节免疫应答[1]。补体系统这些功能的分子基础有些已被阐明，有些正在被澄清，基于这种分子水平的潜在性治疗方法还处于发展中阶段或正用于临床试验。本章主要介绍一些必要的背景知识，用于了解类风湿疾病中补体的作用。

一、补体蛋白的分子生物学

补体系统包含有超过 35 种血浆蛋白或膜结合蛋白，这些成分参与激活或调节该系统，或作为细胞受体与补体活化时产生的生物活性产物结合(表 21.1)。参与补体活化的蛋白质可以作为识别分子、酶、酶辅助因子或生物活性片断的前体。调节蛋白控制蛋白水解酶的活化率和活化程度或活性产物的灭活程度。此外，与细胞膜结合的调节蛋白具有阻止宿主细胞膜受到补体介导损害的作用[2]。

血液中含量最丰富的补体蛋白 C3 显然是补体系统中功能最多的核心分子。它不仅可以作为具有不同生物活性的多种补体片段的前体，而且还是几种内在补体酶的辅因子。其他所有的补体蛋白看上去已经发生了进化，以确保来源于 C3 和同源结构蛋白 C5 的多种生物活性片段得以有效的利用，并使其产量具有可调节性。系统发生方面的、功能和结构方面的数据都支持这一观点。

C3 被编码为一条单一的多肽链，这条单链在翻译后加工过程中会分裂为两条二硫化物结合链 (α 和 β)，其分子量分别为 110 和 75kd。另一种翻译后加工会导致一种功能重要的硫酯形成，这种硫酯结合在 α 链的 Cys1010 和 Gln1013 之间。虽然 C5 没有硫酯结合，但 C3 与 C5 和两种同型 C4(C4A 和 C4B)的主要结构还是相似的。表面看来，编码这四种蛋白质的基因好像是同一基因的复制产物，它们都是由同一祖先基因进化而来，这种基因编码单一的一种宿主防御蛋白[3]。在生理条件下的血液中，C3 的内在硫酯键是相对稳定的，以非常慢的速率被水解，估计每天血浆中的 7.2%被水解。带有被水解的硫酯键的 C3 被称为 $C3_{H_2O}$，它具有启动一种不稳定酶聚集的作用，这种酶被称为启动性 C3-转化酶。它可以将 C3 分裂成两个片段：C3a 一段小肽和 C3b 一段大的双多肽链片段。这种酶的形成过程是，首先 $C3_{H_2O}$ 与因子 B 结合，接着因子 B 被一种丝氨酸蛋白酶即因子 D 裂解，从而产生 $C3_{H_2O}Bb$ 复合体，也就是启动性 C3-转化酶。这一系列反应从 C3 硫酯键的水解开始，到启动性 C3-转化酶将 C3 裂解为 C3a 和 C3b 结束，被称为“C3 标记结束”(C3 tickover)，这一过程被认为始终在以非常低的速率存在着。因此，血液中总会有新产生的 C3b。在正常情况下，启动性 C3-转化酶及其催化反应的产物 C3a 和 C3b 被调节蛋白有效的灭活，不会对病理生理方面产生负面影响。

C3 裂解为 C3a 和 C3b 导致 C3b 发生构象改变，同时伴有硫酯键呈现极端反应(亚稳态)形式，使得硫酯键一旦接近亲核基团就对其产生强烈的反作用。在水的参与下，反应会生成液态 C3b，与 $C3_{H_2O}$ 类似，它也能形成一种不稳定的启动性 C3-转化酶，因而也有

表21.1 参与补体系统活化和调节的蛋白质

	分子量(kd)	多肽链	血清浓度(mg/mL)	分解片段
酶				
C1r	80	(A,B)[a]	50	
C1s	87	(A,B)[a]	50	
MASP-1	93	(H,L)[a]	6	
MASP-2	76	(H,L)[a]	未确定	
MASP-3	90	(H,L)[a]	未确定	
因子D	24	单链	2	
C2	100	单链	20	C2a,C2b
因子B	90	单链	180	Ba,Bb
因子I	88	H,L	35	
识别蛋白、酶、辅因子和底物				
C1q	460	$(A,B,C)_6$	100	
MBL	200~600	$(同型三聚体)_{2\text{-}6}$	1	
FL	387~827	$(同型三聚体)_{4\text{-}8}$	2~12	
FH	650	$(同型三聚体)_6$	7~23	
C4(C4A和C4B)	209	α,β,γ	600	C4a,C4b,C4c,C4d
C3	190	α,β	1300	C3a,C3b,C3bi,C3c,C3dg,C3d,C3e
C5	191	α,β	75	C5a,C5b
细胞溶解蛋白				
C6	128	单链	45	
C7	95	单链	90	
C8	153	α,β,γ	80	
C9	71	单链	60	
调节蛋白				
C1 INH	105	单链	150	
C4结合蛋白(C4bp)	540	$(a)_7b$	200	
因子H	155	单链	520	
因子P(裂解素)	110~220	$(单链)_{2\text{-}4}$	5	
S-蛋白(玻璃粘连蛋白)	80	单链	600	
丛生蛋白	80	α,β	50	
促衰变因子(DAF,CD55)	70	单链	膜相关	
膜辅蛋白(MCP,CD46)	51~68	单链	膜相关	
CD59(膜抑制物反应性溶解,MIRL)	18	单链	膜相关	
受体				
Ⅰ型补体受体(CR1,CD35)	210~290	单链		
Ⅱ型补体受体(CR2,CD21)	145	单链		
Ⅲ型补体受体(CR3,CD11b/CD18)	165(a)95(b)	α,β		
P150/95(CR4,CD11c/CD18)	150(a)95(b)	α,β		
C1q受体(C1qRp,CD93)	126	单链		
C3a受体(C3aR)	54	单链		
C5a受体(C5aR,CD88)	40	单链		

补体蛋白的命名遵循两个惯例。最初在经典途径中被描述过的那些作为补体成分的蛋白质通常用大写的C和一个数字来表示。替代途径中所描述的那部分蛋白质即所说的各种因子常用一个大写字母来表示。裂解片段常用小写字母来表示。调节蛋白通常用它们描述名的词首大写字母来表示。对于多肽链,圆括号代表使用化学计算法。

[a]在C1r、C1s、MASP-1、MASP-2和MASP-3活化过程中,它们被分解为两条多肽链。

C1 INH:C1抑制因子;MASP:甘露糖结合凝集素相关血清蛋白;MBL:甘露糖结合凝集素。

助于自身 C3 的持续低速裂解。细胞、蛋白质或蛋白质复合体表面的自由羟基(-OH)与亚稳态硫酯键发生反应,从而导致 C3b 与这些物质表面通过酯键形成共价结合[4]。C3b 被共价结合后,其功能和结局取决于这些物质表面的化学特征。这种片段的重要功能包括:形成可以裂解 C3 和 C5 的内在补体酶,通过与特异的细胞受体相互作用激活细胞功能,通过蛋白水解的催化作用生成其他的生物活性片段。

其余大多数补体蛋白的特征是相互间的结构相似性,其中主要是少量结构模或结构域具有保守性,这说明多外显子改组和基因重复事件标志着补体系统的进化(参见参考文献 5)(图 21.1)。

C1r、C1s、MASP-1[甘露糖结合凝集素(MBL)结合的丝氨酸蛋白酶-1]、MASP-2、MASP-3、C2、因子 B、D 和 I 这 9 种补体酶都直接或间接地与生物活性片段的形成有关,它们具有共同的催化性结构域,在丝氨酸蛋白酶大家族中的所有成员身上也可以找到类似的结构域[6]。除了因子 D 以外,其他补体酶都有一个源于其他基因超家族的、额外的结构域,这种结构域看上去可以为这些酶提供蛋白质/蛋白质的相互作用位点。所有的补体酶都具有严格的底物限制特征。

两种重要的补体受体 CR1 和 CR2 以及 4 种调节蛋白包括:因子 H、C4b 结合蛋白(C4bp)、膜辅蛋白(MCP)和促衰变因子(DAF),差不多都是由一种被称为短同源重复序列(SCR)[7]或补体控制蛋白(CCP)的重复结构基序所组成。同一结构基序的二次拷贝见于 C1r、C1s、MASP-1、MASP-2、MASP-3、C6 和 C7,3 次拷贝见于 C2 和因子 B,而不定数目的拷贝见于几种非补体蛋白。从

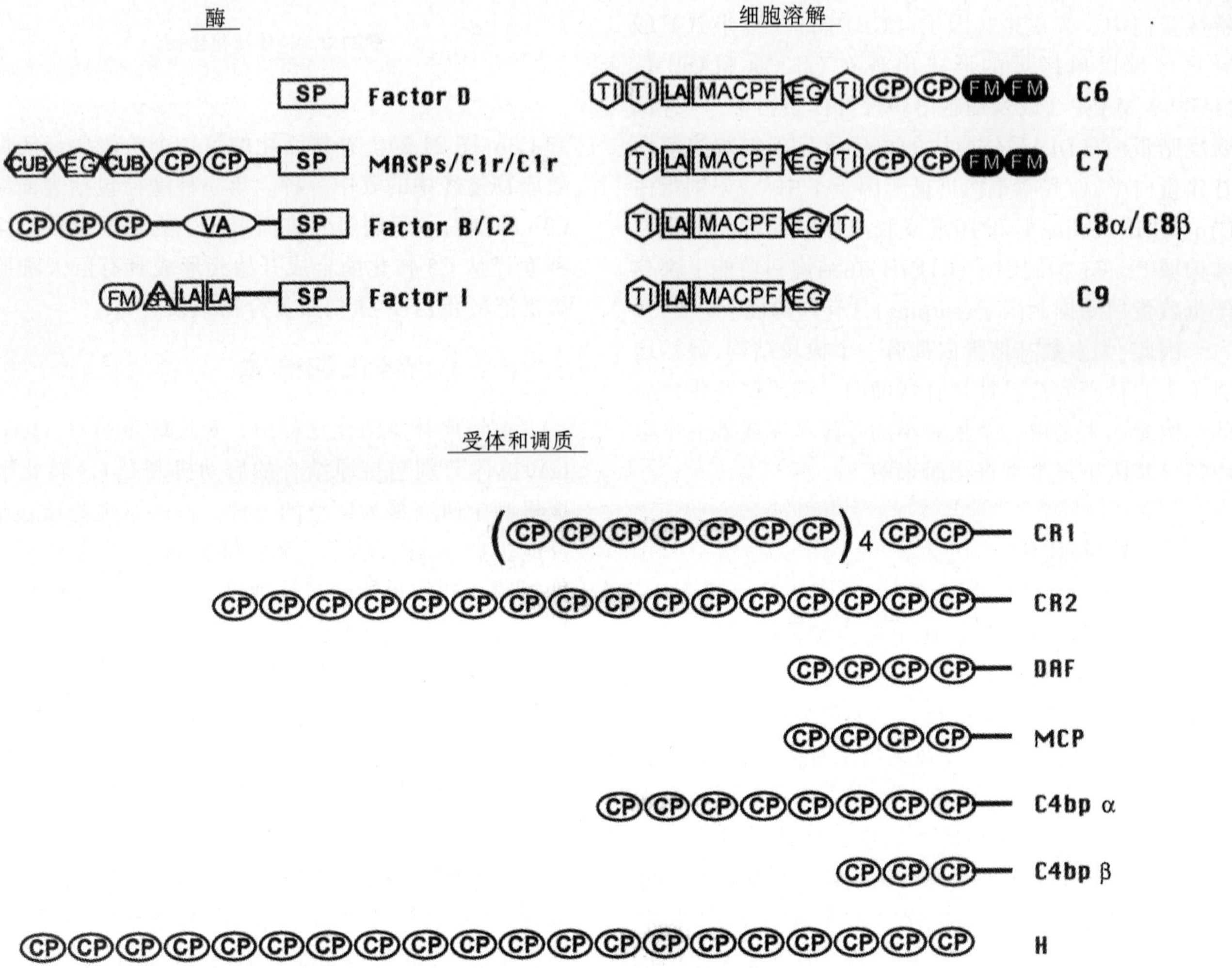

图21.1　补体蛋白的模结构。SP,丝氨酸酶区。模的设计:CP,补体控制蛋白;CUB,最早被发现存在于C1r、C1s、uEGF和骨形态形成蛋白;EG,表皮生长因子(EGF)样;FM,因子 I /膜攻击复合体蛋白C6/C7(FIMAC);LA,A类低密度脂蛋白受体(LDLRA);MACPF,膜攻击复合体蛋白/穿孔素;SR,富-半胱氨酸清道夫受体;T1,1型血小板反应素;VA,A型血管假性血友病因子。

功能方面,SCR 为补体蛋白提供合适的功能框架作为结合位点与 C3、C4 和 C5 片段结合。

C6、C7、C8α、C8β 和 C9 这 5 种多肽链自身之间以及与 C5b 之间相互作用,从而在细胞膜上形成溶解性损害。它们具有一种相同的结构域,这种结构域见于穿孔素、自然杀伤细胞的细胞溶解分子和细胞毒性 T 细胞[8]。

补体蛋白其余的结构基序来源于和补体系统无关的多种蛋白质家族。有一种结构域在血管假性血友病因子中出现 3 次拷贝, 它构成 C2 和因子 B 的中间结构域,并为其提供额外的蛋白质结合位点[9]。这种结构域也表现为单一拷贝,出现在两种补体受体 CR3[10]和 p150/95(CR4)中以及许多非补体蛋白中[11]。裂解素几乎完全是由一种结构基序的 6 次拷贝构成, 这种结构基序最先发现于血小板凝血酶敏感蛋白中[12]。它还以 1~2 次拷贝的形式还存在于除 C5 以外的所有细胞溶解性蛋白中。表皮生长因子(EGF)中的一种半胱氨酸富集区域以单拷贝的形式出现在 Clr、Cls、MASP-1、MASP-2、MASP-3 以及细胞溶解性补体蛋白中。一种低密度脂蛋白(LDL)受体模块的单拷贝见于细胞溶解性补体蛋白中,而其双重拷贝见于因子 I 中[13]。识别蛋白 C1q、MBL、ficolins L 和 H 组成胶原样结构域及球蛋白结构域[14]。C1 抑制因子(C1INH)在结构和功能上都与丝氨酸蛋白酶抑制因子(serpins)具有同源性。

因此,大多数补体蛋白都有一个模块结构,显然这对于它们精密的特异性是有帮助的。编码这些蛋白质的基因看起来是由一个相对小的外显子库或外显子串库通过基因重复事件进化而来的。

二、补体活化

活化对于补体系统表达生物活性是必不可少的。补体活化的启动要靠许多种物质参与, 其过程主要分为两个阶段。第一个阶段包括一系列高度特异性的蛋白质/蛋白质间相互作用以及蛋白水解分裂,这种蛋白水解反应在被称为 C3 转化酶的、内在补体蛋白酶聚集时达到高峰。这些酶的蛋白水解活性受到结合在 C3α 链上的一个单独肽键的限制。根据补体活化剂性质的不同,补体激活途径共分为 3 种,即经典途径、凝集素途径和替代途径。它们中的任一种途径被激活都会产生 C3 转化酶。这 3 种补体激活途径利用不同的蛋白质合成 C3 转化酶。但是,所有的 C3 转化酶都分解 C3 上的同一个肽键, 并产生同样的两个片段 C3a

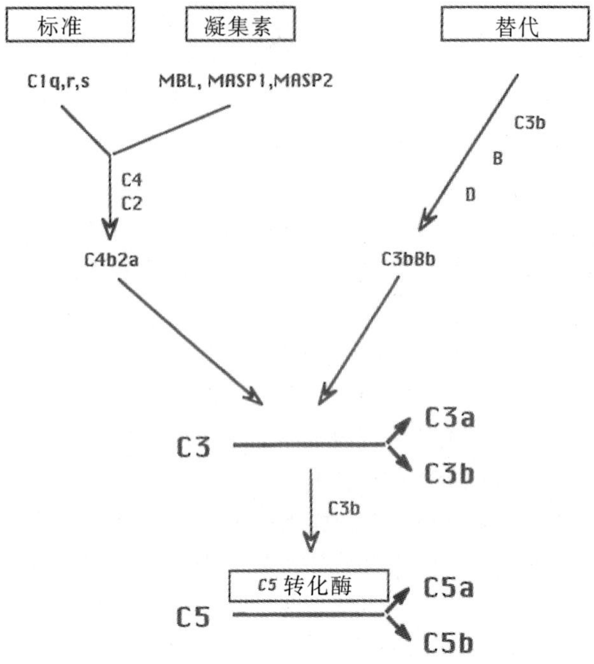

图21.2 补体活化途径。

和 C3b(图 21.2)。补体活化的第二个阶段要经历两种效应物途经中的其中一种。第一种途径包括表面结合 C3b 的蛋白水解裂解并进而形成生物活性片段。第二种途径从 C5 转化酶合成开始到形成具有巨大细胞溶解潜能的蛋白质-蛋白质复合物结束。

(一)C3转化酶合成

在经典补体活化途径中, 免疫球蛋白 G (IgG)或 IgM 抗体分别与抗原结合的启动机制是 C3 转化酶合成机制中研究最为广泛的一种。许多其他物质包括 C 反应蛋白(CRP)复合体、凋亡细胞、某些病毒和革兰阴性细菌, 它们也能通过这种机制启动 C3 转化酶的合成。C1q 可以识别激活剂。在健康个体的血液中,C1q 循环往复的与两分子 C1r 和两分子 C1s 结合。这种大的复合物被称为 C1,Ca^{2+}使它们结合在一起。C1q 的6 个球形结构域中的每一个上面都带有一个激活剂结合位点。在免疫复合物存在的情况下,这些位点识别抗体分子 Fc 区上的结构元件。两个或两个以上位点发生结合后,会诱导 C1q 构象改变,使得 C1r 酶原自动活化成为具有酶活性的 C1r, 后者依次将酶原 C1s 转化成活性 C1s[15],接着是 C1s 裂解成 C4,从而导致其主要片段 C4b 与激活剂表面共价连接。要实现 C4b 的这种连接需要一种涉及到硫酯键的酰基转移反应, 这一点与 C3b 共价结合到细胞和蛋白质上时有些相似。在两种同型 C4 中,C4A 优先形成酰胺连接,C4B 优先形成酯连接[16]。在接下来的激活顺序中,C2 与 C4b 结合,也被 C1s 裂解成两个片段,它们中较大的一个即 C2a,仍与 C4b 结合,共同形成 C4b2a 复合体,也就是经典途径中的 C3 转化酶。

在凝集素补体活化途径中,识别病原体要靠 MBL 和血清 FICOLINSL 和 H[14,17]。所有这 3 种蛋白质都是模式识别性凝集素,由胶原和球形凝集素域组成。它们是由同型三聚体亚基构成的低聚体,其中胶原区形成一个三螺旋结构。在 MBL 中,凝集素是一个 C 型碳水化合物识别域,而在 FICOLINS 中它是一个纤维蛋白素原识别域。MBL 对甘露糖、葡萄糖、岩藻糖、N-乙酰甘露糖胺和 N-乙酰葡萄糖糖胺具有特异性识别能力。FICOLINS 对 N-乙酰葡萄糖糖胺具有特异性识别能力。这种凝集素特异性赋予了这些蛋白质与多种革兰阴性和革兰阳性细菌结合的能力。在血液中,所有这三种蛋白质与 MASP-1、-2 或-3 的同型二聚体循环地形成复合物。细菌的细胞表面结合了凝集素后,会通过一种目前仍未知的作用机制使 MASP 活化。然后,活化的 MASP-2 会顺序的激活 C4 和 C2 进而形成 C4b2a 即 C3 转化酶[18,19](图 21.2)。MASP-1 具有微弱的 C3 裂解活性[19],而对于 MASP-3,一种 MASP-1/MASP-3 基因的选择性剪接产物,其作用仍是未知的。MBL 复合物中还含有一种额外的、低分子量蛋白质 MAP19,一种 MASP-2 转录时的选择性剪接产物[20]。而 MAP19 的作用目前也尚未明了。

下面几种作用机制保证了经典和凝集素途径的活化程度与它们的激活剂出现的数量和持续的时间成一定比例。C1INH 结合并抑制 C1r、C1s、MASP-1 和 MASP-2,调节它们的作用和活性。C4b2a 转化酶的半衰期短,其衰减的结果是与 C2a 解离并失去活性。C4bp、DAF 和 CR1 与 C4b 结合,阻止其与 C2 结合或加速已结合的 C2a 解离。C4bp、MCP 和 CR1 是因子Ⅰ的辅因子,而因子Ⅰ是一种血清蛋白酶,可以将 C4b 分解成无活性的片段。

补体活化的替代途径可以被多种细胞表面所激活,它们包括某些细菌、病毒、真菌和寄生虫[21,22]。抗体,特别是那些较大的、与抗原结合形成不溶性复合物的抗体,也可以激活该途径。亚稳态 C3b 与激活剂表面共价结合启动了 C3 转化酶的合成。激活剂表面的化学特性允许因子 B 与 C3b 形成一种复合物。与 C3b 结合的因子 B 继而被因子 D 分解为两个片段,较大的一个 Bb 仍与 C3b 连接。这种 C3bBb 复合物就是替代途径的 C3 转化酶。这种复合物半衰期短,但由于其与裂解素结合而稳定性好。因为这种复合物产生许多 C3b 片段,从而形成更多的 C3 转化酶,故常称之为扩增性 C3 转化酶。亚稳态 C3b 无法区分替代途径的激活剂和非激活剂。因此,C3b 会与其周围的任何细胞或蛋白质共价结合,包括宿主细胞。但是,C3b 与替代途径的非激活剂表面共价结合后却不能启动扩增性 C3 转化酶的合成,因为非激活剂表面的化学成分赋予 C3b 与因子 H 的亲和力是与因子 B 亲和力的 100 倍[23]。相比之下,结合在细胞或微粒表面上的、激活补体替代途径的 C3b 对于因子 H 和因子 B 的亲和力差不多相等。与 C3b 结合的因子 H 作为因子Ⅰ的一种辅因子可以分解 C3b,从而阻止 C3 转化酶的形成。决定一种表面是否具有激活剂功能的一项生化特征就是在膜结合糖蛋白和糖脂中存在唾液酸的相对数量。出现在细胞表面的唾液酸可以增加 C3b 与因子 H 的亲和力,后者可以阻止 C3 转化酶的形成。

除了唾液酸之外,还有几种膜结合蛋白可以阻止宿主细胞表面上扩增性 C3 转化酶的形成。DAF 和 CR1 与 C3b 结合后可以阻止其与因子 B 结合,或者裂解与 Bb 结合的 C3b,从而导致 C3 转化酶的衰减[24]。CR1 和 MCP 作为因子Ⅰ的辅因子对 C3b 具有分解作用。上述这些蛋白质中的任意一种也都会对替代途径中的 C3 转化酶产生类似的影响。因而,这些调节蛋白可以保护宿主免受补体活化可能带来的伤害效应。

(二)补体活化的效应物途径

在补体激活剂表面上合成的 C3 转化酶能够催化大量 C3 分子分解。由此产生的亚稳态 C3b 会共价结合在激活剂表面上的、C3 转化酶所在部位的周围。这种 C3b 分子能够启动扩增性 C3 转化酶的合成并被 CR1 受体识别,或者作为具有独特生物功能的较小 C3 片段的前体存在(图 21.3)。起初,因子Ⅰ分解位于 C3bα 链上的两个相邻的肽键,进而释放一小段肽即 C3f,以及仍连接在激活剂表面的 iC3b。这种蛋白水解反应需要一种必要的辅因子,包括因子 H、CR1 或 MCP。iC3b 不能形成 C3 转化酶,但却可以与 CR3 和 p150/95 受体优先反应[25],并且被 CR2 受体识别。在 CR1 存在的情况下,因子Ⅰ会分解结合在 iC3bα 链上的一段额外的肽链。分解反应会导致一种由 3 条多肽链组成的、被称为 C3c 的大片段呈液态释放。iC3bα 链上余下的部分被称为 C3dg,仍与激活剂表面相连。C3dg 是 CR2 受体的重要配基。胰蛋白酶和某种可能

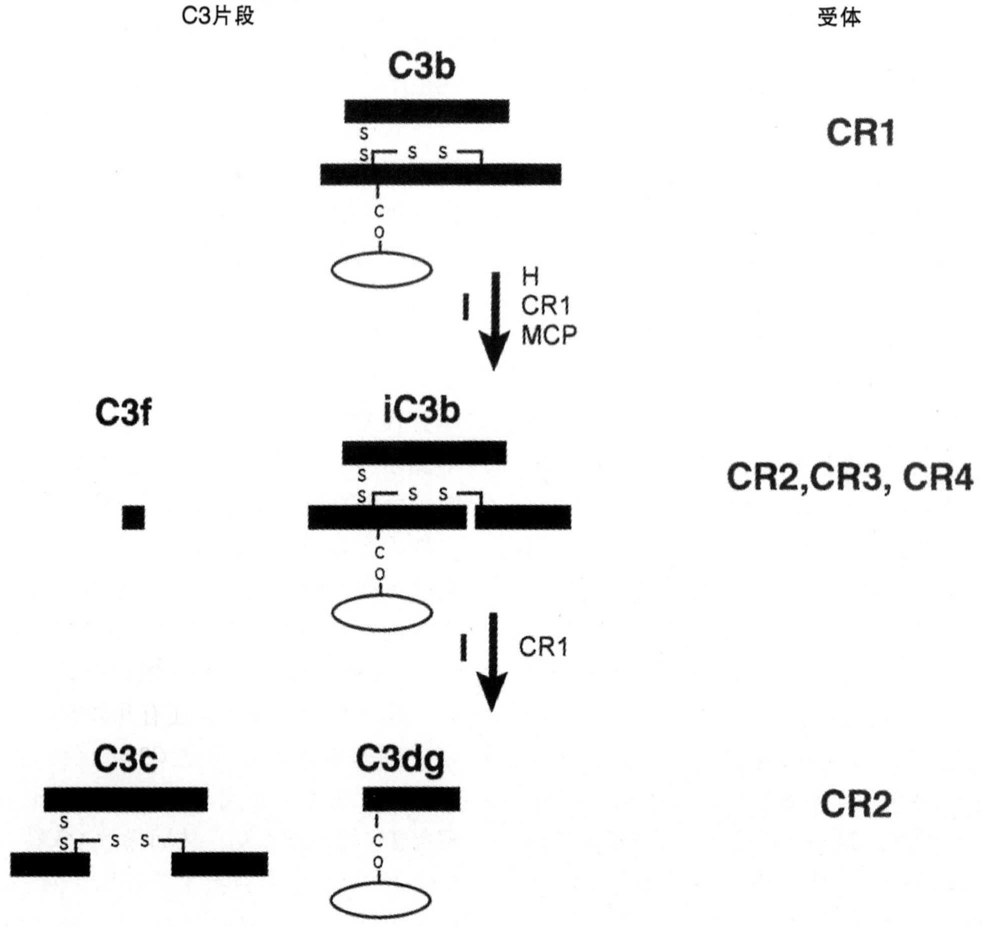

图21.3 由C3b形成的主要裂解片段。显示C3b及其生物活性片段通过一个酯键连接在一个活性表面上。

为血清酶的物质能够将C3dg分解为两段小肽，它们是呈液态释放的C3g和仍连接在激活剂表面并同样被CR2受体识别的C3d。

经C3转化酶作用生成的亚稳态C3b也能够与亲核基团上的非催化亚基即C3转化酶中的C3b或C4b发生反应。C3b与C3转化酶结合后会形成一种三分子复合体，分别是C4b2a3b或$(C3b)_2Bb$[26,27]。这两种复合物都可以表现出C5转化酶的蛋白水解活性，仅局限于分解结合在C5α链上的同一个单肽。C5转化酶分解C5后产生两个片段，一个由一小段肽组成的C5a和一个由两条多肽链组成的较大的片段C5b。C5b能够继续与单分子的C6、C7和C8以及6到8个分子的C9相互作用，促使一种大的蛋白质-蛋白质复合体合成，该复合体被称为膜攻击复合体(MAC)[8]。在这一系列的相互作用中，参与其中的那些蛋白质的疏水区会暴露在复合体的表面。在一种生物膜表面形成该复合体时，这些疏水区喜欢与磷脂中的脂肪酸链相互作用。进而该复合体会逐渐深入磷脂双分子层并最终形成一个跨膜通道，这个通道可以引出细胞功能[28]或杀死易感的细胞。几种蛋白质对这一过程具有调节作用。血清蛋白中的玻璃粘连蛋白和丛生蛋白抑制MAC的形成，妨碍其与磷脂双分子层的相互作用[29,30]。细胞联合蛋白CD59[29]，在C5b与C6、C7和C8相互作用阶段，通过与细胞溶解复合体结合而抑制MAC在宿主细胞膜的表面形成。

三、补体系统的生物学

配基的生成主要来源于C3和C5，它们与不同的细胞受体结合(表21.2和表21.3)，在出现炎症和免疫反应时能够使补体改变细胞功能。在这两种生物功能中，炎症从系统发生学上属于较原始的一种反应。现在人们已经对补体的参与有了比较好的认识，然而补体在免疫应答中的作用可能发生得较晚，也仅在近来才开始从

表21.2　补体生物学中的可溶性介质

介质	生物反应
C3a	过敏毒素(组胺释放;平滑肌收缩),化学吸引素作用于嗜曙红细胞
C5a	过敏毒素;化学吸引素和促分泌素作用于粒单核细胞;促分泌素作用于肥大细胞和嗜碱粒细胞;粒单核细胞上CR1和CR3的扩增性表达;嗜碱粒细胞中用于生成LTC_4伴有IL-3和IL-5生成的辅助刺激物;单核/巨噬细胞产生肿瘤坏死因子和IL-1
C3e	白细胞增多

IL:干扰素;LTC_4:白细胞三烯C_4。

分子水平揭示其特征[31,32]。以下对补体生物学方面的探讨主要涉及这两种生物功能及其与人类疾病的关系。

(一)补体与急性炎症

急性炎症是宿主对化脓性细菌感染产生的一种重要的防御反应。炎症对微生物的这种灭活作用是靠干扰生物原料的合成来实现的,这种生物原料是原核生物与真核生物所共同需要的。这样一来,当炎症反应过度或错误的针对宿主组织时,它就会对人类具有致病性了。补体系统可以引起急性炎症时的所有表现,在发生自身免疫或其他不明病因的炎症性疾病时,它通常被激活。

急性炎症具有一系列典型的反应,包括微血管改变和粒单核细胞的选择性聚集,局部形成的介质调节着粒单核细胞的功能。补体活化后的3种产物(C3a、C5a和C5b-9MAC)可以引起炎症特有的血管改变。C3a和C5a从补体活化的局部释放,与它们在肥大细胞或嗜碱粒细胞上的各自受体C3aR和C5aR结合,引起血管活性介质如组织胺和白细胞三烯的释放[35]。当内皮细胞上形成C5b-9复合物时,该物质会在细胞膜上建立一个临时的钙通道,从而使微血管产生强烈的改变[36,37]。由此导致的细胞内钙离子增多会诱导一些物质的分泌,包括内皮细胞内颗粒、含有凝血途径中血管假性血友病因子和因子V的怀布尔-帕拉德体小体(Weibel-Palade body)以及该小体颗粒周围膜上表达的一种促使白细胞黏附的选择蛋白—GMP-140。当宿主对微生物进行抵抗时,这种分泌反应的结果是使具有杀菌能力的细胞募集起来,并形成凝块屏蔽该区域,阻止细菌在血管内播散。这一过程也会引起宿主组织的缺血性坏死。

对缺血-再灌注损伤动物模型的研究证实,补体活化的启动是从天然IgM抗体与受损伤内皮细胞表面上的抗原决定簇发生作用时开始的[38]。内皮细胞正常的、非补体活化状态要靠DAF、MCP、CD59和具有补体调节功能的膜蛋白表达来维持,而这种状态可能会在出现补体经典途径活化时受到抑制。当正常的、非补体活化状态反应过度时,内皮表面会出现促炎症反应性改变,伴有C3b和iC3b与之的结合,从而进一步促使白细胞黏附[39],最终造成宿主组织的广泛损伤。针对同种异体移植物和异种移植物的超急性排斥反应是通过内皮抗体活化补体而引起的一系列反应,此时会出现出血性坏死,这就是一个由C5b-9介导的内皮改变的鲜活实例。

补体系统也会诱导粒单核细胞出现根本性改变,从而导致这种细胞在补体活化部位聚集。在这一过程中,白细胞至少会参与3种不同的反应:黏附内皮细胞,在内皮细胞之间穿越并穿过其下方的基底膜以及向感染部位的趋化运动。C5a在这3种反应中都会出现,而且皮内注射这种肽也可引起中性粒细胞在血管周围快速浸润。C5a通过与其受体(C5aR)结合,对中性粒细胞功能具有调节作用。该受体有一种特有的结

表21.3　结合在激活剂上的补体蛋白受体

受体	配基	细胞
CR1	C3b; C4b	红细胞;粒单核细胞;B细胞和某些T细胞;滤泡树突样细胞;肾小球内的足细胞
CR2	C3bi;C3dg	B细胞和某些T细胞;某些胸腺细胞;滤泡树突样细胞
CR3	C3bi和几种非补体配基	粒单核细胞
CR4	C3bi和C3dg	嗜中性粒细胞;血小板
ClqRp	Clq	粒单核细胞;内皮细胞;血小板

构,含有7个跨膜域,与G蛋白耦联,属于视紫红质家族受体[34]。这种受体一旦被结合后,会引起粒单核细胞上CR1和CR3的迅速上调,同时增加CR3对于血管内皮细胞上反受体以及对于细胞内黏附分子Ⅰ(ICAM-Ⅰ)的亲和力[40],而后者可引起内皮细胞白细胞相互作用(第20章)。作为白细胞整联蛋白家族成员之一的CR3,它在白细胞向细菌感染部位聚集过程中起到了重要的作用,相比之下,来自于这种蛋白家族先天性缺陷患者的白细胞就不能与天然的和人工的亚层面发生黏附,也不会在感染的组织中出现(见参考文献41)。

黏附在内皮细胞上的中性粒细胞和单核细胞,通过在内皮细胞之间迁移并穿越基底膜而对C5a产生应答,这一过程对血管壁并不产生破坏作用。只有在血管壁中出现补体活化,伴有免疫复合物诱导的血管炎和缺血再灌注损伤时,这种血管壁的损伤才会接踵而至。当粒单核细胞与间质组织接触时,它会通过在趋化过程中沿C5a梯度迁移而产生应答,并以同样的方式在补体活化的部位产生浓集。C5a还可诱导肿瘤坏死因子分泌并导致突发性呼吸,从而增加粒单核细胞的促炎症反应潜力[42]。存在于白细胞介素-3(IL-3)[43]和IL-5[44]中的C5a肽,也可引起嗜碱性粒细胞合成并分泌大量的白细胞三烯C_4(LTC_4)。

粒单核细胞在组织中聚集的目的就是吞噬细菌并在细胞内杀死它。要实现这些细胞的吞噬功能,就要求细胞上的受体于细菌上的配体相结合,而补体靠着与C3b和iC3b共价连接恰好提供了两个相应的配基。这些C3片段与Fc受体结合可以大大增强吞噬作用,而CR1和CR3则可以介导粒单核细胞与那些耐受C3片段的粒子结合。由CR1和CR3诱导的吞噬反应要求这些细胞被诸如C5a的化学活性肽或存在于细胞内基质中的蛋白质所激活。此外,由CR1或CR3单独介导的吞噬反应与由Fc受体介导的吞噬反应相比,其最根本的区别在于后者不会产生突发性呼吸。在不激发出这些细胞全部杀菌作用的基础上,在某些情况下,特定的补体激活物质也可以被清除。这种"平静"的吞噬反应的结果是细胞内某些病原体改由这种途径进入巨噬细胞内部,而不引起杀微生物效应。

(二)可溶性CR1:一种典型的补体依赖性炎症的抑制剂

尽管急性炎症对于清除微生物来说是必需的,但是在下列情况中它也可以引起正常组织的破坏:当感染源不能被清除时(例如,脓肿);当急性炎症是因组织受到物理损伤而引起时(例如,缺血、烧伤或挤压伤);或者当急性炎症是由组织中形成的抗原抗体复合物引起,而其中的抗原来自外源或宿主本身时。表21.4列举了一些补体系统在发病机制中占有重要地位的人类疾病的动物模型,还包括疾病所累及的众多器官系统。这些研究的基础是:看急性炎症是否出现在用眼镜蛇毒因子处理后引起的C3和C5缺陷的大鼠或小鼠,或者出现在经基因工程改造后的或自然遗传即具有的某种补体成分或受体缺欠的小鼠中。关于补体在人类和这些动物模型中的作用,其结论是建立在间接证据基础上的,因为目前人类补体的活化还无法调节。但是,1990年发现的一种可溶性的、重组体形式的人类CR1是一种有效的大鼠补体抑制剂,这说明人类补体抑制剂的问世也将很快成为可能[45]。

最初,CR1是作为红细胞和中性粒细胞上的一种功能性实体被人们所识别的,这种中性粒细胞介导C3b包背颗粒的黏附并增强对IgG耐受颗粒的吞噬作用(见参考文献7和46)。现在,CR1在补体系统中所具有的复杂作用已经很明确了,总而言之,它作为补体活化复合物的俘获物,伴随该复合物进入到一种非补体活化状态并且将该复合物传递给其他受体。

CR1是因子Ⅰ的一个辅因子,因子Ⅰ可以介导C4b和C3b裂解成片段从而不再与CR1结合,或者使受体与配体相互作用的亲和力显著降低,以至于受体释放配体,而不再维持一种配体-受体复合物的稳定状态。而且这些C4b和C3b的裂解片段失去了其亲代分子的补体活化功能,产生的两个片段iC3b和C3dg还是其他C3受体以及CR2和CR3的配体。因此,尽管CR1已经显示出对粒单核细胞和B淋巴细胞具有一定生物功能,而对于补体系统来说它可能也起到了某些独特的作用,表现在:一方面它可能通过形成抗原-抗体复合物来进一步抑制补体活化,一旦大量的C3b与这些抗原-抗体复合物结合后会介导细胞的摄取作用;另一方面它可能参

表21.4 组织损伤具有补体依赖性的人类疾病的动物模型

自身免疫模型	非特异性组织损伤
重症肌无力	烧伤
实验性变应性脑炎	心肌缺血
实验性神经炎	
海曼肾炎	
免疫复合物诱导性血管炎	
抗GPI抗体诱导性关节炎	
胶原诱导性关节炎	

与 C3b 裂解为 iC3b 和 C3dg 的过程，而这两个片段可以和具有单独传导能力的其他受体相结合。

作为受体的 CR1 还是补体蛋白中补体活化调节因子(RCA)家族中的一员，这一点与上述 CR1 的特点是一致的。CR1 的胞浆外区是一种丝状结构，完全是由 30 个串联对齐的 SCR 组成。SCR 也称为 CCP，具有一个延长的β-桶(β-barrel)结构，其长轴沿氨基酸(N)和碳(C)末端走行。它由一个反平行β-折叠组成，侧面上通过短反平行β-折叠连接两个延伸环[47]。它还有一个跨膜区和一个 43 个氨基酸的胞浆内区。28 个 SCR 被分为 4 个长同源基因重复序列(LHR)，分别称为 LHR-A、LHR-B、LHR-C 和 LHR-D，每个序列都有 7 个 SCR。LHR 被认为是由含有编码 7 个 SCR 的 8 个外显子基因片段复制而成的，因为在 LHR 中，占据相应位置的 SCR 有 60%~100%是相同的。如图 21.4 所示，LHR-A 结合 C4b，LHR-B 和 LHR- C 各自有一个 C3b-/C4b-结合位点；LHR-D 不与任何一种补体蛋白相结合，它的主要作用是扩展质膜上的配体结合区。通过对删除突变和嵌合体构造进行分析显示，所有这些 LHR 的 C3b 结合功能都是由 LHR-B 和 LHR- C 的前 3 个 SCR 决定的[48,49]。CR1 的 C4b 结合区由 LHR-A 的前 3 个 SCR 组成。前 3 种 LHR 中的第 5 到第 7 个 SCR 可能作为一种间隔物位于配体结合区之间，这样可以使受体与耐受多分子 C3b 和 C4b 的复合物之间发生多价相互作用。CR1 的结构特征解释了其双重特性和多价性，同时也使其拥有比其他 RCA 家族成员更强大的补体抑制功能。CR1 是因子Ⅰ裂解 C3b 和 C4b 时的辅因子，它可以分解经典途径、凝集素途径和替代途径中的 C3/C5 转化酶，而只有当两种血浆 RCA 蛋白 H 和 C4bp 以及两种膜蛋白 DAF 和 MCP 同时存在时，才能实现这种复杂的功能。CR1 的多价性允许其与 C3b 和 C4b 的二聚体和高级低聚体发生至少二价的结合，其解离常数为纳克分子级，而单价相互作用的解离常数为微克分子级[45]。最重要的是，在替代途径中 CR1 与 C3b 在活化的或非活化的表面上结合时，其亲和力是一样的，在两种表面上抑制补体活化的效果也是一样的，而 F 和 DAF 却是替代途径中激活剂的弱效抑制剂，因为它们的功能受到这些表面的限制。

相对于其他 RCA 蛋白来说，CR1 在活体中并不具有明显的补体抑制功能，因为其在组织中分布有限(表 21.3)。但是，一种经过基因工程技术删除细胞质和跨膜区的、该受体的可溶性形式，却具有比内源性 RCA 蛋白 H 和 C4bp 至少高出 100 倍的活性，这种活性表现在通过经典途径和替代途径抑制补体活化以及在大鼠心肌再灌注损伤[45]、超急性同种异体移植物注射[51]和异种移植物注射[52]模型中阻止补体的活化。这些研究表明，具有明显补体抑制作用的 CR1 可以使膜蛋白捕获并加工 C3b 耐受性复合物，因此，CR1 可以用于治疗由补体活化介导的人类炎症性疾病。

近十几年来，为了能够研发出安全有效的治疗药物用于抑制或减轻活体中的补体活化，学者们投入了越来越多的精力。有几种药物已经在炎症和自身免疫疾病的动物模型中显示出了一定的效果，还有一些药物正在用于临床试验[53,54]。在这些药物中都含有一种经过修饰过的 CR1 结构，其中还包括一种表达 Lewisx 唾液酸四糖基的 CR1 重组形式[55]。药物经过这种修饰后，可以通过与选择蛋白 P、E 和 L 结合而靶向定位于内皮细胞上的受体。其他补体拮抗剂有抗 C5 单克隆抗体，它可以抑制 C5 活化，并在多种小鼠和大鼠炎性疾病模型中显示出抑制作用，包括抑制小鼠的胶原诱导性关节炎以及延缓有系统性红斑狼疮倾向的 NZB/WF1 小鼠发生肾小球肾炎[56]。最后，还有一种环形肽，它是一种 C5a 受体的强拮抗剂，现已知它可以减轻包括抗原诱导性关节炎在内的多种炎性疾病人鼠模型的病情严重程度[57]。这种肽的优点在于口服有效。

(三)补体与免疫复合物的加工作用

补体与免疫复合物介导的疾病，特别是 SLE 之间的关系是矛盾的。一方面有证据表明补体在多种这类疾病的发病机制中参与组织损伤，而另一方面经典途径补体蛋白的基因缺陷又与 SLE 密切相关。在 C1q 缺陷的个体中，SLE 的患病率为 93%，而在 C1r、C1s、C4 和 C2 缺陷的个体中，SLE 的患病率呈逐渐降低趋势。这种关联性表明，在防止 SLE 病变发展过程中，补体的经典途径还是起到一定作用的[58]。人们提出了几种非突变排除机制来解释补体具有的保护性作用。内含(included) 是补体在清除免疫复合物和凋亡细胞时所起的一种作用，主要是为了调节免疫应答。

补体系统通过两种机制来改变自身分布并清除抗原抗体复合物，即维持免疫复合物的可溶状态和指导网状内皮组织清除血管内的免疫复合物。补体在代谢免疫复合物过程中所起的作用可以减少其在组织中的沉积，也同时降低了其所致的组织炎性损害和激活 B 细胞的可能性。

在经典途径中，C1q、C4b 和 C3b 与抗原抗体复合物中的抗原结合，可以抑制该复合物形成不溶性的聚集体形式。保持这种免疫复合物的溶解性就可以通过清除机制俘获这些复合物,防止它们在组织中沉积。对于已经预先形成的不溶性抗原抗体复合物,补体系统还有一套应付手段,那就是通过替代途径将其溶解。尽管大多数可溶性抗原抗体复合物不能激活替代途径,但是那些大的、不溶性的聚集体却拥有这种激活替代途径的能力。被标记一代(marked generation)的 C3b 及结合有该蛋白的抗体可以溶解抗原抗体复合物。这些形成可溶性免疫复合物的过程是清除血管内含有 C3b 复合物的过程之一,其中的复合物与红细胞有关[59]。人类的红细胞上表达少量经过基因调节的 CR1,大约每个细胞上有 100~1000 个 CR1,但是血液中含有的红细胞数量是巨大的,这些红细胞就形成了一个具有结合免疫复合物活性的、重要的 CR1 储备库,只要免疫复合物仍与红细胞上的 CR1 相连,它们就不会在组织中沉积。当红细胞通过重要的网状内皮组织器官肝脏时,与之结合的免疫复合物会释放出来,并可能被转移给了 Kupffer 细胞。这种转移过程与 CR1 在因子 I 的帮助下介导 C3b 裂解为 iC3b 的能力有关,而且它还导致了与免疫复合物结合的 CR1 数量减少 100 倍。Kupffer 细胞同时表达与 iC3b 结合的 CR3 和与免疫复合物中 IgG 成分结合的 Fc 受体,同时当抗原抗体复合物从红细胞上释放出来后,Kupffer 细胞也会与之结合。一旦这种清除机制出现某种问题,由免疫复合物介导的疾病过程就会被强化。

(四)补体与凋亡细胞的清除

由于暴露于紫外线或被病毒感染后而凋亡的角质形成细胞会产生出一种名为表面泡 (surface blebs)的亚细胞结构,该结构富含核抗原,通常为 SLE 中的自身抗体所结合[60]。目前已经证明,注射了凋亡细胞的小鼠会产生包括抗单链 DNA(ssDNA)和抗磷脂抗体在内的自身抗体[61]。C1q 可以与凋亡的角质形成细胞中的表面泡形成特异性地直接结合[62],而通过基因锁定技术造成 C1q 基因缺陷($C1q^{-/-}$)的小鼠会出现以免疫复合物沉积和多种凋亡细胞体为特征的肾小球肾炎[63,64]。$C1q^{-/-}$小鼠也会形成自身抗体。综合这些数据可以说明:补体,特别是 C1q,对于清除凋亡细胞来说是必需的,而这些凋亡细胞可能会导致自身抗体的产生并引起免疫复合物所致的组织损伤。

(五)补体和免疫应答

由补体系统完成的对外源性抗原的识别作用与一种发育简单、相对非多态性的血浆蛋白和细胞受体系统有关,和复杂的发育过程相比,后者会在免疫系统的识别过程中选择高度多态性的细胞受体。此外,共享性结构基序的缺失也可以用来区分补体系统和免疫系统。然而,补体系统和免疫系统还是在两点上具有相关性的。IgM 和 IgG 抗体上的 Fc 区与 C1 上的 C1q 亚基结合从而启动经典途径的活化;而 CR2 可以结合 CD19[65],后者是免疫球蛋白超家族中的一名成员,仅在 B 细胞上表达,在 T 细胞依赖性抗原激活 B 细胞以及 B 细胞成熟过程中扮演着重要的角色[66]。

通过基因锁定而产生的缺乏 C3 或 C4 的小鼠会合并一种异常的原发性抗体应答,从而限制了 T 细胞依赖性抗原的浓集[67]。患有遗传性 C1q、C4、C2 或 C3 缺陷的人类,其 IgG4 的血清构成水平低[68],这说明补体在同族型转换中具有一定的作用。抗原特异性 IgM 是否能增强原发性抗体应答,主要取决于 IgM 激活补体的能力以及 C3 的存在。补体 C3 片段与抗原连接后,或者通过结合多特异性 IgM 同时激活经典途径,或者在抗原具备合适表面特征时通过凝集素途径或替代途径来增强免疫应答。抗原上存在的 C3b、iC3b、或 C3dg 使抗原易于定位在原发性抗体应答中的两种细胞上,即表达 CR1 和 CR2 的 B 淋巴细胞和表达 CR1、CR2 和 CR3 的滤泡树突状细胞,后者与记忆性 B 淋巴细胞发育的关联性要强于其与原发性抗体应答的关联性。滤泡树突状细胞保存着抗原,用于与生发中心(germinal center)B 细胞发生相互作用,这种功能对于产生正常的免疫应答特别是产生强烈的继发性抗体的免疫应答来说是必不可少的[69,70]。B 细胞上的补体受体与信号的转导有关,这些信号对于调节 B 细胞的免疫应答是非常重要的。

在 B 细胞上的两个补体受体 CR1 和 CR2 当中,后者在原发性抗体应答时介导补体的增强效应。人类的 CR2 含有一个和 CR1 相似的结构,该结构包含一个由 16 个 SCR 组成的胞浆外区域,这 16 个 SCR 中的其中一个可以被未知的功能性序列所替代,如一个单独的跨膜区和一个由 34 个氨基酸组成的 C-末端胞浆内区。供 iC3b 和 C3dg 连接的配基结合位点由两个 N-末端 SCR 组成,这两个 SCR 还可以介导 EB 病毒与之结合[71,72]。CR2 可能不直接给 B 细胞传递信号,但它确是两种截然不同的膜蛋白复合体上的一个亚基。这两种复合体一个是双分子 CR2 和 CR1 复合体,另一个是 CR2-CD19-TAPA-1 复合体[65,74](图 21.4)。CR2-CR1 复合体不具备信号传递功能,其主要作用可能是俘获包被有 C3b 的抗原并加速 C3b 裂解为 iC3b 和 C3dg，从而使得抗原 C3dg 复合体能够传递给 CR2-CR1 复合体中的 CR2 部分，然后 CR2 会扩散开来并与 CD19 结合。

CR2-CD19-TAPA-1 复合体可能是补体系统与免疫系统相互作用过程中的焦点。CD19 是受 B 细胞谱系限制的免疫球蛋白超家族中的一员，无论在 B 细胞发育中最早的识别阶段还是在成熟 B 细胞和记忆 B 细胞中，它都被表达着。CR2 直接与 CD19 结合，而它却主要在成熟 B 细胞中表达，因此在 B 细胞发育中的大多数阶段中，这种膜蛋白复合体都不含有 CR2。CD19 胞浆外部分的两个免疫球蛋白样结构域连接在一个由 247 个氨基酸组成的、大的胞浆内区上，这种胞浆内区和与信号传递有关的细胞溶质成分发生相互作用。CD19 与 TAPA-1 结合[74]，而后者不是淋巴细胞特有的，它和白细胞抗原 CD37 以及 ME491 黑色素瘤相关抗原具有同源性，其特征是含有四个跨膜区[75]。尽管 CR1 具备与 CR2 结合的能力，但它却不出现在这种膜蛋白复合体中，由此说明，一个单一的 CR2 分子或者与 CR1 结合，或者与 CD19 结合，但不会与它们两者同时结合。

CR2 作为膜蛋白复合体上的一种配体-结合亚基，将补体系统与免疫系统中的信号传递复合体联系在了一起。CD19 可能也具有配体-结合功能，因为它作为 B 淋巴细胞所特有的这种膜蛋白复合体中唯一的成分，存在于所有的 B 细胞谱系中。近来，人们发现 IgM 和肝素/类肝素的硫酸盐可以作为 CD19 的配体[76]。尽管肝素/类肝素硫酸盐的作用尚未明了，但显而易见的是抗原-结合 IgM 可以使 CD19 与 B 细胞上的抗原受体发生交联结合。CD19 可能通过两种机制参与信号传递：其较大的胞浆内区说明它具有与细胞溶质蛋白相互作用的能力；其与 TAPA-1 能够发生结合说明它和由这种蛋白启动的细胞反应有关。TAPA-1 在非 B 细胞中表达，针对这种蛋白的抗体会引起细胞聚集。

CR2- CD19-TAPA-1 复合体通过包括 Lyn、磷脂酰肌醇 3 酶(PI3 酶)和 Vav 在内的 CD19 胞浆内区与细胞溶质效应器发生耦联[77]。Lyn 是一种 Src 相关蛋白酪氨酸酶，CD19 与之构成连接。PI3 酶和 Vav 都包含 Src 同源区 2(SH2)区域，当膜 Ig(mIg)被结合且 CD19 被酪氨酸磷酸化后，该区域可以介导 PI3 酶和 Vav 与 CD19 结合。PI3 酶磷酸化 4,5-二磷酸磷脂酰肌醇(PIP_2)产生 PIP_3。尽管其机制仍未明了，但 PIP_3 作为一种第二信使，说明 PI3 在多种细胞功能中具有重要的作用，这些细胞功能包括细胞骨架形成、细胞内吞作用、小泡的运输和增殖。Vav 是一种功能还未确定的原癌基因，然而干扰小鼠 Vav 的表达会影响 B 细胞和 T 细胞的发育和功能。

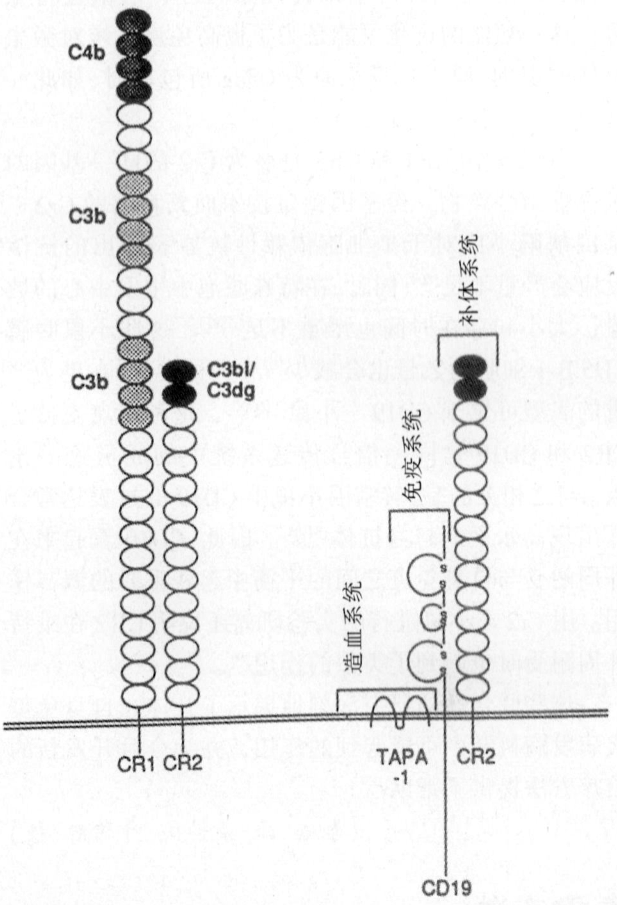

图21.4　CR1和CR2配体结合位点的所在及其参与到B细胞上分子复合体中的过程。TAPA-1，一种抗增殖抗体-1的靶点。

对 CR2/CD19/TAPA-1 复合体的功能性研究表明该复合体与 mIg 一起对 B 细胞的活化起增效剂作用[78]。在模型系统中，CR2 或 CD19 与 mIg 发生交联一方面可以增加肌醇三磷酸(IP_3)的产量，促进细胞内游离 Ca^{2+}的释放；另一方面可以使 mIg 分子的数量降低两个数量级，而只有当 mIg 分子被结合后才能诱导 B 细胞的增殖过程。免疫剂量的鸡卵溶菌酶(HEL)作为一种抗原具有诱导小鼠产生抗-HEL 的 IgG1 和记忆 B 细胞的功能，当拷贝三次的 C3d 与该抗原结合后，可以使所需的抗原剂量减少 1000~10 000 倍[79]。C3d 的这种功能可以被同时注射 CR2 或 CD19 的抗体所阻断，说明 C3d 的这种功能是由该复合体与 B 细胞上的 mIg 发生交联所介导的。因此，CR2-CD19-TAPA-1 复合体能够将免疫系统对于某种抗原的应答阈值进行重置，这一功能的进化可能是为了提高免疫系统对微生物体的识别，但当自身抗原为C3dg所包被时，如此一来也会产生自身免疫反应。

在小鼠中，CR1和CR2是名为Cr2的同一基因的选择性结合产物。经基因锁定技术而繁育出的$Cr2^{-/-}$基因缺陷小鼠对于T细胞依赖性抗原表现出的抗体反应会严重不足[80]，同时，在特殊滤泡中生发中心的数量、大小和存在时间也严重不足[81]。这些小鼠腹膜$CD5^{+}$B-1细胞的数量也会减少[82]。一种类似的、更为严重的表型可见于$CD19^{-/-}$小鼠[66,83]，这种观点支持了CR2和CD19是同一信号传递系统中的成员这一论点。与之相关的是，转基因小鼠中CD19的过表达常合并出现高水平的自身抗体[84,85]。因此，CD19看起来在外周耐受与自身免疫之间的平衡中起着重要的调节作用。用$Cr2^{-/-}$小鼠进行的实验研究还说明CR2在维持外周耐受时也起到了类似的作用[86]。

这些联合性的研究深刻地揭示了补体在自身免疫疾病发病机制中可能起到的作用，并为今后开发新的治疗方法提供了帮助。

（李楠 译 李世民 叶伟胜 校）

参考文献

1. Walport MJ. Complement. *N Engl J Med* 2001;344:1058–1066, 1140–1144.
2. Volanakis JE. Overview of the complement system. In: Volanakis JE, Frank MM, eds. *The human complement system in health and disease.* New York: Marcel Dekker, 1998:9–32.
3. Sunyer JO, Zarkadis IK, Lambris JD. Complement diversity: a mechanism for generating immune diversity? *Immunol Today* 1998;19:519–523.
4. Gadjeva M, Dodds AW, Taniguchi-Sidle A, et al. The covalent binding reaction of complement component C3. *J Immunol* 1998;161:985–990.
5. Campbell RD, Law SKA, Reid KBM, et al. Structure, organization, and regulation of the complement genes. *Annu Rev Immunol* 1988;6:161–195.
6. Arlaud G, Volanakis JE, Thielens NM, et al. The atypical serine proteases of the complement system. *Adv Immunol* 1998;69:249–307.
7. Ahearn JM, Fearon DT. Structure and function of the complement receptors CR1 (CD35) and CR2 (CD21). *Adv Immunol* 1989;46:183–219.
8. Plumb ME, Sodetz JM. Proteins of the membrane attack complex. In: Volanakis JE, Frank MM, eds. *The human complement system in health and disease.* New York: Marcel Dekker, 1998:119–148.
9. Tuckwell DS, Xu Y, Newham P, et al. Surface loops adjacent to the cation-binding site of the complement factor B von Willebrand factor type A module determine C3b binding specificity. *Biochemistry* 1997;36:6605–6613.
10. Lee J-O, Rieu P, Arnaout MA, et al. Crystal structure of the A domain from the a subunit of integrin CR3(CD11b/CD18). *Cell* 1995;80:631–638.
11. Perkins SJ, Smith KF, Williams SC, et al. The secondary structure of the von Willebrand factor type A domain in factor B of human complement by Fourier transform infrared spectroscopy. *J Mol Biol* 1994;238:104–119.
12. Goundis D, Reid KBM. Properdin, the terminal complement components, thrombospondin and the circumsporozite protein of malaria parasites contain similar sequence motifs. *Nature* 1988;335:82–85.
13. Catteral CF, Lyons A, Sim RB, et al. Characterization of the primary amino acid sequence of human complement control protein factor I from an analysis of cDNA clones. *Biochem J* 1987;242:849–856.
14. Holmskov U, Thiel S, Jensenius JC. Collectins and ficolins: humoral lectins of the innate immune system. *Ann Rev Immunol* 2003;21:547–578.
15. Gregory LA, Thielens NM, Arlaud GJ, et al. X-ray structure of the Ca^{2+}-binding interaction domain of C1s: insights into the assembly of the C1 complex of complement. *J Biol Chem* 2003;278:32157–32164.
16. Law SK, Dodds AW. The internal thioester and the covalent binding properties of the complement proteins C3 and C4. *Protein Sci* 1997;6:263–274.
17. Matsushita M, Fujita T. Ficolins and the lectin complement pathway. *Immunol Rev* 2001;180:78–85.
18. Thiel S, Vorup-Jensen T, Stover TM, et al. A second serine protease associated with mannan-binding lectin that activates complement. *Nature* 1997;386:506–510.
19. Rossi V, Cseh S, Bally I, et al. Substrate specificities of recombinant mannan-binding lectin-associated serine proteases-1 and -2. *J Biol Chem* 2001;276:40880–40887.
20. Stover CM, Thiel S, Thelen M, et al. Two constituents of the initiation complex of the mannan-binding lectin activation pathway of complement are encoded by a single structural gene. *J Immunol* 1999;162:3481–3490.
21. Fearon DT, Austen KF. The alternative pathway of complement: a system for host defense of microbial infection. *N Engl J Med* 1980;303:259–263.
22. Pangburn MK, Müller-Eberhard HJ. The alternative pathway of complement. *Springer Semin Immunopathol* 1984;7:163–192.
23. Fearon DT. Regulation by membrane sialic acid of β1H-dependent decay-dissociation of amplification C3 convertase of the alternative complement pathway. *Proc Natl Acad Sci U S A* 1978;75:1971–1975.
24. Liszewski MK, Atkinson JP. Regulatory proteins of complement. In: Volanakis JE, Frank MM, eds. *The human complement system in health and disease.* New York: Marcel Dekker, 1998:149–165.
25. Ross GD, Medof ME. Membrane complement receptors specific for bound fragments of C3. *Adv Immunol* 1985;37:217–267.
26. Takata Y, Kinoshita T, Kozono H, et al. Covalent association of C3b with C4b within C5 convertase of the classical complement pathway. *J Exp Med* 1987;165:1494–1507.
27. Kinoshita T, Takata Y, Kozono H, et al. C5 convertase of the alternative complement pathway: covalent linkage between two C3b molecules within the trimolecular complex enzyme. *J Immunol* 1988;141:3895–3901.
28. Rus HG, Niculescu FI, Shin ML. Role of the C5b-9 complement complex in cell cycle and apoptosis. *Immunol Rev* 2001;180:49–55.
29. Morgan BP. Regulation of the complement membrane attack pathway. *Crit Rev Immunol* 1999;19:173–198.
30. Turnberg D, Botto M. The regulation of the complement system: insights from genetically-engineered mice. *Mol Immunol* 2003;40:145–153.
31. Carroll MC. The role of complement and complement receptors in induction and regulation of immunity. *Annu Rev Immunol* 1998;16:545–568.
32. Fearon DT. The complement system and adaptive immunity. *Semin Immunol* 1998;10:355–361.
33. Ames RS, Li Y, Sarau HM, et al. Molecular cloning and characterization of the human anaphylatoxin C3a receptor. *J Biol Chem* 1996;271:20231–20234.
34. Gerard NP, Gerard C. The chemotactic receptor for human C5a anaphylatoxin. *Nature* 1991;349:614–617
35. Ember JA, Jagels MA, Hugli TE. Characterization of complement anaphylatoxins and their biological responses. In: Volanakis JE, Frank MM, eds. *The human complement system in health and disease.* New York: Marcel Dekker, 1998:241–284.
36. Hattori R, Hamilton KK, McEver RP, et al. Complement proteins C5b-9 induce secretion of high molecular weight multimers of endothelial von Willebrand factor and translocation of granule membrane protein GMP-140 to the cell surface. *J Biol Chem* 1989;264:9053–9060.
37. Hamilton KK, Hattori R, Esmon CT, et al. Complement proteins C5b-9 induce vesiculation of the endothelial plasma membrane and expose catalytic surface for assembly of the prothrombinase enzyme complex. *J Biol Chem* 1990;265: 3809–3814.
38. Barrington R, Zhang M, Fisher M, Carroll MC. The role of comple-

ment in inflammation and adaptive immunity. *Immunol Rev* 2001; 180:5–15.
39. Marks RM, Todd RF III, Ward PA. Rapid induction of neutrophil-endothelial adhesion by endothelial complement fixation. *Nature* 1989;339:314–317.
40. Diamond MS, Staunton DE, Marlin SD, et al. Binding of the integrin Mac-1 (CD11b/CD18) to the third immunoglobulin-like domain of ICAM-1 (CD54) and its regulation by glycosylation. *Cell* 1991;65: 961–971.
41. Springer TA. The sensation and regulation of interactions with the extracellular environment: the cell biology of lymphocyte adhesion receptors. *Annu Rev Cell Biol* 1990;6:359–402.
42. Okusawa S, Yancey KB, van der Meer JWM, et al. C5a stimulates secretion of tumor necrosis factor from human mononuclear cells *in vitro*. Comparison with secretion of interleukin 1 beta and interleukin 1 alpha. *J Exp Med* 1988;168:443–448.
43. Kurimoto Y, de Weck AL, Dahinden CA. Interleukin 3-dependent mediator release in basophils triggered by C5a. *J Exp Med* 1989;170:467–479.
44. Bischoff SC, Brunner T, de Weck AL, et al. Interleukin 5 modifies histamine release and leukotriene generation by human basophils in response to diverse agonists. *J Exp Med* 1990;172:1577–1582.
45. Weisman HF, Bartow T, Leppo MK, et al. Soluble human complement receptor type 1: *in vivo* inhibitor of complement suppressing post-ischemic myocardial inflammation and necrosis. *Science* 1990;249: 146–151.
46. Hourcade D, Holers VM, Atkinson JP. The regulators of complement activation (RCA) gene cluster. *Adv Immunol* 1989;45:381–416.
47. Smith BO, Mallin RL, Krych-Goldberg M, et al. Structure of the C3b binding site of CR1 (CD35), the immune adherence receptor. *Cell* 2002;108:769–780.
48. Kalli KR, Hsu P, Bartow TJ, et al. Mapping of the C3b-binding site of CR1 and construction of a (CR1)2-F(ab8)2 chimeric complement inhibitor. *J Exp Med* 1991;174:1451–1460.
49. Krych-Goldberg M, Atkinson JP. CR1 and CR1-like: the primate immune adherence receptors. *Immunol Rev* 2001;180:112–122.
50. Pangburn MK. Reduced activity of DAF on complement enzymes bound to alternative pathway activators. Similarity with factor H. *Immunology* 1990;71:598–600.
51. Pruitt SK, Bollinger RR. The effect of soluble complement receptor type 1 on hyperacute allograft rejection. *J Surg Res* 1991;50:350–355.
52. Xia W, Fearon DT, Moore FD Jr, et al. Prolongation of guinea pig cardiac xenograft survival in rats by soluble human complement receptor type 1. *Transplantation* 1991;254:102–105.
53. Makrides SC. Therapeutic inhibition of the complement system. *Pharmacol Rev* 1998;50:59–87.
54. Morgan BP, Harris CL. Complement therapeutics; history and current progress. *Mol Immunol* 2003;40:159–170.
55. Rittershaus CW, Thomas LJ, Miller DP, et al. Recombinant glycoproteins that inhibit complement activation and also bind the selectin adhesion molecules. *J Biol Chem* 1999;274:11237–11244.
56. Wang Y, Hu Q, Madri JA, et al. Amelioration of lupus-like autoimmune disease in NZB/W F_1 mice after treatment with a blocking monoclonal antibody specific for complement component C5. *Proc Natl Acad Sci U S A* 1996;93:8563–8568.
57. Woodruff TM, Strachan AJ, Dryburg N, et al. Antiarthritic activity of an orally active C5a receptor antagonist against antigen-induced monoarticular arthritis in the rat. *Arthritis Rheum* 2002;46:2476–2485.
58. Pickering MC, Walport MJ. Links between complement abnormalities and systemic lupus erythematosus. *Rheumatology* 2000;39:133–141.
59. Davies KA, Walport MJ. Processing and clearance of immune complexes by complement and the role of complement in immune complex diseases. In: Volanakis JE, Frank MM, eds. *The human complement system in health and disease.* New York: Marcel Dekker, 1998:423–453.
60. Casciola-Rosen L, Anhalt G, Rosen A. Autoantigens targeted in systemic lupus erythematosus are clustered in two populations of surface structures on apoptotic keratinocytes. *J Exp Med* 1994;179:1317–1330.
61. Mevorach D, Zhou JL, Song X, et al. Systemic exposure to irradiated apoptotic cells induces autoantibody production. *J Exp Med* 1998;188: 387–392.
62. Korb LC, Ahearn JM. C1q binds directly and specifically to surface blebs of apoptotic human keratinocytes. Complement deficiency and systemic lupus erythematosus revisited. *J Immunol* 1997;158:4525–4528.
63. Botto M, Dell'Agnola C, Bygrave AE, et al. Homozygous C1q deficiency causes glomerulonephritis associated with multiple apoptotic bodies. *Nat Genet* 1998;19:56–59.
64. Mitchell DA, Taylor PR, Cook HT, et al. Cutting edge: C1q protects against the development of glomerulonephritis independently of C3 activation. *J Immunol* 1999;162:5676–5679.
65. Matsumoto AK, Kopicky-Burd J, Carter RH, et al. Intersection of the complement and immune systems: a signal transduction complex of the B lymphocyte-containing complement receptor type 2 and CD19. *J Exp Med* 1991;173:55–64.
66. Rickert RC, Rajewsky K, Roes J. Impairment of T-cell-dependent B-cell responses and B-1 cell development in CD19-deficient mice. *Nature* 1995;376:352–355.
67. Fischer MB, Ma M, Goerg S, et al. Regulation of B cell response to T-dependent antigens by classical pathway complement. *J Immunol* 1996;157:549–556.
68. Bird P, Lachman PJ. The regulation of IgG subclass production in man: low serum IgG4 in inherited deficiencies of the classical pathway of C3 activation. *Eur J Immunol* 1988;18:1217–1222.
69. Fang Y, Xu C, Fu Y-X, et al. Expression of complement receptors 1 and 2 on follicular dendritic cells is necessary for the generation of a strong antigen-specific IgG response. *J Immunol* 1998;160:5273–5279.
70. Qin D, Wu J, Carroll MC, et al. Evidence for an important interaction between a complement-derived CD21 ligand on follicular dendritic cells and CD21 on B cells in the initiation of IgG responses. *J Immunol* 1998;161:4549–4554.
71. Lowell CA, Klickstein LB, Carter RH, et al. Mapping of the Epstein-Barr virus and C3dg binding sites to a common domain on complement receptor type 2. *J Exp Med* 1989;170:1931–1946.
72. Carel JC, Myones BL, Frazier B, et al. Structural requirements for C3d,g/Epstein-Barr virus receptor (CR2/CD21) ligand binding, internalization, and viral infection. *J Biol Chem* 1990;265:12293–12299.
73. Tuveson DA, Ahearn JM, Matsumoto AK, et al. Molecular interactions of complement receptors on B lymphocytes: a CR1/CR2 complex distinct from the CR2/CD19 complex. *J Exp Med* 1991;173: 1083–1089.
74. Bradbury LE, Kansas GS, Levy S, et al. The CD19/CD21 signal transducing complex of human B lymphocytes includes the target of antiproliferative antibody-1 and Leu-13 molecules. *J Immunol* 1992;149: 2841–2850.
75. Oren R, Takahashi S, Doss C, et al. TAPA-1, the target of an antiproliferative antibody, defines a new family of transmembrane proteins. *Mol Cell Biol* 1990;10:4007–4015.
76. de Fougerolles AR, Batista F, Johnsson E, et al. IgM and stromal cell-associated heparan sulfate/heparin as complement-independent ligands for CD19. *Eur J Immunol* 2001;31:2189–2199.
77. Wang Y, Brooks SR, Li X, et al. The physiologic role of CD19 cytoplasmic tyrosines. *Immunity* 2002;17:501–514.
78. Fearon DT, Carter RH. The CD19/CR2/TAPA-1 complex of B lymphocytes: linking natural to acquired immunity. *Annu Rev Immunol* 1995;13:127–150.
79. Dempsey PW, Allison MED, Akkaraju S, et al. C3d of complement as a molecular adjuvant: bridging innate and acquired immunity. *Science* 1996;271:348–350.
80. Molina H, Holers VM, Li B, et al. Markedly impaired humoral immune response in mice deficient in complement receptors 1 and 2. *Proc Natl Acad Sci U S A* 1996;93:3357–3361.
81. Croix DA, Ahearn JM, Rosengard AM, et al. Antibody response to a T-dependent antigen requires B cell expression of complement receptors. *J Exp Med* 1996;183:1857–1864.
82. Ahearn JM, Fischer MB, Croix D, et al. Disruption of the Cr2 locus results in a reduction of B-1a cells and in an impaired B cell response to T-dependent antigen. *Immunity* 1996;4:251–262.
83. Sato S, Steeber DA, Tedder TF. The CD19 signal transduction molecule is a response regulator of B-lymphocyte differentiation. *Proc Natl Acad Sci U S A* 1995;92:11558–11562.
84. Sato S, Ono N, Steeber DA, et al. CD19 regulates B lymphocyte signaling thresholds critical for the development of B-1 lineage cells and autoimmunity. *J Immunol* 1996;157:4371–4378.
85. Inaoki M, Sato S, Weintraub BC, et al. CD19-regulated signaling thresholds control peripheral tolerance and autoantibody production in B lymphocytes. *J Exp Med* 1997;186:1923–1931.
86. Prodeus AP, Goerg S, Shen LM, et al. A critical role for complement in maintenance of self-tolerance. *Immunity* 1998;9:721–731.

第22章

风湿性疾病中的急性期蛋白

John E. Volanakis

急性期一词是 1941 年被引用来描述从感染性疾病急性发作患者获得的血清的[1]。早在 11 年前,Tillett 和 Francis[2]已经证实从这种血清中能获取 C-反应蛋白(CRP)。后来发现急性期蛋白的血浆浓度不只在感染性疾病的急性期升高,在包含创伤,缺血,恶性肿瘤和高敏反应的所有其他形式的组织损伤中同样升高。有证据说明有其他几种蛋白的血浆浓度伴随组织损伤而升高。这些蛋白统称为急性期蛋白(APP)。这些蛋白的血浆浓度的升高构成完整的急性期应答或宿主对组织损伤的急性期反应。发热、白细胞增高、脂肪、糖和微量元素的代谢变化都是这种反应的特点[3]。随组织结构和功能的重建 APP 的血浆浓度恢复正常。在以炎症过程为主要组织病理特点的许多风湿性疾病中,APP 的水平与临床疾病活动相平行。

这一章概述了主要的人类 APP 的结构和功能,并简要讨论合成的调控,特别是在风湿性疾病中的临床作用。

一、急性期蛋白的概述

人类血浆 APP 分为 3 个主要功能组:参与宿主防御病原的蛋白,丝氨酸蛋白水解酶抑制因子,具有抗氧化活性的转运蛋白(表 22.1)。这些蛋白共同发挥几种重要的功能。首先,它们参与病原的识别和清除。其次,它们限制急性炎症反应过程产生的蛋白水解酶和氧代谢产物对宿主组织的损伤。第三,它们"关闭"炎症反应并参与受损组织正常结构的重建(表 22.1)。

二、宿主防御性急性期蛋白

CRP 作为典型的人类 APP 已被广泛的研究。基于 CRP 的结构和 Ca 离子依赖的结合特异性,它被归于正五聚蛋白。正五聚蛋白[4]构成了具有明显稳定结构和结合反应性的种系发生古老的蛋白家族。这一家族最古老的蛋白是无脊椎动物鲎类(马蹄蟹)血淋巴内的主要蛋白。所有的正五聚蛋白由排列成五边形的亚单位构成,偶尔排列成对称的六边环形。它们都结合表达配体结合活性所必需的 Ca 离子。在脊椎动物中正五聚蛋白家族有两个主要的分支。CRP 样的一支结合磷酸胆碱(PCh),而淀粉样蛋白-P 样的一支结合碳水化合物部分。并不是所有的正五聚蛋白都是 APP。经过如此长的进化时间(估计至少 50 亿年)仍保持稳定的恒存结构和结合特异性说明正五聚蛋白具有重要的生理功能。

经分辨率为 3.0Å 的 X-ray 晶体成像技术测定CRP 的结构是由 5 个原聚体构成的环形对称结构[5],每个原聚体由 206 个氨基酸组成。原聚体具有扁平的凝胶卷样外观,每一个原聚体组成在两个 β 层面上的逆平行 β 链。两个十分靠近的 Ca 离子通过原聚体侧链和主链上的羟基将它们连接起来[5,6]。它们是PCh 结合位点的完整的结构单元,位于 CRP 五聚体的同一个面上[7]。在相对的面上,每个原聚体有一个不寻常的深的裂隙,包含 C1q-可能还包含 Fcγ 受体结合位点[8]。无论活体外试验或活体内试验的结果都提示 CRP 的功能与它能结合病原微生物和受损凋亡的宿主细胞并通过

表22.1 人类急性期蛋白的功能特性

功能组	蛋白	功能
宿主防御蛋白	C-反应蛋白(CRP)	补体激活，调理作用
	甘露聚糖-结合凝集素(MBL)	补体激活，调理作用
	脂多糖(LPS)结合蛋白(LBP)	LPS转运蛋白
	补体蛋白	增加血管通透性，调理作用，杀菌
	C3，C4，C5	
	因子B，C9	
	因子H，C4bp	
	纤维蛋白原	形成血凝块，伤口愈合
蛋白酶抑制因子	α_1-蛋白酶抑制因子(α_1-PI)	控制细胞外基质的退变
	α_1- 抗胰凝乳蛋白酶(α_1-Achy)	控制细胞外基质的退变
	α_2- 抗纤维蛋白酶(α_2-AP)	控制纤维蛋白溶酶
	C1抑制因子(C1 INH)	控制补体和接触系统活性
抗氧化剂	血浆铜蓝蛋白	抑制氧自由基形成
	血红蛋白(Hx)	结合亚铁血红素，抑制脂质过氧化
	结合珠蛋白(HP)	结合血红蛋白，抑制脂质过氧化
功能不确定	血清淀粉状蛋白A(SAA)	
	促分泌磷脂酶A_2群ⅡA(sPLA$_2$-ⅡA)	
	IL-1受体拮抗物(IL-1Ra)	
	α_1- 酸糖蛋白(AGP)	

激活补体系统和吞噬细胞予以清除的能力有关（见参考文献9）。另有数据说明CRP对急性炎症反应的强度和范围有调节作用。

第一次关于CRP对肺炎球菌（PnC）细胞壁上的C-多糖有结合反应性的描述导致了CRP的发现和命名[2]。反应结果是沉淀反应，但由于需要Ca离子的参与而不同于抗原抗体反应。后来发现主要是PnC的PCh残基与CRP结合[10]。对PCh结合特异性的原因在于如同能结合细胞膜PCh包含的磷脂和脂蛋白一样，CRP具有结合各种细菌和真菌病原细胞壁和荚膜多糖的能力。然而，只有细胞膜的脂质双层的正常结构发生紊乱才能与CRP发生结合[11]。在活体外，可以通过低浓度的溶血卵磷脂或用蛇磷脂酶A_2处理细胞使其催化水解磷脂产生溶血卵磷脂而诱发细胞膜的改变以使其能与CRP结合[12]。在活体内，CRP能够与炎症部位的受损细胞[13]和凋亡细胞结合[14]。是急性期分泌的磷脂酶A_2对磷脂的水解造成以上这些反应性的观点已被提出[15]。对于观察CRP与氧化低密度脂蛋白(LDL)的结合也已提出相同的机制[16]。几种额外的结合特异性也已被描述。特殊的生物学价值在于CRP能够与核成分，诸如组蛋白[17]和小核糖核蛋白结合[18,19]。最后，CRP被发现能够和多种阳离子物质结合[20]。所有这些结合特性使CRP能够如同识别宿主损伤和坏死细胞的膜和核成分一样识别多种病原。

当与它的一个配基结合后，CRP显示出两种重要的效应器功能：补体激活功能和通过Fcγ受体标记功能。CRP激活补体是通过经典途径[21]，导致C3和C4分裂片段沉积于CRP和配基上[22]。类似于免疫聚集体，不溶解的CRP-PnC复合物被补体溶解，显然这是与C3和C4片段共价结合的结果[23]。这些数据指出CRP最初活化经典的补体途径导致有效的C3-转化酶的聚集，有理由设想它导致包括过敏毒素C3a和调理素C3b和iC3b的宿主防御相关补体片段的产生(见第21章)。然而CRP复合物的补体激活作用并不导致生成替代途径的有效放大的转化酶也不生成C5转化酶，而是直接使补体调节蛋白因子H与CRP结合[24,25]。因此，CRP的补体激活作用有效地添补了系统的调理素功能，而不是它的需要分解C5产生C5a和C5b的促炎症反应和膜损伤效应。

最早指出CRP是一种调理素的证据是由Lofstrom于1944年提供的[26]。后来的研究说明CRP对多种革兰阴性和革兰阳性的病原有调理作用[27]。CRP在活体外的调理特性与它在活体内的功能的相关性已经在鼠的肺炎球菌感染模型中被证实。不同于人类 CRP，鼠的 CRP 是低水平表达，它不是急性期反应物。人类 CRP 在转基因鼠体(CRPtg)内表达为 APP，因此，人类 CRP 转基因鼠为活体内研究人类 CRP 生物活性的研究提供了良好的模型。相对于它们的野生型(wt)同胞鼠，实验性感染肺炎链球菌的 CRPtg 鼠存活的更长死亡率显著地低于前者[28]。抗感染力的增加与菌血症呈 10~400 倍的下降有关。此外实验结果还显示CRP 的保护效应主要由介导补体系统的病毒灭活素的活性产生[29]。然而，还证实存在一种微弱的非补体依赖性的 CRP 的保护效应。体外实验说明这种效应是由相互作用的 CRP 和 Fcγ 受体介导的[30]。的确，CRP 已被证实能够与吞噬细胞上的 FcγRI 受体和 FcγRⅡA 受体结合[31,32]。除吞噬作用外，CRP 与单核细胞 Fcγ 受体相互作用可产生多种促炎症效应，包括呼吸阵发加速[33]，产生过氧化氢[34]，分泌白介素(IL)-1 和肿瘤坏死因子(TNF)-α[35]。与单核细胞比较，CRP 与 Fcγ 受体相互作用对中性粒细胞的纯效应显示为对炎症反应的负向调节。因此，CRP 被报道能够抑制白细胞的趋化反应并降低 p38 激酶的活性，引起 L-选择蛋白的分裂和释放，导致白细胞对内皮细胞的黏附性下降[38]，诱导 IL-6 受体的释放从而调控 IL-6 的促炎症反应效应[39]。在活体内的这些活性的关系被 CRP 诱导的对实验性 C5a 诱导的肺泡炎的抑制作用[40]以及保护鼠出现致命性内毒素休克的作用[41]所证实。后者的效应是由 CRP 与 Fcγ 受体相互作用介导的[42]。

结合甘露糖凝集素(MBL)属于胶原凝集素蛋白家族具有末端甘露糖、葡萄糖、L-岩藻糖、N-乙酰甘露糖胺和 N-乙酰葡萄糖胺结合特异性（见参考文献 43)。MBL 是一种在急性期血清浓度呈 3 倍上升的 APP[44]。然而，其血清浓度的遗传性差异很大。MBL 在血浆中以几种低聚的形式存在，包含有 9~18 个相同的多肽链。每一个 31kd 的多肽链组成一个由内链二硫化物带包绕的短 NH_2 末端区，连接约含 60 个氨基酸的胶原区和一个球形 C-型糖类识别区[45]。3 个链的胶原区形成一个胶原三重螺旋使 MBL 结构上与其他胶原相同，如肺表面蛋白 A 和 D 还有凝集原素，它们都具有相似的球形区和胶原区[43]。其凝集素特性使 MBL 能够与暴露出合适末端糖残基的多种病原结合。配体结合的 MBL 有补体活化剂功能可能还具有调理素功能，因此能介导清除病原。配体结合的 MBL 激活补体是通过“凝集素途径”，此途径还包含有称为 MASP(MBL 相关丝氨酸蛋白水解酶）的丝氨酸蛋白水解酶。血液中有 3 种 MASP，每一个同型二聚体与 MBL 形成复合体。MASP2 显然与连续激活 C4 和 C2 有关，进而形成 C4b2a C3 转化酶[46,47]。已有报道指出 MBL 还能够激活补体的替代途径[48]，从而直接杀死和调理病原。虽然 MBL 还与广泛分布的 C1q 吞噬细胞受体相互作用，但它主要的效应机制是补体的激活。

脂多糖(LPS)结合蛋白(LBP)是一种能诱导 LPS 凝聚物单体化并通过脂质 A 部分与 LPS 单体结合的 60kd 的急性期糖蛋白[49,50]。LBP 是一种脂转运蛋白，催化性的转运 LPS 至可溶性或膜上的 CD14[51]。CD14 是 LPS 主要的高亲和力受体，被优先地表达在单核细胞，巨噬细胞和中性粒细胞上。它通过一个糖基磷脂酰肌醇的锚固定在细胞膜上，是巨大的 LPS 受体复合体的一部分，包含有信号-转导 Toll- 样受体 4(TLR4)骨髓分化蛋白 2(MD2)[52]。LPS-LBP 复合物与受体复合体结合将诱导几种基因编码的炎症细胞因子，防卫素，黏附蛋白和产生低分子量介质的酶[53]。产生的这些可诱导的因子参与宿主的防御反应帮助清除革兰阴性菌。LBP 还可转运 LPS 进入脂蛋白，在这里 LPS 被功能性中和[54,55]。虽然有报道称高浓度的 LBP 在急性期反应中对 LPS 起主要的抑制作用，但 LBP 通过 LPS 增强细胞活性的能力表明其在败血症休克的发病机理中发挥作用[56]。可能由于鼠的遗传背景的不同，使用两个独立衍生品系的 LBP 基因靶向鼠(LBP $^{-/-}$)进行的研究得出了矛盾的结果。一项证明由 LPS 激发产生的 TNF-α 的量在 LBP $^{-/-}$鼠和野生鼠之间存在差异的研究失败了，说明转运 LPS 至它的受体复合体存在其他机制[57]。另一项实验证明接触沙门伤寒菌 LBP $^{-/-}$鼠并没有产生 TNF-α 反应而且与野生对照组相比并没有免于感染[58,59]。

补体是宿主防御病原入侵的主要效应体系。它包含至少 30 种蛋白，通过激活加工蛋白片段和蛋白-蛋白复合体，使其能与特殊细胞受体相互作用或直接作用于细胞膜诱导急性炎症反应，清除外来细胞和分子，杀死病原微生物。补体蛋白内有明显保留的一小段重复的结构基序使其具有广泛的结构同源性，这说明系统的进化是复杂的基因复制过程。对补体系统的生物学和病理生理学的详细描述见于第 21 章。大多数血清可溶性补体蛋白在肝脏合成，几乎所有这些蛋白都被报道为 APP。表 22.1 列出了全部有记载的补体 APP。C3 是补体系统中的关键蛋白，在激活过程中有多种功能，并且是能产生数种具有重要宿主防御功能片段的底物。当激活 C5 时也产生生物学活性。C4 和因子 B 分别是经典和替代途径的C3和C5转化酶的成分。C9是能够溶解和杀死血清敏感病原体的补体攻击复合物的主要结构成分。最后,因子H和C4b结合蛋白参与补体转化酶的调节。此外,因子H作为因子I的辅助因子，是能够从C3b中生成有生物学活性片段的酶,此片段是C3的主要活性片段。

纤维蛋白原作为一种丰富的血浆蛋白在止血过程中发挥重要作用，其对组织修复和伤口愈合可能也发挥一定作用[60]。他是一种长大约450Å展开的多域分子,分子量为340 000Da。其分子是由二硫化物连接的两个相同的亚单位构成。每个亚单位由二硫化物连接的3个分别称为Aα,Bβ和γ的多肽链构成。凝血酶催化纤维蛋白原分裂出两个小的纤维蛋白多肽和聚合的残余分子。聚合的残余分子通过因子VⅢ与相邻的分子的γ链交叉连接而稳定,从而形成坚强的纤维蛋白血凝块。此外,纤维蛋白原通过在Aα和γ链上的识别区与被激活的血小板上的糖蛋白Ⅱb/ⅢA受体复合物结合[61],从而形成血小板间的桥梁。因此,纤维蛋白原是能重建受损伤血管结构完整性的有效血小板-纤维蛋白止血栓子的必要结构元素[62](见第18章)。有几项观察指出纤维蛋白原和纤维蛋白还作用于内皮细胞，促进黏附、活动和这些细胞支架的组建[63]。这种相互作用是通过内皮细胞上的与血小板上的GPⅡA/Ⅲb受体存在免疫和生化相关性的受体介导的[64]。在血管损伤部位纤维蛋白沉积在内皮细胞下促进内皮细胞黏附、扩散和增殖,使组织修复伤口愈合[65]。

三、急性期蛋白酶抑制因子

所有急性期蛋白酶抑制因子都属于丝氨酸蛋白酶抑制因子(丝氨酸蛋白酶抑制剂)家族中的蛋白。在生理条件下，丝氨酸蛋白酶抑制控制多种重要的保持内环境稳定的活动,包括细胞外基质的循环,纤维蛋白溶解,接触和补体系统的激活[66]。组织损伤后它们的作用变得重要起来，因为在接下来的急性炎症反应中包含有激活大量的丝氨酸蛋白酶并有更多的丝氨酸蛋白酶从吞噬细胞中释放出来。对这些酶有效的调控对于保护宿主组织结构完整性是非常必要的。所有丝氨酸蛋白酶抑制剂都是通过与它们的靶向酶形成理论配比的复合物来抑制丝氨酸蛋白酶[67]。

人类α_1-蛋白酶抑制因子(α_1PI),也称α_1-抗胰蛋白酶,是一种53kd的单多肽链糖蛋白[68]。虽然α_1PI能够抑制大量的丝氨酸蛋白酶，但其首要的功能是控制中性粒细胞弹性蛋白酶的活性。这一活性的意义已由与α_1PI缺乏相关的临床综合征的病生理学所说明。缺乏的个体由于肺内细胞外基质蛋白特别是弹性蛋白的量的增加早年将出现肺气肿。急性炎症反应过程中,中性粒细胞释放大量的弹性蛋白酶，这对于细胞外基质的完整性是一个威胁。显然对该酶需要加以有效的控制。

α_1-抗胰凝乳蛋白酶(α_1-Achy)是一种68kd的单多肽链糖蛋白[69]。它是胰凝乳蛋白酶类的丝氨酸蛋白酶的特异性抑制因子也是中性粒细胞组织蛋白酶G非常有效的抑制因子。中性粒细胞组织蛋白酶G也是由中性粒细胞在急性炎症时释放的能够降解黏蛋白和纤维结合蛋白[70]。α_1-Achy另一个潜在的作用是能够抑制主细胞的糜蛋白酶。糜蛋白酶和组织蛋白酶G都是有效的能够产生血管紧张素Ⅱ的血管紧张素转化酶[71],血管紧张素Ⅱ可使平滑肌收缩使醛固酮释放。α_2-抗纤维蛋白酶(α_2-AP)是一种65kd的单链糖蛋白[72]。它是一种非常有效的血纤维蛋白酶抑制因子，特别是当酶处于自由溶解状态时。α_2-AP还能抑制其他几种丝氨酸蛋白酶,但较抑制纤维蛋白酶速率明显减慢。

C1抑制因子(C1INH)是一种104kd的单链糖蛋白[73]。他是已知唯一的C1r和C1s的抑制因子,因此是补体激活的经典途径的重要调控蛋白。C1INH可防止C1r通过与原来的C1发生可逆的反应而发生自发性激活，而且还可以通过与C1r和C1s形成稳定的复合物而灭活被激活的C1。这些复合物以四分子C1INH-C1r-C1s-C1INH复合物的形式从C1分离出来。C1INH还是激肽释放酶的血浆抑制因子，这种酶有两种主要功能：由激肽原产生出缓激肽和对凝血的内在途径的早期阶段的放大作用。C1INH对于因子XⅡa和XⅡf的控制有重要作用，总计有接近90%的因子XⅡa和XⅡf被其灭活。C1INH缺乏引起的临床综合征强化了C1INH在控制血液炎症效应系统的生理重要性。C1INH缺乏是常染色体显性遗传,与以反复发作的限制性皮肤黏膜水肿为特征的遗传性血管水肿相关联。

四、具有抗氧化活性的转运蛋白

第三组人类APP(表22.1)包括3个重要的抗氧化剂:血浆铜蓝蛋白、血红蛋白和结合珠蛋白[74]。这3种蛋白对于保护宿主免受在急性反应期间由吞噬细胞释放的有毒的氧代谢产物的潜在性损害。反应性氧代谢产物对杀灭细菌很重要，但如不加控制它们将通过对细胞膜脂质的过氧化作用使宿主细胞损伤和死亡[75]。此外,氧化剂还能够破坏蛋白、糖类和 DNA。

血浆铜蓝蛋白是一种 132kd 的单多肽链含铜的亚铁氧化酶，在血液循环中是全蛋白与 6 个铜原子结合合成的[76]。其在铁代谢中发挥极其重要的作用而且参与许多生物活动,包括组织血管发生,铜的转运和抗氧化[77]。血浆铜蓝蛋白的抗氧化特性主要依赖其亚铁氧化酶活性，这种活性使血浆铜蓝蛋白能抑制铁离子依赖的脂质过氧化和从 H_2O_2 形成羟基原子团(◇OH)。血浆铜蓝蛋白还能抑制铜离子激发的活性氧化剂的形成并清除 H_2O_2 和过氧离子(O_2^-)。

血红蛋白(Hx)是一种 60kd 的单链含 20%糖的血清糖蛋白[78]。它的结构特点是有一个重复 10 次的含约 45 个氨基酸的结构基序。Hx 与从被破坏的含亚铁血红素的蛋白中释放的亚铁血红素以高亲和力结合。Hx-亚铁血红素复合物与肝细胞上的特殊受体反应，结果被肝细胞摄取并释放出 Hx 回到循环中。这一机制对保持体内铁的储备有重要作用。此外,游离亚铁血红素带有活性形式的铁其能够参与氧化反应，因此 Hx 与其结合能保护宿主组织[79]。

结合珠蛋白(HP)是一种 104kd 的多态糖蛋白,由二硫化物连接的两条 α 和两条 β 多肽链组成[80]。HP 通过在 α 和 β 链上的特殊结合位点与溶血过程释放的血红蛋白结合[81]。HP-血红蛋白复合物被清除器受体 CD163 识别并从循环中被迅速清除[82]CD163 只存在于单核细胞和巨噬细胞,在急性期被 IL- 6 正调节。游离血红蛋白可通过包括产生氧化铁类或羟基原子团两种机制而加速脂质过氧化(◇OH)[74]。结合 HP 可防止此类反应,因此是一种保护机制。此外,HP 通过刺激血管发生而对伤口愈合发挥作用[83]。

五、功能不确定的急性期蛋白

此最后一组包括功能没有完全确定的其他 APP：血清淀粉状蛋白 A（SAA），促分泌磷脂酶 A_2 群ⅡA ($sPLA_2$-ⅡA),IL-1 受体拮抗物(IL-1Ra),和 α1-酸糖蛋白(AGP)。SAA 是一种主要的 APP,在急性炎症条件下其浓度呈 100 倍的增长[84]。SAA 最初被认为是单一蛋白,现已证实是包含不同的同形蛋白的家族(见于参考文献 85)。在人类 SAA 家族有 3 个成员,其中只有两个是 SPP。SAA 是淀粉 A 蛋白的前身,二次淀粉沉积物的主要成分。在急性期,SAA 主要与高密度脂蛋白(HDL)的 HDL3 部分结合而代替载脂蛋白 A-1。在炎症情况下,SAA 主要参与脂质的转运和胆固醇的代谢[86]。实验证实 SAA 具有一种宿主防御功能,它能趋化中性粒细胞,单核细胞和 T 淋巴细胞[87,88]。它通过 7 次-跨膜,G-蛋白耦联受体介导与 N-甲酸基-蛋氨酰-亮氨酰-苯丙氨酸低亲和力结合[89]。SAA 诱导产生细胞外基质降解酶,包括胶原酶,基脂降解酶,基质金属蛋白酶 2 和 3,所有这些酶对组织损伤后的修复很重要[90];其还能加强 $sPLA_2$-ⅡA 的催化活性[91]。

在人类,促分泌磷脂酶 A_2 包含 9 个能够水解磷脂 sn2 位上的酰基使其释放出花生四烯酸和溶血磷脂的关系密切的同工酶。$sPLA_2$-ⅡA 作为分布广泛的同工酶，在急性期被高的正调节其血液和细胞外液的水平成数百倍增长[92]。$sPLA_2$-ⅡA 有多种功能。包括强化花生四烯酸的释放和前列腺素生成的刺激-耦联[93],水解 LDL 和急性-阶段 HDL 的磷脂[91],防御细菌的入侵。利用转基因鼠[95]$sPLA_2$-ⅡA 的抗菌活性在活体内和活体外[94]都得到证实此抗菌活性主要针对金黄色葡萄球菌和其他革兰阳性菌。

IL-1Ra 是 IL-1 细胞因子家族中的一员[96],与 IL-1 受体结合并不能开启信号因此是作为 IL-1 的竞争性抑制剂[97]。促分泌 IL-1Ra 是一种 APP,它能够调节 IL-1 的促炎症效应[98]。虽然观察的表现型不同并且依赖于动物的遗传背景,对鼠的基因标记说明了 IL-1Ra 的抗炎活性。因此,有 BALB/Ca 遗传背景的鼠发生了类似风湿性关节炎的多关节的慢性炎症[99],而有 MF1x129/O1a 遗传背景的鼠出现了以巨细胞动脉炎和多发动脉炎结节为特点的致命性动脉炎性疾病[100],有 DBA1 遗传背景的鼠对胶原诱发性关节炎的易感性增加[101],而有 C57BL/6J 遗传背景的鼠证实体重下降和对致命性内毒素血症的易感性增加[102]。

AGP 也称血清类黏蛋白,是一种 41~43kd 的多态糖单链的包含 45%糖的重糖激化蛋白。在急性期 AGP 的血清浓度 2~5 倍的升高并且它的糖基化结构发生改变(见参考文献 103、104)。在急性期聚糖结构特别是 sialy1 Lewis X 结构的改变影响蛋白的活性。虽然 AGP 确切的生理功能尚清楚，但在活体内外的几种抗炎和免疫调节活性已被描述。AGP 显示出能够抑制中性粒细胞的趋化反应和超氧化物的生成还能抑制血小板的聚集和释放反应。还有报道称 AGP 能够诱导单核细胞释放包括 IL-1β、IL-6、IL-12、TNF-α、IL-1 受体拮抗剂和可溶性 TNF 受体在内的细胞因子[104]。在活体外，AGP 显示能够保护鼠免于 TNF-诱导的致死性休克和克雷白杆菌的致死性挑战[105]。它还在败血症性脓毒性腹膜炎和局部缺血/再灌注的鼠模型出现有益的效应。这些效应是AGP与内皮组织相互作用导致毛细血管通透性降低造成的[106]。

六、急性期蛋白合成的调节

对于组织损伤反应性的血浆度的升高是所有APP的共同特点。然而,各个APP之间在动力学、强度和反应持续的时间方面存在明显的差异。组织损伤后4小时就可测量到CRP和SAA血浆浓度的升高,24~72小时保持峰值。根据刺激的性质和强度,急性阶段CRP和SAA的水平可高于正常值1000倍。另一方面,血浆纤维蛋白原的浓度值升高2~3倍,峰值出现在伤后7~10天。同样,C3水平于伤后5~7天增高50%。尽管这些不同反应存在不同的调节方式,大多数APP的基因表达首先是通过影响转录速率的共同机制调节的。这些机制包括细胞因子及其受体的参与、标志路径和已在此简明扼要说明的转录因子。

是一些相对小量以功能的多效性和重复性为特点的细胞因子引起急性期蛋白的诱导。它们包括IL-6、IL-1β、TNF-α、干扰素γ(IFN-γ)、IL-8[3,107]。这些细胞因子的活动由生长因子调控、胰岛素和转化生长因子-β(TGF-β)和糖皮质激素。组织损伤后被激活的巨噬细胞先释放出IL-1β和TNF-α,它们再激发下一波由巨噬细胞和间质细胞产生的局部细胞因子。这第二波除IL-1β和TNF-α,还包括IL-6和有趋化活性的趋化因子IL-8以及能够依次吸引更多巨噬细胞到达损伤局部的单核细胞趋化蛋白[108]。IFN-γ可能是由IL-12和IL-1β联合刺激γδT细胞产生的[109]。局部产生的细胞因子经血液循环转移的肝脏,在此它们与肝细胞表面的特异性受体结合。这种结合激发一系列反应导致APP基因转录活性。

被很好地描述的IL-1β-依赖的信号级联是从形成由IL-1β,IL-11型受体(IL-1R1)和IL-1R附属蛋白(IL-1RacP)组成三元复合物开始的[110]。IL-1R1和IL-1RAcP属于进化保守的跨膜蛋白的Toll/IL-1受体(TIR)家族,此跨膜蛋白与植物及人的先天免疫密切相关[111]。TIR家族进一步分为IL-1R和TLR群。在哺乳动物中,IL-1R群的受体结合细胞因子介导炎性和免疫反应,而TLR识别细菌病原体保守的分子构型是先天免疫的重要部分。此两群有不同的配体识别细胞外区域,但共有保守的细胞内区域即TIR区域。信号通过TIR区域致使能够诱导基因编码转录形成细胞因子,趋化因子和APP的转录因子核因子Kb(NFκB),AP-1和ATF-2激活[112]。由IL-1β结合到IL-1R细胞外识别区开始的级联过程可简述如下。第一步,接受体蛋白MyD88作为二聚体会聚到IL-1R和IL-1RAcP标志的TIR区域,接下来MyD88介导丝氨酸/苏氨酸激酶IRAK (IL-1R相关激酶)的聚集。IRAK是由它的沉默基因蛋白分离出的与MyD88相互作用。接着IRAK二聚体自身或交叉磷酸化导致其从激活的受体复合物中分离出来并与接受蛋白TNF受体激活因子6相互作用(TRAF6)[113]。IRAK激活TRAF6导致3个或更多TRAF6分子多蛋白化和低聚反应的机制尚不十分了解[114]。

NFκB是一种普遍存在的能够在外源性刺激的反应中迅速被激活保持进化稳定的转录因子。它组成异源二聚体包含一个DNA-结合亚基(p50或p52)和一个转录活性亚基(p65或RelB)。此二聚体以与IκB(Kb抑制因子)组成无活性的复合物的形式存在于细胞质中。激活NFκB需要IκB的降解,此降解过程是由激活TRAF6开始的复杂的过程并有大量的蛋白参与。通过激活IκB激酶(IKK)复合物将IκB磷酸化使其发生多蛋白化并迅速被26S蛋白酶降解 (见参考文献115)。一旦从IκB脱离,NFκB就转移至细胞核激活基因转录。近来的数据指出IKK复合物3个蛋白之一的IKK-β确实与IκB磷酸化有关,而被激活的IKK-α转移至细胞核中,在此它与靶基因启动因子连接并使组蛋白磷酸化而提高NFκB的转录活性[116,117]。虽然NFκB的激活是复杂的多级过程,但很迅速,这是其成为需要宿主做出迅速反应的损伤刺激的转导理想物质。

被激活的多蛋白化的TRAF6低聚物还能介导分裂素活化蛋白激酶(MAPK)c-Jun氨基(N)-端激酶(JNK)和p38激酶,这些酶依次激活转录因子,包括cJun、ELK-1、ATF2[118,119]。JNK激活经过在IRAK、TRAF6和接合蛋白TAB1和TAB2[120,121]混合物的条件下激活MAPK激酶TAK1。激活的TAK1磷酸化MARK激酶,MKK6,致使JNK-p38激酶路径激活[122]。

另一条IFN-γ激活APP基因转录的主要的信号路径需要Janus激酶(JAK)和转录信号转导因子和激活因子(STAT)[123-127]。从无脊椎动物到哺乳动物都保留有JAK/STAT路径,由于从膜至核信号十分简单因此这一路径十分适合APP的生产。这一路径能被所有细胞因子中的大生血素家族的成员激活,它显然进化得能够调节宿主对外源性应激特别是对感染的反应[128]。共有4种JAK,7种STAT。结构多样性和组织中的分布使STAT具有特异性。IL-6通过与其相关的IL-6R

受体结合而激活 JAK/STAT 路径。IL-6R 于一个 130kd 的跨膜蛋白形成信号转导复合物,称为 gp130,也作为其他细胞因子受体的转导因子，包括白细胞增多抑制因子,制瘤素 M、IL-11、IL-12 和 IL-23[129]。IL-6/IL-6R/gp130 复合物的形成使 gp130 细胞质内部分的构象发生改变，其分为两部分并进入相关的 JAK1 的对应位置。于是 JAK1 催化磷酸化它们和 gp130 的络氨酸残基。STAT3 二聚体通过其 scr 同源 2(SH2)区域识别磷酸化的残基,STAT3 二聚体聚集到 gp130，被 JAK-催化的络氨酸磷酸化激活。被激活的 STAT3 从 gp130 分离形成新型的"经典"二聚体转运到细胞核内,在此它们将识别 APP 基因上的 γ 激活点(GAS) 增强因子。STAT3 与 GAS 结合后将显著增加靶基因的转录速率。然而,由于存在多层的调节机制,包括蛋白络氨酸磷酸酶[130,131],JAK 抑活因子,称为 SOCS(细胞因子信号抑制因子)[132],活性 STAT 抑制因子[133]。IFN-γ 通过 JAK-路径也能够诱导 APP 基因。二聚体样的 IFN-γ 受体通过 JAK1 和 JAK2 及 STAT1 转导信号。

总之，由 APP-诱导的细胞因子激活的主要的转录因子是 NFκB、STAT1、STAT3、AP-1、ATF-2。这些蛋白的 cis-表现要素出现在许多 APP 基因的不同组合中。像对其他基因一样,这些转录因子不能单独发挥功效。它们形成称为增强因子的由转录因子和 cis-DNA 成分基因特异性结合的超分子复合体，与可诱导基因的促进因子相互作用从而增强其表达[134]。

七、急性期反应的临床评估

在过去的 75 年,血沉(ESR),一种经常使用的临床试验已经成为评估急性期反应程度的主要工具。Deodhar[135]和 Kushner[136]提出出于几个原因目前 CRP 定量测量有望替代 ESR 用于炎性疾病活动期的评估。免疫球蛋白缺乏和红细胞异常时,ESR 主要反映血浆纤维蛋白原浓度的升高。如前所述,纤维蛋白原虽然是一种 APP 但其血浆浓度在损伤后上升缓慢,需要数天才能达到高于正常值 2~3 倍。对照 CRP 组织损伤后几小时就开始升高,24~72 小时达到峰值,在炎症反应消除后迅速恢复正常。更为重要的是 CRP 反应的程度与损伤程度密切相关，其峰值可高于正常值1000 倍以上。因此,比较通过 ESR 间接估量纤维蛋白原和直接测量 CRP 的浓度,后者显然是更敏感的炎症参数。在由炎性因素、高敏反应、缺血和组织坏死,造成的多种疾病和手术创伤中 CRP 的临床价值已被较好的报道[137]。在这些情况下,CRP 水平准确地反映临床活动，范围为 10~200μg/mL,甚至更高,在某些病例其能够用于鉴别诊断。有报道称 CRP 在鉴别肾盂肾炎和膀胱炎[138]、结节病和结核[139]、克隆病和溃疡性大肠炎[140]、病毒性和细菌性脑膜炎[141]中有价值。此外,CRP 对于提示恶性肿瘤[142]和系统性红斑狼疮的患者存在细菌感染有价值[143]。

CRP 水平的轻度升高,范围在 1~10ng/mL,以往被认为在正常范围，但近年来认为其是发生血管疾病危险的最有力的预示之一。几项前瞻性研究显示处在此水平的 CRP 与发生心肌梗死[144,145]、休克[146,147]、心源性猝死[148]和周围动脉疾病[149]的风险性增加有关。CRP 水平的升高对心血管意外的发生较 LDL 胆固醇 [150]预示性更强而与不稳定型冠状动脉疾病死亡的长期风险密切相关[151]。目前,升高的 CRP 只是潜在的低水平炎症的敏感指标还是动脉粥样硬化损害的发病的参与者还不清楚。

八、CRP检测在风湿性疾病中的临床价值

急性炎症过程构成许多风湿性疾病病理学的一个主要部分。会出现 APP 浓度的变化,特别是 CRP 浓度能够准确地反映疾病活动，为风湿性疾病的患者的随访和治疗提供了有用的指标。确实,大量的临床研究证实许多风湿性疾病的临床活动性与 CRP 血浆浓度有关联(表 22.2)。此一般规律的特例是 SLE,尽管临床和实验室显示有炎性疾病活动,但 SLE 患者的 CRP 始终处于低水平。

在痛风患者(113 章),CRP 水平与受累关节数量,体温和 ESR 密切相关。随治疗和临床应答 CRP 浓度迅速恢复正常[152]。对于 RA、CRP 水平可用来建立诊断,特别是与骨关节炎相鉴别 [153]。还有报道称 RA 早期 CRP 处于高水平提示预后较差并发展为糜烂性疾病[154]。许多研究表明采用非甾体类抗炎药物或疾病-调节抗风湿药物有效治疗 RA 与 CRP 水平有很好的相关性[155]。最后,CRP 始终处于高水平与 RA 放射学进展情况已建立起了联系[156]。

在青少年 RA，有报道 CRP 的浓度升高与系统性或多关节的发病有关,与单关节发病无关[157]。症状缓解与 CRP 水平下降相关,特别是发病 5 年内已发展成淀粉样变性的患者。也有报道称牛皮癣性关节炎的疾病活动临床情况与 CRP 水平升高相关,而单纯牛皮癣患者的 CRP 水平正常[158]。

表22.2 C-反应蛋白水平可能升高的风湿性疾病

痛风
风湿性关节炎
青少年风湿性关节炎
牛皮癣性关节炎
强直性脊柱炎
反应性关节炎
多肌痛性风湿性-巨细胞关节炎
系统性血管炎病
Wegener肉芽肿病
Behcet综合征
系统性红斑狼疮

在强直性脊柱炎(AS)(见第63章),可以观察到CRP水平的升高,特别是存在周围关节炎或虹膜炎的患者[159]。在AS和反应性关节炎中都证实CRP浓度与疾病活动存在相关性[160]。在多肌痛性风湿性巨细胞关节炎中观察到CRP浓度显著性升高(见第85章)。一项研究报道血清CRP水平在使用强地松的缓解期间以能够准确反映临床改善情况的速率恢复至正常水平[161]。然而,在另一项研究中发现CRP浓度并不能很好地反映这种疾病的临床活动情况[162]。在韦格纳肉芽肿病[163]和多种系统性血管炎病[164]中观察到随着免疫抑制剂使临床获得缓解,升高的CRP浓度下降迅速。最后,CRP被发现在Behcet综合征特别是当存在关节炎,神经和眼的症状时升高[165]。

几项研究指出在SLE患者中即使处于临床疾病活动期,ESR加快,血清CRP浓度也正常或仅轻微上升[143,166,167]。相对于CRP,IL-6水平在SLE活动期明显升高且与疾病活动情况相关[168]。有趣的是SLE合并有细菌感染时CRP处于高水平,因此有建议称CRP有助于SLE合并感染的诊断的建立[137]。血清CRP浓度升高还可见于存在滑膜炎[169]或急性浆膜炎[170]的SLE活动期的患者。相对于SLE,在混合结缔组织综合征中CRP水平升高[171]。

(李楠 张涛 译 李世民 叶伟胜 校)

参考文献

1. MacLeod CM, Avery OT. The occurrence during acute infections of a protein not normally present in the blood: II. Isolation and properties of the reactive protein. *J Exp Med* 1941;73:183–190.
2. Tillett WS, Francis T Jr. Serological reactions in pneumonia with a non-protein somatic fraction of pneumococcus. *J Exp Med* 1930;52: 561–571.
3. Gabay C, Kushner I. Acute-phase proteins and other systemic responses to inflammation. *N Engl J Med* 1999;340:448–454.
4. Osmand AP, Friedenson B, Gewurz H, et al. Characterization of C-reactive protein and the complement subcomponent C1t as homologous proteins displaying cyclic pentameric symmetry (pentraxins). *Proc Natl Acad Sci U S A* 1977;74:739–743.
5. Shrive AK, Cheetham GMT, Holden D, et al. Three dimensional structure of human C-reactive protein. *Nature Struct Biol* 1996;3: 346–354.
6. Thompson D, Pepys MB, Wood SP. The physiological structure of C-reactive protein and its complex with phosphocholine. *Structure* 1999;7:169–177.
7. Agrawal A, Lee S, Carson M, et al. Site-directed mutagenesis of the phosphocholine-binding site of human C-reactive protein. Role of Thr76 and Trp67. *J Immunol* 1997;158:345–350.
8. Agrawal A, Shrive AK, Greenhough TJ, et al. Topology and structure of the C1q-binding site on C-reactive protein. *J Immunol* 2001;166: 3998–4004.
9. Volanakis JE. Human C-reactive protein: expression, structure, and function. *Mol Immunol* 2001;38:189–197.
10. Volanakis JE, Kaplan MH. Specificity of C-reactive protein for choline phosphate residues of pneumococcal C-polysaccharide. *Proc Soc Exp Biol Med* 1971;136:612–614.
11. Volanakis JE, Wirtz KWA. Interaction of C-reactive protein with artificial phosphatidyl-choline bilayers. *Nature* 1979;281:155–157.
12. Narkates AJ, Volanakis JE. C-reactive protein binding specificities: artificial and natural phospholipid bilayers. *Ann NY Acad Sci* 1982; 389:172–182.
13. Kushner I, Kaplan MH. Studies of acute phase protein: I. An immunohistochemical method for the localization of C-reactive protein in rabbits: association in local inflammatory lesions. *J Exp Med* 1961;114: 961–974.
14. Gershov D, Kim S, Brot N, et al. C-reactive protein binds to apoptotic cells, protects the cells from assembly of the terminal complement components, and sustains an anti-inflammatory innate immune response: implications for systemic autoimmunity. *J Exp Med* 2000;192: 1353–1363.
15. Hack EC, Wolbink GJ, Schalkwijk C, et al. A role for secretory phospholipase A_2 and C-reactive protein in the removal of injured cells. *Immunol Today* 1997;18:111–115.
16. Chang MK, Binder CJ, Torzewski M, et al. C-reactive protein binds to both oxidized LDL and apoptotic cells through recognition of a common ligand: phosphorylcholine of oxidized phospholipids. *Proc Natl Acad Sci U S A* 2002;99:13043–13048.
17. DuClos TW, Zlock LT, Rubin RL. Analysis of the binding of C-reactive protein to histones and chromatin. *J Immunol* 1988;141: 4266–4270.
18. DuClos TW. C-reactive protein reacts with the Ul small nuclear ribonucleoprotein. *J Immunol* 1989;143:2553–2559.
19. Pepys MB, Booth SE, Tennent GA, et al. Binding of pentraxins to different nuclear structures: C-reactive protein binds to small nuclear ribonucleoprotein particles, serum amyloid P binds to chromatin and nucleoli. *Clin Exp Immunol* 1994;97:152–157.
20. DiCamelli R, Potempa LA, Siegel J, et al. Binding reactivity of C-reactive protein for polycations. *J Immunol* 1980;125:1933–1938.
21. Kaplan MH, Volanakis JE. Interaction of C-reactive protein complexes with the complement system: I. Consumption of human complement associated with the reaction of C-reactive protein with pneumococcal C-polysaccharide and with the choline phosphatides, lecithin and sphingomyelin. *J Immunol* 1974;112:2135–2147.
22. Volanakis JE, Narkates AJ. Binding of human C4 to C-reactive protein-pneumococcal C-polysaccharide complexes during activation of the classical complement pathway. *Mol Immunol* 1983;20:1201–1207.
23. Volanakis JE. Complement-induced solubilization of C-reactive protein-pneumococcal C-polysaccharide precipitates: evidence for covalent binding of complement proteins to C-reactive protein and to pneumococcal C-polysaccharide. *J Immunol* 1982;128:2745–2750.
24. Berman S, Gewurz H, Mold C. Binding of C-reactive protein to nucleated cells leads to complement activation without cell lysis. *J Immunol* 1986;136:1354–1359.
25. Jarva H, Jokiranta TS, Hellwage J, et al. Regulation of complement activation by C-reactive protein: targeting the complement inhibitory activity of factor H by an interaction with short consensus repeat domains 7 and 8–11. *J Immunol* 1999;163:3957–3962.
26. Löfström G. Comparison between the reactions of acute phase serum with pneumococcus C-polysaccharide and with pneumococcus type

XXVII. *Br J Exp Pathol* 1944;25:21–26.
27. Kindmark CO. Stimulating effect of C-reactive protein on phagocytosis of various species of pathogenic bacteria. *Clin Exp Immunol* 1971;8:941–948.
28. Szalai AJ, Briles DE, Volanakis JE. Human C-reactive protein is protective against fatal *Streptococcus pneumoniae* infection in transgenic mice. *J Immunol* 1995;155:2557–2563.
29. Szalai AJ, Briles DE, Volanakis JE. The role of complement in C-reactive protein mediated protection of mice from *Streptococcus pneumoniae*. *Infect Immun* 1996;64:4850–4853.
30. Mold C, Gresham H, Du Clos TW. Serum amyloid P component and C-reactive protein mediate phagocytosis through murine FcγRs. *J Immunol* 2001;166:1200–1205.
31. Marnell LL, Mold C, Volzer MA, et al. C-reactive protein binds to FcγRI in transfected COS cells. *J Immunol* 1995;155:2185–2193.
32. Bharadwaj D, Stein M-P, Volzer M, et al. The major receptor for C-reactive protein on leukocytes is Fc receptor II. *J Exp Med* 1999; 190:585–590.
33. Zeller JM, Landay AL, Lint TF, et al. Enhancement of human peripheral blood monocyte respiratory burst activity by aggregated C-reactive protein. *J Leukoc Biol* 1986;40:769–783.
34. Tebo JM, Mortensen RF. Internalization and degradation of receptor-bound C-reactive protein by U-937 cells: induction of H_2O_2 production and tumoricidal activity. *Biochim Biophys Acta* 1991;1095: 210–216.
35. Galve-de Rochemonteix B, Wiktorowicz K, Kushner I, et al. C-reactive protein increases production of IL-1 alpha, IL-1 beta, and TNF alpha, and expression of mRNA by human alveolar macrophages. *J Leukoc Biol* 1993;53:439–445.
36. Zhong W, Zen Q, Tebo J, et al. Effect of human C-reactive protein on chemokine and chemotactic factor-induced neutrophil chemotaxis and signaling. *J Immunol* 1998;161:2533–2540.
37. Heuertz RM, Tricomi SM, Ezekiel UR, et al. C-reactive protein inhibits chemotactic peptide-induced p38 mitogen-activated protein kinase activity and human neutrophil movement. *J Biol Chem* 1999, 274.17968–17074.
38. Zouki C, Beauchamp M, Baron C, et al. Prevention of *in vitro* neutrophil adhesion to endothelial cells through shedding of L-selectin by C-reactive protein and peptides derived from C-reactive protein. *J Clin Invest* 1997;100:522–529.
39. Jones SA, Novick D, Horiuchi S, et al. C-reactive protein: a physiological activator of interleukin 6 receptor shedding. *J Exp Med* 1999; 189:599–604.
40. Heuertz RM, Xia D, Samols D, et al. Inhibition of C5a des Arg-induced neutrophil alveolitis in transgenic mice expressing C-reactive protein. *Am J Physiol* 1994;266:L649–L654.
41. Xia D, Samols D. Transgenic mice expressing rabbit C-reactive protein are resistant to endotoxemia. *Proc Natl Acad Sci U S A* 1997;94: 2575–2580.
42. Mold C, Rodriguez W, Rodic-Polic B, et al. C-reactive protein mediates protection from lipopolysaccharide through interactions with FcγR. *J Immunol* 2002;169:7019–7025.
43. Holmskov U, Thiel S, Jensenius JC. Collectins and ficollins: humoral lectins of the innate immune defense. *Annu Rev Immunol* 2003;21: 547–578.
44. Ezekowitz RAB, Day LE, Herman GA. A human mannose-binding protein is an acute-phase reactant that shares sequence homology with other vertebrate lectins. *J Exp Med* 1988;167:1034–1086.
45. Drickamer KM, Dordal MS, Reynolds L. Mannose-binding proteins isolated from rat liver contain carbohydrate-recognition domains linked to collagenous tails. *J Biol Chem* 1986;261:6878–6886.
46. Matsushita M, Fujita T. Activation of the classical complement pathway by mannose-binding protein in association with a novel C1s-like serine protease. *J Exp Med* 1992;176:1497–1502.
47. Thiel S, Vorup-Jensen T, Stover CM, et al. A second serine protease associated with mannan-binding lectin that activates complement. *Nature* 1997;386:506–510.
48. Schweinle JE, Ezekowitz RA, Tenner AJ, et al. Human mannose-binding protein activates the alternative complement pathway and enhances serum bactericidal activity on a mannose-rich isolate of *Salmonella*. *J Clin Invest* 1989;84:1821–1829.
49. Tobias P, Soldau K, Ulevitch R. Isolation of a lipopolysaccharide-binding acute-phase reactant from rabbit serum. *J Exp Med* 1986;164: 777–793.
50. Grube BJ, Cochrane CG, Ye RD, et al. Cytokine and dexamethasone regulation of lipopolysaccharide binding protein (LBP) expression in human hepatoma (HepG2) cells. *J Biol Chem* 1994;269:8477–8482.
51. Hailman E, Lichenstein HS, Wurfel MM, et al. Lipopolysaccharide (LPS)-binding protein accelerates the binding of LPS to CD14. *J Exp Med* 1994;179:269–277.
52. Takeda K, Kaisho T, Akira S. Toll-like receptors. *Annu Rev Immunol* 2003;21:335–376.
53. Ulevitch RJ, Tobias PS. Receptor-dependent mechanisms of cell stimulation by bacterial endotoxin. *Annu Rev Immunol* 1995;13:437–457.
54. Vreugdenhil ACE, Snoek AMP, van't Veer C, et al. LPS-binding protein circulates in association with apoB-containing lipoproteins and enhances endotoxin-LDL/VLDL interaction. *J Clin Invest* 2001;107: 225–234.
55. Wurfel MM, Kunitake ST, Lichenstein H, et al. Lipopolysaccharide (LPS)-binding protein is carried on lipoproteins and acts as cofactor in the neutralization of LPS. *J Exp Med* 1994;180:1025–1035.
56. Zweigner J, Gramm H-J, Singer OC, et al. High concentrations of lipopolysaccharide-binding protein in serum of patients with severe sepsis or septic shock inhibit the lipopolysaccharide response in human monocytes. *J Clin Invest* 2001;98:3800–3808.
57. Wurfel MM, Monks BG, Ingalls RR, et al. Targeted deletion of the lipopolysaccharide (LPS)-binding protein gene leads to profound suppression of LPS responses *ex vivo,* whereas *in vivo* responses remain intact. *J Exp Med* 1997;186:2051–20568.
58. Heinrich J-M, Bernheiden M, Minigo G, et al. The essential role of lipopolysaccharide-binding protein in protection of mice against a peritoneal *Salmonella* infection involves the rapid induction of an inflammatory response. *J Immunol* 2001;167:1624–1628.
59. Jack RS, Fan X, Bernheiden M, et al. Lipopolysaccharide-binding protein is required to combat a murine Gram-negative bacterial infection. *Nature* 1997;389:742–745.
60. Fuller GM. Fibrinogen: a multifunctional acute phase protein. In: Mackiewicz A, Kushner I, Baumann H, eds. *Acute phase proteins.* Boca Raton, FL: CRC Press, 1993:169–183.
61. Bennett JS. Platelet-fibrinogen interactions. *Ann NY Acad Sci* 2001; 936:340–354.
62. Bloom AL. Physiology of blood coagulation. *Haemostasis* 1990; 20(suppl 1):14–29.
63. Dejana E, Zanetti A, Conforti G. Biochemical and functional characteristics of fibrinogen interaction with endothelial cells. *Haemostasis* 1988;18:262–272.
64. Newman PJ, Kawai Y, Montgomery RR, et al. Synthesis by cultured umbilical vein endothelial cells of two proteins structurally and immunologically related to platelet membrane glycoproteins IIb and IIIa. *J Cell Biol* 1986;103:81–86.
65. Colvin RB. Wound healing processes in haemostasis and thrombosis. In: Gimbrone MA, ed. *Vascular endothelium in haemostasis and thrombosis.* New York: Churchill Livingstone, 1986:220–241.
66. Potempa J, Korzus E, Travis J. The serpin superfamily of proteinase inhibitors: structure, function, and regulation. *J Biol Chem* 1994;269: 15957–15960.
67. Silverman GA, Bird PI, Carrell RW, et al. The serpins are an expanding superfamily of structurally similar but functionally diverse proteins. Evolution, mechanism of inhibition, novel functions, and a revised nomenclature. *J Biol Chem* 2001;276:33293–33296.
68. Kurachi K, Chandra T, Degen SJ, et al. Cloning and sequence of cDNA for alpha 1-antitrypsin. *Proc Natl Acad Sci U S A* 1981;78: 6826–6830.
69. Baumann U, Huber R, Bode W, et al. Crystal structure of cleaved human alpha 1-antichymotrypsin at 2. 7 Å resolution and its comparison with other serpins. *J Mol Biol* 1991;218:595–606.
70. Vartio T, Seppa H, Vaheri A. Susceptibility of soluble and matrix fibronectin to degradation by tissue proteinases, mast cell chymase and cathepsin G. *J Biol Chem* 1981;256:471–477.
71. Gaffar SA, Princler GL, McIntire KR, et al. A human lung tumor-associated antigen cross-reactive with alpha 1-antichymotrypsin. *J Biol Chem* 1980;255:8334–8339.
72. Holmes WE, Nelles L, Lijnen HR, et al. Primary structure of human alpha 2-antiplasmin, a serine protease inhibitor (serpin). *J Biol Chem* 1987;262:1659–1664.
73. Davis AE III. C1 inhibitor gene and hereditary angioedema. In: Volanakis JE, Frank MM, eds. *The human complement system in health and disease.* New York: Marcel Dekker, 1998:455–480.

74. Halliwell B, Gutteridge JMC. The antioxidants of human extracellular fluids. *Arch Biochem Biophys* 1990;280:1–8.
75. Fantone JC, Ward PA. Polymorphonuclear leukocyte-mediated cell and tissue injury: oxygen metabolites and their relations to human disease. *Hum Pathol* 1985;16:973–978.
76. Hellman NE, Gitlin JD. Ceruloplasmin metabolism and function. *Annu Rev Nutr* 2002;22:439–458.
77. Samokyszyn VM, Miller DM, Reif DW, et al. Inhibition of superoxide and ferritin-dependent lipid peroxidation by ceruloplasmin. *J Biol Chem* 1989;264:21–26.
78. Altruda F, Poli V, Restagno G, et al. The primary structure of human hemopexin deduced from cDNA sequence: evidence for internal, repeating homology. *Nucleic Acids Res* 1985;13: 3841–3859.
79. Gutteridge JM, Smith A. Antioxidant protection by haemopexin of haem-stimulated lipid peroxidation. *Biochem J* 1988;256:861–865.
80. Haugen TH, Hanley JM, Heath EC. Haptoglobin. A novel mode of biosynthesis of a liver secretory glycoprotein. *J Biol Chem* 1981;256: 1055–1057.
81. McCormick DJ, Atassi MZ. Hemoglobin binding with haptoglobin: delineation of the haptoglobin binding site on the alpha chain of human hemoglobin. *J Protein Chem* 1990;9:735–742.
82. Kristiansen M, Graversen JH, Jacobsen C, et al. Identification of the hemoglobin scavenger receptor. *Nature* 2001;409:198–201.
83. Cid MC, Grant DS, Hoffman GS, et al. Identification of haptoglobin as an angiogenic factor in sera from patients with systemic vasculitis. *J Clin Invest* 1993;91:977–985.
84. Malle E, De Beer FC. Human serum amyloid A (SAA) protein: a prominent acute-phase reactant for clinical practice. *Eur J Clin Invest* 1996;26:427–435.
85. Uhlar CM, Whitehead AS. Serum amyloid A, the major vertebrate acute-phase reactant. *Eur J Biochem* 1999;265:501–523.
86. Banka CL, Yuan T, de Beer MC, et al. Serum amyloid A (SAA): influence on HDL-mediated cellular cholesterol efflux. *J Lipid Res* 1995; 36:1058–1065.
87. Badolato R, Wang JM, Murphy WJ, et al. Serum amyloid A is a chemoattractant: induction of migration, adhesion, and tissue infiltration of monocytes and polymorphonuclear leukocytes. *J Exp Med* 1994;180:203–209.
88. Xu L, Badolato R, Murphy WJ, et al. A novel biologic function of serum amyloid A. Induction of T lymphocyte migration and adhesion. *J Immunol* 1995;155:1184–1190.
89. Su SB, Gong W, Gao J-L, et al. A seven-transmembrane, G protein-coupled receptor, FPRL1, mediates the chemotactic activity of serum amyloid A for human phagocytic cells. *J Exp Med* 1999;189:395–402.
90. Migita K, Kawabe Y, Tominaga M, et al. Serum amyloid A protein induces production of matrix metalloproteinases by human synovial fibroblasts. *Lab Invest* 1998;78:535–539.
91. Pruzanski W, Stefanski E, de Beer FC, et al. Lipoproteins are substrates for human secretory group IIA phospholipase A_2: preferential hydrolysis of acute phase HDL. *J Lipid Res* 1998;39:2150–2160.
92. Pruzanski W, Vadas P. Phospholipase A_2—a mediator between proximal and distal effectors of inflammation. *Immunol Today* 1991;12:143–146.
93. Murakami M, Koduri RS, Enomoto A, et al. Distinct arachidonate-releasing functions of mammalian secreted phospholipase A_2s in human embryonic kidney 293 and rat mastocytoma RBL-2H3 cells through heparan sulfate shuttling and external plasma membrane mechanisms. *J Biol Chem* 2001;276:10083–10096.
94. Weinrauch Y, Abad C, Liang NS, et al. Mobilization of potent plasma bactericidal activity during systemic bacterial challenge. Role of group IIA phospholipase A2. *J Clin Invest* 1998;102:633–638.
95. Laine VJO, Grass DS, Nevalainen TJ. Protection by group II phospholipase A2 against *Staphylococcus aureus*. *J Immunol* 1999;162: 7402–7408.
96. Carter DB, Deibel MR Jr, Dunn CJ, et al. Purification, cloning, expression and biological characterization of an interleukin-1 receptor antagonist protein. *Nature* 1990;344:633–638.
97. Dripps DJ, Brandhuber BJ, Thompson RC, et al. Interleukin-1 (IL-1) receptor antagonist binds to the 80-kDa IL-1 receptor but does not initiate IL-1 signal transduction. *J Biol Chem* 1991;266:10331–10336.
98. Gabay C, Smith MF Jr, Eidlen D, et al. Interleukin 1 receptor antagonist (IL-1Ra) is an acute-phase protein. *J Clin Invest* 1997;99:2930–2940.
99. Horai R, Saijo S, Tanioka H, et al. Development of chronic inflammatory arthropathy resembling rheumatoid arthritis in interleukin 1 receptor antagonist-deficient mice. *J Exp Med* 2000;191:313–320.
100. Nicklin MJH, Hughes DE, Barton JL, et al. Arterial inflammation in mice lacking the interleukin 1 receptor antagonist gene. *J Exp Med* 2000;191:303–311.
101. Ma Y, Thornton S, Boivin GP, et al. Altered susceptibility to collagen-induced arthritis in mice with aberrant expression of interleukin-1 receptor antagonist. *Arthritis Rheum* 1998;41:1798–1805.
102. Hirsch E, Irikura VM, Paul SM, et al. Functions of interleukin 1 receptor antagonist in gene knockout and overproducing mice. *Proc Nat Acad Sci U S A* 1996;93:11008–11013
103. Fournier T, Medjoubi-N N, Porquet D. Alpha-1-acid glycoprotein. *Biochim Biophys Acta* 2000;1482:157–171.
104. Hochepied T, Berger FG, Baumann H, Libert C. α_1-Acid glycoprotein: an acute phase protein with inflammatory and immunomodulating properties. *Cytokine Growth Factor Rev* 2003;14:25–34.
105. Hochepied T, Van Molle W, Berger FG, et al. Involvement of the acute phase protein α_1-acid glycoprotein in nonspecific resistance to a lethal gram-negative infection. *J Biol Chem* 2000;275:14903–14909.
106. Schnitzer JE, Pinney E. Quantitation of specific binding of orosomucoid to cultured microvascular endothelium: role in capillary permeability. *Am J Physiol* 1992;263:H48–H55.
107. Wigmore SJ, Fearon KCH, Maingay JP, et al. Interleukin-8 can mediate acute-phase protein production by isolated human hepatocytes. *Am J Physiol* 1997;273:E720–E726.
108. Baumann H, Gauldie J. The acute phase response. *Immunol Today* 1994;15:74–80.
109. Skeen MJ, Ziegler HK. Activation of γδ T cells for production of IFN-γ is mediated by bacteria via macrophage-derived cytokines IL-1 and IL-12. *J Immunol* 1995;154:5832–5841.
110. Jensen LE, Kmuzio M, Mantovani A, Whitehead AS. IL-1 signaling cascade in liver cells and the involvement of a soluble form of the IL-1 receptor accessory protein. *J Immunol* 2000;164:5277–5286
111. Janeway CA Jr, Medzhitov R. Innate immune recognition. *Annu Rev Immunol* 2002;20:197–216.
112. Akira S, Takeda K, Kaisho T. Toll-like receptors: critical proteins linking innate and acquired immunity. *Nature Immunol* 2001;2:675–680.
113. Martin MU, Wesche H. Summary and comparison of the signaling mechanisms of the Toll/interleukin-1 receptor family. *Biochim Biophys Acta* 2002;1592:265–280.
114. Boch JA, Yoshida Y, Koyama Y, et al. Characterization of a cascade of protein interactions initiated at the IL-1 receptor. *Biochem Biophys Res Commun* 2003;303:525–531.
115. Karin M, Delhase M. The IκB kinase (IKK) and NF-κB: key elements of proinflammatory signaling. *Semin Immunol* 2000;12:85–98.
116. Yamamoto Y, Verma UN, Prajapati S, et al. Histone H3 phosphorylation by IKK-α is critical for cytokine-induced gene expression. *Nature* 2003;423:655–659.
117. Anest V, Hanson JL, Cogswell PC, et al. A nucleosomal function for IκB kinase-α in NF-κB-dependent gene expression. *Nature* 2003; 423:659–663.
118. Baud V, Liu ZG, Bennett B, et al. Signaling by proinflammatory cytokines: oligomerization of TRAF2 and TRAF6 is sufficient for JNK and IKK activation and target gene induction via an amino-terminal effector domain. *Genes Dev* 1999;13:1297–1308.
119. Davis RJ. Signal transduction by the JNK group of MAP kinases. *Cell* 2000;103:239–252.
120. Takaeshu G, Kishida S, Hiyama A, et al. TAB2, a novel adaptor protein, mediates activation of TAK1 MAPKKK by linking TAK1 to TRAF6 in the IL-1 signal transduction pathway. *Mol Cell* 2000;5: 649–658.
121. Jiang Z, Ninomiya-Tsuji J, Qian Y, et al. Interleukin-1 (IL-1) receptor-associated kinase-dependent IL-1-induced signaling complexes phosphorylate TAK1 and TAB2 at the plasma membrane and activate TAK1 in the cytosol. *Mol Cell Biol* 2002;22:7158–7167.
122. Wang C, Deng L, Hong M, et al. TAK1 is a ubiquitin-dependent kinase of MKK and IKK. *Nature* 2001;412:346–351.
123. Darnell JE Jr, Kerr IM, Stark GR. Jak-STAT pathways and transcriptional activation in response to IFNs and other extracellular signaling proteins. *Science* 1994;264:1415–1421.
124. Kisseleva T, Bhattacharya S, Braunstein J, et al. Signaling through the JAK/STAT pathway, recent advances and future challenges. *Gene* 2002;285:1–24.

125. O'Shea JJ, Gadina M, Schreiber RD. Cytokine signaling in 2002: new surprises in the Jak/Stat pathway. *Cell* 2002;109(suppl):121–131.
126. Aaronson DS, Horvath CM. A road map for those who don't know JAK/STAT. *Science* 2002;296:1653–1655.
127. Heinrich PC, Behrmann I, Haan S, et al. Principles of interleukin (IL) IL-6-type cytokine signaling and its regulation. *Biochem J* 2003;374: 1–20.
128. Schindler CW. JAK-STAT signaling in human disease. *J Clin Invest* 2002;109:1133–1137.
129. Naka T, Nishimoto N, Kishimoto T. The paradigm of IL-6: from basic science to medicine. *Arthritis Res* 2002;4(suppl):233–242.
130. Irie-Sasaki J, Sasaki T, Matsumoto W, et al. CD45 is a JAK phosphatase and negatively regulates cytokine receptor signaling. *Nature* 2001;409:349–354.
131. Haspel RL, Salditt-Georgieff M, Darnell JE Jr. The rapid inactivation of nuclear tyrosine phosphorylated Stat1 depends upon protein tyrosine phosphatase. *EMBO J* 1996;15:6262–6268.
132. Krebs DL, Hilton DJ. SOCS proteins: negative regulators of cytokine signaling. *Stem Cells* 2001;19:378–387.
133. Shuai K. Modulation of STAT signaling by STAT-interacting proteins. *Oncogene* 2000;19:2638–2644.
134. Merika M, Thanos D. Enhaceosomes. *Curr Opin Gen Dev* 2001;11: 205–208.
135. Deodhar SD. C-reactive protein: the best laboratory indicator available for monitoring disease activity. *Cleve Clin J Med* 1989;56:126–130.
136. Kushner I. C-reactive protein in rheumatology. *Arthritis Rheum* 1991;34:1065–1068.
137. Pepys MB, de Beer FC, Dyck RF, et al. Clinical measurement of serum C-reactive protein in monitoring and differential diagnosis of inflammatory diseases and tissue necrosis and in the recognition and management of intercurrent infection. *Ann NY Acad Sci* 1982;389: 459–460.
138. Hellerstein S, Duggan E, Welchert E, et al. Serum C-reactive protein and the site of urinary tract infections. *J Pediatr* 1982;100:21–25.
139. Hind CRK, Flint KC, Hudspith BN, et al. Serum C-reactive protein concentration in patients with pulmonary sarcoidosis. *Thorax* 1987; 42:332–335.
140. Fagan EA, Dyck RF, Maton PN, et al. Serum levels of C-reactive protein in Crohn's disease and ulcerative colitis. *Eur J Clin Invest* 1982;12:351–359.
141. Gray BM, Simmons DR, Mason H, et al. Quantitative levels of C-reactive protein in cerebrospinal fluid in patients with bacterial meningitis and other conditions. *J Pediatr* 1986;108:665–670.
142. Venditti M, Brandimarte C, Trobiani P, et al. Serial study of C-reactive protein for the diagnosis of bacterial and fungal infections in neutropenic patients with hematologic malignancies. *Haematologica* 1988;73:285–291.
143. Becker GJ, Waldburger M, Hughes GR, et al. Value of serum C-reactive protein measurement in the investigation of fever in systemic lupus erythematosus. *Ann Rheum Dis* 1980;39:50–52.
144. Koenig W, Sund M, Frohlich M, et al. C-reactive protein a sensitive marker of inflammation predicts future risk of coronary heart disease in initially healthy middle-aged men: results from the MONICA (Monitoring Trends and Determinants in Cardiovascular Disease) Augsburg Cohort Study, 1984 to 1992. *Circulation* 1999;99:237–242.
145. Albert M, Glynn RJ, Ridker PM. Plasma concentration of C-reactive protein and the calculated Framingham coronary heart disease risk score. *Circulation* 2003;108:161–165.
146. Rost NS, Wolf PA, Kase CS, et al. Plasma concentration of C-reactive protein and risk of ischemic stroke and transient ischemic attack: the Framingham study. *Stroke* 2001;32:2575–2579.
147. Cao JJ, Thach C, Manolio TA, et al. C-reactive protein, carotid intima-media thickness, and incidence of ischemic stroke in the elderly. The cardiovascular health study. *Circulation* 2003;108:166–170.
148. Albert CM, Ma J, Rifai N, et al. Prospective study of C-reactive protein, homocysteine, and plasma lipid levels as predictors of sudden cardiac death. *Circulation* 2002;105:2595–2599.
149. Ridker PM, Stampfer MJ, Rifai N. Novel risk factors for systemic atherosclerosis: a comparison of C-reactive protein, fibrinogen, homocysteine, lipoprotein(a) and standard cholesterol screening as predictors of peripheral arterial disease. *JAMA* 2001;285:2481–2485.
150. Ridker PM, Rifai N, Rose L, et al. Comparison of C-reactive protein and low-density lipoprotein cholesterol levels in the prediction of first cardiovascular events. *N Engl J Med* 2002;347:1557–1565.
151. Lindahl B, Toss H, Siegbahn A, et al. Markers of myocardial damage and inflammation in relation to long-term mortality in unstable coronary artery disease. *N Engl J Med* 2000;343:1139–1147.
152. Roseff R, Wolgethan JR, Sipe JD, et al. The acute phase response in gout. *J Rheumatol* 1987;14:974–977.
153. Sukenik S, Henkin J, Zimlichman S, et al. Serum and synovial fluid levels of serum amyloid A protein and C-reactive protein in inflammatory and noninflammatory arthritis. *J Rheumatol* 1988;15:942–945.
154. Amos RS, Constable TJ, Crockson RA, et al. Rheumatoid arthritis: relation of serum C-reactive protein and erythrocyte sedimentation rate to radiographic changes. *BMJ* 1977;1:195–197.
155. Cush JJ, Lipsky PE, Postlethwaite AE, et al. Correlation of serologic indicators of inflammation with the effectiveness of nonsteroidal antiinflammatory drug therapy in rheumatoid arthritis. *Arthritis Rheum* 1990;33:19–28.
156. Plant MJ, Williams AL, O'Sullivan MM, et al. Relationship between time-integrated C-reactive protein levels and radiologic progression in patients with rheumatoid arthritis. *Arthritis Rheum* 2000;43:1473–1477.
157. Gwyther M, Schwarz H, Howard A, et al. C-reactive protein in juvenile chronic arthritis: an indicator of disease activity and possibly amyloidosis. *Ann Rheum Dis* 1982;41:259–262.
158. Laurent MR, Panayi GS, Shepherd P. Circulating immune complexes, serum immunoglobulins, and acute phase proteins in psoriasis and psoriatic arthritis. *Ann Rheum Dis* 1983;40:524–528.
159. Laurent MR, Panayi GS. Acute-phase proteins and serum immunoglobulins in ankylosing spondylitis. *Ann Rheum Dis* 1983;42:524–528.
160. Nashel DJ. C-reactive protein: a marker for disease activity in ankylosing spondylitis and Reiter's syndrome. *J Rheumatol* 1986;13:364–367.
161. Mallya RK, de Beer FC, Berry H, et al. Serum C-reactive protein in polymyalgia rheumatica. A prospective serial study. *Arthritis Rheum* 1985;28:383–387.
162. Kyle V, Cawston TE, Hazleman BL. Erythrocyte sedimentation rate and C-reactive protein in the assessment of polymyalgia rheumatica/giant cell arteritis as presentation and during followup. *Ann Rheum Dis* 1989;48:667–671.
163. Hind CR. Objective monitoring of activity in Wegener's granulomatosis by measurement of serum C-reactive protein concentration. *Clin Nephrol* 1984;21:341–345.
164. Hind CR, Winearls CG, Pepys MB. Correlation of disease activity in systemic vasculitis with serum C-reactive protein measurement. A prospective study of thirty-eight patients. *Eur J Clin Invest* 1985;15: 89–94.
165. Lehner T, Adinolfi M. Acute phase proteins, C9, factor B, and lysozyme in recurrent oral ulceration and Behçet's syndrome. *J Clin Pathol* 1980;33:269–275.
166. Pereira Da Silva JA, Elkon KB, Hughes GR, et al. C-reactive protein levels in systemic lupus erythematosus. A classification criterion? *Arthritis Rheum* 1980;23:770–771.
167. Sitton NG, Dixon JS, Bird HA, et al. Serum biochemistry in rheumatoid arthritis seronegative arthropathies, osteoarthritis, SLE, and normal subjects. *Br J Rheum* 1987;26:131–135.
168. Stuart RA, Littlewood AJ, Maddison PJ, et al. Elevated serum interleukin-6 levels associated with active disease in systemic connective tissue disorders. *Clin Exp Rheumatol* 1995;13:17–22.
169. ter Borg EJ, Horst G, Limburg PC, et al. C-reactive protein levels during disease exacerbations and infections in systemic lupus erythematosus. A prospective longitudinal study. *J Rheumatol* 1990;17: 1642–1648.
170. Moutsopoulos HM, Mavridis AK, Acritidis NC, et al. High C-reactive protein response in lupus polyarthritis. *Clin Exp Rheumatol* 1983;1: 53–55.
171. Bakri Hassan A, Ronnelid J, Gunnarsson I, et al. Increased serum levels of immunoglobulins, C-reactive protein, type 1 and type 2 cytokines in patients with mixed connective tissue disease. *J Autoimmun* 1998;11:503–508.

第23章

类花生酸类物质和相关复合物

Charles N. Serhan

急性炎症反应的特征表现为红肿热痛，以及炎症波及区域的功能丧失。这些表现以及一些其他的生理变化通常被我们称为“炎症的主要体征”，是受脂质衍生的介质调控的，这些介质包括类花生酸类物质和血小板活化因子(PAF)，它们作为组织激素存在于炎症的局部(图 23.1)。由于认识到这些介质在人类疾病尤其是风湿性关节炎(RA)的重要性，现在开发的一些新药通过调控这些介质而发挥对该类疾病的治疗作用。这些介质/调质是由种类广泛的膜脂质通过生物合成而来的，它们可在同源细胞的细胞内发挥作用，也可作为自分泌或旁分泌信号释放到细胞间，称为局部介质[1]。

类花生酸类物质是由花生酸合成的最具生物活性的产物，同时也是现在已知的脂质介质系列中研究的最为深入的一种。类花生酸类物质的合成需要细胞内部 3 种酶的作用：环氧化酶(COX)[前列腺素(PG)]，脂质氧化酶(LO)[白三烯(LT)脂氧素(LX)]以及 P450 合酶(环氧二十碳三烯酸)(图 23.1 和表 23.1)。因为我们对 epoxygenase 衍生产物在炎症中的发病学作用仍需进一步的深入[2-4]，因此本章主要研究 COX 和 LO 衍生的类花生酸盐以及由 ω-3 脂肪酸合成的生物活性复合物。

经过几十年的研究，我们现在对类花生酸类物质信号系统的多样性以及药物对这些生化和信号传导通路的影响都有了一定程度的认识。尤其是一些新的发现：①新的异构酶(COX-1、-2，以及最新增加的 COX-3)；②新的具有生物活性的复合物；③确认并克隆了相关受体，肯定了细胞-细胞间的相互作用可以促进跨细胞生物合成类花生酸类物质所有与炎症和宿主防御相关的组分。

人们开始越来越多地关注花生四烯酸衍生物，因为它们几乎存在于所有的人体组织中并在纳摩尔浓度或者毫摩尔浓度的水平发挥作用，另外就是阿司匹林能够抑制前列腺素的生物合成的发现。

一系列的研究开始于 20 世纪 30 年代，von Euler 和 Goldblatt 在精液中发现一种可以引起平滑肌收缩的物质。Sune Bergstrom，和 Bengt Samuelsson 用了 30 年的时间来阐明这种生物活性物质的结构，并命名为前列腺素[5]。20 世纪 60 年代和 70 年代，Samuelsson 和他的同事研究了花生四烯酸生物合成这些脂质介质的过程。这些研究同时也为阐明血栓素(也被称为兔动脉收缩物质)的分子结构开辟了道路(图 23.1 和图23.2)。同样，也促进了过敏反应中的慢反应物质分子结构的研究，这种物质最早在 1938 年由 Kellaway 提出，1979 年被命名为白三烯[6]。因此，对于类花生酸类物质的研究多是从它们的强效生物活性、小分子结构的推导、有机化学、细胞生物、组织免疫以及病理生理学方面入手的。

我们对这些由小脂质介质所传导的信息的了解进展迅速，由于对脂质本身了解甚少，因此类花生酸类物质就具有很重要的借鉴作用。前列腺素的发现以及对其来源于脂肪酸的生物合成过程的研究，打破了既往所固守的脂质只能在生物系统中充当结构性角色的信条[5,7]。现在我们已经很清楚类花生酸类物质在许多方面的生理病理过程中具有重要的作用：作用于肠道和子宫的平滑肌；调节肾脏功能，包括水的平衡和钠离子的排出；影响血流动力学和血压；影响血小板/内皮细

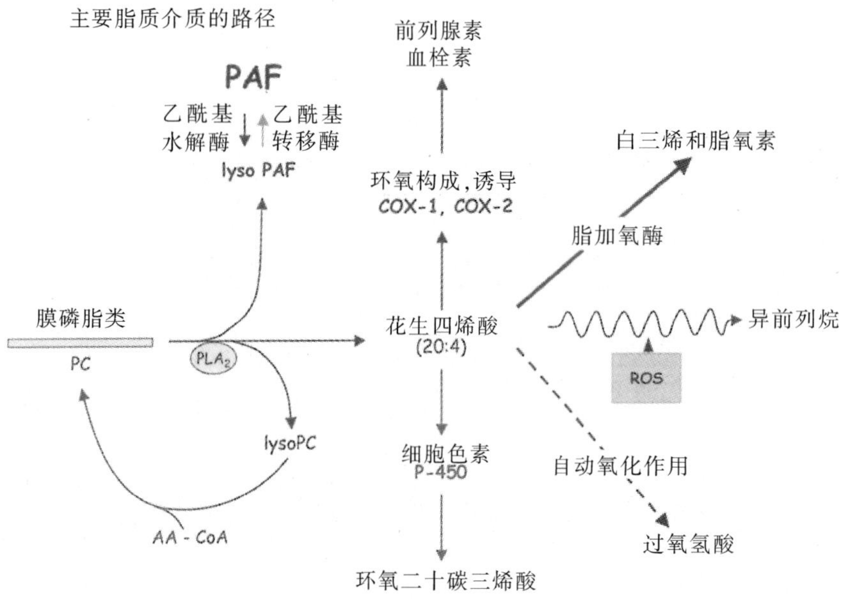

图23.1 脂质介质：类花生酸类物质和血小板活化因子(PAF)的统称。环氧二十碳四烯酸是P450的产物[141]而异构类花生酸类物质则是通过自由基机制而非酶性机制生成[142]。花生四烯酸有20个碳原子(第一个碳原子在羧酸末端，第二十个碳原子是ω末端的标志）和4个互不相连的双键(Δ5，Δ8，Δ11，Δ14)所构成的1，4环戊二烯结构。AA，花生四烯酸；PC，磷酸胆碱；PLA_2，磷脂酶A_2；ROS，活性氧簇。

胞的相互作用；参与炎症的消退。从免疫应答的角度来讲，类花生醇类物质在宿主防御、疼痛和激发炎症的体征来讲具有重要的作用(图 23.2)。

PG 合成路径的阐明促进了 1971 年 John Vane 先生和他的同伴发现了 PG 合成抑制剂阿司匹林等相关的抗炎药物[8]。Bergstrom、Samuelsson 以及 Vane 等人以其在类花生酸类物质对于人类疾病和健康的重要意义方面的发现而荣获了 1982 年度的诺贝尔医学奖，E.J.Corey 博士由于对这些物质的有机合成、生物组分方面所做的研究而荣膺 1990 年度的诺贝尔化学奖[9]。这些发现对于了解类花生酸类物质具有十分重要的意义，因为它们在人体组织内所产生的量很少(纳克到微克水平)并且很快失活，这些都限制了对这些物质进行离析后的鉴定。有机合成大量不同立体化学结构的类花生酸类物质使准确评价它们的生物学作用成为可能。

属于同一家族中的不同的类花生酸类物质(例如，PGE_2 对 PGF_{2a})可以发挥相互抵消的作用，比如导致血管的收缩或舒张，促进或抑制血小板的聚集(见血栓素和前列腺素的作用，图 23.2B)。不同产物来自于同一前体，例如花生四烯酸，发挥相反的调节效应的还有 LO 的产物白三烯（促进炎症）和 LX（抗炎症)(见图 23.1 和表 23.2)。近来的实验室数据表明阿司匹林除了可以抑制前列腺素的合成以外，同时也能激发 LX 的

表23.1 术语和缩略词

ATL	阿司匹林激发的脂氧素；15- epi-LX
COX	环氧合酶(1，2和3)以及环内过氧化物合成酶(PGH合成酶)
白三烯(LT)	5-LO的产物内含共价三烯结构
LTA_4水解酶	催化LTA_4 生成LTB_4
LTC_4合成酶	LTA_4与谷胱甘肽结合生成LTC_4
脂氧素(LX)	脂氧合酶相互作用的产物；包括20个碳原子和4个共价双键
脂氧合酶(LO)	催化氧分子进入多不饱和脂肪酸
5-脂氧合酶(5-LO)	白三烯路径的初始酶；催化氧分子进入花生四烯酸的C-5上
NSAID	非甾体类消炎药
肽白三烯	与过敏反应有关的慢反应物质；LTC_4，LTD_4，LTE_4
前列腺素(PG)	20碳脂肪酸内含五碳原子环
血栓素	20碳原子内含环氧乙烷环

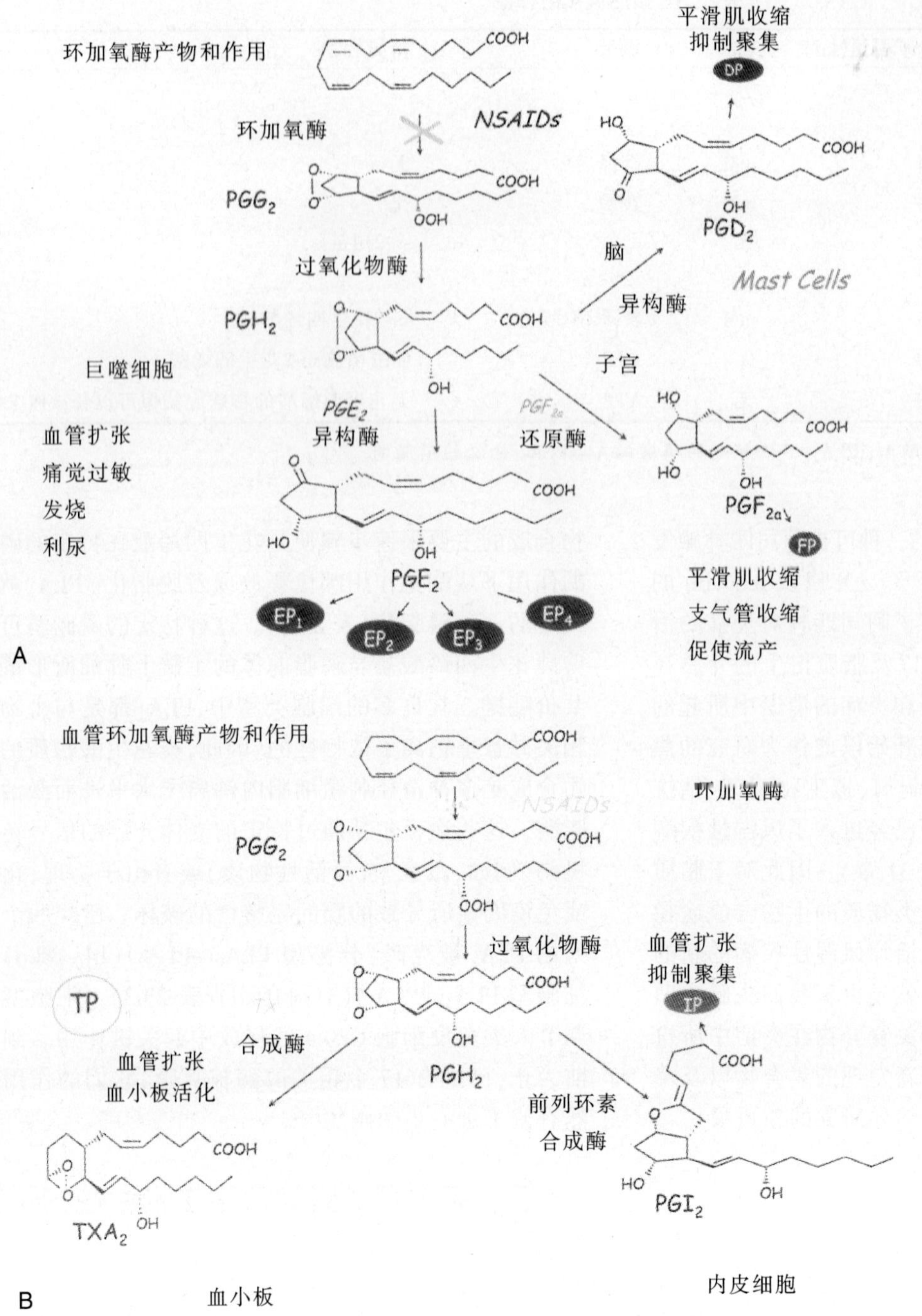

图23.2 环氧合酶的产物和作用。(A)环氧合酶的产物和它们的作用。被填充的圆形表示被克隆的受体(FP,EP,TP)。(B)血管环氧合酶的产物和作用。NSAID:非甾体类消炎药(例,阿司匹林,吲哚美辛);TX:血栓素;PG:前列腺素。

表23.2 脂质衍生物在炎症中的作用

主要体征	脂质介质	内源性抑制物
疼痛和痛觉过敏	PGE_2,LTB_4,PAF	
红(血管扩张)	PGE_2,PGI_2,LTB_4,LXA_4,PAF	
热(局部或全身体温升高)	PGE_2,PGI_2,LXA_4,PAF	
肿(肿胀)	PGE_2,LTB_4,LTC_4,LTD_4,LTE_4,PAF	脂氧素,ATL

ATL:阿司匹林激发的脂氧素;LT:白三烯;LX:脂氧素;PAF:血小板活化因子;PG:前列腺素。

表23.3 磷脂酶A_2的特征

磷脂酶A_2	分子重量(kd)	Ca^{2+}	调节	特异底物
分泌型				
$sPLA_2$				
组别Ⅰ(胰腺)	14	mM	翻译后	无
组别Ⅱ(滑液/血小板)	14	mM	转录	无
PAF-乙酰基水解酶(血浆)	45	无		sn-2短链
非分泌型				
$cPLA_2$	85	mM	转录/磷酸化	sn-2花生四烯酸
$iPLA_2$(心肌)	40	无	ATP	缩醛磷脂sn-2花生四烯酸
$iPLA_2$(巨噬细胞)	80	无	ATP	无花生四烯酸的特殊底物但可以释放PUFA

ATP:三磷酸腺苷;$cPLA_2$:胞液磷脂酶A_2;$iPLA_2$:不依赖钙的磷酸酶A_2;$sPLA_2$:分泌的磷脂酶A_2。

15-立体异构体[1]以及新近发现的一种可被阿司匹林触发的介质-resovlins的生物合成[10-12]。LX以及resovlin的抗炎治疗活性一定程度的调节了阿司匹林对炎症的治疗[13,15]。由于类花生酸类物质以及脂质衍生的介质在炎症的形成以及内源性的抗炎和炎症的消退中所起的重要作用，一些药物生产厂家开始以此作为研究的焦点来开发新的药物(选择性抑制剂、拟生物制剂、拮抗剂)。几种可以缓解疾病的新药已经进入了风湿性疾病的临床治疗[16](见第16章和第31章)。因此对于脂质衍生介质的了解以及类花生酸类物质的生物合成途径的研究将会一直帮助我们发现治疗风湿性疾病的新的机会和方法。本章的主要目的就是更新我们头脑中旧有的关于类花生酸类物质和相关复合物在炎症中所扮演的角色的概念，同时总结了新发现的复合物以及炎症的形成和消退过程中的信号传导研究的新进展。

一、脂质介质形成的信号

表23.2总结了类花生酸类物质和PAF的主要炎性作用。它们当中许多复合物可以激发炎症的主要体征(红、肿、热、痛)而成为促进炎症进展的炎性介质。我们也清楚地知道LX以及它的有阿司匹林激发的C15同位异构体通过摄取凋亡的多形核白细胞而作为炎症消退的激动剂参与急性炎症[1,17]。

大多数的脂质衍生介质并不是贮藏在细胞内的物质，而是在多种刺激下由细胞内的前体物质从头合成而来的。花生四烯酸可以是来源于饮食中的脂肪酸，也可以由体内的基本脂肪酸亚油酸合成而来。它们贮藏在细胞膜的脂质双分子层并且大多被酯化为磷脂类，例如卵磷脂、脑磷脂和磷脂酰肌醇。因此，类花生酸生物合成的主要限速步骤便是花生四烯酸在特定的磷脂酶作用下从酯化作用部位释放或者脱脂化。PLA_2就是其中的一种磷脂酶(表23.3)。这种特定的磷脂酶可以劈裂花生四烯酸盐与磷脂前体的主链上甘油所形成的共价酯键。在许多的细胞类型中，PLA_2都是与生物膜相关并且呈钙离子依赖性的。因此，类花生酸物质的生物合成是多种途径刺激细胞内钙离子水平进而激活磷脂酶，这些途径包括通过特定的受体介导的信号转导机制(例如，激素、自身活性物质)或者由于物理、化学或免疫因素所导致的膜的完整性的破坏。已经两个系列的PLA_2被克隆：分泌型PLA_2($sPLA_2$)(14~18kd)和细胞型PLA_2($cPLA_2$)(31~110kd)(表23.3)。细胞型在调节人类免疫细胞C20:4的释放中起关键作用。到目前为止，已经有17个相关的酶被克隆，它们的作用仍然有待于进一步的阐述[18]。

二、花生四烯酸向特定生物活性物质的转换

脱酯化的花生四烯酸(表示为C20:4)从生物膜的酯化部位被释放后，在特定的细胞经特异的花生四烯酸转换酶(COX1、COX2以及5-或15-LO)再经特异的合成酶的作用下将COX-和LO-产生的中间产物转化为生物活性产物。花生四烯酸在COX的作用下转化为PG，在LO的作用下生成LT以及LX(图23.1)。其他的脂肪酸，例如亚油酸也是这些酶作用的底物，并在酶的作用下生成不同系列的氧合复合物，其中也有一些酶还具有还原的效力[19]，这些新生成的产物都增加了底物所不具备的效能[11,12]。花生四烯酸是人类细胞中优先作用的底物，可以通过饮食中的鱼油(ω-3脂肪酸)

补充。PAF 也是在膜磷脂中发现的由前体物质由从头合成途径而生成的物质。PLA_2 在这一过程中同样也起着十分重要的作用。PLA_2 可以促进前体物质 lyso-PLA_2 从细胞膜中烷基酰基甘油磷酰胆碱的释放(表 23.3)。

三、类花生酸信号机制中的主要磷脂酶

每一组群磷脂酶都包括不同的家族成员，在不同的机制的调控下产生相类似的反应。每一种 PLA_2 作用于不同的底物,通过不同的途径控制磷脂酶的降解、膜的重塑以及类花生酸类物质的生物合成。

磷脂酶

1.分泌型磷脂酶A_2

磷脂酶 A_2 作用于磷脂类的产物是自由脂肪酸和 lysophospholipids，这些产物本身也是调节分子。哺乳动物的细胞中含有大量结构不同的 PLA_2。最容易得到确认就是分泌型低分子量的磷脂酶 A_2($sPLA_2$),它的结构与另外两组在蛇毒液中发现的 PLA_2 类似。两组的区别就在于它们的一级结构以及二硫键的分布。哺乳动物胰腺中所含的 PLA_2 属于Ⅰ型,Ⅱ型首先是在滑液及血小板中发现的，并被证明广泛存在大量的细胞类型中。$sPLA_2$ 的活化需要毫摩尔浓度的 Ca^{2+}激活,而且不具有对酰基链底物的特异性。Ⅱ型 $sPLA_2$ 在脓毒性休克和风湿性关节炎患者的血清及炎性渗出物中的水平增高引起了学界的关注。Ⅱ型 $sPLA_2$ 被看做抵御微生物入侵的急性期反应蛋白[20]。细胞因子,例如白介素1(IL-1),肿瘤细胞因子 (TNF),IL-6 可以诱导Ⅱ型 sPLA2表达的增强及相关的 PG 合成增加，这种增强可被糖皮质激素所抑制。Ⅱ型 $sPLA_2$ 调节花生四烯酸释放的机制还未阐明，最有可能的推论是它作为一个细胞外的酶改变或作用于邻近的细胞膜[21]。这种酶可以不通过它的催化活性而传递信息，而有可能是作为细胞表面受体的配体而发生作用。

2.细胞型磷脂酶A_2

85kd 的细胞型磷脂酶 A_2($cPLA_2$)是第一个被确认的对花生四烯酸有选择性作用的 PLA_2,它对激发和诱导花生四烯酸的释放有重要的调节作用[18]。另外,该酶具有较高的 lysophospholipids 活性和使二酰基磷酸的完全脱酰基作用。$cPLA_2$ 的丝氨酸激活位点 228(Ser228),对于 PLA 和 lysophospholipids 的催化作用十分关键。$cPLA_2$ 包含有 N 基末端,Ca^{2+},磷脂结合区,这些结构可能与钙离子依赖的膜的活性相关[1,18]。

$cPLA_2$ 的翻译后修饰受丝氨酸的磷酸化和钙离子的调节。丝氨酸的磷酸化作用广泛存在于细胞中,激活剂包括丝裂原、凝血酶、ATP、酵母多糖、内毒素、TNF-α、IL-1、钙离子载体、巴豆油酯、冈田酸,最终导致 PLA_2 的生物活性增强,以及十二烷基硫酸钠凝胶电泳的运动性减弱。$cPLA_2$ 通过 ERK1 和 ERK_2 激活 Ser505 位点的丝裂原激活蛋白酶(MAP)实现酶的磷酸化作用，从而使 PLA_2 的活性增强，凝胶运动性减弱。$cPLA_2$ 在中国大鼠子宫(CHO)的过表达可引起花生四烯酸的释放。但是经过诱变其 Ser505 的位置被丙氨酸替代后,$cPLA_2$ 的过表达则阻止其释放，说明了 MAP 在信号转导路径中的重要作用。

3.非钙离子依赖性磷脂酶A_2

哺乳动物的细胞中同时也含有非钙离子依赖性 $iPLA_2$(表 23.2)。心肌组织中含有大量的 $iPLA_2$,从该组织中可分离出分子量为 40kd 的对浆磷脂底物有特异性作用的蛋白酶,这种酶是心肌磷脂类的前体形式。心肌组织内的 $iPLA_2$ 以一个 40kd 的催化活性的亚单元和一个 85kd 的与磷酸果糖同源的调节亚单元所组成的高分子量复合物的形式存在。ATP 提高磷脂酶 A_2 复合物性,但是对于 40kd 的亚单元没有影响。有结果显示 $iPLA_2$ 可以催化平滑肌和胰腺细胞也可能包括巨噬细胞中的花生四烯酸的释放。但是,它在炎症和关节炎中的作用还有待于进一步的研究。

四、前列腺素的生物合成和细胞来源

前列腺素的基本结构是一个在 9、10、11 和 12 碳原子上包含有一个环戊烷环和在 15 碳原子上有一个羟基的 20 碳羧酸图(图 21.2)。具有这种主链结构的称为前列腺烷酸或类前列腺素。前列腺素根据氧原子在环戊烷中取代位置的不同可以分为 PGD、PGE、PGF、PGG 和 PGH。在 PG 术语的下标表示的是化合物中双键的数目。总之,第一组的前列腺素是从亚油酸前体衍生而来的(同时也是这些酶作用的底物),第二组的复合物则是从花生四烯酸衍生而来的。前列腺素是花生四烯酸在 COX(PG 环内过氧化物 G/H 合酶)作用下生成的(图 23.2)。

COX 作为一个血红素内含酶(heme-containing)大量存在于内质网并催化两个不同的反应：①环化花生

四烯酸成为 PGG_2；②通过过氧化氢反应催化 PGG_2 生成 PGH_2。后者是一个相对不稳定的复合物，半衰期只有几秒钟。作为一个中间产物，PGH_2 可以在不同的细胞中生成相应的多种生物活性产物包括 TXA_2，PGI_2，PGD_2，PGE_2，PGF_{1a}。图 23.2 提供了 PG 生物合成途径的概略，不同复合物的主要细胞来源，以及生成关键性产物主要反应。PGH_2 在 PGE_2 同工酶的作用下转换为 PGE_2。这种酶在多种细胞中都有表达，包括吞噬细胞，例如中性粒细胞和巨噬细胞。PGD_2 同工酶只在特定的细胞中大量存在，例如脑细胞，还有巨大细胞特定的炎性细胞，它可以催化 PGH_2 生成 PGD_2。PGF 还原酶可以使 PGH_2 转化为 PGF_{2a}。这种酶大量存在于子宫组织中。

图 23.2B 描述了血管壁上控制血栓调节的花生四烯酸。前列环素合成酶及血栓素调节酶促使 PGH_2 分别生成前列环素和血栓素。前列环素是由血管内皮细胞产生的主要的花生四烯酸产物。血栓素是血小板和巨噬细胞的产物。这两种物质在血液凝固和炎症当中扮演着十分重要的角色，并且在这两个过程中起着方向相反的作用。每一个环氧合酶的产物都可以作为特异性的受体，他们当中的许多都已经被克隆和得到确认。

（一）环过氧化酶

COX 促进 C20:4 生成含环内过氧化物的中间产物，该中间产物再生成 PG 和 TX。COX 的活性可以被非甾体类消炎药（NSAIDs，包括阿司匹林）所抑制，现在已经有更多的研究把 COX 活性作为研究对象来寻求选择性的抑制药物。在过去的几年当中，COX 活性被认为不是单一的酶，而具有两个或更多的有待于进一步发现的亚型。COX-2 的表达可以被皮质酮类（经典的抗炎药具有多种副反应）抑制，而 COX-1 对这类药并不敏感。COX-2 与单核细胞的多样性有关，由巨噬细胞中的脂多糖诱导产生。在机体的脉管系统中，内皮细胞感受生理流量和剪切力的刺激产生 COX-2 的表达。机体大多数来源于内皮细胞的 COX 衍生产物都是 COX-2 产生的。由于机体 COX-2 可以产生大量的 PGI_2，当使用 COX-2 抑制剂时可能导致血栓形成危险明显增加。可见生成 COX-2 衍生的 PGI_2 是来源于血管内皮 PGI_2 的一个重要作用。由于 COX-2 选择性抑制剂可以阻断 PGI_2 的形成，更多的 PG 选择性抑制剂，例如最近提到的靶向 $mPGE_2$ 合成酶有可能成为在治疗风湿性关节炎和相关的关节疾病的有效药物。

环氧合酶的第三种功能形式，被称为 COX-3 的，可能在炎症的消退中而不是在炎症的激发过程中起作用，因为 COX-2 的抑制剂可以延迟炎症试验模型的消退 [29]。这个结果以及其他试验的发现都提示了使用 COX 选择性抑制剂有可能存在我们所不愿看到的副反应。除了 COX-3 异构酶，Simmons 和同事还阐述了被称为 P- COX 的其他几种 COX 相关的蛋白质。它们

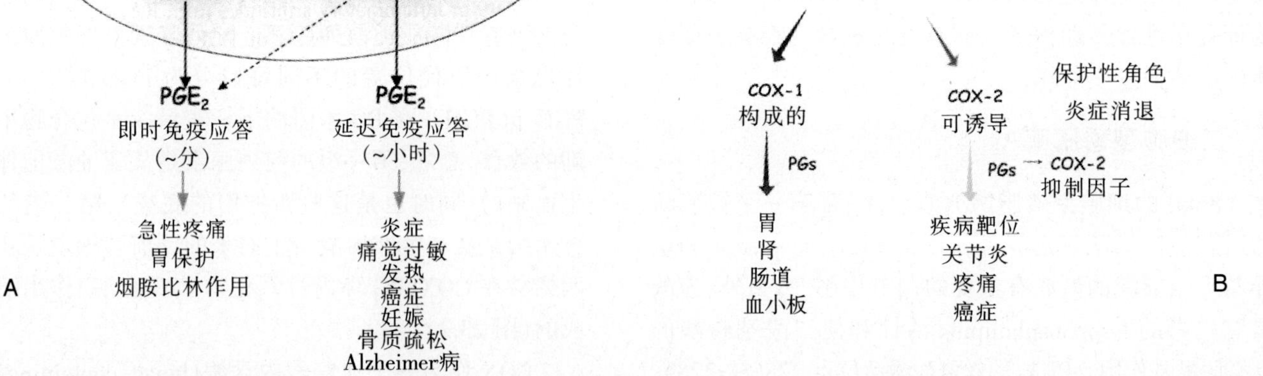

图23.3 脂氧合酶和环氧合酶的异构体：对于药物发展的独立的机制和机会。（A）COX-1和COX-2的关系和分布。（B）潜在的靶位。

在PG 合成过程中的作用仍然有待于进一步的研究。其中 COX-3 已被认定为具有抗炎症的作用[35,36]。近来,在脑组织中发现的一种也被称为 COX-3 的结构异构酶,可能是一直在寻找的在发热反应的调节中起重要作用并对对乙酰氨基酚敏感的活性酶[30,37]。这种酶类似于截短了的 COX 的结构,如何给这些新的 COX 命名值得关注。但是,由于这些核苷酸序列首先是在犬类的组织中发现的,近来研究人员对他们是否存在于人类的组织当中仍然表示怀疑[38]。进一步的研究正在致力于发现是否有其他的异构酶参与关节炎疾病病因学机制中的和前列腺素生成有关的过程。

功能独立的前列腺素生物合成系统:"好COX"与"坏COX"的简单之分

COX-1 和 COX-2 是与膜结合的酶类;但是,在 3T3 小鼠的细胞以及人和牛的内皮细胞中,COX-2 在核的被膜中的含量是内质网的 2 倍,而 COX-1 在两者当中的含量则相同。COX-1 主要在内质网当中发挥作用,而 COX-2 的活性大多是在细胞核中发现的[39,40]。这项发现连同两者基因表达的差异,以及更早的时候关于它们利用花生四烯酸盐的不同的亚细胞成分的发现,都证明了这两种酶代表了独立的 PG 生物合成系统(图 23.3)。根据这项假设,COX-1 持续性的合成并释放 PG 作为细胞间的递质,而 COX-2 则只在特定的环境下在细胞核内合成 PG,进而去影响细胞核的分裂,生长和分化[41]。

通过破坏目标基因片段可以培育出不表达 COX-1 或 COX-2 的老鼠系列[42,43]。COX-1(-/-)小鼠表现为生殖力低下,血小板容易凝固,容易发生花生四烯酸介导的耳部感染。COX-2 缺乏的小鼠可以产生正常的免疫应答,但是发生化脓性腹膜炎的几率增加了[42]。尽管一些学者对这些发现的解释持谨慎态度,但他们都认为 COX-1 和 COX-2 是两个不同的前列腺素生物合成系统,所合成的产物具有不同的生物作用。对这些转基因动物的研究可以帮助我们进一步确认这些酶在生理和病理过程中所起的作用。

正如图 23.3A 所示,尽管 COX-1 和 COX-2 的一级结构不同,它们都存在于网状内皮系统中,有同样的催化酶和产物转运系统。COX-2 的发现促进了优先作用于 COX-1 的选择性抑制剂的发展并进一步区分了它们在炎症感染中的作用。同时,COX-3 被认为对扑热息痛敏感[30,44]。几种 NSAID 可以抑制 PMN 的功能应答,包括生成再活化氧种、脱粒作用、LTB_4 的释放。但是这些效应并不是通过影响 COX 系统而实现的[45,47]。

(二)与炎症有关的前列腺素的作用

图 23.2 总结了人类前列腺素的主要作用。PG 主要在局部发挥作用,半衰期短,而且很快在循环中或局部环境中被代谢灭活。PGE_2 是一种强效的血管舒张剂。PGF_{1a} 则与此相反,引起血管收缩,而 PGD_2 则抑制血小板的聚集并引起平滑肌的收缩。前列环素和血栓素在对血管壁的舒缩和血小板的凝集能力的影响方面起着截然相反的作用。前列环素是一种强效血管舒张剂并且抑制血小板的聚集,而血栓素则引起血管收缩并促进血小板聚集。因此对于患者或健康人来讲,保持二者之间的平衡对于血管的状态以及血凝来讲都是至关重要的[7,8]。

PGI 和血栓素之间的平衡对于控制血管周围环境和血栓调节具有重要的作用,由此引出的一个问题是当血管的 COX-2 受到抑制时可能会导致血栓形成[26,48]和动脉粥样硬化[49]的危险增加等我们所不愿看到的后果。这是一个重要的观点,因为从动物实验中所得来的观点是 COX 非选择性抑制剂总体上是可以减少动脉粥样硬化的。通过减少 PGI_2 的生成,选择性抑制血管内皮 COX-2 进而可以提高血小板 TXA_2 的活性(图 23.2B)。

多项证据表明 COX 衍生产物是重要的促炎症介质:①PG 的合成在炎症部位是增加的;②注射 PG(皮内注射)后可以引起与炎症部位近乎相同病理变化;③阿司匹林以及其他类具有不同的化学分子结构的NSAID,它们共有的特征就是能够抑制参与 PG 生物合成酶的活性。不论是物理、化学还是免疫机制所激发的 PG 生物合成增加造成的后果无一例外都是组织的损伤。

多种炎性关节炎疾病(例如,风湿性关节炎、痛风)都与滑液内 PGE_2 的水平增加有关。阿司匹林,应用较早并且最为有效的治疗关节炎疾病的药物,就是一种强效的 PG 合成抑制剂[7]。它可以成功地减轻炎症的症状和体征,同时降低 PG 的水平[7,8]。我们也可以在其他动物的炎症和关节炎试验模型中得出同样的结论,尽管阿司匹林的治疗机制并没有得到全面的认同。PG 的药理学作用可能与它在体内所发挥的作用不尽相同,例如,局部应用 PGE_2 可以引起许多炎症的表象。在人类的皮内注射 PGE_2 可以引起血管扩张,导致局部皮温升高变红。甚至当 PGE_2 应用于蛛网膜下腔时可以引起发热,并且是迄今为止所发现中最为强效的致热物质。就 PGE_2 自身来讲,它并不引起疼痛肿胀以及血管通透性的改变，但是它却使组织胺以及五羟色胺等慢反应物质发挥作用成为可能。尽管前列环素、血栓素、PGD_2 和 PGF_1 均在炎症部位数量显著，而他们在调节人类炎症中的确切的作用却并不十分清楚。前列环素，比如 PGE_2，可以引起显著的血管扩张和痛觉过敏[50]。PG 在获得性免疫应答中的作用并不十分清楚。本文中的观点认为，PG 可以抑制 T 和 B 淋巴细胞以及 NK 细胞的活性(表 23.4)。近来的研究表明 COX-2 的衍生产物参与了炎症的消退，或者说是内源性的抗炎/伤口愈合的过程(图 23.3B)。PGE_2 和 LXA_4 是调节这一过程中的重要介质[51,53]。应当指出的是多形核白细胞在 COX-2 衍生产物的转化过程中起促进和诱导的作用[54]。

(三)COX和LO的相近的反应机制

COX 和 LO 两个系列的酶都可以识别多不饱和脂肪酸中的 1,4 顺戊二烯结构。两种酶都夺取花生四烯酸空间结构上甲基上的氢原子并插入氧原子（夺取氢原子的位置决定了氧原子插入的位置）(图 23.4)。这两种酶都可以把花生四烯酸转变为不稳定的中间产物(COX 生成 PGG_2，LO 生成过氧化氢甘碳四烯酸)，再进一步通过其他特异的酶催化生成具有生物活性的产物。PGG/H 合成酶(也称为 COX)夺取 C13 上的亲 S 氢原子，在 C11 的位置插入氧原子，生成一个含 11-过氧氢的中间产物[39](图 23.4)。这种酶具有双加氧酶活性在 C15 的位置插入氧生成环内过氧化物 PGG_2，C15 位置上的过氧氢被还原成为 PGH_2，然后在不同的细胞中特异性酶的作用下再生成不同的 PG、TX 和前列环素(图 23.2)。图 23.2 同时也在 COX 产物具有生物活性的结构旁作了标记。这些复合物的生物活性具有高度的空间特异性，这也普遍反映在最近被克隆并得到确认的一些受体上。

五、脂氧合酶及其产物：白三烯和脂氧素

人体组织内主要有 3 种类型 LO 被发现并克隆(5-，12-和 15-LO)。不同的 LO 的作用机制大致相近(图 23.4 至图 23.6)。以 5-LO 为例，夺取 7-pro S 位置的氢原子并在花生四烯酸的 C5 上的 S 构型位置插入氧分子。这个反应的产物包括一个共轭双键和 C5 位置上的过氧化氢基团。12-LO 夺取氢原子的位置在10-pro S 而 15-LO 夺取氢原子的位置在 13-pro S(表 23.5)。这样，每一种酶都生成了带有过氧化氢基团的过氧化氢甘碳四烯酸，基团所在的位置一般在 LO 所在碳原子的 S 构型上。大多数的 LO 都与 S 构型上的氧原子的插入有关。但是近来有 R LO 的报道，也就是说它有特异性的酶可以将氧原子插入在 R 构型上。

表23.4 类花生酸类物质的免疫调节活性

产物	免疫调节作用
LTB_4	促进吞噬细胞的补充
	抑制免疫球蛋白的合成
	抑制免疫辅助细胞(CD4)的增殖；诱导免疫促进细胞(CD8)的增殖
	提高NK细胞的活性
	促进单核细胞生长因子的生成
LXA_4，LXB_4，以及LX/ATL类似物	截断中性粒细胞和嗜酸性粒细胞的运输和功能应答
	刺激单核细胞的非炎症性补充
	阻断树突状细胞的移行
	刺激巨噬细胞对凋亡的多形核白细胞的摄取和清除
	通过VEGF调节生长因子和血管的发生
	阻断IL-12的生成和调节细胞因子的产生
	阻断T细胞生长因子的释放和信号转导
	正向调节转录辅阻遏物NAB1
PGE_2	抑制T淋巴细胞和B淋巴细胞的活性
	抑制NK细胞的活性

最近的原始文献参看102，108，126，以及128–130；前瞻性和综述性历史文献参看5–9。

IL：白介素；LT：白三烯；LX：脂氧素；NK：自然杀伤细胞；PMN：多形核白细胞；PG：前列腺素；VEGF：血管内皮生长因子。

5-LO 还具有另外一种酶的活性，可以夺取 10-pro R 位置的氢原子生成在 LT 生物合成途径中的关键性产物(图 23.5)，即 5(6)环氧化物 LTA_4[55,58]。5-LO 的另一种特性就是它需要多种因素的共同激活（例如：Ca^{2+}，ATP，FLAP)。FLAP 的结构已经被阐明，在细胞被激活的过程中(图 23.6)，他从细胞液中易位到细胞膜相关位置为 5-LO 提供花生四烯酸[23,59,60]。药物通过阻断 5-LO 与其膜结合激活蛋白的联系或者对其底物的利用可以抑制 LT 的合成[61](图 23.5A 和图 23.6)

(一)白三烯的生物合成与细胞来源

20 世纪 70 年代中期，白三烯被发现，它是由白细胞生成，含有一个共轭三烯结构(3 个共轭双键)，因此而得名[6,7]。白三烯命名中的数字是指在它的前质分子中双键的数目。4 个亚型的白三烯是从花生四烯酸(二十碳四烯酸)中分离而来，5 个亚型的白三烯是从二十碳五烯酸中分离而来，它含有的 5 个双键[62]。花生四烯酸分解生成白三烯主要是 5-脂肪氧化酶的作用（图 23.5)，这种酶可以催化两个相继的反应：①在花生四烯酸的第 5 个碳原子上插入一个氧分子，生成羟基二十碳四烯酸(5-HPETE)；②接下来的反应是 5-HPETE 转化成环氧化物，表现为 LTA_4。LTA_4 相对寿命较短(在缺乏稳定因素的情况下半衰期只有几秒钟)，在细胞专一的条件下它能够迅速转化，类似蝶酰胺酸的生物合成中前列腺 H_2 的转化。

环氧化物 LTA_4 在 LTA_4 水解酶作用下水合转化成 LTB_4(如在中性粒细胞)(图 23.5A)或者在 LTC_4 合成酶(如肥大细胞和嗜酸性粒细胞)，即谷胱甘肽 S-转移酶作用下与谷胱甘肽结合生成 LTC_4，LTC_4 通过去除谷氨酰基和甘氨酸残基可以相继转化成 LTD_4 和 LTE_4。(图 23.5B)这一系列的转化伴随有收缩效能的相对损耗(LTC_4<<LTE_4)。白三烯的混合物(LTC_4、LTD_4、LTE_4)

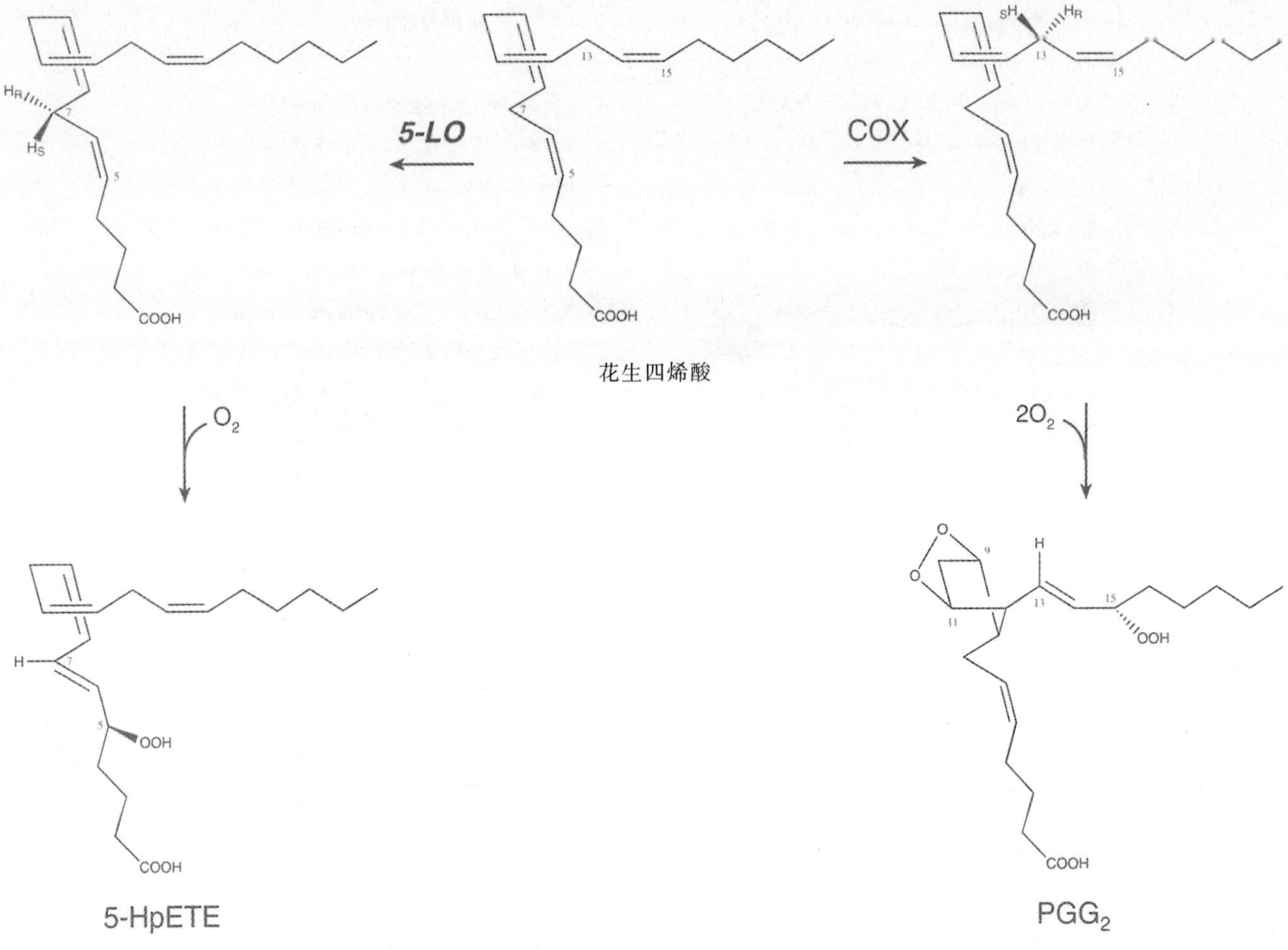

图23.4　酶反应机制。环氧合酶和脂氧合酶反应机制的比较揭示了它们在将底物转化为关键性中间产物时的一些共同特征。夺取氢原子的空间位置是环氧合酶和脂氧合酶插入氧分子的关键。

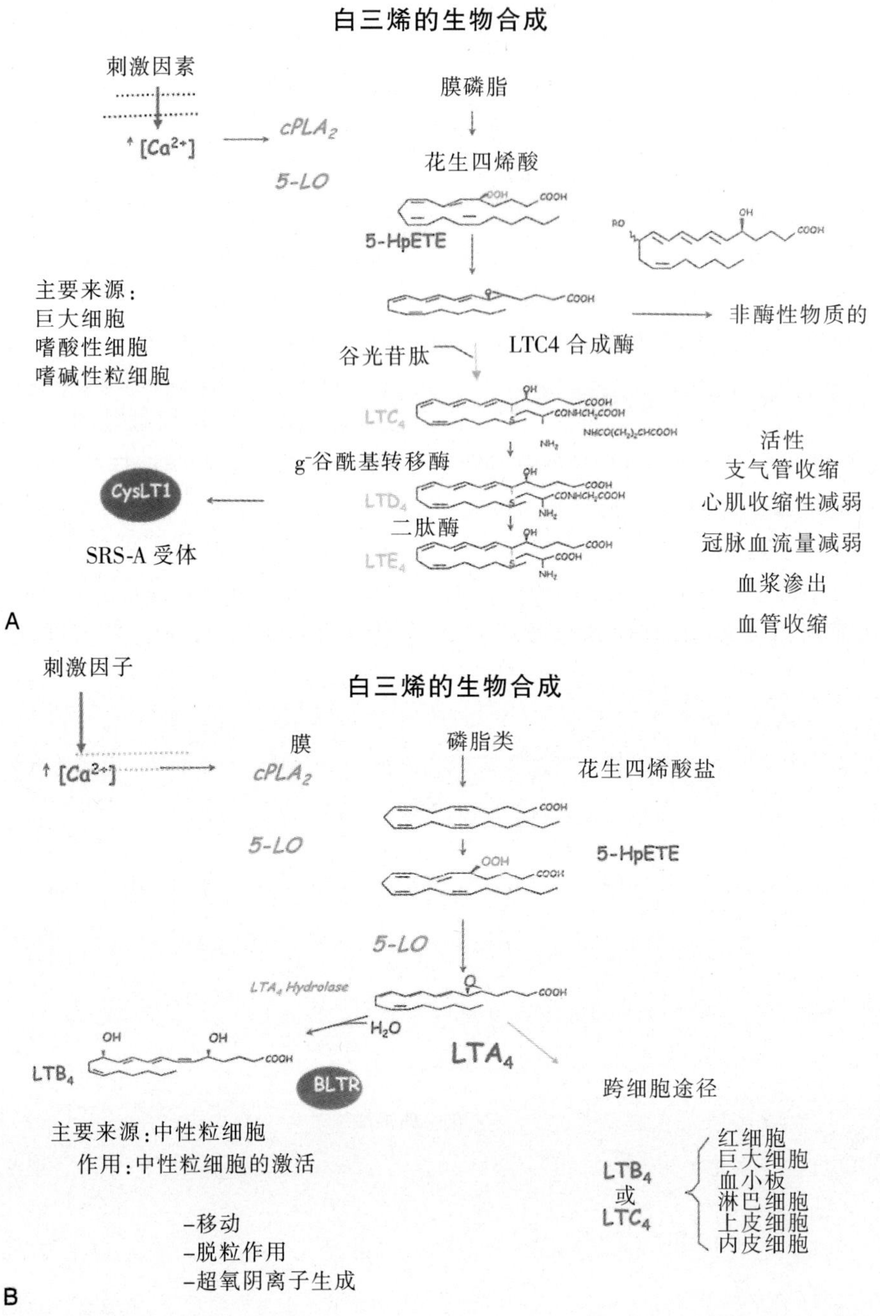

图23.5　白三烯的生物合成。(**A**)白三烯C4，D4，E4(肽白三烯)的生物合成和它们的作用。(**B**)白三烯B4的生物合成。BLTR：LTB4的受体；CysLT1：肽白三烯的受体。

被认为是过敏的迟缓反应物质[7,62]，抗原刺激下肥大细胞产生和 IgE 受体介导的信号转导[6,63]。

(二)5-脂肪氧化酶

5-脂肪氧化酶具有双重酶作用，包括 5-HPETE 的生成和环氧化物 LTA_4 的一系列反应 (图 23.5 和图23.6)，后者是白三烯生物合成的中心(表 23.5 和图23.7)。在中性多核白细胞中，LTA_4 转化成化学引诱物 LTB_4，而在嗜酸性粒细胞、肥大细胞或者巨噬细胞中，它是肽-白三烯的前体(LTC_4、LTD_4、LTE_4)。5-脂肪氧化酶小体的制备[64]，和 5-脂肪氧化酶启动因子的自然突变可能与以抗白三烯为基础的治疗有关[65]。5-脂肪氧化酶只有在中性多核白细胞中的表达细胞活性，脂肪氧化酶易位和与膜相关的蛋白质相互作用，引发5-脂肪氧化酶的全部效能。这一蛋白质,FLAP(图 23.6 和表 23.5)被认为是物种交叉,与 5-脂肪氧化酶及其抑制剂发生作用。FLAP- 推导的氨基酸序列和嗜水性分析提示这是一种膜介导蛋白[59,66],见图 23.6。FLAP 是新的 5-LO 抑制剂的靶目标,少数有用的化合物被 Merck 工作组合成[6,61],至今,极少的 5-LO 抑制剂在美国上市。

(三)白三烯的作用

图 23.5 同时也显示了与白三烯有关的主要免疫反应 [1,62]。LTB_4 是人体中性粒细胞有效的效应器,而 LTC_4、LTD_4 和 LTE_4 表现出截然不同的生物效应,例如不同组织中的平滑肌收缩[6]。它们共同作用是胸部平滑肌收缩,反应一触即发,并且持续很长时间。让健康志愿者摄取 LTC_4、LTD_4 来研究胸部肌肉收缩的延长。然而全身器官的 LTC_4、LTD_4 和 LTE_4 可以引发低血压,主要机制是:ⓐ降低心肌收缩力和减少冠脉血流量;ⓑ随着血浆渗透压的升高,细胞外淋巴液生成减少。抗原刺激肥大细胞、嗜酸性粒细胞、嗜碱性粒细胞这些化合物会伴随组胺释放,很可能表明主要的炎性介质来源于这些细胞[6]。

白三烯在炎症反应中的作用

白三烯是急性炎症中的主要介质,包括速发型超敏反应,LTB_4 是中性粒细胞功能效应的效应器(例如,自由基的产生和溶酶体酶的释放,图 23.5B),它还是介导中性粒细胞趋向炎症部位的早期重要信号。健康者,约 50%的中性粒细胞存在在血液循环中,而另外的 50%(黏附和聚集)存在于血管内皮表面[67],在炎症部位,血液循环中的中性粒细胞黏附在血管内皮层穿过血管壁(渗出),趋向炎症部位,即吸收和消化外界抗原的部位。吞噬细胞的下一步吞噬体的生成,与中性粒细胞溶酶体结合生成吞噬溶酶体,在细胞器中抗原被蛋白酶、水解酶、活性氧簇破坏,是人体的相对保护机制[45-47],另外,有活性的中性粒细胞生成和释放更多的类花生酸类物质。LTB4 通过它与中性粒细胞表面的两个受体的相互作用(BLT_1 和 BLT_2)[68,69],成有效的刺激中性粒细胞的黏附、渗出、趋化,活性氧簇的生成和溶酶体的释放[47]。

活体内 LTB_4 的作用与增加中性粒细胞附着血管壁,移行至细胞外有关。认为 LTB_4 不会直接影响血管紧张度。通过中性粒细胞依赖机制增加淋巴液的渗出[70]。LTB_4 和 PGE_2 的结合暴露,单独提供一个轻微诱导淋巴液渗出因素,血管通透性显著提高[71]。所以,PG 和白三烯可以协同作用增加炎症反应,LTB_4 不会直接减少疼痛,凡可以降低其他刺激的痛阈。白三烯缺乏的大鼠模型可能出现胶原诱导型关节炎[72],在病理模型[61]中 LTB_4(标记为 BLTR)拮抗剂[69],具有明显影响。在这些受体拮抗剂通过经典的药理学和药物化学途径作用,这些受体的克隆体可以提供更多的选择性介入方法,并且可能解释在 RA 中 LTC_4 和 LTD_4 的作用[68,69,73]。

肽-白三烯(LTC_4、LTD_4 和 LTE_4)已经在炎症的几个试验模型中区别开来。可能在过敏反应疾病中发挥相当重要的作用,如哮喘[74-76],哮喘患者对类花生酸类物质过敏,另外它们对血管紧张度的影响,LTC_4 和 LTD_4 可以增加血管通透性使淋巴液和大分子从血管内渗出。与 LTB_4 不同,白三烯 C_4 和 D_4 不会直接影响人体中性粒细胞对炎症的反应,也不会直接影响局部的痛阈,同样有趣的是为 LTC_4、LTD_4 受体拮抗剂命名的 Singgulair 在临床上以治疗哮喘著称,然而在近期临床实验中类固醇的治疗表现出优势[77]。

白三烯也是细胞免疫和体液免疫的重要调节物。表 23.4 总结了这些成分对免疫系统的一些主要作用。但是要注意的是,其中的大部分作用是在体外或试验模型中确认的,因此其临床相关作用尚有待明确。

(四)脂肪素的生物合成与细胞来源

脂肪素明显的结构特征是具有 4 个共轭双键,这一特征是与白三烯相区别的此类化合物的标志 [78],有趣的是跟活体内 LT 的合成比较,他们与 LX 的数量呈负相关,这表明在 LO 两种亚型的生成过程中存在负反馈调节。花生四烯酸的第 15 位和第 5 位碳原子分别在 15-LO 和 5-LO 催化下相继发生氧合作用生成脂黄素[62]。新生的二十碳四烯酸在结构和生物效应上明显与白三烯不同(图 23.6 和图 23.7)。双重氧化作用产生环氧化酶中间产物,即 5,6-环氧四烯酸,在环氧化酶水解酶作用下可以迅速转化成 LXA_4 和 LXB_4,而且通过细胞间的相互作用,在血小板 LO 的作用下白细胞释放的 LTA_4 的氧化作用生成 LX [78](图 23.6 和图 23.7)。

脂氧素在炎症中的作用

脂氧素最近被归类于类花生四烯酸,脂氧素在许多炎症细胞中都有重要作用,最近的研究表明脂氧素是一种溶解度的特殊介质[79,80]。脂氧素 A4 在体外抑制中性粒细胞的趋化性和吸附性。体内注射脂氧素或者

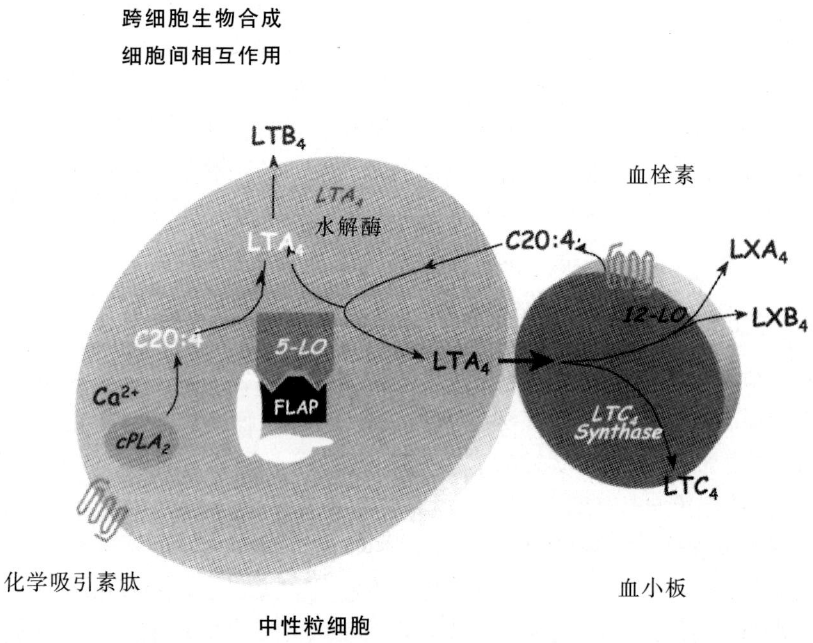

图23.6 细胞间和跨细胞白三烯和脂氧素的生物合成。活性的中性粒细胞通过5-脂氧酶作用由花生四烯酸衍生的LTA_4生成白三烯B4，但不具有LTC_4合成酶活性。血小板和内皮细胞其本身没有产生LTC_4的底物，但可从中性粒细胞产生的大量的LTA_4产生LTC_4。血小板可以从白细胞产生的LTA_4生产脂氧素。

表23.5 主要类花生酸酶的特征

酶	MW/初级结构减小	氢原子的消除	初级产物/功能	备注
环氧合酶	341氨基酸	13-pro S	PGG_2	需要血红素血小板/内皮细胞的ASA[a]乙酰化丝氨酸残基
双加氧酶	(内质网膜和核膜)			
COX-1	构成	13-pro S	PGG_2	
COX-2	"可被诱导的同工酶"除了在血管内			
COX-3	皮细胞，体外的表达受剪切力和			对乙酰氨基酚敏感[c]
P COX	流变力的正向调节[b]			
5-脂氧合酶	MW 77 839	7- pro S	5-HPETE	白细胞
	673氨基酸从细胞液到血浆的跨膜转移	10- pro R	LTA_4	3种刺激因子(Ca^{2+}，ATP，FLAP)
12-脂氧合酶	MW72 000	10- pro S	12-HPETE	血小板
15-脂氧合酶	MW73 000	13- pro S	15-HPETE	肺，嗜酸性粒细胞
FLAP	MW18 000		与5-LO相关	白细胞
LTA_4水解酶	MW68 000~70 000		LTB_4	普遍分布

最近关于脂氧合酶的研究，参见参考文献18、55、57和132。

[a]由于aspirin使环加氧酶乙酰化，导致产生PGG_2的活性消失，因此蛋白上的大基团干扰了二十碳四烯酸(底物改变)；COX-2脂氧化的转变和前列腺素形成肯定受到抑制就是这种情况发生的例子。(见参考文献39，131)。

[b]血管内皮细胞，COX-2，可升高产生PGI_2的生理流变和中断作用(见参考文献31)。

[c]有关COX的同种型为COX-3(也叫f- COX)。不过，对NSAID的作用和敏感性尚待确定。

ASA：乙酰水杨酸；FLAP：5-脂氧合酶激活蛋白；HPETE：氢过氧花生四烯酸；LO：脂氧合酶；LT：白三烯；MW：分子量；PG：前列腺素。

它的类似物不能激发中性粒细胞吸附于内皮细胞或转移到细胞外相反，LXA_4停止了中性粒细胞迁移[13,81,82]。在许多实验动物模型中，这些复合物都具有抗炎和抗调节作用[79,83]。脂氧素除了作用在人类中性粒细胞LXA_4和LXB_4都能在活体内吸引嗜酸性粒细胞。$LTXA_4$和阿司匹林激发的类脂氧素阻断树突状细胞的迁移，这说明脂氧素可能调节免疫反应的其他方面（表 23.2、表 23.6 和表 23.7）。LXA_4 是血管平滑肌 LTD_4 受体的部分激动剂[84,85]，除此之外，LXA_4 减弱分布于气管平滑肌和肾微循环网的 LTC4J 和 LTD_4 的作用。这说明这些脂氧素不仅作为天然内源性白细胞三烯拮抗剂，而且还与自身的识别位点作用，这些位点即 LX 受体[69]。

有令人信服的证据表明脂氧素是一种参与急性炎症和细胞免疫机制的重要脂质介质[1,17]，在结节病和肺炎患者的支气管肺泡标本中发现 LX 和 LT，LX 作为 LT 反应内源性调质和炎症中溶解介质是我们的研究领域(表 23.6)，我们阐述了一种阿司匹林作用新机制，参与了 LX 差向异构体生物合成产物(图23.7)，当阿司匹林作用于炎症组织或 COX-2 上调的组织时[86]，阿司匹林的乙酰化作用引起了具有抗炎潜能的新 15-差向异构体 LX 的产生，这些天然 LX 和这类似物表明了一种研究内源性抗炎机制的新途径[1,14,71]。这些新的 ATL 和 LX 中的几种局部和口服使用，比阿司匹林至少多表现出两种有效强度[83,87,88]。因为它们还可以调节趋化因子-细胞因子轴，促进炎症消退[1,72]，它们提示了一种控制淋巴细胞活动和炎症反应的新方法，通过不同于自身抗炎因子和其他类花生四烯酸介导方法的机制(图 23.6 至图 23.8)。

六、细胞与细胞的相互作用：跨细胞的类花生四烯酸生物合成和细胞与细胞交通

急性炎症是以损伤部位局部炎症细胞的聚集为特征的，受伤部位的功能通常与固有内皮、上皮、间质和其他炎症细胞相平行(图 23.6)。可以指出花生四烯酸和其他脂肪酸衍生物 LO 和 COX 产物从一种细胞类型到另一种细胞类型可以使不同细胞之间相互合作(例如，集中酶的作用)生成类花生酸和新的生物活性

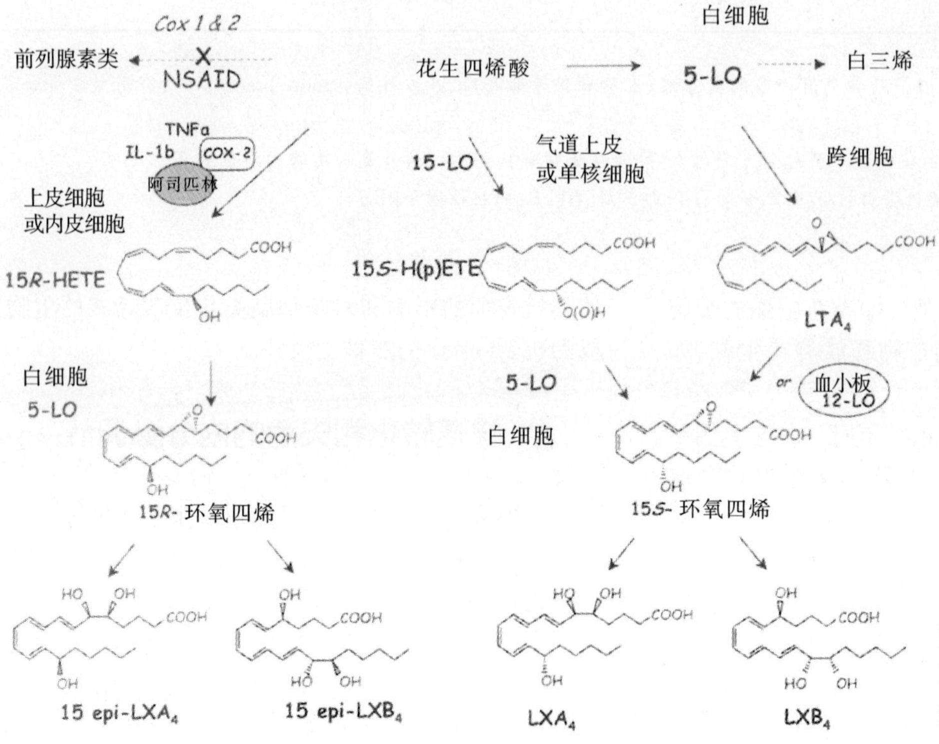

图23.7　脂氧素和阿司匹林-触发的 15-差向异构体生物合成。TNF-α，肿瘤坏死因子；IL-1β，白介素-1β。

表23.6　人体中白三烯和脂氧素的产生

哮喘	肾小球肾炎[84,133]
阿司匹林敏感性哮喘[134]	伯克(氏)肉样瘤[135]
血管成形术诱导的点破裂(管腔内生成)[136]	肺炎
骨髓生成	牙周病[137,138]
LT和LX生物合成的改变(慢性骨髓细胞性白血病中LX生成缺乏)[92]	鼻息肉[139]
	风湿性关节炎[140]

表23.7 花生酸类化合物生物合成中酶分子的性质

酶	蛋白大小（氨基酸数目）[a]	酶的辅基	基因大小（kb）	外显及序数	启动子部位推测的顺式文件	染色体的位置
COX-1(PGHS-I)–1(PGHS-1)	598[576][b]	血红素	~22	11	Sp1, Ap-2, GATA-1	9
COX-2(PGHS-II)	603[587][b]	血红素	>8.3	10	TATA, CRE, NFkB, SP1, AP-2	1
5-LO	673	铁	>82	14	Sp1, AP-2, NFκKB	10
12-LO	662	铁	~17	14	Sp1, AP-2, GRE	17
15-LO	661	铁	—	—	—	17
FLAP	160	—	>31	5	TATA, AP-2, GRE	13
LTA_4水解酶	610	锌	>35	19	XRE, AP-2	12
LTC_4合酶	149	—	~2.5	5	Sp1, AP-1, AP-2	3

[a] 除原始的蛋氨酸(methionine)之外，在多肽链里有许多的氨基酸。在除表信号肽之后，在方阵架(sguare braces)内的有用成分蛋白进行加工。

[b] 天生酶是糖基化的，在十二(烷)基钠硫酸盐中引起分子量增加-聚丙烯酰胺凝胶电泳。结果是人类酶的举例引用。

COX：环加氧酶；FLAP，5-脂氧合酶-活性蛋白；LO：脂氧合酶；LT，白三烯；NFκB：细胞核因子κB。

脂类介质。这样，不能产生特殊类型的类花生酸的细胞类型可以通过其他细胞的中间产物释放类花生酸，如果它们具有转变中间产物生物活性的酶[89-91]。图23.6显示在血小板和中性粒细胞的相互作用。在这个例子中，无论是血小板还是中性粒细胞都不能单独合成LTC_4，因为中性粒细胞没有LTC_4合成酶，血小板不具有5-LO活性。然而，当不同细胞类型相互作用可以大量合成LTC_4，因为血小板可以使来源于中性粒细胞的LTA_4转化成LTC_4。同样的，内皮细胞可以通过转化来源于中性粒细胞的LTA_4合成LTC_4。

LX也可以在血小板和中性粒细胞相互作用中生成[78,92]。血小板不能单独生成LX。(图23.6和图23.7)相反的，当血小板和中性粒细胞相互作用时(图23.9A)，血小板可以转变来源于中性粒细胞的中间物[93]。这样，细胞与细胞之间的相互作用不仅扩展了类花生酸的系列，而且增加了类花生酸生成的数量。这些作用可能在药物的干涉下通过那些途径发生改变。阿司匹林显著影响细胞与细胞间的相互作用，并且可以导致新的脂类介质的生物合成，如15-差向异构体(图23.7)。非甾体类抗炎药的影响和对跨细胞类花生四烯酸的生物合成的抗LT治疗仍然备受关注。

七、快速转化和失活的内分泌调节

总的来说，类花生酸是迅速产生，并发挥它的作用，进一步转化。LTC_4是在γ-谷氨酰转肽酶作用LTD_4的代谢产物[94]。在许多组织中，LTD_4是一种由生物效能的产物，它可以在半胱氨酸甘氨酸酶作用下代谢产生LTE_4，LTE_4被认为是SRS-A中无活性的组成成分[6]。LTB_4是进一步的代谢产物，在类P450酶作用下通过ω-氧化作用在中性粒细胞中生成。LTB_4是连续代谢产物，在中心粒细胞中第20位碳原子上产生一个具有20-COOH-无活性的代谢产物。最近，LTB_4在肾脏中经过脱氢作用提供一个新的12-O-代谢产物[68]。PG如同LX[95]一样迅速失活以调节它们作用的持续性[14]。在大多数例子中，代谢产物不能活化G-蛋白耦联受体(GPCR)传导细胞信号[69]。

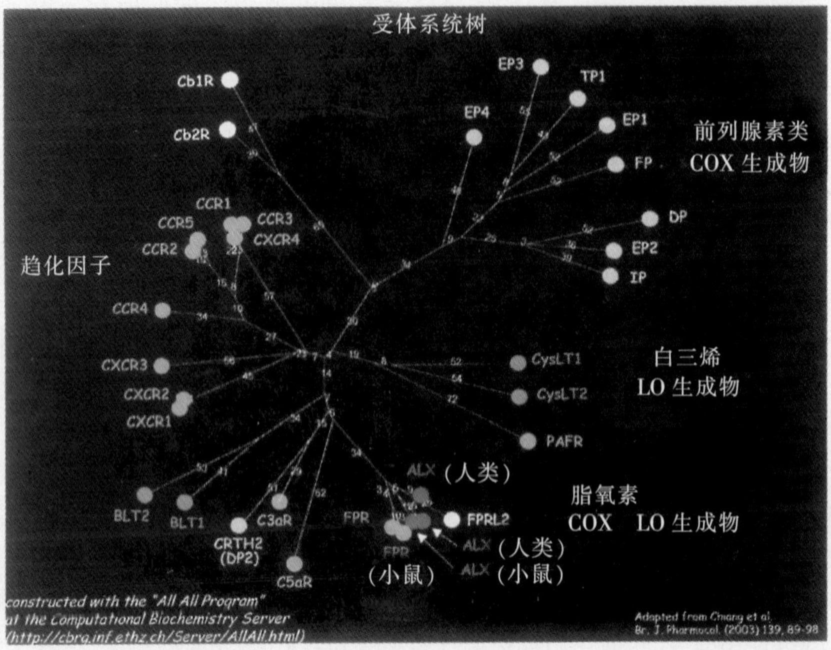

图23.8　类花生酸和化学增活素的G-耦联蛋白受体系统树。前列腺素、白三烯和脂氧素的种族分支表明线性类花生酸的受体，如脂氧素和白三烯，是与循环的类前列腺素受体有区别的，并且它的分级与化学增活素的G-耦联蛋白有关，以致结构和功能的不同。进一步的细节，参见网页cbrg.inf.ethz.ch/Server/AllAll.html，构造了G-耦联蛋白的系统树。(见彩图)

(一)类花生酸酶的分子方面

在 PG、TX、LT、LX 生成的所有关键酶和环氧二十碳三烯酸被克隆分析，它们其中一部分的基因结构和启动子已经被研究清楚(表 23.7)。这一部分的简单要点是关键酶的表达、调节和代谢的理解。

(二)前列腺素内过氧化物合酶

COX 或前列腺素内过氧化物合酶，众所周知的非甾体类抗炎药的靶目标，存在两种亚型(图 23.3)，也可能存在第三种亚型，COX-3[29,37,51]，具有相似的氨基酸序列、催化性能和底物特异性[39]。COX-1 最近被认为是一种固有酶，参加 PG 的基础形成，COX-2 能诱导产生多样性因子，如细胞因子、生长因子和肿瘤促进剂[96]。糖皮质激素可以转变 COX-2 的诱导作用。COX-1 在胃黏膜上表达，胃黏膜的损害往往伴有非甾体类抗炎药的应用，减少具有细胞保护作用的 PGS 的产生。最近对这两种酶的认识进展已经有综述[16,27,97]。COX-1 和 COX-2 表现出不同的抑制特性，当在体外大范围应用非甾体类抗炎药时，具备镇痛和退热特性，但是没有它们的副作用的典型的非甾体类抗炎药如阿司匹林的可能具备 COX-2 选择性抑制剂的研究已经全力展开类花生酸这一领域的研究[98,99]。Searle（现在跟 Pharmacia，Pfizer 和 Upjohn 一起）和 Merck 介绍了 COX-2 选择性抑制剂时目前治疗风湿病的有效药物(31 章)。研究更多的选择性抑制剂目前的焦点是直接研究能将 PGH_2 转变为个体的类前列腺素[100](图 23.2 和图 23.3)的专门的 PG 合成酶。

(三)白三烯生物合成中的酶

白三烯级联反应中的关键酶被纯化、复制及排序。计算机辅助序列对比发现了存在于同工酶中的片段并在完全同源程度较低的蛋白质之间建立了非预期的关系。几个保留的片段，包括 6 个组氨酸，已经在 LO 中得到确认，一种所谓的丝氨酸同源物 3 的基序存在于 5-LO 的初级结构中。另一个比较明显的例子是在 LTA_4 水解酶中发现了锌结合基序，跟存在于某些锌金属蛋白酶和氨基肽酶中的结构类似。因此，可以看到 LTA_4 水解酶中每分子蛋白质中包含一分子锌并发现它存在一种前所未知的肽解离活性[58,101]。而且，LTC_4 合成酶和 FLAP 中的主要序列是相似的，都是具有相近分子量的膜蛋白[63]。已经复制出 15-LO 和它的启动子，近期的研究为它对于 LX 在肾小球肾炎患者的在体增殖中的作用以及在宿主防御机制中的作用提供了明确的证据[102]。

(四)类花生酸生物合成中酶的基因结构和启动子

几种基因和相应的启动子较具特征(表 23.7)。对于 COX(EC1.14.99.1)，COX-1 和 COX-2 基因分别被分成 11 和 10 核酸外切酶。跟我们所假定的 COX 异构酶间的功能二分法一致，这些基因位于不同的染色体而且这些启动子表现出不同的特征[96]。人类COX-1的启动子缺乏典型的TATA盒子而富含GC，具备所谓管家基因的特征。相反，COX-2启动子包含一个TATA盒子和几个潜在的调节因素，包括CRE、κB核因子、IL-6(C/EBPβ)、MEF-2、SP1和AP2位点。

人类的5-LO(E.C.1.13.11.34)基因跨度超过82kb的DNA，包括14个核酸外切酶，并位于染色体10上。至于COX-1，启动子区缺乏TATA或CCAT盒子但是包含具备管家基因特征的重复的GC盒子（蛋白Sp1位点），让人感兴趣的是因为5-LO似乎是唯一能在骨髓细胞上表达的并表现出自然变异即能明显改变转录结合因子[65]。FLAP基因在染色体13上，其跨度超过31kb并被分成5个核酸外切酶。它的5-侧翼区包括一个TATA盒子和一个可能的GRE和AP2结合位点。LTA_4水解酶基因也较大(>35kb)并包含19个核酸外切酶，其中最小的仅有24bp。令人奇怪的是，锌结合基序的组成部分被分成核酸外切酶10和11。这个基因位于染色体12上，5-侧翼区包含两个XRE，需要对启动子进行详细的分析，以期能够对这些酶的结构、如何发生作用以及细胞类型的特异表达有更好的理解。

八、类花生酸受体

许多类花生酸通过细胞表面的GPCR起作用，这种GPCR在近几年已被复制。PG与如图23.2（例如：EP_{14}，DP，等等）所示的能转导信号的专门的受体相互作用。前列腺素类受体的分类和它们的亚型已经介绍过了[103]。最近，LT和LX受体[69]和它们对于治疗介入的结构功能关系(在参考文献104和105综述过)已经介绍。由于受体缺陷的老鼠(在参考文献25和105综述过)表明前列腺素对炎症的重要性。大多数前列腺素的受体拮抗剂/类似物在受体被复制[106]之前已经得到发展，并且其中一些例如类前列腺素，在治疗RA的临床中仍然在应用(31章)。这将有利于继续探索用复制的可用受体发展新的治疗方法[104]。

LXA_4受体(ALXR)是作为一种稀少的GPCR首先被证实的LO产物受体，这种GPCR不同于前列腺素受体[107]。ALXR也跟稳定的LX和ATL类似物相互作用并似乎代表一种新的抗炎受体，这种受体在炎症反应期间发出“停止”的信号[83]。这种受体在转基因鼠中的过分表达导致炎症的减少(108；在参考文献69综述过)。而且，LTB_4[68]和环LT_1[73]受体(标注为BLT和环LT1)是通过GPC受体起作用的，与它们各自的类似低亲和力型BLT_2和环LT_2相同[69](图23.8)。它们的阐述不仅补充了信号机制的研究，而且更有利于证明组织显示模式以及疾患期潜在的备用功能性受体，这些受体有利于我们明确治疗或者明确受体和它们配体新的功能性作用。

令人奇怪的是，吲哚美辛，一种广泛应用的非甾体类抗炎药，最近发现它能激活一种名叫CRTH2C的化学趋向性受体-为同源分子在T_H2细胞上表达的专门的GPC受体。吲哚美辛，在亚微摩尔浓度下，能通过这种重组形式的受体激动钙离子活性，当这种受体在K562上表达时，也能刺激T_H2细胞、嗜酸性细胞、嗜碱性细胞的趋化性。别的非甾体类抗炎药，包括阿司匹林，舒林酸，双氯芬酸似乎都不能激活这种GPC受体。这些令人兴味的结果[109]为我们理解非甾体类抗炎药的作用提供了许多新思路，并为吲哚美辛的一些不必要的副作用提供了一个分子基础。值得强调的是：LTB_4和特定的前列腺素也能通过和过氧化物酶体增殖子-活化受体(PPAR)[41,110,111]相互作用而在细胞内的作用位点起作用。考虑到COX和5-LO系统[39,55,112]在细胞核内的位置，类花生酸可能像它们的同族类物质：类固醇药物一样，作为转录调节因子[41]发挥核内作用。可是，对于PPAR-α的自然配体系统研究表明，只有具备高度可塑性的PPAR系统能与脂质配体的受体[111]作用。关于ATL和LX的抗炎作用和对以结果为基础的药物设计的新方法，因为表面位点和脂类介质如类花生酸类物质和resolvins潜在的细胞内位点的出现，为风湿病学家高度选择性地利用炎症的一些不必要的结果提供了广阔的前景。

九、抗炎和预防治疗的多个新靶点

如图23.3和图23.6所描述的，类花生酸类物质的合成途径有许多作用位点或靶点，这可以向我们指示新的抗炎治疗方向。$cPLA_2$的选择性抑制剂将有效抑制前列腺素类、白三烯、LX和血小板激活因子[113]的形成，可是，类花生酸类物质的溶解和在伤口愈合上的有效作用可能会消失(图23.3)。肾上腺皮质激素对治疗多种炎症和高敏状态是有效的抗炎复合物(见34章)。在特定情况下，皮质激素能阻滞体内PLA_2的活性，并抑制花生四烯酸的合成。然而皮质类固醇的抗炎作用和他们阻滞体内PLA_2活性的能力的相关性还不清楚，因为皮质类固醇也能通过包括淋巴细胞、单核细胞和自然杀伤细胞来抑制一系列其他功能性反应。跟脂(类)皮质素[114]一样,我们早已知道膜联蛋白源肽类物质的产生,而最近我们发现它们是通过专门的 GPCR 起作用,也通过最近发现的 ALX 受体起作用。这为新治疗提供了新的可能性[115]。大量特定的和有效的抑制剂可以抑制 COX(例如阿司匹林、吲哚美辛和布洛芬)(图 23.1)作用抗炎药物的有效性已被详细说明,炎症的溶解与 COX-1 中组织 PG 降低和 COX-2 中的PGE_2的升高相平行,COX-2 在伤口[53]和溶解[116]中的细胞运输中起着不同的功能性作用。可是,应该注意的是,PGS 独立参与了许多生理功能。如水电解质的平衡、血管紧张度和组织灌流的控制。例如,PGE_2有促尿钠排泄药和利尿剂特征,然而,PGE_2和PGI_2是血管扩张剂,它们的类似物在肾缺血期间肾血流的保持中起重要作用。在炎症期间,PG 和 LTB4 在鼠类气囊内暂时性产生,且 PGE 刺激 15-LO 在人 PMN 上的表达。特别有意义的是,PGE 和PGD_2都能刺激Ⅰ型 15-LO 在人 PMN 上环磷酸腺苷依赖型的表达。PGE_2在上消化道[117]似乎有细胞保护作用。因此 COX 抑制剂既然是有效的抗炎作用,也可以和内环境稳定机制相互作用并导致盐水潴留或胃肠道溃疡,加重肾缺血和急性肾衰竭;因此出现了对 COX-1 和 COX-2 选择性抑制剂的研究。沿着这些研究方向,LX 和 ATL 稳定的类似物对糖皮质激素[114,119]有额外的抑制作用。

几种 5-LO 抑制剂已经达到临床实验阶段,这将继续发展成为一个活性研究的领域[120]。同样的,当前进行的研究即合成药物,这些药物可选择性抑制各种合成酶,这些合成酶参与有选择性的单独的类花生酸类物质的生成,或能通过阻滞它们与细胞表面受体相互作用来拮抗特定的类花生酸类物质与细胞的作用。而且,特定的 PG 还原酶是更多选择性药物的靶点。此类药物的进展不仅可以提供更专一的,更有效的抗炎系列药物,而且能对类花生酸类物质独自在急性炎症和高敏反应的病理生理中发挥的作用有更加完全的了解。

一种控制炎症的营养方面的方法是用鱼肝油改善饮食中脂质的摄入和脂质成分。这种方法的生物学基础在于我们发现在许多情况下,二十碳四烯酸产生的LT 不如花生四烯酸产生的 LT 有效(4 系列)。通过食用鱼肝油产生的二十碳四烯酸(5 系列)取代在细胞膜磷脂形式储存部位的花生四烯酸将导致一种由于 4 系列白三烯的促效剂诱导的形成相关的疾病,并能通过产生更少的 5 系列活性白三烯[19,21]来改变产物形成。应用这种饮食方法在治疗关节炎和系统性红斑狼疮上已有成功报道。这是一个重要的活性研究的领域。

新的抗炎信号和途径:Resolvin和二十二碳三烯酸

过去的 25 年,报道了大量的研究,用 ω-3 多不饱和脂肪酸(ω-3PUFA)作饮食添加剂对疾病有益。近期的综述讨论了跟动脉硬化、关节炎和哮喘以及和抗肿瘤及抗代谢效应[122]有关的潜在的抗血栓形成、免疫调节和抗炎症反应。ω-3PUFA 添加剂在婴儿营养、心血管疾病方面的可能的预防和治疗作用,精神卫生促使国际讨论会号召应用推荐的饮食摄入[122],一个大型的实验数据评价了应用或不应用 ω-3PUFA 添加剂的阿司匹林对心梗患者的益处。发现食用这种添加剂的人群中会患有一种致命疾病[123]。我们认为鱼肝油或者 ω-3PUFA 本质上通过几种可能的机制起作用[122]但是没有一个可以被广泛的认可的假说,主要是因为在体外要达到预定的效应所需要的剂量(毫克或者微克级 ω-3PUFA)。由于分子证据的明显缺乏,而且在多种疾病中摄入 ω-3PUFA 和阿司匹林的有益方面,我们为新的能够解释人类流行学的发现的可能的脂源性信号寻求证据。炎症分泌物在大鼠的背侧囊内形成。用 ω-3PUFA 和乙酰水杨酸(ASA)治疗产生几种新的复合物[10],包括 18R-羟基-二十碳二烯酸(18R-HEPE)和几种由 ω-3 鱼肝油二十碳二烯酸(EPA)(C20:5)产生的用作 ω-3PUFA 原型的含有三羟基的复合体。人的细胞也能由我们称作 Resolvin 的[11]EPA 产生这些新的 18R 和 15R 的系列的复合物。EPA 可以产生多种生物活性。当人类的表达 COX-2 的内皮细胞经过 EPA 和ASA 的治疗和处理,他们能产生 18R-HEPE 或 18R-HEPE 和 15R-HEPE 的复合体。COX-2 在这种生物合成途径中的作用由人类重组 COX-2 得到确认,在这种途径中通过乙酰化的 ASA 可大大增加 18R-HEPE 和 15R-HEPE 的产生,这些结果具有重要的临床意义[10]。

当参与吞噬作用的时候,活化的人类 PMN 促进由乙酰化的 COX-2 重组体生成的媒介物产生的两个系统的含三羟基的复合体;一个系统产生一个 18R 位的羟基群,另一个系列产生的一个 15R 位的羟基群,这跟 15-反-LX5 有关。鲑的巨噬细胞和人的白细胞确实能将内源性的 EPA 转变为包含 15S 的 LX,也能转化为 5-系列 LX5[124]。简言之,我们发现人类 PMN 能够吸

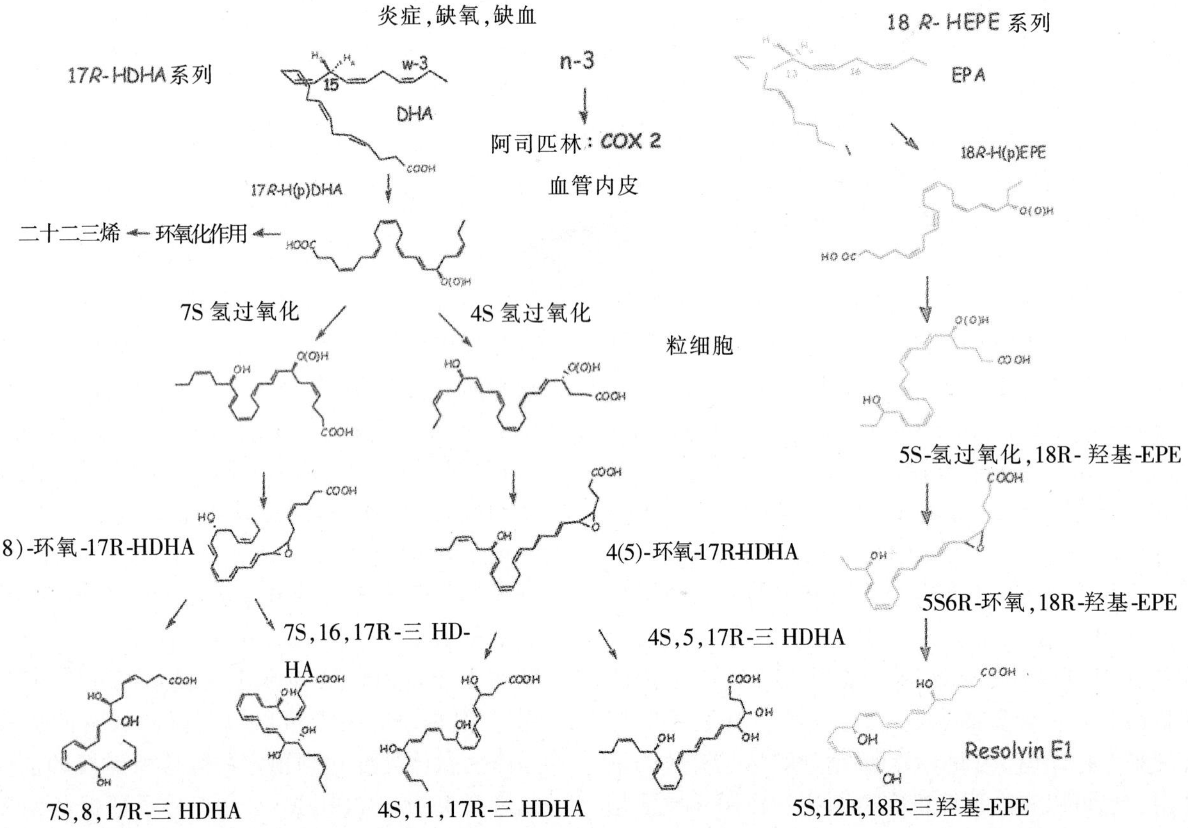

图23.9 区别ω-3鱼油不饱和脂肪酸二十二碳六烯酸的生物合成。二十二碳六烯酸的转化是通过催化COX-2生成17-R-H (p)DHA或17R-过氧化氢二十二碳六烯酸。这一中间产物在白细胞中迅速转化产生两个含有过氧氢的中间产物,来自17R-HDHA的7S-过氧化氢和4S-过氧化氢。这两个中间产物迅速各自转化成含有环氧化物的中间产物,它们暴露在4个独立的DHA-衍生物,每一个衍生物含有三羟基结构。右边的二十碳五烯酸还可以在血管内皮上催化COX-2产生18R-过氧化氢二十碳五烯酸, 然后转变为5,6-环氧化物暴露于ResolvinE1,一种含有过氧化氢的EPA衍生产物。这些化合物都具有抑制白细胞渗出的效能和增加它们相应前体生物效能的生物活性,详情参见参考文献11和143。

收 18R-HEPE 并通过 5-脂氧化酶将它转变为插入氧分子,且按照程序性发展,可以形成 5-过氧化氢-18R-双H (p)EPE 和一种更可靠的能产生 5,12,18R-三 HEPE 介质 5[6]环氧化物。以相同的生物合成模式,有内皮细胞产生的 15R-HEPE 通过由 5-脂氧化酶活化的 PMN 将其转变为一种 5 系列的 LXA5 类似物,这能保持 C15R 或反构型即所谓的 15-反-LX5[10]。这条途径的立体化学的复合体与 LO-驱动途径中的那些不同,LO-驱动途径提供包含 LX5 结构的大量的 C15S(所谓5个双键的 5 系列)就像在鲑巨噬细胞[124]产生的内源性物质。ASA-COX-2 前体的偏光力,主要是 R,当被人 PMN 转变成 15-反-LX5 时被保留下来[10]。

最近报道的关于 18R 系列成员也许是作用于炎症反应的抑制因素,因为 18R-HEPE 显示出抑制活性并且其产物 5,12,18R-三 HEPE 能有效抑制 PMN 的移出和渗透[10]。这些结果面临的问题是花生四烯酸是否是在生理状态下人体组织 COX-2 唯一的作用底物,或者是 EPA 或其他 PUFA 是否跟它一样重要[10]。尽管关于人类 ω-3PUFA 和 EPA 的可能的有益影响有许多报道[122,123],由 COX-2 氧化产生的生物活性复合体,跟以前提到的海洛因一样没有被说明。在鱼的白细胞和血小板,EPA(C20:5)和花生四烯酸被动员并转化成大约等量的 5 系列和 4 系列类花生酸(包括 PG,LT 和 LX)。假如数克的 ω-3PUFA 作为饮食添加剂被人吸收[122,123], 脉管系统中的大部分能表达 COX-2 (血管“热点” 在局部炎症和体内生理流动状态),血管内皮细胞和邻近的细胞能转化 EPA 和二十二碳六烯酸(DHA)代表这些类花生酸(图 23.9)在体内具有重要作用。实际上,Garcia-Cardena 等[31]的研究表明,作用在内皮细胞上的切应力能够上调 COX-2

的表达,这似乎是体内前列环素的重要物质[32]。COX-2 选择性抑制剂抑制血管 COX 似乎跟血栓形成有关，这在个体食用治疗剂量的 COX-2 选择性抑制剂的一些实验中观察到。由此推论,低剂量阿司匹林治疗与血管 COX-2 的乙酰化能提供一种氧合的花生四烯酸的表异构体产物，就跟 18R-HEPE 源的花生四烯酸及新的 17R 和 18R 产物分别来源于 DHA 和 EPA 一样(图 23.9)。这种由 EPA 和DHAL 利用体内的血管内皮细胞产生的以前未预期的物质将产生例如 resolvins 和二十二碳三烯酸的新产物。这能部分解释在许多流行病学和临床研究中观察到的 ω-3PUFA 在饮食添加剂上的有益作用[123]。现在认为,炎症的不合理治疗以及它的消退有助于研究多种疾病。阿司匹林和其他能影响这些信号系统的非甾体类抗炎药（图 23.1)正被广泛应用,但是这些药物并不是没有不必要的副作用,尤其是对肾脏和胃。COX 的第二代亚型的发现(在参考文献 27 综述)引导了一场对于更安全的阿司匹林模拟物的大规模研究，也就是 COX-2 抑制剂,这将减少阿司匹林的一些不必要的副作用。这里提到的结果表明 LX，它们的阿司匹林激动的异构体(ATL),和由 ω-3PUFA 产生的宽序列的阿司匹林激动的脂质介质，可以作为炎症的局部调节因子或者有助于炎症消退的内源性拮抗剂。对这一概念的另外的证据是 LX 失去保护性功能,而且 ATL 也有这一特性,因为我们发现 LXA4 能刺激巨噬细胞清除凋亡的 PMNS[126]和通过调节 LXA4 受体[127]细胞因子和金属蛋白酶的表达。这些信号途径给低剂量的 ASA 作为血小板内的专门的 COX-1 抑制剂的良好应用开辟了新天地,也就是说 COX-2 产生的保护性产物的激动进一步强调了穿细胞生物合成信号机制的重要性。

十、小结

关于 COX-1 和 COX-2 选择性抑制剂、LT 受体类似物、酶和受体的复制已经取得了巨大的进展,而且,穿细胞类花生酸生物合成 LT、LX 和其他新的产物如 kesolvin 和二十二碳三烯酸的作用已经详细的阐述。类花生酸和 ω-3 源的 resolvins 的生物活性已经得到证实并在进一步探求其细胞信号的重要作用。靶向选择性的酶抑制剂和受体类似物以及特异性受体激动剂（如 PG 合成酶,LXA4 水解酶等）的治疗方法正被广泛评估。在解释类花生酸的作用以及在白细胞和免疫功能中产生的新的脂质介质的作用中,它们是重要的工具。正在评定在穿细胞源物质产生中，在炎症消退期间的细胞-细胞接触和黏附作用。类花生酸的细胞内作用和脂质介质将是进一步研究和发展的新奇领域，重要的是空间-时间关系和结构学正等待进一步研究。将类花生酸和脂质介质产物跟亚细胞位置和细胞内信号途径在功能上联系起来。这些位点和信号途径需要达到分子定义,以便预期关节炎的发展时的关键事件,并将合适的靶点分级以及对这种疾病及相关疾病进行更针对性的治疗。

（桂晓臣　蒋文臣　李世民　译　叶伟胜　李世民　校）

参考文献

1. Serhan CN. Endogenous chemical mediators in anti-inflammation and pro-resolution. *Curr Med Chem* 2002;1:177–192.
2. Roman RJ, Alonso-Galicia M. P-450 eicosanoids: a novel signaling pathway regulating renal function. *News Physiol Sci* 1999;14:238.
3. Omura T. Forty years of cytochrome P450. *Biochem Biophys Res Commun* 1999;266:690–698.
4. Node K, Huo Y, Ruan X, et al. Anti-inflammatory properties of cytochrome P450 epoxygenase-derived eicosanoids. *Science* 1999;285:1276–1279.
5. Bergström S. The prostaglandins: from the laboratory to the clinic. In: *Les Prix Nobel: Nobel Prizes, presentations, biographies and lectures*. Stockholm: Almqvist & Wiksell, 1982:129–148. Also available at *www.nobel.se*.
6. Holgate S, Dahlén S-F, eds. *SRS-A to leukotrienes: the dawning of a new treatment.* Oxford, UK: Blackwell Science, 1997.
7. Samuelsson B. From studies of biochemical mechanisms to novel biological mediators: prostaglandin endoperoxides, thromboxanes and leukotrienes. In: *Les Prix Nobel: Nobel Prizes, presentations, biographies and lectures*. Stockholm: Almqvist & Wiksell, 1982:153–174. Also available at *www.nobel.se*.
8. Vane JR. Adventures and excursions in bioassay: the stepping stones to prostacyclin. In: *Les Prix Nobel: Nobel Prizes, presentations, biographies and lectures*. Stockholm: Almqvist & Wiksell, 1982:181–206. Also available at *www.nobel.se*.
9. The Nobel Foundation. Elias James Corey: Prize for masterly development of organic synthesis, 1990 (press release). *www.nobel.se/chemistry/laureates/1990/press.html.*
10. Serhan CN, Clish CB, Brannon J, et al. Novel functional sets of lipid-derived mediators with antiinflammatory actions generated from omega-3 fatty acids via cyclooxygenase 2-nonsteroidal antiinflammatory drugs and transcellular processing. *J Exp Med* 2000;192:1197–1204.
11. Serhan CN, Hong S, Gronert K, et al. Resolvins: a family of bioactive products of omega-3 fatty acid transformation circuits initiated by aspirin treatment that counter pro-inflammation signals. *J Exp Med* 2002;196:1025–1037.
12. Hong S, Gronert K, Devchand P, et al. Novel docosatrienes and 17S-resolvins generated from docosahexaenoic acid in murine brain, human blood and glial cells: autacoids in anti-inflammation. *J Biol Chem* 2003;278:14677–14687.
13. Serhan CN, Maddox JF, Petasis NA, et al. Design of lipoxin A_4 stable analogs that block transmigration and adhesion of human neutrophils. *Biochemistry* 1995;34:14609–14615.
14. Clish CB, O'Brien JA, Gronert K, et al. Local and systemic delivery of a stable aspirin-triggered lipoxin prevents neutrophil recruitment *in vivo*. *Proc Natl Acad Sci U S A* 1999;96:8247–8252.
15. Serhan CN. Lipoxins and aspirin-triggered 15-epi-lipoxins. In: Gallin JI, Snyderman R, eds. *Inflammation: basic principles and clinical correlates*. Philadelphia: Lippincott Williams & Wilkins, 1999:373–385.
16. Needleman P, Isakson PC. The discovery and function of COX-2. *J Rheumatol* 1997;24(suppl 49):6–8.
17. McMahon B, Mitchell S, Brady HR, et al. Lipoxins: revelations on resolution. *Trends Pharmacol Sci* 2001;22:391–395.

18. Dennis EA. Phospholipase A_2 in eicosanoid generation. *Am J Respir Crit Care Med* 2000;161(suppl):32–35.
19. De Caterina R, Endres S, Kristensen SD, et al., eds. *n-3 Fatty acids and vascular disease*. London: Springer-Verlag, 1993.
20. Takasaki J, Kawauchi Y, Masuho Y. Synergistic effect of type II phospholipase A_2 and platelet-activating factor on Mac-1 surface expression and exocytosis of gelatinase granules in human neutrophils: evidence for the 5-lipoxygenase-dependent mechanism. *J Immunol* 1998;160:5066–5072.
21. Herschman HR. Prostaglandin synthase 2. *Biochim Biophys Acta* 1996;1299:125–140.
22. Tada K, Murakami M, Kambe T, et al. Induction of cyclooxygenase-2 by secretory phospholipases A_2 in nerve growth factor-stimulated rat serosal mast cells is facilitated by interaction with fibroblasts and mediated by a mechanism independent of their enzymatic functions. *J Immunol* 1998;161:5008–5015.
23. Bonventre JV, Huang Z, Taheri MR, et al. Reduced fertility and postischaemic brain injury in mice deficient in cytosolic phospholipase A_2. *Nature* 1997;390:622–625.
24. Uozumi N, Kume K, Nagase T, et al. Role of cytosolic phospholipase A2 in allergic response and parturition. *Nature* 1997;390:618–622.
25. Austin SC, Funk CD. Insight into prostaglandin, leukotriene, and other eicosanoid functions using mice with targeted gene disruptions. *Prostaglandins Other Lipid Mediat* 1999;58:231–252.
26. Marcus AJ, Broekman MJ, Pinsky DJ. COX inhibitors and thromboregulation. *N Engl J Med* 2002;347:1025–1026.
27. Herschman HR. Recent progress in the cellular and molecular biology of prostaglandin synthesis. *Trends Cardiovasc Med* 1998;8:145–150.
28. Vane JR, Botting RM, eds. *Therapeutic roles of selective COX-2 inhibitors*. London: William Harvey Press, 2001.
29. Willoughby DA, Moore AR, Colville-Nash PR. COX-1, COX-2, and COX-3 and the future treatment of chronic inflammatory disease. *Lancet* 2000;355:646–648.
30. Chandrasekharan NV, Dai H, Roos KLT, et al. COX-3, a cyclooxygenase-1 variant inhibited by acetaminophen and other analgesic/antipyretic drugs: cloning, structure, and expression. *Proc Natl Acad Sci U S A* 2002;99:13926–13931.
31. Garcia Cardena G, Comander J, Anderson KR, et al. Biomechanical activation of vascular endothelium as a determinant of its functional phenotype. *Proc Natl Acad Sci U S A* 2001;98:4478–4485.
32. Cheng Y, Austin SC, Rocea B, et al. Role of prostacyclin in the cardiovascular response to thromboxane A_2. *Science* 2002;296:539–541.
33. Serhan CN, Levy B. Success of prostaglandin E_2 in structure function is a challenge for structure-based therapeutics. *Proc Natl Acad Sci U S A* 2003;100:8609–8611.
34. Trebino CE, Stock JL, Gibbons CP. Impaired inflammatory and pain responses in mice lacking an inducible prostaglandin E synthase. *Proc Natl Acad Sci U S A* 2003;100:9044–9049.
35. Gilroy DW, Colville-Nash PR, Willis D, et al. Inducible cyclooxygenase may have anti-inflammatory properties. *Nat Med* 1999;5:698–701.
36. Willoughby DA, Moore AR, Colville-Nash PR. COX-1, COX-2, and COX-3 and the future treatment of chronic inflammatory disease. *Lancet* 2000;355:646–648.
37. Simmons DL, Botting RM, Robertson PM, et al. Induction of an acetaminophen-sensitive cyclooxygenase with reduced sensitivity to nonsteroid antiinflammatory drugs. *Proc Natl Acad Sci U S A* 1999;96:3275–3280.
38. Schwab JM, Schlusener HJ, Meyermann R, et al. COX-3 the enzyme and the concept: steps toward highly specialized pathways and precision therapeutics. *Prostaglandins Leukot Essent Fatty Acids* 2003;69:339–343.
39. van der Donk WA, Tsai A-L, Kulmacz RJ. The cyclooxygenase reaction mechanism. *Biochemistry* 2002;41:15451–15458.
40. Schievella AR, Regier MK, Smith WL, et al. Calcium-mediated translocation of cytosolic phospholipase A_2 to the nuclear envelope and endoplasmic reticulum. *J Biol Chem* 1995;270:30749–30754.
41. Serhan CN. Signalling the fat controller. *Nature* 1996;384:23–24.
42. Morham SG, Langenbach R, Loftin CD, et al. Prostaglandin synthase 2 gene disruption causes severe renal pathology in the mouse. *Cell* 1995;83:473–482.
43. Langenbach R, Morham SG, Tiano HF, et al. Prostaglandin synthase 1 gene disruption in mice reduces arachidonic acid-induced inflammation and indomethacin-induced gastric ulceration. *Cell* 1995;83:483–492.
44. Warner TD, Mitchell JA. Cyclooxygenase-3 (COX-3): filling in the gaps toward a COX continuum? *Proc Natl Acad Sci U S A* 2002;99:13371–13373.
45. Weissmann G. Aspirin. *Sci Am* 1991;264:84–90.
46. Cronstein BN, Montesinos MC, Weissmann G. Sites of action for future therapy: an adenosine-dependent mechanism by which aspirin retains its antiinflammatory activity in cyclooxygenase-2 and NFκB knockout mice. *Osteoarthritis Cartilage* 1999;7:361–363.
47. Pillinger MH, Abramson SB. The neutrophil in rheumatoid arthritis. *Rheumatic Dis Clin North Am* 1995;21:691–714.
48. FitzGerald GA. Parsing an enigma: the pharmacodynamics of aspirin resistance. *Lancet* 2003;361:542–544.
49. Linton MF, Fazio S. Cyclooxygenase-2 and atherosclerosis. *Curr Opin Lipidol* 2002;13:497–504.
50. Murata T, Ushikubi F, Matsuoka T, et al. Altered pain perception and inflammatory response in mice lacking prostacyclin receptor. *Nature* 1997;388:678–682.
51. Gilroy DW, Colville-Nash PR, Willis D, et al. Inducible cyclooxygenase may have anti-inflammatory properties. *Nat Med* 1999;5:698–701.
52. Jones MK, Wang H, Peskar BM, et al. Inhibition of angiogenesis by nonsteroidal anti-inflammatory drugs: insight into mechanisms and implications for cancer growth and ulcer healing. *Nat Med* 1999;5:1418–1423.
53. Bandeira-Melo C, Serra MF, Diaz BL, et al. Cyclooxygenase-2-derived prostaglandin E_2 and lipoxin A_4 accelerate resolution of allergic edema in *Angiostrongylus costaricensis*–infected rats: relationship with concurrent eosinophilia. *J Immunol* 2000;164:1029–1036.
54. Pouliot M, Gilbert C, Borgeat P, et al. Expression and activity of prostaglandin endoperoxide synthase-2 in agonist-activated human neutrophils. *FASEB J* 1998;12:1109–1123.
55. Haeggström JZ, Serhan CN. Update on arachidonic acid cascade: leukotrienes and lipoxins in disease models. In: Serhan CN, Ward PA, eds. *Molecular and cellular basis of inflammation*. Totowa, NJ: Humana Press, 1999:51–92.
56. Rowley AF, Kühn H, Schewe T, eds. *Eicosanoids and related compounds in plants and animals*. London: Portland Press, 1998.
57. Brash AR. Lipoxygenases: occurrence, functions, catalysis, and acquisition of substrate. *J Biol Chem* 1999;274:23679–23682.
58. Thunnissen MMGM, Nordlund P, Haeggström J. Crystal structure of human leukotriene A_4 hydrolase, a bifunctional enzyme in inflammation. *Nat Struct Biol* 2001;8:131–135.
59. Byrum RS, Goulet JL, Griffiths RJ, et al. Role of the 5-lipoxygenase-activating protein (FLAP) in murine acute inflammatory responses. *J Exp Med* 1997;185:1065–1075.
60. Surette ME, Palmantier R, Gosselin J, et al. Lipopolysaccharides prime whole human blood and isolated neutrophils for the increased synthesis of 5-lipoxygenase products by enhancing arachidonic acid availability: involvement of the CD14 antigen. *J Exp Med* 1993;178:1347–1355.
61. Showell HJ, Cooper K. Inhibitors and antagonists of cyclooxygenase, 5-lipoxygenase, and platelet activating factor. In: Gallin JI, Snyderman R, eds. *Inflammation: basic principles and clinical correlates*. Philadelphia: Lippincott Williams & Wilkins, 1999:1177–1193.
62. Samuelsson B, Dahlén SE, Lindgren JÅ, et al. Leukotrienes and lipoxins: structures, biosynthesis, and biological effects. *Science* 1987;237:1171–1176.
63. Penrose JF, Austen KF, Lam BK. Leukotrienes: biosynthetic pathways, release, and receptor-mediated actions with relevance to disease states. In: Gallin JI, Snyderman R, eds. *Inflammation: basic principles and clinical correlates*. Philadelphia: Lippincott Williams & Wilkins, 1999:361–372.
64. Chen XS, Sheller JR, Johnson EN, et al. Role of leukotrienes revealed by targeted disruption of the 5-lipoxygenase gene. *Nature* 1994;372:179–182.
65. In KH, Asano K, Beier D, et al. Naturally occurring mutations in the human 5-lipoxygenase gene promoter that modify transcription factor binding and reporter gene transcription. *J Clin Invest* 1997;99:1130–1137.
66. Mancini JA, Vickers PJ, O'Neill GP, et al. Altered sensitivity of aspirin-acetylated prostaglandin G/H synthase-2 inhibition by nonsteroidal anti-inflammatory drugs. *Mol Pharmacol* 1997;51:52–60.
67. Cotran RS, Kumar V, Collins T, eds. *Robbins pathologic basis of disease*. Philadelphia: WB Saunders, 1999.
68. Yokomizo T, Izumi T, Chang K, et al. A G-protein-coupled receptor for leukotriene B_4 that mediates chemotaxis. *Nature* 1997;387:620–624.

69. Brink C, Dahlén S-E, Drazen J, et al. International Union of Pharmacology XXXVII. Nomenclature for leukotriene and lipoxin receptors. *Pharmacol Rev* 2003;55:195–227.
70. Chiang N, Gronert K, Clish CB, et al. Leukotriene B_4 receptor transgenic mice reveal novel protective roles for lipoxins and aspirin-triggered lipoxins in reperfusion. *J Clin Invest* 1999;104:309–316.
71. Takano T, Clish CB, Gronert K, et al. Neutrophil-mediated changes in vascular permeability are inhibited by topical application of aspirin-triggered 15-epi-lipoxin A_4 and novel lipoxin B_4 stable analogues. *J Clin Invest* 1998;101:819–826.
72. Griffiths RJ, Smith MA, Roach ML, et al. Collagen-induced arthritis is reduced in 5-lipoxygenase-activating protein-deficient mice. *J Exp Med* 1997;185:1123–1129.
73. Lynch KR, O'Neill GP, Liu Q, et al. Characterization of the human cysteinyl leukotriene $CysLT_1$ receptor. *Nature* 1999;399:789.
74. Drazen JM, Israel E, O'Byrne PM. Treatment of asthma with drugs modifying the leukotriene pathway. *N Engl J Med* 1999;340:197–206.
75. Noonan MJ, Chervinsky P, Brandon M, et al. Montelukast, a potent leukotriene receptor antagonist, causes dose-related improvements in chronic asthma. *Eur Respir J* 1998;11:1232–1239.
76. Leff JA, Busse WW, Pearlman D, et al. Montelukast, a leukotriene-receptor antagonist, for the treatment of mild asthma and exercise-induced bronchoconstriction. *N Engl J Med* 1998;339:147–152.
77. Ducharme FM. Anti-leukotrienes as add-on therapy to inhaled glucocorticoids in patients with asthma: systematic review of current evidence. *BMJ* 2002;324:1545–1551.
78. Serhan CN, Sheppard KA. Lipoxin formation during human neutrophil-platelet interactions. Evidence for the transformation of leukotriene A_4 by platelet 12-lipoxygenase *in vitro*. *J Clin Invest* 1990;85:772–780.
79. Goh J, Godson C, Brady HR, et al. Lipoxins: pro-resolution lipid mediators in intestinal inflammation. *Gastroenterology* 2003;124:1043–1054.
80. Serhan CN, Chiang N. Lipid-derived mediators in endogenous anti-inflammation and resolution: lipoxins and aspirin-triggered 15-epi-lipoxins. *Sci World J* 2002;2:169–204.
81. Colgan SP, Serhan CN, Parkos CA, et al. Lipoxin A_4 modulates transmigration of human neutrophils across intestinal epithelial monolayers. *J Clin Invest* 1993;92:75–82.
82. Lee TH, Lympany P, Crea AE, et al. Inhibition of leukotriene B_4-induced neutrophil migration by lipoxin A_4: structure-function relationships. *Biochem Biophys Res Commun* 1991;180:1416–1421.
83. Takano T, Fiore S, Maddox JF, et al. Aspirin-triggered 15-epi-lipoxin A_4 and LXA_4 stable analogs are potent inhibitors of acute inflammation: Evidence for anti-inflammatory receptors. *J Exp Med* 1997;185:1693–1704.
84. Munger KA, Montero A, Fukunaga M, et al. Transfection of rat kidney with human 15-lipoxygenase suppresses inflammation and preserves function in experimental glomerulonephritis. *Proc Natl Acad Sci U S A* 1999;96:13375–13380.
85. Badr KF, DeBoer DK, Schwartzberg M, et al. Lipoxin A_4 antagonizes cellular and in vivo actions of leukotriene D_4 in rat glomerular mesangial cells: evidence for competition at a common receptor. *Proc Natl Acad Sci U S A* 1989;86:3438–3442.
86. Topper JN, Cai J, Falb D, et al. Identification of vascular endothelial genes differentially responsive to fluid mechanical stimuli: cyclooxygenase-2, manganese superoxide dismutase, and endothelial cell nitric oxide synthase are selectively up-regulated by steady laminar shear stress. *Proc Natl Acad Sci U S A* 1996;93:10417–10422.
87. Schottelius AJ, Giesen C, Asadullah K, et al. An aspirin-triggered lipoxin A_4 stable analog displays a unique topical anti-inflammatory profile. *J Immunol* 2002;169:7063–7070.
88. Gewirtz AT, Collier-Hyams LS, Young AN, et al. Lipoxin A_4 analogs attenuate induction of intestinal epithelial proinflammatory gene expression and reduce the severity of dextran sodium sulfate-induced colitis. *J Immunol* 2002;168:5260–5267.
89. Maclouf J, Folco G, Patrono C. Eicosanoids and iso-eicosanoids: constitutive, inducible and transcellular biosynthesis in vascular disease. *Thromb Haemost* 1998;79:691–705.
90. Marcus AJ. Platelets: their role in hemostasis, thrombosis, and inflammation. In: Gallin JI, Snyderman R, eds. *Inflammation: basic principles and clinical correlates*. Philadelphia: Lippincott Williams & Wilkins, 1999:77–95.
91. Doré M. Platelet-leukocyte interactions. *Am Heart J* 1998;135(suppl):146–151.
92. Stenke L, Reizenstein P, Lindgren JA. Leukotrienes and lipoxins—new potential performers in the regulation of human myelopoiesis. *Leuk Res* 1994;18:727–732.
93. Levy BD, Gronert K, Clish C, et al. Leukotriene and lipoxin biosynthesis. In: Laychock S, Rubin RP, eds. *Lipid second messengers*. Boca Raton, FL: CRC Press, 1999:83–111.
94. Habib GM, Shi Z-Z, Cuevas AA, et al. Leukotriene D_4 and cysteinyl-bis-glycine metabolism in membrane-bound dipeptidase-deficient mice. *Proc Natl Acad Sci U S A* 1998;95:4859–4863.
95. Clish CB, Levy BD, Chiang N, et al. Oxidoreductases in lipoxin A_4 metabolic inactivation. *J Biol Chem* 2000;275:25372–25380.
96. Yamamoto S, Yamamoto K, Kurobe H, et al. Transcriptional regulation of fatty acid cyclooxygenases-1 and -2. *Int J Tissue React* 1998;20:17–22.
97. Vane JR, Bakhle YS, Botting RM. Cyclooxygenases 1 and 2. *Annu Rev Pharmacol Toxicol* 1998;38:97–120.
98. Tan L, Chen C-y, Larsen RD, et al. An efficient asymmetric synthesis of a potent COX-2 inhibitor L-784,512. *Tetrahedron Lett* 1998;39:3961–3964.
99. Kalgutkar AS, Crews BC, Rowlinson SW, et al. Aspirin-like molecules that covalently inactivate cyclooxygenase-2. *Science* 1998;280:1268–1272.
100. Claveau D, Sirinyan M, Guay J, et al. Microsomal prostaglandin E synthase-1 is a major terminal synthase that is selectively up-regulated during cyclooxygenase-2-dependent prostaglandin E_2 production in the rat adjuvant-induced arthritis model. *J Immunol* 2003;170:4738–4744.
101. Rudberg PC, Tholander F, Thunnissen MMGM, et al. Leukotriene A_4 hydrolase: selective abrogation of leukotriene B_4 formation by mutation of aspartic acid 375. *Proc Natl Acad Sci U S A* 2002;99:4215–4220.
102. Aliberti J, Hieny S, Reis e Sousa C, et al. Lipoxin-mediated inhibition of IL-12 production by DCs: a mechanism for regulation of microbial immunity. *Nat Immunol* 2002;3:76–82.
103. Coleman RA, Smith WL, Narumiya S. International Union of Pharmacology classification of prostanoid receptors: properties, distribution, and structure of the receptors and their subtypes. *Pharmacol Rev* 1994;46:205–229.
104. Breyer MD. Prostaglandin receptors in the kidney: a new route for intervention? *Exp Nephrol* 1998;6:180–188.
105. Narumiya S, Sugimoto Y, Ushikubi F. Prostanoid receptors: structures, properties, and functions. *Physiol Rev* 1999;79:1193–1226.
106. Armstrong RA. Platelet prostanoid receptors. *Pharmacol Ther* 1996;72:171–191.
107. Toh H, Ichikawa A, Narumiya S. Molecular evolution of receptors for eicosanoids. *FEBS Lett* 1995;361:17–21.
108. Devchand PR, Arita M, Hong S, et al. Human ALX receptor regulates neutrophil recruitment in transgenic mice: roles in inflammation and host-defense. *FASEB J* 2003;17:652–659.
109. Hirai H, Tanaka K, Takano S, et al. Cutting edge: agonistic effect of indomethacin on a prostaglandin D_2 receptor, CRTH2. *J Immunol* 2002;168:981–985.
110. Devchand PR, Keller H, Peters JM, et al. The PPARα—leukotriene B_4 pathway to inflammation control. *Nature* 1996;384:39–43.
111. Wright HM, Clish CB, Mikami T, et al. A synthetic antagonist for the peroxisome proliferator-activated receptor γ inhibits adipocyte differentiation. *J Biol Chem* 2000;275:1873–1877.
112. Brock TG, Paine R III, Peters-Golden M. Localization of 5-lipoxygenase to the nucleus of unstimulated rat basophilic leukemia cells. *J Biol Chem* 1994;269:22059–22066.
113. Nagase T, Uozumi N, Ishii S, et al. Acute lung injury by sepsis and acid aspiration: a key role for cytosolic phospholipase A_2. *Nat Immunol* 2000;1:13–15.
114. Perretti M, Croxtall JD, Wheeler SK, et al. Mobilizing lipocortin 1 in adherent human leukocytes downregulates their transmigration. *Nat Med* 1996;22:1259–1262.
115. Perretti M, Chiang N, La M, et al. Endogenous lipid- and peptide-derived anti-inflammatory pathways generated with glucocorticoid and aspirin treatment activate the lipoxin A(4) receptor. *Nat Med* 2002;8:1296–1302.
116. Levy BD, Clish CB, Schmidt B, et al. Lipid mediator class switching during acute inflammation: signals in resolution. *Nat Immunol* 2001;2:612–619.
117. Wallace JL, Fiorucci S. A magic bullet for mucosal protection . . . and aspirin is the trigger! *Trends Pharmacol Sci* 2003;24:323–326.

118. Hawkey CJ. COX-2 inhibitors. *Lancet* 1999;353:307–314.
119. Filep JG, Zouki C, Petasis NA, et al. Anti-inflammatory actions of lipoxin A_4 stable analogs are demonstrable in human whole blood: modulation of leukocyte adhesion molecules and inhibition of neutrophil-endothelial interactions. *Blood* 1999;94:4132–4142.
120. Brooks CDW, Stewart AO, Kolasa T, et al. Design of inhibitors of leukotriene biosynthesis and their therapeutic potential. *Pure Appl Chem* 1998;70:271–274.
121. von Schacky C. ω-3 fatty acids in primary and secondary prevention of coronary artery disease. In: De Caterina R, Endres S, Kristensen SD, et al., eds. *n-3 Fatty acids and vascular disease*. London: Springer-Verlag, 1993:159–166.
122. Simopoulos AP, Leaf A, Salem N Jr. Workshop on the essentiality of and recommended dietary intakes for omega-6 and omega-3 fatty acids. *J Am Coll Nutr* 1999;18:487–489.
123. GISSI-Prevenzione Investigators. Dietary supplementation with n-3 polyunsaturated fatty acids and vitamin E after myocardial infarction: results of the GISSI-Prevenzione trial. Gruppo Italiano per lo Studio della Sopravvivenza nell'Infarto miocardico. *Lancet* 1999; 354:447–455.
124. Hill DJ, Griffiths DH, Rowley AF. Trout thrombocytes contain 12- but not 5-lipoxygenase activity. *Biochim Biophys Acta* 1999;1437:63–70.
125. Serhan CN, Chiang N. Lipid-derived mediators in endogenous antiinflammation and resolution: lipoxins and aspirin-triggered 15-epi-lipoxins. *Sci World* 2001. Accessed on-line at *www.thescientificworld.com*.
126. Godson C, Mitchell S, Harvey K, et al. Cutting edge: Lipoxins rapidly stimulate nonphlogistic phagocytosis of apoptotic neutrophils by monocyte-derived macrophages. *J Immunol* 2000;164:1663–1667.
127. Sodin-Semrl S, Taddeo B, Tseng D, et al. Lipoxin A_4 inhibits IL-1 beta-induced IL-6, IL-8, and matrix metalloproteinase-3 production in human synovial fibroblasts and enhances synthesis of tissue inhibitors of metalloproteinases. *J Immunol* 2000;164:2660–2666.
128. Fierro IM, Kutok JL, Serhan CN. Novel lipid mediator regulators of endothelial cell proliferation and migration: Aspirin-triggered-15*R*-lipoxin A_4 and lipoxin A_4. *J Pharmacol Exp Ther* 2002;300:385–392.
129. Levy BD, De Sanctis GT, Devchand PR, et al. Multi-pronged inhibition of airway hyper-responsiveness and inflammation by lipoxin A_4. *Nat Med* 2002;8:1018–1023.
130. Qiu F-H, Devchand PR, Wada K, et al. Aspirin-triggered lipoxin A_4 and lipoxin A_4 up-regulate transcriptional corepressor NAB1 in human neutrophils. *FASEB J* 2001;15:2736–2738.
131. Xiao G, Tsai A-L, Palmer G, et al. Analysis of hydroperoxide-induced tyrosyl radicals and lipoxygenase activity in aspirin-treated human prostaglandin H synthase-2. *Biochemistry* 1997;36:1836–1845.
132. Garg R, Kurup A, Mekapati SB, et al. Cyclooxygenase (COX) inhibitors: a comparative QSAR study. *Chem Rev* 2003;103:703–731.
133. Brady HR, Papayianni A, Serhan CN. Leukocyte adhesion promotes biosynthesis of lipoxygenase products by transcellular routes. *Kidney Int Suppl* 1994;45(suppl):90–97.
134. Levy BD, Bertram S, Tai HH, et al. Agonist-induced lipoxin A_4 generation: detection by a novel lipoxin A_4-ELISA. *Lipids* 1993;28: 1047–1053.
135. Lee TH, Crea AE, Gant V, et al. Identification of lipoxin A_4 and its relationship to the sulfidopeptide leukotrienes C_4, D_4, and E_4 in the bronchoalveolar lavage fluids obtained from patients with selected pulmonary diseases. *Am Rev Respir Dis* 1990;141:1453–1458.
136. Brezinski DA, Nesto RW, Serhan CN. Angioplasty triggers intracoronary leukotrienes and lipoxin A_4. Impact of aspirin therapy. *Circulation* 1992;86:56–63.
137. Pouliot M, Clish CB, Petasis NA, et al. Lipoxin A_4 analogues inhibit leukocyte recruitment to *Porphyromonas gingivalis*: a role for cyclooxygenase-2 and lipoxins in periodontal disease. *Biochemistry* 2000; 39:4761–4768.
138. Van Dyke TE, Serhan CN. Resolution of inflammation: a new paradigm for the pathogenesis of periodontal diseases. *J Dent Res* 2003: 82–90.
139. Edenius C, Kumlin M, Björk T, et al. Lipoxin formation in human nasal polyps and bronchial tissue. *FEBS Lett* 1990;272:25–28.
140. Thomas E, Leroux JL, Blotman F, et al. Conversion of endogenous arachidonic acid to 5,15-diHETE and lipoxins by polymorphonuclear cells from patients with rheumatoid arthritis. *Inflamm Res* 1995;44:121–124.
141. Capdevila J, Yadagiri P, Manna S, et al. Absolute configuration of the hydroxyeicosatetraenoic acids (HETEs) formed during catalytic oxygenation of arachidonic acid by microsomal cytochrome P-450. *Biochem Biophys Res Commun* 1986;141:1007–1011.
142. Roberts LJ II, Morrow JD. Products of the isoprostane pathway: unique bioactive compounds and markers of lipid peroxidation. *Cell Mol Life Sci* 2002;59:808–820.
143. Serhan CN, Oliw E. Unorthodox routes to prostanoid formation: new twists in cyclooxygenase-initiated pathways. *J Clin Invest* 2001:107: 1481–1489.

第24章

一氧化氮及其相关化合物

Jim C. Oates, Gary S. Gilkeson

一氧化氮是一种短效的、可溶性细胞间信息递质。它主要参与神经信息传递、血管扩张以及对微生物和肿瘤的防御反应[1-4]。对于一氧化氮的所公认的作用和它的代谢产物在细胞研究水平进程中得到了发展。一氧化氮在生物学方面的重要作用最好的证明主要就是最近由于首次描述一氧化氮的生物学作用而获得诺贝尔奖的3个研究者。文章的研究重点就是一氧化氮在炎症中的作用，主要因为风湿性疾病是与其功能最相关的疾病。在许多临床表现中一氧化氮释放的产物对宿主产生的生物学效应不能单一地按照有害或有益进行分类(表 24.1)。在许多炎性体质中(包括自身免疫和感染性疾病)其一氧化氮的释放量比正常人高很多。在

表24.1　一氧化氮的促炎症反应和消炎的特性

促炎症反应特性
诱导细胞的细胞凋亡,在细胞凋亡的气泡中释放自身抗原
诱导细胞坏死
诱导血管舒张和血管的泄漏程度
来自过氧化亚硝酸盐的蛋白质功能(通过硝化作用)
诱导环氧化酶-2
诱导凝血噁烷合酶
抑制前列环素合酶
抑制过氧化氢酶
促成氧化应激
消炎的特性
诱导炎性浸润的细胞凋亡和胶原生成细胞
抑制特异细胞的细胞凋亡
抑制血小板聚集和白细胞的吸附
抑制黏附分子的表达

表24.2　风湿性疾病发病机理中有关一氧化氮方面

	人类数据	动物模型
风湿性关节炎	是	是
系统性红斑狼疮	是	是
狼疮性脉管炎	不是	是
硬皮病	是	是
骨关节炎	是	是
巨细胞关节炎	是	不是
川崎病	是	是
贝赫切特病	是	不是
过敏性紫癜	是	不是

许多疾病中一氧化氮的过量释放不是特异的(表24.2)，它可间接造成组织损伤;另一方面也可限制炎症应答。因此，我们必须考虑到一氧化氮在疾病的发病机理中的作用在不同的临床表现和炎症条件下生物学效应的不同。本章综述了一氧化氮释放的生物学效应和新陈代谢作用，包括对一氧化氮生物活性的代谢产物的讨论、活性氮的种类、一氧化氮最重要的细胞效应。最后，讨论的是一氧化氮在不同的风湿性疾病中的作用。

一、一氧化氮释放的生物化学作用

一氧化氮的生成反应是一氧化氮合成酶(NOS)介导的精氨酸氧化反应[1-4](图 24.1)。这个反应的产物是一氧化氮和瓜氨酸。一氧化氮的生成至少需要三种一氧化氮合成酶的同工酶：内皮细胞型一氧化氮合成酶(eNOS)，神经元型一氧化氮合成酶(nNOS)，以及诱导

型一氧化氮合成酶(iNOS)[5]。生成这些合酶的基因主要指的是一氧化氮合酶基因，它们编码的蛋白质与基因的对应关系如下：一氧化氮合酶 1 编码神经元型一氧化氮合成酶，一氧化氮合酶 2 编码诱导型一氧化氮合成酶，一氧化氮合酶 3 编码内皮型一氧化氮合成酶[1]。内皮细胞型一氧化氮合成酶和神经元型一氧化氮合成酶是同工酶，在钙的作用下，能短时间内产生低水平的一氧化氮(皮摩尔量)。组成的和可诱导的这两个术语是有联系的，是指在一些细胞中可通过某一刺激物和诱导型一氧化氮合成酶诱导生成内皮型一氧化氮合成酶[1]。所有的一氧化氮合成酶都需要还原型辅酶Ⅱ(NADPH)和四氢生物喋呤(BH4)作为辅助因子的参与。在内皮组织中，一氧化氮是血管平滑肌松弛剂并且能抑制血小板的聚集和黏附[6-8]。一氧化氮在上皮细胞低水平的表达所起的作用被认为是抗炎剂，由于它能松弛平滑肌导致血管舒张，同时也能够抑制血小板的聚集和中性粒细胞的黏附[6-8]。在神经系统中，nNOS 产生的一氧化氮可作为一种神经递质在具有炎症或痛觉过敏的动物模型中起到传递痛觉的作用，也可诱导体外脂多糖反应性发热效应[9-12]。在中风、阿尔茨海默病、人类免疫缺陷病毒导致的痴呆、帕金森综合征等疾病中神经元型一氧化氮合成酶过量表达，但是其作用尚不清楚[13]。在哮喘的动物模型中，神经元型一氧化氮合成酶可减少由醋甲胆碱引起的气道高反应性[14,15]。即使在炎症过程中，神经元型一氧化氮产物的作用还不明确[2]。在炎症反应中一氧化氮表达所产生的最终

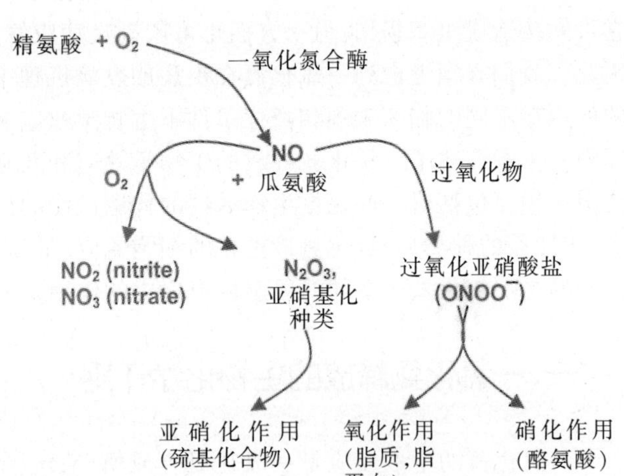

图24.1　一氧化氮的生物化学作用。在一氧化氮合酶的作用下精氨酸可以转化成一氧化氮和瓜氨酸。而且一氧化氮通过不同的途径参与新陈代谢，发挥多种生物学作用。SO：过氧化物；N_2O_3：三氧化二氮。

生物学效应(不管它是有保护作用还是有害的)主要取决于反应性刺激引起的一氧化氮释放量以及伴随的氧化应激效应，这种应激可引起致病性的过(氧化)亚硝酸盐($ONOO^-$)生成，如下所述[16]。例如，在一大肠杆菌脑膜炎模型中，神经元型一氧化氮合成酶的过量表达可增强炎症应答并继发脑损伤[17]。

在免疫刺激应答中诱导型一氧化氮合成酶能产生大量的一氧化氮(从纳摩尔量到微摩尔量)而且它存在于(其他的细胞中)肝细胞、肾小球系膜细胞、淋巴细胞和巨噬细胞[1,2]。多种免疫刺激都可诱导一氧化氮的产生，包括脂多糖(LPS)、白细胞介素-1β(IL-1β)、干扰素-γ(INF-γ)、α-干扰素(INF-α)和α-肿瘤坏死因子(TNF-α)[1,5,18-22]。一旦诱导型一氧化氮合成酶被活化，可长期生成一氧化氮[1,3,5]。

诱导生成一氧化氮的信号途径至少有一部分是可以知道的。产生一氧化氮的一个主要的辐合点是在核因子 κB(NFκB)水平[1,5,23]。核因子 κB 存在于细胞质中，其上连接有一个特定的蛋白抑制剂(IκB)。能够刺激一氧化氮产生的物质(例如脂多糖)导致核因子 κB 上的特定蛋白抑制剂被磷酸化，然后使核因子 κB 与特定蛋白抑制剂解耦联，核因子 κB 能够进入细胞核并可结合许多促炎反应因子基因的启动子区，包括 NOS2。核因子 κB 结合 NOS2 启动子区的过程是 NOS2 介导的一氧化氮产生的增加所必需的[1,5,23]。巨噬细胞中，一氧化氮的产生也需要 CD40 和 CD40 受体(CD40L)的相互作用[24]。尽管核因子 κB 在 NOS2 转录调节中的作用比较清楚，但是构成 NOS2 转录调节元件的其他转录因子还有待进一步研究。人 NOS2 的启动子区结合不同的转录因子，已有研究报道了这些转录因子的共有序列，包括干扰素-γ 调节因子 1(IRF-1)、干扰素刺激反应成分(ISRE)、γ-激活位点(GAS)、激活蛋白-1(AP-1)、CCAAT/强化凝结蛋白 β(C/EBPβ)[25]、信号转导蛋白和转录激活因子-1α(STAT1-α)，同时在鼠的 NOS2 启动因子中，也报道了一个八聚体因子结合位点[26]。

二、一氧化氮与免疫因子

炎症反应过程中产生过量的炎症介质能够诱导一氧化氮的生成[1,18-20,27]。干扰素-γ 是一种有效的能刺激一氧化氮生成的物质，特别是当它与其他的炎性因子联合作用[20]。鼠的肌用力过度能诱发狼疮样疾病(例如，NZB/NZW 或者 MRL/lpr 小鼠)，在组织炎症部位的

T 细胞例如肾小球过度产生 γ-干扰素，外源性的 γ-干扰素能加速狼疮性肾病的发展[28,29]。我们用可溶性 γ-干扰素受体或抗 γ-干扰素单克隆抗体处理小鼠，可减少疾病的发生[30,31]。在系统性红斑狼疮患者外周血单核细胞中，发现 γ-干扰素 mRNA 表达增强[32,33]，这与鼠类狼疮类似。然而，在单独的研究中从狼疮患者获得外周血单核细胞中 γ-干扰素产生的数量减少[34]。最近，有研究表明在外周血单核细胞中寻找辅助 T 细胞亚群 1 细胞因子的表达(T_H1)的结果不如在组织部位中的辅助 T 细胞因子代替的标记物有好的效果。狼疮合并活动性肾炎患者和那些患病减轻及没有肾炎的患者相比，尿沉渣中 γ-干扰素和白细胞介素-2mRNA 的数量有所增加[35]。另一种能刺激鼠类一氧化氮产生的细胞因子是白细胞介素-1β(IL-1β)。在狼疮小鼠中，白细胞介素-1βmRNA 过度表达；特别是在肾炎小鼠的肾皮质中 IL-1β 水平增加显著[34,36]。在类风湿性关节炎和风湿性滑膜炎的患者中白细胞介素-1β 也是过量产生[37]。

对老鼠来说肿瘤坏死因子-α(TNF-α)也是一氧化氮的生成有效刺激物[22]，但是在狼疮疾病中 TNF-α 的作用还不明确[38-44]。它是类风湿性关节炎的一个重要炎症介质[45]。狼疮患者的外周血单核细胞中 TNF-α 的活性是降低的[43]，但是在肾小球的球膜细胞中可以发现 TNF-α 抗原的水平增高了[44]。TNF-α 的局部产生会导致狼疮性肾炎患者的诱导型一氧化氮合成酶的表达量增加以及肾损伤。风湿样的滑膜中 TNF-α 的局部存在可以刺激一氧化氮产生的增强，最终导致风湿性关节炎的发生[45]。

单一或混合的干扰素-γ(IFN-γ)、TNF-α、IL-1β、IL-12 都不能诱导正常的人类巨噬细胞产生一氧化氮，相反的却能影响鼠的巨噬细胞一氧化氮的产生[46]。然而许多研究表明，在某些疾病状态下人类的巨噬细胞能产生一氧化氮[47-49]。在这些疾病中细胞因子和其他的刺激物是否能诱导一氧化氮的生成还不明确；可以想象刺激人类巨噬细胞一氧化氮产生的调节因素至今还不明确。人类一氧化氮的量增加的一个潜在的调节因素就是 TNF-α。当 TNF-α 被应用于丙肝患者的治疗上，其中一小部分比例的患者接受了活化的 TNF-α 自身免疫过程[50]。用活化的 TNF-α 治疗的丙肝患者与未经免疫的丙肝患者相比，血清中一氧化氮的水平增高[51]。在体外用 TNF-α 对正常个体外周血单核细胞的刺激可产生一氧化氮。因此，对人类来讲，TNF-α 是诱导型一氧化氮合成酶的一个潜在因素。

三、一氧化氮的细胞效应和活性氮的种类

环境能影响一氧化氮的产生，特别是对一氧化氮新陈代谢的影响。图 24.1 和图 24.2 描述了一氧化氮代谢的主要途径。一氧化氮可作为血红蛋白的一个配基。鸟苷酸环化酶能发挥其酶的催化作用。在液体环境中，一氧化氮能和氧气发生反应生成二氧化氮，后者是一个强的氧化剂，可与苯酚或巯基化合物的阴离子发生反应。二氧化氮本身能形成一个二聚体(四氧化二氮)或者和氧气结合形成三氧化二氮[52]。四氧化二氮能水解生成一个硝酸根离子和一个亚硝酸根离子，然而在没有底物的作用下三氧化二氮能迅速裂解成亚硝酸根离子。在血清或尿液中，我们可以测定硝酸根离子和亚硝酸根离子(都称为氮氧化物)，它们都是一氧化氮的稳定氧化产物。四氧化二氮、三氧化二氮和一氧化氮本身都是亚硝基因子（尽管在活体中三氧化二氮是主要的反应物)并且很容易和硫醇发生反应生成 S-亚硝基硫醇[52]。这些化合物具有生物学相关性，因为它们能延长一氧化氮的半衰期。这些被修饰的硫氢基可把一氧化氮从它的产生部位运输出去，它比仅靠扩散运输更有效率。因此，在生物学系统，一氧化氮和氧气的主要产物是亚硝酸根离子和 S-亚硝基硫醇[16]。在血清或血浆中我们可同时测量 S-亚硝基硫醇能、硝酸根离子和亚硝酸根离子。

在一氧化氮代谢转归中超氧化物的出现对其有很大的影响。等摩尔的一氧化氮和过氧化物结合形成过氧化亚硝酸根离子($ONOO^-$)，后者是一个重要的氧化剂和病源性的调节物[16](图 24.1 和图 24.2)。最近，有研究表明在一定的条件下，诱导型一氧化氮合成酶能产生一氧化氮和过氧化物[53,54]，因此诱导型一氧化氮合成酶也能独自生成过氧化亚硝酸根离子。在产 NO-细胞和产 SO-细胞十分接近时一氧化氮离子与过氧化物离子就能形成过氧化亚硝酸根离子[16]。氧化亚硝酸根离子能促进硝酸盐和羟基的新陈代谢。羟基具有很高的活性和细胞毒性作用[53]。过氧化亚硝酸根离子能与很多的生物分子发生反应，包括蛋白质、核酸和生物学脂质。最新的研究显示过氧化亚硝酸根离子的生物学作用主要是对酪氨酸和半胱氨酸的氨基酸硝化作用[53-56]。氨基酸硝化作用的活性增强(作为凝血噁烷合酶)或活性的减低(前列环素合酶和触酶)都能影响蛋白质的功能[57-62]。在这种情况下，过氧化亚硝酸盐根离子可作为酶的底物来增强它的活性（作为环氧化酶 2

的作用)[63]。因为过氧化亚硝酸盐根离子像一氧化氮一样,有一个短的半衰期,我们不能直接测量它,但可通过酪氨酸和过氧化亚硝酸盐根离子反应后形成的蛋白质中3-硝基酪氨酸对其进行间接测量[64]。值得注意的是白细胞过氧化物髓化酶和嗜酸性过氧化物酶也可以发挥酪氨酸的硝化作用[65]。

过氧化亚硝酸盐能和脂蛋白和类脂发生反应。最近的研究表明过氧化亚硝酸盐和脂质间的氧化作用能形成低密度脂蛋白(LDL)[53]。相反,一氧化氮抑制低密度脂蛋白的氧化作用[53]。过氧化亚硝酸盐也能氧化脂质形成异前列烷[66]。异前列烷具有生物学活性,其中包括它可以作为一种类花生酸受体的显效剂[67-69]。因此,先前我们认为由NO直接产生的生物学作用而是由RNS衍生的以及由RNS诱导的生物化学修饰而产生的一氧化氮的间接生物作用[53,54]。

在细胞的功能上,一氧化氮通过许多不同的机制发挥自身的直接作用。一氧化氮结合鸟苷酸环化酶和循环亚铁血红素基团,从而激活酶的活性并且导致环鸟苷一磷酸水平的增高[70]。在内皮细胞中,它能导致平滑肌的肌肉松弛。此外,一氧化氮也能和部分其他蛋白的亚铁血红素发生作用导致酶的可逆抑制作用[4],例如细胞色素P450。在线粒体呼吸链中一氧化氮能结合那些顺乌头酸酶和其他蛋白的非血红素铁,而结合了那些铁幕酶的一氧化氮能阻断呼吸链[1,2,4]。一氧化氮也可以影响蛋白质的翻译后修饰,包括产生诱导作用的二磷酸腺苷(ADP)的核糖基化作用。肌动蛋白的ADP核糖基化可以抑制嗜中性粒细胞的聚集、吸附和迁移[4]。

四、一氧化氮和细胞凋亡

一氧化氮在细胞凋亡过程中起重要作用。依靠细胞类型和其他因素局部释放的存在,一氧化氮能促进一些细胞的细胞凋亡,也能抑制一些细胞的细胞凋亡。一氧化氮通过线粒体依赖性机制诱导细胞凋亡是由线

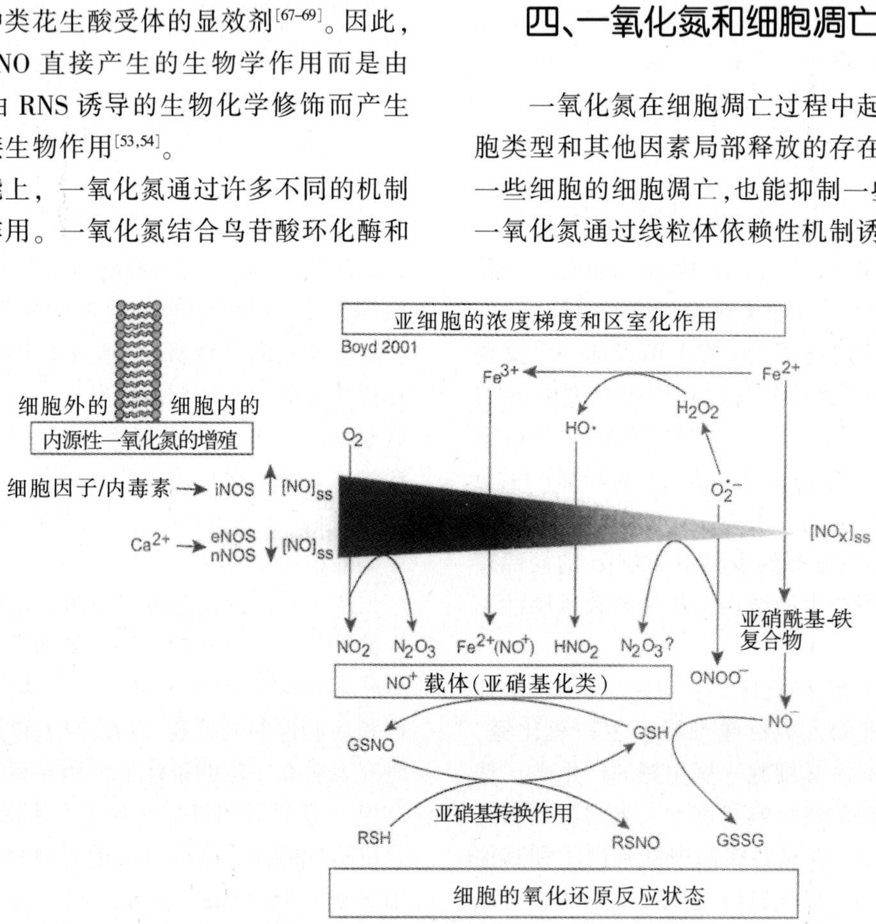

图 24.2 一氧化氮化学作用方面细胞微环境的作用。NO,在细胞内源性或是外源性的一氧化氮合酶作用下合成,达到一个稳定状态,$[NO]_{ss}$,主要与一氧化氮的来源和细胞的微环境有关。一氧化氮通过细胞腔隙的扩散主要依赖于细胞中浓度梯度的差异。局部微环境一定的梯度下,金属和含氧化合物也能发生反应(氧化还原剂和辅酶)。反应结果致使许多的含氮化合物也能达到一个平衡状态$[NOx]_{ss}$。在生理学条件下,NO^+载体与硫氢基团(巯基化合物)发生亚硝基化作用,例如谷氨酸变成还原型谷胱甘肽。这类物质能参加亚硝基转换作用,因为亚硝基化的巯基化合物能把谷氨酸的NO^+转运或反转运到另外一个S-亚硝基硫醇上。还原型谷胱甘肽,具有很强的氧化能力,能被氧化形成氧化型谷胱甘肽;因此,还原型谷胱甘肽/氧化型谷胱甘肽的比值是细胞中氧化还原电位的一个指标,依赖于微环境中氧化还原状态的NO^+或是NO^-来改变这个比值。GSNO:S-亚硝基谷胱甘肽;GSSG:氧化型谷胱甘肽;NOS:一氧化氮合酶(e:内皮型;n:神经元型;i:诱导型);$[NOx]_{ss}$:一氧化氮相关物质的稳定状态浓度;RSH:游离的硫氢基或巯基化合物蛋白质;RSNO:S-亚硝基硫醇(单体或者蛋白质)。(Reprinted from Boyd CS, Cadenas E. Nitric oxide and cell signaling pathways in mitochondrial-dependent apoptosis. *Blol Chem* zooz;383:11-23, with permission.)

粒体中细胞的氧化还原状态和一氧化氮的相对浓度决定的。在一个较高的浓度(<1μmoL),一氧化氮能氧化泛醇从而生成 SO。在一氧化氮的一个低浓度下,SO(无论它本身还是作为 S-亚硝基硫醇) 来自于线粒体呼吸作用在超氧化剂物歧化酶作用下经修饰变成过氧化氢。在高水平一氧化氮情况下,对一氧化氮和过氧化物结合形成过氧化亚硝酸根离子是有利的。过氧化亚硝酸根离子不可逆的破坏线粒体三磷腺苷合酶, 导致细胞色素 C 的释放和半胱天冬酶 9 的继发的激活作用,主要是加速细胞凋亡。这些反应的进行主要是发生在线粒体膜或者外在线粒体物质[71]。

一氧化氮诱导细胞凋亡, 其中有一些细胞对 NO 的作用很敏感,包括成纤维细胞、巨噬细胞、胰岛细胞、平滑肌细胞、软骨细胞和成骨细胞[70,72-75]。最近,已有报道有关翻译修饰后的神经元型一氧化氮合成酶形成线粒体一氧化氮合成酶(mtNOS)[76],并且它的机制很可能是细胞内源的一氧化氮分泌诱导细胞细胞凋亡,像胸腺细胞[77]。一氧化氮可以通过多种机制诱导细胞死亡,包括 P53 的激活作用和胱门蛋白酶并发激活作用的线粒体中细胞色素 C 的释放[78]。当邻近的细胞产生一氧化氮时一氧化氮能诱导细胞凋亡的发生, 例如胸腺的树突状细胞出现自身抗原时[79]细胞发生凋亡[77]。

一氧化氮也能通过信号转导蛋白的翻译后修饰诱导细胞凋亡。例如, 尽管 NO 可以激活 3 种全部的 MAPK 途径, 它同时也可改变 ERK1/2 激活到 JNK/38 的平衡,这种作用可促进凋亡。由于 NO 参与许多生理过程的发生, 各种 MAPK 的激活程度是由当时产生 NO 的细胞内环境, 细胞型以及持续存在的凋亡前刺激共同决定的[71]。

然而,一氧化氮不能独自诱导细胞凋亡。它能通过许多种机制阻断细胞凋亡,包括特异的胱门蛋白酶 S-亚硝基化,从而抑制细胞凋亡级联更多的终末端[80-84]。在肝细胞中这种一氧化氮抗细胞凋亡的机制十分普通[81]。一氧化氮也被证明能干扰脂肪酸合成酶介导的细胞凋亡[73,74,85]。尽管一氧化氮能通过 Bcl-2 水平的升高来减少鼠类的 B 细胞的细胞凋亡,但它在肾小球膜细胞中通过减少 Bcl-2 的表达诱导细胞凋亡[86,87]。通过一氧化氮对伯基特淋巴瘤细胞系的细胞凋亡作用可以使 E-B 病毒受到抑制,所以在人类的细胞凋亡和鼠类的 B 细胞之间,一氧化氮有同样的抑制作用[88]。

一氧化氮的直接毒性作用是在局部区域产生的,例如在系统性红斑狼疮患者的肾小球中是可以致病。近期的研究表明一氧化氮和过氧化物的产生在诱导肾小球膜细胞的细胞凋亡中有重要的作用[73,74,85]。此外,在诱导肾小球肾炎模型中, 对肾小球肥大的机理的解释为肾小球膜细胞的细胞凋亡[89]。在肾小球膜细胞,一氧化氮也能影响细胞外基质的生成从而调节纤维化[90]。因此,一氧化氮对肾的局部有双重的作用。通过诱导肾小球膜细胞和巨噬细胞的细胞凋亡, 它可以直接诱导组织损伤,也可以是一个疾病愈合的调节因素。正如前面所讲, 在肾小球膜细胞中一氧化氮是否能诱导细胞凋亡, 取决于肾小球膜细胞在全部的活性氧和氮的压力在接触到一氧化氮存在时[91]。

在炎性环境中对于细胞死亡存在一个罕见但很明显的关键问题即细胞本身还可以产生炎症介质。肾小球膜细胞由于外源性的一氧化氮作用而发生细胞凋亡,然而,如果肾小球膜细胞本身产生一氧化氮一般是细胞凋亡的自我防御[73,74]。肾小球膜细胞中环氧合酶途径的产物和活性氧簇都是和细胞凋亡调节的一氧化氮杂乱相关的[92]。诱导一氧化氮细胞凋亡的机理是通过多聚腺苷酸聚合酶(PARP)的诱导作用实现的。多聚腺苷酸聚合酶的诱导作用可以减少细胞的氧化型辅酶Ⅰ,它阻止主要的细胞进程和细胞凋亡的发生[53]。

总而言之,一氧化氮有许多细胞的和分子的效应。这些作用不仅仅由一氧化氮产生, 而且在一氧化氮产生和分布部位的氧化还原反应微环境产生的 RNS 也会产生这些效应。无疑一氧化氮许多其他重要作用也将逐渐被阐明。我们已知一氧化氮的许多生物学作用,所以不难理解在许多疾病进程中都与一氧化氮有关。多数的一氧化氮在风湿病学的资料和研究主要集中在炎症中一氧化氮的过量产生。血管内皮异常疾病主要可能是与一氧化氮的产生不足有关, 例如雷诺现象和肺动脉高血压。通过经翻译后修饰的内皮型一氧化氮合成酶和经同样修饰后的酶可加速过氧化物生成,过氧化亚硝酸盐能够抑制一氧化氮的产生[93]。然而诱导型一氧化氮合成酶引起的一氧化氮初期的过量产生,导致改良的内皮型一氧化氮合成酶引起的内皮的一氧化氮生成减少[93]。在下面的章节我们将讨论人体中一氧化氮在风湿性疾病和炎症疾病的作用。

五、免疫疾病中诱导一氧化氮产生的作用

遗传学上鼠类缺乏一氧化氮合成酶 2, 药理学上能阻断一氧化氮的产生导致特异性感染的高敏感性,特别是像结核分枝杆菌、单核细胞增多性李可特菌和疟疾的细胞内感染[1]。相反,除了在正常的实验室环境

保护下没有被感染的老鼠外，并没有出现更多的敏感的传染[1]。很显然，在动物实验室中的老鼠就像在户外一样对大多数病原体没有抵抗作用。因此，在正常的免疫功能中一氧化氮的重要的作用是抵抗某些病原体，除了一氧化氮缺乏的老鼠对感染完全没有抵抗力。

在人类疾病中一氧化氮的作用始终是个疑问，实验室中啮齿目动物模型用免疫刺激物不能刺激人类巨噬细胞产生一氧化氮[46]。随后，像下面描述的，与对照而言许多种人类疾病中一氧化氮的产生已经证实。人类巨噬细胞不能诱导一氧化氮的产生，清楚地说明是没有适当的免疫刺激物存在，而不是人类细胞不能产生一氧化氮。因为像下面论述的那样从许多自身免疫性疾病中分离出诱导型一氧化氮合成酶和信使核糖核酸。

在人类疟疾中特别应该注意诱导一氧化氮产生的作用和在风湿性疾病中提供一氧化氮产生的观察。对疟疾患者的研究显示疾病的严重性与一氧化氮产生的血清量（血清氮氧化物）成反比例关系，特别是对于中枢神经系统[48]。然而，在高水平的血清氮氧化物的患者中，通常情况下脑型疟比较少见而且也不是很严重。这些研究主要在非洲西部完成[48]。这些发现对于其他地区和种族人群的适用性还不清楚。后来，一氧化氮合成酶2基因启动子区具有多态性。在非洲西部的疟疾患者中，这两的多态性和疾病的严重性是有关联的[94,95]。

这些资料显示，一氧化氮产生增强的疟疾感染至少可以局部地反映遗传决定水平。在非洲主要发现的是一氧化氮合成酶2启动子区多态性的其中之一，而这种多态性与细胞中一氧化氮的产量有关[96]。然而，一氧化氮产生的表型决定了一些个体成为高的生产者和其他低的生产者。这些表型可能影响某些感染的排泄能力并且也可能影响自身免疫反应的结果[97]。

六、炎性疾病动物模型中的一氧化氮

MRL/MpJ-Fas^{lpr}(MRL-lpr)小鼠，一个狼疮小鼠模型，血清和尿液中呈现的氮氧化物水平的升高先于临床疾病的发病，已经证实的有肾小球肾炎、血管炎和关节炎[98]。这些小鼠的脾脏和肾脏中显示诱导型一氧化氮合成酶蛋白表达增高。与正常损伤的小鼠相比，狼疮小鼠的腹膜巨噬细胞显示本能地升高并且诱导诱导型一氧化氮合成酶表达[98]。随着年龄自发狼疮小鼠的血红蛋白的亚硝基化增加，但不是正常的小鼠[99]。用电子磁性成像检测自发狼疮小鼠有病变的肾，可检出非血红素的蛋白质亚硝基化的增加。当用类似于精氨酸的氮一甲基精氨酸阻断一氧化氮生成的时候，值得注意的是这些小鼠临床的和病理学的疾病减少，这就证明了这些疾病模型中一氧化氮在自身免疫和组织损伤的重要性[98]。随后，一个报道证明在自发狼疮小鼠中一氧化氮产生的是依赖型白细胞介素-12[18]。自发狼疮小鼠一氧化氮产生的另一种抑制剂——利诺胺也能预防肾炎[100]。在起病的初期，在自发狼疮小鼠中一氧化氮的抑制作用可以减少肾脏病的严重性，类似于其他狼疮倾向的损伤 NZB/NZW mice[101]。后来，诱导型一氧化氮合成酶的一种特殊抑制剂——氨基胍被证实可以减少 NZB/NZW mice 的肾病的严重性。自发狼疮小鼠其他诱导型一氧化氮合成酶的特殊抑制剂（L-NIL）可以治愈疾病，这表明在患有此肾脏疾病的小鼠中 L-NIL 一个重要的作用就是诱导一氧化氮的产生[102,103]。

在一个肾小球肾炎的老鼠模型中，一氧化氮的产生集中在小球的肾小球膜细胞并且浸润巨噬细胞，证明免疫复合物性肾小球肾炎中一氧化氮局部产生的假说[104]。几种其他人类疾病的动物模型显示一氧化氮的产生增强，包括免疫复合物肺泡炎、肠炎、实验性变应性脑脊髓炎（EAE）、非肥胖糖尿病小鼠和胶原诱导的关节炎[1]。几乎在这些所有的实例中，一氧化氮的产生可以造成局部的组织损伤。在大多数的模型中通过一氧化氮抑制剂阻断一氧化氮的产生来预防疾病，表明在疾病的发病机制中一氧化氮有决定性的作用[1]。然而靠着动物模型和同步的治疗，一氧化氮的产生即能使病情恶化也能改善病情（例如实验性变应性脑脊髓炎）Cattell et al. 已肯定地证明增生性肾小球肾炎的诱导模型通过阻断一氧化氮的产生可使疾病的表达增强[105]。但是，很明显在许多人类炎性疾病模型中一氧化氮过量产生。在多数炎性疾病模型中通过选择不同治疗的周期和方法可阻断一氧化氮的产生，这是其有益作用，也有少数有害作用。我们还没有能够区别疾病种阻断一氧化氮产生是有害的还是有益的预测模型。

通过对敲除一氧化氮合成酶2基因的小鼠的研究更能明确自身免疫疾病中诱导一氧化氮生成的复杂作用。在自发狼疮小鼠狼疮模型下，敲除一氧化氮合成酶2基因时并没有对肾病和关节炎产生影响[106]。在一氧化氮合成酶2敲除的小鼠中与野生型对照相比血管炎的迹象减少了。在一个自身免疫抗体介导的关节炎模型中，来自一氧化氮合成酶2敲除的小鼠关节的组织学切片显示局部的炎性反应应答没有减少，但敲除的小鼠与野生型对照相比软骨退化的严重性减少[107]。从药理学上阻断一氧化氮与诱导产物的基因敲除阻断其生成相比产成不同结果的原因还不清楚。当然，在疾病的初期药理学的阻断作用与先天性的一氧化氮合成酶 2 缺陷相比，免疫系统的旁路途径被显著激活[108]。然而遗传因素敲除的研究证明，对于疾病的发病和进展来讲一氧化氮的产生不是必需的。无论这些发现如何，一氧化氮的抑制作用对于炎性疾病来讲仍是一个有力的治疗方法。

七、疾病中的一氧化氮

近期的研究表明，一氧化氮在人类风湿性疾病中有重要的作用。虽然我们很难证明一氧化氮的产生是否是由受刺激或未受刺激的人类外周血单核细胞引起的，但是在很多人类炎性和自身免疫性疾病中都能检测到一氧化氮的产生和诱导型一氧化氮合成酶表达的增强[35-37]（表 24.2）。在图 24.3 中通过以下图片概述了在不同的炎性疾病中一氧化氮的致病作用的基本机制。

（一）风湿性关节炎

风湿性关节炎中，滑膜细胞的诱导型一氧化氮合成酶的表达增强，并且滑膜液中氮氧化物的水平也是增高的[47]。以住院患者为基础，测定来自于风湿性关节炎受试者和对照的血清氮氧化物水平，并且所有的受试者给定了严格的氮氧化物单体。值得注意的是风湿性关节炎受试者比对照有更高的血清氮氧化物水平。风湿性关节炎患者的许多活性关节往往与外周血单核细胞的诱导型一氧化氮合成酶的表达有关。另外，风湿性关节炎患者外周血单核细胞用脂多糖、γ-干扰素培养 5 天可表达诱导型一氧化氮合成酶，然而对照组不表达[47]。最近的报告中表明，用抗 α-肿瘤坏死因子的单克隆抗体免疫的住院患者中风湿性关节炎患者的一氧化氮的产生出现减少[109]。外周血单核细胞诱导型一氧化氮合成酶的减少与临床疾病活动度的改进有相关性。风湿性关节炎中一氧化氮的作用机理是有毒性作用，能诱导软骨细胞的细胞凋亡。与其他细胞类型一样，在活性氧簇存在的情况下一氧化氮仅仅能够诱导软骨细胞的细胞凋亡[110]。诱导型一氧化氮的表达可以诱导局部的成骨细胞的细胞凋亡，导致骨质疏松症[111]。因此，风湿性关节炎的风湿样关节中局部一氧化氮的过量产生与疾病的活动度相关，可以减少成功治疗的例子。目前还没有明确的风湿性关节炎中特殊的一氧化氮抑制剂的试验，如果抑制人类一氧化氮的生成在治疗上有作用，也仅仅是在关节炎的动物模型中有所研究。

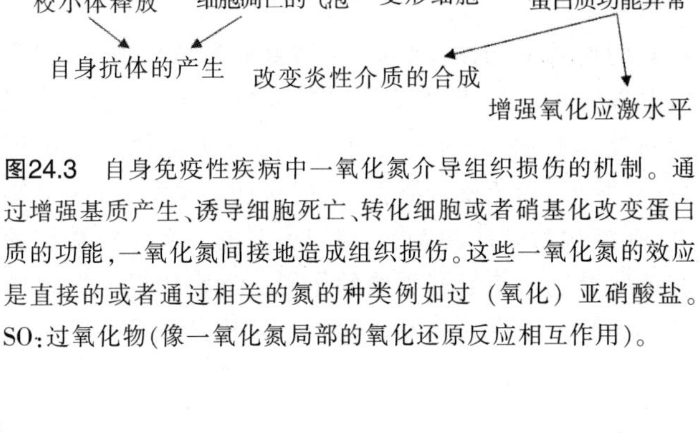

图24.3　自身免疫性疾病中一氧化氮介导组织损伤的机制。通过增强基质产生、诱导细胞死亡、转化细胞或者硝基化改变蛋白质的功能，一氧化氮间接地造成组织损伤。这些一氧化氮的效应是直接的或者通过相关的氮的种类例如过（氧化）亚硝酸盐。SO;过氧化物(像一氧化氮局部的氧化还原反应相互作用)。

（二）系统性红斑狼疮

用许多种测定一氧化氮生成的研究方法中，狼疮患者一氧化氮的生成已被证实。狼疮患者呼出一氧化氮水平增加，提示这种疾病一氧化氮生成是增加的[112]。大多数呼出的一氧化氮均来自肺部，所以这些发现不可能被应用到测定全身一氧化氮产生[112]。在一项回顾性分析中，系统性红斑狼疮患者的血清中一氧化氮代谢产物的水平与健康对照组相比是增加的（氮氧化物），活动期患者皮肤的上皮细胞中诱导型一氧化氮合酶的表达是增加的[49]。系统性红斑狼疮疾病的活性指数(SLEDAI)得分与抗-DNA 的活性、血清氮氧化物的水平相关。在后来的前瞻性研究中，跟踪调查系统性红斑狼疮患者发现，狼疮患者尿中氮氧化物的水平与对照组相比增高，但与疾病的活动度无关[113]。

在另外的一项跟踪调查血清氮氧化物的水平与活动期狼疮患者关系的回顾性分析中显示，在全部和个别患者中，一氧化氮产生与疾病的活动性有关[114]（图 24.4）。在这项研究中，我们评估了患者在基线、疾病发作期、疾病消退后 3 个水平。狼疮的活动性可用活性指数得分确定；血清氮氧化物的水平在临床就诊患者的血中可被检测。值得注意的是狼疮患者血清氮氧化物在基线的水平高于对照组。血清氮氧化物的水平与跟踪随访的个别患者活性指数得分相关。血清氮氧化物的水平与跟踪随访的大多数患者的疾病活动度相对应（图 24.4）。蛋白尿和肾的活性指数得分与血清氮氧化

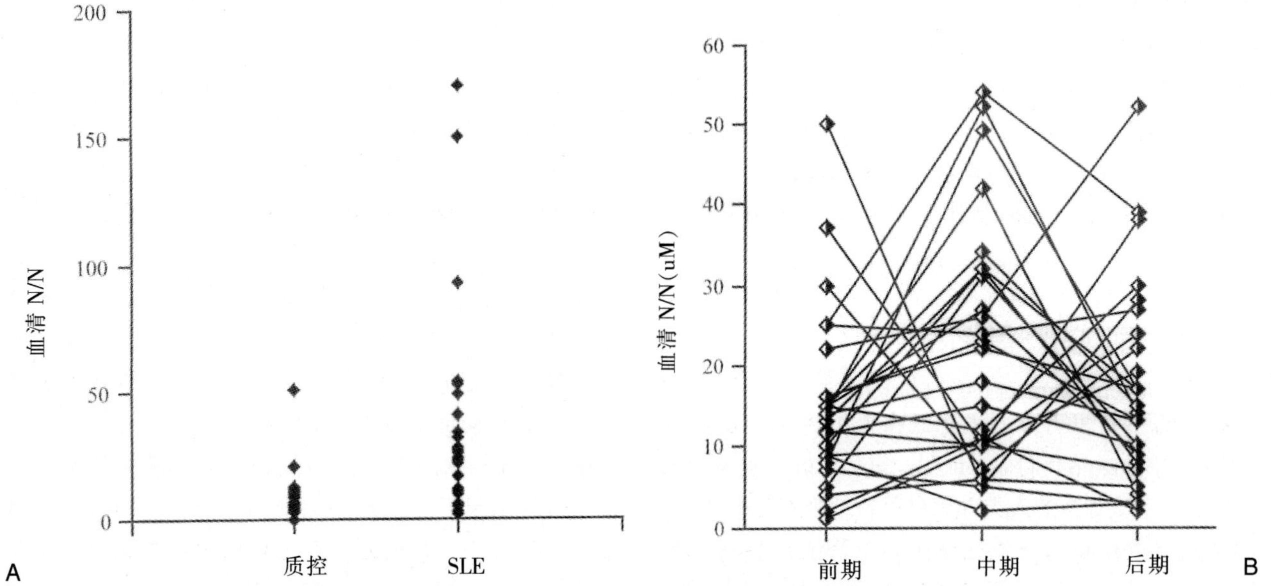

图24.4 (A)系统性红斑狼疮(SLE)患者的血清氮氧化物的水平与对照组相比。(B)系统性红斑狼疮患者在疾病发作的前、中、后期血清氮氧化物的水平[系统性红斑狼疮疾病的活性指数(SLEDAI)得分是5]。患病组与对照组均不给低-硝酸盐/亚硝酸盐饮食。

物的水平也具有相关性[114]。血清氮氧化物的水平与肌酐无关。因此,肾脏疾病标记物与血清氮氧化物的关系不仅仅体是肾脏对氮氧化物的清除不足。血清氮氧化物和抗-DNA抗体滴度同样与系统性红斑狼疮疾病活性指数得分相关,两者与疾病的活动性和补体量相比,前者与疾病的活动性相关更密切。血清氮氧化物和抗-DNA抗体滴度两者无关,提示这些可能是疾病活动性的独立指标。最近更多的研究证实,血浆亚硝酸盐、可溶的血栓调节蛋白和血管细胞黏附因子-1的水平与对照组相比在系统性红斑狼疮患者中增高,特别是那些累及肾脏的患者,上述指标与系统性红斑狼疮疾病的活动性高度相关[115]。在上述的研究中,狼疮患者与对照组相比一氧化氮是过量产生的;与疾病活动性相关性不一致的结果,其原因不明。

许多已发表的关于血清一氧化氮代谢产物的测定方法的研究报告显示患病组或给低氮氧化物饮食的对照组都不能使用烟草或药物治疗。因为饮食、药物和烟草能影响尿和血清中氮氧化物的水平,这些因素肯定影响结果的测定[47,113,114]。排除这种影响,最近发表的资料支持亥伯氏假说即狼疮患者与对照组相比一氧化氮生成的水平较高,活动期患者与非活动期患者相比能产生更多的一氧化氮。

另外,一氧化氮产生的足迹法是过氧化亚硝酸盐的作用下酪氨酸硝基化形成3-硝基酪氨酸(3NT)。用免疫学方法测定含有3-硝基酪氨酸蛋白质,并且测定一氧化氮产生的这种方法在其他人类疾病中曾经被使用[58,116]。因为酪氨酸的硝化几乎是不可逆的,血清蛋白质中3-硝基酪氨酸的水平反映一氧化氮产生的量,它类似于糖尿病的糖基化血红蛋白的测定。

利用斑点印迹法测定狼疮受试组与对照组血清蛋白质中3-硝基酪氨酸的水平。发现狼疮患者血清3-硝基酪氨酸的水平与对照组相比有明显的不同[117]。这些结果进一步证实了狼疮患者与对照组相比一氧化氮产生过量。此外,血清3-硝基酪氨酸的水平与系统性红斑狼疮疾病的活性指数得分相关(图24.5)。

系统性红斑狼疮疾病的活性指数得分是0的狼疮患者与系统性红斑狼疮疾病的活性指数大于1的狼疮患者相比,狼疮患者血清中可检测到血清3-硝基酪氨酸。系统性红斑狼疮疾病的活性指数得分高的患者血清3-硝基酪氨酸的水平较高。

根据患者种族的血统不同来分析,非洲与美洲的狼疮患者3-硝基酪氨酸的水平与白种的狼疮患者相比显著增高[117]。非洲-美洲患者的一些差别可能反映较高的疾病活动性。非洲-美洲狼疮患者血清3-硝基酪氨酸的水平与非洲-美洲对照组相比显著增高。这些资料提示非洲-美国人与白人之间一氧化氮产生在基线(对照组)和免疫刺激下(狼疮疾病活动期)可能有差别。在疾病活动期的差别,狼疮患者的一氧化氮释放量的这些差别可能起着重要的作用。近来的报告发现非洲的美国人与白种人相比对于一氧化氮介导的扩血管

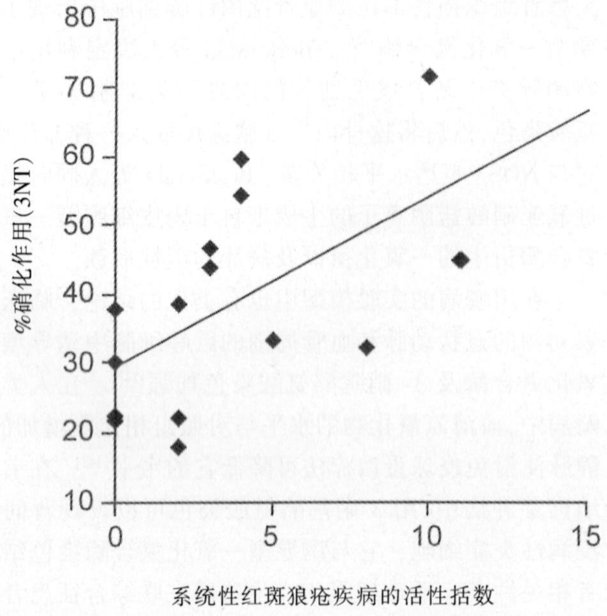

图24.5　血清硝基酪氨酸(3NT)的水平与16个系统性红斑狼疮患者的系统性红斑狼疮疾病的活性指数(SLEDAI)比较。血清3-硝基酪氨酸的水平与系统性红斑狼疮疾病的活性指数得分的相关性是p=0.002。

作用具有更强的抵抗力，这可能得出一个结论就是增加一氧化氮基础分泌量来保持非洲的美国人血管舒张和正常血压[118]。近来更多的研究报告显示系统性红斑狼疮的受试者循环系统内皮细胞是增加的，它与疾病的活动性有关。而且，这些细胞有一个活性的表型体现，可以通过 3-硝基酪氨酸染色来测定[119]。

近来对人类肾脏疾病诱导型一氧化氮合酶的表达的研究与上述研究有关[120–122]。在这些研究中，在狼疮患者的肾组织中证实诱导型一氧化氮合酶的表达的存在。诱导型一氧化氮合酶的表达，仅在第三组(局灶增生性肾小球肾炎)和第四组患者[弥漫增生性肾小球肾炎(DPGN)]中发现，但不是第三或第四组所有的患者都有所表达。活组织检查的时间以及同步治疗，急性与慢性疾病的程度等因素均可能影响个体肾脏诱导型一氧化氮合酶的表达。例如，强的松和麦考酚酸莫酯是公认的可以减少诱导型一氧化氮合酶的表达的药物[123–125]。有一项研究表明，诱导型一氧化氮合酶的表达与肾小球系膜细胞的细胞凋亡有关，在弥漫性增生性狼疮肾小球肾炎的初期，提示有另一个理论就是诱导型一氧化氮合酶的表达在狼疮性肾炎中是致病的[122]。当左型精氨酸底物很多时，诱导型一氧化氮合酶的活动度可能导致纤维化，因为给有狼疮倾向的小鼠喂较高水平的左型精氨酸饮食出现类似于免疫球蛋白(IgG)和双链DNA 抗体沉积在肾脏，导致较高的发病率和肾的纤维化[126]。

狼疮疾病发作时最初的损伤之一可能是紫外线照射皮肤。对于许多的狼疮患者来说，这是系统性红斑狼疮患者的最初表现。系统性红斑狼疮和皮肤的狼疮的受试者都受过紫外线 B 光谱的照射，与受过紫外线 B 光谱照射的对照组相比表皮内的诱导型一氧化氮合酶的表达明显地延迟了[127]。这种现象在系统性红斑狼疮受试者中比光敏轮状红斑损伤的干燥综合征的受试者出现的更加频繁[128]。

诱导型一氧化氮合酶在系统性红斑狼疮患者中的表达增加可能是由于辅助性 T 细胞亚型 1 细胞因子的产生增多、组织中的其他炎症介质造成免疫复合物的沉积以及随后的补体激活的发生。在香港的一项研究中，血清白介素-18 的水平在伴有肾脏病变的系统性红斑狼疮受试者中与对照组相比是增加的，并且它的水平与全身的一氧化氮产生的量相关[129]。然而，诱导型一氧化氮合酶的表达可能也受一氧化氮合成酶 2 的启动子区多态现象的影响，使其在炎症刺激下增加一氧化氮合成酶 2 的转录，例如狼疮中出现那些增生的血管小球的损伤。近来，对美国北卡罗来纳州的东部和南卡罗来纳州两个地区的狼疮患者研究多态现象。这种多态现象在非洲-美洲妇女的狼疮受试者中与种族和性别相配的对照组相比出现的更加频繁[97]。对西班牙南部的系统性红斑狼疮受试者和对照组中一氧化氮合成酶 2 的启动因子多态现象之一的研究显示，还没有发现他们之间的关系[130]。

(三)一氧化氮产生的机制和系统性红斑狼疮的疾病调节

1.细胞凋亡的调节

有一种理论说一氧化氮在狼疮的发病机理中可能起重要作用，它能诱导细胞凋亡并能通过膜起泡释放核质[131]。由早先的研究可证明，一氧化氮可增加鼠类胸腺细胞[72]和巨噬细胞[70]的细胞凋亡，因此它可增加细胞外环境中核小体的成分。系统性红斑狼疮患者与健康对照组相比外周血单核细胞细胞凋亡的百分率有所提高[132]。核抗原的释放可增强细胞凋亡，在自身免疫性疾病的发病机理中起着重要的作用[133]。近来的研究支持一种假设，就是说活动期的狼疮患者与非活动期狼疮患者和健康对照组相比单核细胞的细胞凋亡现象增强的[134]。如果一氧化氮在疾病活动期是增加的，那么一氧化氮可导致外周血单核细胞细胞凋亡增强或增强诱导的其他因子细胞凋亡的敏感性（即肿瘤坏死因子）。一氧化氮其他的致病机制在这章的其他部分将做进一步的详解。

2.一氧化氮与雌激素

在风湿性疾病中细胞因子可能不是影响一氧化氮释放的唯一因素。例如，男人与女人相比，女人得狼疮的现象更普遍[135]。很明显，这些不同是由于雌激素的免疫效应引起的。近来，雌激素应用在小鼠上的许多研究表明它对一氧化氮的释放有重要的影响[136-141]。雌激素还有其他的免疫调节作用；例如，雌激素可增强女人B-细胞和T-细胞的功能[135]。几乎所有的免疫细胞都表达雌激素受体，包括巨噬细胞、肾小球系膜细胞和上皮细胞[135]。近来的报告表明雌激素对一氧化氮释放有调节作用，它可增强人类和动物中一氧化氮的释放[136-141]。绝经后妇女雌激素水平的变化可增加血清氮氧化物的水平，这可能是由于内皮细胞型一氧化氮合酶可增强一氧化氮释放[139]，这就可以解释妇女动脉粥样硬化疾病是由于一氧化氮的扩张血管的作用引起的[142]。雌激素也能调节诱导型一氧化氮合酶的活性。这两项研究发现在γ-干扰素刺激的巨噬细胞样细胞中雌激素能抑制一氧化氮的产生[136,140]。其次还有研究发现在鼠类巨噬细胞系中17-β 雌二醇生理学的水平不影响诱导型一氧化氮合酶的表达[143]。第三研究发现向鼠的脂多糖刺激的肺泡巨噬细胞中注入生理量的雌激素可增加诱导型一氧化氮合酶的表达，然而，雌激素的病理学浓度可抑制诱导型一氧化氮合酶的表达[144]。

最近的文献支持一种观点就是一氧化氮就像一种免疫制约剂，在系统性红斑狼疮患者中可过量产生。活动性巨噬细胞在人类和鼠类狼疮中是主要的病理细胞，特别在狼疮性肾炎中更为明显；一氧化氮的产生是活化的表型部分。一氧化氮与疾病活动期之间的关系以及它在狼疮致病机理中的作用还不十分清楚。

（四）血管炎

在对MRL/lpr小鼠（以淋巴组织高度改变为特征的小鼠变异种系）许多研究资料中显示，这些小鼠的一氧化氮释放导致血管炎发病率的下降和严重度的降低不是药理的就是遗传阻断的作用[95]。一氧化氮在人类血管炎中的作用还不很清楚，但是近来的研究较多支持的观点是一氧化氮在几种类型的血管炎中起着致病作用。Weyand 和他的同事们的一项研究表明在颞动脉炎患者组织损伤部位的血管壁内巨噬细胞中出现了诱导型一氧化氮合酶[145]。Borkowski 等人决定利用巨细胞动脉炎中新合成毛细管的内皮细胞抑制3-硝基酪氨酸染色，然后将这种内皮细胞离体放入一种介质中，它与NOS3表达水平相关联。Borkowski 等人同时提出过氧亚硝酸盐阴离子的生成来自于内皮细胞型一氧化氮合酶衍生的一氧化氮以及病灶的活性氧簇。

在川崎病的实验模型中也有类似的结论，临床受累动物的冠状动脉和血管周围的巨噬细胞中诱导型一氧化氮合酶及3-硝基酪氨酸染色加强[147]。在人类川崎病中，血清氮氧化物的水平与对照组相比是增加的。静脉注射免疫球蛋白疗法可降低它的水平[148]。在韦格纳肉芽肿病中，用3-硝基酪氨酸染色可以发现肾间质浸润性炎症细胞，它与诱导型一氧化氮合酶染色结果有相关性[149]。活动期眼-口-生殖器三联综合征患者与那些非活动期疾病或对照组相比，血清亚硝酸盐的水平是比较高的[150,151]。那些有眼疾的患者与无眼疾的相比血清亚硝酸盐的水平是比较高的[150]，有眼疾患者房水的亚硝酸盐水平与对照组相比是比较高的[152]。与之类似的是，在过敏性紫癜受试者中血清亚硝酸盐的水平是增加的，与疾病的活动度相关联[153]。Bell 和他的同事们也找到了一些证据就是测量前臂内皮细胞依赖性血管舒张剂的反应后一氧化氮产生在全身性血管炎患者中有所增加[154]。这些发现提示一氧化氮与它的许多有活性的氧化产物在人类血管炎的组织损伤中起着很重要的作用。

（五）硬皮病

一些研究报告已经叙述了系统性硬皮病中一氧化氮的系统测量方法[155-157]。在一项研究中系统性硬皮病受试者血清氮氧化物的水平高于对照组。活动性硬皮患者的外周血单核细胞的表面与对照组相比含有更多的氮氧化物。在系统性硬皮病受试者中尿异前列烷是增高的，它促使氧化应激水平增强，可能是过氧化亚硝酸盐介导的[66,158]。在系统性硬皮病中呼出的一氧化氮也能影响全身一氧化氮释放量，这与系统性红斑狼疮是一样的。然而，如前所述因为一氧化氮有极短的半衰期，呼出的一氧化氮可以更准确地反映它是来自肺泡的，间质的，还是血管的[156]。那些系统性硬皮病伴间质性肺病的受试者呼出的一氧化氮非常高，这表明在肺泡或间质中一氧化氮来源于肺部的炎症和诱导型一氧化氮合酶的活性增加。那些没有肺动脉高压的系统性硬皮病的患者一氧化氮水平与对照组相比较高[156]。然而,那些肺动脉高压不伴慢性间质性肾炎的患者,一氧化氮水平与对照组相比则较低,这表明局部内皮机能不良是导致内皮细胞型一氧化氮合酶衍生的肺的血管一氧化氮释放减少的原因[159]。大量资料显示,在系统性硬皮病患者全身一氧化氮释放是增加的,但在肺动脉高压受试者的肺血管内皮中一氧化氮的产生是减少的,这可能与内皮细胞型一氧化氮合酶有关。这些资料也表明在系统性硬皮病受试者中,大概是外周血单核细胞的浸润使诱导型一氧化氮合酶增高而影响全身一氧化氮释放。

这种刺激物导致系统性硬皮病患者的成纤维细胞分泌过量的胶原,其原因尚不明确。然而,近来证据显示是一氧化氮就像是一个电位介体从中起作用。系统性硬皮病患者可有皮肤受累,在浸润的单核细胞,内皮细胞和成纤维细胞中诱导型一氧化氮合酶的表达是增加的[155]。当这些成纤维细胞被分离出来后,与对照组的成纤维细胞相比,诱导型一氧化氮合酶蛋白过量表达[155]。从创伤愈合患者的试验中获得的资料显示一氧化氮也是调节胶原产生的物质。创伤愈合实验模型表明局部一氧化氮释放增加,可能与巨噬细胞的浸润有关[160,161]。在糖尿病患者中创伤愈合是很慢的,伤口局部一氧化氮释放与对照组相比是减少的[162]。伤口成纤维细胞的培养可产生大量异常的一氧化氮,阻断一氧化氮的释放可破坏胶原的合成[163]。相类似,一氧化氮合酶-缺陷鼠已经抑制了创伤愈合和胶原的产生,局部应用一种 DNA 含有腺病毒的 NOS2 的补充剂可被纠正。因为创伤的成纤维细胞和系统性硬皮病的成纤维细胞均表达一种细胞外基质复合物表达增强,一氧化氮在胶原合成中起着重要的作用。在系统性硬皮性肺病中一氧化氮的作用是重要的,有进一步研究的潜力。在一项研究中,在对特发性肺纤维化受试者做肺的活组织检查中发现在气道上皮细胞,肺泡上皮细胞,巨噬细胞和中性粒细胞中硝基酪氨酸的水平是增加的[165]。一些受试者的血管内皮,平滑肌细胞和淋巴细胞可被染色。诱导型一氧化氮合酶染色在巨噬细胞、中性粒细胞、肺泡、气道上皮细胞中是增强的,这种现象偶尔在血管上皮细胞中,气道和血管的平滑肌细胞中也出现[165]。在系统性硬皮病伴活动性肺泡炎患者中(决定在支气管肺泡灌洗中增加多形核细胞的量),呼出一氧化氮的水平与对照组相比明显增高,或与系统性硬皮病伴间质性肺病的患者以及无症状的活动性肺泡炎的患者相比也是增高的[166]。内皮细胞型一氧化氮合酶的表达,在肺动脉高压的受试者中是减少的,其次是在肺纤维化患者。在那些早期或中期肺纤维化的受试者之间表达是减少的[165]。在其次的研究中,肺动脉高压受试者血管内皮的内皮细胞型一氧化氮合酶的表达的减少与内皮损伤的严重度和肺血管阻力成反比[167]。是否增加诱导型一氧化氮合酶衍生的过氧化亚硝酸盐的生成对于这种减少的内皮细胞型一氧化氮合酶的表达是很有必要的,过氧化亚硝酸盐能减少内皮细胞型一氧化氮合酶的活性,不降低蛋白的浓度[93]。在系统性硬皮病 tight-skin 小鼠模型中,选择丧失血管舒张的内皮可能导致一氧化氮释放增量调节的代偿。依次,它能导致一氧化氮介导内皮毒性[168]。这些资料基本能解释文献中记载的系统性硬皮病中全身一氧化氮释放的量表面上不一致的结果。他们并提出早期诱导型一氧化氮合酶依赖成纤维细胞,外周血单核细胞和单核细胞过氧化亚硝酸盐产物的浸润可能导致内皮细胞型一氧化氮合酶依赖一氧化氮释放的减少,进而导致血管反应性的增强和血栓症。

(六)骨关节炎

近来的研究显示一氧化氮在骨关节炎的发病机制中有重要的作用[169,170]。几个实验室均证实,一氧化氮是由软骨细胞产生的[171-173]。通过免疫因子刺激类似于巨噬细胞的软骨细胞产生一氧化氮。诱导软骨细胞产生一氧化氮的因子包括脂多糖、白细胞介素-1β、α-肿瘤坏死因子、白细胞介素-17 和白细胞介素-18[172-175]。通过培养软骨细胞和新月形外植物机械填充也能诱导一氧化氮的产生[176-178]。软骨细胞诱导一氧化氮产生的能力随着年龄而减弱[179,180]。然而,一氧化氮本身不能引起毒性作用。很明显一氧化氮有助于软骨细胞的损伤并且在某种程度上并发活性氧簇的产生[110]。

在诱导的骨关节炎动物模型中,通过药理学或者遗传学的方法抑制一氧化氮的产生从而减缓关节炎的发展[95,181,182]。阻断一氧化氮的生成不能影响炎症细胞的产生,但是能阻断黏蛋白的降解[183]。近期一项关于关节炎的研究显示给骨关节炎的实验小狗使用诱导性一氧化氮合成酶特殊抑制剂(L-NIL)[178,184]。在这个模型中,切断了前十字韧带,手术的膝关节与对侧正常的关节相比明显加速骨关节炎的发展。值得注意的是这些狗被诱导性一氧化氮合成酶特殊抑制剂处理后,与没有接受诱导性一氧化氮合成酶特殊抑制剂处理的狗相比很少有炎症、软骨损伤、骨赘的发展[184]。诱导性一氧化氮合成酶特殊抑制剂处理也能造成白细胞介素-1β 减少和基质金属蛋白酶(胶原酶-1 和间充质溶解素-1)产生,这可能也是其中一个作用的机理[178]。

根据这些活体内的数据，通过培养软骨细胞使一氧化氮抑制基质的产生，就像增加金属蛋白酶生成的结果一样[185-187]。一氧化氮也可以直接增加基质蛋白降解[187]。此外，一氧化氮也可以诱导软骨细胞的凋亡[75]。一氧化氮的介导作用共同导致基质的丢失和软骨细胞的凋亡，这是骨关节炎的标志性特征。

在对骨关节炎患者的研究中，血清和关节液中氮氧化物的水平升高[188]。这种发现提示在骨关节炎的发展中产生的一氧化氮和阻断一氧化氮的产生可能有利于疾病的治疗[171,184]。

八、摘要

一氧化氮有很多的生物学作用和功能。例如，它可能成为多种疾病发生的致病原因。已经证实许多的风湿性疾病中一氧化氮的产生是过量的。在许多风湿性疾病的动物模型中阻断一氧化氮的产生已经成功应用于治疗上，包括系统性红斑狼疮、风湿性关节炎、SSc、血管病和骨关节炎。这些数据显示在这些疾病中一氧化氮的过量产生具有致病性。对于它的多重功能，运用适当的影响接近一氧化氮抑制剂的人类疾病可能导致副作用。然而风湿性疾病中抑制一氧化氮的产生可以直接地应用于治疗实验。

（董宝军 邵杰 译 叶伟胜 李世民 校）

参考文献

1. Nathan C. Inducible nitric oxide synthase: what difference does it make? *J Clin Invest* 1997;100:2417–2423.
2. Lowenstein CJ, Dinerman JL, Snyder SH. Nitric oxide: a physiologic messenger. *Ann Intern Med* 1994;120:227–237.
3. Lincoln J, Hoyle CHV, Burnstock G. *Nitric oxide in health and disease.* New York, NY: Cambridge University Press, 1997.
4. Clancy RM, Amin AR, Abramson SB. The role of nitric oxide in inflammation and immunity. *Arthritis Rheum* 1998;41:1141–1151.
5. Nathan C, Xie QW. Regulation of biosynthesis of nitric oxide. *J Biol Chem* 1994;269:13725–13728.
6. Sase K, Michel T. Expression of constitutive endothelial nitric oxide synthase in human blood platelets. *Life Sci* 1995;57:2049–2055.
7. Lopez-Farre A, Sanchez de Miguel L, Caramelo C, et al. Role of nitric oxide in autocrine control of growth and apoptosis of endothelial cells. *Am J Physiol* 1997;272:H760–H768.
8. Dhaunsi GS, Matthews C, Kaur K, et al. NO increases protein tyrosine phosphatase activity in smooth muscle cells: relationship to antimitogenesis. *Am J Physiol* 1997;272:H1342–H1349.
9. Osborne MG, Coderre TJ. Effects of intrathecal administration of nitric oxide synthase inhibitors on carrageenan-induced thermal hyperalgesia. *Br J Pharmacol* 1999;126:1840–1846.
10. Coutinho SV, Gebhart GF. A role for spinal nitric oxide in mediating visceral hyperalgesia in the rat. *Gastroenterology* 1999;116:1399–1408.
11. Tao YX, Johns RA. Activation and up-regulation of spinal cord nitric oxide receptor, soluble guanylate cyclase, after formalin injection into the rat hind paw. *Neuroscience* 2002;112:439–446.
12. Kozak W, Kozak A. Genetic models in applied physiology: selected contribution: differential role of nitric oxide synthase isoforms in fever of different etiologies: studies using Nos gene-deficient mice. *J Appl Physiol* 2003;94:2534–2544.
13. Salerno L, Sorrenti V, Di Giacomo C, et al. Progress in the development of selective nitric oxide synthase (NOS) inhibitors. *Curr Pharm Des* 2002;8:177–200.
14. De Sanctis GT, MacLean JA, Hamada K, et al. Contribution of nitric oxide synthases 1, 2, and 3 to airway hyperresponsiveness and inflammation in a murine model of asthma. *J Exp Med* 1999;189:1621–1630.
15. Tulic MK, Wale JL, Holt PG, et al. Differential effects of nitric oxide synthase inhibitors in an *in vivo* allergic rat model. *Eur Respir J* 2000; 15:870–877.
16. Miranda KM, Espey MG, Jourd'heuil D, et al. The chemical biology of nitric oxide. In: Ignarro LJ, ed. *Nitric oxide biology and pathobiology.* New York: Academic, 2000:41–55.
17. Park WS, Chang YS, Lee M. 7-Nitroindazole, but not aminoguanidine, attenuates the acute inflammatory responses and brain injury during the early phase of *Escherichia coli* meningitis in the newborn piglet. *Biol Neonate* 2001;80:53–59.
18. Huang FP, Feng GJ, Lindop G, et al. The role of interleukin 12 and nitric oxide in the development of spontaneous autoimmune disease in MRL:MP-lpr:lpr mice. *J Exp Med* 1996;183:1447–1459.
19. Busse R, Mulsch A. Induction of nitric oxide synthase by cytokines in vascular smooth muscle cells. *FEBS Lett* 1990;275:87–90.
20. Mozaffarian N, Berman JW, Casadevall A. Immune complexes increase nitric oxide production by interferon-gamma-stimulated murine macrophage-like J774.16 cells. *J Leukoc Biol* 1995;57:657–662.
21. Taylor-Robinson AW, Liew FY, Severn A, et al. Regulation of the immune response by nitric oxide differentially produced by T helper type 1 and T helper type 2 cells. *Eur J Immunol* 1994;24:980–984.
22. Jiang H, Stewart CA, Tan SY, et al. Transfection of L929 cells with complement subcomponent C1q B-chain antisense cDNA inhibits tumor necrosis factor-alpha binding to mediate cytotoxicity and nitric oxide generation. *Cell Immunol* 1996;167:293–301.
23. Jiang C, Ting AT, Seed B. PPAR-gamma agonists inhibit production of monocyte inflammatory cytokines. *Nature* 1998;391:82–86.
24. Grewal IS, Flavell RA. The role of CD40 ligand in costimulation and T-cell activation. *Immunol Rev* 1996;153:85–106.
25. Pahan K, Jana M, Liu X, et al. Gemfibrozil, a lipid-lowering drug, inhibits the induction of nitric-oxide synthase in human astrocytes. *J Biol Chem* 2002;277:45984–45991.
26. Kleinert H, Boissel JP, Schwarz PM, et al. Regulation of the expression of nitric oxide synthase isoforms. In: Ignarro LJ, ed. *Nitric oxide biology and pathobiology.* New York: Academic, 2000:105–128.
27. Vodovotz Y, Geiser AG, Chesler L, et al. Spontaneously increased production of nitric oxide and aberrant expression of the inducible nitric oxide synthase *in vivo* in the transforming growth factor beta 1 null mouse. *J Exp Med* 1996;183:2337–2342.
28. Balomenos D, Rumold R, Theofilopoulos AN. Interferon-gamma is required for lupus-like disease and lymphoaccumulation in MRL-lpr mice. *J Clin Invest* 1998;101:364–371.
29. Schwarting A, Wada T, Kinoshita K, et al. IFN-gamma receptor signaling is essential for the initiation, acceleration, and destruction of autoimmune kidney disease in MRL-Fas(lpr) mice. *J Immunol* 1998; 161:494–503.
30. Ozmen L, Roman D, Fountoulakis M, et al. Experimental therapy of systemic lupus erythematosus: the treatment of NZB/W mice with mouse soluble interferon-gamma receptor inhibits the onset of glomerulonephritis. *Eur J Immunol* 1995;25:6–12.
31. Jacob CO, van der Meide PH, McDevitt HO. *In vivo* treatment of (NZB X NZW)F1 lupus-like nephritis with monoclonal antibody to gamma interferon. *J Exp Med* 1987;166:798–803.
32. Linker-Israeli M. Cytokine abnormalities in human lupus. *Clin Immunol Immunopathol* 1992;63:10–12.
33. al-Janadi M, al-Balla S, al-Dalaan A, et al. Cytokine profile in systemic lupus erythematosus, rheumatoid arthritis, and other rheumatic diseases. *J Clin Immunol* 1993;13:58–67.
34. Hagiwara E, Gourley MF, Lee S, et al. Disease severity in patients with systemic lupus erythematosus correlates with an increased ratio of interleukin-10:interferon-gamma-secreting cells in the peripheral blood. *Arthritis Rheum* 1996;39:379–385.
35. Chan RW, Tam LS, Li EK, et al. Inflammatory cytokine gene expres-

sion in the urinary sediment of patients with lupus nephritis. *Arthritis Rheum* 2003;48:1326–1331.
36. Boswell JM, Yui MA, Burt DW, et al. Increased tumor necrosis factor and IL-1 beta gene expression in the kidneys of mice with lupus nephritis. *J Immunol* 1988;141:3050–3054.
37. Gabay C, Arend WP. Treatment of rheumatoid arthritis with IL-1 inhibitors. *Springer Semin Immunopathol* 1998;20:229–246.
38. Jacob CO, McDevitt HO. Tumour necrosis factor-alpha in murine autoimmune "lupus" nephritis. *Nature* 1988;331:356–358.
39. Brennan DC, Yui MA, Wuthrich RP, et al. Tumor necrosis factor and IL-1 in New Zealand Black/White mice. Enhanced gene expression and acceleration of renal injury. *J Immunol* 1989;143:3470–3475.
40. Gordon C, Ranges GE, Greenspan JS, et al. Chronic therapy with recombinant tumor necrosis factor-alpha in autoimmune NZB/NZW F1 mice. *Clin Immunol Immunopathol* 1989;52:421–434.
41. Tomita Y, Hashimoto S, Yamagami K, et al. Restriction fragment length polymorphism (RFLP) analysis in the TNF genes of patients with systemic lupus erythematosus (SLE). *Clin Exp Rheumatol* 1993; 11:533–536.
42. Wilson AG, Gordon C, di Giovine FS, et al. A genetic association between systemic lupus erythematosus and tumor necrosis factor alpha. *Eur J Immunol* 1994;24:191–195.
43. Mitamura K, Kang H, Tomita Y, et al. Impaired tumour necrosis factor-alpha (TNF-alpha) production and abnormal B cell response to TNF-alpha in patients with systemic lupus erythematosus (SLE). *Clin Exp Immunol* 1991;85:386–391.
44. Malide D, Russo P, Bendayan M. Presence of tumor necrosis factor alpha and interleukin-6 in renal mesangial cells of lupus nephritis patients. *Hum Pathol* 1995;26:558–564.
45. Feldmann M, Charles P, Taylor P, et al. Biological insights from clinical trials with anti-TNF therapy. *Springer Semin Immunopathol* 1998; 20:211–228.
46. Weinberg JB, Misukonis MA, Shami PJ, et al. Human mononuclear phagocyte inducible nitric oxide synthase (iNOS): analysis of iNOS mRNA, iNOS protein, biopterin, and nitric oxide production by blood monocytes and peritoneal macrophages. *Blood* 1995;86:1184–1195.
47. St Clair EW, Wilkinson WE, Lang T, et al. Increased expression of blood mononuclear cell nitric oxide synthase type 2 in rheumatoid arthritis patients. *J Exp Med* 1996;184:1173–1178.
48. Anstey NM, Weinberg JB, Hassanali MY, et al. Nitric oxide in Tanzanian children with malaria: inverse relationship between malaria severity and nitric oxide production/nitric oxide synthase type 2 expression. *J Exp Med* 1996;184:557–567.
49. Belmont HM, Levartovsky D, Goel A, et al. Increased nitric oxide production accompanied by the up-regulation of inducible nitric oxide synthase in vascular endothelium from patients with systemic lupus erythematosus. *Arthritis Rheum* 1997;40:1810–1816.
50. Morris LF, Lemak NA, Arnett FC Jr, et al. Systemic lupus erythematosus diagnosed during interferon alfa therapy. *South Med J* 1996;89: 810–814.
51. Sharara AI, Perkins DJ, Misukonis MA, et al. Interferon (IFN)-alpha activation of human blood mononuclear cells *in vitro* and *in vivo* for nitric oxide synthase (NOS) type 2 mRNA and protein expression: possible relationship of induced NOS2 to the anti-hepatitis C effects of IFN-alpha *in vivo*. *J Exp Med* 1997;186:1495–1502.
52. Fukuto JM, Cho JY, Switzer CH. The chemical properties of nitric oxide and related nitrogen oxides. In: Ignarro LJ, ed. *Nitric oxide biology and pathobiology*. New York: Academic, 2000:23–40.
53. Patel RP, McAndrew J, Sellak H, et al. Biological aspects of reactive nitrogen species. *Biochim Biophys Acta* 1999;1411:385–400.
54. Sampson JB, Rosen H, Beckman JS. Peroxynitrite-dependent tyrosine nitration catalyzed by superoxide dismutase, myeloperoxidase, and horseradish peroxidase. *Methods Enzymol* 1996;269:210–218.
55. Beckman JS, Chen J, Ischiropoulos H, et al. Oxidative chemistry of peroxynitrite. *Methods Enzymol* 1994;233:229–240.
56. Khan J, Brennan DM, Bradley N, et al. 3-Nitrotyrosine in the proteins of human plasma determined by an ELISA method. *Biochem J* 1998; 330:795–801.
57. Privalle CT, Keng T, Gilkeson GS, et al. The role of nitric oxide and peroxynitrite in the pathogenesis of spontaneous murine autoimmune disease. In: Stamler J, Gross SS, Moncada S, eds. The biology of nitric oxide. New York: Elsevier, 1996.
58. MacMillan-Crow LA, Crow JP, Kerby JD, et al. Nitration and inactivation of manganese superoxide dismutase in chronic rejection of human renal allografts. *Proc Natl Acad Sci U S A* 1996;93:11853–11858.
59. Zou M, Martin C, Ullrich V. Tyrosine nitration as a mechanism of selective inactivation of prostacyclin synthase by peroxynitrite. *Biol Chem* 1997;378:707–713.
60. Zou MH, Yesilkaya A, Ullrich V. Peroxynitrite inactivates prostacyclin synthase by heme-thiolate-catalyzed tyrosine nitration. *Drug Metab Rev* 1999;31:343–349.
61. Ischiropoulos H. Biological tyrosine nitration—a pathophysiological function of nitric oxide and reactive oxygen species. *Arch Biochem Biophys* 1998;356:1–11.
62. Gow AJ, Duran D, Malcolm S, et al. Effects of peroxynitrite-induced protein modifications on tyrosine phosphorylation and degradation. *FEBS Lett* 1996;385:63–66.
63. Landino LM, Crews BC, Timmons MD, et al. Peroxynitrite, the coupling product of nitric oxide and superoxide, activates prostaglandin biosynthesis. *Proc Natl Acad Sci U S A* 1996;93:15069–15074.
64. Hensley K, Williamson KS, Floyd RA. Measurement of 3-nitrotyrosine and 5-nitro-gamma-tocopherol by high-performance liquid chromatography with electrochemical detection. *Free Radic Biol Med* 2000; 28:520–528.
65. Brennan ML, Wu W, Fu X, et al. A tale of two controversies: defining both the role of peroxidases in nitrotyrosine formation *in vivo* using eosinophil peroxidase and myeloperoxidase-deficient mice, and the nature of peroxidase-generated reactive nitrogen species. *J Biol Chem* 2002;277:17415–17427.
66. Moore KP, Darley-Usmar V, Morrow J, et al. Formation of F2-isoprostanes during oxidation of human low-density lipoprotein and plasma by peroxynitrite. *Circ Res* 1995;77:335–341.
67. Fukunaga M, Makita N, Roberts LJd, et al. Evidence for the existence of F2-isoprostane receptors on rat vascular smooth muscle cells. *Am J Physiol* 1993;264:C1619–C1624.
68. Morrow JD, Minton TA, Roberts LJd. The F2-isoprostane, 8-epi-prostaglandin F2 alpha, a potent agonist of the vascular thromboxane/endoperoxide receptor, is a platelet thromboxane/endoperoxide receptor antagonist. *Prostaglandins* 1992;44:155–163.
69. Morrow JD, Awad JA, Wu A, et al. Nonenzymatic free radical-catalyzed generation of thromboxane-like compounds (isothromboxanes) *in vivo*. *J Biol Chem* 1996;271:23185–23190.
70. Messmer UK, Lapetina EG, Brune B. Nitric oxide-induced apoptosis in RAW 264.7 macrophages is antagonized by protein kinase C– and protein kinase A–activating compounds. *Mol Pharmacol* 1995;47: 757–765.
71. Boyd CS, Cadenas E. Nitric oxide and cell signaling pathways in mitochondrial-dependent apoptosis. *Biol Chem* 2002;383:411–423.
72. Fehsel K, Kroncke KD, Meyer KL, et al. Nitric oxide induces apoptosis in mouse thymocytes. *J Immunol* 1995;155:2858–2865.
73. Muhl H, Sandau K, Brune B, et al. Nitric oxide donors induce apoptosis in glomerular mesangial cells, epithelial cells and endothelial cells. *Eur J Pharmacol* 1996;317:137–149.
74. Sandau K, Pfeilschifter J, Brune B. The balance between nitric oxide and superoxide determines apoptotic and necrotic death of rat mesangial cells. *J Immunol* 1997;158:4938–4946.
75. Blanco FJ, Ochs RL, Schwarz H, et al. Chondrocyte apoptosis induced by nitric oxide. *Am J Pathol* 1995;146:75–85.
76. Elfering SL, Sarkela TM, Giulivi C. Biochemistry of mitochondrial nitric-oxide synthase. *J Biol Chem* 2002;277:38079–38086.
77. Bustamante J, Bersier G, Romero M, et al. Nitric oxide production and mitochondrial dysfunction during rat thymocyte apoptosis. *Arch Biochem Biophys* 2000;376:239–247.
78. Ramachandran A, Levonen AL, Brookes PS, et al. Mitochondria, nitric oxide, and cardiovascular dysfunction. *Free Radic Biol Med* 2002; 33:1465–1474.
79. Aiello S, Noris M, Piccinini G, et al. Thymic dendritic cells express inducible nitric oxide synthase and generate nitric oxide in response to self- and alloantigens. *J Immunol* 2000;164:4649–4658.
80. Mohr S, Zech B, Lapetina EG, et al. Inhibition of caspase-3 by S-nitrosation and oxidation caused by nitric oxide. *Biochem Biophys Res Commun* 1997;238:387–391.
81. Kim YM, Talanian RV, Billiar TR. Nitric oxide inhibits apoptosis by preventing increases in caspase-3-like activity via two distinct mechanisms. *J Biol Chem* 1997;272:31138–31148.
82. Kim PK, Kwon YG, Chung HT, et al. Regulation of caspases by nitric

oxide. *Ann NY Acad Sci* 2002;962:42–52.
83. Li J, Billiar TR, Talanian RV, et al. Nitric oxide reversibly inhibits seven members of the caspase family via S-nitrosylation. *Biochem Biophys Res Commun* 1997;240:419–424.
84. Leist M, Volbracht C, Kuhnle S, et al. Caspase-mediated apoptosis in neuronal excitotoxicity triggered by nitric oxide. *Mol Med* 1997; 3:750–764.
85. Nitsch DD, Ghilardi N, Muhl H, et al. Apoptosis and expression of inducible nitric oxide synthase are mutually exclusive in renal mesangial cells. *Am J Pathol* 1997;150:889–900.
86. Genaro AM, Hortelano S, Alvarez A, et al. Splenic B lymphocyte programmed cell death is prevented by nitric oxide release through mechanisms involving sustained Bcl-2 levels. *J Clin Invest* 1995; 95:1884–1890.
87. Messmer UK, Reed UK, Brune B. Bcl-2 protects macrophages from nitric oxide-induced apoptosis. *J Biol Chem* 1996;271:20192–20197.
88. Mannick JB, Asano K, Izumi K, et al. Nitric oxide produced by human B lymphocytes inhibits apoptosis and Epstein-Barr virus reactivation. *Cell* 1994;79:1137–1146.
89. Baker AJ, Mooney A, Hughes J, et al. Mesangial cell apoptosis: the major mechanism for resolution of glomerular hypercellularity in experimental mesangial proliferative nephritis. *J Clin Invest* 1994; 94:2105–2116.
90. Trachtman H, Futterweit S, Singhal P. Nitric oxide modulates the synthesis of extracellular matrix proteins in cultured rat mesangial cells. *Biochem Biophys Res Commun* 1995;207:120–125.
91. Brune B. Nitric oxide and apoptosis in mesangial cells. *Kidney Int* 2002;61:786–789.
92. von Knethen A, Brune B. Cyclooxygenase-2: an essential regulator of NO-mediated apoptosis. *FASEB J* 1997;11:887–895.
93. Sheehy AM, Burson MA, Black SM. Nitric oxide exposure inhibits endothelial NOS activity but not gene expression: a role for superoxide. *Am J Physiol* 1998;274:L833–L841.
94. Burgner D, Xu W, Rockett K, et al. Inducible nitric oxide synthase polymorphism and fatal cerebral malaria. *Lancet* 1998;352:1193–1194.
95. Kun JF, Mordmuller B, Lell B, et al. Polymorphism in promoter region of inducible nitric oxide synthase gene and protection against malaria. *Lancet* 1998;351:265–266.
96. Kun JF, Mordmuller B, Perkins DJ, et al. Nitric oxide synthase 2 (G-954C), increased nitric oxide production, and protection against malaria. *J Infect Dis* 2001;184:330–336.
97. Oates JC, Levesque MC, Hobbs MR, et al. Nitric oxide synthase 2 promoter polymorphisms and systemic lupus erythematosus in African-Americans. *J Rheumatol* 2003;30:60–67.
98. Weinberg JB, Granger DL, Pisetsky DS, et al. The role of nitric oxide in the pathogenesis of spontaneous murine autoimmune disease: increased nitric oxide production and nitric oxide synthase expression in MRL-lpr/lpr mice, and reduction of spontaneous glomerulonephritis and arthritis by orally administered NG-monomethyl-L- arginine. *J Exp Med* 1994;179:651–660.
99. Weinberg JB, Gilkeson GS, Mason RP, et al. Nitrosylation of blood hemoglobin and renal nonheme proteins in autoimmune MRL-lpr/lpr mice. *Free Radic Biol Med* 1998;24:191–196.
100. Hortelano S, Diazguerra MJM, Gonzalezgarcia A, et al. Linomide administration to mice attenuates the induction of nitric oxide synthase elicited by lipopolysaccharide-activated macrophages and prevents nephritis in Mrl/Mp-lpr/lpr mice. *J Immunol* 1997;158:1402–1408.
101. Oates JC, Ruiz P, Alexander A, et al. Effect of late modulation of nitric oxide production on murine lupus. *Clin Immunol Immunopathol* 1997;83:86–92.
102. Reilly CM, Farrelly LW, Viti D, et al. Modulation of renal disease in MRL/lpr mice by pharmacologic inhibition of inducible nitric oxide synthase. *Kidney Int* 2002;61:839–846.
103. Yang CW, Yu CC, Ko YC, et al. Aminoguanidine reduces glomerular inducible nitric oxide synthase (iNOS) and transforming growth factor-beta 1 (TGF-beta1) mRNA expression and diminishes glomerulosclerosis in NZB/W F1 mice. *Clin Exp Immunol* 1998;113:258–264.
104. Jansen A, Cook T, Taylor GM, et al. Induction of nitric oxide synthase in rat immune complex glomerulonephritis. *Kidney Int* 1994; 45:1215–1219.
105. Cattell V, Cook HT, Ebrahim H, et al. Anti-GBM glomerulonephritis in mice lacking nitric oxide synthase type 2. *Kidney Int* 1998;53: 932–936.
106. Gilkeson GS, Mudgett JS, Seldin MF, et al. Clinical and serologic manifestations of autoimmune disease in MRL-lpr/lpr mice lacking nitric oxide synthase type 2. *J Exp Med* 1997;186:365–373.
107. Kato H, Nishida K, Yoshida A, et al. Effect of NOS2 gene deficiency on the development of autoantibody mediated arthritis and subsequent articular cartilage degeneration. *J Rheumatol* 2003;30:247–255.
108. Steinman L. Some misconceptions about understanding autoimmunity through experiments with knockouts. *J Exp Med* 1997;185: 2039–2041.
109. Perkins DJ, St Clair EW, Misukonis MA, et al. Reduction of NOS2 overexpression in rheumatoid arthritis patients treated with anti-tumor necrosis factor alpha monoclonal antibody (cA2). *Arthritis Rheum* 1998;41:2205–2210.
110. Del Carlo M Jr, Loeser RF. Nitric oxide-mediated chondrocyte cell death requires the generation of additional reactive oxygen species. *Arthritis Rheum* 2002;46:394–403.
111. Armour KJ, Armour KE, van't Hof RJ, et al. Activation of the inducible nitric oxide synthase pathway contributes to inflammation-induced osteoporosis by suppressing bone formation and causing osteoblast apoptosis. *Arthritis Rheum* 2001;44:2790–2796.
112. Rolla G, Brussino L, Bertero MT, et al. Increased nitric oxide in exhaled air of patients with systemic lupus erythematosus. *J Rheumatol* 1997;24:1066–1071.
113. Gonzalezcrespo MR, Navarro JA, Arenas J, et al. Prospective study of serum and urinary nitrate levels in patients with systemic lupus erythematosus. *Br J Rheumatol* 1998;37:972–977.
114. Gilkeson G, Cannon C, Oates J, et al. Correlation of serum measures of nitric oxide production with lupus disease activity. *J Rheumatol* 1999;26:318–324.
115. Ho CY, Wong CK, Li EK, et al. Elevated plasma concentrations of nitric oxide, soluble thrombomodulin and soluble vascular cell adhesion molecule-1 in patients with systemic lupus erythematosus. *Rheumatology (Oxford)* 2003;42:117–122.
116. Granger DL, Miller WC, Hibbs JB. Methods of analyzing nitric oxide production in the immune response. In: Feelisch M, Stamler JS, eds. *Methods in nitric oxide research.* New York: John Wiley & Sons, 1996.
117. Oates JC, Christensen EF, Reilly CM, et al. Prospective measure of serum 3-nitrotyrosine levels in systemic lupus erythematosus: correlation with disease activity. *Proc Assoc Am Physicians* 1999;111: 611–621.
118. Cardillo C, Kilcoyne CM, Cannon RO 3rd, et al. Racial differences in nitric oxide-mediated vasodilator response to mental stress in the forearm circulation. *Hypertension* 1998;31:1235–1239.
119. Clancy R, Marder G, Martin V, et al. Circulating activated endothelial cells in systemic lupus erythematosus: further evidence for diffuse vasculopathy. *Arthritis Rheum* 2001;44:1203–1208.
120. Kashem A, Endoh M, Yano N, et al. Expression of inducible-NOS in human glomerulonephritis: the possible source is infiltrating monocytes/macrophages. *Kidney Int* 1996;50:392–399.
121. Furusu A, Miyazaki M, Abe K, et al. Expression of endothelial and inducible nitric oxide synthase in human glomerulonephritis. *Kidney Int* 1998;53:1760–1768.
122. Wang JS, Tseng HH, Shih DF, et al. Expression of inducible nitric oxide synthase and apoptosis in human lupus nephritis. *Nephron* 1997;77:404–411.
123. Yu CC, Yang CW, Wu MS, et al. Mycophenolate mofetil reduces renal cortical inducible nitric oxide synthase mRNA expression and diminishes glomerulosclerosis in MRL/lpr mice. *J Lab Clin Med* 2001;138:69–77.
124. Tapia E, Franco M, Sanchez-Lozada LG, et al. Mycophenolate mofetil prevents arteriolopathy and renal injury in subtotal ablation despite persistent hypertension. *Kidney Int* 2003;63:994–1002.
125. Lui SL, Tsang R, Wong D, et al. Effect of mycophenolate mofetil on severity of nephritis and nitric oxide production in lupus-prone MRL/lpr mice. *Lupus* 2002;11:411–418.
126. Peters H, Border WA, Ruckert M, et al. l-Arginine supplementation accelerates renal fibrosis and shortens life span in experimental lupus nephritis. *Kidney Int* 2003;63:1382–1392.
127. Kuhn A, Fehsel K, Lehmann P, et al. Aberrant timing in epidermal expression of inducible nitric oxide synthase after UV irradiation in cutaneous lupus erythematosus. *J Invest Dermatol* 1998;111: 149–153.
128. Tsukazaki N, Watanabe M, Shimizu K, et al. Photoprovocation test

and immunohistochemical analysis of inducible nitric oxide synthase expression in patients with Sjögren's syndrome associated with photosensitivity. *Br J Dermatol* 2002;147:1102–1108.
129. Wong CK, Ho CY, Li EK, et al. Elevated production of interleukin-18 is associated with renal disease in patients with systemic lupus erythematosus. *Clin Exp Immunol* 2002;130:345–351.
130. Lopez-Nevot MA, Ramal L, Jimenez-Alonso J, et al. The inducible nitric oxide synthase promoter polymorphism does not confer susceptibility to systemic lupus erythematosus. *Rheumatology (Oxford)* 2003;42:113–116.
131. Lorenz HM, Grunke M, Hieronymus T, et al. *In vitro* apoptosis and expression of apoptosis-related molecules in lymphocytes from patients with systemic lupus erythematosus and other autoimmune diseases. *Arthritis Rheum* 1997;40:306–317.
132. Emlen W, Niebur J, Kadera R. Accelerated *in vitro* apoptosis of lymphocytes from patients with systemic lupus erythematosus. *J Immunol* 1994;152:3685–3692.
133. Elkon KB. Apoptosis in SLE—too little or too much? *Clin Exp Rheumatol* 1994;12:553–559.
134. Richardson BC, Yung RL, Johnson KJ, et al. Monocyte apoptosis in patients with active lupus. *Arthritis Rheum* 1996;39:1432–1434.
135. Steinberg AD, Melez KA, Raveche ES, et al. Approach to the study of the role of sex hormones in autoimmunity. *Arthritis Rheum* 1979; 22:1170–1176.
136. Hayashi T, Yamada K, Esaki T, et al. Effect of estrogen on isoforms of nitric oxide synthase: possible mechanism of anti-atherosclerotic effect of estrogen. *Gerontology* 1997;43:24–34.
137. Best PJ, Berger PB, Miller VM, et al. The effect of estrogen replacement therapy on plasma nitric oxide and endothelin-1 levels in postmenopausal women. *Ann Intern Med* 1998;128:285–288.
138. Lang U, Baker RS, Clark KE. Estrogen-induced increases in coronary blood flow are antagonized by inhibitors of nitric oxide synthesis. Eur J Obstet Gynecol Reprod Biol 1997;74:229–235.
139. Binko J, Majewski H. 17 Beta-estradiol reduces vasoconstriction in endothelium-denuded rat aortas through inducible NOS. *Am J Physiol* 1998;274:H853–H859.
140. Hayashi T, Yamada K, Esaki T, et al. Physiological concentrations of 17beta-estradiol inhibit the synthesis of nitric oxide synthase in macrophages via a receptor-mediated system. *J Cardiovasc Pharmacol* 1998;31:292–298.
141. Chao TC, Van Alten PJ, Walter RJ. Steroid sex hormones and macrophage function: modulation of reactive oxygen intermediates and nitrite release. *Am J Reprod Immunol* 1994;32:43–52.
142. Hayashi T, Fukuto JM, Ignarro LJ, et al. Gender differences in atherosclerosis: possible role of nitric oxide. *J Cardiovasc Pharmacol* 1995;26:792–802.
143. Woodfork KA, Schuller KC, Huffman LJ. Cytokine and nitric oxide release by J774A.1 macrophages is not regulated by estradiol. *Life Sci* 2001;69:2287–2294.
144. Devaux Y, Seguin C, Grosjean S, et al. Lipopolysaccharide-induced increase of prostaglandin E-2 is mediated by inducible nitric oxide synthase activation of the constitutive cyclooxygenase and induction of membrane-associated prostaglandin E synthase. *J Immunol* 2001; 167:3962–3971.
145. Weyand CM, Wagner AD, Bjornsson J, et al. Correlation of the topographical arrangement and the functional pattern of tissue-infiltrating macrophages in giant cell arteritis. *J Clin Invest* 1996;98:1642–1649.
146. Borkowski A, Younge BR, Szweda L, et al. Reactive nitrogen intermediates in giant cell arteritis: selective nitration of neocapillaries. *Am J Pathol* 2002;161:115–123.
147. Adewuya O, Irie Y, Bian K, et al. Mechanism of vasculitis and aneurysms in Kawasaki disease: role of nitric oxide. *Nitric Oxide* 2003;8:15–25.
148. Wang CL, Wu YT, Lee CJ, et al. Decreased nitric oxide production after intravenous immunoglobulin treatment in patients with Kawasaki disease. *J Pediatr* 2002;141:560–565.
149. Heeringa P, Bijl M, de Jager-Krikken A, et al. Renal expression of endothelial and inducible nitric oxide synthase, and formation of peroxynitrite-modified proteins and reactive oxygen species in Wegener's granulomatosis. *J Pathol* 2001;193:224–232.
150. Er H, Evereklioglu C, Cumurcu T, et al. Serum homocysteine level is increased and correlated with endothelin-1 and nitric oxide in Behçet's disease. *Br J Ophthalmol* 2002;86:653–657.
151. Evereklioglu C, Turkoz Y, Er H, et al. Increased nitric oxide production in patients with Behçet's disease: is it a new activity marker? *J Am Acad Dermatol* 2002;46:50–54.
152. Yilmaz G, Sizmaz S, Yilmaz ED, et al. Aqueous humor nitric oxide levels in patients with Behçet disease. *Retina* 2002;22:330–335.
153. Soylemezoglu O, Ozkaya O, Erbas D, et al. Nitric oxide in Henoch-Schonlein purpura. *Scand J Rheumatol* 2002;31:271–274.
154. Bruce IN, Harris CM, Nugent A, et al. Enhanced endothelium-dependent vasodilator responses in patients with systemic vasculitis. *Scand J Rheumatol* 1997;26:318–324.
155. Yamamoto T, Katayama I, Nishioka K. Nitric oxide production and inducible nitric oxide synthase expression in systemic sclerosis. *J Rheumatol* 1998;25:314–317.
156. Kharitonov SA, Cailes JB, Black CM, et al. Decreased nitric oxide in the exhaled air of patients with systemic sclerosis with pulmonary hypertension. *Thorax* 1997;52:1051–1055.
157. Yamamoto T, Sawada Y, Katayama I, et al. Increased production of nitric oxide stimulated by interleukin-1-beta in peripheral blood mononuclear cells in patients with systemic sclerosis. *Br J Rheumatol* 1998; 37:1123–1125.
158. Stein CM, Tanner SB, Awad JA, et al. Evidence of free radical-mediated injury (isoprostane overproduction) in scleroderma. *Arthritis Rheum* 1996;39:1146–1150.
159. Rolla G, Colagrande P, Scappaticci E, et al. Exhaled nitric oxide in systemic sclerosis: relationships with lung involvement and pulmonary hypertension. *J Rheumatol* 2000;27:1693–1698.
160. Schaffer MR, Tantry U, Gross SS, et al. Nitric oxide regulates wound healing. *J Surg Res* 1996;63:237–240.
161. Schaffer MR, Tantry U, van Wesep RA, et al. Nitric oxide metabolism in wounds. *J Surg Res* 1997;71:25–31.
162. Schaffer MR, Tantry U, Efron PA, et al. Diabetes-impaired healing and reduced wound nitric oxide synthesis: a possible pathophysiologic correlation. *Surgery* 1997;121:513–519.
163. Schaffer MR, Efron PA, Thornton FJ, et al. Nitric oxide, an autocrine regulator of wound fibroblast synthetic function. *J Immunol* 1997; 158:2375–2381.
164. Yamasaki K, Edington HD, McClosky C, et al. Reversal of impaired wound repair in iNOS-deficient mice by topical adenoviral-mediated iNOS gene transfer. *J Clin Invest* 1998;101:967–971.
165. Saleh D, Barnes PJ, Giaid A. Increased production of the potent oxidant peroxynitrite in the lungs of patients with idiopathic pulmonary fibrosis. *Am J Respir Crit Care Med* 1997;155:1763–1769.
166. Paredi P, Kharitonov SA, Loukides S, et al. Exhaled nitric oxide is increased in active fibrosing alveolitis. *Chest* 1999;115:1352–1356.
167. Giaid A, Saleh D. Reduced expression of endothelial nitric oxide synthase in the lungs of patients with pulmonary hypertension. *N Engl J Med* 1995;333:214–221.
168. Marie I, Beny JL. Endothelial dysfunction in murine model of systemic sclerosis: tight-skin mice 1. *J Invest Dermatol* 2002;119:1379–1387.
169. Evans CH, Stefanovic-Racic M, Lancaster J. Nitric oxide and its role in orthopaedic disease. Clin Orthop 1995:275–294.
170. Lotz M. The role of nitric oxide in articular cartilage damage. *Rheum Dis Clin North Am* 1999;25:269–282.
171. Maier R, Bilbe G, Rediske J, et al. Inducible nitric oxide synthase from human articular chondrocytes: cDNA cloning and analysis of mRNA expression. *Biochim Biophys Acta* 1994;1208:145–150.
172. Stadler J, Stefanovic-Racic M, Billiar TR, et al. Articular chondrocytes synthesize nitric oxide in response to cytokines and lipopolysaccharide. *J Immunol* 1991;147:3915–3920.
173. Palmer RM, Hickery MS, Charles IG, et al. Induction of nitric oxide synthase in human chondrocytes. *Biochem Biophys Res Commun* 1993;193:398–405.
174. Shalom-Barak T, Quach J, Lotz M. Interleukin-17-induced gene expression in articular chondrocytes is associated with activation of mitogen-activated protein kinases and NF-kappaB. *J Biol Chem* 1998;273:27467–27473.
175. Olee T, Hashimoto S, Quach J, et al. IL-18 is produced by articular chondrocytes and induces proinflammatory and catabolic responses. *J Immunol* 1999;162:1096–1100.
176. Fink C, Fermor B, Weinberg JB, et al. The effect of dynamic mechanical compression on nitric oxide production in the meniscus. *Osteoarthritis Cartilage* 2001;9:481–487.
177. Fermor B, Weinberg JB, Pisetsky DS, et al. The effects of static and intermittent compression on nitric oxide production in articular carti-

intermittent compression on nitric oxide production in articular cartilage explants. *J Orthop Res* 2001;19:729–737.
178. Pelletier JP, Lascau-Coman V, Jovanovic D, et al. Selective inhibition of inducible nitric oxide synthase in experimental osteoarthritis is associated with reduction in tissue levels of catabolic factors. *J Rheumatol* 1999;26:2002–2014.
179. Das P, Schurman DJ, Smith RL. Nitric oxide and G proteins mediate the response of bovine articular chondrocytes to fluid-induced shear. *J Orthop Res* 1997;15:87–93.
180. Rediske JJ, Koehne CF, Zhang B, et al. The inducible production of nitric oxide by articular cell types. *Osteoarthritis Cartilage* 1994; 2:199–206.
181. Stefanovic-Racic M, Meyers K, Meschter C, et al. Comparison of the nitric oxide synthase inhibitors methylarginine and aminoguanidine as prophylactic and therapeutic agents in rat adjuvant arthritis. *J Rheumatol* 1995;22:1922–1928.
182. McCartney-Francis NL, Song X, Mizel DE, et al. Selective inhibition of inducible nitric oxide synthase exacerbates erosive joint disease. *J Immunol* 2001;166:2734–2740.
183. van de Loo FA, Arntz OJ, van Enckevort FH, et al. Reduced cartilage proteoglycan loss during zymosan-induced gonarthritis in NOS2-deficient mice and in anti-interleukin-1-treated wild-type mice with unabated joint inflammation. *Arthritis Rheum* 1998;41: 634–646.
184. Pelletier J, Jovanovic D, Fernandes JC, et al. Reduction in the structural changes of experimental osteoarthritis by a nitric oxide inhibitor. *Osteoarthritis Cartilage* 1999;7:416–418.
185. Clancy RM, Abramson SB, Kohne C, et al. Nitric oxide attenuates cellular hexose monophosphate shunt response to oxidants in articular chondrocytes and acts to promote oxidant injury. *J Cell Physiol* 1997;172:183–191.
186. Frenkel SR, Clancy RM, Ricci JL, et al. Effects of nitric oxide on chondrocyte migration, adhesion, and cytoskeletal assembly. *Arthritis Rheum* 1996;39:1905–1912.
187. Clancy RM, Rediske J, Tang X, et al. Outside-in signaling in the chondrocyte. Nitric oxide disrupts fibronectin-induced assembly of a subplasmalemmal actin/rho A/focal adhesion kinase signaling complex. *J Clin Invest* 1997;100:1789–1796.
188. Farrell AJ, Blake DR, Palmer RM, et al. Increased concentrations of nitrite in synovial fluid and serum samples suggest increased nitric oxide synthesis in rheumatic diseases. *Ann Rheum Dis* 1992;51: 1219–1222.

第25章

免疫复合物的特性和免疫复合物病的原则

Robert P. Kimberly

自身抗体的产生和抗原抗体复合物的形成是大多数自身免疫性疾病的特征。这些免疫复合物或是直接沉积在原本的组织里，或是通过血液循环沉积在血管壁上，从而引起炎症发生，组织器官损害，最终导致疾病的临床表现。免疫复合物也可以与循环系统中的红细胞相结合，从而引发炎症细胞免疫。尽管碍于目前公认技术方面的限制，针对样本的循环系统中免疫复合物的定量测定应用于临床遭遇瓶颈，但这些暂时的困难不会限制免疫复合物的生物学意义。实际上，免疫复合物除了本身在许多自身免疫疾病，如肾小球肾炎、关节炎、脉管炎、胸膜心包炎等的发病机制中的潜在作用，通过纷繁复杂临床表现为人所重视，它对目标抗原的加工和递呈起到了至关重要的作用。

从传统意义上讲，人们大多认为免疫复合物在疾病中所起到的主要病生理作用主要是由多种趋化性细胞因子的分泌、补体的激活和炎症细胞活化的共同作用的结果。尽管补体的激活在炎症中起到的重要作用显而易见，来自动物模型和人体实验的也证明了免疫球蛋白受体在炎症的发展和免疫复合物病中的重要作用[1-4]。近来人们认识到，作为激活补体的C-反应蛋白以及免疫复合物是把免疫球蛋白受体作为它们主要的载体和活化受体[5,6]。这一点也强化了免疫复合物在这一过程中的重要作用。因此，包含有天然免疫和适应性免疫系统的诸多因素的免疫复合物，共用一条效应器通路。这些实验结果，连同那些对抗原提呈[7,8]、B淋巴细胞生理学[9-12]、自然杀伤(NK)细胞功能[13,14]等生物学方面的研究为免疫复合物在生物学方面的研究提供了宽广的前景，其重点放在几个关键问题上。

1.什么决定促炎症受体介导激活吞噬细胞和抗炎受体介导摄取和清除之间平衡?

2. 免疫复合物结合抗体或CRP在抗原递呈的放大系统中的作用?

3.免疫复合物在调节B细胞功能和抗体生成过程中的作用?

4.免疫复合物在NK细胞功能的调节和存活中起什么作用?

为了解决上述问题，就必须理解免疫复合物的物理和生物学特性，IgG、IgE这两种免疫球蛋白受体(Fc受体）及与之相结合的补体分裂产物的特性以及呈现这些受体的细胞类型的特性。免疫复合物的形成本身也是正常免疫反应的一部分。因此，临床疾病的病变过程反应了免疫复合物持续而过度的产生，以及其靶组织的生物学特性。这一过程受受体结构的基因突变所影响[1,2,15]，也可能是传统意义上所说的受细胞因子的产生的影响，这些都能影响受体的功能活动[16-19]。主体的特性以及在体液免疫的定性和定量方面的互相影响在免疫复合物介导的疾病的发病过程中起到了至关重要的作用。

一、免疫复合物的特性

在天然免疫和适应性免疫系统中，调理素和与目标抗原相结合的免疫复合物，有一些共用的效用机制，随着人们对这一问题的逐渐认知，免疫复合物这一专业术语也可以被应用于C-反应蛋白、Clq、血清淀粉样蛋白、甘露糖结合凝集素为靶向的免疫复合物的描述，就像它应用于传统意义上对抗原抗体复合物的描述。以上诸多调理素为靶向的系统在主动防御中起到核心作用,并对免疫疾病的发病机制起到重要的解释[20-23]。然而,抗原抗体免疫复合物受到很大关注,并在本章作为重点加以论述。

抗原复合物和抗体复合物在其自身潜在的引起炎症反应及引起组织损害方面是不同的。这个变化反映出组成部分抗原和他们的相应抗体,以及抗原抗体复合物的物理和化学特性(表25.1)。各种抗原在分子大小及每个分子的抗原决定基是不同的。有多个抗原决定基的较大抗原能促成较大免疫复合物的形成,这样就可以使受体介导的较大的免疫复合物在循环中快速被清除,相反,较小的抗原在快速清除的促进过程中就不是很有效。抗原表面电荷的分布也会影响抗原与其他分子和组织的相互作用。例如表面带有正电荷的抗原可以和带负电荷的组织相结合,就像肾小球的基底膜,方便抗原及抗原抗体复合物的沉积[24]。在一些疾病的病变过程中,这种机制使得免疫复合物在局部得以形成,并使免疫复合物具有明显的组织向性,抗原的其他特性也在抗原抗体复合物的特性方面起到了重要作用。糖蛋白抗原与凝集素样分子结合,当半乳糖残基用于识别的时候,在肝细胞上半乳糖受体介导下,摄取较小的免疫复合物[25]。同样的,含核酸的抗原,无论分子大小,电荷正负或是具有专门的摄取机制,都可以赋予免疫复合物独一无二的特性[26]。

其相应的抗体也在决定免疫复合物整体性能中起到关键作用。免疫球蛋白抗体IgG是5种免疫球蛋白

表25.1 影响免疫复合物特性的因素

抗原特性	
	免疫复合物大小
	抗原决定基的密度和分布
	表面电荷以及其分布
	直接与组织的结合能力
	Ab/Ag的摩尔比浓度
抗体特性	
	抗体类型及其亚型
	补体结合能力
	抗体的亲抗原性
	表面电荷及其分布
	抗体/抗原摩尔浓度比

(IgG,IgM,IgA,IgE,IgD)中最常见的一种,它以二价体的形式和抗原结合。如果被结合的抗原决定基位于同一抗原分子,由于合成的单配二价体相互作用,它们将不会与抗原交叉结合形成抗原晶格框架。反之,如果被结合的抗原决定基位于不同的抗原分子,抗体抗原以交叉结合的形式形成一个较大的网状晶格结构分子。这一格状结构的形成受诸多重要因素的影响:抗体分子的效价,电荷分布,抗原表面抗原结合基的差异,抗体的效价和结合力(通常,IgM和IgA的效价都大于2),抗原抗体的摩尔比,以及抗原抗体的绝对浓度。由此形成免疫复合物的生物学特性反映这个晶格的形成,并被构成抗原抗体的内在固有生物学特性改变。

二、IgG亚型

IgG有4个亚型,每个亚型的理化特性因其在首位氨基酸序列和每种亚型糖基化特异性重链截然不同[27]。IgG亚型的差异主要集中在铰链区结构的不同上,这也参与早期补体成分C1q与IgG以及IgG与Fcγ受体的结合。因此,毫无疑问,IgG亚型作用的不同主要集中在补体的激活和Fcγ受体的结合上。尽管IgG的第三位结构在这些交互作用中起到了非常重要的作用,但是,位于IgG重链上残基318-322位的功能域在C1q的结合上显示出重要作用[28]。尽管不同的Fcγ受体可能对这一区域中不同的残基以及重链的糖基化的不同状态敏感[29],残基234-237在Fcγ受体的结合上仍起到关键的作用[30]。就像同种抗免疫球蛋白Gm,位于人类染色体14 q 32的IgG重链的基因编码,在等位基因有变异。现有的数据表明,位于首位氨基酸序列的等位基因变异没有影响补体的结合和受体的结合。但有研究暗示Gm allotypes可能与IgG的基础浓度有关[31]。

尽管IgG1是最常见免疫球蛋白,IgG2也比较常见,依靠炎性抗原的特性,以及在抗原表达时的细胞分裂素的环境下,免疫复合物中的IgG亚型作用不同。在多种类型免疫复合物中,IgG1和IgG3主要被认为直接针对蛋白质抗原,而且能有效地激活补体[32,33]。IgG2的产生通常针对多糖抗原反应,并在诸如抗Clq抗体的自身抗体反应中起到主导作用[34]。IgG2不能很好地逐层激活补体。作为一种低效的补体激活剂,IgG4是一种不常见的免疫复合物成分。因此,在免疫的复合物中的IgG亚型的性质能影响活体中免疫复合物的生物学特性,以及在特定的免疫复合物化验发现中检测免疫复合物。

三、补体成分以及补体成分的缺乏

在补体(C1q,Clr,Cls,C4,C2,C3)逐层反应早期的成分同源纯合体缺乏，往往与类似全身系统性红斑狼疮的免疫复合物疾病(SLE)联系起来(参见第 21 章)。尽管这些同源纯合体缺失比较罕见，而C4 异源杂合体缺失更为常见，系统性红斑狼疮患者有增加患病的 C4A 无效等位基因[35-38]。解释这些无效等位基因增加的原因，特别是白人患者，无论是从坚强连接，C4A 无效等位基因与人类白细胞抗原 DR3(HLA-DR3)的不稳定结合，以及遗传 8.1 主要组织相容性复合物(MHC)单型来解释，都是很复杂的。尽管还未被证实，这也增加了其他基因在与疾病相关的 MHC 扩展单体型中起作用的可能性。虽然如此，在缺少 HLA-DR3 结合的情况下，把 C4A 无效等位基因与系统性红斑狼疮联系起来，在解释其他种族人口发病时，得到病生理方面的支持。这种机制是与 C4A 无效等位基因结合，而是不是以 C4B 无效等位基因结合，到目前为止还不确定。基因变异在 C4 基因复制数目及结构方面比较显著，而产生两个的基因有不同的性能[39-41]。C4A 基因的产物，能有效地促进氨基与氨基结合形成酰胺，而 C4B 的基因产物，则能有效地促进羟基与羟基结合形成酯。也许这种差异影响了免疫复合物的调理作用和溶细胞作用。因此，补体活化经典途径早期补体成分的缺乏可能导致免疫复合物物理和生物学特性的差异，以及免疫复合物与补 Fcγ 受体的结合。

四、免疫复合物的细胞受体

(一)补体受体

补体受体包括完整 C1q 受体和补体成分激活后产生的裂解片段的受体。Clq 的细胞表面结合蛋白，C1qRP，一个分子量位 126 000 kd 的分子，参与吞噬细胞的表达并可增强其吞噬作用，也参与 C1q 对免疫复合物的调理作用。有趣的是，一些 ligands，如 C1q 和甘露糖结合凝集素都可以与 C1qRP 结合，而且 C1q 可能有不只一个细胞表面结合蛋白[42-44]。这一观点主要因抗体、C-反应蛋白，以及 FcγR 之间的影响相一致的(FcγR)。

补体成分的裂解会产生高效的过敏毒素，如 C3a 和 C5a，它们属于 7 跨膜生成的蛇型受体族，各与不同的受体结合[45,46]。这些受体，被发现干细胞以及 T 细胞、肾小球膜细胞、炎性细胞活化机制中，有加强黏附和调停释放的作用[47]。一般意义上讲，由于小鼠 C5a 受体缺乏，在多种免疫复合物疾病模型中有着显著的降低炎症的作用机制[48]。

补体成分的裂解对 C3 片断产生调理作用，独特的 4 字结构受体与 C3 片断结合(表 25.2)。补体受体 1 型和 2 型(CR1 和 CR2)属于补体激活调节剂分子家族[49,50](见第 21 章)。作为补体激活调节剂家族的成员，CR1 和 CR2 有共同的结构特点，被称为短共有重复序列(SCR)的 60-70 氨基酸残基，以及多组 SCR 形成长同源重复序列(LHR)。CR1(CD35)有 4 个显性表达的等位基因，反映了 LHR(LHR，长同源重复序列)的不同的数目决定了不同分子大小，然而，这一意义仍不确定[51]。CR1 有几个多位态点，它们能够影响配体的结合[52]。SCR 序列虽然同源，但各有不同，而且 SCR(SCR，短共有重复序列)和 LHR(LHR，长同源重复序列)在数量上也不同，因此 CR1 在结构上区别于 CR2(CD21)。CR1 与 CR2 的组织分布也有很大的差异。CR1 分布比较广泛(如红细胞、嗜中性粒细胞、单核吞噬细胞、肾小球膜细胞、B 淋巴细胞，和部分 T 淋巴细胞)，而 CR2 只分布在 B 淋巴细胞。CR1 优先与 C3 和 C4 的裂解产物 C3b、C4b 结合，以及更低水平上，与 C3b 的裂解产物 iC3b 结合。CR1 介导免疫复合物与红细胞的结合，参与免疫复合物的调控，也是 C3b 裂解的辅助因子。CR2 与 iC3b 裂解产物，C3dg 结合，但它并不参与免疫复合物的清除。然而，CR2 在调整 B 淋巴细胞功能中有重要作用，并且 CD2 也是 Epstein-Barr 病毒(Epstein-Barr virus)的一个受体。

CR3 和 CR4 都属于 β_2 黏附分子整合素家族，它们每一个都有一个独特的 α 链和共同的 β 链组成(designated β_2)[53]。CR3 和 CR4 都与 C3 的降解产品 iC3b 和 C3dg 相结合，主要发现分布在固定组织巨噬细胞、单核吞噬细胞，和多形态核白细胞。在免疫复合物与 C3 结合后，在分布于红细胞的 CR1(I 型补体受体)作用下，将 C3 降解成 iC3b 和 C3dg 后，这些受体可能在免疫复合物的产生和清除过程中起到重要作用。不同于许多补体成分缺乏往往会导致红斑狼疮样免疫复合物病，CR3 和 CR4 这类受体的缺乏不会导致免疫复合物的沉积。β_2 整合素族临床上的显性缺乏(白细胞黏附缺陷 1 型)往往导致白细胞黏附性缺失，吞噬细胞的数量的减退，以及主体对细菌传染的免疫防御严重不足[54]。

表25.2 作用于补体源的调理素的受体

受体	分子家族	分子结构	细胞分布	配体	功能
CR1 (CD35)	RCA	分子量为90~280kd,4个具有可变短共有重复序列数目的等位基因	红细胞 嗜中性粒细胞 单核吞噬细胞 肾小球系膜细胞的吞噬作用 B淋巴细胞 T淋巴细胞	C3b,C4b iC3b	免疫黏附 辅酶活动 增强吞噬作用 调节细胞的脱粒
CR2(CD21)	RCA	分子量145kd	B淋巴细胞 树状突细胞	iC3b C3dg EBV	B细胞活化 抗原定位 病毒感染
CR3(CD11b/18)	β_2整联蛋白	2个链:α_M和β_2	嗜中性粒细胞 单核吞噬细胞	iC3b C3dg 其他蛋白	免疫黏附(不同配体) 免疫复合物结合 增强吞噬作用
CR4(CD11c/18)	β_2整联蛋白	2个链:α_X和β_2	嗜中性粒细胞 单核吞噬细胞	iC3b C3dg 其他蛋白	免疫黏附(不同配体) 免疫复合物结合 增强吞噬作用

SCR,短共有重复序列;RCA,补体激活调节剂。

(二)IgG受体

包括IgG的免疫复合物Fcγ受体结合，参与介导组织内的巨噬细胞固定[55]。依靠靶细胞类型,Fcγ受体交叉耦合也能刺激细胞合成,脱粒,释放炎症介质和血管活性胺、抗体导向细胞的溶解灭活。在淋巴细胞这一系统中,Fcγ受体和能够启动细胞因子的合成,抗体导向细胞的溶解灭活,以及调节细胞活化、生存。与通过CR4、CR1与补体的裂解产物结合不同,Fcγ受体与内源性配体结合。在不同的Fcγ受体之间，键合作用的亲和力完全不同，一些受体需要多核配体来达到有效结合。像许多其他免疫系统中的受体,Fcγ受体的聚合或交叉结合的本质在于信号传导。

这3种高度同源的Fcγ受体基因家族从传统上被分为:FCGR1,FCGR2,FCGR3(表25.3)。在人类,这些家庭的所有成员都是由不同的人类染色体基因编码，它们在细胞外区域拥有类似免疫球蛋白的结构的共用二硫键相连球蛋白超基因家族[56-58]。虽然这些受体在细胞外区域有相似的一级序列,它们并不完全相同,并有明显的配体结合特性。跨膜结构域和细胞质区域的更多元化为激发这些受体所引起的功能提供了依据。通过选择性剪接产生的受体亚型，在不同的细胞类型中,提供不同维度的空间变异。有趣的是,人类基因工程的完成促使Fc受体这一新的同系物家族的发现，其功能是现在认真研究的主要目的[59-61]。

FcγRIa(CD64),被FCGR1A基因编码的受体蛋白质,有3个类似免疫球蛋白的细胞外二硫键相互连接,以及免疫球蛋白辖区,在所有的Fcγ受体之中,由于FcγRIa与IgG单体的高度亲和力显得独一无二。它固定地在单核细胞和吞噬细胞上被表达,可能在树突状细胞的子集上被表达,而且可能通过γ干扰素或粒细胞集落刺激因子的诱导在分叶核白细胞中产生[62]。那FCGR1基因家族包含三个高度相似的基因,构成了FcγRI不同的基因亚型。尽管接合了B基因产物的亚型,编译一个公认的与2个细胞外类似于免疫球蛋白的辖区亲和力较低的受体。这些其他的假定的和选择性的FCGR1基因家族产物的生物意义和分布是还不确定[63]。

那FCGR2基因家族包含的亲和力的受体,这些受体能有效地影响多化合价的免疫合成物，多化合价的IgG为目的的调理素粒子和细胞表面IgG。FcγRⅡ主要分布于血小板、干细胞、淋巴细胞,包括B淋巴细胞。像FCGR1基因家族一样,FCGR2家族包括3个高度同源但截然不同的基因亚(FCGR2A,FCGR2B,FCGR2C)，它们中的每一个都引起至少一个蛋白质产物的表达。替代选择FCGR2A和FCGR2B的接合造成六个不同的FcγRⅡ亚型的表达。FcγRⅡ家族成员的细胞外

表25.3　人类Fcγ受体

受体家族	成员基因	分子结构	细胞分布	配体的亲和力	功能
FcγRⅠ(CD64)	A	70kd	单核吞噬细胞	10^8~10^9M^{-1}	细胞活化
		3个细胞外(EC)区域	嗜中性白细胞(IFN-γ)		吞噬、分泌、ADCC、激活基因
			树突状细胞		
		γ链	肾小球膜细胞		
					抗原加工
	B	？蛋白	?		
	C	？蛋白	?		
FcγRⅡ(CD32)	A	45~50kd	嗜中性粒细胞	<10^7M^{-1}	细胞活化
		2个细胞外区域	单核吞噬细胞		吞噬、分泌、ADCC、激活基因
		细胞内区域的ITAM	血小板		
			嗜酸性粒细胞		
	B	45~50kd	B淋巴细胞		细胞的抑制作用
		2个细胞外区域	嗜中性粒细胞		
		细胞内区域的ITAM	单核吞噬细胞		
	C	45~50kd	NK(自然杀伤)细胞		细胞活化
		2个细胞外区域			
		细胞内区域的ITAM			
FcγRⅢ(CD16)	A	60~65kd	NK(自然杀伤)细胞	~10^7M^{-1}	细胞活化
		2个细胞外区域	单核吞噬细胞		吞噬、分泌、ADCC、激活基因
		γ链(or自然杀伤细胞ζ链)			
			单核吞噬细胞		
			肥大细胞		
	B	60~80kd	嗜中性白细胞	<10^7M^{-1}	细胞活化
		2个细胞外区域	嗜酸性粒细胞		
		高度糖基化糖基化			
		GPI 膜锚定			

ADCC：抗体依赖性细胞介导；ITAM：免疫受体酪氨酸活化基序；ITIM：免疫受体酪氨酸抑制基序。

和细胞质领域表现出重要的差异。FcγRⅡa的细胞质领域有一个免疫受体酪胺酸活化基序(ITAM)，这为含有SH2的酪胺酸磷酸酶2(SH2)包含细胞质的酪胺酸激酶和承接分子提供了一个对接位置(图25.1)。相比较而言，FcγRⅡb有一个能恢复蛋白酪氨酸磷酸酶SHP，SHIP和PTP1C的免疫受体酪胺酸活化基序[10–12]。另外，有两种等位基因结构FcγRⅡa含有不同单一多态核苷，它能在细胞外的领域中编译单一含氨基酸的不同序列。这些多态现象的重要意义在于影响了人类IgG2的结合，从一个狭义的范畴，人类IgG3也在此范围内[64–66]。FcγRⅡa等位基因在分叶核白细胞、单核吞噬细胞和血小板上被显性表达。FcγRⅡc可能在(NK)自然杀伤细胞上被特异性表达。FcγRⅢ与中亲和度的配体结合，而且在人类的自然杀伤细胞(NK)如单核吞噬细胞、肾小球细胞上被表达。像FcγRⅠa一样，FcγRⅢa以γ链的同型二聚体联合，是以γ、ζ、η信号转换的分子家族中的一员[67]。在自然杀伤细胞(NK)中，FcγRⅢa与ζ链联合[13,14]。这些包括ITAM(ITAM，免疫受体酪胺酸活化基序)的副链，也在与IgE(FcεRI)结合的高亲和度受体以及抗原的T细胞受体中被发现。相似的信号转化的副链，Igα和Igβ，在与B细胞的抗原受体结合中被表达[67]。FcγRⅢb，一种低亲和度受体，特异性地在嗜中性粒细胞和嗜酸性粒细胞表面被表达，在各种人类Fcγ受体中，它在缺乏跨膜区域和在以半糖基化磷脂酰肌醇介导的免疫复合物对血浆隔膜的附着中起到独特的作用。FcγRⅢb有两个优势等位基因结构，嗜中性粒细胞抗体Ⅰ(NA1和NA2)，它们反映了基因水平的不同的SNP，(SNP，单核苷酸多态性)的基因编译,通过改变被表达的蛋白质的一些氨基酸和影响受体功能的能力[68,69]。第三个不常见的等位基因蛋白巯基(SH,蛋白巯基)的生物学重要意义到目前为止仍然没有被认识。

(三)补体和Fc受体的功能属性

补体和 Fc 受体都有其独特的功能属性。通过协同因子直接作用于免疫复合物,使得 C3b 裂解和免疫复合物溶解,在没有通过其他通路激活吞噬细胞的前提下,作用于吞噬细胞的 CR3 和 CR4 无法完成配体的内移。而 Fcγ 受体虽然不需要这样一个活化的过程,但却能够提供一个必要的信号使补体受体获能。补体受体和 Fcγ 受体被激活,导致其功能无论在数量上还是在功能上都得到显著的提高。与许多其他的免疫系统受体相比,补体受体和 Fcγ 受体需要至少两个作用于同一细胞的受体的聚集,然后才能开始细胞内的信号传导。也正是需要这种聚集来避免在缺乏调理抗原或调理靶细胞,循环系统中的单体 IgG 或补体成分激活效应性细胞。

随着越来越多的研究表明,单个 Fcγ 受体形成可能参与一些独特的细胞内信号传导。然而,在信号转换的一般过程包括细胞内蛋白质酪氨酸快速磷酸,细胞内的钙离子外流,磷酸肌醇转化增加以及膜脂质的重塑[54-57]。这些事件导致效用作用,如吞噬细胞;炎症介质的释放,包括前列腺素、白三烯类和水解酶;细胞因子的合成和释放[举例来说,白细胞介素-6(IL-6),白细胞介素-8IL-8,和肿瘤坏死因子-α(TNF-α)];抗体依赖性细胞介导的细胞毒作用(ADCC);和氧化爆发的激活。多重信号通路由单一的特异性受体激活,这反过来导致多重效应功能。如嗜中性粒细胞上的 FcγRⅢ和 FcγRⅡ,多种类型受体的交叉结合,引起的功能性反应,远比单一受体引发的功能活动要高效[70]。由于补体和 IgG 出现在大多数的免疫复合物,不同受体类型之间的相互作用尤其重要。

五、免疫复合物的递呈及其病理生理学

(一)免疫黏附反应

在 1953 年,Nelson[71]通过 C3b 碎片与红细胞表面上的 CR1 结合来描述免疫黏附反应。30 年之后,Hebert 等[72]研究表明,补体与免疫复合物活体外结合后注入非人灵长类,通过 CR1 与红细胞结合。实验室体外合成的免疫复合物,通过循环系统中自由抗体和自由抗原的作用,以补体依赖的形式与红细胞结合[73]。这

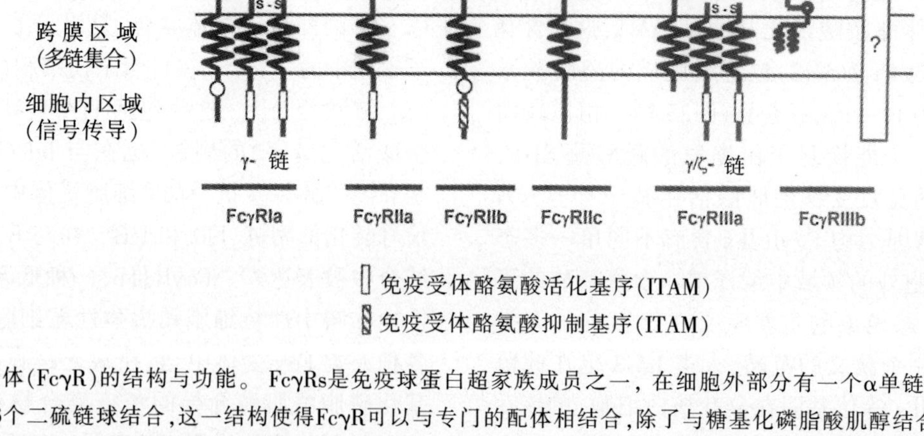

图25.1　主题Fcγ受体(FcγR)的结构与功能。FcγRs是免疫球蛋白超家族成员之一,在细胞外部分有一个α单链与类似于免疫球蛋白结构域的两个或3个二硫链球结合,这一结构使得FcγR可以与专门的配体相结合,除了与糖基化磷脂酸肌醇结合的FcγRⅢb,所有的FcγR都有一个跨膜区域。一些与副链结合的受体,包括与γ链高亲和力的FcγRI,ζ 链,β链高亲和力的FcγRI。该在细胞内区域α链或其他副链包括免疫受体酪氨酸活化基序(ITAM),这是信号传导的本质。信号传导的糖基化磷脂酸肌醇结合的FcγRⅢb还涉及酪氨酸磷酸化过程。

些观察结果，在另外的人类和非人灵长类[74-77]的实验中被验证，在非人灵长类循环系统中，可以用补体结合的免疫复合物与红细胞的结合，来衡量主要的起作用的补体受体的表达。

CR1介导的免疫复合物与红细胞结合潜在作用[78-80]。首先，红细胞可能参与补体调理下的免疫复合物，隔离进入循环系统，减少免疫复合物在组织内沉积的可能[81,82]。其次，红细胞起到担任免疫复合物的"航天飞机"的作用，主要通过固定的单核吞噬系统，如肝脏和脾脏，促进免疫复合物的递呈和摄取。最后，通过协同因子CR1，与C3b结合的免疫复合物裂解为iC3b和C3dg，红细胞能加速补体介导的免疫复合物溶解成更小的，非致病性的免疫复合物[83]。或许，红细胞CR1通过巨噬细胞表面的金属蛋白裂解后，从红细胞释放免疫复合物。其他的补体受体作用于单核吞噬细胞系统的巨噬细胞，结合C3的降解产物，导致补体介导的免疫复合物的识别和吞噬细胞的摄取。因此，补体和补体受体在免疫复合物的清除中起到重要作用。

（二）Fcγ 受体在免疫复合物的递呈机制上的作用

对一些实验动物的研究表明，在单核吞噬系统参与循环系统中的免疫复合物的快速清除机制。尽管免疫复合物的特性决定了其精确的清除机制，但在缺乏补体的条件下，对大格子免疫复合物的摄取仍在进行，主要通过肝脏中的Kupffer细胞（Kupffer cell，库普弗细胞）来介导（在参考文献84的介绍），然而，有关补体和Fcγ受体介导的作用机制的讨论还在继续，在这些研究中部分地由这些免疫复合物的功能属性决定。

为解决这些分歧，对黑猩猩体内注射抗细胞表面受体的单克隆抗体的研究[85,86]，揭示了IgG-调理的红细胞的免疫清除和免疫复合物的溶解机制间的重要关系。观察结果包括：①体内发生的补体介导的免疫复合物的溶解，并因此导致清除率的改变；②补体在作用早期快速摄取有重要作用，但其吸收过程较慢，主要在脾中Fcγ受体介导进行；③Fcγ受体在肝脾中参与免疫复合物的调控，其最初结合依赖补体，通过肝脏维持免疫复合物的活性。

由于溶解机制的改变导致了对清除动力学的改变，这种改变有别于通过吞噬细胞的作用，受体介导下的免疫复合物的摄取。例如，系统性红斑狼疮患者中可溶性IgG的聚集，使得Fcγ受体介导的脾脏的清除功能下降[87]，然而对破伤风类毒素抗原-抗体破伤风抗体，乙型肝炎表面抗原抗体复合物的研究，表明早期系统性红斑狼疮清除率的增加[88]。然而，通过对低红细胞CR1水平，低补体血症性SLE患者的研究，发现由此得出的推论与可溶性的效率方面的协同改变并不一致。

由于大分子免疫复合物的低可溶性，可以加速其在早期被清除。相对比而言，由于自然聚合，热聚集的IgG较少与补体结合，因而对免疫复合物的溶解较少产生影响。免疫复合物的清除对Fcγ受体特异性机能障碍更敏感。实际上，红细胞opsonized用低水平IgG抗-Rh(D)调理的红细胞很少与补体结合，所以"免疫复合物的溶解"不会发生。它们的清除是一个Fcγ受体-特异性机能障碍的一个敏感指标。

基于对黑猩猩进行的相关研究，可以得出下列对自身免疫复合物疾病患者的预测：正常情况下，免疫复合物早期清除加速（视免疫复合物大小，低补体血症的程度，免疫复合物溶解度的改变），由于Fcγ受体功能障碍，导致增加肝脏释放免疫复合物，同时可以延迟Fcγ受体介导的脾脏对免疫复合物的清除。这些预言已经通过研究延长60分钟可溶性乙型肝炎表面抗原抗体复合物被证实[74]。因此，对可溶性免疫复合物的研究，结合使用热聚IgG观测[87,88]和IgG-调理的红细胞[89,90]，能清楚表明原发性免疫复合物疾病，SLE疾病过程中Fcγ受体特异性功能障碍，这些结论也有助于了解异常免疫复合物在肝脏和脾脏中被清除。

六、免疫复合物疾病的实验模型

许多研究都认为，在动物模型中清除免疫复合物的单核吞噬细胞系统是免疫复合物在组织中沉积的决定因素（见参考文献84）。在这些研究中，吞噬细胞系统的浸润促进了注入的免疫复合物的沉积，而这些细胞活化降低了肾小球沉积率。同样，在内源性免疫复合物形成为特点的动物模型中，免疫复合物在不同组织其沉积率变化也不相同[91,92]。这些研究确立几项基本原则-单核吞噬细胞系统功能异常，在评测免疫复合物功能时评测指标的重要性，以及与疾病状态相关的评估时机的选择。这些重要的原则在抗体调理核小体和凋亡物质的表达中起到重要作用。

急性免疫复合物介导的炎症模型

被动Arthus反应，静脉注射抗原和皮下注射抗体，其结果截然相反，这种反应通常被用作免疫复合物疾病模型。这种模式的经典理解主要集中在免疫复合物在局部形成,结合并激活补体,与趋化肽、嗜中性粒细胞的趋化作用,嗜中性粒细胞的活化,以及释放炎症介质这几个方面。虽然对补体损耗的研究验证了补体的作用,而其他研究则直接提供了Fcγ受体的中枢性作用。采用反向被动Arthus反应,Hogarth等[93]研究可溶性Fcγ受体的效应,它可以阻断Fcγ受体参与免疫复合物反应,使得炎症反应显著降低。另外的实验通过对FCGR3缺陷以及FcγRⅢ+FcγRI共同缺陷小鼠的研究,发现可以明显减少水肿和出血,而在纯合子敲除小鼠中嗜中性粒细胞浸润,这些实验强烈支持Fcγ受体在免疫复合物疾病模型[3,4]中炎症介导中的重要作用。肥大细胞[94]、噬中性粒细胞、巨噬细胞[95]、树突状细胞,以上细胞至少在FcγR的某个表达环节上参与其中,毫无疑问,它们在炎症反应中发挥关键性的作用。

在生物学上,生物免疫复合物介导的疾病比单一受体介导的疾病更为复杂。而皮肤反向被动Arthus反应,似乎是首先由FcγRⅢ发起,免疫复合物性腹膜炎大多依赖FcγRI[96]。共抑制受体的联合表达是一种重要调节因子,而受体对补体趋化作用的片段的作用也起到重要作用[48]。不同的受体系统的相互作用和相互依赖是发挥效应的最低要求[97]。再者,提供自发性免疫复合病模型的验证,IgG及其受体[98]、CRP,Clq,而血清淀粉样前体在疾病的过程中发挥重要作用[20,22]。

七、人类免疫复合物疾病免疫复合物形成中的后天变异

Fc受体的特异性清除主要由吞噬细胞系统来完成,通过IgG调理红细胞对其测定,在SLE[89,90]和其他自身免疫性疾病中,清除率下降[99,100]。这种下降不仅仅是因为其先天的特性,更是随着疾病的活动表现出来动态的不足[90,101]。这种关联则强调了变构的Fcγ受体疾病发病机理中的作用,这种易变性通过注入可溶性免疫复合物模型得到证明。通过非人灵长类动物实验,通过输入可溶性免疫复合物,IgG-调理红细胞、抗细胞表面受体单克隆抗体,得到了一个免疫复合物病患者发病的大概认识,其中包括可能有免疫复合物病早期对免疫复合物的加速清除,低补体血症的程度、免疫复合物溶解作用的改变、由于Fcγ受体功能障碍,肝脏Kupffer细胞加速免疫复合物的释放,从而使Fcγ受体介导的脾脏对免疫复合物摄取延后。在这个框架内,通过研究可溶性免疫复合物[74,77,88]、热聚IgG[87]、IgG-调理红细胞[89,90]清楚表明发生SLE中的特异性Fcγ受体特异功能障碍的和肝脾对免疫复合物的清除异常有关。

Fcγ受体功能障碍并不是唯一的后天免疫机制,在免疫复合物疾病中对免疫复合物的异常调控。低补体血症可能影响动力学、免疫复合物调理作用的效率以及补体参与的溶解作用。一些证据表明,补体受体功能也可能是异常的[102,103]。此外,系统性红斑狼疮提供了鲜明的例子,红细胞表面CR1分子可能减少[103,104]。虽然遗传表达多态性对红细胞CR1密度的影响已经被证明[105],SLE中红细胞表面CR1低水平可能后天形成[106,107],反映了CR1在改建后免疫复合物的结合和肝脏中的吞噬细胞的摄取。的确,免疫抗原处理过的非人灵长类动物,体内免疫复合物的形成和随后红细胞CR1数量的降低。数据显示,在体外通过CR1红细胞与免疫复合物的结合与CR1表达的浓度相关[108,109]。没有与红细胞结合的免疫复合物可能更容易沉积在肾脏与肺部死亡微血管中[110,111],CR1在疾病发病机理中的作用是显而易见的。

其他机制也在免疫复合物处理中起作用。可溶性FcγRⅡ通过外源性调控,可减少可溶性免疫复合物与Fcγ受体的结合[93]。可溶性Fcγ受体,多由FcγRⅡa选择性剪接的产物分泌和嗜中性粒细胞FcγFⅢb蛋白裂解产生[112-114]。可溶性FcγRⅢ的水平在炎症期间增加,这可能减弱结合IgG免疫复合物与细胞表面Fcγ受体结合。可溶性Fcγ受体还可以改变免疫复合物以激活补体,形成C3b裂解与补体受体相互作用。这些可溶性分子的生物学意义不好理解,但随着抗自身受体抗体用于描述自身免疫性疾病患者[115,116],通过对它们功能地区的进一步了解和认识,可以进一步理解免疫复合物的病生理学特性。

八、影响免疫复合物表达的遗传因素

CR1结构多态性未必是SLE患者CR1结合红细胞的主要原因,但有CR1几个等位基因多态性却能引起明显的功能差异[52]。依赖补体的作用机制中遗传变异,对免疫复合物发病机制中有重要作用;无论补体成分在早期的同源性纯合子缺陷、C4A杂合缺陷是与免疫复合物因素有关。

免疫球蛋白重链等位基因多态性(Gm allotype,基因异型)似乎影响补体结合或Fcγ受体的结合,不过,有几个已知的SNP(single nucleotide polymorphisms,单核苷酸多态性)的Fcγ受体基因编码区的氨基酸残基

的更改编码，这称为非同义单核苷酸多态性，它们可以改变编码序列，这些基因有独特功能的能力（图 25.2）。FcγRⅡa 两个等位基因，它们主要通过与鼠 IgG1 结合能力的不同加以鉴别，而本质区别在于与人 IgG2 结合能力明显的差别[1]。组氨酸，而非精氨酸的同种同种抗免疫球蛋白，在 131 位（FcγRⅡa-H131）第二细胞外区域，与人 IgG2 的结合能力比异型精氨酸更强。FcγRⅡa-H131 是唯一与 IgG2 结合的 Fcγ 受体，它在系统性红斑狼疮，尤其是合并肾炎的患者中尤其显得不足[1]。同样，对 FcγRⅢ有两个不同的功能基因，它们在与 IgG1 和 IgG3 的结合有所不同[2]。在 176 位的缬氨酸细胞外区域与 IgG1 的结合能力是苯基丙氨酸的同种抗免疫球蛋白 10 倍以上，就像 FcγRⅡa-H131，它在 SLE 患者中严重不足。共同研究表明基因可能会加重狼疮进程，在自身狼疮抗体中，FcγRⅢ优先与 IgG1 和 IgG3 结合。相比之下，嗜中性粒细胞 FcγRⅢb 中的SNP 有两大等位基因（NA1 和 NA2），在激活中性粒细胞，等位配体结合和受体表达的浓度不同[68,69]，但似乎与系统性红斑狼疮无关。

最极端的模型，研究人类疾病的 Fcγ 受体的作用，可能自然发生敲除作用（即，一个或更多的零型受体）[117-120]。Fcγ 受体缺陷比较罕见，FcγRⅡ的缺陷未被单独论述。一些缺乏 FcγRⅠ的个体是正常的显型。母体 FCGR3 缺陷往往导致新生儿嗜中性粒细胞减少，有关系统性红斑狼疮的报告称由 FCGR2B 的不均衡造成[119-122]。

九、组织定位和组织损伤的作用机制

根据目前对免疫复合物成分的了解，相关细胞表面受体，单核吞噬细胞系统的状态等诸多因素可以影响循环免疫复合物水平及其异常的组织沉积（表 25.4）。免疫复合物的产生与清除的平衡是关键，慢性免疫复合物的形成，这是一种微妙的平衡，少量的炎性复合物的存在促进免疫复合物的慢性沉积，特别是组织清除功能，以及炎症的发展和组织损伤。免疫复合物的沉积具有组织选择性（表 25.5）而这些组织的特性，对包括免疫复合物的沉积在内的免疫活动起到重要作用。例如，肾小球毛细血管襻的结构有利于其快速滤过作用。肾小球毛细血管壁通过的尺寸限制和电荷屏障对循环中的较大分子进行过滤，肾小球基底膜开启通过内皮细胞细胞质延伸[123-125]。因此，除了通过物理沉积，负电荷固定肾小球毛细血管壁的内皮和上皮下区域，这有助于循坏免疫复合物通过电荷定向在肾脏中沉积或形成[126]。抗原与肾小球基底膜结合，或与肾小球系膜细胞聚集，沉积在肾小球基质膜。免疫复合物直接沉积或是在局部形成，导致了典型的不规则"Jumpy-bumpy"的沉积模式。相比之下，肾小球基底膜

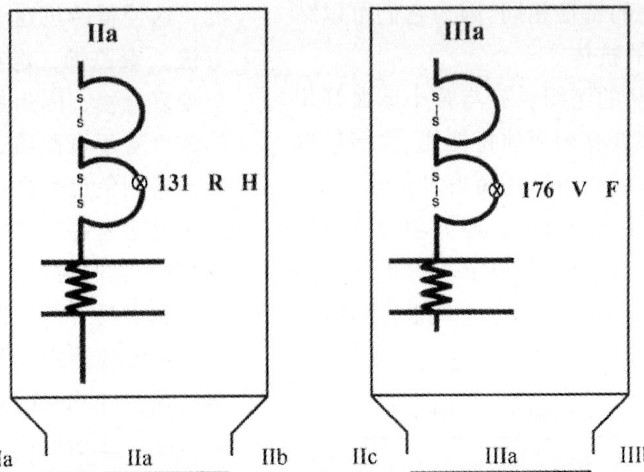

FcγR	Ia	IIa H131	IIa R131	IIb	IIc	IIIa V176	IIIa F176	IIIb
IgG1/3	很高	低	低	低	低	高	中/低	低
IgG2	*	高	*	*	*	*	*	*
CRP	高	适度	高	-	-	-	-	-

图25.2　人类Fcγ受体等位基因的多态性(FcγR)。通过对人FcγRs等位基因系统的研究发现，FcγRⅡa的多态性明显影响人体对免疫球蛋白G2(IgG2)的结合能力，而FcγRⅢb多态性却没有其配体的结合，但却可以影响效应因子的数量，但其机制现在仍不明确。

表25.4　影响免疫复合物沉积的因素

加工过程	作用机制
免疫复合物的沉积率	抗体制备
	抗原合成和释放
免疫复合物的清除率和降解率	补体结合的效率
	红细胞CR1水平
	免疫复合物的溶解作用
	受体介导的免疫复合物的摄取
局部组织特性	血流变和血压
	基底膜暴露
	自然或是损伤引起的穿孔
	血管通透性
潜在的直接靶向性沉积	抗原、抗体、免疫复合物的组织向性（例如，原位形成的电荷介导过程）
	抗体的特异性反应

及其抗原决定基的暴露导致它与抗原结合反应，用一种典型平稳模式，这一点也在肾病综合征中被发现。随后持续的免疫复合物沉积肾小球取决于其自身的性质，它们重新排列形成更大的免疫沉淀物，并最终成为免疫析出物，表现为电子致密物的沉积[127]。不能重新排列的免疫复合物就无法沉积在肾小球内皮下间隙沉积。至少在实验模型[128]，肾小球内皮下间隙反映了在肾脏形成的免疫复合物的沉积。肾小球基底膜含有单核吞噬细胞系统的FcγRⅢa耐受细胞[129]，从而使免疫复合物聚积。这些沉积物的特性相同，因为它们可以结合带正电荷或带负电荷的抗体。

尽管其他类似脉络丛的组织，有与肾小球血管相同的结构，大多数组织都具有相当独特性能。大多数血管内皮保持完整，不把基底膜向循环免疫复合物暴露。因此，在免疫复合物介导的血管炎，血流动力学因素（blood flow and pressures，血流量和血压），内皮细胞损伤，其完整被破坏，血管通透性增加，从而加速病情恶化。炎症细胞活化，使血管内皮细胞损伤，以及通透性增强，从而直接加快免疫复合物的沉积。这种活化可能部分由于免疫复合物激活的受体造成[130,131]

免疫复合物可能与循环细胞的Fcγ受体结合，启动炎症细胞，在受体介导下，主体进行保护性的免疫复合物的清除。相比单核细胞和嗜中性粒细胞而言，受体更容易与肝、脾中特定的巨噬细胞受体的结合。或许是因为细胞类型不同，或受体功能还不确定。

表25.5　免疫复合物沉积的组织部位

器官系统	组织结构
心血管系统	动脉血管基底膜
中枢神经系统	脉络膜丛
内分泌系统	甲状腺滤泡基底膜
肾脏系统	肾小球、肾小管基底膜
肌肉骨骼系统	关节软骨、滑膜间隙空间
肺部系统	肺泡壁
皮肤系统	真皮-表皮交界

十、检测免疫复合物的方法

因为任何特定的循环免疫复合物抗原通常不为人所知，免疫复合物的检测就必须利用非特异性抗原复合物性质。它包括免疫复合物的物理性能，如体积和溶解度的不同，生物学特性，如补体的结合，类风湿因子，蛋白质A的结合能力，以及血小板的凝聚（表25.6）。方法不同源于免疫复合物的特性不同，鉴于免疫复合物具有潜在的变异性，基于这种变异，对免疫复合物的检测方法并不常见。免疫复合物变异性的特点，使得即使在同一实验室中，也很难利用同一标准对其进行检测。鉴于这些限制，非特异性聚集的免疫球蛋白（如，由于冻结/解冻）容易得出假阳性结果；也使得免疫复合物的定量分析难以进行。虽然如此，它们仍然被用于多种免疫复合物疾病[132-134]。

只有一小部分免疫复合物可以通过冷凝的方法沉淀，这使得冷沉这一方法成为一种灵敏度不高的检验方法。聚乙烯二醇（PEG）、3.5%~4.0%，也被用来沉淀免疫复合物，因为免疫球蛋白聚合体比免疫球蛋白单体较少溶于聚乙烯二醇。聚乙烯二醇沉淀被发现可以用于检测免疫复合病患者，但由于与冷沉淀相比，其结果不完全有特异性[135]。因此，基于免疫复合物的生物学特性，人们通过大量的努力，一直致力于发展更为敏感的和更具有特异性的免疫复合物检测方法。

免疫球蛋白的聚合促进C1q的结合，可以直接测量。在流体相C1q结合分析，标记和纯化后的C1q被加入特定血清标本，免疫复合物与C1q结合后在PEG中形成沉积[136]。在固相C1q结合分析，标记和纯化后的C1q被加入特定血清标本，C1q被很好地吸附到反应井的劈上，血清标本通过温孵法让免疫复合物结合到被吸附的C1q，然后用水冲洗未被结合的蛋白，结合后的免疫复合物通过被标记的抗免疫球蛋白被检测[137]。这两种检测方法都被用于超过半数的SLE患者。

因为很多免疫复合物都能在体内激活补体级联反

表25.6　常见免疫复合物检测

检测方法	检测原理	评价
物理学检查		
乙二醇沉淀	由于溶解度不同,IC 在乙二醇中的溶解度低于其他血清蛋白	相对比而言比较粗糙；可作为其他检测手段的一项分离步骤
冷沉淀	某些 IC 在低温时的相对不溶	样本的处理非常重要,许多 IC 在低温下是可溶的
补体成分依赖		
液相的C1q结合	被放射性同位素标记的C1q与免疫复合物结合	对大分子免疫复合物较为敏感
固相的C1q结合	IC 和被固定化的 C1q 的结合	
Raji细胞结合	含有iC3b和C3dg的ICs和Raji细胞表面CR2结合	对大分子免疫复合物较为敏感，需要补体定位并裂解为 iC3b/C3dg
胶固素结合	含有C3b的IC与固定化的牛胶固素结合	对大分子免疫复合物较为敏感，需要补体定位并降解为 iC3b
免疫球蛋白依赖	IC与IgG的竞争性结合	优先检测大分子免疫复合物,但类风湿因子可能混淆结果
单克隆类风湿因子结合		
葡萄球菌蛋白质A结合	IC 中的 IgG 与蛋白 A 的优先结合	对于其在大分子免疫复合物中的作用毋庸置疑,可被用于描述 IC 中的 lgG 亚型

IC:免疫复合物;Ig:免疫球蛋白;PEG:聚乙二醇。

应,C3b、其他裂解产物以共价键的形式与免疫复合物结合。C3b、ic3b、c3dg 可作为依据来分离和检测补体结合免疫复合物。分离的主要原则是通过使用以共价键结合的补体成分和抗免疫球蛋白补试剂，被用于一系列不同试验。已经对以下几种免疫复合物进行研究,其中包括补结合蛋白固定、补结合单克隆抗体、补体结合细胞表面受体。例如，牛胶固素酶与高亲和力的 ic3b 结合[138]。从血清总免疫球蛋白分离出的含有 ic3b 的免疫复合物可以与牛胶固素酶结合。免疫球蛋白的复合物可以被适当标记抗免疫球蛋白试剂量化。Raji 细胞结合实验提供并行策略与细胞受体结合[139]。Raji 细胞属于淋巴 B 细胞系，主要作用表达 CR2 和含有 c3dg 免疫复合物。从总血清分离后,这些结合后的免疫复合物也都可以通过抗免疫球蛋白试剂被量化。毫无疑问,每种检测都有其自己特色。取决于 ic3b 的牛胶固素酶的检测,不能检测结合 C3b 和 C3dg 的免疫复合物。同样,Raji 的检测,要求使用完整淋巴母细胞,这种反应可以直接通过抗原结合域与 Raji 细胞结合,但这种检测可能被抗淋巴细胞抗体混淆，导致假阳性结果[140]。Raji 细胞亦可以表达低亲和力的 FcγRⅡb，而不会有助于免疫复合物的结合。

有几个检测可以使用免疫复合物补体特性。类风湿因子结合 IgG 中的 Fc 部分,这种结合在聚集反应或免疫复合 IgG 中比在单体 IgG 有效的多，而且还不需要补体成分的存在[141]。同样,固定化的葡萄球菌蛋白质 A 与 IgG 的 Fc 部分结合,与多价键或免疫复合 IgG 结合,从而表现得比单体结合更有竞争力[142]。在测试样本中,组合洗涤和竞争去除人体 IgG 单体,可以排除与其他免疫复合物结合,,从而被标记抗 IgG 的试剂量化。正如这些检测所期待的那样,较大的免疫复合物检出率要高于较小的免疫复合物，尤其是在类风湿因子结合检测中,高丙球蛋白血症可导致假阳性结果。

由于免疫复合物的特性各不相同,因此,据此检测这些免疫复合物的检测手段也不尽相同；由此也可以推测这些免疫复合物检测结果具有可变性[143,144]。一般而言，较大的免疫复合物可以被任何一种检测手段很容易检测到,利用类似检验原则的检测技术,比采用不同原则的检验技术更容易得出二者具有高度相关性的结果。同样,样本的处理同样重要,静脉取血后,红细胞 CR1 介导的体外 C3b 的裂解时机的选择也可能会影响实验结果[145]。从根本原则,免疫复合物因其敏感性、特异性,绝对水平的易变是可以预期的。尽管免疫复合物的检测在临床诊断和治疗不十分准确，但这不会降低它在疾病进程的重要意义。

十一、风湿疾病中的免疫复合物

许多风湿性疾病、感染、肿瘤与循环免疫复合物存在密切相关(表 25.7)。尽管免疫复合物的存在本身就为其激活人体体液免疫系统提供证据，并能适度反映疾病或疾病病理过程，但利用抗原特异性检测评估免疫复合物仍不能支持某些特异性疾病的诊断。尽管如此，人们却可以据此直观推断免疫复合物的水平与一些临床疾病的相关程度。人们在对SLE以及其他相关免疫复合物疾病的研究中探讨这种相关性，但是其实验结果存在分歧，一些研究证明二者密切相关，但是另外一些实验对此持反对意见。免疫复合物定量测量以及疾病进展的定量评价这一问题在方法论上是一个易变的因素，但也必须承认，循环免疫复合物的致病特性不完全相同，如主体的个体因素(including genetic variants of cell surface receptors，包括细胞表面受体的遗传变异）可以改变任何一种免疫复合物的潜在的致病因素，而其他机制，包括复合物在局部形成，都有可能导致组织损伤和疾病的发展。因此，尽管从直觉上讲二者可能存在相关性，但不能说免疫复合物水平和相关免疫疾病之间有必然关联。

一些调查表明：一种新的方法用于研究免疫复合物病，并鉴别疾病进展和严重程度的危险因素。当然，系统性红斑狼疮与早期补体成分缺乏，并与C4A的无效基因的相关，这与补体的重要作用，以及免疫复合物的有效加工递呈和清除相一致。FcγR同种抗免疫球蛋白与系统性红斑狼疮的相关性研究表明，主要组织相容性复合体并非遗传性的危险因素，这对于肾炎尤其具有重要意义。人们还可以推测的细胞因子基因多态性对受体功能影响。通过对主体遗传多态性的了解，利用免疫复合物的化学特征、免疫球蛋白的分类和IgG亚类鉴定来检测免疫复合物，这可以提出风险指数这一名词来预测疾病的严重程度和指导疾病的治疗策略。

（王一颖 译 叶伟胜 李世民 校）

表25.7 疾病的免疫复合物阳性测试

风湿性及结缔组织疾病
类风湿性关节炎
幼年型类风湿性关节炎
系统性红斑狼疮
干燥综合征
混合结缔组织病
进行性系统性硬化病
血管炎综合征
冷球蛋白血症（丙型肝炎）
过敏性紫癜(Henoch-Schönlein 紫癜）
结节性多动脉炎
韦格纳肉芽肿病
荨麻疹性血管炎
血清阴性脊柱骨关节病
感染性疾病
细菌感染
急性(心内膜炎、脑膜炎球菌血症、淋球菌血症、链球菌感染)
慢性(心内膜炎、梅毒、复发性中耳炎、持久性囊性纤维化支气管炎)
病毒感染
乙型肝炎、丙型肝炎、巨细胞病毒
寄生虫病
弓形虫、血吸虫、疟疾
肿瘤疾病
淋巴组织增殖性疾病
实体肿瘤(结肠性、支气管原性、肾细胞癌)
先天性疾病
肾小球肾炎
炎症性肠病

参考文献

1. Salmon JE, Millard S, Schacter L, et al. FcγRIIA alleles are heritable risk factors for lupus nephritis in African Americans. *J Clin Invest* 1996;97:1348–1354.
2. Wu J, Edberg JC, Redecha PB, et al. A novel polymorphism of FcγRIIIa (CD16) alters receptor function and predisposes to autoimmune disease. *J Clin Invest* 1997;100:1059–1070.
3. Hazenbos WL, Gesser JE, Hofhuis FMA, et al. Impaired IgG-dependent anaphylaxis and Arthus reaction in FcγRIII (CD16) deficient mice. *Immunity* 1996;5:181–188.
4. Sylvestre DL, Ravetch JV. Fc receptors initiate the Arthus reaction: redefining the inflammatory cascade. *Science* 1994;265:1095–1098.
5. Marnell LL, Mold C, Volzer MA, et al. C-reactive protein binds to FcγRI in transfected COS cells. *J Immunol* 1995;155:2185–2193.
6. Bharadwaj D, Stein MP, Volzer M, et al. C-reactive protein binds to FcγRIIA-transfected COS cells. *J Exp Med* 1999;190:585–590.
7. Amigorena S, Salamero J, Davoust J, et al. Tyrosine-containing motif that transduces cell activation signals also determines internalization and antigen presentation via type III receptors for IgG. *Nature* 1992; 358:337–341.
8. Haberman AM, Shlomchik MJ. Reassessing the function of immune-complex retention by follicular dendritic cells. *Nat Rev Immunol* 2003;3:757–763.
9. D'Ambrosio D, Hippen KL, Minskoff SA, et al. Recruitment and activation of PTP1C in negative regulation of antigen receptor signaling by FcγRIIB1. *Science* 1995;268:263–264.
10. Coggeshall KM. Regulation of signal transduction by the Fc gamma receptor family members and their involvement in autoimmunity. *Curr Dir Autoimmunity* 2002;5;1–29.
11. Vely F, Olivero S, Olcese L, et al. Differential association of phosphatases with hematopoietic co-receptors bearing immunoreceptor tyrosine-based inhibition motifs. *Eur J Immunol* 1997;27:1994–2000.
12. Daeron M. Fc receptor biology. *Annu Rev Immunol* 1997;15:203–234.
13. O'Shea JJ, Weisman AM, Kennedy IC, et al. Engagement of the natural killer cell IgG receptor results in tyrosine phosphorylation of the z chain. *Proc Natl Acad Sci U S A* 1991;88:350–354.
14. Ortaldo JR, Mason AT, O'Shea JJ. Receptor-induced death in human natural killer cells: involvement of CD16. *J Exp Med* 1995;181: 339–344.
15. Stein MP, Edberg JC, Kimberly RP, et al. C-reactive protein binding to FcγRIIa on human monocytes and neutrophils is allele specific. *J Clin Invest* 2000;105:369–376.

16. Jacob CO, Fronek Z, Lewis GD, et al. Heritable major histocompatibility complex class II–associated differences in production of tumor necrosis factor α: relevance to genetic predisposition to systemic lupus erythematosus. *Proc Natl Acad Sci U S A* 1990;87:1233–1237.
17. Gibson AW, Edberg JC, Wu J, et al. Novel single nucleotide polymorphisms in the distal IL-10 promoter affect IL-10 production and enhance the risk of systemic lupus erythematosus. *J Immunol* 2001;166:3915–3922.
18. Eskdale J, Gallagher G, Verweij CL, et al. Interleukin 10 secretion in relation to human IL-10 locus haplotypes. *Proc Natl Acad Sci U S A* 1998;95:9465–9470.
19. Haukim N, Bidwell JL, Smith AJ, et al. Cytokine gene polymorphism in human disease: on-line databases, supplement 2. *Genes Immun* 2002;3:313–330.
20. Burlingame RW, Volzer MA, Harris J, et al. The effect of acute phase proteins on clearance of chromatin from the circulation of normal mice. *J Immunol* 1996;156:4783–4788.
21. Botto M, Dell'Agnola C, Bygrave AE, et al. Homozygous C1q deficiency causes glomerulonephritis associated with multiple apoptotic bodies. *Nat Genet* 1998;19:56–59.
22. Bickerstaff MC, Botto M, Hutchinson WL, et al. Serum amyloid P component controls chromatin degradation and prevents antinuclear autoimmunity. *Nat Med* 1999;5:694–697.
23. Garred P, Madsen HO, Halberg P, et al. Mannose-binding lectin polymorphisms and susceptibility to infection in systemic lupus erythematosus. *Arthritis Rheum* 1999;42:2145–2152.
24. Gauthier VJ, Mannik M, Striker GE. Effect of cationized antibodies in preformed immune complexes on deposition and persistence in renal glomeruli. *J Exp Med* 1982;156:766–777.
25. Finbloom DS, Magilavy DB, Harford JB, et al. The influence of antigen on immune complex behavior in mice. *J Clin Invest* 1981;68:214–244.
26. Emlen W, Mannik M. Clearance of circulating DNA-anti-DNA immune complexes in mice. *J Exp Med* 1982;155:1210–1215.
27. Jefferis R. Molecular structure of human IgG subclasses. In: Shakib F, ed. *The human IgG subclasses.* Oxford: Pergamon, 1990:15–30.
28. Duncan AR, Winter G. The binding site for C1q on IgG. *Nature* 1988;332:738–740.
29. Duncan AR, Woof JM, Partridge LJ, et al. Localization of the binding site for the human high-affinity Fc receptor for IgG. *Nature* 1988;332:563–564.
30. Krapp S, Mimura Y, Jefferis R, et al. Structural analysis of human IgG-Fc glycoforms reveals a correlation between glycosylation and structural integrity. *J Mol Biol* 2003;325:979–989.
31. Sarvas H, Vesterinen P, Makela O. Serum IgG2 concentration is associated with Gm-allotypes of IgG2 but not with the R131H polymorphism of human Fc-gamma receptor type IIa. *J Clin Immunol* 2002;22:92–97.
32. Rubin RL, Tang FL, Chan EKL, et al. IgG subclasses of autoantibodies in systemic lupus erythematosus, Sjögren's syndrome and drug-induced autoimmunity. *J Immunol* 1986;137:2528–2534.
33. Winkler TH, Henschel TA, Kalies I, et al. Constant isotype pattern of anti-dsDNA antibodies in patients with systemic lupus erythematosus. *Clin Exp Immunol* 1988;72:434–439.
34. Prada AE, Strife CF. IgG subclass restriction of autoantibody to solid-phase C1q in membranoproliferative and lupus nephritis. *Clin Immunol Immunopathol* 1992;63:84–88.
35. Moulds JM, Krych M, Holers VM, et al. Genetics of the complement system and rheumatic disease. *Rheum Dis Clin* 1992;18:893–914.
36. Dunckley H, Gatenby PA, Hawkins B, et al. Deficiency of C4A is a genetic determinant of systemic lupus erythematosus in three ethnic groups. *J Immunogenet* 1987;14:209–218.
37. Fan Q, Uring-Lambert B, Weill B, et al. Complement component C4 deficiencies and gene alterations in patients with systemic lupus erythematosus. *Eur J Immunogenet* 1993;20:11–21.
38. Welch TR, Brickman C, Bishof N, et al. The phenotype of SLE associated with complete deficiency of complement isotype C4a. *J Clin Immunol* 1998;18:48–51.
39. Dawkins R, Leelayuwat C, Gaudieri S, et al. Genomics of the major histocompatibility complex: haplotypes, duplication, retroviruses and disease. *Immunol Rev* 1999;167:275–304.
40. Yu CY. Molecular genetics of the human MHC complement gene cluster. *Exp Clin Immunogenet* 1998;15:213–230.
41. Chung EK, Yang Y, Rupert KL, et al. Determining the one, two, three or four long and short loci of human complement C4 in a major histocompatibility complex haplotype encoding C4A or C4B proteins. *Am J Hum Genet.* 2002;71:810–822.
42. Nepomuceno RR, Ruiz S, Park M, et al. C1qRP is a heavily O-glycosylated cell surface protein involved in the regulation of phagocytic activity. *J Immunol* 1999;162:3583–3589.
43. Nicholson-Weller A, Klickstein LB. C1q-binding proteins and C1q receptors. *Curr Opin Immunol* 1999;11:42–46.
44. Ghebrehiwet B, Peerschke EI. Structure and function of gC1q-R: a multiligand binding cellular protein. *Immunobiology* 1998;199:225–238.
45. Gerard C, Gerard NP. C5a anaphylatoxin and its seven transmembrane-segment receptor. *Annu Rev Immunol* 1994;12:775–808.
46. Crass T, Ames RS, Sarau HM, et al. Chimeric receptors of the human C3a receptor and C5a receptor (CD88). *J Biol Chem* 1999;274:8367–8370.
47. Nataf S, Davoust N, Ames RS, et al. Human T cells express the C5a receptor and are chemoattracted to C5a. *J Immunol* 1999;162:4018–4023.
48. Höpken UE, Lu B, Gerard NP, Gerard C. Impaired inflammatory responses in the reverse Arthus reaction through genetic deletion of the C5a receptor. *J Exp Med* 1997;186:749–756.
49. Ahearn JM, Fearon DT. Structure and function of the complement receptors, CR1 (CD35) and CR2 (CD21). *Adv Immunol* 1989;46:183–219.
50. Krych M, Atkinson JP, Holers VM. Complement receptors. *Curr Opin Immunol* 1992;4:8–13.
51. Dykman TR, Hatch JA, Atkinson JP. Polymorphism of the human C3b/C4b receptors: identification of third allele and analysis of receptor phenotypes in families and patients with systemic lupus. *J Exp Med* 1989;159:691–703.
52. Birmingham DJ, Chen W, Liang G, et al. A CR1 polymorphism associated with constitutive erythrocyte CR1 levels affects binding to C4b but not C3b. *Immunology* 2003;108:531–538.
53. Kishimoto TK, Larson RS, Corbi AL, et al. The leukocyte integrins. *Adv Immunol* 1989;46:149–182.
54. Etzioni A. Adhesion molecule deficiencies and their clinical significance. *Cell Adhes Commun* 1994;2:257–260.
55. Kimberly RP, Salmon JE, Edberg JC. Receptors for immunoglobulin G: molecular diversity and implications for disease. *Arthritis Rheum* 1995;38:306–314.
56. Hogarth PM. Fc receptors are major mediators of antibody based inflammation in autoimmunity. *Curr Opin Immunol* 2002;14:798–802.
57. Dijstelbloem HM, van de Winkel JGJ, Kallenberg CG. Inflammation in autoimmunity: receptors for IgG revisited. *Trends Immunol* 2001;22:510–516.
58. Ravetch JV, Bolland S. IgG Fc receptors. *Annu Rev Immunol* 2001;19:275–290.
59. Davis RS, Wang YH, Kubagawa H, et al. Identification of a family of Fc receptor homologs with preferential B cell expression. *Proc Natl Acad Sci U S A* 2001;98:9772–9777.
60. Hatzivassiliou G, Miller I, Takizawa J, et at. IRTA1 and IRTA2, novel immunoglobulin superfamily receptors expressed in B cells and involved in chromosome 1q21 abnormalities in B cell malignancy. *Immunity* 2001;14:277–289.
61. Ehrhardt GRA, Davis RS, Hsu JT, et al. The inhibitory potential of Fc receptor homolog 4 on memory B cells. *Proc Natl Acad Sci U S A* 2003;100:13489–13494.
62. Fanger NA, Voigtlaender D, Liu C, et al. Characterization of expression, cytokine regulation, and effector function of the high affinity IgG receptor Fc gamma RI (CD64) expressed on human blood dendritic cells. *J Immunol* 1997;158:3090–3098.
63. Porges AJ, Redecha PB, Doebele R, et al. Novel Fcγ receptor I gene products in human mononuclear cells. *J Clin Invest* 1992;90:2102–2109.
64. Warmerdam PAM, van de Winkel JGJ, Vlug A, et al. A single amino acid in the second Ig-like domain of the human Fcγ receptor II is critical in human IgG2 binding. *J Immunol* 1991;147:1338–1343.
65. Salmon JE, Edberg JC, Brogle NL, et al. Allelic polymorphisms of human Fcγ receptor IIA and Fcγ receptor IIIB: independent mechanisms for differences in human phagocyte function. *J Clin Invest* 1992;89:1274–1281.
66. Parren P, Warmerdam PAM, Boeiji LCM, et al. On the interaction of IgG subclasses with the low affinity FcγRIIA (CD32) on human monocytes, neutrophils and platelets: analysis of a functional polymorphism to human IgG2. *J Clin Invest* 1992;90:1537–1546.

67. Keegan AD, Paul WE. Multi-chain immune recognition receptors: similarities in structure and signaling pathways. *Immunol Today* 1992; 13:63–68.
68. Salmon JE, Edberg JC, Kimberly RP. Fcγ receptor III on human neutrophils: allelic variants have functionally distinct capacities. *Clin Invest* 1990;85:1287–1295.
69. Salmon JE, Millard SS, Brogle N, Kimberly RP. Fcγ receptor IIIb enhances FcγRIIa function in an oxidant-dependent and allele-sensitive manner. *J Clin Invest* 1995;95:2877–2885.
70. Edberg JC, Salmon JE, Kimberly RP. Functional capacity of Fcγ receptor III (CD16) on human neutrophils. *Immunol Res* 1992;11: 239–251.
71. Nelson RA. The immune adherence phenomenon: an immunologically specific reaction between micro-organisms and erythrocytes leading to enhanced phagocytosis. *Science* 1953;118:733–737.
72. Cornacoff JB, Hebert LA, Smead WL. Primate erythrocyte-immune complex-clearing mechanism. *J Clin Invest* 1983;71:236–247.
73. Edberg JC, Kujala GA, Taylor RP. Rapid immune adherence reactivity of nascent, soluble antibody/DNA immune complexes in the circulation. *J Immunol* 1987;139:1240–1244.
74. Madi N, Steiger G, Estreicher J, et al. Immune adherence and clearance of hepatitis B surface Ag/Ab complexes is abnormal in patients with systemic lupus erythematosus. *Clin Exp Immunol* 1991;85:373–378.
75. Schifferli JA, Ng YC, Estreicher J, et al. The clearance of tetanus/anti-tetanus toxoid immune complexes from the circulation of humans: complement- and erythrocyte complement receptor 1–dependent mechanisms. *J Immunol* 1988;140:899–904.
76. Schifferli JA, Ng YC, Paccaud J-P, et al. The role of hypocomplementaemia and low erythrocyte complement receptor type 1 numbers in determining abnormal immune complex clearance in humans. *Clin Exp Immunol* 1989;75:329–335.
77. Davies KA, Hird V, Stewart S, et al. A study of *in vivo* immune complex formation and clearance in man. *J Immunol* 1990;144:4613–4620.
78. Hebert LA, Cosio FG. The erythrocyte-immune complex-glomerulonephritis connection in man. *Kidney Int* 1987;31:877–885.
79. Schifferli JA, Ng YC, Peters DK. The role of complement and its receptor in the elimination of immune complexes. *N Engl J Med* 1986; 315:488–495.
80. Davies KA, Chapman PT, Norsworthy PJ, et al. Clearance pathways of soluble immune complexes in the pig: insights into the adaptive nature of antigen clearance in humans. *J Immunol* 1995;155:5760–5768.
81. Hebert L. The clearance of immune complexes from the circulation of man and other primates. *Am J Kidney Dis* 1991;17:352–361.
82. Schifferli JA, Taylor RP. Physiological and pathological aspects of circulating immune complexes. *Kidney Int* 1989;35:993–1003.
83. Medof ME. Complement-dependent maintenance of immune complex solubility. In: Rother K, Till GO, eds. *The complement system.* Berlin: Springer-Verlag, 1988:418–437.
84. Mannik M. Pathophysiology of circulating immune complexes. *Arthritis Rheum* 1982;25:783–787.
85. Clarkson S, Kimberly R, Valinsky J, et al. Blockade of clearance of immune complexes by an anti-FcγR monoclonal antibody. *J Exp Med* 1986;164:474–489.
86. Kimberly R, Edberg J, Merriam L, et al. The *in vivo* handling of soluble complement fixing Ab/dsDNA complexes in chimpanzees. *J Clin Invest* 1989;84:962–970.
87. Lobatto S, Daha MR, Breedveld FC, et al. Abnormal clearance of soluble aggregates of human immunoglobulin G in patients with systemic lupus erythematosus. *Clin Exp Immunol* 1988;72:55–59.
88. Davies KA, Peters AM, Beynon HCL, et al. Immune complex processing in systemic lupus erythematosus: *in vivo* imaging and clearance studies. *J Clin Invest* 1992;90:2075–2083.
89. Parris TM, Kimberly RP, Inman RD, et al. Defective Fc receptor mediated mononuclear phagocyte function in lupus nephritis. *Ann Intern Med* 1982;97:526–532.
90. Kimberly RP, Parris TM, Inman RD, et al. Dynamics of mononuclear phagocyte system FcγR function in SLE: relation to disease activity and circulating immune complexes. *Clin Exp Immunol* 1983;51:261–268.
91. Hoffsten PE, Swerdlin JA, Bartell M, et al. Reticuloendothelial and mesangial function in murine immune complex glomerulonephritis. *Kidney Int* 1979;15:144–159.
92. Pappas MG, Nussenzweig RS, Nussenzweig V, et al. Complement-mediated defect in clearance and sequestration of sensitized, autologous erythrocytes in rodent malaria. *J Exp Med* 1981;67: 183–192.
93. Ierino FL, Powell MS, McKenzie IFC, et al. Recombinant soluble human FcγRII: production, characterization and inhibition of the Arthus reaction. *J Exp Med* 1994;178:1617–1628.
94. Zhang Y, Ramos BF, Jakschik BA. Augmentation of reverse Arthus reaction by mast cells in mice. *J Clin Invest* 1991;88:841–846.
95. Marsh CB, Gadek JE, Kindt GC, et al. Monocyte Fcγ receptor cross-linking induces IL-8 production. *J Immunol* 1995;155:3161–3167.
96. Heller T, Gessner JE, Schmidt RE, et al. Fc receptor type I for IgG on macrophages and complement mediate the inflammatory response in immune complex peritonitis. *J Immunol* 1999;162:5657–5661.
97. Baumann U, Kohl J, Tschernig T, et al. A codominant role of FcRI/III and C5aR in the reverse Arthus reaction. *J Immunol* 2000;164:1065–1070.
98. Clynes R, Dumitru C, Ravetch JV. Uncoupling of immune complex formation and kidney damage in autoimmune glomerulonephritis. *Science* 1998;279:1052–1054.
99. Hamburger MI, Moutsopoulos HM, Lawley TJ, Frank MM. Sjögren's syndrome: a defect in reticuloendothelial system Fc-receptor-specific clearance. *Ann Intern Med* 1979;91:534–538.
100. Gordon PA, Davis P, Russel AS, et al. Splenic reticuloendothelial function in patients with active rheumatoid arthritis. *J Rheumatol* 1981;8:490–493.
101. Hamburger MI, Lawley TJ, Kimberly RP, et al. A serial study of reticuloendothelial system Fc receptor functional activity in systemic lupus erythematosus. *Arthritis Rheum* 1982;25:48–54.
102. Kimberly RP, Meryhew NL, Runquist OA. Mononuclear phagocyte function in SLE I: bipartite Fc- and complement-dependent dysfunction. *J Immunol* 1986;137:91–96.
103. Miyakawa Y, Yamada A, Kosaka K, et al. Defective immune adherence receptor (C3b) on erythrocytes from patients with systemic lupus erythematosus. *Lancet* 1981;2:493–497.
104. Ross GC, Yount WJ, Walport MJ, et al. Disease-associated loss of erythrocyte complement receptors (CR1, C3b receptors) in patients with systemic lupus erythematosus and other diseases involving autoantibodies and/or complement activation. *J Immunol* 1985;135: 2005–2014.
105. Wilson JG, Wong WW, Schur PH, Fearon DT. Mode of inheritance of decreased C3b receptors on erythrocytes of patients with systemic lupus erythematosus. *N Engl J Med* 1982;307:981–986.
106. Walport MJ, Ross GD, Mackworth-Young C, et al. Family studies of erythrocyte complement type 1 levels: reduced levels in patients with SLE are acquired, not inherited. *Clin Exp Immunol* 1985;59:547–554.
107. Walport M, Ng YC, Lachmann PJ. Erythrocytes transfused into patients with SLE and haemolytic anaemia lose complement receptor type 1 from their cell surface. *Clin Exp Immunol* 1987;69:501–507.
108. Chevalier J, Kazatchkine MD. Distribution in clusters of complement receptor type one (CR1) on human erythrocytes. *J Immunol* 1989;142:2031–2036.
109. Horgan C, Taylor RP. Studies on the kinetics of binding of complement-fixing dsDNA/anti-DNA immune complexes to the red blood cells of normal individuals and patients with systemic lupus erythematosus. *Arthritis Rheum* 1987;27:320–329.
110. Waxman FJ, Hebert LA, Cornacoff JB, et al. Complement depletion accelerates the clearance of immune complexes from the circulation of primates. *J Clin Invest* 1984;74:1329–1340.
111. Waxman FJ, Hebert LA, Cosio FG, et al. Differential binding of immunoglobulin A and immunoglobulin G1 immune complexes to primate erythrocytes *in vivo*: immunoglobulin A immune complexes bind less well to erythrocytes and are preferentially deposited in glomeruli. *J Clin Invest* 1986;77:82–89.
112. Astier A, de la Salle H, de la Salle C, et al. Human epidermal Langerhans cells secrete a soluble receptor for IgG (FcγRII/CD32) that inhibits the binding of immune complexes to FcγR+ cells. *J Immunol* 1994;152:201–212.
113. Huizinga TWJ, De Haas M, Kleijer M, et al. Soluble Fcγ receptor III in human plasma originates from release by neutrophils. *J Clin Invest* 1990;86:416–423.

114. de Haas M, Kleijer M, Minchinton RM, et al. Soluble FcγRIIIa is present in plasma and is derived from natural killer cells. *J Immunol* 1994;152:900–907.
115. Boros P, Muryoi T, Spiera H, et al. Autoantibodies directed against different classes of FcγR are found in sera of autoimmune patients. *J Immunol* 1993;150:2018–2024.
116. Boros P, Odin JA, Chen J, et al. Specificity and class distribution of FcγR-specific autoantibodies in patients with autoimmune disease. *J Immunol* 1993;152:302–306.
117. Ceuppens JL, Baroja ML, van Vaeck F, et al. A defect in the membrane expression of high affinity 72 kD Fc receptors on phagocytic cells in four healthy subjects. *J Clin Invest* 1988;82: 571–578.
118. Edberg JC, Salmon JE, Whitlow M, et al. Preferential expression of human FcγRIIIPMN (CD16) in paroxysmal nocturnal hemoglobinuria. *J Clin Invest* 1991;87:58–67.
119. Huizinga TWJ, Kuijpers RWAM, Kleijer M, et al. Maternal genomic neutrophil FcRIII deficiency leading to neonatal isoimmune neutropenia. *Blood* 1990;76:1927–1932.
120. Fromont P, Bettaieb A, Skouri H, et al. Frequency of the polymorphonuclear neutrophil FcγRIII deficiency in the French population and its involvement in the development of neonatal alloimmune neutropenia. *Blood* 1992;79:2131–2134.
121. Clark MR, Lui L, Clarkson SB, et al. An abnormality of the gene that encodes neutrophil Fc receptor III in a patient with systemic lupus erythematosus. *J Clin Invest* 1990;86:341–346.
122. Enenkel B, Jung D, Frey J. Molecular basis of IgG Fc receptor III defect in a patient with systemic lupus erythematosus. *Eur J Immunol* 1991;21:659–663.
123. Gauthier VJ, Mannik M. A small proportion of cationic antibodies in immune complexes is sufficient to mediate their deposition in glomeruli. *J Immunol* 1990;145:3348–3352.
124. Gauthier VJ, Striker GE, Mannik M. Glomerular localization of preformed immune complexes prepared with anionic antibodies or with cationic antigens. *Lab Invest* 1984;50:636–644.
125. Gallo GR, Caulin-Glaser T, Lamm ME. Charge of circulating immune complexes as a factor in glomerular basement membrane localization in mice. *J Clin Invest* 1981;76:1305–1313.
126. Couser WG, Salant DJ. *In situ* immune complex formation and glomerular injury. *Kidney Int* 1980;17:1–13.
127. Mannik M, Agodoa LYC, David KA. Rearrangement of immune complexes in glomeruli leads to persistence and development of electron dense deposits. *J Exp Med* 1983;157:1516–1528.
128. Couser WG. Mechanisms of glomerular injury in immune complex disease. *Kidney Int* 1985;28:569–583.
129. Radeke HH, Gessner JE, Uciechowski P, et al. Intrinsic human glomerular mesangial cells can express receptors for IgG complexes (hFcγRIII-A) and the associated FcγRI γ-chain. *J Immunol* 1994; 153:1281–1287.
130. Hundt M, Zielinska-Skowronek M, Schmidt RE. Fcγ receptor activation of neutrophils in cryoglobulin-induced leukocytoclastic vasculitis. *Arthritis Rheum* 1993;36:974–982.
131. Porges AJ, Redecha PB, Kimberly WT, et al. Anti-neutrophil cytoplasmic antibodies engage and activate human neutrophils via FcγRIIA. *J Immunol* 1994;153:1271–1280.
132. Kimberly RP. Immune complexes in rheumatic diseases. *Rheum Dis Clin North Am* 1987:13:583–596.
133. McDougal JS, McDuffie FC. Immune complexes in man: detection and clinical significance. *Adv Clin Chem* 1985;24:1–60.
134. Theofilopoulos AN. Evaluation and clinical significance of circulating immune complexes. *Prog Clin Immunol* 1980;4:63–106.
135. Inman RD. Immune complexes in SLE. *Clin Rheum Dis* 1982;8: 49–62.
136. Nydegger UE, Lambert PH, Gerber H, et al. Circulating immune complexes in the serum in systemic lupus erythematosus and in carriers of hepatitis B antigen: quantitation by binding to radiolabelled C1q. *J Clin Invest* 1974;54:297–309.
137. Hay FC, Niveham LJ, Roitt IM. Routine assay for the detection of known immunoglobulin class using solid phase C1q. *Clin Exp Immunol* 1976;24:396–400.
138. Eisenberg RA, Theofilopoulos AN, Dixon FJ. Use of bovine conglutinin for the assay of immune complexes. *J Immunol* 1977;118:1428–1434.
139. Theofilopoulos AN, Dixon FJ. Immune complexes in human diseases. *Am J Pathol* 1980;100:529–594.
140. Anderson CL, Stillman WS. Raji cell assay for immune complexes: evidence for detection of Raji-directed immunoglobulin G antibody in sera from patients with systemic lupus erythematosus. *J Clin Invest* 1980;66:353–360.
141. Gabriel A, Agnello V. Detection of immune complexes: the use of radioimmunoassays with C1q and monoclonal rheumatoid factor. *J Clin Invest* 1977;59:990–1001.
142. Inman RD, Redecha PB, Knechtle SJ, et al. Identification of bacterial antigens in circulating immune complexes of infective endocarditis. *J Clin Invest* 1982;70:271–280.
143. Lambert PH, Dixon FJ, Zubler RH, et al. A WHO collaborative study for the evaluation of eighteen methods for detecting immune complexes in serum. *J Clin Lab Immunol* 1978;1:1–15.
144. McDougal JS, Hubbard M, Strobel PL, et al. Comparison of five assays for immune complexes in the rheumatic diseases: performance characteristics of the assays. *J Lab Clin Med* 1982;100:705–719.
145. Taylor RP, Horgan C, Hooper M, et al. Dynamics of interaction between complement-fixing antibody/dsDNA immune complexes and erythrocytes: *in vitro* studies and potential general applications to clinical immune complex testing. *J Clin Invest* 1985;75:102–111.

第26章

细胞凋亡和自身免疫

John D. Mountz，Tong Zhou

凋亡是介导富集细胞的死亡的一个生理学的过程。反观坏疽，这是由于强特非异性细胞毒性所致损伤，而凋亡是由配体/受体相互作用引起的，并通过与吞噬细胞紧密连接诱导细胞凋亡，它是一个主动过程，在这一过程需要能量。在细胞凋亡期间，它的形态学发生特异性变化。而在细胞凋亡的早期阶段，细胞的体积及原子核会发生相应的减少[1-3]。在细胞核固缩、碎裂之前，接下来的改变主要发生于质膜，如胞浆泡的膨出(图 26.1)。凋亡细胞死亡的重要特征之一就是细胞染色体 DNA 被核酸内切酶降解成由成倍的 180 个碱基

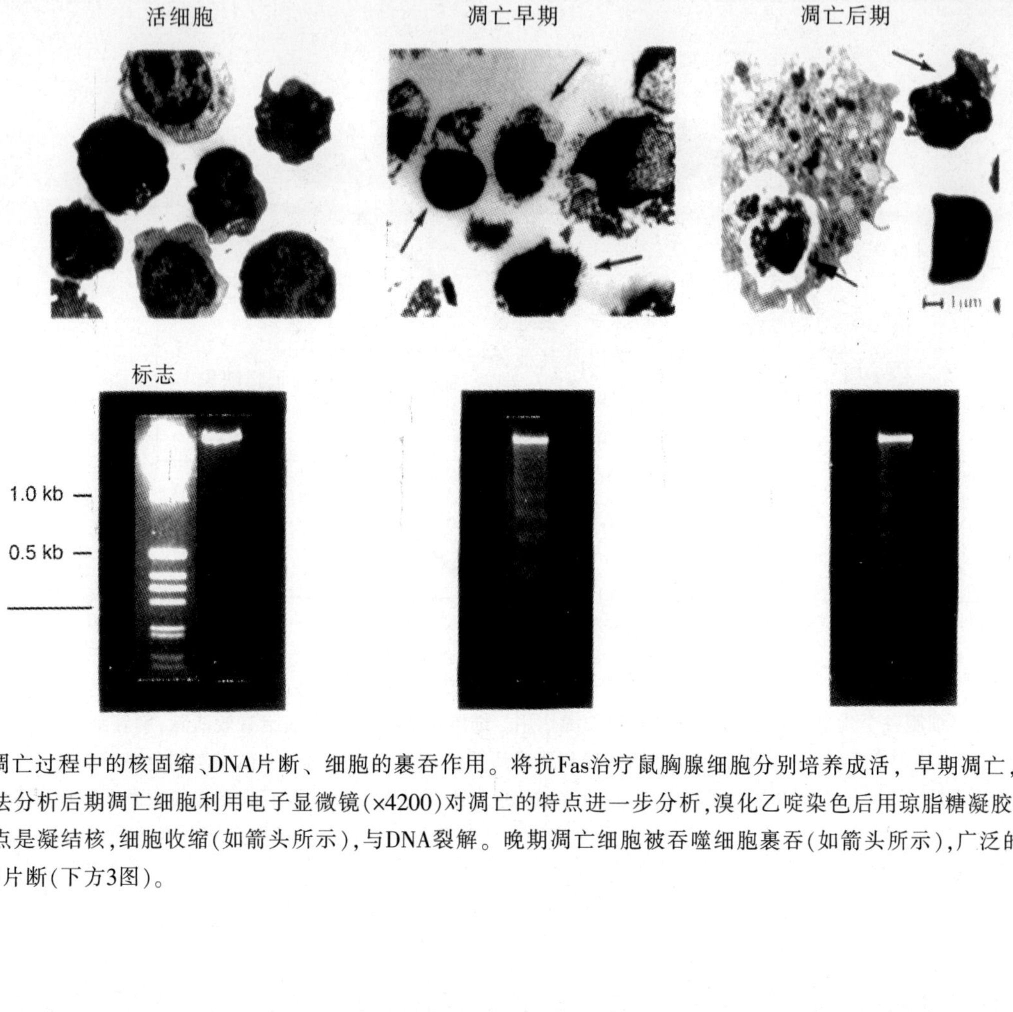

图26.1 细胞凋亡过程中的核固缩、DNA片断、细胞的裹吞作用。将抗Fas治疗鼠胸腺细胞分别培养成活，早期凋亡，依据7-AAD和AnnexinV染色法分析后期凋亡细胞利用电子显微镜(×4200)对凋亡的特点进一步分析，溴化乙啶染色后用琼脂糖凝胶分析DNA片段。早期凋亡的特点是凝结核，细胞收缩(如箭头所示)，与DNA裂解。晚期凋亡细胞被吞噬细胞裹吞(如箭头所示)，广泛的DNA裂解成小于200bp的基因片断(下方3图)。

对组成的低聚体。降解后的产物导致了凝胶分析的DNA 片段的梯状排列这一模式，而这种检测手段也经常用于分析检测细胞凋亡。离体培养的细胞发生凋亡后裂解，但是活体细胞凋亡这一过程使得凋亡的细胞才发生碎裂后被迅速清除。尽管在自身免疫的疾病的过程中，凋亡细胞的清除作为一个促进因素此前一直被忽略，但是，现在有证据表明，由于系统性红斑性狼疮(SLE)[4-6]也许存在的某种缺陷导致了凋亡细胞的介入。包括磷脂酰丝氨酸受体、凝血酶敏感蛋白受体(包括 CD36 和 V_3 整合素)和缺乏终端血浆唾液酸残基的糖蛋白类在内，一些巨噬细胞受体在凋亡细胞识别它们各自配体[7]。在淋巴细胞，磷脂在跨细胞质膜表面的不对称分布取决于活细胞的三磷腺苷(ATP)移位酶，它专门转输氨基酸磷脂从内到外的双分子层膜。在细胞凋亡过程中，三磷腺苷(ATP)移位酶下调，被磷脂爬行酶修饰脂类翻转位点被激活。总的来说，这些事件导致在凋亡细胞表面的磷脂酰丝氨酸出现，这是公认的巨噬细胞[8,9]。

一、免疫系统细胞凋亡的功能

胸腺细胞和 B 细胞主要通过细胞凋亡被有效清除，这一过程包括胸腺细胞受体表达不当，或者 T 细胞受体或未能接受适当的正面或负面的选择，或者 B 细胞免疫球蛋白基因未能正常排列(图 26.2)。因此，细胞凋亡在 T 细胞和 B 细胞的全部功能起着关键作用[10]。在细胞凋亡的发展过程中，在青年人或小鼠中，只有约 2%前体 T 细胞或 B 细胞充分发展；另外有 98%被淘汰。因此，大多数胸腺细胞的清除主要通过凋亡来完成，而 B 细胞的比例也大致相当。虽然大多数胸腺细胞通过凋亡被清除，但这一发生在细胞发育早期阶段的过程比较短暂，跨度大约 3 天。因为凋亡过程发生的较为迅速，持续 1 小时便可完成，只有 1%胸腺细胞凋亡后的细胞碎片可被发现，用于分析胸腺细胞凋亡。值得注意的是，这些凋亡细胞都附着在巨噬细胞上[11]。

凋亡也参与免疫细胞在经历了一个正常免疫反应活化、增殖后的清除，这个过程称为活化诱导细胞死亡(AICD)[12-16](图 26.2)。这一过程有效消除炎症细胞产生炎性细胞因子，它可能在下调免疫反应过程中起着关键作用。因此，AICD(actⅣation-induced cell death，活化诱导细胞死亡)上的缺陷，即使非常微不足道，也可能对慢性免疫性风湿性疾病是一个潜在的促进因素。

凋亡在损坏的或衰老的免疫细胞的清除上也起着重要的作用[17-19]。在个体生活中，选择性清除衰老的 T

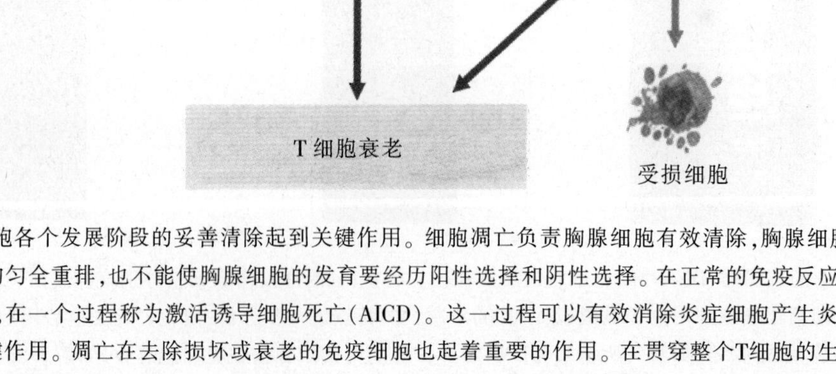

图26.2 细胞凋亡对T细胞各个发展阶段的妥善清除起到关键作用。细胞凋亡负责胸腺细胞有效清除，胸腺细胞能够使受体非正常表达，既能使T细胞受体不均匀全重排，也不能使胸腺细胞的发育要经历阳性选择和阴性选择。在正常的免疫反应过程中，凋亡也参与清除活化和增殖后的T细胞，在一个过程称为激活诱导细胞死亡(AICD)。这一过程可以有效消除炎症细胞产生炎性细胞因子，并可能对免疫反应的下调起着关键作用。凋亡在去除损坏或衰老的免疫细胞也起着重要的作用。在贯穿整个T细胞的生命过程中，通过选择性清除衰老的T细胞来防止其累积。

细胞是防止这些细胞不断积累的必要因素。如果未能有效清除这些细胞可能会影响免疫反应,因此,有些方面凋亡功能下降,包括 Fas 的表达和功能,所造成的后果在老年大鼠 T 细胞表现的尤为明显[17]。凋亡方面的缺陷,导致衰老的 T 和 B 细胞积累,可能使得老年人对自身免疫性疾病易感性和年龄相关自身抗体产生的增加。

总之，细胞凋亡对免疫细胞在各个发展阶段的适当清除起到了关键作用。免疫复合物的凋亡通路中任何一个可能引起炎症细胞清除率下降的缺陷，都可能引起炎症细胞长期存在或免疫性炎症反应，从而导致慢性风湿性疾病。

二、肿瘤坏死因子配体受体超家族

肿瘤坏死因子(TNF)受体超家族的成员与调节免疫细胞的增殖和死亡密切相关，而且它们在免疫生物学和自身免疫性疾病的发病机制中所起到作用尤其引人注意[20]。肿瘤坏死因子受体超家族的成员的受体数量及其相应的配体迅速增多，这些分子生物学和功能正在逐渐被认识(表 26.1)。针对肿瘤坏死因子受体超家族成员为目标的治疗策略正在被用来治疗自身免疫性疾病。

在结构上，肿瘤坏死因子超家族成员的受体和配体有共同特征(图 26.3)。所有家族成员的受体是 I 型跨膜蛋白质,富含保守表位的半胱氨酸重复序列,并在胞外区域有一定程度的同源。这一受体家族亚型成员包含保守表位的细胞质“死亡结构域”,它主要负责传感细胞凋亡信号。而这一家族成员的配体都是Ⅱ型跨膜蛋白,既可以表达为膜结合方式和分泌形式。其配体的相互作用使得受体发生低聚反应需要功能信号的释

表26.1　与自身免疫性疾病相关的TNF(肿瘤坏死因子)配体受体超家族成员综述

配体	受体	功能及其与自身免疫性疾病的关系
TNF-α		在 RA(类风湿关节炎)患者中增加
		TNF-α(肿瘤坏死因子-α)介导转基因小鼠自发性发展成关节炎
	TNFR1(CD120a)	不但能促进细胞凋亡也能促进炎症反应
	TNFR2(CD120b)	不但能促进细胞凋亡也能促进炎症反应
FasL(CD95L,或 CD178)		在 gld 小鼠中,基因突变导致全身性自身免疫性疾病
	Fas(CD95)	在 lpr 小鼠中,基因突变导致全身性自身免疫性疾病
TRAIL(Apo-2L)		对其阻断可以导致 CIA(胶原诱导的关节炎)和 EAE(实验性变态反应性脑脊髓炎)
		其上调可以抑制 CIA(胶原诱导的关节炎)的发展
	TRAIL-R1(DR4)	可以诱导 NFκB(核转录因子-κB)的凋亡或活化和 JNK(c Jun 氨基末端激酶)通路
	TRAIL-R2(DR5)	可以诱导 NFκB(核转录因子-κB)的凋亡或活化和 JNK(c Jun 氨基末端激酶)通路
	TRAIL-R2(DcR1)	没有死亡结构域,主要抑制细胞凋亡
	TRAIL-R4(DcR2)	仅有部分死亡结构域,不能诱导细胞凋亡
	DcR3	可以结合的 FasL(Fas 配体)和阻止 FasL(Fas 配体)介导的细胞凋亡
TWEAK(TNF 相关的凋亡诱导的配体)		诱导细胞凋亡和刺激 T 细胞
	DR3(TWEAK-R, WS-1,TRAMP,LARD)	其缺陷导致异常胸腺细胞阴性选择
	DR6	
尚未确认		其缺陷导致增加的 T 细胞增殖和改变 Th1 和 Th2 反应
BAFF(B 淋巴细胞刺激因子)(Blys,THANK, TALL-1,zTNF4)		支持活化 B 细胞的生存和增殖
		BLyS(B 淋巴细胞刺激因子)的转基因小鼠发展狼疮性自身免疫性疾病
	TACI(钙调亲环素配体相互作用分子)	抑制 B 细胞的活化
	BAFF-R(B 淋巴细胞刺激因子受体)	其不足可能导致 B 细胞成熟缺陷
	BCMA(细胞表面 B 细胞成熟抗原)	不对 B 细胞活化有关键作用

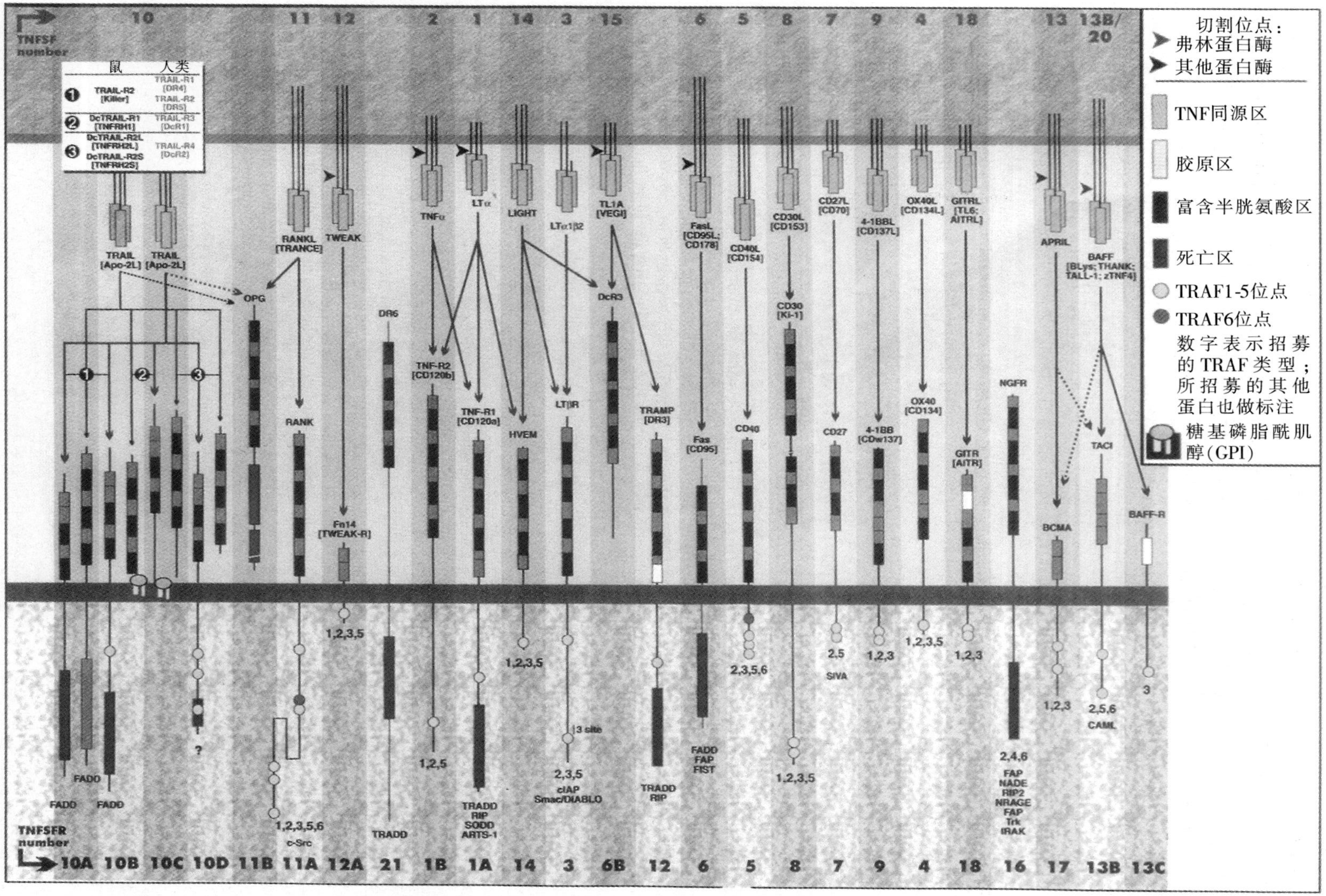

图26.3 肿瘤坏死因子（TNF）受体和配体超家族。已识别的TNF 受体超家族(TNFSFR)见表26.1，包括Fas，TNF受体1(TNFR1)和TNF受体2(TNFR2)；禽白血病胞质体-肉瘤病毒受体（CAR）-1；死亡受体(DR)3、DR4、DR5和DR6；淋巴毒素(LT)β受体；CD40；CD30；CD27；CDw137；OX40；糖皮质激素诱导性TNF受体(GITR)；神经生长因子受体(NGFR)；B细胞成熟抗原(BCMA)；跨膜激活剂及钙调亲环素配体相互作用分子(TACI)；B细胞激活因子受体(BAFFR)。诱骗受体(DCR)1/无胞内区结构域TRAIL受体(TRID)无死亡结构域但结合于TNFR凋亡诱导配体(TRAIL)。这些受体含有2~6个富含半胱氨酸的重复亚结构域，互相间具有25%同源性。例如，Fas具有3个富含半胱氨酸的亚结构域，TNFR1具有4个这样的亚结构域。矩形框表示胞浆内死亡结构域，不同颜色的圆分别表示不同的TRAF位点。(Modified and adapted from the ALEXIS Immunology catalog, with permission of the ALEXIS Patform, San Diego, CA.)（见彩图）

致。免疫细胞可以单独地在受体或配体上表达或是在细胞表面的受体与配体结合后同步表达。因此，受体与配体之间的相互作用可能与免疫细胞自分泌和旁分泌反应密切相关。

(一)死亡结构域受体及其自身免疫

大多数肿瘤坏死因子的受体及其配体的免疫功能已经被确定。所有的受体凋亡诱导作用与免疫反应的下调关系密切。其中死亡受体最重要的功能是介导免疫细胞的活化诱导死亡。AICD(活化诱导细胞死亡)是一个高度控制的过程，其中涉及几个凋亡信号分子，包括 Fas 和肿瘤坏死因子的受体对不同类型细胞的表达，包括 B 细胞、T 细胞、巨噬细胞[21]。十多年前，对 Fas 配体(FasL)突变基因的鉴定表示，这些基因的产物都是基因受体/配体配对分子，其专门的功能就是进行细胞凋亡[22,23]。此外，在自体免疫性 lpr/lpr 和 gld/gld 小鼠品系中分别鉴定 Fas 和 FasL 基因突变，这一实验首次提供证据表明，免疫细胞在细胞凋亡中的缺陷可能导致自体免疫疾病[24,25]。Fas 介导的细胞凋亡的主要功能是在 T 细胞的活化诱导的细胞死亡这一过程，它对于外周 T 细胞耐受起到了关键的作用。在活化作用的过程中，T 细胞中表达 Fas 及 FasL 的水平上升，它能够使细胞以一种自分泌的方式发生凋亡[21,26]。利用 T 细胞受体转基因小鼠模型研究表明 Fas 介导细胞凋亡失败导致外周 T 细胞的自体反应的增加[27]和超抗原激活 T 细胞的克隆排除的减少[28]。Fas 介导的细胞凋亡的其他生物作用包括：①T 细胞毒性和自然杀伤细胞(NK 细胞)的免疫监视功能，两者可引起表达 Fas 配体高水平以及介导所感染的宿主细胞凋亡；②其免疫特许作用，其中“免疫特许”组织和器官的 Fas 配体表达可以避免 T 细胞的攻击，并阻止其他炎症细胞[21]。

细胞凋亡的缺陷或是自体免疫性 T 细胞凋亡水平的降低可能导致自体免疫性疾病的发展，因此人为操纵 Fas 表达在理论上可能是一种有效的治疗策略。这一办法的可行性迄今为止还受到限制，不过，针对可溶性 Fas 配体以及激动抗 Fas 抗体给药可能会带来严重肝毒性[29,30]。避免毒性，应在局部采用针对 Fas 配体基因[31]以及靶器官的单克隆抗体，并引起炎症细胞的选择性作用的治疗策略，从而避开潜在的肝毒性[32,33]。

肿瘤坏死因子受体 1(TNFR1)和受体 2(TNFR2)通过与肿瘤坏死因子 α 相结合来参与 T 细胞的活化诱导[20]。小鼠 Fas 和 TNFR1 同时缺陷能够加速淋巴腺和自体免疫性疾病的进展，从而证明 TNFR1 可以作为替代的通路来诱导已活化的 T 细胞的诱导细胞死亡[34]。TNFR2 已经表明可以诱导激活的亚级幼稚细胞的增值，但细胞凋亡主要发生在活化过程的后期[35,36]。Teh 等[37]研究表明，如果 $CD8^+$ T 细胞没有 TNFR2 的表达，其对活化诱导细胞死亡产生抵抗。最近 Elzey 等[38]的一项研究表明，在正常小鼠中，$TNFR2^{-/-}$T 细胞并不发生细胞凋亡，尽管试正常 $TNFR1^{-/-}$ T 细胞凋亡。而在离体状态下，肿瘤坏死因子能够增强 Fas 介导的未活化 T 细胞的凋亡，通过细胞内水平下降，Fas 相关的死亡结构域，一种类似白介素-1β(IL-1β)转化酶(FLICE)抑制蛋白(FLIP)和增加产生的促细胞凋亡分子。这主要是通过 TNFR2 受体介导完成的。

(二)肿瘤坏死因子相关的细胞凋亡诱导其配体及其受体的产生

肿瘤坏死因子 α 相关的细胞凋亡诱导配体(TRAIL)，肿瘤坏死因子超家族的另一成员[39]有诱导凋亡活性，即相当于肿瘤坏死因子 α 及 Fas 配体。在治疗方案的发展过程中，针对 TRAIL 的研究开始引起人们的兴趣，因为它不同于治疗肿瘤坏死因子、Fas 配体这些优先诱导肿瘤细胞，很少或没有影响正常细胞[40]。至少 5 个 TRAIL 的受体已确定，其中 2 个，DR4(TRAIL-R1的)和 DR5(TRAIL-R2 中)，都能传换凋亡信号[41-43]，而另外 3 个[TRAIL-R3, -R4，护骨素(OPG)]作为诱骗受体阻断 TRAIL 介导细胞凋亡[44-46]。TRAIL 所有 5 个受体的细胞外配体结合域具有高度的同源性。

最近的研究显示，TRAIL 介导的细胞凋亡上的缺陷有潜在的促进自身免疫性疾病的发展。通过可溶性受体受体 DR5 参与阻断 TRAIL 介导的凋亡[47,48]也已经表明在这一机制下小鼠在实验中对胶原性关节炎和过敏性脑炎的易感性。受体 DR5 引起人们的极大兴趣，因为它通过病原细胞的异常增多选择性表达。针对选择性受体 DR5 可诱导自身免疫性细胞的凋亡。

TRAIL 介导凋亡在 T 细胞的活化诱导细胞死亡中的作用已经被提及[49,50]而新近发现 DR3[51]和 DR6[52]死亡受体可能参与调节的 T 细胞反应。基因敲除小鼠的 DR3 在胸腺内为阴性选择[53]，而 DR6 基因敲除小鼠可引起 T 细胞的增殖反应和辅助性 T 细胞亚不平衡 1(T_H1 型)和 T_H2 型反应[54]。

肿瘤坏死因子受体超家族的许多受体不单单表现出单一的功能，它们不仅能够诱导凋亡，而且还可以行使多种刺激分子的作用。举例来说，TNFR1 及 TNFR2 不但可以诱导细胞死亡，还可以促进炎症反应。以往的研究表明，肿瘤坏死因子受体 $p55^{-/-}p75^{-/-}$ 双敲除小鼠仍能通过对乙酰胆碱受体免疫[55]对抗实验性自体免疫性重症肌无力，以及由 MOG[35-55]诱导实验性自身免疫性脑脊髓炎(EAF)[56]。同样，淋巴毒素 β 受体能诱导细胞死亡[57]，但其淋巴器官的发育也有重要作用[58]。此外，最近发现其 DR3 配体可诱导肿瘤细胞凋亡以及作为刺激细胞刺激 T 细胞的产生。

相较于死亡受体，存活的肿瘤坏死因子超家族受体的功能是作为刺激分子刺激免疫细胞活化和增殖。尽管没有死亡结构域，这种分子也可有双重作用。例如，CD30 可作为促细胞凋亡受体介导期间细胞死亡[59]的胸腺阴性选择。同样，CD27 和CD27L 的相互作用，促进 T 细胞增殖和细胞毒性 T 细胞反应的产生[60,61]。

而残存 CD40 和 CD40L 分子的相互作用，是 T 细胞依赖性 B 细胞免疫反应和对免疫球蛋白的同步转换。因此，阻断 CD40/CD40L 正在被评估作为治疗红斑狼疮等自身免疫性疾病的一种治疗方法[62,63]。新近发现的疱疹病毒介导其与其自身配体、LIGHT 相结合，并以一种自分泌的形式刺激 T 细胞增殖[64-66]，T 细胞转基因表达 LIGHT[67]增殖。

总而言之，最近的观测报告表明，这些个体死亡或残存的受体调节免疫反应过程中有重要作用。这些报告还强调必须充分认识这一过程的分子机制，因为这些分子中有许多似乎有能力来调解差分信号以及在分子层次的差异性后果。鉴于这一点，这些受体/配体的相互作用是一个治疗自身免疫性疾病良好的潜在疗效指标。

(三)B淋巴细胞刺激因子及其受体

B 淋巴细胞刺激因子(BLyS)，是肿瘤坏死因子超家族的新成员，又称为 TALL-1(肿瘤坏死因子和凋亡配体相关的白细胞表达配体 1)，BAFF(属于肿瘤坏死因子家族的 B 细胞活化因子)，THANK（激活细胞凋亡，所有细胞核因子，以及 c-Jun NH2 氨基末端激酶的同源肿瘤坏死因子)和 zTNF4[68-72]。B 淋巴细胞刺激因子(BLyS)是产生主要由髓系细胞通过膜结合以及细胞分泌产生[73]。在 BLyS 敲除小鼠，成熟 B 细胞的数量急剧下降，边缘区 B 细胞和滤泡缺乏，而 B 细胞成熟受阻于 T1 型和 T2 型未成熟 B 细胞类型间的过渡阶段[74]，这表明 BLyS 是 B 细胞发育成熟的一个关键因素。BLyS 在有效诱导的抗原特异性抗体反应起到了关键作用。免疫小鼠体内 BLyS 的可溶性 BLyS 受体(TACT)的治疗约束抗体反应，T 细胞依赖性和独立性抗原，避免形成独立的生发中心[75]。另外，外源性 BLyS 可以通过抗免疫球蛋白 M(抗免疫球蛋白 IgM)在体外诱导增强 B 细胞增殖，用体内 BLyS 治疗小鼠的结果导致 B 细胞数目增多及血清免疫球蛋白升高[68]。这些结果暗示 BLyS 支持激活 B 细胞存活和增殖。

BLyS 至少有 3 个受体被确认，称为跨膜活化剂和钙调亲环素配体相互作用分子 (TACI)、B 细胞成熟抗原(BCMA)和 BAFF-R。BLyS 的 3 个受体细胞主要是对 B 细胞谱系的表达[72,75-79]。虽然 BLyS 的受体与 3 个受体具有类似的亲和力，但每个受体对 B 细胞功能的影响完全不同，受体剔除小鼠的实验结果表明，与野生型小鼠相比较，受体剔除小鼠的 B 细胞数量增多，B 细胞活性明显提高[80,81]。因此，钙调亲环素配体相互作用分子(TACI)抑制 B 细胞的活化，并有助于维持免疫平衡。小鼠产生 BCMA 缺陷，在 B 细胞成熟发展有重要意义，这也暗示 BCMA(细胞表面 B 细胞成熟抗原)在 B 细胞活化起着关键作用 [82]。B 淋巴细胞刺激因子(BAFF-R)，似乎对 BLyS 生物学功能起着本质作用。A/WySnj 小鼠，B 淋巴细胞刺激因子基因结合位点一旦被破坏，出现了 B 细胞发育缺陷[83]。值得注意的是，这种显型的 A/WySnj 小鼠与 BLyS 的缺陷小鼠非常类似。

BLyS 和受体在 B 细胞的发展和残留发挥着关键作用。BLyS 表达缺陷及其主要受体[74]，B 淋巴细胞刺激因子[83]，导致 B 细胞缺陷。而 BLyS 的过度表达导致了狼疮样自身免疫性疾病[84,85]。在狼疮样自体免疫系统疾病的 BLyS 的转基因小鼠模型中，其中 100%的小鼠自身循环抗体呈阳性。这种特异性抗体的模型，与出现在系统性红斑狼疮比较类似，这其中也包括类风湿因子、抗双链脱氧核糖核酸(anti-dsDNA)抗体、抗核抗体蛋白。患有老化性肾小球球性肾炎所有的小鼠，都以免疫复合物在肾脏沉积为特点。同样，超免疫球蛋可沉积在 BLyS 的转基因小鼠。以 B 细胞大量聚集的二级淋巴器官严重增生，导致 B 细胞在脾脏、淋巴结数量明显增多[84,85]。因此，BLyS 早期和长期过度表达可能造成 B 细胞耐受的缺失，自身抗体的产生，自身免疫性疾病的发展。

(四)凋亡信号的调节

在功能上而言，肿瘤坏死因子受体超家族的成员能够发送信号，导致细胞凋亡信号的传导、增殖，或是残存。细胞死亡与增殖之间的差别取决于细胞种类及其功能状况。肿瘤坏死因子超家族受体利用各种信号传导通路、凋亡信号转化介导的 Fas 相关死亡结构域(FADD)/Caspase 8（天冬氨酸特异性半胱氨酸蛋白酶8)基因的层递反应，信号传导的刺激，主要是由肿瘤坏死因子受体介导相关因素及核因子 κ 通路（NFκB)引起的。免疫细胞残存受体和死亡受体的均衡表达，并通过适当的信号维持免疫系统的动态平衡。一些受体具有双重功能可以灵活调节免疫系统，并维持其动态平衡。细胞内含有的 DR4 和 DR5 片断都含有一个死亡结构域，也可以通过 FADD 和 Caspase8 依赖途径传导细胞凋亡的信号[86]；此外，这两种受体可以通过启动核转录因子 NFKB 通路和 JNK 信号通路来发挥作用[41,87,88]。

这一家族中 Bcl-2 相关蛋白主要行使对细胞凋亡的调节(图 26.4)。这些分子有着同源四个 Bcl-2 的同源保守表位(BH1- 4)结构域区，而这种结构控制这些蛋白质变为二聚体，并影响到细胞凋亡。保守结构域BH1、BH2、BH3 参与各种二聚体成对的结合以及调节细胞死亡[89]。Bcl-2 家族包括死亡拮抗剂 Bcl-2 和 Bcl-XL,Mcl-1 和 Al，以及促凋亡分子 Bax、Bcl-XS、Bak、Bik、Bid、Bim 和 Bad[90,91]。死亡激动剂与死亡拮抗剂的总体比例取决于死亡诱导信号的易感性。Bcl-XL,Bcl-2,和 Bax 也能形成离子导电人工膜孔。Bcl-2 和 Bcl-XL在淋巴细胞的发展过程中的表达方式彼此相反。

Bid 和 Bad 具有最起码的死亡结构域 BH3，磷酸化的 BaD 在 Ser112、Ser136 和 Ser155 的残基接受最近的存活信号调节 Bcl-2 家族。相对比而言，BAD 通过脱磷酸(活化)的形式在线粒体内与存留的 Bcl-2 家族成员结合。BaD 与残留 Bcl-2 蛋白质结合紧随促凋亡的 Bcl-2 蛋白的 Bax 和 Bak 低聚反应之后，这一过程可能导致线粒体功能障碍、色素 C 释放，天冬氨酸特异性半胱氨酸蛋白酶的激活、细胞凋亡性死亡[92,93]。

T 细胞凋亡与 Caspase(天冬氨酸特异性半胱氨酸蛋白酶)连续性激活途径相关联，它与 Caspase 8 一起，对 ASP 的残留物产生裂解作用(图 26.4)。Caspases 在大多数细胞结构中被表达，并作为单链酶原存在于细胞质内。这些酶被充分激活，通过蛋白酶裂解蛋白质，将链区分解成大大小小的 Caspase 亚型，并再次裂解N 端结构域（prodomain)。Caspase 8 的低效活化导致Bid,Bcl-2 家族的促凋亡成员之一，而 Bid 的 C 终端片段可作用于线粒体，引发细胞色素 C 的释放[94-96]。被释放细胞色素 C 可以与凋亡蛋白酶活化因子 1（Apaf-1)结合，它能够自我联合或激活或结合 Caspase 9[97]。随着内在膜通透性转换孔(PT)的开放，以及某种染色能力所谓丧失，这种与内线粒体膜电位降低相一致[98]。这种免疫细胞的线粒体放大回路非常重要，抗凋亡的 Bcl-2家族成员可以抑制 Fax 诱导的凋亡 [99]。Bcl-2 和 Bcl-XL 也能够抑制细胞色素 C 释放，从而干扰这一通路。

激活后的 Caspase 8 和 Caspase 9，作用于 Caspase 3,5,7 的终端，这会在细胞凋亡之前被迅速活化[100]。通过 Fas 受体的强烈信号可直接导致被激活的 Caspase 8 高水平，同时也可以直接激活终端 Caspuses 3,6,7，导致细胞死亡[101-105]。

凋亡抑制基因产物(IAP)，在从昆虫到人类的多样物种的细胞程序性死亡过程中起着进化保守的作用。人类XIAP 蛋白，ciap1、clap2 可直接抑制 Caspase 3,6,7[106-109]。I-AP 也可阻断细胞色素 C 诱导的活化半胱氨酸天冬氨酸蛋白酶 9 酶原表达和 Fas 介导的细胞凋亡[105]。Miap与人类 X 染色体相连的 IAP 鼠科同系物，已经被绘入X 染色体[110]。我们在先前[111]证明 XIAP 蛋白在类风湿性关节炎滑膜纤维(rasf)中上调 TNF-α，这种上调可以通过主导形式的负面抑制物核因子 κ(IκB)介入 TNF-α被抑制。XIAP 蛋白也是一种通过 TNF-α 起作用的凋亡抑制剂，因为在 XIAP 反义重组腺病毒作用下，RASF 首位转染，从而促进 RASP 的凋亡。因此，XIAP 蛋白是一种肿瘤坏死因子诱导的特定 RASF 的凋亡抑制剂。这与其他的肿瘤坏死因子受体调节剂以及细胞凋亡的 Fas 通路可以诱导治疗利于促进类风湿性关节炎(RA)患者的滑膜组织。

（五）自身免疫性淋巴综合证

30 多年前，Canals 和 Smith 以及其他学者，报告有在儿童中与自身免疫的特征有关的非恶性淋巴结病的特点[112]。人类自体免疫性淋巴综合征(ALPS)是通过对离体淋巴细胞对 Fas 诱导凋亡的敏感性分析来加以定义。ALPS 以脾或淋巴结肿大、自身免疫性表现和血中丙种球蛋白、CD4-CD8-T 细胞水平为特征。由于两者Fas 等位基因的遗传基因变化，ALPS 患者的 T 细胞能在 Fas(ALPS 0)展现为完全缺陷。而其他患者或是由于其本身 Fas 的缺陷，或者是在 Fas 信号传导通路上的缺陷，表现于在 Fas 诱导凋亡的过程中，常常在局部表现 Fas 诱导细胞凋亡，或是正常或是略有减少(ALPS type IA)[113-115](图 26.5)。发生于 Caspase 10 的不同基因突变造成两个 ALPS 患者患病的主要原因(ALPS type Ⅱ)[116]。ALPS 中，不与 Fas 诱导的细胞凋亡缺陷发生感应可能由于缺乏 Fas 配体(ALPS type IB)。我们发现在 1 例 ALPS type IB 型淋巴细胞增殖性疾病的患

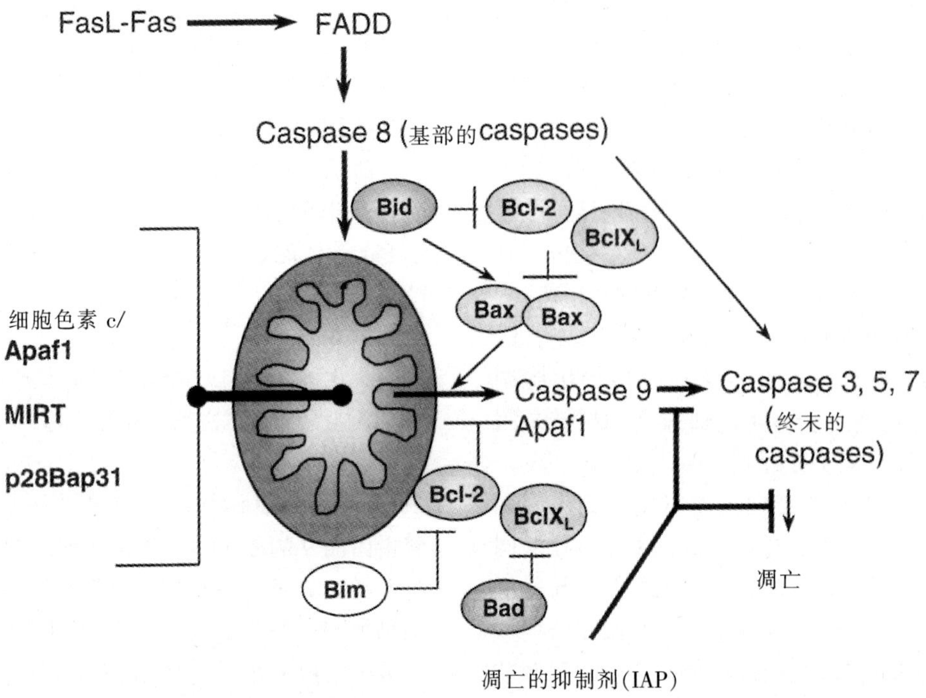

图26.4 Bcl-2蛋白家族的成员：蛋白质相互作用Bcl-2蛋白家族的成员及其家族成员的互相作用能够调节细胞凋亡功能。活化天冬氨酸特异性半胱氨酸蛋白酶8(Caspase8)受Bcl-2家族成员和线粒体信号调节。活化Caspase 8可以直接激活BH3相互作用基团死亡促进因子(BID)。Bax蛋白可与Bcl-2或Bcl-X_L时形成同型或异型二聚体，Bax同型二聚体形成促进细胞死亡，而Bax蛋白的异型二聚体则可阻断细胞死亡。BaD，一种Bcl-2促凋亡因子家族成员，与Bcl-2或Bcl-X_L形成异型二聚体可促进细胞死亡。Bid被Fas直接激活，促进细胞凋亡，研究表明，Bcl-2家族成员的线粒体发挥作用，促进离子通道的形成，从而导致线粒体对细胞色素C的释放。FADD：Fas相关死亡结构域蛋白。

者FasL缺乏，以及在淋巴细胞的激活诱导细胞死亡机制中Fas配体缺乏，外周血中单核细胞缺乏(PBMC)[117]。在ALPS Ⅲ患者中，淋巴细胞表现出正常Fas/FasL的典型通路，尽管这种类型ALPS显性分子基础研究尚未建立。尽管IA ALPS类型患者或者他们父母中的一方都是杂合Fas突变，但他们的父母都没有发展成ALPS。对Fas(lpr/+)或者Fas配体(gld/+)突变的杂合小鼠进行研究，发现这些小鼠并没有发展成淋巴细胞增殖性病。在杂合小鼠中，产生Fas突变分子起到防止三聚物形成[117]。

三、凋亡与自体免疫性疾病

基于实验中的lpr和gld小鼠最后发展全身免疫性疾病，作者首先提出，自身免疫性疾病的患者，可能在细胞凋亡或活化诱导细胞死亡中存在缺陷[118]。相比ALPS的患者而言，针对系统性红斑狼疮患者的大多数研究显示外周血中单核细胞的细胞凋亡或活化诱导细胞死亡相对而言维持在一个较高的水平。系统性红斑狼疮患者的外周血中的单核细胞离体后凋亡速度加快了最初Emlen等报道[119]，他发现了系统性红斑狼疮患者的淋巴细胞凋亡是正常人的2.3倍。其他的调查员然后报告，来自SLE患者的外周淋巴细胞在激活诱导细胞死亡后其凋亡仍表现出较高水平。相对比而言，SLE患者的短期产生的T-细胞在抗-CD3介导的AICD中水平较低，可能被IgG抗Fas抗体在SLE T细胞中阻断[121]。在对激活SLE通路分析表明，对这一问题的研究不仅要考虑到体内环境和离体环境之间的差异，还要考虑激活T细胞的作用机制。不同分组人口的T细胞水平对AICD难易程度可能存在或多或少的影响。SLE患者对CD28$^+$ T细胞拮抗CD3介导的细胞凋亡与对照组相比更有易感性，这与SLE患者外周T细胞缺失导致CD28高水平的是一致的[122]。来自SLE患者的T细胞在抗CD3信号发出之后可以明显增加功能性Fas配体的水平[123,124]。此类实验通常使用T细胞受体通过信号表达系统性红斑狼疮患者和正常对照组中的 T 细胞,并用铬 51 标记 Fas 表达靶细胞检验和测试这些 T 细胞。通过功能化验所决定的膜结合型 Fas 配体和可通过血清中测定的可溶性 Fas 配体之间分布有重要的差别,可溶性 Fas 配体可拮抗 Fas 介导的凋亡[125]。

尽管 Fas 死亡结构域分子家族的是第一通路是为了消除炎症细胞,而这些死亡结构域上的缺陷在系统性红斑狼疮的患者中很少被观察到。肿瘤坏死因子相关的凋亡诱导配体(TRAIL)基因的表达,类似肿瘤坏死因子,能微弱促进细胞凋亡的配体(TWEAK),以及 Fas 配体,被报道可以被单狼疮性 T 细胞诱导自体单核细胞死亡。这种细胞毒性与分子表达增加使这些 T 细胞活化,增加了对狼疮性单核细胞易感性,而狼疮性单核细胞可通过以上各种配体诱导细胞凋亡[126]。尽管报道系统性红斑狼疮的凋亡通路及分子机制的差异,但在克隆排除与诱导免疫耐受上的缺陷现在还很难以用于对系统性红斑狼疮患者的分析。首先,与使用 TCR 受体转基因小鼠实验相对比而言,人类自身反应 T 细胞在人体内难以被识别。自身反应的 T 细胞只是全部活化 T 细胞中的一小部分,它首次通过使用 TCR 转基因小鼠才容易取得明显结果。其次,免疫耐受实验,如自反应性 T 细胞或新生期免疫耐受不能人为调控。人体 PBMC 的实验研究要通过分析全部 T 细胞的特异性多元表达。因此,它不能确定这些具有自身反应特殊性的这一小部分 T 细胞,是否在激活诱导细胞死亡存在缺陷。今后在这一领域的研究方向和挑战,尽管对自身免疫性疾病患者而言,从外周血中获得特异 T 细胞的意义众所周知,如髓鞘碱性蛋白自身反应性 T 细胞对多发性硬化病的意义。目前解决这个问题的可行方法在于使用Ⅰ型和Ⅱ型主要组织相容性复合体(MHC)四聚物分子系统来鉴定这些 T 细胞[127]。通过分析这些有缺陷或经历正常 AICD 的 T 细胞有助于鉴别在患有自身免疫的疾病中人类自体反应性 T 细胞在 AICD 这一过程中是否有缺陷。

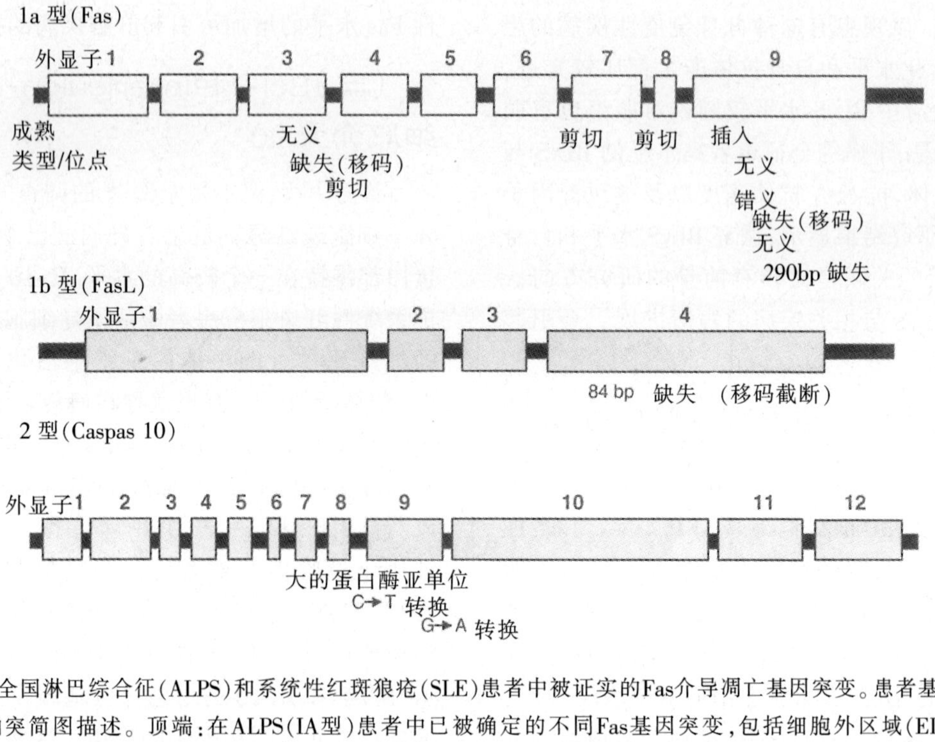

图26.5　迄今已在全国淋巴综合征(ALPS)和系统性红斑狼疮(SLE)患者中被证实的Fas介导凋亡基因突变。患者基因突变的定位和类型分别被下面的轴突简图描述。顶端:在ALPS(IA型)患者中已被确定的不同Fas基因突变,包括细胞外区域(ED)以及死亡结构域(DO)。Fas基因组有9个外显子,包括跨膜外显子(外显子6)和1个死亡域,它完全外显子9中被编译。迄今为止,所有的变异都是单核苷酸变化,除了在法国研究发现,外显子9中发现290-bp外显子纯合性缺失,严重影响了女儿与父母[217]。中心:Fas配体的基因突变患者称为ALPS(自身免疫性淋巴增生综合征)的1-B型。患者Fas配体包括神经轴突4的28种氨基酸部分扣除法。底部:Caspase 10(天冬氨酸特异性半胱氨酸蛋白酶10)在2个同族的ALPSⅡ型的患者中发生变异。第一个患者的C-to-T的突变预计可能在大型P17两亚基蛋白酶用苯丙氨酸替换氨酸。第二个患者携带有G-to-A的突变预计,在天冬氨酸特异性半胱氨酸蛋白酶10基因组的大型P17两亚基蛋白酶的7种氨基酸下游的QACQG的活化位点由异亮氨酸代替缬氨酸[117]。

（一）B细胞激活因子（BLyS）和人类自身免疫性疾病

已发现在系统性红斑狼疮（SLE）和类风湿性关节炎（RA）的患者中血清样本中高水平的BLyS。系统性红斑狼疮患者血清中BLyS的水平特异性增高，并显著高于正常对照组[128]。类风湿性关节炎患者血清中BLyS的水平较高，而在关节液中BLyS的水平甚至更高[129,130]。正常对照组中血清BLyS的水平，接近5 ng/mL或更少。而在超过30%红斑狼疮患者的BLyS的水平甚至超过10ng/mL，更有超过10%的患者，这一数值超过20mg/mL，在少数患者，BLyS的浓度高达100mg/mL。迄今为止，有数据显示，高血清BLyS浓度，与抗-dsDNA和抗-Sm抗体密切相关[128]。其他调查研究通过检测195例系统性红斑狼疮、类风湿性关节炎以及其他风湿性疾病患者的血清中BLyS的水平，发现21%的患者血清中BLyS的水平特异性增高有显著的意义，而BLyS的增高与相关抗体IgG、抗-dsDNA抗体以及类风湿因子的增高密切相关[131]。

最近，我们检测49例原发性干燥综合征患者的血清BLyS的水平，发现患有这种自身免疫性疾病的患者在B细胞的活化水平和自身抗体产生都比较亢进，此类住院患者血清中BLyS水平较健康对照组也有明显增高。重要的是，干燥综合征患者高水平的BLyS与该病的特异性抗体，抗-SSA抗体滴度以及类风湿因子密切相关[132]。研究结果显示，循环BLyS水平和自身免疫性疾病之间的关联是比较有前景的研究方向。而进一步分析BLyS与相关疾病的病情进展，会引起人们极大的兴趣。

（二）可溶性Fas的表达与器官损伤间的关联

我们已经可以从人类Fas基因分离DNA，其特征性表现是基因内区/外显子组织以及启动区[133]。天然的可溶性人类Fas具有可变剪接形式，经证明它可以与Fas配体结合，抑制细胞凋亡[134,135]。血清中可溶性Fas通常是0.2~2.0 ng/mL，尽管原来对此有所争议[136,137]，现在已知可溶性Fas在系统性红斑狼疮患者血清中升高[138-143]。在系统性红斑狼疮中可溶性Fas在免疫调节和Fas配体介导的组织损伤中起一定的作用[144]。血清中可溶性Fas水平量化在39个不同程度的SLE患者中展开，这些患者病情严重程度超过4年，历经227次访问（277访问）。在健康年龄范围之内和性别匹配的志愿者作为对照组。作为测定疾病活动的系统性红斑狼疮疾病活动指数（SLEDAI）评分被确立，系统性狼疮国际临床合作组/美国风湿病学会（SLICC/ACR）也把它的得分作为累计器官损害的评判标准。血清中自身抗体定和补体测在这一体系中被确立，肝肾功能的测定也被加入。可溶性Fas水平分别在系统性红斑狼疮患者血清中（0.60mg/mL）与对照组（0.26mg/mL）相比升高显著。血清中可溶性Fas与SLICC/ACR的损害指数相关，但未发现其与系统性红斑狼疮疾病活动指数有必然联系。另外，可溶性Fas水平与肝肾功能试验，包括血清蛋白测定、血清谷草转氨酶（AST）、肌酐、肌酐清除这几项指标都有相关性，但是和炎性活动、红细胞沉降率、免疫血清急性期反应物没有必要关联。这些实验结果证实了血清可溶性Fas理论在系统性红斑狼疮患者中增高的意义。因为在血清中可溶性Fas水平虽然与器官损害的指数有相关性，但并不直接反应疾病的进展，我们建议，可溶性Fas可能作为系统性红斑狼疮器官损害的标志。我们也发现，在系统性红斑狼疮患者体内，可溶性Fas主要在受损器官产生，然而这也会反过来影响破坏Fas配体的表达。这一结果与先前可溶性Fas水平的增加可引起肝脏疾病的报告相一致。

（三）Bcl-2和Interleukin-10 Bcl-2和白细胞介素-10

许多[145-147]但不是全部[148]的调查的报告表明：在循环T细胞或红斑狼疮患者外周淋巴细胞（PBMC）Bcl-2蛋白都维持在一个较高的水平。IL-10也被证明可以促进系统性红斑狼疮患者激活诱导细胞死亡，体外自发的细胞死亡可能由体内T细胞活化和诱导IL-10和Fas配体所致[149]。有报道称在遗传上IL-10和Bcl-2的基因型和SLE的易感性之间存在关联[150]。总之，这些基因非编码区的串联重复序列（microsatellites）被发现以及被用作基因标志，并用这些基因作为遗传标记。它被用于检验墨西哥裔美国士兵中128例SLE患者和223同种族对照组[150]。其检验通过使用荧光标记的引物和半自动基因分析来研究DNA。这项研究的结果显示，Bcl-2和IL-10的易感等位基因在测定对该疾病的抵抗力方面有互相促进的作用，这两个等位基因在遗传方面的缺陷使得易患系统性红斑狼疮的可能性超过常人的40倍[150]。这是首次把两种截然不同的可调节细胞凋亡的基因联合起来共同研究，这有助于人类预先发现的自身免疫性疾病[151]。

(四)调节细胞清除率下降和自身抗原的生成

系统性红斑狼疮进一步发展恶化与FcγRⅢ的多态性(CD16)[152],通过改变这种受体的功能,使得患者更容易患上自身免疫性疾病的。这一多态性患者有较严重的疾病,以及更高水平激活NK细胞和更快速激活诱导细胞死亡。狼疮性肾炎与显性Fc受体低水平的结合之间有很强的关联性。尽管FcγRⅢ对免疫复合物的清除率下降作用明显,Fc受体和对凋亡细胞的吞噬作用之间的明显的关联仍未被证明。有报道称白细胞凋亡细胞的黏附作用依赖于ανβ3(cd51/cd61,玻连蛋白受体)、CD36蛋白(凝血酶受体)、巨噬细胞清道夫甲级受体、磷脂酰丝氨酸的转膜和CD14外凋亡传单(脂多糖结合蛋白)[7]。SLE患者清除机制的缺陷仍未被报道;但是在体外同源凋亡细胞的吞噬作用同样也发生在SLE患者的外周血单个核细胞上[5,6,153]。

系统性红斑狼疮患者身上,大量凋亡细胞或凋亡细胞的碎片被用于增强细胞的凋亡。由于SLE患者细胞凋亡反常增加导致循环系统中PBMC和自体抗原的增加,这一点也被许多别的调查者所证实[4,5,154-156]。

系统性红斑狼疮患者外周血淋巴细胞中的凋亡细胞被膜联蛋白-V-异硫氰酸荧光素(FITC)染色、流式细胞光度计计量,并与正常对照组对比。结果发现凋亡细胞的百分率与系统性狼疮指数(SLAM)和治疗未发现相关性。循环系统中凋亡细胞的残余物长期存在,使得炎症因子的清除通路开启,并以此作为免疫原来激活自身免疫性淋巴细胞,形成抗原并以免疫复合物的形式长期存在(图26.6)。

SLE患者的外周淋巴细胞的凋亡与新的自身抗原的产生密切相关。在体内,在细胞凋亡中所产生的核小体可能导致抗核小体抗体的产生[4,5,155]。此外,通过激活半胱氨酸天冬氨酸蛋白酶产生的细胞凋亡也导致了蛋白质片断的产生。在系统性红斑狼疮中,凋亡细胞表面出泡,构成潜在的自身抗原颗粒[157]。凋亡与易位的磷脂丝氨酸由细胞内膜向外膜传导有关。磷脂丝氨酸是一种强力促凝剂,它也导致了抗磷脂抗体的产生[157-159]。不同的凋亡刺激,包括中Fas配体、伽马射线、紫外线照射,而不是抗-CD3配体,导致几种不同的丝氨酸磷酸化蛋白的产生[160-163]。在蛋白磷酸化之前,DNA片段诱导凋亡与其几乎同时发生。超过75%的SLE患者既会产生抗核抗体,也会产生新型的磷酸化蛋白质[164]。分子量为72kd的信号识别颗粒蛋白(SRP)被半胱氨酸天冬氨酸蛋白酶3裂解为分子量为66kd氨基端片段,而SRP在一些SLE患者中也是一种自体抗原[164]。因此,SLE患者体内新近磷酸化的蛋白质在细胞凋亡过程中产生自身抗体。

(五)通过靶向诱导通路治疗小鼠自身免疫性疾病

时至今日,由于正常细胞被诱导凋亡仍存在风险,人类直接调控凋亡信号作用于受体的研究尚未开展。自身免疫性疾病的小鼠模型被用于研究和评价细胞凋亡,而细胞凋亡是一种治疗自体免疫疾病的方法。

抗原提呈细胞(APC)在激活T细胞反应和诱导T细胞免疫耐受中发挥重要作用。许多被提议对自身免疫性疾病的治疗方法是通过抗原提呈细胞(APC)和T细胞之间的相互作用来对自身抗原的改造,并阻断协同作用。虽然凋亡T细胞分泌作用的一大功能是Fas介导的T细胞凋亡,Fas配体的容纳能力对主要免疫功能的影响也表明T细胞以旁分泌的方式进行凋亡。因此,APC诱导凋亡的能力在调节免疫反应中发挥了关键作用,并且可能在诱导和维持T细胞耐受。已经确认,T细胞活化反应的T细胞反应,需要得到两个APC信号:一个由TCR与MHC分子递呈的抗原复合物相互作用产生,而另一个由T细胞和APC刺激分子产生,在缺乏刺激情况下,通过T细胞免疫耐受这一机制使T细胞成为反应无力。我们认为在现有的凋亡诱导分子如作用于APC的Fas配体作用下,T细胞被耗尽。因为在免疫反应中,T细胞与Fas配体直接作用,Fas配体直接表达APC,诱导活化T细胞的反应.因此,T细胞耐受诱导机制具有抗原特异性。通过对这一假说的验证,研究人员研究APC的同源构体是否可诱导Fas配体导致T细胞产生免疫耐受,而T细胞的这种免疫耐受特异性通过APC表达来实现[165,166]。通过使用H-2Db/HY受体转基因小鼠,研究人员通过Fas配体在APC上的表达,来验证特异性抗原的克隆删除T细胞的范围和时间。Fas配体在APC上的表达,相较于AICD,能更快速有效地克隆删除抗原特异性T细胞[166]。在研究自身免疫性疾病的动物模型,对Fas配体在APC表达的调控可以有效治疗几种T细胞介导自身免疫性疾病,包括在小鼠巨细胞病毒(MCMV)感染后所致gld小鼠腮腺炎[166],后支原体感染性导致关节炎g1d小鼠[167],而Ⅱ型胶原诱导关节炎(CIA)DBA/lj的小鼠[168]。用一个类似的方法,我们能够发出肿瘤坏死因子相关的凋亡诱导配体(TRAIL),在用胶原Ⅱ致

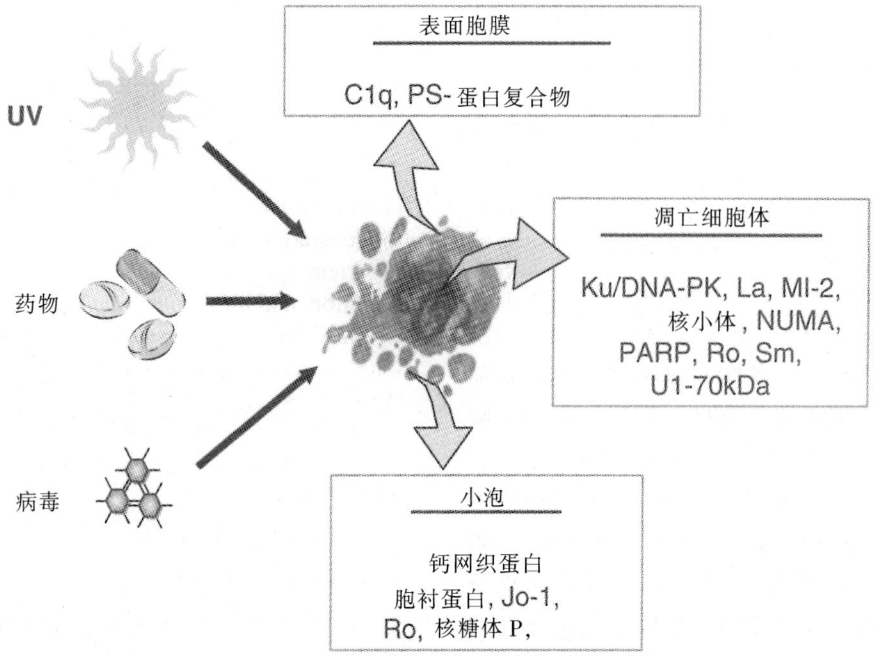

图26.6　系统性红斑狼疮(SLE)中抗原抗体复合物清除率降低。不同环境的刺激源或毒素,包括紫外线照射(UV)、药物或病毒,可诱导细胞凋亡,释放先前的游离抗原,或产生新的抗原主要来自:①质膜小泡,包括内质网和细胞骨架;②凋亡细胞体,包括细胞核仁;③在细胞凋亡过程中产生的自身抗原(例如,通过裂解)。凋亡与易位的磷脂酰丝氨酸由细胞内膜向细胞外膜传单移动有关。磷脂酰丝氨酸是一种强力促凝血剂,可导致产生抗磷脂抗体。当正常细胞凋亡清除被扰乱,这种改造后的抗原可能成为暴露于免疫系统。不能有效地清除这些抗原可能导致自身免疫作用和自身抗体的产生。

敏树突状细胞(DC),这是一种多西环素诱导四环素反应元控制下,在新型腺病毒系统被转染的细胞。用受控的DC表达处理过的易感Ⅱ型胶原诱导的小鼠关节炎DBA/lj小鼠,发现其关节炎的发病率显著降低,关节内T细胞浸润比对照组也有所降低[169]。

(六)DR5受体的新型激动单克隆抗体的研究进展

评价TRAIL的死亡受体的靶向性的潜在治疗作用,一种激动针对人类的DR5的单克隆抗体(TRA-g)已经被我们和其他同行研究[170,171]。利用抗-DR5抗体治疗自身免疫性疾病的基本原理是基于被研究的可溶性TRAIL配型疗法的局限性如下。

1. 根据报道,TRAIL有许多受体,包括死亡受体DR4和DR5、诱饵受体,DcR1、DcRl和OPG。因此,TRAIL诱导细胞凋亡的能力可能由于诱饵受体的存在而降低。此外,一个诱饵受体的配体可能造成不良的副作用(例如,血清护骨素配体可能导致骨质疏松结)。

2. 异型交叉连接的DR4和DR5可能导致正常细胞凋亡,其主要的副作用是肝细胞毒性[172]。

3.在潜伏期的实验动物,重组的可溶性TRAIL以极短的半衰期衰变,因此其治疗药的应用可能因为其药物代谢动力学的因素而受限。

与Fas不同,受体DR5表达的不是通过正常个体的原始T细胞和B细胞,而活化的T细胞和B细胞可能表达DR受体5的水平升高。此外,受体DR5诱导细胞凋亡功能仅限于一小部分活化细胞而且伴有充分激活的原幼细胞,提示AICD中DR5受体活化的选择性作用强于Fas。由于B淋巴瘤细胞作用受体DR5选择性可能以异常B细胞为靶细胞,Epstein-Bart病毒转化过的B细胞及骨髓瘤细胞可表达高水平的受体DR5。重要的是,从我们的初步数据显示,SLE患者外周血中B细胞较正常对照组高水平的受体DR5,它也更容易受到抗DR5的诱导。在人外周血淋巴细胞(PBL)/严重免疫缺陷(SCID)小鼠模型中,抗受体DR5在体内有强力地抗T细胞的效应。研究表明,自身免疫性疾病的动物模型TRAIL/DR5介导的AICD是一条可选择的通路,在T细胞介导和B细胞中Fas缺陷的lpr/lpr小鼠和Fas-L缺陷的gld/gld小鼠,极易受到TRAIL介导产生凋亡。宿主动物通过接种与重组腺病毒载体编码TRAIL(Ad/TRAIL),发现能明显抑制通过 lpr/lpr T 细胞移植的宿主疾病。通过抑制淋巴结病的发展和自身抗体生产，可以实现 Ad/TRAIL 对 gld/gld 小鼠的治疗作用,而循环 B 细胞和正常 T 细胞的总数却不受影响。类似效果在 NZB/W Fl 小鼠也被观察到。通过 Ad/TRAIL 这一治疗方法，而是通过控制传播介体,在一段时间造成血清抗 dsDNA 抗体依赖性降低(Liu 等,未出版的观察报告)。总而言之,这些结果表明 TRAIL 可以选择性诱导高度增生的 T 细胞异常和 B 细胞发生细胞凋亡和产生抗体。所得出的数据也支持这样一种观念,围绕死亡受体 DR5 来进行的治疗措施可能是一种安全有效治疗自身免疫性疾病的方法。

(七)围绕BLyS来治疗自身免疫性疾病的前景展望

最近，我们研究表明 SLE 患者血清中 BLyS 呈现一种较高的水平，从 SLE 患者血清中分离出的 BLyS 与正常以可溶性形式存在 BLyS 具有相同分子量,并且可以刺激 B 细胞在体外活化。SLE 患者 BLyS 的增加部分与抗 dsDNA 的 IgG、IgM、IgA 增高有关,但未发现其与疾病活动有相关性。我们的研究结果表明,BLyS 在自身免疫因素被激活的早期阶段是一个有价值的标志，并可能在 SLE 患者激活 self-Ag- drⅣen 自体免疫 B 细胞过程中起到重要作用[128]。

相当多的证据表明,通过诱导 B 细胞的自身免疫性，可以在许多自身免疫性疾病的动物模试验中验证治疗策略的有效性,结果不出意外,这些都证明有效。以可溶性形式存在的 BLyS 受体 TACI-Fc,最初用于在 NZB/W Fl 小鼠模型和 MRL-lpr/lpr 小鼠模型对 SLE 的治疗。适度调低血清中抗 dsDNA 抗体水平,自身免疫性肾炎发病明显受到抑制，其存活率也大大提高[72]。调控 Ad/TACI-Fc,使血清中 TACI-Fc 维持在 300μg/mL 这一水平,在注射 1 周后,这一水平至少保持了 3 个月(Zhou 等,未发表的观察)。通过对 TACI-Fc 的调控,显示了 TACI-Fc 对 B 细胞自身的免疫性的惊人效果。通过使用 Ad/TACI-Fc 治疗幼小 B6-1pr/lpr 小鼠，可以看出这一方法对随年龄相关的自身抗体增加这一特性有明显的抑制作用。此外,治疗老年 B6-1pr/lpr 小鼠,可以抑制正在进行 B 细胞免疫反应，降低抗- dsDNA 抗体和各种与风湿有关的免疫球蛋白。通过长期追踪随访 Ad/TACI-Fc 治疗的 B6-1pr/lpr 小鼠,发现这些小鼠中没有一只发生免疫复合物在肾脏沉积。并且通过调控 TACI-Fc 也缓解了Ⅱ型胶原诱导的小鼠关节炎(CIA)的严重程度。抗胶原抗体的产生被抑制,特异性胶原 T 细胞反应是几乎被 TACI-Fc 完全阻断[173]。这些观察表明抗胶原 T 细胞反应可能依赖 B 细胞,B 细胞针对胶原的免疫反应被 TACI-Fc 抑制，足以消除双方 T 细胞、B 细胞的免疫反应。不过,总的来说,我们的结果表明 TACI-Fc 可以更有效治疗 B 细胞依赖性自身免疫性疾病,如关节炎、系统性红斑狼疮,而对 T 细胞依赖性自身免疫疾病，如多发性硬化症的免疫性脑炎模型、非肥胖性糖尿病小鼠模型(NOD)总体疗效不佳(Zhou 等,未出版的实验成果)。迄今为止基于动物模型为基础取得的数据表明，合理使用 BLyS 的拮抗剂可以有效地治疗系统性红斑狼疮。我们的初步结果显示，在体外 B 细胞活化治疗系统性红斑狼疮患者，TACI-Fc 和 BLyS 可以中和单克隆抗体，从而限制抗-dsDNA 抗体和类风湿因子自身抗体的产生。

除了针对 BLyS 中可溶性 BLyS 及其受体的抗体进行中和，调控特定的细胞表面 BLyS 受体的单克隆抗体可以更有针对性,从而提高疗效。我们最近的研究表明，在 B 细胞活化过程中,3 类 BLyS 受体的表达存在细微差异。对 BLyS 而言,B 淋巴细胞刺激因子受体(BAFF-R)是一种缺省受体,它与正常 B 细胞发育成熟有关。虽然激活 B 细胞对阻断 BLyS 反应敏感,但其治疗剂量和选择时机,必须仔细调整,尽量减少对正常 B 细胞的影响。TAC1 可能通过活化的 B 细胞与 B 细胞抗体来表达,作为一种重要的负向调节手段参与 B 细胞的活化。因此,针对 TACI 与激活单克隆抗体可以选择性结合活化细胞和血细胞,并传达信号抑制 B 细胞活化与抗体产生。BCMA 通过活化 B 细胞以及浆细胞来表达。尽管 BCMA 的生物学功能仍不清楚,它可能作为异常 B 细胞产生的一种标记，如 B 细胞自身抗体、B 细胞淋巴瘤和 B 淋巴细胞白血病。因此,抗BCMA 抗体,就像抗癌药物或放射性同位素一样,可以选择性清除致病 B 细胞。

(八)类风湿关节炎与细胞凋亡

初步调查表明凋亡风湿滑膜细胞凋亡仅限于滑膜衬里层和高水平的 Bcl-2 表达导致 T 细胞浸润，从而限制 Fas 介导细胞凋亡[91,174-177]。在其他的研究,关节滑膜液中 T 细胞的 Bcl-2 表达水平较低,而 Bcl-2 表达在类风湿性关节炎(RA)、骨关节炎(OA)、反应性关节炎中滑膜组织中 T 细胞无明显差异[178,179]。决定了 Fas 配体的结合和阻断 Fas 介导的细胞凋亡的能力的可溶性 Fas 水平，正类风湿性关节炎（RA）患者滑液中较高[142,180]。其他调查报告,在类风湿性关节炎滑膜中活化T细胞在高水平Fas和Fas配体的条件下能高灵敏度调节细胞凋亡[181-185]。大多数研究,也支持这样一种观点,随着类风湿性关节炎患者滑膜中T细胞的活化,相应的,Fas及FasL水平上升,促使Fas介导细胞凋亡发生。问题在于是否上调细胞的凋亡能否有效地消除引起炎症的T细胞。

据报道,发生类风湿性关节炎患者中增生滑膜成纤维细胞在Fas及Fas配体表达上、细胞凋亡的功能、凋亡分子如p53表达上存在缺陷[176,186]。通过对类风湿性关节炎患者新鲜滑膜切片的分析,揭示了其中多为A型高等凋亡(macrophage-like,巨噬细胞状)滑膜衬里细胞凋亡,而B型(fibroblast-like,成纤维细胞样)滑膜细胞凋亡则很少发生。通过往转基因小鼠模型关节腔内注射高水平的抗Fas抗体[33],已经证明滑膜成纤维细胞对人类T细胞白血病病毒1型(HTLV-1)凋亡有很高的敏感性。在这些以及与其类似的实验中,通过使用抗Fas单克隆抗体,包括RK-8和HFE-7A[187],它们可交叉连接Fas和在不同品种小鼠中诱导细胞凋亡重大肝细胞毒性。人类Fas配体转移到类风湿性关节炎滑膜成纤维细胞,然后植入T和B淋巴细胞严重缺陷的SCID小鼠,也能诱导细胞凋亡[31,188]。利用抗Fas单克隆抗体诱导植入SCID小鼠的RA患者组织的细胞凋亡的实验也得出了类似结论[189]。肿瘤坏死因子(TNF-α)已经被证明可以抑制[185]或促进[190]Fas信号转导下类风湿性关节炎滑膜中的成纤维细胞的凋亡。迄今为止,研究表明,人体中Fas凋亡信号在人滑膜成纤维细胞的凋亡过程中转导失灵,因此诸如肿瘤坏死因子(TNF-α)和转化生长因子-β可以替代性地进行信号传导,这些细胞因子在关节组织上含量较多[191]。

作者培育出新型抗人类受体DR5,来诱导类风湿性关节炎滑膜成纤维细胞的凋亡[192]。从类风湿性关节炎患者,而不是骨关节炎患者中分离出来的滑膜成纤维细胞,表达为高水平DR5,这一点与恶性转化组织和细胞较为类似。相比之下,其他死亡受体的表达,如DR4,在骨关节炎和类风湿性关节炎滑膜细胞在DR4的表达上没有分别。受体DR5介导的细胞凋亡对类风湿性关节炎滑膜细胞具有高度选择性,但是类风湿性关节炎(RA),由于类风湿性关节炎而不是骨关节炎滑膜细胞更容易受到抗受体DR5介导进行凋亡。相比较之下,Fas介导的细胞凋亡在这两种滑膜细胞中没有任何差别。在体外,类风湿性关节炎的含抗DR5滑膜细胞,能够强烈抑制基质金属蛋白酶生产所致致炎细胞因子。人体类风湿性关节炎滑膜细胞异种移植模型,使用抗受体DR5治疗,能有效抑制类风湿性关节炎滑膜细胞过度增殖和完全阻止类风湿性关节炎滑膜细胞所致骨侵蚀和软骨破坏。这些结果表明,DR5水平上升和对DR5表达介导凋亡的易感性是RA中滑膜细胞增殖的重要特征,用激活的抗DR5特异性作用于类风湿性关节炎滑膜细胞上的DR5,这可能是一种可行的治疗RA的方法。

1.类风湿性关节炎滑膜细胞凋亡及凋亡信号途径

针对Fas的滑膜成纤维细胞的信号通路还未获广泛研究,但观测表明,Fas信号通路主要起到下调的作用。一名研究人员认为Fas参与的凋亡与Jun激酶和AP-1的传导通路,以及神经酰胺信号转导[193]。其他有报道说,在滑膜关节炎中,Jun激酶传导通路是一个非常关键的通过IL-l诱导胶原酶基因表达的丝裂原活化蛋白激酶(MAPK)途径,这也暗示了Jun K是重要的有研究价值的类风湿性关节炎的治疗靶点[194]。RA滑膜成纤维细胞中另一途径的生长调节包括肿瘤坏死因子受体信号传导(图26.7)。肿瘤坏死因子受体信号传导通过NFκB核转移,激活一种强力的抗炎通路[195-197]。通过研究大鼠关节炎模型中链球菌细胞壁(SCW)表明,抑制剂κBa(IκBa)的突变,能有效阻止NFκB核转移,导致滑膜细胞凋亡增加[198]。类似的IκB突变形式也被用于人类风湿性关节炎滑膜细胞株,来阻断NFκB的核转移激活肿瘤坏死因子(TNF-α)[199,200]。这导致了凋亡通路阻断和人RA滑膜细胞的细胞凋亡。进一步研究表明调控Fas和肿瘤坏死因子受体在RA滑膜成纤维细胞凋亡通路,可以研究诱导细胞凋亡和抑制滑膜细胞增生的发生机制。抑制滑膜细胞凋亡的重要通路可能由于p53突变[176,186]。据推测,可能是强氧化环境产生自由基导致炎性炎滑膜,从而促使了p53这一抑癌基因的突变[201]。最近,Yao等[202]表明p53的过度表达导致了有重要意义的人类和兔滑膜细胞凋亡。此外,关节内注射特异性-p53的载体,减少白细胞浸润,以及广泛渗透和快速诱导滑膜细胞凋亡,从而影响兔膝关节软骨代谢。因此,在成纤维样滑膜细胞增殖、凋亡、侵袭过程中,p53可能是一个关键的调节因子。p53功能异常,可能导致类风湿性关节炎滑膜衬里细胞的扩张和关节功能的破坏。

2.当前类风湿关节炎的治疗与细胞凋亡

当前用于治疗类风湿性关节炎的大多数治疗方案,都通过诱导细胞凋亡来进行[187,203,204]。氯喹通过诱导细胞凋亡抑制内皮细胞生长[205]。这通过 Bcl-x 的上调,而不是改变 Bcl-2。叶酸拮抗剂甲氨蝶呤也广泛用于治疗类风湿性关节炎等疾病的慢性炎症。它主要通过对二氢叶酸还原酶和其他叶酸依赖性酶的抑制,来产生抑制增生。甲氨蝶呤已发现在细胞周期内,通过独立的 Fas 和 Fas 配体,高效诱导 T 细胞,其浓度为0.1~10mmol。体外关节炎患者活化的 PBMC,注射甲氨蝶呤后,细胞开始凋亡[206]。光疗,通过诱导的Fas 介导凋亡[207]和独立 Fas 介导的凋亡[208],作为一种有效的手段治疗某些自身免疫性疾病。可溶性TNF-RⅡ(EtanerceptR),可抑制类风湿性关节炎炎症后期[209,213]。相比之下,我们和以往其他研究人员经研究表明,肿瘤坏死因子能抑制自身免疫性疾病的发展,而 TNFR1 敲除小鼠和 lpr/lpr 小鼠杂交的小鼠其免疫性疾病加速发展[214,215]。这些看似矛盾的结果可能与肿瘤坏死因子受体的双重信号通路有关。涉及凋亡机制的第一条通路,通过肿瘤坏死因子受体相关死亡域蛋白(TRADD),依次与 Fas 相关死亡区域(FADD)以及 Caspase 8,这一通路主要发生在 Fas 早期。不过,这通路可能在 RA 滑膜细胞被阻断。第二通路,即炎性通路,主要是由通过 NFκB 核转移介导,诱使炎性转录因子以及转录抑制分子联合。广泛用于类风湿性关节炎的磺胺类,以及炎症性肠病,可以在体外诱导嗜中性粒细胞[216]。嗜中性粒细胞的凋亡,可以被特异性抑制剂阻断,它包括酪氨酸激酶抑制剂,蛋白激酶 A 抑制剂、抗氧化剂。这些结果表明蛋白激酶和酪氨酸激酶磷酸化包括活性氧的产生都参与磺胺介导的嗜中性粒细胞的凋亡。

综上所述,这些结果表明,通过在不同生理条件下对细胞凋亡的不同表现,可以更好地理解细胞凋亡的作用机制。如果能采用更为具体而有效的手段来操纵这些通路,可能会是一种更好的治疗风湿性疾病的方法。

四、小结

在 1992 年,对采用基因突变造成全身性自身免疫

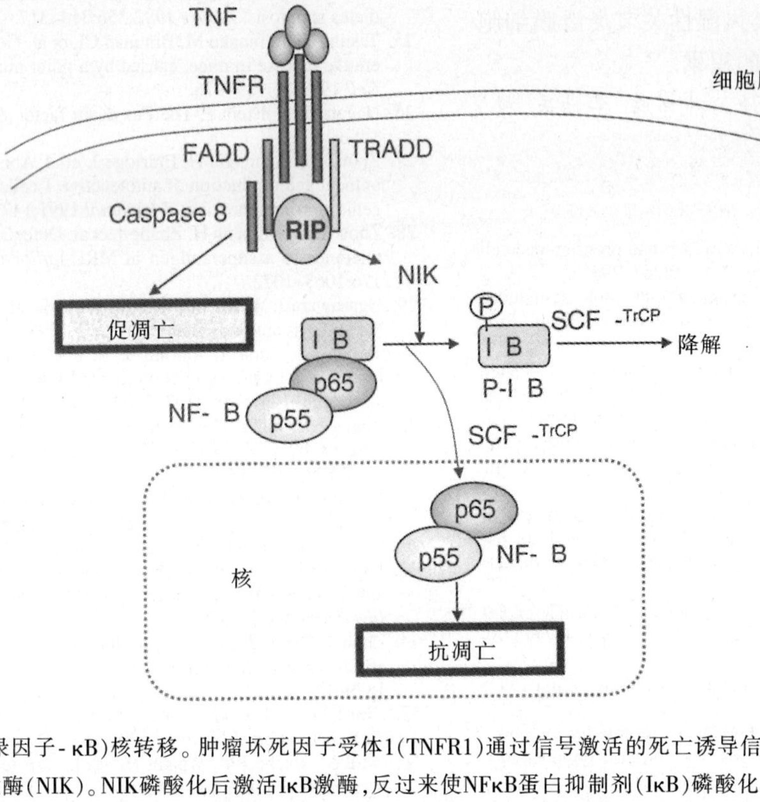

图26.7 NFκB(核转录因子-κB)核转移。肿瘤坏死因子受体1(TNFR1)通过信号激活的死亡诱导信号复合物(DISC),也可以激活另一通路活化NFκB诱导激酶(NIK)。NIK磷酸化后激活IκB激酶,反过来使NFκB蛋白抑制剂(IκB)磷酸化。这个结果从NFκB脱落的α和β链,IκBα和β都是在蛋白体降解,然后NFκB转移到细胞核,诱导抗凋亡分子,如抑制细胞凋亡(IAP)。RIP:受体相互作用蛋白;FADD:Fas相关死亡结构域蛋白。

性疾病的小鼠研究表明：首个突变基因是由 Fas 基因突变而来的 lpr 基因。自身免疫性 lpr 小鼠在激活诱导细胞死亡中的缺陷，导致体内 T 细胞、B 细胞免疫性缺陷。这导致免疫细胞清除的失败和免疫反应的下调。通过观察人类自身免疫性疾病可能引起一种猜想，细胞凋亡过程中的缺陷，包括 Fas、Fas 配体和 Fas 凋亡信号的缺陷，可能使得亢进的免疫反应不能下调。从而发病。过去 10 年，许多科学家已分析不同的凋亡基因，例如中 Fas、FasL、Bcl-x、Caspases，以及抑制基因，包括缺陷的 Fas 和 FasL，Bcl-2 和抗 Caspases 基因。潜在的基因缺陷，通常被用于分析核糖核酸、蛋白质、人体自身免疫性疾病的功能水平。有点出乎意料，大多数研究显示，自身免疫性疾病中 PBMC 的过度凋亡，暗示人类免疫缺陷病可能不是因为免疫细胞的凋亡。然而，其他研究表明，特定的细胞可能有抗细胞凋亡的功能，如类风湿性关节炎中的滑膜成纤维细胞就有此功能，而这有助于观察类风湿性关节炎的滑膜增生。也有越来越多的证据表明，裸露抗原的过量凋亡，亚细胞凋亡成分的释放，从而导致自身免疫反应，产生自身抗体，诱导的炎症反应。此外，噬作用缺陷和凋亡免疫细胞的清除可能导致有助于清除体内游离抗原的释放和自身抗体的生产。最后，因遗传或环境因素导致的细胞凋亡缺陷，造成受损组织清除缺陷，如类风湿性关节炎滑膜细胞增殖，就会导致功能失调细胞的积累。

（王一颖 魏学磊 译 叶伟胜 李世民 校）

参考文献

1. Cohen JJ, Duke RC, Fadok VA, et al. Apoptosis and programmed cell death in immunity. *Annu Rev Immunol* 1992;10:267–293.
2. Duke RC, Chervenak R, Cohen JJ. Endogenous endonuclease-induced DNA fragmentation: an early event in cell-mediated cytolysis. *Proc Natl Acad Sci U S A* 1983;80:6361–6365.
3. Wyllie AH. Glucocorticoid-induced thymocyte apoptosis is associated with endogenous endonuclease activation. *Nature* 1980;284:555–556.
4. Dieude M, Senecal JL, Rauch J, et al. Association of autoantibodies to nuclear lamin B1 with thromboprotection in systemic lupus erythematosus: lack of evidence for a direct role of lamin B1 in apoptotic blebs. *Arthritis Rheum* 2002;46:2695–2707.
5. Herrmann M, Voll RE, Zoller OM, et al. Impaired phagocytosis of apoptotic cell material by monocyte-derived macrophages from patients with systemic lupus erythematosus. *Arthritis Rheum* 1998;41:1241–1250.
6. Kalden JR. Defective phagocytosis of apoptotic cells: possible explanation for the induction of autoantibodies in SLE. *Lupus* 1997;6:326–327.
7. Savill J. Apoptosis in resolution of inflammation. *J Leukoc Biol* 1997;61:375–380.
8. Verhoven B, Krahling S, Schlegel RA, et al. Regulation of phosphatidylserine exposure and phagocytosis of apoptotic T lymphocytes. *Cell Death Differ* 1999;6:262–270.
9. Bratton DL, Fadok VA, Richter DA, et al. Appearance of phosphatidylserine on apoptotic cells requires calcium-mediated nonspecific flip-flop and is enhanced by loss of the aminophospholipid translocase. *J Biol Chem* 1997;272:26159–26165.
10. Golstein P, Ojcius DM, Young JD. Cell death mechanisms and the immune system. *Immunol Rev* 1991;121:29–65.
11. Surh CD, Sprent J. T-cell apoptosis detected in situ during positive and negative selection in the thymus. *Nature* 1994;372:100–103.
12. Dhein J, Walczak H, Baumler C, et al. Autocrine T-cell suicide mediated by APO-1/(Fas/CD95). *Nature* 1995;373:438–441.
13. Alderson MR, Tough TW, Davis-Smith T, et al. Fas ligand mediates activation-induced cell death in human T lymphocytes. *J Exp Med* 1995;181:71–77.
14. Green DR, Scott DW. Activation-induced apoptosis in lymphocytes. *Curr Opin Immunol* 1994;6:476–487.
15. Ju ST, Panka DJ, Cui H, et al. Fas(CD95)/FasL interactions required for programmed cell death after T-cell activation. *Nature* 1995;373:444–448.
16. Brunner T, Mogil RJ, LaFace D, et al. Cell-autonomous Fas (CD95)/Fas-ligand interaction mediates activation-induced apoptosis in T-cell hybridomas. *Nature* 1995;373:441–444.
17. Zhou T, Edwards CK 3rd, Mountz JD. Prevention of age-related T cell apoptosis defect in CD2-fas-transgenic mice. *J Exp Med* 1995;182:129–137.
18. Thoman ML, Ernst DN, Hobbs MV, et al. T cell differentiation and functional maturation in aging mice. *Adv Exp Med Biol* 1993;330:93–106.
19. Trainor KJ, Wigmore DJ, Chrysostomou A, et al. Mutation frequency in human lymphocytes increases with age. *Mech Ageing Dev* 1984;27:83–86.
20. Chan KF, Siegel MR, Lenardo JM. Signaling by the TNF receptor superfamily and T cell homeostasis. *Immunity* 2000;13:419–422.
21. Nagata S. Apoptosis by death factor. *Cell* 1997;88:355–365.
22. Itoh N, Yonehara S, Ishii A, et al. The polypeptide encoded by the cDNA for human cell surface antigen Fas can mediate apoptosis. *Cell* 1991;66:233–243.
23. Suda T, Takahashi T, Golstein P, et al. Molecular cloning and expression of the Fas ligand, a novel member of the tumor necrosis factor family. *Cell* 1993;75:1169–1178.
24. Watanabe-Fukunaga R, Brannan CI, Copeland NG, et al. Lymphoproliferation disorder in mice explained by defects in Fas antigen that mediates apoptosis. *Nature* 1992;356:314–317.
25. Takahashi T, Tanaka M, Brannan CI, et al. Generalized lymphoproliferative disease in mice, caused by a point mutation in the Fas ligand. *Cell* 1994;76:969–976.
26. Nagata S, Golstein P. The Fas death factor. *Science* 1995;267:1449–1456.
27. Zhou T, Bluethmann H, Eldridge J, et al. Abnormal thymocyte development and production of autoreactive T cells in T cell receptor transgenic autoimmune mice. *J Immunol* 1991;147:466–474.
28. Zhou T, Bluethmann H, Zhang J, et al. Defective maintenance of T cell tolerance to a superantigen in MRL-lpr/lpr mice. *J Exp Med* 1992;176:1063–1072.
29. Ogasawara J, Watanabe-Fukunaga R, Adachi M, et al. Lethal effect of the anti-Fas antibody in mice. *Nature* 1993;364:806–809.
30. Tanaka M, Suda T, Yatomi T, et al. Lethal effect of recombinant human Fas ligand in mice pretreated with *Propionibacterium acnes*. *J Immunol* 1997;158:2303–2309.
31. Zhang H, Yang Y, Horton JL, et al. Amelioration of collagen-induced arthritis by CD95 (Apo-1/Fas)-ligand gene transfer. *J Clin Invest* 1997;100:1951–1957.
32. Ichikawa K, Yoshida-Kato H, Ohtsuki M, et al. A novel murine anti-human Fas mAb which mitigates lymphadenopathy without hepatotoxicity. *Int Immunol* 2000;12:555–562.
33. Fujisawa K, Asahara H, Okamoto K, et al. Therapeutic effect of the anti-Fas antibody on arthritis in HTLV-1 tax transgenic mice. *J Clin Invest* 1996;98:271–278.
34. Zhou T, Cheng J, Yang P, et al. Inhibition of Nur77/Nurr1 leads to inefficient clonal deletion of self-reactive T cells. *J Exp Med* 1996;183:1879–1892.
35. Kim EY, Teh HS. TNF type 2 receptor (p75) lowers the threshold of T cell activation. *J Immunol* 2001;167:6812–6820.
36. Grell M, Becke FM, Wajant H, et al. TNF receptor type 2 mediates thymocyte proliferation independently of TNF receptor type 1. *Eur J Immunol* 1998;28:257–263.
37. Teh HS, Seebaran A, Teh SJ. TNF receptor 2-deficient CD8 T cells are resistant to Fas/Fas ligand-induced cell death. *J Immunol* 2000;165:

4814–4821.

38. Elzey BD, Griffith TS, Herndon JM, et al. Regulation of Fas ligand-induced apoptosis by TNF. *J Immunol* 2001;167:3049–3056.
39. Wiley SR, Schooley K, Smolak PJ, et al. Identification and characterization of a new member of the TNF family that induces apoptosis. *Immunity* 1995;3:673–682.
40. Gura T. How TRAIL kills cancer cells, but not normal cells. *Science* 1997;277:768.
41. Chaudhary PM, Eby M, Jasmin A, et al. Death receptor 5, a new member of the TNFR family, and DR4 induce FADD- dependent apoptosis and activate the NF-kappaB pathway. *Immunity* 1997;7:821–830.
42. Walczak H, Degli-Esposti MA, Johnson RS, et al. TRAIL-R2: a novel apoptosis-mediating receptor for TRAIL. *EMBO J* 1997;16:5386–5397.
43. Schneider P, Thome M, Burns K, et al. TRAIL receptors 1 (DR4) and 2 (DR5) signal FADD-dependent apoptosis and activate NF-kappaB. *Immunity* 1997;7:831–836.
44. Degli-Esposti MA, Dougall WC, Smolak PJ, et al. The novel receptor TRAIL-R4 induces NF-kappaB and protects against TRAIL-mediated apoptosis, yet retains an incomplete death domain. *Immunity* 1997; 7:813–820.
45. Degli-Esposti MA, Smolak PJ, Walczak H, et al. Cloning and characterization of TRAIL-R3, a novel member of the emerging TRAIL receptor family. *J Exp Med* 1997;186:1165–1170.
46. Emery JG, McDonnell P, Burke MB, et al. Osteoprotegerin is a receptor for the cytotoxic ligand TRAIL. *J Biol Chem* 1998;273:14363–14367.
47. Hilliard B, Wilmen A, Seidel C, et al. Roles of TNF-related apoptosis-inducing ligand in experimental autoimmune encephalomyelitis. *J Immunol* 2001;166:1314–1319.
48. Song K, Chen Y, Goke R, et al. Tumor necrosis factor-related apoptosis-inducing ligand (TRAIL) is an inhibitor of autoimmune inflammation and cell cycle progression. *J Exp Med* 2000;191:1095–1104.
49. Miura Y, Misawa N, Maeda N, et al. Critical contribution of tumor necrosis factor–related apoptosis-inducing ligand (TRAIL) to apoptosis of human $CD4^+$ T cells in HIV-1-infected hu-PBL-NOD-SCID mice. *J Exp Med* 2001;193:651–660.
50. Martinez-Lorenzo MJ, Alava MA, Gamen S, et al. Involvement of APO2 ligand/TRAIL in activation-induced death of Jurkat and human peripheral blood T cells. *Eur J Immunol* 1998;28:2714–2725.
51. Chinnaiyan AM, O'Rourke K, Yu GL, et al. Signal transduction by DR3, a death domain-containing receptor related to TNFR-1 and CD95. *Science* 1996;274:990–992.
52. Pan G, Bauer JH, Haridas V, et al. Identification and functional characterization of DR6, a novel death domain-containing TNF receptor. *FEBS Lett* 1998;431:351–356.
53. Wang EC, Thern A, Denzel A, ET AL. DR3 regulates negative selection during thymocyte development. *Mol Cell Biol* 2001;21:3451–3461.
54. Liu J, Na S, Glasebrook A, et al. Enhanced $CD4^+$ T cell proliferation and Th2 cytokine production in DR6- deficient mice. *Immunity* 2001; 15:23–34.
55. Goluszko E, Deng C, Poussin MA, et al. Tumor necrosis factor receptor p55 and p75 deficiency protects mice from developing experimental autoimmune myasthenia gravis. *J Neuroimmunol* 2002;122:85–93.
56. Suvannavejh GC, Lee HO, Padilla J, et al. Divergent roles for p55 and p75 tumor necrosis factor receptors in the pathogenesis of MOG(35–55)-induced experimental autoimmune encephalomyelitis. *Cell Immunol* 2000;205:24–33.
57. Rooney IA, Butrovich KD, Glass AA, et al. The lymphotoxin-beta receptor is necessary and sufficient for LIGHT-mediated apoptosis of tumor cells. *J Biol Chem* 2000;275:14307–14315.
58. Ettinger R, Browning JL, Michie SA, et al. Disrupted splenic architecture, but normal lymph node development in mice expressing a soluble lymphotoxin-beta receptor-IgG1 fusion protein. *Proc Natl Acad Sci U S A* 1996;93:13102–13107.
59. Amakawa R, Hakem A, Kundig TM, et al. Impaired negative selection of T cells in Hodgkin's disease antigen CD30-deficient mice. *Cell* 1996;84:551–562.
60. Hendriks J, Gravestein LA, Tesselaar K, et al. CD27 is required for generation and long-term maintenance of T cell immunity. *Nat Immunol* 2000;1:433–440.
61. Yang FC, Agematsu K, Nakazawa T, et al. CD27/CD70 interaction directly induces natural killer cell killing activity. *Immunology* 1996; 88:289–293.
62. Durie FH, Foy TM, Noelle RJ. The role of CD40 and its ligand (gp39) in peripheral and central tolerance and its contribution to autoimmune disease. *Res Immunol* 1994;145:200–205; discussion 244–249.
63. Grewal IS, Flavell RA. CD40 and CD154 in cell-mediated immunity. *Annu Rev Immunol* 1998;16:111–135.
64. Harrop JA, McDonnell PC, Brigham-Burke M, et al. Herpesvirus entry mediator ligand (HVEM-L), a novel ligand for HVEM/TR2, stimulates proliferation of T cells and inhibits HT29 cell growth. *J Biol Chem* 1998;273:27548–27556.
65. Mauri DN, Ebner R, Montgomery RI, et al. LIGHT, a new member of the TNF superfamily, and lymphotoxin alpha are ligands for herpesvirus entry mediator. *Immunity* 1998;8:21–30.
66. Tamada K, Shimozaki K, Chapoval AI, et al. LIGHT, a TNF-like molecule, costimulates T cell proliferation and is required for dendritic cell-mediated allogeneic T cell response. *J Immunol* 2000;164:4105–4110.
67. Shaikh RB, Santee S, Granger SW, et al. Constitutive expression of LIGHT on T cells leads to lymphocyte activation, inflammation, and tissue destruction. *J Immunol* 2001;167:6330–6337.
68. Moore PA, Belvedere O, Orr A, et al. BLyS: member of the tumor necrosis factor family and B lymphocyte stimulator. *Science* 1999; 285:260–263.
69. Shu HB, Hu WH, Johnson H. TALL-1 is a novel member of the TNF family that is down-regulated by mitogens. *J Leukoc Biol* 1999;65: 680–683.
70. Schneider P, MacKay F, Steiner V, et al. BAFF, a novel ligand of the tumor necrosis factor family, stimulates B cell growth. *J Exp Med* 1999;189:1747–1756.
71. Mukhopadhyay A, Ni J, Zhai Y, et al. Identification and characterization of a novel cytokine, THANK, a TNF homologue that activates apoptosis, nuclear factor-kappaB, and c-Jun NH2-terminal kinase. *J Biol Chem* 1999;274:15978–15981.
72. Gross JA, Johnston J, Mudri S, et al. TACI and BCMA are receptors for a TNF homologue implicated in B-cell autoimmune disease. *Nature* 2000;404:995–999.
73. Nardelli B, Belvedere O, Roschke V, et al. Synthesis and release of B-lymphocyte stimulator from myeloid cells. *Blood* 2001;97:198–204.
74. Schiemann B, Gommerman JL, Vora K, et al. An essential role for BAFF in the normal development of B cells through a BCMA-independent pathway. *Science* 2001;293:2111–2114.
75. Yan M, Marsters SA, Grewal IS, et al. Identification of a receptor for BLyS demonstrates a crucial role in humoral immunity. *Nat Immunol* 2000;1:37–41.
76. Yu G, Boone T, Delaney J, et al. APRIL and TALL-I and receptors BCMA and TACI: system for regulating humoral immunity. *Nat Immunol* 2000;1:252–256.
77. Yan M, Brady JR, Chan B, et al. Identification of a novel receptor for B lymphocyte stimulator that is mutated in a mouse strain with severe B cell deficiency. *Curr Biol* 2001;11:1547–1552.
78. Wu Y, Bressette D, Carrell JA, et al. Tumor necrosis factor (TNF) receptor superfamily member TACI is a high affinity receptor for TNF family members APRIL and BLyS. *J Biol Chem* 2000;275:35478–35485.
79. Marsters SA, Yan M, Pitti RM, et al. Interaction of the TNF homologues BLyS and APRIL with the TNF receptor homologues BCMA and TACI. *Curr Biol* 2000;10:785–788.
80. von Bulow GU, van Deursen JM, Bram RJ. Regulation of the T-independent humoral response by TACI. *Immunity* 2001;14:573–582.
81. Yan M, Wang H, Chan B, et al. Activation and accumulation of B cells in TACI-deficient mice. *Nat Immunol* 2001;2:638–643.
82. Xu S, Lam KP. B-cell maturation protein, which binds the tumor necrosis factor family members BAFF and APRIL, is dispensable for humoral immune responses. *Mol Cell Biol* 2001;21:4067–4074.
83. Thompson JS, Bixler SA, Qian F, et al. BAFF-R, a newly identified TNF receptor that specifically interacts with BAFF. *Science* 2001; 293:2108–2111.
84. Khare SD, Sarosi I, Xia XZ, et al. Severe B cell hyperplasia and autoimmune disease in TALL-1 transgenic mice. *Proc Natl Acad Sci U S A* 2000;97:3370–3375.
85. Mackay F, Woodcock SA, Lawton P, et al. Mice transgenic for BAFF develop lymphocytic disorders along with autoimmune manifestations. *J Exp Med* 1999;190:1697–1710.
86. Kuang AA, Diehl GE, Zhang J, et al. FADD is required for DR4- and DR5-mediated apoptosis: lack of TRAIL-induced apoptosis in FADD-

deficient mouse embryonic fibroblasts. *J Biol Chem* 2000;275:25065–25068.
87. Muhlenbeck F, Haas E, Schwenzer R, et al. TRAIL/Apo2L activates c-Jun NH2-terminal kinase (JNK) via caspase-dependent and caspase-independent pathways. *J Biol Chem* 1998;273:33091–33098.
88. Jeremias I, Debatin KM. TRAIL induces apoptosis and activation of NFkappaB. *Eur Cytokine Netw* 1998;9:687–688.
89. Chao DT, Korsmeyer SJ. BCL-2 family: regulators of cell death. *Annu Rev Immunol* 1998;16:395–419.
90. Strasser A, Puthalakath H, Bouillet P, et al. The role of bim, a proapoptotic BH3-only member of the Bcl-2 family in cell-death control. *Ann NY Acad Sci* 2000;917:541–548.
91. Mountz JD, Zhang HG. Regulation of apoptosis of synovial fibroblasts. *Curr Dir Autoimmun* 2001;3:216–239.
92. Wei MC, Zong WX, Cheng EH, et al. Proapoptotic BAX and BAK: a requisite gateway to mitochondrial dysfunction and death. *Science* 2001;292:727–730.
93. Cheng EH, Wei MC, Weiler S, et al. BCL-2, BCL-X(L) sequester BH3 domain-only molecules preventing BAX- and BAK-mediated mitochondrial apoptosis. *Mol Cell* 2001;8:705–711.
94. Green DR. Apoptotic pathways: the roads to ruin. *Cell* 1998;94:695–698.
95. Li H, Zhu H, Xu CJ, et al. Cleavage of BID by caspase 8 mediates the mitochondrial damage in the Fas pathway of apoptosis. *Cell* 1998;94:491–501.
96. Luo X, Budihardjo I, Zou H, et al. Bid, a Bcl2 interacting protein, mediates cytochrome c release from mitochondria in response to activation of cell surface death receptors. *Cell* 1998;94:481–490.
97. Zou H, Li Y, Liu X, et al. An APAF-1 cytochrome c multimeric complex is a functional apoptosome that activates procaspase-9. *J Biol Chem* 1999;274:11549–11556.
98. Green DR, Reed JC. Mitochondria and apoptosis. *Science* 1998;281:1309–1312.
99. Hu Y, Benedict MA, Wu D, et al. Bcl-XL interacts with Apaf-1 and inhibits Apaf-1-dependent caspase-9 activation. *Proc Natl Acad Sci U S A* 1998;95:4386–4391.
100. Medema JP, Scaffidi C, Krammer PH, et al. Bcl-xL acts downstream of caspase-8 activation by the CD95 death-inducing signaling complex. *J Biol Chem* 1998;273:3388–3393.
101. Juo P, Kuo CJ, Yuan J, et al. Essential requirement for caspase-8/FLICE in the initiation of the Fas-induced apoptotic cascade. *Curr Biol* 1998;8:1001–1008.
102. Varfolomeev EE, Schuchmann M, Luria V, et al. Targeted disruption of the mouse Caspase 8 gene ablates cell death induction by the TNF receptors, Fas/Apo1, and DR3 and is lethal prenatally. *Immunity* 1998;9:267–276.
103. Peter ME, Kischkel FC, Scheuerpflug CG, et al. Resistance of cultured peripheral T cells towards activation-induced cell death involves a lack of recruitment of FLICE (MACH/caspase 8) to the CD95 death-inducing signaling complex. *Eur J Immunol* 1997;27:1207–1212.
104. Kennedy NJ, Budd RC. Phosphorylation of FADD/MORT1 and Fas by kinases that associate with the membrane-proximal cytoplasmic domain of Fas. *J Immunol* 1998;160:4881–4888.
105. Scaffidi C, Fulda S, Srinivasan A, et al. Two CD95 (APO-1/Fas) signaling pathways. *EMBO J* 1998;17:1675–1687.
106. Takahashi R, Deveraux Q, Tamm I, et al. A single BIR domain of XIAP sufficient for inhibiting caspases. *J Biol Chem* 1998;273:7787–7790.
107. Deveraux QL, Roy N, Stennicke HR, et al. IAPs block apoptotic events induced by caspase-8 and cytochrome c by direct inhibition of distinct caspases. *EMBO J* 1998;17:2215–2223.
108. Suzuki A, Tsutomi Y, Akahane K, et al. Resistance to Fas-mediated apoptosis: activation of caspase 3 is regulated by cell cycle regulator p21WAF1 and IAP gene family ILP. *Oncogene* 1998;17:931–939.
109. Duckett CS, Li F, Wang Y, et al. Human IAP-like protein regulates programmed cell death downstream of Bcl-xL and cytochrome c. *Mol Cell Biol* 1998;18:608–615.
110. Farahani R, Fong WG, Korneluk RG, et al. Genomic organization and primary characterization of miap-3: the murine homologue of human X-linked IAP. *Genomics* 1997;42:514–518.
111. Zhang HG, Huang N, Liu D, et al. Gene therapy that inhibits nuclear translocation of nuclear factor kappaB results in tumor necrosis factor alpha–induced apoptosis of human synovial fibroblasts. *Arthritis Rheum* 2000;43:1094–1105.
112. Wu J, Wilson J, He J, et al. Fas ligand mutation in a patient with systemic lupus erythematosus and lymphoproliferative disease. *J Clin Invest* 1996;98:1107–1113.
113. Fisher GH, Rosenberg FJ, Straus SE, et al. Dominant interfering Fas gene mutations impair apoptosis in a human autoimmune lymphoproliferative syndrome. *Cell* 1995;81:935–946.
114. Sneller MC, Wang J, Dale JK, et al. Clinical, immunologic, and genetic features of an autoimmune lymphoproliferative syndrome associated with abnormal lymphocyte apoptosis. *Blood* 1997;89:1341–1348.
115. Drappa J, Vaishnaw AK, Sullivan KE, et al. Fas gene mutations in the Canale-Smith syndrome, an inherited lymphoproliferative disorder associated with autoimmunity. *N Engl J Med* 1996;335:1643–1649.
116. Jackson CE, Puck JM. Autoimmune lymphoproliferative syndrome, a disorder of apoptosis. *Curr Opin Pediatr* 1999;11:521–527.
117. Wang J, Zheng L, Lobito A, et al. Inherited human caspase 10 mutations underlie defective lymphocyte and dendritic cell apoptosis in autoimmune lymphoproliferative syndrome type II. *Cell* 1999;98:47–58.
118. Mountz JD, Wu J, Cheng J, et al. Autoimmune disease. A problem of defective apoptosis. *Arthritis Rheum* 1994;37:1415–1420.
119. Emlen W, Niebur J, Kadera R. Accelerated *in vitro* apoptosis of lymphocytes from patients with systemic lupus erythematosus. *J Immunol* 1994;152:3685–3692.
120. Mysler E, Bini P, Drappa J, et al. The apoptosis-1/Fas protein in human systemic lupus erythematosus. *J Clin Invest* 1994;93:1029–1034.
121. Kovacs B, Vassilopoulos D, Vogelgesang SA, et al. Defective CD3-mediated cell death in activated T cells from patients with systemic lupus erythematosus: role of decreased intracellular TNF-alpha. *Clin Immunol Immunopathol* 1996;81:293–302.
122. Kaneko H, Saito K, Hashimoto H, et al. Preferential elimination of $CD28^+$ T cells in systemic lupus erythematosus (SLE) and the relation with activation-induced apoptosis. *Clin Exp Immunol* 1996;106:218–229.
123. Kovacs B, Liossis SN, Dennis GJ, et al. Increased expression of functional Fas-ligand in activated T cells from patients with systemic lupus erythematosus. *Autoimmunity* 1997;25:213–221.
124. Sakata K, Sakata A, Vela-Roch N, et al. Fas (CD95)-transduced signal preferentially stimulates lupus peripheral T lymphocytes. *Eur J Immunol* 1998;28:2648–2660.
125. Tanaka M, Itai T, Adachi M, et al. Downregulation of Fas ligand by shedding. *Nat Med* 1998;4:31–36.
126. Kaplan MJ, Lewis EE, Shelden EA, et al. The apoptotic ligands TRAIL, TWEAK, and Fas ligand mediate monocyte death induced by autologous lupus T cells. *J Immunol* 2002;169:6020–6029.
127. Altman JD, Moss PA, Goulder PJ, et al. Phenotypic analysis of antigen-specific T lymphocytes. *Science* 1996;274:94–96.
128. Zhang J, Roschke V, Baker KP, et al. Cutting edge: a role for B lymphocyte stimulator in systemic lupus erythematosus. *J Immunol* 2001;166:6–10.
129. Zhou T, Zhang J, Carter R, et al. BLyS and B cell autoimmunity. *Curr Dir Autoimmun* 2003;6:21–37.
130. Tan SM, Xu D, Roschke V, et al. Local production of B lymphocyte stimulator protein and APRIL in arthritic joints of patients with inflammatory arthritis. *Arthritis Rheum* 2003;48:982–992.
131. Cheema GS, Roschke V, Hilbert DM, et al. Elevated serum B lymphocyte stimulator levels in patients with systemic immune-based rheumatic diseases. *Arthritis Rheum* 2001;44:1313–1319.
132. Mariette X, Roux S, Zhang J, et al. The level of BLyS (BAFF) correlates with the titre of autoantibodies in human Sjögren's syndrome. *Ann Rheum Dis* 2003;62:168–171.
133. Cheng J, Liu C, Koopman WJ, et al. Characterization of human Fas gene. Exon/intron organization and promoter region. *J Immunol* 1995;154:1239–1245.
134. Cheng J, Zhou T, Liu C, et al. Protection from Fas-mediated apoptosis by a soluble form of the Fas molecule. *Science* 1994;263:1759–1762.
135. Liu C, Cheng J, Mountz JD. Differential expression of human Fas mRNA species upon peripheral blood mononuclear cell activation. *Biochem J* 1995;310(part 3):957–963.
136. Knipping E, Krammer PH, Onel KB, et al. Levels of soluble Fas/APO-1/CD95 in systemic lupus erythematosus and juvenile rheumatoid arthritis. *Arthritis Rheum* 1995;38:1735–1737.
137. Goel N, Ulrich DT, St Clair EW, et al. Lack of correlation between serum soluble Fas/APO-1 levels and autoimmune disease. *Arthritis Rheum* 1995;38:1738–1743.
138. Tokano Y, Miyake S, Kayagaki N, et al. Soluble Fas molecule in the

serum of patients with systemic lupus erythematosus. *J Clin Immunol* 1996;16:261–265.

139. Jodo S, Kobayashi S, Kayagaki N, et al. Serum levels of soluble Fas/APO-1 (CD95) and its molecular structure in patients with systemic lupus erythematosus (SLE) and other autoimmune diseases. *Clin Exp Immunol* 1997;107:89–95.
140. Nozawa K, Kayagaki N, Tokano Y, et al. Soluble Fas (APO-1, CD95) and soluble Fas ligand in rheumatic diseases. *Arthritis Rheum* 1997; 40:1126–1129.
141. Rose LM, Latchman DS, Isenberg DA. Elevated soluble fas production in SLE correlates with HLA status not with disease activity. *Lupus* 1997;6:717–722.
142. Bijl M, van Lopik T, Limburg PC, et al. Do elevated levels of serum-soluble fas contribute to the persistence of activated lymphocytes in systemic lupus erythematosus? *J Autoimmun* 1998;11: 457–463.
143. Kovacs B, Szentendrei T, Bednarek JM, et al. Persistent expression of a soluble form of Fas/APO1 in continuously activated T cells from a patient with SLE. *Clin Exp Rheumatol* 1997;15:19–23.
144. Al-Maini MH, Mountz JD, Al-Mohri HA, et al. Serum levels of soluble Fas correlate with indices of organ damage in systemic lupus erythematosus. *Lupus* 2000;9:132–139.
145. Aringer M, Wintersberger W, Steiner CW, et al. High levels of bcl-2 protein in circulating T lymphocytes, but not B lymphocytes, of patients with systemic lupus erythematosus. *Arthritis Rheum* 1994;37: 1423–1430.
146. Ohsako S, Hara M, Harigai M, et al. Expression and function of Fas antigen and bcl-2 in human systemic lupus erythematosus lymphocytes. *Clin Immunol Immunopathol* 1994;73:109–114.
147. Komaki S, Kohno M, Matsuura N, et al. The polymorphic 43Thr bcl-2 protein confers relative resistance to autoimmunity: an analytical evaluation. *Hum Genet* 1998;103:435–440.
148. Rose LM, Latchman DS, Isenberg DA. Bcl-2 expression is unaltered in unfractionated peripheral blood mononuclear cells in patients with systemic lupus erythematosus. *Br J Rheumatol* 1995;34:316–320.
149. Georgescu L, Vakkalanka RK, Elkon KB, et al. Interleukin-10 promotes activation-induced cell death of SLE lymphocytes mediated by Fas ligand. *J Clin Invest* 1997;100:2622–2633.
150. Mehrian R, Quismorio FP Jr, Strassmann G, et al. Synergistic effect between IL-10 and bcl-2 genotypes in determining susceptibility to systemic lupus erythematosus. *Arthritis Rheum* 1998;41:596–602.
151. Singh RR, Hahn BH, Tsao BP, et al. Evidence for multiple mechanisms of polyclonal T cell activation in murine lupus. *J Clin Invest* 1998;102:1841–1849.
152. Wu J, Edberg JC, Redecha PB, et al. A novel polymorphism of FcgammaRIIIa (CD16) alters receptor function and predisposes to autoimmune disease. *J Clin Invest* 1997;100:1059–1070.
153. Perniok A, Wedekind F, Herrmann M, et al. High levels of circulating early apoptic peripheral blood mononuclear cells in systemic lupus erythematosus. *Lupus* 1998;7:113–118.
154. Stollar BD, Stephenson F. Apoptosis and nucleosomes. *Lupus* 2002; 11:787–789.
155. Licht R, van Bruggen MC, Oppers-Walgreen B, et al. Plasma levels of nucleosomes and nucleosome-autoantibody complexes in murine lupus: effects of disease progression and lipopolyssacharide administration. *Arthritis Rheum* 2001;44:1320–1330.
156. Courtney PA, Crockard AD, Williamson K, et al. Increased apoptotic peripheral blood neutrophils in systemic lupus erythematosus: relations with disease activity, antibodies to double stranded DNA, and neutropenia. *Ann Rheum Dis* 1999;58:309–314.
157. Casciola-Rosen L, Rosen A, Petri M, et al. Surface blebs on apoptotic cells are sites of enhanced procoagulant activity: implications for coagulation events and antigenic spread in systemic lupus erythematosus. *Proc Natl Acad Sci U S A* 1996;93:1624–1629.
158. Gaipl US, Beyer TD, Baumann I, et al. Exposure of anionic phospholipids serves as anti-inflammatory and immunosuppressive signal—implications for antiphospholipid syndrome and systemic lupus erythematosus. *Immunobiology* 2003;207:73–81.
159. Manfredi AA, Rovere P, Galati G, et al. Apoptotic cell clearance in systemic lupus erythematosus. I. Opsonization by antiphospholipid antibodies. *Arthritis Rheum* 1998;41:205–214.
160. Kamachi M, Le TM, Kim SJ, et al. Human autoimmune sera as molecular probes for the identification of an autoantigen kinase signaling pathway. *J Exp Med* 2002;196:1213–1225.
161. Utz PJ, Hottelet M, Schur PH, et al. Proteins phosphorylated during stress-induced apoptosis are common targets for autoantibody production in patients with systemic lupus erythematosus. *J Exp Med* 1997;185:843–854.
162. Utz PJ, Hottelet M, van Venrooij WJ, et al. Association of phosphorylated serine/arginine (SR) splicing factors with the U1-small ribonucleoprotein (snRNP) autoantigen complex accompanies apoptotic cell death. *J Exp Med* 1998;187:547–560.
163. Overzet K, Gensler TJ, Kim SJ, et al. Small nucleolar RNP scleroderma autoantigens associate with phosphorylated serine/arginine splicing factors during apoptosis. *Arthritis Rheum* 2000;43:1327–1336.
164. Utz PJ, Hottelet M, Le TM, et al. The 72-kd component of signal recognition particle is cleaved during apoptosis. *J Biol Chem* 1998; 273:35362–35370.
165. Zhang HG, Liu D, Heike Y, et al. Induction of specific T-cell tolerance by adenovirus-transfected, Fas ligand-producing antigen presenting cells. *Nat Biotechnol* 1998;16:1045–1049.
166. Zhang HG, Su X, Liu D, et al. Induction of specific T cell tolerance by Fas ligand-expressing antigen- presenting cells. *J Immunol* 1999; 162:1423–1430.
167. Hsu HC, Zhang HG, Song GG, et al. Defective Fas ligand-mediated apoptosis predisposes to development of a chronic erosive arthritis subsequent to *Mycoplasma pulmonis* infection. *Arthritis Rheum* 2001; 44:2146–2159.
168. Zhang HG, Yang P, Xie J, et al. Depletion of collagen II-reactive T cells and blocking of B cell activation prevents collagen II-induced arthritis in DBA/1j mice. *J Immunol* 2002;168:4164–4172.
169. Liu Z, Xu X, Hsu H-C, et al. CII-DC-AdTRAIL cell gene therapy inhibits infiltration of CII-reactive T cells and CII-induced arthritis. *J Clin Invest* 2003;112(9):1332–1341.
170. Ichikawa K, Liu W, Zhao L, et al. Tumoricidal activity of a novel anti-human DR5 monoclonal antibody without hepatocyte cytotoxicity. *Nat Med* 2001;7:954–960.
171. Odoux C, Albers A, Amoscato AA, et al. TRAIL, FasL and a blocking anti-DR5 antibody augment paclitaxel-induced apoptosis in human non-small-cell lung cancer. *Int J Cancer* 2002;97:458–465.
172. Jo M, Kim TH, Seol DW, et al. Apoptosis induced in normal human hepatocytes by tumor necrosis factor- related apoptosis-inducing ligand. *Nat Med* 2000;6:564–567.
173. Wang H, Marsters SA, Baker T, et al. TACI-ligand interactions are required for T cell activation and collagen-induced arthritis in mice. *Nat Immunol* 2001;2:632–637.
174. Firestein GS, Yeo M, Zvaifler NJ. Apoptosis in rheumatoid arthritis synovium. *J Clin Invest* 1995;96:1631–1638.
175. Perlman H, Liu H, Georganas C, et al. Differential expression pattern of the antiapoptotic proteins, Bcl-2 and FLIP, in experimental arthritis. *Arthritis Rheum* 2001;44:2899–2908.
176. Chou CT, Yang JS, Lee MR. Apoptosis in rheumatoid arthritis—expression of Fas, Fas-L, p53, and Bcl-2 in rheumatoid synovial tissues. *J Pathol* 2001;193:110–116.
177. Sioud M, Mellbye O, Forre O. Analysis of the NF-kappa B p65 subunit, Fas antigen, Fas ligand and Bcl-2-related proteins in the synovium of RA and polyarticular JRA. *Clin Exp Rheumatol* 1998;16:125–134.
178. Zdichavsky M, Schorpp C, Nickels A, et al. Analysis of bcl-2$^+$ lymphocyte subpopulations in inflammatory synovial infiltrates by a double-immunostaining technique. *Rheumatol Int* 1996;16:151–157.
179. Isomaki P, Soderstrom KO, Punnonen J, et al. Expression of bcl-2 in rheumatoid arthritis. *Br J Rheumatol* 1996;35:611–619.
180. Hasunuma T, Kayagaki N, Asahara H, et al. Accumulation of soluble Fas in inflamed joints of patients with rheumatoid arthritis. *Arthritis Rheum* 1997;40:80–86.
181. Asahara H, Hasumuna T, Kobata T, et al. Expression of Fas antigen and Fas ligand in the rheumatoid synovial tissue. *Clin Immunol Immunopathol* 1996;81:27–34.
182. Hashimoto H, Tanaka M, Suda T, et al. Soluble Fas ligand in the joints of patients with rheumatoid arthritis and osteoarthritis. *Arthritis Rheum* 1998;41:657–662.
183. Wang M, Keino H, Matsumoto I, et al. A single cell analysis of Fas ligand positive T cells in rheumatoid synovial fluid. *J Rheumatol* 2000;27:311–318.
184. Roessner K, Wolfe J, Shi C, et al. High expression of Fas ligand by synovial fluid-derived gamma delta T cells in Lyme arthritis. *J Immunol* 2003;170:2702–2710.
185. Wakisaka S, Suzuki N, Takeba Y, et al. Modulation by proinflammatory cytokines of Fas/Fas ligand-mediated apoptotic cell death of synovial cells in patients with rheumatoid arthritis (RA). *Clin Exp*

Immunol 1998;114:119–128.
186. Firestein GS, Nguyen K, Aupperle KR, et al. Apoptosis in rheumatoid arthritis: p53 overexpression in rheumatoid arthritis synovium. *Am J Pathol* 1996;149:2143–2151.
187. Matsuno H, Yudoh K, Nakazawa F, et al. Antirheumatic effects of humanized anti-Fas monoclonal antibody in human rheumatoid arthritis/SCID mouse chimera. *J Rheumatol* 2002;29:1609–1614.
188. Okamoto K, Asahara H, Kobayashi T, et al. Induction of apoptosis in the rheumatoid synovium by Fas ligand gene transfer. *Gene Ther* 1998;5:331–338.
189. Sakai K, Matsuno H, Morita I, et al. Potential withdrawal of rheumatoid synovium by the induction of apoptosis using a novel *in vivo* model of rheumatoid arthritis. *Arthritis Rheum* 1998;41:1251–1257.
190. Kobayashi T, Okamoto K, Kobata T, et al. Tumor necrosis factor alpha regulation of the FAS-mediated apoptosis-signaling pathway in synovial cells. *Arthritis Rheum* 1999;42:519–526.
191. Kawakami A, Eguchi K, Matsuoka N, et al. Inhibition of Fas antigen-mediated apoptosis of rheumatoid synovial cells in vitro by transforming growth factor beta 1. *Arthritis Rheum* 1996;39:1267–1276.
192. Ichikawa K, Liu W, Fleck M, et al. TRAIL-R2 (DR5) mediates apoptosis of synovial fibroblasts in rheumatoid arthritis. *J Immunol* 2003; 171:1061–1069.
193. Okamoto K, Fujisawa K, Hasunuma T, et al. Selective activation of the JNK/AP-1 pathway in Fas-mediated apoptosis of rheumatoid arthritis synoviocytes. *Arthritis Rheum* 1997;40:919–926.
194. Han Z, Boyle DL, Chang L, et al. c-Jun N-terminal kinase is required for metalloproteinase expression and joint destruction in inflammatory arthritis. *J Clin Invest* 2001;108:73–81.
195. Lacey D, Sampey A, Mitchell R, et al. Control of fibroblast-like synoviocyte proliferation by macrophage migration inhibitory factor. *Arthritis Rheum* 2003;48:103–109.
196. Youn J, Kim HY, Park JH, et al. Regulation of TNF-alpha-mediated hyperplasia through TNF receptors, TRAFs, and NF-kappaB in synoviocytes obtained from patients with rheumatoid arthritis. *Immunol Lett* 2002;83:85–93.
197. Tomita T, Takano H, Tomita N, et al. Transcription factor decoy for NFkappaB inhibits cytokine and adhesion molecule expressions in synovial cells derived from rheumatoid arthritis. *Rheumatology (Oxford)* 2000;39:749–757.
198. Miagkov AV, Kovalenko DV, Brown CE, et al. NF-kappaB activation provides the potential link between inflammation and hyperplasia in the arthritic joint. *Proc Natl Acad Sci U S A* 1998;95: 13859–13864.
199. Makarov SS. NF-kappa B in rheumatoid arthritis: a pivotal regulator of inflammation, hyperplasia, and tissue destruction. *Arthritis Res* 2001;3:200–206.
200. Aupperle KR, Bennett BL, Boyle DL, et al. NF-kappa B regulation by I kappa B kinase in primary fibroblast-like synoviocytes. *J Immunol* 1999;163:427–433.
201. Aupperle KR, Boyle DL, Hendrix M, et al. Regulation of synoviocyte proliferation, apoptosis, and invasion by the p53 tumor suppressor gene. *Am J Pathol* 1998;152:1091–1098.
202. Yao Q, Wang S, Glorioso JC, et al. Gene transfer of p53 to arthritic joints stimulates synovial apoptosis and inhibits inflammation. *Mol Ther* 2001;3:901–910.
203. Herman S, Zurgil N, Langevitz P, et al. The induction of apoptosis by methotrexate in activated lymphocytes as indicated by fluorescence hyperpolarization: a possible model for predicting methotrexate therapy for rheumatoid arthritis patients. *Cell Struct Funct* 2003;28: 113–122.
204. Maciejewski JP, Risitano AM, Sloand EM, et al. A pilot study of the recombinant soluble human tumour necrosis factor receptor (p75)-Fc fusion protein in patients with myelodysplastic syndrome. *Br J Haematol* 2002;117:119–126.
205. Potvin F, Petitclerc E, Marceau F, et al. Mechanisms of action of antimalarials in inflammation: induction of apoptosis in human endothelial cells. *J Immunol* 1997;158:1872–1879.
206. Genestier L, Paillot R, Fournel S, et al. Immunosuppressive properties of methotrexate: apoptosis and clonal deletion of activated peripheral T cells. *J Clin Invest* 1998;102:322–328.
207. Morita A, Werfel T, Stege H, et al. Evidence that singlet oxygen-induced human T helper cell apoptosis is the basic mechanism of ultraviolet-A radiation phototherapy. *J Exp Med* 1997;186:1763–1768.
208. Ratkay LG, Chowdhary RK, Iamaroon A, et al. Amelioration of antigen-induced arthritis in rabbits by induction of apoptosis of inflammatory cells with local application of transdermal photodynamic therapy. *Arthritis Rheum* 1998;41:525–534.
209. Elliott MJ, Maini RN, Feldmann M, et al. Randomised double-blind comparison of chimeric monoclonal antibody to tumour necrosis factor alpha (cA2) versus placebo in rheumatoid arthritis. *Lancet* 1994; 344:1105–1110.
210. Murray KM, Dahl SL. Recombinant human tumor necrosis factor receptor (p75) Fc fusion protein (TNFR:Fc) in rheumatoid arthritis. *Ann Pharmacother* 1997;31:1335–1338.
211. Su X, Zhou T, Yang P, et al. Reduction of arthritis and pneumonitis in motheaten mice by soluble tumor necrosis factor receptor. *Arthritis Rheum* 1998;41:139–149.
212. Weinblatt ME, Kremer JM, Bankhurst AD, et al. A trial of etanercept, a recombinant tumor necrosis factor receptor:Fc fusion protein, in patients with rheumatoid arthritis receiving methotrexate. *N Engl J Med* 1999;340:253–239.
213. Moreland LW, Cohen SB, Baumgartner SW, et al. Long-term safety and efficacy of etanercept in patients with rheumatoid arthritis. *J Rheumatol* 2001;28:1238–1244.
214. Jacob CO, Hwang F, Lewis GD, et al. Tumor necrosis factor alpha in murine systemic lupus erythematosus disease models: implications for genetic predisposition and immune regulation. *Cytokine* 1991;3: 551–561.
215. Zhou T, Edwards CK 3rd, Yang P, et al. Greatly accelerated lymphadenopathy and autoimmune disease in lpr mice lacking tumor necrosis factor receptor I. *J Immunol* 1996;156:2661–2665.
216. Akahoshi T, Namai R, Sekiyama N, et al. Rapid induction of neutrophil apoptosis by sulfasalazine: implications of reactive oxygen species in the apoptotic process. *J Leukoc Biol* 1997;62:817–826.

第27章

风湿病中人类白细胞抗原复合体的结构、功能及遗传学

Jane A. Buckner, Gerald T. Nepom

主要组织相容性复合体(MHC)是位于第六对染色体短臂上长约 3.6Mb 的区域,它包括 200 多个基因,超过 40%的基因具有免疫功能[1]。这些基因可分为人类白细胞抗原(HLA)I 和Ⅱ型分子,它们被 MHC 的 I 型和Ⅱ型区域所编码。此外,在 I 型区域中发现了先天免疫反应信号中与“非典型” MHC 相关分子,并且这些抗原过程中分子被Ⅱ型区域所编码,Ⅲ型区域包括一组非 MHC 基因,其中许多参与免疫功能。被 MHC 编码的 HLA 基因是高度多形的并且在调整性免疫反应的发展和功能中发挥核心作用。人类这些基因的多形性导致了一种独特免疫反应的发展。再者,这些基因与人类疾病,诸如移植排斥,免疫缺陷及自身免疫疾病的发生息息相关。对于 HLA 分子的分子结构和功能的理解能够提高我们对 MHC 中发现的遗传异质性的复杂性和免疫系统功能的重要影响的认识。

一、HLA分子的结构及功能

HLA I 型和Ⅱ型分子是表达于细胞表面结合蛋白,并且与肽结合。在不同细胞类型表达。HLA 分子和肽复合体作为一种联系发挥作用,针对 T 淋巴细胞则以 T 细胞受体(TCR)表达。HLA 分子的结构是(肽类物质附着于细胞表面释放溶媒体而形成的沟中)在表面释放溶媒以形成沟,而肽则附着其中。此沟为 β 链相连及 α 螺旋填充所限制(图 27.1)。I 型和Ⅱ型分子均符合此设计,但以不同机制来满足它,氨基酸残基形成沟,并且决定了缚于沟中的肽的特性,在 I 型和Ⅱ型分子中对于何等位基因其中许多的肽若能与这些折叠的沟的形状吻合,这些肽就能与之结合。这些沟的形态受结合沟周围的氨基酸的大小,所带电荷及囊的疏水性所影响。许多 HLA 分子的结合形态已被实验或通过模型得到了证实,并且这些结合形态也被用于预测肽会结合特殊的 HLA 异位基因(syfpeithi.bmi-heidelberg.com/scripts/MHCServer.dll/home.htm;www.imtech.res.in/

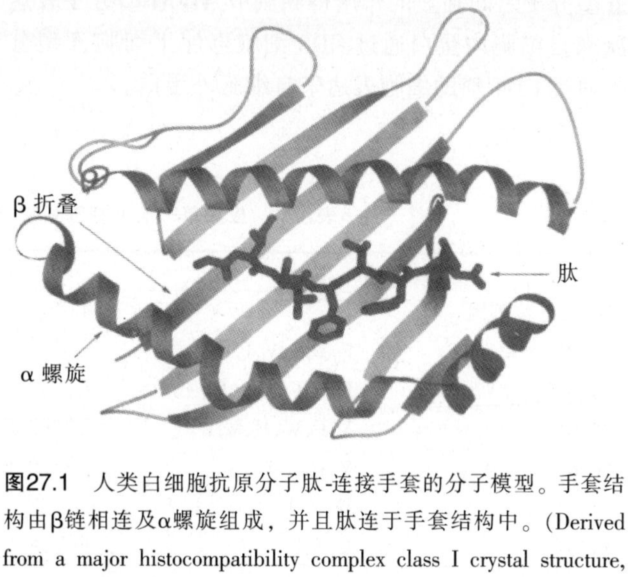

图27.1 人类白细胞抗原分子肽-连接手套的分子模型。手套结构由β链相连及α螺旋组成,并且肽连于手套结构中。(Derived from a major histocompatibility complex class I crystal structure, Ln:Stewart-Jones GB,McMichael AJ,Bell J.et at.A structural basis for immunodominant human T cell receptor recognition. *Nat Immunol* 2003;4:657,with permission).

raghava/propred)。此类形态中的一个示例已于表27.1中描述,结合在HLA I型和Ⅱ型分子的肽决定了排列在HLA分子表面周围的许多不同肽的可用性。这些肽对T细胞有意义,而且如果TCR和HLA-肽复合体(三分子复合体)之间作用足够强大,T细胞活性即被启动。结晶学构造已证实,TCR与I型和Ⅱ型分子间的相互作用是以TCR α和β链(CDR1,CDR2和CRR3)中不同区域与MHC分子本身大部分多形区和沟中肽二者中的残基相互作用为特色的(图27.2)。T细胞与HLA-肽复合体之间相互作用在胸腺发育及后期外周免疫系统二者中发挥着十分重要的作用。胸腺发育中的T细胞在其成熟过程中在表面表达一种独特的TCR。为促使T细胞发育,这种独特的TCR必须能够与皮质上皮中的HLA分子相互作用,那些与表达的HLA分子有亲和力的T细胞继续成熟,而无亲和力的T细胞则由于被忽略而死亡(阳性选择),一旦通过皮质上皮,胸腺细胞必须马上通过另一考验-即胸腺髓质区,在此阶段中,T细胞与HLA分子相互作用包含着自身肽的排列。如果TCR-与HLA自身表达之间相互作用过强(自身过高亲和力),细胞就会被杀死(阴性选择),因此,T细胞成熟后必须与自体表达的HLA分子作用,并且不能对自体反应性过高。按这种方式,HLA分子相互决定了个体T细胞反应的组成部分及复杂性,外周中HLA分子则显示肽的排列,诸如感染和肿瘤,针对此二者的自身或外来蛋白,HLA分子使T细胞对此进行识别和反应。HLA系统的功能通过I型和Ⅱ型分子之间独立的作用得到调节。HLAI型分子表达肽来自细胞内蛋白通过$CD8^+$细胞毒性T细胞,I型分子通过$CD4^+$辅助细胞表达来自细胞外蛋白。

HLA I型分子基因和分子

I型分子是多形α链组成的异二聚体,包括胞质内透膜以及β_2微球蛋白与非多形轻链非共价复合的胞外区域等几部分组成。HLAI型分子结晶学结构已在图27.3[2]中描述。I型分子的α链为I型区域中HLA-A,13,C移植抗原编码;同时,这些抗原与Ia型分子有关。β_2微球蛋白为外在MHC15号染色体编码,编码I型分子α链的基因是高度异形的。目前超过250个等位基因已被确认位于HLA-A位点,超过500个等位基因位于HLA-13位点,超过100个等位基因位于HLA-C位点。MHC位点中这些基因及其他基因序列可在anthonynolan、org、uk[5]中在线查询。α链胞外区分为3区:α_1、α_2及α_3。α1和α_2区形成抗原结合沟,其侧壁由两个α螺旋组成,底部由β折叠片组成(正如前面描述的)肽结合沟的末端是关闭的,在长度上连接不超过8~19个氨基酸残基就限制了肽的体积。α链极度多形性主要在α_1和α_2区中被证实。这些多形性描述了沟的独特的结构特点,诠释了不同异位基因[6-8]中抗原结合选择的大部分变化。邻近膜α_3区是相对非多形性的,它与β_2微球蛋白的相关膜其无透膜或包内部分,并且如同CD 8[9],与此包表面HLA分子相关联。

I类分子肽链来源于内源性抗原加工途径。这条途径专门处理细胞液内合成的抗原成分,如图27.4A[10-14]所示受感染细胞内的病毒蛋白。新近合成的I类α链最初结合于一个伴侣蛋白质,即内质网内的钙联蛋白。一旦α链与β_2微球蛋白连接,I类合成物即由钙联蛋白和钙网织蛋白释放。未完全折叠的I类α链/β_2微球蛋白二聚体与钙网织蛋白一起结合于肽

表27.1　应用单一信使氨基酸密码的选择性DR等位基因的首要肽连接型

DRB1等位基因	肽铰链位置			
	1	4	6	9
*0101	F,Y,L,V,I,W	L,M,A	S,A,G	L,A,V,I
*0301	F,V,I,M,Y,L	D,E,A	K,R,H,E,Q	Y,L,F
*0401	Y,F,W,M,V,L	(NOTR,K)	T,S,N,Q,V	(NOTD,E)
*0402	V,I,L,M	(NOTD,E)	T,S,N ,Q	(NOTD,E)
*1101	W,F,Y	M,L,V	R,K	
*1501	L,V,I	F,Y,I	I,L,V,M,F	

应用单一信使氨基酸密码的选择性DR等位基因的首要肽连接型模型。铰链位置1、4、6和9表现位置存在于DR分子的抗原相连手套结构中,此DR分子容纳特异肽纵链氨基酸。此肽包括任一相关位置上的这些纵链残基及适当黏附道具,并说明首要肽抗原的等位基因-特异性选择。

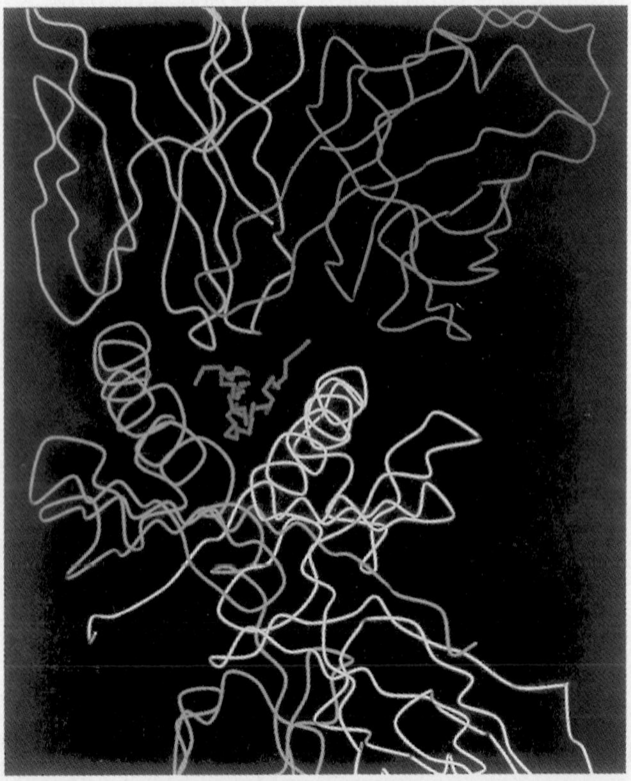

A

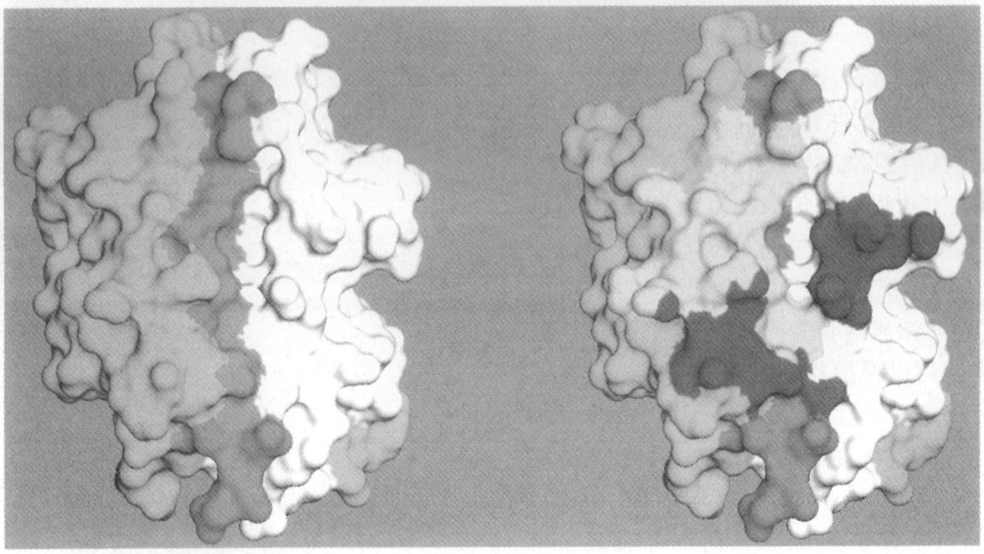

B

图27.2　(A)包含三分子复合体的主要成分结构。T-细胞受体在顶端，包括浅蓝色的α链和红色的β链。主要组织相容性复合体(MHC)Ⅱ型分子在底部，包括黄色的α链和绿色的β链。肽表现为紫罗兰色。(From Reinherz et al.Science 1999;286:1913,with Permission.)(B)含有肽的MHCⅡ型分子表面在图左侧。正如图A所示，α链是黄色，β链是绿色的，肽表现为紫罗兰色。右侧的图形表示一个区域其连接T细胞受体(TCR)，包括深蓝色的TCR-α链和浅蓝色的TCR-β链。(Reinherz EL,Tank,TangL,et al.The crystal structure of a T cell receptor in complex with peptide and MHC class Ⅱ.*Science* 1999;286(S446)1913–1921.)(见彩图)

充填复合物。这个过程的顺序尚未完全清楚,但成熟的运载复合体,包括钙网织蛋白、I类分子α链、β_2微球蛋白和Tapasin。Tapasin与抗原加工相关转运子(TAP)载体上面的TAP-1部分和ERP27相耦联,ERP27与Tapasin由二硫键相联结。这种耦联作用使得能以新合成的I类分子为模版连接,由TAP载体运送到内质网内的多肽。

内质网上可有效结合于I类分子的多肽来源于细胞内的蛋白质。这些蛋白质由一种具有蛋白水解酶活性的多蛋白复合体,即蛋白酶体降解形成。蛋白体分解所产生的酶的特征是受到细胞的状态影响的。处于静息状态的细胞拥有一种"传统的"蛋白体,而容易受炎症损伤部位产生的干扰素γ(IFN-γ)影响的细胞可以合成3种蛋白体亚基,即大的多功能蛋白体2(LMP2)、LMP7,和联合催化的内肽酶复合物亚基1(MECL-1)。这些亚基替代了构成-表达蛋白体亚基。这样看来改变了多肽断裂的特性,即含有羧基端残基的分生多肽可以优先与TAP和I类分子结合。TAP-1和TAP-2基因产物形成一种异源二聚体,这种异源二聚体可通过内质网的膜并将抗原多肽运送到内质网内。

当与一个匹配的肽分子相连接时,I类肽类复合物处于稳定状态,能够允许其离开内质网并通过高尔基体和post-高尔基后腔隙运动到细胞表面。在这里,它是充分暴露的,并可以有效地被相应的$CD8^+$ T细胞所辨认,发出信号使它们去杀伤被病毒所感染的细胞。几乎所有的细胞都表达HLA I类分子的构成,使得这样的系统能够像激活免疫细胞一样激活未被免疫的细胞。这样就可以保护几乎所有的能够被病毒感染的细胞类型。暴露于干扰素(甚至在细胞内,免疫系统之外)即可诱导增加大量分子的表达,补充这种抗原加工机制,包括I类α链、β_2微球蛋白、LMP2、LMP7和TAP-1、TAP-2等。这样,任何有可能被病毒所感染的细胞都有能力在其表面识别I类/病毒肽类复合物,标记它们并通过细胞毒性的T细胞去杀灭。

二、HLA Ⅱ类基因和分子

HLA Ⅱ类分子由HLA Ⅱ类基因复合物所编码,HLA Ⅱ类基因复合物存在于主要组织性相容抗原复合物(MHC)的着丝粒末端,并包括多基因位点,包括HLA-DP、DQ和DR亚区[22]。Ⅱ类分子较Ia类分子有着更严格的组织分布,它主要表达在免疫细胞,包括树突状细胞,巨噬细胞,B细胞和活化的T细胞。然而,Ⅱ类分子的表达可以被许多受到诸如IFN-γ或其他因子等细胞活素类物质激发的其他细胞类型所诱导。Ⅱ类分子的晶体结构与I类抗原是同源的[25-27](图27.3B)。然而α链的34kd与β链的29kd均是编码于MHC,而且每条链均锚定在细胞膜上,就像Ia类分子,显示出巨大的多态性。超过200个等位基因已知位于DRB1区,DRB3、DRB4和DRB5区各有8~20个,20个位于DQA1区,超过40个位于DQB1区,17个位于DPA1区,超过80个位于DPB1区。

Ⅱ类α和β链均包括细胞内部分,跨膜部分和细胞外部分。细胞外部分又被分为两个区域。α_2和β_2区域是近包膜的,并被认为与I类分子的α_3和β_2微球蛋白部分是同源的。部分β_2区域与T细胞表面的CD4分子在发生免疫反应的时候是相互作用的。α_1和β_1区

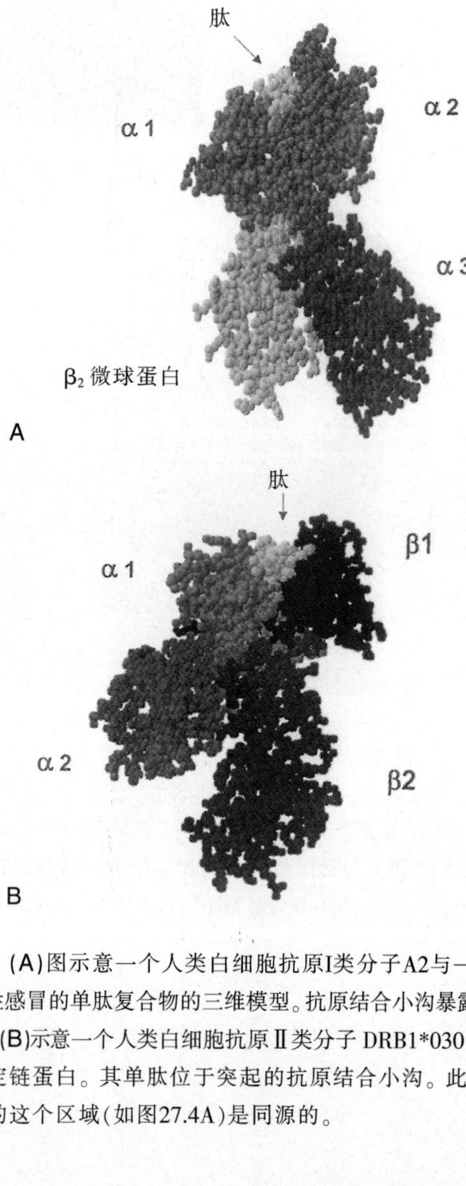

图27.3 (A)图示意一个人类白细胞抗原I类分子A2与一个来自于流行性感冒的单肽复合物的三维模型。抗原结合小沟暴露并被单肽占据。(B)示意一个人类白细胞抗原Ⅱ类分子DRB1*0301连接Ⅱ类伴随定链蛋白。其单肽位于突起的抗原结合小沟。此区域与I类分子的这个区域(如图27.4A)是同源的。

域形成Ⅱ类抗原结合小沟，分别与 α_1 和 β_1 区域相对应。然而，在Ⅱ类抗原，小沟的末端是开放的，可以结合不同长度的肽，甚至或更多的氨基酸残基。β_1 区包括Ⅱ类分子已发现的多数的极端多态性，尽管 α 链在 DP 和 DQ 抗原表现出部分多态性。Ⅱ类 β 链多态性集中在三个高变区。在 DR 分子，这些发生在 9 至 13、26 至 37、67 至 74 氨基酸区域。不同的 DRβ 氨基酸序列之间的变化可以被认为是一种具有"混合搭配"结构的高可变区形成不同等位基因的基质。

Ⅱ类区域的基因组织是复合而成的。每个Ⅱ类亚区，HLA-DP、DQ 和 DR 包含一种功能性的 α 链基因，也至少包含一种功能性的 β 链基因，连同大量的假基因[30]。例如，DP 异二聚体由一条 DPA1 位点编码的 α 链和一条 DPB1 位点编码的 β 链组成。DPA2 和 DPB2 均是假基因，会表达生成基因产物。类似地，DQA 1 和 DQB 1 分别编码 α 和 β 链，聚合形成成熟的 DQ 抗原，而 DQA2 和 DQB2 并不表达。DP 和 DQ 抗原的 α 和 β 链均具有多态性，这样便提供了一种附加等级的变化，因为在某些情况下，一条 α 链不仅可以和与它的顺式已编码的 β 链编码一条染色体，也可以于 β 链聚合编码另一条染色体。

DR 亚区更加是复合而成的。一条单独的多态性有限的 DRα 链是由 DRA 片段编码，可以与由许多不同片段编码的 β 链聚合。由 DRA 和 DRB1 片段的产物形成的成熟的 DR 异二聚体代表着Ⅱ类抗原在细胞表面，同时是最丰富的。然而，在一些单倍体，同一条α链也可以与一条 DRB3、DRB4 或 DRB5 片段编码的β链聚合，形成一个二次表达 DR 分子。例如，在 DR3 单倍体，两条成熟的 DR 分子被表达：一条由 DRα 链和一条由 DRB1 基因编码的 β 链组成；另一条由 DRα 链和一条由 DRB3 基因编码的 β 链组成。一条 DR4 单倍体将会表达一个由 DRA 和 DRB1 基因编码的 DR 分子和一个由 DRA 和 DRB4 基因编码的 DR 分子。一些单倍体，如 DR1 或 DR8，只表达一个 DR 分子，这个分子由 DRA 和 DRB1 基因所编码。假基因的数量在不同的单倍体也是不同的。

多态性的另一等级在于Ⅱ类基因的上游启动子。有限数量的多态性在这些调节区已显示出机能性的激活，并可能导致不同的构成等级或可诱导的Ⅱ类表达，潜在的改变免疫激活的阈值。这类多态性的生理学关联尚待阐明。

Ⅱ类结合物与肽链

与内源性肽由 I 类分子相连相反，Ⅱ类分子大部分连接的是来源于细胞外蛋白的多肽分子。这些多肽对于Ⅱ类分子经由外源性抗原呈递途径是有用的[36,40](图 27.4B)。这条途径包含了细胞外抗原，如细菌及其相关产物。这些相关产物是自细胞外环境通过如巨噬细胞吞噬作用或由 B 细胞协助的受体介导的细胞内摄作用而参与其中。一旦被细胞所捕捉，抗原蛋白进入，被称为内涵体的小囊泡，当它们向着细胞中心移动时会逐渐变得更具酸性。低 PH 值刺激小囊泡内存在的酸性蛋白酶降解抗原蛋白。被称为 cathepsins 的半胱氨酸蛋白酶，在这条途径当中扮演了一个主要的角色，尤其是 cathepsins S 和 cathepsins L。

正如 I 类分子，HLA Ⅱ类分子易位到内质网是它们合成途径的一部分。然而与 I 类分子不同的是，Ⅱ类分子被指定结合于可以运送到胞吞小囊泡并可被利用的多肽，而非存在于内质网的多肽。这样，自结合多肽后Ⅱ类抗原结合小沟即被保护直到遇到合适的腔隙。这是依靠位于 5 号染色体，汇集Ⅱ类 α 和 β 链，通过 MHC 以外编码的被称作不变链的第三蛋白实现的。不变链与Ⅱ类 α 和 β 链以非共价结合，它的一部分阻断抗原结合小沟，并保护其他多肽避免过早地结合上去。一个不变链的三聚体和它们伴随的Ⅱ类 α/β 链在内质网组成一九链复合物，而后在遇到肽的部位由内质网释放并直接由不变链运送到一个合适的酸性的核内体内腔。在这些腔隙内发现了蛋白酶，如组织蛋白酶，不变链的进行性断裂直到仅剩一个被称为 CLIP(Ⅱ类伴随定链蛋白）的片段束缚于Ⅱ类 α/β 异源二聚体的抗原结合小沟，以保护抗原多肽免于被结合。

CLIP 的交换与一个合适的抗原肽进行交换发生在一个新近发现的被称为 MⅡC（Ⅱ类 MHC 部分）的核内体内腔。这个过程是由一个称作 HLA-DM 的附加的未分类的 HLA 分子辅助完成的。α/β DM 二聚体留存在细胞内，且在 MⅡC 囊泡中很充足。DM 分子与经典的Ⅱ类二聚体相结合且使其稳定，并催化 CLIP 自抗原结合小沟被切除而允许其他抗原多肽结合于小室[41]。此外，DM 有一种肽"编辑"功能。通过这个功能它不仅可以催化 CLIP 的释放，而且可以催化仅有很少部分结合于小沟内的抗原多肽的释放，这种抗原多肽可使多肽易具有高亲和力的结合，促进 HLA-肽复合物的生成[42,43]。当通过这种多肽取得稳定，HLA-肽复合物移动到细胞表面，在这里它可以被特异性的 $CD4^+$ T 细胞识别。

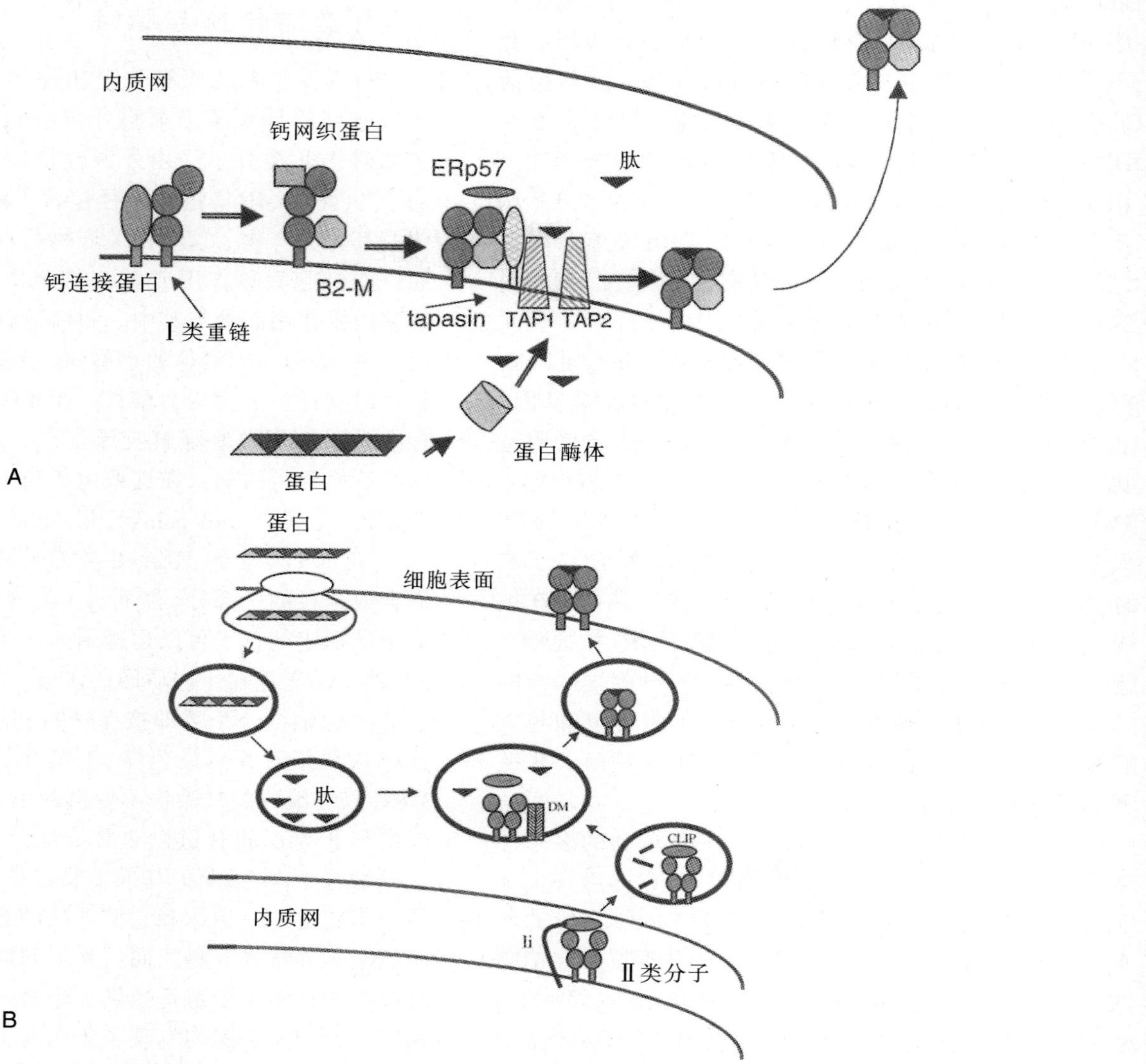

图27.4 抗原呈递途径。(A)图示为内源性抗原呈递途径。来源于细胞液内的蛋白(例如病毒蛋白)被蛋白酶体降解成为多肽并被TAP载体转运到内质网。在内质网内,伴侣分子钙连接蛋白,钙网织蛋白和Erp57有助于稳定集中I类重链,β_2微球蛋白,和形成成熟I类分子的肽,随后它们通过高尔基体和高尔基后腔隙运送到细胞表面。(B)内源性抗原呈递途径使细胞能够摄取细胞外蛋白,并可进入酸性胞吞小室的多肽。Ⅱ类α和β链肽分子由固定链(li)固定于内质网,固定链的片段I类伴随定链蛋白(CLIP)保护抗原结合小沟免于被存在于内质网的多肽破坏。收集以后,Ⅱ类固定链复合物移出内质网并移行到酸性囊泡,在那里,酶类包括组织蛋白酶等,切割固定链直到抗原结合小沟仅剩CLIP。在一个隔室如MⅡC,人类白细胞抗原DM异二聚体催化CLIP与抗原多肽的交换。所形成的完整的复合物随后被运送到细胞表面。

三、MHC的其他HLA基因

Ⅰ类和Ⅱ类基因片段均包括非经典的HLA基因(图27.5)。在Ⅰ类区域,HLA-E、F和G基因被命名为Ib基因。HLA-E、F和G以更加有限的组织分布和较少多形性基因编码分子。HLA-E通过其与CD94l/NKG2受体的相互作用调节自然杀伤细胞的生成[44,45]。它在所有表达经典Ⅰ类基因的组织均有表达,但又不同于Ⅰ类基因,它仅连接一个肽,一个源于Ⅰa类基因的保守的引导序列肽。HLA-G分子的表达受到更多的约束,并且在很多部位连接着一类严格限制的未分类的特殊的氨基酸。HLA-G的功能尚未明确。它连接于CD8[46,47],但T细胞限制HLA-G尚未被证实。有报道称可溶性的HLA-G 可以调节 T 细胞的功能。HLA-G 四聚体也连接着 Ig-like 转录体 2(ILT2)和 ILT4,并且可以通过 NK 受体(KIR)2DL4 保护 NK 靶点免于被溶解[50,51]。HLA-G 在胎盘的高表达在免疫耐受中起到了一定的作用。HLA-F 也在胎盘有所表达,但是它的功能尚待测定。

在Ⅰ类区域发现的其他Ⅰ类近似基因包括 HLA-HFE(前体称为 HLA-H)、MICA 和 MICB。HFE 基因产物与Ⅰ类分子是同源染色体,并且也是与 β_2微球蛋白相伴随的,但似乎并未连接多肽。遗传性血色病的发生即与这种基因的突变高度相关,这说明 HFE 在铁代谢的过程中扮演着重要的角色[44,55]。MICA 和 MICB 与 HLA Ⅰ类分子共有小于 30 的同源性,不伴随 β_2 微球蛋白,并表现出相当高水平的多态性。在应激诱导下它们最初表达在胸腺皮质的上皮组织和胃肠道的上皮组织。已经在 NK 细胞、CD8αβT 细胞、γδT 细胞和被激活的巨噬细胞中鉴定出 MICA 和 MICB、NKG2D 的受体。MICA 或 MICB 结合于 NKG2D 可增加对某些抗原的细胞毒性反应[57,58]。

除了 DR、DQ 和 DP,在Ⅱ类区域发现两种非典型的Ⅱ类分子 HLA-DM 和 HLA-DO。它们不同于 DR、DQ 和 DP 抗原在于它们被表达于细胞内和溶酶体腔内,并具有相对的非多型性[59-62]。HLA-DM 是一种由 DMA 和 DMB 基因编码的异源二聚体。DM 的三维立体晶体结构揭示了其与经典的Ⅱ类分子的结构同源,除非抗原结合小沟几乎完全关闭[59]。如上所述,HLA-DM 通过催化不变链多肽与Ⅱ类分子的抗原多肽进行交换而促进了抗原加工途径[60,63]。HLA-DO 也是一个异源二聚体,由一个 DNA 基因编码的 DN α 链和一个DOB 编码的 DO β 链组成。它的组织分布更加受限,由 B 细胞和胸腺上皮细胞表达,并且是 DM 功能的调节剂[61-64]。

四、MHC中的非HLA基因

散布在 MHC 中的是许多非 HLA 基因[22,30,65]。小分子多肽(LMP)和 TAP 基因,位于Ⅱ类区域,参与由 HLA Ⅰ类分子进行的抗原处理和传递(如上所述)。LMP2 和 LMP7 是蛋白酶体的组成部分,是一种大的多蛋白复合体,它可以分解蛋白质并为Ⅰ类加工途径生成抗原多肽的蛋白酶活性[66]。TAP-1 和 TAP-2 基因(即抗原加工相关转运子)位于 LMP 基因附近,并且编码两个蛋白质而形成一个异源二聚体,它负责转运细胞溶质内的抗原进入内质网,在那里它们可以被相应的处理并与Ⅰ类分子相结合[67,68]。Tapasin 的基因着丝粒位于 DP 基因,把未成熟的Ⅰ类分子连接到 TAP-1 转运子。

许多其他的被表达的基因位于 MHC Ⅲ类区域。这些基因包括补体成分 C2,C4,备解素 B 因子,肿瘤坏死因子 α(TNF-α)和淋巴毒素(亦称 TNF-β)[30,69]。热休克蛋白(如 hsp70)是由同一区域编码,重要的甾体化合物 21-羟化酶亦然。

五、HLA分型及命名方法

根据以往情况,HLA 命名方法复杂多变,使得非本行人员很难跟上变化。命名方法的多变极大地被 HLA 分型方法限制,同时这也反映了人类对 HLA 区域的起源组织和多态性的理解的不断进步。幸运的是目前的命名方法是根据具体的区域组织的 HLA 起源的理解而定的,因而逻辑连贯一致,尽管有时候显得冗长而啰嗦。

HLA 多态性最初的定义依赖血清分型。来自于经产妇的血清经常含有抗父系 HLA 抗原的抗体,当妇女怀孕的时候,抗原抗体接触。国际研修班对最常见的 HLA-A、B、C、DR 和 DQ5 种类型进行对照,标准化,并命名其血清反应,还进行了纯合子分型细胞(HTC)系的规范化,一种来自于特别的Ⅱ类基因座纯合子的淋巴细胞,是一种细胞分型模式,这种细胞用于混合的淋巴细胞反应检测,HLA 分析在检测 DNA 序列水平时,

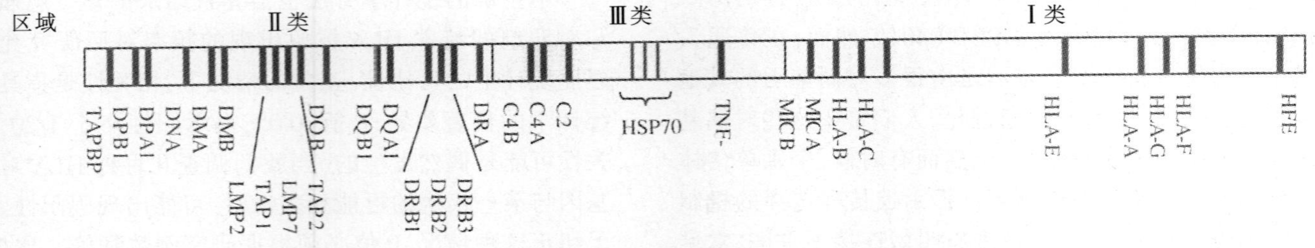

图27.5　主要组织相容性复合物简图。

其精确度大大优于血清学和细胞学方法。因此那些血清学和细胞学方法被基于 DNA 序列的分型系统所替代[72-74]。两种方法都比较常用，都是基于聚合酶促催化链反应，一种接近于通过引物杂交到达所有对偶基因区域，或对偶基因家族的某一个位点，并在这个特殊位点放大对偶基因。然后用一系列带有标记的短小的序列特异性寡核苷酸探针与放大后的基因产品杂交，每一个反应对应一个单独对偶基因的独一无二的序列。通常没有一个不被另外一个对偶基因相同的单独的序列延伸，但是因为特殊的多态区域的组合让对偶基因独一无二，与多种探针杂交模式的译码决定了这个对偶基因的所代表的意义。第二种接近于序列特异性的启动。用引物与具有独一无二的序列的对偶基因杂交形成放大的 DNA，因为只有这种对偶基因可以放大[75]，这种放大的 DNA 可指导核苷酸测序提供对这两种办法的最终选择，这种办法现在已经常规应用于某些院校。

这种基于 DNA 的技术可以快速而精确地鉴别特殊的对偶基因；目前的命名法反映了这一精确度[76]。这样的话，一个对偶基因首先以它的基因位点（比如：DRB1）命名，然后是星号和基因数。基因数的头 2 个数字代表这个成员所在的家族（比如:04），后 2 位数代表基于它的序列的特殊的对偶基因（比如:01），如此，DRB1*0401 表示一单个特殊的核苷酸序列，DRB1*0404 表示一相关的但是不同的 DR4 家族中的一员（在这个例子中，2 个对偶基因因为 3 处核苷酸置换而不同）。偶尔加入第 5 个数字，比如:DRB1*11011 和DRB1*11012，表示一个不活跃的不同核苷酸序列存在，但是不会改变对偶基因的氨基酸序列。这种命名方法体现了对偶基因的个体位点。又比如 DQ 或者 DP 的 α 和 β 基因链具有多态性，对偶基因的 2 个位点必须是特殊的，被认为是一个成熟的分子（比如:DQA1*0101/DQB1*0501）。

因为 HLA 基因是显性表达，单个个体表达 2 个单倍体，一个来自母亲一个来自父亲。位于一个单倍体的对偶基因必须一直继承家族基因的结合。因为 HLA 区域的位点是紧密连接的。举个例子，一个单倍体也许是A*0101、B*0801、Cw*0201、DRA、DRB1*0301、DRB3*0101、DQA1*0101、DQB1*0201、DPA1*0101、DPB1*0401。然而，在普通人群中，会发现特殊对偶基因是由很多对偶基因的其他位点组合而成。随着时间而进化，人们希望这些对偶基因会随机结合成多种结合体。然而有时候，个别单倍体结合的概率比希望的要更多，提示遗传和选择的机制也许偏爱个别的连接。这种现象叫做连接不平衡。常见的例子就是饶有兴趣地发现拥有 A*0101、B*0801、DR*0301 型单倍体的白种人容易患自身免疫疾病。

六、HLA相关性疾病

20 世纪 70 年代首次报道了某些特异性 HLA 相关的风湿病。报道最早的目前认为仍具有显著相关性的是 HLA-B27 与强直性脊柱炎（AS）[77,78]。第一个被证实与 HLA 2 类抗原相关的是类风湿性关节炎（RA），有报道此病与 DR4 有关[79,80]。后来，发现很多自身免疫性疾病与各种 HLA 1 类和 2 类抗原有关。一般情况下，这种相关性有一些共同特征，但是也不是绝对的，并不是所有的患这种疾病的都有此相关基因，而很多携带此对偶基因的人群并没有得这种疾病，甚至拥有这种基因的一级亲属也没受到影响。而且，这些与疾病相关的对偶基因在患者和正常人当中是一样的。因此，疾病相关的 HLA 对偶基因可作为疾病易感性和患病的危险因素的参照，但不是患病的绝对特异性的指标。很多因素影响 HLA 遗传，可能导致不同研究的结果看似矛盾。因此有必要强调在遗传分析的临床应用的谨慎。

首先，研究人群的选择非常重要。不同背景的种族其特殊对偶基因的变化显著。例如，HLA-B27 基因段的患病率，在非洲黑人中几乎是 0[82]，而加拿大的海地印第安人高达 50%[83]，相对于 B27 在普通人群中的高患病率，AS 患病率看起来似乎变化更大。显而易见，为了得到有意义的结果，对照组的选择必须与患病组种族具有相似性。

第二，必须考虑到 HLA 分型的方法。许多早期的研究采取的是血清学的分型；然而，大部分血清鉴别在密切相关的特异性基因中是相似的，不如个体对偶基因。如果一种疾病与某一对偶基因或者其家族中亚型有关系，用这种试剂研究的结果，将包含其他的不相关的对偶基因，其特异性将打折扣，基于 DNA 的分型方法可识别个体对偶基因，因此能得到更加准确的统计学结果。

不正确的统计学方法也会导致结果偏移。患病组和对照组的特殊 HLA 抗原出现的频率对照研究允许建立统计上的可比性。正常的情况下，相关性是指具有统计学的显著差异，P 值<0.05，提示阳性小于 1/20，相关性可能是偶然发生的。当我们调查几百种 HLA 对偶基因与某一疾病的可能相关性时，可能出现假阳性。为了纠正这种情况，P 值必须根据研究例数翻倍。比如，如果一个试验测得 110 个不同的 DR 中有一个对偶基

因与其相关，P 值等于 0.006，那么纠正之后的 P 值是 0.06，因此不再有统计学意义。然而，如果想尽量证实别人得出的相关性结论，比如 DRB1*0401 与 RA 的相关性，那么要测试某一个对偶基因，P 的纠正就没有必要了。真实的相关性必须足够准确的，可重复的，经过正规的统计学处理具有显著意义的。

最后，要考虑到 HLA 相关性疾病基因连接不平衡也是一个重要特征。早期报道，一般完整的 MHC 作为闭锁的基因遗传，在一些人群中，某些不同位点的对偶基因偶尔会一起遗传下来。这样的话，如果发现一种疾病与某一对偶基因相关，比如白种人的 DR3（DRB1*0301），连接此 DR 型的对偶基因也将可能被统计成与这一疾病相关。包括 DQA1*0101、DQB1*0201、HLA-B*0801 和 HLA-A*0101，因此很难明确指出实际上是哪一个对偶基因使患病的危险增加。而且，另外一个单倍体上的被连接的基因极有可能是关键的基因，比如 TNF-α 对偶基因。一般这种情况是可以解决的，但是要通过在不同种族的人群中广泛的调查研究才能得到解释。

尽管有以上这些考虑因素，但相当一部分风湿病确实与特有的 HLA 对偶基因相关。表 27.2 列出了这些相关性，根据它们相关性的强度，以 RR 代表相关的患病危险性。说明如果携带相关对偶基因发展成疾病的危险性。

与没有携带此对偶基因的人比较，拥有此对偶基因的人的患病率可以用下列公式表示：RR=（拥有此对偶基因的患者数量×不拥有此对偶基因的对照组人数）/（不拥有此对偶基因的患者人数×拥有此对偶基因的对照组人数）。

七、HLA和类风湿性关节炎

20 年前就出现了 RA 与 DR4 相关性的报道[79,80]。自那开始 HLA 与风湿疾病相关性研究成为热点，提供了一个综合研究的很好的例子，基于 DNA 的 HLA 分型方法，明确了与特殊的 DR4 阳性对偶基因的相关性（DRB1*0401，*0404，*0405，h 和 *0408）而不是与其他 DR4 阳性对偶基因，像"0402 和 *0407 之类[84-87]。当然，也有非 DR4 的对偶基因与之相关，像 DR1，虽然相对于 DR4 的作用微弱。通常 DR1 相关性是指只有在患病组和对照组中排除所有的 DR4 阳性个体后的。提示在白种人中，DR1 解释了很多 DR4 阴性 RA 患者[84,87,88]。总之，*0401 是与RA 非常相关的对偶基因。

Gregersen 等人在对个体的 DR4 对偶基因排序时，注意到所有的与 RA 有关的对偶基因有着相似的氨基酸序列延伸，DBR1 分子的第三高变区从氨基酸70 到 74（*0401 对偶基因中的 QKRAA，或 *0404 和 *0101 对偶基因中的 QRRAA）。通过这些观察可以推测共同表位的假说，提示 RA 患病危险可能与通过易感对偶基因的小序列延伸的结构单元编码有关，尽管这一分子

表27.2 HLA与结缔组织病的相关性

疾病	特异性标志物	等位基因	相对危险度
强直性脊柱炎	B27		80~90
反应性关节炎	B27		40
牛皮癣性关节炎	B27		10
白塞病	B51	B*5101	3
类风湿性关节炎	DR4	DRB1*0401，*0404	6
血清阳性的青少年类风湿性关节炎	DR4	DRB1*0401，*0404	7
少关节类风湿性关节炎	A2		2~4
	DR5	DRB1*1101，*1104	3~7
	DR8	DRB1*0801	4~8
	DPw2.1	DRB1*0201	3~6
系统性红斑狼疮	DR3		3~6
	DR2		2
干燥综合征	DR3		6

人类白细胞抗原（HLA）等位基因与一些结缔组织病及其相对危险度的易感性之间的相关性。与上述所列以外的其他等位基因也可能是相关联的。

别的多态区域明显不同[89](图27.6)。但是调查别的种族人群的DR4对偶基因时发现并不普遍支持这一观点。举个例子,在RA高发的几个本土美国人群中,一个叫DRB1*1402的对偶基因与疾病相关[90,91],除了共同的抗原表位区域精确匹配之外,它的序列与DR4对偶基因差异很大。类似的,西班牙人群的DR4对偶基因相关的疾病发病率相对要低。相反的,在西班牙含有多种共同的抗原表位(RRRAA)的DRB1*1001与RA发病高度相关[92]。在伊拉里犹太人群中,最常见的DR4对偶基因是DRB1*0402,它不包含SE(RRRAA),这些人群中,DR1和DRB1*1001对偶基因是与RA高度相关的对偶基因[93,94]。在日本,RA与DRB1*0405高度相关,其DR4阳性对偶基因也包含SE[95,96]。

并不是所有的患者在研究调查中都有SE对偶基因,在某些群体中,比如美国黑人,也许只有半数以下的RA患者拥有SE阳性对偶基因,反映了这个人群中这些对偶基因出现的频率相对较低[97]。在美国Hispanic人群中,SE对偶基因不增加[98]。很明显,SE对于疾病的暴露既不需要也不充足。这些个体要不考虑有另外一种病理机制,要不考虑遗传或环境的因素增加了这些个体超过疾病暴露的域值的风险。

另一个特征是RA临床表现复杂、混合,RA疾病严重性有轻有重,从比较轻的关节疾病到严重的具有破坏性的关节炎伴随系统症状。部分调查研究初级护理中心的RA患者HLA情况,发现DR4或SE阳性对偶基因流行比那些以前报道的参加三级护理中心的患者要低,提示这些对偶基因不仅使患者易感,也使疾病加重[99]。确实,许多机构报道SE在不断增加,特别是当发现了在影像学发现器质性疾病患者中的DR4阳性对偶基因[100,112],其血清类风湿因子(RF)也是阳性[100]。相反的,DR1似乎在轻度RA更常见。

而且,基因剂量也促使疾病症状,双剂量的SE阳性对偶基因增加严重的疾病进展的风险。几项研究报道,相对其他基因型来说,DRB1*0401/*0404对偶基因的联合与发病高度相关[103,106]。举个例子,对于没有SE的人群来说,有人研究报道拥有SE单拷贝的个体比那些没有SE的人群增加了4倍的患病风险。拥有两个SE阳性对偶基因的个体增加了8倍患病的风险,拥有*0401/*0404联合体的个体则增加了26倍患病风险[103]。Weyand等人[107,108]进一步研究了基于疾病表现的HLA基因型的染色体系。他们提出,那些没有携带SE阳性对偶基因的RA患者病情较轻,RF阴性,非器质侵蚀性疾病。但SE阳性对偶基因的存在稍微增加更多患严重疾病的危险,尽管DR4是阴性。那么一个剂量的SE阳性,DR4阳性对偶基因更增加了RF阳性,及患器质性疾病的危险。2个剂量的SE阳性对偶基因增添了关节外的病变累及。如果2个当中有一个DR4阳性,结节病极有可能发生,那么如果2个都是DR4阳性(比如*0401/*0404),较多的器官受到牵连的风险增加。在他们的染色体系中,*0401/*0401,纯合子患血管炎的风险最高。最后,一种少见的RA,费尔蒂综合征,表现为白细胞减少,脾大,另外还有关节炎。是与DR4阳性易感对偶基因最具有相关性的一种疾病。有人报道甚至达到100%[109]。

我们也许可以从几种途径检测到MHC中别的多态基因,特别是DRB1*01和DRB1*04单倍体,可能导致MHC与RA的相关性。候选基因法可以用于几种基因的检测,包括其他的经典的HLA基因,诸如DQ、DP、DM和TNF-α[110,111],以及hsp70[112]、TAP基因[113]。尽管并不能把所有的这些对偶基因弄明白,但是也可以这样说,至今没有对这些特殊对偶基因的任何一个位点相关性的可重复性报道,这就不能说明与DR易感基因有联系。然而,基因组的广泛连接研究正在进行,人类基因组的研究已经完成,正在进行RA方面基因组的研究,Jawaheer等人正在进行类似的研究,RA与MHC几个区域有联系,最有关系的是DRB1位点,主要是DRB1*0491和*0404对偶基因。而且发现TNF区域和侧链DRB1与RA有显著相关性,而1型与RA的联系则相对较弱[114,115]。

```
        1         10         20         30         40         50         60          70          80         90
        |         |          |          |          |          |          |           |           |          |
*0101   GDTRPRFLWQ LKFECHFFNG TERVRLLERC IYNQEESVRF DSDVGEYRAV TELGRPDAEY WNSQKD |LLEQ RRAA| VDTYCR HNYGVGESFT VQRR
*0401   --------E- V-H------- -----F-D-Y F-H---Y--- ---------- ---------- ------ |---- K---| ------ ---------- ----
*0404   --------E- V-H------- -----F-D-Y F-H---Y--- ---------- ---------- ------ |---- ----| ------ -----V---- ----
*0405   --------E- V-H------- -----F-D-Y F-H---Y--- ---------- ------S--- ------ |---- ----| ------ ---------- ----
*0408   ******--E- V-H------- -----F-D-Y F-H---Y--- ---------- ---------- ------ |---- ----| ------ ---------- ----
*1001   --------EE V--------- ---------R VH----YA-Y ---------- ---------- ------ |---R ----| ------ ---------- ----
*1402   --------EY STS------- -----F---Y FH----N--- ---------- ---------- ------ |---- ----| ------ ---------- ----
```

图27.6　类风湿性关节炎(RA)的易感性对应的HLA-DRB1等位基因的氨基酸序列被列为直线。共享的抗原决定簇,从氨基酸67至74,用框框起以加亮残留的特征性的RA相关等位基因。

这些发现提示 MHC 中基因也许扮演着更加复杂的角色，不单单是与 DRB1 有相关性[116,117]。总之，清楚的是，RA 与 SE 特别是 DR4 对偶基因的存在有密切关系，也清楚了有特殊的对偶基因参与和易感对偶基因的数量与疾病的临床表现有关系。这种相关性在功能上的基础是什么正要进行调查。同时，HLA 分型的临床效果问题不断提出，HLA 基因型是用来筛查群体，还是用来个体患者的诊断，或是预示疾病进程，或指导用药治疗呢？我们能够说明第一个问题，通过计算人群中特殊基因的风险评估，根据其在人群中出现的频率。举个例子，假设 RA 在美国白种人中发病率是 1%，也知道 DR4 对偶基因在这人群中（不管是正常人还是 RA 患者）出现的频率。我们能够计算出拥有 DRB1*0401 对偶基因的个体发展成 RA 的概率大约是 1/35 [118]，也就是其中有 97%的人不会发展成 RA。*0401/*0404 基因型患病的风险最高，达到 1/7，那么很明显，HLA 基因分型不适合于普通人群的筛查或者具体患者的诊断。

相反的，一旦确定是 RA，知道患者的基因型也许对判断疾病的进展有帮助。这种相关性的研究依据特殊对偶基因的存在及数量，讨论早期相关疾病的严重性，并由于这些问题的前瞻性研究得到重视。Wagner 等人[119]随访最近诊断的 RA 患者平均 2 年时间，报道 SE 阳性，DR4 阳性对偶基因患者发展成器质侵蚀性疾病的风险明显增加（RR=13.75），一项独立的前瞻性的研究报道了类似的结果（RR=13.5），存在 SE 对偶基因或者类风湿因子阳性的患者一年后发展成器质性疾病[105]。

然而，另外一项研究提示 HLA 基因分型也许对指导治疗有帮助[120]。报道称，对照几种治疗方案的不同药效强度，结果提示携带 SE 阳性、DR4 阳性的对偶基因的患者需要力量最强的药物（这里是甲氨蝶呤，羟氯喹，磺胺类联合）才能得到满意的控制，而没有携带这些对偶基因的患者应用食疗的效果一样的好，另外，有一位携带双剂量 SE 阳性似乎对力量较弱的药物反应很差。另外的一项由荷兰倡导的研究也说明了 SE 阳性患者予给更多药效较强的药物，对药效强的药物早期治疗改善很快[121]。这些研究结果提示，RA 患者携带一个或者 2 个特殊的 SE 阳性对偶基因，也许能保证早期的药效强的药物治疗可以控制疾病及进展。可供选择的治疗方法包括新的生物制剂，问题是患者早期应用能不能从中受益？是不是越是药效强的药物越可以用于急性期？前瞻性的研究有必要清楚这些问题。但是 HLA 患者的脑脊膜将提供有用的信息，目前的技术先进性应该能使基于 DNA 的 HLA 分型方法在临床上可行，并在不久的将来运用。

八、其他的HLA相关性疾病

RA 代表一种与 HLA 相关的疾病，并可以明确指出与 DRB1 分子（如 SE 区域）的小部分有关。AS 代表一种与特殊的 HLA-B27 有关的疾病。二者出现在对应的对偶基因家族中，我们也非常清楚相对的与几个 HLA 1 类相关的疾病。研究报道在一些患 AS 白种人中拥有 B27 特殊对偶基因的概率达 90%~95%，使HLA 成为特异性最强的一种[122,123]。DR4 抗原，DNA 序列提示 B27 特异性含有混合的对偶基因，至少有 25种（B*2701、*2702 等），有几种对偶基因，包括 B*2702、*2704 和 *2705 与疾病有着很好的相关性。如 *2705 在北美美国人中盛行。大部分其他的对偶基因也被报道（至少没有对照研究）与疾病相关。B*2706 和 *2709 可能是例外。提示疾病的发生有着共同的特征，那就是拥有许多这样的对偶基因[124]。HLA-B27 分子的一个特异性的特征就是独一无二的带正电荷的肽，特别是在第二个位置携带精氨酸的肽。因而一些调查研究提出假设，与特殊关节基因肽反应的分子可能与疾病的进展有关[124,125]。

Elegant 的动物实验模型提供了至今最有力最直接的证据。认为 HLA-B27 本身是一个连接基因，与疾病的发生有直接的责任。制造转基因大鼠模型，将引种的 HLA-B27 基因表达在动物的所有细胞中。令人惊奇的是，大部分大鼠病理表现与人类脊椎关节性疾病的病理表现非常相似。而且大鼠侍养在无菌的环境中，减少了部分疾病的发病，暗示了疾病发生的遗传易感性和环境微生物之间的作用[126]。类似的，小鼠 HLA-B27/h β_2 微球蛋白的表达导致其自发性的关节炎[127]；感兴趣的是，只有 HLA-B27 表达而没有 β_2 微球蛋白的表达的小鼠也发生类似的情况[128]。这些动物模型提供了不寻常的机会去揭开疾病进展的分子机制的秘密。

其他疾病与对偶基因在多个位点联系，其关系复杂但具有可重复性。举个例子，少关节幼年型类风湿性关节炎（JRA），其 DRB1*11 和 *08 增加患病风险[129,130]，DRB1*08 预示了疾病的持久性和严重性[131]。某些对偶基因杂合子也许协同增加患病的风险（比如 *1101，*0801）。拥有 DP 对偶基因 DPB1*0201 和 DR 易感基因的个体属于患此病的高危人群[132–135]。另外，1 类对偶基因HLA A*0201 也与 JRA 产生有关，提示对偶基因在 3 个不同的 HLA 位点导致这一疾病的易感性[136]。在某些情况下,HLA 对偶基因也许与特殊的自身抗体产生有关。例如,有报道系统性红斑狼疮(SLE),与 DR3 和 DR2 相关,出现抗 SSA 抗体(Ro)和抗 SSB 抗体(La),比临床疾病本身更具有特异性[137-140]。而且,有报道,在原发性干燥综合征中,也有高水平的同样的抗体和 DR3、DR2、DQ1 单倍体(最近被证实是白种人的基因型 DRB1*0301/*1501)的杂合子之间有着人们还不知道的联系[141-143]。至少在某些情况下,增加了 HLA 易感基因引导特殊自身抗体产生的可能性。反过来又引导疾病病理变化。

九、HLA相关疾病的物理化学性假说解释

很明显,在自身免疫方面,MHC 部位基因的发现迈出重要的一步,在这些基因中,与疾病最相关的是典型的 HLA 分子,与自身免疫相关的基因随疾病变动,很可能致病机制不均一。有时候Ⅰ或Ⅱ组基因与疾病相关,致病机制很可能由于这些分子免疫方面的功能,或由于 T 细胞的发展或激活,因此,这种解释迷乱的免疫应答导致 HLA 相关自身免疫病的假说属于这种职能。正如早期所说的,HLA 分子大量的多样化的作用与它们绑定的大量的反基因肽相关,并把它们提呈至 T 淋巴细胞。这种假说说明了好多潜在的机制,或者唯一单肽的出现,或者 T 细胞的增长或繁殖。而对自身免疫起到一定的贡献。这有 4 种潜在的机制。

HLA 基因不同导致绑定的特殊肽的出现与在免疫应答中关键步骤的抗原提呈:引导了胸腺 T 细胞的增长与外周免疫应答的激活。一种解释 HLA 相关自身免疫病的假说表明,关键的 HLA 基因在 T 细胞选择中产生了作用,从而产生了胎儿的胸腺。这表明 T 细胞表达 T 细胞受体对自身 HLA 肽配体具有很高的亲和力是负向选择,或删除,但这些中亲和力是正向选择。这个过程实现了大量 T 细胞与繁多的致病抗体的应答,这种抗体在个体的一生中当阻止了自身组织的破坏过程的时候能看到。以自动抗原为特点的 T 细胞可能以 HLA 基因被选择,在正确的情况下,导致成熟的 T 细胞不恰当的识别和应答了自身抗体。

第二种机制预测一个在 HLA 表达抗原提呈细胞与发生在外周免疫系统成熟 T 细胞之间的鉴别,唯一的与 HLA 基因相关的肽决定了与目标组织(例如关节)相关的特定肽的绑定与提呈。这种自身肽可能在外周提呈,导致表达 HLA 与绑定能够激活致病 T 细胞的唯一的肽段,不是在胸腺,而是在 APC 或非职业 APC 改变的地方,滑液细胞就属于非职业 APC。

第三种机制是分子模拟,在这种情况下,T 细胞发现了一个结构与致病抗原相仿的自身抗原,例如,来自 HLA 自身关键的多行的部位(例如 SE 部位)。依靠十字交叉的性能,一个模拟抗原可能成功绕过正常的免疫机制。同源氨基酸序列在病态的 HLA 分子与病毒或细菌的蛋白间延伸支持这种假说,例如 EB 病毒糖蛋白的一部分与 SE 部位十分相似。这样的话,HLA 分子的多部位性伴随着与其他肽的同源性,可能扮演着自身肽段的角色被加工和提呈给另一个,从而产生 HLA 分子。

第四种机制 T 细胞自身反应的临界值更加容易达到从而产生自身免疫的风险。可能由于 HLA 分子在细胞表面大量的表达,或者提呈给细胞表面特定的自身肽占优势。另外,T 细胞可能直接作用于 HLA 分子的多形性部位。相互作用可能加强了 T 细胞与相关独立肽的单独接收。

这些机制提供的假说可能解释特定 HLA 基因与特定自身免疫疾病之间的关系,大量的免疫事件强调了特定抗原免疫反应的发展,成熟与激活。HLA 分子关键的结构的作用引导着每一步。这些机制与其他可能机制的联合对充分解释 HLA 与自身免疫的关系是十分必要的。十分重要的是,切记仅仅一部分 HLA 由于遗传因素、基因、感染、环境和疾病的发展无疑也是疾病产生的因素。

致谢

我们感谢 MW 对于手稿准备的帮助,感谢 ES 对此文章分子机制的描述,此文已经经 BN 的许可被课本以前的章节校正。

(张玺 李世民 译 叶伟胜 李世民 校)

参考文献

1. Complete sequence and gene map of a human major histocompatibility complex. The MHC sequencing consortium. *Nature* 1999;401:921–923.
2. Bjorkman PJ, Saper MA, Samraoui B, et al. Structure of the human class I histocompatibility antigen, HLA-A2. *Nature* 1987;329:506–512.
3. Geraghty DE. Structure of the HLA class I region and expression of its resident genes. *Curr Opin Immunol* 1993;5:3–7.
4. Bjorkman P, Parham P. Structure, function, and diversity of class I major histocompatibility complex molecules. *Ann Rev Biochem* 1990;59:253–288.
5. Robinson J, Waller MJ, Parham P. et al. IMGT/HLA and IMGT/MHC: sequence databases for the study of the major histompatibility complex. *Nucleic Acids Research* 2003;31:311–314
6. Garrett TP, Saper MA, Bjorkman PJ, et al. Specificity pockets for the

side chains of peptide antigens in HLA-Aw68. *Nature* 1989;342:692–696.
7. Madden DR. The three-dimensional structure of peptide-MHC complexes. *Annu Rev Immunol* 1995;13:587–622.
8. Bjorkman PJ, Saper MA, Samraoui B, et al. The foreign antigen binding site and T cell recognition regions of class I histocompatibility antigens. *Nature* 1987;329:512–518.
9. Gao MH, Walz M, Kavathas PB. Post-transcriptional regulation associated with control of human CD8A expression of CD4+ T cells. *Immunogenetics* 1996;45:130–135.
10. Van Kaer L. Major histocompatibility complex class I–restricted antigen processing and presentation. *Tissue Antigens* 2002;60:1–9.
11. Bijlmakers MJ, Pleogh HL. Putting together an MHC class I molecule. *Curr Opin Immunol* 1993;5:21–26.
12. Maffei A, Papadopoulos K, Harris PE. MHC class I antigen processing pathways. *Hum Immunol* 1997;54:91–103.
13. van Endert PM. Genes regulating MHC class I processing of antigen. *Curr Opin Immunol* 1999;11:82–88.
14. Pamer E, Cresswell P. Mechanisms of MHC class I–restricted antigen processing. *Ann Rev Immunol* 1998;16:323–358.
15. Vassilakos A, Cohen-Doyle MF, Peterson PA, et al. The molecular chaperone calnexin facilitates folding and assembly of class I histocompatibility molecules. *EMBO J* 1996;15:1495–1506.
16. Tector M, Salter RD. Calnexin influences folding of human class I histocompatibility proteins but not their assembly with beta 2-microglobulin. *J Biol Chem* 1995;270:19638–19642.
17. Ortmann B, Copeman J, Lehner PJ, et al. A critical role for tapasin in the assembly and function of multimeric MHC class I-TAP complexes. *Science* 1997;277:1306–1309.
18. Sadasivan B, Lehner PJ, Ortmann B, et al. Roles for calreticulin and a novel glycoprotein, tapasin, in the interaction of MHC class I molecules with TAP. *Immunity* 1996;5:103–114.
19. Dick TP, Bangia N, Peaper DR, et al. Disulfide bond isomerization and the assembly of MHC class I-peptide complexes. *Immunity* 2002;16:87–98.
20. Rock KL, Goldberg AL. Degradation of cell proteins and the generation of MHC class I-presented peptides. *Annu Rev Immunol* 1999;17:739–779.
21. Powis SJ. Major histocompatibility complex class I molecules interact with both subunits of the transporter associated with antigen processing, TAP1 and TAP2. *Eur J Immunol* 1997;27:2744–2747.
22. Ragoussis J, Monaco A, Mockridge I, et al. Cloning of the HLA class II region in yeast artificial chromosomes. *Proc Natl Acad Sci U S A* 1991;88:3753–3757.
23. Kappes D, Strominger JL. Human class II major histocompatibility complex genes and proteins. *Ann Rev Biochem* 1988;57:991–1028.
24. Skoskiewicz MJ, Colvin RB, Schneeberger EE, et al. Widespread and selective induction of major histocompatibility complex-determined antigens *in vivo* by gamma interferon. *J Exp Med* 1985;162:1645–1664.
25. Brown JH, Jardetzky TS, Gorga JC, et al. Three-dimensional structure of the human class II histocompatibility antigen HLA-DR1. *Nature* 1993;364:33–39.
26. Stern LJ, Brown JH, Jardetzky TS, et al. Crystal structure of the human class II MHC protein HLA-DR1 complexed with an influenza virus peptide. *Nature* 1994;368:215–221.
27. Dessen A, Lawrence CM, Cupo S, et al. X-ray crystal structure of HLA-DR4 (DRA1*0101, DRB1*0401) complexed with a peptide from human collagen II. *Immunity* 1997;7:473–481.
28. Chicz RM, Urban RG, Lane WS, et al. Predominant naturally processed peptides bound to HLA-DR1 are derived from MHC-related molecules and are heterogeneous in size. *Nature* 1992;358:764–768.
29. Kirschmann DA, Duffin KL, Smith CE, et al. Naturally processed peptides from rheumatoid arthritis associated and non-associated HLA-DR alleles. *J Immunol* 1995;155:5655–5662.
30. Carroll MC, Katzman P, Alicot EM, et al. Linkage map of the human major histocompatibility complex including the tumor necrosis factor genes. *Proc Natl Acad Sci U S A* 1987;84:8535–8539.
31. Kwok WW, Schwarz D, Nepom BS, et al. HLA-DQ molecules form a-b heterodimers of mixed allotype. *J Immunol* 1988;141:3123–3127.
32. Andersen LC, Beaty JS, Nettles JW, et al. Allelic polymorphism in transcriptional regulatory regions of HLA-DQB genes. *J Exp Med* 1991;173:181–192.
33. Perfetto C, Zacheis M, McDaid D, et al. Polymorphism in the promoter region of HLA-DRB genes. *Hum Immunol* 1993;36:27–33.
34. Singal DP, Qiu X, D'Souza M, et al. Polymorphism in the upstream regulatory regions of HLA-DRB genes. *Immunogenetics* 1993;37:143–147.
35. Louis P, Vincent R, Cavadore P, et al. Differential transcriptional activities of HLA-DR genes in the various haplotypes. *J Immunol* 1994;153:5059–5067.
36. Cresswell P. Chemistry and functional role of the invariant chain. *Curr Opin Immunol* 1992;4:87–92.
37. Bertolino P, Rabourdin-Combe C. The MHC class II-associated invariant chain: a molecule with multiple roles in MHC class II biosynthesis and antigen presentation to CD4+ T cells. *Crit Rev Immunol* 1996;16:359–379.
38. Harding CV. Class II antigen processing: analysis of compartments and functions. *Crit Rev Immunol* 1996;16:13–29.
39. Watts C. Capture and processing of exogenous antigens for presentation on MHC molecules. *Annu Rev Immunol* 1997;15:821–850.
40. Pieters J. MHC class II restricted antigen presentation. *Curr Opin Immunol* 1997;9:89–96.
41. Green JM, Pierce SK. Class II antigen processing compartments and the function of HLA-DM. *Int Rev Immunol* 1996;13:209–219.
42. Vogt AB, Kropshofer H, Hammerling GJ. How HLA-DM affects the peptide repertoire bound to HLA-DR molecules. *Hum Immunol* 1997;54:170–179.
43. Arndt SO, Vogt AB, Hammerling GJ, et al. Selection of the MHC class II-associated peptide repertoire by HLA-DM. *Immunol Res* 1997;16:261–272.
44. Braud VM, Allan DS, McMichael AJ. Functions of nonclassical MHC and non-MHC-encoded class I molecules. *Curr Opin Immunol* 1999;11:100–108.
45. O'Callaghan CA, Bell JI. Structure and function of the human MHC class Ib molecules HLA-E, HLA-F and HLA-G. *Immunol Rev* 1998;163:129–138.
46. Fournel S, Aguerre-Girr M, Huc X, et al. Cutting edge: soluble HLA-G1 triggers CD95/CD95 ligand-mediated apoptosis in activated CD8+ cells by interacting with CD8. *J Immunol* 2000;164:6100–6104.
47. Sanders SK, Giblin PA, Kavathas P. Cell-cell adhesion mediated by CD8 and human histocompatibility leukocyte antigen G, a nonclassical major histocompatibility complex class 1 molecule on cytotrophoblasts. *J Exp Med* 1991;174:737–740.
48. Le Gal FA, Riteau B, Sedlik C, et al. HLA-G-mediated inhibition of antigen-specific cytotoxic T lymphocytes. *Int Immunol* 1999;11:1351–1356.
49. Bainbridge DR, Ellis SA, Sargent IL. HLA-G suppresses proliferation of CD4 (+) T-lymphocytes. *J Reprod Immunol* 2000;48:17–26.
50. Rajagopalan S, Long EO. A human histocompatibility leukocyte antigen (HLA)-G-specific receptor expressed on all natural killer cells. *J Exp Med* 1999;189:1093–1100.
51. Ponte M, Cantoni C, Biassoni R, et al. Inhibitory receptors sensing HLA-G1 molecules in pregnancy: decidua-associated natural killer cells express LIR-1 and CD94/NKG2A and acquire p49, an HLA-G1-specific receptor. *Proc Natl Acad Sci U S A* 1999;96:5674–5679.
52. Le Bouteiller P, Blaschitz A. The functionality of HLA-G is emerging. *Immunol Rev* 1999;167:233–244.
53. Carosella ED, Dausset J, Rouas-Freiss N. Immunotolerant functions of HLA-G. *Cell Mol Life Sci* 1999;55:327–333.
54. Ishitani A, Sageshima N, Lee N, et al. Protein expression and peptide binding suggest unique and interacting functional roles for HLA-E, F, and G in maternal-placental immune recognition. *J Immunol* 2003;171:1376–1384.
55. Feder JN, Gnirke A, Thomas W, et al. A novel MHC class I-like gene is mutated in patients with hereditary haemochromatosis [see comments]. *Nat Genet* 1996;13:399–408.
56. Wu J, Song Y, Bakker AB, Bauer S, et al. An activating immunoreceptor complex formed by NKG2D and DAP10. *Science* 1999;285:730–732.
57. Groh V, Rhinehart R, Randolph-Habecker J, et al. Costimulation of CD8alphabeta T cells by NKG2D via engagement by MIC induced on virus-infected cells. *Nat Immunol* 2001;2:255–260.
58. Das H, Groh V, Kuijl C, et al. MICA engagement by human Vgamma2Vdelta2 T cells enhances their antigen-dependent effector function. *Immunity* 2001;15:83–93.
59. Mosyak L, Zaller DM, Wiley DC. The structure of HLA-DM, the peptide exchange catalyst that loads antigen onto class II MHC molecules during antigen presentation. *Immunity* 1998;9:377–383.
60. Busch R, Mellins ED. Developing and shedding inhibitions: how the

MHC class II molecules reach maturity. *Curr Opin Immunol* 1996;8: 51–58.
61. Jensen PE. Antigen processing: HLA-DO—a hitchhiking inhibitor of HLA-DM. *Curr Biol* 8:R128–R131.
62. Denzin, LK, Sant'Angelo DB, Hammond C, et al. Negative regulation by HLA-DO of MHC class II-restricted antigen processing. *Science* 1997;278:106–109.
63. Vogt AB, Kropshofer H. HLA-DM—an endosomal and lysosomal chaperone for the immune system. *Trends Biochem Sci* 1999;24: 150–154.
64. Kropshofer H, Vogt AB, Thery C, et al. A role for HLA-DO as a co-chaperone of HLA-DM in peptide loading of MHC class II molecules. *EMBO J* 1998;17:2971–2981.
65. Kelly A, Trowsdale J. Novel genes in the human major histocompatibility complex class II region. *Int Arch Allergy Immunol* 1994;103: 11–15.
66. Martinez CK, Monaco JJ. Homology of proteasome subunits to a major histocompatibility complex-linked LMP gene. *Nature* 1991; 353:664–667.
67. Monaco JJ. Genes in the MHC that may affect antigen processing. *Curr Opin Immunol* 1992;4:70–73.
68. Trowsdale J, Hanson I, Mockridge I, et al. Sequences encoded in the class II region of the MHC related to the "ABC" superfamily of transporters. *Nature* 1990;348:741–744.
69. Carroll MC, Campbell RD, Bentley DR, et al. A molecular map of the human major histocompatibility complex class III region linking complement genes C4, C2, and factor B. *Nature* 1984;307:237–241.
70. Sargent CA, Dunham I, Trowsdale J, et al. Human major histocompatibility complex contains genes for the major heat shock protein HSP70. *Proc Natl Acad Sci U S A* 1989;86:1968–1972.
71. Carroll MC, Campbell RD, Porter RR. The mapping of 21-hydroxylase genes adjacent to complement C4 genes in HLA, the major histocompatibility complex in man. *Proc Natl Acad Sci U S A* 1985;82:521–525.
72. Scharf SJ, Griffith RL, Erlich HA. Rapid typing of DNA sequence polymorphism at the HLA-DRB1 locus using the polymerase chain reaction and nonradioactive oligonucleotide probes. *Hum Immunol* 1991;30:190–201.
73. Erlich H, Bugawan T, Begovich AB, et al. HLA-DR, DQ, and DP typing using PCR amplification and immobilized probes. *Eur J Immunogen* 1991;18:33–55.
74. Hui KM, Bidwell JL. eds. *Handbook of HLA typing techniques.* Boca Raton: CRC Press, 1993.
75. Erlich HA, Opelz G, Hansen J. HLA DNA typing and transplantation. *Immunity* 2001;14:347–356.
76. Marsh SG, Albert ED, Bodmer WF, et al. Nomenclature for factors of the HLA system, 2002. *Tissue Antigens* 2002;60:407–464.
77. Brewerton DA, Hart FD, Nicholls A, et al. Ankylosing spondylitis and HLA-A27. *Lancet* 1973;1:904–907.
78. Schlosstein T, Terasaki PI, Bluestone R, et al. High association of an HLA antigen, w27, with ankylosing spondylitis. *N Engl J Med* 1973; 288:704–706.
79. McMichael SJ, Sasazuki T, McDevitt HO, et al. Increased frequency of HLA-Cw3 and HLA-Dw4 in rheumatoid arthritis. *Arthritis Rheum* 1977;20:1037–1042.
80. Stastny P. Association of the B-cell alloantigen DRw4 with rheumatoid arthritis. *N Engl J Med* 1978;298:869–871.
81. Tiwari J, Terasaki P. *HLA and disease associations.* New York: Springer-Verlag 1985:1–472.
82. Vartdal F, Johansen BH, Friede T, et al. The peptide binding motif of the disease associated HLA-DQ (alpha 1* 0501, beta 1* 0201) molecule. *Eur J Immunol* 1996;26:2764–2772.
83. Gofton JP. Epidemiology, tissue type antigens and Bechterew's syndrome (ankylosing spondylitis) in various ethnical populations. *Scand J Rheumatol* 1980;32(suppl):166–168.
84. Nepom GT, Byers P, Seyfried C, et al. HLA genes associated with rheumatoid arthritis. *Arthritis Rheum* 1989;32:15–21.
85. Ronningen KA, Spurkland A, Egeland T, et al. Rheumatoid arthritis may be primarily associated with HLA-DR4 molecules sharing a particular sequence at residues 67–74. *Tissue Antigens* 1990;36:235–240.
86. Wordsworth B, Lanchbury JSS, Sakkas LI, et al. HLA-DR4 subtype frequencies in rheumatoid arthritis indicate that DRB1 is the major susceptibility locus within the HLA class II region. *Proc Natl Acad Sci U S A* 1989;86:10049–10053.
87. Wallin J, Hillert J, Olerup O, et al. Association of rheumatoid arthritis with a dominant DR1/Dw4/Dw14 sequence motif, but not with T cell receptor b chain gene alleles or haplotypes. *Arthritis Rheum* 1991;34:1416–1424.
88. Thomsen M, Morling N, Snorrason E, et al. HLA-Dw4 and rheumatoid arthritis. *Tissue Antigens* 1979;13:56–60.
89. Gregersen PK, Silver J, Winchester RJ. The shared epitope hypothesis: an approach to understanding the molecular genetics of susceptibility to rheumatoid arthritis. *Arthritis Rheum* 1987;30:1205– 1213.
90. Willkens RF, Nepom GT, Marks CR, et al. The association of HLA-Dw16 with rheumatoid arthritis in Yakima Indians: further evidence for the "shared epitope" hypothesis. *Arthritis Rheum* 1991;34:43–47.
91. Nelson JL, Boyer G, Templin D, et al. HLA antigens in Tlingit Indians with rheumatoid arthritis. *Tissue Antigens* 1992;40:57–63.
92. Yelamos J, Garcia-Lozano JR, Moreno I, et al. Association of HLA-DR4-Dw15 (DRB1*0405) and DR10 with rheumatoid arthritis in a Spanish population. *Arthritis Rheum* 1993;36:811–814.
93. Schiff B, Mizrachi Y, Orgad S, et al. Association of HLA-Aw31 and HLA-DR1 with adult rheumatoid arthritis. *Ann Rheum Dis* 1982;41: 403–404.
94. Gao X, Gazit E, Livneh A, et al. Rheumatoid arthritis in Israeli Jews: shared sequences in the third hypervariable region of DRB1 alleles are associated with susceptibility. *J Rheumatol* 1991;18:801–803.
95. Takeuchi F, Nakano K, Matsuta K, et al. Positive and negative association of HLA-DR genotypes with Japanese rheumatoid arthritis. *Clin Exp Rheum* 1996;14:17–22.
96. Wakitani S, Murata N, Toda Y, et al. The relationship between HLA-DRB1 alleles and disease subsets of rheumatoid arthritis in Japanese. *Br J Rheumatol* 1997;36:630–636.
97. McDaniel DO, Alarcon GS, Pratt PW, et al. Most African-American patients with rheumatoid arthritis do not have the rheumatoid antigenic determinant (epitope). *Ann Intern Med* 1995;123:181–187.
98. Del Rincon I, Battafarano DF, Arroyo RA, et al. Ethnic variation in the clinical manifestations of rheumatoid arthritis: role of HLA-DRB1 alleles. *Arthritis Rheum* 2003;49:200–208.
99. Thomson W, Pepper L, Payton A, et al. Absence of an association between HLA-DRB1*04 and rheumatoid arthritis in newly diagnosed cases from the community. *Ann Rheum Dis* 1993;52:539–541.
100. Young A, Jaraquemada D, Awad J, et al. Association of HLA-DR4/Dw4 and DR2/Dw2 with radiologic changes in a prospective study of patients with rheumatoid arthritis. *Arthritis Rheum* 1984;27: 20–25.
101. Olsen NJ, Callahan LF, Brooks RH, et al. Associations of HLA-DR4 with rheumatoid factor and radiographic severity in rheumatoid arthritis. *Am J Med* 1988;84:257–264.
102. Wagner U, Kaltenhauser S, Pierer M, et al. Prospective analysis of the impact of HLA-DR and -DQ on joint destruction in recent-onset rheumatoid arthritis. *Rheumatology (Oxford)* 2003;42:553–562.
103. MacGregor A, Ollier W, Thomson W, et al. HLA-DRB1*0401/0404 genotype and rheumatoid arthritis: Increased association in men, young age at onset, and disease severity. *J Rheumatol* 1995;22:1032–1036.
104. Nepom GT, Seyfried CE, Holbeck SL, et al. Identification of HLA-Dw14 genes in DR4⁺ rheumatoid arthritis. *Lancet* 1986;2:1002–1005.
105. Gough A, Faint J, Salmon M, et al. Genetic typing of patients with inflammatory arthritis at presentation can be used to predict outcome. *Arthritis Rheum* 1994:37:1166–1170.
106. Wordsworth P, Pile KD, Buckley JD, et al. HLA heterozygosity contributes to susceptibility to rheumatoid arthritis. *Am J Hum Genet* 1992;51:585–591.
107. Weyand CM, McCarthy TG, Goronzy JJ. Correlation between disease phenotype and genetic heterogeneity in rheumatoid arthritis. *J Clin Invest* 1995;95:2120–2126.
108. Weyand CM, Xie C, Goronzy JJ. Homozygosity for the HLA-DRB1 allele selects for extra-articular manifestations in rheumatoid arthritis. *J Clin Invest* 1992;89:2033–2039.
109. Campion G, Maddison PJ, Goulding N, et al. The Felty syndrome: a case-matched study of clinical manifestations and outcome, serologic features, and immunogenetic associations. *Medicine* 1990;69:69–80.
110. Newton J, Brown MA, Milicic A, et al. The effect of HLA-DR on susceptibility to rheumatoid arthritis is influenced by the associated lymphotoxin alpha-tumor necrosis factor haplotype. *Arthritis Rheum* 2003;48:90–96.

111. Low AS, Gonzalez-Gay MA, Akil M, et al. TNF +489 polymorphism does not contribute to susceptibility to rheumatoid arthritis. *Clin Exp Rheumatol* 2002;20:829–832.
112. Jenkins SC, March RE, Campbell RD, et al. A novel variant of the MHC-linked hsp70, hsp70-hom, is associated with rheumatoid arthritis. *Tissue Antigens* 2000;56:38–44.
113. Vejbaesya S, Luangtrakool P, Luangtrakool K, et al. Analysis of TAP and HLA-DM polymorphism in thai rheumatoid arthritis. *Hum Immunol* 2000;61:309–313.
114. Jawaheer D, Li W, Graham RR, et al. Dissecting the genetic complexity of the association between human leukocyte antigens and rheumatoid arthritis. *Am J Hum Genet* 2002;71:585–594.
115. Gregersen PK. Teasing apart the complex genetics of human autoimmunity: lessons from rheumatoid arthritis. *Clin Immunol* 2003;107:1–9.
116. Cornélis F, Faure S, Martinez M, et al. New susceptibility locus for rheumatoid arthritis suggested by a genome-wide linkage study. *Proc Natl Acad Sci U S A* 1998;95:10746–10750.
117. Gregersen PK. The North American Rheumatoid Arthritis Consortium—bringing genetic analysis to bear on disease susceptibility, severity, and outcome. *Arthritis Care Res* 1998;11:1–2.
118. Nepom GT, Nepom BS. *Prediction of susceptibility to rheumatoid arthritis by human leukocyte antigen genotyping.* In: Nepom GT, ed. Rheumatic disease clinics of North America. Philadelphia: WB Saunders 1991:825–842.
119. Wagner U, Kaltenhauser S, Sauer H, et al. HLA markers and prediction of clinical course and outcome in rheumatoid arthritis. *Arthritis Rheum* 1997;40:341–351.
120. O'Dell JR, Nepom BS, Haire C, et al. HLA-DRB1 typing in rheumatoid arthritis: predicting response to specific treatments. *Ann Rheum Dis* 1998;57:209–213.
121. Lard LR, Boers M, Verhoeven A, et al. Early and aggressive treatment of rheumatoid arthritis patients affects the association of HLA class II antigens with progression of joint damage. *Arthritis Rheum* 2002;46:899–905.
122. Gonzalez S, Martinez-Borra J, Lopez-Larrea C. Immunogenetics, HLA-B27 and spondyloarthropathies. *Curr Opin Rheumatol* 1999;11:257–264.
123. Al-Khonizy W, Reveille JD. The immunogenetics of the seronegative spondyloarthropathies. *Baillieres Clin Rheumatol* 1998;12:567–589.
124. Lamas JR, Paradela A, Roncal F, et al. Modulation at multiple anchor positions of the peptide specificity of HLA-B27 subtypes differentially associated with ankylosing spondylitis. *Arthritis Rheum* 1999;42:1975–1985.
125. Parham P. B27 polymorphism and peptide repertoire. *Clin Rheumatol* 1996;15(suppl):72–73.
126. Taurog JD, Maika SD, Satumtira N, et al. Inflammatory disease in HLA-B27 transgenic rats. *Immunol Rev* 1999;169:209–223.
127. Khare SD, Hansen J, Luthra HS, et al. HLA-B27 heavy chains contribute to spontaneous inflammatory disease in B27/human beta2-microglobulin (beta2m) double transgenic mice with disrupted mouse beta2m. *J Clin Invest* 1996;98:2746–2755.
128. Khare SD, Luthra HS, David CS. Spontaneous inflammatory arthritis in HLA-B27 transgenic mice lacking beta 2-microglobulin: a model of human spondyloarthropathies. *J Exp Med* 1995;182:1153–1158.
129. Thomson W, Barrett JH, Donn R, et al. Juvenile idiopathic arthritis classified by the ILAR criteria: HLA associations in UK patients. *Rheumatology (Oxford)* 2002;41:1183–1189.
130. Zeggini E, Donn RP, Ollier WE, et al. Evidence for linkage of HLA loci in juvenile idiopathic oligoarthritis: independent effects of HLA-A and HLA-DRB1. *Arthritis Rheum* 2002;46:2716–2720.
131. Flato B, Lien G, Smerdel A, et al. Prognostic factors in juvenile rheumatoid arthritis: a case-control study revealing early predictors and outcome after 14.9 years. *J Rheumatol* 2003;30:386–393.
132. Nepom B. *The immunogenetics of juvenile rheumatoid arthritis.* In Athreya B, ed. Rheumatic disease clinics of North America. Philadelphia: WB Saunders 1991:825–842.
133. Nepom BS, Glass DN. Juvenile rheumatoid arthritis and HLA: report of the Park City III Workshop. *J Rheumatol* 1992;19:70–74.
134. Grom AA, Giannini EH, Glass DN. Juvenile rheumatoid arthritis and the trimolecular complex (HLA, T cell receptor, and antigen). Differences from rheumatoid arthritis. *Arthritis Rheum* 1994;37:601–607.
135. Albert ED, Scholz S. Juvenile arthritis: genetic update. *Baillieres Clin Rheumatol* 1998;12:209–218.
136. Zeggini E, Donn RP, Ollier WE, and Thomson, W. Evidence for linkage of HLA loci in juvenile idiopathic oligoarthritis: independent effects of HLA-A and HLA-DRB1 *Arthritis Rheum* 2002;46:2716–2720,
137. Harley JB, Moser KL, Gaffney PM, et al. The genetics of human systemic lupus erythematosus. *Curr Opin Immunol* 1998;10:690–696.
138. Tan FK, Arnett FC. The genetics of lupus. *Curr Opin Rheumatol* 1998;10:399–408.
139. Schur PH. Genetics of systemic lupus erythematosus. *Lupus* 1995;4:425–437.
140. Galeazzi M, Sebastiani GD, Morozzi G, et al. HLA class II DNA typing in a large series of European patients with systemic lupus erythematosus: correlations with clinical and autoantibody subsets. *Medicine (Baltimore)* 2002;81:169–178.
141. Harley JB, Reichlin M, Arnett FC, et al. Gene interaction at HLA-DQ enhances autoantibody production in primary Sjögren's syndrome. *Science* 1986;232:1145–1147.
142. Guggenbuhl P, Jean S, Jego P, et al. Primary Sjögren's syndrome: role of the HLA-DRB1*0301-*1501 heterozygotes. *J Rheumatol* 1998;25:900–905.
143. Gottenberg JE, Busson M, Loiseau P, et al. In primary Sjögren's syndrome, HLA class II is associated exclusively with autoantibody production and spreading of the autoimmune response. *Arthritis Rheum* 2003;48:2240–2245.
144. Roudier J, Rhodes G, Petersen J, et al. Hypothesis: the Epstein-Barr virus glycoprotein gp110, a molecular link between HLA DR4, HLA DR1, and rheumatoid arthritis. *Scand J Immunol* 1988;27:367–371.
145. Gebe JA, Novak EJ, Kwok WW, et al. T cell selection and differential activation on structurally related HLA-DR4 ligands. *J Immunol* 2001;167:3250–3256.

第28章

风湿性疾病的遗传学基础

John B. Harley, Amr H. Sawalha

生物系统的复杂性导致人们很难理解疾病的状况。很多情况下,人们并不清楚导致疾病发生的最关键的异常是什么。所以了解疾病病原学对疾病的预防和治疗策略的发展有着很深刻的影响。

病原学包括两方面:遗传学和环境。同一物种个体间的遗传差别导致了个体间结构的不同。病原学的这两方面依次改变了由遗传差别引起表型或解释表型的病原学的比率,在本文中表型为风湿性疾病。

本章讲述了怎样使用快速发展的现代遗传策略和基因组资源发现风湿性疾病病原学中的遗传因素。导致个体紊乱的环境因素病原学在本书的其他章节讨论。

有用的概念和技术方法带来的不仅是研究机遇,而且限制了能够被研究的内容。人类疾病遗传学的研究明显地依赖于DNA技术改进的,广泛的数学方法的发展及应用及对人类基因组的更基础的描述和评价。其中的每个领域都处于基础且快速范性转换痛苦中。总之,这些领域使风湿性疾病中过去认为是不可理喻的问题现在能够通过遗传学方法解决。实际上,能够解释遗传学的新的界限还没有明确的规定。

现在是人类遗传学研究的激动人心的时代。本书之后的几个版本很有可能详细描述大部分风湿性疾病的遗传成分,那已经超出了我们现在的理解。

20年前,处于人类遗传学研究的前一时代,人们对遗传学的理解是通过表型来推断基因型的。表型是所在个体中观察到的特征(或是特征集合),而基因型是该表型的遗传特性。现在,基因型是指一段实际的DNA序列,如果该序列与同类的其他个体不同,基因型就是对该DNA变化的描述。上一代遗传学家发现了蛋白、人体外表或功能上的多态性差异(如舌头卷曲),然后就推断出了在每个基因座位上的基因型的概率。这就可能会对所观察到的表型进行解释。我们就是通过这些基因型的概率来评价我们所感兴趣的表现型的。

例如,1935年Penrose报道的人类发现的第一个遗传连锁,当时Penrose使用受累同胞对法发现红颜色的头发与A和B血型连锁[1]。他指出红色头发的基因型差异比较复杂,但是他的发现仅仅依赖于对表现型出现或不出现所得出的推断。ABO血型的表现型限制了另一个座位可能出现的基因型,所以这就对发现连锁提供了分析上的可能性。相对于上一代风湿性疾病的遗传学家,我们现在有能够在DNA(或RNA)核酸序列水平直接研究基因型的优势。这个重要的使研究简单化的优势极大的增加了我们鉴定遗传关系的能力。

当然,正在进行的基因组基础结构的研究资源也是极其重要的。遗传图谱变得越来越密集,包括连续的基因,单个核苷酸多态性(singlenucleotidepolymorphisms,SNP)和疾病连锁。实际上,早在2003年就有报道人类基因组已经完成。尽管那些正试图使用人类基因组的研究者可能会不承认,但是已有人提出其中的一些含糊不清,分歧和错误,这些错误又很快被解决了。

先进的数学方法,DNA实验方法,计算机技术和基因组学都对遗传学的发展起了十分重要的作用。这些方法更进一步增加了实验成果,否则很难发现一些遗传效应。实际上实验设计受到可用的实验方法的指导。

有两种标准策略用于疾病相关基因的鉴别。第一种是用于检测候选基因的关联策略。通常是在一个基因座位的表型和等位基因中寻找相关性。关节疾病的研究者们已经为协会进行了几十年的对候选基因的探索。许多以炎症紊乱闻名组织相容性[人类白细胞抗原(HLA)]协会都是遗传协会的最著名的例证。在将来几年,候选基因协会有可能会大量增加,作为基因协会的能力来评估整个基因组。

第二种疾病相关基因鉴别的策略始于遗传连锁。自从连锁被构建，人们就努力把感兴趣的区域限制在尽可能的最小的基因组区域。之后就在此区域探查包含有与观察到的基因连锁有关的多态性的候选基因。这种方法最终是用遗传关联而不是遗传连锁来增加在基因组的候选区域含有关联的可能性。

一、群体分组分析法

怎样解释一个特定的表型反映的是一个遗传学问题呢?有几个一般原则。首先辨认表达遗传模式的遗传模型是成功寻找相关基因的有力且实际的保障。双胞胎的遗传一致性越低，该表型的遗传性越不容易被解释。双胞胎的高度一致性对表型的解释是有帮助的,但也有可能与共同的生活环境有关。

其次人类疾病的分布不同与疾病的产生机制有关。一些疾病容易发生在符合某些遗传规律的家族。这些反映了DNA的来源,体细胞DNA(孟得尔法则),性连锁的DNA(X染色体),父系的DNA(Y染色体)或母系的DNA(线粒体DNA)。实际上,DNA是遗传信息的储藏库。一个基因(这里指一个区域)中DNA的变化,也称为多肽性或等位基因,可能使表型发生改变。基因一词是有两种意思的,有可能会引起混乱。有时候用来指一个等位基因，在一些文章中有时还用来指一个基因座位。这两种意思是有历史根据的,因为基因一词是在具有更特定意义的等位基因和基因座位两词出现之前使用的。

例如，一些家庭中他们的家庭成员有焦磷酸钙沉积病并伴随有关节的假痛风症，这些家庭中为常染色体显性遗传。还有一些疾病可能与线粒体DNA有关，并仅通过母系遗传,肌肉疾病,如有溃烂红纤维的肌阵挛型癫痫就是这种遗传模式。

另外一些疾病可能有更加复杂的遗传学成分。尽管这些疾病表面上是有遗传成分的，但是引起这些现象的遗传机制并不十分清楚。实际上,人们怀疑对于大部分风湿性疾病来说,如类风湿性关节炎(RA),系统性红斑狼疮(SLE),骨关节炎和骨质疏松,可能其中不同的基因对不同的表现型起到了不同的作用。这就是通常所说的复杂性遗传疾病。

研究疾病表型的遗传特征的方法称为群体分组分析法。了解疾病遗传特征具有十分重要的意义,能够帮助决定使用哪种方法更能成功地寻找有用基因。

对一些疾病分组就是假定他们有 “始祖效应”。这就是说疾病表型从理论上应该能够表现族群中的一个个体的单个DNA的变化(图28.1)。始祖效应就是指各患病个体可能有一个共同的患病祖先，导致该祖先引起疾病的一段DNA传递至其后代患者。在始祖效应中确立和鉴定有关的DNA变化与没有始祖效应的是不同的,有的时候也是比较容易一些。Hungtington舞蹈病也许就是最经典的例证了。实际上,成千上万

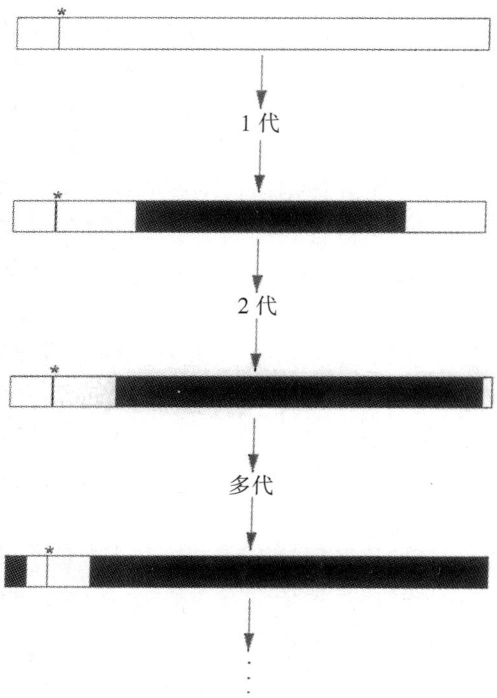

图28.1　个别始祖的染色体。始祖效应通常开始于一个染色体的突变(*)。在后代患者中交换体将始祖的染色体DNA(白色)被非始祖的染色体DNA(黑色)取代。交换体继续缩小来源于始祖的基因区域。尽管后代患者含有引起表现型的突变(*)和它周围的DNA，但是含有的始祖DNA区域的大小在后代患者中并不相同。此外,始祖的其他DNA(白色)会在染色体上随机分布出现的平均可能性就是种群(同种交配)产生代数的作用 。

的Hungtington 舞蹈病患者有可能都是一个患者的后代[2]。血色素沉着病就一直被认为可能有始祖效应,因为在这种病密集于一个种族，在这个种族中已经发现了有 HLA 的关联[3]。这个预测过去一直对成功鉴定有关基因起到有益的作用。

Neils Risch 制定了一种有用衡量方法，现在广泛用于对一些复杂性疾病的分离分析。在揭示潜在遗传效应的实验中，先证者与他亲属的表现型的一致率与普通人群中该表现型的发生率的比值经常用于评价该实验的表现能力[4]。用先证者同胞的发病率除以普通人群中该病的发病率也是这种方法,该值被称为 λs。λs 的值越大，遗传因素对表现型起作用的可能性越大。尽管人们事先并不知道该疾病的遗传学会有多么的复杂，但是这个值就会为遗传的复杂性提供了一个一般标准。除此之外,如果亲属中所有上下两代的一致率之间都降低大于 3 时，就表示该表型的遗传将会很复杂[4]。

二、基因分型

基因组 DNA 通常用于两种水平:第一种,通过基因分型标记物建立遗传连锁;第二种,通过为检测关联来鉴定相关基因。后者通过评价候选基因寻找所研究表型的相关基因型。候选基因的多态性现象通常是被直接检测到的,令人惊讶的是,阳性结果的发现经常是在没有收集到任何证明连锁的证据的时候。鉴定这些基因并了解这些基因的生物学性状是巨大挑战。假如关联研究最终能够完成，那么直接鉴定最有可能的候选基因有望能够最大限度地加速这个过程。

目前基因标志物有两种最常用于基因分型：微随体和单核苷酸基因多态性(SNP)(图 28.2)。微随体也称为多次重复序列(VNTR),因为它是 2~4 个核苷酸序列重复不同次数。该标记物的多态性或等位基因数是基于短小重复序列的重复次数。据估计人体基因组中有大于 50 000 的微随体。

多态性通常是在经过聚合酶链反应(PCR)扩增之后被鉴定(图 28.3)。PCR 试验需要有与 DNA 序列互补的引物，以去除侧翼易变的重复因素,DNA 就通过反复的引物延伸和 DNA 的变性呈几何方式扩增。这个实验过程已经半自动化了，这样一天就可以收集成千上万的基因型(图 28.4)。

SNP 有望取代微随体，因为它们的数量很大并且变异率也比较低。人类基因组中每 500 个碱基或更少

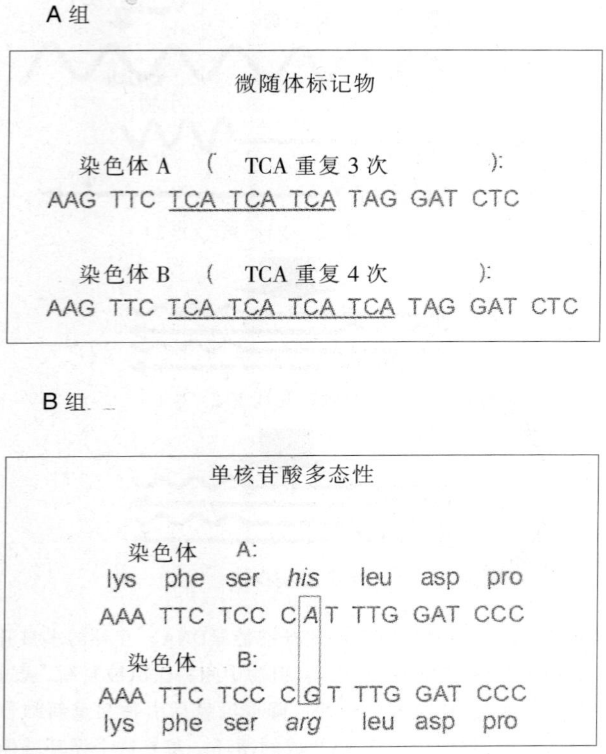

图28.2　微随体和单核苷酸多态性(SNP)。(A)在两个染色体上比较多态微随体与一对等位基因,在一个染色体上是3个核苷酸的序列重复3次,在另一个染色体上重复了4次。(B)位于染色体1q23.1的FcγRⅡA核苷酸序列的第394位核苷酸的SNP改变。该多态现象导致了131位氨基酸的改变(组氨酸变成了精氨酸),最终改变了IgG2对该Fc受体的亲和力。

的碱基中就有一个 SNP,以至于有可能依次有 7 000 000 的 SNP 用于人类遗传学研究。除此之外,近年来 DNA 芯片技术异军突起,为 SNP 检测提供了强有力的技术支持,能够同时迅速检测成千上万的多态现象。迄今为止 SNP 协会已经描绘了 180 万的 SNP。全世界已经有很多实验室加入了检测 SNP 和使它们成为公共资源的行动行列中。这已经成为全世界合作力量的特殊范例。读者可以通过浏览 snp.cshl.org/网站,寻找自己需要的基因,基因座位或者染色体区域。

现在的争论主要集中在 SNP 将会对基因分型起多大作用。SNP 突变并不沿染色体呈线性,所以,越新的、亚群变异越多的 SNP 对基因分型就会越有用。但它们一般不如进化中相对较原始的 SNP 使用普遍。最近一项应用 SNP 方法定位著名的廉状红细胞贫血的遗传缺陷的研究失败了[5]。然而,我们仍然希望得到详细描述了特征的 SNP 和有关它们基因定位的一个详

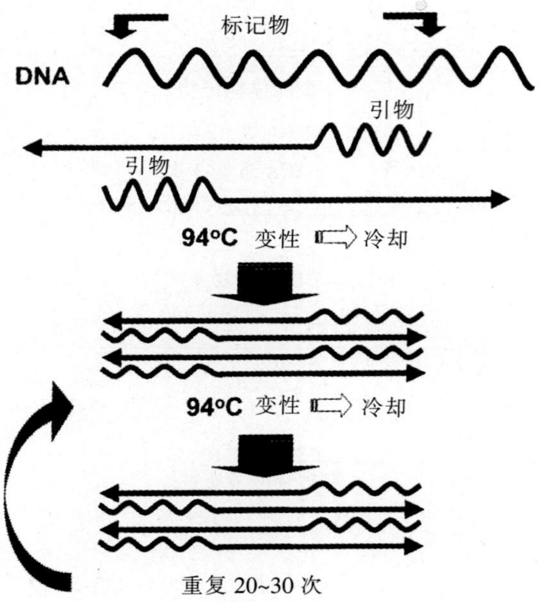

图28.3 聚合酶链反应几何式扩增特异DNA。互补的多核苷酸引物位于待扩增DNA的3'末端,引物中间的DNA被复制。通过提高温度 (94℃)DNA发生变性,降低温度后引物又重新结合在DNA的3'末端开始新的DNA合成的循环。重复这个循环就能扩增越来越多的目的DNA序列。

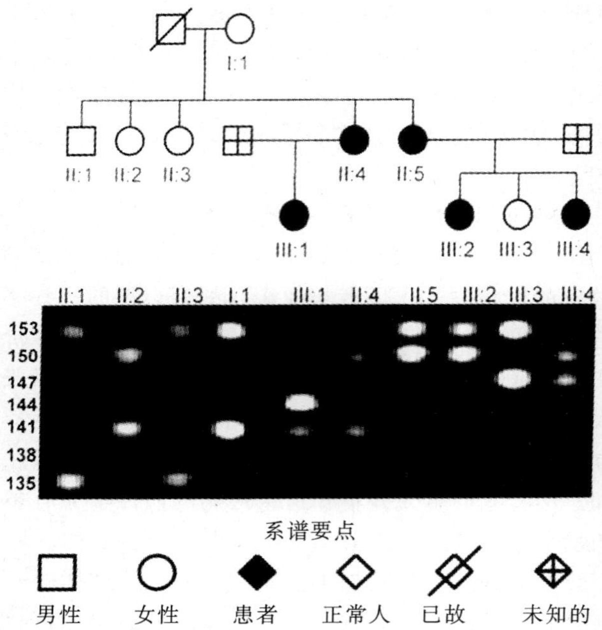

图28.4 系统性红斑狼疮系谱的基因分型。上图:一个三代的非-美家系系谱。平行线连接的表示为配偶。交配的后代以垂线平分水平线。下图:该家系在D12S1042的基因分型结果在聚丙烯酰胺凝胶上的电泳图,135~153是指DNA片段的核苷酸碱基的数目。等位基因越大,电泳时移动越慢,位于胶的较上方。

细精确的图谱,能够帮助解决一些目前棘手的难题。人们期望 SNP 在遗传效应的定位中能起中心作用。但是为了了解它们的能力和建立资料库及数据库,以至于能更好应用这个有前景的方法,一些工作仍在进行。

通过直接检测基因来发现遗传效应实际上是无效的。人类基因组中有大约 25 000 个基因及无数的多态性。目前任何试图用这种方法来寻找疾病基因的实验,在现有的技术条件下都不可能成功。另外,就如本文中将要提到的,检测来自一个个体大于 100 000 SNP 的技术应该是可行的。这种可行性将会改革遗传分析。

三、互换定律

当然,确定交叉子的目的是为了寻找疾病相关的基因然后解释它们在某个表型的病理生理学中的角色。研究每次减数分裂(单倍体 DNA 产生卵子和精子的过程)时出现的 37 个交叉子(每条染色体中通常有一个或更多)就能够寻找疾病相关基因(图 28.5)。减数分裂时配子中的单倍体染色体 DNA 就变成了双倍体染色体 DNA 的嵌合体结构。在每一代中,DNA 都会有微量改组,这是因为人类基因组有大约 37 个交叉子,平均每 100 厘摩(centiMorgan)就有一个交叉。渐渐的,在这几代中每个 DNA 碱基对都随机与邻位结合并且提供连锁和关联的方法中使用的遗传距离,这样就能够识别引起所观察效应的基因区域。

四、连锁和关联

基因表型与遗传标记物相连通常能得到统计学所意想不到的结果,即基因表型在一个家系内的存在或缺失与家系内标记部位的等位基因的分配有关。相对的,等位基因关联的大部分试验都是检测一个群体中各个成员(例如:各家庭之间)的基因表型与被标记物标记的等位基因的关系。从另一方面考虑,这些连锁试验通常依赖于家系内的交换,并检测是否包含一个基因座位,并不鉴定特定的等位基因。而等位基因关联是鉴定一个特定的等位基因并且依赖于群体内的交换(例如:家系之间)。

患病者之间的交叉子越多,与该遗传病成统计学相关的 DNA 片段的平均大小就越小 (图 28.1 和图 28.5)。大多数被检测到的强连锁效应是大于 20~30 兆碱基 DNA,然而,通常的关联试验是用大于 0.1 兆碱基或小于 0.1 兆碱基的 DNA 片段。也有一些例外,例如 HLA 区域,在该区域检测到的关联效应大于 3.5 兆碱基。能被检测到有关联的基因组区域称为连锁不平衡区域。

一些群体中的患者之间含有很少的交叉子。例如,在选定的独立群体中,检测到的关联的重组距离可能较大。同样,如果不同单倍体频率的群体最近被混合到一起,那么也有可能发现关联有较大的遗传距离。这种效应被认为有可能在非洲裔美国人中出现。

因而,连锁通常是用于检测一个区域内的遗传效应,而关联通常是用于缩小该区域。实际上,关联有的时候是用于寻找它本身的致病基因的。HLA-B27 与强直性脊柱炎(Ankylosing spondylitis)的关联,HLA-DR4 与风湿性关节炎(RA)的关联,FcγRⅡA 等位基因(组氨酸替代位于 131 位的精氨酸)与非洲裔美国人中的狼疮性肾炎的关联等都仅仅是风湿性疾病已发现的几百个关联中的几个。

五、系谱调查法

合理的研究计划可以使遗传事业向着成功的良好方向发展,在其他所有学科中也是一样。实验所能够发现的结果通常都已经在实验设计中描述过了。实验设计从第一个课题的记录开始。遗传学实验设计的关键问题是如何选择谱系和谱系材料。如果病例和对照的收集都不是多样的和多代谱系的,那么数据的收集,分析方法和可能的结果就可能有很大的不同。

六、始祖与隔离群体

病例-对照的设计是适合于一些情况的,特别是隔离群体中和群体中的感兴趣表型有建立者效应的时候。隔离群体提供了一个特殊的机会,这些群组中的遗传改变与普通群体是不同的。隔离群体中能够对遗传进行解释的原因很少,所以很容易发现。Houwen 和他的学生们通过评价 3 例良性胆汁淤积性黄疸患者(Benign cholestatic jaundice)(著名的常染色体隐性遗传病)与他们的父母的 256 个标记物,在第 18 号染色体建立了连锁[7]。这个策略也同样应用于对冰岛人群体进行的广泛的遗传学评价,这个评价活动现在已经变成了商业性活动并且成为了很多争论的焦点[8]。

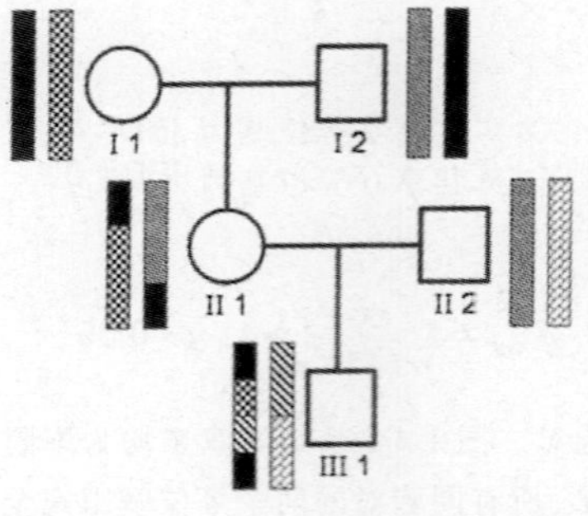

图28.5　交换体。在三代系谱中,3个始祖共同描绘了一个染色体。后代的染色体是始祖染色体的嵌合体结构。

Tan 等[10]与 Arnett 等[9]也用隔离群体策略来研究乔克托印第安人中的胶原沉着病。他们发现在这些患者中有两种分离的基因组区域是遗传危险因素,一组包含原纤维蛋白基因,另一组包含 HLA 基因。当然,我们更希望这些基因在普通人群的胶原沉着病中也是很重要的。但是,即使不是这样,这些基因对所观察到效应的作用也仍然对帮助认识疾病的病理起很重要的作用。隔离群体中出现的情况是不应该被忽视的。

前面提到的始祖效应是指表型的出现是由于有共同的遗传变异。始祖是指第一个将基因型传递给他的(或她的)后代的人。始祖不一定有该表现型,可能仅仅是有变异,并且是仅在他的(她的)种系中有变异。表现型风险的增加可以溯源至与始祖相差的代数。疾病基因型与相邻的多大基因组是连锁不平衡的取决于在多少代之前始祖建立了该基因型。传递的代数越多,连锁不平衡区域越小(图 28.1)。当出现始祖效应的时候,这个变异基因通常可以通过关联研究被发现,例如血色素沉着病[11]。

七、传递不平衡

检测关联的最流行的技术是传递不平衡检验(TDT)[12]。最简单的形式是,患者和其父母中的任一方被认为是一个单元,一个病例和一个匹配的控制单元(图 28.6),但是该被选定的父亲或母亲必须是杂合子并且遗传特征明确。这个检验评价的是从父亲或母亲传递给子代的等位基因数与没有传递给子代的等位基因数的比值。传递不平衡检验对分层人群产生的假象并不敏感,因为对照(这里是指不传递等位基因的)和病例(传递等位基因)是来自于同一个父亲(或母亲),所以是属于同一群体的。

八、受累同胞配对法

受累同胞对是在有明显证据证明有遗传效应,但是并不清楚遗传特征的情况下被收集的。尽管在确定受累同胞对的策略上有很多的不同，但是最直接的方法是收集受累同胞对和他们的双亲。受累同胞对的双亲在标记部位均为不同等位基因的杂合子。测定连锁的实验是基于受累同胞对在标记座位上的两个等位基因完全不同（0）或两个等位基因完全相同（2)(图 28.7)。假如标记座位与致病基因完全连锁,受累同胞将会是两个等位基因完全不同(0%)或者两个等位基因完全相同(100%)。通过同胞对与该理想值之间的差异程度衡量该基因座位连锁的可能性。

通常，疾病遗传性较复杂并且任何给定座位的遗传效应都相对较小的时候就需要上千对或上百对同胞对来确立连锁效应。在应用这个方法的时候,通常有一个非正式的假设，那就是假定没有其他的方法用于选择或取消特定的等位基因。例如:如果标记座位的一个等位基因是隐性致死的，那么就不能发现标记座位中该等位基因为纯合子的患者。共享等位基因的分布将会由于这个原因而与所期望的不同,与连锁无关。

当然,前面提到受累同胞对法有很多的变化。一个变化是包含不受累的同胞和其他相关的同胞对。第二个变化就是使用数量特性,而不是质量特性。另一个变化就是仅仅包含在衡量标准上是最极端表现型的同胞。这个方法最近的变化是用于评价遗传的相互作用,其他可行的共同变化也是如此。上面提到的所有这些补充都增加了检测连锁的能力，所以也是遗传学家最关心的。除此之外,也作了一些数学上的调节和改进,还有许多十分有用的软件程序,但在此不做讨论。尽管如此，读者应该意识到一旦确定受累同胞对和他们的亲属时,就需要作出许多明智的选择。

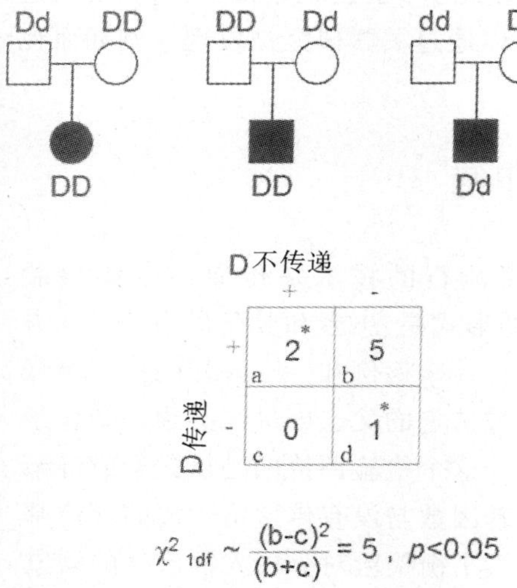

图28.6 传递不平衡检验。4个系谱图中的“D”和“d”等位基因代表每个谱系成员。第一个系谱中表明父母—子女单元中父亲的D等位基因被传递而d等位基因没有被传递。$x^2 \sim [(b-c)^2/(b+c)]=5$,在1个自由度的情况下$p<0.05$，差异比值=b/c。备注:纯合子的双亲(DD或dd)不起作用。df:自由度。

九、衍生的复合谱系

查明有几个患者的大家系是十分重要的。明确地说就是,家系越大越有潜力发现较多的患者。对单基因病来说,如果分组分析支持常染色体显性,常染色体隐性,或者 X 连锁遗传模式的时候,这是一种经典的查证策略。

分析这些数据的经典方法是基于 Newton Morton 于大约半个世纪之前的研究[13]。通过估计连锁的概率来计算两个位点相连锁的似然性与不连锁的似然性的比值,以此作为重组分数(图 28.8)。重组分数是对一个单代内目的基因与标记基因之间的距离的衡量。连锁的最大证据是重组距离为 0~0.5 之间，被描述成 LOD 得分或似然比的 log10 值。例如，LOD 分数值大于 4 就支持在焦磷酸盐关节病的两种遗传模式中基因组特定区域的连锁[14,15]。随着与标记基因的距离增加,发生交换的可能性也随着增加。这个方法测得重组值为 0.5 就等于没有连锁，任何低于此值的重组值并确定出现

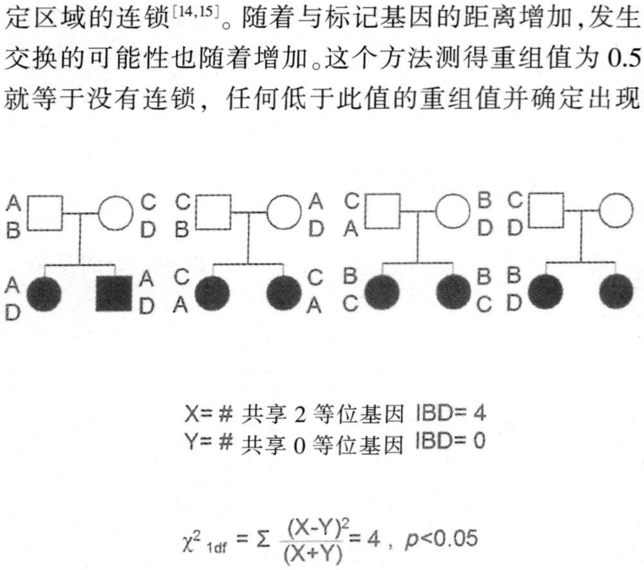

图28.7 受累同胞对。图中4个系谱的双亲均为不同的杂合子，这是最理想的情况。所有同胞对的两个等位基因完全相同,支持连锁($p<0.05$)。要决定是否有遗传关联,就需要将病例的等位基因频率与对照组比较。IBD:后代相同;df:自由度。

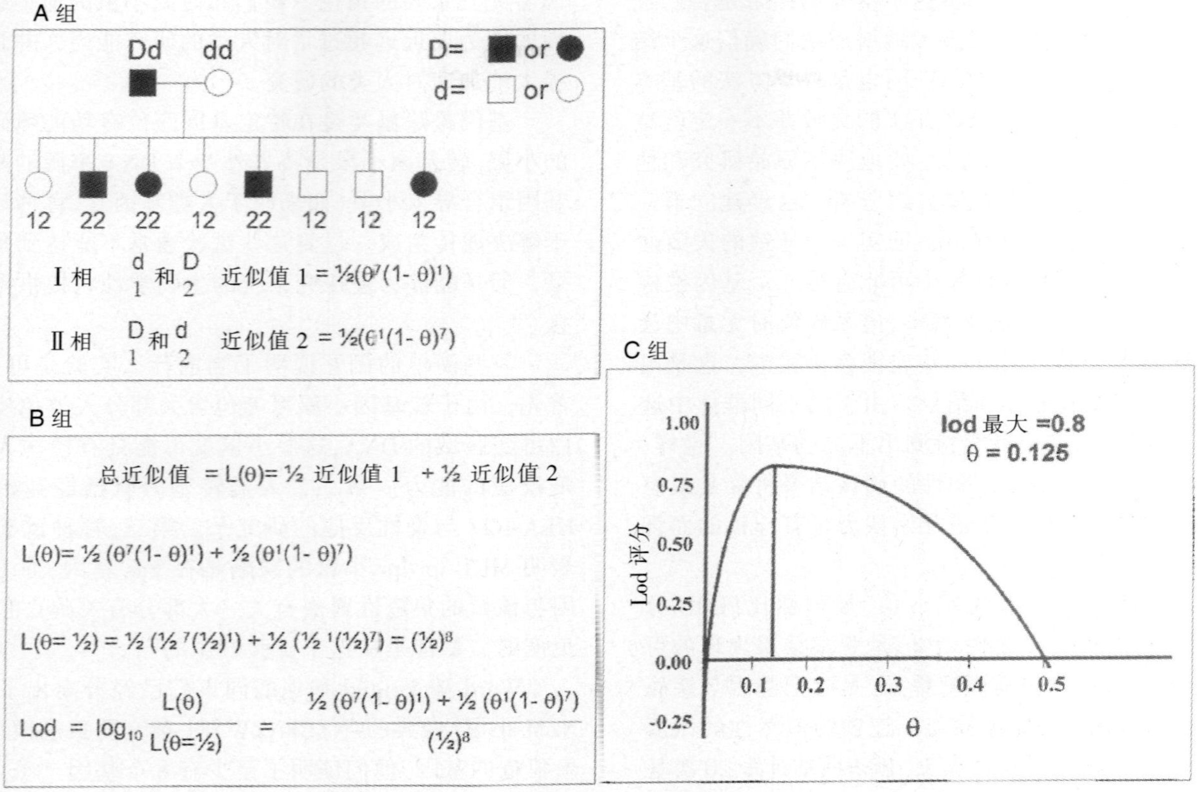

图28.8　连锁的最大近似比检验。一个两代的家系。(A)表型为常染色体显性遗传病。(B)以LOD值作为评价重组分数(θ)的功能。(C)以LOD评价θ功能的曲线图。LOD分数为最大值0.8时,θ=0.125,即到标记物的遗传距离。

的都是符合连锁的。当然,较小的重组值产生是较强连锁的证据。重组值为 1%就等于 1 分摩,大约相当于 DNA 的 1 兆碱基(Mb)。

就如本讨论中可能会证明的,因为连锁的经典方法是通过似然比检验的,出现在系谱关系和基因分型中的任何错误都将会在重组值的估计中出现。这个过程通过可能的外显率范围和遗传异质性使似然性达到最大值。这就需要遗传机制的改进和检测连锁能力的增加。外显率是指在给定的基因型下,有相同表型的概率。例如,在常染色体显性遗传病的情况下,负责等位基因为杂合子或纯合子时候外显率均为 100%。遗传异质性是衡量研究基因部位处发生连锁的各谱系的比例。最后,通过同时分析相邻位置基因型的数据,LOD 分数就可以在任何一个感兴趣的位置用一个特定的遗传模式计算出来。这些多点的 LOD 分数是这种遗传分析方式的通用标准。

这几年,对于扩展的复合谱系已经发展了很多算法,这些方法中基于 Leonid Kruglyak 和他的同事们研究的遗传分配方式使用的最广泛[16]。这种方法和其他亲属对法已经从受累同胞对法扩展为适合的衍生系谱法。

十、基于连锁的基因组扫描

全基因组扫描被用于指导解决有可能含有遗传因素的较大的疾病难题。这就意味着系谱的整体收集是在全人类基因组范围内完全等距离地进行基因型标记的,不管是同胞对或复杂家系,通常为 120~400 个微随体。应用这种方法证明了导致强直性脊柱炎发展的其他基因(优于 HLA-B27),并且现在已经应用于许多有遗传因素的风湿性疾病的研究。

十一、有显著性意义的LOD分数与p值

决定什么水平有显著性并不是一件简单的事情,实际上整个学科都是围绕这一问题展开的。临界值的确定要在连锁或关联足够暗示或能够鉴定一个基因的时候作出。令人欣慰的是这里有一些一般的规律可以

遵循。首先是我们应该知道这个重要的结果是否已经被重复证实，因为这可以极大地增加我们确信这个结果是正确的自信。重复性的证明也是科学方法的基本原则。尽管如此，其他研究者证实的失败并不一定就意味着这个结果是错误的。这主要取决于原始研究和他的重复试验的环境。在群体分组分析法已经建立了一个简单的遗传机制的情况下，证实一个连锁的失败通常意味着在这个家系或群体中可能有第二个基因被检测到。在遗传机制复杂的疾病中，谱系收集时无意中会使一些连锁十分丰富而有一些连锁会比较少，这是由于在人群中的随机变异的结果。由于从不同群体中选择了不同的标本，结果就会检测出不同的基因。这样，与阴性的确认结果相比，阳性的确认结果将会是最有说服力的，尽管有很多例子开始认为是有连锁的而现在被认为是非连锁的。

大多数研究者使用概率(p 值)或似然比(LOD 分数)表明他们结果的显著性。P 值是观察结果出现的可能性。LOD 分数，就像前面解释的，是标记基因与疾病的致病基因相联锁的似然性与不连锁的似然性的比值的 log10 的值。LOD 分数大于 3.3，就表明估计每 20 次基因组扫描中有可能仅发现一个连锁[18]。所以，LOD分数为 3.3 被广泛地认为是基因组扫描有显著性意义的阈值，特别是在复杂性遗传疾病中。有时就需要将 p 值表达为 LOD 分数。通过假定一个正常分布，然后确定与各个 p 值相应的 Z 值，大概相当于 χ^2=~Z^2 和 LOD=~(χ^2/4.6)。使用这种方法计算，LOD 分数为 3.3 大约相当于 $p<0.00002$。

十二、候选基因

候选基因或能够解释所探讨疾病的生物学性状的基因有 3 个重要的来源。第一，研究表现型的生物学性状有可能引起对一个特殊基因与疾病关联的怀疑。这有可能源于一个独特的想法，例如载脂蛋白 E 与阿尔茨海默病的关联[19]。也有可能完全出于偶然，如 HLA-B27 与强直性脊柱炎的关系。后者的关联是在以强直性脊柱炎患者作为对照组调查痛风与 HLA 的关联时发现的[20]。第二，连锁结果有可能将被研究基因限制在一个相对小的基因组区域内，这个区域的基因被认为是候选基因，研究者会优先考虑选择该区域的基因。第三，其他种属的，通常是小鼠-连锁或者基因的发现可能暗示人类的基因组区域或者特定基因。

本文提出了这 3 个来源，此外将不做更详细的讲解。在发现人类疾病的重要基因方面小鼠的遗传学充当着尤其重要的角色。我们在研究小鼠的遗传组成方面的能力要远远超过了对人类的研究能力，并且可以极大地加速对人类的研究。

基因敲除鼠类是在特定基因座位有功能障碍基因的小鼠。转基因小鼠是将另外一个 DNA 来源的基因或基因组合导入小鼠(如来源于人类基因)。育种计划用于解决遗传组成。尽管这些试验通常不能达到预期结果，但是能够为被探究系统的生物学性状提供重要信息。

一些简单的例子说明了当前什么实验是可行的。首先，由于转基因小鼠可能包含大部分人类免疫球蛋白可变区域的 DNA，这些小鼠就可能具有模仿人类免疫反应的能力。第二，人类转基因鼠已经开始用于 HLA-B27 与炎性反应的研究[22]。第三，育种试验已经表明 MRL lpr/lpr 小鼠的缺陷是在 Fas 基因，而 Fas 基因与该鼠的狼疮性肾炎有关。大部分有关凋亡和自身免疫的文章都是从这个实验产生的[23]。

Ward Wakeland 和他的同事们已经分离出了导致 NZM 小鼠[经典的(NZB×NZW)F1 杂交的狼疮模型]易患狼疮的基因，他们证明了至少有 8 个基因[24,25]。其中有的遗传效应相互之间非常接近，然而也有一些是位于不同染色体上的。甚至也提出一些能导致潜伏性疾病的基因。使用小鼠能迅速鉴定这些基因，但是即使是在小鼠身上鉴定也有可能困难重重。已经发现小鼠的 SLE 基因座位的 sle1 至少有 4 种元件组成，它们位于小鼠的 1 号染色体上，彼此非常接近[26]，从这些相邻的组成多态性的单倍体中选出致病基因是十分复杂和困难的。人类中的这种情况更复杂，这就使得那些认为遗传研究应该紧跟技术发展的人们也犹豫不决。

研究小鼠的遗传学还有另外一个优势。小鼠的基因和人类基因是能结合的，那么也就是说两个种属的染色体中基因的排列是相似的。在人类和小鼠中基因的相似是惊人的(大于 95%的相同)。当在小鼠中发现一个连锁的时候，那么很有可能在人类中相应的位置也含有这个连锁。这个研究策略已经成功应用于检测连锁。只要在小鼠中发现一个基因，那么它的同系物就可以直接应用于人类的研究。

十三、现状

整个这一章节所讲的方法都已经应用到对类风湿关节病基因的鉴定。以表现型作为前提，新的技术和策略已经用于寻找能够解释病原学的连锁和基因上了。

（一）家族性地中海热

家族性地中海热（Familial Mediterranean Fever，FMF）是常染色体隐性遗传病，其特征为回归热、浆膜炎、关节炎和皮疹。Pras 等将引起家族性地中海热的基因定位在 16 号染色体的断臂[27]。之后在 1997 年，该基因（MEFV）同时被两个不同的课题组克隆[28,29]。MEFV 主要在骨髓细胞表达，编码含 781 个氨基酸的蛋白，在骨髓细胞分化的过程中起正相调节的作用[30]。两组发现者分别将该基因命名为 pyrin 和 marenostrin。MEFV 基因含有 10 个外显子。已经报道了至少 29 个突变，主要包括外显子 10 和 2。最常见的突变是第 10 个外显子的 M694V、V726A、M694I 和 M680I 和第 2 个外显子的 E148Q[31]。检测的病例中大约 22%~67%有 M694A 突变，7%~35%有 V726A 突变。M694A 是指 pyrin 蛋白分子的第 694 位氨基酸的 DNA 密码子由蛋氨酸的密码子突变为丙氨酸的密码子。也有报道外显子 1，3，5 和 9 处有突变。疾病的严重性和患淀粉样变的风险在这些不同的突变中都是不同的。实际上纯合状态的 M964V 突变是使疾病更严重和患淀粉样变的风险更高[32,33]。最近，有研究表明，发生纯合状态 M964V 突变的患者中，伴随有关节症状的男性患者患淀粉样变的风险增加 4 倍[34]。

Pyrin 包含 4 个功能亚基，依次为 PYRIN 结构域（N-末端）、B-盒锌指结构域、卷曲螺旋结构域和 B30.2 结构域（C-末端）。与凋亡和炎症相关的蛋白家族也含有 PYRIN 结构域[35]。不同的包含有 PYRIN 结构域的蛋白之间的相互作用有可能是由 PYRIN 结构域介导的。大多数的家族性地中海热患者中的相关突变包括分子的 C 末端，这样一个完整功能的 PYRIN 结构域就常常被固定。在最近的研究中，来源于表达截短 pyrin 分子的小鼠的巨噬细胞，尽管可以保护 PYRIN 结构域却能产生较高水平的白介素（IL）-1β[36]。除此之外，来源于截短 pyrin 小鼠的巨噬细胞被证明是凋亡异常的[36]。

（二）类风湿性关节炎

类风湿关节炎的家族聚集性（λs=5）及单卵双生的同胞比双卵双生的同胞具有更高的一致性，都说明遗传因素在 RA 的发展中起重要作用。报道的最相符合的遗传关联是 HLA-Ⅱ基因区。实际上，与几个 HLA-DRB1 的关联也已经被证实，包括与 HLA-DRB1*0401 和 HLA-DRB1*0404 的关联[37,38]。其他已经证实的 HLA 关联包括 HLA-DRB1*0101、*0102、*0405、*0408、*1001 和 *1402。HLA-DRB1 等位基因与疾病严重性和关节外表现的关系也有报道。在一个研究中发现，所有结节性疾病的患者都携带有 HLA-DRB1*04/04 的基因型[39]。HLA-DRB1*0401 与类风湿关节炎患者的支气管扩张症的高发率有关[40]。

对受累同胞对的家系进行全基因组的扫描证实了在染色体 6p21-23 的连锁[41-43]。其他已经报道的连锁包括 1p36、Xq27[44]、6q22[42]和 4q22-24[43]。另外，非 HLA 的遗传连锁也有报道。与位于染色体 8q13 的促肾上腺皮质激素释放激素基因的连锁已有报道，并且已经在第二组类风湿关节炎的同胞对家系中重复出来，但是该效应还不足以确立连锁[45]。同样的，与染色体 17q22 的连锁已经通过受累同胞对法确立[46]。除此以外，大量与其他非 HLA 的关联也已经被报道和复制成功，包括有胰岛素依赖型糖尿病易感性基因座位 IDDM5[47,48]和肿瘤坏死因子的多态现象[49-52]。

（三）骨关节炎

对双胞胎的研究，同胞的风险和家族聚集性都提示骨关节炎发展的遗传易感性是十分明确的。在严重骨关节炎进行关节置换的必要性的研究中，该疾病 λs=2.32[53]。也有人认为遗传因素对骨关节炎发展的影响对妇女比对男性更明显是不正确的[54]。另外，骨关节炎的累及关节位置不同，座位特异性的遗传易感性也不同。通过对同胞对和罕见的骨关节炎家系的分析得出了几个连锁。包括在染色体 2q、4q、6p、7p、11q、16p 和 Xcen 上的效应。已经被重复的连锁效应包括染色体 2q 和 4q[55]。患有髋关节疾病的女性同胞对位于染色体 4q12-21.2 的连锁效应的 LOD 值为 3.9[56]。在关于 6 号染色体效应的系谱研究中，在做全髋关节置换的同胞对易感性座位在距 6p 端粒约 70.5~81.9 分摩的位置[57]。有趣的是，分层分析表明这个效应完全可以通过女性全髋关节置换家系来解释（在 D6S1573 标记处 LOD=4.6 为最大值[57]）。最近，对手部骨关节炎的全基因组的连锁分析证明了在染色体 4q，3p 和 2p 处的连锁[58]。2 号染色体的最大 LOD 分数与编码非胶原软骨细胞外基质蛋白 matrilin-3 的基因相似。更深一步的分析揭示了 matrilin-3 的编码基因 MATN3 发生一个异常错意突变，该错意突变造成了连锁[58]。

几个有关遗传关联的研究报道了 OA 和Ⅱ型胶原基因 COL2A1 的多态性之间的关联，该基因编码了关节软骨的主要蛋白[59-61]。COL2A1 基因位于染色体12q12-13.1，与维生素 D 受体（VDR）基因非常接近。OA 和 VDR 基因的关联也已经有重复报道了[62-65]。有研究报道，在膝关节OA中，COL2A1基因与关节狭窄相关联，VDR基因与骨赘形成相关联[66]。

（四）骨质疏松症

骨质疏松症是最终能导致发病和死亡的重要的健康难题。一些环境因素已经十分明确与骨质疏松的发展有关，尽管如此，遗传学仍然是中心因素。这一点已经通过双胞胎实验和家族聚集证明了。骨矿密度的研究证明骨质疏松是以骨量减少为特征的。数量性遗传位点(QTL)是包含有调节数量特性基因的染色体区域。QTL方法已经用于对基因及对骨矿密度调节作用的鉴定。基因组范围的连锁研究已经进行了对与骨矿密度连锁的区域的鉴定。有报道证明了位于染色体1p36[67,68]，1q21[69]和11q12-13[70]的区域与骨质疏松连锁，即LOD≥3.3。其他可能含有连锁的区域包括2p23[67]，4q33[67]，2p21[71]，5q33-35[69]，6p11-12[69]，7p22[72]，12q24[72]，13q33-34[72]，10q26[72]。在被报道的大量连锁中，只有1p36，4q和13q被重复出来[67,68,72]。

与11q12-13连锁的骨疾病很少见，包括骨质疏松症-假神经胶质瘤综合征和高骨量综合征。对这一区域进行测序和基因定位证明了与这一效应有关的基因是低密度脂蛋白受体相关蛋白(low-density lipoprotein receptor-related protein 5，LRP5)，该基因获得活性的突变导致高骨量综合征，而失去活性突变引起骨质疏松-假神经胶质瘤综合征[73]。在对与BMD相关的一系列候选基因进行的研究中，报道与BMD有关联的为VDR[74]、Ⅰ型胶原基因(COL1A1)[75,76]、雌激素受体基因(ESR1)[77,78]、甲状旁腺受体基因(PTHR1)[79]。

（五）强直性脊柱炎

强直性脊柱炎是以遗传为主的潜在的致残性疾病，其遗传特性最早是通过家族聚集性证明的。该疾病与HLA-B27呈强关联的发现更确定了其遗传特性。但是双胞胎实验表明还包含其他遗传因素，因为HLA-B27阳性的异卵双生的双胞胎间的发病一致率要比同卵双生的偏低(23%比63%)[80]。

已报道的对强直性脊柱炎敏感的HLA基因为HLA-B60[81]和HLA-DRB1[82]。通过候选基因方法鉴定非HLA基因，显示以下基因有可能与强直性脊柱炎相关：TNF-α[83-85]，IL-1受体对抗物(IL-1ra)[86,87]，细胞色素P450 2D6(CYP2D6)基因多态性[88,89]。染色体范围的连锁研究已经表明了染色体16q有明显效应（LOD=4.7）[90]。16q的效应已经超出了确立连锁的阈值并且也已经被证实[90,91]。其他通过基因组扫描推荐的染色体区域为1p、2q、6p、9q、10q和19q[90]。

（六）银屑病关节炎

大约15%~30%的银屑病患者会发展成银屑病关节炎。银屑病和银屑病关节炎可能都是通过父系传递的，也就是说如果父亲有银屑病或银屑病关节炎，那么他的后代很可能也患银屑病或银屑病关节炎。银屑病关节炎与HLA-Cw*0602的关联已经有重复报道[93]。该等位基因也是公认的银屑病的易感区域，实际上是与该疾病的早期发病有关[94]。与MICA-002等位基因相同，MICA-A9三位一体重复的多态性与银屑病关节炎的易感性关联，这与位于附近的HLA-Cw*0602的遗传效应无关[95]。文献报道的银屑病关节炎与TNF-α多态性的关联与HLA-Cw*0602的连锁不平衡不相符合。

最近对基因组范围的连锁研究证明银屑病关节炎的易感部位位于染色体的16q区域。当为父系传递的情况时，该效应的LOD=4.19，超过了确立连锁的阈值[96]。除此之外，也分别有关于染色体17q对银屑病和银屑病关节炎效应的报道[97,98]。

（七）焦磷酸钙沉积病

含钙结晶在关节软骨沉积引起的关节炎被称为焦磷酸盐关节病也叫假痛风。焦磷酸钙沉积随着年龄的增加而增加，并且与关节连接处的焦磷酸盐隆起相关[99]。尽管该病大部分为散发的，但也发现有常染色体显性遗传形式的家族性假痛风。易感部位与染色体8q(CCAL1)[100]和5p(CCAL2)[101,102]连锁。最近也有学者描述了有CCAL2效应的家族中有小鼠进行性关节强直基因(ANKH)的人类同系物的突变[103,104]，过去也曾有人报道ANKH基因与焦磷酸盐的调节和关节的钙化有关。

（八）Paget病

Paget病是以骨转换增加，最终导致骨发育紊乱为特征，是不完全外显的常染色体显性遗传病，尽管该病有明确的遗传异质性。连锁研究明确了该疾病的易感基因位于染色体6p21.3 (PDB1)[106] 和18q21-22 (PDB2)[107,108]。以前也有对染色体18q21-22的效应与罕见的骨发育不良的家族扩张性肢端骨质溶解病关联的报道[109]。与家族扩张性肢端骨质溶解病不同，在经典的Paget病中并没有发现位于PDB2部位[110]的

核因子 κB 的受体激活物基因（RANK）[111]。但有报道发现骨肉瘤抑制基因（在染色体18q 区域）与 Paget 病连锁[112]。这有可能解释了 Paget 病患者中有较高的骨肉瘤发病率的原因。文献报道的 Paget 病的其他易感区域为染色体 5q35 - qter（PDB3）和 5q31（PDB4）[113-115]。

（九）系统性红斑狼疮

SLE 是复杂性疾病，对其病原学尚有争论。环境因素和遗传因素都与其发病机理有关。双胞胎研究和家族聚集证明了其遗传效应（λs=10~20）[116-119]。已知关联的遗传多态性和对复杂家系及受累同胞对的家族进行的全基因组范围的扫描都更进一步支持该病的遗传成分。

对不同 SLE 人群的组织相容性分子的研究已经完成了[120-132]，位于 HLA-DR 区的 DR2 和 DR3 等位基因最符合与 SLE 的关联。与所有的人类组织相容性关联一样，能够解释该关联的发病机理和详细机制还不清楚。

SLE 还与 FcγRⅡA[133,134]和 FcγRⅢA[135,136]的多态性相关联，也有可能与其他 Fc 受体基因相关联。在上面的两种关联中，结合了免疫球蛋白 G（IgG）低亲和力亚型的等位基因使患 SLE 的风险增加。这些等位基因被认为降低了清除由 IgG 低亲和力亚型组成的免疫复合物的能力。这些基因在人类基因组染色体 1q22–24 附近，其所在区域也被认为与 SLE 有遗传连锁效应。这两个 Fc 受体仅被 20kb 的基因组DNA 分开，两者之间连锁不平衡。

最近 T 淋巴细胞转录因子-PDCD-1 等位基因，被认为与 2q37[137]处的连锁有关，这最早是在日耳曼民族的多样性 SLE 谱系中发现的。

其他一些基因在还没有说服性证据证明有遗传关联的情况下，也认为它们增加了 SLE 发展的敏感性，包括以下一些基因的多态性：IL-10，FAS[138,139]和 FASL[140]，甘露糖结合凝集素基因[141-143]，Bcl-2[144]，CTLA-4[145]，T 细胞受体[146]，催乳素[147]，TNF- α[148,149]和 TNF 受体[150]。

对多样性 SLE 谱系的基因组范围的连锁研究，揭示了一些潜在的重要的遗传多态性。目前至少建立并确认了 5 个连锁，位于 1q23，2q37，4p16，6p21 和16q13 部位，还有其他一些还没有得到有说服性结果的基因[151]。能够解释这些连锁的有说服力关联位于 FcγRⅢA（1q23）[152]，PDCD-1（2q37）[137]和位于 HLA-DR（6p21）[153]区域。还有其他一些遗传效应（>15）已经建立有待于确认[151]。我们期待人类基因组计划的发展和遗传方法的进步，使我们对遗传的全面理解有更快速的发展。

（十）干燥综合征

原发性干燥综合征是复杂的多基因遗传病，可能有很多基因与环境因素相互作用。许多 HLA Ⅱ类基因，特别是 HLA-DRB1、DRB2、DQA1 和 DQB1 已经证明与干燥综合征和抗 Ro 与抗 La 自身抗体的产生相关联[154]。用 DNA 方法论确认的等位基因包括 HLA-DRB1*0301，-DRB1*1501，-DQA1*0103，-DQA1*0501，-DQB1*0201 和 DQB1*0601（图 28.9）。

也有人描述了大量的非 HLA 的遗传关联，包括以下一些基因的多态性：IL-10[155]、IL-1Ra[156]、IL- 6[157]、Ro52[158]、TAP2[159]、GSTM1[160]、MBL[161,162]和 FAS 基因[163]。尽管如此，已报道的原发性干燥综合征的非 HLA 关联缺少确认。

（十一）血色素沉着症

血色素沉着症是常见的常染色体隐性遗传的遗传病。该疾病以超铁负荷为特征并以肝硬化、对称性 OA、皮肤变色、心肌病、性腺机能减退、糖尿病、软弱无力和嗜睡为诊断依据。由于酗酒可以引起该病，故环境因素被认为是血色素沉着症的主要影响因素。

血色素沉着症的流行病学数据表明了该病有始祖效应。在北欧的受累人群中有相对较高的患病率，估计的基因频率大于 10%，该人群中有 0.5%为纯合子的。约 20 年前，就已经发现了 HLA-A3 与北欧人群中的血色素沉着症的关联[164]。这就意味着有可能在包含 HLA-A3 的单倍体患者中发现血色素沉着症的相关基因，或者在北欧祖先群体中 HLA-A3 与血色素相关基因呈连锁不平衡。因而目前正在用一种直接方法来鉴定将遗传标记物与 HLA-A3 远离后是否与该疾病的关联增加。

该实验取得了惊人的成功，并已经鉴定了遗传性血色素沉着症的基因 HFE，可能在大多数血色素沉着症患者中都有该基因的突变[165]。HFE 基因的单个氨基酸编码的改变支持始祖效应的假说，编码改变最终导致 282 位的酪氨酸被半胱氨酸替代（C282Y）。绝大多数的血色素沉着症患者（>90%）为 C282Y 的纯合子[166]。此外也有学者描述了 HFE 的其他突变，包括 H63D 和 S65C[167]。S65C 突变与为 C282Y 或 H63D 突变的杂合子患者表现较轻的超铁负荷症状有关[168,169]。与想象不同的是，仅有少数的 C282 的纯合子患者表现出血色素沉着症的临床症状[170]。实际上，有研究表

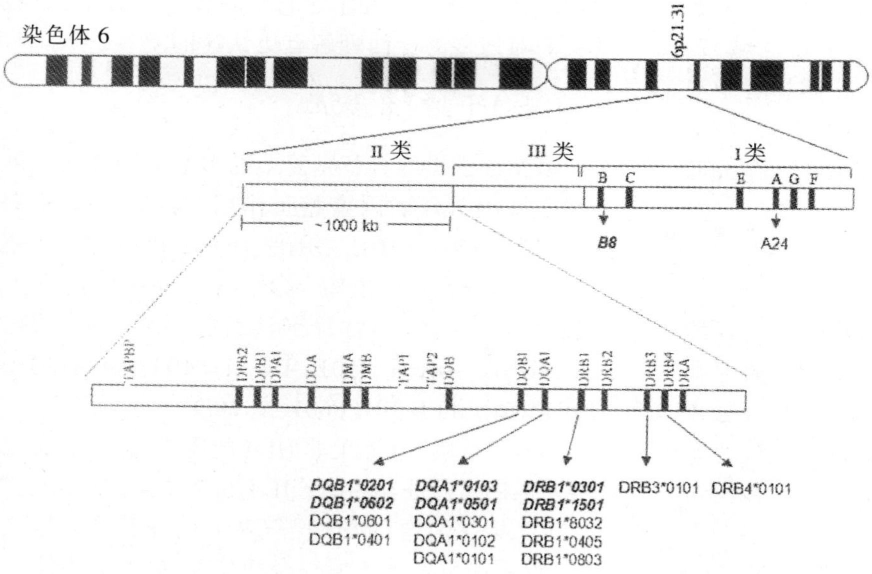

图28.9 位于6号染色体短臂的人类白细胞抗原(HLA)区域表明HLA等位基因与干燥综合征关联。斜体字为已确定的关联。该图的改动得到Sawalha的允许[154]。

明 C282Y 纯合子基因型的外现率约为 1%[171],为证明该疾病的易感性中包含有环境因素和其他遗传因素提供了进一步的证据，此值比几年前的估计值低，大于10 倍,那时候特异性突变的知识还没有应用于群体研究之中。所以有望获得其他基因与该病相关的证据,包括与铁吸收和代谢有关的基因[170]。

详细说明有风险的基因型为评价表现型提供了一个新的方法。例如:对 9 个青少年血色素沉着症家系进行基因组范围扫描,最大的 LOD 分数为 5.16,发现于染色体 1q(位于 D1S2344)区域[172]。这些家系中的患者发病年龄较小(约二三十岁),并且也表明包含 HFE 基因的染色体 6q 区域没有连锁,说明青少年血色素沉着症(2 型)为一个特殊的表现型,可能有特殊的发病机理。3 型血色素沉着症是由转铁蛋白受体基因(TFR2)突变引起的,为常染色体隐性遗传病[173-175]。4 型和 5 型均为常染色体显性遗传病,由铁蛋白 1 基因和 H-铁蛋白基因的突变引起,前者编码一个肠内铁转运分子,后者编码铁蛋白分子的 H 亚单位[176-180]。

(十二)小结

本节的题目为“现状”是误导的,因为对疾病新的遗传特征的认识是十分迅速的。新的技术有望加速进一步发现的步伐；实际上本章前面讨论的新的遗传方法就有可能改变我们对这些疾病是怎样发生的理解。我们要对基因理解的更多,鉴定基因,然后该基因放到发病机理的层次，这样我们就能够全面地阐明和了解疾病的发病机制。有时这个过程可能很快(如家族性地中海热和血色素沉着症)，有时可能需要几十年的时间,直到有重要发现,这个发现能够解释一个等位基因在疾病的发展中扮演重要角色（如强直性脊柱炎和HLA-B27)。遗传学的前进除了好奇心和诊断试验,还必须对这些疾病的生物学有更深的理解。

十四、前景

与其他学科一样，在遗传模型已知和有足够的系谱材料的情况下就很有可能发现与所研究表型相关的基因。我们希望遗传学解释能够帮助对疾病表型生物学的理解。

在遗传机制还不清楚的一些常见疾病中，遗传学的发展就可能是阶段式前进的,也会更困难。我们很有可能重复对精神病和情感性研究时疾病所走过的道路，其在鉴定所谓的连锁的时候所遇到的困难使对基因鉴定的所做的全部实验都受到威胁。

对 1 型糖尿病来说，大约有 2000 个可用的家系，所以发现了各种各样的效应[181]。除了在一个很大的美国人群中还没有发现这些效应外，其结果还很可能是有说服力的[182]。尽管其差别引起了很多争论,但是直到现在对其原因还不是完全了解。对复杂性遗传病感兴趣的任何人来说,了解这些争论都是十分有益的,特别是因为 1 型糖尿病不仅仅对遗传性风湿病作出了贡献,它还指导了更多的策略。

毫无疑问我们对风湿性疾病的研究进程至少会重复一部分情感性疾病和糖尿病的历史。其重要教训是遗传鉴定的进步是肯定，即使是在复杂疾病中。另一方面，我们不应该因满足或假象而止步。尽管先进的技术有着难以置信的快速发展，一些遗传性风湿病的难题仍可能是十分顽固的。但是由于我们的坚持或者是由于运气或两者均有，随着研究的持续基因最终会被鉴定，之后我们就可以集中研究鉴定基因的生物学性状。

人类大约有 25 000 个基因。将来我们将有能力同时检测很多个体的所有基因，并且能够分析其所产生的所有数据，寻找致病基因也会比现在容易得多。但是有能力做到这些，对基因生物学性状的理解仍然是重要的阻碍，这就需要深刻的理解和洞察。实际上，如果基因的概念框架没有包含它的生物学行为，那么这个基因对我们是没有很大帮助的。这样就需要几十年的时间来研究现在已发现的许多遗传效应的生物学性状。例如，HLA-B27 与强直性脊柱炎有很强的关联，这点我们已经发现了 30 多年了[20]，但是我们还不能从足够基础的水平解释 HLA-B27 与强直性脊柱炎关联产生的原因。我们很早就知道了镰状红细胞贫血的分子基础，但是最近才开始发展了能够影响这些患者的正常血红蛋白水平的治疗方法。所以，现在在很多情况下都可能发现基因，但是一旦发现了基因，就需要进行更多复杂的工作以对其生物学性状进行解释，这可能需要很多年甚至几代的时间。

致谢

非常感谢国际健康协会（National Institutes of Health）和美国退伍军人部的支持。

（赵文君　李世民　译　　叶伟胜　李世民　校）

参考文献

1. Penrose LS. The detection of autosomal linkage in data which consist of pairs of brothers and sisters of unspecified parentage. *Ann Eugen* 1935;6:133–138.
2. Almquist E, Andrew S, Theilmann J, et al. Geographical distribution of haplotypes in Swedish families with Hunington's disease. *Hum Genet* 1994;94:124–128.
3. Simon M, Bourel M, Fauchet R, et al. Association of HLA-A3 and HLA-B14 antigens with idiopathic haemochromatosis. *Gut* 1976;17:332–334.
4. Risch N. Linkage strategies for genetically complex traits. I. Multilocus models. *Am J Hum Genet* 1990;46:222–8.
5. Pennisi E. A closer look at SNPs suggest difficulties. *Science* 1998;281:1787–1789.
6. Salmon JE, Millard S, Schachter LA, et al. Fc gamma RIIA alleles are heritable risk factors for lupus nephritis in African-Americans. *J Clin Invest* 1996;97:1348–1354.
7. Houwen RHJ, Baharloo S, Blankenship K, et al. Genome screening by searching for shared segments: mapping a gene for benign recurrent intrahepatic cholestasis. *Nat Genet* 1994;8:380–386.
8. Stefansson K. Health care and privacy. An interview with Kari Stefansson, founder and CEO of decode Genetics in Reykjavik, Iceland. *EMBO Rep* 2001;2:964–967.
9. Arnett FC, Howard RF, Tan F, et al. Increased prevalence of systemic sclerosis in a native American tribe in Oklahoma: association with an Amerindian HLA haplotype. *Arthritis Rheum* 1996;39:1362–1370.
10. Tan FK, Stivers DN, Foster MW, et al. Association of microsatellite markers near the fibrillin gene on human chromosome 15q with scleroderma in a native American population. *Arthritis Rheum* 1998;41:1729–1737.
11. Feder IN, Gnirke A, Thomas W, et al. A novel MHC class I–like gene is mutated in patients with hereditary haemochromatosis. *Nat Genet* 1996;13:399–408.
12. Spielman RS, McGinnis RE, Ewens WJ. Transmission test for linkage disequilibrium: the insulin gene region and insulin-dependent diabetes mellitus (IDDM). *Am J Hum Genet* 1993;52:506–516.
13. Morton NE. Sequential tests for the detection of linkage. *Am J Hum Genet* 1955;7:277–318.
14. Baldwin CT, Farrer LA, Adair R, et al. Anderson L. Linkage of early-onset osteoarthritis and chondrocalcinosis to human chromosome 8q. *Am J Hum Genet* 1995;56:692–697.
15. Hughes AE, McGibbon, Woodward E, et al. Localisation of a gene for chondrocalcinosis to chromosome 5p. *Hum Mol Genet* 1995;4:1225–1228.
16. Krugylak L, Daly MJ, Reeve-Daly MP, et al. Parametric and nonparametric linkage analysis: a unified multipoint approach. *Am J Hum Genet* 1996;58:1347–1363.
17. Brown MA, Pile KD, Kennedy LG, et al. A genome-wide screen for susceptibility loci in ankylosing spondylitis. *Arthritis Rheum* 1998;41:588–595.
18. Kruglyak L. Thresholds and sample sizes. *Nat Genet* 1996;14:132–133.
19. Corder EH, Saunders AM, Strittmatter WJ, et al. Gene dose of apolipoprotein E type 4 allele and the risk of Alzheimer's disease in late onset families. *Science* 1993;261:921–923.
20. Brewerton DA, Hart FD, Nicholls A, et al. Ankylosing spondylitis and HL-A27. *Lancet* 1973;1:904–907.
21. Fishwild DM, O'Donnell SL, Bengoechea T, et al. High-avidity human IgG kappa monoclonal antibodies from a novel strain of minilocus transgenic mice. *Nat Biotechnol* 1996;14:845–851.
22. Khare SD, Bull MJ, Hanson J, et al. Spontaneous inflammatory disease in HLA-B27 transgenic mice is independent of MHC class II molecules: a direct role for B27 heavy chains and not B27-derived peptides. *J Immunol* 1998;160:101–106.
23. Watanabe-Fukunaga R, Brannan CI, Copeland NG, et al. Lymphoproliferation disorder in mice explained by defects in Fas antigen that mediates apoptosis. *Nature* 1992;26:314–317.
24. Morel L, Wakeland EK. Susceptibility to lupus nephritis in the NZB/W model system. *Curr Opin Immunol* 1998;10:718–725.
25. Mohan C, Morel L, Yang P, et al. Genetic dissection of lupus pathogenesis: a recipe for nephrophilic autoantibodies. *J Clin Invest* 1999;103:1685–1695.
26. Morel L, Blenman KR, Croker BP, et al. The major murine systemic lupus erythematosus susceptibility locus, Sle1, is a cluster of functionally related genes. *Proc Natl Acad Sci U S A* 2001;98:1787–1792.
27. Pras E, Aksentijevich I, Gruberg L, et al. Mapping of a gene causing familial Mediterranean fever to the short arm of chromosome 16. *N Engl J Med* 1992;326:1509–1513.
28. The French FMF Consortium. A candidate gene for familial Mediterranean fever. *Nat Genet* 1997;17:25–31.
29. The International FMF Consortium. Ancient missense mutations in a new member of the RoRet gene family are likely to cause familial Mediterranean fever. *Cell* 1997;90:797–807.
30. Centola M, Wood G, Frucht DM, et al. The gene for familial Mediterranean fever, MEFV, is expressed in early leukocyte development and is regulated in response to inflammatory mediators. *Blood* 2000;95:3223–3231.
31. Hull KM, Shoham N, Chae JJ, et al. The expanding spectrum of systemic autoinflammatory disorders and their rheumatic manifestations. *Curr Opin Rheumatol* 2003;15:61–69.
32. Livneh A, Langevitz P, Shinar Y, et al. MEFV mutation analysis in patients suffering from amyloidosis of familial Mediterranean fever. *Amyloid* 1999;6:1–6.

33. Shohat M, Magal N, Shohat T, et al. Phenotype-genotype correlation in familial Mediterranean fever: evidence for an association between Met694Val and amyloidosis. *Eur J Hum Genet* 1999;7:287–292.
34. Gershoni-Baruch R, Brik R, Lidar M, et al. Male sex coupled with articular manifestations cause a 4-fold increase in susceptibility to amyloidosis in patients with familial Mediterranean fever homozygous for the M694V-MEFV mutation. *J Rheumatol* 2003;30:308–312.
35. Kastner DL, O'Shea JJ. A fever gene comes in from the cold. An editorial summarizing recent findings on the PYRIN family of proteins. *Nat Genet* 2001;29:241–242.
36. Chae JJ, Komarow HD, Cheng J, et al. Targeted disruption of pyrin, the FMF protein, causes heightened sensitivity to endotoxin and a defect in macrophage apoptosis. *Mol Cell* 2003;11:591–604.
37. Stastny P. Association of the B-cell alloantigen DRw4 with rheumatoid arthritis. *N Engl J Med* 1978;298:869–871.
38. Nepom GT, Seyfried CE, Holbeck SL, et al. Identification of HLA-Dw14 genes in DR4+ rheumatoid arthritis. *Lancet* 1986;1002–1005.
39. Weyand CM, Hicok KC, Conn DL, et al. The influence of HLA-DRB1 genes on disease severity in rheumatoid arthritis. *Ann Intern Med* 1992;117:801–806.
40. Toussirot E, Despaux J, Wendling D. Increased frequency of HLA-DRB1 *0401 in patients with RA and bronchiectasis. *Ann Rheum Dis* 2000;59:1002–1003.
41. Cornelis F, Faure S, Martinez M, et al. New susceptibility locus for rheumatoid arthritis suggested by a genome-wide linkage study. *Proc Natl Acad Sci U S A* 1998;95:10746–10750.
42. MacKay K, Eyre S, Myerscough A, et al. Whole-genome linkage analysis of rheumatoid arthritis susceptibility loci in 252 affected sibling pairs in the United Kingdom. *Arthritis Rheum* 2002;46:632–639.
43. Jawaheer D, Seldin MF, Amos CI, et al. A genomewide screen in multiplex rheumatoid arthritis families suggests genetic overlap with other autoimmune diseases. *Am J Hum Genet* 2001;68:927–936.
44. Shiozawa S, Hayashi S, Tsukamoto Y, et al. Identification of the gene loci that predispose to rheumatoid arthritis. *Int Immunol* 1998;10: 1891–1895.
45. Fife MS, Fisher SA, John S, et al. Multipoint linkage analysis of a candidate gene locus in rheumatoid arthritis demonstrates significant evidence of linkage and association with the corticotropin-releasing hormone genomic region. *Arthritis Rheum* 2000;43:1673–1678.
46. Barton A, Eyre S, Myerscough A, et al. High resolution linkage and association mapping identifies a novel rheumatoid arthritis susceptibility locus homologous to one linked to two rat models of inflammatory arthritis. *Hum Mol Genet* 2001;10:1901–1906.
47. Myerscough A, John S, Barrett JH, et al. Linkage of rheumatoid arthritis to insulin-dependent diabetes mellitus loci. *Arthritis Rheum* 2000; 43:2771–2775.
48. Cheng SF, Lum RF, Peden E, et al. Additional support for an autoimmune susceptibility gene(s) at 6q24–27. *Arthritis Rheum* 2001;44 (suppl):104.
49. Van Krugten MV, Huizinga TW, Kaijzel EL, et al. Association of the TNF +489 polymorphism with susceptibility and radiographic damage in rheumatoid arthritis. *Genes Immun* 1999;1:91–96.
50. Castro F, Acevedo E, Ciusani E, et al. Tumor necrosis factor microsatellites and HLA-DRB1*, HLA-DQA1*, and HLA-DQB1* alleles in Peruvian patients with rheumatoid arthritis. *Ann Rheum Dis* 2001;60: 791–795.
51. Waldron-Lynch F, Adams C, Amos C, et al. Tumor necrosis factor 5′ promoter single nucleotide polymorphisms influence susceptibility to rheumatoid arthritis (RA) in immunogenetically defined multiplex RA families. *Genes Immun* 2001;2:82–87.
52. Meyer JM, Han J, Moxley G. Tumor necrosis factor markers show sex-influenced association with rheumatoid arthritis. *Arthritis Rheum* 2001;44:286–295.
53. Chitnavis J, Sinsheimer JS, Clipsham K. Genetic influences in end-stage osteoarthritis: sibling risks of hip and knee replacement for idiopathic osteoarthritis. *J Bone Joint Surg Br* 1997;79:660–664.
54. Kaprio J, Kujala UM, Peltonen L, et al. Genetic liability to osteoarthritis may be greater in women than men. *BMJ* 1996;313:232.
55. Loughlin J. Genetic epidemiology of primary osteoarthritis. *Curr Opin Rheumatol* 2001;13:111–116.
56. Loughlin J, Mustafa Z, Irven C, et al. Stratification analysis of an osteoarthritis genome screen: suggestive linkage to chromosomes 4, 6 and 16. *Am J Hum Genet* 1999;65:1795–1798.
57. Loughlin J, Mustafa Z, Dowling B, et al. Finer linkage mapping of a primary hip osteoarthritis susceptibility locus on chromosome 6. *Eur J Hum Genet* 2002;10:562–568.
58. Stefánsson SE, Jónsson H, Ingvarsson T, et al. Genomewide scan for hand osteoarthritis: a novel mutation in matrilin-3. *Am J Hum Genet* 2003;72:1448–1459.
59. Hull R, Pope FM. Osteoarthritis and cartilage collagen genes. *Lancet* 1989;1:1337–1338.
60. Meulenbelt I, Bijkerk C, De Wildt SCM, et al. Haplotype analysis of three polymorphisms of the COL2A1 gene and associations with generalized radiologic osteoarthritis. *Ann Hum Genet* 1999;63:393–400.
61. Loughlin J, Irven C, Athanasou N, et al. Differential allelic expression of the type II collagen gene (COL2A1) in osteoarthritic cartilage. *Am J Hum Genet* 1995;56:1186–1193.
62. Keen RW, Hart DJ, Lanchbury JS, et al. Association of early osteoarthritis of the knee with a TaqI polymorphism of the vitamin D receptor gene. *Arthritis Rheum* 1997;40:1444–1449.
63. Uitterlinden AG, Burger H, Huang Q, et al. Vitamin D receptor genotype is associated with radiographic osteoarthritis at the knee. *J Clin Invest* 1997;100:259–263.
64. Jones G, White C, Sambrook P, et al. Allelic variation in the vitamin D receptor, lifestyle factors and lumbar spinal degenerative disease. *Ann Rheum Dis* 1998;57:94–99.
65. Videman T, Leppävuori J, Kaprio J, et al. Intragenic polymorphisms of the vitamin D receptor gene associated with intervertebral disc degeneration. *Spine* 1998;23:2477–2485.
66. Uitterlinden AG, Burger H, van Duijn CM, et al. Adjacent genes, for COL2A1 and the vitamin D receptor, are associated with separate features of radiographic osteoarthritis of the knee. *Arthritis Rheum* 2000;43:1456–1464.
67. Devoto M, Shimoya K, Caminis J, et al. First-stage autosomal genome screen in extended pedigrees suggests genes predisposing to low bone mineral density on chromosomes 1p, 2p and 4q. *Eur J Hum Genet* 1998;6:151–157.
68. Karasik D, Myers RH, Hannan MT, et al. Mapping of quantitative ultrasound of the calcaneus bone to chromosome 1 by genome-wide linkage analysis. *Osteoporos Int* 2002;70:457–462.
69. Koller DL, Econs MJ, Morin PA, et al. Genome screen for QTLs contributing to normal variation in bone mineral density and osteoporosis. *J Clin Endocrinol Metab* 2000;85:3116–3120.
70. Koller DL, Rodriguez LA, Christian JC, et al. Linkage of a QTL contributing to normal variation in bone mineral density to chromosome 11q12–13. *J Bone Miner Res* 1999;13:1903–1908.
71. Niu T, Chen C, Cordell H, et al. A genome-wide scan for loci linked to forearm bone mineral density. *Hum Genet* 1999;104:226–233.
72. Deng HW, Xu FH, Huang QY, et al. A whole-gemone linkage scan suggests several genomic regions potentially containing quantitative trait loci for osteoporosis. *J Clin Endocrinol Metab* 2002;87:5151–5159.
73. Ralston SH. Genetic control of susceptibility to osteoporosis. *J Clin Endocrinol Metab* 2002;87:2460–2466.
74. Morrison NA, Qi JC, Tokita A, et al. Prediction of bone density from vitamin D receptor alleles. *Nature* 1994;367:284–287.
75. Grant SF, Reid DM, Blake G, et al. Reduced bone density and osteoporosis associated with a polymorphic Sp1 binding site in the collagen type I [alpha] 1 gene. *Nat Genet* 1996;14:203–205.
76. Garnero P, Borel O, Grant SF, et al. Collagen I [alpha]1 Sp1 polymorphism, bone mass, and bone turnover in healthy French premenopausal women: the OFELY study. *J Bone Miner Res* 1998;13:813–817.
77. Sano M, Inoue S, Hosoi T, et al. Association of estrogen receptor dinucleotide repeat polymorphism with osteroporosis. *Biochem Biophys Res Commun* 1995;217:378–383.
78. Kobayashi S, Inoue S, Hosoi T, et al. Association of bone mineral density with polymorphism of the estrogen receptor gene. *J Bone Miner Res* 1996;11:306–311.
79. Duncan EL, Brown MA, Sinsheimer J, et al. Suggestive linkage of the parathyroid receptor type 1 to osteoporosis. *J Bone Miner Res* 1999; 14:1993–1999.
80. Brown MA, Kennedy LG, MacGregor AJ, et al. Susceptibility to ankylosing spondylitis in twins: the role of genes, HLA, and the environment. *Arthritis Rheum* 1997;40:1823–1828.
81. Robinson WP, van der LS, Khan MA, et al. HLA-Bw60 increases susceptibility to ankylosing spondylitis in HLA-B27+ patients. *Arthritis Rheum* 1989;32:1135–1141.
82. Brown MA, Kennedy LG, Darke C, et al. The effect of HLA-DR

genes on susceptibility to and severity of ankylosing spondylitis. *Arthritis Rheum* 1998;41:460–465.
83. Hohler T, Schaper T, Schneider PM, et al. Association of different tumor necrosis factor alpha promoter allele frequencies with ankylosing spondylitis in HLA-B27 positive individuals. *Arthritis Rheum* 1998;41:1489–1492.
84. McGarry F, Walker R, Sturrock R, et al. The −308.1 polymorphism in the promoter region of the tumor necrosis factor gene is associated with ankylosing spondylitis independent of HLA-B27. *J Rheumatol* 1999;26:1110–1116.
85. Milicic A, Lindheimer F, Laval S, et al. Interethnic studies of TNF polymorphisms confirm the likely presence of a second MHC susceptibility locus in ankylosing spondylitis. *Genes Immun* 2000;1:418–422.
86. McGarry F, Neilly J, Anderson N, et al. A polymorphism within the interleukin 1 receptor antagonist (IL-1Ra) gene is associated with ankylosing spondylitis. *Rheumatology* 2001;40:1359–1364.
87. van der Paardt M, Crusius JB, Garcia-Gonzalez MA, et al. Interleukin-1beta and interleukin-1 receptor antagonist gene polymorphisms in ankylosing spondylitis. *Rheumatology* 2002 41:1419–1423.
88. Beyeler C, Armstrong M, Bird HA, et al. Relationship between genotype for the cytochrome P450 CYP2D6 and susceptibility to ankylosing spondylitis and rheumatoid arthritis. *Ann Rheum Dis* 1996;55: 66–68.
89. Brown MA, Edwards S, Hoyle E, et al Polymorphisms of the CYP2D6 gene increase susceptibility to ankylosing spondylitis. *Hum Mol Genet* 2000;9:1563–1566.
90. Laval SH, Timms A, Edwards S, et al. Whole-genome screening in ankylosing spondylitis: evidence of non-MHC genetic-susceptibility loci. *Am J Hum Genet* 2001;68:918–926.
91. Brown MA, Pile KD, Kennedy LG, et al. A genome-wide screen for susceptibility loci in ankylosing spondylitis. *Arthritis Rheum* 1998; 41:588–595.
92. Rahman P, Gladman DD, Schentag CT, et al. Excessive paternal transmission in psoriatic arthritis. *Arthritis Rheum* 1999;42:1228–1231.
93. Höhler T, Märker-Hermann E. Psoriatic. Arthritis: clinical aspects, genetics, and the role of T cells. *Curr Opin Rheumatol* 2001;13: 273–279.
94. Al-Heresh AM, Proctor J, Jones SM, et al. Tumor necrosis factor-alpha polymorphism and the HLA-Cw*0602 allele in psoriatic arthritis. *Rheumatology* 2002;41:525–530.
95. Gonzalez S, Martinez-Borra J, Torre-Alonso JC, et al. The MICA-A9 triplet repeat polymorphism in the transmembrane region confers additional susceptibility to the development of psoriatic arthritis and is independent of the association of Cw*0602 in psoriasis. *Arthritis Rheum* 1999;42:1010–1016.
96. Karason A, Gudjonsson JE, Upmanyu R, et al. A susceptibility gene for psoriatic arthritis maps to chromosome 16q: evidence for imprinting. *Am J Hum Genet* 2003;72:125–131.
97. Tomfohrde J, Silverman A, Barnes R, et al. Gene for familial psoriasis susceptibility mapped to the distal end of human chromosome 17q. *Science* 1994;264:1141–1145.
98. Samuelsson L, Enlund F, Torinsson A, et al. A genome-wide search for genes predisposing to familial psoriasis by using a stratification approach. *Hum Genet* 1999;105:523–529.
99. Halverson PB, Derfus BA. Calcium crystal-induced inflammation. *Curr Opin Rheum* 2001;13:221–224.
100. Baldwin CT, Farrer LA, Adair R, et al. Linkage of early-onset osteoarthritis and chondrocalcinosis to human chromosome 8q. *Am J Hum Genet* 1995;56:692–697.
101. Hughes AE, McGibbon D, Woodward E, et al. Localization of a gene for chondrocalcinosis to chromosome 5p. *Hum Mol Genet* 1995;4: 1225–1228.
102. Andrew LJ, Brancolini V, de la Pena LS, et al. Refinement of the chromosome 5p locus for familial calcium pyrophosphate dehydrate deposition disease. *Am J Hum Genet* 1999;64:136–145.
103. Pendleton A, Johnson MD, Hughes A, et al. Mutations in ANKH cause chondrocalcinosis. *Am J Hum Genet* 2002;71:933–940.
104. Williams CJ, Zhang Y, Timms A, et al. Autosomal dominant familial calcium pyrophosphate dehydrate deposition disease is caused by mutation in the transmembrane protein ANKH. *Am J Hum Genet* 2002;71:985–991.
105. Nance MA, Nuttall FQ, Econs MJ, et al. Heterogeneity in Paget disease of the bone. *Am J Hum Genet* 2000;92:303–307.
106. Tilyard MW, Gardner RJ, Milligan L, et al. A probable linkage between familial Paget's disease and the HLA loci. *Aust N Z J Med* 1982;12:498–500.
107. Cody JD, Singer FR, Roodman GD, et al. Genetic linkage of Paget disease of the bone to chromosome 18q. *Am J Hum Genet* 1997;61: 1117–1122.
108. Haslam SI, Van Hul W, Morales-Piga A. Paget's disease of bone: evidence for a susceptibility locus on chromosome 18q and for genetic heterogeneity. *J Bone Miner Res* 1998;13:911–917.
109. Hughes AE, Shearman AM, Weber JL, et al. Genetic linkage of familial expansile osteolysis to chromosome 18q. *Hum Mol Genet* 1994;3:359–361.
110. Hughes AE, Ralston SH, Marken J, et al. Mutations in TNFRSF11A, affecting the signal peptide of RANK, cause familial expansile osteolysis. *Nat Genet* 2000;24:45–48.
111. Kormas N, Kennerson M, Hooper A, et al. Does the TNFRSFIIA insertion mutation occur in familial Paget's disease of bone in Australia? *Bone Suppl* 2000;27:25.
112. Nellissery MJ, Padalecki SS, Brkanac Z, et al. Evidence for a novel osteosarcoma tumor-suppressor gene in the chromosome 18 region genetically linked with Paget disease of bone. *Am J Hum Genet* 1998;63:817–824.
113. Laurin N, Brown JP, Lemainque A, et al. Paget disease of bone: mapping of two loci at 5q35-qter and 5q31. *Am J Hum Genet* 2001;69: 528–543.
114. Hocking LJ, Herbert CA, Nicholls RK, et al. Genomewide search in familial Paget disease of bone shows evidence of genetic heterogeneity with candidate loci on chromosomes 2q36, 10p13, and 5q35. *Am J Hum Genet* 2001;69:1055–1061.
115. Laurin N, Brown JP, Morissette J, et al. Recurrent mutation of the gene encoding sequestosome 1 (SQSTM1/p62) in Paget disease of bone. *Am J Hum Genet* 2002;70:1582–1588.
116. Hochberg MC. The application of genetic epidemiology to systemic lupus erythematosus. *J Rheumatol* 1987;14:867–869.
117. Sestak AL, Shaver TS, Moser KL, et al. Familial aggregation of lupus and autoimmunity in an unusual multiplex pedigree. *J Rheumatol* 1999;26:1495–1499.
118. Vyse TJ, Todd JA. Genetic analysis of autoimmune disease. *Cell* 1996;85:311–318.
119. Deapen D, Escalante A, Weinrib L, et al. A revised estimate of twin concordance in systemic lupus erythematosus. *Arthritis Rheum* 1992; 35:311–318.
120. Ahearn JM, Provost TT, Dorsch Ca, et al. Interrelationships of HLA-DR, MB, and MT phenotypes, autoantibody expression, and clinical features in systemic lupus erythematosus. *Arthritis Rheum* 1982;25:1031–1040.
121. Celada A, Barras C, Benzonana G, et al. Increased frequency of HLA-DRw3 in systemic lupus erythematosus. *Tissue Antigens* 1980; 15:283–288.
122. Gladman KK, Urowitz MB, Darlinkton GA. Disease expression and class II HLA antigens in systemic lupus erythematosus. *Lupus* 1999; 8:466–470.
123. Hashimoto H, Tsuda H, Matsumoto T, et al. HLA antigens associated with systemic lupus erythematosus in Japan. *J Rheumatol* 1985; 12:919–923.
124. Kachru RB, Sequeira W, Mittal KK, et al. A significant increase of HLA-DR3 and DR2 in systemic lupus erythematosus among blacks. *J Rheumatol* 1984;11:471–474.
125. Kawai T, Katoh K, Tani K, et al. HLA antigens in Japanese patients with central nervous system lupus. *Tissue Antigens* 1990;35:45–46.
126. Mehra NK, Pande I, Taneja V, et al. Major histocompatibility complex genes and susceptibility to systemic lupus erythematosus in northern India. *Lupus* 1993;2:313–314.
127. Reinertsen JL, Klippel JH, Johnson AH, et al. B-lymphocyte alloantigens associated with systemic lupus erythematosus. *N Engl J Med* 1978;299:515–518.
128. Reinharz D, Tiercy JM, Mach B, et al. Absence of DRw15/3 and DRw15/7 heterozygotes in Caucasian patients with systemic lupus erythematosus. *Tissue Antigens* 1991;37:10–15.
129. Reveille JD, Barger BO, Hodge TW. HLA-DR2-DRB1 allele frequencies in DR2-positive black Americans with and without systemic lupus erythematosus. *Tissue Antigens* 1991;38:178–180.

130. Scherak O, Smolen JS, Mayr WR. HLA-DRw3 and systemic lupus erythematosus. *Arthritis Rheum* 1980;23:954–957.
131. So AK, Fielder AH, Warner CA, et al. DNA polymorphism of major histocompatibility complex class II and class III genes in systemic lupus erythematosus. *Tissue Antigens* 1990;35:144–147.
132. Yen JH, Chen CJ, Tsai WC, et al. HLA-DMA and HLA-DMB genotyping in patients with systemic lupus erythematosus. *J Rheumatol* 1999;26:1930–1933.
133. Duits AJ, Bootsma H, Derksen RH, et al. Skewed distribution of IgG Fc receptor IIa (CD32) polymorphism is associated with renal disease in systemic lupus erythematosus patients. *Arthritis Rheum* 1995; 39:1832–1836.
134. Salmon JE, Millard S, Schachter LA, et al. Fc gamma RIIA alleles are heritable risk factors for lupus nephritis in African Americans. *J Clin Invest* 1996;97:1348–1354.
135. Wu J, Edberg JC, Redecha PB, et al. A novel polymorphism of Fc gamma RIIIa (CD16) alters receptor function and predisposes to autoimmune disease. *J Clin Invest* 1997;100:1059–1070.
136. Salmon JE, Ng S, Yoo DH, et al. Altered distribution of Fc gamma receptor IIIA alleles in a cohort of Korean patients with lupus nephritis. *Arthritis Rheum* 1999;42:818–819.
137. Prokunina L, Castillejo-Lopez C, Oberg F, et al. A regulatory polymorphism in PDCD1 is associated with susceptibility to systemic lupus erythematosus in humans. *Nat Genet* 2002;32:666–669.
138. Horiuchi T, Nishizaka H, Yasunaga S, et al. Association of Fas/APO-1 gene polymorphism with systemic lupus erythematosus in Japanese. *Rheumatology* 1999;38:516–520.
139. Lee YH, Kim YR, Ji JD, et al. Fas promoter −670 polymorphism is associated with development of anti-RNP antibodies in systemic lupus erythematosus. *J Rheumatol* 2001;28:2008–2011.
140. Wu J, Wilson J, He J, et al. Fas ligand mutation in a patient with systemic lupus erythematosus and lymphoproliferative disease. *J Clin Invest* 1996;98:1107–1113.
141. Garred P, Madsen HO, Halberg P, et al. Mannose-binding lectin polymorphisms and susceptibility to infection in systemic lupus erythematosus. *Arthritis Rheum* 1999;42:2145–2152.
142. Davies EJ, Teh LS, Ordi-Ros J, et al. A dysfunctional allele of the mannose binding protein gene associates with systemic lupus erythematosus in a Spanish population. *J Rheumatol* 1997;24:485–488.
143. Sullivan KE, Wooten C, Goldman D, et al. Mannose-binding protein polymorphism in black patients with systemic lupus erythematosus. *Arthritis Rheum* 1996;39:2046–2051.
144. Mehrian R, Quismorio FP, Strassmann G, et al. Synergistic effect between IL-10 and bcl-2 genotypes in determining susceptibility to systemic lupus erythematosus. *Arthritis Rheum* 1998;41:596–602.
145. Ahmed S, Ihara K, Kanemitsu S, et al. Association of CTLA-4 but not CD28 gene polymorphisms with systemic lupus erythematosus in the Japanese population. *Rheumatology* 2001;40:662–667.
146. Tebib JG, Alcocer-Varela J, Alarcon-Segovia D, et al. Association between a T cell receptor restriction fragment length polymorphism and systemic lupus erythematosus. *J Clin Invest* 1990;86:1961–1967.
147. Stevens A, Ray D, Alansari A, et al. Characterization of a prolactin gene polymorphism and its associations with systemic lupus erythematosus. *Arthritis Rheum* 2001;44:2358–2366.
148. Wilson AG, Gordon C, diGiovine FS, et al. A genetic association between systemic lupus erythematosus and tumor necrosis factor alpha. *Eur J Immunol* 1994;24:191–195.
149. Zuniga J, Vargas-Alarcon G, Hernandez-Pacheco G, et al. Tumor necrosis factor-alpha promoter polymorphisms in Mexican patients with systemic lupus erythematosus (SLE). *Genes Immun* 2001;2:363–366.
150. Komata T, Tsuchiya N, Matsushita M, et al. Association of tumor necrosis factor receptor 2 (TNFR2) polymorphism with susceptibility to systemic lupus erythematosus. *Tissue Antigens* 1999;53:527–533.
151. Kelly JA, Moser KL, Harley JB. The genetics of systemic lupus erythematosus: putting the pieces together. *Genes Immun* 2002;3(suppl 1):71–85.
152. Edberg JC, Langefeld CD, Wu J, et al. Genetic linkage and association of Fcγ receptor IIIA (CDE16A) on chromosome 1q23 with human systemic lupus erythematosus. *Arthritis Rheum* 2002;46:2132–2140.
153. Graham RR, Ortmann WA, Langefeld CD, et al. Visualizing human leukocyte antigen class II risk haplotypes in human systemic lupus erythematosus. *Am J Hum Genet* 2002;71:543–553.
154. Sawalha AH, Potts R, Schmid WR, et al. The genetics of primary Sjögren's syndrome. *Curr Rheumatol Rep* 2003;5:324–332.
155. Hulkkonen J, Pertovaara M, Antonen J, et al. Genetic association between interleukin-10 promotor region polymorphisms and primary syndrome. *Arthritis Rheum* 2001;44:176–179.
156. Perrier S, Coussediere C, Dubost JJ, et al. IL-1 receptor antagonist (IL-1RA) gene polymorphism in Sjögren's syndrome and rheumatoid arthritis. *Clin Immunol Immunopathol* 1998;87:309–313.
157. Hulkkonen J, Pertovaara M, Antonen J, et al. Elevated interleukin-6 plasma levels are regulated by the promoter region polymorphism of the IL6 gene in primary Sjögren's syndrome and correlate with the clinical manifestations of the disease. *J Rheumatol* 2001;40:656–661.
158. Nakken B, Jonsson R, Bolstad AI. Polymorphisms of the Ro52 gene associated with anti-Ro 52kd autoantibodies in patients with primary Sjögren's syndrome. *Arthritis Rheum* 2001;44:638–646.
159. Kumigai S, Kanagawa S, Morinobu A, et al. Association of a new allele of the TAP2 gene, TAP2*Bky2 (Val577), with susceptibility to Sjögren's syndrome. *Arthritis Rheum* 1997;40:1685–1692.
160. Morinobu A, Kanagawa S, Koshiba M, et al. Association of the glutathione S-transferase M1 homozygous null genotype with susceptibility to Sjögren's syndrome in Japanese individuals. *Arthritis Rheum* 1999;42:2612–2615.
161. Wang ZY, Morinobu A, Kanagawa S, et al. Polymorphisms of the mannose binding lectin gene in patients with Sjögren's syndrome. *Ann Rheum Dis* 2001;60:483–486.
162. Tsutsumi A, Sasaki K, Wakamiya N, et al. Mannose-binding lectin gene: polymorphisms in Japanese patients with systemic lupus erythematosus, rheumatoid arthritis and Sjögren's syndrome. *Genes Immun* 2001;2:99–104.
163. Bolstad AI, Wargelius A, Nakken B, et al: Fas and Fas Ligand gene polymorphisms in primary Sjögren's syndrome. *J Rheumatol* 2000; 27:2397–2405.
164. Simon M, Bourel M, Fauchet R, et al. Association of HLA-A3 and HLA-BI4 antigens with idiopathic haemochromatosis. *Gut* 1976;17: 332–334.
165. Feder JN, Gnirke A, Thomas W, et al. A novel MHC class I–like gene is mutated in patients with hereditary hemochromatosis. *Nat Genet* 1996;13:399–408.
166. Mura C, Raguenes O, Ferec C. HFE mutations analysis in 711 hemochromatosis probands: evidence for S65C implication in mild form of hemochromatosis. *Blood* 1999;93:2502–2505.
167. Pointon JJ, Wallace D, Merryweather-Clarke AT, et al. Uncommon mutations and polymorphisms in the hemochromatosis gene. *Genet Test* 2000;4:151–161.
168. Mura C, Raguenes O, Ferec C. HFE mutation analysis in 711 hemochromatosis probands: evidence for S65C implication in mild form of haemochromatosis. *Blood* 1999;93:2502–2505.
169. Wallace DF, Walker AP, Pietrangelo A, et al. Frequency of the S65C mutation of HFE and iron overload in 309 subjects heterozygous for C282Y. *J Hepatol* 2002;36:474–479.
170. Bomford A. Genetics of haemochromatosis. *Lancet* 2002;360:1673–1681.
171. Beutler E, Felitti VJ, Koziol JA, et al. Penetrance of 845G A (C282Y) HFE hereditary hemochromatosis mutation in the USA. *Lancet* 2002; 359:211–218.
172. Roetto A, Totaro A, Cazzola M, et al. Juvenile hemochromatosis locus maps to chromosome lq. *Am J Hum Genet* 1999;64:1388–1393.
173. Camaschella C, Roetto A, Cali A, et al. The gene TFR2 is mutated in a new type of haemochromatosis mapping to 7q22. *Nat Genet* 2000; 25:14–15.
174. Roetto A, Totaro A, Piperno A, et al. New mutations inactivating transferrin receptor 2 in hemochromatosis type 3. *Blood* 2001;97: 2555–2560.
175. Mattman A, Huntsman D, Lockitch G, et al. Transferrin receptor 2 (TfR2) and HFE mutational analysis in non-C282Y iron overload: identification of a novel TfR2 mutation. *Blood* 2002;100:1075–1077.
176. Njajou OT, Vaessen N, Joosse M, et al. A mutation in SLC11A3 is associated with autosomal dominant hemochromatosis. *Nat Genet* 2001;28:213–214.
177. Montosi G, Donovan A, Totaro A, et al. Autosomal dominant hemochromatosis is associated with a mutation in the ferroportin (SLC11A3) gene. *J Clin Invest* 2001;108:619–623.
178. Devalia V, Carter K, Walker AP, et al. Autosomal dominant reticuloendothelial iron overload associated with a three base pair dele-

tion in the Ferroportin 1 gene (SLC11A3). *Blood* 2002;100:695–697.
179. Wallace DF, Pederson P, Dixon JL, et al. Novel mutation in ferroportin 1 is associated with autosomal dominant hemochromatosis. *Blood* 2002;100:692–694.
180. Kato J, Fujikawa K, Kanda M, et al. A Mutation in the iron-responsive element of H ferritin mRNA, causing autosomal dominant iron overload. *Am J Hum Genet* 2001;69:191–117.
181. Todd JA, Farrall M. Panning for gold: Genome-wide scanning for linkage in type 1 diabetes. *Hum Mol Genet* 1996;5:1443–1448.
182. Concannon P, Gogolin-Ewens KJ, Hinds DA, et al. A second generation screen of the human genome for susceptibility to insulin-dependent diabetes mellitus. *Nat Genet* 1998;19:292–296.

第29章

关节炎和自身免疫的动物模型

Philip L. Cohen，Anita P. Kuan

类风湿的动物模型用于探讨该病的发病机理和治疗已有十余年历史。本章的目的是回顾关节炎和自身免疫的重要动物模型，在此不想做过多的阐述，只想为读者阅读后续章节提供一个纲要和指导。

一、动物模型的优点和不足

对于研究人员来说，动物模型有诸多引人之处。例如，可对标本组织进行病理活检；可使近亲繁殖的啮齿动物具有基因同质性；可对治疗干预措施进行检测。人类疾病的完美动物模型是不存在的，特别是啮齿动物，其在生理、生化方面与人类有显著区别。然而，关节炎和自身免疫的动物模型还是为类风湿病的发病机制和治疗提供了非常重要的信息。

（一）为什么使用动物模型

由于涉及伦理、试验和基因诸方面原因，我们常使用动物来研究人类疾病。它们可以被动接受试验，例如外科试验、妊娠和药物治疗试验，并可处死后获得组织，这些是不可能用于人类的。而且许多动物体型小，生命周期短，能较快得到试验结果。大多数用于疾病模型的动物具有高纯度的种系，以至于它们的基因完全或近乎完全相同。到目前为止，小鼠是用于实验最广泛的动物，这主要是因为它们的基因序列已知，且检测成千上万种的小鼠基因和蛋白质所需的试剂也容易获得，同时那些如何添加、删除、改变其基因的技术也都很容易掌握。许多基因敲除和转基因鼠也很容易买到，这使得对特殊基因作用的研究变得十分快捷。小鼠繁殖周期短（妊娠 21 天，6 周达到性成熟），消耗饲料有限。大鼠的优点是体型较大，仍被用于建立特定的动物模型。然而其遗传学却鲜为人知，且试剂也非常有限。兔类由于关节相对较大，易于向其中转入带菌体并从中抽吸液体，进行病理学评价，因此仍被用于建立几种试验性关节炎的动物模型，并在近来常用于基因治疗的试验研究[1]。

（二）近亲繁殖动物所表现的疾病异质性是否与人类疾病有关？

同系繁殖的啮齿动物在相同的环境条件下饲养，通常环境中不存在特定的病原体菌落。令人奇怪的是，尽管动物个体间的基因和环境完全相同，其个体变异度却相当大，包括自身抗体的滴度、病变的程度，甚至是发病率。这种变异应如何解释呢？对于某些病例，可能是由于出生的顺序或胎盘位置的影响，但更可能的原因是，个体间的这种变异归因于高等有机体的生物复杂性以及个体发育过程中出现的大量随机事件，特别是免疫系统会受到某些随机过程的特殊影响，例如 T 和 B 细胞上受体的产生过程以及免疫库的选择过程。

那些基因完全相同的小鼠，在受到一定控制的条件下饲养，甚至也会表现出动物个体间显著的差异。这对于了解人类疾病发病机制是很重要的。对于人类来说，完全相同的双胞胎之间表型的不同，也是由于所处环境不同的结果。尽管外源性影响的重要性是毫无疑问的，然而疾病表现型或表达方式的变异与动物自身状态也是有可能存在关联性的。也就是说，在个别患者身上出现特定疾病时,非基因、非环境因素也可能很重要。

(三)人类、鼠类、兔类之间的主要区别

虽然人与鼠的基因组具有超过90%的同源性,但物种间的差异对于解释动物模型中的研究发现是非常重要的。20世纪初被引入北美洲的实验室小鼠,其血统源自日本小鼠,不可能代表整个物种[2]。实验室小鼠个体相互间与它和野生小鼠之间相比,血统要更为接近。无论是实验室小鼠还是野生小鼠,其T细胞受体的第V基因都存在较大片段的基因缺失[3],并且多数伴有补体成分的缺陷[4]。

总之,与人类相比,鼠类的生命是短暂的。它的生命周期为2~3年,主要取决于其品系[5]。与人类不同的是,它们有发情期,一次交配可产下10个以上的幼仔。鼠类的体温为37°C,而正常成年鼠心率可超过每分钟200次[6]。它们的皮肤结构与人相差甚远,但关节的解剖却很相似[7]。它们根据体重调整后的用药剂量变化范围很大(例如,鼠类的环磷酰胺有效剂量是人的许多倍)[8]。鼠类的血液成分与人类非常接近,血液的生化值与人类仅有轻微的差别[7]。与兔类不同,鼠类有4种免疫球蛋白G(IgG)亚型,这与人类相似。鼠类免疫球蛋白的代谢明显加快,其IgG水平约为人的40%[9]。与人类不同,鼠类出生后T细胞库还没有健全,因而在其刚出生时切除胸腺,会导致T细胞永久缺陷[10]。而人类和其他许多哺乳动物的T细胞在出生时差不多就已经发育完全了。鼠类与人类T细胞对皮质类固醇的反应性也明显不同。给予成年鼠糖皮质激素会导致永久性胸腺萎缩,并出现明显的T淋巴细胞耗竭[11]。人类的T细胞无论成熟与否,都对糖皮质激素治疗表现出较强的抵抗性。

二、可诱导性与自发性疾病模型

动物模型既可用试验手段来诱导,也可自发地出现。可诱导性动物模型的最大优点是可以随时通过注射精确剂量的已知试剂来诱导出疾病,并可以准确地测量和示踪疾病的某些指标。例如,对于适当品系的小鼠,给予高纯度的胶原可以诱导出关节炎。再次给予抗原片段或特定的淋巴细胞就可推测出致关节炎性抗原决定簇,并对其调节途径做出解释。这种可诱导的动物模型不足之处在于,不能确定人类自发疾病与人为诱导出的疾病模型之间有无相关性。除去极少数例外情况,类风湿的病因仍不为人所知。

自身免疫疾病的自发性模型取决于动物品系的基因构成。对于单基因突变、转基因和基因敲除模型来说,这种影响是直接的;对于大多数像新西兰黑鼠与新西兰白鼠杂交的狼疮模型(NZB/NZN)这样重要的模型来说,它们是由多基因决定的,且基因间相互作用也很复杂[12]。其与人类疾病间的相关性还存在争议。可诱导动物模型通常能揭示重要的基因易感位点。相反,自发性模型常受环境因素影响,特别是在当地微生物菌丛与地方性动物病患病率存在差异时,这就使得在一种菌丛与另一种菌丛之间比较试验结果变得很棘手。

(一)基因敲除和转基因

通过向受精卵中的雄原核内注射基因可以获得转基因动物(通常为鼠类)(图29.1)。这种第一代小鼠可以与任意基因背景的小鼠进行逆代杂交。虽然普通的

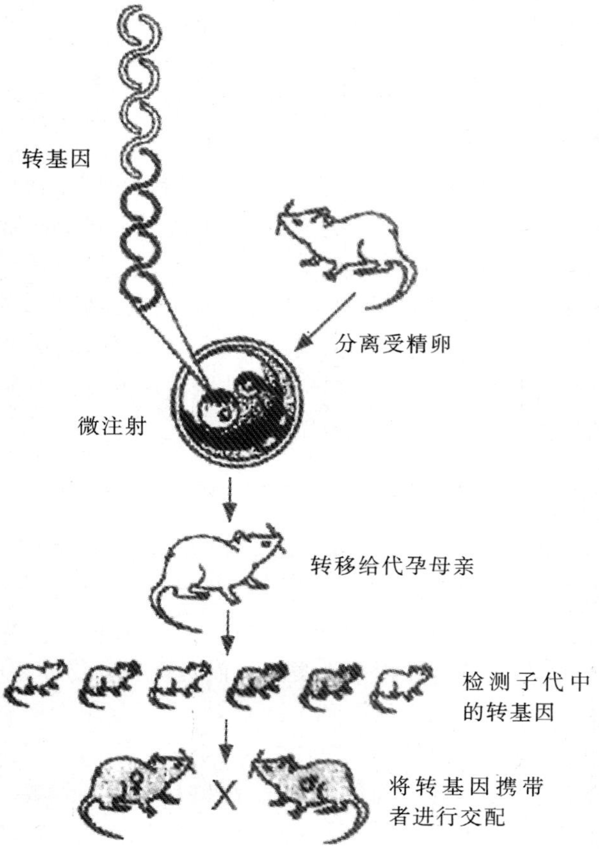

图29.1 培育转基因小鼠。将需要导入的基因分离出来,微注射到受精卵中。把这些单细胞的小鼠胚胎转移给代孕母亲,使其足月妊娠。以携带转基因的子代作为父母本,将其杂合子后代进行交配,便可以得到纯合子型转基因小鼠。

转基因小鼠会在全身组织中随机表达被整合的基因，但通过使用组织特异性启动子（例如一种胰岛素启动子可以表达胰岛 β 细胞）就可以繁育出表达特殊基因的动物。为了实现全身或组织特异性基因表达，转基因技术已经被广泛应用。在此，需要重点考虑的是基因的插入位点（传统转基因的随机性可能会使转基因受到未知基因的干扰）和基因的拷贝数量，而后者通常变化很大。例如，鼠类的强直性脊柱炎主要依赖人类白细胞抗原(HLA)-B27 基因的高拷贝表达。

现在我们已经能够将转基因有选择性地插入相关的基因位点(基因敲除插入)，这就为进一步创造有趣的疾病模型提供了重要的技术手段[13]。例如，免疫球蛋白重链基因可以直接插入到重链位点，如同内源性基因一样正常地发挥作用，可以实现免疫球蛋白类型转换和体细胞突变。

锁定突变基因(基因敲除技术)有赖于同源基因的重组来进行 DNA 结构定位，这样就可以插入非功能性基因，使特定基因出现缺陷(图 29.2)。这种强有力的技术手段可以有效地导入隐性、非功能性突变基因。结合转基因或转基因切入技术，可以用工程基因代替正常基因。有条件地使用基因敲除技术可以选择性地在靶组织内表达某些基因[13]。

人工培育而成的、缺少一个或几个基因的小鼠，对于理解特定基因在疾病发病机制中作用，具有举足轻重的地位。这种研究方法有意无意地创建了大量疾病模型。应当指出的是，显型的基因敲除小鼠在受孕时便反映出某种基因产物的缺失。相比之下，成年动物基因产物的缺失则会出现不同的结果。例如，用抗体来删除成年活体动物的 CD4 基因与敲除 CD4 基因相比是完全不同的，后者是在发育的最初阶段移除基因。

(二)动物模型的对照问题

许多实验都采用这种方式进行研究，即通过某种基因表型(通常很复杂)来探讨疾病的发病机制，并且与正常对照动物进行比较。对于某些病例，例如，Fas 基因缺陷或敲除的单基因动物模型，在可疑位点上带有野生型等位基因的纯系动物可以作为对照。但是对于其他病例，就没有比选择一个“正常血统”作为对照更好的了，例如，文献报道多数 NZB 和 NZB/NZW 小鼠都可与 BALB/c 小鼠作比较，之所以选择后者，可能是因为它的主要组织相容性复合体(MHC)与 NZB 完全相同。在许多试验中 C57BL/6(B6)被认为是一种正常

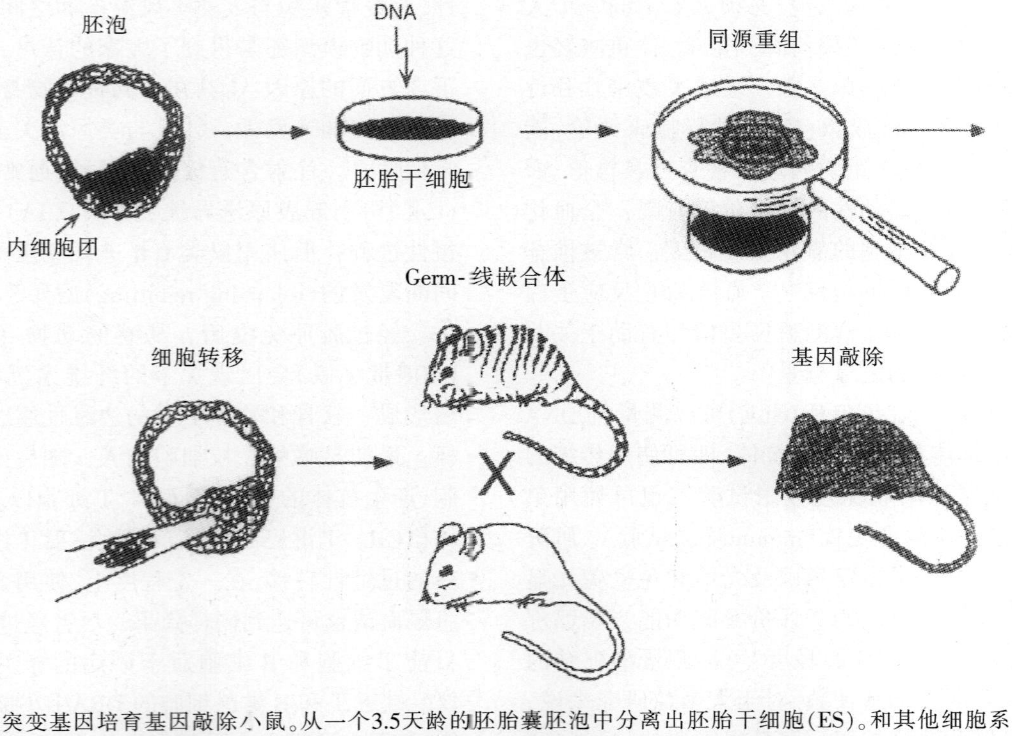

图29.2　通过锁定突变基因培育基因敲除小鼠。从一个3.5天龄的胚胎囊胚泡中分离出胚胎干细胞(ES)。和其他细胞系一样，它们也在试管内进行培养。将一段含有某种小鼠突变基因的DNA转移到胚胎干细胞中。那些被导入的DNA与同源染色体序列重新整合，从而使靶基因产生突变。这样的胚胎干细胞被筛选出来，再转移到一个受体胚泡中，于是就形成了Germ-线嵌合体。含有这些嵌合体的小鼠便成为带有选择性突变的小鼠系的父本或母本。

血统。然而这种观点也是令人质疑的，因为即使在正常血统中也存在已知的非正常因素。一些相对少数的研究人员开始使用多血统动物来与自身免疫动物进行比较。

基因敲除小鼠作为疾病模型的广泛应用是目前的一个新问题。来自129/Sv小鼠的胚胎干细胞通常用来培育基因缺陷的品种。比较好的实验方法要求基因敲除小鼠应与B6小鼠(一种已经被深入研究的、非自身免疫基因背景的小鼠)进行广泛的逆代杂交，但是这样做会很费时且成本昂贵。不幸的是129/Sv小鼠已经被证实含有一种能增加自身免疫表型的背景基因[14]。尽管基于129/Sv的基因敲除小鼠仍对自身免疫的研究有很大价值，但在将该鼠与其他基因背景小鼠进行回交之前，还必须考虑到其背景基因所产生的复杂影响。

(三)动物模型中病变的定量

尽管在动物关节炎的临床评分这一重要问题上还没有达成共识，但通常还是使用一种0~3分的标准对动物的每个爪进行评分。不受影响的关节为0分，轻度肿胀为1分，中度肿胀和红斑为2分，重度肿胀、红斑或关节僵硬为3分。因此，总分为0~12分。图29.3显示了一例患有胶原诱导性关节炎的小鼠关节炎的评分情况。对于所有的评分方法来说，必须做到由同一个人采用盲法观察动物，从而将偏倚降到最低。体重减轻也是一项常被忽视的重要临床参数。通过X线平片和近来更为常用的核磁共振成像(MRI)进行临床评价，能够得到相关的重要信息。组织病理学检查极具价值。而血液分析对于关节炎活动性的评估价值有限：全血化学发光可反映中性粒细胞的氧化爆发程度，常被推荐作为全身炎症反应的监测指标[15]。血沉和C反应蛋白对鼠类无意义，但测量血清淀粉样蛋白却有助于关节炎动物模型早期炎症的定量测量[16]。

评价鼠类系统性红斑狼疮(SLE)可以测量抗DNA抗体、抗染色体抗体和其他抗核抗体。即可使用传统的血清学方法(通常用酶联免疫吸附试验)，也可使用单细胞分析法(通常用酶联免疫immunospot试验)。肌酐或尿素氮试验结合尿蛋白定量以及光镜和免疫荧光显微镜下的组织学检查可以用来评价肾脏功能。要评价1pr或gld小鼠淋巴结病变的程度，可以测量淋巴结的重量或进行全身淋巴细胞计数。对于大多数研究来说，到试验结束时保证动物的存活率是很重要的。另外，一本理想的操作指南可以为诱导并测量试验性关节炎和SLE提供很多重要的细节问题[17]。

(四)人类组织移植的动物模型

免疫缺陷的小鼠已经成功地用于研究人类组织移植。患严重联合免疫缺陷病(SCID)的小鼠在基因上缺乏一种关键的重组酶，该酶是在T细胞和B细胞基因重排时必不可少的一种酶，这种小鼠可以接受人类的异种移植物。人类的原始免疫细胞已经被用于重建功能性免疫系统，这种免疫系统可以对抗原刺激产生体液和细胞免疫应答[18]。将狼疮和硬皮病患者的血细胞移植给SCID小鼠，可以观察到有自身抗体产生，但一般不会表现出病变[19,20]。将人类的滑膜移植到小鼠皮下或肾囊内会引起持续的炎症反应，这已经被用作为一种研究类风湿关节炎(RA)的活体模型[21]。同样，将一段动脉移植给SCID小鼠也已经被用于研究细胞因子在类风湿关节炎中的作用[22]。

三、炎症性类风湿疾病的动物模型

(一)胶原性关节炎

可以在小鼠、大鼠和灵长目动物身上诱导出的胶原性关节炎是一种应用最广的关节炎模型，从70年代开始，人们就一直对其进行研究[23]。尽管这种抗胶原性、免疫性疾病与人类类风湿疾病之间并无确切联系，这种动物模型还是得到了大家的认可，其中主要有以下3方面的原因：①其在不同种动物身上的可复现性；②其病变的速发性；③其与类风湿关节炎在病理上的相似性[24]。注射含有佐剂的异种(通常为牛)Ⅱ型胶原(CⅡ)可引起胶原诱导性关节炎(CIA)[25]。这种病变呈慢性进程，但使用鼠类CⅡ进行免疫可以诱导出一种间断复发的(relapsing-remitting)病变[26]。

经过胶原免疫后，易感的动物(例如DBA/1和B10RⅢ小鼠)会出现关节的纤维素沉积，进而有血管翳形成、软骨和软骨下骨的边缘性腐蚀以及关节的破坏。最初是嗜中性粒细胞加入，随后出现的是巨噬细胞、产生抗体的B细胞、$CD4^+$ T细胞以及α、βT-细胞受体$(TCR)^+$ T淋巴细胞[27]。通过注射T细胞可以实现病变的过继性转移，在一定程度上，使用含有胶原抗体的患鼠血清也可达到同样效果。尽管经过多年的研究，但目前T细胞和B细胞对于该病的相关作用仍存在争议。缺乏T和B淋巴细胞的DBA/1小鼠(敲除Rag-1基因)甚至也会发生有限程度的关节炎，这就确定了T和B淋巴细胞在天然免疫的发病机理中所起的作用[28]。

对于胶原的免疫应答是一种强烈的细胞和体液免

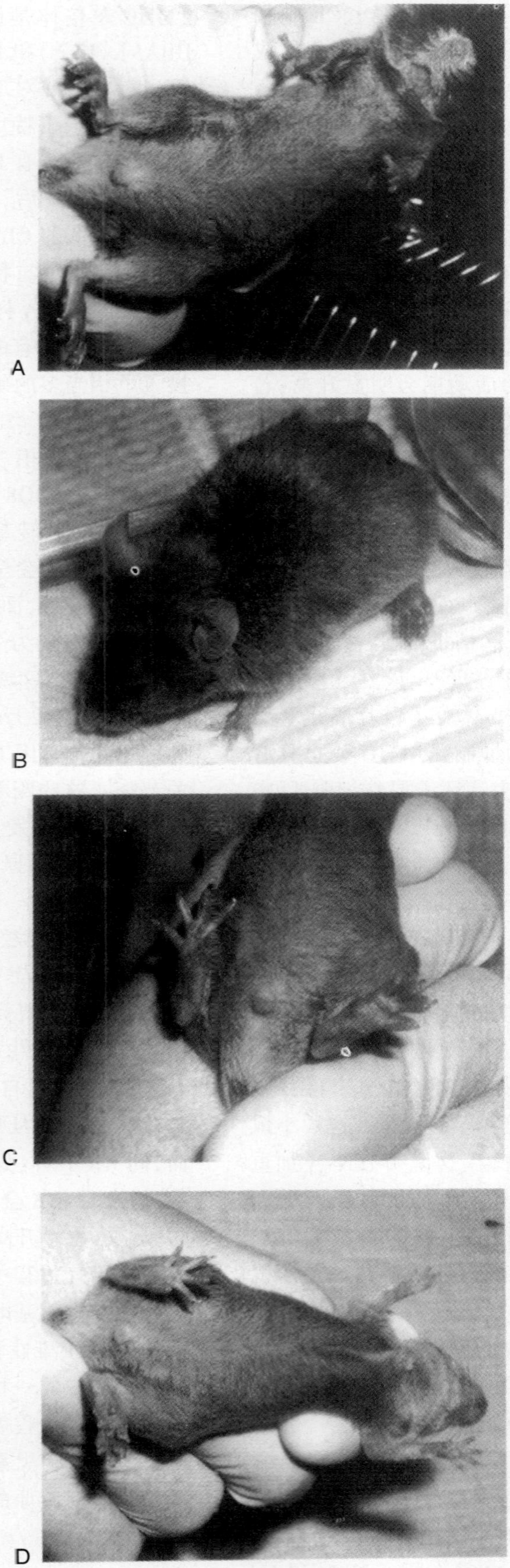

图29.3　这些经过胶原诱导后形成关节炎的DBA/1小鼠，鼠爪会发生肿胀，同时伴有红斑。出现体征的时间要从开始注射Ⅱ型鸡胶原时算起。图A和B显示了一只小鼠在39天时的外观表现。图C和D显示了另一只小鼠在15天时的外观表现。评分标准已在文章中叙述。(Courtesy of Dr. Michael A. Maldonado, University of Pennsylvania.)

疫应答，需要诸如B7-1、B7-2、CD28、CTLA4、CD40和CD40L这些辅助刺激分子的帮助[23]。如果缺少补体成分C5、C3或B因子，胶原诱导性关节炎(CIA)病变会表现得不充分，因此CIA需要完整的补体系统参与[29,30]。在关节炎的活动期，关节内的原癌基因如c-fos/AP-1、凋亡相关因子如Fas、黏附因子如细胞内黏附因子-1的水平都会出现上调[31,32]。前列腺素、白细胞三烯如LTB4及氧化产物似乎也对病变的发展起到显著的作用[33]。趋化因子如巨噬细胞抑制蛋白-1α(MIP-1α)和促炎细胞因子，包括肿瘤坏死因子(TNF)-α、白介素(IL)-1、和IL-6，它们在病变的活动期会明显升高；若中和掉TNF-α和IL-1则可以有效地改善关节炎，减轻骨侵蚀和关节的炎性反应[34]。然而，TNF-α和IL-1在CIA的发病机制中可能扮演着不同的角色。TNF-α在关节炎的初期起到重要作用，而到晚期作用减弱；相反IL-1在疾病的初期、晚期都起到关键性的作用[35]。过度表达IL-1受体拮抗剂的小鼠，CIA发病率和严重程度明显降低；而缺乏IL-1受体拮抗剂(IL-1Ra)的小鼠，CIA发病时间明显提前且程度严重。给易感的DBA/1小鼠注射可溶性IL-15受体分子链片断也会对CIA病变的发展产生长时间的抑制作用，IL-4也具有同样的作用[36,37]。CIA的完整表达还需要粒细胞-巨噬细胞集落刺激因子(GM-CSF)的存在[38]。在CIA活动期，IL-2及其受体水平会升高；而如果在发病后给予IL-2，也会使病变加重。有趣的是，如果在发病前或发病的最早期给予IL-2，反而会抑制CIA发生，这可能与IL-2刺激干扰素-γ(IFN-γ)有关[39]。关于这一点，IFN-γ和IL-12在CIA病变中均扮演着双重角色，也就是说，在疾病初期它们起到促进关节炎的作用，在疾病恢复期它们起到刺激抗炎机制的作用[40,41]。来自IFN-$\gamma R^{-/-}$小鼠的血清CⅡ-特异性IgG水平较低，这种小鼠表现为CIA的发病率低且病情轻。这说明IFN-γ加重CIA病变是通过影响CⅡ-特异性IgG抗体以及破坏辅助性T细胞1、2两个亚型(T_H1/T_H2)的平衡来实现的[42]。IL-12拮抗剂可以阻止IFN-$\gamma R^{-/-}$小鼠CIA的发生和进展。

与促炎性介质的显著表达相比，抗炎的细胞因子如IL-4和IL-10在疾病活动期的表达是微不足道的，尽管在疾病后期IL-4和IL-10的水平会升高。

多年来，学者们一直对CIA的基因方面有着特殊的兴趣。非MHC基因具有重要的作用，在小鼠和大鼠基因中已经确定了4个重要的数量性状座位[43]。MHC基因对于CIA的易感性起着决定作用。H-2^q和H-2^rMHC单倍体是最具易感性的，它们存在于易感的DBA/Ⅰ(H-2^q)和B10.RⅢ(H-2^r)血统中。H-2^q小鼠对CIA的易感性对应于Ⅱ型Aβ链，H-2^r小鼠对CIA的易感性局限于特定物种(猪、牛、鹿)的Ⅱ型胶原。CIA抵抗型单倍体有H-2s、d、b、j、v、k、u和p。然而如果经人类CⅡ免疫后，B10.PL(H-2^u)和B.10M(H-2^f)小鼠会表现出较低的CIA发病率。

鉴于RA与特定的HLA单倍体具有密切相关性以及在一些RA样多关节炎病例中机体对CⅡ的自身免疫反应所占有的重要地位，学者们对CIA中的HLA投入了相当多的研究，他们用转基因小鼠来表达人类DQ和DR分子[44]。内源性Ⅱ类基因缺失的小鼠，如果被转入RA相关基因、人类HLA-DQA1*0301、DQB1*0302(DQ8)基因，会很容易出现严重的CIA；相反，HLA-DQ6转基因小鼠却具有抵抗性。双重转基因(DQ/DR)小鼠会呈现相反的效果。DQ8/DR2小鼠的发病率明显降低，而DQ8/DR3小鼠却对CIA易感。DQ8/DR2小鼠表现为T_H2占优势，而DQ8/DR3小鼠表现为T_H1占优势，这说明DRB1的多态现象能够同时调节小鼠的T_H1/T_H2反应和CIA的发病。用人类或猪的CⅡ免疫过的转基因HLA-DR1和HLA-DR4,小鼠也可发生关节炎。这些资料显示，DQ和DR分子都可递呈CⅡ，导致关节炎的发生。近来有人报道，在转入类风湿MHC基因的小鼠身上发现CD8耐受T细胞具有调节和保护作用[45]。

性别和激素对小鼠CIA的影响也已有人描述过[46]。在DRB/1和B10.RⅢ小鼠中，雄性比雌性小鼠CIA的发病率要高，程度也更为严重，这一点与人类的RA不同。这种性别的差异和X染色体上的多态性基因有关，该基因对自身免疫反应具有抑制作用，而不像Y染色体相关基因那样对自身免疫反应起增强作用。然而，同RA一样，妊娠会延缓CIA发病且不表现临床症状，但产后CIA会复发。这种妊娠所致的保护作用可能与雌激素水平升高有关。之所以会有这种观点，是基于人们在治疗过程中发现用雌二醇和雌三醇或雌激素代谢产物2-甲氧基雌二醇可以抑制CIA。而且，在用CⅡ免疫DBA/1雄性和雌性小鼠之前，注射双氢雄甾酮—性腺甾体中的一种弱雄激素前体，可以延缓发病且减弱疾病的严重程度，同时降低IgG抗胶原抗体的水平。松果体激素褪黑素也可促使CIA发病，它很可能在刺激T细胞对胶原的敏感性方面占到第二位的作用。

(二)复发性多发软骨炎模型

内源性Ⅱ类基因缺失的转基因 HLA-DQ8αβ(DQA1*0301/DQB*0302)小鼠对 CⅡ反应强烈,关节炎表现严重;而 DQ6αβ 转基因小鼠(DQA1*0103/DQB1*0601)却对 CⅡ无反应。被 CⅡ免疫的双重转基因 DQ6αβ/8αβ(Aβ^0)小鼠同时表达 DQ6 和 DQ8 分子的 α 链和 β 链,这种小鼠会发展成严重的试验性多发软骨炎,同时表现出多关节炎和耳软骨炎[47]。这种试验性多发软骨炎的临床学、血清学和组织学表现类似于人类的复发性多发软骨炎。转基因 DQ6αβ/8αβ 小鼠对该病的易感性与其亲代血统对该病的抵抗性相比,说明 DQ6αβ 和 DQ8αβ 转基因的同时表达对于试验性多发软骨炎的易感性起到了重要的作用。

(三)K/B×N小鼠:类风湿性关节炎的一个重要的新模型

带有 TCR 转基因的小鼠会出现严重的侵蚀性关节炎,这一偶然的发现为人们洞悉该病的发病机制做出了重要的贡献。这种 KRN TCR 可以识别猪 RNase 上一段含有 I-A^k 序列的肽链。将 KRN TCR 转基因小鼠与不同种其他小鼠进行杂交,起初是为了筛选 KRN TCR 阳性者。由带有 B6 基因背景的非肥胖型糖尿病(NOD)小鼠偶然繁殖出来的 KRN 小鼠出人意料地表现出严重的关节炎[48]。这些 K/B×N 小鼠从 1 个月开始就具有一种关节炎的表现,其特征为:对称性关节病变伴有血管翳形成、骨质破坏和以关节远端为主的软骨破坏[48]。这种 K/B×N 小鼠的促炎细胞因子呈高水平表达,合并高球蛋白血症,而自身抗体的产生却有限。而且,K/B×N 小鼠产生的类风湿因子是无法检测到的。这种疾病的渗透性很强,显然,它可以经血清迅速地转移给正常的动物。该模型的另一个非常有用的特征是,研究人员们已经从中开发出了众多的突变体和基因敲除品种,以此来说明病变在宿主体内发展时需要哪些细胞学和分子学方面的支持。在这一模型中,针对细胞内普遍存在的葡萄糖-6-磷酸异构酶(GPI)的自身抗体是关节炎病变进展的主要原因。这种自身抗体是如何出现的,目前仍在研究当中,但是有一点可以肯定,GPI 出现在滑膜组织中,并且 GPI 的免疫复合物以及自身抗体会出现原位沉积。在这一模型中要想使鼠爪出现肿胀,那么中性粒细胞、两条补体途径的其中一条、IL-1 信号和 FcR 都是必不可少的。相反,补体成分 4(C4)以及补体受体 1 和 2 并不需要,这说明 K/B×N 血清诱导性 RA 不依赖于经典的补体途径[49]。

TCR 转基因是如何引起自身免疫的呢?这种 KRN TCR 具有双重特性,以至于它不仅可以与一种 RNase 衍生肽结合,而且还能与来自 GPI 的一段 I-A^{g7} 序列肽链结合[50,51]。GPI 作为一种自身抗原同时被 T 细胞和 B 细胞识别,而这两种细胞也是病变发展所必需的。根据推测,内源性自身肽可能作为一种自身抗原,引起强烈的细胞和体液免疫应答。值得注意的是,尽管 GPI 在组织中广泛表达,但是针对它的自身免疫却只局限在关节,这可能与它在生理学方面和淋巴引流方面具备的特殊性有关[52]。

用细胞谱系基因敲除小鼠进行的研究表明 T 细胞和 B 细胞对于 K/B×N 模型病变的始发是必需的[53],而 B 细胞分泌的针对病原的抗体对于病变的维持是必需的。虽然抗 GPI 抗体在本模型中扮演了重要的角色,但绝大多数人还是认为这种抗体在 RA 的发病机理中并不起重要的作用[54]。针对细胞内蛋白的自身抗体能够很容易地由交叉反应性 T 细胞释放出来,并对疾病产生深远的影响,这一观点为揭示 RA 的发病机理提供了重要的线索,也使我们重新认识免疫复合物在 RA 中的作用。

(四)蛋白多糖诱导性关节炎

与Ⅱ型胶原一样,蛋白多糖(PG)是关节软骨细胞基质的主要结构成分。通过向敏感小鼠腹膜内注射加入完全弗氏(Freund)佐剂(CFA)的软骨 PG(经过软骨素酶-ABC 消化过的软骨 PG)可使其发生蛋白多糖诱导的关节炎。接着在第 1 周和第 4 周后,再次注射加入不完全 Freund 佐剂(IFA)的 PG[55]。100%的动物会表现该病的临床特征,包括关节肿胀和红斑,这些体征会在第三次注射后的 9~12 天内出现,并在 7~8 周时表现最重。接下来会表现为一种慢性、进行性多关节炎,其特征为软骨和骨破坏、骨赘形成、关节僵直。在四肢关节出现炎性病变的同时,这些动物也会有锥体周围炎性病变,表现为椎间盘侵蚀和脊柱僵直。脊柱显著受累是该模型与其他关节炎模型的区别之处[56]。

蛋白多糖的多聚体聚集蛋白聚糖和多功能蛋白聚糖是该模型中的重要抗原。它们可出现在椎间盘、骶髂关节的透明软骨及 ENTHESE 中。聚集蛋白聚糖主要集中在椎间盘的髓核及关节软骨和终板中,而多功能蛋白聚糖除了骶髂关节以外,通常不会在上述组织中出现,它主要集中在韧带和骨盆环 ANNULUS 中。机体对聚集蛋白聚糖免疫会导致眼的前庭炎症和骶髂关节炎。

这种关节炎性病变的发展取决于针对所用的免疫接种抗原(人类或犬类胎儿的软骨PG)和小鼠软骨PG的细胞免疫和体液免疫表达。抗原特异性淋巴细胞在这种诱导性关节炎中的作用取决于用致敏T和B淋巴细胞向易感体内转染疾病的能力[57]。

(五)降植烷诱导性关节炎

对于易感小鼠,如DBA/1和BALB/c,可以通过间隔50天向腹膜内注射两次降植烷(2,6,10,4-四甲基十五烷),来诱导出破坏性关节炎。与其他关节炎模型不同,小鼠的降植烷诱导的关节炎是迟发性的,病程长达100~200天。在组织学上,这种关节炎的特征是分叶核粒细胞浸润、滑膜细胞增生、软骨侵蚀和血管翳形成[58]。高球蛋白血症的发生和针对多种抗原的抗体的出现,会使B细胞增殖并活跃。这些抗原包括65kd热休克蛋白(hsp65)、IgG、Ⅰ和Ⅱ型胶原、组蛋白、单链DNA(ssDNA)和其他狼疮相关性抗原[59]。这些不同的抗原都可诱导出狼疮样综合征。

从病因上讲,$CD4^+$ T细胞受动器机制比抗体依赖机制显得更为重要,特别是T细胞对hsp65的反应[60]。与其他几种试验性关节炎模型一样,用分枝杆菌hsp65而不是哺乳动物同种的hsp58对小鼠进行预先免疫,可以预防疾病的发生[61]。受到保护的小鼠表现为对hsp65的免疫反应增强,这种对疾病的保护作用与细胞因子T_H2产物有关。

(六)抗原诱导性关节炎

通过向先前已被某种抗原免疫过的动物关节内注射该抗原,可以诱导出慢性关节炎。这种方法现被用于研究慢性关节炎持续发病的机制。要获得试验性抗原诱导性关节炎,可以先用抗原对动物进行系统免疫,再向其关节内注射相同抗原[62,63]。所用的抗原包括:纤维蛋白原、卵白蛋白、猪血清白蛋白、铁蛋白、山葵过氧化物酶。大鼠、小鼠、兔类都对抗原诱导性关节炎敏感。如果只希望动物出现单侧关节炎,这种模型特别适合。

关节内注射抗原几小时后,严重的关节肿胀和渗出会立即出现。肿胀的消退通常要在两周后,大约1/3的动物会出现滑膜增厚并持续8~24周。4~6周后形成侵袭性血管翳和软骨侵蚀。这种急性滑膜炎以大量分叶核淋巴细胞、出血性改变、血管栓塞和组织坏死为特征,是一种依赖高滴度IgG抗体的Arthus过敏反应。在关节炎进展过程中,接踵而至的巨噬细胞会引起滑膜增厚。另一个特征是滑膜基质连接细胞大量增殖并且淋巴细胞和浆细胞数量增加。这种淋巴细胞的聚集结构类似常见于类风湿患者滑膜中的淋巴滤泡。浆细胞在炎症性滑膜中合成一种直接针对诱导抗原的免疫球蛋白。有人怀疑抗原诱导性关节炎慢性迁延的原因可能与关节内残存的抗原有一定关系。这些抗原作为一种刺激物延长了局部抗体的合成过程,从而为补体-接合的抗原-抗体复合物提供了来源。另外,细胞免疫也是其中一种重要的机制。如果再次静脉内注射极少量抗原,患抗原诱导性关节炎的动物会出现急性发作。这种急性发作的部分原因是由于关节内残存的T淋巴细胞所致的超敏反应。

(七)链球菌细胞壁性关节炎

腹腔内注射一次A群链球菌的肽聚糖-多醣片断细胞壁水悬浮液,可以诱导出严重的侵蚀性关节炎[64]。一种急性的、非胸腺依赖的、补体依赖的免疫状态会在24小时内逐渐发展,同时合并外周关节内细胞壁片断沉积。急性关节炎的特征是炎性介质TNF-α,IL-1和化学因子的水平很高,并且白细胞浸润严重。尽管这种方法正被广泛用于建立RA模型,但对于大鼠来说,它不产生类风湿因子,而表现出有意义的脊柱病变。这种方法也可以看作是一种反应性关节炎模型,因为细菌产物可使病变复发。

在原发的急性关节炎之后,会出现一种慢性的、继发的、胸腺依赖的免疫状态。这种免疫状态始于注射后的14天,其特征为病程的波动性。在受累关节的慢性病变中,常合并严重的巨噬细胞和T淋巴细胞浸润、滑膜增厚、边缘性和软骨下骨侵蚀及软骨破坏。促炎性细胞因子、生长因子、金属蛋白酶、环氧化酶-2和一氧化氮产物的高水平表达也是其特征之一[65]。转化生长因子(TGF)-β_1可能有抑制炎症进程和关节破坏的作用[66]。激肽释放酶-激肽系统对于该模型的炎性反应起着重要作用[67],并且用缓激肽受体拮抗剂对大鼠进行治疗可以阻止关节炎的发展[68]。关节内注射链球菌细胞壁(SCW)后,再进行静脉内注射(再激活),也可使小鼠和大鼠发生破坏性、淋巴细胞依赖性单关节炎。对于这种再激活性SCW-诱导的大鼠关节炎模型,抗IL-4而不是抗IL-10或抗IFN-γ可有效地减轻关节肿胀,这暗示着在一定程度上,T_H2受动器机制在这种再激活性关节炎模型中还是起作用的。作为另一种选择,IL-4在T_H1-相关炎症的进展中也起到一定作用。在系统性的模型中,TNF-α对于关节肿胀的发展起到重要作用，而 IL-1 对于调节小鼠关节破坏和炎性细胞浸润起着决定作用。同人类 RA 患者一样，在患有再激活性 SCW-诱导关节炎的大鼠滑膜中，转录因子核因子 κB (NFκB) 被激活[69]。在患 SCW-和降植烷诱导性关节炎的大鼠滑液中，NFκB 通过将蛋白酶体抑制剂或关节内的腺病毒基因转移给 κBa(IκBa) 的超阻遏抑制剂，从而对增强凋亡过程产生深远的影响。NFκB 的活化作用可以保护滑膜细胞免于凋亡，从而在炎症反应和滑膜增生之间建立潜在联系。关节内注射 NFκB 不仅可以防止已治愈的关节再次发生 SCW 关节炎，而且对于未经治疗的关节，还可以减轻其关节炎的严重程度[69]。

在同窝别的大鼠中，其各自血统对于链球菌细胞壁性关节炎的易感性是不尽相同的。Lewis(LEW) 大鼠 (Rtll) 是使用最广的、用于研究疾病易感性的血统。而 F344 大鼠 (Rllvl) 和 Buffalo(BUF) 大鼠 (RTlb) 是使用最广的、用于研究疾病抵抗性的血统。同窝别大鼠血统对疾病易感性的变异说明：有两种或两种以上的基因对疾病的易感性起着调节作用。

(八) 佐剂诱导性关节炎

在敏感大鼠如 DA 或 LEW 的尾根部皮内注射完全弗氏佐剂 (CFA)(经热灭活的分枝结核杆菌加入到不完全弗氏佐剂 IFA 中)，10~14 天后可出现佐剂诱导性关节炎的临床表现。然而要诱导自身免疫性疾病不一定局限于使用加入到 IFA 中的分枝结核杆菌，尽管产生关节炎的原因不同，其他类型的细菌也是可以使用的。所用油的种类、剂量及注射的途径也都是不一定的。有几种大鼠，如 BUF、F344 和 Wistar-Kyoto(WKY) 它们对抗原诱导性关节炎有相对的抵抗性[70]。

这种疾病的临床特征是周围关节的肿胀和进行性破坏。在组织学方面表现为关节间隙粒细胞浸润、滑膜增厚、血管翳形成、单核细胞浸润。该病病程有几周时间，进展迅速，且出现不可逆性周围关节的边缘性和软骨下骨侵蚀、软骨丢失及骨膜处新骨形成。尽管大鼠的这种抗原诱导性关节炎在临床和组织学方面与 RA 类似，但是骨膜炎、骨硬化的发生，以及众多关节外表现，更容易让人联想到反应性关节炎或脊柱关节病。

热休克蛋白的作用已经成为进一步研究该疾病的主要目的[71]。之所以这样，是因为人们发现分枝杆菌 hsp65，特别是其第 180 到 188 位的氨基酸，是 LEW 大鼠中致病性 T 细胞的主要靶抗原[72]。在注射佐剂后，观察抗体和 T 细胞对 hsp65 和第 180 到 188 位抗原决定簇的反应 14 天，然而却没有发现在抗-hsp65 抗体滴度与疾病严重程度之间有任何联系。但使用 hsp65 致敏的 T 细胞却可以将疾病转移给易感的 LEW 大鼠。

用 hsp65 对动物进行预处理，可使其病变不出现活动期[73]。看上去好像是机体对炎症性关节内的其他关节源性抗原决定簇产生了广泛的耐受[74]。

四、感染源与关节炎

(一) 支原体诱导性关节炎

自身免疫性疾病，包括关节炎，可以被感染源所诱发。支原体是种缺乏坚硬细胞壁的、革兰阴性的微生物，在研究关节炎的起源中有一定的作用。支原体是否诱导产生诸如 RA 这样的炎性关节病变或使其终生不愈，目前仍没有定论。试验性支原体诱导性关节炎模型表明，用某些已知的支原体可在人类中诱发该病。

支原体性关节炎可使小鼠产生增殖性关节炎，可使大鼠产生脓毒性关节炎[75,76]。对于小鼠，支原体诱导性关节炎的易感性与特殊的 MHC 单倍体型有关。相反，在大鼠中非 MHC 基因决定了其易感性。支原体性关节炎产生一种可溶性的超抗原 (SAg)，它可以调节细胞因子的反应并在活体注射后激活特定血统鼠类的 T 细胞[75]。因而，支原体诱导性关节炎可以作为一种研究模型，用于探讨 SAgs 在关节炎发病中的潜在作用。

(二) 莱姆关节炎 (包柔氏螺旋体菌相关性关节炎)

给 LEW 大鼠注射活的包柔氏螺旋体螺旋菌可以诱发莱姆关节炎，到第 30 天时，伴有急性渗出性多关节炎、肌腱炎和黏液囊炎。小鼠的莱姆关节炎也具有血统依赖性，许多鼠类的血统对莱姆关节炎有抵抗性。由于可在缺乏免疫力的 SCID 鼠中诱导出该病，因而包柔氏螺旋体菌感染所引起的强烈免疫反应可以保护机体免患莱姆关节炎。通过对各种同窝别鼠类血统进行研究发现，疾病的易感性与 T_H1 反应相关，而疾病的抵抗性与 T_H2 反应相关，同时 T 细胞是炎症介导损害的直接原因[77]。但近来的研究表明 T_H1 细胞在疾病的发展中并不是必需的[78-80]。被动的注射 OspA 包柔氏螺旋体菌的外表面蛋白，可以避免感染及随后莱姆关节炎的发生，这样一来就产生了莱姆疫苗[81]。MHC 单倍体型对于疾病的易感性并不重要，而黏附分子核心蛋白多糖的存在对于感染是很重要的，因为机体会表达核心蛋白多糖接合蛋白[82,83]。

五、HLA-B27转基因动物

(一)脊椎关节病模型

HLA-B27是主要组织相容性复合体Ⅰ类等位基因,与脊椎关节病的易感性具有强相关性。在已发现的任何一种MHC相关性疾病中,HLA-B27的致病危险度最高。

HLA-B27等位基因通常与β_2-微球蛋白(β_2m)非共价结合,与β_2m-递呈肽一起被细胞毒性T细胞(CTL)识别。尽管HLA-B27具体作用机制仍不清楚,但转基因动物模型已经确定了其在发病机制中占有一席之地。长期以来存在着一种假说,认为HLA-B27是一种与同类残基相比性质异常的等位基因,这种残基可以决定肽的特性。HLA-B27的结合特性导致了关节炎性肽物质的产生,而这种肽物质就成为自体反应性CTL的靶蛋白。但是至今这种关节炎性肽物质仍还未被发现。

(二)HLA-B27转基因大鼠

表达多拷贝人类HLA-B27的转基因大鼠会自发地出现炎性病变,病变部位涉及消化道、周围及脊柱关节、雄性生殖道、皮肤、指甲和心脏[84]。有趣的是,淋巴细胞表面的功能性人类MHCⅠ类分子的表达水平与疾病的易感性是相关的。继承性转移研究确定了T细胞在疾病发病机制中的作用[85],这与经典的关节炎性肽物质模型机制截然相反。环境因素也是必要的,因为转基因大鼠生活在无菌的环境中,这就减少了其患炎症性疾病的可能。

(三)HLA-B27转基因小鼠

β_2m(B27/β_2m$^{-/-}$)缺陷的转基因小鼠在细胞表面不表达HLA-B27的转移基因。这些小鼠会表现为指甲改变、脱毛和爪趾肿胀,后者会引起肢体僵直[86],而带有野生型β_2m的HLA-B27转基因小鼠却是健康的。环境因素的重要性在这种模型中也得以体现,因为生活在特殊无菌环境中的转基因小鼠是不会发病的。带有MHCⅡ类敲除基因Aβ^o的B27/β_2m$^{-/-}$小鼠没有H2-A或H2-E分子,这些小鼠仍然会自发地患病[86];因此MHCⅡ类分子在B27/β_2m$^{-/-}$的炎症中不起主要作用。还有种小鼠表达混合型B27分子,上面带有来自B27的$\alpha1\alpha2$肽结合区以及来自一种会自发地出现关节炎和指甲病变的H2-K^{d}小鼠基因上的$\alpha3$区[87]。这说明HLA-B27可以作为一种抗原递呈分子起作用。HLA-B27还能形成异常的二硫化物结合性同型二聚体,而该二聚体看起来仍能保持功能构象并能与肽类结合[88]。正是这一发现,进一步支持了关于HLA-B27的上述假说。

(四)肿瘤坏死基因-α转基因小鼠

促炎症反应性细胞因子在慢性炎症性疾病如RA中扮演着重要的角色[89]。细胞因子看起来对滑膜细胞体外扩增起着促进作用[90,91]。携带人类TNF(hTNF)基因的转基因小鼠在胸腺、肺、脾、肾、脑、肝、肠和关节组织中持续表达TNF-α[92],这种hTNF基因的3'端被修饰以提高翻译效率并增强mRNA的稳定性。在3~4周龄时,小鼠的踝关节肿胀和活动受限都很明显了,与此同时,还有滑膜增厚以及滑膜间隙内分叶核粒细胞和淋巴细胞的炎性浸润。这种病理改变会百分之百地在转基因小鼠的后裔中出现。用抗Htnf抗体对患关节炎的小鼠进行治疗可以完全阻止病变的发展[92],这证实了TNF在关节炎发病机制中的作用。另外,通过基因疗法给予抗炎性细胞因子IL-4、IL-10或IL-13,可以同时降低内源性和转基因性细胞因子的mRNA水平,但其中只有IL-4对关节炎的发展显示出轻微的弱化作用[93]。

(五)人类T-细胞白血病病毒1型转基因小鼠

人类T-细胞白血病病毒1型(HTLV-1)是已知的成人T-细胞白血病的致病因素。感染HTLV-1也可引起自身免疫现象,包括干燥综合征和在少数被感染个体中发生的关节炎[94]。病毒在pX区编码一种转录反式作用因子Tax。在env-pX区转入HTLV-1基因的小鼠会出现一种慢性、炎症性多关节病[95,96]。早在4周龄时,关节炎病变就发展到多个关节,到3个月时,60%会发病。病变在组织病理学方面类似于人类RA,合并有明显的滑膜及关节周围炎症。自身免疫反应也存在,伴有针对IgG、Ⅱ型胶原和HSP的抗体产生。发病率在不同血统背景的小鼠中差别很大,从BALB/c(H-2d)小鼠的64%到C57BL/6(H-2b)小鼠的0%~2%[97]。对同类系的小鼠进行HTLV-1转基因的研究表明,H-2基因座对疾病并不起决定性作用,一些背景基因特别是在BALB/c小鼠中的背景基因会增加该病的患病率。

Tax是一种可反式激活HTLV-1转录和多种细胞

基因的核磷蛋白，这些细胞基因包括 IL-2、IL-2Rβ 链、c-fos 和 TNF-β。Tax 还可促进 NFκB 与蛋白质前体的核转位。表达 Tax 基因的转基因小鼠与 HTLV-1 转基因小鼠一样会表现出 RA 样炎症性关节病，这说明 Tax 基因本身具有致关节炎性[98]。

六、系统性硬化症的动物模型

(一)系统性硬化症的遗传传递模型

1.紧皮鼠模型

1 型紧皮(tsk1)鼠模型是一种由于纤维蛋白原-1 基因出现副本所致的、自发性显性负相突变[99]，从而产生异常的纤维蛋白原-1 蛋白和纤维蛋白原-1 的自身抗体。该小鼠的纯合子在受孕后的 8~10 天死于子宫内。相反，其杂合子会在 1~2 周龄时发病，表现为皮肤增厚并变紧，而这必然是由皮下和深部肌肉组织病变引起的[100]。至 8 月龄时，它们的抗核抗体滴度升高[101]。生物化学和分子学方面的异常以及包括心脏增大和严重的肺扩张在内的皮肤和内脏改变，都与人类的系统性硬皮病(SS)患者非常相似，其中的肺扩张在组织学上类似于伴有轻度纤维化的人类肺气肿病变[102]。纤维蛋白原-1 是一种结构性糖蛋白，它构成了遍布于全身的、连接性组织微纤维。纤维蛋白原-1 转基因小鼠表达 tsk1 发生突变的纤维蛋白原-1 基因，该鼠会出现持续性皮肤增生并产生抗拓扑异构酶 I 和抗纤维蛋白原-1 抗体[103]。抗纤维蛋白原-1 抗体可见于不同种族人群中的 SS 患者，包括日本人和本土的美国人[104,105]。另外，在已知的 SS 患病率最高的本土美国人群中，该病与含有纤维蛋白原-1 基因的染色体区关系密切[105]。尽管有了上述发现，但纤维蛋白原-1 基因的缺失是否就是 SS 患者病变进展的原因，还是未知之数。

2 型紧皮(tsk2)鼠突变出现在给予硝乙基 ethylnitrosurea 后的 101/H 鼠后代中[106,107]。Tsk2 具有常染色体显性遗传特征。纯合子的胚胎会死于子宫中。杂合子的 tsk2 鼠在 2~3 周龄时会出现皮肤内持续的胶原沉积，类似于 tsk1 和人类的硬皮病[106,107]。tsk2 与 tsk1 相比，后者在病变发展过程中好像不涉及细胞免疫，而前者在真皮下可发现单核细胞浸润[107]。

2.鸟类的硬皮病

加利福尼亚大学，戴维斯(UnⅣersity of California,Davis)(UCD)200/206 鸡会在孵化后 1~2 周开始出现自发性、遗传性的硬皮病样疾病。该病具有常染色体隐性遗传特征，且外显率不完全[108]。与其他硬皮病模型不同，UCD 鸡完全显示出硬皮病的 3 个重要的临床症状，即内皮损害、炎症和胶原沉积。进而出现血管闭塞、皮肤和内脏血管周围淋巴细胞浸润、皮肤和内脏纤维化、ANA、抗心磷脂抗体、抗内皮细胞抗体、类风湿因子、抗 CⅡ 抗体和远侧多关节炎[108]。与人类相比，该病在鸡中更容易出现爆发性致病，病死率达到 40%，在很大比例的成年鸡中会发生肾小球肾炎[109]。尽管该病与人类疾病之间存在较多区别，但通过对 UCD200/206 鸡和人类 SS 患者皮肤损坏情况进行活组织切片对照研究发现，内皮细胞才是主要的免疫攻击对象[110]。内皮细胞是 UCD200/206 鸡皮肤中最早出现凋亡的细胞，显然这是由抗内皮细胞抗体引起的[110]。

(二)系统性硬化症的诱导模型

1.博来霉素诱导性纤维化

博来霉素是一种糖肽类抗生素，常作为抗肿瘤药使用，它与轮丝链霉菌不同，后者对 DNA 代谢有抑制作用。注射博来霉素可在小鼠身上诱导出硬皮病样的病变[111,112]。给予博来霉素会导致小鼠皮肤纤维化、肺实质单核细胞浸润和成纤维细胞聚集，最终发展为肺纤维化[111,112]。肌纤维母细胞具有成纤维细胞和平滑肌细胞的特征。它们出现于伤口愈合及纤维化过程中，例如硬皮病时。研究表明，经过博来霉素治疗的动物，其成纤维细胞对平滑肌肌动蛋白的表达增加，这说明这些成纤维细胞转而分化成肌纤维母细胞[113]。另外，来自经过博来霉素治疗小鼠外周血的单核细胞可释放一种可溶性因子，这种因子会诱导不断增多的成纤维细胞分化[114]。之所以会有肺纤维化，至少部分原因是由于氧化剂与抗氧化剂之间失去平衡[115]。氧自由基是组织损伤的重要启动因子[116]。现认为博来霉素与 DNA 和 Fe^{2+} 结合形成一种复合体，这种复合体可诱导产生活性氧簇(ROS)，如超氧化物和羟基[117,118]。超氧化物歧化酶（SOD）催化从 O_2^- 到 H_2O_2 的歧化反应。Yamamoto 等人证明 SOD 对于博来霉素诱导的小鼠皮肤硬化症具有抑制作用[114]，这就支持了 ROS 在硬化症中所起的作用。这些研究表明 SOD 对于 SS 是有疗效的。

2.转化生长因子-β(TGF-β)诱导性纤维化

TGF-β 是一种已知的成纤维细胞的化学引诱剂[119]

并在体外促使成纤维细胞增加胶原和纤维连接蛋白的产量[120,121]。TGF-β能通过调节一些蛋白质如纤溶酶原激活物和原胶原酶来修饰细胞外基质(ECM)[122-124]。因此,TGF-β水平持续升高会诱导ECM沉积从而导致纤维化。

给新生的小鼠皮下注射TGF-β会导致肉芽组织形成,接着伴有广泛的、一过性的纤维化形成[125]。给成年鼠注射TGF-β所引起的组织反应较小。这种模型诱导的纤维化具有可逆性和暂时性;但是如果同时注射TGF-β和基本的纤维母细胞生长因子(bFGF),纤维化改变会更显著,病程会延长,病变会变得不可逆。体外研究显示,成纤维细胞中结缔组织生长因子(CTGF)的mRNA水平增高表明TGF-β被激活。这种联合使用TGF-β、CTGF和bFGF的实验说明,如果没有CTGF或bFGF,TGF-β就无法诱导或启动皮肤硬化这一过程[125]。

3.硬皮病性移植物抗宿主疾病

鼠类硬皮病性移植物抗宿主疾病(Scl GVH)模型是一种特别好的硬皮病模型,适用于研究系统性硬化症的一种亚型,这种亚型表现为早期迅速进展的皮肤硬化。在这一模型中,接受来自其他小鼠骨髓和脾细胞移植的小鼠会形成肺纤维化和皮肤硬化,这些供体与受体小鼠在组织相容性方面相差甚微。SclGVH小鼠的病理表现为最初由单核细胞/巨噬细胞和T细胞引起的皮肤炎症表现。尽管T细胞对皮肤的免疫反应启动作用是至关重要的,但SclGVH小鼠模型却显示出在疾病早期刚出现皮肤硬化时,浸润皮肤和肺的主要细胞是巨噬细胞,这一点类似于硬皮病患者的早期病变过程[126]。这些巨噬细胞上表达着活化和抗原递呈的标志物[127]。另外,TGF-β的mRNA表达增加,胶原mRNA及蛋白质的合成出现上调,从而导致继发性皮肤增厚和肺纤维化[128]。

$TGF-\beta_1$抗体阻止单核细胞对皮肤的浸润和继发性皮肤增厚及纤维化[129]。这表明T细胞对单核细胞的活化作用可能是硬皮病和SclGVH的启动因素。这些单核细胞浸润皮肤并产生$TGF-\beta_1$ [129],$TGF-\beta_1$会使胶原水平上调并导致纤维化。由于炎性免疫细胞在硬皮病皮损时诱导基质合成,同时化学因子参与炎性细胞的迁移和募集,值得注意的是,$TGF-\beta_1$、单核细胞趋化蛋白-1、MIP-1α和RANTES(被经上调活化的正常T细胞所表达和分泌)的化学因子mRNA都与鼠类SclGVH病变早期的某些方面有关[127]。这些研究表明,在硬皮病早期针对下述不同方面进行治疗可能会有效,即化学因子的产物、T细胞与单核/巨噬细胞的激活和宿入皮肤以及直接抑制$TGF-\beta_1$。

七、系统性红斑狼疮的动物模型

在动物身上诱导出的红斑狼疮病变是一种最成功的动物模型。鼠类的红斑狼疮病变通常是指有SLE-样自身抗体(抗-DNA、抗组蛋白及其他抗体)产生,同时合并免疫介导的肾脏病变。小鼠一般不会表现出许多重要的SLE临床特征(浆膜炎、盘样损害或其他皮肤病变)、关节炎或明显的中枢神经系统病变(对于小鼠来说这种病变很难于进行评价)。它们地病情无情地发展着,不会显示SLE典型的消/长过程。鼠类的SLE很容易受治疗性干预的影响,如饮食控制、药物甚或饥饿。尽管鼠类与人类的SLE存在这些重要的差别,但鼠类的红斑狼疮模型还是受到广泛认可的。

(一)SLE的诱导性模型

1.慢性移植物抗宿主疾病

通过给正常小鼠输入Ⅱ型MHC反应性T细胞可以诱发慢性移植物抗宿主病变,进而使抗核及抗红细胞的自身抗体出现快速诱导(在3周内),同时合并免疫介导的肾脏病变及溶血性贫血。疾病的表现取决于移植物和宿主(I-A对I-E)间MHC屏障的特性,抗体的产生需要异体(移植的)T细胞和宿主B细胞间的细胞/细胞相互作用[130,131]。在实验性疾病模型中,宿主表达的抗DNA转基因能够被激活,可以用来研究特定B细胞群的免疫耐受情况[132,133]。作为SLE的一种模型,GVH的引人之处在于,首先可在正常动物身上诱导,特别是B6;其次对于同类系的血统,可以检测出其他基因的作用;最后还可探索红斑狼疮样自身免疫病的发病机制。

2.降植烷诱导性红斑狼疮

腹膜内注射脂肪烃降植烷后会出现红斑狼疮样自身免疫病,其特征为产生针对DNA和多种核抗原的自身抗体,同时合并急进性肾小球肾炎[134]。注射的油剂会引起慢性腹膜炎,伴有巨噬细胞的强烈活化和细胞因子的产生,同时还发现IL-6和IL-10在其中所起的重要作用。虽然自身抗体的产生会受遗传影响,但所有被检测出免疫活性的鼠类血统都具有易感性[135]。另外,$CD4^+$ T淋巴细胞在自身免疫疾病的发展过程中也是必需的。

3.Blys转基因小鼠

Blys 也被称为 APRIL、THANK 和 zTNF4，是一种重要的 B 细胞分化调节基因。这种分子在小鼠身上过度下表达，会引起一种伴有 B 细胞高反应性的红斑狼疮样疾病[136]。因为人类的 SLE 也涉及到 Blys，因此这种模型还是有临床意义的。

4.药物诱导性红斑狼疮

用通常能导致人类药物诱导性红斑狼疮的药物去诱导动物模型是一件困难的事。直接给予小鼠普鲁卡因胺或其代谢产物仅引起轻微的自身免疫，抗核抗本产生的多少要到治疗两个月后才能被观测到。然而胸腺内注射普鲁卡因胺羟胺却可引起红斑狼疮综合征。其机制可能是胸腺主动选择机制的瓦解，同时对低亲和力的选择性自身抗体产生耐受[137,138]。用经过 5-氮杂胞苷或普鲁卡因胺处理过的 CD4 T 细胞对小鼠进行过继性转移，可以得到另一种药物诱导性红斑狼疮模型。这些 DNA 甲基化的抑制剂会诱导淋巴细胞结合抗原-1 的过度表达和 T_H2 细胞因子的分泌，进而导致巨噬细胞溶解并继发自身免疫[139]。

5.重金属引起的自身免疫

对于几种小鼠，暴露于汞、金和其他重金属会引起自身免疫[140]。针对核抗原的自身抗体在汞-诱导的自身免疫模型中已经得到了非常深入的研究，这种疾病的易感性明显依赖于 MHC 单倍体[141]。这种疾病需要T细胞的表达，而通过 T 细胞可以实现本病的过继性转移[142]。给予小鼠足够剂量的汞，可使其发生伴有抗体、补体沉积的膜性肾小球肾炎。

(二)SLE的基因传递模型

1.NZB和NZB混合型小鼠

繁殖 NZB 小鼠本是为了其他目的，但偶然发现该鼠会自发地出现自身免疫性溶血性贫血以及抗 T 细胞和抗 ssDNA 的抗体，还有 IgM 水平增高且 B 细胞淋巴瘤发病率很高。值得注意的是，NZW 和 SWR 杂交小鼠的后代发生的自身免疫疾病会更为严重，这种疾病带有系统性红斑狼疮的许多特征，合并明显的免疫复合物性肾病及产生针对单链和双链 DNA（dsDNA)的抗体。雌性的病变进展得更快且病情更加严重，显然是受到雌性激素的影响，因为经过激素处理后病变的严重程度会发生改变。NZB/NZW 小鼠红斑狼疮易感性的基因基础已经得到了深入的研究，机制相当复杂。NZB 至少贡献 CONTRIBUTE 两个基因，其中一个暂时被认为是 Ifi202，一种干扰素诱导性基因[143]。NZW 的 CONTRIBUTION 是被称作为 Sle 1、2、3 的 3 种基因复合体的结果。几种相互之间作用复杂的基因(SLe 1a、b、c、d)组成了 Sle 1 基因座，它可被其他的抑制性基因所调控[144]。SLe 1 被认为与破坏 B 细胞耐受性有关，而 SLe 2 和 SLe 3 会导致损伤效应放大，减少凋亡和 T 细胞增殖。这些基因座之间渐成式的相互作用方式，为研究人类 SLE 易感性时必然出现的多基因之间的相互作用提供了一个重要的框架。

NZB/NZW F1 小鼠已被用于无数的药物研究、基因试验和其他试验性处理方法的研究。根据它们肾脏疾病对烷化剂的反应性，人们开始将环磷酰胺用于临床[145]，同时正是由于 T 细胞依赖性在它们疾病发作中的重要作用，才使得针对 T 细胞、CD40L 和 CTLA4 抗体的临床试验用于人类疾病的研究[146-149]。

2.MRL、MRL/lpr小鼠、Fas和Fas配基缺失

MRL 小鼠具有复杂的基因背景，其自身免疫性疾病表现轻微，合并抗核抗体产生及中度的肾脏病变。如果 MRL 基因背景中出现一种机能减退性的 CD95 突变(Fas)，就会出现

自身免疫性疾病的暴发，伴有进展性免疫复合物性肾病、血管炎和早死[150]。由于 CD95 是一种重要的受体–介导的基因凋亡，lpr 对自身免疫的加速效应主要归因于 T 细胞和 B 细胞耐受性的异常，这种情况可能主要发生在外周而不是在发育中的胸腺或胎儿肝脏内[151]。MRL/lpr 小鼠会自发地产生抗 ssDNA 和抗 dsDNA 抗体、IgG 型类风湿因子、冷球蛋白血症和抗 Sm 抗体[152]。与此同时，它们还表现出广泛的淋巴结增生，脾增大的程度略小，这主要是因为，无细胞免疫反应性的 T 淋巴细胞数目剧增，这些细胞同时缺乏 CD4 和 CD8，却仍然表达大量的活化标志物和一些 B 细胞表面抗原。如果在其他基因背景中出现 lpr 突变，就会出现不同程度的轻微自身免疫。例如，对于已被广泛研究的 B6/lpr 小鼠(由于其存在多种突变且血统具有同源性，同时B6 位上的基因被转移或敲除，因此使用方便)，抗DNA 和染色质的抗体大约在 4 月龄时产生，虽然淋巴组织大量增生，但很少出现病理改变[153]。Gld 是Fas 配基中一个重要的突变，存在这种缺陷的小鼠与 lpr 小鼠一样几

乎会出现同样的疾病[154]。

尽管MRL/lpr小鼠并非是SLE的理想模型(在人类SLE中Fas基因是正常的，同时淋巴样增殖呈中度改变而且程度轻重不一),但其血清学方面与人类病变的相似性及病变的速发性还是吸引了许多学者使用这种小鼠进行治疗方面的研究。这种广泛的弥漫性淋巴样增殖会影响唾液腺和泪腺，因而某些学者将它们用于建立干燥综合征的模型[155]。一种名为自身免疫性淋巴样增殖综合征(或Canale-Smith综合征)的罕见人类疾病就是由于Fas基因表达或标志缺陷造成的[156]。遗传通常具有共显性。这些个体所表现出的广泛性淋巴样增殖类似于lpr小鼠,主要是CD4⁻CD8⁻T细胞聚积的结果。据报道,某些个体会出现狼疮样自身免疫疾病,然而大多数个体还是针对红细胞和血小板产生自身免疫。

4.BXSB小鼠

为什么一种被Y染色体编码的基因(Yaa)会在小鼠雄性后代中诱导出狼疮样疾病，尽管对于这种自身免疫疾病发展的基因习性知之甚少而忽略了其发病机制，但人们还是根据这种特有的动物模型写出了一篇内容充实的文献[157]。过继性转移试验显示:Yaa基因在B细胞中的表达对于自身免疫疾病是至关重要的。有趣的是,BXSB×NZW小鼠会出现明显的抗磷脂综合征合并冠脉栓塞,同时伴有针对β_2糖蛋白Ⅰ的抗体产生[158]。近来发现,BXSB小鼠边缘带B淋巴细胞会出现延迟发育[159]。

5.抗DNA转基因和自身免疫

当研究B细胞在自身免疫中的耐受性时,有一种重要的新工具,即强迫B细胞接受编码抗核抗体的转基因。几种重链基因成为研究的焦点,特别是2-12,当其与大多数轻链基因配对时，它会编码抗Sm结合抗体[160],还有3H9,当其与大多数κ链和所有λ链配对时,它会结合DNA[161]。因而使用抗λ1抗体可对转基因动物中产生抗DNA的B细胞进行示踪。对于正常小鼠,产生自身抗体的B细胞会被删除或失活,抑或通过受体编辑而改变其特征[162,163]。近来通过在基因位点直接插入重链来对这种3H9模型加以修饰,使得重链处于Ig基因位点内的正常位置并可进行类转换和正常基因调控[164]。

6.因清除受损凋亡细胞引起的狼疮样自身免疫

有学者提出在凋亡过程中，核抗原的暴露会导致自身免疫反应。在几种鼠类模型中,其被清除的凋亡细胞都是受损的,这就支持了上述假说。正如可以在肾脏中见到的凋亡碎片所示,缺失C1q的小鼠会出现进展性自身免疫疾病和肾脏损害，这一点类似于存在同样缺陷的人类[165]。血清淀粉样蛋白(SAP)能与染色质结合,这对于该分子的分解代谢是非常重要的。敲除SAP基因的小鼠会出现抗染色质和抗DNA抗体,显然是由于残余致免疫性染色质存在的缘故[166]。缺乏DNase-Ⅰ的小鼠也会形成抗DNA的自身免疫，可能是由DNA的非正常存在引起,这种DNA源于缺乏这种酶的衰老动物细胞[165]。最后,缺乏细胞膜酪氨酸激酶Mer的小鼠也会出现狼疮样自身免疫疾病，伴有针对DNA、染色质和磷脂的抗体产生[167]。由于Mer与一种蛋白(GAS-6)结合,而这种蛋白又依次与凋亡细胞上暴露的磷脂酰丝氨酸残基结合,因此,缺乏Mer小鼠的自身免疫至少有部分原因是由于其被清除的凋亡细胞出现破损。Mer对于摄入微粒的巨噬细胞产生炎性细胞因子起到重要的调节作用,敲除Mer基因小鼠的自身免疫可能也与吞噬了凋亡细胞的巨噬细胞产生促炎性细胞因子有关。

7.由T细胞活性增强引起的狼疮疾病

在动物的自发性狼疮模型和人类SLE疾病中,T细胞对于自身抗体的产生是至关重要的。近年来人们对大量小鼠SLE模型进行研究显示,通过删除调节路径或强行给予转基因来控制T细胞活性,可以达到增加T细胞活性的目的。这些都已总结在表29.1中。

表29.1 T 细胞活性增强引起的系统性红斑狼疮

基因缺陷	作用机制	参考文献
$p21^{-/-}$	↓细胞周期蛋白依赖性激酶	186
$Gadd45a^{-/-}$	↑T细胞增殖	187
$E2F2^{-/-}$	↑T细胞增殖	188
$IEX\text{-}1^{-/-}$	↓T细胞凋亡	189
$Cbl\text{-}b^{-/-}$	↑TCR信号转传	190
$G2A^{-/-}$	超反应性T细胞	191
CD45抑制楔$^{-/-}$	↑TCR信号转传	192
角蛋白启动子上转入IFN-γ基因	↑T细胞活化	193
表皮内转入CD40L基因	↑T细胞活化	194

IFN:干扰素;TCR:T细胞受体。

八、系统性血管炎模型

Palmerston North小鼠

这种小鼠会出现狼疮样进行性自身免疫疾病[168]。伴随这种综合征的产生还会出现血管炎，这种血管炎累及动脉和静脉，同时合并广泛的血管周围炎。与这一过程有关的细胞是 CD4+ T 细胞[169]。

输入白细胞介素-1的小鼠和白细胞介素-1受体拮抗剂基因剔除小鼠

有学者报道，给小鼠输入 IL-1 会导致血管内炎症[170]，且缺乏 IL-1Ra 的小鼠会出现一种严重的自发性血管炎[171]。这些动物会出现嗜中性粒细胞性血管炎伴有 CD4+细胞浸润，在大动脉分支处这种表现尤为显著。该病变在杂合子动物中会呈现逐渐衰减的趋势，这意味着在正常个体中 IL-1Ra 必须达到足够的数量才能预防血管的炎性病变。要从事这些研究，需将 IL-1Ra 基因缺陷型小鼠与具有 MF1 基因背景的远亲后代进行杂交。如果将 IL-1Ra 基因缺陷型小鼠(通过基因敲除而获得）与具有 BALB/c 而不是 C57BL/6 型基因背景的小鼠进行杂交，就不会发生血管炎，但会出现炎性侵袭性动脉炎，这也再次强调了背景基因在病理调节方面的作用[172]。

九、干燥综合征模型

对 3 日龄的 NFS 鼠进行切除胸腺术会导致唾液腺和泪腺出现干燥综合征样改变[173]。这种疾病依赖于 T 淋巴细胞，并与针对细胞骨架蛋白中胞影蛋白的自身免疫有关[174]。另一种模型是前面讨论过的 HTLV tax 转基因鼠[175]。另外，MRL/lpr 和 NOD 小鼠[176]也用于干燥综合征模型。

十、抗磷脂综合征

有人报道，自发的血栓形成和抗磷脂抗体的产生见于 BXSB×NZW 小鼠，同时与这些自身抗体有关的胚胎废物也见于 MRL/lpr 小鼠。近来有些学者将人类抗磷脂综合征患者的血清被动转移给正常的妊娠小鼠，以此来诱导小鼠胚胎死亡[177]。通过这一模型证明了补体在此过程中起到了重要作用(图 29.4)。补体 C3 转化酶抑制剂受体 1 的相关基因/蛋白质 y(Crry)-Ig 可以防止小鼠出现胚胎死亡及生长迟缓。在另一个研究抗磷脂自身抗体生物活性的实验中，研究人员已经开始将这种自身抗体的加速作用应用于活体大鼠，通过这种作用，可以使大鼠被结扎的腔静脉中出现凝血；同时这种加速作用也用于创伤模型，它可以使凝血过程加快[178]。

十一、自身免疫性多肌炎模型

几种可以诱导的多肌炎模型已经有人加以描述了[179]。一定种类的柯萨奇 B 病毒感染会导致自身免疫性肌肉炎症和进行性肌病[180]。T 细胞作为一种有效成分对于肌肉损伤是必需的[181,182]。用兔肌球蛋白 MB 片段免疫 SJL 小鼠也可诱导出多肌炎，同时静脉内注射 IgG 可以使病情得到改善[183]。

自发性肌肉炎症出现于过度表达 IFN-γ 中 β 链的 NOD 小鼠，表面上看来好像是受到细胞因子的影响造成 NOD 背景基因失衡 [184]。有报道称，肌肉中 I 类 MHC 基因的条件性上调会诱导出炎症性多肌炎，伴有

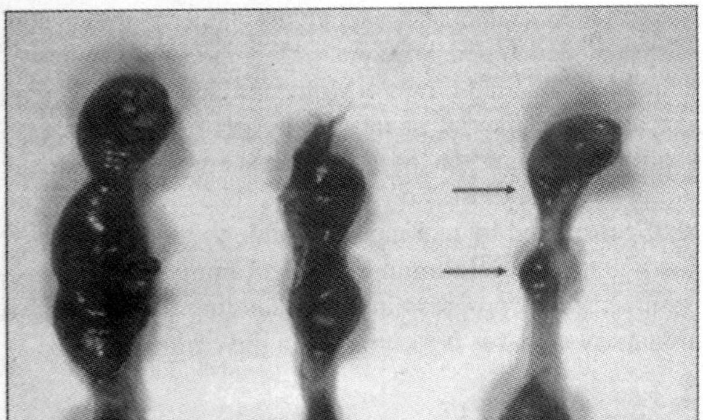

图29.4 抗磷脂自身抗体导致的胚胎吸收。左侧显示的是一个包含有多个正常小鼠胚胎的子宫，它来自给予正常人类免疫球蛋白G(IgG)后的妊娠小鼠。右侧的两个小鼠子宫来自于给予人类患者IgG后的妊娠小鼠，这些人类患者带有抗磷脂抗体。箭头所指的胚胎已经被吸收了。(Courtesy of Dr. Jane . Salmon , hospital for Special Surgery , New York.)

针对转移RNA合成酶的抗体产生[185]。

十二、小结

多年来，人们一直在使用动物模型用于了解炎症在基础方面的作用机制以及设计新的治疗方法从而造福人类。如果不是因为动物模型具有良好的特征性并广泛为人所接受，那么人们就有理由怀疑，在目前类风湿治疗中还能否会出现如此多的重要进展（例如，阻断TNF形成和使用烷化剂）。分子遗传学可以精确地改变或删除致病基因，可以剖析由多重相互作用基因引起的疾病，可以评价已知基因在自身免疫和炎症过程中的作用，进而明显提升了动物模型所具有的潜能。相信在未来几年，人们一定会在了解和治疗炎症性疾病的研究工作中不断取得更快的进步。

（李楠 译 叶伟胜 陆芸 校）

参考文献

1. Kim, SH, Lechman ER, Kim S, et al. *Ex vivo* gene delivery of IL-1Ra and soluble TNF receptor confers a distal synergistic therapeutic effect in antigen-induced arthritis. *Mol Ther* 2002;6:591–600.
2. Crow JF. C. C. Little, cancer and inbred mice. *Genetics* 2002;161: 1357–1361.
3. Jouvin-Marche E, Trede NS, Bandeira A, et al. Different large deletions of T cell receptor V beta genes in natural populations of mice. *Eur J Immunol* 1989;19:1921–1926.
4. Crawford K, Alper CA. Genetics of the complement system. *Rev Immunogenet* 2000;2:323–338.
5. Harman D. The aging process. *Proc Natl Acad Sci U S A* 1981;78: 7124–7128.
6. Mazel JA, El-Sherif N, Buyon J, et al. Electrocardiographic abnormalities in a murine model injected with IgG from mothers of children with congenital heart block. *Circulation* 1999;99:1914–1918.
7. Green, EL, ed. *Biology of the laboratory mouse,* 2nd ed. New York: Mcgraw-Hill, 1966.
8. Waer, M, Van Damme B, Leenaerts P, et al. Treatment of murine lupus nephritis with cyclophosphamide or total lymphoid irradiation. *Kidney Int* 1988;34:678–682.
9. Israel EJ, Wilsker DF, Hayes KC, et al. Increased clearance of IgG in mice that lack beta 2-microglobulin: possible protective role of FcRn. *Immunology* 1996;89:573–578.
10. Miller JF. The thymus. Yesterday, today, and tomorrow. *Lancet* 1967; 2:1299–1302.
11. O'Malley BW. Mechanisms of action of steroid hormones. *N Engl J Med* 1971;284:370–377.
12. Wakeland EK, Liu K, Graham RR, et al. Delineating the genetic basis of systemic lupus erythematosus. *Immunity* 2001;15:397–408.
13. Perkins AS. Functional genomics in the mouse. *Funct Integr Genomics* 2002;2:81–91.
14. Mitchell, DA, Pickering MC, Warren J, et al. C1q deficiency and autoimmunity: the effects of genetic background on disease expression. *J Immunol* 2002;168:2538–2543.
15. Miesel R, Dietrich A, Ulbrich N, et al. Assessment of collagen type II induced arthritis in mice by whole blood chemiluminescence. *Autoimmunity* 1994;19:153–159.
16. Bliven ML, Wooley PH, Pepys MB, et al. Murine type II collagen arthritis. Association of an acute-phase response with clinical course. *Arthritis Rheum* 1986;29:1131–1138.
17. Animal models for autoimmune and inflammatory disease. In: JC Coligan, ed. *Current protocols in immunology.* New York: John Wiley & Sons, 2003: Units 15.14, 15.15, 15.10, 15.20.
18. Vallet, V, Cherpillod J, Waridel F, et al. Fate and functions of human adult lymphoid cells in immunodeficient mice. *Histol Histopathol* 2003;18:309–322.
19. Ashany D, Hines J, Gharavi A, et al. Analysis of autoantibody production in SCID-systemic lupus erythematosus (SLE) chimeras. *Clin Exp Immunol* 1992;88:84–90.
20. Kraling BM, Juhasz I, Freundlich B, et al. Transplantation of systemic sclerosis (SSc) skin grafts into severe combined immunodeficient mice: increased presence of SSc leukocytes in SSc skin grafts and autoantibody production following autologous leukocyte transfer. *Pathobiology* 1996;64:99–114.
21. Rendt KE, Barry TS, Jones DM, et al. Engraftment of human synovium into severe combined immune deficient mice. Migration of human peripheral blood T cells to engrafted human synovium and to mouse lymph nodes. *J Immunol* 1993;151:7324–7336.
22. Brack A, Rittner HL, Younge BR, et al. Glucocorticoid-mediated repression of cytokine gene transcription in human arteritis-SCID chimeras. *J Clin Invest* 1997;99:2842–2850.
23. Luross JA, Williams NA. The genetic and immunopathological processes underlying collagen-induced arthritis. *Immunology* 2001;103: 407–416.
24. Kraetsch HG, Unger C, Wernhoff P, et al. Cartilage-specific autoimmunity in rheumatoid arthritis: characterization of a triple helical B cell epitope in the integrin-binding-domain of collagen type II. *Eur J Immunol* 2001;31:1666–1673.
25. Stuart JM, Townes AS, Kang AH. Collagen autoimmune arthritis. *Annu Rev Immunol* 1984;2:199–218.
26. Malfait AM, Williams RO, Malik AS, et al. Chronic relapsing homologous collagen-induced arthritis in DBA/1 mice as a model for testing disease-modifying and remission-inducing therapies. *Arthritis Rheum* 2001;44:1215–1224.
27. Myers LK, Rosloniec EF, Cremer MA, et al. Collagen-induced arthritis, an animal model of autoimmunity. *Life Sci* 1997;61:1861–1878.
28. Plows D, Kontogeorgos G, Kollias G. Mice lacking mature T and B lymphocytes develop arthritic lesions after immunization with type II collagen. *J Immunol* 1999;162:1018–1023.
29. Wang Y, Kristan J, Hao L, et al. A role for complement in antibody-mediated inflammation: C5-deficient DBA/1 mice are resistant to collagen-induced arthritis. *J Immunol* 2000;164:4340–4347.
30. Hietala MA, Jonsson IM, Tarkowski A, et al. Complement deficiency ameliorates collagen-induced arthritis in mice. *J Immunol* 2002;169: 454–459.
31. Shiozawa S, Shimizu K, Tanaka K, et al. Studies on the contribution of c-fos/AP-1 to arthritic joint destruction. *J Clin Invest* 1997;99: 1210–1216.
32. Zhang HD, Yang YP, Horton JL, et al. Amelioration of collagen-induced arthritis by CD95 (APO-1/FAS)-ligand gene transfer. *J Clin Invest* 1997;100:1951–1957.
33. Griffiths, RJ, Smith MA, Roach ML, et al. Collagen-induced arthritis is reduced in 5-lipoxygenase-activating protein-deficient mice. *J Exp Med* 1997;185:1123–1129.
34. Saijo S, Asano M, Horai R, et al. Suppression of autoimmune arthritis in interleukin-1-deficient mice in which T cell activation is impaired due to low levels of CD40 ligand and OX40 expression on T cells. *Arthritis Rheum* 2002;46:533–544.
35. Joosten LA, Helsen MM, van de Loo FA, et al. Anticytokine treatment of established type II collagen-induced arthritis in DBA/1 mice. A comparative study using anti-TNF alpha, anti-IL-1 alpha/beta, and IL-1Ra. *Arthritis Rheum* 1996;39:797–809.
36. Ruchatz H, Leung BP, Wei XQ, et al. Soluble IL-15 receptor alpha-chain administration prevents murine collagen-induced arthritis: a role for IL-15 in development of antigen-induced immunopathology. *J Immunol* 1998;160:5654–5660.
37. Joosten LA, Lubberts E, Helsen MM, et al. Protection against cartilage and bone destruction by systemic interleukin-4 treatment in established murine type II collagen-induced arthritis. *Arthritis Res* 1999;1:81–91.
38. Campbell, IK, Bendele A, Smith DA, et al. Granulocyte-macrophage colony stimulating factor exacerbates collagen induced arthritis in mice. *Ann Rheum Dis* 1997;56:364–368.
39. Thornton, S, Boivin GP, Kim KN, et al. Heterogeneous effects of IL-2 on collagen-induced arthritis. *J Immunol* 2000;165:1557–1563.
40. Vermeire K, Heremans H, Vandeputte M, et al. Accelerated collagen-induced arthritis in IFN-gamma receptor-deficient mice. *J Immunol*

1997;158:5507–5513.
41. Matthys P, Vermeire K, Mitera T, et al. Anti-IL-12 antibody prevents the development and progression of collagen-induced arthritis in IFN-gamma receptor-deficient mice. *Eur J Immunol* 1998;28:2143–2151.
42. Kageyama Y, Koide Y, Yoshida A, et al. Reduced susceptibility to collagen-induced arthritis in mice deficient in IFN-gamma receptor. *J Immunol* 1998;161:1542–1548.
43. Yang HT, Jirholt J, Svensson L, et al. Identification of genes controlling collagen-induced arthritis in mice: striking homology with susceptibility loci previously identified in the rat. *J Immunol* 1999;163: 2916–2921.
44. Taneja V, David CS. HLA class II transgenic mice as models of human diseases. *Immunol Rev* 1999;169:67–79.
45. Taneja V, Taneja N, Paisansinsup T, et al. CD4 and CD8 T cells in susceptibility/protection to collagen-induced arthritis in HLA-DQ8-transgenic mice: implications for rheumatoid arthritis. *J Immunol* 2002;168:5867–5875.
46. Wilder RL. Hormones and autoimmunity: animal models of arthritis. *Baillieres Clin Rheumatol* 1996;10:259–271.
47. Bradley DS, Das P, Griffiths MM, et al. HLA-DQ6/8 double transgenic mice develop auricular chondritis following type II collagen immunization: a model for human relapsing polychondritis. *J Immunol* 1998;161:5046–5053.
48. Kouskoff V, Korganow AS, Duchatelle V, et al. Organ-specific disease provoked by systemic autoimmunity. *Cell* 1996;87:811–822.
49. Solomon S, Kolb C, Mohanty S, et al. Transmission of antibody-induced arthritis is independent of complement component 4 (C4) and the complement receptors 1 and 2 (CD21/35). *Eur J Immunol* 2002; 32:644–651.
50. Basu, D, Horvath S, Matsumoto I, et al. Molecular basis for recognition of an arthritic peptide and a foreign epitope on distinct MHC molecules by a single TCR. *J Immunol* 2000;164:5788–5796.
51. Matsumoto, I, Staub A, Benoist C, et al. Arthritis provoked by linked T and B cell recognition of a glycolytic enzyme. *Science* 1999;286: 1732–1735.
52. Mandik-Nayak L, Wipke BT, Shih FF, et al. Despite ubiquitous autoantigen expression, arthritogenic autoantibody response initiates in the local lymph node. *Proc Natl Acad Sci U S A* 2002;99:14368–14373.
53. Korganow AS, Ji H, Mangialaio S, et al. From systemic T cell self-reactivity to organ-specific autoimmune disease via immunoglobulins. *Immunity* 1999;10:451–461.
54. Matsumoto I, Lee DM, Goldbach-Mansky R, et al. Low prevalence of antibodies to glucose-6-phosphate isomerase in patients with rheumatoid arthritis and a spectrum of other chronic autoimmune disorders. *Arthritis Rheum* 2003;48:944–954.
55. Glant TT, Mikecz K, Arzoumanian A, et al. Proteoglycan-induced arthritis in BALB/c mice. Clinical features and histopathology. *Arthritis Rheum* 1987;30:201–212.
56. Zhang Y, Shi S, Ciurli C, et al. Animal models of ankylosing spondylitis. *Curr Rheumatol Rep* 2002;4:507–512.
57. Mikecz K, Glant TT, Buzas E, et al. Proteoglycan-induced polyarthritis and spondylitis adoptively transferred to naive (nonimmunized) BALB/c mice. *Arthritis Rheum* 1990;33:866–876.
58. Hopkins SJ, Freemont AJ, Jayson MI. Pristane-induced arthritis in Balb/c mice. I. Clinical and histological features of the arthropathy *Rheumatol Int* 1984;5:21–28.
59. Barker RN, Easterfield AJ, Allen RF, et al. B- and T-cell autoantigens in pristane-induced arthritis. *Immunology* 1996;89:189–194.
60. Levitt, NG, Fernandez-Madrid F, Wooley PH. Pristane induced arthritis in mice. IV. Immunotherapy with monoclonal antibodies directed against lymphocyte subsets. *J Rheumatol* 1992;19:1342–1347.
61. Thompson SJ, Francis JN, Siew LK, et al. An immunodominant epitope from mycobacterial 65-kDa heat shock protein protects against pristane-induced arthritis. *J Immunol* 1998;160:4628–4634.
62. Magilavy DB. Animal models of chronic inflammatory arthritis. *Clin Orthop* 1990;259:38–45.
63. Wooley PH. Animal models of rheumatoid arthritis. *Curr Opin Rheumatol* 1991;3:407–420.
64. Cromartie WJ, Craddock JG, Schwab JH, et al. Arthritis in rats after systemic injection of streptococcal cells or cell walls. *J Exp Med* 1977;146:1585–1602.
65. Houri JM, O'Sullivan FX. Animal models in rheumatoid arthritis. *Curr Opin Rheumatol* 1995;7:201–205.
66. Brandes ME, Allen JB, Ogawa Y, et al. Transforming growth factor beta 1 suppresses acute and chronic arthritis in experimental animals. *J Clin Invest* 1991;87:1108–1113.
67. Blais C Jr, Couture R, Drapeau G, et al. Involvement of endogenous kinins in the pathogenesis of peptidoglycan-induced arthritis in the Lewis rat. *Arthritis Rheum* 1997;40:1327–1333.
68. Uknis AB, DeLa Cadena RA, Janardham R, et al. Bradykinin receptor antagonists type 2 attenuate the inflammatory changes in peptidoglycan-induced acute arthritis in the Lewis rat. *Inflamm Res* 2001;50:149–155.
69. Miagkov AV, Kovalenko DV, Brown CE, et al. NF-kappaB activation provides the potential link between inflammation and hyperplasia in the arthritic joint. *Proc Natl Acad Sci U S A* 1998;95:13859–13864.
70. Waksman BH. Immune regulation in adjuvant disease and other arthritis models: relevance to pathogenesis of chronic arthritis. *Scand J Immunol* 2002;56:12–34.
71. Brahn E. Animal models of rheumatoid arthritis. Clues to etiology and treatment. *Clin Orthop* 1991;253:42–53.
72. van Eden, W, Thole JER, van der Zee R, et al. Cloning of the mycobacterial epitope recognized by T lymphocytes in adjuvant arthritis. *Nature* 1988;331:171–173.
73. Wendling U, Paul L, van der Zee R, et al. A conserved mycobacterial heat shock protein (hsp) 70 sequence prevents adjuvant arthritis upon nasal administration and induces IL-10-producing T cells that cross-react with the mammalian self-hsp70 homologue. *J Immunol* 2000; 164:2711–2717.
74. van Eden W, van der Zee R, Taams LS, et al. Heat-shock protein T-cell epitopes trigger a spreading regulatory control in a diversified arthritogenic T-cell response. *Immunol Rev* 1998;164:169–174.
75. Cole BC, Ward JR, Jones RS, et al. Chronic proliferative arthritis of mice induced by *Mycoplasma arthritidis*. I. Induction of disease and histopathological characteristics. *Infect Immun* 1971;4:344–355.
76. Washburn LR, Ramsay JR. Experimental induction of arthritis in LEW rats and antibody response to four *Mycoplasma arthritidis* strains. *Vet Microbiol* 1989;21:41–55.
77. McKisic MD, Redmond WL, Barthold SW. Cutting edge: T cell-mediated pathology in murine Lyme borreliosis. *J Immunol* 2000;164: 6096–6099.
78. Brown CR, Reiner SL. Experimental lyme arthritis in the absence of interleukin-4 or gamma interferon. *Infect Immun* 1999;67:3329–3333.
79. Potter MR, Noben-Trauth N, Weis JH, et al. Interleukin-4 (IL-4) and IL-13 signaling pathways do not regulate *Borrelia burgdorferi*–induced arthritis in mice: IgG1 is not required for host control of tissue spirochetes. *Infect Immun* 2000;68:5603–5609.
80. Glickstein L, Edelstein M, Dong JZ. Gamma interferon is not required for arthritis resistance in the murine Lyme disease model. *Infect Immun* 2001;69:3737–3743.
81. Fikrig E, Barthold SW, Kantor FS, et al. Protection of mice against the Lyme disease agent by immunizing with recombinant OspA. *Science* 1990;250:553–556.
82. Brown CR, Reiner SL. Genes outside the major histocompatibility complex control resistance and susceptibility to experimental Lyme arthritis. *Med Microbiol Immunol (Berl)* 2000;189:85–90.
83. Brown EL, Wooten RM, Johnson BJ, et al. Resistance to Lyme disease in decorin-deficient mice. *J Clin Invest* 2001;107:845–852.
84. Hammer RE, Maika SD, Richardson JA, et al. Spontaneous inflammatory disease in transgenic rats expressing HLA-B27 and human beta 2m: an animal model of HLA-B27-associated human disorders. *Cell* 1990;63:1099–1112.
85. Breban M, Fernandez-Sueiro JL, Richardson JA, et al. T cells, but not thymic exposure to HLA-B27, are required for the inflammatory disease of HLA-B27 transgenic rats. *J Immunol* 1996;156:794–803.
86. Khare, SD, Luthra HS, David CS. Spontaneous inflammatory arthritis in HLA-B27 transgenic mice lacking beta 2-microglobulin: a model of human spondyloarthropathies. *J Exp Med* 1995;182:1153–1158.
87. Khare SD, Lee S, Bull MJ, et al. Peptide binding alpha1alpha2 domain of HLA-B27 contributes to the disease pathogenesis in transgenic mice. *Hum Immunol* 1999;60:116–126.
88. Allen RL, O'Callaghan CA, McMichael AJ, et al. Cutting edge: HLA-B27 can form a novel beta 2-microglobulin-free heavy chain homodimer structure. *J Immunol* 1999;162:5045–5048.
89. Arend WP, Dayer JM. Inhibition of the production and effects of interleukin-1 and tumor necrosis factor alpha in rheumatoid arthritis. *Arthritis Rheum* 1995;38:151–160.

90. Butler DM, Piccoli DS, Hart PH, et al. Stimulation of human synovial fibroblast DNA synthesis by recombinant human cytokines. *J Rheumatol* 1988;15:1463–1470.
91. Gitter BD, Labus JM, Lees SL, et al. Characteristics of human synovial fibroblast activation by IL-1 beta and TNF alpha. *Immunology* 1989;66:196–200.
92. Keffer J, Probert L, Cazlaris H, et al. Transgenic mice expressing human tumour necrosis factor: a predictive genetic model of arthritis. *EMBO J* 1991;10:4025–4031.
93. Bessis N, Chiocchia G, Kollias G, et al. Modulation of proinflammatory cytokine production in tumour necrosis factor-alpha (TNF-alpha)-transgenic mice by treatment with cells engineered to secrete IL-4, IL-10 or IL-13. *Clin Exp Immunol* 1998;111:391–396.
94. Uchiyama T. Human T cell leukemia virus type I (HTLV-I) and human diseases. *Annu Rev Immunol* 1997;15:15–37.
95. Nerenberg MI. An HTLV-I transgenic mouse model: role of the tax gene in pathogenesis in multiple organ systems. *Curr Top Microbiol Immunol* 1990;160:121–128.
96. Iwakura Y, Tosu M, Yoshida E, et al. Induction of inflammatory arthropathy resembling rheumatoid arthritis in mice transgenic for HTLV-I. *Science* 1991;253:1026–1028.
97. Iwakura Y, Saijo S, Kioka Y, et al. Autoimmunity induction by human T cell leukemia virus type 1 in transgenic mice that develop chronic inflammatory arthropathy resembling rheumatoid arthritis in humans. *J Immunol* 1995;155:1588–1598.
98. Habu K, Nakayama-Yamada J, Asano M, et al. The human T cell leukemia virus type I-tax gene is responsible for the development of both inflammatory polyarthropathy resembling rheumatoid arthritis and noninflammatory ankylotic arthropathy in transgenic mice. *J Immunol* 1999;162:2956–2963.
99. Siracusa LD, McGrath R, Ma Q, et al. A tandem duplication within the fibrillin 1 gene is associated with the mouse tight skin mutation. *Genome Res* 1996;6:300–313.
100. Green MD, Sweet HO, Bunker LE. Tight-skin, a new mutation of the mouse causing excessive growth of connective tissue and skeleton. *Am J Pathol* 1976;892:493–512.
101. Tsuji-Yamada J, Nakazawa M, Takahashi K, et al. Effect of IL-12 encoding plasmid administration on tight-skin mouse. *Biochem Biophys Res Commun* 2001;280:707–712.
102. Jimenez SA, Millan A, Bashey RI. Scleroderma-like alterations in collagen metabolism occurring in the TSK (tight skin) mouse. *Arthritis Rheum* 1984;27:180–185.
103. Saito S, Nishimura H, Phelps RG, et al. Induction of skin fibrosis in mice expressing a mutated fibrillin-1 gene. *Mol Med* 2000;6:825–836.
104. Arnett FC, Bias WB, Reveille JD. Genetic studies in Sjögren's syndrome and systemic lupus erythematosus. *J Autoimmun* 1989;2:403–413.
105. Tan FK, Arnett FC, Antohi S, et al. Autoantibodies to the extracellular matrix microfibrillar protein, fibrillin-1, in patients with scleroderma and other connective tissue diseases. *J Immunol* 1999;163:1066–1072.
106. Peters J, Ball ST. Tight skin-2 (Tsk-2). *Mouse News Lett* 1986;74:91–92.
107. Christner PJ, Peters J, Hawkins D, et al. The tight skin 2 mouse. An animal model of scleroderma displaying cutaneous fibrosis and mononuclear cell infiltration. *Arthritis Rheum* 1995;38:1791–1798.
108. Gershwin ME, Abplanalp H, Castles JJ, et al. Characterization of a spontaneous disease of white leghorn chickens resembling progressive systemic sclerosis. *J Exp Med* 1981;153:1640–1659.
109. Gershwin ME, Abplanalp H, Castles JJ, et al. Characterization of a spontaneous disease of white leghorn chickens resembling progressive systemic sclerosis (scleroderma). *J Exp Med* 1981;153:1640–1659.
110. Sgonc R, Gruschwitz MS, Dietrich H, et al. Endothelial cell apoptosis is a primary pathogenetic event underlying skin lesions in avian and human scleroderma. *J Clin Invest* 1996;98:785–792.
111. Ichihashi M, Shinkai H, Takei M, et al. Analysis of the mechanism of bleomycin-induced cutaneous fibrosis in mice. *J Antibiot (Tokyo)* 1973;26:238–242.
112. Adamson IY, Bowden DH. The pathogenesis of bleomycin-induced pulmonary fibrosis in mice. *Am J Pathol* 1974;77:185–197.
113. Yamamoto T, Katayama I, Nishioka K. Fibroblast proliferation by bleomycin stimulated peripheral blood mononuclear cell factors. *J Rheumatol* 1999;26:609–615.
114. Yamamoto, T, Takagawa S, Katayama I, et al. Effect of superoxide dismutase on bleomycin-induced dermal sclerosis: implications for the treatment of systemic sclerosis. *J Invest Dermatol* 1999;113:843–847.
115. Strausz, J, Muller-Quernheim J, Steppling H, et al. Oxygen radical production by alveolar inflammatory cells in idiopathic pulmonary fibrosis. *Am Rev Respir Dis* 1990;141:124–128.
116. McCord JM. Oxygen-derived free radicals in postischemic tissue injury. *N Engl J Med* 1985;312:159–163.
117. Hay, J, Shahzeidi S, Laurent G. Mechanisms of bleomycin-induced lung damage. *Arch Toxicol* 1991;65:81–94.
118. Sugiura Y. Production of free radicals from phenol and tocopherol by bleomycin-iron(II) complex. *Biochem Biophys Res Commun* 1979;87:649–653.
119. Postlethwaite AE, Keski-Oja J, Moses HL, et al. Stimulation of the chemotactic migration of human fibroblasts by transforming growth factor beta. *J Exp Med* 1987;165:251–256.
120. Raghow R, Postlethwaite AE, Keski-Oja J, et al. Transforming growth factor-beta increases steady state levels of type I procollagen and fibronectin messenger RNAs posttranscriptionally in cultured human dermal fibroblasts. *J Clin Invest* 1987;79:1285–1288.
121. Varga J, Rosenbloom J, Jimenez SA. Transforming growth factor beta (TGF beta) causes a persistent increase in steady-state amounts of type I and type III collagen and fibronectin mRNAs in normal human dermal fibroblasts. *Biochem J* 1987;247:597–604.
122. Laiho M, Saksela O, Keski-Oja J. Transforming growth factor-beta induction of type-1 plasminogen activator inhibitor. Pericellular deposition and sensitivity to exogenous urokinase. *J Biol Chem* 1987;262:17467–17474.
123. Laiho M, Saksela O, Andreasen PA, et al. Enhanced production and extracellular deposition of the endothelial-type plasminogen activator inhibitor in cultured human lung fibroblasts by transforming growth factor-beta. *J Cell Biol* 1986;103:2403–2410.
124. Edwards DR, Murphy G, Reynolds JJ, et al. Transforming growth factor beta modulates the expression of collagenase and metalloproteinase inhibitor. *EMBO J* 1987;6:1899–1904.
125. Shinozaki M, Kawara S, Hayashi N, et al. Induction of subcutaneous tissue fibrosis in newborn mice by transforming growth factor beta-simultaneous application with basic fibroblast growth factor causes persistent fibrosis. *Biochem Biophys Res Commun* 1997;237:292–296.
126. Kraling BM, Maul GG, Jimenez SA. Mononuclear cellular infiltrates in clinically involved skin from patients with systemic sclerosis of recent onset predominantly consist of monocytes/macrophages. *Pathobiology* 1995;63:48–56.
127. Zhang Y, McCormick LL, Desai SR, et al. Murine sclerodermatous graft-versus-host disease, a model for human scleroderma: cutaneous cytokines, chemokines, and immune cell activation. *J Immunol* 2002;168:3088–3098.
128. Jaffee BD, Claman HN. Chronic graft-versus-host disease (GVHD) as a model for scleroderma. I. Description of model systems. *Cell Immunol* 1983;77:1–12.
129. McCormick LL, Zhang Y, Tootell E, et al. Anti-TGF-beta treatment prevents skin and lung fibrosis in murine sclerodermatous graft-versus-host disease: a model for human scleroderma. *J Immunol* 1999;163:5693–5699.
130. Bradley DS, Jennette JC, Cohen PL, et al. Chronic graft versus host disease-associated autoimmune manifestations are independently regulated by different MHC class II loci. *J Immunol* 1994;152:1960–1969.
131. Morris SC, Cheek RL, Cohen PL, et al. Allotype-specific immunoregulation of autoantibody production by host B cells in chronic graft-versus host disease. *J Immunol* 1990;144:916–922.
132. Sekiguchi DR, Eisenberg RA, Weigert M. Secondary heavy chain rearrangement: a mechanism for generating anti-double-stranded DNA B cells. *J Exp Med* 2003;197:27–39.
133. Van Rappard-Van der Veen FM, Kiesel U, Poels L, et al. Further evidence against random polyclonal antibody formation in mice with lupus-like graft-vs-host disease. *J Immunol* 1984;132:1814–1820.
134. Satoh M, Kumar A, Kanwar YS, et al. Anti-nuclear antibody production and immune-complex glomerulonephritis in BALB/c mice

treated with pristane. *Proc Natl Acad Sci U S A* 1995;92:10934–10938.
135. Satoh, M, Richards HB, Shaheen VM, et al. Widespread susceptibility among inbred mouse strains to the induction of lupus autoantibodies by pristane. *Clin Exp Immunol* 2000;121:399–405.
136. Dorner T, Putterman C. B cells, BAFF/zTNF4, TACI, and systemic lupus erythematosus. *Arthritis Res* 2001;3:197–199.
137. Rubin RL, Kretz-Rommel A. A nondeletional mechanism for central T-cell tolerance. *Crit Rev Immunol* 2001;21:29–40.
138. Kretz-Rommel A, Rubin RL. Disruption of positive selection of thymocytes causes autoimmunity. *Nat Med* 2000;6:298–305.
139. Yung RL, Quddus J, Chrisp CE, et al. Mechanism of drug-induced lupus. I. Cloned Th2 cells modified with DNA methylation inhibitors *in vitro* cause autoimmunity *in vivo*. *J Immunol* 1995;154:3025–3035.
140. Bagenstose LM, Salgame P, Monestier M. Murine mercury-induced autoimmunity: a model of chemically related autoimmunity in humans. *Immunol Res* 1999;20:67–78.
141. Hultman P, Enestrom S, Pollard KM, et al. Anti-fibrillarin autoantibodies in mercury-treated mice. *Clin Exp Immunol* 1989;78:470–477.
142. Pelletier L, Pasquier R, Rossert J, et al. Autoreactive T cells in mercury-induced autoimmunity. *J Immunol* 1988;140:750–754.
143. Rozzo SJ, Allard JD, Choubey D, et al. Evidence for an interferon-inducible gene, Ifi202, in the susceptibility to systemic lupus. *Immunity* 2001;15:435–443.
144. Morel L, Blenman KR, Croker BP, et al. The major murine systemic lupus erythematosus susceptibility locus, Sle1, is a cluster of functionally related genes. *Proc Natl Acad Sci U S A* 2001;98:1787–1792.
145. Steinberg AD, Krieg AM, Gourley MF, et al. Theoreticcal and experimental approaches to generalized autoimmunity. *Immunol Rev* 1990;118:129–163.
146. Wofsy D. The role of Lyt-2+ T cells in the regulation of autoimmunity in murine lupus. *J Autoimmun* 1988;1:207–217.
147. Connolly K, Roubinian JR, Wofsy D. Development of murine lupus in CD4-depleted NZB/NZW mice: sustained inhibition of residual CD4+ T cells is required to suppress autoimmunity. *J Immunol* 1992;149:3083–3088.
148. Daikh DI, Wofsy D. Cutting edge: reversal of murine lupus nephritis with CTLA4Ig and cyclophosphamide. *J Immunol* 2001;166:2913–2916.
149. Kalled SL, Cutler AH, Datta SK, et al. Anti-CD40 ligand antibody treatment of SNF1 mice with established nephritis: preservation of kidney function. *J Immunol* 1998;160:2158–2165.
150. Cohen PL, Eisenberg RA. Lpr and gld: single gene models of systemic autoimmunity and lymphoproliferative disease. *Annu Rev Immunol* 1991;9:243–269.
151. Singer GG, Abbas AK. The Fas antigen is involved in peripheral but not thymic deletion of T lymphocytes in T cell receptor transgenic mice. *Immunity* 1994;1:365–371.
152. Theofilopoulos AN, McConahey PJ, Izui S, et al. A comparative immunologic analysis of several murine strains with autoimmune manifestations. *Clin Immunol Immunopathol* 1980;15:258–278.
153. Izui S, Kelley VE, Masuda K, et al. Induction of various autoantibodies by mutant gene lpr in several strains of mice. *J Immunol* 1984;133:227–233.
154. Lynch DH, Watson JL, Alderson MR, et al. The mouse Fas-ligand gene is mutated in gld mice and is part of a TNF family gene cluster. *Immunity* 1994;1:131–136.
155. Jabs DA, Lee B, Prendergast RA. Role of T cells in the pathogenesis of autoimmune lacrimal disease in MRL/Mp-lpr/lpr mice. *Curr Eye Res* 1997;16:909–916.
156. Fleisher TA, Puck JM, Strober W, et al. The autoimmune lymphoproliferative syndrome. A disorder of human lymphocyte apoptosis. *Clin Rev Allergy Immunol* 2001;20:109–120.
157. Fossati L, Sobel ES, Iwamoto M, et al. The Yaa gene-mediated acceleration of murine lupus: Yaa− T cells from non-autoimmune mice collaborate with Yaa+ B cells to produce lupus autoantibodies *in vivo*. *Eur J Immunol* 1995;25:3412–3417.
158. Matsuura E, Kobayashi K, Kasahara J, et al. Anti-beta 2-glycoprotein I autoantibodies and atherosclerosis. *Int Rev Immunol* 2002;21:51–66.
159. Amano H, Amano E, Moll T, et al. The Yaa mutation promoting murine lupus causes defective development of marginal zone B cells. *J Immunol* 2003;170:2293–2301.
160. Retter MW, Cohen PL, Eisenberg RA, et al. Both Sm and DNA are selecting antigens in the anti-Sm B cell response in autoimmune MRL/lpr mice. *J Immunol* 1996;156:1296–1306.
161. Ibrahim SM, Weigert M, Basu C, et al. Light chain contribution to specificity in anti-DNA antibodies. *J Immunol* 1995;155:3223–3233.
162. Chen C, Nagy Z, Radic MZ, et al. The site and stage of anti-DNA B-cell deletion. *Nature* 1995;373:252–255.
163. Qian Y, Santiago C, Borrero M, et al. Lupus-specific antiribonucleoprotein B cell tolerance in nonautoimmune mice is maintained by differentiation to B-1 and governed by B cell receptor signaling thresholds. *J Immunol* 2001;166:2412–2419.
164. Chen C, Nagy Z, Prak EL, et al. Immunoglobulin heavy chain gene replacement: a mechanism of receptor editing. *Immunity* 1995;3:747–755.
165. Walport MJ. Lupus, DNase and defective disposal of cellular debris. *Nat Genet* 2000;25:135–136.
166. Paul E, Carroll MC. SAP-less chromatin triggers systemic lupus erythematosus. *Nat Med* 1999;5:607–608.
167. Cohen PL, Caricchio R, Abraham V, et al. Delayed apoptotic cell clearance and lupus-like autoimmunity in mice lacking the c-mer membrane tyrosine kinase. *J Exp Med* 2002;196:135–140.
168. Walker SE, Gray RH, Fulton M, et al. Palmerston North mice, a new animal model of systemic lupus erythematosus. *J Lab Clin Med* 1978;92:932–945.
169. Luzina IG, Knitzer RH, Atamas SP, et al. Vasculitis in the Palmerston North mouse model of lupus: phenotype and cytokine production profile of infiltrating cells. *Arthritis Rheum* 1999;42:561–568.
170. Rhodin J, Thomas T, Bryant M, et al. Animal model of vascular inflammation. *J Submicrosc Cytol Pathol* 1999;31:305–311.
171. Nicklin MJ, Hughes DE, Barton JL, et al. Arterial inflammation in mice lacking the interleukin 1 receptor antagonist gene. *J Exp Med* 2000;191:303–312.
172. Horai R, Saijo S, Tanioka H, et al. Development of chronic inflammatory arthropathy resembling rheumatoid arthritis in interleukin 1 receptor antagonist-deficient mice. *J Exp Med* 2000;191:313–320.
173. Haneji N, Hamano H, Yanagi K, et al. A new animal model for primary Sjögren's syndrome in NFS/sld mutant mice. *J Immunol* 1994;153:2769–2777.
174. Haneji N, Nakamura T, Takio K, et al. Identification of alpha-fodrin as a candidate autoantigen in primary Sjögren's syndrome. *Science* 1997;276:604–607.
175. Green, JE, Hinrich SH, Vogel J, et al. Exocrinopathy resembling Sjögren's syndrome in HTLV-1 tax transgenic mice. *Nature* 1989;341:72–74.
176. Cha S, Peck AB, Humphreys-Beher MG. Progress in understanding autoimmune exocrinopathy using the non-obese diabetic mouse: an update. *Crit Rev Oral Biol Med* 2002;13:5–16.
177. Holers VM, Girardi G, Mo L, et al. Complement C3 activation is required for antiphospholipid antibody-induced fetal loss. *J Exp Med* 2002;195:211–220.
178. Pierangeli SS, Gharavi AE, Harris EN. Experimental thrombosis and antiphospholipid antibodies: new insights. J Autoimmun 2000;15:241–247.
179. Nagaraju K, Plotz PH. Animal models of myositis. *Rheum Dis Clin North Am* 2002;28:917–933.
180. Ytterberg SR. Coxsackievirus B 1 induced murine polymyositis: acute infection with active virus is required for myositis. *J Rheumatol* 1987;14:12–18.
181. Ytterberg SR, Mahowald ML, Messner RP. Coxsackievirus B 1-induced polymyositis: lack of disease expression in nu/nu mice. *J Clin Invest* 1987;80:499–506.
182. Ytterberg SR, Mahowald ML, Messner RP. T cells are required for coxsackievirus B1 induced murine polymyositis. *J Rheumatol* 1988;15:475–478.
183. Wada J, Shintani N, Kikutani K, et al. Intravenous immunoglobulin prevents experimental autoimmune myositis in SJL mice by reducing anti-myosin antibody and by blocking complement deposition. *Clin Exp Immunol* 2001;124:282–289.
184. Serreze DV, Pierce MA, Post CM, et al. Paralytic autoimmune myositis develops in nonobese diabetic mice made Th1 cytokine-

deficient by expression of an IFN-gamma receptor beta-chain transgene. *J Immunol* 2003;170:2742–2749.
185. Nagaraju K, Raben N, Loeffler L, et al. Conditional up-regulation of MHC class I in skeletal muscle leads to self-sustaining autoimmune myositis and myositis-specific autoantibodies. *Proc Natl Acad Sci U S A* 2000;97:9209–9214.
186. Balomenos D, Martin-Caballero J, Garcia MI, et al. The cell cycle inhibitor p21 controls T-cell proliferation and sex-linked lupus development. *Nat Med* 2000;6:171–176.
187. Salvador JM, Hollander MC, Nguyen AT, et al. Mice lacking the p53-effector gene Gadd45a develop a lupus-like syndrome. *Immunity* 2002;16:499–508.
188. Murga M, Fernandez-Capetillo O, Field SJ, et al. Mutation of E2F2 in mice causes enhanced T lymphocyte proliferation, leading to the development of autoimmunity. *Immunity* 2001;15:959–970.
189. Zhang Y, Schlossman SF, Edwards RA, et al. Impaired apoptosis, extended duration of immune responses, and a lupus-like autoimmune disease in IEX-1-transgenic mice. *Proc Natl Acad Sci U S A* 2002;99:878–883.
190. Bachmaier K, Krawczyk C, Kozieradzki I, et al. Negative regulation of lymphocyte activation and autoimmunity by the molecular adaptor Cbl-b. *Nature* 2000;403:211–216.
191. Le LQ, Kabarowski JH, Weng Z, et al. Mice lacking the orphan G protein-coupled receptor G2A develop a late-onset autoimmune syndrome. *Immunity* 2001;14:561–571.
192. Majeti R, Xu Z, Parslow TG, et al. An inactivating point mutation in the inhibitory wedge of CD45 causes lymphoproliferation and autoimmunity. *Cell* 2000;103:1059–1070.
193. Seery JP, Carroll JM, Cattell V, et al. Antinuclear autoantibodies and lupus nephritis in transgenic mice expressing interferon gamma in the epidermis. *J Exp Med* 1997;186:1451–1459.
194. Mehling A, Loser K, Varga G, et al. Overexpression of CD40 ligand in murine epidermis results in chronic skin inflammation and systemic autoimmunity. *J Exp Med* 2001;194:615–628.

第30章

慢性风湿性疾病的感染因素

Robert D. Inman, Andras Perl

贯穿20世纪,关于关节炎和自身免疫潜在感染源的研究吸引了众多基础和临床研究者的广泛注意[1]。自19世纪末Robert Koch分离出炭疽杆菌后,陆续有许多新的生物体从广泛多样的疾病中被分离出来,而且人们普遍认为如肺炎和脑膜炎等慢性关节炎会满足同种系统研究。尽管如此,由于命名学中的滥用及不一致导致早期文献有所混淆,因此就延迟了化脓性关节炎与非感染性关节炎之间的界定。早期报道曾提及在大量患者的滑液(SF)中发现特异的杆菌,但是控制组患者并未接受检查,并且无菌技术也未引起足够重视[2]。20世纪初期病因学中关于关节炎的病灶感染成为主流学说。过去认为一些生物体,如链球菌,会寄居于人体的某些隐匿部位,如牙齿和扁桃体,它们会播散到关节中,并从中生长、繁殖最终引起慢性感染[3]。虽然这些理论缺乏实验数据的支持,但确实导致了大量的扁桃体切除术和结肠灌洗术的使用,慢性关节炎中存在微生物抗原的一些现代概念支持了这些早期致病概念。

分子生物学的出现为关节炎的分析引入了一组新的更利于观察的技术,但一些方法诸如聚合酶链反应(PCR)所得出结论的特异性仍存在诸多难以解释的问题。的确,正如下面所讨论的,这种存在争议的关节源病原体的免疫学基础通常是强有力的证据。是否存在微生物的证据令大家踯躅不前,阳性(PCR)实验结果的指示,血清抗体的存在,或特异性抗原T-细胞反应等所有结果均会潜移默化地影响病原体学说的流行。在19世纪末这些微生物作用的确凿证据远比Koch想象的复杂得多。

本章内容重点讨论相关组织疾病(CTD)致病性中微生物的刺激和保存因素。众所周知,感染引起人类免疫疾病证明了微生物/宿主之间的相互作用,并引起CTD,最近的研究又重新回顾了每种CTD包含特异微生物的证据。此书的前一章节已讨论并涉及于此[1]。许多回顾性研究也在本章中有所涉及[4-9]。

一、微生物/宿主相互作用

感染造成的临床及免疫学后遗症由于感染的宿主和免疫学范围不同而差异明显。不仅如此,生化证据表明在分子水平上宿主/微生物的相互作用正逐步被认识和理解。细菌的黏附与侵袭表现为细菌侵袭相关蛋白与宿主靶细胞表面受体间的相互作用。对此的如革兰染色分析限定了生物毒力的概念,此毒力是某种细菌的确定特性,是一种反映细菌和宿主两方面因素的动力学概念。同样,针对病毒和细菌感染的B-细胞和T-细胞免疫反应正将视野投向抗原识别、激活过程中细胞信号路径和免疫记忆。因此,自前驱感染至继发关节炎确定了此发病路径。如莱姆关节炎中博氏疏螺旋体等准确病原体的局部存在应首先被确定。细菌抗原的局部存在以耶尔森感染后反应性关节炎(ReA)为例,它可能也存在于椎关节病(SpA)的更大范围内。例如细菌性心内膜炎,它是循环免疫复合物沉积导致的一种慢性关节炎,其细菌培养是阴性的。关节内毒素可能作为艰难梭状芽孢杆菌感染后遗症出现,或出现在脓毒性休克综合征的过程中。如果外源性抗原与正常宿主组织存在交叉免疫反应,前驱感染便产生自身免疫反应破坏关节的正常结构。此分子拟态在 A 组链球菌 M 蛋白与心脏肌球蛋白二者的关系中得以印证。急性风湿热的出现已经显著影响了微生物致病性的理论(见第 79 章)。

然而,即使此分子拟态已经过了精确的考证,但其仍处在观察的十字路口。这种理论的核心观点,即如果微生物抗原具有可被免疫系统作为抗原物识别的成分,那么针对静止的自身免疫反应的 B-细胞和 T-细胞即将被激活。然而有证据证明自体与微生物蛋白之间的同源性在生物学中是广泛存在的,而且遗传密码简并的程度和抗原呈递细胞(APC)上主要组织相容性复合体(MHC)与反应性 T-细胞上 T-细胞受体和肽的结合有关。因此,人类关节炎和自身免疫反应的致病性中分子拟态的精确证据是难以找到的。但是,感染会通过一些与拟态无关的非特异性机制为破坏自身抗原的耐受性提供刺激。组织坏死和局部细胞凋亡会揭示自身抗原隐匿的抗原决定簇。休眠的自身免疫反应 T-细胞再次激活以同样方式发生[11]。不适当的反应性继发于 MHC 分子和 APC 上联合刺激分子的上调。与此相反,非特异性 T-细胞反应会随着细菌蛋白这种超抗原的加工作用而发生。

(一)普通抗原VS超抗原

现已完全证实,T 淋巴细胞能识别两种抗原:普通抗原与超抗原。普通抗原需要通过特殊的 APC 携带和转运。这些抗原被转移至肽分子上并被 APC 表面 MHCⅡ型分子聚合 α 和 β 链形成的手套结构呈递。T-细胞主要通过 T-细胞受体的第三高变化区域识别肽-MHC 复合体,它由变化/联合(VJ)和变化/差异(VD)J 部分 T-细胞受体 α 和 β 链组成[12]。与此相反,超抗原具有激活几乎所有 T-细胞表达一个特定 T-细胞受体 Vβ 区域的能力。它不需要转运,因为它们能直接结合在 MHCⅡ型分子[14]上并能够在连接到 APC 时激活 T-细胞[15]。超抗原的两个主要亚型已发现。细菌毒素,诸如葡萄球菌,链球菌,支原体[16,17],小肠结肠耶尔森菌等内毒素与外毒素,在食物中毒,毒性休克综合征中得到证实,并极有可能存在于关节炎中[18]。标准型病毒超抗原被与内源性逆病毒相关的小鼠乳房肿瘤病毒编码[19]。胸腺中这些"自身超抗原"引起 T-细胞克隆清除,那些 T-细胞与超抗原表达 Vβ 产物[20]。自从超抗原-通过外源性 MMTV 使反应性 T-细胞促进 B 细胞的感染,这些自身反应 T-细胞在胸腺内的清除作用是通过对抗同源性 MMTV 感染和转移实现的[21]。通过分析证明,内源性逆病毒编码的超抗原也会影响人类对逆病毒感染的自身反应性和易感性[22]。T-细胞受体 Vβ 所有组成部分的倾斜,在风湿性关节炎患者的 SF[23,24] 和已报道的川崎病患者的外周血[25]中潜在地反映了超抗原的作用。另一项研究尚未发现川崎病患者超抗原作用的证据[26]。数据证明,超抗原并未明确地参与人类自身免疫疾病。

(二)人类内源性逆病毒和分子拟态

1.人类内源性逆病毒:与分子拟态和基因易感性相关

人类基因组包括一组复杂的内源性逆病毒(ERV),它可能组成了约 5%的人类基因[27,28]。同时,外源性逆病毒具有感染性,ERV 作为原病毒 DNA 通过微生物链以一种经典的孟德尔的方式转录,将原病毒种植于宿主细胞 DNA 这种复制过程。譬如,人类 T-细胞亲淋巴病毒——与内源性核苷酸链(HRES-1)相关,它是一种保守的原病毒,其在"旧世界"灵长动物蓬勃发展时期就已经加入到基因组中[29]。

自身免疫中 ERV 的内涵是通过对新西兰系统性红斑狼疮(SLE)的小鼠模型的研究得出的。它的基础是免疫复合物中发现的 ERV——编码的信使糖蛋白抗原[30]沉积于患病动物的肾脏中。逆病毒成分的致病作用已经通过自身免疫疾病患者中人类逆病毒氨基葡聚糖产生的交叉反应抗体[31-33]和人类逆病毒感染所致自身免疫综合征得以证明[34]。某种非人类逆病毒 gag 蛋白(糖蛋白抗原形成逆病毒颗粒的蛋白核心)与人类自身抗原之间具有显著的氨基酸同源性,U1 小原子核糖核蛋白(SnRNP)[35],拓扑异构酶 I[36]和镧表明患者对 ERV 反应的可能性即自身免疫交叉反应抗体的自然目标(表 30.1)。而人类 ERV(HERV)的作用是未知的。ERV 在蛋白水平上的表达,更有可能是对于病毒—诱导免疫反应交叉反应性的目标[38]。此交叉反应(如:自身抗原与病毒蛋白间的分子拟态)作为自身免疫的触发点已经被提出[39-41]。随着 ERV-3 env 蛋白的抗体在 SLE 患者中的报道,其在有完整心跳婴儿的母亲中发生率最高[42]。在 SLE 患者中曾有报道存在针对 HERV-E 4-1 gag P30 蛋白的抗体[43]。每个单倍体基因组中至少存在 HERV-E/4-1 的 85 个复制体分布在 12 个不同的染色体上[44]。在 HERV-E 的开放读取框架上其所有成分或剪切或含有多处停止密码子,因而使其具有编码蛋白的能力[45]。在基因组 4-1 核苷酸链上通过纠正一些静止密码子产生再联合抗原[43]。内部4–1 gag P30 蛋白存在并未报道。因此,对于这些自身抗体有触发作用的抗原仍有待证明。

有趣的是,HERV-E 的转录,尤其是 4–1 组[45,46]在 SLE 患者中增加[47]。HERV-E gag-特异性 RNA 在健康供血者外周血中性粒细胞中可以发现[48]。因此,数量、精确的核苷酸链和狼疮-特异性 HERV-E 染色体起源仍有待进一步研究证实。HERV-E RNA 也可见于正常皮肤和角化细胞中[49]。ERV 家族成员 HERV-K、HERV-L、ERV-9 的转录在紫外线 B 照射过的皮肤及狼疮患者的活检标本中明显增加[49]。ERV 转录启动通常与宿主 ERV 启动基因上直接甲基化的 CpG 岛有关[50]。5-氮杂胞苷(5-AZA)——一个甲基化成分,可增加小鼠 C 型 ERV 的表达[51,42]。5-AZA 在正常淋巴细胞中证实可以提高 HERV-E[4-1]RNA 的表达[47]。通过 5-AZA 介导 T-细胞自身免疫反应和 T-细胞破坏 SLE 患者 DNA 甲基化作用的机制是十分有趣的[54]。DNA 甲基化在肼苯达嗪和其他狼疮相关药物的毒性作用中发挥极其重要的作用[54]。HERV-E gag 基因和人类白细胞抗原(HLA)I 型抗原 E 共同拥有 97 核苷酸区同源性的91%[55]。有趣的是,48%的日本狼疮患者存在 HERV-gag 抗体,此抗体可能影响 HLA-E-限制的 CD8 T-细胞反应[56]。

HRES-1 是一种与人类内源性逆病毒相关的 T-细胞亲淋巴性病毒,它编码一组 28kd 核自身抗原。SLE 患者及重叠综合征中有一半可以发现 HRES-1 抗体[57-61]。HRES-1/P28 和人类 T-细胞白细胞病毒 I 型 gag P24 及 U1 snRNP 的 70kd 部分共同拥有交叉反应性抗原的抗原决定簇[58]。逆病毒 gag 与 U1 snRNP 来源蛋白区域共同有 3 个连续的高度控制的氨基酸-精氨酸-葡萄糖(RRE),它是一种附加的氨基酸,在功能上接近精氨酸/赖氨酸残基—它和 HRES-1/P28 两种蛋白之间存在共同交叉反应性抗原决定簇[58]。有趣的是,RRE 三联体在 70kd 蛋白残基在 248 至 250,418 至 420,477 至 479 上被 3 次重复(GenEmbl 参数 X04654)。这说明逆病毒区的识别通过黏附于 70kd 蛋白 RRE 三联体上引起抗原决定簇的扩散。众所周知,高度控制的多肽可以产生高效价抗体[62]。因此,在模拟抗原决定簇时可控制氨基酸对激发高亲和力的交叉反应抗体中意义重大。ERV 的自主抗原性可能是分子拟态中的关键因素(例如,针对自体蛋白通过外源性逆病毒提高免疫反应的再触发作用)。

多形等位基因已被证实存在于 HRES-1 组成部分的长终端重复启动基因区域中,并且这些等位基因的差异分离也被证明存在于 SLE 患者中[63,64]。SLE 患者中基因 I 型等位基因的减少频率与 HRES-1/P28 抗体的产生有关[65,66]。HRES-1 是一种单拷贝内源性逆病毒成分,它位于染色体 1 在带 q42 上[67](见gdbwww.gdb.org)。针对 lq42 的这种 ERS 编码狼疮自身抗原图谱确定此染色体的位置是狼疮的一个潜在观察位点,这也说明这种独立的研究是以多形微卫星的分离为基础[68-70]。现在已经广泛承认,如同 HRES-1,ERV

表30.1 病毒蛋白和自身抗原间的分子拟态

自身抗原	发生率[a]	病毒蛋白	病毒	参考文献
70k/U1 snRNP	30%	gag	MoMLV,HRES-1	334,335
HRES-1	21%~52%	gagp24	HTLV-1	335~338
Sm B/B′	30%	gpgp24	HIV-1	339
C/U1 snRNP	30%	ICP4	HHV-1	340
Sm D	36%	EBNA-1	EBV	341
Sm B/B′	25%~40%	EBNA-1	EBV	342
La	15%	gag	FSV	343
p542	10%~50%	EBNA-1	EBV	344
拓扑异构酶 I	20%[b]	gag	MoMLV	345
HERV-E	48.3%	gagp30	MoMLV	43
ERV-3	32%	env	MoMLV	42

[a]系统性红斑狼疮患者自身抗体发生率。

[b]硬皮病患者自身抗体发生率。

EBNA-1:Epstein-Barr核抗原1;EBV:Epstein-Barr病毒;HHV-1:人类疱疹病毒1型;HIV-1:人类免疫缺陷病毒1;HRES-1,人类T-细胞淋巴病毒——相关内源性序列1;HTLV-1:人类T淋巴源性病毒1型;ICP4:受感染细胞蛋白4;MoMLV:moloney 鼠白细胞病毒。

的自身抗原性在自身免疫反应的致病性中发挥作用，并且能够解释自身免疫性疾病的家族聚集性和抗逆病毒抗体的发现。

(二)病毒吞噬作用调整

病毒感染可能在SLE吞噬的异常调整或程序性细胞死亡(PCD)中发挥作用。许多病毒有进化基因，这些基因能够选择性地抑制或刺激PCD。通过细胞毒性T淋巴细胞或自然杀伤细胞(NK)使受感染细胞自杀可能是宿主防止病毒繁殖的保护性机制。在感染的早期阶段，病毒吞噬作用的抑制成分会产生更广泛的产物。在晚期阶段，病毒吞噬作用的介导成分针对非感染细胞可促进其产物的扩散[64]。

吞噬作用，或PCD，是在发育过程中针对潜在的自身反应淋巴细胞消除的一种生化机制[71](见第26章)。免疫反应完成后，过多细胞也通过吞噬作用被清除[72]。虽然标记存在缺陷，但Fas方法仍对小鼠lpr和gld中自身免疫反应有作用[73]。然而，Fas受体(FasR)或Fas配体(FasL)的变异与含有lpr和gld背景的小鼠狼疮样自身免疫综合征有关[73]，而且FasR证明存在于罕见的人类淋巴组织增生病中[74,75]。Fas介导信号似乎与SLE患者有关[76]。狼疮患者中介导细胞死亡的缺陷的CD3可能与肿瘤凋亡因子-α(TNF-α)在细胞内合成减少有关，但确实与自身免疫细胞的存在有关[77]。不过，吞噬作用似乎可以增加狼疮患者外周血中淋巴细胞的数量[78]，与慢性淋巴细胞减少和SLE患者核自身抗原的间隔释放有关的一种机制[79]。吞噬作用的异常调整在系统性风湿病中可能是一种由病毒诱导疾病的重要的致病机制。

二、相关组织疾病中感染的人类模型

由免疫学介导疾病的慢性感染的动物模型已在第29章中有所讨论。另外还存在一些已知的可以引起人类风湿病感染的十分有用的模型，一些是针对关节CTD，另一些是针对系统性CTD。

(一)病毒感染-诱导关节炎综合征

病毒感染经常引起炎症性综合征，其中关节痛或关节炎会有如下表现(表32.2)。病毒性关节炎的大部分病例，诸如风疹或细小病毒B19，是短期和自限性的，这是因为免疫系统对生物体的高效清除的结果。慢性关节病与存在或潜在病毒感染、病毒-诱导自身免疫反应、多克隆B-细胞活性及免疫缺陷引起的机会感染有关，特别是与免疫系统消除病原体的不稳定有关。后者包括人类免疫缺陷病毒1(HIV-1)、人类T-细胞亲淋巴病毒1型及丙型肝炎病毒(HCV)。

1.病毒-诱导一过性关节炎综合征

(1)细小病毒B19

细小病毒B19是引起病毒性关节炎最常见的原因之一[20]。关节症状是暂时的，它与抗B19免疫球蛋白的M(IgM)抗体的产生有关。但是B19的含量在典型类风湿性关节炎中反复升高，大量研究并未证实侵袭性类风湿关节炎与细小病毒B19之间存在关联[80]

(2)风疹病毒

风疹病毒是已知的引起轻微及自限性关节痛与急性关节炎的原因[81]。有报道称在RA27/3疫苗株的1%~4%产后女性受试者中出现慢性关节病[82]。其他研究发现在接受RA27/3风疹疫苗的女性受试者中出现慢性关节炎并未增加[83]。而且，在风疹感染或接种疫苗后，慢性关节病患者外周血淋巴细胞中并未发现风疹病毒[84]。因此，对风疹易感妇女进行连续的接种可以用于减少关节畸形的发生。

(3)α病毒

此类病毒是节肢动物起源的病毒，它包括chikun-gunya，o'nyong-nyong，Mayaro，Sindbis，Okelbo，Barmah Forest(BF)和Ross RIVer(RR)病毒。与风疹病毒类似，它们属于外衣病毒家族，此家族是一个正螺旋RNA基因组。这种病毒是通过蚊子传播的，在澳大利亚(Sindbis、BF及RR)、南非(Mayaro)、北欧(Okelbo)和亚洲及非洲撒哈拉(chikungunya)等地流行。它们能引起伴随皮疹、发热、关节炎、心肌炎或大脑炎的急性感染性疾病。RR病毒是每年造成多达7800名澳大利亚人患多发关节炎(EPA)的最利于研究的病因学因素[85]。持续感染被认为与慢性关节炎密切相关。$CD4^+$ T细胞主要造成EPA患者单核滑液流出，与$CD8^+$ T细胞浸润RR病毒感染造成患者的皮炎比较，这些患者得到早期和完全的康复[86,87]。EPA累及手的小关节并常引起肌腱炎。症状可能会持续数月。诊断通过针对RR病毒的IgM抗体得到证实[88]。Pogosta病由一种arboA型α病毒引起，其与Sindbis密切相关。此病在芬兰、瑞典、俄罗斯卡累利阿等地流行。慢性炎性关节炎在Pogosta病毒感染后2.5年发作[90]并导致手的小关节的骨腐蚀[89]。Pogosta病毒感染已通过病毒RNA及IgM和IgG抗体的观察得到证实[90]。

表30.2　病毒–诱导关节炎综合征

病毒	关节炎频度	关节炎分型	病程	侵蚀	其他	文献
副病毒 B19	儿童： 5%~10% 成人： 50%~70% 女:男=2:1	多关节，小关节 及大关节， 对称性	2~8周 很少慢性	否	贫血 白细胞减少症 结节性脉管炎 血小板减少症 自身抗体	80,346
风疹	10%~30%	多个小关节	5~10天	否	疫苗株RA27/3可能介导关节炎	81,347
VZV	<1%	单关节	1~7天	否	终生携带	98
EBV	1%~5%	多或单关节	1~12周	否	自身抗体	95
HBV	10%~25%	对称游走性	1~3周	否	脉管炎	347
HCV	10%~50%	多关节，对称性	慢性	否	脉管炎 Sjögren 综合征 自身抗体	42
HTLV-1	<1%	小关节炎，大关节	慢性	是	Sjögren综合征 多肌炎 自身抗体 CD4⁺ T-细胞膨胀	107
HIV-1	10%~50%	痛性关节综合征 Reiter综合征 牛皮癣性关节炎	1~2天 慢性 慢性	否 是 是	CD8⁺T细胞中介自身免疫性增高	111
α病毒	>50%	对称性，小关节	1周到数月	否	发热 肌痛 脑炎	88
腺病毒	极少	小或大关节	转移或慢性	否	肾炎	92,93
柯萨奇	极少	对称性小和大关节	急性或慢性	否	多肌炎，浆膜炎，肺炎	94
Pogosta	8%(女：男>1%)	手和足的小关节	极性和慢性	是	皮疹，发热	89,90,348

EBV：Epstein-Barr病毒(人类麻疹病毒4)；HBV：肝炎B病毒；HCV：肝炎C病毒；HIV-1：人类免疫缺陷病毒1型；HTLV-1：人类T细胞淋巴病毒1型；VZV：水痘–疱疹病毒。

(4)**腺病毒**

此类病毒是引起急性呼吸道感染的常见原因。大、小关节对称多发关节炎在呼吸道症状发生一周内出现[91]。由腺病毒感染引起的复发的慢性小关节炎很少被报道[92,93]。

(5)**柯萨奇病毒**

它们属于病毒的肠病毒属。超过 90%的柯萨奇病毒感染是无症状的或主要表现为不典型发热疾病。疾病的波及范围与严重程度因年龄、性别及宿主的免疫状态有关[94]。柯萨奇病毒关节炎通常由 B 组病毒引起，伴随发热、浆膜炎、胸膜痛及皮疹等症状。关节炎通常是对称和多发的，累及大、小关节。

(6)**疱疹病毒**

初始感染后，疱疹病毒与宿主终生共存。因此，这些病毒中的一些被认为是免疫疾病的病因学原因，诸如 SLE，RA 和 Sjögren 综合征。Epstein-Barr 病毒(EBV)感染引起关节痛在 2%的单核细胞增多症患者中持续达 4 个月之久。最近，EBV-阳性淋巴瘤在甲氨蝶呤治疗 RA 患者中有所描述[96,97]，有趣的是，淋巴瘤的缓解在甲氨蝶呤停用后出现[96]。单纯疱疹病毒 1 型(HSV-1)关节炎很少持续超过 2 周。水痘–带状疱疹能引起单关节炎，作为水痘的并发症主要发生在膝关节[98]。巨细胞病毒(CMV)可能与慢性移植排斥疾病患者的硬皮病样改变有关[99]。这些患者携带 CD13 自身抗体，这些抗体可以黏附于皮肤和黏液腺上。CMV 结合人类 CD13 蛋白至病毒包膜上，这与自身抗体的产生有关。

(7)**肝炎 B 病毒**

肝炎 B 病毒(HBV)能在感染早期引起关节痛和关节炎。关节炎伴随黄疸持续 2~6 周。HBV 也与多发结节性关节炎和冷沉淀球蛋白血症有关。

2.病毒–诱导慢性风湿病

（1）肝炎C病毒

HCV具有广泛的致病潜力，它不仅可以导致肝脏发生病变[100]。尽管有高效价抗体水平，超过80%的感染个体成为慢性病毒携带者。冷沉淀球蛋白血症在40%~50%HCV患者中均可出现[101]。在过去10年中，对于大部分(>90%)Ⅱ型或必要混合冷沉淀球蛋白血症(EMC)主要因素的HCV鉴别已经成为风湿学的主要突破点[102]。Ⅱ型冷沉淀球蛋白是一种免疫复合物，由单克隆IgM/Kappa风湿因素（RF）和多克隆IgG组成。EMC的临床综合征是一种免疫复合脉管炎，以紫癜、关节痛、感染性关节炎、外周神经疾病及肾小球性肾炎为特征[103]。IgM/Kappa-支持B细胞在EMC患者外周血中被克隆性播散[104]。HCV感染可能与B细胞的克隆性播散直接相关[105]，这可能导致B细胞非霍奇金淋巴瘤的发生[100]。HCV感染和自身抗体的产生有关。高达75%的患者有高效价RF，这可能与HCV感染和B淋巴细胞克隆性扩散有关。不仅如此，50%或更多的患者有抗平滑肌细胞抗体。低效价抗核抗体(ANA)和抗心肌磷脂抗体在HCV感染患者的10%~30%患者中出现。大约5%的患者可能发生Sjögren综合征、SLE、自身免疫性甲状腺炎或硬皮病[106]。腐蚀性/风湿性关节炎和多发肌炎/真菌性皮炎很少被报道[100]。

3.人类T细胞亲淋巴病毒1型

人类T细胞亲淋巴病毒1型感染与成人T-细胞淋巴瘤(ATL)，覃样瞳孔缩小/赛泽瑞综合征有关，人类T细胞亲淋巴病毒1型与脊髓炎/营养性强直性下肢轻瘫有关，与关节炎(HAA)、多肌炎及Sjögren综合征有关[107]。虽然在流行区有很高的感染率，即大约30%或更多的人存在感染，几乎没有个体(<1%)表现出人类T细胞亲淋巴病毒1型感染后疾病的症状。人类T细胞亲淋巴病毒1型感染并引起功能紊乱的危险率低于5%。多肌炎、Sjögren综合征及感染性关节炎可能存在于淋巴瘤中。这些并发症以骨骼肌、唾液腺、滑膜浸润为特征，并伴随T细胞亲淋巴病毒感染T淋巴细胞。HAA以侵袭性对称性多关节炎为特征，并多累及手部。大部分患者存在RF或ANA，并通常为RA的诊断提供满意的标准[48]。关节镜的研究揭示了HAA中增殖的滑膜炎[108]。T细胞浸润关节与分割脑形细胞核同ATL所见相似。RA的患病率在人类T细胞亲淋巴病毒1型感染中感染数量(0.56%)与在日本未感染人数(0.31%)比较有所增加。因此，在感染个体中相对低的疾病发病率在T细胞亲淋巴病毒1型所致RA比较此因素作用更加突出。携带人类T细胞亲淋巴病毒1型tax超活性基因的基因鼠出现Sjögren综合征和风湿样关节炎，其证明p40/tax蛋白的病因学作用[107]。人类T细胞亲淋巴病毒1型在恒河猕猴中诱导多肌炎、关节炎和葡萄膜炎[109]，因此，我们建立病毒性关节炎的灵长类模型。

4.人类免疫缺陷病毒1型

在HⅣ感染的过程中，有3种主要因素需要鉴别。在感染初期，广泛的病毒血症发生，以及一种急性单核细胞炎性样综合征。其次，相对晚期，表现为病毒反应性与CD4+ T-细胞之间强烈的反应。平均讲，在感染后10年，CD4+ T-细胞功能的减弱在疾病的最后节段增加了机会性感染，淋巴瘤和自身免疫肺炎的发生。多克隆B-细胞活性和自身抗体的产生与辅助T-细胞(T_H1)和T_H2占主导的波动之间有关。类风湿疾病普遍与患者伴随获得性免疫缺陷综合征(AIDS)诸如ReA、牛皮癣性关节炎、脊柱关节病及弥漫浸润淋巴细胞炎综合征有关。有趣的是，所有这些综合征均与CD8+T-细胞的相对扩散有关，因此其证明HIV-1型感染加剧了HLA-I型—限制CD8+ T-细胞介导的自身反应[110]。因此，SLE、RA和多肌炎广泛认为被CD4+ T-细胞介导，并在HIV-1感染后某些患者出现症状缓解[111]。

5.其他关节病相关感染

风湿热是风湿病的普遍可以接受的模型，风湿病是对局部宿主抗原和微生物机体组成部分的交叉免疫反应[112]。近几年，它的发生率再次增加，并且出现了更多仅表现关节炎的病例。微生物的局部存在是非必须的。A组链球菌感染咽部后，宿主抗体针对链球菌抗原与宿主心脏的抗原之间产生交叉反应，导致局部炎症（心肌炎）。随着反复感染，此过程被重复或加重。一种交叉反应抗原已经被证实存在于心脏和滑膜等关节组织中。此模型，正如已知的分子拟态，因此它是关节组织宿主抗原同微生物抗原之间交叉反应的假说，同时也是关于CTD的一种极具吸引力的假说。关于此模型潜在直接的证据是存在的，但是RA或青少年风湿性关节炎(JRA)链球菌感染作为致病因素的证据几乎没有[1]。

莱姆病可能是针对RA的最好的微生物模型，其包括3个主要因素：局部感染，宿主免疫反应及可能的宿主抗原局部交叉反应。此病存在多种急性和慢性症状,包括增生性关节炎。它是由一组被称为博氏疏螺旋体的逆螺旋体感染所引起的[113-115]。临床鉴别依据局部精确的微生物种群分析,更复杂的观察及混合感染可能发生[115]。抗原特异性免疫反应在血中,脑脊液和关节中通过培养及 PCR 技术已被证实存在,并且可能与 IgM 抗体反应中伴随存在。在莱姆神经系统疾病中,发现螺旋体与神经细胞共同拥有交叉反应抗原。此微生物有机体能以多变的微小的抗原特异方式产生免疫反应,其慢性是由针对微生物抗原的逐步增加的 T-细胞反应来决定的。抗原特异性和非特异性机制二者在莱姆病的发病机制中似乎十分重要,但微生物的存在可能是慢性过程的重要因素[1]。病因学研究的优势没有比莱姆病更好的了,因而抗生物治疗是可以治愈疾病的(尤其在疾病的早期阶段),并使接种预防成为可能[114]。

综上所述,第 29 章中曾讨论过的人类模型和动物模型中所得到的数据,其支持微生物的存在及继发抗原特异免疫反应这种病因学作用,以及通过微生物抗原的低特异性调整的免疫反应可能作为一种超抗原发挥作用,并导致免疫异常调节。因此,表 30.3 中所有 3 个因素均十分重要:关节组织中微生物感染可以通过微生物抗原,炎症转变的宿主抗原或局部存在的交叉反应宿主抗原来诱导特异性免疫反应;或者低抗原-特异性机制能诱导免疫异常调节。那么这些过程一部分或更多的局部存在为复发或慢性关节炎提供了持续存在的刺激,也许随着微生物的再感染为反应加剧提供额外的刺激。

这种基础理论的许多方面已经用于解释此特殊疾病的特殊特点。一是细菌碎屑假说,此假说中,内源性细菌提供微生物宿主抗原,宿主 IgG 的转移,RF 的诱导,并且各种免疫复合物通过此特异抗体而形成[117]。局部关节内这些复合物的形成导致关节 CTD,同时循环复合物导致系统 CTD。此机制可以解释肠道术后或炎症性肠疾病后的风湿病。相反,内源性或外源性微生物抗原可能与宿主抗原发生交叉反应,这可能是由 MHC 决定的[118](表 30.2)。感染还可能由其他各种机制造成,包括抗个体基因型抗体和细胞肿瘤基因活性[119,120]。

(二)系统性相关组织疾病

1.肝炎B脉管炎

肝炎 B 脉管炎可能是由于系统内病毒复制,循环免疫复合物形成与沉积而引起的免疫反应[1]。这些复合物的清除可能因为病毒破坏及超载引起的 Kupffer 细胞功能缺陷而有所削弱。组成、体积、补充修复能力及复合物的定时均是影响潜在致病的因素。原位免疫复合物形成也可发生,除了体液免疫反应外仍存在一些因素。例如,在细胞水平,病毒对宿主基因的控制及病毒成分造成明显的循环肝炎 B 表面抗原的过度产生。肝炎 B 核心抗原增加的免疫性反映了其直接诱导 B-细胞抗体产生的能力。而且,未被认知的病毒株的多样性或不寻常的细胞免疫反应也可能包括其中。因此,与其他重要的宿主因素比较,肝炎 B 感染被视为一系列引起坏死性脉管炎的原因。在肝炎 B 感染过程中出现了一种非凡的广谱免疫病因学,其范围从致命性脉管炎至急性脉管炎,到急性和慢性无症状感染。

表30.3　关节CTD中微生物作用的流行假说

结果:普通微生物假说
局部微生物复制(细菌、支原体或病毒)
微生物-特异性免疫反应和(或)非化脓性免疫调节紊乱
局部抗原:微生物,交叉反应和(或)移动宿主
局部炎症
早期关节炎
持续局部抗原:微生物,交叉反应和(或)移动宿主
持续局部炎症
复发/慢性关节炎症
变化结果:细菌碎屑假说
内源性胃肠道细菌抗原
微生物-特异性免疫反应
非特异性免疫反应:类风湿因子
免疫复合物形成:局部或系统性
复发/慢性关节炎症
变化结果:交叉耐受假说
内源性或外源性微生物感染
微生物-特异性免疫反应
交叉反应性宿主抗原:HLA-B27,或其他
局部炎症
复发/慢性关节炎症

CTD:结缔组织疾病;HLA:人类白细胞抗原。

2.肝炎C病毒与冷沉淀球蛋白血症

冷沉淀球蛋白是免疫球蛋白,其自发的在血及血清中沉淀,并通常在 25°C 以下沉淀。I 型冷沉淀球蛋白由单克隆免疫球蛋白组成,它通过分子的 Fc 部分以自体联合的方式冷沉淀。混合Ⅱ型冷沉淀球蛋白含有一个单克隆 RF,其在结合单克隆或多克隆 IgG 后冷沉淀。混合Ⅲ型冷沉淀球蛋白含有多克隆RF，通常为IgM或IgG，它可以结合多克隆IgG[121]。产生的循环免疫复合物引起血管紫癜，关节炎/关节痛，肾小球性肾炎和外周神经病等一系列症状[122]。混合冷沉淀球蛋白与慢性肝炎有密切的联系[123]。最近文献报道HCV感染与90%的非A、非B型肝炎病例有关，混合冷沉淀球蛋白中HCV的病因学作用已得到深入剖析。使用酶联免疫吸附测定(ELISA)和耦联蛋白免疫斑点测定等方法观察抗体以及反转录酶介导PCR方法证实了HCV的RNA，这说明有混合冷沉淀球蛋白患者中50%~90%曾被HCV感染。在应用干扰素-α治疗6~12个月后症状缓解的20名患者中13人的血清中冷沉淀球蛋白得以清除。冷沉淀球蛋白病因学中HCV的直接作用通过冷沉淀试验中HCV RNA20~100倍浓度得到证明[124]。相反，在有冷沉淀球蛋白患者中，抗HCV抗体的浓度在冷沉淀物中并不比血清或上层清液的冷沉淀物中高[125]。

如果病毒颗粒在病毒颗粒抗原免疫球蛋白复合体的冷沉淀作用中发挥关键作用，那么其会在冷沉淀球蛋白中参与抗体的高浓度。但是现在，这尚未被完全认识。不仅如此，HCV感染外周血淋巴细胞，因此参与产生B淋巴细胞的RF的转移形成及克隆扩散过程[126,127]。这些结果说明HCV可能是“必要”混合冷沉淀球蛋白病例中超过半数的致病因素。此外，如128章中讨论的，持续HCV感染与许多综合征有联系：RA样关节炎，肾小球性肾炎，Sjögren综合征及其他风湿病[128]。

3.逆病毒与风湿病

逆病毒通过反转录作用(见129章)而将RNA基因组转录至DNA的能力而被区分开。产生的双链DNA被并入宿主细胞核DNA中。宿主细胞酶将随后转录的DNA合并至RNA，然后被翻译成病毒蛋白并形成新的集合病毒颗粒的基因物质。这种不寻常的生命循环，与长期潜伏相关而无源自合并的前病毒DNA的任何病毒颗粒的产生，使逆病毒感染的观察十分困难。感染性人类反转录病毒分为3个主要亚群：HIV样病毒，包括HIV-1和HIV-2，HTLV-1和HTLV-2，以及泡沫样逆病毒[129]。相反，正如前面讨论的，内源性逆病毒反映合并的前病毒产生感染性病毒颗粒能力的缺乏并表现出与基因种系DNA永久的结合。

AIDS与HIV-1和HIV-2感染有关。In vivo，这些病毒优先在各种组织中或T-细胞的巨噬细胞/单核细胞谱系细胞中生长。诊断为AIDS患者的CD4 T-细胞在数量和质量上受抑制，并破坏细胞免疫反应，同时引起潜在感染及非霍奇金淋巴瘤和卡波西肉瘤的高发生率[130]。AIDS患者存在自身免疫紊乱症状，诸如SLE和Sjögren综合征。这说明自身免疫机制参与AIDS的发病机制[131]。因此，AIDS是另一种潜在的系统模型CTD，如关节CTD。

将AIDS的病因视为系统CTD的模型，有许多机制是适用的。HIV黏附于T-细胞CD4受体上[132]，因此感染其辅助细胞/诱导细胞，并且率先影响其功能或导致其死亡。AIDS中，细胞免疫功能由于$CD4^+$ T-细胞的缺失而被破坏。在AIDS所有患者中均可见到$CD4^+$ T-细胞与$CD8^+$ T-细胞的低比例及$CD4^+$T-细胞数量的稀少。严重的免疫缺陷通过免疫系统中$CD4^+$ T-细胞的核心作用得到解释，而$CD4^+$ T-细胞辅助B-细胞合成抗体，与单核细胞作用，参与细胞毒性T-细胞和NK细胞的产生，以及产生一系列细胞活素。AIDS个体感染HⅣ的过程中发现免疫异常调节，这种异常调节可以解释T_H1型反应和T_H-2样细胞活素图谱之间的波动[133]。T_H1型反应通过与正常或提高水平的白细胞介素-2(IL-2)、IL-12及干扰素-γ(IFN-γ)的强烈的细胞介导免疫反应得以证实。TH-2反应的优势在于增加B-细胞的反应性(高丙种球蛋白血症，抗体产生)，同时增加IL-4、IL-5、IL-6、IL-10或IL-13。有人认为AIDS中T-细胞的消亡是由吞噬作用的增加或PCT介导的[134]。有趣的是，T_H1型细胞活素保护性对抗程序性细胞死亡，同时T_H2型细胞活素增加PCD。在疾病的晚期阶段HIV应用一些机制清除$CD4^+$ T-细胞。HIV诱导氧化压力[135,136]并提高FasL的表面表达，通过Fas吞噬作用方法导致信号表达的增加[137]。此外，通过HIV蛋白酶造成的bcl-2清除率会将细胞暴露于各种吞噬信号之下[138]。

一系列自身免疫试验性肺炎与HIV感染有关。多克隆性高丙种球蛋白血症很常见，它随着感染的临床过程增加，并伴有一定程度的同型免疫球蛋白升高。AIDS患者中，ANA主要直接对抗核小体及组蛋白，而抗双链DNA抗体效价与健康个体并无不同[139]。

AIDS中一系列自身抗体已被报道。患有AIDS或有AIDS相关复合体(ARC)的151名患者中19人血清中含有低效价阳性ANA，此更高的发生率是与一些后续研究中的报道比较而得出的。含有ARC的36名患者中2人发现了RF，同时患有AIDS的141名患者中23人发现了RF，通过单细胞凝集证明无一人是阳性的。抗心肌磷脂抗体(ACLA)在76%的HIV感染个体中发现；在另外一些研究中，IgG群的ACLA在48%的静脉毒品使用者中发现，在38%的同性恋者中出现，在 14%HIV 感染的异性恋者中出现。ACLA 在HIV 感染患者 HIV 阴性伴侣中并未增加，并且其与血小板减少无关，卡氏肺包子虫病在疾病的进展或临床阶段造成肺炎。与 SLE 患者病例比较，ACLA 与血栓形成的发作并无强烈的联系[1]。

HIV 感染人群中血细胞减少是很常见的。血细胞减少、贫血、中性白细胞减少症均源于对抗各自细胞底物是自身抗体的产生。在 HIV 感染的早期，自身抗体对抗血小板和中性粒细胞，他们的患病率与疾病的进程有关，仅有很少数的患者出现血细胞减少。抗淋巴细胞抗体随着患病率的改变而发现，它在 HIV 感染的淋巴细胞减少中发挥作用。这些抗体的反应主要直接作用于对抗 T-细胞。最近，在所有受试的同性恋 AIDS 者、60%HIV 阳性同性恋者、22%左右 HIV 感染输血受者和血友病患者中抗变性胶原的自身抗体被发现。在热变性后这些自身抗体优先与 I 型及 Ⅱ 型胶原反应。这些自身抗体的作用尚未确定，但在某些 AIDS 的临床表现中发挥作用[1]。

一些临床风湿综合征与 HIV 感染有关[1]。一些报道描述在 AIDS 患者中出现一种 sicca 复合体，他们腮腺活检表现为淋巴细胞浸润和肌上皮损害。与特发性 Sjögren 综合征不同，尚未发现 RF 和抗 Ro 或抗 La 自身抗体。男性优势和弥散性淋巴结病也表明 AIDS sicca 复合体而非特发性 Sjögren 综合征。另一项研究说明患弥散浸润性淋巴细胞紊乱的 17 名患者与 Sjögren 综合征相似[140]。所有患者均出现双侧腮腺肿大，大部分出现口腔干燥或眼干燥症。有一种 $CD8^+$淋巴细胞囊虫病在唾液腺活检和外周血中发现。HLA-DR5 在非洲-美洲患者中发现。尽管淋巴结、唾液腺和胃肠道(GI)出现淋巴细胞浸润，但机会性感染仍少见，并且尚无一人死于 AIDS。自身抗体通常是缺乏的。在对 HIV 的免疫反应中，综合征表现为一种免疫遗传学的转移[140]。

多肌炎是即将到来的 AIDS 的第一个临床表现。在这些患者中，炎性浸润可能或不可能表现为多肌病。在原位置，与 HIV 的 tat 基因进行杂交证明在肌肉中存在许多受感染细胞炎性浸润。肌炎合并弓形体感染的一份报告突出了诸如 AIDS 患者其他感染等联合因素的重要性。纤维肌痛可能会刺激肌肉疾病，这在 HIV 感染患者中已有报道[1]。

HIV 感染的 14 例脉管炎病例血管病变的免疫增生紊乱的重要性，包括良性淋巴细胞性脉管炎，淋巴瘤样肉芽肿病和血管病变淋巴瘤[114]。此紊乱谱会全部表现为系统性坏死性脉管炎的临床表现。存在血管病变因素的 T-细胞淋巴细胞增生可能是最基本的机制，而免疫复合物沉积或感染联合因素仍存在可能性。

HIV 感染中炎性关节病的发生已引起注意，包括脓毒性关节炎，HIV 相关关节病，牛皮癣性关节炎和 ReA [1]。感染造成的脓毒性关节炎是一种不典型生物体，如隐球菌 neoformans 或孢子丝菌 schenck Ⅱ，但葡萄球菌脓毒性滑囊炎最近也有报道。必须承认 HIV 和其他病原体共同存在于关节中，比如荚膜组织胞浆菌所致感染的病例。关节病中 HIV 可能发挥首要病因学作用的理论通过 SF 和组织中病毒的发现得到支持[142-144]。“特发” HIV 关节病有两种临床综合征[144,145]。第一种形式是严重的关节痛，包括首先出现在肢体远端，并伴随炎症 SF。此综合征短时间内发作与 NAAID 相互应答，而与 HLA-B27 无关。第 2 种形式是远端不对称多关节炎，无关节外特点的 ReA 或与 HLA-B27 相关。

牛皮癣性关节炎在 HIV 感染患者中有报道，但对于这种重叠的发生率并未达成一致。超过 1000 名 HIV 阳性个体中的 13 人出现牛皮癣的过程；4 名轻度牛皮癣患者随 AIDS 发展而出现症状加剧。这些患者的皮肤病和关节炎均难以控制。与 HIV 相关牛皮癣和 HLA-B27 存在的 18 名患者中 33%出现了一种不对称性多肌炎。牛皮癣性关节炎和 ReA 之间的过度重叠已经得到证实，而过度的 HLA 与牛皮癣性关节炎的联系并未得到证实[1]。

ReA 和 HIV 的交叉感染过去就已被重视。在 ReA 和 AIDS13 名患者中仅 3 人的关节炎存在确实的微生物前驱感染；9 人 HLA-B27 阳性。4 名患者同时发生 ReA 和 AIDS，而其他人 AIDS 或先发生或伴随 ReA。在接受甲氨蝶呤治疗后 2 名患者发生了卡波西肉瘤和爆发 AIDS，这强调了在 ReA 中应用免疫抑制剂需要特别引起注意。这些患者在发生 ReA 前可能并未出现 AIDS 症状，已认识到的细菌触发事件可能存在。与 HLA-B27 无关的 HLA 相关 ReA 在 Zimbabwean 患者中有报道。合并 ReA 的大部分患者均有 AIDS 的临床表现。在 Zimbabwean 中存在 HLA-B27 低发生率(基因发生率 0.68)和 B27 相关 SpA 的低发生率[1]。

AIDS 和 ReA 的共同存在说明重叠的免疫病因学基础存在可能性。随着细胞毒性 T-细胞的相对增加，AIDS 患者的免疫状态可能会增加到对细菌感染产生正常免疫反应的水平，并产生 ReA。有趣的是，作为 HLA I 型的 HLA-B27 被认为在 $CD8^+$T-细胞与 APC 的相互作用中发挥了十分重要的作用。而在无循环 $CD4^+$ T-细胞患者中出现严重 ReA，在此疾病中，$CD4^+$ T-细胞携带了关于炎症细胞基础的一种重要信息。但是,失去对细菌感染正常的免疫反应会导致 ReA，这说明病因学仍是一种猜测。这同样适用于对 HIV/ReA 联合的第二种解释;AIDS 的免疫缺陷状态更容易出现感染。复发 GI 感染在 AIDS 患者中常见,因此可以得到临床的支持。第三种可能即在急性 ReA 中免疫系统的活性可能归咎于对潜在 HIV 感染的反应。现在，对潜在 HIV 感染机制的不完全理解存在争议，因此也是难以证实的。最后,此重叠可能是流行病学的巧合。由于性别原因,此患患者群中被 HIV 和关节炎性生物感染的发生率会有平行的增加。对这些可能性的解决方法需要结合临床实验室研究，同时需要一种对于 AIDS 和 ReA 免疫病因学的洞察力。源自期待中研究的印象即风湿症状主要发生在 HIV 感染患者中[146]。因此,这些患者关节炎的发展会出现糟糕的预后症状，但这仍需要后期的继续研究来解决。

另一种人类逆病毒,HTLV-1 已被认为是成人 T-细胞白血病/淋巴瘤的致病因素[147]并且与热带痉挛性下肢截瘫[146]、覃样肌炎[148-150]及一系列自身免疫综合征,包括风湿性关节炎[151]和多肌炎等有关[152,153]。Sjögren 综合征在热带下肢截瘫和静脉毒品滥用者中可见,而且他们极易受到 HTLV-1 和 HTLV-2 的感染[156]。在日本南部，患 Behcet 病的患者血清 HTLV-1 抗体效价明显升高(32.1% 比.12.3%控制组内;$p<0.01$),在此地区 HTLV-1 流行[157]。HTLV-1 所致炎症性关节病(HAAP)在风湿病中是针对逆病毒十分有趣的自然模型。HTLV-1 前病毒 DNA 和 p40/tax 转移激活因子基因的表达证明其存在于HAAP 两名患者的滑膜组织和培养的非淋巴滑膜细胞中[158]。不仅如此,HTLV-1 感染的滑膜细胞出现增生率增加及前炎症淋巴活素，包括 IL-1、IL- 6 和粒细胞-单核细胞集落刺激因子(GM-CSF)的产生。

HTLV-1 感染滑膜细胞的能力通过 HTLV-1 产生 T-细胞的 HTLV-1 阴性 RA 患者活检组织的滑膜细胞的培养得到证实。相似的是,由滑膜细胞产生的前炎症 GM- CSF 在 HTLV-1 感染后增加 [159]。含有 HTLV-1 p40/tax 诱导风湿病的另一条路径是自身抗原表达直接刺激的效果。两种潜在新的自身抗原（分子重量 44kd 和 46kd)的表达被 HTLV 的 p40/tax 诱导[161],它们可以从进展的系统性红斑狼疮患者血清中发现。因为这些患者中尚无一人被 HTLV 感染,在自身患者中,功能上与 p40/tax 相似的一种蛋白可能参与了诱导自身抗原的产生及相继出现的自身抗体反应。不仅如此，HTLV-1 p40/tax 增强了吞噬作用[162],这会引起自身抗原释放,是 SLE 患者的金标准。HTLV-1 致自身免疫综合征中 p40/tax 基因的关键作用通过转基因小鼠携带 HTLV-1 tax 基因的发展得到进一步证实。发生 Sjögren 综合征的这些小鼠伴有腮腺淋巴细胞浸润[163]和与 RA 相似的慢性关节炎[164]。这些小鼠的 RA 样图谱以滑膜及外周关节炎症，滑膜增生及关节内侵蚀为特征[165]。在 HIV 和 HIV 相关疾病中,免疫偏差导致一种伴有许多类似 SLE 表现和其他自身免疫综合征的多系统疾病。现在仍存在尚未发现的逆病毒;这些病毒可能会影响不同免疫活性细胞亚型。因此,被人类逆病毒感染的深度免疫异常调节是 CTD 迷人的模型。

三、相关组织疾病中暗示感染性因素的证据

在过去 70 年大部分风湿综合征中,我们对于微生物的不同分型做出了许多尝试。包括一些例外在内,早期发现并未得到事实的证明。讨论过的更早期的理论在细节上涉及到过去的编辑[1]。现在正在讨论一些新的领域。

(一)关节相关组织病

1.风湿性关节炎

由于从此疾病中得到的可靠的样本[6-8,117,118,165-168],过去数年间在微生物研究中采用了许多印象深刻的方法。可靠的方法学激发了研究微生物不同分型的热情。早期尝试证明 RA 中细菌和支原体的存在并未获得预期的结果[1]。然而,由于在动物实验和人类模型中得以良好的证明，在过去的 15 年中对细菌及其构成的兴趣强烈的增加，由于其在动物实验和人类模型中得以良好的证明,包括莱姆病和肠性关节炎;由于诸如 Whipple 病和杆菌性血管瘤病-紫癜等在其他非风湿病致病性细菌中得到确认[170],以及由于细菌超抗原的潜在重要性。

RA 中肠道菌群的研究正在进行着，尤其是关于产气荚膜梭状芽孢杆菌和奇异变形杆菌。在抑氮磺氨吡啶治疗后,RA 患者更加频繁地携带梭状芽孢杆菌,然而这些与抗风湿治疗的效果无关。在 RA 和退化关节病(DJD)中高带菌率与非甾体抗炎药(NSAID)的治疗无关。对于数据是研究并不支持 RA 中梭状芽孢杆菌的病因学作用[1]。但是连同其他研究表明小肠细菌过度生长及 RA 早期不正常细菌细胞脂肪酸水平[172],这些数据表明此领域更深的研究是有保证的。

RA 中关于体液免疫反应的研究说明克雷白杆

菌、链球菌以及变形菌的高特异抗体水平。后者可能与疾病活动期有关，尤其与 C-反应蛋白有关。抗体水平在素食 RA 患者中确实下降。更多变形杆菌抗体在欧洲一些国家中发现[173]，仍与疾病活动有关。分子拟态与增加的变形杆菌抗体有关，远离血清学研究尚无证据支持 RA 中变形杆菌的病因学作用[1]。

与其他微生物抗原相同，对衣原体和沙门菌特异性滑膜细胞反应在 RA 中已有报道，但这些微生物的外周血细胞和体液免疫反应并未增加。针对 RA 的一些抗体治疗方法说明米诺环素的最佳作用，但这可能由于炎症过程的效果而非药物的抗菌活性[1]。

作为交叉抗原的热休克蛋白(HSP)的可能作用是 RA 中有趣的值得探索的领域。它们广泛的发生率和细菌至人类不同种群之间高度保守性及同源性使HSP对交叉反应性免疫反应性免疫反应导致自身免疫成为有吸引力的候补者。细胞中 HSP 因热及其他因素的压力而增加；它们由于大小和其他特点，如功能等而分类。早期研究，特别是分枝杆菌 HSP，证明其在RA 中的作用。针对分枝杆菌 65kd HSP 产生的抗体已被发现；SF 及细胞反应也增加。在体外，分枝杆菌抗原刺激 RA 单核细胞或滑膜细胞破坏软骨并增生形成关节翳。某种 HLA-DR 表现型针对分枝杆菌而影响免疫反应，同时 RF 与各种微生物蛋白有交叉反应[1,174]。后续研究缺乏更深入的印象：滑膜 HSP 水平在 RA 和控制组中相似，并且 GI 黏膜 HSP 表达在疾病活性和治疗之间尚无联系。HSP 诱导滑膜细胞控制软骨形成；对 HSP 的细胞反应在 RA 和 JRA 中关节破坏起作用。与 HLA-DR4-DW5 比较，SF 细胞对 HSP 有高反应性。其他研究并未发现 HSP 和其他细菌抗原增加滑膜细胞反应或在 RA 中针对 HSP 增加了体液免疫反应[1]。但是，一项关于 RA 的长期研究再次证实针对 HSP 的 IgG 和 IgM 反应均增加。此反应似乎与 HLA-DR 表现型无关，但确实与放射严重性和 RF 有关。在混合 CTD 和 SLE 中可见高反应性。观察者做出结论即 HSP 反应可能是自身抗体，并且直接对抗关节 HSP，而 HSP 作为慢性关节炎症的结果已被揭示。在任何病例中，似乎很清楚的是这些 HSP 抗体是严重 RA 的产生因素[175]。总之，RA 中针对 HSP 的细胞和体液反应的病因学作用仍不十分清楚。

最近研究中最令人兴奋的是 PCR 应用于风湿性和慢性炎症性关节炎患者细菌 DNA 的探索中。PCR 方法有许多易犯的错误，但作为一种快速和十分明确的诊断方法，其表现出巨大的潜力[176]。最近在临床样本中许多研究应用大范围 PCR 测试来放大 16s 核蛋白体 RNA(rRNA)基因。所有细菌中，这些基因包含保守区域在尚未知晓准确的种类之前允许任何细菌的观察。一项研究从 20 名未鉴别关节炎患者中检测外周血、SF 和滑膜组织所得结果与其他阳性和阴性控制组比较。通过 16s rRNA PCR 方法，8 名患者为阳性，但进一步分析确定种类表明所有结果均模棱两可。4 名患者的后续研究表明存在多种细菌种类：假单孢菌、并有一种或多种为分枝杆菌，奈瑟菌以及其他已知种类[177]。单一样本中多种类的发现尽管缺乏预防措施，但在此项及后续研究中仍应该防止污染的发生。后者应用相同方式的 PCR 方法检测 RA、JRA、未鉴别关节炎、ReA 和其他风湿病中的 SF。每组中大约半数(26/57)的患者测试为阳性。PCR 产物最恰当的分析表明 6 名是杆菌，可能是由空气污染造成的。其余 21 名患者阳性结果，衣原体，支原体，机会性致病因素包括流感嗜血杆菌和 H 巴斯德菌，以及无法确定的种类。在此研究中，个体患者中并未发现不同种类细菌的出现，包括可以识别的污染在内。专家得出的结论即特异性 PCR 技术是存在争议的，而进一步的研究应当证实引起争论的发现的重要性[178]。

对于 RA 中分枝杆菌属结核杆菌的研究产生了阳性和阴性结果[1]。PCR 也已经应用于此，即 RA 患者[180]和临床测试分枝杆菌感染[179]。调查者应用分枝杆菌属特异性 PCR 于 SF 和 40 名 RA 患者的组织中，21 名未鉴别关节炎和其他阳性及阴性控制组。3 名 RA 患者及其他阳性控制组中发现分枝杆菌属。作者将其理解为可能难以用事实证明 RA 中分枝杆菌的病因学作用[180]。尽管存在预防措施，但其缺陷性导致 PCR 产生假阳性结果的倾向性。

对支原体的兴趣与日俱增；它们表达压力蛋白并且在动物模型中表现为超抗原的功能[66,67]。RA 中支原体的作用也存在争议[1]。但最近在 28 名 RA 患者中应用高特异性法医学 PCR 方法，与 32 人中的 3 名控制者相比，15 人为阳性。大部分种类被确认为支原体 penetrans 或支原体肺炎的原因，但 36%有支原体种类被鉴别。调查者表明有证据说明 RA 中系统性支原体感染存在，然而回顾 RA 中其他支原体的研究，包括应用 PCR，他们得出结论支原体的作用尚未确定[181]。PCR 的应用清晰地打开了一片探索 RA 中细菌和支原体作用的新领域，但研究中数据上种类的差异说明或者多种环境触发因素可以导致慢性关节炎，或者 PCR 方法学中的技术需要改进的增加特异性并减少假阳性结果。

由于新技术的原因，对于病毒候补者的兴趣也在增加。早期已发表的和尚未发表的研究存在争议[1]。现在最可靠的候补者是细小病毒 B19、风疹、逆病毒和疱疹病毒，包括 EBV、CMV[1,4,182,183]。增加的滑膜细胞免疫反应说明流行性腮腺炎和腺病毒可能存在 RA 中[184]，但没有证据说明腺病毒、流行性腮腺炎和麻疹在其他研究中发现[1,185]。

RA 中 CMV 早期的研究产生了争论性结论。在滑膜和滑液及血中应用 PCR 的研究发现 CMV 存在的证据，但这需要特殊的解释，因为 CMV 是普通的迟发感染的原因[1]。RA 中 $CD4^{+}CD28^{-}$ T-细胞的扩散与前 CMV 感染有关，也可能在 RA 的病因学中并无如此重要的作用[186]。52 名 Felty 综合征患者 CMV 抗体发生率并未增加，其中 15 人存在大颗粒淋巴细胞炎[187]。总之，研究所得的数据并未清晰地证明 RA 中 CMV 的作用。HSV 和其他腺病毒存在的直接证据尚未找到，包括应用 PCR 寻找 HSV-1、HSV-2 和人类疱疹病毒 6 型(HHV- 6)。这些病毒的 Fc-黏附蛋白证明是由于 RA 中 RF 产物刺激引起的[1]。

关于逆病毒，感染中 HTLV-1 主要表现包括小关节炎和多关节炎，正如前面部分所讨论过的和第 129 章所述。RA 中 HTLV-1 抗体研究产生了争论性结论，但是，HTLV-1 抗原的免疫组化证据在 RA 滑膜组织中发现。HTLV-1 关节炎患者 HTLV-1 感染的 SF 细胞分泌出巨大数量的细胞活素。逆病毒样颗粒见于 RA 的 SF 中，但其他一系列方法的研究，包括 PCR 在内，并未证实人类逆病毒，或其他慢病毒存在于 RA 中[1]。转基因鼠中 HTLV-1 tax 基因能引起 Sjögren 综合征[163]，并且与 RA 慢性关节炎相 3 倍增加的 HTLV-1 tax 抗体和 RA 患者外周血中 DNA 水平的增加引起了人们的兴趣[188]。这些患者中并未发现其他基因；因此，此 tax 序列病毒的起源问题尚未解决。多内源性逆病毒转录也发现于 RA、骨关节炎和正常滑膜组织中[189]。正如前面讨论过的，多内源性逆病毒序列在所有人中均可正常表现，但异常表达能够导致一系列疾病过程，包括自身免疫病。的确，L1 逆转位子在 RA 滑膜纤维破坏中表现为相对的过度表达[190]。此发现与 RA 中 DNA 过度甲基化有关。另一项研究应用 PCR 发现 RA 中感染性逆病毒及 HRV-5 的证据。前病毒 DNA 在半数 RA 滑膜组织样本中发现，也在反应性和牛皮癣性关节炎及骨关节炎 RA 和 SLE 血样本中发生率相似或略增高。HRV-5 与人类疾病无明显联系，与人类起源的联系也未得到证实[191]。总之，研究的数据并未清楚地证实任何内源性或感染性逆病毒在 RA 的病因学中起作用。

细小病毒是些小的 DNA 病毒，它能引起脊椎动物产生疾病。B19 链引起红斑传染病，大部分在儿童的狼疮样疾病中，而在成年人通常伴随一种自限性关节炎。在儿童和成年人中 RF 机会性存在，而关节炎有时是慢性的[183,192]。B19 抗体发生率和病毒存在研究应用 PCR 方法并未证实成人 RA 的病因学作用[192-196]。然而，后续的研究应用血清学和 PCR 确实找到了 RA 患者不知原因关节炎[199]中 B19 感染的证据[197,198]。B19 产生抗体作为自身抗体也产生交叉反应[200]。B19 感染同样适用于脉管炎[201]，但不适用于必要混合冷球蛋白血症[202]。相比较而言，其他最近血清学研究发现早期炎症性多关节炎患者近期 B19 感染率是随访 3 年后结果的 2.7%(147 人中的 4 人)。3/4 的患者有 RA。调查者得出结论 B19 感染仅对 RA 中很小的部分有意义[203]。近期 B19 感染的 54 名患者经过 5 年的随访发现无一人出现慢性关节炎症性疾病[204]。一项 PCR 研究表明在滑膜组织到创伤性关节炎 B19 DNA 的发生率高于 JRA[205]。总之，似乎不可能的是，细小病毒 B19 引起多原因的 RA，或在其本身引起慢性关节炎。

EBV 是一种 DNA 疱疹病毒，它引起感染性单核细胞炎，并与 Burbitt 淋巴瘤和鼻咽癌在病因学上有联系。它的机会性致病引起急性关节炎[206]。EBV 在 B-淋巴细胞中引起一种持续感染，原位上增生通常被T-细胞察觉，而在体外中就不是这样。它同样是一种多克隆 B-细胞激活因子。30 年前通过血清中抗 EBV 抗体的存在最初证实 EBV 存在于 RA 中，后续的研究说明 RA 中针对各种 EBV 抗原的抗体的升高。对 EBV-编码抗原的抗体可能与宿主组织蛋白发生交叉反应；因此，分子拟态可能是 RA 中针对任何作用 EBV 的机制。关于 EBV 的第二个证据是 RA 血淋巴细胞在体外中行为不同，尤其与控制组比较，转录形成淋巴细胞破坏群更迅速。这似乎是由于体外的异常 RA T-细胞功能造成的，其在体内也可被反映[1,207]。在体外，在严重 RA 患者的淋巴细胞中发现更多的 EBV 诱导免疫球蛋白的产生[208]。

有趣的是，EBV 致淋巴增生性疾病在 RA 患者中相反，当甲氨蝶呤不再继续使用时[209]。早期研究，包括一些使用 PCR，与控制组比较[1]，并未说明 RA 组织包括滑液中 EBV 抗原或 DNA 增加。EBV DNA 和 RNA 转录的高发生率见于 RA 滑膜组织和滑液中，以及应用 PCR 和免疫组化的血中[210-213]。最近证实一种接近十倍提高的 EBV 病毒载体存在于 84 名 RA 患者外周血单核细胞中，与控制组 69 名正常者和非 RA22 名有风湿状况的患者比较[214]。一个 EBV-感染成纤维细胞群产生于滑膜组织中[215]。更高的 EBV 抗体反应相继发现于 RA 血清中，与控制组比较[211,213]。进一步证据支持分子拟态的重要性，伴随 RA 中增高的免疫反应，"共同抗原决定簇"(QKRAA) 见于宿主 HLA-DRB 1*0401 或 *0404 等位基因和 EBV 糖蛋白 110(gp110) 中。这项研究表明，此抗原决定簇也出现在一些细菌种群中，包括大肠埃希菌，并且被 RA 患者识别[215]。RA 滑膜淋巴细胞也可识别 EBV 抗原，特别是转移激活蛋白[216]。总之，RA 中 EBV 的作用仍不十分清楚。这似乎不是最主要的病因学因素，但可能是缺陷性免疫调节或分子拟态中的联合因素。然而，过去 30 年关于 EBV 异常性研究证实这种异常是免疫异常调节的结果[207]。因此，EBV 似乎不是 RA 的主要病因，但仍有待进一步研究其作用[1]。

风疹也已经成为 RA 中多年病因学候补者大约 30 年了，并且始终存在争议。各种肯定和否定的研究已见于诸多过去的研究中[1]。风疹从 RA 患者中分离—表面上看风疹特异性免疫反应已发现，关节内系统和局部的—但否定结论也见于其他研究中。正如前面所总结的，流行病学研究似乎说明慢性关节炎，包括 RA，在风疹接种后很少见。通过应用 PCR 观察五组风疹基因拷贝，14 名早期 RA 患者外周血和 SF 是阴性的。其他 46 名关节病患者，大部分是 ReA，其中 1 人风疹阳性。RA 和控制人群之间相似的低可能概率也见于麻疹和流行性腮腺炎[185]。在风疹和自身免疫之间可能联系的其他研究中，核糖核蛋白复合体 Ro 和 La，钙网硬蛋白及病毒间的相互作用被揭示[217,218]，但尚无准确的机制发表。因此，RA 中风疹作用平衡的证据似乎是否定的。

RA 中针对病毒的体液和细胞免疫反应可被检测到。血清中的抗体和针对疱疹、麻疹及其他病毒的 SF 很常见，含同胞中 RA 不一致。B-细胞在血中对各种病毒分泌抗体很少见，但却在滑膜组织中发现过。免疫荧光法显示 RA 血清中麻疹特异性抗体升高，但除了 EBV 外，任何病毒抗体的升高均未发现。RA SF 淋巴细胞与血淋巴细胞不同，不能支持 HSV 复制，表面上看，是由于细胞与细胞的相互作用，并可能被干扰素介导[1]。

关于 RA 中的细胞反应，血淋巴细胞的早期研究并未显示病毒特异性改变，但滑膜淋巴细胞会显示特异性反应，然而这仅针对某些病毒[168]。局部免疫反应是可以检测到的过程。通过不同方法证实特异性病毒的结论性尝试中，一些免疫学和其他方法已应用于鉴别风湿性滑膜细胞抗原是否有同一微生物起源。根据数据这些尝试产生了否定结论[1]。一组 10 名 RA 患者在接种肝炎 B 后其病情发表。此机制是个体 MHC Ⅱ型介导 T-细胞与 HLA Ⅱ型基因表达风湿性"共同抗原决定簇"的反应。某种肝炎 B 接种肽可以黏附于 MHC Ⅱ型分子上，因此，触发了 T-细胞增生和激活，导致持续性关节炎[219]。

在 JRA 中，微生物存在的模型与成人疾病相似。试图证实 JRA 和其他儿童风湿病特异性抗原是否定的。针对细菌胎聚糖和胃肠道炎症增加的血清抗体在 JRA 和先天性强直性脊柱炎(AS)中发现。JRA 中疾病加剧与病毒感染的进展有关，但血清抗病毒抗体与控制组相似。干扰素在 JRA 血清中并未发现，与控制组比较，在体外产物相似或增加。与成人 RA 比较，JRA 中血和关节淋巴细胞支持 HSV 正常的生长[1]。

JRA 中风疹的早期研究也存在争议[1,61]。风疹独立致病的呼声也未被证实。其他关于 JRA 的研究提供了一些证实多聚糖的数据，A 型流感和其他病毒，而不是逆病毒和风疹[1]。EBV 感染似乎是老年女性发生 Still 病的触发因素[220]；水痘感染后 JRA 缓解也被报道[221]。

总之，现尚无确凿证据证明特异性微生物因素存在于 RA 和 JRA 中。RA 关节组织中微生物的存在并未得到证实，但一些病毒候补者，诸如细小病毒 B19 和风疹，仍然是 RA 原始的触发因素。证据表明其他微生物因素，如细菌 HSP 和 EBV，说明某种机制包括分子拟态或交叉反应抗原，或可能免疫系统的低抗原特异性活性。很清楚的是，现在大部分可靠的观察方法是应用 PCR 来观察 RA 组织中微生物因素，特别是细菌。另一个令人兴奋的方面是宿主 HLA-DR 分子—通过分子拟态潜在产生慢性关节炎中共同抗原决定簇和各种微生物因素，如 EBV。尽管如此，这些以及其他直接或间接暗示其他微生物的研究均需要证实。

2.血清反应阴性椎关节病

血清反应阴性 SPA 涉及一组疾病，其共同拥有一系列共同特点：①与 HLA-B27 有关；②不对称性小关节炎；③累及轴间，特别是骶髂关节；④起止点炎；⑤关节外特点，包括急性前葡萄膜炎[222]。感染的作用作为一种触发因素与下列确定程度的改变有关：可能在 ReA 中，可能在 AS 中，及尚未解决的银屑病关节炎和肠病性关节炎中。ReA最准确的定义——伴随关节外感染之后的一种无菌性滑膜炎——在结论中清楚地指明了感染。特别是SPA和ReA继续占据此概念领域，此领域涉及脓毒性关节炎和免疫风湿病，如RA。

已经有了一种引入更多的顺序到SPA的命名法的尝试[223-226]。组织学方法已经在文献中发表，而在Reiter综合征中，命名有很大背离，这是因为不精确的定义及第二次世界大战期间纳粹德国Reiter的地位造成的。病因学分类最具有吸引力，并且已经点燃与特殊病原体和ReA有关的准确研究的热情。许多研究都有缺点，因为通过血清学或细胞反应，特殊免疫反应的证明来自病因学的界定，即使在滑膜组织或滑液中未得到直接证明生物体或其他抗原存在的证据。然而，诊断性测试主要依靠健康群体阳性发生率[227]。针对这些研究的合适的控制组组成尚未得到确认和应用。采用机械学方法对SPA分型需要等待隐藏在慢性炎症中对于分子和细胞机理更好的理解。但在不久的将来，临床和实验室ReA的进步一定会出现。最近，通过培养和血清学方法，关于ReA和未分化小关节炎的研究表明这些病例中大约50%能归结于一种特异性病原体，主要是沙门菌、耶尔森菌及衣原体[228]。针对病原体的血清学反应的物种特异性分析会进一步提高发现率[229]。

ReA的流行学研究开拓了一种关于肠感染并发症发生率的新视野。在瑞典，一项值得期待的关于炎症性关节病发生率的研究发现ReA的年发生率(每100 000人中28人)高于RA(每100 000人中24人)，这项研究强调了风湿病所有主题中ReA的重要性[230]。关于散发[231]和爆发[232]鼠伤寒沙门菌感染的研究为沙门菌触发ReA的发生提供了进一步证明。此发生率通常在10%的范围内[233]，但最近，对91名暴露于食物源性肠炎沙门菌下的个体的研究报道其中17人发生ReA，因此这可能超过了先前所考虑的发生率[234]。在以大人群为基础的研究中，弯曲杆菌感染后出现ReA是很常见的，其年发生率在4.3/10万[235]。这些发生率毫无疑问显然受人群数量的强烈影响。ReA在Alaskan Eskimo人群中有更高的发生率[236]，同时，沙门菌爆发后ReA的发生率儿童低于成人[237]。

一项直接证明肠源性微生物抗原的观察是通过GI肠道和关节中联合存在的炎症来实现的。这与痢疾后ReA有关，也与炎症性肠病相关关节炎有关。6.8% SpA患者有肠道炎症损害发生，包括典型AS患者和无GI症状患者[238-240]。GI和关节炎症之间存在联系，这种关系反映了肠渗透性和作为一种机制的重复的微生物抗原。病原体范围可能比与SPA典型联系的那些(耶尔森菌、沙门氏菌、衣原体)更广泛，但这些机制与前面总结常见临床特点无关。更多掺杂的技术，如PCR，可能扩大了关节源性病原体的定义。链球菌感染后ReA继续引起调查者的注意[241]，而且它是除了革兰阴性病原体之外最常见的关节源性细菌。儿童链球菌感染后关节炎是在风湿性心脏病后潜在发生的，但与急性风湿热的关系并不明确[242]。最近关于链球菌感染后ReA的6名患者的一项报道为急性关节炎的不同诊断作出了重要贡献[243]。链球菌感染后ReA和更多普遍形式之间的另一鉴别特点与HLA-DR等位基因(DRB1*01)有关，而与HLA-B27无关，这说明两种综合征中炎症的细胞基础是根本不同的[244]。其他与关节炎相关的微生物因素包括卡介苗(BCG)[245,246]、HBV接种[247]、莱姆接种[248]、细胞外毒素性E.coli[249]和大范围的寄生物[250]。

根据ReA一般图谱的一些研究已经开始尝试确定不同病原体的作用，然而，缺乏广泛统一的分型标准为人群的发病率和流行研究提出了问题。郊区性传播疾病(STD)临床中，4.1%有生殖器感染或炎症的患者存在客观的ReA，而衣原体或非淋球菌性STD占此病例的88%[251]。最近一项大人群研究对关节炎不同致病菌的相对作用进行评估，与沙眼衣原体、B.burgdorferi、肺炎衣原体和细小病毒B19的作用比较，弯曲杆菌占主要作用[252]。

自此大人群调查中获得一条信息即未分型SpA的流行和它的自然史及预后仍是一个重要的尚未解决的领域。

SpA与环境和遗传因素的相互作用有关。最新的人群研究已经开始阐明此剧烈相互作用的一些新的方面。在患AS的双胞胎研究中，遗传因素占97%，这说明此疾病的环境触发因素似乎是普遍存在的，并且与人群变异无关[253]。当某人有广谱SpA及感染和遗传相互作用时，此图谱可能会截然不同。为显示SpA的流行，在HLA-B27阳性和阴性血样本中，B27阳性个体发生率为13.6%，B27阴性人群发生率为0.7%[254]。在B27阳性病例中发生SpA的相对危险性是20.7。通过对人群B27发生率的研究得出结论即大部分风湿性关节病患者SpA发生率为1.9%。其他确定的遗传的免疫反应调节器，特别是那些影响宿主先天免疫性的因素，是非MHC基因具有吸引力的候补者，这种非MHC基因与疾病易感性有关。甘露糖黏附植物血凝素被检测出来，但在控制组ReA患者中并无区别[255]。另一方面，宿主防御清除受体的过度基因表达在 ReA 和 RA 患者中得到证实[256]。这将是一片充满探索活力的领域。

临床研究提供了更完整的 ReA 表现和临床过程图表。Thomson 等人[257]报道了一大组沙门菌 ReA 患者初始感染后 5 年间断随访的结果。27 名患者中有 9 人关节炎在 4 个月内得到缓解。18 名患者在 5 年后仍有症状，并且其中的 4 人由于病情严重而失去劳动力。在 5 年这个时间点上 37%存在关节的客观改变。这些重要的长期后遗症使组织的抗生物治疗成为研究的重要领域。一项 3 个月的双盲随机安慰剂控制研究发现环丙氟沙星对 ReA 和未鉴别单关节炎患考毫无意义[258]。在下面一组分析中，环丙氟沙星在衣原体诱导ReA 的效果优于安慰剂组，而在沙门菌或耶尔森菌中无区别。一项重要报道称赖氨四环素可以减少衣原体诱导 ReA 患者急性关节炎的发作时间[259]。在这项研究中，17 名患者经过 10 年随访，其中 1 人出现 AS，3 人在影像学上出现骶髂关节炎，3 人在外周关节中出现影像学改变，但长期的赖氨四环素治疗并未改变疾病的自然进程。3 个月多西环素治疗慢性 SpA 与安慰剂组比较并未减轻疼痛症状及改善功能状态，而且未发现致病生物体存在的证据[260]。现在，一致认为衣原体单独诱导 ReA 为抗生物治疗的易感性提出了一个有趣的问题，即这些生物体诱导的急慢性 ReA 与肠致病原在致病性上区别很大，而在细胞水平上的区别并未得到证实。

ReA 中微生物致病最直接的证据是关节中微生物抗原的发现。关节内病原体持续存在最有利的证据是衣原体，并且一些研究者通过 PCR 技术已经在衣原体感染后 ReA 患者的关节中发现了衣原体 DNA 或 RNA。在实验室模型中，滑膜细胞包裹衣原体能诱导一种慢性无菌性关节炎，而在生物体于关节中长期培养后[261]，滑膜细胞能作为关节组织内微生物抗原的重要储存库。一些证据证明关节内存在，但是这些生物体是代谢性转变的，并可能进入了休眠阶段，在此阶段中针对它们的生物治疗可能会产生更多的抵抗性。衣原体肺炎[262]在活力和代谢性方面与衣原体沙眼炎有本质不同。在滑膜组织中[263]衣原体肺炎 DNA 与衣原体沙眼炎 DNA 比较发生率更低。但是，关于关节疾病致病性的特点仍有待进一步讨论[264]。衣原体核酸已经在一些无症状患者滑膜中发现[265]。另一方面，有广泛细菌谱的细菌 DNA 或 RNA，包括与 ReA 无关的种类，已经在来自拉美、英格兰[268]及美国[269]的慢性关节炎患者中有报道[266,267]。一些患者的同一关节中发现细菌许多不

表30.4　通过不同方法观察关节组织中的微生物

	RA	ReA	AS	OA	化脓性关节炎
培养	-	-	-	-	+
EM	-	+[a]	ND	ND	+
IF/IHC	-	+[b]	ND	ND	+
PCR	+[c]/–[d]	+[a]	+[e]/–	+[a]	+
GC-MS	+[d]	+[g]	ND	+[d]	+

培养、EM、IF和IHC被用于观察未受侵袭组织或它们的抗原片段；PCR用于观察核酸；GC-MS用于观察细胞壁成分。

[a]仅衣原体。

[b]衣原体，沙门菌和耶而森菌。

[c]泛细菌PCR。

[d]文献270。

[e]青少年AS患者。

[f]巢状PCR。

[g]观察胞壁酸。

AS：强直性脊柱炎；EM：电子显微镜；GC-MS：气相色谱法-物质分光镜检法；IF/IHC：免疫荧光法/免疫组华法；ND：未做；OA：骨关节炎；PCR：聚合酶链反应；RA：风湿性关节炎；ReA：反应性关节炎。

同链的 DNA。因此，尽管 PCR 技术的应用已经强调了此问题的易感性，但此技术就结果的特异性提出了问题。除 PCR 分析外，气体色谱分析-物质光谱测定法已应用于寻找关节组织中的细菌成分[270]。应用这项技术，观察者已经证实了一种细菌成分，在一些进展的 RA 或 OA 患者滑膜组织中发现了胞壁酸。不仅如此，增加的易感性将特异性分析复杂化了[271]。关节内“寻找微生物”的不同方法在表 30.4 中有总结。现在证明阳性结果对 ReA 范畴并未有限制。

这些生物体是如何进入关节的问题尚未得到解决，但白细胞已经将这些病原体内在化，并表现出转移的迁移形式，此形式增强了病原体寄居于关节的能力[272]。在滑膜炎的早期阶段，那些研究支持有活力的生物体存在。据推测这反映了生物体的缺陷性杀灭作用，或病原体内在化的失败或高效启动细胞内杀灭作用。通过微排列技术对衣原体感染的细胞反应进行研究，发现衣原体沙眼感染后 18 个基因出现选择性上调[273]。由衣原体导致的滑膜细胞感染诱导 IL-6 的产生[274]和 HLA-I 型的表达[275]。后者似乎被干扰素-β（IFN-β）的诱导所中介，这会刺激 ISFG3γ 的合成，并作为一种转录因素参与 HLA-I 型基因的调节。此宿主/微生物相互作用已证明为发现 HLA-B27 的非标准作用开辟了丰富的视野。在应用传统结构和功能作为

一种机械性假说来说明 B27 如何致病仍存在困难。应用转变感染的 U937 细胞链，已证实 B27-阳性细胞杀灭沙门菌比控制细胞低效[276]，而转移感染细胞脂和多糖复合物(LPS)刺激说明 HLA-B27 提高了核因子 kB 活性和 TNF-α 分泌[277]。相反，一些观察者发现 HLA-B27 表达既未产生感染又未在产生衣原体沙眼的细胞链中复制[278]。另一种研究转移感染细胞的方法是从 HLA-B27 阳性患者广泛获得的滑膜细胞中分析宿主/微生物之间的相互作用[279]。应用此方法可以观察到 HLA 在 S.typhimurium 或在这些生物体的细胞杀灭的动力学中并未发挥直接作用。针对 IFN-γ 的异常反应存在于一些患者中，这可能为关节中发现病原体提供了线索，但现在尚未得到解决。

证实 SpA 中微生物存在的间接证据极大依赖免疫学踪迹，正如宿主体液和细胞免疫反应中所反映的。血清学研究不断提供了确凿证据。在衣原体病例中，正常人群[280]抗衣原体抗体的高发生率为观察者寻找到了一个有足够易感性和特异性诊断价值的抗体图谱。IgG 和 IgA 抗体抵抗主要外膜蛋白 (MOMP)-由肽和 pgp3 组成，这可能对衣原体诱导 ReA 诊断有作用[281]。另一方面，ReA 反映宿主针对感染反应的失败。男性为主的 ReA 可能与缺乏针对衣原体的体液免疫反应有关，同时会导致生物体的系统性播散[282]。对于 SpA 中克雷白杆菌作用的兴趣始终存在。ELISA 证实在对抗 AS 患者肺炎克雷白的特异被膜多糖时血清 IgG 增加。SpA 患者存在肠道炎症及 GI 症状，一项研究发现肠道炎症与轴向而非外周 AS 患者抗克雷白杆菌的增加的 IgA 抗体有关[283]。最近针对抗体反应的特异性方法已经专注于 LPS、被膜多糖和细菌 HSP[284-287]。这些发现与肠道隐匿感染和通透性一致，在把致病作用归咎于肠道微生物前，AS 的血清学研究为证实控制细菌抗原范围的重要性提供了肯定的注意。一项最新家族性 AS 研究检测到针对克雷白肺炎的体液和细胞免疫反应。现已确定针对克雷白的血清抗体是增加的，针对 AS 的免疫反应尚无特异性，而这种微生物直接的致病作用仍存在争议[288]。

急性前葡萄膜炎(AAU)与 HLA-B27 无关，关于抗克雷白杆菌抗体图谱存在不一致的结果。在 AAU B27 阴性患者的一项研究中发现抗克雷白杆菌 IgA 抗体增加[289]。与控制组比较，AAU 患者耶而森小肠结肠炎抗体增高[290]，并且抗耶而森抗体与沙门菌之间存在重要的交叉反应，这说明不同的革兰阴性菌在疾病的初始阶段会引起重叠免疫反应。所有这些数据必须在局部控制人群的抗体水平中才有意义，而在一些国家中，这可能是重要的背景效果[291]。一种平行的血清学测试方法已经应用于检测宿主防御这些抗原的标志。先已观察到 ReA 患者血清和 LPS 黏附蛋白 SF 水平增高，诸如 TNF-α 等保护性或有害性细胞活素中这可能是重要的中介因素。

细胞免疫反应的分析已将目光投向潜在触发病原体和效应器机制。来自耶而森感染后 ReA 患者 SF 的 T-细胞克隆的分离鉴定此触发抗原是生物体分泌的一种蛋白，包括一种磷酸酶、YopH，并且决定此克隆利用一组有限的 T-细胞受体多变区基因部分[292]。针对衣原体感染后 ReA 采用一种相似的方法，现已证实有两种抗原是免疫主导的：57kd HSP 和 18kd 组蛋白样蛋白 Hc1[293]。使用合成肽来描述 Hc1 抗原决定簇以鉴别一种肽，包括一种黏附于 HLA-DR1 上的，与 T-细胞克隆的限制成分一致的序列主旨。现有明确证据支持针对触发细菌 SF T-细胞的局部产生。一项最新的研究证实 T-细胞特异性反应存在于外周血中[294]。SF 中细菌特异性 T-细胞增生反应的 87 名患者中 24 人对同种细菌存在一致的外周血反应。SF T-细胞反应的纵向图表在 28 名 ReA 患者中被研究[295]。在不同的时间点，相同的细菌通常在由衣原体、志贺菌以及 B.burgdorferi 所致的关节炎中被识别，并在巨大的增生反应中伴随一种剧烈的变化程度。耶而森特异性反应其特异性被改变，这说明一些患者中针对耶而森的增生反应是非特异的。针对耶而森肽的一种 CD4+ T-细胞克隆的特异性的分析被报道[296]。应用 60kd HSP(hsp60)的重叠合成肽，此克隆的特异性鉴别一种核心抗原决定簇，此抗原决定簇以一种 MHC 混乱的方式表现，并且此抗原决定簇几乎与耶而森 hsp60 的 B27-限制抗原决定簇一致。针对衣原体沙眼炎的CD4+ T-细胞反应的分析显示 ReA 患者中存在足够的血和 SF T-细胞特异性的针对 60kd 半胱氨酸-富含衣原体沙眼炎外膜蛋白，此抗原决定簇被 HLA-DRB1*0401 表达[297]。通过 CD4+ T-细胞(S40) 表达基因库也为衣原体抗原性识别提供更多理解性分析，并且流量血细胞计数法会为定量 ReA 中对抗触发病原体的抗原特异性 T-细胞数量提供一种方法[298]。

T-细胞关于细胞活素图谱的分析是一种关于研究感染和 ReA 之间联系的方法。不同病原体的发现能够通过 CD4+ T-细胞(TH-1 和 TH-2)刺激至少两种形式的细胞活素的产生。长期观察证实 TH-1 细胞在对抗细胞内病原体中发挥保护性作用。因此，这些细胞在此类感染的临床并发症中处于核心位置似乎是很合适的。对于 11 名 ReA 患者进行研究,观察到 SF 中性粒细胞的刺激导致少量 IFN-γ 和 TNF-α 的分泌,同时导致 IL-10 分泌[299]。IL-10 抑制 IFN-γ 和 TNF-α 可以作为增加 IL-10 或抗 IL-10 的效果所判定。TH-1 样细胞活素的抑制似乎通过 IL-12 合成抑制来实现。这些患者的滑膜组织中,与 IFN-γ 分泌细胞数量比较,TH-2 细胞活素 IL-4 数量更多是肯定的。此 IL-10/ IL-12 平衡对关节内细胞的存在有直接作用,并导致TH-2 细胞活素处于主要位置。与 RA 比较,ReA 中 TNF-α 的 SF 水平更多,尽管与 IL-2 受体水平类似,再次说明一种保护性的在局部环境中抗微生物活素[300]的相对缺乏。这些细胞活素的源泉不仅来自浸润的免疫反应性单核细胞,而且来自滑膜细胞。当滑膜细胞被在体外的衣原体沙眼炎感染时,IL-6、转化生长因子-β(TGF-β)及GM-CSF[301]产生。细胞对 IFN-γ 产生作用并分泌 TNF-α,所以会造成关节内另一些细胞污染,包括 B-细胞和 T-细胞。是否这些细胞活素图谱在遗传学上受限制是一个重要的尚未得到解答的问题[302]。非-B27 基因在 SpA 患者中疾病易感性有作用,但尚未得到足够确定的答案。脊柱慢性感染依赖 TNF 从剧烈的反应中得到直接的支持,此变化在这些患者接受抗-TNF 治疗方案出现。感染中细胞活素的作用可能有益也可能有害,这决定于发现的时间窗。在鼠实验性耶而森-诱导关节炎的试验中,已发现 TNF-α 在宿主感染的急性阶段是有害的,因为存在一种 TNF 介导 $CD4^+$细胞的吞噬作用[303]。尽管如此,在疾病的慢性阶段,TNF-α 对宿主防御是有益的,因为 TNF-介导氮氧化物的产生在病原体清除的过程中发挥重要的作用[304]。现已识别到结核杆菌的活性在 SpA 患者采用抗 TNF 治疗方案后产生,但数据的经验揭示此人群接受治疗的患者中存在休眠的病原体。很明显,随着动因的增长,不眠症被证明是长期的经验。

HLA-B27 和 SpA 之间强烈的联系直接暗示微生物抗原特异性,MHC-I 型限制性 $CD8^+$细胞活素 T-淋巴细胞(CTL)在这些疾病的病源学中发挥作用。此内容中很重要的是承认 SF 中 $CD8^+$T-细胞会表达 NK 细胞受体[305]。这些细胞在 NK 细胞受体的表达中表现出高度特异性,这会调整它们的细胞活性以及对疾病的致病原因有意义。事实是某种 HLA-B27 亚型与 SpA 有强烈联系,这暗示在更精确方式中 T-细胞特异性[306,307]。尽管单一氨基酸(His116-Asp116)与 AS-相关亚型 B27*2705 有区别,但 HLA-B*2705 并未在 AS 患者中发现。当表现相同源自 EBV、LMP-2 抗原决定簇时,已经证实 $CD8^+$ T-细胞能区分两种 B27 亚型,这说明这些亚型在表达源自不同微生物的关节基因肽是不同的[308]。最近应用肽黏附的方法已经证明哪些因素能区别 HLA-B*2704(与 SpA 有关)和 HLA-B*2706(与 SpA)。区别于 B*2704 的肽的主要结构特色是 C-尾端 Tyr 或 Arg 的存在,伴随脂肪簇/芳香簇 P3 残疾很强的优势。这提供了 B*2704 和 B*2706 的特色图谱,而此二者与 SpA 有不同的关联。一项关于 T-细胞克隆特异性的分析证实靶细胞与耶而森 hsp60 搏动,而非其他耶而森蛋白,此分析通过 CTL 得以证实。并且此杀灭过程受 B27 严格限制[309]。一种源自耶而森 hsp60 的 321 至 329 的单一九聚物,其在识别过程中是主要的抗原决定簇。相互作用的另一方法中,T-细胞自身被耶而森菌感染,并且受感染的 CTL 减弱了对抗同源性和异源性感染靶细胞溶解的能力,说明这是免疫监督的一种突破,革兰阴性细菌感染过程通过此机制发生[310]。应用电脑工作程式合并 HLA-B27 黏附和产生蛋白体,并采用一种方法鉴别衣原体沙眼炎中的免疫主导肽[311]。鉴别出的 9 种肽证实 $CD8^+$ T-细胞刺激,而许多同种肽被 ReA 患者 $CD8^+$ T-细胞识别。黏附于 T-细胞上的肽被四部分染色法证实。这是鉴别关节基因病原体关键肽的一种有价值的方法。

是否微生物肽与自身蛋白有功能同源性,诸如 B27 自体蛋白,仍悬而未决。有一些证据支持 SpA 的分子拟态[312,313],但这种理论仍有一些问题亟待解决。例如,AS 的靶器官特异性仍未得到解释,正如同源序列明确的发生率,而在临床领域中,通常不认为细菌是关节源性的。大鼠自然感染后一种来自 S.typhimurium GroEL 分子的免疫主导抗原决定簇被 $CD8^+$CTL 识别[314],与肽发生交叉反应的 CTL 来自鼠 hsp60。这是将细菌免疫与自身免疫联系起来的模型,然而此联系的某些方面仍难以解释[315]。HLA-B27 胞浆内尾的 dodecamer 是针对疾病相关亚型(B*2702、B*2704、B*2705)的一种自然配体,而非针对非疾病相关亚型(B*2706、B*2709)。这种肽与沙眼衣原体 DNA 引发酶的一个区域有惊人的同源性。一些拟态存在于 B27 来源及衣原体肽之间,而这些肽可能与对抗微生物和外源性抗原免疫反应间的交叉反应相关[316]。在研究表达 CTL 识别 B27 中发现动物模型中对抗 HLA-B27 免疫反应的扩大导致抗衣原体 CTL 反应阈值的降低[317]。一项后续研究将此应用于 B27 转基因动物中[318]。这些动物对B27 DNA 产生免疫耐受,但是,如果这些动物的脾细胞暴露于衣原体中，就会产生针对B27的特异性CTL。HLA-B27自身反应抗原决定簇包括位于70位置上的赖氨酸残基。病原体与B27之间动力学联系为ReA的发病机制提供重要的启示。这些相互反应会引起自身耐受的破坏，或在非自体组织的损害识别基础上引起组织的损害性清除。

(二)系统性结缔组织疾病

1.系统性红斑狼疮

由于新西兰鼠疾患中微生物的次要作用和过去20年许多否定研究导致SLE中对微生物,特别是病毒的兴趣的减弱[1]。早期从SLE患者体内分离出的无形体属和支原体属尚未得以确认。许多SLE患者的管网状结构中发现病毒，病毒主要导致此结构产生，而对IFN升高的次要的，活动期SLE患者血清中可以经常观察到。最初这说明一种抗病毒反应，也可见于其他CTD中,此IFN是一种不常见的酸不稳定性或白细胞来源类型。针对IFN的抗体在SLE中发现,而且可能沉积于肾脏。IFN和包涵体也见于AIDS患者。干扰素是物质的异源组,包括各种病毒-或免疫-诱导复合物,这些干扰素能改变许多分子的功能,包括淋巴细胞。现在尚不明朗的是,是否CTD升高的水平是原因或是淋巴细胞丧失功能的结果，但似乎更可能的是它们是淋巴细胞活性的直接结果,而非病毒感染。此外,电镜下SLE组织中各种包涵体被发现，而尚无病毒的确切证据[1]。

逆病毒最初在新西兰鼠自身免疫疾病中被发现,现在证明任何病毒的致病作用都是次要的。SLE早期研究主要通过抗病毒抗血清应用免疫荧光和放射免疫测定方法来证明逆病毒表达是被增强的，并且在肾小球中发现病毒相关抗原。然而,其特异性难以证实,当它们从宿主细胞出芽，来自细胞和培养基介质二者的结合与吸收成分时,特别因为这些需要信使。因此抗病毒试剂应用不变的包含的非病毒反应，此反应通常存在于剧烈的吸收作用后。黏附于碳氢化合物各一半病毒糖蛋白上的抗体是一种假阳性反应的源泉[1]。

其他许多研究并未说明SLE中逆病毒表达增加。一些研究说明SLE患者和正常人群之间没有区别,包括胎盘中逆病毒样颗粒的分析，其同病毒抗血清的免疫组织源性反应，及针对应用细胞毒性或病毒酶抑制的逆病毒的血清抗体。一项研究证明SLE血清狒狒异源性病毒酶以致达20%,尚无病毒表达的证据。因此，过去任何人类亚型逆病毒致病作用的研究似乎是靠不住的。

最近在SLE更多的研究中应用HTLV-1试剂。应用酶联免疫测定和蛋白免疫斑点法发现高IgM抗HTLV-1抗体的增加。相反,针对HTLV-1的IgG抗体在此项和其他研究中并未增加。针对HTLV-1和HⅣ抗原的表面抗体反应在SLE血清中发现。另一项研究表明应用免疫斑点法证实非特异自身免疫疾病血清的反应与鼠逆病毒蛋白有关。针对HTLV-2的抗体并未在SLE血清中发现。HTLV-1和HTLV-2及HⅣ前病毒序列均未在SLE外周血白细胞中发现,但原癌基因表达在SLE和其他免疫疾病中增加。然而针对异源性逆病毒的抗体反应在SLE和其他免疫疾病中增加[31,78,319]。后者可能反映淋巴细胞活性的扩散，这可能发生在逆病毒感染中。最新研究强调由针对HⅣ P24 gag蛋白抗体广泛反应所引起的阐述困难,包括同Sm抗原显著的交叉反应的论证。这说明分子拟态可能存在,但首先被识别的抗原、病毒或分子并未表明。现已明确的是SLE患者偶尔可被HTLV-1感染，但似乎与普通人群具有相同发生率,并且关于疾病过程的影响尚不清楚。因此,正如多发硬化症,数据的研究并未显示SLE中HTLV-1而是表明另一种可能性，即一种相关的逆病毒可能存在。考虑到最近人类逆病毒的分离,它们对于T-细胞和滑膜细胞的趋化性[78,320],及在人类和动物中引起免疫调节干扰的能力,这些病毒仍是SLE病因学的主要候补者。

其他病毒、病毒抗原及病毒基因组并未在SLE及诸如麻疹和流感组织中发现,包括黏液病毒、乳头瘤病毒及最近在肾脏活检中发现的肝炎B抗原。特异抗体水平的测定并未提供任何线索。血清抗体水平,尤其是抗麻疹和风疹抗体水平与控制组比较在SLE患者中通常是增加的,这似乎与抗体的过度产生有关,是该疾病的特点。在逆病毒的研究中,这些病毒抗体检测的主要问题是测量针对非病毒抗原(介质、分子成分)的抗体,这在SLE中也会增加。

最近关于SLE的研究中,针对EBV早期抗原及针对EB核抗原EBNA-2和EBNA-3，而不是针对来自EBNA-1的合成肽的抗体发生率增加。SLE患者中2/3存在针对HSV-1的IgG抗体,并且1/3针对水痘-带状疱疹病毒。尚无IgM抗体存在,但控制组未列其中。患有先天性心脏传导阻滞患儿的母亲可能患有SLE,她们CMV抗体发生率轻度升高，但EBV核壳抗体并未升高，与正常控制组比较。基于PCR基础上的病毒

DNA 检测，EBV 感染的发生率在 SLE 年轻患者中可能增加[74]。然而，一项最新流行病研究发现感染性单核细胞增多症的自述病史和 SLE 危险性二者之间并无联系。进一步研究并未提供危险性增加的证据，在危险性伴高频者单核细胞增多症的发生率（作为晚期 EBV 感染的一种标志）同主诉无单核细胞增多症病史的人群比较[75]。肝炎 B 抗体的发生率在 SLE 中升高，而非 RA，JRA，风湿性多肌痛，巨细胞性动脉炎或其他 CTD 中，这在其他研究中未发现[1]。

SLE 患者细菌和病毒抗原的免疫反应是迟钝的。此缺陷的本性尚不清楚，但理论上会反映对其他抗原的重要的委托。SLE 和其他 CTD 中，病毒致病后多核苷酸抗体的发现被认为是可能的发生机制。SLE 中针对病毒抗原的细胞反应一般减弱，可能由于扩散的功能淋巴细胞缺陷而非特异性免疫识别的失败[1]

SLE 和其他 CTD 中发现 La（SS-B），Ro（SS-A）和 SM 在细胞内核糖核蛋白颗粒中识别蛋白质抗原，包括 snRNP。包括 EBV，腺病毒，疱疹性口炎病毒及 CMV，特别是 La 抗原，对于细胞信使 RNA（mRNA）的功能起作用，并黏附于病毒 mRNA 上。正如曾经提及的交叉反应见于 Sm 和 HIV P24 之间；正如后面讨论的，相似的结果主要见于 Sjögren 综合征。SLE 血清中针对自体 DNA 抗体抑制腺病毒 DNA 的合成在体外。因此，这些自身抗体与细胞成分反应，而这些细胞成分存在于其他病毒的复制中[1]。U1snRNP 影响 HIV-1 env mRNA 的形成，HIV-1 env mRNA 被 HIV 的旋转所调节[321]。不仅如此，HTLV-1 p40/tax 影响新自身抗体的表达[151]，增加的病毒感染引起自体蛋白的自身抗原性的可能。病毒是否对特异性自身抗体的介导作用尚不可知，但有研究表明通过一种机制，病毒能触发自身免疫异常。表达疱疹性口炎病毒（VSV-G）细胞膜相关糖蛋白的转基因鼠岁病毒来源的自体抗原具有耐受性。针对 VSV-G 的自身抗体不能被 VSV-G 再合成的免疫作用诱导，但可被野生型 VSV 感染触发。这些结果说明辅助 T-细胞耐受能被病毒感染破坏，可能通过潜在抗原决定簇表达[322]。

SLE 患者家族成员，犬 SLE 的人类接触者及人类 SLE 犬接触中抗淋巴细胞和自身抗体的早期研究表明感染因素的水平传播。与 SLE 比较和检查犬 SLE 主人微生物抗体效价的后续研究并未支持此想法。自身抗体的起源也是异源性的；它们由病毒感染引起，但在 SLE 中反映紊乱的免疫调节。更多最新的研究增加的细小病毒 B19 感染可诱导一过性抗 DNA 或抗淋巴细胞抗体，同时说明抗 DNA 抗体可被 SLE 血样本接触后诱导。是否病毒参与了 SLE 中自身抗体的介导尚未可知，但这些研究说明通过这种可能的机制病毒可能触发自身免疫异常[1]。

尽管缺乏暗示感染因素的证据，SLE 仍需要起始因素，可能是环境，更可能是感染。在遗传决定的免疫系统紊乱中，感染触发可能是临床上轻微的因素。一旦触发启动，免疫异常可能会导致自身紊乱，正如肝炎 B 血管炎中发现的，持续感染和外源性抗原可能不存在于 SLE 中。现在证据并未确定任何特异微生物因素，但在理论基础上，人类逆病毒是十分有吸引力的候选者。涉及的数据反映了分子拟态，但并未暗示感染的致病作用。

2.多发性肌炎和皮肤肌炎

鼠弓形体及细小核糖核酸病毒可能的作用仍需要观察。多肌炎患者中大约 15%存在高弓形体抗体水平，许多存在特异 IgM 抗体，这说明现在或近期存在感染。然而，分离尝试是阴性的，并且对于此特异性抗微生物治疗的临床反应是模棱两可的。免疫荧光法偶尔证实微生物存在于肌肉中。弓形体属的致病作用仍需要确认，因为迟发感染常见并被多肌炎间接活化[1]。

各种包涵体，可能是病毒，在应用电子显微镜下多肌炎中发现；得以确信的是结晶的细小核糖核酸病毒样排列。然而，一项研究发现这些包涵体会被淀粉酶消化，这说明它们实际上是糖原。病毒分离尝试和抗体研究尚未被揭示，但在一些患者中已经暗示柯萨奇病毒属于细小核糖核酸病毒属家族。更多最新研究，特别是在青少年皮肤肌炎中，已经表明柯萨奇 B 病毒抗体有更高的发生率及肌肉中存在病毒 RNA。另一类型的细小核糖核酸病毒，埃可病毒，在低丙种球蛋白血症中能引起多肌炎样临床表现。多肌炎特异性 Jo-1 和其他自身抗体特异性抑制不同氨基酸 - tRNA 合成，细胞酶参与 RNA 病毒的复制并且与 EBV 蛋白拥有共同序列。临床上，针对这些酶的自身抗体与间质性肺疾病有关。此作用与前面讨论过的有所类似，这说明 SLE 中 La 和其他自身抗体识别病毒复制过程中的细胞核酸蛋白质。柯萨奇病毒作用的另一重要方面是多肌炎完美的模型在鼠中被 B 病毒引起。

流感病毒偶尔引起严重急性多肌炎，但也会引起被称为良性急性儿童多肌炎的一种综合征，它可能是多肌炎的一种轻微类型。炎症性肌病作为 AIDS 和 HTLV-1 感染的症状而发生，但这种联系仍存在争议。

现已得到确认多肌炎很少与肝炎B和BCG接种有关。病毒也偶尔存在于炎症性肌肉疾病的其他形式中,但包涵体肌炎中流行性腮腺炎的一项最新研究出现阴性结果。多肌炎作为AIDS和HTLV-1感染的早期表现而发生[152,153]。

如此一系列感染因素已被暗示,但如此少见于这样一组多肌病中,此外,感染的触发在不同患者中亦不同。而伴随的机制也不同,随着肌肉的直接侵袭,各种免疫调节紊乱也改变。弓形体属、柯萨奇病毒、流感病毒甚至可能是逆病毒仅在一些病例的数据中被揭示。

3.其他相关组织疾病

尚无肝炎B感染证据的坏死性胰腺炎可能有其他原因,很可能是感染因素。一些成人有血清骨炎介质和巩膜外层炎症状,这意味着感染,但病毒抗体研究尚无结论。链球菌、风疹疫苗、巨细胞病毒及旋毛虫病暗示存在于系统性脉管炎中,但大部分非-肝炎B病例中尚无动因可以确认。单纯疱疹和HTLV-1已经证实存在于皮肤脉管炎中,正如水痘-带状疱疹病毒存在于中枢神经系统中。最新研究将EBV和HIV增加入此行列中。磺胺甲基异恶唑-甲氧苄啶应用于一些多发性肉芽肿并患者有效说明是一种感染性原因。

婴儿多动脉炎是川崎病最严重的形式,也被称为黏膜与皮肤淋巴综合征。在日本它已经成为主要的流行病。许多病例似乎与过去的呼吸疾病有关,但尚无特殊动因得到确认。各种病例已被提出,包括立克次体、地毯香波使尘螨游动、由螨传播的变形株痤疮丙酸杆菌、由蚤传播的一种猫病毒及逆病毒。后者被来自培养的血单核细胞中转录病毒反转录酶产物证实,也被转移至确定的T-细胞线上。很少的,病毒样结构也见于循环单核细胞中,但针对HTLV-1和-2的抗体、HIV或类人猿免疫缺陷病毒并未发现。更多最新的病因学研究不断证实环境因素(可能是节肢动物源性及痤疮丙酸杆菌)增加EBV、逆病毒,但可以再次移动。但是尚未在疾病本身得到证实,链球菌与相关综合征、儿童多动脉炎nodasa有关。川崎病中超抗原的涉及尚存在争议[25,26]。

一种感染性原因,特别是病毒,长期怀疑存在于贝切特综合征中。大部分研究是阴性的,但一些可能存在病毒的作用。正如在RA滑膜淋巴细胞中观察到的,贝切特综合征患者血淋巴细胞中HSV复制被削弱,而染色体异常是很频繁的。核酸杂交说明疱疹基因组存在于淋巴细胞中,并且对于疱疹和水痘-带状疱疹反应的血单核细胞减少。SLE中IFN水平在贝切特综合征血清中增高。因此,疱疹病毒是此病的候选动因。最近研究证实了链球菌而不是耶而森抗原的超敏性。日本贝切特综合征患者针对HTLV-1抗体发生率增加[157]。

在Henoch-Schonlein脉管炎中,先前高位呼吸感染常可见到,但特异性动因尚无法证实。风湿性多肌痛和巨细胞动脉炎中,尚无证据证实肝炎B感染,但配偶间的水平传播曾有报道。EBV尚未证实参与最新的研究。回顾纤维肌痛中感染的作用,EBV是阴性的。

古德帕斯彻综合征很少伴随流感。电子显微镜下可以观察到病毒样结构,但无进一步证据证实其感染性致病机制。儿童一系列抗原可能存在于肾小球肾炎中。链球菌感染已长期被认为是机制之一,但准确的机制仍不清楚[1]。

Sjögren综合征中早期研究已经证实CMV,但最近又将兴趣投向EBV和逆病毒。EBV的作用仍存在争议[323]。最主要的证据是应用原位杂交及PCR的放大等方法在唾液腺组织和血中频繁地发现EBV DNA。EBV DNA只见于某些研究而非其他研究中。针对EBV抗原的抗体发生率增加也仅见于某些特定研究中,在体内EBV调节的破坏可能存在于一些异常中,与RA中早期的发现相似。Sjögren综合征中有证实在一些AIDS患者中存在逆病毒的证据,包括相似的临床图谱,针对HIV-1型特异性蛋白血清抗体发生率的增加,及电子显微镜下发现接种于Sjögren唾液腺组织细胞培养基中逆病毒样颗粒[324,325]。HHV-6,幼儿急诊的原因,已经证实存在于Sjögren综合征中,其以高抗体发生率为基础,但在后续研究中并未得到证实[326]。HHV-6也与淋巴增生疾病有关,并且在Sjögren综合征淋巴瘤组织中发现病毒DNA[327]。最新研究表明与EBV相关并不会导致恶性淋巴瘤发生率的增加[328]。总之,Sjögren综合征中的证据表明逆病毒和EBV是有暗示性的,但CMV和HHV-6也是潜在的病因学候选者。

硬皮病中尚无微生物病因学证据发现,但在此疾病中一种标记抗体已发现针对逆病毒蛋白有潜在交叉反应,其以序列相似性为基础。混合性CTD中,二位患者有HTLV-1抗体,而大部分未发现;多肌炎患者也是阴性的。CMV和其他病毒偶尔与自身免疫溶血性贫血和特发性血小板减少症有关。后者中肝炎B和其他病毒抗原的证据也被发现。风疹病毒被证实存在伴有急性尿潴留的关节痛综合征中。慢性副黏液病毒感染的证据存在于Paget病中,并且最近又见于骨硬化病中。

4.肝炎B综合征

针对肝炎B感染的免疫反应谱是广泛的,范围自无症状病毒携带者至致命坏死性脉管炎[1],涉及急性关节炎-肝炎综合征。两种其他免疫学介导疾病与肝炎B感染有关:膜性肾小球肾炎和EMC。前者在儿童中与肝炎B感染有关,它似乎是单一最普通的肾小球肾炎。肝炎通常存在,但可能是亚临床的,或被肾脏疾病所掩盖。相当多的证据支持这是一种免疫复合致病机制,但病毒抗原是否存在仍不清楚。IFN-α的治疗通常对慢性肝炎B感染有益。

特发性混合性冷沉淀球蛋白血症与肝炎B感染之间的联系存在很多争议。首先,大部分患者报道存在肝炎B感染,但此发现并未得到后续支持。但是很清楚的是,肝炎B感染,慢性肝脏疾病与冷沉淀球蛋白有关,而后者的许多临床表现是由免疫复合物-介导脉管炎造成的。正如前面讨论过的,更多最新研究清楚的证实肝炎C是特发性混合性冷沉淀球蛋白血症的首要原因。

反转录酶活性已证实存在于培养基T-细胞链上,免疫沉淀HTLV-1蛋白的抗体能力在特发性混合性冷沉淀球蛋白血症患者血清中得到证实。患者未被HTLV-1、HCV或HBV感染及针对HRES-1未出现抗体说明逆病毒存在的证据[329]。这些发现增加了HTLV-相关逆病毒可能存在于这些患者中的可能性。

人类肝炎B感染是独一无二的,以为其广泛的相关免疫性疾病谱。肝炎A也伴随关节痛及急疹和关节炎、皮肤脉管炎以及有重叠感染的冷沉淀球蛋白血症。所有肝炎病毒感染的发病机制中病毒和宿主因素仍有许多有待探索。

四、小结

随着分子生物学技术的开发,人类疾病的基因基础正不断地被确认。MHC-Ⅱ型相关疾病中疾病易感性的分子基础将MHC带至风湿疾病现在许多研究的核心地位中来,比如RA、MHC-Ⅱ相关疾病、ReA等。但风湿学家和微生物学家都感兴趣的是,感染性疾病中基因易感性正成为兴趣交点。关于南美印第安人HLA等位基因的研究已经确认有限的HLA多行性,似乎反映了更小的创始者人群是11 000~40 000年来从亚洲来美洲的克隆[330,331]。这些种族HLA-B等位基因的核序列不同于白种人、东方人和其他人群。这说明HLA-B位点在孤立的人群中可以快速的进化。仍有争议的是这些人群中选择性压力被病原体多样性揭示。的确,感染性疾病是MHC多样性背后的决定力量存在争议[332]。一项支持性观察来自Hill及其相关研究[333],Hill从事严重疟源性贫血或脑型疟儿童等位基因的研究。通过对超过45名I型等位基因的研究,HLA-Bw53在严重疾病患儿中显著减少。必须承认,通过HLA-Bw53地域性分布使其对抗疟疾的保护性等位基因得到进一步证实;然而,在世界其他地区少见,在非洲疟疾流行区有25%的人存在HLA-Bw53。通过研究证实的宿主/病原体相互作用的地域性方面就关于HLA-相关风湿疾病的全球发病率提出了重要问题。其核心的例子是世界各地HLA-B27的分布。现已认识到SpA的发生率与区域人群HLA-B27概率密切相关。从Sahara亚型中病毒部分存在到加拿大西海岸某印第安种族的高发生率证实基因发生率变化很大。如果感染性疾病是HLA多行性形式的决定因素,那么不同环境中选择支持或抵抗HLA-B27的微生物因素本性在B27相关SpA的动因提供线索发挥了作用。

值得注意的是人类宿主对各种病原体抗原的反应所应用的基因机制与针对微生物目标在宿主人群中建立一种龛影及最大化基础复制率相似。这证明在病原体和宿主之间存在一种显著对称的集中联系。在相互作用反应中微生物和宿主免疫反应二者都应用基因转变。通过病原体的选择决定了人群的易感性,通过决定MHC等位基因多形性,并且宿主人群免疫力决定病原体主要表面抗原等位基因的多形性。如果风湿疾病反映了病原的相互作用及前面讨论过的各种CTD中宿主的易感性,那么此方案中二者的基因分析应该使我们更接近确定这些疾病的微生物病因学。

(张玺 译 叶伟胜 孙志明 校)

参考文献

1. Phillips PE, Inman RD, Christian CL. Infectious agents in chronic rheumatic disease. In: McCarty DJ, Koopman WJ, eds. *Arthritis and allied conditions,* 9th to 12th eds. Philadelphia: Lea & Febiger, 9th ed., 1979:320–328; 10th ed., 1985:431–449; 11th ed., 1989:482–504; 12th ed., 1993:541–564; 14th ed., 2001:635–654.
2. Hughes RA. The microbiology of chronic inflammatory arthritis: an historical review. *Br J Rheumatol* 1994;33:361–369.
3. Murray GR. Discussion on focal sepsis as a factor in disease. *Ap R Soc Med* 1926;1:1–26.
4. Behar SM, Porcelli SA. Mechanisms of autoimmune disease induction. *Arthritis Rheum* 1995;38:458–476.
5. Espinosa L, Goldenberg DL, Arnett FC, et al., eds. *Infections in the rheumatic diseases: a comprehensive review of microbial relations to rheumatic disorders.* Orlando, FL: Grune & Stratton, 1988.
6. Tan PLJ, Skinner MA. The microbial cause of RA: time to dump Koch's postulates. *J Rheumatol* 1992;19:1170–1172.

7. Burmester GR, Solback W. Hit and run, hit and hide or permanent hit: why it is premature to dump Koch's postulates in rheumatic diseases. *J Rheumatol* 1992;19:1173–1174.
8. Inman RD. The role of infection in chronic arthritis. *J Rheumatol* 1992;19(suppl 33):98–104.
9. Perl A. Mechanisms of viral pathogenesis in rheumatic disease. *Ann Rheum Dis* 1999;58:454–461.
10. Albert LJ, Inman RD. Molecular mimicry and autoimmunity. *N Engl J Med* 1999;341:2068–2074.
11. Horwitz MS, Bradley LM, Halbertson J, et al. Diabetes induced by Coxsackie virus: initiation by bystander damage and not molecular mimicry. *Nat Med* 1998;4:781–785.
12. Germain RN. MHC-dependent antigen processing and peptide presentation: providing ligands for T lymphocyte activation. *Cell* 1994;76: 287–299.
13. Kappler J, Kotzin B, Herron LR, et al. V-beta-specific stimulation of human T cells by staphylococcal toxins. *Science* 1989;244:811–813.
14. Fleischer B, Schrezemeier H. T cell stimulation by staphylococcal enterotoxins: clonally variable response and requirement for major histocompatibility complex class II molecules on accessory or target cells. *J Exp Med* 1988;167:1697–1705.
15. Fraser JD. High-affinity binding of staphylococcal enterotoxin A and B to HLA-DR. *Nature* 1989;339:221–223.
16. Fleischer B, Schrezemeier H. T cell stimulation by staphylococcal enterotoxins: clonally variable response and requirement for major histocompatibility complex class II molecules on accessory or target cells. *J Exp Med* 1988;167:1697–1705.
17. Marrack P, Kappler J. The staphylococcal enterotoxins and their relatives. *Science* 1990;248:705–711.
18. Stuart PM, Woodward JG. *Yersinia enterocolitica* produces superantigenic activity. *J Immunol* 1992;148:225–233.
19. Huber BT. M1s-genes and self-superantigens. *Trends Genet* 1992;8: 399–402.
20. Webb SR, Gascoigne NRJ. T-cell activation by superantigen. *Curr Opin Immunol* 1994;6:467–475.
21. Held W, Waanders GA, Shakov AN, et al. Superantigen-induced immune stimulation amplifies mouse mammary tumor virus infection and allows virus transmission. *Cell* 1993;74:529–540.
22. Kotzin BL, Leung DY, Kappler J, et al. Superantigens and their potential role in human disease. *Adv Immunol* 1993;54:99–166.
23. Paliard X, West SG, Lafferty JA, et al. Evidence for the effects of a superantigen in RA. *Science* 1991;253:325–329.
24. Uematsu Y, Wege H, Straus A, et al. The T-cell receptor repertoire in the synovial fluid of a patient with RA is polyclonal. *Proc Natl Acad Sci U S A* 1991;88:8534–8538.
25. Abe J, Kotzin BL, Jujo K, et al. Selective expansion of T cells expressing T-cell receptor variable regions V-beta 2 and V-beta 8 in Kawasaki disease. *Proc Natl Acad Sci U S A* 1992;89:4006–4070.
26. Pietra BA, De Inocencio J, Giannini EH, et al. TCR V beta family repertoire and T cell activation markers in Kawasaki disease. *J Immunol* 1994;153:1881–1888.
27. Krieg AM, Gourley MF, Perl A. Endogenous retroviruses: potential etiologic agents in autoimmunity. *FASEB J* 1992;6:2537–2544.
28. Perl A, Banki K. Human endogenous retroviral elements and autoimmunity: data and concepts. *Trends Microbiol* 1993;1:153–156.
29. Perl A, Rosenblatt JD, Chen IS, et al. Detection and cloning of new HTLV-related endogenous sequences in man. *Nucleic Acids Res* 1989; 17:6841–6854.
30. Izui S, McConahey PJ, Theophilopoulos AN, et al. Association of circulating retroviral gp70-anti-gp70 immune complexes with murine SLE. *J Exp Med* 1979;149:1099–1116.
31. Phillips PE, Johnston SL, Runge LA, et al. High IgM antibody to human T-cell leukemia virus type I in SLE. *J Clin Immunol* 1986;6: 234–241.
32. Talal N, Dauphinee MJ, Dang H, et al. Detection of serum antibodies to retroviral proteins in patients with primary Sjögren's syndrome (autoimmune exocrinopathy). *Arthritis Rheum* 1990;33:774–781.
33. Banki K, Maceda J, Hurley E, et al. Human T-cell lymphotropic virus (HTLV)-related endogenous sequence, HRES-1, encodes a 28-kDa protein: a possible autoantigen for HTLV-I gag-reactive autoantibodies. *Proc Natl Acad Sci U S A* 1992;89:1939–1943.
34. Via CS, Shearer GM. Autoimmunity and the acquired immune deficiency syndrome. *Curr Opin Immunol* 1989;1:753–756.
35. Query CC, Keene JD. A human autoimmune protein associated with U1 RNA contains a region of homology that is cross-reactive with retroviral p30gag antigen. *Cell* 1987;51:211–220.
36. Maul GG, Jimenez SA, Riggs E, et al. Determination of an epitope of the diffuse systemic sclerosis marker antigen DNA topoisomerase I: sequence similarity with retroviral p30 gag protein suggests a possible cause for autoimmunity in systemic sclerosis. *Proc Natl Acad Sci U S A* 1989;86:8492–8496.
37. Kohsaka H, Yamamoto K, Fujii H, et al. Fine epitope mapping of the human SS-B/La protein. Identification of a distinct autoepitope homologous to a viral gag polyprotein. *J Clin Invest* 1990;85:1566–1574.
38. Perl A. Role of endogenous retroviruses in autoimmune diseases [Review]. *Rheum Dis Clin North Am* 2003;29:123–143.
39. Oldstone MBA. Molecular mimicry and autoimmune disease. *Cell* 1987;50:819–820.
40. Perl A, Banki K. Molecular mimicry, altered apoptosis, and immunomodulation as mechanisms of viral pathogenesis in systemic lupus erythematosus. In: Kammer GM, Tsokos GC, eds. *Lupus: molecular and cellular pathogenesis.* Totowa, NJ: Humana Press, 1999:43–64.
41. Perl A. Mechanisms of viral pathogenesis in rheumatic diseases. *Ann Rheum Dis* 1999;58:454–461.
42. Li J-M, Fan WS, Horsfall AC, et al. The expression of human endogenous retrovirus-3 in fetal cardiac tissue and antibodies in congenital heart block. *Clin Exp Immunol* 1996;104:388–393.
43. Hishikawa T, Ogasawara H, Kaneko H, et al. Detection of antibodies to a recombinant gag protein derived from human endogenous retrovirus clone 4–1 in autoimmune diseases. *Viral Immunol* 1997;10:137–147.
44. Tristem M. Identification and characterization of novel human endogenous retrovirus families by phyligenetic screening of human genome mapping project database. *J Virol* 2000;74:3715–3730.
45. Wilkinson DA, Mager DL, Leong J-AC. Endogenous human retroviruses. In: Levy JA, ed. *The retroviridae.* New York: Plenum, 1994: 465–535.
46. Repaske R, Steele PE, O'Neill RR, et al. Nucleotide sequence of a full-length human endogenous retroviral segment. *J Virol* 1985;54:764–772.
47. Ogasawara H, Naito T, Kaneko H, et al. Quantitative analysis of messenger RNA of human endogenous retrovirus in systemic lupus erythematosus. *J Rheumatol* 2001;28:533–538.
48. Medstrand P, Lindeskog M, Blomberg J. Expression of human endogenous retroviral sequences in peripheral blood mononuclear cells of healthy individuals. *J Gen Virol* 1992;73:2463–2466.
49. Hohenadl C, Germaier H, Walchner M, et al. Transcriptional activation of endogenous retroviral sequences in human epidermal keratinocytes by UVB irradiation. *J Invest Dermatol* 1999;113:587–594.
50. Coffin JM, Hughes SH, Varmus HE. Retrotransposons, endogenous retroviruses, and the evolution of retroelements. In: Coffin JM, Hughes SH, Varmus HE, eds. *Retroviruses.* Cold Spring Harbor, NY: Cold Spring Harbor Laboratory Press, 1997:343–435.
51. Groudine M, Eisenman R, Weintraub H. Chromatin structure of endogenous retroviral genes and activation by an inhibitor of DNA methylation. *Nature* 1985;292:311–317.
52. Hsiao WL, Gattoni-Celli S, Weinstein IB. Effects of 5-azacytidine on expression of endogenous retrovirus-related sequences in C3H 10T1/2 cells. *J Virol* 1986;57:1119–1126.
53. Richardson BC, Strahler JR, Pivirotto TS, et al. Phenotypic and functional similarities between 5-azacytidine-treated T cells and a T-cell subset in patients with active systemic lupus erythematosus. *Arthritis Rheum* 1992;35:647–662.
54. Richardson B, Scheinbart L, Strahler J, et al. Evidence for impaired T cell DNA methylation in systemic lupus erythematosus and rheumatoid arthritis. *Arthritis Rheum* 1990;33:1665–1673.
55. Ogasawara H, Kaneko H, Hishikawa T, et al. Molecular mimicry between human endogenous retrovirus clone 4–1 and HLA class I antigen with reference to the pathogenesis of systemic lupus erythematosus. *Rheumatology* 1999;38:1163–1164.
56. Hishikawa T, Ogasawara H, Kaneko H, et al. Detection of antibodies to a recombinant gag protein derived from human endogenous retrovirus clone 4–1 in autoimmune diseases. *Viral Immunol* 1997;10:137–147.
57. Mueller-Lantzsch N, Sauter M, Weiskircher A, et al. Human endogenous retroviral element K10 (HERV-K10) encodes a full-length gag homologous 73-kDa protein and a functional protease. *AIDS Res Hum Retroviruses* 1993;9:343–350.

58. Perl A, Colombo E, Dai H, et al. Antibody reactivity to the HRES-1 endogenous retroviral element identifies a subset in patients with systemic lupus erythematosus and overlap syndromes: correlation with antinuclear antibodies and HLA class II alleles. *Arthritis Rheum* 1995 38:1660–1671.
59. Brookes SM, Pandolfino YA, Mitchell TJ, et al. The immune response to and expression of cross-reactive retroviral gag sequences in autoimmune disease. *Br J Rheumatol* 1992;31:735–742.
60. Bengtsson A, Blomberg J, Nived O, et al. Selective antibody reactivity with peptides from human endogenous retroviruses and nonviral poly(amino acids) in patients with systemic lupus erythematosus. *Arthritis Rheum* 1996;39:1654–1663.
61. Li J, Fan AC, Horsfall C, et al. The expression of human endogenous retrovirus-3 in fetal cardiac tissue and antibodies in congenital heart block. *Clin Exp Immunol* 1996;104;388–393.
62. Sela M. Antigenicity: some molecular aspects. *Science* 1969;166: 1365–1374.
63. Magistrelli C, Banki K, Ferrante P, et al. Mapping and cloning of polymorphic genotypes of the HRES-1 LTR. *Arthritis Rheum* 1994;37 (suppl):316.
64. Perl A, Banki K. Molecular mimicry, altered apoptosis, and immunomodulation as mechanisms of viral pathogenesis in systemic lupus erythematosus. In: Kammer GM, Tsokos GC, eds. *Lupus molecular and cellular pathogenesis.* Totowa, NJ: Humana Press, 1999, pp 43–64.
65. Magistrelli C, Samoilova E, Agarwal RK, et al. Polymorphic genotypes of the HRES-1 human endogenous locus are associated with its autoantigenicity in SLE. *Arthritis Rheum* 1998;41(suppl): 282.
66. Magistrelli C, Samoilova E, Agarwal RK, et al. Polymorphic genotypes of the HRES-1 human endogenous retrovirus locus correlate with systemic lupus erythematosus and autoreactivity. *Immunogenetics* 1999;49:829–834.
67. Perl A, Isaacs CM, Eddy RL, et al. The human T-cell leukemia virus-related endogenous sequence (HRES1) is located on chromosomes 1 at Q42. *Genomics* 1991;11:1172–1173.
68. Tsao BP, Cantor RM, Kalunian KC, et al. Evidence for linkage of a candidate chromosome 1 region to human systemic lupus erythematosus. *J Clin Invest* 1997;99:725–731.
69. Gaffney PM, Kearns GM, Shark KB, et al. A genome-wide search for susceptibility genes in human systemic lupus erythematosus sib-pair families. *Proc Natl Acad Sci U S A* 1998;95:14875–14879.
70. Moser KL, Neas BR, Salmon JE, et al. Genome scan of human systemic lupus erythematosus: evidence for linkage on chromosome 1q in African-American pedigrees. *Proc Natl Acad Sci U S A* 1998;95: 14869–14874.
71. Cohen JJ, Duke RC, Fadok VA, et al. Apoptosis and programmed cell death in immunity. *Annu Rev Immunol* 1992;10:267–293.
72. Thompson CB. Apoptosis in the pathogenesis and treatment of disease. *Science* 1995;267:1456–1462.
73. Nagata S, Golstein P. The Fas death factor. *Science* 1995;267:1449–1456.
74. Fisher GH, Rosenberg FJ, Straus SE, et al. Dominant interfering Fas gene mutations impair apoptosis in a human autoimmune lymphoproliferative syndrome. *Cell* 1995;81:935–946.
75. Drappa J, Vaishnaw AK, Sullivan KE, et al. Fas gene mutations in the Canale-Smith syndrome, and inherited lymphoproliferative disorder associated with autoimmunity. *N Engl J Med* 1996;335:1643–1649.
76. Mysler E, Pini P, Drappa J, et al. The apoptosis-1/fas protein in human systemic lupus erythematosus. *J Clin Invest* 1994;93:1029–1034.
77. Kovacs B, Vassilopoulas D, Vogelgesang SA, et al. Defective CD3-mediated cell death in activated T cells from patients with systemic lupus erythematosus: role of decreased intracellular TN-alpha. *Clin Immunol Immunopathol* 1996;81:293–302.
78. Emlen W, Niebur JA, Kadera R. Accelerated *in vitro* apoptosis of lymphocytes from patients with systemic lupus erythematosus. *J Immunol* 1994;152:3685–3692.
79. Casciola-Rosen LA, Anhalt G, Rosen A. Autoantigens targeted in systemic lupus erythematosus are clustered in two populations of surface structures on apoptotic keratinocytes. *J Exp Med* 1994;179:1317–1330.
80. Naides SJ. Rheumatic manifestations of parvovirus B19 infection. [Review]. *Rheum Dis Clin North Am* 1998;24:375–401.
81. Phillips PE. Viral arthritis. *Curr Opin Rheumatol* 1997;9:337–344.
82. Tingle AJ, Mitchell LA, Grace M, et al. Randomised double-blind placebo-controlled study on adverse effects of rubella immunisation in seronegative women. *Lancet* 1997;349:1277–1281.
83. Ray P, Black S, Shinefield H, et al. Risk of chronic arthropathy among women after rubella vaccination. Vaccine Safety Datalink Team [see comments]. *JAMA* 1997;278:551–556.
84. Frenkel LM, Nielsen K, Garakian A, et al. A search for persistent rubella virus infection in persons with chronic symptoms after rubella and rubella immunization and in patients with juvenile rheumatoid arthritis. *Clin Infect Dis* 1996;22:287–294.
85. Flexman JP, Smith DW, Mackenzie JS, et al. A comparison of the diseases caused by Ross River virus and Barmah Forest virus. *Med J Aust* 1998;169:159–163.
86. Fraser JR, Becker GJ. Mononuclear cell types in chronic synovial effusions of Ross River virus disease. *Aust N Z J Med* 1984;14:505–506.
87. Fraser JR, Ratnamohan VM, Dowling JP, et al. The exanthem of Ross River virus infection: histology location of virus antigen and nature of inflammatory infiltrate. *J Clin Pathol* 1983;36:1256–1263.
88. Fraser JR. Epidemic polyarthritis and Ross River virus disease. *Clin Rheum Dis* 1986;12:369–388.
89. Luukkainen R, Laine M, Nirhamo J. Chronic arthritis after Sindbis-related (Pogosta) virus infection. *Scand J Rheumatol* 2000;29:399–400.
90. Laine M, Luukkainen R, Jalava J, et al. Prolonged arthritis associated with sindbis-related (Pogosta) virus infection. *Rheumatology* 2000; 39:1272–1274.
91. Panush RS. Adenovirus arthritis. *Arthritis Rheum* 1974;17:534–536.
92. Rahal JJ, Millian SJ, Noriega ER. Coxsackie and adenovirus infection. Association with acute febrile and juvenile rheumatoid arthritis. *JAMA* 1976;235:2496–2501.
93. Fraser KJ, Clarris BJ, Muirden KD, et al. A persistent adenovirus type 1 infection in synovial tissue from an immunodeficient patient with chronic, rheumatoid-like polyarthritis. *Arthritis Rheum* 1985; 28:455–458.
94. Modlin JF. Coxsackieviruses, echoviruses, and newer enteroviruses. In: Mandell GL, Bennett JE, Dolin R, eds. *Principles and practice of infectious diseases.* New York: Churchill Livingstone, 1995:1620–1636.
95. Ray CG, Gall EP, Minnich LL, et al. Acute polyarthritis associated with active Epstein-Barr virus infection. *JAMA* 1982;248:2990–2993.
96. Le Goff P, Chicault P, Saraux A, et al. Lymphoma with regression after methotrexate withdrawal in a patient with rheumatoid arthritis. Role for the Epstein-Barr virus. *Rev Rhum* 1998;65:283–286.
97. Natkunam Y, Elenitoba-Johnson KS, Kingma DW, et al. Epstein-Barr virus strain type and latent membrane protein 1 gene deletions in lymphomas in patients with rheumatic diseases. *Arthritis Rheum* 1997;40:1152–1156.
98. Stebbings S, Highton J, Croxson MC, et al. Chickenpox monoarthritis: demonstration of varicella-zoster virus in joint fluid by polymerase chain reaction. *Br J Rheumatol* 1998;37:311–313.
99. Naucler CS, Larsson S, Moller E. A novel mechanism for virus-induced autoimmunity in humans [Review]. *Immunol Rev* 1996;152: 175–192.
100. Ferri C, La Civita L, Longombardo G, et al. Mixed cryoglobulinaemia: a cross-road between autoimmune and lymphoproliferative disorders. *Lupus* 1998;7:275–279.
101. Akriviadis EA, Xanthakis I, Navrozidou C, et al. Prevalence of cryoglobulinemia in chronic hepatitis C virus infection and response to treatment with interferon-alpha. *J Clin Gastroenterol* 1997;25: 612–618.
102. Ferri C, Greco F, Longombardo G, et al. Association between hepatitis C virus and mixed cryoglobulinemia. *Clin Exp Rheumatol* 1991; 9:621–624.
103. Gorevic PD, Kassab HJ, Levo Y, et al. Mixed cryoglobulinemia: clinical aspects and long-term follow-up of 40 patients. *Am J Med* 1980; 69:287–308.
104. Perl A, Gorevic PD, Ryan DH, et al. Clonal B cell expansions in patients with essential mixed cryoglobulinaemia. *Clin Exp Immunol* 1989;76:54–60.
105. Ferri C, Monti M, La Civita L, et al. Infection of peripheral blood mononuclear cells by hepatitis C virus in mixed cryoglobulinemia.

Blood 1993;82:3701–3704.
106. Jackson JM, Callen JP. Scarring alopecia and sclerodermatous changes of the scalp in a patient with hepatitis C infection. *J Am Acad Dermatol* 1998;39:824–826.
107. Nishioka K. HTLV-I arthropathy and Sjögren syndrome [Review]. *J Acquir Immune Defic Syndr Hum Retrovirol* 1996;13(suppl 1): 57–62.
108. Guerin B, Arfi S, Numeric P, et al. Polyarthritis in HTLV-1-infected patients. A review of 17 cases. *Rev Rhum* 1995;62:21–28.
109. Beilke MA, Traina-Dorge V, England JD, et al. Polymyositis, arthritis, and uveitis in a macaque experimentally infected with human T lymphotropic virus type I. *Arth Rheum* 1996;39:610–615.
110. Weitzul S, Duvic M. HIV-related psoriasis and Reiter's syndrome [Review]. *Semin Cutan Med Surg* 1997;16:213–218.
111. Espinoza LR, Cuellar ML. Retrovirus-associated rheumatic syndromes. In: Koopman WJ, ed. *Arthritis and allied conditions*. Baltimore: Williams & Wilkins, 1998:2361–2374.
112. Gibofsky A, Zabriskie JB. Rheumatic fever and poststreptococcal reactive arthritis. *Curr Opin Rheumatol* 1995;7:299–305.
113. Steere AC. Lyme disease. *N Engl J Med* 1989;321:586–596.
114. Evans J. Lyme disease. *Curr Opin Rheumatol* 1999;11:281–288.
115. van der Heijden IM, Wilbrink B, Rijpkema SGT, et al. Detection of *Borrelia burgdorferi* sensu stricto by reverse line blot in the joints of Dutch patients with Lyme arthritis. *Arthritis Rheum* 1999;42:1473–1480.
116. Fendler C, Wu P, Eggens U, et al. Longitudinal investigation of bacterium-specific synovial lymphocyte proliferation in reactive arthritis and Lyme arthritis. *Br J Rheumatol* 1998;37:784–788.
117. Bennett JC. The infectious etiology of RA: new considerations. *Arthritis Rheum* 1978;21:531–538.
118. Young CR, Ebringer A, Archer JR. Immune response inversion after hyper-immunization: possible mechanism in the pathogenesis of HLA-linked diseases. *Ann Rheum Dis* 1978;31:152–158.
119. Plotz PH. Autoantibodies are anti-idiotype antibodies to anti-viral antibodies. *Lancet* 1983;1:824–826.
120. Williams RC, Sibbet WL, Husby G. Oncogenes, viruses, or rheumogenes? *Am J Med* 1986;80:1011–1016.
121. Brouet JC, Clauvel JP, Danon F, et al. Biologic and clinical significance of cryoglobulins. *Am J Med* 1974;57:775–788.
122. Gorevic PD, Kassab HJ, Levo Y, et al. Mixed cryoglobulinemia: clinical aspects and long-term follow-up of 40 patients. *Am J Med* 1980; 69:287–308.
123. Levo Y, Gorevic PD, Hanna MD, et al. Liver involvement in the syndrome of mixed cryoglobulinemia. *Ann Intern Med* 1977;87:287–292.
124. Agnello V, Chung RT, Kaplan LM. A role for hepatitis C virus infection type II cryoglobulinemia. *N Engl J Med* 1992;327:1490–1495.
125. Cacoub P, Fabiani FL, Musset L, et al. Mixed cryoglobulinemia and hepatitis C virus. *Am J Med* 1994;96:124–132.
126. Ferri C, Monti M, La Civita L, et al. Infection of peripheral blood mononuclear cells by hepatitis C virus in mixed cryoglobulinemia. *Blood* 1993;82:3701–3704.
127. Perl A, Gorevic PD, Ryan DH, et al. Clonal B cell expansions in patients with essential mixed cryoglobulinemia. *Clin Exp Immunol* 1989;76:54–60.
128. Buskila D, Shnaider A, Neumann L, et al. Musculoskeletal manifestations and autoantibody profile in 90 hepatitis C virus infected Israeli patients. *Semin Arthritis Rheum* 1998;28:107–113.
129. Coffin JM. Genetic diversity and evolution of retroviruses. *Curr Top Microbiol Immunol* 1992;176:143–164.
130. Pantaleo G, Graziosi C, Fauci AS. The immunopathogenesis of human immunodeficiency virus infection. *N Engl J Med* 1993;328: 327–335.
131. Weiss RA. How does HIV cause AIDS? *Science* 1993;260:1273–1279.
132. McDougal JS, Kennedy MS, Sligh JM, et al. Binding of HTLV-III/LAV to T4+ T cells by a complex of the 100K viral protein and the T4 molecule. *Science* 1986;231:382–385.
133. Clerici M, Shearer GM. The Th1–Th2 hypothesis of HIV infection: new insights. *Immunol Today* 1994;15:575–581.
134. Meyaard L, Otto SA, Jonker RR, et al. Programmed death of T cells in HIV infection. *Science* 1992;257:217–219.
135. Pan H, Griep AE. Temporarily distinct patterns of p53-dependent and p53-independent apoptosis during mouse lens development. *Genes Dev* 1995;9:2157–2169.
136. Ehret A, Westendorp MO, Herr I, et al. Resistance of chimpanzee T cell to human immunodeficiency virus type I tat-enhanced oxidative stress and apoptosis. *J Virol* 1996;70:6502–6507.
137. Westendorp MO, Frank R, Ochsenbauer C, et al. Sensitization of T cells to CD95-mediated apoptosis by HIV-1 tat and gp120. *Nature* 1995;375:497–500.
138. Strack PR, Frey MW, Rizzo CJ, et al. Apoptosis mediated by HIV protease is preceded by cleavage of bcl-2. *Proc Natl Acad Sci U S A* 1996;93:9571–9576.
139. Viard J, Chabre H, Bach J. Autoantibodies to nucleosomes in HIV-1-infected patients. *J AIDS* 1994;7:1286–1293.
140. Itescu S, Brancato LJ, Buxbaum J, et al. A diffuse infiltrative CD8 lymphocytosis syndrome in HIV infection: a host immune response associated with HLA-DR5. *Ann Intern Med* 1990;112:3–10.
141. Calbrese LH, Estes M, Yen-Lieberman B, et al. Systemic vasculitis in association with HIV infection. *Arthritis Rheum* 1989;32:569–576.
142. Withrington RH, Cornes C, Harris JRW, et al. Isolation of HIV from synovial fluid of a patient with reactive arthritis. *BMJ* 1987;294:484.
143. Forster SM, Seifert MH, Keat AC, et al. Inflammatory joint disease and HIV infection. *BMJ* 1988;296:1625–1627.
144. Berman A, Espinoza LR, Diaz JD, et al. Rheumatic manifestations of HIV infection. *Am J Med* 1988;85:59–64.
145. Rynes RI, Goldenberg DL, DiGiacomo R, et al. AIDS-associated arthritis. *Am J Med* 1988;84:810–816.
146. Calabrese LH, Kelley DM, Myers A, et al. Rheumatic symptoms and HIV infection. *Arthritis Rheum* 1991;34:257–263.
147. Poiesz BJ, Ruscetti FW, Gazdar AF, et al. Detection and isolation of type C retrovirus particles from fresh and cultured lymphocytes of a patient with cutaneous T cell lymphoma. *Proc Natl Acad Sci U S A* 1980;77:7415–7419.
148. Gesain A, Barin F, Vernant JC, et al. Antibodies to human T-lymphotropic virus type-I in patients with tropical spastic paraparesis. *Lancet* 1985;2:407–410.
149. Hall WW, Liu CR, Schneewind O, et al. Deleted HTLV-I provirus in blood and cutaneous lesions of patients with mycosis fungoides. *Science* 1991;253:317–320.
150. Zucker-Franklin D, Coutavas EE, Rush MG, et al. Detection of human T-lymphotropic virus-like particles in cultures of peripheral blood lymphocytes from patients with mycosis fungoides. *Proc Natl Acad Sci U S A* 1991;88:7630–7634.
151. Nishioka K, Maruyama I, Sato K, et al. Chronic inflammatory arthropathy associated with HTLV-I. *Lancet* 1989;1:141.
152. Wiley CA, Nerenberg M, Cros D, et al. HTLV-I polymyositis in patients also infected with the human immunodeficiency virus. *N Engl J Med* 1989;320:292–995.
153. Masson C, Chauna MP, Hen D, et al. Myelopathy, polymyositis, and systemic manifestations associated with HTLV-I virus. *Rev Neurol* 1989;145:838–841.
154. Vernant JC, Maurs L, Gesain A. Endemic tropical spastic paraparesis associated human T-lymphotropic virus type I: a clinical and seroepidemiologic study of 25 cases. *Ann Neurol* 1987;21:123–130.
155. Smith FB, Rajdeo H, Panesar N, et al. Benign lymphoepithelial lesion of the parotid gland in intravenous drug users. *Arch Pathol Lab Med* 1988;112:742–745.
156. Robert-Guroff M, Weiss SH, Giron JA, et al. Prevalence of antibodies to HTLV-I, -II, and -III in intravenous drug abusers from and AIDS epidemic region. *JAMA* 1986;225:3133–3137.
157. Igakura T, Kawahigashi Y, Kanazawa H, et al. HTLV-I and Behçet's disease. *J Rheumatol* 1993;20:2175–2176.
158. Kitajima I, Yamamoto K, Sato K, et al. Detection of human T cell lymphotropic virus type I proviral DNA and its gene expression in synovial cells in chronic inflammatory arthropathy. *J Clin Invest* 1991;88:1315–1322.
159. Sakai M, Eguchi K, Terada K, et al. Infection of human synovial cells by human T cell lymphotropic virus type I. *J Clin Invest* 1993;92: 1957–1966.
160. Nakajima T, Aono H, Hasunuma T, et al. Overgrowth of human synovial cells driven by the human T cell leukemia virus type I *tax* gene. *J Clin Invest* 1993;92:186–193.
161. Banki K, Ablonczy E, Nakamura M, et al. Effect of p40*tax* transactivator of human T cell lymphotropic virus type I on expression of autoantigens. *AIDS Res Hum Retroviruses* 1994;10:303–308.

162. Yamada T, Yamaoka S, Goto T, et al. The human T-cell leukemia virus type I tax protein induces apoptosis which is blocked by the bcl-2 protein. *J Virol* 1994;68:3374–3379.
163. Green JE, Hinrichs SH, Vogel J, et al. Exocrinopathy resembling Sjögren's syndrome in HTLV-I *tax* transgenic mice. *Nature* 1989;341: 72–74.
164. Iwakura Y, Tosu M, Yoshida E, et al. Induction of inflammatory arthropathy resembling rheumatoid arthritis in mice transgenic for HTLV-I. *Science* 1991;253:1026–1028.
165. Ebringer A, Shiples M, eds. Pathogenesis of ankylosing spondylitis and RA. *Br J Rheumatol* 1988;27(suppl 2):1–176.
166. Venables PJW. Infection and RA. *Curr Opin Rheumatol* 1989;1: 15–20.
167. Rodriguez MA, Williams RC. Infection and rheumatic diseases. *Clin Exp Rheumatol* 1989;7:91–97.
168. Phillips PE. How do bacteria cause chronic arthritis? *J Rheumatol* 1989;16:1017–1019.
169. Relman DA, Schmidt TM, MacDermott RP, et al. Identification of the uncultured bacillus of Whipple's disease. *N Engl J Med* 1992; 237:293–301.
170. Tappero JW, Mohle-Boetani J, Koehler JE, et al. The epidemiology of bacillary angiomatosis and bacillary peliosis. *JAMA* 1993;269: 770–775.
171. Henrickson AEK, Blomquist L, Nord C-E, et al. Small intestinal bacterial overgrowth in patients with RA. *Ann Rheum Dis* 1993;52: 503–510.
172. Eerola E, Mottonen T, Hannonen P, et al. Intestinal flora in early RA. *Br J Rheumatol* 1994;33:1030–1038.
173. Rashid T, Darlington G, Kjeldsen-Kragh J, et al. Proteus IgG antibodies and C-reactive protein in English, Norwegian and Spanish patients with rheumatoid arthritis. *Clin Rheumatol* 1999;18:190–195.
174. Schultz DR, Arnold PI. Heat shock (stress) proteins and autoimmunity in rheumatic diseases. *Semin Arthritis Rheum* 1993;22:357–374.
175. Hayem G, DeBandt M, Palazzo E, et al. Anti-heat shock protein 70 kDa and 90 kDa antibodies in serum of patients with rheumatoid arthritis. *Ann Rheum Dis* 1999;58:291–296.
176. Louie JS, Liebling MR. The polymerase chain reaction in infectious and post-infectious arthritis: a review. *Rheum Dis Clin North Am* 1998;24:227–236.
177. Wilbrink B, van der Heijden IM, Schouls LM, et al. Detection of bacterial DNA in joint samples from patients with undifferentiated arthritis and reactive arthritis, using polymerase chain reaction with universal 16S ribosomal RNA primers. *Arthritis Rheum* 1998;41: 535–543. (Correspondence: Steinman CR, Wilbrink B, et al. *Arthritis Rheum* 1998;41:2276–2279.)
178. Wilkinson NZ, Kingsley GH, Jones HW, et al. The detection of DNA from a range of bacterial species in the joints of patients with a variety of arthritides using a nested, broad-range polymerase chain reaction. *Rheumatology* 1999;38:260–266.
179. Harrington JT. The evolving role of direct amplification tests in diagnosing osteoarticular infections caused by mycobacteria and fungi. *Curr Opin Rheumatol* 1999;11:289–292.
180. van der Heijden IM, Wilbrink B, Schouls LM, et al. Detection of mycobacteria in joint samples from patients with arthritis using a genus-specific polymerase chain reaction and sequence analysis. *Rheumatology* 1999;38:547–553.
181. Haier J, Nasaralla M, Franco AR, et al. Detection of mycoplasmal infections in blood of patients with rheumatoid arthritis. *Rheumatology* 1999;38:504–509.
182. Naides SJ. Viral infection including HIV. *Curr Opin Rheumatol* 1993;5:468–474.
183. Naides SJ. Viral arthritis including HIV. *Curr Opin Rheumatol* 1995;7:337–342.
184. Ford DK, Stein HB, Schulzer M. Persistent synovial lymphocyte responses to mumps and adenovirus antigens. *J Rheumatol* 1988;15: 1717–1719.
185. Zhang D, Nikkari S, Vainiopaa R, et al. Detection of rubella, mumps, and measles virus genomic RNA in cells from synovial fluid and peripheral blood in early rheumatoid arthritis. *J Rheumatol* 1997;24: 1260–1265.
186. Hooper M, Kallas EG, Coffin D, et al. Cytomegalovirus seropositivity is associated with the expansion of $CD4^+CD28^-$ and $CD8^+CD28^-$ T cells in rheumatoid arthritis. *J Rheumatol* 1999;256:1452–1457.
187. Nelson PN, Pinto-Basto G, Shipp A, et al. No serological evidence to implicate a role for cytomegalovirus infection in the aetiology of Felty's syndrome. *Br J Rheumatol* 1998;37:1256–1257.
188. Zucker-Franklin D, Pankcake BA, Brown WH. Prevalene of HLTV-I Tax in a subset of patients with rheumatoid arthritis. *Clin Exp Rheumatol* 2002;20:161–169.
189. Nakagawa K, Brusic V, McColl G, et al. Direct evidence for the expression of multiple endogenous retroviruses in the synovial compartment in rheumatoid arthritis. *Arthritis Rheum* 1997;40:627–638.
190. Neidbart M, Rethage J, Kuchen S, et al. Retrotransposable L1 elements expressed in rheumatoid arthritis synovial tissue: association with genomic DNA hypomethylation and influence on gene expression. *Arthritis Rheum* 2000;43:2634–2647.
191. Griffiths DJ, Cooke SP, Herve C, et al. Detection of human retrovirus 5 in patients with arthritis and systemic lupus erythematosus. *Arthritis Rheum* 1999;42:448–454.
192. Naides SJ. Rheumatic manifestations of parvovirus B19 infection. *Rheum Dis Clin North Am* 1998;24:375–401.
193. Nikkari S, Luukkainen R, Möttönen T, et al. Does parvovirus B19 have a role in RA? *Ann Rheum Dis* 1994;53:106–111.
194. Hajeer AH, MacGregor AJ, Rigby AS, et al. Influence of previous exposure to human parvovirus B19 infection in explaining susceptibility to RA: an analysis of disease discordant twin pairs. *Ann Rheum Dis* 1994;53:137–139.
195. Cassinotti P, Bas S, Siegl G, et al. Association between human parvovirus B19 infection and arthritis. *Ann Rheum Dis* 1995;54:498–500.
196. Nikkari S, Roivainen A, Hannonen P, et al. Persistence of parvovirus B19 in synovial fluid and bone marrow. *Ann Rheum Dis* 1995;54: 597–600.
197. Takahashi Y, Murai C, Shibata S, et al. Human parvovirus B19 as a causative agent for rheumatoid arthritis. *Proc Natl Acad Sci U S A* 1998;95:8227–8232.
198. Murai C, Munakata Y, Takahashi Y, et al. Rheumatoid arthritis after human parvovirus B19 infection. *Ann Rheum Dis* 1999;58:130–132.
199. Cassinotti P, Siegel C, Michel B, et al. Presence and significance of human parvovirus B19 DNA in synovial membranes and bone marrow from patients with arthritis of unknown origin. *J Med Microbiol* 1998;56:199–204.
200. Lunardi C, Tiso M, Borgato L, et al. Chronic parvovirus B19 infection induces the production of anti-virus antibodies with autoantigen binding properties. *Eur J Immunol* 1998;28:936–948.
201. Cooper CL, Choudhri SH. Leukocytoclastic vasculitis secondary to parvovirus B19 infection. *Clin Infect Dis* 1998;26:849, 989.
202. Cacoub P, Boukli N, Hausfater P, et al. Parvovirus B19 infection, hepatitis C virus infection, and mixed cryoglobulinemia. *Ann Rheum Dis* 1998;57:422–424.
203. Harrison B, Silman A, Barrett E, et al. Low frequency of recent parvovirus infection in a population-based cohort of patients with early inflammatory polyarthritis. *Ann Rheum Dis* 1998;57:375–377.
204. Speyer I, Breedveld FC, Dijkmans BAC. Human parvovirus B19 infection is not followed by inflammatory joint disease during long term follow-up. A retrospective study of 54 patients. *Clin Exp Rheum* 1998;16:576–578.
205. Soderlund M, Von Essen R, Haapasaari J, et al. Persistence of parvovirus B19 DNA in synovial membranes of young patients with and without chronic arthropathy. *Lancet* 1997;349:1063–1065.
206. McCarty DJ, Csuka ME. Polysynovitis associated with acute Epstein-Barr virus infection. *J Rheumatol* 1998;25:2039–2040
207. Fox RI, Luppi M, Pisa P, et al. Potential role of EBV in Sjögren's syndrome and RA. *J Rheumatol* 1992;19(suppl 32):18–24.
208. Jokinen EI, Möttönen, Hannonen PJ, et al. Prediction of severe RA using EBV. *Br J Rheumatol* 1994;33:917–922.
209. Lioté F, Pertuiset é, Cochand-Priollet B, et al. Methotrexate related B lymphoproliferative disease in a patient with RA. Role of EBV infection. *J Rheumatol* 1995;22:1174–1178.
210. Zhang L, Nikkari S, Shurnik M, et al. Detection of herpesviruses by PCR in lymphocytes from patients with RA. *Arthritis Rheum* 1993;36:1080–1086.
211. Saal JG, Krimmel M, Steidle M, et al. Synovial Epstein-Barr virus infection increases the risk of rheumatoid arthritis in individuals with the shared HLA-DR4 epitope. *Arthritis Rheum* 1999;42:1485–1496.
212. Takei MK, Mitamura K, Fujiwara S, et al. Detection of Epstein-Barr virus-encoded small RNA 1 and latent membrane protein 1 in synovial lining cells from rheumatoid arthritis patients. *Int Immunol*

1997;9:739–743.
213. Blaschke S, Schwarz G, Moneke D, et al. Epstein-Barr virus infection in peripheral blood mononuclear cells, synovial fluid cells, and synovial membranes of patients with rheumatoid arthritis. *J Rheumatol* 2000;27:866–873.
214. Balandraud N, Meynard JB, Auger I, et al. Epstein-Barr virus load in the peripheral blood of patients with rheumatoid arthritis: accurate quantification using real-time polymerase chain reaction. *Arthritis Rheum* 2003;48:1223–1228.
215. Koide J, Takada K, Sugiura M, et al. Spontaneous establishment of an Epstein-Barr virus–infected fibroblast line from the synovial tissue of a rheumatoid arthritis patient. *J Virol* 1997;71:2478–2481.
216. La Cava A, Nelson JL, Ollier WER, et al. Genetic bias in immune responses to a cassette shared by different microorganisms in patients with rheumatoid arthritis. *J Clin Invest* 1997;100:658–663.
217. Pogue GP, Hofmann J, Duncan R, et al. Autoantigens interact with cis-acting elements of rubella virus RNA. *J Virol* 1996;70:6269–6277.
218. Cheng S-T, Nguyen TQ, Yang Y-S, et al. Calreticulin binds hYRNA and the 52-kDa polypeptide component of the Ra/SS-A ribonucleoprotein autoantigen. *J Immunol* 1996;156:4484–4491.
219. Pope JE, Stevens A, Howson W, et al. The development of rheumatoid arthritis after recombinant hepatitis B vaccination. *J Rheumatol* 1998;25:1687–1693.
220. Schifter T, Lewinski UH. Adult onset of Still's disease associated with Epstein-Barr virus infection in a 66-year-old woman. *Scand J Rheumatol* 1998;27:458–460.
221. Saulsbury FT. Remission of juvenile rheumatoid arthritis with varicella infection. *J Rheumatol* 1999;26:1606–1608.
222. Khan MA. Update on spondyloarthropathies. *Ann Intern Med* 2002; 136:896–907.
223. Inman RD. Classification criteria for reactive arthritis. *J Rheumatol* 1999;26:1219–1221.
224. Pacheco-Tena C, Burgos-Vargas R, Vazquez-Mellado J, et al. A proposal for the classification of patients to enter clinical and experimental studies on reactive arthritis. *J Rheumatol* 1999;26:1338–1347.
225. Sieper J, Braun J. Problems and advances in the diagnosis of reactive arthritis. *J Rheumatol* 1999;26:1124–1222.
226. Braun J, Kingsley G, van der Heijde D, et al. On the difficulties of establishing a consensus on the definition of and diagnostic criteria for reactive arthritis. *J Rheum* 2000;27:185–192
227. Sieper J, Rudwaleit M, et al. Diagnosing reactive arthritis. *Arthritis Rheum* 2002;46:319–327.
228. Fendler C, Laitko S, Sorensen H, et al. Frequency of triggering bacteria in patients with reactive arthritis and undifferentiated oligoarthritis and the relative importance of the tests used for diagnosis. *Ann Rheum Dis* 2001;60:337–343.
229. Nikkari S, Puolakkainen M, Narvanen A, et al. Use of a peptide based enzyme immunoassay in diagnosis of *Chlamydia trachomatis* triggered reactive arthritis. *J Rheumatol* 2001;28:2487–2493.
230. Soderlin MK, Borjesson O, Kautiainen H, et al. Annual incidence of inflammatory joint diseases in a population-based study in southern Sweden. *Ann Rheum Dis* 2002;61:911–915.
231. Buxton JA, Fyfe M, Berger S, et al. Reactive arthritis and other sequelae following sporadic *Salmonella typhimurium* infection in British Columbia, Canada—a case control study. *J Rheumatol* 2002;29: 2154–2158.
232. Hannu T, Mattila L, Siitonen A, et al. Reactive arthritis following an outbreak of *Salmonella typhimurium* phage type 193 infection. *Ann Rheum Dis* 2002;61:264–266.
233. Hannu T, Mattila L, Siitonen A, et al. Reactive arthritis following an outbreak of *Salmonella typhimurium* phage type 193 infection. *Ann Rheum Dis* 2002;61:264–266.
234. Locht H, Molbak K, Krogfelt KA. High frequency of reactive arthritis symptoms after an outbreak of *Salmonella* enteritidis. *J Rheumatol* 2002:29:767–771.
235. Hannu T, Mattila L, Rautelin H, et al. Campylobacter-triggered reactive arthritis: a population-based study. *Rheumatology* 2002;41:312–318.
236. Boyer GS, Templin DW, Bowler A, et al. Spondyloarthropathy in the community: clinical syndromes and disease manifestations in Alaskan Eskimo populations. *J Rheumatol* 1999;26:1537–1544.
237. Rudwaleit M, Richter S, Braun J, et al. Low incidence of reactive arthritis in children following a salmonella outbreak. *Ann Rheum Dis* 2001;60:1055–1057.
238. Mielants H, Veys EM, Cuvelier C, et al. The evolution of spondyloarthropathies in relation to gut histology. III. Relation between gut and joint. *J Rheumatol* 1995;22:2279–2284.
239. Mielants H, Veys EM, Cuvelier C, et al. The evolution of spondyloarthropathies in relation to gut histology. II. Histological aspects. *J Rheumatol* 1995;22:2273–2278.
240. Mielants H, Veys EM, De Vos M, et al. The evolution of spondyloarthropathies in relation to gut histology. I. Clinical aspects. *J Rheumatol* 1995;22:2266–2272.
241. Birdi N, Hosking M, Clulow MK, et al. Acute rheumatic fever and poststreptococcal reactive arthritis: diagnostic and treatment practices of pediatric subspecialists, *J Rheumatol* 2001;28:1681–1688.
242. Moon RY, Greene MG, Rehe GT, et al. Poststreptococcal reactive arthritis in children: a potential predecessor of rheumatic heart disease. *J Rheumatol* 1995;22:529–532.
243. Aviles RJ, Ramakrishna G, Mohr DN, et al. Poststreptococcal reactive arthritis in adults: a case series. *Mayo Clin Proc* 2000;75:144–147.
244. Shulman ST, Ayoub EM. Poststreptococcal reactive arthritis. *Curr Opin Rheumatol* 2002;14:562–565.
245. Schwartzenberg JM, Smith DD, Lindsley HB. BCG-associated arthropathy mimicking undifferentiated spondyloarthropathy. *J Rheumatol* 1999;26:933–935.
246. Mas AJ, Romera M, Valverde-Garcia JM. Articular manifestations after the administration of intravesical BCG. *J Bone Spine* 2002; 69:92–93.
247. Maillefert JF, Sibilia J, Toussirot E, et al. Rheumatic disorders developed after hepatitis B vaccination. *Rheumatology* 1999;38:978–983.
248. Rose Cd, Fawcett PT, Gibney KM. Arthritis following recombinant outer surface protein A vaccination for Lyme disease. *J Rheumatol* 2001;28:2555–2557.
249. Locht H, Krogfelt KA. Comparison of rheumatological and gastrointestinal symptoms after infection with *Campylobacter jejuni/coli* and enterotoxigenic *Escherichia coli*. *Ann Rheum Dis* 2002:61:448–452.
250. Peng SL. Rheumatic manifestations of parasitic diseases. *Semin Arthritis Rheum* 2002;31:228–247.
251. Rich E, Hook EW 3rd, Alarcon GS, et al. Reactive arthritis in patients attending an urban sexually transmitted diseases clinic. *Arthritis Rheum* 1996;39:1172–1177.
252. Soderlin MK, Kautiainen H, Puolakkainen M, et al. Infection preceding early arthritis in southern Sweden: a prospective population-based study. *J Rheumatol* 2003;30:459–464.
253. Brown MA, Kennedy GL, MacGregor AJ, et al. Susceptibility to ankylosing spondylitis in twins—the role of genes, HLA, and environment. *Arthritis Rheum* 1997;40:1823–1828.
254. Braun J, Bollow M, Remlinger G, et al. Prevalence of spondyloarthropathies in HLA-B27 positive and negative blood donors. *Arthritis Rheum* 1998;41:58–67.
255. Locht H, Christiansen M, Laursen I. Reactive arthritis and serum levels of mannose binding lectin—lack of association. *Clin Exp Immunol* 2003;131:169–173.
256. Seta N, Granfors K, Sahly H, et al. Expression of host defense scavenger receptors in spondyloarthropathy. *Arthritis Rheum* 2001;44: 931–939.
257. Thomson GT, DeRubeis DA, Hodge MA, et al. Post-salmonella reactive arthritis: late sequelae in a point source cohort. *Am J Med* 1995; 38:618–627.
258. Sieper J, Fendler C, Laitko S, et al. No benefit of long-term ciprofloxacin treatment in patients with reactive arthritis and undifferentiated oligoarthritis: a three-month, multicente, double-blind, randomized, placebo-controlled study. *Arthritis Rheum* 42:1386–1396.
259. Laasila K, Lassonen L, Leirisalo-Repo M. Antibiotic treatment and long term prognosis of reactive arthritis. *Ann Rheum Dis* 2003;62: 655–658.
260. Smieja M, MacPherson DW, Kean W, et al. Randomised, blinded, placebo-controlled trial of doxycycline in chronic seronegative arthritis. *Ann Rheum Dis* 2001;60:1088–1094.
261. Inman RD, Chiu B. Synoviocyte-packaged *Chlamydia trachomatis* induces a chronic aseptic arthritis. *J Clin Invest* 1998;102:1776–1782.
262. Gerard HC, Schumacher HR, El-Gabalawy H, et al. *Chlamydia pneumoniae* present in the human synovium are viable and metabolically active. *Microb Pathog* 2000;29:17–24.

第31章

非类固醇抗炎药

John S. Sundy

非类固醇抗炎药（NSAID）是一组异质性的化合物，包括：水杨酸盐类、非选择性的环氧合酶（COX）抑制剂以及新型的选择性 COX-2 抑制剂。在美国，NSAID 是使用最为广泛的药物类型之一。该类药物可用于治疗众多疾患，包括：发热、炎症、轻中度疼痛以及预防心血管疾病。NSAID 在多种风湿性疾病的治疗中扮演着至关重要的角色。由于该药物应用于许多新的领域，如多种肿瘤及阿尔茨海默病的预防，其应用会越来越广泛。

NSAID 作为药物使用的历史可以追溯至数千年前，那时人们使用柳树皮治疗肌肉骨骼疼痛[1]。1828 年人们提取出了柳树皮的活性成分水杨甙，后来又得到了该物质的晶体[1,2]；此后，于 1875 年和 1899 年分别合成出了水杨酸钠和阿斯匹林[1,3]。美国食品与药品监督管理局于 1949 年批准了第一个非阿斯匹林类 NSAID 保泰松，而后又于 1963 年批准了吲哚美辛[4]。在此后 30 年间，又有众多的 NSAID 问世。1999 年以后，塞来昔布、罗非昔布和伐地考昔等选择性 COX-2 抑制剂的出现更是该类药物的最新重大进展[5]。

NSAID 是风湿科医生临床治疗中的支柱性药物。对于轻中度肌肉骨骼疼痛及骨关节炎（OA）的治疗，NSAID 被公认为是首选的治疗药物[6-8]。而在由免疫介导的炎性疾病（如类风湿关节炎 RA）的治疗中，由于早期即采用免疫调节治疗，NSAID 已退居辅助性药物的地位。

虽然 NSAID 被广泛的使用，但是药物相关性不良事件仍是临床医生主要关注的问题。由 NSAID 诱发的消化性溃疡病（PUD）发病率很高，这就促使人们加快了对于新型高选择性 COX-2 抑制剂的开发。目前存在的其它问题还包括：NSAID 可以加重某些患者的高血压和充血性心力衰竭（CHF），或导致肾功能损害。由于 NSAID 的明显疗效和广泛使用，这就要求所有的专科医生，特别是风湿科医生，必须很好地掌握正确的处方用法并对服用 NSAID 的患者进行监测。本文的各章节将详尽地讲述 NSAID 治疗各种风湿性疾病的疗效。本章仅就 NSAID 的生化及药理机制进行小结，并概述预测和预防药物不良事件的策略。

一、化学性质

NSAID 可以分为 3 类：阿司匹林和水杨酸盐类、非选择性 NSAID 以及选择性 COX-2 抑制剂（图 31.1，表 31.1）。阿司匹林是水杨酸盐的原型，它是乙酸的水杨酸酯。水杨酸盐类可以根据其化学组成不同分为 2 类：水杨酸酯（如双水杨酸酯），以及有机酸的水杨酸酯（如乙酰水杨酸和阿司匹林）。临床上使用的其它化合物包括水杨酸盐（如水杨酸胆碱）。还可以将水杨酸类分为乙酰化的（阿司匹林）和非乙酰化的水杨酸盐（临床使用的所有其它水杨酸类药物），这种分类方法对于临床工作更有意义。

非选择性 NSAID 可根据化学结构分为数个亚类（表 31.2）。虽然传统上是根据化学结构对非选择性 NSAID 进行分类，但这种分类法对于了解药物的疗效和安全性均无重要意义。第 3 类 NSAID 是选择性 COX-2 抑制剂，在治疗用量下，该类药物的组织浓度对于 COX-1 的抑制是可以忽略的[5]。

水杨酸盐类

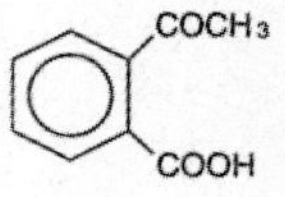

阿司匹林

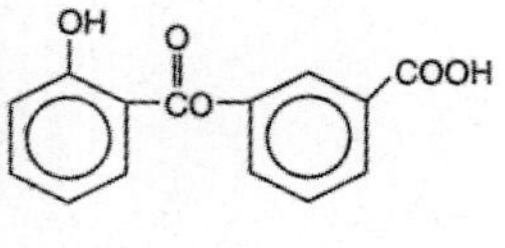

双水杨酸酯

烯醇酸类

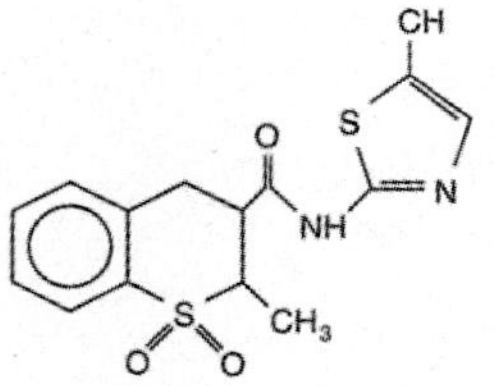

美洛昔康

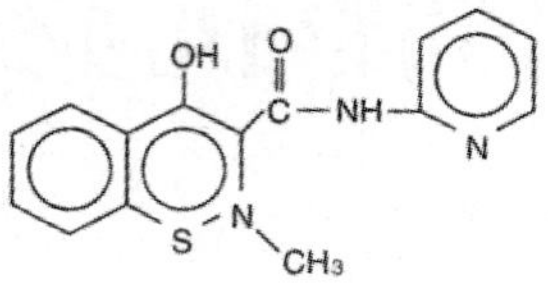

吡罗昔康

乙酸类

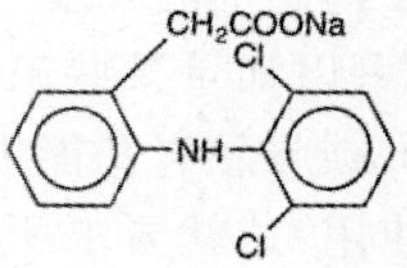

双氯芬酸钠

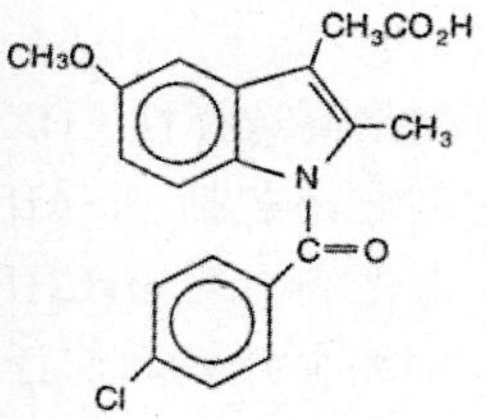

吲哚美辛

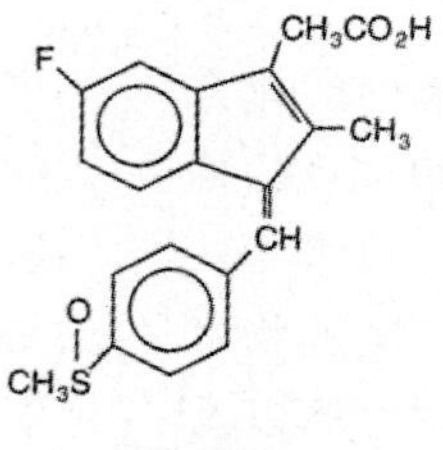

舒林酸

吡喃羧酸类

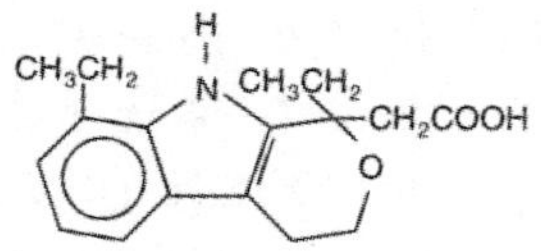

依托度酸

丙酸类

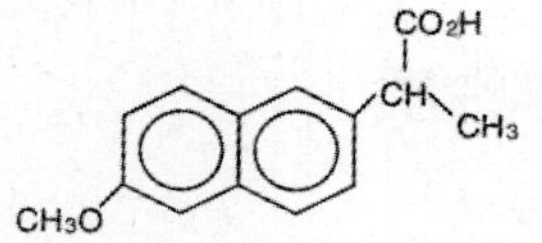

萘普生

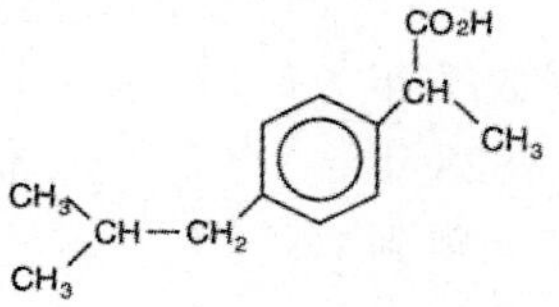

布洛芬

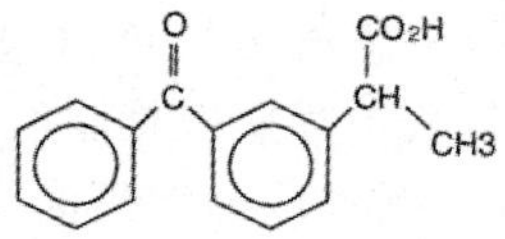

酮洛芬

选择性环氧合酶2抑制剂

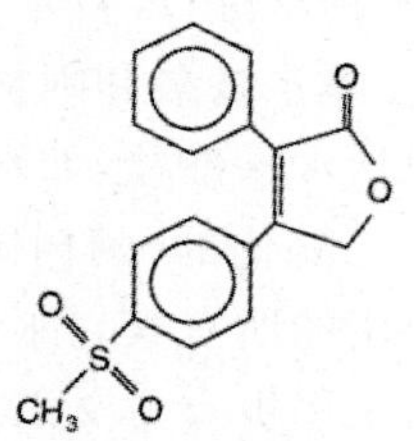

罗非昔布

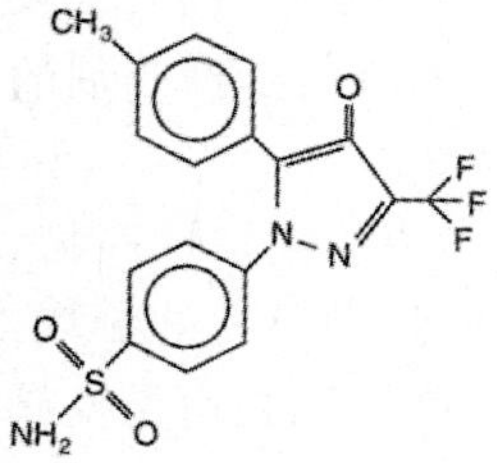

塞来昔布

图31.1 部分水杨酸盐类、非选择性非类固醇抗炎药以及选择性环氧合酶2抑制剂的化学结构。

(一)作用机制

虽然对于 NSAID 的使用可以追溯到医学史的早期，但是直到 1971 年其作用机制才得以明确[9]。NSAID 的主要作用机制是对 COX 的抑制。COX 是前列腺素(PG)的合成酶。NSAID 还存在着其他可能的作用机制,共同构成了其在临床上的疗效。

抑制前列腺素的合成

本书第 23 章将对前列腺素的合成途径进行详尽的描述。简而言之,花生四烯酸是前列腺素的前体,磷脂酶 A 裂解细胞内的膜磷脂生成花生四烯酸。环氧合酶与脂氧合酶将花生四烯酸分别转变为前列腺素和白三烯(图 31.2)。由环氧合酶催化生成前列腺素 G_2 和前列腺素 H_2;而后,通过组织特异性异构酶进一步转化成多种前列腺素[5]。例如,在血小板中,前列腺素 H_2 被转化为血栓烷 A_2。

多个实验室通过各自独立的工作发现,COX 存在着 2 种同工酶，分别命名为 COX-1 和 COX-2 [10-15]。COX-1 和 COX-2 与内质网和细胞核的膜结构相连[16]。一般而言,COX-1 在多数细胞类型中呈结构性表达,生成的前列腺素对于组织的内稳态起着重要的作用,例如这些前列腺素可以维护胃肠道黏膜或调节血小板功能[17,18]。各种炎症前期的介质、生长因子和促肿瘤因子均可以诱导 COX-2 的生成[13,14]。但在肾脏和中枢神经系统中 COX-2 也呈结构性表达,COX-1 的表达在某些部位也是可以被调控的,因此这种二分法过于简单[19-22]。

NSAID 类药物的主要作用机制是抑制 COX 的酶活性。阿司匹林和 NSAID 可以同时抑制 COX 的两种同工酶的活性。阿司匹林的独特之处在于,它使一段含有丝氨酸的序列乙酰化（COX-1 为丝氨酸 530，COX-2 为丝氨酸 516)，从而不可逆的抑制 COX 的 2 种同工酶[23,24]。目前的研究显示,借助非选择性 NSAID 有 2 种机制抑制 COX。其一,NSAID 可以对 COX 产生时间非依赖性的抑制进行调节，与药物浓度相关。其二,某些 NSAID(如吲哚美辛和氟比洛芬)还具有诱导 COX 的活性位点发生时间依赖性的结构变化的特点，对酶活性所产生的抑制几乎是不可逆的[25]。人们尚未对这 2 种截然不同的抑制机制在临床上所起的作用进行过充分的研究。

阿司匹林和非选择性 NSAID 能够同时抑制 COX 的 2 种同工酶，但对于 COX-1 和 COX-2 抑制的比例各不相同。COX-1 与 COX-2 的发现帮助人们提出了一个基本假说，即 NSAID 的治疗作用是由于对 COX-2 的抑制，而对 COX-1 的抑制导致了与 NSAID 相关的不良事件。研制高选择性的 COX-2 抑制剂的目的在于减少与传统 NSAID 相关的有害作用。目前已经实现了这一目的的一部分;但 COX-2 抑制剂对肾脏仍有着许多不良影响,与非选择性 NSAID 相似(参见下文“与 NSAID 相关的不良事件”一节)。

(二)其他可能的作用机制

许多 NSAID 存在着不同于抑制 COX 的药理学特性。除阿司匹林外,水杨酸盐类对 COX 仅有很轻微的抑制。但是水杨酸盐类却有着明显的抗炎活性,并能够在培养细胞和活体动物中抑制前列腺素的合成[26,27]。水杨酸盐类对前列腺素的抑制机制很可能是与抑制了 COX 本身的表达有关,而非仅仅抑制其功能[26]。

NSAID 的其他药理学特性包括对于转录因子、细胞生长因子和凋亡调节分子的抑制。当超过治疗浓度时,水杨酸钠能够抑制核因子 κB(一种基因转录调控因子),从而减少趋化因子和一氧化氮的表达,并降低肿瘤坏死因子诱导的信号传导活性[28-31]。选择性 COX-2 抑制剂和非选择性 NSAID 还能够抑制内皮细胞内的丝裂原活化蛋白激酶(ERK2),从而抑制血管生成[32]。另外,当 COX-2 被阿司匹林乙酰化后,COX-2 便获得了合成 15-羟二十碳四烯酸能力,15-羟二十碳四烯酸经 5-脂氧合酶的代谢后能够生成具有抗炎活性的类花生酸类物质 15-差向异构体-脂氧素 A4(15-epi-脂氧素 A4)[33-35]。这可能会增强阿司匹林的抗炎作用。

二、药效学

(一)抗炎作用

前列腺素直接或间接地介导了许多种炎症表现。NSAID 的抗炎作用与其对前列腺素合成的抑制能力存在着相关性。评估药物抗炎活性的方法之一是测定其对于 COX 的抑制能力。在体外,全血细胞 COX-1 和 COX-2 抑制含量测定可以作为评价抗炎效力的替代品标志，而且还可以作为分析某种药物对于 COX-1 和 COX-2 相对选择性的方法。在体内，可以将前炎刺激物（如卡拉胶）注入大鼠的后脚掌，利用这种方法对 NSAID 的抗炎效力进行评定。其他模型包括:将分枝杆菌和油脂注入大鼠的脚掌,诱导产生佐剂性关节炎。疗效显著的NSAID 可以降低受累脚掌的肿胀和炎性

表31.1 目前已批准使用的非类固醇抗炎药(NSAID)的特性

药物(商品名)	适应证及使用方法	剂型	每日剂量	代谢	半衰期	其他注意事项
水杨酸类						
阿司匹林	关节痛、牙痛、痛经、发热、头痛、JRA、偏头痛、轻度疼痛、肌痛、OA、RA、预防及治疗心血管血栓形成	多种	多变，根据适应证不同；最大(成人)2.4~5.4 g/d，分 4 次或更多次服用	肝脏和肾脏	乙酰水杨酸 15~30min；水杨酸盐 2~30h	体重<25kg 儿童的使用剂量为60-90mg/(kg·d)。在使用更高剂量时需要监测血清水杨酸盐水平
三水杨酸镁胆碱	发热、JRA、轻至中度疼痛、OA、RA	溶液 片剂	3 g/d，分次服用	肝脏和肾脏	低剂量2~3 h；高剂量 15~30 h	体重<37 kg 儿童的使用剂量为 50 mg/(kg·d)在使用更高剂量时需要监测血清水杨酸盐水平
双水杨酯	轻中度疼痛、OA、RA	胶囊 片剂	2~4 g/d，分次服用	肝脏和肾脏	1 h	在使用更高剂量时需要监测血清水杨酸盐水平
非选择性 NSAID						
萘普生	强直性脊柱炎、关节痛、滑囊炎、牙痛、痛经、发热、痛风性关节炎、头痛、JRA、轻至中度疼痛、肌痛、OA、RA、肌腱炎	片剂 缓释片剂 悬浮液	500~1 000 mg b.i.d.	肝脏和肾脏	10~20 h	年龄>2 岁儿童的使用剂量为 10~15 mg/(kg·/d)，分 2 次服用 萘普生可能假性升高尿中 17 酮类固醇浓度，干扰 5-羟吲哚乙酸的测定。 检测前停用 72 h
氟比洛芬	关节痛、轻至中度疼痛、瞳孔缩小障碍、肌痛、OA、RA	片剂 滴眼液	50~100 mg b.i.d.~t.i.d.；最大剂量 300mg/d	肝脏	3~9 h	
双氯芬酸（扶他林、奥斯克)	光化性角化病、变应性结膜炎、强直性脊柱炎、关节痛、角膜溃疡、痛经、头痛、角膜结膜炎、偏头痛、轻至中度疼痛、肌痛、OA、术后眼炎、RA	片剂 片剂(与米索前列醇联合使用) 滴眼液 外用溶液	50~100 mg b.i.d.；最大剂量 225 mg/d	肝脏	1~2 h	消胆胺降低双氯芬酸的生物利用度 由于米索前列醇的致流产作用，双氯芬酸/米索前列醇合剂在孕妇中禁用
舒林酸(奇诺力)	强直性脊柱炎、关节痛、滑囊炎、痛风性关节炎、中度疼痛、OA、RA、肌腱炎	片剂	150~200 mg b.i.d.	肝脏	8~16 h	JRA 是该药物的非适应证，推荐治疗剂量为 2~4 mg/(kg·d)
奥沙普秦	中度疼痛、OA、RA	片剂	600~1 200 mg q.d.	肝脏	36~92 h	JRA 是该药物的非官方适应证，报道治疗剂量为 10~20 mg/(kg·/d)
二氟尼柳	轻至中度疼痛、OA、RA	片剂	500~1 000 mg b.i.d.	肝脏	8~12 h 在严重肾病患者为 68~138 h	使用二氟尼柳后，对乙酰氨基酚的血浆浓度提高 50% 二氟尼柳属于水杨酸衍生物，尚不清楚是否会诱发 Reye 综合征。儿童中避免使用 二氟尼柳可以导致血清水杨酸盐水平升高

表 31.1 （续）

药物(商品名)	适应证及使用方法	剂型	每日剂量	代谢	半衰期	其他注意事项
吡罗昔康(费啶)	关节痛、头痛、中度疼痛、肌痛、OA、RA	胶囊	20 mg q.d.	肝脏,可进行肠肝循环	50 h	在高危患者中应特别谨慎 同时使用阿司匹林时血浆浓度降低20%
吲哚美辛	强直性脊柱炎、关节痛、滑囊炎、痛风性关节炎、中度疼痛、肌痛、OA、动脉导管未闭、RA、重度疼痛、肌腱炎	胶囊 缓释胶囊 悬浮液 栓剂注射用药	25~50 mg t.i.d.~q.i.d.	肝脏,部分可进行肠肝循环	两阶段:初期1 h;第二阶段2.6~11.2 h 新生儿及未足月新生儿中半衰期延长	在新生儿中血清氨基糖甙类药物浓度升高;所有患者均应密切检测氨基糖甙类药物水平 吲哚美辛增强下丘脑-垂体-肾上腺轴对地塞米松的反应。本应出现抑制性反应的患者可能会表现出假正常化的结果
布洛芬	关节痛、牙痛、痛经、发热、头痛、JRA、偏头痛、轻至中度疼痛、肌痛、OA、RA	多种	成人:400~800 mg t.i.d~q.i.d. 儿童:5~10 mg/kg	肝脏	2~4 h	在6个月或更年长儿童中可以安全使用
非诺洛芬	关节痛、轻至中度疼痛、肌痛、OA、RA	片剂 胶囊	300~600 mg t.i.d.~q.i.d. 最大剂量为3200 mg/d	肝脏,可进行肠肝循环	2.5~3.0 h	阿司匹林可降低非诺洛芬血浆浓度50%,并使其半衰期缩短 苯巴比妥可以降低非诺洛芬血浆浓度。在起始或停止使用非诺洛芬后应监测巴比妥类药物水平 可以升高血浆游离及总体三碘甲状腺原氨酸浓度
依托度酸(罗丁)	关节痛、骨痛、牙痛、轻度疼痛、中度疼痛、肌痛、OA、RA	片剂 缓释片剂	600~1 200 mg/d	肝脏	6~7 h	
酮洛芬	关节痛、牙痛、痛经、发热、头痛、轻至中度疼痛、肌痛、OA、RA	胶囊 缓释胶囊 片剂	75 mg t.i.d. 或 50 mg q.i.d.	肝脏	1.1~4 h	同时使用丙磺舒时血浆酮洛芬浓度升高
酮咯酸	变应性结膜炎、关节痛、中度疼痛、肌痛、眼痛、畏光、术后眼炎	片剂 注射用药(i.m.或 i.v.) 滴眼液	30 mg/6 h i.m./i.v.,最大量120 mg/d,使用最长不能超过5天每4~6小时口服10 mg，使用5天每日最大量为40 mg	肝脏	两阶段;末期4~6 h	同时使用丙磺舒时酮咯酸的消除半衰期加倍。因此避免两种药物同时使用 注射酮咯酸可能增强非去极化肌松药的肌肉松弛效果。两者同时使用时应特别注意
甲氯芬那酸、甲芬那酸	关节痛、痛经、轻至中度疼痛、OA、RA	胶囊	50~100 mg t.i.d.~q.i,d.,最大量400 mg/d; 甲芬那酸;250 mg/6h使用7天;最大量1250mg/d	肝脏	2 h	甲芬那酸可能导致尿胆素检测结果出现假阳性

表 31.1(续)

药物(商品名)	适应证及使用方法	剂型	每日剂量	代谢	半衰期	其他注意事项
美洛昔康(莫比可)	OA	片剂	7.5~15 mg q.d.	肝脏	15~30 h	消胆胺可以提高美洛昔康的清除率 在推荐剂量下不抑制血小板
萘丁美酮(瑞力芬	中度疼痛、OA、RA	片剂	1000 mg q.d., 最大量2000 mg q.d.	肝脏	24 h	
托美丁	关节痛、JRA、中度疼痛、肌痛、OA、RA	片剂 胶囊	400 mg t.i.d.~q.i.d.; 最大量2000 mg/d	肝脏	两阶段:初期1~2 h;末期5 h	两岁以上儿童每6~8 h p.o.1次,每次剂量为5~7 mg/kg 酸沉淀试验中可能出现蛋白尿假阳性;对尿试纸试验中的蛋白检测没有影响
选择性COX-2抑制剂						
塞来昔布(西乐葆)	骨痛、牙痛、痛经、FAP、头痛、中至重度疼痛、OA、RA	胶囊	100 ~200 mg b.i.d., FAP患者中为400 mg b.i.d.	肝脏	11 h	中度肝功能不全时剂量应减少50% 氟康唑抑制塞来昔布在肝脏的代谢。同时使用氟康唑时应选择最低的塞来昔布剂量
罗非昔布(万络)	骨痛、牙痛、痛经、头痛、轻至中度疼痛、OA、RA	片剂 悬浮液	12.5~25 mg q.d.; 对于疼痛用5天,50 mg q.d.	肝脏	17 h	
伐地考昔	痛经、OA、RA	片剂	10 mg q.d.,痛经时如果需要可达20 mg q.d.	肝脏	8~11 h	

b.i.d.:每日两次;FAP:家族性腺瘤样息肉病;i.m:肌肉内;i.v.:静脉内;JRA:儿童型类风湿关节炎;OA:骨关节炎;q.d.:每日1次;RA:类风湿性关节炎;t.i.d.:每日3次。

表31.2 非选择性非类固醇抗炎药(NSAID)的化学分类

化学分类	相关的NSAID
乙酸类	双氯芬酸、吲哚美辛、舒林酸、托美丁
芬那酸类	甲氯芬那酸、甲芬那酸
萘链烷酮类	萘丁美酮
昔康类	美洛昔康、吡罗昔康
丙酸类	非诺洛芬、氟比洛芬、布洛芬、酮洛芬、萘普生、奥沙普秦
吡喃羧酸类	依托度酸
吡咯里嗪羧酸类	酮咯酸

浸润。在新的NSAID进入临床试验之前,绝大多数药物需要在动物模型中进行大量的体内和体外试验,以证实其抗炎作用。

(二)镇痛作用

NSAID的主要用途之一是缓解疼痛。起初,人们认为NSAID仅影响周围神经系统的疼痛感觉,不过最近的资料显示中枢性和周围性疼痛通路均可被其抑制。疼痛可分为3类:生理学疼痛、炎性疼痛和神经病理性疼痛[36]。生理学疼痛的特点是刺激阈值高、症状短暂、感觉局限;炎性疼痛以组织炎症或损伤导致对正常疼痛刺激的敏感性增高为特点;神经病理性疼痛的病因是周围神经或脊髓中的神经元受到损伤,其特点是对有害刺激的痛觉过敏、诱发性疼痛和自发性疼痛。目前的理论认为,前列腺素在3种疼痛的诱发过程中均是重要因素,并且可能在周围和中枢神经系统中均发挥作用。

周围组织的炎症或损伤导致局部前列腺素和其他炎性介质的上调。这与局部组织细胞及浸润的炎性细胞中COX-2的表达显著增加相一致[37]。有研究显示,

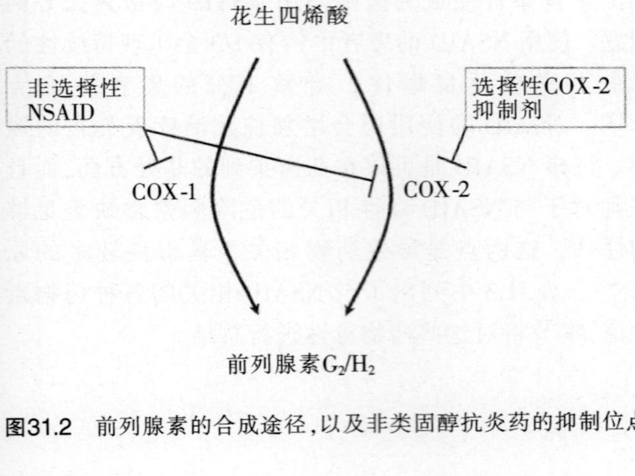

图31.2 前列腺素的合成途径,以及非类固醇抗炎药的抑制位点。

感染部位周围前列腺素诱导的痛觉过敏包括局部注射PGE_2能够诱导痛觉过敏,而给予PGE_2中性单克隆抗体可以减轻疼痛反应。因此,NSAID的镇痛作用很大程度上与抑制炎症部位或损伤部位中前列腺素的生成有关。

中枢神经系统(CNS)中产生的前列腺素也能对疼痛进行调控。CNS中既表达COX-1也表达COX-2[38,39]。在CNS中构成性地表达COX-2,而外周的炎症刺激也会使其表达上调。构成性和诱导性COX-2的表达均会受到糖皮质激素的抑制[38,40]。在大鼠的脊髓中COX-2是主要的同工酶表达[41,42],但在背根神经节中的痛觉感受神经元却仅表达COX-1而无COX-2[43]。当存在全身性炎症刺激时,COX-1在背根神经节中的表达仍维持恒定,而COX-2则不能;但在脊髓中COX-2的表达会显著上调。

前列腺素的受体广泛存在于CNS的神经元细胞中。在大鼠中,PGE_2的受体EP3表达于脑桥臂旁核的痛觉上行通路中[44]以及丘脑核团中[45]。在脑内视交叉前区痛觉通路的白介素1(IL-1)反应性神经元中也检测到了EP3的表达[46]。有趣的是,COX-2与EP3表达于大鼠脊髓内与疼痛传导相关的同一特定部位[42]。COX与前列腺素受体在表达上的相关性有力地证实了PGE诱导的痛觉过敏在CNS中起重要作用[36]。

综上所述,前列腺素在周围及中枢性痛觉调控中均有着重要的作用。NSAID的镇痛特性很可能由于其在中枢及周围抑制了前列腺素的生成。不同NSAID镇痛能力方面虽然缺乏系统的对照性研究,但NSAID的镇痛效力可能与其对于CNS穿透性的差异相关。

(三)退热作用

NSAID能够有效地缓解患者的发热症状。许多证据显示,发热反应是由CNS中生成的PGE_2介导的[47]。

支持这一论断的证据包括:当发热时,下丘脑和第三脑室中的 PGE_2 水平升高;而不表达 PGE_2 受体 EP3 的小鼠便不会对 IL-1β 和脂多糖等热原质产生发热反应[48]。下丘脑产生的 PGE_2 导致环磷酸腺苷的释放,而环磷酸腺苷则是体温调定中枢内神经元间的神经递质。

PGE_2 能够导致发热,而 COX-2 是 PGE_2 的主要来源。COX-1 表达缺陷的小鼠接受腹膜内注射脂多糖或 IL-1β 后表现为正常的发热反应[49],而 COX-2 表达缺陷小鼠受到这些刺激后却并不出现发热反应[49]。高选择性 COX-2 抑制剂罗非昔布,能够减弱人类正常发生的发热反应[50]。这些证据显示,NSAID 能够通过抑制 CNS 中 COX-2 活性起到退热的作用。但是对乙酰氨基酚在体外对 COX-2 的抑制作用很小,其退热机制目前尚不清楚。有证据显示,对乙酰氨基酚能够在 CNS 中经过氧化修饰获得 COX 的抑制活性。还有证据显示,CNS 中可能存在着第三种 COX 同工酶的表达[51]。

(四)抗血小板作用

在 NSAID 的有益效用中,对于大众健康影响最大的可能是小剂量阿司匹林对于血小板的抑制作用[52]。阿司匹林能够不可逆地抑制血小板中 COX-1 的活性,使血小板在激活时无法生成血栓烷 A_2,但非乙酰化的水杨酸盐类药物却无此特性[24]。血小板一旦接触阿司匹林后,就永久丧失了产生血栓烷的能力。因此,接受阿司匹林治疗的患者,在停用阿司匹林后的 3 天左右出血时间仍会延长。

非选择性 NSAID 能够可逆性地抑制 COX。非选择性 NSAID 对于血小板功能的影响取决于特定药物与 COX-1 的亲和力以及药物的半寿期。某些 NSAID(如萘普生),能够显著抑制血小板的功能,其抑制作用可持续至给药后数小时。由于血小板不表达 COX-2,因此选择性 COX-2 抑制剂对于血小板功能没有影响。

(五)其他作用

NSAID 还具有其他一些独特的药效学特性。子宫前列腺素水平的降低导致动脉导管在出生后不久即关闭。如果婴儿的动脉导管未闭,可以使用吲哚美辛介导其关闭。原发性痛经时出现的子宫痉挛也是由前列腺素的生成所介导的。子宫痉挛引发的疼痛是一个炎性疼痛过程,伴随着子宫肌肉的收缩。NSAID 对于治疗原发性痛经有着独特的疗效[53-55]。

最近研究的热点还包括采用 NSAID 对恶性肿瘤及阿尔茨海默病进行化学预防[56,57]。这项研究工作的理论基础在于,人们观察到在某些肿瘤和阿尔茨海默病的淀粉样斑块中 COX-2 的表达是上调的。

研究发现,在患有家族性腺瘤性息肉病(FAP)的患者中舒林酸能够诱导息肉缩小[58]。随后进行的随机试验证实,舒林酸和塞来昔布都能够使 FAP 患者的息肉缩小[59]。众多的流行病学研究也显示使用阿司匹林和非选择性 NSAID 能够降低发生非家族性结肠息肉和结肠癌的风险[60-71]。最近的两项随机对照性研究也显示,对于既往患有良性结肠腺瘤或结肠癌的患者,低剂量阿司匹林能够降低结肠息肉复发的风险[72,73]。虽然这些结果令人鼓舞,但内镜筛查仍然是预防结肠癌的首选方法[74]。

阿尔茨海默病患者发生斑块形成的脑区中也存在着炎性反应。而且,COX 诱导的氧化过程干扰脑内的谷氨酸信号通路,可能会对神经元造成损伤[75,76]。多项观察性研究认为,服用 NSAID 的患者罹患阿尔茨海默性痴呆的风险降低[57]。在荷兰鹿特丹进行的一项前瞻性队列研究中,受试者规律服用 NSAID,结果发现在随访中发生痴呆的风险显著降低[相对危险度(RR)为 0.20;95%置信区间(CI)为(0.05,0.83)][77]。不过,在另一项随机对照试验中,轻至中度阿尔茨海默病的患者分别服用罗非昔布、萘普生或安慰剂,结果显示 NSAID 对减慢痴呆进展并无作用[78]。如欲明确 NSAID 对于阿尔茨海默病的确切作用,尚需进一步的研究。

三、与NSAID相关的不良事件

对照性研究显示,大多数风湿性疾病尽管使用特殊药物,但各种 NSAID 的疗效是相当的。因此,预防和预测不良事件便成为医师使用 NSAID 时最为关心的问题。使用 NSAID 的患者中约有 1/3 会出现持续性的药物相关的不良事件,导致 10%的患者终止治疗[79]。NSAID 的使用还会增加住院治疗及死亡的风险。许多 NSAID 是可以在药店买到的非处方药,而且医师对于与 NSAID 毒性相关的危险因素常缺乏足够的评估,这两点是导致药物相关不良事件较多的原因[80]。表31.3 中列出了与 NSAID 相关的各种药物毒性谱,本节将对这些药物毒性进行总结。

（一）胃肠道毒性

胃肠道毒性可能是最为重要的NSAID相关不良事件。NSAID的发展史很大程度上是为了减少胃肠道毒性而进行的探索史。阿司匹林的研发正是为了解决水杨酸钠胃肠道损害高发生率这一问题[1,3]。早在20世纪30年代就已有证据显示阿司匹林会导致胃溃疡[81]。鉴别耐受性优于阿司匹林的替代性药物的努力，推动了多种非阿司匹林类NSAID药物的面世[82]。然而这些NSAID依然存在着较明显的胃肠道损害[83-85]。NSAID作用机制的发现[9]以及COX两种同工酶的鉴别[10-15]，促使COX-2抑制剂的诞生。人们希望能够借此改善NSAID的胃肠道安全性。

1.流行病学

数种胃肠道不良事件与NSAID相关。最常见的是消化不良。不过最重要的是胃十二指肠溃疡。目前已经清楚地掌握了NSAID诱发的胃十二指肠溃疡的流行病学特点[79]。骨关节炎患者服用NSAID1年后，严重胃肠道并发症的发生率为0.7%[86]。在类风湿关节炎患者中，严重胃肠道并发症的年发生率为1.3%~1.5%[86,87]。当服用低剂量阿司匹林预防心血管疾病时，发生消化性溃疡出血的风险会增加1倍[88]。每年因NSAID诱导的胃肠道损伤而导致的死亡率约为0.22%，即每年死亡人数超过16 500人[79,86]。

表31.3　与非类固醇抗炎药相关的药物毒性

胃肠
胃十二指肠溃疡
消化不良
下消化道（溃疡、狭窄、出血）
肝毒性（肝酶升高、肝衰）
肾脏
周围性水肿
急性肾衰竭
高钾血症
间质性肾炎伴肾病综合征
肾乳头坏死
镇痛剂肾病
心血管
高血压加重
充血性心衰加重
急性冠脉综合征（？）
变态反应、伪变态反应和免疫反应
NSAID诱发的鼻炎和哮喘
NSAID诱发的荨麻疹和血管性水肿
过敏反应
皮肤反应
过敏性肺炎
无菌性脑膜炎
其他
水杨酸盐中毒
Reye综合征

2.发生机制

NSAID导致胃肠道损伤的机制包括局部作用和全身作用两方面[89]。NSAID对于黏膜细胞的直接毒性作用导致了局部的损伤。阿司匹林和多数NSAID均是弱酸性物质，在胃部的酸性环境中保持非离子状态。因此，NSAID能够很容易的经胃黏膜层扩散至接近上皮细胞的部位，这里的环境呈相对中性。阿司匹林和NSAID在这里转变为离子形式，释放出氢离子，导致上皮的损伤并增加黏膜的通透性。NSAID最主要的全身性作用是对COX-1的抑制，而COX-1生成的前列腺素是维持胃黏膜完整性的必要因素。NSAID的全身性作用致使胃肠道黏膜中前列腺素生成减少，这已被公认为是导致溃疡形成的最主要原因[79]。

3.危险因素

NSAID诱发胃肠道溃疡的危险因素主要与同时独立存在的内科疾病有关。据报道，实际上仅有19%~41%的患者在发生严重胃十二指肠溃疡前会出现消化不良的前驱症状[90,91]。与严重胃肠道并发症相关的危险因素包括：高龄，既往消化性溃疡病史，同时服用皮质激素，大剂量使用NSAID，同时进行抗凝治疗和严重的全身性疾病[79,92]（表31.4和图31.3）。其他可能的危险因素还包括幽门螺杆菌感染、吸烟和饮酒。这些资料说明，消化不良并非胃肠道并发症的敏感性指标。反而，应在使用NSAID前对出现胃肠道毒性的危险因素进行评估，即便是短期使用也不应例外。

服用NSAID的患者存在两类胃肠道毒性危险因素：基线风险和NSAID导致的风险[93]。基线风险可归于已经存在的危险因素，如高龄、既往消化性溃疡病的病史或幽门螺杆菌（H. plyori）感染。NSAID导致的风险是指在除外其他导致溃疡的危险因素，仅由NSAID

表31.4 NSAID诱发严重胃肠道溃疡的危险因素

明确的危险因素
高龄
溃疡病史
同时服用糖皮质激素
大剂量NSAID,包括使用多种NSAID治疗
同时进行抗凝治疗
严重全身性疾病
可能的危险因素
同时存在幽门螺杆菌感染
吸烟
饮酒

From Wolfe MM, Lichtenstein DR, Singh G. Gastrointestinal toxicity of nonsteroidal antiinflammatory drugs. *N Engl J Med* 1999; 340:1888–1899, with permission.

引发的风险。尽管具有高基线风险(例如具有多种溃疡风险)的患者,其胃肠道毒性发生率最高,但降低溃疡风险性的措施对于那些仅由NSAID导致溃疡风险性的患者可能更为有效。

4.预防措施

目前有多种措施可以降低服用NSAID患者出现胃肠道损伤的概率。当评价临床试验对介入预防NSAID诱发的溃疡时,对减少症状性溃疡的发生和减少溃疡替代标志物(例如内镜下观察到的浅表性胃糜烂或小溃疡)做出区分是重要的。与临床工作关系最为

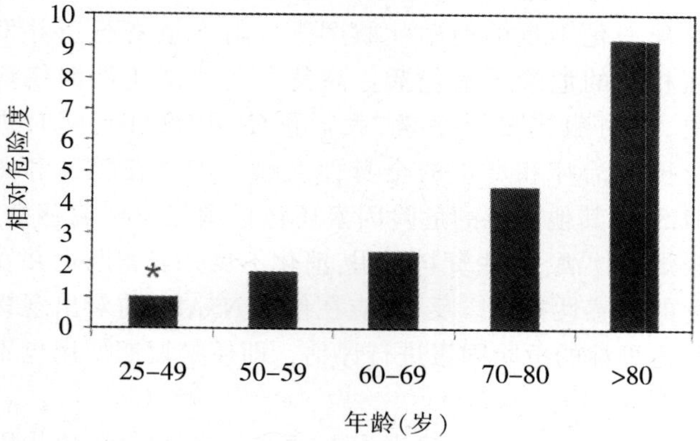

图31.3 NSAID诱导上消化道出血的危险性随年龄的增加而上升。50~80岁患者发生出血的相对危险度为1.8,而80岁以上的患者这一危险度则升高至9.2。(有星号标志的为25~49岁年龄组,作为对照组[92])。

密切的研究成果是减少溃疡疼痛和溃疡并发症(如穿孔、出血和梗阻)的发生。但是,考虑到这些事件在服用NSAID的患者中出现的频率较低,因此很少有研究能够在具备足够的样本量的前提下,完成判断严重溃疡的发生率的减少。下一节将对临床试验中减少NSAID诱发的溃疡的措施进行概括总结(表31.5)。

以下这些预防措施能够减少服用NSAID患者内镜下或症状性溃疡的发生率。

①米索前列醇。米索前列醇是一种口服的PGE_1类似物,已被批准用来预防NSAID诱发的胃溃疡。它的药理学作用可能对胃黏膜存在着细胞保护作用,并且可以抑制壁细胞的胃酸分泌。如果与NSAID同时使用,可以使内镜下溃疡减少71%,症状性溃疡减少51%[87,94]。米索前列醇的缺点包括腹泻(27%)及其他胃肠道反应的高发生率,因此常常导致治疗终止;当使用最佳剂量(800 μg/d)时胃肠道反应尤其明显[94]。每日需服药2~4次的要求,也会导致顺从性降低。

②质子泵抑制剂。质子泵抑制剂(PPI)与位于壁上皮细胞表面的H^+/K^+三磷腺苷泵相结合,从而抑制氢离子向胃腔内的分泌。PPI的适应证是治疗胃及十二指肠溃疡。当PPI与NSAID联合使用时,发生内镜下胃十二指肠溃疡的风险率下降77%。PPI的耐受性好,并可有效缓解服用NSAID的患者出现的消化不良症状[94]。目前尚无试验对PPI在预防NSAID导致的严重溃疡时有效性进行评估。不过,在曾有胃肠道出血和幽门螺杆菌感染的患者中,与幽门螺杆菌根治治疗相比,PPI能够更有效的降低再出血的风险(4.4%比19%)[95]。这些数据间接地证实,PPI能够减少临床上严重溃疡的风险。

③大剂量组胺(H_2)受体拮抗剂。H_2拮抗剂可以降低胃酸分泌并加速消化性溃疡的愈合。使用NSAID的受试者服用常规剂量H_2拮抗剂时,可以预防内镜下十二指肠溃疡的形成,但对胃溃疡无效。而两倍剂量的H_2拮抗剂,可以使胃溃疡和十二指肠溃疡分别降低56%和74%[94]。H_2拮抗剂的耐受性良好,并可以缓解使用NSAID后出现的严重消化不良症状。

④COX-2高选择性抑制剂。使用COX-2抑制剂能够减少发生溃疡的风险,可以作为非选择性NSAID的联合用药的替代疗法。上文已经叙述了使用COX-2抑制剂用来预防胃十二指肠溃疡的理论基础。汇总多项内镜研究的结果显示,与服用非选择性NSAID的患者相比,使用塞来昔布或罗非昔布的患者发生胃十二指肠溃疡的风险下降76%[94]。而且,两项大规模的随机对

表31.5 各种减少NSAID导致的胃肠道溃疡风险的措施及其有效性和耐受性

干预措施	减少内镜下溃疡	减少临床上严重溃疡	干预措施的耐受性	参考文献
米索前列醇与安慰剂比较	胃：RR=0.26(95%CI:0.17~0.39) 十二指肠：RR=0.47(95%CI:0.33~0.69) 总合：RR=0.29(95%CI:0.21~0.39)	症状性溃疡和溃疡并发症 OR=0.431(95%CI: 0.276~0.672;p<0.001) 溃疡并发症 OR=0.487(95%CI 0.268~0.886;p=0.021)	在米索前列醇组中，由于胃肠道不良事件导致终止治疗的患者过多	87,94
大剂量 H_2 拮抗剂与安慰剂比较	胃：RR=0.44(95%CI:0.26~0.74) 十二指肠：RR=0.26(95%CI:0.11~0.65) 总合：RR=0.41(95%CI:0.26~0.63)	无数据	无过多终止治疗 治疗组腹痛减轻	94
质子泵抑制剂与安慰剂比较	胃：RR=0.40(95%CI:0.32~0.51) 十二指肠：RR=0.19(95%CI:0.09~0.37) 总合：RR=0.23(95%CI:0.18~0.31)	无数据	无过多终止治疗 消化不良症状明显改善	
选择性COX-2抑制剂与非选择性NSAID比较	不适用	症状性溃疡和溃疡并发症 CLASS(塞来昔布):OR=0.66(95%CI: 0.45~0.98;p=0.04) VIGOR(罗非昔布):OR=0.50(95%CI: 0.3~0.6;p<0.001) 溃疡并发症 CLASS(塞来昔布):OR=0.77(95%CI:0.41~1.46;p=0.45) VIGOR(罗非昔布):OR=0.40(95%CI:0.3~0.6;p=0.005)	无过多终止治疗	94,96,97,276

CI:置信区间;COX-2:环氧化酶2;H_2:组胺2型受体;OR:比值比;RR:相对危险度。

照试验还显示，与非选择性 NSAID 相比，塞来昔布(CLASS 试验)和罗非昔布(VIGOR 试验)均能够降低症状性胃十二指肠溃疡的风险[96,97]。

对于如何解读这两个试验的结果目前仍有争议。在 CLASS 试验中，预先设定的主要终点为伴有并发症的溃疡的减少，次要终点为伴有并发症的溃疡和症状性溃疡总和的减少。试验结果显示主要终点并未达到，仅达到了次要终点。CLASS 研究中纳入了同时使用低剂量阿司匹林的患者，因此可能对试验结果产生了一定的影响。VIGOR 研究的主要终点为伴有并发症的溃疡和症状性溃疡总和的减少，该试验达到了这一终点。但是，罗非昔布组中心血管不良事件的发生率较高，因此导致两治疗组中严重不良事件的发生率是相似的。在下文论述心血管不良事件的章节中，我们将对这些实验假设进行讨论。

已有充分的证据证明上述各项措施预防 NSAID 诱发溃疡的有效性。但仅有米索前列醇、塞来昔布和罗非昔布 3 种药物被证实能够减少临床上严重溃疡的发生。考虑到使用米索前列醇时胃肠道反应的发生率较高，且需每日多次用药，因此 COX-2 抑制剂已经成为避免NSAID 诱发胃十二指肠溃疡的首选方法。需要使用NSAID 治疗的患者，如果存在 1 项或 1 项以上胃十二指肠溃疡的危险因素，均应考虑采取上述措施以降低溃疡发生的风险。目前正在进行的研究可回答以下重要问题。COX-2 抑制剂的心血管安全性，每日小剂量阿司匹林对于 COX-2 抑制剂胃肠道安全性的影响，以及非选择性 NSAID 联合 PPI 与单用 COX-2 抑制剂胃肠道的安全性的差异。

5.幽门螺杆菌感染的作用

在一般人群中，幽门螺杆菌感染代表发生消化性溃疡病的主要危险因素。幽门螺杆菌与 NSAID 存在交互作用而导致发生溃疡的风险提高的可能性已有多项临床试验进行了研究[98]。多数研究显示在NSAID 使用者中幽门螺杆菌并不增加内镜下或症状性溃疡形成的风险[99-104]，但有 3 项研究显示幽门螺杆菌根治治疗能够降低反复发作性溃疡的风险[105-107]。有多项试验研究了幽门螺杆菌感染对于溃疡愈合的影响，但得出的结果并不一致[108-111]。两项试验显示无作用[110,111]，另外两项试验的结果显示幽门螺杆菌感染有利于溃疡的愈合[108,109]，这是明显有悖常理的。多项病例对照试验显示，存在幽门螺杆菌感染的患者使用 NSAID 时溃疡出血的风险增大[98]。但是，两项前瞻性随机试验显示，在 NSAID 使用者中，幽门螺杆菌根治治疗对于预防溃疡反复出血并无益处[95,112]。综上所述，需要对幽门螺杆菌在 NSAID 诱发溃疡中的作用进行进一步研究，以澄清上面这些相互矛盾的试验结果。目前，无需对准备使用 NSAID 治疗的患者进行幽门螺杆菌感染的筛查[98]。但是，诊断为溃疡的患者，无论其是否使用 NSAID，均应筛查幽门螺杆菌，并在发现感染后给予治疗。

6.消化不良

在服用和不服用 NSAID 的人群常见的胃肠道症状中都包含消化不良这一症状[113,114]。目前尚不完全了解消化不良的病理生理机制。有多项临床试验将罗非昔布与非选择性 NSAID 进行对比研究，并对试验数据进行汇总，结果显示：每 100 患者-治疗年中，消化不良症状的发生为 69~85 次事件[115]。消化不良也是终止 NSAID 治疗的主要原因。在 VIGOR 和 CLASS 试验中，因消化不良及其相关胃肠道症状(除外溃疡)而终止治疗的患者百分比如下：萘普生 4.9%，罗非昔布3.5%，塞来昔布 8.7%，双氯芬酸/布洛芬 10.7%[96,97]。在非试验状态下，终止率可能会更高。目前，临床医生面临的问题是：出现消化不良症状的患者中仅有 50%发生胃肠道溃疡；而高达 40%出现胃肠道溃疡的患者并无前驱的消化不良症状[116,117]。H_2 受体拮抗剂[118-121]和 PPI[108,109] 均能够减少服用 NSAID 患者发生消化不良的概率。但是，Singh 等人经研究认为如果无症状患者服用常规剂量的 H_2 受体拮抗剂，其发生溃疡并发症的概率会比那些没有用药的患者高[91]。这一现象可能的解释为：H_2 受体拮抗剂能够缓解消化不良的症状，但并不能够防止严重溃疡的出现[79]。因此，如果服用 NSAID 的患者出现了消化不良症状，应当给予 PPI 治疗，而不应使用 H_2 受体拮抗剂，以便缓解消化不良的症状，降低发生溃疡的风险。如果患者消化不良的症状未能迅速缓解，则应进一步排除胃十二指肠溃疡，因为约有 50%的患者会发生溃疡[116]。

7.下消化道不良事件

NSAID 的下消化道并发症包括小肠或结肠狭窄、溃疡形成和出血[122-131]。据估计，下消化道并发症的发生率为每年 0.9%~4%[130-132]。近期的前瞻性研究显示，COX-2 抑制剂导致的下消化道不良事件可能比较少[132]。

8.肝毒性

NSAID导致的肝毒性可表现为转氨酶升高直至暴发性肝衰竭[133]。由NSAID导致的严重肝损害罕见，导致每年的住院率为2.2次/100 000人[134,135]。由NSAID导致的肝毒性最常见的特征为肝细胞损伤，表现为转氨酶升高[133]。如果停用NSAID，则实验室指标的异常将在数天至数周之内恢复正常。如果转氨酶轻度升高，不超过正常上限的3倍，一般不需停用NSAID，除非出现了肝损害的临床体征、血浆白蛋白水平降低或凝血酶原时间延长，后两项均提示肝合成功能受损。淤胆性损害或肝细胞/淤胆混合性损害也曾有过报道。舒林酸是最常导致肝损害的NSAID药物之一，典型的表现是淤胆性或混合性肝损害[133,136]。阿司匹林的肝细胞损害与剂量相关，因此是可以预测的，通常在血液药物浓度≥25 mg/dL时出现[133]。非乙酰化的水杨酸盐类可能会导致与剂量无关的特异体质性毒性反应。一些NSAID由于发生暴发性肝衰竭的风险过高已经被撤离市场，这些药物包括苯洛芬、异丁芬酸和辛可芬[133]。

（二）肾毒性

在服用NSAID的患者中，多达5%会出现临床表现明显的肾脏不良事件[137]。最常见的表现是周围性水肿[138]。其他毒性包括：急性肾功能减退、高钾血症、间质性肾炎和肾乳头坏死[139]。如果及时发现，肾脏不良事件几乎均是可逆的[140]。非选择性和选择性COX-2抑制剂对于肾脏的影响看起来是相似的[141]。

在人类肾脏的不同部位均存在COX-1与COX-2的表达[19,142]，所产生的前列腺素在水钠的重吸收过程中起重要作用[20,143-145]。COX-1表达于集合管、间质细胞、内皮和血管平滑肌细胞中。COX-2表达于内皮细胞和血管平滑肌细胞以及小球的足细胞中。另外，在高肾素血症患者的肾脏组织中，还检测到COX-2表达于致密斑细胞中[146]。肾脏中存在着COX的结构性和诱导性两种表达方式，这表明局部的前列腺素生成对于正常状态及“应激状态”肾功能的调节起着重要的作用。对于多数由NSAID诱发的肾脏不良事件，前列腺素生成的减少是最主要的机制[140]。

1.水肿

1%~5%的患者会出现NSAID诱发的水肿[137,147,148]，其原因是PGE_2生成减少导致钠重吸收增加[149,150]。水肿多呈可逆性，程度较轻微，体重一般增加1~2 kg[137]。水肿常在开始服用NSAID的最初几天即出现，症状一般比较明显。当肾脏排钠的功能恢复至基线水平后，症状可能会有所缓解[151,152]。水肿并不一定伴随着平均血压的升高。有些患者的水肿可能很严重，会进展为慢性心力衰竭[153]。发生周围性水肿的危险因素包括：慢性心力衰竭、使用利尿剂、肝硬化、糖尿病、肾功能不全和高龄[138]。当出现轻度水肿时，一般可以继续使用NSAID，除非发生以下情况：高血压、肾功能减退或基础病恶化，如慢性心力衰竭加重。但是，应对患者进行密切监测，以便及时发现血压升高、电解质紊乱或肾功能异常。若出现上述情况，临床医生应在使用NSAID时权衡利弊。

2.急性肾功能减退

在正常健康人群中，NSAID并不影响肾功能。但当患者存在有效循环血量不足或组织器官灌注不足时，如果使用NSAID，则可能会导致急性肾功能减退。这种毒性的机制是：前列腺素介导的血管扩张受到抑制，从而导致肾脏缺血。发生急性肾功能减退的危险因素包括：慢性心为衰竭、基础肾功能差、肝硬化、糖尿病、高龄和使用利尿剂或基础内科疾病导致的脱水[140,154-160]。大剂量使用NSAID或使用半寿期较长NSAID时更易发生急性肾功能减退[161]。如果患者存在发生急性肾功能减退的危险因素，则应在使用NSAID后的短期内进行再次评估，观察是否出现了水肿、体重增加、肾功能损害或高钾血症。如果及时发现，急性肾功能减退是可逆的，多可在数天之内缓解[140]。如果不能及时发现，则可能需要进行透析治疗[158]。

3.高钾血症

在肾脏中，前列腺素可以刺激肾素的释放，因此在服用NSAID时，可能会因该通路受抑制而发生高钾血症[140]。肾素降低导致醛固酮生成减少，进而导致排钾减少[140]。NSAID诱发高钾血症的危险因素有：使用血管紧张素转换酶抑制剂、保钾利尿剂和补钾[140,162-165]。可能会增加高钾血症的风险的基础内科疾病包括：心衰竭、肾功能不全、多发性骨髓瘤和糖尿病[166-169]。停用NSAID后高钾血症可以得到纠正。但有报道称，NSAID诱发的高钾血症可伴发肾衰竭、四肢轻瘫和致命性心律失常[162,163,170-173]。

4.间质性肾炎伴肾病综合征

使用NSAID的一个罕见并发症是间质性肾炎，常伴发肾病综合征。症状可出现于开始服用 NSAID 后的 2 周~18 个月[174]。此类综合征的独特之处在于嗜曙红细胞增多和尿嗜酸细胞增多常常并不表现。患者常表现为肾病综合征的症状。尿沉渣显示镜下血尿和小管上皮细胞管型[140]。目前尚无已知的危险因素,其病理生理机制也不清楚。肾活检表现为间质性肾炎伴微小病变性肾小球肾炎的独特形式[175,176]。停用 NSAID 后蛋白尿多可缓解。间质性肾炎应用皮质激素治疗是否有益尚不明确[157,175]。建议当停用 NSAID 两周后蛋白尿仍未出现减少迹象时,可试用皮质激素治疗[140]。

5.肾乳头坏死

急性肾乳头坏死是 NSAID 的一种罕见而不可逆的毒性反应 [177-179]。多发生于严重脱水后给予大剂量 NSAID 的情况下。临床表现可以是几乎无症状的,也可以表现为类似肾结石排出的过程[140]。这种损伤的机制是:局部高浓度的 NSAID 抑制了前列腺素依赖性的血管扩张,从而引发远端肾单位的缺血性坏死。患者使尿液有效的浓缩存在困难[140]。

慢性肾乳头坏死是镇痛剂肾病的病理表现[180,181]。长期每日服用 2 种或 2 种以上的镇痛剂并与咖啡因或可待因联用会导致该肾病[182]。最常诱发该肾病的镇痛剂组合是阿斯匹林联合非那西汀。多数国家已不再出售后者,它是对乙酰氨基酚的前药形式,经代谢转变成为对乙酰氨基酚。与镇痛剂肾病相关的其他镇痛剂组合包括:阿斯匹林联合对乙酰氨基酚,阿司匹林或对乙酰氨基酚联合吡唑啉酮类镇痛药(美国已不再使用该类药物)[183]。尚无证据显示单用对乙酰氨基酚或某一种 NSAID 会导致镇痛剂肾病。

镇痛剂肾病常常仅表现为多尿,当坏死的肾乳头脱落时偶尔会出现一过性的镜下或肉眼血尿。随着镇痛剂肾病的进展,临床上可出现肾衰竭的各种非特异性表现[182]。女性比男性更易发生镇痛剂肾病。患者可以以终末期肾病为首发表现。腹部 CT 常显示肾脏缩小,且表面凹凸不平,并出现肾乳头钙化[184,185]。如果诊断及时,停用镇痛剂后肾衰竭可能会停止进展。镇痛剂肾病的晚期并发症可以是泌尿系恶性肿瘤,通常为移行细胞癌,可发生在多达 8%的患者[186-188]。

(三)心血管不良事件

1.高血压

在 COX-2 抑制剂出现之前进行的多项临床试验元分析显示,NSAID 仅使血压有小幅升高。Pope 等人汇总了 54 项临床试验的数据,认为 NSAID 使用者的平均血压会升高[189]。血压正常的受试者血压平均升高 1.1 mmHg,而高血压受试者的增幅为 3.3 mmHg。类似地,Johnson 等人汇总了 50 项临床实验的数据,也认为服用 NSAID 的患者平均血压会升高 5 mmHg[190]。对已经存在高血压的受试者,NSAID 的升压作用一定是存在的。某些 NSAID 导致血压升高更常见。上述两项元分析均发现,萘普生和吲哚美辛的作用最强,而舒林酸与阿司匹林与安慰剂相比并无显著差异。虽然总体上看血压升高平均值并不大,但有些患者在服用 NSAID 后血压的确出现了大幅度的升高。

COX-2 对于血压也有一定的影响,其作用与非选择性 NSAID 类似。有关罗非昔布和塞来昔布的试验显示用药后血压有所增高(收缩压<3mm Hg,舒张压<1 mmHg),但并无统计学上显著的意义[191]。通过对多项使用罗非昔布治疗骨关节炎或类风湿性关节炎的试验进行汇总分析,发现符合研究者定义的高血压的发生率与每日的剂量相关:12.5 mg,2.8%;25 mg,4.0%;50 mg,8.2%[192]。在对胃肠道安全性进行的长期研究中,符合研究者定义的高血压的发生率为 9.7%(罗非昔布 50 mg/d,为每日推荐用量的 2 倍)和 5.5%(萘普生 500 mg,每日 2 次)[96]。在对塞来昔布胃肠道安全性的长期研究中,符合研究者定义的高血压的发生率为 2.0%(塞来昔布 400 mg,每日 2 次,为每日推荐用量的 2 倍)、2.0%(双氯芬酸 75 mg,每日 2 次)、3.1%(布洛芬 800 mg,每日 3 次)[97]。综上所述,服用 COX-2 抑制剂的患者出现高血压的概率与服用非选择性 NSAID 的患者是相似的。

一般而言,NSAID 导致血压升高的平均值并不大。但一小部分患者的确出现了有临床意义的高血压,且需要进行干预,如停用 NSAID,或者加强降压治疗。NSAID 诱发高血压的危险因素包括:高龄和高血压病史[189]。实际上,对老年患者而言,服用 NSAID 是高血压的一个前兆[193]。而且,对于老年患者的前瞻性分析显示,服用 NSAID 的患者与不服用的患者相比,前者需要使用降压药物的概率增高 70%[194]。所有准备长期 NSAID 治疗的患者均应接受血压监测。尤其对于已经存在高血压的患者和老年患者应特别予以注意。

2.充血性心衰(CHF)

多项研究结果显示 NSAID 与 CHF 相关[195-202]。已知存在心脏疾病的老年患者在服用 NSAID 后,因首次 CHF 发作而住院的风险增加了 9 倍,提示NSAID 可能会诱发 CHF[200,201]。但 Feenstra 等人进行的一项历时 7 年的大规模前瞻性队列研究显示，NSAID 并不导致新发的 CHF，但却与 CHF 的复发明显相关[202]（图 31.4）。服用一种或多种 NSAID 的患者，出现心衰的风险并无显著性增高（RR 为 1.2；95%CI 为 0.8~1.8）。但是，在出现过第一次 CHF 发作后，服用 NSAID 的患者 CHF 再次发作的风险增加了 9 倍（RR 为 9.9；95%CI 为 1.7~57.0）。与这一结果相一致的是，服用 NSAID 且伴有左室功能降低的患者存在着液体潴留和血压升高的风险。NSAID 导致 CHF 恶化的危险因素包括：每日大剂量使用 NSAID 及使用半衰期长的NSAID [201]。据估计，因 CHF 住院治疗的患者中有19%可能是由 NSAID 诱发的[201]。患有心衰竭的患者应避免使用 NSAID。存在心脏疾病病史的患者使用 NSAID 时，必须密切监测容量负荷、血压和肾功能。

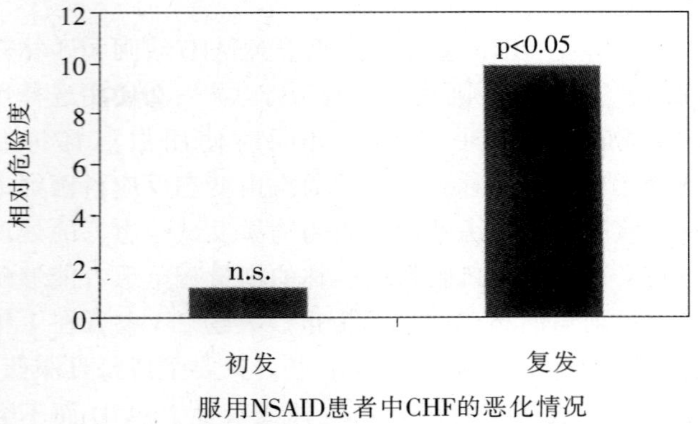

图31.4 服用非类固醇抗炎药的老年患者出现充血性心力衰竭恶化的相对危险度[202]。服用NSAID的患者，如果不存在既往的心衰史，则发生CHF的风险并不增加。但如果患者既往存在心衰史，服用NSAID后发生CHF恶化的风险则会增加9倍。

3.心肌梗死和卒中

众所周知，小剂量阿司匹林在急性冠脉综合征和卒中的预防与治疗中起着重要作用[203]。与此相矛盾的是，人们目前关注的问题是选择性 COX-2 抑制剂之间的潜在联系及可能会增加心肌梗死的风险[204]。在 VIGOR 试验中，服用罗非昔布的患者与服用萘普生的患者相比较，发生血管性事件的风险增高（在随访中，每 2 699 人–年，心肌梗死分别增加 20 次与 4 次）[96]。通过对罗非昔布的随机试验进行元分析，结果显示血管性事件并未增多[205]。同样，在 CLASS 研究中，塞来昔布与双氯芬酸或布洛芬相比较，发生血管性事件的风险也并未增加[97]。对于这些试验结果可能的解释有：与罗非昔布相比，萘普生存在着明确的抗血小板作用[206,207]。另外一种解释是：选择性 COX-2 抑制剂使内皮细胞生成的前列环素减少，而正常情况下前列环素能够预防血小板聚集并导致血管扩张。由于 COX-1 并未受到抑制，其生成的血栓烷（可以诱导血小板聚集）也就不会受到抑制。在仅有前列环素受到抑制的情况下，可能会形成促血栓状态，从而使发生血管性事件的风险增大[208,209]。关于COX-2 抑制剂是否会增加血管性事件的风险尚需进一步的研究来证实。

（四）NSAID相关的过敏反应及伪过敏反应

NSAID 可能引起一系列过敏反应、伪过敏反应及免疫反应[210,211]（表 31.3）。NSAID 诱发的鼻炎和哮喘（NIRA）的典型表现是：哮喘、鼻炎和鼻息肉，以及“阿司匹林敏感”（Samter 三联征）。慢性鼻窦炎也被定义为 NIRA 综合征的一部分。通常情况下，罹患 NIRA 的患者都有呼吸道疾病病史，多表现为呼吸道感染后持续的鼻窦炎及鼻息肉[210,211]。患者多为成年人，女性略多于男性。症状常常由独立的鼻炎或鼻窦炎进展至发生哮喘。暴露于阿司匹林或某种 NSAID 药物可能在 15 分钟~1 小时内导致鼻充血、流涕及喘息等症状加重[210]。上述症状可能在 1 小时内缓解，也可能持续存在 1 天甚至更长时间。据报道，通过不同方法对 NSAID 的敏感性进行评估，哮喘患者中存在 NIRA 的概率为 5%~40%[210,212,213]。

目前对 AERS 的发生机制尚不了解。其中最主要的一项假设认为，抑制 COX-1 将导致 PGE_2 水平降低。在正常情况下，PGE_2 对 5-脂肪氧合酶合成白三烯起到抑制作用。5-脂肪氧合酶的脱抑制将导致白三烯过度生成，因此导致气道炎症及支气管反应[214]。支持此项假设的证据包括：与非敏感性的哮喘患者相比，对阿司匹林敏感的哮喘患者尿中白三烯的水平升高[215]。进一步的证据还包括：白三烯抑制剂（如孟鲁司特）能够减轻对阿司匹林敏感的患者的哮喘症状[216,217]。该作用机制假说并不涉及对药物特定的免疫反应，因此在第一次使用 NSAID 时即可出现症状。

在风湿科的临床工作中，NIRA 是有重要意义的。临床医师在为有鼻息肉、慢性鼻窦炎或哮喘病史的患者开具 NSAID 时应特别注意。但没有鼻息肉的哮喘患者在服用 NSAID 后仅有不足 10%出现症状加重的表现[210]。因此不应认为所有哮喘患者均不能服用NSAID。NIRA 的明确诊断需要进行阿司匹林激发试验，这种试验通常由变态反应科医师完成。

能够使NIRA患者安全使用NSAID或阿司匹林药物的方法包括：①阿司匹林脱敏疗法[218]；②使用选择性的COX-2抑制剂[219-223]。③同时使用白三烯抑制剂[216,217]。阿司匹林脱敏治疗通常由变态反应科医师进行，该医师应熟练掌握口服药物激发试验患者的处理方法。逐渐增加口服阿斯匹林的剂量直至患者能够耐受全量阿司匹林(325 mg)为止。大约2/3患者在1年后仍能够耐受NSAID的治疗[218]。只要坚持每日服药，患者有可能持续使用阿司匹林或其他NSAID而不会出现NIRA的相关症状。停止使用阿司匹林或NSAID超过24小时后必须重新进行脱敏治疗。

既往存在慢性荨麻疹或血管性水肿的患者可能出现NSAID诱发的荨麻疹和(或)血管性水肿。特发性荨麻疹或血管性水肿的患者在使用NSAID后症状可能会加重[224,225]。COX-1抑制可能是导致荨麻疹或血管性水肿加重的主要原因。首次服用NSAID后即可出现症状。确诊需要进行口服NSAID激发试验。目前尚无确诊NSAID诱发的荨麻疹或血管性水肿的体外试验或皮试试验。大约1/3非活动性荨麻疹患者与多种NSAID存在交叉过敏反应，而2/3活动性荨麻疹的患者与多种NSAID存在交叉过敏反应。治疗的方法包括：①避免使用NSAID；②同时使用抗组胺药物或白三烯拮抗剂[226-228]；③试用另一种NSAID；④选用选择性的COX-2抑制剂[229-232]。脱敏治疗对于缓解NSAID诱发的荨麻疹或血管性水肿效果不佳。

在既往没有慢性荨麻疹病史的患者中也可能出现NSAID药物诱发的血管性水肿及荨麻疹。通常这些患者只对某种NSAID过敏。据推测其机制可能在于：机体对药物或某种药物的代谢产物产生了免疫球蛋白E(IgE)抗体[210]。因此，在首次使用NSAID时不会出现症状。在荨麻疹或血管性水肿急性发作期后再次使用NSAID可能会诱发产生速发型变态反应。恰当的治疗策略是避免使用可疑的药物，如果必须使用，则应换用另一种NSAID。在某些少见的情况下，一些没有慢性荨麻疹或血管性水肿的患者也可能对多种NSAID产生过敏反应，而出现症状。其中多数患者最终会发展成为慢性荨麻疹，从而被列为上述的NSAID诱发的荨麻疹或血管性水肿[233]。重复使用某种NSAID时也可能会出现速发型变态反应。其机制推测为免疫球蛋白E被介导。因药物治疗的速发型过敏反应而到急诊室就诊的患者中，近半数是由于对NSAID过敏所致[234]。

其他一系列过敏反应、伪过敏反应及免疫性不良事件也可能与NSAID相关[211]。与NSAID有关的皮肤反应包括斑丘疹、混合性药疹、多形红斑、Stevens-Johnson综合征、白细胞破碎性血管炎、假性卟啉症以及光过敏反应[235-238]。无菌性脑膜炎与某些NSAID相关[239,240]。与NSAID相关的过敏性肺炎罕见[241]。

(五)水杨酸盐的毒副作用

过量使用水杨酸盐类药物可能会导致水杨酸盐中毒综合征所表现出的特征性的症状。服用超过150 mg/kg的水杨酸钠可以导致急性中毒反应。使用超过500 mg/kg药物后可能出现致命性的毒性反应。临床表现包括呼吸性碱中毒合并代谢性酸中毒、意识状态改变、高钠血症、低钾血症、脱水、发热以及高血糖或低血糖。血清水杨酸盐水平可用于评估中毒的严重程度[242]。急性水杨酸盐服用过量的治疗方法包括：对清醒的患者催吐、胃灌洗、使用药用炭及支持治疗。

长时间、大剂量服用水杨酸盐类药物可能导致慢性水杨酸盐中毒[242]。通常情况下，连续2天或2天以上以100 mg/(kg·d)的剂量服用药物，可能会出现相关的临床表现。可能导致慢性毒性反应的因素包括脱水或同时使用含有水杨酸盐的铋剂。相关症状包括听力丧失、耳鸣、眩晕、意识模糊、心动过速、恶心及呕吐。有时也可能出现通气过度、呼吸性酸中毒合并代谢性酸中毒以及低血糖。测量血清水杨酸盐水平对于评估慢性中毒的严重程度没有帮助。轻度毒性反应可以通过停用水杨酸盐的方法治疗。较严重的毒性反应的治疗可采取支持疗法以及上述各种急性毒性反应的治疗方法。

(六)Reye综合征

Reye综合征是指：发生在15岁以下儿童中的急性发作性脂肪肝及脑病[243]。典型的是发生在病毒(如水痘病毒或流感病毒)感染之后。在多项病例对照性研究中，使用阿斯匹林与出现Reye综合征有关[244,245]。相关的临床表现包括：持续性的呕吐和昏睡，并可进展成为惊厥和昏迷。实验室检查可发现血清转氨酶升高、凝血酶原时间延长、血氨升高、代谢性酸中毒及低血糖。多数情况下不出现黄疸。治疗方法为输注新鲜冰冻血浆和葡萄糖。该综合征的死亡率超过50%。Reye综合征相对罕见，可能与在儿童中避免使用阿司匹林有关[246]。

四、药物间相互作用

所有NSAID均可能有药物间的相互作用，某种相互作用也可能仅限于特定的NSAID[247,248]；已知的药物间相互作用包括：取代其他药物与血清蛋白的结合、改变药物的清除或代谢率、改变药物的药理活性(例如抗高血压药物)[248]。临床上，在绝大多数的患者中，大部分NSAID间相互作用并不显著。但是不同个体对药物反应存在明显差异，因此药物间相互作用可能导致明显的毒性反应。

与NSAID有关的最常见药物间相互作用是削弱抗高血压药物的疗效。在血压控制良好的高血压患者中，NSAID可以将平均动脉压提升5 mmHg[189]。当患者使用血管紧张素转换酶抑制剂、β受体阻滞剂或钙通道阻断剂控制血压时这种作用更加明显。NSAID也能够削弱利尿药物的效果[249]。当患者使用NSAID和血管紧张素转换酶抑制剂时发生高钾血症的风险增加[162]。这些药物间相互作用的发生机制与NSAID抑制肾脏合成前列腺素有关。

由于干扰了肾小管的阴离子转运，NSAID可能导致血清中甲氨蝶呤的水平升高[250]。NSAID与甲氨蝶呤间的相互作用在接受大剂量甲氨蝶呤治疗的患者中尤其重要，已有严重的血液系统和胃肠道毒性反应的报道。在风湿性疾病的临床治疗中常规使用低剂量甲氨蝶呤和NSAID联合治疗。在一些研究中，NSAID可以导致甲氨蝶呤的全身清除率显著降低[251,252]，而另一些研究则未得出类似的结果[253]。所有研究均显示，NSAID对甲氨蝶呤清除率的影响在个体间的差异显著。当患者同时使用NSAID和甲氨蝶呤时，必须严密监测甲氨蝶呤毒性表现，尤其在患者存在肾功能不全时更是如此。

NSAID干扰锂的排泄，因此可能导致血清锂浓度升高[254]。该作用发生在起始或停止使用NSAID 5~7天。在临床上这种作用通常并不重要，但已有报道在接受NSAID治疗的患者中出现锂毒性反应[255]。在起始或停止使用NSAID时，应分别监测是否出现了锂的毒性反应或锂疗效的减低。

接受NSAID治疗的患者也可能常常需要使用低剂量的阿司匹林以便达到抗血小板的效果。由于NSAID和阿司匹林可以结合到COX-1的类似区域，因此Catella-Lawson和他的同事们推测特定的NSAID可能抑制阿司匹林的抗血小板活性[152]。他们的研究显示，在使用阿司匹林前给予布洛芬可以抑制阿司匹林的抗血小板作用。而双氯芬酸、对乙酰氨基酚和COX-2抑制剂罗非昔布并不能抑制阿司匹林的抗血小板效果。目前尚不确定布洛芬是否影响每日服用小剂量阿司匹林的临床效果，但是在服用小剂量阿斯匹林进行心脏保护治疗的患者中不建议使用布洛芬。

其他与NSAID有关的药物间相互作用是由于两种药物相同的毒性反应累加所致。例如，NSAID与口服双膦酸盐均可增加胃溃疡的风险。一项研究显示，同时使用阿仑膦酸钠和萘普生的妇女与单独使用两种药物者相比，发生内镜下胃溃疡的概率增高[256]。类似的，同时使用NSAID和损害肾功能的药物时可能导致毒性增加。例如同时使用环孢素A和NSAID的患者血清肌酐和血清钾水平升高的风险增加[257,258]。在联合使用NSAID与其他肾毒性药物时，如氨基糖甙类、更昔洛韦、顺铂和两性霉素B时也应特别引起注意。最后，NSAID可以从血浆蛋白上置换华法林，从而导致凝血酶原时间延长。非选择性NSAID既会影响血小板的功能又具有胃肠道毒性，当其与抗凝药物华法林联用时，发生胃十二指肠溃疡出血的概率显著增加[79]。选择性COX-2抑制剂能够降低溃疡发生风险且不影响血小板功能，因此服用华法林患者应避免使用阿司匹林和非选择性NSAID药物。

NSAID代谢过程中重要的酶受到抑制可能会导致其清除率的降低。多种NSAID药物(如布洛芬、塞来昔布、双氯芬酸、氟比洛芬、美洛昔康和吲哚美辛)通过细胞色素P450的2C9同工酶进行代谢[259-262]。抑制2C9功能的药物能够导致NSAID的代谢率降低，例如氟康唑、来氟米特的代谢产物以及伏利康唑。但人们目前尚未对此类药物间相互作用的临床意义进行研究。多种细胞色素P450同工酶的基因都是具有多态性的，而这种多态性在药物毒性方面的重要意义是目前药理学研究的热点。

水杨酸盐类药物具有高度的蛋白结合性，从而可能与其他药物发生相互作用[247]。华法林能够被水杨酸盐类药物从血浆蛋白上置换下来。其他能够被水杨酸盐类药物从血浆蛋白上置换下来的药物包括：硫酰脲类、丙戊酸、苯妥英、磺胺药物和青霉素。此类药物间相互作用的临床意义多与使用大剂量的水杨酸盐类药物有关。

五、实际工作中关于NSAID剂量与给药方式的注意事项

(一)药物选择与毒性监测

在骨关节炎或风湿性关节炎的患者中，多数NSAID具有相似的治疗效果。因此NSAID的选择主要集中

在避免发生不良反应上。治疗需从小剂量开始，并根据需要逐渐增加，在老年患者或存在发生不良反应高危因素（如高血压和心脏疾病）的患者中更应注意。NSAID 临床反应的个体差异可能十分显著。因此，如果治疗 2~4 周后仍未达到所需的临床效果时，换用另一种 NSAID 是合理的。有些患者可能需要换用 3~4 种 NSAID 才能找到一种疗效和耐受性均较好的药物。

在每名患者开始使用 NSAID 时，应制定一个监测潜在药物毒性的计划。应建议患者在出现持续性消化不良或水肿症状时及时就医。高血压患者在开始治疗的最初几周应注意定期监测血压，即使血压轻微升高也应及时报告。老年患者或存在心脏病及肝病病史的患者在接受治疗 2~6 周后应该进行再次评估。适当的监测措施包括：监测血压、评估水肿以及通过实验室检查评估是否存在肾功能损害或高钾血症。美国风湿病协会公布的指南推荐监测全血细胞计数，如果可能应至少每年监测血清肌酐、天冬氨酸转氨酶（AST）、丙氨酸转氨酶（ALT）1 次[263]。对老年患者的实验室监测频率应该提高。如果患者同时使用血管紧张素转换酶抑制剂或利尿药物，推荐在开始 NSAID 治疗的 3 周内每周监测血清肌酐水平 1 次。

（二）在儿童中的使用

儿童对 NSAID 的耐药性通常较好；但是目前仅有少数系统性研究对药物的药效和药代动力学进行探讨[264]。由于新生儿的肾小球滤过率相对较低，肝脏细胞色素 P450 系统尚不成熟，新生儿的 NSAID 清除时间可能会延长[265]。在儿童中，经体重调整后的 NSAID 消除半衰期与成人类似[266]。尽管目前研究不多，但结果提示 NSAID 在儿童的胃肠道和肾脏安全性优于成人[264,265]。但是，有报道指出，在新生儿中使用吲哚美辛治疗动脉导管未闭时曾出现严重的、不可逆转的肾衰竭[267]。在多项临床试验中使用 COX-2 抑制剂对儿童进行治疗，初步结果显示，虽然塞来昔布在儿童体内的清除较成人快，但此类药物在儿童中均能获得良好的耐受[268,269]。

（三）生育、妊娠与哺乳

在胚胎种植到子宫内膜的过程中需要前列腺素的参与，动物试验显示某些 NSAID 可能减少胚胎成功种植的数量。但是没有数据显示 NSAID 可能影响人类的生育能力。NSAID 可以穿越胎盘，胎儿组织中的药物浓度与母体水平相当。有限的有关阿斯匹林、萘普生及布洛芬的研究并未显示这些 NSAID 具有致畸作用[270-272]。在妊娠的最后三个月使用 NSAID 可能会导致动脉导管提前关闭以及新生儿肺动脉高压[273]。NSAID 还可能导致羊水过少、胎儿肾功能不全、母亲或胎儿出血、分娩时间推迟或分娩过程延长[139,273]。通常不推荐在妊娠患者中使用 NSAID。但如果妊娠妇女发生了抗磷脂抗体综合征，且该妇女存在胎盘功能不全病史或先兆子痫的高危因素时，可以使用小剂量的阿斯匹林进行治疗，但这是一种例外情况[273]。在许多病例中，NSAID 可以分泌进入乳汁。因此，不推荐在哺乳期妇女中使用。

六、未来的方向

随着药物疗效和安全性的改善，NSAID 将不断谱写新的篇章。在未来两三年间将开发出数种新的 COX-2 抑制剂。正在进行的安全性研究和成本效益分析将更好地确立 COX-2 抑制剂和非选择性 NSAID 的最佳使用方法[274]。能够释放一氧化氮 NSAID 的问世，将为增加药物安全性提供新的选择[275,276]。最后，笔者期盼遗传药理学这一崭新的学科领域能够帮助我们更好地理解 NSAID 在临床疗效和不良反应方面存在的个体差异性机制。

（吴迪 译 张卓莉 张奉春 校）

参考文献

1. Jones R. Nonsteroidal anti-inflammatory drug prescribing: past, present, and future. *Am J Med* 2001;110(suppl 1A):4–7.
2. Leroux H. *J Chim Med* 1830;6:341.
3. Sneader W. The discovery of aspirin: a reappraisal. *BMJ* 2000;321(7276):1591–1594.
4. Vieson K. Overview: Nonsteroidal antiinflammatory drugs. In: *Clinical pharmacology.* Vol. 2003. Gold Standard Multimedia, 2000.
5. FitzGerald GA, Patrono C. The coxibs, selective inhibitors of cyclooxygenase-2. *N Engl J Med* 2001;345:433–442.
6. Simon L, Lipman A, Jacox A, et al. *Guideline for the management of arthritis pain in osteoarthritis, rheumatoid arthritis, and juvenile chronic arthritis.* Glenview, IL: American Pain Society, 2002 (APS Clinical Practice Guidelines Series, No. 2).
7. American College of Rheumatology Subcommittee on Osteoarthritis Guidelines. Recommendations for the medical management of osteoarthritis of the hip and knee: 2000 update. *Arthritis Rheum* 2000;43:1905–1915.
8. The management of persistent pain in older persons. *J Am Geriatr Soc* 2002;50(suppl):205–224.
9. Vane JR. Inhibition of prostaglandin synthesis as a mechanism of action for aspirin-like drugs. *Nat New Biol* 1971;231:232–235.
10. Pash JM, Bailey JM. Inhibition by corticosteroids of epidermal growth factor-induced recovery of cyclooxygenase after aspirin inactivation. *FASEB J* 1988;2:2613–2618.
11. Sebaldt RJ, Sheller JR, Oates JA, et al. Inhibition of eicosanoid biosynthesis by glucocorticoids in humans. *Proc Natl Acad Sci U S A*

1990;87:6974–6978.

12. Masferrer JL, Zweifel BS, Seibert K, et al. Selective regulation of cellular cyclooxygenase by dexamethasone and endotoxin in mice. *J Clin Invest* 1990;86:1375–1379.
13. Xie WL, Chipman JG, Robertson DL, et al. Expression of a mitogen-responsive gene encoding prostaglandin synthase is regulated by mRNA splicing. *Proc Natl Acad Sci U S A* 1991;88:2692–2696.
14. Kujubu DA, Herschman HR. Dexamethasone inhibits mitogen induction of the TIS10 prostaglandin synthase/cyclooxygenase gene. *J Biol Chem* 1992;267:7991–7994.
15. O'Banion MK, Winn VD, Young DA. cDNA cloning and functional activity of a glucocorticoid-regulated inflammatory cyclooxygenase. *Proc Natl Acad Sci U S A* 1992;89:4888–4892.
16. Toh H, Yokoyama C, Tanabe T, et al. Molecular evolution of cyclooxygenase and lipoxygenase. *Prostaglandins* 1992;44:291–315.
17. Morita I, Schindler M, Regier MK, et al. Different intracellular locations for prostaglandin endoperoxide H synthase-1 and -2. *J Biol Chem* 1995;270:10902–10908.
18. Smith WL. Prostanoid biosynthesis and mechanisms of action. *Am J Physiol* 1992;263(2 part 2):F181–F191.
19. Komhoff M, Grone HJ, Klein T, et al. Localization of cyclooxygenase-1 and -2 in adult and fetal human kidney: implication for renal function. *Am J Physiol* 1997;272(4 part 2):F460–F468.
20. Harris RC, McKanna JA, Akai Y, et al. Cyclooxygenase-2 is associated with the macula densa of rat kidney and increases with salt restriction. *J Clin Invest* 1994;94:2504–2510.
21. Rocca B, Spain LM, Pure E, et al. Distinct roles of prostaglandin H synthases 1 and 2 in T-cell development. *J Clin Invest* 1999;103:1469–1477.
22. Smith CJ, Morrow JD, Roberts LJ 2nd, et al. Induction of prostaglandin endoperoxide synthase-1 (COX-1) in a human promonocytic cell line by treatment with the differentiating agent TPA. *Adv Exp Med Biol* 1997;400A:99–106.
23. Loll PJ, Picot D, Garavito RM. The structural basis of aspirin activity inferred from the crystal structure of inactivated prostaglandin H2 synthase. *Nat Struct Biol* 1995;2:637–643.
24. Roth GJ, Majerus PW. The mechanism of the effect of aspirin on human platelets. I. Acetylation of a particulate fraction protein. *J Clin Invest* 1975;56:624–632.
25. Wu KK. Biochemical pharmacology of nonsteroidal anti-inflammatory drugs. *Biochem Pharmacol* 1998;55:543–547.
26. Wu KK, Sanduja R, Tsai AL, et al. Aspirin inhibits interleukin 1-induced prostaglandin H synthase expression in cultured endothelial cells. *Proc Natl Acad Sci U S A* 1991;88:2384–2387.
27. Weissmann G. Prostaglandins as modulators rather than mediators of inflammation. *J Lipid Mediat* 1993;6:275–286.
28. Kopp E, Ghosh S. Inhibition of NF-kappa B by sodium salicylate and aspirin. *Science* 1994;265:956–959.
29. Gautam SC, Pindolia KR, Noth CJ, et al. Chemokine gene expression in bone marrow stromal cells: downregulation with sodium salicylate. *Blood* 1995;86:2541–2550.
30. Farivar RS, Brecher P. Salicylate is a transcriptional inhibitor of the inducible nitric oxide synthase in cultured cardiac fibroblasts. *J Biol Chem* 1996;271:31585–31592.
31. Schwenger P, Skolnik EY, Vilcek J. Inhibition of tumor necrosis factor-induced p42/p44 mitogen-activated protein kinase activation by sodium salicylate. *J Biol Chem* 1996;271:8089–8094.
32. Jones MK, Wang H, Peskar BM, et al. Inhibition of angiogenesis by nonsteroidal anti-inflammatory drugs: insight into mechanisms and implications for cancer growth and ulcer healing. *Nat Med* 1999;5:1418–1423.
33. Lecomte M, Laneuville O, Ji C, et al. Acetylation of human prostaglandin endoperoxide synthase-2 (cyclooxygenase-2) by aspirin. *J Biol Chem* 1994;269:13207–13215.
34. Claria J, Serhan CN. Aspirin triggers previously undescribed bioactive eicosanoids by human endothelial cell-leukocyte interactions. *Proc Natl Acad Sci U S A* 1995;92:9475–9479.
35. Serhan CN, Takano T, Maddox JF. Aspirin-triggered 15-epi-lipoxin A4 and stable analogs on lipoxin A4 are potent inhibitors of acute inflammation. Receptors and pathways. *Adv Exp Med Biol* 1999;447: 133–149.
36. Ito S, Okuda-Ashitaka E, Minami T. Central and peripheral roles of prostaglandins in pain and their interactions with novel neuropeptides nociceptin and nocistatin. *Neurosci Res* 2001;41:299–332.
37. Seibert K, Zhang Y, Leahy K, et al. Pharmacological and biochemical demonstration of the role of cyclooxygenase 2 in inflammation and pain. *Proc Natl Acad Sci U S A* 1994;91:12013–12017.
38. Yamagata K, Andreasson KI, Kaufmann WE, et al. Expression of a mitogen-inducible cyclooxygenase in brain neurons: regulation by synaptic activity and glucocorticoids. *Neuron* 1993;11:371–386.
39. Breder CD, Smith WL, Raz A, et al. Distribution and characterization of cyclooxygenase immunoreactivity in the ovine brain. *J Comp Neurol* 1992;322:409–438.
40. Breder CD, Saper CB. Expression of inducible cyclooxygenase mRNA in the mouse brain after systemic administration of bacterial lipopolysaccharide. *Brain Res* 1996;713:64–69.
41. Beiche F, Scheuerer S, Brune K, et al. Up-regulation of cyclooxygenase-2 mRNA in the rat spinal cord following peripheral inflammation. *FEBS Lett* 1996;390:165–169.
42. Beiche F, Klein T, Nusing R, et al. Localization of cyclooxygenase-2 and prostaglandin E_2 receptor EP3 in the rat lumbar spinal cord. *J Neuroimmunol* 1998;89:26–34.
43. Chopra B, Giblett S, Little JG, et al. Cyclooxygenase-1 is a marker for a subpopulation of putative nociceptive neurons in rat dorsal root ganglia. *Eur J Neurosci* 2000;12:911–920.
44. Engblom D, Ek M, Hallbeck M, et al. Distribution of prostaglandin EP(3) and EP(4) receptor mRNA in the rat parabrachial nucleus. *Neurosci Lett* 2000;281:163–166.
45. Nakamura K, Kaneko T, Yamashita Y, et al. Immunohistochemical localization of prostaglandin EP3 receptor in the rat nervous system. *J Comp Neurol* 2000;421:543–569.
46. Ek M, Arias C, Sawchenko P, et al. Distribution of the EP3 prostaglandin E(2) receptor subtype in the rat brain: relationship to sites of interleukin-1-induced cellular responsiveness. *J Comp Neurol* 2000; 428:5–20.
47. Coceani F, Akarsu ES. Prostaglandin E_2 in the pathogenesis of fever. An update. *Ann NY Acad Sci* 1998;856:76–82.
48. Ushikubi F, Segi E, Sugimoto Y, et al. Impaired febrile response in mice lacking the prostaglandin E receptor subtype EP3. *Nature* 1998;395:281–284.
49. Li S, Wang Y, Matsumura K, et al. The febrile response to lipopolysaccharide is blocked in cyclooxygenase-2(−/−), but not in cyclooxygenase-1(−/−) mice. *Brain Res* 1999;825:86–94.
50. Schwartz JI, Chan CC, Mukhopadhyay S, et al. Cyclooxygenase-2 inhibition by rofecoxib reverses naturally occurring fever in humans. *Clin Pharmacol Ther* 1999;65:653–660.
51. Chandrasekharan NV, Dai H, Roos KL, et al. COX-3, a cyclooxygenase-1 variant inhibited by acetaminophen and other analgesic/antipyretic drugs: cloning, structure, and expression. *Proc Natl Acad Sci U S A* 2002;99:13926–13931.
52. Awtry EH, Loscalzo J. Aspirin. *Circulation* 2000;101:1206–1218.
53. Owen PR. Prostaglandin synthetase inhibitors in the treatment of primary dysmenorrhea. Outcome trials reviewed. *Am J Obstet Gynecol* 1984;148:96–103.
54. Morrison BW, Daniels SE, Kotey P, et al. Rofecoxib, a specific cyclooxygenase-2 inhibitor, in primary dysmenorrhea: a randomized controlled trial. *Obstet Gynecol* 1999;94:504–508.
55. Daniels SE, Talwalker S, Torri S, et al. Valdecoxib, a cyclooxygenase-2-specific inhibitor, is effective in treating primary dysmenorrhea. *Obstet Gynecol* 2002;100:350–358.
56. Subbaramaiah K, Dannenberg AJ. Cyclooxygenase 2: a molecular target for cancer prevention and treatment. *Trends Pharmacol Sci* 2003;24:96–102.
57. Aisen PS. Evaluation of selective COX-2 inhibitors for the treatment of Alzheimer's disease. *J Pain Symptom Manage* 2002;23(suppl):35–40.
58. Waddell WR, Loughry RW. Sulindac for polyposis of the colon. *J Surg Oncol* 1983;24:83–87.
59. Steinbach G, Lynch PM, Phillips RK, et al. The effect of celecoxib, a cyclooxygenase-2 inhibitor, in familial adenomatous polyposis. *N Engl J Med* 2000;342:1946–1952.
60. Giovannucci E, Egan KM, Hunter DJ, et al. Aspirin and the risk of colorectal cancer in women. *N Engl J Med* 1995;333:609–614.
61. Giovannucci E, Rimm EB, Stampfer MJ, et al. Aspirin use and the risk for colorectal cancer and adenoma in male health professionals. *Ann Intern Med* 1994;121:241–246.
62. Greenberg ER, Baron JA, Freeman DH Jr, et al. Reduced risk of large-bowel adenomas among aspirin users. The Polyp Prevention Study Group. *J Natl Cancer Inst* 1993;85:912–916.
63. Peleg, II, Maibach HT, Brown SH, et al. Aspirin and nonsteroidal anti-inflammatory drug use and the risk of subsequent colorectal cancer.

Arch Intern Med 1994;154:394–399.
64. Thun MJ, Namboodiri MM, Calle EE, et al. Aspirin use and risk of fatal cancer. *Cancer Res* 1993;53:1322–1327.
65. Thun MJ, Namboodiri MM, Heath CW Jr. Aspirin use and reduced risk of fatal colon cancer. *N Engl J Med* 1991;325:1593–1596.
66. Collet JP, Sharpe C, Belzile E, et al. Colorectal cancer prevention by non-steroidal anti-inflammatory drugs: effects of dosage and timing. *Br J Cancer* 1999;81:62–68.
67. Logan RF, Little J, Hawtin PG, et al. Effect of aspirin and non-steroidal anti-inflammatory drugs on colorectal adenomas: case-control study of subjects participating in the Nottingham faecal occult blood screening programme. *BMJ* 1993;307:285–289.
68. Muscat JE, Stellman SD, Wynder EL. Nonsteroidal antiinflammatory drugs and colorectal cancer. *Cancer* 1994;74:1847–1854.
69. Peleg, II, Lubin MF, Cotsonis GA, et al. Long-term use of non-steroidal antiinflammatory drugs and other chemopreventors and risk of subsequent colorectal neoplasia. *Dig Dis Sci* 1996;41:1319–1326.
70. Reeves MJ, Newcomb PA, Trentham-Dietz A, et al. Nonsteroidal anti-inflammatory drug use and protection against colorectal cancer in women. *Cancer Epidemiol Biomarkers Prev* 1996;5:955–960.
71. Smalley W, Ray WA, Daugherty J, et al, Use of nonsteroidal anti-inflammatory drugs and incidence of colorectal cancer: a population-based study. *Arch Intern Med* 1999;159:161–166.
72. Sandler RS, Halabi S, Baron JA, et al. A randomized trial of aspirin to prevent colorectal adenomas in patients with previous colorectal cancer. *N Engl J Med* 2003;348:883–890.
73. Baron JA, Cole BF, Sandler RS, et al, A randomized trial of aspirin to prevent colorectal adenomas. *N Engl J Med* 2003;348:891–899.
74. Imperiale TF. Aspirin and the prevention of colorectal cancer. *N Engl J Med* 2003;348:879–880.
75. McGeer PL, McGeer EG. The inflammatory response system of brain: implications for therapy of Alzheimer and other neurodegenerative diseases. *Brain Res Brain Res Rev* 1995;21:195–218.
76. Breitner JC. Inflammatory processes and antiinflammatory drugs in Alzheimer's disease: a current appraisal. *Neurobiol Aging* 1996;17: 789–794.
77. in t' Veld BA, Ruitenberg A, Hofman A, et al. Nonsteroidal antiinflammatory drugs and the risk of Alzheimer's disease. *N Engl J Med* 2001; 345:1515–1521.
78. Aisen PS, Schafer KA, Grundman M, et al. Effects of rofecoxib or naproxen vs placebo on Alzheimer disease progression: a randomized controlled trial. *JAMA* 2003;289:2819–2826.
79. Wolfe MM, Lichtenstein DR, Singh G. Gastrointestinal toxicity of nonsteroidal antiinflammatory drugs. *N Engl J Med* 1999;340:1888–1899.
80. Tamblyn R, Berkson L, Dauphinee WD, et al. Unnecessary prescribing of NSAIDs and the management of NSAID-related gastropathy in medical practice. *Ann Intern Med* 1997;127;429–438.
81. Douthwaite AH, Lintott GAM. Gastroscopic observation of effect of aspirin and certain other substances on stomach. *Lancet* 1938;2:1222–1225.
82. Bjorkman D. Commentary: Gastrointestinal safety of coxibs and outcomes studies: what's the verdict? *J Pain Symptom Manage* 2002;23 (suppl):11–14.
83. Sun DC, Roth SH, Mitchell CS, et al. Upper gastrointestinal disease in rheumatoid arthritis. *Am J Dig Dis* 1974;19:405–410.
84. Levy M, Aspirin use in patients with major upper gastrointestinal bleeding and peptic-ulcer disease. A report from the Boston Collaborative Drug Surveillance Program, Boston University Medical Center. *N Engl J Med* 1974;290:1158–1162.
85. Silvoso GR, Ivey KJ, Butt JH, et al. Incidence of gastric lesions in patients with rheumatic disease on chronic aspirin therapy. *Ann Intern Med* 1979;91:517–520.
86. Singh G, Triadafilopoulos G. Epidemiology of NSAID induced gastrointestinal complications. *J Rheumatol* 1999;26(suppl 56):18–24.
87. Silverstein FE, Graham DY, Senior JR, et al. Misoprostol reduces serious gastrointestinal complications in patients with rheumatoid arthritis receiving nonsteroidal anti-inflammatory drugs. A randomized, double-blind, placebo-controlled trial. *Ann Intern Med* 1995; 123:241–249.
88. Weil J, Colin-Jones D, Langman M, et al. Prophylactic aspirin and risk of peptic ulcer bleeding. BMJ 1995;310:827–830.
89. Schoen RT, Vender RJ. Mechanisms of nonsteroidal anti-inflammatory drug-induced gastric damage. *Am J Med* 1989;86:449–458.
90. Armstrong CP, Blower AL. Non-steroidal anti-inflammatory drugs and life threatening complications of peptic ulceration. *Gut* 1987;28: 527–532.
91. Singh G, Ramey DR, Morfeld D, et al. Gastrointestinal tract complications of nonsteroidal anti-inflammatory drug treatment in rheumatoid arthritis. A prospective observational cohort study. *Arch Intern Med* 1996;156:1530–1536.
92. Hernandez-Diaz S, Rodriguez LA. Association between nonsteroidal anti-inflammatory drugs and upper gastrointestinal tract bleeding/ perforation: an overview of epidemiologic studies published in the 1990s. *Arch Intern Med* 2000;160:2093–2099.
93. MacDonald TM. Epidemiology and pharmacoeconomic implications of non-steroidal anti-inflammatory drug-associated gastrointestinal toxicity. *Rheumatology (Oxford)* 2000;39(suppl 2):13–20; discussion 57–59.
94. Rostom A, Dube C, Wells G, et al. Prevention of NSAID-induced gastroduodenal ulcers. *Cochrane Database Syst Rev* 2002: CD002296.
95. Chan FK, Chung SC, Suen BY, et al. Preventing recurrent upper gastrointestinal bleeding in patients with *Helicobacter pylori* infection who are taking low-dose aspirin or naproxen. *N Engl J Med* 2001;344:967–973.
96. Bombardier C, Laine L, Reicin A, et al. Comparison of upper gastrointestinal toxicity of rofecoxib and naproxen in patients with rheumatoid arthritis. VIGOR Study Group. *N Engl J Med* 2000; 343:1520–1528.
97. Silverstein FE, Faich G, Goldstein JL, et al. Gastrointestinal toxicity with celecoxib vs nonsteroidal anti-inflammatory drugs for osteoarthritis and rheumatoid arthritis: the CLASS study: A randomized controlled trial. Celecoxib Long-term Arthritis Safety Study. *JAMA* 2000;284:1247–1255.
98. Laine L. Review article: The effect of *Helicobacter pylori* infection on nonsteroidal anti-inflammatory drug-induced upper gastrointestinal tract injury. *Aliment Pharmacol Ther* 2002;16(suppl 1):34–39.
99. Laine L, Cominelli F, Sloane R, et al. Interaction of NSAIDs and *Helicobacter pylori* on gastrointestinal injury and prostaglandin production: a controlled double-blind trial. *Aliment Pharmacol Ther* 1995;9:127–135.
100. Thillainayagam AV, Tabaqchali S, Warrington SJ, et al. Interrelationships between *Helicobacter pylori* infection, nonsteroidal antiinflammatory drugs and gastroduodenal disease. A prospective study in healthy volunteers. *Dig Dis Sci* 1994;39:1085–1089.
101. Kim JG, Graham DY. *Helicobacter pylori* infection and development of gastric or duodenal ulcer in arthritic patients receiving chronic NSAID therapy. The Misoprostol Study Group. *Am J Gastroenterol* 1994;89:203–207.
102. Goggin PM, Collins DA, Jazrawi RP, et al. Prevalence of *Helicobacter pylori* infection and its effect on symptoms and non-steroidal anti-inflammatory drug induced gastrointestinal damage in patients with rheumatoid arthritis. *Gut* 1993;34:1677–1680.
103. Lanza FL, Evans DG, Graham DY. Effect of *Helicobacter pylori* infection on the severity of gastroduodenal mucosal injury after the acute administration of naproxen or aspirin to normal volunteers. *Am J Gastroenterol* 1991;86:735–737.
104. Bannwarth B, Dorval E, Caekaert A, et al. Influence of *Helicobacter pylori* eradication therapy on the occurrence of gastrointestinal events in patients treated with conventional nonsteroidal antiinflammatory drugs combined with omeprazole. *J Rheumatol* 2002;29: 1975–1980.
105. Taha AS, Dahill S, Morran C, et al. Neutrophils, *Helicobacter pylori,* and nonsteroidal anti-inflammatory drug ulcers. *Gastroenterology* 1999;116:254–258.
106. Chan FK, Sung JJ, Chung SC, et al. Randomised trial of eradication of *Helicobacter pylori* before non-steroidal anti-inflammatory drug therapy to prevent peptic ulcers. *Lancet* 1997;350:975–979.
107. Labenz J, Blum AL, Bolten WW, et al. Primary prevention of diclofenac associated ulcers and dyspepsia by omeprazole or triple therapy in *Helicobacter pylori* positive patients: a randomised, double blind, placebo controlled, clinical trial. *Gut* 2002;51:329–335.
108. Yeomans ND, Tulassay Z, Juhasz L, et al. A comparison of omeprazole

with ranitidine for ulcers associated with nonsteroidal antiinflammatory drugs. Acid Suppression Trial: Ranitidine versus Omeprazole for NSAID-associated Ulcer Treatment (ASTRONAUT) Study Group. *N Engl J Med* 1998;338:719–726.

109. Hawkey CJ, Karrasch JA, Szczepanski L, et al. Omeprazole compared with misoprostol for ulcers associated with nonsteroidal antiinflammatory drugs. Omeprazole versus Misoprostol for NSAID-induced Ulcer Management (OMNIUM) Study Group. *N Engl J Med* 1998;338: 727–734.
110. Hawkey CJ, Tulassay Z, Szczepanski L, et al. Randomised controlled trial of *Helicobacter pylori* eradication in patients on non-steroidal anti-inflammatory drugs: HELP NSAIDs study. *Helicobacter* Eradication for Lesion Prevention. *Lancet* 1998;352:1016–1021.
111. Agrawal NM, Campbell DR, Safdi MA, et al. Superiority of lansoprazole vs ranitidine in healing nonsteroidal anti-inflammatory drug-associated gastric ulcers: results of a double-blind, randomized, multicenter study. NSAID-Associated Gastric Ulcer Study Group. *Arch Intern Med* 2000;160:1455–1461.
112. Chan FK, Sung JJ, Suen R, et al. Does eradication of *Helicobacter pylori* impair healing of nonsteroidal anti-inflammatory drug associated bleeding peptic ulcers? A prospective randomized study. *Aliment Pharmacol Ther* 1998;12:1201–1205.
113. Talley NJ, Zinsmeister AR, Schleck CD, et al. Smoking, alcohol and analgesics in dyspepsia and among dyspepsia subgroups: lack of an association in a community. *Gut* 1994;35:619–624.
114. Talley NJ, Evans JM, Fleming KC, et al. Nonsteroidal antiinflammatory drugs and dyspepsia in the elderly. *Dig Dis Sci* 1995;40: 1345–1350.
115. Watson DJ, Harper SE, Zhao PL, et al. Gastrointestinal tolerability of the selective cyclooxygenase-2 (COX-2) inhibitor rofecoxib compared with nonselective COX-1 and COX-2 inhibitors in osteoarthritis. *Arch Intern Med* 2000;160:2998–3003.
116. Larkai EN, Smith JL, Lidsky MD, et al. Gastroduodenal mucosa and dyspeptic symptoms in arthritic patients during chronic nonsteroidal anti-inflammatory drug use. *Am J Gastroenterol* 1987;82: 1153–1158.
117. Pounder R. Silent peptic ulceration: deadly silence or golden silence? *Gastroenterology* 1989;96(part 2; suppl):626–631.
118. Bijlsma JW. Treatment of NSAID-induced gastrointestinal lesions with cimetidine: an international multicentre collaborative study. *Aliment Pharmacol Ther* 1988;2(suppl 1):85–95.
119. Lanza FL, Aspinall RL, Swabb EA, et al. Double-blind, placebo-controlled endoscopic comparison of the mucosal protective effects of misoprostol versus cimetidine on tolmetin-induced mucosal injury to the stomach and duodenum. *Gastroenterology* 1988;95:289–294.
120. Saunders JH, Oliver RJ, Higson DL. Dyspepsia: incidence of a non-ulcer disease in a controlled trial of ranitidine in general practice. *BMJ (Clin Res)* 1986;292:665–668.
121. Van Groenendael JH, Markusse HM, Dijkmans BA, et al. The effect of ranitidine on NSAID related dyspeptic symptoms with and without peptic ulcer disease of patients with rheumatoid arthritis and osteoarthritis. *Clin Rheumatol* 1996;15:450–456.
122. Matsuhashi N, Yamada A, Hiraishi M, et al. Multiple strictures of the small intestine after long-term nonsteroidal anti-inflammatory drug therapy. *Am J Gastroenterol* 1992;87:1183–1186.
123. Hershfield NB. Endoscopic demonstration of non-steroidal anti-inflammatory drug-induced small intestinal strictures. *Gastrointest Endosc* 1992;38:388–390.
124. Saw KC, Quick CR, Higgins AF. Ileocaecal perforation and bleeding—are non-steroidal anti-inflammatory drugs (NSAIDs) responsible? [comment]. *J R Soc Med* 1990;83:114–115.
125. Lang J, Price AB, Levi AJ, et al. Diaphragm disease: pathology of disease of the small intestine induced by non-steroidal anti-inflammatory drugs. *J Clin Pathol* 1988;41:516–526.
126. Bjarnason I, Price AB, Zanelli G, et al. Clinicopathological features of nonsteroidal antiinflammatory drug-induced small intestinal strictures. *Gastroenterology* 1988;94:1070–1074.
127. Sukumar L. Recurrent small bowel obstruction associated with piroxicam. *Br J Surg* 1987;74:186.
128. Fang WF, Broughton A, Jacobson ED. Indomethacin-induced intestinal inflammation. *Am J Dig Dis* 1977;22:749–760.
129. Sturges HF, Krone CL. Ulceration and stricture of the jejunum in a patient on long-term indomethacin therapy. *Am J Gastroenterol* 1973;59:162–169.
130. Bjorkman D. Nonsteroidal anti-inflammatory drug-associated toxicity of the liver, lower gastrointestinal tract, and esophagus. *Am J Med* 1998;105(suppl):17–21.
131. Kessler WF, Shires GT 3rd, Fahey TJ 3rd. Surgical complications of nonsteroidal antiinflammatory drug-induced small bowel ulceration. *J Am Coll Surg* 1997;185:250–254.
132. Laine L, Connors LG, Reicin A, et al. Serious lower gastrointestinal clinical events with nonselective NSAID or coxib use. *Gastroenterology* 2003;124:288–292.
133. Tolman KG. Hepatotoxicity of non-narcotic analgesics. *Am J Med* 1998;105(suppl):13–19.
134. Fry SW, Seeff LB. Hepatotoxicity of analgesics and anti-inflammatory agents. *Gastroenterol Clin North Am* 1995;24:875–905.
135. Carson JL, Strom BL, Duff A, et al. Safety of nonsteroidal anti-inflammatory drugs with respect to acute liver disease. *Arch Intern Med* 1993;153:1331–1336.
136. Tarazi EM, Harter JG, Zimmerman HJ, et al. Sulindac-associated hepatic injury: analysis of 91 cases reported to the Food and Drug Administration. *Gastroenterology* 1993;104:569–574.
137. Whelton A, Hamilton CW. Nonsteroidal anti-inflammatory drugs: effects on kidney function. *J Clin Pharmacol* 1991;31:588–598.
138. Harris RC Jr. Cyclooxygenase-2 inhibition and renal physiology. *Am J Cardiol* 2002;89:10D–17D.
139. Henrich WL, Agodoa LE, Barrett B, et al. Analgesics and the kidney: summary and recommendations to the Scientific Advisory Board of the National Kidney Foundation from an Ad Hoc Committee of the National Kidney Foundation. *Am J Kidney Dis* 1996;27: 162–165.
140. Whelton A. Nephrotoxicity of nonsteroidal anti-inflammatory drugs: physiologic foundations and clinical implications. *Am J Med* 1999; 106(suppl):13–24.
141. Swan SK, Rudy DW, Lasseter KC, et al. Effect of cyclooxygenase-2 inhibition on renal function in elderly persons receiving a low-salt diet. A randomized, controlled trial. *Ann Intern Med* 2000;133: 1–9.
142. Smith WL, Bell TG. Immunohistochemical localization of the prostaglandin-forming cyclooxygenase in renal cortex. *Am J Physiol* 1978;235:F451–F457.
143. Yang T, Singh I, Pham H, et al. Regulation of cyclooxygenase expression in the kidney by dietary salt intake. *Am J Physiol* 1998; 274:F481–F489.
144. Ichihara A, Imig JD, Inscho EW, et al. Cyclooxygenase-2 participates in tubular flow-dependent afferent arteriolar tone: interaction with neuronal NOS. *Am J Physiol* 1998;275:F605–F612.
145. Harding P, Sigmon DH, Alfie ME, et al. Cyclooxygenase-2 mediates increased renal renin content induced by low-sodium diet. *Hypertension* 1997;29:297–302.
146. Komhoff M, Jeck ND, Seyberth HW, et al. Cyclooxygenase-2 expression is associated with the renal macula densa of patients with Bartter-like syndrome. *Kidney Int* 2000;58:2420–2424.
147. Whelton A, Maurath CJ, Verburg KM, et al. Renal safety and tolerability of celecoxib, a novel cyclooxygenase-2 inhibitor. *Am J Ther* 2000;7:159–175.
148. Gertz BJ, Krupa D, Bolognese JA, et al. A comparison of adverse renovascular experiences among osteoarthritis patients treated with rofecoxib and comparator non-selective non-steroidal anti-inflammatory agents. *Curr Med Res Opin* 2002;18:82–91.
149. Brater DC. Effects of nonsteroidal anti-inflammatory drugs on renal function: focus on cyclooxygenase-2-selective inhibition. *Am J Med* 1999;107(suppl):65–70; discussion 70–71.
150. Whelton A. Renal and related cardiovascular effects of conventional and COX-2-specific NSAIDs and non-NSAID analgesics. *Am J Ther* 2000;7:63–74.
151. Schwartz JI, Vandormael K, Malice MP, et al. Comparison of rofecoxib, celecoxib, and naproxen on renal function in elderly subjects receiving a normal-salt diet. *Clin Pharmacol Ther* 2002;72: 50–61.
152. Catella-Lawson F, McAdam B, Morrison BW, et al. Effects of specific inhibition of cyclooxygenase-2 on sodium balance, hemodynamics, and vasoactive eicosanoids. *J Pharmacol Exp Ther* 1999; 289:735–741.
153. Epstein M. Renal prostaglandins and the control of renal function in

liver disease. *Am J Med* 1986;80:46–55.
154. Oates JA, FitzGerald GA, Branch RA, et al. Clinical implications of prostaglandin and thromboxane A2 formation (1). *N Engl J Med* 1988;319:689–698.
155. Walshe JJ, Venuto RC. Acute oliguric renal failure induced by indomethacin: possible mechanism. *Ann Intern Med* 1979;91:47–49.
156. Arisz L, Donker AJ, Brentjens JR, et al. The effect of indomethacin on proteinuria and kidney function in the nephrotic syndrome. *Acta Med Scand* 1976;199:121–125.
157. Kleinknecht C, Broyer M, Gubler MC, et al. Irreversible renal failure after indomethacin in steroid-resistant nephrosis. *N Engl J Med* 1980;302:691.
158. Blackshear JL, Napier JS, Davidman M, et al. Renal complications of nonsteroidal antiinflammatory drugs: identification and monitoring of those at risk. *Semin Arthritis Rheum* 1985;14:163–175.
159. Favre L, Glasson P, Vallotton MB. Reversible acute renal failure from combined triamterene and indomethacin: a study in healthy subjects. *Ann Intern Med* 1982;96:317–320.
160. McCarthy JT, Torres VE, Romero JC, et al. Acute intrinsic renal failure induced by indomethacin: role of prostaglandin synthetase inhibition. *Mayo Clin Proc* 1982;57:289–296.
161. Henry D, Page J, Whyte I, et al. Consumption of non-steroidal anti-inflammatory drugs and the development of functional renal impairment in elderly subjects. Results of a case-control study. *Br J Clin Pharmacol* 1997;44:85–90.
162. Hay E, Derazon H, Bukish N, et al. Fatal hyperkalemia related to combined therapy with a COX-2 inhibitor, ACE inhibitor and potassium rich diet. *J Emerg Med* 2002;22:349–352.
163. Jolobe OM. Nephrotoxicity in the elderly due to co-prescription of ACE inhibitors and NSAIDs. *J R Soc Med* 2001;94:657–658.
164. Akbarpour F, Afrasiabi A, Vaziri ND. Severe hyperkalemia caused by indomethacin and potassium supplementation. *South Med J* 1985;78:756–767.
165. Mor R, Pitlik S, Rosenfeld JB. Indomethacin- and moduretic-induced hyperkalemia. *Isr J Med Sci* 1983;19:535–537.
166. Galler M, Folkert VW, Schlondorff D. Reversible acute renal insufficiency and hyperkalemia following indomethacin therapy. *JAMA* 1981;246:154–155.
167. Nicholls MG, Espiner EA. Indomethacin-induced azotaemia and hyperkalaemia: a case study. *N Z Med J* 1981;94:377–379.
168. Findling JW, Beckstrom D, Rawsthorne L, et al. Indomethacin-induced hyperkalemia in three patients with gouty arthritis. *JAMA* 1980;244:1127–1128.
169. Paladini G, Tonazzi C. Indomethacin-induced hyperkalemia and renal failure in multiple myeloma. *Acta Haematol* 1982;68:256–260.
170. Kelley M, Bastani B. Ketorolac-induced acute renal failure and hyperkalemia. *Clin Nephrol* 1995;44:276–277.
171. Patel P, Mandal B, Greenway MW. Hyperkalaemic quadriparesis secondary to chronic diclofenac treatment. *Postgrad Med J* 2001;77:50–51.
172. Apostolou T, Sotsiou F, Yfanti G, et al. Acute renal failure induced by nimesulide in a patient suffering from temporal arteritis. *Nephrol Dial Transplant* 1997;12:1493–1496.
173. Pal B, Hutchinson A, Bhattacharya A, et al. Cardiac arrest due to severe hyperkalaemia in patient taking nabumetone and low salt diet. *BMJ* 1995;311:1486–1487.
174. Abraham PA, Keane WF. Glomerular and interstitial disease induced by nonsteroidal anti-inflammatory drugs. *Am J Nephrol* 1984;4:1–6.
175. Bender WL, Whelton A, Beschorner WE, et al. Interstitial nephritis, proteinuria, and renal failure caused by nonsteroidal anti-inflammatory drugs. Immunologic characterization of the inflammatory infiltrate. *Am J Med* 1984;76:1006–1012.
176. Levin ML. Patterns of tubulo-interstitial damage associated with nonsteroidal antiinflammatory drugs. *Semin Nephrol* 1988;8:55–61.
177. Husserl FE, Lange RK, Kantrow CM Jr. Renal papillary necrosis and pyelonephritis accompanying fenoprofen therapy. *JAMA* 1979;242:1896–1898.
178. Shah GM, Muhalwas KK, Winer RL. Renal papillary necrosis due to ibuprofen. *Arthritis Rheum* 1981;24:1208–1210.
179. Morales A, Steyn J. Papillary necrosis following phenylbutazone ingestion. *Arch Surg* 1971;103:420–421.
180. Murray TG, Goldberg M. Analgesic-associated nephropathy in the U.S.A.: epidemiologic, clinical and pathogenetic features. *Kidney Int* 1978;13:64–71.
181. Nanra RS, Stuart-Taylor J, de Leon AH, et al. Analgesic nephropathy: etiology, clinical syndrome, and clinicopathologic correlations in Australia. *Kidney Int* 1978;13:79–92.
182. De Broe ME, Elseviers MM. Analgesic nephropathy. *N Engl J Med* 1998;338:446–452.
183. Elseviers MM, De Broe ME. A long-term prospective controlled study of analgesic abuse in Belgium. *Kidney Int* 1995;48:1912–1919.
184. Elseviers MM, De Schepper A, Corthouts R, et al. High diagnostic performance of CT scan for analgesic nephropathy in patients with incipient to severe renal failure. *Kidney Int* 1995;48:1316–1323.
185. Elseviers MM, Waller I, Nenoy D, et al. Evaluation of diagnostic criteria for analgesic nephropathy in patients with end-stage renal failure: results of the ANNE study. Analgesic Nephropathy Network of Europe. *Nephrol Dial Transplant* 1995;10:808–814.
186. Piper JM, Tonascia J, Matanoski GM. Heavy phenacetin use and bladder cancer in women aged 20 to 49 years. *N Engl J Med* 1985;313:292–295.
187. Blohme I, Johansson S. Renal pelvic neoplasms and atypical urothelium in patients with end-stage analgesic nephropathy. *Kidney Int* 1981;20:671–675.
188. McCredie M, Stewart JH, Carter JJ, et al. Phenacetin and papillary necrosis: independent risk factors for renal pelvic cancer. *Kidney Int* 1986;30:81–84.
189. Johnson AG, Nguyen TV, Day RO. Do nonsteroidal anti-inflammatory drugs affect blood pressure? A meta-analysis. *Ann Intern Med* 1994;121:289–300.
190. Pope JE, Anderson JJ, Felson DT. A meta-analysis of the effects of nonsteroidal anti-inflammatory drugs on blood pressure. *Arch Intern Med* 1993;153:477–484.
191. Komers R, Anderson S, Epstein M. Renal and cardiovascular effects of selective cyclooxygenase-2 inhibitors. *Am J Kidney Dis* 2001;38:1145–1157.
192. Vioxx. Prescribing information, Merck, Inc.
193. Johnson AG, Simons LA, Simons J, et al. Non-steroidal anti-inflammatory drugs and hypertension in the elderly: a community-based cross-sectional study. *Br J Clin Pharmacol* 1993;35:455–459.
194. Gurwitz JH, Avorn J, Bohn RL, et al. Initiation of antihypertensive treatment during nonsteroidal anti-inflammatory drug therapy. *JAMA* 1994;272:781–786.
195. Schooley RT, Wagley PF, Lietman PS. Edema associated with ibuprofen therapy. *JAMA* 1977;237:1716–1717.
196. Tashima CK, Rose M. Letter: Pulmonary edema and salicylates. *Ann Intern Med* 1974;81:274–275.
197. Nevins M, Berque S, Corwin N, et al. Phenylbutazone and pulmonary oedema. *Lancet* 1969;2:1358.
198. Van den Ouweland FA, Gribnau FW, Meyboom RH. Congestive heart failure due to nonsteroidal anti-inflammatory drugs in the elderly. *Age Ageing* 1988;17:8–16.
199. Feenstra J, Grobbee DE, Mosterd A, et al. Adverse cardiovascular effects of NSAIDs in patients with congestive heart failure. *Drug Saf* 1997;17:166–180.
200. Heerdink ER, Leufkens HG, Herings RM, et al. NSAIDs associated with increased risk of congestive heart failure in elderly patients taking diuretics. *Arch Intern Med* 1998;158:1108–1112.
201. Page J, Henry D. Consumption of NSAIDs and the development of congestive heart failure in elderly patients: an underrecognized public health problem. *Arch Intern Med* 2000;160:777–784.
202. Feenstra J, Heerdink ER, Grobbee DE, et al. Association of nonsteroidal anti-inflammatory drugs with first occurrence of heart failure and with relapsing heart failure: the Rotterdam Study. *Arch Intern Med* 2002;162:265–270.
203. Collaborative meta-analysis of randomised trials of antiplatelet therapy for prevention of death, myocardial infarction, and stroke in high risk patients. *BMJ* 2002;324:71–86.
204. Baigent C, Patrono C. Selective cyclooxygenase 2 inhibitors, aspirin, and cardiovascular disease: a reappraisal. *Arthritis Rheum* 2003;48:12–20.

205. Konstam MA, Weir MR, Reicin A, et al. Cardiovascular thrombotic events in controlled, clinical trials of rofecoxib. *Circulation* 2001; 104:2280–2288.
206. Van Hecken A, Schwartz JI, Depre M, et al. Comparative inhibitory activity of rofecoxib, meloxicam, diclofenac, ibuprofen, and naproxen on COX-2 versus COX-1 in healthy volunteers. *J Clin Pharmacol* 2000;40:1109–1120.
207. Watson DJ, Rhodes T, Cai B, et al. Lower risk of thromboembolic cardiovascular events with naproxen among patients with rheumatoid arthritis. *Arch Intern Med* 2002;162:1105–1110.
208. FitzGerald GA, Cheng Y, Austin S. COX-2 inhibitors and the cardiovascular system. *Clin Exp Rheumatol* 2001;19(suppl 25): 31–36.
209. Cheng Y, Austin SC, Rocca B, et al. Role of prostacyclin in the cardiovascular response to thromboxane A2. *Science* 2002;296:539–541.
210. Namazy JA, Simon RA. Sensitivity to nonsteroidal anti-inflammatory drugs. *Ann Allergy Asthma Immunol* 2002;89:542–550; quiz 550, 605.
211. Stevenson DD, Sanchez-Borges M, Szczeklik A. Classification of allergic and pseudoallergic reactions to drugs that inhibit cyclooxygenase enzymes. *Ann Allergy Asthma Immunol* 2001;87:177–180.
212. McDonald JR, Mathison DA, Stevenson DD. Aspirin intolerance in asthma. Detection by oral challenge. *J Allergy Clin Immunol* 1972;50:198–207.
213. Giraldo B, Blumenthal MN, Spink WW. Aspirin intolerance and asthma. A clinical and immunological study. *Ann Intern Med* 1969; 71:479–496.
214. Arm JP, O'Hickey SP, Spur BW, et al. Airway responsiveness to histamine and leukotriene E4 in subjects with aspirin-induced asthma. *Am Rev Respir Dis* 1989;140:148–153.
215. Christie PE, Tagari P, Ford-Hutchinson AW, et al. Urinary leukotriene E4 concentrations increase after aspirin challenge in aspirin-sensitive asthmatic subjects. *Am Rev Respir Dis* 1991;143:1025–1029.
216. Mastalerz L, Gawlewicz-Mroczka A, Nizankowska E, et al. Protection against exercise-induced bronchoconstriction by montelukast in aspirin-sensitive and aspirin-tolerant patients with asthma. *Clin Exp Allergy* 2002;32:1360–1365.
217. Dahlen SE, Malmstrom K, Nizankowska E, et al. Improvement of aspirin-intolerant asthma by montelukast, a leukotriene antagonist: a randomized, double-blind, placebo-controlled trial. *Am J Respir Crit Care Med* 2002;165:9–14.
218. Stevenson DD. Aspirin desensitization in patients with AERD. *Clin Rev Allergy Immunol* 2003;24:159–168.
219. Gyllfors P, Bochenek G, Overholt J, et al. Biochemical and clinical evidence that aspirin-intolerant asthmatic subjects tolerate the cyclooxygenase 2-selective analgetic drug celecoxib. *J Allergy Clin Immunol* 2003;111:1116–1121.
220. Woessner KM, Simon RA, Stevenson DD. The safety of celecoxib in patients with aspirin-sensitive asthma. *Arthritis Rheum* 2002;46: 2201–2206.
221. Martin-Garcia C, Hinojosa M, Berges P, et al. Safety of a cyclooxygenase-2 inhibitor in patients with aspirin-sensitive asthma. *Chest* 2002;121:1812–1817.
222. Szczeklik A, Nizankowska E, Bochenek G, et al. Safety of a specific COX-2 inhibitor in aspirin-induced asthma. *Clin Exp Allergy* 2001; 31:219–225.
223. Marks F, Harrell K, Fischer R. Successful use of cyclooxygenase-2 inhibitor in a patient with aspirin-induced asthma. *South Med J* 2001; 94:256–257.
224. Moore-Robinson M, Warin RP. Effect of salicylates in urticaria. *BMJ* 1967;4:262–264.
225. Sanchez-Borges M, Capriles-Hulett A, Caballero-Fonseca F. NSAID-induced urticaria and angioedema: a reappraisal of its clinical management. *Am J Clin Dermatol* 2002;3:599–607.
226. Perez C, Sanchez-Borges M, Capriles E. Pretreatment with montelukast blocks NSAID-induced urticaria and angioedema. *J Allergy Clin Immunol* 2001;108:1060–1061.
227. Pacor ML, Di Lorenzo G, Corrocher R. Efficacy of leukotriene receptor antagonist in chronic urticaria. A double-blind, placebo-controlled comparison of treatment with montelukast and cetirizine in patients with chronic urticaria with intolerance to food additive and/or acetylsalicylic acid. *Clin Exp Allergy* 2001;31:1607–1614.
228. Asero R. Leukotriene receptor antagonists may prevent NSAID-induced exacerbations in patients with chronic urticaria. *Ann Allergy Asthma Immunol* 2000;85:156–157.
229. Quiralte J, Saenz de San Pedro B, Florido JJ. Safety of selective cyclooxygenase-2 inhibitor rofecoxib in patients with NSAID-induced cutaneous reactions. *Ann Allergy Asthma Immunol* 2002;89: 63–66.
230. Pacor ML, Di Lorenzo G, Biasi D, et al. Safety of rofecoxib in subjects with a history of adverse cutaneous reactions to aspirin and/or non-steroidal anti-inflammatory drugs. *Clin Exp Allergy* 2002;32: 397–400.
231. Nettis E, Di PR, Ferrannini A, et al. Tolerability of rofecoxib in patients with cutaneous adverse reactions to nonsteroidal anti-inflammatory drugs. *Ann Allergy Asthma Immunol* 2002;88:331–334.
232. Sanchez Borges M, Capriles-Hulett A, Caballero-Fonseca F, et al. Tolerability to new COX-2 inhibitors in NSAID-sensitive patients with cutaneous reactions. *Ann Allergy Asthma Immunol* 2001;87: 201–204.
233. Asero R. Intolerance to nonsteroidal anti-inflammatory drugs might precede by years the onset of chronic urticaria. *J Allergy Clin Immunol* 2003;111:1095–1098.
234. Kemp SF, Lockey RF, Wolf BL, et al. Anaphylaxis. A review of 266 cases. *Arch Intern Med* 1995;155:1749–1754.
235. Davidson KA, Ringpfeil F, Lee JB. Ibuprofen-induced bullous leukocytoclastic vasculitis. *Cutis* 2001;67:303–307.
236. De Silva B, Banney L, Uttley W, et al. Pseudoporphyria and nonsteroidal antiinflammatory agents in children with juvenile idiopathic arthritis. *Pediatr Dermatol* 2000;17:480–483.
237. Cutaneous reactions to analgesic-antipyretics and nonsteroidal anti-inflammatory drugs. Analysis of reports to the spontaneous reporting system of the Gruppo Italiano Studi Epidemiologici in Dermatologia. *Dermatology* 1993;186:164–169.
238. Moore DE. Drug-induced cutaneous photosensitivity: incidence, mechanism, prevention and management. *Drug Saf* 2002;25:345–372.
239. Greenberg GN. Recurrent sulindac-induced aseptic meningitis in a patient tolerant to other nonsteroidal anti-inflammatory drugs. *South Med J* 1988;81:1463–1464.
240. Marinac JS. Drug- and chemical-induced aseptic meningitis: a review of the literature. *Ann Pharmacother* 1992;26:813–822.
241. Goodwin SD, Glenny RW. Nonsteroidal anti-inflammatory drug-associated pulmonary infiltrates with eosinophilia. Review of the literature and Food and Drug Administration Adverse Drug Reaction reports. *Arch Intern Med* 1992;152:1521–1524.
242. Yip L, Dart RC, Gabow PA. Concepts and controversies in salicylate toxicity. *Emerg Med Clin North Am* 1994;12:351–364.
243. Glasgow JF, Middleton B. Reye syndrome—insights on causation and prognosis. *Arch Dis Child* 2001;85:351–353.
244. Forsyth BW, Horwitz RI, Acampora D, et al. New epidemiologic evidence confirming that bias does not explain the aspirin/Reye's syndrome association. *JAMA* 1989;261:2517–2524.
245. Hall SM. Reye's syndrome and aspirin: a review. *Br J Clin Pract Suppl* 1990;70:4–11.
246. Belay ED, Bresee JS, Holman RC, et al. Reye's syndrome in the United States from 1981 through 1997. *N Engl J Med* 1999;340: 1377–1382.
247. Roberts LJ 2nd, Morrow JD. Analgesic-antipyretic and anti-inflammatory agents and drugs employed in the treatment of gout. In: Hardman JG, Limbird LE, eds. *Pharmacological basis of therapeutics,* 9th ed. New York: McGraw-Hill, 2001:687–731.
248. Brater DC. Drug-drug and drug-disease interactions with non-steroidal anti-inflammatory drugs. *Am J Med* 1986;80:62–77.
249. Watkins J, Abbott EC, Hensby CN, et al. Attenuation of hypotensive effect of propranolol and thiazide diuretics by indomethacin. *BMJ* 1980;281:702–705.
250. Uwai Y, Saito H, Inui K. Interaction between methotrexate and non-steroidal anti-inflammatory drugs in organic anion transporter. *Eur J Pharmacol* 2000;409:31–36.
251. Kremer JM, Hamilton RA. The effects of nonsteroidal antiinflammatory drugs on methotrexate (MTX) pharmacokinetics: impairment

of renal clearance of MTX at weekly maintenance doses but not at 7.5 mg. *J Rheumatol* 1995;22:2072–2077.

252. Tracy TS, Krohn K, Jones DR, et al. The effects of a salicylate, ibuprofen, and naproxen on the disposition of methotrexate in patients with rheumatoid arthritis. *Eur J Clin Pharmacol* 1992;42:121–125.
253. Iqbal MP, Baig JA, Ali AA, et al. The effects of non-steroidal anti-inflammatory drugs on the disposition of methotrexate in patients with rheumatoid arthritis. *Biopharm Drug Dispos* 1998;19:163–167.
254. Verbeeck RK. Pharmacokinetic drug interactions with nonsteroidal anti-inflammatory drugs. *Clin Pharmacokinet* 1990;19:44–66.
255. Ragheb M. The clinical significance of lithium-nonsteroidal anti-inflammatory drug interactions. *J Clin Psychopharmacol* 1990;10:350–354.
256. Graham DY, Malaty HM. Alendronate and naproxen are synergistic for development of gastric ulcers. *Arch Intern Med* 2001;161:107–110.
257. Kovarik JM, Mueller EA, Gerbeau C, et al. Cyclosporine and nonsteroidal antiinflammatory drugs: exploring potential drug interactions and their implications for the treatment of rheumatoid arthritis. *J Clin Pharmacol* 1997;37:336–343.
258. Tugwell P, Ludwin D, Gent M, et al. Interaction between cyclosporin A and nonsteroidal antiinflammatory drugs. *J Rheumatol* 1997;24:1122–1125.
259. Davies NM, McLachlan AJ, Day RO, et al. Clinical pharmacokinetics and pharmacodynamics of celecoxib: a selective cyclo-oxygenase-2 inhibitor. *Clin Pharmacokinet* 2000;38:225–242.
260. Klose TS, Ibeanu GC, Ghanayem BI, et al. Identification of residues 286 and 289 as critical for conferring substrate specificity of human CYP2C9 for diclofenac and ibuprofen. *Arch Biochem Biophys* 1998;357:240–248.
261. Yamazaki H, Inoue K, Chiba K, et al. Comparative studies on the catalytic roles of cytochrome P450 2C9 and its Cys- and Leu-variants in the oxidation of warfarin, flurbiprofen, and diclofenac by human liver microsomes. *Biochem Pharmacol* 1998;56:243–251.
262. Chesne C, Guyomard C, Guillouzo A, et al. Metabolism of meloxicam in human liver involves cytochromes P4502C9 and 3A4. *Xenobiotica* 1998;28:1–13.
263. Guidelines for monitoring drug therapy in rheumatoid arthritis. American College of Rheumatology Ad Hoc Committee on Clinical Guidelines. *Arthritis Rheum* 1996;39:723–731.
264. Hollingworth P. The use of non-steroidal anti-inflammatory drugs in paediatric rheumatic diseases. *Br J Rheumatol* 1993;32:73–77.
265. Berde CB, Sethna NF. Analgesics for the treatment of pain in children. *N Engl J Med* 2002;347:1094–1103.
266. Olkkola KT, Maunuksela EL. The pharmacokinetics of postoperative intravenous ketorolac tromethamine in children. *Br J Clin Pharmacol* 1991;31:182–184.
267. Cuzzolin L, Dal Cere M, Fanos V. NSAID-induced nephrotoxicity from the fetus to the child. *Drug Saf* 2001;24:9–18.
268. Pickering AE, Bridge HS, Nolan J, et al. Double-blind, placebo-controlled analgesic study of ibuprofen or rofecoxib in combination with paracetamol for tonsillectomy in children. *Br J Anaesth* 2002;88:72–77.
269. Stempak D, Gammon J, Klein J, et al. Single-dose and steady-state pharmacokinetics of celecoxib in children. *Clin Pharmacol Ther* 2002;72:490–497.
270. Briggs GG, Freeman RK, Yaffe SJ. *Drugs in pregnancy and lactation: a reference guide to fetal and neonatal risk,* 6th ed. Philadelphia: Lippincott Williams & Wilkins, 2002.
271. Werler MM, Mitchell AA, Shapiro S. The relation of aspirin use during the first trimester of pregnancy to congenital cardiac defects. *N Engl J Med* 1989;321:1639–1642.
272. Collins E, Turner G. Letter: Salicylates and pregnancy. *Lancet* 1973;2:1494.
273. Niebyl JR. Drugs in pregnancy and lactation. In: Gabbe SG, Niebyl JR, Simpson JL, eds. *Obstetrics: normal and problem pregnancies,* 4th ed. New York: Churchill Livingstone, 2002:221–50.
274. Laine L. Gastrointestinal safety of coxibs and outcomes studies: what's the verdict? *J Pain Symptom Manage* 2002;23(suppl):5–10; discussion 11–14.
275. Holm L, Phillipson M, Perry MA. NO-flurbiprofen maintains duodenal blood flow, enhances mucus secretion contributing to lower mucosal injury. *Am J Physiol Gastrointest Liver Physiol* 2002;283:G1090–G1097.
276. Wallace JL, Reuter B, Cicala C, et al. Novel nonsteroidal anti-inflammatory drug derivatives with markedly reduced ulcerogenic properties in the rat. *Gastroenterology* 1994;107:173–179.

第32章

甲氨蝶呤和来氟米特:在类风湿性关节炎和其他风湿性疾病治疗中的应用

Sergio M. A. Toloza, Graciela S. Alarcón

对于预后不良的类风湿关节炎患者应该在疾病早期予以积极治疗以防止关节破坏。类风湿关节炎不仅引起明显的躯体损害和疼痛,还会降低预期寿命、引起并发症并造成经济损失[1]。尽管甲氨蝶呤(MTX)不能阻止已经确诊类风湿性关节炎患者的病情进展,但在关节破坏前应用却可能有一定作用[2]。虽然目前出现了新的药物(如来氟米特)和生物治疗[肿瘤坏死因子(TNF)和白介素 1(IL-1)抑制剂],但对类风湿性关节炎治疗的这些方法仍需与 MTX 进行比较[3-8]。在今后的数年内 MTX 可能仍然是重要的抗风湿药物。

一、甲氨蝶呤

(一)历史回顾

氨基蝶呤是一种叶酸类似物,也是 MTX 的前体物质,1951 年 Gubner 等人首次将其用于类风湿性关节炎(和银屑病关节炎)的治疗[9]。在接受这种类似物治疗的 7 名患者中有 6 名病情得到显著改善。但是这个首次报道并未促使风湿科医师使用氨基蝶呤或 MTX,因为他们刚刚开始使用肾上腺皮质激素,认为这是一种能"治愈"类风湿性关节炎的化合物。随着应用皮质激素及其衍生物导致严重副作用的出现,医生们对这些药物的热情急转直下。然而,皮肤科医生却提出使用 MTX 治疗银屑病的皮肤和关节病变,并且取得一定疗效[10]。直到 20 世纪 80 年代,在美国和加拿大进行了关于类风湿关节炎的随机临床试验[11-15],才确定 MTX 为治疗类风湿关节炎的缓解病情的抗风湿药物(DMARD)[16,17]。MTX 在美国至今仍是推荐使用的 DMARD[18-21]。尽管医生对 MTX 的长期毒性存在顾虑[22],但是类风湿关节炎本身的长期"副作用"比起应用 MTX 引起的副作用可能更为严重[23]。

(二)药物结构和药理学

MTX 是叶酸的类似物。如图 32.1 所示,这两种化合物的结构相似,都有蝶酰基,对氨基苄基和谷氨酰部分。MTX 在肠道的吸收是剂量依赖性的,不受食物的影响[24-28],用药后 1~2 小时达到血清峰值。剂量在 5~25 mg 的 MTX 可被很好地吸收,其生物利用度约达 60%。当 MTX 剂量更高时则不能被很好地吸收,且会被肠道菌群代谢并排泄。当 MTX 皮下或肌肉注射时能被完全吸收,在 1 小时内血清浓度可达峰值[24]。约 50% 的 MTX 与蛋白结合,并和其他与白蛋白结合的化合物竞争[28-36]。MTX 的主要分解代谢产物是 7-羟甲氨蝶呤,它几乎完全与蛋白结合。MTX 与叶酸竞争被主动转运至细胞内,主要在肝脏经过多聚谷氨酰化。MTX 多聚谷氨酸盐可被水解酶转化回 MTX,也可以在细胞间室内存在很长时间[32,37]。7-OH MTX 也是经多聚谷氨酰化的,但是这种化合物对二氢叶酸还原酶的抑制作用要弱得多。

MTX 主要经肾排泄(80%),很小部分经胆管排泄(10%~30%)。肾脏通过肾小球滤过和肾小管分泌以清除 MTX,但个体差别很大。MTX 的毒性在很大程度上

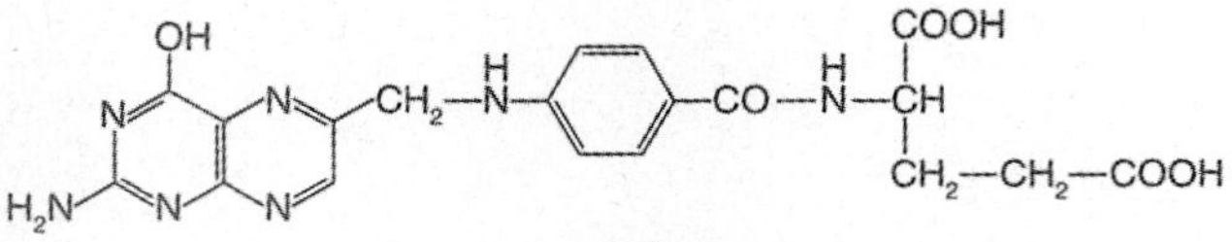

叶酸

甲氨蝶呤

图32.1 叶酸和甲氨蝶呤的化学结构。

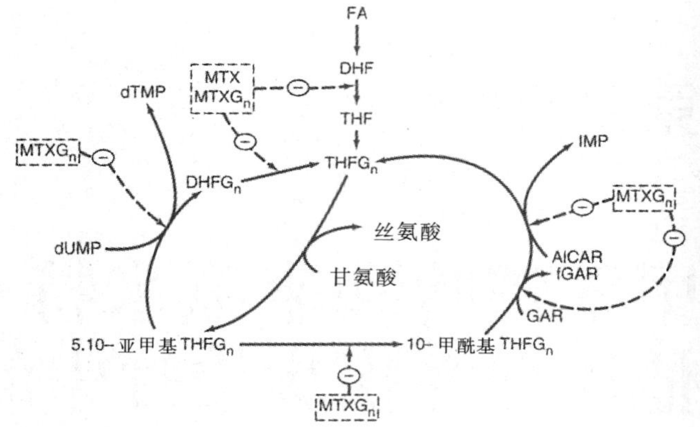

图32.2 一些叶酸依赖的代谢途径。FA：叶酸；DHF、THF、DHFGn、THFGn：脱氢和四氢叶酸以及其相应的多聚谷氨酸盐；MTX、MTXGn：甲氨蝶呤和氨甲蝶呤多聚谷氨酸盐；AICAR：氨基咪唑氨甲酰核苷；IMP、dUMP、dTMP：肌苷、脱氧尿嘧啶核苷和脱氧胸腺嘧啶核苷单磷酸盐。(Modified from Baggott JE, Morgan SL, Ha T, et al. Antifolates in rheumatoid arthritis: a hypothetical mechanism of action. *Clin Exp Rheumatol* 1993;11 (suppl):101-105, with permission.)

取决于肾脏对其的清除率，而不是用药后所能达到的MTX峰浓度[38,39]，因此不论何种程度的肾功能损害患者使用MTX时均应十分谨慎。另一方面，MTX很难被透析清除，因此应避免在进行腹膜透析和血液透析(除非采用高通量血液透析膜)的患者使用MTX。任何透析方式均不能清除MTX的多聚谷氨酸盐[40]。

其他药物与MTX的相互作用有多种机制[41,42]，包括干扰MTX的吸收、分布和排泄[31,34,42,43]。此外，MTX与其他抗叶酸药物合用，如甲氧苄啶-磺胺甲基异噁唑可导致严重的叶酸缺乏[44]。水杨酸盐和一些可吸收抗生素能与蛋白质结合，从而替换出MTX，使得MTX的毒性增加[29]。不仅如此，水杨酸盐和非类固醇抗炎药可通过改变肾脏对MTX的清除而可能增加其毒性。Fries等人[45]发现接受MTX和水杨酸盐治疗的患者常出现血清转氨酶水平升高（尽管通常仍在正常范围），因此在这两种药物联用时要非常小心。尽管有以上的顾虑，患者通常能很好地耐受MTX和NSAID联合使用[33,46-48]，但对于老年患者以及如上所述对于特别是肾功能处于边缘状态的患者，如此联合用药则需谨慎[38,39,49,50]。

(三)作用机制和生物学效应

MTX自身能通过多种机制抑制叶酸依赖的生物代谢途径(图32.2)。最常被提及的是抑制二氢叶酸还原酶，阻止叶酸还原为二氢叶酸和四氢叶酸。MTX的多聚谷氨酰衍生物不仅是比MTX作用更强的二氢叶酸还原酶抑制剂，而且还可抑制叶酸代谢途径中的其他一些酶，包括所谓的“远端酶”。MTX的抗风湿作用似乎主要与抑制叶酸代谢途径的远端酶有关，而并非近端酶。氨基咪唑-甲酰胺-核苷酸转甲酰酶(AICAR-转甲酰基酶)是最重要的远端酶[51]。嘌呤和嘧啶的合成需要如胸苷酸合成酶和AICAR-转甲酰酶这样的远端酶[52,53]。

一些证据显示抑制近端酶不是MTX抗风湿作用的先决条件。尽管同时使用MTX和叶酸，甚至是大剂量叶酸[54,55]，不会影响MTX的疗效，但是中到大剂量的全还原型甲酰四氢叶酸与MTX合用时却不是这样[56,57]。此外，研究显示一种选择性抑制二氢叶酸还原酶的叶酸类似物三甲曲沙对试验诱导的关节炎动物模型无效，此结果进一步支持MTX对二氢叶酸还原酶的抑制作用并不是其抗风湿作用所必需的观点[51]。

几组研究者提供了支持AICAR-转甲酰酶是MTX的最重要作用靶点的间接证据。Cronstein等人[58,59]证实MTX和AICAR(AICAR-转甲酰酶的底物)能诱导腺苷的释放，腺苷是一种强效抗炎物质，能抑制中性粒细胞对成纤维细胞和内皮细胞的黏附。在培养基中加入腺苷脱氨酶能使中性粒细胞的黏附功能恢复正常。此外，MTX和腺苷还能抑制白细胞对毛细血管后静脉的黏附、白三烯B_4的合成和释放、活性氧代谢物的释放和肿瘤坏死因子α(TNF-α)[58,60-63]的产生，上述抑制作用是通过中性粒细胞表明的腺苷受体介导的[64,65]。腺苷也能抑制丝裂原刺激后的淋巴细胞增殖，腺苷在单核和(或）巨噬细胞水平抑制TNF-α、IL-6和IL-8的产生，同时刺激抗炎作用很强的细胞因子IL-10的产生。最后，腺苷还抑制某些金属基质蛋白酶的释放。上述腺苷的作用基本上都能被腺苷脱氨酶的使用逆转。因此人们推断使用MTX能引起AICAR的聚集，随后出现腺苷的释放,从而干扰疾病(如RA)炎症过程中重要的细胞成分的功能。遗憾的是,目前还没有发现能选择性抑制AICAR-转甲酰酶而不影响叶酸代谢途径的其他酶类的叶酸类似物;因此抑制AICAR-转甲酰酶是否是MTX疗效的关键抑制性步骤仍有待进一步证实。

MTX的生物学效应因剂量大小而有不同。大剂量MTX可作为治疗绒毛膜癌和急性淋巴细胞白血病的化疗药物。MTX还可以与其他抗肿瘤药物联用以治疗淋巴瘤和某些实体肿瘤。小剂量MTX具有抗炎和免疫抑制作用,是一种抗风湿药物。

关于MTX对细胞因子和其他炎症介质的作用已经进行了广泛的研究[66-69]。Segal[68]发现虽然MTX不影响IL-1的产生,但能降低IL-1的活性。Barrel等人[70]发现活动性RA患者使用单剂量MTX后能减少外周血单个核细胞产生IL-1β;但在已经接受MTX治疗的患者中未观察到类似结果。尽管未发现血清可溶性IL-2受体与难治性RA对MTX的治疗反应之间有相关性[67],但确实发现一些患者在MTX治疗12周后出现了IL-6和可溶性IL-2受体水平的下降。最后,Constantion等人[71]研究显示正在应用MTX治疗的RA患者的离体外周血单个核细胞中辅助T细胞亚群2(Th2)细胞因子基因表达增加,相应TH1细胞因子基因表达降低。由于促炎症因子对于参与RA发病机制的其他分子(如血管原性因子、黏附分子等)的表达很重要。因此上述体外MTX作用对控制RA患者的病情可能非常重要，在单次或反复给予MTX后能明显减少白三烯B_4 [72,73] 的产生，抑制磷脂酶A_2的活性[74,75]。因此,MTX能降低数个炎症介质的水平,这似乎可以解释接受MTX治疗的患者可迅速地出现临床疗效的现象。

MTX的免疫抑制作用尚不十分明了,阅读相关文献时也应进行仔细分析。在很多研究报道中并未显示MTX可影响免疫系统[14,15,76,77]。早期体外试验用富含叶酸[78]或氚标价的胸腺嘧啶的培养基监测应用MTX治疗后的细胞DNA合成[79]。Hine等人[80]用不含叶酸的培养基和氚标记脱氧尿嘧啶监测DNA合成的方法发现,MTX有抑制淋巴细胞增殖的作用。但试验中如使用叶酸含量高的培养基时则未观察到此抑制作用。Olsen等人也报道了类似的观察结果[81,82]。研究结果显示MTX能降低幼年RA患儿的双阴性($CD4^-$和$CD8^-$)和γ和/δ T细胞水平[83]。最近Genestier等人[84]发现MTX能促进凋亡并去除混合性淋巴细胞反应中活化的T细胞克隆。这些作用不依赖CD95及其配体。促进活化T细胞的凋亡可能是应用低剂量MTX治疗的患者产生免疫抑制的原因。

MTX影响某些自身抗体的产生,尤其是类风湿因子(RF)。有报道称不论临床反应如何,用MTX治疗的RA患者会出现血清免疫球蛋白M(IgM)和IgA RF水平降低,而且与未用MTX者相比,用MTX治疗者的外周血单个核细胞产生的IgM RF更少[82]。

应用MTX治疗的患者易发生机会感染,这也提示MTX具有免疫抑制作用。对此可能存在不同观点,认为机会感染的发生并不常见，而且这些患者由于基础疾病和使用皮质激素本身就存在免疫功能抑制状态。但确有应用MTX治疗的RA患者发生感染的报道,其中一些人很年轻且除患RA外健康状态良好，未使用过皮质激素[85-112]。在一项对照研究中纳入MTX治疗的RA患者大约80名及对照组150名左右，结果显示MTX治疗组的感染发生率和抗生素使用率均较高[113]。然而这些感染绝大部分并不危及生命，而且抗生素的使用增加可能仅是由于医生考虑患者正在使用MTX而放宽指征造成的。另一项系列研究（200名墨西哥RA患者)发现MTX是发生感染的危险因素[114]。类似的结果也见诸其他报道[115]。

(四)甲氨蝶呤在类风湿关节炎的应用

1.疗效

如前文所述,MTX作为目前RA的治疗用药被广泛接受。20世纪80年代进行了4个不同的随机安慰剂对照临床试验[11,13-15]。其后发表的一篇荟萃分析成为美国内科医师协会作为应用MTX以及美国食品及药物管理局(FDA)批准同意RA患者使用MTX文件的理论基础[16,17,116]。

全世界许多研究已证实MTX能改善RA患者数个预后指标[3,19,21,117-131]。前文提到,大量使用咖啡因的患者应用MTX的疗效会有显著下降[28]。和其他DMARD一样,MTX需在用药后数周方能起效;同样的,停药数周后才会出现症状复发[132]。起初认为对MTX反应好坏与人类白细胞抗原DR2(HLA-DR2)有关[15];但这个论点在笔者进行的阿拉巴马州本地患者研究[133]和美国一项多中心研究并未得到证实[134]。最近提出5,10-亚甲基四氢叶酸还原酶(MTHFR)的基因多态性可能与MTX疗效相关[135]。

一些研究者长期随访了应用 MTX 治疗的 RA 患者,确认了 MTX 的长期疗效[22,119,121-123,126,128,136]。通过数年观察该药的“生存曲线”也间接显示了 MTX 的长期疗效[128,136,137]。MTX 治疗的 RA 患者在治疗第 5 年仍在使用此药的可能性是 50%,而其他 DMARD(如金盐制剂和 D 青霉胺)只有 15%~20%[136]。这些数据是在补充叶酸的做法尚未出现前获得的,故目前在同时补充叶酸的情况下,继续使用 MTX 的比例可能比以前更高;但是由于目前 RA 患者有更多的药物选择,因此对 MTX 反应不佳的患者可能选用其他药物,从而使得目前的“MTX 生存曲线”并未高于从前的报道。停用 MTX 主要由于副作用的发生及其严重程度,而非缺乏疗效。需要较大剂量 MTX 治疗的患者可能更容易出现不良副作用而停药,除非出现明显的临床改善[138]。

MTX 和其他 DMARD 疗效比较的问题尚有争议,这与个人经验有关。MTX 疗效与口服和静脉应用金盐制剂[139,140]及硫唑嘌呤[141]相当,但优于羟氯喹[142,143]。研究还显示 MTX 的疗效与来氟米特相当[144,145],但不如一些最新的抗风湿药物如抗 TNF 药物[146-150]。MTX 在疗效和毒性方面与其他 DMARD 相比时,其毒性要小于静脉应用金盐制剂和 D 青霉胺,与柳氮磺吡啶和口服金盐制剂相当,大于羟氯喹。简言之,在这些药物中 MTX 有最佳的疗效–毒性比。现在还难以判断美国在今后几年内是否仍将 MTX 作为 DMARD 的选择药物之一。

目前尚无明确的影像学证据支持 MTX 可阻止 RA 病情进展[3,140,151-157]。确有报道称治疗后骨质侵蚀可见愈合现象[158],但大多数情况下病情仍在进展,不过一些研究显示,与其他口服和静脉金盐制剂、硫唑嘌呤或 NSAID 相比,接受 MTX 治疗的患者病情进展速度要慢一些[3,159-161],另一些研究则显示病情进展速度与上述药物之间并无差别[162,163]。

支持 MTX 可抑制 RA 病情进展的进一步证据来自于来氟米特和 MTX 治疗研究,研究结果显示来氟米特或 MTX 治疗的患者都没有出现预期发展速度(根据基础骨质侵蚀评分和病程估计)的影像学进展[164]。另一方面,所有与 MTX 比较的抗 TNF 药物研究都显示 MTX 在阻止病情进展方面有一定效果,但不及依那西普和英夫利昔单抗[146,165]。最后来自笔者研究所 Rich 等人[2]的研究结果显示,开始应用 MTX 时无关节破坏的 RA 患者比用药时已有关节破坏者更不容易发生关节侵蚀。但是该项研究的病例数较少,其结果有待独立的研究进一步证实。

总之,有两个论据支持 MTX 在疗效方面优于其他 DMARD:①药物的生存曲线;②与其他 DMARD 相比(除抗 TNF 药物外),影像学上证实应用 MTX(可能)会延缓病情的进展速度。另外,MTX 起效是在用药数周而非数月内,这是在疾病早期即开始应用 MTX 的另一个原因。现在还不能确定来氟米特(或抗 TNF 治疗)的疗效–毒性比是否优于 MTX。因此,基于现有资料,笔者倾向于 MTX 作为 RA 患者的首选 DMARD。

2.毒性作用

在 MTX 治疗过程中出现了大量不良反应事件,其严重程度各不相同,可很轻微,也可致命[21,22,119,124,128,130,136,166-169]。毒性反应的易患因素包括:①叶酸缺乏,②高龄,③累积剂量大,④肾功能不全,⑤合用其他抗叶酸药物(或其他药物,如 NSAID)。研究提示 MTHFR 基因的 A C677T 突变是 MTX 肝毒性及其他相关不良反应的易感因素[135,170]。从治疗的角度看,可将 MTX 的不良反应分为 4 类。

①通过应用全氧化型叶酸可缓解的不良反应,如口腔炎。

②通过应用全还原型叶酸(甲酰四氢叶酸)能逆转的不良反应,如中到重度骨髓抑制。

③真正的“特异体质”或过敏反应,停药有效如 MTX 诱导的肺损伤。

④由于细胞内 MTX 多聚谷氨酸盐积聚所致的有临床意义的肝损害,美国风湿病学会(ACR)将其定义为晚期纤维化、肝硬化或有肝衰竭的临床表现,如腹水或食管静脉曲张[171]。此不良反应不一定能通过应用还原或氧化型叶酸或停用 MTX 而逆转。

表 32.1 总结了用低剂量 MTX 治疗 RA 时报道的副作用。

3.按器官系统分类的不良反应

(1)胃肠道系统

据报道,60%应用 MTX 治疗的 RA 患者有胃肠道表现。单发或多发的痛性口腔黏膜(或胃肠道黏膜)溃疡的发生和加重与使用 MTX 有时间相关性,严重的溃疡可妨碍摄入足够的营养物质。如合并血小板减少,则黏膜病变处还会渗血。消化不良、腹痛和腹泻亦见诸报道[13-15,22,130,136,174],MTX 可以引起有 NSAID 相关性胃病或消化道溃疡基础的患者发生胃肠道出血[174]。大多数胃肠道反应能通过用药的同时服用叶酸、减少每周 MTX 用量或改变 MTX 给药途径(口服改为静脉)而减轻。

表32.1 用低剂量甲氨蝶呤脉冲式治疗时报道的副作用

胃肠道	口腔溃疡
	消化不良
	腹痛
	腹泻
	胃肠道出血
造血系统	巨红细胞症
	血细胞减少
肝脏	转氨酶升高
	纤维化
	肝硬化
肺	间质性肺炎
	弥漫性间质纤维化
心血管系统	动脉粥样硬化形成(?)
中枢神经系统	头痛
	头晕
	神经认知障碍
	抽搐
	脑病(?)
	尿崩症
	痴呆
	视神经病
肌肉骨骼系统	关节症状发作
	骨病(?)
皮肤	皮疹
	脱发
	光化性角化病
	皮肤癌(?)
	皮肤真菌病
泌尿生殖道	勃起障碍
	男子乳腺发育
	帕荣雷病(即阴茎海绵体硬结—译者注)
生殖系统	引起流产/死胎
	染色体异常
	致畸(甲氨蝶呤综合征)
感染和伤口愈合	机会性和非机会性感染
肿瘤	白血病
	淋巴瘤
	肺癌
其他	结节形成(皮肤和内脏)
	血管炎

(2)造血系统

持续应用MTX会导致叶酸缺乏，不同程度[37,44,99,103,104,110,174-199]和概率(5%~25%)的血细胞减少。在发生明显的血液系统毒性前通常会出现巨红细胞(RBC)症[200],但有些患者由于同时有微量的消化道失血而出现两种形态的贫血,使得平均红细胞体积(MCV)仍在正常范围。存在细胞内叶酸缺乏或同时接受其他抗叶酸药物[44,201,202]治疗的患者,会比无叶酸缺乏的患者更快地出现显著叶酸缺乏的临床表现。现有数例报道使用MTX后即刻出现全血细胞减少,最可能的原因是患者用药前就存在叶酸消耗和其他发生MTX毒性反应的危险因素,尤其是肾衰竭[181,183,189,196,197]。有报道称患者应用MTX治疗过程中因出现卡氏肺孢子菌肺炎而使用复方新诺明时发生药物过敏反应[99,112]。但在这些报道中MTX已在使用第二种抗叶酸的药物之前停止使用了。

轻到中度肾功能不全或终末期肾病进行透析的患者应用极小剂量MTX即可出现严重的血细胞减少[196-199]。Naides曾报道[203]造成MTX治疗期间出现严重全血细胞减少的另一个原因是同时合并病毒感染,尤其是细小病毒B19。最后,也有因服用剂量错误(每日使用而非每周使用)或误服MTX(儿童)造成血液系统毒性的报道[177,195,204-206]。

(3)肝

在20世纪80年代,基于先前MTX治疗银屑病的经验,风湿科医师十分担心长期使用MTX治疗RA会引起肝损伤[172,207-220]。此后,大家逐渐认识到有临床意义肝损伤的发生频率并没有预计的那么多[168,207,211-213,215,221-224]。造成这种显著差别的原因包括用药方法的不同(RA治疗是每周1次而银屑病则是每周3次)和强调使用MTX治疗的RA患者应戒酒,后者可能是更重要的原因。可能导致MTX肝毒性的药物包括NSAID和氯喹[45,225]。某些NSAID可能增加应用MTX患者发生肝毒性反应的风险[45],而氯喹通过减少药物的生物利用度而对肝脏有一定保护作用[225]。Fries等人[45]的研究数据库实际上表明联合应用MTX和羟氯喹治疗的转氨酶最低。(正如前文所述,联用阿司匹林和MTX治疗的患者转氨酶水平最高。)

应用MTX治疗的RA患者有临床意义肝损伤的发生率尚不清楚。关于如何理解应用MTX治疗后RA患者肝组织病理资料仍存在争论，因为从未接受MTX治疗的RA患者也会出现轻度的肝组织病理学异常[226]。关于发生率最可靠的估计来自于ACR执业成员中进行的调查,结果显示应用MTX治疗5年后肝损害的发生率是1/1 000[171]。此数据主要来自白种人,且只采用了一个粗略的标准。来自三级医疗中心报道的肝损害发生率较高，但需要考虑可能存在选择偏倚。在近20年中笔者所在的研究中心应用MTX治疗的近2000名患者中仅有1例发生了肝硬化，与其他三级医疗机构肝硬化的发生率类似。文献中已有此类报道或见诸风湿病医师间的讨论，遗憾的是有些病例甚至遭到法律诉讼[214,215,227]。

值得注意的是，一些患者在停用MTX后肝衰竭可以恢复[228]，但一些伴有MTX诱导肝损伤的患者则不得不接受肝移植[229]。对一组相对较少的RA患者组进行连续3.5年监测肝内MTX浓度的测定，结果并未发现肝内MTX浓度与肝损害、药物疗效或毒性有关[230]。这些研究结果提示血清MTX浓度对于预测接受MTX治疗患者发生肝损害的几率可能没有帮助。需要强调的是，应用MTX治疗的RA患者出现肝损害时不能一概归罪于MTX。的确，Bills等人[231]曾报道一例合并Felty综合征的RA患者应用MTX治疗后出现了肝结节再生性增生，而此改变据报道仅与Felty综合征或RA有关。有报道称一名同时患有RA和α_1抗胰蛋白酶缺乏症(已知是一个引起隐源性肝硬化的原因)的杂合子患者在应用MTX治疗8年后发展成终末期肝病[232]。因此，α_1抗胰蛋白酶缺乏症可能是MTX治疗的RA患者发生肝脏疾病的另一个危险因素。最后，有报道称，一名老年RA患者存在乙肝表面抗原阳性和抗其他抗原的抗体，在接受MTX治疗时该患者出现了肝功能障碍。但当停用MTX后她却发生了致命性急性重型肝炎，后来证实是由于前核心抗原突变的乙型肝炎病毒所致。研究者推断停用MTX可能引起了免疫系统的重新激活从而攻击被感染细胞[233]。

对于ACR成员的调查确定年龄、MTX累积剂量和疗程为肝损害的易患风险因素。将这些预测肝损害的危险因素应用于一组独立的MTX治疗的RA患者时，却未能识别出一名有严重肝损害的糖尿病患者[234]。因此研究者建议将糖尿病作为MTX肝毒性的危险因素之一。通过仔细分析该项研究和MTX生产厂家的实验室数据可很明显地看到，对于伴有人血白蛋白水平降低的任何程度的肝转氨酶升高（尽管RA活动性已获明显改善)都不应忽视，因为他们与有临床意义的肝损害相关[171,219]。在美国和欧洲进行的比较来氟米特与MTX的临床试验数据提示，同时服用叶酸可能具有肝脏保护作用[144,145]。欧洲MTX治疗组患者的血清转氨酶水平较美国患者高，欧洲的患者绝大多数未同时服用叶酸，而美国患者几乎都补充叶酸[145,235]。

(4)肺

继发于MTX的肺损伤仍然是困惑风湿科医师的一个难题，因为肺损伤在治疗的任何时期都可发生，甚至可发生于停药后数周[37,169,236-261]。肺损伤的易患风险因素直至最近才明确[262]，这些因素包括年龄增长、RA的肺及胸膜受累、糖尿病和低蛋白血症[262]。尽管大多数肺损伤的报道都发生于RA患者，但亦见于一些应用MTX治疗的哮喘患者和原发性胆汁性肝硬化患者[247,248]。最近有1例幼年RA患者发生MTX急性肺损伤的报道[263]。患者可有急性或亚急性咳嗽、气短和低热[264]。查体可呈急性病容、呼吸急促和双肺底啰音；胸片常示双侧间质浸润，不过亦报道可呈结节样病变[265]。白细胞增多很常见；血培养和痰培养阴性；常有一定程度的低氧血症[264]。有报道2名发生MTX肺损伤患者的血清KL-6浓度(黏液样大分子糖蛋白)和表面活性物质蛋白D(都是肺毒性的指标)升高；当患者临床情况改善时，这些指标也相应降低[266]。此时常需经支气管肺活检和肺泡灌洗以除外机会性感染；即使进行了有创检查[267]，有时也很难鉴别播散性感染与MTX肺损伤[92,100,267]。淋巴细胞肺泡浸润和外周嗜酸细胞增多有力地支持MTX肺损伤的诊断[254]；高分辨计算机断层扫描能在胸片正常患者上发现胸部的异常表现，但不能区分感染和MTX肺损伤[268]。

轻度MTX急性肺损伤患者在停药后症状可消退，但更严重区的患者可能需要静脉应用糖皮质激素和呼吸支持。一些患者的确会死亡，这些死亡的患者常合并细菌感染。与肝毒性的研究相比，目前尚未进行系统记录这一并发症发生频率的工作。来自三级医疗中心的数据差别很大，可达近10倍(0.7%~7%)。以笔者研究中心的经验，MTX诱导的肺损伤的实际发生率（基于所观察的病例数和评估标准)似乎更接近0.7%，而不是7%。笔者研究中心参加的一个多中心、病例对照研究采用修订的Searles和McKendry标准来判定提出的病例是确诊、可疑还是除外(表32.2)。尽管一些发生MTX诱导肺损害的病例在后来又成功地重新应用了MTX[269]，但一个多中心研究报道称这些病例中有一半因再次发生肺损伤而导致致命的后果[264]。基于这些数据，笔者不主张发生过MTX肺毒性作用的患者再次应用MTX[264]。

(5)心血管系统

长期应用MTX会导致血半胱氨酸水平升高，后者是一种氨基酸，在动物试验中能诱发动脉粥样硬化[270]，是人类发生动脉粥样硬化的一个独立危险因素。因此，

表32.2　MTX的肺的不良事件：修订后的诊断标准

主要标准
1.组织病理学为过敏性肺炎(没有病原微生物证据)
2.影像学表现为肺间质或肺泡浸润
3.血培养(如果发热)和初始痰培养(如果有痰)阴性
次要标准
1.气短小于8周
2.干咳
3.首次评估时，自然条件下氧饱和度<90%
4.DLco小于年龄预测值的70%
5.白细胞计数<15 000/mm^3

DLco：肺一氧化碳弥散量。

From Alarcón GS, Kremer JM, et al. Risk factors for methotrexate-induced lung injury in patients with rheumatoid arthritis. A multi-center, case control study. Methotrexate-Lung Study Group. *Ann Intern Med* 1997；127:356-364，with permission.

有人担心应用MTX可能增加冠心病的发生率，但目前尚未得到文献的证实。在笔者研究中心进行的一个队列研究(n=152)随诊约850人–年，发现过多的患者死亡并非因心脏疾病或脑血管意外，而是感染[137]。美国Wichita关节炎中心最近的研究数据(n=1 240)在校正病情严重程度后，甚至未发现应用MTX治疗的RA患者死亡数目增加。相反，与未应用MTX者相比，应用MTX治疗患者的死亡风险比是0.4[心血管(CV)死亡风险比为0.3[272]]。因此MTX加速心血管疾病的发生仍然只是一个理论上的担忧[273]，这个担忧在欧洲比在美国可能更有希望被证实，因为补充叶酸的做法在欧洲不及美国普遍[51,236,274]。

(6)肾脏

MTX没有肾毒性，但是肾损害会显著增加MTX的毒性反应，尤其是对造血系统和胃肠系统[275]。尽管MTX似乎不会引起肾不全，但有一例报道应用MTX后出现肾病综合征，这提示在极少数情况下MTX仍可导致肾脏损伤[276]。肾病综合征的发生是一个巧合还是应被看做MTX的并发症还有待进一步证实。

(7)中枢神经系统

MTX的中枢神经系统毒性在严重程度和发生率上差别很大，但大部分是良性的，停药后能完全恢复。但头昏、头痛、抽搐、视神经病、尿崩症和神经认知障碍的副反应均有报道[277-280]。有报道称接受MTX脑室注射的白血病患儿[281]和接受MTX静脉治疗的无脑转移的软组织肉瘤成年患者[282]可发生脑白质病，与MTX的应用在时间上有相关性，但在治疗剂量小得多的RA患者中未见类似报道。亦有一例患者发生了与应用MTX有时间相关性的痴呆[283]，但并不能据此推断MTX引起了痴呆。研究显示氨茶碱能抵抗MTX的神经毒性[184]。

(8)肌肉骨骼系统

与应用金盐制剂和其他DMARD一样，一些经MTX治疗的RA患者会出现治疗后关节症状发作[284]。在某些患者这种发作可很严重且持续时间长，以至于患者在用MTX后有数日难以活动和工作。这些肌肉骨骼症状不能通过应用叶酸或甲酰四氢叶酸得到缓解，可能是真性过敏反应所致。

大剂量MTX能改变骨质的代谢，是接受大剂量MTX化疗的患者发生骨质疏松的原因[285,286]。体外试验显示MTX可干扰成骨细胞的增殖和分化，但结果不完全一致[287,288]。可以想象长时间应用MTX可导致骨形成减少和骨质减少，但是此副作用尚未发生于治疗RA的剂量水平[289-292]。对接受MTX治疗的幼年类风湿关节炎患者也有类似顾虑[293]。研究发现同时接受MTX和糖皮质激素治疗的患者可以出现骨矿密度降低，但仅接受MTX治疗的患者未见此现象[294]。最后，仅有一例报道通过骨的锝扫描发现MTX骨病(微小骨折)[295]。

(9)皮肤

治疗早期可出现皮疹，通常程度较轻且可恢复，可能是药物过敏反应。接受MTX治疗的RA患者还可见到指节上的皮肤溃疡和分布在四肢近端的硬节红斑样丘疹，后者是由于严重的真皮层组织细胞炎性浸润所致[296,297]。MTX可以加重正在局部应用5-氟尿嘧啶治疗的光化性角化病[298]，还可增加皮肤癣菌病的发生[299]。严重的脱发很罕见，但患者常为脱发的副作用所困扰，尤其是女性患者。

(10)生殖泌尿道

据报道在接受MTX治疗的患者可出现勃起障碍[300]。在停药或减量后勃起障碍通常可消失或改善。问题是有些患者还同时服用其他药物(如酒精)，因此阳痿可以是药物与药物协同作用的结果。帕荣雷病(即阴茎海绵体硬结)和男性乳腺发育亦见诸报道[301,302]。

(11)生殖系统

MTX治疗期间应避免受孕和妊娠[303]，因为MTX可引起胎儿死亡(促使流产)、染色体异常和出生缺陷[304-306]。建议洗脱期至少为3个月。遗憾的是，很多RA患者在停药数周内病情加重，却未能受孕。应该强调的是，接受MTX治疗的男性也应该在受精前和可能发生受精时停药,因为MTX在男性和女性的生殖细胞内都可以积聚。

已有在MTX治疗期间怀孕的报道。10名妊娠妇女中,有5名由于自然流产或人工流产终止妊娠,另5名妇女完成了妊娠,新生儿无明显疾患[304]。另一个报道的结果差别很大,发生了胎儿氨基蝶呤综合征引起的多种先天异常[307-309]。由于人们已经认识到叶酸缺乏是发生神经管缺陷的重要原因,因此在很多国家都应用富含叶酸的面粉来预防神经管缺陷[310-311],MTX的应用与出生缺陷相关已经不再令人惊异。总之,MTX有致畸作用,接受MTX治疗的有性生活的育龄妇女和任何年龄的男性都应该咨询医生,以选用可靠的避孕方法。

(12)**感染和伤口愈合**

围术期一直接受MTX治疗的患者在进行大的矫形手术后,除可发生不常见的病原体感染外,感染的发生率也有所增加[312]。但Perhala等人[313]研究比较了MTX治疗组和未治疗组,结果并未发现MTX组的感染发生率增加。Sany等[314]研究比较了围术期继续应用MTX和停用MTX两组患者的感染发生率。由于两组均无感染发生,因此两组感染发生率无差别的结论可能证据并不充分。

美国正在进行一项更加明确的双盲、病例对照研究,将围术期患者随机分配至MTX治疗组和安慰剂组,但研究尚未完成[315]。英国的两项研究数据清楚地表明无论是否在围术期继续应用MTX,择期矫形手术(一项研究是进行手和腕关节的矫形手术,另一项则是其他矫形术)的感染率没有差别[316,317],这两个研究可能会改变以往根据经验和不完整的资料制订的治疗策略[312,315,318,319]。

(13)**肿瘤**

MTX是一种协同致癌物质,是发生肿瘤的危险因素。当MTX首次用于治疗银屑病时,人们就对它会增加罹患肿瘤的风险有顾虑[320,321]。实体肿瘤,尤其是肺癌,是最令人担心的[37,322]。在加拿大的萨斯卡通进行的一项队列研究,随诊了150名接受MTX治疗的RA患者[130],发现患肺癌的人数(4例)比预期要多,但这4名患者都有吸烟这个发生肺癌的危险因素。笔者的研究小组自20世纪80年代早期随诊一组接受MTX治疗的患者(MTX暴露约有850人–年),结果发现实患肿瘤人数与预期相近[137]。最近报道有2名接受MTX治疗的RA患者发生了黑色素瘤,但两者之间的因果关系并不确定[323]。

近12年来MTX治疗期间发生淋巴瘤的现象越来越引起关注,几年前,有关的报道促使药品生产厂家给美国风湿科医生大量写信,希望他们用药时能和患者对此进行讨论。

一般说来,应用MTX治疗RA的裨益超过发生肿瘤的风险[324]。与其他肿瘤一样[325],研究发现RA患者发生淋巴增殖性疾病的几率增高,因此接受MTX治疗的RA患者发生此类肿瘤的原因就很难明确[326-331]。即使如此,MTX在这些恶性肿瘤发生中可能产生的作用很难忽视,因为有时在停用MTX且没有给予任何干预的情况下一些肿瘤可以消退[328]。肿瘤消退的病例大多数都是Epstein-Barr病毒(EBV)相关的恶性肿瘤,有些发生于不常见部位[93,328,332-342]。Georgescu等人发表的一篇综述[342]包括了截至1996年的病例报道和从几个研究机构的肿瘤登记处获得的资料。此后又有更多的病例见诸报道[343-347]。笔者在约2000例接受MTX治疗的RA患者中发现了3例淋巴瘤,其中2例为EBV相关的淋巴瘤,另1例为富含T细胞的B细胞淋巴瘤。在接受MTX治疗的幼年RA(JRA)患者中发现了3例淋巴瘤[348,349]。表32.3包括了所有公开发表的成人和儿童患淋巴瘤的病例和3例来自笔者研究所尚未发表的病例。

另外有2个研究值得评论,因为这2个研究都试图明确接受MTX治疗患者淋巴瘤发生率是否高于预期值。Dawson等人对美国华盛顿州关节炎基金会会员进行调查研究,从中确诊了32名淋巴瘤患者(23名RA患者,9名干燥综合征患者)[350]。研究结论是淋巴瘤的发生比预期更为常见,但并不能肯定地归因于MTX应用的增加[350]。法国Mariette等人对接受MTX治疗的RA患者进行了为期3年的随访,研究确诊了25例淋巴瘤患者。与人群预期患病率相比,只有霍奇金淋巴瘤的患病率高于预期值[351]。由于缺乏病例的详细资料,这两个研究并未包括在表32.3中。

(14)**其他方面**

接受MTX治疗的患者中有发生结节病变的报道,它通常出现在外周,但目前并未肯定接受MTX的患者的发生率高于未应用MTX者。事实上,还有一些患者的结节在接受MTX治疗后消退[352-359]。结节成批出现,很小,分布在手足的掌面和背面。结节发生的部位不但影响美观还会影响手的功能以及正常的鞋袜穿着。有些患者愿意去除这些结节,但容易复发。另一些患者会考虑停用MTX,还有些患者不在意这些结节还继续应

表32.3 接受低剂量氨甲蝶呤治疗的RA患者患淋巴瘤的报道

作者、年（参考文献）	年龄（岁）	性别	病程（年）	类风湿因子	干燥症/其他表现	应用MTX的月份/每周剂量[a]	肿瘤部位	细胞类型	EBV	治疗	转归
Shiroky 等，1991[93]	83	女	23	阳性	无/无	84/10~15 mg p.o.	弥漫性淋巴结肿大	T细胞	?	自然消退	存活
Ellman 等，1991[338]	51	女	8	阳性	无/无	33/5~10 mg p.o.	颌下和胸腔内淋巴结肿大	B细胞	无	化疗	存活
Kingsmore 等，1992[339]	44	男	7	?	无/无	29/?mg po	腹腔内肿物	B细胞	?	化疗	存活
	48	男	11	?	无/无	24/2.5~10 mg p.o.	播散性	B细胞	?	化疗	死亡
Taillan 等，1993[340]	70	男	30	阳性	无/无	10/7.5~12.5 mg p.o.	锁骨上窝	B细胞	?	化疗	存活
Morris和Morris，1993[335]	72	男	20	阳性	? /无	11/7.5~15 mg p.o.和 i.m.	腋窝	B细胞	?	化疗	存活
Kamel等，1993[557]	86	女	18	阳性	无/无	36/7.5~10 mg和i.v.	左鱼际	B细胞	是	自然消退	存活
Zimmer-Galler和Lie，1994[558]	64	女	?	阳性	无/肺间质纤维化	16/7.5~10 mg p.o.	脉络膜→播散性	B细胞	?	无	死亡
Cobeta-Garcia等，1993[359]	55	女	9	阳性	无/无	38/10 mg p.o.	肝脾大、腹膜后淋巴结肿大	T细胞	?	化疗	存活
Le Goff 等，1994[333]	47	女	23	阳性	是/无	33/7.5 mg p.o.	左肘和大腿	B细胞	?	化疗	存活
Lioté等1995[332]	57	女	24	阳性	无/无	60/10~15 mg p.o.	弥漫性淋巴结肿大	B细胞	是	自然消退	存活
Ferraccioli等，1995[560]b	61	男	3	?	无/无	7/10 mg p.o.	腋下	Reed-Sternberg细胞	是	化疗和放疗	存活
Bachman，1995[561]	65	男	25	阳性	无/无	96/15 mg p.o.	左腹股沟	B细胞	是	自然消退	存活
	66	女	21	阳性	无/无	84/7.5~15 mg p.o.	左踝、手和数个足关节	B细胞	是	自然消退	存活
Davies等，1995[562]	?	?	21	?	无/?	? /?	?	非霍奇金淋巴瘤大B细胞	无	自然消退	存活
	?	?	20	?	无/?	? /?	?	B细胞	无	化疗后消退	存活
Stewart等，2001[345]	55	男	16	?	9年前患CLL	52/12.5 mg p.o.	肩和腋下	B细胞	无	化疗和利妥昔单抗	存活
Baird等，2002[344]	69	女	29	?	? /?	36/15 mg p.o.	颈部淋巴结肿大	B细胞	无	自然消退	存活
Lim 和 Bertouch，2002[343]	63	男	10	阳性	? /脾大	? /20 mg p.o.	(加环孢素)右臀肌	B细胞	无	自然消退	存活
Jardine 和Colls，2002[346]	80	女	>4	?	?	78/7.5 mg p.o.		霍奇金淋巴瘤	?	无	死亡
Hirose等，2002[347]	53	男	17	阳性	? /?	4/6 mg p.o.	胸壁	B细胞	是	化疗	死亡
Alarcón和Heck，1999	76	女	20	阳性	有/无	240/7.5~15 mg p.o.	乳腺、肺、纵隔和中枢神经系统	B细胞	无	无	死亡
	38	男	13	阳性	无/无	36	Meckel 腔、CSF	B细胞	无	化疗	存活
Alarcón，1999	56	女	20	阳性	无/无	120/15 mg p.o.	鞘膜内/外(胸椎)、骨髓	富含T细胞的B细胞	无	减压手术	死亡

[a] 另有一例既往有乳腺癌史的皮肌炎患者，其EBV相关的淋巴瘤在停用甲氨蝶呤后自然消退了。

[b] 这个患者在接受氨甲蝶呤的治疗前曾用过硫唑嘌呤。在发现肿瘤前2个月又加用了环孢素。

CLL：慢性淋巴细胞白血病；CNS中枢神经系统；CSF脑脊液；EBVEpstein-Bar病毒；i.m.：肌内注射；i.v.：静脉内注射；p.o.口服。

用MTX，尤其是那些应用MTX后临床状况明显改善的患者。秋水仙碱可使一些患者的结节缩小并防止出现更多结节[360]。结节还可以沿腱鞘分布，如跟腱或胫骨后肌[361]；有报道可发生肌腱断裂[362]。

内脏结节病变可见于肺[265]、软脑膜和脑实质[363]、心脏[364-367]和喉部[368]。尽管报道的结节多见于RA患者，但也可出现在银屑病关节炎和其他风湿性疾病患者中[369,370]。

最后，接受MTX治疗的RA患者可发生不同程度的白细胞破碎性血管炎，通常非全身性[352,353,371-373]。有报道一名RA患者在停用MTX后出现了系统性血管炎，提示MTX可能抑制了血管炎的临床表现[374]。将血管炎的发生归因于MTX治疗理论上存在矛盾，因为MTX目前还用于治疗一些有血管炎成分的慢性皮肤病，包括类风湿血管炎出现的皮肤溃疡[375-377]。

4.监测

20世纪80年代早期，当MTX首次又在风湿病治疗领域得到应用时，其药物不良反应的监测是因循多年以前由皮肤科医师用其治疗银屑病时制订的指南进行的[212,213,378]。根据皮肤科医师的建议，应用MTX的患者不仅需定期化验以尽早发现血液系统和肝脏毒性反应，当MTX累积剂量达1.5 g时应行系列肝活检，并在此后每新累积1.5 g时均应复查。但1989年风湿科医师在权衡了肝活检操作风险和发生有临床意义肝损害的风险之后，对上述建议的合理性提出了质疑[379]。他们认为由于肝活检操作的风险（和费用）过大，因此无论在应用MTX之前或用药过程中均不宜常规行肝活检[207,211,379-382]。此后的资料也显示MTX所致有临床意义肝损害的发生率远远低于早先的估计[211]，常规行肝活检的合理性难以证实。患者对此亦有顾虑[383]。

人们通过一项对ACR成员的调查资料估计了有临床意义肝损害的发生率并揭示了可能的危险因素[171]。随后ACR成立了一个小组委员会负责制订MTX治疗的监测指南。小组委员会委员回顾并评价了既往文献，甚至包括药厂未发表的实验室存档数据。此后制订出关于MTX治疗的一整套建议性监测指南[384]。ACR成员对于该套指南有多种不同观点[385-388]，但在现有的一项队列研究中，应用MTX治疗的RA患者遵照风湿科医师的建议行肝活检并同时对照该指南，结果发现其具有良好的敏感性(80%)和特异性(82%)。此外该研究还提示应将胰岛素依赖的糖尿病作为发生有临床意义肝损害的一项危险因素[234]。指南建议治疗前应行的化验，包括全血细胞计数(CBC)、血细胞分类、红细胞指数、维生素B_{12}和叶酸水平、生化指标和肝炎病毒血清学筛查。指南认为治疗前肝活检仅适用于有肝毒性物质接触史（如酗酒史）或肝损伤（如肝炎）的患者。近来ACR指南遭到一些质疑，风湿科医生之间的观点也不一致[389,390]。不过，皮肤科医生仍然坚持他们自己的不同观点[382]。

在MTX治疗过程中，建议每6~8周行血液学（含血小板计数和白细胞分类的血常规检查）、肾脏（肌酐）和肝脏（转氨酶和白蛋白）方面的化验。关节症状控制良好的患者出现血清转氨酶升高或白蛋白降低时，医生应警惕可能存在药物肝脏毒性反应[171,210,232,391,392]。如果已停用了其他药物（如有肝毒性的NSAID）或减少了MTX的剂量，而肝异常仍然持续存在，则有指征行肝活检。如果患者拒绝行肝活检，则应停用MTX。

ACR的小组委员会建议采用Roenigk系统对肝活检病理结果进行分级[378]：认为晚期肝纤维化(Ⅲ-B)和显性肝硬化(Ⅳ)是重新应用MTX的绝对禁忌证，而轻度汇管区炎症和纤维化程度较轻者(Ⅰ、Ⅱ和Ⅲ-A)并非禁忌。其他分级系统并不比Roenigk系统更好，亦未被ACR采纳[230,393]。由于为筛查一例有临床意义的肝损害病例需进行大量的肝活检，且花费巨大，故对患者不加选择地进行肝活检的风险–效益比难以被临床所接受[171]。患者和临床医生目前均不赞同如此不加选择的做法[381,383,388]。根据Bergquist等人的调查资料[394]，在应用MTX的前5年内常规行肝活检不具有明显的成本效益；在应用MTX 10年时行肝活检可能具有较好的成本效益。有趣的是小儿风湿科医师在用MTX治疗幼年类风湿关节炎患儿时，早已接受了上述ACR指南的建议[395]。

虽然指南中未曾提及无创影像学技术，然而这些技术最终可能用于肝脏组织结构的精确评价并使患者的监测更为便利，从而替代肝活检。这些影像学技术包括高分辨计算机辅助断层扫描(HRCT)[396,397]、高分辨超声和单光子发射计算机辅助断层扫描技术。遗憾的是上述技术与肝活检相比敏感性有余而特异性不足，因此目前尚难以取代活检技术[396,397]。此外，上述技术的临床经验还很有限，不加选择地应用这些技术必然会在已然不菲的MTX治疗花费总额基础上再增添额外的负担。

对加拿大风湿科医师的调查资料[398]表明，仅有17%的医生在用药一段时间后（具体时间各不相同）常规行肝活检，有23%的医生在达一定累积剂量后（具体剂量也各不相同）常规行肝活检。当患者治疗前的肝功能检查结果异常时，有62%的受访者行治疗前肝活检。有97%的风湿科医师定期（具体时间间隔不同）化验复查。只有很少数受访者行基线期的胸片和肺功能检查。

ACR小组委员会并未强调呼吸参数的监测，包括未说明是否应行基线期胸片和肺功能检查。根据MTX肺损伤的多中心病例对照研究，对疑有肺部受累的患者行胸片检查可能是合理的做法。如在MTX治疗期间无肺部症状，则无需常规定期评价肺功能、胸片或HRCT。不仅如此，近来的研究资料提示绝大多数应用MTX治疗的RA患者的各种呼吸系统指标（肺功能、HRCT）长期保持稳定[268]。表32.4总结了MTX毒性反应监测指南的建议。

Wallace和Sherry[399]提出了一种可以避免MTX毒性的方法，他们建议测定MTX用药后1小时和24小时的血清MTX浓度，并将浓度值标注在他们事先绘制的标准浓度曲线图上进行对照。然而正如前文所述，肝组织MTX浓度与肝脏损害并无相关性，因此MTX的血清浓度对于指导临床实践很可能用处不大[230]。

表32.4　应用MTX治疗类风湿关节炎时监测毒性反应的建议

基线期检查
含血小板计数和白细胞分类的血常规检查
维生素B_{12}和叶酸水平
乙型肝炎和丙型肝炎的血清学指标
胸片和肺功能检查[a]
仅当存在下列情况时考虑治疗前行肝活检：
既往酗酒史
转氨酶异常
慢性乙型和丙型肝炎
随诊检查（每间隔6~8周）
含血小板计数和白细胞分类的血常规检查
转氨酶、白蛋白、肌酐
如存在下列情况时考虑行肝活检：
（1年内）转氨酶检查9次中有5次异常（或12次中有6次异常），且减少每周甲氨蝶呤剂量或停用NSAID后转氨酶水平仍不下降，或者
（RA控制良好的患者）出现人白蛋白水平下降
应同时考虑下列因素
年龄及是否达到肝毒性的累积剂量，肺损害可在任何时期发生
需要监测感染（可能还有淋巴瘤）
其他抗叶酸代谢药物需慎用

[a]临床必要时。

From Kremer JM, Alarcón GS, Lightfoot RW Jr, et al. Methotrexate for rheumatoid arthritis. Suggested guidelines for monitoring liver toxicity. *Arthritis Rheum* 1994; 37:316–328, with permission.

5.补充叶酸和甲酰四氢叶酸的比较

甲酰四氢叶酸（或称亚叶酸）是叶酸的全还原型化合物，已作为肿瘤化疗时抗叶酸药物的解毒剂应用于临床。小剂量MTX治疗RA时，应用甲酰四氢叶酸可以减少毒性不良事件的发生。不过同时也降低了MTX的疗效，尤其是当大剂量应用甲酰四氢叶酸时（45 mg/wk）。应用MTX和甲酰四氢叶酸的时机对于维持MTX的抗风湿作用非常重要[56,57,400-404]。与之不同的是，补充叶酸不会抵消MTX的疗效，即使剂量高达27.5 mg/wk亦是如此，同时可显著减少毒性不良事件的发生，尤其是那些与叶酸缺乏明确相关的不良反应（如脱发、黏膜溃疡、胃肠道症状和血细胞减少）[51,54,274,405-410]。

一项大型随机安慰剂对照的临床试验资料提示叶酸盐（叶酸或甲酰四氢叶酸）还具有肝脏保护作用[411,412]。这项研究为期48周，纳入400余名RA患者，在安慰剂对照组有38%的患者停用MTX，补充叶酸组为17%，而补充甲酰四氢叶酸组仅占12%。不同观察组之间的主要差异在于肝酶的水平，安慰剂组高于补充叶酸盐组；然而此项研究并未观察到补充叶酸盐有利于减少其他叶酸缺乏引起的不良反应[411]。日本的一项小型研究亦称应用叶酸有好处[413]。即使应用相对较小剂量的叶酸（或甲酰四氢叶酸），如富叶酸饮食或非处方维生素制剂，亦足以产生同样效果[55,414]。补充叶酸还具有其他益处，由于可使同型半胱氨酸的水平正常化[412,416]，从而可能预防动脉粥样硬化[415]，补充叶酸还可防止MTX诱导的染色体异常[306]。MTX和叶酸的剂量比例尚不明确，而每周接受大剂量MTX治疗的患者应用叶酸的合适剂量也不清楚。

虽然已有许多研究资料支持常规补充叶酸[54,407,408,417,418]，但数年前在加拿大仅有大约1/3的风湿科医师这么做[398]。欧洲的医生倾向于通过减少MTX的剂量来降低毒性反应[419]，而非补充叶酸[407,420,421]。

这种临床实践的差异性在欧洲和美国开始进行来氟米特与MTX的比较研究时更为突出；大多数美国患者补充叶酸，而大多数欧洲患者则不是[144,145]。荷兰的大型随机临床试验是否会改变欧洲医生的做法还是个未知数[411,412]。

令人遗憾的是，一些来自于未公开的患者用药教育数据库信息被药品零售商获得，他们因之警告患者应用MTX时应避免同时服用叶酸。针对这种错误的论调，笔者及其所在团队成员已经给ACR、FDA和风湿病学会发出了警告，希望风湿科医师能正确地指导他们的患者不要听信上述建议[422]。此外，药品厂家仍然建议患者在出现不良反应表现时暂停使用MTX，而这些不良反应却是可以通过补充叶酸得到缓解的。

根据前文所述，笔者建议患者在开始MTX治疗的同时，即补充叶酸以预防明确的由于叶酸缺乏引起的不良反应，而不要等到出现红细胞巨变或明显的毒副作用时再补充。当患者完成基线期化验或辅助检查后即可开始补充叶酸，然后开始MTX治疗，同时继续应用叶酸。但需要强调的是，服用叶酸有可能诱发或加重维生素B_{12}缺乏引起的神经系统表现[423]，而RA患者恰可出现这种情况[417]。

（五）甲氨蝶呤在幼年类风湿性关节炎的应用

应用MTX治疗儿童全身性、少关节型或多关节型JRA在过去14年中已经非常普遍[48,424-429]。对于儿童患者，应该强调的问题包括：MTX长期使用（超过5年或10年）的安全性问题，MTX对生殖系统的影响以及见于成年患者的严重不良反应（如肺损害）在儿童患者的发生概率尚未明确[424]。尽管如此，由于其他药物不适于治疗儿童患者，静脉应用金盐制剂又需每周化验监测，这使得小儿风湿科医师越来越多地应用MTX治疗JRA患者。Jacobs称在过去数年内他从未用过金盐制剂治疗儿童患者，而这样做的也并非仅他一人。目前MTX已是治疗JRA的标准抗风湿药物，尤其是多关节型、类风湿因子阳性的患者，他们更容易出现关节破坏[430]。

如果给予适当补充叶酸，儿童患者对于MTX的耐受性很好，不易发生胃肠道症状、脱发或血细胞减少[431,432]。仅有一例MTX肺损害的儿童患者见诸报道[263]，而MTX引起的肝损害尚无一例报道，不过儿童患者应用MTX积累的经验不如成年患者多。因MTX在儿童患者的应用效果与成年人类似[395]，故药物毒副作用的监测应同样遵照成年患者的监测指南。需告知患儿父母关于药物疗效和毒副作用两方面的信息以及远期安全性的不确定性。需根据临床具体情况决定是否应告诉患儿父母曾有3例服用MTX的儿童患者发生了淋巴瘤。另一方面，也应该告诉患者父母MTX是唯一可改善JRA患者腕骨影像学表现的DMARD[433]。总之，MTX作为一种皮质激素助减剂，不仅对于治疗多关节型和少关节型JRA，而且对于有发热症状的全身性JRA（包括成人Still病）均较其他DMARD具有一定优势[434-436]。当然，抗TNF药物及其他生物制剂的问世，将像改变成年患者的治疗模式一样，也影响幼年关节炎的治疗[437]。

（六）甲氨蝶呤在其他关节病变的应用

MTX已被用于治疗血清阴性脊柱关节病，尤其是强直性脊柱炎和严重的外周关节炎，也被用于治疗慢性反应性关节炎患者[438]。MTX作为皮质激素助减剂还被成功地用于炎性肠病和肠病型关节炎患者[439,440]。最后，MTX继续应用于银屑病和银屑病关节炎的治疗，效果很好[10,129]。发生有临床意义的肝损害是限制银屑病患者应用MTX的重要因素。但如果既往无酗酒史，且按每周1次给予MTX总剂量，则银屑病患者发生肝损害的概率并不比RA患者大。银屑病关节炎应用MTX的另一个顾虑是对合并人类免疫缺陷病毒感染患者的用药。这些患者服用MTX后会出现皮损加重，其原因还不完全清楚[441,442]。

（七）甲氨蝶呤在其他风湿病和非风湿性疾病的应用

在MTX广泛地应用于RA的治疗之前已被用于治疗特发性炎性肌病（多发性肌炎或皮肌炎），疗效显著[443]。MTX主要用于对单用糖皮质激素无反应或需要维持大剂量糖皮质激素控制炎症的患者。MTX的剂量多大于RA的治疗剂量，且通常以周为单位经静脉给药。目前尚无关于MTX治疗多发性肌炎、皮肌炎或其他系统性风湿病的随机对照临床试验。除治疗多发性肌炎和皮肌炎外[443]，MTX还被用于治疗硬皮病[444]、干燥综合征[445]及伴或不伴肾脏或中枢神经系统受累[452,453]的系统性红斑狼疮（SLE）[446-451]。文献报道上述疾病应用MTX治疗均有益处，但在SLE的治疗方面，MTX尚不能替代糖皮质激素或其他免疫抑制剂，如环磷酰胺或硫唑嘌呤。

皮肤科医师已应用MTX治疗某些具有血管炎成分的慢性皮肤病（包括RA），其剂量通常大于不伴血管炎的RA治疗剂量[376,377]。但是应用MTX治疗RA患者可新发血管炎，因此其在治疗血管炎方面的作用还不清楚。MTX亦用于治疗结节病，不论局限于皮肤者或是伴有全身性内脏受累者均可[454-458]，MTX还可治疗皮质类固醇依赖的支气管哮喘[459]。虽然因其肝毒性使得在肝脏疾病的应用存在某些争议，但在某些肝脏病变,包括原发性胆汁性肝硬化[460]和特发性肉芽肿性肝炎[461],仍可使用MTX。实际上正如前文所述,有报道称接受MTX治疗的患者突然停药后可发生爆发性病毒性肝炎[233]。

MTX作为皮质激素助减剂被推荐用于治疗皮肤结节性多动脉炎、白塞病[375]、韦格纳肉芽肿[462]、大动脉炎、巨细胞动脉炎(和风湿性多肌痛)[463-465]以及其他类型的系统性血管炎[466-468]。有3项随机对照临床试验,或是用MTX替代口服糖皮质激素,或是与糖皮质激素联用,均未能显示应用MTX有任何益处[469-471]。MTX的应用主要在老年人中得到了证实,他们容易发生显著的皮质激素不良反应(如骨质疏松、高血压、糖尿病、分解代谢性皮肤病变和中枢神经系统副作用)。

(八)其他抗叶酸药物

目前还有其他一些叶酸拮抗剂,但他们在RA、其他关节病及其他系统性风湿病的应用近期还不太可能。其中一些药物已在动物诱导性关节炎实验模型上进行检验(如10-去氨氮蝶呤和10-去氮腺苷)[472]。其中10-去氨氮蝶呤和10-去氮腺苷已在RA患者中进行试验。10-去氨氮蝶呤似乎有效,但10-去氮腺苷则没有[473]。尽管如此,10-去氨氮蝶呤是否比MTX[474,475]毒性更小目前还不清楚。

(九)治疗方面的考虑

FDA已经批准了MTX经口服给药。口服MTX费用较高以及经静脉给药耐受性更好是促使其从口服给药改为静脉给药的两个主要原因[7,476],通常认为静脉与口服给药同样有效,但亦有相反观点[477]。一些风湿科医师建议口服静脉剂型以试图降低治疗花费[478]。以前,通常将每周剂量分成3次给药,间隔12小时。现在许多风湿科医生往往只一次性给药或在每周MTX剂量超过10 mg时分2次给药[24,479],Pandya等人近来的研究表明对每周剂量反应良好的患者可以尝试隔周给药[480]。偶尔也在关节腔内注射MTX,但有关效率的报道各不相同[481]。

对于RA出现关节破坏机制的认识促使医生尽可能在病程早期即开始MTX治疗(单药或联合用药),希望防止关节和关节外结构发生破坏。有些研究资料提示如能早期应用MTX,则可能避免发生后续的关节破坏[2]。当然有人也会认为这是那些病情未进展的患者出现了关节炎的自发缓解,在一些队列研究中已有数个这样的病例报道,这些研究中的患者完全满足RA的诊断标准,但5年后却无RA的临床表现[482]。这样的患者(其比例报道不一,在10%~20%)如被早期治疗则可能被错误地认为治疗有效,而实际上为自限性病程。风湿科医师面临的挑战在于是否能够早期识别那些将会出现病情进展和关节破坏的患者并尽早给予积极地治疗。

虽然对于与RA易患性和严重程度相关的遗传基础现已有了深入地了解,例如Criswell等人[483]通过DNA分析筛查编码提示不良预后的所谓“类风湿表位”的HLA-DRB1等位基因或与之相关的其他基因多态性(如TNF-α基因多态性),但是目前建议所有新发多关节炎患者进行这项检查为时尚早。Gough等人的研究[484]显示很大一部分携有类风湿表位的早期多关节炎患者将出现关节破坏性病变,然而也有相当多的健康人和自限性多关节炎患者也携有这种表位。不仅如此,美国有近2/3明确诊断中重度RA的黑人患者无类风湿表位[485,486]。就目前而言,即使DNA分析方法已经市场化且价格合理,但仅根据这种方法来指导治疗是非常错误的。

自20世纪80年代以来,McCarty等人提倡采用多药联合治疗RA[487,488]。他们起初联合使用羟氯喹、静脉金盐制剂、硫唑嘌呤和环磷酰胺,但有数例患者出现了恶性肿瘤,因此将环磷酰胺换为MTX,获得了极佳的治疗效果[487,488]。

与MTX试验性联合应用的药物包括口服金制剂[12]、硫唑嘌呤[489,490]、氯喹、羟氯喹[228,491-494]、柳氮磺吡啶[495-500]、米诺环素[493]、环孢素[501-505]和来氟米特[506,507]。联合用药的想法来源于肿瘤和感染性疾病的治疗经验——不同药物可作用于不同炎症介质和具有不同的代谢途径,从而产生协同作用。理想情况下,此时每种药物剂量均减少使得患者的耐受性更好,同时药物联用的疗效优于其中任何一种药物单独使用。然而,虽然药物联用治疗RA的临床试验已有许多,但大部分均未产生上述理想效果,不过环孢素可能除外。在Tugwell等人进行的多中心研究中[501],对MTX有部分治疗反应的患者被随机分组,其中联合环孢素治疗组的关节症状获得了额外的改善,而安慰剂组则没有这种作用。不仅如此,起初分入安慰剂组的患者随后联合环孢素治疗也获得了显著的病情改善。

内布拉斯加州大学的O'Dell提出了一种很有前景的联合用药方案[508]。在其临床试验中,患者分别接受MTX单药、MTX与柳氮磺吡啶联用或MTX与柳氮磺吡啶以及羟氯喹联用3种治疗方案。已发表的资料显示 3 种 DMARD 联用方案不仅比 MTX 单药方案或 MTX 与柳氮磺吡啶两药联用方案更为有效，而且耐受性也很好。长期随诊资料显示此联合用药方案远期疗效亦佳[509,510]。

最后，MTX 还作为主导药物与生物制剂联用，后者包括抗 CD4 和抗 TNF 化合物[511]。随着 TNF 抑制剂被批准用于临床，他们就与 MTX 联合用于治疗对 MTX 单药仅有部分反应的 RA 患者。

近来有 3 项临床研究评价抗 TNF 化合物与 MTX 联用(在 TEMPO 试验中采用的是依那西普，在Ⅲ期临床试验中是阿达木单抗，在 ASPIRE 中是英夫利昔单抗)治疗早期活动性 RA 的效果[511a,511b,511c]。这些药物联用方案(与抗 TNF 化合物联用)在控制疾病活动性的效果、避免关节功能减退和防止关节破坏诸方面均优于 MTX 单药方案(或 MTX 和安慰剂合用)。关于这些临床试验的详细资料，请参阅 RA 的药物联合治疗章节。联合用药方案的远期疗效尚需进一步明确。

(十)小结

在美国，MTX 已成为治疗 RA 最为常用的DMARD。其疗效和毒副作用现已十分明确，也已有减少其毒副作用的用药方案。但应用此药仍存在某些顾虑，包括尚不确定该药可能存在的远期(超过 5~10 年)肝毒性、难以预测药物肺损害的出现以及可能发生淋巴瘤的危险。充分了解该药的药代动力学、药物之间的相互作用和进行恰当的临床及实验室监测对于确保获得最大收益、尽量避免毒副作用十分重要。

尽管新的治疗方法层出不穷，MTX 可能仍将在未来数年内作为治疗 RA 和其他炎症性关节病变的主导药物发挥作用。

二、来氟米特

来氟米特是一种新型免疫调节剂，于 1998 年经 FDA 批准作为其他 DMARD(如 MTX 或柳氮磺吡啶)疗效不佳或耐受性差时的替换药物用于治疗 RA。

(一)历史回顾

来氟米特(HR486)是一种具有抑制丝裂原刺激后淋巴细胞增殖作用的化合物，于 20 世纪 80 年代由 Hoechst 发现。该药物曾在需要抑制炎症或免疫功能的不同动物模型(移植物存活模型、佐剂性关节炎模型)中试用，且有效果[512]。

(二)结构、药效学和药代动力学

来氟米特是一种异噁唑衍生物，是新型免疫调节剂和新一代低分子量 DMARD 的代表，该药与现有免疫调节剂的结构无相关性。来氟米特[N-(4-三氟甲基苯基)-5-甲基异噁唑-4-甲酰胺] 及其开环结构的代谢物 A77 1726 [3-氰基-3-羟基-N-(4-三氟甲基苯基)-巴豆酰胺]分子量为 270 Da。

来氟米特在肠道的吸收不受食物的影响；吸收率近 100%，不需酶的催化即可迅速转化为活性代谢物A77 1726。此代谢物的蛋白结合率约为 100%(主要是与白蛋白结合)，其血药浓度不受年龄、性别或体重指数影响。由于蛋白结合率高，故其在血浆中的半衰期很长(大约为 15 天，其范围为 5~40 天)[512]。来氟米特经肝代谢和排出；不过由于存在肠肝循环，口服考来烯胺可很容易地将之从体内迅速清除。药物的 60%~70%以三氟甲基苯胺(TFMA)苯胺羰酸的形式经尿液排泄；有单剂量研究表明如果患者接受血液或腹膜透析(n=6)，则 A77 1726 的游离部分排泄加倍[513]。

虽然来氟米特与华法林、口服避孕药、口服降糖药或 NSAID 的相互作用不明显[514]，但研究数据显示临床上它可以增加双氯芬酸、布洛芬和甲苯磺丁脲的游离成分浓度约 13%~15%。来氟米特还抑制 CYP 450 2C9 酶的活性，该酶可代谢多种 NSAID[513]。尽管如此，这些相互作用的临床意义还不清楚。相反的，同时应用利福平和来氟米特可引起后者血浆峰浓度的增加；因此这两种药物合用时应该十分谨慎[513]。

(三)作用机制和生物学效应

来氟米特可抑制处于细胞周期 G1 期的活化淋巴细胞的嘧啶核苷酸直接生成途径；这种抑制作用发生在二氢乳清酸脱氢酶(DHODH)水平，从而抑制 RNA 和 DNA 的合成并显著降低淋巴细胞的增殖和分化水平，尤其是与 RA 发病机制相关的 T 细胞[512,515]。上述作用可通过补充尿嘧啶核苷逆转[516]。A77 1726 还可抑制鼠类 T 细胞中几种不同的酪氨酸激酶；此效应在 MRL/lpr 小鼠模型确能起到抗增殖[517]作用，但 RA 的治疗剂量对人类无此作用[512]。

来氟米特的其他重要作用还包括抑制细胞膜的糖基化、抑制内皮细胞黏附分子的表达、抑制细胞因子(单核细胞趋化蛋白)的表达、上调免疫抑制性细胞因子 TGF-β1 水平以及抑制环氧化酶 2 的活性。前两种作用来自于对 DHODH 的抑制作用，代表了与阻断细胞周期 G1 期不同的作用机制[512]。对用来氟米特处理的 Jurkat 人 T 细胞进行生物测定显示，它还能阻断核因子 κB 的活化，后者是一种转录因子，可以调节许多在免疫和炎症反应中发挥关键作用的基因表达[512,518]；在人体内是否仍有此作用尚不清楚。

（四）来氟米特治疗类风湿关节炎的临床疗效

20 世纪 90 年代早期在克罗埃西亚、斯洛文尼亚和南斯拉夫进行的标签公开的临床研究评估了来氟米特远期应用的疗效和安全性[519]。此研究纳入 350 名患者，其中 255 名完成了为期 18 个月、剂量范围在 5~25 mg/d 的观察。研究显示来氟米特的耐受性和临床疗效良好。

此后 Mladenovic 等人发表了一项也在东欧进行的随机安慰剂对照的剂量探索研究，该项研究纳入了 402 名患者。在这项为期 24 周的研究中，来氟米特可改善所有临床指标，其作用呈剂量依赖性；10 mg/d 和 25 mg/d 剂量组分别有 55%和 60%的患者获得改善。5 mg/d 组的有效率与安慰剂组类似；研究结果提示当剂量为 20 mg/d 时可能达到最大有效率[164]。

此后根据这些剂量探索研究的结果又设计了 3 项随机临床试验用以比较来氟米特、安慰剂及其他 DMARD 在治疗 RA 时的疗效和毒副作用。这 3 项研究分别是美国 301（US301）、多国 302（MN302）和多国 301（MN301），其结果肯定了来氟米特的疗效和安全性，对于 1998 年 FDA 批准其上市起了关键性作用[144,145,520]。这些研究中的患者基线期特征见表 32.5 所示，结果数据见表 32.6 所示。

US301[144]是一项为期 52 周的临床研究，纳入了 482 名 RA 患者。患者被随机分为 3 组，分别为来氟米特组（n=182），前 3 天 100 mg/d 起始负荷剂量继以 20 mg/d 维持剂量、MTX（n=182）7.5 mg/wk 组和安慰剂组（n=118）。在研究的第 9 周 MTX 组的患者如治疗反应不佳则允许增加剂量至 15 mg/wk（占 61%）。US301 研究中的患者维持恒定的泼尼松（≤10 mg/d）和 NSAID 剂量；同时补充叶酸 1~2 mg/d。此研究的主要结果指标是 ACR 20%改善标准（ACR20）和（或）ACR 完全缓解标准；后者是指完成 52 周的起始治疗并在研究终点达到 20%以上的改善。研究同时也明确了治疗 12 个月时达 ACR50%以上改善（ACR50）以及 70%以上改善（ACR70）的应答率。

在这项研究中，来氟米特组上述 4 个结果指标的应答率与 MTX 组相当而大于安慰剂组。经健康评估问卷（HAQ）、疗效评估简表和问题引发技术问卷评价，两种药物均能显著改善患者的生活质量[521-523]。影像学资料分析显示两种药物在延缓病情进展方面均优于安慰剂[144]。

MN302[145]研究比较了来氟米特与 MTX 的疗效和安全性；与 US301 不同，这项研究未设安慰剂组。MN302 对于揭示来氟米特的远期安全性和有效性也非常重要。在这项研究中，来氟米特治疗组的 RA 患者（n=501）接受的剂量与 US301 研究相同，但当出现不良反应时可将剂量减至 10 mg/d。MTX 治疗组剂量为 7.5 mg/wk，用至试验的第 4 周，此后直到第 12 周，可将此剂量增至 15 mg/wk。此研究中 MTX 组治疗 1 年

表32.5　来氟米特双盲临床研究中类风湿关节炎患者的基线期特征

研究	US301[a]			MN302[b]		MN301[c]		
变量	来氟米特（n=182）	甲氨蝶呤（n=182）	安慰剂（n=118）	来氟米特（n=501）	甲氨蝶呤（n=498）	来氟米特（n=133）	柳氮磺吡啶（n=133）	安慰剂（n=92）
年龄（平均岁数）	54	53	55	59	58	58	59	59
女性（%）	73	75	70	71	71	76	69	75
病程（平均年数）	7	7	7	4	4	8	7	6
≤2年（%）	39	40	33	44	43	38	42	45
>2年（%）	61	60	67	56	57	62	58	55
既往用过DMARD（%）	56	60	56	66	67	60	49	47

[a] 美国301[144]。
[b] 多国302[145]。
[c] 多国301[520]。
DMARD：缓解病情的抗风湿药。

表32.6 来氟米特的双盲临床研究中类风湿关节炎患者的美国风湿病学院(ACR)治疗应答率[a]

研究	研究类型	疗程(wk)	患者数 来氟米特	甲氨蝶呤(MN301中为柳氮磺吡啶)[b]	安慰剂	结果	患者达到的有效率(%) 来氟米特	甲氨蝶呤(MN301中为柳氮磺吡啶)	安慰剂	p
US301[c]	安慰剂对照	52	182	182	118	ACR完全改善	41	35	19	<0.001
						ACR20	52	46	26	<0.001
						ACR50	34	23	8	<0.001
						ACR70	20	9	4	<0001
MN302[d]	阳性对照	52	501	498	无	ACR20	51	65	NA[e]	<0.0001
						ACR50	31	44	NA	NA
						ACR70	10	16	NA	NA
MN301	安慰剂对照	24	133	133	92	ACR20	55	56	29	0.0001[f]
						ACR50	33	30	14	0.002[f]

[a] 表中仅标注ACR应答率以便不同试验的比较。

[b] 多国301[520]。

[c] 美国301[144]。

[d] 多国302[145]。

[e] 不适用。

[f] 来氟米特与安慰剂对比。

后的ACR20应答率大于来氟米特组,但2年后两组之间的这种差异即不存在。两治疗组的影像学病情进展率相近。研究第2年,所有的临床指标的改善仍然存在,但MTX治疗组的影像学病情进展率小于来氟米特治疗组。MN302研究中并未要求补充叶酸,实际上补充者只占不足10%。

最后一项关键性的RA治疗研究是MN301[520],它比较了与US301研究中相同剂量的来氟米特治疗组(n=133)、柳氮磺吡啶组0.5 g/d,在研究第4周逐渐滴定剂量至2 g/d的治疗组(n=133)和安慰剂组(n=92)的疗效。研究观察发现来氟米特和柳氮磺吡啶治疗组在试验的第24周有类似的ACR20应答率;但来氟米特治疗组比柳氮磺吡啶和安慰剂组出现应答更快,可早至第4周。此外,来氟米特治疗组患者的HAQ评分显著优于安慰剂组或柳氮磺吡啶组。影像学病情进展的Larsen评分在来氟米特组和柳氮磺吡啶组显著低于安慰剂组。完成此研究的患者(n=230)进行双盲的延长期研究,根据他们的意愿分别随诊12个月(n=168)和24个月(n=146);同时安慰剂组患者改服柳氮磺吡啶。1年后在两组患者之间无统计学显著差异。来氟米特的治疗效应可维持至24个月,较柳氮磺吡啶组在全身情况评分、关节功能状态、ACR应答率以及延缓影像学病情进展的速度等方面均优于柳氮磺吡啶组[524-526]。

近期发表了一项MN301和MN302的标签开放的延长期研究结果[527]。在该研究中,共纳入214名患者(其中29名来自MN301研究,185名来自MN302研究),接受与原研究相同每日维持剂量的来氟米特治疗,但如出现不良反应则允许将剂量减至10 mg/d,或当疗效不显著时允许加量至20 mg/d。绝大部分患者接受20 mg/d的来氟米特治疗。此延长期研究的结果指标与原研究相同。研究在来氟米特上市后终止,此时共有163名患者(76%)接受为期平均4.6年的来氟米特治疗。在第4年和研究终止时病情改善的ACR20、50和70应答率分别为69%、43%和20%。在第1年的HAQ评分可维持至第4年或研究终点。

(五)不良反应事件

在上文所述3项来氟米特的关键性临床试验资料中,接受来氟米特治疗者比接受柳氮磺吡啶治疗者出现更多不良反应,但少于MTX治疗组。试验中最常报道的来氟米特不良反应是腹泻、恶心、腹痛、肝酶[如丙氨酸氨基转移酶(ALT)和门冬氨酸氨基转移酶(AST)]升高、皮疹、脱发和呼吸道感染,大多数发生率低于20%。这些数据列于表32.7。

表32.7　来氟米特治疗类风湿关节炎的双盲临床研究中治疗相关不良反应的发生率

研究	US301[a]			MN302[b]		MN301[c]		
不良事件(%)	来氟米特 (n=182)	甲氨蝶呤 (n=182)	安慰剂 (n=118)	来氟米特 (n=501)	甲氨蝶呤 (n=498)	来氟米特 (n=133)	柳氮磺吡啶 (n=133)	安慰剂 (n=92)
胃肠道症状								
腹泻	34	20	17	18	7	12	6	4
恶心	21	19	19	11	16	7	11	8
消化不良	14	13	12	2	6	3	7	2
腹痛	14	15	7	6	6	3	4	5
ALT/AST 异常[d]	15	12	3	5	16	2	4	0
感染	57	60	48	5[e]	5[e]	1[f]	2[f]	3[f]
过敏反应	24	17	14	7[g]	5[g]	6[g]	7[g]	4[g]
脱发	10	6	1	17	10	6	4	2
口腔溃疡	6	10	6	3	6	NA	NA	NA
虚弱无力	6	3	NA	1	2	NA	NA	NA
头痛	12	14	NA	6	5	5	6	2
高血压								
合计	11	3	5	NA	NA	2	2	1
新发	2	2	0	NA	NA	NA	NA	NA

[a]美国301[144]。
[b]多国302[145]。
[c]多国301[520]。
[d]丙氨酸氨基转移酶和门冬氨酸氨基转移酶。
[e]上呼吸道感染。
[f]所有的呼吸道感染。
[g] MN302和MN301研究将过敏反应报告为皮疹。
NA：不适用。

US301 和 MN302 研究比较了来氟米特和 MTX 的安全性。服用来氟米特的患者更易出现腹泻、皮疹和脱发，而服用 MTX 的患者易出现口腔溃疡。两项研究中因来氟米特的不良反应退出试验的比例近似(US301 为 22%，MN302 为 20%)；接受 MTX 治疗的患者退出率相应为 10%和 15%。在 US301 研究中，两种药物治疗组出现转氨酶升高的比例相似且很少见(≤5%)，但在 MN302 研究中来氟米特治疗组出现显著肝酶增高的比例约为 5%，而 MTX 治疗组约为 16%。这两项研究中转氨酶水平的不一致可能与补充叶酸有关（在 US301 中补充叶酸的做法较为普遍，但在 MN302 中则不是)[411]，不论是否真是如此，这个问题仍需要进一步明确。

US301 和 MN302 研究均未报告出现临床相关的电解质或肾功能变化。US301 亦未报告血液系统不良反应；但 MN302 研究中有 20 名患者在用药 1 年时出现白细胞减少，并导致 4 名患者退出试验。尽管如此，白细胞减少的程度很轻微，其范围在 2 000~3 000/mm^3。另有 8 名患者在研究第 2 年出现白细胞减少，其中 3 名退出试验。

MN301 研究比较了来氟米特和柳氮磺吡啶的安全性。由于不良反应退出试验的比例在来氟米特组、安慰剂组和柳氮磺吡啶组分别为 14%、7%和 19%。该研究中常见的不良反应包括腹泻、恶心、脱发和皮疹，来氟米特组出现腹泻和脱发的比例高于柳氮磺吡啶组。但是柳氮磺吡啶组出现恶心的比例高于来氟米特组。这项研究中来氟米特组、安慰剂组和柳氮磺吡啶组出现高血压的比例分别为 6%、3%和 4%，但是两种药物联合治疗组出现药物相关性高血压的比例近似(2%)。来氟米特组和柳氮磺吡啶组出现 ALT 和 AST 升高的比例相似，升高的幅度为正常上限的1.2~2.0倍。如同US301和MN302研究一样，MN301研究未见来氟米特组出现有临床意义的电解质和肾功能变化。该项研究中未报告出现临床相关的血液系统毒性反应。

在MN301和MN302的标签开放的长期研究中未发生新的治疗相关性不良反应[527]。

在临床实践中，大多数接受来氟米特治疗患者主诉有胃肠道症状(恶心、腹泻、腹痛)伴有轻度皮肤表现(皮疹和瘙痒)。这些表现通常在药物减量或停用后消退。

1.肝功能化验异常和肝脏毒性

在临床试验中，有14%~18%的患者出现ALT升高为正常上限的1.2~2倍。仅有1.5%~4.4%的患者出现正常上限3倍以上的升高，其发生率在来氟米特组高于安慰剂组，但与柳氮磺吡啶组或MTX组相近。肝酶异常通常发生在用药6个月时，有并发症的患者更容易出现。这些研究中均未出现急性肝损伤[144,145,520]。

2001年欧洲医疗评估机构(EMEA)科学委员会提醒应用来氟米特治疗RA的患者应警惕出现不同程度的肝脏毒性反应[528]。如表32.8所列，EMEA报告了296例严重肝毒性反应，总药物暴露估计为104 000患者-年。在这296例中，232例出现肝酶增高，129例出现严重的肝毒性反应，2例有肝硬化，15例出现急性肝衰竭；在15例肝衰竭患者中有9例死亡，但在129例有严重肝毒性反应的患者中又有6例死亡。总体上，15例死亡病例中有10例被认为可能与来氟米特有关[528]。129例严重肝毒性反应的混杂因素包括同时应用其他肝毒性药物(n=101，78%)，伴有相关并发症(之前有酗酒史、肝衰竭、急性心衰、严重肺部病变或胰腺癌)(n=33，27%)。不仅如此，半数以上出现肝酶升高的患者同时服用NSAID。

表32.8 服用来氟米特的患者肝毒性反应的报告

不同的报告机构	EMEA[a] n	FDA[b] n
不良反应总数	296	102
严重不良反应数	129	54
急性肝衰竭(ALF)	15	16
致死性结果		
ALF	9	8
其他原因	6	1
所有原因	15	9
可能与来氟米特相关	10	5
出现不良反应时间	不同	135
(平均天数，范围)	(3~1095)	(3~693)
具有混杂因素(命名数)	129	54
合用其他肝毒性药物(%)	78	74
合用甲氨蝶呤和(或)NSAID(%)	58	43
并发症(%)	27	17

[a] 欧洲医疗评估机构[528]。

[b] 食品和药物监督局[529]。

NSAID：非类固醇抗炎药。

最近，FDA的药物安全性办公室(ODS)[529]报告了自2002年8月该药获批准上市后出现的102例严重肝脏不良事件，人群暴露事件估计为90 266~166 172人-年[529]。如表32.8所示，有54例严重肝脏不良反应；其中38例的原因包括肝炎、黄疸和(或)胆汁淤积。其余16例发生急性肝损害；其中9例死亡，8例死于肝衰竭、1例死于合并的间质性肺病。仅有1例患者进行了肝移植。ODS官员总结称应用来氟米特是出现急性肝损害的严重危险因素，此观点支持2002年3月向FDA递交的要求来氟米特撤出市场的公众请愿书[530]。FDA外部咨询小组的成员回顾了上述资料和来自所有来氟米特临床试验的数据，还回顾了3个国家数据库的队列研究资料，他们得出与ODS负责人不同的结论；咨询小组同意ODS所说的来氟米特治疗组出现了严重的危及生命的肝毒性反应，但他们认为将来氟米特和急性肝损害联系在一起的证据不充分，有许多诸如并发症、联用肝毒性药物的混杂因素[529,530]，并建议不要从市场上撤出来氟米特。

EMEA的报告[528]发表之后不久，ACR就制订了单用或联用来氟米特治疗的肝毒性监测建议。建议详见表32.9和表32.10。有趣的是，迄今在正式风湿病学刊物上仅有1例由来氟米特引起的急性肝衰竭发表[531]。

总而言之，MTX可引起相对较长时间的肝酶升高并可导致肝纤维化(及肝硬化)[384]，与此不同，来氟米特可引起急性肝衰竭，虽然极为罕见，但需始终高度警惕。

2.感染

在进行MN301和MN302试验的所有患者中报告的感染发生率为1%~5%，包括上呼吸道、下呼吸道和尿路感染；MN302试验中来氟米特组的感染发生率与MTX组相同，在MN301试验中比柳氮磺吡啶组(和安慰剂组)发生率低。相反的，在US301研究中来氟米特或MTX治疗组感染发生率超过50%，而在安慰剂组接近50%。报道的感染发生率差别高达10倍，其最可

表32.9　根据美国风湿病学院的建议制订的类风湿关节炎患来氟米特治疗监测策略

患者服用来氟米特单药治疗
基线期
查ALT和AST
前6个月
每月查ALT和AST
如病情稳定以后
每2~3个月查ALT和AST[a]
患者联用来氟米特和甲氨蝶呤
基线期
查ALT和AST
治疗前6个月
每月查ALT和AST
如病情稳定以后
每1~3个月查ALT和AST[a]

[a]如果出现ALT/AST异常，则应增加监测频率(详见表32.10)。

ALT：丙氨酸氨基转移酶；AST：门冬氨酸氨基转移酶。

Modified from Matteson E, Cush JJ. Reports of leflunomide hepatotoxicity in patients with rheumatoid arthritis. ACR Hotline. August 2001. *www.rheumatology.org/research/hotline/0801leflunomide.html*, with permission.

能的解释是在US301研究中除了上述感染之外可能还包括了皮肤、妇科和其他表浅部位感染。3项试验均未发生机会性感染[144,145,520]。

3.恶性肿瘤

在一项为期2年的研究中，用来氟米特治疗的雄性小鼠发生淋巴瘤的概率增加，而雌性小鼠发生支气管肺泡腺瘤和癌的概率增加[513]。在Ⅱ期和Ⅲ期临床试验中有患者发生淋巴增殖性疾病的报告，但这少数的几例并不都是服用来氟米特的患者[532]。服用来氟米特是否增加患者发生恶性肿瘤的概率还需要长期监测研究。

4.致畸性

在不同种类的动物试验中均发现来氟米特可增加先天发育缺陷和胎儿死亡的发生率。关于怀孕早期妇女服用来氟米特的妊娠结果资料极少，但预计可引起流产[533]。现已成立了一个专门机构用于登记在妊娠期曾有来氟米特暴露的妇女所生的孩子，目的在于监测药物可能的致畸作用。这项纵向队列研究由畸形学信息服务组织进行(OTIS)[534]。截至2003年7月9日，共

表32.10　根据美国风湿病学院的建议制订的类风湿关节类患者来氟米特治疗监测策略

对于出现下列情况的患者：
ALT或AST升高超过正常上限1倍但小于2倍时
根据表32.9的策略复查，但无需改变剂量
ALT或AST升高超过正常上限2~3倍时
应试减量并复查化验；如果ALT或AST持续升高超过正常上限2倍，应予停药
ALT和(或)AST持续异常或升高大于正常上限3倍时
应立即停药并开始考来烯胺治疗(表32.11)

ALT：丙氨酸氨基转移酶；AST：门冬氨酸氨基转移酶。

Modified from Matteson E, Cush JJ. Reports of leflunomide hepatotoxicity in patients with rheumatoid arthritis. ACR Hotline. August 2001. *www. rheumatology. org/research/hotline/0801 leflunomide. html*, with permission.

有57名妇女在服用来氟米特时怀孕；其中一些人选择终止妊娠，另一些则已分娩出正常婴儿。

5.罕见不良反应

已有单用来氟米特或联用其他DMARD的患者报告发生了罕见的不良反应，包括严重的全血细胞减少[535]、血管炎[536,537]、抗肾小球基底膜抗体介导的肾衰竭[538]、可逆性周围神经病[539]、中毒性表皮坏死溶解[540]及斑秃[541]。

(六)来氟米特与其他药物联用

1.来氟米特与甲氨蝶呤联用

Weinblatt等人在一项为期52周的试验中研究了来氟米特和MTX联用方案，该研究纳入30名均虽经MTX(平均每周剂量17 mg，疗程>6个月)治疗病情仍然活动的RA患者[542,543]。给予这些患者两天负荷剂量的来氟米特(100 mg/d)继以10 mg/d(如3个月后疾病仍然活动则允许增加剂量至20 mg/d)；允许继续应用恒定剂量的泼尼松(≤10 mg/d)和NSAID。有23名患者完成了为期1年的治疗；53%的患者达到了ACR20反应标准。2名患者在治疗1年后达到了ACR完全缓解标准。联合用药方案的耐受性很好，无明显不良的药物相互作用。

随后，在Kremer领导的一项为期24周的研究中[507]纳入了263名患者，均为虽经稳定剂量的MTX治疗RA病情仍然活动者，随机分入来氟米特治疗组和安

慰剂组。MTX 联合来氟米特治疗组达到 ACR20 标准的比例约为 46%,大于 MTX 联合安慰剂治疗组 20%的反应率。有 39%的患者接受 10 mg/d 的来氟米特剂量,55%为 20 mg/d,6%隔日服药。两组不良事件发生率很高但两组之间类似(约为 90%);然而报道的不良事件均为轻至中度。3 名患者(2%)由于持续肝酶水平异常而退出试验;而安慰剂组仅有 2 名患者退出(1.5%)。

2.来氟米特和英夫利昔单抗联合应用

近期 Kiely 等人的研究评估了来氟米特和英夫利昔单抗联用的安全性和有效性[544]。该项研究为期 32 周,纳入了 20 名 DMARD 治疗后 RA 仍然活动的患者。入组时停用 DMARD,将泼尼松减量至 7.5 mg/d(如原剂量高于此水平),允许继续应用 NSAID。患者于入组后 4 周接受来氟米特治疗,前 3 日 100 mg/d,以后 20 mg/d(2 名患者先前已服用来氟米特 20 mg/d)。第 2 周时所有患者注射英夫利昔单抗 3 mg/kg,在第 4、8、16 及 24 周重复给药。

第 28 周时进行疾病活动度评分(DAS28)和ACR20、ACR50、ACR70 或更高缓解程度的评估。虽然有 11 名患者由于药物的毒副作用退出试验,但仅有 4 名患者发生了严重的药物反应,且均归因于英夫利昔单抗。在第 28 周仍然能坚持治疗的患者中 80%达到了 ACR20 的缓解标准,46%达到了 ACR70 的缓解标准。

(七)来氟米特在其他风湿性疾病中的应用

近期的试验性研究显示来氟米特在治疗各种不同的风湿性疾病,包括 SLE[545]、Felty 综合征[546]、银屑病和银屑病关节炎[547,548]、大动脉炎[549]、抗中性粒细胞胞浆抗体相关性血管炎[550,551]和成人 Still 病[552]均有疗效。

在一项标签开放的研究中[545],18 名 SLE 女性患者(其中 15 名符合 ACR 标准)的 SLE 病情活动度评分(SLEDAI)均提示病情为中度活动,这些患者接受了标准负荷剂量的来氟米特并以 20 mg/d 的剂量维持。在符合 ACR 标准并完成研究的患者亚组中(n=12),SLEDAI 评分平均降低 2.2,其中 8 名患者报告主观感觉改善。未出现严重不良反应;7 名患者出现腹泻(其中 2 名停用来氟米特),1 名患者因出现皮疹也退出研究[545]。上述研究数据提示来氟米特可作为 SLE 患者治疗的另一种选择。

(八)剂量和特殊问题

由于来氟米特的半衰期为 15 天,所以需要连续 3 天每日口服 100 mg 以达到稳态。负荷剂量后可予每日 20 mg 的维持剂量。

1.儿童患者

由于缺乏来氟米特在儿童中应用的资料,因此目前不推荐儿童患者使用该药。

2.老年患者

年龄超过 65 岁的老年人无需调整剂量,因为没有证据表明年龄会影响该药的药代动力学。但用药时仍需谨慎,尤其是伴有并发症和肾功能处于边缘状态的身体虚弱的老年人更应如此。

3.育龄妇女

应警告有性生活的育龄妇女在妊娠期绝对禁止服用来氟米特,因此在开始来氟米特治疗前应除外妊娠并采取安全的避孕措施。服用来氟米特的妇女不慎怀孕时应服用考来烯胺以加快药物的清除。表 32.11 列出了有关细节。计划妊娠的妇女也应采取相同的措施。即使在发现停经后立即开始药物洗脱仍不可避免在胚胎器官形成早期暴露于来氟米特;不过在妊娠第 3 周开始药物洗脱确实可防止出现小头畸形和智力发育迟缓,故应立即开始这项措施[533]。目前在 OTIS 登记的 160 名妇女的妊娠结果尚未公开发表。

乳汁中来氟米特代谢产物的浓度尚不清楚;故不推荐需在分娩后重新开始服用来氟米特的患者哺乳。

表32.11 来氟米特清除策略

无妊娠及毒性或过敏反应:
考来烯胺:4~8 g,3 次/d,2~3 d
4 g,3 次/d,应用1日可降低来氟米特浓度约50%;认为合适疗程为5日
妊娠(计划妊娠或确证已经妊娠):
剂量用法同上,疗程共11天(连续或不连续),同时需间隔至少14日的2次测定证实来氟米特血浆浓度<0.02 mg/L

Modified from Matteson E, Cush JJ. Reports of leflunomide hepatotoxicity in patients with rheumatoid arthritis. ACR Hotline. August 2001. *www.rheumatology.org/research/hotline/0801leflunomide.html*, with permission.

对于准备生育而又正在服用来氟米特的男性患者，出现染色体异常或者点突变的风险极小；不必进行考来烯胺清除措施。

4.终末期肾病和透析的患者

目前尚缺乏中至重度肾功能损害的患者应用来氟米特的临床经验；正如前文所述，接受血液或腹膜透析的患者来氟米特游离部分清除加倍。如果肾功能不全的患者需应用来氟米特，不论其是否透析、状态如何，均应予密切监测。

5.肝功能不全患者

对于之前存在或伴有严重的并发症、病毒性肝炎(甲、乙或丙型)、肝功能不全、酗酒史及同时应用其他肝损害药物的患者使用来氟米特必须极为谨慎。

6.其他建议

来氟米特生产厂家不推荐将之用于严重免疫缺陷、骨髓增生不良或感染未获控制的患者[513]；如患者出现任何表32.11 中描述的严重毒副作用或过敏反应则应使用考来烯胺。

7.指南

如前文所述，ACR 已制订了来氟米特治疗的监测指南[533]。总结于表 32.9 和表 32.10。

(九)结论

来氟米特是一种 DMARD，可抑制 T 细胞增殖而很少影响其他类型细胞。3 项大型双盲临床试验已证实该药在 RA 治疗中无论在临床表现还是影像学上均具疗效。一般说来，来氟米特的耐受性良好，其不良反应包括轻至中度胃肠道症状、过敏反应、脱发和肝酶升高。在临床试验中，来氟米特的有效性和安全性可与柳氮磺吡啶和 MTX 相比[554-556]。来氟米特与 MTX 联合使用治疗 RA 疗效更佳。妇女妊娠期间(或之前)禁用来氟米特。有罕见报道该药引起不能预料的急性重症肝衰竭。基于此点，来氟米特在 RA 治疗中的地位还有待进一步明确。

(王迁 译 张奉春 校)

参考文献

1. Yelin EH, Felts WR. A summary of the impact of musculoskeletal conditions in the United States. *Arthritis Rheum* 1990;33:750–755.
2. Rich E, Moreland LW, Alarcón GS. Paucity of radiographic progression in rheumatoid arthritis treated with methotrexate as the first disease-modifying anti-rheumatic drug. *J Rheumatol* 1999;26:259–261.
3. Bannwarth B, Labat L, Moride Y, et al. Methotrexate in rheumatoid arthritis. An update. *Drugs* 1994;47:25–50.
4. O'Dell JR. Methotrexate use in rheumatoid arthritis. *Rheum Dis Clin North Am* 1997;23:779–796.
5. Kremer JM. Safety, efficacy, and mortality in a long-term cohort of patients with rheumatoid arthritis taking methotrexate: followup after a mean of 13.3 years. *Arthritis Rheum* 1997;40:984–985.
6. Kremer JM. Historical overview of the treatment of rheumatoid arthritis with an emphasis on methotrexate. *J Rheumatol* 1996;23:34–37.
7. Kremer JM. Methotrexate and emerging therapies. *Rheum Dis Clin North Am* 1998;24:651–658.
8. Rau R, Schleusser B, Herborn G, et al. Longterm treatment of destructive rheumatoid arthritis with methotrexate. *J Rheumatol* 1997;24:1881–1889.
9. Gubner R, August S, Ginsberg V. Therapeutic suppression of tissue reactivity. II. Effect of aminopterin in rheumatoid arthritis and psoriasis. *Am J Med Sci* 1951;221:176–182.
10. Black RL, O'Brien WM, Van Scott EJ, et al. Methotrexate therapy in psoriatic arthritis. Double-blind study on 21 patients. *JAMA* 1964;189:743–747.
11. Williams HJ, Willkens RF, Samuelson COJ, et al. Comparison of low-dose oral pulse methotrexate and placebo in the treatment of rheumatoid arthritis. A controlled clinical trial. *Arthritis Rheum* 1985;28:721–730.
12. Williams HJ, Ward JR, Reading JC, et al. Comparison of auranofin, methotrexate, and the combination of both the treatment of rheumatoid arthritis. A controlled clinical trial. *Arthritis Rheum* 1992;35:259–269.
13. Thompson RN, Watts C, Edelman J, et al. A controlled two-centre trial of parenteral methotrexate therapy for refractory rheumatoid arthritis. *J Rheumatol* 1984;11:760–763.
14. Andersen PA, West SG, O'Dell JR, et al. Weekly pulse methotrexate in rheumatoid arthritis. Clinical and immunologic effects in a randomized, double-blind study. *Ann Intern Med* 1985;103:489–496.
15. Weinblatt ME, Coblyn JS, Fox DA, et al. Efficacy of low-dose methotrexate in rheumatoid arthritis. *N Engl J Med* 1985;312:818–822.
16. Tugwell P, Bennett K, Gent M. Methotrexate in rheumatoid arthritis. Indications, contraindications, efficacy, and safety. *Ann Intern Med* 1987;107:358–366.
17. Health and Public Policy Committee, American College of Physicians. Methotrexate in rheumatoid arthritis. *Ann Intern Med* 1987;107:418–419.
18. Alarcón GS. Methotrexate for the treatment of rheumatoid arthritis in the late 1990s. *Rheum Arthritis Idx Rev* 1999;1:4–5.
19. Carvallo AV, Wolff CF, Armas RM, et al. Artritis reumatoidea. Eficacia terapéutica del metotrexate y sus efectos hepatotóxicos. [Rheumatoid arthritis. Therapeutic efficacy of methotrexate and its hepatotoxic effects]. *Rev Med Chile* 1993;121:777–784.
20. Galindo-Rodríguez G, Avina-Zubieta JA, et al. Variations and trends in the prescription of initial second line therapy for patients with rheumatoid arthritis. *J Rheumatol* 1997;24:633–638.
21. Hanrahan PS, Scrivens GA, Russell AS. Prospective long-term follow-up of methotrexate therapy in rheumatoid arthritis: toxicity, efficacy and radiological progression. *Br J Rheumatol* 1989;28:147–153.
22. Furst DE, Erikson N, Clute L, et al. Adverse experience with methotrexate during 176 weeks of a longterm prospective trial in patients with rheumatoid arthritis. *J Rheumatol* 1990;17:1628–1635.
23. Pincus T, Callahan LF. The "side effects" of rheumatoid arthritis: joint destruction, disability and early mortality. *Br J Rheumatol* 1993;32:28–37.
24. Jundt JW, Browne BA, Fiocco GP, et al. A comparison of low dose methotrexate bioavailability: oral solution, oral tablet, subcutaneous and intramuscular dosing. *J Rheumatol* 1993;20:1845–1849.
25. Teresi ME, Crom WR, Choi KE, et al. Methotrexate bioavailability after oral and intramuscular administration in children. *J Pediatrics* 1987;110:788–792.
26. Dupuis LL, Koren G, Silverman ED, et al. Influence of food on the bioavailability of oral methotrexate in children. *J Rheumatol* 1995;22:1570–1573.
27. Kozloski GD, De Vito J, Kisicki JC, et al. The effect of food on the absorption of methotrexate sodium tablets in healthy volunteers. *Arthritis Rheum* 1992;35:761–764.
28. Nesher G, Mates M, Zevin S. Effect of caffeine consumption on effi-

cacy of methotrexate in rheumatoid arthritis. *Arthritis Rheum* 2003;48:571–572.
29. Stewart CF, Fleming RA, Germain BF, et al. Aspirin alters methotrexate disposition in rheumatoid arthritis patients. *Arthritis Rheum* 1991;34:1514–1520.
30. Bologna C, Anaya J-M, Bressolle F, et al. Correlation between methotrexate pharmacokinetic parameters, and clinical and biological status in rheumatoid arthritis patients. *Clin Exp Rheumatol* 1995;13:465–470.
31. Markham A, Faulds D. Methotrexate: a review of its pharmacodynamic and pharmacokinetic properties, and therapeutic efficacy in rheumatoid arthritis and other immunoregulatory disorders. *Clin Immunother* 1994;1:217–244.
32. Edelman J, Biggs DF, Jamali F, et al. Low-dose methotrexate kinetics in arthritis. *Clin Pharmacol Ther* 1984;35:382–386.
33. Rooney TW, Furst DE, Koehnke R, et al. Aspirin is not associated with more toxicity that other nonsteroidal antiinflammatory drugs in patients with rheumatoid arthritis treated with methotrexate. *J Rheumatol* 1993;20:1297–1302.
34. Jolivet J, Cowan KH, Curt GA, et al. The pharmacology and clinical use of methotrexate. *N Engl J Med* 1993;309:1094–1104.
35. Oguey D, Kolliker F, Gerber NJ, et al. Effect of food on the bioavailability of low-dose methotrexate in patients with rheumatoid arthritis. *Arthritis Rheum* 1992;35:611–614.
36. Hamilton RA, Kremer JM. Why intramuscular methotrexate may be more efficacious than oral dosing in patients with rheumatoid arthritis. *Br J Rheumatol* 1997;36:86–90.
37. Trenkwalder P, Eisenlohr H, Prechtel K, et al. Three cases of malignant neoplasm, pneumonitis, and pancytopenia during treatment with low-dose methotrexate. *Clin Invest* 1992;70:951–955.
38. Rheumatoid Arthritis Clinical Trial Archive Group. The effect of age and renal function on the efficacy and toxicity of methotrexate in rheumatoid arthritis. *J Rheumatol* 1995;22:218–223.
39. Bressolle F, Bologna C, Kinowski JM, et al. Effects of moderate renal insufficiency on pharmacokinetics of methotrexate in rheumatoid arthritis patients. *Ann Rheum Dis* 1998;57:110–113.
40. Wall SM, Johansen MJ, Molony DA, et al. Effective clearance of methotrexate using high-flux hemodialysis membranes. *Am J Kidney Dis* 1996;28:846–854.
41. Stewart CF, Evans WE. Drug-drug interactions with antirheumatic agents: review of selected clinically important interactions. *J Rheumatol* 1990;17:16–23.
42. Evans WE, Christensen ML. Drug interactions with methotrexate. *J Rheumatol* 1985;12:15–20.
43. Grosflam J, Weinblatt ME. Methotrexate: mechanism of action, pharmacokinetics, clinical indications, and toxicity. *Curr Opin Rheumatol* 1991;3:363–368.
44. Maricic M, Davis M, Gall EP. Megaloblastic pancytopenia in a patient receiving concurrent methotrexate and trimethoprim-sulfamethoxazole treatment. *Arthritis Rheum* 1986;29:133–135.
45. Fries JF, Singh G, Lenert L, et al. Aspirin, hydroxychloroquine, and hepatic enzyme abnormalities with methotrexate in rheumatoid arthritis. *Arthritis Rheum* 1990;33:1611–1619.
46. Anaya J-M, Fabre D, Bressolle F, et al. Effect of etodolac on methotrexate pharmacokinetics in patients with rheumatoid arthritis. *J Rheumatol* 1994;21:203–208.
47. Furst DE. Practical clinical pharmacology and drug interactions of low-dose methotrexate therapy in rheumatoid arthritis. *Br J Rheumatol* 1995;34:20–25.
48. Wallace CA, Smith AL, Sherry DD. Pilot investigation of naproxen/methotrexate interaction in patients with juvenile rheumatoid arthritis. *J Rheumatol* 1993;20:1764–1768.
49. Tett SE, Triggs EJ. Use of methotrexate in older patients. A risk-benefit assessment. *Drugs Aging* 1996;9:458–471.
50. Wolfe F, Cathey MA. The effect of age on methotrexate efficacy and toxicity. *J Rheumatol* 1991;18:973–979.
51. Baggott JE, Morgan SL, Ha T-S, et al. Antifolates in rheumatoid arthritis: a hypothetical mechanism of action. *Clin Exp Rheumatol* 1993;11(suppl):101–105.
52. Allegra CJ, Drake JC, Jolivet J, et al. Inhibition of phosphoribosylaminoimidazolecarboxamide transformylase by methotrexate and dihydrofolic acid polyglutamates. *Proc Natl Acad Sci U S A* 1985;82:4881–4885.
53. Baggott JE, Vaughn WH, Hudson BB. Inhibition of 5-aminoimidazole-4-carboxamide ribotide transformylase, adenosine deaminase, and 5-adenylate deaminase by polyglutamates of methotrexate and oxidized folates and by 5′-aminoimidazole-4-carboxamide riboside and ribotide. *Biochem J* 1986;236:193–200.
54. Morgan SL, Baggott JE, Vaughn WH, et al. The effect of folic acid supplementation on the toxicity of low-dose methotrexate in patients with rheumatoid arthritis. *Arthritis Rheum* 1990;33:9–18.
55. Morgan SL, Baggott JE, Vaughn WH, et al. Supplementation with folic acid during methotrexate therapy for rheumatoid arthritis. A double-blind, placebo-controlled trial. *Ann Intern Med* 1994;121:833–841.
56. Joyce DA, Will RK, Hoffman DM, et al. Exacerbation of rheumatoid arthritis in patients treated with methotrexate after administration of folinic acid. *Ann Rheum Dis* 1991;50:913–914.
57. Tishler M, Caspi D, Fishel B, et al. The effects of leucovorin (folinic acid) on methotrexate therapy in rheumatoid arthritis patients. *Arthritis Rheum* 1988;31:906–908.
58. Cronstein BN, Eberle MA, Gruber HE, et al. Methotrexate inhibits neutrophil function by stimulating adenosine release from connective tissue cells. *Proc Natl Acad Sci U S A* 1991;88:2441–2445.
59. Cronstein BN. Leukocyte–endothelial interactions as a target for antiinflammatory drugs: the mechanisms of action of colchicine and methotrexate. *Cliniguide Rheumatol* 1993;3:1–8.
60. Cronstein BN. The mechanism of action of methotrexate. *Rheum Dis Clin North Am* 1997;23:739–755.
61. Cronstein BN. Review: Molecular therapeutics: methotrexate and its mechanism of action. *Arthritis Rheum* 1996;39:1951–1960.
62. Cronstein BN, Naime D, Ostad E. The antiinflammatory mechanism of methotrexate. Increased adenosine release at inflamed sites diminishes leukocyte accumulation in an *in vivo* model of inflammation. *J Clin Invest* 1993;92:2675–2682.
63. Hausknecht RU. Methotrexate and misoprostol to terminate early pregnancy. *N Engl J Med* 1995;333:537–540.
64. Asako H, Wolf RE, Granger DN. Leukocyte adherence in rat mesenteric venules: effects of adenosine and methotrexate. *Gastroenterology* 1993;104:31–37.
65. Asako H, Kubes P, Baethge BA, et al. Colchicine and methotrexate reduce leukocyte adherence and emigration in rat mesenteric venules. *Inflammation* 1992;16:45–56.
66. Meyer FA, Yaron I, Mashiah V, et al. Methotrexate inhibits proliferation but not IL-1 stimulated secretory activities of cultured human synovial fibroblast. *J Rheumatol* 1993;20:238–242.
67. Polisson RP, Dooley MA, Dawson DV, et al. Interleukin-2 receptor levels in the sera of rheumatoid arthritis patients treated with methotrexate. *Arthritis Rheum* 1994;37:50–56.
68. Segal R, Mozes E, Yaron M, et al. The effects of methotrexate on the production and activity of interleukin-1. *Arthritis Rheum* 1989;32:370–377.
69. Wascher TC, Hermann J, Brezinschek R, et al. Serum levels of interleukin-6 and tumour-necrosis-factor-alpha are not correlated to disease activity in patients with rheumatoid arthritis after treatment with low-dose methotrexate. *Eur J Clin Invest* 1994;24:73–75.
70. Barrera P, Boerbooms AM, Demacker PN, et al. Circulating concentrations and production of cytokines and soluble receptors in rheumatoid arthritis patients: effects of a single dose methotrexate. *Br J Rheumatol* 1994;33:1017–1024.
71. Constantin A, Loubet-Lescoulie P, Lambert N, et al. Antiinflammatory and immunoregulatory action of methotrexate in the treatment of rheumatoid arthritis: evidence of increased interleukin-4 and interleukin-10 gene expression demonstrated *in vitro* by competitive reverse transcriptase-polymerase chain reaction. *Arthritis Rheum* 1998;41:48–57.
72. Sperling RI, Coblyn JS, Larkin JK, et al. Inhibition of leukotriene B_4 synthesis in neutrophils from patients with rheumatoid arthritis by a single oral dose of methotrexate. *Arthritis Rheum* 1990;33:1149–1155.
73. Sperling RI, Benincaso AI, Anderson RJ, et al. Acute and chronic suppression of leukotriene B_4 synthesis *ex vivo* in neutrophils from patients with rheumatoid arthritis beginning treatment with methotrexate. *Arthritis Rheum* 1992;35:376–383.
74. Michaels RM, Chang ZL, Beezhold DH. Phospholipase A_2 activity in peripheral blood cells of rheumatoid arthritis patients treated with methotrexate: a preliminary study. *Clin Exp Rheumatol* 1994;12:643–648.
75. Michaels RM, Reading JC, Beezhold DH, et al. Serum phospholipase A_2 activity in patients with rheumatoid arthritis before and after treatment with methotrexate, auranofin, or combination of the two.

J Rheumatol 1996;23:226–229.
76. Johnston CA, Russell AS, Kovithavongs T, et al. Measures of immunologic and inflammatory responses *in vitro* in rheumatoid patients treated with methotrexate. *J Rheumatol* 1986;13:294–296.
77. May KP, West SG, McDermott MT, et al. The effect of low-dose methotrexate on bone metabolism and histomorphometry in rats. *Arthritis Rheum* 1994;37:201–206.
78. Johnston C, Russell AS, Aaron S. The effect of *in vivo* and *in vitro* methotrexate on lymphocyte proliferation as measured by the uptake of tritiated thymidine and tritiated guanosine. *Clin Exp Rheumatol* 1988;6:391–393.
79. Alarcón GS, Everson MP, Krumdieck CL, et al. Activated lymphocytes in peripheral blood of patients with rheumatoid arthritis. *J Rheumatol* 1990;17:1712.
80. Hine RJ, Everson MP, Hardin JM, et al. Methotrexate therapy in rheumatoid arthritis patients diminishes lectin-induced mononuclear cell proliferation. *Rheumatol Int* 1990;10:165–169.
81. Olsen NJ, Murray LM. Antiproliferative effects of methotrexate on peripheral blood mononuclear cells. *Arthritis Rheum* 1989;32:378–385.
82. Olsen NJ, Callahan LF, Pincus T. Immunologic studies of rheumatoid arthritis patients treated with methotrexate. *Arthritis Rheum* 1987;30:481–488.
83. Martini A. Association of methotrexate treatment with a decrease of double negative (CD4-CD8) and gamma/delta T cell levels in patients with juvenile rheumatoid arthritis. *J Rheumatol* 1993;20:1944–1948.
84. Genestier L, Paillot R, Fournel S, et al. Immunosuppressive properties of methotrexate: apoptosis and clonal deletion of activated peripheral T cells. *J Clin Invest* 1998;102:322–328.
85. Altz-Smith M, Kendall LG Jr, Stamm AM. Cryptococcosis associated with low-dose methotrexate for arthritis. *Am J Med* 1987;83:179–181.
86. Perruquet JL, Harrington TM, Davis DE. *Pneumocystis carinii* pneumonia following methotrexate therapy for rheumatoid arthritis. *Arthritis Rheum* 1983;26:1291–1292.
87. Salinier L, Jaureguilberry JP, Carloz E, et al. Methotrexate, prednisone: adverse reactions (serious), cytomegalovirus pneumonia. *Rev Intern Med* 1992;13(suppl 6):223.
88. Antonelli MA, Moreland LW, Brick JE. Herpes zoster in patients with rheumatoid arthritis treated with weekly, low-dose methotrexate. *Am J Med* 1991;90:295–298.
89. Cornelissen JJ, Bakker LJ, Van der Veen MJ, et al. *Nocardia asteroides* pneumonia complicating low dose methotrexate treatment of refractory rheumatoid arthritis. *Ann Rheum Dis* 1991;50:642–644.
90. Clerc D, Brousse C, Mariette X, et al. Cytomegalovirus pneumonia in a patient with rheumatoid arthritis treated with low dose methotrexate and prednisone. *Ann Rheum Dis* 1991;48:247–249.
91. Godeau B, Coutant-Perronne V, Le Thi Huong D, et al. *Pneumocystis carinii* pneumonia in the course of connective tissue disease: report of 34 cases. *J Rheumatol* 1994;21:246–251.
92. Law KF, Aranda CP, Smith RL, et al. Pulmonary cryptococcosis mimicking methotrexate pneumonitis. *J Rheumatol* 1993;20:872–873.
93. Shiroky JB, Frost A, Skeleton JD, et al. Complications of immunosuppression associated with weekly low dose methotrexate. *J Rheumatol* 1991;18:1172–1175.
94. Frieden TR, Bia FJ, Heald PW, et al. Cutaneous cryptococcosis in a patient with cutaneous T cell lymphoma receiving therapy with photopheresis and methotrexate. *Clin Infect Dis* 1993;17:776–778.
95. LeMense GP, Sahn SA. Opportunistic infection during treatment with low dose methotrexate. *Am J Respir Crit Care Med* 1994;150:258–260.
96. Wollner AA, Mohle-Boetani J, Lambert RE, et al. *Pneumocystis carinii* pneumonia complicating low dose methotrexate treatment for rheumatoid arthritis. *Thorax* 1991;46:205–207.
97. Thomas E, Olive P, Mazyad H, et al. Cytomegalovirus-induced pneumonia in a rheumatoid arthritis patient treated with low dose methotrexate. *Clin Exp Rheumatol* 1997;15:583–584.
98. Stenger AA, Houtman PM, Bruyn GA, et al. *Pneumocystis carinii* pneumonia associated with low dose methotrexate treatment for rheumatoid arthritis. *Scand J Rheumatol* 1994;23:51–53.
99. Wyss E, Kuhn M, Luzi HP, et al. Fatal verlaufende *Pneumocystis-carinii*-pneumonie unter low-dose-methotrexat-und prednison-therapie wegen chronischer polyarthritis. [Fatal outcome of *Pneumocystis-carinii* pneumonia under low-dose methotrexate and prednisone therapy for chronic rheumatoid arthritis]. *Schweiz Rundsch Med Prax* 1994;83:449–452.
100. Aglas R, Rainer F, Hermann J, et al. Interstitial pneumonia due to cytomegalovirus following low-dose methotrexate treatment for rheumatoid arthritis. *Arthritis Rheum* 1995;38:291–292.
101. Ching DW. Severe, disseminated, life threatening herpes zoster infection in a patient with rheumatoid arthritis treated with methotrexate. *Ann Rheum Dis* 1995;54:155.
102. Roux N, Flipo RM, Cortet B, et al. *Pneumocystis carinii* pneumonia in rheumatoid arthritis patients treated with methotrexate. A report of two cases. *Rev Rheum* 1996;63:453–456.
103. Aspe de la Iglesia B, Sanchez-Burson J, Grana-Gil J, et al. Pancitopenia e infecciones oportunistas en artritis reumatoid tratada con metotrexato. [Pancytopenia and opportunistic infections in rheumatoid arthritis treated with methotrexate.] *Rev Clin Esp* 1990;187:208–209.
104. Lang B, Riegel W, Peters T, et al. Low dose methotrexate therapy for rheumatoid arthritis complicated by pancytopenia and *Pneumocystis carinii* pneumonia. *J Rheumatol* 1991;18:1257–1259.
105. Lyon CC, Thompson D. Herpes zoster encephalomyelitis associated with low dose methotrexate for rheumatoid arthritis. *J Rheumatol* 1997;24:589–591.
106. Golden HE. Herpes zoster encephalomyelitis in a patient with rheumatoid arthritis treated with low dose methotrexate. *J Rheumatol* 1998;24:2487–2488.
107. McCambridge NM, Vogelgesang SA, Ockenhouse CF. *Listeria monocytogenes* infection in a patient treated with methotrexate for rheumatoid arthritis. *J Rheumatol* 1995;22:786–787.
108. O'Reilly S, Hartley P, Jeffers M, et al. Invasive pulmonary aspergillosis associated with low dose methotrexate therapy for rheumatoid arthritis: a case report of treatment with itraconazole. *Tubercle Lung Dis* 1994;75:153–155.
109. Flood DA, Chan CK, Pruzanski W. *Pneumocystis carinii* pneumonia associated with methotrexate therapy in rheumatoid arthritis. *J Rheumatol* 1991;18:1254–1256.
110. Kitsuwa S, Matsunaga K, Kawai M, et al. Pancytopenia and *Pneumocystis carinii* pneumonia associated with low dose methotrexate pulse therapy for rheumatoid arthritis—case report and review of literature. *Ryumachi* 1996;36:551–558.
111. Okuda Y, Oyama T, Oyama H, et al. *Pneumocystis carinii* pneumonia associated with low dose methotrexate treatment for malignant rheumatoid arthritis. *Ryumachi* 1995;35:699–704.
112. Chervrel G, Brantus JF, Sainte-Laudy J, et al. Allergic pancytopenia to trimethoprim-sulphamethoxazole for *Pneumocystis carinii* pneumonia following methotrexate treatment for rheumatoid arthritis. *Rheumatology* 1999;38:475–476.
113. Van der Veen MJ, van der Heide A, Kruize AA, et al. Infection rate and use of antibiotics in patients with rheumatoid arthritis treated with methotrexate. *Ann Rheum Dis* 1994;53:224–228.
114. Hernandez-Cruz B, Cardiel MH, Villa AR, et al. Development, recurrence, and severity of infections in Mexican patients with RA: a nested case-control study. *J Rheumatol* 1999;25:1900–1907.
115. Boerbooms AM, Kerstens PJ, van Loenhout JW, et al. Infections during low-dose methotrexate treatment in rheumatoid arthritis. *Semin Arthritis Rheum* 1995;24:411–421.
116. Paulus HE. FDA Arthritis Advisory Committee meeting: Methotrexate; guidelines for the clinical evaluation of antiinflammatory drugs; DMSO in scleroderma. *Arthritis Rheum* 1986;29:1289–1290.
117. Groff GD, Shenberger, Wilke WS, et al. Low dose oral methotrexate in rheumatoid arthritis: an uncontrolled trial and review of the literature. *Semin Arthritis Rheum* 1983;12:333–347.
118. Hoffmeister RT. Methotrexate therapy in rheumatoid arthritis: 15 years experience. *Am J Med* 1983;75:69–73.
119. Kremer JM, Lee JK. The safety and efficacy of the use of methotrexate in long-term therapy for rheumatoid arthritis. *Arthritis Rheum* 1986;29:822–831.
120. Weinblatt ME, Weissman BN, Holdsworth DE, et al. Long-term prospective study of methotrexate in the treatment of rheumatoid arthritis. 84-month update. *Arthritis Rheum* 1992;35:129–137.
121. Kremer JM, Lee JK. A long-term prospective study of the use of methotrexate in rheumatoid arthritis. Update after a mean of fifty-three months. *Arthritis Rheum* 1992;31:577–584.
122. Weinblatt ME, Trentham DE, Fraser PA, et al. Long-term prospective trial of low-dose methotrexate in rheumatoid arthritis. *Arthritis Rheum* 1988;31:167–175.

123. Kremer JM, Phelps CT. Long-term prospective study of the use of methotrexate in the treatment of rheumatoid arthritis. Update after a mean of 90 months. *Arthritis Rheum* 1992;35:138–145.
124. Drosos AA, Psychos D, Andonopoulos AP, et al. Methotrexate therapy in rheumatoid arthritis. A two year prospective follow-up. *Clin Rheumatol* 1990;9:333–341.
125. Willkens RF, Watson MA, Paxson CS. Low dose pulse methotrexate therapy in rheumatoid arthritis. *J Rheumatol* 1980;7:501–505.
126. Weinblatt ME, Maier AL. Longterm experience with low dose weekly methotrexate in rheumatoid arthritis. *J Rheumatol* 1990;17:33–38.
127. Weinblatt ME, Kaplan H, Germain BF, et al. Methotrexate in rheumatoid arthritis: effects on disease activity in multicenter prospective study. *J Rheumatol* 1991;18:334–338.
128. Buchbinder R, Hall S, Sambrook PN, et al. Methotrexate therapy in rheumatoid arthritis: a life table review of 587 patients treated in community practice. *J Rheumatol* 1993;20:639–644.
129. Abu-Shakra M, Gladman DD, Thorne JC, et al. Longterm methotrexate therapy in psoriatic arthritis: clinical and radiological outcome. *J Rheumatol* 1995;22:241–245.
130. McKendry RJ, Dale P. Adverse effects of low dose methotrexate therapy in rheumatoid arthritis. *J Rheumatol* 1993;20:1850–1856.
131. Nolla JM, Roig D, Lopez JA, et al. Metotrexato en la artritis reumatoidea. [Methotrexate in rheumatoid arthritis.] *Rev Esp Reumatol* 1988;15:49–53.
132. Kremer JM, Rynes RI, Bartholomew LE. Severe flare of rheumatoid arthritis after discontinuation of long-term methotrexate therapy. Double-blind study. *Am J Med* 1987;82:781–786.
133. Alarcón GS, Guyton JM, Acton RT, et al. DR2 positivity and response to methotrexate in rheumatoid arthritis. *Arthritis Rheum* 1986;29:151.
134. Alarcón GS, Billingsley LM, Clegg DO, et al. Lack of association between HLA-DR2 and clinical response to methotrexate in patients with rheumatoid arthritis. *Arthritis Rheum* 1987;30:218–220.
135. Urano W, Taniguchi A, Yamanaka H, et al. Polymorphisms in the methylenetetrahydrofolate reductase gene were associated with both the efficacy and the toxicity of methotrexate used for the treatment of rheumatoid arthritis, as evidenced by single locus and haplotype analyses. *Pharmacogenetics* 2002;12:183–190.
136. Alarcón GS, Tracy IC, Blackburn WD Jr. Methotrexate in rheumatoid arthritis. Toxic effects as the major factor in limiting long-term treatment. *Arthritis Rheum* 1989;32:671–676.
137. Alarcón GS, Tracy IC, Strand GM, et al. Survival and drug discontinuation analyses in a large cohort of methotrexate-treated rheumatoid arthritis patients. *Ann Rheum Dis* 1995;54:708–712.
138. Wilke WS, Mackenzie AH, Scherbel AL, et al. Toxicity from methotrexate may be dose related. *Arthritis Rheum* 1983;119–120.
139. Weinblatt ME, Kaplan H, Germain BF, et al. Low-dose methotrexate compared with auranofin in adult rheumatoid arthritis. A thirty-six-week, double-blind trial. *Arthritis Rheum* 1990;33:330–338.
140. López-Méndez A, Daniel WW, Reading JC, et al. Radiographic assessment of disease progression in rheumatoid arthritis patients enrolled in the Cooperative Systemic Studies of the Rheumatic Diseases Program randomized clinical trial of methotrexate, auranofin, or a combination of the two. *Arthritis Rheum* 1993;36:1364–1369.
141. Hamdy H, McKendry RJ, Mierins E, et al. Low-dose methotrexate compared with azathioprine in the treatment of rheumatoid arthritis. A twenty four-week controlled clinical trial. *Arthritis Rheum* 1987; 30:361–367.
142. Felson DT, Anderson JJ, Meenan RF. The comparative efficacy and toxicity of second-line drugs in rheumatoid arthritis. Results of two metaanalyses. *Arthritis Rheum* 1990;33:1449–1461.
143. Hurst S, Kallan MJ, Wolfe FJ, et al. Methotrexate, hydroxychloroquine, and intramuscular gold in rheumatoid arthritis: relative area under the curve effectiveness and sequence effects. *J Rheumatol* 2002;29:1639–1645.
144. Strand V, Cohen S, Schiff M, et al. Treatment of active rheumatoid arthritis with leflunomide compared with placebo and methotrexate. *Arch Intern Med* 1999;159:2542–2550.
145. Emery P, Breedveld FC, Lemmel EM, et al. A comparison of the efficacy and safety of leflunomide and methotrexate for the treatment of rheumatoid arthritis. *Rheumatology* 2000;39:655–665.
146. Lipsky PE, van der Heijde DM, St Clair EW, et al. Infliximab and methotrexate in the treatment of rheumatoid arthritis. *N Engl J Med* 2000;343:1594–1602.
147. Bathon JM, Martin RW, Fleischmann RM, et al. A comparison of etanercept and methotrexate in patients with early rheumatoid arthritis. *N Engl J Med* 2000;343:1586–1593.
148. den Broeder AA, Joosten LA, Saxne T, et al. Long term anti-tumour necrosis factor alpha monotherapy in rheumatoid arthritis: effect on radiological course and prognostic value of markers of cartilage turnover and endothelial activation. *Ann Rheum Dis* 2002;61:311–318.
149. Weinblatt ME, Keystone EC, Furst DE, et al. Adalimumab, a fully human anti-tumor necrosis factor alpha monoclonal antibody, for the treatment of rheumatoid arthritis in patients taking concomitant methotrexate: the ARMADA trial. *Arthritis Rheum* 2003;48: 35–45.
150. Cohen S, Hurd E, Cush J, et al. Treatment of rheumatoid arthritis with anakinra, a recombinant human interleukin-1 receptor antagonist, in combination with methotrexate: results of a twenty-four-week, multicenter, randomized, double-blind, placebo-controlled trial. *Arthritis Rheum* 2002;46:614–624.
151. Nordstrom DM, West SG, Andersen PA, et al. Pulse methotrexate therapy in rheumatoid arthritis. A controlled prospective roentgenographic study. *Ann Intern Med* 1987;107:797–801.
152. Jeurissen ME, Boerbooms AM, van de Putte LB, et al. Influence of methotrexate and azathioprine on radiologic progression in rheumatoid arthritis. A randomized, double-blind study. *Ann Intern Med* 1991;114:999–1004.
153. Rau R, Herborn G, Karger T, et al. Retardation of radiologic progression in rheumatoid arthritis with methotrexate therapy. A controlled study. *Arthritis Rheum* 1991;34:1236–1244.
154. Weinblatt ME, Polisson R, Blotner SD, et al. The effects of drug therapy on radiographic progression of rheumatoid arthritis. Results of a 36-week randomized trial comparing methotrexate and auranofin. *Arthritis Rheum* 1993;36:613–619.
155. Drosos AA, Karantanas AH, Psychos D, et al. Can treatment with methotrexate influence the radiological progression of rheumatoid arthritis? *Clin Rheumatol* 1990;9:342–345.
156. Sany J, Kaliski S, Couret M, et al. Radiologic progression during intramuscular methotrexate treatment of rheumatoid arthritis. *J Rheumatol* 1990;17:1636–1641.
157. Reykdal S, Steinsson K, Sigurjonsson K, et al. Methotrexate treatment of rheumatoid arthritis: Effects on radiological progression. *Scand J Rheumatol* 1989;18:221–226.
158. Wassenberg S, Rau R. Radiographic healing with sustained clinical remission in a patient with rheumatoid arthritis receiving methotrexate monotherapy. *Arthritis Rheum* 2002;46:2804–2807.
159. Alarcón GS, López-Méndez A, Walter J, et al. Radiographic evidence of disease progression in methotrexate treated and non-methotrexate disease modifying antirheumatic drug treated rheumatoid arthritis patients: a meta-analysis. *J Rheumatol* 1992;19: 1868–1873.
160. Pincus T, Ferraccioli G, Sokka T, et al. Evidence from clinical trials and long-term observational studies that disease-modifying anti-rheumatic drugs slow radiographic progression in rheumatoid arthritis: updating a 1983 review. *Rheumatology* 2002;41:1346–1356.
161. Kerstens PJ, Boerbooms AM, Jeurissen ME, et al. Radiological and clinical results of longterm treatment of rheumatoid arthritis with methotrexate and azathioprine. *J Rheumatol* 2000;27:1148–1155.
162. Rau R, Herborn G, Menninger H, et al. Radiographic outcome after three years of patients with early erosive rheumatoid arthritis treated with intramuscular methotrexate or parenteral gold. Extension of a one-year double-blind study in 174 patients. Rheumatology 2002; 41:196–204.
163. Jones G, Halbert J, Crotty M, et al. The effect of treatment on radiological progression in rheumatoid arthritis: a systematic review of randomized placebo-controlled trials. *Rheumatology* 2003;42:6–13.
164. Mladenovic V, Domljan Z, Rozman B, et al. Safety and effectiveness of leflunomide in the treatment of patients with active rheumatoid arthritis. Results of a randomized, placebo-controlled, phase II study. *Arthritis Rheum* 1995;38:1595–1603.
165. Genovese MC, Bathon JM, Martin RW, et al. Etanercept versus methotrexate in patients with early rheumatoid arthritis: two-year radiographic and clinical outcomes. *Arthritis Rheum* 2002;46:1443–1450.
166. De La Mata J, Blanco FJ, Gomez-Reino JJ. Survival analysis of dis-

ease modifying antirheumatic drugs in Spanish rheumatoid arthritis patients. *Ann Rheum Dis* 1995;54:881–885.
167. Fries JF, Williams CA, Ramey D, et al. The relative toxicity of disease-modifying antirheumatic drugs. *Arthritis Rheum* 1993;36:297–306.
168. Nyfors A. Benefits and adverse drug experiences during long-term methotrexate treatment of 248 psoriatics. *Dan Med Bull* 1978;25: 208–211.
169. Sandoval DM, Alarcón GS, Morgan SL. Adverse events in methotrexate-treated rheumatoid arthritis patients. *Br J Rheumatol* 1995; 34:49–56.
170. van Ede AE, Laan RF, Blom HJ, et al. The C677T mutation in the methylenetetrahydrofolate reductase gene: a genetic risk factor for methotrexate-related elevation of liver enzymes in rheumatoid arthritis patients. *Arthritis Rheum* 2001;44:2525–2530.
171. Walker AM, Funch D, Dreyer NA, et al. Determinants of serious liver disease among patients receiving low-dose methotrexate for rheumatoid arthritis. *Arthritis Rheum* 1993;36:329–335.
172. Kremer JM, Galivan J, Streckfuss A, et al. Methotrexate metabolism analysis in blood and liver of rheumatoid arthritis patients. Association with hepatic folate deficiency and formation of polyglutamates. *Arthritis Rheum* 1986;29:832–835.
173. Kamen BA, Nylen PA, Camitta BM, et al. Methotrexate accumulation and folate depletion in cells as a possible mechanism of chronic toxicity to the drug. *Br J Haematol* 1981;49:355–360.
174. Gispen JG, Alarcón GS, Johnson JJ, et al. Toxicity to methotrexate in rheumatoid arthritis. *J Rheumatol* 1987;14:74–79.
175. Mackinnon SK, Starkebaum G, Willkens RF. Pancytopenia associated with low dose pulse methotrexate in the treatment of rheumatoid arthritis. *Semin Arthritis Rheum* 1985;15 119–126.
176. Basin KS, Escalante A, Beardmore TD. Severe pancytopenia in a patient taking low dose methotrexate and probenecid. *J Rheumatol* 1991;18:608–610.
177. Brown MA, Corrigan AB. Pancytopenia after accidental overdose of methotrexate. A complication of low-dose therapy for rheumatoid arthritis. *Med J Aust* 1991;155:493–494.
178. Al-Awadhi A, Dale P, McKendry RJ. Pancytopenia associated with low dose methotrexate therapy. A regional survey. *J Rheumatol* 1993; 20:1121–1124.
179. Casserly CM, Stange KC, Chren MM. Severe megaloblastic anemia in a patient receiving low-dose methotrexate for psoriasis. *J Am Acad Dermatol* 1993;29:477–480.
180. Akoun GM, Gauthier-Rahman S, Mayaud CM, et al. Leukocyte migration inhibition in methotrexate-induced pneumonitis. Evidence for an immunologic cell-mediated mechanism. *Chest* 1987;91:96–98.
181. Tanaka Y, Shiozawa K, Nishibayashi Y, et al. Methotrexate induced early onset pancytopenia in rheumatoid arthritis: Drug allergy? Idiosyncrasy? *J Rheumatol* 1992;19:1320–1321.
182. Berthelot J-M, Maugars Y, Prost A. Pancytopenia secondary to methotrexate therapy in rheumatoid arthritis: comment on the article by Gutierrez-Ureña et al. *Arthritis Rheum* 1997;40:193.
183. Berthelot JM, Maugars Y, Hamidou M, et al. Pancytopenia and severe cytopenia induced by low-dose methotrexate. Eight case-reports and a review of one hundred cases from the literautre (with twenty-four deaths). *Rev Rheum* 1995;62:477–486.
184. Bernini JC, Fort DW, Griener JC, et al. Aminophylline for methotrexate-induced neurotoxicity. *Lancet* 1995;345:544–547.
185. Bolla G, Disdier P, Harle JR, et al. Concurrent acute megaloblastic anaemia and pneumonitis: a severe side-effect of low-dose methotrexate therapy during rheumatoid arthritis. *Clin Rheumatol* 1993;12: 535–537.
186. Laroche F, Perrot S, Menkes CJ. Pancytopenies au cours de la polyarthrite rhumatoide traitée par methotrexate. [Pancytopenia in rheumatoid arthritis treated with methotrexate.] *Presse Med* 1996; 25:1144–1146.
187. Bruyn GA, Velthuysen E, Joosten P, et al. Pancytopenia related eosinophilia in rheumatoid arthritis: a specific methotrexate phenomenon? *J Rheumatol* 1995;22:1373–1376.
188. Franck H, Rau R, Herborn G. Thrombocytopenia in patients with rheumatoid arthritis on long-term treatment with low dose methotrexate. *Clin Rheumatol* 1996;15:266–270.
189. Gutierrez-Ureña S, Molina JF, García CO, et al. Pancytopenia secondary to methotrexate therapy in rheumatoid arthritis. *Arthritis Rheum* 1996;39:272–276.
190. Thevenet JP, Ristori JM, Cure H, et al. Pancytopenie au cours du traitement d'une polyarthrite rheumatoide par methotrexate après administration de trimethoprime-sulfamethoxazole. [Pancytopenia during treatment of rheumatoid arthritis with methotrexate after administration of trimethoprim-sulfamethoxazole.] *Presse Med* 1987; 16:1487.
191. Kevat SG, Hill WR, McCarthy PJ, Ahern MJ. Pancytopenia induced by low-dose methotrexate for rheumatoid arthritis. *Aust N Z J Med* 1988;18:697–700.
192. Maignen F, Guillot B, Pierron E, et al. L'intoxication aigue au methotrexate: à propos de 16 cas rapportes au Centre Anti-Poisons de Paris et revue de la litterature. [Acute methotrexate poisoning: apropos of 16 cases reported to the Paris Poison Control Center and review of the literature.] *Therapie* 1996;51:527–531.
193. Mayall B, Poggi G, Parkin JD. Neutropenia due to low-dose methotrexate therapy for psoriasis and rheumatoid arthritis may be fatal. *Med J Aust* 1991;155:480–484.
194. Noskov SM. Megaloblastic pancytopenia in a female patient with rheumatoid arthritis given methotrexate and amidopyrine simultaneously. [Megaloblasticheskaia pantsitopeniia u bol'noi revmatoidnym artritom pri odnovremennom primenenieim metotreksata i amidopirina.] *Ter Arkh* 1990;62:122–123.
195. Porawska W. Overdose of methotrexate with a fatal outcome in a patient with rheumatoid arthritis. [Przedawkowanie metotreksatu przyczyna zgonu chorej na reumatoidalne zapalenie stawow.] *Polskie Archi Med Wewnet* 1995;93:346–350.
196. Park GT, Jeon DW, Roh KH, et al. A case of pancytopenia secondary to low-dose pulse methotrexate therapy in a patient with rheumatoid arthritis and renal insufficiency. *Korean J Intern Med* 1999;14: 85–87.
197. Chatham WW, Morgan SL, Calvo F, et al. Renal failure, a risk factor for methotrexate toxicity. *Arthritis Rheum* 2000;43:1185–1186.
198. Calvo-Romero JM. Severe pancytopenia associated with low-dose methotrexate therapy for rheumatoid arthritis. *Ann Pharmacother* 2001;35:1575–1577.
199. Nakamura M, Sakemi T, Nagasawa K. Severe pancytopenia caused by a single administration of low dose methotrexate in a patient undergoing hemodialysis. *J Rheumatol* 1999;26:1424–1425.
200. Weinblatt ME, Fraser P. Elevated mean corpuscular volume as a predictor of hematologic toxicity due to methotrexate therapy. *Arthritis Rheum* 1989;32:1592–1596.
201. Groenendal H, Rampen FH. Methotrexate and trimethoprim-sulphamethoxazole—a potentially hazardous combination. *Clin Exp Dermatol* 1990;15:358–360.
202. Thomas MH, Gutterman LA. Methotrexate toxicity in a patient receiving trimethoprim-sulfamethoxazole. *J Rheumatol* 1986;13:440–441.
203. Naides SJ. Acute parvovirus B19-induced pancytopenia in the setting of methotrexate therapy for rheumatoid arthritis. *Arthritis Rheum* 1995;38:1023.
204. Myllykangas-Luosujarvi R, Aho K, Isomaki H. Death attributed to antirheumatic medication in a nationwide series of 1666 patients with rheumatoid arthritis who have died. *J Rheumatol* 1995;22: 2214–2217.
205. Lomaestro BM, Lesar TS, Hager TP. Errors in prescribing methotrexate. *JAMA* 1992;268:2031–2032.
206. Gibbon BN, Manthey DE. Pediatric case of accidental oral overdose of methotrexate. *Ann Emerg Med* 1999;34:98–100.
207. White-O'Keefe QE, Fye KH, Sack KD. Methotrexate and histologic abnormalities: a meta-analysis. *Am J Med* 1991;70:711–716.
208. Bjorkman DJ, Boschert M, Tolman KG, et al. The effect of long-term methotrexate therapy on hepatic fibrosis in rheumatoid arthritis. *Arthritis Rheum* 1993;36:1691–1696.
209. Aponte J, Petrelli M. Histopathologic findings in the liver of rheumatoid arthritis patients treated with long-term bolus methotrexate. *Arthritis Rheum* 1988;31:1457–1464.
210. Kremer JM, Lee RG, Tolman KG. Liver histology in rheumatoid arthritis patients receiving long-term methotrexate therapy. A prospective study with baseline and sequential biopsy samples. *Arthritis Rheum* 1989;32:121–127.
211. Bridges SL, Jr., Alarcón GS, Koopman WJ. Methotrexate-induced liver abnormalities in rheumatoid arthritis. *J Rheumatol* 1989;16: 1180–1183.
212. Robinson JK, Baughman RD, Auerbach R, et al. Methotrexate hepa-

totoxicity in psoriasis. Consideration of liver biopsies at regular intervals. *Arch Dermatol* 1980;116:413–415.
213. Dahl MG, Gregory MM, Scheuer PJ. Methotrexate hepatotoxicity in psoriasis—comparison of different dose regimens. *BMJ* 1972;1:654–656.
214. Ahern MJ, Kevat S, Hill W, et al. Hepatic methotrexate content and progression of hepatic fibrosis: preliminary findings. *Ann Intern Med* 1991;50:477–480.
215. Phillips CA, Cera PJ, Mangan TF, et al. Clinical liver disease in patients with rheumatoid arthritis taking methotrexate. *J Rheumatol* 1992;19:229–233.
216. Boffa MJ, Chalmers RJ, Haboubi NY, et al. Sequential liver biopsies during long-term methotrexate treatment for psoriasis: a reappraisal. *Br J Dermatol* 1995;133:774–778.
217. Bjorkman DJ, Hammond EH, Lee RG, et al. Hepatic ultrastructure after methotrexate therapy for rheumatoid arthritis. *Arthritis Rheum* 1988;31:1465–1472.
218. Minocha A, Dean HA, Pittsley RA. Liver cirrhosis in rheumatoid arthritis patients treated with long-term methotrexate. *Vet Hum Toxicol* 1993;35:45–48.
219. Beyeler C, Reichen J, Thomann SR, et al. Quantitative liver function in patients with rheumatoid arthritis treated with low-dose methotrexate: a longitudinal study. *Br J Rheumatol* 1997;36:338–344.
220. Malatjalian DA, Ross JB, Willians CN, et al. Methotrexate hepatotoxicity in psoriatics: report of 104 patients from Nova Scotia, with analysis of risks from obesity, diabetes and alcohol consumption during long term follow-up. *Can J Gastroenterol* 1996;10:369–375.
221. Shergy WJ, Polisson RP, Caldwell DS, et al. Methotrexate-associated hepatotoxicity: retrospective analysis of 210 patients with rheumatoid arthritis. *Am J Med* 1988;85:711–774.
222. Zachariae H, Kragballe K, Sogaard H. Methotrexate induced liver cirrhosis. Studies including serial liver biopsies during continued treatment. *Br J Dermatol* 1980;102:407–512.
223. ter Borg EJ, Seldenrijk CA, Timmer R. Liver cirrhosis due to methotrexate in a patient with rheumatoid arthritis. *Neth J Med* 1996;49:244–246.
224. West SG. Methotrexate hepatotoxicity. *Rheum Dis Clin North Am* 1997;23:883–915.
225. Seideman P, Albertioni F, Beck O, et al. Chloroquine reduces the bioavailability of methotrexate in patients with rheumatoid arthritis. A possible mechanism of reduced hepatotoxicity. *Arthritis Rheum* 1994;37:830–833.
226. Ros S, Juanola X, Condon E, et al. Light and electron microscopic analysis of liver biopsy samples from rheumatoid arthritis patients receiving long-term methotrexate therapy. *Scand J Rheumatol* 2002;31:330–336.
227. Kujala GA, Shamma'a JM, Chang WL, et al. Hepatitis with bridging fibrosis and reversible hepatic insufficiency in a woman with rheumatoid arthritis taking methotrexate. *Arthritis Rheum* 1990;33:1037–1041.
228. Clegg DO, Furst DE, Tolman KG, et al. Acute, reversible hepatic failure associated with methotrexate treatment of rheumatoid arthritis. *J Rheumatol* 1989;16:1123–1126.
229. Hakim NS, Kobienia B, Benedetti E, et al. Methotrexate-induced hepatic necrosis requiring liver transplantation in a patient with rheumatoid arthritis. *Int Surv* 1998;83:224–225.
230. Fathi NH, Mitros F, Hoffman J, et al. Longitudinal measurement of methotrexate liver concentrations does not correlate with liver damage, clinical efficacy, or toxicity during a 3.5 year double blind study in rheumatoid arthritis. *J Rheumatol* 2002;29:2092.
231. Bills LJ, Seibert D, Brick JE. Liver disease, erroneously attributed to methotrexate, in a patient with rheumatoid arthritis. *J Rheumatol* 1992;19:1963–1965.
232. Hilsden RJ, Urbanski SJ, Swain MG. End-stage liver disease developing with the use of methotrexate in heterozygous a1-antitrypsin deficiency. *Arthritis Rheum* 1995;38:1014–1018.
233. Ito S, Nakazono K, Murasawa A, et al. Development of fulminant hepatitis B (precore variant mutant type) after the discontinuation of low-dose methotrexate therapy in a rheumatoid arthritis patient. *Arthritis Rheum* 2001;44:339–342.
234. Erickson AR, Reddy V, Vogelgesang SA, et al. Usefulness of the American College of Rheumatology recommendations for liver biopsy in methotrexate-treated rheumatoid arthritis patients. *Arthritis Rheum* 1995;38:1115–1119.
235. Strand V, Morgan SL, Baggott JE, ET AL. Folic acid supplementation and methotrexate efficacy: comment on articles by Schiff, Emery et al, and others. *Arthritis Rheum* 2000;43:2615–2616.
236. Moreland LW, Fleischmann RM, for the Leflunomide RA Investigators Group, Strand V. Efficacy of leflunomide vs placebo vs methotrexate in early and late rheumatoid arthritis. *Arthritis Rheum* 1998;41(suppl):155.
237. Elasser S, Dalquen P, Soler M, et al. Methotrexate-induced pneumonitis:appearance four weeks after discontinuation of treatment. *Am Rev Respir Dis* 1989;140:1089–1092.
238. Hand SH, Smith JK, Chaudhary BA. Methotrexate pneumonitis: a case report and summary of the literature. *J Med Assoc Ga* 1989;78:625–628.
239. Barrera P, Van Ede A, Laan RF, et al. Methotrexate-related pulmonary complications in patients with rheumatoid arthritis: cluster of five cases in a period of three months. *Ann Rheum Dis* 1994;53:479–480.
240. Carroll GJ, Thomas R, Phatouros CC, et al. Incidence, prevalence and possible risk factors for pneumonitis in patients with rheumatoid arthritis receiving methotrexate. *J Rheumatol* 1994;21:51–54.
241. Green L, Schattner A, Berkenstadt H. Severe reversible interstitial pneumonitis induced by low dose methotrexate: report of a case and review of the literature. *J Rheumatol* 1988;15:110–112.
242. Hilliquin P, Menkes CJ. Pneumopathies et traitement par le methotrexate dans la polyarthrite rheumatoide. [Lung diseases and treatment with methotrexate in rheumatoid arthritis.] *Rev Pneumol Clin* 1991;47:179–182.
243. Kaplan RL, Waite DH. Progressive interstitial lung disease from prolonged methotrexate therapy. *Arch Dermatol* 1978;114:1800–1802.
244. Van der Veen MJ, Dekker JJ, Dinant HJ, et al. Fatal pulmonary fibrosis complicating low dose methotrexate therapy for rheumatoid arthritis. *J Rheumatol* 1995;22:1766–1768.
245. Massin F, Coudert B, Marot JP, et al. La pneumopathie du methotrexate. [Pneumopathy caused by methotrexate.] *Rev Mal Respir* 1990;7:5–15.
246. Scott DL, Greenwood A, Davies J, et al. Radiological progression in rheumatoid arthritis: do D-penicillamine and hydroxychloroquine have different effects? *Br J Rheumatol* 1990;29:126–127.
247. Sharma A, Provenzale D, McKusick A, et al. Interstitial pneumonitis after low-dose methotrexate therapy in primary biliary cirrhosis. *Gastroenterology* 1994;107:266–270.
248. Tsai JJ, Shin JF, Chen CH, et al. Methotrexate pneumonitis in bronchial asthma. *Intern Arch Allergy Immunol* 1993;100:287–290.
249. White DA, Rankin JA, Stover DE, et al. Methotrexate pneumonitis. Bronchoalveolar lavage findings suggest an immunologic disorder. *Am Rev Respir Dis* 1989;139:18–21.
250. Ridley MG, Wolfe CS, Mathews JA. Life threatening acute pneumonitis during low dose methotrexate treatment for rheumatoid arthritis: a case report and review of the literature. *Ann Rheum Dis* 1988;47:784–788.
251. St.Clair EW, Rice JR, Snyderman R. Pneumonitis complicating low-dose methotrexate therapy in rheumatoid arthritis. *Arch Intern Med* 1985;145:2035–2038.
252. Cannon GW, Ward JR, Clegg DO, et al. Acute lung disease associated with low-dose pulse methotrexate therapy in patients with rheumatoid arthritis. *Arthritis Rheum* 1983;26:1269–1274.
253. Engelbrecht JA, Calhoon SL, Scherrer JJ. Methotrexate pneumonitis after low-dose therapy for rheumatoid arthritis. *Arthritis Rheum* 1983;26:1275–1278.
254. Searles G, McKendry RJ. Methotrexate pneumonitis in rheumatoid arthritis: potential risk factors. Four case reports and a review of the literature. *J Rheumatol* 1987;14:1164–1171.
255. Alarcón GS, Gispen JG, Koopman WJ. Severe reversible interstitial pneumonitis induced by low dose methotrexate. *J Rheumatol* 1989;16:1007–1008.
256. Clarysse AM, Cathey WJ, Cartwright GE, et al. Pulmonary disease complicating intermittent therapy with methotrexate. *JAMA* 1969;209:1861–1864.
257. Quadri F, Marone C. Schwere akute pneumopathie nach low-dose-methotrexate-therapi bei chronischer polyarthritis. [Acute pneumonitis after low dose methotrexate therapy for chronic polyarthritis.]. *Schweiz Med Wochenschr* 1989;119:1434–1436.
258. Carson CW, Cannon GW, Egger MJ, et al. Pulmonary disease during

the treatment of rheumatoid arthritis with low dose pulse methotrexate. *Semin Arthritis Rheum* 1987;16:186–195.
259. Hargreaves MR, Mowat AG, Benson MK. Acute pneumonitis associated with low dose methotrexate treatment for rheumatoid arthritis: report of five cases and review of published reports. *Thorax* 1992; 47:628–633.
260. Sostman HD, Matthay RA, Putman CE, et al. Methotrexate-induced pneumonitis. *Medicine* 1976;55:371–388.
261. Golden MR, Katz RS, Balk RA, et al. The relationship of preexisting lung disease to the development of methotrexate pneumonitis in patients with rheumatoid arthritis. *J Rheumatol* 1995;22:1043–1047.
262. Alarcón GS, Kremer JM, Macaluso M, et al. Risk factors for methotrexate-induced lung injury in patients with rheumatoid arthritis. A multicenter, case-control study. Methotrexate-Lung Study Group. *Ann Intern Med* 1997;127:356–364.
263. Cron RQ, Sherry DD, Wallace CA. Methotrexate-induced hypersensitivity pneumonitis in a child with juvenile rheumatoid arthritis. *J Pediatr* 1998;132:901–902.
264. Kremer JM, Alarcón GS, Weinblatt ME, et al. Clinical, laboratory radiographic and histopathological features of methotrexate associated-lung injury in patients with rheumatoid arthritis: a multicenter study with literature review. *Arthritis Rheum* 1997;40:1829–1837.
265. Alarcón GS, Koopman WJ, McCarty MJ. Nonperipheral accelerated nodulosis in a methotrexate-treated rheumatoid arthritis patient. *Arthritis Rheum* 1993;36:132–133.
266. Miyata M, Sakuma F, Fukaya E, et al. Detection and monitoring of methotrexate-associated lung injury using serum markers KL-6 and SP-D in rheumatoid arthritis. *Intern Med* 2002;41:467–473.
267. Leduc D, De Vuyst P, Lheureux P, et al. Pneumonitis complicating low-dose methotrexate therapy for rheumatoid arthritis. Discrepancies between lung biopsy and bronchoalveolar lavage findings. *Chest* 1993;104:1620–1623.
268. Cleverly JR, Screaton NJ, Hiorns MP, et al. Drug-induced lung disease: high-resolution CT and histological findings. *Clin Radiol* 2002; 57:292–299.
269. Cook NJ, Carroll GJ. Successful reintroduction of methotrexate after pneumonitis in two patients with rheumatoid arthritis. *Ann Rheum Dis* 1992;51:272–274.
270. Morgan SL, Baggott JE, Refsum H, et al. Homocysteine levels in patients with rheumatoid arthritis treated with low-dose methotrexate. *Clin Pharmacol Ther* 1991;50:547–556.
271. Glueck CJ, Shaw P, Lang JE, et al. Evidence that homocysteine is an independent risk factor for atherosclerosis in hyperlipidemic patients. *Am J Cardiol* 1995;75:132–136.
272. Choi HK, Hernan MA, Seeger JD, et al. Methotrexate and mortality in patients with rheumatoid arthritis: a prospective study. *Lancet* 2002;359:1173–1171.
273. Landewe RB, van den Borne BE, Breedveld FC, et al. Methotrexate effects in patients with rheumatoid arthritis with cardiovascular comorbidity. *Lancet* 2000;355:1616–1617.
274. Morgan SL, Baggott JE, Alarcón GS. Methotrexate in rheumatoid arthritis. Folate supplementation should always be given. *Biodrugs* 1997;8:164–175.
275. Berthelot JM, Glemarec J, Chiffoleau A, et al. Traitements à faibles doses par le methotrexate dans la polyarthrite rheumatoide: facteurs de risque des complications graves. [Treatment with low dose methotrexate in rheumatoid arthritis: risk factors for severe complication.] *Therapie* 1997;52:111–116.
276. Jean G, Oueis E, Chazot C, et al. Nephrotic syndrome following initiation of methotrexate therapy for rheumatoid arthritis. *Clin Nephrol* 1998;50:198.
277. Wernick R, Smith DL. Central nervous system toxicity associated with weekly low-dose methotrexate treatment. *Arthritis Rheum* 1989; 32:770–775.
278. Thomas E, Leroux JL, Hellier JP, et al. Seizure and methotrexate therapy in rheumatoid arthritis. *J Rheumatol* 1993;20:1632.
279. Balachandran C, McCluskey PJ, Champion GD, et al. Methotrexate-induced optic neuropathy. *Clin Exp Ophthalmol* 2002;30:440–441.
280. Fernandez-Espartero MC, Rodriguez M, De La Mata J. Methotrexate-induced nephrogenic diabetes insipidus: first case report. *Rheumatology* 2002;41:233–234.
281. Worthley SG, McNeil JD. Leukoencephalopathy in a patient taking low dose oral methotrexate therapy for rheumatoid arthritis. *J Rheumatol* 1995;22:335–337.
282. Allen JC, Rosen G, Mehta BM, et al. Leukoencephalopathy following high-dose iv methotrexate chemotherapy with leucovorin rescue. *Cancer Tx Rep* 1980;64:1261–1273.
283. Pizzo PA, Bleyer WA, Poplack DG, et al. Reversible dementia temporally associated with intraventricular therapy with methotrexate in a child with acute myelogenous leukemia. *J Pediatr* 1976;88:131–133.
284. Halla JT, Hardin JG. Underrecognized postdosing reactions to methotrexate in patients with rheumatoid arthritis. *J Rheumatol* 1994;21: 1224–1226.
285. Schwartz AM, Leonidas JC. Methotrexate osteopathy. *Skel Radiol* 1984;11:13–16.
286. Nesbit M, Krivit W, Heyn R, et al. Acute and chronic effects of methotrexate on hepatic, pulmonary, and skeletal systems. *Cancer* 1976; 37:1048–1054.
287. Uehara R, Suzuki Y, Ichikawa Y. Methotrexate (MTX) inhibits osteoblastic differentiation in vitro: possible mechanism of MTX osteopathy. *J Rheumatol* 2001;28:251–256.
288. Minaur NJ, Jefferiss C, Bhalla AK, et al. Methotrexate in the treatment of rheumatoid arthritis. I. *In vitro* effects on cells of the osteoblast lineage. *Rheumatology* 2002;41:735–740.
289. Maenaut K, Westhovens R, Dequeker J. Methotrexate osteopathy, does it exist? *J Rheumatol* 1996;23:2156–2159.
290. Carbone LD, Kaeley G, McKown KM, et al. Effects of long-term administration of methotrexate on bone mineral density in rheumatoid arthritis. *Calcif Tissue Int* 1999;64:100–101.
291. Cranney AB, McKendry RJ, Wells GA, et al. The effect of low dose methotrexate on bone density. *J Rheumatol* 2001;28:2395–2399.
292. Minaur NJ, Kounali D, Vedi S, et al. Methotrexate in the treatment of rheumatoid arthritis. II. *In vivo* effects on bone mineral density. *Rheumatology* 2002;41:741–749.
293. Bianchi ML, Cimaz R, Galbiati E, et al. Bone mass change during methotrexate treatment in patients with juvenile rheumatoid arthritis. *Osteoporos Int* 1999;10:20–25.
294. Buckley LM, Leib ES, Cartularo KS, et al. Effect of low dose methotrexate on the bone mineral density of patients with rheumatoid arthritis. *J Rheumatol* 1997;24:1489–1494.
295. Stevens H, Jacobs JW, van Rijk PP, et al. Bone mass change during methotrexate treatment in patients with juvenile rheumatoid arthritis. *Clin Nucl Med* 2001;26:389–391.
296. Goerttler E, Kutzner H, Peter HH, et al. Methotrexate-induced papular eruption in patients with rheumatic diseases: a distinctive adverse cutaneous reaction produced by methotrexate in patients with collagen vascular diseases. *J Am Acad Dermatol* 1999;40:702–707.
297. Del Pozo J, Martinez W, Garcia-Silva J, et al. Cutaneous ulceration as a sign of methotrexate toxicity. *Eur J Dermatol* 2001;11:450–452.
298. Blackburn WD, Jr, Alarcón GS. Toxic response to topical fluorouracil in two rheumatoid arthritis patients receiving low-dose, weekly methotrexate. *Arthritis Rheum* 1990;33:303–304.
299. Bicer A, Tursen U, Cimen OB, et al. Prevalence of dermatophytosis in patients with rheumatoid arthritis. *Rheumatol Int* 2003;23:37–40.
300. Blackburn WD, Jr, Alarcón GS. Impotence in three rheumatoid arthritis patients treated with methotrexate. *Arthritis Rheum* 1989; 32:1341–1342.
301. Phelan MJ, Riley PL, Lynch MP. Methotrexate associated Peyronie's disease in the treatment of rheumatoid arthritis. *Br J Rheumatol* 1992;31:425–426.
302. Del Paine DW, Leek JC, Robbins DL. Gynecomastia associated with low dose methotrexate therapy. *Arthritis Rheum* 1980;26:691–692.
303. Ostensen M. Treatment with immunosuppressive and disease modifying drugs during pregnancy and lactation. *Am J Reprod Immunol* 1992;28:148–152.
304. Kozlowski RD, Steinbrunner JV, Mackenzie AH, et al. Outcome of first-trimester exposure to low-dose methotrexate in eight patients with rheumatic disease. *Am J Med* 1990;88:589–592.
305. Ross GT. Congenital anomalies among children born of mothers receiving chemotherapy for gestational trophoblastic neoplasma. *Cancer* 1976;37:1043–1047.
306. Shahin AA, Ismail MM, Saleh M, et al. Protective effect of folinic acid on low-dose methotrexate genotoxicity. *Z Rheumatol* 2001;60: 63–68.
307. Milunsky A, Graef JW, Gaynor MF Jr. Methotrexate-induced congenital malformations. *Pediatrics* 1968;72:790–795.
308. Buckley LM, Bullaboy CA, Leichtman L, et al. Multiple congenital

anomalies associated with weekly low-dose methotrexate treatment of the mother. *Arthritis Rheum* 1997;40:971–973.
309. Krahenmann F, Ostensen M, Stallmach T, et al. *In utero* first trimester exposure to low-dose methotrexate with increased fetal nuchal translucency and associated malformations. *Prenat Diagn* 2002;22: 489–490.
310. Czeizel AE, Dudás I. Prevention of the first occurrence of neural-tube defects by periconceptional vitamin supplementation. *N Engl J Med* 1992;327:1832–1835.
311. Medical Research Council Vitamin SRG. Prevention of the first occurrence of neural-tube defects by periconceptional vitamin supplementation. *Lancet* 1991;338:131–137.
312. Bridges SL Jr, López-Méndez A, Han KH, et al. Should methotrexate be discontinued before elective orthopedic surgery in patients with rheumatoid arthritis? *J Rheumatol* 1991;18:984–988.
313. Perhala RS, Wilke WS, Clough JD, et al. Local infectious complications following large joint replacement in rheumatoid arthritis patients treated with methotrexate versus those not treated with methotrexate. *Arthritis Rheum* 1991;34:146–52.
314. Sany J, Anaya J-M, Canovas F, et al. Influence of methotrexate on the frequency of postoperative infectious complications in patients with rheumatoid arthritis. *J Rheumatol* 1993;20:1129–1132.
315. Alarcón GS, Moreland LW, Jaffe K, et al. Barriers encountered in the conduct of clinical studies: a case in point. Perioperatively discontinuation of methotrexate. *Controlled Clin Trials* 1995;16 (suppl):122.
316. Jain A, Witbreuk M, Ball C, et al. Influence of steroids and methotrexate on wound complications after elective rheumatoid hand and wrist surgery. *J Hand Surg* 2002;27:449–455.
317. Grennan DM, Gray J, Loudon J, et al. Methotrexate and early postoperative complications in patients with rheumatoid arthritis undergoing elective orthopaedic surgery. *Ann Rheum* 2001;60:214–217.
318. Sany J, Anaya J-M, Lussiez V, et al. Treatment of rheumatoid arthritis with methotrexate: a prospective open longterm study of 191 cases. *J Rheumatol* 1991;18:1323–1327.
319. Carpenter MT, West SG, Vogelgesang SA, et al. Postoperative joint infections in rheumatoid arthritis patients on methotrexate therapy. *Orthopedics* 1996;19:207–210.
320. Bailin PL, Tindall J, Roenigk HH Jr, et al. Is methotrexate therapy for psoriasis carcinogenic? A modified retrospective-prospective analysis. *JAMA* 1975;232:359–362.
321. Harris CC. Malignancy during methotrexate and steroid therapy for psoriasis. *Arch Dermatol* 1971;103:501–504.
322. Potter T, Hardwick N, Mulherin D. Multiple malignant melanomas in a patient with rheumatoid treated with methotrexate. *J Rheumatol* 1998;25:2282.
323. Jeannou J, Goupille P, Valat JP. Association of methotrexate, rheumatoid arthritis, and melanoma in 2 patients. *J Rheumatol* 1997;24: 1444–1445.
324. Thoburn R, Katz P. Lymphoproliferative disease in patients with autoimmune disease on low-dose methotrexate. *Am Coll Rheumatol Hotline* 1995;June:1.
325. Prior P. Cancer and rheumatoid arthritis: epidemiologic considerations. *Am J Med* 1985;78(suppl 1A):15–21.
326. Isomaki HA, Hakulinen T, Joutsenlahti U. Excess risk of lymphomas, leukemia and myeloma in patients with rheumatoid arthritis. *J Chronic Dis* 1978;31:691–696.
327. Moder KG, Tefferi A, Cohen MD, et al. Hematologic malignancies and the use of methotrexate in rheumatoid arthritis: a retrospective study. *Am J Med* 1995;99:276–281.
328. Pointud P, Prudat M, Peron J-M. Acute leukemia after low dose methotrexate therapy in a patient with rheumatoid arthritis. *J Rheumatol* 1993;20:1215–1216.
329. Ekstrom K, Hjalgrim H, Brandt L, et al. Risk of malignant lymphomas in patients with rheumatoid arthritis and in their first-degree relatives. *Arthritis Rheum* 2003;48:963–970.
330. Thomas E, Symmons DP, Brewster DH, et al. National study of cause-specific mortality in rheumatoid arthritis, juvenile chronic arthritis, and other rheumatic conditions: a 20 year followup study. *J Rheumatol* 2003;30:958–965.
331. Symmons DP, Ahern M, Bacon PA, et al. Lymphoproliferative malignancy in rheumatoid arthritis: a study of 20 cases. *Ann Rheum Dis* 1984;43:132–135.
332. Lioté F, Pertuiset E, Cochand-Priollet B, et al. Methotrexate related B lymphoproliferative disease in a patient with rheumatoid arthritis. Role of Epstein-Barr virus infection. *J Rheumatol* 1995;22:1174–1178.
333. Le Goff P, Koreichi A, Saraux A, et al. Lymphome au cours du traitement de la polyarthrite rhumatoide par le methotrexate a faible dose: un nouveau cas. [Lymphoma during treatment of rheumatoid arthritis with low-dose methotrexate: a new case.] *Rev Rhuma* 1994;61:357–358.
334. Marlier S, Chagnon A, Brocq O, et al. Lymphome sous methotrexate a faibles doses au cours d'une polyarthrite rheumatoide avec lymphopenie extrème. [Lymphoma induced by low-dose methotrexate in rheumatoid arthritis with severe lymphopenia.] *Ann Med Intern* 1995;146:206–208.
335. Morris CR, Morris AJ. Localized lymphoma in a patient with rheumatoid arthritis treated with parenteral methotrexate. *J Rheumatol* 1993;20:2172–2173.
336. Kleiman KS, Mahowald ML. Methotrexate and lymphoma a presentation of four cases and review of the literature. *J Clin Rheumatol* 1998;4:254–259.
337. Kamel OW, van de Rijn M, LeBrun DP, et al. Lymphoid neoplasms in patients with rheumatoid arthritis and dermatomyositis: frequency of Epstein-Barr virus and other features associated with immunosuppression. *Hum Pathol* 1994;25:638–643.
338. Ellman MH, Hurwitz H, Thomas C, et al. Lymphoma developing in a patient with rheumatoid arthritis taking low dose weekly methotrexate. *J Rheumatol* 1991;18:1741–1743.
339. Kingsmore SF, Hall BD, Allen NB, et al. Association of methotrexate, rheumatoid arthritis and lymphoma: Report of 2 cases and literature review. *J Rheumatol* 1992;19:1462–1465.
340. Taillan B, Garnier G, Castanet J, et al. Lymphoma developing in a patient with rheumatoid arthritis taking methotrexate. *Clin Rheumatol* 1993;12:93–94.
341. Usman AR, Yunus MB. Non-Hodgkin's lymphoma in patients with rheumatoid arthritis treated with low dose methotrexate. *J Rheumatol* 1996;23:1095–1098.
342. Georgescu L, Quinn GC, Schwartzman S, et al. Lymphoma in patients with rheumatoid arthritis: association with the disease state or methotrexate treatment. *Semin Arthritis Rheum* 1997;26:794–804.
343. Lim IG, Bertouch JV. Remission of lymphoma after drug withdrawal in rheumatoid arthritis. *Med J Aust* 2002;177:500–501.
344. Baird R, van Zyl-Smit RN, Dilke T, et al. Spontaneous remission of low-grade B-cell non-Hodgkin's lymphoma following withdrawal of methotrexate in a patient with rheumatoid arthritis: case report and review of the literature. *Br J Haematol* 2002;118:567–568.
345. Stewart M, Malkovska V, Krishnan J, et al. Lymphoma in a patient with rheumatoid arthritis receiving methotrexate treatment: successful treatment with rituximab. *Ann Rheum Dis* 2001;60:892–893.
346. Jardine DL, Colls BM. Hodgkin's disease following methotrexate therapy for rheumatoid arthritis. *N Z Med J* 2002;115:293–294.
347. Hirose Y, Masaki Y, Okada J, et al. Epstein-Barr virus–associated B-cell type non-Hodgkin's lymphoma with concurrent p53 protein expression in a rheumatoid arthritis patient treated with methotrexate. *Int J Hematol* 2002;75:412–415.
348. Padeh S, Sharon N, Schiby G, et al. Hodgkin's lymphoma in systemic onset juvenile rheumatoid arthritis after treatment with low dose methotrexate. *J Rheumatol* 1997;24:2035–2037.
349. Krugmann J, Sailer-Hock M, Muller T, et al. Epstein-Barr virus–associated Hodgkin's lymphoma and *Legionella pneumophila* infection complicating treatment of juvenile rheumatoid arthritis with methotrexate and cyclosporine A. *Hum Pathol* 2000;31:253–255.
350. Dawson TM, Starkebaum G, Wood BL, et al. Epstein-Barr virus, methotrexate, and lymphoma in patients with rheumatoid arthritis and primary Sjögren's syndrome: case series. *J Rheumatol* 2001;28: 47–53.
351. Mariette X, Caxals-Hatem D, Warszawki J, et al. Lymphomas in rheumatoid arthritis patients treated with methotrexate: a 3-year prospective study in France. *Blood* 2002;99:3909–3915.
352. Segal R, Caspi D, Tishler M, et al. Accelerated nodulosis and vasculitis during methotrexate therapy for rheumatoid arthritis. *Arthritis Rheum* 1988;31:1182–1185.
353. Jeurissen ME, Boerbooms AM, van de Putte LB. Eruption of nodulosis and vasculitis during methotrexate therapy for rheumatoid arthritis. *Clin Rheumatol* 1989;8:417–418.
354. Combe B, Didry C, Gutierrez M, et al. Accelerated nodulosis and systemic manifestations during methotrexate therapy for rheumatoid arthritis. *Eur J Med* 1993;2:153–156.

355. Falcini F, Taccetti G, Ernimi M, et al. Methotrexate-associated appearance and rapid progression of rheumatoid nodules in systemic-onset juvenile rheumatoid arthritis. *Arthritis Rheum* 1997;40:175–178.
356. Kerstens PJ, Boerbooms AM, Jeurissen ME, et al. Accelerated nodulosis during low dose methotrexate therapy for rheumatoid arthritis. An analysis of ten cases. *J Rheumatol* 1992;19:867–871.
357. Williams FM, Cohen PR, Arnett FC. Accelerated cutaneous nodulosis during methotrexate therapy in a patient with rheumatoid arthritis. *J Am Acad Dermatol* 1998;39:359–362.
358. Filosa G, Salaffi F, Bugatti L. Accelerated nodulosis during methotrexate therapy for refractory rheumatoid arthritis. A case report. *Adv Exp Med Biol* 1999;455:521–524.
359. Ahmed SS, Arnett FC, Smith CA, et al. The HLA-DRB1*0401 allele and the development of methotrexate-induced accelerated rheumatoid nodulosis: a follow-up study of 79 Caucasian patients with rheumatoid arthritis. *Medicine* 2001;80:271–278.
360. Abraham Z, Rosenbaum M, Rosner L. Colchicine therapy for low-dose-methotrexate-induced accelerated nodulosis in a rheumatoid arthritis patient. *J Dermatol* 1999;26:691–694.
361. Joosen H, Mellaerts B, Dereymaeker G, et al. Pulmonary nodule and aggressive tibialis posterior tenosynovitis in early rheumatoid arthritis. *Clin Rheumatol* 2000;19:392–395.
362. Patatanian E, Thompson DF. A review of methotrexate-induced accelerated nodulosis. *Pharmacotherapy* 2002;22:1157–1162.
363. Karam NE, Roger L, Hankins LL, et al. Rheumatoid nodulosis of the meninges. *J Rheumatol* 1994;21:1960–1963.
364. Raccaud O. Manifestations extra-articulaires de la polyarthrite rheumatoide lors d'un traitement de fond par methotrexate: à propos d'un cas de nodulose avec pericardite. [Extra-articular manifestations of rheumatoid arthritis at the time of basic methotrexate treatment: apropos of a case of nodulosis with pericarditis]. *Rev Med Suisse Rom* 1994;114:343–344.
365. Smith MD. Accelerated nodulosis, pleural effusion, and pericardial tamponade during methotrexate therapy. *J Rheumatol* 1995;22:1439.
366. Bruyn GA, Essed CE, Houtman PM, et al. Fatal cardiac nodules in a patient with rheumatoid arthritis treated with low dose methotrexate. *J Rheumatol* 1993;20:912–914.
367. Abu-Shakra M, Nicol P, Urowitz MB. Accelerated nodulosis, pleural effusion, and pericardial tamponade during methotrexate therapy. *J Rheumatol* 1994;21:934–937.
368. Sorensen WT, Moller-Anderson K, Behrendt N. Rheumatoid nodules of the larynx. *J Laryngol Otol* 1998;112:573–574.
369. Nezondet-Chetaille AL, Brondino-Riquier R, Villani P, et al. Panniculitis in a patient on methotrexate for mixed connective tissue disease. *Joint Bone Spine* 2002;69:324–326.
370. Jang KA, Chio JH, Moon KC, et al. Methotrexate nodulosis. *J Dermatol* 1999;26:460–464.
371. Marks CR, Willkens RF, Wilske KR, et al. Small-vessel vasculitis and methotrexate. *Ann Intern Med* 1984;100:916.
372. Halevy S, Giryes H, Avinoach I, et al. Leukocytoclastic vasculitis induced by low-dose methotrexate: *in vitro* evidence for an immunologic mechanism. *J Euro Acad Dermatol Venereol* 1998;10:81–85.
373. Simonart T, Durez P, Margaux J, et al. Cutaneous necrotizing vasculitis after low dose methotrexate therapy for rheumatoid arthritis: a possible manifestation of methotrexate hypersensitivity. *Clin Rheumatol* 1997;16:623–625.
374. Rodriguez-Moreno J, del Blanco-Barnusell J, Castano-Moreno C, et al. Systemic rheumatoid vasculitis after discontinuation of methotrexate therapy. *J Rheumatol* 1992;19:178.
375. Jorizzo JL, White WL, Wise CM. Low-dose weekly methotrexate for unusual neutrophilic vascular reactions: cutaneous polyarteritis nodosa and Behçet's disease. *J Am Acad Dermatol* 1991;24:973–978.
376. Espinoza LR, Espinoza CG, Vasey FB, et al. Oral methotrexate therapy for chronic rheumatoid arthritis ulcerations. *J Am Acad Dermatol* 1986;15:508–512.
377. Williams HC, Pembroke AC. Methotrexate in the treatment of vasculitic cutaneous ulceration in rheumatoid arthritis. *J R Soc Med* 1989;82:763.
378. Roenigk HH Jr, Maibach HI, Auerbach R, et al. Methotrexate guidelines—revised. *J Am Acad Dermatol* 1982;6:145–155.
379. Cash JM, Swain M, Di Bisceglie M, et al. Massive intrahepatic hemorrhage following routine liver biopsy in a patient with rheumatoid arthritis treated with methotrexate. *J Rheumatol* 1992;19:1466–1468.
380. Weinblatt ME, Maier AL, Coblyn JS. Low dose leucovorin does not interfere with the efficacy of methotrexate in rheumatoid arthritis: an 8 week randomized placebo controlled trial. *J Rheumatol* 1993;20:950–952.
381. Kremer JM. A debate: should patients with rheumatoid arthritis on methotrexate undergo liver biopsies? *Semin Arthritis Rheum* 1992;21:376–386.
382. Dolan OM, Burrows D, Irvine A, et al. The value of a baseline liver biopsy prior to methotrexate treatment. *Br J Dermatol* 1994;131:891–894.
383. Ferraz MB, Ciconelli RM, Vilar JM. Patient's preference regarding the option of performing unselective liver biopsy following methotrexate treatment in rheumatoid arthritis. *Clin Exp Rheumatol* 1994;12:621–626.
384. Kremer JM, Alarcón GS, Lightfoot RW Jr, et al. Methotrexate for rheumatoid arthritis. Suggested guidelines for monitoring liver toxicity. *Arthritis Rheum* 1994;37:316–328.
385. Fries JF, Ramey DR, Singh G. Suggested guidelines for monitoring liver toxicity in rheumatoid arthritis patients treated with methotrexate: comment on the article by Kremer et al. *Arthritis Rheum* 1994;37:1829–1834.
386. Newman ED, Harrington TM, Perruquet JL, et al. Creating a care-effective cost-effective strategy for methotrexate liver toxicity monitoring in rheumatoid arthritis: comment on the article by Kremer et al. *Arthritis Rheum* 1995;38:297–298.
387. Cash JM, Wilke WS. Guidelines for routine liver biopsy during methotrexate treatment. *Cleve Clin J Med* 1994;61:317–318.
388. Shiroky J. Liver biopsy in patients with rheumatoid arthritis taking methotrexate. *J Rheumatol* 1994;21:964–965.
389. Yazici Y, Erkan D, Paget SA. Monitoring methotrexate hepatic toxicity in rheumatoid arthritis: is it time to update the guidelines? *J Rheumatol* 2002;29:1586–1589.
390. Kremer JM. Not yet time to change the guidelines for monitoring methotrexate liver toxicity: they have served us well. *J Rheumatol* 2002;29:1590–1592.
391. Heathcote J. The significance of AST changes in patients with rheumatoid arthritis treated with methotrexate. *J Rheumatol* 1996;23:413–415.
392. Kremer JM, Kaye GI, Kaye NW, et al. Light and electron microscopic analysis of sequential liver biopsy samples for rheumatoid arthritis patients receiving long-term methotrexate therapy: followup over long treatment intervals and correlation with clinical and laboratory variables. *Arthritis Rheum* 1995;38:1194–1203.
393. Richard S, Guerret S, Gerard F, et al. Hepatic fibrosis in rheumatoid arthritis patients treated with methotrexate: application of a new semi-quantitative scoring system. *Rheumatology* 2000;39:50–54.
394. Bergquist SR, Felson DT, Prashker MJ, et al. The cost-effectiveness of liver biopsy in rheumatoid arthritis patients treated with methotrexate. *Arthritis Rheum* 1995;38:326–333.
395. Hashkes PJ, Balisteri WR, Bove KE, et al. The relationship of hepatotoxic risk factors and liver histology in methotrexate therapy for juvenile rheumatoid arthritis. *J Pediatr* 1999;134:47–52.
396. Arias JM, Morton KA, Albro JE, et al. Comparison of methods for identifying early methotrexate-induced hepatotoxicity in patients with rheumatoid arthritis. *J Nucl Med* 1993;34:1905–1909.
397. Verschuur AC, van Everdingern JJ, Cohen EB, et al. Liver biopsy versus ultrasound in methotrexate-treated psoriasis: a decision analysis. *Int J Dermatol* 1992;31:404–409.
398. Collins D, Bellamy N, Campbell J. A Canadian survey of current methotrexate prescribing practices in rheumatoid arthritis. *J Rheumatol* 1994;21:1220–1223.
399. Wallace CA, Bleyer WA, Sherry DD, et al. Toxicity and serum levels of methotrexate in children with juvenile rheumatoid arthritis. *Arthritis Rheum* 1989;32:677–681.
400. Shiroky JB, Neville C, Esdaile JM, et al. Low-dose methotrexate with leucovorin (folinic acid) in the management of rheumatoid arthritis. Results of a multicenter randomized, double-blinded, placebo-controlled trial. *Arthritis Rheum* 1993;36:795–803.
401. Hanrahan PS, Russell AS. Concurrent use of folinic acid and methotrexate in rheumatoid arthritis. *J Rheumatol* 1988;15:1078–1080.
402. Buckley LM, Vacek PM, Cooper SM. Administration of folinic acid after low dose methotrexate in patients with rheumatoid arthritis. *J Rheumatol* 1990;17:1158–1161.
403. Buckley LM. Reply: Folinic acid supplementation in patients with juvenile rheumatoid arthritis treated with methotrexate. *J Rheumatol*

1996;23:403–404.
404. Alarcón GS, Morgan SL. Folinic acid to prevent side effects of methotrexate in juvenile rheumatoid arthritis. *J Rheumatol* 1996;23:2184.
405. Gulko PS, Tracy IC, Baum SK, et al. Practice patterns in the use of supplemental folic acid in rheumatoid arthritis patients treated with methotrexate. *Rev Brasil Rheumatol* 1994;34:235–238.
406. Stewart KA, Mackenzie AH, Clough JD, et al. Folate supplementation in methotrexate-treated rheumatoid arthritis patients. *Semin Arthritis Rheum* 1991;20:332–338.
407. Morgan SL, Alarcón GS, Krumdieck CL. Folic acid supplementation during methotrexate therapy: it makes sense. *J Rheumatol* 1993;20:929–930.
408. Morgan SL, Baggott JE, Koopman WJ, et al. Folate supplementation and methotrexate. *Ann Rheum Dis* 1993;52:315–316.
409. Hunt RE, Phillips RM, Shergy WJ. Role of folic acid in limiting methotrexate related side effects. *Arthritis Rheum* 1987;30(suppl):253.
410. Griffith SM, Fisher J, Clarke S, et al. Do patients with rheumatoid arthritis established on methotrexate and folic acid 5 mg daily need to continue folic acid supplements long term? *Rheumatology* 2000;39:1102–1109.
411. van Ede AE, Laan RF, Rood MJ, et al. Effect of folic or folinic acid supplementation on the toxicity and efficacy of methotrexate in rheumatoid arthritis. A forty-eight week, multicenter, randomized, double-blind, placebo-controlled study. *Arthritis Rheum* 2001;44:1515–1524.
412. van Ede AE, Laan RF, Blom HJ, et al. Homocysteine and folate status in methotrexate-treated patients with rheumatoid arthritis. *Rheumatology* 2002;41:658–665.
413. Suzuki Y, Uehara R, Tajima C, et al. Elevation of serum hepatic aminotransferases during treatment of rheumatoid arthritis with low-dose methotrexate. Risk factors and response to folic acid. *Scand J Rheumatol* 1999;28:273–281.
414. Enderesen GK, Husby G. Folate supplementation during methotrexate treatment of patients with rheumatoid arthritis. An update and proposals for guidelines. *Scand J Rheumatol* 2001;30:129–134.
415. Morgan SL, Baggott JE, Lee JY, et al. Folic acid supplementation prevents deficient blood folate levels and hyperhomocysteinemia during longterm, low dose methotrexate therapy for rheumatoid arthritis: implications for cardiovascular disease prevention. *J Rheumatol* 1998;25:441–446.
416. Slot O. Changes in plasma homocysteine in arthritis patients starting treatment with low-dose methotrexate subsequently supplemented with folic acid. *Scand J Rheumatol* 2001;30:305–307.
417. Morgan SL, Baggott JE, Altz-Smith M. Folate status of rheumatoid arthritis patients receiving long-term, low-dose methotrexate therapy. *Arthritis Rheum* 1987;30:1348–1356.
418. Ortiz Z, Shea B, Súarez-Almazor M, et al. The efficacy of folic acid and folinic acid in reducing methotrexate gastrointestinal toxicity in rheumatoid arthritis. A metaanalysis of randomized controlled trials. *J Rheumatol* 1998;25:36–43.
419. Stenger AAME, Houtman PM, Bruyn GAW. Does folate supplementation make sense in patients with rheumatoid arthritis treated with methotrexate? *Ann Rheum Dis* 1992;51:1019–1020.
420. Jobanputra P, Hunter M, Clark D, et al. An audit of methotrexate and folic acid for rheumatoid arthritis. Experience from a teaching centre. *Br J Rheumatol* 1995;34:971–975.
421. Leeb BF. Should folate supplementation be routinely recommended for older patient receiving methotrexate? *Drugs Aging* 1994;5:319–322.
422. Morgan SL, Alarcón GS, Moreland LW. Improved methotrexate patient information. *Arthritis Rheum* 1995;38:874–875.
423. Pruthi RK, Tefferi A. Pernicious anemia revisited. *Mayo Clin Proc* 1994;69:144–150.
424. Graham LD, Myones BL, Rivas-Chacon RF, et al. Morbidity associated with long-term methotrexate therapy in juvenile rheumatoid arthritis. *J Pediatr* 1992;120:468–473.
425. Rose CD, Singsen BH, Eichenfield AH, et al. Safety and efficacy of methotrexate therapy for juvenile rheumatoid arthritis. *J Pediatr* 1990;117:653–659.
426. White P, Ansell BM. Methotrexate for juvenile rheumatoid arthritis. *N Engl J Med* 1992;326:1077–1078.
427. Giannini EH, Brewer EJ, Kuzmina N, et al. Methotrexate in resistant juvenile rheumatoid arthritis. Results of the U.S.A.–U.S.S.R. double-blind, placebo-controlled trial. *N Engl J Med* 1992;326:1043–1049.
428. Halle F, Prieur AM. Evaluation of methotrexate in the treatment of juvenile chronic arthritis according to the subtype. *Clin Exp Rheumatol* 1991;9:297–302.
429. Singsen BH, Goldbach-Mansky R. Methotrexate in the treatment of juvenile rheumatoid arthritis and other pediatric rheumatic and nonrheumatic disorders. *Rheum Dis Clin North Am* 1997;23:811–841.
430. Jacobs JC. Juvenile rheumatoid arthritis. In: *Pediatric rheumatology for the practitioner,* 2nd ed. New York: Springer-Verlag, 1992:231–359.
431. Morris PW, Bogle ML, Karkos J, et al. Folate supplementation in patients with juvenile rheumatoid arthritis being treated with methotrexate. *J Invest Med* 1995;43(suppl):36.
432. Ravelli A, Migliavacca D, Viola S, et al. Efficacy of folinic acid in reducing methotrexate toxicity in juvenile idiopathic arthritis. *Clin Exp Rheumatol* 1999;17:625–627.
433. Harel L, Wagner-Weiner L, Poznanski AK, et al. Effects of methotrexate on radiologic progression in juvenile rheumatoid arthritis. *Arthritis Rheum* 1993;36:1370–1374.
434. Aydintug AO, D'Cruz D, Cervera R, et al. Low dose methotrexate treatment in adult Still's disease. *J Rheumatol* 1992;19:431–435.
435. Kraus A, Alarcón-Segovia D. Fever in adult onset Still's disease. Response to methotrexate. *J Rheumatol* 1991;18:918–920.
436. Fautrel B, Borget C, Rozenberg S, et al. Corticosteroid sparing effect of low dose methotrexate treatment in adult Still's disease. *J Rheumatol* 1999;26:373–378.
437. Lovell DJ, Giannini EH, Jones OY, et al. Long-term efficacy and safety of etanercept in children with polyarticular-course juvenile rheumatoid arthritis: interim results from an ongoing multicenter, open-label, extended-treatment trial. *Arthritis Rheum* 2003;48:218–226.
438. Creemers MC, Franssen JA, van de Putte LB, et al. Methotrexate in severe ankylosing spondylitis: an open study. *J Rheumatol* 1995;22:1104–1107.
439. Kozarek RA, Patterson DJ, Gelfand MD, et al. Methotrexate induces clinical and histologic remission in patients with refractory inflammatory bowel disease. *Ann Intern Med* 1989;110:353–356.
440. Feagan BG, Rochon J, Fedorak RN, et al. Methotrexate for the treatment of Crohn's disease. *N Engl J Med* 1995;332:292–297.
441. Winchester R, Bernstein DH, Fischer HD, et al. The co-occurrence of Reiter's syndrome and acquired immunodeficiency. *Ann Intern Med* 1987;106:19–26.
442. Masson C, Chennebault JM, Leclech C. Is HIV infection contraindication to the use of methotrexate in psoriatic arthritis? *J Rheumatol* 1995;22:2191.
443. Metzger AL, Bohan A, Goldberg LS, et al. Polymyositis and dermatomyositis: combined methotrexate and corticosteroid therapy. *Ann Intern Med* 1974;81:182–189.
444. van den Hoogen FH, Boerbooms AM, van de Putte LB. Methotrexate treatment in scleroderma. *Am J Med* 1989;87:116–117.
445. Skopouli FN, Jagiello P, Tsifetaki N, et al. Methotrexate in primary Sjögren's syndrome. *Clin Exp Rheumatol* 1996;14:555–558.
446. Davidson JR, Graziano FM, Rothenberg RJ. Methotrexate therapy for severe systemic lupus erythematosus. *Arthritis Rheum* 1987;30:1195–1196.
447. Rothenberg RJ, Graziano FM, Grandone JT, et al. The use of methotrexate in steroid-resistant systemic lupus erythematosus. *Arthritis Rheum* 1988;31:612–615.
448. Wilke WS, Krall PL, Scheetz RJ, et al. Methotrexate for systemic lupus erythematosus: a retrospective analysis of 17 unselected cases. *Clin Exp Rheumatol* 1991;9:581–588.
449. Asherson RA, Schatten S, Hughes GRV. Methotrexate in systemic lupus erythematosus. *J Rheumatol* 1997;24:610.
450. McCarty DH, Harman JG, Grassanovich JL, et al. Combination drug therapy of seropositive rheumatoid arthritis. *J Rheumatol* 1995;22:1636–1645.
451. Walz LeBlanc BA, Dagenais P, Urowitz MB, et al. Methotrexate in systemic lupus erythematosus. *J Rheumatol* 1994;21:836–838.
452. Ferraccioli GF, De Vita S, Bartoli E. Methotrexate benefits in patients with lupus with and without nephritis. *J Rheumatol* 1995;22:1442.
453. Gansauge S, Breitbart A, Rinaldi N, et al. Methotrexate in patients with moderate systemic lupus erythematosus (exclusion of renal and central nervous system disease). *Ann Rheum Dis* 1997;56:382–385.
454. Webster GF, Razsi LK, Sanchez M. Methotrexate therapy in cuta-

neous sarcoidosis. *Ann Intern Med* 1989;111:538–539.
455. Soriano FG, Caramelli P, Nitrini R, et al. Neurosarcoidosis: therapeutic success with methotrexate. *Postgrad Med J* 1990;66:142–143.
456. Toews GB, Lynch JPI. Methotrexate in sarcoidosis. *Am J Med Sci* 1990;300:33–36.
457. Lower EE, Baughman RP. The use of low dose methotrexate in refractory sarcoidosis. *Am J Med Sci* 1990;299:153–157.
458. Baughman RP, Lower EE. The effect of corticosteroid or methotrexate therapy on lung lymphocytes and macrophages in sarcoidosis. *Am Rev Respir Dis* 1990;142:1268–1271.
459. Mullarkey MF, Blumenstein BA, Andrade P, et al. Methotrexate in the treatment of corticosteroid-dependent asthma. *N Engl J Med* 1988;318:603–607.
460. Hoofnagle JH, Bergasa NV. Methotrexate therapy of primary biliary cirrhosis: promising but worrisome. *Gastroenterology* 1991;101: 1440–1442.
461. Knox TA, Kaplan MM, Gelfand JA, et al. Methotrexate treatment of idiopathic granulomatous hepatitis. *Ann Intern Med* 1995;122: 592–595.
462. de Groot K, Reinhold-Keller E, Tatsis E, et al. Therapy for the maintenance of remission in sixty-five patients with generalized Wegener's granulomatosis: methotrexate versus trimethoprim/sulfamethoxazole. *Arthritis Rheum* 1996;36:2052–2061.
463. Krall PL, Mazanec DJ, Wilke WS. Methotrexate for corticosteroid-resistant polymyalgia rheumatica and giant cell arteritis. *Cleve Clin J Med* 1989;56:253–257.
464. Hoffman GS, Leavitt RY, Kerr GS, et al. Treatment of glucocorticoid-resistant or relapsing Takayasu arteritis with methotrexate. *Arthritis Rheum* 1994;37:578–582.
465. Nesher G, Sonnenblick M. Steroid-sparing medications in temporal arteritis—report of three cases and review of 174 reported patients. *Clin Rheumatol* 1994;13:289–292.
466. Langford CA, Sneller MC, Hoffman GS. Methotrexate use in systemic vasculitis. *Rheum Dis Clin North Am* 1997;23:841–853.
467. Riente L, Taglione E, Berrettini S. Efficacy of methotrexate in Cogan's syndrome. *J Rheumatol* 1996;23:1830.
468. Wilke WS. Methotrexate use in miscellaneous inflammatory diseases. *Rheum Dis Clin North Am* 1997;23:855–883.
469. Spiera RF, Mitnick HJ, Kupersmith M, et al. A prospective, double-blind, randomized, placebo controlled trial of methotrexate in the treatment of giant cell arteritis (GCA). *Clin Exp Rheumatol* 2001; 19:495–501.
470. Hoffman GS, Cid MC, Hellmann DB, et al. A multicenter, randomized, double-blind, placebo-controlled trial of adjuvant methotrexate treatment for giant cell arteritis. *Arthritis Rheum* 2002;46:1309–1318.
471. Jover JA, Hernandez-Garcia C, Morado JC, et al. Combined treatment of giant-cell arteritis with methotrexate and prednisone. A randomized, double-blind, placebo-controlled trial. *Ann Intern Med* 2001;134:106–114.
472. Baggott JE, Morgan SL, Freeberg LE, et al. Long-term treatment of the MRL/lpr mouse with methotrexate and 10-deazaaminopterin. *Agents Actions* 1992;35:104–111.
473. Cronstein BN, Chan ESL. The mechanisms of methotrexate's action in the treatment of inflammatory disease. In: Cronstein BN, Bertino JR. eds. *Methotrexate*. Basel: Birkhauser Verlag, 2000:65–82.
474. Alarcón GS, Castañeda O, Ferrandiz M, et al. Efficacy and safety of 10-deazaaminopterin in the treatment of rheumatoid arthritis. A one-year continuation, double-blind study. *Arthritis Rheum* 1992;35: 1318–1321.
475. Alarcón GS, Castañeda O, Nair G, et al. 10-deazaaminopterin in the treatment of rheumatoid arthritis. *Ann Rheum Dis* 1992;51:600–603.
476. Michaels RM, Nashel DJ, Leonard A, et al. Weekly intravenous methotrexate in the treatment of rheumatoid arthritis. *Arthritis Rheum* 1982;25:339–341.
477. Rozin A, Schapira D, Balbir-Gurman A, et al. Relapse of rheumatoid arthritis after substitution of oral for parenteral administration of methotrexate. *Ann Rheum Dis* 2002;61:756–757.
478. Gertner E, Marshall PS. Oral administration of an easily prepared solution of injectable methotrexate diluted in water: a comparison of serum concentrations vs methotrexate tablets and clinical utility. *J Rheumatol* 1996;23:455–458.
479. Schnabel A, Herlyn K, Burchardi C, et al. Long-term tolerability of methotrexate at doses exceeding 15 mg per week in rheumatoid arthritis. *Rheumatol Int* 1996;15:195–200.
480. Pandya S, Aggarwal A, Misra R. Methotrexate twice weekly vs once weekly in rheumatoid arthritis: a pilot double-blind, controlled study. *Rheumatol Int* 2002;22:1–4.
481. Hall GH, Jones BJ, Head AC, et al. Intra-articular methotrexate. Clinical and laboratory study in rheumatoid and psoriatic arthritis. *Ann Rheum Dis* 1978;37:351–356.
482. Suárez-Almazor ME, Soskeine CL, Sanders LD, et al. Outcome in rheumatoid arthritis: a 1985 inception cohort study. *J Rheumatol* 1994;21:1438–1446.
483. Criswell LA, Mu H, Such CL, et al. Tumor necrosis factor (TNF) microsatellite polymorphism is associated with long-term RA outcomes. *Arthritis Rheum* 1997;40(suppl):330.
484. Gough A, Faint J, Salmon M, et al. Genetic typing of patients with inflammatory arthritis at presentation can be used to predict outcome. *Arthritis Rheum* 1994;37:1166–1170.
485. McDaniel DO, Alarcón GS, Pratt PW, et al. Most African-American patients with rheumatoid arthritis do not have the rheumatoid antigenic determinant (epitope). *Ann Intern Med* 1995;123:181–187.
486. Reveille JD, Alarcón GS, Fowler SE, et al. HLA-DRB1 genes and disease severity in rheumatoid arthritis. *Arthritis Rheum* 1996;39: 1802–1807.
487. Csuka M, Carrera GF, McCarty DJ. Treatment of intractable rheumatoid arthritis with combined cyclophosphamide, azathioprine, and hydroxychloroquine. A follow up study. *JAMA* 1986;255:2315–2319.
488. McCarty DJ, Carrera GF. Intractable rheumatoid arthritis. Treatment with combined cyclophosphamide, azathioprine, and hydroxychloroquine. *JAMA* 1982;248:1718–1723.
489. Willkens RF, Urowitz MB, Stablein DM, et al. Comparison of azathioprine, methotrexate, and the combination of both in the treatment of rheumatoid arthritis. A controlled clinical trial. *Arthritis Rheum* 1992;35:849–856.
490. Jeurissen ME, Boerbooms AM, van de Putte LB, et al. Methotrexate versus azathioprine in the treatment of rheumatoid arthritis. A forty-eight-week randomized, double-blind trial. *Arthritis Rheum* 1991;34: 961–972.
491. Trnavsky K, Gatterová J, Linduskovà M, et al. Combination therapy with hydroxychloroquine and methotrexate in rheumatoid arthritis. *Z Rheumatol* 1993;52:292–296.
492. Ferraz MB, Pinheiro GR, Helfenstein M, et al. Combination therapy with methotrexate and chloroquine in rheumatoid arthritis. A multicenter randomized placebo-controlled trial. *Scand J Rheumatol* 1994;23:231–236.
493. Elkayam O, Yaron M, Zhukovsky G, et al. Toxicity profile of dual methotrexate combinations with gold, hydroxychloroquine, sulphasalazine and minocycline in rheumatoid arthritis patients. *Rheumatol Int* 1997;17:49–53.
494. Salaffi F, Carotti M, Cervini C. Combination therapy of cyclosporine a with methotrexate or hydroxychloroquine in refractory rheumatoid arthritis. *Scand J Rheumatol* 1996;25:16–23.
495. Haagsma CJ, van Riel PL, de Rooij DJ, et al. Combination of methotrexate and sulphasalazine vs methotrexate alone: a randomized open clinical trial in rheumatoid arthritis patients resistant to sulphasalazine therapy. *Br J Rheumatol* 1994;33:1049–1055.
496. Axtens RS, Morand EF, Littlejohn GO. Combination therapy with methotrexate and sulphasalazine in rheumatoid arthritis—tolerance of therapy. *Ann Rheum Dis* 1994;53:703.
497. Nisar M, Carlisle L, Amos RS. Methotrexate and sulphasalazine as combination therapy in rheumatoid arthritis. *Br J Rheumatol* 1994; 33:651–654.
498. Boers M, Verhoeven AC, Markusse HM, et al. Randomised comparison of combined step-down prednisolone, methotrexate and sulphasalazine with sulphasalazine alone in early rheumatoid arthritis. *Lancet* 1997;350:309–318.
499. Shiroky JB. Combination sulfasalazine and methotrexate in the management of rheumatoid arthritis. *J Rheumatol* 1996;23:72–74.
500. Haagsma CJ, Blom HJ, van Riel PL, et al. Influence of sulphasalazine, methotrexate, and the combination of both on plasma homocysteine concentrations in patients with rheumatoid arthritis. *Ann Rheum Dis* 1999;58:79–84.
501. Tugwell P, Pincus T, Yocum D, et al. Combination therapy with cyclosporine and methotrexate in severe rheumatoid arthritis. *N Engl J Med* 1995;333:137–141.
502. Schlesinger N, Huppert A, Hoch S. Cyclosporine and methotrexate for severe rheumatoid arthritis. *N Engl J Med* 1995;333:1567.

503. Stein CM, Pincus T, Yocum D, et al. Combination treatment of severe rheumatoid arthritis with cyclosporine and methotrexate for forty-eight weeks. An open-label extension study. *Arthritis Rheum* 1997; 40:1843–1851.
504. Giacomelli R, Cipriani P, Matucci Cerinic J, et al. Combination therapy with cyclosporine and methotrexate in patients with early rheumatoid arthritis soon inhibits TNFalpha production without decreasing TNFalpha in RNA levels. An *in vivo* and *in vitro* study. *Clin Exp Rheumatol* 2002;20:365–372.
505. Ferraccioli GF, Gremese E, Tomietto P, et al. Analysis of improvements, full responses, remission and toxicity in rheumatoid patients treated with step-up combination therapy (methotrexate, cyclosporin A, sulphasalazine) or monotherapy for three years. *Rheumatology* 2002;41:892–898.
506. Felson DT, Anderson JJ, Meenan RF. Use of short-term efficacy/toxicity tradeoffs to select second- line drugs in rheumatoid arthritis. A metaanalysis of published clinical trials. *Arthritis Rheum* 1992;35: 1117–1125.
507. Kremer JM, Genovese MC, Cannon GW, et al. Concomitant leflunomide therapy in patients with active rheumatoid arthritis despite stable doses of methotrexate. A randomized, double-blind, placebo-controlled trial. *Ann Intern Med* 2002;137:726–733.
508. O'Dell J, Haire C, Erikson N, et al. Triple DMARD therapy for rheumatoid arthritis: efficacy. *Arthritis Rheum* 1994;37(suppl):295.
509. O'Dell JR, Haire CE, Erikson N, et al. Treatment of rheumatoid arthritis with methotrexate alone, sulfasalazine and hydroxychloroquine, or a combination of all three medications. *N Engl J Med* 1996; 334:1287–1291.
510. O'Dell JR, Haire C, Erikson N, et al. Efficacy of triple DMARD therapy in patients with rheumatoid arthritis with suboptimal response to methotrexate. *J Rheumatol* 1996;44(suppl):72–74.
511. Weinblatt ME, Kremer JM, Bankhurst AD, et al. A trial of etanercept, a recombinant tumor necrosis factor receptor: Fc fusion protein, in patients with rheumatoid arthritis receiving methotrexate. *N Engl J Med* 1999;340:253–259.
511a. Klareskog L, van der Heijde D, de Jager JP, et al. Therapeutic effect of the combination of etarnecept and methotrexate compared with each treatment alone in patients with rheumatoid arthritis: double-blind randomised controlled trial. *Lancet* 2004;363:675–681.
511b. Keystone EC, Kavanaugh AF, Sharp JT, et al. Radiographic, clinical, and functional outcomes of treatment with adalimumab (a human anti-tumor necrosis factor monoclonal antibody) in patients with active rheumatoid arthritis receiving concomitant methotrexate therapy. *Arthritis Rheum* 2004;50:1400–1411.
511c. ASPIRE study Group. Largest-ever phase III early rheumatoid arthritis study shows REMICADE plus mehotrexate superior to standard of care. http://jnj.com/news/jnj_news/20030619_114821.htm. 2004
512. Fox RI, Herrmann ML, Frangou CG, et al. Short Analytical Review. Mechanism of action for leflunomide in rheumatoid arthritis. *Clin Immunol* 1999;93:198–208.
513. Aventis Pharmaceuticals. ARAVA prescribing information: Contraindications and warnings. April (*www.aventispharma-us.com/PIs/arava_TXT.html*), 2000.
514. Rozman B. Clinical pharmacokinetics of leflunomide. *Clin Pharmacokinet* 2002;41:421–430.
515. Breedveld FC, Dayer J-M. Leflunomide: mode of action in the treatment of rheumatoid arthritis. *Ann Rheum Dis* 2000;59:841–849.
516. Cherwinski HM, Byars N, Ballaron SJ, et al. Leflunomide interferes with pyrimidine nucleotide biosynthesis. *Inflamm Res* 1995;44:317–322.
517. Xu X, Blinder L, Shen J, et al. *In vivo* mechanism by which leflunomide controls lymphoproliferative and autoimmune disease in MRL/MpJ-lpr/lpr mice. *J Immunol* 1997;159:167–174.
518. Manna SK, Aggarwal BB. Immunosuppressive leflunomide metabolite (A77 1726) blocks TNF-dependent nuclear factor-kappa B activation and gene expression. *J Immunol* 1999;162:2095–2102.
519. Rozman B, Domljan Z, Popovic M, et al. Long term administration of leflunomide to patients with rheumatoid arthritis. *Arthritis Rheum* 1994;37(suppl):339.
520. Smolen JS, Kalden JR, Scott DL, et al. Efficacy and safety of leflunomide compared with placebo and sulphasalazine in active rheumatoid arthritis: a double-blind, randomised, multicentre trial. *Lancet* 1999;353:259–266.
521. Cohen S, Cannon GW, Schiff M, et al. Two-year, blinded, randomized, controlled trial of treatment of active rheumatoid arthritis with leflunomide compared with methotrexate. *Arthritis Rheum* 2001;44: 1984–1992.
522. Strand V, Tugwell P, Bombardier C, et al. Function and health-related quality of life. Results from a randomized controlled trial of leflunomide versus methotrexate or placebo in patients with active rheumatoid arthritis. *Arthritis Rheum* 1999;42:1870–1878.
523. Cohen S, Weaver A, Schiff M, et al., for the Leflunomide Study Group. Two-year treatment of active rheumatoid arthritis with leflunomide compared with placebo or methotrexate. *Arthritis Rheum* 1999;42 (suppl):271.
524. Scott DL, Smolen JS, Kalden JR, et al. Treatment of active rheumatoid arthritis with leflunomide: two year follow up of a double blind, placebo controlled trial versus sulfasalazine. *Ann Rheum Dis* 2001; 60:913–923.
525. Kalden JR, Scott DL, Smolen JS, et al. Improved functional ability in patients with rheumatoid arthritis—longterm treatment with leflunomide versus sulfasalazine. *J Rheumatol* 2001;28:1983–1991.
526. Larsen A, Kvien TK, Schattenkirchner M, et al. Slowing of disease progression in rheumatoid arthritis patients during long-term treatment with leflunomide or sulfasalazine. *Scand J Rheumatol* 2001;30: 135–142.
527. Kalden JR, Schattenkirchner M, Sörensen H, et al. The efficacy and safety of leflunomide in patients with active rheumatoid arthritis. A five-year followup study. *Arthritis Rheum* 2003;48:1513–1520.
528. The European Agency for the Evaluation of Medicinal Products. EMEA public statement on leflunomide (ARAVA)—severe and serious hepatic reactions. EMEA March 12 (Doc. Ref: EMEA/H/5611/01/en). 2001.
529. Arthritis Advisory Committee. Briefing information regarding ARAVA (leflunomide). Food and Drug Administration, March 5 (*www.fda.gov/ohrms/dockets/ac/03/briefing/3930b2.htm*), 2003. Aventis Pharmaceutical.
530. Moynihan R. FDA officials argue over safety of new arthritis drug. *BMJ* 2003;326:565.
531. Weinblatt ME, Dixon JA, Falchuk KR. Serious liver disease in a patient receiving methotrexate and leflunomide. *Arthritis Rheum* 2000; 43:2609–2613.
532. Kremer JM, Fox RI. Leflunomide. In: Koopman WJ, ed. *Arthritis and allied conditions. A textbook of rheumatology,* 14th ed. New York: Lippincott Williams & Wilkins, 2001:783–793.
533. Brent RL. Teratogen update: reproductive risks of leflunomide (Arava); a pyrimidine synthesis inhibitor: counseling women taking leflunomide before or during pregnancy and men taking leflunomide who are contemplating fathering a child. *Teratology* 2001;63:106–112.
534. Jones KL, Johnson DL, Chambers CD. Monitoring leflunomide (Arava) as a new potential teratogen. *Teratology* 2002;65: 200–202.
535. Auer J, Hinterreiter M, Allinger A, et al. Severe pancytopenia after leflunomide in rheumatoid arthritis. *Acta Med Aust* 2000;27:131–132.
536. Holm EA, Balslev E, Jemec GB. Vasculitis occurring during leflunomide therapy. *Dermatology* 2001;203:258–259.
537. Chan ATY, Bradlow A, McNally J. Leflunomide induced vasculitis—a dose-response relationship. *Rheumatology* 2003;42:492–493.
538. Bruyn GAW, Veenstra RP, Halma C, et al. Anti-glomerular basement membrane antibody-associated renal failure in a patient with leflunomide-treated rheumatoid arthritis. *Arthritis Rheum* 2003;48: 1164–1165.
539. Carulli MT, Davies UM. Peripheral neuropathy: an unwanted effect of leflunomide? *Rheumatology* 2002;41:952–953.
540. Soliotis F, Glover M, Jawad ASM. Severe skin reaction after leflunomide and etanercept in a patient with rheumatoid arthritis. *Ann Rheum Dis* 2002;61:850–851.
541. Gottenberg J-E, Venancie P-Y, Mariette X. Alopecia areata in a patient with rheumatoid arthritis treated with leflunomide. *J Rheumatol* 2002;29:1806–1807.
542. Mroczkowski PJ, Weinblatt ME, Kremer JM. Methotrexate and leflunomide combination therapy for patients with active rheumatoid arthritis. *Clin Exp Rheumatol* 1999;17(suppl):66–68.
543. Weinblatt ME, Kremer JM, Coblyn JS, et al. Pharmacokinetics,

safety, and efficacy of combination treatment with methotrexate and leflunomide in patients with active rheumatoid arthritis. *Arthritis Rheum* 1999;42:1322–1328.

544. Kiely PDW, Johnson DM. Infliximab and leflunomide combination therapy in rheumatoid arthritis: an open-label study. *Rheumatology* 2002;41:631–637.
545. Remer CF, Weisman MH, Wallace DJ. Benefits of leflunomide in systemic lupus erythematosus: a pilot observational study. *Lupus* 2001;10:480–483.
546. Talip F, Walker N, Khan W, et al. Treatment of Felty's syndrome with leflunomide. *J Rheumatol* 2001;28:868–870.
547. Reich K, Hummel KM, Beckmann I, et al. Treatment of severe psoriasis and psoriatic arthritis with leflunomide. *Br J Dermatol* 2002; 146:335–336.
548. Cuchacovich M, Soto L. Leflunomide decreases joint erosions and induces reparative changes in a patient with psoriatic arthritis. *Ann Rheum Dis* 2002;61:942–943.
549. Haberhauer G, Kittl EM, Dunky A, et al. Beneficial effects of leflunomide in glucocorticoid-and methotrexate-resistant Takayasu's arteritis. *Clin Exp Rheumatol* 2001;19:477–478.
550. Cohen Tervaert JW, Stegeman CA, Kallenberg CG. Novel therapies for anti-neutrophil cytoplasmic antibody-associated vasculitis. *Curr Opin Nephrol Hypertens* 2001;10:211–217.
551. Gross WL. New concepts in treatment protocols for severe systemic vasculitis. *Curr Opin Rheumatol* 1999;11:41–46.
552. Pirildar T. Treatment of adult-onset Still's disease with leflunomide and chloroquine combination in two patients. *Clin Rheumatol* 2003;22:157.
553. Matteson E, Cush JJ. Reports of leflunomide hepatotoxicity in patients with rheumatoid arthritis. ACR Hotline. *www.rheumatology.org/research/hotline/0801leflunomide.html*, August, 2001.
554. Osiri M, Shea B, Robinson V, et al. Leflunomide for treating rheumatoid arthritis. *Cochrane Database Syst Rev* 2003;CD002047: Review.
555. Smolen JS, Emery P. Efficacy and safety of leflunomide in active rheumatoid arthritis. *Rheumatology* 2000;39:48–56.
556. Osiri M, Shea B, Robinson V, et al. Leflunomide for the treatment of rheumatoid arthritis: a systematic review and metaanalysis. *J Rheumatol* 2003;30:1182–1190.
557. Kamel OW, van de Rijn M, Weiss LM, et al. Brief report: Reversible lymphomas associated with Epstein-Barr virus occurring during methotrexate therapy for rheumatoid arthritis and dermatomyositis. *N Engl J Med* 1993;328:1317–1321.
558. Zimmer-Galler I, Lie JT. Choroidal infiltrates as the initial manifestation of lymphoma in rheumatoid arthritis after treatment with low-dose methotrexate. *Mayo Clin Proc* 1994;69:258–261.
559. Cobeta-Garcia JC, Ruiz-Jimeno MT, Fontova-Garrofe R. Non-Hodgkin's lymphoma rheumatoid arthritis and methotrexate. *J Rheumatol* 1993;20:200–202.
560. Ferraccioli GF, Casatta L, Bartoli E, et al. Epstein-Barr virus–associated Hodgkin's lymphoma in a rheumatoid arthritis patient treated with methotrexate and cyclosporin A. *Arthritis Rheum* 1995; 38:867–868.
561. Bachman TR, Sawitzke AD, Perkins SL, et al. Reversible lymphoma in rheumatoid arthritis patients treated with methotrexate: report of two cases. *Arthritis Rheum* 1996;39:325–329.
562. Davies JMS, Kremer JM, Furst DE, et al. Lymphomatous changes during methotrexate therapy. *Arthritis Rheum* 1995;38(suppl):204.

第33章

药物联合治疗

Michael J. Battistone, H. James Wiliams

在过去的数十年中,类风湿关节炎(RA)的联合药物治疗发展突飞猛进,风湿科内其他领域的进步很难望其项背。广而言之,目前关于 RA 的许多药物治疗并非推陈出新。多年以来,关于"治疗金字塔"的模式在教学和实践中广为应用,患者均接受非类固醇抗炎药(NSAID)、小剂量糖皮质激素和缓解病情的抗风湿药物(DMARD)的联合治疗,DMARD 包括金制剂、羟氯喹(HCQ)、青霉胺(D-pen)、甲氨蝶呤(MTX)、柳氮磺胺吡啶(SSZ)、硫唑嘌呤(AZA)、环孢素 A(CYA)和细胞毒性药物。DMARD 的联合治疗最初被应用于那些对标准治疗无效的难治性关节炎患者[1-4],起初,相关的对照性研究很少。不过近年来,涌现了大量关于联合治疗 RA 的文献,许多结果证实药物的联合治疗可以应用于早期 RA 患者。

基于类似疾病的病例和动物模型的经验,笔者拟对 DMARD 的联合治疗的科学基础进行讨论。本章的内容主要涉及 DMARD 联合治疗 RA 的重要临床数据和研究概述。讨论包括对照性研究和非对照性研究,相关药物数量和类型的组织。

一、药物联合治疗的理论基础

作为一般策略,许多与 RA 相似的疾病都将多种药物同期治疗作为一种标准治疗方法。感染疾病提供了最初的实例,最成功的方案是治疗严重性感染,诸如对人类免疫缺陷病毒、结核和由多种药物耐药(MDR)的细菌引起的疾病的治疗均为联合治疗。肿瘤的治疗也是熟悉的例子,它提供了与风湿性疾病密切相关的用药和治疗方法。实际上,对于许多慢性疾病,如充血性心衰[5,6]、2 型糖尿病[7]、高血压的许多病例[8]和重症哮喘[9]等都建议应用药物联合治疗;对于风湿性疾病的药物联合治疗与医疗实践中这种"气候变迁"相协调。

药物的联合治疗具有许多潜在的益处[10,11]。与单一药物治疗相比,DMARD 联合治疗中药物的总体毒性可相对降低,原因可能是联合治疗方案中的药物成分剂量比单一药物方案小。有些联合治疗另有裨益,如甲氨蝶呤和羟氯喹联用,其药物毒性可减轻,甚至小于这两种药物中任何一种药物单用[12]。虽然对此有颇多假设,但其机制尚未被阐明[13,14]。最近的两项综述均着眼于选择治疗 RA 的联合药物的方法[15,16]。

药物联合治疗 RA 的另一根本原因为协同作用的时机。在炎性关节炎中,众多的炎性级联反应通路被激活,联合治疗可以通过几种途径在不同点位阻断通路。迄今,有关控制炎性反应的"总开关"已被发现并阐明,联合治疗被认为是最为有效地治疗方法。在一篇优秀的综述中对此有进一步地阐述[17]。

最后,那些使用单药治疗无改善的 RA 患者表明了联合治疗另一个理论上的优越性。耐药性 RA 和多重耐药性肿瘤的免疫机制类似。化疗药物的免疫性由腺苷三磷酸依赖的细胞膜泵 P 糖蛋白介导,进而可以有效的转运抗肿瘤药物出细胞,并使之失活。有一项假说较好的阐述了抗药性 RA 和多重耐药性感染两者之间的类似机制,为药物联合治疗提供了以分子生物学为基础的解释[18]。

对于 RA 同期合并肿瘤患者的联合化学治疗经

验也具有启迪作用。两例患有活性侵蚀性血清阳性RA的女性患者,同时患有急性髓性白血病。在阿糖胞苷、柔红霉素、羟氯喹和安吖啶等药物的联合治疗后RA和白血病均得到缓解[19]。其中一例在8个月后两种疾病仍维持缓解。另一例在13个月后RA复发,不过白血病依旧维持缓解。而据报道RA较化疗前明显好转。其类风湿因子的水平在最初的化疗后下降,并至巩固治疗开始时再次上升。随着巩固治疗类风湿因子再次下降,并在滑膜炎复发时仍维持低水平。

另一例患有血清阳性RA和IgA缺乏的女性患者随后引起重叠结缔组织病提示的特征。数年后,该患者出现了发热、体重下降的症状,被诊断为霍奇金病。给予氮芥(随后因为白细胞抑制而换以环磷酰胺)、长春新碱甲基苄肼和泼尼松治疗,其RA和重叠结缔组织病缓解[20]。严重的RA在3年后复发,但没有其他结缔组织疾病症状。

二、动物模型的经验

学者们曾经利用胶原诱导的关节炎(CIA)和佐剂性关节炎的动物模型研究DMARD的联合治疗。直至1996年,Oliver和Brahn[21]惊异地发现在利用联合治疗的动物试验的权威综述中,该项研究的报道很少。直至今日,仍然寥寥无几。

在胶原诱导关节炎的大鼠模型中,相对小剂量的甲氨蝶呤和环孢素A的联合治疗可以控制病情;有趣的是,单独应用两种药物均无效[22]。在后来用同一个模型的研究中,将环孢素A和作为血管增生抑制因子的AGM-1470联用。尽管AGM-1470在单独治疗时似有疗效(在胶原诱导的关节炎和佐剂性关节炎中),但加入环孢素A后疗效增加,而毒副作用并不增加[23]。AGM-1470也被用于和紫杉醇(一种抗肿瘤药物)联用,或者和抗CD5的全T细胞单克隆抗体联用的研究;在以上两项研究中,和单药治疗相比,联合治疗均能更有效的抑制胶原诱导的关节炎的活性[24,25]。

在佐剂性关节炎大鼠模型中,佐剂免疫时加入环孢素A的治疗表现出具有混合的结果;关节炎的发作被推迟,但更严重。钙三醇作为维生素D_3的活性代谢物和环孢素A在免疫时的联用可以延长疾病的缓解期,并降低关节炎的严重度[26]。此反应被认为是细胞因子介导的,因为早期的体外试验证实钙三醇和环孢素A联合协同抑制了T细胞的IL-2[27]。最后,和单用钙三醇相比,联合应用环孢素A和钙三醇治疗的大鼠更少出现高钙血症,提示联合治疗可能确实比单药治疗的毒副作用降低了。

近期关于佐剂性关节炎大鼠的研究中,学者们对于一种IL-1受体拮抗剂(IL-1ra)的单用或和甲氨蝶呤的联用疗效进行评价[28]。在对大鼠脚掌的肿胀评估中,联合治疗组的好转率为84%,而甲氨蝶呤单药治疗组的好转率为47%,在IL-1受体拮抗剂的单药治疗组好转率仅为6%。关于骨吸收的组织学评估显示,联合治疗组的好转率为97%,而甲氨蝶呤和IL-1受体拮抗剂的好转率分别为58%和53%。研究者认为IL-1ra和MTX的联合治疗亦可以增加疗效或产生协同作用,促进对人类RA的临床研究。

三、早期临床经验

DMARD联合治疗在临床中的应用比文献报道要广泛得多。Sievers和Hurri[29]最早对其经验进行发表,他们分析了抗疟药(常指氯喹)和注射金制剂的联合应用。试验中有248例RA患者接受联合治疗,另有240例RA患者仅接受抗疟药治疗,结果发现联合治疗组的患者有明显改善,缓解率(43%)优于单独应用抗疟药组的缓解率(36%)。尽管如此,对联合用药毒副作用的恐惧代替了对疾病的恐惧,这使得约20年来人们很少关注联合治疗方案发展。

临床风湿病医师制定了各种联合治疗的方案,最为著名的是Paul Young (Asherille, NC) 和Arthur Scherbel[30]。这两位医师于20世纪80年代中期进行的探索,其方案广为流传。1986年,一项关于用药方案的调查显示,在92位加拿大风湿病医师和77位澳大利亚风湿病医师中,31%的澳大利亚医师和45%的加拿大医师会选择抗疟药和注射用金制剂的联合治疗方案[31]。

十余年中,联合治疗基本上已被广泛接受。另一项调查显示,在200名美国风湿病医师中:据报道99%的医师会给予大约24%的患者联合治疗。而且,39%的医师愿意在患者初诊时就给予DMARD联合治疗[32]。那么,是什么原因导致了临床实践中的如此巨大转变呢?

初始基准

在1982年,McCarty和Carrera[3]描述了17例进展性、侵蚀性的血清阳性RA患者,对标准治疗无效,接受了3种药物的联合治疗(环磷酰胺、羟氯喹和依木兰)。平均治疗 27 个月后,5 例完全缓解,9 例影像学上的关节侵蚀得以改善。虽然结果令人鼓舞,研究者仍然谨慎的评价其为实验性方案,并未推荐其为常规方案。在本组患者的随访中,研究者对 31 例(包括最初的17例)患者进行回顾。环磷酰胺、硫唑嘌呤的剂量进行调整,以保证白细胞控制在2500~4000/mm³ 或直至"出现明确临床疗效"[2]。羟氯喹维持剂量在 100~400 mg/d(平均 210 mg/d)、硫唑嘌呤 25~200 mg/d(平均 74 mg)、环磷酰胺 6~100 mg/d(平均 30 mg/d)。联合治疗后 30 例患者病情好转。16 例完全缓解,另有 7 例接近缓解,7 例部分缓解。4 例患者出现恶性肿瘤(红白血病、直肠癌、肺癌或子宫内膜癌),其中 3 例死亡。其余不良反应包括带状疱疹感染、瘙痒症、上腹部不适和腹泻[2,3]。许多并发症导致细胞毒药物的使用中断。仅 6 例患者未出现不良反应。和这些发现同样重要的是研究者发表的这些结果所带来的重大影响。此文献的发表是 RA 领域中的联合治疗研究和文献发表逐渐为人接受的首次转折点。

虽然人们对联合治疗产生新的热情,但在随后的 10 年中,学者们对联合治疗的疗效和不良反应的研究结果各异,多数权威机构发现积累的资料并不足以强有力地支持临床实践。开放的非对照性研究提示 DMARD 的联合治疗更具有疗效,而随机的对照性试验常常不能证实单药和联合治疗之间的差异。

第二个转折点出现于 1995 年,Tugwell 等[33]致信甲氨蝶呤并环孢素 A 的联合治疗研究组(MCCSG),报道一组经仔细选择的病例对甲氨蝶呤仅部分缓解,而对环孢素 A 和甲氨蝶呤的联合治疗有临床上的重要疗效。当时,绝大多数随机对照的两种药物联合治疗研究和单药治疗相比未能显示任何更佳的疗效[34];一项梅塔分析的结果提示联合治疗疗效实质上无提高,而且不良反应更明显[35]。1994 年,Bensen 等[36]报道一项开放标记的先导研究结果,20 例患者对甲氨蝶呤部分有效,20 例患者对金制剂部分有效,且在加入环孢素 A 后疗效改善,而且并未出现严重的不良反应。这些结果推动了 1995 年的 MCCSG 研究,在一项为期6 个月的随机双盲试验中,148 例患者对甲氨蝶呤部分有效,尽管至少 3 个月的联合治疗中,随机接受环孢素A 或者安慰剂,其初始剂量为 2.5 mg/(kg·d),如果滑膜炎持续活动,则通过这项研究定期增量 0.5 mg/(kg·d)。主要的疗效指标为压痛关节计数,不过在各个治疗组间所有的临床指标均具有统计学显著性差异。据报道,联合甲氨蝶呤或环孢素 A 治疗组出现更多的不良反应,但研究者发现不良反应的出现频率和种类与甲氨蝶呤或环孢素 A 的单药治疗组的不良反应类似。

和早期的不确定性研究相比,MCCSG 研究的设计具有根本的区别:一种双臂模式可以用来比较两药联合治疗和联合方案中的某一单药治疗的疗效。以前许多学者曾经应用多臂模式,对单药治疗的每种药物进行评价。因为每组均有所改善,检测组间的显著性差异的统计检验效力被均数的回归所掩盖,因此设计良好的试验常常出现阴性结果。而 MCCSG 的研究和那些肿瘤研究中的联合化疗类似,保证了统计检验效力,可以证实组间的显著性差异。而且,这些结果易于在临床应用中推广,并引入了"锚定药物"的概念。此"锚定"的含义是单药治疗中的甲氨蝶呤可以确定出那些部分有效的患者,从而为构建联合治疗方案提供基础。

Tugwell 研究组的这些结果显示了研究设计的重要性。1995 年 7 月(在 MCCSG 研究发表 1 周前)于马塞诸塞州的 Chatham 召开的会议对于如何开展和解释联合治疗进行的诸多讨论是一个突出的特征,会议总结了 RA 联合治疗的现状和未来[37]。学者们报告了不同数据的评估方法,包括梅塔分析[38]、对非选择性患者的纵向数据库的使用[39]、效价比和价用比的比较[40]及曲线下面积分析等[41],均可能对进一步转变联合治疗的研究。今天,绝大多数新兴 RA 治疗的临床研究均被设计为联合试验。

四、两种DMARD的联合治疗

(一)甲氨蝶呤和柳氮磺胺吡啶

1989 年,Shiroky 等[42]报道了 4 例患者,经接受平均 24 个月的联合治疗后,均出现晨僵好转和受累关节的改善,其中 3 例以前曾经接受甲氨蝶呤治疗的患者,在联合治疗中甲氨蝶呤得以减量。虽然考虑到抗叶酸药的联合应用后未补充叶酸会出现不良反应增加[43],但联合治疗的重要性仍然存在争议[44]。在这项初始报告多年以后的两次回顾分析中,Shiroky[45,46]将联合治疗描述为"普遍耐受性良好"。而且,数例患者在停止甲氨蝶呤或柳氮磺胺吡啶的联合治疗后出现复发。

在 1994 年,Nisar 等[47]发表了他们的经验,将 32 例经甲氨蝶呤和柳氮磺胺吡啶联合治疗的患者与 63 例单独使用甲氨蝶呤治疗的患者进行比较。在这项研究中,联合治疗组的药物毒性并未增加;但无资料显示联合治疗增加疗效。

1994 年末,Haagsma 等[48]在一项开放的随机的临床试验研究中，对柳氮磺胺吡啶单药无效的病例进行甲氨蝶呤和柳氮磺胺吡啶的联合治疗。40例患者被随机的给予柳氮磺胺吡啶并甲氨蝶呤治疗或甲氨蝶呤单药治疗。联合治疗组的疾病活动度评分(DAS)的平均减少量明显大于甲氨蝶呤单药治疗组，而药物的毒副作用无明显区别。这项报告还检测到同时给予柳氮磺胺吡啶并不改变甲氨蝶呤的药代动力学[49]。在这项研究的一个亚组中,学者们发现26例患者产生的白细胞介素1β(IL-1β)、IL-1ra和肿瘤坏死因子(TNF)的循环可溶性受体均下降[50]。

在1997年,这些学者们又发表了一项较长的包含更多研究对象的研究[51]。105例早期RA患者被随机给予柳氮磺胺吡啶、甲氨蝶呤或两者的联合治疗,然后经一位研究者单独随访52周。他们通过DAS、Ritchie关节指数、肿胀关节计数和血沉(ESR)来评价疗效。虽然结果显示联合治疗组的各项指标均改善更明显,但和单药治疗组相比疗效无组间统计学明显差异[51]。同年,Boers等[52]开展了一项多中心的随机对照研究,在155例早期RA患者中对比了柳氮磺胺吡啶、甲氨蝶呤(7.5 mg/wk)、泼尼松(起始60 mg/d,6周后逐渐减量至7.5 mg/d)的联合治疗和柳氮磺胺吡啶(2g/d)的单药治疗。在研究期间,逐步停止联合治疗:泼尼松在第28周停用,甲氨蝶呤在第40周停用;而柳氮磺胺吡啶一直坚持使用。通过混合指数(5项疾病活动度监测的权重改变评分)和影像学损害评估进行初期疗效评价。在第28周,临床疗效产生明显差异,联合治疗组改善更明显;但在随后的疗程中,随着激素的停用,联合治疗组的优势并未保持。然而,治疗的第28周、第56周和第80周时，可见联合治疗组的影像学损害明显减轻，所有间期的统计学差异显著。最近的文献更证实了影像学损害进展的改善一直持续至治疗5年后[53]。学者们亦对于早期介入RA患者的成本效价比和价用比进行评估。在他们的分析中,联合治疗组每例患者在第一个56周的随访平均总成本是5 519美金,而柳氮磺胺吡啶单药治疗组为6 511美金(p=0.37)。因此他们得出以下结论:联合治疗更划算,同样或更低的花费可得到更大的疗效[40]。

1999年,Dougados等[54]报道了一项为期52周的随机对照研究结果,他们对比了柳氮磺胺吡啶、甲氨蝶呤的单药治疗和两者的联合治疗。此研究的设计和Haagsma等在1997年的研究相似,但纳入了205例患者,差不多是后者的2倍[51]。这些病例中包括以前未用过DMARD患者，他们被随机给予柳氮磺胺吡啶2~3 g/d(n=68),甲氨蝶呤7.5~15 mg/wk(n=69)或联合治疗(n=68)。通过DAS和影像学进展(修正的Sharp评分)评价疗效。尽管这项研究具有较高的统计学功效,但未能证实组间存在统计学差异，而不良反应中恶心的发生在联合治疗组更为常见(91%),比单一的甲氨蝶呤组(75%,p=0.025)或柳氮磺胺吡啶组(75%,p=0.025)明显增加。此试验的结果亦说明各试验组如何改进会导致趋均数回归以及明显降低了统计检验的效力。

(二)甲氨蝶呤和抗疟药

在1990年,Schwarzer等[55]报道了一项开放性试验的结果,16例患者均对至少3种DMARD的单药治疗无反应。给予这些患者羟氯喹(400 mg/d×4 wk,继以200 mg/d维持治疗)，并配合给予柳氮磺胺吡啶2 g/d或者甲氨蝶呤10 mg/wk的每月交替治疗。3个月后多项指标均有所改善,但12个月时,仅仅疼痛评分(视觉模拟)和血沉的改善得以保持。

在1993年,Trnavsky等[56]报道了一项随机的对照试验，对比了甲氨蝶呤和羟氯喹联合治疗与单用羟氯喹治疗的有效性。其中20例患者服用甲氨蝶呤(7.5 mg/wk)和羟氯喹(200 mg/d),另20例仅服用羟氯喹;通过6项临床参数、5项实验室指标和1项影像学检查。试验中联合治疗组的6项临床参数、2项实验室指标和1项影像学检查均有所改善；而单药治疗组仅有3项临床参数有改善。有趣的是,尽管此试验和对比柳氮磺胺吡啶、甲氨蝶呤的临床试验的试验设计类似,但两组间存在统计学差异。这提示羟氯喹和柳氮磺胺吡啶的有效性存在差异;和柳氮磺胺吡啶相比,羟氯喹可能有效性偏低，在一定程度的无进展使得趋均数回归明显,保持了统计学功效。

同年,Clegg[57]开展了羟氯喹和甲氨蝶呤的研究,总结了大宗病例联合治疗的初步经验;并于1997年汇报了经长期随访得到的详细结果[58]。在研究初期,141例患者在24周的揭盲时期中接受羟氯喹 (400 mg/d)和甲氨蝶呤(平均剂量9 mg/wk)的联合治疗。然后,有效者(n=121)再被随机分成3组:①病情加重后应用羟氯喹和甲氨蝶呤联合治疗;②羟氯喹的单药治疗;③病情反复期应用甲氨蝶呤和安慰剂的联合治疗。在研究的第二阶段，研究方案包括应用羟氯喹维持治疗以推迟复发开始的时间(p=0.023)和缩短病情突发的持续时间。羟氯喹的维持治疗耐受性良好,不良反应未出现组间差异。

在1994年,Ferraz等[59]报道了一项随机对照试验研究,82 例患者接受甲氨蝶呤(7.5 mg/wk)和羟氯喹(250 mg/d)或安慰剂的联合治疗。68 例患者完成了试验,尽管两个治疗组的所有指标均得到明显改善,但研究结论是甲氨蝶呤与羟氯喹联合治疗组的关节计数、握力和活动功能均优于其他组。因为该组的轻微不良反应出现更多,所以研究者认为和甲氨蝶呤与安慰剂组相比,联合治疗组的有效性和不良反应均轻度增加。

2002 年 Carmichael 等[60]进行的另一项试验也证实了甲氨蝶呤并羟氯喹的治疗更加有效。研究者对 10 名健康志愿者开展试验,研究在联用羟氯喹的基础上甲氨蝶呤的生物利用度,和在联用甲氨蝶呤的基础上羟氯喹的生物利用度。在一项随机交叉试验中,每名志愿者接受单独的甲氨蝶呤、羟氯喹和两药联用。联用羟氯喹时,甲氨蝶呤的浓度-时间曲线下面积(AUC)增加;但不论是否联用甲氨蝶呤,羟氯喹的浓度-时间曲线下面积均无变化。当甲氨蝶呤和羟氯喹联用时,甲氨蝶呤的最大浓度下降,且达到最大浓度的时间增加。这些结果提示羟氯喹对甲氨蝶呤的代谢影响可能是联合治疗比甲氨蝶呤单药治疗的疗效显著和作用持久的原因。研究者也对于甲氨蝶呤和羟氯喹联合治疗时甲氨蝶呤的毒性增加提出警告。

(三)甲氨蝶呤和金制剂

很少有文献总结甲氨蝶呤和金制剂的联合治疗。在 1988 年的一篇摘要中,Brawer[61]报道了 7 例患者在接受注射用金制剂成功治疗平均4 年后复发。因此引入甲氨蝶呤(平均剂量 11.5 mg/wk)和金制剂的联合治疗,在平均随访 19 个月后,再次对药物产生反应。

在 1990 年,Kantor 等[62]为金诺芬研究组所写的论文,报道了 267 例从未给予 DMARD 治疗的患者,接受金诺芬和甲氨蝶呤作为初始治疗。经 6 个月的开放试验期后,89%的患者出现了至少 50%的关节计数下降且医师总体评估为好或很好。174 例患者被随机分配到另一项为期 6 个月的双盲阶段接受金诺芬单药或者继续合并甲氨蝶呤的联合治疗。联合治疗组中 74%的病例和金诺芬组中 51%的病例在治疗初期获得疗效。联合治疗组的药物毒副作用似乎并未显著增加。

在 1992 年,Williams 等[63]报道了对 335 例患者在一项 48 周的双盲、安慰剂对照的临床试验中随机应用金诺芬、甲氨蝶呤或两者的联合治疗进行的评价。患者以前曾用过羟氯喹,但并未应用过 DMARD。在 3 组之间并无临床指标改善的统计学差异。3 组的退出概率相同,但原因各异。在联合治疗组中,更多的患者是因为药物的毒副作用而退出;但很少因为临床无效而退出。随后对 3 组中骨侵蚀情况的比较显示,金诺芬组出现骨侵蚀较多;然而,甲氨蝶呤与金诺芬联合治疗组和甲氨蝶呤单药治疗组的骨侵蚀进展并无差异[64]。

(四)甲氨蝶呤和硫唑嘌呤

在 1987 年,Biro 等[65]报道了 20 例曾经对甲氨蝶呤或者硫唑嘌呤无反应的患者,接受两者联合治疗的过程。研究者发现数项临床和实验室指标有改善,认为联合治疗对于难治性 RA 有效。

在 1992 年,Willkens 等[66]提出,在一项为期 24 周的对照的多中心临床试验中,212 例患者被随机分为 3 组:甲氨蝶呤单药治疗组、硫唑嘌呤单药治疗组和联合治疗组。158 例病例完成了试验,在初始分析和治疗意图分析中出现显著差异。在初始分析中,仅仅针对完成试验的病例,虽然联合治疗组的疗效最佳,但硫唑嘌呤组的平均缓解明显优于甲氨蝶呤组。在治疗意向分析中,因为将退出的患者视为治疗失败,因此甲氨蝶呤单药治疗组和联合治疗组之间无显著差异,不过两者均优于硫唑嘌呤单药治疗组。

3 年后,此项试验的研究者提供了进一步的随访资料,患者接受了 48 周的治疗后,将影像学进展亦纳入疗效评价[67]。在最初加入研究的 209 例患者中,110 例仍维持原随机治疗方案。联合治疗组和硫唑嘌呤单药治疗组中分别有 38%和 26%的病例对治疗有反应,而甲氨蝶呤单药治疗组中45%的病例对治疗有反应($p<0.06$);有趣的是,甲氨蝶呤单药治疗组出现了影像学进展好转的趋势。研究者认为,甲氨蝶呤和硫唑嘌呤的联合治疗组与另外两个单药治疗组相比,药物的不良反应无显著增加,亦未显示出更佳的疗效[68]。

最后,Blanco 等[69]报道了一组 43 例抗甲氨蝶呤治疗的 RA 的患者序列,继而接受了甲氨蝶呤和硫唑嘌呤的联合治疗。加入硫唑嘌呤后,4 例患者(9%)出现了急性热病反应,表现为发热、白细胞增多和皮肤白细胞破碎性血管炎,在停药数天后即得到缓解。有 2 例联合治疗组的患者出现了与此反应爆发相关的疾病复发。

(五)甲氨蝶呤和环孢素A

在本章的前节中已经提到,1995 年的 MCCSG 研究的重要性不仅因为它证实了甲氨蝶呤和环孢素 A 的联合治疗的优越性,而且因为他强调了研究设计的重要性。任何治疗中的改善趋势均可引起趋均值回归,从而降低了统计检验效力,增加了第Ⅱ类误差的可能性。在 1997 年，此项目的研究者发表了关于初步报告在揭盲试验延长期的结果[70]。在此延长期，92 例在最初 24 周内接受甲氨蝶呤并安慰剂的患者给予甲氨蝶呤并环孢素 A 的联合治疗；在延长试验末期，这些患者的大多数试验结果和最初接受联合治疗的患者类似。另外，最初治疗中联合治疗组的临床改善在延长试验期得以维持。

在 1996 年，Salaffi 等[71]通过一项小型的试验得到类似的结果，其中 14 例患者在静脉注射甲氨蝶呤并环孢素 A 的联合治疗中获得部分缓解，另有 14 例在接受羟氯喹并环孢素 A 的联合治疗中获得部分缓解。虽然两组患者病情均好转，但甲氨蝶呤并环孢素 A 组的有效性和毒副作用似乎更强。

1998 年，González-Gay 等[72]对长期应用甲氨蝶呤并环孢素 A 的联合治疗的成功案例进行报道，该学者对 11 例患者随访至少 3 年，均未显示明显的不良反应或失效。

最近，一项荷兰的研究对 2.5~5 mg/kg 的环孢素 A 单药治疗和环孢素 A 与甲氨蝶呤 7.5~15 mg/kg[73]的联合治疗进行了比较。120 例 RA 患者经随访 48 周。退出人数两组大致相同，但在单药治疗组因无效而退出更常见，而联合治疗组因药物的不良反应而退出更常见。联合治疗组患者的临床疾病活动度改善更明显，影像学进展更缓慢。

近期的另一项试验对 24 例早期 RA 患者进行研究，发现和甲氨蝶呤并泼泥松组相比，甲氨蝶呤、环孢素 A 并泼泥松组可以更有效的降低肿瘤坏死因子(TNF)的产生，而不降低 TNF 的 mRNA 表达[74]。学者们认为，尽管可能是单纯环孢素 A 的作用，但此结果可以解释联合治疗所产生的免疫抑制作用和治疗效果。关于在 RA 中应用环孢素 A 的共识性指南已经发表，其中包括了最佳治疗的推荐剂量、避免或降低肾脏的不良反应和控制环孢素 A 相关的高血压[75]。在此指南中，对于应用最大剂量环孢素 A 后仅能获得部分缓解的 RA 患者推荐应用甲氨蝶呤并环孢素 A 的联合治疗。

（六）甲氨碟呤和D青霉胺

1990 年发表的一项回顾性分析中[76,77]，16 例患者接受了甲氨蝶呤和 D 青霉胺的联合治疗(5~86 个月)。这些患者曾经在青霉胺(平均剂量为 750 mg/d)的单药治疗得到部分缓解，加用甲氨蝶呤(平均剂量为 10 mg/wk)。据报道，有 8 例患者获得完全缓解，无病例因为药物的不良反应而退出，不过有 3 例失访，另有 1 例不明原因死亡。

最近，通过 D 青霉胺成功治疗甲氨蝶呤诱导的结节性损害已经被报道[78]。3 例患者在接受甲氨蝶呤治疗后出现了加速的结节损害，被给予中等剂量的 D 青霉胺治疗(500 mg/d)。该治疗消除了所有患者出现的皮下结节，2 例患者的血管炎性损害和 1 例患者的肺部结节。

（七）甲氨蝶呤和来氟米特

来氟米特(LEF)是 DMARD 的新成员。据报道，来氟米特在联合治疗中有较高的成功潜力，尤其是和甲氨蝶呤联合应用[79]。

在 1999 年，Weinblatt 等[80]对那些应用甲氨蝶呤单药治疗效果欠佳的患者，给予甲氨蝶呤和来氟米特的联合治疗的有效性、安全性和药代动力学进行分析。在这项开放标记的试验中，30 例活动性 RA 的患者接受了甲氨蝶呤（平均剂量为 17 mg/wk）并来氟米特(10~20 mg/d)联合治疗。16 例(53%)患者符合美国风湿病学会的 20%(ACR20）的缓解标准，2 例患者在 1 年后均达到 ACR 标准。7 例患者退出，包括 2 例自愿退出，3 例因持续性肝酶升高而退出，2 例因缺乏疗效退出。甲氨蝶呤和来氟米特的药代动力学研究并未发现两者存在任何相互作用。

1999 年另有一项开放标记的临床试验发表[81]，30 例对甲氨蝶呤抵抗的 RA 患者继而被给予来氟米特。其中仅 12 例服用来氟米特的初始剂量 10 mg/d，16 例服用 20 mg/d。另 2 例因为药物的不良反应而服用 10 mg 隔日 1 次，23 例完成了 52 周的疗程。所有患者均有改善，2 例达到缓解标准。甲氨蝶呤或来氟米特的代谢似乎并未因为联合应用而互相受到影响。

最近，一项双盲随机对照研究发现，263 例 RA 患者在甲氨蝶呤治疗至少 6 个月后仍然存在持续性关节炎，在他们的治疗方案中随机的给予来氟米特或安慰剂进行联合治疗[82]。和甲氨蝶呤并安慰剂组相比，甲氨蝶呤并来氟米特组的患者的 ACR20 指标改善明显(20%和 46%)。两组的不良反应和退出率相仿。研究建议应监测肝酶和血象。

（八）柳氮磺胺吡啶和抗疟药

Schwarzer 等早期的描述中[55]除了对甲氨蝶呤或柳氮磺胺吡啶交替应用羟氯喹联合治疗进行研究外，还报道了柳氮磺胺吡啶并抗疟药的研究。在 1993 年，

Faarvang 等[83]报道了一项为期6个月的随机对照研究,纳入了随机接受柳氮磺胺吡啶、羟氯喹或两者联合治疗的患者91例。62例患者完成了观察,虽然研究者报告称联合治疗组的疗效更迅速和显著，但各组间并无统计学的显著性差异。

(九)柳氮磺胺吡啶和金制剂

在1987年,Dawes 等[84]报道了一项为期6个月的开放性探索试验，对25例曾经对金制剂或D青霉胺单药治疗部分有效的患者的治疗方案中加入柳氮磺胺吡啶。经联合治疗后22例患者的8项临床和实验室数据中有7项出现了显著性改善[84]。

次年,Farr 等[85]报道了上述研究的补充研究,其中对正在服用柳氮磺胺吡啶治疗的38例患者给予金制剂(9例)或D青霉胺(29例)的联合治疗。70%的患者获得病情改善，但两组均有1/3的患者因为不良反应而终止治疗。

(十)柳氮磺胺吡啶和环孢素A

1999年有一篇关于环孢素A和柳氮磺胺吡啶联合治疗的报道[86]。研究者对45例早期活动性RA患者进行观察,经随访12月。疾病活动指标在3个月内得到改善。78%的患者在用药1年后达到欧洲抗风湿病联盟(EULAR)的病情缓解标准。7例未完成观察,包括5例因胃肠道不良反应,2例因药物无效。

(十一)柳氮磺胺吡啶和硫唑嘌呤

人们关于柳氮磺胺吡啶和硫唑嘌呤联合治疗尚未提出过重要的研究,不过有两封关于柳氮磺胺吡啶和硫唑嘌呤联合应用的治疗方案的信件曾发表[87,88]。

(十二)氮磺胺吡啶和D青霉胺

除了 Dawes 和 Farr 早期文献,Taggart 等[89]开展了一项非盲法试验，将15例接受柳氮磺胺吡啶和D青霉胺联合治疗的患者和15例仅应用柳氮磺胺吡啶单药治疗的患者进行对比。两组均有临床改善。总的趋势是联合治疗组疗效更佳;不过10项指标中,仅2项具有明显的组间统计学差异。联合治疗组的不良反应略多。

在1990年,Scott 和 Huskisson[90]报道了一项提前终止的试验研究,曾经服用D青霉胺或柳氮磺胺吡啶未控制病情的患者被随机的给予另一种DMARD或安慰剂。曾经服用柳氮磺胺吡啶的患者被加用D青霉胺或安慰剂。曾经服用D青霉胺的患者被加用柳氮磺胺吡啶或安慰剂。在纳入了30例患者之后的中期分析认为,即使按预期招募60例病例,似乎也不能证实存在明显的组间差异。

最后,在1994年 Borg 等[91]报道了2例应用柳氮磺胺吡啶和D青霉胺后出现药物诱导的系统性红斑狼疮的症状和体征。

(十三)抗疟药和金制剂

在1989年,Scott 等[92]发表了一项前瞻性的研究结果，在101例RA患者中应用注射金制剂并羟氯喹或安慰剂进行12个月平行双盲安慰剂对照观察。18例金制剂并羟氯喹组的患者因药物的不良反应而退出，对照组退出者10例。通过13项临床指标进行评估，金制剂并羟氯喹的联合治疗组和对照组之间相比有统计学上显著性差异的指标仅仅有第12月的疾病活动指数和C反应蛋白(CRP)水平;然而,总趋势显示,联合治疗组的病情改善比对照组增加约20%~25%。

在1990年,Luthra[93]描述了229例随机接受金诺芬、羟氯喹或两者联合治疗24周的患者。未发现存在临床结果的组间差异,研究者认为:和两种单药治疗方案相比,联合治疗的优越性有限。

在1993年,Porter 等[94]对曾经接受注射用金制剂反应欠佳的病例进行评估，加用羟氯喹或者安慰剂联合治疗，发现无论是疗效还是不良反应均无组间差异。

(十四)抗疟药和环孢素A

1996年,Salaffi 等[71]总结了14例对羟氯喹部分有效的患者,将其疗效和不良反应与甲氨蝶呤并环孢素A联合治疗组进行了比较,如前文所述。

在1998年,van den Borne 等[95]发表了88例曾经对氯喹部分有效的患者的调查结果，这些患者被随机给予安慰剂、环孢素A 1.25 mg/(kg·d)，或环孢素A 2.5 mg/(kg·d)。初步的疗效指标为压痛关节计数,不良反应的指标监测为血肌酐。应用环孢素A的两组因药物无效或不良反应导致的退出率均高于安慰剂组,虽然治疗意向分析显示应用环孢素A组的病情有改善,但伴随的是有统计学明显差异的血肌酐升高。

(十五)抗疟药和D青霉胺

最早关于这两种药物联合治疗的简短报道发表于1982年,Martin 等[96]的一项开放试验中对45例患者随访6个月，尽管无结果和统计学分析，但研究者仍认为联合治疗是有效的。

在1984年，Bunch等[97]开展了一项双盲、安慰剂对照的研究，为期2年，对56例患者随机接受D青霉胺或羟氯喹的单药并安慰剂的治疗或者两者的联合治疗。和单药治疗相比，联合治疗并无优越性，且D青霉胺单药治疗组的疗效似乎优于联合治疗组。虽无统计学明显差异，但D青霉胺单组的不良反应率最高。

1987年Gibson等[98]报道了为期1年单盲随机试验，72例患者接受羟氯喹250 mg/d，D青霉胺750 mg/d或两者的联合治疗。所有组的病情均得到改善，临床指标的改善无组间显著差异，而应用D青霉胺的两组的实验室和影像学指标改善更明显。服用D青霉胺组的不良反应较高，联合治疗组的不良反应略有增加。联合治疗组中因为药物不良反应而退组的病例增多。

（十六）金制剂和环孢素A

1994年的开放标记探索试验中，Bensen等[36]证实了20例曾经对金制剂部分有效的患者接受联合治疗后病情改善，如本章前文中所述。

在1996年，Bendix和Bjelle等[99]发表了一项随机对照试验，为期6个月，其中40例对注射用金制剂疗效降低的患者被随机给予环孢素A或者安慰剂。和安慰剂组相比，环孢素A组的患者的总体评估较好，是唯一一项出现组间显著差异的指标。在试验过程中，环孢素A组出现血压升高和肾功能不全的不良反应比安慰剂组多，但在6个月的治疗结束后恢复，而血钾水平升高是唯一遗留的组间差异。

（十七）金制剂和D青霉胺

在1984年，Bitter[4]报道了注射用金制剂和D青霉胺联合治疗的临床经验。两者均被单用或联合应用，并加用左旋咪唑或苯宁酸氮芥。病例数目较少，最大组仅12例患者。没有组间比较的报道，但趋势显示联合治疗组的改善更明显，毒副作用也有所增加。

（十八）金制剂和环磷酰胺

在1998年，Walters和Cawley[100]发表了一篇文章，评价了甲泼尼龙单药治疗或者联合金制剂、静脉注射环磷酰胺中的一种药物或甲泼尼龙、金制剂并环磷酰胺的三种药物联合治疗。病例数目较少（每组4~5人），所选的治疗对患者和研究者均为开放性。结果显示甲泼尼龙单药治疗组和甲泼尼龙、环磷酰胺联合治疗组间无差异。接受金制剂的两组在第24周时疗效更佳。不良反应在组间无显著差异。

五、多种DMARD的联合治疗

（一）羟氯喹、硫唑嘌呤和环磷酰胺

McCarty、Csuka和Carrera关于多种DMARD联合治疗的基准性文章发表于20世纪80年代中期，已于本章前文进行了描述。

（二）羟氯喹、柳氮磺胺吡啶和甲氨蝶呤

在所有的三种DMARD联合治疗中，由RA研究网络（RAIN）组织的研究最为全面。在1996年，O'Dell等[101]发表了一项为期两年的对照试验结果，102例对至少一种DMARD无效的患者被随机给予甲氨蝶呤单药治疗（7.5~17.5 mg/wk）、柳氮磺胺吡啶（500 mg b.i.d.）并羟氯喹（200 mg b.i.d.）的两种药物联合治疗，或是上述三种药物的联合治疗。总之，50例患者在第9个月时关节炎典型症状获得了50%的缓解，疗效持续了至少两年，无明显不良反应。他们是31例接受了三种药物的联合治疗的患者中的24例（77%），36例接受了甲氨蝶呤的单药治疗中的12例（33%），和35例接受了柳氮磺胺吡啶并羟氯喹的联合治疗中的14例（40%）。甲氨蝶呤单药治疗组中的7例和另两组中的各3例因为药物的不良反应而退组。

在随访期间，O'Dell等[102]写给RAIN研究小组的论文中报道了关于最初试验的揭盲的延伸试验，在28例初期试验无效的患者（其中14例对甲氨蝶呤单药无效者，14例对柳氮磺胺吡啶并羟氯喹联合治疗无效者）实施三种药物联合治疗方案。两组的一系列临床指标均提示明显的统计学和临床改善。

由Mottonen领导的FIN-RA的研究者发表了一项对199例患者为期两年的多中心临床试验[103]，对比了柳氮磺胺吡啶并甲氨蝶呤并羟氯喹并强的松的联合治疗和单药治疗。患者（n=98）最初随机的给予柳氮磺胺吡啶单药治疗，不过51例在研究期间转为服用甲氨蝶呤。两年后，分别有71%和58%的联合治疗组和单药治疗组获得了临床疗效（ACR50），不良反应发生率相似。

在1999年，Calguneri等报道了一项有趣的试验，将甲氨蝶呤、柳氮磺胺吡啶并羟氯喹的三药联合治疗与这三种药物的单药治疗及甲氨蝶呤并羟氯喹，甲氨

蝶呤并柳氮磺胺吡啶双药联合治疗的疗效进行了比较[104]。虽然各组的临床指标和实验室指标均有所改善，但三种药物联合治疗组的疗效优于任何一个单药组或双药组。

最近 RAIN 协作组又对 171 例 RA 患者进行了为期两年的比较研究，将这些患者分入三组：甲氨蝶呤并羟氯喹组、甲氨蝶呤并柳氮磺胺吡啶组和这三种药物联合治疗组[105]。甲氨蝶呤的剂量为 17.5 mg/wk，柳氮磺胺吡啶的剂量是 2 g/d，羟氯喹为 200 mg b.i.d.。初步指标为两年后每组患者的百分数达到 ACR2 人数。结果三药联合组略优于甲氨蝶呤并羟氯喹(78%对 60%，p=0.05)，但显著优于甲氨蝶呤并柳氮磺胺吡啶(78%对 49%，p=0.002)。ACR50 的结果类似(分别为 55%、40%和 29%)。所有的联合治疗均耐受性良好，仅 14 例因不良反应而退组。

在一项结束性报告中，对 176 例颈椎受累的患者分别给予单药治疗或者三药联合治疗，并行影像学检查[106]。单药治疗组出现了寰枢椎半脱位和寰枢椎损害(分别为 6.6%和 2.2%)，但在 85 例联合治疗组患者中未见类似情况。显示三药联合治疗可能延迟了寰枢椎损害的发展。

(三)抗疟药、甲氨蝶呤和环磷酰胺

最近 Keyszer 等[107]报道一项配对观察性研究，给予 56 例对甲氨蝶呤无效患者甲氨蝶呤(15 mg/wk)、羟氯喹(250 mg/d)和环磷酰胺(50 mg 3 次/kw)。初步的研究终点是，肿胀关节计数改善 50%是继续参加治疗的必要条件。所得结果和初期采用甲氨蝶呤治疗(未获成功)的同一患者数据，以及初次给予甲氨蝶呤单药治疗的配对患者队列进行了比较。与最初对甲氨蝶呤单药治疗患者的疗效相比，通过比较单一研究对象的数据，联合治疗 1 年后的肿胀关节计数明显下降。在配对分析中，联合治疗组中有 13 例(23%)患者获得完全缓解，而甲氨蝶呤单药治疗组中有 26 例(47%)获得完全缓解。两组的不良反应类似，研究者认为此联合治疗方案对甲氨蝶呤单药治疗无效的患者而言，是安全并有益的。

数篇简短的文章也描述了环磷酰胺、甲氨蝶呤和羟氯喹联合治疗的显著疗效[108-110]。

(四)金制剂、羟氯喹和甲氨蝶呤

研究人员对注射用硫代苹果酸金钠 50 mg/wk、羟氯喹 400 mg/d 和甲氨蝶呤 7.5 mg/wk 的 RA 患者安排了一项非盲法的、为期 3 年的研究[111]。羟氯喹和甲氨蝶呤的剂量分别减量至 200 mg/d 和 5 mg/wk，而金制剂的注射在第 2 年、第 3 年中每隔 4 周逐渐地加量。仅有 12 例患者完成了治疗，但研究者报道称第 1 年中临床参数明显的改善可维持至第 2 年末；这些患者中有 10 例未出现骨侵蚀。

六、其他联合治疗

在 1989 年，Langevitz 等[112]发表了一篇简短报告，描述了对难治性 RA 给予甲氨蝶呤、硫唑嘌呤和羟氯喹成功的联合治疗。在 1995 年，McCarty 等[113]报道了关于 169 例患者应用 DMARD 联合治疗详细的个人经验。虽然他的队列研究中纳入了各种联合治疗方案，但最有影响的研究是甲氨蝶呤、硫唑嘌呤和抗疟药三药联合治疗方案的疗效。在检查总体队列研究时，研究者发现，167 例患者经联合治疗后关节炎症状得以控制，据报道完全缓解率为 43%。

另一项联合治疗的研究发表于 2002 年[114]。126 例 RA 患者被分为三个基本治疗组。开始治疗时三个组都采取单药治疗，分别给予甲氨蝶呤(第 1 组)、环孢素 A(第 2 组)或柳氮磺胺吡啶(第 3 组)。6 个月后未达标至 ACR50 的第 1 组、第 2 组患者接受甲氨蝶呤并环孢素 A 联合治疗。在第 12 个月仍未达标至 ACR50 者再加入柳氮磺胺吡啶。第 3 组患者在此治疗过程中持续给予柳氮磺胺吡啶单药治疗。18 个月后，90%的甲氨蝶呤并环孢素 A 联合治疗的患者达到 ACR50，而柳氮磺胺吡啶单药治疗组仅 24%达标。但联合治疗组的不良反应略高。

除了本章前面已经引用的文献外，许多优秀的文献关于两种或两种以上 DMARD 的联合治疗也已公开发表[115-124]。

七、新金字塔的蓝图

1989 的述评中，Wilske 和 Healey[125]批评了传统的金字塔治疗方案初期的疗效来得太慢，提出了“下台阶”方案，即在疾病初期就通过多种 DMARD 尽可能快地控制炎症，而后随病情好转而减药。在此方案中，RA 患者在初期给予泼尼松 10 mg/d 持续 1 个月。如果仍存在滑膜炎，建议应用联合治疗；此述评建议在泼尼松的基础上加用甲氨蝶呤、注射用金制剂、口服金制剂和羟氯喹。然后顺序减药，每次减 1 种，直至达到单药就

可维持的药物治疗。此文章的公开发表促使人们重新评价金字塔理念，许多专家均对此方案是否需要修订、改革、完善或弃置发表评论[126-137]。

在1991年，Wilke 和 Clough[138]提出了一个相似的方案，命名为阶梯治疗。首先对初诊 RA 患者进行疾病活动度评分。然后根据疾病的严重程度确立具体的方案：关节炎越重，DMARD 使用的数量越多。轻症患者应用羟氯喹和 NSAID；中症患者再加用第2种 DMARD（往往用金诺芬、柳氮磺胺吡啶和甲氨蝶呤）；重症患者应用3种 DMARD，可以将注射用金制剂、青霉胺和硫唑嘌呤加在可行的药物治疗单上。在这种方案中，常规对患者进行评估，疾病严重程度分类的改变将导致治疗上的变化。

八、联合治疗中的生物制剂

有效的生物制剂的面世拓展了治疗 RA 的药物选择（第39章和第40章），对于生物制剂间的联合应用或生物制剂与传统 DMARD 的联合应用也逐渐被关注研究。1995年，Moreland 等[139]公开发表了对64例用甲氨蝶呤难以控制的 RA 患者进行随机对照试验的结果，他们或给予静脉注射嵌合型抗 CD4 单克隆抗体（cM-T412）或安慰剂注射，且同时联合应用固定剂量的甲氨蝶呤。尽管外周血的 T 细胞明显被去除，但此药物在临床上既无疗效（使用肿胀关节计数和疼痛关节计数改善50%作为评估）亦无不良反应。Chathan 会议亦对联合治疗和生物制剂的早期经验进行了回顾[140]。2004年，Klareskog 等[142a]报道了依那西普和甲氨蝶呤实验患者的影像学结果（TEMPO），对682例患者以依那西普（25 mg 皮下，每周2次）联合甲氨蝶呤（平均剂量 17 mg/wk）和以依那西普或甲氨蝶呤单药治疗的疗效进行了比较。随访24周后，联合治疗明显优于单药治疗，两种单药治疗的有效性相仿。1年后，联合治疗组的影像学进展比任何一个单药治疗组都少，而依那西普单药治疗组要优于甲氨蝶呤组。三组的不良反应相似。

（一）依那西普

Weinblatt 等[141]对依那西普（重组 TNF 受体：FC 段融合蛋白）联合甲氨蝶呤的有效性研究更具有价值。在这项研究中，89例仅对甲氨蝶呤部分有效的患者被随机给予甲氨蝶呤并依那西普或安慰剂。治疗1个月后，56%的联合治疗组患者获得了 ACR20 缓解（初步终点），而甲氨蝶呤并安慰剂组中20%获得 ACR20；治疗6个月后的疗效差异更为显著：71%的联合治疗组患者获得 ACR20，而甲氨蝶呤并安慰剂组仅27%获得 ACR20。6个月时采用 ACR50 和 ACR70 缓解率发现统计学上明显的组间差异。联合治疗组的肿胀关节计数和压痛关节计数改善更显著。虽然注射部位的局部反应常见（42%），但除此之外无其他明显的不良反应，无患者因为不良反应而退组。

Bankhurst[142]的试验进一步证实了依那西普的有效性，30例服用甲氨蝶呤的患者被随机的给予甲氨蝶呤并安慰剂，59例服用甲氨蝶呤的患者被随机给予甲氨蝶呤并依那西普。24周后，联合治疗组中71%的患者达到 ACR20，而对照组中仅27%达到 ACR20。

（二）英夫利昔

作为抗 TNF 的嵌合型单克隆抗体，英夫利昔的治疗可以导致生成抗英夫利昔的抗体。这些抗体的产生造成注射不良反应增加和疗效下降。免疫抑制治疗的协同作用如甲氨蝶呤或硫唑嘌呤可以降低抗体反应，因此建议应用英夫利昔联合免疫抑制剂来治疗 RA[143]。

1998年，Maini 等[144]发表了一项有趣的试验描述了英夫利昔与甲氨蝶呤的联合应用。101例对甲氨蝶呤部分有效的患者被随机分入7个组。6个组被给予甲氨蝶呤（7.5 mg/wk）或安慰剂，并联合每周静脉注射英夫利昔 1 mg/kg、3 mg/kg、10 mg/kg；剩下的1组给予甲氨蝶呤并安慰剂注射。接受 3 mg/kg 或 10 mg/kg 注射的患者中，无论应用甲氨蝶呤还是安慰剂治疗，将近60%达到 ACR20。和安慰剂并甲氨蝶呤组相比，或和安慰剂并英夫利昔组相比，应用最低剂量英夫利昔的患者中联合应用甲氨蝶呤者的疗效最长。尽管存在争论，研究者认为这是明显的协同效应[145]。

接着，这些研究者设计了一项双盲的安慰剂对照试验[146]：使用甲氨蝶呤的患者被随机分为给予 3 mg/kg 和 10 mg/kg 的英夫利昔或每4周或8周注射1次。428例患者被随机分入4个英夫利昔治疗组，或给予安慰剂治疗。治疗30周后，英夫利昔并甲氨蝶呤治疗组的疗效均优于甲氨蝶呤并安慰剂组，4个联合治疗组的ACR20疗效相似。这些患者经接下来的54周的随访显示，联合治疗组患者的影像学进展得到明显控制[147]。

一项小型研究中[148]报道了28例应用甲氨蝶呤（10 mg/wk）的患者接受了单盲的英夫利昔 5 mg/kg、10 mg/kg、20 mg/kg 的注射或安慰剂治疗。21例接受联合治疗的患者中有17例达到 ACR20，而安慰剂组中7

例仅 1 例达到ACR20。后期的开放性延伸试验中，在第 12 周、第 20 周和第 28 周给予英夫利昔 10 mg/kg 注射的患者中 53%在第 40 周时疗效仍然维持。

另一项非盲法的研究检验了英夫利昔并莱弗米特的联合治疗[149]。20 例患者经随访 32 周。11 例因不良反应退组，多为皮疹和搔痒。在继续接受治疗的患者中，80%达到 ACR20，46%达到 ACR70。虽然联合治疗看上去疗效显著，但因不良反应可能限制其应用。2004 年，St. Clair 等[149a]提出了关于接受英夫利昔治疗早期 RA 的活性对照研究（ASPIRE）结果。这项研究针对 1049 例患病不超过 3 年的 RA 患者，他们未接受过甲氨蝶呤和 TNF 抑制剂治疗。被给予甲氨蝶呤（最多 20 mg/wk）和安慰剂治疗，或甲氨蝶呤并英夫利昔（3 mg/kg 或 6 mg/kg）治疗。在第 54 周时，接受甲氨蝶呤并英夫利昔组患者的临床疗效更显著，影像学进展控制得更好，活动功能改善得更明显。但不良反应如感染、尤其是肺炎也在应用英夫利昔组较多。

（三）阿达木单抗

作为完全人源性单克隆抗体，阿达木是最新的 TNF 抑制剂。一项为期 24 周的随机双盲安慰剂对照研究中[150]，对 271 例应用甲氨蝶呤的患者给予阿达木单抗或安慰剂。试验中将阿达木组分为 3 种剂量进行评估：20 mg、40 mg 和 80 mg 隔周皮下注射。所有应用阿达木并甲氨蝶呤组的 ACR20 疗效均优于安慰剂对照组（分别为 48%、67%、65%和 15%）。40 mg 和 80 mg 的剂量组的 ACR70 达标率各为 27%和 19%。各组的不良反应相似。2004 年，Keystone 等[150a]报道了对甲氨蝶呤治疗无明显反应的患者加用阿达木治疗的研究，加用阿达木组的疗效明显优于安慰剂组。对甲氨蝶呤 12.5~25 mg/wk 治疗无明显反应者被随机给予阿达木 20 mg 或 40 mg 隔周 1 次或安慰剂治疗。两个阿达木剂量组的第 24 周时的初步治疗终点显示（ACR20）达标率明显优于安慰剂组。第 52 周时的初步达标终点进一步证实 ACR20、影像学进展和活动功能也相应地在阿达木两个剂量组中更为显著，而不良反应无增加。

（四）阿那白滞素

作为 IL-1 受体的拮抗剂，阿那白滞素有一定的临床疗效，确实可以降低影像学的进展。最近的一项随机对照研究检验了 5 种剂量阿那白滞素并甲氨蝶呤联合治疗的安全性和有效性[151]。419 例服用甲氨蝶呤活动性的 RA 患者被随机给予安慰剂或每天 0.04 mg/kg、0.1 mg/kg、0.4 mg/kg、1.0 mg/kg 和 2.0 mg/kg 的阿那白滞素治疗。12 周后，所有剂量联合治疗组的 ACR 有效率均超过安慰剂并甲氨蝶呤组，研究结论表明第 24 周也观察到类似的结果。虽然阿那白滞素的安全性、耐受性良好，但出现注射部位的局部反应常见，而且导致了 1.0 mg/kg 组和 2.0 mg/kg 组中各有 7%和 10%退组。

依那西普和阿那白滞素的联合治疗的小型研究和一项较大的对照性试验显示，在这种治疗方案中严重感染明显增加，因此阿那白滞素的包装说明上警告此方案慎用，直至有进一步的研究能证实其安全性[152,153]。

九、结论和建议

近年来，两种或两种以上 DMARD 的联合治疗已经成为主流，而且我们已经学习了对于评价联合治疗的研究设计和方案规划的重要课程。对单药治疗无效或部分有效的患者进行 DMARD 两种药物联合治疗后有效。甲氨蝶呤看上去是最佳的基础用药。多种 DMARD 特别是三种药物的联合治疗比两种药物的联合治疗更显著。在传统治疗的基础上加用生物制剂的联合治疗的效果喜人，前景广阔，尤其是延缓了结构的破坏。至少一种生物制剂的联合治疗（依那西普和阿那白滞素）因为重症感染的不良反应可能会受到限制，但仍应将更多的力量投入生物治疗、免疫治疗和联合治疗中。

关于是否将联合治疗作为最初的治疗最好应由接诊医师判断，因为有充分的证据显示部分患者对单药治疗有很好的反应。笔者建议对单药治疗（尤其是甲氨蝶呤）无效或部分有效的患者进行联合治疗。目前仍不能预测哪些患者对单药治疗有效，哪些必须接受联合治疗，不过药物基因组学研究的出现很快将可以对此提供帮助。下一次 RA 治疗的飞跃将是从广泛的治疗方案中遴选出可靠的、可行的、有效的治疗方案，可以个体化的预测患者的疗效和副作用。

（蒋颖 译　张奉春 校）

参考文献

1. Fowler PD, Dawes PT, Sheeran TP, et al. Combination therapy in rheumatoid arthritis: study design. *Br J Rheumatol* 1987;26:314–315.
2. Csuka ME, Carrera GF, McCarty DJ. Intractable rheumatoid arthritis: treatment with combined cyclophosphamide, azathioprine, and hydroxychloroquine: a follow-up study. *JAMA* 1986;255:2315–2319.
3. McCarty DJ, Carrera GF. Treatment of intractable rheumatoid arthritis with combined cyclophosphamide, azathioprine, and hydroxychloroquine. *JAMA* 1982;248:1718–1723.

4. Bitter T. Combined disease-modifying chemotherapy for intractable rheumatoid arthritis. *Clin Rheum Dis* 1984;10:417–428.
5. Consensus recommendations for the management of chronic heart failure. *Am J Cardiol* 1999;83:1A–38A.
6. Richards AM, Nicholls MG. Aldosterone antagonism in heart failure. *Lancet* 1999;354:789–790.
7. DeFronzo RA. Pharmacologic therapy for type 2 diabetes mellitus. *Ann Intern Med* 1999;131:281–303.
8. Chobanian AV, Bakris GL, Black HR, et al. The seventh report of the Joint National Committee on prevention, detection, evaluation, and treatment of high blood pressure. *JAMA* 2003;289:2560–2572.
9. National Asthma Education and Prevention Program. Expert panel report 2: guidelines for the diagnosis and management of asthma. NIH Publication No. 97-4051. Bethesda, MD: National Institutes of Health, 1997.
10. Pincus T, O'Dell JR, Kremer JM. Combination therapy with multiple disease-modifying antirheumatic drugs in rheumatoid arthritis: a preventive strategy. *Ann Intern Med* 1999;131:768–774.
11. Mottonen T, Hannonen P, Korpela M, et al. Delay to institution of therapy and induction of remission using single-drug or combination-disease-modifying antirheumatic drug therapy in early rheumatoid arthritis. *Arthritis Rheum* 2002;46:894–898.
12. Fries JF. Effectiveness and toxicity considerations in outcome directed therapy in rheumatoid arthritis. *J Rheumatol* 1996;23(suppl 44):102–106.
13. Fries JF, Singh G, Lenert L, et al. Aspirin, hydroxychloroquine, and hepatic enzyme abnormalities with methotrexate in rheumatoid arthritis. *Arthritis Rheum* 1990;33:1611–1619.
14. Seideman P, Albertioni F, Beck O, et al. Chloroquine reduces the bioavailability of methotrexate in patients with rheumatoid arthritis. A possible mechanism of reduced hepatotoxicity. *Arthritis Rheum* 1994;37:830–833.
15. Munster T, Furst D. Pharmacotherapeutic strategies for disease-modifying antirheumatic drug (DMARD) combinations to treat rheumatoid arthritis (RA). *Clin Exp Rheumatol* 1999:17(suppl 18):29–36.
16. Choy E. Panayi G. Mechanisms of action of second-line agents and choice of drugs in combination therapy. *Clin Exp Rheumatol* 1999; 17(suppl 18):20–28.
17. Harris ED Jr. The rationale for combination therapy of rheumatoid arthritis based on pathophysiology. *J Rheumatol* 1996;23(suppl 44): 2–4.
18. Salmon SE, Dalton WS. Relevance of multidrug resistance to rheumatoid arthritis: development of a new therapeutic hypothesis. *J Rheumatol* 1996;23(suppl 44):97–101.
19. Roubenoff R, Jones RJ, Karp JE, et al. Remission of rheumatoid arthritis with the successful treatment of acute myelogenous leukemia with cytosine arabinoside, daunorubicin, and m-AMSA. *Arthritis Rheum* 1987;30:1187–1190.
20. Cohen MG, Janssen B, Webb J. Response of rheumatoid arthritis to chemotherapy for Hodgkin's disease in a patient with IgA deficiency and overlap connective tissue disease. *Ann Rheum Dis* 1988;47:603–605.
21. Oliver SJ, Brahn E. Combination therapy in rheumatoid arthritis: the animal model perspective. *J Rheumatol* 1996;23(suppl 44):56–60.
22. Brahn E, Peacock DJ, Banquerigo ML. Suppression of collagen-induced arthritis by combination cyclosporin A and methotrexate therapy. *Arthritis Rheum* 1991;34:1282–1288.
23. Oliver SJ, Cheng TP, Banquerigo ML, et al. Suppression of collagen-induced arthritis by an angiogenesis inhibitor, AGM-1470, in combination with cyclosporin: reduction of vascular endothelial growth factor (VEGF). *Cell Immunol* 1995;166:196–206.
24. Peacock DJ, Banquerigo ML, Brahn E. An angiogenesis inhibitor in combination with anti-CD5 Mab suppresses established collagen-induced arthritis significantly more effectively than single agent therapy. *Arthritis Rheum* 1992;35(suppl):S140.
25. Oliver SJ, Banquerigo ML, Brahn E. Suppression of collagen induced arthritis using an angiogenesis inhibitor, AGM-1470, and a microtubule stabilizer, taxol. *Cell Immunol* 1994;157:291–299.
26. Boisser MC, Chiocchia G, Fournier C. Combination of cyclosporin A and calcitriol in the treatment of adjuvant arthritis. *J Rheumatol* 1992; 19:754–757.
27. Gepner P, Amor B, Fournier C. 1,25-Dihydroxyvitamin D_3 potentiates the in vitro inhibitor effects of cyclosporin A on T cells from rheumatoid arthritis patients. *Arthritis Rheum* 1989;32:31–36.
28. Bendele A, Sennello G, McAbee T, et al. Effects of interleukin 1 receptor antagonist alone and in combination with methotrexate in adjuvant arthritis rats. *J Rheumatol* 1999;26:1225–1229.
29. Seivers K, Hurri L. Combined therapy of rheumatoid arthritis with gold and chloroquine. I. evaluation of the therapeutic effect. *Acta Rheumatol Scand* 1963;9:48–55.
30. Ehrlich GE. Heroic treatment for nonmalignant disease. *JAMA* 1982; 248:1743–1744.
31. Bellamy N, Brooks PM. Current practice in antimalarial prescribing in rheumatoid arthritis. *J Rheumatol* 1986;13:551–555.
32. O'Dell J. Combination DMARD therapy for rheumatoid arthritis: apparent universal acceptance. *Arthritis Rheum* 1997;40(suppl):S50.
33. Tugwell P, Pincus T, Yocum D, et al. Combination therapy with cyclosporine and methotrexate in severe rheumatoid arthritis. *N Engl J Med* 1995;333:137–141.
34. Paulus HE. Protocol development for combination therapy with disease-modifying antirheumatic drugs. *Semin Arthritis Rheum* 1993;23(suppl 1):19–25.
35. Felson DT, Anderson JJ, Meenan RF. The efficacy and toxicity of combination therapy in rheumatoid arthritis (RA): a meta-analysis. *Arthritis Rheum* 1994;37:1487–1491.
36. Bensen W, Tugwell P, Roberts RM, et al. Combination therapy of cyclosporine with methotrexate and gold in rheumatoid arthritis (2 pilot studies). *J Rheumatol* 1994;21:2034–2038.
37. Wilske K, Yocum D. Rheumatoid arthritis: the status and future of combination therapy. *J Rheumatol* 1995;23(suppl 44):1–110.
38. Felson DT, Anderson JJ, Meenan RF. The comparative efficacy and toxicity of second-line drugs in rheumatoid arthritis: results of two meta-analyses. *Arthritis Rheum* 1990;33:1449–1461.
39. Pincus T. Limitations of randomized clinical trials to recognize possible advantages of combination therapies in rheumatic diseases. *Semin Arthritis Rheum* 1993;23(suppl 1):2–10.
40. Verhoeven AC, Bibo JC, Boers M, et al. Cost-effectiveness and cost-utility of combination therapy in early rheumatoid arthritis: randomized comparison of combined step-down prednisolone, methotrexate and sulphasalazine with sulphasalazine alone. *Br J Rheumatol* 1998; 37:1102–1109.
41. Pham B, Cranney A, Boers M, et al. Validity of area-under-the-curve analysis to summarize effect in rheumatoid arthritis clinical trials. *J Rheumatol* 1999;26:712–716.
42. Shiroky JB, Watts CS, Neville C. Combination methotrexate and sulfasalazine in the management of rheumatoid arthritis: case observations. *Arthritis Rheum* 1989;32:1160–1164.
43. Morgan SL, Baggott JE, Alarcón GS. Methotrexate and sulfasalazine combination therapy: is it worth the risk? *Arthritis Rheum* 1993;36: 281–282.
44. Shiroky JB. Unsubstantiated "risk" of antifolate toxicity with combination methotrexate and sulfasalazine therapy. *Arthritis Rheum* 1993; 36:1757.
45. Shiroky JB. Combination of sulphasalazine and methotrexate in the management of rheumatoid arthritis: view based on personal clinical experience. *Br J Rheumatol* 1995;34(suppl 2):109–112.
46. Shiroky JB. Combination sulfasalazine and methotrexate in the management of rheumatoid arthritis. *J Rheumatol* 1996;44(suppl): 69–71.
47. Nisar M, Carlisle L, Amos RS. Methotrexate and sulphasalazine as combination therapy in rheumatoid arthritis. *Br J Rheumatol* 1994;33: 651–654.
48. Haagsma CJ, van Riel PLCM, de Rooij DJRAM, et al. Combination of methotrexate and sulphasalazine vs. methotrexate alone: a randomized open clinical trial in rheumatoid arthritis patients resistant to sulphasalazine therapy. *Br J Rheumatol* 1994;33:1049–1055.
49. Haagsma CJ, Russel FGM, Vree TB, et al. Combination of methotrexate and sulphasalazine in patients with rheumatoid arthritis: pharmacokinetic analysis and relationship to clinical response. *Br J Clin Pharmacol* 1996;42:195–200.
50. Barrera P, Haagsma CJ, Boerbooms AMT, et al. Effect of methotrexate alone or in combination with sulphasalazine on the production and circulating concentrations of cytokines and their antagonists: longitudinal evaluation in patients with rheumatoid arthritis. *Br J Rheumatol* 1995;34:747–755.
51. Haagsma CJ, van Riel PLCM, de Jong AJL, et al. Combination of sulphasalazine and methotrexate versus the single components in early rheumatoid arthritis: a randomized, controlled, double-blind, 52 week clinical trial. *Br J Rheumatol* 1997;36:1082–1088.
52. Boers M, Verhoeven AC, Markusse HM, et al. Randomized com-

parison of combined step-down prednisolone, methotrexate and sulphasalazine with sulphasalazine alone in early rheumatoid arthritis. *Lancet* 1997;350:309–318.
53. Landewe RBM, Boers M, Verhoeven AC, et al. COBRA combination therapy in patients with early rheumatoid arthritis. Long-term structural benefits of a brief intervention. *Arthritis Rheum* 2002;46:347–356.
54. Dougados M, Combe B, Cantagrel A, et al. Combination therapy in early rheumatoid arthritis: a randomized, controlled, double blind 52 week clinical trial of sulphasalazine and methotrexate compared with the single components. *Ann Rheum Dis* 1999;58:220–225.
55. Schwarzer AC, Arnold MH, Kelly D, et al. The cycling of combination antirheumatic drug therapy in rheumatoid arthritis. *Br J Rheumatol* 1990;29:445–450.
56. Trnavsky K, Gatterova J, Linduskova M, et al. Combination therapy with hydroxychloroquine and methotrexate in rheumatoid arthritis. *Z Rheumatol* 1993;52:292–296.
57. Clegg DO. Combination hydroxychloroquine and methotrexate in the treatment of rheumatoid arthritis. *Arthritis Rheum* 1993; 36(suppl): S53.
58. Clegg DO, Dietz F, Duffy J, et al. Safety and efficacy of hydroxychloroquine as maintenance therapy for rheumatoid arthritis after combination therapy with methotrexate and hydroxychloroquine. *J Rheumatol* 1997; 24:1896–1902.
59. Ferraz MB, Pinheiro GRC, Helfenstein M, et al. Combination therapy with methotrexate and chloroquine in rheumatoid arthritis: a multicenter randomized placebo-controlled trial. *Scand J Rheumatol* 1994;23: 231–236.
60. Carmichael SJ, Beal J, Day RO, et al. Combination therapy with methotrexate and hydroxychloroquine for rheumatoid arthritis increases exposure to methotrexate. *J Rheumatol* 2002;29:2077–2083.
61. Brawer AE. The combined use of oral methotrexate and intramuscular gold in rheumatoid arthritis. *Arthritis Rheum* 1988;31:R10.
62. Kantor SM, Wallin BA, Grier CG, et al. Combination of auranofin and methotrexate as initial DMARD therapy in RA. *Arthritis Rheum* 1990;36(suppl):S60.
63. Williams HJ, Ward JR, Reading JC, et al. Comparison of auranofin, methotrexate, and the combination of both in the treatment of rheumatoid arthritis: a controlled clinical trial. *Arthritis Rheum* 1992;35: 259–269.
64. Lopez Mendez A, Daniel WW, Reading JC, et al. Radiographic assessment of disease progression in rheumatoid arthritis patients enrolled in the Cooperative Systematic Studies of the Rheumatic Diseases program randomized clinical trial of methotrexate, auranofin, or a combination of the two. *Arthritis Rheum* 1993;36:1364–1369.
65. Biro JA, Segal AM, Mackenzie AH, et al. The combination of methotrexate (MTX) and azathioprine (AZA) for resistant rheumatoid arthritis (RA). *Arthritis Rheum* 1987;30(suppl):S18.
66. Willkens RF, Urowitz MB, Stablein DM, et al. Comparison of azathioprine, methotrexate, and the combination of both in the treatment of rheumatoid arthritis: a controlled clinical trial. *Arthritis Rheum* 1992; 35:849–856.
67. Willkens RF, Sharp JT, Stablein D, et al. Comparison of azathioprine, methotrexate, and the combination of the two in the treatment of rheumatoid arthritis: a forty-eight-week controlled clinical trial with radiologic outcome assessment. *Arthritis Rheum* 1995;38:1799–1806.
68. Willkens RF, Stablein D. Combination treatment of rheumatoid arthritis using azathioprine and methotrexate: a 48 week controlled clinical trial. *J Rheumatol Suppl* 1996;23(suppl 44):64–68.
69. Blanco R, Martinez-Taboada VM, Gonzalez-Gay MA. Acute febrile toxic reaction in patients with refractory rheumatoid arthritis who are receiving combined therapy with methotrexate and azathioprine. *Arthritis Rheum* 1996;39:1016–1020.
70. Stein CM, Pincus T, Yocum D, et al. Combination treatment of severe rheumatoid arthritis with cyclosporine and methotrexate for forty-eight weeks: an open-label extension study. *Arthritis Rheum* 1997;40: 1843–1851.
71. Salaffi F, Carotti M, Cervini C. Combination therapy of cyclosporine A with methotrexate or hydroxychloroquine in refractory rheumatoid arthritis. *Scand J Rheumatol* 1996;25:16–23.
72. Gonzales-Gay MA, Blanco R, Garcia-Porrua C, et al. Long-term follow-up of patients receiving combined therapy with cyclosporine and methotrexate [Letter; comment]. *Arthritis Rheum* 1998;41:1703–1704.
73. Gerards AH, Landewe RB, Prins AP, et al. Cyclosporin A monotherapy versus cyclosporin A and methotrexate combination therapy in patients with early rheumatoid arthritis: a double blind randomized placebo controlled trial. *Ann Rheum Dis* 2003;62:291–296.
74. Giacomelli R, Cipriani P, Matucci CM, et al. Combination therapy with cyclosporine and methotrexate in patients with early rheumatoid arthritis soon inhibits TNF alpha production without decreasing TNF alpha mRNA levels. An *in vivo* and *in vitro* study. *Clin Exp Rheumatol* 2002;20:365–372.
75. Cush JJ, Tugwell P, Weinblatt M, et al. US consensus guidelines for the use of cyclosporin A in rheumatoid arthritis. *J Rheumatol* 1999; 26:1176–1186.
76. Williams HJ. Combination disease-modifying antirheumatic drug therapy in rheumatoid arthritis. In: van de Putte LBA, Furst DE, Williams HJ, et al., eds. *Therapy of systemic rheumatic disorders*. New York: Marcel Dekker, 1998:245–261.
77. Lee S, Solomon G. Combination D-penicillamine and methotrexate therapy: proposal for early and aggressive treatment for rheumatoid arthritis. *Bull Hosp Joint Dis Orthop Inst* 1990;50:160–168.
78. Dash S, Seibold JR, Tiku ML. Successful treatment of methotrexate induced nodulosis with D-penicillamine. *J Rheumatol* 1999;26:1396–1399.
79. Kremer JM. Methotrexate and leflunomide: biochemical basis for combination therapy in the treatment of rheumatoid arthritis. *Semin Arthritis Rheum* 1999;29:14–26.
80. Weinblatt ME, Kremer JM, Coblyn JS, et al. Pharmacokinetics, safety, and efficacy of combination treatment with methotrexate and leflunomide in patients with active rheumatoid arthritis. *Arthritis Rheum* 1999;42:1322–1328.
81. Mroczkowski PJ, Weinblatt ME, Kremer JM. Methotrexate and leflunomide combination therapy for patients with active rheumatoid arthritis. *Clin Exp Rheumatol* 1999;17(suppl 18):S66–68.
82. Kremer JM, Genovese MC, Cannon GW, et al. Concomitant leflunomide therapy in patients with active rheumatoid arthritis despite stable doses of methotrexate. A randomized, double-blind, placebo-controlled trial. *Ann Intern Med* 2002;137:726–733.
83. Faarvang KL, Egsmose C, Kryger P, et al. Hydroxychloroquine and sulphasalazine alone and in combination in rheumatoid arthritis: a randomized double blind trial. *Ann Rheum Dis* 1993;52:711–715.
84. Dawes PT, Sheeran TP, Fowler PD, et al. Improving the response to gold or D-penicillamine by addition of sulphasalazine: a pilot study in 25 patients with rheumatoid arthritis. *Clin Exp Rheumatol* 1987;5: 151–153.
85. Farr M, Kitas G, Bacon PA. Sulphasalazine in rheumatoid arthritis: combination therapy with D-penicillamine or sodium aurothiomalate. *Clin Rheumatol* 1988;7:242–248.
86. Rojkovich B, Hodinka L, Balint G, et al. Cyclosporin and sulfasalazine combination in the treatment of early rheumatoid arthritis. *Scand J Rheumatol* 1999;28:216–221.
87. Waterworth RF. The use of sulphasalazine and azathioprine in combination to treat rheumatoid arthritis. *Br J Rheumatol* 1989;28: 456.
88. Helliwell PS. Combination therapy with sulphasalazine and azathioprine [Letter]. *Br J Rheumatol* 1996;35:493–494.
89. Taggart AJ, Hill J, Astbury C, et al. Sulphasalazine alone or in combination with D-penicillamine in rheumatoid arthritis. *Br J Rheumatol* 1987;26:32–36.
90. Scott DL, Huskisson EC. Assessing combination therapy in rheumatoid arthritis: treatment with sulphasalazine and penicillamine. *Br J Rheumatol* 1990;29:313–314.
91. Borg AA, Davis MJ, Dawes PT, et al. Combination therapy for rheumatoid arthritis and drug-induced systemic lupus erythematosus. *Clin Rheumatol* 1994;13:522–524.
92. Scott DL, Dawes PT, Tunn E, et al. Combination therapy with gold and hydroxychloroquine in rheumatoid arthritis: a prospective, randomized, placebo-controlled study. *Br J Rheumatol* 1989;28:128–133.
93. Luthra HS, and The Midwest Cooperative Rheumatic Disease Study Group. Double-blind study comparing auranofin and hydroxychloroquine alone or in combination in rheumatoid arthritis. *Arthritis Rheum* 1990;33(suppl):S25.
94. Porter DR, Capell HA, Hunter J. Combination therapy in rheumatoid arthritis: no benefit of addition of hydroxychloroquine to patients with a suboptimal response to intramuscular gold therapy. *J Rheumatol* 1993;20:645–649.

95. van den Borne BEEM, Landewe RBM, Goei The HSG, et al. Combination therapy in recent onset rheumatoid arthritis: a randomized double blind trial of the addition of low dose cyclosporine to patients treated with low dose chloroquine. *J Rheumatol* 1998; 25:1493–1498.
96. Martin M, Dixon J, Hickling P, et al. A combination of D-penicillamine and hydroxychloroquine for the treatment of rheumatoid arthritis. *Ann Rheum Dis* 1982;41:208.
97. Bunch TW, O'Duffy JD, Tompkins RB, et al. Controlled trial of hydroxychloroquine and D-penicillamine singly and in combination in the treatment of rheumatoid arthritis. *Arthritis Rheum* 1984;27: 267–276.
98. Gibson T, Emery P, Armstrong RD, et al. Combined D-penicillamine and chloroquine treatment of rheumatoid arthritis: a comparative study. *Br J Rheumatol* 1987;26:279–284.
99. Bendix G, Bjelle A. Adding low-dose cyclosporin A to parenteral gold therapy in rheumatoid arthritis: a double-blind placebo-controlled study. *Br J Rheumatol* 1996;35:1142–1149.
100. Walters MT, Cawley M. Combined suppressive drug treatment in severe refractory rheumatoid disease: an analysis of the relative effects of parenteral methylprednisolone, cyclophosphamide, and sodium aurothiomalate. *Ann Rheum Dis* 1988;47:924–929.
101. O'Dell JR, Haire CE, Erikson N, et al. Treatment of rheumatoid arthritis with methotrexate alone, sulfasalazine and hydroxychloroquine, or a combination of all three medications. *N Engl J Med* 1996; 334:1287–1291.
102. O'Dell JR, Haire CE, Erikson N, et al. Efficacy of triple DMARD therapy in patients with RA with suboptimal response to methotrexate. *J Rheumatol Suppl* 1996;23(suppl 44):72–74.
103. Mottonen T, Hannonen P, Leirisalo-Repo M, et al. Comparison of combination therapy with single-drug therapy in early rheumatoid arthritis: a randomized trial. *Lancet* 1999;353:1568–1573.
104. Calguneri M, Pay S, Caliskaner Z, et al. Combination therapy versus monotherapy for the treatment of patients with rheumatoid arthritis. *Clin Exp Rheumatol* 1999;17:699–704.
105. O'Dell JR, Leff R, Paulsen G, et al. Treatment of rheumatoid arthritis with methotrexate and hydroxychloroquine, methotrexate and sulfasalazine, or a combination of the three medications. Results of a two-year, randomized, double-blind, placebo-controlled trial. *Arthritis Rheum* 2002;46:1164–1170.
106. Neva MH, Kauppi MJ, Kautiainen H, et al. Combination drug therapy retards the development of rheumatoid atlantoaxial subluxations. *Arthritis Rheum* 2000;43:2397–2401.
107. Keyszer G, Keysser C, Keysser M. Efficacy and safety of a combination of methotrexate, chloroquine, and cyclophosphamide in patients with refractory rheumatoid arthritis: results of an observational study with matched-pair analysis. *Clin Rheumatol* 1999;18:145–151.
108. Tiliakos NA. Low-dose cytotoxic drug combination therapy in intractable rheumatoid arthritis: two years later. *Arthritis Rheum* 1986;29(suppl):S79.
109. Butler D, Tiliakos N. Low-dose cytotoxic drug combination therapy in intractable rheumatoid arthritis [Abstract]. *Arthritis Rheum* 1985; 28(suppl):S15.
110. Tiliakos NA. Single-agent versus combination cytotoxic therapy: the case for combination therapy. In: Willkens RF, Dahl SL, eds. *Therapeutic controversies in the rheumatic diseases.* New York: Grune & Stratton, 1987:295–305.
111. Biasi D, Caramaschi P, Carletto A, et al. Combination therapy with hydroxychloroquine, gold sodium thiomalate and methotrexate in early rheumatoid arthritis. An open 3-year study. *Clin Rheumatol* 2000;19:505–507.
112. Langevitz P, Kaplinsky N, Ehrenfeld M, et al. Intractable RA—treatment with combined methotrexate, azathioprine and hydroxychloroquine. *Br J Rheumatol* 1989;28:271–272.
113. McCarty DJ, Harman JG, Grassanovich JL, et al. Combination drug therapy of seropositive rheumatoid arthritis. *J Rheumatol* 1995;22: 1636–1645.
114. Ferraccioli GF, Gremese E, Tomietto P, et al. Analysis of improvements, full responses, remission and toxicity in rheumatoid patients treated with step-up combination therapy (methotrexate, cyclosporin A, sulphasalazine) or monotherapy for three years. *Rheumatology* 2002;41:892–898.
115. Huskisson EC. Combination chemotherapy in rheumatoid arthritis. *Br J Rheumatol* 1987;26:243–244.
116. Paulus HE. Antimalarial agents compared with or in combination with other disease-modifying antirheumatic drugs. *Am J Med* 1988; 85(suppl 4A):45–52.
117. Jaffe IA. Combination therapy of rheumatoid arthritis: rationale and overview. *J Rheumatol* 1990;17(suppl 25):24–27.
118. Paulus HE. The use of combinations of disease-modifying antirheumatic agents in rheumatoid arthritis. *Arthritis Rheum* 1990;33: 113–120.
119. Boers M, Ramsden M. Longacting drug combinations in rheumatoid arthritis: a formal overview. *J Rheumatol* 1991;18:316–324.
120. Williams HJ. Combination second-line therapy for rheumatoid arthritis. *Br J Rheumatol* 1993;33:603–604.
121. Williams HJ. Overview of combination second-line or disease-modifying antirheumatic drug therapy in rheumatoid arthritis. *Br J Rheumatol* 1995;34(suppl 2):96–99.
122. O'Dell JR. Combination DMARD therapy for rheumatoid arthritis: a step closer to the goal. *Ann Rheum Dis* 1996;55:781–783.
123. Kremer JM. Methotrexate and emerging therapies. *Rheum Dis Clin North Am* 1998;24:651–658.
124. O'Dell JR. Triple therapy with methotrexate, sulfasalazine, and hydroxychloroquine in patients with rheumatoid arthritis. *Rheum Dis Clin North Am* 1998;24:465–477.
125. Wilske KR, Healey LA. Remodeling the pyramid: a concept whose time has come. *J Rheumatol* 1989;16:565–567.
126. Healey LA, Wilske KR. Reforming the pyramid: a plan for treating rheumatoid arthritis in the 1990s. *Rheum Dis Clin North Am* 1989; 15:615–619.
127. Hess EV, Luggen ME. Remodeling the pyramid: concept whose time has not yet come. *J Rheumatol* 1989;16:1175–1176.
128. Roth SH. Rethinking rheumatic disease therapy. *J Rheumatol* 1989; 16:1408–1409.
129. Malleson PN, Petty RE. Remodeling the pyramid: a pediatric prospective. *J Rheumatol* 1990;17:867–868.
130. Bensen WG, Bensen W, Adachi JD, et al. Remodeling the pyramid: the therapeutic target of rheumatoid arthritis. *J Rheumatol* 1990;17: 987–989.
131. Kantor TG. Order out of chaos: the primary mission of the pyramid. *J Rheumatol* 1990;17:1580–1581.
132. Pincus T, Callahan LF. Remodeling the pyramid or remodeling the paradigms concerning rheumatoid arthritis: lessons from Hodgkin's disease and coronary artery disease. *J Rheumatol* 1990;17:1582–1585.
133. McCarty DJ. Suppress rheumatoid inflammation early and leave the pyramid to the Egyptians. *J Rheumatol* 1990;17:115–118.
134. Klippel JH. Winning the battle, losing the war: another editorial about rheumatoid arthritis. *J Rheumatol* 1990;17:1118–1122.
135. Wilske KR. Inverting the therapeutic pyramid: observations and recommendations on new directions in rheumatoid arthritis therapy based on the author's experience. *Semin Arthritis Rheum* 1993; 23(suppl 1):11–18.
136. McCarty DJ. Personal experience in the treatment of seropositive rheumatoid arthritis with drugs used in combination. *Semin Arthritis Rheum* 1993;23(suppl 1):42–49.
137. Wilke WS, Sweeney TJ, Calabrese LH. Early, aggressive therapy for rheumatoid arthritis: concerns, descriptions, and estimate of outcome. *Semin Arthritis Rheum* 1993;23(suppl 1):26–41.
138. Wilke WS, Clough JD. Therapy for rheumatoid arthritis: combinations of disease-modifying drugs and new paradigms of treatment. *Semin Arthritis Rheum* 1991;21(suppl 1):21–34.
139. Moreland LW, Pratt PW, Mayes MD, et al. Double-blind placebo-controlled multicenter trial using chimeric monoclonal anti-CD4 antibody, cM-T412, in rheumatoid arthritis patients receiving concomitant methotrexate. *Arthritis Rheum* 1995;38:1581–1588.
140. Moreland LW. Initial experience combining methotrexate with biologic agents for treating rheumatoid arthritis. *J Rheumatol* 1996;23 (suppl 44):78–83.
141. Weinblatt ME, Kremer JM, Bankhurst AD, et al. A trial of etanercept, a recombinant tumor necrosis factor receptor: Fc fusion protein, in patients with rheumatoid arthritis receiving methotrexate. *N Engl J Med* 1999;340:253–259.
142. Bankhurst AD. Etanercept and methotrexate combination therapy. *Clin Exp Rheumatol* 1999;17(suppl 18):S69–72.
142a. Klareskog L, van der Heijde D, de Jager JP, et al. Therapeutic effect of the combination of etanercept and methotrexate compared with each treatment alone in patients with rheumatoid arthritis: double-

blind randomized controlled trial. *Lancet* 2004;363:675–681.
143. Baert F, Norman M, Vermeire S, et al. Influence of immunogenicity on the long-term efficacy of infliximab in Crohn's disease. *N Engl J Med* 2003;348:601–608.
144. Maini RN, Breedveld FC, Kalden JR, et al. Therapeutic efficacy of multiple intravenous infusions of anti-tumor necrosis factor a monoclonal antibody combined with low-dose weekly methotrexate in rheumatoid arthritis. *Arthritis Rheum* 1998;41:1552–1563.
145. Rezaian MM. Do infliximab and methotrexate act synergistically in the treatment of rheumatoid arthritis? Comment on the article by Maini et al. [Letter and reply]. *Arthritis Rheum* 1999;42(suppl):1779–1781.
146. Maini R, St Clair EW, Breedveld F, et al. Infliximab (chimeric anti-tumour necrosis factor α monoclonal antibody) versus placebo in rheumatoid arthritis patients receiving concomitant methotrexate a randomised phase III trial. *Lancet* 1999;354:1932–1939.
147. Lipsky PE, van der Heijde DM, St Clair EW, et al. Infliximab and methotrexate in the treatment of rheumatoid arthritis. *N Engl J Med* 2000;343:1594–1602.
148. Kavanaugh A, St Clair EW, McCune WJ, et al. Chimeric anti-tumor necrosis factor-α monoclonal antibody treatment of patients with rheumatoid arthritis receiving methotrexate therapy. *J Rheumatol* 2000;27:841–850.
149. Kiely PD, Johnson DM. Infliximab and leflunomide combination therapy in rheumatoid arthritis: an open-label study. *Rheumatology* 2002;41:631–637.
149a. St. Clair EW, van der Heijde DMFM, Smolen JS, et al. Combination of infliximab and methotrexate therapy for early rheumatoid arthritis. *Arthritis Rheum* 2004 (In Press).
150. Weinblatt ME, Keystone EC, Furst DE, et al. Adalimumab, a fully human anti-tumor necrosis factor alpha monoclonal antibody, for the treatment of rheumatoid arthritis in patients taking concomitant methotrexate: the ARMADA trial. *Arthritis Rheum* 2003;48:35–45.
150a. Keystone EC, Kavanaugh AF, Sharp JT, et al. Radiographic, clinical, and functional outcomes of treatment with adalimumab (a human anti-tumor necrosis factor monoclonal antibody) in patients with active rheumatoid arthritis receiving concomitant methotrexate therapy. A randomized, placebo-controlled, 52-week trial. *Arthritis Rheum* 2004;1400–1411.
151. Cohen S, Hurd E, Cush J, et al. Treatment of rheumatoid arthritis with anikinra, a recombinant human interleukin-1 receptor antagonist, in combination with methotrexate. *Arthritis Rheum* 2002;46:614–624.
152. Schiff MH, Bulpitt K, Weaver AA, et al. Safety of combination therapy with anakinra and etanercept in patients with rheumatoid arthritis. *Arthritis Rheum* 2001;44(suppl):S79.
153. Genovese MC, Cohen S, Moreland L, et al. Combination therapy with etanercept and anakinra in the treatment of patients with rheumatoid arthritis who have been treated unsuccessfully with methotrexate. *Arthritis Rheum* 2004;50:1412–1419.

第34章

皮质类固醇

Ioannis Tassiulas, Ronald L. Wilder, Dimitrios T. Boumpas

皮质类固醇是风湿病学中最具争议的话题之一。其在风湿性疾病发病中的作用及其在治疗中的应用一直是争论的来源。20 世纪 30 年代 Mason 等首先从肾上腺组织中分离出了可的松[1,2]，但当 Hench 等描述了可的松在治疗类风湿关节炎(RA)中的重要作用时(这一重大发现获得 1950 年的诺贝尔奖)，人们却对皮质类固醇产生了更大的兴趣。但是，由于认识到大剂量皮质类固醇治疗所伴随的严重副作用，人们对应用其治疗炎性疾病的热情很快减退了。此后由于对皮质类固醇治疗的优点存在争议，许多重要问题未能充分研究或被忽视了。例如，一个被广泛接受的观点是，虽然皮质类固醇是已知的最强的自身产生的抗炎物质，但在正常机体内不起重要的炎症调节作用。人们认为其抗炎作用是药理的而非正常生理的特性。此外，机体通过全身适应性反应重建稳态并保持生理完整性，皮质类固醇在其中的作用未能完全认识。这些适应性反应统称为“应激反应”，与炎症及免疫反应存在广泛联系。过去 15 年中大量关于皮质类固醇分子、细胞和生理方面的研究资料的出现，显示了人们对皮质类固醇的强烈关注。这些研究最终揭示了皮质类固醇作为一种治疗措施，在风湿性及其他炎性疾病发病中的作用。

本章讨论内源性及合成皮质类固醇的基本药理作用及产生作用的分子机制、抗炎和免疫抑制作用。也涉及药代动力学，药物相互作用和皮质类固醇应用的一般原则，强调皮质类固醇对风湿性疾病的治疗。此外，回顾了皮质类固醇的副作用，皮质类固醇抵抗和撤药症状。

一、皮质类固醇的生理作用

(一)下丘脑-垂体-肾上腺轴

下丘脑-垂体-肾上腺(HPA)轴调节肾上腺皮质类固醇的分泌[5]。促肾上腺皮质激素释放激素(CRH)由下丘脑室旁核合成，是由 41 个氨基酸组成的多肽，它刺激垂体前部的促肾上腺细胞产生促肾上腺皮质激素(ACTH)。首先合成 ACTH 的前体，阿片促黑皮质素原(POMC)，阿片促黑素原由 290 个氨基酸组成，包括 α 促黑素(α-MSN)、β 促脂素和 β 内啡肽序列。ACTH 的生物半衰期为 4~8 分钟，而合成的 ACTH(替可克肽)半衰期更长。ACTH 昼间分泌在 CRH 分泌之后，睡眠后 3~5 小时开始增加，随后的数小时至觉醒前达高峰。此后白天至晚上其分泌进行性减少。相应的，皮质醇的水平在觉醒时最高，在睡眠开始后的 1~2 小时最低。皮质类固醇分泌受肾上腺负反馈的调节，抑制 CRH 和 ACTH 的分泌，限制了应激系统可能出现的过度波动。ACTH 对类固醇的产生有急性和慢性的影响。超过生理水平的血浆 ACTH 水平导致肾上腺球状带的增生和肥大。应用皮质类固醇药物后 ACTH 水平降低，导致所有产生类固醇的酶水平降低。严重的 ACTH 缺乏导致肾上腺萎缩。

(二)皮质醇、肾上腺类固醇的产生和代谢，合成的类固醇

由肾上腺皮质产生的所有类固醇激素，来源于胆固醇，其基本结构由 3 个环己烷环和 1 个环戊烷环组

成[6,7](图 34.1)。6 个酶反应参与了皮质醇的生物合成：侧链裂解酶细胞色素 P450 在线粒体内膜将胆固醇转化为孕烯醇酮，孕烯醇酮又在内质网被 3β 羟基类固醇脱氢酶转化为黄体酮。黄体酮首先转化为 17α-羟基黄体酮，再转化为 11-脱氧可的索。这两步酶反应均发生于内质网，分别由 P450 C17 酶和 P450 C21 酶辅助。最终 11-脱氧可的索在线粒体由 P450 C11 转化为皮质醇。皮质醇被合成后迅速分泌入血，因此这种类固醇在肾上腺内部储存极少。大多数皮质醇(75%~80%)一旦分泌，与皮质激素转运蛋白结合，在血浆内循环，皮质激素转运蛋白是一种特异的皮质类固醇结合 α_2 球蛋白。其分泌遵循以 24 小时为周期的节律，即在晚间 8~10 点达到最大血浆浓度。在应激刺激和 HPA 轴的刺激下，皮质醇水平可增至超过 60 μg/dL[8]。

目前已产生了许多合成的皮质类固醇。与可的索相比，这些化合物作用更强，盐皮质激素作用更小。合成皮质类固醇的调节机制，包括与皮质类固醇结合蛋白(CBG)结合、组织特异性的代谢、与类固醇激素受体结合力、与转录因子的相互作用等方面均与内源性皮质类固醇不同[7]。人们需要合成类固醇激素在副作用方面更安全。地氟可特是一种泼尼松的唑啉类似物，其血浆半衰期更短，盐皮质激素作用更小[9-11]。其副作用

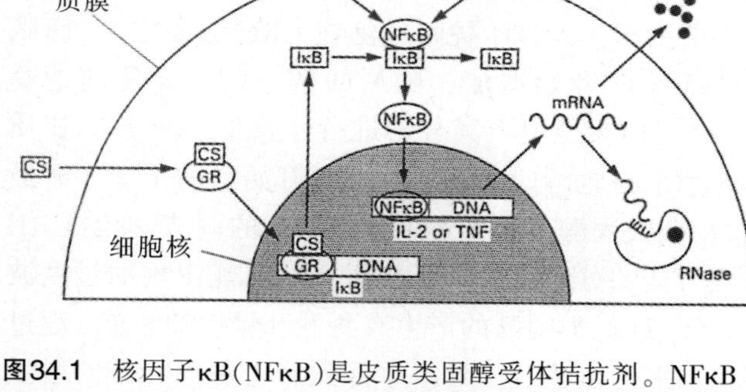

图34.1 核因子κB(NFκB)是皮质类固醇受体拮抗剂。NFκB 在几种参与免疫和炎症反应的基因的转录中起重要作用。抗原、毒素或细胞因子[如白介素2(IL-2)，肿瘤坏死因子(TNF)]刺激细胞导致抑制子κB (IκB)降解和NFκB易位至细胞核。活化的皮质类固醇受体(GR)或与NFκB发生物理上作用阻止其结合DNA，或与IκB 结合。这种双重灭活提供了一种避免出错的机制。如果任何NFκB 分子逃脱IκB 促发的隔离，也会在细胞核内与GR结合而灭活。皮质类固醇也降低信使RNA的稳定性。这些效应联合起来导致细胞因子的产生大幅度下降。皮质类固醇在免疫抑制剂中的作用是独特的，因为它抑制了细胞因子的产生和活化。

方面是否优于泼尼松尚存在争议。地氟可特在美国尚未批准应用。布地奈德也是一种合成皮质类固醇；由于快速的肝脏首过代谢和灭活效应，其局部活性高但全身活性低。因此，布地奈德仅适用于需要局部抗炎的疾病，如哮喘(吸入药物)以及 Crohn 病(灌肠)[12,13]。最后，“解离”的皮质类固醇有强大的活化蛋白 1(AP-1)和核因子 κB(NFκB)反式阻遏(抗炎)和较弱的反式激活特性，反式激活可能与皮质类固醇的副作用有关。

二、皮质类固醇作用的分子生物学

皮质类固醇主要通过与特异的和普遍表达的受体结合发挥作用，包括抗炎和免疫抑制作用[16]。皮质类固醇激素在血液中或以游离态或与 CBG 结合的形式循环。游离态容易弥散通过细胞膜与胞浆糖皮质激素受体(GR)结合(图 34.1)。GR 属于系统发生保守的超家族的核“激素受体”，包括盐皮质激素、雄激素、黄体酮、雌激素、维生素 D、甲状腺素、视黄酸和越来越多的所谓“孤儿受体”，即未鉴别出特异性配体的受体。在激素结合状态下，这些受体特异性地与目的基因启动子结合，并调节其活性，因此被称为配体依赖的转录因子。

皮质类固醇通过转录、转录后及翻译调控基因表达[16]。未活化的 GR 与 2 分子 90 kd 热休克蛋白(hsp90)、1 分子 hsp70 和 hsp56 (与 FK506 和西罗莫司一类结合的亲和素)形成一种蛋白质复合物[17]。皮质类固醇与其受体结合启动构象改变，导致其易位入细胞核，随之调节基因转录(图 34.1)。GR 可通过与基因启动子中特异的糖皮质激素反应元件(GRE)结合，刺激转录，或与负性 GRE 结合抑制转录[18]。

人们对皮质类固醇抗炎和免疫抑制的分子机制进行了广泛研究。两个重要作用机制是抑制细胞因子、趋化因子和黏附分子的产生；拮抗前炎症因子如白介素 1 (IL-1)、肿瘤坏死因子 (TNF)。转录因子 AP-1 和 NFκB 的抑制是这两种现象的基础。根据细胞类型不同，皮质类固醇抑制 AP-1 和 NFκB 的分子机制也不同。一种机制是通过直接的蛋白和蛋白之间的相互作用导致转录活性减低[19-24]。另一种重要机制是诱导 IκBα 转录，IκBα 是一种抑制分子，可限制胞浆中 NFκB 的亚基[25,26]。最近研究显示，IL-2 和 γ 干扰素(INF-γ) 启动了皮质类固醇对 Janus 激酶信号转导和转录激活(Jak-STAT)信号途径的抑制[27,28]。这对固有免疫系统的功能和适应性免疫反应的形成有重要意义。最后，皮质类固醇可在转录后起作用，并导致许多

细胞因子基因的信使 RNA(mRNA)的稳定性增高或减低[28,29]。

糖皮质激素生物(GC)的一个矛盾的方面是，应激事件后类固醇快速释放而细胞对大多数类固醇的作用反应滞后。为什么皮质类固醇分泌如此迅速，但需要数小时甚至数天才能发挥可识别的反应？非基因组作用的定义是最初不像典型的皮质激素受体那样直接影响基因表达，而是推动更迅速的效应(如激活信号传导级联反应)。自然状态下的皮质类固醇水平较高，人们也应用大剂量皮质类固醇治疗疾病；因此必须考虑皮质类固醇激素在细胞膜水平的非特异性作用。类固醇是高度亲脂的物质，易于在脂质膜聚集。它们可能改变细胞膜的流动性，影响镶嵌在其中的蛋白质，如离子通道或受体蛋白质的功能。但是据推测，这些现象主要在浓度 10 μM 以上时发生，还有许多非基因组 CR 作用在低于该浓度时也会出现[30,31]。

细胞膜类固醇受体存在的证据主要来源于以下几种观察资料。电生理研究显示细胞膜传导可在暴露于类固醇激素的几秒钟内发生改变[32]。已在两栖动物脑中发现了细胞膜皮质类固醇激素受体(CR)，似乎与 κ 阿片受体相似[33]。据报道，在细胞水平，高浓度的地塞米松可迅速(10 分钟内)稳定溶酶体膜[34]。人们已检测出 24 小时后出现相似的效应，但这种效应对 GR 拮抗剂 RU486 敏感，而快速效应对 RU486 不敏感。这表明通过典型及非典型受体发生了双重作用。有证据表明皮质类固醇可以非基因组方式激活上皮细胞一氧化氮(NO)合成酶。这种活动由磷脂酰肌醇-3 激酶和 Akt 磷酸化介导，导致血管扩张，这可以解释皮质类固醇激素的某些急性的心脏和神经保护效应[35,36]。与这些皮质类固醇的基因组作用相反的是，非基因组作用的活性是在更高浓度下数秒或数分钟内发生的。人们已描述了皮质类固醇的特异及非特异性的非基因组作用。皮质类固醇特异的非基因组作用是在数分钟内发生的，被认为由类固醇选择性膜受体介导[37]。类固醇非特异的非基因组作用在数秒钟内发生，似乎来源于与生物膜直接的相互作用；应用大剂量 GC 治疗时这些作用可能具有最大的临床意义[38]。

三、抗炎和免疫抑制作用

系统性炎性疾病和免疫介导的疾病是外源性皮质类固醇应用的主要指征。皮质类固醇被用来抑制炎症和异常的免疫反应。越来越多的证据表明，内源性皮质类固醇在感染等血管应激刺激诱发的免疫应答中起重要的调控作用。皮质类固醇激素最初辅助机体对入侵的病原产生适当的免疫反应，在感染被局限后，皮质类固醇起抑制作用，以限制该反应可能出现的有害的“过度攻击”[39]。皮质类固醇的血浆浓度，及皮质类固醇暴露的时间长短(从应激开始计算)等参数，决定了皮质类固醇对免疫系统的作用。一般来说，较高水平的皮质类固醇起免疫抑制作用，而较低的生理水平的皮质类固醇可能增强免疫反应[40]。内源性皮质类固醇(可的索)可能介导这两类效应。地塞米松是一种合成的类固醇激素，主要介导免疫抑制效应；原因可能是其与皮质醇结合球蛋白结合不足，半衰期较长，对 GR 亲和力较高，并缺乏盐皮质激素效应[41,42]。

临床上可观察到的皮质类固醇激素的抗炎作用与剂量及疗程有关。皮质类固醇抑制血管扩张和血管渗透性，减少浆液渗出、红斑形成和水肿。皮质类固醇抑制 TNF-α、IL-1β 和 IFN-γ 对诱导型 NO 合成酶的上调作用，这可能与上述效应有关[43]。应用皮质类固醇后中性粒细胞开始升高，4~6 小时达到高峰。至少两种机制介导这种现象。首先，骨髓中性粒细胞贮存池动员增加，中性粒细胞进入系统循环。其次，从循环进入炎症组织的中性粒细胞减少。中性粒细胞迁移对皮质类固醇反应的机制尚未完全明确。炎症的试验模型显示，类固醇激素阻碍粒细胞黏附在血管内皮上，这是一种炎症反应（图 34.2）[44]。因此，皮质类固醇可能改变中性粒细胞或内皮细胞表面的黏附分子，从而降低中性粒细胞穿过血管壁到达炎症部位的能力。Cronstein 等提

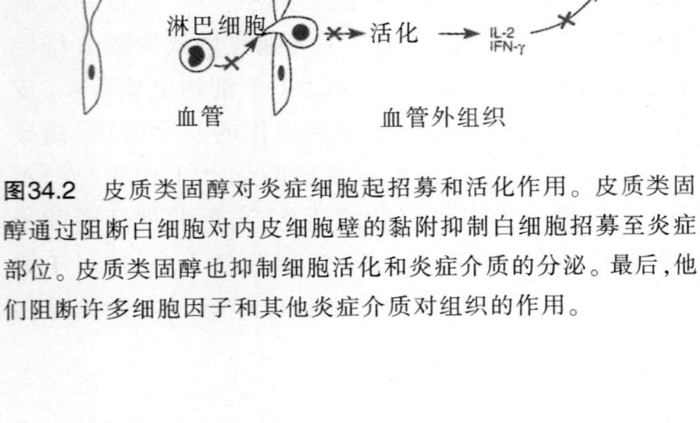

图34.2 皮质类固醇对炎症细胞起招募和活化作用。皮质类固醇通过阻断白细胞对内皮细胞壁的黏附抑制白细胞招募至炎症部位。皮质类固醇也抑制细胞活化和炎症介质的分泌。最后，他们阻断许多细胞因子和其他炎症介质对组织的作用。

供了这一观点最早的支持证据,他们证明,内皮细胞黏附分子E选择素和细胞间黏附分子1(ICAM-1)可与中性粒细胞特异性的配体结合,类固醇激素通过下调内皮细胞黏附分子E选择素和ICAM-1,抑制中性粒细胞黏附到内皮细胞[45]。

与外周血中性粒细胞相反,即使短暂暴露于皮质类固醇的治疗,循环中的嗜酸性粒细胞、嗜碱性粒细胞、单核细胞和淋巴细胞也会减少[16,17]。T细胞数量的减少比B细胞更显著,$CD4^+$ T细胞减少较$CD8^+$ T细胞更显著。有证据表明,地塞米松下调淋巴细胞黏附分子白细胞功能相关抗原1(LFA-1),对CD2影响较小[46]。这些效应通过典型的类固醇激素受体基因组作用介导。有证据表明非基因机制也参与类固醇激素对细胞黏附的调节。这些外周循环细胞的改变十分迅速(数秒或数分钟),包括细胞膜再分布和细胞黏附分子亲和性和结合力状态的改变[44]。人们在许多体外评价中性粒细胞吞噬和杀菌能力的检测中发现,皮质类固醇也对中性粒细胞功能起抑制作用;但是这些作用在皮质类固醇浓度大于生理和治疗量时发生。在其他试验中,接受泼尼松龙和甲泼尼龙的患者,粒细胞吞噬及杀菌活性均正常[47]。虽然循环中的中性粒细胞计数在应用皮质类固醇后增加,单核细胞在数小时内减少。从功能角度来说,皮质类固醇在体外抑制正常巨噬细胞杀灭细菌和真菌的能力,接受类固醇激素的个体,单核细胞杀灭细菌的能力也降低。

抑制各种参与炎症反应的细胞合成或分泌炎症介质,是皮质类固醇作用的中心。皮质类固醇诱导脂皮素1的转录,脂皮素1是磷脂酶A_2的强抑制剂,磷脂酶A_2阻断类二十碳烷的产生和IL-1β介导(或脂多糖介导)的环加氧酶2(COX-2)的表达[48]。皮质类固醇下调破坏性组织酶(如胶原酶等)的产生。皮质类固醇阻断TNF-α、IL-1β、IL-2、IL-3、IL-6、IL-8、粒细胞–巨噬细胞集落刺激因子和IFN-γ的合成,但是抗炎细胞因子TGF-β和IL-10或未被影响或被诱导[49,50]。

如前所述,皮质类固醇激素导致淋巴细胞减少,原因是淋巴细胞再次回到骨髓和脾脏[51-53],分布到皮肤和炎症部位的区域淋巴结。T细胞数量减少较B细胞更显著,$CD4^+$ T细胞减少较$CD8^+$ T细胞更显著[53]。皮质类固醇通过抑制介导T细胞活化的几个阶段,诱导免疫抑制,包括早期的酪氨酸磷酸化[54],Ca^{2+}和(或)钙调蛋白依赖的蛋白激酶Ⅱ的活化[55],钙调神经磷酸酶依赖的反式激活途径[56]。GC抑制IL-2合成,这对T细胞的增殖反应起关键作用[57],GC也抑制IL-2的信号传导[58]。下调LFA-1、CD2、c-myc和CD40配体,通过抑制磷酸二酯酶活性诱导环磷酸腺苷可进一步导致T细胞功能失调[16]。GC也通过抑制Ⅱ类主要组织相容复合体(MHC)和抗原提呈细胞表面CD80的表达间接影响T细胞功能。

B细胞功能和免疫球蛋白合成对GC的免疫抑制效应有相对抵抗。GC也对免疫反应的方向形成起重要作用,因为他们通过优先抑制IL-12的合成,而IL-4和IL-10不受影响[59,60],使T细胞亚群2(Th2)型分泌的细胞因子占优势。这种效应可能提示这些物质治疗Th1型细胞因子占主导的疾病如类风湿关节炎(RA)更有效。皮质类固醇诱导双阳性胸腺细胞[60]和活化的成熟T细胞[61]凋亡能力与细胞内低水平的bcl-2相关,似乎对维持中枢耐受,或许还有外周耐受有重要意义。有趣的是,T细胞受体介导和活化诱导的细胞死亡与皮质类固醇介导的凋亡互相拮抗,这种效应的部分原因可能是皮质类固醇下调Fas配体[62]。皮质类固醇介导的凋亡在多大程度上参与免疫抑制目前尚未完全明了。Seki等证明,体外抗CD3活化的外周血单核细胞减少的系统性红斑狼疮(SLE)患者,对皮质类固醇激素出现临床抵抗[63]。

四、皮质类固醇的细胞效应

皮质类固醇对许多器官和他们的组成细胞有重大影响(表34.1)。皮质类固醇对特定的一类细胞的作用依赖于浓度(生理浓度或生理浓度以上的)、皮质类固醇的类型(合成的或天然存在的)等,及因特定类固醇结合的配基的亚型不同而不同。其结果随细胞周期的不同阶段和细胞分化或活化的不同时期而变化。部分变化可能是因为GR的有效性或亲和力不同。至于免疫细胞,相对于抗原或线粒体刺激,暴露于类固醇激素的时机及时间长短也影响类固醇激素的作用,而免疫和非免疫细胞都可能由其他激素或肽类调节剂来调控。例如,眼睛中缺乏CBG可能对阻止这个部位的免疫反应起重要作用[64]。一般来说,皮质类固醇对炎症的转录发挥作用,需要超过生理浓度,类似于每日大剂量或类固醇激素“冲击”治疗。较低浓度的类固醇激素可能参与促炎症分子的转录后调节。

(一)骨和软骨

皮质类固醇通过多种机制参与骨和钙的代谢。皮质类固醇对骨培养系统的作用随浓度和暴露于类固醇时间的不同而变化。高浓度的类固醇激素通过直接抑制成骨细胞复制和胶原、骨钙素合成,从而抑制骨形成[65]。部分原因是前成骨细胞胰岛素样生长因子(IGF-1)合成受抑制[66]。此外,皮质类固醇抑制骨合成前列腺素 E_1(PGE_1)、PGE_2 和作为血管生成重要调节子的血管内皮生长因子(VEGF)。在成骨细胞中,前列腺素是 VEGF 强大的刺激因子。前列腺素和 VEGF 在骨生成中起重要作用[67]。皮质类固醇也直接抑制破骨细胞的功能,但在体内,这种作用往往由于其他因子[如甲状旁腺激素(PTH)和 IL-6]的刺激作用而变得不明显[68]。在皮质类固醇治疗的前 6 个月,骨质快速丢失,有报道称丢失达 20%(第 121 章)。超过 7.5 mg/d 的泼尼松或相当剂量的其他皮质类固醇,可能导致大多数患者出现有临床意义的骨丢失。但是单用泼尼松 2.5 mg/d,可抑制夜间骨钙素的增长,提示即使小剂量皮质类固醇也可能有害[69]。皮质类固醇减少肾脏对钙、磷的重吸收,导致高尿钙。皮质类固醇激素直接作用于十二指肠和空肠,导致继发性 PTH 升高[70],从而干扰肠道对钙的吸收。皮质类固醇对软骨细胞的影响也是剂量和时间依赖性的[71],总体作用是刺激性的,增加黏多糖和 DNA 合成。皮质类固醇抑制金属蛋白酶的产生,不过已发现骨关节炎(OA)患者体内的软骨细胞对类固醇激素具有低反应性[72]。

(二)肌肉

皮质类固醇可能对肌肉产生深远影响;其作用随剂量和疗程而变化。大剂量皮质类固醇治疗超过 3~4 周可出现选择性骨骼肌纤维萎缩,Ⅱb 型糖酵解纤维萎缩明显,I 型纤维萎缩相对较少。不仅不同类型的纤维受到的影响不同,而且不同的肌肉群涉及的程度也不同[73]。一般认为,某些肌肉群,如心肌、颅神经支配的肌肉、呼吸肌对 GS 诱导的肌病具有抵抗作用。肌肉萎缩与负氮平衡有关,由于肌肉蛋白合成减少、非溶酶体介导的蛋白分解增加(与拮抗胰岛素抗蛋白水解作用有关),导致负氮平衡。重要地,运动拮抗这些肌病的影响[74]。

(三)脂肪组织

皮质类固醇对脂肪组织的生物学影响与其他类型的细胞相似。对脂肪组织和脂肪部位的特异性作用包括调节祖细胞向脂肪细胞的分化[75]和脂蛋白脂肪酶活性。这些作用似乎与 CR 表达的水平有关,脂肪组织不同部位 CR 表达的水平不同。例如,大网膜受体水平比皮下脂肪组织要高[76,77]。这些组织特异性作用可能决定了应用过量皮质类固醇时脂肪沉积的特征性分布。

表34.1　内源性皮质类固醇在基础状态和应激状态下的作用

基础状态
维持代谢稳态
血糖水平、肝糖原含量、水负荷的排泄、对影响糖质新生和脂解作用的激素有允许作用
维持心血管功能
足够的心功能和血管张力,对激素的变力性、变时性及升压活性起允许作用
维持肌肉做功的能力
维持胎儿肺的表面活性物质
应激状态[a]
代谢稳态的适应性改变
增加血糖和肝糖原容量,胰岛素抵抗,刺激酮体生成,减少生长因子作用,减少前胶原形成,抑制成纤维细胞生长,减少甲状腺功能和活动,抑制促性腺激素,性腺对促性腺激素抵抗
诱导增加肌肉代谢的酶
诱导胎儿肺活性物质
对应激诱导的毒性产物解毒,诱导谷氨酰合成酶、金属巯蛋白、酪氨酸氨基转移酶、色氨酸氧化酶
行为激活作用,欣快,警觉
免疫抑制作用,胸腺溶解,改变白细胞迁移,抗炎活性,抑制炎症介质产生和作用(细胞因子、前列腺素、激肽、五羟色胺、组胺、纤维蛋白溶酶原活化因子、金属蛋白)

[a] 在应激状态下,负反馈和耐受机制通常可阻止内源性类固醇激素长期的分泌亢进。

Modified from Laue L, Kawai S, Udelman R, et al. Glucocorticoid antagonists: pharmacological attributes of a prototype antiglucocorticoid (RU 486). In: Schleimer RP, Claman HN, Oronsky A, eds. *Anti-inflammatory steroid action: basic and clinical aspects*. San Diego: Academic, 1989:303-329, with permisson.

(四)胰腺细胞

皮质类固醇通过增加胆囊收缩素对其受体的亲和力,加强胰腺腺泡细胞对胆囊收缩素的反应。皮质类固醇也减少淀粉酶分泌,同时增加脂肪酶活性、蛋白质生物合成、稳态 mRNA 水平和基因转录。因此,虽然皮质类固醇拮抗胰岛素的部分生物学作用,抑制许多组织中胰岛素刺激的代谢反应,但它是胰岛素对胰淀粉酶和胆囊收缩素作用的激动剂,从而增强 β 细胞分泌胰岛素[78,79]。

（五）肝脏

皮质类固醇使氨基酸从多种组织中动员出来到达肝脏。为糖和糖原的生成提供底物。在肝脏中，皮质类固醇诱导酶的转录，这些酶参与糖原生成和氨基酸代谢，包括磷酸烯醇丙酮酸羧激酶（PEPCK），该酶控制糖原生成的限速步骤，葡萄糖-6-膦酸酯酶和果糖-2，6-双磷酸酶[80]。皮质类固醇通过2个GR结合位点和2个辅助因子结合位点调控PEPCK基因转录。皮质类固醇也通过活化糖原合成酶和灭活糖原磷酸化酶，刺激肝脏的糖原合成。

（六）胃黏膜

皮质类固醇和消化性溃疡的关系一直是数十年来争论的话题。在动物模型中，皮质类固醇和ACTH延迟但不能阻止溃疡的愈合。前列腺素，特别是PGE_2对胃黏膜上皮细胞起重要的细胞保护作用。PGE_2诱导血管扩张，增加上皮细胞氯化物分泌和血管通透性，促进上皮细胞增殖[81]。皮质类固醇通过抑制COX和磷脂酶A_2阻断前列腺素前体花生四烯酸的代谢。COX有两种异构体：COX-1在大多数哺乳动物组织中组成性表达，COX-2由前炎症细胞因子（如IL-1、TNF-α）诱导和调控。在正常胃肠道，COX-1表达丰富，而COX-2不表达。动物研究已表明，COX-2可促进消化性溃疡的愈合[82]。多项研究证明，皮质类固醇在体外抑制COX-2。而且有证据表明，皮质类固醇在体内抑制COX-2转录和酶活性。然而，皮质类固醇不改变鼠腹膜吞噬细胞COX-1 mRNA或酶的水平[83]。IL-1可能对胃黏膜具有细胞保护作用；其可能的机制包括IL-1刺激产生PGE2，抑制胃酸分泌。注射IL-1对鼠继发于阿司匹林、吲哚美辛和乙醇的胃糜烂起保护作用[84]。皮质类固醇可能损害这种IL-1介导的细胞保护。皮质类固醇改变脂质过氧化产物的水平、一氧化氮水平和抗氧化酶活性[85]。所用这些作用可能促进胃病的发展。有研究表明，皮质类固醇的应激反应性释放保护胃黏膜不出现应激诱导的溃疡[86]；至少部分是由于维持胃的微循环而介导的。

总之，尚无明确证据说明皮质类固醇本身对胃黏膜有重要的临床作用。但是，并发症的出现或非甾体抗炎药等必要的药物治疗对胃黏膜的损害作用，可能潜在的促进消化性溃疡的形成或抑制其愈合。

（七）中枢神经系统

正如对其他系统一样，皮质类固醇对中枢神经系统（CNS）细胞的作用随浓度和暴露时间的不同而变化。大剂量、长期暴露于皮质类固醇导致海马阿蒙角部分锥体神经元死亡[87,88]。皮质类固醇加重与缺血和暴露于兴奋性神经毒素相关的神经元丧失，尽管肾上腺切除术可起保护作用。对于肾上腺切除相关的海马齿状回神经元丧失，基础水平的皮质类固醇起保护作用。这种保护可能通过神经元营养因子如神经生长因子介导。皮质类固醇也改变各种CNS细胞的功能活性。例如，皮质类固醇调节神经肽的合成和分泌，神经递质，神经元膜细胞兴奋性[89]。这种影响的主要位点似乎是通过调节前列腺素信号和抑制COX-2诱导产生作用的[90]。此外，皮质类固醇可能增加γ-氨基丁酸（GABA）-苯二氮卓受体复合物上惊厥结合位点的亲和力和数目，从而降低癫痫发作的阈值[91]。皮质类固醇也调节GABA-苯二氮卓受体复合物的其他方面，但其特异性作用随浓度及大脑部位的不同而变化。皮质类固醇的总体作用是改变多种神经元细胞对GABA抑制的敏感性，从而加强皮质类固醇对其他神经元产物的合成和分泌，还包括对复杂功能如认知、情绪、欲望及其他行为特征的作用。皮质类固醇也调节淋巴细胞、脂肪细胞、肌肉等外周细胞的神经递质系统，如β-肾上腺素-腺苷酸环化酶系统。总之，皮质类固醇的作用是增强腺苷酸环化酶的活性[92]。

（八）神经内分泌系统和内分泌系统

除了抑制下丘脑CRH分泌和垂体释放ACTH，皮质类固醇也影响甲状腺轴，生长和性腺轴[93]。过多的皮质类固醇抑制甲状腺素（T_4）的单脱碘作用，导致血清三碘甲状腺原氨酸（T_3）浓度减低，反式三碘甲状腺原氨酸（rT_3）浓度增加[94]。GS诱导外周T_3产生的减少，可以解释其治疗甲状腺危象的作用。过量的皮质类固醇也可以抑制促甲状腺素（TSH），减少血清总T_4和总T_3的水平。停止皮质类固醇治疗后，血清TSH浓度反跳，超过治疗前的水平。过量皮质类固醇可能对低T_3综合征起作用[95]。

皮质类固醇抑制生长激素和性激素的合成和释放。药理剂量的皮质类固醇抑制生长；生长停止是儿童库欣综合征的标志。过量的可的索，生长激素对生长激素释放激素的反应减低，导致内源性生长激素的明显抑制[96]。

五、皮质类固醇临床药理

（一）结构研究和强度

皮质类固醇(图 34.3)是 21 碳的甾体分子，其生物学活性要求碳 11 位(C-11)上有一个羟基，C-3 上有一个酮基，C-4 和 C-5 间以不饱和键连接，C-20 上有一个酮基。在17 位上有一个双碳链，C-18 和 C-19 上各有一个甲基[97]。人体主要的、自然产生的血浆皮质类固醇是可的索或氢化可的松。图 34.3 描述了一些普遍用于治疗的合成皮质类固醇。这些合成药物通过修饰可的索分子的不同部位增强抗炎作用和减少盐皮质激素活性。11- 酮皮质类固醇、可的松和泼尼松必须在体内转化为 11- 羟分子(如可的索或泼尼松龙)才能产生生物活性。这种转化主要发生于肝脏；因此他们只能全身用药。大多数皮质类固醇难溶于水；C-21 上结合磷酸盐和琥珀酸盐增加溶解度，以适应胃肠外给药，甲波尼龙和可的索即是如此。局部发挥效应的皮质类固醇是 C-17 和 C-21 有额外修饰的 11- 羟基复合物，它们阻止了全身吸收(如曲安奈德)。这些修饰允许使用相对大剂量的皮质类固醇，而全身效应减少。这些化合物不需要生物转化来产生生物活性[97]。传统上，将这些不同形式皮质类固醇的生物学效应在 GC、盐皮质激素活性和血浆半衰期等方面进行比较，总结如表 34.2 所示。除了剂量和给药途径，这些药物的吸收、代谢、分布和清除特征也影响其生物学效应。这些皮质类固醇可能随环境和患者的变化而不同。

（二）吸收、代谢、分布和清除

在美国泼尼松是应用最普遍的皮质类固醇。泼尼松龙和甲泼尼龙是替代品，但更昂贵。

泼尼松口服后吸收 80%~90%，食物摄入不影响其吸收。泼尼松无生物学活性，必须转化为泼尼松龙。然而，这种转化是迅速的。严重肝病的患者泼尼松的转化下降[98]，但这种因素是否有临床意义尚有疑问[99]。大部分皮质类固醇与血浆蛋白结合，只有少数游离部分具有生物学活性。两种皮质类固醇结合蛋白中，皮质激素传递蛋白(TC)与类固醇激素的结合具有高亲和力和低容量，而白蛋白结合具有低亲和力和高容量。因为氢化可的松和泼尼松与 TC 和白蛋白均结合，它们与蛋白的结合是浓度依赖的，小剂量时达 90%，大剂量时为 60%。相反，甲泼尼龙和地塞米松几乎专门(99%)与白蛋白结合，因此，存在非浓度依赖的蛋白结合部分

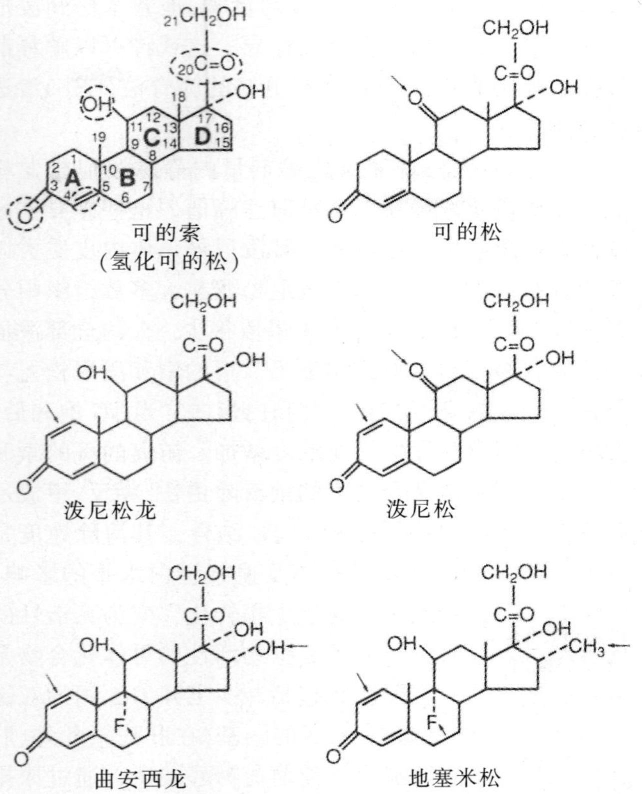

图34.3　常用的皮质类固醇的结构。箭头表示可的索和其他化合物的区别。

表34.2　不同皮质类固醇的相对强度

大致等价物	血浆半衰期(min)	大致相对强度 糖皮质激素/盐皮质激素	剂量(mg)
短效			
可的索	100	1:1	20
可的松	100	1:1	25
中效			
泼尼松龙	200	4:0~0.8	5
甲泼尼龙	200	5:0	4
泼尼松	200	4:0~0.8	5
曲安西龙	200	5:0	4
长效			
地塞米松	225	30:1	0.75
盐皮质激素			
肾上腺酮		0.35:15	
氟氢可的松		10:125	

Modified from Axelrod L. Side eflects of glacocorticoid therapy. In: Schleimer RP, Claman HN, Oronsky A, eds. *Anti-inflammatory steroid action: basic and clinical aspects*. San Diego: Academic, 1989:377–408, with permission.

(60%~70%)。应用标准口服剂量时,地塞米松和泼尼松在血浆中的游离浓度存在差异，这或许可以解释前者在治疗脑膜白血病时具有更好的脑脊液(CSF)渗透性和功效。

口服泼尼松浓度仅比等剂量的静脉泼尼松龙略低。泼尼松龙浓度在1~2小时达峰值。这些差异不足以推荐常规应用泼尼松龙代替泼尼松。体内皮质类固醇的分布尚不完全明确。泼尼松龙在大多数组织中分布良好,但脂肪、脑或CSF中摄取很少。大约全部泼尼松龙的60%由骨骼肌肉摄取[97]。可的索和泼尼松龙与两种血清蛋白高度结合:TC和白蛋白。当TC饱和后,游离的可的索和泼尼松龙浓度增加。游离的可的索和泼尼松龙较蛋白结合的可的索清除更快。相反,甲泼尼龙和地塞米松最小限度地与TC结合，其清除速度是恒定的[97];因此,这些激素不受血浆蛋白水平的影响。皮质类固醇的清除主要通过生物转化，变为无活性的化合物[100]。只有少部分具有生物活性的母体化合物是由肾脏排泄的。主要转化包括减少C-4、C-5间的双键(在肝脏和肝外组织)和C-3的酮基(在肝脏)。此外,肝脏结合产生水溶性硫酸酯类葡萄糖醛酸甙，通过尿排泄。人体胆汁或粪便排泄在数量上无意义。某些疾病状态可能改变皮质类固醇的代谢。严重肝脏疾病和甲状腺功能减退减少皮质类固醇清除，而甲状腺功能亢进和肾脏疾病加速清除。与低蛋白血症相关的疾病,如肾病综合征,可能表现为皮质类固醇清除加快。炎性肠病显然不影响皮质类固醇的分布[97]。

(三)药物相互作用

诱导肝脏微粒体酶(特别是CYP3A4)的药物,如苯巴比妥、苯妥英、利福平和卡马西平,增加皮质类固醇的清除。相反,酮康唑、红霉素、乙炔基雌二醇和炔诺酮抑制CYP3A4,且能增加GC活性[101]。米非司酮(RU486)是一种作为堕胎药出售的抗黄体酮药物，它也有强大的抗GC特性(在GR水平)[102]。反之,皮质类固醇也可减少血清水杨酸盐[103]和CYP3A4底物的水平。此外,GC冲击治疗可显著增强华法林的抗凝作用,在应用后2~6天增加口服抗凝治疗患者的国际标准化比值[104]。

(四)生物反应和皮质类固醇抵抗

皮质类固醇发挥生物学效应有赖于运输到效应细胞(表34.1)。它们通过被动扩散进入细胞,然后与细胞受体结合。虽然实际上所有细胞均表达皮质类固醇受体,但是肺、肌肉、肾脏和肠道趋于集中皮质类固醇(即组织水平超过血浆水平),而脂肪组织和脑并非如此[97]。皮质类固醇对细胞程序的即刻效应包括离子通过特异性的离子通道流出(如氯离子)。发挥该效应需要诱导或抑制蛋白合成，可能需要数分钟至数小时才能出现。随着时间变化,经常能观察到不同生理作用;因此,剂量-反应关系难以确定。

一般来说，皮质类固醇的生物效应依赖于总剂量和治疗累积的时限。人们注意到,CNS、下丘脑-垂体-肾上腺轴、电解质和糖代谢方面出现即刻效应,而脂肪组织和骨骼出现延迟的反应。虽然大剂量和每日多次的皮质类固醇是最强的给药方式，但是持续暴露于超过生理浓度的皮质类固醇也最有可能产生副作用。基于这些观察，传统皮质类固醇治疗的目标是应用最低的有效剂量，以及减少持续暴露于超过浓度的皮质类固醇的时间,以降低出现副作用的风险。然而在临床实践中,这样的目标往往难以实现,原因有患者和疾病的易变性,以及对生物效应的测量不精确等。例如人们普遍认为,与治疗RA相比,治疗SLE相关的炎症需要更大剂量的类固醇激素,以抑制疾病活动[105]。这个明显的相对程度的"类固醇抵抗"提示SLE患者皮质醇分解代谢较RA患者多。在许多其他疾病中,类固醇"抵抗"也是关注的目标[106]。

由于普遍的或组织特异性GR转导系统的缺陷,导致皮质类固醇抵抗的临床综合征。普遍的皮质类固醇抵抗被定义为所有组织对可的索的低反应，包括下丘脑和垂体。这种综合征由于负反馈受损,ACTH和可的索水平增加,以补偿外周抵抗。GR激素结合区域的一个点突变已确定作为第1例报道的家族性皮质类固醇抵抗的病因[107]。这种突变使GR对这种同源激素的亲和力降低(约3倍)。在一组患获得性免疫缺陷综合征的患者中观察到获得性普遍性的皮质类固醇抵抗[108]。这些患者伴随可的索水平的升高,仍不足以克服外周抵抗,而且经常出现肾上腺功能不全的症状。导致这种皮质类固醇抵抗的分子机制尚不清楚。最近,Kino等报告1型人体免疫缺陷病毒vpr基因的产物抑制HeLa细胞中GR介导的反式激活[108,109]。因为没有皮质醇水平的增加进行补偿，组织特异性皮质类固醇抵抗通常在临床上较明显。这种类型的抵抗可能导致病理生理(炎症)过程,或不允许皮质类固醇发挥生理(抗炎)作用[110-113]。最后，皮质类固醇抵抗也影响产生ACTH的细胞;"中枢性"皮质类固醇抵抗的例子,包括垂体腺瘤导致负反馈调节受损,ACTH产生不受抑制(库欣病)和异位ACTH分泌肿瘤[114,115]。

六、皮质类固醇激素治疗的副作用

在发现皮质类固醇对 RA 强大的抗炎作用后，人们积极探索皮质类固醇作为药物在其他疾病中的应用。这种具有历史意义的探索的结果之一是，人们忽略了皮质类固醇正常的生理作用。在这项发现后的数十年中，人们认为皮质类固醇的这些未预见到的抗炎作用反映了其独特的药理学特性，这些特性与通常的生理环境下的特性不同。目前的观点认为，皮质类固醇的生理和药理作用并非截然不同，而是反映了在根本上相同的生物学特性。目前已知皮质类固醇的作用是统一的，依赖于浓度、暴露的时间以及许多细胞和组织的变量。而且，皮质类固醇在调节适应性反应中的关键意义已更加清楚[116]。换句话说，皮质类固醇不仅是强大的抗炎"药物"，而且他们是在对应激刺激的适应中起多种重要生理作用的激素。如前所述，这些关键功能之一是抑制和遏止炎症和免疫防御机制，防止可能导致自身损伤和阻止破坏的过度攻击。从这种意义上说，皮质类固醇对生存具有适应性，是必不可少的。

如表 34.1 所总结的，皮质类固醇的许多效应有利于在静息或基础状况下维持生理稳态。其他已知的效应在静息或应激状态下都能观察到，但有些作用在应激状态下最明显。皮质类固醇应激相关效应介导适应性改变，有助于生理稳态的重建，而不是维持[117]。如果内源性皮质类固醇的产生不足以满足生理需要，治疗性服用皮质类固醇可能是补充性治疗。当服用的外源性皮质类固醇超过生理需要，可出现类似库欣综合征的副作用[即医源性库欣综合征(表 34.3)]。然而，自发性和医源性库欣综合征存在差异，部分原因是在医源性疾病肾上腺皮质类固醇和雄激素的产生受抑制，而在自发性疾病则不会。这些差异总结如表 34.4 所示。医源性综合征表现的程度依赖于暴露于非生理浓度皮质类固醇的总剂量和累积时间。

医生及患者均应意识到皮质类固醇治疗的副作用并不少见，部分可能较严重。短疗程(即至多 10 天)大剂量皮质类固醇治疗可能耐受性良好，如果出现副作用，如库欣综合征、糖耐量减低以及 HPA 轴抑制是可迅速逆转的[118]。更长期的治疗都会导致并发症，系统性炎性疾病的患者即是如此。有些副作用(如 HPA 轴抑制、葡萄糖耐受不良、骨坏死和白内障)可能在小剂量皮质类固醇治疗时发生；其他往往与更大剂量皮

表34.3　长期皮质类固醇治疗的副作用

常见副作用
高血压
钙的负平衡和继发性甲状旁腺功能亢进
负氮平衡
向心性肥胖、满月脸、锁骨上脂肪堆积、颈后脂肪堆积(水牛背)、纵隔增宽(脂肪瘤)、体重增加
伤口愈合受损，面部红斑，皮肤变薄、变脆，紫纹，淤点和淤斑
痤疮
儿童生长抑制
继发于下丘脑-垂体-肾上腺轴抑制的继发性肾上腺功能不全
高血糖、糖尿病
高脂蛋白血症、动脉粥样硬化
钠潴留、低钾血症
增加感染风险、中性粒细胞增加、单核细胞减少、淋巴细胞减少、迟发型超敏反应受抑制
肌病
骨质疏松、脊椎压缩性骨折
股骨头和其他骨坏死
情绪和行为改变，如欣快、情绪不稳、失眠、抑郁，食欲增加
少见副作用
代谢性碱中毒
糖尿病酮症酸中毒，高渗性非酮症糖尿病昏迷
消化性溃疡病(通常为胃溃疡)，胃出血
无症状肠穿孔
眼压升高和青光眼
良性颅高压或假性脑瘤
自发性骨折
精神病
罕见副作用
快速、大剂量冲击治疗出现猝死
系统性红斑狼疮患者出现心瓣膜损害
易感人群发生充血性心力衰竭
脂膜炎(撤药后)
多毛症或男性化、阳痿、继发性闭经
脂肪肝引起的肝大
胰腺炎
抽搐
硬脑膜外脂肪瘤
眼球突出
对合成类固醇过敏导致荨麻疹、血管神经性水肿

Modified from Axelrod L. Side effects of glucocorticoidtherapy. In: Schleimer RP, Claman HN, Oronsky A, eds. *Anti-inflammatory steroid action: basic and clinical aspects*. San Diego: Academic, 1989:377-408, with permission.

表34.4. 医源性和自发性库欣综合征的对照

医源性库欣综合征独有的特点
青光眼
后囊下白内障
骨坏死
假性脑瘤
胰腺炎
脂膜炎
在自发性库欣综合征中更常见
高血压
多毛症、男性化
紫纹、紫癜、多血质
月经改变
阳痿(男性)
共同的临床特征
向心性肥胖
精神病症状
伤口愈合差
骨质疏松
葡萄糖耐受不良
下丘脑-垂体-肾上腺轴抑制

质类固醇相关(如感染、精神病、肌病和高脂血症)。对风湿性疾病特别重要的几种副作用回顾如下。

(一)骨毒性

GC 诱导的骨质疏松和骨坏死是常见的皮质类固醇诱导的副作用，是此类药物相关性死亡的重要原因(第 121 章)。

1.骨质疏松

皮质类固醇诱导的骨质疏松的主要组织学表现是骨形成率和骨小梁密度减低,原位骨死亡。有关皮质类固醇诱导的骨质疏松的鼠模型的研究显示，破骨细胞周径和骨重吸收早期(在暴露于皮质类固醇 7 天后)增加[119]。而且长期暴露于皮质类固醇(27 天)导致骨代谢和骨形成减少，这可能是破骨细胞生成和成骨细胞生成分别减少的缘故。因为成骨细胞凋亡增加,其功能进一步受到损害[120]。有些研究者提出,骨细胞凋亡增加是皮质类固醇诱导的骨坏死潜在的机制，因为骨细胞在识别微损伤和调节骨重塑方面起关键作用[120]。

皮质类固醇诱导的骨质疏松主要影响松质骨和中轴骨。继发于骨丢失的椎骨压缩性骨折是经皮质类固醇治疗的最影响活动的后遗症。肋骨和髋骨的骨折也较常见。真实的发生率不确定，但可能达 30% ~ 90%[121-124]。正如预料的一样,骨质疏松的发生率和严重程度与皮质类固醇治疗的剂量和持续时间密切相关。大于泼尼松 7.5 mg/d 的剂量被认为是有意义的,不过有些患者在服用更小剂量时出现骨丢失。在治疗最初的 6~12 个月,骨丢失最多，最明显的是小梁骨。有些患者骨丢失达总骨量的 10%~20%，小梁骨甚至更多。其他加快骨丢失或增加骨折风险的危险因素包括吸烟、饮酒、缺乏运动的生活方式、低钙和低维生素 D 饮食、绝经,当然还有基础疾病进展[125]。某些药物治疗,如甲状腺素、抗癫痫药、环孢素、袢利尿剂、锂和促性腺激素释放激素激动剂和拮抗剂,也可增加骨丢失。初始骨量和骨强度最小的患者骨折风险最大。绝经后的妇女比绝经前妇女对皮质类固醇诱导的骨质疏松更敏感,但服用等同于泼尼松 7.5 mg/d 或更大剂量时,所有患者均出现骨丢失。应使皮质类固醇剂量尽可能的小，并应对所有需要长期皮质类固醇治疗的患者采取预防措施。

皮质类固醇通过间接抑制性腺和肾上腺雄激素的产生和分泌,对骨产生重要的作用。他们抑制肠道对钙的吸收,促进肾脏对钙的排泄。钙的净损失刺激 PTH 分泌,促进继发性甲状旁腺功能亢进,这又加重了骨丢失。大多数摄入大剂量皮质类固醇的患者血浆 PTH 水平升高。破骨细胞活性增强,成骨细胞功能受抑制。破骨细胞活性增强主要是由于继发性甲状旁腺功能亢进。补充钙和维生素可部分逆转这种作用[123]。评价皮质类固醇诱导的骨质减少和骨质疏松的第一步，通常是通过双能 X 线吸收仪测量脊椎骨和髋骨以确定骨密度[126]。这种技术可能是目前进行连续随访的最好方法。间隔 12 个月的研究通常可以确定有严重或连续的骨丢失患者。其他评价包括 24 小时尿钙和肌酐、血清全段 PTH 以及男性游离睾酮水平的测量。尚未确定评价多种骨形成或骨吸收的生化标记对皮质类固醇诱导的骨丢失有临床效用。

人们正在努力确定预防和治疗皮质类固醇诱导的骨质减少和骨质疏松的恰当措施。最好的预防是使暴露的剂量和时间最小化。尚无证据证明隔日治疗可预防骨丢失[127]。虽然甲泼尼龙 1 g 隔日 1 次共 3 次的冲击治疗暂时升高尿中钙和羟脯氨酸的排泄，但甲泼尼龙冲击治疗尚未得到充分研究[128]。推荐在合适的情况下锻炼(特别是负重训练)、戒烟和减少饮酒。每日至少摄入元素钙 1 500 mg，维生素 D 800 IU。因为大多数患者不能通过饮食达到上述水平,因此推荐补充。虽然有证据显示补充钙和维生素可延迟骨丢失[129]，但这样做是否对预防骨丢失有长期作用尚未确定。评价钙的饮食摄入应考虑到代表性的奶制品（如1杯牛奶、1份冰淇淋或1杯酸奶）含钙约250 mg。接受大剂量皮质类固醇治疗的女性雌酮和雄甾烯二酮水平降低，而且相对于皮质类固醇治疗的对照组小鼠，切除卵巢和接受皮质类固醇治疗的小鼠骨丢失更快。这些观察可能支持对绝经和闭经两年的女性使用雌激素（如无禁忌证）。

对使用双磷酸盐患者的观察，为我们提供了有效预防和治疗皮质类固醇诱导的骨质疏松最有力的证据，特别是皮质类固醇初始治疗时，那时骨丢失更严重[130-132]。由于这些药物长期保留在骨中，虽然对年轻患者长期使用这些药物有些担心，但对有明确指征的年轻患者，不应阻止医生用药[133]。然而，妊娠和中到重度肾功能不全的患者不应使用双磷酸盐。当皮质类固醇剂量大量递减或骨密度稳定时应考虑停用双磷酸盐。虽然有人推荐降钙素治疗皮质类固醇诱导的骨质疏松，但不如双磷酸盐有效[134]。如果以上措施失败，可谨慎使用骨合成剂，如小剂量缓释氟化钠[135]。已出现其他有希望的方法治疗皮质类固醇诱导的骨质疏松。特别是对接受激素替代治疗（HRT）和补钙的绝经女性每日皮下注射PTH，可逆转皮质类固醇诱导的腰椎骨质疏松，而只接受HRT和补钙的对照组无此作用[136]。因为可能具有骨合成活性[137-139]，他汀类药物有希望用来治疗皮质类固醇诱导的骨丢失。最后，具有分离的反式激活和反式抑制活性的合成GC，可能是减少骨破坏的药物[140]。

2.骨坏死

皮质类固醇可诱导骨干和骨骺的梗死（骨坏死）。发生这种并发症的可能性依赖于暴露的剂量和时间。暴露都是有风险的，因为有观察表明即使短期的暴露（如7天）也可能导致高度易感的患者发生骨坏死。虽然其机制尚未被证明，但人们已提出数种理论。血管理论把骨坏死归因于皮质类固醇抑制VEGF的产生，从而诱导骨的血管生成，促进缺血和可能的坏死[141]。第三种假说认为，局部缺血的骨发生骨塌陷，是继发于骨质疏松和不能愈合的骨小梁微骨折的积累。最后，有人提出梗死的原因是，脂肪堆积导致骨内血液正弦流动被破坏和继发梗死[142]。股骨头和髁状突，肱骨头和踝可能最容易受影响。双侧和多关节疾病常见[143]。SLE患者普遍发生骨坏死（发生率约12%），最可能在开始大剂量口服治疗的4个月内发生。其他因素，如抗心磷脂抗体也可能造成SLE患者骨坏死的风险[144]。其他接受大剂量皮质类固醇治疗的患者群，如肾移植、白血病、淋巴瘤和克罗恩病患者也会发生骨坏死。有人提出，甲泼尼龙静脉冲击治疗可减少RA患者骨坏死的风险[145]，但尚无充分资料支持这一结论。在出现新发生的关节痛，尤其是接受大剂量皮质类固醇治疗的患者，临床医生应考虑骨坏死。磁共振成像对早期病变的诊断尤其有用。对晚期病变，X线平片即可见到特征性的病变[142]。

（二）肌病

肌痛和肌无力的发展与皮质类固醇其他副作用，尤其是骨质疏松的发展趋于平行，但肌病的发展不是严格的剂量依赖性的。小于泼尼松30 mg/d的剂量肌病不常见，皮质类固醇隔日治疗这种并发症少见。仅仅短暂暴露于皮质类固醇后也有可能发生肌病，起病可能隐匿或急骤。骨盆带通常最严重，肩带肌和远端肌肉更少累及。在使用大剂量皮质类固醇治疗时发生肌痛可提示临床诊断。发生在SLE或多肌炎患者时难以诊断，因为本身的炎性肌病可混淆诊断。血清肌酶如肌酸激酶和醛缩酶浓度正常时出现尿肌酐升高（不过这种检测尚存疑问），可能是最好的鉴别特征。肌活检显示选择性的Ⅱb型纤维的萎缩。相对正常肌肉，发生皮质类固醇诱导的肌病的患者，乳酸脱氢酶正常，而糖原合成酶、β-羟酰辅酶A（CoA）脱氢酶和柠檬酸合成酶较低[146]。减少皮质类固醇剂量和增加运动可能逆转肌病的改变[147]。

（三）心血管作用

长期接受皮质类固醇治疗的患者更易发生高血压、血脂蛋白异常、动脉粥样硬化和心脏病。发生高血压的部分原因是，皮质类固醇对血管壁和心肌的血管活性物质（血管紧张素Ⅱ、儿茶酚胺）活动的允许作用，导致系统性血管抵抗和心肌收缩增加[6,7]。皮质类固醇抑制PGE_2和激肽释放酶系统，造成对血压的副作用。人们通常认为，有某些形式的内膜损伤成为粥样斑块发展的病灶，这导致了动脉粥样硬化损害的初始事件。皮质类固醇，尤其是大于泼尼松10 mg/d的剂量，会拮抗胰岛素，加重高血糖症、高胰岛素血症、高胆固醇血症和高甘油三酯血症。低密度脂蛋白和各种载脂蛋白也可能升高。这些因素可能造成粥样斑块的发展[148]。有资料显示大剂量皮质类固醇治疗与SLE患者严重瓣膜病变相关，这些病变产生需要手术的严重血流动力学损害。与经典的Libman-Sacks疣状赘生物相反，这些瓣膜的特征是瓣叶的僵硬增厚[149]。

(四)感染

接受皮质类固醇治疗者易发生感染，同时由于其免疫抑制和抗炎作用,可能掩盖感染的临床线索。另一方面，卡氏肺孢子虫肺炎和流感嗜血杆菌脑膜炎患者及时使用皮质类固醇改善预后，可能是因为减少了炎症反应[150,151]。除了增加细菌感染的发生率,皮质类固醇可能导致潜伏性结核或组织胞浆病复发，倾向于加重单纯疱疹病毒所致的感染。

内源性皮质类固醇在调节机体对感染源正常反应方面起关键作用。皮质类固醇产生减少(如肾上腺功能减退、艾迪森病)使机体易发生严重甚至危及生命的组织损伤，这些损伤继发于无限制的和未加抑制的炎症所产生的无法抵抗的效应。相反,皮质类固醇产生过多(肾上腺功能亢进、库欣综合征)可导致机体炎症和免疫反应受损,增加了感染的概率和严重性。据报道,最初描述为库欣综合征的患者50%死于感染。与这些观察相符的报道证明，风湿病的患者每日注射大剂量皮质类固醇后感染的概率及严重性迅速增加[152,153]。正是这些观察结果促使人们改进出多种备选的皮质类固醇给药剂量方案(表 34.5)。感染的风险依赖于皮质类固醇治疗的剂量和时间。每日服用接近正常基础生理产生量的皮质类固醇(即可的索 10 mg[154]或约 2.5 mg 泼尼松)不损害机体正常的防御功能,但此范围的剂量可能部分抑制炎症机制的过度活动，这种过度活动可能产生不适当的自身组织损伤。相当于泼尼松10 mg/d 的皮质类固醇不会大幅度增加感染的概率及严重性[154,155]。泼尼松接近最大应激反应时皮质类固醇的范围(大于 100~300 mg 可的索或 20~60 mg 泼尼松),可能对机体防御机制产生重要作用，这依赖于服用皮质类固醇的时间安排与疗程长短 。每日多次服用皮质类固醇对机体防御机制的抑制作用最大。每天上午服用抑制作用略小,隔日服用抑制作用更小。事实上,泼尼松 40~120 mg 隔日 1 次的剂量可能不会显著增加感染的概率及严重程度。

超过药理学剂量的糖皮质激素冲击治疗或大剂量注射对促进感染的作用尚未完全明确。单次大剂量皮质类固醇不增加正常志愿者感染的概率，但重复剂量对机体长期和短期的防御机制造成严重衰退，增加感染的风险。

总累积量超过 700 mg 会使感染的风险逐渐增加[152]。30 天或以上给予剂量大于 40 mg/d 的连续治疗会对细胞介导的机体免疫防御机制产生重要影响，并会显著增加兼性胞内微生物感染的风险。首要的风险来自分枝杆菌,真菌(如新型隐球菌、偶有卡氏肺孢子虫),弓形虫等有机体。对这些患者要考虑预防卡氏肺孢子虫肺炎。而且,虽然体液防御机制损害较少,但服用的皮质类固醇剂量在此范围内的患者，急性发热性生物的感染更频繁更严重,尤其是菌血症,如金黄色葡糖球菌、A 组链球菌和大肠埃希杆菌。可能与多形核白细胞向炎症部位的迁移受到抑制有关。因此,感染的症状和体征,如发热和倦怠减轻,局部症状和体征,包括红、热和渗出通常会减少[153]。

表34.5. 大剂量皮质类固醇每日治疗的替代方案

局部
表面
关节内
囊内
肌腱周围
全身
生理量、多次小剂量、口服、按需方案
生理量、单次、每日上午口服、固定或按需方案
超过生理量、单次上午、隔日、口服
生理量、单次上午、隔日、口服
间断冲击或负荷量治疗、静脉或口服、多种不同剂量(生理量或超过生理量的)和给药方案

在使用皮质类固醇治疗期间，除了疱疹病毒感染以外,大多数病毒感染不是重要问题。接受皮质类固醇治疗的患者对初次疱疹感染的耐受性较差。发生带状疱疹的概率增加,但播散者并不常见。纯化蛋白衍生物的检测有助于结核感染的诊断，他们可以在皮质类固醇治疗前或治疗期间接受抗结核治疗。长期皮质类固醇治疗的患者应考虑接受乙型流感嗜血杆菌、破伤风类毒素和肺炎链球菌疫苗的免疫。然而,人们注意到,使用免疫抑制剂的患者有保护性抗体滴度降低的趋势,可能提示免疫最好在这种治疗之前进行。因此,推荐对这种患者接种流感、肺炎球菌和破伤风疫苗。相反,对免疫功能受到抑制的患者,应该避免减毒活病毒疫苗，如脊髓灰质炎、水痘和麻疹/腮腺炎/风疹(MMR)的接种,因为这些疫苗可能致病[156]。甚至接触接种脊髓灰质炎疫苗(而不是 MMR)的儿童都明显是危险的。

（五）下丘脑-垂体-肾上腺轴的慢性抑制

每日服用皮质类固醇剂量超过正常基础水平当量可的索（约10 mg/d）[154]会抑制HPA轴，可能产生肾上腺皮质区萎缩，继发肾上腺功能不全。每日上午服用基础生理替代剂量，隔日和间断服用，不会严重损害肾上腺皮质类固醇的产量。然而，所有每日晚间服用，或大于生理替代范围的皮质类固醇的患者，均应怀疑轴的抑制。服用泼尼松20~30 mg仅5天的患者即发生HPA轴抑制，但停用皮质类固醇后功能迅速恢复。更长期和更大剂量的治疗产生更严重的抑制[157]。对这些患者主要的担心是，在全身麻醉和手术、重大创伤或急性感染性疾病时出现急性肾上腺功能不全。停用皮质类固醇后，下丘脑-垂体轴的恢复较肾上腺皮质功能的恢复要快。虽然肾上腺皮质对应激性刺激反应的恢复与皮质类固醇治疗的总剂量和时间相关，需要长达12个月的时间，肾上腺功能才能恢复到皮质类固醇治疗以前的水平。应假设所有每日皮质类固醇剂量超过生理范围，治疗超过1个月的患者存在某种程度的继发性肾上腺皮质功能不全。皮质类固醇撤药开始应逐渐减量至生理水平（每天上午单次泼尼松龙20 mg或泼尼松5 mg）。测量上午血清皮质醇的水平，只有超过10 μg/dL时，可以停用维持剂量的皮质类固醇。但是，这些患者可能对应激的皮质醇反应仍不正常，必要时给予补充剂量。下一个问题，进行快速ACTH检测（表34.6）。如果皮下注射替可克肽（合成$ACTH_{1\text{-}24}$）30分钟或60分钟后，血清皮质醇水平超过20 μg/mL，则不太可能发生肾功能不全，没有应激性补充皮质类固醇的必要。然而，也可能发生例外，如果有肾功能不全的临床现象（如手术后低血压），应继续恢复使用皮质类固醇[158]。

（六）中枢神经系统

半数接受皮质类固醇治疗的患者出现情绪改变[7]。抑郁更常见，但欣快也可能发生。此外，可能出现认知功能障碍，REM（快动眼活动）减少[7]。治疗期间尤其是大剂量皮质类固醇伴发的行为躁狂、精神病、癫痫罕见，需要与神经精神SLE鉴别[159,160]。鉴别可能有困难，但发生时间与皮质类固醇剂量增加相关，伴有局部神经体征缺乏或CSF异常，以上均为诊断线索。停用皮质类固醇或减量，同时使用吩噻嗪可逆转皮质类固醇诱导的精神病[160]。有报道显示，皮质类固醇治疗期间偶尔出现良性颅高压（假性脑瘤）。

表34.6 皮质类固醇治疗患者肾上腺功能的评价

1. 停用外源性类固醇24小时
2. 服用ACTH前测量血浆皮质醇
3. 给予替可克肽（合成$ACTH_{1\text{-}24}$）250 mg（25个单位）作静脉团注或肌注
4. 在服用ACTH 30分钟和60分钟时测量血浆皮质醇
5. 通常上午进行该测试，但并非必需的

解释：正常反应等于服用ACTH 30分钟或60分钟时血浆皮质醇水平>18 mg/dL

传统推荐也规定30分钟时较基础值增加7 mg/dL，60分钟时较基础值增加11 mg/dL或1倍。这些参数对正常未应激的受检者是正确的，但对于下丘脑-垂体-肾上腺轴正常的患者，应激可能通过增加内源性ACTH水平，来增加基础血浆皮质醇水平，这些参数经常造成误导。

ACTH：促肾上腺皮质激素。

Modified from Axelrod L. Side effects of glucocorticoid therapy. In: Schleimer RP, Claman HN, OronskyA, eds. *Antii nflammatory steroid action: basic and clinical aspects*. San Diego: Academic, 1989:377–408, with permission.

（七）其他副作用

全身性、局部的或吸入GC的患者，后囊下白内障的形成并不少见；儿童可能更容易出现这种并发症。眼局部使用GC的患者开角型青光眼可能发生较快，而全身使用GC的患者可能数年后才出现该病。与白内障不同的是，停用GC青光眼即消除[161]。对皮质类固醇的超敏反应和严重过敏罕见，包括静脉、关节内、软组织和皮内注射，但也有与局部和口服皮质类固醇相关不良反应的报道[162,163]。药理剂量的皮质类固醇诱导的痤疮是一种常见并发症[164]。面部局部使用皮质类固醇的常见并发症是玫瑰痤疮和口周皮炎[165]。应注意单独出现体毛过多，呈激素诱导多毛症的特征性分布，或同时出现类固醇痤疮。大剂量皮质类固醇治疗后2~3个月的静止期脱发并不经常发生[166]。

（八）皮质类固醇撤药综合征

皮质类固醇诱发的肾上腺功能不全中最危险的是艾迪森危象，表现为恶心、呕吐、低血压、发热、低血糖、高钾血症和低钠血症，其他皮质类固醇撤药综合征也经常发生。在皮质类固醇剂量减少时，患者出现复合症状，往往称为假性风湿病，特征是肌肉、骨、关节弥漫性疼痛，食欲减退，恶心，体重下降，头痛和发热。患者也可能迅速出现基础疾病的严重复发。这些病情的反复可能在大剂量减量或小剂量皮质类固醇治疗时发生，但在治疗减量至生理范围内时更常发生。有报道显示，口服泼尼松龙 5 mg/d 或更小剂量的 RA 患者，突然停药后出现疾病活动的暴发[167]。这些情况下（即服用相当于生理剂量可的索的皮质类固醇时疾病暴发）血清可的索水平令人困惑，因为往往比“正常值”高。很明显，可的索的抗炎作用减弱了。由于皮质类固醇撤药综合征，皮质类固醇必需数周至数月逐渐减量，并频繁重新评价患者病情。治疗复发性撤药综合征可能需要长期上午口服泼尼松（2~5 mg）治疗。

（九）妊娠

人们通常认为妊娠期的皮质类固醇治疗是安全的，如果危及生命的疾病且皮质类固醇治疗有效，则不应停药。大多数研究结果显示不增加母亲、胎儿或新生儿的死亡率，毒血症或子宫出血患病率。推荐的皮质类固醇是泼尼松或泼尼松龙，因为胎盘代谢 11β-脱氢酶，限制了胎儿暴露于有活性的皮质类固醇。只有氟化的皮质类固醇（如地塞米松或倍他米松）可大量进入胎儿循环，因为它们只能部分被胎盘 11β-脱氢酶代谢。这些是新生儿狼疮发生不完全心脏阻滞时选择的药物[168]。对大鼠，皮质类固醇与鼠腭裂的发生有关，有研究显示，皮质类固醇明确参与了腭的形态发生[169]。妊娠期间接受皮质类固醇治疗的母亲在围产期可能需要应激量的皮质类固醇，特别是分娩延长或需要手术时[170]。也推荐仔细监测婴儿是否发生肾上腺功能不全[170]。虽然如果需要大剂量皮质类固醇治疗，可能应该避免哺乳，但哺乳一般是安全的。接受泼尼松 20 mg/d 或更大剂量的患者，在服药后 3~4 小时避免哺乳可使婴儿接受的药量最小[171]。

七、皮质类固醇剂量及给药的替换方式

虽然糖皮质激素在控制炎症方面疗效显著，但长期大剂量［即超过泼尼松 0.6~1 mg/(kg·d)］每日皮质类固醇治疗发生副作用的概率很大，令人无法接受。因此，人们努力发展替代治疗的途径和方案，使效应最大化，而对超过生理浓度的疗程最小化。这些方法在表34.5列出。在有可能时，局部治疗是安全的给药途径。大剂量的皮质类固醇可以应用到炎症局部，因此副作用最小。但是，严重的风湿性疾病通常需要全身性治疗。

（一）局部治疗

因为存在广泛的药物和赋形物，局部皮质类固醇治疗是把大剂量皮质类固醇直接输送至支气管、鼻黏膜或皮肤等炎症部位的重要方法。如果短期使用低强度的皮质类固醇，这种方法通常可避免全身性副作用。然而，强效皮质类固醇可能产生全身副作用，尤其是在儿童[172]。对于风湿科医生，局部治疗最常用于盘状狼疮的治疗。皮下萎缩和玫瑰痤疮是局部治疗常见的并发症。关节内注射皮质类固醇可能对挑选出的患者和临床状况有很大价值（第 35 章）。关节内注射类固醇的指征包括以下几个方面的内容。①矫正关节炎症伴发的屈曲畸形；②控制多关节滑膜炎患者一个或数个患病关节的炎症；③控制单关节炎或寡关节炎；④长期控制关节或腱鞘炎症。关节内注射不宜用于急性创伤合并感染，或可能使关节功能恶化（如肌腱断裂）的情况。局部使用皮质类固醇对软骨的长期副作用通常并不明显。

（二）每日小剂量口服治疗

每日超过生理量的治疗，即泼尼松大于 7.5 mg/d 副作用明显增大。单次上午用药较单次晚间用药安全，但长期使用的副作用仍是一个重要问题。生理范围内的小剂量（泼尼松剂量小于 2.5~7.5 mg/d）治疗可能是最安全的每日皮质类固醇治疗方案。由于资料不足，对特定临床状况下合适的方法和疗效尚存争议。虽然最常用的是固定小剂量泼尼松（如 2~7.5 mg）上午单次口服，但患者更喜欢按需每日口服泼尼松（如 0~7 mg），而且可能同样有效。医生经常开给患者 11 mg 泼尼松片，指导他们按需服用药物以达到症状最大缓解。相比传统的每日固定剂量疗法，这种疗法治疗 RA 已经显示出患者高度的依从性和泼尼松总剂量的减少[173]。按需自我定量体现了将服用皮质类固醇剂量和疾病活动性匹配的尝试，大体上，这种方案的累积剂量较固定剂量方案小。这种方法类似于糖尿病患者使用胰岛素的方法；即胰岛素的用量与血糖水平相符。患者自我定量在 RA 患者身上似乎取得了成功，因为他们一般是疾病活动度好的自身评价者。其他风湿性疾病（如 SLE 或多肌炎）可能不是这样的。这种皮质类固醇的使用方法是否比每日固定剂量的方法更安全尚不明确。

（三）隔日治疗

正如预料的一样，隔日治疗比每日大剂量治疗副作用小。感染、肌病、肥胖、食欲过盛、儿童生长抑制、库欣样面容、葡萄糖耐量异常和 HPA 轴的抑制发生

率下降。这种方法骨丢失和白内障的发生并未减少。隔日治疗通常不是皮质类固醇治疗首选的方法。在每日方案控制疾病活动后，患者往往改为隔日治疗方案[16]。医生将患者的治疗转为隔日治疗方案完全是经验性的。基础疾病的严重性和性质，每日皮质类固醇治疗的疗效均影响转换为隔日治疗的时机。然而，不服药的间隔日常常出现症状，这可能阻碍了这种转换。联合 NSAID 治疗可能是有帮助的，但医生的支持和鼓励是必要的。某些疾病，如 RA，患者在不服药的间歇日不能耐受症状，阻碍了这种方法的使用。

（四）大剂量冲击或负荷量治疗

作为每日皮质类固醇治疗的替代方法，冲击或负荷治疗是另一种治疗方案，受到广泛的关注[16,174-177]。这种方法的意图是通过对高浓度皮质类固醇的暴露限制在很短的时间内，使抗炎作用最大且副作用最小。这种方法存在争议，引发多种意见，这取决于临床状况、给药途径、时间、剂量和皮质类固醇的类型。围绕这种治疗的长期收益产生了很多争议，因为不同研究评价结果的参数不同。一般来说，大剂量静脉冲击治疗（如每日 1 g 甲泼尼龙共 3 天）对多种炎症性疾病短期内（数天至数周）有效的抑制，但疾病几乎都会再次活动[178]。大多数医生承认，冲击治疗比通常的大剂量每日治疗方案观察到的副作用小。目前在医学文献中出现的对照研究，可以更准确地界定这种方法对多种风湿性疾病的价值[176]。一般来说，冲击治疗用于患迅速进展的免疫介导性风湿疾病的患者，如严重的狼疮肾炎[176]。

（李洁 译　张奉春 校）

参考文献

1. Mason HL, Myers corticosteroid, Kendall EC. The chemistry of crystalline substances isolated from the suprarenal gland. *J Biol Chem* 1936;114:613–631.
2. Mason HL, Myers CS, Kendall EC. Chemical studies of the suprarenal cortex: the identification of a substance which processes the qualitative action of cortin. *J Biol Chem* 1936;116:267–276.
3. Hench PS, Kendall EC, Slocumb CH, et al. The effect of a hormone of the adrenal cortex (17-hydroxy-11-dehydrocorticosterone: compound E) and of pituitary adrenocorticotropic hormone on rheumatoid arthritis. *Proc Staff Meet Mayo Clin* 1949;24:181–197.
4. Hench PS, Kendall EC, Slocumb CH, et al. Effects of cortisone acetate and pituitary ACTH on rheumatoid arthritis, rheumatic fever and certain other conditions. *Arch Intern Med* 1950;85:545–666.
5. Chrousos GP. The hypothalamic-pituitary-adrenal axis and immune-mediated inflammation. *N Engl J Med* 1995;332:1351–1362.
6. Schimmer BP, Parker KL. Adrenocorticotropic hormone; adrenocortical steroids and their synthetic analogs; inhibitors of the synthesis and actions of adrenocortical hormones. In: Hardman JE, Limbird LE, Molinoff PB, et al., eds. *Goodman & Gilman's the pharmacological basis of therapeutics,* 9th ed. New York: McGraw-Hill, 1996:1459–1485.
7. Orth DN, Kovacs WJ. The adrenal cortex. In: Wilson JD, Foster DW, Kronenberg HM, et al., eds. *Williams textbook of endocrinology,* 9th ed. Philadelphia: WB Saunders, 1998:517–664.
8. Lamberts SWJ, Bruining HA, de Jong FH. Corticosteroid therapy in severe illness. *N Engl J Med* 1997;337:1285–1292.
9. Anonymous. Deflazacort—an alternative to prednisolone? *Drug Ther Bull* 1999;37:57–58.
10. Lipuner K, Casez JP, Horber FF, Jaeger P. Effects of deflazacort versus prednisone on bone mass, body composition, and lipid profile: a randomized, double blind study in kidney transplant patients. *J Clin Endocrinol Metab* 1998;83:3795–3802.
11. Barcelona JAS, Martin MC, Lopez VN, et al. An open comparison of the diabetogenic effect of deflazacort and prednisone at a dosage ratio of 1.5 mg:1 mg. *Eur J Clin Pharmacol* 1999;55:105–109.
12. Greenberg GR, Feagan BG, Martin F, et al. Oral budesonide for active Crohn's disease. *N Engl J Med* 1994;331:836–841.
13. Rutgeerts P, Lofberg R, Malchow H, et al. A comparison of budesonide with prednisolone for active Crohn's disease. *N Engl J Med* 1994;331: 842–845.
14. Vayssiere BM, Dupont S, Choquart A, et al. Synthetic glucocorticoids that dissociate transactivation and AP-1 transrepression exhibit anti-inflammatory activity *in vivo*. *Mol Endocrinol* 1997;11:1245–1255.
15. Van den Berghe W, Francesconi E, De Boscher K, et al. Dissociated glucocorticoids with antiinflammatory potential repress interleukin-6 gene expression by a nuclear factor-κB-dependent mechanism. *Mol Pharmacol* 1999;56:797–806.
16. Boumpas DT, Chrousos GP, Wilder RL, et al. Glucocorticoid therapy for immune-mediated diseases: basic and clinical correlates. *Ann Intern Med* 1993;119:1198–1208.
17. Boumpas DT, Paliogianni F, Anastassiou ED, et al. Glucocorticosteroid action on the immune system: molecular and cellular aspects. *Clin Exp Rheumatol* 1991;9:413–423.
18. Karin M. New twists in gene regulation by glucocorticoid receptor: is DNA binding dispensable? *Cell* 1998;93:487–490.
19. Diamond MI, Miner JN, Yoshinaga SK, et al. Transcription factor interactions: selectors of positive or negative regulation from a single DNA element. *Science* 1990;249:1266–1272.
20. De Boscher K, Schmitz ML, Van den Berghe W, et al. Glucocorticoid-mediated repression of nuclear factor-kappaB-dependent transcription involves direct interference with transactivation. *Proc Natl Acad Sci U S A* 1997;94:13504–13509.
21. Jonat C, Rahmsdorf HJ, Park KK. Antitumor promotion and anti-inflammation: down-modulation of AP-1 (Fos/Jun) activity by glucocorticoid hormone. *Cell* 1990;62:1189–1204.
22. Schule R, Rangarajan P, Kliewer S, et al. Functional antagonism between oncoprotein c-Jun and the glucocorticoid receptor. *Cell* 1990; 62:11217–11226.
23. Yang-Yen HF, Chambard JC, Sun YL, et al. Transcriptional interference between c-Jun and the glucocorticoid receptor: mutual inhibition of DNA binding due to direct protein-protein interaction. *Cell* 1990; 62:1205–1215.
24. Paliogianni F, Raptis A, Ahuja SS, et al. Negative transcriptional regulation of human interleukin 2 (IL-2) gene by glucocorticoids through interference with nuclear transcription factors AP-1 and NF-AT. *J Clin Invest* 1991;91:1481–1489.
25. Scheinman RI, Cogswell PC, Lofquist AK, et al. Role of transcriptional activation of IκBκ in mediation of immunosuppression by glucocorticoids. *Science* 1995;270:283–286.
26. Auphan N, DiDonato JA, Rosette C, et al. Immunosuppression by glucocorticoids: inhibition of NF-κB activity through induction of IκB synthesis. *Science* 1995;270:286–290.
27. Bianchi M, Meng C, Ivashkiv LB. Inhibition of IL-2-induced Jak-STAT signaling by glucocorticoids. *Proc Natl Acad Sci U S A* 2000;97:9573–9578.
28. Hu X, Li WP, Meng C, et al. Inhibition of IFN-γ signaling by glucocorticoids. *J Immunol* (in press).
29. Lee SW, Tsou AP, Chan H, et al. Glucocorticoids selectively inhibit the transcription of the interleukin-1β gene and decrease the stability of interleukin 1β mRNA. *Proc Natl Acad Sci U S A* 1988;85:1204–1208.
30. Boumpas DT, Anastassiou ED, Older SA, et al. Dexamethasone inhibits human interleukin 2 but not interleukin 2 receptor gene expression *in vitro* at the level of nuclear transcription. *J Clin Invest* 1991;

hibits human interleukin 2 but not interleukin 2 receptor gene expression *in vitro* at the level of nuclear transcription. *J Clin Invest* 1991; 87:1739–1747.
31. Losel R, Wehling M. Nongenomic actions of steroid hormones. *Nature Rev Mol Cell Biol* 2003;4:46–56.
32. Borski RJ. Nongenomic membrane actions of glucocorticoids in vertebrates. *Trends Endocrinol Metab* 2000;11:427–436.
33. Orchinik M, Murray TF, Moore FL. A corticosteroid receptor in neuronal membranes. *Science* 1991;252:1828–1851.
34. Evans SJ, Murray TF, Moore FL. Partial purification and biochemical characterization of a membrane glucocorticoid receptor from an amphibian brain. *J Steroid Biochem Mol Biol* 2000;72:209–221.
35. Hinz B, Hirschelmann R. Rapid non-genomic feedback effects of CRF-induced ACTH secretion in rats. *Pharm Res* 2000;17:1273–1277.
36. Hafezi-Moghadam A, Simoncini T, Yang Z, et al. Acute cardiovascular protective effects of corticosteroids are mediated by non-transcriptional activation of endothelial nitric oxide synthase. *Nat Med* 2002;8:473–479.
37. Limbourg FP, Huang Z, Plumier JC, et al. Rapid nontranscriptional activation of endothelial nitric oxide synthase mediates increased cerebral blood flow and stroke protection by corticosteroids. *J Clin Invest* 2002;110:1729–1738.
38. Buttgereit F, Wehling M, Burmester GR. A new hypothesis of modular glucocorticoid actions: steroid treatment of rheumatic diseases revisited. *Arthritis Rheum* 1998;41:761–767.
39. Buttgereit F, Brand MD, Burmester GR. Equivalent doses and relative drug potencies for non-genomic glucocorticoid effects: a novel glucocorticoid hierarchy. *Biochem Pharmacol* 1999;58:363–368.
40. Sapolsky RM, Romero LM, Munck AU. How do glucocorticoids influence stress responses? Integrating permissive, suppressive, stimulatory, and preparative actions. *Endocrinol Rev* 2000;21:55–89.
41. Dhabhar FS, McEwen BS. Enhancing versus suppressive effects of stress hormones on skin immune function. *Proc Natl Acad Sci U S A* 1999;96:1059–1064.
42. Wilckens T, Derijk R. Glucocorticoids and immune functions: physiological relevance and potential of hormone dysfunction. *Trends Pharmacol Sci* 1995;16:193–197.
43. Wilckens T, Derijk R. Glucocorticoids and immune functions: unknown dimensions and new frontiers. *Immunol Today* 1997;18:418–424.
44. Geller DA, Nussler AK, DiSilvio M, et al. Cytokines, endotoxin, and glucocorticoids regulate the expression of inducible nitric oxide synthesis in hepatocytes. *Proc Natl Acad Sci U S A* 1993;90:522–526.
45. Pitzalis C, Pipitone N, Perretti M. Regulation of leukocyte-endothelial interactions by glucocorticoids. *Ann NY Acad Sci* 2002;966:108–118.
46. Cronstein BN, Kimmel SC, Levin RI, et al. A mechanism for the anti-inflammatory effects of corticosteroids: the glucocorticoid receptor regulates leukocyte adhesion to endothelial cells and expression of endothelial-leukocyte adhesion molecule 1 and intercellular adhesion molecule 1. *Proc Natl Acad Sci U S A* 1992;89:9991–9995.
47. Pitzalis C, Pipitone N, Bajocchi G, et al. Corticosteroids inhibit lymphocyte binding to endothelium and intercellular adhesion: an additional mechanism for their anti-inflammatory and immunosuppressive effect. *J Immunol* 1997;158:5007–5016.
48. Leonard JP, Silverstein RL. Corticosteroids and the hematopoietic system. In: Lin AN, Paget SA, eds. *Principles of corticosteroid therapy.* New York: Arnold, 2002:144–149.
49. O'Banion MK, Winn VD, Young DA. cDNA cloning and functional activity of a glucocorticoid-regulated inflammatory cyclooxygenase. *Proc Natl Acad Sci U S A* 1992;89:4888–4892.
50. Ayanlar Batuman O, Ferrero AP, Diaz A, et al. Regulation of transforming growth factor-β1 gene expression by glucocorticoids in normal human T lymphocytes. *J Clin Invest* 1991;88:1574–1580.
51. Visser J, van Boxel-Dezaire A, Methorst D, at al. Differential regulation of interleukin-10 (IL-10) and IL-12 by glucocorticoids *in vitro. Blood* 1998;91:4255–4264.
51. Fauci AS, Dale DC. The effect of hydrocortisone on the kinetics of normal human lymphocytes. *Blood* 1975;46:235–243.
52. Fauci AS. Mechanisms of corticosteroid action on lymphocyte subpopulations. Redistribution of circulating T and B lymphocytes to the bone marrow. *Immunology* 1975;28:669–680.
53. Ten Berge RJM, Sauerwein HP, Yong SL, et al. Administration of prednisolone *in vivo* affects the ratio of OKT4/OKT8 and the LDH-isoenzyme pattern of human T lymphocytes. *Clin Immunol Immunopathol* 1984;30:91–103.
54. Paliogianni F, Ahuja SS, Yamada H, et al. Glucocorticoids inhibit T cell proliferation by downregulating proliferative signals mediated through both T cell antigen and interleukin-2 receptors. *Arthritis Rheum* 1992;35(suppl):127.
55. Paliogianni F, Hama N, Balow JE, et al. Glucocorticoid-mediated regulation of protein phosphorylation in primary human T cells: evidence for induction of phosphatase activity. *J Immunol* 1995;155:1809–1817.
56. Paliogianni F, Boumpas DT. Glucocorticoids regulate calcineurin-dependent trans-activating pathways for interleukin-2 gene transcription in human T-lymphocytes. *Transplantation* 1995;59:1333–1339.
57. Vacca A, Martinotti S, Screpanti I, et al. Transcriptional regulation of the interleukin 2 gene by glucocorticoid hormones. Role of steroid receptor and antigen-responsive 5′-flanking sequences. *J Biol Chem* 1990:265:8075–8080.
58. Paliogianni F, Ahuja SS, Balow JP, et al. Novel mechanism for inhibition of human T cells by glucocorticoids (GC): GC modulate signal transduction through IL-2 receptor. *J Immunol* 1993;151:4081–4089.
59. Bischof F, Melms A. Glucocorticoids inhibit CD40 ligand expression of peripheral CD4⁺ lymphocytes. *Cell Immunol* 1998;187:38–44.
60. Ashwell JD, Lu FWM, Vacchio MS. Glucocorticoids in T cell development and function. *Annu Rev Immunol* 2000;18:309–345.
61. Tuosto L, Cundari E, Montani MSG, et al. Analysis of susceptibility of mature human T lymphocytes to dexamethasone-induced apoptosis. *Eur J Immunol* 1994;24:1061–1065.
62. Yang Y, Mercep M, Ware CF, et al. Fas and activation-induced Fas ligand mediate apoptosis of T cell hybridomas: inhibition of Fas ligand expression by retinoic acid and glucocorticoids. *J Exp Med* 1995;181: 1673–1682.
63. Seki M, Ushiyama C, Seta N, et al. Apoptosis of lymphocytes induced by glucocorticoids and relationship to therapeutic efficacy in patients with systemic lupus erythematosus. *Arthritis Rheum* 1998;41:823–830.
64. Knisely TL, Hosoi J, Nazareno R, et al. The presence of biologically significant concentrations of glucocorticoids but little or no cortisol binding globulin within aqueous humor: relevance to immune privilege in the anterior chamber of the eye. *Invest Ophthalmol Vis Sci* 1994;35:3711–3723.
65. Heinrichs AA, Bortell R, Rahman S, et al. Identification of multiple glucocorticoid receptor binding sites in the rat osteocalcin gene promoter. *Biochemistry* 1993;32:11436–11444.
66. McCarthy TL, Centrella M, Canalis E. Cortisol inhibits the synthesis of insulin-like growth factor-I in skeletal cells. *Endocrinology* 1990; 126:1569–1575.
67. Harada S, Nagy JA, Sullivan KA, et al. Induction of vascular endothelial growth factor expression by prostaglandin E_2 and E_1 in osteoblasts. *J Clin Invest* 1994;93:2490–2496.
68. Defranco DJ, Lian JB, Glowacki J. Differential effects of glucocorticoid on recruitment and activity of osteoclasts induced by normal and osteocalcin-deficient bone implanted in rats. *Endocrinology* 1992; 131:114–121.
69. Nielsen HK, Charles P, Mosekilde L. The effects of single oral doses of prednisone on the circadian rhythm of serum osteocalcin in normal subjects. *J Clin Endocrinol Metab* 1988;67:1025–1033.
70. Kimberg DV, Baerg RD, Gerson E. Effect of cortisone treatment on the active transport of calcium by the small intestine. *J Clin Invest* 1971;50:1309–1321.
71. Blondelon D, Adolphe M, Zizine L, et al. Evidence for glucocorticoid receptors in cultured rabbit articular chondrocytes. *FEBS Lett* 1980; 117:195–199.
72. DiBattista JA, Martel-Pelletier J, Antakly T, et al. Reduced expression of glucocorticoid receptor levels in human osteoarthritic chondrocytes: role in the suppression of metalloprotease synthesis. *J Clin Endocrinol Metab* 1993;76:1128–1134.
73. Ferguson GT, Irvin CG, Cherniack RM. Effect of corticosteroids on respiratory muscle histopathology. *Am Rev Respir Dis* 1990;142: 1047–1052.
74. Falduto MT, Young AP, Hickson RC. Exercise interrupts ongoing glucocorticoid-induced muscle atrophy and glutamine synthetase induction. *Am J Physiol* 1992;263:1157–1163.
75. Hauner H, Entenmann G, Wabitsch M, et al. Promoting effect of glucocorticoids on the differentiation of human adipocyte precursor cells cultured in a chemically defined medium. *J Clin Invest* 1989;84:1663–

1670.
76. Fried SK, Russell CD, Grauso NL, et al. Lipoprotein lipase regulation by insulin and glucocorticoid in subcutaneous and omental adipose tissues of obese women and men. *J Clin Invest* 1993;92:2191–2198.
77. Pedersen SB, Jonler M, Richelsen B. Characterization of regional and gender differences in glucocorticoid receptors and lipoprotein lipase activity in human adipose tissue. *J Clin Endocrinol Metab* 1994;78:1354–1359.
78. Otsuki M, Okabayashi Y, Nakamura T, et al. Hydrocortisone treatment increases the sensitivity and responsiveness to cholecystokinin in rat pancreas. *Am J Physiol* 1989;257:364–370.
79. Logsdon CD. Glucocorticoids increase cholecystokinin receptors and amylase secretion in pancreatic acinar AR42J cells. *J Biol Chem* 1986;261:2096–2101.
80. Pilkis SJ, Granner DK. Molecular physiology of the regulation of hepatic gluconeogenesis and glycolysis. *Annu Rev Physiol* 1992;54:885–909.
81. Wolfe MM, Lichtenstein DR, Singh G. Gastrointestinal toxicity of nonsteroidal anti-inflammatory drugs. *N Engl J Med* 1999;24:1888–1899.
82. Stenson WF. COX-2 and wound healing in the stomach. *Gastroenterology* 1997;112:645–649.
83. Masferrer JL, Reddy ST, Zweifel BS, et al. Glucocorticoids regulate cyclooxygenase-2 but not cyclooxygenase-1 in peritoneal macrophage. *J Pharm Ther* 1994:270:1340–1344.
84. Robert A, Saperas E, Zhang W, et al. Gastric cytoprotection by intracisternal interleukin-1 beta in the rat. *Biochem Biophys Res Commun* 1991;174:1117–1124.
85. Bandyopadhyay U, et al. Dexamethasone makes the gastric mucosa susceptible to ulceration by inhibiting prostaglandin synthetase and peroxidase- two important gastroprotective enzymes. *Mol Cell Biochem* 1999;202:31–36.
86. Fileretova LP, Fileratov AA, Makar GB. Corticosterone increase inhibits stress-induced gastric erosions in rats. *Am J Physiol* 1998;6:1024–1030.
87. McEwen BS. Protective and damaging effects of stress mediators. *N Engl J Med* 1998;338:171–179.
88. Sapolsky RM, Pulsinelli WA. Glucocorticoids potentiate ischemic injury to neurons: therapeutic implications. *Science* 1985;229:1397–1400.
89. Honkaniemi J, Pelto-Huikko M, Rechardt L, et al. Colocalization of peptide and glucocorticoid receptor immunoreactivities in rat central amygdaloid nucleus. *Neuroendocrinology* 1992;55:451–459.
90. Yamagata K, Andreasson KI, Kaufmann WE, et al. Expression of a mitogen-inducible cyclooxygenase in brain neurons: regulation by synaptic activity and glucocorticoids. *Neuron* 1993;11:371–386.
91. Schumacher M, McEwen BS. Steroid and barbiturate modulation of the GABAa receptor: possible mechanisms. *Mol Neurobiol* 1989;3:275–304.
92. Davies AO. Steroid hormone-induced regulation of adrenergic receptors. In: Schleimer RP, Claman HN, Oronsky A, eds. *Anti-inflammatory steroid action: basic and clinical aspects.* San Diego: Academic, 1989:96–109.
93. Torpy DJ, Chrousos GP. The three-way interactions between the hypothalamic-pituitary-adrenal and gonadal axes and the immune system. *Baillieres Clin Rheumatol* 1996;10:181–198.
94. De Nayer P, Dozin B, Vandeput Y, et al. Altered interaction between triiodothyronine and its nuclear receptors in absence of cortisol: a proposed mechanism for increased thyrotropin secretion in corticosteroid deficiency states. *Eur J Clin Invest* 1987;17:106–110.
95. McIver B, Gorman CA. Euthyroid sick syndrome, an overview. *Thyroid* 1997;7:125–132.
96. Martinelli CE, Moreira AC. Relation between growth hormone and cortisol spontaneous secretion in children. *Clin Endocrinol* 1994;41:117–121.
97. Szelzer SJ. General pharmacology of glucocorticoids. In: Schleimer RP, Claman HN, Oronsky A, eds. *Anti-inflammatory steroid action: basic and clinical aspects.* San Diego: Academic, 1989:353–376.
98. Powell LW, Axelsen E. Corticosteroids in liver disease: studies on the biological conversion of prednisone to prednisolone and plasma protein binding. *Gut* 1972;13:690–696.
99. Axelrod L. Glucocorticoid therapy. *Medicine (Baltimore)* 1976;55:39–65.
100. Peterson RE, Wyngaarden JB, Guerra SL, et al. The physiological disposition and metabolic fate of hydrocortisone in man. *J Clin Invest* 1955;34:1779–1794.
101. Feldweg AM, Leddy JP. Drug interactions affecting the efficacy of corticosteroid therapy. A brief review with an illustrative case. *J Clin Rheumatol* 1999;5:143–150.
102. Spitz IM, Bardin CW. Mifepristone (RU 486)—a modulator of progestin and glucocorticoid action. *N Engl J Med* 1993;329:404–412.
103. Klinenberg JR, Miller F. Effect of corticosteroids on blood salicylate concentration. *JAMA* 1965;194:601–604.
104. Costedoat-Chalumeau N, Amoura Z, Aymard G, et al. Potentiation of vitamin K antagonists by high-dose intravenous methylprednisolone. *Ann Intern Med* 2000;132:631–635.
105. Chikanza LC, Panayi GS. The effects of hydrocortisone on *in vitro* lymphocyte proliferation and interleukin-2 and -4 production in corticosteroid sensitive and resistant subjects. *Eur J Clin Invest* 1993;23:845–850.
106. Chrousos GP, Detera-Wadleigh SD, Karl M. Syndromes of glucocorticoid resistance. *Ann Intern Med* 1993;119:1113–1124.
107. Hurley DM, Accili D, Stratakis CA, et al. Point mutation causing a single amino acid substitution in the hormone binding domain of the glucocorticoid receptor in familial glucocorticoid resistance. *J Clin Invest* 1991;87:680–686.
108. Norbiato G, Bevilacqua M, Vago T, et al. Cortisol resistance in acquired immunodeficiency syndrome. *J Clin Endocrinol Metab* 1992;74:608–613.
109. Kino T, Gragerov A, Kopp JB, et al. The HIV-1 virion associated protein Vpr is a coactivator of the human glucocorticoid receptor. *J Exp Med* 1999;189:51–62.
110. Kam JC, Szefler SJ, Surs W, et al. Combination IL-2 and IL-4 reduces glucocorticoid receptor-binding affinity and T cell responses to corticosteroids. *J Immunol* 1993;151:3460–3466.
111. Sher ER, Leung DY, Surs W, et al. Steroid-resistant asthma. Cellular mechanisms contributing to inadequate response to glucocorticoid therapy. *J Clin Invest* 1994;93:33–39.
112. Schlaghecke R, Kornely E, Wollenhaupt J, et al. Glucocorticoid receptors in rheumatoid arthritis. *Arthritis Rheum* 1992;35:740–744.
113. DiBattista JA, Martel-Pelletier J, Antakly T, et al. Reduced expression of glucocorticoid receptor levels in human osteoarthritic chondrocytes. Role in suppression of metalloprotease synthesis. *J Clin Endocrinol Metab* 1993;76:1128–1134.
114. Ray DW, Littlewood AC, Clark AJ, et. al. Human small cell lung cancer cell lines expressing the proopiomelanocortin gene have aberrant glucocorticoid receptor function. *J Clin Invest* 1994;93:1625–1630.
115. Karl M, Lamberts SWJ, Koper JW, et al. Cushing's disease preceded by generalized glucocorticoid resistance: clinical consequences of a novel, dominant-negative glucocorticoid receptor mutation. *Proc Assoc Am Physicians* 1996;108:296–307.
116. Wilder RL. Neuroendocrine-immune system interactions and autoimmunity. *Annu Rev Immunol* 1995;13:307–338.
117. Munck A, Guyre PM, Holbrook NJ. Physiological functions of glucocorticoids in stress and their relation to pharmacological actions. *Endocr Rev* 1984;5:25–44.
118. Baxter JD. Advances in glucocorticoid therapy. *Adv Intern Med* 2000;45:317–349.
119. Weinstein RS, Jilka RL, Parfitt AM, et al. Inhibition of osteoblastogenesis and promotion of apoptosis and osteocytes by glucocorticoids. Potential mechanisms of their deleterious effects on bone. *J Clin Invest* 1998;102:274–282.
120. Manolagas SC, Weinstein RS. New developments in the pathogenesis and treatment of steroid-induced osteoporosis. *J Bone Miner Res* 1999;14:1061–1066.
121. Lukert BP, Raisz LG. Glucocorticoid-induced osteoporosis: pathogenesis and management. *Ann Intern Med* 1990;112:352–364.
122. Reid IR. Steroid-induced osteoporosis. *Osteoporos Int* 1997;7(suppl 3):213–216.
123. Reid IR. Glucocorticoid effects on bone. *J Clin Endocrinol Metab* 1998;83:1860–1862
124. Zaqqa D, Jackson RD. Diagnosis and treatment of glucocorticoid-induced osteoporosis. *Cleve Clin J Med* 1999;66:221–230.
125. Kroger H, Honkanen R, Saarikoski S, et al. Decreased axial bone mineral density in perimenopausal women with rheumatoid arthritis: a population based study. *Ann Rheum Dis* 1994;53:18–23.
126. Zaqqa D, Jackson RD. Diagnosis and treatment of glucocorticoid-

induced osteoporosis. *Cleve Clin J Med* 1999;66:221–230.

127. Gluck OS, Murphy WA, Hahn TJ, et al. Bone loss in adults receiving alternate day glucocorticoid therapy: a comparison with daily therapy. *Arthritis Rheum* 1981;24:892–898.
128. Bijlsma JW, Duursma SA, Bosch R, et al. Acute changes in calcium and bone metabolism during methylprednisolone pulse therapy in rheumatoid arthritis. *Br J Rheumatol* 1988;27:215–219.
129. Buckley LM, Leib ES, Cartularo KS, et al. Calcium and vitamin D_3 supplementation prevents bone loss in the spine secondary to low-dose corticosteroids in patients with rheumatoid arthritis: a randomized, double-blind, placebo-controlled trial. *Ann Intern Med* 1996;125:961–968.
130. Adachi JD, Bensen WG, Brown J, et al. Intermittent etidronate therapy to prevent corticosteroid induced osteoporosis. *N Engl J Med* 1997;337:382–387.
131. Saag KG, Emkey R, Schnitzer TJ, et al. Alendronate for the prevention and treatment of glucocorticoid-induced osteoporosis. Glucocorticoid-Induced Osteoporosis Study Group. *N Engl J Med* 1998;30:292–299.
132. Cohen S, Levy RM, Keller M, et al. Risedronate therapy prevents corticosteroid-induced bone loss. A twelve month, multicenter, randomized, double-blind, placebo-controlled, parallel-group study. *Arthritis Rheum* 1999;42:2309–2318.
133. Anonymous. Recommendations for the prevention and treatment of glucocorticoid-induced osteoporosis. American College of Rheumatology Task Force on Osteoporosis Guidelines. *Arthritis Rheum* 1996;39:1791–1801.
134. Healey JH, Paget SA, Williams-Russo P, et al. A randomized controlled trial of salmon calcitonin to prevent bone loss in corticosteroid-treated temporal arteritis and polymyalgia rheumatica. *Calcif Tissue Int* 1996;58:73–80.
135. Reid IR. Glucocorticoid osteoporosis-mechanisms and management. *Eur J Endocrinol* 1997;137:209–217.
136. Lane NE, Sanchez S, Modin GW, et al. Parathyroid hormone treatment can reverse corticosteroid-induced osteoporosis. Results of a randomized controlled clinical trial. *J Clin Invest* 1998;102:1627–1633.
137. Mundy G, Garett R, Harris S, et al. Stimulation of bone formation *in vitro* and in rodents by statins. *Science* 1999;286:1946–1949.
138. Meier CR, Schlienger RG, Kraenzlin ME, et al. HMG-CoA reductase inhibitors and the risk of fractures. *JAMA* 2000;283:3205–3210.
139. Wang PS, Solomon DH, Mogun H, et al. HMG-CoA reductase inhibitors and the risk of hip fractures in elderly patients. *JAMA* 2000; 283:3211–3216.
140. Manolagas SC, Weinstein RS. New developments in the pathogenesis and treatment of steroid-induced osteoporosis. *J Bone Miner Res* 1999;14:1061–1066.
141. Harada S, Nagy JA, Sullivan KA, et al. Induction of vascular endothelial growth factor expression by prostaglandin E_2 and E_1 in osteoblasts. *J Clin Invest* 1994;93:2490–2496.
142. Mankin HJ. Nontraumatic necrosis of bone (osteonecrosis). *N Engl J Med* 1992;326:1473–1479.
143. Zabinski SJ, Sculco TP, Dicarlo EF, et al. Osteonecrosis in the rheumatoid femoral head. *J Rheumatol* 1998;25:1674–1680.
144. Mok CC, Lau CS, Wong RW. Risk factors for avascular bone necrosis in systemic lupus erythematosus. *Br J Rheumatol* 1998;37:895–900.
145. Williams IA, Mitchell AD, Rothman W, et al. Survey of the long term incidence of osteonecrosis of the hip and adverse medical events in rheumatoid arthritis after high dose intravenous methylprednisolone. *Ann Rheum Dis* 1988;47:930–933.
146. Danneskiold-Samsoe B, Grimby G. The influence of prednisone on the muscle morphology and muscle enzymes in patients with rheumatoid arthritis. *Clin Sci* 1986;71:693–701.
147. LaPier TK. Glucocorticoid-induced muscle atrophy. The role of exercise in treatment and prevention. *J Cardiopulm Rehabil* 1997;17: 76–84.
148. Petri M, Perez-Gutthann S, Spence D, et al. Risk factors for coronary artery disease in patients with systemic lupus erythematosus. *Am J Med* 1992;93:513–519.
149. Galve E, Candell-Riera J, Pigrau C, et al. Prevalence, morphologic types, and evolution of cardiac valvular disease in systemic lupus erythematosus. *N Engl J Med* 1988;319:817–823.
150. Pareja JG, Garland R, Koziel H. Use of adjunctive corticosteroids in severe adult non-HIV pneumocystis carinii pneumonia. *Chest* 1998; 113:1215–1224.
151. McIntyre PB, Berkey CS, King SM, et al. Dexamethasone as adjunctive therapy in bacterial meningitis. A meta-analysis of randomized clinical trials since 1988. *JAMA* 1997;278:925–931.
152. Stuck AE, Minder CE, Frey FJ. Risk of infectious complications in patients taking glucocorticosteroids. *Rev Infect Dis* 1989;11:954–963.
153. Segal BH, Sneller MC. Infectious complications of immunosuppressive therapy in patients with rheumatic diseases. *Rheum Dis Clin North Am* 1997;23:219–237.
154. Esteban NV, Loughlin T, Yergey AL, et al. Daily cortisol production rate in man determined by stable isotope dilution/mass spectrometry. *J Clin Endocrinol Metab* 1991;72:39–45.
155. Caldwell JR, Furst DE. The efficacy and safety of low-dose corticosteroids for rheumatoid arthritis. *Semin Arthritis Rheum* 1991;21:1–11.
156. Singer NG, McCune J. Prevention of infectious complications in rheumatic disease patients: immunization, *Pneumocystis carinii* prophylaxis, and screening for latent infections. *Curr Opin Rheumatol* 1999;11:173–178.
157. Axelrod L. Glucocorticoid therapy. *Medicine (Baltimore)* 1976;55: 39–65.
158. Baxter JD. Advances in glucocorticoid therapy. *Adv Intern Med* 2000;45:317–349.
159. Wada K, Yamada N, Suzuki H, et al. Recurrent cases of corticosteroid-induced mood disorder: clinical characteristics and treatment. *J Clin Psychiatry* 2000;61:261–267.
160. Ling MHM, Perry PH, Tsuang MT. Psychiatric side effects of corticosteroid therapy. *Arch Gen Psychiatry* 1981;38:471–477.
161. Renfro L, Snow JS. Ocular effects of topical and systemic steroids. *Dermatol Clin* 1992;10:505–512.
162. Schonwald S. Methylprednisolone anaphylaxis *Am J Emerg Med* 1999;17:583–585.
163. Mace S, Vadas P, Pruzanski W. Anaphylactic shock induced by intraarticular injection of methylprednisolone acetate. *J Rheumatol* 1997; 24:1191–1194.
164. Monk B, Cunliffe WJ, Layton AM, et al. Acne induced by inhaled steroids. *Clin Exp Dermatol* 1993;18:148–150.
165. Omoto M, Sigiura H, Uehara M. Histopathologic features of recalcitrant erythema of the face in adult patients with atopic dermatitis. *J Dermatol* 1994;21:87–91.
166. Gallant C, Kenny P. Oral glucocorticoids and their complications: a review. *J Am Acad Dermatol* 1986;14:161–177.
167. Buchanan WW, Stephen LJ, Buchanan HM. Are "homeopathic" doses of oral corticosteroids effective in rheumatoid arthritis? *Clin Exp Rheumatol* 1988;6:281–284.
168. Saleeb S, Copel J, Friedman D, et al. Comparison of treatment with fluorinated glucocorticoids to the natural history of autoantibody-associated congenital heart block. Retrospective review of the research registry for neonatal lupus. *Arthritis Rheum* 1999;42:2335–2345.
169. Abbott BD, McNabb FM, Lau C. Glucocorticoid receptor expression during the development of the embryonic mouse secondary palate. *J Craniofac Genet Dev Biol* 1994;14:87–96.
170. Bermas BL, Hill JA. Effects of immunosuppressive drugs during pregnancy. *Arthritis Rheum* 1995;38:1722–1732.
171. Anderson PO. Corticosteroid use by breast-feeding mothers. *Clin Pharm* 1987;6:445.
172. Robertson DB, Maibach HI. Topical corticosteroids. In: Schleimer RP, Claman HN, Oronsky A, eds. *Anti-inflammatory steroid action: basic and clinical aspects.* San Diego: Academic, 1989:494–524.
173. Cash JM, Wilder RL. Refractory rheumatoid arthritis: therapeutic options. *Rheum Dis Clin North Am* 1995;21:1–18.
174. Cathcart ES, Idelson BA, Scheinberg MA, et al. Beneficial effects of methylprednisolone "pulse" therapy in diffuse proliferative lupus nephritis. *Lancet* 1976;1:163–166.
175. Kimberly RP, Lockshin MD, Sherman RL, et al. High dose intravenous methylprednisolone pulse therapy in systemic lupus erythematosus. *Am J Med* 1981;70:817–824.
176. Boumpas DT, Austin HAD, Vaughn EM, et al. Controlled trial of pulse methylprednisolone versus two regimens of pulse cyclophosphamide in severe lupus nephritis. *Lancet* 1992;340:741–745.
177. Gourley MF, Austin HA III, Scott D, et al. Methylprednisolone and cyclophosphamide, alone or in combination, in patients with lupus nephritis. *Ann Intern Med* 1996;125:549–557.
178. Kimberly RP. Glucocorticoids. *Curr Opin Rheumatol* 1994;6:273–280.
179. Laue L, Kawai S, Udelman R, et al. Glucocorticoid antagonists: pharmacological attributes of a prototype antiglucocorticoid (RU 486).

In: Schleimer RP, Claman HN, Oronsky A, eds. *Anti-inflammatory steroid action: basic and clinical aspects.* San Diego: Academic, 1989:303–329.

180. Axelrod L. Side effects of glucocorticoid therapy. In: Schleimer RP, Claman HN, Oronsky A, eds. *Anti-inflammatory steroid action: basic and clinical aspects.* San Diego: Academic, 1989:377–408.

第35章

关节穿刺技术和关节腔注射治疗

Gerald F. Moore

关节穿刺，即关节腔抽液的描述始于 20 世纪 50 年代，现已成为常规诊断治疗的手段[1]。关节液分析可以帮助诊断诸如痛风或感染性关节炎之类的疾病。关于关节液分析已经在第 4 章进行了详述。

关节腔注射药物(主要为糖皮质激素)可以有效地辅助治疗多种类型的关节炎。早期应用可的松关节腔注射治疗的效果令人失望[1]。接受相对小剂量的氢化可的松的关节腔注射后，1/3 的患者 1 周后又会恢复至注射前状态[2]。其他关于氢化可的松以及随后发现的曲安西龙[3]的试验证实疗效更为持久。治疗性注射糖皮质激素或局部封闭对软组织疾病和关节病变均有疗效。

一、关节穿刺术

自希波格拉底的时代，人们已经对关节液进行检验。Rodnan 发表的回顾性文章[4]分析了希波格拉底、塞尔瑟斯(希腊学者)、盖伦和比沙(法国医学家)关于关节和关节液的治疗、滑膜的解剖学和生理学，以及Tean-Louis margueron 对滑液的化学分析的描述，这篇文章值得读一读。

关节腔穿刺抽液容易操作，且没有严重并发症。一项关于 4 000 多例患者进行的逾 100 000 次注射的综述研究发现，仅仅出现 14 例凝固酶阳性的葡萄球菌感染，平均发生率为 1/286[5]。另一项研究总结了 3 000 例关节腔注射，无合并感染[6]。

1961 年，McCarty 和 Hollander[7]首次对痛风的患者进行滑液的系统分析。在 18 例临床诊断痛风的患者样本中，15 例（89%）存在明确的尿酸氧化盐结晶。对15 例样本的研究中有 13 例尿酸氧化酶的孵育破坏了结晶。偏振光将辨认尿酸盐结晶阳性率由 61%提高到 83%。

二、适应证

关节腔穿刺可以鉴别诊断单关节炎，并可以结合关节腔注射糖皮质激素或放射性同位素物质，以诱导放射性的滑膜切除，或应用透明质烷类物质补充关节腔内的黏性物质。关节腔穿刺有助于外伤性关节炎或关节腔骨折的诊断和治疗。由于关节腔积液(如关节腔积血或滑膜炎）导致的关节伸展时的疼痛可以通过关节腔抽液得到缓解。而对于两个或两个以上关节受累的患者而言，系统性治疗可能是一种更为合适的治疗手段。

(一)单关节关节炎的鉴别诊断

对于确诊感染性关节炎或晶体性关节炎（痛风的尿酸盐结晶或假性痛风的焦磷酸盐结晶)，关节腔穿刺是唯一明确的诊断方法。对于单关节关节炎的患者，根据病史和查体不能明确诊断者，应行关节腔穿刺。关节液的检验亦可以有助于区别炎性和非炎性关节病变。

(二)关节腔药物注射

许多局部和系统性的关节病变中，关节腔内注射糖皮质激素均有助于治疗。许多疾病（除外伤和感染外)，肿胀和其他的炎性反应至少会得到暂时缓解。皮质类固醇不能应用于感染性关节炎，以免加重病原体对骨关节的破坏。

McCarthy[8]列出了关节腔内注射皮质类固醇的适应证：①纠正伴发于关节炎症的关节屈曲畸形。②控制多关节滑膜炎患者的一个或多个明显受累的关节的炎性反应。③治疗单关节炎或寡关节关节炎。④保证关节或腱鞘的炎症得以长期缓解（尤其是对于滑膜切除的患者）。

有时候，局部注射麻醉剂（如利多卡因）有助于患者迅速缓解疼痛。此时的疼痛缓解亦提示皮质类固醇的注射有助于长期控制症状。生理盐水灌洗术可以有效降低部分患者滑液的炎性因子。通过注射透明质烷补充黏性物质的治疗最近越来越多地被用于对其他治疗无反应的严重的退行性关节病变（第111章）。

（三）创伤性关节炎的诊断和治疗

有时候，患者不记得曾经受过轻微的创伤，行必要的关节穿刺可以鉴别是感染性关节炎，或是晶体诱导关节疾病。关节滑液中明显的血液成分即提示外伤（关节穿刺前损伤或穿刺时损伤）。造成活动障碍和疼痛的关节腔压力升高，可以通过关节抽液得到缓解。

（四）关节腔骨折的诊断

少数情况下，关节腔穿刺中发现有脂肪颗粒混合有血可以提示隐匿性骨折。这种表现应在适当时候尽快行影像学检查，并请骨科医师会诊。

（五）关节腔积血和张力性渗出的止痛

炎症或刺激物（如血液）引起的关节腔积液。当液体体积增加时，关节囊扩张造成疼痛不适。当膝关节腔积液时，半膜肌和腓肠肌的囊肿扩张，并通过单向活门的机制产生腘窝囊肿[9]。关节腔注射皮质类固醇可有助于降低滑液产生，缓解关节腔扩张产生的疼痛。

有一篇收录逾 80 篇文献的大型综述，对于感染性关节炎患者行细针穿刺与外科引流进行比较发现，在外科手术之前，应优先进行药物治疗[10]。药物治疗组中75%的患者得以缓解，而外科手术组中仅 57%的患者得以改善。对于用药物治疗无效的感染性关节，或技术上难以进行穿刺的多关节部位（如髋部），再建议外科手术引流。

（六）用于革兰染色和培养的滑液的获取

行关节腔穿刺的一个最重要目的是除外感染。关节腔穿刺抽液提供了进行革兰染色和培养所需关节液的简单易行地操作。在感染性关节炎患者中，重复性关节腔穿刺（甚至 1 日数次）以去除感染的碎片成分并促进痊愈是必须的。

三、关节腔穿刺的相对禁忌证

关节腔穿刺无绝对禁忌证。如怀疑患有感染性关节炎，即使存在相对禁忌证，仍需要对受累关节进行穿刺，以获得进行革兰染色和培养的关节液。不过，以下情况时应谨慎行关节腔穿刺。

（一）穿刺必经区域存在蜂窝组织炎

细针穿刺时，要通过感染区方能进入关节腔时（如蜂窝组织炎），理论上，会造成关节腔感染蔓迁风险的增加。此时可以运用适当的技术和避免细针穿刺时进入明显感染区域以降低关节腔接种感染的概率。

（二）菌血症

对明确菌血症的患者进行关节腔穿刺可能造成关节腔的感染。然而，如果疑诊关节受累，仍需进行诊断性穿刺以进行革兰染色和培养，并有助于抽液减压。

（三）出血性疾病

合并有血友病、血小板减少症或其他凝血异常的患者，穿刺造成关节腔出血的可能性增加。此时应尽量避免针尖在关节腔内的过多移动。关节腔出血甚为少见，此时可以应用最小号的针头（如 22~25 号），以容易穿刺或完成治疗性感染得到关节积液。

（四）人工假体关节

对人工关节的关节腔穿刺因为解剖改变和手术治疗中疤痕的形成而造成穿刺技术上的困难。关节假体作为异物增加了关节感染并发症的风险。除非诊断必要，应尽量避免对人工关节进行穿刺。如果怀疑有假体松弛或者基础骨髓炎，应建议患者行骨科手术检查。

（五）既往穿刺失败

应避免在 1 年内对同一关节进行 2~3 次以上的反复穿刺（除黏性物质的补充治疗外）。穿刺次数越多，并发症发作的概率越高。对于局部注射的疗效欠佳提示应重新评估治疗方案，考虑采用其他的关节腔治疗、系统性治疗或骨科手术治疗。

（六）不合作的患者

如患者不能配合，即不应进行关节腔穿刺。穿刺时的任何意外关节运动均可能导致软骨损伤或出血，继而对关节液的检测造成干扰。

四、关节腔穿刺技术

应准备合适的器具（表35.1）。有必要了解穿刺关节的解剖知识。仔细选择穿刺部位（除了髋关节和踝关节，往往选择关节伸侧），以避免碰到关键部位如血管和神经。应遵守合适的体液预防措施，包括应用一次性乳胶手套，络合碘消毒穿刺部位，但并不需要准备无菌区。一项小型的研究发现[11]，通过异丙基乙醇消毒后的区域和通过氯己定消毒后的无菌区相比，两组的针头培养的阳性率无差异。可以通过一氯乙烷喷雾或者利多卡因注射麻醉后，直接将针头刺入关节腔（参照后文“特殊关节穿刺技术”）。关节液将顺利流入针管。

如果未穿刺出液体或者液体流出不畅，应考虑以下问题：

①无积液。

②尝试旋转针头和针管，避免组织堵塞针头前端。

③针头实际上并未位于关节腔内——将针头退回表皮，再次以略微不同的角度刺入。如不能抽出液体，可以借助超声检查帮助判断针头位置[12]。将超声引导下关节腔穿刺的成功率（97%）与传统的关节腔穿刺成功率（32%）相比较，提示对于某些复杂的关节腔穿刺，超声是有效的辅助手段。

表35.1　关节腔穿刺所需的器具

一次性手套（没必要使用无菌手套）
异丙嗪-碘酒溶液（或类似消毒液）
酒精棉球
麻醉用：1~2 mL利多卡因（1%不含肾上腺素）或一氯乙烷
针头和针管
1枚3 mL针管，并25号针头，利多卡因注射用
1枚5 mL针管，并18~22号针头，注射糖皮质激素/利多卡因用
1枚或多枚3~5 mL针管，并18~25号针头，穿刺抽液用（针管的型号取决于预期的抽液量，针头的型号取决于穿刺的关节大小
塑料胶带
无菌的培养容器
用于实验室检验的预装有抗凝剂的检验试管
带有红色滤光片的偏振光显微镜、玻片、盖玻片

④因为患者的关节周肌肉收缩，阻挡了滑液的流出而导致无关节液流出。此时，留置针头于关节腔内，嘱患者放松可使滑液流进针管。

如果需要注射皮质类固醇或其他药物，先行关节腔抽液可以提高药物注射的疗效[14]。抽液完毕后，将针头留置关节腔内，将针管拔下。换上装有糖皮质激素的针管与针头联结，并试图再次回抽，确认针头置于关节腔内后再注射药物。注射时无需施加太强的压力。如果注射时需要施加很大的压力，则要小心针头脱离关节囊，而应重新穿刺。

关节腔注射应选用长效的皮质类固醇（如泼尼松）。根据注射的关节大小决定给予的皮质类固醇剂量。因为膝关节是大关节，所以1~2 mL较为适宜（相当于40~80 mg的泼尼松）。其他的关节可仅应用0.25~0.5 mL的皮质类固醇制剂。

建议穿刺后延长关节休息时间，上肢关节需3周，下肢关节需6周[8]。一项关于膝关节注射皮质类固醇后24小时休息和照常活动的对比显示：在第3个月和第6个月，注射后24小时休息组的疼痛和僵硬评估疗效更好[15]。因此，注射治疗后的数小时至数天内，减少活动的方案可能是适宜的。

五、并发症

（一）感染

如果关节腔穿刺时注意进行无菌操作，操作时将感染带入关节腔的风险可以忽略。多数的报道强调在各种方法中感染的发生率明显低于1%[5,6]。1989年的一篇文献综述[16]总结了443例穿刺后的细菌性关节炎的患者。感染的发病诱因为糖尿病、类风湿性关节炎（RA）、全身应用激素治疗中、免疫抑制剂治疗中以及体内其他部位的感染。

如果关节腔穿刺时，针头穿过感染的皮肤或皮下组织再进入关节腔中，可能出现医源性感染。据估计，低于1/10 000的关节腔穿刺可能出现医源性感染，医源性感染的概率可因曾经注射过糖皮质激素而增加[17,18]。曾有因腕管感染而行关节腔穿刺后出现腕关节的金葡萄球菌感染的个例报道[19]。另一项报告回顾分析了逾3000例关节周和关节腔穿刺的病例，无一感染[6]。

（二）出血

关节腔穿刺后的显著出血极为罕见。最好的防止出血的方法是于穿刺后对穿刺部位进行加压包扎。如果在行关节腔穿刺时，使用更细的针头和穿刺时小心避免损伤对有出血素质或服用抗凝血药物的患者，行关节腔穿刺术也是安全的。穿刺后的出血往往是自限性的，仅需观察。无需中断抗凝治疗或者加用凝血治疗。

（三）软骨损伤

细针穿刺导致的软骨损伤是罕见的。软骨的损伤可以造成局部的退行性改变，可以通过以下技术预防软骨损伤。

①避免针头穿刺过深。

②穿刺入关节腔内后切勿将针头划来划去。

③选择离关节软骨较远的位置进针。

（四）皮质类固醇相关的并发症

皮质类固醇相关的并发症列于表35.2。当穿刺入软组织后，氟化的皮质类固醇可以导致胶原组织的显著萎缩、韧带或肌腱的断裂或皮下钙化（萎缩可以在2~3年后消失）。因此，不建议应用氟化的皮质类固醇进行关节外的注射。10%的患者有时会出现晶体诱导的关节炎（关节腔注射后复发），在注射后数小时内发作，并持续数日[20]。

关于软组织注射皮质类固醇后出现肌腱断裂亦有报道，往往发生于同一部位注射过量的一种皮质类固醇，或直接向肌腱部位注射皮质类固醇[21,22]。

另有3例患者出现了其他的并发症[19]。1例患者在经历29次皮质类固醇的注射后出现了手指屈肌肌腱的断裂。另1例患者在接受了10次注射后出现了典型的绞索畸形，掌指关节的受累导致手掌外观畸形。第3例在关节腔注射曲安西龙后出现了颜面和颈部的潮红和潮热。

表35.2　关节腔周和关节腔内注射皮质类固醇的潜在后遗症

糖尿病患者的血糖升高
颜面和躯干红斑、潮热、出汗
医源性感染
神经损伤（注射至神经处）
胰腺炎
囊下白内障
注射后突发
影像学改变
沙尔科关节病变
骨坏死
类固醇性关节病变
下丘脑-垂体-肾上腺轴的抑制
肌腱断裂
组织萎缩、脂肪坏死、钙化
子宫出血

儿童接受皮质类固醇关节腔内注射后的不良反应较不常见[23,24]。1例接受髋关节注射后出现了骨坏死，但不能确定是否和皮质类固醇的注射相关。反复的关节腔内注射可能并不能增加关节的影像学损害几率。

关节腔或软组织注射皮质类固醇后可能出现继发性的激素异常。一项序列报告中发现将近一半的女性患者出现了月经紊乱[25]。因为多次接受关节腔皮质类固醇注射而出现下丘脑-垂体-肾上腺轴受抑制是罕见的[26]。关节腔注射后的数小时内血浆皮质醇水平可受抑制其作用将持续数天[27]。

关节腔内注射皮质类固醇后血糖的水平可以显著增高。应告诫1型糖尿病患者在注射后数天内密切监测血糖。

（五）过敏反应和局部反应

如果已知患者过敏，应避免局麻时使用皮下注射的麻醉剂。对这些患者可换以一氯乙烷喷雾麻醉。一氯乙烷用于蒸汽冷却剂喷雾。若皮肤过于受冻，可以出现继发的表皮松解性皮炎。穿刺表面出现红斑，持续数天，往往不留后遗症。有报道称，关节腔注射激素后可以出现潮热[19,25]（第34章）。注射后突发的发生率很低（一项观察发现100 000例注射病例的发生率为2%），可能是皮质类固醇的晶体被多形核白细胞吞噬的缘故[5]。

（六）关节稳定性下降

频繁的关节腔穿刺可以造成关节的稳定性下降［超过2次/(关节·年］。是由在于类固醇的应用、沙尔科样关节病，还是由于基础性疾病的进展尚不清楚。一项大型的序列关节腔穿刺注射的调查中[5]，经随访10年，反复关节腔注射后的关节稳定性下降的发生率低于1%[5]。这一数字接近于和疾病相关的关节稳定性下降的概率。皮质类固醇制剂的抗炎作用可增加发生关节不稳的可能性。

（七）皮下针头断裂

据报道，曾有2例患者关节腔穿刺过程中的皮下针头与塑胶管分离。需要进行小手术探查从软组织内将分离的针头取出[28]。

（八）干抽

未能抽出关节腔积液的原因众多[29]。最为常见的是：关节腔积液很少或不存在。以查体明确是否存在积液有时很困难，尤其是对于肥胖的患者。在膝关节穿刺中，针头可以刺入髌股隔内侧区的三角形脂肪垫。慢性炎性滑膜可导致脂肪生成（丛状脂肪瘤），使得抽液困难。膝关节的内侧皱襞可以阻挡针管腔。长期的积液经一段时间的再吸收可能产生胶状物而难以抽吸。

六、感染性关节的穿刺技术

分别介绍每个关节的穿刺技术。并附有关节腔穿刺的影像片段[30]。

（一）膝关节

患者仰卧，双腿尽可能完全地伸直。将穿刺的膝关节部位完全暴露。可以在关节周围盖以单子或毛巾以保护患者衣物。如果患者不能将双腿完全伸直，可以在膝下放置一个枕头以提供支撑。

膝关节穿刺通常可以从正中或旁侧进针，不过有的医师喜欢让患者膝屈曲 90°时从前侧进针。定位髌骨，让患者放松，以便髌骨可以自由地移动。往往通过触压髌骨和股骨之间的部位，在 4 个方向（侧上、侧下或正上、正下）中选 1 个方向进针。

应用 22 号或更大的针头（有的医师喜欢 18 或 20 号针头），连接 3~5 mL 针管。经适当麻醉后，将针头刺入髌骨和股骨之间，且平行于髌骨前缘处。针头朝向髌内中心。正常或较瘦的患者进针深 2 cm 左右，在肥胖患者进针深大于4~5 cm，必要时可借助 2.5 英寸的脊髓穿刺针。在进入滑膜腔后，可以有轻微的突破感。此时，关节液应可以顺利引出（图 35.1 和图 35.2）

（二）髋关节

在荧光 X 线透视引导下的髋关节穿刺最为常见。应由熟悉关节解剖的有经验的医师进行操作。令患者平卧，使髋关节伸展并轻度内旋。

18~22 号脊髓针头并连接 10 mL 的针管最为常用。在仰卧时定位，可以使用髂前上棘下约 2~3 cm，股动脉旁开 2~3 cm 处作为穿刺点（图 35.3）。

经合适的体位准备和麻醉注射后，在荧光 X 线透视引导下从后内侧以60°角进针。小心避免穿刺点内侧的神经血管束损伤。徐徐进针直至抵至骨头，然后轻轻回撤针头。经 X 线透视证实针头确实位于关节囊腔内后再行抽吸或注射。可以选择长效皮质类固醇，如曲安西龙或泼尼松。抽吸时可以给予一定负压。

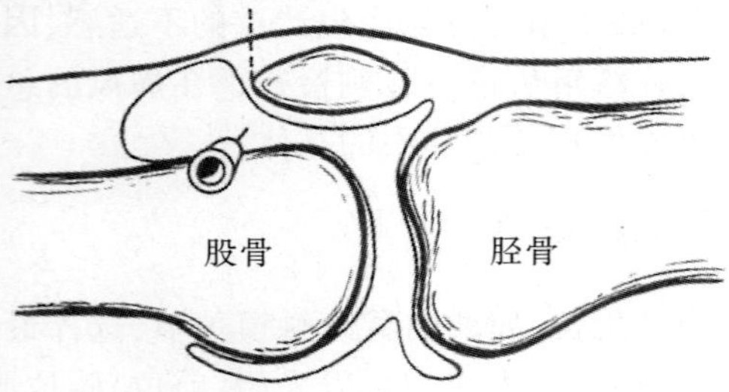

图35.1 右膝关节的关节腔穿刺，侧位进针至髌上囊。

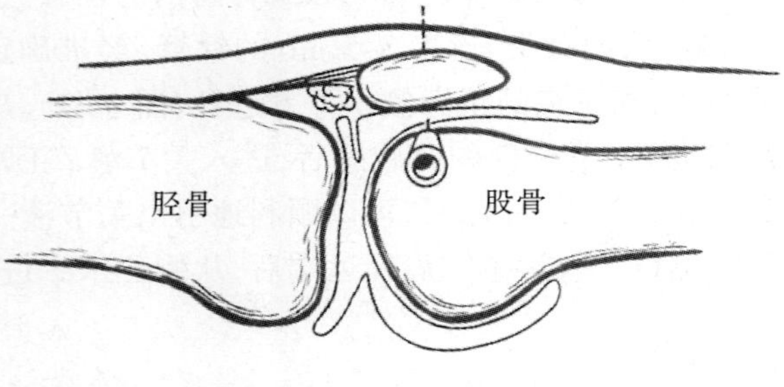

图35.2 右膝关节关节腔穿刺，正中位进针至髌骨下方。

偶尔，可以采用侧向进针，在大转子的近端顶点前方进针，朝向耻骨联合和髂前上棘的中点方向。

（三）踝关节

踝关节的关节穿刺时嘱患者仰卧，处于一个舒适的位置。足部置于中立位，足跟置于桌子上面。从前向进针。应该明确内踝附近的踇长伸肌和胫骨前肌腱（图 35.4）。有时也可以采用相似的位置和方法行距下进针（图 35.5）。

应用 18~22 号针头，连接一个 3~5 mL 针管。经定位及麻醉准备后，平行距骨上表面进针，走行于距骨和胫骨间的沟中。进针大约 2 cm 深时穿入关节腔。如果关节液存在，则可以顺利引出。

（四）足的跖趾关节和趾间关节

使用 25 号针头，连接 1 mL 针管。经准确定位和麻醉后，顺利穿入伸肌肌腱后的皮肤，避免损伤神经血管束（图 35.6）。因为关节很小，需要小心探针，确保穿刺入关节腔中。进针深度大约 0.5 cm，往往关节液不易引出。

若需穿刺第一跖趾关节鉴别晶体关节炎，可以从内侧进针。由于患者可能产生严重的不适感，因此可以待急性炎症缓解后进行穿刺检查。在痛风的急性发作间期亦可以发现关节液中的晶体。

（五）肩关节

嘱患者坐位，屈曲前臂。触摸关节，选择最佳穿刺点。以下三种穿刺方式均可以采用：前位、侧位或后位。前位进针点选在肩关节喙突和肱骨间沟中。侧位进针点选在肩峰远端偏下。而后位进针点选在肩峰的后顶点，朝向喙突进针。

①前位。明确肩关节喙突和肱骨间沟的位置。选择 22 号或更大的针头，连接 3~5 mL 的针管。经准确定位和麻醉后，在喙突的正旁侧稍下方进针（图 35.7）。应采用后路进针。有轻度的突破感后，进入关节囊。正常个体经进针大约 2 cm 深后，可以顺利地引出关节液。

②侧位。触诊感知肩峰远端后，从侧位水平进针。偏内侧和轻度向后的方向穿刺。

③后位。明确感知肩峰突的后顶点。从肱骨头偏内侧进针，指向肩峰缘突。

（六）肘关节

肘关节的穿刺往往选在外上髁和鹰嘴之间的位置进针。肘关节置于屈曲位（约 30°~90°），如坐位，应将手置于大腿之上；如仰卧位，则将手置于腹部。

选择 22 号或更大的针头，连接 3~5 mL 的针管。经定位和麻醉后，在外上髁和鹰嘴之间，平行于桡骨，指向手的方向垂直于皮肤进针（图 35.8）。正常个体，经进针约 1 cm 后，可以引出关节液。除侧位穿刺外，另外可以选择后位：从鹰嘴的上方、肱三头肌侧进针。

（七）腕关节

将手置于平处，手心朝下。腕关节下垫一个小的毛巾卷，使得关节轻度弯曲。腕关节关节腔注射的最佳定位是腕关节背侧、桡骨头的远端，朝向拇指伸肌肌腱的尺骨侧。有时候，也可以选择尺骨茎的远端，尺腕关节处进针（图 35.9）。

经定位并麻醉后，向拇指伸肌肌腱和手指之间的尺腕关节垂直皮肤进针（有时候可选尺骨茎的远端）。进针约 1 cm 后刺入关节腔。如果关节液存在，可以顺利引出。

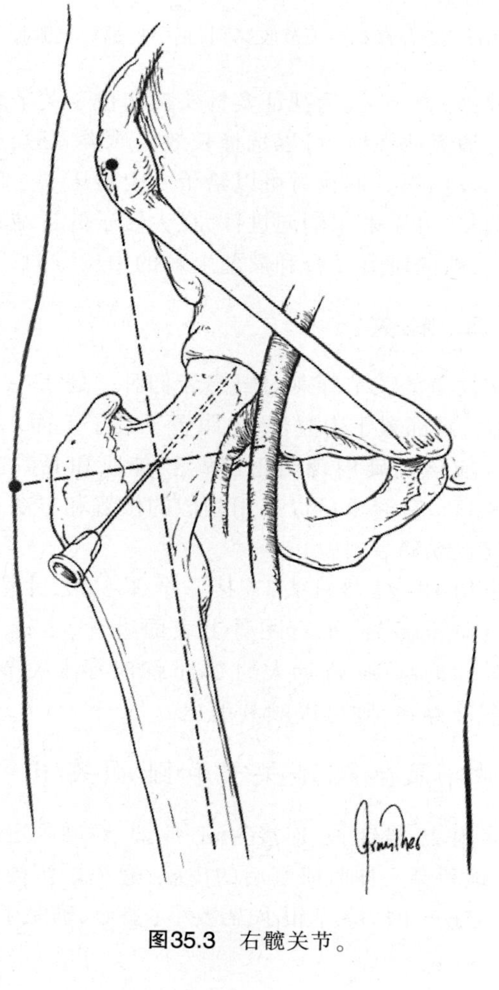

图35.3 右髋关节。

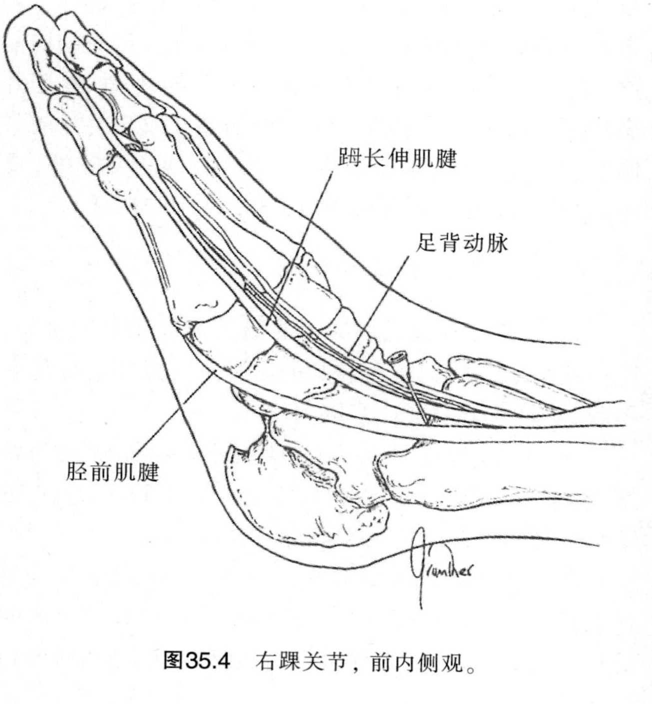

图35.4 右踝关节，前内侧观。

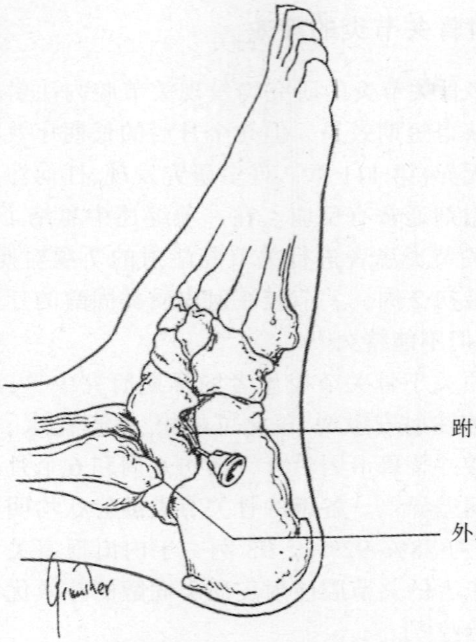

图35.5 右距下关节，侧面观。

(八)手的掌指关节和指间关节

手掌侧朝下，置于桌上。从侧位穿刺掌指关节关节腔，沿手指侧面向下进针，走行于神经血管束之上。通过活动手指和触诊通常可容易确定出关节线。

对于指间关节的穿刺，可以请助手于手术关节穿刺点对侧的关节线处加压，以便张开关节。从侧位穿入神经血管束之上的关节囊(图 35.10)。

应使用 25 号针头，连接一个 1 mL 的针管。经定位并麻醉后，垂直于关节表面，顺利地穿入神经血管束之上的关节腔内。因为指间关节很小，应仔细触诊定位以确保准确地进入关节。进针深度大约 0.5 cm。往往关节液不易引出。

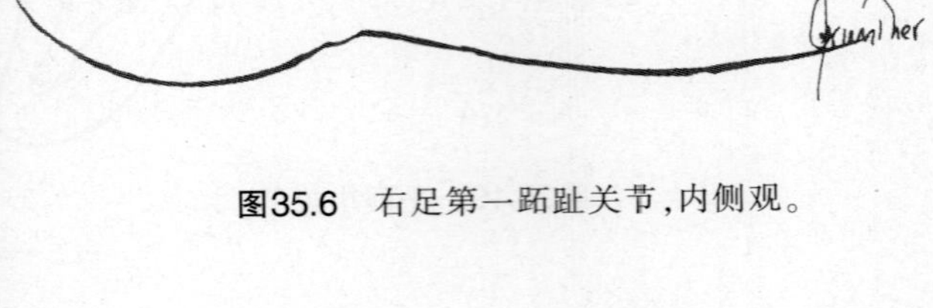

图35.6 右足第一跖趾关节，内侧观。

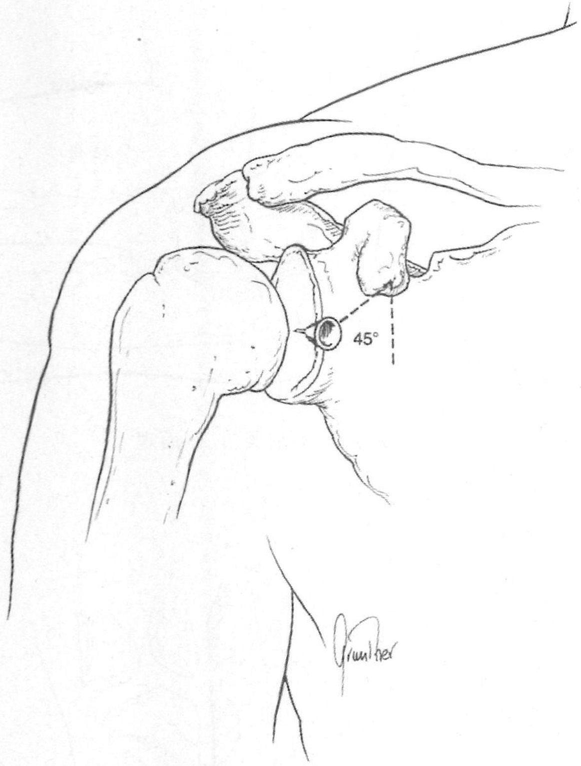

图35.7 右肩关节。

(九)颞下颌关节

让患者张嘴配合。最佳穿刺点为耳屏前缘约 2 cm 处，颧弓以下。应谨慎操作，避免损伤颞动脉和颞下颌关节面(图 35.11)。

七、关节内治疗

(一)皮质类固醇

Thorn 于 1950 年第一次公开发表了关节内注射皮质类固醇的个人经验[2]，他向一位 RA 患者的受累膝关节腔内注射了 10 mg 的氢化可的松。膝关节症状明显好转，但由于随后的全身状况的改善可能和系统性治疗相关，所以未再做进一步的试验。次年，Hollander 对 7 例 RA 患者的膝关节进行 25 mg 的可的松注射治疗，发现疗效有限。一项关于 129 例患者的 700 次局部关节腔注射氢化可的松和可的松的比较研究显示，注射氢化可的松的疗效更佳[2]。可能是因为氢化可的松的可溶性是可的松的 1/7，在关节内形成了明显的长效的抗炎复合物贮留。

皮质类固醇通过结合细胞内的类固醇受体而控制

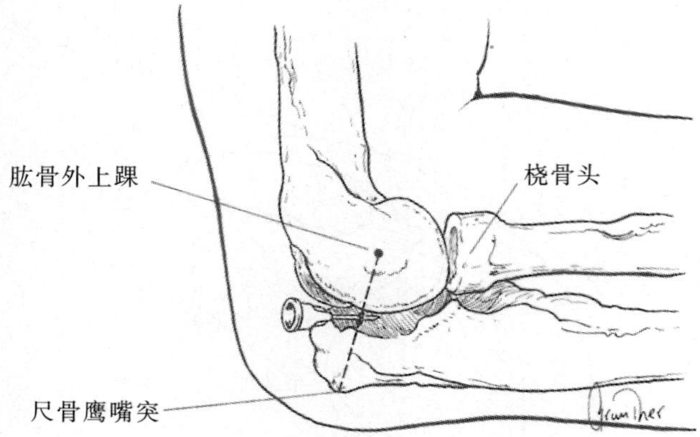

图35.8　右肘关节，侧面观。

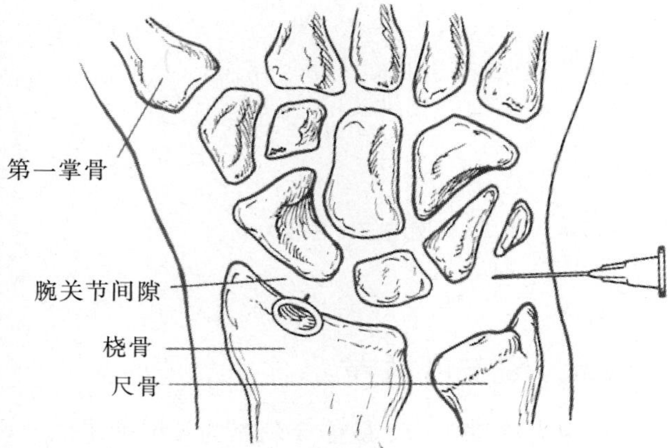

图 35.9　右腕关节。

mRNA 和蛋白的合成率[31](第 34 章)。皮质类固醇作用于 T 细胞和(或)B 细胞并抑制磷脂酶 A_2,因此抑制了花生四烯酸的衍生物生成。另外还降低了蛋白水解酶溶基皮素和促炎性因子 IL-1,并抑制了致癌基因 c-fos 和c-myc 的表达，而后两者在调节金属蛋白酶和细胞因子表达中起重要作用[31,32]。在曾行皮质类固醇关节腔注射的骨关节炎患者的胫骨平台的关节软骨活检标本中,金属蛋白酶的活性降至正常,而未接受皮质类固醇关节腔注射的患者的金属蛋白酶升高[33]。

经关节腔注射 1 g 的甲泼尼龙后，中性粒细胞移行入关节的现象减少,但移行出关节并未受到影响[34]。6 例 RA 患者膝关节注射琥珀酸泼尼松钠之前并之后进行钆标记的 MR 成像检查显示,2 例患者的滑膜厚度降低[35]。5 例临床改善。

1.对骨关节炎的疗效

许多骨关节炎的研究均发现关节腔内注射皮质类固醇可获得短期效果，但几个月后的长期疗效和安慰剂比较无异(第 111 章)。许多研究发现,任何注射对大剂量安慰剂通常有反应。在一项综述中总结了共 300 多例骨关节炎患者进行关节腔注射的 7 项对照试验，发现在最初 2 周，关节腔注射皮质类固醇的疗效优于安慰剂,但不能持久[31]。

一项关于骨关节炎患者的早期研究中[36],患者接受关节腔注射安慰剂、氢化可的松、生理盐水、普鲁卡因或乳酸并普鲁卡因治疗，随访 6 周和 6 个月后并未发现组间差异[36]。各组的骨关节炎的症状均明显改善(改善率为 78%~92%)。93 例一年内出现肩关节粘连性囊炎患者的关节腔注射皮质类固醇的疗效优于单纯的生理治疗[37]。

一项对照性研究将患者分为两组：甲泼尼龙组和用生理盐水作安慰剂组,经 8 周治疗后,甲泼尼龙的短期疗效明显优于安慰剂组。未发现疗效影响因素[38]。另一项研究分析了膝关节 OA 患者经应用曲安西龙或安慰剂注射后的疗效:第一周曲安西龙组有 78%的患者有效,而安慰剂组仅 49%的患者有效[39]。第六周时,两组有效率相似,分别为 57%和 55%。疗效相关因素为关节腔积液和关节腔注射时的抽液治疗。

2.对类风湿关节炎的疗效

对 RA 患者关节内注射皮质类固醇的长期疗效和在骨关节炎上的疗效类似。在 RA 患者的 2 年随访中,

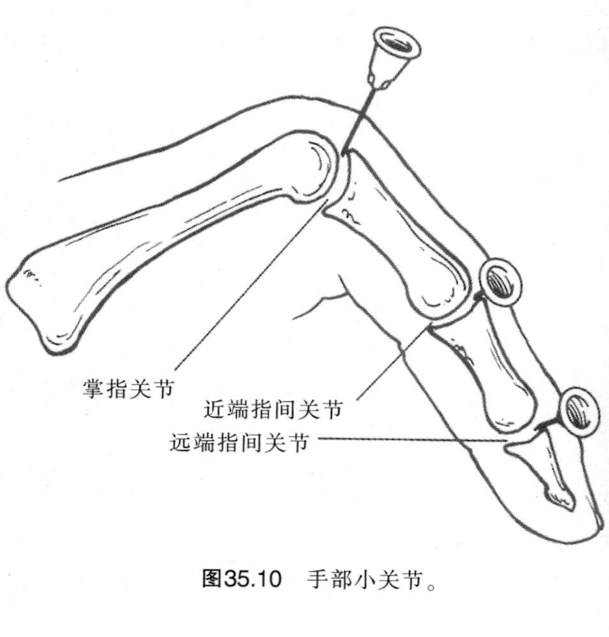

图35.10　手部小关节。

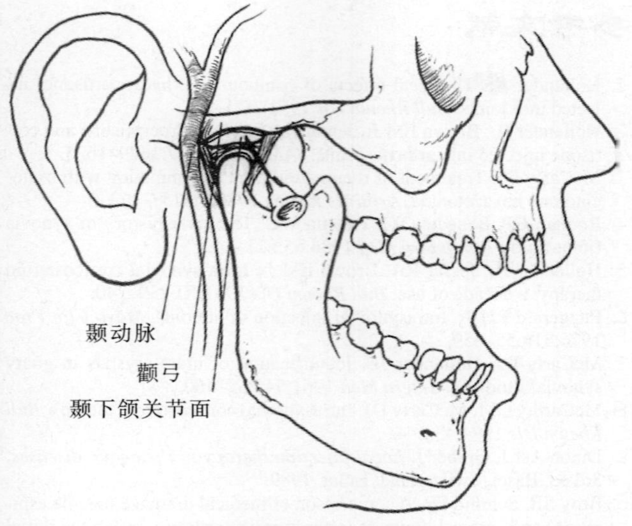

图35.11　右颞颌关节。

70 例接受关节腔注射皮质类固醇的患者中有 63 例无滑膜炎,而 59 例未接受关节腔注射皮质类固醇的患者中有 28 例出现了滑膜炎[19]。

多数研究表明应用长效皮质类固醇(如曲安西龙)有疗效。一项随机的研究对比了使用曲安西龙和甲泼尼龙治疗 6 月后的疗效,3/4 应用曲安西龙的患者继续有效,而仅有 58%应用甲泼尼龙的患者有效[40]。

一项对 4 000 例患者进行超过 100 000 次关节腔注射的非对照组调查,经随访 10 年,90%对皮质类固醇的关节腔注射有效[5]。而一项为期 7 年的随访发现(100 例为RA,100 例为 OA) 证实仍需要关节腔注射来缓解症状的 RA 患者是 OA 患者的 2 倍。有趣的是研究者报道在同一关节注射皮质类固醇 142 次无损害。

3.对滑囊炎的疗效

在扩张的关节囊应用局部麻醉药和空气注射相比，皮质类固醇的关节腔注射可以有效地增加滑囊炎患者的活动度[41]。

(二)关节腔冲洗治疗

对皮质类固醇的关节腔注射未必合适的疾病,有时可以应用关节腔的生理盐水冲洗。然而，其有效性的报告充满矛盾。有证据证实对膝关节的 OA 患者 1 L 的生理盐水冲洗比常规的皮质类固醇关节腔注射更有效[42]。无论关节腔冲洗还是皮质类固醇注射均可有效缓解疼痛且疗效是安慰剂注射的 2 倍。将关节腔冲洗(应用或不应用皮质类固醇)和非手术性滑膜切除术的比较试验发现两种治疗中均有 1/3 的患者疗效良好[43]。类似的,经过 3 月的随访发现,1 L 的生理盐水冲洗的有效性和退行性膝骨关节炎的诊断性或治疗性关节镜疗效相仿[44]。经过 1 年的随访，关节腔冲洗治疗膝关节的疗效稍优于关节镜下的治疗(有效率分别为 58%和 44%)。应该注意的是，在这项研究中关节镜的费用是生理盐水冲洗的 8 倍(分别为 4 500 美元和 660 美元)。一项对照性实验将 180 名患者随机分入关节镜清创术组、关节镜下冲洗组或安慰剂组,但未能发现这些治疗的任何显著的组间差异[45]。

潮汐式冲洗可能在感染性关节炎的患者中没有疗效。一项小型试验评价了 10 例出现 11 个感染性膝关节炎的,经重复性关节腔穿刺无效的患者潮汐式冲洗的疗效[46]。11 个关节中仅 4 个关节对潮汐式冲洗有反应。无效者中的 3 例为革兰阴性感染。

八、黏性物质补充治疗

1997 年黏性物质的补充治疗在美国被批准应用于难治性膝骨关节炎的治疗(第 111 章)。透明质烷(透明质酸)是长链的多糖,由重复的双糖单位的 N-乙酰基-葡糖胺和葡糖酸组成，由软骨细胞和滑膜细胞产生[47]。因为可以和炎性介质和自由基团结合,因此此物质被认为具有保护软骨的作用[48]。从脐带血、鸡冠或细菌培养基中可以提取用于药物治疗的透明质烷[48]。通常建议每周注射 1 次,共 3~5 次。注射前应抽出滑膜液体,避免透明质烷稀释。

关于应用透明质烷的研究并未证实此传统治疗有显著疗效。然而,对于某些膝关节骨关节炎的患者,透明质烷的治疗是适宜的。一项大型的随机对照双盲试验对比了膝关节炎的关节腔注射透明质酸钠，每周 1 次,共注射 5 次,并非类固醇萘普生或并安慰剂[47]。结果发现,各组的 50 英尺散步的疼痛均有改善,并维持了整整 6 个月。最主要的并发症是注射透明质酸钠的局部不适。其他的对照性研究并未显示在膝骨关节炎中,透明质酸钠和安慰剂相比有任何优势[49-51]。然而,60 岁以上的患者症状明显者可能更容易在应用透明质酸钠后得到改善。

目前,研究证实,在治疗 OA 患者的膝关节炎上透明质烷和 NSAID 一样有效[48]。那些传统治疗失败并无法行骨科手术的患者可以试用黏性物质补充治疗。但高昂的治疗费用是其局限性。

九、放射性滑膜切除术

外科的滑膜切除术可以获得2~3年的缓解，但对技术有一定要求，并可能造成活动障碍[52]。放射性药物治疗也是一项选择：^{90}Y、^{198}Au和^{169}Er、^{186}Re、^{32}P或^{165}Dy的关节腔注射均可以作为非手术滑膜切除术的药物。应用^{165}Dy这样半衰期较短的元素，并通过β放射衰减，解决了早期对放射性药物泄漏的担忧[52]。

和传统的关节腔注射锇酸相比，放射性滑膜切除术可能更有效。对于血友病的关节病变[53]和RA患者[54]的症状缓解而言，应用^{90}Y和^{186}Re的放射性滑膜切除术可能比注射锇酸更有效。另一项研究比较了锇酸和^{90}Y，结论认为锇酸的作用时间较长因此可能更好，但两者的疗效相仿[54]。一项综述对比了RA患者应用^{90}Y的滑膜切除术、关节腔内注射安慰剂和注射类固醇激素三者的疗效，没有显示钇的滑膜切除术疗效更好[55]。

对于放射性滑膜切除术失败的患者，可以行外科手术切除滑膜[56]。一项研究总结了激光关节镜在滑膜切除术上的应用，病例数目有限，建议膝关节滑膜炎较轻的患者经治疗后疼痛和肿胀均显著缓解，而且C反应蛋白下降。但滑膜炎较重的患者缓解不明显[57]。

十、其他药物治疗

许多药物可以应用于关节腔注射，包括锇酸[53-56]、鱼肝油酯[58]、超氧化物歧化酶[59]、利福平[60]和甲氧蝶呤[60,61]，还有水杨酸盐、保泰松和金制剂。但大部分因为长期疗效没有得到证实，故尚非常规治疗。

锇酸是1951年首次被应用于滑膜切除的药物。注射后高热和严重的关节痛限制了对其进一步的推广应用，直到联合注射皮质类固醇注射可以降低不良反应。此药主要在欧洲应用，非对照性的观察提示此药可能和放射性滑膜切除疗效相同。但药物特殊的处理限制了其应用。大多数关于应用锇酸报告的文献均为非对照性的或非盲法的[62-64]。一项关于RA膝关节受累患者的调查显示，锇酸注射或曲安西龙注射均可以减小关节周径，降低炎症指数[65]。未发现主要的不良反应。

（蒋颖 译　张奉春 校）

参考文献

1. Hollander JL. The local effects of compound F (hydrocortisone) injected into joints. *Bull Rheum Dis* 1951;2:21–22.
2. Hollander JL, Brown EM Jr, Jessar RA, et al. Hydrocortisone and cortisone injected into arthritis joints. *JAMA* 1951;147:1629–1635.
3. McCarty DJ. Treatment of rheumatoid joint inflammation with triamcinolone hexacetonide. *Arthritis Rheum* 1972;15:157–173.
4. Rodnan GP, Benedek TG, Panetta WC. The early history of synovia (joint fluid). *Ann Intern Med* 1966;65:821–842.
5. Hollander JL, Jessar RA, Brown EM Jr. Intra-synovial corticosteroid therapy: a decade of use. *Bull Rheum Dis* 1961;XI:239–240.
6. Fitzgerald RH Jr. Intrasynovial injection of steroids. *Mayo Clin Proc* 1976;51:655–659.
7. McCarty DJ, Hollander JL. Identification of urate crystals in gouty synovial fluid. *Ann Intern Med* 1961;54:452–460.
8. McCarthy GM, McCarty DJ. Intrasynovial corticosteroid therapy. *Bull Rheum Dis* 1994;43:2–4.
9. Dixon Ast J, Graber J. *Local injection therapy in rheumatic diseases,* 3rd ed. Basel, Switzerland: Eular, 1989.
10. Broy SB, Schmid FR. A comparison of medical drainage (needle aspiration) and surgical drainage (arthrotomy or arthroscopy) in the initial treatment of infected joints. *Clin Rheum Dis* 1986;12:501–522.
11. Cawley PJ, Morris IM. A study to compare the efficacy of two methods of skin preparation prior to joint injection. *Br J Rheumatol* 1992; 31:847–848.
12. Koski JM. Ultrasound guided injections in rheumatology. *J Rheumatol* 2000;27:2131–2138.
13. Balint PV, Kane D, Hunter J, et al. Ultrasound guided versus conventional joint and soft tissue fluid aspiration in rheumatology practice: A pilot study. *J Rheumatol* 2002;29:2209–2213.
14. Weitoft T, Uddenfeldt P. Importance of synovial fluid aspiration when injecting intra-articular corticosteroids. *Ann Rheum Dis* 2000;59:233–235.
15. Chakravarty K, Pharoah PDP, Scott DGI. Intra-articular steroid therapy for knee synovitis: role of post injection rest. *Arthritis Rheum* 1992;35(suppl):200.
16. Von Essen R, Savolainen HA. Bacterial infection following intra-articular injection: a brief review. *Scand J Rheumatol* 1989;18:7–12.
17. Hasselbacher P. Arthrocentesis, synovial fluid analysis, and synovial biopsy. In: Klippel JH, Weyand CM, Wortman RL, et al., eds. *Primer on rheumatic diseases,* 11th ed. Atlanta: Arthritis Foundation, 1997: 98–104.
18. Östensson A, Geborek P. Septic arthritis as a non-surgical complication in rheumatoid arthritis: relation to disease severity and therapy. *Br J Rheumatol* 1991;30:35–38.
19. Gottlieb NL, Riskin WG. Complications of local corticosteroid injections. *JAMA* 1980;243:1547–1548.
20. Kahn CB, Hollander JL, Schumacher HR. Corticosteroid crystals in synovial fluid. *JAMA* 1970;211:807–809.
21. Schaffer TC. Joint and soft-tissue arthrocentesis. *Prim Care* 1993;20: 757–770.
22. Morgan J, McCarty DJ. Tendon ruptures in patients with systemic lupus erythematosus treated with corticosteroids. *Arthritis Rheum* 1974;17:1033–1036.
23. Sparling M, Malleson P, Wood B, et al. Radiographic followup of joints injected with triamcinolone hexacetonide for the management of childhood arthritis. *Arthritis Rheum* 1990;33:821–826.
24. Padeh S, Passwell JH. Intraarticular corticosteroid injection in the management of children with chronic arthritis. *Arthritis Rheum* 1998; 41:1210–1214.
25. Mens JMA, De Wolf AN, Berkhout BJ, et al. Disturbance of the menstrual pattern after local injection with triamcinolone acetonide. *Ann Rheum Dis* 1998;57:700.
26. Reid DM, Eastmond C, Rennie JAN. Hypothalamic-pituitary-adrenal axis suppression after repeated intra-articular steroid injections. *Ann Rheum Dis* 1986;45:87.
27. Bird HA, Ring EFJ, Bacon PA. A thermographic and clinical comparison of three intra-articular steroid preparations in rheumatoid arthritis. *Ann Rheum Dis* 1979;38:36–39.
28. Gottlieb NL. Hypodermic needle separation during arthrocentesis. *Arthritis Rheum* 1981;24:1593–1594.

29. Roberts WN, Hayes CW, Breitbach SA, et al. Dry taps and what to do about them: a pictorial essay on failed arthrocentesis of the knee. *Am J Med* 1996;100:461–464.
30. Moore GF. Arthrocentesis. In: Wigton RS, Tape TG, eds. *Mosby's primary care procedures.* CD-ROM series. St. Louis: CV Mosby, 1999.
31. Creamer P. Intra-articular corticosteroid injections in osteoarthritis: do they work and if so, how? *Ann Rheum Dis* 1997;56:634–636.
32. Anastassiades TP, Dwosh IL, Ford PM. Intra-articular steroid injections: a benefit or a hazard? *CMAJ* 1980;122:389–390.
33. Pelletier JP, Martel-Pelletier J, Cloutier JM, et al. Proteoglycan-degrading acid metalloprotease activity in human osteoarthritic cartilage, and the effect of intraarticular steroid injections. *Arthritis Rheum* 1987;30:541–548.
34. Youssef PP, Cormack J, Evill CA, et al. Neutrophil trafficking into inflamed joints in patients with rheumatoid arthritis, and the effects of methylprednisolone. *Arthritis Rheum* 1996;39:216–225.
35. Leitch R, Walker SE, Hillard AE. The rheumatoid knee before and after arthrocentesis and prednisolone injection: evaluation by Gd-enhanced MRI. *Clin Rheumatol* 1996;15:358–366.
36. Miller JH, White J, Norton TH. The value of intra-articular injections in osteoarthritis of the knee. *J Bone Joint Surg Br* 1958;40:636–643.
37. Carette S, Moffet H, Tardif J, et al. Intraarticular corticosteroids, supervised physiotherapy, or a combination of the two in the treatment of adhesive capsulitis of the shoulder: a placebo-controlled trial. *Arthritis Rheum* 2003;48:829–838.
38. Jones A, Doherty M. Intra-articular corticosteroids are effective in osteoarthritis but there are no clinical predictors of response. *Ann Rheum Dis* 1996;55:829–832.
39. Gaffney K, Ledingham J, Perry JD. Intra-articular triamcinolone hexacetonide in knee osteoarthritis: factors influencing the clinical response. *Ann Rheum Dis* 1995;54:379–381.
40. Jalava S, Saario R. Treatment of finger joints with local steroids. *Scand J Rheumatol* 1983;12:12–14.
41. Jacobs LGH, Barton MAJ, Wallace WA, et al. Intra-articular distension and steroids in the management of capsulitis of the shoulder. *BMJ* 1991;302:1498–1501.
42. Ravaud P, Moulinier L, Giraudeau B, et al. Effects of joint lavage and steroid injection in patients with osteoarthritis of the knee. *Arthritis Rheum* 1999;42:475–482.
43. Hilliquin P, Le Devic P, Menks C-J. Comparison of the efficacy of nonsurgical synovectomy (synoviorthesis) and joint lavage in knee osteoarthritis with effusions. *Rev Rheum* 1996;63:93–102.
44. Chang RW, Falconer J, Stulberg D, et al. A randomized, controlled trial of arthroscopic surgery versus closed-needle joint lavage for patients with osteoarthritis of the knee. *Arthritis Rheum* 1993;36:289–296.
45. Moseley JB, O'Malley K, Petersen NJ, et al. A controlled trial of arthroscopic surgery for osteoarthritis of the knee. *N Engl J Med* 2002;347:81–88.
46. Ike RW. Tidal irrigation in septic arthritis of the knee: a potential alternative to surgical drainage. *J Rheumatol* 1993;20:2104–2111.
47. Altman RD, Moskowitz R, and the Hyalgan Study Group. Intraarticular sodium hyaluronate (Hyalgan) in the treatment of patients with osteoarthritis of the knee: a randomized clinical trial. *J Rheumatol* 1998;25:2203–2212.
48. George E. Intra-articular hyaluronan treatment for osteoarthritis. *Ann Rheum Dis* 1998;57:637–640.
49. Dahlberg L, Lohmander LS, Ryd L. Intraarticular injections of hyaluronan in patients with cartilage abnormalities and knee pain. *Arthritis Rheum* 1994;37:521–528.
50. Lohmander LS, Dalén N, Englund G, et al. Intra-articular hyaluronan injections in the treatment of osteoarthritis of the knee: a randomised, double blind, placebo controlled multicentre trial. *Ann Rheum Dis* 1996;55:424–431.
51. Henderson EB, Smith EC, Pegley F, et al. Intra-articular injections of 750 kD hyaluronan in the treatment of osteoarthritis: a randomised single centre double-blind placebo-controlled trial of 91 patients demonstrating lack of efficacy. *Ann Rheum Dis* 1994;53:529–534.
52. Zuckerman JD, Sledge CB, Shortkroff S, et al. Treatment of rheumatoid arthritis using radiopharmaceuticals. *Nucl Med Biol* 1987;14:211–218.
53. Molho P, Verrier P, Stieltjes N, et al. A retrospective study on chemical and radioactive synovectomy in severe haemophilia patients with recurrent haemarthrosis. *Haemophilia* 1999;5:115–123.
54. Sheppeard H, Aldin A, Ward DJ. Osmic acid versus yttrium-90 in rheumatoid synovitis of the knee. *Scand J Rheumatol* 1981;10:234–236.
55. Heuft-Dorenbosch LLJ, de Vet CW, van der Linder S. Yttrium radiosynoviorthesis in the treatment of knee arthritis in rheumatoid arthritis: a systemic review. *Ann Rheum Dis* 2000;59:583–586.
56. Combe B, Krause E, Sany J. Treatment of chronic knee synovitis with arthroscopic synovectomy after failure of intraarticular injection of radionuclide. *Arthritis Rheum* 1989;32:10–14.
57. Takagi T, Koshino T, Okamoto R. Arthroscopic synovectomy for rheumatoid arthritis using a holmium:YAG laser. *J Rheumatol* 2001;28:1518–1522.
58. Menninger H, Reinhardt S, Söndgen W. Intra-articular treatment of rheumatoid knee-joint effusion with triamcinolone hexacetonide versus sodium morrhuate. *Scand J Rheumatol* 1994;23:249–254.
59. Mazieres B, Masquelier A-M, Capron M-H. A French controlled multicenter study of intraarticular orgotein versus intraarticular corticosteroids in the treatment of knee osteoarthritis: a one-year followup. *J Rheumatol* 1991;18(suppl 27):134–137.
60. Blyth T, Stirling A, Coote J, et al. Injection of the rheumatoid knee: does intra-articular methotrexate or rifampicin add to the benefits of triamcinolone hexacetonide? *Br J Rheumatol* 1998;37:770–772.
61. Dürk H, Kötter I, Saal JG. Intraarticular methotrexate (MTX) therapy in corticosteroid resistant monarthritis. *Arthritis Rheum* 1994;37 (suppl):252.
62. Hurri L, Sievers K, Oka M. Intra-articular osmic acid in rheumatoid arthritis. *Acta Rheum Scand* 1963;9:20–27.
63. Kajander A, Ruotsi A. The effect of intra-articular osmic acid on rheumatoid knee joint affections. *Ann Med Intern Fenn* 1967;57:87–91.
64. Martio J, Isomäki H, Heikkola T, et al. The effect of intra-articular osmic acid in juvenile rheumatoid arthritis. *Scand J Rheumatol* 1972;1:5–8.
65. Anttinen J, Oka M. Intra-articular triamcinolone hexacetonide and osmic acid in persistent synovitis of the knee. *Scand J Rheumatol* 1975;4:125–128.

第36章

造血干细胞移植在自身免疫疾病中的应用

Lynell W. Klassen

Mortan 和 Denman 及其同事首先对自身免疫疾病和造血干细胞(HSC)之间的关系进行了阐述[1,2]。HSC的输注能够使正常动物感染自身免疫疾病的发现开创了对自身免疫疾病(AID)的病理生理学研究,以及应用这一技术对自身免疫疾病进行治疗的新时代。同时,临床上的骨髓移植,主要指造血干细胞移植(HSCT),目前也用来治疗恶性疾病。近几年来,HSCT 的技术水平有了显著提高。由于处理移植后并发症的技术水平的提高,以及对移植后免疫重建的机制和时间的更清晰认识,手术死亡率明显下降。大量关于 HSCT 在恶性病、非恶性血液系统疾病以及某些代谢性疾病中应用的临床经验使得人们对 HSC 与 AID 之间的关系有了更进一步的认识。人们还观察到,HSCT 后自身免疫性可以由供者转移到受者[3-6],反过来,有些受者在 HSCT 后患上了与供者相同的 AID[7-10],异体移植后的移植物抗宿主病(GVHD)具有自身免疫的特征[11-13]以及某些患者在 HSCT 后确实诱发了自身免疫病[13],所有这些观察到的现象都提示 HSCT 和 AID 之间有着很强的关联。很多应用不同自身免疫疾病的动物模型进行的实验研究也提示异体或自体的 HSCT 可能使疾病得到治疗甚至治愈[14]。所有这些因素使得全世界都加强了对 HSC 治疗 AID 的研究。

尽管在血液病和肿瘤领域 HSCT 的概念已被熟知,但许多风湿病学者尚不是很熟悉这一技术的应用。由于大家很清楚这一治疗方法的死亡率和发病率以及可能出现的严重的长期并发症,因此对于很多临床医师来说这是一个挑战。本章综述了应用 HSCT 治疗自身免疫病的合理性,概括了应用这一技术的一般步骤,讨论了什么样的患者可以应用此方法而获益,回顾了本方法目前发展的现状,并提出了将来需要解决的问题。尽管 HSCT 用于 AID 尚在不断的发展中,但现有的早期方法和临床结果表明它对于一些严重的、复发性的自身免疫疾病患者而言,不失为一个有前景的方法。

一、方法和定义

(一)造血干细胞移植(HSCT)的步骤

HSCT 已经成功应用于多种不同疾病的治疗。成功的应用包括 6 个步骤(表 36.1)。

1.第一步

首先,患者的病情必须非常严重,这样才值得去接受风险相对较高的这种治疗方法。另外,还有一些要考虑的问题,包括这是一个尚处于实验阶段的替代治疗方法,比标准的治疗方法更强,治疗费用相对较高等

表36.1 HSCT的步骤

步骤	作用
1	明确患者为HSCT可能治愈的严重自身免疫疾病
2	选择要应用的移植类型
3	确定HSC的采集、动员、处理和保存的来源和机制
4	对患者进行免疫抑制以改变其自身免疫状态并为移植的HSC提供生长条件
5	HSC植入
6	处理移植后的并发症

等。向所有建议接受治疗的患者清楚地介绍这一方法可能的风险效益比是非常重要的（既不能过于夸大又不能过于保守）。

2.第二步

医生第二步要做的就是决定是应用异体还是自体 HSC。表 36.2 对这两种移植技术的优缺点进行了总结。

3.第三步

一旦确定移植方法，接下来必须决定干细胞的来源以及收集和处理干细胞的方法。实际操作中，干细胞直接由骨髓穿刺抽吸获得或者由外周血分选获得外周血祖细胞(PBPC)。使用骨髓干细胞的优点在于多能干细胞的浓度相对较高，而且成熟 T 细胞的浓度相对较低。与此相反，外周血采集 PBPC 时其浓度则被许多外周血淋巴细胞稀释。

尽管获得 PBPC 相对容易，但常需要进行采集前处理以刺激(动员)祖细胞生长。例如，使用环磷酰胺(CTX)和(或)粒细胞集落刺激因子(GCSF)，可以使 $CD34^+$祖细胞增加 50~100 倍。动员期可以显著地增加造血干细胞的总量并减少其他需清除的细胞成分。但是，使用 GCSF 和其他免疫抑制剂可能导致自身免疫性疾病的复发[15]。因为操作方便，目前几乎所有的自体移植和多数异体移植的造血干细胞都使用 PBPC。在获得 PBPC 后，必须决定是去除混杂的成熟的淋巴细胞(净化移植物)还是保留所有采集的细胞(非净化移植物)。净化移植物的优点在于可以在自体移植物回输前在很大程度上移除自反应细胞(自体移植)或者显著降低异体移植的 GVHD 的发生(异体移植)。其不利之处在于排异反应(移植物衰竭)，从而导致移植后的长期免疫缺陷和严重感染机会的增加。目前有很多技术可以显著地去除移植物中混杂的成熟 T 细胞，其中包括单克隆抗体的使用和利用物理特征将 T 淋巴细胞从祖细胞中分离出来。此外，还可以对造血干细胞 $CD34^+$进行阳性分选和浓集。外周血分选技术可以去除大部分的红细胞，采集物的血球压积在 3%~5%。经处理或未经处理的采集物保存在二甲亚砜中置于速控冰箱中冷冻后在液氮中保存。

表36.2 异体和自体HSC的对比

异体移植
移植相关的死亡率高(15%~20%)
移植后并发症发病率高
疾病缓解所需时间长
手术费用高
急性和慢性移植物抗宿主病发生率高
自体移植
移植相关死亡率低(<8%)
免疫重建快
疾病复发率高
适于在门诊进行

4.第四步

该步的处理主要是对 HSCT 的受体进行免疫抑制治疗，其目的在于避免移植物的排异，同时去除自反应淋巴细胞并准备好移植干细胞生长的骨髓空间。目前有很多不同大剂量化疗的“预处理”方案，但多数方案都采用大剂量的 CTX(200mg/kg)治疗，CTX 加上全身照射（TBI）或者联合应用 CTX 和白消安等细胞毒药物。此外，还可以在移植前或者移植后即刻给予抗胸腺免疫球蛋白（ATG）或者其他的直接针对 T 细胞的抗体，以减少宿主 T 细胞的数量并诱导增强免疫抑制。一般，预处理的强有力的免疫抑制和骨髓移植特性可以使疾病得以长期控制，但随后出现的骨髓再生障碍时间延长，非髓性药物毒性以及免疫重建时间延长会使其直接毒性增加。高强度免疫抑制治疗的使用改善了临床疗效，但是同时也可能增加移植相关的患病率和死亡率。

5.第五步

在接受适当的细胞减除治疗后，采集物在 40℃水浴中快速解冻，以能耐受细胞冻存剂的速度快速通过静脉回输。虽然多数患者通常对采集物的输注耐受性良好，但仍有部分患者出现恶心、腹部绞痛、面部潮红、一过性高血压以及呼吸困难。一般，输注去除淋巴细胞的 PBPC 可以减少上述能引起不适但无生命危险的症状。

6.第六步

应注意预防和处理各种移植后并发症。这些措施包括在骨髓移植物发挥功能并产生外周血之前给予适当的血液成分支持治疗。骨髓再生障碍的时间决定于预处理的免疫抑制方案、干细胞类型(自体或者异体)以及输注造血干细胞的数量。造血干细胞集落刺激因子(GCSF 或者 GMCSF)的使用可以显著缩短骨髓移植物后的骨髓再生障碍时间及由此带来的直接危险。使用生长因子后，骨髓再生障碍的时间从3~4周缩短至7~10天。必须谨记造血干细胞受体接受预处理方案后机体处于极度免疫抑制状态，因此血小板制品内的各种有免疫能力的T细胞具有激发急性GVHD的危险。所以，所有的血制品在输注时必须经照射以去除各种成熟的供体T细胞从而基本上排除急性GVHD的危险。

(二)并发症

在自体移植和异体移植患者中，巨细胞病毒(CMV)都可以引起严重的并发症。CMV可以从健康的血清阳性的供体中通过输注任何含有白细胞的血液制品而传播，因此在移植的早期准备阶段，必须对所有的供体和受体进行CMV血清学检测。如果CMV阴性的受体接受了CMV阳性供体的移植物，受体必须接受有效的CMV预防治疗。采用预防用的抗生素和抗霉菌药物已在多数移植中心被标准化。虽然各中心采用的抗生素的特定种类和使用时间有所不同，但已经明确的是抗微生物预防处理和治疗的标准化应用使患病率和死亡率得以下降。尽管发生早期排异的概率小于5%，但所有接受异体移植的个体仍需警惕。在异体干细胞移植的患者中，预处理免疫抑制的强度越小，则发生移植无排异的可能性越大。

HSCT潜在的毁灭性的并发症是急性GVHD。当受体和供体的抗体原不同时，具有免疫活性的供体淋巴细胞能在免疫抑制的受体中进行分化，便可导致经典的移植物抗宿主免疫反应。尽管GVHD的临床过程各异，但GVHD却是高达10%的异体移植患者的直接死因，同时GVHD还可通过增加各种感染的易感性导致其他的移植后并发症。经典的急性GVHD见于异体移植患者，而轻微的急性GVHD发作的报道见于自体干细胞移植患者[13,16]，提示GVHD的病理生理包括正常免疫调节影响的丧失导致自体反应状态。皮肤、肝脏和胃肠道是急性GVHD的主要靶器官。

HSCT的晚期并发症主要决定于使用的是自体移植物还是异体移植物。在异体移植中，慢性GVHD是主要的并发症，可见于约50%的患者中[17]。慢性GVHD的临床表现具有很多和自身免疫疾病一样的特点，如硬皮病、系统性红斑狼疮(SLE)、诱发性自身免疫血细胞减少、干燥综合征以及自身免疫性肝炎[12,13]。慢性GVHD的病理机制仍在发展之中，但细胞毒性免疫抑制治疗导致的胸腺组织损伤可能是一个中心致病因素[17]。

有报道称受体可以出现其自身和供体都没有的新发自身免疫疾病[13]。这些非传播性的自身免疫疾病包括甲状腺功能低下、甲状腺功能亢进、重症肌无力以及免疫性血细胞减低。异体干细胞移植患者中还有许多其他的自身免疫疾病的个案报道。尽管这些移植后的自身免疫现象可以由不同的机制引发，但很明显异体HSCT可以导致自反应克隆的发展，导致病理B细胞克隆的扩增而分泌抗体，从而出现自身免疫疾病的表现。有趣的是，少数自身免疫疾病也可见于自体干细胞移植[18,19]。

自体或者异体干细胞移植的大剂量细胞减除治疗还可能带来其他的一些远期并发症，如生育能力低下、白内障、无菌性骨坏死和继发肿瘤(通常是淋巴瘤或者白血病)。

(三)HSCT的类型

不同的HSCT可以在不同的供者和受者之间进行。受者与供者之间的特异性导致不同的移植后并发症而且还可能决定特定临床疾病的结果。这些不同方法的基础由细胞膜表面成分的抗原相似性决定，后者决定于主要组织相容性复合体(MHC)。HSCT可做如下分类：

异种基因移植　供体的移植物来自于与受体不同的物种。不建议使用异种基因HSCT来治疗临床免疫疾病。

同种基因移植　供体和受体来自同一物种且具有相似的MHC移植抗原。最常用的是通过人白细胞抗原(HLA)来确定同胞供体。因为次要移植抗原间也可以有很大的不同，所以也可能出现基于免疫的同种异体反应。

同基因移植　两个基因相同的个体(同卵双胞胎)之间的组织移植。

自体移植　造血干细胞来源于受体自身，经处理、保存，然后在免疫抑制后回输。因为供体和受体之间无基因差异，因此也常被指为自身骨髓解救。该方法主要的困难在于祖细胞的自反应克隆可能存留在输注的干细胞采集物中。

无血缘关系和有血缘关系的移植。一般的异体移植常见于HLA相同的同胞之间，但是移植也同样可以在MHC相同的无血缘关系的供体和受体之间进行。次要移植抗原差异的概率很高，并可导致移植后并发症增加。

不匹配或部分匹配的移植。在特定情况下，移植可以在MHC不完全相同的个体（有血缘关系或无血缘关系)之间进行。必须注意的是,不匹配的程度越高,出现并发症的概率越高。

二、自身免疫疾病进行造血干细胞移植的原理

多种因素为自身免疫疾病进行HSCT治疗提供了很多有力的理论(表36.3)。强有力的免疫抑制后输注骨髓保护作用的造血干细胞治疗自身免疫性疾病的根本原理源于目前对自身免疫疾病基本发病机制的了解。有关不同风湿性疾病的自身免疫失调的特定概念在本书其他章节有详细论述,更详尽的综述参见其他文献[14,20,21]。总之,自身免疫疾病是自身改变、丧失自体免疫耐受的对异体的识别和针对自身抗原出现的自反应的综合结果。来自动物和人类的试验资料提示T淋巴细胞对特定的自身免疫疾病的临床表现的出现和进展起着重要作用。大量的鼠类模型资料提示干细胞参与病变过程,由此提出了自反应祖细胞的概念[22]。虽然非T细胞因素无疑也参与许多免疫过程,但早期发育阶段的淋巴样细胞和造血干细胞的相互作用为将淋巴细胞清除技术用于治疗提供了有力的理论基础。

二十多年来,HSCT用于自身免疫疾病动物模型的临床前研究提示HSCT可以有效地阻止、逆转甚至治愈自身免疫表现。这些特定的试验和各个风湿性疾病相关的独特的动物模型在本书第29章有详细讨论,其他综述也有详细讨论[14,20-22]。最多的动物模型资料来自自发性鼠类狼疮模型、啮齿类的佐剂引导的炎性关节炎模型、鼠类的多发性硬化模型(试验性过敏性脑脊髓炎)和自发性非肥胖性糖尿病(NOD)鼠模型。尽管动物模型体系各异,但从中可推断出一些基本的理论。在多数模型体系中,HSCT的早期介入使疾病得到最明显而且持久的缓解[14]。在NZW XB XSBF1狼疮易感鼠和NOD鼠的研究中,假设成熟自反应淋巴细胞的清除和代之以新的造血干细胞是维持长期疾病缓解所必需的[23]。其他的动物体系,如MRL/lpr鼠的狼疮样模型显示HSCT的复发很常见,常和受体的造血干细胞表型逆转有关[24]。鼠的佐剂关节炎模型结果令人意外,显示自体干细胞移植和异体干细胞移植治疗关节的炎症同样有效[25]。来自鼠的糖尿病和狼疮的模型资料提示,次致死量的照射联合异体干细胞输注可以导致稳定的受体/供体嵌合体和疾病缓解[26,27]。该研究结果使得在应用HSCT治疗自身免疫疾病时减小免疫抑制治疗强度的可能性提高。

表36.3 HSCT用于自身免疫疾病的原理

与T细胞作用以及干细胞作用相关的自身免疫疾病的免疫发病机制,以及自反应祖细胞的概念
HSCT用于自身免疫疾病动物模型的临床前研究
HSCT在治疗肿瘤疾病时可以通过供者的细胞将自身免疫疾病传递给受体
HSCT治疗其他疾病时,合并的自身免疫疾病得以改善或治愈
HSCT后的长期免疫改变
加大免疫移植治疗的力度可以增加自身免疫疾病的治疗反应
HSCT治疗肿瘤疾病可以改善临床反应并且降低毒性
HSCT常用于免疫介导的血细胞减少

尽管临床前的动物试验模型重点在理解有关机制的问题,但显而易见,这些结果预测临床反应的能力是有限的。众所周知,在人体移植中使用有自身免疫疾病的患者作为异体移植的供体可以将同样的疾病表现传给受体[3-5]。可见,来自供体的致病淋巴细胞或者所谓的自免疫祖细胞转移可以导致自反应淋巴克隆并在受体内增殖并引发疾病。重症肌无力、糖尿病、甲状腺炎、自身免疫性血小板减少性紫癜以及腹腔疾病的转移皆有报道。在一例接受同胞为供体的异体移植治疗的急性髓性白血病患者中,其自身的免疫疾病(脓疱性银屑病)得以缓解,同时又患上了供体的自身免疫性甲状腺炎[5]。虽然已经明确自身免疫疾病可以从供体转移至受体,但值得注意的是,有报道称接受罹患SLE[28]或类风湿性关节炎(RA)[29]的相同HLA的供体的未经处理的骨髓后,受体并未出现供体所患的自身免疫疾病。因此,自身免疫疾病在人类中的转移既不能预测也不能复制。自身免疫疾病从供体转移到受体提示自反应祖细胞的存在,可能通过正常的造血干细胞再生而获得治疗成功。

HSCT用于自身免疫疾病治疗的最有力原理是被详细描述的在治疗其他疾病时,同时存在的自身免疫疾病得以改善或者治愈。其他的研究者对这些特定的临床表现有详细描述[3,7,8,30-33]。一般的,这些观察结果提示异体和自体造血干细胞移植都可以使RA、SLE、炎性肠病、自身免疫性血细胞减低以及舒尔曼综合征和腹腔疾病等其他少见病得以缓解[9]。尽管接受异体移植的自身免疫疾病的缓解时间看来更长,但异体移植后明确治愈的原发性自身免疫疾病在多年以后仍有复发[34]。自体干细胞移植获得长期缓解的变化较大,且经常有迅速复发的报道[35,36]。所有这些报道中,患者疾病状态、自免疫疾病发病时间、干细胞采集物的T细

胞去除以及初始的免疫抑制移植预处理的方案方面存在很大差异。无论如何，在评估 HSCT 将来用于自身免疫疾病的治疗时，这些报道提及的长期反应和看似失败的治疗都应被考虑在内。

如果免疫状态的机制改变被认为是移植过程所致的，则对 HSCT 用于自身免疫疾病治疗的支持将得以加强。很明显，接受异体和自体 HSCT 的受体都有长期的免疫系统改变。有许多报道详尽地介绍了骨髓移植和外周血干细胞移植后的免疫系统重建[37-45]。虽然一般认为在强有力的淋巴细胞清除后的免疫系统重建将使机体恢复免疫系统的个体发育以及恢复自身免疫耐受[3,14]，但资料也显示 HSCT 后的 T 细胞重建有不同的独特模式[37]。清髓治疗对胸腺和胸腺外功能的作用可导致辅助 T 细胞（$CD4^+$）功能的长期绝对低下。尽管自体再增殖过程中 T 淋巴细胞的重建较早，但 CD4 辅助细胞亚群的持续降低仍维持多年。实际上，大剂量化疗本身也可导致 $CD4^+$细胞的长期缺乏。另一方面，辅助 T 细胞亚群 1（Th1）和亚群 2（Th2）功能的选择性不同是干细胞移植后同种异体免疫长期抑制的一个原因[32]。因此，伴随 $CD4^+$功能绝对下降的长期免疫失调的出现激励着人们不断探讨 HSCT 用于自身免疫疾病的治疗。

观察结果提示自身免疫疾病的良好治疗反应与免疫抑制剂的剂量增加有关，这进一步提示 HSCT 是大剂量免疫抑制治疗的辅助治疗[46-49]。在这种情况下，输注造血干细胞可以视为是减少长期骨髓再生障碍导致的并发症的挽救措施。已经明确的是，大剂量化疗本身可以改变特定的无造血干细胞再输注的自身免疫疾病[50]。尽管这些观察结果支持自体 HCST 作为大剂量化疗后的救助措施，但大量试验提示移植或者调整少量淋巴造血祖细胞可以直接促进临床改善。

HSCT 在肿瘤相关疾病中的长期使用历史和标准化的方案为 HSCT 用于自身免疫疾病提供了有力的理论基础。移植用于恶性疾病时，临床反应得以明显改善而毒性得以明显降低。此外，HSCT 已逐渐成为再生障碍性贫血和特发性血小板减少性紫癜等免疫介导的血细胞低下疾病的常规疗法，这激励着人们将 HSCT 这一技术用于其他的非恶性疾病中。

三、HSCT使用者的确定

使用 HSCT 的主要问题在于如何选择患者，需要参照特定的疾病群以及特定疾病的临床选择标准。理论上，HSCT 应该用于具有发展为高死亡率的高危患者和对常规治疗无反应的患者；或者在疾病的相对早期用于避免不可逆的主要器官功能衰竭和有证据提示目前的组织结构损害可以被逆转时。不幸的是，众所周知，自身免疫疾病的临床过程难以预测，疾病早期具有明确预测病情进展能力的因素有限。理想的情况是能够鉴别出预后不良患者的临床、基因或实验室指标。虽然一些具有 DRb1 亚类标志[04-04]的 RA 患者具有破坏性病程，但这类基因标志到最近才被用于确实对特定疗法具有不同临床反应的患者[51]。选择 HSCT 患者的两难处境是疾病早期的患者才是 HSCT 疗效最佳的，而目前主要根据毒性选择出的患者是那些病情严重而且可逆性不大的。正如 HSCT 用于恶性疾病的早期试验显示的那样，患者的选择局限于那些病情严重、无其他治疗方法的将使相对高的毒性和低治疗反应成为初始试验治疗的特征。经济因素也直接影响患者的选择。尽管和目前的联合药物治疗方案以及生物制剂治疗方案相比，HSCT 的初始治疗费用很高，但从长远来看，这一可能治愈疾病的治疗方法所花的费用是值得的。到目前为止，尚无一项详细的经费分析来阐明 HSCT 治疗自身免疫性疾病在经济方面的优缺点。

风湿病医师和移植医师已经共同完成了一些有关患者选择的报道[52,53]。他们推荐 HSCT 用于那些罹患特定的风湿性疾病且对常规治疗无效的患者。这些患者需有证据提示存在严重的危及生命或者器官功能的疾病，经两位互不干涉的风湿病专家评估后确定强化的免疫治疗能改善患者生活质量。表 36.4 列出了一组已经确定的可行 HSCT 治疗的风湿性疾病，系统性硬

表 36.4　推荐使用HSCT治疗的风湿性疾病

系统性硬化(硬皮病)
系统性红斑狼疮
类风湿关节炎
皮肌炎
坏死性血管炎
抗磷脂综合征
自身免疫性肺动脉高压
严重的不能控制的冷球蛋白血症

From Tyndall A, Gratwohl A. Blood and marrow stem cell transplants in auto-immune disease: a consensus report written on behalf of the European League against Rheumatism (EULAR) and the European Group for Blood and Marrow Transplantation (EBMT). *Bone Marrow Transplant*. 1997;19:643-645, with permission.

化、多发性硬化和 RA 将进行前瞻性的临床Ⅲ期试验。欧洲骨髓移植组织、欧洲风湿病联盟和国际骨髓移植登记处已经建立了注册数据库，用以报道接受 HSCT 治疗的自身免疫疾病患者。

个体患者选择的总原则可以参照以上机构的共识，日益增多的探讨 HSCT 在人类疾病中的特定疗效的文献也可帮助评测。以下问题可用于 HSCT 个体患者的选择：

1. 患者是否具有明确的风湿性疾病，能否合理地预测未来的临床过程？

2. 该自身免疫疾病是否具有危及生命或者主要器官功能的证据？

3. 患者是否对适当的、强化的常规治疗无效？

4. 是否有病理机制研究、临床前动物模型和无对照临床报道提示该患者可能对大剂量免疫抑制治疗有反应？

5. 患者是否无严重的重要器官功能衰竭？如果有可能会限制大剂量免疫抑制治疗的应用或者显著增加移植后并发症。

6. 有无现实地考虑过费用的问题？

7. 有无进行过伦理和研究讨论的明确的治疗方案？

很明显，目前将 HSCT 用于高危患者的情况将导致 HSCT 的总体临床效果不佳。但是，除非 HSCT 的特定毒性能在各种自身免疫疾病中明确确定，否则将这种高强度的治疗用于疾病早期还为时过早。

四、早期的方法和结果

到 2003 年，医学文献报道共有 500 多名患者接受了 HSCT[21,53,54]。这些患者在不同的机构接受了不同的治疗方案，因此很难对他们的结果和并发症做一个总体的解释。最大的患者群是难治性的多发性硬化。硬皮病和类风湿关节炎是治疗最多的风湿性疾病。约有 50 例青少年类风湿关节炎和系统性红斑狼疮进行了移植注册。其他 15%的患者为自身免疫性神经病变、血管炎以及其他风湿性疾病。很难就这些接受不同临床治疗方案的不同疾病群对治疗的反应做出评价。但是，从国际数据库的资料来看约有 70%的接受 HSCT 的患者具有明显疗效，不过其中多数病例都有复发[21,22,53,54]。与干细胞动员期相关的死亡率是 1.5%，而总的移植相关死亡率是 8%。这一治疗相关的死亡率与疾病具有相关性，在 RA 中较低（1.4%），而在硬皮病中较高（10%~30%）。

虽然由于特定病种的例数有限而不易就其做出评论，但硬皮病的毒性要高于其他风湿性疾病。然而，HSCT 的疗效在硬皮病疾病患者中同样差异很大[54-56]，Fange 及其同事的报道提示 70%的患者完全或部分有效，尤其是他们的皮肤评分改善很快。多个个体报道提示 HSCT 对各种炎性疾病有效，包括多发性软骨炎、抗磷脂综合征、多关节炎以及其他疾病[53,54]。实际上，虽然早期只有阳性结果才会报道，因此任何针对早期临床报道的分析都很复杂，但临床试验资料提示多数风湿性疾病患者接受 HSCT 后病情都得以改善或恢复。然而，治疗反应的维持时间经常有限，多数患者都有复发。

一份关于 HSCT 用于 RA 治疗的 3 项早期研究的伴随报道为在其他自身免疫疾病中使用这一治疗模式提出了几个重要概念[56-58]。在 3 项设计明显不同的研究中共有 16 例患者。几乎所有的患者在初始治疗后都取得了显著疗效。这些患者中多数病情顽固，对多种减缓疾病的药剂（DMARD）无反应。虽然部分患者治疗反应维持时间较为理想（9~20 个月），但其他患者可能有部分反应或者在相当早期就有活动性关节炎复发。Moore 及其同事报道的一篇大型研究[59]继续并扩展了这一临床观察。该研究中共有 33 例病情严重的 RA 患者，在接受 200 mg/kg 的大剂量 CTX 后输注经 $CD34^+$ 分选或无分选的自体干细胞。总的 ACR 标准（ACR20）缓解率是 70%，ACR70 的缓解率约 40%。不幸的是，实际上所有患者在 6 个月的中线期左右都有复发。接受去除 T 细胞的造血干细胞组和未去除 T 细胞组的疗效无显著差异。尽管这些方案存在显著的差异，但可以从中归纳出以下几点：第一，长期的难治性 RA 对大剂量免疫抑制伴自体干细胞重建治疗有效。第二，疾病缓解时间较短。第三，体外去除 PBPC 中的淋巴细胞并无明确优点可言。第四，部分耐药的 RA 对 HSCT 的反应不甚理想，但后来对常规的 DMARD 恢复了反应。该结果提示 HSCT 可以让疾病回到早期可治疗的阶段[54]。第五，很明显的是，如果要显著提高 HSCT 治疗 RA 的疗效，则需要调整患者的选择方法、免疫抑制治疗方案以及干细胞采集物的处理。

早期的报道毁誉参半。尽管治疗的维持时间并不一致，和早期 HSCT 用于恶性疾病相比，HSCT 用于自身免疫疾病的早期结果还是令人欣慰的。早期数据提示的 8%~9%的总移植相关死亡率是可信的。该数据略高于广为接受的 HSCT 治疗恶性疾病小于 5%的自体移植死亡率。然而，考虑到临床经验的早期阶段，这一毒性水平还是比较合理的。鉴于这种已确定的严重毒性，下一步的重点应该是：通过采用HSCT治疗专家中心的操作模式来降低学习曲线效应、评估以前治疗对HSCT治疗后毒性的潜在作用以及对于进行免疫抑制治疗的风湿性疾病患者尤其要注意其器官毒性。

五、有待解决的问题及发展方法

经过20年的临床前动物试验和人们的期盼，HSCT用于治疗自身免疫疾病已经成为临床现实。HSCT用于自身免疫疾病的治疗无疑将在未来全面展开。然而，临床经验的现状和生物学知识给我们提出了很多在此技术广泛用于临床之前需要解决的问题。

第一个问题是，使用HSCT治疗自身免疫疾病实现了哪一个特定的免疫学目标(表36.5)？尽管目前的方法是经验性的，现在的试验提示选择细胞减除法、移植前处理PBPC和移植后使用抗风湿病药物治疗都可能导致异体或自体干细胞重建后的不同免疫反应的出现。最佳的目标是去除所有自反应的淋巴样成熟细胞和组细胞，取而代之一个正常的、无疾病的免疫系统。因为基因、环境和药理学因素在免疫疾病的表现中具有错综复杂的相互关系，除使用异体移植外不太可能达到上述目标。就目前而言，异体移植的毒性和死亡率对大多数自身免疫疾病患者来说是不能接受的。一个更合理的目标是将自反应细胞降低到一个很低的水平，从而允许淋巴细胞扩增后重新建立自身免疫耐受。如上所述，目前关于自体移植后的免疫重建是的确能引发“重获个体发育”的过程，从而建立一个对治疗有反应的“新”免疫系统，还是重建的免疫系统仍保持风湿病疾病的表型仍存在争议。

另一个目标是通过伴或不伴照射的大剂量细胞毒性药物来改变免疫控制环路，重建一个能更有效地进行抑制控制的免疫系统。这个概念类似于“重置恒温器”[59]。有研究致力于探讨Th1/Th2细胞表达的作用，

表36.5　HSCT用于自身免疫疾病可能取得的免疫学目标

去除所有的自反应成熟细胞和祖细胞，并代之以正常的免疫系统
使自反应细胞降低到一个低水平，使得在淋巴细胞扩增后能重新获得自身免疫耐受
使用细胞毒性药物改变免疫控制环路，并重建更有效的免疫控制机制

从而控制自身免疫疾病的表现。虽然，大剂量的细胞毒性药物或照射很明显带来了免疫系统细胞亚群的长期改变，但这些改变和准确预测HSCT是如何改变这些控制机制的能力之间的关系尚未确立。因此，目前的免疫学方法仍是经验性的。很明显，我们需要更好地理解自身免疫疾病中的这些免疫控制机制以及HSCT是如何改变这些机制的，需要制定更多理性的方法来选择和HSCT有关的特定技术。

第二个主要问题是，HSCT用于自身免疫疾病的临床目标和期望值是什么？目前的希望是通过这一强化治疗来达到治愈疾病或者长期缓解的目标。现有的经验提示，尽管初始的临床反应是惊人的，但其通常是不持久的。然而，部分反应或者非持久的疾病缓解很有可能使患者重新获得对常规DMARD的反应。这一缘自RA的观察结果使其具有现实可能性。

第三个问题是，能否在疾病早期鉴别出对常规治疗极度抵抗的患者？因为此时应用HSCT可能使他们受益更大。在RA中使用基因标记来预测治疗反应[51]，在SLE中前瞻性地使用疾病活动指数评分[59]，判定功能状态[60,61]，发现具有预测意义的细胞因子，所有这些在以后都可能用于确定患者是否适合HSCT治疗。

第四个问题是，能否把异体干细胞移植的并发症降低到自身免疫疾病患者能接受的程度？尽管异体移植的直接并发症在过去20年里已经有显著的改善，但仍然高达15%~25%的总毒性率限制了其在非恶性、非致死性疾病中的使用。使用非清髓预处理的新方法可以诱导稳定的混合嵌合体，在低并发症的情况下产生显著的免疫变化[27]。如果动物试验可以扩展到临床使用，则脐血细胞作为造血干细胞的来源也可以显著地降低异体移植的并发症[62,63]。

很明显，HSCT将继续用于选定的自身免疫疾病患者，该方法在临床中的适用范围仍有待进一步确定。

(冷小梅 译　张奉春 校)

参考文献

1. Morton JI, Siegel BV. Transplantation of autoimmune potential. I. Development of antinuclear antibodies in H-2 histocompatible recipients of bone marrow from New Zealand Black mice. *Proc Natl Acad Sci U S A* 1974;71:2162–2165.
2. Denman AM, Russell AS, Denman EJ. Adoptive transfer of the diseases of New Zealand black mice to normal mouse strains. *Clin Exp Immunol* 1969;5:567–595.
3. Snowden JA, Brooks PM, Biggs JC. Haemopoietic stem cell transplantation for autoimmune diseases. *Br J Haematol* 1997;99:9–22.
4. Bargetzi MJ, Schonenberger A, Tichelli A, et al. Celiac disease trans-

mitted by allogeneic non-T cell-depleted bone marrow transplantation. *Bone Marrow Transplant* 1997;20:607–609.
5. Kishimoto Y, Yamamoto Y, Ito T, et al. Transfer of autoimmune thyroiditis and resolution of palmoplantar pustular psoriasis following allogeneic bone marrow transplantation. *Bone Marrow Transplant* 1997;19:1041–1043.
6. Karthaus M, Gabrysiak T, Brabant G, et al. Immune thyroiditis after transplantation of allogeneic CD34+ selected peripheral blood cells. *Bone Marrow Transplant* 1997;20:697–699.
7. Nelson JL, Torrez R, Louie FM, et al. Pre-existing autoimmune disease in patients with long-term survival after allogeneic bone marrow transplantation. *J Rheumatol Suppl* 1997;48:23–29.
8. Snowden JA, Kearney P, Kearney A, et al. Long-term outcome of autoimmune disease following allogeneic bone marrow transplantation. *Arthritis Rheum* 1998;41:453–459.
9. Cetkovsky P, Koza V, Cetkovska P, et al. Successful treatment of severe Shulman's syndrome by allogeneic bone marrow transplantation. *Bone Marrow Transplant* 1998;21:637–639.
10. Lopez-Cubero SO, Sullivan KM, McDonald GB. Course of Crohn's disease after allogeneic marrow transplantation. *Gastroenterology* 1998;114:433–440.
11. Klassen LW, Armitage JO, Warkentin PI. Bone marrow transplantation. In: Koepke JA, ed. *Practical laboratory hematology,* 1st ed. New York: Churchill Livingstone, 1991:547–571.
12. Rouquette-Gally AM, Boyeldieu D, Prost AC, et al. Autoimmunity after allogeneic bone marrow transplantation. A study of 53 long-term-surviving patients. *Transplantation* 1988;46:238–240.
13. Sherer Y, Shoenfeld Y. Autoimmune diseases and autoimmunity post-bone marrow transplantation. *Bone Marrow Transplant* 1998; 22:873–881.
14. von Bekkum DW. Experimental basis of hematopoietic stem cell transplantation for treatment of autoimmune diseases. *J Leukoc Biol* 2002;72:609–620.
15. Snowden JA, Biggs JC, Milliken ST, et al. A randomised, blinded, placebo-controlled, dose escalation study of the tolerability and efficacy of filgrastim for haemopoietic stem cell mobilisation in patients with severe active rheumatoid arthritis. *Bone Marrow Transplant* 1998;22: 1035–1041.
16. Hess AD, Fischer AC. Immune mechanisms in cyclosporine-induced syngeneic graft-versus-host disease. *Transplantation* 1989;48:895–900.
17. Ferrara JL, Deeg HJ. Graft-versus-host disease. *N Engl J Med* 1991; 324:667–674.
18. Fullerton SH, Woodley DT, Smoller BR, et al. Paraneoplastic pemphigus with autoantibody deposition in bronchial epithelium after autologous bone marrow transplantation. *JAMA* 1992;267:1500–1502.
19. Lambertenghi-Deliliers GL, Annaloro C, Della VA, et al. Multiple autoimmune events after autologous bone marrow transplantation. *Bone Marrow Transplant* 1997;19:745–747.
20. Ikehara S. Bone marrow transplantation for autoimmune diseases. *Acta Haematol* 1998;99:116–132.
21. Van Laar JM, Tyndall A. Intensive immunosuppression and stem-cell transplantation for patients with severe rheumatic autoimmune disease: a review. *Cancer Control* 2003;10:57–65.
22. Furst DE. Stem cell transplantation for autoimmune disease: progress and problems. *Curr Opin Rheumatol* 2002;14:220–224.
23. Ikehara S, Kawamura M, Takao F, et al. Organ-specific and systemic autoimmune diseases originate from defects in hematopoietic stem cells. *Proc Natl Acad Sci U S A* 1990;87:8341–8344.
24. Ishida T, Inaba M, Hisha H, et al. Requirement of donor-derived stromal cells in the bone marrow for successful allogeneic bone marrow transplantation. Complete prevention of recurrence of autoimmune diseases in MRL/MP-lpr/lpr mice by transplantation of bone marrow plus bones (stromal cells) from the same donor. *J Immunol* 1994;152: 3119–3127.
25. Knaan-Shanzer S, Houben P, Kinwel-Bohre EP, et al. Remission induction of adjuvant arthritis in rats by total body irradiation and autologous bone marrow transplantation. *Bone Marrow Transplant* 1991;8: 333–338.
26. Li H, Kaufman CL, Boggs SS, et al. Mixed allogeneic chimerism induced by a sublethal approach prevents autoimmune diabetes and reverses insulitis in nonobese diabetic (NOD) mice. *J Immunol* 1996; 156:380–388.
27. McSweeney PA, Storb R. Mixed chimerism: preclinical studies and clinical applications. *Biol Blood Marrow Transplant* 1999;5:192–203.
28. Sturfelt G, Lenhoff S, Sallerfors B, et al. Transplantation with allogeneic bone marrow from a donor with systemic lupus erythematosus (SLE): successful outcome in the recipient and induction of an SLE flare in the donor. *Ann Rheum Dis* 1996;55:638–641.
29. Snowden JA, Atkinson K, Kearney P, et al. Allogeneic bone marrow transplantation from a donor with severe active rheumatoid arthritis not resulting in adoptive transfer of disease to recipient. *Bone Marrow Transplant* 1997;20:71–73.
30. Marmont AM. Immune ablation with stem-cell rescue: a possible cure for systemic lupus erythematosus? *Lupus* 1993;2:151–156.
31. Tyndall A. Hematopoietic stem cell transplantation in rheumatic diseases other than systemic sclerosis and systemic lupus erythematosus. *J Rheumatol Suppl* 1997;48:94–97.
32. Marmont AM. Immune ablation followed by allogeneic or autologous bone marrow transplantation: a new treatment for severe autoimmune diseases? *Stem Cells* 1994;12:125–135.
33. Marmont AM. Stem cell transplantation for severe autoimmune diseases: progress and problems. *Haematologica* 1998;83:733–743.
34. McKendry RJ, Huebsch L, Leclair B. Progression of rheumatoid arthritis following bone marrow transplantation. A case report with a 13-year followup. *Arthritis Rheum* 1996;39:1246–1253.
35. Cooley HM, Snowden JA, Grigg AP, et al. Outcome of rheumatoid arthritis and psoriasis following autologous stem cell transplantation for hematologic malignancy. *Arthritis Rheum* 1997;40:1712–1715.
36. Euler HH, Marmont AM, Bacigalupo A, et al. Early recurrence or persistence of autoimmune diseases after unmanipulated autologous stem cell transplantation. *Blood* 1996;88:3621–3625.
37. Storek J, Witherspoon RP, Storb R. T cell reconstitution after bone marrow transplantation into adult patients does not resemble T cell development in early life. *Bone Marrow Transplant* 1995;16:413–425.
38. Cavenagh JD, Milne TM, Macey MG, et al. Thymic function in adults: evidence derived from immune recovery patterns following myeloablative chemotherapy and stem cell infusion. *Br J Haematol* 1997;97: 673–676.
39. Mall TN, Avigan D, Dupont B, et al. Immune reconstitution following T-cell depleted bone marrow transplantation: effect of age and post-transplant graft rejection prophylaxis. *Biol Blood Marrow Transplant* 1997;3:65–75.
40. Atkinson K. Reconstruction of the haemopoietic and immune systems after marrow transplantation. *Bone Marrow Transplant* 1990;5:209–226.
41. Witherspoon RP. Immunological reconstruction after allogeneic marrow, autologous marrow or autologous peripheral blood stem cell transplantation. In: Atkinson K, ed. *Clinical bone marrow transplantation.* Cambridge, MA: Cambridge University Press, 1994:62–72.
42. Roberts MM, To LB, Gillis D, et al. Immune reconstitution following peripheral blood stem cell transplantation, autologous bone marrow transplantation and allogeneic bone marrow transplantation. *Bone Marrow Transplant* 1993;12:469–475.
43. Olivieri A, Brunori M, Offidani M. A detailed study on immune recovery in 50 patients autotransplanted with blood progenitor cells. *Exp Hematol* 1996;24:1088.
44. Hakim FT, Cepeda R, Kaimei S, et al. Constraints on CD4 recovery postchemotherapy in adults: thymic insufficiency and apoptotic decline of expanded peripheral CD4 cells. *Blood* 1997;90:3789–3798.
45. Guillaume T, Rubinstein DB, Symann M. Immune reconstitution and immunotherapy after autologous hematopoietic stem cell transplantation. *Blood* 1998;92:1471–1490.
46. Wallace CA, Sherry DD. Trial of intravenous pulse cyclophosphamide and methylprednisolone in the treatment of severe systemic-onset juvenile rheumatoid arthritis. *Arthritis Rheum* 1997;40:1852–1855.
47. Reiner A, Gernsheimer T, Slichter SJ. Pulse cyclophosphamide therapy for refractory autoimmune thrombocytopenic purpura. *Blood* 1995;85: 351–358.
48. Euler HH, Schroeder JO, Harten P, et al. Treatment-free remission in severe systemic lupus erythematosus following synchronization of plasmapheresis with subsequent pulse cyclophosphamide. *Arthritis Rheum* 1994;37:1784–1794.
49. Shaikov AV, Maximov AA, Speransky AI, et al. Repetitive use of pulse therapy with methylprednisolone and cyclophosphamide in addition to oral methotrexate in children with systemic juvenile rheumatoid arthritis—preliminary results of a longterm study. *J Rheumatol*

1992;19:612–616.
50. Brodsky RA, Petri M, Smith BD, et al. Immunoablative high-dose cyclophosphamide without stem-cell rescue for refractory, severe autoimmune disease. *Ann Intern Med* 1998;129:1031–1035.
51. O'Dell JR, Nepom BS, Haire C, et al. HLA-DRB1 typing in rheumatoid arthritis: predicting response to specific treatments. *Ann Rheum Dis* 1998;57:209–213.
52. Tyndall A, Gratwohl A. Blood and marrow stem cell transplants in auto-immune disease: a consensus report written on behalf of the European League against Rheumatism (EULAR) and the European Group for Blood and Marrow Transplantation (EBMT). *Bone Marrow Transplant* 1997;19:643–645.
53. Tyndall A, Passweg J, Gratwohl A. Haemopoietic stem cell transplantation in the treatment of severe autoimmune disease 2000. *Ann Rheum Dis* 2001;60:702–707.
54. Tyndall A, Koiket T. High dose immunoablative therapy with hematopoietic stem cell support in the treatment of severe autoimmune disease: current status and future direction. *Intens Med* 2002; 41:608–612.
55. Farge D, Marollegu JD, Zohar S, et al. Autologous bone marrow transplantation in the treatment of refractory systemic sclerosis: early results from a French multicenter phase I-II study. *Br J Haematol* 2002; 119:726–739.
56. Burt RK, Oyama Y, Traynor A, et al. Hematopoietic stem cell transplantation for systemic sclerosis with rapid improvement in skin scores: is neoangiogenesis occurring? *Bone Marrow Transplant* 2003;32(suppl): 565–567.
57. Burt RK, Georganas C, Schroeder J, et al. Autologous hematopoietic stem cell transplantation in refractory rheumatoid arthritis: sustained response in two of four patients. *Arthritis Rheum* 1999;42:2281–2285.
58. Snowden JA, Biggs JC, Milliken ST, et al. A phase I/II dose escalation study of intensified cyclophosphamide and autologous blood stem cell rescue in severe, active rheumatoid arthritis. *Arthritis Rheum* 1999;42: 2286–2292.
59. Moore J, Brooks P, Milliken S, et al. A pilot randomized trial comparing CD34-selected versus unmanipulated hemopoietic stem cell transplantation for severe refractory rheumatoid arthritis. *Arthritis Rheum* 2002;46:2301–2309.
60. Pincus T, Callahan LF. Taking mortality in rheumatoid arthritis seriously—predictive markers, socioeconomic status and comorbidity. *J Rheumatol* 1986;13:841–845.
61. Fries JF, Spitz P Kraines RG, et al. Measurement of patient outcome in arthritis. *Arthritis Rheum* 1980;23:137–145.
62. Ende N, Czarneski J, Raveche E. Effect of human cord blood transfer on survival and disease activity in MRL-lpr/lpr mice. *Clin Immunol Immunopathol* 1995;75:190–195.
63. Silberstein LE, Jefferies LC. Placental-blood banking—a new frontier in transfusion medicine. *N Engl J Med* 1996;335:199–201.

第37章

基因治疗:关节炎治疗的潜在方法

Ulf Müller-Ladner, Renate E. Gay, Steffen Gay

大约在十几年前,研究人员开始将转基因和基因治疗引入关节疾病这一领域。自第一次试验开始,基因治疗关节疾病一直面临很多挑战,但是新的载体和动物模型的出现使这一年轻的领域得以迅速发展。因为常规的给药途径很难进入关节,故静注、肌注以及口服给药疗效很差,所以目前最常用的给药策略为关节腔内直接注射载体,或者使用体外技术将靶细胞取出经转导后注射回关节腔[1,2]。在关节炎的基因治疗技术的发展过程中,细胞因子及细胞因子抑制物基因是主要的目的基因[3],这一技术和类风湿关节炎的生物治疗的发展是同步的。胶原诱导的关节炎(CIA)等动物模型的运用显示,使用病毒载体进行关节腔内注射时不仅对注射关节有疗效,而且对对侧关节也有疗效,由此提示基于单关节注射的治疗可以使全身受益[3]。由于对细胞参与关节疾病(尤其是类风湿关节炎)病理生理过程的了解加深,滑膜成纤维细胞(SF)、巨噬细胞、树突状细胞、淋巴细胞和软骨细胞都成为目前主要的靶细胞[4-7]。将来的治疗策略在于检测新的长效表达载体的潜能,如慢病毒属、基因表达的调节(开/关),以及利用多能干细胞作为载体或者靶细胞[5,8]。

一、关节炎基因治疗的目标

对于风湿性疾病,尤其是包括RA在内的致残性关节疾病,基因治疗是一个很有吸引力的治疗策略。另一方面,针对这类复杂疾病的基因治疗的关键设计困难在于根本的基因缺陷并未阐明。针对复杂的风湿性疾病的基因治疗方法和针对单基因或寡基因疾病的基因治疗方法略有不同。因此,针对风湿性疾病的有效基因治疗方案以两步法或多步法为根据:第一,评估参与疾病病理过程的细胞的基因传导效果,包括揭示至今未知途径和互相作用网络的潜能[9]。第二,功能测试,包括对患者治疗之前的各种动物和人体模型测试。

此外,针对RA和其他风湿性疾病的基因治疗必须注意这些疾病是系统性疾病,可以累及“暂居的”免疫系统,并经常累及数个靶器官,因此可能出现严重的副作用。例如腺病毒不仅在血流中保持稳定,静脉注射现行的腺病毒载体后有90%的病毒流向肝脏,在很大程度上削减了用于转导外周器官靶细胞的病毒颗粒的浓度。此外,广泛分布的腺病毒的主要细胞受体妨碍了疾病特异细胞类型的靶向,以及疾病相关和疾病非相关细胞的对照[10]。因此,研究者试图以腺病毒为目标来改变腺病毒载体的正常定向从而使目的基因能有效地进入特定类型的细胞[11,12]。另一种增加淋巴细胞的腺病毒定向的方法是用双向特异抗体来桥联淋巴细胞表面抗原和腺病毒纤维突起[13,14]。此外,针对诸如人软骨中的软骨细胞等的疾病或器官特异的基因治疗,其目标是通过可以被增减的小分子药物甚至是紫外线照射激活的外部“开关”来调节基因表达。使用高达200 J/m^{2}强度的紫外线照射,并不明显影响细胞的生存能力,亦不影响细胞表型、有丝分裂率和胶原mRNA的合成[15]。

总之,成功的风湿性疾病基因治疗的总体目标,是选择合适的靶基因、组织或细胞特异的传输系统,以避免针对基因治疗载体或基因产物的免疫反应,并通过外部刺激调节基因转移或者激活基因转录。

二、技术和方法

一般的，细胞因其大小和极性而不易摄取基因。除病毒载体系统可以携带活性基因进入靶细胞外，还有很多非病毒方案正在发展之中，包括阳离子脂质体和阳离子聚合体等合成化合物，这类物质能够和 DNA 形成复合物并在进入细胞前和细胞膜融合[16,17]。第二个问题是有时针对病毒基因治疗载体的严重的免疫反应，尤其是腺病毒载体，经常成为体内基因治疗的最大限制因素[18,19]。免疫抑制剂、抗 CD4 抗体和用细胞毒性 T 淋巴细胞抗原 4 免疫血球素（CTLA-4）阻止共刺激活性常被用来克服这一难题[20-24]。其他常用于减少针对腺病毒的免疫反应的方案还包括，用表达 Fas 受体的腺病毒感染的抗原提呈细胞[25,26]和可溶性的肿瘤坏死因子（TNF-α）受体（sTNFR）[27-30]进行预处理，后者能中和由免疫系统产生的攻击腺病毒的大量 TNF-α。

使用可诱导的启动子可以达到基因治疗产物表达外部调节的水平。大多数现行的载体都使用巨细胞病毒（CMV）启动子，该启动子能在多种靶细胞中保持活性因而便于转基因表达的检测。在研发新的启动子时常以现行的 CMV 启动子为金标准进行比较。在最近的一项 CIA 研究中，CMV 驱动的白细胞介素-1 受体拮抗剂（IL-1Ra）合成导致产生高浓度的 IL-1Ra 并且显著地改善了关节炎；此外，C3 转录反式作用子/HIV 启动子（C3-Tat/HIV）显示了更好的关节炎抑制作用[31]。

其他的启动子系统是可以用作“开”或“关”的四环素系统。这些启动子要求产生逆转的四环素反式作用子（rtTA）或四环素反式作用子（tTA），tTA 被外源性的多西霉素激活后能够结合四环素（Tet）反应单位，可以诱导或抑制不同兴趣基因的产生[32-35]。考虑到基因转移本身能在很长的时间段内保持稳定[36]，这一体系的引人之处在于它具有在任何时候（例如疾病复发时）启动或停止所需基因产物合成的潜能。在“TetON”的情况下，IL-10 编码的 AAV-TetON 病毒转导并注射入 DBA1 鼠肌肉的人类滑膜成纤维细胞，以及使用多西霉素能够充分控制 IL-10 的合成[37]。另有研究显示，在使用雷帕霉素相关化合物或昆虫蜕皮素（该物质和黄体酮类似，可以调节转录因子和其同族 DNA 序列的结合[40]）进行的化学“双杂交”反应中，不同的配体可通过使用二聚体化试剂交联无活性功能区而实现调节基因表达的潜能[38,39]。

（一）腺病毒属

复制缺陷腺病毒是体内和体外基因治疗使用的最为广泛的载体系统。和阳离子脂质体以及反转录病毒基因治疗相比，腺病毒载体血清 2 型（Ad2）和 5 型（Ad5）的优势主要在于将治疗基因导入靶细胞的高效性。这一作用在十几年前已用于首批基因治疗，当时腺病毒载体被用于将 β 半乳糖苷酶基因转移至新西兰白兔的膝关节后部的滑膜细胞，滑膜细胞和巨噬细胞的有效转导在感染后至少可达 8 周[41]。有趣的是，基于腺病毒的载体也可用于编码反意义基因片断，该现象将于下文简述[42]。在用于基因治疗的第一代腺病毒去除 E1 生长基因后，在第二代腺病毒中去除 E2 和 E4 基因以便导入更长的基因，但不得超过腺病毒基因组的 34kb 的可包装长度。此外，腺病毒的类型与基因转移功效显著相关，因为中和类风湿关节炎患者滑液中的抑制基因转移抗体的能力取决于所用腺病毒主链的类型[43]。修饰腺病毒纤维外壳蛋白也能提高基因转移的功效[44]。

在第三代腺病毒中，几乎所有的腺病毒基因都被去除，后者也因此称为“空壳”载体，它能够在反向末端重复单位（ITR）之间提供最大 34kb 的治疗基因。去除这些序列能够减少免疫反应，并减少促进免疫认知组织的基因表达[49]。另一方面，空壳腺病毒的产生需要携带腺病毒生长必需基因的辅助腺病毒的共转导。因此，需要提供缺乏包装信号的辅助腺病毒，该信号的缺失可以防止野生型腺病毒的包装，促进设计基因产物的包装。图 37.1 说明了腺病毒基因治疗载体的进化。

（二）腺伴随病毒属

腺伴随病毒（AAV）具有一个 4.6kb 的单链小基因组，包含 AAV ITR、AAV 复制（rep）和衣壳（cap）基因[50-52]。为便于治疗基因的插入，可删除 rep 和 cap 基因，从而可以在 AAV ITR 之间克隆治疗基因。AAV 同样具有导入治疗基因时只伴有少许异物的优点。因为这一优点，在长达 12 个月的基因产物合成的时间内同时出现诱导免疫反应的危险性很低[53]。有趣的是，AAV 依赖的转基因表达也受其自身局部环境的调控。脂多糖（LPS）等促炎刺激产生的关节滑液内的基因表达较无刺激者高而且长，在 LPS 诱导的斯普拉格–道利大鼠关节炎中，AAV 依赖的 IL-1Ra 合成甚至可以在 3 个月后被二次使用的 LPS 再激活[54,55]。

AAV 的另一个优点在于其体积小，具有转导诸如软骨细胞等远离注射部位或脉管系统细胞的潜能。在

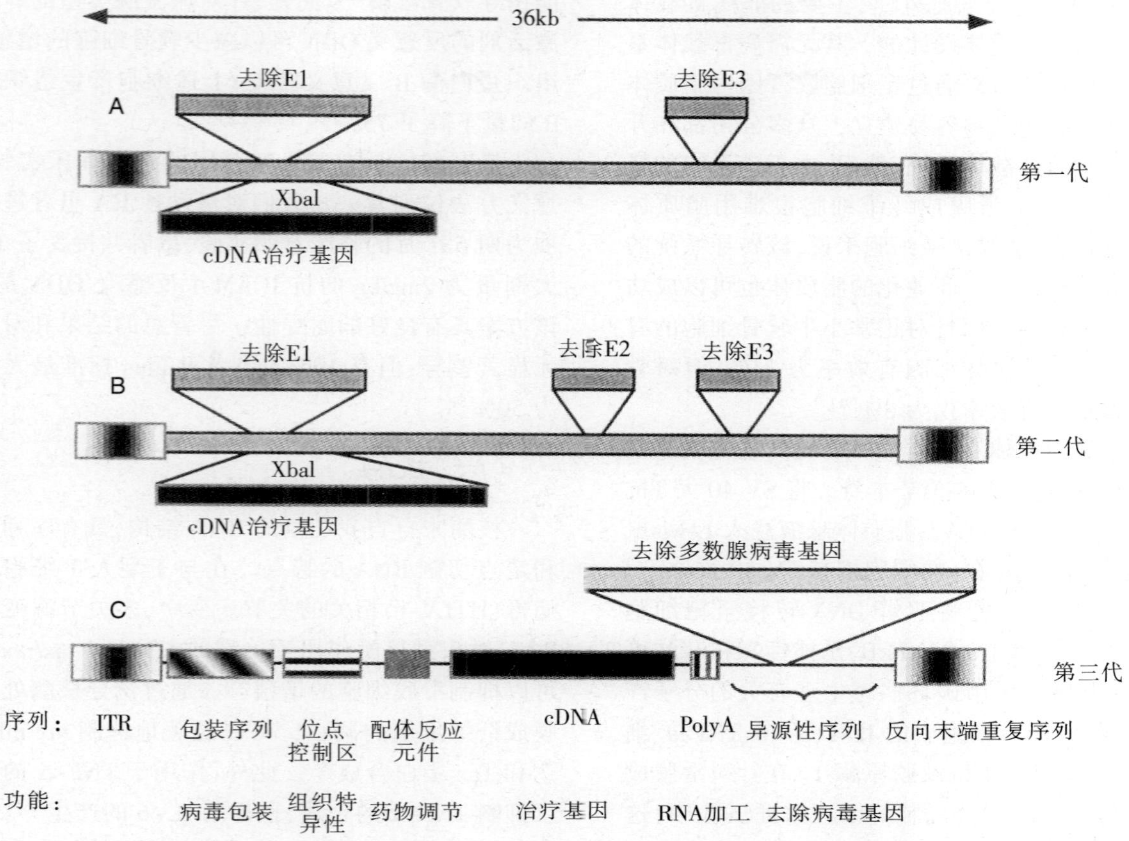

图37.1　使用进行性腺病毒基因删除的腺病毒基因治疗载体进化。(A)删除E1基因和聚合基因位点的第一代腺病毒，因此插入治疗DNA的容量不超过8kb。(B)删除E1、E2和E3基因的第二代腺病毒，因此插入治疗DNA的容量不超过10kb。(C)删除所有腺病毒基因组，包含一个腺病毒包装序列和反向末端重复单位(IRT)的第三代腺病毒。图中标出的调节基因用以确保组织特异性、可调基因的表达以及不能合成自然病毒基因产物。第三代腺病毒使可插入治疗DNA的容量高达34kb，且该病毒因为删除了腺病毒生长必需基因而降低了免疫原性。

软骨器官培养中，AAV 足以转导表层和深层的软骨细胞[56]，使其便于通过关节腔注射进行人类软骨基因治疗。然而，如何制备无野生型 AAV 污染的高滴度和高纯度的 AAV 仍是一个有待解决的问题。

(三)反转录病毒属和慢病毒属

反转录病毒属也得以广泛发展而用于大量的动物和人类的临床试验[57-60]。作为载体生产时，反转录病毒属因为整合到宿主细胞的基因组中而不刺激病毒蛋白的合成，提供了所选基因长期表达的基础。但反转录病毒属的使用有限，因为其需要与靶细胞分开以便病毒自身能插入宿主 DNA。这一需求带来了插入遗传突变的可能。和腺病毒相似，反转录病毒基因传递的使用也开始于十余年前，在细菌胞壁诱导的大鼠关节炎中，基因表达产物(LacZ)的细胞可以在关节中检出[61]。一年后，使用莫洛尼鼠白血病病毒(MMLV)来源的 MFG 载体，能够在抗原诱导的关节炎兔的关节中成功合成 IL-1Ra 蛋白[62]。在关节中，随着 IL-1 的减少，软骨基质代谢和基质合成抑制也会下调[62]。有趣的是，就转导效率而言，体外基因转导和体内基因转导是相同的[59]。

目前正在研究的用于治疗关节炎的第二代病毒是慢病毒载体。尽管患者不易理解为何使用类似 HIV 的病毒进行治疗，但体外试验和动物模型试验发现，使用这一载体和以往的标准反转录病毒载体的结果是相似的[63]。值得注意的是，基因产物的长期表达可以通过使用引起疾病反复发作的病毒主链来实现，如疱疹病毒，已经证实在佐剂诱导的动物关节炎模型中疱疹病毒编码的 IL-1Ra[64]或者前脑啡肽原 A 前体蛋白可以抑制关节炎症状[65]。

(四)非病毒载体

除质粒或者裸露 DNA 的直接注射[66-69]以及包裹

在中空纤维中的经转导细胞外[70]，主要的非病毒载体系统是基于阳离子脂质体设计的，其无需病毒载体系统所需的受体机制就可以通过靶细胞膜。因为脂质体载体结构较病毒载体结构容易建立，众多公司都在开发各种用途的脂质体载体系统。然而，由于该系统的特性类似于肿瘤，RA 的滑膜成纤维细胞很难用脂质体载体来转导，而且对滑膜巨噬细胞来说，该转导系统的效率仍有待进一步评估。商业化的脂质体也可以成功用于软骨细胞的转导，而且对正常小牛软骨细胞的有效率达 41%，人正常软骨细胞有效率为 21%，但对骨关节炎软骨细胞的有效率仅为 8%[71]。

联合应用病毒载体和脂质体可以提高软骨细胞基因传递的有效率，而不影响关节本身。将 SV 40 大 T抗原编码的日本血凝病毒(HVJ)脂质体悬液注入 Lewis鼠膝关节中，3 周后高达 30%的细胞携带 SV 40 抗原[72]。使用 HVJ 脂质体技术能将双链 DNA 转移至靶细胞中。使用该方法，核因子 κB(NFκB)诱捕性寡核苷酸可以下调与 RA 和特定关节破坏病理生理有关的分子产量[73]，包括滑膜成纤维细胞中的 IL-1、IL- 6、TNF-a、细胞间黏附分子(ICAM)-1 以及胶原酶-1。在针对滑膜成纤维细胞中起作用的信号机制的原理求证试验中，这一方法也显示了基因传递的潜能[72, 73]。

(五)反意义方法

反意义寡核苷酸结构(ODN)和靶细胞接触后，可以抑制基因转录和其后基因产物的合成，尽管这一设想已经酝酿多时，但只有很少的试验取得成功。其中，抑制细胞间信号和细胞增殖的关键分子的试验数据显示了良好的前景。C- myc ODN 下调 c-myc mRNA 和蛋白表达，由此可以诱导半胱天冬酶级联反应介导的凋亡[74]。同样地，c- fos 和增殖细胞核抗原 ODN 抑制了IL-1对滑膜成纤维细胞的刺激作用[75,76]，notch-1 ODN 则导致成纤维细胞增殖减少，并且对 TNF-α 的反应降低[77]。

在人类关节中起作用的促炎途径通常包括花生四烯酸–前列腺素–环氧化酶(COX)级联。特定的 ODN 可以下调磷脂酶 A_2 和前列腺素E_2 [78]。通过腹腔注射 ODN 对抗 COX-2 基因转录，可以减轻佐剂鼠关节炎模型的关节炎症状，这一改变和COX-2(而非 COX-1)mRNA 和蛋白的水平下降相关[79]。

有趣的是，软骨和基质代谢也可以通过反意义治疗进行调节。例如，使用核心蛋白多糖反意义基因治疗韧带损伤，可以产生大量的胶原纤维，并提高瘢痕形成过程的机械参数[80]；针对透明质酸受体的反意义治疗能诱导软骨溶解[81]。此外，针对尿激酶类型的纤溶酶原激活剂的反意义 ODN 可以减少软骨细胞的增殖[82]；经组织蛋白酶 B 反意义转染，上述细胞产生组织蛋白酶 B 的量下降了 75%[83]。

最有趣的是在首批转基因的人类临床实验中，反意义方法位列其一。人们对活动性 RA 患者进行了一项为期 6 个月的临床对照实验，患者共接受了 13 次最大剂量为 2mg/kg 的抗 ICAM-1 反意义 ODN 的注射。该方案具有良好的耐受性，尽管总的结果和对照组并无显著差异，但有 19%的患者 Paulus 标准最大下降值为 50%[84]。

(六)核酶

核酶来自自我切割的 RNA 结构，具有序列特异性和定点切割 RNA 的特点。在与 Ⅰ 型人 T 细胞白血病病毒(HTLV-1)相关的关节病变中，多关节病变类似于 RA，锤头型核酶作用于关键的 HTLV-1 tax/rex mRNA 可以抑制滑膜细胞的增殖[85]。通过诱导核酶处理的滑膜成纤维细胞的凋亡，可以显著地抑制 *tax* mRNA 表达和 Tax 蛋白合成[85]。此外，作用于 TNF-α 的核酶不仅抑制 TNF-α 的合成，也抑制 IL- 6 的产生[86]。

核酶也被用来对抗基质降解酶[87, 88]。在兔关节软骨外植体中，作用于基质降解酶的核酶可以抑制其在 IL-1 刺激后的表达，但不能阻止软骨中蛋白多糖的降解[88]。分布于骨与软骨侵蚀处的滑膜巨噬细胞和滑膜成纤维细胞表达半胱氨酸蛋白酶组织蛋白酶 L，该酶在不同程度上切割 Ⅰ、Ⅱ、Ⅸ和Ⅺ型胶原以及某些特定的蛋白多糖。转导组织蛋白酶 L 核酶的 RA 滑膜成纤维细胞使组织蛋白酶 L mRNA 的表达下降高达 44%；同样的处理用于一项体外软骨降解实验发现，可溶性氨基葡聚糖(sGAG)的释放的下降高达 60%[89]。表37.1总结了不同载体和基因传递系统和工具的优缺点。

三、基因治疗在动物模型中的应用和靶向

(一)细胞因子

TNF-a 和 IL-1 等细胞因子抑制剂在临床风湿病中被广泛应用，同时有很多转基因实验在评估这些对关节具有保护作用的细胞因子抑制剂高表达的治疗潜能。IL-1 不仅是 RA 的主要炎症介质和软骨破坏因素，在骨关节炎(DA)中也具有同样的作用，通过可溶性 IL-1 受体(sIL-1Ra)来抑制 IL-1 是这一新领域的首批研究之一[90-92]。由反转录病毒编码的 IL-1Ra 的第一次

体内实验是在兔的滑膜成纤维细胞中进行的，基因产物的检出一直持续到第五周[90]。由 IL-1 介导的兔膝关节滑膜炎可以通过 IL-1Ra 的转基因而避免炎症和增殖反应[91]，在胶原诱导的关节炎模型（CIA）中，一旦 IL-1Ra 基因转导细胞在应用 IL-1 前产生了 IL-1Ra，则 IL-1 介导的炎症反应可以被完全阻止[93]。有趣的是，在细菌胞壁诱导的关节炎中，IL-1Ra 转基因可以使软骨和骨的退变被削弱而不是完全抑制[92]，在经典的抗原诱导的动物模型和类人的严重联合免疫缺陷（SCID）鼠 RA 模型中也可观察到类似的表现[94]。

应引起注意的是，转基因到某个关节有时会显示所谓的旁观效应，常见于人类的多关节情况下，但具体原因尚未完全了解。在同侧"引流"关节中，IL-1Ra 反转录病毒转基因[93]可以使 CIA 发作得到缓解；在 IL-1Ra 腺病毒治疗的鼠膝关节中对侧的抗原诱导关节炎的疾病活动可以减弱[95]。目前，解释旁观效应的假设包括单核细胞、树突状细胞和细胞的某些部分通过血流转移[96]。

除 RA 外，OA 也通过 IL-1Ra 进行转基因治疗。在狗的OA 试验中，体外 IL-1Ra 转基因可以显著地减少病变[58]；同样，在兔的 OA 模型中，关节的各种病变都得以改善[57]。马的诱导性 OA 经 IL-1Ra 腺病毒转基因治疗后，受累关节的软骨和总体活动性都得以保存，可见 IL-1Ra 的转基因治疗并不受关节大小的限制[97]。

与 IL-4 药物在不同慢性炎性疾病中的应用效果有限相反的是，大量的资料显示 IL-4 在不同类型的关节炎模型中起作用。在 CIA 中，AAV 依赖的基因治疗可以延缓关节炎的发病，者减轻疾病的传播及其严重程度，而且在鼠血清中检测到的 IL-4 的浓度升高可达 4 个月[98]，甚至长达 7 个月[99]。IL-4 的好处并不局限于早期 CIA，且和转基因采取的方式无关。过表达的 IL-4 还可以缓解已经确立的 CIA 病变[100-102]，配合促凋亡

表37.1　转基因技术和载体

	优点	缺点
DNA脂质体	简单	转导效率低下
	无DNA大小限制	需大量高纯度的DNA
	免疫原性相对较低	需要大量的脂质载体
	可以和不同的靶分子结合	
	相对安全	
反转录病毒属	转导效率高，尤其是在复制的血细胞中	需整合到基因组以便长期表达，故使用限于分裂细胞
	免疫原性低并且可以整合到基因组中，因此可以长期表达	随机整合时可能激活非目的基因，如原癌基因
	DNA 片段相对较大，长达 9kb，可插入	反转录病毒的浓度不能过高，否则复制相关的病毒蛋白具有毒性
腺病毒属	生长特性、结构蛋白和非结构蛋白使其可以在细胞内高滴度生长	高免疫原性
	宿主选择范围大，包括动物和人	相对的基因短期一过性表达
	去除 E1/E3[a] 的腺病毒可插入高达 8kb 的 DNA	
	可调节纤维使其具有特定的趋向性	
	对基因调节的广泛了解提供了特定的基因转导的可能	
"空壳"腺病毒属	可插入高达36kb的DNA	制备"空壳"病毒工艺要求高，不会被去除E1的辅助病毒污染
	低免疫原性	由于辅助病毒的竞争，很难达到高滴度
	长期表达	
腺病毒相关病毒(AAV)	低免疫原性	治疗基因不大于4.8kb
	长期表达	生长需要腺病毒辅助病毒，病毒复制和包装需要 rep 和 cap 基因，因此很难进行高滴度生长
	无已知的病理作用	病毒产物量大时很难成倍生长
	宿主范围大	
	19号染色体的特定整合	
核酶/反意义	目的基因不受限，低免疫原性	中低效率，核酶不易合成

[a] 去除E1/E3的腺病毒是第二代腺病毒，参见图37.1。

Fas 配体的基因转移可以取得更好的效果[103]。最令人感兴趣的是,IL-4 转基因还可以显著地改变关节炎模型的关节破坏进程。在 CIA 鼠模型中,尽管某些炎症反应持续存在,Ad5 IL-4 基因转导可以通过减低软骨裂解和基质金属蛋白酶(MMP)的合成而抑制软骨细胞的凋亡和软骨的退变[104]。IL-4 转基因的类似好处还可见于抑制破骨细胞的形成、护骨素配体的合成、骨破坏[105]以及血管形成[106]。另一方面,IL-4 的特异性受体和其过表达显示了受"抗炎"辅助 T 细胞 2 类亚群(Th2)细胞因子调控的独特的分子机制,因此其在炎症中的保护作用受到了质疑[107]。

IL-10 是另一个具有抑制特性的细胞因子。它是一种多能的分子,可以下调 IL-1、IL-2、IL-6、TNF-α 和 IFN-γ 等促炎症因子,是一种很有潜能的治疗炎症和过敏性疾病的药物。在鼠 CIA 中,即使进行单次腺病毒转基因也可以长时间地抑制疾病活动[108];而且基于 CMV 的 IL-10 转基因可以长期下调 Th1 的促炎免疫反应[109]。和 IL-4 相似,以巨噬细胞为靶细胞的质粒编码的 IL-10 转基因也能够抑制 CIA 病情的确立[110]。在这点上,必须强调动物模型可能只反应 RA 的部分发病机制。一个有趣的例证是,尽管 IL-10 转基因在实验室中治疗关节病效果很好,但将 IL-10 应用于 RA 患者的临床治疗却效果欠佳。其他用于基因治疗的细胞因子包括 IL-12 和 IL-13,IL-12 可以调节鼠 CIA 的化学因子模式[111];IL-13 是炎症、趋化因子产生、血管形成以及鼠佐剂关节炎严重度的主要调节物质[112]。

目前,TNF-α 是研究最多的"主要"促炎细胞因子之一。TNF-α 和 IL-1 的特点类似,主要由 RA 滑膜巨噬细胞、淋巴细胞、内皮细胞以及部分成纤维细胞分泌。TNF-α 是动物关节炎的致病原,在人关节炎中和 IL-1 一起促进炎症反应,同时也能诱导 IL-1 产生。其他的细胞因子可以调节 TNF-α 的表达,这一现象也可见于不退化处理的成纤维细胞行 IFN-β 转基因的 CIA 模型[113]。和 IL-1 类似,TNF-α 的天然拮抗物是散在的可溶性受体,该受体由 RA 滑膜细胞分泌,通过抵消 TNF-α 的效果(包括炎症状态下)而维持稳态。和人类使用依那西普的临床试验效果相似,脾细胞经反转录病毒行TNF 受体转基因后能够抑制 SCID 鼠的关节炎[114],基于 AAV 的滑膜成纤维细胞行可溶性 TNF 受体转基因后可以拮抗 TNF-α 的促炎反应[115]。有趣的是,假设由于其多能性的特性,干扰 TNF 依赖的病理途径也能出现意外的效果。关节内 55-kd 的 TNF 1 型受体转基因在腺病毒关节炎中因存在 TNF 过表达的抵抗而作用有限[116],同时,针对Ⅱ型胶原和 TNF 受体本身的抗体浓度增高也很大程度地拮抗了 TNF 受体在 CIA 中的疗效[117]。

(二)信号传导

异常的细胞间或细胞内信号是关节病变发展和持续存在的主要病理机制,因此有很多治疗以细胞间或细胞内激活机制为靶点。在该领域,在 CIA 中通过基于腺病毒的过表达 Fas 配体引发凋亡是基因治疗的原型[118]。与目前的临床试验相似,通过可溶性 CTLA-4Ig 融合蛋白的过表达来基于腺病毒抑制抗原提呈细胞和淋巴细胞的相互作用,可以抑制确立的 CIA 以及继发的炎症指标,包括抗胶原抗体和 IFN-γ 的产量下调[119]。基因治疗和体外重组 CTLA-4Ig 的疗效具有可比性,而且其抑制效果最高可达 20 周[120]。在骨科软骨缺陷动物模型中,类似的长期疗效是 β 转化生长因子(TGF-β)转基因诱导软骨生长或者刺激软骨再生获得成功所必需的[121]。

不同动物模型结合分子研究技术发现了很多和细胞内、穿细胞信号传导以及基因转录机制有关的新特点。NFκB 等转录因子可以被细胞外信号或细胞-细胞相互作用激活,后者可以通过位于细胞膜的受体分子转化为细胞内激活信号。激活的转录因子随后结合于各自的基因调节片段(该片段多位于各自靶基因的启动子位置)启动或者终至基因转录。虽然在文章中经常被提及,但 NFκB 并不是独立的转录因子,而是聚合转录因子大家庭中的主要成员。NFκB 存在于细胞质和静止的细胞中,一种特殊的抑制因子(IκB)可以防止 NFκB 易位到胞核。在正常 Lewis 小鼠的关节内注射腺病毒编码的 NFκB 激酶 β 抑制因子(IKKβ)会导致关节炎的启动,这不仅表明成功的基因转移,同时也证明了在模型中关节炎的发展与信号传导途径的相关性原理[122]。将 NFκB 诱导的寡核苷酸用于 HVJ-脂质体时也可得到类似的结果,说明 IL-1 和 TNF-α 的产生也依赖于 NFκB 活动[123]。

细胞生长抑制因子对于细胞内信号传导途径的基因治疗是可行的。在体外试验中,细胞周期依赖的激酶抑制因子 p21(Cip1)的表达与 SF 的生长迟滞关系密切,在佐剂关节炎中,这些细胞周期抑制因子的过度表达会导致滑膜液增殖的减少和关节炎[124]。而且,在关节周围注射腺病毒编码的内源性细胞因子信号传导抑制物 CIS3/SOCS3 同样可减轻 CIA 的严重程度,这要归功于 IL-6-gp130-JAK-STAT3 信号传导通路的抑制[125]。

(三)血管生成

新血管产生和长期血管增殖是促进滑膜激活和滑膜炎症的基本前提条件。促血管发生和促炎因子的刺激物和生长因子，包括TNF-α和血管内皮生长因子(VEGF),及各自的受体胎肝激酶-1(flk-1)、fms样酪氨酸激酶(flt1)和缺氧诱导因子-1α(HIF-1α)[126],都能显著地促进这些机制。因此,减少滑膜的血管密度将是未来基因治疗战略的一个很有吸引力的目标。当给予CIA小鼠表达含RGD的环肽(RGD-4C)的噬菌体时(RGD-4C可以和$\alpha_v\beta_3$和$\alpha_v\beta_5$血管整合素结合),可以诱导滑膜血管的凋亡,并抑制随后的关节炎症[127]。

在TNF转基因鼠中,基于慢病毒属的抗血管生成因子内皮抑制素的过表达可以直接抑制血管增殖,其主要原因在于Janus激酶(JNK)抑制[128]。在CIA中,反转录病毒转基因通过血管抑制素的过表达而抑制血管翳形成和软骨侵蚀[129]。血管抑制素被认为是肿瘤中血管生成的有效抑制因子，可以驱使肿瘤转移进入非活动期,因此在人RA中,持续给予血管抑制素分子可以减少滑膜增生。

和用于小鼠睾丸的试验相似,在人关节炎中,可以通过靶向为VEGF受体flk-1和flt-1的反意义寡核苷酸来抑制VEGF诱导的血管生成[130]。有趣的是,抑制性分子的连接，诸如甲氨蝶呤结合人血清白蛋白(HSA)连接,可以增强抗血管生成的基因治疗。在CIA鼠中，腺病毒载体编码的尿激酶纤溶酶原拮抗分子与HAS融合可以延长依赖于尿激酶纤溶酶原拮抗分子的血管发生的抑制作用[132]。

(四)过继基因转移

除了作为普通的促炎细胞外,T细胞还能作为靶向输送治疗基因产物目标的智能载体，而常见于炎症关节的T细胞向炎症位置的迁徙和聚集能力是上述观点的力证[133-135]。为了验证这个想法,靶向过继细胞基因治疗得以发展,即反转录酶病毒体外转导靶细胞,随后通过静脉途径将这些细胞过继转移到受体动物中[136,137]。而且,现在已经清楚不仅T细胞可以被用于靶向过继细胞基因治疗，具有特定归巢模式的骨髓来源的树突状细胞(DC)[138,139]也具有此功能[140]。T细胞和DC作为过继细胞基因治疗的细胞载体的有效运用,得益于基于MMLV双顺反子反转录病毒载体结构的发展,该结构称为pGCy,能使T细胞的转导有效率高达60%[134]。内在的核糖体入口位点使兴趣基因能够均衡表达,其YFP荧光可用于转导率的分析,并通过荧光激活的细胞分选仪成功地分选转导细胞。已经对表达几种免疫调节细胞因子及其抑制因子(包括IL-12受体抑制物IL-12、p40、Th2细胞因子IL-4和抗TNF scFv，即抗体可变片段的单链结构）的结构进行了检测,发现上述三种物质可以预防CIA的发生,但不能改善已经存在的疾病[141-143]。

另一种反转录病毒载体已在上文述及，它能编码一种被用于在体外实时生物体发光成像的萤火虫荧光素酶GFP融合蛋白。这种影像技术通过观察同一小鼠过继细胞转移后数周的连续成像来显示体内载体细胞的归巢行为。在由转移细胞释放的荧光素酶催化荧光素转化为氧合荧光素的过程中，光子散发出来并穿透组织,经灵敏的电偶设备捕捉后可以成像。将代表光信号强度的色标成像置于小鼠身体的灰度图像之上,从而得到转移细胞在小鼠体内的位置图像[140,142,143]。

该技术显示基因工程的T细胞杂交瘤、原始T细胞和DC能够归巢至炎症关节[143],也证明YFP标记的mRNA最早在过继细胞转移后三天可见于无炎症的鼠爪关节,炎症关节则迟至转移后的55天。上述结果还显示发炎关节的T细胞杂交瘤的起始归巢并不依赖T细胞受体(TCR)的特异性,同时细胞在关节持续存在并非依赖抗原,而是由趋化因子介导的[142]。

(五)基质金属蛋白酶

虽然理论上以基质金属蛋白酶(MMP)抑制因子过表达为明确靶向的转基因是保护关节的主要方法,但大量的实验数据显示事实并非如此。另一方面,通过电荷搬运应用人基质金属蛋白酶组织抑制剂(TIMP-4)裸露的DNA可以提高TIMP-4水平，并且显著改善佐剂关节炎[144]。有趣的是,试验同样显示了某些MMP-抑制因子-细胞因子的反馈回路，因为TNF-α和IL-1也被TIMP-4转基因下调[144]。在基因治疗肿瘤的鼠模型中,TIMP-3被证实具有抗血管生成和促凋亡的作用,因此也能用于关节炎的治疗[145]。另一方面,至少是关于总体关节炎症状抑制，有时甚至是显示关节炎症恶化(例如TIMP-1转基因后[146])的令人失望的结果也许在很大程度上减少了发表文章的数量。最好的结果来自TIMP-1和TIMP-3转基因至滑膜成纤维细胞。

(六)体外转基因

治疗人类风湿关节炎的一个主要目标是抑制滑膜细胞激活和关节破坏。因为在滑膜组织中滑膜成纤维细胞是始动力量之一，尤其是邻近软骨侵蚀的部位，已经有多种基因治疗的策略设计用于阻断类风湿关节炎的滑膜成纤维细胞的长期激活以及诱导这些细胞凋亡。如上所述，NFκB是细胞活化的介质之一，通过其自然抑制因子IκB的腺病毒过表达来抑制核转录因子，可以增加类风湿关节炎滑膜成纤维细胞的凋亡。有趣的是，单基因转移没有作用，而且TNF-α是启动该过程所必需的[147]。

抑制失控的细胞增殖的另一个选择是抑制细胞生长周期。p16INK4a衰老基因过表达不仅可以有效阻止滑膜增殖，而且该机制还可相对特异地见于RA中[148]。另一方面，在RA的SCID小鼠模型中，p16可以在软骨侵蚀部位被到诱导[149]。在人滑膜成纤维细胞和其他与关节破坏有关的细胞内起重要作用的细胞内信号传导激酶是基因治疗的另一个很具吸引力的目标。其中，src家族的酪氨酸激酶和成纤维细胞以及破骨细胞的众多细胞内信号传导途径有关。腺病毒介导的csk基因的过表达可以抑制src激酶，从而降低src活性的激活并减缓成纤维细胞的生长率，还能作用于促炎细胞因子IL-6的合成以及破骨细胞的骨重吸收活性[150]。Jun D可以抵抗细胞内信号原癌基因Ras介导的RA滑膜成纤维细胞转化。通过短暂转染使RA滑膜成纤维细胞中Jun D过表达，可以抑制RA滑膜成纤维细胞增殖并下调激活蛋白-1(AP-1)，进而抑制细胞因子IL-6、IL-8和导致基质降解的MMP的表达[151]。

转基因至人滑膜细胞可用于调节促炎分子的合成。与上文提到的动物模型情况很相似，IL-4可以下调多种人细胞因子，因此腺病毒载体可用于人组织和成纤维细胞中过表达的IL-4[152]。结果发现趋化细胞因子IL-8和趋化因子MCP-1的表达分别下降60%和88%，同时还可发现IL-1、TNF-α和前列腺素E_2合成下调[152]。类似地，腺病毒转基因后抑制性IL-13的过表达可以减少多达80%的IL-1和TNF-α产物[153]。

在类风湿关节炎滑膜中，IL-1Ra相对于IL-1的缺乏是关节破坏的重要促进因素[154]，在将来这种软骨保护性分子的过表达将是体内应用的最有吸引力的方法。IL-1Ra腺病毒转基因至滑膜成纤维细胞可以抵抗依赖于IL-1产生的促炎介质，如IL-6、前列腺素E_2和一氧化氮。然而，保护性细胞因子转基因的成功并不限于滑膜成纤维细胞。转导具有生物活性的IL-1Ra的人软骨细胞能够对抗IL-1刺激的蛋白多糖降解，并可见软骨培养物中一氧化氮和前列腺素E_2的下调[6,155]。

（七）SCID鼠模型

RA的SCID鼠模型可用来模拟人关节的各种情形[156]，并提供在体内控制的情况下研究人关节组织的独特可能性。在该模型中，将来自RA、OA和正常滑膜的体外传代的完整人类滑膜和滑膜成纤维细胞插入无活性的凝胶海绵，与新鲜的人软骨小块共同植入SCID鼠的肾小囊下或者皮下。因为SCID鼠不能排斥移植物，因此可以研究在缺乏人炎症细胞或相关因子的情况下滑膜细胞和继发的软骨破坏的互相作用[156-158]，以此作为原理论证并模拟临床前基因治疗。该研究还包括其他方法，如转移异基因的诱导关节炎的细胞来研究细胞因子和生长因子的作用[159]。图37.2显示了该模型的潜能。

第一个用于SCID鼠模型的研究是细胞因子的靶向作用。将RA滑膜成纤维细胞与TNFp55可溶性受体结合和IL-1Ra反转录病毒转基因对RA滑膜成纤维细胞的侵蚀作用甚微[94,160]。相反的，IL-1Ra转基因具有很高的软骨保护性，可使随后软骨细胞介导的软骨降解减少。软骨降解的体外模型显示RA滑膜成纤维细胞的内在侵蚀性在增加异基因IL-1和TNF时有所提高[161]。

IL-10除具有抗炎作用外，还可以抑制滑膜单核细胞产生IL-1和TNF[162]，该功能也在SCID鼠中得到了证实。经反转录病毒转导鼠和病毒IL-10的RA滑膜成纤维细胞可以显著地减少软骨侵蚀，但软骨膜处的软骨降解未受影响[160]。最有趣的是，对RA滑膜成纤维细胞进行IL-1Ra和IL-10双基因转移时，RA滑膜成纤维细胞造成的软骨侵蚀和软骨膜软骨降解可以被完全抑制[163]。图37.3显示了这一疗效。此外，分子分析不仅显示了联合转基因的保护作用是基于活化素的上调，还揭示了RA发病机制相关途径的众多链接[163]。

将c-raf的显性负项(dn)突变体经反转录病毒转基因至RA滑膜成纤维细胞也可以引起软骨侵蚀减轻。应注意的是，由dn-c-*raf*阻断的Ras-Raf-MAPK途径并不能废止RA滑膜成纤维细胞的生长，也不能诱导其凋亡，因此，并不能有效地控制RA成纤维细胞的破坏能力。然而，细胞经dn-*raf*和dn-*myc*共转染则可导致滑膜成纤维细胞快速凋亡[164]。在另一个致力于提高生理性关节保护机制的研究中，通过腺病毒转基因后MMP TIMP-1和TIMP-3的组织抑制因子在RA滑膜成纤维细胞中过表达。将这些细胞和人软骨细胞共同植入

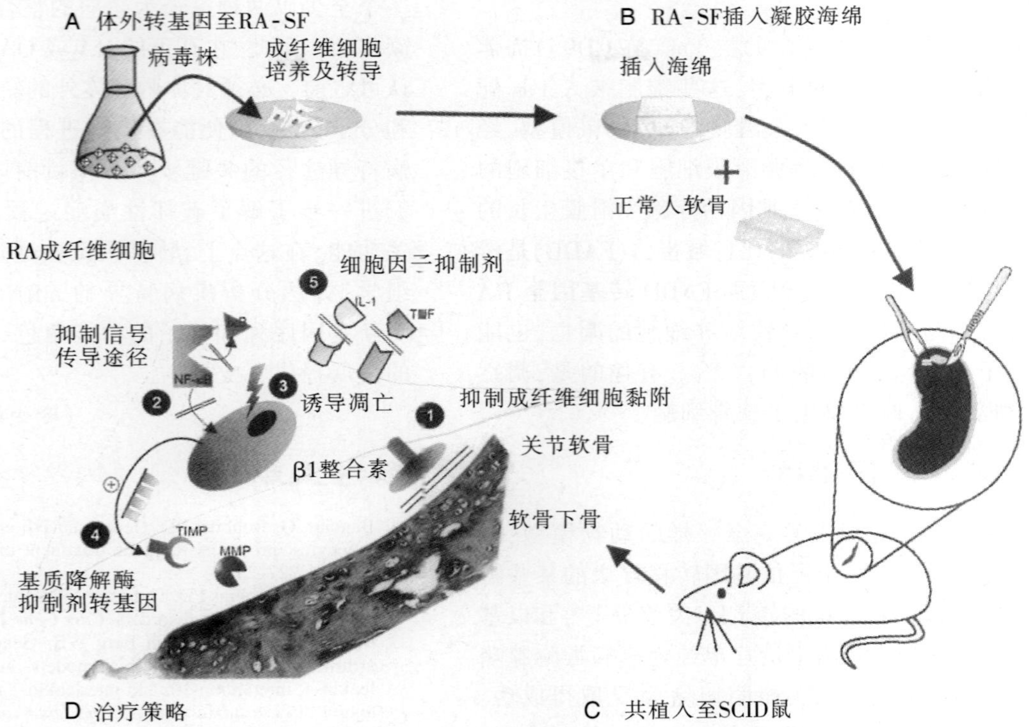

图37.2 类风湿关节炎(RA)的SCID鼠模型。(A)从RA、OA和正常关节组织标本分离人滑膜成纤维细胞,通过体外传代纯化后使用反转录病毒或者腺病毒转导。(B)转导后的成纤维细胞插入无活性的凝胶海绵。(C)海绵和新鲜的正常人软骨一起植入SCID鼠的肾小囊下。SCID鼠不排斥植入物,允许成纤维细胞和软骨在其他免疫系统缺如的情况下无干扰地互相作用。(D)图示目前五种用于抵抗RA成纤维细胞侵入和破坏行为的方法:1.干扰RA成纤维细胞对软骨的黏附。2.抑制和RA成纤维细胞激活以及破坏能力相关的信号传导途径。3.诱导凋亡来抵抗延长的RA滑膜成纤维细胞的生存时间。4.灭活基质降解酶。5.调变细胞因子的作用。

SCID 鼠可以完全抑制软骨破坏[165]。因为TIMP-3 也同时通过 TNF-α 转化酶(TACE)启动 TNF-α 的激活,所以转移 TIMP-3 至类风湿关节炎滑膜可能会抑制其破坏和炎症。还有,在一项以抑制纤溶酶原激活系统为目的的试验中,已知下调不同的细胞外基质成分或者激活潜在的 MMP[166],细胞表面靶定的纤溶酶抑制物经腺病毒转移基因至 SCID 鼠模型的 RA 滑膜成纤维细胞可以显著地减少软骨侵蚀[167]。然而,最引人注意的是,SCID 鼠模型体内抑制骨侵蚀的程度明显弱于体外模型,这一现象提示对于这些研究,体外模型较体内模型

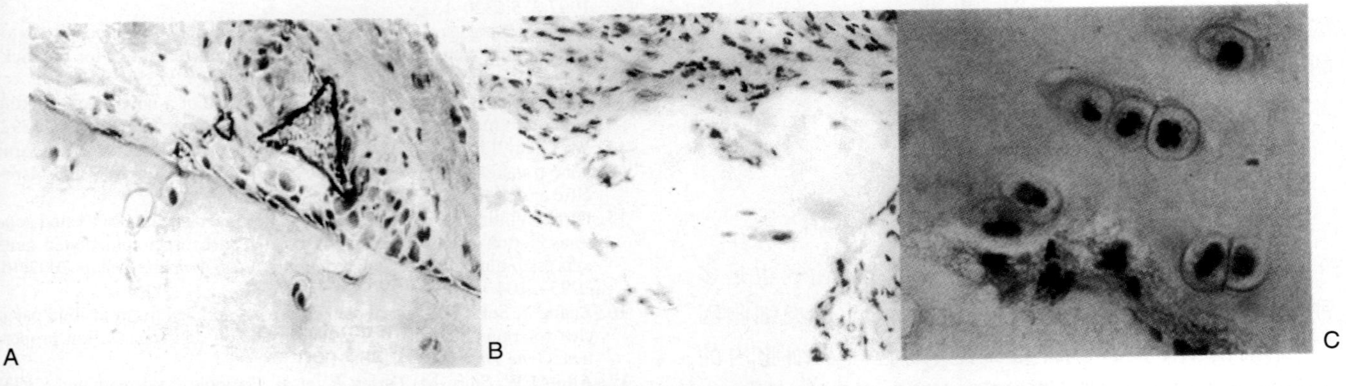

图37.3 基于反转录病毒的单独或双重关节保护分子的基因转移显示了抑制软骨降解的不同特点,该软骨降解由RA的滑膜成纤维细胞介导。(A)IL-1受体拮抗剂(IL-1ra)过表达可以抑制软骨膜软骨降解,但不能抑制RA成纤维细胞的侵蚀。(B)IL-10过表达可以抑制成纤维细胞的侵蚀,但不能改变软骨膜软骨的降解。(C)IL-1ra和IL-10双重转基因几乎完全抑制RA滑膜成纤维细胞始动的软骨破坏。

更受限。

基于局部应用诱导凋亡的抗 Fas(抗 CD95)抗体可以诱导 RA 滑膜凋亡的事实,这些细胞被人 Fas 配体基因转导,并应用于植入人滑膜的 SCID 鼠模型。经 Fas 配体转导的细胞可以诱导滑膜细胞和单核细胞的凋亡,这些现象显示了基于基因治疗减少滑膜生长的前景[168]。另一方面,Fas 相关的死亡域蛋白(FADD)是滑膜细胞凋亡的关键介质,腺病毒 FADD 转基因至 RA 滑膜成纤维细胞不仅可以导致培养细胞的凋亡,也能增加移植至 SCID 鼠的滑膜凋亡[169]。有趣的是,凋亡仅限于滑膜细胞,而不发生于软骨细胞。

(八)人类基因治疗

因为自然界没有和人类完全一样的动物模型,多数 RA 动物模型只能用于评估基因转移方法的某些特点。尽管基因治疗 SCID 鼠的转 CIA 关节炎[170],和以基因治疗为主、联合更昔洛韦治疗单纯疱疹病毒胸腺嘧啶激酶过表达引起的灵长类滑膜切除术[171]取得成功,但这些基因治疗仍存在缺陷。另一方面,Christorpher Evans 和 Paul Robbins 于 1996 年在匹兹堡大学第一次进行了用于 RA 的人类基因治疗试验[172]。这些试验使用人类 IL-1Ra cDNA 克隆到反转录病毒载体(MMLV 的衍生物)。选择 IL-Ra 是基于其优异的安全性、相应的生物活性、其作为 IL-1 生物活性的天然抑制物的特性和其重组蛋白可以高剂量给予而无毒性和副作用的证据。首次人类试验的目标是解决如下问题,包括①体外转 IL-1Ra 基因至人类炎性关节能否成功以及转移的基因能否在人类关节内表达。②转基因的局部生物反应能否出现在关节内。③转基因操作是否安全、可行以及耐受性良好。第一次试验是通过向 MTP 关节置换术中刚刚取出的 MCP 关节注射完成的。该首次试验成功地显示关节内转基因具有可行性,能使潜在的治疗基因产物进行表达,随后的临床试验在进行或计划之中。

四、小结

与其他关节病变一样,RA 主要的致病途径也是多种多样的,包括激活的 T 细胞、驱化因子、促炎细胞因子、激活的 RA 滑膜成纤维细胞、细胞间及细胞内的信号传导途径以及基质降解酶,这给上述疾病的基因治疗进展带来了许多挑战。因为目前为止没有发现特殊的基因缺陷和"总开关",病理学的复杂性可能需要一个至少以两种途径为靶向的整合方法以避免主要的副作用。因此,在真正的 RA 或 OA 基因治疗方法得到认可之前,必须对体内和体外的转基因实验进行说明和分子分析,以便能在疾病进程的特定时间点干涉疾病特异途径的关键步骤。在目前阶段,基因转移使我们进一步了解了破坏性炎症过程中的关键分子的相关功能。在这点上,转基因试验通过使用真正的"基因组学"方法分析疾病特异的 mRNA/cDNA[173],不仅阐明新基因序列和分子的功能角色,而且为新治疗手段的发展提供了支持。

(冷小梅 译　张奉春 校)

参考文献

1. Bandara G, Robbins PD, Georgescu HI, et al. Gene transfer to synoviocytes: prospects for gene treatment of arthritis. *DNA Cell Biol* 1992;11:227–231.
2. Trucco M, Robbins PD, Thomson AW, et al. Gene therapy strategies to prevent autoimmune disorders. *Curr Gene Ther* 2002;2:341–354.
3. Van de Loo FA, van den Berg WB. Gene therapy for rheumatoid arthritis. Lessons from animal models, including studies on interleukin-4, interleukin-10, and interleukin-1 receptor antagonist as potential disease modulators. *Rheum Dis Clin North Am* 2002;28:127–149.
4. Bessis N, Doucet C, Cottard V, et al. Gene therapy for rheumatoid arthritis. *J Gene Med* 2002;4:581–591.
5. Pap T, Gay RE, Müller-Ladner U, et al. *Ex vivo* gene transfer in the years to come. *Arthritis Res* 2002;4:10–12.
6. Baragi VM, Renkiewicz RR, Jordan H, et al. Transplantation of transduced chondrocytes protects articular cartilage from interleukin 1-induced extracellular matrix degradation. *J Clin Invest* 1995;96:2454–2460.
7. Doherty PJ, Zhang H, Manolopoulos V, et al. Adhesion of transplanted chondrocytes onto cartilage *in vitro* and *in vivo*. *J Rheumatol* 2000;27:1725–1731.
8. Noel D, Djouad F, Jorgensen C. Regenerative medicine through mesenchymal stem cells for bone and cartilage repair. *Curr Opin Invest Drugs* 2002;3:1000–1004.
9. Neumann E, Kullmann F, Judex M, et al. Identification of differentially expressed genes in rheumatoid arthritis by a combination of cDNA array and RAP-PCR. *Arthritis Rheum* 2002;46:52–63.
10. Day CS, Kasemkijwattana C, Menetrey J, et al. Myoblast-mediated gene transfer to the joint. *J Orthop Res* 1997;15:894–903.
11. Bergelson JM, Cunningham JA, Droguett G, et al. Isolation of a common receptor for coxsackie B viruses and adenoviruses 2 and 5. *Science* 1997;275:1320–1323.
12. Wang X, Bergelson JM. Coxsackievirus and adenovirus receptor cytoplasmic and transmembrane domains are not essential for coxsackievirus and adenovirus infection. *J Virol* 1999;73:2559–2562.
13. Rogers BE, Douglas JT, Ahlem C, et al. Use of a novel cross-linking method to modify adenovirus tropism. *Gene Ther* 1997;4:1387–1392.
14. Wickham TJ, Segal DM, Roelvink PW, et al. Targeted adenovirus gene transfer to endothelial and smooth muscle cells by using bispecific antibodies. *J Virol* 1996;70:6831–6838.
15. Ulrich-Vinther M, Maloney MD, Goater JJ, et al. Light-activated gene transduction enhances adeno-associated virus vector mediated gene expression in human articular chondrocytes. *Arthritis Rheum* 2002;46:2095–2104.
16. Zhang Y, Sekirov L, Saravolac E, et al. Stabilized plasmid-lipid particles for regional gene therapy: formulation and transfection properties. *Gene Ther* 1999;6:1438–1447.
17. Alton EW, Stern M, Farley R, et al. Cationic lipid-mediated CFTR gene transfer to the lungs and nose of patients with cystic fibrosis: a double-blind placebo-controlled trial. *Lancet* 1999;353:947–954.
18. Tripathy SK, Black HB, Goldwasser E, et al. Immune responses to transgene-encoded proteins limit the stability of gene expression after

injection of replication-defective adenovirus vectors. *Nat Med* 1996;2: 545–550.
19. van Ginkel FW, McGhee JR, Liu C, et al. Adenoviral gene delivery elicits distinct pulmonary-associated T helper cell responses to the vector and to its transgene. *J Immunol* 1997;159:685–693.
20. Vilquin JT, Guerette B, Kinoshita I, et al. FK506 immunosuppression to control the immune reactions triggered by first-generation adenovirus-mediated gene transfer. *Hum Gene Ther* 1995;6:1391–1401.
21. Kolls JK, Lei D, Odom G, et al. Use of transient CD4 lymphocyte depletion to prolong transgene expression of E1-deleted adenoviral vectors. *Hum Gene Ther* 1996;7:489–497.
22. Guerette B, Vilquin JT, Gingras M, et al. Prevention of immune reactions triggered by first-generation adenoviral vectors by monoclonal antibodies and CTLA4Ig. *Hum Gene Ther* 1996;7:1455–1463.
23. Schowalter DB, Meuse L, Wilson CB, et al. Constitutive expression of murine CTLA4Ig from a recombinant adenovirus vector results in prolonged transgene expression. *Gene Ther* 1997;4:853–860.
24. Sawchuk SJ, Boivin GP, Duwel LE, et al. Anti-T cell receptor monoclonal antibody prolongs transgene expression following adenovirus-mediated *in vivo* gene transfer to mouse synovium. *Hum Gene Ther* 1996;7:499–506.
25. Zhang HG, Bilbao G, Zhou T, et al. Fas ligand encoding a recombinant adenovirus vector for prolongation of transgene expression. *J Virol* 1998;72:2483–2490.
26. Zhang HG, Su X, Liu D, et al. Induction of specific T cell tolerance by Fas ligand-expressing antigen-presenting cells. *J Immunol* 1999;162: 1423–1430.
27. Kolls J, Peppel K, Silva M, et al. Prolonged and effective blockade of tumor necrosis factor activity through adenovirus-mediated gene transfer. *Proc Natl Acad Sci U S A* 1994;91:215–219.
28. Elkon KB, Liu CC, Gall JG, et al. Tumor necrosis factor alpha plays a central role in immune-mediated clearance of adenoviral vectors. *Proc Natl Acad Sci U S A* 1997;94:9814–9819.
29. Worgall S, Wolff G, Falck-Pedersen E, et al. Innate immune mechanisms dominate elimination of adenoviral vectors following *in vivo* administration. *Hum Gene Ther* 1997;8:37–44.
30. Zhang HG, Zhou T, Yang P, et al. Inhibition of tumor necrosis factor alpha decreases inflammation and prolongs adenovirus gene expression in lung and liver. *Hum Gene Ther* 1998;9:1875–1884.
31. Bakker AC, van de Loo FA, Joosten LA, et al. C3-Tat/HIV-regulated intraarticular human interleukin-1 receptor antagonist gene therapy results in efficient inhibition of collagen-induced arthritis superior to cytomegalovirus-regulated expression of the same transgene. *Arthritis Rheum* 2002;46:1661–1670.
32. Watsuji T, Okamoto Y, Emi N, et al. Controlled gene expression with a reverse tetracycline-regulated retroviral vector (RTRV) system. *Biophys Res Commun* 1997;234:769–773.
33. Harding TC, Geddes BJ, Murphy D, et al. Switching transgene expression in the brain using an adenoviral tetracycline-regulatable system. *Nat Biotechnol* 1998;16:553–555.
34. Berens C, Schnappinger D, Hillen W. The role of the variable region in Tet repressor for inducibility by tetracycline. *J Biol Chem* 1997; 272:6936–6942.
35. Gossen M, Freundlieb S, Bender G, et al. Transcriptional activation by tetracyclines in mammalian cells. *Science* 1995;268:1766–1769.
36. Gould DJ, Berenstein M, Dreja H, et al. A novel doxycycline inducible autoregulatory plasmid which displays "on"/"off" regulation suited to gene therapy applications. *Gene Ther* 2000;7:2061–2070.
37. Apparailly F, Millet V, Noel D, et al. Tetracycline-inducible interleukin-10 gene transfer mediated by an adeno-associated virus:application to experimental arthritis. *Hum Gene Ther* 2002;13:1179–1188.
38. Ho SN, Biggar SR, Spencer DM, et al. Dimeric ligands define a role for transcriptional activation domains in reinitiation. *Nature* 1996 382:822–826.
39. Rivera VM, Clackson T, Natesan S, et al. A humanized system for pharmacologic control of gene expression. *Nat Med* 1996;2:1028–1032.
40. No D, Yao TP, Evans RM. Ecdysone-inducible gene expression in mammalian cells and transgenic mice. *Proc Natl Acad Sci U S A* 1996;93:3346–3351.
41. Roessler BJ, Allen ED, Wilson JM, et al. Adenoviral-mediated gene transfer to rabbit synovium *in vivo*. *J Clin Invest* 1993;92:1085–1092.
42. Sidiropoulos P, Liu H, Mungre S, et al. Efficacy of adenoviral TNFα antisense is enhanced by macrophage specific promoter. *Gene Ther* 2001;8:223–231.
43. Goossens PH, Vogels R, Pieterman E, et al. The influence of synovial fluid on adenovirus-mediated gene transfer to the synovial tissue. *Arthritis Rheum* 2001;44:48–52.
44. Perlman H, Liu H, Georganas C, et al. Modifications in adenoviral coat fiber proteins and transcriptional regulatory sequences enhance transgene expression. *J Rheumatol* 2002;29:1593–1600.
45. Lieber A, He CY, Kirillova I, et al. Recombinant adenoviruses with large deletions generated by Cre-mediated excision exhibit different biological properties compared with first-generation vectors *in vitro* and *in vivo*. *J Virol* 1996;70:8944–8960.
46. Chen HH, Mack LM, Kelly R, et al. Persistence in muscle of an adenoviral vector that lacks all viral genes. *Proc Natl Acad Sci U S A* 1997; 94:1645–1650.
47. Clemens PR, Kochanek S, Sunada Y, et al. *In vivo* muscle gene transfer of full-length dystrophin with an adenoviral vector that lacks all viral genes. *Gene Ther* 1996;3:965–972.
48. Kochanek S, Clemens PR, Mitani K, et al. A new adenoviral vector: replacement of all viral coding sequences with 28 kb of DNA independently expressing both full-length dystrophin and beta-galactosidase. *Proc Natl Acad Sci U S A* 1996;93:5731–5736.
49. Nabel GJ. Development of optimized vectors for gene therapy. *Proc Natl Acad Sci U S A* 1999;96:324–326.
50. Fisher KJ, Jooss K, Alston J, et al. Recombinant adeno-associated virus for muscle directed gene therapy. *Nat Med* 1997;3:306–312.
51. Vincent KA, Piraino ST, Wadsworth SC. Analysis of recombinant adeno-associated virus packaging and requirements for rep and cap gene products. *J Virol* 1997;71:1897–1905.
52. Kaplitt MG, Leone P, Samulski RJ, et al. Long-term gene expression and phenotypic correction using adeno-associated virus vectors in the mammalian brain. *Nat Genet* 1994;8:148–154.
53. Koeberl DD, Bonham L, Halbert CL, et al. Persistent, therapeutically relevant levels of human granulocyte colony-stimulating factor in mice after systemic delivery of adeno-associated virus vectors. *Hum Gene Ther* 1999;10:2133–2140.
54. Pan RY, Xiao X, Chen SL, et al. Disease-inducible transgene expression from a recombinant adeno-associated virus vector in a rat arthritis model. *J Virol* 1999;73:3410–3417.
55. Pan RY, Chen SL, Xiao X, et al. Therapy and prevention of arthritis by recombinant adeno-associated virus vector with delivery of interleukin-1 receptor antagonist. *Arthritis Rheum* 2000;43:289–297.
56. Arai Y, Kubo T, Fushiki S, et al. Gene delivery to human chondrocytes by an adeno associated virus vector. *J Rheumatol* 2000;27: 979–982.
57. Fernandes J, Tardif G, Martel-Pelletier J, et al. *In vivo* transfer of interleukin-1 receptor antagonist gene in osteoarthritic rabbit knee joints: prevention of osteoarthritis progression. *Am J Pathol* 1999;154: 1159–1169.
58. Pelletier JP, Caron JP, Evans CH, et al. *In vivo* suppression of early experimental osteoarthritis by interleukin-1 receptor antagonist using gene therapy. *Arthritis Rheum* 1997;40:1012–1019.
59. Ghivizzani SC, Lechman ER, Tio C, et al. Direct retrovirus-mediated gene transfer to the synovium of the rabbit knee: implications for arthritis gene therapy. *Gene Ther* 1997;4:977–982.
60. Iyama S, Okamoto T, Sato T, et al. Treatment of murine collagen-induced arthritis by *ex vivo* extracellular superoxide dismutase gene transfer. *Arthritis Rheum* 2001;44:2160–2167.
61. Makarov SS, Olsen JC, Johnston WN, et al. Retrovirus mediated *in vivo* gene transfer to synovium in bacterial cell wall-induced arthritis in rats. *Gene Ther* 1995;2:424–428.
62. Otani K, Nita I, Macaulay W, et al. Suppression of antigen-induced arthritis in rabbits by *ex vivo* gene therapy. *J Immunol* 1996;156;3558–3562.
63. Gouze E, Pawliuk R, Pilapil C, et al. *In vivo* gene delivery to synovium by lentiviral vectors. *Mol Ther* 2002;5:397–404.
64. Oligino T, Ghivizzani S, Wolfe D, et al. Intra-articular delivery of a herpes simplex virus IL-1Ra gene vector reduces inflammation in a rabbit model of arthritis. *Gene Ther* 1999;6:1713–1720.
65. Braz J, Beaufour C, Coutaux A, et al. Therapeutic efficacy in experimental polyarthritis of viral-driven enkephalin overproduction in sensory neurons. *J Neurosci* 2001;21:7881–7888.
66. Song XY, Gu M, Jin WW, et al. Plasmid DNA encoding transforming growth factor-β1 suppresses chronic disease in a streptococcal cell wall-induced arthritis model. *J Clin Invest* 1998;101: 2615–2621.

67. Sant SM, Suarez TM, Moalli MR, et al. Molecular lysis of synovial lining cells by *in vivo* herpes simplex virus-thymidine kinase gene transfer. *Hum Gene Ther* 1998;9:2735–2743.
68. Dreja H, Annenkov A, Chernajovsky Y. Soluble complement receptor 1 (CD35) delivered by retrovirally infected syngeneic cells or by naked DNA injection prevents the progression of collagen-induced arthritis. *Arthritis Rheum* 2000;43:1698–1709.
69. Imagawa T, Watanabe S, Katakura S, et al. Gene transfer of a fibronectin peptide inhibits leukocyte recruitment and suppresses inflammation in mouse collagen-induced arthritis. *Arthritis Rheum* 2002;46: 1102–1108.
70. Bessis N, Honiger J, Damotte D, et al. Encapsulation in hollow fibres of xenogeneic cells engineered to secrete IL-4 or IL-13 ameliorates murine collagen-induced arthritis (CIA). *Clin Exp Immunol* 1999;117; 376–382.
71. Madry H, Trippel SB. Efficient lipid-mediated gene transfer to articular chondrocytes. *Gene Ther* 2000;7:286–291.
72. Tomita T, Hashimoto H, Tomita N, et al. *In vivo* direct gene transfer into articular cartilage by intraarticular injection mediated by HVJ (Sendai virus) and liposomes. *Arthritis Rheum* 1997;40:901–906.
73. Tomita T, Takano H, Tomita N, et al. Transcription factor decoy for NFκB inhibits cytokine and adhesion molecule expressions in synovial cells derived from rheumatoid arthritis. *Rheumatology* 2000;39: 749–757.
74. Hashiramoto A, Sano H, Maekawa T, et al. C-myc antisense oligodeoxynucleotides can induce apoptosis and downregulate Fas expression in rheumatoid synoviocytes. *Arthritis Rheum* 1999;42:954–962.
75. Morita Y, Kashihira N, Yamamura M, et al. Inhibition of rheumatoid synovial fibroblast proliferation by antisense oligonucleotides targeting proliferating cell nuclear antigen messenger RNA. *Arthritis Rheum* 1997;40:1292–1297.
76. Morita Y, Kashihira N, Yamamura M, et al. Antisense oligonucleotides targeting c-fos mRNA inhibit rheumatoid synovial fibroblast proliferation. *Ann Rheum Dis* 1998;57:122–124.
77. Nakazawa M, Ishii H, Aono H, et al. Role of notch-1 intracellular domain in activation of rheumatoid synoviocytes. *Arthritis Rheum* 2001;44:1545–1554.
78. Roshak A, Mochan E, Marshall LA. Suppression of human synovial fibroblast 85 kDa phospholipase A2 by antisense reduces interleukin-1β induced prostaglandin E_2. *J Rheumatol* 1996;23:420–427.
79. Yamada R, Sano H, Hla T, et al. Selective inhibition of cyclooxygenase-2 with antisense oligodeoxynucleotide restricts induction of rat adjuvant-induced arthritis. *Biochem Biophys Res Commun* 2000;269: 415–421.
80. Nakamura N, Hart DA, Boorman RS, et al. Decorin antisense gene therapy improves functional healing of early rabbit ligament scar with enhanced collagen fibrillogenesis *in vivo*. *J Orthop Res* 2000;18:517–523.
81. Chow G, Nietfeld JJ, Knudson CB, et al. Antisense inhibition of chondrocyte CD44 expression leading to cartilage chondrolysis. *Arthritis Rheum* 1998;41:1411–1419.
82. Fibbi G, Pucci M, Serni U, et al. Antisense targeting of the urokinase receptor blocks urokinase-dependent proliferation, chemoinvasion, and chemotaxis of human synovial cells and chondrocytes *in vitro*. *Proc Assoc Am Phys* 1998;110:340–350.
83. Zwicky R, Muntener K, Goldring MB, et al. Cathepsin B expression and down-regulation by gene silencing and antisense DNA in human chondrocytes. *Biochem J* 2002;367:209–217.
84. Maksymowych WP, Blackburn WD Jr, Tami JA, et al. A randomized, placebo controlled trial of an antisense oligodeoxynucleotide to intercellular adhesion molecule-1 in the treatment of severe rheumatoid arthritis. *J Rheumatol* 2002;29:447–453.
85. Kitajima I, Hanyu N, Kawahara K, et al. Ribozyme-based gene cleavage approach to chronic arthritis associated with human T cell leukemia virus type I: induction of apoptosis in synoviocytes by ablation of HTLV-I tax protein. *Arthritis Rheum* 1997;40:2118–2127.
86. Takahashi M, Funato Y, Suzuki Y, et al. Chemically modified ribozyme targeting TNF-α regulates TNF-α and IL-6 synthesis in synovial fibroblasts of patients with rheumatoid arthritis. *J Clin Immunol* 2002;22:228–236.
87. Flory CM, Pavco PA, Jarvis TC, et al. Nuclease-resistant ribozymes decrease stromelysin mRNA levels in rabbit synovium following exogenous delivery to the knee joint. *Proc Natl Acad Sci U S A* 1996;93: 754–758.
88. Jarvis TC, Bouhana KS, Lesch ME, et al. Ribozymes as tools for therapeutic target validation in arthritis. *J Immunol* 2000;165:493–498.
89. Schedel J, Seemayer CA, Neidhart M, et al. Targeting cathepsin L by specific ribozymes decreases cathepsin L protein synthesis and cartilage destruction in rheumatoid arthritis. *Gene Ther* (in press).
90. Bandara G, Mueller GM, Galea-Lauri J, et al. Intraarticular expression of biologically active interleukin 1-receptor antagonist protein by *ex vivo* gene transfer. *Proc Natl Acad Sci U S A* 1993;90:10764–10768.
91. Hung GL, Galea-Lauri J, Mueller GM, et al. Suppression of intraarticular responses to interleukin-1 by transfer of the interleukin-1 receptor antagonist gene to synovium. *Gene Ther* 1994;1:64–69.
92. Makarov SS, Olsen JC, Johnston WN, et al. Suppression of experimental arthritis by gene transfer of interleukin 1 receptor antagonist cDNA. *Proc Natl Acad Sci U S A* 1996;93:402–406.
93. Bakker AC, Joosten LA, Arntz OJ, et al. Prevention of murine collagen-induced arthritis in the knee and ipsilateral paw by local expression of human interleukin-1 receptor antagonist protein in the knee. *Arthritis Rheum* 1997;40:893–900.
94. Müller-Ladner U, Roberts CR, Franklin BN, et al. Human IL-1Ra gene transfer into human synovial fibroblasts is chondroprotective. *J Immunol* 1997;158:3492–3498.
95. Ghivizzani SC, Lechman ER, Kang R, et al. Direct adenovirus-mediated gene transfer of interleukin-1 and tumor necrosis factor α soluble receptors to rabbit knees with experimental arthritis has local and distal anti-arthritic effects. *Proc Natl Acad Sci U S A* 1998; 95:4613–4618.
96. Kim SH, Lechman ER, Kim S, et al. *Ex vivo* gene delivery of IL-1Ra and soluble TNF receptor confers a distal synergistic therapeutic effect in antigen-induced arthritis. *Mol Ther* 2002;6:591–600.
97. Frisbie DD, Ghivizzani SC, Robbins PD, et al. Treatment of experimental equine osteoarthritis by *in vivo* delivery of the equine interleukin-1 receptor antagonist gene. *Gene Ther* 2002;9:12–20.
98. Cottard V, Mulleman D, Bouille P, et al. Adeno-associated virus-mediated delivery of IL-4 prevents collagen-induced arthritis. *Gene Ther* 2000;7:1930–1939.
99. Watanabe S, Imagawa T, Boivin GP, et al. Adeno-associated virus mediates long-term gene transfer and delivery of chondroprotective IL-4 to murine synovium. *Mol Ther* 2000;2:147–152.
100. Boyle DL, Nguyen KH, Zhuang S, et al. Intra-articular IL-4 gene therapy in arthritis: anti-inflammatory effect and enhanced Th2 activity. *Gene Ther* 1999;6:1911–1918.
101. Kim SH, Evans CH, Kim S, et al. Gene therapy for established murine collagen-induced arthritis by local and systemic adenovirus-mediated delivery of interleukin-4. *Arthritis Res* 2000;2:293–302.
102. Bessis N, Cottard V, Saidenberg-Kermanach N, et al. Syngeneic fibroblasts transfected with a plasmid encoding interleukin-4 as non-viral vectors for anti-inflammatory gene therapy in collagen-induced arthritis. *J Gene Med* 2002;4:300–307.
103. Guery L, Batteux F, Bessis N, et al. Expression of Fas ligand improves the effect of IL-4 in collagen-induced arthritis. *Eur J Immunol* 2000;30:308–315.
104. Lubberts E, Joosten LA, van den Bersselaar L, et al. Adenoviral vector-mediated overexpression of IL-4 in the knee joint of mice with collagen-induced arthritis prevents cartilage destruction. *J Immunol* 1999;163:4546–4556.
105. Lubberts E, Joosten LA, Chabaud M, et al. IL-4 gene therapy for collagen arthritis suppresses synovial IL-17 and osteoprotegerin ligand and prevents bone erosion. *J Clin Invest* 2000;105:1697–1710.
106. Woods JM, Katschke KJ, Volin MV, et al. IL-4 adenoviral gene therapy reduces inflammation, proinflammatory cytokines, vascularization, and bony destruction in rat adjuvant-induced arthritis. *J Immunol* 2001;166: 1214–1222.
107. Chen Y, Rosloniec E, Goral MI, et al. Redirection of T cell effector function *in vivo* and enhanced collagen-induced arthritis mediated by an IL-2Rβ/IL-4Rα chimeric cytokine receptor transgene. *J Immunol* 2001;166:4163–4169.
108. Whalen JD, Lechman EL, Carlos CA, et al. Adenoviral transfer of the viral IL-10 gene particularly to mouse paws suppresses development of collagen-induced arthritis in both injected and uninjected paws. *J Immunol* 1999;162:3625–3632.
109. Miyata M, Sasajima T, Sato H, et al. Suppression of collagen-induced arthritis in mice utilizing plasmid DNA encoding interleukin-10. *J Rheumatol* 2000;27:1601–1605.

110. Fellowes R, Etheridge CJ, Coade S, et al. Amelioration of established collagen induced arthritis by systemic IL-10 gene delivery. *Gene Ther* 2000;7:967–977.
111. Parks E, Strieter RM, Lukacs NW, et al. Transient gene transfer of IL-12 regulates chemokine expression and disease severity in experimental arthritis. *J Immunol* 1998;160:4615–4619.
112. Woods JM, Amin MA, Katschke KJ Jr, et al. Interleukin-13 gene therapy reduces inflammation, vascularization and bony destruction in rat adjuvant-induced arthritis. *Hum Gene Ther* 2002;13: 381–393.
113. Triantaphyllopoulos KA, Williams RO, Tailor H, et al. Amelioration of collagen-induced arthritis and suppression of interferon-γ, interleukin-12, and tumor necrosis factor-α production by interferon-β gene therapy. *Arthritis Rheum* 1999;42:90–99.
114. Mageed RA, Adams G, Woodrow D, et al. Prevention of collagen-induced arthritis by gene delivery of soluble p75 tumour necrosis factor receptor. *Gene Ther* 1998;5:1584–1592.
115. Zhang HG, Xie J, Yang P, et al. Adeno-associated virus production of soluble tumor necrosis factor receptor neutralizes tumor necrosis factor α and reduces arthritis. *Hum Gene Ther* 2000;11:2431–2442.
116. Le CH, Nicolson AG, Morales A, Sewell KL. Suppression of collagen-induced arthritis through adenovirus-mediated transfer of a modified tumor necrosis factor α receptor gene. *Arthritis Rheum* 1997; 40:1662–1669.
117. Quattrochi E, Walmsley M, Browne K, et al. Paradoxical effects of adenovirus-mediated blockade of TNF activity in murine collagen-induced arthritis. *J Immunol* 1999;163:1000–1009
118. Zhang G, Yang Y, Horton JL, et al. Amelioration of collagen-induced arthritis by CD95 (Apo-1/Fas)-ligand gene transfer. *J Clin Invest* 1997;100:1951–1957.
119. Quattrochi E, Dallmann MJ, Feldmann M. Adenovirus-mediated gene transfer of CTLA-4Ig fusion protein in the suppression of experimental autoimmune arthritis. *Arthritis Rheum* 2000;53:1688–1697.
120. Ijima K, Murakami M, Okamoto H, et al. Successful gene therapy via intraarticular injection of adenovirus vector containing CTLA4IgG in a murine model of type II collagen-induced arthritis. *Hum Gene Ther* 2001;12:1063–1077.
121. Lee KH, Song SU, Hwang TS, et al. Regeneration of hyaline cartilage by cell-mediated gene therapy using transforming growth factor β1-producing fibroblasts. *Hum Gene Ther* 2001;12:1805–1813.
122. Tak PP, Gerlag DM, Aupperle KR, et al. Inhibitor of nuclear factor κB kinase β is a key regulator of synovial inflammation. *Arthritis Rheum* 2001;44:1897–1907.
123. Tomita T, Takeuchi E, Tomita N, et al. Suppressed severity of collagen-induced arthritis by *in vivo* transfection of nuclear factor κB decoy oligodeoxynucleotides as a gene therapy. *Arthritis Rheum* 1999;42: 2532–2542.
124. Nonomura Y, Kohsaka H, Nasu K, et al. Suppression of arthritis by forced expression of cyclin-dependent kinase inhibitor p21 (Cip1) gene into the joints. *Int Immunol* 2001;13:723–731.
125. Shouda T, Yoshida T, Hanada T, et al. Induction of the cytokine signal regulator SOCS3/CIS3 as a therapeutic strategy for treating inflammatory arthritis. *J Clin Invest* 2001;108:1781–1788.
126. Hollander AP, Corke KP, Freemont AJ, et al. Expression of hypoxia-inducible factor 1α by macrophages in the rheumatoid synovium: implications for targeting of therapeutic genes to the inflamed joint. *Arthritis Rheum* 2001;44:1540–1544.
127. Gerlag DM, Borges E, Tak PP, et al. Suppression of murine collagen-induced arthritis by targeted apoptosis of synovial neovasculature. *Arthritis Res* 2001;3:357–361.
128. Yin G, Liu W, An P, et al. Endostatin gene transfer inhibits joint angiogenesis and pannus formation in inflammatory arthritis. *Mol Ther* 2002;5:547–554.
129. Kim JH, Ho SH, Park EJ, et al. Angiostatin gene transfer as an effective treatment strategy in murine collagen-induced arthritis. *Arthritis Rheum* 2002;46:793–801.
130. Marchand GS, Noiseux N, Tanguay JF, et al. Blockade of *in vivo* VEGF-mediated angiogenesis by antisense gene therapy: role of Flk-1 and Flt-1 receptors. *Am Physiol Heart Circ Physiol* 2002;282: H194–H204.
131. Fiehn C, Müller-Ladner U, Stelzer EHK, et al. Albumin-based drug delivery as novel therapeutic approach for rheumatoid arthritis. *Arthritis Rheum* 2002;46(suppl):134.
132. Apparailly F, Bouquet C, Millet V, et al. Adenovirus-mediated gene transfer of urokinase plasminogen inhibitor inhibits angiogenesis in experimental arthritis. *Gene Ther* 2002;9:192–200.
133. Shaw MK, Lorens LB, Dhawan A, et al. Local delivery of interleukin 4 by retrovirus-transduced T lymphocytes ameliorates experimental autoimmune encephalomyelitis. *J Exp Med* 1997;185:1711–1714.
134. Costa GL, Benson JM, Seroogy CM, et al. Targeting rare populations of murine antigen-specific T lymphocytes by retroviral transduction for potential application in gene therapy for autoimmune disease. *J Immunol* 2000;164:3581–3590.
135. Annenkov A, Chernajovsky Y. Engineering mouse T lymphocytes specific to type II collagen by transduction with a chimeric receptor consisting of a single chain Fv and TCR zeta. *Gene Ther* 2000;7:714–722.
136. Tarner IH, Fathman CG. Gene therapy in autoimmune disease. *Curr Opin Immunol* 2001;13:676–682.
137. Slavin A, Tarner IH, Nakajima A, et al. Adoptive cellular gene therapy of autoimmune disease. *Autoimmun Rev* 2002;1:213–219.
138. Kim SH, Evans CH, Kim S, et al. Gene therapy for established murine collagen-induced arthritis by local and systemic adenovirus-mediated delivery of interleukin-4. *Arthritis Res* 2000;2:293–302.
139. Morita Y, Yang J, Gupta R, et al. Dendritic cells genetically engineered to express IL-4 inhibit murine collagen-induced arthritis. *J Clin Invest* 2001;107:1275–1284.
140. Tarner IH, Nakajima A, Staton TL, et al. Retroviral gene therapy of collagen-induced arthritis by local delivery of immunoregulatory molecules using antigen-specific T-cells and dendritic cells. *Arthritis Rheum* 2001;44(suppl):149.
141. Costa GL, Sandora MR, Nakajima A, et al. Adoptive immunotherapy of experimental autoimmune encephalomyelitis via T cell delivery of the IL-12 p40 subunit. *J Immunol* 2001;167:2379–2387.
142. Nakajima A, Seroogy CM, Sandora MR, et al. Antigen-specific T cell–mediated gene therapy in collagen-induced arthritis. *J Clin Invest* 2001;107;1293–1301.
143. Tarner IH, Nakajima A, Seroogy CM, et al. Retroviral gene therapy of collagen-induced arthritis by local delivery of IL-4. *Clin Immunol* 2002;105:304–314.
144. Celiker MY, Ramamurthy N, Xu JW, et al. Inhibition of adjuvant-induced arthritis by systemic tissue inhibitor of metalloproteinases-4 gene delivery. *Arthritis Rheum* 2002;46:3361–3368.
145. Ahonen M, Ala-Aho R, Baker AH, et al. Antitumor activity and bystander effect of adenovirally delivered tissue inhibitor of metalloproteinases-3. *Mol Ther* 2002;5:705–715.
146. Apparailly F, Noel D, Millet V, et al. Paradoxical effects of tissue inhibitor of metalloproteinases 1 gene transfer in collagen-induced arthritis. *Arthritis Rheum* 2001;44:1444–1454.
147. Zhang HG, Huang N, Liu D, et al. Gene therapy that inhibits nuclear translocation of nuclear factor κB results in tumor necrosis factor α-induced apoptosis of human synovial fibroblasts. *Arthritis Rheum* 2000;43:1094–1105.
148. Taniguchi K, Kohsaka H, Inoue N, et al. Induction of the p16INK4a senescence gene as a new therapeutic strategy for the treatment of rheumatoid arthritis. *Nat Med* 1999;5:760–767.
149. Künzler P, Kuchen S, Rihoskova V, et al. Induction of p16 at sites of cartilage invasion in the SCID mouse coimplantation model of rheumatoid arthritis. *Arthritis Rheum* 2003;48:2069–2073.
150. Takayanagi H, Juji T, Miyazaki T, et al. Suppression of arthritic bone destruction by adenovirus-mediated csk gene transfer to synoviocytes and osteoclasts. *J Clin Invest* 1999;104:137–146.
151. Wakisaka S, Suzuki N, Saito N, et al. Possible correction of abnormal rheumatoid arthritis synovial cell function by jun D transfection *in vivo*. *Arthritis Rheum* 1998;41:470–481.
152. Woods JM, Tokuhira M, Berry JC, et al. Interleukin-4 adenoviral gene therapy reduces production of inflammatory cytokines and prostaglandin E_2 by rheumatoid arthritis synovium *ex vivo*. *J Invest Med* 1999;47:285–292.
153. Woods JM, Katschke KJ Jr, Tokuhira M, et al. Reduction of inflammatory cytokines and prostaglandin E_2 by IL-13 gene therapy in rheumatoid arthritis synovium. *J Immunol* 2000;156:2755–2763.
154. Arend WP, Dayer J-P. Inhibition of the production and effects of interleukin-1 and tumor necrosis factor-α in rheumatoid arthritis. *Arthritis Rheum* 1995;38:151–160.
155. Attur MG, Dave MN, Leung MY, et al. Functional genomic analysis of type II IL-1β decoy receptor: potential for gene therapy in human arthritis and inflammation. *J Immunol* 2002;168:2001–2010.

156. Müller-Ladner U, Kriegsmann J, Franklin BN, et al. Synovial fibroblasts of patients with rheumatoid arthritis attach to and invade normal human cartilage when engrafted into SCID mice. *Am J Pathol* 1996;149:1607–1615.
157. Judex M, Neumann E, Fleck M, et al. "Inverse wrap": An improved implantation technique for virus-transduced synovial fibroblasts in the SCID mouse model for rheumatoid arthritis. *Mod Rheumatol* 2001:11;145–150.
158. Jorgensen C, Demoly P, Noel D, et al. Gene transfer to human rheumatoid synovial tissue engrafted in SCID mice. *J Rheumatol* 1997;24:2061–2062.
159. Chernajovsky Y, Adams G, Podhajcer OL, et al. Inhibition of transfer of collagen-induced arthritis into SCID mice by *ex vivo* infection of spleen cells with retroviruses expressing soluble tumor necrosis factor receptor. *Gene Ther* 1995;2:731–735.
160. Müller-Ladner U, Evans CH, Franklin BN, et al. Gene transfer of cytokine inhibitors into human synovial fibroblasts in the SCID mouse model. *Arthritis Rheum* 1999;42:490–497.
161. Neidhart M, Gay RE, Gay S. Anti-interleukin-1 and anti-CD44 interventions producing significant inhibition of cartilage destruction in an *in vitro* model of cartilage invasion by rheumatoid arthritis synovial fibroblasts. *Arthritis Rheum* 2000;43:1719–1728.
162. Isomaki P, Luukkainen R, Saario R, et al. Interleukin-10 functions as an antiinflammatory cytokine in rheumatoid synovium. *Arthritis Rheum* 1996;39:386–395.
163. Neumann E, Judex M, Kullmann F, et al. Inhibition of cartilage destruction by double gene transfer of IL-1Ra and IL-10 involves the activin pathway. *Gene Ther* 2002;9:1508–1519.
164. Nawrath M, Hummel KM, Pap T, et al. effect of dominant negative mutants of raf-1 and c-myc on rheumatoid arthritis synovial fibroblasts in the SCID mouse model. *Arthritis Rheum* 1998;41(suppl 9):95.
165. Van der Laan WH, Quax PHA, Seemayer CA, et al. Cartilage degradation and invasion by rheumatoid synovial fibroblasts is inhibited by gene transfer of TIMP-1 and TIMP-3. *Gene Ther* (in press).
166. Werb Z, Mainardi CL, Vater CA, et al. Endogenous activation of latent collagenase by rheumatoid synovial cells. Evidence for a role of plasminogen activator. *N Engl J Med* 1977;296:1017–1023.
167. Van der Laan WH, Pap T, Ronday HK, et al. Cartilage degradation and invasion by rheumatoid synovial fibroblasts is inhibited by gene transfer of a cell surface-targeted plasmin inhibitor. *Arthritis Rheum* 2000;43:1710–1718.
168. Okamoto K, Asahara H, Kobayashi T, et al. Induction of apoptosis in the rheumatoid synovium by Fas ligand gene transfer. *Gene Ther* 1998;5:331–338.
169. Kobayashi T, Okamoto K, Kobata T, et al. Novel gene therapy for rheumatoid arthritis by FADD gene transfer: induction of apoptosis of rheumatoid synoviocytes but not chondrocytes. *Gene Ther* 2000; 7:527–533.
170. Chernajovsky Y, Adams G, Triantaphyllopoulos K, et al. Pathogenic lymphoid cells engineered to express TGFβ1 ameliorate disease in a collagen-induced arthritis model. *Gene Ther* 1997:4:553–559.
171. Goossens PH, Schouten GJ, 't Hart BA, et al. Feasibility of adenovirus-mediated nonsurgical synovectomy in collagen-induced arthritis-affected rhesus monkeys. *Hum Gene Ther* 1999;10:1139–1149.
172. Evans CH, Robbins PD, Ghivizzani SC, et al. Clinical trial to assess the safety, feasibility, and efficacy of transferring a potentially antiarthritic cytokine gene to human joints with rheumatoid arthritis. *Hum Gene Ther* 1996;7:1261–1280.
173. Müller-Ladner U, Distler O, Gay RE, et al. Genomics and rheumatology. Cutting Edge Reports 2001, *www.rheuma21st.com/archives/*

第38章

关节炎及风湿性疾病患者的康复

Vivian C. Shih , Rowland W. Chang

在美国,关节炎是躯体运动功能受限的首要病因。疾病预防和控制中心(CDC)估计超过七百万居民因关节炎导致独立穿衣、沐浴、如厕、进食、梳妆、起床或从椅子上站起等活动受到限制[1]。关节炎对生活质量有显著影响，对经历疼痛症状的个人及其家庭成员和照护者都是如此。因此,国家为治疗该疾病及其并发症背负了沉重的医疗和社会费用。Dunlop 和同事估计,1996 年美国因关节炎造成的经济花费已接近 1 250 亿美元(以平均每人 2 000 美元来计算)[2]。

如不关注这些令人清醒的统计数字，多数人都认为关节炎是一个小毛病,尽管令人烦恼,但不太严重。在民众或媒体眼中,关节炎不像乳腺癌那么突出,后者更令人恐惧且更致命。最近的公众健康数据将关节炎概括为功能受限、就医及误工的首要因素,不过关节炎仍是一种良性疾病。医疗和康复的重要目标是寻找治疗关节炎并缓解与疾病相关的疼痛、运动和功能受限的有效方法。初级保健医师、风湿病医师、物理治疗医师、护士、职业治疗师和外科医生都应有能力对关节炎患者不同层次的需求和运动功能受限提供服务。然而到目前为止,对大多数患者而言,综合的关节炎服务很难获得,因为这需要不同学科之间持续的协作。

风湿病学和康复有很深的历史渊源。这两个学科的起源和发展都始于 20 世纪早期。因为那个时代对关节炎的治疗方法有限，康复是当时对关节炎患者所能进行的唯一治疗方法。的确,在许多欧洲的医院中,风湿病医师也时常担任康复部门的领导，这种情况一直持续到 20 世纪 80 年代。

近年来,一些因素导致了这些领域的相对独立。在风湿病学方面，它成为一种更强调病理学的科学,尤其是免疫学、生物化学和分子生物学,因其可解释许多类型的关节炎和风湿病。这些学科的词汇和概念上的结构不同于康复科学,后者描述了关节作为一个器官的病理解剖和病生理学,对它的理解更加强调关节炎患者的康复治疗。风湿病学在病理免疫学方面重点发展了关节炎和其他风湿病的新的生物治疗方法(第 39、40 章)。因此，和上述治疗相比较,现代风湿病医师受康复治疗的理论基础和实践影响越来越少就可以理解了。

同样,在 20 世纪中晚期,康复领域也逐渐远离风湿病患者，因为住院患者康复治疗的当务之急为神经系统的疾患和急性外伤、中风和其他脑部损伤、脊髓损伤和截瘫。仅在近期,“肌肉骨骼医疗”才成为物理治疗医师(即躯体医学和康复医学专家)的一个吸引人的附属专业。

鉴于这些历史原因，为什么一个现代风湿科医师会对康复感兴趣呢？其答案对所有参与了典型的风湿病治疗的人都是显而易见的。药物治疗不会也不能避免所有的关节炎或风湿病造成的功能损害，至少在可预知的未来内。因此,对于以改善生活质量为目的的关节炎患者的照料需要跨学科的方法，这就是使用药物治疗的同时,适当同步采用康复治疗和外科干预方法。风湿科医师必须将康复概念融入其关节炎的治疗并与康复治疗提供者合作的理由是,在我们的社会中,治疗与康复相结合在大众健康的关节炎预防和控制策略方面起重要作用。

本章描述了一个康复专业人士广泛接受的框架，

使读者可以将他们对关节炎的病理生理过程的理解与关节病理学的理解及关节和风湿病的个人和社会后果整合起来。这一框架可帮助指导全面的药物和康复治疗，从而达成关节炎治疗的整体医学疗法。本章简要描述了总体的康复策略，并提供理论依据。最后，循证总结了特定类型关节炎和风湿疾病的康复治疗。

一、将康复纳入风湿病实践的可接受框架

对风湿病从业者而言，选择一种适当统一的框架的挑战在于理解或治疗关节炎或风湿病患者时有多个层面。我们有能力在细胞因子和前列腺素水平干预炎症过程，而且我们也期待不远的将来能在基因水平上对疾病产生影响。这些治疗是基于分子和细胞层面的。相反，从关节或器官层面看待患者时，对关节炎患者进行关节手术或局部运动治疗是合理的。同样，从整体层面看待患者使人们更注重评估和治疗患者的个人生活自理能力受限(例如穿衣、沐浴、如厕及梳妆)和其他的躯体功能活动，例如离床活动。康复治疗强调在这一水平改善结局。最后，从社会的角度看待患者的疾患，使人们更注重患者的工作状况和生产力的限制性。因此，合适的框架应整合关节炎的药物、手术和康复治疗，而且必须是广泛和全面的。

20世纪60年代世界卫生组织(WHO)发布了一个符合这一广度的概念性框架。从那以后，这一个框架已被一些组织修订并继续进行修改和细化。最初的世界卫生组织提出的模型被数次修订的理由之一是其中使用的术语不明确。我们将会列举由医学研究所(IOM)推荐的框架，使用可以理解的术语，并适当地合并康复及现代分子和细胞为基础的风湿病学实践[3]。

IOM框架的概况见图38.1，主要概念的风湿病例子见表38.1。在病理、损伤、功能受限和致残这些概念中进行关于原因和结果的假设可能有利于理解这一框架。但应该意识到，事实上这些概念之间的关系是复杂的，而且绝不是线性的。

正因为如此，框架由病理开始，定义为“由疾病、感染、创伤、先天性情况或其他因素引起的可测量的细胞和组织变化。”这一层面来自于现代风湿病，其因近期实验室的成功而被广为认可。自身免疫和炎症就是风湿病中病理概念的例子。

通常，病理导致器官水平的瓦解被归类为“损伤”。损伤的正式定义是“精神、情绪、生理、解剖结构或功能的不连续和(或)异常。”风湿病学最感兴趣的器官是关节，它由纤维软骨、滑膜、韧带、肌腱、关节囊、肌肉和神经组成。因此，关节僵直或不稳定、关节变形和关节痛都是关节炎患者中常见的损伤例子。整形外科手术和运动治疗强调这一水平。

损伤可进展为“功能受限”，它定义为“以一种方式进行活动时受限、不能或不能达到正常的范围。”因此，行动、从坐到站立的能力、独立穿衣、沐浴和如厕等受限都是传统意义上康复专业人士所认为的功能受限的常用例子。

然后，“致残”通常是功能受限的结果。致残的定义为“在社会和生理环境中在个人意愿下完成社会定义的活动或作用时不能或受限。”这里是指由于关节炎不能进行社会赋予的工作或失去在家中当家庭主妇的能力。

对患者的全面评估和干预应包括这些水平。例如，血沉或滑液白细胞计数是用于评估类风湿性关节炎病理活动的指标。关节检查和影像学数据定义了关节损伤的程度。患者自我报告的不间断步行距离或直接观察其步态是评价功能受限的因素之一。最后，询问患者在工作或在家里的情况可了解致残状况。较少的时间可能限制了典型风湿病学评价的广度和深度，向理疗医师或直接提供医疗服务者如运动和职业治疗者、社工、心理学家或职业咨询师等咨询可得到更详细的信息。

利用这一框架能有效地解决关节炎和其他风湿病患者的复杂问题。例如，如果类风湿性关节炎患者主诉行走两个街区时越来越困难。这就是一个功能受限的主诉。解决这一问题的方法是什么损伤导致了这一功能受限？是关节疼痛、肿胀、变形还是丧失关节活动？一旦明确了相关的损伤，下一个该问的问题是，什么疾病过程导致了这些损伤以及我们能做些什么来修正这些疾病过程？如果关节疼痛是主要问题，那么疼痛是由于炎症活动还是持续的疾病退行性变？如果存在肌肉薄弱，是由于失用性萎缩还是存在颈椎棘突半脱位导致的肌肉病变？

这一框架对指导治疗也很有用。在病理水平明确问题有利于药物治疗。损伤水平的问题经常被整形手术或康复策略利用，即使药物治疗可改变疾病进程和导致损伤的病理。同样，康复治疗直接针对功能受限，可超越对直接导致功能受限的损伤的治疗方法。最后，鉴于评估的复杂性和保证患者工作能力的潜在方法，专业咨询人员的建议对致残的患者可能有帮助。

最后，利用这一框架会给关节炎和风湿病患者提

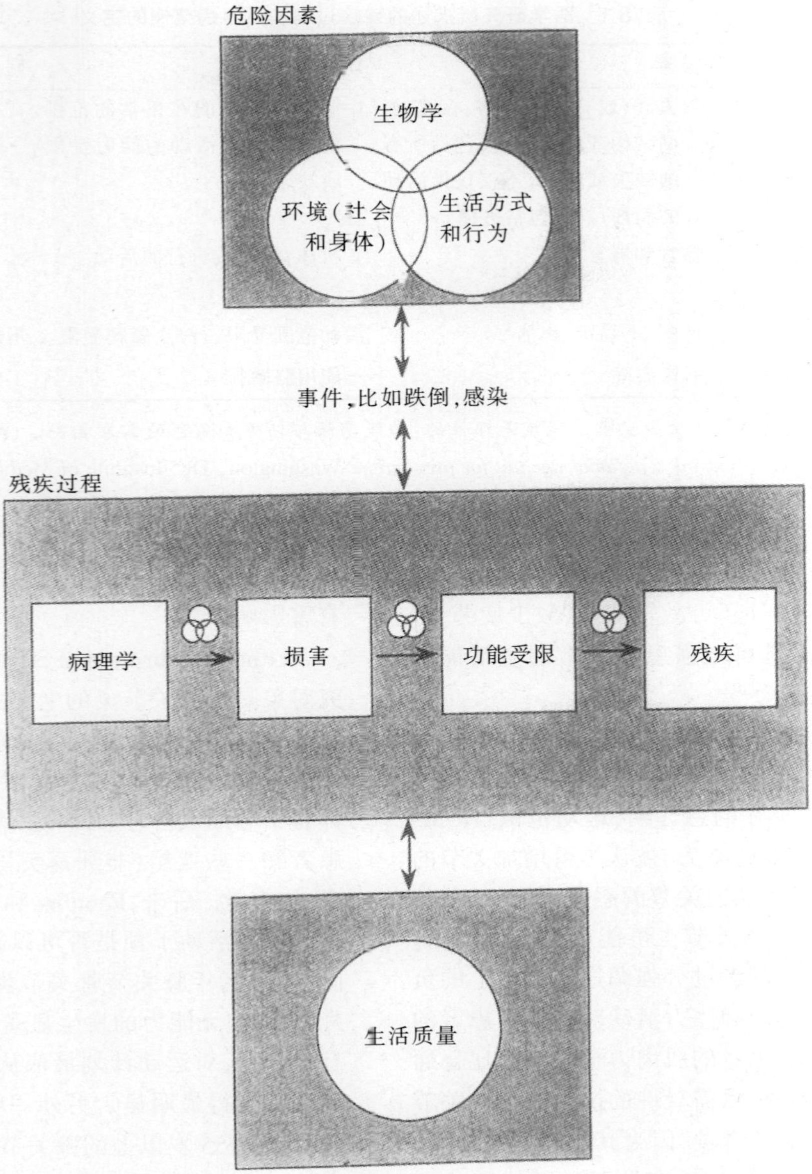

图38.1　残疾模型显示了残疾过程、生活质量和危险因素之间的相互作用。三种类型的危险因素包括:生物的(如Rh血型)、环境的[如铅涂料(躯体环境)和获得关照(社会环境)]及生活方式和行为(如吸烟)。双向箭头表明潜在的反馈。影响向残疾进展的潜在附加危险因素显示在模型的各阶段间。这些附加的危险因素依赖于模型的各阶段,可能包括诊断、治疗、充分康复、起病年龄、经济来源、期望和环境障碍。(From Pope AM, Tarlov AR, eds. *Disability in America. toward a national agenda for prevention*. Washington, DC: Institute of Medicine, National Academy Press, 1991, with permission.)

供更多的治疗机会从而提高其生活质量。如图38.1所描述的,生活的质量不仅由病理决定。致残过程的所有四种元素都应考虑,从而最大限度地提高患者的生活质量。

二、潜在康复干预:总体概念

(一)运动和体力活动

运动是理论上最合理的康复策略,据文献报道其对关节炎、肌肉骨骼病变和风湿病患者最有效[4]。这是因为许多损伤由于有氧代谢能力、肌肉力量、耐力、本

表38.1 医学研究所描述的残疾过程和风湿病范例的定义

病理	损害	功能受限	残疾
正常机体过程或结构的中断或干扰	失去和(或)精神、情感、心理、解剖结构或功能异常;包括所有的缺失或异常,不仅仅指活动的病理过程;包括疼痛	由于损害导致的在正常的范围内进行某一活动的能力受限或缺乏	在社会和身体环境下的个体不能进行社会定义的活动或受限
相关的细胞和组织水平	器官和器官系统	有机体:活性或进行的活动	社会:在社会和文化背景下进行的任务
例如炎症	肿胀、不稳定、疼痛	活动范围受限,行走、攀爬受限	不能再提食品和长跑
由于创伤肌肉失去神经支配	肌肉萎缩	不能用胳膊拉	工作变化,不能游泳

通过检查和测试评估的病理、损害、功能受限。残疾是理性的:功能受限与任务和角色的需求相关。(Adapted from Pope AM, Tarlov AR, eds. *Disability in America: toward a national agenda for prevention*. Washington, DC: Institute of Medicine, National Academy Press, 1991, with permission.)

体感受和关节柔性的提高而得到改善。此外,运动可显著减轻疼痛和强直。另外还可减轻抑郁、减少疲劳、解决睡眠障碍问题,而且可增强患者日常的生活能力(ADL)及提高独立程度[5-10]。

过去,医师和其他的医疗专业人士并不鼓励关节炎和风湿病患者运动或进行体力活动,因为担心加重关节损伤和疼痛。在炎症的急性期,运动范围(ROM)和等张的强化(连续相等的阻力)被认为可增加关节的温度和肿胀程度,并可能加速关节的恶化。另外某些特别的体力运动对不稳定的关节也可能产生有害作用。不幸的是,由于医疗保健者过分强调这些理论上的负面作用,因此掩盖了运动和体力活动对关节炎患者的益处。众所周知,关节炎患者的肌肉力量和耐力比普通人群差[5,11,12]。研究强烈提示需氧性的抗阻锻炼对关节炎(包括炎性关节炎)非常有益,因为其能加强柔韧性、强度、耐力、功能和心血管的适应性而且不使症状恶化[5,6,9,13]。例如,一项研究让类风湿性关节炎且有承重关节症状的患者进行连续12周的分级需氧运动计划。结果有氧代谢能力、总体运动能力、焦虑和抑郁、50步行走时间、握力和柔韧性都明显改善,并维持了1年以上。将以舞蹈为基础的有氧运动和教育性的解决问题、技能锻炼项目相结合改善了生活质量而且减少了50步行走时间[6,9]。但是另一项针对类风湿性关节炎患者的研究指出,一项肌肉增强运动项目增加了体能测试的得分[13]。在对一项功能性训练治疗类风湿性关节炎患者的随机对照研究进行的全面总结中发现,仅6项研究符合强度等级的标准,即超过60%最大心率的心率水平至少持续30分钟,每周至少训练两期,持续至少6周[14]。该结果说明动力学运动对增强肌肉力量、体质和有氧代谢能力都是有效的,对疾病活动和疼痛无有害影响。

Fitness Arthritis and Seniors Trial(FAST)研究的研究对象是患骨关节炎的老年人,治疗组(有氧性的抗阻运动参与者)与仅进行健康教育组比较发现,在为期18个月的研究中其残疾分级、身体状况和疼痛等方面都有中等的改善[15]。Ettinger和同事发现该方法对男女患者和一些亚组(非洲裔美国人、肥胖者和70岁以上者)均有效。后来,Penninx和同事利用FAST的数据评估了体力活动干预是否可以防止ADL无能力的发生。同样,在老年膝关节骨关节炎患者中,治疗组的18个月内ADL无能力的发生显著低于仅进行健康教育组。有趣的是,对运动计划最依从的个体的ADL无能力的危险减少得最明显。另外一项由Baker和同事进行的研究针对55岁以上的膝关节骨关节炎患者,比较高强度的以家庭为基础的渐进性力量训练项目与营养教育项目(对照组)[17]。和对照组相比,4个月的家庭项目组显著减少了疼痛并改善了自我汇报的躯体功能,后者采用Western Ontario/McMaster Universities Osteoarthritis Index(WOMAC)和Medical Outcomes Survey Short Form (SF-36)。

对于每一位参加的患者,特异性的运动处方应包括诊断、治疗的类型、持续时间、强度、频率、注意事项和目标(表38.2)。对关节稳定性、渗出和炎症的早期评估非常重要,以便排除有潜在伤害性的运动。在急性关节炎期间,应注意不要过度牵张关节周围组织,因为过度牵张可减少抗张强度,导致关节囊撕裂或破裂。炎症期建议等长运动;一旦炎症消退可同时进行动力抵抗和需氧运动。在等长运动中,肌腱单位的长度保持一致，不同于等张或等速运动中，肌肉长度增加或缩短，而肌力或扭矩维持不变。运动前应充分热身，运动后冷却应通过温和的伸展和轻微的有氧运动来确保安全和舒适。

对重度疼痛或衰弱的患者推荐水中运动。温水池的温度一般大于29.4℃，最理想为(32.2℃~33.8℃)，其温暖和浮力提供了一个几乎无痛的环境来进行运动。规律的水池疗法可增强力量和条件反射。其他的有氧运动，例如低阻有氧运动、自行车运动和步行等可改善心脏血管情况而不增加疼痛和炎症反应[15]。

之前未进行有计划运动的关节炎患者如证实有身体损伤(如关节挛缩)，可从理疗师的咨询中受益。这将使他们能够明确了解哪种运动对他们是最好的，以及如何进行运动以最大限度地受益。治疗师也可在提供必需的适合性帮助的同时总结关节保护和能源保存技术。在监督下的治疗期完成之后，一个结构化家庭运动计划将会促进患者继续运动的依从性。

患者对运动方案的依从性对这些治疗的成功是很重要的。一些策略对增进患者的依从性有所帮助。这些策略包括简化运动方案、制订可达到的目标、对患者进行运动重要性的教育，其中包括社会相互作用、定期随访和讨论运动的进步。总体来说，关节炎患者对监护下锻炼的依从性比以家庭为基础的锻炼项目的依从性更好[19]。

文献报道称关节炎患者尤其不愿意活动[20-22]。这种情况与功能减弱及医疗费用增加相关[23]。目前，研究者已将生活中的体力活动(包括参加日常活动，如家务劳动、职业活动和闲暇活动)[24,25]和正式的运动区分开，后者为体力活动的一个分支，为"计划性、结构性、重复性的以改善或保持一方面或多方面体能或功能为目的活动"[26]。

表38.2　处方：物理性、职业性或水疗

姓名：	日期：
诊断/指征：	
预防：FWB，WBAT，PWB，NMB；无PROM；无深部热等	
频率和持续时间：周数和每周次数	
重点/目的：增加平衡、柔韧性、力量、ADL、移动、器械/辅助器具等	
理疗：热疗、冷疗、超声、TENS等	
患者教育：家庭运动计划、关节保护技术、能量节约技术、器械的指导	
医生签名：	

ADL：日常生活活动；FWB：全重量支撑；NWB：不承重的；PROM：被动范围活动；PWB：部分承重的；TENS：经皮电神经刺激；WBAT：可耐受的承重。

迄今为止，多数文献致力于鼓励关节炎患者在家里或社区中参加正式运动。对一项随机对照试验的回顾发现，关节炎患者(包括RA和膝关节OA)参加运动可增进力量、改善功能状况、减轻疼痛和疲劳，且对关节状况无负面影响[15,27-36]。也有报道运动项目的参与者可增进自身生活能力并提高生活质量[34]。但是，坚持率只有50%~75%，且大多数患者不会长期坚持。

尽管正式运动通常被认为是符合体力活动目的的方式，但在许多日常活动如园艺活动和家务劳动中消耗的能量对某些关节炎患者已足够了[42]。例如，近期修订的体力活动摘要提供了在日常自理、生产和闲暇活动及运动中消耗能量的指导。从事与生活方式相关的体力活动与正式运动相比对改善体形和血压同样有益[24,25,43,44]，而且在整体人群中在效价比方面比正式运动更优越[45]。因为长期坚持运动项目可能很困难，所以医生和公共健康专家可能希望增加中到高能量消耗的日常体力活动。

目前美国风湿病协会(ACR)指南指出，治疗RA和膝关节OA的目的是减轻疼痛、防止致残和保持关节完整(尤其是对RA患者)[46-48]。指南也建议将药物治疗与非药物方法相结合，例如教育、日常活动和心理疗法，不过目前指南的重点已偏向于药物治疗。相反，近期美国老年医学协会指南指出OA患者应进行定时的、有一定强度和持续时间的伸展、力量和有氧训练[49]。

(二)全身和局部关节休息

足够的全身休息(包括睡眠)对整体健康而言是必要的，对慢性病患者而言则是必须的。全身休息是减轻RA患者全身炎症反应的方法。但是，长期卧床休息的副作用包括力量和耐力迅速减弱，从而限制其成为系统治疗。在急性炎症期，通常推荐每天间断性的休息(持续30~60分钟)。

固定和其他矫形方法可通过严格的关节制动减轻疼痛和炎症反应[50,51]。许多研究者已经阐明了利用固定来减轻疼痛的效果[52]。尽管达到疼痛缓解目标的时间长短并不清楚，但多数临床医生建议在炎症存在时全天固定，炎症缓解后晚上再固定数周。应教会患者自我固定。由职业治疗师和矫形师定做的夹板很昂贵，但比通用的夹板更容易耐受。

关节保护技术可减轻重复的关节负重和活动导致的异常关节疼痛。减少关节负重可通过调整日常活动实现。例如,髋关节受损的个体应在同侧手负重,或将重量在两手平均分布。娱乐活动时应减少撞击,例如游泳和自行车。当站立洗漱时,背部受损的患者可用凳子抬起一条腿。患者还应改造一下厨房,经常使用的物品应放在合适的高度及容易触及的地方。关节炎基金会提供了关于RA患者保存能量和关节保护技术的优秀文献。职业治疗师可提供更多的针对不同患者的装置。

(三)物理疗法

表浅热(热敷、石蜡油、蜡浴、射流治疗、红外线、水疗)最初被用于缓解疼痛和改善灵活性。热可以减轻肌肉防卫、增加血流、增加感觉神经的疼痛阈值。热可增加结缔组织的伸展性,理论上有利于ROM治疗。但是,表浅热的有效性在临床试验中并未获得有力支持。尽管缺乏文献证实[54],但许多患者报告在热疗后疼痛确实减轻了[53]。每日使用热疗似乎不影响疾病进展[55]。近期,Robinson及其同事对7项随机对照研究进行回顾发现,与对照组相比,湿热疗和冷冻疗法对RA疾病活动均无显著的正性和负性影响[56]。但是,因为表浅热疗后关节和皮肤的温度升高,所以在急性炎症期应避免热疗。深部热疗(超短波透热疗法和超声波)提高了关节、肌肉和结缔组织的温度,但也无文献证实其作用。治疗性热疗总的禁忌证和预防事项包括急性炎症、创伤、出血性疾患、组织感觉迟钝、不能交流疼痛、恶性疾患、水肿、缺血和瘢痕组织[59]。

冷疗(冷敷、冰按摩、冷水浴和冷冻喷雾)可通过减弱神经传导、减少肌肉活性、释放内非肽和促进血管收缩缓解疼痛、肿胀和炎症。冷疗可降低皮温从而降低关节温度[60]。证实其效果的文献依然有限。

经皮电刺激神经疗法(TENS)在理论上可通过刺激大的感觉神经纤维从而压倒感觉受体并阻断小的疼痛纤维传导至脊髓从而减轻疼痛[61]。据报道这种方法可减轻RA患者的疼痛[62]。TENS最常用的模式是高频、低频和脉冲串模式。高频时将电极放置于疼痛的关节周围,使用70~100Hz脉宽为100μs的脉冲串。低频时使用1~3Hz脉宽为250μs的脉冲,电极片放置于疼痛关节周围肌肉肌节的运动点。在脉冲串模式时,目前的频率是70Hz,以每秒3组小脉冲串的方式发放。关于在RA患者中使用哪种RENS方式更好,现在的证据还很少[63]。

(四)矫形和辅助装置

对于疼痛和发炎的关节,除了局部休息外,夹板和其他矫形方法也通过为不稳定的关节提供机械支持和改变日常活动中关节承受的力来纠正畸形,改善功能。例如,使用软的足跟可减少足跟撞击时下肢传导的力[64]。通过移位传导的力,足弓支持可减少传导到膝关节内侧间室的负荷[64,65]。对侧手持手杖时受损的髋关节上传导的力可减少50%[66]。

(五)心理学治疗

疼痛是一种主观的经验,不能够被直接地测量或观察到。1994年,疼痛分类法国际研究协会特别工作小组将疼痛定义为“一种与真实的或潜在的组织损伤相关的不愉快的感觉和情绪体验,或者可以被称为损伤。”疾病的严重程度并不是疼痛的可靠标志。患者对疼痛的感觉和随后的功能受限并不仅仅由组织水平的生理变化所影响。思维和情感可影响中枢下行控制周围的伤害感受器。每个个体的应激、焦虑、抑郁和心理应对能力的水平能显著影响疼痛的感觉;对这些因素进行治疗会直接影响关节炎和其他慢性疼痛综合征的治疗效果。对抑郁和情绪紊乱进行治疗是处理慢性疼痛的重要策略。

总体来说,心理学上慢性疼痛治疗的目的之一是认知-行为治疗(CBT),尤其是增加患者的自我效能。自我效能被定义为个体坚信自己的能力能很好地处理有挑战性的情况。自我效能训练是关节炎患者康复处理的里程碑。即使在控制了疾病的严重性后,患者的高度自我效能与减轻疼痛和改善情绪显著相关[67]。有证据表明,了解其自身疾病者比对其疾病所知甚少者情况更好[68]。每月能接到工作人员的电话似乎也能改善疼痛[69]。应激治疗训练作为CBT的成分之一,可减轻自我感觉的疼痛,并改善RA患者的心理应对策略[70]。

生物反馈也是一种中枢控制疼痛的调节方法,通常是通过电设备监控生理事件并将其传送给治疗者和患者。相对于安慰剂或无治疗组,生物反馈治疗组似乎可减轻RA患者的疼痛甚至关节炎性反应[71]。最后,正如后面专门讨论疾病的章节所讲到的,抗抑郁剂治疗可有效改善抑郁症状,同时可以止痛。

(六)职业康复

关节炎在美国是造成工作能力丧失的首要因素和因丧失工作能力造成经济损失的第二位因素[72]。关节症状持续少于10年者的工作能力丧失率为25%,而病程更长的患者为90%[73]。关节炎患者工作能力丧失的最显著的危险因素是晚期疾病状态、要求体力的工作和年龄增长[73]。

职业康复服务对于使功能受限的工作者可以安全并有效地工作是很有帮助的。政府资助的职业康复服务包括协助工作咨询和测试、工作安置、协助重新工作、面试技巧训练及为工作住所、培训、教育项目和旅行付款。社会安全残疾保险(SSDI)的亘新上岗计划使得患者重返工作岗位时仍享有他们的健康权益[74]。当一个有损害和功能受限的关节炎患者最终能安全有效地工作时,残疾申请就可以启动了。社会安全管理局(SSA)将残疾定义为“由任何医疗原因导致的可造成死亡及持续或将持续12个月的躯体和疾病损伤,使患者丧失参与能带来实质性收入的工作的能力”[75]。残疾的定义是复杂的,不是简单的一种特定的疾病或躯体损害的结果,而是躯体、经济、社会和教育因素的综合结果[76,77]。患者或医师可能由拨打SSA (1-800-772-1213)开始确认残疾的过程。为了评价特定疾病的残疾标准,需要特异性的病史和体格检查。必要检查的基本内容列于医学评估表格,将呈递给执行医师。医师应记录下特别的病史和体格检查结果,但这并不能决定某位患者是否符合残疾标准。SSA可做出判断,这可将医师和患者之间的潜在冲突减少到最少。在医学上被确认为残疾的患者还应进行社会、教育和经济标准的评估。

虽然装病的情况很少见,但是一些患者确实可能夸大他们的功能限制情况以获得残疾人的权益。这种情况在工人补偿、正在进行的诉讼及继发获益时尤为常见。患者继发性获益的特征包括病史和体检结果的不一致、病例记录不真实、多处获取补助、愤怒和症状夸大。症状夸大表现也可能存在于许多其他的场合,例如在抑郁和应激的病例中,也可能不是诈病的表现。

(七)其他疗法

许多患者现在已开始寻求或参与包括其他医学系统、理疗、精神-身体干预和按摩在内的其他治疗方法[78,79]。在一个涉及六位门诊患者的电话调查中,大约2/3的患者使用了其他治疗方法,而其中仅有一半和他们的医师讨论过这些治疗方法[79]。当患者来访时,医生必须询问其是否还采用了其他治疗方法,以评估是否存在任何潜在的有害的相互作用。在其他医疗或痊愈系统中,痊愈过程的模型包括可能与传统的西方体系相关或不相关的不同方法的补充治疗。例如,在特定的文化背景下使用了数世纪的中医、Ayurvedic(来自印度)和印第安草药。

理疗包含现在比较流行的针灸、按摩、颅骶治疗和结构整合(Rolfing)[78]。这些方法通过治疗师和患者的直接接触和操控肌肉骨骼系统而增进体质。针灸是将经过手工处理或电流处理的细的、非锐利的实心针插入指定的针灸点(或经络)[78,80]。支持使用针灸的临床研究有限,而且大多是个案报道。但是,有很多临床试验证实其在治疗骨骼肌肉情况方面的有效性[80]。Christensen和同事报道针灸与对照组相比可在短期内减轻严重的膝关节OA患者的疼痛和并改善其功能[81]。这一结果在另一项使用安慰剂针灸组的研究中受到置疑[82]。在一项随机对照试验中,将相关的和无关的针灸组成一个非类固醇类抗炎药对照组相比发现,相关针灸组中患者的肌筋膜颈痛在治疗后显著改善[83]。在Fargas-Babjak进行的回顾中发现,慢性疼痛的短期和长期针灸治疗的有效性是矛盾的[84]。Gaw和同事比较了40例接受正确或不正确的针灸技术的OA患者(髋部、膝、颈椎、手指或背部)[85]。结果发现治疗组触痛、疼痛明显减轻,躯体活动水平明显增加。

人们通常认为按摩是安全的,是动员皮肤和软组织(筋膜,肌肉)的技术,可缓解肌肉痉挛、疼痛和僵硬。患者通常感觉按摩是有好处的,可使疼痛减轻。按摩的典型禁忌证包括在急性炎症、皮肤感染、骨折、烧伤、静脉血栓和恶性肿瘤处施加压力[86]。Furlan等进行的一项全面回顾发现,按摩优于惰性治疗,尤其在与运动和教育相结合时[87],但按摩不如推拿。最后,一般认为针灸按摩优于传统的瑞典按摩。

精神-身体干预包括瑜伽、松弛和形象化。瑜伽是一种古老的技术,起源于印度,包括躯体力量、柔韧性、呼吸技巧、沉思和松弛姿势的综合[78,88]。在对手部OA患者进行的随机对照研究中,每周60分钟瑜伽共进行8周可增加活动型及手指的活动范围,并能减轻触痛[88]。呼吸瑜伽使用慢呼吸技术。其他一些关于瑜伽效果的研究集中于患有哮喘、糖尿病、高血压、脂质堆积和情绪或活力性疾病的患者[4]。此时需要更多的研究,特别是大样本、长期随访的随机对照研究,以评估对肌肉骨骼疾病的长期效应。松弛训练可在主观上降低焦虑和应激等情况的唤醒域值。形象化或引导的成像技术可通过先形成期望变化的心理影像,然后在头脑中产生它以带来心理上的改善。

三、骨关节炎及其他局部非炎症病变的康复疗法

骨关节炎是一种关节的退行性病变，以进行性透明软骨缺失、软骨下骨质增生和关节周围肌肉的萎缩无力为特征。它是一种极为常见的疾患，仅在美国就有多达四千万人患骨关节炎。每年超过10%的患者因骨关节炎而就医。严重骨关节炎的发病率随年龄而增加，而且已成为导致老年人功能受限及丧失工作能力的首要原因[89]。研究估计，70%的65岁以上的人经X线片检查证实有骨关节炎的证据。药物和非药物治疗骨关节炎均是有效的。药物治疗的目的是减轻存在的疼痛和炎症。康复技术则注重锻炼（以重建运动、力量和耐力）、体表处理、适当的仪器和辅助装置以及教育和咨询[90]。康复的作用集中于身体局部，同时患者的积极参与可最大限度地减轻症状，改善功能和提高生活质量。

（一）康复干预：一般概念

1.减轻体重

众所周知，肥胖是膝关节骨关节炎的危险因素，但是还未被确认为髋关节骨关节炎的危险因素。人群研究报告指出，体重指数（BMI）达30~35的肥胖人群患膝关节骨关节炎的危险性可增加4~5倍[91]。Framingham研究数据提示，超重的个体，特别是女性，更易患膝关节骨关节炎[91]。目前已经证实肥胖可使骨关节炎进展加速[91]。同样，减轻5kg体重可以减少有症状的膝关节骨关节炎的发病率[92]。在肥胖的老年膝关节骨关节炎患者中进行了一项为期18个月的随机、单盲、与节食和锻炼的肥胖患者进行对比的临床试验，试验组患者所经历的健康相关的生活质量改善并非源于BMI或性别[93]。近期多项针对双胞胎的研究发现，高BMI和膝关节骨关节炎之间的关联并未被遗传因素所介导[94]。此外，研究中的双胞胎膝关节骨关节炎患病率并不比正常人群高。总之，减轻体重和锻炼应该是任何一个关节炎治疗计划的标准推荐方法。

2.锻炼

骨关节炎患者普遍由于关节炎症状而错误地限制了其躯体活动。结果造成关节活动程度受限和失用性挛缩。然后，进一步导致软骨萎缩及骨质变薄。关节的完整性更加受限，而且疼痛随之产生。锻炼是最普通的且肯定可逆转关节炎患者躯体活动障碍和功能受限的途径。通常，骨关节炎患者因为负重关节受累，所以锻炼起来很困难。但是在退行性和炎症性关节炎患者中进行的很多研究已显示，锻炼可减轻疼痛、帮助减肥及改善需氧状态[5,95]。水疗则是那些需要减轻地心引力和防止摔倒患者的选择。常规的动态锻炼可增加软骨的血运、改善软骨状况，并可增加关节活动的范围、力量和关节周围肌肉的耐力。锻炼项目已经被证实有利于改善柔韧性、力量、耐力、功能、心血管适应性以及整体的健康状态，而不使关节炎症状或病理产生恶化[6,35,96]。以跳舞为基础的有氧锻炼项目可减轻类风湿性关节炎和骨关节炎患者的疼痛及无力[6]。与早先反对这种锻炼的指南相反，积极进行增强肌肉力量和耐力的锻炼可增强力量、耐力、功能并减轻疼痛，而并不使病情显著恶化[97,98]。交叉训练的技术能避免过度锻炼的损伤，减少厌倦情绪，而且会使患者更愿意参与。

锻炼能够通过改善生物力学和其他关节周围软组织的异常（如膝关节屈曲挛缩），在真正意义上减少疼痛。紧缩、不能屈曲及薄弱的软组织均有导致受伤和疼痛的倾向。而柔韧的、抗疲劳的肌肉作为更有效的冲击吸收物质，能抑制对关节的冲击损伤。锻炼可通过调整关节周围的肌肉功能提高关节稳定性、力量和耐力，达到保护关节、避免损伤的目的。然而，在膝关节错位或松弛未被纠正的情况下，加强股四头肌力量锻炼需警惕加速胫股骨骨关节炎的可能[99]。锻炼已显示出与药物治疗相当的减轻疼痛的作用，且有改善躯体功能而无药物相关副作用的优势[100]。有氧锻炼和加强力量的活动同时可有调整情绪和缓解压力等潜在益处[100]。患者和医师共同制订的目标应该是可实现的，且能有助于提高患者依从性。

3.物理疗法

（1）热疗

无论是浅表的或深部的热疗对骨关节炎的疗效均未被证实。深部热疗的一个例子是超声疗法，但其并未给膝关节炎屈曲挛缩的标准物理疗法带来更多的益处[57]。深部热疗的另外一个例子是短波电疗。深部热疗的禁忌证包括出现感觉减退、出血、严重的炎症、肿瘤、开放性或空洞性病灶以及骨折。应用潮湿的或干燥的热疗垫，15~30分钟为一次，是治疗肌肉骨骼疾患的一个常用的浅表热疗方法。通常，治疗师会在伸展锻炼前应用热疗来改善胶原组织的弹性，而在锻炼后应用冷疗来减轻肌肉疼痛[101]。热疗被认为可通过增

加皮肤和关节的血运减轻疼痛和肌肉痉挛并促进软组织伸展[52,102]，从而防止关节僵直[4]。

(2)**电刺激**

对骨关节炎使用经皮电刺激(TENS)是有争议的，因为一些研究认为其有效而其他的一些研究并未显示其比对照组(即机械按摩、假性TENS、低强度TENS、电子针灸)更有效[52,103]。大部分在治疗期间得以减轻的疼痛会再次出现。

(3)**冷疗**

冷疗在对急性骨骼肌肉痛性综合征(例如痉挛、软组织损伤、手术后)的早期治疗中是有用的。如上所述，在高强度锻炼后应用冷疗可减轻肌肉疼痛和痉挛[101]。但是在骨关节炎中，冷疗对关节温度的疗效是有争议的[52]。

4.矫形器和辅助装置

应用手杖或步行辅助器能减少由于对侧臀外展肌收缩对该侧关节产生的压力。在对侧使用手杖比在同侧使用更能减轻负荷。而减轻受累关节的负荷可有效缓解疼痛[104]。有不同的类型的手杖可以选择，如简单的直C型手杖、功能性的紧握型手杖和四支点型手杖。步行期间在同侧或是对侧使用手杖时，由经皮植入于骨皮质4mm深的伸长计所测量的胫骨轴紧张度比不用手杖显著降低了[105]。

患有脊柱、髋关节和膝关节骨关节炎的患者时常通过应用硬踝软跟矫形器来减轻步行时的关节疼痛[66]。足矫形器(如中间有楔形物的全足弓支撑装置)可减轻膝外翻和平足畸形患者的膝关节疼痛[64,65]。倾角5°~10°的楔形鞋内底能显著减少膝关节中间间室骨关节炎的扭矩和相关的疼痛[106]。虽然缺乏明确的生物力学解释，但围绕膝关节外使用有弹性的膝袖通常可减少膝部疼痛。一般认为膝袖可改善关节本体感觉、关节温度或关节的受力[104]。硬质的膝矫形器并不适用于有膝关节炎和不稳定关节或成角畸形的患者。由于体型原因，肥胖的患者不能将膝矫形器保持于恰当的位置。因此，他们可能需要一个固定的膝关节踝-足矫形器，但其耐受性通常不好。与膝关节骨关节炎相关的髌股综合征可导致前膝部疼痛，而向内侧轻击髌骨则有助于减轻这种疼痛[107]。与向外侧或中间轻击髌骨比较，这种技术能更好地缓解疼痛[107]。因此，矫形器和步行辅助器具与锻炼和药物治疗等干预手段联合应用时，对减轻疼痛和改善功能有潜在的功效。

5.心理治疗

认知-行为治疗

认知-行为治疗(CBT)可帮助患者理解他们的想法、信念、期待和行为如何潜在地影响疼痛的经历。CBT提供给患者特殊的方法，例如娱乐、意念、步行技巧和目标设定，以控制他们的疼痛经历。虽然针对减轻疼痛和改善躯体及心理障碍的CBT训练有明确的益处，但是其作用如不强化则会随时间而减弱。将患者的家庭纳入可增强社会支持体系，有助于使患者持续获益。为明确CBT项目中哪一部分是最有帮助的，以及该如何使CBT的时间安排与患者个体相适应，还需要进行一些临床研究[108]。配合技巧的训练可减轻膝关节骨关节炎患者自我评定的疼痛和心理症状[109]。为通过自我有效性训练来提高配合技巧而设计的关节炎自我管理项目(ASMP)似乎可减轻疼痛并减少关节炎相关的就诊病例[110]。回顾教育信息、药物治疗情况和解决问题方法的电话干预，已经显示出可减轻疼痛及改善功能，而并不增加费用[68]。

(二)全身性损害和运动受限

1.疼痛

骨关节炎的一个显著特征是症状和影像学或临床检查结果之间缺乏明显的相关性。只有不到一半的骨关节炎患者X线片检查结果与其临床症状相符。人们尚未清楚地了解导致骨关节炎患者疼痛的特异性因素[90]。一项大规模的前瞻性研究发现，在有或无影像学异常的膝关节骨关节炎患者中，心理安宁与健康的状态是独立于影像学严重程度之外的决定膝关节疼痛的重要预测指标[111]。

与关节其他结构相比，滑膜和软骨下骨质对疼痛相对不敏感。骨赘形成使骨膜隆起而引起疼痛。骨囊肿可潜在地引起疼痛，但是似乎在影像学上，骨囊肿与疼痛之间无明确关系[112]。软骨下松质骨的加速生长能引起骨内静脉充血和骨髓的压力增高，它与疼痛的主诉相关[113]。

关节外疼痛是骨关节炎一种常见的现象。滑囊、肌腱、附着点和肌肉都具有疼痛感受器。炎症关节内或周围的疼痛可能只有部分与关节的病理相关，甚至可能完全无关。肌腱炎、滑囊炎及肌肉拉伤和扭伤是关节炎患者的常见损害。针对这些病情进行治疗常可减轻疼痛和改善功能；而属于关节炎的影像学表现可能只是伴发现象。同样，新近出现的炎症关节周围的生物力学异常(如膝关节屈曲挛缩)可导致非痛性关节炎转变为痛性关节炎。逆转这些损害常能减轻疼痛，而与影像学上关节的异常程度无关。治疗关节炎的疼痛症状多基于病史和体格检查，而不是依据影像学的异常。

2.抑郁

与许多慢性病的调查结果一样，骨关节炎患者抑郁的发生率高于一般人群。整体而言，近14%的骨关节炎患者的关节炎影响测量尺(AIMS)评分提示其可能患有抑郁症。髋关节或膝关节骨关节炎患者抑郁的发生率为17%，累及颈椎的达23%[114]。所有的类型的关节炎患者精神疾病(情绪、应用精神活性药物和焦虑)的患病率都有显著增加[115]。因此，诊治骨关节炎时应包括筛查抑郁，更应在治疗计划中得以强调。

3.去适应

正如其他文献中提到的，骨关节炎时身体去适应很常见，需保证锻炼和物理治疗。

(三)髋关节损害和活动受限

准确诊断髋关节区的疼痛需依赖于详尽的病史和细致的肌肉骨骼检查。鉴别诊断包括髋关节病理、滑囊炎和其他软组织病变、腰椎疾患、累及髂腰肌的腹部肿瘤或感染、来自其他关节(如膝关节)的牵涉痛以及偶尔出现的骨盆骨性肿瘤或感染。

髋关节骨关节炎的疼痛是隐匿起病的，往往被描述为腹股沟、臀区或大腿侧面的一种痛性不适感，且因负重活动或髋关节运动而恶化。体格检查的表现包括髋关节屈曲挛缩(Thomas试验阳性)，髋关节主动/被动活动范围(特别是伸展和内旋)受限及疼痛，髋关节区肌无力(尤其是外展肌，经特伦德伦伯格氏卧位/单腿姿态试验阳性证实)，大腿长度差异以及常见的因避免疼痛而特有的短步距姿态、限制髋关节主动弯曲、腰椎前凸和特征性的外展肌蹒跚步态。单侧髋关节骨关节炎的患者常通过增加骨盆在额状面和矢状面的活动来弥补因髋关节运动受限而出现的步态偏离和步行速度的下降[116]。

治疗干预

髋关节康复计划是针对已发现的损害而特别制订的。方案包括有氧适应、增强肌力、ROM锻炼、矫形器、功能训练、助步器和关于正确的躯体力学和省力方面的教育。与年龄相仿的正常人相比，所有类型的关节炎患者都已经表现出有氧适应能力的下降。针对骨关节炎患者的有氧适应项目可提高有氧活动能力，50步行走时间，并改善抑郁和焦虑的评分。一般而言，躯体训练计划应该包括每周3~4次，每次30~40分钟的有氧锻炼(包括热身和恢复运动期)以维持目标心率或预计的运动水平。有氧适应计划对关节应该是低冲击性的，如游泳或步行。

增强肌力的锻炼以髋区和下腰部肌肉为焦点，特别重视外展肌和伸肌的锻炼。增强髋关节外展肌肌力的锻炼包括侧卧位抬腿，俯卧位“滑板”式的外展，及立位大腿外展。依照患者的耐受性可增加拮抗重量。卧位或立位可进行增强髋关节伸肌肌力的锻炼。伸展锻炼至关重要，特别是针对外展肌和伸肌。患者应该每日进行几分钟的髋关节屈肌伸展。躯干肌增强肌力和伸展的锻炼、矫形鞋及功能性的步态训练也很重要。在泳池中锻炼可以为那些担心摔倒和其他并发症的患者提供一种在无痛环境中增强力量、ROM和耐受性的有效方法。

节省体力和保护关节的教育完善了骨关节炎患者的处方。专业治疗师将有助于评估患者的日常活动(ADL)，为其提供必需的器械以及关节保护策略[117]。将髋关节想象成一个简单的杠杆系统，能指导训练技术方案以避免异常高强度的力量对髋关节的损伤。举例来说，体重减轻1斤可使展肌受力减少3斤。对侧使用手杖可减少外展肌产生的力量。同样，当伸手去拾起一样东西时，患者会用对侧手支撑他们的体重(例如，撑在梳妆台上)，而用同侧手拿起东西。如果可能，较重的物品应该用两只手一起抬起，否则只能用同侧手。这些动作容易将患者的重心移向有问题的髋关节，从而减少对同侧髋关节外展肌产生的压力和痛性力量的需求。像手杖这样的助步器的评估和配备有益于减少关节的负荷和对同侧外展肌的牵拉。手杖的适宜长度等于股骨大转子到地面的高度，这样持手杖时肘部可以弯曲大约20°。合适的器械，包括长把海绵、取物器、穿袜辅助器，升高的厕所坐便器、抓握型把手、淋浴椅子及坐垫可使一些功能活动更容易完成。

(四)膝关节损害和活动受限

膝关节骨关节炎患者的躯体活动障碍通常包括有氧活动能力下降，肌无力(特别是腘肌腱和股四头肌无力)，膝关节屈曲和伸展受限，步态紊乱，异常的力学排列伴内翻或外翻，膝屈曲畸形以及如髋关节、脊柱或足部骨关节炎的其他关节病理状态。另外还可能有神经系统紊乱,如感觉或本体感觉的障碍。

膝关节炎的患者最常见的基本功能限制包括难以进行长距离行走或在不平的路面上步行、上楼梯、起立、下跪以及穿裤子。长时间坐位之后的膝关节僵硬感也很普遍，这种情况通常可以通过在活动之前进行伸展性的热身运动来改善。患者时常在从事对躯体活动有更高要求的工作如家务劳动、园艺、娱乐活动和运送重物时感到困难。

治疗干预

康复目标包括改善躯体症状、纠正功能缺陷和提高生活质量。患者求助于物理和职业治疗师将有助于组合锻炼及纠正生物力学方面的问题。其中的挑战是如何使患者将训练与日常生活整合到一起，以从中持续获益[118,119]。一项前瞻性的研究发现,个性化制定的物理治疗能使严重的膝关节骨关节炎患者受益，在所观察到的力量、耐受性、上楼梯、从椅子中站起、疼痛及步行能力方面都有改善[120]。本节将描述膝关节骨关节炎康复方案中的常用内容。

辅助主动性和主动性ROM锻炼一般是有帮助的。因为有报道被动的ROM锻炼可诱发狗的晶体性膝关节炎，所以高强度的被动伸展训练通常不用于急性期关节肿胀和发热的患者。预先应用的物理治疗,像表面或深部的热疗和冷疗,可帮助患者耐受与ROM锻炼相关的不适。

过去的文献建议患者进行高阻抗锻炼以增加关节组织的应力,但某些类型的锻炼(特别是等张和等功的锻炼)对于关节炎或不稳定关节患者而言是不安全的。因此，传统的起始肌力训练被限制为450~900g重的等长或等张方案。但最近的研究结果与这一观念相背。在一项严格的前瞻性随机试验中,Fisher等[120]报道对15例膝关节骨关节炎患者进行为期16周的增强肌力、耐受性和速度的训练计划后,没有发现不良后果。在另一项为期16周的比较等张和等长抵抗训练效果的随机对照试验中,两组患者较对照组均有功能和疼痛的改善[121]。

与传统“开链”的等张和等长锻炼(脚不接触任何表面)相反,闭链运动锻炼是与髋关节上方和踝关节下方的关节一起“负荷”运动。例如站立和转移重心的锻炼,其可对膝周围的不同肌群施加负荷。患者能很好地耐受这些锻炼，而且其在增强力量和减少疼痛方面是很有益的。

当患者有足内翻或足外翻畸形时，经常会选择增强股四头肌内侧肌群或外侧肌群力量的锻炼。指导患者使用电刺激或表面的肌电描记作为生物反馈，来分别增强其股四头肌内侧肌群或外侧肌群的力量。这种治疗通常是针对有不成比例的股四头肌内侧肌群无力和髌骨半脱位的患者。

改善功能受限的治疗包括步态和稳定重心训练(在平坦和不平坦的表面上按一定顺序进行)、移动训练(特别是从矮椅、浴缸和汽车中站起)、爬楼梯、ADL(重点是穿裤子和应用沐浴设施)以及节省体力和正确的躯体力学方面的指导。即使治疗重点在膝关节及周围的结构，也必须注意作为动力链一部分的骨盆和躯干的稳定。再次说明,患者在对侧手应用助步器(如手杖)将有助于改善疼痛和功能[117]。如果患者有平衡缺陷及障碍或严重的膝关节双侧病变，那么轮椅或标准助步器可能是较好的选择。

骨关节炎患者的处方中常有足矫形器，但是关于它的研究还比较少。举例来说,内侧足楔和接触型的足弓支撑器可能对膝外翻或足旋前的患者非常适用。足跟垫可能会对膝关节固定性挛缩和小腿长度明显不等的患者有益。康复计划一定要包含矫形器。指导患者轮流穿戴和不穿戴矫形器,每次2个小时,以便逐渐适应它们。如果没有逐渐适应过程,其造成的背、膝或足部疼痛可能最终会导致患者放弃矫形器。一般认为穿内底有吸收震动功能的鞋是有益的，但并无数据支持这一观点[117]。膝关节矫形器的应用有时可能是为了纠正关节对线，但是足内翻或足外翻畸形的患者很难耐受硬质的矫形器。当佩戴有弹性的绷带或护膝时,许多患者感觉膝关节的稳定性增加了。虽然这些矫形器并不能提供客观的动力学稳定性，但是主观上症状的改善证明其是有效的。

(五)肩关节损害和活动受限

虽然肩关节骨关节炎较髋关节和膝关节骨关节炎少见,但它能导致重要的功能受限和残疾,尤其在优势手一侧。肩关节骨关节炎的疼痛和活动受限常由过度使用和慢性肩袖损伤导致的肩关节和关节周围疾患造成(表38.3)。痛性的肩关节炎常表现出多样的、混合的症状,而难以将其诊断为临床上特定的疾病,如撞击伤、肩袖损伤、粘连性滑囊炎和肩锁关节损伤(第106章)。

肩部功能受限主要与盂肱和肩锁关节的疾病相关。然而,肩胛骨及其运动的良好状态也应当考虑,因为肩部运动需要肩胛骨和肱骨的协调。在肩部运动链中需要考虑的其他结构是背部和下肢。胸锁关节受累

表38.3 肩关节骨关节炎患者肩部疼痛的常见原因

盂肱滑膜炎
肿胀、发热和触痛
主动和被动ROM受限
肩臂外展和内旋固定
肱盂退行性变
肌肉萎缩
ROM受限，尤其是屈曲、背伸、外展和不能旋转
影像学可见软骨和骨破坏
AC和SC退行性变
肩部疼痛，外展受限
关节触痛，压迫关节时外展疼痛
肩袖萎缩/撕裂/肌腱炎
主动ROM障碍，而被动ROM接近完全
如果有急性夜间痛，可有主动外展疼痛或受限
影像学可能发现肱骨头向头侧移位
如果出现肩袖撕裂，关节造影会发现造影剂流入滑囊
撞击综合征
最大可外展至100°~120°，而据报道外展位60°~70°就会"锁定"
90°~100°屈曲位时压迫肩峰下组织可引起疼痛
可见影像学异常，如骨赘和肩峰病变
肩峰下/三角肌下滑囊炎
外展和外旋位疼痛受限
肩部上外侧触痛
红、肿、热
影像学表现一般正常
粘连性滑囊炎
弥漫性疼痛和僵硬
盂肱触痛
在所有平面的主动和被动ROM受限
关节造影可能有关节容积减少的异常

AC：肩锁关节；ROM：活动范围；SC：胸锁关节。

很少引起肩部功能受限。任何原因导致的肩部疼痛都可以通过将手臂固定在贴近身体的外展和内旋位，使关节囊与韧带粘连而限制运动范围，进而到达减轻疼痛的目的。关节渗出液可使运动和力量受限，且偶尔会发生关节囊的破裂。软骨和软骨下骨质的破坏可造成反射受抑制和生物力学缺陷，结果是引起疼痛和无力。而伴随废用和炎症出现的肌肉萎缩会使无力进一步恶化。盂肱关节滑膜炎常与肩袖的炎症共存。包括肌腱炎和撕裂在内的肩袖损伤可引起更严重的功能受限。患者经常主诉相关疼痛在夜间更明显。三角肌下滑囊炎通常与盂肱关节炎和肌腱炎并发，使疼痛和功能受限进一步恶化。最终结果是肩部疼痛的患者不能前屈、外展或旋转手臂。患者可能会抱怨难以完成功能性的任务，如洗头、梳头、穿上衣、刷牙、洗脸、从架子上取放物品或搬运重物。

1.急性期肩关节损害的治疗干预

局部休息有利于急性肩关节炎症或损伤。用手臂吊带使肩部制动2~3天直到炎症缓解。考虑到肌肉萎缩和制动相关的关节粘连，一般不建议过长时间的休息。在无痛情况下的活动半径内进行温和的ROM锻炼对尽可能减少急性炎症期的关节挛缩十分重要。保持功能所必需的且至关重要的肩部运动是指前屈75°，外展75°，外旋20°和内旋45°。反复被动的ROM锻炼可能会造成关节的炎症[122]。这种潜在的不利影响需要与关节挛缩和肌肉萎缩的风险共同权衡利弊。然而，许多临床医生都会规定每日至少一次在所有平面上进行温和的被动或主动ROM锻炼。在康复治疗后，冰疗15~20分钟将特别有效。由于在肩关节的炎症急性期等长锻炼经常是疼痛的，因此不作为常规方法应用。

2.亚急性期和慢性期肩关节损害的治疗干预

在这方面，对患者进行物理治疗将有所帮助，包括学习和配合康复技术来提高肩部力量和ROM，以避免像粘连性滑囊炎这类的进一步损害。主要的治疗目标之一就是通过肩胛骨来控制并改善盂肱关节的运动和功能[123]。肩部肌群闭链式肩轴近端到远端动态链锻炼结合滑囊整合，可达到这一目的。经过镇痛使疼痛最小化并控制炎症之后，可每天进行两次辅助主动性和主动性ROM锻炼。运动应集中于前屈、外展、内旋和外旋。在康复的早期阶段，普遍推荐钟摆锻炼(慢慢的循序渐进的肩部环形运动，患者向前倾斜到一张椅子或桌子上使手臂下垂摇摆)，可通过在手腕上加轻的砝码来强化锻炼。

加强锻炼应在整个急性期结束后再采用，特别是运动时关节内压力和关节应力都最小的等轴运动[124]。指导患者在肢体不运动的情况下收缩肩外展肌、回旋肌、屈肌和伸肌。在亚急性期建议每天进行一组或两组收缩运动。"墙壁伸展"是一种简单有效的辅助主动性ROM锻炼，并且是这一恢复期应加强的运动。患者将肘伸展，将手放在墙上，手臂沿墙的各个方向运动。

当疼痛或肩部炎症已最大限度地消退后，医生应建议患者进行全面的肩关节康复计划。这一计划应强调ROM、力量、耐力、功能负荷能力、适应性器械以及最重要的教育。运动时的活动范围应为独立有效的外展、向前内收、伸展、内旋和外旋，肩关节可完成完整的圆周运动。必须了解在进行ROM或力量运动前的关节损伤程度。当有明显的关节损伤时，不应进行肩的过度伸展或剧烈的等张运动。在伸展运动前进行超声和其他深部热疗可能增强治疗效果。

当关节间隙相对需要好好保护时，力量练习应循序渐进至较激烈的等张或等容练习。高抵抗性低重复性的等张练习不适合于关节炎患者，因为在这些运动过程中关节上分配的力量相当强[125]。应代之以低重量的重复性运动(使用450~900g的沙袋加在手腕上)，通过一种有限的弧形运动，直到感觉疲劳为止[125]。这一方法使肌肉力量达到相当的程度而没有高度的关节应力[126]。等动力运动通常不推荐给关节炎患者，因为其伴有高水平的关节应力。等张运动与等动力运动一样对锻炼肌肉力量有效[127]。

耐力练习的目标是改善整体的健康状态、心血管系统情况和健康感觉。游泳是关节炎肩损伤患者特别好的耐力和力量练习。需氧练习应该每周至少进行三次以获得最佳的心血管结果。

一定要注意功能受限。适合的器械，例如穿衣棍或绊钩，将帮助肩部制动的患者进行简单的ADL。另外，可从职业治疗师处学习ADL的补偿技术。改变环境，例如降低衣架的高度和重新安置门把手的水平可增强患者的独立功能。

四、类风湿性关节炎及其他炎症性外周关节病的康复策略

类风湿性关节炎是一种破坏性的疾病。RA的死亡率与糖尿病相当[128]。典型的RA门诊患者有1/4出现中到重度功能受限。诊断时有工作的个体中将近50%将在5年内由于关节破坏和畸形而不能工作。而且，设法继续工作的那些RA患者与同年龄对照组相比收入减少50%~75%[129]。早期应用康复治疗可帮助限制和阻止由于RA造成的身体损害和功能受限[130,131]。

处理活动性RA的基础有：药物治疗，关节固定抑制局部滑膜炎，躯体活动(包括有计划的运动来维持关节运动、力量以及心血管耐力)，功能训练(包括使用适当的和辅助的设备)，关节保护、省力法、疾病自我控制方面的教育，矫形学，环境改变，以及心理社会、职业和业余爱好的影响。首先且最重要的是，炎症必须被控制，因为它是关节破坏和全身恶化的原因。一旦活动性炎症被控制，下面所描述的康复措施将是最有用的。

(一)全身性损害及其治疗

1.乏力

乏力是一种经过心理学、生理学以及环境因素共同组合的复杂感觉。据报道大约90%的RA患者感觉到乏力[132]。疼痛、睡眠紊乱、不活动和并存病都可造成乏力。肌肉萎缩和去适应也是重要的作用因素。同样，乏力的治疗也是多方面的，包括炎症的控制、自我有效的训练、省力法技能指导、增强有效睡眠的措施以及规律的躯体活动和锻炼[132]。

2.心肺和运动去适应

躯体去适应在RA中很常见。炎症、疼痛造成的反射性肌肉抑制、神经病变、肌病、营养不良和废用会导致肌肉消瘦。RA恶病质可减少能量提供，限制可用来活动的能量[133]。疼痛、抑郁和乏力限制身体活动的动力。普通人群躯体活动的推荐指南为在一周的多数时间每天积累30分钟中等强度的活动［3.0~6.0代谢值(METS)］[43]。然而，即使低水平的运动也能产生显著的好处。因此，对习惯久坐的关节炎患者进行干预使其运动起来会带来益处，即使他们完成的实际运动量比推荐的水平少。理想情况下，对于RA患者而言，能增强有氧耐力的运动计划应整合入总的治疗计划。最近的证据指出精力充沛的运动能改善RA患者的疼痛和功能结局[14,134]，而且运动计划带来的改善可持续至随访1年时[135]。常规锻炼也可增加由于RA长期服用低剂量强的松的妇女的骨密度[32]。力量训练可改善早期RA患者的力量、疾病活动性、功能储备和骨密度[136,137]。新的证据也支持逐渐增加的躯体活动行为不会使RA恶化[138]。帮助久坐的患者改变行为方式是一项挑战，可使他们从增加的活动水平中受益[139]。

3.失眠

疼痛、晨僵、疲劳、日常活动受限和其他现象会导致RA患者的睡眠障碍。这些现象可分为睡眠失调(入睡困难或维持睡眠困难及睡眠过多)、异态睡眠(梦游症、夜磨牙症)、与医疗相关的睡眠障碍(酒精中毒、哮喘、胃食管反流疾病)和其他未分类的疾患。治疗应首先针对潜在的原因。关于良好睡眠卫生原则的教育(例如建立规律的夜间习惯)、行为疗法(刺激控制和松弛教育)和药物干预(例如三环类抗抑郁镇静剂)都有助于恢复健康的睡眠[140]。

4.抑郁

抑郁在RA患者中很常见,是这一慢性疾病复杂的心理和生理表现的结果。据报道,RA中抑郁的发生率为10%~80%,严重的抑郁大约占20%[74,141,142]。

单独的抑郁就可以成为RA患者功能受限的显著预测因子,而且像任何其他的损害一样会影响功能[143]。抑郁的诊断需要完整的病史和由心理测试确认的精神状态检查。求助于心理医生和精神病医生可能有利于诊断和治疗。患者的最初主诉可能是植物神经系统的(例如食欲不佳、睡眠不好、疲劳),而且容易与疾病活动度增加相混淆。一旦诊断确立,RA中的抑郁似乎对抗抑郁剂和精神疗法反应良好;轻度抑郁的患者对抗抑郁剂也有反应。在进行抑郁治疗的药理、认知和行为干预时,疼痛也可能同时缓解,因为它们有共同的神经化学机制[74,141]。

(二)局部以及解剖学损害和功能受限

1.踝和足损害及功能受限

踝足后遗症的病理多与滑囊功能障碍而非骨破坏有关。滑液增生导致跗骨间、跖骨和趾骨活动,从而造成滑囊削弱和韧带松弛。前足首先在跖骨和近端趾间关节处(PIP)发生变化。脂肪垫缺失、异常的长腱应力和内在肌、蚓状肌和趾屈肌受累导致足趾异常例如跖趾过伸、PIP弯曲畸形和锤形趾。拇趾外翻是由于外侧直接的力作用于拇趾,导致其与第二趾重叠。结果造成第一跖骨头近端向内侧外翻、拇趾旋前、拇趾外展肌向跖肌移位及非对称性的内侧滑囊削弱。进展性的皮肤刺激导致胼胝和拇囊炎形成。拇趾外翻的发生与跖骨韧带的播散有关,它增加了趾间神经对压力的易损性,特别是第三和第四跖骨头,导致跖骨痛。踝关节不稳定是由滑囊炎、滑囊削弱和腱鞘炎(特别是跟腱和胫骨后肌腱)造成的。距跟骨外翻导致舟状骨头的旋转(也受胫骨后肌的腱鞘炎影响)和距下旋前。由于这一过度旋前,足在行走时便不能形成足够坚硬的结构以便正常地蹬地。这使得足在支撑和前进时不能承重。这些生物力学异常可能导致跖肌筋膜炎。

跗管综合征的特征是足趾、足底和足跟的感觉迟钝,它并不常见,是由于胫后肌、趾长屈肌和拇长屈肌的腱鞘炎所致[90]。

2.踝和足损害的治疗干预

(1)矫形学和鞋矫正

矫形学和鞋类处方的目的是缓解疼痛和使肢体生物力学正常化。有90%的RA患者在病程中有足部受累,15%~20%以足部症状起病。设计良好的矫形器可校正常见的跟骨外翻和距下旋前。踝足矫形器(AFO)可用于减轻疼痛并改善步态,因其可减少慢性渗出和结构病变从而稳定踝部。

鞋结构中的关键成分是那些有可能引起压缩的成分,特别是头套、后衬和鞋面皮。制鞋时应采用较软的材料来适应异常的足部解剖结构。鞋子应该具有高且宽的头套、宽的鞋面皮和宽松的后衬,从而使鞋子的内部容积最大化,减少跖骨的并置。鞋的脚掌部分可通过以下措施来改进:①在近端放置跖骨垫,以减轻对疼痛的跖骨的压力;②加强外侧和内侧底面以使踝部产生内翻或外翻的瞬间;③使用圆弧形鞋底以减轻跖骨压力,从而使脚蹬离地面时更舒服且有效[144]。

(2)热疗

表浅热或冷的利用可很好地穿透足踝部的合成物。具有深层穿透性的热疗可在伸展前用于改善结缔组织的弹性,但对急性炎症期、动脉病变或感觉缺失的患者应谨慎使用。以敲打或摩擦形式应用冷疗的耐受性比连续应用好。患者在家进行热疗时应用一层布(例如一条手巾)保护皮肤。

(3)锻炼

存在足踝损害时,锻炼可减轻症状。医生建议应该包括:①被动伸展跟腱和腓骨肌腱;②针对踝和距下关节的主动性ROM运动;③前间室肌肉的等容运动;④从伸长的位置进行后、前胫骨肌的同心等张运动;⑤从缩短的位置进行腓肠肌-比目鱼肌复合体和腓骨肌的偏心运动[90]。

3.膝损害和功能受限

膝关节滑膜炎会导致:①伤害性反射增加伴滑囊膨胀,引起腘绳肌腱痉挛和四头肌受抑制;②半月板、十字韧带和关节软骨恶化,造成膝关节不稳定、锁定或制动感以及疼痛;③进行性的滑膜肥大(血管翳),导致活动阻碍最终发展为关节强直;④后关节囊、腓肠肌和半膜肌腱炎症可能侵蚀滑囊直到其与关节囊融合,导致腘窝囊肿;⑤力学对位错乱,例如膝内翻、外翻和屈曲畸形。

4.膝关节损害的治疗干预

(1)急性炎症期

矫形学　负重减到最少。休息用夹板(例如柔软的膝关节固定器)可用于提供最大的伸展,有利于局部关节休息。当为了减少膝屈曲挛缩的风险去除矫形器时应避免在膝关节下放置枕头。

理疗　简单使用冷疗在急性炎症期最易耐受。冷冻蔬菜包(可自然融化)非常方便。表浅湿热敷也会使患者感到舒服。再次强调,应告知患者在进行热疗时首先放一条毛巾或其他的布料在皮肤上以避免直接接触。

锻炼　通过等容锻炼可维持四头肌的力量。在急性期不推荐等张或等动力锻炼。

(2)亚急性或慢性炎症期

一旦炎症被抑制,RA患者特定关节的康复与OA患者类似。关于畸形和松弛的特殊问题将在下文中阐述。

矫形学和辅助装置　需要长期站立的关节炎患者在白天使用膝关节矫形器耐受性差。如果发生了永久性的膝关节屈曲挛缩,可在晚上佩戴柔软的膝关节制动器或可调节弹簧辅助的伸展型矫形器(对腘绳肌紧缩的病例)。

如果存在膝关节外翻畸形,建议使用踝足矫形器来减少距下关节的旋转。另外,加固足的内侧使踝和膝产生内翻矩。如果膝内侧间室相对完整,那么这些装置在缓解疼痛方面会很有效。

适合的仪器　长柄的穿衣装置,例如"穿袜辅助器"或"够物器",有助于在膝关节僵硬时穿裤子。抬高厕所座位和沐浴椅子的高度可使患者在如厕和沐浴时增强安全性和独立性。

辅助装置　手杖、助步器和拐杖在移动时可减少膝关节的承重,应鼓励其使用。

温度热疗　除了在急性期推荐使用的理疗外,当炎症不活动并希望组织得到伸展时,可应用超声。对口服镇痛剂不耐受或效果不好的患者可辅助经皮神经刺激。辣椒碱也是可用于治疗疼痛的药物选择。

锻炼　重点为锻炼四头肌的全身性四肢伸展运动应先通过等张的开链运动,随后过渡至闭链同心(肌肉缩短或加速收缩)和偏心(肌肉伸长或减速收缩)运动。爬楼梯运动和倾斜的踏车运动可能导致前膝疼痛症状,所以应避免。足够的运动有助于有氧训练,但是对四头肌的特异性加强效果不足。对于膝关节屈曲挛缩,缓慢的腘绳肌腱伸展运动最易耐受,尤其是在表面或深部热敷前时。

能量保存/关节保护　患者可求助于专业的治疗师来学习更有效的ADL技术,以及保存能量和将关节应力减到最小的方法。例如,应避免重复爬楼梯(大幅度地增加膝关节的应力),物品可安全地放置于特制篮子里,然后将其运到楼上[90]。

5.髋关节损害和功能限制

髋关节受累见于大约50%的RA患者中。关节软骨缺失在股骨和髋臼表面常对称性地发生,与OA中常见的灶性缺损不同。股骨头可能断裂,导致骨性强直。股骨头的骨坏死常见于长期皮质类固醇治疗的患者。

随着疾病进展,临床症状将更为突出,可出现腹股沟疼痛、关节强直、ADL困难和止痛性步态等。

6.髋关节损害的治疗干预

矫形器和辅助装置　髋关节的固定会因其近端身体位置、调整支撑带困难和跨越关节产生的明显应力而变得复杂。但是,使用移动辅助设施,例如助步器或手杖,在步行时可缓解一定的疼痛并提供生物力学支持。上肢和下肢关节均有病变的患者会觉得平台助步器比标准助步器更易使用。

适合的器械　抬高厕所座位、沐浴椅子、安全扶手以及升高椅垫等措施有助于髋关节病变的患者独立进行ADL,并避免了在运动时疼痛的髋关节位置。另外,长柄装置补偿了髋关节活动受限,有助于穿裤子沐浴和生活自理。

热疗　表浅热或冷敷可缓解表面结构的疼痛(例如转子滑囊炎),但是并不直接影响关节内在病变。在非急性炎症期,超声成像有助于关节周围软组织的伸展。

锻炼(急性阶段)　患者在俯卧位时使关节休息,有助于防止髋关节屈曲挛缩。另外,也推荐仰卧位时将枕头垫在臀部以伸展髋关节,同时不能屈膝。髋部肌肉的简单等容收缩可防止失用性萎缩。

锻炼(亚急性和慢性阶段)　水疗是进行等张和需氧运动的良好环境。主要针对髋伸肌和外展肌。原地脚踏车、踏板运动以及逐渐步行可使患者恢复力量和耐力。运动前和运动后必须伸展下肢。

7.颈椎棘突损伤和功能受限

颈椎棘突的生物力学断裂是支持韧带结构的延长和破坏造成的。特别重要的是过度运动后枕骨寰枢椎复合体半脱位(表38.4)。早期识别寰枢椎半脱位很重要。正常的寰枢椎间隙应小于3.5mm,寰枢椎的外侧部分应小于2mm,而且后方的寰椎齿突距离应大于14mm。

8.颈椎棘突损伤的治疗干预

矫形器 软的或半硬的衣领有助于颈部肌肉松弛,减少痉挛,但不能限制活动。更进一步的制动装置(枕部–颈椎矫形器)适用于轻度半脱位而没有脊髓损伤的患者,应同时给予矫形咨询。

热疗和牵引 颈部疼痛的RA患者不能进行牵引和推拿,因为可能存在隐性韧带松弛从而威胁神经的完整性。表面热疗和超声治疗通常可缓解颈部肌肉紧张所致的疼痛。

锻炼 优化颈部ROM最好通过尽量恢复肩胛骨和盂肱关节活动来完成。物理治疗师可利用软组织活动、深部摩擦或温和的肌肉筋膜痛缓解的方法来完成这些活动。等容运动可通过施加温和的向前、向后和侧方的压力并用手抵抗来实现。不推荐等张运动。

能量保存/关节保护 颈椎棘突的保护可通过减少上肢所拿物品的重量并正确应用颈部生物力学来实现。推荐的技术是限制上提物品的重量,从紧贴身体的位置向上提起物品,当弯腰或做头上运动时保持颈部中立位[90]。

9.手腕和手部损害及其治疗

(1)天鹅颈畸形和治疗干预

天鹅颈畸形的发生源于两种病理过程。第一,掌指(MCP)关节滑膜炎改变了伸肌腱向手掌的拉力,产生一个弯曲矩。这就造成PIP关节的伸肌矩不平衡,因为伸肌腱的中间变得更紧。继而,远端指间关节(DIP)被动屈曲。另外,PIP关节的炎症导致滑膜囊膨胀,可引起无症状的手掌无力,对伸肌腱(侧面)产生向背侧的力量。这促使PIP关节产生拉伸矩,并加大了中间的指伸屈肌(FDP)腱的张力,导致DIP关节产生屈曲矩[90]。

减少畸形的治疗性干预包括:①手指按摩,其可减少水肿和纤维组织发展的风险(但缺乏长期效果的证据);②"指环夹板",其主要用于PIP关节,使PIP关节产生屈曲矩,DIP关节产生相反的被动屈曲矩并抵消MCP关节的屈曲畸形;③重点为拉长内在肌的伸展锻炼,从而促进MCP伸展和PIP伸展[90,145,146]。在按摩和伸展训练前后使用热石蜡油可放松软组织并具有瞬间的止痛作用。

(2)纽状孔畸形和治疗干预

纽状孔畸形时由于PIP关节的病变导致PIP弯曲、DIP伸展和MCP伸展。PIP关节炎症导致关节膨胀和关节囊过伸,破坏了伸肌机制。这种延长和随后伸肌腱(中心)的削弱导致其侧向滑动,在PIP上产生弯曲矩。同时,附着于远端指骨的两个长伸肌腱向手掌方向移位,在PIP产生另一个弯曲矩,并在DIP产生持续的伸展矩。

治疗干预包括:①伸展锻炼,可促进CIP弯曲、PIP伸展以及DIP弯曲;②内在肌力量加强,对PIP伸展和MCP弯曲能提供辅助作用;③使用矫形器使PIP关节产生伸展矩,DIP关节产生弯曲矩和三处压力并逆转PIP关节的弯曲。后者更为困难,因为DIP关节的弯曲力量强烈抑制伸肌机制,PIP/MCP伸展受限[90,145,146]。热石蜡可放松软组织,在按摩和拉伸练习前后可用于暂时止痛。

(3)掌指关节尺侧偏、腕桡侧偏和治疗干预

多种因素与手腕桡侧偏离的形成有关。首先,手腕滑膜炎导致关节滑囊削弱伴三角软骨尺侧部分的选择性破坏和削弱。第二,随着炎症增加和酶对内在韧带的破坏,近端的一排腕骨向掌侧偏移,桡骨向背侧偏移。这些过程加上其他的致畸力量将导致近端腕骨的尺侧旋转、远端腕骨的桡侧旋转和随后MCP关节的补偿性尺侧移位,即所有适应性的手指和腕关节重排的机制。尺侧偏离也可能是由MCP滑膜炎造成的,其间过度的滑囊张力导致表浅屈肌腱的手掌侧移位,造成尺侧偏移的力量作用于MCP和PIP关节。

治疗干预包括:①休息性夹板,在减少疼痛方面很有效,在理论上由于限制了韧带的伸展并将关节置于休息位可防止进一步畸形(这一夹板并不意在校正,而是防止进一步畸形);②功能性夹板,可能很大以至于患者很难自己安置;③手腕/手夹板着重使MCP向桡侧归位,对于某些患者可改善其手功能;④晚上穿带的腕

表38.4 类风湿关节炎寰枢椎半脱位的形式

前面:	横韧带和翼状韧带的完整性丧失
后面:	主要由于骨质侵蚀和骨折造成向后的方向力
侧面:	理论上由于韧带和骨质破坏共同造成的旋转力
垂直:	当枕骨枢椎和寰枢椎关节的侵蚀使关节间隙显著狭窄时,枕骨寰枢椎复合体塌陷从而导致向上的齿突移位

管夹板，对因腕管内压力增加而导致压迫性正中神经病的患者是有效的。拇指的疼痛/畸形常见于腕掌关节(CMC)，中等硬度的矫形器可使CMC得到休息而不影响DIP和腕关节的运动[90,145,146]。

关节保护对腕/掌关节的病理学尤其重要。专业的理疗咨询师可提供特定的力量锻炼，夹板的设计和制造以及家庭、工作地点和任务再设计(合适的行为)以促进关节的保护[90,145,146]。

(4)手内肌的紧张和治疗干涉

骨间肌由于其独特地同时附着于伸肌机制的背侧和近端指骨的掌侧，所以在MCP关节产生屈曲矩，在PIP关节产生伸展矩。伴随关节囊的炎性反应(主要是MCP或PIP关节)的这些肌肉纤维的缩短是由屈曲痉挛造成的，可导致手的握持功能下降和手内肌的无力。

手内肌紧张的治疗重点是通过MCP伸展和PIP伸展使缩短的内在肌和其他支持的结缔组织伸展。伸展前使用石蜡油和射流治疗可能会促进这一过程。加强功能技巧以减弱MCP屈曲/PIP伸展可阻碍内在肌紧张的进程。这些技巧包括避免一些习惯性的活动，例如坐在手掌上或使用手的掌面拿绳索/钱包或食品袋[90,145,146]。

(三)类风湿性关节炎相关的工作能力丧失

工作能力丧失是RA患者的主要问题。病程5年以上的患者工作能力丧失的发生率为25%~50%，有10年RA病史的患者其发生率增至90%[73,147]。工作能力丧失最重要的危险因素为急剧进展的病程、体力要求高的工作和高龄[148]。

教育准备不充分、缺乏家庭和同事支持、同时存在抑郁、运输困难和其他社会因素，以及雇主对工作能力丧失的处理程序不良均可能导致工作能力的丧失。家务劳动能力的丧失在女性RA患者中也有报道，这对患者自尊和家庭动力等均有负面影响。预防和早期干预是减少劳动能力丧失的最好方法，在家庭内外都是如此。干预性策略包括患者和家庭的职业咨询、工作地点的调整、能量保护策略、雇主咨询和职业再培训。停止工作可能是严重RA患者的唯一选择。他们可能需要通过社会保险来获得相关的丧失工作能力的权益。丧失工作能力至少12个月并已交纳足够的社会保险的患者可能有SSDI的资格。那些没有交纳足够社会保险又很需要财政支持的患者有社会安全保障(用SSI)的资格。批准通过应基于医学的标准（例如X线片检查和类风湿因子测试），或在测试不能得出结论时依据残余功能。那些已经获得SSDI的人2年后可以获得医疗保健利益，具有SSI资格者可立刻入选医疗补助计划。

五、脊柱关节病康复策略

脊柱关节病是一类风湿性疾病，可能有不同的临床、影像学和遗传特征[149]。这类疾病包括强制性脊柱炎(AS)、Reiter综合征、银屑病性关节炎和炎性肠病性关节炎。在疾病的最初10年内可预测AS的发展。成年起病的AS患者有不到20%会恶化为严重功能受限[150]。在Reiter综合征中，工作能力丧失主要是由于足和踝关节炎、迅速进展的中轴骨受累或失明[149,151]。

(一)康复干预：一般疗法

1.锻炼

治疗性运动是康复非常重要的一部分。终身的、个体化的、经过指导的运动计划可帮助维持脊柱和肋椎带关节的最大的ROM，可能避免压缩性骨折和变矮。运动处方应包括颈部、肩关节和髋关节的ROM，伸展胸肌、脊柱旁肌肉、髋屈肌和腘绳肌腱，深呼吸及加强背部和髋关节伸肌和腹肌。如果周围关节受累不严重，使用器械进行心血管锻炼(例如踏车，使用脚踏车机)可能会增强耐力和下肢力量。使用越野滑雪机可增强躯干的手臂力量[152]。一个最近发表的关于家庭锻炼的随机对照研究证实，运动对于增强AS患者活动能力是有效的[153]。规律的随访有助于增强患者依从性。在运动以前，躯体理疗，例如热、冰、按摩和TENS可用于减轻疼痛和肌肉痉挛，有助于关节活动。

适度的活动有助于维持患者的柔韧性和力量，应鼓励患者选择能纠正姿势并促进背部伸展的运动。脊柱炎早期主要为下背部疼痛，患者可能能够打篮球、排球或网球。在病程晚期，骑直手把的自行车或游泳可能更合适。游泳因为颈部活动受限所以可能需要对个别患者进行限制[154]。然而，这些活动不能代替治疗性运动。由于有脊柱骨折的风险，因此不建议进行接触性运动[90]。

其他自我照料的措施对这些脊柱病变的患者也同样适合。应告知患者姿势的原则和记录主要相关参数的重要性，例如身高和胸廓活动度。

2.职业和物理疗法

职业治疗常用于ADL的评估和再训练，当然也是为了工作、职业或家庭。辅助装置(例如垃圾夹和长柄工具)可有效弥补在ADL时减少的脊柱活动度,而广角全景后视镜的安放可改善驾驶时的视角。

在Kraag和同事进行的一项研究中[155],一组患者接受了为期4个月的物理疗法和针对疾病的教育,与对照组相比,他们的手指尖距地面距离和功能均有显著改善(由改良的AS患者的Toronto ADL问卷评估)。在疼痛、脊柱对线或Schober测试结果方面无显著差异。手指尖距地板距离的改善被认为是由于运动使腘绳肌腱和肩带肌伸展,髋的弯曲增加,未受累或轻度受累节段的脊柱补偿了受限的活动。Fisher和同事[156]报道心血管适应性有助于维持AS患者的工作能力。他们的方案以改善脊柱活动性和心血管适应性为目标。一项包括144例患者的随机对照研究发现,有计划的成组物理治疗在改善AS患者的胸腰活动性、适应性和健康的整体效果方面优于家庭运动。计划的制订包括水疗、锻炼和以周为单位每次3小时的运动[157]。

3.患者教育

患者的教育是必要的。应对患者进行关于疾病的自然史、每种治疗策略的原理、社区资源的定位等方面的指导。美国的脊椎炎协会,即从前的强直性脊椎炎协会,是一种很好的资源。

(二)脊柱损害

强直的脊柱通常是骨质疏松的,而且常伴有棘韧带骨化;因此,即使是很微小的脊柱创伤也会增加骨折风险,尤其是在颈部[158]。由于缺乏韧带的支持,强制性脊柱的骨折是不稳定的。对任何经历了外伤的AS患者都应考虑脊柱骨折。不幸的是,平片可能不能显示骨折。CT可能有用,核素骨显像特别适用于有慢性假关节的患者[159]。

炎性过程起始于枕骨–寰枢椎关节的滑液组织,导致韧带松弛及骨破坏,造成上颈部不稳定。寰枢椎关节不稳定的症状可为由枕大神经压迫导致的枕骨区域放射性疼痛,也可为放射性上肢痛、过屈和由于脊髓压迫导致的不同程度的肢体感觉和运动缺失。临床医生应根据神经缺失、椎动脉症状和顽固性疼痛来决定是否手术,而不能仅仅根据影像学显示的半脱位的严重程度。因为后者与神经损害的严重程度不相关[160]。

马尾综合征可开始于AS病程的晚期[159],即使是疾病的非活动期。最常见的症状是下肢和骶部的皮肤感觉缺失,下神经元型的排尿和直肠括约肌功能障碍及轻到中度的腰骶生肌节减弱。此综合征与膨大的硬脑膜袖和侵蚀腰骶椎板的蛛网膜憩室有关。通过磁共振进行影像学评估可明确马尾综合征的诊断,并排除肿瘤[161]。

治疗干预

上颈部不稳定的保守治疗,对缓解大多数患者的症状效果较好,其目标是缓解疼痛和不适,保持或重建ROM及肌肉力量,帮助患者修正会使颈部疼痛恶化的ADL。颈托通常用于缓解不适和保护颈部,可防止突然的颈部弯曲和伸展导致的神经损害或死亡[162]。热疗、冷疗和TENS均可缓解疼痛。

对于骨折,非手术治疗经常较为成功,主要强调小心固定[163]。对进行性神经病变的患者推荐椎板切除术。对不能从外面固定的骨折推荐脊椎融合[164]。

(三)心肺受累

AS患者极少主诉有呼吸系统的症状或功能受限。除了有继发于肋椎关节融合的胸廓活动度减低外,AS患者在肺功能检查方面仅有轻度的肺活量和肺总量的下降[149]。为了代偿胸廓活动受限,患者会依赖膈肌的运动来弥补其呼吸功能的下降[156]。扩胸锻炼在避免AS患者相关的限制性肺病方面可能是有用的。

AS患者最常见的心脏并发症是主动脉瓣关闭不全和心脏传导阻滞,是由主动脉瓣、主动脉根部及邻近的房室结炎症造成的。这些心脏并发症通常出现在久病的患者中[149]。

治疗干预

患者应该依照治疗性的锻炼计划及心血管适应性计划来最大限度地维持脊柱(肋椎带关节)的活动范围。合并主动脉瓣关闭不全或任何其他心脏异常的AS患者,在开始健身计划前都应进行运动耐量的测试。能规律进行适量锻炼的患者,尽管有脊柱和胸壁活动受限,但仍可维持令人满意的工作能力[156]。当患者由于外伤、手术或其他疾病制动后,限制性肺病可能会进一步恶化,因此提示应积极给予肺部治疗。

(四)足跟疼痛

由跟腱起止点炎、跟腱滑囊炎或跖肌筋膜炎导致的足跟疼痛在脊柱关节病中十分常见[152]。下足跟疼痛最常见且通常会自行消失。

治疗干预

治疗方法包括足跟垫、非类固醇类抗炎药、矫形器和局部注射类固醇激素。然而,应该避免向跟腱注入激素。对顽固性的足跟疼痛可给予柳氮磺胺吡啶治疗。

(五)残疾

Guillemin和同事[165]发现,有外周关节受累的从事体力活动的AS患者容易有长病假,而在由于工作需要而暴露于寒冷环境及延长站立时间的情况下,更多的患者会出现长期残疾。因此可坐着完成的工作和职业康复计划的介入将能减少长期残疾的发生率。

六、炎性肌病的康复策略

多发性肌炎(PM)、皮肌炎(DM)和包涵体肌炎(IBM)都是获得性炎性肌病。它们逐渐起病于近端且以通常呈对称性的肌无力为特点。DM同时伴随特征性的皮肤变化,包括眼睑部位的向阳疹和指关节上的红斑(Gottron征)。在1978年被首次描述的IBM特征包括四头肌显著无力和萎缩、远端肌受累、肌酶轻微增高和对类固醇激素的治疗反应差[166,167]。

疾病导致的功能限制与骨盆和肩带肌无力有关。患者从椅子上站起、上楼梯、进出浴缸和汽车、举东西、穿衣、梳头以及吃饭都可能很困难。严重者从枕头上抬起头及保持抬头姿势也会有困难。炎性肌病的治疗计划需要严密随访并随病情变化而调整。应在治疗期间有规律地监测肌力和肌酶值,其中肌力具有更重要的指导意义[168]。最重要的治疗监测的临床指标是功能的改善,如患者独立进行ADL的能力。

(一)康复干预

1.理疗

热疗可用来治疗肌痛。颈托常有助于颈肌无力的患者。

2.锻炼、休息和姿势

推荐在急性期以正确姿势卧床休息。被动的ROM运动应在严重炎性反应期间进行,并随疾病活动减弱逐渐进展为主动辅助性和主动ROM锻炼。关节挛缩在患有DM的孩子中发生较早,而且非常严重,他们需要持续且小心的ROM和伸展计划。

在亚急性期,康复计划应包括次最大量的增强力量的运动和行走及功能的ADL运动。根据每一肌肉群的力量进行调整的躯体和下肢对抗阻力的运动,在PM和DM的康复中是很安全的,不会诱导临床上具有重要意义的血清肌酶水平升高[168]。等容计划在非活动期或平稳的炎性肌病阶段对加强受累的肌肉力量很有帮助[169]。对运动计划的强度应进行监测,以使整个机体不感觉疲劳。

3.矫形器、辅助装置和患者的教育

应配合进行逐渐加强的活动训练,包括床上运动、转移技巧和装置辅助的移动。明显的四头肌衰弱的患者可能在微小的跖曲时需要硬的踝足矫形器,其可在患者站立时帮助膝关节伸展。膝–踝–足矫形器可用于严重的下肢无力,但在促进功能方面不实用,因为其体积大且沉重。对逐渐进展的无力以致无法行走的患者推荐使用带动力的踏板车或轮椅。如果这些患者上肢受累,不能推动轮椅,则建议使用带动力的椅子。患者可能需要合适的装置帮助穿衣或够物品,另外还需要浴室的辅助装置。动力臂支持装置(球轴承矫形器)可使近端肌肉无力的患者更自由地进行ADL及职业和非职业活动。近端肌肉无力的患者通常不能从椅子中站起。扶手和升高的厕所座位有助于患者在浴室中独立完成功能。厚的固定的座位垫或增加椅子的高度也有助于其独立行动。座位可抬起的椅子可帮助患者从座位中站起。最后,患者应清楚地了解能量保存的原理以最大限度地保持功能独立。

4.吞咽困难训练

吞咽困难可见于12%~38%的PM和DM患者,容易致使患者误吸[170]。虽然吞咽困难通常与皮质类固醇激素治疗有关,但是有吞咽困难的患者可能会受益于吞咽评估,通过语言治疗师的再训练可保护气道防止吸入性肺炎。PM和DM患者最常见的肺部疾病是肺炎,通常是由于误吸造成的[171]。

七、小结

本章描述了一个概念上的包括药物、外科和康复治疗策略在内的框架,康复干预的理论支持及以经验为基础的针对特定关节和肌肉的恰当康复治疗。正如细胞和分子的生物研究给临床医生和患者提供了更多的治疗机会一样,康复研究无疑也将利用与多种关节炎,特别是骨关节炎发生和发展机制相关的新发现来实现治疗上的创新。虽然康复常用于药物治疗和外科手术已经失败的患者，但是其最有可能成为未来避免功能限制的策略。确实，维持和改善关节神经生物机制的锻炼可避免某些骨关节炎的发生。

最后，未来康复的作用也可能包括自我治疗计划。这些计划并非常规地在保健计划中提供，但是向患者提供关于更健康生活方式的教育确实可以改善他们的健康状态。针对关节炎患者的该类计划的最早的例子就是关节炎基金会的关节炎自助课程。关节炎自我管理计划中一定有身体活动和锻炼。因此，康复研究者和从业师将会继续为推荐简单且有效的锻炼计划而迎接挑战。

这两种趋势可能的结果是使康复回归关节炎及相关疾患的预防和治疗的主流，这将使康复和风湿病学领域像从前一样重新结合起来。

（李梦涛 李世民 译 李世民 校）

参考文献

1. Centers for Disease Control and Prevention. Prevalence of Disabilities and Associated Health Conditions Among Adults—United States, 1999. *MMWR* 2001;50:120–125.
2. Dunlop DD, Manheim LM, Yelin EH, et al. The costs of arthritis. *Arthritis Rheum* 2003;49:101–113.
3. Pope A. *Disability in america: toward a national agenda for prevention.* Washington, DC: Institute of Medicine, National Academy Press, 1991.
4. Hanada EY. Efficacy of rehabilitative therapy in regional musculoskeletal conditions. *Best Pract Res Clin Rheumatol* 2003;17:151–166.
5. Minor MA, Hewett JE, Webel RR, et al. Efficacy of physical conditioning exercise in patients with rheumatoid arthritis and osteoarthritis. *Arthritis Rheum* 1989;32:1396–1405.
6. Perlman SG, Connell KJ, Clark A, et al. Dance-based aerobic exercise for rheumatoid arthritis. *Arthritis Care Res* 1990;3:29–35.
7. Nordemar R, Ekblom B, Zachrisson L, et al. Physical training in rheumatoid arthritis: a controlled long-term study. I. *Scand J Rheumatol* 1981;10:17–23.
8. Nordemar R. Physical training in rheumatoid arthritis: a controlled long-term study. II. Functional capacity and general attitudes. *Scand J Rheumatol* 1981;10:25–30.
9. Gerber LH. Exercise and arthritis. *Bull Rheum Dis* 1990;39:1–9.
10. Hicks JE. Exercise in patients with inflammatory arthritis and connective tissue disease. *Rheum Dis Clin North Am* 1990;16:845–870.
11. Clarke S, Burckhardt C, Bennett R. Exercise for prevention and treatment of illness. In: Goldberg L, Elliott D, eds. *Exercise for prevention and treatment of illness.* Philadelphia: FA Davis, 1994:83.
12. Basmajian J, Wolf S. *Therapeutic exercise,* 5th ed. Vol. 340. Baltimore: Williams & Wilkins, 1990.
13. Herbison GJ, Ditunno JF, Jaweed MM. Muscle atrophy in rheumatoid arthritis. *J Rheumatol* 1987;14(suppl 15):78–81.
14. Van Den Ende CH, Vliet Vlieland TP, Munneke M, et al. Dynamic exercise therapy for rheumatoid arthritis. *Cochrane Database Syst Rev* 2000;CD000322.
15. Ettinger WH Jr, Burns R, Messier SP, et al. A randomized trial comparing aerobic exercise and resistance exercise with a health education program in older adults with knee osteoarthritis. The Fitness Arthritis and Seniors Trial (FAST). *JAMA* 1997;277:25–31.
16. Penninx BW, Mesier SP, Rejeski J, et al. Physical exercise and the prevention of disability in activities of daily living in older persons with osteoarthritis. *Arch Intern Med* 2001;161:2309–2316.
17. Baker KR, Nelson ME, Felson DT, et al. The efficacy of home based progressive strength training in older adults with knee osteoarthritis: a randomized controlled trial. *J Rheumatol* 2001;28:1655–1665.
18. McNeal RL. Aquatic therapy for patients with rheumatic disease. *Rheum Dis Clin North Am* 1990;16:915–929.
19. Hoffman DF. Arthritis and exercise. *Prim Care* 1993;20:895–910.
20. Centers for Disease Control and Prevention. Prevalence of leisure-time physical activity among persons with arthritis and other rheumatic conditions—United States, 1990–1991. *MMWR* 1997;46:389–393.
21. Centers for Disease Control and Prevention. Monthly estimates of leisure-time physical inactivity—United States, 1994. *MMWR* 1997;46:393–397.
22. Centers for Disease Control and Prevention. Prevalence and impact of chronic joint symptoms—seven states, 1996. *MMWR* 1998;47:345–351.
23. Wang G, Helmick CG, Macera C, et al. Inactivity-associated medical costs among US adults with arthritis. *Arthritis Rheum* 2001;45:439–445.
24. Dunn AL, Andersen RE, Jakicic JM. Lifestyle physical activity interventions. History, short- and long-term effects, and recommendations. *Am J Prev Med* 1988;15:398–412.
25. Dunn AL, Garcia ME, Marcus BH, et al. Six-month physical activity and fitness changes in Project Active, a randomized trial. *Med Exerc Sports Exerc* 1988;30:1076–1083.
26. DiPietro L. The epidemiology of physical activity and physical function in older people. *Med Sci Sports Exerc* 1996;28:596–600.
27. Minor MA. Exercise in the treatment of osteoarthritis. *Rheum Dis Clin North Am* 1999;25:397–415, viii.
28. Minor MA, Lane NE. Recreational exercise in arthritis. *Rheum Dis Clin North Am* 1996;22:563–577.
29. Baker KR, Nelson ME, Felson DT, et al. The efficacy of home based progressive strength training in older adults with knee osteoarthritis: a randomized controlled trial. *J Rheumatol* 2001;28:1655–1665.
30. Hakkinen A, Sokka T, Konaniemi A, et al. A randomized two-year study of the effects of dynamic strength training on muscle strength, disease activity, functional capacity, and bone mineral density in early rheumatoid arthritis. *Arthritis Rheum* 2001;44:515–522.
31. Ettinger WH, Burns R, Messier SP, et al. A randomized controlled trial comparing aerobic exercise and resistance exercise with a health education program in older adults with knee osteoarthritis. The Fitness Arthritis and Seniors Trial (FAST). *JAMA* 1997;277:25–31.
32. Westby MD, Wade JP, Rangno KK, et al. A randomized controlled trial to evaluate the effectiveness of an exercise program in women with rheumatoid arthritis taking low dose prednisone. *J Rheumatol* 2000;27:1674–1680.
33. O'Reilly SC, Muir KR, Doherty M. Effectiveness of home exercise on pain and disability from osteoarthritis of the knee: a randomized controlled trial. *Ann Rheum Dis* 1999;58:15–19.
34. Hopman-Rock M, Westhoff MH. The effects of a health educational and exercise program for older adults with osteoarthritis for the hip or knee. *J Rheumatol* 2000;27:1947–1954.
35. Kovar PA, Allegrante JP, MacKenzie CR, et al. Supervised fitness walking in patients with osteoarthritis of the knee. A randomized, controlled trial. *Ann Intern Med* 1992;116:529–534.
36. Neuberger GB, Press AN, Lindsley HB, et al. Effects of exercise on fatigue, aerobic fitness, and disease activity measures in persons with rheumatoid arthritis. *Res Nurs Health* 1997;20:195–204.
37. Bell MJ, Lineker SC, Wilkins AL, et al. A randomized controlled trial to evaluate the efficacy of community based physical therapy in the treatment of people with rheumatoid arthritis. *J Rheumatol* 1998;25:231–237.
38. Deyle GD, Henderson NE, Matekel RL, et al. Effectiveness of manual physical therapy and exercise in osteoarthritis of the knee. *Ann Intern Med* 2000;132:173–181.
39. Moffet H, Noreau L, Parent E, et al. Feasibility of an 8-week dance-based exercise program and its effects on locomotor ability of persons with functional class III rheumatoid arthritis. *Arthritis Care Res* 2000;13:100–111.
40. Rejeski WJ. Compliance to exercise therapy in older participants with knee osteoarthritis: implications for treating disability. *Med Sci Sports Exerc* 1997;29:977–985.
41. Thomas KS, Muir KR, Doherty M, et al. Home based exercise programme for knee pain and knee osteoarthritis: randomized controlled trial. *Br Med J* 2002;325:752.
42. Ainsworth BE, Haskell WL, Whitt MC, et al. Compendium of physical activities: an update of activity codes and MET intensities. *Med Sci Sports Exerc* 2000;32(suppl):498–516.
43. Pate RR, Pratt M, Blair SN, et al. Physical activity and public health: a recommendation from the Centers for Disease Control and Prevention and the American College of Sports Medicine. *JAMA* 1995;273:402–

407.
44. Dunn AL, Marcus BH, Kampert JB, et al. Comparison of lifestyle and structured interventions to increase physical activity and cardiorespiratory fitness: a randomized trial. *JAMA* 1999;281:327–334.
45. Sevick MA, Dunn AL, Morrow MS, et al. Cost-effectiveness of lifestyle and structured exercise intervention in sedentary adults: results of Project Active. *Am J Prev Med* 2000;19:1–8.
46. Scottish Intercollegiate Guidelines Network (SIGN). *Management of early rheumatoid arthritis. A national clinical guideline.* Edinburgh, Scotland: SIGN: 2000:44.
47. American College of Rheumatology Subcommittee on Osteoarthritis Guidelines. Recommendations for the medical management of osteoarthritis of the hip and knee: 2000 update. *Arthritis Rheum* 2000;43: 1905–1925.
48. American College of Rheumatology Subcommittee on Rheumatoid Arthritis Guidelines. Guidelines for the management of Rheumatoid Arthritis: 2002 Update. *Arthritis Rheum* 2002;46:328–346.
49. American Geriatric Society. Exercise prescription for older adults with osteoarthritis pain: consensus practice recommendations. A supplement to the AGS Clinical Practice Guidelines on the management of chronic pain in older adults. *J Am Geriatr Soc* 2001;49:808–823.
50. Partridge R, Duthie J. Controlled trial of the effect of complete immobilization of the joints in rheumatoid arthritis. *Ann Rheum Dis* 1963; 22:91–99.
51. Gault S, Spyker J. Beneficial effect of immobilization of joints in rheumatoid arthritis and related arthritis: a splint study using sequential analysis. *Arthritis Rheum* 1969;12:34.
52. Nicholas JJ, Ziegler G. Cylinder splints: their use in the treatment of arthritis of the knee. *Arch Phys Med Rehabil* 1977;58:264–267.
53. Williams J, Harvey J, Tannebaum H. Use of superficial heat versus ice for rheumatoid arthritic shoulder: a pilot study. *Physiother Can* 1985; 38:8–13.
54. Green J, McKenna F, Redfern EJ, et al. Home exercises are as effective as outpatient hydrotherapy for osteoarthritis of the hip. *Br J Rheumatol* 1993;32:812–815.
55. Mainardi CL, Walter JM, Spiegel PK, et al. Rheumatoid arthritis: failure of daily heat therapy to affect its progression. *Arch Phys Med Rehabil* 1979;60:390–393.
56. Robinson V, Brosseau L, Casimiro L, et al. Thermotherapy for treating rheumatoid arthritis. *Cochrane Database Syst Rev* 2002:CD002826.
57. Falconer J, Hayes KW, Chang RW. Effect of ultrasound on mobility in osteoarthritis of the knee. A randomized clinical trial. *Arthritis Care Res* 1992;5:29–35.
58. Hashish I, Harvey W, Harris M. Anti-inflammatory effects of ultrasound therapy: evidence for a major placebo effect. *Br J Rheumatol* 1986;25:77–81.
59. Basford JR. Physical agents. *Rehabilitation medicine: principles and practice.* Philadelphia: Lippincott-Raven, 1998:483–503.
60. Oosterveld FG, Rasker JJ, Jacobs JW, et al. The effect of local heat and cold therapy on the intraarticular and skin surface temperature of the knee. *Arthritis Rheum* 1992;35:146–151.
61. Melzack R, Wall PD. Pain mechanisms: a new theory. *Science* 1965; 150:971–979.
62. Kumar VN, Redford JB. Transcutaneous nerve stimulation in rheumatoid arthritis. *Arch Phys Med Rehabil* 1982;63:595–596.
63. Hayes KW. Physical modalities. In: Wegener S, Belza B, Gall E, eds. *Clinical care in rheumatic diseases.* Atlanta: American College of Rheumatology, 1997:79–82.
64. Yasuda K, Sasaki T. The mechanics of treatment of the osteoarthritic knee with a wedged insole. *Clin Orthop* 1987;215:162–172.
65. Sasaki T, Yasuda K. Clinical evaluation of the treatment of osteoarthritic knees using a newly designed wedged insole. *Clin Orthop* 1987;22:181–187.
66. Voloshin A, Wosk J. Influence of artificial shock absorbers on human gait. *Clin Orthop* 1981;160:52–56.
67. Lefebvre JC, Keefe FJ, Affleck G, et al. The relationship of arthritis self-efficacy to daily pain, daily mood, and daily pain coping in rheumatoid arthritis patients. *Pain* 1999;80:425–435.
68. Weinberger M, Tierney WM, Booher P, et al. Can the provision of information to patients with osteoarthritis improve functional status? A randomized, controlled trial. *Arthritis Rheum* 1989;32:1577–1583.
69. Rene J, Weinberger M, Mazzuca SA, et al. Reduction of joint pain in patients with knee osteoarthritis who have received monthly telephone calls from lay personnel and whose medical treatment regimens have remained stable. *Arthritis Rheum* 1992;35:511–515.
70. Parker JC, Frank RG, Beck NC, et al. Pain management in rheumatoid arthritis patients. A cognitive-behavioral approach. *Arthritis Rheum* 1988;31:593–601.
71. Bradley LA. Psychosocial factors and arthritis. In: Schumacher HR, Klippel J, Koopman WK, eds. *Primer on rheumatic diseases.* Atlanta: Arthritis Foundation, 1993:319–322.
72. Yelin E. Arthritis. The cumulative impact of a common chronic condition. *Arthritis Rheum* 1992;35:489–497.
73. Yelin E, Henke C, Epstein W. The work dynamics of the person with rheumatoid arthritis. *Arthritis Rheum* 1987;30:507–512.
74. Katz PP, Yelin EH. Prevalence and correlates of depressive symptoms among persons with rheumatoid arthritis. *J Rheumatol* 1993;20:790–796.
75. Administration SS. Social Security Disability Benefits. Washington, DC: Social Security Administration, 1996.
76. Hadler NM. Medical ramifications of the federal regulation of the Social Security Disability Insurance program: Social Security and medicine. *Ann Intern Med* 1982;96:665–669.
77. Carey TS, Hadler NM. The role of the primary physician in disability determination for Social Security insurance and workers' compensation. *Ann Intern Med* 1986;104:706–710.
78. Shiflett SC. Complementary and alternative medicine. In: *Rehabilitation medicine: principles and practice.* Philadelphia: Lippincott-Raven, 1998:873–885.
79. Rao JK, Mihaliak K, Kroenke K, et al. Use of complementary therapies for arthritis among patients of rheumatologists. *Ann Intern Med* 1999;131:409–416.
80. Wright A, Sluka KA. Nonpharmacological treatments for musculoskeletal pain. *Clin J Pain* 2001;17:33–46.
81. Christensen BV, Juhl IU, Wilbek H, et al. Acupuncture treatment of knee arthrosis. A long-term study. *Ugeskr Laeger* 1993;155:4007–4011.
82. Takeda W, Wessel J. Acupuncture for the treatment of pain of osteoarthritic knees. *Arthritis Care Res* 1994;7:118–122.
83. Birch S, Jamison RN. Controlled trial of Japanese acupuncture for chronic myofascial neck pain: assessment of specific and nonspecific effects of treatment. *Clin J Pain* 1998;14:248–255.
84. Fargas-Babjak A. Acupuncture, transcutaneous electrical nerve stimulation, and laser therapy in chronic pain. *Clin J Pain* 2001;17(suppl): 105–113.
85. Nicholas JJ. Physical modalities in rheumatological rehabilitation. *Arch Phys Med Rehabil* 1994;75:994–1001.
86. Brosseau L, Casimiro L, Milne S, et al. Deep transverse friction massage for treating tendinitis. *Cochrane Database Syst Rev* 2002: CD003528.
87. Furlan AD, Brosseau L, Imamura M, et al. Massage for low-back pain: a systematic review within the framework of the Cochrane Collaboration Back Review Group. *Spine* 2002;27:1896–1910.
88. Garfinkel MS, Schumacher HR Jr, Husain A, et al. Evaluation of a yoga based regimen for treatment of osteoarthritis of the hands. *J Rheumatol* 1994;21:2341–2343.
89. Centers for Disease Control and Prevention. Arthritis prevalence and activity limitations—United States. *MMWR* 1990;43:433–438.
90. Brander V, Oh T, Alpiner N. Rehabilitation of persons with arthritis. In: Grabois M, Garrison S, Hart K, eds. *Physical medicine and rehabilitation: the complete approach.* Malden, MA: Blackwell Scientific, 2000:1505–1533.
91. Felson DT, Anderson JJ, Naimark A, et al. Obesity and knee osteoarthritis. The Framingham Study. *Ann Intern Med* 1988;109:18–24.
92. Felson DT, Zhang Y, Anthony JM, et al. Weight loss reduces the risk for symptomatic knee osteoarthritis in women. The Framingham Study. *Ann Intern Med* 1992;116:535–539.
93. Rejeski WJ, Focht BC, Messier SP, et al. Obese, older adults with knee osteoarthritis: weight loss, exercise, and quality of life. *Health Psychol* 2002;21:419–426.
94. Manek NJ, Hart D, Spector TD, et al. The association of body mass index and osteoarthritis of the knee joint: an examination of genetic and environmental influences. *Arthritis Rheum* 2003;48:1024–1029.
95. Minor MA, Sanford MK. Physical interventions in the management of pain in arthritis: an overview for research and practice. *Arthritis Care Res* 1993;6:197–206.
96. Semble EL, Loeser RF, Wise CM. Therapeutic exercise for rheumatoid arthritis and osteoarthritis. *Semin Arthritis Rheum* 1990;20:32–40.
97. Fisher NM, Pendergast DR, Gresham GE, et al. Muscle rehabilitation: its effect on muscular and functional performance of patients

with knee osteoarthritis. *Arch Phys Med Rehabil* 1991;72:367–374.
98. Ekdahl C, Broman G. Muscle strength, endurance, and aerobic capacity in rheumatoid arthritis: a comparative study with healthy subjects. *Ann Rheum Dis* 1992;51:35–40.
99. Sharma L, Dunlop DD, Cahue S, et al. Quadriceps strength and osteoarthritis progression in malaligned and lax knees [summary for patients in *Ann Intern Med* 2003;138(8):I1; PMID: 12693914]. *Ann Intern Med* 2003;138:613–619.
100. Bischoff HA, Roos EM. Effectiveness and safety of strengthening, aerobic, and coordination exercises for patients with osteoarthritis. *Curr Opin Rheumatol* 2003;15:141–144.
101. Puett DW, Griffin MR. Published trials of nonmedicinal and noninvasive therapies for hip and knee osteoarthritis. *Ann Intern Med* 1994;121:133–140.
102. Lehmann J, DeLateur B. Therapeutic heat. In: Lehmann JF, ed. *Therapeutic heat and cold.* Baltimore: Williams & Wilkins, 1982.
103. Reeve J, Menon D, Corabian P. Transcutaneous electrical nerve stimulation (TENS): a technology assessment. *Int J Technol Assess Health Care* 1996;12:299–324.
104. Buckwalter JA, Stanish WD, Rosier RN, et al. The increasing need for nonoperative treatment of patients with osteoarthritis. *Clin Orthop Rel Res* 2001;385:36–45.
105. Mendelson S, Milgrom C, Finestone A, et al. Effect of cane use on tibial strain and strain rates. *Am J Phys Med Rehabil* 1998;77:333–338.
106. Kerrigan DC, Lelas JL, Goggins J, et al. Effectiveness of a lateral-wedge insole on knee varus torque in patients with knee osteoarthritis. *Arch Phys Med Rehabil* 2002;83:889–893.
107. Cushnaghan J, McCarthy C, Dieppe P. Taping the patella medially: a new treatment for osteoarthritis of the knee joint? *BMJ* 1994;308: 753–735.
108. Keefe FJ, Caldwell DS. Cognitive behavioral control of arthritis pain. *Med Clin North Am* 1997;81:277–290.
109. Keefe F, Caldwell DS, Williams D. Pain coping skills training in the management of osteoarthritis knee pain: a comparative study. *Behav Ther* 1990;21:49–62.
110. Lorig KR, Mazonson PD, Holman HR. Evidence suggesting that health education for self-management in patients with chronic arthritis has sustained health benefits while reducing health care costs. *Arthritis Rheum* 1993;36:439–446.
111. Davis MA, Ettinger WH, Neuhaus JM, et al. Correlates of knee pain among US adults with and without radiographic knee osteoarthritis. *J Rheumatol* 1992;19:1943–1949.
112. McCarthy C, Cushnaghan J, Dieppe P. Osteoarthritis. In: Wall PD, Melzack R, eds. *Textbook of pain.* Edinburgh: Churchill Livingstone, 1994:387–396.
113. Arnoldi CC, Djurhuus JC, Heerfordt J, et al. Intraosseous phlebography, intraosseous pressure measurements and 99mTC-polyphosphate scintigraphy in patients with various painful conditions in the hip and knee. *Acta Orthop Scand* 1980;51:19–28.
114. Dexter P, Brandt K. Distribution and predictors of depressive symptoms in osteoarthritis. *J Rheumatol* 1994;21:279–286.
115. Wells KB, Golding JM, Burnam MA. Affective, substance use, and anxiety disorders in persons with arthritis, diabetes, heart disease, high blood pressure, or chronic lung conditions. *Gen Hosp Psychiatry* 1989;11:320–327.
116. Watelain E, Dujardin F, Babier F, et al. Pelvic and lower limb compensatory actions of subjects in an early stage of hip osteoarthritis. *Arch Phys Med Rehabil* 2001;82:1705–1711.
117. Hochberg MC, Altman RD, Brandt KD, et al. Guidelines for the medical management of osteoarthritis. Part I. Osteoarthritis of the hip. American College of Rheumatology. *Arthritis Rheum* 1995;38:1535–1540.
118. Hochberg MC, Altman RD, Brandt KD, et al. Guidelines for the medical management of osteoarthritis. Part II. Osteoarthritis of the knee. American College of Rheumatology. *Arthritis Rheum* 1995;38:1541–1546.
119. van Baar M, Dekker J, Oostendorp RA, et al. Effectiveness of exercise program in patients with osteoarthritis of hip or knee: nine months follow-up. *Ann Rheum Dis* 2001;60:1123–1130.
120. Fisher NM, Gresham GE, Abrams M, et al. Quantitative effects of physical therapy on muscular and functional performance in subjects with osteoarthritis of the knees. *Arch Phys Med Rehabil* 1993;74: 840–847.
121. Topp R, Woolley S, Hornyak J 3rd, et al. The effect of dynamic versus isometric resistance training on pain and functioning among adults with osteoarthritis of the knee. *Arch Phys Med Rehabil* 2002; 83:1187–1195.
122. Agudelo CA, Schumacher HR, Phelps P. Effect of exercise on urate crystal-induced inflammation in canine joints. *Arthritis Rheum* 1972; 15:609–616.
123. Kibler WB, McMullen J, Uhl T. Shoulder rehabilitation strategies, guidelines, and practice. *Orthop Clin North Am* 2001;32:527–538.
124. Jayson M, Dixon S. Intra-articular pressure in RA of the knee, part III: pressure changes during joint use. *Ann Rheum Dis* 1972;29:401.
125. DeLorme T, Watkins A. Techniques of progressive resistance exercise. *Arch Phys Med Rehabil* 1966;47:737.
126. DeLateur BJ, Lehmann JF, Fordyce WE. A test of the DeLorme axiom. *Arch Phys Med Rehabil* 1968;49:245–248.
127. DeLateur B, Lehmann JF, Warren CG, et al. Comparison of effectiveness of isokinetic and isotonic exercise in quadriceps strengthening. *Arch Phys Med Rehabil* 1972;53:60–64.
128. Spector TD. Rheumatoid arthritis. *Rheum Dis Clin North Am* 1990; 16:513–537.
129. Pincus T, Callahan LF. Reassessment of twelve traditional paradigms concerning the diagnosis, prevalence, morbidity and mortality of rheumatoid arthritis. *Scand J Rheumatol Suppl* 1989;79:67–96.
130. Wilske KR, Healey LA. Remodeling the pyramid—a concept whose time has come. *J Rheumatol* 1989;16:565–567.
131. Alpiner N, Oh TH, Hinderer SR, et al. Rehabilitation in joint and connective tissue diseases. 1. Systemic diseases. *Arch Phys Med Rehabil* 1995;76(suppl):32–40.
132. Belza B. Fatigue. In: Wegner S, Belza B, Gall E, eds. *Clinical care in the rheumatic diseases.* Atlanta: American College of Rheumatology, 1996:117–120.
133. Roubenoff R. Exercise and inflammatory disease. *Arthritis Rheum* 2003;49:263–266.
134. van den Ende CH, Breedveld FC, le Cessie S, et al. Effect of intensive exercise on patients with active rheumatoid arthritis: a randomised clinical trial. *Ann Rheum Dis* 2000;59:615–621.
135. Lineker SC, Bell MJ, Wilkins AL, et al. Improvements following short term home based physical therapy are maintained at one year in people with moderate to severe rheumatoid arthritis. *J Rheumatol* 2001;28:165–168.
136. Hakkinen A, Sokka T, Konaniemi A, et al. A randomized two-year study of the effects of dynamic strength training on muscle strength, disease activity, functional capacity, and bone mineral density in early rheumatoid arthritis. *Arthritis Rheum* 2001;44:515–522.
137. Hakkinen A, Sokka T, Lietsalmi AM, et al. Effects of dynamic strength training on physical function, Valpar 9 work sample test, and working capacity in patients with recent-onset rheumatoid arthritis. *Arthritis Rheum* 2003;49:71–77.
138. Bearne LM, Scott DL, Hurley MV. Exercise can reverse quadriceps sensorimotor dysfunction that is associated with rheumatoid arthritis without exacerbating disease activity. *Rheumatology* 2002;41:157–166.
139. Gordon MM, Thomson EA, Madhok R, et al. Can intervention modify adverse lifestyle variables in a rheumatoid population? Results of a pilot study. *Ann Rheum Dis* 2002;61:66–69.
140. Wegener S. Sleep disturbance. In: Wegner S, Belza B, Gall E, eds. *Clinical care in the rheumatic diseases.* Atlanta: American College of Rheumatology, 1996:121–124.
141. Alarcon R, Glover S. Assessment and management of depression in rheumatoid arthritis. In: Biundo JM, ed. *Physical medicine and rehabilitation clinics of North America Joint disease.* Philadelphia: WB Saunders, 1994:837–858.
142. Frank RG, Beck NC, Parker JC, et al. Depression in rheumatoid arthritis. *J Rheumatol* 1988;15:920–925.
143. Beckham JC, D'Amico CJ, Rice JR, et al. Depression and level of functioning in patients with rheumatoid arthritis. *Can J Psychiatry* 1992;37:539–543.
144. Marlor J. Orthotic management of rheumatoid arthritis in the foot and ankle. In: *Rehabilitation of persons with rheumatoid arthritis.* Gaithersburg, MD: Aspen, 1996:109–117.
145. Robinson V, Brosseau L, Casimiro L, et al. Thermotherapy for treating rheumatoid arthritis. [Update of *Cochrane Database Syst Rev* 2002;1:CD002826; PMID: 11869637]. *Cochrane Database Syst Rev* 2002:CD002826.
146. Buljina AI, Taljanovic MS, Avdic DM, et al. Physical and exercise therapy for treatment of the rheumatoid hand. *Arthritis Rheum* 2001; 45:392–397.
147. Reisine ST, Grady KE, Goodenow C, et al. Work disability among

women with rheumatoid arthritis. The relative importance of disease, social, work, and family factors. *Arthritis Rheum* 1989;32:538–543.
148. Allaire SH, Anderson JJ, Meenan RF. Reducing work disability associated with rheumatoid arthritis: identification of additional risk factors and persons likely to benefit from intervention. *Arthritis Care Res* 1996;9:349–357.
149. Arnett FC. Seronegative spondylarthropathies. *Bull Rheum Dis* 1987 37:1–12.
150. Carette S, Graham D, Little H, et al. The natural disease course of ankylosing spondylitis. *Arthritis Rheum* 1983;26:186–190.
151. Fox R, Calin A, Gerber RC, et al. The chronicity of symptoms and disability in Reiter's syndrome. An analysis of 131 consecutive patients. *Ann Intern Med* 1979;91:190–193.
152. Amor B, Dougados M, Khan MA. Management of refractory ankylosing spondylitis and related spondyloarthropathies. *Rheum Dis Clin North Am* 1995;21:117–128.
153. Sweeney S, Taylor G, Calin A. The effect of a home based exercise intervention package on outcome in ankylosing spondylitis: a randomized controlled trial. *J Rheumatol* 2002;29:763–766.
154. Swezey R. *Straight talk on spondylitis,* 2nd ed. Sherman Oaks, CA: Spondylitis Association of America, 1992.
155. Kraag G, Stokes B, Groh J, et al. The effects of comprehensive home physiotherapy and supervision on patients with ankylosing spondylitis—a randomized controlled trial. *J Rheumatol* 1990;17:228–233.
156. Fisher LR, Cawley MI, Holgate ST. Relation between chest expansion, pulmonary function, and exercise tolerance in patients with ankylosing spondylitis. *Ann Rheum Dis* 1990;49:921–925.
157. Hidding A, van der Linden S, Boers M, et al. Is group physical therapy superior to individualized therapy in ankylosing spondylitis? A randomized controlled trial. *Arthritis Care Res* 1993;6:117–125.
158. Wade W, Saltzstein R, Maiman D. Spinal fractures complicating ankylosing spondylitis. *Arch Phys Med Rehabil* 1989;70:398–401.
159. Hunter T. The spinal complications of ankylosing spondylitis. *Semin Arthritis Rheum* 1989;19:172–182.
160. Fehring TK, Brooks AL. Upper cervical instability in rheumatoid arthritis. *Clin Orthop* 1987;221:137–148.
161. Ball G. Ankylosing spondylitis. In: McCarthy D, Koopman W, eds. *Arthritis and allied conditions: a textbook of rheumatology.* Philadelphia: Lea & Febiger, 1993:1051–1060.
162. Vanderschueren D, Decramer M, Van den Daele P, et al. Pulmonary function and maximal transrespiratory pressures in ankylosing spondylitis. *Ann Rheum Dis* 1989;48:632–635.
163. Haslock I. Ankylosing spondylitis. *Baillieres Clin Rheumatol* 1993; 7:99–115.
164. Calin A, Elswood J. The outcome of 138 total hip replacements and 12 revisions in ankylosing spondylitis: high success rate after a mean followup of 7.5 years. *J Rheumatol* 1989;16:955–958.
165. Guillemin F, Briancon S, Pourel J, et al. Long-term disability and prolonged sick leaves as outcome measurements in ankylosing spondylitis. Possible predictive factors. *Arthritis Rheum* 1990;33:1001–1006.
166. Carpenter S, Karpati G, Heller I, et al. Inclusion body myositis: a distinct variety of idiopathic inflammatory myopathy. *Neurology* 1978; 28:8–17.
167. Calabrese LH, Mitsumoto H, Chou SM. Inclusion body myositis presenting as treatment-resistant polymyositis. *Arthritis Rheum* 1987; 30:397–403.
168. Escalante A, Miller L, Beardmore TD. Resistive exercise in the rehabilitation of polymyositis/dermatomyositis. *J Rheumatol* 1993;20:1340–1344.
169. Hicks JE, Miller F, Plotz P, et al. Isometric exercise increases strength and does not produce sustained creatinine phosphokinase increases in a patient with polymyositis. *J Rheumatol* 1993;20:1399–1401.
170. Benbassat J, Gefel D, Larholt K, et al. Prognostic factors in polymyositis/dermatomyositis. A computer-assisted analysis of ninety-two cases. *Arthritis Rheum* 1985;28:249–255.
171. Dickey BF, Myers AR. Pulmonary disease in polymyositis/dermatomyositis. *Semin Arthritis Rheum* 1984;14:60–76.

第39章

细胞因子抑制剂:肿瘤坏死因子和白细胞介素-1

Uzma Haque, Joan M. Bathon

炎性细胞因子肿瘤坏死因子-α(TNF-α)和白细胞介素-1 (IL-1) 抑制剂的应用，被视为类风湿关节炎(RA)治疗学上的重要进展之一。从概念性观点来看，它们是首个“从试验台到床旁”这一研究途径治疗 RA 方法的代表。特别是关于 TNF 抑制剂的研究，为单一细胞因子抑制剂能显著改善 RA 的临床表现的观念提供了依据。从实际情况来看，细胞因子抑制剂治疗 RA 的有效性不仅表现为能够缓解症状，还表现为能够延缓 RA 关节结构的损害。尽管目前使用的细胞因子抑制剂中，还没有一种能明显优于甲氨蝶呤(MTX，目前 RA 治疗的金标准)，但对于那些使用 MTX 临床疗效不佳和不能耐受 MTX 治疗的患者，则提供了高度有效的替代治疗方法或辅助治疗手段。上述优点结合它们的科学性、良好的疗效和安全性，使得 TNF 抑制剂在 RA、Crohn 病和银屑病性关节炎中得到广泛使用，并且其治疗其他慢性炎症疾病的有效性和安全性正在进一步观察。

本章以 RA 为重点，探讨以 TNF-α 和 IL-1 为靶点的治疗对慢性炎性状态的干预，并简要讨论 TNF 和 IL-1 抑制剂在其他疾病中应用的研究。

一、TNF和IL-1在RA发病机制中的作用

RA 是一种以关节和关节外损害部位剧烈炎症反应为特征的自身免疫病。和正常的滑膜相比，RA 的滑膜会出现肥厚，血管增殖，内膜上巨噬细胞、成纤维细胞增加，内膜下淋巴细胞和浆细胞聚集[1]。在很大程度上，关节软骨和骨的破坏都发生在与增殖滑膜邻近的部位。在这种环境下，很难辨别显示 T 细胞活动的分子(膜性的和可溶性的)[2]。目前旨在清除或抑制活化 T 细胞的临床试验多数显示临床疗效有限[3]。相反，来源于巨噬细胞和成纤维细胞的细胞因子，包括 TNF-α、IL-1、IL-6 和粒细胞–巨噬细胞集落刺激因子(GM-CSF)却能在类风湿的滑膜上旺盛表达[2,4,5]。这些现象表明：尽管 T 细胞介导的抗原依赖性过程在 RA 起病时可能起着关键作用，但是关节慢性炎症反应的维持，在很大程度上是由于来源于巨噬细胞和成纤维细胞的细胞因子的先天性免疫反应[6]。

体外研究已表明 TNF-α 和 IL-1 生物学活性的有效性和重叠性。两种细胞因子都能活化转录因子核因子 κB(NFκB)，而 NFκB 又能激活一系列促炎症基因的转录，包括黏附分子、IL-6、IL-8、GM-CSF、基质金属蛋白酶和各类前列腺素[7-11]。这些炎症介质协同作用，导致骨和软骨的破坏及系统性恶病质的发生。而且，TNF-α 和 IL-1 能促进自身和彼此合成，两者联合作用能协同上调一系列炎症反应[12-15]。

体外实验数据证明 TNF-α 和 IL-1 是 RA 治疗的潜在靶点，关节炎动物模型的实验数据也支持这一观点。在胶原诱导鼠关节炎(CIA)模型中，TNF-α 和 IL-1 的表达远远高于未受干预的对照鼠[16-19]。TNF 抑制剂(可溶性受体或抗体)能阻止这种鼠关节炎模型发病或减弱病情的程度[20-23]，可溶性 TNF 受体 Ⅰ 型(p55)缺陷的鼠能抵抗 CIA 的进展[21]。而且，表达人 TNF-α 的转基因鼠能出现类似于人类 RA 的慢性对称性侵蚀性多关节炎症[24]。有趣的是，在只有与细胞相关的非可溶性 TNF-α 表达的另一个转基因模型中，也发现了炎性多

关节炎[25,26]。

用注射或体外转基因的方法给予鼠 IL-1 抑制剂[可溶性受体或 IL-1 受体拮抗剂(IL-1Ra)],也能改善 CIA 和佐剂及抗原诱导的关节炎[27-31]。内源性 IL-1Ra 缺陷或接受人 IL-1α 的转基因鼠都会出现与人类 RA 相似的慢性侵蚀性关节炎症[32,33]。

在大鼠 CIA 模型中,联合使用聚乙烯乙二醇(PEG)可溶性 TNF 受体和 IL-1Ra 比单一使用其中一种细胞因子抑制剂对缓解病情更有效[34]。有趣的是,利用 IL-1Ra 治疗 TNF-α 转基因鼠改善病情非常有效,提示 IL-1 至少是部分 TNF 作用过程下游区的一个介质[35]。然而,NiKi 等人[33]却证实,在人 IL-1α 转基因鼠体内有高水平的 TNF-α mRNA 存在,说明 IL-1 在体外也能诱导 TNF-α 的产生。鉴于 IL-1 介导软骨和骨侵蚀,而 TNF 介导了关节炎症反应,有些研究者认为 TNF-α 和 IL-1 没有重叠的生物学效用[28,36]。然而,这些假说仍然存在争议,这些细胞因子在体内的作用也可能是重叠的。

二、TNF-α 和TNF受体

TNF-α 又称恶病质素,最初得名于其触发移植肿瘤细胞坏死和诱发慢性病消瘦的功能[37,38]。TNF 是 TNF 配体和受体家族中一员,它主要由巨噬细胞产生,少量由 T 细胞产生[38]。这些多肽配体的共同结构特征为都具有一个核心序列,其中含有 10 个 β 折叠并包括TNF-α、淋巴毒素-α 和-β、Fas 配体和 CD40 配体等[39](表39.1)。TNF-α 开始合成和表达为跨膜分子,但细胞外的部分被 TNF-α 转化酶(TACE)剪切并释放出可溶性的 17kd 的分子。可溶性的 TNF-α 以同型三聚体进入循环,通过与其同源受体结合触发构象改变、二聚体形成或受体聚集[40]。

TNF 受体(TNF-R)有两种类型:Ⅰ型 TNF-R(TNF-RI;p55 或 p60;CD120a)和Ⅱ型 TNF-R(TNF-RII;p75 或 p80;CD120b)[40]。TNF 受体有两种天然配体:TNF-α 和淋巴毒素-α。TNF-α 表达相对比较局限,而 TNF 受体却几乎表达于所有哺乳动物细胞。它们的普遍表达及其与各种效应分子的偶联可以解释 TNF-α 的广泛生物学作用。半胱天冬酶半胱氨酸蛋白酶家族,经 TNF 诱导激活后能导致细胞凋亡[41],然而,转录因子的激活或合成增加会导致大量蛋白类和脂类炎症分子产生[39,40]。最近,关于 TNF 的信号机制已有详尽的讨论[39]。可溶性 TNF-α 的生物学活性被认为主要由 TNF-RI 介导,不过与细胞结合的 TNF-α 优先结合 TNF-RII [42]。和 TNF 相似,p55 和 p75 TNF 受体都能被 TACE 从细胞表面切除[43]。可溶性的 TNF 受体(sTNFR)可能只代表了 TNF 受体的一小部分,但因为其仍具有与 TNF-α 结合的能力,所以它们可能作为循环中有生物活性的 TNF-α 的内源性拮抗剂[40]。

表39.1 TNF配体/受体家族成员举例

配体	受体
淋巴毒素-α	TNF-RI和-RII
TNF-α	TNF-RI和-RII
淋巴毒素-β	淋巴毒素-β受体
OX40L	OX40
CD40L	CD40
Fas/Apo 1L	Fas/Apo 1
CD27L	CD27
CD30L	CD30
4-1BBL	4-1BB

查看全部TNF配体和受体,请参阅参考文献39。

三、IL-1和IL-1受体

IL-1 超家族由 10 个密切相关的基因产物组成。四个基本成员是 IL-1α、IL-1β、IL-1Ra 和 IL-18。这些分子都拥有相当多的同源序列和一个 β 折叠结构[44]。IL-1α 和 IL-1β 是 IL-1 受体显效剂,它们被合成为 31 kd 的前体分子(Pro-IL-1α 和 Pro-IL-1β)。Pro-IL-1α 位于细胞内,尽管 Pro-IL-1α 本身也有生物学活性,但它不能被名为钙蛋白酶的半胱氨酸蛋白酶剪切变成成熟的 IL-1α[45]。相反,Pro-IL-1β 需要半胱氨酸蛋白酶、半胱天冬酶-1(也叫 IL-1β 转换酶或 ICE)剪切产生具有成熟生物活性的 17kd 的 IL-1β[46,47]。成熟的 IL-1β 分泌至细胞外,被认为具有 IL-1 的促炎症反应作用。IL-1 家族的另一成员是 IL-1Ra。尽管起源于相同的基因,但是 IL-1Ra 蛋白有许多拼接变异体[48,49]。第一个被描述的是一个分子量为 22 kd 的IL-1Ra 的分泌型。分泌的 IL-1Ra(sIL-1Ra)是一个纯粹的受体拮抗剂,它与 IL-1R 的亲和力和 IL-1β 相当[50]。

有两种与膜结合的免疫球蛋白样的 IL-1 受体:Ⅰ型(IL-1RI)和Ⅱ型(IL-1RII)。IL-1RI 有一个长的细胞质尾部,能够传导胞内信号[51,52]。一旦 IL-1β 或 IL-1α 与 IL-1RI 结合,会诱发一个继发的结构特异的 IL-1 受体附属蛋白(IL-1R AcP)[53,54],这一高亲和力受体复合物的聚集会触发其后的信号传导。IL-1Ra 缺少与 IL-1R AcP 结合的区域,因此不能与其形成受体复合体[55]。IL-1 介导的生物学反应只需要 1%~2%的 IL-1RI 被结合,强信号放大作用会进一步扩大 IL-1 的生物学效用[50]。与 IL-1RI 相反,IL-1RII 的胞浆尾部较短,不能传导信号,它可能起着 IL-1 的诱饵受体的作用[56]。和 TNF 受体一样,天然存在的 IL-1RI(sIL-1RI)和可溶性 IL-1RII (sIL-1RII) 可能是循环中有生物学活性的 IL-1β 的内源性拮抗剂[57-59]。

四、TNF和IL-1拮抗剂的发展

(一)TNF拮抗剂

目前研究最深入的抑制 TNF 的策略是基于蛋白质的生物学制剂,如针对 TNF 的单克隆抗体(MoAbs)或 sTNFR 重组体(可溶性肿瘤坏死因子受体重组体)(图 39.1)。这两种分子都能够与可溶性 TNF-α 结合,有效阻止该细胞因子与细胞相关的 TNF 受体结合并激活炎症反应的途径。sTNFR 重组体而非抗 TNF 的 MoAbs 能够与淋巴毒素-α 结合。目前已临床使用或正在研发的 TNF 拮抗剂见表 39.2。

重组 sTNFR 是基因工程融合蛋白,由人 TNF-RI 或 TNF-RII 的配体结合部分与人免疫球蛋白分子样分子融合而成。尽管 TNF 在体内的主要生物学功能被认为是由与细胞结合的 TNF-RI 介导的[60],但 sTNF-RI 和 sTNF-RII 的天然或基因工程产物与 TNF 都有高亲和力。这些可溶性受体的结构完全由人蛋白质组成,但是受体和免疫球蛋白分子之间的连接部分是非自然序列,因此,有引发抗体反应的潜能。

依那西普 (sTNF-RII:Fc;Enbrel,Immunex Corp., Seattle,WA,U.S.A.)是目前唯一一种经美国 FDA 批准临床使用的重组 sTNFR,它是由两个 sTNF-RII 与一个人IgG1 的 Fc 部分连接组成的二聚体[60](图 39.1)。sTNF-RII 的二聚体结构使它与 TNF-α 的亲和力比单体受体高(50~1 000 倍),而且与人 IgG1 的 Fc 部分结合能延长其半衰期[60]。治疗 RA 时,经皮下给药,依那西普在血清中的半衰期为 102 小时。

与 PEG 结合是延长受体半衰期的另一种方法,利用这一策略已经成功构建了单体结构的 TNF-RI(PEG-p55sTNF-RI)[61]。可溶性的 TNF-RI 与人 IgG1 的 Fc 部分结合也能构成一种被称为来那西普 (p55sTNF-RI-Fc)的二聚体结构[62,63]。这两种结构(PEG-p55sTNF-RI 和 p55sTNF-RI-Fc)目前都还没有报 FDA 审批。

经 FDA 批准,有两种抗 TNF 单克隆抗体(英夫利昔和阿达木)已进入临床使用(表 39.2)。英夫利昔(Remicade, Centocor, Inc., Malvern, PA, U.S.A.)是一种抗 TNF-α 单克隆抗体的人/鼠嵌合体,由人 IgG1κ 链的恒定区与鼠的抗人 TNF-α 高亲和力中和抗体的 Fv 区连接组成[64](图 39.1)。该抗体对重组和天然的 TNF-α 都表现出高的亲和力(结合常数 Ka=10^{10}/mol),在体外能够中和 TNF 介导的细胞毒性和其他作用[64]。英夫利昔的最长半衰期可达 8.0~9.5 天,经静脉日旧貌途径在 3 倍起始剂量 8 周后给药。

与英夫利昔不同,阿达木 (Humira, Abbott Laboratories, Abbott Park, Illinois)的序列完全是人源性的(图 39.1)。因为阿达木是使用人胚系的氨基酸序列通过相位显项技术获得的,其结构和功能与天然存在的人 IgG1 完全相同[65]。阿达木对 TNF-α 有很高的特异性(解离常数 K_d=6×10^{-10}M),经皮下给药,其最长半衰期与人 IgG1 相当(约为 2 周)[65]。目前,FDA 还未批准的其他抗 TNF 单克隆抗体包括 CDP571 (一种人源化互补决定区移植的单克隆抗体[66])和 CDP870(一种与 PEG 连接的 Fab 片段[67])。

抑制 TACE 将能阻止蛋白酶介导的可溶性 TNF-α (和可溶性 TNF 受体产生的),因此这是拮抗 TNF 的第三个策略,目前正在研究之中[68,69]。

(二)IL-1拮抗剂

抑制 IL-1 的策略包括 IL-1Ra 的基因工程重组体和可溶性的 IL-1 受体(图39.2,表 39.3)。重组的人 IL-ra(rIL-1Ra;anakinra;Kineret, Amgen, Thousand Oaks, CA)阿那白滞素是唯一一个获 FDA 批准的 IL-1 拮抗剂,目前仅适用于成人 RA 的治疗。该抗体区别于天然非糖基化 IL-1Ra 的唯一之处在于其 N 末端增加了一个蛋氨酸[70]。它与 IL-1RI 的亲和力与 IL-1β 相当[71],因此,能阻止 IL-1β 与细胞相关 IL-1RI 的结合(图 39.2)。该药的最长半衰期相对较短(4~6 小时),因此必须每天皮下给药。体外数据显示,如果要抑制 IL-1 生物学活性的 50%,需要超过 10~100 倍的 IL-1Ra(相对于 IL-1)[70]。既然只要约 1%~2%的 IL-1RI 被结合就可以诱导细胞活化[52,73],那么理论上需要大量的IL-1Ra(相对于 IL-1)才能有效阻断 IL-1 诱导的炎症反应。这一潜在的剂量限制特征及其较短的半衰期,可以解释阿那白滞素相对较弱的临床疗效。

和 TNF 一样,第二个抑制 IL-1 的策略是研发 sIL-1R。已经有一种重组型的 sIL-1R 结构被开发出来。Drevlow

细胞因子-受体相互作用	描述	举例
正常相互作用 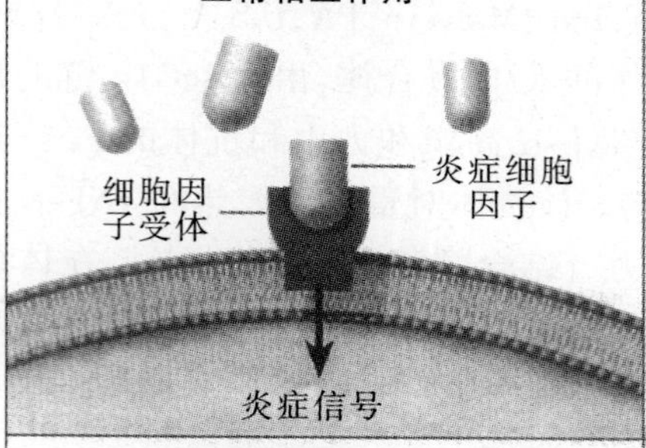	炎症因子与其相应受体的结合，导致炎症效应分子的产生	TNF-α、IL-1和IL-6
细胞因子的中和 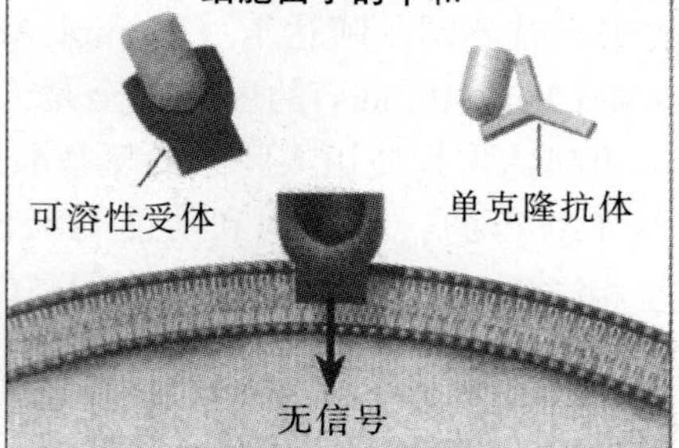	可溶性受体、天然拮抗剂或单克隆抗体阻止细胞因子与其位于细胞表面的相应受体结合	可溶性TNF受体融合蛋白(依那西普)、可溶性IL-1受体、抗TNF单克隆抗体(英夫利昔单抗、D2E7、奈瑞莫单抗)和抗IL-6单克隆抗体
受体封闭 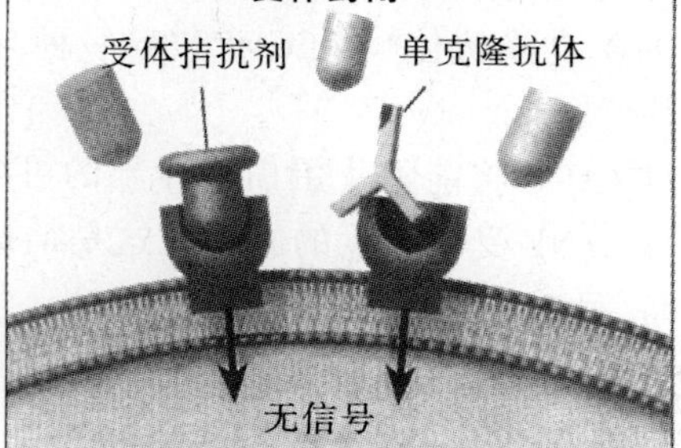	由于受体拮抗剂或抗细胞因子受体的单克隆抗体相互作用，细胞因子不能与其相应受体的结合	重组IL-1受体拮抗剂和抗IL-6受体的单克隆抗体
抗炎症通路激活 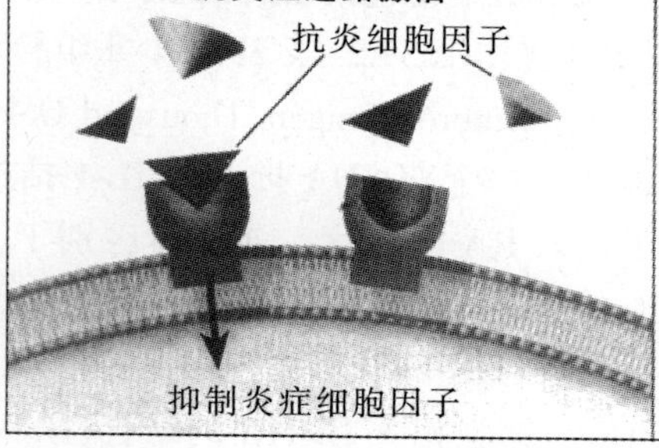	抗炎细胞因子抑制炎症细胞因子的表达	IL-4和IL-10

图39.1 细胞因子/受体相互作用：描述和举例。(From Choi EH, Panayi GS. Cytokine pathways and joint inflammation in rheumatoid arthritis. *N Engl J Med* 2001;344:912, with permission.)

等人[74]报道，给长期患有RA的患者最大剂量地使用重组型sIL-1RI，可以产生临界的临床疗效。这可能是因为sIL-1RI与IL-1Ra结合的能力比IL-1强，因而能产生促炎症反应而非抗炎症反应的作用。重组sIL-1RI的进一步临床试验因此停止。重组sIL-1RII的试验已在动物关节炎模型中进行[75]，人体临床实验正在进行中。

近来，所谓的IL-1"捕捉剂"分子的发展受到了很大的关注[76]。IL-1捕捉剂由两个完全相同的分子经二硫键共价结合组成(图39.2)。每个分子由两个高亲和力IL-1结合必需的细胞外受体序列 (IL-1RI和IL-1RAcP)和IgG1的Fc片断以线状或连续排列组成。IL-1捕捉剂在体外的亲和常数大约为1~2 pM，与sIL-1RII(500 pM)或sIL-1RI(1~3 nM)单体的亲和常数相比已

表39.2　肿瘤坏死因子(TNF)抑制剂

属名	描述	靶部位	FDA批准	参考文献
可溶性TNF受体				
依那西普	sTNF-RII-Fc	TNF-α；淋巴毒素-α	是	86
来那西普	sTNF-RI-Fc	TNF-α；淋巴毒素-α	否	62，194
NA	PEG-p55sTNF-RI	TNF-α；淋巴毒素-α	否	26
抗TNF单抗				
英夫利昔单抗	鼠-人嵌合体	TNF-α	是	64
阿达木单抗	人源性	TNF-α	是	65
CDP571	CDR移植体	TNF-α	否	66
CDP870	PEG连接Fab	TNF-α	否	67

FDA：美国食品与药品管理局；NA：未提供。

相当之高[77]。而且，在灵长类动物中，IL-1捕捉剂的最长半衰期达67小时[76]。该制剂目前正在临床研究中，之后将会讨论到。

到目前为止，尽管这些策略在关节炎的动物模型中具有一定的前景，但针对IL-1α、IL-1β的单克隆抗体还未进行临床试验评估[78]。另一种抑制IL-1的策略是使用一种能够有效抑制活性IL-1β产生的小分子的ICE抑制剂[79,80]，其临床试验刚刚开始。

五、RA的临床试验：细胞因子拮抗剂的效用

在RA的临床试验中，TNF拮抗剂和IL-1拮抗剂已被深入研究[64,81-89]。这两类抑制剂在缓解症状、减慢关节损害的X线片进展和下调炎症反应过程方面效用明显。而且已有至少一种TNF拮抗剂被证实能减少

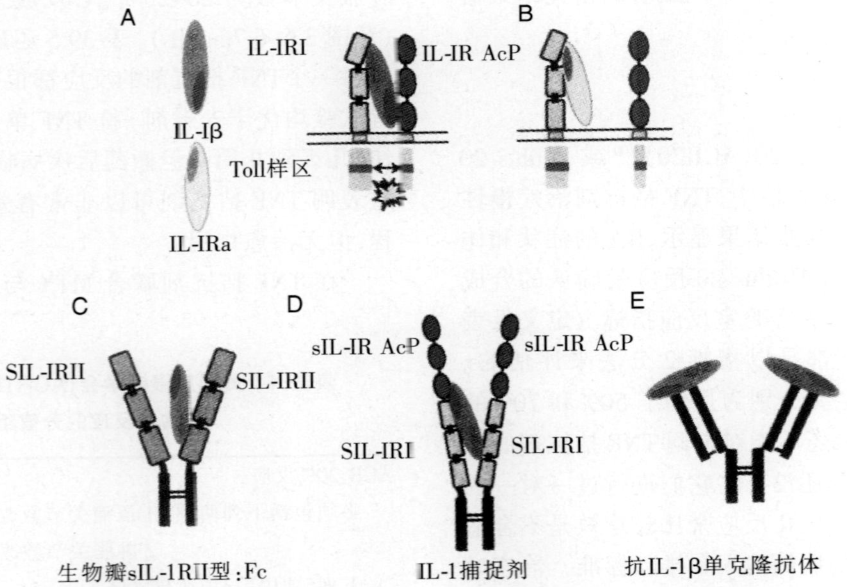

图39.2　IL-1活性的阻滞。(A)细胞因子IL-1β有2个不同的受体结合部位(红和篮)，分别结合IL-1RI和IL-1受体附属蛋白(IL-1RAcP)。形成的复合物活化细胞。天然存在的IL-1受体拮抗物(IL-1Ra)只拥有与IL-1RI结合的部位。(B)这种拮抗物与其受体结合，阻断真正的IL-1β与细胞结合。(C)可溶性IL-1II型受体(sIL-1RII)细胞外区的生物瓣结构，它由2个完全相同的链与IgG1的Fc片断连接组成。(D)IL-1捕捉剂含有的细胞外区由2个IL-1受体链与IgG1的Fc区融合成1个二聚体结构。该捕捉剂与IL-1β的高亲和力与IL-1β和细胞表面受体高亲和力相似。(E)单克隆抗体能结合并中和2个IL-1β分子。与其他细胞因子靶制剂相比，细胞因子捕捉剂具有一些优越性。(From Greene GL. Setting the cytokine trap for autoimmunity. *Nat Med* 2003; 9:20-22, with permission.)(见彩图)

表39.3 IL-1抑制剂

名称	描述	靶部位	参考文献
阿那白滞素	IL-1 受体拮抗剂(IL-1ra)	IL-1-α 和-β	70
sIL-1RI	可溶性IL-1I型受体	IL-1-α 和-β	74
sIL-1RII	可溶性 IL-1II 型受体	IL-1-α 和-β	75
IL-1 Tap	IL-1RI 和 IL-1R AcP 融合分子	IL-1-α 和-β	76

血管增生、白细胞关节浸润并逆转 RA 典型的血液学异常。TNF 拮抗剂实际上比 IL-1Ra(阿那白滞素)更有效,但也有更高的发生感染和其他不良反应的风险。下面将就此详细讨论。

(一)TNF拮抗剂

用随机、安慰剂对照的试验方法,分别研究了 3 种已获上市批准的 TNF 拮抗剂对慢性难治性 RA 的疗效,每种拮抗剂试验包括单独用药和与 MTX 联合用药[81-89,92,93,98,99]。依那西普是唯一单独试验治疗早期 RA 的 TNF 拮抗剂[90],不过英夫利昔或阿达木与 MTX 联合用药治疗早期 RA 的临床试验目前正在进行中。直接比较 TNF 拮抗剂和非生物疾病缓解性抗风湿制剂(DMARD)的有效性及安全性是来自于依那西普治疗早期 RA 的临床试验[90]。这些不同试验的研究结果概括如下。

1.临床反应

在使用美国风湿学院 20(ACR20)[100]或 Paulus 20 反应标准[101]进行的疗效评估中,TNF 拮抗剂治疗慢性难治性 RA 的临床试验初步结果显示,RA 的症状和体征得到改善。ACR20 和 Paulus 20 反应是确认的合成分值,包括医生、患者和实验室反应指标(定义见表 39.4),两种评分标准都是以指标 2 分法来评估的。ACR50 和 70 分值的定义分别为达到了 50%和 70%的改善。现有的临床试验还不能对不同 TNF 拮抗剂的疗效进行排序,因为至今还没有将它们进行过一对一的比较。通过临床试验的 ACR 反应来比较疗效是不合适的,因为不同的试验中病例纳入和排除标准、治疗时间、统计分析方法是不同的。尽管如此,为了便于讨论,来源于不同抑制剂的临床试验代表性数据被集中列于表 39.5 和表 39.6 中,目的是与其各自的安慰剂对照人群比较,回顾不同制剂的疗效。表中所列的数据代表了临床实验中与目前 FDA 批准的起始剂量非常相近的 TNF 拮抗剂剂量所引起的 ACR(或 Paulus)反应,以及所引用的每一组临床随机双盲试验的最长时间(大部分但并非全部与预先定义的初步结果一致)。表 39.5 显示了与安慰剂对照比较的每一个 TNF 拮抗剂单一治疗时的 ACR(或 Paulus)反应,而表 39.6 显示与单一使用 MTX 治疗比较的 TNF 拮抗剂联合 MTX 使用时的ACR 反应。

表 39.5 所列的单一治疗实验中,在 TNF 拮抗剂(或安慰剂)开始使用之前,所有原先使用的 DMARD 至少经四周的清洗期。尽管不同的试验中,纳入或排除试验对象的标准不同,但这些临床试验中受试者的人口统计学特征是非常相似的。以 50~60 岁的白人妇女为主,病程 10 年左右,并且经多种非生物制剂 DMARD 治疗病情控制很差。大多数受试者血清类风湿因子呈阳性,试验起始时疼痛关节数为 28~35 个,肿胀关节数为 20~25 个,C 反应蛋白有中到高度升高(范围 3.6~6.7mg/dL)。表 39.5 还显示,ACR(或 Paulus)对每一个TNF 拮抗剂的反应都很明显,统计学显示所有试验均优于安慰剂。抗 TNF 单克隆抗体的临床显效快(几天到几周),但撤药后疾病临床活动性很快反弹,这表明 TNF 拮抗剂可以非常有效地抑制炎症反应过程,但无治愈作用。

在 TNF 拮抗剂联合 MTX 与单一使用 MTX 的临

表39.4 美国风湿病学会(ACR)评价类风湿关节炎临床反应的分值组成

ACR 20%反应
必须包括下列两项:①压痛关节数改善20%
②肿胀关节数改善20%
下列5项中的3项改善20%
患者对疼痛的评估
患者的总体评估
医生的总体评估
患者残疾的自我评估
急性期反应物数值(红细胞沉降率或C反应蛋白)

ACR:美国风湿病学会。

表39.5 以安慰剂作对照的细胞因子抑制剂单独治疗难治性类风湿关节炎

	反应[a]					
	20%		50%		70%	
临床试验	PI	Inh	PI	Inh	PI	Inh
TNF拮抗剂						
英夫利昔[81]	8	79	8	58	NR	NR
依那西普[87]	14	75	7	57	NR	NR
依那西普[88]	11	59	5	40	1	15
阿达木[92]	19	46	8	22	2	12
IL-1拮抗剂						
阿那白滞素[94]	27	43	NR	NR	NR	NR

表中只列出细胞因子抑制剂的使用剂量与FDA目前批准的起始剂量非常接近的试验数据，各试验的最长评估时间分别为：依那西普16mg/m²每周2次共3个月[87]或25mg每周2次共6个月[88]；英夫利昔10mg/kg单次使用共1个月；阿达木40mg每月2次共6个月；阿那白滞素每天150mg共6个月。

a受试者达到ACR20/50/70标准或Paulus20/50/70反应标准的百分率。

Inh：抑制因子；NR：无报道；PI：安慰剂。

床试验比较中(表39.6)，要求受试者在进行试验前使用稳定剂量的MTX至少一个月。受试群体大部分是病程长、血清呈阳性的中年白人妇女。尽管接受MTX治疗，但试验起始时其疾病的活动性处于中到重度水平(试验过程中关节压痛数为24~35个，关节肿胀数为17~23个)。CRP的基础水平比上述单一治疗试验中的要低(2.0~3.1mg/dL)，可能为原已存在的MTX部分治疗的结果。尽管有基础MTX的治疗，但每例TNF拮抗剂治疗后的ACR反应仍很明显(表39.6)，几乎和上述单一治疗试验的反应相同。从表39.6可以看出TNF拮抗剂联合MTX治疗的ACR反应明显优于单一使用MTX者。最近另一个大型试验数据(未公布)有力地证明了TNF拮抗剂联合MTX的疗效明显优于MTX单一治疗或联合其他药物治疗(第32、33章)。

TNF拮抗剂还能有效治疗多关节型的青少年类风湿性关节炎(JRA)。据Lovell等人报道，与安慰剂比较，依那西普在控制多关节型JRA的症状和体征方面更具优越性，该报道是至今为止最大的TNF拮抗剂应用于儿童的研究。抗TNF单克隆抗体的对照实验目前正在进行中。

表39.6 安慰剂对照的细胞因子抑制剂联合MTX与单独应用MTX治疗难治性类风湿关节炎的比较

	反应百分率[a]					
	20%		50%		70%	
临床试验	PI	Inh	PI	Inh	PI	Inh
TNF拮抗剂						
英夫利昔[84]	20	50	5	27	0	8
依那西普[89]	27	71	3	39	0	15
阿达木[98]	15	67	8	55	5	27
IL-1拮抗剂						
阿那白滞素[96]	23	42	4	24	0	10

表中只列出了细胞因子抑制剂的使用剂量与FDA目前批准的起始剂量非常接近的试验数据，各试验的最长评估时间(24~30周)分别为：英夫利昔 3mg/kg每8周一次，MTX每周平均剂量为15mg；依那西普25mg每周2次，MTX每周平均剂量为18~19 mg；阿达木40mg每月2次，MTX每周平均剂量为16~17 mg；阿那白滞素 1mg/kg每天1次，MTX每周平均剂量为16~18 mg。

a受试者达到ACR20/50/70反应标准的百分率。

Inh：抑制因子；PI：安慰剂。

2.结构破坏

ACR 反应标准可衡量 RA 症状和体征的改善。然而,延缓关节结构破坏、防止残疾发生是治疗 RA 的最终目标。RA 的关节破坏发生早,影像学证据显示,患病后第一年有 40%的 RA 患者出现关节侵蚀,第二年可达 90%[103,104]。如果未予治疗或治疗不当,疾病过程中关节的损害会不断发生并加重[103-106]。这些发现推动了 DMARD 在 RA 疾病的早期应用[107]。在一组平均病程一年且未曾接受 MTX 治疗的 RA 患者中,人们对依那西普延缓 X 线片进展的作用进行了评估,并与快速增加的 MTX 进行了比较[90]。除了病程较短外,这些受试者的人口统计学特征和之前 RA 试验参与者相似,且疾病活动性高(平均压痛数和关节肿胀数分别为 30 和 24,平均 CRP 范围为 3.3~4.4mg/dL)。放射影像学损害的评估使用改良的 Sharp 评分法[103,108],该评分法由确认的手、足、腕多关节关节间隙狭窄、关节侵蚀的影像学分值组成。从进入试验开始,依那西普和 MTX 组受试者评估的平均年 X 线片影像进展率均为 9 Sharp 单位,经依那西普或 MTX 治疗一年后,两组受试者评估的平均年 X 线片影像进展率分别为 1.0 和 1.59 Sharp 单位。并且依那西普组中 72%的受试者和 MTX 组中 60%的受试者试验在 12 个月的治疗期间无关节侵蚀的进一步进展。这些数据证实了 TNF 拮抗剂单独治疗能明显延缓关节损害的 X 线片表现,并再次确认 MTX 也有这一作用。另外,早期 RA 受试者中对依那西普治疗有反应者的 ACR20/50/70 反应与难治性进展性 RA 患者的 ACR20/50/70 反应相当。

对于那些在接受 MTX 治疗的同时关节损害的 X 线片表现仍在进展的患者,即使在疾病的后期,加用 TNF 拮抗剂仍能明显减少 X 线片进展的发生率。Lipsky 等人在对比使用英夫利昔联合 MTX 与单独使用 MTX 的试验中阐明了这一观点[85],共有 428 位平均病程 10 年的 RA 患者参与了该试验,尽管参与进入试验前一直接受 MTX 治疗(每周平均剂量 16~17mg),但这些受试者进入试验时平均关节压痛数和肿胀数仍分别约 32 和 22,CRP 值不小于 3.3mg/dL。所有受试者在继续接受原有 MTX 治疗的同时随机分组,分别接受安慰剂和英夫利昔(4 种剂量方案之一)治疗 1 年,结果平均年 X 线片影像进展分数在 MTX/安慰剂组为 7.0 Sharp 单位,在英夫利昔/MTX 组仅为 0.6 Sharp 单位。最近,这一趋势在另一个验证阿达木的类似试验设计中也有报道,历时 12 个月的该试验结果显示,MTX/安慰剂组为 2.7 Sharp 单位,阿达木/MTX 组为 0.1 Sharp 单位[93]。因此,这三种 TNF 拮抗剂均能够明显延缓 RA 关节的结构损害。

3.疗效的持久性

针对三种 TNF 拮抗剂抗体的观察不同,因此会限制对拮抗剂的半衰期及拮抗剂疗效持久性的观察。Maini 等[83]在合用或不合用 MTX 的情况下,对使用不同剂量英夫利昔时出现的抗体进行了研究。总的来说,抗嵌合体抗体产生的频率与英夫利昔使用的剂量成反比,但当有 MTX 存在时,抗体的产生会受到明显抑制。这些数据提示,大剂量使用英夫利昔时诱导免疫耐受,而且如果同时使用 MTX,这种耐受作用会得到加强。

已报 FDA 但尚未公布的数据显示,合用 MTX 时,阿达木在体内的平均稳定浓度会更高(有和无 MTX 存在时的浓度分别为 8~9μg/mL 和 5μg/mL),而出现抗阿达木抗体时,阿达木清除率则会更高[109]。然而,阿达木单独治疗时,6 个月后临床疗效未见降低[92]。临床试验报道,抗依那西普抗体的出现率不到 10%[86-90],并且延长单独用依那西普的疗程时,其临床疗效没有明显下降[90]。因此,目前 FDA 指南建议 MTX 联合英夫利普治疗 RA,而阿达木和依那西普可以单独或联合 MTX 使用(见后面关于目前 TNF 和 IL-1 拮抗剂适应证的章节)。

(二)IL-1拮抗剂

已有阿那白滞素单独或与 MTX 联合治疗成人 RA 的疗效的临床试验评估[91,94-97]。未见阿那白滞素治疗早期 RA 的研究。

参与阿那白滞素临床试验的成人 RA 患者的特征与参与 TNF 试验者的相似(疾病处于活动期的中年白人妇女),不过阿那白滞素临床试验者的病程较 TNF 拮抗剂试验者的短(单独治疗的试验者病程为 4 年,与 MTX 联合治疗的试验者病程为 6~9 年)。总体来说,阿那白滞素在缓解疾病的症状和体征、减慢疾病 X 线片进展方面的作用较 TNF 拮抗剂弱。例如,表 39.5 和表 39.6 显示的阿那白滞素的 ACR20 反应比安慰剂对照组高不到 2 倍,而 TNF 拮抗剂的 ACR20 反应比安慰剂对照组高出 2.5~9.9 倍。TNF 拮抗剂单独或联合 MTX 使用可将疾病影像学进展减少 90%以上,而与安慰剂相比,阿那白滞素的这一减少程度为 47%[95]。不过需要说明的是,阿那白滞素临床试验和 TNF 拮抗剂临床试验使用了不同的 X 线片影像学评分系统。

目前还没有有安慰剂对照的阿那白滞素治疗青少年型 RA 的疗效数据。阿那白滞素联合 TNF 拮抗剂治疗成人 RA 的研究目前正在进行中，不过一个小型开放队列飞行员试验的数据初步提示，其感染发生率相当高(见后面关于 RA 临床试验：细胞因子拮抗剂的安全性的章节)。

阿那白滞素治疗 RA 相对较弱的临床疗效可能是由于其半衰期较短。为了更准确地评估 IL-1 在 RA 炎症反应过程中的相对作用，有必要使用更稳定有效的 IL-1 拮抗剂进行临床试验。IL-1 捕捉分子可以提供这种机会，因为体内外数据都证明其对 IL-1 有很高的亲和力(皮摩尔水平)、很慢的分离速率和很长的半衰期(67 小时)[76]。一期临床试验显示，RA 患者对 IL-1 捕捉分子的耐受性可以接受[110]，但关于其疗效和安全性的明确结论尚待大范围的Ⅱ、Ⅲ期临床试验结果。

六、RA临床试验：细胞因子拮抗剂的安全性

(一)TNF拮抗剂

依那西普、英夫利昔和阿达木已分别于1998 年、2000 年和 2003 年被 FDA 批准用于 RA 的治疗。临床对照试验中获得了关于这三种制剂的安全性数据，前两种制剂的安全性数据还可从上市后的安全性数据中获得。在 RA 的临床对照试验中，最常见的不良反应是注射或输液反应。不过，总体来说，这三种生物学制剂的耐受性好，无主要器官毒性和剂量限制副作用。然而，由于这些制剂的生理作用，其增加发生感染和恶性肿瘤的风险已受到关注。事实上，依那西普和英夫利昔上市后的数据以及阿达木临床试验的数据均表明，此三种制剂均能明显增加患者机会感染的发生率。至于恶性肿瘤的问题，尚无明确结论。另外，长时间反复使用这些基因工程蛋白质有免疫反应的可能。这些将在下面讨论。

1.注射和输液反应

在研究三种 TNF 拮抗剂与安慰剂对照的临床试验中，注射或输液反应是最常见且稳定的不良反应，不过这很少导致患者退出试验。拮抗剂(依那西普和阿达木)皮下给药的不良反应发生率为20%~40%，主要为注射部位的局限性红斑和硬结[86-90,92,93,98,99]。这些反应在治疗开始后即可出现，一般比较温和且自限，通常在治疗开始后的 1 个月内消退。注射部位反应仅限于皮肤，而且与急性过敏反应的其他特征无关。抗组胺药或外用皮质类固醇可能有所帮助，但一般不需要特殊治疗。与其相似，输液反应是英夫利昔最常见的不良反应，最常表现为头痛、恶心，少有面红和血压的下降[64,81-85]。输液反应是暂时的，而且通常能通过减慢输液速度来避免，如果有必要，可以使用抗组胺药或皮质类固醇。输液反应发生的频率不会随着药物使用时间的延长而增加[85]。

2.感染

人和动物的研究都表明 TNF-α 作为细胞内病原体感染防御措施的重要性。内毒素或细菌能使系统循环中的 TNF 增加，在败血症休克时，TNF 和 IL-1 能引起生理性调整[40]。实际上，在革兰阳性菌导致败血症休克的临床试验中，与安慰剂相比，依那西普的治疗与死亡率的增加有关[111]。TNF-α 不足的鼠缺少初级 B 细胞滤泡，这损害了 T 细胞依赖性和 T 细胞非依赖性抗原的体液免疫反应[112-114]。

肉芽肿的形成是机体限制结核分枝杆菌增殖和播散的重要炎症反应机制[115]。TNF-α 与Ⅰ型辅助 T 细胞亚群(Th1)的细胞因子共同作用，在肉芽肿形成的起始和维持中起到了关键作用，这可能是通过介导细胞向肺部募集并激活分枝杆菌毒素过程而发挥作用的，如诱导氧化氮合成酶[116]。感染结核分枝杆菌的动物，中和其 TNF 会抑制巨噬细胞的募集和分化良好的肉芽肿的正常形成，导致分枝杆菌的增殖和动物的快速死亡[117-120]。最近有报道显示，宿主抵御结核分枝杆菌感染，还需要 TNF 受体的另外一个同源配体——淋巴细胞毒素-α[121-122]。基于上述讨论，对 TNF(或淋巴细胞毒素-α)的慢性抑制可能是个体易于发生机会感染的原因。

在已报道的 TNF 拮抗剂治疗 RA 的安慰剂对照临床试验中，与安慰剂相比，TNF 拮抗剂治疗的患者总的感染发生率或严重感染的发生率并未增加[64,81-84,88,90,92,93,98,99]。不过，Maini 等人在其研究中观察到，大剂量英夫利昔(10mg/kg)有导致更多感染发生的倾向[84]。

然而，FDA 药品监督网页上关于 TNF 拮抗剂上市后监督的数据中，却有很多结核和其他机会感染发生的报道[123-125]。2001 年，在美国与英弗利昔相关的结核病估计发病率为 24/100 000，依那西普为9/100 000，与之相比，在美国普通人群[126]和用非生物制剂治疗的RA 患者人群[127]中，结核发病率均为 6/100 000。众所周知，

药品监督网页是一个自愿报告系统，这些计算出的2001年在接受英夫利昔和依那西普治疗人群中结核病的发生率很可能比真正的发病率低。重要的是，与英夫利昔和依那西普治疗相关的结核病中，一半以上都是粟粒性结核或肺外结核，受累部位包括脑脊膜、胸膜、腹膜、肌肉、脊柱和关节[123,124]。这些结核病患者中的大部分同时接受其他免疫抑制剂治疗，如MTX和泼尼松。从开始用药至出现与英夫利昔和依那西普相关结核病表现的平均时间为3个月(1~12个月)[123]，这提示感染是潜在疾病的再活动而非原发暴露导致。至于与依那西普相比英夫利昔相关的结核病发病率更高且发病速度更快的原因，有一个新假说认为这是因为英夫利昔有更强的抑制TNF的作用。下列几点支持这一假说[128]：①英夫利昔的半衰期明显长于依那西普。②体外英夫利昔与TNF的离解速率较依那西普慢。③英夫利昔可能诱导载菌且表达跨膜TNF的巨噬细胞溶解，而依那西普则不能。阿达木的半衰期也明显比依那西普长，在第Ⅰ/Ⅱ期试验中，呈报FDA的结核病病例已达13例[129]。在之后的Ⅱ/Ⅲ期试验中，强制性排查潜在的结核病则解决了上述问题。

已报道的发生在TNF拮抗剂治疗患者中的其他机会感染包括：荚膜组织胞浆菌感染、曲霉菌感染、球孢子病菌感染、李斯特病菌感染、间质性浆细胞肺炎、隐球菌感染、念珠菌感染、细胞肥大病毒感染、孢子丝菌属感染、非典型结核杆菌感染[124,130,131]。另外，诸如金黄色葡萄球菌这样常见细菌的严重感染，在3种TNF拮抗剂的临床试验和上市后使用中也均有报道[124]，但与未接受生物制剂治疗的RA患者相比，这些感染发生率的比较还不清楚。

有人强烈建议在开始使用TNF拮抗剂治疗前，排查患者潜在的结核病(如果是阳性应接受常规抗菌治疗)。评估和治疗潜在结核病的指南近已出版[126]。另外，应该警惕接受这些制剂治疗的患者发生常见细菌和其他机会病原体感染，一旦发生或怀疑发生急性感染，所有这些制剂应该立即停用，并切记它们有长半衰期。

3.恶性肿瘤

免疫系统在监视恶性肿瘤方面有重要作用，TNF在启动某些类型肿瘤细胞凋亡方面发挥作用。因此，恶性肿瘤发生风险的增加理论上与TNF被长期抑制有关。在RA患者中，霍奇金淋巴瘤和非霍奇金淋巴瘤发病率增加，提示它们与RA有关[132-136]。与非RA患者相比，生物制剂使用之前RA患者淋巴瘤的标准化发病率(SIR)估计为2.4~26[132-136]。RA患者淋巴瘤发病的危险因素包括：病程、病情严重程度、高龄、接受免疫抑制剂治疗（包括环磷酰胺和MTX）、伴有干燥综合征和EB病毒感染[132,137-139]。据观察，少数RA患者停用免疫抑制剂后淋巴瘤退化，无需抗淋巴瘤化疗[140]。

考虑到RA患者患恶性肿瘤危险因素的复杂性以及目前使用TNF拮抗剂经验的局限性，确定这类药物是否增加RA患者一般恶性肿瘤(特别是淋巴瘤)的发病风险是不可能的。在RA的临床试验中，与用安慰剂相比，接受TNF拮抗剂治疗的患者实体肿瘤发生的数目和种类没有增加[81-90,92,93,98,99]。然而，国际癌症机构的SEER[监测(Surveillance)、流行病学(Epidemiology)、最终结果(End Results)]计划数据库资料显示，临床试验中接受TNF拮抗剂治疗的RA患者，其淋巴瘤的发生率明显高于配对的非RA对照组，前者SIR为2.3~6.3[129]。虽然这一SIR范围值是在与非RA对照组比较时得出的，但它与先前报道的生物制剂应用前RA人群淋巴瘤的SIR范围一致。

与生物制剂应用前一样，临床试验和上市后监测显示，大多数(80%)接受TNF拮抗剂治疗的RA患者所患的淋巴瘤都是非霍奇金型，弥漫分布的大B细胞和淋巴滤泡组成它最常见的组织学亚型[141]。上市后的监测显示，从开始抗TNF治疗至淋巴瘤发病的平均时间短（8周，2~52周），而临床试验时这一数据较长(30~200周)。在上市使用后报道的26例淋巴瘤中，2例未经抗淋巴瘤化疗，停用TNF拮抗剂后淋巴瘤自行缓解。

总之，TNF拮抗剂不会增加RA患者实体肿瘤的发生率。与配对对照组相比较，RA人群中淋巴瘤(尤其是非霍奇金淋巴瘤)的发病率增加。现有数据未提示TNF抑制能增加淋巴瘤发生风险。然而，由于TNF拮抗剂的使用经历很短(开放延长的临床试验中，最长的应用时间约6年)，要想澄清这一问题，需要使用合适的对照进行长期观察性研究。已经成立了几个对这些药物的长期安全性进行监测的患者注册机构。

4.免疫源性和自身抗体形成

针对三种TNF拮抗剂的抗体均已有报道。英夫利昔是一种嵌合体单克隆抗体，含有25%的鼠源性序列，所以具有诱导产生抗鼠抗体的潜能。实际上，抗英夫利昔的抗体确已产生，而且能被同时使用的MTX有效抑制。英夫利昔已被单独用于治疗Crohn病，相同剂量的重复会使疗效降低。已注意到,抗英夫利昔抗体出现的频率为61%[142,143]。

依那西普完全为人源性序列,但TNF-RII与免疫球蛋白FC区的结合区域会产生新的表位。不过,到目前为止,已发表的临床试验中,抗依那西普抗体的出现率一般很低(<10%),而且抗体的出现对药物的疗效没有明显影响[86-90]。

阿达木的序列100%为人源性,针对它的抗体虽出现频率不高,但也已有报道[109]。虽然单独使用英夫利昔治疗Crohn病时,抗英夫利昔抗体阳性的患者输液反应更常见,但通常抗TNF拮抗剂抗体的存在与不良反应的增加无关[143]。

接受TNF抑制剂治疗的患者产生自身抗体的情况已有报道,特别是抗核(ANA)抗体和抗双链DNA(抗dsDNA)抗体。临床试验中,11%~15%接受依那西普治疗的患者新出现ANA或抗dsDNA抗体阳性(安慰剂对照组中,这一数据为4%~5%)[86-90]。这些患者中,无一例出现系统性红斑狼疮(SLE)的临床体征或症状。然而,据上市后的监测数据报道,一些接受依那西普治疗的个体出现了SLE[144,145]。在英夫利昔临床试验中,约50%和15%的英夫利昔治疗患者分别出现ANA和抗dsDNA抗体阳性,相比之下,安慰剂治疗的患者相应数据分别为20%和0%[64,81-85]。系统性红斑狼疮和狼疮样综合征的报道极少,而且绝大多数表现为皮肤和胸膜心包受累,无严重的肾脏或神经系统狼疮表现。在临床对照试验中,12%接受阿达木治疗的患者出现ANA阳性,而安慰剂对照组中仅为7%,其中之一(也就是2 334例患者中的1例)出现了狼疮样综合征,在停用阿达木后狼疮样综合征自行缓解[109]。需要注意的是,不同临床试验之间评估抗dsDNA抗体的方法不同,得出的结论会存在很大的差异[146]。而且,Charles等人[146]已阐明,使用抗TNF治疗时产生了抗体,因为这些抗体的同种型或其他免疫化学特性,它们一般不会致病。

尽管仍存在关于免疫源性和自身抗体形成的问题,但长期临床试验中依那西普和英夫利昔的持续有效性及可耐受性为消除这些顾虑提供了越来越有多的强有力证据。至今尚无关于阿达木的长期研究数据。

5.神经系统事件

现在已有相当多的证据支持TNF-α在自身免疫性脱髓鞘病发病机制中的作用。在试验性自身免疫性脑脊髓膜炎(EAE),即一种多发性硬化(MS)的鼠模型中,TNF-α治疗使病情加重,而用抗TNF抗体治疗能缓解病情[147,148]。在人类MS中,患者脑脊液和血清中的TNF-α水平与疾病的活动性相关[149],并且尸检表明活动性MS的病灶中存在TNF[150]。然而,在一个由168例MS患者参与的随机安慰剂对照试验中,与安慰剂对照组比较,来那西普(sTNF-RI-Fc)使MS患者病情加重的比例显著升高。脑磁共振(MRI)测得的所有参数在两组间均无差异[151]。然而,Van Oosten等报道[152]了两例MS患者经英夫利昔治疗后脑部MRI显示钆元素增强损害的数目增多。Kassiotis等[153]发现,用TNF抑制剂治疗EAE鼠与活化记忆性T细胞的寿命延长有关。

在RA和银屑病性关节炎的临床试验中,未见TNF拮抗剂导致的新发脱髓鞘病的病例报道。然而,Mohan等[154]在调查药品监督网页TNF拮抗剂上市后的数据库后,报道了20例患者(18例接受依那西普治疗,2例接受英夫利昔治疗)在接受TNF拮抗剂治疗后出现的神经系统症状和体征提示为脱髓鞘过程[154]。出现的最常见的症状包括:感觉异常(20例中的13例)、视神经炎引起的视力障碍(20例中的8例)和神志不清(20例中的5例),较少的见有:步态障碍、精神性失用症、面部麻痹和Guillain-Barré综合征。停用TNF抑制剂可导致某些患者症状的部分或完全缓解。然而,长期使用TNF抑制剂与发生脱髓鞘病之间的因果关系仍不清楚。至今已报道的病例可能代表自发性MS,该病的发生率为每年每100 000人口中3.2例[155]。Robinson等[156]质疑TNF抑制剂能否透过血脑屏障。同时,MS或其他脱髓鞘病患者不宜使用抗TNF制剂治疗。另外,对于接受TNF抑制剂治疗的患者,应该监测其新出现的神经系统症状。

6.充血性心力衰竭

和MS类似,目前已有相当多的证据表明TNF-α在充血性心力衰竭(CHF)病理机制中的作用。然而,CHF患者临床试验的数据却提示,抗TNF制剂对CHF的作用是有害的而非治疗性的。TNF-α的mRNA和蛋白质能在心肌炎和CHF终末期患者的心脏中强烈表达,而在正常心肌中却没有这种表现[157,158]。TNF-α在体外能引起即刻或迟发的负性心肌收缩作用,这表明TNF-α是一种心肌抑制剂[159-161]。在两个不同的转基因鼠模型中,TNF-α的心脏特异性过度表达会导致伴有心肌病和致命性室性心律失常的致死性心肌炎[162-164],但应用TNF拮抗剂能阻止其发生[164,165]。

一项使用安慰剂为对照的依那西普临床试验获得了令人鼓舞的结果，共有47例纽约心脏学会(NYHA)Ⅲ~Ⅳ级的CHF患者参与了该试验[166]。与安慰剂组相比较，依那西普治疗3个月(5或12mg/m²)后，患者的左心室功能和心肌重构出现了剂量依赖性的改善，临床参数也有改善趋势。其后进行了两项大范围安慰剂对照试验，一项是使用依那西普治疗NYHAⅡ~Ⅳ级的CHF患者，另一项是使用英夫利昔治疗NYHAⅢ~Ⅳ的CHF患者[167,168]。然而，第一项试验因为依那西普缺少疗效很快就终止了，而第二项试验也因为英夫利昔治疗后CHF事件和全因死亡事件发生增加而很快结束[167,168]。而且，Kwon等[169]在回顾依那西普和英夫利昔上市后发生CHF的报告时发现[169]，38例新发生的CHF患者中，19例(50%)没有明确的危险因素，10例年龄小于50岁。因此，给CHF患者使用TNF抑制剂应谨慎小心。

7.其他

在依那西普或英夫利昔治疗RA、JRA或银屑病关节炎的临床对照试验中，尚无严重的血液学事件发生。然而，在它们上市使用后有极少数全血细胞减少(包括再生障碍性贫血)的病例报道。动物试验中，TNF抑制剂与不育或流产的发生无关，但关于人的这方面的报道很少[170]。英夫利昔上市使用后的资料提示，使用该药的孕妇，其出生的胎儿与健康妇女中预期的一致[171]。目前，三种TNF拮抗剂都被FDA归为B类(无风险证据)，怀孕期间不建议使用，除非非常需要。

七、IL-1拮抗剂

虽然阿那白滞素的疗效比较温和，但在其单独、联合MTX或其他非生物DMARD制剂治疗RA的临床对照试验中，其被证实是非常安全的[91,94-97]，这可能又与其温和的疗效相一致。在所有报道的临床试验中，最常见的不良反应是注射部位的反应。发生频率与使用剂量有关，阿那白滞素单独治疗用药剂量为30mg/d、75mg/d和150mg/d时，这种不良反应的发生率分别为50%、73%和81%，与此同时，安慰剂治疗组的这一数据为25%[94]。按FDA批准的100mg/d用量联合其他DMARD药使用时，阿那白滞素治疗组和安慰剂组注射部位的不良反应发生率分别为73%和33%[97]。和TNF抑制剂相似，这些不良反应主要包括红斑和硬结，通常能在治疗开始后一个月内消失。

在临床对照试验和开放性研究中，与安慰剂治疗相比，未见阿那白滞素增加恶性肿瘤(实体肿瘤或淋巴瘤)发病的报道，试验病例恶性肿瘤的发病率也没有超过正常人群的预期值[91,94-97]。另外，无论是在单独或与MTX联合用药的临床试验中，均未见阿那白滞素组总感染发生较安慰剂组增加[96]。最近有一篇关于阿那白滞素的包括1414例患者的大宗安全性试验的报道[97]，结果发现，与只接受DMARD治疗的患者相比，阿那白滞素单独或联合一种或多种DMARD治疗的患者，其严重感染(需要住院或静脉使用抗生素治疗)的发生率有一定增加(分别为0.4%和2.1%，$p=0.068$)，但无统计学意义。该试验允许参与的RA患者正在使用一种或多种非生物制剂DMARD，并可合并有其他疾病，如慢性心、肺疾病，增加阿那白滞素(或安慰剂)的治疗是在原有治疗施行6个月后，因此这一试验设计很贴近临床实际。出现的感染多数是由普通细菌引起的肺炎和蜂窝织炎。虽然接受阿那白滞素治疗的哮喘患者的感染率与接受安慰剂治疗的哮喘患者相比有增高趋势，但阿那白滞素或安慰剂治疗的患者中未见感染的危险因素。重要的是，在该试验或其他阿那白滞素的临床试验中，尚无结核病或其他机会感染发生的报道。

然而，阿那白滞素联合一种TNF抑制剂使用可能会明显增加严重感染的发生风险。在Schiff等报道的一个小型开放试验中[172]，58例RA患者在用依那西普(每周2次，25mg/次)治疗的基础上增加使用阿那白滞素(100mg/d)共24周，4个患者(7%)出现了严重感染，其中肺炎和蜂窝织炎各2例，未见机会感染。虽然该试验未设立对照组，但其严重感染的发生率远高于单独使用依那西普或阿那白滞素临床试验时的发生率。最近有一篇大型双盲对照试验报道[172a]对依那西普和阿那白滞素联合使用与单独使用进行了比较，未见疗效的协同或累加效用，但严重感染的发生率在联合治疗组和单独治疗组中分别为7%和0%[172a]。因此，联合使用TNF拮抗剂和IL-1拮抗剂的治疗方法是很不提倡的。

早期进行的阿那白滞素临床试验中，不时有发生中性粒细胞缺少症的报道，但在大型安全性试验中未见发生中性粒细胞缺乏症或粒细胞缺乏症的报道[97]。临床试验中，很少能观察到抗阿那白滞素抗体(<1%)，且这些抗体常短时存在，几乎无中和作用。

八、其他慢性炎症性疾病的临床试验

TNF-α 和 IL-1 在几个慢性炎症性疾病(感染性和非感染性、肉芽肿性和非肉芽肿性)中的致病作用已讨论过。阿那白滞素治疗非 RA 疾病的临床试验报道仅限于脓毒症和急性移植物抗宿主病,结果均无效[173-175]。因此,下面只讨论 TNF 拮抗剂治疗非 RA 疾病的临床试验情况。

(一)炎性肠病

在安慰剂对照试验中,2 种抗 TNF 的单克隆抗体被证明其治疗活动性且对肠造瘘的 Crohn 病患者有效[143,176-179]。单剂量使用英夫利昔(5 mg/kg、10 mg/kg 或 20 mg/kg)4 周能有效地降低疾病的活动性 (英夫利昔组 65%,安慰剂组 17%,$p<0.001$)[176]。在随后的临床试验中[177,178],英夫利昔的重复使用能有效地维持临床疗效或使病情缓解,用药安全情况与其在治疗 RA 的试验中相似。同治疗 RA 试验一样,当英夫利昔单独治疗炎性肠病时,其抗体的出现可缩短它的作用时间,增加输液反应发生率,但当其与其他免疫抑制剂(如 MTX和硫唑嘌呤)同时使用时,抗英夫利昔抗体能被抑制[143]。另一个治疗 Crohn 病的小规模安慰剂对照试验还发现,单剂量使用其他抗 TNF 单抗、CDP571 也有效,但重复剂量并不能产生相应的疗效[179]。

相比之下,如果按治疗 RA 推荐的依那西普用量(25mg 每周 2 次)治疗 Crohn 病,与安慰剂相比其并不能改善 Crohn 病的病情[180]。提高依那西普的浓度或增加给药次数是否能改善疗效还不得而知。另一个用可溶性的 TNF 受体(p55TNFR,onercept)治疗 Crohn 病的临床试验正在进行中[142]。目前,英夫利昔是 FDA 批准的用于 Crohn 病治疗的唯一 TNF 拮抗剂。

(二)银屑病、银屑病性关节炎和强直性脊柱炎

已证明英夫利昔和依那西普能有效治疗银屑病、银屑病性关节炎和强直性脊柱炎(第 63、64 章)。在一个Ⅱ期临床试验中[181],60 例银屑病性关节炎患者接受依那西普(25mg 皮下给药,每周 2 次)或安慰剂治疗 3 个月。试验结束时 ACR20、银屑病性关节炎反应标准(PsARC)和银屑病皮损都有改善。依那西普组分别有 87%和 73%的患者达到 PsARC 和 ACR 反应标准,与之相比,安慰剂组的相应数值仅分别为 23%和 13%(两组比较,均为 $p<0.001$)。另外,21%的患者经依那西普治疗后皮损改善,而安慰剂组的这一数值为 0%($p=0.037$)。一个Ⅲ期试验初步结果也肯定了这些有益的临床结果,而且还提示依那西普能改善关节损害的 X 线片表现[182]。与安慰剂相比,两种剂量(5 mg/kg 和 10 mg/kg)的英夫利昔均能显著改善斑片型银屑病的皮损[183]。至编写本章节时,尚未见英夫利昔治疗银屑病关节炎的临床试验的报道。

几个小规模的安慰剂对照试验的结果都表明,依那西普和英夫利昔均能减轻强直性脊柱炎的临床症状并改善其 X 线片表现。在一个试验中,40 例患者应用依那西普或安慰剂治疗 3 个月[184],结果依那西普组患者的临床反应和脊柱活动性均比安慰剂组显著改善(两组参数比较均为 $p<0.05$)。在另一个由 70 例强直性脊柱炎患者参与的安慰剂对照试验中[185],经英夫利昔或安慰剂治疗 12 周,53%的英夫利昔单抗组患者强直性脊柱炎活动指数改善了 50%,安慰剂对照组患者的这一指标为 9%($p<0.0001$)。英夫利昔组患者的功能和生活质量也得到很大程度的提高。其中 20 例患者接受了脊柱 MRI 评估[186]。根据新的 MRI 评分系统,活动性 MRI 病损分值在英夫利昔组改善了40%~60%,而安慰剂组只改善了 6%~21%,慢性 MRI 损伤分值在英夫利昔组改进了 7%,而在安慰剂组却恶化了 35%。Van den Bosch 等[187]报道,接受英夫利昔治疗的强直性脊柱炎患者中,医生和患者对疾病活动性的评估均明显好于接受安慰剂治疗的患者。在这些试验中,接受英夫利昔治疗的患者出现了几例散在的结核和 1 例肺过敏性肉芽肿。

依那西普是目前经 FDA 批准用于银屑病性关节炎治疗的唯一一个 TNF 拮抗剂。在美国,依那西普也被批准用于强直性脊柱炎的治疗,而在欧洲,英夫利昔被批准治疗银屑病性关节炎。

(三)其他慢性炎症性疾病

长期使用慢性 TNF 抑制剂会导致肉芽肿的消散,这不利于感染性肉芽肿病如结核病,但却可能有益于非感染性肉芽肿病如韦格纳肉芽肿、白塞病和结节病。在一个关于依那西普治疗韦格纳肉芽肿安全性的开放试验中,20 例活动性韦格纳肉芽肿患者经治疗后,平均 Birminghan 血管炎活动分值从试验前的 3.6 降至6 个月后的 0.6($p<0.001$)[188]。依那西普治疗韦格纳肉芽肿的Ⅱ/Ⅲ期临床试验目前正在进行中。与安慰剂相比,依那西普治疗白塞病患者一个月后,患者的皮肤黏膜表现明显

改善[189]。依那西普和英夫利昔治疗葡萄膜炎的几个小样本试验结果不尽一致[190-192]，并且未见安慰剂对照试验报道。有人提议长期使用TNF-α抑制剂是治疗肉状瘤病的合理方法[193]，但至今尚未见安慰剂对照试验报道。

九、目前TNF拮抗剂和IL-1拮抗剂的适应证

目前FDA已批准依那西普用于治疗成人和儿童的中到重度活动性RA，可以单独使用或与MTX联合使用。该药还被批准用于银屑病性关节炎和强直性脊柱炎的治疗。成人剂量为25 mg每周2次，皮下注射。4~17岁少儿的推荐剂量为0.4 mg/kg，每周2次(每次最大剂量不超过25 mg)。

FDA批准英夫利昔联合MTX治疗成人中到重度活动性RA。建议起始剂量为3 mg/kg，在第0、2、6周时经静脉给药，之后每8周重复给药一次，同时给予MTX。如果没有出现治疗反应，英夫利昔的剂量可增加到10 mg/kg或给药间隔可缩短至4~6周。英夫利昔的适应证还包括对常规治疗方法无明显效果的中到重度活动性或已肠造瘘的Crohn病。在欧洲，英夫利昔还被批准用于强直性脊柱炎的治疗。

阿达木被FDA批准用于治疗经一种或多种DMARD治疗疗效不明显的成人中到重度活动性RA，可单独或联合MTX及其他DMARD使用，起始剂量是40 mg每两周一次，皮下注射。如果临床疗效不明显，用药间隔可缩短至每周一次。

FDA批准阿那白滞素用于治疗对一种或多种DMARD无效的中到重度活动性RA。可单独或联合MTX及其他DMARD使用。用量为100 mg/d，皮下注射。

慢性感染或有反复感染病史的患者在使用上述四种生物制剂时应小心谨慎。当接受某种TNF抑制剂或IL-1抑制剂治疗的患者出现严重感染时，应停止治疗直到感染消除。强烈建议在使用TNF拮抗剂前筛查患者潜在的结核病。对于充血性心力衰竭的患者，不应使用TNF拮抗剂。对于妊娠患者，FDA将这四种治疗列为B类指示(没有风险证据)，只有在确切需要时才能使用。最新数据显示，TNF拮抗剂和IL-1拮抗剂联合使用时的疗效不增加，毒副作用却增加，因此，不应联合使用TNF抑制剂和IL-1拮抗剂。

十、小结

体外和动物实验的研究都提示，在RA的关节中，TNF和IL-1是炎症反应途径中关键的邻近炎症介质。已有很多RA临床试验为该假说提供了佐证。TNF拮抗剂和IL-1抑制剂不仅能极大地减少炎症标志物，而且能延缓关节结构破坏，在疾病早期和晚期，它们的疗效似乎是一样的。对RA患者和其他慢性炎性疾的患者而言，从长远来看，如此显著的疗效意味着更少的伤残发生和更高的生活质量。

TNF抑制剂在治疗RA、炎症性肠病和银屑病中所显示的显著疗效，可能只是冰山一角。所有以自身免疫应答为主导的慢性(非感染性)炎症性疾病都可能是抗TNF制剂潜在的治疗对象。在不依赖TNF-α的情况下，IL-1在慢性炎症反应发生机制中的作用尚待彻底澄清，直到更有潜力、作用时间更长的IL-1拮抗剂得到发展。停止抗细胞因子的治疗后疾病的活动性复发表明，炎症反应的级联被打乱，但疾病的潜在原因仍未找到。而且，长期使用TNF拮抗剂引起的机会感染的发生和播散可以明确提示，内源性TNF在宿主防御反应中起到了很重要的自身稳定作用。更有潜能的IL-1拮抗剂是否会同样与机会感染风险的增加有关有待于进一步探讨。

(帅宗文 张奉春 译 张奉春 校)

参考文献

1. Choy EH, Panayi GS. Cytokine pathways and joint inflammation in rheumatoid arthritis. *N Engl J Med* 2001;344:907–916.
2. Firestein GS, Xu WD, Townsend K, et al. Cytokines in chronic inflammatory arthritis. 1. Failure to detect T-cell lymphokines (interleukin-2 and interleukin-3) and presence of macrophage colony-stimulating factor (CSF-1) and a novel mast-cell growth-factor in rheumatoid synovitis. *J Exp Med* 1988;168:1573–1586.
3. Moreland LW, Heck LW Jr, Koopman WJ. Biologic agents for treating rheumatoid arthritis. Concepts and progress. *Arthritis Rheum* 1997;40:397–409.
4. Firestein GS, Alvaro-Gracia JM, Maki R, et al. Quantitative analysis of cytokine gene expression in rheumatoid arthritis. *J Immunol* 1990;144:3347–3353.
5. Alvarogracia JM, Zvaifler NJ, Brown CB, et al. Cytokines in chronic inflammatory arthritis. 6. Analysis of the synovial-cells involved in granulocyte-macrophage colony-stimulating factor production and gene-expression in rheumatoid-arthritis and its regulation by IL-1 and tumor-necrosis-factor-alpha. *J Immunol* 1991;146:3365–3371.
6. Firestein GS, Zvaifler NJ. How important are T cells in chronic rheumatoid synovitis? *Arthritis Rheum* 1990;33:768–773.
7. Saklatvala J, Sarsfield SJ, Townsend Y. Pig interleukin 1. Purification of two immunologically different leukocyte proteins that cause cartilage resorption, lymphocyte activation, and fever. *J Exp Med* 1985;162:1208–1222.
8. Dayer JM, Beutler B, Cerami A. Cachectin/tumor necrosis factor stimulates collagenase and prostaglandin E_2 production by human synovial cells and dermal fibroblasts. *J Exp Med* 1985;162:2163–2168.

9. Cavender D, Saegusa Y, Ziff M. Stimulation of endothelial cell binding of lymphocytes by tumor necrosis factor. *J Immunol* 1987;139: 1855–1860.
10. Gamble JR, Harlan JM, Klebanoff SJ, Vadas MA. Stimulation of the adherence of neutrophils to umbilical vein endothelium by human recombinant tumor necrosis factor. *Proc Natl Acad Sci U S A* 1985;82: 8667–8671.
11. Firestein GS. Rheumatoid synovitis and pannus. *Rheumatology*, 2nd edition. London: CV Mosby, 1999:13.1–13.24.
12. Dinarello CA, Cannon JG, Wolff SM, et al. Tumor-necrosis-factor (cachectin) is an endogenous pyrogen and induces production of interleukin-1. *J Exp Med* 1986;163:1433–1450.
13. Philip R, Epstein LB. tumor-necrosis-factor as immunomodulator and mediator of monocyte cytotoxicity induced by itself, gamma-interferon and interleukin-1. *Nature* 1986;323:86–89.
14. Ikejima T, Okusawa S, Ghezzi P, et al. Interleukin-1 induces tumor-necrosis-factor (TNF) in human peripheral-blood mononuclear-cells *in vitro* and a circulating TNF-like activity in rabbits. *J Infect Dis* 1990;162:215–223.
15. Dinarello CA, Ikejima T, Warner SJC, et al. Interleukin-1 induces interleukin-1. 1. Induction of circulating interleukin-1 in rabbits *in vivo* and in human mononuclear-cells *in vitro*. *J Immunol* 1987;139:1902–1910.
16. Marinova-Mutafchieva L, Williams RO, Mason LJ, et al. Dynamics of proinflammatory cytokine expression in the joints of mice with collagen-induced arthritis (CIA). *Clin Exp Immunol* 1997;107:507–512.
17. Mussener A, Litton MJ, Lindroos E, et al. Cytokine production in synovial tissue of mice with collagen-induced arthritis (CIA). *Clin Exp Immunol* 1997;107:485–493.
18. Stasiuk LM, Abehsira-Amar O, Fournier C. Collagen-induced arthritis in DBA/1 mice: cytokine gene activation following immunization with type II collagen. *Cell Immunol* 1996;173:269–275.
19. Thornton S, Duwel LE, Boivin GP, et al. Association of the course of collagen-induced arthritis with distinct patterns of cytokine and chemokine messenger RNA expression. *Arthritis Rheum* 1999;42: 1109–1118.
20. Williams RO, Feldmann M, Maini RN. Anti-tumor necrosis factor ameliorates joint disease in murine collagen-induced arthritis. *Proc Natl Acad Sci U S A* 1992;89:9784–9788.
21. Mori L, Iselin S, De Libero G, et al. Attenuation of collagen-induced arthritis in 55-kDa TNF receptor type 1 (TNFR1)-IgG1-treated and TNFR1-deficient mice. *J Immunol* 1996;157:3178–3182.
22. Thorbecke GJ, Shah R, Leu CH, et al. Involvement of endogenous tumor-necrosis-factor-alpha and transforming growth-factor-beta during induction of collagen type-II arthritis in mice. *Proc Natl Acad Sci U S A* 1992;89:7375–7379.
23. Piguet PF, Grau GE, Vesin C, et al. Evolution of collagen arthritis in mice is arrested by treatment with antitumor necrosis factor (TNF) antibody or a recombinant soluble TNF receptor. *Immunology* 1992; 77:510–514.
24. Keffer J, Probert L, Cazlaris H, et al. Transgenic mice expressing human tumour necrosis factor: a predictive genetic model of arthritis. *EMBO J* 1991;10:4025–4031.
25. Alexopoulou L, Pasparakis M, Kollias G. A murine transmembrane tumor necrosis factor (TNF) transgene induces arthritis by cooperative p55/p75 TNF receptor signaling. *Eur J Immunol* 1997;27:2588–2592.
26. Edwards CK, Chlipala ES, Dinarello CA, et al. Clinical and histopathologic characterization of arthritis in male and female tumor necrosis factor-alpha knockout [TNF-alpha(−/−)] and membrane-bound TNF-alpha transgenic [TNF-alpha (TgA86)] mice injected with *Mycoplasma pulmonis* of *Mycoplasma* arthritis. *Arthritis Rheum* 1999;42(suppl):120.
27. Bessis N, Guery L, Mantovani A, et al. The type II decoy receptor of IL-1 inhibits murine collagen-induced arthritis. *Eur J Immunol* 2000; 30:867–875.
28. Joosten LAB, Helsen MMA, Saxne T, et al. IL-1 alpha beta blockade prevents cartilage and bone destruction in murine type II collagen-induced arthritis, whereas TNF-alpha blockade only ameliorates joint inflammation. *J Immunol* 1999;163:5049–5055.
29. Bakker AC, Joosten LAB, Arntz OJ, et al. Prevention of murine collagen-induced arthritis in the knee and ipsilateral paw by local expression of human interleukin-1 receptor antagonist protein in the knee. *Arthritis Rheum* 1997;40:893–900.
30. Makarov SS, Olsen JC, Johnston WN, et al. Suppression of experimental arthritis by gene transfer of interleukin 1 receptor antagonist cDNA. *Proc Natl Acad Sci U S A* 1996;93:402–406.
31. Otani K, Nita I, Macaulay W, et al. Suppression of antigen-induced arthritis in rabbits by *ex vivo* gene therapy. *J Immunol* 1996;156: 3558–3562.
32. Horai R, Saijo S, Tanioka H, et al. Development of chronic inflammatory arthropathy resembling rheumatoid arthritis in interleukin 1 receptor antagonist-deficient mice. *J Exp Med* 2000;191:313–320.
33. Niki Y, Yamada H, Seki S, et al. Macrophage- and neutrophil-dominant arthritis in human IL-1 alpha transgenic mice. *J Clin Invest* 2001;107:1127–1135.
34. Bendele AM, Chlipala ES, Scherrer J, et al. Combination benefit of treatment with the cytokine inhibitors interleukin-1 receptor antagonist and PEGylated soluble tumor necrosis factor receptor type I in animal models of rheumatoid arthritis. *Arthritis Rheum* 2000;43: 2648–2659.
35. Probert L, Plows D, Kontogeorgos G, et al. The type-i interleukin-1 receptor acts in series with tumor-necrosis-factor (TNF) to induce arthritis in TNF-transgenic mice. *Eur J Immunol* 1995;25:1794–1797.
36. van den Berg WB. Uncoupling of inflammatory and destructive mechanisms in arthritis. *Semin Arthritis Rheum* 2001;30:7–16.
37. Carswell EA, Old LJ, Kassel RL, et al. An endotoxin-induced serum factor that causes necrosis of tumors. *Proc Natl Acad Sci U S A* 1975; 72:3666–3670.
38. Beutler B, Greenwald D, Hulmes JD, et al. Identity of tumour necrosis factor and the macrophage-secreted factor cachectin. *Nature* 1985; 316:552–554.
39. Wallach D, Varfolomeev EE, Malinin NL, et al. Tumor necrosis factor receptor and Fas signaling mechanisms. *Annu Rev Immunol* 1999;17: 331–367.
40. Bazzoni F, Beutler B. The tumor necrosis factor ligand and receptor families. *N Engl J Med* 1996;334:1717–1725.
41. Yonehara S, Ishii A, Yonehara M. A cell-killing monoclonal antibody (anti-Fas) to a cell surface antigen co-downregulated with the receptor of tumor necrosis factor. *J Exp Med* 1989;169:1747–1756.
42. Grell M, Douni E, Wajant H, et al. The transmembrane form of tumor-necrosis-factor is the prime activating ligand of the 80 kDa tumor-necrosis-factor receptor. *Cell* 1995;83:793–802.
43. Williams LM, Gibbons DL, Gearing A, et al. Paradoxical effects of a synthetic metalloproteinase inhibitor that blocks both p55 and p75 TNF receptor shedding and TNF alpha processing in RA synovial membrane cell cultures. *J Clin Invest* 1996;97:2833–2841.
44. Dinarello CA. Blocking interleukin-1 and tumor necrosis factor in disease. *Eur Cytokine Network* 1997;8:294–296.
45. Kobayashi Y, Yamamoto K, Saido T, et al. Identification of calcium-activated neutral protease as a processing enzyme of human interleukin-1-alpha. *Proc Natl Acad Sci U S A* 1990;87:5548–5552.
46. Black RA, Kronheim SR, Cantrell M, et al. Generation of biologically-active interleukin-1-beta by proteolytic cleavage of the inactive precursor. *J Biol Chem* 1988;263:9437–9442.
47. Wilson KP, Black JAF, Thomson JA, et al. Structure and mechanism of interleukin-1-beta converting-enzyme. *Nature* 1994;370:270–275.
48. Haskill S, Martin G, Van Le L, Morris J, et al. cDNA cloning of an intracellular form of the human interleukin 1 receptor antagonist associated with epithelium. *Proc Natl Acad Sci U S A* 1991;88:3681–3685.
49. Gabay C, Porter B, Fantuzzi G, et al. Mouse IL-1 receptor antagonist isoforms: complementary DNA cloning and protein expression of intracellular isoform and tissue distribution of secreted and intracellular IL-1 receptor antagonist *in vivo*. *J Immunol* 1997;159:5905–5913.
50. Arend WP. Interleukins and arthritis—IL-1 antagonism in inflammatory arthritis. *Lancet* 1993;341:155–156.
51. Sims JE, Gayle MA, Slack JL, et al. Interleukin 1 signaling occurs exclusively via the type I receptor. *Proc Natl Acad Sci U S A* 1993; 90:6155–6159.
52. Dower SK, Wignall JM, Schooley K, et al. Retention of ligand binding activity by the extracellular domain of the IL-1 receptor. *J Immunol* 1989;142:4314–4320.
53. Stahl N, Yancopoulos GD. The alphas, betas, and kinases of cytokine receptor complexes. *Cell* 1993;74:587–590.
54. Greenfeder SA, Nunes P, Kwee L, et al. Molecular-cloning and char-

acterization of a 2nd subunit of the interleukin-1 receptor complex. *J Biol Chem* 1995;270:13757–13765.
55. Evans RJ, Bray J, Childs JD, et al. Mapping receptor binding sites in interleukin (IL)-1 receptor antagonist and IL-1 beta by site-directed mutagenesis. Identification of a single site in IL-1ra and two sites in IL-1 beta. *J Biol Chem* 1995;270:11477.
56. Colotta F, Re F, Muzio M, et al. Interleukin-1 type II receptor: a decoy target for IL-1 that is regulated by IL-4. *Science* 1993;261:472–475.
57. Symons JA, Eastgate JA, Duff GW. Purification and characterization of a novel soluble receptor for interleukin 1. *J Exp Med* 1991;174:1251–1254.
58. Arend WP, Malyak M, Smith MF Jr, et al. Binding of IL-1 alpha, IL-1 beta, and IL-1 receptor antagonist by soluble IL-1 receptors and levels of soluble IL-1 receptors in synovial fluids. *J Immunol* 1994;153:4766–4774.
59. Giri JG, Wells J, Dower SK, et al. Elevated levels of shed type-II IL-1 receptor in sepsis—potential role for type-II receptor in regulation of IL-1 responses. *J Immunol* 1994;153:5802–5809.
60. Mohler KM, Torrance DS, Smith CA, et al. Soluble tumor necrosis factor (TNF) receptors are effective therapeutic agents in lethal endotoxemia and function simultaneously as both TNF carriers and TNF antagonists. *J Immunol* 1993;151:1548–1561.
61. Edwards CK. PEGylated recombinant human soluble tumour necrosis factor receptor type I (r-Hu-sTNF-RI): novel high affinity TNF receptor designed for chronic inflammatory diseases. *Ann Rheum Dis* 1999;58:73–81.
62. Lesslauer W, Tabuchi H, Gentz R, et al. Recombinant soluble tumor-necrosis-factor receptor proteins protect mice from lipopolysaccharide-induced lethality. *Eur J Immunol* 1991;21:2883–2886.
63. Kneer J, Leudin E, Lesslauer W, et al. An assessment of the effect of anti-drug antibody formation on the pharmacokinetics and pharmacodynamics of sTNFr55-IgG (Ro 45–2081-Lenercept [LEN]) (S.C.) in patients with rheumatoid arthritis (RA). *Arthritis Rheum* 1998;41 (suppl):58.
64. Elliott MJ, Maini RN, Feldmann M, et al. Treatment of rheumatoid arthritis with chimeric monoclonal antibodies to tumor necrosis factor alpha. *Arthritis Rheum* 1993;36:1681–1690.
65. van de Putte LBA, van Riel PLCM, den Broeder A, et al. A single dose placebo controlled phase 1 study of the fully human anti-TNF antibody D2E7 in patients with rheumatoid arthritis. *Arthritis Rheum* 1998;41(suppl):57.
66. Rankin EC, Choy EH, Kassimos D, et al. The therapeutic effects of an engineered human anti-tumour necrosis factor alpha antibody (CDP571) in rheumatoid arthritis. *Br J Rheumatol* 1995;34:334–342.
67. Choy EHS, Hazleman B, Smith M, et al. Efficacy of a novel PEGylated humanized anti-TNF fragment (CDP870) in patients with rheumatoid arthritis: a phase II double-blinded, randomized, dose-escalating trial. *Rheumatology* 2002;41:1133–1137.
68. Conway JG, Andrews RC, Beaudet B, et al. Inhibition of tumor necrosis factor-alpha (TNF-alpha) production and arthritis in the rat by GW3333, a dual inhibitor of TNF-alpha-converting enzyme and matrix metalloproteinases. *J Pharmacol Exp Ther* 2001;298:900–908.
69. Beck G, Bottomley G, Bradshaw D, et al. (E)-2(R)-[1(S)-(hydroxycarbamoyl)-4-phenyl-3-butenyl]-2′-isobutyl-2′-(methanesulfonyl)-4-methylvalerohydrazide (Ro 32–7315), a selective and orally active inhibitor of tumor necrosis factor-alpha convertase. *J Pharmacol Exp Ther* 2002;302:390–396.
70. Seckinger P, Klein-Nulend J, Alander C, et al. Natural and recombinant human IL-1 receptor antagonists block the effects of IL-1 on bone resorption and prostaglandin production. *J Immunol* 1990;145:4181–4184.
71. Hannum CH, Wilcox CJ, Arend WP, et al. Interleukin-1 receptor antagonist activity of a human interleukin-1 inhibitor. *Nature* 1990;343:336–340.
72. Arend WP, Welgus HG, Thompson RC, et al. Biological properties of recombinant human monocyte-derived interleukin 1 receptor antagonist. *J Clin Invest* 1990;85:1694–1697.
73. Sims JE, Gayle MA, Slack JL, et al. Interleukin-1 signaling occurs exclusively via the type-I receptor. *Proc Natl Acad Sci U S A* 1993;90:6155–6159.
74. Drevlow BE, Lovis R, Haag MA, et al. Recombinant human interleukin-1 receptor type I in the treatment of patients with active rheumatoid arthritis. *Arthritis Rheum* 1996;39:257–265.
75. Dawson J, Engelhardt P, Kastelic T, et al. Effects of soluble interleukin-1 type II receptor on rabbit antigen-induced arthritis: clinical, biochemical and histological assessment. *Rheumatology (Oxford)* 1999;38:401–406.
76. Economides AN, Carpenter LR, Rudge JS, et al. Cytokine traps: multi-component, high-affinity blockers of cytokine action. *Nat Med* 2003;9:47–52.
77. Dinarello CA. Biologic basis for interleukin-1 in disease. *Blood* 1996;87:2095–2147.
78. vandenBerg WB, Joosten LAB, Helsen M, et al. Amelioration of established murine collagen-induced arthritis with anti-IL-1 treatment. *Clin Exp Immunol* 1994;95:237–243.
79. Ku G, Faust T, Lauffer LL, et al. Interleukin-1 beta converting enzyme inhibition blocks progression of type II collagen-induced arthritis in mice. *Cytokine* 1996;8:377–386.
80. Randle JCR, Harding MW, Ku G, et al. ICE/caspase-1 inhibitors as novel anti-inflammatory drugs. *Exp Opin Invest Drugs* 2001;10:1207–1209.
81. Elliott MJ, Maini RN, Feldmann M, et al. Randomised double-blind comparison of chimeric monoclonal antibody to tumour necrosis factor alpha (cA2) versus placebo in rheumatoid arthritis. *Lancet* 1994;344:1105–1110.
82. Elliott MJ, Maini RN, Feldmann M, et al. Repeated therapy with monoclonal antibody to tumour necrosis factor alpha (cA2) in patients with rheumatoid arthritis. *Lancet* 1994;344:1125–1127.
83. Maini RN, Breedveld FC, Kalden JR, et al. Therapeutic efficacy of multiple intravenous infusions of anti-tumor necrosis factor alpha monoclonal antibody combined with low-dose weekly methotrexate in rheumatoid arthritis. *Arthritis Rheum* 1998;41:1552–1563.
84. Maini R, St Clair EW, Breedveld F, et al. Infliximab (chimeric anti-tumour necrosis factor alpha monoclonal antibody) versus placebo in rheumatoid arthritis patients receiving concomitant methotrexate: a randomised phase III trial. *Lancet* 1999;354:1932–1939.
85. Lipsky PE, van der Heijde DMFM, St Clair EW, et al. Infliximab and methotrexate in the treatment of rheumatoid arthritis. *N Engl J Med* 2000;343:1594–1602.
86. Moreland LW, Margolies G, Heck LW Jr, et al. Recombinant soluble tumor necrosis factor receptor (p80) fusion protein: toxicity and dose finding trial in refractory rheumatoid arthritis. *J Rheumatol* 1996;23:1849–1855.
87. Moreland LW, Baumgartner SW, Schiff MH, et al. Treatment of rheumatoid arthritis with a recombinant human tumor necrosis factor receptor (p75)-Fc fusion protein. *N Engl J Med* 1997;337:141–147.
88. Moreland LW, Schiff MH, Baumgartner SW, et al. Etanercept therapy in rheumatoid arthritis. A randomized, controlled trial. *Ann Intern Med* 1999;130:478–486.
89. Weinblatt ME, Kremer JM, Bankhurst AD, et al. A trial of etanercept, a recombinant tumor necrosis factor receptor:Fc fusion protein, in patients with rheumatoid arthritis receiving methotrexate. *N Engl J Med* 1999;340:253–259.
90. Bathon JM, Martin RW, Fleischmann RM, et al. A comparison of etanercept and methotrexate in patients with early rheumatoid arthritis. *N Engl J Med* 2000;343:1586–1593.
91. Campion GV, Lebsack ME, Lookabaugh J, et al. Dose-range and dose-frequency study of recombinant human interleukin-1 receptor antagonist in patients with rheumatoid arthritis. The IL-1Ra Arthritis Study Group. *Arthritis Rheum* 1996;39:1092–1101.
92. van de Putte LB, Atkins C, Malaise M, et al. Adalimumab (D2E7) Monotherapy in the treatment of patients with severely active rheumatoid arthritis. *Arthritis Rheum* 2002;46(suppl 9):205.
93. Keystone E, Kavanaugh A, Sharp JT, et al. Adalimumab (D2E7), a fully human anti-TNF-alpha monoclonal antibody, inhibits the progression of structural joint damage in patients with active RA despite concomitant methotrexate therapy. *Arthritis Rheum* 2002;46(suppl 9):205.
94. Bresnihan B, Alvaro-Gracia JM, Cobby M, et al. Treatment of rheumatoid arthritis with recombinant human interleukin-1 receptor antagonist. *Arthritis Rheum* 1998;41:2196–2204.
95. Jiang Y, Genant HK, Watt I, et al. A multicenter, double-blind, dose-ranging, randomized, placebo-controlled study of recombinant human interleukin-1 receptor antagonist in patients with rheumatoid arthritis:

radiologic progression and correlation of Genant and Larsen scores. *Arthritis Rheum* 2000;43:1001–1009.
96. Cohen S, Hurd E, Cush J, et al. Treatment of rheumatoid arthritis with anakinra, a recombinant human interleukin-1 receptor antagonist, in combination with methotrexate—results of a twenty-four-week, multicenter, randomized, double-blind, placebo-controlled trial. *Arthritis Rheum* 2002;46:614–624.
97. Fleischmann RM, Schechtman J, Bennett R, et al. Anakinra, a recombinant human interleukin-1 receptor antagonist (r-metHuIL-1ra), in patients with rheumatoid arthritis—a large, international, multicenter, placebo-controlled trial. *Arthritis Rheum* 2003;48:927–934.
98. Weinblatt ME, Keystone EC, Furst DE, et al. Adalimumab, a fully human anti-tumor necrosis factor alpha monoclonal antibody, for the treatment of rheumatoid arthritis in patients taking concomitant methotrexate: the ARMADA trial. *Arthritis Rheum* 2003;48:35–45.
99. Furst D, Schiff M, Fleischmann RM, et al. Safety and efficacy of adalimumab (D2E7), a fully human anti-TNF-alpha monoclonal antibody, given in combination with standard anti-rheumatic therapy: safety trial of adalimumab in rheumatoid arthritis (STAR). *Arthritis Rheum* 2002;46(suppl 9):572.
100. Felson DT, Anderson JJ, Boers M, et al. The American College of Rheumatology preliminary core set of disease-activity measures for rheumatoid-arthritis clinical trials. *Arthritis Rheum* 1993;36:729–740.
101. Paulus HE, Egger MJ, Ward JR, et al. Analysis of improvement in individual rheumatoid-arthritis patients treated with disease-modifying antirheumatic drugs, based on the findings in patients treated with placebo. *Arthritis Rheum* 1990;33:477–484.
102. Lovell DJ, Giannini EH, Reiff A, et al. Etanercept in children with polyarticular juvenile rheumatoid arthritis. Pediatric Rheumatology Collaborative Study Group. *N Engl J Med* 2000;342:763–769.
103. van der Heijde DM, van Leeuwen MA, van Riel PL, et al. Biannual radiographic assessments of hands and feet in a three-year prospective followup of patients with early rheumatoid arthritis. *Arthritis Rheum* 1992;35:26–34.
104. Fuchs HA, Kaye JJ, Callahan LF, et al. Evidence of significant radiographic damage in rheumatoid arthritis within the first 2 years of disease. *J Rheumatol* 1989;16:585–591.
105. Plant MJ, Jones PW, Saklatvala J, et al. Patterns of radiological progression in early rheumatoid arthritis: results of an 8 year prospective study. *J Rheumatol* 1998;25:417–426.
106. Brook A, Corbett M. Radiographic changes in early rheumatoid disease. *Ann Rheum Dis* 1977;36:71–73.
107. Pincus T, Callahan LF. Remodeling the pyramid or remodeling the paradigms concerning rheumatoid arthritis—lessons from Hodgkin's disease and coronary artery disease. *J Rheumatol* 1990;17:1582–1585.
108. Sharp JT. Radiologic assessment as an outcome measure in rheumatoid arthritis. *Arthritis Rheum* 1989;32:221–229.
109. Adalimumab (Humira) package insert, 2003.
110. Guler H, Caldwell JR, Littlejohn T III, et al. A phase I, single dose escalation study of IL-1 trap in patients with rheumatoid arthritis. *Arthritis Rheum* 2001;44(suppl 9):370.
111. Fisher CJ Jr, Agosti JM, Opal SM, et al. Treatment of septic shock with the tumor necrosis factor receptor:Fc fusion protein. The Soluble TNF Receptor Sepsis Study Group. *N Engl J Med* 1996;334:1697–1702.
112. Pasparakis M, Alexopoulou L, Episkopou V, et al. Immune and inflammatory responses in TNF alpha-deficient mice: a critical requirement for TNF alpha in the formation of primary B cell follicles, follicular dendritic cell networks and germinal centers, and in the maturation of the humoral immune response. *J Exp Med* 1996;184:1397–1411.
113. Rothe J, Lesslauer W, Lotscher H, et al. Mice lacking the tumour necrosis factor receptor 1 are resistant to TNF-mediated toxicity but highly susceptible to infection by *Listeria monocytogenes*. *Nature* 1993;364:798–802.
114. Erickson SL, Desauvage FJ, Kikly K, et al. Decreased sensitivity to tumor-necrosis-factor but normal T-cell development in TNF receptor-2-deficient mice. *Nature* 1994;372:560–563.
115. Chang J, Kaufmann SHE. Immune mechanisms of protection. In: Bloom BR, ed. *Tuberculosis: pathogenesis, protection, and control.* Washington, DC: 1994:389.
116. Gordon S, Keshav S, Stein M. BCG-induced granuloma-formation in murine tissues. *Immunobiology* 1994;191:369–377.
117. Kindler V, Sappino AP, Grau GE, et al. The inducing role of tumor necrosis factor in the development of bactericidal granulomas during BCG infection. *Cell* 1989;56:731–740.
118. Senaldi G, Yin S, Shaklee CL, et al. *Corynebacterium parvum*– and *Mycobacterium bovis* bacillus Calmette-Guerin–induced granuloma formation is inhibited in TNF receptor I (TNF-RI) knockout mice and by treatment with soluble TNF-RI. *J Immunol* 1996;157:5022–5026.
119. Bean AGD, Roach DR, Briscoe H, et al. Structural deficiencies in granuloma formation in TNF gene–targeted mice underlie the heightened susceptibility to aerosol *Mycobacterium tuberculosis* infection, which is not compensated for by lymphotoxin. *J Immunol* 1999;162:3504–3511.
120. Mohan VP, Scanga CA, Yu K, et al. Effects of tumor necrosis factor alpha on host immune response in chronic persistent tuberculosis: possible role for limiting pathology. *Infect Immun* 2001;69:1847–1855.
121. Bopst M, Garcia I, Guler R, et al. Differential effects of TNF and LT alpha in the host defense against M-bovis BCG. *Eur J Immunol* 2001;31:1935–1943.
122. Roach DR, Briscoe H, Saunders B, et al. Secreted lymphotoxin-alpha is essential for the control of an intracellular bacterial infection. *J Exp Med* 2001;193:239–246.
123. Keane J, Gershon S, Wise RP, et al. Tuberculosis associated with infliximab, a tumor necrosis factor alpha-neutralizing agent. *N Engl J Med* 2001;345:1098–1104.
124. Wallis WJ, Burge DJ, Holmdahl R, et al. Infection reports with etanercept (Enbrel) therapy. *Arthritis Rheum* 2001;44(suppl):154.
125. Manadan AM, Mohan AK, Cote TR, et al. Tuberculosis and etanercept treatment. *Arthritis Rheum* 2002;46(suppl):166.
126. Small PM, Fujiwara PI. Management of tuberculosis in the United States. *N Engl J Med* 2001;345:189–200.
127. Wolfe F, Rehman V, Lane NE, et al. Starting a disease modifying antirheumatic drug or a biologic agent in rheumatoid arthritis: standards of practice for RA treatment. *J Rheumatol* 2001;28:1704–1711.
128. Scallon B, Cai A, Solowski N, et al. Binding and functional comparisons of two types of tumor necrosis factor antagonists. *J Pharmacol Exp Ther* 2002;301:418–426.
129. U.S. Food and Drug Administration. Update on TNF-alpha blocking agents. 2003.
130. Slifman NR, Gershon SK, Lee JH, et al. *Listeria monocytogenes* infection as a complication of treatment with tumor necrosis factor alpha–neutralizing agents. *Arthritis Rheum* 2003;48:319–324.
131. Bergstrom L, Yocum D, Tesser J, et al. Coccidiomycosis (valley fever) occurring during infliximab therapy. *Arthritis Rheum* 2002;46(suppl):169.
132. Kamel OW, Vanderijn M, Hanasono MM, et al. Immunosuppression-associated lymphoproliferative disorders in rheumatic patients. *Leuk Lymphoma* 1995;16:363–368.
133. Isomaki HA, Hakulinen T, Joutsenlahti U. Excess risk of lymphomas, leukemia and myeloma in patients with rheumatoid arthritis. *J Chronic Dis* 1978;31:691–696.
134. Gridley G, Mclaughlin JK, Ekbom A, et al. Incidence of cancer among patients with rheumatoid-arthritis. *J Natl Cancer Inst* 1993;85:307–311.
135. Mellemkjaer L, Linet MS, Gridley G, et al. Rheumatoid arthritis and cancer risk. *Eur J Cancer* 1996;32A:1753–1757.
136. Thomas E, Brewster DH, Black RJ, et al. Risk of malignancy among patients with rheumatic conditions. *Int J Cancer* 2000;88:497–502.
137. Georgescu L, Quinn GC, Schwartzman S, et al. Lymphoma in patients with rheumatoid arthritis: association with the disease state or methotrexate treatment. *Semin Arthritis Rheum* 1997;26:794–804.
138. Kamel OW, Weiss LM, Vanderijn M, et al. Hodgkin's disease and lymphoproliferations resembling Hodgkin's disease in patients receiving long-term low-dose methotrexate therapy. *Am J Surg Pathol* 1996;20:1279–1287.
139. Baecklund E, Ekbom A, Sparen P, et al. Disease activity and risk of lymphoma in patients with rheumatoid arthritis: nested case-control study. *BMJ* 1998;317:180–181.
140. Salloum E, Cooper DL, Howe G, et al. Spontaneous regression of lymphoproliferative disorders in patients treated with methotrexate for rheumatoid arthritis and other rheumatic diseases. *J Clin Oncol* 1996;14:1943–1949.

141. Brown SL, Greene MH, Gershon SK, et al. Tumor necrosis factor antagonist therapy and lymphoma development: twenty-six cases reported to the Food and Drug Administration. *Arthritis Rheum* 2002;46:3151–3158.
142. Rutgeerts P, Lemmens L, Van Assche G, et al. Treatment of active Crohn's disease with onercept (recombinant human soluble p55 tumour necrosis factor receptor): results of a randomized, open-label, pilot study. *Aliment Pharmacol Ther* 2003;17:185–192.
143. Baert F, Noman M, Vermeire S, et al. Influence of immunogenicity on the long-term efficacy of infliximab in Crohn's disease. *N Engl J Med* 2003;348:601–608.
144. Shakoor N, Michalska M, Harris CA, et al. Drug-induced systemic lupus erythematosus associated with etanercept therapy. *Lancet* 2002; 359:579–580.
145. Mohan AK, Edwards ET, Cote TR, et al. Drug-induced systemic lupus erythematosus and TNF-alpha blockers. *Lancet* 2002;360: 646.
146. Charles PJ, Smeenk RJ, De Jong J, et al. Assessment of antibodies to double-stranded DNA induced in rheumatoid arthritis patients following treatment with infliximab, a monoclonal antibody to tumor necrosis factor alpha: findings in open-label and randomized placebo-controlled trials. *Arthritis Rheum* 2000;43:2383–2390.
147. Kuroda Y, Shimamoto Y. Human tumor necrosis factor-alpha augments experimental allergic encephalomyelitis in rats. *J Neuroimmunol* 1991;34:159–164.
148. Ruddle NH, Bergman CM, McGrath KM, et al. An antibody to lymphotoxin and tumor necrosis factor prevents transfer of experimental allergic encephalomyelitis. *J Exp Med* 1990;172:1193–1200.
149. Sharief MK, Hentges R. Association between tumor necrosis factor-alpha and disease progression in patients with multiple sclerosis. *N Engl J Med* 1991;325:467–472.
150. Hofman FM, Hinton DR, Johnson K, et al. Tumor necrosis factor identified in multiple sclerosis brain. *J Exp Med* 1989;170:607–612.
151. The Lenercept Multiple Sclerosis Study Group and the University of British Columbia MS/MRI Analysis Group. TNF neutralization in MS: results of a randomized, placebo-controlled multicenter study. *Neurology* 1999;53:457–465.
152. van Oosten BW, Barkhof F, Truyen L, et al. Increased MRI activity and immune activation in two multiple sclerosis patients treated with the monoclonal anti-tumor necrosis factor antibody cA2. *Neurology* 1996;47:1531–1534.
153. Kassiotis G, Kollias G. Uncoupling the proinflammatory from the immunosuppressive properties of tumor necrosis factor (TNF) at the p55 TNF receptor level: implications for pathogenesis and therapy of autoimmune demyelination. *J Exp Med* 2001;193:427–434.
154. Mohan N, Edwards ET, Cupps TR, et al. Demyelination occurring during anti-tumor necrosis factor alpha therapy for inflammatory arthritides. *Arthritis Rheum* 2001;44:2862–2869.
155. Jacobson DL, Gange SJ, Rose NR, et al. Epidemiology and estimated population burden of selected autoimmune diseases in the United States. *Clin Immunol Immunopathol* 1997;84:223–243.
156. Robinson WH, Genovese MC, Moreland LW. Demyelinating and neurologic events reported in association with tumor necrosis factor alpha antagonism: by what mechanisms could tumor necrosis factor alpha antagonists improve rheumatoid arthritis but exacerbate multiple sclerosis? *Arthritis Rheum* 2001;44:1977–1983.
157. Torre-Amione G, Kapadia S, Lee J, et al. Tumor necrosis factor-alpha and tumor necrosis factor receptors in the failing human heart. *Circulation* 1996;93:704–711.
158. Matsumori A, Yamada T, Suzuki H, et al. Increased circulating cytokines in patients with myocarditis and cardiomyopathy. *Br Heart J* 1994;72:561–566.
159. Heard SO, Perkins MW, Fink MP. Tumor necrosis factor-alpha causes myocardial depression in guinea pigs. *Crit Care Med* 1992; 20:523–527.
160. Pagani FD, Baker LS, Hsi C, et al. Left ventricular systolic and diastolic dysfunction after infusion of tumor necrosis factor-alpha in conscious dogs. *J Clin Invest* 1992;90:389–398.
161. Cain BS, Meldrum DR, Dinarello CA, et al. Tumor necrosis factor-alpha and interleukin-1beta synergistically depress human myocardial function. *Crit Care Med* 1999;27:1309–1318.
162. Kubota T, McTiernan CF, Frye CS, et al. Dilated cardiomyopathy in transgenic mice with cardiac-specific overexpression of tumor necrosis factor-alpha. *Circ Res* 1997;81:627–635.
163. Kadokami T, McTiernan CF, Kubota T, et al. Sex-related survival differences in murine cardiomyopathy are associated with differences in TNF-receptor expression. *J Clin Invest* 2000;106:589–597.
164. Li YY, Feng YQ, Kadokami T, et al. Myocardial extracellular matrix remodeling in transgenic mice overexpressing tumor necrosis factor alpha can be modulated by anti-tumor necrosis factor alpha therapy. *Proc Natl Acad Sci U S A* 2000;97:12746–12751.
165. Kubota T, Bounoutas GS, Miyagishima M, et al. Soluble tumor necrosis factor receptor abrogates myocardial inflammation but not hypertrophy in cytokine-induced cardiomyopathy. *Circulation* 2000; 101:2518–2525.
166. Bozkurt B, Torre-Amione G, Warren MS, et al. Results of targeted anti-tumor necrosis factor therapy with etanercept (ENBREL) in patients with advanced heart failure. *Circulation* 2001;103:1044–1047.
167. Chung ES, Packer M, Lo KH, et al. Randomized, double-blind, placebo-controlled, pilot trial of infliximab, a chimeric monoclonal antibody tumor necrosis factor-α, in patients with moderate-to-severe heart failure: results of the Anti TNF Therapy Against Congestive Heart Failure (ATTACH) Trial. *Circulation* 2003;107:3133–3140.
168. Anker SD, Coats AJS. How to RECOVER from RENAISSANCE? The significance of the results of RECOVER, RENAISSANCE, RENEWAL and ATTACH. *Int J Cardiol* 2002;86:123–130.
169. Kwon HJ, Cote TR, Cuffe MS, et al. Case reports of heart failure after therapy with a tumor necrosis factor antagonist. *Ann Intern Med* 2003;138:807–811.
170. Sills ES, Perloe M, Tucker MJ, et al. Successful ovulation induction, conception, and normal delivery after chronic therapy with etanercept: a recombinant fusion anti-cytokine treatment for rheumatoid arthritis. *Am J Reprod Immunol* 2001;46:366–368.
171. Antoni C, Furst D, Manger B, et al. Outcome of pregnancy in women receiving Remicade (infliximab) for the treatment of Crohn's disease or rheumatoid arthritis. *Arthritis Rheum* 2001;44(suppl 9):152.
172. Schiff M, Bulpitt K, Weaver A, et al. Safety of combination therapy with anakinra and etanercept in patients with rheumatoid arthritis. *Arthritis Rheum* 2001;44(suppl 9):79.
172a. Genovese MC, Cohen S, Moreland C, et al. Combination therapy with etanercept and anakinra in the treatment of patients with arthritis who have been treated unsuccessfully with methotrexate. *Arthritis Rheum* 2004;50:1412–1419.
173. Antin JH, Weisdorf D, Neuberg D, et al. Interleukin-1 blockade does not prevent acute graft-versus-host disease: results of a randomized, double-blind, placebo-controlled trial of interleukin-1 receptor antagonist in allogeneic bone marrow transplantation. *Blood* 2002;100: 3479–3483.
174. Fisher CJ Jr, Dhainaut JF, Opal SM, et al. Recombinant human interleukin 1 receptor antagonist in the treatment of patients with sepsis syndrome. Results from a randomized, double-blind, placebo-controlled trial. Phase III rhIL-1ra Sepsis Syndrome Study Group. *JAMA* 1994;271:1836–1843.
175. Opal SM, Fisher CJ, Dhainaut JFA, et al. Confirmatory interleukin-1 receptor antagonist trial in severe sepsis: a phase III, randomized, double-blind, placebo-controlled, multicenter trial. *Crit Care Med* 1997;25:1115–1124.
176. Targan SR, Hanauer SB, van Deventer SJ, et al. A short-term study of chimeric monoclonal antibody cA2 to tumor necrosis factor alpha for Crohn's disease. Crohn's Disease cA2 Study Group. *N Engl J Med* 1997;337:1029–1035.
177. Rutgeerts P, D'Haens G, Targan S, et al. Efficacy and safety of retreatment with anti-tumor necrosis factor antibody (infliximab) to maintain remission in Crohn's disease. *Gastroenterology* 1999;117: 761–769.
178. Hanauer SB, Feagan BG, Lichtenstein GR, et al. Maintenance infliximab for Crohn's disease: the ACCENT I randomised trial. *Lancet* 2002;359:1541–1549.
179. Sandborn WJ, Feagan BG, Hanauer SB, et al. An engineered human antibody to TNF (CDP571) for active Crohn's disease: a randomized double-blind placebo-controlled trial. *Gastroenterology* 2001;120: 1330–1338.
180. Sandborn WJ, Hanauer SB, Katz S, et al. Etanercept for active Crohn's disease: a randomized, double-blind, placebo-controlled trial.

Crohn's disease: a randomized, double-blind, placebo-controlled trial. *Gastroenterology* 2001;121:1088–1094.
181. Mease PJ, Goffe BS, Metz J, et al. Etanercept in the treatment of psoriatic arthritis and psoriasis: a randomised trial. *Lancet* 2000;356:385–390.
182. Ory P, Sharp JT, Salonen D, et al. Etanercept (Enbrel) inhibits radiographic progression in patients with psoriatic arthritis. *Arthritis Rheum* 2002;46(suppl 9):196.
183. Chaudhari U, Romano P, Mulcahy LD, et al. Efficacy and safety of infliximab monotherapy for plaque-type psoriasis: a randomised trial. *Lancet* 2001;357:1842–1847.
184. Gorman JD, Sack KE, Davis JC. Treatment of ankylosing spondylitis by inhibition of tumor necrosis factor alpha. *N Engl J Med* 2002;346:1349–1356.
185. Braun J, Brandt J, Listing J, et al. Treatment of active ankylosing spondylitis with infliximab: a randomised controlled multicentre trial. *Lancet* 2002;359:1187–1193.
186. Braun J, Baraliakos X, Golder W, et al. Magnetic resonance imaging examinations of the spine in patients with ankylosing spondylitis before and after successful therapy with infliximab—evaluation of a new scoring system. *Arthritis Rheum* 2003;48:1126–1136.
187. Van den Bosch F, Kruithof E, Baeten D, et al. Randomised double-blind comparison of chimeric monoclonal antibody to tumor necrosis factor a (infliximab) versus placebo in active spondyloarthropathy. *Arthritis Rheum* 2001;44(suppl):153.
188. Stone JH, Uhlfelder ML, Hellmann DB, et al. Etanercept combined with conventional treatment in Wegener's granulomatosis: a six-month open-label trial to evaluate safety. *Arthritis Rheum* 2001;44:1149–1154.
189. Sfikakis PP. Behçet's disease: a new target for anti-tumor necrosis factor treatment. *Ann Rheum Dis* 2002;61(suppl 2):52–53.
190. El Shabrawi Y, Hermann J. Case series of selective anti-tumor necrosis factor a therapy using infliximab in patients with nonresponsive chronic HLA-B27-associated anterior uveitis: comment on the articles by Brandt et al. *Arthritis Rheum* 2002;46:2821–2822.
191. Sfikakis PP, Theodossiadis PG, Katsiari CG, et al. Effect of infliximab on sight-threatening panuveitis in Behçet's disease. *Lancet* 2001;358:295–296.
192. Foster CS, Tufail F, Waheed NK, et al. Efficacy of etanercept in preventing relapse of uveitis controlled by methotrexate. *Arch Ophthalmol* 2003;121:437–440.
193. Moller DR. Treatment of sarcoidosis—from a basic science point of view. *J Intern Med* 2003;253:31–40.
194. Kneer J, Leudin E, Lesslauer W, et al. An assessment of the effect of anti-drug antibody formation on the pharmacokinetics and pharmacodynamics of sTNFr55-IgG (Ro 45–2081-Lenercept [LEN]) (S.C.) in patients with rheumatoid arthritis (RA). *Arthritis Rheum* 1998;41(suppl):58.

第40章

风湿病的试验性生物治疗

Joseph Shanahan, Larry W. Moreland

新型生物制剂对各种风湿病如类风湿关节炎(RA)、银屑病关节炎(PsA)和强直性脊柱炎(AS)的治疗产生了重大影响。靶向治疗领域的进展也显示出对系统性红斑狼疮(SLE)和血管炎等其他疾病的治疗潜力。SLE和韦格纳肉芽肿的生物靶向治疗详见第73章和第83章。无论成功或失败的生物治疗试验均揭示了疾病的病理过程，尤其是生物靶点更特异的新型生物制剂的应用。

生物制剂大致可以按照作为靶点的自身免疫和炎症反应的成分分为几类。例如,肿瘤坏死因子-α(TNF-α)抑制剂能抑制炎症级联反应的上游细胞因子活性,降低下游各种炎症介质包括细胞因子、趋化因子和溶酶的活性。其他生物制剂,如T淋巴细胞细胞毒素抗原4(CTLA-4)免疫球蛋白和利妥昔单抗(靶向B细胞的抗CD20单克隆抗体)的靶点是在发病机制、维持自身免疫和炎症反应中起重要作用的细胞。部分药物靶点为基质金属蛋白酶(MMP)和细胞内信号转导分子,它们是导致风湿病的自身免疫和炎症级联反应的共同通路分子。

各种先进技术如重组DNA技术、非免疫原性小分子合成技术、单克隆抗体技术、可溶性受体技术和细胞因子搜捕技术为抑制特定生物靶点提供了有力的工具。通常通过研究疾病动物模型以及人类免疫学的进展而确定生物靶点。然而,许多靶向治疗对人类疾病无效。多数与人体免疫系统和炎症级联反应中固有的冗余性相关。例如,TNF-α和IL-1在导致RA病理改变上有许多共同特点,如刺激IL-6释放、活化滑膜巨噬细胞和成纤维细胞、通过多种介质介导骨关节破坏。如第39章所述，商品化的TNF和IL-1抑制剂能减轻部分RA患者的病情活动度和关节破坏的影像学进展，但不是全部RA。鉴于在不同RA患者中的致病机制中起主要作用的可能是IL-1或TNF-α,因此进行了IL-1受体拮抗剂(阿那白滞素)和可溶性TNF-α受体(依那西普)联合治疗的临床试验[1]。在这项开放性研究中，联合治疗似乎有效，但后续研究由于感染率过高而被迫停止。此项研究提示人体免疫和炎症系统的冗余性对于维持机体健康非常关键。

随着生物治疗领域的飞速发展，生物靶点在维持正常机体健康中的作用应与其在诱导风湿病中的作用受到同样的重视。应在临床试验和上市后监测中始终保持警惕，监测改变免疫反应和炎症反应可能导致的潜在的和无法预料的毒性反应和并发症。例如,在分枝杆菌和其他细菌感染的多种动物模型中已经证实了TNF-α在炎性肉芽肿的发生和维持中的重要作用[2-7]。然而，在可溶性TNF-α受体和抗TNF-α抗体的临床研究中仅观察到一例潜伏性结核病恢复活动，因此在上市时被认为结核感染的可能性小[8]。幸运的是,在生产商和美国FDA生物评估和研究中心的严密的上市后监测下明确了TNF-α抑制剂治疗和潜伏性结核感染活动的相关性[9]。这种相关性已得到广泛认可,并据此改变临床实践方案以保护高危患者。

本章将就风湿病的新型生物疗法进行小结。对每种治疗靶向的回顾都将包括简要介绍假设作用机制和临床试验指征。对于已经应用于人体的生物制剂同时介绍疗效和副作用。最后简要总结失败的生物治疗。

一、细胞因子

促炎症因子 IL-1 和 TNF-α 是多种 RA 生物制剂的靶点(第 39 章)。到目前为止,共有两种抗 TNF-α 单克隆抗体(英夫利昔和阿达木)和一种可溶性 TNF 受体(sTNFR)的 Fc 融合分子(依那西普)获准用于 RA。依那西普还被批准用于全身性起病的青少年慢性关节炎、PsA 和 AS。另外,英夫利昔还获准用于治疗 Crohn 病。这些 TNF-α 抑制剂还试用于治疗韦格纳肉芽肿[10-12],并且有病例报道显示其对治疗巨细胞动脉炎[13]、白塞病[14-16]和成人 Still 病[17-19]有效。目前唯一获准的 IL-1 拮抗剂阿那白滞素是重组 IL-1ra,可用于治疗对 MTX 无效的 RA。正在研发的新型生物制剂多数用于 RA,通过新的抑制细胞因子活性途径,以期优于现有的生物制剂。

(一)抑制TNF-α的新途径

新型 TNF 抑制剂现处于各研发阶段。一种Ⅰ型可溶性 TNF 受体[聚乙二醇(PEG)-sTNF-RI]能减少滑膜促炎症因子包括 TNF-α、IL-2、γ 干扰素和 IL-17 的表达,减轻佐剂关节炎模型中的滑膜炎[20]。另一种产品 CDP870(聚乙二醇化抗 TNF-α Fab’),是含聚乙二醇化 Fab’片段的抗 TNF-α 单克隆抗体 CDP870 通过静脉注射给药的半衰期约 14 天,RA 二期临床试验表明其能减轻病情活度[21]。新型重组可溶性 p55 受体(TNF-RI)(奥那西普)可能能减轻 Crohn 病的病情活动度[22]。阻断 TNF 的另一种方法是阴性结构域 TNF(DNTNF)抑制剂。这种蛋白质不结合 TNF 受体或参与 TNF 受体信号转导,而是结合天然 TNF-α 形成无活性的异质三联体(Xencor 药剂公司)。相关药物正在临床前期研究中。

TNF-α 通过两种途径发挥前炎症效应:细胞表面结合时的细胞间相互作用和在细胞表面裂解后形成可溶性介质。TNF-α 转换酶(TACE)是属于 ADAMT 跨膜蛋白酶家族的一员,可降解细胞膜表面结合的 TNF-α 并释放可溶性细胞因子[23]。由于 TACE 在类风湿滑膜的过度表达,人们推测可溶性 TNF-α 释放的抑制可能会消除某些 TNF 活性明显的疾病(如 RA)的炎症[24]。然而,理论上细胞表面结合的前炎症细胞因子的代偿性增加可能会抵消 TACE 抑制剂的作用。在动物模型中,TACE 抑制剂能将脂多糖(LPS)诱导的血浆 TNF-α 水平降低约 95%。大多数(>80%)未释放的细胞因子在细胞内降解,其余仅在细胞表面短暂表达[25]。目前有数种 TACE 抑制剂处于研究阶段,动物模型显示有抗炎性关节炎的效果[25-29]。大多数正在研究的 TACE 为口服金属蛋白酶,能有效减轻动物模型的关节破坏,并有部分已进入一期临床研究。然而,部分 TACE 抑制剂还能抑制基质金属蛋白酶的活性而增强疗效[30]。

(二)以IL-1和IL-18为靶点的生物制剂

IL-1 是强力促炎症因子,在类风湿滑膜中过度表达,并与 TNF-α 在生物活性上有许多共性。IL-1 家族包括膜型和可溶性 IL-1 及相关分子。IL-1α 为膜型,通过细胞间接触和细胞内信号转导发挥生物学活性。IL-1β 以前体形式存在,被一种称为 IL-1 转换酶(ICE)的半胱氨酸蛋白酶活化为可溶性成分,ICE 亦称半胱天冬酶[31]。IL-1α 和 IL-1β 均通过Ⅰ型 IL-1 受体转导信号,IL-1 受体辅助蛋白(IL-1RAcP)是 IL-1β 信号转导的关键成分[32,33]。在结合受体后,IL-1 聚集 IL-1RAcP,增强 IL-1RI 和 IL-1 的亲和力。两种 IL-1 家族分子均能下调 IL-1 的前炎症活性。首先,抑制性分子 IL-1 受体拮抗剂(IL-1Ra)与 IL-1 竞争性结合 IL-1 受体。其体内浓度须达到 IL-1 的 100 倍才能抑制 IL-1 临床相关的信号转导。阿那白滞素是重组 IL-1 受体拮抗剂,每日皮下给药后能显著减轻 MTX 无效的 RA 病情活动度[34](详见第 39 章)。另一个针对 IL-1 的调节机制是诱导产生无功能受体 IL-1RII,因其缺乏功能性胞浆片段,故结合 IL-1 后不能将信号下传[35]。IL-1RII 以细胞表面分子和可溶性分子形式存在,可与 IL-1β 高亲和力结合并阻止其与 IL-1RI 发生相互作用。

RA 动物模型证实拮抗 IL-1 活性是有效的治疗手段[36],特别是能减轻 RA 的骨破坏[37]。然而,阿那白滞素对 RA 炎症症状和体征的临床改善效果相对有限。另一种抑制 IL-1 活性的方法是针对 IL-1 家族的所有成分(图 40.1)。可溶性重组 IL-1RII 在临床前期研究中有效,并在进行 RA 的早期临床试验。IL-1 TRAP 分子由 IL-1RI 和 IL-1RAcP 组成,已进入 RA 二期临床试验。体外实验中,IL-1 TRAP 表现出比 IL-1Ra、可溶性 IL-1RI 以及 IL-1RII 更强的对 IL-1β 的亲和力,可能比 IL-1Ra 能更有效地拮抗 IL-1 活性[38]。另一种有前途的拮抗 IL-1 的方法是 IL-1 转化酶抑制剂。现有多种正在研究中,其中 pralnacasan 已进入 RA 三期临床试验。IL-1 转化酶抑制剂是非常有前景的治疗手段,原因有两点。首先,它能阻断 IL-1β 活性成分的释放,进而阻断 IL-1β 伴随的前炎症效应。其次,ICE 能裂解IL-18 前体并减少其活性。

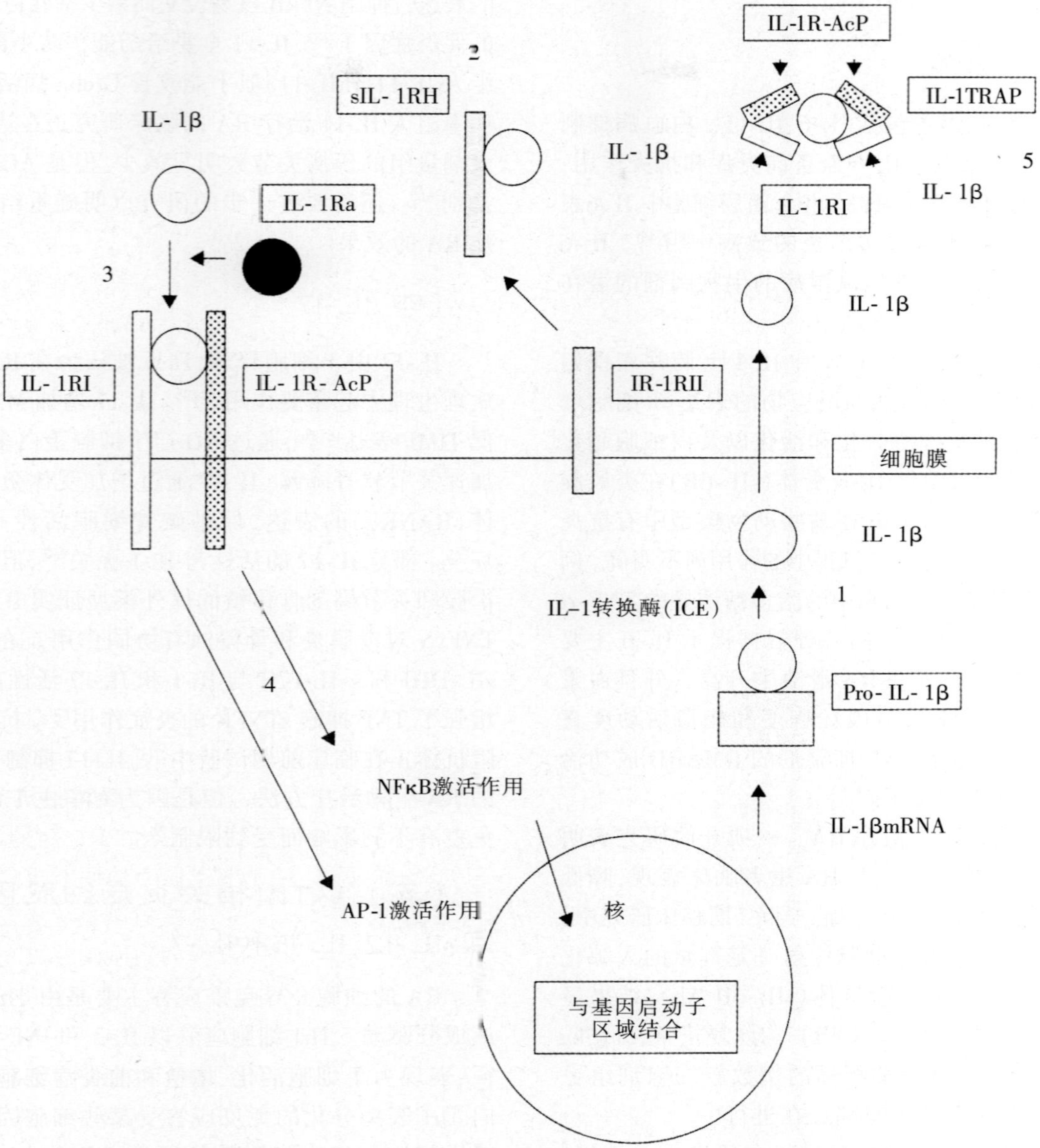

图 40.1 IL-1抑制途径。1.在基因表达水平抑制成熟IL-1β的产生或阻断IL-1转化酶活性(pralnacasan)。2.以诱骗Ⅱ型IL-1受体(sIL-1RII)或可溶性IL-1 RI(IL-1TRAP)的方法阻断细胞外IL-1β。3.以IL-1ra(阿那白滞素)或其他类似合成分子阻断IL-1与膜上Ⅰ型IL-1受体的相互作用。4.通过阻止NFκB和活化蛋白1的活性以阻断IL-1受体后效应。(Adapted from Gabay C. IL=I inhibitors: novel agents in the treatment of rheumatoid arthritis. *Exp Opin Invest Drugs* 2000;9(1):115, with permission.)

IL-18是促炎症因子，可上调类风湿滑膜中TNF-α、IFN-γ、GM-CSF和一氧化氮的产生[39]。IL-18对RA病情活动度的影响程度尚不清楚[40,41]，但因其活性可被其他细胞因子如IL-12和IL-15增强而无法正确评价其作用。尽管如此，IL-1转化酶抑制剂仍有比IL-1阻断剂更高的抗炎潜力。但是其他酶也能裂解IL-1和IL-18前体，这种冗余性可能削弱IL-1转化酶抑制剂的效果。事实上，在败血症动物模型中，广谱半胱天冬酶抑制物能降低IL-1表达而不影响IL-18水平[42]。

无论是通过抗IL-18单克隆抗体还是重组IL-18结合蛋白(IL-18bp)阻断IL-18活性均能有效减轻RA动物模型的炎症[43,44]。IL-18bp是天然分子，与IL-18以等摩尔比例紧密结合[45]。应用抗IL-18单克隆抗体和IL-18bp治疗小鼠的胶原诱导性关节炎(CIA)能减轻滑膜炎，降低滑膜IL-1、TNF-α和IFN-γ水平[43]。然而，IL-18bp比抗IL-18抗体对活动性关节炎的病情活动度的影响小。

(三)IL-6家族

IL-6家族细胞因子包括IL-6、IL-11、白血病抑制因子(LIF)和制瘤素M。IL-6兼备前炎症和抗炎作用,但是RA滑液的IL-6水平升高和RA滑膜细胞中IL-6表达增加却提示IL-6对炎性关节炎的致病作用[46]。IL-6家族成员是治疗RA和其他风湿病的生物制剂的潜在靶点。

IL-6的表达可通过TNF-α和IL-1上调并表现出多种前炎症效应,包括急性期反应物的表达、T细胞增殖、B细胞分化、破骨细胞分化和活化以及白细胞趋化性增强[46]。IL-6和可溶性IL-6受体(sIL-6R)在类风湿滑膜中显著升高,但是IL-6在某些动物模型中有抗炎活性,因此其在RA病理生理过程中的作用尚不明确。例如,IL-6能减少培养单核细胞中的脂多糖诱导的TNF-α和IL-1释放[47]。然而,RA的各种数据提示IL-6主要起致病作用。IL-6水平在RA滑液中升高,并且血浆IL-6水平与影像学中关节破坏程度和病情活动度直接相关[48,49]。在用包括TNF抑制剂的DMARD成功治疗AS后,IL-6水平明显下降[50]。

IL-6抑制剂已用于治疗RA。一项开放研究表明鼠抗IL-6单克隆抗体能改善RA患者临床表现,降低血浆C反应蛋白水平[51]。在一项一期/二期临床研究中,对活动性RA患者一次性静脉注射一定剂量的人源化可溶性抗IL-6受体单克隆抗体(sIL-6R Ab),结果显示C反应蛋白和血沉速率(ESR)均恢复正常,5mg/kg剂量组达到了ACR20缓解指标的例数较安慰剂组更多[52]。进一步的二期临床研究正在进行中。

IL-6抑制剂治疗其他风湿病正在研究中。例如,IL-6抑制剂联合抗IL-6R单克隆抗体成功减轻了一例难治性成人Still病患者[53]和两例难治性全身性起病的青少年慢性关节炎[54]的病情活动度。IL-6有前炎症作用和B细胞增殖作用,可能在SLE的病情活动中起一定作用。有迹象表明,抗CD4单克隆抗体对SLE无显著作用可能部分是由于细胞因子释放,尤其是IL-6产物的抑制[55]。在MRL lpr/lpr狼疮小鼠模型中,针对IL-6受体的IL-6中和抗体减少了肾小球损害,延缓了肾功能恶化,降低了抗dsDNA抗体滴度[56]。并且,抗CD4和抗IL-6抗体的联合治疗减少了NZB/NZW小鼠的肾脏和血清学狼疮病情活动度[57]。

IL-11的前炎症效应包括抑制基质金属蛋白酶(MMP)的表达和增强金属蛋白酶组织抑制物(TIMP)的表达,抑制NFκB核易位从而减少活化巨噬细胞生成的促炎症因子[58]。IL-11全身给药能预防小鼠CIA[59],重组人IL-11(rhIL-11)似乎能改善Crohn病活动性[60]。一项重组人IL-11治疗RA的临床研究正在进行中,尽管大剂量组的压痛关节数明显减少,但是ACR20无显著差别[61]。还需要进一步的研究以明确重组人IL-11治疗RA的效果。

(四)IL-17

IL-17由T细胞释放,新近被认为在RA滑膜和骨病理生理中起重要作用[62-64]。IL-17增加MMP产生,降低TIMP表达[65,66],通过NO产生抑制蛋白多糖合成[67],加速关节软骨降解。IL-17通过增加受体激活NFκB配体(RANKL)的表达,促进破骨细胞活性和关节骨破坏[68]。部分IL-17的活性与IL-1无关[69],但是RA患者滑膜和关节周围骨移植的体外模型证实IL-17、IL-1和TNF-α对滑膜炎和骨侵蚀有协同作用。在此模型中,sIL-1RII和s-IL-17R与IL-1和IL-17活性的拮抗显著增强了TNF抑制sTNFR的炎症作用[70]。抗IL-17单克隆抗体正在临床前期试验中[71]。IL-17抑制剂是有前景的RA生物治疗方法,但是因为对宿主T细胞介导的免疫有不利影响而受到限制[71]。

(五)以Th1相关炎症细胞因子为靶点:IL-12、IL-15和IL-7

RA的细胞介导免疫应答主要是由Th1型免疫反应成分驱动。Th1细胞应答以IL-2和INF-γ产生为特征,表现为T细胞活化、增殖和前炎症细胞因子表达。向Th1表型分化的免疫应答受某些细胞因子调控,如树突细胞和巨噬细胞等抗原呈递细胞分泌的IL-12、IL-15和IL-7。这些细胞因子在RA滑膜内层均有表达[72-74]。IL-12是T细胞对Th1分化和IFN-γ产生的强诱导因子,同时还能抑制Th2型细胞因子如IL-4、IL-5和IL-10[75]。IL-12和TNF-α、IFN-γ共同组成反馈调节环,每种细胞因子均能上调其他两种细胞因子的表达,这对RA尤其重要。在RA中可检测到高水平TNF-α和IL-12,但IFN-γ表达较少。在小鼠CIA模型中,抗IL-12单克隆抗体治疗效果不肯定[76,77],但联合使用TNF抑制剂能显著增强CIA的疗效[78]。IL-12似乎对慢性炎症性疾病如韦格纳肉芽肿[79]和多发性硬化[80,81]也起重要作用,因为病情缓解时常伴随IL-12表达水平的下降。IL-12抑制剂如抗IL-12单克隆抗体能减轻多发性硬化动物模型的病情。但其在人体的治疗经验有限，似乎 IL-12 对以 Th1 细胞免疫为主的疾病有一定的疗效。一项人源化抗 IL-12 单克隆抗体治疗RA 的一期临床研究已经完成，但结果尚未公布。

IL-15 是多能细胞因子，可刺激 T 细胞活化增殖[82]，促进 T 细胞 TNF-α 表达[83]，辅助 B 细胞和破骨细胞成熟[84]。IL-15 在 RA 滑膜和滑液中可见，在 SLE 血清[85]和炎性肌病的肌细胞[86]中升高。可溶性小鼠 IL-15 受体 α 抑制 IL-15 活性后，能减轻小鼠 CIA 模型的滑膜炎[87]。CRB-15 是由点突变的 IL-15 和人免疫球蛋白 Fc 段组成的融合蛋白，能中和 IL-15 活性[88]。CRB-15 能消除小鼠 CIA 模型中的滑膜炎与促炎症细胞因子的表达下降有关。人源化抗 IL-15 单克隆抗体治疗 RA 的一期临床研究中有 61%的患者达到了 ACR20 缓解标准，达到ACR50 和 ACR70 缓解标准者分别为 39%和 26%(新闻发布会，*www.genmab.com*，2002)。

IL-7 是早期 T 细胞关键的生长因子，也是 B 细胞淋巴细胞生成的重要因子[89]。RA 患者的血浆 IL-7 水平与 CRP 浓度呈正相关[90]。成纤维样滑膜细胞是IL-7 的主要分泌者[74]。IL-7 的主要作用是刺激巨噬细胞表达 TNF-α、IL-6 和 IL-1 [91]。由于 IL-7 参与RA 滑膜的 Th1 细胞因子的持续产生和关节周围骨破坏，因而是有前景的治疗靶点。

(六)巨噬细胞游走抑制因子

巨噬细胞游走抑制因子(MMIF)是多功能细胞因子，对获得性免疫和先天性免疫都非常重要[92]。MMIF 通过调控小鼠 Toll 样受体 4(TLR4)表达而调节先天性免疫[93]，通过 T 细胞活化增殖调节获得性免疫[94]。多项研究表明 MMIF 在 RA 滑膜巨噬细胞、成纤维样滑膜细胞和内皮细胞中过表达[92]。另外，在人类疾病的小鼠模型中应用抗 MMIF 可以消除小鼠的 CIA 并减少肿瘤血管化。MMIF 在 RA 炎症中有多种功能。首先，通过下调肿瘤抑制蛋白 p53 可以造成破坏性的类风湿血管翳中特征性的成纤维样滑膜细胞和新生血管发生。有趣的是，研究表明 MMIF 有显著的糖皮质激素拮抗作用，尤其是逆转糖皮质激素介导的活化巨噬细胞的 TNF-α 和 IL-1 表达抑制[92]。目前正在研究将 MMIF 小分子抑制物用于治疗 RA 和其他炎性疾病。

(七)血管活性肠肽

血管活性肠肽(VIP)是内分泌细胞、神经原和淋巴细胞分泌的多功能神经肽。VIP 的表达在炎症发生时增加，可能作为内源性抗炎调节分子[95]。通过各种受体的信号转导，VIP 可降低促炎症细胞因子和组织破坏介质如 TNF-α、IL-1，可诱导一氧化氮合成酶和 MMP 的表达。通过至少两种机制，即 NFκB 核易位和上调抗炎因子 IL-10 表达可达到上述效果。外源性 VIP 应用于小鼠 CIA 模型可显著减轻滑膜炎、关节破坏症状并减少抗Ⅱ型胶原抗体[96]。VIP 治疗系统性炎性疾病的耐受性和有效性仍有待进一步研究[97]。

(八)通过调控细胞因子调节炎症因子亚型的平衡

Th1 和 Th2 型免疫应答的不平衡是风湿病的重要病理生理机制。RA 和 PsA 以 Th1 型免疫应答为主要特征。其细胞因子表达谱提示 TNF-α 和 IL-12 产生过度，IL-4 和 IL-10 相对不足。SLE 以 Th2 型免疫应答为主要特征，IL-10 高水平表达导致自身免疫性 B 细胞成熟以及相关的自身抗体生成。因此，恢复免疫应答的平衡性是非常有吸引力的自身免疫病的治疗目标。全身性和病灶局部 IL-10 给药能有效控制银屑病皮肤病变[98-100]，但全身性 IL-10 给药却无法治疗 PsA[101]。重组人 IL-10 对 RA 也无效[102]。IL- 4 是 Th2 型细胞因子，同时能下调 Th1 型促炎症因子表达。重组人 IL-4 (rhu IL-4)治疗 RA 和 PsA 的临床疗效不佳。其在 RA 一期临床研究中没有明确疗效，因此中止了进一步的研究。在重组人 IL-4 治疗银屑病的开放性研究中，皮损组织病理学检查显示了 Th2 为主的炎症，但是临床疗效不明显[103]。IL-11 是 Th2 相关多能细胞因子，由关节软骨细胞和滑膜细胞产生，可减少促炎症因子的表达、NO 生成和提高 TIMP 水平。如前所述，rhIL-11 治疗 RA 的一期临床研究已经完成。

IL-13 与 IL-4 有许多共同的抗炎效应，但 IL-13 对 RA 的病理生理的意义仍有争议[104,105]。在大鼠的佐剂诱导关节炎模型中，腺病毒载体释放的 IL-13 的过度表达能减轻滑膜炎和滑膜 TNF-α 产生[106]。

靶向致病性 Th2 细胞因子治疗 SLE 是一个前景很好的生物治疗方法。抗 IL-10 单克隆抗体水平在 SLE 患者中升高[107]，且与疾病活动度相关[108,109]。而且，IL-10 能延缓 NZB/W 小鼠的狼疮样疾病发病[110]。在一项开放性研究中，6 例活动性 SLE 患者接受了小鼠抗 IL-10 单克隆抗体的治疗[111]。结果皮肤和关节损害减轻，皮质类固醇剂量减低，但因过敏反应而无法重复治疗。应考虑人源化抗 IL-10 抗体的进一步研究。

干扰素是一族免疫调节细胞因子，可分为Ⅰ型干扰素(IFN-α 和 IFN-β)和Ⅱ型干扰素(INF-γ)。INF-γ

有广谱抗炎活性，是 Th1 型免疫反应的主要细胞因子。下调或抑制 INF-γ 的活性是治疗 Th1 介导的炎性疾病的靶点。一项抗 INF-γ 单克隆抗体的一期临床研究显示其对 Crohn 病有效[112]。在某些条件下，Ⅰ型干扰素能促进 Th1 免疫应答，然而在多数条件下却表现为抗血管发生、抗病毒和抗炎症作用。IFN-α 能有效治疗慢性丙型肝炎病毒感染，这种病毒感染的根除对并发血管炎和原发性混合冷球蛋白血症的丙型肝炎是有效的临床干预手段[113]。IFN-α 也对白塞病有效[114]。在一项随机对照研究中，INF-α 治疗组和对照组的部分缓解率分别为 65%和 14%[115]。抗 INF-α 单克隆抗体正在研究用于治疗银屑病、SLE 和 Crohn 病 (Protein Design Labs，www.pdl.com)，并有待于进一步的临床试验验证。

IFN-β 下调 TNF-α 和 IL-1 的产生，上调抗炎症因子表达和 IL-1Ra 水平，因此已用于治疗多种炎性疾病。IFN-β 对复发的多发性硬化非常有效。在炎性关节炎的临床前期研究中，IFN-β 可根除小鼠 CIA 的关节炎和破坏[116]。另外，IFN-β 基因缺陷的小鼠会自发出现严重骨量减少，提示该细胞因子的平衡对 RA 骨破坏的重要性[117]。在一项IFN-β 治疗人类 RA 的开放性研究中，药物的耐受性良好，并且病情活动度改善[118]。RA 滑膜组织的免疫组织化学分析显示 IL-1β、IL-6 和 MMP-1 的表达显著减少。在 6 例青少年慢性关节炎的小规模前瞻性研究中也观察到相似的临床疗效[118]。

包涵体肌炎(IBM)的肌肉病变的主要特征为细胞毒性 T 细胞。IFN-β 能对抗 IFN-γ 的免疫刺激作用(尤其是活化细胞毒性 T 细胞)，因此可能对 IBM 有效。在一项安慰剂对照研究中，30 例 IBM 患者接受了每周一次的 IFN-β 治疗[119]。治疗的耐受性良好，但是在 6 个月时两组的肌力无显著性差别。目前有一例 IFN-β 治疗难治性多发性肌炎的报道[120]。还须进行大样本安慰剂对照研究以明确 IFN-β 对 RA 和炎性肌病的治疗价值。

(九)胎盘免疫调节铁蛋白

RA 和 MS 的孕妇在妊娠期病情常缓解。RA 的产后复发多见于产后 1 周。有理论认为免疫抑制性细胞因子如 IL-10 的胎盘表达可下调母体对胎儿的免疫反应。这种现象似乎与激素水平相关。确实，在小鼠 CIA 模型中，产后雌激素能延缓关节炎复发。在妊娠期间，一种被称为 p43PLF 的胎盘异铁蛋白(PLF)的奇特亚型在胎盘中高度表达。这种 p43 组分亦称胎盘免疫调节铁蛋白 (PLIF)，是一种免疫调节细胞因子。重组 PLIF 能抑制混合淋巴细胞反应和人体系统内的 T 细胞增殖[121,122]。另外，其在小鼠酶原诱导关节炎模型和大鼠佐剂诱导关节炎模型中能上调 IL-10 的产生，降低 IL-2 和 TNF-α 表达，减轻滑膜炎[122]。尽管缺乏 PLIF 诱导妊娠 RA 病情缓解的直接证据，但有证据表明妊娠相关病情的缓解机制是可能由于 PLIF 活性导致的 IL-10 产生增强。一种重组 PLIF 分子 C48 含有 PLIF 的活性结构域，对上述动物模型有与 PLIF 类似的效果，可望用于 RA 的治疗。

(十)细胞内信号转导

1.转录激活：有丝分裂原活化蛋白激酶和核因子 κB 途径

转录因子 NFκB 和活化蛋白-1(AP-1)可介导促进和维持炎症、免疫反应的基因的转录。RA 等疾病中转录因子的活性升高[123]，细胞内信号转导途径依次调节这些转录因子。NFκB 结合细胞质内的 IκB 而被中和失活，而可被刺激活化因素如应激、内毒素和炎症细胞因子 IL-1、TNF-α 激活，这些刺激物可通过诱导 IκB 激酶(IKK)而干扰 IκB 的作用[124]。IKK 活化降解 IκB，使NFκB 核内转移。转录活性激活后导致 IL-1、TNF-α、IL-8、环氧化物酶-2(COX-2)和 IL-6 合成并促进炎症反应[125]。部分抗风湿药物如来氟米特、环孢素、皮质类固醇的抗炎作用可抑制 IKK 活性和上调 IκB 表达[126,127]。AP-1 的核内转移导致多种 NFκB 诱导的促炎症因子转录，并且促进编码 MMP 和氧化爆发相关酶的基因转录。AP-1 为 DNA 结合蛋白，是 c-Fos 和 c-Jun 的二聚体，其转录活性被有丝分裂原活化蛋白激酶(MAPK)磷酸化后上调。MAPK 信号转导通路有 3 种：细胞外调节蛋白激酶(ERK)，c-Jun N 端激酶(JNK)和 p38 MAPK。JNK 包括三种激酶：JNK1、JNK2 和 JNK3，p38 MAP 激酶有 5 种：α、β、β2、γ 和 δ[128,129]。p38α 可能是炎症细胞内最重要的活化激酶[128]。RA 中 JNK 和 p38 MAPK 表达上调，但在 OA 滑膜中没有变化[130]。对这些信号分子的进一步研究可能成为重要的靶点来治疗风湿病。

小鼠炎症模型的 JNK 拮抗和基因缺陷与 IL-1 诱导 AP-1 活化的部分缺陷和胶原酶表达降低相关[131,132]。在佐剂诱导关节炎大鼠模型中，JNK 小分子抑制物可缓解爪肿胀，更重要的是通过阻断 AP-1 几乎完全阻止了影像学的关节破坏[133]。

p38 MAPK 的小分子抑制物可降低 LPS 诱导的 TNF-α 产生，降低内毒素诱导休克的病死率，消除CIA

和佐剂诱导关节炎模型的滑膜炎[134-136]。VX-745(口服p38 MAPK抑制剂)已进入RA的开放性早期随机对照研究阶段。在临床前期研究证实其对小鼠CIA的疗效后[137]，增加剂量的研究发现ACR20指数和肿胀关节数、血浆CRP水平均有改善[138]。与其他p38 MAPK抑制剂一样,其常见副作用是肝损害[128],16%表现为无症状性、可逆性转氨酶升高。第二代p38 MAPK抑制剂已进入临床试验阶段。

NFκB激酶β抑制剂(IKKβ)是NFκB的关键调节因素,因此也是潜在的抗炎生物制剂的靶点[125]。IKKβ负性结构域的关节内基因转化能降低大鼠佐剂诱导关节炎的病情活动度[125],而含有编码IKK负性结构域的腺病毒载体转染人RA成纤维样滑膜细胞能够降低NFκB活性和IL-6、IL-8及ICAM-1表达[139]。NFκB抑制剂抑制TNF、IL-1和IL-6的表达,但对IL-4、IL-10、IL-1Ra和sTNFR产生的影响很小。通过抑制NFκB恢复细胞因子平衡的潜在可能性使这种方法成为有诱人前景的治疗方法，可望用于RA、PsA和其他炎症综合征。

NFκB的抑制方法还包括发展解离类固醇。这种产物能保留转抑制活性,抑制AP-1和NFκB活性同时保留转移活化活性。解离类固醇的目的是保留抗炎活性而不产生骨质疏松、体重增加和胰岛素抵抗等副作用。另一种抑制NFκB活性的方法是NFκB的反意义寡核苷酸微胶囊，它能降低大鼠内毒素休克模型中的TNF-α表达和死亡率,降低狒狒的内毒素诱导的TNF-α、IL-1和IL-6的表达水平[140]。许多其他NFκB抑制剂对炎症动物模型如关节炎模型也有效[141-146]。

2.JAK-STAT通路和细胞因子信号转导抑制剂

细胞因子也通过JAK-STAT信号通路促进前炎症基因的转录。与同源受体结合后,细胞因子可激活一族被称为Janus活化激酶(JAK)的细胞质激酶。随后,活化JAK激酶能磷酸化特定的信号转导传感器和转录激活者(STAT)家族中的成员,形成二聚体后移位到核内,启动基因转录。敲除基因动物模型明确了由多种细胞因子活化的STAT通路,这些STAT可转录先天免疫和获得性免疫的关键基因[147]。JAK-STAT信号转导通路受多种抑制性胞浆蛋白质调控，这种蛋白质的主要作用是防止细胞表面受体的过度和过长激活。直接抑制性蛋白质,如泛素蛋白体依赖性STAT蛋白质降解,以及与STAT二聚体直接结合并干扰DNA结合活性的活化STAT家族蛋白质(PIAS)的抑制物,是JAK-STAT的主要抑制物。STAT信号通路诱导一种被称做细胞因子信号抑制物(SOCS)的调节分子的表达。SOCS家族通过与JAK和STAT相互作用拮抗STAT受体的募集,下调STAT介导的基因转录。在小鼠炎性关节炎模型中,SOCS-1敲除小鼠的滑膜炎更严重,而SOCS-1过度表达者炎症较轻[148]。并且,关节周注射SOCS-3/CIS3腺病毒载体可降低抗原诱导关节炎和CIA模型中的关节肿胀和滑膜炎[149]。JAK-STAT信号通路的靶向治疗是炎性疾病(如RA)的前景较好的治疗方法[150]。

3.SLE的信号转导治疗靶点

尽管糖皮质激素降低SLE病情活动性主要是通过干扰NFκB和AP-1信号转导途径，但我们对SLE信号转导通路的认识并不很清楚。淋巴细胞活化增殖需要细胞内Ras分子的信号转导。新型Ras抑制剂Sfarnesylthiosalicylic acid(FTS)裂解Ras的膜附着部,把Ras释放入细胞质降解。FTS可降低MRL lpr/lpr狼疮小鼠模型的自身抗体水平,减轻蛋白尿、淋巴结病、脾脏重量和刀豆素A诱导的淋巴细胞增殖[151]。

二、T细胞靶点

T细胞在自身免疫病的发病机制和病理生理中起重要作用,因而成为诸多生物制剂的靶点。然而,T细胞去除性生物制剂如抗CD4、CD5和CD7单克隆抗体对RA的疗效不佳。另外,长时间的白细胞减少和感染风险的增加也会使T细胞去除性治疗更加复杂。非去除性抗CD4单克隆抗体对银屑病[152]和RA[102]有效,且副作用较少。非去除性抗体的有效性提示治疗机制可能是诱导耐受性和抑制性细胞。然而,一项155例活动性RA的二期临床研究发现,安慰剂组(24%)和HuMax-CD4(非去除性抗CD4单克隆抗体)(11%~29%)的ACR20有效性无显著性差异。因此,三期临床研究被迫终止(新闻发布会,*www.genmab.com*)。非去除性OKTcdr4a治疗银屑病关节炎的研究正在进行中。非去除性抗CD4单克隆抗体能减轻MRL/lpr狼疮小鼠的淋巴增殖反应和血管炎,但并不能改善存活率[153]。抗CD4单克隆抗体治疗SLE仍需进一步的研究。

(一)抗IL-2受体免疫毒素和抗体

尽管直接靶向T细胞的生物治疗令人失望,但是干扰T细胞活性的非生物制剂如环孢霉素、来氟米特和霉酚酸酯对多种自身免疫病的治疗有效。因此,开发了多种针对T细胞活化的生物制剂，以复制或提高非生物制剂免疫调节和抗炎活性，如环孢霉素抑制活化T细胞中T细胞受体（TCR）后细胞内的信号转导作用，西罗莫司（有效的抗移植排异药物）抑制IL-2受体后细胞内的信号转导作用。靶向IL-2受体（抗IL-2R，CD25）的生物制剂有地尼白介素（链接白喉毒素抗IL-2单克隆抗体，DAB486IL-2），通过结合IL-2R进入细胞内，诱导细胞死亡。地尼白介素能减少银屑病斑块大小[154]，但对RA效果甚微[155]。另一种抗IL-2R制剂达克珠单抗是人源化抗IL-2R的IgG1单克隆抗体，已被批准用于防止同种异体肾移植排异。现在正在评估防止韦格纳肉芽肿复发的效果。临床前期研究表明其能防止恒河猴CIA[156]，因此，可能对RA和PsA有效。有个案报道另一种治疗同种异体移植排异的抗IL-2R单克隆抗体巴利昔单抗可迅速缓解银屑病的难治性皮肤斑块和脓疱型银屑病，并能减少环孢霉素用量[157-159]。

（二）T细胞受体和疫苗策略

TCR靶向治疗包括直接TCR多肽疫苗技术和间接抗MHC Ⅱ类单克隆抗体。尽管临床前期研究对炎性关节炎有效，但是RA的临床研究效果不显著[102]。将小鼠抗dsDNA抗体的V_H区多肽作为疫苗接种NZB/W狼疮小鼠。该设苗可降低自身抗体水平，根除肾炎和延长生存期，部分是通过诱导细胞毒性$CD8^+$T细胞杀死产生抗dsDNA抗体的B细胞[160]。其他策略如TNF-α疫苗能根除实验小鼠的恶病质发生和CIA[161]。治疗RA和SLE的疫苗策略仍需进一步研究。

（三）口服耐受

通过多次应用小剂量抗原诱导特异性的耐受是治疗自身免疫病的可行方法。耐受可能是由调节性T细胞介导的，这些调节性T细胞起源于肠道相关淋巴样组织并分布到全身。再次接触抗原时，调节性T细胞通过旁路抑制机制下调其他T细胞活性[162]。尽管耐受性诱导能阻止自身免疫动物模型中CIA和佐剂诱导关节炎等的病情活动，但其对RA的临床研究无效。然而，在一项系统性硬化症的开放性研究中，口服小牛Ⅰ型胶原能轻度改善病情[163]。据推测联合使用的非类固醇类抗炎药物（NSAID）耗尽了胃肠道的正常黏膜屏障，破坏了口服耐受的形成。改良纳入标准的Ⅱ期临床研究正在进行中，以减少对口服耐受的潜在性影响。

（四）T细胞协同刺激分子

干扰T细胞协同刺激信号是一项令人兴奋的抑制T细胞活化的生物治疗方法。TCR-CD4或TCR-CD8复合物识别MHC相关抗原后，还需要关键的“第二信号”才能活化T细胞和B细胞，刺激同种型转化（图40.2）。多种受体–配体对能产生第二信号活化T细胞（表40.1）。如果缺乏第二信号或有抑制性受体–配体对产生的第二信号，T细胞反应性就会受损并导致耐受形成。干扰T细胞协同刺激信号的生物制剂能有效防止同种异体移植排异并能治疗某些自身免疫病和炎症性疾病。需要强调的是，多种配对分子能诱导T细胞协同刺激。这种冗余性可能限制了仅抑制一种协同刺激途径的生物制剂的作用。另一方面，许多受体–配

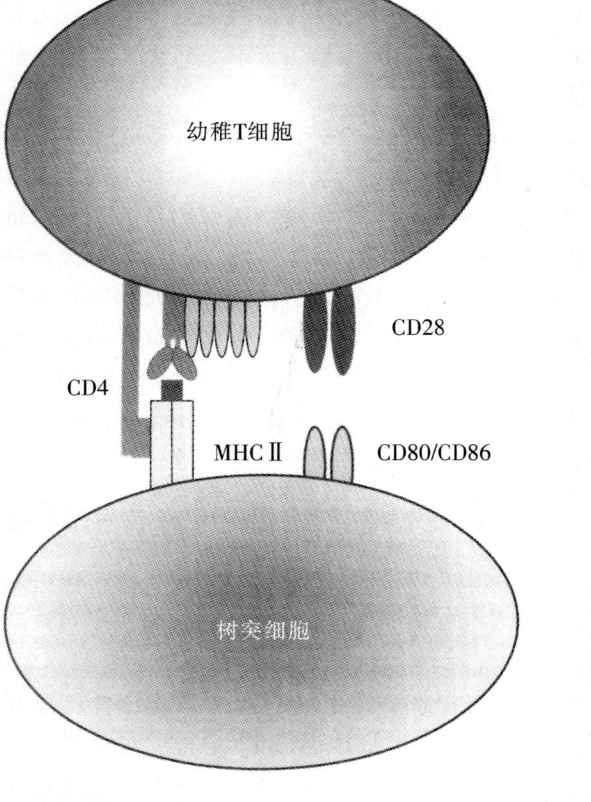

图40.2 T细胞协同刺激信号转导途径。在TCR结合APC呈递的抗原后，第二信号通过T细胞表面的和APC表面的特定配体相互作用的某个分子传递。如本图，CD28结合树突细胞表面的B7-1（CD80）或B7-2（CD86），启动细胞内信号转导级联，激活T细胞，细胞因子产生和增殖。（Reprinted from Sporki R，Perrin PJ. Continuation of memory T cells by a potential，thermocutic target for immunity? *Clinical Immunology* 2001; 100:263-269，with permission.）

表40.1 CD28 T细胞协同刺激家族(CD28和B7家族)

受体	抗原呈递细胞配体	功能
CD28	B7.1(CD80)	增加细胞因子产生(如IL-2)
	B7.2(CD86)	增强增殖
		抗凋亡信号转导
CTLA4(CD152)	B7.1(CD80)	"关闭信号"
	B7.2(CD86)	外周耐受
ICOS	ByRP-1	增加细胞因子产生(如γ干扰素、IL10)
PD1	PD-L1	"关闭信号"
	PD-L2	抑制增殖

IL,白细胞介素。

Reprinted from Sporki R, Perrin PJ.Continuation of memory T cells by a potential, thermocutic target for immunity? Clinical Immunology 2001; 100:263-269, with permission.

体对有其他功能。因此,根据靶向的受体–配体对的不同,抑制协同刺激分子可能除了抑制T细胞活化外,还能导致多种抗炎、免疫调节效果,如降低免疫突触的稳定性,降低免疫细胞趋化性和阻碍血管发生。

1.CD28、B7-1和B7-2以及CTLA4 Ig

CD28家族包括通过第二信号协同刺激促进T细胞活化和通过阴性信号诱导耐受的受体–配体对(表40.2)。CD28表达于T细胞表面。B7家族细胞表面蛋白是CD28的配体[B7-1(CD80)和B7-2(CD86)]表达

表40.2 T细胞协同刺激:受体–配体对

家族	T细胞表面受体	抗原呈递细胞配体
免疫球蛋白超家族	CD28	B7-1
		B7-2
	ICOS	BRP-1
	CD2	CD58(LFA-3)
TNF/TNF	CD154(CD40L)	CD40
受体超家族	4-1BB	4-1BBL
	CD30	CD30L
	CD134	CD134L
	CD27	CD70
β_1整合素	CD49d-CD26(VLA-4)	VCAM-1、MadCAM-1、ICAM-4
β_2整合素	CD11a/CD18	ICAM-1

ICAM:细胞间黏附分子;LFA:白细胞功能性抗原;VCAM 血管细胞黏附分子;VLA:极晚期抗原。

于抗原呈递细胞和活化B细胞。CD28-B7的主要作用是向T细胞发出协同刺激信号和TCR抗原识别,启动T细胞活化。此协同刺激途径受活化T细胞表面的细胞毒素T淋巴细胞抗原4(CTLA-4,CD152)表达调控,其对B7分子的亲和力大于CD28,因此能抑制T细胞的进一步活化。B7-CTLA-4相互作用向T细胞传递阴性信号,导致T细胞耐受。抑制CD28信号途径的方法包括抗B7单克隆抗体,临床前期研究表明其对同种异体排异和慢性斑片状银屑病有效[164-166];CTLA-4Ig(阿巴西普)是由CTLA-4细胞外结构域和人免疫球蛋白Fc段IgG1组成的可溶性融合蛋白,对MTX和TNF抑制剂治疗均无效的RA有一定效果。在一项339例MTX治疗无效的活动性RA的Ⅱ期临床研究中[167],24周时60%的受试者(10 mg/kg,2周一次)达到ACR20缓解标准,而安慰剂组仅有35%,同时生活质量(SF-36)显著提高,CRP和IL-6水平明显下降。另一项小剂量CTLA4-Ig(2 mg/kg,2周一次)治疗依那西普无效的活动性RA的研究中,关节炎和生活质量均有改善趋势,IL-6水平下降[168]。两项研究中均未发现明显的毒性反应。目前,两项独立的MTX和TNF抑制剂无效的RA Ⅲ期依那西普临床研究正在进行中。

阿巴西普也在研究用于SLE和银屑病。鼠CTLA4治疗NZB/W狼疮小鼠显示能延长生存期,延缓病情特征的进展,包括抗dsDNA抗体滴度和肾炎[169,170]。BALB/c小鼠狼疮模型的临床前期研究表明能减少小鼠早期肾小球肾炎的蛋白尿和抗体水平[171]。然而,其对晚期疾病没有明显效果。Wang等人对阿巴西普联合抗CD40L(CD40协同刺激分子配体)单克隆抗体治疗NZB/W狼

疮小鼠的效果进行了研究[172]。结果发现联合治疗能明显延长生存期和减少蛋白尿。多数小鼠对联合治疗有反应,然而单用阿巴西普或抗 CD40L 单克隆抗体均无效,这与先前的研究有所不同。阿巴西普在 SLE 的发展和进程中的病理生理机制还需要进一步的研究。在一项开放性研究中,对顽固性慢性斑片状银屑病的患者静脉注射 4 次阿巴西普发现,将近半数的患者银屑病面积和严重程度指数(PASI)有 50%的降低[173,174]。

2.CD40 和 CD40 配体

CD40 表达于许多细胞表面,包括 B 细胞、活化巨噬细胞、树突细胞和内皮细胞,而其配体 CD40L 在活化 T 细胞表面表达。CD40L/CD40 相互作用是 B 细胞成熟和生发中心形成的必要条件[175]。因此,干扰 CD40 活性的生物制剂主要用于治疗 SLE。然而,干扰 CD40/CD40L 相互作用能预防小鼠 CIA[176]。CD40/CD40L信号传导除了有 T 细胞协同刺激效应外, 阻断 CD40L 活性可能对 RA 有效[177,178]。临床前期研究表明抗CD40L 单克隆抗体能预防或减轻 NZB/W 和 SNF1 小鼠的肾炎[179,180]。

不幸的是,抗 CD40L 抗体的临床试验结果令人失望。在一项 SLE 的Ⅱ期临床研究中,治疗组和对照组的 SLEDAI 指数没有显著性差异,证明 IDEC131(被评估的两种抗 CD40L 制剂之一)未能有效改善 SLE 疾病的活动性[181]。在一项开放性多重剂量研究中,另一种抗CD40L 抗体 BG9588 用于治疗增殖性狼疮肾炎[182]。初步结果是 50%的患者蛋白尿减少, 肾功能维持,但试验由于血栓栓塞事件增加而提前中止。在狼疮肾炎研究中,两例患者发生急性心急梗死。最终仅有 18 例入组,其中 2 例达到缓解标准。并且,所有 5 例血尿患者均消除血尿。C3 浓度升高, 抗 dsDNA 抗体水平下降,提示该药剂能增强狼疮免疫活性。长期观察 5 例患者的血浆和外周血单核细胞,可以发现抗 CD40L 抗体能显著降低产生 IgG 和抗 dsDNA 抗体的 B 细胞[183]。重要的是, 这些免疫调节作用在治疗后数月仍持续存在。血栓事件可能与 CD40L 表达于活化血小板有关。然而,血栓栓塞并发症在其他使用抗CD40L 抗体的研究中并不明显。由于研究显示了抗CD40L 抗体的效果,在进一步的临床研究之前,对CD40L 在血栓形成中的作用以及各种治疗抗体的效果仍需更充分的研究。

3.CD11a/CD18 (淋巴细胞功能相关抗原 1) 和 ICAM-1 家族

细胞表面蛋白 CD11a/CD18 属于 β_2 整合素家族。它表达于中性粒细胞、巨噬细胞和淋巴细胞,与 ICAM-1 结合。CD11a/CD18 配体通过协同刺激信号结合活化 T 细胞,通过密封免疫突触的结合部而增强 TCR 的抗原-MHC 识别,促进 T 细胞外渗到炎症部位[184-186]。尽管其协同刺激效应比 CD40L 和 B7-1/B7-2 弱, 但抑制 CD11a/CD18 结合也能通过破坏白细胞趋化而阻止炎症反应。抗 CD11a 单克隆抗体 (依法利珠, 人源化抗 CD11a 抗体)干扰 CD11a/CD18 与 ICAM-1 的相互作用,能显著降低重症慢性斑块状银屑病的 PASI 评分[187,188]。治疗银屑病的Ⅱ期临床研究正在进行中。尽管依法利珠的临床前期研究表明其能改善小鼠 CIA, 但是 RA 的Ⅱ期临床研究没有发现显著疗效 (新闻发布会,*www.Xoma.com*)。对 NZB/W 狼疮小鼠,抗 CD11a 单克隆抗体能降低抗 dsDNA 抗体水平,但未改善生存期[189]。抗CD11a 和抗 ICAM-1 联合治疗能消除移植物抗宿主小鼠模型的狼疮样肾炎[190]。然而,依法利珠仍需进一步的临床前期研究,方可考虑作为 SLE 的生物制剂。

ICAM-1 家族包括多个成员,到目前为止,相关生物制剂只取得了有限的成果。在一项 RA 的开放性研究中, 小鼠抗 ICAM-1 单克隆抗体 (恩莫单抗, 抗 I-CAM-1 IgG2a)可降低病情活动度,但因对小鼠免疫球蛋白的血清病样反应而中止研究[191-193]。一种 ICAM-1 的反义寡聚脱氧核苷酸已证实对 Crohn 病有效, 正在对其在活动性 RA 中的作用进行双盲、探索剂量的研究。尽管试验主要终点未达到,但药物耐受性良好,并有待进一步的结果[194]。

4.极晚抗原- 4(CD49d-CD26)

极晚抗原- 4(VLA- 4;$\alpha_4\beta_1$ 整合素)表达于白细胞表面,结合细胞外基质蛋白质和细胞表面黏附分子[血管细胞黏附分子-1(VCAM-1)、ICAM- 4、MadCAM01][195]。与 CD11a/CD18 相似,VLA- 4 对募集淋巴细胞和稳定免疫突触非常重要。并且,VLA- 4 能作为协同刺激分子活化 T 细胞[196,197]。那他珠是一种能阻断VLA- 4 结合的抗 α_4 单克隆抗体,能降低多发性硬化的炎性斑块形成和病情复发, 减轻 Crohn 病的病情活动度[198,199]。在关节炎动物模型中, 以可溶性抗 VCAM-1 和抗VLAY 抗体拮抗 VLA- 4 和 VCAM 相互作用能消除滑膜炎,主要是通过抑制 VCAM 介导的单核细胞和 T 细胞趋化作用实现的[200,201]。在大鼠佐剂关节炎模型,炎性关节的单核细胞趋化主要由 α_4 整合素介导,通过非选择素依赖途径[202]。因此,那他珠单抗是治疗 RA 的候选药物。

5.淋巴细胞功能相关抗原 3 和 CD2

CD2 是表达于多数 T 细胞表面的蛋白,不过其在 $CD45RO^+$记忆 T 细胞中的表达上调。CD2 与表达于 APC 的配体[淋巴细胞功能相关抗原 3(LFA-3;CD58)]结合,对接受抗原呈递后的活化 T 细胞发送协同刺激信号[203]。CD2 信号也上调细胞毒性 T 细胞活性[204]。阿法赛特是由 LFA-3 与人 FcIg 段组成的可溶性融合蛋白,可结合 CD2 并阻止其与 APC 表面的 LFA-3 相互作用,抑制 T 细胞协同刺激信号并诱导表达 CD2 的记忆效应 T 细胞 ($CD4^+CD45RO^+$和 $CD8^+CD45RO^+$)凋亡[205],显著降低慢性银屑病的 PASI 评分[206,207],并已被批准用于治疗银屑病。在一项 11 例活动性银屑病关节炎的小规模开放研究中[208],6 例(55%)达到了缓解标准(基于 CRP)。有 8 例患者在治疗前后进行了滑膜活检,治疗有效者的血浆和滑膜的 $CD4^+CD45RO^+$记忆效应 T 细胞水平明显下降,滑膜中 $CD68^+$巨噬细胞减少。类似地,在慢性斑片状银屑病的临床试验中,也可观察到记忆效应 T 细胞减少,而不伴有 $CD45RA^+$幼稚 T 细胞减少。记忆效应 T 细胞的减少似乎是结合阿法赛特的 IgG1 部队和 NK 细胞的 Fcγ 受体Ⅲ结合造成的,NK 细胞能介导粒酶诱导的记忆 T 细胞凋亡。

三、细胞与细胞和细胞与细胞外基质的相互作用

细胞与细胞和细胞与细胞外基质(ECM)的相互作用是炎症和免疫反应的关键因素。多种蛋白(包括趋化因子、趋化受体、整合素和细胞黏附分子)与促炎症因子如 TNF-α 和 IL-1 协同发挥作用。趋化因子及其受体是一大族分子,共同启动和维持炎症,尤其是组织内淋巴细胞游走。整合素是一族异二聚体蛋白,功能是介导细胞与细胞外基质的相互作用,促进血管发生、介导骨和软骨破坏。细胞黏附分子(如 VCAM-1)可介导多种免疫反应,如血管发生和淋巴细胞向血管外转移。这些都是炎性疾病如 RA、PsA、MS 和炎性肠病的潜在治疗靶点。然而,这些靶向治疗效果不明显。研究表明,由于蛋白功能冗余和受体混杂,阻断单一蛋白或竞争性结合单一受体无法有效阻止病情进展。

(一)趋化因子和趋化因子受体

多项研究证实 RA 滑液内 CC 和 CXC 趋化因子水平升高,外周血和滑液细胞表达多种 CCR 趋化因子受体(参见参考文献 209)。趋化因子包括前炎症趋化因子(CCL 和 CXCL 家族的多个成员)和抗炎症趋化因子(如抗血管发生因子 CXCL9 和 CXCL10)。多种趋化因子和趋化因子受体的拮抗剂能减轻 RA 动物模型中的滑膜炎,但对 RA 患者的效果甚微。滑膜活检研究表明滑膜组织 IL-8(CXCL-8)表达增加与滑膜炎加重相关[210]。但是,人源化抗 IL-8(CXCL-8)单克隆抗体的安慰剂对照研究证实其对 RA 和 PsA 的病情活动度无明显改善,因而进一步的研究已中止(Abgenix,*www.abgenix.com*)。然而,在Ⅰ期临床研究中,口服 CCR1 拮抗剂可显著减少滑膜细胞构成、T 细胞浸润和滑膜巨噬细胞,因此可能改善病情[211]。现已开发出多种治疗 RA、多发性硬化、银屑病和炎性肠病的趋化因子拮抗剂和趋化因子受体阻滞剂,包括单克隆抗体、截短趋化因子(功能性受体拮抗剂)、可溶性受体和趋化因子毒素(参见参考文献 212 和 213)。例如,Met-RANTES 是一种由趋化因子 RANTES (活化正常 T 细胞表达和分泌)和假单胞菌毒素组成的趋化因子毒素,假单胞菌毒素可结合 CCR5 并消除细胞的受体表达,两者均能减轻动物模型的滑膜炎[214,215]。

(二)$\alpha_V\beta$ 整合素

整合素家族是由 α 和 β 亚单位组成的异二聚体跨膜蛋白。整合素介导的细胞与细胞和细胞与细胞外基质相互作用在血管发生和炎症中起重要作用。$\alpha_v\beta_3$ 整合素有多个配体如玻璃粘连蛋白、骨桥蛋白、纤维连接蛋白和纤维蛋白原,与多种细胞内信号转导分子如桩蛋白、半胱天冬酶 8 相互作用(参见参考文献 216)。它在分化的破骨细胞、活化的巨噬细胞和内皮细胞表面高度表达。因此,$\alpha_v\beta_3$ 活性可能是 RA 的炎症、血管发生和骨破坏的重要介质。破骨细胞吸收骨是在紧密结合区域的高度酸性条件下进行的。$\alpha_v\beta_3$ 在紧密结合的区域高度表达,促进骨吸收。TNF-α 或生长因子活化的内皮细胞表达 $\alpha_V\beta_3$,介导血管生成的发生和包绕细胞外基质的相互作用[217]。类风湿滑膜的 $\alpha_V\beta_3$ 高度表达提示整合素在肿瘤样血管翳(从炎症滑膜组织侵蚀入软骨和关节周围骨)的形成中起着重要作用[218,219]。多种 $\alpha_v\beta_3$ 拮抗剂能减轻 RA 动物模型的滑膜炎,减少关节周围骨破坏[220,221]。Vitaxin(Medi-522,Medimmune)

是一种抗$\alpha_v\beta_3$单克隆抗体，已进入RA的Ⅱ期临床研究。Vitaxin的独特之处在于靶点是α_v和β_3整合素结合的特异性构象表位,避免了拮抗其他整合素的功能，减少了潜在的副作用。

(三)CD44

CD44是多形细胞表面糖蛋白,依据不同的剪接而有不同细胞-细胞和细胞-基质功能（参见参考文献222)。CD44及其主要配体透明质酸在RA患者的关节中高度表达。CD44似乎在内皮黏附移行的炎症细胞和介导成纤维细胞/软骨相互作用中起重要作用。在小鼠CIA中，以保守表位的CD44为靶点的抗CD44抗体可减轻滑膜炎症。CD44是治疗人炎性关节炎的有前途的靶点，但是开发仅针对关节CD44活性而不干扰非病理性CD44活性的制剂非常困难。

(四)拮抗血管发生

新生血管形成是一个复杂过程，包括内皮细胞活化增殖、降解重塑基底膜和蛋白水解细胞外基质。RA的血管生成被类风湿滑膜高度表达的成纤维生长因子、血管内皮生长因子（VEGF）和转移生长因子-β(TGF-β)激活[223]。生长因子、整合素、蛋白酶和增殖因子的必要表达均能成为靶点。与许多炎症反应相同,靶向治疗的效果受相关分子的冗余性影响。几种血管发生的小分子抑制物如血管他丁(纤维蛋白原片段)和内皮他丁(胶原ⅩⅧ片段)已用于治疗转移性肿瘤。在移植人RA滑膜组织的严重联合免疫缺陷(SCID)小鼠模型中,内皮他丁能减少滑膜体积、炎性细胞浸润和血管数目[224]。RA滑膜在受局部组织缺氧和高水平TNF-α介导下VEGF高度表达，这可能是RA血管发生的重要介质[223]。可溶性VEGFRI-Fc(VEGF受体1和Fc嵌合蛋白）能减少培养的人RA滑膜组织内皮增殖[225]，抗VEGF抗体能防止小鼠CIA发生[226]。并且,VEGF受体信号转导的酪氨酸激酶的小分子抑制物以及人源化抗VEGF单克隆抗体贝伐单抗,对转移性肿瘤有效,有望成为治疗RA血管生成的阻断剂。血管生成抑制剂在RA中的有效性和安全性还需进一步的研究。

四、B细胞

体液免疫及其效应细胞B淋巴细胞在自身免疫病中的作用有很多争议。在某些自身免疫病如自身免疫性血小板减少症和狼疮肾炎中，抗血小板抗体和抗dsDNA抗体可分别导致血小板破坏和肾小球炎症。然而,某些自身抗体如类风湿因子的致病性仍存在争议,并且血浆置换等清除抗体的治疗方法效果不佳，因此多数研究认为其他炎症单核细胞、细胞因子和T细胞是自身免疫的主要介质。新型的选择性去除B细胞亚型或减少B细胞生存期的生物制剂在多种自身免疫病的临床前期研究中显示出一定效果,推动了B细胞在自身免疫病的病理生理中作用的研究。

目前已有两种治疗各种自身免疫病的靶向B细胞的生物制剂在研究中:利妥昔单抗和抗B淋巴细胞刺激因子（抗BLyS）抗体。利妥昔单抗是人源化抗CD20 IgG1κ单克隆抗体,能去除表达CD20细胞表面抗原的B细胞,包括成熟和未成熟及幼稚和记忆B细胞，不影响浆细胞，因此血浆免疫球蛋白浓度保持稳定。利妥昔单抗通过抗体和补体介导的细胞毒性作用,以及FcR交联后激活凋亡来去除B细胞[227,228]。BLyS(B淋巴细胞刺激因子)亦称B细胞活化因子(BAFF),是TNF配体超家族成员,表达于单核细胞、巨噬细胞和树突细胞,调控B细胞成熟、分化和生存(参见参考文献229)。BLyS缺陷小鼠和转基因小鼠过度表达BLyS中和性TACI免疫球蛋白结构，能显著降低成熟B细胞数目、血浆免疫球蛋白水平和T细胞依赖以及非依赖性抗原的免疫球蛋白反应程度。BLyS结合三种受体:BAFFR、TACI和BCMA，其中BAFFR最重要。在转基因小鼠中,BLyS过度表达可导致多克隆性高丙种球蛋白血症和自身抗体生成。在人类多克隆性高丙种球蛋白血症如干燥综合征、SLE、RA和HⅣ中能观察到血浆BLyS水平升高[230-233]。多种BLyS抑制剂能阻止自身免疫试验动物模型的发病，一种完全人源化的抗BLyS单克隆抗体已进入SLE的Ⅰ期临床研究。

(一)利妥昔单抗(抗CD20抗体)

大量病例报道和小规模开放性研究已证明了利妥昔单抗对多种自身免疫病有效。在一项难治性特发性血小板减少性紫癜的研究中,25例患者中有一半以上治疗有效[234]。此外还有成功治疗难治性SLE相关溶血性贫血[235]和抗中性粒细胞胞浆抗体(c-ANCA)阳性韦格纳肉芽肿[236]的病例报道。临床前期研究为治疗自身免疫病如RA提供的证据有限。B细胞缺陷小鼠不会患自身免疫性脑炎、胰岛素依赖型糖尿病和CIA[237,238]。然而,目前还没有类似利妥昔单抗的用于动物模型的生物制剂，因此以上推测完全基于B细胞缺陷小鼠。尽管如此，利妥昔单抗治疗RA和SLE的研究已正式启动。Leandro等报道了以利妥昔单抗（500 mg 2周内共2次）联合环磷酰胺（750 mg 2次）和大剂量类固醇成功治疗6例难治性活动SLE的实验[239]。5例入组时补体C3水平低的患者恢复正常，ESR、血色素和BILAG评分均有改善并维持数月。在加大剂量治疗活动性无重要脏器受累的SLE Ⅰ期临床研究中，16例患者接受了冲击剂量利妥昔单抗的治疗[240]。中小剂量组无明显效果，据推测与抗嵌合抗体有关。然而，在10例B细胞去除者中，SLAM评分明显下降。有趣的是，抗dsDNA抗体水平下降仅见于1例长期B细胞去除者。其他早期狼疮的利妥昔单抗研究也得出了类似结论[241]。利妥昔单抗的Ⅱ期临床研究正在进行中，以明确其对免疫的影响和有效剂量。

利妥昔单抗联合环磷酰胺和糖皮质激素的初步研究表明其能显著长期缓解难治性RA。部分复发患者可能是由于B细胞数目反弹，同时类风湿因子滴度升高造成的[242]。Edwards等报道了一项MTX无效RA的Ⅱ期随机安慰剂对照研究的中期结果[243]，安慰剂加MTX组的ACR20缓解率为33%，而利妥昔单抗单独治疗组为58%，利妥昔单抗联合MTX组达84%，而利妥昔单抗联合环磷酰胺组达80%。尽管有效率很高，但所有受试者均在1 000mg每2周一次共2次的利妥昔单抗治疗的同时接受大剂量并逐渐减量的泼尼松治疗。然而，这项研究仍需长期随访，以明确长期疗效。

（二）B淋巴细胞刺激素

多种BLyS抑制剂治疗NZB/W狼疮小鼠和CIA模型均能减少自身抗体生成和组织破坏[244-246]。有效的BLyS阻滞剂包括TACI-Ig、BCMA-Ig和BAFFR-Ig。在一项探索有效剂量的SLE Ⅰ期临床研究中，抗BLyS单克隆抗体（Lymphostat）和安慰剂随机分配到70例接受标准基础治疗的SLE患者中（新闻发布会，Human Genome Sciences，2003）。发现药物耐受性良好，循环$CD20^+$ B细胞明显减少。BLyS可能成为治疗RA的靶点。Tan等发现RA患者滑液BLyS水平升高，并且在RA患者的滑膜单核细胞上表达，提示局部BLyS的产生可能在滑膜炎中起到一定作用[247]。关于RA以及其他自身免疫病如干燥综合征的进一步研究正在考虑中。

（三）耐受原

抗dsDNA抗体是SLE的特征性标记，并且与肾小球肾炎相关。对动物模型注射抗dsDNA抗体能导致肾小球炎症和蛋白尿。抗dsDNA抗体能在肾小球形成免疫复合物，固定补体，导致组织损伤。LJP 394可诱导产生抗dsDNA抗体的B细胞产生耐受，降低抗dsDNA抗体水平，用于治疗狼疮肾炎。LJP 394由4条20核苷酸长度的dsDNA表位连接而成。在小鼠狼疮炎样疾病中，LJP 394通过交联抗dsDNA表面免疫球蛋白，启动细胞内信号转导，最终导致B细胞凋亡或无能而诱导抗原特异性耐受[248]。LJP 394通过结合循环抗dsDNA，形成小的可溶性复合物（无固定补体功能），安全去除人体内的抗dsDNA抗体[249]，但是在停止治疗后抗体水平反弹。在一项非活动性SLE肾炎的Ⅲ期随机对照研究中，意向治疗分析表明预后和肾炎复发时间无显著性差异[250]。然而，对89%的对LJP394有高亲和力的抗dsDNA抗体患者的事后分析表明，肾炎复发时间显著延长，复发数量明显减少。对小部分基础肾功能受损的患者（酸肌酐≥1.5 mg/dL）也有效。然而，后续的298例有高亲和力抗体的患者的Ⅲ期临床研究的意向治疗分析没有发现显著性差异（新闻发布会，La Jolla Pharmaceuticals，*www.ljpc.com*，2003）。在这项研究中，抗dsDNA抗体滴度明显下降，补体C3水平上升。仍需进一步研究以明确其是否对狼疮有效。

另一种免疫原LJP 1082已用于治疗抗磷脂抗体综合征。其在抗原上的表位是由多种致病性抗磷脂抗体的靶点蛋白β_2-糖蛋白1的第一个结构域。一项20例的Ⅰ/Ⅱ期抗磷脂抗体综合征的随机对照临床研究观察到剂量依赖性抗体水平下降（新闻发布会，La Jolla Pharmaceuticals，*www.ljpc.com*，2002）。仍需进一步研究以确定LJP 1082的合适剂量并评价其临床疗效。

五、激活凋亡途径

机体固有的消除自身免疫和其他异常细胞的机制显然是治疗风湿病的方法。程控的细胞死亡即凋亡，代表了细胞内信号转导和基因转录的一系列过程，最终导致细胞膜内翻，细胞死亡。凋亡似乎是消除濒死细胞的有效途径，避免了细胞内新抗原暴露给免疫细胞。MRL lpr/lpr狼疮小鼠模型的病理性缺陷是凋亡缺陷，导致自身反应性淋巴细胞增殖，产生致病性自身抗体。在人类SLE中，凋亡看似正常，但清除凋亡物质的缺陷可能促进自身反应性淋巴细胞激活[251-253]。尽管RA凋亡途径的受体–配体对Fas/Fas配体（FasL）表达升高，但引起侵蚀性肿瘤样血管翳形成的成纤维样滑膜细胞对凋亡信号似乎存在抵抗[254]。鉴于RA和SLE存在相对凋亡缺陷，人们正在开发针对凋亡途径的新型生物制剂以促进靶细胞的凋亡。在临床前期研究中，TNF受体蛋白质家族成员如Fas和TRAIL受体，是RA和SLE治疗的潜在靶点。目前已开发出数种抗Fas抗体，但是因具有肝毒性而未应用于临床[255]。一种人原化抗Fas单克隆抗体可诱导转染FasL的培养细胞的凋亡[256]。而且，这种制剂可降低RA SCID-huRAg动物模型炎性细胞浸润和破骨细胞生成[257]。这种抗Fas单克隆抗体诱导的凋亡仅发生于与Fcγ受体阳性细胞交联后。TRAIL是TNF样蛋白，通过不同受体信号转导途径刺激活化诱导的淋巴细胞死亡。已开发出TRAIL受体死亡受体4和5的抗体，其在治疗SLE动物模型中非常有应用前景(Robert H. Carter，私人交流)。

六、减少炎症介导的组织破坏和终末器官病理

(一)金属蛋白酶抑制物

胞外基质破坏是OA和炎性关节炎如RA和PsA的共同特征。介导关节的细胞外基质降解的是一族含锌内肽酶，称为MMP。MMP根据底层的不同大致可分为明胶酶、间质溶解素和胶原酶。在健康人中，MMP是正常组织重塑如创伤愈合、滋养层植入和生长发育的重要组成部分。在病理情况下，MMP可介导肿瘤转移并促进病理性血管发生以维持肿瘤生长。RA和OA的滑膜及血浆中MMP水平显著升高，似乎可介导软骨和骨破坏[258]。天然MMP抑制物包括α_2-巨球蛋白和TIMP家族，但这些酶在RA和OA中相对于高水平的MMP均表达过低[259-262]。多种MMP抑制剂已用于治疗肿瘤和风湿病，包括多肽类、非多肽类抑制剂、反义结构和TIMP基因转移[258,263-265]。在OA和炎性关节炎的动物模型中，MMP抑制剂能改善关节破坏。Cevimastat(托卡特)是三种胶原酶(MMP-1、MMP-8和MMP-13)的多肽抑制物，在RA的初步研究中表现出良好的耐受性[266]。然而，最终因未能阻止放射学病情进展而中止了药物研究。Marimastat是另一种MMP抑制物，作用谱广，可用于抗肿瘤治疗[267]。有趣的是，它与肌痛、强直相关，偶尔也和炎性关节炎相关。

鉴于MMP抑制剂不作用于RA炎症，对OA没有即刻消肿止痛的功能，因此以现有的病情活动度评分方法来评价疗效比较困难。现有影像学检查缺乏敏感性，因此MMP抑制剂的效果如延缓病情进展，阻止关节破坏可能需要数年大样本的研究方可体现。MMP抑制剂的未来很可能是作为抗炎制剂的联合用药。在OA中，MMP抑制剂的作用时机似乎可以支配其有效性。有待明确的是MMP抑制剂对OA干预的最佳时间，在广泛软骨破坏之前的早期治疗或许能够使自身软骨修复并逆转关节破坏。

(二)抑制一氧化氮和反应性氧中介物

NO和反应性氧中介物(ROI)是重要的炎症介质，可通过基因转录、直接细胞毒性和增加MMP表达发挥作用。可诱导性一氧化氮合成酶(iNOS)在RA和OA关节过度表达，可上调NO产生[268]。NO也参与SLE、干燥综合征和血管炎的组织破坏。NO是MMP表达的重要诱导物，是RA和OA的NO诱导性关节破坏的重要机制。据称四环素在治疗RA和OA炎症反应中的重要机制是抑制NO产生。多种iNOS抑制物已用于治疗炎性疾病，包括竞争性结合iNOS底物精氨酸的L-精氨酸衍生物，以及作用于活性部位或邻近残基的代谢性抑制物。临床前期研究表明其能减轻活动性滑膜炎。PPA250是一种新型iNOS抑制物，能把同型二聚体分解为无活性的单体[269]，从而降低NO产生和缓解小鼠CIA关节炎，即使是在关节炎发生后给药仍然有效。

NO也是有效的血管扩张药，能增加胃血流和黏膜形成，对抗COX抑制剂的胃肠道副作用。基于以上发现，人们开发出一种新型NSAID作为COX抑制性NO供应剂。它能抑制COX活性，同时释放NO，以减轻COX诱导的胃肠道副作用。AZD3582的主要代谢产物是萘普生。已完成膝OA AZD3582的Ⅱ期临床研究，它表现出良好效果和耐受性。

在各种关节炎包括OA和RA中均有ROI产生，尤其在RA炎症过程中，破骨细胞、软骨细胞、中性粒细胞、活化巨噬细胞和滑膜细胞可直接释放过氧化物阴离子。刺激因素包括细胞外基质碎片可使滑膜细胞激活和多形核细胞活化并释放过氧化物。此外还有炎症关节大量渗液和机械性损伤导致的局部缺血-再灌注循环。在正常情况下，自由基可清除过氧化物歧化酶(SOD)，限制氧化组织损伤。然而，在RA滑膜组织中SOD水平下降[270]。减轻ROI介导的组织破坏的方法包括提高SOD产物，如奥古蛋白(小牛CuZnSOD)和SOD类似物。OA和RA的临床研究表明奥古蛋白能改善病情活动度，包括疼痛、肿胀、僵直并改善功能[271,272]。但对小牛提取物的过敏反应限制了其推广使用。新型SOD类似物M40403可改善小鼠RA模型中的CIA[273]，

减轻骨和关节破坏以及组织炎症。

七、靶向补体

补体系统具有广泛的炎症和免疫调节活性，在风湿病中起着多种致病作用，可导致 SLE、RA 和肌炎的组织损伤。补体活性是先天和获得性免疫反应的关键因素。所以，使用抑制补体活性的生物治疗方法时必须仔细权衡损害抗感染的调理素和细胞毒作用导致的并发症。所以，目前在研的生物制剂，如人源化抗 C5 单克隆抗体（h5Gl.l），仅仅靶向补体连锁反应的某一成分。例如，h5Gl.l 仅损害膜攻击复合物的形成和 C5a 过敏毒素的产生，通过结合 C5，阻止 C5 转化酶裂解。临床前期研究表明抗 C5 抗体和 C5a 受体拮抗剂可抑制 C5 活性，减轻 NZB/W 狼疮小鼠的狼疮样病情[274]，阻断小鼠模型抗磷脂抗体介导的流产[275]，以及限制小鼠 CIA 的滑膜炎[44,276,277]。RA、SLE 和皮肌炎的Ⅰ/Ⅱ期临床研究[278,279]表明 h5G1.1 能减轻病情活动度，尤其是降低炎症指标，且药物耐受性良好（新闻发布会，Alexion Pharmaceuticals，*www.alexionpharm.com*）。然而，还需进一步研究以明确其用量和评估毒性反应。通过抑制膜攻击复合物形成，对奈瑟菌感染的免疫反应可能受抑制，因此还需谨慎评价这种感染的可能性。其他补体抑制物，如可溶性补体受体 1（sCRl）和补体受体 1 相关基因蛋白 y（Crry）的靶点均为 C3 转化酶，动物试验表明对炎性关节炎和抗磷脂抗体综合征有一定效果[44,280-282]，但对细胞因子释放的抑制作用比 N5G1.1差，且受剂量限制而无法推广。

八、Fc受体

Fc 受体（FcRs）表达于多种参与炎症和免疫反应的细胞包括巨噬细胞、自然杀伤细胞和中性粒细胞。与相应同种型表位结合后，FcR 信号可促进致炎症活性，如吞噬作用和抗体依赖细胞介导的细胞毒性（参见参考文献 283）。然而，部分 FcRs 是调节分子，如抑制性 FcγRIIb 的作用是 B 细胞耐受。其他 FcRs 通过控制 B 细胞生长和免疫球蛋白产生而调节免疫反应。FcγR 缺陷的 NZB/W 小鼠不会发生肾小球肾炎，证实了 FcγRs 在介导 SLE 炎症中的关键作用[189]。并且，可溶性 FcγRIII 可降低 NZB/W 小鼠的抗 dsDNA 抗体产生和蛋白尿，延长生存期，这可能是通过与细胞表面 FcγRIII 竞争实现的[284]。确切机制尚不清楚，据推测可能是减少免疫复合物沉积，降低系膜细胞活化和大量免疫复合物诱导的炎性介质产生。相反，过度表达 FcRγ1Ia 的转基因小鼠可产生类风湿性样侵蚀性血管翳和 SLE 样肾小球肾炎[283]。与循环巨噬细胞相比，RA 中活化的滑膜巨噬细胞表达高水平的 FCγRI（CD64）（一种高亲和力 IgGl 受体）[285]。FcγRI 的突出特点是具有内吞与之结合的抗体的能力。偶联抗 CD64（FcγRI）和蓖麻毒素 A（CD64-RiA）形成的免疫毒素在与细胞表面的 FcγRI 结合后迅速被吞噬，导致 CD64-RiA 培养的 RA 滑膜巨噬细胞被迅速杀死。

用 CD64-RiA 治疗 RA 滑膜的培养物可降低 TNF-α 和 IL-1 产生，减少软骨降解[285]。SLE 的 FcRs 靶向新疗法包括TG19320，一种高亲和力结合 Fc 免疫球蛋白的合成分子[286]。重复实验表明 TG19320 能显著延长MRL lpr/lpr 狼疮小鼠的生存期，减少蛋白尿。TG19320 的作用机制可能是通过抑制 IgG 和 FcRs 的相互作用，破坏免疫复合物沉积和形成小的易清除的系膜免疫复合物。鉴于该药在小鼠中的良好耐受性，目前正考虑用于人 SLE。

九、破骨细胞分化

RA 骨破坏的放射学特征是关节侵蚀。这种侵蚀主要是由于骨吸收性破骨细胞分化和激活形成的。破骨细胞前体经受体 RANK 和配体 RANKL 的相互作用而活化。RANKL 表达于 T 细胞、破骨细胞和成纤维细胞，受 TNF-α 和 IL-1 诱导。RANK 与 RANKL 的相互作用，以及协同因子 M-CSF 的适当水平，诱导了破骨细胞分化和激活。失去控制的破骨细胞激活会导致骨侵蚀，尤其是骨质减少。骨保护素（OPG）是一种天然诱饵受体，它结合 RANKL 以阻止破骨细胞激活；然而，类似其他抗炎症调节因子，滑膜 OPG 水平不足以控制 RA 患者的破骨细胞分化和骨破坏[287]。多种破骨细胞靶向疗法，包括 OPG-Fc 和二磷酸盐，都能减轻或阻止关节炎动物模型的骨侵蚀，但是对滑膜炎症无显著影响。OPG-Fc 由部分 OPG 结构域和 IgG1 的 Fc 段组成，能减轻 TNF-α 转基因、CIA 小鼠 RA 模型和大鼠佐剂诱导关节炎的关节侵蚀数目和大小[288-291]。OPG 或许能作为抗炎治疗的补充，防止 RA 的骨破坏[292]。

十、小结

生物疗法的出现对风湿病的治疗有革命性的影响。然而，目前使用的生物制剂在效果和毒性方面均有

表40.3 已停止开发的生物制剂

生物制剂	制剂	疾病
T细胞去除	抗CD7单克隆抗体	RA
	抗CD5免疫交联物	
	抗CD4	
	Primatised IgG，抗CD4	
	Campath-1H	
T细胞(非去除性)	DAB486/389 IL-2	RA
	OKTcd4a单克隆抗体	
	Primatised lgG1抗CD4单克隆抗体	
TNF-α	来那西普（可溶性p55TNF-R1-IgG1）	MS、RA
IL-4	重组人IL- 4	RA
IL-10	重组人IL-10	RA、PsA
IL-11	重组人IL-11	RA
基质金属蛋白酶	各种MMP抑制物：托卡特，马马司他，batimistat，BAY 12-9566	RA、OA
内皮细胞选择素	抗内皮细胞选择素单克隆抗体	银屑病
趋化因子	抗IL-8单克隆抗体	RA、银屑病

IL：白细胞介素；MMP：基质金属蛋白酶；MS：多发性硬化；OA：骨关节炎；PSA：银屑病关节炎；RA：类风湿性关节炎；TNF：肿瘤坏死因子。

较大局限性。新的生物疗法也受毒性的限制。因为许多治疗靶点在正常组织和免疫自稳中起到重要作用，所以阻断相应的活性是否有害可能无法预料。正因为如此，很多生物制剂的临床研究停止了(表 40.3)。生物制剂的应用使相同疾病分类的患者能够区分表型。随着新的疾病活动度的生物标识和疾病病因的基因研究的深入，对疾病的重新分类可能更合理，从而可以指导生物治疗。就目前而言，临床研究必须谨慎开展，但对那些已经或即将因为没有达到预期效果而被否定的生物制剂不应当完全遗忘，它们或许能应用于以后的联合治疗中。新的靶向治疗方法的进展如反义结构、小分子抑制剂、治疗性疫苗和基因治疗，有望提高疗效，减少毒副作用，提供更为成熟的生物治疗方法。

（陈华 译 张奉春 校）

参考文献

1. Schiff M, Bulpitt K, Weaver A, et al. Safety of combination therapy with anakinra and etanercept in patients with rheumatoid arthritis. *Arthritis Rheum* 2001;44(suppl):79.
2. Bean A, Roach D, Briscoe H, et al. Structural deficiencies in granuloma formation in TNF gene-targeted mice underlie the heightened susceptibility to aerosol *Mycobacterium tuberculosis* infection, which is not compensated for by lymphotoxin. *J Immunol* 1999;162:3504–3511.
3. Ehlers S, Benini J, Kutsch S, et al. Fatal granuloma necrosis without exacerbated mycobacterial growth in tumor necrosis factor receptor p55 gene-deficient mice intravenously infected with *Mycobacterium avium. Infect Immun* 1999;67:3571–3579.
4. Kindler V, Sappino A, Grau G, et al. The inducing role of tumor necrosis factor in the development of bactericidal granulomas during BCG infection. *Cell* 1989;56:731–740.
5. Garcia I, Miyazaki Y, Marchal G, et al. High sensitivity of transgenic mice expressing soluble TNFR1 fusion protein to mycobacterial infections: synergistic action of TNF and IFN-gamma in the differentiation of protective granulomas. *Eur J Immunol* 1997;27:3182–3190.
6. Roach D, Bean A, Demangel C, et al. TNF regulates chemokine induction essential for cell recruitment, granuloma formation, and clearance of mycobacterial Infection. *J Immunol* 2002;168:4620–4627.
7. Senaldi G, Yin S, Shaklee C, et al. *Corynebacterium parvum*– and *Mycobacterium bovis* bacillus Calmette-Guerin–induced granuloma formation is inhibited in TNF receptor I (TNF-RI) knockout mice and by treatment with soluble TNF-RI. *J Immunol* 1996;157:5022–5026.
8. Maini R, St. Clair E, Breedveld F, et al. Infliximab versus placebo in rheumatoid arthritis patients receiving concomitant methotrexate: a randomised phase III trial. *Lancet* 1999;354:1932–1939.
9. Keane J, Gershon S, Wise RP, et al. Tuberculosis associated with infliximab, a tumor necrosis factor-α–neutralizing agent. *N Engl J Med* 2001;345:1098–1104.
10. Stone JH, Uhlfelder ML, Hellmann DB, et al. Etanercept combined with conventional treatment in Wegener's granulomatosis: a six-month open-label trial to evaluate safety. *Arthritis Rheum* 2001; 44:1149–1154.
11. The WGET Research Group. Design of the Wegener's Granulomatosis Etanercept Trial (WGET). *Controlled Clin Trials* 2002;23:450–468.
12. Booth AD, Jefferson HJ, Ayliffe W, et al. Safety and efficacy of TNFα blockade in relapsing vasculitis. *Ann Rheum Dis* 2002;61:559.
13. Cantini F, Niccoli L, Salvarani C, et al. Treatment of longstanding active giant cell arteritis with infliximab: report of four cases. *Arthritis Rheum* 2001;44:2933–2935.
14. Sfikakis PP. Behçet's disease: a new target for anti-tumour necrosis factor treatment. *Ann Rheum Dis* 2002;61:51–53.
15. Triolo G, Vadala M, Accardo-Palumbo A, et al. Anti-tumour necrosis factor monoclonal antibody treatment for ocular Behçet's disease. *Ann Rheum Dis* 2002;61:560–561.
16. Rozenbaum M, Rosner I, Portnoy E. Remission of Behçet's syndrome with TNFα blocking treatment. *Ann Rheum Dis* 2002;61:283–284.

17. Asherson RA, Pascoe L, Kraetsch HG, et al. Adult onset Still's disease: response to Enbrel. *Ann Rheum Dis* 2002;61:859–860.
18. Husni ME, Maier AL, Mease PJ, et al. Etanercept in the treatment of adult patients with Still's disease. *Arthritis Rheum* 2002;46:1171–1176.
19. Kraetsch HG, Antoni C, Kalden JR, et al. Successful treatment of a small cohort of patients with adult onset of Still's disease with infliximab: first experiences. *Ann Rheum Dis* 2001;60(suppl III):55–57.
20. Bush KA, Walker JS, Frazier J, et al. Effects of a PEGylated soluble TNF receptor type 1 (PEG sTNF-RI) on cytokine expression in adjuvant arthritis. *Scand J Rheumatol* 2002;31:198–204.
21. Choy EH, Hazleman B, Smith M, et al. Efficacy of a novel PEGylated humanized anti-TNF fragment (CDP870) in patients with rheumatoid arthritis: a phase II double-blinded, randomized, dose-escalating trial. *Rheumatology* 2002;41:1133–1137.
22. Rutgeerts P, Lemmens L, Van Assche G, et al. Treatment of active Crohn's disease with onercept (recombinant human soluble p55 tumour necrosis factor receptor): results of a randomized, open-label, pilot study. *Aliment Pharmacol Ther* 2003;17:185–192.
23. Black RA. Tumor necrosis factor-alpha converting enzyme. *Int J Biochem Cell Biol* 2002;34:1–5.
24. Ohta S, Harigai M, Tanaka M, et al. Tumor necrosis factor-alpha (TNF-alpha) converting enzyme contributes to production of TNF-alpha in synovial tissues from patients with rheumatoid arthritis. *J Rheum* 2001; 28:1756–1763.
25. Newton RC, Solomon KA, Covington MB, et al. Biology of TACE inhibition. *Ann Rheum Dis* 2001;60:25–32.
26. Beck G, Bottomley G, Bradshaw D, et al. (E)-2 (R)- (S)- (hydroxycarbamoyl)-4-phenyl-3-butenyl]-2′-isobutyl-2′- (methanesulfonyl)-4-methylvalerohydrazide (Ro 32–7315), a selective and orally active inhibitor of tumor necrosis factor-alpha convertase. *J Pharmacol Exp Ther* 2002;302:390–396.
27. Conway J, Andrews R, Beaudet B, et al. Inhibition of tumor necrosis factor-α (TNF-α) production and arthritis in the rat by GW3333, a dual inhibitor of TNF-α converting enzyme and matrix metalloproteinases. *J Pharmacol Exp Ther* 2001;298:900–908.
28. Doggrell S. TACE inhibition: a new approach to treating inflammation. *Exp Opin Invest Drugs* 2002;11:1003–1006.
29. Trifilieff A, Walker C, Keller T, et al. Pharmacological profile of PKF242–484 and PKF241–466, novel dual inhibitors of TNF-alpha converting enzyme and matrix metalloproteinases, in models of airway inflammation. *Br J Pharmacol* 2002;135:1655–1664.
30. Rabinowitz MH, Andrews RC, Becherer JD, et al. Design of selective and soluble inhibitors of tumor necrosis factor-alpha converting enzyme (TACE). *J Med Chem* 2001;44:4252–4567.
31. Dinarello CA. Interleukin-1 beta, interleukin-18, and the interleukin-1 beta converting enzyme. *Ann NY Acad Sci* 1998;856:1–11.
32. Greenfeder S, Nunes P, Kwee L, et al. Molecular cloning and characterization of a second subunit of the interleukin-1 receptor complex. *J Biol Chem* 1995;270:13757–13765.
33. Wesche H, Korherr C, Kracht M, et al. The interleukin-1 receptor accessory protein is essential for IL-1-induced activation of interleukin-1 receptor–associated kinase and stress-activated protein kinases. *J Biol Chem* 1998;272:7727–7731.
34. Cohen S, Hurd E, Cush J, et al. Treatment of rheumatoid arthritis with anakinra, a recombinant human interleukin-1 receptor antagonist, in combination with methotrexate: results of a twenty-four-week, multicenter, randomized, double-blind, placebo-controlled trial. *Arthritis Rheum* 2002;46:614–624.
35. Colotta F, Dower S, Sims J, et al. The type II decoy receptor: a novel regulatory pathway for interleukin 1. *Immunol Today* 1994;15:562–566.
36. van Den Berg W, Joosten L, Helsen M, et al. Amelioration of established murine collagen-induced arthritis with anti-IL-1 treatment. *Clin Exp Immunol* 1994;95:237–243.
37. Bresnihan B, Alvaro-Garcia J, Cobby M, et al. Treatment of rheumatoid arthritis with recombinant human interleukin-1 receptor antagonist. *Arthritis Rheum* 1998;41:2196–2204.
38. Economides A, Carpenter L, Rudge J, et al. Cytokine traps: multicomponent, high-affinity blockers of cytokine action. *Nat Med* 2003; 9:47–52.
39. Gracie JA, Forsey RJ, Chan WL, et al. A proinflammatory role for IL-18 in rheumatoid arthritis. *J Clin Invest* 1999;104:1393–1401.
40. Bresnihan B, Roux-Lombard P, Murphy E, et al. Serum interleukin 18 and interleukin 18 binding protein in rheumatoid arthritis. *Ann Rheum Dis* 2002;61:726–729.
41. Joosten L, Radstake T, Lubberts E, et al. Association of interleukin-18 expression with enhanced levels of both interleukin-1β and tumor necrosis factor-α in knee synovial tissue of patients with rheumatoid arthritis. *Arthritis Rheum* 2003;48:339–347.
42. Oberholzer A, Harter L, Feilner A, et al. Differential effect of caspase inhibition on proinflammatory cytokine release in septic patients. *Shock* 2000;14:253–257.
43. Plater-Zyberk C, Joosten LA, Helsen MM, et al. Therapeutic effect of neutralizing endogenous IL-18 activity in the collagen-induced model of arthritis. *J Clin Invest* 2001;108:1825–1832.
44. Banda NK, Kraus D, Vondracek A, et al. Mechanisms of effects of complement inhibition in murine collagen-induced arthritis. *Arthritis Rheum* 2002;46:3065–3075.
45. Dinarello CA. Novel targets for interleukin 18 binding protein. *Ann Rheum Dis* 2001;60:18–24.
46. Wong P, Campbell I, Egan P, et al. The role of the interleukin-6 family of cytokines in inflammatory arthritis and bone turnover. *Arthritis Rheum* 2003;48:1177–1189.
47. Schindler R, Mancilla J, Endres S, et al. Correlations and interactions in the production of interleukin-6, IL-1, and tumor necrosis factor in human mononuclear cells. *Blood* 1980;75:40–47.
48. Dasgupta B, Corkill M, Kirkham B, et al. Serial estimation of interleukin-6 as a measure of systemic disease in rheumatoid arthritis. *J Rheumatol* 1992;19:22–25.
49. Kotake S, Sato K, Kim T, et al. Interleukin-6 and soluble interleukin-6 receptors in the synovial fluids from rheumatoid arthritis patients are responsible for osteoclast-like cell formation. *J Bone Miner Res* 1996;11:88–95.
50. Brandt J, Haibel H, Cornely D, et al. Successful treatment of active ankylosing spondylitis with the anti-tumor necrosis factor alpha monoclonal antibody infliximab. *Arthritis Rheum* 2000;43:1346–1352.
51. Wendling D, Racadot E, Wijdenes J. Treatment of severe rheumatoid arthritis by anti-interleukin-6 monoclonal antibody. *J Rheumatol* 1993;20:259–262.
52. Choy EH, Isenberg DA, Garrood T, et al. Therapeutic benefit of blocking interleukin-6 activity with an anti-interleukin-6 receptor monoclonal antibody in rheumatoid arthritis: a randomized, double-blind, placebo-controlled, dose-escalation trial. *Arthritis Rheum* 2002;46:3143–3150.
53. Iwamoto M, Nara H, Hirata D, et al. Humanized monoclonal anti-interleukin-6 receptor antibody for treatment of intractable adult-onset Still's disease. *Arthritis Rheum* 2002;46:3388–3389.
54. Yokota S, Miyamae T, Imigawa T, et al. Long-term therapeutic efficacy of humanized anti-IL-6-receptor antibody for systemic juvenile idiopathic arthritis. *Arthritis Rheum* 2002;46(suppl 9):479.
55. Brink I, Thiele B, Burmester GR, et al. Effects of anti-CD4 antibodies on the release of IL-6 and TNF-alpha in whole blood samples from patients with systemic lupus erythematosus. *Lupus* 1999; 8:723–730.
56. Kiberd BA. Interleukin-6 receptor blockage ameliorates murine lupus nephritis. *J Am Soc Nephrol* 1993;4:58–61.
57. Finck B, Chan B, Wofsy D. Interleukin 6 promotes murine lupus in NZB/NZW F1 mice. *J Clin Invest* 1994;94:585–591.
58. Trepecchio W, Wang L, Bozza M, et al. IL-11 regulates macrophage effector function through inhibition of nuclear factor-κB. *J Immunol* 1997;159:5661–5670.
59. Walmsely M, Butler D, Marinova-Mutafchieva L, et al. An anti-inflammatory role for interleukin-11 in established murine collagen-induced arthritis. *Immunology* 1998;95:31–37.
60. Sands B, Bank S, Sninsky C, et al. Safety and activity evaluation of rh-IL-11 in subjects with active Crohn's disease. *Gastroenterology* 1999;117:59–64.
61. Moreland LW, Gugliotti R, King K, et al. Results of a phase-I/II randomized, masked, placebo-controlled trial of recombinant human interleukin-11 in the treatment of subjects with active rheumatoid arthritis. *Arthritis Res* 2001;3:247–252.
62. Chabaud M, Durand JM, Buchs N, et al. Human interleukin-17: a T cell-derived proinflammatory cytokine produced by the rheumatoid synovium. *Arthritis Rheum* 1999;42:963–970.
63. Kotake S, Udagawa N, Takahashi N, et al. IL-17 in synovial fluids from patients with rheumatoid arthritis is a potent stimulator of osteoclastogenesis. *J Clin Invest* 1999;103:1345–1352.
64. Kehlen A, Thiele K, Riemann D, et al. Expression, modulation and signaling of IL-17 receptor in fibroblast-like synoviocytes of pa-

tients with rheumatoid arthritis. *Clin Exp Immunol* 2002;127:539–546.

65. Jovanovic DV, Martel-Pelletier J, Di Battista JA, et al. Stimulation of 92-kd gelatinase (matrix metalloproteinase 9) production by interleukin-17 in human monocyte/macrophages: a possible role in rheumatoid arthritis. *Arthritis Rheum* 2000;43:1134–1144.
66. Cai L, Yin JP, Starovasnik MA, et al. Pathways by which interleukin 17 induces articular cartilage breakdown *in vitro* and *in vivo*. *Cytokine* 2001;16:10–21.
67. Pacquelet S, Presle N, Boileau C, et al. Interleukin 17, a nitric oxide–producing cytokine with a peroxynitrite-independent inhibitory effect on proteoglycan synthesis. *J Rheumatol* 2002;29:2602–2610.
68. Lubberts E, van den Bersselaar L, Oppers-Walgreen B, et al. IL-17 promotes bone erosion in murine collagen-induced arthritis through loss of the receptor activator of NF-kappa B ligand/osteoprotegerin balance. *J Immunol* 2003;170:2655–2662.
69. Lubberts E, Joosten LA, Oppers B, et al. IL-1-independent role of IL-17 in synovial inflammation and joint destruction during collagen-induced arthritis. *J Immunol* 2001;167:1004–1013.
70. Chabaud M, Miossec P. The combination of tumor necrosis factor alpha blockade with interleukin-1 and interleukin-17 blockade is more effective for controlling synovial inflammation and bone resorption in an *ex vivo* model. *Arthritis Rheum* 2001;44:1293–1303.
71. Miossec P. Interleukin-17 in rheumatoid arthritis: if T cells were to contribute to inflammation and destruction through synergy. *Arthritis Rheum* 2003;48:594–601.
72. Sakkas LI, Johanson NA, Scanzello CR, et al. Interleukin-12 is expressed by infiltrating macrophages and synovial lining cells in rheumatoid arthritis and osteoarthritis. *Cell Immunol* 1998;188:105–110.
73. Morita Y, Yamamura M, Nishida K, et al. Expression of interleukin-12 in synovial tissue from patients with rheumatoid arthritis. *Arthritis Rheum* 1998;41:306–314.
74. Harada S, Yamamura M, Okamoto H, et al. Production of interleukin-7 and interleukin-15 by fibroblast-like synoviocytes from patients with rheumatoid arthritis. *Arthritis Rheum* 1999;42:1508–1516.
75. Hasko G, Szabo C. IL-12 as a therapeutic target for pharmacological modulation in immune-mediated and inflammatory diseases: regulation of T helper 1/T helper 2 responses. *Br J Pharmacol* 1999;127:1295–1304.
76. Malfait A, Williams R, Malik A, et al. Chronic relapsing homologous collagen-induced arthritis in DBA/1 mice as a model for testing disease-modifying and remission-inducing therapies. *Arthritis Rheum* 2001;44:1215–1224.
77. Malfait AM, Butler DM, Presky DH, et al. Blockade of IL-12 during the induction of collagen-induced arthritis (CIA) markedly attenuates the severity of the arthritis. *Clin Exp Immunol* 1998;111:377–383.
78. Butler DM, Malfait AM, Maini RN, et al. Anti-IL-12 and anti-TNF antibodies synergistically suppress the progression of murine collagen-induced arthritis. *Eur J Immunol* 1999;29:2205–2212.
79. Lamprecht P, Kumanovics G, Mueller A, et al. Elevated monocytic IL-12 and TNF-alpha production in Wegener's granulomatosis is normalized by cyclophosphamide and corticosteroid therapy. *Clin Exp Immunol* 2002;128:181–186.
80. Ichikawa M, Koh CS, Inoue A, et al. Anti-IL-12 antibody prevents the development and progression of multiple sclerosis–like relapsing-remitting demyelinating disease in NOD mice induced with myelin oligodendrocyte glycoprotein peptide. *J Neuroimmunol* 2000;102:56–66.
81. Brok HP, van Meurs M, Blezer E, et al. Prevention of experimental autoimmune encephalomyelitis in common marmosets using an anti-IL-12p40 monoclonal antibody. *J Immunol* 2002;169:6554–6563.
82. McInnes I, Mughales J, Field M, et al. The role of interleukin-15 in T cell migration and activation in rheumatoid arthritis. *Nat Med* 1996;2:175–182.
83. McInnes I, Leung B, Sturrock R, et al. Interleukin-15 mediates T cell-dependent regulation of tumor necrosis factor-a production in rheumatoid arthritis. *Nat Med* 1997;3:189–195.
84. Ogata Y, Kukita A, Kukita T, et al. A novel role of IL-15 in the development of osteoclasts: inability to replace its activity with IL-2. *J Immunol* 1999;162:2754–2760.
85. Aringer M, Stummvoll GH, Steiner G, et al. Serum interleukin-15 is elevated in systemic lupus erythematosus. *Rheumatology* 2001;40:876–881.
86. Sugiura T, Harigai M, Kawaguchi Y, et al. Increased IL-15 production of muscle cells in polymyositis and dermatomyositis. *Int Immunol* 2002;14:917–924.
87. Ruchatz H, Leung BP, Wei XQ, et al. Soluble IL-15 receptor alpha-chain administration prevents murine collagen-induced arthritis: a role for IL-15 in development of antigen-induced immunopathology. *J Immunol* 1998;160:5654–5660.
88. Ferrari-Lacraz S, Neuberg M, Donskoy E, et al. A novel antagonist IL-15/Fc protein (CRB-15) shows therapeutic efficacy in an animal model of rheumatoid arthritis. *Arthritis Rheum* 2002;46(suppl 9):499.
89. Appasamy P. Biological and clinical implications of interleukin-7 and lymphopoiesis. *Cytokines Cell Mol Ther* 1999;5:25–39.
90. van Roon JA, Glaudemans KA, Bijlsma JW, et al. Interleukin 7 stimulates tumour necrosis factor alpha and Th1 cytokine production in joints of patients with rheumatoid arthritis. *Ann Rheum Dis* 2003;62:113–119.
91. van Roon JAG, Glaudemans KAFM, Bijlsma JWJ, et al. Interleukin 7 stimulates tumour necrosis factor α and Th1 cytokine production in joints of patients with rheumatoid arthritis. *Ann Rheum Dis* 2003;62:113–119.
92. Morand EF, Bucala R, Leech M. Macrophage migration inhibitory factor: an emerging therapeutic target in rheumatoid arthritis. *Arthritis Rheum* 2003;48:291–299.
93. Roger T, David J, Glauser M, et al. MIG regulates innate immune responses through modulation of toll-like receptor-4. *Nature* 2001;414:920–924.
94. Bacher M, Metz C, Calandra T, et al. An essential regulatory role for macrophage migration inhibitory factor in T-cell activation. *Proc Natl Acad Sci U S A* 1996;93:7849–7854.
95. Delgado M, Abad C, Martinez C, et al. Vasoactive intestinal peptide in the immune system: potential therapeutic role in inflammatory and autoimmune diseases. *J Mol Med* 2002;80:16–24.
96. Delgado M, Abad C, Martinez C, et al. Vasoactive intestinal peptide prevents experimental arthritis by downregulating both autoimmune and inflammatory components of the disease. *Nat Med* 2001;7:563–568.
97. Firestein GS. VIP: a very important protein in arthritis. *Nat Med* 2001;7:537–538.
98. Asadullah K, Sterry W, Stephanek K, et al. IL-10 is a key cytokine in psoriasis. Proof of principle by IL-10 therapy: a new therapeutic approach. *J Clin Invest* 1998;101:783–794.
99. Asadullah K, Docke WD, Ebeling M, et al. Interleukin 10 treatment of psoriasis: clinical results of a phase 2 trial. *Arch Dermatol* 1999;135:187–192.
100. Asadullah K, Docke WD, Sabat RV, et al. The treatment of psoriasis with IL-10: rationale and review of the first clinical trials. *Exp Opin Invest Drugs* 2000;9:95–102.
101. McInnes IB, Illei GG, Danning CL, et al. IL-10 improves skin disease and modulates endothelial activation and leukocyte effector function in patients with psoriatic arthritis. *J Immunol* 2001;167:4075–4082.
102. Moreland LW. Potential biologic agents for treating rheumatoid arthritis. *Rheum Dis Clin North Am* 2001;27:445–491.
103. Ghoreschi K, Thomas P, Breit S, et al. Interleukin-4 therapy of psoriasis induces Th2 responses and improves human autoimmune disease. *Nat Med* 2003;9:40–46.
104. Isomaki P, Luukkainen R, Toivanen P, et al. The presence of interleukin-13 in rheumatoid synovium and its antiinflammatory effects on synovial fluid macrophages from patients with rheumatoid arthritis. *Arthritis Rheum* 1996;39:1693–1702.
105. Woods JM, Haines GK, Shah MR, et al. Low-level production of interleukin-13 in synovial fluid and tissue from patients with arthritis. *Clin Immunol Immunopathol* 1997;85:210–220.
106. Woods JM, Amin MA, Katschke KJ Jr, et al. Interleukin-13 gene therapy reduces inflammation, vascularization, and bony destruction in rat adjuvant-induced arthritis. *Hum Gene Ther* 2002;13:381–393.
107. Houssiau F, Lefebvre C, Vanden Berge M, et al. Serum interleukin-10 titres in systemic lupus erythematosus reflect disease activity. *Lupus* 1995;4:393–395.
108. Park Y, Lee S, Kim D, et al. Elevated interleukin-10 levels correlated with disease activity in systemic lupus erythematosus. *Clin Exp Rheumatol* 1998;16:283–288.
109. Hagiwara E, Gourley M, Lee S, et al. Disease severity in patients with systemic lupus erythematosus correlates with an increased ratio of interleukin-10: interferon-γ-secreting cells in the peripheral blood. *Arthritis Rheum* 1996;39:379–385.
110. Ishida H, Muchamuel T, Sakaguchi S, et al. Continuous administration of anti-interleukin-10 antibodies delays the onset of autoimmu-

nity in NZB/W F1 mice. *J Exp Med* 1994;179:305–310.
111. Llorente L, Richaud-Patin Y, Garcia-Padilla C, et al. Clinical and biologic effects of anti-interleukin-10 monoclonal antibody administration in systemic lupus erythematosus. *Arthritis Rheum* 2000;43:1790–800.
112. Protein Design Labs Website. Protein design labs presents phase I/II clinical results with SMART anti-gamma interferon antibody in Crohn's disease. 2002.
113. Vassilopoulos D, Calabrese LH. Hepatitis C virus infection and vasculitis: implications of antiviral and immunosuppressive therapies. *Arthritis Rheum* 2002;46:585–597.
114. Zouboulis CC, Orfanos CE. Treatment of Adamantiades-Behçet disease with systemic interferon alpha. *Arch Dermatol* 1998;134:1010–1016.
115. Alpsoy E, Durusoy C, Yilmaz E, et al. Interferon alfa-2a in the treatment of Behçet disease: a randomized placebo-controlled and double-blind study. *Arch Dermatol* 2002;138:467–471.
116. Triantaphyllopoulos KA, Williams RO, Tailor H, et al. Amelioration of collagen-induced arthritis and suppression of interferon-gamma, interleukin-12, and tumor necrosis factor alpha production by interferon-beta gene therapy. *Arthritis Rheum* 1999;42:90–99.
117. Takayanagi H, Kim S, Matsuo K, et al. NRANKL maintains bone homeostasis through c-Fos-dependent induction of interferon-beta. *Nature* 2002;416:744–749.
118. van Holten J, Plater-Zyberk C, Tak PP. Interferon-β for treatment of rheumatoid arthritis? *Arthritis Res* 2002;4:346–352.
119. The Muscle Study G. Randomized pilot trial of betaINF1a (Avonex) in patients with inclusion body myositis. *Neurology* 2001;57:1566–1570.
120. Dressel A, Beuche W. Interferon beta-1a treatment of corticosteroid sensitive polymyositis. *J Neurol Neurosurg Psychiatry* 2002;72:676.
121. Moroz C, Traub L, Maymon R, et al. PLIF: a novel human ferritin subunit from placenta with immunosuppressive activity. *J Biol Chem* 2002;277:12901–12905.
122. Weinberger A, Halpern M, Zahalka MA, et al. Placental immunomodulator ferritin, a novel immunoregulator, suppresses experimental arthritis. *Arthritis Rheum* 2003;48:846–853.
123. Han Z, Boyle DL, Manning AM, et al. AP-1 and NF-kappaB regulation in rheumatoid arthritis and murine collagen-induced arthritis. *Autoimmunity* 1998;28:197–208.
124. Tak PP, Firestein GS. NF-kappaB: a key role in inflammatory diseases. *J Clin Invest* 2001;107:7–11.
125. Tak PP, Gerlag DM, Aupperle KR, et al. Inhibitor of nuclear factor kappaB kinase beta is a key regulator of synovial inflammation. *Arthritis Rheum* 2001;44:1897–1907.
126. Auphan N, DiDonato JA, Rosette C, et al. Immunosuppression by glucocorticoids: inhibition of NF-kappa B activity through induction of I kappa B synthesis. *Science* 1995;270:286–290.
127. Scheinman RI, Cogswell PC, Lofquist AK, et al. Role of transcriptional activation of I kappa B alpha in mediation of immunosuppression by glucocorticoids. *Science* 1995;270:283–286.
128. Herlaar E, Brown Z. p38 MAPK signaling cascades in inflammatory disease. *Mol Med Today* 1999;5:439–447.
129. Johnson GL, Lapadat R. Mitogen-activated protein kinase pathways mediated by ERK, JNK, and p38 protein kinases. *Science* 2002;298:1911–1912.
130. Schett G, Tohidast-Akrad M, Smolen JS, et al. Activation, differential localization, and regulation of the stress-activated protein kinases, extracellular signal-regulated kinase, c-JUN N-terminal kinase, and p38 mitogen-activated protein kinase, in synovial tissue and cells in rheumatoid arthritis. *Arthritis Rheum* 2000;43:2501–2512.
131. Vincenti MP, Brinckerhoff CE. The potential of signal transduction inhibitors for the treatment of arthritis: is it all just JNK? *J Clin Invest* 2001;108:181–183.
132. Vincenti MP, Brinckerhoff CE. Transcriptional regulation of collagenase (MMP-1, MMP-13) genes in arthritis: integration of complex signaling pathways for the recruitment of gene-specific transcription factors. *Arthritis Res* 2002;4:157–164.
133. Han Z, Boyle DL, Chang L, et al. c-Jun N-terminal kinase is required for metalloproteinase expression and joint destruction in inflammatory arthritis. *J Clin Invest* 2001;108:73–81.
134. Badger AM, Cook MN, Lark MW, et al. SB 203580 inhibits p38 mitogen-activated protein kinase, nitric oxide production, and inducible nitric oxide synthase in bovine cartilage-derived chondrocytes. *J Immunol* 1998;161:467–473.
135. Jackson JR, Bolognese B, Hillegass L, et al. Pharmacological effects of SB 220025, a selective inhibitor of P38 mitogen-activated protein kinase, in angiogenesis and chronic inflammatory disease models. *J Pharmacol Exp Ther* 1998;284:687–692.
136. Kumar S, Votta BJ, Rieman DJ, et al. IL-1- and TNF-induced bone resorption is mediated by p38 mitogen activated protein kinase. *J Cell Physiol* 2001;187:294–303.
137. Haddad JJ. VX-745. Vertex Pharmaceuticals. *Curr Opin Invest Drugs* 2001;2:1070–1076.
138. Weisman M, Furst DE, Schiff M, et al. A double-blind, placebo-controlled trial of VX-745, an oral p38 mitogen activated protein kinase inhibitor, in patients with rheumatoid arthritis. Presented at the European League Against Rheumatism (EULAR) Meeting, 2002.
139. Aupperle K, Bennett B, Han Z, et al. NF-kappa B regulation by I kappa B kinase-2 in rheumatoid arthritis synoviocytes. *J Immunol* 2001;166:2705–2711.
140. Oettinger C, D'Souza M. Cell targeting by microencapsulated drug delivery, an improved method for cytokine inhibition. Presented at the Interscience Conference on Antimicrobrial Agents and Chemotherapy, 2002:B-956.
141. Aikawa Y, Yamamoto M, Yamamoto T, et al. An anti-rheumatic agent T-614 inhibits NF-kappaB activation in LPS- and TNF-alpha-stimulated THP-1 cells without interfering with IkappaBalpha degradation. *Inflamm Res* 2002;51:188–194.
142. Rioja I, Terencio MC, Ubeda A, et al. A new ditriazine inhibitor of NF-kappaB modulates chronic inflammation and angiogenesis. *Naunyn Schmiedebergs Arch Pharmacol* 2002;365:357–364.
143. Fitzpatrick LR, Wang J, Le T. Caffeic acid phenethyl ester, an inhibitor of nuclear factor-kappaB, attenuates bacterial peptidoglycan polysaccharide-induced colitis in rats. *J Pharmacol Exp Ther* 2001;299:915–920.
144. Umezawa K, Ariga A, Matsumoto N. Naturally occurring and synthetic inhibitors of NF-kappaB functions. *Anticancer Drug Design* 2000;15:239–244.
145. Jeon KI, Jeong JY, Jue DM. Thiol-reactive metal compounds inhibit NF-kappa B activation by blocking I kappa B kinase. *J Immunol* 2000;164:5981–5989.
146. Anrather J, Csizmadia V, Brostjan C, et al. Inhibition of bovine endothelial cell activation *in vitro* by regulated expression of a transdominant inhibitor of NF-kappa B. *J Clin Invest* 1997;99:763–772.
147. Kisseleva T, Bhattacharya S, Braunstein J, et al. Signaling through the JAK/STAT pathway, recent advances and future challenges. *Gene* 2002;285:1–24.
148. Egan PJ, Lawlor KE, Alexander WS, et al. Suppressor of cytokine signaling-1 regulates acute inflammatory arthritis and T cell activation. *J Clin Invest* 2003;111:915–924.
149. Shouda T, Yoshida T, Hanada T, et al. Induction of the cytokine signal regulator SOCS3/CIS3 as a therapeutic strategy for treating inflammatory arthritis. *J Clin Invest* 2001;108:1781–1788.
150. Looney RJ, Boyd A, Totterman S, et al. Volumetric computerized tomography as a measurement of periprosthetic acetabular osteolysis and its correlation with wear. *Arthritis Res* 2002;4:59–63.
151. Katzav A, Kloog Y, Korczyn AD, et al. Treatment of MRL/lpr mice, a genetic autoimmune model, with the Ras inhibitor, farnesylthiosalicylate (FTS). *Clin Exp Immunol* 2001;126:570–577.
152. Gottlieb AB, Lebwohl M, Shirin S, et al. Anti-CD4 monoclonal antibody treatment of moderate to severe psoriasis vulgaris: results of a pilot, multicenter, multiple-dose, placebo-controlled study. *J Am Acad Dermatol* 2000;43:595–604.
153. Harper JM, Cook A. Beneficial effects of non-depleting anti-CD4 in MRL/Mp-lpr/lpr mice with active systemic lupus erythematosus and microscopic angiitis. *Autoimmunity* 2001;33:245–251.
154. Martin A, Gutierrez E, Muglia J, et al. A multicenter dose-escalation trial with denileukin diftitox (ONTAK, DAB (389)IL-2) in patients with severe psoriasis. *J Am Acad Dermatol* 2001;45:871–881.
155. Moreland LW, Sewell KL, Trentham DE, et al. Interleukin-2 diphtheria fusion protein (DAB486IL-2) in refractory rheumatoid arthritis. A double-blind, placebo-controlled trial with open-label extension. *Arthritis Rheum* 1995;38:1177–1186.
156. Brok HP, Tekoppele JM, Hakimi J, et al. Prophylactic and therapeutic effects of a humanized monoclonal antibody against the IL-2 recep-

tor (DACLIZUMAB) on collagen-induced arthritis (CIA) in rhesus monkeys. *Clin Exp Immunol* 2001;124:134–141.
157. Bell HK, Parslew RA. Use of basiliximab as a cyclosporin-sparing agent in palmoplantar pustular psoriasis with myalgia as an adverse effect. *Br J Dermatol* 2002;147:606–607.
158. Owen CM, Harrison PV. Successful treatment of severe psoriasis with basiliximab, an interleukin-2 receptor monoclonal antibody. *Clin Exp Dermatol* 2000;25:195–197.
159. Salim A, Emerson RM, Dalziel KL. Successful treatment of severe generalized pustular psoriasis with basiliximab (interleukin-2 receptor blocker). *Br J Dermatol* 2000;143:1121–1122.
160. Hahn BH, Singh RR, Wong WK, et al. Treatment with a consensus peptide based on amino acid sequences in autoantibodies prevents T cell activation by autoantigens and delays disease onset in murine lupus. *Arthritis Rheum* 2001;44:432–441.
161. Dalum I, Butler DM, Jensen MR, et al. Therapeutic antibodies elicited by immunization against TNF-alpha. *Nat Biotechnol* 1999; 17:666–669.
162. Weiner HL, Friedman A, Miller A, et al. Oral tolerance: immunologic mechanisms and treatment of animal and human organ-specific autoimmune diseases by oral administration of autoantigens. *Ann Rev Immunol* 1994;12:809–837.
163. McKown KM, Carbone LD, Bustillo J, et al. Induction of immune tolerance to human type I collagen in patients with systemic sclerosis by oral administration of bovine type I collagen. *Arthritis Rheum* 2000;43:1054–1061.
164. Gottlieb AB, Lebwohl M, Totoritis MC, et al. Clinical and histologic response to single-dose treatment of moderate to severe psoriasis with an anti-CD80 monoclonal antibody. *J Am Acad Dermatol* 2002; 47:692–700.
165. Schopf RE. IDEC-114 (IDEC). *Curr Opin Invest Drugs* 2001;2:635–638.
166. Kirk AD, Tadaki DK, Celniker A, et al. Induction therapy with monoclonal antibodies specific for CD80 and CD86 delays the onset of acute renal allograft rejection in non-human primates. *Transplantation* 2001;72:377–384.
167. Kremer JR, Westhovens R, Leon R, et al. Treatment of rheumatoid arthritis by selective inhibition of T-cell activation with fusion protein CILA4Ig. *N Engl J Med* 2003;349:1907–1915.
168. Weinblatt M, Schiff M, Goldman M, et al. A pilot, multi-center, randomized, double-blind, placebo-controlled study of a co-stimulation blocker CTLA4-Ig (2 mg/kg) given monthly in combination with etanercept in active rheumatoid arthritis. *Arthritis Rheum* 2002;46 (suppl 9):204.
169. Mihara M, Tan I, Chuzhin Y, et al. CTLA4Ig inhibits T cell-dependent B-cell maturation in murine systemic lupus erythematosus. *J Clin Invest* 2000;106:91–101.
170. Finck BK, Linsley PS, Wofsy D. Treatment of murine lupus with CTLA4Ig. *Science* 1994;265:1225–1227.
171. Kitching AR, Huang XR, Ruth AJ, et al. Effects of CTLA4-Fc on glomerular injury in humorally-mediated glomerulonephritis in BALB/c mice. *Clin Exp Immunol* 2002;128:429–435.
172. Wang X, Huang W, Mihara M, et al. Mechanism of action of combined short-term CTLA4Ig and anti-CD40 ligand in murine systemic lupus erythematosus. *J Immunol* 2002;168:2046–2053.
173. Abrams JR, Lebwohl MG, Guzzo CA, et al. CTLA4Ig-mediated blockade of T-cell costimulation in patients with psoriasis vulgaris. *J Clin Invest* 1999;103:1243–1252.
174. Abrams JR, Kelley SL, Hayes E, et al. Blockade of T lymphocyte costimulation with cytotoxic T lymphocyte-associated antigen 4-immunoglobulin (CTLA4Ig) reverses the cellular pathology of psoriatic plaques, including the activation of keratinocytes, dendritic cells, and endothelial cells. *J Exp Med* 2000;192:681–694.
175. Clark LB, Foy TM, Noelle RJ. CD40 and its ligand. *Adv Immunol* 1996;63:43–78.
176. Durie FH, Fava RA, Foy TM, et al. Prevention of collagen-induced arthritis with an antibody to gp39, the ligand for CD40. *Science* 1993;261:1328–1330.
177. Foy TM, Durie FH, Noelle RJ. The expansive role of CD40 and its ligand, gp39, in immunity. *Semin Immunol* 1994;6:259–266.
178. Durie FH, Foy TM, Masters SR, et al. The role of CD40 in the regulation of humoral and cell-mediated immunity. *Immunol Today* 1994; 15:406–411.
179. Mohan C, Shi Y, Laman JD, et al. Interaction between CD40 and its ligand gp39 in the development of murine lupus nephritis. *J Immunol* 1995;154:1470–1480.
180. Kalled SL, Cutler AH, Datta SK, et al. Anti-CD40 ligand antibody treatment of SNF1 mice with established nephritis: preservation of kidney function. *J Immunol* 1998;160:2158–2165.
181. Kalunian KC, Davis JC Jr, Merrill JT, et al. Treatment of systemic lupus erythematosus by inhibition of T cell costimulation with anti-CD154: a randomized, double-blind, placebo-controlled trial. *Arthritis Rheum* 2002;46:3251–3258.
182. Boumpas DT, Furie R, Manzi S, et al. A short course of BG9588 (anti-CD40 ligand antibody) improves serologic activity and decreases hematuria in patients with proliferative lupus glomerulonephritis. *Arthritis Rheum* 2003;48:719–727.
183. Huang W, Sinha J, Newman J, et al. The effect of anti-CD40 ligand antibody on B cells in human systemic lupus erythematosus. *Arthritis Rheum* 2002;46:1554–1562.
184. Van Seventer GA, Shimizu Y, Horgan KJ, et al. The LFA-1 ligand ICAM-1 provides an important costimulatory signal for T cell receptor-mediated activation of resting T cells. *J Immunol* 1990;144: 4579–4586.
185. Dustin ML, Springer TA. T-cell receptor cross-linking transiently stimulates adhesiveness through LFA-1. *Nature* 1989;341:619–624.
186. Springer TA, Dustin ML, Kishimoto TK, et al. The lymphocyte function-associated LFA-1, CD2, and LFA-3 molecules: cell adhesion receptors of the immune system. *Ann Rev Immunol* 1987;5:223–252.
187. Papp K, Bissonnette R, Krueger JG, et al. The treatment of moderate to severe psoriasis with a new anti-CD11a monoclonal antibody. *J Am Acad Dermatol* 2001;45:665–674.
188. Gottlieb AB, Krueger JG, Wittkowski K, et al. Psoriasis as a model for T-cell-mediated disease: immunobiologic and clinical effects of treatment with multiple doses of efalizumab, an anti-CD11a antibody. *Arch Dermatol* 2002;138:591–600.
189. Connolly MK, Kitchens EA, Chan B, et al. Treatment of murine lupus with monoclonal antibodies to lymphocyte function-associated antigen-1: dose-dependent inhibition of autoantibody production and blockade of the immune response to therapy. *Clin Immunol Immunopathol* 1994;72:198–203.
190. Kootstra CJ, Van Der Giezen DM, Van Krieken JH, et al. Effective treatment of experimental lupus nephritis by combined administration of anti-CD11a and anti-CD54 antibodies. *Clin Exp Immunol* 1997;108:324–332.
191. Kavanaugh AF, Davis LS, Nichols LA, et al. Treatment of refractory rheumatoid arthritis with a monoclonal antibody to intercellular adhesion molecule 1. *Arthritis Rheum* 1994;37:992–999.
192. Kavanaugh AF, Davis LS, Jain RI, et al. A phase I/II open label study of the safety and efficacy of an anti-ICAM-1 (intercellular adhesion molecule-1; CD54) monoclonal antibody in early rheumatoid arthritis. *J Rheumatol* 1996;23:1338–1344.
193. Kavanaugh AF, Schulze-Koops H, Davis LS, et al. Repeat treatment of rheumatoid arthritis patients with a murine anti-intercellular adhesion molecule 1 monoclonal antibody. *Arthritis Rheum* 1997;40:849–853.
194. Maksymowych WP, Blackburn WD Jr, Tami JA, et al. A randomized, placebo controlled trial of an antisense oligodeoxynucleotide to intercellular adhesion molecule-1 in the treatment of severe rheumatoid arthritis. *J Rheumatol* 2002;29:447–453.
195. Hemler ME, Elices MJ, Parker C, et al. Structure of the integrin VLA-4 and its cell-cell and cell-matrix adhesion functions. *Immunol Rev* 1990;114:45–65.
196. Burkly LC, Jakubowski A, Newman BM, et al. Signaling by vascular cell adhesion molecule-1 (VCAM-1) through VLA-4 promotes CD3-dependent T cell proliferation. *Eur J Immunol* 1991;21:2871–2875.
197. Nojima Y, Humphries MJ, Mould AP, et al. VLA-4 mediates CD3-dependent $CD4^+$ T cell activation via the CS1 alternatively spliced domain of fibronectin. *J Exp Med* 1990;172:1185–1192.
198. Ghosh S, Goldin E, Gordon FH, et al. Natalizumab for active Crohn's disease. *N Engl J Med* 2003;348:24–32.
199. Miller DH, Khan OA, Sheremata WA, et al. A controlled trial of natalizumab for relapsing multiple sclerosis. *N Engl J Med* 2003;348: 15–23.
200. Kitani A, Nakashima N, Izumihara T, et al. Soluble VCAM-1 induces chemotaxis of Jurkat and synovial fluid T cells bearing high affinity very late antigen-4. *J Immunol* 1998;161:4931–4938.
201. Tokuhira M, Hosaka S, Volin MV, et al. Soluble vascular cell adhesion molecule 1 mediation of monocyte chemotaxis in rheumatoid

arthritis. *Arthritis Rheum* 2000;43:1122–1133.
202. Birner U, Issekutz TB, Walter U, et al. The role of alpha (4) and LFA-1 integrins in selectin-independent monocyte and neutrophil migration to joints of rats with adjuvant arthritis. *Int Immunol* 2000; 12:141–150.
203. Brottier P, Boumsell L, Gelin C, et al. T cell activation via CD2 [T, gp50] molecules: accessory cells are required to trigger T cell activation via CD2-D66 plus CD2–9.6/T11 (1) epitopes. *J Immunol* 1985;135:1624–1631.
204. Danielian S, Fagard R, Alcover A, et al. The tyrosine kinase activity of p56lck is increased in human T cells activated via CD2. *Eur J Immunol* 1991;21:1967–1970.
205. Majeau GR, Meier W, Jimmo B, et al. Mechanism of lymphocyte function-associated molecule 3-Ig fusion proteins inhibition of T cell responses. Structure/function analysis *in vitro* and in human CD2 transgenic mice. *J Immunol* 1994;152:2753–2767.
206. Ellis CN, Krueger GG, and Alefacept Clinical Study G. Treatment of chronic plaque psoriasis by selective targeting of memory effector T lymphocytes. *N Engl J Med* 2001;345:248–255.
207. Krueger GG, Papp KA, Stough DB, et al. A randomized, double-blind, placebo-controlled phase III study evaluating efficacy and tolerability of 2 courses of alefacept in patients with chronic plaque psoriasis. *J Am Acad Dermatol.* 2002;47:821–833.
208. Kraan MC, van Kuijk AW, Dinant HJ, et al. Alefacept treatment in psoriatic arthritis: reduction of the effector T cell population in peripheral blood and synovial tissue is associated with improvement of clinical signs of arthritis. *Arthritis Rheum* 2002;46:2776–2784.
209. Godessart N, Kunkel SL. Chemokines in autoimmune disease. *Curr Opin Immunol* 2001;13:670–675.
210. Kraan MC, Patel DD, Haringman JJ, et al. The development of clinical signs of rheumatoid synovial inflammation is associated with increased synthesis of the chemokine CXCL8 (interleukin-8). *Arthritis Res* 2001;3:65–71.
211. Haringman JJ, Kraan MC, Smeets TJM, et al. Chemokine blockade and chronic inflammatory disease: proof of concept in patients with rheumatoid arthritis. *Arthritis Rheum* 2002;46(suppl):136.
212. Ajuebor MN, Swain MG, Perretti M. Chemokines as novel therapeutic targets in inflammatory diseases. *Biochem Pharmacol* 2002;63: 1191–1196.
213. D'Ambrosio D, Panina-Bordignon P, Sinigaglia F. Chemokine receptors in inflammation: an overview. *J Immunol Methods* 2003;273: 3–13.
214. Bruhl H, Cihak J, Stangassinger M, et al. Depletion of CCR5-expressing cells with bispecific antibodies and chemokine toxins: a new strategy in the treatment of chronic inflammatory diseases and HIV. *J Immunol* 2001;166:2420–2426.
215. Plater-Zyberk C, Hoogewerf AJ, Proudfoot AE, et al. Effect of a CC chemokine receptor antagonist on collagen induced arthritis in DBA/1 mice. *Immunol Lett* 1997;57:117–120.
216. Wilder RL. Integrin alpha V beta 3 as a target for treatment of rheumatoid arthritis and related rheumatic diseases. *Ann Rheum Dis* 2002;61:96–99.
217. Koch AE. The role of angiogenesis in rheumatoid arthritis: recent developments. *Ann Rheum Dis* 2000;59:65–71.
218. Johnson BA, Haines GK, Harlow LA, et al. Adhesion molecule expression in human synovial tissue. *Arthritis Rheum* 1993;36:137–146.
219. Walsh DA, Wade M, Mapp PI, et al. Focally regulated endothelial proliferation and cell death in human synovium. *Am J Pathol* 1998; 152:691–702.
220. Badger AM, Blake S, Kapadia R, et al. Disease-modifying activity of SB 273005, an orally active, nonpeptide alphavbeta3 (vitronectin receptor) antagonist, in rat adjuvant-induced arthritis. *Arthritis Rheum* 2001;44:128–137.
221. Gerlag DM, Borges E, Tak PP, et al. Suppression of murine collagen-induced arthritis by targeted apoptosis of synovial neovasculature. *Arthritis Res* 2001;3:357–361.
222. Naor D, Nedvetzki S. CD44 in rheumatoid arthritis. *Arthritis Res* 2003;5:105–115.
223. Brenchley PEC. Antagonising angiogenesis in rheumatoid arthritis. *Ann Rheum Dis* 2001;60(iii):71–74.
224. Matsuno H, Yudoh K, Uzuki M, et al. Treatment with the angiogenesis inhibitor endostatin: a novel therapy in rheumatoid arthritis. *J Rheumatol* 2002;29:890–895.
225. Sekimoto T, Hamada K, Oike Y, et al. Effect of direct angiogenesis inhibition in rheumatoid arthritis using a soluble vascular endothelial growth factor receptor 1 chimeric protein. *J Rheumatol* 2002;29: 240–245.
226. Sone H, Kawakami Y, Sakauchi M, et al. Neutralization of vascular endothelial growth factor prevents collagen-induced arthritis and ameliorates established disease in mice. *Biochem Biophys Res Commun* 2001;281:562–568.
227. Reff ME, Carner K, Chambers KS, et al. Depletion of B cells *in vivo* by a chimeric mouse human monoclonal antibody to CD20. *Blood* 1994;83:435–445.
228. Shan D, Ledbetter JA, Press OW. Signaling events involved in anti-CD20-induced apoptosis of malignant human B cells. *Cancer Immunol Immunother* 2000;48:673–683.
229. Stohl W. Systemic lupus erythematosus: a blissless disease of too much BLyS (B lymphocyte stimulator) protein. *Curr Opin Rheumatol* 2002;14:522–528.
230. Stohl W, Cheema GS, Briggs WS, et al. B lymphocyte stimulator protein-associated increase in circulating autoantibody levels may require CD4+ T cells: lessons from HIV-infected patients. *Clin Immunol* 2002;104:115–122.
231. Groom J, Kalled SL, Cutler AH, et al. Association of BAFF/BLyS overexpression and altered B cell differentiation with Sjögren's syndrome. *J Clin Invest* 2002;109:59–68.
232. Mariette X, Roux S, Zhang J, et al. The level of BLyS (BAFF) correlates with the titre of autoantibodies in human Sjögren's syndrome. *Ann Rheum Dis* 2003;62:168–171.
233. Cheema GS, Roschke V, Hilbert DM, et al. Elevated serum B lymphocyte stimulator levels in patients with systemic immune-based rheumatic diseases. *Arthritis Rheum* 2001;44:1313–1319.
234. Stasi R, Pagano A, Stipa E, et al. Rituximab chimeric anti-CD20 monoclonal antibody treatment for adults with chronic idiopathic thrombocytopenic purpura. *Blood* 2001;98:952–957.
235. Perrotta S, Locatelli F, La Manna A, et al. Anti-CD20 monoclonal antibody (Rituximab) for life-threatening autoimmune haemolytic anaemia in a patient with systemic lupus erythematosus. *Br J Haematol* 2002;116:465–467.
236. Specks U, Fervenza FC, McDonald TJ, et al. Response of Wegener's granulomatosis to anti-CD20 chimeric monoclonal antibody therapy. *Arthritis Rheum* 2001;44:2836–2840.
237. Noorchashm H, Noorchashm N, Kern J, et al. B-cells are required for the initiation of insulitis and sialitis in nonobese diabetic mice. *Diabetes* 1997;46:941–946.
238. Gausas J, Paterson PY, Day ED, et al. Intact B-cell activity is essential for complete expression of experimental allergic encephalomyelitis in Lewis rats. *Cell Immunol* 1982;72:360–366.
239. Leandro MJ, Edwards JC, Cambridge G, et al. An open study of B lymphocyte depletion in systemic lupus erythematosus. *Arthritis Rheum* 2002;46:2673–2677.
240. Anolik J, Campbell D, Felgar R, et al. B lymphocyte depletion in the treatment of systemic lupus erythematosus: a phase I/II trial of rituximab in SLE. *Arthritis Rheum* 2002;46(suppl 9):289.
241. Eisenberg R. Rituximab in lupus. *Arthritis Care Res* 2003;5:157–159.
242. Edwards JC, Cambridge G. Sustained improvement in rheumatoid arthritis following a protocol designed to deplete B lymphocytes. *Rheumatology* 2001;40:205–211.
243. Edwards JCW, Szczepanski L, Szechinski J, et al. Efficacy and safety of rituximab, a B-cell targeted chimeric monoclonal antibody: a randomized, placebo-controlled trial in patients with rheumatoid arthritis. *Arthritis Rheum* 2002;46(suppl):197.
244. Zhou T, Martin F, Liu W, et al. Adenoviral delivery of TACI-Fc reverses autoimmunity in mice [Abstract]. *Arthritis Rheum* 2001;44 (suppl 9):396.
245. Gross JA, Johnston J, Mudri S, et al. TACI and BCMA are receptors for a TNF homologue implicated in B-cell autoimmune disease. *Nature* 2000;404:995–999.
246. Gross JA, Dillon SR, Mudri S, et al. TACI-Ig neutralizes molecules critical for B cell development and autoimmune disease. Impaired B cell maturation in mice lacking BLyS. *Immunity* 2001; 15:289–302.
247. Tan SM, Xu D, Roschke V, et al. Local production of B lymphocyte stimulator protein and APRIL in arthritic joints of patients with inflammatory arthritis. *Arthritis Rheum* 2003;48:982–992.
248. Coutts SM, Plunkett ML, Iverson GM, et al. Pharmacological intervention in antibody mediated disease. *Lupus* 1996;5:158–159.

249. Furie RA, Cash JM, Cronin ME, et al. Treatment of systemic lupus erythematosus with LJP 394. *J Rheumatol* 2001;28:257–265.
250. Alarcon-Segovia D, Tumlin JA, Furie RA, et al. LJP 394 for the prevention of renal flare in patients with systemic lupus erythematosus: results from a randomized, double-blind, placebo-controlled study. *Arthritis Rheum* 2003;48:442–454.
251. Baumann I, Kolowos W, Voll RE, et al. Impaired uptake of apoptotic cells into tingible body macrophages in germinal centers of patients with systemic lupus erythematosus. *Arthritis Rheum* 2002;46:191–201.
252. Vaishnaw AK, Toubi E, Ohsako S, et al. The spectrum of apoptotic defects and clinical manifestations, including systemic lupus erythematosus, in humans with CD95 (Fas/APO-1) mutations. *Arthritis Rheum* 1999;42:1833–1842.
253. Herrmann M, Voll RE, Zoller OM, et al. Impaired phagocytosis of apoptotic cell material by monocyte-derived macrophages from patients with systemic lupus erythematosus. *Arthritis Rheum* 1998;41: 1241–1250.
254. Kurowska M, Rudnicka W, Kontny E, et al. Fibroblast-like synoviocytes from rheumatoid arthritis patients express functional IL-15 receptor complex: endogenous IL-15 in autocrine fashion enhances cell proliferation and expression of Bcl-x (L) and Bcl-2. *J Immunol* 2002;169:1760–1767.
255. Yonehara S. Death receptor Fas and autoimmune disease: from the original generation to therapeutic application of agonistic anti-Fas monoclonal antibody. *Cytokine Growth Factor Rev* 2002;13:393–402.
256. Matsuno H, Yudoh K, Nakazawa F, et al. Antirheumatic effects of humanized anti-Fas monoclonal antibody in human rheumatoid arthritis/SCID mouse chimera. *J Rheum* 2002;29:1609–1614.
257. Ogawa H, Nakayama J, Onozawa Y, et al. Anti-human Fas antibody suppresses osteoclastogenesis in rheumatoid arthritis through induction of T cell apoptosis. *Arthritis Rheum* 2002;46(suppl):210.
258. Close DR. Matrix metalloproteinase inhibitors in rheumatic diseases. *Ann Rheum Dis* 2001;60(iii):62–67.
259. Martel-Pelletier J, McCollum R, Fujimoto N, et al. Excess of metalloproteases over tissue inhibitor of metalloprotease may contribute to cartilage degradation in osteoarthritis and rheumatoid arthritis. *Lab Invest* 1994;70:807–15.
260. Dean DD, Martel-Pelletier J, Pelletier JP, et al. Evidence for metalloproteinase and metalloproteinase inhibitor imbalance in human osteoarthritic cartilage. *J Clin Invest* 1989;84:678–685.
261. Pelletier JP, Mineau F, Faure MP, et al. Imbalance between the mechanisms of activation and inhibition of metalloproteases in the early lesions of experimental osteoarthritis. *Arthritis Rheum* 1990; 33:1466–1476.
262. Yoshihara Y, Nakamura H, Obata K, et al. Matrix metalloproteinases and tissue inhibitors of metalloproteinases in synovial fluids from patients with rheumatoid arthritis or osteoarthritis. *Ann Rheum Dis* 2000;59:455–461.
263. Jackson C, Nguyen M, Arkell J, et al. Selective matrix metalloproteinase (MMP) inhibition in rheumatoid arthritis—targeting gelatinase A activation. *Inflamm Res* 2001;50:183–186.
264. Kafienah W, Al-Fayez F, Hollander AP, et al. Inhibition of cartilage degradation: a combined tissue engineering and gene therapy approach. *Arthritis Rheum* 2003;48:709–718.
265. Schett G, Hayer S, Tohidast-Akrad M, et al. Adenovirus-based overexpression of tissue inhibitor of metalloproteinases 1 reduces tissue damage in the joints of tumor necrosis factor alpha transgenic mice. *Arthritis Rheum* 2001;44:2888–2898.
266. Hemmings FJ, Farhan M, Rowland J, et al. Tolerability and pharmacokinetics of the collagenase-selective inhibitor trocade in patients with rheumatoid arthritis. *Rheumatology (Oxford)* 2001;40:537–543.
267. Nemunaitis J, Poole C, Primrose J, et al. Combined analysis of studies of the effects of the matrix metalloproteinase inhibitor marimastat on serum tumor markers in advanced cancer: selection of a biologically active and tolerable dose for longer-term studies. *Clin Cancer Res* 1998;4:1101–1109.
268. McInnes IB, Leung BP, Field M, et al. Production of nitric oxide in the synovial membrane of rheumatoid and osteoarthritis patients. *J Exp Med* 1996;184:1519–1524.
269. Ohtsuka M, Konno F, Honda H, et al. PPA250 [3- (2,4-difluorophenyl)-6-[2-[4- (1H-imidazol-1-ylmethyl) phenoxy]ethoxy]-2-phenylpyridine], a novel orally effective inhibitor of the dimerization of inducible nitric-oxide synthase, exhibits an anti-inflammatory effect in animal models of chronic arthritis. *J Pharmacol Exp Ther* 2002;303:52–57.
270. Marklund SL, Bjelle A, Elmqvist LG. Superoxide dismutase isoenzymes of the synovial fluid in rheumatoid arthritis and in reactive arthritides. *Ann Rheum Dis* 1986;45:847–851.
271. McIlwain H, Silverfield JC, Cheatum DE, et al. Intra-articular orgotein in osteoarthritis of the knee: a placebo-controlled efficacy, safety, and dosage comparison. *Am J Med* 1989;87:295–300.
272. Menander-Huber KB. Orgotein in the treatment of rheumatoid arthritis. *Eur J Rheumatol Inflamm* 1981;4:201–211.
273. Salvemini D, Mazzon E, Dugo L, et al. Amelioration of joint disease in a rat model of collagen-induced arthritis by M40403, a superoxide dismutase mimetic. *Arthritis Rheum* 2001;44:2909–2921.
274. Wang Y, Hu Q, Madri JA, et al. Amelioration of lupus-like autoimmune disease in NZB/WF1 mice after treatment with a blocking monoclonal antibody specific for complement component C5. *Proc Nat Acad Sci U S A* 1996;93:8563–8568.
275. Girardi G, Berman J, Spruce L, et al. A critical role for complement C5 in antiphospholipid antibody-induced pregnancy loss [Abstract]. *Arthritis Rheum* 2002;46(suppl):219.
276. Wang Y, Rollins SA, Madri JA, et al. Anti-C5 monoclonal antibody therapy prevents collagen-induced arthritis and ameliorates established disease. *Proc Nat Acad Sci U S A* 1995;92:8955–8959.
277. Woodruff TM, Strachan AJ, Dryburgh N, et al. Antiarthritic activity of an orally active C5a receptor antagonist against antigen-induced monarticular arthritis in the rat. *Arthritis Rheum* 2002;46:2476–2485.
278. Kaplan M. Eculizumab (Alexion). *Curr Opin Invest Drugs* 2002;3: 1017–1023.
279. Takada K, Bookbinder S, Furie R, et al. A pilot study of eculizumab in patients with dermatomyositis. *Arthritis Rheum* 2002;46(suppl): 489.
280. Holers VM, Girardi G, Mo L, et al. Complement C3 activation is required for antiphospholipid antibody-induced fetal loss. *J Exp Med* 2002;195:211–220.
281. Goodfellow RM, Williams AS, Levin JL, et al. Local therapy with soluble complement receptor 1 (sCR1) suppresses inflammation in rat mono-articular arthritis. *Clin Exp Immunol* 1997;110:45–52.
282. Goodfellow RM, Williams AS, Levin JL, et al. Soluble complement receptor one (sCR1) inhibits the development and progression of rat collagen-induced arthritis. *Clin Exp Immunol* 2000;119:210–216.
283. Hogarth PM. Fc receptors are major mediators of antibody based inflammation in autoimmunity. *Curr Opin Immunol* 2002;14:798–802.
284. Watanabe H, Sherris D, Gilkeson GS. Soluble CD16 in the treatment of murine lupus nephritis. *Clin Immunol Immunopathol* 1998;88:91–95.
285. Van Roon J, Van Vuuren A, Wijngaarden W, et al. Selective elimination of synovial inflammatory macrophages in rheumatoid arthritis by an Fc receptor I-directed immunotoxin. *Arthritis Rheum* 2003;48: 1229–1238.
286. Marino M, Rossi M, Ruvo M, et al. Novel molecular targets for systemic lupus erythematosus. *Curr Drug Targets* 2002;3:223–228.
287. Haynes DR, Barg E, Crotti TN, et al. Osteoprotegerin expression in synovial tissue from patients with rheumatoid arthritis, spondyloarthropathies and osteoarthritis and normal controls. *Rheumatology* 2003;42:123–134.
288. Bolon B, Campagnuolo G, Feige U. Duration of bone protection by a single osteoprotegerin injection in rats with adjuvant-induced arthritis. *Cell Mol Life Sci* 2002;59:1569–1576.
289. Romas E, Sims NA, Hards DK, et al. Osteoprotegerin reduces osteoclast numbers and prevents bone erosion in collagen-induced arthritis. *Am J Pathol* 2002;161:1419–1427.
290. Campagnuolo G, Bolon B, Feige U. Kinetics of bone protection by recombinant osteoprotegerin therapy in Lewis rats with adjuvant arthritis. *Arthritis Rheum* 2002;46:1926–1936.
291. Redlich K, Hayer S, Maier A, et al. Tumor necrosis factor alpha-mediated joint destruction is inhibited by targeting osteoclasts with osteoprotegerin. *Arthritis Rheum* 2002;46:785–792.
292. Bolon B, Shalhoub V, Kostenuik PJ, et al. Osteoprotegerin, an endogenous antiosteoclast factor for protecting bone in rheumatoid arthritis. *Arthritis Rheum* 2002;46:3121–3135.

第41章

免疫调节剂(环孢素、他克莫司、硫唑嘌呤、环磷酰胺、霉酚酸酯和苯丁酸氮芥)

Allen Dale Sawitzke, Grant W. Cannon

免疫调节剂通过抑制细胞增殖、免疫调节和抗炎等机制治疗风湿性疾病。然而,免疫调节剂的具体作用机制尚未明确,可随病情不同阶段而不同。本章将讨论两种嘌呤抑制剂:硫唑嘌呤(AZA)和霉酚酸酯,三种钙调神经磷酸酶抑制剂:环孢素、他克莫司(FK506)和西罗莫司(雷帕霉素),以及两种烷化剂:环磷酰胺和苯丁酸氮芥。抗代谢药(甲氨蝶呤)和抗嘧啶药(来氟米特)已在第32章中讨论过。

在上述药物中,只有AZA和环孢素近期被美国食品和药物管理局(FDA)批准用于治疗风湿性疾病。然而,一些精心设计的临床实验已经证实其他免疫调节剂在特定情况下对疾病疗效显著。因此,在未获FDA正式批准的情况下,医生在使用免疫调节剂前应充分评估这些药物的疗效和副作用,并就此与患者充分沟通。由于药物具有潜在的毒副作用,一旦开始使用,必须密切监测药物的不良反应。

一、嘌呤抑制剂

(一)历史回顾

核酸的合成对细胞分裂至关重要,因此,许多药物如6-巯基嘌呤(6-MP)、AZA、来氟米特、5-氟尿嘧啶、2-氯脱氧腺苷以及别嘌呤醇[1]都是通过改变嘌呤和嘧啶代谢而起效的。6-MP是嘌呤类似物,最初用于治疗恶性肿瘤。在20世纪60年代初就有报道6-MP可成功治疗“自身免疫性疾病”[2,3]。之后,研究人员致力于抑制6-MP的快速代谢,因此研发了AZA,也称6-[(1-甲基-4-氮-咪唑-5-yl)硫代]嘌呤[1,3](图41.1A)。虽然AZA有细胞毒性,但常规剂量的AZA具有显著的免疫调节作用。作为一种免疫抑制剂,AZA被广泛用于器官移植和自身免疫性疾病[特别是类风湿关节炎(RA)[4-8]和系统性红斑狼疮(SLE)[4,5]]的治疗中。对照临床实验已证实AZA治疗RA有效[9-11],长期随诊研究也表明该药可用于RA的维持治疗[12-15]。然而,AZA对SLE[16-24]、多发性肌炎[25-28]和银屑病关节炎[9,13]的疗效还存在一定争议。

霉酚酸酯也通过抑制嘌呤的重新合成而起效。其结构见图41.1B。霉酚酸酯可有效地用于器官移植[29-32]的患者,FDA提示该药可防止肾、肝和心脏移植的排异反应。此外,有文献报道该药被用于治疗SLE[33-35]、多发性肌炎和RA[36-38]。

(二)硫唑嘌呤

1.药理学

(1)药代动力学

口服后AZA吸收良好。循环中AZA约30%与蛋白结合,2%~10%以原型经尿排出。正常人AZA血浆半衰期为3小时[1]。AZA本身为非活性复合物,但经谷胱甘肽等的亲核攻击,在肝脏和红细胞中可合成具有活性的6-MP[39,40](图41.2)。AZA的代谢方式很重要,因为目前已证明6-MP有多种代谢产物,其中包括具有

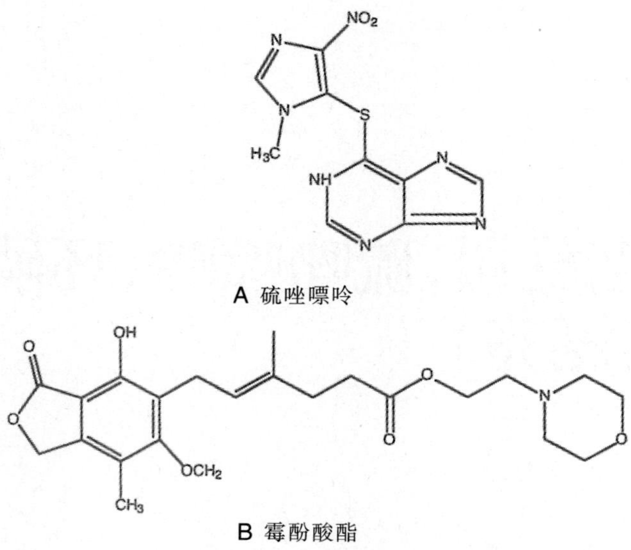

图41.1　硫唑嘌呤(A)和霉酚酸酯(B)的化学结构。

细胞毒性的6-丙硫酮酸及其衍生物6-硫鸟氨酸[3]。代谢基因的不同决定了该药不良反应和疗效的差异[41,42]。次黄嘌呤磷酸核糖基转移酶将6-MP代谢为6-硫代次黄(嘌呤核)苷酸,后者通过抑制嘌呤碱基,特别是抑制肌苷酸和鸟苷酸的内转化从而抑制腺苷酸和鸟苷酸补救合成途径的多个步骤。6-硫代次黄嘌呤核苷酸还可反馈抑制次黄苷酸的生成，从而抑制嘌呤碱的重新生物合成[40]。6-MP的代谢产物6-硫鸟氨酸(6-TGN)可参与RNA和DNA的合成[43],这使AZA在大剂量时产生细胞毒性，在使用小剂量治疗风湿性疾病时一般不发生上述作用。AZA和6-MP最终被黄嘌呤氧化酶(XO)代谢成6-硫尿酸[40]。

别嘌呤醇可阻断XO,导致选择性代谢产物积聚。尽管别嘌呤醇不能显著改变所有患者6-MP的药代动力学[44],但如不及时纠正,其对AZA代谢的影响可能危及生命。因此应尽量避免同时服用AZA和别嘌呤醇。如果AZA和别嘌呤醇都必须使用,AZA的剂量应减少到常规剂量的25%~33%,且需密切监测避免毒性作用的发生[40]。

AZA的肝脏代谢虽然重要,但肝脏疾病对AZA代谢的影响尚不清楚。一些肝病患者的AZA代谢正常[45],而另一些患者,特别是慢性肝病患者,出现血液系统毒性的风险加大[46]。AZA的半衰期在肾衰竭的患者中也可能增加[47],但是这一改变无临床意义。

(2)**基因多样性的作用**

少数白种人(0.3%)的红细胞中硫嘌呤甲基转移

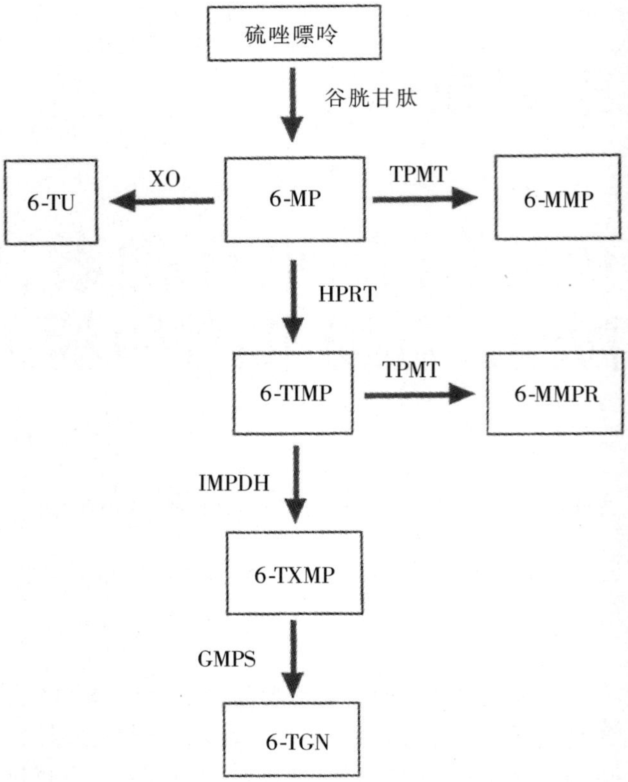

图41.2　硫唑嘌呤和嘌呤代谢途径。硫唑嘌呤易通过与硫醇类物质(如谷胱甘肽)反应而直接转化为6-巯基嘌呤。随后相关的代谢酶活性决定了主要代谢产物的产生。TPMT活性降低可导致6-TU和其他活性代谢产物(如6-TGN)的增多。抑制IMPDH(如:霉酚酸酯)可引起6-TIMP增多,后者抑制嘌呤重新合成。(HPRT:次黄嘌呤磷酸核糖基转移酶;IMPDH:肌苷单磷酸脱氢酶;6-MP:6-巯基嘌呤;6-TGN:6-硫代鸟氨酸;6-TIMP:6-硫次黄嘌呤酸;TPMT:硫代嘌呤甲基转移酶;6-TU:硫尿酸;XO:黄嘌呤氧化酶。)

酶(TPMT)的活性很低或无活性,还有10%TPMT的活性中等[48-50]。这两组患者都不能像纯合子高活性的患者一样有效灭活AZA的代谢产物[41],而后者的增加与治疗炎性肠病的有效性相关[51]。酶活性低的患者6-TGN水平显著升高,且血液系统副作用亦明显增大。已有文献报道支持这一观点：一例纯合子TPMT缺陷的患者经AZA治疗后出现血三系减少[42]。同时服用甲氧苄啶[52]或血管紧张素抑制剂[53]可能进一步增加AZA的血液系统毒副作用。目前对如何最佳测定药物对患者的作用尚有争议，因为与药物治疗密切相关的是表型而非基因型[54,55]。基因型学派和表型学派仍在继续进行相关研究[51,56-58]。

(3)可能的作用机制

AZA治疗风湿性疾病的作用机制目前尚不清楚，但可能涉及细胞毒作用和免疫抑制作用。如上所述，淋巴细胞在嘌呤合成时比许多其他细胞更依赖补救途径，因此对AZA的抑制作用更敏感[59]。此外，体外实验证实AZA可抑制其他免疫功能，包括自然杀伤细胞活性[60]、抗体产生[61]、抗体依赖性细胞毒效应[60]以及细胞免疫反应[62]。B细胞比T细胞对AZA更敏感[63]。尽管循环的AZA可能干扰白介素6(IL-6)的测定[64]，但接受AZA治疗的患者的免疫指标[9]和细胞因子水平没有改变[64,65]。在SLE的动物模型实验中，AZA抑制自身抗体的产生[66]，也有报道指出AZA可以降低RA患者的类风湿因子水平[67,68]，但上述结论尚有不同观点[8,10,11,69,70]。目前还不确定这些抗体水平的改变是药物的原发作用还是继发作用[66,71]。

(4)药物监测

推荐的AZA治疗起始剂量为1mg/(kg·d)，对病情严重的患者剂量可逐渐增加至最大量2.5mg/(kg·d)。肾功能不全或同时服用别嘌呤醇时应相应减少剂量[1]。基因型测定的应用仍有争议，因为目前对如何最好地应用测定结果来指导治疗尚无定论。最近对AZA药物说明书中“警告”和“不良反应”两项进行了调整，强调了TPMT基因型的作用。开始治疗时以及治疗后每2周均应进行全血细胞分析，包括白细胞分类和血小板计数，直至血相稳定，以后治疗过程中每1~3个月检查一次[72]。治疗前还应检测血清转氨酶[72]，虽然在美国风湿病学会(ACR)指南上并未推荐，但每3~6个月重复一次检测仍是必须的[72]。治疗指南上未提到感染丙型肝炎的患者如何使用AZA，但由于两者都对肝脏有损害，因此，丙型肝炎患者应尽量避免使用AZA。临床评价还需了解胃肠道反应、口腔炎、皮疹、淋巴结肿大以及感染症状等。

(5)药物不良反应

AZA的相关不良反应见表41.1。有19%~32%的患者因不良反应立即终止治疗[67,70,73,74]。出现轻度不良反应的患者多可坚持用药，因为减少剂量后不良反应可以快速改善。不良事件的发生常随剂量增加而增多[11,75]。在一项对546例AZA治疗的患者的调查中发现，平均剂量为103mg/d的患者“反应令人惊讶的良好且严重不良反应相对较少”[74]。一项对5 809例使用缓解病情抗风湿药(DMARD)的患者进行的回顾性研究显示，患者坚持AZA治疗的时间长于除甲氨蝶呤外的其他DMARD药物，提示AZA治疗的疗效和耐受性较好[76]。目前尚没有AZA与新的DMARD和生物制剂之间的比较研究。

表41.1 硫唑嘌呤和霉酚酸酯的不良反应

不良反应	硫唑嘌呤发生频率	霉酚酸酯发生频率
血液系统		
白细胞减少	+++[a]	++[a]
血小板减少	++[a]	+
贫血	++[a]	++
纯红再障	+	
全血细胞减少	+[a]	
胃肠道		
恶心/上腹痛	+++[a]	++[a]
口腔炎	++[a]	
胃肠道出血	+[a]	
胃溃疡	+[a]	
腹泻	+[a]	+++[a]
胰腺炎	+	
肝脏		
肝酶升高	++[a]	+[a]
胆汁淤积	+	
纤维化/肝硬化	+	
超敏性肝炎	+[a]	
肝静脉闭塞症	+[a]	
肺部		
间质性肺炎	+	
弥漫性肺泡损伤	+	
皮肤		
斑丘疹	++[a]	
弥漫性荨麻疹	+[a]	
生殖系统		
先天性畸形	+	
染色体损伤	+	
其他		
带状疱疹[a]	+[a]	+
蛋白尿[a]	+[a]	
周围神经病	+	
加速性结节病[a]	+[a]	

[a] 在风湿性疾病治疗中报道。

+++:>10%;++:<10%,但>1%;+:<1%。

血液系统 血液系统毒性是AZA治疗最常见的不良反应。RA患者发生白细胞减少[4,6,7,9,10,12,13,68-70,73,75,77]、血小板减少[9,69,78]、贫血[6,13]、纯红再障[77]以及全血细胞减少者[14,79-81]均有报道，重度白细胞减少患者易患感染[13]。嘌呤代谢酶活性的减低与血液系统毒性的增加相关[82,83]，但这些测定仍很复杂。特定的风湿病患者群可能有独特的酶活性，因为SLE患者的TPMT活性普遍较低[84]。已经有部分报道尝试通过遗传标记判断患者是否会发生严重的并发症[41,85,86]。有趣的是，红细胞平均血球容积（MCV）可能是一种简单、易行的体内6-TGN水平的标记，可作为调整治疗的依据[87]。

胃肠道　服用AZA的患者常可出现恶心、呕吐或上腹痛，有时伴有发热[4,7,10,12,13,67,68,70,73-75,78]。胃肠道症状常发生于开始治疗后的第一周和再次服药后的几小时以内。少见的胃肠道反应有口腔炎[69]、消化道出血[6]、胃溃疡[13]和腹泻[69]。在治疗炎性肠病和肾移植的患者中有发生胰腺炎的报道[88-90]。

肝脏　AZA的肝毒性罕见[75,91-97]。最常见的不良反应为轻度转氨酶升高，然而有服用AZA导致致命性、进行性肝衰竭的报道[91]。有人认为TGN是引起肝毒性的基本物质，因此纯合型低TPMT活性的患者出现肝损害的危险性最高。一些患者的肝炎和酶的异常在停用AZA后可完全恢复[92]。另一些有肝纤维化的患者尽管继续使用AZA，经一系列肝脏活检证实其纤维化没有进展[98,99]。服用AZA的RA患者的其他肝脏并发症为：胆汁淤积[92,93,95,96]、超敏性肝炎[94]和肝小静脉阻塞性疾病[97]。

肺　虽然AZA治疗风湿性疾病时肺部不良反应罕见，但间质性肺炎[100,101]、弥漫性肺泡损伤[100]以及呼吸衰竭[100]等不良反应在AZA治疗其他疾病时均有相关报道。有意思的是，AZA可成功治疗细支气管闭塞性伴机化性肺炎（BOOP）[102]。

皮肤　斑丘疹及荨麻疹（少见）在许多AZA治疗RA的研究中均有报道[6,7,9,13,69,70,75,103]。部分患者因皮肤损害而停药，但多数情况下皮肤病变较轻。在用AZA治疗银屑病关节炎时，患者的银屑病常常会随之好转[7,9]。

生殖系统　虽然有报道在整个妊娠期间服用AZA治疗仍可成功妊娠[104-106]，但绝经前的妇女仍需避孕。AZA及其代谢产物能透过胎盘[107]，如在妊娠期间服用AZA可造成新生儿并发症和后代染色体异常[108-110]。据报道6例SLE患者在AZA治疗期间的9次妊娠（7次为妊娠第一阶段服药）中：3次足月妊娠、婴儿正常，2次足月小样儿，3次早产，1次流产[106]。该研究结果还表明，之前接受过免疫抑制剂治疗和未接受过免疫抑制剂治疗的SLE患者妊娠的转归无差异[106,111]。在大宗移植患者的调查中也发现，妊娠期间服用AZA治疗的耐受性较好，最常见的并发症为宫内发育迟缓或早产[112]。虽然母乳中AZA的含量很低，但有研究显示母乳喂养可能对婴儿的免疫系统造成不良影响[113]。

肿瘤　长期使用AZA可能导致染色体组的异常[12]，也有报道RA患者使用AZA治疗期间发生恶性肿瘤[114-118]。一项流行病学调查提示在使用AZA治疗的非移植患者中恶性肿瘤的发生率高于预期值[119]。但即使未使用细胞毒性药物治疗，RA患者恶性肿瘤发生率也增加，因此该调查很难判定AZA是否增加肿瘤发生率[118,120-124]。的确有文献报道，将使用AZA和未使用AZA治疗的RA患者进行对比时发现AZA并未增加肿瘤的发生率[118,120,121,125-127]。还有一项研究也提示AZA可能增加RA患者肿瘤的发生率，但由于这些RA患者还使用过烷化剂（可导致肿瘤的发生）治疗，因此尚难定论[128]。虽然AZA是否增加RA患者肿瘤的发生率还存在争议，但现有资料指出肿瘤生成并不是主要问题，服用AZA所冒的风险即使有也是很小的。然而，对于肾移植患者，肿瘤（特别是皮肤鳞状上皮细胞癌）的发病率在接受AZA和皮质类固醇治疗的患者中明显增加[129]。有人预测，某些恶性肿瘤的发生与免疫抑制剂治疗无关[130]。在炎性肠病的研究中服用AZA是否增加肿瘤的发生尚不明确[131,132]。

（6）其他

在接受AZA治疗的患者中，感染（特别是带状疱疹）的发生率可能会增加[9,13,70]。蛋白尿[70]、周围神经病变[133]和加速性结节病[134]在AZA治疗的RA患者中都有报道。银屑病患者服用AZA，可发生心房纤颤[135]。以发热、急性间质性肾炎和肝炎为特征的超敏反应也有报道[94,136]。AZA与上述少见事件之间的相关性尚不清楚。

2.临床使用经验

（1）类风湿关节炎

治疗RA时AZA的剂量为1~4.8mg/(kg·d)[13,14,137]，然而通常剂量为1.25~2.5mg/(kg·d)。对1.25mg/(kg·d)和2.5mg/(kg·d)疗效的直接对比研究未发现两组之间有显著的差异。虽然大剂量可能对控制病情更有效[11,75]，但同时其不良反应也明显增加[75]。一项大型、多中心评价AZA[1.25~1.5mg/(kg·d)]有效性的临床实验结果显示，44%患者达到“显著临床改善”，即关节压痛减轻大于30%[73]。与生物制剂不同，由于AZA的起效缓慢，至少需12周方可正确评估其临床疗效。最近Cochrane在综述中提出“统计学数据表明AZA对活动期RA患者疗效显著”[138]。

目前还不能确定AZA是否能够改变RA的病程，一系列影像学研究的结论截然相反，有的指出AZA可加重骨侵蚀[13,67]，而有的则证实其可改善骨侵蚀[78]。虽然一项研究表明经AZA治疗的RA患者骨侵蚀发生明显少于金制剂治疗者[70]，但另一项与甲氨蝶呤对比的前瞻性临床实验则显示甲氨蝶呤对RA患者影像学进展的改善优于AZA[139,140]。

AZA与D-青霉胺[67,69,73,78]、金制剂[68,70]、环磷酰胺[70]、氯喹[68]、左旋咪唑[78]和环孢素[141,142]的疗效比较提示AZA的有效性与其他药物相似。但AZA与甲氨蝶呤在RA患者中的比较研究结论不太一致[143-147]。一项回顾性研究和一项前瞻性对照研究显示甲氨蝶呤的疗效优于AZA[144]。但另外三项前瞻、随机实验未发现两者间疗效的差异[145-147]。其中一项研究甚至发现甲氨蝶呤组的不良反应较多[146]。在另一项研究中RA患者发生轻度不良反应的在甲氨蝶呤组较多，而“严重毒性反应”发生率在两组之间很相似[148]。还有两项研究结果提示AZA的药物不良反应高于甲氨蝶呤[144,147]。同样，目前还没有AZA与生物制剂对比的数据。

(2)*系统性红斑狼疮*

AZA已用于治疗狼疮肾炎(见第74章)、皮肤型狼疮[24]和其他临床类型的SLE[149,150]。在美国国立卫生研究院(NIH)进行的狼疮肾炎长期随诊研究中对细胞毒性药物的有效性进行了比较，这些研究中有随机选择、同时服用AZA和泼尼松的患者[16,17,19-21,23]。结果表明，与单用泼尼松比较，细胞毒药物可减缓终末期肾病的进程。在所有的细胞毒药物中，环磷酰胺的疗效最佳，AZA疗效中等[16]。其他学者的研究也提示合用AZA治疗狼疮肾炎较单独使用泼尼松更有效[18,22]。目前AZA在治疗SLE中的角色还很难判定。在控制关节炎和血管炎时，使用AZA可减少类固醇的用量。个别情况下，可单独服用AZA治疗狼疮肾炎[151,152]。有报道，使用AZA还可减少环磷酰胺的用量[153]。AZA也可作为环磷酰胺的替代药物[153]。

(3)*自身免疫性肝炎*

对照和非对照研究均表明，无论是否合并狼疮，AZA均可有效治疗自身免疫性(狼疮性)肝炎[154-157]。大多数医生认为糖皮质激素和AZA联合应用是治疗自身免疫性肝炎的首选药物[158-160]。

(4)*炎性肌病*

一系列非对照研究表明AZA可改善炎性肌病(见第75章)的病情[27,28]。如一项小型的对照临床实验评价了AZA和泼尼松合用与泼尼松单独使用治疗多肌炎患者的疗效，在第3月时两组之间无显著性差异[25]，到第6月时联合治疗组病情显著改善，可能是类固醇替代效应[26]。一项对25例多发性肌炎或皮肌炎(PM/DM)患者的回顾性研究证实，75%的患者对AZA反应良好[161]。对于有药物抵抗的PM患者，包括以前治疗中对单用甲氨蝶呤或单用AZA无效的患者，联合服用甲氨蝶呤和AZA可能有效[162]。有报道一例PM合并BOOP的患者服用AZA有效[102]。一项非对照性研究提示AZA在治疗包涵体肌炎中的作用有限[163]。

(5)*其他*

已证实AZA对一些Reiter综合征(见第65章)的患者有效[164-166]。一项安慰剂对照治疗幼年慢性关节炎(JCA)(见第63章)的临床研究表明，AZA治疗组较安慰剂组临床改善的趋势更显著，然而未达到统计学差异[167]。另一项研究发现，对于重症JCA，AZA是一很有帮助的药物，可以替代糖皮质激素的作用且不良反应少[168]。非对照研究还证实AZA可同时改善银屑病患者的关节炎(见第66章)[169]和皮肤损害[7,13]。然而，目前尚无对照研究可以证实上述结论[170-172]。虽然烷化剂是重症坏死性血管炎治疗的首选药物[173]，但AZA也被证实对韦格纳肉芽肿[174]、Takayasu动脉炎[175,176]、巨细胞动脉炎[177-180]以及其他坏死性血管炎综合征[181]有效。

(三)霉酚酸酯

1.药理学

(1)*药代动力学*

霉酚酸酯是半合成的真菌制品衍生物，可快速吸收并被水解酶转化为活性成分霉酚酸(MPA)。其口服生物利用度为94%，绝大多数与蛋白结合，平均半衰期为17.9小时[182]。霉酚酸酯被肝脏灭活后分泌至胃肠道，经细菌转化后的产物再进行肠肝循环。因此，影响肠肝循环的药物，如考来烯胺等也可影响霉酚酸酯的浓度。大于93%的药物从尿中排出[182]。肾功能不全时血中药物浓度将增加。

FDA已批准霉酚酸酯用于预防肾、肝和心脏移植后的急性排异反应。大量临床实验显示，无论在肾移植，还是心肺和肝移植患者中，其疗效均优于AZA。该药的不良反应绝大多数来自器官移植的文献。

(2)*可能的作用机制*

MPA可通过抑制肌苷单磷酸脱氢酶，从而增加6-巯基次黄嘌呤酸(图 41.2),可逆性抑制嘌呤重新合成以及细胞分裂。由于活化的 B 细胞和 T 细胞依赖于重新合成途径提供其所需的嘌呤，故而阻断此途径对 T、B 淋巴细胞的影响明显大于对体细胞的影响[182]。阻断该途径可抑制细胞分裂，但也可抑制细胞的一些特殊功能,如B 细胞合成抗体等。霉酚酸酯对免疫球蛋白合成的抑制较 AZA 强。

(3)**药物不良反应**

血液系统 白细胞减少的发生率与 AZA 的相似(表 41.1),在器官移植患者中约占 20%~35%。淋巴细胞减少症在 RA 患者的临床实验中最常见[183]。严重的嗜中性粒细胞减少仅见于 2%~3%的患者。约 25%患者出现贫血,而血小板减少率约 10%,低于 AZA 的25%[182]。

胃肠道 腹泻常见,多达 36%,而消化不良和恶心发生率与 AZA 的相似[182]。与对照组相比,治疗组胃炎的发生率较高。上述胃肠道反应都存在剂量依赖性。小剂量霉酚酸酯对肝脏无明显副反应，但在心脏移植研究中使用 3g/d 时,约 25%的患者转氨酶升高[182]。药物上市后监测有结肠炎和胰腺炎的报道。治疗 RA 的长期安全性研究证实腹泻发生率为 2.5%,恶心发生率为 1.5%,腹痛发生率为 1.2%[183]。

肺部 服用霉酚酸酯 2~3g/d 的患者中有 15%~20%出现呼吸困难和咳嗽,目前尚不清楚是否存在剂量依赖性。上市后监测中发现一例致命性肺纤维化[182]。在服用霉酚酸酯 3g/d 时,咽炎的发生率增加。

皮肤 皮肤的不良反应少见。痤疮最常见,占 10%(与其他免疫抑制剂相似)。在剂量为 3g/d 时约 22%的心脏移植患者发生皮疹。

生殖系统 霉酚酸酯被 FDA 定为 C 类药物,因为该药在妊娠妇女中尚未进行充分的、设计缜密的对照实验。建议患者在服药前或停药至少 6 周内进行避孕。虽然目前尚无霉酚酸酯进入人乳的数据，但在大鼠实验中发现其可进入乳汁。因此服用霉酚酸酯的患者最好避免哺乳。

恶性肿瘤 服用霉酚酸酯的患者可发生淋巴瘤或淋巴增殖性疾病。然而,由于服用该药的年限较短,因此还有待长期观察的数据方能定论。服药期间必须密切监测淋巴腺体和全身症状。

感染 服药后感染较常见,在霉酚酸酯 3g/d 剂量组感染发生率最高可达 24%,与服用其他免疫抑制剂后的感染发生率相似[182]。感染的危险性也受伴用类固醇和环孢素影响，因为大多数移植患者还同时服用上述两种药物。单纯疱疹、带状疱疹和结核的发生均有报道。上市后监测发现有心内膜炎和脑膜炎发生[182]。

(4)**药物监测**

大多数风湿性疾病患者使用霉酚酸酯治疗的口服剂量为 1~2g,每日 2 次[37]。在 ACR 治疗指南中霉酚酸酯未列入 RA 的治疗药物，因此如何正确监测该药描述不多[72]。建议每月检查全血细胞计数和转氨酶,并了解患者淋巴腺体病变、发热和寒战等临床症状。

2.临床使用经验

(1)**类风湿关节炎**

霉酚酸酯已尝试性治疗 RA[38],但已发表的有关其疗效的资料很有限。在一项随机、对照实验中,217 例 RA 患者参加,服用霉酚酸酯 1g,每日 2 次,在减轻疼痛关节数和研究者整体评价方面显著优于安慰剂组($p<0.5$)。另一项为期 9 月的临床实验将 RA 患者分为两组,每组 178 例,一组剂量为 1g,每日 2 次,另一组为 2g,每日 2 次。尽管该研究只发表了摘要,但结果显示低剂量组的耐受性较好,两组的疗效均不高,ACR20 反应率分别为 29.3%和 37.1%[184]。因不良反应而停药的在两组中分别为 15%和 25%。主要不良反应为恶心、腹泻和消化不良。该研究中有 3 例患者死亡,但均被认定与实验药无关。还有一项长期安全性研究中,仅淋巴细胞减少较常见,20%的患者至少发生过一次[183]。之后未再有霉酚酸酯治疗 RA 的临床实验报道或该方面的文章发表。

(2)**系统性红斑狼疮**

狼疮肾炎(见第 73 章)的动物模型实验显示霉酚酸酯可延缓肾脏病变。另有许多小样本实验和个例报道表明该药可治疗不同临床表现的 SLE[35,185,186](见第 74 章)。一项为期一年的随机、对照实验研究了霉酚酸酯对Ⅵ型狼疮肾炎的疗效。治疗组给予霉酚酸酯联合类固醇,对照组为环磷酰胺联合类固醇,治疗 6 月后改服 AZA,结果发现两组的尿蛋白均可减少并且血清肌酐水平保持稳定。长期治疗的结论还不明确,但实验提示霉酚酸酯有逐渐失效的趋势[35]。

病例报道提示霉酚酸酯可能对各种皮肤型 SLE 有效,特别是亚急性皮肤型红斑狼疮(SCLE)[187]。总之,霉酚酸酯已成功用于治疗一些 RA 和 SLE 患者，虽然耐受性较好，但该药的价格昂贵以及缺乏长期治疗的数据限制了它的应用。该药目前的使用指征为:由于某些原因不能使用 AZA 时,作为 AZA 的替代治疗药物。

(3)其他

有报道霉酚酸酯治疗银屑病关节炎、PM 和血管炎有效[188]。

(四)结论

AZA 和霉酚酸酯可有效治疗多种风湿性疾病。AZA 治疗炎性多关节炎、自身免疫性肝炎、SCLE、SLE、PM 或系统性血管炎均有效，而霉酚酸酯则主要对 SCLE 和 SLE 有效。在治疗RA 时，AZA 的疗效和毒性与其他传统 DMARD 相似，但其疗效可能低于生物制剂。上述结论仍需更多的研究来进一步证实。使用 AZA 时需要进行定期监测，包括患者的基因型，以便尽可能减少药物的不良反应。对于 AZA 的肿瘤源性目前争议很大，仍在积极地研究中，但在风湿性疾病中总的风险性较低。霉酚酸酯长期治疗的结论还有待观察，但早期的研究结果提示该药的安全性优于 AZA，特别是在治疗 SLE 时。

二、钙调神经磷酸酶抑制剂

(一)历史回顾

环孢素、他克莫司(也称 FK-506)和西罗莫司(也称雷帕霉素)(图 41.3) 是保证器官移植成功至关重要的药物。它们的使用在器官移植史上是一项重大突破，因为这些药物通过免疫抑制作用防止异体器官在受者体内被排斥，这也是它们在临床实践中最主要的作用。

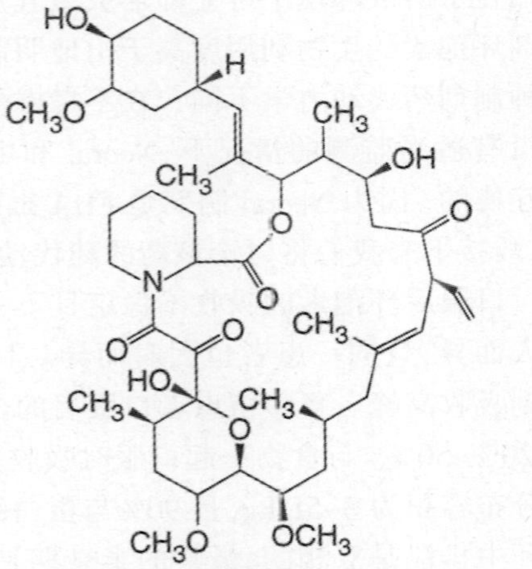

他克莫司

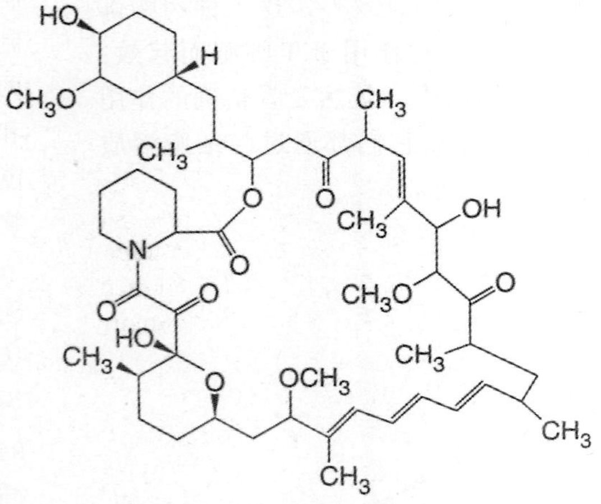

西罗莫司

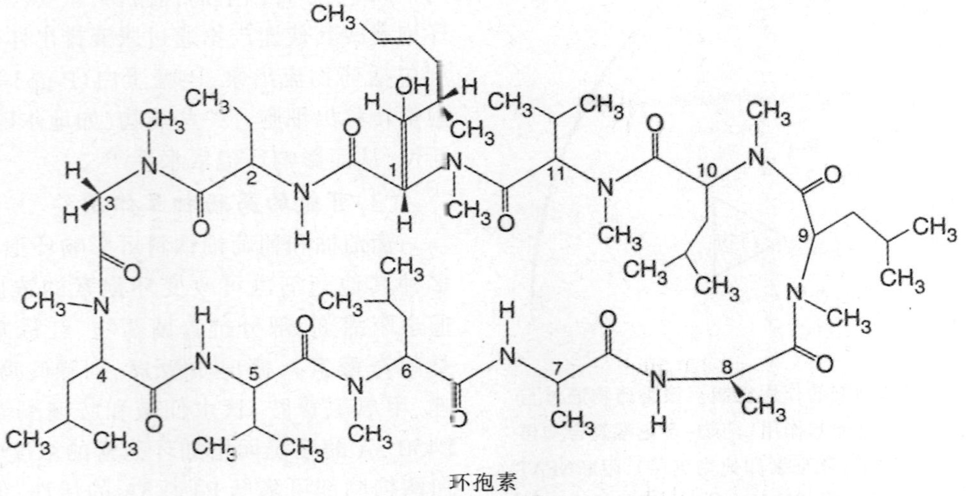

环孢素

图41.3 环孢素、他克莫司和西罗莫司的化学结构式。(Modified from Sigal NH, Dumont FJ. Cyclosporin A, FK-506, and rapamycin: pharmacologic probes of lymphocyte signal transduction. *Annu Rev Immunol* 1992; 10:519–560, with permission.)

在器官移植的临床实践中已积累了这类药物的多方面信息,包括药理学、安全性、作用机制和有效性等。正因为该类药物具有免疫抑制作用,其被用于动物模型和风湿性疾病患者中进行研究评估。

环孢素在治疗风湿性疾病中非常重要,但有一定局限性。环孢素[189-196]和他克莫司[197,198]治疗风湿性疾病的有效性都已被证实,并且FDA已批准环孢素用于治疗RA[199]。除RA外,环孢素在治疗其他多种风湿性和自身免疫性疾病上较他克莫司和西罗莫司应用更广泛。他克莫司对RA的疗效已被证实[197,198],然而治疗其他风湿性疾病的临床数据却很缺乏。因此除预防器官排斥外,FDA未批准该药用于其他疾病治疗[200]。动物模型实验也证实西罗莫司对关节炎有效[201],但目前尚无人体实验的数据。与他克莫司一样,FDA仅批准西罗莫司用于预防器官排斥[202]。

除预防器官移植排斥反应有效外,这三种药物都有真菌制品共同特性:都通过作用于T细胞而起效,均可抑制T细胞产生细胞因子。虽然三者精确的作用机制不同(下面将分别讨论),它们都通过与细胞溶质

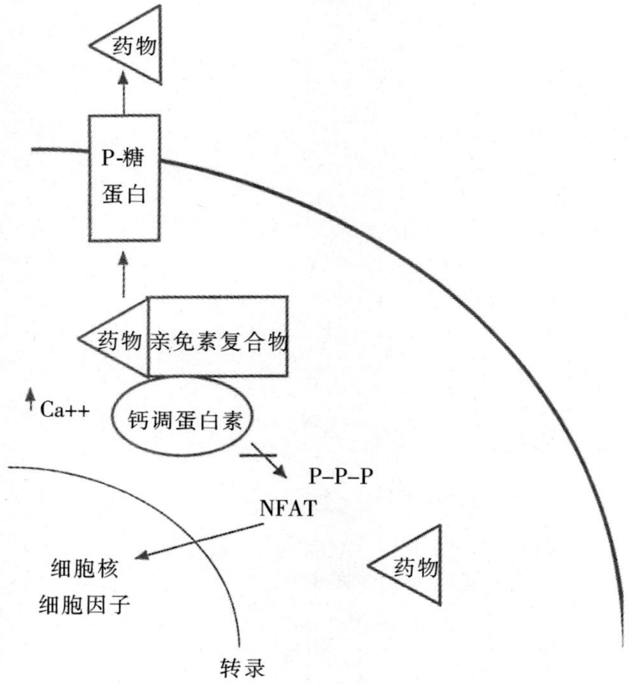

图41.4 钙调神经磷酸酶抑制剂的作用机制。该类药物通过与每种药物的特异性亲免素结合而起作用。药物-亲免素复合物再与钙调蛋白素结合并使其失活(环孢素和他克莫司),阻断NFAT去磷酸化,抑制其进入细胞核并调节转录。西罗莫司虽然通过其他机制,但也与亲免素结合而抑制转录。P-糖蛋白起将药物泵出细胞的作用。NFAT:活化T细胞的核因子。

中特异蛋白或亲免素结合而起作用[203](图41.4)。其最终结果可抑制T细胞细胞因子的分泌以及T细胞的增殖。这三种药物作用机制的异同决定了它们共同的特点以及各自的优势和劣势。例如,每种药物都有显著的免疫抑制作用,而且都有因影响正常T细胞因子表达的终末途径而发生感染的危险。同时,每种药物的安全性也因其结合的特异性和药理学特性的不同而不同。

(二)环孢素

1.药理学

(1)药代动力学

环孢素是真菌白僵菌属星形小体的代谢产物。目前有两种环孢素的产品:Neoral(诺华制药)[199]为一种微乳剂,山地明(诺华制药)[204]是一种油基制剂。Neoral制剂在水溶液环境中可立即形成微乳剂。因此,Neoral制剂环孢素的生物利用度高于山地明制剂[205-207]。由于两种制剂药代动力学不同,在不考虑药代动力学差异和没有适当监测的情况下,Neoral和山地明之间是不能互换的。因为Neoral制剂是FDA批准治疗RA的药物,故接下来我们将讨论该药的药代动力学。

口服后环孢素的吸收不稳定且不完全[199]。这不仅因人而异,且同一患者也因时而异。口服后1~2小时达到吸收高峰。肾移植患者口服后的药时曲线下面积为20%~50%。与食物一起口服时吸收率降低。环孢素的分布容积为3~5L/kg,且90%与蛋白结合。环孢素从循环中排泄是双相的,最终的半衰期是8.4小时(范围是5~18小时)。环孢素在细胞色素P450 3A酶系统作用下产生25种以上的代谢物,主要经胆汁排泄。少量环孢素或其代谢产物通过尿液排出体外。此外,其他机制包括药物流出泵、P-糖蛋白(P-gp)等可将失活的环孢素转移出细胞。一些药物(如地尔硫䓬)可改变泵的活性,从而影响环孢素水平[208]。

(2)可能的药物相互作用

葡萄柚和葡萄柚饮料可影响环孢素的代谢[209,210]。多种其他药剂也可改变环孢素的浓度[199],如多种钙通道阻滞剂、部分抗真菌药物、红霉素、克拉霉素(不是阿奇霉素)、糖皮质激素、别嘌呤醇、溴隐停、丹那唑、甲氧氯普胺、秋水仙碱和胺碘酮等均可通过抑制P450 3A酶系统而增加环孢素的浓度[199]。还有几种蛋白酶抑制剂可降低P450 3A的活性,但这些酶抑制剂是否影响环孢素尚无正式研究。有几种药物可降低环孢素的浓度,如利福平、卡马西平、苯巴比妥、苯妥英

钠、奥曲胺、塞氯匹定以及奥利司他。有报道金丝桃可显著降低环孢素血浓度,且与器官移植患者的器官排异相关[211]。

同时使用环孢素和非类固醇抗炎药(NSAID)应特别小心,因为这两种药物均可影响肾脏生理,已观察到同时使用萘普生、舒林酸和环孢素能进一步降低肾脏功能[199]。然而,在一项对比研究中,一组患者同时服用环孢素和对乙酰氨基酚,另一组患者同时服用环孢素和下列NSAID之一:吲哚美辛、酮洛芬或舒林酸,结果表明后一组RA患者的肾功能在临床上无显著变化[212]。

除药物间相互作用可改变环孢素浓度外,环孢素也可改变其他一些同时服用的药物的代谢。双氯芬酸与环孢素同用时,前者血中浓度增加[199]。因此建议与环孢素合用时应减少其用量。环孢素和甲氨蝶呤合用时甲氨蝶呤的浓度可增加而环孢素的浓度无改变[199],且对环孢素的药代动力学也无明显影响[213]。还有文献报道了环孢素与其他药物(如泼尼松龙、地高辛和洛伐他丁)间的相互作用,环孢素提高了上述药物的浓度[199]。

(3)**作用机制**

环孢素通过与T细胞上17-kd蛋白(亲环蛋白)结合而起作用[203]。亲环蛋白是一胞浆结合蛋白,即亲菲林。环孢素与亲环蛋白结合后形成二者的复合物(图41.4),从而抑制钙调神经磷酸酶。钙调神经磷酸酶在调节多种T细胞功能上起关键作用,包括调节蛋白、信号通路、结构蛋白动力学、离子通道和转录调节。而环孢素最重要的作用就是调节转录[214]。环孢素可影响多种细胞因子通路,特别是白介素2(IL-2)的产生和由此导致的T细胞活化[215]。其他被影响的细胞因子通路还有:IL-3、IL-4、粒细胞集落刺激因子(GM-CSF)、肿瘤坏死因子α(TNF-α)[216]和干扰素γ(IFN-γ)[215,217-220]。上述具体机制,包括钙依赖性通路和特异性核转录因子的活化已有清楚的论述[203]。

由于环孢素通过抑制钙调神经磷酸酶起作用,因此监控钙调神经磷酸酶活性可能成为监测环孢素临床治疗的手段[203]。一旦建立起评价环孢素作用的方法,就可能更好地指导药物的使用,达到最佳受益-风险比值。尽管微乳剂制备的发展和其他方面的努力可保证药物安全运输,但因口服吸收率不稳定使药物监控方法的建立受到一定限制。

(4)**药物不良反应**

肾脏　环孢素的肾脏不良事件随剂量加大和使用时间延长而增加。密切监测血压和肾功能(血肌酐)非常重要,因为经准确检测发现大多数服用环孢素的患者肾功能都有一定程度的降低[221]。大多数患者的肾功能损害无显著临床意义,且在停药后可以逆转。尽管在临床实验中约50%的患者血肌酐升高,但只有7%的患者因此停药[199]。患者血肌酐升高大多从治疗后的第2~3月开始出现,在以后的第一年治疗后中呈稳定状态,之后随治疗时间延长而进一步升高[222]。

不可逆的肾损害少见但很严重。这种损害大部分发生在器官移植的患者[223-225]。环孢素通过何种机制导致肾脏损害目前还不完全清楚,但可能通过改变肾脏血流、血栓素或内皮素水平而致[226]。肾活检的病理学改变包括肾小管空泡样变、微小钙化、小管周围毛细血管阻塞、小动脉病变以及条形间质纤维化伴肾小管萎缩[199]。

高血压在环孢素治疗RA中较常见。机制尚未完全阐明,可能与肾功能受损相关。在临床实验中报道有高达26%的患者出现高血压,并导致5%的患者停药[199,227]。由于可能出现高钾血症,故应避免合用保钾利尿剂[199,228,229]。

恶性肿瘤　动物研究提示环孢素有增加小鼠、大鼠恶性肿瘤(如淋巴瘤、肝细胞癌和胰岛细胞腺瘤)发生的倾向。但体外突变研究未发现明显证据。在环孢素治疗RA和器官移植患者中,非霍奇金淋巴瘤和皮肤癌的发生率增加最多。虽然在某些研究中在RA患者中未见肿瘤发生率增加[230],但在器官移植的患者中淋巴瘤和皮肤癌的发生率确有升高[199,231,232]。

生殖系统　环孢素不应用于妊娠和哺乳期妇女。大鼠和兔的实验已证实环孢素在大剂量时对胚胎和胎儿有毒性作用,但动物实验未发现其致畸性。有少数关于妊娠期间服用环孢素的报道,多来自器官移植患者,多数妊娠结局较好[233,234]。妊娠的并发症可能因疾病本身或药物作用而发生,其中包括早产、低体重儿、先兆子痫、子痫、胎盘剥离、羊水减少、Rh因子不相容以及胎儿胎盘功能不全[199]。

(5)**其他**

以免疫抑制为特征的感染或严重感染在服用环孢素的患者中均有报道[235]。此外,已有报道还会发生肝细胞酶和碱性磷酸酶升高、血小板减少和微血管性溶血性贫血[199,236]。

(6)剂量和药物监测

环孢素治疗 RA 的起始剂量为 2.5mg/(kg·d),分两次口服。治疗 8 周后，如临床反应不佳且药物耐受好,剂量可增加 0.5~0.75mg/(kg·d)。12 周后剂量还可增加,但不超过 4mg/(kg·d)。如治疗 16 周后仍无效,应停药[237]。

开始治疗前应监测基线血压，至少有两次血压读数,还应测定基线血肌酐水平。随后的 3 个月内,至少每 2 周测定一次血压和血肌酐,以后每月一次。在环孢素剂量改变或调整可能影响环孢素药代动力学的药物剂量时(如 NSAID),应重复上述监测措施。一旦发生高血压,环孢素剂量应减少 25%~50%。

监测环孢素血浓度通常用于器官移植患者,RA 患者治疗时也可进行此项监测,但并非常规检查。一般来说,观察临床反应、监测血压和血肌酐水平足以指导环孢素治疗 RA 患者。

2.临床经验

(1)类风湿关节炎

环孢素无论单独使用还是与其他 DMARD 合用治疗 RA 均有效。多个临床实验证实单独使用环孢素治疗RA 较安慰剂有效[189-192,194,196,238],且与其他 DMARD 的疗效相当[239-241],包括 AZA[239,240]、D-青霉胺[241]、甲氨蝶呤[242]、来氟米特[242]、左旋咪唑[242]和金制剂[227,243]。环孢素治疗有效表现在其可改善 RA 患者的临床症状,减缓影像学骨侵蚀的进展[196,244]。一项比较环孢素和金制剂治疗 RA 的研究表明两者在影像学进展上无显著性差异[227,243]。也有许多观察环孢素联合其他 DMARD 治疗 RA 的疗效研究,包括甲氨蝶呤[222,245-247]、氯喹[248]、羟氯喹[249]以及金制剂[250],证实环孢素与其他 DMARD 合用可显著减轻 RA 患者的临床症状和体征。然而,尽管联合甲氨蝶呤和环孢素治疗早期 RA 在开始阶段可更有效缓解患者病情，但长期观察其疗效与单用柳氮磺胺吡啶相当[246]。这些资料提示用“上台阶”的方法联合使用这些药物更有效。有尝试用“下台阶”方法从联合使用甲氨蝶呤和环孢素过渡至单独使用甲氨蝶呤可达到更好的临床疗效[247]。

剂量研究发现环孢素在 1.5mg/(kg·d)时与安慰剂作用相当[221],而当剂量超过 2.5mg/(kg·d)时则可持续性有效[221]。但即使在 1.5mg/(kg·d)时,在一些患者中也可观察到肾损害[221]。因此,服用可有效治疗 RA 的环孢素剂量时,可能会发生严重的肾损害。使用环孢素和其他 DMARD 联合治疗虽然有效，但并不能相应减少环孢素的剂量。

总之,环孢素是治疗 RA 的有效药物,FDA 也批准了该适应证。医生需在掌握该药的疗效和潜在的毒性后方能决定是否给患者使用环孢素。近来广泛认可的观点是将环孢素用于传统 DMARD 或生物制剂治疗无效的 RA 患者。治疗经验是从最小有效量开始,密切监测不良反应,如耐受性好,可增加剂量至理想的临床疗效。

(2)局部用环孢素治疗干燥性角结膜炎

近期已证实炎症反应是许多干眼症包括干燥综合征重要的发病机制[251]。除使用人工泪液和润滑剂外,最近 FDA 也批准用环孢素乳剂治疗干眼症[252-254]。允许剂量为 0.05%环孢素滴眼剂,每次 1 滴,每日 2 次。临床实验证实两种局部用的 0.05%和 1%环孢素在治疗干眼症[包括干燥综合征(30%)]中可以增加泪液的产生(由 Schirmmer 实验证实),且改善患者临床症状[253]。最常见的不良反应是眼部烧灼感和发痒,未见系统性不良事件报道。绝大多数患者体内检测不到该药的全身性吸收。

(3)其他风湿性疾病

目前经 FDA 批准的环孢素适应证包括预防器官移植后排异,治疗 RA 和银屑病。环孢素也被证实对其他几种免疫介导的炎性疾病有效。在使用环孢素治疗尚未批准的疾病时，医生和患者应充分评估该药的潜在的疗效和风险。

虽然环孢素已被批准治疗银屑病[199],但尚未被批准治疗银屑病关节炎。在非对照的研究中证实环孢素对银屑病皮损和关节炎均有效[255]。

SLE 的开放临床实验提示环孢素可改善 SLE 活动指数、降低抗核抗体和减少类固醇的用量[256-260]。虽然环孢素治疗使部分 SLE 患者的血肌酐水平下降,但是由于其潜在的肾毒性,有严重肾脏疾病的患者应慎用[261]。

病例报道和系列病例研究还提示环孢素对以下疾病有效:硬皮病[262-265]、PM/DM[266-268]、白塞病[269,270]、坏疽性脓皮病[271-273]、血管炎[274,275]以及 JCA[276-279]。在 JCA 患者中，环孢素的特殊作用提示该药可用于治疗巨噬细胞活化综合征[280-282]。

(三)他克莫司

1.药理学

(1)药代动力学

他克莫司是筑波山土壤链霉菌属的产物。口服

表41.2 环孢素和他克莫司的不良反应

	环孢素	他克莫司
肾脏		
肾功能不全	++[a]	+++[a]
高血压	+++[a]	+++
胃肠道		
肝毒性	++[a]	
肝酶升高		+++
胃肠不适	+++[a]	+++
恶心	++[a]	+++[a]
呕吐	++	+++
腹泻	++[a]	+++[a]
便秘		+++
食欲不振		++
口腔溃疡	++[a]	
血液系统		
贫血		+++
白细胞减少		+++
血小板减少	+	+++
微血管性溶血性贫血	+	
代谢		
高钾血症	++	+++
高血糖		+++
高尿酸血症		+
低镁血症		+++
移植后糖尿病		+++
神经系统		
头痛	+++[a]	+++
失眠		+++
癫痫发作		
脑病		
感觉异常		+++
震颤		+++
生殖系统	+	
新生儿并发症	+++	+++
乳房压痛	+[a]	
皮肤		
多毛	+	
皮疹		+
感染		
细菌感染	++[a]	+++
带状疱疹	+[a]	+
真菌感染	+[a]	
潜在致癌性		
淋巴瘤	+[a]	+
皮肤癌	+	+
其他		
齿龈增生	+	+
心肌肥大		+

[a] 在风湿性疾病治疗中报道。
+++: >10%; ++: <10%,但>1%; +: <1%。

吸收不完全且变化大，生物利用度在20%~25%之间,食物可降低该药的吸收。服药后1~3小时,其血药浓度到达峰值。药物99%与蛋白结合,可很好地分布于全身。与环孢素相似，他克莫司的代谢通过细胞色素P450系统,有多种药物间相互作用。肾脏排泄很少。

(2)**作用机制**

他克莫司的作用机制与环孢素相似，不同的是他克莫司与12-kd内菲林FK结合蛋白（FKBP12）[203](图41.4)相结合,而非与内菲林亲环蛋白结合。两者结合后形成FKBP12-他克莫司复合物,通过与亲环蛋白-环孢素复合物相似的方式抑制钙调神经磷酸酶，从而影响T细胞的功能及细胞因子的产生。

(3)**药物不良反应**

他克莫司的绝大多数不良反应都是从器官移植患者的资料中得到的。该药治疗风湿性疾病的安全性问题将在临床经验部分讲述(表41.2)。许多他克莫司的不良事件，特别是肾损害和高血压事件，与环孢素相似。然而,他克莫司的特殊之处是可导致糖耐量减低和糖尿病。

(4)**药物监测**

目前，他克莫司尚未被FDA批准治疗风湿性疾病，因此也没有推荐的治疗剂量。在上面的双盲实验中,研究者总结出他克莫司治疗RA的最佳剂量为1~3mg/d[197]。药物监测指南和剂量也是从治疗器官移植患者中得到的，这些数据不足以作为治疗风湿性疾病的推荐剂量。

2.临床经验

已经发表的关于他克莫司治疗风湿性疾病的临床实验仅限于与环孢素的比较。一项开放的临床实验[198]和一项双盲安慰剂对照临床实验[197]报道了他克莫司治疗RA的有效性。在开放实验中,有12例经多种DMARD治疗失败的RA患者使用他克莫司2~6mg/d治疗6月,5例患者提前退出，其中3例因胃肠道不良反应,1例因胸痛,1例因神经痛。另7例能耐受该药的患者均达到ACR20反应标准，其中有5例达到ACR50反应标准。

在一项双盲的研究中，使用三组不同剂量他克莫司(1mg/d、3mg/d和5mg/d)与安慰剂对照治疗268例RA患者,这些患者还同时服用甲氨蝶呤,每周一次[197]。达到ACR20反应标准的在安慰剂组为16%,剂量递增的三个组分别为29%、34%和50%。肾脏不良反应也呈剂量依赖性。如血清肌酐水平超过基线40%以上需停药。血肌酐水平至少一次超过基线40%以上的在安慰剂组为7%，在他克莫司1mg/d、3mg/d和5mg/d组分别为9%、19%和28%。由于肌酐持续升高而停止治疗的在安慰剂和三个剂量递增组分别为0%、0%、3%和11%。

(四)西罗莫司

西罗莫司是霉菌(吸水链霉菌)的代谢产物,是用于预防器官移植后排异的免疫抑制药物。动物实验的数据提示西罗莫司可能对风湿性疾病有效[201,283],但至今尚无人的临床实验证实此推测。有趣的是,西罗莫司的免疫抑制作用虽与环孢素和他克莫司相似，但其作用机制却有所不同。与他克莫司一样，西罗莫司与FKBP12结合，但西罗莫司-FKBP12复合物不影响钙调神经磷酸酶[203],而是与其他蛋白[一种至关重要的调节激酶,即哺乳类动物西罗莫司靶蛋白(mTOR)]结合后,抑制T细胞从G1至S各阶段细胞周期,特别是IL-2介导的T细胞增殖。由于西罗莫司与环孢素之间存在潜在的互补作用，因此在西罗莫司治疗器官移植的临床实验中也对该药与环孢素和皮质类固醇同时使用的临床疗效进行了研究。目前,FDA仅批准西罗莫司用于预防肾移植后的排异反应。

(五)结论

在早期研究中,环孢素是少数几种治疗RA的药物之一。对于使用其他药物治疗无效的风湿病患者，环孢素是一个重要的选择。不良反应(特别是高血压和肾脏损害)以及昂贵的价格限制了环孢素在那些使用毒性小、价格便宜的药物治疗无效的患者中的使用。随着更多的治疗RA和其他风湿性疾病的DMARD药物的开发,环孢素的作用已在评估中。新治疗方法的采用使接受环孢素治疗的患者数量下降。同样的，对他克莫司和西罗莫司进行广泛深入研究的动力也被削弱了。尽管目前普遍倾向于使用DMARD药物，但环孢素仍是一种治疗一些RA和其他风湿性疾病患者的重要药物。

三、烷化剂

(一)历史回顾

19世纪末人们发现了烷化剂的生物活性[284]。1951年氮芥首次被用于治疗难治性RA[285],随后环磷酰胺和苯丁酸氮芥越来越多地被用于治疗风湿性疾病。美国、英国使用环磷酰胺最多,而法国则广泛使用苯丁酸氮芥。虽然治疗几种风湿性疾病有显著疗效,但烷化剂可能产生明显的短期或长期药物毒性。因此,此类药物在风湿性疾病治疗中的作用仍有待进一步探讨。

(二)药理学

1.药代动力学

环磷酰胺口服吸收良好[1]。其本身是不具备活性的复合物，进入体内后在肝脏经细胞色素P450多功能氧化酶系统的作用被激活[1]。肺和肾脏也进行部分药物代谢[284]。环磷酰胺首先被代谢为4-羟环磷酰胺，后者与醛糖磷酰胺一起处于平衡稳定状态。进一步的氧化反应使其形成无活性的代谢产物4-酮环磷酰胺和羧基磷酰胺，以及活性代谢产物环磷酰胺氮芥和毒性物质丙烯醛[1]。口服常用剂量为1~2mg/(kg·d)。仅有12%~14%的药物与血浆蛋白结合[286],其血浆半衰期为2~10小时，少于20%的药物在24小时之内以原型的形式从肾脏排出[284]。静脉注射环磷酰胺,也称“环磷酰胺冲击疗法”,常用剂量为500~1 000mg/m^2,每周至每三月给药一次,其中每月一次最常用。静脉给药的代谢方式与口服相似，监测代谢产物水平在两种给药方式之间无显著性差异[287]。

环磷酰胺与其他药物之间的相互作用很少，但有报道与别嘌呤醇合用时其毒性增加[288],可能与继发性抑制肝脏P450酶有关[289]。如果在治疗之前使用可诱导肝微粒体酶活性的多种药物，包括之前使用环磷酰胺[286],环磷酰胺的代谢率可增加[284]。动物实验表明这些相互作用对环磷酰胺抗肿瘤的疗效没有影响[290-293]。在动物实验中,类固醇能抑制环磷酰胺的代谢[294],氯喹可通过抑制DNA修补酶增加环磷酰胺的毒性[295,296]。然而，多数药物与环磷酰胺的相互作用在临床上意义不大。

苯丁酸氮芥的药代动力学还不十分清楚[297,298]。口服剂量为0.6~1.2mg/(kg·d)时,其可快速且几乎完全被吸收，血浆浓度峰值在服药后30~70分钟时出现。该药广泛与蛋白结合,主要与白蛋白结合[297,298]。其在肝脏被代谢为苯乙酸氮芥和其他代谢产物，血清半衰期为1.5~1.7小时[1]。20%~70%的被标记的环磷酰胺在24小时内以多种代谢产物的形式经尿排出，小于1%的环磷酰胺以原型排出[299]。

2.可能的作用机制

已证实环磷酰胺和苯丁酸氮芥具有细胞毒性、免疫抑制性和抗炎特性的效应。其细胞毒性通过烷化多种细胞成分,特别是核酸而发生[300]。环磷酰胺甚至可烷化非细胞分裂期的DNA。DNA中的鸟嘌呤被烷化后发生编码错误、嘌呤环结构异常以及通过DNA链交互连接从而抑制DNA复制[284]。某些细胞群因具有高氧化活性和大量保护性巯醇物质，可相对保护细胞不受烷化剂的细胞毒性作用[284]。环磷酰胺还可磷酸化一些物质，苯丁酸氮芥则无此作用[301],但目前尚不清楚该作用是否与环磷酰胺的临床疗效或毒性相关。

在动物和人的体内、体外实验均提示烷化剂可影响免疫功能。体外实验评价环磷酰胺较复杂,因为环磷酰胺本身是无活性的,因此,需要分别评价其各种活性代谢产物的效应[302]。烷化剂对免疫系统的作用由药物剂量、治疗持续时间以及药物使用时机体免疫反应状态决定。环磷酰胺和苯丁酸氮芥治疗后可致淋巴组织枯竭[303-307],包括T细胞和B细胞[303,304,306-305]。分裂活跃的细胞对苯丁酸氮芥最敏感，环磷酰胺对不同淋巴样细胞群具有不同的细胞毒性[289,303,307,310-312]。B细胞较T细胞对环磷酰胺更敏感[303,307,313]。小剂量环磷酰胺治疗儿童微小病变性肾病时可选择性减少辅助T细胞亚群，一般在环磷酰胺冲击治疗后6~12月恢复正常[314]。细胞免疫功能既可被增强[315-320],也可被抑制[304,321-325],取决于受检的实验系统。细胞免疫的增强是由于削弱了免疫抑制功能[319,320],而非直接增强免疫性能。尽管极少数实验发现体液免疫被增强[334],体液免疫一般处于抑制状态[323,325-333]。在环磷酰胺治疗中也有许多免疫学参数未发生变化[335]。烷化剂的抗炎作用也被证实[336]。

总之，烷化剂的细胞毒性作用主要是针对多种参与免疫和炎症反应的细胞，从而达到抗炎和免疫抑制的作用,降低细胞免疫和体液免疫功能。偶尔也可能因选择性地阻断抑制细胞的功能而发生免疫增强的作用。

3.药物不良反应

虽然烷化剂可有效治疗多种风湿性疾病，然而其不良反应限制了该药的长期使用(表41.3)。减低药物毒性而不影响有效性的方法有:减少剂量,间歇性静脉冲击治疗[337,338],以及使用保护性的硫氢分子[如与膀

表41.3　烷化剂的不良反应

不良反应	频率
血液系统	
白细胞减少	+++[a]
血小板减少	++[a]
贫血	++[a]
全血细胞减少	+[a]
嗜酸细胞增多	+[a,b]
胃肠道	
恶心/上腹痛	+++[a]
口腔炎	++[a]
腹泻	+[a]
胆汁淤积型肝中毒	+[a]
感染	
肺炎	+[a]
化脓性关节炎	+[a]
败血症	+[a]
带状疱疹	++[a]
泌尿系统[c]	
出血性膀胱炎	+++[a]
膀胱癌	++[a]
平滑肌肉瘤	+
肺	
肺纤维化	+
肺部浸润	+[a]
皮肤	
斑丘疹	+[a]
脱发	+++[a]
荨麻疹	+
生殖系统	
男性不育	+++[a]
卵巢功能衰竭	+++[a]
致畸性	+[a]
潜在致癌	
白血病	++[a]
淋巴瘤	++[a]
实体瘤	+[a]
染色体损伤	+++[a]
其他	
水排泄障碍	+
心脏毒性	+
过敏反应	+
急性口咽感觉异常	+
神经病变	+[a]
皮肤血管炎	+

[a] 在治疗风湿性疾病时报道。
[b] 只在苯丁酸氮芥使用者中报道。
[c] 只在环磷酰胺使用者中报道。
+++:>10%; ++: <10%,但>1%; +: <1%。

胱融合的N-乙酰半胱氨酸[339]，或口服或静脉用2-巯基乙醇硫酸钠（MESNA）[340-342]]。尽管采取上述方法，烷化剂仍存在明显毒性。因此，在每位患者使用前均应评价风险/受益比值，并请患者仔细斟酌。为减少药物不良反应，对使用的患者，即使已停用烷化剂仍需进行长期监测。

（1）**血液系统**

血液系统并发症是烷化剂治疗风湿性疾病最常见的不良反应，发生后常需减少剂量或停药。已经报道的不良反应有：白细胞减少[324,343-356]、血小板减少[343,344,347,355,357,358]、贫血（包括再生障碍性贫血）[344,350,351]、全血细胞减少[350,351,359-361]和嗜酸细胞增多[344]。环磷酰胺治疗RA时白细胞减少很可能是剂量依赖性的[354]。血液学异常在停药后可能持续几个月[343]。一般情况下，血中白细胞和血小板水平在环磷酰胺冲击治疗后8~12天达最低点，2~3周时恢复正常[362]。这些并发症的准确发生率还不清楚，因为许多医生治疗时将剂量调整至维持“轻度白细胞降低”（白细胞数通常在3 000/mm^3）[356]。

Deshayes等人计算了苯丁酸氮芥治疗时总的血液系统并发症发生率为20%，其中白细胞减少14%，血小板减少8%，贫血5%，全血细胞减少3%[351]。其他报道认为白细胞减少的发生率可高达50%[348]。同环磷酰胺相比，血小板减少和淋巴细胞减少在苯丁酸氮芥中更常见，且可能发生不可逆的骨髓衰竭[360]。

（2）**胃肠道**

胃肠道不适[347,351-354,363-365]、口腔炎[354,365,366]以及腹泻[354,357]是环磷酰胺治疗中最常见的胃肠道不良反应。在冲击治疗时，患者往往需要使用止吐药物。使用大剂量环磷酰胺治疗的患者也常发生轻度肝酶升高和轻度肝代谢异常[366]，胆汁淤积也有报道[367]。另外，少数环磷酰胺治疗的风湿性疾病患者可能发生肝坏死[368]。而所有这些患者之前都曾使用AZA治疗，因此研究者认为AZA可能对环磷酰胺的肝损害起潜在的促进作用。应该强调的是严重肝损是很少见的。在使用苯丁酸氮芥的患者中胃肠道反应明显少见，但也可以有恶心和呕吐发生。

（3）**感染**

在接受烷化剂治疗时，患者可发生严重的感染[16,344,350,351,361,363,369,370]，包括肺炎[346,363,369]、脓毒性关节炎[361]和败血症[344,345,351,359,363,371]。在感染卡氏肺孢子虫肺炎的结缔组织病患者中，多数是同时使用环磷酰胺和泼尼松[371]。带状疱疹也是使用环磷酰胺[16,357,364,365,372]或苯丁酸氮芥[344-347,350,355,356,359,361]治疗风湿病患者时常见的并发症。感染多与白细胞减少相关，但也可发生在无外周血异常的情况下。Bradley等人的综述发现在环磷酰胺治疗血管炎时感染的发生与白细胞减少或同时使用皮质类固醇无明显相关性[370]。

通常对口服烷化剂的患者应给予预防性药物以防止卡氏肺孢子虫感染。甲氧苄啶、磺胺咪唑和氨苯砜是常被推荐的药物[373-375]。由于担心使用磺胺类药物可能导致SLE突然发作，因此在一定程度上限制了该药的使用。另外，使用环磷酰胺冲击治疗可能需要不同的预防方法。

（4）**泌尿系统**

环磷酰胺可能导致出血性膀胱炎[16,331,332,335,346,347]、慢性膀胱炎[376-378]、膀胱癌[379-381]或平滑肌肉瘤[382]，这些并发症可能由于环磷酰胺的毒性代谢产物丙烯醛从泌尿系排泄所致[383]。减少膀胱暴露于这种物质的方法包括静脉冲击治疗，大量水化，经常排空膀胱以及使用巯基族药物以清除丙烯醛[384]。最后一种方法最常用的是在静脉注射原剂量20%的环磷酰胺的同时口服美司钠（MESNA），并在注射后的第3、6和9小时重复使用MESNA[385]。然而，必须记住的是巯基类药物过敏反应较常见。静脉注射环磷酰胺在一定程度上较每天口服减少了膀胱毒性的风险[386]。

虽然出血性膀胱炎在未经治疗的坏死性血管炎患者中也可发生[387]，但因使用环磷酰胺而出现此并发症时应立即停药。最近一篇关于韦格纳肉芽肿治疗的回顾性综述表明，口服环磷酰胺的患者约50%发生非肾小球性血尿。在发生血尿的患者中，56%为镜下血尿，44%为肉眼血尿。大多数患者无症状，尿检是监测是否会发生移行癌的最有效的方法。即使停止治疗仍需随诊多年，因为约25%的患者在停止治疗后仍可出现血尿[388]。环磷酰胺治疗的患者约5%发生膀胱移行细胞癌，比正常人群高31倍。值得注意的是所有膀胱癌的患者都是发生过血尿的，其风险性在第一次治疗后10年和15年分别为5%和16%。使用苯丁酸氮芥时未见尿路并发症的报道。因此苯丁酸氮芥可作为因环磷酰胺尿路毒性而使病情变复杂时的替代药物。

（5）**肺**

肺纤维化可发生在一些联合化疗的患者中，环磷酰胺[389,390]和苯丁酸氮芥[391]治疗的患者中也有报道。然而，环磷酰胺治疗导致肺部病变较少见，已报道的肺部病变主要是因为合并感染或风湿性疾病本身所致[353]。近来使用环磷酰胺治疗硬皮病活动性肺泡炎也支持上述理论。

(6)皮肤

因为严重斑丘疹而停用环磷酰胺[364]或苯丁酸氮芥[344,346,347,351,363]的偶见。脱发[346,347,349,361,363,392](特别在环磷酰胺治疗后)和荨麻疹[393]都有报道。

(7)生殖系统

烷化剂导致男性不育的原因包括对生精小管生殖上皮的损害[394-396],或使 Leydig 细胞功能异常而发生[397,398]。后者导致的不育可能持续较长时间[394,395,398]。无论口服或静脉用药,发生率均为50%~60%[394,399]。患者可能终身不育[398],部分患者有生育正常孩子的可能[400,401]。由于患者生育能力的恢复有较大差异，因此在治疗之前可考虑将患者精子保存至精子库中。一探索性研究提示，在环磷酰胺治疗之前和治疗过程中使用外源性睾酮可能对睾丸功能起保护作用[399]。

卵巢功能衰竭和停经为环磷酰胺[352,353,357,364,402]或苯丁酸氮芥[344,346,347,351]治疗的常见并发症。卵巢纤维化和卵泡破坏常导致患者终身不育。卵巢功能的衰竭与女性患者的年龄密切相关，年龄越大，风险性越大[402]。使用静脉环磷酰胺冲击治疗对卵巢的抑制可能较每天口服治疗为小[403]。减少卵巢毒性的方法包括在月经期给予静脉冲击治疗、抑制垂体分泌促性腺激素[403]、使用口服避孕药[398]。但上述方法的有效性至今均未得到肯定。

环磷酰胺和苯丁酸氮芥的致畸性尚不明确,因为大多数正在接受烷化剂治疗的患者均实行避孕。然而,接受环磷酰胺[404,405]和苯丁酸氮芥[404]治疗的RA患者可以造成染色体破坏，苯丁酸氮芥对染色体的破坏作用小于环磷酰胺[406]。口服或静脉使用环磷酰胺[407-411]或苯丁酸氮芥[412]后可发生胎儿异常。孕期服用苯丁酸氮芥可导致胎儿肾脏发育不全,而服用环磷酰胺则更多发生肢体异常[413]。也有报道指出在接受环磷酰胺治疗后可正常妊娠[106,414,415]。

(8)肿瘤

烷化剂治疗导致肿瘤的报道有很多，包括白血病[117,343,350,358,416-423]、淋巴瘤[389,418,424,425]、实体瘤[350,416,425]和染色体损害[405,406,426,427]。一项病例对照和两项队列研究评价了 RA 患者经环磷酰胺治疗后肿瘤的发生情况。与未接受该药治疗的患者相比，服用环磷酰胺的治疗组中实体瘤发生率高4倍，淋巴网状内皮细胞肿瘤发生率高16倍[425]。另一项研究报道,39例接受苯丁酸氮芥治疗的RA患者中有8例发生肿瘤，而在接受 AZA 和6-MP治疗的30例患者中仅1例发生肿瘤($p<0.03$)[426]。还有一项研究比较了119例接受环磷酰胺治疗的RA患者和119例对照者，也发现肿瘤发生的风险性增加($p<0.01$)，且风险性增加率在研究的13年中一直持续增大[427]。

环磷酰胺静脉冲击治疗导致肿瘤的数据不多，但发现可显著减少血液系统肿瘤和膀胱癌的风险性。

苯丁酸氮芥有致白血病倾向，且存在明显的剂量相关性[301]。一般认为小于1g的剂量对成人来说是相对安全的,但对儿童则并非如此。在苯丁酸氮芥治疗的RA患者中,实体瘤、皮肤癌以及血液系统恶性肿瘤均有报道[426]。在治疗儿童JCA时也有相似问题发生[428]。在一项对1965~1973年间用苯丁酸氮芥治疗的131例RA患者的观察研究中,共38例死亡,包括15例恶性肿瘤(7例为淋巴瘤或白血病)[350]。在1 612例RA接受苯丁酸氮芥治疗的患者中白血病发生率为0.74%[417]。

上述数据强有力地证实了环磷酰胺和苯丁酸氮芥增加恶性肿瘤的风险性。因此,医生在用烷化剂治疗前应就此与患者充分沟通。

(9)其他

应用环磷酰胺治疗时少见的并发症有水潴留[429]、心脏毒性[362,430]、过敏反应[431,432]、急性口咽感觉障碍[433]、神经病变[434]以及急性超敏反应[435]。虽然环磷酰胺常用于治疗严重血管炎，但在其治疗恶性肿瘤时有导致皮肤血管炎的报道[436]。苯丁酸氮芥偶有毒性表皮坏死溶解、肺炎[391,437]、神志模糊、抽搐和药物热等不良反应。

4.药物监测

在开始使用环磷酰胺和苯丁酸氮芥治疗时，应每1~2周检测一次全血细胞和血小板计数，并在整个治疗过程中至少每1~3月检测一次[438]。接受环磷酰胺静脉冲击治疗的患者应在使用后8~12天检查有无白细胞减少。还应督促患者保持较多的尿量以及经常排空膀胱,并检查尿常规以监测膀胱炎的发生。恰当的尿分析监测频率目前尚无定论，但使用环磷酰胺治疗时至少每3个月检查一次。停药后几年内仍须定期进行尿分析和尿细胞学的检查(每6~12个月一次)[438]。一些研究者建议每1~2年进行一次膀胱镜检查[388]。基线肝功能检查也是必要的，治疗1月时和以后每3~6月需重复检查。还应询问患者是否有胃肠道不适、口腔炎、发热、血尿、淋巴结病和皮疹等临床表现。

(三)临床经验

FDA仅批准环磷酰胺和苯丁酸氮芥用于治疗恶性肿瘤。烷化剂中尚无被批准用于治疗风湿性疾病的药物。一些内科医生建议，凡要接受这类细胞毒药物治疗的风湿性疾病患者在服药前均需签知情同意书。为确保正确评估并尽量减少潜在的风险，还应对患者进行全面的临床评价。

1.类风湿关节炎

许多非对照[285,343,352,364]和对照研究[354,357,365]对环磷酰胺和苯丁酸氮芥治疗RA进行了评价。按不同的方法评估，48%~94%的患者临床症状得到改善[343]。环磷酰胺治疗RA的剂量为每天1~2mg/kg。75mg/d和150mg/d对比在临床疗效上无差异[354]，但大剂量组不良反应有增多的趋势。单用静脉环磷酰胺冲击治疗顽固性RA未达到显著性临床改善[439,440]。

苯丁酸氮芥的剂量范围是0.03~0.3mg/(kg·d)，可不断调整剂量以维持白细胞轻度减少水平[343]。有报道使用烷化剂治疗后RA患者血沉[345,355,441]、类风湿因子下降[324,355,441]，骨侵蚀愈合延迟[442]。由于其致癌性，烷化剂很少用于治疗RA。

2.系统性红斑狼疮

环磷酰胺[16,17,19,21,23,443,444]和苯丁酸氮芥[445]都已用于治疗SLE，特别适用于伴有肾小球肾炎的患者(见第73章)。NIH的研究显示细胞毒药物和皮质类固醇合用比单用类固醇对延缓肾脏病变发展到终末期的进程更有效[17,19,21,23,446,447]。环磷酰胺静脉冲击治疗不仅是维持肾功能最有效的治疗，而且因能减低透析和肾脏移植的必要性，从而减少治疗费用[448]。

环磷酰胺静脉冲击治疗的剂量和周期的差异性很大，大多数的治疗方案为静脉给予环磷酰胺(0.5~1.0g/m²)[443,444,449,450]，每1~3个月一次[451]，之后进行维持治疗[451]。但也有人主张给予小剂量环磷酰胺，每周一次治疗[452]。用药后8~12天应检查血细胞计数以便调整下一次的用量，这样可尽量减少血液系统的毒性反应。环磷酰胺可引起T细胞和B细胞减少，B细胞恢复至治疗前水平的时间较T细胞短[443,444]。在20世纪70年代早期有报道提示单用环磷酰胺不合并类固醇治疗SLE无效[353]。近期一项研究比较了甲泼尼龙冲击疗法、联合使用甲泼尼龙和环磷酰胺以及单用环磷酰胺治疗的疗效[385]，3个治疗组肾脏病情好转率分别为29%、85%和62%，有环磷酰胺在内的治疗方案的疗效有显著优势。间歇性静脉环磷酰胺冲击治疗也已成功地用于儿童SLE肾炎的治疗，然而对儿童患者的长期疗效尚不清楚[449]。血浆置换与环磷酰胺静脉冲击联合应用是对重症SLE特别有效的治疗方法[453-455]。例如最早的报道，上述治疗在14例患者中有8例病情长期稳定缓解[456]。但长期随诊的结果却发现这种强有力的治疗增加了死亡率。与上述强有力的治疗方法相似，使用超大剂量环磷酰胺辅助随后的自体干细胞移植近期也被证实能成功治疗部分SLE患者[457]。基于上述观察的结果，一些研究者尝试对重症SLE患者用超常规剂量的环磷酰胺治疗，而不再进行随后的干细胞移植，结果令人鼓舞[458]。

静脉环磷酰胺冲击治疗还可成功用于治疗SLE的其他临床表现，包括自身免疫性血小板减少[459,460]、再生障碍性贫血[461]、血管炎[462]、横贯性脊髓炎[463]、神经精神狼疮[464,465]、广泛肺出血[466]、间质性肺炎[467]、BOOP[468]、肺动脉高压[469]以及肠壁囊样积气症[462]等。

3.血管炎

韦格纳肉芽肿(见第84章)以往被认为是一种致命的疾病，通过使用环磷酰胺可控制患者病情，达长期缓解，生存率也明显优于单用泼尼松者[470]。但也有环磷酰胺治疗失败的报道[174,471]。环磷酰胺治疗其他多种血管炎也有明确疗效，如结节性多动脉炎[184,472]、Takayasu动脉炎[473]、变应性肉芽肿性血管炎[176]、系统性坏死性血管炎[173]以及RA血管炎[474]，通常治疗时应同时使用0.5~1mg/(kg·d)的泼尼松或相当剂量的其他皮质类固醇。

当前环磷酰胺面临的问题是：在治疗上述疾病时，是否因静脉冲击疗法提高了该药的安全性从而应该取代传统有效的口服治疗。一项研究部分涉及了这一问题，该研究有50例韦格纳肉芽肿患者参与，所有患者首先接受类固醇和环磷酰胺冲击联合治疗，维持治疗时采用口服或静脉冲击给药[475]。结果冲击治疗组的感染率明显低于口服组(分别为40.7%和69.6%)，但较口服组复发率高。两组患者的死亡率均比预期值升高，这可能与冲击治疗相关。值得注意的是，冲击治疗失败的患者改为口服治疗仍可有效，但口服治疗失败者改用静脉冲击治疗也无效。

4.系统性硬化症

有报道环磷酰胺可以有效地治疗硬皮病[405,476]，但是使用环磷酰胺治疗活动性硬皮病的肺部病变可能是最令人鼓舞的。一些小样本试验性的临床实验使用口服或静脉环磷酰胺冲击治疗可有效控制肺部疾病的进展[477-479]，一项由NIH资助的双盲多中心对比口服环磷酰胺和安慰剂治疗硬皮病肺泡炎的研究正在进行中。

但一小样本的随机对照实验用环磷酰胺治疗原因不明的纤维性肺泡炎提示无效[480]。同样，一项为期3年苯丁酸氮芥和安慰剂对照治疗实验也未显示有效[481]。不幸的是，上述这些实验样本较小且部分缺乏对照，因此这些结论还不能被采用。

5.其他

烷化剂还被用于治疗炎性肌病[353,482-487]及与PM相关的肺间质病变[488]、混合性冷球蛋白血症[489]、贝赫切特综合征[369,490,491]、肺出血肾炎综合征[492]、过敏性紫癜[493]以及成人斯帝尔病[494]。根据这些疾病的治疗数据还不足以推断结论。环磷酰胺已用于治疗JCA[495-498]，且有一项小样本试验性研究在常规甲氨蝶呤治疗基础上使用静脉环磷酰胺冲击治疗[499]，结果提示静脉用环磷酰胺合并甲氨蝶呤可显著改善严重JCA的病情。

(四)结论

烷化剂可有效抑制RA、SLE、系统性血管炎和其他风湿性疾病病情的活动性。毒性作用虽然常见，但多为剂量依赖性，常在停药后消除。这类药物有显著致癌性，且其风险性在停药后多年仍可持续，这也是制约该类药物治疗非致死性疾病的原因。在一些疾病如韦格纳肉芽肿、硬皮病的肺部病变、重症SLE(特别是脑炎和狼疮肾炎)以及进行性坏死性血管炎中，由于它们预后很差，因此尽管烷化剂有致癌性，仍可以被使用。目前致力于改善烷化剂安全性的研究可能会增加其在治疗风湿性疾病中的应用范围。

(张文 译　张奉春 校)

参考文献

1. Chabner BA, Allegra CJ, Curt GA, et al. Antineoplastic agents. In: Hardman JG, Limbird LE, eds. *The pharmacological basis of therapeutics,* 9th ed. New York: McGraw-Hill, 1996:1233–1287.
2. Myles A. 6-Mercaptopurine (6MP) in the treatment of rheumatoid arthritis and related conditions. *Ann Rheum Dis* 1965;24:179–180
3. Elion GB. Symposium on immunosuppressive drugs. Biochemistry and pharmacology of purine analogues. *Fed Proc* 1967;26:898–904.
4. Lorenzen I, Videbaek A. Treatment of connective tissue diseases with cytostatics. 6-mercaptopurine and azathioprine. *Ugeskr Laeger* 1965;127:1531–1536.
5. Corley CC Jr, Lessner HE, Larsen WE. Azathioprine therapy of "autoimmune" diseases. *Am J Med* 1966;41:404–412.
6. Harris J, Jessop JD, Chaput de Saintonge DM. Further experience with azathioprine in rheumatoid arthritis. *BMJ* 1971;4:463–464.
7. Mason M, Currey HL, Barnes CG, et al. Azathioprine in rheumatoid arthritis. *BMJ* 1969;1:420–422.
8. Philips VK, Bergen W, Rothermich NO. Azathioprine therapy in twenty-five patients with rheumatoid arthritis. *Arthritis Rheum* 1967;10:305.
9. Levy J, Paulus HE, Barnett EV, et al. A double-blind controlled evaluation of azathioprine treatment in rheumatoid arthritis and psoriatic arthritis. *BMJ* 1972;4:463–464.
10. Urowitz MB, Gordon DA, Smythe HA, et al. Azathioprine in rheumatoid arthritis. A double-blind, cross over study. *Arthritis Rheum* 1973;16:411–418.
11. Urowitz MB, Hunter T, Bookman AAM. Azathioprine in rheumatoid arthritis: a double-blind study comparing full dose to half dose. *J Rheumatol* 1974;1:274–281.
12. Hunter T, Urowitz MB, Gordon DA, et al. Azathioprine in rheumatoid arthritis: a long-term follow-up study. *Arthritis Rheum* 1975;18:15–20.
13. Pinals RS. Azathioprine in the treatment of chronic polyarthritis: longterm results and adverse effects in 25 patients. *J Rheumatol* 1976;3:140–144.
14. DeSilva M, Hazleman BL. Long-term azathioprine in rheumatoid arthritis: a double-blind study. *Ann Rheum Dis* 1981;40:560–563.
15. Thompson PW, Kirwan JR, Barnes CG. Practical results of treatment with disease-modifying antirheumatoid drugs. *Br J Rheumatol* 1985;24:167–175.
16. Austin HAD, Klippel JH, Balow JE, et al. Therapy of lupus nephritis. Controlled trial of prednisone and cytotoxic drugs. *N Engl J Med* 1986;314:614–619.
17. Steinberg AD, Decker JL. A double-blind controlled trial comparing cyclophosphamide, azathioprine and placebo in the treatment of lupus glomerulonephritis. *Arthritis Rheum* 1974;17:923–937.
18. Sztejnbok M, Stewart A, Diamond H, et al. Azathioprine in the treatment of systemic lupus erythematosus. A controlled study. *Arthritis Rheum* 1971;14:639–645.
19. Decker JL, Klippel JH, Plotz PH, et al. Cyclophosphamide or azathioprine in lupus glomerulonephritis. A controlled trial: results at 28 months. *Ann Intern Med* 1975;83:606–615.
20. Decker JL, Steinberg AD, Reinertsen JL, et al. NIH conference. Systemic lupus erythematosus: evolving concepts. *Ann Intern Med* 1979;91:587–604.
21. Dinant HJ, Decker JL, Klippel JH, et al. Alternative modes of cyclophosphamide and azathioprine therapy in lupus nephritis. *Ann Intern Med* 1982;96:728–736.
22. Cade R, Spooner G, Schlein E, et al. Comparison of azathioprine, prednisone, and heparin alone or combined in treating lupus nephritis. *Nephron* 1973;10:37–56.
23. Carette S, Klippel JH, Decker JL, et al. Controlled studies of oral immunosuppressive drugs in lupus nephritis. A long-term follow-up. *Ann Intern Med* 1983;99:1–8.
24. Tsokos GC, Caughman SW, Klippel JH. Successful treatment of generalized discoid skin lesions with azathioprine. Its use in a patient with systemic lupus erythematosus. *Arch Dermatol* 1985;121:1323–1325.
25. Bunch TW, Worthington JW, Combs JJ, et al. Azathioprine with prednisone for polymyositis. A controlled, clinical trial. *Ann Intern Med* 1980;92:365–369.
26. Bunch TW. Prednisone and azathioprine for polymyositis: long-term followup. *Arthritis Rheum* 1981;24:45–48.
27. Benson MD, Aldo MA. Azathioprine therapy in polymyositis. *Arch Intern Med* 1973;132:447–451.
28. McFarlin DE, Griggs RC. Treatment of inflammatory myopathies with azathioprine. *Trans Am Neurol Assoc* 1968;93:244–246.
29. Mycophenolate mofetil for the treatment of a first acute renal allograft rejection: three-year follow-up. The Mycophenolate Mofetil Acute Renal Rejection Study Group. *Transplantation* 2001;71:1091–1097.
30. Behrend M. Mycophenolate mofetil: suggested guidelines for use in kidney transplantation. *Biodrugs* 2001;15:37–53.
31. Di Maria L, Bertoni E, Rosati A, et al. Mycophenolate mofetil (MMF) in the treatment of chronic renal rejection. *Clin Nephrol* 2000;53:33–34.
32. Mele TS, Halloran PF. The use of mycophenolate mofetil in transplant recipients. *Immunopharmacology* 2000;47:215–245.
33. Austin HA, Balow JE. Treatment of lupus nephritis. *Semin Nephrol* 2000;20:265–276.
34. Chan TM, Li FK, Tang CS, et al. Efficacy of mycophenolate mofetil in patients with diffuse proliferative lupus nephritis. Hong Kong-Guangzhou Nephrology Study Group. *N Engl J Med* 2000;343:1156–1162.
35. Mok CC, Lai KN. Mycophenolate mofetil in lupus glomerulonephritis. *Am J Kidney Dis* 2002;40:447–457.
36. Hachulla E. Dermatomyositis and polymyositis: clinical aspects and treatment. *Ann Med Interne (Paris)* 2001;152:455–464.
37. Schiff M. Emerging treatments for rheumatoid arthritis. *Am J Med* 1997;102(suppl):11–15.

38. Goldblum R. Therapy of rheumatoid arthritis with mycophenolate mofetil. *Clin Exp Rheumatol* 1993;11(suppl 8):117–119.
39. Clements PJ, Davis J. Cytotoxic drugs: their clinical application to the rheumatic diseases. *Semin Arthritis Rheum* 1986;15:231–254.
40. Bertino JR. Chemical action and pharmacology of methotrexate, azathioprine and cyclophosphamide in man. *Arthritis Rheum* 1973;16:79–83.
41. Black AJ, McLeod HL, Capell HA, et al. Thiopurine methyltransferase genotype predicts therapy-limiting severe toxicity from azathioprine. *Ann Intern Med* 1998;129:716–718.
42. Leipold G, Schutz E, Haas JP, et al. Azathioprine-induced severe pancytopenia due to a homozygous two-point mutation of the thiopurine methyltransferase gene in a patient with juvenile HLA-B27-associated spondylarthritis. *Arthritis Rheum* 1997;40:1896–1898.
43. LePage GA. Incorporation of 6-thioguanine into nucleic acids. *Cancer Res* 1960;20:403–408.
44. Coffey JJ, White CA, Lesk AB, et al. Effect of allopurinol on the pharmacokinetics of 6-mercaptopurine (NSC 755) in cancer patients. *Cancer Res* 1972;32:1283–1289.
45. Bach JF, Dardenne M. Serum immunosuppressive activity of azathioprine in normal subjects and patients with liver diseases. *Proc R Soc Med* 1972;65:260–263.
46. Ware AJ, Luby JP, Hollinger B, et al. Etiology of liver disease in renal-transplant patients. *Ann Intern Med* 1979;91:364–371.
47. Maddocks JL. Clinical pharmacological observations on azathioprine in kidney transplant patients. *Clin Sci Mol Med* 1978;55:20P.
48. Corominas H, Domenech M, Gonzalez D, et al. Allelic variants of the thiopurine *S*-methyltransferase deficiency in patients with ulcerative colitis and in healthy controls. *Am J Gastroenterol* 2000;95:2313–2317.
49. Coulthard SA, Rabello C, Robson J, et al. A comparison of molecular and enzyme-based assays for the detection of thiopurine methyltransferase mutations. *Br J Haematol* 2000;110:599–604.
50. McLeod HL, Siva C. The thiopurine *S*-methyltransferase gene locus—implications for clinical pharmacogenomics. *Pharmacogenomics* 2002;3:89–98.
51. Dubinsky MC, Yang H, Hassard PV, et al. 6-MP metabolite profiles provide a biochemical explanation for 6-MP resistance in patients with inflammatory bowel disease. *Gastroenterology* 2002;122:904–915.
52. Bailey RR. Leukopenia due to a trimethoprim-azathioprine interaction. *N Z Med J* 1984;97:739.
53. Gossmann J, Kachel HG, Schoeppe W, et al. Anemia in renal transplant recipients caused by concomitant therapy with azathioprine and angiotensin-converting enzyme inhibitors. *Transplantation* 1993;56:585–589.
54. Ensom MH, Chang TK, Patel P. Pharmacogenetics: the therapeutic drug monitoring of the future? *Clin Pharmacokinet* 2001;40:783–802.
55. Schwartz JB. Pharmacogenetics: has it reached the clinic? *J Gend Specif Med* 2002;5:13–18.
56. Colombel JF, Ferrari N, Debuysere H, et al. Genotypic analysis of thiopurine *S*-methyltransferase in patients with Crohn's disease and severe myelosuppression during azathioprine therapy. *Gastroenterology* 2000;118:1025–1030.
57. Ansari A, Hassan C, Duley J, et al. Thiopurine methyltransferase activity and the use of azathioprine in inflammatory bowel disease. *Aliment Pharmacol Ther* 2002;16:1743–1750.
58. Schwab M, Schaffeler E, Marx C, et al. Azathioprine therapy and adverse drug reactions in patients with inflammatory bowel disease: impact of thiopurine *S*-methyltransferase polymorphism. *Pharmacogenetics* 2002;12:429–436.
59. Becher H, Weber M, Lohr GW. Purine nucleotide synthesis in normal and leukemic blood cells. *Klin Wochenschr* 1978;56:275–283.
60. Prince HE, Ettenger RB, Dorey FJ, et al. Azathioprine suppression of natural killer activity and antibody-dependent cellular cytotoxicity in renal transplant recipients. *Transplant Proc* 1984;16:1475–1477.
61. Diasio P. Immunomodulators: Immunosuppressives agents and Immunostimulants. In: Hardman JG, Limbird LE, eds. *The pharmacological basis of therapeutics,* 9th ed. New York: McGraw-Hill, 1996:1291.
62. Al-Safi SA, Maddocks JL. Strength of the human mixed lymphocyte reaction (MLR) and its suppression by azathioprine or 6-mercaptopurine. *Br J Clin Pharmacol* 1985;19:105–107.
63. Abdou NI, Zweiman B, Casella SR. Effects of azathioprine therapy on bone marrow-dependent and thymus-dependent cells in man. *Clin Exp Immunol* 1973;13:55–64.
64. Barrera P, Boerbooms AM, Janssen EM, et al. Circulating soluble tumor necrosis factor receptors, interleukin-2 receptors, tumor necrosis factor alpha, and interleukin-6 levels in rheumatoid arthritis. Longitudinal evaluation during methotrexate and azathioprine therapy. *Arthritis Rheum* 1993;36:1070–1079.
65. Crilly A, McInnes IB, Capell HA, et al. The effect of azathioprine on serum levels of interleukin 6 and soluble interleukin 2 receptor. *Scand J Rheumatol* 1994;23:87–91.
66. Hahn BH, Bagby MK, Hamilton TR, et al. Comparison of therapeutic and immunosuppressive effects of azathioprine, prednisolone and combined therapy in NZB-NZW mice. *Arthritis Rheum* 1973;16:163–170.
67. Berry H, Liyanage S, Durance R, et al. Trial comparing azathioprine and penicillamine in treatment of rheumatoid arthritis. *Ann Rheum Dis* 1976;35:542–543.
68. Dwosh IL, Stein HB, Urowitz MB, et al. Azathioprine in early rheumatoid arthritis. Comparison with gold and chloroquine. *Arthritis Rheum* 1977;20:685–692.
69. Berry H, Liyanage SP, Durance RA, et al. Azathioprine and penicillamine in treatment of rheumatoid arthritis: a controlled trial. *BMJ* 1976;1:1052–1054.
70. Currey HL, Harris J, Mason RM, et al. Comparison of azathioprine, cyclophosphamide, and gold in treatment of rheumatoid arthritis. *BMJ* 1974;3:763–766.
71. Gelfand MC, Steinberg AD, Nagle R, et al. Therapeutic studies in NZB-W mice. I. Synergy of azathioprine, cyclophosphamide and methylprednisolone in combination. *Arthritis Rheum* 1972;15:239–246.
72. Guidelines for the management of rheumatoid arthritis: 2002 Update. *Arthritis Rheum* 2002;46:328–346.
73. Paulus HE, Williams HJ, Ward JR, et al. Azathioprine versus D-penicillamine in rheumatoid arthritis patients who have been treated unsuccessfully with gold. *Arthritis Rheum* 1984;27:721–727.
74. Singh G, Fries JF, Spitz P, et al. Toxic effects of azathioprine in rheumatoid arthritis. A national post- marketing perspective. *Arthritis Rheum* 1989;32:837–843.
75. Woodland J, Chaput de Saintonge DM, Evans SJ, et al. Azathioprine in rheumatoid arthritis: double-blind study of full versus half doses versus placebo. *Ann Rheum Dis* 1981;40:355–359.
76. Wolfe F. The epidemiology of drug treatment failure in rheumatoid arthritis. *Baillieres Clin Rheumatol* 1995;9:619–632.
77. Old CW, Flannery EP, Grogan TM, et al. Azathioprine-induced pure red blood cell aplasia. *JAMA* 1978;240:552–554.
78. Halberg P, Bentzon MW, Crohn O, et al. Double-blind trial of levamisole, penicillamine and azathioprine in rheumatoid arthritis. Clinical, biochemical, radiological and scintigraphic studies. *Dan Med Bull* 1984;31:403–409.
79. Jeurissen ME, Boerbooms AM, van de Putte LB. Pancytopenia related to azathioprine in rheumatoid arthritis. *Ann Rheum Dis* 1988;47:503–505.
80. Nossent JC, Swaak AJ. Pancytopenia in systemic lupus erythematosus related to azathioprine. *J Intern Med* 1990;227:69–72.
81. Verhelst JA, Van den Enden E, Mathys R. Rapidly evolving azathioprine induced pancytopenia. *J Rheumatol* 1987;14:862.
82. Kerstens PJ, Stolk JN, De Abreu RA, et al. Azathioprine-related bone marrow toxicity and low activities of purine enzymes in patients with rheumatoid arthritis. *Arthritis Rheum* 1995;38:142–145.
83. Stolk JN, Boerbooms AM, De Abreu RA, et al. Azathioprine treatment and thiopurine metabolism in rheumatic diseases. Introduction and first results of investigation. *Adv Exp Med Biol* 1998;431:487–493.
84. Decaux G, Horsmans Y, Houssiau F, et al. High 6-thioguanine nucleotide levels and low thiopurine methyltransferase activity in patients with lupus erythematosus treated with azathioprine. *Am J Ther* 2001;8:147–150.
85. Sebbag L, Boucher P, Davelu P, et al. Thiopurine *S*-methyltransferase gene polymorphism is predictive of azathioprine-induced myelosuppression in heart transplant recipients. *Transplantation* 2000;69:1524–1527.
86. Evans WE, Hon YY, Bomgaars L, et al. Preponderance of thiopurine *S*-methyltransferase deficiency and heterozygosity among patients intolerant to mercaptopurine or azathioprine. *J Clin Oncol* 2001;19:2293–2301.
87. Decaux G, Prospert F, Horsmans Y, et al. Relationship between red cell mean corpuscular volume and 6-thioguanine nucleotides in patients treated with azathioprine. *J Lab Clin Med* 2000;135:256–262.

88. Guillaume P, Grandjean E, Male PJ. Azathioprine-associated acute pancreatitis in the course of chronic active hepatitis. *Dig Dis Sci* 1984;29:78–79.
89. Kawanishi H, Rudolph E, Bull FE. Azathioprine-induced acute pancreatitis. *N Engl J Med* 1973;289:357.
90. Taft PM, Jones AC, Collins GM, et al. Acute pancreatitis following renal allotransplantation. A lethal complication. *Am J Dig Dis* 1978; 23:541–544.
91. Zarday Z, Veith FJ, Gliedman ML, et al. Irreversible liver damage after azathioprine. *JAMA* 1972;222:690–691.
92. DePinho RA, Goldberg CS, Lefkowitch JH. Azathioprine and the liver. Evidence favoring idiosyncratic, mixed cholestatic-hepatocellular injury in humans. *Gastroenterology* 1984;86:162–165.
93. Jeurissen ME, Boerbooms AM, van de Putte LB, et al. Azathioprine induced fever, chills, rash, and hepatotoxicity in rheumatoid arthritis. *Ann Rheum Dis* 1990;49:25–27.
94. Meys E, Devogelaer JP, Geubel A, et al. Fever, hepatitis and acute interstitial nephritis in a patient with rheumatoid arthritis. Concurrent manifestations of azathioprine hypersensitivity. *J Rheumatol* 1992; 19:807–809.
95. Small P, Lichter M. Probable azathioprine hepatotoxicity: a case report. *Ann Allergy* 1989;62:518–520.
96. Sparberg M, Simon N, del Greco F. Intrahepatic cholestasis due to azathioprine. *Gastroenterology* 1969;57:439–441.
97. Lemley DE, DeLacy LM, Seeff LB, et al. Azathioprine induced hepatic veno-occlusive disease in rheumatoid arthritis. *Ann Rheum Dis* 1989;48:342–346.
98. Munro DD. Azathioprine in psoriasis. *Proc R Soc Med* 1973;66: 747–748.
99. DuVivier A, Munro DD, Verbov J. Treatment of psoriasis with azathioprine. *BMJ* 1974;1:49–51.
100. Bedrossian CW, Sussman J, Conklin RH, et al. Azathioprine-associated interstitial pneumonitis. *Am J Clin Pathol* 1984;82:148–154.
101. Carmichael DJ, Hamilton DV, Evans DB, et al. Interstitial pneumonitis secondary to azathioprine in a renal transplant patient. *Thorax* 1983;38:951–952.
102. Hsue YT, Paulus HE, Coulson WF. Bronchiolitis obliterans organizing pneumonia in polymyositis. A case report with longterm survival. *J Rheumatol* 1993;20:877–879.
103. Wijnands MJ, Perret CM, van Riel PL, et al. Generalized urticarial eruption during azathioprine treatment for rheumatoid arthritis. A case report and review of the literature. *Scand J Rheumatol* 1990; 19:167–169.
104. Sharon E, Jones J, Diamond H, et al. Pregnancy and azathioprine in systemic lupus erythematosus. *Am J Obstet Gynecol* 1974;118: 25–28.
105. Alstead EM, Ritchie JK, Lennard-Jones JE, et al. Safety of azathioprine in pregnancy in inflammatory bowel disease. *Gastroenterology* 1990;99:443–446.
106. Ramsey-Goldman R, Mientus JM, Kutzer JE, et al. Pregnancy outcome in women with systemic lupus erythematosus treated with immunosuppressive drugs. *J Rheumatol* 1993;20:1152–1157.
107. Saarikoski S, Seppala M. Immunosuppression during pregnancy: transmission of azathioprine and its metabolites from the mother to the fetus. *Am J Obstet Gynecol* 1973;115:1100–1106.
108. DeWitte DB, Buick MK, Cyran SE, et al. Neonatal pancytopenia and severe combined immunodeficiency associated with antenatal administration of azathioprine and prednisone. *J Pediatr* 1984;105: 625–628.
109. Cote CJ, Meuwissen HJ, Pickering RJ. Effects on the neonate of prednisone and azathioprine administered to the mother during pregnancy. *J Pediatr* 1974;85:324–328.
110. Leb DE, Weisskopf B, Kanovitz BS. Chromosome aberrations in the child of a kidney transplant recipient. *Arch Intern Med* 1971;128: 441–444.
111. Ramsey-Goldman R, Schilling E. Immunosuppressive drug use during pregnancy. *Rheum Dis Clin North Am* 1997;23:149–167.
112. Armenti VT, Ahlswede KM, Ahlswede BA, et al. National Transplantation Pregnancy Registry: analysis of outcome/risks of 394 pregnancies in kidney transplant recipients. *Transplant Proc* 1994; 26:2535.
113. Ostensen M, Husby G. Antirheumatic drug treatment during pregnancy and lactation. *Scand J Rheumatol* 1985;14:1–7.
114. Seidenfeld AM, Smythe HA, Ogryzlo MA, et al. Acute leukemia in rheumatoid arthritis treated with cytotoxic agents. *J Rheumatol* 1984; 11:586–587.
115. Tilson HH, Whisnant J. Pharmaco-epidemiology—drugs, arthritis, and neoplasms: industry contribution to the data. *Am J Med* 1985;78: 69–76.
116. Pitt PI, Sultan AH, Malone M, et al. Association between azathioprine therapy and lymphoma in rheumatoid disease. *J R Soc Med* 1987;80:428–429.
117. Vasquez S, Kavanaugh AF, Schneider NR, et al. Acute nonlymphocytic leukemia after treatment of systemic lupus erythematosus with immunosuppressive agents. *J Rheumatol* 1992;19:1625–1627.
118. Matteson EL, Hickey AR, Maguire L, et al. Occurrence of neoplasia in patients with rheumatoid arthritis enrolled in a DMARD Registry. Rheumatoid Arthritis Azathioprine Registry Steering Committee. *J Rheumatol* 1991;18:809–814.
119. Kinlen LJ, Sheil AG, Peto J, et al. Collaborative United Kingdom-Australasian study of cancer in patients treated with immunosuppressive drugs. *Br Med J* 1979;2:1461–1466.
120. Hazleman B. Incidence of neoplasms in patients with rheumatoid arthritis exposed to different treatment regimens. *Am J Med* 1985;78: 39–43.
121. Kinlen LJ. Incidence of cancer in rheumatoid arthritis and other disorders after immunosuppressive treatment. *Am J Med* 1985;78: 44–49.
122. Symmons DP, Ahern M, Bacon PA, et al. Lymphoproliferative malignancy in rheumatoid arthritis: a study of 20 cases. *Ann Rheum Dis* 1984;43:132–135.
123. Prior P, Symmons DP, Hawkins CF, et al. Cancer morbidity in rheumatoid arthritis. *Ann Rheum Dis* 1984;43:128–131.
124. Isomaki HA, Mutru O, Koota K. Death rate and causes of death in patients with rheumatoid arthritis. *Scand J Rheumatol* 1975;4:205–208.
125. Prior P. Cancer and rheumatoid arthritis: epidemiologic considerations. *Am J Med* 1985;78:15–21.
126. Symmons DP. Neoplasms of the immune system in rheumatoid arthritis. *Am J Med* 1985;78:22–28.
127. Silman AJ, Petrie J, Hazleman B, et al. Lymphoproliferative cancer and other malignancy in patients with rheumatoid arthritis treated with azathioprine: a 20 year follow up study. *Ann Rheum Dis* 1988; 47:988–992.
128. Lewis P, Hazleman BL, Hanka R, et al. Cause of death in patients with rheumatoid arthritis with particular reference to azathioprine. *Ann Rheum Dis* 1980;39:457–461.
129. Penn I, Halgrimson CG, Starzl TE. *De novo* malignant tumors in organ transplant recipients. *Transplant Proc* 1971;3:773–778.
130. Hoover R, Fraumeni JF Jr. Risk of cancer in renal-transplant recipients. *Lancet* 1973;2:55–57.
131. Fraser AG, Orchard TR, Robinson EM, et al. Long-term risk of malignancy after treatment of inflammatory bowel disease with azathioprine. *Aliment Pharmacol Ther* 2002;16:1225–1232.
132. van Hogezand RA, Eichhorn RF, Choudry A, et al. Malignancies in inflammatory bowel disease: fact or fiction? *Scand J Gastroenterol* 2002;(suppl 236)37:48–53.
133. Fathring MJG, Coxon AY, Sheaff PC. Polyneuritis associated with azathioprine sensitivity reaction. *BMJ* 1980;280:367.
134. Langevitz P, Maguire L, Urowitz M. Accelerated nodulosis during azathioprine therapy. *Arthritis Rheum* 1991;34:123–124.
135. Dodd HJ, Tatnall FM, Sarkany I. Fast atrial fibrillation induced by treatment of psoriasis with azathioprine. *BMJ* 1985;291:706.
136. Fields CL, Robinson JW, Roy TM, et al. Hypersensitivity reaction to azathioprine. *South Med J* 1998;91:471–474.
137. Kruger K, Schattenkirchner M. Comparison of cyclosporin A and azathioprine in the treatment of rheumatoid arthritis—results of a double-blind multicentre study. *Clin Rheumatol* 1994;13:248–255.
138. Suarez-Almazor ME, Spooner C, et al. Azathioprine for treating rheumatoid arthritis. *Cochrane Database Syst Rev* 2000:CD001461.
139. Jeurissen ME, Boerbooms AM, van de Putte LB, et al. Influence of methotrexate and azathioprine on radiologic progression in rheumatoid arthritis. A randomized, double-blind study. *Ann Intern Med* 1991;114:999–1004.
140. Kerstens PJ, Boerbooms AM, Jeurissen ME, et al. Radiological and clinical results of longterm treatment of rheumatoid arthritis with methotrexate and azathioprine. *J Rheumatol* 2000;27:1148–1155.

141. Kruger K. Use of cyclosporin A in chronic polyarthritis and other rheumatic diseases. *Z Rheumatol* 1995;54:89–95.
142. Ahern MJ, Harrison W, Hollingsworth P, et al. A randomised double-blind trial of cyclosporin and azathioprine in refractory rheumatoid arthritis. *Aust N Z J Med* 1991;21:844–849.
143. Sambrook PN, Champion GD, Browne CD, et al. Comparison of methotrexate with azathioprine or 6-mercaptopurine in refractory rheumatoid arthritis: a life-table analysis. *Br J Rheumatol* 1986;25:372–375.
144. Jeurissen ME, Boerbooms AM, van de Putte LB, et al. Methotrexate versus azathioprine in the treatment of rheumatoid arthritis. A forty-eight-week randomized, double-blind trial. *Arthritis Rheum* 1991;34:961–972.
145. Hamdy H, McKendry RJ, Mierins E, et al. Low-dose methotrexate compared with azathioprine in the treatment of rheumatoid arthritis. A twenty-four-week controlled clinical trial. *Arthritis Rheum* 1987;30:361–368.
146. Arnold MH, O'Callaghan J, McCredie M, et al. Comparative controlled trial of low-dose weekly methotrexate versus azathioprine in rheumatoid arthritis: 3-year prospective study. *Br J Rheumatol* 1990;29:120–125.
147. Wilkens RF, Urowitz MB, Strablein DM, et al. Comparison of azathioprine, methotrexate, and the combination of both in the treatment of rheumatoid arthritis. A controlled clinical trial. *Arthritis Rheum* 1993;36:1183–1184.
148. McKendry RJ, Cyr M. Toxicity of methotrexate compared with azathioprine in the treatment of rheumatoid arthritis. A case-control study of 131 patients. *Arch Intern Med* 1989;149:685–689.
149. Kaklamanis P, Vayopoulos G, Stamatelos G, et al. Chronic lupus peritonitis with ascites. *Ann Rheum Dis* 1991;50:176–177.
150. Callen JP, Spencer LV, Burruss JB, et al. Azathioprine. An effective, corticosteroid-sparing therapy for patients with recalcitrant cutaneous lupus erythematosus or with recalcitrant cutaneous leukocytoclastic vasculitis. *Arch Dermatol* 1991;127:515–522.
151. Contreras G, Roth D, Pardo V, et al. Lupus nephritis: a clinical review for practicing nephrologists. *Clin Nephrol* 2002;57:95–107.
152. Zimmerman R, Radhakrishnan J, Valeri A, et al. Advances in the treatment of lupus nephritis. *Annu Rev Med* 2001;52:63–78.
153. McCune J, Singer NG. Immunosuppressive drug treatment. *Curr Opin Rheumatol* 1997;9:191–199.
154. Rastogi H, Deodhar SD, Brown CH. Treatment of lupoid hepatitis with azathioprine. *Cleve Clin Q* 1967;34:97–104.
155. Heuckenkamp PU, Zollner N. On the effect of azathioprine on the course of 3 cases of lupoid hepatitis. *Verh Dtsch Ges Inn Med* 1968;74:897–901.
156. Krawitt EL. Autoimmune hepatitis: classification, heterogeneity, and treatment. *Am J Med* 1994;96(suppl):23–26.
157. Johnson PJ, McFarlane IG, Williams R. Azathioprine for long-term maintenance of remission in autoimmune hepatitis. *N Engl J Med* 1995;333:958–963.
158. Obermayer-Straub P, Strassburg CP, Manns MP. Autoimmune hepatitis. *J Hepatol* 2000;32(suppl 1):181–197.
159. Kanzler S, Lohr H, Gerken G, et al. Long-term management and prognosis of autoimmune hepatitis (AIH): a single center experience. *Z Gastroenterol* 2001;39:339–341, 344–348.
160. Gish RG, Mason A. Autoimmune liver disease. Current standards, future directions. *Clin Liver Dis* 2001;5:287–314.
161. Ramirez G, Asherson RA, Khamashta MA, et al. Adult-onset polymyositis-dermatomyositis: description of 25 patients with emphasis on treatment. *Semin Arthritis Rheum* 1990;20:114–120.
162. Villalba L, Hicks JE, Adams EM, et al. Treatment of refractory myositis: a randomized crossover study of two new cytotoxic regimens. *Arthritis Rheum* 1998;41:392–399.
163. Leff RL, Miller FW, Hicks J, et al. The treatment of inclusion body myositis: a retrospective review and a randomized, prospective trial of immunosuppressive therapy. *Medicine (Baltimore)* 1993;72:225–235.
164. Calin A. A placebo controlled, crossover study of azathioprine in Reiter's syndrome. *Ann Rheum Dis* 1986;45:653–655.
165. Creemers MC, van Riel PL, Franssen MJ, et al. Second-line treatment in seronegative spondylarthropathies. *Semin Arthritis Rheum* 1994;24:71–81.
166. Keat A, Rowe I. Reiter's syndrome and associated arthritides. *Rheum Dis Clin North Am* 1991;17:25–42.
167. Kvien TK, Hoyeraal HM, Sandstad B. Azathioprine versus placebo in patients with juvenile rheumatoid arthritis: a single center double blind comparative study. *J Rheumatol* 1986;13:118–123.
168. Savolainen HA, Kautiainen H, Isomaki H, et al. Azathioprine in patients with juvenile chronic arthritis: a longterm followup study. *J Rheumatol* 1997;24:2444–2450.
169. Goupille P, Soutif D, Valat JP. Treatment of psoriatic arthropathy. *Semin Arthritis Rheum* 1992;21:355–367.
170. Dutz JP, Ho VC. Immunosuppressive agents in dermatology. An update. *Dermatol Clin* 1998;16:235–251.
171. Hacker SM, Ramos-Caro FA, Ford MJ, et al. Azathioprine: a forgotten alternative for treatment of severe psoriasis. *Int J Dermatol* 1992;31:873–874.
172. Jones G, Crotty M, Brooks P. Psoriatic arthritis: a quantitative overview of therapeutic options. The Psoriatic Arthritis Meta-Analysis Study Group. *Br J Rheumatol* 1997;36:95–99.
173. Fauci AS, Katz P, Haynes BF, et al. Cyclophosphamide therapy of severe systemic necrotizing vasculitis. *N Engl J Med* 1979;301:235–238.
174. Brandwein S, Esdaile J, Danoff D, et al. Wegener's granulomatosis. Clinical features and outcome in 13 patients. *Arch Intern Med* 1983;143:476–479.
175. Hall S, Barr W, Lie JT, et al. Takayasu arteritis. A study of 32 North American patients. *Medicine (Baltimore)* 1985;64:89–99.
176. Lanham JG, Elkon KB, Pusey CD, et al. Systemic vasculitis with asthma and eosinophilia: a clinical approach to the Churg-Strauss syndrome. *Medicine (Baltimore)* 1984;63:65–81.
177. DeSilva M, Hazleman BL. Azathioprine in giant cell arteritis/polymyalgia rheumatica: a double- blind study. *Ann Rheum Dis* 1986;45:136–138.
178. Gross WL. New concepts in treatment protocols for severe systemic vasculitis. *Curr Opin Rheumatol* 1999;11:41–46.
179. Labbe P, Hardouin P. Epidemiology and optimal management of polymyalgia rheumatica. *Drugs Aging* 1998;13:109–118.
180. Eroglu Y, Duzovali O, Kavukcu S, et al. Combination of steroid with azathioprine in treatment of giant cell autoimmune hepatitis. *Turk J Pediatr* 1997;39:565–571.
181. Leib ES, Restivo C, Paulus HE. Immunosuppressive and corticosteroid therapy of polyarteritis nodosa. *Am J Med* 1979;67:941–947.
182. CellCept. *Physicians desk reference,* 57th ed. Vol. 1. 2003:2875–2883.
183. Schiff M, Leishman B. Long-term safety of CellCept (mycophenolate mofetil), a new therapy for rheumatoid arthritis. *Arthritis Rheum* 1998;41(suppl):155.
184. Schiff M, Stein G, Leishman B. CellCept (mycophenolate mofetil-MMF). A new treatment for RA: a 9-month randomized double-blind trial comparing 1g bid and 2g bid. *Arthritis Rheum* 1997;97(suppl):194.
185. Mok CC, Ho CT, Chan KW, et al. Outcome and prognostic indicators of diffuse proliferative lupus glomerulonephritis treated with sequential oral cyclophosphamide and azathioprine. *Arthritis Rheum* 2002;46:1003–1013.
186. Mok CC, Ho CT, Siu YP, et al. Treatment of diffuse proliferative lupus glomerulonephritis: a comparison of two cyclophosphamide-containing regimens. *Am J Kidney Dis* 2001;38:256–264.
187. Schanz S, Ulmer A, Rassner G, et al. Successful treatment of subacute cutaneous lupus erythematosus with mycophenolate mofetil. *Br J Dermatol* 2002;147:174–178.
188. Schneider C, Gold R, Schafers M, et al. Mycophenolate mofetil in the therapy of polymyositis associated with a polyautoimmune syndrome. *Muscle Nerve* 2002;25:286–288.
189. van Rijthoven AW, Dijkmans BA, Goei The HS, et al. Cyclosporin treatment for rheumatoid arthritis: a placebo controlled, double blind, multicentre study. *Ann Rheum Dis* 1986;45:726–731.
190. Dougados M, Amor B. Cyclosporin A in rheumatoid arthritis: preliminary clinical results of an open trial. *Arthritis Rheum* 1987;30:83–87.
191. Weinblatt ME, Coblyn JS, Fraser PA, et al. Cyclosporin A treatment of refractory rheumatoid arthritis. *Arthritis Rheum* 1987;30:11–17.
192. Dougados M, Awada H, Amor B. Cyclosporin in rheumatoid arthritis: a double blind, placebo controlled study in 52 patients. *Ann Rheum Dis* 1988;47:127–133.
193. Yocum DE, Klippel JH, Wilder RL, et al. Cyclosporin A in severe, treatment-refractory rheumatoid arthritis. A randomized study. *Ann Intern Med* 1988;109:863–869.

194. Tugwell P, Bombardier C, Gent M, et al. Low-dose cyclosporin versus placebo in patients with rheumatoid arthritis. *Lancet* 1990;335:1051–1055.
195. Forre O, Group NAS. Cyclosporine as a disease modifier in rheumatoid arthritis [Abstract 198]. Presented at the 2nd Congress on Immunointervention in Autoimmune Diseases, Paris, France, 1991.
196. Forre O. Radiologic evidence of disease modification in rheumatoid arthritis patients treated with cyclosporine. Results of a 48-week multicenter study comparing low-dose cyclosporine with placebo. Norwegian Arthritis Study Group. *Arthritis Rheum* 1994;37:1506–1512.
197. Furst DE, Saag K, Fleischmann MR, et al. Efficacy of tacrolimus in rheumatoid arthritis patients who have been treated unsuccessfully with methotrexate: a six-month, double-blind, randomized, dose-ranging study. *Arthritis Rheum* 2002;46:2020–2028.
198. Gremillion RB, Posever JO, Manek N, et al. Tacrolimus (FK506) in the treatment of severe, refractory rheumatoid arthritis: initial experience in 12 patients. *J Rheumatol* 1999;26:2332–2336.
199. Cyclosporine Neoral. *Physicians desk reference.* 2002.
200. Tacrolimus. *Physicians desk reference.* 2003.
201. Carlson RP, Hartman DA, Tomchek LA, et al. Rapamycin, a potential disease-modifying antiarthritic drug. *J Pharmacol Exp Ther* 1993;266:1125–38.
202. Sirolimus. *Physician's desk reference.* 2003.
203. Jorgensen KA, Koefoed-Nielsen PB, Karamperis N. Calcineurin phosphatase activity and immunosuppression. A review on the role of calcineurin phosphatase activity and the immunosuppressive effect of cyclosporin A and tacrolimus. *Scand J Immunol* 2003;57:93–98.
204. Cyclosporine Sandimmune. *Physicians desk reference.* 2002.
205. Yocum DE, Allard S, Cohen SB, et al. Microemulsion formulation of cyclosporin (Sandimmun Neoral) vs Sandimmun: comparative safety, tolerability and efficacy in severe active rheumatoid arthritis. On behalf of the OLR 302 Study Group. *Rheumatology (Oxford)* 2000;39:156–164.
206. Sutherland DE, Gruessner RW, Dunn DL, et al. Lessons learned from more than 1,000 pancreas transplants at a single institution. *Ann Surg* 2001;233:463–501.
207. Anderson IF, Helve T, Hannonen P, et al. Conversion of patients with rheumatoid arthritis from the conventional to a microemulsion formulation of cyclosporine: a double blind comparison to screen for differences in safety, efficacy, and pharmacokinetics. *J Rheumatol* 1999;26:556–562.
208. Endo T, Kimura O, Sakata M. Effects of P-glycoprotein inhibitors on cadmium accumulation in cultured renal epithelial cells, LLC-PK1 and OK. *Toxicol Appl Pharmacol* 2002;185:166–171.
209. Yee GC, Stanley DL, Pessa LJ, et al. Effect of grapefruit juice on blood cyclosporin concentration. *Lancet* 1995;345:955–956.
210. Ioannides-Demos LL, Christophidis N, Ryan P, et al. Dosing implications of a clinical interaction between grapefruit juice and cyclosporine and metabolite concentrations in patients with autoimmune diseases. *J Rheumatol* 1997;24:49–54.
211. Ernst E. St John's Wort supplements endanger the success of organ transplantation. *Arch Surg* 2002;137:316–319.
212. Tugwell P, Ludwin D, Gent M, et al. Interaction between cyclosporin A and nonsteroidal antiinflammatory drugs. *J Rheumatol* 1997;24:1122–1125.
213. Baraldo M, Ferraccioli G, Pea F, et al. Cyclosporine A pharmacokinetics in rheumatoid arthritis patients after 6 months of methotrexate therapy. *Pharmacol Res* 1999;40:483–486.
214. Kronke M, Leonard WJ, Depper JM, et al. Cyclosporin A inhibits T-cell growth factor gene expression at the level of mRNA transcription. *Proc Natl Acad Sci U S A* 1984;81:5214–5218.
215. Sigal NH, Dumont FJ. Cyclosporin A, FK-506, and rapamycin: pharmacologic probes of lymphocyte signal transduction. *Annu Rev Immunol* 1992;10:519–560.
216. Giacomelli R, Cipriani P, Matucci Cerinic M, et al. Combination therapy with cyclosporine and methotrexate in patients with early rheumatoid arthritis soon inhibits TNFalpha production without decreasing TNFalpha mRNA levels. An *in vivo* and *in vitro* study. *Clin Exp Rheumatol* 2002;20:365–372.
217. Herold KC, Lancki DW, Moldwin RL, et al. Immunosuppressive effects of cyclosporin A on cloned T cells. *J Immunol* 1986;136:1315–1321.
218. Tocci MJ, Matkovich DA, Collier KA, et al. The immunosuppressant FK506 selectively inhibits expression of early T cell activation genes. *J Immunol* 1989;143:718–726.
219. Kim WU, Cho ML, Kim SI, et al. Divergent effect of cyclosporine on Th1/Th2 type cytokines in patients with severe, refractory rheumatoid arthritis. *J Rheumatol* 2000;27:324–331.
220. Ferraccioli G, Falleti E, De Vita S, et al. Circulating levels of interleukin 10 and other cytokines in rheumatoid arthritis treated with cyclosporin A or combination therapy. *J Rheumatol* 1998;25:1874–1879.
221. Altman RD, Schiff M, Kopp EJ. Cyclosporine A in rheumatoid arthritis: randomized, placebo controlled dose finding study. *J Rheumatol* 1999;26:2102–2109.
222. Stein CM, Pincus T, Yocum D, et al. Combination treatment of severe rheumatoid arthritis with cyclosporine and methotrexate for forty-eight weeks: an open-label extension study. The Methotrexate-Cyclosporine Combination Study Group. *Arthritis Rheum* 1997;40:1843–1851.
223. Palestine AG, Austin HA 3rd, Balow JE, et al. Renal histopathologic alterations in patients treated with cyclosporine for uveitis. *N Engl J Med* 1986;314:1293–1298.
224. Olyaei AJ, de Mattos AM, Bennett WM. Nephrotoxicity of immunosuppressive drugs: new insight and preventive strategies. *Curr Opin Crit Care* 2001;7:384–389.
225. de Mattos AM, Olyaei AJ, Bennett WM. Nephrotoxicity of immunosuppressive drugs: long-term consequences and challenges for the future. *Am J Kidney Dis* 2000;35:333–346.
226. Prevot A, Semama DS, Tendron A, et al. Endothelin, angiotensin II and adenosine in acute cyclosporine A nephrotoxicity. *Pediatr Nephrol* 2000;14:927–934.
227. Kvien TK, Zeidler HK, Hannonen P, et al. Long term efficacy and safety of cyclosporin versus parenteral gold in early rheumatoid arthritis: a three year study of radiographic progression, renal function, and arterial hypertension. *Ann Rheum Dis* 2002;61:511–516.
228. Fleming DR, Ouseph R, Herrington J. Hyperkalemia associated with cyclosporine (CsA) use in bone marrow transplantation. *Bone Marrow Transplant* 1997;19:289–291.
229. Laine J, Holmberg C. Renal and adrenal mechanisms in cyclosporine-induced hyperkalaemia after renal transplantation. *Eur J Clin Invest* 1995;25:670–676.
230. van den Borne BE, Landewe RB, Houkes I, et al. No increased risk of malignancies and mortality in cyclosporin A-treated patients with rheumatoid arthritis. *Arthritis Rheum* 1998;41:1930–1937.
231. Krugmann J, Sailer-Hock M, Muller T, et al. Epstein-Barr virus–associated Hodgkin's lymphoma and *Legionella pneumophila* infection complicating treatment of juvenile rheumatoid arthritis with methotrexate and cyclosporine A. *Hum Pathol* 2000;31:253–255.
232. Zackheim HS. Cyclosporine-associated lymphoma. *J Am Acad Dermatol* 1999;40:1015–1016.
233. Hou S. Pregnancy in renal transplant recipients. *Adv Ren Replace Ther* 2003;10:40–47.
234. Airo P, Antonioli CM, Motta M, et al. The immune development in a child born to a cyclosporin A-treated woman with systemic lupus erythematosus/polymyositis. *Lupus* 2002;11:454–457.
235. Kim JH, Perfect JR. Infection and cyclosporine. *Rev Infect Dis* 1989;11:677–690.
236. Wolyniec W, Debska-Slizien A, Chamienia A, et al. Cyclosporine A–related hemolytic uremic syndrome after living renal transplantation-case report. *Transplant Proc* 2002;34:569–571.
237. Cush JJ, Tugwell P, Weinblatt M, et al. US consensus guidelines for the use of cyclosporin A in rheumatoid arthritis. *J Rheumatol* 1999;26:1176–1186.
238. Dougados M, Nguyen M, Duchesne L, et al. Evaluation of the usefulness of delayed-action preparations in the treatment of rheumatoid polyarthritis by analyzing the therapeutic maintenance dose. *Rev Rhum Mal Osteoartic* 1989;56:89–92.
239. Forre O, Bjerkhoel F, Salvesen CF, et al. An open, controlled, randomized comparison of cyclosporine and azathioprine in the treatment of rheumatoid arthritis: a preliminary report. *Arthritis Rheum* 1987;30:88–92.
240. Schattenkirchner M, Kruger K. Cyclosporin vs azathioprine in the treatment of rheumatoid arthritis—a controlled double-blind study [Abstract 198]. Presented at the 2nd Congress on Immunointervention in Autoimmune Diseases, Paris, France, 1991.

241. van Rijthoven AW, Dijkmans BA, The HS, et al. Comparison of cyclosporine and D-penicillamine for rheumatoid arthritis: a randomized, double blind, multicenter study. *J Rheumatol* 1991;18: 815–820.
242. Mitrovic D, Popovic M, Glisic B, et al. Cyclosporine in the treatment of autoimmune disorders: a 10-year experience. *Transplant Proc* 1998;30:4134.
243. Zeidler HK, Kvien TK, Hannonen P, et al. Progression of joint damage in early active severe rheumatoid arthritis during 18 months of treatment: comparison of low-dose cyclosporin and parenteral gold. *Br J Rheumatol* 1998;37:874–882.
244. Drosos AA, Voulgari PV, Katsaraki A, et al. Influence of cyclosporin A on radiological progression in early rheumatoid arthritis patients: a 42-month prospective study. *Rheumatol Int* 2000;19:113–118.
245. Tugwell P, Pincus T, Yocum D, et al. Combination therapy with cyclosporine and methotrexate in severe rheumatoid arthritis. The Methotrexate-Cyclosporine Combination Study Group. *N Engl J Med* 1995;333:137–141.
246. Proudman SM, Conaghan PG, Richardson C, et al. Treatment of poor-prognosis early rheumatoid arthritis. A randomized study of treatment with methotrexate, cyclosporin A, and intraarticular corticosteroids compared with sulfasalazine alone. *Arthritis Rheum* 2000; 43:1809–1819.
247. Marchesoni A, Battafarano N, Arreghini M, et al. Step-down approach using either cyclosporin A or methotrexate as maintenance therapy in early rheumatoid arthritis. *Arthritis Rheum* 2002;47: 59–66.
248. van den Borne BE, Landewe RB, Goei The HS, et al. Combination therapy in recent onset rheumatoid arthritis: a randomized double blind trial of the addition of low dose cyclosporine to patients treated with low dose chloroquine. *J Rheumatol* 1998;25:1493–1498.
249. Salaffi F, Carotti M, Cervini C. Combination therapy of cyclosporine A with methotrexate or hydroxychloroquine in refractory rheumatoid arthritis. *Scand J Rheumatol* 1996;25:16–23.
250. Bendix G, Bjelle A. Adding low-dose cyclosporin A to parenteral gold therapy in rheumatoid arthritis: a double-blind placebo-controlled study. *Br J Rheumatol* 1996;35:1142–1149.
251. Stern ME, Beuerman RW, Fox RI, et al. The pathology of dry eye: the interaction between the ocular surface and lacrimal glands. *Cornea* 1998;17:584–589.
252. Small DS, Acheampong A, Reis B, et al. Blood concentrations of cyclosporin a during long-term treatment with cyclosporin a ophthalmic emulsions in patients with moderate to severe dry eye disease. *J Ocul Pharmacol Ther* 2002;18:411–418.
253. Sall K, Stevenson OD, Mundorf TK, et al. Two multicenter, randomized studies of the efficacy and safety of cyclosporine ophthalmic emulsion in moderate to severe dry eye disease. CsA Phase 3 Study Group. *Ophthalmology* 2000;107:631–639.
254. Restasis. *Physicians desk reference.* 2003.
255. Gupta AK, Matteson EL, Ellis CN, et al. Cyclosporine in the treatment of psoriatic arthritis. *Arch Dermatol* 1989;125:507–510.
256. Isenberg DA, Snaith ML, Morrow WJ, et al. Cyclosporin A for the treatment of systemic lupus erythematosus. *Int J Immunopharmacol* 1981;3:163–169.
257. Feutren G, Querin S, Noel LH, et al. Effects of cyclosporine in severe systemic lupus erythematosus. *J Pediatr* 1987;111:1063–1068.
258. Tokuda M, Kurata N, Mizoguchi A, et al. Effect of low-dose cyclosporin A on systemic lupus erythematosus disease activity. *Arthritis Rheum* 1994;37:551–558.
259. Manger K, Kalden JR, Manger B. Cyclosporin A in the treatment of systemic lupus erythematosus: results of an open clinical study. *Br J Rheumatol* 1996;35:669–675.
260. Caccavo D, Lagana B, Mitterhofer AP, et al. Long-term treatment of systemic lupus erythematosus with cyclosporin A. *Arthritis Rheum* 1997;40:27–35.
261. ter Borg EJ, Tegzess AM, Kallenberg CG. Unexpected severe reversible cyclosporine A–induced nephrotoxicity in a patient with systemic lupus erythematosus and tubulointerstitial renal disease. *Clin Nephrol* 1988;29:93–95.
262. Worle B, Hein R, Krieg T, et al. Cyclosporin in localized and systemic scleroderma—a clinical study. *Dermatologica* 1990;181:215–220.
263. Zachariae H, Halkier-Sorensen L, Heickendorff L, et al. Cyclosporin A treatment of systemic sclerosis. *Br J Dermatol* 1990;122:677–681.
264. Gisslinger H, Burghuber OC, Stacher G, et al. Efficacy of cyclosporin A in systemic sclerosis. *Clin Exp Rheumatol* 1991;9:383–390.
265. Clements PJ, Lachenbruch PA, Sterz M, et al. Cyclosporine in systemic sclerosis. Results of a forty-eight-week open safety study in ten patients. *Arthritis Rheum* 1993;36:75–83.
266. Casato M, Bonomo L, Caccavo D, et al. Clinical effects of cyclosporin in dermatomyositis. *Clin Exp Dermatol* 1990;15:121–123.
267. Correia O, Polonia J, Nunes JP, et al. Severe acute form of adult dermatomyositis treated with cyclosporine. *Int J Dermatol* 1992;31: 517–519.
268. Mehregan DR, Su WP. Cyclosporine treatment for dermatomyositis/polymyositis. *Cutis* 1993;51:59–61.
269. Diaz-Llopis M, Cervera M, Meenezo J. Cyclosporin-A treatment of Behçet's disease-a long-term study. *Curr Eye Res* 1990;9(suppl): 17–23.
270. Masuda K, Nakajima A, Urayama A, et al. Double-masked trial of cyclosporin versus colchicine and long-term open study of cyclosporin in Behçet's disease. *Lancet* 1989;1:1093–1096.
271. Elgart G, Stover P, Larson K, et al. Treatment of pyoderma gangrenosum with cyclosporine: results in seven patients. *J Am Acad Dermatol* 1991;24:83–86.
272. Matis WL, Ellis CN, Griffiths CE, et al. Treatment of pyoderma gangrenosum with cyclosporine. *Arch Dermatol* 1992;128:1060–1064.
273. Soria C, Allegue F, Martin M, et al. Treatment of pyoderma gangrenosum with cyclosporin A. *Clin Exp Dermatol* 1991;16:392–394.
274. Haubitz M, Koch KM, Brunkhorst R. Cyclosporin for the prevention of disease reactivation in relapsing ANCA-associated vasculitis. *Nephrol Dial Transplant* 1998;13:2074–2076.
275. Ghez D, Westeel PF, Henry I, et al. Control of a relapse and induction of long-term remission of Wegener's granulomatosis by cyclosporine. *Am J Kidney Dis* 2002;40:E6.
276. Ostensen M, Hoyeraal HM, Kass E. Tolerance of cyclosporine A in children with refractory juvenile rheumatoid arthritis. *J Rheumatol* 1988;15:1536–1538.
277. Pistoia V, Buoncompagni A, Scribanis R, et al. Cyclosporin A in the treatment of juvenile chronic arthritis and childhood polymyositis-dermatomyositis. Results of a preliminary study. *Clin Exp Rheumatol* 1993;11:203–208.
278. Gattorno M, Buoncompagni A, Faraci M, et al. Early treatment of systemic onset juvenile chronic arthritis with low-dose cyclosporin A. *Clin Exp Rheumatol* 1995;13:409–410.
279. Fautini F, Gerloui V, Gattinara M, et al. Long term therapy of severe unresponsive cases of juvenile chronic arthritis (JCA) with cyclosporin (CS): a seven year experience. *Arthritis Rheum* 1994;37 (suppl):277.
280. Ravelli A, De Benedetti F, Viola S, et al. Macrophage activation syndrome in systemic juvenile rheumatoid arthritis successfully treated with cyclosporine. *J Pediatr* 1996;128:275–278.
281. Prieur AM, Stephan JL. Macrophage activation syndrome in rheumatic diseases in children. *Rev Rhum Ed Fr* 1994;61:447–451.
282. Mouy R, Stephan JL, Pillet P, et al. Efficacy of cyclosporine A in the treatment of macrophage activation syndrome in juvenile arthritis: report of five cases. *J Pediatr* 1996;129:750–754.
283. Carlson RP, Hartman DA, Ochalski SJ, et al. Sirolimus (rapamycin, Rapamune) and combination therapy with cyclosporin A in the rat developing adjuvant arthritis model: correlation with blood levels and the effects of different oral formulations. *Inflamm Res* 1998;47: 339–344.
284. Kovarsky J. Clinical pharmacology and toxicology of cyclophosphamide: emphasis on use in rheumatic diseases. *Semin Arthritis Rheum* 1983;12:359–372.
285. Diaz CJ, Garcia EL, Mechante A. Treatment of rheumatoid arthritis with nitrogen mustard. Preliminary report. *JAMA* 1951;147:1418–1419.
286. Bagley CM Jr, Bostick FW, DeVita VT Jr. Clinical pharmacology of cyclophosphamide. *Cancer Res* 1973;33:226–233.
287. Moore MJ, Hardy RW, Thiessen JJ, et al. Rapid development of enhanced clearance after high-dose cyclophosphamide. *Clin Pharmacol Ther* 1988;44:622–628.
288. Allopurinol and cytotoxic drugs. Interaction in relation to bone marrow depression. Boston Collaborative Drug Surveillance Program. *JAMA* 1974;227:1036–1040.

289. Vesell ES, Passananti GT, Greene FE. Impairment of drug metabolism in man by allopurinol and nortriptyline. *N Engl J Med* 1970; 283:1484–1488.
290. Alberts DS, van Daalen Wetters T. The effect of phenobarbital on cyclophosphamide antitumor activity. *Cancer Res* 1976;36:2785–2789.
291. Hart LG, Adamson RH. Effect of microsomal enzyme modifiers on toxicity and therapeutic activity of cyclophosphamide in mice. *Arch Intern Pharmacodyn Ther* 1969;180:391–401.
292. Field RB, Gang M, Kline I, et al. The effect of phenobarbital or 2-diethylaminoethyl-2,2-diphenylvalerate on the activation of cyclophosphamide *in vivo*. *J Pharmacol Exp Ther* 1972;180:475–483.
293. Sladek NE. Therapeutic efficacy of cyclophosphamide as a function of its metabolism. *Cancer Res* 1972;32:535–542.
294. Hayakawa T, Kanai N, Yamada R, et al. Effect of steroid hormone on activation of Endoxan (cyclophosphamide). *Biochem Pharmacol* 1969;18:129–135.
295. Kovacs K, Steinberg AD. Cyclophosphamide. Drug interactions and bone marrow transplantation. *Transplantation* 1972;13:316–321.
296. Gaudin D, Yielding KL. Response of a "resistant" plasmacytoma to alkylating agents and x-ray in combination with the "excision" repair inhibitors caffeine and chloroquine. *Proc Soc Exp Biol Med* 1969; 131:1413–1416.
297. McLean A, Newell D, Baker G. The metabolism of chlorambucil. *Biochem Pharmacol* 1976;25:2331–2335.
298. Hartvig P, Simonsson B, Oberg G, et al. Inter- and intraindividual differences in oral chlorambucil pharmacokinetics. *Eur J Clin Pharmacol* 1988;35:551–554.
299. Alberts DS, Chang SY, Chen HS, et al. Pharmacokinetics and metabolism of chlorambucil in man: a preliminary report. *Cancer Treat Rev* 1979;6(suppl):9–17.
300. Kawabata TT, Chapman MY, Kim DH, et al. Mechanisms of *in vitro* immunosuppression by hepatocyte-generated cyclophosphamide metabolites and 4-hydroperoxycyclophosphamide. *Biochem Pharmacol* 1990;40:927–935.
301. Steinberg AD. Chlorambucil in the treatment of patients with immune-mediated rheumatic diseases. *Arthritis Rheum* 1993;36:325–328.
302. Shand FL, Howard JG. Induction *in vitro* of reversible immunosuppression and inhibition of B cell receptor regeneration by defined metabolites of cyclophosphamide. *Eur J Immunol* 1979;9:17–21.
303. Turk JL, Poulter LW. Selective depletion of lymphoid tissue by cyclophosphamide. *Clin Exp Immunol* 1972;10:285–296.
304. Turk JL, Poulter LW. Effects of cyclophosphamide on lymphoid tissues labelled with 5-iodo-2-deoxyuridine- 125 I and 51 Cr. *Int Arch Allergy Appl Immunol* 1972;43:620–629.
305. Clements PJ, Yu DT, Levy J, et al. Effects of cyclophosphamide on B- and T-lymphocytes in rheumatoid arthritis. *Arthritis Rheum* 1974;17:347–353.
306. Hurd ER, Giuliano VJ. The effect of cyclophosphamide on B and T lymphocytes in patients with connective tissue diseases. *Arthritis Rheum* 1975;18:67–75.
307. Stockman GD, Heim LR, South MA, et al. Differential effects of cyclophosphamide on the B and T cell compartments of adult mice. *J Immunol* 1973;110:277–282.
308. Girard D, Aloisi RM, Bliven ML, et al. Cyclophosphamide and 15(S)-15 methyl PGE1 correct the T/B lymphocyte ratios of NZB/NZW mice. *Agents Actions* 1990;29:333–341.
309. Dale DC, Fauci AS, Wolff SM. The effect of cyclophosphamide on leukocyte kinetics and susceptibility to infection in patients with Wegener's granulomatosis. *Arthritis Rheum* 1973;16:657–664.
310. Ozer H, Cowens JW, Colvin M, et al. *In vitro* effects of 4-hydroperoxycyclophosphamide on human immunoregulatory T subset function. I. Selective effects on lymphocyte function in T-B cell collaboration. *J Exp Med* 1982;155:276–290.
311. Kaufmann SH, Hahn H, Diamantstein T. Relative susceptibilities of T cell subsets involved in delayed-type hypersensitivity to sheep red blood cells to the *in vitro* action of 4- hydroperoxycyclophosphamide. *J Immunol* 1980;125:1104–1108.
312. Diamantstein T, Willinger E, Reiman J. T-suppressor cells sensitive to cyclophosphamide and to its *in vitro* active derivative 4-hydroperoxycyclophosphamide control the mitogenic response of murine splenic B cells to dextran sulfate. A direct proof for different sensitivities of lymphocyte subsets to cyclophosphamide. *J Exp Med* 1979; 150:1571–1576.
313. Takeno M, Suzuki N, Nagafuchi H, et al. Selective suppression of resting B cell function in patients with systemic lupus erythematosus treated with cyclophosphamide. *Clin Exp Rheumatol* 1993;11:263–270.
314. Feehally J, Beattie TJ, Brenchley PE, et al. Modulation of cellular immune function by cyclophosphamide in children with minimal-change nephropathy. *N Engl J Med* 1984;310:415–420.
315. Maguire HC Jr, Ettore VL. Enhancement of dinitrochlorobenzene (DNCB) contact sensitization by cyclophosphamide in the guinea pig. *J Invest Dermatol* 1967;48:39–43.
316. Turk JL, Parker D, Poulter LW. Functional aspects of the selective depletion of lymphoid tissue by cyclophosphamide. *Immunology* 1972;23:493–501.
317. Lagrange PH, Mackaness GB, Miller TE. Potentiation of T-cell-mediated immunity by selective suppression of antibody formation with cyclophosphamide. *J Exp Med* 1974;139:1529–1539.
318. Kerckhaert JA, Hofhuis FM, Willers JM. Influence of cyclophosphamide on delayed hypersensitivity and acquired cellular resistance to Listeria monocytogenes in the mouse. *Immunology* 1977;32:1027–1032.
319. Ferguson RM, Simmons RL. Differential cyclophosphamide sensitivity of suppressor and cytotoxic cell precursors. *Transplantation* 1978;25:36–38.
320. Rollinghoff M, Starzinski-Powitz A, Pfizenmaier K, et al. Cyclophosphamide-sensitive T lymphocytes suppress the *in vivo* generation of antigen-specific cytotoxic T lymphocytes. *J Exp Med* 1977; 145:455–459.
321. Maguire HC Jr. Specific acquired immune unresponsiveness to contact allergens with cyclophosphamide in the mouse. *Int Arch Allergy Appl Immunol* 1976;50:651–658.
322. Owens AH Jr, Santos GW. The effect of cytotoxic drugs on graft-versus-host disease in mice. *Transplantation* 1971;11:378–382.
323. Steinberg AD, Daley GG, Talal N. Tolerance to polyinosinic-polycytidylic acid in NZB-NZW mice. *Science* 1970;167:870–871.
324. Bontoux D, Kahan A, Brouilhet H, et al. Effect and mode of action of chlorambucil in rheumatoid disease. Value of the lymphoblastic transformation test. *Rev Rhum Mal Osteoartic* 1971;38:759–764.
325. Berenbaum MD, Brown IN. Prolongation of homograft survival in mice with single doses of cyclophosphamide. *Nature* 1963;200:84.
326. Stevenson HC, Fauci AS. Activation of human B lymphocytes. XII. Differential effects of *in vitro* cyclophosphamide on human lymphocyte subpopulations involved in B-cell activation. *Immunology* 1980; 39:391–397.
327. Santos GW, Owens AH Jr. 19S and 17S antibody production in the cyclophosphamide- or methotrexate-treated rat. *Nature* 1966;209: 622–624.
328. Kahn MF, De Seze S. The immunosuppressive agents in rheumatology. Indications, results and problems of long-term surveillance. *Ann Med Interne (Paris)* 1974;125:497–506.
329. Alepa FP, Zvaifler NJ, Sliwinski AJ. Immunologic effects of cyclophosphamide treatment in rheumatoid arthritis. *Arthritis Rheum* 1970;13:754–760.
330. Aisenberg AC. Immunosuppression by alkylating agents—tolerance induction. *Transplant Proc* 1973;5:1221–1226.
331. Kawaguchi S. Studies on the induction of immunological paralysis to bovine gamma-globulin in adult mice. II. The effect of cyclophosphamide. *Immunology* 1970;19:291–299.
332. Many A, Schwartz RS. On the mechanism of immunological tolerance in cyclophosphamide-treated mice. *Clin Exp Immunol* 1970;6: 87–99.
333. Turk JL, Parker D. Further studies on B-lymphocyte suppression in delayed hypersensitivity, indicating a possible mechanism for Jones-Mote hypersensitivity. *Immunology* 1973;24:751–758.
334. Duclos H, Galanaud P, Devinsky O, et al. Enhancing effect of low dose cyclophosphamide treatment on the *in vitro* antibody response. *Eur J Immunol* 1977;7:679–684.
335. Curtis JE, Sharp JT, Lidsky MD, et al. Immune response of patients with rheumatoid arthritis during cyclophosphamide treatment. *Arthritis Rheum* 1973;16:34–42.
336. Hersh EM, Wong VG, Freireich EJ. Inhibition of the local inflammatory response in man by antimetabolites. *Blood* 1966;27:38–48.
337. Balow JE, Austin HAd, Muenz LR, et al. Effect of treatment on the evolution of renal abnormalities in lupus nephritis. *N Engl J Med* 1984;311:491–495.

338. Sawitzky A, Rai KR, Glidewell O, et al. Comparison of daily versus intermittent chlorambucil and prednisone therapy in the treatment of patients with chronic lymphocytic leukemia. *Blood* 1977;50:1049–1059.
339. Parsons CL. Bladder surface glycosaminoglycan: efficient mechanism of environmental adaptation. *Urology* 1986;27:9–14.
340. Bryant BM, Jarman M, Ford HT, et al. Prevention of isophosphamide-induced urothelial toxicity with 2-mercaptoethane sulphonate sodium (mesnum) in patients with advanced carcinoma. *Lancet* 1980;2:657–659.
341. Ehrlich RM, Freedman A, Goldsobel AB, et al. The use of sodium 2-mercaptoethane sulfonate to prevent cyclophosphamide cystitis. *J Urol* 1984;131:960–962.
342. Hows JM, Mehta A, Ward L, et al. Comparison of mesna with forced diuresis to prevent cyclophosphamide induced haemorrhagic cystitis in marrow transplantation: a prospective randomised study. *Br J Cancer* 1984;50:753–756.
343. Cannon GW, Jackson CG, Samuelson CO Jr, et al. Chlorambucil therapy in rheumatoid arthritis: clinical experience in 28 patients and literature review. *Semin Arthritis Rheum* 1985;15:106–118.
344. Renier JC, Deshayes P, Houdent G, et al. Le traitement de la polyarthrite rhumatoide par le chlorambucil. Etude de 113 observations. *Arch Med Ouest* 1971;1:47–58.
345. Vignon G, Bied JC. Comparison of various immunosuppressive agents in the treatment of rheumatoid polyarthritis. 41 personal cases. *Rev Rhum Mal Osteoartic* 1971;38:785–795.
346. Cayla J, Rondier J. Treatment of 67 rheumatoid polyarthritis cases with chlorambucil. *Rev Rhum Mal Osteoartic* 1971;38:765–770.
347. Arlet J, Mole J, Debrock J. Our experience of chronic rheumatic polyarthritis therapy with immunosuppressive agents. Apropos of 41 cases. *Rev Rhum Mal Osteoartic* 1971;38:771–774.
348. Krel AA, Trifonov Iu I, Bolotin EV, et al. Cytopenic syndrome in rheumatoid arthritis patients treated with leukeran and azathioprine. *Sov Med* 1979;9:68–72.
349. Sauvezie B, Rampon S, Bussiere JL, et al. Value of the lymphoblastic transformation test with tritiated thymidine incorporation in the surveillance of immunosuppressive treatments in rheumatology. *Rev Rhum Mal Osteoartic* 1972;39:609–616.
350. Renier JC, Bregeon C, Bonnette C, et al. Evolution of patients with rheumatoid arthritis treated with immunosuppressive agents between 1965 and 1973. *Rev Rhum Mal Osteoartic* 1978;45:453–461.
351. Deshayes P, Renier JC, Bregeon C, et al. Side-effects and complications of immunosuppressive therapy in rheumatoid arthritis. *Rev Rhum Mal Osteoartic* 1971;38:797–806.
352. Fosdick WM, Parsons JL, Hill DF. Long-term cyclophosphamide therapy in rheumatoid arthritis. *Arthritis Rheum* 1968;11:151–161.
353. Fries JF, Sharp GC, McDevitt HO, et al. Cyclophosphamide therapy in systemic lupus erythematosus and polymyositis. *Arthritis Rheum* 1973;16:154–162.
354. Williams HJ, Reading JC, Ward JR, et al. Comparison of high and low dose cyclophosphamide therapy in rheumatoid arthritis. *Arthritis Rheum* 1980;23:521–527.
355. Seze Sd, Bedoiseau M, Debeyre N, et al. [Results of therapy of the immunodepressive type in 40 patients with severe rheumatoid polyarthritis]. *Semin Hop* 1967;43:3084–3091.
356. Amor B, Herson D, Cherot A, et al. Follow-up study of patients with rheumatoid arthritis over a period of more than 10 years (1966–1978): analysis of disease progression and treatment in 100 cases (author's translation). *Ann Med Interne* 1981;132:168–173.
357. Townes AS, Sowa JM, Shulman LE. Controlled trial of cyclophosphamide in rheumatoid arthritis. *Arthritis Rheum* 1976;19:563–573.
358. Aymard JP, Lederlin P, Witz F, et al. Acute leukemia following prolonged chlorambucil treatment of non-neoplastic disease—a study of two cases and literature review. *Acta Clin Belg* 1938;38:228–235.
359. Kahn MF, Bedoiseau M, Six B, et al. Chlorambucil in rheumatoid polyarthritis. *Rev Rhum Mal Osteoartic* 1971;38:741–748.
360. Rudd P, Fries JF, Epstein WV. Irreversible bone marrow failure with chlorambucil. *J Rheumatol* 1975;2:421–429.
361. Thorpe P. Rheumatoid arthritis treated with chlorambucil: a five-year follow-up. *Med J Aust* 1976;2:197–199.
362. Mullins GM, Colvin M. Intensive cyclophosphamide (NSC-26271) therapy for solid tumors. *Cancer Chemother Rep* 1975;59:411–419.
363. Renier JC, Bregeon C, Bonnette C. Results of immunosuppressive therapy in 78 patients with rheumatoid polyarthritis, treated for at least 4 years. *Rev Rhum Mal Osteoartic* 1975;42:399–407.
364. Smyth CJ, Bartholomew BA, Mills DM, et al. Cyclophosphamide therapy for rheumatoid arthritis. *Arch Intern Med* 1975;135:789–793.
365. A controlled trial of cyclophosphamide in rheumatoid arthritis. *N Engl J Med* 1970;283:883–889.
366. Honjo I, Suou T, Hirayama C. Hepatotoxicity of cyclophosphamide in man: pharmacokinetic analysis. *Res Commun Chem Pathol Pharmacol* 1988;61:149–165.
367. Bacon AM, Rosenberg SA. Cyclophosphamide hepatotoxicity in a patient with systemic lupus erythematosus. *Ann Intern Med* 1982; 97:62–63.
368. Shaunak S, Munro JM, Weinbren K, et al. Cyclophosphamide-induced liver necrosis: a possible interaction with azathioprine. *Q J Med* 1988;67:309–317.
369. O'Duffy JD, Robertson DM, Goldstein NP. Chlorambucil in the treatment of uveitis and meningoencephalitis of Behçet's disease. *Am J Med* 1984;76:75–84.
370. Bradley JD, Brandt KD, Katz BP. Infectious complications of cyclophosphamide treatment for vasculitis. *Arthritis Rheum* 1989;32: 45–53.
371. Kattwinkel N, Cook L, Agnello V. Overwhelming fatal infection in a young woman after intravenous cyclophosphamide therapy for lupus nephritis. *J Rheumatol* 1991;18:79–81.
372. Kahl LE. Herpes zoster infections in systemic lupus erythematosus: risk factors and outcome. *J Rheumatol* 1994;21:84–86.
373. Fishman JA. Prevention of infection caused by *Pneumocystis carinii* in transplant recipients. *Clin Infect Dis* 2001;33:1397–1405.
374. Hughes WT. Comparison of dosages, intervals, and drugs in the prevention of *Pneumocystis carinii* pneumonia. *Antimicrob Agents Chemother* 1988;32:623–625.
375. Omdal R, Husby G, Koldingsnes W. Intravenous and oral cyclophosphamide pulse therapy in rheumatic diseases: side effects and complications. *Clin Exp Rheumatol* 1993;11:283–288.
376. Schein PS, Winokur SH. Immunosuppressive and cytotoxic chemotherapy: long-term complications. *Ann Intern Med* 1975;82: 84–95.
377. Marsh FP, Vince FP, Pollock DJ, et al. Cyclophosphamide necrosis of bladder causing calcification, contracture and reflux; treated by colocystoplasty. *Br J Urol* 1971;43:324–332.
378. Johnson WW, Meadows DC. Urinary-bladder fibrosis and telangiectasia associated with long-term cyclophosphamide therapy. *N Engl J Med* 1971;284:290–294.
379. Fairchild WV, Spence CR, Solomon HD, et al. The incidence of bladder cancer after cyclophosphamide therapy. *J Urol* 1979;122:163–164.
380. Pearson RM, Soloway MS. Does cyclophosphamide induce bladder cancer? *Urology* 1978;11:437–447.
381. Wall RL, Clausen KP. Carcinoma of the urinary bladder in patients receiving cyclophosphamide. *N Engl J Med* 1975;293:271–273.
382. Thrasher JB, Miller GJ, Wettlaufer JN. Bladder leiomyosarcoma following cyclophosphamide therapy for lupus nephritis. *J Urol* 1990; 143:119–121.
383. deVries CR, Freiha FS. Hemorrhagic cystitis: a review. *J Urol* 1990; 143:1–9.
384. Scheef W, Klein HO, Brock N, et al. Controlled clinical studies with an antidote against the urotoxicity of oxazaphosphorines: preliminary results. *Cancer Treat Rep* 1979;63:501–505.
385. Gourley MF, Austin HA 3rd, Scott D, et al. Methylprednisolone and cyclophosphamide, alone or in combination, in patients with lupus nephritis. A randomized, controlled trial. *Ann Intern Med* 1996;125: 549–557.
386. De Vita S, Neri R, Bombardieri S. Cyclophosphamide pulses in the treatment of rheumatic diseases: an update. *Clin Exp Rheumatol* 1991;9:179–193.
387. Block JA. Hemorrhagic cystitis complicating untreated necrotizing vasculitis. *Arthritis Rheum* 1993;36:857–859.
388. Talar-Williams C, Hijazi YM, Walther MM, et al. Cyclophosphamide-induced cystitis and bladder cancer in patients with Wegener granulomatosis. *Ann Intern Med* 1996;124:477–484.
389. Spector JI, Zimbler H, Ross JS. Early-onset cyclophosphamide-induced interstitial pneumonitis. *JAMA* 1979;242:2852–2854.
390. Stentoft J. Progressive pulmonary fibrosis complicating cyclophosphamide therapy. *Acta Med Scand* 1987;221:403–407.
391. Carr ME Jr. Chlorambucil induced pulmonary fibrosis: report of a case and review. *Va Med* 1986;113:677–680.

392. Thorpe P, Hassal J, York J. Cytotoxic therapy in rheumatoid disease. *Med J Aust* 1971;2:796–798.
393. Lakin JD, Cahill RA. Generalized urticaria to cyclophosphamide: type I hypersensitivity to an immunosuppressive agent. *J Allergy Clin Immunol* 1976;58:160–171.
394. Fairley KF, Barrie JU, Johnson W. Sterility and testicular atrophy related to cyclophosphamide therapy. *Lancet* 1972;1:568–569.
395. Kumar R, Biggart JD, McEvoy J, et al. Cyclophosphamide and reproductive function. *Lancet* 1972;1:1212–1214.
396. Miller DG. Alkylating agents and human spermatogenesis. *JAMA* 1971;217:1662–1665.
397. Jacobson RJ, Sagel J, Distiller LA, et al. Leydig cell dysfunction in male patients with Hodgkin's disease receiving chemotherapy. *Clin Res* 1978;3437A:26.
398. Chapman RM, Sutcliffe SB, Rees LH, et al. Cyclical combination chemotherapy and gonadal function. Retrospective study in males. *Lancet* 1979;1:285–289.
399. Masala A, Faedda R, Alagna S, et al. Use of testosterone to prevent cyclophosphamide-induced azoospermia. *Ann Intern Med* 1997;126 292–295.
400. Hinkes E, Plotkin D. Reversible drug-induced sterility in a patient with acute leukemia. *JAMA* 1973;223:1490–1491.
401. Blake DA, Heller RH, Hsu SH, et al. Return of fertility in a patient with cyclophosphamide-induced azoospermia. *Johns Hopkins Med J* 1976;139:20–22.
402. Boumpas DT, Austin HAd, Vaughan EM, et al. Risk for sustained amenorrhea in patients with systemic lupus erythematosus receiving intermittent pulse cyclophosphamide therapy. *Ann Intern Med* 1993; 119:366–369.
403. Klippel JH. Cyclophosphamide:ovarian and other toxicities. *Lupus* 1995;4:1–2.
404. Palmer RG, Dore CJ, Denman AM. Cyclophosphamide induces more chromosome damage than chlorambucil in patients with connective tissue diseases. *Q J Med* 1986;59:395–400.
405. Tolchin SF, Winkelstein A, Rodnan GP, et al. Chromosome abnormalities from cyclophosphamide therapy in rheumatoid arthritis and progressive systemic sclerosis (scleroderma). *Arthritis Rheum* 1974; 17:375–382.
406. Palmer RG, Dore CJ, Denman AM. Chlorambucil-induced chromosome damage to human lymphocytes is dose-dependent and cumulative. *Lancet* 1984;1:246–249.
407. Greenberg LH, Tanaka KR. Congenital anomalies probably induced by cyclophosphamide. *JAMA* 1964;188:423–426.
408. Sokal JE, Lessmann EM. Effects of cancer chemotherapeutic agents on the human fetus. *JAMA* 1960;172:1765–1777.
409. Toledo TM, Harper RC, Moser RH. Fetal effects during cyclophosphamide and irradiation therapy. *Ann Intern Med* 1971;74:87–91.
410. Gilchrist DM, Friedman JM. Teratogenesis and IV cyclophosphamide [Letter]. *J Rheumatol* 1989;16:1008–1009.
411. Kirshon B, Wasserstrum N, Willis R, et al. Teratogenic effects of first-trimester cyclophosphamide therapy. *Obstet Gynecol* 1988;72: 462–464.
412. Shotton D, Monie IW. Possible teratogenic effect of chlorambucil on a human fetus. *JAMA* 193;186:74–75.
413. Bermas BL, Hill JA. Effects of immunosuppressive drugs during pregnancy. *Arthritis Rheum* 1995;38:1722–1732.
414. Langevitz P, Klein L, Pras M, et al. The effect of cyclophosphamide pulses on fertility in patients with lupus nephritis. *Am J Reprod Immunol* 1992;28:157–158.
415. Blatt J, Mulvihill JJ, Ziegler JL, et al. Pregnancy outcome following cancer chemotherapy. *Am J Med* 1980;69:828–832.
416. Menkes CJ, Levy JP, Weill B, et al. [Acute leukemia with megakaryoblasts. Incidence following immunosuppressive treatment of rheumatoid polyarthritis]. *Nouv Presse Med* 1975;4:2869–2871.
417. Kahn MF, Arlet J, Bloch-Michel H, et al. Acute leukaemias after treatment using cytotoxic agents for rheumatological purpose. 19 cases among 2006 patients (author's translation). *Nouv Presse Med* 1979;8: 1393–1397.
418. Zittoun R, Debre P, Gardais J, et al. Small intestine lymphosarcoma after treatment of rheumatoid arthritis with chlorambucil. *Nouv Presse Med* 1972;1:2477–2479.
419. Prieur AM, Balafrej M, Griscelli C, et al. Results and long-term risks of immuno-suppressive treatment in chronic juvenile arthritis. Apropos of 40 cases. *Rev Rhum Mal Osteoartic* 1979;46:85–90.
420. Dumont J, Thiery JP, Mazabraud A, et al. Acute myeloid leukemia following non-Hodgkin's lymphoma: danger of prolonged use of chlorambucil as maintenance therapy. *Nouv Rev Fr Hematol* 1980; 22:391–404.
421. Berk PD, Goldberg JD, Silverstein MN, et al. Increased incidence of acute leukemia in polycythemia vera associated with chlorambucil therapy. *N Engl J Med* 1981;304:441–447.
422. Aymard JP, Frustin J, Witz F, et al. Acute leukaemia after prolonged chlorambucil treatment for non-malignant disease: report of a new case and literature survey. *Acta Haematol* 1980;63:283–285.
423. Fiere D, Felman P, Vu Van H, et al. Leucemies aigues myeloids après administration de chlorambucil. Deux observations. *Nouv Presse Med* 1978;7:156.
424. Chaplin H Jr. Lymphoma in primary chronic cold hemagglutinin disease treated with chlorambucil. *Arch Intern Med* 1982;142:2119–2123.
425. Baltus JA, Boersma JW, Hartman AP, et al. The occurrence of malignancies in patients with rheumatoid arthritis treated with cyclophosphamide: a controlled retrospective follow-up. *Ann Rheum Dis* 1983; 42:368–373.
426. Patapanian H, Graham S, Sambrook PN, et al. The oncogenicity of chlorambucil in rheumatoid arthritis. *Br J Rheumatol* 1988;27: 44–47.
427. Baker GL, Kahl LE, Zee BC, et al. Malignancy following treatment of rheumatoid arthritis with cyclophosphamide. Long-term case-control follow-up study. *Am J Med* 1987;83:1–9.
428. Kauppi MJ, Savolainen HA, Anttila VJ, et al. Increased risk of leukaemia in patients with juvenile chronic arthritis treated with chlorambucil. *Acta Paediatr* 1996;85:248–250.
429. DeFronzo RA, Braine H, Colvin M, et al. Water intoxication in man after cyclophosphamide therapy. Time course and relation to drug activation. *Ann Intern Med* 1973;78:861–869.
430. Herman EH, Mhatre RM, Waravdekar VS, et al. Comparison of the cardiovascular actions of NSC-109,724 (ifosfamide) and cyclophosphamide. *Toxicol Appl Pharmacol* 1972;23:178–190.
431. Karchmer RK, Hansen VL. Possible anaphylactic reaction to intravenous cyclophosphamide. Report of a case. *JAMA* 1977;237: 475.
432. Jones JB, Purdy CY, Bailey RT Jr. Cyclophosphamide anaphylaxis. *DICP* 1989;23:88–89.
433. Arena PJ. Oropharyngeal sensation associated with rapid intravenous administration of cyclophosphamide (NSC-26271). *Cancer Chemother Rep* 1972;56:779–780.
434. Sigal LH. Chronic inflammatory polyneuropathy complicating SLE: successful treatment with monthly oral pulse cyclophosphamide. *J Rheumatol* 1989;16:1518–1519.
435. Knysak DJ, McLean JA, Solomon WR, et al. Immediate hypersensitivity reaction to cyclophosphamide. *Arthritis Rheum* 1994;37:1101–1104.
436. Green RM, Schapel GJ, Sage RE. Cutaneous vasculitis due to cyclophosphamide therapy for chronic lymphocytic leukemia. *Aust N Z J Med* 1989;19:55–57.
437. Godard P, Marty JP, Michel FB. Interstitial pneumonia and chlorambucil. *Chest* 1979;76:471–473.
438. American College of Rheumatology Ad Hoc Committee on Clinical Guidelines. Guidelines for monitoring drug therapy in rheumatoid arthritis. *Arthritis Rheum* 1996;39:723–731.
439. Arnold MH, Janssen B, Schrieber L, et al. Prospective pilot study of intravenous pulse cyclophosphamide therapy for refractory rheumatoid arthritis. *Arthritis Rheum* 1989;32:933–934.
440. Horslev-Petersen K, Beyer JM, Helin P. Intermittent cyclophosphamide in refractory rheumatoid arthritis. *BMJ* 1983;287:711–712.
441. Renier JC, Deshayes P, Besson J, et al. Treatment of rheumatoid polyarthritis by chlorambucil. Apropos of 48 cases. *Presse Med* 1967;75: 2527–2530.
442. Iannuzzi L, Dawson N, Zein N, et al. Does drug therapy slow radiographic deterioration in rheumatoid arthritis? *N Engl J Med* 1983; 309:1023–1028.
443. McCune WJ, Golbus J, Zeldes W, et al. Clinical and immunologic effects of monthly administration of intravenous cyclophosphamide in severe systemic lupus erythematosus. *N Engl J Med* 1988;318:1423–1431.
444. McCune WJ, Fox D. Intravenous cyclophosphamide therapy of severe SLE. *Rheum Dis Clin North Am* 1989;15:455–477.

445. Snaith ML, Holt JM, Oliver DO, et al. Treatment of patients with systemic lupus erythematosus including nephritis with chlorambucil. *BMJ* 1973;2:197–201.
446. Balow JE, Austin HAd, Tsokos GC, et al. NIH conference. Lupus nephritis. *Ann Intern Med* 1987;106:79–94.
447. Steinberg AD, Steinberg SC. Long-term preservation of renal function in patients with lupus nephritis receiving treatment that includes cyclophosphamide versus those treated with prednisone only. *Arthritis Rheum* 1991;34:945–950.
448. McInnes PM, Schuttinga J, Sanslone WR, et al. The economic impact of treatment of severe lupus nephritis with prednisone and intravenous cyclophosphamide. *Arthritis Rheum* 1994;37:1000–1006.
449. Lehman TJ, Sherry DD, Wagner-Weiner L, et al. Intermittent intravenous cyclophosphamide therapy for lupus nephritis. *J Pediatr* 1989;114:1055–1060.
450. Bertoni M, Brugnolo F, Bertoni E, et al. Long term efficacy of high-dose intravenous methylprednisolone pulses in active lupus nephritis. A 21-month prospective study. *Scand J Rheumatol* 1994;23:82–86.
451. Boumpas DT, Austin HAd, Vaughn EM, et al. Controlled trial of pulse methylprednisolone versus two regimens of pulse cyclophosphamide in severe lupus nephritis. *Lancet* 1992;340:741–745.
452. Houssiau FA, D'Cruz DP, Haga HJ, et al. Short course of weekly low-dose intravenous pulse cyclophosphamide in the treatment of lupus nephritis: a preliminary study. *Lupus* 1991;1:31–35.
453. Schroeder JO, Euler HH, Loffler H. Synchronization of plasmapheresis and pulse cyclophosphamide in severe systemic lupus erythematosus. *Ann Intern Med* 1987;107:344–346.
454. Dau PC, Callahan J, Parker R, et al. Immunologic effects of plasmapheresis synchronized with pulse cyclophosphamide in systemic lupus erythematosus. *J Rheumatol* 1991;18:270–276.
455. Barr WG, Hubbell EA, Robinson JA. Plasmapheresis and pulse cyclophosphamide in systemic lupus erythematosus. *Ann Intern Med* 1988;108:152–153.
456. Euler HH, Guillevin L. Plasmapheresis and subsequent pulse cyclophosphamide in severe systemic lupus erythematosus. An interim report of the Lupus Plasmapheresis Study Group. *Ann Med Interne* 1994;145:296–302.
457. Brunner M, Greinix HT, Redlich K, et al. Autologous blood stem cell transplantation in refractory systemic lupus erythematosus with severe pulmonary impairment: a case report. *Arthritis Rheum* 2002;46:1580–1584.
458. Stewart M, Petri M. Lupus nephritis outcomes: health maintenance organizations compared to non-health maintenance organizations. *J Rheumatol* 2000;27:900–902.
459. Boumpas DT, Barez S, Klippel JH, et al. Intermittent cyclophosphamide for the treatment of autoimmune thrombocytopenia in systemic lupus erythematosus. *Ann Intern Med* 1990;112:674–677.
460. Roach BA, Hutchinson GJ. Treatment of refractory, systemic lupus erythematosus-associated thrombocytopenia with intermittent low-dose intravenous cyclophosphamide. *Arthritis Rheum* 1993;36:682–684.
461. Winkler A, Jackson RW, Kay DS, et al. High-dose intravenous cyclophosphamide treatment of systemic lupus erythematosus-associated aplastic anemia. *Arthritis Rheum* 1988;31:693–694.
462. Laing TJ. Gastrointestinal vasculitis and pneumatosis intestinalis due to systemic lupus erythematosus: successful treatment with pulse intravenous cyclophosphamide. *Am J Med* 1988;85:555–558.
463. Barile L, Lavalle C. Transverse myelitis in systemic lupus erythematosus—the effect of IV pulse methylprednisolone and cyclophosphamide. *J Rheumatol* 1992;19:370–372.
464. Boumpas DT, Yamada H, Patronas NJ, et al. Pulse cyclophosphamide for severe neuropsychiatric lupus. *Q J Med* 1991;81:975–984.
465. Stojanovich L, Stojanovich R, Kostich V, et al. Neuropsychiatric lupus favourable response to low dose i.v. cyclophosphamide and prednisolone (pilot study). *Lupus* 2003;12:3–7.
466. Fukuda M, Kamiyama Y, Kawahara K, et al. The favourable effect of cyclophosphamide pulse therapy in the treatment of massive pulmonary haemorrhage in systemic lupus erythematosus. *Eur J Pediatr* 1994;153:167–170.
467. Eiser AR, Shanies HM. Treatment of lupus interstitial lung disease with intravenous cyclophosphamide. *Arthritis Rheum* 1994;37:428–431.
468. Godeau B, Cormier C, Menkes CJ. Bronchiolitis obliterans in systemic lupus erythematosus: beneficial effect of intravenous cyclophosphamide. *Ann Rheum Dis* 1991;50:956–958.
469. Groen H, Bootsma H, Postma DS, et al. Primary pulmonary hypertension in a patient with systemic lupus erythematosus: partial improvement with cyclophosphamide. *J Rheumatol* 1993;20:1055–1057.
470. Fauci AS, Haynes BF, Katz P, et al. Wegener's granulomatosis: prospective clinical and therapeutic experience with 85 patients for 21 years. *Ann Intern Med* 1983;98:76–85.
471. Weiner SR, Paulus SR. Treatment of Wegener's granulomatosis with cyclophosphamide. Outcome analysis. *Arthritis Rheum Suppl* 1983;26:65.
472. Fort JG, Abruzzo JL. Reversal of progressive necrotizing vasculitis with intravenous pulse cyclophosphamide and methylprednisolone. *Arthritis Rheum* 1988;31:1194–1198.
473. Shelhamer JH, Volkman DJ, Parrillo JE, et al. Takayasu's arteritis and its therapy. *Ann Intern Med* 1985;103:121–126.
474. Scott DG, Bacon PA. Intravenous cyclophosphamide plus methylprednisolone in treatment of systemic rheumatoid vasculitis. *Am J Med* 1984;76:377–384.
475. Guillevin L, Cordier JF, Lhote F, et al. A prospective, multicenter, randomized trial comparing steroids and pulse cyclophosphamide versus steroids and oral cyclophosphamide in the treatment of generalized Wegener's granulomatosis. *Arthritis Rheum* 1997;40:2187–2198.
476. Dau PC, Kahaleh MB, Sagebiel RW. Plasmapheresis and immunosuppressive drug therapy in scleroderma. *Arthritis Rheum* 1981;24:1128–1136.
477. Silver RM, Warrick JH, Kinsella MB, et al. Cyclophosphamide and low-dose prednisone therapy in patients with systemic sclerosis (scleroderma) with interstitial lung disease. *J Rheumatol* 1993;20:838–844.
478. Akesson A, Scheja A, Lundin A, et al. Improved pulmonary function in systemic sclerosis after treatment with cyclophosphamide [Comments]. *Arthritis Rheum* 1994;37:729–735.
479. Varai G, Earle L, Jimenez SA, et al. A pilot study of intermittent intravenous cyclophosphamide for the treatment of systemic sclerosis associated lung disease. *J Rheumatol* 1998;25:1325–1329.
480. Johnson MA, Kwan S, Snell NJ, et al. Randomised controlled trial comparing prednisolone alone with cyclophosphamide and low dose prednisolone in combination in cryptogenic fibrosing alveolitis. *Thorax* 1989;44:280–288.
481. Furst DE, Clements PJ, Hillis S, et al. Immunosuppression with chlorambucil, versus placebo, for scleroderma. Results of a three-year, parallel, randomized, double-blind study. *Arthritis Rheum* 1989;32:584–593.
482. Kono DH, Klashman DJ, Gilbert RC. Successful IV pulse cyclophosphamide in refractory PM in 3 patients with SLE. *J Rheumatol* 1990;17:982–983.
483. Bombardieri S, Hughes GR, Neri R, et al. Cyclophosphamide in severe polymyositis. *Lancet* 1989;1:1138–1139.
484. Cronin ME, Miller FW, Hicks JE, et al. The failure of intravenous cyclophosphamide therapy in refractory idiopathic inflammatory myopathy. *J Rheumatol* 1989;16:1225–1228.
485. El-Ghobarey A, Balint G, de Ceulaer K, et al. Dermatomyositis: observations on the use of immunosuppressive therapy and review of literature. Cairo–Glasgow study group. *Postgrad Med J* 1978;54:516–527.
486. Hirano F, Tanaka H, Nomura Y, et al. Successful treatment of refractory polymyositis with pulse intravenous cyclophosphamide and low-dose weekly oral methotrexate therapy. *Intern Med* 1993;32:749–752.
487. Sinoway PA, Callen JP. Chlorambucil. An effective corticosteroid-sparing agent for patients with recalcitrant dermatomyositis. *Arthritis Rheum* 1993;36:319–324.
488. al-Janadi M, Smith CD, Karsh J. Cyclophosphamide treatment of interstitial pulmonary fibrosis in polymyositis/dermatomyositis. *J Rheumatol* 1989;16:1592–1596.
489. Geltner D, Kohn RW, Gorevic P, et al. The effect of combination therapy (steroids, immunosuppressives, and plasmapheresis) on 5 mixed cryoglobulinemia patients with renal, neurologic, and vascular involvement. *Arthritis Rheum* 1981;24:1121–1127.

490. Mishima S, Masuda K, Izawa Y, et al. The eighth Frederick H. Verhoeff Lecture, presented by Saiichi Mishima, MD. Behçet's disease in Japan: ophthalmologic aspects. *Trans Am Ophthalmol Soc* 1979; 77:225–279.
491. Tabbara KF. Chlorambucil in Behçet's disease. A reappraisal. *Ophthalmology* 1983;90:906–908.
492. Erickson SB, Kurtz SB, Donadio JV Jr, et al. Use of combined plasmapheresis and immunosuppression in the treatment of Goodpasture's syndrome. *Mayo Clin Proc* 1979;54:714–720.
493. Grupe WE, Heymann W. Cytotoxic drugs in steroid-resistant renal disease. Alkylating and antimetabolic agents in the treatment of nephrotic syndrome, lupus nephritis, chronic glomerulonephritis, and purpura nephritis in children. *Am J Dis Child* 1966;112:448–458.
494. Sato M, Takeda A, Honzu H, et al. Adult Still's disease with Sjögren's syndrome successfully treated with intravenous pulse methylprednisolone and oral cyclophosphamide. *Intern Med* 1993; 32:730–732.
495. Buriot D, Prieur AM, Lebranchu Y, et al. [Acute leukemia in 3 children with chronic juvenile arthritis treated with chlorambucil]. *Arch Fr Pediatr* 1979;36:592–598.
496. Skoglund RR, Schanberger JE, Kaplan JM. Cyclophosphamide therapy for severe juvenile rheumatoid arthritis. *Am J Dis Child* 1971; 121:531–533.
497. Lehman TV, McCurdy D, Bernstein B, et al. Intravenous bolus cyclophosphamide (IV-C) therapy of lupus nephritis in childhood. *Arthritis Rheum* 1986;29(suppl):92.
498. Shaikov AV, Maximov AA, Speransky AI, et al. Repetitive use of pulse therapy with methylprednisolone and cyclophosphamide in addition to oral methotrexate in children with systemic juvenile rheumatoid arthritis—preliminary results of a longterm study. *J Rheumatol* 1992;19:612–616.
499. Wallace CA, Sherry DD. Trial of intravenous pulse cyclophosphamide and methylprednisolone in the treatment of severe systemic-onset juvenile rheumatoid arthritis. *Arthritis Rheum* 1997;40:1852–1855.

第42章

传统缓解病情抗风湿药：金制剂、D-青霉胺、柳氮磺胺吡啶和抗疟药

W. Winn Chatham

自上个世纪以来，为达到缓解症状、改善功能和尽可能抑制病情进展的目的，多种药物用于风湿病的治疗，并取得了一些经验。许多传统的缓解病情抗风湿药(DMARD)在类风湿关节炎(RA)中的功效，都是偶然发现的；抑或通过尝试性应用药物已知特性，针对假定靶位或疾病潜在病理生理机制进行研究从而发现的。随着对风湿病潜在免疫异常和炎性介质地不断了解，为深入探索DMARD有效性机制提供了理论依据，然而就某些DMARD有效性原因而言仍需进一步研究。虽然针对发病机制治疗的生物和药物制剂的出现将使传统DMARD应用行将逝去，但是了解其应用及毒副作用仍有重要的现实意义。本章讨论传统DMARD，强调其生物学效应、适宜剂量、给药方式、毒副作用以及用药期间如何适当监测。甲氨蝶呤、来氟米特、环孢素和硫唑嘌呤在其他各章分述。

一、金制剂

追溯至19世纪，金盐用于治疗包括结核病在内的感染性疾病，由于存在抗感染作用，也将其用于治疗有风湿病表现的各种感染性疾病[1]。1927年Lande报道了金硫葡糖可以有效控制心内膜炎和风湿热患者中的关节症状[1]。基于上述经验及类风湿关节炎可能是分枝杆菌感染表现的假说，金盐陆续用于治疗RA并显示有效[2]。虽然分枝杆菌感染与RA关系仍待确定，但是随后60多年临床应用的经验，使金制剂用于治疗RA和与其他疾病相关的慢性滑膜炎被广为接受。由于毒性多见，作为治疗RA的一线DMARD的金制剂已被每周一次的甲氨蝶呤和生物制剂（其靶向导致RA和其他慢性炎性关节炎发病的细胞因子）所取代。即便如此，金盐仍非常有效，对部分慢性滑膜炎患者仍不失为治疗选择之一。

（一）化学性质

金元素有多种氧化状态(0、Ⅰ、Ⅱ、Ⅲ、Ⅳ和Ⅴ)，产生相应配位化合物。最常见的氧化状态为Ⅰ(Au^{+})和Ⅲ(Au^{+++})。这些氧化物与含有为正性金离子提供电子的孤对电子的原子配基结合，形成配位键。金制剂生化和生物活性，取决于与金配位的配基数量和种类、金周围配位空间结构(立体化学)以及形成配位的热力学稳定性。金属和胶体金(金0)无生物活性，单价亚金如氯化金不稳定[3]。

临床上所用金制剂包括单价金Ⅰ(Au^{+})，通过硫分子的一部分与有机分子形成复合物(图42.1)，而其他氧化状态金复合物有严重的毒性(金Ⅲ)或未经研究。金硫醇复合物[如硫代苹果酸金钠(GST)和金硫葡糖]为亲水性，主要以六聚体形式存在，硫分子的两部分以线性几何形式和金原子配位（图42.2）。在水溶液中，GST和金硫葡糖易于和其他硫醇相互作用，从而取代药物的硫醇配基[3]。金制剂与硫醇的反应性可能解释金盐的生物学作用。

金诺芬不同于其他金制剂，是三乙膦金制剂，呈脂溶性，主要以单体形式稳定存在，口服大部分可吸收，具有参与磷化氢转移反应的能力，但是此反应的生物

学重要性尚不清楚。金诺芬与巯基团反应性较其他金制剂弱[3]。由于与巯基团的反应性决定了金制剂的生物活性，因此可以解释临床上治疗类风湿滑膜炎时，金诺芬较金硫葡糖或GST效果差。

（二）生物学作用

虽然金盐临床有效性的主要机制尚未完全确定，但是治疗RA时病情活动性的改善，可部分归功于药物介导的蛋白功能转变和细胞免疫功能改变。虽然体外实验已证实，金制剂易与蛋白巯基团或二硫化合物相互作用，但是此作用在体内发生的程度以及介导金制剂治疗的生物学效应，仍不得而知。

RA患者随金制剂治疗，血循环中CD5+B细胞数量减少[4]；GST治疗导致血清循环免疫复合物、类风湿因子和免疫球蛋白总水平下降。这些改变是否主要基于金制剂直接作用于B细胞功能或T细胞介导的B细胞活化，目前尚无阐述。研究发现金制剂治疗时，血清中免疫球蛋白IgG1、IgG2和IgG3水平降低，而Ⅱ型辅助T细胞（Th2）依赖的IgG4和IgE水平无降低，提示金制剂对免疫球蛋白水平的作用是由于Th1反应降低所致[5]。但是因为金诺芬和GST抑制正常的来源于供体的B细胞产生IgM，因此金制剂也可能对B细胞直接发生作用[6]。

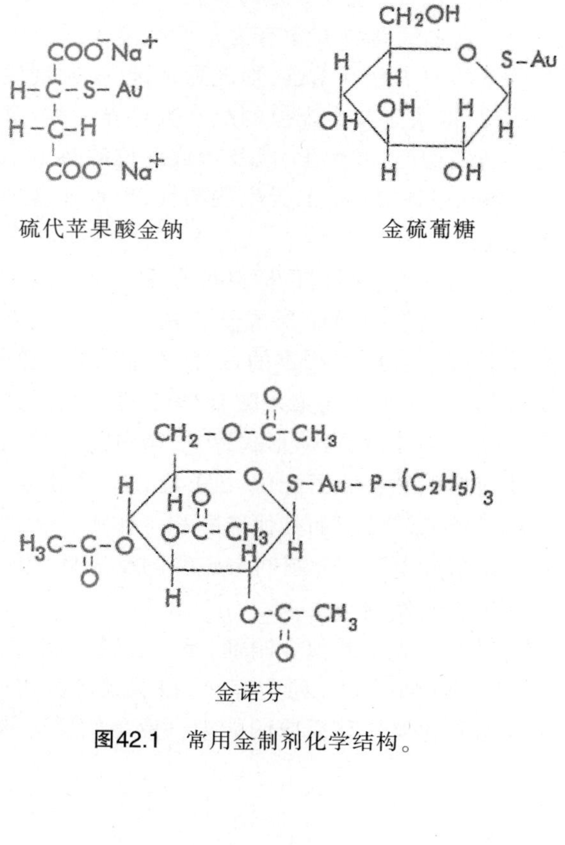

图42.1　常用金制剂化学结构。

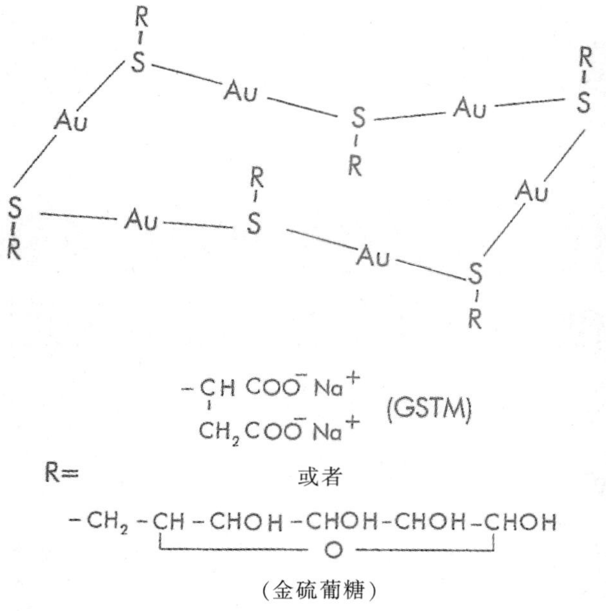

图42.2　在水溶液中，金离子与硫原子结合形成硫代苹果酸金钠或金硫葡糖六聚体。

金制剂可能通过改变主要组织相容性复合物（MHC），即多肽复合物，而影响抗原呈递[7,8]。GST抑制外周血来源的树突状细胞分化，减少树突状细胞产生IL-12[9]。此效应与已知的金诺芬和GST对人混合淋巴细胞培养中淋巴细胞的转化和体外多种促细胞分裂剂反应有抑制作用一致[10,11]。尽管体外研究发现，GST对淋巴细胞促有丝分裂反应有抑制作用，但是GST在治疗RA患者过程中，已经显示出对有丝分裂反应损伤具有修复作用[12,13]。一些已观察到的金制剂治疗反应中淋巴细胞功能的变化，可能部分归咎于金制剂对单核细胞和巨噬细胞功能的抑制作用。佐剂关节炎大鼠模型中，GST改变脾脏单核细胞对促有丝分裂反应的抑制作用。已观察到的金制剂对树突状细胞功能及来源于单核细胞的细胞因子的效应，可以进一步说明金制治疗过程中T细胞明显转向Th2表型[14]。

金制剂可能通过影响滑膜内皮细胞，阻止吞噬细胞移动到炎性组织。一项研究显示，注射金制剂可以减弱滑膜内皮细胞白细胞黏附配体、内皮白细胞黏附分子-1（E-选择素）的表达[15]。业已证实，GST抑制滑膜血管生成及滑膜成纤维细胞增殖可能是金制剂抑制类风湿滑膜炎的主要原因[16]。金制剂还抑制单核细胞趋化，并减少培养滑膜细胞中单核细胞趋化因子-1（MCP-1）和白细胞介素-8（IL-8）的产生[17]。GST治疗几周后滑膜活检发现滑膜衬里单核细胞的数量明显减少，这一结果与上述体外发现完全一致[18]。

滑膜增生所必需的 IL-1β 和其他单核以及巨噬细胞产物，包括血管生成因子和血管内皮生长因子(VEGF)，经金制剂或其他巯基制剂治疗后也明显减少[19,20]。一些研究已证实，金制剂有抑制 IκB 激酶(IKK)以及抑制核因子 κB(NFκB)转录因子与 DNA 结合的作用,这可能就是刺激单核细胞/巨噬细胞产物生成的细胞因子减少的原因[21]。这些作用解释了金制剂治疗时,单核细胞/巨噬细胞细胞因子的分布广度下降以及肿瘤坏死因子-α(TNF-α)依赖性反应减弱。

金制剂还具有抑制中性粒细胞功能的作用。GST 和金诺芬非竞争性地抑制介导中性粒细胞信号转导的相关酶——磷脂酶 C 的作用[22]。关于金制剂对中性粒细胞趋化反应的各种作用已有报道[23,24]。金制剂还损害中性粒细胞的吞噬作用，皮肤窗技术证实使用 GST 治疗的患者中，吞噬细胞摄取胶碳颗粒功能受损[25]。GST 或金诺芬抑制中性粒细胞产生的卤化氧化剂,如促进蛋白酶活性的次氯酸(HOCl);含巯基金制剂亦有清除次氯酸的作用[26]。

对其他酶的抑制作用亦是金制剂的生物活性。GST 抑制豚鼠腹膜巨噬细胞酶如 β-葡萄糖醛酸糖苷酶和酸性磷酸酶活性，人类滑液中这些酶活性以及组织蛋白酶活性亦受 GST 抑制[27,28]。GST 和金诺芬还抑制能够活化金属蛋白酶的胰蛋白酶的作用[28]。GST 浓缩物抑制前列腺素酶 2(PGE2)合成,抑制滑液和血清中补体第一成分 C1 活性[29-30]。

(三)临床有效性及治疗应用

1.类风湿关节炎

Forestier 首次报道了 550 例患者中超过 2/3 的患者经金盐治疗有效[2]。一项为期 1~5 年的双盲研究也证实 GST 治疗 RA 有效[32]。英国的风湿病研究显示，治疗组在停止静脉用药后病情改善可维持一年，但是 2 年后作用消失[33]。以上及后续的研究中,通过以下几个方面评估注射金制剂和金诺芬治疗后能否改善患者的症状,包括受累关节数、止痛药的使用,以及功能状态和握力[34-36]。

除可改善关节疾病的症状外，金制剂可改善反映疾病活动性的临床化验指标,如血清类风湿因子、红细胞沉降率(ESR)、C-反应蛋白(CRP)、纤维蛋白原、循环免疫复合物及 γ 球蛋白水平均显著下降[37-39]。

GST 能够减缓关节间隙狭窄以及骨侵蚀的进展，对骨侵蚀的抑制作用与 MTX 等同[40]。这些反映病情进展的影像学指标的改善伴随其他反映病情活动性的临床指标(如关节肿和压痛)的改善。金诺芬治疗也可减缓 RA 患者骨侵蚀的进展，但是上述有效证据是来自既往与安慰组患者手、腕 X 线纵向比较的结果[41]。金治疗期间侵蚀性进展的纵向研究显示，虽然治疗最初 6 月骨侵蚀可能有进展,但是治疗 6~18 月后侵蚀可修复甚至治愈(经皮层 X 线证实)[42]。

很少有金制剂对 RA 关节外表现的作用报道。一项 6 个月的对照研究显示,GST 治疗减少皮下结节的数目[43]。金治疗对少见的关节外表现如浆膜炎、血管炎的作用程度尚不明。金制剂治疗 Felty 综合征方面已有一些成功经验[44,45]。

虽然很难精确评价金制剂治疗 RA 的缓解率,但一些研究显示患者疾病活动性得到完全缓解[46-48],其中多数见于病程小于 1 年且金治疗达 18~36 月的患者中。但是相当数量的 RA 患者尽管每周进行金治疗,持续 4~6 月,病情仍不能得到有效控制;或金治疗最初有效,但是继续治疗时病情却复发[49,50]。对于那些注射金制剂治疗反应好，但随后减少给药频率进行维持治疗期间疾病活动性增加的患者，重新恢复每周治疗仍然有效[51]。同样,通过金治疗达到临床缓解,但停药后复发的患者,第二疗程金治疗后常常反应良好[52]。

由于起始治疗无效，或开始有效但随后失效以及相当一部分患者因毒副作用不得不终止治疗等原因,仅有少部分患者能够维持金治疗达 3~5 年[49,50]。这或许是一些长期(5 年)预后评价所显示的金治疗并未明显改善功能状态及症状的原因[53]。

2.幼年关节炎和脊柱关节病

注射金制剂已成功用于治疗部分幼年关节炎[54]。但临床实验评价金诺芬治疗幼年关节炎有效性的结果令人失望[55,56]。注射金制剂和金诺芬对银屑病关节炎或其他脊柱关节病的外周关节滑膜炎均显示有效[57-60],尽管如此并未阻止银屑病关节炎骨侵蚀的进展[60]。前述疾病中应用金盐治疗的相关毒副作用与 RA 中的相似；没有确切证据表明金盐可改善或加重银屑病皮损。

(四)给药途径及药代动力学

除金诺芬外,其他金制剂均为注射给药。美国最常用的传统金制剂是 GST 和金硫葡糖。GST 溶于水,肌肉给药;金硫葡糖按配方乳化于芝麻油中,肌肉给药。

按惯例,GST或金硫葡糖起始试验剂量为10mg，相隔1周后再给予25mg,此后每周给25~50mg至达到完全治疗效应或出现毒副作用。在幼年关节炎患儿中,金硫葡糖或GST的推荐剂量为每周0.5~1.0mg/kg[61,62]。虽然在成年患者最初治疗的4~6月中，金硫葡糖或GST曾有每周超过50mg的报道，但是与常规低剂量方案相比,临床改善不明显且有显著的毒性作用[63,64]。

成人给药的累计剂量达1 000mg或儿童的达到15mg/kg时,通常达到预期的临床反应,这时注射金给药频率可减为每2周或4周一次。或者,当累计剂量已达1 000mg治疗效果不是非常满意时，将每周剂量增加10~25mg,患者症状可进一步改善[65,66]。为避免可能的副作用,常推荐成人剂量每周不超过100mg。

接受GST或金硫葡糖治疗的患者,血中金制剂大部分(90%)与血浆蛋白如白蛋白、补体和免疫球蛋白结合[67,68],其余的与细胞膜及红细胞蛋白结合[69]。吸烟者的红细胞内金元素水平升高，可能是由于金与氰化物和硫氰酸盐形成的复合物容易进入红细胞[70,71]。注射试验剂量50mgGST 2小时后血清中,金元素峰浓度峰值为700μg/dL[67,72],7天后降至300μg/dL[72]。金硫葡糖的峰值浓度略低,但7天后血清水平与同期GST水平相当。任一种金制剂每周一次给药50mg,2月后血清金元素水平均可相当稳定地保持在300~400μg/dL之间；每月注射一次给药血清浓度大约可达到此浓度的25%[67,72]。注射给药后,金迅速分布至滑液,稳态浓度大约是血清浓度的50%[73]。

金全身广泛分布，多于85%的金蓄积在骨髓、肝脏、皮肤和骨皮质中[74]。由网状内皮细胞组成的器官中金含量最高。据报道,接受金硫葡糖治疗的患者淋巴结中每克组织湿重含金元素达300μg;肝脏、脾脏、肾脏和骨髓中每克组织湿重含金元素为75~150μg[75]。在细胞内,金主要分布于细胞膜和细胞器膜[76]。金治疗期间，滑膜组织中金分布部位可随病情活动性及滑膜细胞构成而不同，但是已测到的滑膜中金含量低于上述组织[77]。聚集在软骨的金含量更低(<5μg/g)[74]。金治疗期间,除了滑液,金还分布于乳汁和胆汁在内的其他体液中。然而,这些体液中测得的金浓度比相应的血清浓度低得多。

注射金主要通过尿液(2/3)和粪便(1/3)排出体外[67,78],日排泄金(尿加粪便)中约40%源自近期给药,其余的源自既往给药[78]。对硫代苹果酸^{195}金钠尿粪排泄的研究证实,每周给药GST,约60%的金保留在体内[78]。

金诺芬治疗成人RA或银屑病关节炎，有效剂量为每日1mg,但是最佳剂量为3mg每日两次。每日总量9mg对一些患者更有效,但是可能因为胃肠道不耐受而使其应用受限。少数几项研究显示患儿对剂量0.1~0.2mg/(kg·d)的金诺芬治疗反应和耐受性均可[79]。患者每日口服金诺芬，血清金元素水平在3个月时间里逐渐增加[80,81]。每日口服6mg,峰浓度大约为70μg/dL,每日剂量改变1mg会导致血清稳态浓度变化10μg/dL[82]。金诺芬治疗时,白细胞摄取明显,约50%血管内金位于细胞碎片中[83]。

金诺芬的吸收和排泄呈剂量相关性。实际上,剂量小于每日2mg金诺芬不被吸收，而剂量达每日6mg时,25%~30%的药物被吸收[84]。不到5%的金制剂通过尿液排泄，这可以解释为什么金诺芬的血清半衰期为21天[84,85]。

(五)毒副作用

注射金制剂治疗时,大约33%的患者发生不良反应(表42.1)。虽然这些反应大部分相对较轻,仅需暂时停药或调整药物剂量，但是发生严重的皮肤粘膜、骨髓或肾脏毒性需要终止治疗。只有不到50%的患者可维持5年注射金制剂治疗,大约60%的患者因毒副作用终止治疗[50]。口服金诺芬的患者极少因毒性反应终止治疗[35,86]。

1.皮肤黏膜反应

最常见并发症为皮炎和口炎，占已报道副反应的75%以上[87]。就表现、严重程度、分布及病程而言,与金治疗相关的皮肤问题变化多端。皮肤反应从常见的轻度瘙痒到罕见的剥脱性皮炎或中毒性表皮坏死松解均可见。金治疗相关皮疹的大体和组织学表现类似银屑病、玫瑰糠疹和扁平苔藓等皮肤病。然而,许多患者的金制剂相关皮损很难归类为已知皮肤病范畴。皮肤黏膜反应常伴嗜酸性粒细胞增多或轻度蛋白尿，但也可不伴随其他临床表现而单独发生。金制剂被镍污染是造成患者非特异性皮疹的原因，体外实验证实淋巴细胞对镍反应性增生[88]。一些研究显示免疫遗传因子参与金的皮肤黏膜反应的发生,金(Ⅰ)制剂的生物氧化可能是致敏所必需的[89-92]。

发生金制剂相关的口腔溃疡或皮肤红疹常常不需要永久性终止金治疗。大部分皮肤黏膜反应,通过停用金制剂、口腔用局部麻醉药或皮质类固醇软膏、抗组胺治疗瘙痒症状等方法,可得到控制。严重皮肤反应需要局部使用类固醇和润滑药膏，未证实全身应用皮质类

表42.1　金制剂毒性

皮肤黏膜	
	口腔溃疡
	瘙痒
	红斑疹
	扁平苔藓
	剥脱性皮炎
肾脏	
	蛋白尿
	镜下血尿
骨髓	
	白细胞减少
	血小板减少
	再生障碍性贫血
胃肠道	
	腹泻
	小肠结肠炎
	胆汁淤积
肺脏	
	急性肺炎
	间质性肺炎
神经系统	
	感觉运动性多神经病
眼或皮肤金质沉着病	
亚硝酸盐样反应	
注射后关节痛或肌痛	

固醇有效。出现大疱疹、剥脱性皮炎或扁平苔藓者不应再次使用金治疗。无上述严重反应，待口腔或皮损好转后可再次应用金制剂，即使是较低剂量。如果皮肤黏膜症状不复发，间隔3~4周小幅度增加每周剂量。

2.金质沉着病

金质沉着病无临床意义，可随注射金治疗时间延长出现，表现为皮肤呈灰蓝色。金质沉着病的发生机制不明，给药总剂量或皮肤中金含量与这种相对罕见的并发症无明显联系[93,94]。所有应用注射金制剂超过1g的患者，经裂隙灯检查均可发现眼金质沉着病[即角膜或晶状体(更少见)存在金质沉积]。这些已确认的沉积(很少发生)临床意义有限。

3.蛋白尿

蛋白尿是金治疗的第二常见副作用。金治疗可导致大约10%的患者发生蛋白尿，其肾脏活检典型组织学病损是肾小球膜免疫复合物沉积伴有基底膜免疫复合物沉积，后者见于典型的特发性膜性肾小球肾炎[95]。虽然金制剂诱发蛋白尿通常较轻，极少出现肾病综合征和肾衰竭，但一旦早期发现，最好的解决方法是终止金治疗[96,97]。一些金制剂治疗患者，可出现镜下血尿但无其他明确诱因、也不伴肾功能不全[98]。一项研究显示，注射金治疗的诱导期中，以N-乙酰氨基葡萄糖苷酶分泌升高为表现的近端肾小管损伤较微白蛋白尿更为常见[99]。

4.骨髓毒性

骨髓造血细胞毒性是与金治疗相关的最严重副作用。金可导致粒细胞减少、贫血、血小板减少或这些表现的任意组合。接受注射金或口服金治疗的患者，在治疗期间的任何时候均可能发生严重的致命的白细胞减少，同样也可发生血小板减少，而后者的发病率为1%~3%[100,101]。再生障碍性贫血发生率不到0.5%，但是它的发生是一个坏预兆，其死亡率高达60%[102]。治疗金制剂诱发的严重白细胞减少或骨髓再障主要为支持性治疗，严重贫血或血小板减少时，慎重地分别输入红细胞或血小板。使用合成的粒细胞刺激因子(GSF)可促进严重中性白细胞减少患者的骨髓恢复功能。

金治疗期间，5%~40%的患者出现嗜酸性粒细胞增多(取决于报道病例数和对病例的定义)，可伴或不伴其他毒副表现[103]。有报道，金治疗期间可出现一种或几种同型免疫球蛋白缺乏；低丙球蛋白血症与治疗时程无联系，终止金治疗后可恢复[104]。

5.亚硝酸盐样反应

亚硝酸盐样反应是注射GST导致的血管舒缩反应，表现为面部潮红、恶心、呕吐、多汗或头晕，与外周血管舒张有关，常可耐受；但是患动脉硬化的老年患者可能导致中风或心肌梗死[105]。有报道GST注射后，可发生短暂的关节痛、肌痛、乏力和不适[106]。但金硫葡糖治疗甚少出现这些表现，曾有报道金诺芬可以诱导经典的亚硝酸盐样反应[107]。

6.其他器官毒性

金制剂很少导致肺实质、胃肠道和外周神经系统并发症。金制剂可诱发急性肺综合征，表现为咳嗽、发热及进行性呼吸困难，X线表现肺弥漫性浸润伴片状实变影[108,109]。终止金治疗及常规使用皮质类固醇可迅速缓解这种肺综合征。金制剂还可以导致肺间质病变，表现为缓慢出现的肺弥散功能障碍。然而，未经治疗的

RA 患者也出现这样的肺功能异常，因此很难区分肺功能的变化是金治疗所致，抑或疾病本身使然。金制剂导致的肺疾患和类风湿肺部病变的区别在于，前者出现皮疹、嗜酸性粒细胞增加、支气管肺泡灌洗液淋巴细胞增多、胸部 CT 扫描肺泡不透影、无或仅有低类风湿因子(RF)滴度以及无皮下结节[110]。在肺功能进行性异常情况下，特别是在 RA 病情稳定的情况下，建议停用金制剂。

小肠结肠炎是接受注射金制剂治疗患者的潜在严重的并发症。症状表现为恶心、呕吐、腹痛、血性或非血性腹泻[111,112]。结肠镜下的典型表现是黏膜水肿和溃疡，但是部分肠炎仅局限于回肠。除非终止金治疗，并给予合理的胃肠减压及常规抗生素治疗，否则死亡率相当高，因此需要积极治疗。皮质类固醇也常用于治疗金制剂导致的小肠结肠炎，但其疗效尚不肯定[112]。金诺芬可导致轻微、短暂及剂量依赖性下胃肠道症状。以伴或不伴绞痛的粪便稠度及频率变化最常见，但未见与金诺芬相关的有明显症状的小肠结肠炎报道[86]。胆汁淤积是金治疗的另一种少见副反应，表现为黄疸、瘙痒、厌食或肝大，实验室检查发现血清转氨酶和碱性磷酸酶水平升高[113,114]。

金治疗很少导致神经副作用。多神经病相对常见[115]，格林巴利中急性多神经病或混合性以末梢感觉运动神经病为主的病变均有报道。金制剂导致脑病和肌病罕见。

（六）治疗注意事项和监测

1.患者选择

比较 GST 与甲氨蝶呤治疗 RA 的临床研究显示，虽然甲氨蝶呤耐受性较好，但是在改善压痛或肿胀关节数、ESR、CRP 和侵蚀指数方面，两者效果相当[116-119]。一项比较 GST 与甲氨蝶呤治疗早期侵蚀性 RA 的研究发现，GST 治疗使更多患者达到临床缓解[120]。然而，由于甲氨蝶呤服用方便，起效更快，且耐受性良好，其已经取代金制剂成为治疗大部分活动性 RA 患者的首选 DMARD。联合应用 TNF-α 抑制剂(依那西普、阿达木单抗和英夫利昔单抗)治疗 RA 和脊柱关节病，使金制剂的应用进一步减少。即便如此，在有肝脏疾患、明显肺疾患、肾功受损或明显感染风险而妨碍其他 DMARD 和 TNF 拮抗剂治疗 RA 或脊柱关节病的患者中，金制剂仍有其应用价值。

包括银屑病在内的皮肤疾患并非金制剂治疗的禁忌证。没有确切证据证实金治疗可加重原有皮肤疾患。金制剂成功用于治疗 Felty 综合征患者的白细胞减少。虽然几乎没有证据显示金制剂对胎儿或哺乳期婴儿不利，但是尚未明确金制剂在这种情况下的安全性。因此，临床中应避免在孕妇或哺乳期妇女中使用金制剂。已有蛋白尿的患者，应当考虑其他治疗。

金制剂可与其他 DMARD 联合使用(第 33 章)。在金制剂与甲氨蝶呤、羟氯喹(HCQ)和环孢素联用的有效性研究中发现，联合治疗的耐受性和毒副作用与单一制剂治疗相当[121-124]。甲氨蝶呤联合注射或口服金治疗 RA 患者，与单用甲氨蝶呤治疗相比，预后改善程度无明显差别[122,125]。

2.费用

注射金制剂的治疗费用比较高。现在(2003 年)一支 500mg 的 GST 或金硫葡糖的平均零售价格为 140~160 美元，加上血尿常规检查费用以及就诊费用和家庭保健护士的注射费，开始和维持注射金治疗的年费用超过 2 500 美元。若口服金诺芬 3mg 每日两次，在零售药店购买该药一个月的费用为 65~80 美元，加上实验室监测费用，金诺芬治疗年费用大约为 1 500 美元。

3.毒性监测

每次注射金制剂前需审慎评价全血细胞计数(CBC)。金诺芬说明书上推荐：稳定剂量时，每月监测血细胞计数；开始或增加金诺芬剂量时，监测频率应增加。出现明显白细胞减少(<3 500/mm^3)、血小板减少(<100 000/mm^3)或血小板计数或血细胞比容呈持续下降趋势时，应当立即终止金治疗。未发现其他原因导致的血细胞减少者，不应再次使用金制剂。虽然金制剂可用于治疗 Felty 综合征所致的白细胞减少，但是在白细胞减少恶化情况下，需要评价骨髓以排除金制剂对骨髓白细胞前体的毒性作用。

金制剂治疗期间至少每月尿检一次，以监测有无蛋白尿的发生。金治疗所致蛋白尿常短暂、暂停治疗后可改善；之后大部分患者可恢复低剂量治疗而蛋白尿不复发。肾病性蛋白尿(>1g/24h)患者，不应再次使用金制剂。尽管多数情况下，停止金治疗几个月后蛋白尿可自发改善，但是需要皮质类固醇治疗以恢复肾小球的完整性。金导致的肾病综合征预后良好，超过 70% 的患者完全康复。暂停金治疗后，若蛋白尿持续存在或进一步恶化，需立即评估以除外诸如淀粉样变、其他药物所致肾毒性或肾硬化等其他因素。

二、青霉胺和布西拉明

Abraham 和同事在青霉素酸性水解产物中首次分离鉴定了青霉胺[126]。随后，在肝病并发感染应用青霉素治疗的患者尿液中，又鉴定了此复合物[127]。青霉胺对金属离子如 Pb^{2+}和 Cu^{2+}的亲和力使其作为络合剂，用于治疗铅中毒和 Wilson 病。研究发现，青霉胺与二硫化物结合形成二硫化物混合物，该活性使青霉胺用于阻止胱氨酸尿症患者形成半胱氨酸结石[128]。青霉胺具有潜在干扰二硫化物结合 IgM 型类风湿因子的作用，因此成为治疗 RA 的药物[129]。虽然 20 世纪 60 年代和 70 年代早期，在青霉胺药物临床实验期间，并没有发现患者循环中 RF 明显分解的现象，但是发现滑膜炎及其他疾病表现有所改善。青霉胺还用于治疗原发性胆汁性肝硬化、慢性活动性肝炎及硬皮病，但是其有效性尚缺乏对照性临床实验证实。

(一)化学性质

青霉胺是半胱氨酸巯基类似物，在 β 碳上含两个甲基基团(图 42.3)。青霉胺可通过合成制备或从天然青霉素水解液中纯化得到。此复合物有 D-和 L-异构体，但是合成的 D-异构体是唯一用于临床治疗的复合物。临床上，青霉胺类似于金制剂，巯基部分具有和金属阳离子共价结合或与蛋白巯基位点相互作用的能力。青霉胺还可与吡哆醛磷酸(维生素 B_6)形成四氢噻唑或与 Ⅰ 型胶原乙醛交联。最新合成的青霉胺类似物——布西拉明，具有两个单体巯基，使其在结构和功能上与青霉胺不同(图 42.3)。

(二)生物学作用

青霉胺的巯基部分具有高度活性，因此青霉胺和含巯基的金制剂有许多共同的生物学效应。青霉胺有高效次氯酸清除作用，对髓过氧化物酶催化活性有抑制作用[130]。该药的抗氧化作用和金属络合特性导致白细胞蛋白酶活性减弱。巯基活性促使含巯基的细胞因子，如 IL-1β 从其血清蛋白(α_2-巨球蛋白)保护性结合位点中置换下来，使得细胞因子更易于被蛋白水解失活[131]。与锌络合可以解释体外实验中青霉胺抑制胶原酶或基质降解酶活性，但是尚未证实体内青霉胺能否抑制这些酶的活性。

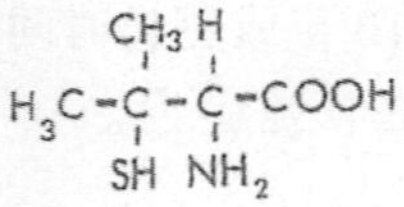

D-青霉胺

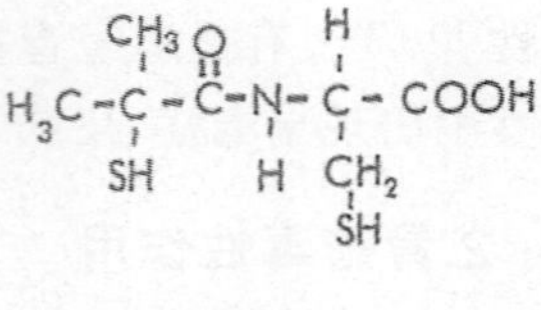

布西拉明

图42.3　D-青霉胺和布西拉明的化学结构。

青霉胺有调节 T 和 B 淋巴细胞的功能。体外研究显示，青霉胺存在抑制培养的人类辅助 T 细胞对丝裂原的反应性[132]。然而，取自接受青霉胺治疗的 RA 患者的淋巴细胞进行离体研究评价其功能却产生了矛盾的结果[133,134]。一项青霉胺治疗硬皮病的小型系列研究显示，循环中 CD4+(辅助/诱导)和 CD26+(B 细胞分化的辅助细胞)T 细胞数目减少[135]。青霉胺治疗更多的自身免疫性疾病，诸如天疱疮和重症肌无力，间接提示在体内青霉胺可以改变 T 细胞的调节功能。随着青霉胺的治疗，RA 患者中 B 细胞自发合成的 IgM 型类风湿因子减少，因此提示青霉胺也可调节 B 细胞功能。

青霉胺的其他生物学效应与其和胶原链四氢噻唑位点的结合有关。当赖氨酰位点被赖氨酰氧化酶氧化时，青霉胺与乙醛部分结合，导致乙醛残基缩合，形成 Schiff 碱，具有成熟胶原特征的胶原交联受到破坏。尽管青霉胺对胶原成熟有此作用，但是应用青霉胺治疗 RA 并未影响伤口愈合，其缓解纤维化疾病如硬皮病的证据也未经证实。

布西拉明的生物学效应与青霉胺相同，但是具有两个而不是一个巯基，这点有助于增加该药活性。青霉胺和布西拉明在抑制丝裂原诱导的 T 细胞增生和 IL-2 产生方面的作用旗鼓相当[136]。但是，青霉胺发挥抑制作用需要铜离子存在，且与过氧化氢的产生有关；而布西拉明则相反[137,138]。虽然青霉胺和布西拉明可通过抑制 T 细胞活化而间接抑制 B 细胞活化，但是有证据显示布西拉明可直接抑制培养的 B 细胞产生 IgM[139]。与观察到的 GST 对滑液 VEGF 产生作用相似，布拉西明可以抑制此血管生成因子的产生[140]。RA 滑膜成纤维细胞体外培养研究显示，布拉西明具有抑制滑膜细胞分化和 IL-1β 生成的作用，而青霉胺无此作用[141]。

(三)临床有效性及治疗应用

临床对照性研究已经证实，青霉胺治疗 RA 与金制剂和硫唑嘌呤一样有效[142-144]。由于剂量必须逐渐增加，开始治疗后的最初几个月临床反应可能不明显。除乏力和关节症状得到改善外，血红蛋白增加，血清类风湿因子滴度及 ESR 均降低[145]。随着给药时间延长，血清和滑液中免疫复合物水平也明显减少[146]。在可耐受青霉胺治疗的患者中尽管临床症状得到改善，但是大部分临床实验显示X线侵蚀进展无变化[147-149]。

过去几年中发表的病例报告提示，青霉胺对诸如血管炎[150]、类风湿结节[151,152]、Felty综合征[153]、淀粉样变[154]和类风湿肺部病变[155]等RA关节炎外表现有效。一项对RA患者进行连续肺功能检查的研究显示,经青霉胺治疗患者的弥散功能（经肺容量校正）降低程度,明显小于不治疗或接受金制剂、氯喹或甲氨蝶呤治疗的患者[156]。对于那些起始容量校正弥散功能(DLCO)小于预期值80%的患者，经青霉胺治疗弥散功能改善,提示青霉胺有助于改善与疾病相关的肺功能改变。

有证据表明，青霉胺治疗幼年关节炎有效[157,158]。然而,与金制剂不同的是,青霉胺对治疗银屑病关节炎或其他脊柱关节病相关的外周关节症状无效[159]。基于许多青霉胺治疗硬皮病有效的无对照性报道，已经制定对照性临床实验以进一步研究证实青霉胺治疗该病的有效性[160]。最近一项关于大剂量(750~1 000mg/d)和小剂量(125mg隔日一次)青霉胺治疗硬皮病有效性的对比研究显示,治疗2年后两组间在皮肤厚度指数、肾危象发生率、病死率等方面无明显差异[161]。

（四）给药途径及药代动力学

一般情况下，青霉胺治疗的起始剂量为每日口服250mg。每隔8~10周增加剂量,每次增加125~250mg,直至达到满意临床效果。成人最常用有效治疗剂量为每日500~750mg。如果这一剂量治疗6个月不能达到满意临床效果,剂量可逐渐增加至1 000mg,一些患者可获益[162,163]。为了避免毒副作用,日剂量达500mg以上时,常推荐间隔一段时间仅增加125mg[162,163]。已达到满意临床疗效的患者,有证据表明间断治疗(每月一周)仍可以保持疗效[164]。

青霉胺口服后迅速吸收。由于青霉胺可与饮食中金属(尤其是铁)螯合或被饮食中的成分氧合成二硫化物,明显影响吸收,因此推荐至少在进食前1小时或进食后2小时服药[165]。每日口服青霉胺的患者,服药1.5~3小时内血浆峰浓度达60μM;日剂量500~750mg的患者,平均血清水平在15~35μM[165,166]。在血浆中2/3以上的青霉胺以青霉胺二硫化物的形式存在，或者与游离半胱氨酸或(主要为)与白蛋白和血浆铜蓝蛋白等血清蛋白中半胱氨酸位点形成混合二硫化物的形式存在。部分RA患者滑液中青霉胺-白蛋白二硫化物水平为血清含量的50%~84%[167]。

青霉胺主要以青霉胺二硫化物、半胱氨酸青霉胺、同型半胱氨酸青霉胺或S-甲基-D-青霉胺的形式经尿道排出[166]。放射物标记D-青霉胺研究显示,此药经肾脏迅速排泄,10小时内80%经尿液排出。动物实验显示,青霉胺经肝脏、肾脏快速排泄,但在胶原和富含弹性硬蛋白的组织如皮肤和骨骼中清除缓慢。由于青霉胺广泛结合在这些组织的蛋白中，终止治疗后药物排泄和代谢可持续数周或数月。

（五）药物毒副作用

最常见的毒副作用与金制剂类似,黏膜皮肤、血液和肾脏毒性限制了青霉胺在RA治疗中的应用（表42.2)。虽然大多数副作用出现在治疗初期或治疗2年时,但临床经验显示以低剂量给药、小剂量缓慢增加的用药方法可以明显减少早期毒性反应。主要毒性反应极少发生于治疗18个月后和稳定治疗剂量期间。

1.皮肤损害

青霉胺治疗期间最常见副作用为皮肤反应。治疗开始第一周出现红斑样、斑丘疹样或荨麻疹样皮疹伴瘙痒或发热，可能提示对该药物的急性过敏反应[168]。治疗的最初几个月里可能出现轻微的、自限性干眼和面部皮肤脱皮。随着使用时间的延长,皮肤皱褶处出现与脱发有关的鳞状红斑样皮损,提示青霉胺与锌螯合,导致锌缺乏[169]。治疗期间可出现口疮和生殖器溃疡,特别是增加剂量后。青霉胺治疗RA患者极少出现口腔黏膜或皮肤扁平苔癣，但是青霉胺治疗原发性胆汁性肝硬化患者常可出现[170]。出现口腔溃疡或水泡样口炎或侵蚀性斑块状皮损提示可能发展为天疱疮样反应,需要立即中止青霉胺治疗。其他青霉胺诱发的自身免疫疾病相关皮损稍后讨论。

长期大剂量青霉胺可以阻碍胶原和弹性蛋白成熟,导致皮肤异常。这些异常主要见于日服青霉胺超过2g,或青霉胺不间断治疗超过5~6年的Wilson病,或胱氨酸尿症患者[168]。骨凸处或易压部位皮肤菲薄易脆常出现无痛性出血或瘀斑,是青霉胺皮肤病特征性表现[168]。青霉胺直接作用于弹性蛋白或弹性蛋白正常合成所需铜局部缺乏,造成匐行穿孔性弹性组织变性[171,172]。有报道经青霉胺治疗10年或更长时间的妇女中出现早老症、皮肤皱纹及皮肤松弛症[173]。

2.骨髓毒性作用

青霉胺可影响骨髓所有成分，但主要影响循环血小板水平,血小板计数常逐渐减少,通常可自行缓解或

表42.2 D-青霉胺毒性

皮肤黏膜
口腔溃疡
红斑样、斑丘疹样或荨麻疹样皮疹
扁平苔藓
脱发/皮炎(锌缺乏)
青霉胺皮肤病[a]
匐行穿孔性弹性组织变性[a]
皮肤松弛症[a]
肾脏
蛋白尿
镜下血尿
急进性肾小球肾炎
骨髓
血小板减少
白细胞降低
红细胞发育不良
再生障碍性贫血
胃肠道
肝炎
胆汁淤积
肺脏
急性肺炎
急性肺泡出血
闭塞性细支气管炎
味觉减退
维生素B_6缺乏
乳房肥大
自身免疫性疾病
类天疱疮/天疱疮
重症肌无力
红斑狼疮
多发性肌炎

[a]主要见于长期大剂量治疗Wilson病或胱氨酸尿症患者。

随青霉胺剂量减少而缓解。然而，血小板减少或白细胞减少可能在任意剂量青霉胺的任意治疗期间突然发生。青霉胺导致的白细胞减少较金制剂治疗少，但是可能导致再生障碍性贫血。亦有青霉胺治疗RA发生纯红再障的报道[174]。

3.肾小球病变

10%~20%接受青霉胺治疗的患者出现蛋白尿，如果治疗持续，可能进展为肾病综合征。光镜检查很少有改变，但是电镜分析常发现肾小球基底膜处有沉着物[175,176]。青霉胺治疗期间可出现镜下血尿，但是呈良性，常常不需要中断治疗[177]。然而有青霉胺治疗RA出现急进性肾小球肾炎的报道，因此对每一位出现血尿或蛋白尿的患者，必须仔细检查尿沉渣和监测肾能[178,179]。

4.自身免疫综合征

RA患者中，与青霉胺治疗相关的各种自身免疫综合征发生率较预期的要多(表42.2)。这些综合征的特征性表现为自身抗体直接介导的组织损伤。青霉胺可以干扰类风湿因子或抗独特型抗体的正常体内平衡，从而导致自身抗体生成和聚集加速[129,180]。

接受青霉胺治疗的RA患者中，高达20%出现抗横纹肌抗体滴度水平升高[181]。虽然这些患者大部分无神经肌肉症状，但是一小部分患者可出现抗乙酰胆碱受体抗体和重症肌无力。接受青霉胺治疗，出现重症肌无力的患者中临床表现与原发性重症肌无力相似[181-183]。青霉胺治疗时可出现多发性肌炎，其临床及血清学特征与原发性多发性肌炎相同，包括出现抗Jo-1抗体和并发心脏阻滞[184-186]。

虽然青霉胺治疗Wilson病极少出现类天疱疮和普通天疱疮，但是在RA患者中发生频率较高[168]。已证实这些患者血清中存在特异性抗表皮细胞内抗原抗体，表现为口腔炎、齿龈炎、大(水)疱、斑块小囊泡或鳞状侵蚀性皮损[168]。青霉胺治疗RA或Wilson病患者，狼疮样综合征和抗细胞核抗体滴度升高发生率较预期发生率高，表现为皮肤红斑、肾炎、浆膜炎、发热和关节炎[187]。

5.其他并发症

肺部并发症相对罕见。可见与肾小球肾炎相关的急性肺出血。虽然症状表现与Goodpasture综合征类似，但是抗肾小球基底膜循环抗体缺乏，肾脏组织显示基底膜颗粒状而非线性沉积[188]。其他报道的肺部并发症包括弥漫浸润性或不可逆性气道梗阻，组织学表现为闭塞性细支气管炎[189-192]。

青霉胺治疗经常导致味觉减退。味觉迟钝或丧失常常短暂，不必停药，几月内就可好转。青霉胺治疗所致的其他少见副作用包括肝脏毒性[193]、胆汁淤积性肝炎[194]和良性乳房肥大[195,196]。由于药物具有形成四氢噻唑的特性，长期青霉胺治疗可导致吡哆醇(维生素B_6)缺乏，尤其是营养状况不良的患者。

(六)治疗注意事项和监测

1.患者选择

由于副作用发生率较高,长期应用不易耐受,对阻止 RA 结构损害无明显作用,以及更佳风险/效益特性新治疗药物的应用,现在青霉胺很少作为 DMARD 用于治疗 RA。TNF-α 抑制性生物制剂问世前,青霉胺在一些不能应用甲氨蝶呤,以及金治疗无效或有难以接受副作用的 RA 患者的治疗中有一定的地位。一些临床医生报道青霉胺对治疗严重肺或皮肤类风湿结节,包括应用甲氨蝶呤加速结节形成者有效[152]。尽管缺乏确凿的数据显示青霉胺治疗硬皮病有效,但是在一些临床中心,青霉胺仍用于部分硬皮病患者的治疗。在孕妇或哺乳期妇女,或原有明显蛋白尿的患者中青霉胺禁用。

2.毒性监测

服用青霉胺的患者,要求仔细监测皮肤黏膜并发症,口腔或黏膜损伤的治疗取决于损伤严重性和时间。治疗最初几周常见轻微皮疹和瘙痒,持续时间常常短暂,仅需抗组胺对症治疗,不必调整青霉胺剂量。治疗后期出现的口腔溃疡或红斑者经暂停青霉胺可得到改善,而后再恢复小剂量治疗。治疗早期或后期出现大疱或溃疡性皮损,无论伴或不伴口炎和齿龈炎,均提示可发展为类天疱疮或天疱疮反应,要求永久停用青霉胺。由于上述损害对短疗程全身激素治疗反应良好,因此皮肤活检证实这些损害对治疗有帮助。与青霉胺诱导狼疮综合征相关的皮损常在停药后得到缓解。

青霉胺治疗任何时期均可能出现再生障碍性贫血。血小板计数低于 100 000/mm^3 或明显进展的白细胞减少(<3 000/mm^3)可能发展为再生障碍性贫血,此种情况下应当立即终止青霉胺治疗。稳定剂量青霉胺治疗的患者,应当每月查一次血细胞计数,起始治疗或剂量增加后几个月内监测更应频繁。只要不伴外周血白细胞下降和血小板不低于 100 000/mm^3。轻微血小板减少常可通过减少青霉胺日剂量得到改善。青霉胺治疗期间出现再生障碍性贫血,骨髓完全恢复功能需要几周。

接受青霉胺治疗的患者,除应接受血液监测外,还应每月进行一次全面的尿液分析。青霉胺所致蛋白尿常短暂,暂停青霉胺治疗后可得到缓解,大部分患者可恢复低剂量治疗而不复发蛋白尿。肾病范围蛋白尿(>1g/24h)的患者,不应再次使用青霉胺。

(七)费用

100 片 125mgD-青霉胺药店零售价格在 60~80 美元。起始剂量每天 250mg,每 8 周增加 125mg 至稳定维持量 625mg,治疗 1 年时间药费和实验室费用大约为 2 100 美元。这其中不包括评价和治疗青霉胺副作用所需的费用。

三、柳氮磺胺吡啶

20 世纪 30 年代后期,基于感染是 RA 潜在病因的前提下,柳氮磺胺吡啶(以前称作水杨酸偶氮磺胺吡啶)作为抗风湿药被研发合成。药物合作研发者 Svartz 的早期研究显示,水杨酸偶氮磺胺吡啶治疗 RA 和关节强硬性脊椎炎(AS)有效[197]。由于随后的部分研究证实柳氮磺胺吡啶治疗 RA 疗效有限,因此金治疗和近期的甲氨蝶呤的使用取代了其作为 DMARD 治疗 RA。直至 20 世纪 70~80 年代的研究证实柳氮磺胺吡啶治疗溃疡性结肠炎有效,才重新提起大家对其作为抗风湿病药治疗RA 和 AS 的兴趣[198]。20 世纪 90 年代柳氮磺胺吡啶获得更广泛应用,与甲氨蝶呤及羟氯喹联用(见第 33 章),已证实治疗 RA 非常有效[199]。

(一)化学性质和生物学作用

柳氮磺胺吡啶是由水杨酸和磺胺吡啶组成的酸溶性偶氮化合物(图 42.4)。口服后,偶氮键在肠道内被细菌还原分解,生成 5-氨基水杨酸(5-ASA)和磺胺吡啶。

尚未确定 5-ASA 和磺胺吡啶促成柳氮磺胺吡啶治疗有效的程度。释放的水杨酸配基吸收程度有限,已证实其有抗炎和氧自由基清除作用[200]。虽然推测磺胺吡啶更有助于柳氮磺胺吡啶治疗有效,但是就抗炎或免疫调节作用而言,柳氮磺胺吡啶及其基本代谢产物,

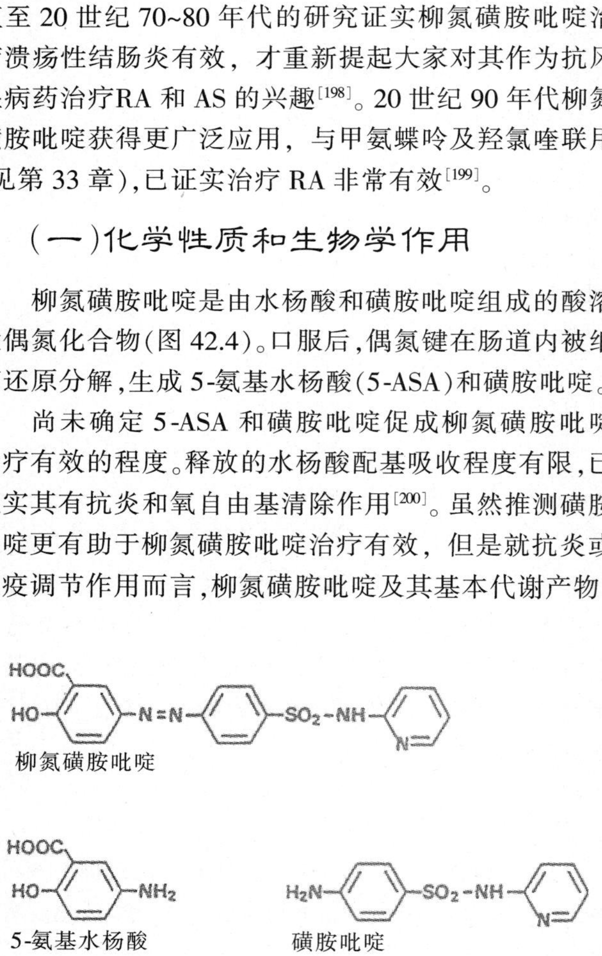

图42.4 柳氮磺胺吡啶的化学结构。

在体外、离体细胞功能研究中结果相互矛盾。通过对服用柳氮磺胺吡啶治疗 RA 患者的中性粒细胞进行离体研究，发现药物对中性粒细胞趋化性或超氧化物产生无明显作用[201]。体外研究显示，柳氮磺胺吡啶可以减弱中性粒细胞的吞噬反应和单核细胞的促有丝分裂反应，然而未证实水杨酸和磺胺吡啶有此效应[202]。而且，临床相关浓度的柳氮磺胺吡啶具有加速体外中性粒细胞凋亡的作用，但是未证实 5-ASA 和磺胺吡啶加速凋亡[203]。相反，柳氮磺胺吡啶和磺胺吡啶损伤中性粒细胞激活时细胞内信号，减弱细胞内钙流出、二酰甘油的产生以及中性粒细胞效应所需的肌醇磷酸的生成[204]。

最新研究提示，柳氮磺胺吡啶抗炎作用可能通过抑制氨基米唑甲酰胺核苷酸（AICAR）转甲酰酶和 AICAR 聚集介导，AICAR 是一种腺苷脱氨酶抑制剂。因此，伴随腺苷从内皮细胞释放增加，占据吞噬细胞腺苷(A2)受体，导致中性粒细胞和单核细胞黏附及向炎症组织移行功能减弱[205,206]。

可以预测，柳氮磺胺吡啶治疗期间，IgA 和 IgM 水平以及 IgM 型 RF 水平明显下降。高达 10%的柳氮磺胺吡啶治疗患者发生低球蛋白血症[207-209]。导致低球蛋白血症发生原因可能是多方面的，柳氮磺胺吡啶显然影响多种类型、影响球蛋白分泌的细胞功能。体外研究证实，药理浓度的柳氮磺胺吡啶、5-ASA 和磺胺吡啶而非其他代谢产物抑制 B 细胞产生 IgM 和 IgG[210]，治疗期间，辅助 T 细胞反应减弱受到影响。柳氮磺胺吡啶可使 T 细胞凋亡加速，但同等浓度 5-ASA 或磺胺吡啶则无此作用[211,212]。其他体外研究显示，柳氮磺胺吡啶抑制 T 淋巴细胞系 IKK，从而抑制 NFκB 以及相关 T 细胞反应[213]。最后，柳氮磺胺吡啶对淋巴细胞增生有全面抑制作用，因为整个分子是细胞摄取半胱氨酸所必需的 x(c)-浆膜半胱氨酸载体有效抑制剂，半胱氨酸是淋巴细胞的基本营养物[214]。

观察到的对免疫球蛋白水平的作用和获得性免疫效应，可能间接由于柳氮磺胺吡啶作用于单核细胞细胞因子的释放及其相关活化和 T 细胞同系定型所致。体内或体外实验，给以柳氮磺胺吡啶治疗，鼠腹膜巨噬细胞分泌 IL-12 和干扰素-γ(IFN-γ)减少，导致 Th1T 细胞反应减弱[215]。在鼠模型中的这一发现，与柳氮磺胺吡啶治疗 RA 患者中观察到的 IL-1 和 TNF 减少一致[216]。在人类是否柳氮磺胺吡啶治疗可促使 Th2 反应超过 Th1 反应尚不肯定，但是这和柳氮磺胺吡啶治疗 RA 和血清阴性脊柱关节病证实的有效性一致。

(二)临床有效性及治疗应用

1.类风湿关节炎

随机安慰剂对照性研究证实柳氮磺胺吡啶治疗 RA 有效，其对早期 RA 患者效果最佳[217-220]。虽然已发表的临床实验观察到，由于胃肠道不耐受导致的撤药率显著，但是一项研究显示柳氮磺胺吡啶治疗持续一段时间后骨侵蚀发生较少[220,221]。一项为期 2 年的柳氮磺胺吡啶和羟氯喹对照性研究中，影像学表现显示柳氮磺胺吡啶治疗对控制疾病进展更佳[222]。柳氮磺胺吡啶与其他传统 DMARD 的对照性研究显示，柳氮磺胺吡啶与肌肉注射金制剂、D-青霉胺和来氟米特临床疗效相当[223-226]。对传统 DMARD 临床反应进行 meta 分析显示，柳氮磺胺吡啶和甲氨蝶呤治疗 RA 效果相当[227]。然而，最新对比研究发现甲氨蝶呤治疗组反应和缓解率要明显高于柳氮磺胺吡啶[228]。有报道柳氮磺胺吡啶可以改善中性粒细胞计数，减弱 Felty 综合征患者中中性粒细胞与 IgG 的结合[229]。

关于柳氮磺胺吡啶和甲氨蝶呤联合治疗 RA（见第 33 章)有多篇报道，证实联合治疗耐受性相当好[230,231]。尽管一项对照性研究显示，柳氮磺胺吡啶和甲氨蝶呤联合治疗疗效并不优于单一 DMARD 治疗[232]，但是多项研究已证实甲氨蝶呤、柳氮磺胺吡啶和羟氯喹联合治疗疗效优于单剂治疗[233-235]。

2.脊柱关节病

安慰剂对照性研究已证实柳氮磺胺吡啶治疗脊柱关节病有效。对 AS 患者短期(3 月)和长期(3 年)研究显示，柳氮磺胺吡啶在缓解外周关节炎症状和体征方面均优于安慰剂，此类研究未发现柳氮磺胺吡啶有保护脊柱活动度的作用[236-238]。然而，其他研究显示，柳氮磺胺吡啶治疗可改善胸廓扩张度[239,240]。

安慰剂对照性研究显示，柳氮磺胺吡啶可改善银屑病关节炎患者的外周关节肿痛[241-243]。此研究中柳氮磺胺吡啶治疗剂量为 2.0g/d，未发现银屑病皮损加重。几项开放性实验发现 Reiter 综合征和反应性少关节型关节炎患者，柳氮磺胺吡啶临床反应剂量在 2.0~4.0g/d 之间[244,245]。两项安慰剂对照性研究，包括退伍军人管理局合作实验证实，柳氮磺胺吡啶治疗反应性关节炎至少有一些疗效[246,247]。正如柳氮磺胺吡啶在治疗 AS 时所观察到的，柳氮磺胺吡啶治疗银屑病关节炎或反应性关节炎时，对中轴症状无明显效果[248]。

3.幼年型炎性关节炎

有报道柳氮磺胺吡啶治疗幼年型关节炎有效，在儿童炎性肠病治疗中此药耐受性相当好[249]。荷兰一项随机双盲安慰剂对照性研究（荷兰幼年型关节炎研究组）显示，使用柳氮磺胺吡啶 50mg/(kg·d)，日剂量达 2 000mg 治疗幼年型单和多关节慢性关节炎的患儿，临床和实验室指标明显改善[250]。然而荷兰研究发现，由于胃肠道的不良反应或中性粒细胞减少使其撤药率高达 29%。

4.眼葡萄膜炎和皮肤疾患

一项开放、前瞻性研究报道，对治疗前一年内明确诊断为复发性急性前葡萄膜炎的患者行柳氮磺胺吡啶治疗，眼病发作次数较治疗前减少[251]。几项病例报道显示，柳氮磺胺吡啶可能对治疗顽固或严重白色萎缩症有效[252,253]。与已知磺胺吡啶治疗疱疹样皮炎有效一致，有报道对不能耐受氨苯砜治疗该病的患者柳氮磺胺吡啶治疗有效[254]。多项开放性试验性研究显示柳氮磺胺吡啶对不能应用抗疟药或沙利度胺的盘状狼疮患者有效[255,256]。

（三）给药途径及药代动力学

柳氮磺胺吡啶治疗最好从小剂量开始逐渐增至最小不可耐受剂量。通常起始剂量为 500mg，一日两次，每间隔一周增加剂量，每次增加 500mg，直至达到治疗剂量每日 2.0~3.0g。大部分患者日剂量超过 3.0g，并不能增加疗效而可能增加毒性作用或导致不耐受。

口服柳氮磺胺吡啶时，超过 80%的原形不被吸收而至结肠，在此偶氮链被肠道细菌裂解成 5-ASA 和磺胺吡啶[257]。广谱抗生素可导致肠道菌群改变，因此可减弱 5-ASA 和磺胺吡啶生物活性。虽然大部分磺胺吡啶被吸收，但是 70%~80%的 5-ASA 保留在结肠不被吸收[258]。口服柳氮磺胺吡啶 4~6 小时后，磺胺吡啶达到血浆峰值，随后在肝脏被 N-乙酰化及环羟基化，接着葡萄苷酸化后经胆汁排出。吸收的 5-ASA 乙酰化后经尿液排出。由于磺胺吡啶代谢率存在个体差异，因此临床有效性与磺胺吡啶水平无关，但副作用往往出现在慢乙酰化表型的个体[259-261]。

（四）毒副作用

虽然柳氮磺胺吡啶的大多数副反应（表 42.3）是良性的且可恢复，但是临床研究报道约 1/3 患者由于药物副反应最终终止治疗。大部分副作用与剂量相关，常出现在慢乙酰化表型的个体[262]。然而乙酰化表型不能预测毒性作用[263]。特异的体质性反应，包括粒细胞缺乏及皮肤或肺超敏反应，很难预测，但是常常发生在治疗早期。

躯体症状包括厌食、头痛、困倦、意识错乱或不适，典型表现发生在治疗早期，柳氮磺胺吡啶每日剂量超过 4.0g 时亦非罕见，减少剂量可缓解。有报道早期日晒部位斑点或斑疹样皮肤红斑，经减少剂量可得到缓解[264,265]。出现荨麻疹、口腔溃疡、发热或腺病等皮肤反应时，应当高度怀疑超敏反应，迅速停药。亦有出现 Stevens-Johnson 综合征和毒性表皮坏死松解的报道[266,267]。

1.血液学

高达 4%患者可出现柳氮磺胺吡啶诱导的中性白细胞减少，大部分发生于治疗开始后数月内[268,269]。然

表42.3 柳氮磺胺吡啶的毒性

胃肠道
恶心、呕吐
食欲不振
腹痛、消化不良
皮肤
光敏疹
超敏反应
中枢神经系统
头痛
困倦
意识错乱
不适
肝脏
转氨酶升高
胆汁淤积
血液学
巨红细胞症
巨幼红细胞贫血（叶酸纠正）
溶血伴网织红细胞增多
白细胞减少
粒细胞缺乏
高铁血红蛋白血症
超敏性肺炎
间质性肾炎
味觉障碍
男性不育（精子功能异常）
药物性狼疮

而中性白细胞减少亦可发生于后期，甚至是起始治疗后几年。虽然粒细胞缺乏罕见，但是可发生在治疗最初几月，一旦出现发热时需要抗生素支持治疗[270]。粒细胞集落刺激因子可使柳氮磺胺吡啶诱导的粒细胞缺乏迅速恢复[271]。柳氮磺胺吡啶治疗罕有血小板减少的报道[272]。产生巨红细胞症是柳氮磺胺吡啶诱导叶酸代谢改变，出现巨幼红细胞贫血的结果[273]。然而，由于柳氮磺胺吡啶可诱发溶血，因此巨红细胞症也反映网织红细胞增多，这种情况常与药物剂量或慢乙酰化表型个体相关[268]。

2.肺脏

柳氮磺胺吡啶治疗最常见肺部并发症是超敏性肺炎，临床表现包括咳嗽、呼吸困难、发热和胸片浸润影，大部分患者停药后可完全恢复[274-276]。亦有纤维性肺泡炎和间质性肺炎的报道，但是很难区分是药物还是疾病本身所致。

3.胃肠道

胃肠道不耐受并非罕见，最常见表现为厌食、恶心和上腹痛，减少剂量或服用肠溶剂型可改善此副作用，使患者耐受性增加。腹泻和胰腺炎罕见报道[277,278]。柳氮磺胺吡啶治疗炎性肠病或RA，均有轻度胆汁淤积到重症肝坏死不同程度肝损害的报道[279-281]。

4.肾脏

柳氮磺胺吡啶治疗相关肾毒性鲜有报道。然而最近有用美沙拉秦(5-氨基水杨酸)治疗炎性肠病患者出现慢性间质性肾炎的报道，因此接受柳氮磺胺吡啶治疗的患者应审慎定期检测血清肌酐水平。

5.生殖

很少有报道证实，柳氮磺胺吡啶致畸或影响女性生育能力，但是考虑到柳氮磺胺吡啶对叶酸吸收和代谢影响较大，因此目前推荐孕期避免使用[282-284]。柳氮磺胺吡啶治疗与男性不育有关，可导致精子形态改变和活力减低。亦有异常穿卵的报道[285,286]。虽然停药后精子形态学改变可持续数月，但是停药后男性生育能力的改变常常得以恢复。

6.其他

柳氮磺胺吡啶其他副作用包括癫痫发作、心动过速、雷诺现象及味觉障碍，减药或停药后均可缓解[287-290]。Svartz最初的报道中发现部分患者发生与氧去饱和无关的发绀现象，主要出现在服药剂量超过4.0g/d的患者中[197]。鲜有柳氮磺胺吡啶诱导狼疮样综合征的报道，包括诱导相关抗DNA抗体的报道[291,292]。

（五）治疗注意事项和监测

1.患者选择

柳氮磺胺吡啶作为一种DMARD，可以有效治疗RA、银屑病关节炎、AS或不适宜甲氨蝶呤或TNF-α生物抑制剂治疗的反应性关节炎。在DMARD联合治疗中，柳氮磺胺吡啶仍被作为二线或三线药物，和甲氨蝶呤(有或无羟氯喹)联合有效治疗RA。考虑到其在肠道及关节炎中的有利效应，柳氮磺胺吡啶对炎性肠病相关的肠病性关节炎特别有用。当柳氮磺胺吡啶需要和硫唑嘌呤或6-巯基嘌呤(6-MP)联用时应注意，因为药物相互作用可提高6-MP水平[293]。

2.毒性监测

虽然罕见，但是影响粒细胞生成而导致潜在致命性副作用最常出现在治疗早期，因此建议柳氮磺胺吡啶治疗最初3~6月，至少每月监测血细胞计数(或更常在增加剂量前)。考虑到任何治疗期间均有可能出现药物诱导的中性白细胞减少或巨幼红细胞贫血，因此仍然推荐一旦达到稳定剂量后，每3月查一次血细胞计数。建议治疗最初几月监测肝功能变化，以鉴别特异性肝功能反应。考虑到5-氨基水杨酸治疗时出现间质性肾炎的报道，建议治疗期间每6月检测一次血清肌酐。

3.费用

以柳氮磺胺吡啶标准治疗剂量1.0g，一日两次计算，零售价格每月约90美元。加上治疗开始几月推荐检测血细胞计数以及后续检测血细胞计数、肌酐和肝功能，柳氮磺胺吡啶治疗年消费大约1 300美元。

四、抗疟药：羟基氯喹、氯喹和奎宁

20世纪早期应用抗疟药治疗盘状红斑和系统性红斑狼疮(SLE)，使人们认识到抗疟药治疗风湿性疾病有效。随后有报道第一个合成的抗疟药奎宁治疗RA和SLE患者获益[294]。其后致力于合成较奎宁耐受性好的抗疟药氯喹和羟氯喹，也发现可使RA和SLE

患者获益。虽然治疗上述风湿病表现有效性的确切机制还不明了，但是羟氯喹和奎宁（程度差些）以及氯喹仍用于治疗 SLE。虽然作为一线 DMARD 治疗 RA 疗效稍逊，但是在联合DMARD 方案中羟氯喹仍然常用于治疗 RA。亦有报道抗疟药有效治疗包括银屑病关节炎和结节病在内的风湿病。

（一）化学特性和生物学作用

羟氯喹和氯喹是芳香族双环 4-氨基喹诺酮复合物；奎宁另有一个带甲氧基的芳香环（图 42.5）。这三种复合物都是弱双质子碱，此特性使其易于在酸性细胞器胞内聚合。在 pH 中性的血清和间隙液中，抗疟药不带电，自由通过细胞膜[295]。在细胞内小囊泡弱酸性环境中，这些复合物质子化，不再自由扩散通过细胞器膜。由此所致的不带电药物膜内外浓度梯度将导致酸性小囊泡中药物浓度超过 100 倍[296]。增加疟原虫细胞内小囊泡的 pH 值，导致血红蛋白营养酶分解的损伤以及疟疾蛋白组分构成和功能损伤，可能是抗疟药治疗疟原虫有效性的机制。

抗疟药的缓冲效应和导致细胞器内 pH 变化，已经在巨噬细胞中得到证实；抗原呈递细胞细胞内溶酶体 pH 相对增加，是构成抗疟药治疗自身免疫疾病有效性的基础[297-300]。抗原多肽有效载至 MHCⅡ类分子 α 和 β 链，需要从各自的 MHC 链取代不可变链（Ii），当

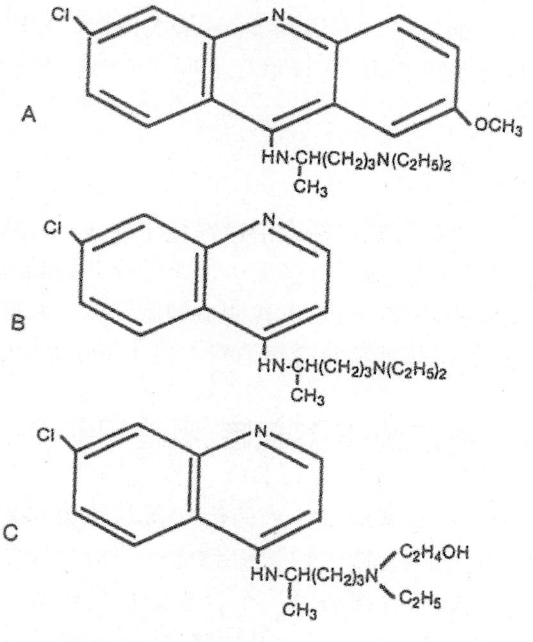

图42.5 抗疟药的化学结构。(A)奎宁；(B)氯喹；(C)羟基氯喹。

MHC 链和 Ii 通过氢键间接结合，受周围低 pH 干扰时，反应容易进行[299]。就亲和力而言，自身抗原多肽与自身 MHC 亲和力较非自身多肽弱，据此推测抗疟药导致参与多肽装载的细胞器 pH 增加，优先排斥自身多肽载至 MHC 链，总的结果是减弱自身抗原呈递至 T 细胞，减弱自身免疫反应[300]。淋巴细胞功能体外研究资料显示，抗疟药对抗原驱动免疫反应的作用，可能主要通过影响抗原呈递和单核细胞附属功能产生的[301]。对细胞器酸化的作用，可进一步解释已观察到的抗疟药对寡核苷酸触发的 toll 样受体信号传导的抑制作用[302]。

单核细胞和淋巴细胞混合增殖研究提示，羟氯喹抑制 T 细胞增殖或免疫球蛋白分泌，均是基于减弱单核细胞因子分泌而产生的[301,303]。所观察到的抗疟药导致单核细胞和巨噬细胞产生氧化物和释放细胞因子（IL-1β 和TNF-α）的作用，因活性配体、使用特异性抗疟药以及检测效应物的不同而不同[303-305]。研究显示羟氯喹和氯喹均影响 TNF-α 的翻译后修饰，损伤膜结合前 TNF 转变为可溶性成熟蛋白的过程[306]。观察到羟氯喹抑制 TNF-α 翻译后修饰过程，与其抑制其他蛋白翻译后修饰一致，包括 HIV-1 聚集于 T 细胞和单核细胞内所需的 gp120[307,308]。

还不清楚细胞内 pH 变化是否可以说明抗疟药对其他吞噬细胞反应具有抑制作用。体外研究显示，羟氯喹损伤人类中性粒细胞趋化反应，炎症动物模型中羟氯喹阻止中性粒细胞向炎症组织迁移[309]。羟氯喹和奎宁减少佛波酯诱导的花生四烯酸释放和类花生酸产生，提示其减弱磷脂酶 A_2 活性。而且羟氯喹阻止中性粒细胞产生超氧化物，最可能的机制是抑制由膜相关磷脂酶介导的磷酸肌醇的释放[310,311]。尽管观察到抗疟药抑制中性粒细胞和单核细胞功能，但是抗疟药并不增加感染的风险性或病死率。

（二）临床有效性及治疗应用

1.RA 和幼年类风湿关节炎（JRA）

临床对照性研究证实，羟氯喹和氯喹可以有效减少早期或诊断明确的 RA 患者的关节疼痛数、肿胀数以及晨僵时间[312-316]，对 JRA 患儿同样有效[317]。然而，大部分临床对照性研究时间相对短，没有研究证实抗疟药对减少 RA 骨侵蚀进展或发生率有任何作用。

安慰剂对照性研究显示，作为 DMARD 单用羟氯喹易于糖皮质激素逐渐减量[318]。同样在一项开放性实验中使用甲氨蝶呤治疗 RA 患者，若加用羟氯喹，可减少

激素用量[319]。有报道羟氯喹可以与包括硫唑嘌呤、柳氮磺胺吡啶、青霉胺和环磷酰胺在内的其他DMARD联用(见第33章)。柳氮磺胺吡啶、甲氨蝶呤和羟氯喹三联治疗，可使甲氨蝶呤单独治疗疗效不佳的患者获益[199],但是无法证实此研究所用柳氮磺胺吡啶和羟氯喹哪个更有利于增加疗效。而后续研究发现,羟氯喹和甲氨蝶呤联合治疗疗效优于柳氮磺胺吡啶和甲氨蝶呤联合治疗[320]。此种有效联合的相关骨髓或肝脏毒性无明显增加,但是胃肠不耐受限制了患者的依从性[321,322]。

2.系统性红斑狼疮和盘状红斑狼疮

SLE患者对照性研究显示，羟氯喹和氯喹对清除或改善皮肤红斑、关节炎、胸膜炎症状和关节痛有效[323-325]。这些及其他研究显示,羟氯喹和氯喹还可减少皮质类固醇口服剂量[324-327]。撤药研究显示,维持羟氯喹治疗的患者疾病不易复燃,从而进一步证实抗疟药有助于保持SLE患者病情稳定[328]。虽然关于奎宁的临床研究资料很有限,但是有改善皮肤疾患、关节痛和躯体症状的报道，一些临床学者的经验也显示,奎宁和羟氯喹联用具有协同作用,可以改善病情活动性[294,329,330]。几乎没有对照性研究检测抗疟药治疗盘状红斑狼疮的疗效，但是许多临床病例报道证实奎宁、氯喹或羟氯喹治疗盘状皮损时,超过90%的患者完全缓解或明显改善[326,331-333]。终止治疗后大部分患者复发[324,326]。

抗疟药可以给SLE患者带来更多的益处，包括降低胆固醇和低密度脂蛋白水平[334,335]。氯喹及羟氯喹有效阻止术后血栓形成，此点证实其有抑制血小板聚集的作用[336-338]。回顾性分析发现,接受抗疟药治疗的患者血栓形成概率较低[339]。而且羟氯喹有利于减少具有抗磷脂抗体患者的血栓形成。血小板活性(依抗磷脂抗体和凝血酶激动剂受体多肽诱导的糖蛋白Ⅱb/Ⅲa测量)在羟氯喹药理浓度时活力消失[340]。而且,已知有抗磷脂抗体的患者中，相对于有血栓形成事件的患者,无血栓形成事件的患者应用羟氯喹更为普遍[341]。

3.干燥综合征

羟氯喹在干燥综合征中疗效研究结果不一致,可能是入选标准不同所致[342,343]。一项对照性研究中,患者有活动性关节炎、皮肤红斑、腮腺肿大、血沉降率升高和高γ球蛋白血症,经羟氯喹治疗后腮腺肿大和腺外表现明显改善[342]。在同一项研究中,羟氯喹治疗组单克隆免疫球蛋白出现率较少。

4.其他风湿性疾病

非对照性病例报道显示，氯喹可以减少复发性风湿症患者的发作频率及症状持续时间[344,345]。有报道羟氯喹可以使皮肌炎患儿的皮肤红斑明显减少或缓解；虽然加用羟氯喹可以减少治疗肌炎中所需泼尼松量[346,347],但是尚无羟氯喹有效治疗肌炎的报道[346,347]。一系列病例报道显示，羟氯喹对侵蚀性骨关节炎有效[348]。一项对照性研究显示,羟氯喹对减轻焦磷酸钙病关节症状发作有效[349]。非对照性研究显示,足量皮质类固醇治疗无效的嗜酸性筋膜炎，对羟氯喹治疗反应良好[350]。与C型肝炎相关的关节炎患者对羟氯喹治疗反应良好[351]。抗疟药还用于预防同种异体骨髓移植患者移植物抗宿主病的并发症。

(三)给药途径及药代动力学

目前推荐抗疟药的剂量依体重计算，羟氯喹达到适宜治疗窗时日剂量为6~7mg/kg理想体重。早期治疗风湿病时使用抗疟药给药剂量较大，但是目前的推荐剂量尽力改善耐受性、使眼毒性最小,且未降低临床疗效。连续数周给予羟氯喹600~800mg/d的负载剂量,目的是为了更快更有效,但是其有效性未得到证实。氯喹传统剂量为3.5~4mg/(kg·d)，奎宁的常用处方剂量为100~200mg/d。

虽然抗疟药的吸收分数个体差异明显，但是其经胃肠道快速吸收,进入血液细胞腔隙[295,352,353]。各个药与血清蛋白结合均不广泛,平均大约50%[354]。由于弱双质子碱性,抗疟药在白细胞内浓度显著,体外研究证实24小时内细胞内药物浓度达到20~100倍[355]。抗疟药沉积于全身各组织，细胞内结合在着色组织尤其显著,包括视网膜细胞和黑色素细胞[356]。

首剂后少量羟氯喹和氯喹经尿液排泄，但是此药排泄很慢,血清半衰期超过45天[357]。虽然羟氯喹治疗RA患者稳定剂量为6~7mg/(kg·d)时,药物血浆水平变化较大,但是报道的平均血浆水平大约为0.9μM,全血浓度平均约为0.4μM[357]。药物水平与疗效关系不大,但是升高羟氯喹和氯喹血清水平,患者出现副作用增加[358,359]。抗疟药在肝脏氧化脱氨,以去乙胺氯喹或去乙胺羟氯喹的形式经尿液排出，抗疟药代谢物生物效应和治疗效应尚不明[357]。

(四)毒副作用

通常抗疟药耐受性好,具有相当安全的特点。一篇涉及范围很广的综述以及对用于研究 RA 治疗、改善病情的药物的安慰剂对照临床实验进行 meta 分析显示，与其他 DMARD 相比，抗疟药治疗患者毒性相关撤药率很低[277]。抗疟药初次给药后最常见副作用报道为恶心、腹胀、腹泻、头痛、失眠及神经过敏，常常是剂量依赖性，往往自行缓解。皮肤症状，包括轻度红斑或瘙痒，以及胃肠不耐受，可随剂量、剂型改变而改善。其他报道的副作用总结于表 42.4，另外抗疟药须考虑之事项，即眼毒性以及一些皮肤和神经肌肉并发症如下所述。

表42.4 抗疟药毒性

皮肤	
	麻疹样或斑丘疹样皮疹
	剥脱性皮疹
	银屑病恶化
	皮肤色素沉着增加
	脱发
	瘙痒、烧灼感
胃肠道	
	厌食症
	恶心
	呕吐
	腹胀/痉挛
	腹泻
眼睛	
	角膜沉积物伴自感色圈
	调节受损
	复视
	视网膜病
	色素异常
	暗点增多
	视野或敏度受损
神经肌肉	
	头痛
	失眠
	精神过敏
	耳毒性
	神经性耳聋
	耳鸣
	前庭功能障碍
	精神不正常
	神经肌病
心脏	
	心肌病
	传导异常
血液系统	
	白细胞减少
	粒细胞缺乏
	再生障碍性贫血

1.皮肤副作用

服用抗疟药患者中，高达 5%可出现斑丘疹样皮疹，再次给药常可复发，是导致停药最常见原因[324]。皮肤色素改变并非罕见，范围从相对的色素减退区至蓝或黑色素沉着区。由于抗疟药在含黑色素细胞中沉积增加，因此色素改变最常出现在肤色深的患者，肤色浅的患者偶可出现。应用奎宁治疗的患者常可出现黄肤色褪色，同时给以 β 胡萝卜素可减轻褪色[294,324]。抗疟药治疗可导致脱发，此并发症很难与狼疮脱发相鉴别。皮肤瘙痒或烧灼感洗澡时加重，可能限制一些患者应用抗疟药。银屑病患者给以抗疟药后，银屑病皮损可加重，有一些关于剥脱性皮炎的报道。

2.神经肌肉并发症

大部分神经症状出现在抗疟药首次给药后，即可自行减轻亦可减少剂量后缓解。抗疟药首次给药出现以下肢近端为主的肌无力神经肌肉综合征，可进展几个月，但很罕见[360,361]。肌活检组织学特征为空泡肌病，肌酸肌酶水平正常。心肌受累可出现心衰临床表现以及房室传导异常[362,363]。

3.眼毒性

抗疟药可产生各种眼部效应，从短暂性调节能力改变到良性角膜沉积，甚至产生更严重的由视网膜沉积引起的并发症。起始治疗后，短暂性视物模糊或复视并不鲜见，常在 1~2 周内缓解，往往不需要终止治疗。角膜沉积导致光周围自感色圈，停药后常常恢复；症状性视网膜沉积常发生在氯喹治疗患者中，羟氯喹治疗患者中不常见[364]。

由于可能出现永久性视力丧失，因此应密切关注视网膜毒性。相对于氯喹的最初治疗，应用羟氯喹治疗患者很少出现视网膜病，大部分病例发生在剂量超过 7mg/(kg·d)时[365-367]。抗疟药视网膜病体格表现为视网膜色素改变、视网膜组织凝集，偶尔黄斑出现同心圆牛眼样损害。视网膜色素改变(前黄斑病变)常出现在明确或症状性视力丧失前，终止抗疟药往往可逆转。较严重视网膜病可表现为视敏度减低；视网膜色素上皮细胞肿胀导致视野实验可证实的暗点增多[368]。停药后较严重阶段的视网膜病可持续，甚至仍进展[369,370]。尽管有上述忧虑，采取以羟氯喹替代氯喹，避免每日剂量超过7mg/kg，定期进行眼科评估等措施，绝大部分患者视力丧失可被预防[371]。

（五）治疗注意事项和毒性监测

1.患者选择

考虑到已证实抗疟药对皮肤和关节表现有效，有对躯体症状有益的报道，而且羟氯喹具有毒性少的特点，羟氯喹治疗SLE可使患者获益。虽然每种抗疟药预防狼疮相关疾病表现发展的程度尚不得而知，但是许多临床工作者赞同将羟氯喹作为一线药治疗症状体征提示SLE的患者。羟氯喹作为一线药治疗亚急性皮肤型红斑狼疮或盘状红斑狼疮尤其有效。对于狼疮皮肤表现对常用剂量羟氯喹没有完全反应的患者，加用氯喹可能有效。治疗复发性风湿病或应用甲氨蝶呤有禁忌证或不能耐受的轻症老年RA患者，首选DMARD是羟氯喹。甲氨蝶呤反应不完全或不能应用抗TNF生物制剂，作为二线DMARD，羟氯喹是合理的选择。由于有报道加用羟氯喹后，甲氨蝶呤血药浓度和生物活性增加[372]，建议肾功能到临界线的患者，注意增加血细胞计数监测频率。

2.毒性监测

除了治疗最初几个月评估特质肝或骨髓毒性外，抗疟药治疗不必经常检测血细胞计数或肝生化。推荐定期检测视网膜毒性。美国眼科学会最近出版了关于检测抗疟药出现视网膜毒性的眼科检查时间和频率指南[373]：

① 羟氯喹治疗第一年内，所有患者都应行扩瞳及中心视野实验，进行视网膜基线检查。

② 基线结果正常的患者，年龄在60岁以下，无明显视网膜病，服羟氯喹少于6.5mg/(kg·d)，抗疟药治疗最初5年不需要进一步眼科检查。

③ 高危患者［抗疟药治疗>5年，羟氯喹剂量>6.5mg/(kg·d)，体型肥胖，年龄>60岁，基线检查黄斑异常，或视网膜损伤］，建议每年进行一次眼科检查。

④ 如果怀疑为视网膜病，并决定继续抗疟治疗，应当保证更频繁的眼科检查(每隔3~6月)。

治疗最初5年期间无眼科检查的低危患者，是否持续治疗，尚无共识。由于视网膜毒性的报道常发生在治疗早期，多数临床工作者仍坚持1996年美国风湿病学会指南所倡导的：接受抗疟药治疗的患者每年进行一次眼科检查[374]。

3.费用

羟氯喹400mg/d，月治疗零售价格在55（普通制剂)~80美元(Plaquenil牌，Sanofi制药公司)。加上每年眼科检查费用，羟氯喹年治疗费用大约900美元。奎宁经配方药店供应，剂量100mg/d，月费用约100美元。

五、咪唑立宾

咪唑立宾，即布雷青霉素，是从土壤真菌中分离出来的咪唑核苷(图42.6)。咪唑立宾最初因真菌活性而作为抗白色念珠菌的抗生素，后来在动物移植中注意到其具有免疫抑制活性[375-377]。在日本已批准用于肾移植、类固醇抵抗肾病综合征及RA的治疗，亦发现咪唑立宾治疗狼疮性肾炎及多发性硬化有效。

（一）生物学作用

口服后，咪唑立宾在细胞内被腺苷激酶磷酸化为活性形式，即咪唑立宾5'-单磷酸(MZ-5-P)。活性成分选择性抑制肌酐酸（IMP）脱氢酶和鸟嘌呤单核苷酸(GMP)合成酶，这两种酶是IMP重新合成GMP所必需的。结果导致鸟嘌呤核苷酸合成明显受到抑制，这会对依赖于鸟嘌呤核苷酸第二信使(其介导T细胞共刺激因子的活动)的T细胞增殖产生意义深远的抑制作用[378]。咪唑立宾还通过不同于前述机制的机制，即抑制一种B细胞从G1期向S期发展的关键调节蛋白——细胞周期蛋白A，抑制分泌免疫球蛋白的B细胞的增殖及功能[379]。接受咪唑立宾治疗的患者外周血

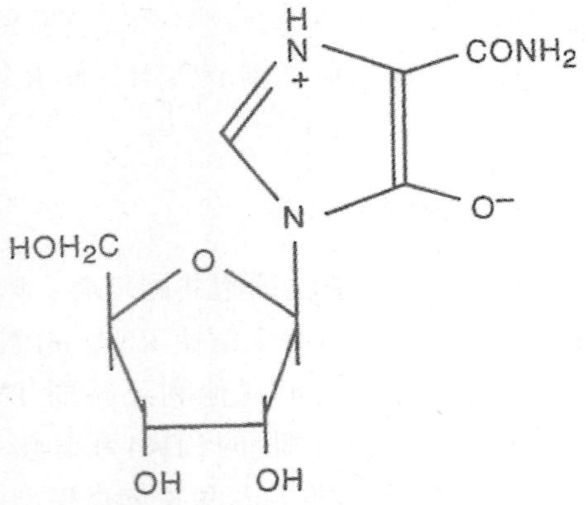

图42.6　咪唑立宾的化学结构。

活化T细胞和CD5⁺B细胞数目的减少，证实了其在体内的这些作用[380]。

（二）临床有效性和治疗应用

多项研究报道，咪唑立宾治疗RA16~48周，患者晨僵、握力以及关节肿胀和压痛数目较基线明显改善，大剂量治疗组患者改善更明显（300mg/d与150mg/d相比）[381]。然而，这些研究中红细胞沉降率(ESR)无明显改善。双盲研究对比咪唑立宾与安慰剂治疗RA患者，容许应用非类固醇抗炎药及小剂量皮质类固醇，咪唑立宾组总体评价改善，但是两组间晨僵、关节肿胀和压痛数、握力、疼痛等级或日常活动评分无明显差异[382]。另一项研究对比咪唑立宾和氯苯扎利(日本用于治疗RA的另一种DMARD)，咪唑立宾组阻止X线进展[383]。有报道在幼年炎症性关节炎中，咪唑立宾可改善病情并有节制激素疗法的作用[381]。咪唑立宾 联合环孢素A治疗有利于提高同种异体移植的生存率[384]。

（三）给药和药代动力学

建议剂量为150~300mg/d，咪唑立宾口服后迅速吸收，90分钟达到最高血药浓度。动物模型中，咪唑立宾24小时内完全排出，85%经尿液排泄[381,385]。

（四）毒副作用

咪唑立宾治疗肾移植、肾病综合征、狼疮肾炎和RA患者中，观察到药物引起毒性作用很小。最常见副作用报道为短暂性胃肠道症状，有一例药物引起胰腺炎的报道[381]。咪唑立宾无明显血液系统毒副作用。

六、阿克他利

阿克他利(4-乙酰胺基苯乙酸)(图42.7)是一种抑制关节炎动物模型炎症的复合物[386,387]。随后发现阿克他利在人类具有有益的免疫调节作用，使RA患者获益，在日本被用作DMARD[388,389]。

生物学作用和效力

阿克他利和类风湿滑膜细胞共同培养，阿克他利可抑制滑膜基质金属蛋白酶1信使RNA(mRNA)和环氧合酶-2 mRNA的表达；阿克他利还减弱TNF-α和IL-1β的自发分泌，以及外植细胞的CD44和细胞间黏附分子-1的表面表达[390]。实验性自身免疫脑炎模型中，用阿克他利治疗抑制淋巴细胞向中枢系统浸润；经治动物

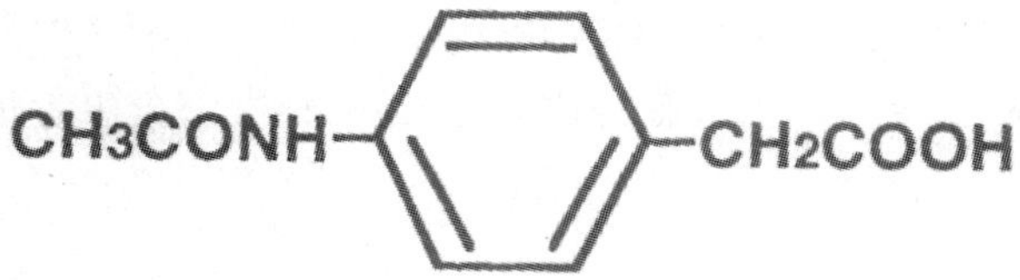

图42.7 阿克他利的化学结构。

脾脏TNF-α和干扰素-γ mRNA表达减弱，IL-10 mRNA表达上调[391]。一项临床研究显示对金制剂无反应的RA患者，加用阿克他利后，伴随关节肿痛数、晨僵及ESR明显改善[392]。

七、氯苯扎利

在日本，氯苯扎利(4-氯-2，2'-亚胺联苯甲酸二钠)已批准作为免疫调节剂用于RA治疗。

生物学作用和效力

氯苯扎利抑制活化的B细胞。体外实验显示，氯苯扎利通过由T细胞驱动丝裂原和葡萄球菌蛋白触发的外周B细胞减少免疫球蛋白（包括抗-DNA抗体和IgM型RF)的生成[393,394]。抑制IgM产生，是由于氯苯扎利抑制活性B细胞最终分化所必需的G1-S分裂间期细胞循环过程。一项双盲对照性研究显示氯苯扎利治疗RA有效，可改善关节肿胀数[395]。一项开放性临床实验研究氯苯扎利对SLE患者的疗效，发现病情活动性得到改善，包括缓解白细胞减少及血清双链DNA抗体滴度降低[396]。

（刘斌 译 张卓莉 张奉春 校）

参考文献

1. Rodnan GP, Benedek TG. The early history of anti-rheumatic drugs. *Arthritis Rheum* 1970;13:145–165.
2. Forestier J. Rheumatoid arthritis and its treatment by gold salts. *J Lab Clin Med* 1935;20:837–840.
3. Sadler PJ. The comparative evaluation of the physical and chemical properties of gold compounds. *J Rheumatol* 1982;9(suppl 8):71–78.
4. Hassan J, Feighery C, Bresnihan B, et al. Effect of gold therapy on CD5⁺ B-cells and TCR gamma delta⁺ T-cells in patients with rheumatoid arthritis. *Rheumatol Int* 1991;11:175–178.
5. Kiely PD, Helbert MR, Miles J, Oliveira DB. Immunosuppressant effect of gold on IgG subclasses and IgE; evidence for sparing of Th2 responses. *Clin Exp Immunol* 2000;120:369–374.
6. Hirohata S, Nakanishi K, Yanagida T, et al. Synergistic inhibition of human B cell activation by gold sodium thiomalate and auranofin. *Clin Immunol* 1999;91:226–233.
7. Romagnoli P, Spinas GA, Sinigaglia F. Gold-specific T-cells in rheumatoid arthritis patients treated with gold. *J Clin Invest* 1992;89:254–256.

8. Griem P, Takahashi K, Kalbacher H, et al. The antirheumatic drug disodium aurothiomalate inhibits CD4+ T cell recognition of peptides containing two or more cysteine residues. *J Immunol* 1995;155:1575–1587.
9. Wang ZY, Morinobu A, Kawano S, et al. Gold sodium thiomalate suppresses the differentiation and function of human dendritic cells from peripheral blood monocytes. *Clin Exp Rheumatol* 2002;20:683–688.
10. Lies RB, Cardin C, Paulus HE. Inhibition by gold of human lymphocyte stimulation. *Ann Rheum Dis* 1977;36:216–218.
11. Waltz DT, DiMartino MJ, Griswold DE. Comparative pharmacologic and biologic effects of different gold compounds. *J Rheumatol* 1982;9(suppl 8):54–60.
12. Lorber A, Jackson WH, Simon TM. Assessment of immune response during chrysotherapy. Comparison of gold sodium thiomalate vs. auranofin. *Scand J Rheumatol* 1981;10:129–137.
13. Lorber A, Simon TM, Leeb J, et al. Effect of chrysotherapy on parameters of immune response. J Rheumatol 1979;6(suppl 5):82–90.
14. Kim TS, Kang BY, Lee MH, et al. Inhibition of interleukin-12 production by auranofin, an anti-rheumatic gold compound, deviates CD4(+) T cells from the Th1 to the Th2 pathway. *Br J Pharmacol* 2001;134:571–578.
15. Corkill MM, Kirkham BW, Haskard DO, et al. Gold treatment of rheumatoid arthritis decreases synovial expression of the endothelial leukocyte receptor ELAM-1. *J Rheumatol* 1991;18:1453–1460.
16. Matsubara T, Ziff M. Inhibition of human endothelial cell proliferation by gold compounds. *J Clin Invest* 1987;79:1440–1446.
17. Loetscher, Dewald B, Baggiolini M, et al. Monocyte chemoattractant protein 1 and interleukin 8 production by rheumatoid synoviocytes. Effects of anti-rheumatic drugs. *Cytokine* 1994;6:162–170.
18. Yanni G, Nabil M, Farahat MR, et al. Intramuscular gold decreases cytokine expression and macrophages in the rheumatoid synovial membrane. *Ann Rheum Dis* 1994;53:315–322.
19. Koch AE, Burrows JC, Polverini PJ, et al. Thiol-containing compounds inhibit the production of monocyte/macrophage derived angiogenic activity. *Agents Actions* 1991;34:350–357.
20. Nagashima M, Yoshino S, Aono H, et al. Inhibitory effects of antirheumatic drugs on vascular endothelial growth factor in cultured rheumatoid synovial cells. *Clin Exp Immunol* 1999;116:360–365.
21. Yang JP, Merin JP, Nakano T, et al. Inhibition of the DNA-binding activity of NF-kappa B by gold compounds *in vitro*. *FEBS Lett* 1995;361:89–96.
22. Marki F, Stanton JL. Inhibition of phospholipase C by aurothiomalate and (triethylphosphine) gold complexes. *Arzneimittelforschung* 1992;42:328–333.
23. Ho PPK, Young AL, Southard GL. Methyl ester of *N*-formylmethionyl-leucyl-phenylalanine. Chemotactic responses of human blood monocytes and inhibition of gold compounds. *Arthritis Rheum* 1978;21:133–136.
24. Mowat AG. Neutrophil chemotaxis in rheumatoid arthritis. *Ann Rheum Dis* 1978;37:1–8.
25. Jessop JD, Vernon-Roberts B, Harris J. Effects of gold salts and prednisolone on inflammatory cells. *Ann Rheum Dis* 1973;32:294–300.
26. Cuperus RA, Muijsers AO, Wever R. Antiarthritic drugs containing thiol groups scavenge hypochlorite and inhibit its formation by myeloperoxidase from human leukocytes. A therapeutic mechanism of these drugs in rheumatoid arthritis? *Arthritis Rheum* 1985;28:1228–1233.
27. Persellin RH, Ziff M. The effect of gold salts on lysosomal enzymes of the peritoneal macrophage. *Arthritis Rheum* 1966;9:57–65.
28. Paltemaa S. The inhibition of lysosomal enzymes by gold salts in human synovial fluid cells. *Acta Rheum Scand* 1968;14:161–168.
29. Schultz DR, Volanakis JE, Arnold PI, et al. Inactivation of C1 in rheumatoid synovial fluid, purified C1 and C1 esterase, by gold compounds. *Clin Exp Immunol* 1974;17:395–406.
30. Burge JJ, Fearson DT, Austen KF. Inhibition of the alternative pathway of complement by gold sodium thiomalate *in vitro*. *J Immunol* 1978;120:1625–1630.
31. Penneys NS, Ziboh V, Gottlieb NL, et al. Inhibition of prostaglandin synthesis and human epidermal enzymes by aurothiomalate *in vitro*: possible actions of gold in pemphigus. *J Invest Dermatol* 1974;63:356–361.
32. Fraser TN. Gold therapy in rheumatoid arthritis. *Ann Rheum Dis* 1945;4:71–75.
33. Empire Rheumatism Council. Gold therapy in rheumatoid arthritis. Report of a multicenter controlled trial. *Ann Rheum Dis* 1961;20:315–334.
34. Sigler JW, Bluhm GB, Duncan H, et al. Gold salts in the treatment of rheumatoid arthritis: a double-blind study. *Ann Intern Med* 1974;80:21–26.
35. Ward JR, Williams HJ, Egger MJ, et al. Comparison of auranofin, gold sodium thiomalate, and placebo in the treatment of rheumatoid arthritis. *Arthritis Rheum* 1983;26:1303–1315.
36. Katz WA, Alexander S, Bland JH, et al. The efficacy and safety of auranofin compared to placebo in rheumatoid arthritis. *J Rheumatol* 1982;9(suppl 8):173–178.
37. Gottlieb NL, Kiem IM, Penneys NS, et al. The influence of chrysotherapy on serum proteins and immunoglobulin levels, rheumatoid factor, and antiepithelial antibody titers. *J Lab Clin Med* 1975;86:962–972.
38. Highton J, Panayi GS, Shephard P, et al. Fall in immune complex levels during gold treatment of rheumatoid arthritis. *Ann Rheum Dis* 1981;40:575–579.
39. Sharp JT, Lidsky MD, Duffy J. Clinical responses during gold therapy for rheumatoid arthritis: changes in synovitis, radiologically detectable erosive lesions, serum proteins, and serologic abnormalities. *Arthritis Rheum* 1982;25:540–549.
40. Rau R, Herborn G, Menninger H, et al. Radiographic outcome after three years of patients with early erosive rheumatoid arthritis treated with intramuscular methotrexate or parenteral gold. Extension of a one-year double-blind study in 174 patients. *Rheumatology (Oxford)* 2002;41:196–204.
41. Gofton JP, O'Brien W. Roentgenographic findings during auranofin treatment. *Am J Med* 1983;75(suppl):142–144.
42. Buckland-Wright JC, Clarke GS, Chikanza IC, Grahame R. Quantitative microfocal radiography detects changes in erosion area in patients with early rheumatoid arthritis treated with myochrysine. *J Rheumatol* 1993;20:243–247.
43. Huskisson EC, Gibson TJ, Balme HW. Trial comparing D-penicillamine and gold in rheumatoid arthritis. *Ann Rheum Dis* 1974;33:532–535.
44. Goldberg J, Pinals RS. Felty's syndrome. *Semin Arthritis Rheum* 1980;10:52–65.
45. Luthra HS, Conn DL, Ferguson RH. Felty's syndrome: response to parenteral gold. *J Rheumatol* 1981;8:902–909.
46. Adams CH, Cecil RL. Gold therapy in early rheumatoid arthritis. *Ann Intern Med* 1950;33:163–173.
47. Rothermich NO, Phillips VK, Bergen W. Chrysotherapy: a prospective study. *Arthritis Rheum* 1976;19:1321–1327.
48. Srinivasa NR, Miller BL, Paulus HE. Long-term chrysotherapy in rheumatoid arthritis. *Arthritis Rheum* 1979;22:105–110.
49. Sambrook TN, Browne CD, Champion GD, et al. Termination of treatment with gold sodium thiomalate in rheumatoid arthritis. *J Rheumatol* 1982;9:932–934.
50. Richter JA, Runge LA, Pinals RS, et al. Analysis of treatment terminations with gold and anti-malarial compounds in rheumatoid arthritis. *J Rheumatol* 1980;7:153–159.
51. Sagransky DM, Greenwald RA. Efficacy and toxicity of retreatment with gold salts: a retrospective review of 25 cases. *J Rheumatol* 1980;7:474–478.
52. Klinkhoff AV, Teufel A. The second course of gold. *J Rheumatol* 1995;22:1655–1656.
53. Epstein WV, Henk CJ, Yelin EH, et al. Effect of parenterally administered gold therapy on the course of adult rheumatoid arthritis. *Ann Intern Med* 1991;114:437–444.
54. Levinson JE. Gold salts in the rheumatic diseases. In: Moore TD, ed. *Arthritis in childhood.* Eightieth Ross conference in pediatric research. Columbus, OH: Ross Laboratories, 1981:120–124.
55. Giannini EH, Barron KS, Spencer CH, et al. Auranofin therapy for juvenile rheumatoid arthritis: results of the five year open label extension trial. *J Rheumatol* 1991;18:1240–1242.
56. Giannini EH, Cassidy JT, Brewer EJ, et al. Comparative efficacy and safety of advanced drug therapy in children with juvenile rheumatoid arthritis. *Semin Arthritis Rheum* 1993;23:34–46.
57. Dorwart BB, Gall EP, Schumacher HR, et al. Chrysotherapy in psoriatic arthritis. *Arthritis Rheum* 1978;21:513–515.
58. Richter MB, Kinsella P, Corbett M. Gold in psoriatic arthropathy. *Ann Rheum Dis* 1980;39:279–280.

59. Bruckle W, Dexel T, Grasedyck K, et al. Treatment of psoriatic arthritis with auranofin and gold sodium thiomalate. *Clin Rheumatol* 1994; 13:209–216.
60. Mader R, Gladman DD, Long J, et al. Does injectable gold retard radiologic evidence of joint damage in psoriatic arthritis? *Clin Invest Med* 1995;18:139–143.
61. Hanson V. Dosage of gold salts in treatment of juvenile rheumatoid arthritis. *Arthritis Rheum* 1977;20(suppl 2):548.
62. Ansell BM. The management of juvenile chronic polyarthritis (Still's disease). *Practitioner* 1972;208:91–100.
63. Cats A. A multicenter controlled trial of the effects of different dosage of gold therapy, followed by maintenance dosage. *Agents Actions* 1976;6:355–363.
64. Furst D, Levine S, Srinivasa NR, et al. A double-blind trial of high versus conventional dosages of gold salts for rheumatoid arthritis. *Arthritis Rheum* 1977;20:1473–1480.
65. Rothermich NO, Phillips VK, Bergen W. Chrysotherapy: a prospective study. *Arthritis Rheum* 1976;19:1321–1327.
66. Smith RT, Peak WP, Kron KM. Increasing the effectiveness of gold therapy in rheumatoid arthritis. *JAMA* 1958;167:1197–1204.
67. Mascarhenas BR, Granda JL, Freyberg RH. Gold metabolism in patients with rheumatoid arthritis treated with gold compounds—reinvestigated. *Arthritis Rheum* 1972;15:391–402.
68. Lorber A, Bovy RA, Chang CC. Relationship between serum gold content and distribution to serum immunoglobulins and complement. *Nat New Biol* 1972;236:250.
69. Smith PM, Smith EM, Gottlieb NL. Gold distribution in whole blood during chrysotherapy. *J Lab Clin Med* 1973;82:930–937.
70. Graham GG, Haavisto TM, McNaught PJ, et al. The effect of smoking on the distribution of gold in blood. *J Rheumatol* 1982;9:527–531.
71. James DW, Ludvigsen NW, Cleland LG, et al. The influence of cigarette smoking on blood gold distribution during chrysotherapy. *J Rheumatol* 1982;9:532–535.
72. Gottlieb NL, Smith PM, Smith EM. Pharmacodynamics of ^{195}Au labeled aurothiomalate in blood. Correlation with course of rheumatoid arthritis, gold toxicity and gold excretion. *Arthritis Rheum* 1974;17: 171–183.
73. Gerber RC, Paulus HE, Bluestone R. Kinetics of aurothiomalate in serum and synovial fluid. *Arthritis Rheum* 1972;15:625–629.
74. Gottlieb NL, Smith PM, Smith EM. Tissue gold concentrations in a rheumatoid arthritic receiving chrysotherapy. *Arthritis Rheum* 1972; 15:16–20.
75. Grahame R, Billings R, Laurence M. Tissue gold levels after chrysotherapy. *Ann Rheum Dis* 1976;33:536–539.
76. Penneys NS, McCreary S, Gottlieb NL. Intracellular distribution of radiogold: localization to large granular membranes. *Arthritis Rheum* 1976;19:927–932.
77. Veron-Roberts B, Dore JL, Jessop JD, et al. Selective concentration and localization of gold in macrophages of synovial and other tissues during and after chrysotherapy in rheumatoid patients. *Ann Rheum Dis* 1976;35:477–486.
78. Gottlieb NL, Smith PM, Smith EM. Gold excretion correlated with clinical course during chrysotherapy in rheumatoid arthritis. *Arthritis Rheum* 1972;15:582–592.
79. Champion GD, Bieri D, Browne CD, et al. Auranofin in rheumatoid arthritis. *J Rheumatol* 1982;9(suppl 8):137–145.
80. Calin A, Saunders D, Bennett R, et al. Auranofin: one mg or 9 mg? The search for the appropriate dose. *J Rheumatol* 1982;9(suppl 8): 146–148.
81. Giannini H, Brewer EJ Jr, Person PA. Auranofin in the treatment of juvenile rheumatoid arthritis. *J Pediatr* 1983;102:138–141.
82. Finkelstein AE, Roisman FR, Batista V. Oral chrysotherapy in rheumatoid arthritis: minimum effective dose. *J Rheumatol* 1980;7:160–168.
83. Walz DT, Griswold DE, DiMartino J, et al. Distribution of gold in blood following administration of auranofin. *J Rheumatol* 1979;6 (suppl 5):56–60.
84. Blocka K, Furst DE, Landaw E, et al. Single-dose pharmacokinetics of auranofin in rheumatoid arthritis. *J Rheumatol* 1982;9(suppl 8):110–119.
85. Gottlieb NL. Comparative pharmacokinetics of parenteral and oral gold compounds. *J Rheumatol* 1982;9(suppl 8):99–109.
86. Blodgett RC, Heuer MA, Pietrusko RG. Auranofin: a unique oral chrysotherapeutic agent. *Semin Arthritis Rheum* 1984;13:255–273.
87. Penneys NS, Ackerman AB, Gottlieb NL. Gold dermatitis. *Arch Dermatol* 1974;109:372–376.
88. Choy EH, Gambling L, Best SL, et al. Nickel contamination of gold salts: link with gold-induced skin rash. *Br J Rheumatol* 1997;36: 1054–1058.
89. Verwilghen J, Kingsley GH, Gambling L, Panayi GS. Activation of gold-reactive T lymphocytes in rheumatoid arthritis patients treated with gold. *Arthritis Rheum* 1992;35:1413–1418.
90. Pickl WF, Fischer GF, Fae I, et al. HLA-DR1-positive patients suffering from rheumatoid arthritis are at high risk for developing mucocutaneous side effects upon gold therapy. *Hum Immunol* 1993;38:127–131.
91. Rodriguez-Perez M, Gonzalez-Dominguez J, Mataran L, et al. Association of HLA-DR5 with mucocutaneous lesions in patients with rheumatoid arthritis receiving gold sodium thiomalate. *J Rheumatol* 1994; 21:41–43.
92. Goldermann R, Schuppe HC, Gleichmann E, et al. Adverse immune reactions to gold in rheumatoid arthritis: lack of skin reactivity. *Acta Derm Venereol (Stockholm)* 1993;73:220–222.
93. Beckett VL, Doyle JA, Hadley GA, et al. Chrysiasis resulting from gold therapy in rheumatoid arthritis: identification of gold by x-ray microanalysis. *Mayo Clin Proc* 1982;57:773–777.
94. Jeffery DA, Biggs DF, Percy JS, et al. Quantitation of gold in skin in chrysiasis. *J Rheumatol* 1975;2:28–35.
95. Silverberg DS, Kidd EG, Shnitka TK. Gold nephropathy. A clinical and pathologic study. *Arthritis Rheum* 1970;13:812–825.
96. Vaamonde CA, Hunt FR. The nephrotic syndrome as a consequence of gold therapy. *Arthritis Rheum* 1970;13:826–834.
97. Davenport A, Maciver AG, Hall CL, et al. Do mesangial immune complex deposits affect the renal prognosis in membranous glomerulonephritis? *Clin Nephrol* 1994;41:271–276.
98. Korpela M, Mustonen J, Pasternack A, et al. Mesangial glomerulopathy in rheumatoid arthritis patients. *Nephron* 1991;59:46–50.
99. Wiland P, Szechinski J. *N*-acetyl-beta-D-glucosaminidase urinary excretion as an early indicator of kidney damage in rheumatoid arthritis patients starting on parenteral gold and Depo-Medrone/placebo injections. *Clin Rheumatol* 1999;18:106–113.
100. Deren B, Masi R, Weksler M. Gold-associated thrombocytopenia. *Arch Intern Med* 1974;134:1012–1015.
101. Stafford BT, Crosby WH. Late onset of gold-induced thrombocytopenia. *JAMA* 1978;239:50–51.
102. McCarty DJ, Brill JM, Harrop D. Aplastic anemia secondary to gold-salt therapy: report of a fatal case and a review of the literature. *JAMA* 1962;179:655–657.
103. Davis P, Hughes GRV. Significance of eosinophilia during gold therapy. *Arthritis Rheum* 1974;17:964–968.
104. Snowden N, Dietch DM, Teh LS, et al. Antibody deficiency associated with gold treatment: natural history and management in 22 patients. *Ann Rheum Dis* 1996;55:616–621.
105. Gottlieb NL, Brown HE Jr. Acute myocardial infarction following gold sodium thiomalate induced vasomotor (nitritoid) reaction. *Arthritis Rheum* 1977;20:1026–1028.
106. Halla JT, Hardin JG, Linn JE. Postinjection nonvasomotor reactions during chrysotherapy. *Arthritis Rheum* 1977;20:1188–1191.
107. Proudman SM, Cleland LG. Auranofin-induced vasomotor reaction. *Arthritis Rheum* 1992;35:1452–1454.
108. Winterbauer RH, Wilske KR, Wheelis RF. Diffuse pulmonary injury associated with gold treatment. *N Engl J Med* 1976;294:919–921.
109. Gould PW, McCormack PL, Palmer DG. Pulmonary damage associated with sodium aurothiomalate therapy. *J Rheumatol* 1977;4:252–260.
110. Tomioka R, King TE Jr. Gold-induced pulmonary disease: clinical features, outcome, and differentiation from rheumatoid lung disease. *Am J Respir Crit Care Med* 1997;155:1011–1020.
111. Stein HB, Urowitz MB. Gold-induced enterocolitis. *J Rheumatol* 1976;3:21–26.
112. Teodorescu V, Bauer J, Lichtiger S, et al. Gold-induced colitis: a case report and review of the literature. *Mt Sinai J Med* 1993;60:238–241.
113. Favreau M, Tannenbaum H, Lough J. Hepatic toxicity associated with gold therapy. *Ann Intern Med* 1977;87:717–719.
114. Howrie DL, Gartner JC Jr. Gold-induced hepatotoxicity: case report and review of the literature. *J Rheumatol* 1982;9:727–729.
115. Katrack SM, Pollock M, O'Brien CP, et al. Clinical and morphological features of gold neuropathy. *Brain* 1980;103:671–693.
116. Rau R, Herborn G, Karger T, et al. A double-blind comparison of

parenteral methotrexate and parenteral gold in the treatment of early erosive rheumatoid arthritis: an interim report on 102 patients after 12 months. *Semin Arthritis Rheum* 1991;21(suppl 1):13–20.
117. Rau R, Herborn G, Karger T, et al. A double-blind randomized parallel trial of intramuscular methotrexate and gold sodium thiomalate in early erosive rheumatoid arthritis. *J Rheumatol* 1991;18:328–333.
118. Rau R, Herborn G, Menninger H, et al. Progression in early erosive rheumatoid arthritis: 12 month results from a randomized controlled trial comparing methotrexate and gold sodium thiomalate. *Br J Rheumatol* 1998;37:1220–1226.
119. Menninger H, Herborn G, Sander O, et al. A 36 month comparative trial of methotrexate and gold sodium thiomalate in the treatment of early active and erosive rheumatoid arthritis. *Br J Rheumatol* 1998; 37:1060–1068.
120. Rau R, Herborn G, Menninger H, et al. Comparison of intramuscular methotrexate and gold sodium thiomalate in the treatment of early erosive rheumatoid arthritis: 12 month data of a double-blind parallel study of 174 patients. *Br J Rheumatol* 1997;36:345–352.
121. Porter DR, Capell HA, Hunter J. Combination therapy in rheumatoid arthritis—no benefit of addition of hydroxychloroquin to patients with a suboptimal response to intramuscular gold therapy. *J Rheumatol* 1993;20:645–649.
122. Rau R, Schleusser B, Herborn G, et al. Longterm combination therapy of refractory and destructive rheumatoid arthritis with methotrexate (MTX) and intramuscular gold or other disease modifying antirheumatic drugs compared to MTX monotherapy. *J Rheumatol* 1998;25:1485–1492.
123. Elkayam O, Yaron M, Zhukovsky G, et al. Toxicity profile of dual methotrexate combinations with gold, hydroxychloroquine, sulphasalazine and minocycline in rheumatoid arthritis patients. *Rheumatol Int* 1997;17:49–53.
124. Bendix G, Bjelle A. Adding low-dose cyclosporin A to parenteral gold therapy in rheumatoid arthritis: a double-blind placebo-controlled study. *Br J Rheumatol* 1996;35:1142–1149.
125. Williams HJ, Ward JR, Reading JC, et al. Comparison of auranofin, methotrexate, and the combination of both in the treatment of rheumatoid arthritis. *Arthritis Rheum* 1992;35:259–269.
126. Abraham EP, Chain E, Baker W, et al. Penicillamine: a characteristic degradation product of penicillin. *Nature* 1943;151:107.
127. Walshe JM. Disturbances of amino acid metabolism following liver injury. *Q J Med* 1953;22:483–505.
128. Crawhall JC, Scowen EF, Watts RWE. Effects of penicillamine on cystinuria. *BMJ* 1963;1:588–590.
129. Jaffe IA. Comparison of the effect of plasmapheresis and penicillamine on the level of circulating rheumatoid factor. *Ann Rheum Dis* 1963;22:71–76.
130. Cuperus RA, Muijsers AO, Wever R. Antiarthritic drugs containing thiol groups scavenge hypochlorite and inhibit its formation by myeloperoxidase from human leukocytes. A therapeutic mechanism of these drugs in rheumatoid arthritis? *Arthritis Rheum* 1985;28: 1228–1233.
131. Teodorescu M, McAfee M, Skosey JL, et al. Covalent disulfide binding of IL-1β to α_2-macroglobulin: inhibition by D-penicillamine. *Mol Immunol* 1991;28:323–334.
132. Lipsky PE, Ziff M. Inhibition of human helper T cell function *in vitro* by D-penicillamine and $CuSO_4$. *J Clin Invest* 1980;65:1069–1076.
133. Zuckner J, Ramsey RH, Dorner RW, Gantner GE. D-penicillamine in rheumatoid arthritis. *Arthritis Rheum* 1970;13:131–138.
134. Brown-Galatola CH, Hall ND. Impaired suppressor cell activity due to surface sulphydryl oxidation in rheumatoid arthritis. *Br J Rheumatol* 1992;31:599–603.
135. Rosad M, Fiocco U, De Silvestro G, et al. Effect of D-penicillamine on the T cell phenotype in scleroderma. Comparison between treated and untreated patients. *Clin Exp Rheumatol* 1993;11:143–148.
136. Akamatsu T, Matsubara T, Saegusa Y, et al. Inhibition of mitogen-induced response of human peripheral blood mononuclear cells by bucillamine, a new antirheumatic sulfhydryl drug. *Rheumatol Int* 1994;13:197–201.
137. Hashimoto K, Lipsky PE. Immunosuppression by the disease modifying antirheumatic drug bucillamine: inhibition of human T lymphocyte function by bucillamine and its metabolites. *J Rheumatol* 1993;20:953–957.
138. Hirohata S, Lipsky PE. Regulation of B cell function by bucillamine, a novel disease modifying antirheumatic drug. *Clin Immunol Immunopathol* 1993;66:43–51.
139. Hirohata S, Lipsky PE. Comparative inhibitory effects of bucillamine and D-penicillamine on the function of human B cells and T cells. *Arthritis Rheum* 1994;37:942–950.
140. Nagashima M, Yoshino S, Aono H, et al. Inhibitory effects of antirheumatic drugs on vascular endothelial growth factor in cultured rheumatoid synovial cells. *Clin Exp Immunol* 1999;116:360–365.
141. Aono H, Hasunuma T, Fujisawa K, et al. Direct suppression of human synovial cell proliferation *in vitro* by salazosulfapyridine and bucillamine. *J Rheumatol* 1996;23:65–70.
142. Huskisson EC, Gibson TJ, Balme HW, et al. Trial comparing D-penicillamine in rheumatoid arthritis: preliminary report. *Ann Rheum Dis* 1974;33:532–535.
143. Berry H, Liyange R, Durance CG, et al. Trial comparing azathioprine and penicillamine in treatment of rheumatoid arthritis. *Ann Rheum Dis* 1976;35:542–543.
144. Dixon A St J, Davies J, Dormandy TL, et al. Synthetic D(-) penicillamine in rheumatoid arthritis. Double-blind controlled study of a high and a low dose regimen. *Ann Rheum Dis* 1975;34:416–421.
145. Jaffe IA. The effect of penicillamine on the laboratory parameters in rheumatoid arthritis. *Arthritis Rheum* 1965;8:1064–1079.
146. Jaffe IA. Penicillamine treatment of rheumatoid arthritis: effect on immune complexes. *Ann NY Acad Sci* 1975;256:330–337.
147. Wolfe F, Hawley DJ. Remission in rheumatoid arthritis. *J Rheumatol* 1985;12:245–252.
148. Pullar T, Hunter JA. Does second-line therapy affect the radiological progression of rheumatoid arthritis? *Ann Rheum Dis* 1984;43: 18–23.
149. Eberhardt K, Rydgren L, Fex E, et al. D-penicillamine in early rheumatoid arthritis: experience from a 2-year double blind placebo controlled. *Clin Exp Rheumatol* 1996;14:625–631.
150. Jaffe IA. Rheumatoid vasculitis report of a second case treated with penicillamine. *Arthritis Rheum* 1968;11:585–592.
151. Ginsberg MH, Genant HK, Yu TSF, et al. Rheumatoid nodulosis: an unusual variant of rheumatoid disease. *Arthritis Rheum* 1975;18: 49–58.
152. Dash S, Seibold JR, Tiku ML. Successful treatment of methotrexate induced nodulosis with D-penicillamine. *J Rheumatol* 1999;26:1396–1399.
153. Blau S, Meiselas L. Regression of splenomegaly with hematologic recovery in Felty's syndrome due to D-penicillamine. A case report. *Meadowbrook Hosp J* 1972;5:16.
154. Lake B, Andrews J. Rheumatoid arthritis with amyloidosis and malabsorption syndrome. Effect of D-penicillamine. *Am J Med* 1968;44: 105–115.
155. Lorber A. Penicillamine therapy for rheumatoid lung disease: effects of protein sulfhydryl groups. *Nature* 1966;210:1235–1237.
156. Haerdon J, Coolen L, Dequeker J. The effect of D-penicillamine on lung function parameters (diffusion capacity) in rheumatoid arthritis. *Clin Exp Rheumatol* 1993;11:509–513.
157. Ansell BM. Penicillamine, levamisole and cytotoxic drugs. In: Moore TD, ed. *Arthritis in childhood.* Eightieth Ross conference in pediatric research. Columbus, OH: Ross Laboratories, 1981:127–130.
158. Schairer H. Long-term follow-up of 285 cases of juvenile chronic polyarthritis treated with D-penicillamine or gold. In: *The care of rheumatic children.* EULAR bulletin. Monograph series no. 3:165. Basel, Switzerland: EULAR Publishers, 1978.
159. Bird HA, Dixon A St J. Failure of D-penicillamine to affect peripheral joint involvement in ankylosing spondylitis or HLA B-27 associated arthropathy. *Ann Rheum Dis* 1977;36:289.
160. Steen VD, Medsger TA Jr, Rodman GP. D-penicillamine therapy in progressive systemic sclerosis (scleroderma) a retrospective analysis. *Ann Intern Med* 1982;97:652–659.
161. Clements PJ, Furst DE, Wong WK, et al. High-dose versus low-dose D-penicillamine in early diffuse systemic sclerosis: analysis of a two-year, double-blind, randomized, controlled clinical trial. *Arthritis Rheum* 1999;42:1194–1203.
162. Jaffe IA. The technique of penicillamine administration in rheumatoid arthritis. *Arthritis Rheum* 1975;18:513–514.
163. Jaffe IA. D-penicillamine. *Bull Rheum Dis* 1978;28:948–952.
164. Doyle DV, Perrett D, Foster OJ, et al. The long-term use of D-penicillamine for treating rheumatoid arthritis: is continuous therapy necessary? *Br J Rheumatol* 1993;32:614–617.

165. Schnua A, Osman MA, Patel RB, et al. Influence of food on the bioavailability of penicillamine. *J Rheumatol* 1983;10:95–97.
166. Perrett D. The metabolism and pharmacology of D-penicillamine in man. *J Rheumatol* 1981;8(suppl 7):41–50.
167. Joyce DA, Day RO. D-penicillamine and D-penicillamine-protein disulfide in plasma and synovial fluid of patients with rheumatoid arthritis. *Br J Clin Pharmacol* 1990;30:511–517.
168. Sternlieb I, Fisher M, Scheinberg IH. Penicillamine-induced skin lesions. *J Rheumatol* 1981;8(suppl 7):149–154.
169. Klingberg WG, Prasad AS, Oberleas D. Zinc deficiency following penicillamine therapy. In: Prasad AS, ed. *Trace elements in human health and disease.* New York: Academic, 1976;1:51–65.
170. van de Staak WJBM, Cotton DWK, Jonckheer-Venneste MMH, et al. Lichenoid eruption following penicillamine. *Dermatologica* 1975; 150:372–374.
171. Pass F, Goldfischer S, Sternlieb I, et al. Elastosis perforans serpiginosa during penicillamine therapy for Wilson's disease. *Arch Dermatol* 1973;108:713–715.
172. Bardach H, Gebhart W, Niebauer G. "Lumpy-bumpy" elastic fibers in the skin and lungs of a patient with a penicillamine-induced elastosis perforans serpiginosa. *J Cutan Pathol* 1979;6:243–252.
173. Greer KS, Askew FC, Richardson DR. Skin lesions induced by penicillamine. Occurrence in a patient with hepatolenticular degeneration (Wilson's disease). *Arch Dermatol* 1976;112:1267–1269.
174. Tishler M, Kahn Y, Yaron M. Pure red cell aplasia caused by D-penicillamine treatment of rheumatoid arthritis. *Ann Rheum Dis* 1991;50:255–256.
175. Bacon PA, Tribe CR, Mackenzie JC, et al. Penicillamine nephropathy in rheumatoid arthritis. A clinical, pathological and immunological study. *Q J Med* 1976;45:661–684.
176. Dische FR, Swinson DR, Hamilton EBD, et al. Immunopathology of penicillamine induced glomerular disease. *J Rheumatol* 1976;3: 145–154.
177. Barraclough D, Cunningham TJ, Muirden KD. Microscopic hematuria in patients with rheumatoid arthritis on D-penicillamine. *Aust N Z J Med* 1981;11:706–708.
178. Almirall J, Alcorta I, Botey A, et al. Penicillamine-induced rapidly progressive glomerulonephritis in a patient with rheumatoid arthritis. *Am J Nephrol* 1993;13:286–288.
179. Macarron P, Garcia Crouzet J, Camus JP, et al. Lupus induced by D-penicillamine during the treatment of rheumatoid arthritis. *Ann Med Interne* 1974;125:71–80.
180. Macarron P, Garcia Diaz JE, Azofra JA, et al. D-penicillamine therapy associated with rapidly progressive glomerulonephritis. *Nephrol Dial Transplant* 1992:7:161–164.
181. Vardi P, Brik R, Barzilai D, et al. Frequent induction of insulin autoantibodies by D-penicillamine in patients with rheumatoid arthritis. *J Rheumatol* 1992;19:1527–1530.
182. Masters CL, Dawkins RL, Zilko PJ, et al. Penicillamine-associated myasthenia gravis, anti-acetylcholine receptor and antistriational antibodies. *Am J Med* 1977;63:689–694.
183. Dawkins RL, Garlepp MJ, McDonald BL, et al. Myasthenia gravis and D-penicillamine. *J Rheumatol* 1981;8(suppl 7):169–172.
184. Drosos AA, Christou L, Galanopoulou V, et al. D-penicillamine induced myasthenia gravis: clinical, serological and genetic findings. *Clin Exp Rheumatol* 1993;11:387–391.
185. Schrader PL, Peters HA, Dahl DS. Polymyositis and penicillamine. *Arch Neurol* 1972;27:456–457.
186. Jenkins EA, Hull RG, Thomas AL. D-penicillamine and polymyositis: the significance of the Jo-1 antibody. *Br J Rheumatol* 1993;32: 1109–1110.
187. Wright GD, Wilson C, Bell AL. D-penicillamine induced polymyositis causing complete heart block. *Clin Rheumatol* 1994;13:80–82.
188. Turner-Warwick M. Adverse reactions affecting the lung: possible association with D-penicillamine. *J Rheumatol* 1981;8(suppl 7)8: 166–168.
189. Eastmond CJ. Diffuse alveolitis as a complication of penicillamine treatment for rheumatoid arthritis. *BMJ* 1976;1:1506.
190. Petersen J. Moller I. Miliary pulmonary infiltrates and penicillamine. *Br J Radiol* 1978;51:915–916.
191. Geddes DM, Corrin B, Brewerton DA, et al. Progressive airway obliteration in adults and its association with rheumatoid disease. *Q J Med* 1977;46:427–444.
192. Lyle WH. D-penicillamine and fatal obliterative bronchiolitis. *BMJ* 1977;1:105.
193. Rosenbaum J, Katz WA, Schumacher HR. Hepatotoxicity associated with use of D-penicillamine in rheumatoid arthritis. *Ann Rheum Dis* 1980;39:152–154.
194. Jacobs JW, Van der Weide FR, Kruijsen MW. Fatal cholestatic hepatitis caused by D-penicillamine. *Br J Rheumatol* 1994;33:770–773.
195. Desai SN. Sudden gigantism of breasts: drug induced? *Br J Plast Surg* 1973;26:371–372.
196. Desautels JE. Breast gigantism due to D-penicillamine. *Can Assoc Radiol J* 1994;45:143–144.
197. Svartz N. Salazopyrin, a new sulfanilamide preparation. *Acta Med Scand* 1942;110:577.
198. McConkey B, Amos R, Durham S, et al. Sulphasalazine in rheumatoid arthritis. *BMJ* 1980;280:442.
199. O'Dell JR, Haire CE, Erikson N, et al. Treatment of rheumatoid arthritis with methotrexate alone, sulfasalazine and hydroxychloroquine, or a combination of all three medications. *N Engl J Med* 1996; 334:1287.
200. Williams J, Hallet M. Effect of sulphasalazine and its active metabolite, 5-aminosalicylic acid, on toxic oxygen metabolite production by neutrophils. *Gut* 1989;30:1581.
201. Storgaard M, Jensen MP, Stengaard-Pedersen K, et al. Effects of methotrexate, sulphasalazine and aurothiomalate on polymorphonuclear leucocytes in rheumatoid arthritis. *Scand J Rheumatol* 1996; 25:168–173.
202. Tsai CY, Wu TH, Yu CL, et al. The *in vitro* immunomodulatory effects of sulfasalazine on human polymorphonuclear leukocytes, mononuclear cells, and cultured glomerular mesangial cells. *Life Sci* 2000;67:1149–1161.
203. Akahoshi T, Namai R, Sekiyama N, et al. Rapid induction of neutrophil apoptosis by sulfasalazine: implications of reactive oxygen species in the apoptotic process. *J Leukoc Biol* 1997;62:817–826.
204. Carlin G, Djursater R, Smedegard G. Sulphasalazine inhibition of human granulocyte activation by inhibition of second messenger compounds. *Ann Rheum Dis* 1992;51:1230.
205. Gadangi P, Longaker M, Naime D, et al. The anti-inflammatory mechanism of sulfasalazine is related to adenosine release at inflamed sites. *J Immunol* 1996;156:1937–1941.
206. Morabito L, Montesinos MC, Schreibman DM, et al. Methotrexate and sulfasalazine promote adenosine release by a mechanism that requires ecto-5′-nucleotidase-mediated conversion of adenine nucleotides. *J Clin Invest* 1998;101:295–300.
207. Imai F, Suzuki R, Ishigashi T, et al. Effect of sulfasalazine on B cell hyperactivity in patients with rheumatoid arthritis. *J Rheumatol* 1994;21:612.
208. Symmons DPM, Salmon M, Farr M, et al. Sulfasalazine treatment and lymphocyte function in patients with rheumatoid arthritis. *J Rheumatol* 1988;15:575–579.
209. Nissila M, Lehtinen K, Leirisalo-Repo M. Sulfasalazine in the treatment of ankylosing spondylitis: a twenty-six week, placebo-controlled clinical trial. *Arthritis Rheum* 1988;31:1111–1116.
210. Hirohata S, Ohshima N, Yanagida T, et al. Regulation of human B cell function by sulfasalazine and its its metabolites. *Int Immunopharmacol* 2002;5:631–640.
211. Liptay S, Bachem M, Hacker G, et al. Inhibition of nuclear factor kappa B and induction of apoptosis in T-lymphocytes by sulfasalazine. *Br J Pharmacol* 1999;128:1361–1369.
212. Liptay S, Fulda S, Schanbacher M, et al. Molecular mechanisms of sulfasalazine-induced T cell apoptosis. *Br J Pharmacol* 2002;137: 608–620.
213. Weber CK, Liptay S, Wirth T, et al. Suppression of NF-kappaB activity by sulfasalazine is mediated by direct inhibition of IkappaB kinases alpha and beta. *Gastroenterology* 2000;119:1209–1218.
214. Gout PW, Buckley AR, Simms CR, et al. Sulfasalazine, a potent suppressor of lymphoma growth by inhibition of the x-cystine transporter: a new action for an old drug. *Leukemia* 2001;15:1633–1640.
215. Kang BY, Chung SW, Im SY, et al. Sulfasalazine prevents T-helper 1 immune response by suppressing interleukin-12 production in macrophages. *Immunology* 1999;98:98–103.
216. Danis VA, Franic GM, Rathjen DA, et al. Circulating cytokine levels in patients with rheumatoid arthritis: results of a double blind trial with sulphasalazine. *Ann Rheum Dis* 1992;51:945.
217. Pullar T, Hunter J, Capell H. Sulphasalazine in rheumatoid arthritis: a

double blind comparison of sulphasalazine with placebo and sodium aurothiomalate. *BMJ* 1983;287:1102.

218. Australian Multicentre Clinic Trial Group. Sulphasalazine in early rheumatoid arthritis. *J Rheumatol* 1992;19:1672.
219. Pinals R, Kaplan S, Lawson J, et al. Sulphasalazine in rheumatoid arthritis: a double-blind placebo controlled trial. *Arthritis Rheum* 1986;29:1427.
220. Hannonen P, Mottonen T, Hakola M, et al. Sulphasalazine in early rheumatoid arthritis. *Arthritis Rheum* 1993;36:1501.
221. Mottonen T, Hannonen P, Leiroso-Repo M, et al. Comparison of combination therapy with single-drug therapy in early rheumatoid arthritis: a randomized trial. FIN-FACo trial group. *Lancet* 1999;353:259–266.
222. Van der Heijde D, van Riel P, Nuver-Zwart E, et al. Sulphasalazine versus hydroxychloroquine in rheumatoid arthritis: 3-year follow-up. *Lancet* 1990;335:539.
223. Williams HJ, Ward JR, Dahl SL, et al. A controlled trial comparing sulfasalazine, gold sodium thiomalate, and placebo in rheumatoid arthritis. *Arthritis Rheum* 1988;31:702–713.
224. Neumann VC, Grindulis KA, Hbbal S, et al. Comparison between penicillamine and sulphasalazine in rheumatoid arthritis: Leeds-Birmingham trial. *BMJ* 1983;287:1099–1102.
225. Carroll GJ, Will RK, Breidahl PD, et al. Sulphasalazine versus penicillamine in the treatment of rheumatoid arthritis. *Rheumatol Int* 1989;8:251–255.
226. Smolen JS, Kalden JR, Scott DL, et al. Efficacy and safety of leflunomide compared with placebo and sulphasalazine in active rheumatoid arthritis: a double-blind, randomized, multi-centre trial. *Lancet* 1999;353:259–266.
227. Felson DT, Anderson JJ, Meenan RF. The comparative efficacy and toxicity of second-line drugs in rheumatoid arthritis: results of two meta-analyses. *Arthritis Rheum* 1990;33:1449–1461.
228. Svensson B, Ahlmen M, Forslind K. Treatment of early RA in clinical practice: a comparative study of two different DMARD/corticosteroid options. *Clin Exp Rheumatol* 2003;21:327–332.
229. Ishikawa K, Tsukada Y, Tamura S, et al. Salazosulfapridine-induced remission of Felty's syndrome along with significant reduction in neutrophil-bound immunoglobulin G. *J Rheumatol* 2003;30:404–406.
230. Haagsma CJ, van Riel PL, de Rooij DJ, et al. Combination of methotrexate and sulphasalazine vs methotrexate alone: a randomized open clinical trial in rheumatoid arthritis patients resistant to sulphasalazine therapy. *Br J Rheumatol* 1994;33:1049–1055.
231. Shiroky JB. Combination of sulphasalazine and methotrexate in the management of rheumatoid arthritis: view based on personal clinical experience. *Br J Rheumatol* 1995;34(suppl 2):109–112.
232. Dougados M, Combe B, et al. Combination therapy in early rheumatoid arthritis: a randomized, controlled, double blind 52 week clinical trial of sulphasalazine compared with the single components. *Ann Rheum Dis* 1999;58:220–225.
233. O'Dell JR, Haire CE. Treatment of rheumatoid arthritis with methotrexate alone, sulfasalazine and hydroxychloroquine, or a combination of all three medications. *N Engl J Med* 1996;334:1287–1291.
234. Mottonen T, Hannonen P, Leirisalo-Reppo M, et al. Comparison of combination therapy with single-drug therapy in early rheumatoid arthritis: a randomised trial. *Lancet* 1999;353:1568–1573.
235. Landewe RB, Boers M, Verhoeven AC, et al. COBRA combination therapy in patients with early rheumatoid arthritis: long-term structural benefits of a brief intervention. *Arthritis Rheum* 2002;46:347–356.
236. Clegg DO, Reda DJ, Weisman MH, et al. Comparison of sulfasalazine and placebo in the treatment of ankylosing spondylitis. *Arthritis Rheum* 1996;39:2004.
237. Kirwan J, Edwards A, Huitfeldt B, et al. The course of established ankylosing spondylitis and the effects of sulphasalazine over 3 years. *Br J Rheum* 1993;32:729.
238. Mielants H, Veys E. HLA-B27 related arthritis and bowel inflammation. Part 1. Sulfasalazine (Salazopyrin) in HLA-B27 related reactive arthritis. *J Rheumatol* 1985;12:287.
239. Feltelius N, Hallgren R. Sulphasalazine in ankylosing spondylitis. *Ann Rheum Dis* 1986;45:396–399.
240. Nissila M, Lehtinen K, Leirisalo-Repo M. Sulfasalazine in the treatment of ankylosing spondylitis: a twenty-six week, placebo-controlled clinical trial. *Arthritis Rheum* 1988;31:1111–1116.
241. Farr M, Kitas G, Waterhouse L, et al. Sulphasalazine in psoriatic arthritis: a double blind placebo-controlled study. *Br J Rheumatol* 1990;29:46.
242. Clegg DO, Reda DJ, Mejias E et al. Comparison of sulfasalazine and placebo in the treatment of psoriatic arthritis: a Department of Veterans Affairs Cooperative Study. *Arthritis Rheum* 1996;39:2013–2020.
243. Gupta AK, Grober JS, Hamilton TA, et al. Sulfasalazine therapy for psoriatic arthritis: a double blind, placebo controlled trial. *J Rheumatol* 1995;22:894.
244. Mielants H, Veys EM. HLA-B27 related arthritis and bowel inflammation. Part 1: sulfasalazine (salazopyrin) in HLA-B27 related reactive arthritis. *J Rheumatol* 1985;12:287–293.
245. Mielants H, Veys JM, Joos R, et al. Repeat ileocolonoscopy in reactive arthritis. *J Rheumatol* 1987;14:456–458.
246. Clegg DO, Reda DJ, Weisman MH, et al. Comparison of sulfasalazine and placebo in the treatment of reactive arthritis (Reiter's syndrome): a Department of Veterans Affairs Cooperative Study. *Arthritis Rheum* 1996;39:2021–2027.
247. Egsmose C, Hansen TM, Andersen LS, et al. Limited effect of sulphasalazine treatment in reactive arthritis: a randomized double blind placebo controlled trial. *Ann Rheum Dis* 1997;56:32–36.
248. Clegg DO, Reda DJ, Abdellatif M. Comparison of sulfasalazine and placebo for treatment of axial and peripheral articular manifestations of the seronegative spondyloarthropathies: a Department of Veterans Affairs Cooperative Study. *Arthritis Rheum* 1999;42:2325–2329.
249. Grondin C, Malleson P, Petty R. Slow-acting antirheumatic drugs in chronic arthritis of childhood. *Semin Arthritis Rheum* 1988;18:38.
250. van Rossum MA, Fiselier RJ, Franssen MJ, et al. Sulfasalazine in the treatment of juvenile chronic arthritis: a randomized. Double-blind, placebo-controlled, multicenter study: Dutch Juvenile Chronic Arthritis Group. *Arthritis Rheum* 1998;41:808–816.
251. Munoz-Fernandez S, Hidalgo V, Fernandez-Melon J, et al. Sulfasalazine reduces the number of flares of acute anterior uveitis over a one-year period. *J Rheumatol* 2003;30:1277–1279.
252. Gupta A, Goldfarb M, Voorhees J. The use of sulfasalazine in atrophie blanche. *Int J Dermatol* 1990;29:663–665.
253. Bisalbutra P, Kullavanijaya P. Sulfasalazine in atrophie blanche. *J Am Acad Dermatol* 1993;28:275–276.
254. Andreozzi R, Nuss D. Dermatitis herpetiformis: treatment with Azulfidine. *Cutis* 1974;13:366–370.
255. Artuz F, Lenk N, Deniz N, et al. Efficacy of sulfasalazine in discoid lupus erythematosus. *Int J Dermatol* 1996;35:746–748.
256. Delaporte E, Catteau N, Sabbagh N, et al. Treatment of discoid lupus erythematosus with sulfasalazine: 11 cases. *Ann Dermatol Venereol* 1997;124:151–156.
257. Schroder H, Campbell DES. Absorption, metabolism, and excretion of salicylazosulfapyridine in man. *Clin Pharmacol Ther* 1972;13:539–551.
258. Klotz U, Maier KE. Pharmacology and pharmacokinetics of 5-aminosalicylic acid. *Dig Dis Sci* 1987;32(suppl):46–50.
259. Klotz U. Clinical pharmacokinetics of sulphasalazine: its metabolites, and other prodrugs of 5-aminosalicylic acid. *Clin Pharmacokinet* 1985;10:285–302.
260. Taggart AJ, McDermott BJ, Roberts SD. The effect of age and acetylator phenotype on the pharmacokinetics of sulfasalazine in patients with rheumatoid arthritis. *Clin Pharmacokinet* 1992;23:311–320.
261. Das KM, Dubin R. Clinical pharmacokinetics of sulphasalazine. *Clin Pharmacokinet* 1976;1:406–425.
262. Tanaka E, Taniguchi A, Urano W, et al. Adverse effects of sulfasalazine in patients with rheumatoid arthritis are associated with diplotype configuration at the *N*-acetyltransferase 2 gene. *J Rheumatol* 2002;29:2492–2499.
263. Ricart E, Taylor WR, Loftus EV, et al. *N*-acetyltransferase 1 and 2 genotypes do not predict response or toxicity to treatment with mesalamine and sulphasalazine in patients with ulcerative colitis. *Am J Gastroenterol* 2002;97:1763–1768.
264. Taffet SL, Das KM. Sulfasalazine: adverse effects and desensitization. *Dig Dis Sci* 1983;28:833–842.
265. Scott DL, Dacre JE. Adverse reactions to sulfasalazine: the British experience. *J Rheumatol* 1988;15(suppl 16):17–21.
266. Rafouth R. Systemic granulomatous reaction to salicylazosulfapyridine in a patient with Crohn's disease. *Am J Dig Dis* 1974;19:465–

469.
267. Maddocks JL, Slater DN. Toxic epidermal necrolysis, agranulocytosis, and erythroid hypoplasia associated with sulphasalazine. *J R Soc Med* 1980;73:587–588.
268. Das KM, Eastwood MA, McManus JA, et al. Adverse reactions during salicylazapyridine therapy and the relation with drug metabolism and acetylator phenotype. *N Engl J Med* 1973;289:491–495.
269. Capell HA, Pullar T, Hunter JA. Comparison of white blood cell dyscrasias during sulfasalazine therapy of rheumatoid arthritis and inflammatory bowel disease. *Drugs* 1986;32(suppl 1):44–48.
270. Deisu CL, Eckman E. Sulfasalazine associated agranulocytosis in Sweden 1972–1989: clinical features, and estimation of its incidence. *Eur J Clin Pharmacol* 1992;43:215–218.
271. Kuipers EJ, Vallenga E, de Wolf JT, et al. Sulfasalazine induced agranulocytosis treated with granulocyte-macrophage colony stimulating factor. *J Rheumatol* 1992;19:621–622.
272. Wijnands MJ, Allebes WA, Boerbooms AMT, et al. Thrombocytopenia due to aurothioglucose, sulphasalazine, and hydroxychloroquine. *Ann Rheum Dis* 1990;49:798–800.
273. Omer A, Mowat AG. Nature of anemia in rheumatoid arthritis: IX. Folate metabolism in patients with rheumatoid arthritis. *Ann Rheum Dis* 1968;27:414–424.
274. Averbuch M, Halpern Z, Hallak A, et al. Sulfasalazine pneumonitis. *Am J Gastroenterol* 1985;80:343–345.
275. Valcke Y, Pauwels R, Van Der Straeten M. Bronchoalveolar lavage in acute hypersensitivity pneumonitis caused by sulfasalazine. *Chest* 1987;92:572–573.
276. Jones GR, Malone DNS. Sulphasalazine induced lung disease. *Thorax* 1972;27:713–717.
277. Werlin S, Grand R. Bloody diarrhea: new complication of sulfasalazine. *J Pediatr* 1978;92:450–451.
278. Brazer SR, Medoff JR. Sulfonamide-induced pancreatitis. *Pancreas* 1988;3:583–586.
279. Haines JD Jr. Hepatotoxicity after treatment with sulfasalazine. *Postgrad Med J* 1986;79:193–198.
280. Mihas AA, Goldenberg DJ, Slaughlar RJ. Sulfasalazine toxic reactions: hepatitis, fever, and skin rash with hypocomplementemia and immune complexes. *JAMA* 1978;239:2590–2591.
281. Marinos G, Riley J, Painter DM, et al. Sulfasalazine-induced fulminant hepatic failure. *J Clin Gastroenterol* 1992;14:132–135.
282. Hoo JJ. Possible teratogenicity of sulfasalazine. *N Engl J Med* 1988; 318:1128.
283. Mogadam M, Dobbins WO III, Krelitz BI. The safety of corticosteroids and sulfasalazine in pregnancy associated with inflammatory bowel disease. *Gastroenterology* 1981;81:72–76.
284. Dhar J, Selhub J, Rosenberg IH. Azulfidine inhibition of folic acid absorption: confirmation of a specific saturable transport mechanism. *Gastroenterology* 1976;70:878A.
285. Toth A. Reversible toxic effect of salicylazosulfapyridine on semen quality. *Fertil Steril* 1979;31:538–540.
286. Riley SA. Sulfasalazine-induced abnormal sperm penetration. *Dig Dis Sci* 1988;33:1948.
287. Hill ME, Gordon C, Situnayake RD, et al. Sulfasalazine induced seizures and dysphasia. *J Rheumatol* 1994;21:748–749.
288. Neeman A, Berliner S, Shoenfeld Y, et al. Salazopyrine induced tachycardia [Letter]. *Biomedicine* 1980;33:1–2.
289. Reid J, Holt S, Housley E, et al. Raynaud's phenomenon induced by sulphasalazine. *Postgrad Med J* 1980;56:106–107.
290. Marcus RW. Sulfasalazine induced taste disturbances [Letter]. *J Rheumatol* 1991;18:634–635.
291. Chalmers I, Sitar D, Hunter T. A one-year, open, prospective study of sulfasalazine in the treatment of rheumatoid arthritis: adverse reactions in relation to laboratory variables, drug and metabolite serum levels and acetylator status. *J Rheumatol* 1990;17:764.
292. Caulier M, Dromer C, Andrieu V. Sulfasalazine induced lupus in rheumatoid arthritis. *J Rheumatol* 1994;21:750.
293. Lowry PW, Franklin CL, Weaver AL, et al. Leucopenia resulting from a drug interaction between azathioprine or 6-mercaptopurine and mesalamine, sulphasalazine, or balsalazide. *Gut* 2001;49:656–664.
294. Wallace D. Antimalarial agents and lupus. *Rheum Dis Clin North Am* 1994;20:243–263.
295. Krogstad DJ, Schlesinger PH. Acid-vesicle function, intracellular pathogens, and the action of chloroquine against *Plasmodium falciparum*. *N Engl J Med* 1987;317:542–549.
296. Homewood CA, Warhurst DC, Peters W, et al. Lysosomes pH and the antimalarial action of chloroquine. *Nature* 1972;235:50–52.
297. Ziegler HK, Unanue ER. Decrease in macrophage antigen catabolism caused by ammonia and chloroquine is associated with inhibition of antigen presentation to T cells. *Proc Natl Acad Sci U S A* 1982;79:175–178.
298. Unanue E. Antigen-presenting function of the macrophage. *Annu Rev Immunol* 1984;2:395–428.
299. Nowell J, Quaranta V. Chloroquine effects biosynthesis of Ia molecules by inhibiting dissociation of invariant (gamma) chains from α-β dimers in B cells. *J Exp Med* 1985;162:1371–1376.
300. Fox RI, Kang HI. Mechanism of action of antimalarial drugs: inhibition of antigen processing and presentation. *Lupus* 1993;2(suppl 1): 9–12.
301. Salmeron G, Lipsky PE. Immunosuppressive potential of antimalarials. *Am J Med* 1983;75:19–24.
302. Lee J, Chuang TH, Redecke V, et al. Molecular basis for the immunostimulatory activity of guanine nucleoside analogs: activation of Toll-like receptor 7. *Proc Natl Acad Sci USA* 2003;100(11):6646–6651.
303. Sperber K, Quraishi H, Kalb TH, et al. Selective regulation of cytokine secretion by hydroxychloroquine: inhibition of interleukin 1 alpha (IL-1-alpha) and IL-6 in human monocytes and T cells. *J Rheumatol* 1993;20:803–808.
304. Hurst NP, French JK, Bell AL, et al. Differential effects of mepacrine, chloroquine and hydroxychloroquine on superoxide anion generation, phospholipid methylation and arachidonic acid release by human blood monocytes. *Biochem Pharmacol* 1986;15; 35:3083–3089.
305. Bondeson J, Sundler R. Antimalarial drugs inhibit phospholipase A_2 activation and induction of interleukin 1beta and tumor necrosis factor alpha in macrophages: implications for their mode of action in rheumatoid arthritis. *Gen Pharmacol* 1998;30:357–366.
306. Jeong JY, Jue DM. Chloroquine inhibits processing of tumor necrosis factor in lipopolysaccharide-stimulated RAW 264.7 macrophages. *J Immunol* 1997;158:4901–4907.
307. Chiang G, Sassaroli M, Louie M, et al. Inhibition of HIV-1 replication by hydroxychloroquine: mechanism of action and comparison with zidovudine. *Clin Ther* 1996;18:1080–1092.
308. Sperber K, Kalb TH, Stecher VJ, et al. Inhibition of human immunodeficiency virus type 1 replication by hydroxychloroquine in T cells and monocytes. *AIDS Res Hum Retrovir* 1993;9:91–98.
309. Rhodes JM, McLaughlin JE, Brown DJ, et al. Inhibition of leucocyte motility and prevention of immune-complex experimental colitis by hydroxychloroquine. *Gut* 1982;23:181–187.
310. Hurst NP, French JK, Gorjatschko L, et al. Chloroquine and hydroxychloroquine inhibit multiple sites in metabolic pathways leading to neutrophil superoxide release. *J Rheumatol* 1988;15: 23–27.
311. Hurst NP, French JK, Gorjatschko L, et al. Studies on the mechanism of inhibition of chemotactic tripeptide stimulated human neutrophil polymorphonuclear leucocyte superoxide production by chloroquine and hydroxychloroquine. *Ann Rheum Dis* 1987;46: 750–756.
312. Cohen A, Calkins E. A controlled study of chloroquine as an antirheumatic agent. *Arthritis Rheum* 1958;1:297–308.
313. Freedman A, Steinberg VL. Chloroquine in rheumatoid arthritis: a double blindfold trial of treatment for one year. *Ann Rheum Dis* 1960;19:243–250.
314. Hamilton E, Scott J. Hydroxychloroquine in treatment of rheumatoid arthritis. *Arthritis Rheum* 1962;5:502–512.
315. Mainland D, Sutcliffe MI. Hydroxychloroquine in rheumatoid arthritis: a six-month, double blind trial. *Bull Rheum Dis* 1962;13:287–290.
316. HERA. A randomized trial of hydroxychloroquine in rheumatoid arthritis: the HERA study. *Am J Med* 1995;98:156–168.
317. Laaksonen L, Koskiadhde V, Juva K. Dosage of antimalarial drugs for children with juvenile RA. *Scand J Rheumatol* 1974;3:103–108.
318. Clark P, Casas E, Tugwell P, et al. Hydroxychloroquine compared with placebo in rheumatoid arthritis. *Ann Intern Med* 1993;119: 1067–1071.
319. Mottonen T, Hannonen P, Leirisalo-Repo M, et al. Comparison of combination therapy with single-drug therapy in early rheumatoid

arthritis: a randomized trial. FIN-RACo trial group. *Lancet* 1999; 353:1568–1573.
320. O'Dell JR, Leff R, Paulsen G, et al. Treatment of rheumatoid arthritis with methotrexate and hydroxychloroquine, methotrexate and sulfasalazine, or a combination of the three medications: results of a two-year, randomized , double-blind, placebo-controlled trial. *Arthritis Rheum* 2002;46:1164–1170.
321. Furst DE. Update on clinical trials in the rheumatic diseases. *Curr Opin Rheumatol* 1998;10:123–128.
322. Avina-Zubieta JA, Galindo-Rodriguez G, Newman S, et al. Long-term effectiveness of antimalarial drugs in rheumatic diseases. *Ann Rheum Dis* 1998;57:582–587.
323. Ruzicka T, Sommerburg C, Goerz G, et al. Treatment of cutaneous lupus erythematosus with acitretin and hydroxychloroquine. *Br J Dermatol* 1992;127:513–518.
324. Dubois E. Antimalarials in the management of discoid and systemic lupus erythematosus. *Semin Arthritis Rheum* 1978;8:33–51.
325. Rudnicki R, Gresham G, Rothfeld N. The efficacy of antimalarials in systemic lupus erythematosus. *J Rheumatol* 1975;2:223–230.
326. Winkelman R, Merwin C, Brunsting L. Antimalarial therapy of systemic lupus. *Ann Intern Med* 1961;51:772–776.
327. Ziff M, Esserman P, McKwan C. Observations on the course and treatment of systemic lupus erythematosus. *Arthritis Rheum* 1958;1: 332–340.
328. Bykerk V, Sampalis J, Esdaile JM, et al. A randomized study of the effect of withdrawing hydroxychloroquine sulfate in systemic lupus erythematosus. *N Engl J Med* 1991;324:150–154.
329. Engel GL, Ramano J, Ferris EB. Effect of quinacrine (Atabrine) on the central nervous system. *Arch Neurol* 1947;58:337–350.
330. Tanenbaum L, Tuffanelli DL. Antimalarial agents: chloroquine hydroxychloroquine and quinacrine. *Arch Dermatol* 1980;116:587–591.
331. O'Leary PA, Brunsting LA, Kierland RR. Quinacrine (Atabrine) hydrochloride in treatment of discoid lupus erythematosus. *Arch Dermatol Syph* 1953;67:633.
332. Rogers J, Finn OA. Synthetic antimalarial drugs in chronic discoid lupus erythematosus and light eruptions. *Arch Dermatol Syph* 1954; 70:61.
333. Kraak JH, van Ketel WG, Prakken JR, van Zwet WR. The value of hydroxychloroquine (Plaquenil) for the treatment of chronic discoid lupus erythematosus: a double-blind trial. *Dermatologica* 1965;130: 293.
334. Wallace JD, Metzger AL, Stecher VJ, et al. Cholesterol-lowering effect of hydroxychloroquine (Plaquenil) in rheumatoid disease patients: reversal of deleterious effects of steroids on lupus. *Am J Med* 1990;89:322.
335. Hodis HN, Quismorio FP Jr, Wickham E, et al. The lipid, lipoprotein and apolipoprotein effects of hydroxychloroquine in patients with SLE. *J Rheumatol* 1993;20:661.
336. Carter AE, Eban R, Perret RD. Prevention of post-operative deep venous thrombosis and pulmonary embolism. *BMJ* 1971;1:312–314.
337. Johnson R, Orth MC, Charnley J. Hydroxychloroquine in prophylaxis of pulmonary embolism following hip arthroplasty. *Clin Orthop* 1979;144:174–177.
338. Bertrand E, Cloitre B, Ticolat R, et al. Antiaggregation action of chloroquine. *Med Trop (Mars)* 1990;50:143–146.
339. Wallace DJ. Does hydroxychloroquine sulfate prevent clot formation in systemic lupus erythematosus? *Arthritis Rheum* 1987;30:1435–1436.
340. Espinola RG, Pierangeli SS, Ghara AE, et al. Hydroxychloroquine reverses platelet activation induced by human IgG antiphospholipid antibodies. *Thromb Haemost* 2002;87 518–522.
341. Erkan D, Yazici Y, Peterson MG, et al. A cross-sectional study of clinical thrombotic risk factors and preventive treatments in antiphospholipid syndrome. *Rheumatology* 2002;41:924–929.
342. Fox RI, Chan E, Benton L, et al. Treatment of primary Sjögren's syndrome with hydroxychloroquine. *Am J Med* 1988;85:62–67.
343. Kruize A, Hene R, Kallenberg C, et al. Hydroxychloroquine treatment for primary Sjögren's syndrome: a two-year double blind crossover trial. *Ann Rheum Dis* 1993;52:360.
344. Youssef W, Yan A, Russell A. Palindromic rheumatism: a response to chloroquine. *J Rheumatol* 1991;18:1.
345. Hannonen P, Mottonen T, Oka M. Treatment of palindromic rheumatism with chloroquine. *BMJ* 1987;294:1289.
346. Woo TY, Callen JP, Voorhees JJ, et al. Cutaneous lesions of dermatomyositis are improved by hydroxychloroquine. *J Am Acad Dermatol* 1984;10:592.
347. Olson NY, Lindsley CB. Adjunctive use of hydroxychloroquine childhood dermatomyositis. *J Rheumatol* 1989;16:12.
348. Bryant LR, DesRossier KF, Carpenter MT. Hydroxychloroquine in the treatment of erosive osteoarthritis. *J Rheumatol* 1995;22: 1527.
349. Rothschild BM. Prospective six-month double-blind trial of Plaquenil treatment of calcium pyrophosphate deposition disease (CPPD). *Arthritis Rheum* 1994;37(suppl 9):414.
350. Lakhanpal S, Ginsberg WW, Michet CJ, et al. Eosinophilic fasciitis: clinical spectrum and therapeutic response in 52 cases. *Semin Arthritis Rheum* 1988;17:221.
351. Lovy MR, Starkebaum G, Uberoi S. Hepatitis C infection presenting with rheumatic manifestations: a mimic of rheumatoid arthritis. *J Rheumatol* 1996;23:979.
352. Cutler DJ, MacIntyre AC, Tett SE. Pharmacokinetics and cellular uptake of 4-aminoquinolone antimalarials. *Agents Actions* 1988;24: 142–157.
353. Tett SE, Cutler DJ, Day RO. Bioavailability of hydroxychloroquine tablets assessed by deconvolution techniques. *J Pharm Sci* 1992; 81:55.
354. McLachlan AJ, Cutler DJ, Tett SE. Plasma protein binding of the enantiomers of hydroxychloroquine and metabolites. *Eur J Clin Pharmacol* 1993;44:481–484.
355. French J, Hurst N, O'Donnell M, et al. Uptake of chloroquine and hydroxychloroquine by human blood leukocytes *in vitro*: relation to cellular concentrations during antirheumatic therapy. *Ann Rheum Dis* 1992;46:42.
356. Wainer IW, Chen JC, Parenteau H, et al. Distribution of the enantiomers of hydroxychloroquine and its metabolites in ocular tissues of the rabbit after oral administration of racemic-hydroxychloroquine. *Chirality* 1994;6:347.
357. Miller DR, Khalil SKW, Nygard GA. Steady-state pharmacokinetics of hydroxychloroquine in rheumatoid arthritis patients. *Ann Pharmacother* 1991;25:1302–1305.
358. Miller D, Fiechtner J, Carpenter J, et al. Plasma hydroxychloroquine concentration and efficacy in rheumatoid arthritis. *Arthritis Rheum* 1987;30:567–571.
359. Frisk-Holmberg M, Bergkvist T, Domeij-Nyberg B, et al. Chloroquine serum concentration and side effects: evidence for dose-dependent kinetics. *Clin Pharmacol* 1979;25:345–350.
360. Whisnant J, Espinosa R, Kierland R, et al. Chloroquine neuromyopathy. *Mayo Clin Proc* 1963;23:502–510.
361. Estes ML, Ewing-Wilson D, Chou SM, et al. Chloroquine neuromyotoxicity: clinical and pathologic perspective. *Am J Med* 1987;82: 447.
362. Ratcliffe N. Diagnosis of chloroquine cardiomyopathy by endomyocardial biopsy. *N Engl J Med* 1987;316:191–204.
363. Veinot JP, Mai KT, Zarychanski R. Chloroquine related cardiac toxicity. *J Rheumatol* 1998;25:1221.
364. Finbloom DS, Silver K, Newsome DA, et al. Comparison of hydroxychloroquinie and chloroquine use and the development of retinal toxicity. *J Rheumatol* 1985;12:692–694.
365. Nylander U. Ocular damage in chloroquine retinopathy. *Ophthalmology (Copenh)* 1966;44:335–340.
366. Shearer R, Dubois E. Ocular changes induced by long-term hydroxychloroquine therapy. *Am J Ophthalmol* 1967;64:245–251.
367. Bernstein HN. Ocular safety of hydroxychloroquine. *Ann Ophthalmol* 1991;30:451–455.
368. Bernstein H, Ginsberg J. The pathology of chloroquine retinopathy. *Arch Ophthalmol* 1964;71:238–244.
369. Maurikakis M, Papazoglou S, Sfolalos PP, et al. Retinal toxicity in long-term hydroxychloroquine treatment. *Ann Rheum Dis* 1996;55: 187.
370. Brinkley J, Dubois E, Ryan S. Long-term course of chloroquine retinopathy after cessation of medication. *Am J Ophthalmol* 1979;88: 1–11.
371. Rynes RI, Bernstein HN. Ophthalmologic safety profile of antimalarials drugs. *Lupus* 1993;2(suppl 1):17.
372. Carmichael SJ, Beal J, Day RO, et al. Combination therapy with methotrexate and hydroxychloroquine for rheumatoid arthritis in-

creases exposure to methotrexate. *J Rheumatol* 2002;29:2077–2083.
373. Marmor MF, Carr RE, Easterbrook M, et al. Recommendations on screening for chloroquine and hydroxychloroquine retinopathy. *Ophthalmology* 2002;109:1377–1382.
374. American College of Rheumatology Ad Hoc Committee on Clinical Guidelines. Guidleines for monitoring drug therapy in rheumatoid arthritis. *Arthritis Rheum* 1996;39:723–731.
375. Mizuno K, Tsujino M, Takada M, et al. Studies on bredinin. I. Isolation, characterization and biological properties. *J Antiobiot* 1974;27: 775–782.
376. Kamata K, Okubo M, Ishigamori E, et al. Immunosuppressive effect of bredinin on cell-mediated and humoral immune reactions in experimental animals. *Transplantation* 1983;35:144–149.
377. Yoshizawa M, Tsujino M, Mizuno K, et al. Immunosuppressive effect of mizoribine. II. Suppression of humoral and cellular immune response. *Clin Immunol* 1982;14:561–570.
378. Dayton JS, Turka LA, Thompson CB, et al. Comparison of the effects of mizoribine with those of azathioprine, 6-mercaptopurine, and mycophenolic acid on T cell lymphocyte proliferation and purine nucleotide metabolism. *Mol Pharmacol* 1992;41:671–676.
379. Hirohata S, Yanagida T. Inhibition of expression of cyclin A in human B cells by an immunosuppressant mizoribine. *J Immunol* 1995;155:5175–5183.
380. Nishioka K, Uchida S, Shiokawa Y. Effect of mizoribine on peripheral lymphocyte subsets in rheumatoid arthritis. *Clin Immunol* 1991; 23:904–912.
381. Takei S. Mizoribine in the treatment of rheumatoid arthritis and juvenile idiopathic arthritis. *Pediatr Int* 2002;44:205–209.
382. Shiokawa Y, Honma M, Schichikawa K, et al. Clinical evaluation of immunosuppressant, mizoribine, on rheumatoid arthritis. A double-blind placebo controlled study. *J Clin Exp Med* 1991;156: 811–831.
383. Shiokawa Y, Honma, Schichikawa K, et al. Clinical effectiveness of mizoribine in rheumatoid arthritis. A double-blind comparative study using lobenzarit sodium as a standard drug. *J Infect* 1991;11:375–396.
384. Marumo F, Okubo M, Yokota K, et al. A clinical study of renal transplant recipients receiving triple-drug therapy—cyclosporine A, mizoribine, and prednisolone. *Transplant Proc* 1988;20:406–409.
385. Murase J, Mizuno K, Kawai K, et al. Absorption, distribution, metabolism and excretion of bredinin in rats. *Pharmacometrics* 1978;15: 829–835.
386. Yoshida H, Fujisawa H, Abe C, et al. Effect of MS-932 (4-acetylaminophenylacetic acid) on articular lesions in MRL/I mice. *Int J Immunother* 1987;3:261–264.
387. Fujisawa H, Nishimura T, Motonaga A, et al. Effect of actarit on type II collagen-induced arthritis in mice. *Arzneim Forsch Drug Res* 1994;44:64–68.
388. Fujisawa H, Nishimura T, Inoue Y, et al. Antiinflammatory properties of the new antirheumatic agent 4-acetylaminophenylacetic acid. *Arzneim Forsch Drug Res* 1990;40:693–697.
389. Nakagawa Y, Ogawa T, Kobayashi M, et al. Immunopharmacological studies of 4-acetylaminophenylacetic acid. (MS-932). *Int J Immunother* 1990;6:131–140.
390. Takeba Y, Suzuki N, Wakisaka S, et al. Effects of actarit on synovial cell functions in patients with rheumatoid arthritis. *J Rheumatol* 1999;26:25–33.
391. Kawai K, Kobayashi Y, Hirayama M, et al. Suppressive effects of 4-acetylaminophenylacetic acid (actarit) on experimental autoimmune encephalomyelitis in rats. *Immunopharmacology* 1998;39: 127–138.
392. Sajurai T, Iso T, Inoue H, et al. [Effect of actarit combination therapy in patients with active rheumatoid arthritis resistant to gold agents] [Japanese] *Ryumachi* 2001;41:635–645.
393. Hirohata S, Shinohara S, Inoue T, et al. Regulation of B cell function by lobenzarit, a novel disease-modifying antirheumatic drug. *Arthritis Rheum* 1992;35:168–175.
394. Hirohata H. Regulation of *in vitro* anti-DNA antibody production by a novel disease modifying anti-rheumatic drug, Lobenzarit. *Clin Exp Rheumatol* 1992;10:357–363.
395. Shiokawa Y, Horiuchi Y, Mizushima Y, et al. A multicenter double-blind controlled study of lobenzarit, a novel immunomodulator, in rheumatoid arthritis. *J Rheumatol* 1984;11:615–623.
396. Hirohata S, Ohnishi K, Sagawa A. Treatment of systemic lupus erythematosus with lobenzarit: an open clinical trial. *Clin Exp Rheumatol* 1994;12:261–265.

第43章

四环素类药物与替代治疗

Daniel O. Clegg，Christopher G. Jackson

本章节介绍应用四环素及其衍生物治疗风湿疾病的进展；并且概述一类被称为“补充与替代治疗（CAM）”的药物，其中大多数药物未经严谨的临床实验。

一、四环素类药物

（一）历史回顾

随着发现土壤金霉素链霉菌与土霉素链霉菌分别产生金霉素与土霉素，四环素类抗生素于 1948 年问世[1,2]。很快显示出这类抗生素治疗感染的有效性及良好的耐受性，扩充了原来由青霉素、链霉素和磺胺组成的抗菌药物。四环素类药物的命名是因为其结构中均含有并四苯结构。其多环核心上侧链基团化学结构的改变和基团置换产生了一系列四环素的半合成类似物，它们保持原有的抗菌活性，且具有更优越的药代动力学性质。1952 年半合成的四环素首先投入临床应用，之后多西环素、米诺环素分别于 1966 和 1972 年应用于临床。

1948 年的关于类胸膜肺炎菌（后来证实为支原体）可导致关节炎症的报道，引起了人们应用四环素类药物治疗骨骼肌肉疾病的兴趣[3]。类风湿关节炎（RA）患者关节液中分离出支原体[4]，以及研究发现 RA 患者中支原体抑制白细胞的移动[5]，进一步支持支原体可能在 RA 发病机制中有一定作用。四环素类药物治疗泌尿系支原体感染的有效性，使研究者考虑其治疗 RA 的可能性。尽管四环素治疗 RA 的早期效果不佳，但无对照使用的定期报告多有利（主要发表在大众读物上）。最近，对四环素类药物的兴趣被重新引起，因为半合成衍生物多西环素和米诺环素表现出独立于抗菌活性的抗炎作用与免疫调节作用。由于米诺环素治疗早期与确诊的 RA 患者已有系统全面的研究，因此在本章中将详细讨论。多西环素只有一些早期资料，故不详述。

（二）药理学

米诺环素的生产是在四环素氨甲酰氢化并四苯核心[6,7]位加取代基（图 43.1）。临床使用其盐酸盐，在干燥粉末状态时稳定，溶于水后很快失活。口服后吸收很快，但不完全，2 小时左右达血药峰浓度[6,7]。和其他四环素类药物相比，进食只轻微延迟和最低程度地减少米诺环素的吸收。口服四环素类药物引起肠内药物浓度升高，易致正常菌群发生改变[8]。即使口服，四环素类药物也易透过炎症滑膜，并且在滑膜液中达到有效浓度[9]。米诺环素的平均半衰期大约为 15 小时，因而大多数治疗方案是一天两次给药；其通过尿和粪便排泄较其他四环素类药物明显减少，因为其在体内的代谢很彻底。即便如此，肾功能不全可引起米诺环素半衰期明显延长，因而需要减量或监测血药浓度；肝功能不全对其半衰期没有影响[10]。米诺环素经过肝肠循环，由于其显著贮存于脂肪组织中，因而在体内分布广，导致停药后血药浓度持续[11]。在治疗风湿性疾病患者时，米诺环素的血药浓度水平与临床疗效及药毒性之间的关系尚不肯定：研究提示血药浓度与临床疗效之间存在弱相关，但尚未发现血药浓度与药毒性之间的相关性[12]。

与米诺环素相比，多西环素（于 5、6 位加取代基而合成）有相似的血清半衰期，但分布欠广。多西环素是

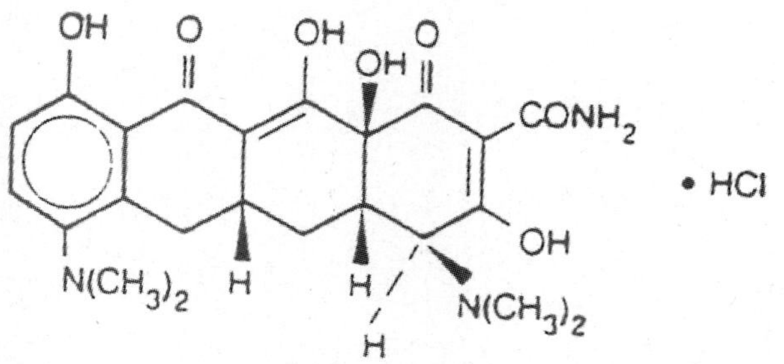

图43.1 盐酸米诺环素的化学结构。

四环素类中唯一很少经尿液排泄的药物，因而肾功能不全时血药浓度与半衰期无改变。

（三）作用机制

四环素衍生物治疗风湿病的作用机制尚不明确，但已经描述了一系列可能的重要作用。为了便于讨论，可以将其分为抗菌、抗炎及免疫调节活性。

1.抗菌活性

所用四环素类药物，包括米诺环素，均为广谱抗菌药，不仅在体外显示抗菌活性，而且临床也证实其对抗由革兰阴性及阳性微生物（包括支原体、衣原体以及部分分枝杆菌）引起的感染有效[13]。四环素类药物的抗微生物作用主要是抑菌作用，并且通过结合 30S 核糖体亚基抑制细菌蛋白合成[14]。长期口服四环素对胃肠道的大肠菌和革兰阴性产孢子菌有明显抑制，但尚未发现特殊肠道菌群的改变和临床效应有关。四环素长期使用（如用于抗风湿病治疗中）引发的细菌耐药的意义及可能后果尚不知道。

2.抗炎活性

四环素类药物的抗炎活性独立于其抗微生物作用，因为没有抗菌作用的化学改性的四环素衍生物有抗炎活性[15]。和抗菌谱较一致相比，米诺环素和多西环素显示不同的抗炎效果，但其意义尚不明确[16]。四环素类药物影响多种炎症通路：通过阻滞磷脂酶 A_2 减少前列腺素和白三烯合成[17-19]，调节一氧化氮（NO）及其活性代谢物的合成[20,21]，以及抗氧化物作用[22,23]。四环素类药物也表现出抑制宿主源性胶原酶和其他基质金属蛋白酶活性的作用[24-30]。有意思的是，米诺环素显示了在 RA 患者体内抑制滑膜组织胶原酶的作用[31]，而发现口服多西环素可以降低骨关节炎（OA）患者软骨中胶原酶和白明胶酶活性[32]。和其他抗生素相比，四环素类抗生素在此方面是独一无二的，因为没有发现氨苄西林、氯唑西林和青霉素 G 有抗胶原酶活性[33]。四环素类抗生素影响金属蛋白酶的机制尚不清楚，可能机制是四环素诱导对重金属离子的螯合作用，而重金属离子对金属蛋白酶的结构稳定有重要作用。研究发现，通过加入钙或锌，多西环素在体外抑制胶原酶的作用可以逆转，这与上述观点一致[33]。

3.免疫调节活性

已发现四环素类抗生素具有多种免疫调节活性[34]，包括抑制真核细胞的蛋白合成[35]和使白细胞功能紊乱，如抑制趋化作用[36,37]，降低吞噬细胞活性[38]，减少淋巴细胞增殖[39,40]，以及调节细胞因子的合成[41-43]。四环素降低在无菌环境中饲养的小鼠的延迟过敏反应，表明四环素类抗生素的免疫抑制作用独立于其抗菌活性[44]。四环素类抗生素免疫调节作用机制尚不明确，米诺环素作为重金属螯合剂是其可能的重要机制，因为实验表明细胞内钙离子水平与体外淋巴细胞变形和减轻小鼠体内佐剂和胶原关节炎症相关[45]。

（四）副作用

四环素类药物用于治疗感染性疾病的副作用已经描述得很全面[46]，但涉及其治疗风湿病长期应用的耐受性的资料却很少。一般来说，长期使用米诺环素每天 200mg 的剂量耐受良好。如表 43.1 所示，两项最大的米诺环素临床实验显示，因为其副作用停用率分别为 6%和12.5%，和其他治疗 RA 的二线药物 15%的停用率相比，具有一定优势[47]。这两个临床实验中的具体副作用见表 43.2。

1.自身免疫综合征

米诺环素可以导致一系列自身免疫综合征，包括血清病[48,49]、多关节炎[50-52]、药物诱导的系统性红斑狼疮（SLE）[53-56]和血管炎[57,58]。虽然血清学异常如抗核抗体、核周型抗中性粒细胞胞浆抗体并不少见[59]，但四环素诱导的 SLE 中抗组蛋白抗体相对少见[60]。所报道的

表43.1 因米诺环素治疗RA的副作用而停药

研究	持续时间（周）	因副作用停药
Kloppenburg等[89]	26	12.5%
MIRA[90]	48	6%

MIRA：米诺环素治疗类风湿关节炎的临床实验。

表43.2　米诺环素治疗RA的副作用

症状	Kloppenburg	MIRA
头痛	2%	20%
眩晕	40%	8%
胃肠道反应	58%	24%
皮肤	0%	5%

MIRA：米诺环素治疗类风湿关节炎的临床实验。

20例米诺环素所致SLE患者中，全部出现多关节炎，但没有一例肾脏受累[61]，所有症状在停药后平均15.7周时缓解。血清病大多于治疗后一月内出现，而其他综合征更常见于长期治疗。自身免疫综合征的症状通常在停药后可以完全缓解[62]。

2.中枢神经系统

与其他四环素衍生物相比，头痛和眩晕在米诺环素更常见。眩晕为前庭源性，与剂量相关，更多见于女性，停药后症状消失[63]。儿童使用四环素可致大脑假性肿瘤，但成人使用四环素后头痛原因还不明确。近来，在相同剂量米诺环素的临床实验中，中枢神经系统症状的发作频率和严重性变化很大。这可能归因于实验中人口统计学的不同，特别是年龄。

3.药物的相互作用

和其他四环素类药物一样，米诺环素不能与乳制品、抗酸药或者补铁剂同时服用，因为螯合作用会降低其在胃肠道的吸收。

4.消化系统

恶心不伴呕吐是常见的副作用，可能与胃激惹有关，继续治疗此症状可逐渐缓解。米诺环素致腹泻较其他四环素类药物少见，可能因为其在胃肠道吸收更完全。有报道米诺环素致肝转氨酶升高以及肝功能不全，主要发生在接受大剂量治疗的患者[64-68]。致命的肝损是可能的，特别是在怀孕期间[69]。

5.血液系统

有报道四环素类药物可致外周血异常，如白细胞增多和淋巴细胞异型增生[70,71]。这些副作用在长期治疗时才出现，但在疗程为6~12月的临床实验中不是主要的副作用。

6.过敏反应

口服四环素类药物可以导致一系列皮肤过敏表现，包括麻疹样皮疹、剥脱性皮炎、光过敏、固定性药疹以及多形性红斑[72]。更严重的过敏反应如血管性水肿、过敏性反应以及肺炎均曾有报道，但在出版的风湿病学临床实验中没有报道[73]。

7.儿童用药

儿童和新生儿使用四环素可致永久的牙齿变黄，因此其不应用于孕妇及小于8岁的儿童[74]。四环素可沉积于胎儿及青少年的骨骼，导致早产儿骨骼发育明显延迟，但如及时停止治疗，此副作用可以逆转[75]。

8.肾脏

四环素类药物有抗合成代谢作用，可能导致血尿素氮升高和使已存在的肾功能不全恶化[76,77]。这种作用在营养不良患者中更常见，且与肾功能不全程度以及营养不良严重度相关[78]。

9.皮肤

除了过敏反应的皮肤表现外，持续应用米诺环素可导致皮肤色素沉着[79-82]。

（五）临床经验

1.米诺环素

如上文所述，四环素类衍生物治疗源于一种病原体（可能为支原体）的RA时，对RA的发病机制有重要作用。Brown等人[83,84]和Sanchez[85]的早期报道表明长期四环素治疗对RA有益。1971年，Skinner等人[86]报道了30例RA患者的双盲安慰剂对照研究，分别予四环素250mg或安慰剂治疗，疗程为一年。该剂量四环素耐受良好，但四环素组及其中每个患者均未见有统计学意义的改善。研究者认为四环素对治疗RA无效，使之后几年研究四环素治疗RA的兴趣减弱。

四环素治疗很多非感染性炎症疾病，特别是牙周炎和寻常痤疮的有效性，以及一直有四环素治疗RA有效的报道，使Breedveld和Trentham[87]在1988年进行一项10人的开放性临床研究。这项为期16周的研究旨在找到最适剂量，患者每日口服米诺环素200mg，如果疾病持续活动并且没有明显毒副作用，可增加至最大剂量每日400mg。和用于之前研究的四环素相比，米诺环素有明显前庭副作用，并导致一人停药，六人限制用药剂量。研究结束时，所有评价有效性的指标包括肿胀关节数目、Ritchie 关节指数、晨僵时间、双手握力、血沉(ESR)以及血小板计数，和治疗前相比均有统计学意义上的改善。

1992 年，Langevitz 等人[88]报道了 18 例难治性 RA 患者应用米诺环素每日 200mg，共治疗 48 周。至少两种二线药物对这些患者均无效，根据其临床表现及实验室检查，疾病仍活动。其中 3 人因无效停药，2 人因副作用(眩晕和白细胞减少)停药，1 人失访。完成研究的 12 人中 3 人完全缓解，剩余的 3 人和 6 人分别为明显及中度缓解。有统计学意义的有效性指标包括患者与医生总体评价、双手握力以及 ESR。

这两次研究的积极效果最终启动了两项大规模的米诺环素安慰剂对照临床实验，分别在荷兰和美国。

Kloppenburg 等人[89]研究了 80 例活动性 RA 患者，随机平均分为二组，分别接受米诺环素每日 200mg 或安慰剂治疗，疗程为 26 周。所有患者入选时均处于活动期，其中 89%血清 RF(+)以及 95%关节侵蚀性改变，之前至少接受一种缓解病情抗风湿药(DMARD)治疗，研究期间 58 人(69%)继续 DMARD 治疗。米诺环素组中有 5 人(12.5%)因明显胃肠道不耐受及地芬尼多药。和安慰剂组相比，有统计学意义的有效性指标包括晨僵($p=0.006$)、关节功能($p=0.002$)、Ritchie 关节指数($p=0.002$)以及肿胀关节数目($p=0.008$)。米诺环素有效性的其他证据主要是实验室指标，包括 ESR、血红蛋白、血小板计数以及 C 反应蛋白，均有统计学意义 ($p<0.001$)。

美国进行的米诺环素治疗类风湿关节炎(MIRA)的临床实验[90]同样使用每日 200mg 的剂量，但规模更大(219 例患者)、时间更长(48 周)。和 Kloppenburg 研究不同，研究中不允许使用 DMARD，但血清 RF 阳性(56%)及关节浸润破坏(68%)比例明显减低，表明研究人群患相对低进展性 RA。3 个月时临床症状明显改善，关节肿胀及关节触痛已达统计学意义(分别为 $p=0.023$ 和 $p=0.021$)；实验室检查也有明显改善(包括 ESR、红细胞比容和血小板计数，所有项目 $p<0.001$)，这与 Kloppenburg 研究结果一致。疾病进展的影像学指标变化没有统计学意义，但提示应用米诺环素治疗有改善的趋势[91,92]。因副作用而停药的比例(6%)小于 Kloppenburg 研究，可能因为出现可疑副作用时，米诺环素可以减量。

O'Dell 等人[93,94]比较了米诺环素与安慰剂治疗早期 RF(+)患者的效果。6 个月的双盲研究后，每日口服米诺环素 200mg 的 23 例患者中 15 人(65%)达到并维持美国风湿病学会 50%缓解标准(ACR50)，而安慰剂组 23 例患者中只有 3 人(13%)达标。随诊期间，根据医师判断的患者病情，可给予一线和(或)二线药物甚至类固醇治疗。四年后，最初使用米诺环素组患者比安慰剂组患者临床缓解率更高，且需要二线药物治疗更少。研究中没有患者因眩晕或恶心而停药，但有 3 人因皮肤色素沉着停药，停药后症状改善。

最近，O'Dell 等人[95]报道了为期 2 年的研究，60例血清 RF 阳性、病程小于 1 年的 RA 患者随机接受一天两次米诺环素 100mg，或者每日两次羟氯喹 200mg 治疗。接受米诺环素治疗的 30 名患者中有 18 例(60%)达到了 ACR50，而安慰剂治疗组的 30 名患者只有 10 例(33%)达到 ACR50。研究结束时米诺环素组泼尼松量明显少于羟氯喹组(分别为 0.18mg/d 和 3.21mg/d)，患者的全身评价亦与之相似。

是否米诺环素治疗风湿病只有口服才有效果尚不知道，因为没有米诺环素常规胃肠外给药或关节内注射的临床实验。有意思的是，给滑膜炎模型兔子的关节腔内注射米诺环素无效[96]。四环素类药物致硬化的作用已用于胸腔及心包积液的治疗，已有个案报道[97]囊内注射四环素对 RA 患者鹰嘴囊炎有益。

2.多西环素

3 项涉及 120 例患者的安慰剂对照实验已经研究过多西环素治疗 RA 的效果[98-100]，尽管口服和静脉给药都耐受良好，但是上述研究均没有显示多西环素的有效性。在为期 3 月，慢性血清阴性关节炎临床研究显示，与安慰剂组比，多西环素组在疼痛及关节功能方面无改善[101]。使用人 OA 软骨及 OA 动物模型的前驱研究，启动了美国关节炎、骨骼肌肉及皮肤疾病研究院(NIAMS)资助的多西环素预防膝 OA 的临床研究，这项研究将于近期结束[102-104]。

二、替代治疗

(一)历史回顾

19 世纪对抗疗法的临床实践的开展源于科学发现的热情蔓延到康复技术领域。尽管未必人人会严重置疑严谨的科学治疗给医学实践带来的提升，但不能达到或超越患者预期的能感知之效果，会造成患者期望效果与合理的可能效果之间的差距，这常常令人困扰。为使病情进一步改善，越来越多的患者选择补充治疗或替代治疗。医生们缺乏循证医学证据以建立合理使用这些治疗方法的基准。过去，为证明CAM治疗有效性的研究都有严重错误，包括不充足的样本数、不充分的实验设计、不严谨的统计处理、不充分或不合理的对照组、不恰当的盲法和药物隐瞒以及入组偏倚。当然，医学领域的出版物，均偏向于阳性结果的实验，即使这些实验设计和执行均有不足。结果，因为缺少科学可信的资料，患者和保健医师常常不能制定适当的包括CAM的治疗计划。加重这种忧虑的是，相比美国食品和药品管理局(FDA)对食品和药品的严格管理，当前在1994年补充饮食健康和教育行动(DSHAE)松散的管理下，导致食品生产、包装以及声称产品的有效性和安全性等方面不严格。这种缺乏管理的环境会导致任意促进或提倡膳食补充，无确实根据科学断言或被经验主义者所利用。为了鼓励严谨设计的证实CAM有效性的科学实验，国家健康研究院建立了替代治疗办公室，随后成立了国家补充及替代治疗中心(NCCAM)。NCCAM的任务是“支持CAM药物的严谨实验，训练CAM的研究者，以及向公众及医学人士宣传CAM工作方式，哪些不是CAM以及理由”[105]。1992年替代治疗办公室成立时期预算为200万美元，但2003年NCCAM的预算为11 340万美元[106]。

(二)流行病学

由于风湿病的长期病程，且“科学证实”治疗方法只是部分有效，患者可能使用CAM治疗[107]。一项关于风湿病患者使用CAM治疗的调查[108]显示63%被调查者至少使用过一种CAM来治疗风湿病。调查中，超过一半患者正在使用CAM，其中只有一半患者与他们的医生讨论过使用CAM。OA和(或)慢性剧烈疼痛的患者比其他诊断为风湿疾病的患者更愿意尝试CAM治疗。当患者被问及为什么不告诉医生他们使用CAM，最常见的回答是医生没问。很少患者认为医生会拒绝使用CAM作为抗风湿病的辅助治疗。因此，由于CAM的大规模使用以及其报道不全，医师应该询问详细的CAM治疗史，以预计这些药物可能的治疗效果及副作用。

患者在治疗方案中增加CAM以治疗疾病的原因很多。使用CAM可增加患者自主感或参与制定治疗决策的积极性[107,109]。Davidoff认为“科学医学断定患者的外因而不是内因导致疾病。相反，替代治疗的明显特征在于相信根本病因以及治疗在于患者本身，主要是心智和精神因素”。因此，患者自主性及积极性是CAM治疗可能的有益效果。尽管这会给患者自控的感觉，但是如果没有达到预期效果，也会造成内疚和不自信。

在过去十年中，替代治疗使用日益广泛，这要求医师至少要熟悉甚至深入研究患者的CAM治疗史。应该注意到接受CAM治疗的患者一直在增加，虽然其没有得到第三阶层纳税者的补充。面对CAM治疗的持续增长，医师不应该感到威胁或自卫，忽视其作为风湿病的一种治疗手段是没有远见的。正如Panush[110]所说：“这是事实，处理它，并和患者讨论CAM的治疗。”

(三)定义

确定CAM的公认定义存在困难和争议。各种观点，强烈坚持或反对，在不同兴趣和不同派系中变化很大。本章中CAM被定义为：目前认为是非常规的治疗方法，所以通常不为对抗疗法的医师采纳[108]。曾经认为是非常规治疗的方法可以成为主流治疗方法，记住这一点很重要。洋地黄糖苷类药物治疗充血性心力衰竭[111]的有效性的发现，是经常引用的例子。在风湿病领域，金制剂开始治疗RA基于RA与结核是同一种病原体所致，而金制剂有抗结核作用[112]。

由于缺乏或部分缺乏用于决定的循证医学证据，在决定是否维持有关的CAM治疗时，对抗疗法医师面临困难。Alpert建议在考虑CAM治疗时，应考虑下述五项原则[113]：

① 对可能的新治疗措施保持开放的态度，包括替代治疗。

② 鼓励对新治疗方法进行合理且严格执行的临床对照实验。

③ 不要忽视或嘲笑安慰剂效应可能发生明显的治疗作用。

④ 不能开始就认为新疗法均有效。报道新疗法有效性应通过合理的检测。

⑤ 避免对替代治疗实践的骄傲与自大情绪。

认识并坚持上述原则有助于医师更好地了解患者的需要，患者对治疗方案效果不佳的感知，以及患者对治疗方案的期望是否合理。

(四)安慰剂效应

随机对照实验的治疗有效指的是活性药物与安慰剂对相似患者的疗效差距。安慰剂效应很深奥，那是很多因素共同作用的结果，包括患者期望值、医患关系、临床监测强度、随诊频率等。Kaptchuk[114]认为替代治疗可能有强化安慰剂作用。这种作用的可能原因有：

① 患者个性，包括对个人参与的要求，以及支付替代治疗药物费用的意愿。

② 替换疗法实践者可能更加乐观和积极，且更少受客观现实制约，导致出现“提供者诱导的期望”，表现为反应增加[115]。

③ 采用替换疗法的患者和医师可能发现彼此观点更一致，但可能更不客观。

④ 采用替换疗法的疾病可能更具主观性，因此客观评价临床研究效果更困难。

⑤ 治疗和器械会影响治疗效果。影响因素包括每天给药次数和对特殊装置及生活方式的需求。

积极参与替代治疗对患者的吸引有增加安慰剂效应的可能。在某些情况下，安慰治疗可以达到正规治疗的效果。这在期望效果相对主观时更明显，如痛觉丧失或精力的改善。安慰剂效应在判断风湿病临床实验效果中占有重要地位。一些关于 RA 的设计严谨的临床研究结果因为较高的安慰剂效应而变得复杂[90,116]。除了强调安慰剂效应的重要性，这些研究进一步证实了严格的随机对照实验对客观评价 CAM 药物效果的必要性。包括上述的很多因素表明安慰剂效应与药物一起在临床实验中发挥一定作用。来自严谨设计和严格执行的研究结果将最终明确这些问题是否存在。

下面的章节主要是概述目前 CAM 药物能得到的最可靠的文献资料。应认真思考那些前瞻性、对照性和统计学设计合理的研究。现在，这种设计相对较少，部分因为 CAM 药物的管理要求与美国 FDA 规定的药物要求不同。NCCAM 鼓励相关研究的研发和执行，这将有助于明确这些药物的有效性。

（五）葡糖胺和硫酸软骨素

1.葡糖胺

葡糖胺是天然存在的氨基单糖（图 43.2），它以补充膳食在美国上市。葡糖胺从贝壳中提取，因此对贝壳过敏者应避免使用或慎用。在欧洲，葡糖胺已经成为治疗 OA 的慢作用改善症状药物（SYSADOA）[117]。在美国，葡糖胺治疗 OA 一直存在争议。在 Theodosakis[118,119]的书中提倡将葡糖胺作为 OA 治疗方案的一部分，这个治疗方案除了补充葡糖胺和软骨素，还包括运动、健康饮食、控制体重、所谓的“传统医学”以及积极的态度。

在人体内，D-葡糖胺是葡糖胺聚糖硫酸角质素和

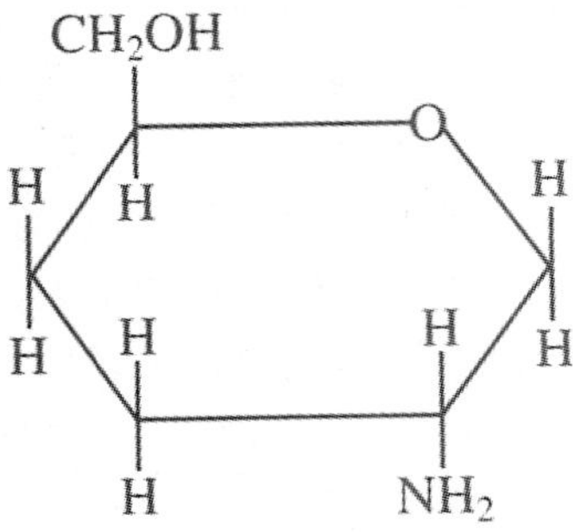

图43.2 葡糖胺的化学结构。

透明质酸中的氨基已糖成分，因此可能在软骨代谢中有重要作用。外源性葡糖胺的作用机制尚未完全明确，但体外实验证实，给人工培养的取自OA 患者的软骨细胞中增加葡糖胺会导致蛋白聚糖合成增加[120]。目前，口服葡糖胺在体内合成葡糖胺聚糖从而影响软骨代谢的证据几乎没有，尽管理论上猜测其通过这种机制起作用。一项人和狗的葡糖胺小样本研究表明口服葡糖胺吸收良好[121]。口服葡糖胺后其血清浓度明显低于经静脉给药，提示肝脏对其有首过效应，将其分解为二氧化碳、水和尿素[122]。给狗静脉注射核素标记的葡糖胺显示其从血浆中快速清除（半衰期为 0.28h），且迅速与血浆蛋白结合。

由于样本量不足、缺少严格统计学处理、可能的赞助商的偏倚、盲法不严谨和缺乏意向治疗的原则，许多葡糖胺治疗 OA 患者的临床对照实验仅能保证边缘质量[123]。经慎重考虑，我们系统回顾了六项研究[124-129]。每项研究都显示有效，而合并的效应大小为中度有效。一般来说，大样本研究倾向于取得较差的效果。

另有两项研究值得特别评述。这两项最近发表的研究资料来自长期使用葡糖胺治疗的患者，研究的目的是评价症状的改善和进行性软骨丢失情况的变化，从而评价病情变化。研究将连续的直立位膝关节标准前后位片作为评价指标。

第一项研究[130]报道了 212 例患者每日口服葡糖胺 1 500mg，随访三年，对照组为安慰剂组。主要评价指标是站立、承重位膝关节前后位片所示的平均关节间隙宽度的变化。研究者称服用葡糖胺的患者关节间隙无变化，但安慰剂组软骨呈进行性丢失。根据基于意向治疗的统计学原则的 Western Ontaria and McMaster's University OA Composite（WOMAC）指数，葡糖胺组患者有症状改善。另一项研究[131]中 202 例患者每日服用葡糖胺1 500mg 或安慰剂，主要指标仍是上述影

像学所见的关节间隙狭窄。葡糖胺组关节间隙狭窄无进展,而安慰剂组表现为关节间隙狭窄加重。这项研究还报道了总结分析,基于Lequesne和WOMAC指数,症状改善明显[132]。主要问题是影像学结果测定的有效性,可能因摄片时疼痛而受影响。为了证实这些药物是否改变病情,影像学测量标准的建立是必要的[133]。葡糖胺对X线关节间隙进行性变窄的改变提示该药可以改变病情,这是有意思并且重要的。

研究报道葡糖胺是安全的,副作用很少且轻微,主要是胃肠道的不适,包括胃灼热、腹泻、便秘、上腹痛和恶心[134]。葡糖胺的另一副作用是导致或加重糖尿病。在动物模型中,细胞内葡糖胺水平升高导致胰岛素抵抗(2型糖尿病的主要病因)和胰岛素分泌变化[135-137]。现在,还不知道治疗关节炎的葡糖胺常用剂量能否引起明显的血糖变化。

2.软骨素

软骨素(图43.3)是一种氨基葡聚糖,它是关节软骨中蛋白聚糖的成分之一。和葡糖胺一样,硫酸软骨素在欧洲是一种SYSADOA[117];在美国,它的应用虽然存在争议,但已经有普遍报道[118,119],此点已在葡糖胺章节中详细描述。上市的软骨素提取自牛的支气管软骨,主要是硫酸-4-软骨素和硫酸-6-软骨素。软骨素的药代动力学尚未完全明确。尽管软骨素是复杂大分子,已经证实其口服后能被人部分吸收。正试图测定软骨素口服后的生物利用度,估计在5%~15%之间[138-140],进一步估计稳定状态下软骨素的血清峰值仅比单次剂量高10%~20%[140]。Ronca和他的同事[141]证实口服软骨素可减少移植物中粉末、棉线及海绵所致肉芽肿的形成;改善佐剂关节炎的炎症反应;减少角叉菜胶所致胸膜炎的溶酶体酶的释放。在体外,给人工培养的关节软骨细胞增加硫酸软骨素,引起细胞周围基质中蛋白聚糖的增加和溶胶原活动的减少。给兔子膝关节内注射软骨素可增加滑膜细胞合成透明质酸[142]。

一项关于软骨素治疗OA临床实验的系统回顾[123]认同了九项研究,它们都满足综述的纳入标准[143-151]。每项研究的结果都倾向于阳性结果。一项研究[144]显示效果明显高于其他八项。除去这项实验,其他八项研究的汇总数据显示中度到明显有效。和上述葡糖胺临床研究一样,这些研究的质量受设计错误(包括缺乏意向性治疗的原则)、商家赞助和盲法不充分的影响。一般来说,大样本和严格设计[146,150]的研究倾向得到较小的有效度。

软骨素的安全性资料很少。上述的随机对照实验的时间相对较短,报道的副作用轻微,且和安慰剂组相当[151]。事实上,meta分析发现,安慰剂组不良反应的频率一直高于软骨素组[152]。总之,副作用不常见,报道最多的副作用是胃肠道反应,如上腹痛、腹泻和便秘。另外,少见的有皮疹、水肿、脱发和早搏。

3.葡糖胺和软骨素的联合治疗

评价葡糖胺和软骨素联合治疗的临床有效性的报道很少。最近的文献[118,119]中推荐临床联合使用葡糖胺和软骨素。动物实验显示,和单独使用或对照组相比,联合使用葡糖胺、软骨素和锰可以增加体内氨基葡聚糖的合成[153]。在马[154]和狗[155]的实验中,联合使用葡糖胺和软骨素可以改善症状和增加抗炎作用。还没有文献报道联合用药的安全性和单独用药有任何差别。

(六)ω-3脂肪酸

富含ω-3长链不饱和脂肪酸的鱼油和亚麻油作为补充饮食在RA患者中的有效性已经得到大规模研究。这些药物目前作为接受非类固醇抗炎药(NSAID)和DMARD治疗的RA患者的补充治疗。研究发现,接受这种治疗的患者显示了轻度关节痛的缓解[156-161]和晨僵时间缩短[157,158]。有效的每日最小剂量为3g二十

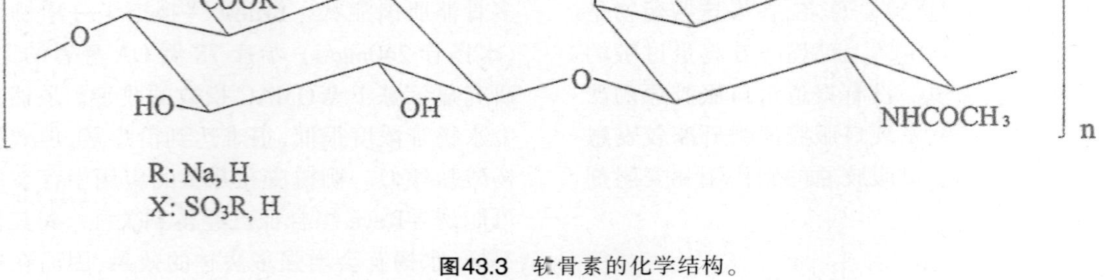

图43.3　软骨素的化学结构。

碳五烯酸(EPA)或者其代谢物二十二碳六烯酸(DHA),至少服用12周才能起效。研究没有发现某种药物较另一种更有优势。其作用机制还没有明确。在服用鱼油的患者中,EPA和DHA可能作为白三烯、前列腺素和血栓素的代谢底物改变类花生酸的代谢,从而发挥抗炎效果[162]。这提示了它们可能具有抗炎特性。

(七)S-腺苷蛋氨酸

S-腺苷蛋氨酸(SAMe)是由左旋蛋氨酸和三磷腺苷(ATP)天然合成的复合物。SAMe在转甲基作用、转硫基作用和氨丙基化作用中有关键作用[163]。在美国,SAMe作为补充膳食上市,用于促进关节健康、活动度和舒适感[164]。控制疼痛的机制尚不明确,强调SAMe有效性的临床实验质量不一。新近发表了一项meta分析,旨在阐述和研究质量、药物剂量及治疗时间相关的SAMe的有效性[164]。研究者总结了11项质量好的实验做分析。两项研究中,对照组服安慰剂;其他实验用NSAID治疗对照组。这些临床实验的meta分析显示SAMe和NSAID治疗OA疗效相当。SAMe效果优于安慰剂的结论未得到证实。研究者的结论仍需调整,因为这些实验相对较短,部分实验的SAMe剂量高于推荐剂量(800mg/d,服用12周,然后400mg/d)。SAMe的长期效果没有得到证实。SAMe和安慰剂的副作用相仿。SAMe比NSAID有更好的耐受性。也提倡SAMe治疗抑郁症,目前还没有研究报道将监测心情变化作为治疗关节炎的结果之一。

(八)口服胶原

已经有关于口服牛或鸡的未变性的Ⅱ型胶原治疗RA的研究。早期一项关于长期RA患者的报道显示口服胶原有效[165],并报道了4例患者达到完全缓解。但后继的对照研究结果没有那么令人鼓舞[166-169]。口服胶原诱导的免疫耐受是最可能的作用机制,与之相对应,研究发现最大有效性在很低剂量(20μg/d)时就可出现[167]。一项旨在研究口服鸡Ⅱ型胶原有效性的研究得到了阴性结果(未发表的资料)。总之,如果这些药物是有效的,其有效性应该很小[169]。对鸡肉或鸡蛋过敏的患者服用这类药物应谨慎。没有报道过口服胶原的严重副作用。尽管一项研究发现口服胶原组肝酶较安慰剂组升高,但是一般来说,口服胶原的副作用和安慰剂组相似[167]。

(九)生姜

生姜是常用的调味品,在中国当作抗炎药使用[170]。生姜在草药制品中很常见,由不同成分混合而成,包括姜酚、β-胡萝卜素、辣椒碱、咖啡酸和水杨酸盐,但都达不到药用剂量[171]。研究发现生姜可以抑制环氧化酶[172]和白三烯[173]的合成,并减少角叉菜胶诱导的鼠爪水肿[174]。

一项研究将67名髋关节或膝关节OA患者随机分为三组,分别予生姜、布洛芬和安慰剂治疗[175]。实验时间设计为3周,可以使用对乙酰氨基酚止痛解救。通过直观模拟标度尺评价疼痛,结果显示布洛芬比生姜更有效,提示生姜比安慰剂更有效。这种情况也和对乙酰氨基酚的应用相仿。根据Lequesne功能性疼痛指数,布洛芬也比生姜和安慰剂更有效。副反应事件少见,据报道布洛芬导致更多的消化不良。另一项研究比较了261名OA患者使用生姜提取物和安慰剂的效果,评价指标是站立位膝关节疼痛[171]。这是一项随机双盲对照实验,且符合治疗意向原则。研究者报道了站立位膝关节痛的改善(p=0.048)。此项研究中,WOMAC指数没有显示出改善;WOMAC指数是一项广泛用于评价OA患者疗效的指标。生姜提取物能很好耐受,但是会有消化道的主诉,包括嗳气、呼吸困难和恶心[171]。随后的编者按认为由于效果有限并且缺乏安全资料,生姜不应用于OA的治疗[176]。

(十)魔鬼爪(钩果草)

魔鬼爪是南美洲和纳米比亚的本土草药,象蒴果或茶一样食用。玄参甙是其活性成分。两项魔鬼爪治疗腰背部疼痛的研究[177,178]发现治疗组有更多“疼痛消除”患者。但结果没有达到初期的主要测量指标。尽管一项研究提示这种草药会干扰进行的华法林治疗,但药物的毒副作用没有被特意强调。

(十一)柳树皮

白柳树皮含有水杨酸盐水杨苷,可以用来治疗很多骨骼肌肉症状。Ernest[179]报道了一项柳树皮提取物(水杨苷240mg/d)治疗78例OA患者的交流性研究。研究显示基于WOMAC指数的改善。虽然由于柳树皮中水杨苷浓度很低,很难达到治疗量,但效果和其他水杨酸盐相似。柳树皮在儿童的应用中存在的问题以及可能诱导Reye综合征已经得到关注。和其他水杨酸盐一样,水杨苷会增强华法林的效果,因而在这些患者中应该谨慎使用。

(十二)辣椒碱

辣椒碱（反-8-甲基-N-香兰基-6-壬烯基酸胺)是胡椒属灌木番椒的提取物。美国风湿病学会(ACR)OA关节痛治疗指南中，辣椒碱是OA局部治疗的有效药物之一[180]。已提出的作用机制包括皮肤的反刺激,以及耗尽皮肤小的表浅的无髓鞘感觉神经元内的P物质。在一项随机双盲的临床对照实验中,McCarty发现辣椒碱可有效治疗OA患者的手关节痛,而不是RA患者[181]。在一项规模相对小的研究中,Deal[182]发现了局部应用辣椒碱能有效缓解OA和RA患者膝关节痛。辣椒碱局部应用后出现特有的发热感觉,这在双盲实验中是个棘手问题。辣椒碱长期应用后,会减少这种主诉。临床实验中辣椒碱的使用频率是一天4次,通常在5~7天起效。辣椒碱的副作用主要与涂药部位的皮肤刺激有关,在局部可以表现得很严重。应该注意避免辣椒碱接触到眼睛或其他软组织,以免引起灼伤。

(十三)二甲基亚砜

二甲基亚砜(DMSO)是一种工业溶剂,用于控制动物的骨骼肌肉症状已经数十年[183]。其局部应用后很容易渗入软组织。DMSO局部应用后迅速产生特有的气味。这种物理属性使评价二甲基亚砜效果的双盲临床实验变得困难。一些实验使用不同的浓度(治疗组:50%~90%,对照组:5%~10%)以达到双盲的效果[184]。治疗关节炎[185]和骨骼肌肉损伤[186]的早期非对照实验显示出有希望的阳性结果。临床随机对照实验的结果并不一致。Brown[187]报道了和低剂量组相比,高剂量DMSO组治疗患者的急性骨骼肌肉损伤有很好效果。但另一项研究发现70%和5%浓度的DMSO在治疗上髁炎或回旋肌腱群损伤时疗效没有差别[188]。与之相似,一项100例OA患者膝关节的研究显示,DMSO组和安慰剂组疗效之间没有差异[189]。DMSO的作用机制还没有明确。已知DMSO清除反应性氧代谢物,并稳定溶酶体膜,但这些发现如何使临床治疗有效尚未阐述清楚。想得到更多信息,请参考Trice和Pinal的文章[183],他们发表了DMSO治疗风湿病的全面的历史回顾。

(十四)按摩疗法

按摩疗法于1895年发明，其在美国50个州、大部分欧洲国家、加拿大和澳大利亚通过证书制度管理。美国现在有5 000名按摩师。医疗保险支付体系最初覆盖按摩治疗是在20世纪70年代,现在很多公共和个人支出均覆盖按摩治疗。尽管接受按摩疗法的患者有很好的随诊率和很高的满意度,但关于按摩疗法治疗骨骼肌肉症状的成本效果比,能得到的资料很少[190]。

按摩医师报道的大多数按摩疗法治疗骨骼肌肉症状的临床研究主要评价腰背部和颈部疼痛。脊柱推拿是按摩医师最常做的操作。这些“调整”一般依靠双手完成,但不同技术看似有不同优势,在按摩医师中有热烈的争论。物理治疗模式如温度、治疗锻炼和通常的健身是常用的方法。其他类型的CAM,如补充膳食、按摩和针压法,被很多按摩医师采用[191]。

研究显示骨骼肌肉主诉是患者访问按摩医生的最主要原因。60%患者有腰背部疼痛,其他包括头疼、颈椎痛和四肢痛。超过一半患者有慢性骨骼肌肉症状。评价脊柱推拿治疗腰背部疼痛的随机对照实验难以设计和理解,尽管临床优势不明显,但临床和统计学的趋势倾向于推拿治疗。虽然这些实验的系统性回顾[192]显示出研究质量低，但是脊柱推拿可能是治疗腰背痛的有效方法。

(十五)顺势疗法

顺势疗法是18世纪后半叶德国医生Samuel Christian Hahnemann发明的，至少部分是对肆无忌惮的治疗方式的回应,如传统的医生使用的放血疗法、导泻疗法以及口服重金属。由于风湿病病程长,并且病情相对难于成功控制，患者转向顺势治疗作为替换或补充治疗以减轻他们的痛苦。顺势疗法有两个基本原则:患者的体征和症状可以通过药物治愈，这些药物对健康人产生相似的作用；这些药物的不同稀释剂震荡或调匀后,它们将保持生物学活性[193]。

关于顺势疗法有效性的临床实验的meta分析已经发表[194]。分析认同的研究涉及OA、RA和纤维肌痛的顺势治疗。分析总结认为能得到的顺势疗法研究结果,在很多领域都不是最理想的,包括小样本和接近统计学要求的设计。研究者认为可能有不能被安慰剂解释的作用，但目前资料无法得到顺势疗法有绝对优势的结论,进一步严格设计的实验是必要的。无重要的副反应事件的报道。

20世纪后半叶,顺势疗法的应用增加了。据估计20世纪90年代早期有500万患者使用顺势疗法[195]。使用顺势疗法的患者威胁到原有的有效治疗。随着越来越多的有效药物用于治疗风湿病，应当告知患者顺势治疗的危险，并鼓励患者不要放弃正规治疗。医生必须保持和患者的对话，并提供基于循证医学的治疗选择，努力使受折磨的患者得到最优化的治疗。

（十六）针灸

经典地讲，针灸是一种中国的传统治疗方法，被认为是纠正气的不平衡的操作。气贯通12条主要经脉和8条特殊经脉，保持身体健康。操作者评估和探寻不平衡的性质，然后通过在经脉上的360个穴位的合适点进行针灸以重建平衡。用长细针在皮肤上针灸是针灸师最常用的方法。针灸也可以采用加热、加压、摩擦、吸引或电刺激[196]。

研究针灸治疗有效性的实验的质量有很大差异。实验中采用盲法很困难，因为假针灸可能有一定止痛作用。Tomas[197]报道了关于44例颈椎OA患者的研究。这些患者随机接受安慰剂、安定、假针灸和针灸，结果显示缓解疼痛的作用针灸明显优于安慰剂，但并不比安定或假针灸更有效。Berman[198]报道了针灸辅助治疗膝关节OA的单盲研究，包括接受标准NSAID治疗的58名患者。12周的研究显示，和对照组相比，针灸组在自诉疼痛和功能损伤指数上均有明显改善。Deluze及其同事[199]报道了70例纤维肌痛患者接受电针灸治疗和假针灸治疗的对照研究。治疗组的8项评价参数中有7项显示有改善，而假针灸组没有明显改善。

尽管针灸可能在风湿病止痛治疗中起作用，但能说明其有效性的严格设计的临床实验数据仍然很少。关于针灸是否有效，目前已发表的研究数据尚没有统计学说服力。另外，假针灸可能有止痛倾向，使研究设计更复杂[196]。针灸的常见轻微副作用包括针刺部位的皮疹和损伤。给杂志的信中报道有针灸所致的肝炎和人免疫缺陷病毒感染[200,201]。有证书的针灸医师认识到无菌操作的重要性，其能减少上述问题的发生。

三、小结

开放和对照实验都显示米诺环素治疗早期和确诊RA有良好耐受性和效果。为确立米诺环素治疗RA的地位，并阐述其真正的抗风湿病作用机制，进行和其他药物的直接对照临床研究是必要的。

CAM治疗风湿病的地位仍然有争论，本章节的相关内容无疑不会满足读者。认为CAM治疗风湿病无效的人，忽略了很多认真设计的文献，这些文献显示CAM被广泛接受，而且从某种程度上说，几乎全球都在使用。认为CAM是主流的人会感到失望，因为上述研究人员为了纳入CAM要求所用的各种药物和用药方案都必须具备有效性和安全性，这在科学上有些过分严酷。

由于CAM药物和操作的大量使用，相关专业知识越来越重要，以便风湿病医师给患者提供综合治疗。研究显示如果医师询问，患者会考虑CAM治疗。由于缺乏作用机制的基础研究和随后严格设计的有说服力的临床实验，影响了这些药物在医疗界的广泛应用。比现在药物生产规则更宽松的条件下生产和销售CAM的政府规定，会使患者使用未经测试的药物，可能最终影响患者的利益。

CAM的流行及广泛使用，以及其有效性和安全性的循证医学证据的缺乏，要求患者和医师保持诚实、开放的涉及所有治疗方面的交流。研究显示被问及时，患者会讨论CAM治疗。因此为推荐最适合患者的治疗，了解CAM可能的作用、副反应和与传统药物间的相互作用是医生的职责所在。最终，这种困境的解决需要更严格地管理CAM，且需要有明确药物效用和安全性的设计严谨的临床实验。

（冯胜 译　张奉春 校）

参考文献

1. Duggar BM. Aureomycin: a new antibiotic. *Ann NY Acad Sci* 1948;51:175–342.
2. Bartz QR. Isolation and characterization of chloromycetin. *J Biol Chem* 1948;1172:445–450.
3. Dienes L, Ropes M, We S. The role of pleuropneumonia-like organisms in genitourinary and joint diseases. *N Engl J Med* 1948;238:509–515, 563–567.
4. Bartholomew L. Isolation and characterization of mycoplasma (PPLO) from patients with rheumatoid arthritis, systemic lupus erythematosus, and Reiter's syndrome. *Arthritis Rheum* 1965;8:376–388.
5. Williams M, Brostoff I, Roitt IM. Positive role of *Mycoplasma fermentans* in pathogenesis of rheumatoid arthritis. *Lancet* 1970;2:277–280.
6. Bernard B, Yin EJ, Simon HJ. Clinical pharmacologic studies with minocycline. *J Clin Pharmacol New Drugs* 1971;11:332–348.
7. Macdonald H, Kelly RG, Allen ES, et al. Pharmacokinetic studies on minocycline in man. *Clin Pharmacol Ther* 1973;14:852–861.
8. Hinton NA. The effect of oral tetracycline HCl and doxycycline on the intestinal flora. *Curr Ther Res* 1970;12:341–352.
9. Ehrlich GE. Concentrations of tetracycline and minocycline in joint effusions following oral administration. *Pa Med* 1972;75:47–49.
10. Devine LF, Johnson DP, Hagerman CR, et al. The effect of minocycline on meningococcal nasopharyngeal carrier state in naval personnel. *Am J Epidemiol* 1971;93:337–345.
11. Kunin CM, Finland M. Clinical pharmacology of the tetracycline antibiotics. *Arch Intern Med* 1959;104:1030–1050.

12. Kloppenburg M, Mattie H, Douwes N, et al. Minocycline in the treatment of rheumatoid arthritis: relationship of serum concentration to efficacy. *J Rheumatol* 1995;22:611–616.
13. Steigbigel NH, Reed CW, Finland M. Susceptibility of common pathogenic bacteria to seven tetracycline antibiotics in vitro. *Am J Med Sci* 1968;255:179–195.
14. Chopra I, Hawkey PM, Hinton M. Tetracyclines, molecular and clinical aspects. *J Antimicrob Chemother* 1992;29:245–277.
15. Golub LM, McNamara TF, D'Angelo G, et al. A nonantibacterial chemically modified tetracycline inhibits mammalian collagenase activity. *J Dent Res* 1987;66:1310–1314.
16. Sadowski T, Steinmeyer J. Minocycline inhibits the production of inducible nitric oxide synthase in articular chondrocytes. *J Rheumatol* 2001;28:336–340.
17. Pruzanski W, Greenwald R, Street I, et al. Inhibition of enzymatic activity of phospholipase A_2 by minocycline and doxycycline. *Biochem Pharmacol* 1992;44:1165–1170.
18. El Attar TMA, Lin HS, Schulz R. Effect of minocycline on prostaglandin formation in gingival fibroblasts. *J Periodontal Res* 1988;23:285–286.
19. Patel RN, Attur MG, Dave MN, et al. A novel mechanism of action of chemically modified tetracyclines: inhibition of COX-2-mediated prostaglandin E_2 production. *J Immunol* 1999;163:3459–3467.
20. Amin AR, Attur MG, Thakker GD, et al. A novel mechanism of action of tetracyclines: effects on nitric oxide synthases. *Proc Natl Acad Sci U S A* 1996;93:14014–14019.
21. Borderie D, Hernvann A, Hilliquin P, et al. Tetracyclines inhibit notrosothiol production by cytokine-stimulated osteoarthritis synovial cells. *Inflamm Res* 2001;50:409–414.
22. Van Barr H, Van De Kerkhof P, Mier P, et al. Tetracyclines are potent scavengers of the superoxide radical. *Br J Rheumatol* 1987;117:131–132.
23. Wasil M, Halliwell B, Moorhouse CP. Scavenging of hypochlorous acid by tetracycline, rifampicin and some other antibiotics: a possible antioxidant action of rifampicin and tetracycline. *Biochem Pharmacol* 1988;37:775–558.
24. Golub L, Ramamurthy N, McNamara T, et al. Tetracyclines inhibit tissue collagenase activity. *J Periodontal Res* 1984;19:651–655.
25. Golub L, Wolff M, Lee H. Further evidence that tetracyclines inhibit collagenase activity in human crevicular fluid and from other mammalian sources. *J Periodontal Res* 1985;20:12–13.
26. Golub LM. Reduction with tetracycline of excessive collagen degradation in periodontal and other diseases. *NY State Dent J* 1990;56:24–26.
27. Golub L, Wolff M, Lee H. Further evidence that tetracyclines inhibit collagenase activity in human crevicular fluid and from other mammalian sources. *J Periodontal Res* 1985;20 12–13.
28. Greenwald RA. Treatment of destructive arthritic disorders with MMP inhibitors: potential role of tetracyclines. *Ann NY Acad Sci* 1994;732:181–198.
29. Greenwald RA, Moak SA, Ramamurthy NS, et al. Tetracycline suppress matrix metalloproteinase activity in adjuvant arthritis and in combination with flurbiprofen ameliorate bone damage. *J Rheumatol* 1992;19:927–938.
30. Greenwald RA, Moak SA, Golub LM. Low dose doxycycline inhibits pyridinolone excretion in selected patients with rheumatoid arthritis. *Ann NY Acad Sci* 1994;732:419–421.
31. Smith GN Jr, Yu LP Jr, Brandt KD, et al. Oral administration of doxycycline reduces collagenase and gelatinase activities in extracts of human osteoarthritis cartilage. *J Rheumatol* 1998;25:532–535.
32. Greenwald R, Golub L, Lavietes B. Tetracyclines inhibit human synovial collagenase *in vivo* and *in vitro*. *J Rheum* 1987;14:28–32.
33. Milwidsky A, Finci-Yeheskel Z, Mayer M. Direct inhibition of proteases and cervical plasminogen activator by antibiotics. *Am J Obstet Gynecol* 1992;166:606–612.
34. Yu LP, Smith GN, Hasty KA, et al. Doxycycline inhibits type XI collagenolytic activity of extracts from human osteoarthritic cartilage and of gelatinase. *J Rheum* 1991;18:1450–1452.
35. Kloppenburg M, Dijkmans BA, Verweij CL, et al. Inflammatory and immunological parameters of disease activity in rheumatoid arthritis patients treated with minocycline. *Immunopharmacology* 1996;31:163–169.
36. Riesbeck K, Bredberg A, Forsgren A. Ciprofloxin does not inhibit mitochondrial functions but other antibiotics do. *Antimicrob Agents Chemother* 1990;34:167–169.
37. Martin R, Warr G, Couch R, et al. Effects of tetracycline on leukotaxis. *J Infect Dis* 1974;129:110–116.
38. Elewski BE, Lamb BAJ, Sams WMJ, et al. *In vivo* suppression of neutrophil chemotaxis by systemically and topically administered tetracycline. *J Am Acad Dermatol* 1983;8:807–812.
39. Forsgren A, Schmeling D, Quie P. Effect of tetracycline on the phagocytic function of human leukocytes. *J Infect Dis* 1974;130:412–415.
40. Thong Y, Ferrante A. Inhibition of mitogen-induced human lymphocyte proliferative responses by tetracycline analogues. *Clin Exp Immunol* 1979;35:443–446.
41. Ingham E, Turnbill L, Kearney J. The effects of minocycline and tetracycline on the mitotic response of human peripheral blood lymphocytes. *J Antimicrob Chemother* 1991;27:607–617.
42. Gearing AJH, Beckett P, Christodoulou M, et al. Processing of tumour necrosis factor-alpha precursor by metalloproteinases. *Nature* 1994;370:555–557.
43. McGeehan GM, Becherer JD, Bast RC, et al. Regulation of tumour necrosis factor alpha by a metalloproteinase inhibitor. *Nature* 1994;370:558–561.
44. Kloppenburg M, Brinkman BM, de Rooij-Dijk HH, et al. The tetracycline derivative minocycline differentially affects cytokine production by monocytes and T lymphocytes. *Antimicrob Agents Chemother* 1996;40:934–940.
45. MacDonald T, Carter P. Requirement for bacterial flora before mice generate cells capable of mediating the delayed hypersensitivity reaction to sheep red blood cells. *J Immunol* 1979;122:2624–2630.
46. Sewell KL, Breedveld F, Furrie E, et al. The effect of minocycline in rat models of inflammatory arthritis: correlation of arthritis suppression with enhanced T cell calcium flux. *Cell Immunol* 1996;167:195–204.
47. Neu HC. A symposium on the tetracyclines: a major appraisal. *Bull NY Acad Med* 1978;54:141–155.
48. Alarcon GS, Tracy IC, Strand GM, et al. Survival and drug discontinuation analyses in a large cohort of methotrexate-treated rheumatoid arthritis patients. *Ann Rheum Dis* 1995;54:708–712.
49. Levenson T, Masood D, Patterson R. Minocycline-induced serum sickness. *Allergy Asthma Proc* 1996;17:79–81.
50. Harel L, Amir J, Livni E, st al. Serum-sickness-like reaction associated with minocycline therapy in adolescents. *Ann Pharmacother* 1996;30:481–483.
51. Knights SE, Leandro MJ, Khamashta MA, et al. Minocycline-induced arthritis. *Clin Exp Rheumatol* 1998;16:587–590.
52. Gaffney K, Merry P. Antineutrophil cytoplasmic antibody-positive polyarthritis associated with minocycline therapy. *Br J Rheumatol* 1996;35:1327.
53. Byrne PAC, Williams BD, Pritchard MH. Minocycline-related lupus. *Br J Rheumatol* 1994;33:674–676.
54. McHugh NJ. Minocycline-induced lupus and autoimmune phenomena. *Lupus* 1999;8:417–418.
55. Angulo JM, Sigal LH, Espinoza LR. Coexistent minocycline-induced systemic lupus erythematosus and autoimmune hepatitis. *Semin Arthritis Rheum* 1998;28:187–192.
56. Angulo JM, Sigal LH, Espinoza LR. Minocycline induced lupus and autoimmune hepatitis. *J Rheumatol* 1999;26:1420–1421.
57. Schaffer JV, Davidson DM, NcNiff JM, et al. Perinuclear antineutrophilic cytoplasmic antibody-positive cutaneous polyarteritis nodosa associated with minocycline therapy for acne vulgaris. *J Am Acad Dermatol* 2001;44:198–206.
58. Schrodt BJ, Kuop-Shorten CL, Callen JP. Necrotizing vasculitis of the skin and uterine cervix associated with minocycline therapy for acne vulgaris. *South Med J* 1999;92:502–504.
59. Elkayam O, Yaron M, Caspi D. Minocycline induced arthritis associated with fever, livedo reticularis, and pANCA. *Ann Rheum Dis* 1996;55:769–771.
60. Gordon MM, Porter D. Minocycline induced lupus:case series in the West of Scotland. *J Rheumatol* 2001;28:1004–1006.
61. Elkayam O, Yaron M, Caspi D. Minocycline-induced autoimmune syndromes: an overview. *Semin Arthritis Rheum* 1999;28:392–397.
62. Elkayam O, Levartovsky D, Brautbar C, et al. Clinical and immunological study of 7 patients with minocycline-induced autoimmune phenomena. *Am J Med* 1998:105:484–487.
63. Williams DN, Laughlin LW, Lee Y. Minocycline: possible vestibular side effects. *Lancet* 1974;2:744–746.
64. Lepper MH. Effect of large doses of aureomycin on human liver. *Arch Intern Med* 1951;88:271–283.

65. Burette A, Finet C, Prigogine T, et al. Acute hepatic injury associated with minocycline. *Arch Intern Med* 1984;144:1491–1492.
66. Malcolm A, Heap TR, Eckstein RP, et al. Minocycline-induced liver injury. *Am J Gastroenterol* 1996;91:1641–1643.
67. Matteson EL, Johnson BW, Maher JD. Arthralgias, myalgias, and autoimmune hepatitis with minocycline therapy. *J Rheumatol* 1998;25: 1653–1654.
68. Teitelbaum JE, Perez-Atayde AR, Cohen M, et al. Minocycline-related autoimmune hepatitis: case series and literature review. *Arch Pediatr Adolesc Med* 1998;1152:1132–1136.
69. Min DI, Burke PA, Lewis WD, et al. Acute hepatic failure associated with oral minocycline: a case report. *Pharmacotherapy* 1992;12: 68–71.
70. Erslev A. Hematopoietic depression induced by chloromycetin. *Blood* 1953;8:170–174.
71. Lupton JR, Figueroa P, Tamjidi P, et al. An infectious mononucleosis-like syndrome induced by minocycline; a third pattern of adverse drug reaction. *Cutis* 1999;64:91–96.
72. Morris WE. Photosensitivity due to tetracycline derivative. *JAMA* 1960;172:1155.
73. Guillon JM, Holy P, Autran B, et al. Minocycline-induced cell-mediated hypersensitivity pneumonitis. *Ann Intern Med* 1992;117:476–481.
74. Weyman J. Tetracyclines and teeth. *Practitioner* 1965;195:661–665.
75. Cohlan SQ, Bevelander G, Tiamsic T. Growth inhibition of prematures receiving tetracycline: clinical and laboratory investigation. *Am J Dis Child* 1963;105:453–461.
76. Walker RG, Thomson NM, Dowling JP, et al. Minocycline-induced acute interstitial nephritis. *BMJ* 1979;1:524.
77. Fabre J, Milek E, Kalfopoulos P. The kinetics of tetracycline in man: excretion, penetration in normal inflammatory tissues, behavior in renal insufficiency, and hemodialysis. *Schweiz Med Wochenschr* 1971;101:625–633.
78. Gabzuda GJ, Gocke TM, Jackson GG, et al. Some effects of antibiotics on nutrition in man including studies of the bacterial flora of the feces. *Arch Intern Med* 1958;101:476–513.
79. Angeloni VL, Salasche SJ, Ortiz R. Nail, skin, and scleral pigmentation induced by minocycline. *Cutis* 1987;40:229–234.
80. Fenske NA, Millns JL, Greer KE. Minocycline-induced pigmentation at sites of cutaneous inflammation. *JAMA* 1980;24:1103–1106.
81. Wasel NR, Schloss EH, Lin An. Minocycline-induced cutaneous pigmentation. *J Cutan Med Surg* 1998;3:105–108.
82. Eisen D, Hakim MD. Minocycline-induced pigmentation: incidence, prevention and management. *Drug Saf* 1998;431–440.
83. Brown TM, Bush S, Felts W. PPLO and their possible relation to articular disease. In: *American Rheumatism Association rheumatic diseases.* Philadelphia: WB Saunders, 1952:401.
84. Brown TM, Bush S, Felts W. Rheumatoid diseases and gout, long-term illnesses: management of the chronically ill patient. In: Wohl MG, ed. Long-Term Illness: Management of the Chronically Ill Patient. Philadelphia: WB Saunders, 1959:93–125.
85. Sanchez I. Tetracycline treatment in rheumatoid arthritis and other rheumatic diseases. *Braz Med* 1968;82:22–31.
86. Skinner M, Cathcart E, Mills J, et al. Tetracycline in the treatment of rheumatoid arthritis: a double-blind controlled study. *Arthritis Rheum* 1971;14:727–732.
87. Breedveld F, Trentham D. Suppression of collagen and adjuvant arthritis by a tetracycline. *Arthritis Rheum* 1988;31:R3.
88. Langevitz P, Bank I, Zemer D, et al. Treatment of resistant rheumatoid arthritis with minocycline: an open study. *J Rheumatol* 1992;19:1502–1504.
89. Kloppenburg M, Ferdinand C, Terwiel J, et al. Minocycline in active rheumatoid arthritis. *Arthritis Rheum* 1994;37:629–636.
90. Tilley BC, Alarcon GS, Heyse SP, et al. Minocycline in rheumatoid arthritis: a 48-week, double-blind, placebo-controlled trial. *Ann Intern Med* 1995;122:81–89.
91. Bluhm GB, Sharp JT, Tilley BC, et al. Radiographic results from the Minocycline in Rheumatoid Arthritis (MIRA) trial. *J Rheumatol* 1997; 24:1295–1302.
92. Alarcon GS, Bartolucci AA. Radiographic assessment of disease progression in rheumatoid arthritis patients treated with methotrexate or minocycline. *J Rheumatol* 2000; 27:530–534.
93. O'Dell JR, Haire CE, Palmer W, et al. Treatment of early rheumatoid arthritis with minocycline or placebo. *Arthritis Rheum* 19971;40:842–848.
94. O'Dell JR, Paulsen G, Haire CE, et al. Treatment of early seropositive rheumatoid arthritis with minocycline. *Arthritis Rheum* 1999;42: 1691–1695.
95. O'Dell JR, Blakely KW, Mallek JA, et al. Treatment of early seropositive rheumatoid arthritis: a two year, double-blind comparison of minocycline and hydroxychloroquine. *Arthritis Rheum* 2001;44: 2235–2241.
96. Weinberger A, Ben-gal T, Roizman P, et al. Intraarticular minocycline injection in experimental synovitis. *Clin Rheumatol* 1996;15: 290–294.
97. Hassell A, Fowler P, Dawes P. Intra-bursal tetracycline in the treatment of olecranon bursitis in patients with rheumatoid arthritis. *BJM* 1994;33:859–860.
98. St Clair EW, Wilkinson WE, Pisetsky DS, et al. The effects of intravenous doxycycline therapy for rheumatoid arthritis: a randomized, double-blind, placebo-controlled trial. *Arthritis Rheum* 2001;44: 1043–1047.
99. Van der Laan W, Molenaar E, Ronday K, et al. Lack of effect of doxycycline on disease activity and joint damage in patients with rheumatoid arthritis. A double blind, placebo controlled trial. *J Rheumatol* 2001;28:1967–1974.
100. Pillemer S, Gulko P, Ligier S, et al. Pilot clinical trial of intravenous doxycycline versus placebo for rheumatoid arthritis. *J Rheumatol* 2003;30:41–43.
101. Smieja M, MacPherson DW, Kean W, et al. Randomised, blinded, placebo controlled trial of doxycycline for chronic seronegative arthritis. *Ann Rheum Dis* 2001;60:1088–1094.
102. Yu LP Jr, Smith GN, Brandt, KD, et al. Reduction of the severity of canine ostoeoarthritis by prophylactic treatment with oral doxycycline. *Arthritis Rheum* 1992;35:1150–1159.
103. Yu LP Jr, Burr DB, Brandt KD, et al. Effects of oral doxycycline administration on histomorphometry and dynamics of subchondral bone in a canine model of osteoarthritis. *J Rheumatol* 1996;23:137–142.
104. Smith GN Jr, Yu LP Jr, Brandt KD, et al. Oral administration of doxycycline reduces collagenase and gelatinase activities in extracts of human osteoarthritis cartilage. *J Rheumatol* 1998;25:532–535.
105. NCCAM. About the National Center for Complementary and Alternative Medicine. 2003.
106. National Center for Complementary and Alternative Medicine. NCCAM funding: appropriations history.
107. Eisenberg DM, Davis RB, et al. Trends in alternative medicine use in the United States, 1990–1997: results of a follow-up national survey. *JAMA* 1998;280:1569–1575.
108. Rao JK, Mihaliak K, et al. Use of complementary therapies for arthritis among patients of rheumatologists. *Ann Intern Med* 1999;131: 409–416.
109. Davidoff F. Weighing the alternatives: lessons from the paradoxes of alternative medicine. *Ann Intern Med* 1998;129:1068–1070.
110. Panush RS. Shift happens: complementary and alternative medicine for rheumatologists. *J Rheumatol* 2002;29:656–658.
111. Whitfield AG. The William Withering bicentennial lecture. William Withering and "an account of the foxglove." *Q J Med* 1985;57:709–711.
112. Kean WF, Forestier F, et al. The history of gold therapy in rheumatoid disease. *Semin Arthritis Rheum* 1985;14:180–186.
113. Alpert JS. The relativity of alternative medicine. *Arch Intern Med* 1995;155:2385.
114. Kaptchuk TJ. The placebo effect in alternative medicine: can the performance of a healing ritual have clinical significance? *Ann Intern Med* 2002;136:817–825.
115. Crow R, Gage H, et al. The role of expectancies in the placebo effect and their use in the delivery of health care: a systematic review. *Health Technol Assess* 1999;3:1–96.
116. Williams HJ, Ward JR, et al. A controlled trial comparing sulfasalazine, gold sodium thiomalate, and placebo in rheumatoid arthritis. *Arthritis Rheum* 1988;31:702–713.
117. Pendleton A, Arden N, et al. EULAR recommendations for the management of knee osteoarthritis: report of a task force of the Standing Committee for International Clinical Studies Including Therapeutic Trials (ESCISIT). *Ann Rheum Dis* 2000;59:936–944.
118. Theodosakis J, Adderly B, et al. *The arthritis cure.* New York: St. Martin's, 1997.

119. Theodosakis J, Adderly B, et al. *Maximizing the arthritis cure.* New York: St. Martin's, 1998.
120. Bassleer C, Rovati L, et al. Stimulation of proteoglycan production by glucosamine sulfate in chondrocytes isolated from human osteoarthritic articular cartilage *in vitro. Osteoarthritis Cartilage* 1998;6:427–434.
122. Deal CL, Moskowitz RW. Nutraceuticals as therapeutic agents in osteoarthritis. The role of glucosamine, chondroitin sulfate, and collagen hydrolysate. *Rheum Dis Clin North Am* 1999;25:379–395.
123. McAlindon TE, LaValley MP, et al. Glucosamine and chondroitin for treatment of osteoarthritis: a systematic quality assessment and meta-analysis. *JAMA* 2000;283:1469–1475.
124. Vajaradul Y. Double-blind clinical evaluation of intra-articular glucosamine in outpatients with gonarthrosis. *Clin Ther* 1981;3:335–343.
125. Reichelt A, Forster KK, et al. Efficacy and safety of intramuscular glucosamine sulfate in osteoarthritis of the knee. A randomised, placebo-controlled, double-blind study. *Arzneimittelforschung* 1994;44:75–80.
126. Rovati L. The clinical profile of glucosamine sulfate as a selective symptom modifying drug in osteoarthritis: current data and perspectives. *Osteoarthritis Cartilage* 1997;5(suppl A):72.
127. Pujalte JM, Llavore EP, et al. Double-blind clinical evaluation of oral glucosamine sulphate in the basic treatment of osteoarthrosis. *Curr Med Res Opin* 1980;7:110–114.
128. Noack W, Fischer M, et al. Glucosamine sulfate in osteoarthritis of the knee. *Osteoarthritis Cartilage* 1994;2:51–59.
129. Houpt JB, McMillan R, et al. Effect of glucosamine hydrochloride in the treatment of pain of osteoarthritis of the knee. *J Rheumatol* 1999;26:2423–2430.
130. Reginster JY, Deroisy R, et al. Long-term effects of glucosamine sulphate on osteoarthritis progression: a randomised, placebo-controlled clinical trial. *Lancet* 2001;357:251–256.
131. Pavelka K, Gatterova J, et al. Glucosamine sulfate use and delay of progression of knee osteoarthritis: a 3-year, randomized, placebo-controlled, double-blind study. *Arch Intern Med* 2002;162:2113–2123.
131. Setnikar I, Giacchetti C, et al. Pharmacokinetics of glucosamine in the dog and in man. *Arzneimittelforschung* 1986;36:729–735.
132. Mazzuca SA, Brandt KD, et al. Knee pain reduces joint space width in conventional standing anteroposterior radiographs of osteoarthritic knees. *Arthritis Rheum* 2002;46:1223–1227.
133. Buckland-Wright JC, Wolfe F, et al. Substantial superiority of semiflexed (MTP) views in knee osteoarthritis: a comparative radiographic study, without fluoroscopy, of standing extended, semiflexed (MTP), and schuss views. *J Rheumatol* 1999;26:2664–2674.
134. Heyneman CA, Rhodes RS. Glucosamine for osteoarthritis: cure or conundrum? *Ann Pharmacother* 1998;32:602–603.
135. McClain DA, Crook ED. Hexosamines and insulin resistance. *Diabetes* 1996;45:1003–1009.
136. Rossetti L. Perspective: hexosamines and nutrient sensing. *Endocrinology* 2000;141:1922–1925.
137. Tang J, Neidigh JL, et al. Transgenic mice with increased hexosamine flux specifically targeted to beta-cells exhibit hyperinsulinemia and peripheral insulin resistance. *Diabetes* 2000;49:1492–1499.
138. Conte A, de Bernardi M, et al. Metabolic fate of exogenous chondroitin sulfate in man. *Arzneimittelforschung* 1991;41:768–772.
139. Conte A, Palmieri L, et al. Metabolic fate of partially depolymerized chondroitin sulfate administered to the rat. *Drugs Exp Clin Res* 1991;17:27–33.
140. Conte A, Volpi N, et al. Biochemical and pharmacokinetic aspects of oral treatment with chondroitin sulfate. *Arzneimittelforschung* 1995;45:918–925.
141. Ronca F, Palmieri L, et al. Anti-inflammatory activity of chondroitin sulfate. *Osteoarthritis Cartilage* 1998;6(suppl A):14–21.
142. Nishikawa H, Mori I, et al. Influences of sulfated glycosaminoglycans on biosynthesis of hyaluronic acid in rabbit knee synovial membrane. *Arch Biochem Biophys* 1985;240:146–153.
143. Kerzberg EM, Roldan EJ, et al. Combination of glycosaminoglycans and acetylsalicylic acid in knee osteoarthrosis. *Scand J Rheumatol* 1987;16:377–380.
144. Rovetta G. Galactosaminoglycuronoglycan sulfate (matrix) in therapy of tibiofibular osteoarthritis of the knee. *Drugs Exp Clin Res* 1991;17:53–57.
145. L'Hirondel J. Double-blind clinical trial of oral chondroitin sulfate versus placebo for tibiofemoral osteoarthritis (125 patients). *Litera Rhumatol* 1992;14:77–84.
146. Mazieres B, Loyau G, et al. Chondroitin sulfate in the treatment of gonarthrosis and coxarthrosis. 5-months result of a multicenter double-blind controlled prospective study using placebo. *Rev Rhum Mal Osteoartic* 1992;59:466–472.
147. Pavelka K Jr, Sedlackova M, et al. Glycosaminoglycan polysulfuric acid (GAGPS) in osteoarthritis of the knee. *Osteoarthritis Cartilage* 1995;3:15–23.
148. Bourgeois P, Chales G, et al. Efficacy and tolerability of chondroitin sulfate 1200 mg/day vs chondroitin sulfate 3 × 400 mg/day vs placebo. *Osteoarthritis Cartilage* 1998;6(suppl A):25–30.
149. Bucsi L, Poor G. (1998). Efficacy and tolerability of oral chondroitin sulfate as a symptomatic slow-acting drug for osteoarthritis (SYSADOA) in the treatment of knee osteoarthritis. *Osteoarthritis Cartilage* 1998;6(suppl A):31–36.
150. Conrozier T. Anti-arthrosis treatments: efficacy and tolerance of chondroitin sulfates (CS 4&6). *Presse Med* 1998;27:1862–1865.
151. Uebelhart D, Thonar EJ, et al. Effects of oral chondroitin sulfate on the progression of knee osteoarthritis: a pilot study. *Osteoarthritis Cartilage* 1998;6(suppl A):39–46.
152. Leeb BF, Schweitzer H, et al. A metaanalysis of chondroitin sulfate in the treatment of osteoarthritis. *J Rheumatol* 2000;27:205–211.
153. Lippiello L, Woodward J, et al. *In vivo* chondroprotection and metabolic synergy of glucosamine and chondroitin sulfate. *Clin Orthop* 2000;381:229–240.
154. Hanson RR, Smolley LR, et al. Oral treatment with a glucosamine-chondroitin sulfate compound for degenerative joint disease in horses: 25 cases. *Equine Pract* 1997;19:16–20.
155. Canapp SO Jr, McLaughlin RM Jr, et al. Scintigraphic evaluation of dogs with acute synovitis after treatment with glucosamine hydrochloride and chondroitin sulfate. *Am J Vet Res* 1999;60:1552–1557.
156. Kremer JM, Jubiz W, et al. Fish-oil fatty acid supplementation in active rheumatoid arthritis. A double-blinded, controlled, crossover study. *Ann Intern Med* 1987;106:497–503.
157. Cleland LG, French JK, et al. Clinical and biochemical effects of dietary fish oil supplements in rheumatoid arthritis. *J Rheumatol* 1988;15:1471–1475.
158. Kremer JM, Lawrence DA, et al. Dietary fish oil and olive oil supplementation in patients with rheumatoid arthritis. Clinical and immunologic effects. *Arthritis Rheum* 1990;33:810–820.
159. van der Tempel H, Tulleken JE, et al. Effects of fish oil supplementation in rheumatoid arthritis. *Ann Rheum Dis* 1990;49:76–80.
160. Skoldstam L, Borjesson O, et al. Effect of six months of fish oil supplementation in stable rheumatoid arthritis. A double-blind, controlled study. *Scand J Rheumatol* 1992;21:178–185.
161. Kremer JM, Lawrence DA, et al. Effects of high-dose fish oil on rheumatoid arthritis after stopping nonsteroidal antiinflammatory drugs. Clinical and immune correlates. *Arthritis Rheum* 1995;38:1107–1114.
162. Sperling RI. Dietary omega-3 fatty acids: effects on lipid mediators of inflammation and rheumatoid arthritis. *Rheum Dis Clin North Am* 1991;17:373–389.
163. Stramentinoli G. Pharmacologic aspects of *S*-adenosylmethionine. Pharmacokinetics and pharmacodynamics. *Am J Med* 1987;83:35–42.
164. Soeken KL, Lee WL, et al. Safety and efficacy of *S*-adenosylmethionine (SAMe) for osteoarthritis. *J Fam Pract* 2002;51:425–430.
165. Trentham DE, Dynesius-Trentham RA, et al. Effects of oral administration of type II collagen on rheumatoid arthritis. *Science* 1993;261:1727–1730.
166. Sieper J, Kary S, et al. Oral type II collagen treatment in early rheumatoid arthritis. A double-blind, placebo-controlled, randomized trial. *Arthritis Rheum* 1996;39:41–51.
167. Barnett ML, Kremer JM, et al. Treatment of rheumatoid arthritis with oral type II collagen. Results of a multicenter, double-blind, placebo-controlled trial. *Arthritis Rheum* 1998;41:290–297.
168. Cazzola M, Antivalle M, et al. Oral type II collagen in the treatment of rheumatoid arthritis. A six-month double blind placebo-controlled study. *Clin Exp Rheumatol* 2000;18:571–577.

169. Choy EH, Scott DL, et al. Control of rheumatoid arthritis by oral tolerance. *Arthritis Rheum* 2001;44:1993–1997.
170. Awang D. Ginger. *Can Pharm J* 1992;125:309–311.
171. Altman RD, Marcussen KC. Effects of a ginger extract on knee pain in patients with osteoarthritis. *Arthritis Rheum* 2001;44:2531–2538.
172. Mustafa T, Srivastava KC, et al. Drug development: report 9, pharmacology of ginger, *Zingiber officinale*. *J Drug Dev* 1993;6:25–89.
173. Kiuchi, F, Iwakami S, et al. Inhibition of prostaglandin and leukotriene biosynthesis by gingerols and diarylheptanoids. *Chem Pharm Bull (Tokyo)* 1992;40:387–391.
174. Mascolo N, Jain R, et al. Ethnopharmacologic investigation of ginger (*Zingiber officinale*). *J Ethnopharmacol* 1989;27:129–140.
175. Bliddal H, Rosetzsky A, et al. A randomized, placebo-controlled, cross-over study of ginger extracts and ibuprofen in osteoarthritis. *Osteoarthritis Cartilage* 2000;8:9–12.
176. Marcus DM, Suarez-Almazor ME. Is there a role for ginger in the treatment of osteoarthritis? *Arthritis Rheum* 2001;44:2461–2462.
177. Chrubasik S, Junck H, et al. Effectiveness of *Harpagophytum* extract WS 1531 in the treatment of exacerbation of low back pain: a randomized, placebo-controlled, double-blind study. *Eur J Anaesthesiol* 1999;16:118–129.
178. Chrubasik S, Zimpfer C, et al. Effectiveness of *Harpagophytum procumbens* in treatment of acute low back pain. *Phytomedicine* 1996;3:1–10.
179. Ernest E, Chrubasik S. Phyto-anti-inflammatories: a systematic review of randomized, placebo-controlled, double-blind trials. *Rheum Dis Clin North Am* 2000;26:13–27.
180. American College of Rheumatology Subcommittee on Osteoarthritis Guidelines. Recommendations for the medical management of osteoarthritis of the hip and knee: 2000 update. *Arthritis Rheum* 2000;43:1905–1915.
181. McCarthy GM, McCarty DJ. Effect of topical capsaicin in the therapy of painful osteoarthritis of the hands. *J Rheumatol* 1992;19:604–607.
182. Deal CL, Schnitzer TJ, et al. Treatment of arthritis with topical capsaicin: a double-blind trial. *Clin Ther* 1991;13:383–395.
183. Trice JM, Pinals RS. Dimethyl sulfoxide: a review of its use in the rheumatic disorders. *Semin Arthritis Rheum* 1985;15:45–60.
184. Williams HJ, Furst DE, et al. Double-blind, multicenter controlled trial comparing topical dimethyl sulfoxide and normal saline for treatment of hand ulcers in patients with systemic sclerosis. *Arthritis Rheum* 1985;28:308–314.
185. Steinberg A. The employment of dimethyl sulfoxide as an antiinflammatory agent and steroid-transporter in diversified clinical diseases. *Ann NY Acad Sci* 1967;141:532–550.
186. John H, Laudahn G. Clinical experiences with the topical application of DMSO in orthopedic diseases: evaluation of 4180 cases. *Ann NY Acad Sci* 1967;141:506–516.
187. Brown JH. Clinical experience with DMSO in acute musculoskeletal conditions comparing a noncontrolled series with a controlled double blind study. *Ann NY Acad Sci* 1967;141:496–505.
188. Percy EC, Carson JD. The use of DMSO in tennis elbow and rotator cuff tendonitis: a double-blind study. *Med Sci Sports Exerc* 1981;13:215–219.
189. Vuopala U, Vesterinen E, et al. The analgetic action of dimethyl sulfoxide (DMSO) ointment in arthrosis. A double blind study. *Acta Rheumatol Scand* 1971;17:57–60.
190. Fiechtner JJ, Brodeur RR. Manual and manipulation techniques for rheumatic disease. *Med Clin North Am* 2002;86:91–103.
191. Meeker WC, Haldeman S. Chiropractic: a profession at the crossroads of mainstream and alternative medicine. *Ann Intern Med* 2002;136:216–227.
192. Assendelft WJ, Koes BW, et al. The relationship between methodological quality and conclusions in reviews of spinal manipulation. *JAMA* 1995;274:1942–1948.
193. Jonas WB, Linde K, et al. Homeopathy and rheumatic disease. *Rheum Dis Clin North Am* 2000;26:117–123, x.
194. Linde K, Clausius N, et al. Are the clinical effects of homeopathy placebo effects? A meta-analysis of placebo-controlled trials. *Lancet* 1997;350:834–843.
195. Eisenberg DM, Kessler RC, et al. Unconventional medicine in the United States. Prevalence, costs, and patterns of use. *N Engl J Med* 1993;328:246–252.
196. Berman BM, Swyers JP, et al. The evidence for acupuncture as a treatment for rheumatologic conditions. *Rheum Dis Clin North Am* 2000;26:103–115, ix–x.
197. Thomas M, Eriksson SV, et al. A comparative study of diazepam and acupuncture in patients with osteoarthritis pain: a placebo controlled study. *Am J Chin Med* 1991;19:95–100.
198. Berman BM, Singh BB, et al. A randomized trial of acupuncture as an adjunctive therapy in osteoarthritis of the knee. *Rheumatology (Oxford)* 1999;38:346–354.
199. Deluze C, Bosia L, et al. Electroacupuncture in fibromyalgia: results of a controlled trial. *BMJ* 1992;305:1249–1252.
200. Cheng TO, Lee RJ, et al. Subacute bacterial endocarditis following ear acupuncture. *Int J Cardiol* 1985;8:97.
201. Vittecoq D, Mettetal JF, et al. Acute HIV infection after acupuncture treatments. *N Engl J Med* 1989;320:250–251.

第44章

疼痛机制和疼痛调节

Laurence A. Bradley

一、疼痛的诸多特性

疼痛是“一种不愉快的感觉和情绪体验，与实际或潜在的组织相关，或为描述此损伤的术语”[1]。急性疼痛通常可以提醒机体警惕危险、组织损伤的存在及严重程度，或者某种潜在疾病过程的存在。相反，反复发生或慢性持续疼痛是一种经过正确治疗后仍然存在的疼痛。虽然反复发生或慢性疼痛可能意味着疾病的存在（如胃肠反流、类风湿关节炎）或中枢神经系统调节功能的紊乱（如神经源性疼痛），但疼痛与组织损伤的存在（如纤维肌痛）、或损伤的严重程度（如膝骨关节炎）常常有中度关联[2,3]。

上述定义表达了疼痛主观的及其他多方面的特性。保健专家主要关注患者对疼痛部位、程度、频率和性质（如烧灼感、酸痛感）的语言描述或者行为表达，因为这些信息有助于明确诊断。然而，关注疼痛的认知和情感特性是同等重要的。也就是说，疼痛的不同程度、严重性、持续时间或它是急性还是反复发作性均可导致不同的情绪反应和认知（如期望或想法）。这些多方面的疼痛体验和疼痛产生的自主反射可提供有关个人心理状态的信息，可以驱动某些与健康相关的行为，如决定去请求医生帮助或继续维持原治疗方案[4,5]。

需要注意的是，疼痛相关的认知和情绪反应受多方面因素的影响，包括疼痛的强度和感觉特性、个体的自主反应、病史和疼痛体验、文化影响以及其他人对患者对疼痛的语言或行为表现的反应。急性疼痛通常与不同程度的焦虑相关。相反，药物和其他治疗方法不能很好控制的慢性和反复发作性疼痛往往与抑郁或其他负面情绪反应相关，在得不到充分治疗的患者身上尤其容易出现。这些负面的情绪反应，再加上负面的、与疼痛相关的想法，可能会使患者产生不适当的行为反应（如使用不正确的药物和无助感）。

本章节将对疼痛和疼痛调节的神经基础进行阐述。首先讨论传入伤害性传导的生理基础和神经表现，重点讨论产生中枢致敏的潜在机制，即脊髓的神经兴奋性增强促进了风湿性疾病中一些慢性疼痛状态的形成。之后该章节将回顾疼痛调节中的下行神经通路和有关风湿病患者疼痛抑制异常的文献。该章节的最后部分是回顾定量感觉检测（QST）方法，该方法用于人类对疼痛和疼痛调节的研究，并用于对可能影响风湿病患者疼痛反应的认知和情感因素进行的检测。

二、伤害性感受和疼痛调节的神经机制

（一）上行伤害性感受通路和疼痛过程

1.伤害性感受器和初级传入纤维

遍布全身的外周感觉纤维促使机体组织对机械压力、冷热度、化学和代谢（如缓激肽和低 pH 值）刺激产生反应。这些神经纤维包括对冷热度和机械压力等有害性刺激发生反应的伤害性感受器，有害性刺激与潜在和实际的组织损伤有关。从这些伤害性感受器传入的信号从外周组织通过初级传入纤维传至脊髓和脑。这些初级传入纤维包括薄髓鞘纤维（Aβ，Aδ）或无髓鞘纤维（C），两者功能不同。一些 A 传入纤维对伤害性机

械刺激和(或)温度刺激产生特定反应。然而,所有的A传入纤维被迅速激活并传递相对锐痛的感知信号,这种锐痛被称为"第一痛"。"第一痛"对于避免可能影响到个体完整性的组织损伤刺激尤其重要。相反,大多数的C传入纤维对有害的机械性的、温度的和化学性刺激产生反应。一些C传入纤维对伤害性刺激没有反应,除非它们处于被炎性因子致敏的状况。尽管如此,所有的C传入纤维比A传入纤维激活速度慢,且趋向于感知被称为"第二痛"的酸痛或烧灼样疼痛。第二痛比第一痛更持久、更令人不愉快,因此与和慢性病相关的疼痛密切相关[6]。

2.脊髓丘脑皮层投射

初级传入纤维从对侧上行并通过脊神经后根内侧进入脊髓,终止于脊髓后角表面的Ⅰ层和Ⅱ层。这些传入纤维的侧突终止于Ⅴ层。初级传入纤维通过释放一些兴奋性神经递质激活脊髓后角的二级神经元（图44.1A,B)。外周神经传入纤维释放的主要兴奋性递质是谷氨酸盐,它作用于后角神经元突触后的*N*-甲基-D-天门冬氨酸(NMDA)受体。其他的兴奋性分子包括P物质和神经激肽A（NK),两者和降钙素基因相关肽(CGRP)、神经生长因子和强啡肽A一样作用于后角神经元突触后的NK受体[7]。应该注意的是,Ⅰ层和Ⅱ层内不同类型的神经元对微小接受区域(肌肉或关节)里的特异性刺激产生反应。伤害特异性的Ⅰ层和Ⅱ层细胞被A纤维输入所支配。Ⅴ层的伤害感受性神经元对有害的和无害的机械刺激均有反应。这些神经元被称为宽活动范围神经元，总合所有躯体组织的传入纤维。

脊髓后角二级神经元产生的信号通过它们的轴突传递至一些脑区域，通过三条主要的上行通路投射至丘脑和网状结构。脊髓丘脑束提供了主要的直接感受疼痛的通路,从脊髓传至丘脑外侧、内侧和后核[6]。脊髓丘脑束直接投射至腹后外侧核和腹后下核，并投射至第一(S1)、第二(S2)的体感皮层,兴奋神经元。这些皮质区域参与区别疼痛的强度、空间、临时状况的特性,并预测疼痛刺激[8]。脊髓丘脑束投射至丘脑后核(如丘脑后结节、膝上核)兴奋神经元,再投射至脑岛皮层,由于脑岛皮层与杏仁核、前额叶皮质和扣带皮质的联系,其参与了疼痛的情感、认知和自主反应。脑岛和前额叶皮质的一个重要功能可能是整合伤害性的记忆信号，使个体可以明确与疼痛刺激相关的潜在的具有意义的危险[9]。

脊髓丘脑前外侧束的前面部分纤维起始于对侧后角,终止于延髓、脑桥的巨细胞部分和外侧网状核神经元。这些区域的侧突或纤维终止于内侧膝状体、丘脑后核群和丘脑板内核[6]。丘脑板内核是一组重要的丘脑内侧核,被认为是脑干网状结构向颅内的延伸部分,并与前额叶皮质和扣带皮质相连接。前扣带皮质是在胼胝体上面边缘皮质的延伸区域。因为它与综合认知、情感和反应选择有关,所以它在疼痛处理中尤其重要。除此之外，前扣带皮质至丘脑内侧核和脑干的导水管周围灰质(PAG)的下行连接表明,这一系统也可能与调节有害刺激的反射性反应有关。

3.与疼痛的情感和认知相关的其他伤害性感受通路

除了上述经典的脊髓丘脑皮层途径，近来在动物实验中发现了其他一些上行性伤害感受通路，从脊髓开始投射至脑干的特定区域，再从腹侧进入与情感和认知过程相关的多种脑结构[10]。其中一条途径从脊髓后角投射至延髓背尾侧(网状背侧亚核),之后投射至丘脑腹内侧核和背外侧额叶[11]。另一条上行通路从脊髓投射至臂旁核(Pb),之后投射至下丘脑和杏仁核[12]。除此之外,有通路从臂旁核传递伤害性感知信号至:①丘脑板内核,之后传递至额叶皮层。②扁桃体中央核,并传递至基底前脑[13,14]。在人类中,可能是这些通路协助调节了疼痛和认知情感反应之间的相互作用。

4.与疼痛体验相关的伤害性传导

疼痛诱导的功能性脑活动变化的神经影像学表现要追溯到1976年,Ingvar和同事[15]通过对8名健康志愿者的研究发现，手指经电刺激后产生轻微的疼痛感觉，额叶皮层的区域性脑血流增加了11%(表44.1)。在1980~2000年间,对健康志愿者的神经影像学研究主要集中在上述经典的脊髓丘脑皮质通路上，这些研究均显示，相位的热疼痛刺激可以增加对侧半球的一些促成疼痛体验的脑区域的功能活性，如S1、S2、丘脑、脑岛和前扣带皮质。

近年来研究了一些令人非常感兴趣的问题，例如刺激强度变化的编码、疼痛敏感性神经表现的个体差异、疼痛相关情感的实验处理效果和与镇痛反应相关的脑活动。关于刺激强度变化的编码方面,Coghill及其同事报道给予分级强度的热刺激(35℃~50℃),可加试者疼痛强度的等级[20]。更重要的是,刺激强度和疼痛感知强度的增加在以下区域表现出功能活动性的线性

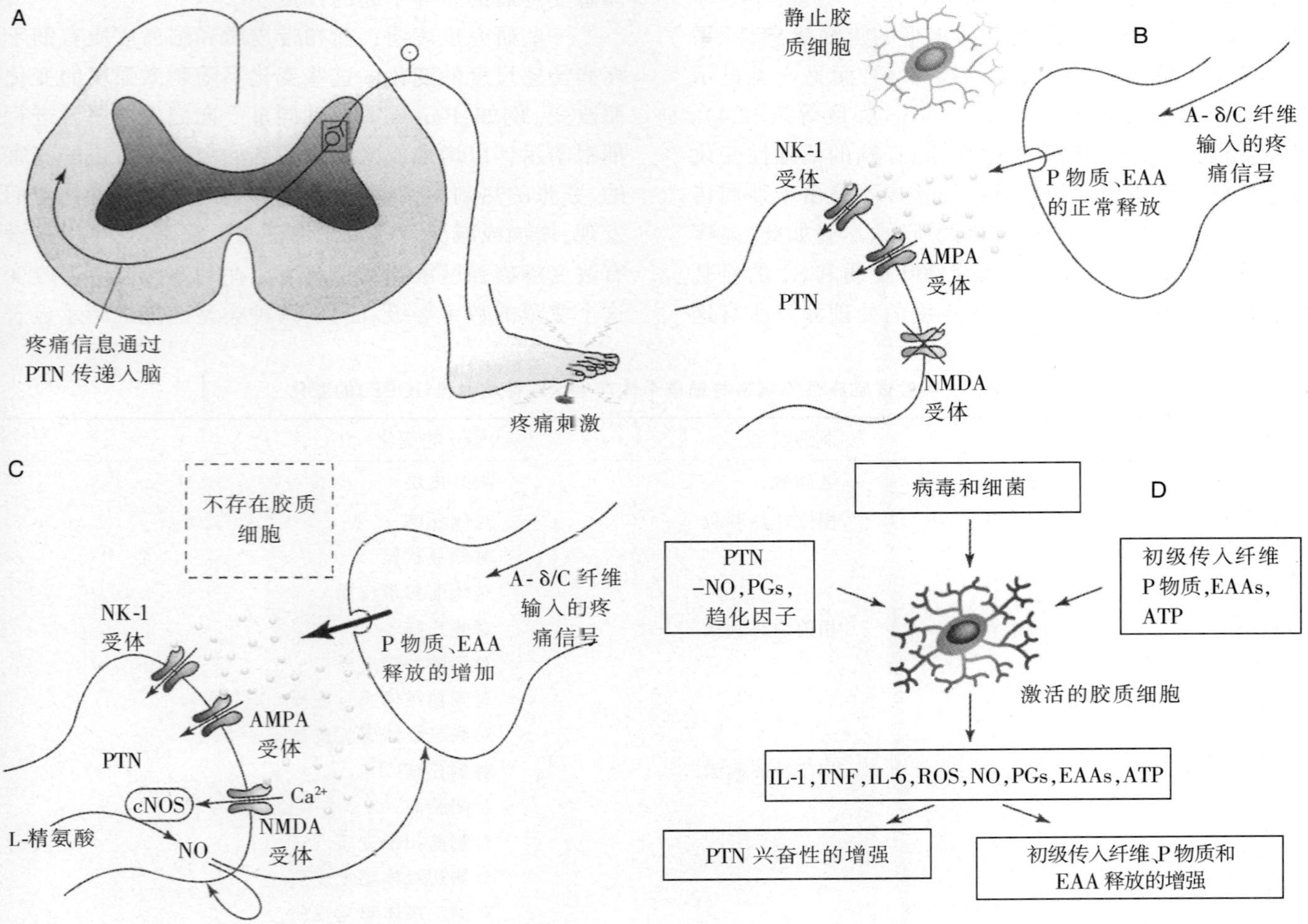

图44.1 (A,B)疼痛信号传导途径的经典认识。伤害性刺激激活外周A-δ和C神经纤维,传递动作电位至脊髓后角神经元的突触前末梢。释放P物质和兴奋性氨基酸(EAA),连接并激活位于二级疼痛传递神经元(PTN)的突触后受体[如神经激肽(NK)-1、α-氨基-3-羟基-5-甲基异恶唑-4-丙酸(AMPA)],传递感觉输入上升入脑,产生疼痛感知。*N*-甲基-D-天门冬氨酸(NMDA)连接的通道被Mg^{2+}堵塞,并且神经胶质细胞不被激活,因此该通道不起作用。(C)由中枢致敏导致病理性疼痛的经典认识。A-δ和C传入纤维的强烈或较长时间的感觉输入充分去极化脊髓后角神经元,Mg^{2+}脱离NMDA连接的离子通道。之后出现Ca^{2+}内流和一氧化氮(NO)的产生,弥漫分布于后角神经元外。NO依次促进突触前传入末梢EAA和P物质的过度释放,导致脊髓后角神经元的高兴奋性。胶质细胞的激活被认为与中枢致敏无关。(D)目前对于病理性疼痛的认识。胶质细胞被病毒和细菌激活,并被初级传入纤维和PTN释放的NO、前列腺素(PG)、趋化因子、P物质、三磷腺苷(ATP)和EAA所激活。这些胶质细胞释放致炎细胞因子、NO、PG、反应性氧自由基(ROS)、ATP、EAA(如谷氨酸)、P物质和CGRP。这些物质增强脊髓后角NMDA受体部位的去极化,维持并进一步促进了病理性疼痛状态。(Reproduced from Watkins LR, Milligan ED, Maier SF. Glial activation: a driving force for pathological pain. *Trends Neurosci* 2001;24:450–455, with permission.) IL:白介素;NOS:一氧化氮合成酶;TNF:肿瘤坏死因子。

增加:①对侧 S1;②同侧的前运动区域;③对侧和同侧的小脑、壳、丘脑、脑岛皮质、前扣带皮质和 S2(图44.2)。这些发现表明,尽管特定的脑区域在处理疼痛的感觉和认知情感方面扮有特定的角色,疼痛强度的处理倾向于分布在两个大脑半球的多个区域。疼痛强度的处理是疼痛体验的感觉、情感和认知特性的关键部分。除此之外,强度处理的神经的广泛分布利于个体生存,它可以增加机体发现组织损伤的可能性,即使是在大脑皮质发生广泛损伤的情况下。

众所周知，不同个体在实验室中对定量刺激强度的感知存在显著差异。Coghill 及其同事[21]比较了两种健康个体产生的功能性脑活动的变化，一类健康个体对 49℃的热刺激显示出相对高水平的疼痛敏感性[平均直观类比标度(VAS)强度等级=7.4]，而另一类显示出相对低水平的疼痛强度(平均 VAS 强度等级=2.4)。研究发现，在高或低的疼痛敏感组，丘脑的活动性变化没有差异，说明强度级别的组间差异不是由于外周传入神经的敏感性变化或椎管机制所致。尽管如此，高疼痛敏感组显示出前扣带皮质、前额叶皮质和 S1 的显著高水平的激活(图 44.3)。疼痛强度的处理涉及所有这些脑区域。而且，前扣带皮质和前额叶皮质在情感和认知反应、注意力和记忆(包括情感经历的记忆)的处理中起一定作用。这些发现证实了认知和情感因素在个体感受疼痛的差异中起的作用。

一些研究也表明，前扣带皮质和脑岛皮质有助于疼痛情感尺度的变化，这些变化不随刺激强度的变化而改变。例如，Rainville 及其同事[22]向健康志愿者进行催眠暗示，以增加或减少感知到的令人不愉快的有害的、紧张的热刺激，而不改变感知到的刺激强度。他们发现，增加或减少疼痛不愉快性的催眠暗示，可以在没有改变疼痛强度级别的情况下，在预期的方向上改变这个变量的数字等级。而且，两种类型的催眠暗示显著

表44.1 实验或临床性疼痛诱导健康个体产生区域性脑血流(rCBF)的变化

研究	受试者	刺激类型	rCBF的变化
Ingvar等[15]	健康者	电刺激	额叶皮层
Jones等[16]	健康者	相位性热刺激	对侧丘脑
			对侧豆状核
			对侧前扣带皮质
Talbot等[17]	健康者	相位性热刺激	对侧丘脑
			对侧前扣带皮质
			对侧初级体感觉皮质
			对侧二级体感觉皮质
Coghill等[18]	健康者	相位性热刺激	对侧丘脑
			对侧脑岛
			对侧前扣带皮质
			对侧初级体感觉皮质
			对侧二级体感觉皮质
Casey等[19]	健康者	相位性热刺激	双侧丘脑
			对侧脑岛
			对侧前扣带皮质
			对侧初级体感觉皮质
			对侧二级体感觉皮质
Coghill等[20]	健康者	分级热刺激	双侧小脑
			双侧壳核
			双侧丘脑
			双侧脑岛
			双侧前扣带皮质
			双侧二级体感皮质
			对侧初级体感皮质
			对侧辅助运动区域
			同侧腹侧前运动区域
			同侧前额叶皮质

Adapted from Bradley LA, McKendree-Smith NL, Alberts KR, et al. Use of neuroimaging to understand abnormal pain sensitivity in fibromyalgia. *Curr Rheum Rep* 2000;2:141–148, with permission.

了明确是否这个基因型也与疼痛敏感性或疼痛调制异常的疾病有关,仍需要更多的研究。

(二)病理性疼痛

组织损伤或感染激起局部的炎症反应,产生类花生酸(如前列腺素、缓激肽、乳酸、超氧自由基)、血清素、组胺和致炎细胞因子。这些递质,依次激活A和C传入神经纤维末梢[32]。正常情况下,血-神经屏障保护外周神经纤维免受类花生酸和致炎因子的侵蚀。然而物理创伤或自身免疫性疾病的发作可以诱导损伤髓鞘[33]或改变血-神经屏障[34],产生免疫细胞、抗体和其他免疫产物的浸润,损伤外周神经纤维,产生难治的病理性疼痛。例如,与血管炎相关的外周神经血管的广泛阻塞破坏了血-神经屏障,导致水肿和神经内膜免疫细胞的移行。与此同时,正常情况下不会遇到神经内膜内巨噬细胞、肥大细胞和内皮细胞的外周神经蛋白P0和P2被这些细胞当成异物而产生免疫反应[35]。之后释放致炎因子、NO和ROS,分离神经周围髓鞘的各层。因此髓鞘变得容易被巨噬细胞所降解,外周神经结构(如离子通道和离子转运结构)被NO和ROS破坏。最终出现外周神经病变和伤害性感受传导的异常增加,导致异常的疼痛敏感性。然而,如前所述,伤害性感受输入脊髓过程的变化也受脊髓内免疫激活的影响,可以导致异常的疼痛敏感性。

1.中枢敏化

从外周传入纤维输入的长时间的、强烈的伤害性感受可以在脊髓后角神经元产生一系列的功能变化,导致这些神经元的超兴奋性和异常的疼痛敏感性。这个现象被认为是中枢敏化(图44.1C)。明确的是,从外周传入纤维输入的增强的伤害性感受可以充分的去极化脊髓后角神经元,导致Mg^{2+}脱离NMDA相关的离子通道。之后出现细胞外钙离子的内流,并产生NO。NO广泛分布于后角神经元之外,依次促使突触前的传入纤维末梢释放过多的EAA和P物质,并导致后角神经元的超兴奋性[36]。结果,即使皮肤或深部肌肉组织的低强度刺激也可以向大脑输入高水平的伤害性感受,显示出异常的疼痛敏感性或痛觉过敏。需要注意的是,中枢敏化的动物模型显示,如果初始的伤害性输入来源被消除,则中枢敏化可逆[36]。

近期,Watkins及其同事[37]证明后角神经胶质细胞在产生和维持异常的疼痛敏感性中起一定的作用。正常情况下,中枢神经系统里的突触被胶质细胞包围,对外周传入的伤害性输入无反应。然而,随着中枢敏化的出现,脊髓胶质细胞被多种因素激活,导致痛觉过敏,这些因素包括脊髓内的免疫激活、P物质、EAA、NO和前列腺素(图44.1D)。一旦被激活,胶质细胞释放出一些致炎细胞因子(如TNF-α、IL-6、IL-1)、P物质、NO、ROS、前列腺素、EAA、ATP和趋化因子,这些递质依次:①进一步增加在后角形成突触的Aδ和C传入纤维释放EAA和P物质。②增加后角神经元的超兴奋性[37]。

后角神经胶质细胞的激活也有助于感知距伤害性输入来源远的部位上的疼痛。Milligan和她的同事近期发现,在老鼠的一条腿上诱导的坐骨神经炎性神经病增加了病变位置和对侧相同位置对低强度压力的疼痛敏感性[38]。这个镜像的疼痛异常可以逆转,通过鞘内传递:①氟柠檬酸盐—— 一种神经胶质代谢的抑制物。②CNI-1493,参与致炎细胞因子的产生和信号传导的p38有丝分裂原-激活激酶的抑制因子。③对IL-1、TNF-α或IL-6特异的致炎细胞因子的拮抗物。

Watkins和Maier[39]提出,诱导脊髓胶质细胞激活的细胞因子可能促发炎性关节炎的疼痛。尚无关节炎的动物模型研究检测,在异常疼痛反应中脊髓胶质细胞激活所起的作用。然而,一些使用QST方法的研究提供了有关人类膝骨关节炎(OA)和类风湿关节炎(RA)疼痛敏感性异常的证据,它们的表现与上述镜像的疼痛异常相类似。例如,Kosek及其同事[40,41]评估了全髋关节置换手术前的单髋骨关节炎患者和同龄的健康对照组对机械压力的敏感性。他们发现,与对照相比,髋骨关节炎患者的患侧和对侧髋关节对压力刺激的痛阈均明显下降。与中枢敏化的动物模型相一致,这个镜像的疼痛异常在患者从膝关节成形术恢复之后消除(图44.4)。已有报道,在膝骨关节炎或使用高渗盐水注入下肢胫前肌肉的患者有类似中枢敏化的发现[42]。

中枢敏化的动物模型提示,疼痛形成过程异常的出现需要长时间的伤害性感受的输入。因此,Leffler、Kosek及其同事评估了在短期(≤1年)或长期(>1年)病程的RA患者中红肿疼痛关节和非疼痛部位(如大腿)对疼痛的敏感性[43]。研究比较了患者与年龄和刺激部位匹配的健康对照者对刺激的反应。与预期结果一致,和对照组比较,两组RA患者的疼痛或触痛关节对按压表现出较高的敏感性。然而,在对非疼痛部位进行按压刺激或对疼痛或触痛关节进行低强度的温度刺激(如冷觉阈值)时,仅较长病程的RA患者表现出比对照组更高的敏感性。这些发现提示中枢致敏可能在RA患者发病5年内逐渐形成。然而,有必要对新诊断

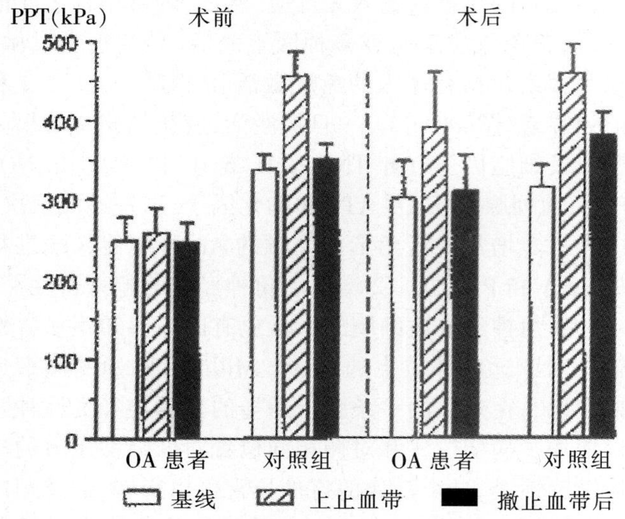

图44.4 外科术前和术后膝骨关节炎和健康对照组的平均压力痛阈(PPT)(±SEM)。外科手术前,与对照组相比较,患者表现出显著低水平的基线PPT。除此之外,在缺血反刺激过程中,仅对照组表现出统计学上PPT的显著变化。在退出缺血反刺激后,对照受试者的PPT退回基线水平。手术后,患者和对照组的基线PPT水平没有差异。给予缺血反刺激后,患者和对照组的PPT均明显增加;在取消缺血反刺激后,PPT均减少。(Reproduced from Kosek E, Ordeberg G. Lack of pressure pain modulation by heterotopic noxious conditioning stimulation in patients with painful osteoarthritis before, but not following, surgical pain relief. *Pain* 2000; 88: 69–78, with permission.)

患者进行前瞻性研究,尝试重复这些观察结果。

2.认知和情感对风湿性疾病患者疼痛的影响

一项致力于风湿性疾病患者疼痛和认知情感因素之间联系的研究的结果很有价值。这项研究显示负面情绪状态和疼痛相关的想法倾向于加重疼痛。例如,病史上出现严重抑郁发作后持续抑郁状态的 RA 患者有出现相对高强度疼痛和疲劳的危险性[44,45]。与上述相似,对行为或事件的焦虑可能会加重纤维肌痛患者的疼痛和其他躯体症状[46]。相反,与可靠的注意力/安慰剂干预治疗 RA 和 OA 相比,为增加患者对自我效能的感知(如对增加症状控制的行为感知的能力)而设计的自主干预,对改善疼痛和抑郁有更显著的作用[47,48]。

实验环境中 QST 产生试验性疼痛刺激,对试验性疼痛刺激发生反应的认知和情感因素产生的效应较少引起注意。虽然如此,个别已经进行的研究的结果与上文相似。例如,Keefe 及其同事[49]发现,对关节炎疼痛高自我效能感的膝 OA 患者比低自我效能感的患者对热刺激不敏感。高自我效能感比低自我效能感的患者明确表现出痛阈和疼痛耐受水平的明显增高。与低自我效能感的患者相比较,高自我效能感的患者评价温度刺激有较少的不愉快感。

我们近期比较了膝 OA 患者和年龄匹配的健康对照组在两种状况下对左、右膝关节相位性压力产生的 MPQ 疼痛情感等级[50](表 44.2)。第一种状况下刺激达触觉阈值(1kg)。第二种状况下调整刺激直至在患者和对照组产生相似的疼痛感觉强度等级。患者和对照组在两种刺激状况下行神经影像学检查。我们发现在疼痛刺激过程中,尽管在疼痛感觉强度等级上两组无差别,患者产生的疼痛情感等级比对照组显著增高。患者在疼痛刺激过程中比对照组有显著高水平的灾难化疼痛(如负性疼痛相关认知),并且从触觉阈至疼痛刺激表现出前扣带皮质活性的显著增加。而且,其他的分析提示,患者和对照组之间灾难化疼痛的差异调节疼痛情感级别的差异。

纤维肌痛患者的特征为下丘脑-垂体-肾上腺(HPA)轴的失调,这一失调可以损害他们处理环境紧张性刺激的能力[51]。众所周知,紧张性刺激引起纤维肌痛患者释放相对低水平的氢化可的松[51]。除此之外,环境紧张性刺激趋向于增加健康个体血循环中 IL-6 和 TNF-α 的水平[52]。因此可以预言,纤维肌痛患者在有环境紧张性刺激时疼痛加重,而产生的氢化可的松或致炎细胞因子的变化可以调节这些加重的疼痛反应。实际上,研究发现与膝 OA 患者相比,纤维肌痛患者在

表44.2 膝骨关节炎(OA)患者和健康对照组的McGill疼痛问卷调查(MPQ)感觉和情感分量表的平均评分(±标准差)

MPQ分量表	骨关节炎患者 n=11	健康对照组 n=11	P值
右膝			
感觉的	17.6±2.0	15.17±2.4	0.45
情感的	6.95±1.9	1.76±0.6	0.02
左膝			
感觉的	18.3±2.0	17.3±2.5	0.76
情感的	7.0±2.5	1.46±0.7	0.003

Adapted from Bradley LA, BC, DeBerry JJ, et al. Lessons from fibromyalgia: generalized pain sensitivity in patients with knee osteoarthritis. In: Chadwick DJ, Goode J, ed. *Osteoarthritic joint pain (Novartis Foundation Symposium)*. New York: Wiley, 2004, 258–276, with permission.

完成30分钟紧张诱导程序后(如个人紧张事件的清晰回忆),临床疼痛有显著增加[53]。除此之外,我们实验室正在研究的初始数据表明,仅在对个人的紧张性事件清晰回忆4分钟后,纤维肌痛患者对热刺激的主观不愉快感比健康对照组有显著的增加(图44.5)。然而,关于疼痛强度级别的变化,患者和对照组间没有差别。随着研究的不断深入我们期望可以明确,两组间紧张性刺激引起的疼痛不愉快感的差异是否受两组间血循环中的氢化可的松或致炎细胞因子水平差异的调节。

3.下传的镇痛通路和疼痛调节

Melzack和Wall最初的闸门控制学说假定疼痛由外周到脊髓和脑的上行伤害性传导通路和调节伤害性输入的下行通路的动态神经系统产生[54]。一项有关闸门控制学说的大样本研究显示,一些起源于脑干下行至脊髓后角的神经通路,主要通过释放5-羟色胺、去甲肾上腺素、阿片肽和神经降压素等抑制伤害性输入传导入脑。实际上,最近修改的闸门控制学说假定多样的环境(如有害刺激)、生物学(如基因型、神经内分泌轴和自主神经系统的功能)、认知(如对感官事件的注意)和情感(如焦虑、抑郁)因素对伤害性感受输入脑的传导和抑制产生影响[55]。这些因素也会影响伤害性感受输入脑皮层和皮层下区域的过程。总体上说,这些复杂的相互作用使我们产生对疼痛的感觉、强度和情感方面的感知,促进我们对疼痛的行为表达[55]。

下行疼痛控制系统的主要解剖成分是PAG、头端腹侧延髓(RVM)、背外侧和腹外侧索、皮层边缘系统和下丘脑室旁核。PAG和RVM富含阿片受体,在疼痛调节中起主要作用。事实上,一直有研究显示刺激PAG可以减少动物和人类的疼痛[56,57]。除此之外,PAG可能是通过连接应激反应系统和其他皮层和皮层下结构整合疼痛和躯体运动适应的关键性部位。

PAG从更高的脑区域如额叶、扣带回、脑岛皮质、边缘系统、隔、杏仁核和下丘脑接受输入[58]。更高皮质区域传递至PAG的输入可以对认知/情感对疼痛感知的调制(如高自我效能、低灾难化疼痛)产生调节作用。PAG神经元也向下投射至RVM和蓝斑,再通过去甲肾上腺素能途径传递至脊髓。吗啡和内源性阿片肽在下行调节环路中通过激活这些区域里的μ-阿片类受体,产生抗伤害性感受和痛觉缺失[59]。这个依次激活由5-羟色胺、去甲肾上腺素介导的RVM和蓝斑中的通路,并经由背外侧索的投射下行至脊髓后角,抑制上行性伤害性感受的传导[59]。还有一个从PAG腹外侧部分至RVM中缝核的大的投射,这个投射以神经加压素(一种可促进激活5-羟色胺下行调节通路的十三肽)为中介。

应该注意的是,有助于激活下行至脊髓后角的调节通路的RVM神经元称为撤反应细胞[60]。RVM里其他的神经元可以抑制这些撤反应细胞的活性,这些神经元称为给反应细胞。去甲肾上腺素能神经元投射至RVM,刺激α_1-受体,兴奋给反应细胞;然而,下行的去甲肾上腺素能神经元刺激α_2-受体,抑制给反应细胞的活性。同样,RVM内的κ阿片受体激动剂倾向于拮抗这个部位μ受体介导的痛觉丧失。

由于下丘脑在对紧张性刺激的生理性反应中扮演的角色,它在疼痛调节中起重要作用。伤害性感受刺激可以激活腹外侧PAG,后者直接投射至下丘脑室旁核[61]。这些投射终止于内侧小细胞核,通过分泌促肾上腺皮

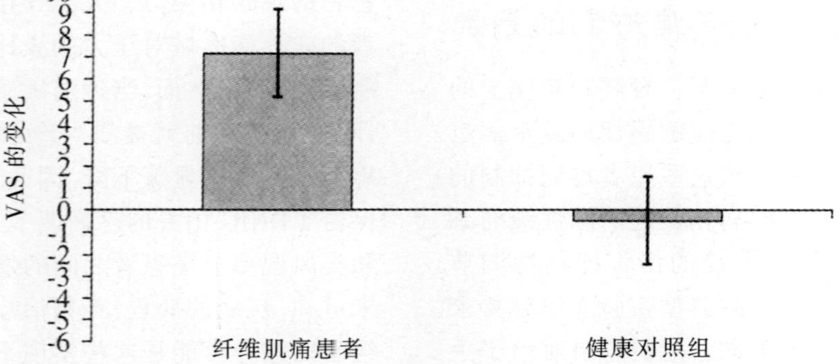

图44.5 纤维肌痛患者和健康对照组对相位性热刺激(范围45~49℃)产生的疼痛不愉快性级别的评分的平均(±标准差)变化。评分代表疼痛不愉快等级直观类比标度(10cm)之间的差异,由4分钟清晰想象个人相关的紧张事件所产生的疼痛不愉快等级减去4分钟清晰想象个人相关的相对中性的事件产生的疼痛不愉快等级。与健康对照组比较,纤维肌痛患者产生的疼痛不愉快性级别(作为紧张性想象的一个函数)有更显著的增加(P=0.01)。在不同个体之间,平衡了刺激强度和紧张(相对中性)想象的表达顺序,以避免偏差。

质激素释放激素和精氨酸抗利尿激素控制神经内分泌的输出,之后激活产生垂体-肾上腺应激激素。由PAG发出的投射也终止于下丘脑室旁核的大细胞部分,刺激垂体后叶释放抗利尿激素[62]。在下丘脑和PAG之间也存在双向联系,被内侧和外侧神经元的活性所调节,这些神经元可以直接投射至PAG和延髓网状结构。

下丘脑可以通过一些下行通路抑制上行伤害性感受的传导,促进镇痛反应。这些通路包括直接投射至背外侧索的丘脑室旁内侧核,以及终止于脊髓背侧板层的包含催产素和抗利尿激素的下丘脑外侧神经元。除此之外,一些紧张诱导镇痛反应的动物模型提示,疼痛抑制被肾上腺髓质产生的脑啡肽或垂体内产生的β-内啡肽所调节[63]。相反,HPA轴的功能损害与持续疼痛和心理忧虑相结合,可以增强实验刺激产生"第一痛"的情感反应。一些研究已经表明,在紧张诱导的温度热刺激激发的疼痛不愉快性的等级上,纤维肌痛患者比健康对照组的增加更明显。我们对高或低水平焦虑的胃食管反流性疾病(GERD)患者进行了相似的观察,通过增加食管的酸性暴露的进餐(意大利辣肠比萨和可口可乐)引起内脏紧张性疼痛[64]。在进餐之后,尽管患者组的食管酸性暴露的变化没有明显不同,但与低焦虑水平的患者相比,在高焦虑水平的患者中紧张工作(如时间限制内测试复杂的数学问题)可以激起更严重的疼痛反流症状。之后我们在高焦虑水平的GERD患者中检测了应激治疗程序(如渐进性肌肉放松训练)和合理的注意力/安慰剂对应激诱导食管酸性暴露变化所产生的效应,以及它们对应激诱导焦虑级别以及疼痛反流症状变化所产生的效应[65]。我们发现,与注意力/安慰剂相比较,放松训练在应激诱导疼痛反流症状级别和酸性暴露中产生显著低水平的变化。

(三)风湿性疾病患者疼痛抑制的异常

近来动物和人类研究证据表明,脊髓和脊髓上的异常促使风湿性疾病患者出现疼痛敏感性的异常。也有少量文献报道,中枢机制导致这些患者疼痛抑制的异常。文献的重点主要放在疾病相关的内源性镇痛系统的变化,这个系统又称为弥漫的伤害抑制性调节(DNIC)系统。涉及DNIC系统的典型实验室研究要求受试者要经历疼痛敏感性的测试,他们需要对给予手或上肢的相位性的、定量的、温度或机械压力刺激分出等级。一种状况下,使用标准的实验过程来进行这个工作。然而,在第二种状况下,这个工作与反刺激法同时进行,如传递紧张的疼痛刺激(如足浸入热水浴)至不同的解剖部位。在有完整DNIC系统的个体中,反刺激法减少了相位刺激可感知的强度。动物模型显示,泛化性脊髓神经元的脊髓上抑制可以调节DNIC效应,动态范围宽的脊髓神经元接受伤害性和非伤害性的初级传入纤维的输入信号。仅从初级传入纤维输入伤害性信息的脊髓神经元的活性不受DNIC影响[66,67]。

少量的研究检测了风湿性疾病患者表现的DNIC效应的强度。Kosek和Ordeberg[40,41]报道,与对照组相比,单侧髋关节OA患者的受累和对侧髋关节对压力刺激反应的痛阈均明显降低(图44.4)。在进行压力痛阈检测的同时对上肢进行缺血性刺激,仅对照组表现出DNIC效应(在对侧膝关节表现出压力痛阈的显著增高)。相反,患者未受累的对侧髋关节在缺血反刺激法的反应中在没有显示出痛阈的增加。除此之外,在缺乏反刺激法时重复压力痛阈检测,对照组的痛阈表现出明显下降,而患者没有变化。上述证据可以证明,对照组表现出的DNIC效应是由于反刺激法而不是由于检测的重复进行所致。之后Kosek和Ordeberg在膝关节成形术后5个月的患者中重复了同样的过程。患者和对照组对侧髋关节的痛阈基线水平没有差异。而且,患者疼痛调节的异常得到恢复。这就是说,在缺血反刺激法中,患者和对照组的对侧髋关节都表现出痛阈水平的增加。最终当这个检测在没有反刺激法的情况下被重复时,两个受试组都表现出痛阈水平的下降。这些发现强烈地提示,在关节成形术之前,受累关节持续的伤害性输入维持患者异常的疼痛调节;伤害性输入停止,则患者的中枢性疼痛抑制功能恢复正常。

与上述结果相反,一些有关类风湿关节炎和纤维肌痛患者DNIC异常的研究产生了阴性或不一致的结果。Leffler、Kosek及其同事报道,与他们对髋关节OA患者的观察相类似,大于5年病史的类风湿关节炎患者的非疼痛区域对压力刺激比对照组表现出更高的疼痛敏感性[43]。然而,当疼痛敏感性连同反刺激法被重新评估(如手和前臂被浸入冷水中)时,患者和对照组的疼痛敏感性均显著下降。因此,类风湿关节炎患者仍然保留了DNIC相关的疼痛调节。目前,导致髋骨关节炎和类风湿关节炎患者之间的发现不一致的潜在因素尚未可知。疾病的病程、药物治疗方法或反刺激法在患者组间的差异可能是这些发现不一致的潜在原因。

Kosek和Hansson[68]最初报道,与健康对照组不同,纤维肌痛患者在缺血压力反刺激法中没有表现出压力痛阈的增加,提示促DNIC系统的功能失调。然而,其他的研究者发现,纤维肌痛患者的一些疼痛抑制系统(包括DNIC潜在的系统)功能正常。Staud及其同事[69,70]发现,与健康对照组相比较,暴露在相位性温度热刺激或机械压力刺激时,纤维肌痛的女性患者出现高水平的疼痛,在刺激终止之后疼痛感知的减退亦较慢。"二次痛"时间性总和的增加与中枢敏化诱导的脊髓NDMA受体的高兴奋性有关[71]。研究发现,使用NMDA拮抗剂(氯胺酮)[72]和芬太尼[73]可以减少纤维肌痛患者和健康对照组疼痛的时间性总和。Staud及其同事[74]也发现,与健康男性相比,健康女性和纤维肌痛女性患者均表现出DNIC反应的不足。上述表明,减少的DNIC对"二次痛"时间性总和产生的效应,可能是性别特异性的,而不是仅与纤维肌痛相关的异常。

尽管如此,有证据表明,可以激活内源性阿片肽和肾上腺素能系统,减少健康者的疼痛敏感性的运动,可增加纤维肌痛患者对热痛的敏感性[75]。这对于用以运动为根本的疼痛治疗程序治疗这些患者可能有重要含义。这就是说,由于运动的疼痛增强效应,纤维肌痛患者坚持这些过程有困难。事实上,近期Rooks及其同事研究表示,为了获得阳性结果,需要逐渐引导纤维肌痛患者进行运动,即在进行地上运动治疗之前进行4星期的池中训练治疗[76]。

(四)超前镇痛

动物和人类研究表明,外周炎症和外科创伤时,脊髓后角产生的环氧化酶-2(COX-2)水平增高,有助于前列腺素的合成和之后发生的中枢致敏[77-79]。因此,脊髓COX-2水平的增高可能促成在膝骨关节炎患者中观察到的疼痛调节的异常。这些发现激起了在全关节置换的前后应用非类固醇抗炎药(NSAID)治疗的兴趣,因为这些药物可以减少手术相关的炎症反应,通过与阿片肽的协同作用促进疼痛的控制,减弱中枢致敏和痛觉过敏[80]。然而,由于非选择性的NSAID治疗可以增加外科手术中的出血,给患者造成了潜在的危险[81]。

Buvanendran及其同事[79]近期报道了在70例行膝关节成形术的患者手术前后应用口服选择性COX-2抑制剂(罗非昔布)的效果。他们比较了治疗组和安慰剂组的效应,治疗组在术前24小时和1~2小时口服罗非昔布50mg,术后5天每天解服50mg,之后8天每天口服25mg。发现罗非昔布的超前镇痛效果在以下方面比安慰剂要好:①硬膜外镇痛剂和院内阿片类药物总的消耗。②在院内和出院一周内的疼痛强度级别。③术后呕吐。④出院时膝关节屈曲程度。⑤达到关节活动范围的康复治疗所需要的时间。术中和术后的外科失血量没有组间差异。而且,仅应用罗非昔布的患者在术前脊髓麻醉前可以测出血浆和脑脊液COX-2的浓度。这个发现提示,外科手术前中枢COX-2水平的增高有助于调节对应用罗非昔布的患者的上级疼痛控制。

摘要和结论

上述论述表明,在理解疼痛和镇痛反应潜在的神经中枢机制和影响这些反应的认知和情感因素上已取得很大的进步。QST程序的发展有助于有关疼痛敏感性和疼痛调节的人类研究,QST程序允许对定量刺激的个体反应进行可靠的测定。除此之外,疼痛敏感性以及在疼痛调节中内源性阿片肽激活系统所起的作用存在着个体差异,神经影像学提供了有关这些差异潜在的神经中枢机制的有价值信息。

中枢调节因素促使风湿性疾病患者出现异常的疼痛敏感性或疼痛调节,上述研究提高了我们对中枢调节因素的理解。目前有可靠的证据表明,膝或髋骨关节炎患者表现出由中枢敏化产生的异常疼痛敏感性。另外,髋骨关节炎患者表现出对DNIC程序的反应,提示疼痛调节系统的异常。然而,在全关节置换术后这些异常被消除。而且,使用选择性COX-2抑制剂超前镇痛可以减少这些患者的术后疼痛。

也有关于RA患者中枢介导的疼痛敏感性异常的证据。假如RA患者有高水平的炎症反应,那么RA患者表现出与中枢敏化相一致的疼痛异常则并不令人惊讶。然而,令人出乎意料的是,与髋关节炎和膝关节炎的文献报道相反,一项研究未能发现有关类风湿关节炎患者DNIC反应异常的证据。针对患者的生物治疗(其可以抑制致炎细胞因子或与应用于这项研究的特异性的QST或反刺激程序有关的因素),可能导致研究中未能观察到异常的疼痛调节。为了解决这些问题,有必要对RA患者的疼痛调节进行更多的研究。

纤维肌痛患者对广泛分布的低强度刺激有疼痛反应。从包括神经影像学和时间性总和过程的研究中发现,纤维肌痛疼痛敏感性的增高可以被中枢敏化或其他产生感觉输入增加的异常所介导。然而,尚无一贯的证据显示这些中枢处理的异常由炎症导致。纤维肌痛患者表现出DNIC反应的抑制,这些与在健康女性中观察到的反应相似。尽管如此,纤维肌痛患者没有表现出运动后疼痛敏感性的正常下降。这一点表明,纤维肌痛可能与内源性阿片肽或肾上腺素能系统的异常相联系,这些系统可以减少健康人的疼痛敏感性。然而,为了更好地理解促使纤维肌痛患者出现广泛的疼痛和疼痛敏感性的中枢因素，需要进行更多的工作。例如，Melzack[5]提出，涉及疼痛处理和疼痛调节的脊髓和脊髓上机制受到基因因素的影响。已有研究表明，与健康女性相比较，有更多比例的纤维肌痛患者的特征为5-HTT基因的功能多态性[82](见91章)。这种多态性与焦虑症相关，可能间接导致疼痛反应的异常。通过完成如COMT基因的功能多态性的研究可以在纤维肌痛的研究中取得更多的进步，COMT基因的功能多态性与疼痛敏感性或疼痛调节的个体差异有关。

三、人类研究中的疼痛测定

这个章节回顾了疼痛和疼痛调节的神经机制，以及我们对中枢介导的一些功能变化的进一步理解，这些功能变化促使风湿病患者出现异常的疼痛反应。假如一些读者对某些应用于人类实验研究中的测定过程并不熟悉，那么这个章节的最后部分将要简短描述用于人类疼痛研究的主要的QST技术，以及经常用于这些研究中的一些测定认知和情感因素的标准化方法。

(一)定量感觉检测方法

1.痛阈和疼痛耐受

这些可能是人类疼痛敏感性研究中最常使用的测定方法。痛阈代表能激发个体疼痛的最低刺激强度。疼痛耐受代表了个体在要求刺激结束之前能够经受的最高刺激强度或刺激持续时间。痛阈和疼痛耐受的测定方法通常包括：给予一系列相位性或紧张性刺激，在规律时间间隔内增加刺激强度(如每秒1kg压力)。这些被认为是限制过程的上升性方法。然而，应该注意的是，心理因素可能严重影响对这些过程的反应。例如，由于个体被告知当他们报告痛阈和疼痛耐受水平时刺激将会终止，高焦虑水平或惧怕疼痛的人为了避免更加不愉快的感觉感知，他们可能过早报告已经达到了痛阈或疼痛耐受水平。

一个对痛阈测定更完善的方法（其可以减少负性预期或其他反应偏差的影响），涉及相位性刺激的表达：从两个至更多的随机排列的上升性“梯度”刺激。随机排列梯度法防止受试者正确的预期下一次经历的刺激强度。这样，受试者为了准确的分出级别，会更加关注每一次刺激。除此之外，这个方法通常包括几种痛阈测量法。这些测定方法的平均值即可形成一个更可靠的痛阀测定。尽管完成耐受水平的测定需要大量的刺激，可能会减少这种方法的可行性，随机排列梯度法也可以用于评估疼痛耐受。研究发现，和随机排列梯度法相比，纤维肌痛患者的极限上升性方法没有得到有关疼痛敏感性的更多证据[83]。因此，这些患者表现出疼痛敏感性的增强不能主要归咎于反应的偏差。

2.疼痛强度和不愉快性的量级评估

个体对不同强度的刺激激起的疼痛强度或不愉快性的量级产生感知，痛阈或疼痛耐受的测定没有提供有关这方面的信息。对于检测环境(如紧张性刺激)或治疗干预(如药物治疗)对个体疼痛感知的影响，这方面的信息是必要的。量级评估方法通过一系列随机排列的不同强度的相位性刺激来进行。受试者使用VAS或数字类别量表(0~100)对每一个刺激的强度或不愉快性分出级别。疼痛特性的级别(强度和不愉快性)可以转化为功率函数，评估增加的刺激强度和变化的量级评估之间的联系。然而应该注意的是，有必要对受试者提供关于强度和不愉快性差异的指导（如强度好像收音机的音量，不愉快性是指无论音量多大音乐打扰你的程度)。也有必要提供受试者机会，让他们练习分出刺激的强度和不愉快性的级别。

对健康个体感知温度刺激的强度和不愉快性的种族差异性进行研究[84]，是一个使用量级评估的好例子。研究发现，美国黑人和白人在热刺激产生的疼痛强度的功率函数之间没有差异。然而，对相同的热刺激，美国黑人比白人产生显著高水平的疼痛不愉快性。在最低水平的刺激强度上，这个关联尤其明显。由于患膝关节OA的美国黑人预计术后有高水平的疼痛，所以不愿意承受全关节置换的手术，美国黑人对相对低强度刺激产生高水平的疼痛不愉快性的反应，可能与上述联系相关[85]。

3.时间性总和

简短、重复的温度或压力刺激，当间隔小于3秒、刺激达有害强度水平时，可导致疼痛感知的渐进性增加，这一过程由中枢而非外周介导。这个现象与由高兴奋性的脊髓NMDA受体产生的C纤维伤害性感受器输入的增加相关。一般时间性总和法要求受试者对每个刺激的强度用0~100数字尺度分级，“0”代表“没有感觉”，“20”代表“刚有的疼痛”，“100”代表“能想象的强度最大的疼痛”。当受试者评估出疼痛“100”或者出现了明确的刺激上限，则终止这个测定。对于在出现刺激上限之前终止测定的受试者，所有余下的刺激被指定评估为“100”。典型的时间性总和出现在这种测定开始的一些实验中。因此,绝大部分研究者把刺激表现的数据分为5~10个区域进行分析。

时间性总和的另一个特性是,刺激终止后需要一些时间出现疼痛终止。在健康个体中,刺激结束后疼痛的感知很快消失。然而,异常的时间性总和的一个特征是,在重复刺激停止后,疼痛减退较缓慢。如前所述,Staud及其同事发现,与对照组相比,纤维肌痛患者对重复的热刺激或机械压力刺激可以产生更高强度级别的疼痛,并且在刺激停止后疼痛可以持续更长的时间[69,70,73]。

4.弥漫的伤害抑制性调节

伤害性刺激的传导可以激活内源性镇痛系统,称为弥漫的伤害抑制性调节(DNIC)。涉及DNIC的经典的实验室研究(包括DNIC)要求受试者进行疼痛敏感性的测定,要求他们对给予手和上肢的相位的、定量的、温度或机械压力刺激的强度分出级别。一种状况下,使用标准的实验室程序进行这个测定。第二种状况下,这个测定与反刺激法一起进行,如传导紧张性疼痛刺激(如脚浸入热水浴中)至不同的解剖部位。如果反刺激可以应用于任一部位,这些刺激被认为是异位伤害性条件刺激。在具备完整DNIC系统的个体中,反刺激法减少了相位性刺激的感知强度。动物模型显示,动态范围宽的脊髓神经元可以从伤害性和非伤害性初级传入纤维获得输入,它的脊髓上抑制介导DNIC效应。仅从初级传入纤维接收疼痛信息的脊髓神经元的活性不受DNIC的影响[66,67]。

(二)影响疼痛反应的认知和情感因素的测定

1.心理障碍

心理状态,如焦虑和情绪失调,由于它们对与疼痛调节密切相关的大脑结构(如HPA轴、蓝斑)[86]和行为反应(如使用不恰当的疼痛因应策略)[87,88]产生的影响,可能导致异常的疼痛敏感性。两种定式的心理访谈已广泛应用于对持续性疼痛患者的研究中。两个访谈都可以提供可靠和明确的诊断,诊断基于美国心理协会精神障碍诊断和统计手册的第4版(DSM-Ⅳ)标准。第一个是诊断访谈量表(DIS)[89,90]。DIS是一个高结构化的访谈,需要特殊的训练。华盛顿大学每年提供两次训练课程(DIS训练/心理学系)。从华盛顿大学可以获得DIS计算机化的版本(CDIS-Ⅳ)。尽管如此,为了更好地理解DIS的结构,并且为了能够学习如何正确回应患者关于访谈项目的问题,CDIS-Ⅳ的可能使用者应该接受培训。

第二个心理访谈是对DSM-Ⅳ的定式临床访谈(SCID)[91]。SCID设计给富有经验的临床医生使用,有经验的临床医生可以补充定式访谈,通过:①附加的问题去阐明鉴别诊断。②对受试者自我报告的不一致性提出质疑。③从医院记录、家庭成员或其他的临床医师中提取辅助信息。想要应用SCID的人可以获得一个详细的培训指南和培训录像带[91]。

2.抑郁的自我测定

两个最常用的抑郁症状自我测定的方法是Beck抑郁调查表(BDI)[92]和流行病学研究中心-抑郁量表(CES-D)[93]。这两个测定都简短而且容易评分,其特点为内容有高度可靠性。BDI最初用于评估抑郁的认知部分。然而,由于包含大量关于躯体症状的信息,BDI可能人为地提高了风湿性疾病患者的评分[94]。相反,CES-D包含躯体内容的信息相对少。因此,CES-D评估大部分的患者比BDI更恰当[94]。

3.疼痛相关的焦虑和畏惧疼痛

焦虑状态自评量表(STAI)和贝克焦虑量表是人类疼痛研究中两个最常用的自我测定方法。这两种问卷简短且内容可靠。STAI在实验室研究中尤其有用,因为它包括两个尺度,一个尺度评估个体正在体验的焦虑症状(即在行疼痛敏感性测定之前),另一个尺度评估个体在多重状态下普遍经历的焦虑症状。

也有一些评估焦虑或恐惧的相对新的标准问卷,这些焦虑或恐惧对体验或回避疼痛是特异的。疼痛焦虑症状量表(PASS)[97]是文献中最常使用的测定疼痛相关焦虑的工具。这个工具包括53条项目,评估健康人和慢性疼痛患者在认知、行为和心理领域对疼痛的畏惧。PASS由四个分量表组成:畏惧疼痛、认知性焦虑、躯体性焦虑以及回避。这个工具的特点为内容的高度可靠性,PASS评分与功能障碍标准化测定的高评分和在伸腿训练中自报的焦虑[98]相关,并与上举和搬运能力测定的低评分相关[99]。我们也发现,纤维肌痛患者的高PASS评分与对低强度、非伤害性刺激反应出现的疼痛和前扣带皮质的功能脑活性的增加有关[100]。

4.灾难化

灾难化被定义为对疼痛刺激和疼痛体验的无益的夸大[101]。有两个对灾难化的标准测定方法。第一个是疼痛灾难化量表(PCS)[102]。PCS评估对疼痛的不恰当的认知和情感反应,包括三个简短的、内容可靠的分量表:无助感、扩大化和反复思考。无助感指在有效应付疼痛中感受到的困难。扩大化代表一种始终预料疼痛将会产生严重不利后果的倾向。反复思考表现了从疼痛中分散注意力存在着较大的困难。大量的研究表明,高水平的灾难化和与情感障碍无关的自报疼痛相关,并与对持续性疼痛缺乏心理调节相关[101]。

第二个灾难化的测定方法是下文描述的应对策略量表的一个分量表。这个分量表等同于PCS的无助感的分量表。

5.应对策略

应对被认为是一种动态的过程，这一过程包括不断变化的认知和行为努力，处理客观或心理上特殊的需要，这些需要被感知可能对个人幸福造成威胁[103]。在疼痛研究中最常用于测定应对的方法是应对策略量表(CSQ)[104]。CSQ包括7个内容可信的分量表:转移注意力、重新解释疼痛、应对的自我陈述、忽略疼痛、祈祷或希望、灾难化和提高效能。CSQ也包括评估“感知到的对疼痛的控制”和“感知到的控制疼痛的能力”两个附加的尺度。灾难化的分量表一直与自我报告的高水平的疼痛强度或疼痛不愉快性相关[50]。然而,有关更适合的CSQ尺度之间关联性的发现并不一致。例如,有证据表明,一个由应对的自我陈述、重新解释疼痛、忽略疼痛、提高效能和转移注意力组成的复合体与失用的自我报告呈负性相关[105]。然而,也有关于这些联系的阴性发现[106]。

6.自我效能

自我效能感代表了一种信心，一个人有能力成功地进行与积极的健康状态相关的行为。Loring及其同事[107]逐步提出并验证了一个关于关节炎的自我效能感的量表，包含对治疗疼痛、失用和其他关节炎症状(如疲劳)的自我效能感的测定。对疼痛的自我效能感是大部分风湿病学文献调查研究的重点。这些调查普遍的显示，对疼痛的高自我效能感与自我管理计划的改善有关[108,109]。

(费允云 译　张奉春 校)

参考文献

1. IASP Subcommittee on Taxonomy. Pain terms: a list with definitions and notes on usage. *Pain* 1979;6:249–252.
2. Bradley LA, McKendree-Smith NL. Central nervous system mechanisms of pain in fibromyalgia and other musculoskeletal disorders: behavioral and psychologic treatment approaches. *Curr Opin Rheumatol* 2002;14:45–51.
3. Felson DT, Chaisson CE, Hill CL, et al. The association of bone marrow lesions with pain in knee osteoarthritis. *Ann Intern Med* 2001; 134:541–549.
4. Craig AD. Interoception: the sense of the physiological condition of the body. *Curr Opin Neurobiol* 2003;13:500–505.
5. Melzack R. From the gate to the neuromatrix. *Pain* 1999;6(suppl): 121–126.
6. Jones AKP. The contribution of functional imaging techniques to our understanding of rheumatic pain. *Rheum Dis Clin North Am* 1999;25: 123–152.
7. Pillemer SR, Bradley LA, Crofford LJ, et al. The neuroscience and endocrinology of fibromyalgia. *Arthritis Rheum* 1997;40:1928–1937.
8. Sawamoto N, Honda M, Okada T, et al. Expectation of pain enhances responses to nonpainful somatosensory stimulation in the anterior cingulate cortex and parietal operculum/posterior insula: an event-related functional magnetic resonance imaging study. *J Neurosci* 2000;20: 7438–7445.
9. Coghill RC, Sang CN, Maisog JM, et al. Pain intensity processing within the human brain: a bilateral distributed mechanism. *J Neurophysiol* 1999;82:1934–1943.
10. Rainville P. Brain mechanisms of pain affect and pain modulation. *Curr Opin Neurobiol* 2002;12:195–204.
11. Koyama T, Kato K, Mikami A. During pain-avoidance neurons in activated in the macaque anterior cingulate and caudate. *Neurosci Lett* 2000;283:17–20.
12. Bester H, Chapman V, Beeson JM, et al. Physiological properties of the lamina I spinoparabrachial neurons in the rat. *J Neurophysiol* 2000;83:2239–2259.
13. Desbos C, Villanueva L. The organization of lateral ventromedial thalamic connections in the rat: a link for the distribution of nociceptive signals to widespread cortical regions. *Neuroscience* 2001;102:885–898.
14. Bourgeais L, Guariau O, Bernard JF. Projections from the nociceptive area of the central nucleus of the amygdala to the forebrain: a PHA-L study in the rat. *Eur J Neurosci* 2001;14:229–255.
15. Ingvar DH, Rosen I, Elmquist D: Activation patterns induced in the dominant hemisphere by skin stimulation. In: Zimmerman Y, ed. *Sensory functions of the skin.* Oxford: Pergamon, 1976:549–559.
16. Jones AKP, Brown WD, Friston KJ, et al. Cortical and subcortical localization of response to pain in man using positron emission tomography. *Proc R Soc Lond B* 1991;244:39–44.
17. Talbot JD, Marrett S, Evans AC, et al. Multiple representations of pain in the human cerebral cortex. *Science* 1991;251:1355–1358.
18. Coghill RC, Talbot JD, Evans AC, et al. Distributed processing of pain and vibration by the human brain. *J Neurosci* 1994;14:4095–4108.
19. Casey KL, Minoshima S, Berger KL, et al. Positron emission tomographic analysis of cerebral structures activated specifically by repetitive noxious heat stimuli. *J Neurophysiol* 1994;71:802–807.
20. Coghill RC, Sang CN, Maisog JM, et al Pain intensity processing within the human brain: a bilateral, distributed mechanism. *J Neurophysiol* 1999;82:1934–1943.
21. Coghill RC, McHaffie JG, Yen YF. Neural correlates of interindividual differences in the subjective experience of pain. *Proc Natl Acad Sci U S A* 2003;100:8538–8542.
22. Rainville P, Duncan GH, Price DD, et al. Pain affect encoded in human anterior cingulate but not somatosensory cortex. *Science* 1997; 277:968–971.
23. Rainville P, Carrier B, Hofbauer RK, et al. Dissociation of sensory and affective dimensions of pain using hypnotic modulation. *Pain* 1999; 82:159–171.
24. Hofbauer RK, Rainville P, Duncan GH, et al. Cortical representation of the sensory dimension of pain. *J Neurophysiol* 2001;86:402–411.
25. Aaron LA, Bradley LA, Alarcón GS, et al. Psychiatric diagnoses are related to health care seeking behavior rather than illness in fibromyalgia. *Arthritis Rheum* 1996;39:436–445.
26. Gibson SJ, Littlejohn GO, Gorman MM, et al. Altered heat pain

thresholds and cerebral event-related potentials following painful CO_2 laser stimulation in subjects with fibromyalgia syndrome. *Pain* 1994; 58:185–193.

27. Gracely RH, Petzke F, Wolf JM, et al. Functional magnetic resonance imaging evidence of augmented pain processing in fibromyalgia. *Arthritis Rheum* 2002;46:1333–1343.
28. Petrovic P, Kalso E, Petersson KM, et al. Placebo and opioid analgesia—imaging a shared neuronal network. *Science* 2002;295: 1737–1740.
29. Petrovic P, Ingvar M. Imaging cognitive modulation of pain processing. *Pain* 2002;95:1–5.
30. Zubieta JK, Heitzeg MM, Smith YR, et al. COMT val158met genotype affects mu-opioid neurotransmitter responses to a pain stressor. *Science* 2003;299:1240–1243.
31. Melzack R. The McGill Pain Questionnaire: major properties and scoring methods. *Pain* 1975;1:277–299.
32. Watkins LR, Maier SF. Beyond neurons: evidence that immune and glial cells contribute to pathological pain states. *Physiol Rev* 2002;82: 981–1011.
33. Smith KJ, Kapoor R, Felts PA. Demyelination: the role of reactive oxygen and nitrogen species. *Brain Pathol* 1999;9:69–92.
34. Greenacre S, Ridger V, Wilsoncroft P, et al. Peroxynitrite: a mediator of increased microvascular permeability? *Clin Exp Pharmacol Physiol* 1997;24:880–882.
35. Koski CL. Humoral mechanisms in immune neuropathies. *Neurol Clin* 1992;10:629–649.
36. Schaible H-G, Ebersberger A, von Banchet GS. Mechanisms of pain in arthritis. *Ann NY Acad Sci* 2001;966:343–354.
37. Watkins LR, Milligan ED, Maier SF. Glial activation: a driving force for pathological pain. *Trends Neurosci* 2001;24:450–455
38. Milligan ED, Twining C, Chacur M, et al. Spinal glia and proinflammatory cytokines mediate mirror-image neuropathic pain in rats. *J Neurosci* 2003;23:1026–1040.
39. Watkins LR, Maier SF. The pain of being sick: implications for brain-to-immune communication for understanding pain. *Ann Rev Psychol* 2000;51:29–57.
40. Kosek E, Ordeberg G. Lack of pressure pain modulation by heterotopic noxious conditioning stimulation in patients with painful osteoarthritis before, but not following, surgical pain relief. *Pain* 2000;88: 69–78.
41. Kosek E, Ordeberg G. Abnormalities of somatosensory perception in patients with painful osteoarthritis normalize following successful treatment. *Eur J Pain* 2000;4:229–238.
42. Bajaj P, Graven-Nielsen T, Arendt-Nielsen L. Osteoarthritis and its association with muscle hyperalgesia: an experimental, controlled study. *Pain* 2001;93:107–114.
43. Leffler AS, Kosek E, Lerndal T, et al. Somatosensory perception and function of diffuse noxious inhibitory controls (DNIC) in patients suffering from rheumatoid arthritis. *Eur J Pain* 2002;6:161–176.
44. Fifield J, Tennen H, Reisine S, et al. Depression and the long-term risk of pain, fatigue, and disability in patients with rheumatoid arthritis. *Arthritis Rheum* 1998;41:1851–1857.
45. Fifield J, McQuillan J, Tennen H, et al. History of affective disorder and the temporal trajectory of fatigue in rheumatoid arthritis. *Ann Behav Med* 2001;23:34–41.
46. Peters ML, Vlaeyen JW, van Drunen C. Do fibromyalgia patients display hypervigilance for innocuous somatosensory stimuli? Application of a body scanning reaction time paradigm. *Pain* 2000;86:283–292.
47. Bradley LA, Alberts KR. Psychological and behavioral approaches to pain management for patients with rheumatic disease. *Rheum Dis Clin North Am* 1999;25:215–232.
48. Bradley LA, McKendree-Smith NL, Cianfrini LR. Cognitive-behavioral therapy interventions for pain associated with chronic illnesses. *Semin Pain Med* 2004;1:38–45.
49. Keefe FJ, Lefebvre JC, Maixner W, et al. Self-efficacy for arthritis pain: relationship to perception of thermal laboratory pain stimuli. *Arthritis Care Res* 1997;10:177–184.
50. Bradley LA, BC, DeBerry JJ, et al. Lessons from fibromyalgia: generalized pain sensitivity in patients with knee osteoarthritis. In: Chadwick DJ, Goode J, ed. *Osteoarthritic joint pain (Novartis Foundation Symposium).* New York: Wiley, 2004, 258–276.
51. Crofford LJ, Pillemer SR, Kalogeras KT, et al. Hypothalamic-pituitary-adrenal axis perturbations in patients with fibromyalgia. *Arthritis Rheum* 1994;37:1583–1592.
52. Goebel MU, Mills PJ, Irwin MR, et al. Interleukin-6 and tumor necrosis factor production. After acute psychological stress, exercise, and infused isoproterenol: differential effects and pathways. *Psychosom Med* 2000;62:591–598.
53. Davis MC, Zautra AJ, Reich JW. Vulnerability to stress among women in chronic pain from fibromyalgia and osteoarthritis. *Ann Behav Med* 2001;23:215–226.
54. Melzack R, Wall PD. Pain mechanisms: a new theory. *Science* 1965; 150:971–979.
55. Melzack R. Gate control theory: on the evolution of pain concepts. *Pain Forum* 1996;5:125–128.
56. Hosobuchi Y, Adams JE, Linchitz R. Pain relief by electrical stimulation of the central gray matter in humans and its reversal by naloxone. *Science* 1977;197:183–186.
57. Reynolds DV. Surgery in the rat during electrical analgesia induced by focal brain stimulation. *Science* 1969;164:444–445.
58. Mantyh PW. Forebrain projections to the periaqueductal gray in the monkey, with observations in the cat and rat. *J Compr Neurol* 1982; 206:146–158.
59. Yaksh TL. Pharmacology and mechanisms of opioid analgesic activity. *Acta Anaesthesiol Scand* 1997;41:94–111.
60. Fields HL, Heinricher MM, Mason P. Neurotransmitters in nociceptive modulatory circuits. *Ann Rev Neurosci* 1991;14:219–245.
61. Floyd NS, Keay KA, Arias CM, et al. Projections from the ventrolateral periaqueductal gray to endocrine regulatory subdivisions of the paraventricular nucleus of the hypothalamus in the rat. *Neurosci Lett* 1996;220:105–108.
62. Crofford LJ. Neuroendocrine abnormalities in fibromyalgia and related disorders. *Am J Med Sci* 1998;315:359–366.
63. Sternberg WF, Liebeskind JC. The analgesic response to stress: genetic and gender considerations. *Eur J Anaesthesiol Suppl* 1995;10: 14–17.
64. Bradley LA, Richter JE, Pulliam TJ, et al. The relationship between stress and symptoms of gastroesophageal reflux: the influence of psychological factors. *Am J Gastroenterol* 1993;88:11–19.
65. McDonald-Haile J, Bradley LA, Bailey MA, et al. Relaxation training reduces symptom reports and acid exposure in patients with gastroesophageal reflux disease. *Gastroenterology* 1994;107:61–69.
66. Le Bars D, Dickenson AH, Besson JM. Diffuse noxious inhibitory controls (DNIC). I. Effects on dorsal horn convergent neurones in the rat. *Pain* 1979;6:283–304.
67. Le Bars D, Dickenson AH, Besson JM. Diffuse noxious inhibitory controls (DNIC). II. Lack of effect on non-convergent neurones, supraspinal involvement and theoretical implications. *Pain* 1979;6: 305–327.
68. Kosek E, Hansson P. Modulatory influence on somatosensory perception from vibration and heterotopic noxious conditioning stimulation (HNCS) in fibromyalgia patients and healthy subjects. *Pain* 1997;70: 41–51.
69. Staud R Vierck CJ, Cannon RL, et al. Abnormal sensitization and temporal summation of second pain (wind-up) in patients with fibromyalgia syndrome. *Pain* 2001;91:165–175.
70. Staud R, Cannon RC, Mauderli AP, et al. Temporal summation of pain from mechanical stimulation of muscle tissue in normal controls and subjects with fibromyalgia syndrome. *Pain* 2003;102:87–95.
71. Price DD, Mao J, Frenk H, et al. The *N*-methyl-D-aspartate receptor antagonist dextromethorphan selectively reduces temporal summation of second pain in man. *Pain* 1994;59:165–174.
72. Graven-Nielsen T, Aspegren Kendall S, Henriksson KG, et al. Ketamine reduces muscle pain, temporal summation, and referred pain in fibromyalgia patients. *Pain* 2000;85:483–491.
73. Price DD, Staud R, Robinson ME, et al. Enhanced temporal summation of second pain and its central modulation in fibromyalgia patients. *Pain* 2002;99:49–59.
74. Staud R, Robinson ME, Vierck CJ, et al. Diffuse noxious inhibitory controls (DNIC) attenuate temporal summation of second pain in normal males but not in normal females or fibromyalgia patients. *Pain* 2003; 101:167–174.
75. Vierck CJ, Staud R, Price DD, et al. The effect of maximal exercise on temporal summation of second pain (windup) in patients with fibromyalgia syndrome. *J Pain* 2001;2:334–344.
76. Rooks DS, Silverman CB, Kantrowitz FG. The effects of progressive strength training and aerobic exercise on muscle strength and cardio-

vascular fitness in women with fibromyalgia: a pilot study. *Arthritis Rheum* 2002;47:22–28.
77. Seybold VS, Jia YP, Abrahams LG. Cyclo-oxygenase-2 contributes to central sensitization in rats with peripheral inflammation. *Pain* 2003; 105:47–55.
78. Woolf CJ, Chong MS. Preemptive analgesia—treating postoperative pain by preventing the establishment of central sensitization. *Anesth Analg* 1993;77:362–379.
79. Buvanendran A, Kroin JS, Tuman KJ, et al. Effects of perioperative administration of a selective cyclooxygenase 2 inhibitor on pain management and recovery of function after knee replacement: a randomized controlled trial. *JAMA* 2003;290:2411–2418.
80. Gordon SM, Brahim JS, Rowan J, et al. Peripheral prostanoid levels and nonsteroidal anti-inflammatory drug analgesia: replicate clinical trials in a tissue injury model. *Clin Pharmacol Ther* 2002;72:175–183.
81. Robinson CM, Christie J, Malcolm-Smith N. Nonsteroidal antiinflammatory drugs, perioperative blood loss, and transfusion requirements in elective hip arthroplasty. *J Arthroplasty* 1993;8:607–610.
82. Cohen H, Buskila D, Neumann L, et al. Confirmation of an association between fibromyalgia and serotonin transporter promoter region (5-HTTLPR) polymorphism, and relationship to anxiety-related personality traits. *Arthritis Rheum* 2002;46:845–847.
83. Petzke F, Clauw DJ, Ambrose K, et al. Increased pain sensitivity in fibromyalgia: effects of stimulus type and mode of presentation. *Pain* 2003;105:403–413.
84. Edwards RR, Fillingim RB. Ethnic differences in thermal pain responses. *Psychosom Med* 1999;61:346–354.
85. Ibrahim SA, Siminoff LA, Burant CJ, et al. Differences in expectations of outcome mediate African-American/white patient differences in "willingness" to consider joint replacement. *Arthritis Rheum* 2002; 46:2429–2435.
86. Clauw DJ, Chrousos GP. Chronic pain and fatigue syndromes: overlapping clinical and neuroendocrine features and potential pathogenic mechanisms. *Neuroimmunomodulation* 1997;4:134–153.
87. Vitaliano PP, Katon W, Maiuro RD, et al. Coping in chest pain patients with and without psychiatric disorders. *J Consult Clin Psychol* 1989; 57:338–343.
88. Bradley LA, Scarinci IC, Richter JE. Pain threshold levels and coping strategies among patients who have chest pain and normal coronary arteries. *Med Clin North Am* 1991;75:1189–1202.
89. Helzer JE, Robins LN. The Diagnostic Interview Schedule: its development, evaluation, and use. *Soc Psych Psychiatr Epidemiol* 1988;23: 6–16.
90. Robins LN, Helzer JE, Croughan J, et al. National Institute of Mental Health Diagnostic Interview Schedule. *Arch Gen Psych* 1981;38:381–389.
91. First MB, Spitzer RL, Gibbon M, et al. *User's guide for the Structured Clinical Interview for DSM-IV Axis I Disorders: SCID-I clinician version.* Washington, DC: American Psychiatric Press, 1997.
92. Beck AT, Ward CH, Mendelson M, et al. An inventory for measuring depression. *Arch Gen Psych* 1961;4:561–571.
93. Radloff L. The CES-D scale: a self-report depression scale for research in the general population. *J Appl Psychol Measure* 1977;1:385–401.
94. Bradley LA. Psychological dimensions of rheumatoid arthritis. In: Wolfe F, Pincus T, eds. *Rheumatoid arthritis: critical issues in etiology, assessment, prognosis, and therapy.* New York: Marcel Dekker, 1994:273–295.
95. Beck AT. *Beck Anxiety Inventory Manual.* San Antonio: Psychological Corporation, 1993.
96. Spielberger CD, Gorsuch RL, Lushene R. *The State-Trait Anxiety Inventory Manual.* Palo Alto, CA: Consulting Psychologists Press, 1970.
97. McCracken LM, Zayfert C, Gross RT. The Pain Anxiety Symptoms Scale: development and validation of a scale to measure fear of pain. *Pain* 1992;50:67–73.
98. McCracken LM, Spertus IL, Janeck AS, et al. Behavioral dimensions of adjustment in persons with chronic pain: pain-related anxiety and acceptance. *Pain* 1999;80:283–289.
99. Burns JW, Mullen JT, Higdon LJ, et al. Validity of the Pain Anxiety Symptoms Scale (PASS): prediction of physical capacity variables. *Pain* 2000;84:247–252.
100. Alberts KR, Bradley LA, Alarcón GS, et al. Anticipation of acute pain and high arousal feedback in women with fibromyalgia, high pain anxiety, and high negative affectivity evoke increased pain and anterior cingulated cortex activity without nociception. *Arthritis Rheum* 2000;43(suppl):173.
101. Sullivan MJL, Thorn B, Haythornthwaite JA, et al. Theoretical perspectives on the relation between catastrophizing and pain. *Clin J Pain* 2001;17:52–64.
102. Sullivan MJL, Bishop S, Pivik J. The Pain Catastrophizing Scale: development and validation. *Psychol Assess* 1995;7:524–532.
103. Burish TG, Bradley LA. Coping with chronic disease: definitions and issues. In: Burish TG, Bradley LA, eds. *Coping with chronic disease: research and applications.* New York: Academic, 1983:3–12.
104. Rosenstiel AK, Keefe FJ. The use of coping strategies in chronic low back pain patients: relationship to patient characteristics and current adjustment. *Pain* 1983;17:33–44.
105. Martin MY, Bradley LA, Alexander RW, et al. Coping strategies predict disability in fibromyalgia. *Pain* 1996;68:45–53.
106. Nicassio PM, Schoenfeld-Smith K, Radojevic V, et al. Pain coping mechanisms in fibromyalgia: relationship to pain and functional outcomes. *J Rheumatol* 1995;22:1552–1558.
107. Lorig K, Chastain RL, Ung E, et al. Development and evaluation of a scale to measure perceived self-efficacy in people with arthritis. *Arthritis Rheum* 1989;32:37–44.
108. Lorig K, Seleznick M, Lubeck D, et al. The beneficial outcomes of the arthritis self-management course are not adequately explained by behavior change. *Arthritis Rheum* 1989;32:91–95.
109. Lorig KR, Holman H. Self-management education: history, definition, outcomes, and mechanisms. *Ann Behav Med* 2003;26:1–7.

第 4 篇

风湿性疾病的外科干预

第45章

关节炎手畸形的外科治疗

Angela A. Wang, Andrew J. Weiland

需要手术治疗的关节炎手畸形涉及的疾病主要是骨关节炎(OA)和类风湿关节炎(RA)。由于这两种疾病的治疗方法有很大差别，我们将在不同的章节里分别论述。

一、类风湿关节炎

类风湿关节炎是一种涉及关节滑膜和肌腱的慢性系统性炎性疾病。关节的各个方面，包括关节内和关节外的结构，都会被累及。手的受累非常常见，且受累形式多样。滑膜增生既损伤关节软骨，又会使关节周围的软组织支撑结构变薄或损伤，进而造成关节的不稳定和继发畸形。而且，疾病的过程有很大差异。Alderman等人[1]的最近报道强调了对于类风湿关节炎手外科治疗的疗效，手外科医生和风湿科医生存在明显分歧。风湿科医生认为手术不像手外科医生认为得那么有效。对于这个分歧没有明确的解释，但是却提醒我们应该更好地综合患者、风湿科医师、手外科医师和手治疗师的意见，为患者选择一个最佳的个体化治疗方案。总之，手术治疗具有良好的临床功效：可以减轻患者的痛苦，增加手指的灵活性，并提高患者的满意度[2]。

(一)解剖学

腕关节区是由远端桡尺关节(DRUJ)和桡腕关节组成。DRUJ是桡骨和尺骨远端组成的骨连接。尺骨远端覆盖有三角形的纤维软骨，而这些纤维软骨和尺腕韧带、桡尺韧带以及尺侧腕伸肌鞘(ECU)共同组成三角纤维软骨复合体(TFCC)。桡腕关节包括远端桡骨、大部分舟骨及腕月骨。

手腕包括近端腕骨列(手舟骨、月骨、三角骨、豌豆骨)和远端腕骨列(大多角骨、小多角骨、头状骨、钩状骨)。

远端腕弓与掌骨通过腕掌(CMC)关节相连，掌骨和近端指骨通过掌指(MP)关节关联。示指、中指、环指和小指都有近端指间关节 (PIP) 和远端指间关节(DIP)，而大拇指在指骨之间仅有一个指间连接(IP)。

(二)非手术治疗

类风湿关节炎的病程因人而异。常用的治疗药物有皮质类固醇、非类固醇抗炎药(NSAID)和免疫抑制剂，还有一些免疫调节药，如生物反应调节剂。我们将在其他章节中对这些药物进行更全面地阐述，本章重点阐述外科治疗。

类风湿关节炎手受累的非手术治疗包括注射(类固醇和麻醉剂)、手法治疗和夹板固定。早期应用这些疗法非常关键，且可能成为决定性的治疗。轻微的手和腕关节炎症活动通常可以先用注射治疗，随后采用固定术。当炎症消退时，功能逐渐恢复。尚可活动的畸形用夹板固定，可以协助患者自理，将手术延迟到非做不可的时候。

(三)外科治疗

类风湿关节炎患者手部外科治疗的主要目的是减轻疼痛、改善功能和防止手和腕的进一步损伤。此外，外科治疗有美化修饰作用，可以帮助患者提高自我形象，这点也不能被忽视。通常，畸形比患者的其他症状更突出。尽管手变形了，但类风湿关节炎患者手的功能仍可维持相当好的水平。因此，外科治疗要根据患者的主诉和症状的严重性来制定[3]。

计划外科治疗的时候，必须全面考虑患者的状况。类风湿关节炎是一种系统性疾病，病变不仅在关节，心血管、肺和肾等脏器也会被累及。所以除了常规的术前评估外，还要考虑类风湿关节炎患者的一些特殊药物治疗。类固醇对皮肤有副作用(会变薄、变脆)，但似乎不会增加伤口感染的机会[4]；甲氨蝶呤会影响肝功能；阿司匹林和其他非类固醇抗炎药会影响血小板黏附功能、增加术中出血，因此应该在术前十天左右停用此类药物。

类风湿关节炎患者常有多关节受累。大关节的外科治疗通常先于手指关节的畸形纠正。然而，患者使用助步器时经常依赖他们的上肢，因此对于手的疼痛和不稳定的缓解可以促进术后下肢的恢复。

上肢的肩关节、肘关节、腕关节和手关节的病变可以伴随出现。通常肩关节和肘关节的治疗先于腕关节和手关节的治疗，这样可以不妨碍手近端晨僵和疼痛的治疗。然而，患者下决定时应遵循一个原则，就是要手术治疗的关节应该是残疾最严重的，包括功能和疼痛两方面，这样的关节应该最先考虑。对于双上肢受累的患者，手术应分期进行，这样患者在一侧治疗和恢复时另外一侧还可以保持有效活动[5]。

许多上肢关节受累的患者更适合进行局部麻醉(斜角肌间沟和腋路阻滞)，多步骤操作或髂嵴移植过程中需要全身麻醉。术前要检查颈椎，拍X线片，因为潜在的颈椎不稳定会影响麻醉的实施。患者也会有颞下颌关节受累，可能张口受限，也会影响麻醉技术的选择[6]。

1.腕(桡腕关节)：软组织

腕关节受累是类风湿关节炎上肢关节受累最常见的。关节滑膜的增生可使腕韧带断裂、舟骨旋转失稳，最终导致腕关节桡骨远端的掌侧和尺侧半脱位（图45.1)。

(1)滑膜炎

腕背侧的腱鞘炎往往没有疼痛(图45.2)。但是，增生的滑膜可以侵入肌腱的实质，这是伸肌腱断裂的前兆[7]。保守疗法可以选择夹板固定和类固醇注射，但要取得显著疗效并预防肌腱断裂还要采取腱鞘切除术。术中要检查背侧各分隔区，仔细清除腱鞘(图45.3)。要详细检查并修复受损的肌腱，断裂的要重建。一部分系带可以移位到肌腱下方以增进滑动。如有指征，也可同时进行关节内滑膜切除术。术后，关节可以活动，而且应该立即开始活动。

(2)肌腱断裂：伸肌

腕关节周围的伸肌肌腱断裂在类风湿关节炎患者中很常见。原因有两方面：一是滑膜增生侵及肌腱，再者是肌腱在粗糙骨表面的磨损。已经证实的危险因素包括远端尺骨的背侧脱位，X线显示扇贝征(即DRUJ的侵蚀)和持续六个月以上的腱鞘炎[8]。

临床上，MP关节伸指功能丧失的原因可以是伸肌

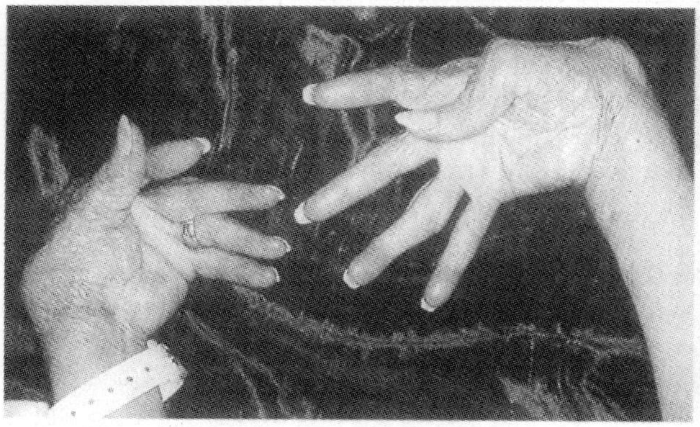

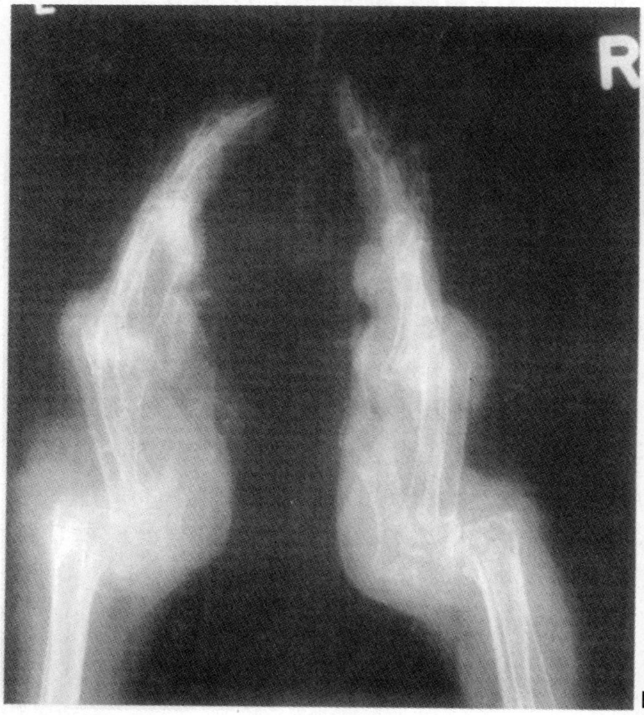

图45.1 (A)类风湿关节炎患者腕部进展性畸形，腕关节明显向尺侧偏斜。(B)腕关节侧位片见桡腕关节处手掌严重半脱位，同时可见该患者掌指关节的半脱位。

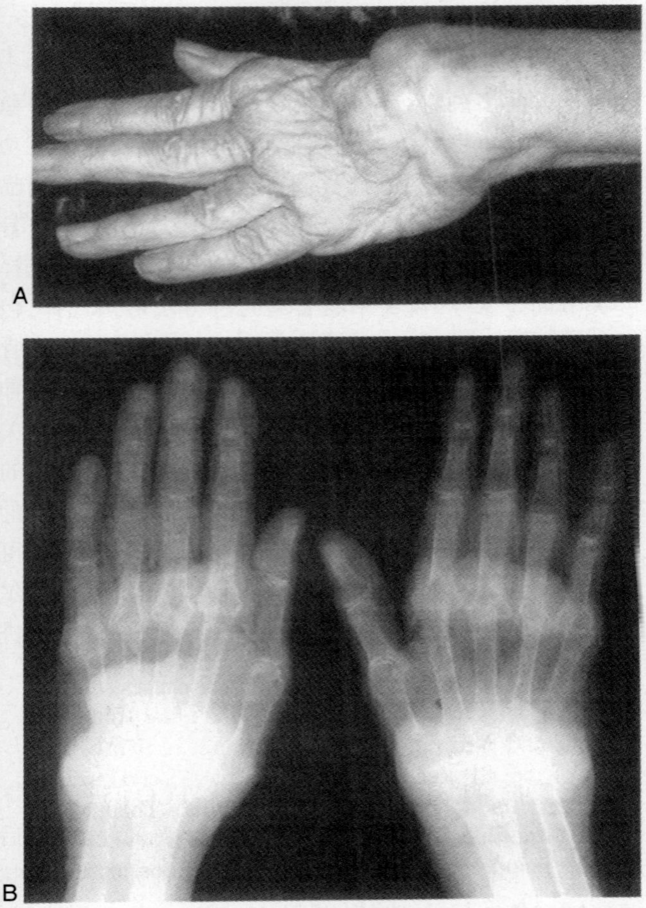

图45.2　(A)腕关节背侧的增生性腱鞘炎。(B)后前位X线可见腕背侧腱鞘炎导致的软组织肿胀。

腱断裂,但需排除其他病因。需要鉴别的有肌腱尺侧半脱位（不能伸展)、MP关节错位和后骨间神经的压迫(由桡骨肱骨小头滑膜炎所致)。检查者可以通过检测腱固定术的效应来确定伸肌肌腱的连续性。如果有问题的伸肌肌腱无损，腱固定术效应将会被保留下来:被动屈腕时,手指会伸展。

腕关节尺侧伸肌腱断裂更常见，小指伸肌腱的断裂最常发生。如果未能明确炎症病理,单独的小指伸肌腱断裂可是更多伸肌腱断裂的前兆。正如前面讨论的,肌腱的断裂与骨表面的肌腱变薄有关。在腕关节的尺侧,肌腱断裂多是因为远端尺骨背侧半脱位(尺骨头综合征,图45.4)。另一常见的损伤部位是拇长伸肌(EPL)腱断裂,当EPL经过桡骨远端的Lister结节周围时经常发生断裂。检测EPL完整性的方法是:让患者把手掌平放于桌子上,然后尽量抬高大拇指(如果没有专门检测掌指关节的伸展动作，试者会被误导,认为EPL是未受损的,这是因为有部分患者仍可

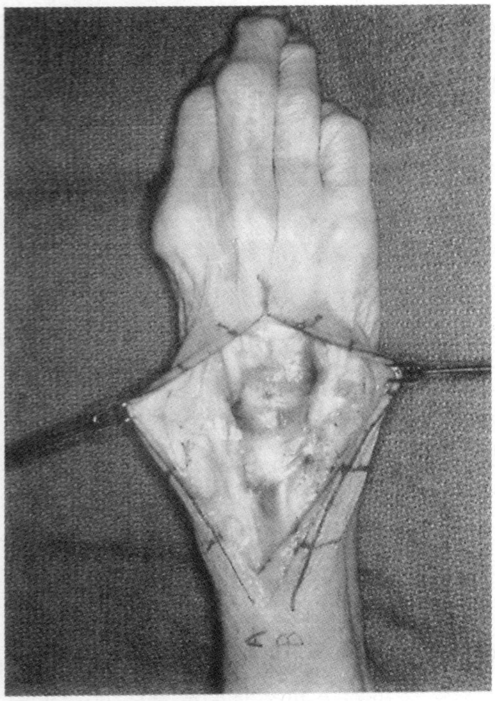

图45.3　腕关节背侧腱鞘切除术纵向切口图例。发炎肿大的滑膜在系带下膨出。

以通过一些固有肌群保留拇指IP关节的部分伸展功能)。鉴于桡侧的指伸肌肌腱不常发生断裂,所以常可用于其他肌腱的重建。

一般仅在肌腱急性断裂时,才直接修复。临床上,更常见到断裂的肌腱末端已经收缩，不能进行直接修复。肌腱重建包括肌腱的桥接[源自掌长肌或指总伸肌(EDC)]和肌腱移植。具有多个伸肌腱的手指是肌腱移植的重要供体:示指具有EDC和固有示指伸肌;小指则有EDC和小指伸肌。只要另一条肌腱完整,其中一条肌腱可用于重建。如果多个手指受累,则将远端腱残根侧侧固定,再与移植的肌腱相连。如果是多发的伸肌腱断裂,而且已经没有供体,那么指浅屈肌(FDS)肌腱将被移植到手背部以恢复伸展功能。

一般来讲，单一肌腱断裂的预后要好于多发肌腱的断裂。正如以前讨论的,最好的干预是预防,包括在肌腱断裂前用非手术治疗控制炎症和预防性地行腱鞘切除术[9]。

术后要固定患侧肢体数周以促进肌腱愈合。手治疗师在术后起了重要作用：给患者提供合适的夹板和详细的调理方法,从而达到限制运动的目的。

2.肌腱断裂:屈肌

腕和掌关节屈肌腱鞘炎的表现是运动范围的减小，也可以造成正中或尺侧神经出现压迫症状。在出现神经压迫症状的病例，早期手术减压是十分必要的。要做常规腕管减压，同时探查腕管，这是因为滑膜也可表现为占位性病变。

背侧腕关节的特定肌腱断裂可归因于骨骼结构，如拇长屈肌(FPL)肌腱，当它通过粗糙的舟骨(Mannerfelt 损伤)或大多角骨隆起上方时就有可能断裂。在修复肌腱前必须明确根本的骨骼病理学特性，否则肌腱可能发生再次断裂。腕屈肌肌腱的修复可以用原有的，也可以参照前述进行桥接或移植。

3.腕(桡腕关节):骨

(1)腕关节成形术

在关节严重破坏的情况下，外科治疗手段的选择就局限于关节成形术和关节固定术。只有当患者有充足的骨储备和完整的伸肌腱时才能实施关节成形术。关节置换材料有硅酮和金属塑料两种质地。以往资料显示硅片移植不容易破裂，尤其在远端茎体交界处。腕关节的全关节成形术也遇到了与髋关节和膝关节同样的问题(如松动、脱位、感染和难以翻修)，并且有相对高的并发症发生率(27%)[10]。然而，在假肢置换过程中遇到的最大困难是腕关节内肌肉不均衡。上述部分难题是 RA 患者固有的，包括严重受累、终末期类风湿关节炎腕关节病变合并显著的软组织损伤和肌腱失调[11]。双侧受累患者的腕关节成形术的原则是：一侧关节实施关节固定术，对侧进行关节成形术以保留一侧腕关节的运动。

(2)腕关节固定术

全腕关节的融合可以明显改善疼痛并增强关节稳定性，当然也牺牲了运动功能。若要保留一些关节功能，可行部分桡腕关节融合；但是切记应力会传递到临近关节。对于腕关节固定畸形、腕关节失稳、无充足骨储备、先前有感染或重体力劳动者的患者来说，可选择腕关节固定术[12]。腕关节融合有几种方法可供选择，包括钢板固定和髓内钉，而且可能必须植入骨块。关于骨融合最佳位置的选择，现在争论颇多。腕关节的轻度伸展是大多日常活动所必须的，除外做个人卫生时，腕关节是轻度屈曲的。于是大多数研究者主张一个折衷的观点，即取中间位置行融合术。对于双侧腕关节损伤的患者，要考虑到关节固定术的位置要有小的差别，也可以一侧实施关节成形术而对侧采用关节固定术。偶尔也会出现假关节(融合失败)，但不会有症状，也无需进一步的治疗。

4.远端桡尺关节

滑膜炎可以侵蚀腕关节尺侧的 TFCC，进而破坏 DRUJ 的支撑点。尺骨背面的滑囊也会受到侵蚀，随后发生远端尺骨的背侧半脱位，接着造成肌腱断裂，尤其是第四和第五指伸肌腱的断裂(Vaughan-Jackson 征象，图 45.5)。

滑膜侵蚀 DRUJ 在 X 线片上显示在乙状切迹区有一个“扇贝征”，而且此征象一旦出现就预示着伸肌腱即将断裂。在此后的病情发展过程中，退行性变和半脱位在 X 线上显而易见。

DRUJ 炎症的初始治疗是以内科处理为主，辅以

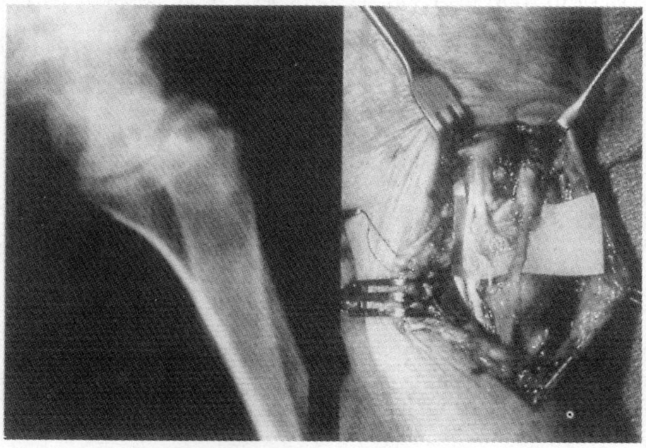

图45.4 远端尺骨背侧半脱位(左图)，右图可见由此导致的相应肌腱的断裂。

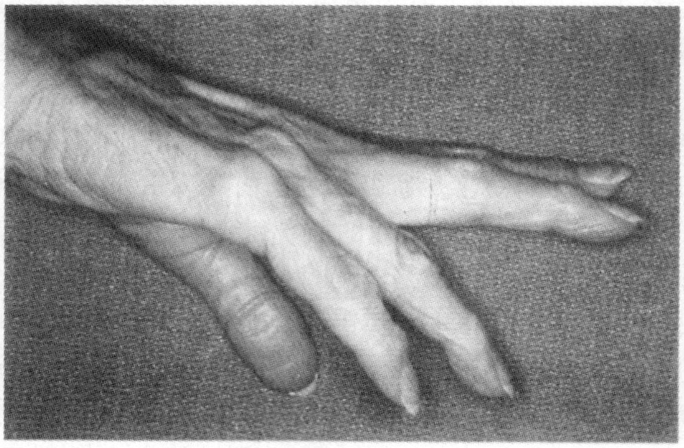

图45.5 环指和小指伸肌腱断裂患者的临床表现 (Vaughan-Jackson损伤)。

夹板固定。对于保守治疗无效的DRUJ功能失调患者，还有其他疗法可供选择，如滑膜切除术、远端尺骨全切术、带不同软组织插入的半切术和远端桡尺融合加近端假关节[13]。对于一些要求较低的风湿病患者，远端尺骨切除术(Darrach术式)即可达到满意效果。但要注意如何避免术后尺骨远端残肢的不稳定，因为这可以导致前臂转动时疼痛和弹响，甚至伸肌腱断裂。

5.掌指关节：软组织

MP关节在手指的定位和功能发挥上起着至关重要的作用，同时也是类风湿关节炎经常累及的手关节。典型的尺侧移位畸形是多因素的结果，涉及MP关节处手指的尺侧偏移和掌侧半脱位(图45.6)。MP滑膜炎常削弱桡侧的矢状带，使背侧、桡侧和掌侧面的支撑消失。此外，伴随类风湿关节炎的进程会出现腕旋后和手舟骨的掌屈，而这最终又会导致掌骨的桡侧移位和代偿性手指的尺侧偏移[14]。不仅如此，尺侧偏移还可以在捏挤手指时受来自拇指的横向压力而加重。检查MP关节一定要仔细，以明确有无手指的并发症，如永久性手指偏移(例如钮扣花和鹅颈畸形)，这会使本可取得满意疗效的MP重建术大打折扣。再者，MP重建术前必须明确腕关节的病理情况，原因是持久存在的腕部肌腱失衡会导致MP畸形的复发。

滑膜炎

MP关节的轻度受累常表现为MP桡侧滑膜炎和轻度的伸肌滞后。对这些患者通常采用内科治疗，偶尔注射可的松以缓解不适，需要时行夹板固定。更广泛的软组织变形则需要软组织重新平衡（如肌腱集中)，同时做滑膜切除术。这个方法适用于年纪较轻、需求较高的患者。对于他们来说，硅酮植入体的功能和寿命是个问题。

6.掌指关节：骨

掌指关节成形术

伴有固定畸形的严重MP破坏会导致疼痛和关节功能的丧失。治疗方法是硅酮植入体关节成形术（图45.7)。硅酮植入体的作用是在早期开始运动时充当骨骼间的衬垫。而这个运动会促使关节周围纤维膜的增生。植入体不是被固定在骨内，而是在骨髓腔内作活塞运动，把植入体承受的应力分布到更大的面积上。这样会减少术后反复屈曲导致的植入体断裂。术后治疗是必要的，患者需要戴动力夹板后注重运动锻炼。

MP关节成形术的目的不是恢复MP关节的全部运动范围，而是在关节功能平面上提供一个运动弧。术后，患者可以无痛屈曲60°和几乎完全伸展，当患者手指被居中复位后，抓和捏的动作同样得到提高。患者感到满意的不仅仅是运动功能的提高，还有手外观的改善[15,16](图45.8)。

并发症包括植入体断裂，示指和中指是最好发的部位，这是由于在捏东西时这两指承受更大的应力(图45.9)。临床关于此并发症发生率的报道差异很大(0%~50%)。尽管X线表现不佳，但临床效果良好[17]。在MP关节，硅酮颗粒病较少发生。最近报道，先进的热解碳关节移植体可以维持更长时间的稳定性，但前提

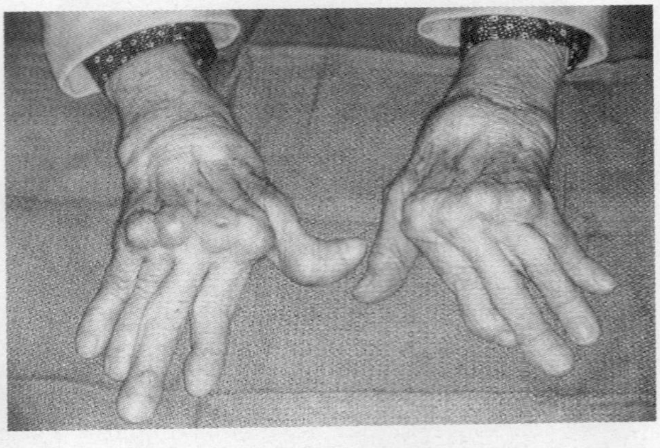

图45.6　类风湿关节炎累及掌指关节的患者。特征是手指明显尺侧偏移。

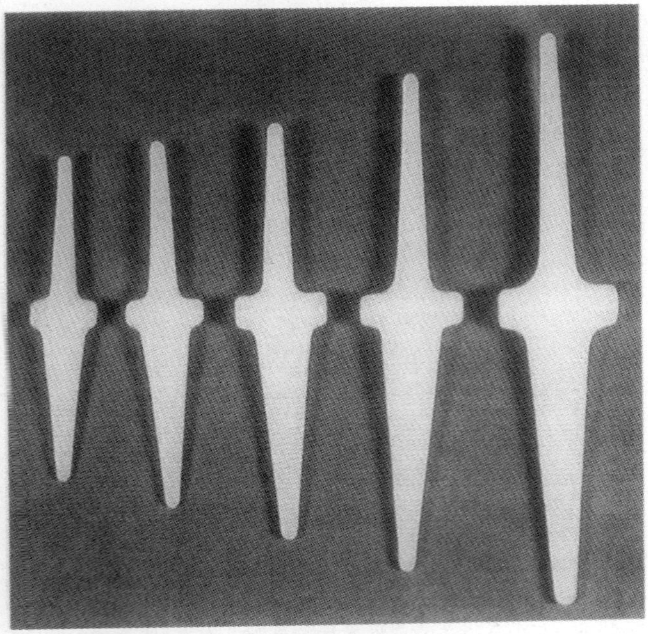

图45.7　关节成形术使用的硅移植片。

是有可支持移植体的充足的骨储备[18]。

7.手指

(1)腱鞘炎

指屈肌腱鞘炎可表现为肿胀、疼痛或僵硬或扳机指,甚至屈肌腱断裂(图 45.10)。早期治疗是腱鞘内注射类固醇,但顽固炎症必须实施腱鞘切除术,原因在于肌腱断裂后实施重建更为困难,还会产生不良后果[19]。由于肌腱的浸润可以弥散,所以要探查全部屈肌腱。大部分滑车系统,尤其是 A1 滑车会被保留以减少术后发生尺侧偏移的危险。如有必要,将切除单束 FDS 肌腱(通常是尺侧的)来给屈肌腱鞘减压[20]。术后运动范围立即扩大。

(2)钮扣花畸形

钮扣花畸形 (PIP 关节的屈曲伴 DIP 过伸) 是由 PIP 滑膜炎削弱中间滑带及外侧带造成的。外侧带向掌侧移行成为 PIP 屈肌, 接着关节通过伸肌的作用变成“钮扣花”[21]。根据关节的可弯曲程度以及被动纠正的能力,钮扣花畸形可分为从轻到重几个级别。Nalebuff 和 Millender[22]阐述了疾病分期,用以指导治疗。

Ⅰ期　轻度畸形伴伸肌不明显滞后。PIP 关节动度良好,DIP 关节轻微僵直。治疗应选择动力夹板和 PIP 关节注射可的松。

Ⅱ期　PIP 伸肌迟滞大于 30°~40°。在关节表面良好的前提下,可以施行软组织校正术(缩短伸肌)。

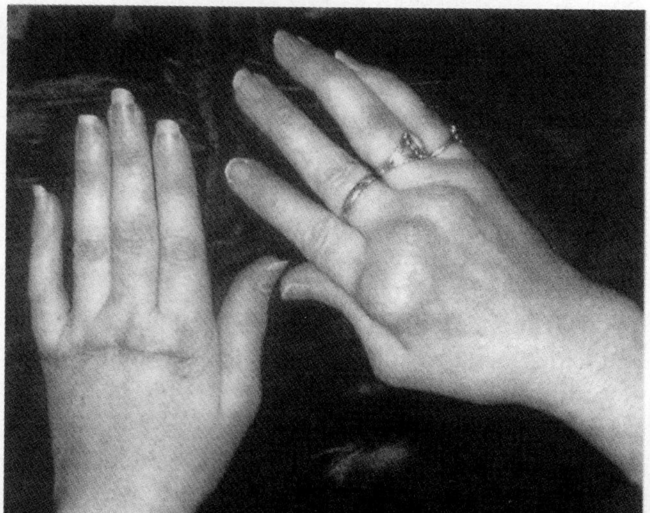

图45.8　左手掌指关节成形术后的外观。右手(未手术)可以作为对照。

Ⅲ期　固定的屈曲挛缩和关节破坏。用 PIP 关节成形术或关节固定术修复关节。放松伸肌腱末端来改善DIP 关节的运动功能。

(3)鹅颈畸形

鹅颈畸形(PIP 过伸伴 DIP 屈曲)继发于固有肌失衡, 即 PIP 掌侧板变薄、DIP 关节伸肌腱末端断裂及 FDS 功能障碍(图 45.11)。Nalebuff[23]根据其严重程度进行分型。

Ⅰ型　可动的 PIP 关节屈曲畸形,可用夹板(八字夹板)治疗。手术治疗主要是解除 DIP 屈曲(关节融合术)和限制 PIP 过度伸展(屈肌腱固定术或支撑韧带重建)。

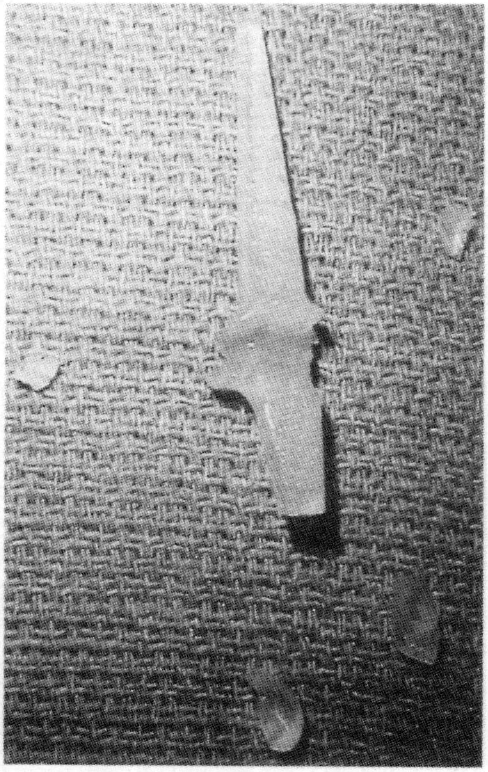

图45.9　断裂的硅移植片。

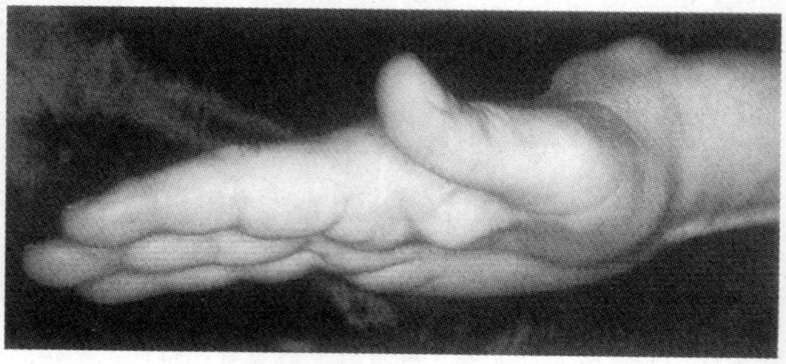

图45.10　患者示指屈肌腱鞘炎。

Ⅱ型　此类畸形PIP的活动性受MP关节位置(因固有肌紧张所致)影响。MP伸展时,PIP屈曲受限(Bunnell固有肌紧张测试);MP屈曲时固有肌松弛,PIP可以更加屈曲。屈曲畸形的治疗方法是软组织重建(如固有肌松弛术),但已固定的畸形必须用关节融合或关节成形术治疗。

Ⅲ型　本类畸形,不论MP处于何位置时,PIP都是强直的。可以手法治疗,或采用外侧带松解和PIP囊切开术,继之在屈曲位置用钢丝钉固定。

Ⅳ型　这类畸形有关节内破坏,所以要采取关节固定术或关节成形术作为补救措施。示指和中指需进行关节融合术以提供一个稳定的平台完成捏的动作;而对小指和环指实施关节成形术,这样可以保留屈曲功能进行握持。

(4)**拇指**

一般将风湿性关节炎拇指畸形分成六型[24-27]:

Ⅰ型　钮扣花畸形(MP关节的屈曲伴IP过伸)。此型在风湿性关节炎患者拇指畸形中最为常见,原因是MP关节滑膜炎。背侧关节囊的强度减弱致使MP关节的屈曲和IP关节代偿性过伸。此情形在捏东西时更加突出,随着病情发展,关节逐渐固定。早期伸肌组织的畸形可给予重建,但后期需要MP关节融合术治疗。

Ⅱ型　此型类似于Ⅰ型,但病理变化累及CMC关节。治疗原则同Ⅰ型和Ⅲ型。

Ⅲ型　鹅颈畸形(MP过伸伴IP屈曲)。本型是类风湿关节炎患者拇指畸形中第二常见的。首先,CMC关节被破坏,致使第一掌骨手背桡侧半脱位。接着,第一掌骨内收,导致MP关节代偿性地过伸以利于手抓取动作的完成。实施CMC关节成形术是必须的,但也应用MP关节囊固定术或关节融合来治疗MP关节的病理状况。因为类风湿患者骨储备不足、关节囊强度低,所以一般不用CMC关节成形术。

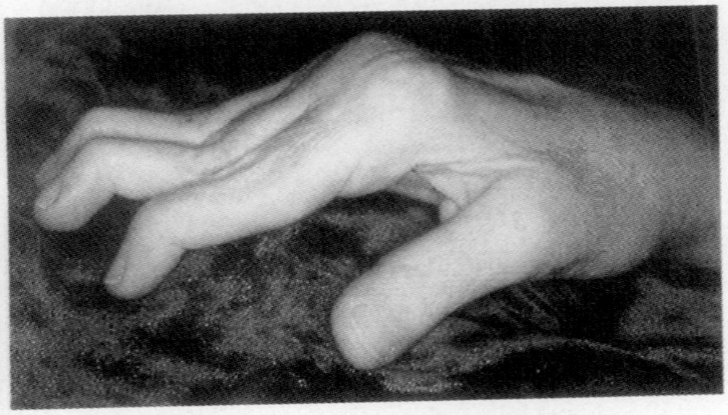

图45.11　示指、中指和无名指的鹅颈畸形。

Ⅳ型　尺侧副韧带(UCL)松弛。这就是众所周知的猎场看守人的拇指。病因是慢性滑膜炎过程中出现的MP关节UCL的功能减退。治疗可以选择MP关节滑膜切除术和UCL重建;但如果有广泛的关节改变时,使用关节融合术效果更佳。

Ⅴ型　此型比较少见。病理变化类似Ⅲ型,但没有累及CMC。治疗中要兼顾MP关节。

Ⅵ型　此型的特点是严重的骨丢失和骨骼塌陷(残毁性关节炎)。拇指明显缩短且不稳定。治疗方法是拇指关节融合,但要在骨过度丢失之前进行。

(5)**类风湿结节**

有20%~30%的类风湿关节炎患者会出现皮下类风湿结节,见于血清反应阴性、进展性疾病。结节常见于肘关节鹰嘴区和伸肌表面,有时发生溃烂和感染。若结节给患者造成不适(如发生在其他皮肤表面或有触痛),可被切除。

还有另外一个类型的结节,仅侵及手部(图45.12),全身系统症状少见,手的功能也可以保留,所以切除结节往往是为了美观[28]。

二、青少年类风湿关节炎

我们讨论的成年类风湿关节炎患者的许多重建方法不适用于儿童,因为它们会使潜在的生长发育停止。实际上,青少年类风湿关节炎(JRA)与成人RA是两种不同的疾病,它是儿童期最常见的结缔组织病,病理改变特点是滑膜的慢性炎症。

JRA最常累及的是膝关节和腕关节。在腕关节,疾病首先影响尺侧,进而导致伸腕功能丧失。出现腕关节屈曲,及向尺侧偏移畸形。此外,患者可能出现MP关节的桡侧偏移(与成年RA患者的MP关节尺侧偏移

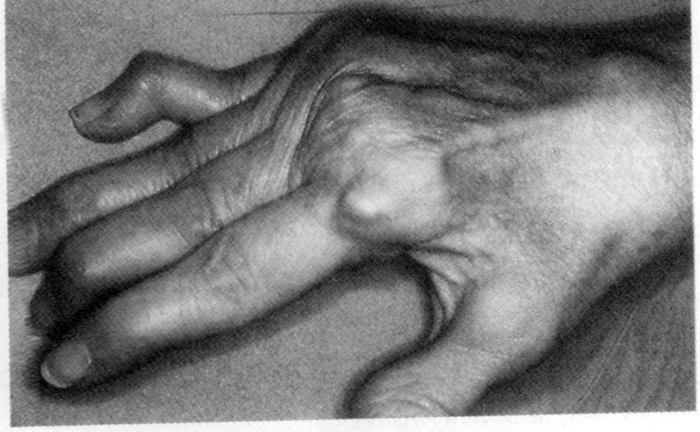

图45.12　示指掌指关节的类风湿结节。

相反)和手指屈曲功能丧失。

X线检查可见,关节腔变窄伴有骨骺早熟、闭合和骨膜炎。随着病情发展会出现骨质疏松和骨侵蚀。

对于JRA患者应早期开始专业治疗。夹板固定并增加活动训练可以防止疾病发展过程中出现肌肉挛缩。如必须手术,那手术过程中一定注意保护关节面和生长板,而且最好在骨骼发育成熟后进行。

三、骨关节炎

骨关节炎的病理特点是关节软骨的退化变性伴随机体对软骨修复和重构。软骨首先变软、形成原纤维,进而断裂并暴露软骨下骨组织。最终出现骨质硬化和致密化,并有区域性骨囊性变和骨刺形成。原发性OA是指无基础性致病因素存在的OA,而继发性OA是由原发性疾病(如创伤、解剖学异常和代谢性疾病)导致的病理改变。

原发性OA手部损伤以侵及手指的PIP、DIP关节和拇指的CMC、IP关节为特征。通常患者的主诉是手关节疼痛、晨僵和变形。实验室检测往往是正常的。X线检查可见关节腔变窄、软骨下骨硬化、软骨下囊性变和骨刺[30]。

OA手和腕关节受类固醇累的保守疗法包括对患者的宣教、理疗、上夹板、非类固醇抗炎药和关节腔内注射类固醇药物[31,32]。让患者了解本病的自然病程,嘱患者根据症状的严重程度调整运动。通常患者应坚持运动并尽可能活动关节,但在症状明显的发作期应休息。热疗可以用于加速血流、改善关节僵硬,但在急性发作期冷敷的作用更好。静力夹板固定可以减少疼痛关节的活动,尤其是腕和拇指关节,患者还可以做日常活动。非类固醇抗炎药的作用主要是止痛,并不能改变病程。而且,非类固醇抗炎药会有副作用,最常见的是胃肠道刺激。环氧合酶-2(COX-2)抑制剂是新一代药物,可以更特异地作用于参与炎症的前列腺素,而不影响COX-1的作用,即不影响参与胃肠道和血小板内环境稳定的前列腺素。最后,特殊关节的腔内注射类固醇可以有效地缓解症状和改善活动。类固醇加麻醉剂的注射治疗可以提供提高诊断特异性的信息。首次注射无效的病例不能反复注射。需要频繁注射的病例提醒医生需要采用疗效更确定的治疗。

外科手术的适应证是用过所有保守治疗仍有顽固性疼痛和功能受限的病例。

1.腕关节

(1)**豌豆三角关节**

豌豆骨是位于尺侧腕屈肌肌腱上的籽骨,与三角骨单关节相连。OA患者累及本关节后可出现小鱼际区的尺侧腕关节疼痛,此外垂直压力作用于豌豆骨,使之被动地侧侧移动,最大限度弯曲手掌以及尺侧偏移都会诱发疼痛。本病可通过豌豆三角关节内注射麻醉剂确诊。在腕关节旋后约30°时,此关节在X线下清晰可见。那些症状明显且保守疗法无效的患者可以用豌豆骨切除术治疗,术后缓解疼痛明显,几乎没有功能障碍[33]。

(2)**桡腕关节成形术**

如果另侧上肢远端关节有严重的关节炎或对侧腕关节已经融合,需要保持本侧腕关节的活动度时要采用桡腕关节成形术。最常用的是金属骨水泥成形术。

(3)**桡腕关节固定术**

关节固定术可以有效地校正畸形、改善功能、缓解桡腕关节退化患者的疼痛。通过校正腕位置、提高稳定性、消除运动时的疼痛,手的抓力会明显提高,功能得到全面改善。关节固定术有许多方法,比较常用的有镀层[34]和髓内支架。融合的最佳位置是中间位或轻度伸展位。

2.远端桡尺关节

DRUJ的骨关节炎可以为原发性的,也可继发于外伤。临床表现为疼痛,偶尔有伸肌腱断裂(图45.13)。DRUJ病变的患者出现尺侧腕关节疼痛伴有腕关节及

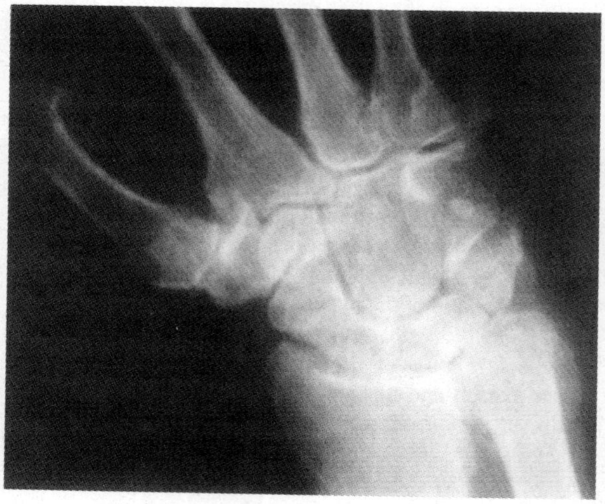

图45.13 远端桡尺关节的退行性改变。

前臂活动度受限和握力减退。对于伸肌腱断裂的治疗方法与前述的类风湿关节炎基本一致；但对DRUJ的疼痛症状的治疗是复杂的，且有争议。手术治疗包括远端尺骨切除(Darrach方法)、远端尺骨削磨、远端尺骨削磨伴间位半切除关节成形术及配合近端尺侧假关节(Sauve-Kapandji方法)[35]的远端桡尺关节固定术。通常，Darrach方法适用于高龄且需求不高的患者，而年轻患者应考虑重建治疗。

掌指关节

原发性骨关节炎很少累及手指的MP关节（拇指除外）。外伤、感染和RA可导致MP关节的退行性改变，某些系统性疾病如血色病和焦磷酸钙晶体沉积病可特异性地侵犯MP关节[36]。一旦出现明显的退行性病变，必须实施手术，如关节融合和关节成形术。除拇指外，其余四指很少行关节融合，因为这会导致手指功能的显著丧失。实施软硅酮植入体移植关节成形术的过程与上节的RA治疗一致。与RA相比，OA患者有更好的骨储备和完好的韧带，因此新型的热解碳植入体在MP关节成形术中也会发挥重要作用[18]。

3.手指

(1)近端指间关节

OA侵及PIP关节的概率要低于DIP关节，但损伤程度更严重(图45.14)。严重的PIP关节炎不仅影响活动，还影响捏(尤其是示指和中指)和抓(尺侧手指)的动作[37]。边缘骨赘的发展(Bouchard结节)可导致手指进一步的畸形。对于PIP关节主要的外科治疗是关节成形术和关节固定术。两者均有利弊，手术的选择取决于受累手指和患者希望保留的功能[32]。

(2)近端指间关节成形术

软硅酮植入体可用于PIP关节成形术。能够保留部分关节活动度，文献报道[38]可屈曲达27~60°。此外还可以有效缓解疼痛。本方法还存在一些问题，包括假体周围骨吸收、侧移及旋转的稳定性不佳和假体骨折。功能随着时间推移会逐渐下降，尤其对于年轻和活动量大的患者。硅酮植入的间位关节成形术对于需要灵活性以保持抓握功能的尺侧手指更为适合[39]。

新置换表面的关节成形修复术已有很大发展[40]。这些修复术可以最大程度地减少骨切除，保留侧副韧带，使侧面更稳定。需要精确地定位和校准，还要添加黏合剂固定。热解碳移植也可用于PIP关节，其长远效果还有待临床观察。

(3)近端指间关节固定术

在PIP关节炎的治疗中，关节固定术可缓解疼痛，使手指的功能保持得更持久。对于桡侧手指更有效，因为一个稳定无痛的平台对于良好的侧移和捏握的功能十分必要[38]。关节固定术可以把压力转移到临近关节，所以理论上患者可以重新拥有灵活无痛的远端或近端指间关节。没有功能而外观如常的手指通常也能被患者接受。示指的关节融合位置是屈曲35~40°，此后每指增加5°，直至小指约55°。不应该有尺侧和桡侧偏移，旋位也居中。

固定方法有很多，如K金属线、张力带技术、螺钉固定和钢板固定。局部和远处骨移植都可以用。在关节

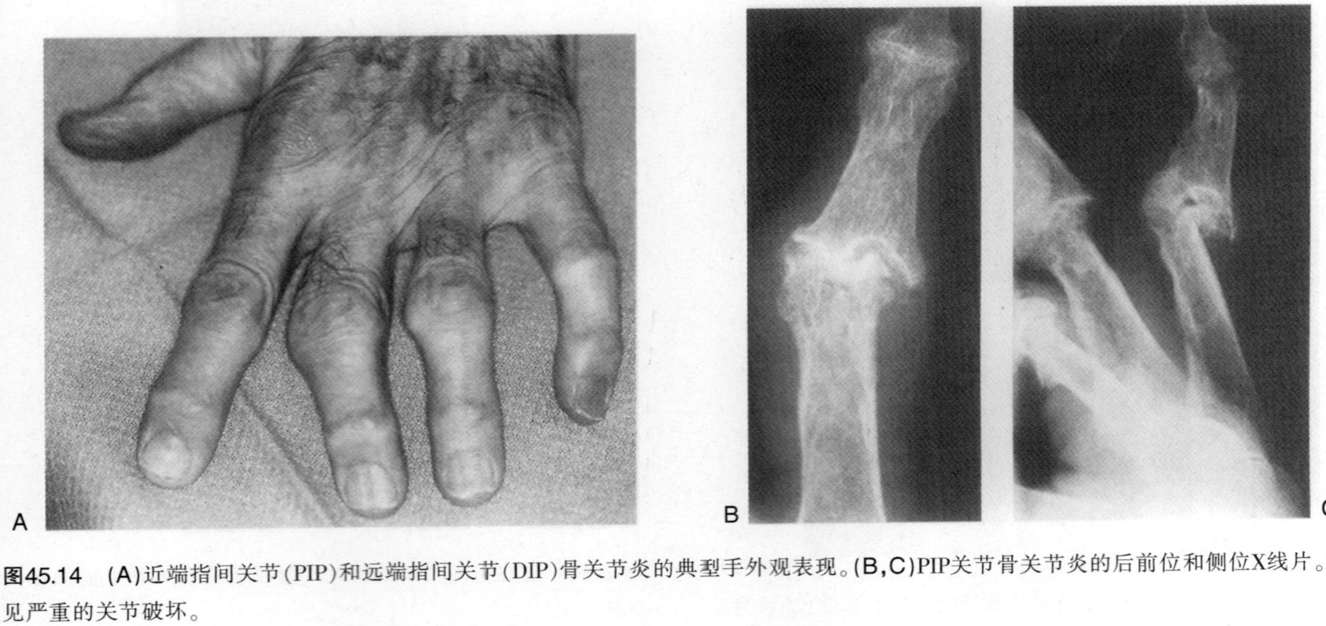

图45.14　(A)近端指间关节(PIP)和远端指间关节(DIP)骨关节炎的典型手外观表现。(B,C)PIP关节骨关节炎的后前位和侧位X线片。可见严重的关节破坏。

融合完全恢复前，手指要固定不动，这个时间大约是6~8周。

（4）远端指间关节

骨关节炎累及DIP关节的患者可表现为无症状、手指变形或疼痛，但关节X线表现往往和临床症状不相符（图45.15）。有的患者在DIP关节出现肥大的骨赘生物，即众所周知的Heberden结节。疼痛伴随畸形和不稳定是主要的手术指征。

（5）黏液囊肿

骨关节炎通常发生在DIP关节。在远端指骨的背侧偶尔会出现囊肿，位置在正中线的一侧，而且与下面的骨赘相连（图45.16）。指甲甲床可受累，出现指甲的凹槽。

黏液囊肿可以变得非常大甚至挤开上面的皮肤。如果囊肿破裂，则有感染的危险。抽吸术不能根除囊肿，但囊肿偶尔可自行溶解。确切的疗法有囊肿切除伴边缘骨赘清除，并沿囊肿的茎一直切除到关节处。如果囊肿很大，则需要皮肤移植或用旋转皮瓣来弥补切除后的缺损。囊肿和骨赘切除后，指甲的畸形也会得到解决，而且极少复发[41]。如果关节软骨被严重侵蚀而且患者主诉疼痛，则应该考虑使用关节固定术。

（6）远端指间关节成形术

如必须保留DIP关节的运动功能，就应考虑移植关节成形术。例如对于先前有PIP关节融合的患者，这个治疗方法比较合适。但治疗效果并非融合术那样可靠，其最主要的缺点是稳定性差[42]。

（7）远端指间关节固定术

对于疼痛、畸形和不稳定的关节，DIP关节固定术是一个非常有效的疗法。在约0°屈曲位、桡侧和尺侧偏移的中间位实施关节融合。示指和中指轻度后旋以提高与拇指指尖配合的捏的动作。要小心不要损伤指甲的生发基质，有时可能需要植骨。并发症有感染和骨不连接[43]，前者通常口服抗生素治疗，后者可能没有临床症状，不需要进一步治疗。

4.拇指

（1）腕掌关节

第一个CMC关节或基底关节具有独特的双凹面的马鞍形关节表面，而在功能上与万向关节一致。两个主要的运动轴是屈-伸和外展-内收。此关节的异常运动会使它承受巨大的接触力。旋转是拇指对抗的主要动作，可以导致关节周围不协调，尤其是掌面。这与掌斜肌或喙韧带的磨损密切相关。基底关节炎的相关因

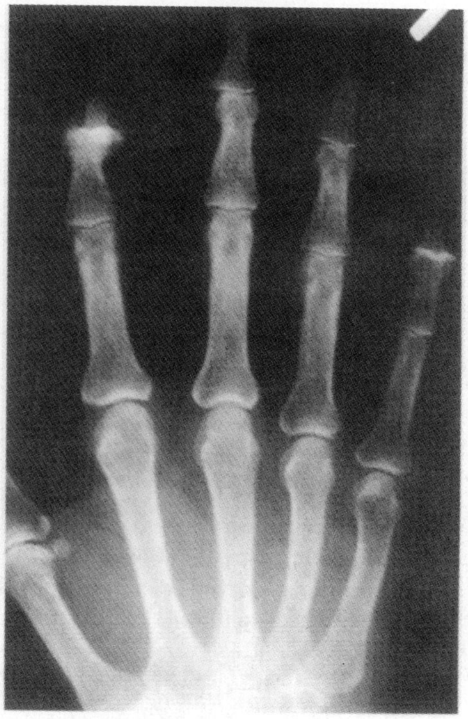

图45.15 示指和小指远端指间关节骨关节炎的后前位X线片。

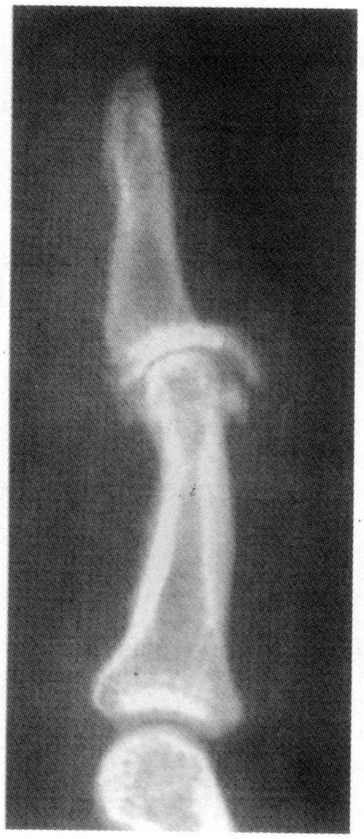

图45.16 远端指间关节侧位片。显示背侧骨刺和上面的黏液囊肿。

素有性别(本条件通常是指绝经后的妇女)、韧带普遍松弛和关节表面变浅(图 45.17)。

临床表现为拇指根部疼痛，在做捏的动作时更明显。随着疾病进展导致力量进一步丧失、疼痛增加、出现捻发音和活动度的减小。因为日常生活中抓握的动作非常重要，所以症状很突出。OA 患者拇指根部的疼痛需要与背侧第一室感染和 DeQuervain 狭窄性腱鞘炎相鉴别。应用 Finklestein 试验(在 DeQuervain 综合征中阳性)和"碾磨试验"(在 CMC 关节炎中阳性)可以区别这两种疾病。

本病的发展按照 X 线所见可分为四期[44](表45.1)。此外，基底关节的加压 X 线片(双侧拇指对压后手部的 PA X 线片)可以很好地显示与大多角骨相关的全部关节。

评估患者基底关节受累的情况必须直接观察 MP 关节的状况。疾病进展后，第一掌骨背桡侧半脱位会加重，继发 MP 关节代偿性过度伸展畸形。掌骨基底半脱位导致掌骨内收和第一指底间隙减小。MP 关节则代偿性地过度伸展(鹅颈畸形)，从而尽量保持手能握住较大圆柱物体的功能(图 45.18)。关节炎也会累及 MP 关节，因此，所有 CMC 关节的外科治疗都要兼顾 MP 关节的异常。

针对第一个 CMC 关节，还有一些不同的治疗方法，在功能恢复上报道不一，大多止痛效果较好。

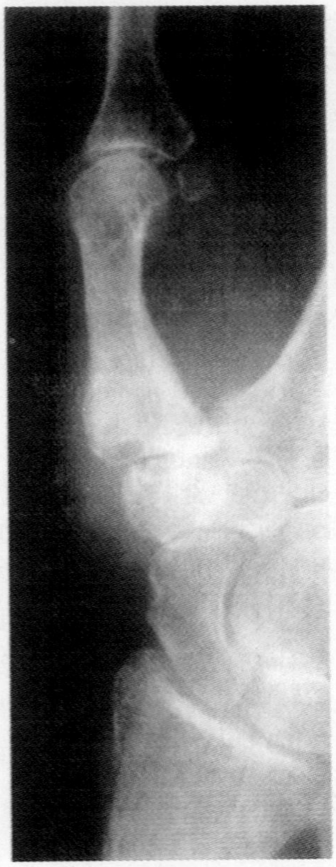

图45.17　拇指腕掌关节(CMC)关节炎。可见CMC关节腔狭窄和软骨下囊性变(拇指掌骨的基线上)。

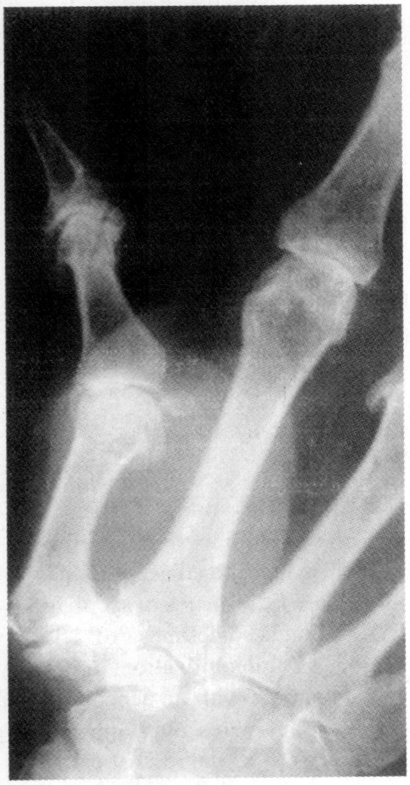

图45.18　拇指腕掌(CMC)关节炎累及掌指(MP)关节。MP关节过度伸展以代偿第一掌骨的内收畸形。CMC外科治疗时必须兼顾MCP关节。

表45.1　骨关节炎患者累及掌指关节的分期

分期	关节轮廓	关节碎片	半脱位	ST关节
Ⅰ	正常/增宽	无	无	正常
Ⅱ	狭窄	<2mm	无	正常
Ⅲ	非常狭窄/间隙消失	>2mm	有	正常
Ⅳ	闭塞	>2mm	有	狭窄

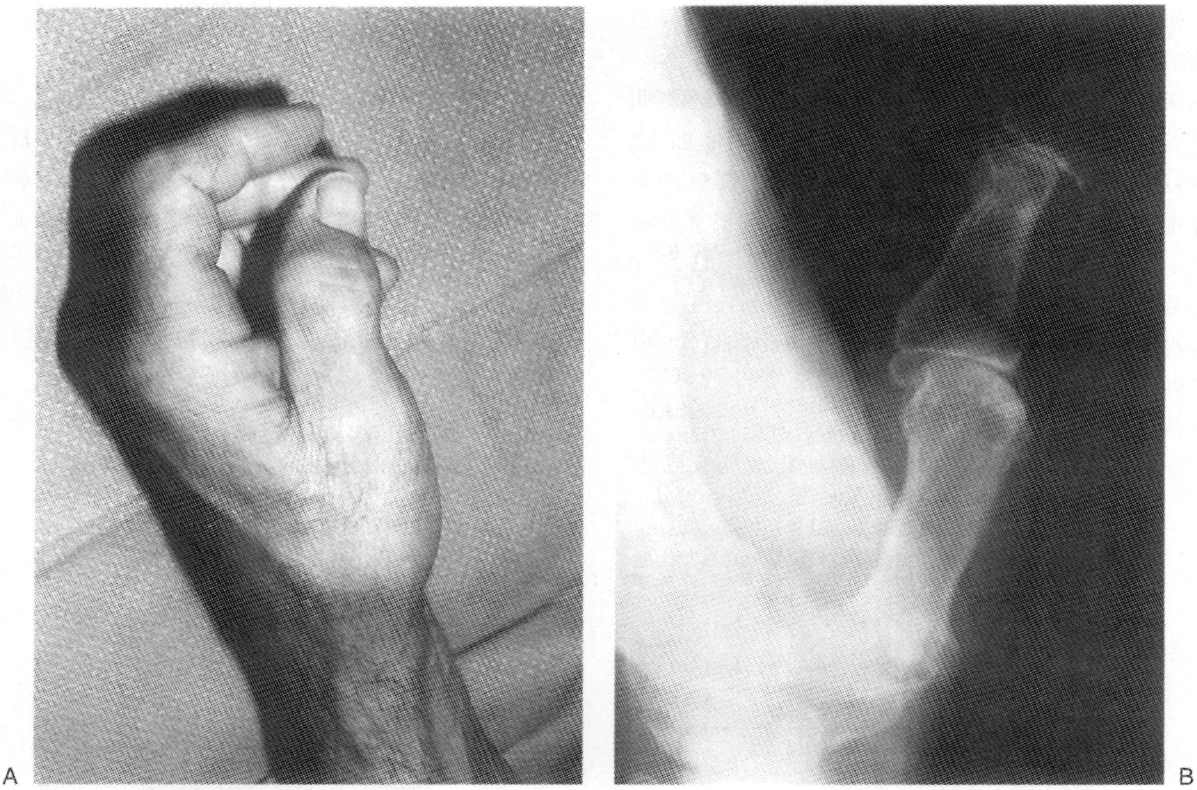

图45.19　(A)拇指远端指间(DIP)关节骨关节炎的临床外观。(B)拇指DIP骨关节炎的X线改变。DIP关节已出现侧向半脱位,原因可能是反复做捏的动作时与示指反向运动力量的结果。

(2)腕掌关节成形术

切除　单一的大多角骨切除可以缓解疼痛并保护拇指的功能。但缺点是拇指的力量和稳定性丧失。

硅　现有许多种硅移植体，所有的形式基本都是硅质衬垫由髓内部分延伸至拇指掌骨。主要的远期并发症是假体的半脱位和不稳定。假体周围韧带重建可以大大增加移植片的稳定性，但使基底关节承受更强的外力,增加假体破裂的概率。据报道,硅片导致的滑膜炎是本疗法中最大的问题。总的来说,硅片移植可用于对拇指功能要求低的患者[45,46]。

金属　这种移植物由可以凹陷嵌入大多角骨的聚乙烯杯状物构成,以黏合的钴和铬为手掌成分。由于拇指承受的外力巨大而移植骨界面的区域微小，移植体的松动是此疗法的远期并发症。

肌腱补植　切除部分或全部大多角骨，取其他部位的筋膜或肌腱做衬垫，通常是掌长肌（如果有)或FCR的一部分,FCR向上卷曲后很像“鲚鱼”[47,48]。理论上,本方法的缺点是捏力下降和拇指缩短。

肌腱补植和韧带重建　为增加拇指的功能并防止掌骨下沉，最近的研究都集中在掌斜肌韧带重建[49,50](从拇指掌骨基底部延伸至示指掌骨基底部)。这个重建掌斜肌韧带的方法是在掌骨基底部钻一个孔，部分或全部的FCR通过这个孔编入。掌斜肌韧带是在做类似侧向捏挤动作时拇指旋前位的重要稳定结构。它的重建可以防止拇指随时间的“下沉”。通常,此方法较单一的插入性关节成形术可以更好地增加捏力。

(3)腕掌关节固定术

关节融合术主要针对单独的CMC关节退化的患者和年轻患者。本法的缺点是拇指运动受限和手无法展平,同时也把压力转移到临近关节。但患者很少主诉功能受限[51,52]。有时即使延长固定时间,关节融合术也很难完成。然而,用纤维连接器却能达到理想的结果。现行的外科技术包括K-金属丝和U形钉。伸展10°~15°、掌外展35°~40°是融合术的最佳位置。

(4)拇指掌指关节固定术

关节固定术对于拇指MP关节的重度病变是可靠的疗法，经常和第一CMC关节的关节成形术同时使用。如果出现明显的退行性关节炎、过度伸展大于25°

~30°或超过30°的外翻松弛，应首选MP关节的外科治疗(关节固定术适于退行性病变；如关节表面情况良好则采用关节囊固定术)。还有其他多种关节固定术的方法(K-金属丝法、螺丝钉法)。关节固定术的最佳位置是5°~15°屈曲和轻微内旋，这样可以帮助完成捏的动作。这里关节成形术不易成功，因为MP关节的稳定性对于拇指的全面功能至关重要。

CMC关节的运动功能得到恢复，拇指功能没有明显下降，所以患者往往对MP关节融合术的疗效非常满意。

(5)指间关节固定术

OA患者累及拇指IP关节的病变与本章前述手指DIP关节的病变相同(图45.19)。拇指IP关节炎的治疗也与前述一致。若配合IP关节融合术可在缓解疼痛和关节稳定性方面获得更好的疗效。

(尹雷 译 张奉春 校)

参考文献

1. Alderman AK, Chung KC, Kim HM, et al. Effectiveness of rheumatoid hand surgery: contrasting perceptions of hand surgeons and rheumatologists. *J Hand Surg* 2003;28:3–11.
2. Van Lankveld W, van't Pad Bosch R, van der Schaaf D, et al. Evaluating hand surgery in patients with rheumatoid arthritis: short-term effect on dexterity and pain and its relationship with patient satisfaction. *J Hand Surg* 2000;25;921–929.
3. Rosen A, Weiland AJ. Rheumatoid arthritis of the wrist and hand. *Rheum Dis Clin North Am* 1997;24:101–128.
4. Jain A, Witbreuk M, Ball C, et al. Influence of steroids and methotrexate in wound complications after elective rheumatoid hand and wrist surgery. *J Hand Surg* 2002;27A:449–455.
5. Blair WF. An approach to complex rheumatoid hand and wrist problems. *Hand Clin* 1996;12:615–628.
6. Mowat AG. Medical implications of orthopaedic surgery in rheumatic diseases. *Clin Rheum Dis* 1978;4:249–261.
7. Wilson RL, DeVito MC. Extensor tendon problems in rheumatoid arthritis. *Hand Clin* 1996;12:551–559.
8. Ryu J, Saito S, Honda T, et al. Risk factors and prophylactic tenosynovectomy for extensor tendon ruptures in the rheumatoid hand. *J Hand Surg* 1998;23:658–661.
9. Williamson SC, Feldon P. Extensor tendon ruptures in rheumatoid arthritis. *Hand Clin* 1995;11:449–459.
10. Gellman H, Hontas R, Brumfeld RH, et al. Total wrist arthroplasty in rheumatoid arthritis. *Clin Orthop* 1997;342:71–76.
11. Shapiro JS. The wrist in rheumatoid arthritis. *Hand Clin* 1996;12:477–513.
12. Kobus RJ, Turner RH. Wrist arthrodesis for treatment of rheumatoid arthritis. *J Hand Surg* 1990;15:541–546.
13. Blank JE, Cassidy C. The distal radioulnar joint in rheumatoid arthritis. *Hand Clin* 1996;12:499–513.
14. Stirrat CR. Metacarpophalangeal joints in rheumatoid arthritis of the hand. *Hand Clin* 1996;12:515–529.
15. Gellman H, Stetson W, Brumfeld RH, et al. Silastic metacarpophalangeal joint arthroplasty in patients with rheumatoid arthritis. *Clin Orthop* 1997;342:16–21.
16. Kirschenbaum D, Schneider LH, Adams DC, et al. Arthroplasty of the metacarpophalangeal joints with use if silicone-rubber implants in patients who have rheumatoid arthritis. *J Bone Joint Surg Am* 1993;75:3–12.
17. Schmidt K, Willburger RE, Meihlke RK, et al. Ten-year follow-up of silicone arthroplasty of the metacarpophalangeal joints in the rheumatoid hands. *Scan J Plast Reconstr Hand Surg* 1999;33:433–438.
18. Cook SD, Beckenbaugh RD, Redondo J, et al. Long-term follow-up of pyrolytic carbon metacarpophalangeal implants. *J Bone Joint Surg* 1999;81:635–648.
19. Ferlic DC. Rheumatoid flexor tenosynovitis and rupture. *Hand Clin* 1996;12:561–572.
20. Wheen DJ, Tonkin MA, Green J, et al. Long-term results following digital flexor tenosynovectomy in rheumatoid arthritis. *J Hand Surg* 1995;20:791–794.
21. Rizio L, Belsky MR. Finger deformities in rheumatoid arthritis. *Hand Clin* 1996;12:531–549.
22. Nalebuff EA, Millender LH. Surgical treatment of the boutonnière deformity in rheumatoid arthritis. *Orthop Clin North Am* 1975;6:753–763.
23. Nalebuff EA. The rheumatoid swan-neck deformity. *Hand Clin* 1989;5:203–214.
24. Nalebuff EA. The rheumatoid thumb. *Rheum Dis Clin North Am* 1984;10:589–595.
25. Stein AB, Terrano AL. The rheumatoid thumb. *Hand Clin* 1996;12:541–549.
26. Terrano A, Millender L, Nalebuff E. Boutonnière rheumatoid thumb deformity. *J Hand Surg* 1990;15:999–1003.
27. Toledano B, Terrano A, Millender L. Reconstruction of the rheumatoid thumb. *Hand Clin* 1992;8:121–129.
28. Boland DM, Craig EV. Rheumatoid disease. *Hand Clin* 1989;5:359–371.
29. Simmons BP, Nutting JT, Bernstein RA. Juvenile rheumatoid arthritis. *Hand Clin* 1996;12:573–599.
30. Dray GJ, Jablon M. Clinical and radiologic features of primary osteoarthritis of the hand. *Hand Clin* 1987;3:351–367.
31. Docken WP. Clinical features and medical management of osteoarthritis at the hand and wrist. *Hand Clin* 1987;3:337–347.
32. Palmieri TJ, Grand FM, Hay EL, et al. Treatment of osteoarthritis in the hand and wrist: non-operative treatment. *Hand Clin* 1987;3:371–381.
33. Carroll RE, Coyle MP. Dysfunction of the pisotriquetral joint: treatment by excision of the pisiform. *J Hand Surg* 1985;10:703–707.
34. Leighton RK, Petrie D. Arthrodesis of the wrist. *Can J Surg* 1987;30:115–116.
35. Minami A, Suzuki K, Suenaga N, et al. The Sauve-Kapandji procedure for osteoarthritis of the distal radioulnar Joint. *J Hand Surg* 1995;20:602–608.
36. Feldon P, Belsky MR. Degenerative diseases of the metacarpophalangeal joints. *Hand Clin* 1987;3:429–445.
37. Stern PJ, Ho S. Osteoarthritis of the proximal interphalangeal joint. *Hand Clin* 1987;3:405–412.
38. Pellegrini VD, Burton RI. Osteoarthritis of the proximal interphalangeal joint of the hand: arthroplasty or fusion? *J Hand Surg* 1990;15:194–209.
39. Swanson AB. Implant resection arthroplasty of the proximal interphalangeal joint. *Ortho Clin North Am* 1974;4:1007–1029.
40. Linscheid RL, Murray PM, Vidal M-A, et al. Development of a surface replacement arthroplasty for proximal interphalangeal joints. *J Hand Surg* 1997;22:286–298.
41. Eaton RG, Dobranski AI, Little JW. Marginal osteophyte excision in treatment of mucous cysts. *J Bone Joint Surg Am* 1973;55:570–574.
42. Culver JE, Fleegler EJ, Osteoarthritis of the distal interphalangeal joint. *Hand Clin* 1987;3:385–404.
43. Burton RI, Margles SW, Lunseth PA. Small-joint arthrodesis in the hand. *J Hand Surg* 1986;11:678–682.
44. Eaton RG. Replacement of the trapezium for arthritis of the basal articulation: a new technique with stability by tenodesis. *J Bone Joint Surg Am* 1979;61:76–82.
45. Burton RI. Basal joint implant arthroplasty in osteoarthritis: indications, techniques, pitfalls, and problems. *Hand Clin* 1987;3:473–485.
46. Pellegrini VD, Burton RI. Surgical management of basal joint arthritis of the thumb. Part I. Long-term, results of silicone implant arthroplasty. *J Hand Surg* 1986;11:309–324.
47. Damen A, VanderLei B, Robinson PH. Carpometacarpal arthritis of the thumb. *J Hand Surg* 1996;21:807–812.
48. Froimson AI. Tendon interposition arthroplasty of the carpometacarpal joint of the thumb. *Hand Clin* 1987;3:489–503.
49. Burton RI, Pellegrini VD. Surgical management of basal joint arthritis of the thumb. Part II. Ligament reconstruction with tendon interposi-

tion arthroplasty. *J Hand Surg* 1986;11:324–332.
50. Tomaino MM, Pellegrini VD, Burton RI. Arthroplasty of the basal joint of the thumb. *J Bone Joint Surg Am* 1995;77:346–355.
51. Bamberger HB, Stern PJ, Kiefhaber TR, et al. Trapeziometacarpal joint arthrodesis: a functional evaluation. *J Hand Surg* 1992;17:605–611.
52. Chamay A, Paiget-Morerod F. Arthrodesis of the trapeziometacarpal joint. *J Hand Surg* 1994;19:489–497.

第46章

肩关节炎的外科治疗

D.Scott Devinney, Mark Frankle, Mark Mighell, David Fisher

外科治疗肩关节炎的手段在不断改进，对于大多数的肩关节炎患者而言,微创手术仍将居于重要地位，包括那些年轻或体弱的患者。肩关节成形术对新一代的植入假体做出了许多改良。通过植入假体的可变偏移,增加可供选择的模具,以及采用不同技术手段固定假体来改进解剖复位,为手术带来更为可靠的效果。生物表面置换,伴或不伴半肩关节成形术合用,已经在一小部分年轻患者当中开始试用。另外,对于关节炎与不可修复的肩袖撕裂同时并存的复杂情况，可采用新的半限制性逆置型肩关节置换术治疗，这一方法在改善功能和缓解疼痛方面已取得了令人鼓舞的效果。

一、解剖结构与生物力学

(一)基本概念

肩关节是一个复合关节，是人体活动度最大的关节。其活动度是由盂肱关节、肩胛胸壁连接、肩锁关节和胸锁关节的整合运动实现的，使得手臂可沿假想球面运动,球心即位于肩关节。影响到肩胛带的病理状态可削弱手臂沿此球面活动的能力。

上肢抬举运动的X线研究发现当肱骨在冠状面上举时，盂肱关节与肩胛胸壁连接的动度之比为2:1。类似分析发现肱骨上举超过30°以后二者的动度之比为5:4。这样的比例已被普遍接受,称作肩胛肱骨或盂肱关节的运动节律。

在没有肩袖回旋肌群病变的情况下，抬肩时肱骨头的上移不超过2~3mm。当肘关节伸展上肢上举至外展90°时,关节应力达最大,为体重的89%。外展60°和外展150°时关节应力降至体重的40%。上肢外展90°时在手侧附加5kg的重量可使得肩关节应力达到体重的2.5倍。肩关节所承受的剪切力在外展30°~60°之间时最大。肩袖回旋肌群的功能缺失使得关节位移增加，并伴随由此导致的剪切力的增加[1-7]。在实施全肩关节成形术(TSA)时,肩袖回旋肌群功能缺失可促成关节盂随位移增加而过度载荷,并且是肩盂置换术失败(即摇马现象)的主要原因。

肩关节没有病变的情况下，关于静态和动态约束力之间的平衡控制盂肱关节的稳定，肩袖回旋肌群和肱二头肌的动力作用将肱骨头压入盂窝从而维持关节中间范围旋转时的稳定性。韧带结构则在旋转至极限位置时被动阻止肱骨头的过度位移(表46.1)。关节囊局限性紧缩可增加盂肱关节旋转时的肱骨头的位移。位移方向与关节囊紧缩的部位相反，可导致关节不稳和关节损伤(关节囊缝合术后关节炎),甚至可出现继发于上位平移的肩峰下撞击征。

另一组患者的表现为关节囊韧带复合体松弛,肩关节静息位即可发生各个方向的半脱位或全脱位。这样的病变被称为多向不稳定,典型者见于年轻患者,通常与关节炎无关。

盂唇不仅能减少肩关节承受的力，还可作为这些囊韧带结构的附着点,增加关节盂的深度,有利于主动抬举活动中肱骨头受压陷入关节盂的凹面。盂唇缺损，称为Bankart损伤，可导致关节盂的深度减少50%。另外,盂唇切除术后,使肱骨头脱位所需的平移力较前减少20%。由于真空造成的关节内压力可产生额外的稳定效应。密闭的关节腔内会产生真空效应，

表46.1 肩关节韧带结构的功能

	起点	附着点	功能
盂肱上韧带	旋转轴肌间隙(冈上肌与肩胛下肌之间)	小结节	限制上肢内收或略外展时的外旋；限制上肢内收时的下移；限制肩关节屈曲内收内旋时发生后移的第二力量
喙肱韧带(两支)	喙突基底	上支韧带：大结节/冈上肌前缘 下支韧带：小结节/肩胛下肌上缘	限制上肢内收时的下移和外旋；防止上肢屈曲内收内旋时后侧不稳的第二力量
盂肱中韧带	可变——盂唇前上缘，肩胛颈，盂上粗隆	小结节前方与肩胛下肌伴行	限制上肢外展45°时的前移；限制外展60°和90°时的外旋
盂肱下韧带	前支从盂唇2~4点的位置发出；后支从7~9点的位置发出	肱骨头上肩胛下肌和肱三头肌之间	限制上肢外展外旋时的前移；限制上肢外展内旋时的后移

但这种效应与动态抗力(肩袖回旋肌群)的稳定作用相比微乎其微[1-5,8-16]。

肱骨近端解剖结构的变异是假体设计和发展需参考的主要内容。Boileau 和 Walch 首先阐明，个体间肱骨关节面相对于肱骨外科矫形轴的斜度有较宽的变异范围（外科矫形轴是在肱骨骨干开凿髓内槽以插入垂直的假体柄所形成的轴线)，在 120°~145°之间。此外，关节面相对前臂的旋转成角(翻转)也有较大的变异范围，从 7°~38°。最后，关节面偏移外科矫形轴中心的距离也会因人而异，最常见的是向后向下偏移达 4mm。而肱骨头关节软骨弧面相对恒定，为 140°。解剖学的研究引发了对其他的生物力学进行分析，这些分析评估了以当前假体设计来恢复肱骨关节解剖结构的重要性[17-20]。

盂肱关节的定位对于肩关节成形术至关重要，Iannotti 和 Williams[21]曾提出在盂肱关节假体成形术中肱骨关节错位 4mm 或更少时，可导致肱骨位移和活动范围的微小改变。Williams 及其合作者[22]则指出下方错位超过 4mm 可导致肩峰下接触增加，在任何方向上偏移超过 8mm 均会导致被动活动的范围显著减小。因此，如果希望肩关节置换术后肩峰下接触最小，而盂肱关节的活动最大，肱骨头-肱骨干解剖重建后的偏移需要控制于 4mm 之内。

第二代和第三代肩关节假体在生物力学和解剖学方面存在差异。Pearl 和 Kurutz[18]通过对尸体的三维分析，说明了第三代假体系统可变的表面形状使其在重建旋转轴心和关节咬合的三维结构时保留关节面弧度方面较第二代假体系统更为优良。现今假体模具的设计已可以通过计算机最优化分析来检测，结果显示特定的设计可改进生物力学和解剖测量。特别是在没有如下特征的假体设计，即可容许关节面斜度变异、具有干到面移位能力和具有特定解剖厚度及相应曲率半径使得关节面弧度达 140°的可供选择的假体头大小时，只以少量现有的假体设计也有可能恢复原有参数。

Warner 和同事[5]对比了分别使用第二代假体设计和使用第三代假体设计进行的半肩成形术。在以第二代假体进行的半肩成形术中，患者肱骨头至肱骨结节的高度高于正常对侧。而且，与未受累侧肩关节的相应参数比较，成形术后的肩关节关节面曲率半径减小而侧向位移增加。相反，在使用了更适合的假体的半肩成形术中，患者各种影像学数据与正常参数相差在 2mm 以内。然而，现在尚无任何研究能给出证据说明第三代植入假体可产生更好的临床效果。实际上，Friedman 与其同事[23]发现各种影像学测量和 TSA 术后功能评分并无联系。他们的结论为好的手术技巧(包括精细平衡软组织)可以补偿假体设计中解剖关系的改变。

Pearl 和其同事曾指出关节面和髓内假体柄之间 4mm 的偏移，在获得肱骨解剖复位方面，与有多种可变轴(比如传递倾斜和旋转)的假体设计是可媲美的[18,19]。这些研究结果对假体制造业产生了相当影响，现有多种假体系统能提供可变的弯曲角度同时尽力达到重建关节面和髓内假体柄相对关系的效果。遗憾的是，用这些设计进行 TSA 后的临床效果的变化还有待明确。其中一个假体系统的制造者已经放弃使用髓内假体柄来连接关节面。在英国，表面置换组分已用于一些大规模的肩关节置换术，但在美国还有待进一步推广。建议使用肩盂表面置换术时，对于朝向肩盂的关节面是否能可靠显露的担心依旧限制了其应用。

（二）盂肱关节

对于正常肩关节的评测也影响着假体的设计。盂肱关节组分的不匹配（如肱骨头和肩盂曲率半径不一致）对于关节的可负重性、持久性和稳定性有重要提示。Iannotti 和 Williams[21]已确定在肱骨小头的曲率半径(更为弯曲)和肩盂的曲率半径(更为平坦)之间存在不匹配。在正常的肩关节中,肱骨头的曲率半径不超过2~3mm,小于肩盂。另外,正常的肩盂上下方向(更深,9mm)较前后方向(5mm)约束更强,从而使肱骨小头在盂窝内平移时作用于盂窝的接触力变化很小。

盂肱关节的不匹配是 TSA 的重要环节。Walch 和同事[24]发现在这种不匹配和肩盂放射透明线的评分之间存在显著的线性关系，低评分与半径相差大于5.5mm 相关。这项研究在确立盂肱关节组分间最优的不匹配量化关系上迈出了重要一步。假体制造商现在已可供应肱骨头和肩盂假体关节面曲率半径之间错配有限的模具。

75%的人盂窝相对肩胛有 7°的后倾角，同时有平均 5°的上斜。关节面呈梨形外观，在下部的前后径(29mm)较上部的(23mm)宽,上下径平均为 39mm[6,17]。在 Churchill 和同事[17]进行的研究中,测量了 344 个(相匹配的 172 对)肩胛骨,得出盂高、宽、斜度和转位等数据。样本包括 50 名黑人男子,50 名白人男子,50 名黑人妇女和 22 名白人妇女，死亡时年龄均在 20~30 岁。确切地说，黑人男子和白人男子中测得肩盂转位 0.11°,后倾 2.87°;黑人妇女和白人妇女肩盂转位 0.3°,后倾 2.16°。当外科医生施行 TSA 过程中准备置换盂面时，了解肩盂的大小、斜度和转位等关系是非常重要的。

肩盂前后缘的骨损伤降低了肩盂的约束力。这损伤可来自 Bankart 骨性缺损(Bankart 骨化),肩盂骨折错位，或与复发性关节不稳相关的盂缘磨损。累及 25%以上盂面的骨折应进行修复，这一观点已被广泛接受。肩盂出现关节炎性改变的放射影像学表现和术中所见包括与骨关节炎(OA)和类风湿关节炎(RA)相关的肩盂后侧和肩盂中心的损伤。这些病变通过腋窝轴位成像或计算机断层扫描(CT)显示得最为清楚,在做术前准备时必须考虑在内。

在冠状面(上下方向)肱骨头被盂窝覆盖了 60%,在矢状面(前后方向)被覆盖了 46%。大体上,在活动至特定一点，盂窝只覆盖肱骨关节软骨面的 28%,这就好比高尔夫球放置于球座上。这使关节囊韧带复合体和肩袖肌肉组织在维持关节稳定方面的作用显得尤为重要。Hill-Sachs 损伤是关节面的一种压缩性骨折,由于在盂唇上的平移造成,报道 80%的前向脱位,25%的前向半脱位和几乎 100%的复发性关节不稳有此损伤。如果关节后侧不稳定,肱骨头从盂唇后缘脱位时前侧关节面撞击可造成反向 Hill-Sachs 损伤。如损伤接近关节面的 30%伴有相应的关节不稳时则往往需要手术治疗[6]。

（三）肌力因素

肩部的原动肌包括三角肌、胸大肌、背阔肌和大圆肌。这些肌肉发挥作用的方式是可以预见的,沿着受到牵拉的直线方向。三角肌功能缺失导致活动能力丧失，几乎没有什么术式可供选择，对有症状的患者通常只能行盂肱关节固定术。

肩袖回旋肌群由肩胛下肌、冈上肌、冈下肌和小圆肌组成。盂肱关节上举时冈上肌主动收缩,作用方向朝向肩盂产生压力，冈下肌和小圆肌的作用则使肱骨外旋伸展。冈下肌还可对肱骨头产生压力从而有利于维持前后方的稳定性。肩胛下肌的作用使肱骨内旋,并有被动稳定作用,防止前向半脱位和外旋,其下方肌纤维可压迫肱骨头。肩胛下肌和冈下肌共同作用于肱骨头产生朝下的力以抵抗盂肱关节上举时三角肌的剪切力。肩袖回旋肌群的协调功能容许肱骨在盂窝内旋转的同时保持稳定。

附着的韧带对稳定肩关节十分重要。挛缩韧带囊的松解是炎性病变的肩关节重获活动能力所必需的(表 46.1)。喙肩弓由两条韧带组成,喙肩韧带被认为具有更重要的临床意义，因为它构成了冈上肌上方的顶盖，并发现其空间结构和生物力学的变化与肩袖撕裂相关。而且,对于肩袖有缺陷的肩关节,喙肩韧带可作为防止肱骨头上方移位的次级限制。这种限制可为肩袖功能缺失的肩关节提供新的支点。肩袖功能缺陷时盂肱关节关节炎的症状特征为慢性肩部疼痛伴有肱骨头上方或前上方移位。这给矫形外科医生提出了一个难题。一些相关理论在不断发展,包括局限性 RA、快速进展性破坏性肩关节炎、老年患者肩关节内出血、Milwaukee 肩关节综合征/晶体相关性关节炎以及肩袖撕裂关节病。受累患者可出现大块肩袖撕裂、骨量丢失以及关节力学障碍。

（四）血供

不管是原发性骨坏死还是继发于骨折的骨坏死，

对其进行评估时必须要考虑肱骨头的血供。旋肱前动脉升支及其延续为弓形动脉的部分被认为是肱骨头和关节面的主要供血血管[25,26]。旋肱前动脉、肩胛上动脉、胸背动脉和旋肱后动脉之间有交通吻合。在某些骨折特别是外翻时撞击造成的四块骨片骨折，后中动脉可为肱骨头提供灌注。

二、假体固定术的生物力学

TSA技术要求能够将肱骨组分与肱骨近端稳固持久地接合固定。髓内槽的复合结构包括位于肱骨解剖颈上重要的干骺端孔槽(假体近端被托载于此)、肱骨干上在假体末端以远稍小一些的孔槽以及二者之间逐渐变细的过渡部分。过去，固定是通过以下方法实现的:将假体柄插入未经处理的肱骨,或预先用刮匙刮出假体柄直径大小的髓内槽再将假体柄插入，或将假体插入经刮匙刮取并用孔钻扩张后的髓内槽。传统方法是使用骨水泥固定或用带有孔隙以便组织长入的假体进行固定。这两种类型的固定法存在的问题是骨量丢失,可引起手术失败而需行翻修手术。

Sperling和同事[27]曾轮流尝试过将骨组织长入型假体植入肱骨头表面下,这种方法可保证近端固定的牢靠性,即使需要翻修,也将更换假体时的骨丢失减至最小。由于使用骨组织长入型假体组分存在优势,现在具有骨组织长入表面的紧密压配型假体组分已开始使用,除非骨量缺失严重,需用骨水泥,否则无法牢靠固定。

另一方法是使用紧密压配型肱骨假体，此型假体有逐渐变细的干骺端部分可供插入骨干骺端。这种类型的固定法其耐久性可与以往报道的骨水泥固定法相比拟,并且优于文献报道的紧密压配型的柱形假体。

传统以骨水泥固定的肩盂有龙骨，而更新的设计提供了可供螺丝钉固定的植入物，二者均可以骨水泥固定于盂窝穹隆。Connor用一种光弹性压力固定分析来显示和记录在生理负荷下，有龙骨组分的肩盂模型和有铆钉组分的肩盂模型中的三维压力分配模式。他得出结论认为龙骨组分假体较铆钉组分假体有更高的盂面接触力和更高容量的压力保护。在早期的铆钉组分设计中,螺丝钉固定的位置太过于接近,这会导致翻修手术中肩盂空腔消失而丧失总体容量，有时肩胛颈的前壁或后壁在重建手术时丧失。最近的设计对铆钉的位置做出了改变,以试图解决这些问题。Wirth和同事阐明骨组织可长入聚乙烯铆钉型假体[28]。

使用金属后衬的肩盂假体可允许骨组织长入并提供可靠的固定。然而,问题也随之而生,软组织囊被过度充填或聚乙烯磨损均可导致金属磨损颗粒引起骨质溶解。发现这些问题后,假体制造商又提供了一种完全由聚乙烯组成的组分，以骨水泥或通过骨组织长入固定。随之,金属后衬假体作为固定组分的应用进一步受到限制。

在Boileau和其同事的研究中,39例原发性OA患者(40个肩关节,平均年龄69岁)被随机分配至两组，分别接受骨水泥固定的全聚乙烯肩盂假体和非骨水泥固定的金属后衬假体的TSA手术。假体周放射透明线在聚乙烯假体中的出现率(85%)较金属后衬肩盂假体(25%)显著增高。在20例出现假体周放射透明线者,12例(60%)出现于聚乙烯肩盂假体在术后即刻进行的放射片中,其中25%呈逐渐进展。没有发现聚乙烯肩盂假体周出现放射透明线与功能恢复有显著意义的相关。相反,金属后衬肩盂假体周的放射透明线较少见,但一旦出现即逐渐进展。金属后衬假体的松动发生率(4例,20%)较聚乙烯假体显著为高,而且通常伴有假体移位、严重的骨质溶解和疼痛加重。在至少3年的随访中，研究的结果显示非骨水泥固定型金属后衬肩盂假体的使用寿命短于骨水泥固定的全聚乙烯组分假体。全聚乙烯肩盂假体和骨水泥的交界面在放射显影上出现透明线的发生率较高,仍然受到关注。由于缺乏骨组织长入和(或)聚乙烯磨损加速导致金属假体松动的发生率很高,使得Boileau等人放弃使用金属后衬肩盂假体[29]。

三、肩关节炎

以TSA治疗的原发病所具有的特殊软组织问题会影响手术方法和转归预后(表46.2和表46.3)。

(一)骨关节炎

原发性骨关节炎(OA)是最常见的影响肩关节的炎症过程——60%接受TSA手术的患者为原发性OA的患者。男性和女性发病均等,优势手受累是非优势手的两倍。典型肩关节OA的影像学改变包括肱骨头后部和下部骨赘形成,肱骨头增大,关节间隙狭窄,软骨下骨硬化和囊性变(图46.1)。术中常可见关节内游离体、退行性改变和肩袖肌肉纤维化(特别是肩胛下肌),伴有关节囊前壁挛缩、后壁扩张。盂面象牙质样变伴有中心以及更常见的后壁侵蚀。虽然由于明显的疼痛,可

表46.2 全肩关节成形术最常见的病理情况和手术措施

疾病	外科病理	手术措施	结局
骨关节炎	肩袖完整，前壁结构紧张，囊后壁赘，肱骨下方和中央骨赘，肩盂后侧骨丢失	松解前下侧囊壁；去除囊后壁的松弛部分，调整后倾角度以补偿肩盂后壁的磨损；磨除盂缘高出的部分使沿中心旋转	效果最为可靠，95%可达较好或极好的效果，2/3恢复正常活动，盂侧关节松动发生率为每年1%
类风湿关节炎	60%与肩袖撕裂或变薄有关，伴有滑膜皱襞滑膜炎的中心侵蚀；囊壁连接处的骨侵蚀	轻柔处理组织；组织的整体性质非常薄弱；滑膜切除后松解囊壁；中央骨缺失可能导致无法复位肩盂	缓解疼痛效果可靠；功能恢复较为不确定；如在疾病进展至过多组织破坏前早期手术效果更好
创伤后关节炎	复合疤痕形成；结节粗隆位置不正引起慢性囊壁普遍收缩，肌肉力量失衡导致关节不稳	避免切除粗隆；容许颈干角内翻畸形；减少不适当缩减的后侧大结节体积，增加后倾角	如需进行粗隆结节切除术，改善的概率仅有50%。不需进行骨切除时，疼痛可得到可靠缓解，但功能上无改善
骨坏死	疾病分级和特定的病程可为解剖学改变提供细节上的说明；一般而言，骨干骺端硬化易碎；大片软骨肿胀；骨畸形并不常见	处理干骺端时没有小心扩孔可造成骨折；肩盂软骨正常时半肩成形术疗效较好	疾病分级是最重要的因素；如果几乎没有骨畸形，则有可能取得良好效果；镰状细胞病的患者发生并发症的几率增高
关节囊缝合术后关节炎	囊壁前侧挛缩，后侧骨丢失	由于之前的多次手术常导致手术区域内瘢痕形成，造成松解前侧囊壁远较骨关节炎困难	80%达到较好~极好的效果；多数患者较年轻，所以耐用性是关注要点

表46.3 全肩关节成形术患者的病史和最常见影像学发现

类型	病史	影像学发现
原发性骨关节炎	没有主要关节创伤史、手术史或已知的能引起继发性骨关节炎的原因	关节间隙狭窄，硬化，关节缘骨赘，肩盂后壁侵蚀，伴或不伴肱骨头后方半脱位
继发性骨关节炎	有主要关节受过创伤的证据或其他已知的引起继发性骨关节炎的原因	关节间隙狭窄，硬化，关节缘骨赘，伴或不伴以前创伤的表现
类风湿关节炎	已确立RA诊断；肌肉萎缩无力或骨擦音	关节间隙狭窄，关节缘骨质减少，无骨赘或骨硬化表现，关节缘侵蚀，肩盂中心侵蚀
肩袖撕裂性关节病	活动和功能受限；抬举和旋转无力，有肩袖撕裂病史支持该诊断	肱骨头上方移位(可伴或不伴肱骨头塌陷)接触喙肩弓，盂肱关节继发性骨关节炎，有或无肱骨大结节侵蚀，喙肩弓呈波状外形
关节囊缝合术后关节病	盂肱关节活动功能受限；之前曾因关节不稳行修补术	关节间隙狭窄，关节缘骨质减少，关节缘骨赘形成，有或无肩盂后壁侵蚀伴肱骨头后方半脱位
骨坏死	肩关节功能受限，有已知危险因素	肱骨头硬化、塌陷

以导致肌肉力量测试出现肌无力的假阳性表现，但是OA患者发生肩袖撕裂的比例还不到10%。临床上，患者会主诉活动受限，日常生活功能受损，夜间疼痛以及活动相关性疼痛。影像学评估应包括前后正位(AP)和腋窝轴位。骨赘形成、骨缺失、肱骨头塌陷、肱骨上移、肩峰下间隙消失均应在前后正位片上观察评估。腋窝轴位和西点位(West Point)用于评估肩盂后壁的骨储备。当考虑行盂肱置换时，还建议行CT扫描，以便更好地评估肩盂的侵蚀状况。

继发性OA的最常见原因包括创伤、关节不稳定和以前经过手术治疗。肩关节不稳定性和关节炎之间的关联不像在其他关节那样明确。对于伴有创伤性盂

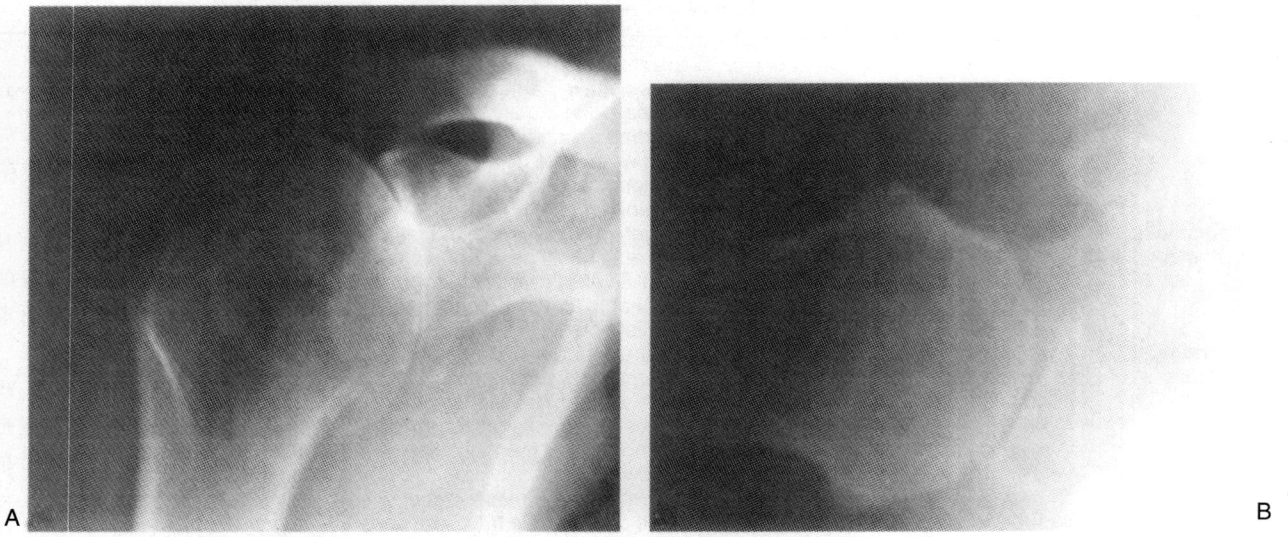

图46.1 骨关节炎。(A)肩关节可见到同其他关节一样的骨关节炎的非特异性影像学改变。包括关节软骨丢失，软骨下硬化和囊肿形成(特别是在上部中心区域，该部位在上肢上举时与肩盂接触)，及边缘骨赘形成。肩关节的特殊改变包括肱骨头下部和肩盂骨赘形成以及肱骨头增大变平。(B)肩盂后侧侵蚀伴肱骨头后方半脱位，1/3的病例可在腋窝轴位观察到这一征象。这可能与关节病的病因相关，在手术时从技术角度考虑这一情况是非常重要的。在肩胛下肌下方或前方可有较大块的骨软骨游离体，这样的游离体也可隐藏或嵌入软组织(本片未显示)。

前唇损伤的肩关节脱位（定义为创伤性单向 Bankart 手术，或 TUBS)的典型病例，将近 20%的患者在数年后发展为 OA。Marx 和同事对经历了半肩关节成形术或 TSA 的 OA 患者进行了研究，发现曾有肩关节脱位者其发展为严重关节病的风险增加了 10~20 倍[6,30,31]。而肩关节多向不稳定者很少发展成 OA，尽管在进行了关节稳定术后，发生率会增高[32-36]。

文献报道中，继发性 OA 不太常见的原因有感染、骨坏死、类风湿关节炎和 Paget 骨病。由代谢因素参与关节炎发生的疾病包括镰状细胞病、黄褐病、痛风和骨骺发育异常。

(二)类风湿关节炎

类风湿关节炎(RA)是患者行 TSA 第二常见的原因，占到接受 TSA 治疗的患者总数的大约 30%。整个肩胛带均对 RA 引起的破坏过程敏感，其中肩锁关节受累者可达 2/3。肩锁关节和盂肱关节同时受累者达 50%，受累程度因人而异。体征有痛性活动受限、肌无力、肌肉萎缩和骨擦音。

肩锁关节受累的典型影像学特征是关节下线侵蚀。盂肱关节受累的影像学改变则随疾病病程和严重程度而不同。典型表现有骨质减少，近关节处骨侵蚀，和向心性关节软骨丢失伴有肱骨头塌陷和肩盂辐聚(图 46.2)。

Neer 曾描述过依据影像学表现分类的三型类风湿性盂肱关节炎。“干型”有关节间隙狭窄，软骨下囊肿，骨侵蚀和边缘区骨赘形成。边缘区骨侵蚀是湿型的特征，常伴有近端肱骨平滑锐利的轮廓线。“湿性回吸收期”的特征是骨和软骨破坏伴有盂肱关节聚集变形。已发现在“湿型”中，高发生率的肩袖破裂和影像学早期进展先于肩盂破坏发生。这一类型可能需要早期行滑膜切除术[37-42]。

肩袖全层破裂发生于 8%~50%的患者，在那些接受 TSA 手术的患者中接近 30%。即使肩袖没有撕裂，多数患者也表现为肩袖变薄或减弱，伴肩袖和关节囊的挛缩，从而导致盂肱关节向心性侵蚀。如有肩袖大面积的撕裂，受力失衡可能会导致肱骨头上移，随后可出现肩盂上壁和中心的进行性磨损，通常可侵及喙突基底部。疾病晚期可出现典型的肱二头肌长头破裂。

肩袖撕裂会对关节整体的功能评分、活动范围和传统 TSA 手术中肩盂假体的固定产生不利影响，促使外科医生主张在骨和软组织损伤进展到晚期前尽早手术[6,40,43-46]。在进行关节成形术前准备时应将 CT 扫描纳入术前计划以便评估骨骼形态学。

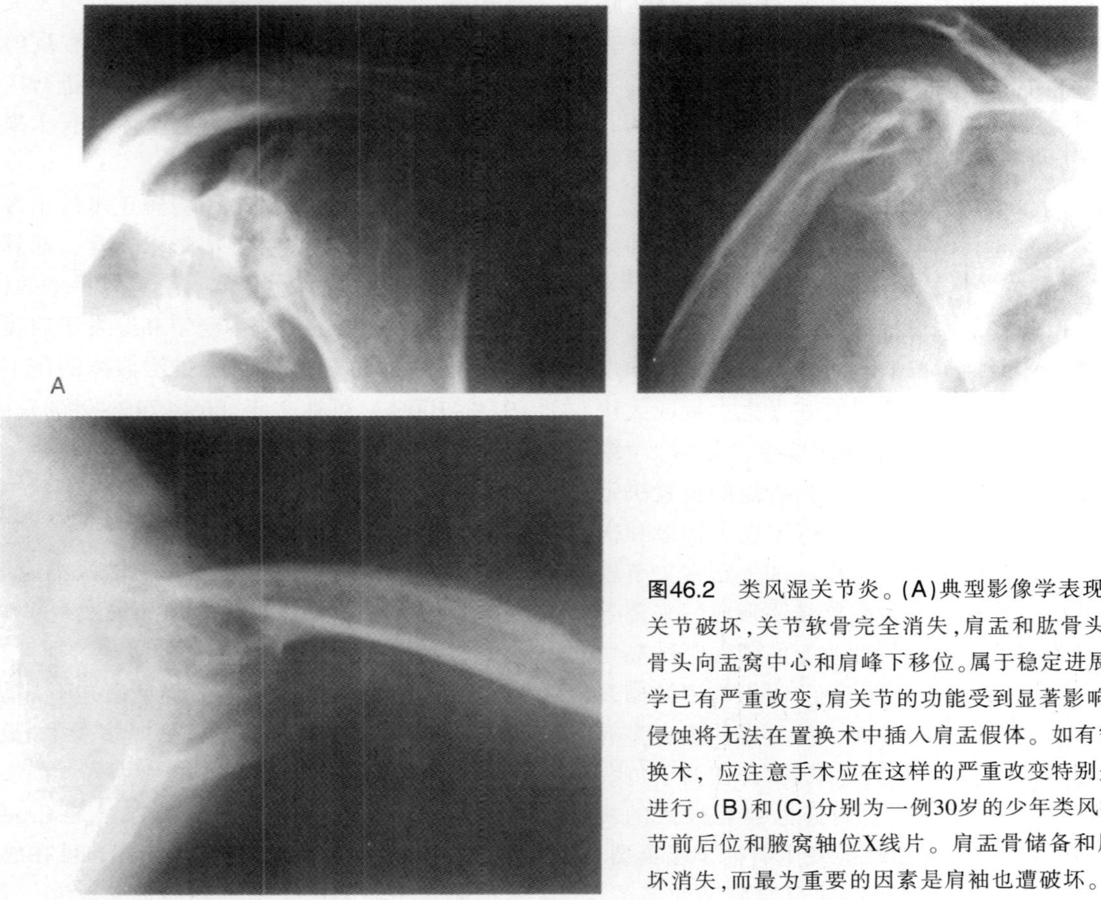

图46.2　类风湿关节炎。(A)典型影像学表现。骨质减少和关节破坏,关节软骨完全消失,肩盂和肱骨头侵蚀,导致肱骨头向盂窝中心和肩峰下移位。属于稳定进展阶段,生物力学已有严重改变,肩关节的功能受到显著影响。肩盂进一步侵蚀将无法在置换术中插入肩盂假体。如有需要行全肩置换术,应注意手术应在这样的严重改变特别是肩袖破坏前进行。(B)和(C)分别为一例30岁的少年类风湿患者的肩关节前后位和腋窝轴位X线片。肩盂骨储备和肱骨头完全破坏消失,而最为重要的因素是肩袖也遭破坏。

(三)肩袖关节病

肩袖关节病这一术语最初是由 Neer 和同事[47]在1983 年启用的,以描述在慢性大块性肩袖撕裂伴有与之相关的关节不稳定和肱骨头塌陷情况下的盂肱关节炎。肱骨上移是其特征,可导致肩峰尾侧表面的骨质侵蚀和大结节象牙质样变(图 46.3)。常见于伴有长期肩部症状的老年女性患者。优势侧最常受累,然而双侧同时受累者据报道可达到 60%。症状包括关节痛、活动丧失和肩关节反复肿胀。典型的关节痛可影响睡眠,并随活动加重。许多患者报告曾接受过多次类固醇注射,但未能证实激素注射和疾病进展有关。临床上,患者常表现有冈上窝和冈下窝肌肉萎缩。肩关节可出现表面肿胀积液外观,为关节液渗漏进入盂肱关节囊所致。患者主动运动和被动运动均受损,并常有肩袖无力。主动前屈或外展可引起肩部上抬。前上脱位或半脱位被称作前向脱逸,较继发于喙肩弓限制作用丧失的传统的肩袖关节病,更难于用常规肩关节成形术进行治疗。

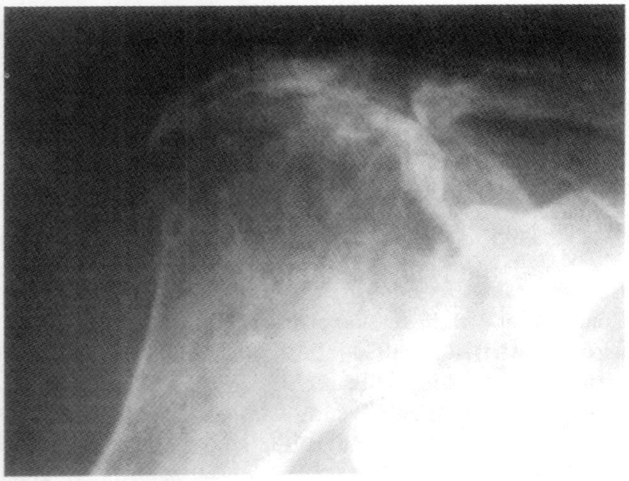

图46.3　肩袖撕裂关节病。肩袖大块撕裂时,肱骨头可向上方半脱位,与肩峰下表面的凹陷形成假关节。肱骨头、肩峰和肩锁关节有侵蚀和硬化。关节炎改变有肱骨头塌陷,这种情况治疗难度最大。

影像学表现有盂肱关节间隙消失，关节下硬化，肱骨近端关节面塌陷伴肱骨头近端移位，造成肩峰下表面侵蚀。上方和中心侵蚀使得肩盂和肩峰围绕肱骨大结节形成杵臼关节。

依照某些研究者的观点，机械和营养因素被认为在肩袖关节病的发病机制中起到至关重要的作用[47]。肩袖和三角肌之间的力偶平衡随着肩袖挤压效应的消失而消失，导致关节不稳定和盂肱关节向心运动丧失。吊桥模型可用以解释某些肩袖撕裂不会恶化进展的特点，因为离断后的肩袖主要肌腱可像吊桥缆索一样发挥生物力学作用。这使得一些患者在发生大量或大块肩袖撕裂后横向力偶仍得以保留而能主动抬肩。“缆索”的位置或说肌腱在肱骨结节上附着点的位置决定盂肱关节的运动力学是否稳定[6]。由于丧失初级和次级稳定结构导致的盂肱关节的不稳，加上正常关节软骨结构丧失的联合作用常致磷酸钙结晶形成。来源于关节软骨破坏或肩袖肌腱退行性改变的磷酸钙结晶物发生聚集，加速了其他的退行性改变。尽管在肩袖撕裂的患者中仅有少数发展为关节病，但受累的患者多有大块肩袖撕裂、骨丢失和关节力学减弱，即使对于传统治疗经验最为丰富的外科医生而言也会是很大的挑战。据估计，80 多岁的人有 50%会发生肩袖全层撕裂。在美国，有 1 700 万人在遭受肩袖全层撕裂的痛苦。Neer 和同事估计有 4%的肩袖全层撕裂患者会发展为肩袖关节病[47]。

（四）关节囊缝合术后关节炎

Neer 和同事最先描述了一种发生在有反复关节脱位并接受过关节不稳修补术患者中的关节病。这些患者占到他们接受 TSA 的患者的 10%。这是 50 岁以下患者患关节炎最常见的原因之一，有一篇报道列举的数据平均年龄仅为 38 岁。继盂肱关节不稳的手术治疗后发生的关节炎达到接受手术治疗后的肩关节的 80%。软组织的过度牵张被认为是导致关节炎的原因。过度牵张通常发生在软组织前部伴有后方半脱位和由此导致的肩盂后侧侵蚀。尽管约 95%的病例可通过 Putti-Platt 手术缩短肩胛下肌和囊前壁而获得成功，但一位研究者在平均 22 年的随访中发现 61%的患者出现了与手术相关的 OA 改变[30,35,36]。另有 Magnuson-Stack 手术、Du Tot 囊缝合术、Bristow 手术和 Bankart 修补术后出现继发性退行性改变的报道。

尽管不太常见，前方半脱位可发生于后壁紧固术后。必须注意平衡囊壁在关节周边上的张力。关节不稳定时在关节内植入坚硬假体或植骨可引发关节炎。

运动功能（特别是被动活动）丧失程度的评估为手术选择所需，也为预后评估所需。需要进行广泛的软组织松解，前下囊切开术和肩胛下肌延长术来处理严重的外旋功能丧失。

较年轻患者在肩关节不稳矫正术后出现的盂肱关节骨关节炎可采用肩关节成形术治疗，起到缓解疼痛和改善运动功能的效果，但需行翻修手术的比例较高，且由于假体失败、关节不稳定和继发于肩盂关节炎的疼痛，其效果并不满意[33,48]。推测假体的使用寿命 97%（91%~100%）可达 2 年，86%（74%~99%）可达 5 年，61%（42%~86%）达 10 年。

（五）骨坏死

非创伤性肱骨头骨坏死源于该区供应血管受损。在接受 TSA 手术的患者中骨坏死的发生率约为 3%。

患者的典型症状为关节痛，活动时加重，且为夜间痛。与其他关节病相比，关节静息痛并不常见。体格检查中活动度减少，主动活动因疼痛多受限。最终可出现肱骨头塌陷和关节囊挛缩。

最常用的疾病进程的分类方法是 Cruess 影像学分级系统（表 46.4）。核磁共振（MRI）可在放射影像显示出肱骨头塌陷前先检测到病理学改变。骨质疏松、骨硬化以及最终的软骨下塌陷均可见。在终末阶段，不规则的肱骨头会破坏肩盂关节软骨，引起继发性退行性关节病（图 46.4）。报道有 70%的患者症状逐渐进展。对非手术治疗失败的Ⅲ级、Ⅳ级或Ⅴ级骨坏死主张行半肩关节成形术或 TSA。对于处于Ⅴ级的患者，应行 TSA[6,25,43,49–54]。

（六）镰状细胞病

据报道在 5.6%~28%镰状细胞病患者中可出现肱骨头骨坏死的影像学改变，这使得镰状细胞病和其他血红蛋白病成为世界范围内引致骨坏死的最为常见的原因之一。双侧关节受累据报道可发生于 44%~71%的

表46.4 骨坏死分级

分级	异常表现
Ⅰ	仅在核磁共振或骨扫描上可见异常
Ⅱ	局限性或散在性硬化
Ⅲ	出现新月征
Ⅳ	肱骨头软骨下骨塌陷
Ⅴ	关节两侧退行性改变

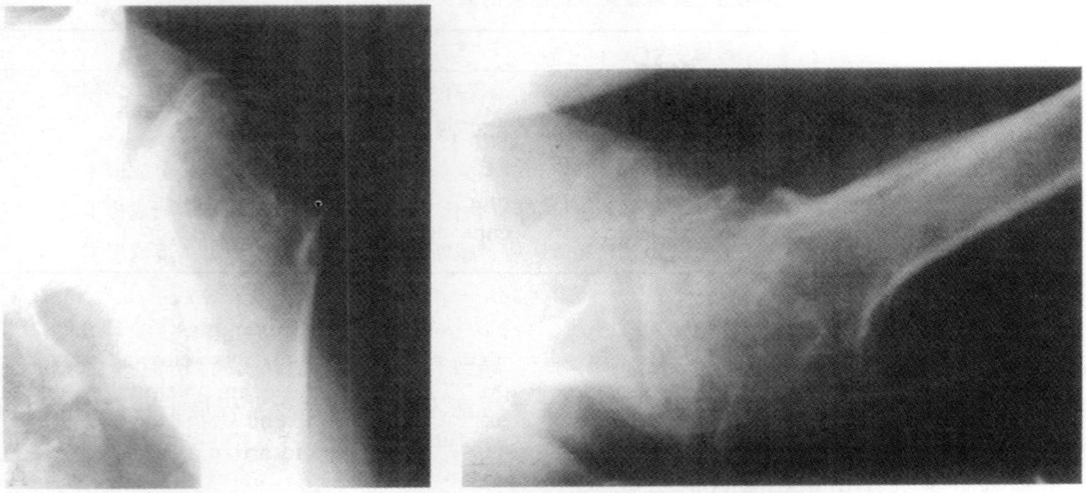

图46.4　(A,B)无血供性坏死。1例60岁酒精中毒患者肱骨头缺血性坏死。由于病程较长,已出现肱骨头变平和继发性骨关节炎等改变。

患者中。有研究把S/S血红蛋白镰状细胞病的各年龄段患者发生的肱骨头骨坏死称作最为棘手的难题。

血红蛋白类型为S/C和S/B⁺的地中海贫血患者倾向于以后出现骨坏死。许多体检异常但影像学检查正常的患者可能需要行MRI评估来确定诊断。患者可出现骨梗死并继发感染,导致骨髓炎和关节脓毒血症。临床医生需要警惕。对于该病引起的并不复杂的骨坏死的治疗方法同其他原因造成的骨坏死治疗类似。也有报道在年轻患者中以骨髓移植治疗可逆转早期骨坏死,其机制尚不清楚[55,56]。

(七)创伤后关节炎

有许多原因可导致创伤后关节炎,其中最常见的是继发于骨折的肱骨近端连接不正、骨折不愈合或骨坏死。肱骨近端连接不正至关节对合相错超过2mm,被认为是危险因素。在一组报道中,创伤性骨坏死在三块和四块骨折中更为常见,报道的三块骨折后的创伤后骨坏死发生率为3%~25%,四块骨折时发生率高达90%。创伤后关节炎较为少见的原因包括慢性未复性关节脱位、反复脱位和盂位不正或肩盂骨折不愈。创伤后关节炎约占到接受TSA患者的13%。患者典型症状有疼痛、关节僵硬和功能丧失。其他复杂的因素包括臂丛神经和腋神经损伤。确诊创伤后骨坏死可能需行MRI检查[6,44,51,52,57]。

三、盂肱关节炎的治疗

(一)非手术治疗

非类固醇抗炎药(NSAID)仍然是主要的非手术治疗方法。营养添加剂氨基葡萄糖和硫酸软骨素可以改善某些患者的症状。炎性关节炎(如RA)的患者可口服类固醇或其他缓解病情抗风湿药。受累关节或关节囊内、腱鞘内类固醇注射对于控制炎性关节病的急性炎症反应具有辅助作用。关节内注射对原发性或继发性OA效果较差,对OA与炎性反应并存的患者应限制使用,因为激素可能损害软组织和关节软骨。

用以维持活动和力量的理疗是有助益的;然而,在进展型关节对合不良的病例中,试图恢复活动的理疗可能会使症状恶化,对于继发于关节炎症和破坏的患者等量的强化运动可能会更适宜。

(二)手术治疗

1.关节镜清创/滑膜切除术

对RA的患者确定了5种影像学表现类型,分别对应最佳的肩关节术式[40,42](表46.5)。

关节镜下滑膜切除术通常可使非进展性RA患者获得疼痛缓解和活动度增加,侵蚀型患者多需要行假体植入的关节成形术来增加活动度。当存在破坏性病变时,关节镜下滑膜切除术并不能消除疼痛或恢复活动度,这已被广泛接受。

表46.5 类风湿关节炎患者的肩关节影像学类型

疾病类型	影像学表现	治疗
非进展型	即使发病较长时间后,也仅有小灶性侵蚀	关节镜下滑膜切除术
关节病样	骨赘、关节间隙狭窄、软骨下骨硬化	保守治疗
侵蚀型	边缘损害,无塌陷	植入型关节成形术
塌陷型	软骨下大囊肿融合,伴有软骨下小梁塌陷	植入型关节成形术
残毁型	严重的骨破坏和骨吸收,"截断样"外观	植入型关节成形术

不论是关节镜下清创术还是开放式关节清创术，对于退行性肩关节炎的价值都很小，除非关节损害局限于早期病变。例如,肱骨头尚为球形,中心坐落于盂窝内，则关节镜或开放式关节清创术可能会有效。Cameron 与其同事[58]对 61 例患者,随访至少 2 年,评估关节镜下清创术和囊松解术对于疼痛缓解持续时间和功能改善的作用。患者的疼痛得到切实持久的减轻,功能得到改善。患者的满意度有相当程度的增加,53 人表示他们愿意再次接受手术。特别要注意的是,骨软骨损伤的面积大于 20mm² 与临床治疗失败和疼痛复发有关。适于手术的患者被描述如下:肩关节对合良好位于中心,骨赘少或没有,软骨下硬化轻度或没有,轻度或没有囊肿形成,骨软骨损伤小于 20mm²。

O'Driscoll 确立了对关节镜清创术和囊松解术预后不利的因素,包括中度活动引起疼痛,痛性骨擦音,和旋转时由于盂肱关节的压力引发疼痛。他的结论是这项技术对于缓解疼痛是有效的，但改善活动方面的作用不可靠。绝大多数患者相信值得一试,所以不适合或不愿意行肩关节成形术的患者可建议行此治疗[6,59]。

Bishop 和其同事[59]评价了关节镜下磨蚀关节成形术作为盂肱关节炎患者的姑息手术治疗的价值。26 例患者共 27 个肩关节在术后平均 56 个月的评估期内,8 例关节无法经关节镜手术达到对合良好而接受了 TSA 手术。其余病例,前举活动度由 107°增加到 131°,上肢在体侧外旋从 18°增到 31°,美国肩肘外科医生(ASES)的肩关节评分从 45 分增加到 75 分。大多数患者不管年龄大小均可获得良好或甚佳的效果。Bishop 的结论认为关节镜下磨蚀术可有效延缓或避免肩关节置换,直至符合严格入选标准。

2.关节切除成形术

关节切除成形术有限定的适应证，其对严重的脓毒性关节炎伴有广泛的盂肱骨髓炎者有潜在应用价值。去除感染的或机械力学损害的植入假体后常导致行关节切除术。术后功能差,力弱,不稳定,疼痛缓解不可预知。最大程度的主动外展角很少能超过 70°[44,60]。

3.关节固定术

在关节置换术前，关节固定术一度被认为是晚期关节炎病变最为可靠的治疗方式。时至今日,其适应证已很有限，主要包括三角肌和肩袖的痛性麻痹以及持续性关节炎脓毒血症。尽管约 75%的患者疼痛缓解程度可被接受，但患者不能够进行肩部或肩部以上水平的操作。没有哪一种体位的关节固定术后能够允许日常生活的全部活动得以完成[34,44,60]。据我们的经验和我们欧洲同行的报道，对于难治性肩关节不稳和以前重建手术失败的病例，如果三角肌功能尚存而常规肩关节成形术不可能实施时,则逆置式 TSA 可更好地保留功能。若关节成形术失败,可转向实施关节固定术。

4.软组织重建

当从外科角度表述囊缝合术后关节病时，外旋功能丧失的程度和关节炎性改变的程度需要量化。计划实施翻修手术时必须要知道以前实施的囊缝合术的类型。松解前壁结构,包括前囊壁,并延长肩胛下肌是在关节炎性改变较为轻微而外旋功能丧失严重时最常实施的术式。

MacDonald 和同事[61]曾报道过在轻度~重度关节炎性改变情况下实施肩胛下肌松解术。患者报告疼痛有显著缓解,外旋角平均增加 27°。对于曾接受肩关节前壁囊缝合术，而 6 月时外旋功能受限仅为 0°的患者，研究者建议在那时行前壁松解术以防止盂肱关节炎[6,56]。年长的患者以及那些有症状的关节病晚期患者需行假体置换术。即使那样,手术也需延长前壁结构。

5.中心减压术

骨坏死中心减压术的效果不一，虽然也有证据表明它对早期阶段的疾病有助益。LaPorte 和同事[62]报告了他们对 63 例多种病因造成的骨坏死性肩关节病变随访 10 年的评估结果。对于Ⅰ期病变，中心减压术成功率可达 94%，Ⅱ期、Ⅲ期和Ⅳ期的成功率分别为 88%、70%和 14%。LaPorte 等人建议对于Ⅰ~Ⅲ期病变行中心减压术，对于Ⅳ期以上病变行肩关节成形术。其他研究者报告对Ⅲ期病变中心减压术效果很差，关于其治疗仍是有争议的[52]。重要的是，当实施中心减压术时，向肱二头肌外侧沟钻孔或扩张时必须格外小心。

6.插入型关节成形术

曾有报道描述以阔筋膜、囊壁或异体移植物缝合于清创后的肩盂重塑关节面，并联合半肩关节成形术治疗。Burkhead 报道了对 13 例患者随访大于两年的结果：10 例功能恢复和疼痛缓解的效果甚佳，2 例结果为满意[6]。

Yamaguchi 和同事[63]介绍了采用一种新式肩关节成形术取得的初步效果，该术式采用异体半月板植入，无需假体。外侧半月板被选择作为异体移植物的原因是它肯定的滑膜愈合功能、它的结构特征和它的楔形形状(正好可以弥补肩盂的磨损)及其耐久性。7 例先后进行该插入性关节成形术的患者在平均随访 24 个月后接受评估。术后所有的患者都表示满意，疼痛轻微或消失，平均 ASES 得分为 72 分。这项技术被认为短期内效果与其他插入性技术相当，并可能具有潜在的远期优势。

7.常规型关节成形术

施行半肩关节成形术或 TSA 的主要适应证是为了缓解疼痛。处于关节病变活动期经内科治疗失败，以及简单术式已不适宜的患者，需要以此治疗。据大多数研究报告，半肩关节成形术和 TSA 后疼痛均能获得可靠的缓解，71%~100%的患者报告没有或仅有轻微疼痛。常规型肩关节成形术的禁忌证包括慢性感染、三角肌和肩袖联合麻痹以及无法控制的关节不稳。

改善关节活动能力和功能是假体置换术的第二目标。多项研究的回顾显示，抬举动度增加 27°~50°，外旋动度增加 16°~43°[64-80]。一般来说，手术前主动活动范围典型者少于正常范围的一半，术后可期望恢复至正常的 2/3。一些研究者认为效果与确诊的类型有关，骨坏死和 OA 较 RA、肩袖撕裂性关节病和创伤后关节炎可获得更好的功能恢复。在涉及骨坏死各亚组时，创伤性骨坏死要比激素诱导性骨坏死效果差。在一项研究中，激素诱导性骨坏死的患者上举活动在治疗后平均可达完全上举的 75%，而创伤性骨坏死组治疗后仅能达 50%。肩袖撕裂的存在则被多项研究反复证实与肩关节成形术后功能恢复不佳直接相关。

在特定的情况下建议单独植入肱骨假体，基础是经评估肩盂表面状况尚良好，极少变形或不协调。单纯肱骨头置换术公认的适应证是肱骨头骨坏死，新发的近端肱骨四块骨折伴肱骨头分离，老年患者新发的近端肱骨三块骨折，近端肱骨陈旧骨折对位不良或不愈合，盂盘骨质储备不足以支撑肱骨假体，以及肩袖关节病。在多组研究中，肩盂表面置换术后患者在疼痛评分和满意度方面有轻微改善[6,43,81]。

报道患者出现肩盂假体周边放射透明线的发生率为 22%~95%。据短期、中期研究报道，临床上出现假体松动或失败的发生率相当低。新近有一篇报告提到患者出现放射透明线后，其临床上发生假体松动的远期概率为 44%[80]。必须重视对盂盘骨质承载能力的评估以确定能否安全植入肩盂假体。我们推荐所有患者除进行腋窝轴位放射学检查外还应进行 CT 扫描，以便评估盂盘骨质储备和盂盘样式。

即使全肩置换术后常常可出现盂周放射透明线，单纯肱骨头置换术仍较全肩置换术效果衰退得快。一旦术后出现肩盂后部侵蚀，单纯肱骨头置换术的成功率就降至 33%[6,43,82,83]。

已发现在一组回顾资料满意的患者中，超过 50%有疼痛症状，26%在半肩关节成形术后 10 年间转行 TSA 术。多数在半肩关节置换术后有痛性肩盂关节病的患者转行 TSA 后疼痛显著缓解，活动度显著改善。由于瘢痕组织的存在、肌肉-肌腱无力以及骨丢失使得翻修手术就技术来说具有很大的挑战性[79,84]。

(1)肩袖功能缺陷患者的关节成形术

处理与肩袖功能不全相关的肩关节炎的确是棘手的难题。这一疾病原因很多，包括 RA、肩袖撕裂性关节病、外伤史、原发性 OA 合并大块肩袖撕裂以及肩袖修补术失败后发生的关节炎。晚期关节炎患者行关节镜下治疗的远期效果尚不肯定，许多患者又不能接受关节固定术，使得关节成形术成为唯一可行的手术选择。

肩袖功能不全可继发盂受力偏离中心导致摇马现象，肩盂假体松动可继发于此，而肩盂表面置换与假体松动相关。另外，TSA 术后肱骨头持续的上方移位使得三角肌处于不利的受力位置，导致术后主动抬举活动的能力差。有建议用半肩成形术来预防摇马现象。用较大的肱骨头假体可容许与肩盂和肩峰底面形成关节连接。尽管术后主动抬举仍有一定程度受限,很少能超过120°,但疼痛的缓解还是令人满意的。如果因为关节炎或以前的手术(广泛肩峰成形术)使得肩峰肱骨弓状连接遭到破坏,半肩成形术的效果就会很差。一些研究者曾建议行肩袖部分修补联合肱骨成形术，经长达7年的随访,效果较为满意。其他外科医生也曾试用一种两极设计的肱骨关节成形术,结果不一,报道疼痛可获良好缓解但盂肱活动受限，很少能超过90°[76,85-90]。来自几位作者报告的肩袖功能不全的半肩成形术的效果见表46.6。

逆置式设计的肩关节假体在近端肱骨置入杯状假体而在肩盂固定半球形假体。这种假体设计有赖于三角肌来进行主动抬举活动。应用逆置式设计的假体来治疗肩袖功能不全的肩关节炎，其短期和中期效果令人鼓舞。概略地说,逆置式假体置换术较之半肩关节成形术获得良好功能恢复的机会更大。我们的欧洲同行使用旋转中心偏内、偏低的逆置式假体,获得令人鼓舞的效果(Delta Ⅲ,Depuy,Saint Priest France)。肩胛骨上开槽的角度一贯记录不一,还需要长期评估[91-94]。最近，在美国引进了一种逆置式假体(Encore,Austin,TX,U.S.A.),其旋转轴心更偏外侧,底座固定改进,目前正处于研究观察中。

(2) **限制性假体设计治疗肩袖功能不全肩关节的历史回顾**

Scales在1960年介绍了用Stanmore限制性假体进行限制性TSA的技术。这种假体模拟锁定的全髋关节假体设计。1972年,Kolbel介绍了第一种逆置式设计的假体,将球窝组合在一起构成锁定机制。球状假体以螺丝钉经由支撑架固定于肩胛，而臼假体以骨水泥黏牢于肱骨内。这种锁定机制的设计使得假体在暴露于足以使肩盂骨折的外力前就分离。Neer试用了几种限制性肩关节设计,Mark Ⅲ是他最后选定的设计。这种假体的球形部分直径较大，连接于平底船形的肩盂组分上。肩盂组分用骨水泥固定,肱骨组分通过骨水泥柄旋转。肩盂固定的失败促使他放弃使用限制性假体。在1973年,Kessel设计出一种逆置式假体，肩盂不用骨水泥黏合。Kessel的肩盂假体通过一个较大的中心螺丝钉与肱骨骨水泥假体固定，这种关节具有“揿钮式”锁定机制。在1976年,Reeves和Buechel改变了肩盂的固定方式，以组合的长钉来提高肩胛连接的牢固性。在Buechel的设计中,盂球假体与一个更大些的球形假体形成关节,后者再与肱骨侧杯状假体形成连接。

最后,在1990年,Grammont开发出一种半限制性逆置式球窝假体。在两个组分间没有锁定机制,由于盂窝深陷，可依靠肱骨组分和盂窝组分之间匹配的几何形状提供稳定性。这样的设计减少了肩盂假体骨连接上的受力。此外,以前所有的逆置式假体设计都存在肱骨组分相对于盂面的侧向偏移，侧向偏移改善三角肌的作用支点,也增加相应的关节应力的扭矩,而后者又进一步对肩盂假体骨连接施加压力。这一连接点已被证明是以前假体设计失败之处。除中心偏移外,三角肌在下方偏移增加的作用下被拉长。因而在肩袖功能不全的肩关节，盂肱关节的支点可经由球窝关节连接而获得稳定。三角肌可因为下方位移增加而被拉长,肌肉长度的增加可加强三角肌的功能。自1990年起,欧洲已使用了数百个这种植入假体,80%的患者报告了良好~极佳的效果。

在1997年，我们开发出Encore逆置式肩关节假体（RSP)。开发这种假体的最初动力是因为不能将Grammont假体引入美国。有人顾虑Grammont假体的中心侵蚀作用,有报道在随访中有10%的患者出现中心侵蚀现象。考虑到这可能是导致机械力学失败的根源,有人提出较少中心偏移的假体会是一种改进。其他的问题,如盂球组分会从底座脱离,也要求其他的设计做出相应的改进。与Kessel假体设计一致,Encore RSP

表46.6　伴有严重肩袖功能不全的盂肱关节炎行肩关节半肩成形术治疗的效果

作者	手术例数	平均年龄(范围)	随访时间(年)	术后无或轻微疼痛	术前/术后主动抬举(°)	成功比例
Arntz等(1993)	18	71(54~84)	3(2~10)	61%	66(44~90)/112(70~160)	未报告
Williams 和Rockwood (1996)	21	72(59~80)	4(2~7)	86%	70(0~155)/120(15~160)	86%
Field等(1997)	16	74(62~83)	3(2~5)	81%	60(40~80)/100(80~130)	63%
Zuckerman等(2000)	15	73(65~81)	2(1~5)	47%	69(20~140)/86(45~140)	未报告
Sotelo和Cofield(2002)	33	69(50~87)	5(2~11)	73%	72(30~150)/91(40~165)	67%

通过应用较大的中心螺丝钉改进了底座与肩盂的固定方法，附加的固定螺丝钉也应用于这一设计。盂球以Morse椎连接于底盘。最后所做的修正是中心偏移，RSP的中心偏移较以前的设计类型都更居于中心，但是在Grammont假体的旁侧9mm。做这些工作是为了减少中心侵蚀的发生。肩盂固定方式的改进允许更大的关节应力。肩盂固定的侧向偏移也更符合解剖重建。下方偏移的增加与Grammont假体相似。两者均可提高三角肌的效能。尽管肩袖肌肉组织薄弱导致相应的力量丧失，但较大的下方偏移能一定程度上增加力量。

8.逆置式全肩关节成形术

(1)**适应证和禁忌证**

患者经所有非手术治疗失败而仍有持续的痛性功能受限，在如表46.7所列出的情况下主动抬肩困难，是使用逆置式肩关节假体的适应证。

对于有腋神经麻痹，现症感染，骨量不足不能安放植入假体，肌肉、神经或血管功能不全累及患病肢体，酒精中毒或其他药物成瘾，或高度体力劳动(如竞赛运动员、体力劳动者)的患者禁忌行RSP。

(2)**术前准备**

初次手术的病例必须有详细的病史资料、体格检查以及能证实肩关节炎和不可修复的肩袖撕裂存在的影像学资料。进行翻修手术的病例，获得以前的手术记录会很有帮助。肱骨头前上方脱位在以前接受过含有喙肩韧带松解的肩关节手术的患者中更为常见。可触及皮下的肱骨头或肱骨头假体，并于上肢上举动作时出现前跳征。肩关节的CT扫描可正确评估肩盂的样式和肩盂骨质储备。MRI成像在模棱两可的病例中有时较为有用。

肱骨干假体尺寸可依据前后位X线片的影像为模板。肱骨干假体用骨水泥固定，共有4个尺寸:5,6,7和8mm。肱骨聚乙烯臼假体有3个尺寸:中位，+4和+8。所需尺寸在术中依据软组织的张力和近端肱骨骨质丢失情况而定。一般而言，中位型号用于初次手术病例。

表46.7　逆置式肩关节假体应用的适应证

关节炎伴有不可修复的、大块肩袖撕裂
大块不可修复的肩袖撕裂及喙肩弓缺陷导致前上脱位
肩袖修补失败伴继发性关节炎，肱骨头上方移位
肩关节成形术失败伴有不可修复的、大块肩袖撕裂和(或)喙肩弓缺陷
在所有情况下三角肌都必须功能尚存

底盘的中心螺丝钉有两种长度:25mm和30mm。术中用量规测量深度选择适合长度的螺丝钉。盂假体头部直径为32mm，颈部有两种长度供选择:中位和-4mm。一般情况下，中位型号用于初次手术病例。-4mm型号可用于非常紧密的肩关节翻修手术。

(3)**手术方法**

在摆体位前进行气管内全麻联合斜角肌内神经阻滞是较为可取的方法。患者取直立沙滩椅位，术侧上肢自由下垂，伸展三角胸肌，沿头静脉游离三角肌，结扎头静脉侧支，使头静脉中央支伴行胸大肌。大约需松解2/3的胸大肌肌腱附着部。

肱骨的暴露　逐渐显露三角肌下、肩峰下和喙突下的深部间隙。

从肱骨小结节和近端肱骨上松解剩余的肩胛下肌肌腱。外旋上肢使肌肉拉紧，易于使之从肱骨上解离。进一步轻柔地外旋和伸展可使肩关节无创伤性前脱位。肱骨常有骨质减少，脱位肩关节时用力过大可导致肱骨骨折。

肱骨颈截骨　用固定于肱骨干前壁的转角截骨引导装置沿肱骨颈截骨。固定于转角引导装置内的直线标尺放置在与前臂平行的位置上，使得肱骨颈截骨后形成优选的30°后倾角。通过引导装置钻取两个2mm的孔，将大头针钉进钻取的孔内使引导装置固定于肱骨干。Hohmann牵开器置于中央、近端肱骨周围，以保护腋神经。摆式锯进行肱骨颈截骨，然后去除大头针和引导装置。

开槽准备　T形手柄髓槽探测仪用于探测髓内开槽深度，髓内槽在肱骨颈截骨面外侧部深入，顺序使用手动扩孔钻(6~10mm)开凿髓内槽直到遇到阻力。从6号拉刀开始扩张肱骨髓槽，拉刀手柄上的直线标尺放置于与前臂平行的角度，以保持30°肱骨后倾角。

用木槌轻轻击打拉刀手柄，至手柄上的凹槽触及肱骨侧面骨皮质。这样就把拉刀插入到近端肱骨的干骺端。一般最后用的拉刀大小等于或小于最后使用的骨干扩孔钻。拉刀的尺寸为6~10号。肱骨骨干假体有4种尺寸:5,6,7和8mm。肱骨干假体按设计需用骨水泥黏合植入，故假体应较最后使用的拉刀小2号，以便为其覆盖2mm厚的骨水泥帽。

近端肱骨的准备　干骺端扩孔钻的尖端放置于拉刀开口内，用电动扩孔钻准备干骺端，在干骺端钻孔时术者要用手保护肱骨侧面皮质防止发生骨折。逐步增加扩孔钻尺寸，从小号-中号-大号进行扩髓，以准备好近端肱骨骨性支架，容纳肱骨聚乙烯臼假体。

移去干骺端扩孔钻，选择与拉刀相适合的肱骨臼假体试模。肱骨聚乙烯臼假体有三种尺寸：中位，+4和+8。用小磨钻去除拉刀内侧边缘多余的骨质，使臼假体试模妥帖地安放于拉刀内修整好的骨床上而不致有碰撞。然后移去测试用的臼假体试模，将拉刀留在肱骨内。

肩盂的暴露　将肩盂牵引器放置在肩盂的后下缘，使肱骨向后方脱位。软组织可能需要广泛松解以便获得最佳的视野并利于对肩盂进行操作。喙肱韧带从喙突侧缘松解开，游离肩胛下肌显示喙突侧面基底。从肩盂12点开始至6~7点的位置上松解并切开盂肱韧带、关节囊和盂唇。在接近5~6点的位置容易损伤腋神经。

肩盂的准备　在肩盂中心钻孔，用扩孔钻顺序扩大肩盂髓腔，先从小号扩孔钻开始，逐步过渡至大号扩孔钻。用肩盂扩孔钻制备出与肩盂假体底盘背板相一致的骨性表面。再用2.5mm的骨钻钻入中心孔洞，清理出肩胛前皮质。方向应与之前使用的肩盂扩孔钻方向一致，这样肩盂假体底盘才能与骨质贴合。肩盂假体底盘上中心固定角为6.5mm的螺丝钉长度有25mm和30mm。

肩盂假体底盘的插入　手持棘齿螺丝刀将合适的肩盂假体底盘旋入处理好的肩盂。有时需用6.5mm的螺丝锥在皮质远端刻出中心螺丝的入点。假体完全置入髓腔后，底盘与肩盂紧密贴合，进一步转动螺丝刀可带动肩胛旋转。

用2.5mm的骨钻沿底盘边缘上的4个孔洞钻入。在肩盂和肩胛皮质内对4孔中的2孔进行操作时必需格外小心，尽可能减少周边螺丝钉产生的压力。为达到此目的，骨钻可能需要略微成角。用标尺测量深度，用电动螺丝刀将3.5mm的Encore自攻皮质螺丝钉插入适当深度。最后以手持螺丝刀固定螺丝钉。螺丝钉的帽必需拧到假体底盘表面或以下，以防止安放盂头时发生撞击。

盂头插入　将所有的软组织和碎片从底盘周围清除后，盂头可放置于底盘上的Morse椎，用槌将3~4个坚固的螺丝锥压紧固定于黑色的嵌入器。经常需要移开肩盂牵引器以便清楚地将盂头安置于底盘上。-4mm的盂头适用于特殊状况，如软组织膜广泛收缩进行翻修手术时。

试模复位　盂头的表面被黑色塑料手动式牵引器保护，上肢伸展外旋时侧向牵拉可显示出近端肱骨前部。应使患者完全放松以利于将肱骨臼假体复位至肩盂球状假体上。

弯曲内旋上肢并侧向牵拉臼假体和近端肱骨使其跳过盂头复位肩关节。复位时应可感知“当”的一声轻响。如肩关节复位过于容易，提示张力不足，应试用更大一号的肱骨臼假体。如无法复位肩关节，可能是由于软组织嵌入，患者没有放松，或有时是由于近端肱骨没用干骺端扩孔钻充分打磨。对于初次手术的病例，理想的张力状态可允许充分的抬举。而在翻修病例中，抬举的程度则有赖于个体解剖的改变情况，然而多能达到120°的抬举。上肢贴于体侧，外旋肩关节以评估稳定性。如肱骨臼从盂头上脱位说明局部张力不足，需要换用更厚一些的臼假体，即+4或+8。在多数初次手术病例中，中位型号就足够了，因为肩胛下肌尚有部分存留，修补固定于近端肱骨后，可限制过度的外旋。在有近端肱骨骨量丢失的翻修病例中，通过骨植入和(或)使用较厚的臼盘可达到足够的软组织张力。

肱骨干的骨水泥固定　如果关节稳定性和活动度均较满意，就将肩关节脱位，移去肱骨假体试模。清理肱骨髓腔的碎片，将合适尺寸的骨水泥限制定位器插入肱骨髓腔，距离肱骨干假体长度1.5cm远。

聚乙烯的肱骨臼通过Morse椎沿正确方向置入肱骨干假体开口。用木槌将3~4个坚固的螺丝锥压于嵌入器，将臼窝压紧在肱骨干假体上。用2mm骨钻在近端肱骨钻取穿骨的孔洞以重新固着肩胛下肌剩余部分。以1号缝合线穿过孔洞。

骨水泥应在尚松软时用水泥枪采用逆行技术灌入肱骨髓腔。装配好的肱骨假体沿后倾30°角的方向送入肱骨。用木槌沿轻型螺丝锥轻敲臼窝上的嵌入器使得假体充分纳入。

最后的复位和闭合　随后将肱骨假体向盂头方向复位。上肢置于外展30°并轻度外旋位置，将剩余的所有肩胛下肌用之前安置的缝线重新固着于近端肱骨。肩关节做最后的各向活动确定术后治疗的安全范围。常规逐层缝合，于上肢安置肩部固定器。

术后康复　一般而言，仰卧被动活动范围于术后次日由治疗师制定。通常的尺度为上举90°，外旋0°。肩部固定器保留4周，期间进行被动活动锻炼。然后再戴4周悬吊带，这期间协助主动活动。8周后开始进行主动活动。抗阻力锻炼需等到残余肩胛下肌肌腱附着处愈合后，通常在术后12周方可进行。在进行翻修手术的病例中，短期内暂缓康复治疗者并不少见。

(4)效果

我们在本中心用逆置式肩关节置换术在2组患者

中植入66个肩关节假体(20名男性患者,46名女性患者;平均年龄69岁,范围34~86岁)。随访时间平均11个月(范围2~62个月)。第一组患者(27例)为不可修复性肩袖撕裂(IRCT)伴有盂肱关节炎或喙肩弓缺损行初次手术者。第二组患者(39例)是手术失败后进行翻修的病例,包括肩袖修补术失败继发关节炎者、半肩关节成形术失败者或因IRCT或喙肩弓缺陷行TSA失败者。

两组患者在术后改善效果评分上均有显著统计学差异($p<0.05$)。然而第一组患者的疼痛和功能在临床上都较第二组患者有更多的实质性改善。第一组患者在总体ASES得分上从35分增至68分,ASES疼痛评分从18分增加到38分,ASES功能评分从16分增加到30分。第二组患者总体ASES从31分提高到51分,ASES疼痛评分从16分提高到32分,ASES功能评分从15分提高到19分。第一组患者VAS疼痛和功能评分分别从7降至2和从2.5升至6,而第二组患者VAS疼痛和功能评分分别从7降至4和从2升至4。第一组患者SST阳性反应从1升至5,第二组患者从1升至3。第一组患者主动前举功能从64°增加到118°,而第二组患者仅从52°增加到80°。并发症仅在第二组患者中出现,包括组分分离(1例)、盂假体松动(1例)、复发性关节不稳(2例)和感染(1例)。

五、肩关节成形术需要考虑的一般性因素

常规的肩关节成形术对于具有不可修复的肩袖撕裂合并盂肱关节炎或喙肩弓缺陷的患者可充分缓解疼痛,但功能恢复不可预测。逆置式TSA对于初次和翻修手术的病例都可带来显著改善的效果。对于初次手术病例,RSP对于疼痛和功能的改善较为肯定,并发症极少。对于翻修手术病例,并发症发生率高,疼痛和功能的改善不太可靠。对棘手的肩关节状况且没有其他术式可供选择时,在筛选合适患者、坚持合理的手术技巧以及充分的术后防护等条件下进行逆置式肩关节置换术仍能使患者获益。远期效果尚未可知。

(一)常规型全肩关节成形术

肩关节成形术的目的就是通过缓解疼痛和(或)改善功能以提高生活质量。当内科治疗或简单手术操作不能达此目标时,是行常规肩关节成形术的适应证。相较于髋关节或膝关节,评判肩关节置换术的效果看起来是有双重标准的。如患者在肩关节成形术后不能触及头顶上方高处,许多人会说手术不是特别成功——这一观点来自这样的事实:上举过头是肩关节的重要功能。对于髋关节和膝关节成形术的期待又是怎样的呢?如果正常的活动范围对于那些关节也如此重要的话,我们会对手术效果满意吗?想想那些人们盘腿而坐或跪坐的风俗。充分的活动度被认为是与疼痛缓解同样重要的手术效果。这也是为何膝关节置换术在日本不像在北美认为的那样成功的原因之一。最后,肩关节成形术涉及精密的软组织手术技巧。尽管表面置换可缓解疼痛,但功能改善的效果是由手术中处理软组织的部分决定的。因此,它是较髋关节和膝关节置换术对技能要求更高的手术。

(二)术前评估

术前评估包括患者的动机和一般健康状况、注射治疗史、手术或感染史、皮质类固醇的应用和功能受限的病史。确定同侧和对侧其他关节受累的情况。行走时是否需要辅助可作为下肢问题的反映,与术后康复计划的制定相关。最后,配偶或其他家庭成员需要学会术后最初6周内需要进行的被动锻炼的活动度。体格检查应包括检测软组织的质量、肌肉力量和肩关节稳定性。记录主动和被动活动范围,包括在功能面(朝前或稍朝体侧)的抬举运动、上肢贴于体侧和外展99°时的外旋、外展90°时内旋以及从背后可触及的脊椎的最高节段。从这些测量中可预测患者完成功能性最强的活动的能力。当手术前患者处于麻醉时再次记录这些活动范围的数据。

术前影像学检查包括充分内旋和外旋时的前后位片和腋窝轴位片。使患者与X线光束成30°~45°角时摄取前后位片,这样就是肩胛而不是躯干与光束垂直。其可显示关节面情况,这是许多放射科普通的前后位片所无法评估的。

(三)禁忌证

肩关节成形术的禁忌证是:活动性感染,三角肌或肩袖肌肉功能丧失导致的神经肌肉失调。单纯的三角肌功能丧失或肩袖肌肉功能丧失并不是禁忌证。

(四)对其他受累关节的考虑

肩关节连接手臂与躯干,决定手臂在一个假想球面的位置。肘关节则使手有可能触及球面以内的地方。同侧的肩关节或肘关节一方受累使得对另一方的要求增高。因而,当两者都受损时,置换其一可能就会消除

置换另一的必要性。对此可能的解释是解除其中一个关节的疼痛也就消除了对另一个关节在生物力学和功能上的不利影响。

如果肘关节和肩关节确实都需要置换，则应先置换疼痛最显著或功能障碍最明显的那个关节。需要考虑预期效果、预期恢复情况以及术后是否可能发生任一时段的严重的活动能力暂时丧失。技术方面的考虑也会影响决策，如在肘关节置换术时需要将肩关节外旋以摆好上肢体位。在同一天内相继置换两关节在技术上是可行的，尽管术后一个关节的康复锻炼可能会干扰另一关节的康复锻炼。

相伴随的下肢关节受累也很重要，特别是在行走需要辅助时。在全肘关节置换术后6周内是不能使用拐杖的，除非肱三头肌功能健全(通常术中会离断肱三头肌)。O'Driscoll曾有保留肱三头肌完整无损的经验，发现术后恢复期和康复锻炼期都有显著进步。远期效果有无差异尚不清楚，但手术会较去除肱三头肌机制更加困难耗时。只有在严重骨丢失或骨破坏时才有可能出现这一情况。全肩关节置换术后立即承重是不适宜的。因此，若也需要对下肢关节做手术，应至少延迟到肩或肘关节置换术后3个月[95,96]。

(五)术后康复治疗

术后康复锻炼对于肩关节的最终功能恢复较其他任何关节成形术都更为重要。共有三个阶段。最初6周内的目标是防止软组织修补后被拉伸或撕脱。主动活动是不允许的，为限制伸展活动，保持肘关节置于体前冠状面内(将折叠的吊巾绕过肘关节后方，在躺平时戴特制的肩关节固定器)。防止关节僵硬同等重要。术后次日应开始进行被动活动锻炼。这时为了将手术时重获的上举和外旋功能保持下去。开始时，不鼓励内旋以免伸拉肩袖间隙内的前上软组织修补处，否则在主动上举时有使盂肱关节向前上半脱位的倾向。患者家属成员可给患者做被动锻炼。

从6周至3个月(第二阶段)，增加主动活动并进行积极的被动伸拉。最后，术后3个月(第三阶段)，开始着手进行充分的强化锻炼。Neer推广"有限目标"的概念，应用于那些不能达到手术目标的患者(如不可修复的大块肩袖撕裂)或不能参加完整的康复训练计划者。这些患者从一开始就给予一个调整后的康复训练计划。他们通常可获得疼痛缓解但功能改善甚微或没有[43,77]。

(六)常规全肩关节成形术的并发症

在一个回顾并发症的meta-分析中(表46.8)，按照非限制性假体植入的主要并发症的发生率，从高到低排序为：盂假体松动、半脱位或脱位以及肩袖撕裂。肱骨假体松动、感染和神经损伤较为少见。肩盂关节炎、肩袖功能缺陷和盂肱关节不稳是半肩关节成形术后最常见的并发症。限制性假体过去并发症发生率较高，现在已较少使用。然而，限制性假体在欧洲和美国又被重新启用，其中欧洲使用的是Grammont Delta Ⅲ假体，美国使用的Encore RSP假体目前正由食品和药物管理局(FDA)观察研究其在肩袖关节病中的应用。

(七)预期效果

关于肩关节成形术在盂肱关节骨关节炎中的成功应用已有大量的报道。过去，最常用的肩关节成形术是Neer的假体设计。Neer自己报道在行TSA的患者中86%可获极佳或满意的效果。

Torchia及其同事[80]最近分析了在Mayo医疗部用Neer假体进行TSA手术的远期效果。他们测定的假体寿命达到10年的有93%，达到15年的有87%。患者的年龄、性别、术前诊断、肩袖状况和术前活动度均不

表46.8 全肩关节成形术的并发症

并发症	非限制性(%)	限制性(%)	半肩关节成形术(%)
肩盂假体松动	4.7(0~36)	11.8(0~25)	0
肱骨假体松动	0.4(0~6.9)	1.0(0~7.7)	0
半脱位	0.9(0~12.5)	0	0
脱位	2.7(0~18.2)	9.4(6~16.7)	1.7(2~6.6)
肩袖撕裂	2.2(0~16.6)	0	2.7(2~11.5)
感染	0.5(0~3.9)	2.9(0~15.4)	0
神经损伤	0.5(0~2)	0	0.4(0~2)

影响假体使用寿命。手术失败的最常见原因为肩盂假体松动(4%)。平均随访12.2年,83%的患者疼痛获得极好的缓解。活动度明显改善。功能恢复与肩袖状况直接相关。肱骨端假体松动不引起疼痛,在紧密压配固定中更为常见。在平均9.6年的影像学随访中,骨水泥固定的假体无松动现象,然而研究的人群较小。相反,在紧密压配组影像学出现假体松动的发生率为49%。临床上未发现疼痛与假体松动相关。使用的Neer假体表面光滑,因此建议如果使用紧密压配型,植入的假体柄应为组织长入型。其他作者报告使用Neer非限制性TSA达到5年寿命的有94.4%,达到11年的有71%。组分翻修的发生率在0%~13%之间。

依照原发性退行性关节病患者用简单肩关节测试对术前和标准TSA手术后进行的自我评估,Goldberg和Smith评价了124个肩关节的功能。患者反映术前他们可完成12个简单肩关节测试中的3.8±0.3(SEM)。可完成的功能总数在不同的随访时间是稳定的:6月时8.0±0.4,1年时为9.5±0.4,2年时为10.0±0.3,3年时为9.2±0.4,4年时为9.6±0.4,5年时为10.0±0.4。研究结论为TSA术后肩关节功能可获得持久的实质性进步[70]。

在另一个研究中,Masten和同事查找了其他与手术成功有关的术前因素。他们对134个因盂肱关节退行性改变行TSA术的肩关节平均随访了3.4±1.8年。短表-36(SF-36)舒适度评分从39增高至61($p<0.0001$)。患者术前的整体健康状况与TSA治疗盂肱关节退行性变术后的效果强相关[76]。

Boorman和Kopjar研究了91例患者,把其术前对SF-36的8个量化区的反应与术后30~60个月时的反应做比较。获得的术前和术后的评分再与年龄性别匹配的对照组数据做比较。尽管改善很明显,并与全髋关节成形术和冠状动脉搭桥术所报道的术后得分相似,但这样的得分并未达到普通人群水平[97]。

比较半肩成形术和TSA的文献,看起来在关节炎和肩袖缺陷并存时倾向行半肩成形术,对于肩袖完整的OA和RA的患者倾向行TSA。一些研究也曾尝试比较半肩成形术和TSA。Boyd和同事建立了相似但不完全匹配的组间对照,经过44个月的随访,发现半肩关节成形术和TSA在功能改善方面可产生相似效果。类风湿关节炎的疼痛缓解、活动度和患者满意度在TSA组较半肩关节成形术组好。全肩关节成形术组有12%出现进行性肩盂假体松动,但未发现与疼痛缓解或活动度相关[82]。

Gartsman和同事将51个肩关节随机分配至半肩成形术组和TSA组来比较疼痛和功能的改善效果。此研究明确的纳入标准是:OA,肩袖完整和同心性的肩盂。结果显示相较半肩成形术,TSA手术可获得更好的疼痛缓解和同等效果的上举和外旋功能[81]。

Jensen和Rockwood报告了117例肩关节OA手术,其中25%有不可修复的肩袖撕裂。经过58个月的随访,他们发现在活动度、疼痛缓解和完成日常生活活动能力方面半肩关节成形术和TSA无差异。

总之,非限制性TSA可在90%~95%的患者中达到缓解疼痛的效果。原发性OA的患者接受TSA后获得的活动度接近正常的2/3。肱骨近端骨坏死和继发性肩盂关节炎的患者可获得同样效果。类风湿关节炎较大程度累及软组织和骨时,导致典型的动度减少至正常1/2~2/3。类风湿患者需要早期干预,在肩袖损伤前行滑膜切除术或关节成形术。应从腋窝轴位X线片和CT扫描仔细评估肩盂骨质储备。在陈旧性创伤和翻修手术中,广泛的瘢痕和挛缩可进一步危害术后活动恢复。在这些病例必须延长肌腱松解软组织。

肩盂侵蚀,肱骨头半脱位和术前肩关节被动活动的严重丧失对手术效果有显著影响,而孤立于冈上肌肌腱的可修复的肩袖全层撕裂并不影响手术效果。基于这些数据,我们建议在有肩盂侵蚀和少量可修复性冈上肌肌腱撕裂与肩盂关节炎并存时,使用肩盂假体。不论行半肩关节成形术还是行TSA,出现肱骨头半脱位总是导致效果欠佳。在术前计划和讨论中必须考虑到这种解剖因素。主动活动的恢复有赖于手术医生和术后管理。我们使用Encore RSP的经验和欧洲使用Grammont逆置式TSA的经验一样,对于肩袖功能缺陷的肩袖关节病患者,短期内的效果与常规半肩成形术相比,可达到预期的疼痛缓解和功能改善。还需要在这组治疗上最为棘手的患者群体中进行远期效果评价。

(赵丽丹 译 张奉春 校)

参考文献

1. Harryman DT 2nd, Sidles JA, Clark JM, et al. Translation of the humeral head on the glenoid with passive glenohumeral motion. *J Bone Joint Surg Am* 1990;72:1334–1343.
2. Karduna AR, Williams GR, Williams JL, et al. Kinematics of the glenohumeral joint: influences of muscle forces, ligamentous constraints, and articular geometry. *J Orthop Res* 1996;14:986–993.
3. Kumar VP, Balsubramaniamk P. The role of atmospheric pressure in stabilizing the shoulder: an experimental study. *J Bone Joint Surg Br* 1985;67:719–721.
4. McMahon PJ, Debski RE, Thompson WO, et al. Shoulder muscle forces and tendon excursions during glenohumeral abduction in the scapular plane. *J Shoulder Elbow Surg* 1995;4:199–208.

5. Novotny JE, Nichols CE, Beynnon BD. Normal kinematics of the unconstrained glenohumeral joint under coupled moment loads. *J Shoulder Elbow Surg* 1998;7:629–639.
6. Norris TR. *Orthopaedic knowledge update: shoulder and elbow,* 2nd ed. American Academy of Orthopaedic Surgeons, Rosemont, IL, 2002.
7. Young DC, Rockwood CA Jr. Complications of a failed Bristow procedure and their management. *J Bone Joint Surg Am* 1991;73:969–981.
8. Arwert HJ, deGroot J, Van Woensel WW, et al. Electromyography of shoulder muscles in relation to force direction. *J Shoulder Elbow Surg* 1997;6:360–370.
9. Lazarus MD, Sidles JA, Harryman DT 2nd, et al. Effect of a chondral-labral defect on glenoid concavity and glenohumeral stability: a cadaveric model. *J Bone Joint Surg Am* 1996;78:94–102.
10. Lee SB, Kim KJ, O'Driscoll SW, et al. Dynamic glenohumeral stability provided by the byte rotator cuff muscles in the mid-range and end-range of motion: a study in cadavera. *J Bone Joint Surg Am* 2000;82:849–857.
11. O'Brien SJ, Neves MC, Arnoczky SP, et al. The anatomy and histology of the inferior glenohumeral ligamentous complex of the shoulder. *Am J Sports Med* 1990;18:449–456.
12. Pagnani MJ, Deng XH, Warren RF, et al. Role of the long head of the biceps brachii in glenohumeral stability: a biomechanical study in cadavera. *J Shoulder Elbow Surg* 1996;5:255–262.
13. Soslowsky LJ, Malicky DM, Blasier RB. Active and passive factors in inferior glenohumeral stabilization: a biomechanical model. *J Shoulder Elbow Surg* 1997;6:371–379.
14. Steinbeck J, Liljenqvist U, Jerosch J. The anatomy of the glenohumeral ligamentous complex and its contribution to anterior shoulder stability. *J Shoulder Elbow Surg* 1998;7:122–126.
15. Warner JJ, Deng XH, Warren RF, et al. Static capsuloligamentous restraints to superior-inferior translation of the glenohumeral joint. *Am J Sports Med* 1992;20:675–685.
16. Boileau P, Walch G. The three-dimensional geometry of the proximal humerus: implications for surgical technique and prosthetic design. *J Bone Bone Joint Surg Br* 1997;79:857–865.
16. Yamaguchi K, Riew KD, Galatz LM, et al. Biceps activity during shoulder motion: an an electromyographic analysis. *Clin Orthop* 1997;336:122–129.
17. Churchill RS, Brems JJ, Kotschi H, et al. Glenoid size, inclination, and version: an anatomic study. *J Shoulder Elbow Surg* 2001;10:327–332.
18. Pearl ML, Kurutz S. Geometric analysis of commonly used prosthetic systems for proximal humeral replacement. *J Bone Joint Surg Am* 1999;81:660–671.
19. Pearl ML, Volk AG. Coronal plane geometry of the proximal humerus relevant to prosthetic arthroplasty. *J Shoulder Elbow Surg* 1996;5:320–326.
20. Robertson DD, Yuan J, Bigliani LU, et al. Three-dimensional analysis of the proximal part of the humerus: relevance relevance to arthroplasty. *J Bone Joint Surg Am* 2000;82:1594–1602.
21. Iannotti JP, Williams GR. Total shoulder arthroplasty: factors influencing prosthetic design. *Orthop Clin North Am* 1998;29:377–391.
22. Williams GR Jr, Wong KL, Pepe MD, et al. The effect of articular malposition after total shoulder arthroplasty on glenohumeral translations, range of motion, and subacromial impingement. *J Shoulder Elbow Surg* 2001;10:399–409.
23. Friedman RJ, Hawthorne KB, Genez BM. The use of computerized tomography in the measurement of glenoid version. *J Bone Joint Surg Am* 1992;74:1032–1037.
24. Walch G, Edwards TB, Boulahia A, et al. The influence of glenohumeral prosthetic mismatch on glenoid radiolucent lines: results of a multicenter study. *J Bone Joint Surg Am* 2002;84A:2186–2191.
25. Cushner MA, Friedman RJ. Osteonecrosis of the humeral head. *J Am Acad Orthop Surg* 1997;5:339–346.
26. Gerber C, Schneeberger AG, Vinh TS. The arterial vascularization of the humeral head: an anatomical study. *J Bone Joint Surg Am* 1990;72:1486–1494.
27. Sperling JW, Cofield RH, O'Driscoll SW, et al. Radiographic assessment of ingrowth total shoulder arthroplasty. *J Shoulder Elbow Surg* 2000;9:507–513.
28. Wirth MA, Korvick DL, Basamania CJ, et al. Radiologic, mechanical, and histologic evaluation of 2 glenoid prosthesis designs in a canine model. Radiologic, mechanical, and histologic evaluation of 2 glenoid prosthesis designs in a canine model. *J Shoulder Elbow Surg* 2001;10:140–148.
29. Boileau P, Avidor C, Krishnan SG, et al. Cemented polyethylene versus uncemented metal-backed glenoid components in total shoulder arthroplasty: a prospective, double-blind, randomized study. *J Shoulder Elbow Surg* 2002;11:351–359.
30. Brems JJ. Arthritis of dislocation. *Orthop Clin North Am* 1998;29:453–466.
31. Marx RG, McCarty EC, Montemurno TD, et al. Development of arthrosis following dislocation of the shoulder: a case-control study. *J Shoulder Elbow Surg* 2002;11:1–5.
32. Banas MP, Dalldorf PG, Sebastianelli WJ, et al. Long-term follow-up of the modified Bristow procedure. *Am J Sports Med* 1993;21:666–671.
33. Bigliani LU, Weinstein DM, Glasgow MT, et al. Glenohumeral arthroplasty for arthritis after instability surgery. *J Shoulder Elbow Surg* 1995;4:87–94.
34. Hawkins RJ, Neer CS 2nd. A functional analysis of shoulder fusions. *Clin Orthop* 1987;223:65–76.
35. Hawkins RJ, Angelo RL. Glenohumeral osteoarthrosis: a late complication of the Putti-Platt repair. *J Bone Joint Surg Am* 1990;72:1193–1197.
36. van der Zwaag HM, Brand R, Obermann WR, et al. Glenohumeral osteoarthrosis after Putti-Platt repair. *J Shoulder Elbow Surg* 1999;8:252–258.
37. Cuomo F, Greller MJ, Zuckerman JD. The rheumatoid shoulder. *Rheum Dis Clin North Am* 1998;24:67–82.
38. Lehtinen JT, Belt EA, Lyback CO, et al. Subacromial space in the rheumatoid shoulder: a radiographic 15-year follow-up study of 148 shoulders. *J Shoulder Elbow Surg* 2000;9:183–187.
39. Matthews LS, LaBudde JK. Arthroscopic treatment of synovial diseases of the shoulder. *Orthop Clin North Am* 1993;24:101–109.
40. Neer CS 2nd. Glenohumeral arthroplasty. In: Neer CS, ed. *Shoulder reconstruction.* Philadelphia: WB Saunders, 1990:143–172.
41. Rozing PM, Brand R: Rotator cuff repair during shoulder arthroplasty in rheumatoid arthritis. *J Arthroplasty* 1998;13:311–319.
42. Wakitani S, Imoto K, Saito M, et al. Evaluation of surgeries for rheumatoid shoulder based on the destruction pattern. *J Rheumatol* 1999;26:41–46.
43. Cofield RH. Degenerative and arthritic problems of the glenohumeral joint. In: Rockwood CA, Matsen F, eds. *The shoulder.* Philadelphia: WB Saunders, 1990:678–749.
44. Crosby LA, Arroyo JS, Bigliani L, et al. *Total shoulder arthroplasty,* 1st ed. American Academy of Orthopaedic Surgeons, Rosemont, IL, 2000.
45. Figgie HE 3rd, Inglis AE, Goldberg VM, et al. An analysis of factors affecting the long-term results of total shoulder arthroplasty in inflammatory arthritis. *J Arthroplasty* 1988;3:123–130.
46. Friedman RJ, Thornhill TS, Thomas WH, et al. Non-constrained total shoulder replacement in patients who have rheumatoid arthritis and class-IV function. *J Bone Joint Surg Am* 1989;71:494–498.
47. Neer CS 2nd, Craig EV, Fukuda H. Cuff T-tear arthropathy. *J Bone Joint Surg Am* 1983;65:1232–1244.
48. Sperling JW, Antuna SA, Sanchez-Sotelo J, et al. Shoulder arthroplasty for arthritis after instability surgery. *J Bone Joint Surg Am* 2002;84:1775–1781.
49. Basamania CJ, Jaramillo JC, Wirth MA, et al. Treatment of post-traumatic versus atraumatic avascular necrosis of the shoulder. 64th Annual Meeting of the Proceedings of the American Academy of Orthopaedic Surgeons, Rosemont, IL, 1997:51.
50. Gerber C, Hersche O, Berberat C. The clinical relevance of posttraumatic avascular necrosis of the humeral head. *J Shoulder Elbow Surg* 1998;7:586–590.
51. Hattrup SJ, Cofield RH. Osteonecrosis of the humeral head: relationship of disease stage, extent, and cause to natural history. *J Shoulder Elbow Surg* 1999;8:559–564.
52. L'Insalata JC, Pagnani MJ, Warren RF, et al. Humeral head osteonecrosis: clinical course and radiographic predictors of outcome. *J Shoulder Elbow Surg* 1996;5:355–361.
53. Mont MA, Maar DC, Urquhart MW, et al. Avascular necrosis of the humeral head treated by core decompression: a retrospective review. *J Bone Joint Surg Br* 1993;75:785–788.
54. Mont MA, Payman RK, LaPorte DM, et al. Atraumatic osteonecrosis of the humeral head. *J Rheumatol* 2000;27:1766–1773.
55. Hernigou P, Bernaudin F, Reinert P, et al. Bone-marrow transplantation in sickle-cell disease: effect on osteonecrosis: a case report with a four-year follow-up. *J Bone Joint Surg Am* 1997;79:1726–

1730.
56. Milner PF, Kaus AP, Sebes JI, et al. Osteonecrosis of the humeral head in sickle cell disease. *Clin Orthop* 1993:289:136–143.
57. Wiater JM, Flatow EL. Posttraumatic arthritis. *Orthop Clin North Am* 2000;31:63–76
58. Cameron BD, Galatz LM, Ramsey ML, et al. Non-prosthetic management of grade IV osteochondral lesions of the glenohumeral joint. *J Shoulder Elbow Surg* 2002;11:25–32.
59. Bishop J, Nevaiser TJ, Nevaiser RJ. Arthroscopic abrasion arthroplasty for glenohumeral arthritis: analysis of outcome as a temporizing procedure. Paper presented at the AAOS Meeting, Dallas, TX, February 13–17, 2002.
60. Cofield RH. Shoulder arthrodesis and resection arthroplasty. *Instr Course Lect* 1985;34:268–277.
61. MacDonald PB, Hawkins RJ, Fowler PJ, et al. Release of the subscapularis for internal rotation contracture and pain after anterior repair for recurrent anterior dislocation of the shoulder. *J Bone Joint Surg Am* 1992;74:734–737.
62. LaPorte DM, Mont MA, Mohan V, et al. Osteonecrosis of the humeral head treated by core decompression. *Clin Orthop* 1998;355:254–260.
63. Yamaguchi K, Ball CM, Galatz LM, et al. Meniscal allograft interposition arthroplasty of the arthritic shoulder: early results and a review of the technique. Presented at ASES Specialty Day, Dallas TX, February 16, 2002.
64. Amstutz HC, Sew Hoy AL, Clarke IC. UCLA anatomic total shoulder arthroplasty. *Clin Orthop* 1981;155:7–20.
65. Amstutz HC, Thomas BJ, Kabo JM, et al. The Dana total shoulder arthroplasty. *J Bone Joint Surg Am* 1988;70:1174–1182.
66. Barrett WP, Franklin JL, Jackins SE, et al. Total shoulder arthroplasty. *J Bone Joint Surg Am* 1987;69:865–872.
67. Cofield RH. Total shoulder arthroplasty with the Neer prosthesis. *J Bone Joint Surg Am* 1984;66:899–906.
68. Frich LH, Moller BN, Sneppen O. Shoulder arthroplasty with the Neer Mark-II prosthesis. *Arch Orthop Trauma Surg* 1988;107:110–113.
69. Godeneche A, Boileau P, Favard L, et al. Prosthetic replacement in the treatment of osteoarthritis of the shoulder: early results of 268 cases. *J Shoulder Elbow Surg* 2002;11:11–18.
70. Goldberg BA, Smith K, Jackins S, et al. The magnitude and durability of functional improvement after total shoulder arthroplasty for degenerative joint disease. *J Shoulder Elbow Surg* 2001;10:464–469.
71. Gristina AG, Romano RL, Kammire GC, et al. Total shoulder replacement. *Orthop Clin North Am* 1987;18:445–453.
72. Hawkins RJ, Bell RH, Jallay B. Total shoulder arthroplasty. *Clin Orthop* 1989;242:188–194.
73. Hawkins RJ, Greis PE, Bonutti PM. Treatment of symptomatic glenoid loosening following unconstrained shoulder arthroplasty. *Orthopedics* 1999;22:229–234.
74. Jensen KL, Rockwood CA Jr. Shoulder arthroplasty in recreational golfers. *J Shoulder Elbow Surg* 1998;7:362–367.
75. Jensen KL, Williams GR Jr, Russell IJ, et al. Rotator cuff tear arthropathy. *J Bone Joint Surg Am* 1999;5181:1312–1324.
76. Matsen FA 3rd, Antoniou J, Rozencwaig R, et al Correlates with comfort and function after total shoulder arthroplasty for degenerative joint disease. *J Shoulder Elbow Surg* 2000;9:465–469.
77. Neer CS 2nd, Watson KC, Stanton FJ. Recent experience in total shoulder replacement. *J Bone Joint Surg Am* 1982;64:319–337.
78. Sperling JW, Cofield RH, Rowland CM. Neer hemiarthroplasty and Neer total shoulder arthroplasty in patients fifty years old or less: long-term results. *J Bone Joint Surg Am* 1998;80:464–473.
79. Torchia ME, Cofield RH, Settergren CR. Total shoulder arthroplasty with the Neer prosthesis: long-term results. *J Shoulder Elbow Surg* 1997;6:495–505.
80. Wretenberg PF, Wallensten R. The Kessel total shoulder arthroplasty. A 13- to 16-year retrospective followup. *Clin Orthop* 1999;365:100–103.
81. Gartsman GM, Roddey TS, Hammerman SM. Shoulder arthroplasty with or without resurfacing of the glenoid in patients who have osteoarthritis. *J Bone Joint Surg Am* 2000;82:26–34.
82. Boyd AD Jr, Thomas WH, Scott RD, et al. Total shoulder arthroplasty versus hemiarthroplasty: indications for glenoid resurfacing. *J Arthroplasty* 1990;5:329–336.
83. Levine WN, Djurasovic M, Glasson JM, et al. Hemiarthroplasty for glenohumeral osteoarthritis: results correlated to degree of glenoid wear. *J Shoulder Elbow Surg* 1997;6:449–454.
84. Cofield RH, Edgerton BC. Total shoulder arthroplasty: complications and revision surgery. *Instr Course Lect* 1990;39:449–462.
85. Field LD, Dines DM, Zabinski SJ, et al. Hemiarthroplasty of the shoulder for rotator cuff arthropathy. *J Shoulder Elbow Surg* 1997;6:18–23.
86. Lee DH, Niemann KM. Bipolar shoulder arthroplasty. *Clin Orthop* 1994;30:97–107.
87. Nwakama AC, Cofield RH, Kavanagh BF, et al. Semiconstrained total shoulder arthroplasty for glenohumeral arthritis and massive rotator cuff tearing. *J Shoulder Elbow Surg* 2000;9:302–307.
88. Sanchez-Sotelo J, Cofield RH, Rowland CM. Shoulder hemiarthroplasty for glenohumeral arthritis associated with severe rotator cuff deficiency. *J Bone Joint Surg Am* 2001;83:1814–1822.
89. Yamaguchi K, Sher JS, Andersen WK, et al. Glenohumeral motion in patients with rotator cuff tears: a comparison of asymptomatic and symptomatic shoulders. *J Shoulder Elbow Surg* 2000;9:6–11.
90. Zuckerman JD, Scott AJ, Gallagher MA. Hemiarthroplasty for cuff tear arthropathy. *J Shoulder Elbow Surg* 2000;9:169–172.
91. Boulahia A, Edwards TB, Walch G, et al. Early results of a reverse design prosthesis in the treatment of arthritis of the shoulder in elderly patients with a large rotator cuff tear. *Orthopedics* 2002;25:129–133.
92. Grammont PM, Baulot E. Delta shoulder prosthesis for rotator cuff rupture. *Orthopaedics* 1993;16:65–68.
93. Rittmeister M, Kerschbaumer F. Grammont reverse total shoulder arthroplasty in patients with rheumatoid arthritis and nonreconstructible rotator cuff lesions. *J Shoulder Elbow Surg* 2001;10:17–22.
94. Valenti P, Boutens D, Nerot C. Delta 3 reversed prosthesis for osteoarthritis with massive rotator cuff tear: long term results (>5 years). *Shoulder Prostheses* 2000;253–259.
95. Friedman RJ, Ewald FC. Arthroplasty of the ipsilateral shoulder and elbow in patients who have rheumatoid arthritis. *J Bone Joint Surg Am* 1987;69:661–666.
96. Gill DR, Cofield RH, Morrey BF. Ipsilateral total shoulder and elbow arthroplasties in patients who have rheumatoid arthritis. *J Bone Joint Surg Am* 1999;81:1128–1137.
97. Boorman RS, Kopjar B, Fehringer E, et al The effect of total shoulder arthroplasty on self-assessed health status is comparable to that of total hip arthroplasty and coronary artery bypass grafting. *J Shoulder Elbow Surg* 2003;12:158–163.

第47章

肘关节炎的外科治疗

Bradford O. Parsons，Michael Hausman

类风湿关节炎(RA)、创伤后关节强直、关节病以及原发性骨关节炎(OA)等肘关节疾病的外科治疗正处于不断扩大和发展过程中。随着对肘关节镜下解剖认识的不断深入,关节镜技术已被越来越多、越来越广泛地应用于治疗肘关节疾病的挛缩松解术、滑膜切除术和清创术中。同时,由于对肘关节疾病病理、正常肘关节解剖和运动学尤其是肘关节不稳定类型认识的不断加深,肘关节假体置换的转归得以不断改善。由于认识的不断深入和技术的不断提高，现已产生一系列治疗肘关节疾病的方法。

一、解剖、生物力学和运动学

肘关节的主要功能是保持手在空间的位置和稳定性。因此,肘关节在日常生活、娱乐和职业生活活动中都十分重要。虽然通常认为肘关节为非承重关节,但实际上在日常活动中却起到了负重关节的作用，可负担达体重三倍的力量[1]。

肘关节属于车轴屈戌关节,由三部分组成:尺肱关节、桡肱关节和尺桡关节。它可使肘关节有两个自由度的活动:屈伸和旋前旋后。最初认为尺肱关节仅仅起到铰链关节的作用,实际上其在屈轴还有旋转运动。肘关节屈伸轴的中心位于由肱骨小头和滑车沟所组成的弧形的中央[2-4]。与极度屈曲和伸直时严格意义上的单轴关节相比而言,有人将肘关节称为“松弛的铰链”关节[3-7]。通过桡肱关节和尺桡关节，前臂可完成相对于上臂的旋转运动,而与肘关节的位置无关[8]。

肘关节正常屈曲活动度为0°(或轻度过伸)至150°,旋转活动度为旋前75°至旋后85°[1]。创伤后关节强直、感染性关节炎或OA患者可能因内在和外在因素影响而使活动度明显下降[9-12]。Morrey等[13]发现功能性屈曲活动度为30°~130°。前臂功能性旋转活动度为100°,即旋前和旋后各50°。

肘关节运动过程中的稳定性主要由骨骼和软组织结构来保持,两者作用几乎等同。尺肱关节是肘关节主要的静止性骨性约束力,与内侧副韧带(MCL)前束和外侧尺骨副韧带(LUCL)复合体一同构成对不稳定性的主要约束力[14]。肘关节后外旋转不稳较为常见,为避免后外侧不稳,必须保持LUCL复合体的完整性[15-17]。次要约束力包括桡肱关节、屈肌总腱和伸肌总腱附着点以及前方关节囊。这些主要和次要约束力结合在一起,使肘关节成为全身最适用和稳定的关节之一。

对正常肘关节功能解剖和生物力学的充分认识,有助于临床医生更好地理解发生在肘关节强直、关节病或关节不稳中的病理过程和变化。此外,也有助于全肘关节成形术的发展和进步。

二、患者评估

评估肘关节炎患者时，最重要的是首先进行详细的病史询问和全面的体格检查。病史应当包括症状的发生和进展。应注意关节不稳、逐渐加重的关节强直或上臂神经改变等症状，因为每一个症状都可能影响到患者治疗方案的选择。应询问既往有无肘关节手术史。患者可能主诉关节交锁或偶尔发作的突发性肿痛,提示肘关节内可能存在游离体或骨软骨损伤。

体格检查需要鉴别神经源性、机械性、炎症性或骨关节性疼痛。首先要注意观察肘关节有无关节渗液或滑膜炎体征，有无触痛。然后评估主动和被动活动范围，诱发关节屈曲或伸直末疼痛。伸直末疼痛是鹰嘴突撞击鹰嘴窝的征象，而屈曲末疼痛则提示冠状突与肱骨窝之间的冲击。

与询问病史相同，体格检查时需注意关节不稳的体征，尤其是有 RA 或创伤后关节炎病史的患者，或者是曾行外侧肘关节手术的患者。外翻不稳提示 MCL 功能不全，最佳的评估方法是屈曲 30°位，肱骨外旋时对肘关节施以外翻应力。近来发现移动外翻应力试验对诊断 MCL 部分断裂有一定价值[18]。内翻应力则是在肱骨内旋情况下检查。检查有无 LUCL 功能不全的更特异性方法是外侧轴移试验[15]。患者仰卧，双臂上举过头，伸肘、前臂旋前时施以外翻轴向应力。当肘关节伸直时出现桡骨头后方半脱位，此时，清醒的患者会出现焦虑表情。

完整的上肢神经系统查体非常重要，因为肘关节炎可伴尺神经受累。关于神经源性、机械性、炎症性和骨关节炎性关节疼痛的鉴别诊断也很重要。

通常采用关节前后位及侧位 X 线片足以明确大部分引起肘关节疼痛的原因。应力影像学检查有助于明确关节不稳。CT 检查可以定位异位骨化、骨赘和游离体。三维重建有助于发现早期的类风湿关节炎患者软骨下骨破坏。MRI 则有助于诊断骨软骨炎剥脱性损害、游离体、米粒样小体、滑膜损害如色素绒毛结节性滑膜炎以及副韧带断裂。

(一)肘关节不稳

肘关节不稳是早发性退行性变的主要原因。肘关节不稳患者主要表现为肘关节极度活动时疼痛，以及反复发生的肘关节半脱位或脱位。如前所述，MCL 和 LUCL是稳定肘关节的主要韧带结构。肘关节不稳也可继发于外伤、反复外伤(如投掷动作)、炎症疾病以及医源性因素(例如 Kocher 入路时横断 LUCL 或桡骨头切除术)。

肘关节外伤性脱位或桡骨头骨折后可出现 MCL 损害，但最常见的原因却见于过顶投掷运动员由于高外翻负荷而导致韧带力量逐渐削弱[19,20]。无论是治疗桡骨头骨折过程中，或是 RA 患者行滑膜切除术时的联合手术中，如果切除了桡骨头，则去除了次要的外翻约束力，从而导致 MCL 削弱，晚期出现外翻不稳[21-23]。

LUCL 损害很少发生于过度的或反复的单纯内翻应力后，而最常见于青年人、运动员肘关节脱位后[24]，或见于外侧肘关节手术时采用 Kocher 入路所致医源性损伤[25,26]。LUCL 损伤可导致后外旋转不稳[15,24,25]。

慢性肘关节松弛改变了关节的生物力学。由于外翻不稳，内侧鹰嘴突撞击鹰嘴窝内侧壁，致滑膜炎和退行性变如骨赘、游离体(图 47.1)。在 MCL 功能缺陷的肘关节，由于桡骨小头关节承受异常的高压力，还可出现其他改变。慢性后外旋转不稳伴反复肘关节脱位可导致进行性加重的关节损害。

1.外科治疗

MCL 或 LUCL 重建术能缓解症状，并且能使 MCL 功能不全的投掷运动员恢复损伤前水平[25,27-30]。韧带重建术的主要适应证是有症状的韧带功能不全，且非手术治疗如休息和理疗无效者。此外，稳定肘关节也有利于避免晚期肘关节继发性关节改变[28]。

MCL 重建术采用自体移植，最常采用的是同侧手臂的掌长肌腱。该手术最早由 Jobe 及其同事提出，详见图47.2。另一种 MCL 重建术的方法则采用“对接技术”[31]。

LUCL 重建术可采用肌腱移植[24]或肱三头肌外侧筋膜[29]。最早由 Nestor 和 O’Driscoll[24]提出的手术方法是采用掌长肌腱移植重建该韧带，置于肱骨和尺骨上的韧带等距点(见图 47.3)。技术上有一定难度，不一定均能获得成功，修补术后仍可能持续存在肘关节伸直时后外角松弛。由于解剖等距韧带重建术偶有失败，DeLaMora 和 Hausman[29]提出一种改良手术方法，采用肱三头肌外侧筋膜(图 47.4)。这种重建方法虽非等距，但却能使肘关节伸直时不松弛并且屈曲时不受限。这种改良手术可以单独运用，也可与肌腱自体移植重建术联合应用。

2.疗效

肘关节内侧和外侧韧带重建术均能提高关节稳定性，从而改善大多数患者关节不稳的症状[24]。利用原有组织进行韧带修复术则疗效欠佳，而且不适合成年患者[24,25,29,30]。采用掌长肌腱移植重建 MCL 疗效较好，能使投掷运动员恢复受伤前运动水平。Conway 及其同事[30]对 56 例投掷运动员平均随访 6.3 年，其中 80%仍保持较好或非常好的疗效。Azar 及其同事[31]随访了 59 例患者，术后平均 35.4 个月时仍有 79%患者效果非常好。目前尚无关于掌长肌腱自体移植或肱三头肌外侧筋膜移植术后的长期随访报道，但短期随访报道发现两种方法均确实有效[24,29]。Nestor 及其同事[24]报道了 11 例行肌腱移植重建术的患者，其中 10 例患者在平均随访 42 个月时仍保持关节稳定。

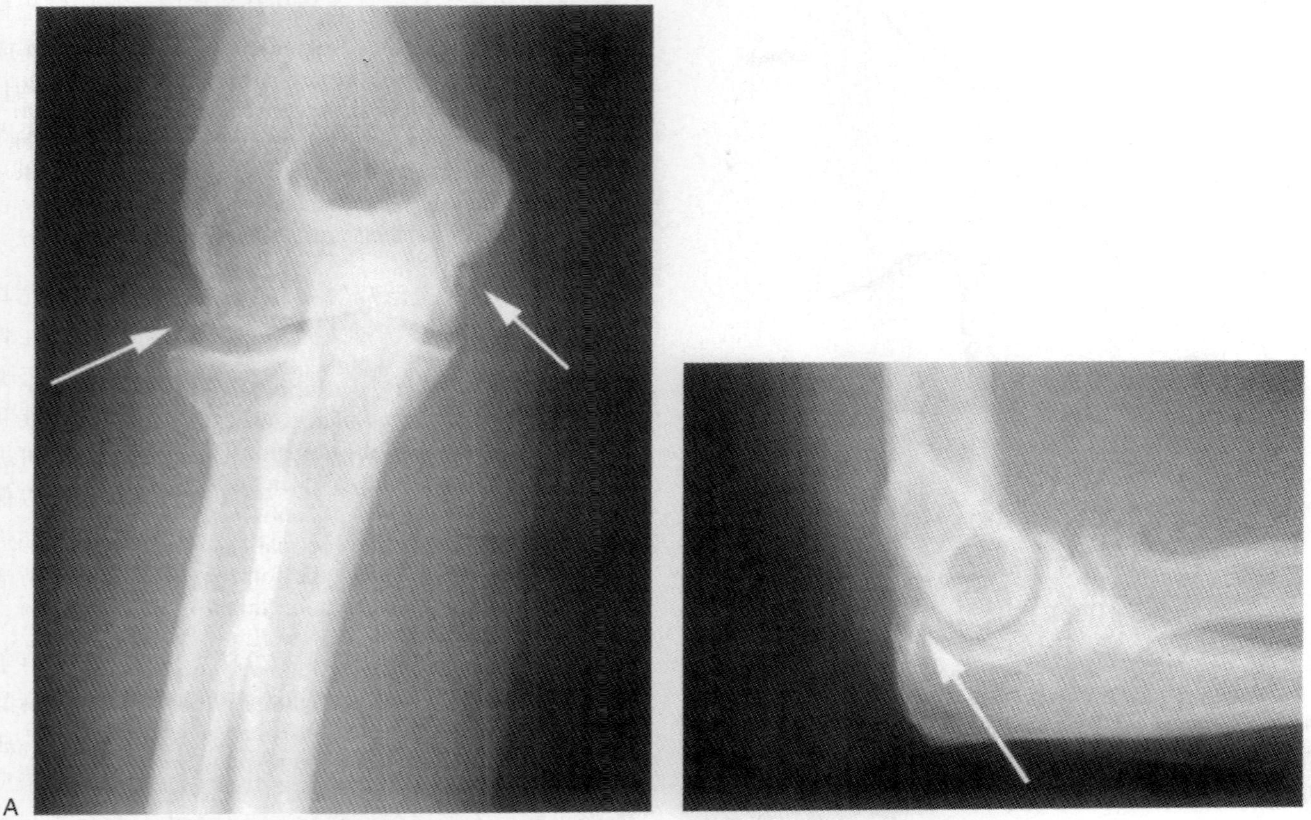

图47.1　因内侧副韧带(MCL)削弱或断裂而出现的慢性外翻不稳,可出现肘关节特征性改变。肘关节前后位X线片(A)和侧位X线片(B)可见内侧鹰嘴突撞击、骨赘和游离体。此外,桡骨小头关节外侧缘也可见骨赘。

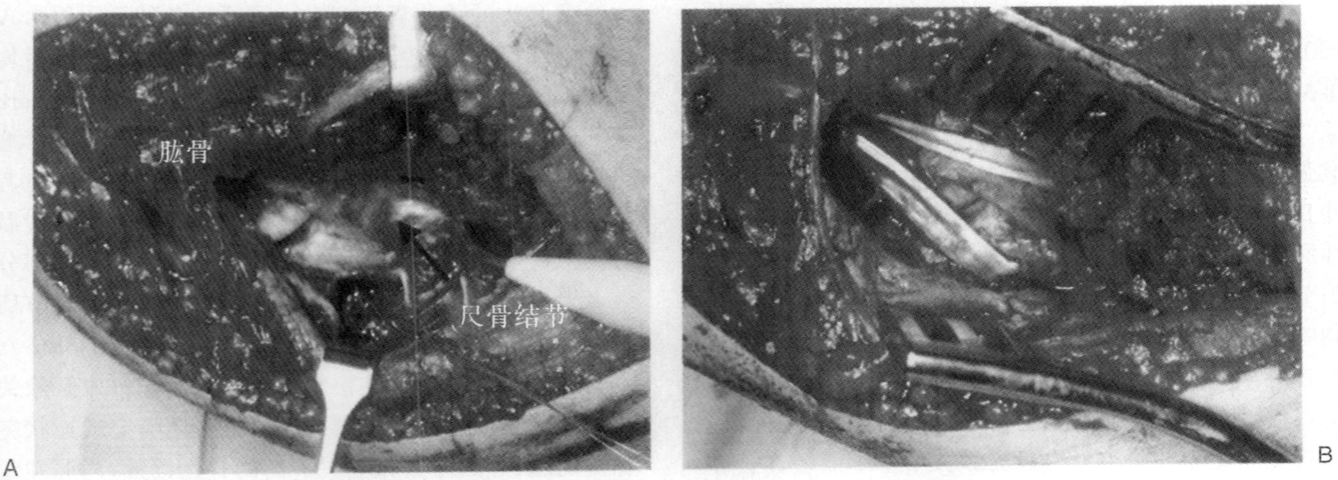

图47.2　由Jobe及其同事提出的采用掌长肌腱移植重建内侧副韧带(MCL)手术方法[28]。(A)术中照片显示外伤后患者内侧副韧带缺如。MCL前束应起自肱骨内上髁,止于突出的尺骨结节。(B)采用掌长肌腱重建MCL。(Reprinted from Parsons BO, Hausman M. Medial collateral and lateral ulnar collateral ligament reconstruction. In: Simonian PT, ed. *Techniques of sports medicine*. New York: Thieme, in press, with permission.)(见彩图)

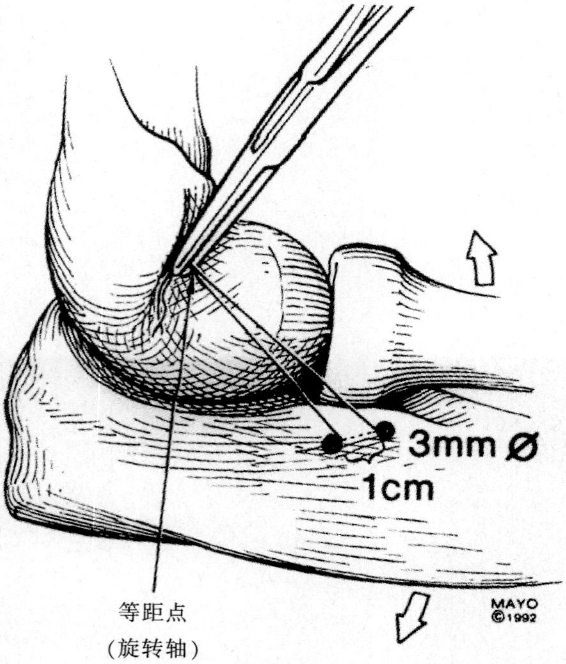

图47.3 Nestor及其同事提出采用掌长肌移植重建外侧尺骨副韧带(LUCL)[24]。在尺骨旋后肌嵴深部钻一个尺骨隧道，用缝线穿过尺骨隧道，确定LUCL在肱骨外上髁处等距点，如图所示。(Reprinted from Nestor BJ, O'Driscoll SW, Morrey BF. Ligamentous reconstruction for posterolateral rotatory instability of the elbow. *J Bone Joint Surg Am* 1992;74:1235, with permission.)

(二)肘关节强直

如前所述，肘关节功能性屈伸活动度为30°~130°，而旋前和旋后范围为100°[13]。部分患者虽然尚能维持关节功能活动，但却无法忍受甚至轻微的关节挛缩。此外，由于正常的肘关节运动力学发生了改变，关节强直可出现疼痛，并使关节面异常负载。一般来说，伸直功能丧失比屈曲功能丧失更常见，尤其是关节病性肘关节。肘关节挛缩常见于肘关节外伤后，也可见于关节病性肘关节。在200例外伤后关节挛缩患者中，38%发生肘关节骨折-脱位，20%为单纯脱位，30%合并骨折[32]。异位骨化是外伤后挛缩的原因之一，可见于烧伤后、闭合性桡骨头损伤和肘关节骨折-脱位[33-37]。滑膜炎伴炎症性关节炎也可导致关节挛缩[38]。

1.分类

肘关节挛缩按病理可分为外源性、内源性或混合性[10]。外源性挛缩源自肌肉、韧带，而最常见的是前方或后方关节囊。外源性挛缩的其他原因还包括异位骨化和烧伤后瘢痕组织。内源性挛缩是指关节内粘连或关节内畸形愈合。骨赘和游离体也可引起内源性挛缩。大多数患者表现为外源性挛缩，而内源性异常的患者常常继发外源性病理改变，称为混合型。

2.非手术治疗

非手术治疗是治疗肘关节挛缩的主要方法，尤其是那些新近起病或活动末没有"僵硬"感(可能存在骨破坏或异位骨化)表现者。非手术治疗的原则是减轻炎症、逐步提高活动度。早期运动功能训练，包括伸展和夹板疗法是非手术治疗的重要基础。在治疗间期可进行患者导向的静止夹板疗法，夜间夹板疗法则用以保持肘关节处于活动度最差方向的位置(图47.5)。在恰当选择适应证的患者中，静止夹板疗法可提高关节活动度(有研究报道最多能达43°)[39-41]。

另外，也可进行动态夹板疗法，但该方法尚有争议，因为有人认为可能会加重炎症并使挛缩恶化。麻醉下手法复位也存在争议，可能导致明显的炎症反应。屈曲活动度受限大于90°的挛缩不能手法复位，由于尺神经可能由于形成疤痕并粘连于肘管中，盲目进行手法复位将导致一过性或持续性神经麻痹，因此必须先进行检查，并可能需先松解尺神经[42,43]。

3.手术治疗

手术治疗对于非手术治疗无效的患者重新恢复功能运动常常有效。以前，治疗外源性挛缩的金标准手术方法是开放的关节囊松解术，可通过各种不同手术入路实施[10,43-55]。不论采用哪种入路，95%的患者术后均可获得改善，80%的患者可恢复功能活动范围[56]。Marti及其同事[54]报道了47例行开放松解术的肘关节挛缩患者，术后关节活动度平均增加54°，其中94%的患者获得满意疗效。严重关节挛缩伴副韧带钙化的患者需行韧带松解和重建术以保持肘关节稳定性[56]。这部分患者术后活动需依靠铰链式外固定器来维持肘关节稳定性，直至韧带重建伤口愈合[56]。

开放的手术方法在松解挛缩的同时还可以解除关节内的畸形愈合和骨性撞击。可进行鹰嘴突或冠状突骨赘切除，并处理其相应关节窝的骨性侵蚀。内源性挛缩伴明显关节破坏者需行牵引及间置式关节成形术，以缓解因肘关节强直所带来的疼痛症状。具体操作方法将在后面肘关节病的治疗中提及。

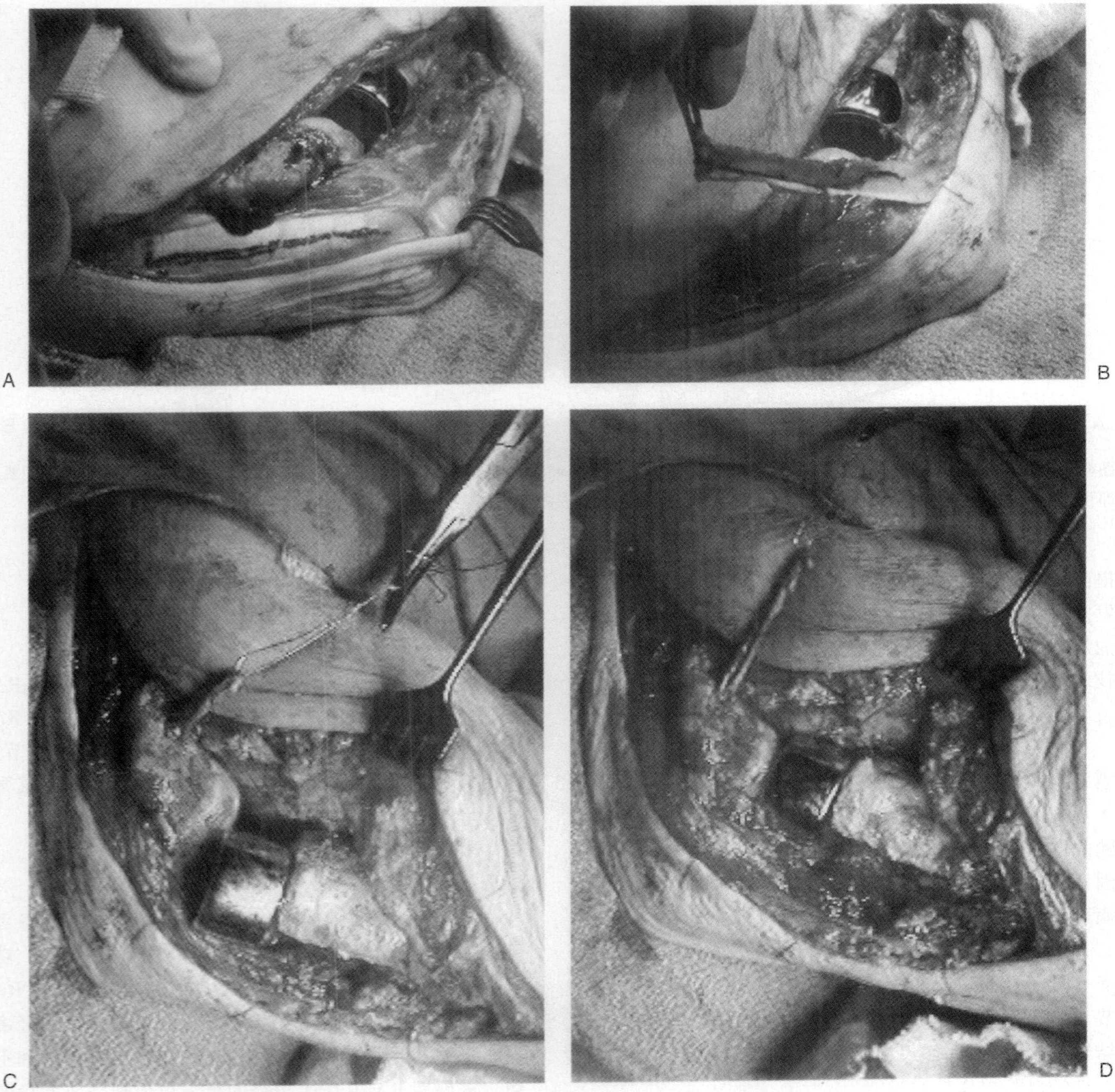

图47.4　肱三头肌外侧筋膜重建外侧尺骨副韧带(LUCL)手术。LUCL重建术的方法之一是采用肱三头肌外侧筋膜的其中一条带作为自体移植(A、B)。(C、D)将筋膜带放置合适的位置并拉紧后,尤其是伸直位,即可固定桡骨小头关节。(Reprinted from Parsons BO, Hausman M. Medial collateral and lateral ulnar collateral ligament reconstruction. In: Simonian PT, ed. *Techniques of sports medicine*. New York:Thieme, in press, with permission.)

4.关节镜手术

在过去的几十年中，更多的外科医生采用关节镜下关节囊松解术来治疗外源性和内源性挛缩。关节镜技术包括前方关节囊分离、关节囊切开和全关节囊切除等操作。此外,还可涉及重塑冠状突、鹰嘴突和关节窝等骨性操作。文献报道肘关节关节镜手术的并发症包括一过性或持续性神经损伤、浅表或深部感染、切口持续引流以及骨筋膜室综合征[57-65]。然而,随着技术和器械的不断更新，以及对肘关节三维解剖认识的不断

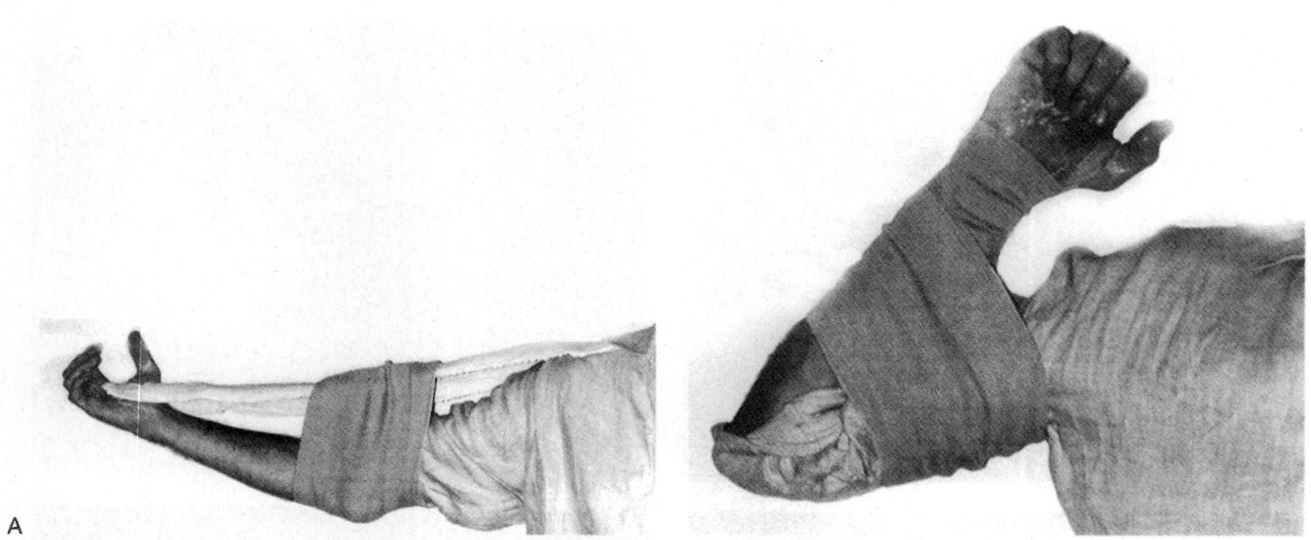

图47.5　静止夹板疗法治疗关节挛缩。(A)如图所示，利用石膏或玻璃纤维材料制成夹板，从肩部直至手，并在肘关节处用A型巾包裹，即可完成简单的伸直静止固定。(B)用A型巾围绕前臂缠紧进行屈曲静止固定。

提高，尽管肘关节关节镜手术越来越复杂，但其神经并发症却越来越少[42,56]。由于更好地认识到挛缩肘关节的病理解剖，尤其认识到其关节囊容积缩小，因此手术技术也更加完善，例如采用牵引器(而非液体膨胀)，在关节切除术中可以起到保护神经结构的作用[42,66]。

关节镜的优点是能改善肘关节手术视野、降低感染风险并减少术后瘢痕形成，因此相对于传统的开放手术来说更具有优越性。熟悉肘关节三维解剖的有经验的肘关节镜操作者几乎能解决所有导致关节挛缩的因素，包括外源性或内源性，如关节囊性、骨性和关节病理性[65,67-69]。

关节镜松解术的适应证与开放手术一样。其禁忌证是导管不能进入或者关节无法膨胀的强直性肘关节。另一禁忌证是既往有手术史以至正常的血管神经结构发生改变者，如尺神经移位。这种解剖的改变会增加神经血管损伤的风险[70,71]。

关节镜挛缩松解术与开放手术两者的结果常相互比较[57,72-76]。Ball 及其同事[76]对 14 例挛缩肘关节患者至少随访 1 年，发现术后关节活动度改善近 42°。Kim 及其同事[75]报道了 63 例外伤后或退行性肘关节强直患者，关节镜术后关节活动度平均增加 44°。他们发现 92%的患者术后关节活动度明显改善。同样，Phillips 及其同事[72]报道松解术后活动度平均增加 41°。由此证明，只要由有经验的医生操作得当，关节镜手术是一项既安全又可靠的技术，最新文献阐述了关节镜技术在强直性肘关节治疗中的作用在不断扩大。

三、肘关节炎的病因学

肘关节炎大体上分为三类：炎性(最常见的是 RA 或血友病)，创伤后退行性关节炎，以及原发性 OA。RA 常累及肘关节，多为双侧受累，同时可累及其他关节。创伤后关节炎可发生于任何年龄，而原发性 OA 最常见发生于男性重体力劳动者。

(一)类风湿关节炎

RA 发病率约 1%~2%[77,78]，其中 20%~50%的患者可出现肘关节受累。肘关节受累者表现为剧烈疼痛、功能丧失、关节不稳致活动受限。疼痛和功能丧失在 RA 病程各个阶段均可出现。患者早期常出现持续性轻度屈曲挛缩和滑膜炎。随着疾病进展，出现关节破坏和不稳，进展期 RA 中高达 25%的患者可出现关节不稳的症状和体征[80]。

早期尺肱关节受累最常见，而随着疾病进展，肘关节其余部分皆可受累。RA 肘关节骨质破坏程度常用 Mayo 分级来描述，其主要依靠关节改变和骨破坏的影像学表现进行分级[81](图 47.6)。I 级定义为滑膜炎和疼痛，影像学无异常。Ⅱ级的特点是关节间隙变窄，软骨下骨尚完整。ⅡI 级患者出现软骨下结构改变，进一步可分为ⅡIa 和ⅡIb，后者表现为正常关节面轮廓消失。Ⅳ级表现为关节畸形和不稳，有时称为连枷肘。Ⅴ级则为强直性改变。

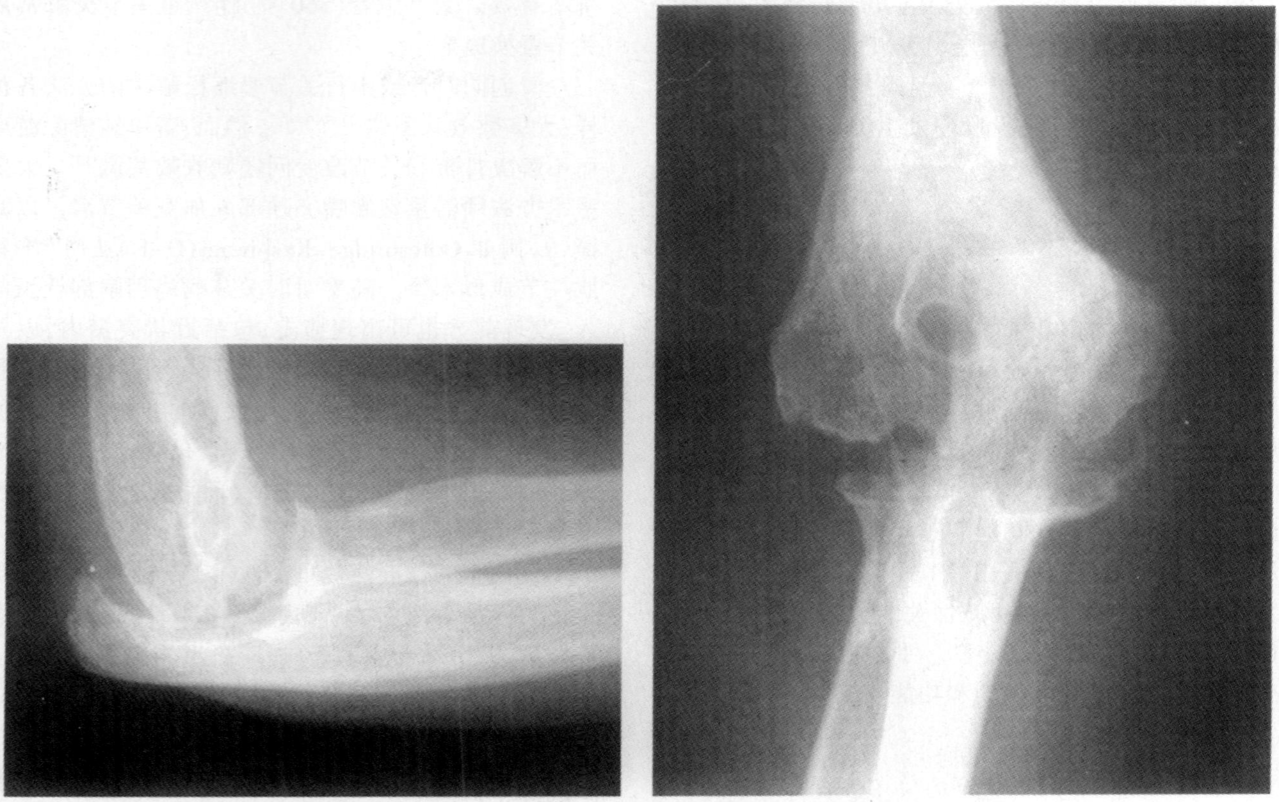

图47.6　ⅡIb级类风湿关节炎的特征性影像学改变,可见骨吸收及正常关节面轮廓消失。

(二)创伤后关节炎

创伤后关节炎可见于任何年龄、任何性别的患者。它是肘关节内粉碎性骨折的常见后遗症。初期主要表现为关节僵直,之后出现疼痛。治疗需个体化,因年龄、职业、病变程度和关节僵直或不稳程度的不同而异。

(三)原发性OA

不同于创伤后关节炎,OA的临床表现大致相同。大多为男性患者、重体力劳动者、年龄50岁左右,也可见于投掷运动员。女性罕见。常见临床表现常见关节挛缩、末端伸展丧失及完全活动末时疼痛。绞锁或弹响也很常见,提示存在游离体。

检查可发现完全屈曲或伸直时关节撞击,系因骨赘冲击。整个活动过程中伴疼痛,提示更广泛的关节软骨破坏。由于骨赘对神经的撞击,患者还可出现尺神经神经病症状。X线(图47.7)和CT可发现关节间隙消失、游离体以及骨赘的位置。骨赘最常见于鹰嘴突和冠状突,但随着疾病进展,也可出现于桡骨小头和尺桡关节。

四、非手术治疗

药物治疗的主要目的是减轻炎症、保持或改善关节活动度、防止疾病进展以及缓解疼痛。非甾体抗炎药(NSAID)可用于三种类型的肘关节炎。RA的药物治疗将在本书的其他部分讨论。短期制动及应用NSAIDs药物常对急性发作有效。但禁忌长期制动,否则可能造成关节挛缩。

对于肘部红肿伴积液和滑膜炎的肘关节炎患者,关节吸出和关节内注射皮质类固醇有助于缓解急性发作期症状。对大多数患者而言此方法仅短期有效,若症状缓解,可于数月后关节内重复注射皮质类固醇。一般关节内注射皮质类固醇最多2~3次。

如关节不稳一节中所描述的一样,静止固定有助于改善急性挛缩肘关节的活动度。同时需联合积极的治疗计划。日常生活活动中可采用矫形器以使不稳定关节保持整体协调性。但是,大多数矫形器却反而限制了患者的肢体活动,因其十分笨重,很难保持合适的位置,从而实际上增加了肘关节内翻或外翻应力。

对出现急性滑膜炎体征的RA患者行滑膜化学性切除术有效。文献报道可予金198、P-磷酸铬、锇酸和钇90等药物行滑膜切除[82-85]。但是,考虑到关节软骨的破坏、染色体突变致恶性肿瘤发生等可能,这项技术的应用一直受到限制。

五、手术治疗

经过相当长时间非手术治疗的患者如果病情未得到改善则应考虑手术治疗。手术可选择关节清创术、炎性肘关节滑膜切除术、强直性肘关节关节囊松解术(如前所述)以及关节成形术。关节成形术包括有或无牵引的间置式关节成形术,以及假体肘关节成形术。关节镜现已替代开放手术,成功应用于除关节成形术外的其他所有手术。现已很少采用关节固定术或切除关节成形术,通常只用于难治性化脓性关节炎,因为这类手术不能保留肢体的功能活动[86-89]。手术方法的选择取决于患者疾病进程、年龄、预期和功能需求。

(一)开放清创术

关节切开清创术适用于清除游离体、切除骨赘及重塑关节内畸形愈合。基本适应证包括非手术治疗无效的肘关节疼痛并有活动末骨赘撞击的证据,伴关节挛缩或游离体。这种方法对早期关节改变和功能丧失基本有效。老年患者(>60岁)伴严重关节炎者常需行关节置换成形术。

清创同时行或不行关节挛缩松解术的方法各种各样,大多数效果不错[53,67,90-97]。然而,若单纯清除游离体而不解决骨赘和关节改变问题则收效甚微[88]。大多数手术方法须需重塑鹰嘴突顶部并加宽关节窝,以减轻撞击,例如Outerbridge-Kashiwagi(O-K)法[88,94-96]和尺肱关节成形术[98]。随着对肘关节病病理解剖认识的深入,发现前方也可出现撞击,包括冠状突窝内,以及桡骨头与肱骨远端髁上突顶端之间。可采用切除冠状突骨赘、重塑冠状窝并加深髁上突面的方法。更广泛的关节破坏,尤其是太年轻而不能行假体置换术者,可采取Tsuge及其同事[53]报道的三段(前方尺肱、后方尺肱以及桡骨小头)清创术。

清创术的长期疗效可靠。Oka[91]对48例运动员及重体力劳动者清创术后随访平均60个月,发现患者疼痛缓解、关节活动度改善。所有患者均能重新恢复体育活动或职业生活;对20例患者进行长期(>5年)随访,结果发现仅有轻度关节症状复发和影像学变化。Minami及其同事[96]报道了44例行O-K手术的肘关节病患者,其中55%在10年后仍无或仅有轻度疼痛,而90%在术后早期恢复良好[85]。同样地,Tsuge和Mizuseki[53]随访平均64个月,结果发现关节活动度平均增加34°,疼痛缓解。开放手术对年轻的肘关节炎患

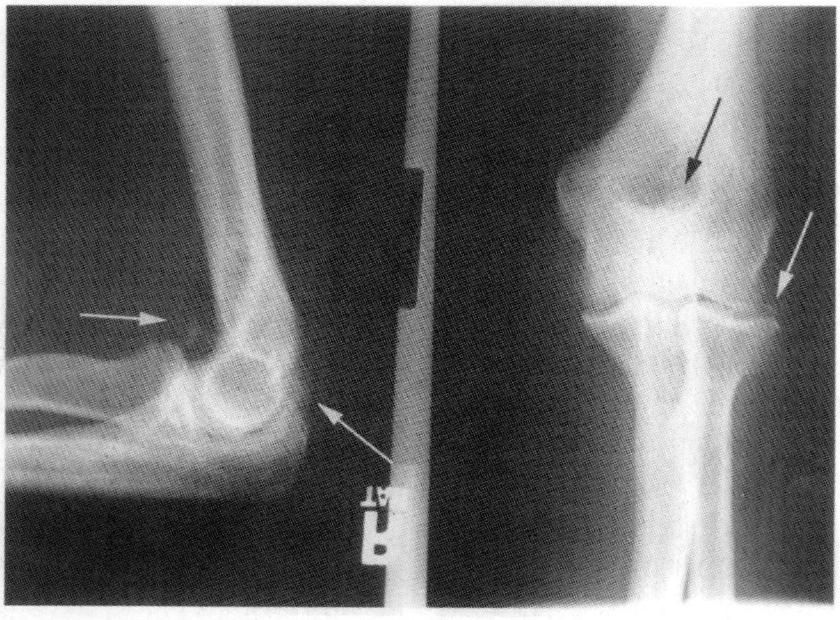

图47.7　肘关节骨关节炎最常见于男性体力劳动者以及投掷运动员。影像学典型表现为鹰嘴突和冠状突骨赘及关节间隙消失,也可见桡骨小头骨赘和游离体。

者缓解疼痛并改善强直有确切疗效，但长期随访可出现轻度症状复发。

(二)关节镜清创术

前文中关节镜下关节囊松解术一节已阐述，近几十年来，关节镜在肘关节疾病中的应用得到了突飞猛进的增长。其中包括关节镜下清创术治疗关节改变。最初,关节镜应用于清除游离体、重塑鹰嘴突和鹰嘴窝[64,65,68,99]。随着关节挛缩的治疗,技术的进步扩大了关节镜治疗其他关节疾病的适用范围。通过应用牵拉器,关节镜可探及全部三个区域,手术视野甚至比开放手术更清楚。

关节镜下清创术的效果很少有研究报道，但均与开放手术的结果类似[64,65,67–69,100–102](图 47.8)。Ogilvie 及其同事[68]报道了 21 例行后方肘关节炎关节镜下清创术的患者，术后疼痛明显缓解，关节力量和活动度增加。同样地,Savoie 及其同事[69]也报道了 24 例患者,术后关节活动度平均增加 81°(屈曲 49°,伸直 32°),疼痛明显缓解(根据相似疼痛评分)。一项前瞻性研究[67]比较了开放式 O–K 手术与关节镜手术的结果。发现两种方法术后患者的满意度无差异，而关节镜术后疼痛缓解程度更佳。这项研究还发现 O–K 方法术后屈曲度数明显增加(15°:4°,$p<0.05$),而研究者也发现 O–K 开放手术的关节囊松解和清创范围更广泛。根据以往关节

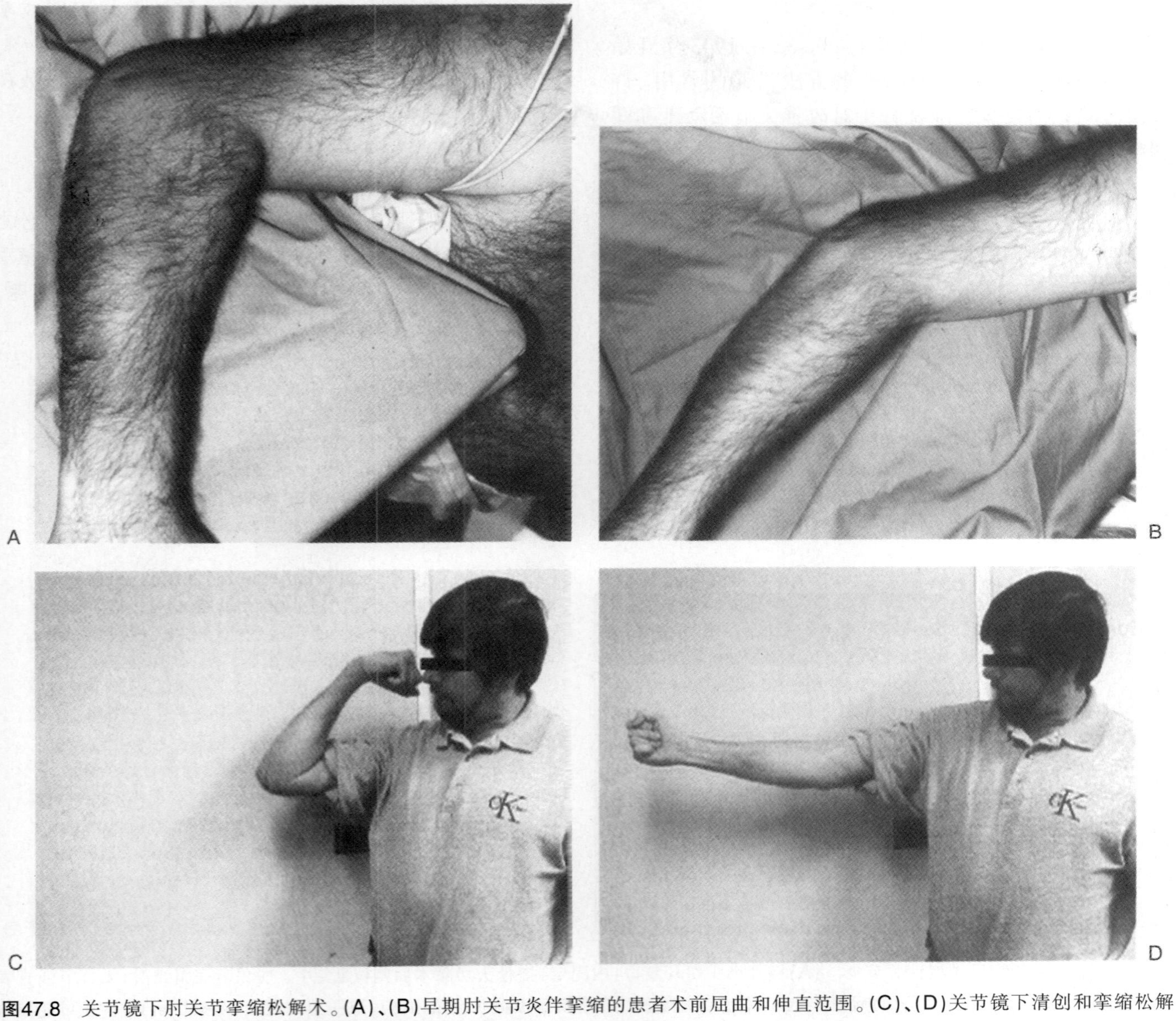

图47.8　关节镜下肘关节挛缩松解术。(A)、(B)早期肘关节炎伴挛缩的患者术前屈曲和伸直范围。(C)、(D)关节镜下清创和挛缩松解术后关节活动范围。患者几乎能达到完全屈曲和伸直活动度。

镜下和开放的关节囊松解术的报道数据来看，关节镜技术要想更大范围地应用于关节疾病和限制性关节囊，必须解决关节活动度改善不足的问题。

(三)滑膜切除术伴或不伴桡骨头切除

滑膜切除术是肘关节炎性关节炎的一项有效的治疗方法。开放的滑膜切除术是金标准方法，可选用各种不同入路[38]。治疗目的是缓解疼痛，而并不一定改善关节活动范围。实际上，有报道认为关节活动度小于90°者应视为禁忌[103]。滑膜切除术的适应证包括痛性滑膜炎而无关节不稳且非手术治疗无效者。多数报道认为早期(Mayo I期或Ⅱ期)行滑膜切除疗效更佳[79,104–106]。有报道认为甚至疾病晚期行滑膜切除也能起到缓解疼痛和改善功能的作用[79,103,107–109]。

一直以来，最早由Smith–Perterson在1943年开始应用的侧方入路并切除桡骨头的方法[110]最为常用。许多报道均认为常规切除桡骨头对改善关节活动度和缓解疼痛能起到良好作用[79,104–107,111,112]。

但是最近，是否有必要切除桡骨头颇有争议。生物力学研究表明切除桡骨头会改变肘关节动力学，而临床研究也发现切除桡骨头可能加速尺肱关节退行性变和关节不稳的进展[21,22,113–115](图47.9)。切除桡骨头即去除了次要的外翻约束，对于MCL缺陷的患者，或者伴MCL进行性减弱的类风湿关节炎患者而言，将导致进行性外翻不稳。另外，一些临床研究还发现切除和不切除桡骨头两种方法的结果并无差异[109,116]。文献综述发现，切除桡骨头的主要好处在于改善侧方入路时的手术视野。但是，如果能通过关节镜的方法改善手术视野，那么不切除桡骨头也可以进行滑膜切除术。我们的观点是应避免切除桡骨头，而且应该考虑在维持桡骨头完整以保证外侧长度和次要外翻约束的情况下，进行滑膜切开术和清创术来治疗关节疾病。

大多数研究认为滑膜切除术伴或不伴桡骨头切除术后短期疼痛缓解率为70%~90%[20,21,38,79,103–107,109,111,112,114,116,117]。但开放的滑膜切除术后滑膜炎复发率达16%~43%[79,106,107,114,118]，长期(5~10年)随访数据表明成功率为60%~75%[38,119]。有研究认为每年下降2.6%[118]。与缓解疼痛相比较，术后活动度更不好预测，大多数认为能改善55%~80%[38]。

(四)关节镜下滑膜切除术

关节镜下肘关节滑膜切除术有诸多优点。不必为了手术视野而切除桡骨头。另外，还可以通过关节镜手术同时解决患者的痛性滑膜炎和关节挛缩两个问题。

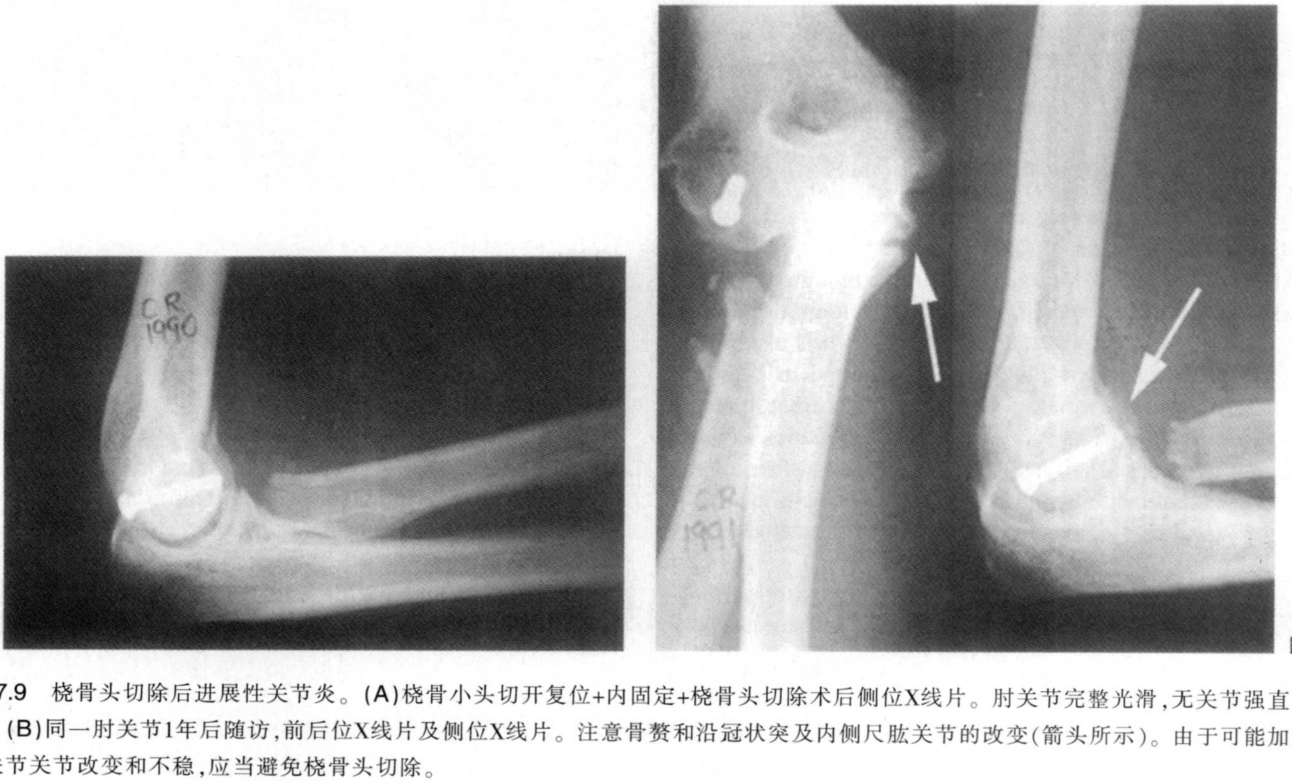

A B

图47.9 桡骨头切除后进展性关节炎。(A)桡骨小头切开复位+内固定+桡骨头切除术后侧位X线片。肘关节完整光滑，无关节强直表现。(B)同一肘关节1年后随访，前后位X线片及侧位X线片。注意骨赘和沿冠状突及内侧尺肱关节的改变(箭头所示)。由于可能加速肘关节关节改变和不稳，应当避免桡骨头切除。

应用牵引器可以在保护神经血管结构的情况下完成关节镜下全滑膜切除术。关节镜下滑膜切除术和关节囊松解是具有技术难度的手术，这一点不可低估。Kelly及其同事[42]认为关节镜术后神经麻痹的最大危险因素是潜在未诊断的RA和关节挛缩。这往往是由于类风湿关节炎"又薄又软的关节囊"以及"骨性结构的改变"，使得正常的解剖标志变得不明显[42,60]。

与关节炎清创术类似，仅有少数文献报道关节镜下滑膜切除术有效[118,120,121]。据Horiuchi及其同事[118]报道，随访2年时76%的患者疼痛缓解。所有早期(Ⅰ期和Ⅱ期)患者均能达到疼痛缓解。该研究未发现关节活动度有明显改善，但其中所有患者均未行关节囊切除术。24例患者中有5例(24%)在最后一次随访中出现复发性滑膜炎。Lee和Morrey[120]对14例行关节镜下滑膜切除术患者的研究结果与之类似。最初有93%的患者主观感觉良好或非常好，平均随访42个月以后，减少至57%。两项研究都只有少数病例发生一过性神经麻痹，均得以恢复。

这些研究结果与前面所讲的开放手术的结果对比，但具有并发症发生率低、术后恢复快等优点，而且创伤最小。关节镜下滑膜切除术的主要优点还在于保留了桡骨头，其对那些由于潜在疾病的影响而最终可能出现关节不稳的患者来说更是如此。

(五)牵引及间置式关节成形术

间置式关节成形术用于重塑肘关节关节面以缓解疼痛并保持和改善关节活动。虽然主要适用于年轻的(<60岁)OA或创伤后关节炎患者，但也适用于RA。可与关节囊松解前方切除术联合应用治疗同时存在内源性和外源性关节挛缩的患者。一般说来，当少于一半的关节面覆盖有透明软骨时，应考虑行间置式关节成形术伴或不伴牵引[10](图47.10)。

牵引及间置式关节成形术的主要适应证是非手术治疗无效的、伴有疼痛和运动功能丧失的强直性肘关节病。主要禁忌证是骨质不良，以及骨质丢失所致无法治疗的关节不稳，尤其是外侧髁和桡骨小头。禁忌证还包括依从性差的患者（如不愿使用牵引装置或者不愿履行术后康复协议者），明显关节不稳者(除非同时行韧带重建术)，需肘关节作为负重关节者（如拄拐者等），以及化脓性关节炎患者[93,122-124]。患者术前需要了解术后对肘关节的需求可能更低。

间置式关节成形术需要切除关节面，利用间置组织重塑关节面，最常用的是阔筋膜，但许多组织也都可利用，包括皮肤、肌肉、脂肪、筋膜、异体移植筋膜等[10,12,93,122,125-128]。外科医生可选择各种手术入路[10,122-124,127]。如在滑膜切除术一节所推荐的，最好保留桡骨头，以免将来发生关节不稳。间置式关节成形术最常与牵引同时进行，利用跨肘关节的铰链样外固定器可实现。常用三种固定器：动力关节牵引器(Howmedica，Rutherford，NJ，USA)[10]，罗盘肘关节铰链（Smith和Nephew Richards，Memphis，TN，USA）[52]，以及矫形固定铰链(EBI)。牵引可在移植物不移位的情况下保证关节活动度，而且能保持韧带重建术患者关节面光滑。罗盘肘关节铰链和矫形固定铰链利用螺纹齿轮装置逐渐牵拉挛缩的关节。旋转轴的精确定位十分困难，但也十分关键。

已证明牵引及间置式关节成形术的效果依据关节炎潜在的病因而定。对于治疗RA，大多数研究认为可以改善关节活动度并缓解疼痛[129-132]。Cheng和Morrey[132]发现67%的患者能获得满意的疼痛缓解，但是关节不稳的情况无论在术前还是术后均无明显改善。Ruther及其同事[130]报道69%的患者达到满意缓解，70%的患者术后随访10年无或仅有轻度活动受限。Ljung及其同事[131]研究发现疼痛缓解效果与之类似，但认为长期(>10年)疗效不如全肘关节成形术，尤其是伴关节不稳的患者。

对于创伤后肘关节炎或OA患者，关节成形术的效果与RA类似。Cheng和Morrey发现69%的患者平均随访5年均能获得满意疗效[132]。Kita[126]和Morrey[10,127]也发现间置式关节成形术能提高关节活动度并缓解疼痛。一般来说，超过80%的患者能恢复功能活动。

这种手术方法的并发症发生率可达25%，包括钉道感染、关节不稳、尺神经疼痛以及骨吸收[10,93,123,124,126-129,133]。很明显这种手术操作需要良好的技术，并须选择合适的适应证和合适的患者。然而若满足上述标准时，对那些年轻或者因要求太高而不适合行假体置换术的肘关节炎患者，术后则可能重新恢复关节无痛性功能活动。

(六)全肘关节成形术

全肘关节成形术始终是肘关节炎患者缓解疼痛和恢复功能的可靠手术方式。与早期假体相比，随着假体设计和对肘关节生物力学及运动学认识的提高，肘关节置换术的效果得到了提高[81,110,134-143]。传统假体试图达到关节稳定性和过度限制之间的平衡。关节稳定性对于保持肘关节功能并避免脱臼是必需的，但过度的

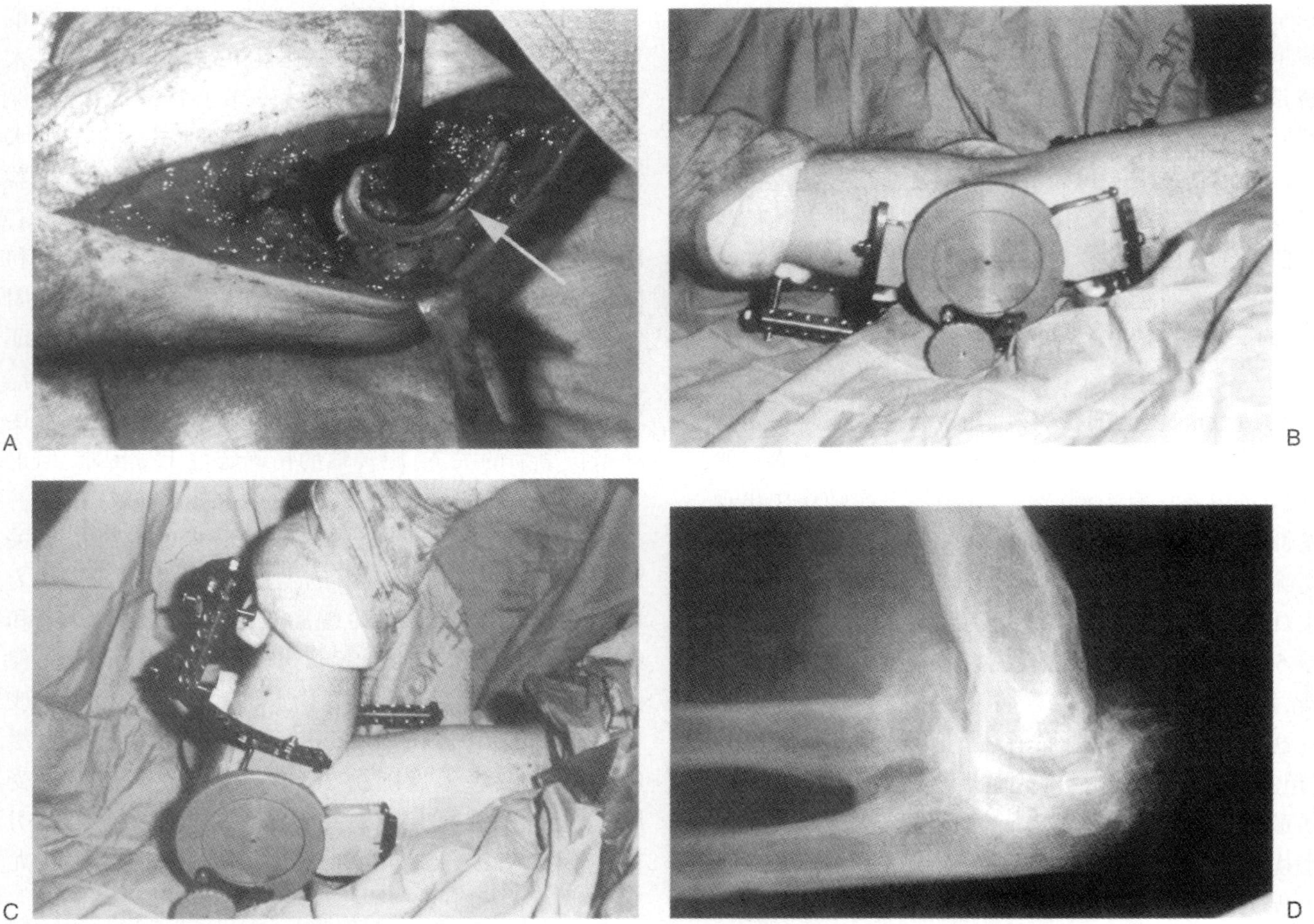

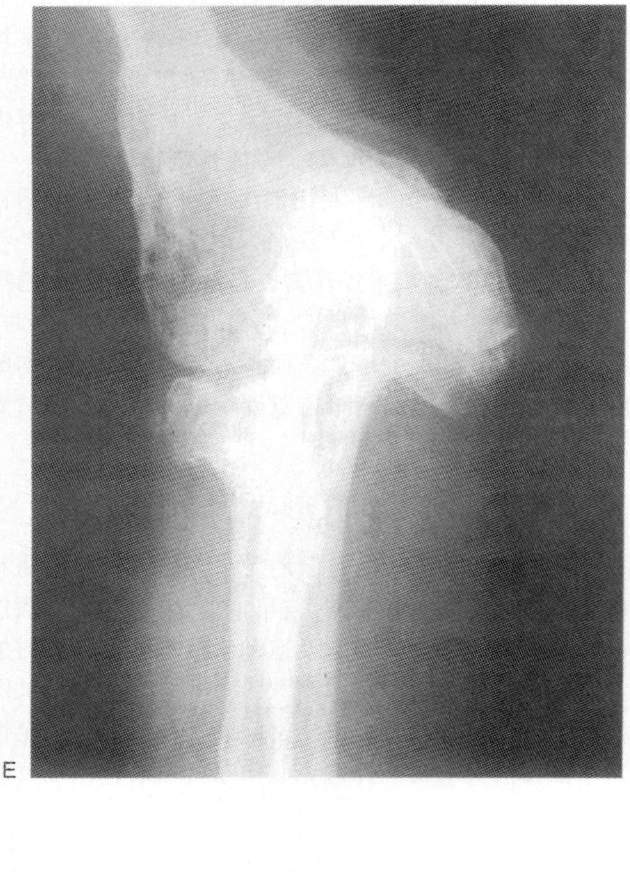

图47.10 肘关节间置式成形术。关节牵引及间置式关节成形术的适应证是年轻、对全肘关节成形术有较高需求的强直性肘关节病。关节清创后用自体皮肤组织覆盖于肱骨远端(A)。通过一种罗盘状肘关节铰链(Smith and Nephew Richards, Memphis, TN, U.S.A.)牵引关节,并能保持术后稳定的关节活动度(B,C)。术后10年随访时的X线片可见典型的关节扭曲变形,但是关节间隙尚存(C,D,E)。

限制又可能造成骨与水泥交界面之间过度的压力，从而可能导致过早的松弛。全肘关节假体大体可分为两类：非连接性（有时称为"非限制性"）和连接性（"半限制性"）。手术入路取决于置入的假体类型。

非连接性假体依靠关节囊韧带组织、肌肉和假体设计来保持关节完整性[144]。目前有大量可供选择的非连接性假体[131,135,137,141,143,145-152]。理论上非连接性假体的优点在于能减低骨与水泥交界面之间的压力传递，因此无菌性关节松弛的发生率更低[153]。非连接性假体存在许多内在限制，取决于假体的关节部分的设计特点。不管设计如何，非连接性假体要求MCL、LUCL完整，同时也可能需要桡骨头完整[154,155]。因此，不恰当的假体置入可导致关节运动不良、过度承重以及关节不稳，这正是非连接性假体的主要问题[110,135-137,141-143,156]。

最早的连接性假体几乎是完全限制性的，从而导致无菌性关节松弛发生率相当高[157]。O'Driscoll及其同事[7]发明了一种连接性假体，像"松弛的铰链"一样可模拟正常肘关节运动。更新的假体则采用了松弛铰链连接设计，其关节松弛的发生率与非连接性设计相似[140,158-162]。连接性设计扩大了全肘关节成形术的适应证范围，包括关节不稳、关节内骨折以及骨质不良患者[163-171]。

1.适应证

全肘关节成形术最常见的适应证是RA导致的痛性、强直性肘关节。随着有效率的提高，适应证也扩大到创伤后关节炎和原发性OA患者。这部分患者并发症的发生率较RA患者更高，因此，术前应充分评估患者的需求、功能水平以及年龄。创伤后或OA肘关节炎患者行关节置换术限于年龄大于60岁，或者关节清创术或间置关节成形术无效者[159]。近来，外科医生在处理关节内骨折、骨不连以及或肿瘤时开始首选关节置换。

2.禁忌证

急性期化脓性关节炎是肘关节置换术的绝对禁忌。相对禁忌证包括曾患化脓性关节炎者、骨质或肌肉功能不良者及神经病性关节病者。另外，副韧带功能减退或功能障碍者、肘关节不稳者不能行非连接性全肘关节置换术。

3.疗效

关于非连接性和连接性肘关节置换术的疗效有大量研究报道。大多数研究发现肘关节置换术后早期90%的患者能获得疼痛缓解并恢复关节功能运动[147,174]。许多研究表明关节置换术后能获得可靠功能改善[147,158,159,161,174,175]。

大多数研究观察了RA患者行非连接性全肘关节置换术的效果。多数认为这部分患者恢复了关节功能活动度（如前所述，屈伸度为30°~130°，前臂旋转度为100°），而超过80%的患者疼痛缓解[137,147,150,174]。一项最大规模的关于RA患者行非连接性假体的研究报道，应用肱骨小头-肱骨髁全肘假体能获得非常满意的疗效，随访平均6年脱臼或无菌性关节松弛的发生率仅1.5%[137]。Tanaka及其同事[176]报道47例RA患者非连接性假体存活率为90%。长期（11~16年）随访发现总体肘关节功能均能获得充分改善。然而，部分研究表明关节脱位发生率从5%~20%不等[87,137,145,148,152,170]。随访至少3年的研究发现，无菌性关节松弛发生率从0~33%不等，修复率为0~36%[137,141,143,145-148,174]。

RA患者行连接性、半限制性全肘关节置换术后功能改善和疼痛缓解效果与非连接性关节置换相似，约90%的患者能重新恢复关节功能活动度并且疼痛得以缓解[158]。但是，RA患者行连接性关节置换术总体来说无菌性关节松弛的发生率低于非连接性置换，许多研究报道其发生率低于10%[138,140,158]。Gill和Morrey[158]报道了RA患者行连接性关节置换术后的长期（10~15年）随访结果。97%的患者随访过程中未再发生疼痛，关节活动度为屈曲28°至伸直131°。他们认为10年存活率为92%，而86%的患者疗效显著。一项研究比较了用非连接性和连接性假体治疗不同病因所致肘关节炎的疗效[162]。这项研究中26例患者中有22例为RA患者。按关节置换术时年龄匹配分组，随访至少2年，研究发现两组之间在关节松弛发生率、患者满意度及功能恢复方面均无差异。

连接性关节置换术治疗创伤后和OA肘关节炎的效果与RA不同[140,159,160]。Hildebrand及其同事[159]报道了18例RA患者与18例非炎性关节炎患者，全肘关节成形术后平均随访4年，两组疗效不同。RA组[90]主观功能评分显著高于创伤后/创伤组[78]。两组之间在关节活动方面无差异。Kraay及其同事[140]发现RA患者半限制性肘关节存活率（3年和5年存活率分别为92%和90%）显著高于创伤后或其他病因患者（3年和5年存活率分别为73%和53%）。他们还发现创伤后关节炎组的无菌性关节松弛发生率更高。有报道两组之间存在差异，可能与创伤后或原发性OA患者对肘关节的需求比RA患者更高有关。总体来说，RA患者对

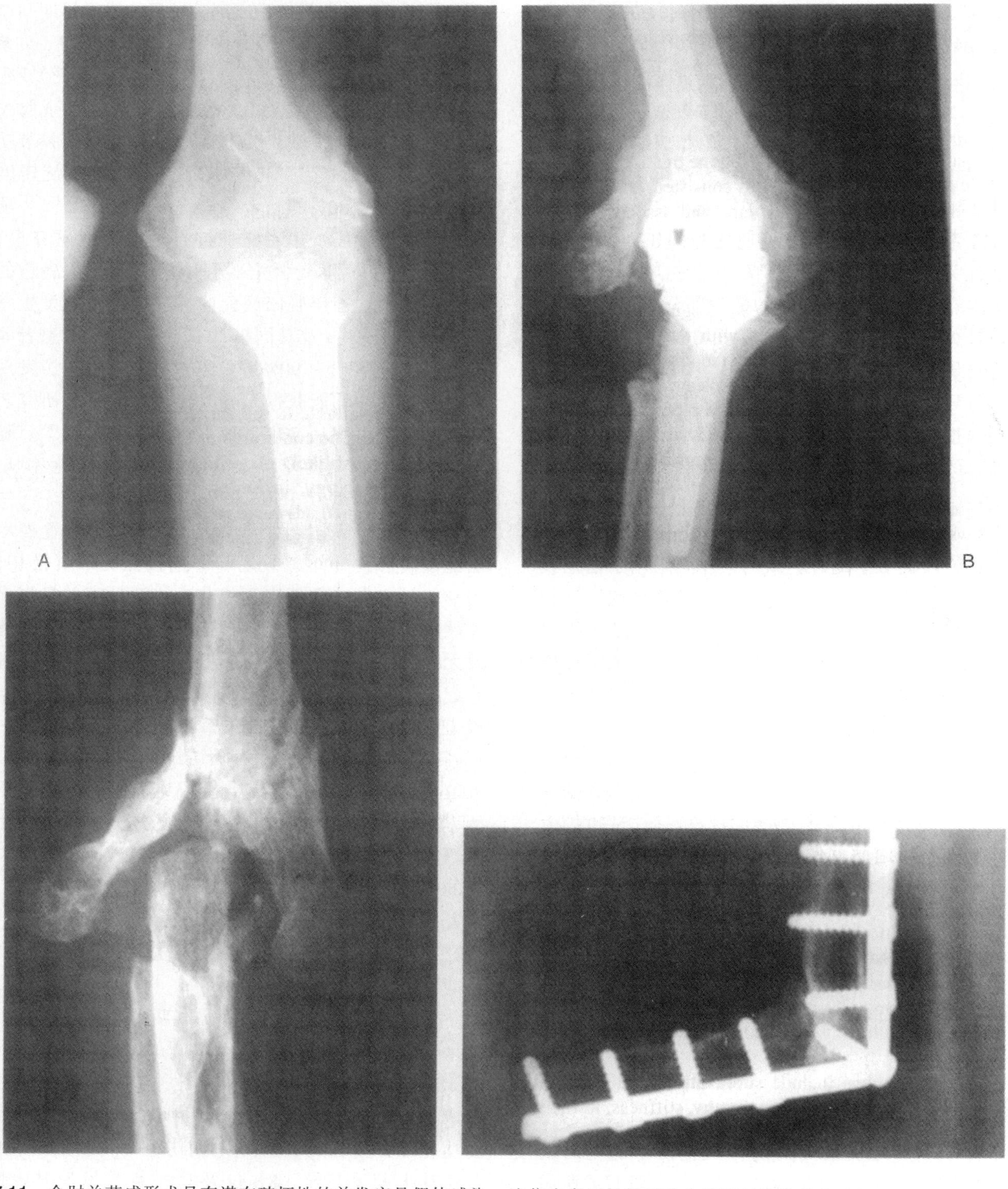

A B C D

图47.11 全肘关节成形术具有潜在破坏性的并发症是假体感染。这位患者因骨折不愈合伴明显关节软骨破坏而行全肘关节成形术(A)。置入物开始感染(B),必须取出(C),最终行肘关节固定术(D),这是一个十分令人沮丧的结果,而且关节完全丧失了功能。

肘关节的功能要求比其他病因患者更低，除非是需要拄拐行走的患者。

4.并发症

全肘关节成形术最严重的并发症始终是感染。非连接性和连接性假体置入术后感染发生率为0~11%[137,139,140,143,145-148,158,174](图47.11)。全肘关节成形术后感染发生率相对较高,可能与肘关节位于皮下有关。急性感染的处理需行限期手术清创，并根据培养药敏静脉应用抗生素。慢性感染常常必须撤除假体,行切除关节成形术致连枷肘,或行关节固定术,两种方法均不令人满意。

其他并发症包括非连接性假体半脱位或脱臼、尺神经病、关节强直、术中或术后假体周围骨折、无菌性关节松弛以及肱三头肌功能不全。假体半脱位早期可予支具或制动治疗，但是一般来说如果急性围手术期后出现脱位则需更换为连接性假体。尺神经症状通常短暂继发于术中神经麻痹。骨折的处理需要个体化。术后关节强直最好能立即治疗并行静止牵引（如前面强直性肘关节一节中所描述）。

最后，有症状的假体松动伴骨溶解是造成肘关节置换术晚期随访失败的最常见原因。通常是由于聚乙烯材料的缘故，也可能与假体不稳（见于非连接性假体）[110,135-137,141-143,156]或罕见的连接处骨折[158,160,171]等机制有关。可采用翻修成形术处理。但是如果因松动而出现假体置入失败将可能导致无法重建的骨质丢失，最终与假体感染一样，必须行切除关节置换术或关节固定术,从而导致肢体功能丧失。

小结

肘关节炎的外科治疗在过去几十年中取得了长足进展。外科医生可以有多种选择来治疗任何一种肘关节疾病。关节镜治疗肘关节疾病,包括骨折,是最可能持续更新的领域。此外,随着肘关节置换术生物力学和动力学的进一步研究,假体设计也将不断改进。

（沈敏 译　张卓莉 张奉春 校）

参考文献

1. An KN, Morrey BF. Biomechanics of the elbow. In: Morrey BF, ed. *The elbow and its disorders.* Philadelphia: WB Saunders, 1985:43–61.
2. Ishizuki M. Functional anatomy of the elbow joint and three-dimensional quantitative motion analysis of the elbow joint. *Nippon Seikeigeka Gakkai Zasshi* 1979;53(8):989–996.
3. London JT. Kinematics of the elbow. *J Bone Joint Surg Am* 1981;63(4):529–535.
4. Morrey BF, Chao EY. Passive motion of the elbow joint. *J Bone Joint Surg Am* 1976;58(4):501–508.
5. Chao EY, Morrey BF. Three-dimensional rotation of the elbow. *J Biomech* 1978;11(1–2):57–73.
6. Morrey BF, An KN. Functional anatomy of the ligaments of the elbow. *Clin Orthop* 1985;201:84–90.
7. O'Driscoll SW, et al. Kinematics of semi-constrained total elbow arthroplasty. *J Bone Joint Surg Br* 1992;74(2):297–299.
8. Hollister AM, Gellman H, Waters RL. The relationship of the interosseous membrane to the axis of rotation of the forearm. *Clin Orthop* 1994;298:272–276.
9. Cooney WP. Elbow arthroplasty: indications and implant selection. In: Morrey BF, ed. *The elbow and its disorders.* Philadelphia: WB Saunders, 1993:464.
10. Morrey BF. Post-traumatic contracture of the elbow. Operative treatment, including distraction arthroplasty. *J Bone Joint Surg Am* 1990:72(4):601–618.
11. Morrey BF. Distraction arthroplasty. Clinical applications. *Clin Orthop* 1993;293:46–54.
12. Lee DH. Posttraumatic elbow arthritis and arthroplasty. *Orthop Clin North Am* 1999;30(1):141–162.
13. Morrey BF, Askew LJ, Chao EY. A biomechanical study of normal functional elbow motion. *J Bone Joint Surg Am* 1981;63(6):872–877.
14. O'Driscoll SW, et al. The unstable elbow. *Instr Course Lect* 2001;50:89–102.
15. O'Driscoll SW, Bell DF, Morrey BF. Posterolateral rotatory instability of the elbow. *J Bone Joint Surg Am* 1991;73(3):440–446.
16. O'Driscoll SW, Horii E, Morrey BF, et al. Anatomy of the ulnar part of the lateral collateral ligament of the elbow. *Clin Anat* 1992;5:296–303.
17. O'Driscoll SW, et al. Elbow subluxation and dislocation. A spectrum of instability. *Clin Orthop* 1992;280:186–197.
18. Ball CM, Galatz LM, Yamaguchi K. Elbow instability: treatment strategies and emerging concepts. *Instr Course Lect* 2002;51:53–61.
19. Kuroda S, Sakamaki K. Ulnar collateral ligament tears of the elbow joint. *Clin Orthop* 1986;208:266–271.
20. Wilson FD, et al. Valgus extension overload in the pitching elbow. *Am J Sports Med* 1983;11(2):83–88.
21. Rymaszewski LA, et al. Long-term effects of excision of the radial head in rheumatoid arthritis. *J Bone Joint Surg Br* 1984;66(1):109–113.
22. Jensen SL, Olsen BS, Sojbjerg JO. Elbow joint kinematics after excision of the radial head. *J Shoulder Elbow Surg* 1999;8(3):238–241.
23. Morrey BF. Radial head fracture. In: Morrey BF, ed. *The elbow and its disorders.* Philadelphia: WB Saunders, 2000:341.
24. Nestor BJ, O'Driscoll SW, Morrey BF. Ligamentous reconstruction for posterolateral rotatory instability of the elbow. *J Bone Joint Surg Am* 1992;74(8):1235–1241.
25. Morrey BF, O'Driscoll SW. Lateral collateral ligament injury. In: Morrey BF, ed. *The elbow and its disorders.* Philadelphia: WB Saunders, 2000:556.
26. Morrey BF. Reoperation for failed tennis elbow surgery. *J Shoulder Elbow Surg* 1992;1:47.
27. Jobe FW, Elattrache NS. Diagnosis and treatment of ulnar collateral ligament injuries in athletes. In: Morrey BF, ed. *The elbow and its disorders.* Philadelphia: WB Saunders, 2000.
28. Jobe FW, Stark H, Lombardo SJ. Reconstruction of the ulnar collateral ligament in athletes. *J Bone Joint Surg Am* 1986;68(8):1158–1163.
29. DeLaMora SN, Hausman MR. A simple technique for lateral ulnar collateral ligament reconstruction using lateral triceps fascia. *Orthopedics* 2002;25(9):909.
30. Conway JE, et al. Medial instability of the elbow in throwing athletes. Treatment by repair or reconstruction of the ulnar collateral ligament. *J Bone Joint Surg Am* 1992;74(1):67–83.
31. Azar FM, et al. Operative treatment of ulnar collateral ligament injuries of the elbow in athletes. *Am J Sports Med* 2000;28(1):16–23.
32. Mohan K. Myositis ossificans traumatica of the elbow. *Int Surg* 1972;57(6):475–478.
33. Engber WD, Reynen P. Post-burn heterotopic ossification at the elbow. *Iowa Orthop J* 1994;14:38–41.
34. Evans EB, Smith JR. Bone and joint changes following burns. *J Bone Joint Surg Am* 1966;48:643–669.
35. Garland DE, O'Hollaren RM. Fractures and dislocations about the

elbow in the head-injured adult. *Clin Orthop* 1985;168:38–41.
36. Hastings H 2nd, Graham TJ. The classification and treatment of heterotopic ossification about the elbow and forearm. *Hand Clin* 1994; 10(3):417–437.
37. Seth MK, Khurana JK. Bony ankylosis of the elbow after burns. *J Bone Joint Surg Br* 1985;67(5):747–749.
38. Nestor BJ. Surgical treatment of the rheumatoid elbow. An overview. *Rheum Dis Clin North Am* 1998;24(1):83–99.
39. Bonutti PM, et al. Static progressive stretch to reestablish elbow range of motion. *Clin Orthop* 1994;303:128–134.
40. Green DP, McCoy H. Turnbuckle orthotic correction of elbow-flexion contractures after acute injuries. *J Bone Joint Surg Am* 1979;61(7): 1092–1095.
41. Gelinas JJ, et al. The effectiveness of turnbuckle splinting for elbow contractures. *J Bone Joint Surg Br* 2000;82(1):74–78.
42. Kelly EW, Morrey BF, O'Driscoll SW. Complications of elbow arthroscopy. *J Bone Joint Surg Am* 2001;83(1):25–34.
43. Wada T, et al. The medial approach for operative release of post-traumatic contracture of the elbow. *J Bone Joint Surg Br* 2000;82(1): 68–73.
44. Gates HS, Sullivan FL, Urbaniak JR. Anterior capsulectomy and continuous passive motion in the treatment of post-traumatic flexion contracture of the elbow: A prospective study. *J Bone Joint Surg Am* 1992; 74:1229–1234.
45. Boerboom AL, et al. Arthrolysis for post-traumatic stiffness of the elbow. *Int Orthop* 1993;17(6):346–349.
46. Cohen MS, Hastings H 2nd. Post-traumatic contracture of the elbow. Operative release using a lateral collateral ligament sparing approach. *J Bone Joint Surg Br* 1998;80(5):805–812.
47. Hepburn GR, Crivelli KJ. Use of the elbow Dynasplint for reduction of elbow flexion contractures: a case report. *J Orthop Sports Phys Ther* 1984;5:269–274.
48. Husband JB, Hastings H 2nd. The lateral approach for operative release of post-traumatic contracture of the elbow. *J Bone Joint Surg Am* 1990;72(9):1353–1358.
49. Mansat P, Morrey BF. The column procedure: a limited lateral approach for extrinsic contracture of the elbow. *J Bone Joint Surg Am* 1998;80(11):1603–1615.
50. Mih AD, Wolf FG. Surgical release of elbow-capsular contracture in pediatric patients. *J Pediatr Orthop* 1994;14(4):458–461.
51. Rymaszewski LA, Glass K, Parikh R. Post-traumatic elbow contracture treated by arthrolysis and continual passive motion under brachial plexus anaesthesia. *J Bone Joint Surg Br* 1996;76(30)(suppl):1996.
52. Hotchkiss RN, An KN, Weiland AJ, et al. Treatment of severe elbow contractures using the concepts of Ilizarov. *Trans AAOS* 1994;61:1994.
53. Tsuge K, Mizuseki T. Debridement arthroplasty for advanced primary osteoarthritis of the elbow. Results of a new technique used for 29 elbows. *J Bone Joint Surg Br* 1994;76(4):641–646.
54. Marti RK, et al. Progressive surgical release of a posttraumatic stiff elbow. Technique and outcome after 2–18 years in 46 patients. *Acta Orthop Scand* 2002;73(2):144–150.
55. Kraushaar BS, Nirschl RP, Cox W. A modified lateral approach for release of posttraumatic elbow flexion contracture. *J Shoulder Elbow Surg* 1999;8(5):476–480.
56. King GJ, Faber KJ. Posttraumatic elbow stiffness. *Orthop Clin North Am* 2000;31(1):129–143.
57. Jones GS, Savoie FH 3rd. Arthroscopic capsular release of flexion contractures (arthrofibrosis) of the elbow. *Arthroscopy* 1993;9(3):277–283.
58. Lynch GJ, et al. Neurovascular anatomy and elbow arthroscopy: inherent risks. *Arthroscopy* 1986;2(3):190–197.
59. Papilion JD, Neff RS, Shall LM. Compression neuropathy of the radial nerve as a complication of elbow arthroscopy: a case report and review of the literature. *Arthroscopy* 1988;4(4):284–286.
60. Ruch DS, Poehling GG. Anterior interosseous nerve injury following elbow arthroscopy. *Arthroscopy* 1997;13(6):756–758.
61. Rupp S, Tempelhof S. Arthroscopic surgery of the elbow. Therapeutic benefits and hazards. *Clin Orthop* 1995;313:140–145.
62. Schneider T, et al. Long-term results of elbow arthroscopy in 67 patients. *Acta Orthop Belg* 1994;60(4):378–383.
63. Thomas MA, Fast A, Shapiro D. Radial nerve damage as a complication of elbow arthroscopy. *Clin Orthop* 1987;215:130–131.
64. O'Driscoll SW, Morrey BF. Arthroscopy of the elbow. Diagnostic and therapeutic benefits and hazards. *J Bone Joint Surg Am* 1992;74(1): 84–94.
65. Redden JF, Stanley D. Arthroscopic fenestration of the olecranon fossa in the treatment of osteoarthritis of the elbow. *Arthroscopy* 1993; 9(1):14–16.
66. Gallay SH, Richards RR, O'Driscoll SW. Intraarticular capacity and compliance of stiff and normal elbows. *Arthroscopy* 1993;9(1):9–13.
67. Cohen AP, Redden JF, Stanley D. Treatment of osteoarthritis of the elbow: a comparison of open and arthroscopic debridement. *Arthroscopy* 2000;16(7):701–706.
68. Ogilvie-Harris DJ, Gordon R, MacKay M. Arthroscopic treatment for posterior impingement in degenerative arthritis of the elbow. *Arthroscopy* 1995;11(4):437–443.
69. Savoie FH 3rd, Nunley PD, Field LD. Arthroscopic management of the arthritic elbow: indications, technique, and results. *J Shoulder Elbow Surg* 1999;8(3):214–219.
70. Baker CL, Brooks AA. Arthroscopy of the elbow. *Clin Sports Med* 1996;15(2):261–281.
71. O'Driscoll SW. Arthroscopic treatment for osteoarthritis of the elbow. *Orthop Clin North Am* 1995;26(4):691–706.
72. Phillips BB, Strasburger S. Arthroscopic treatment of arthrofibrosis of the elbow joint. *Arthroscopy* 1998;14(1):38–44.
73. Byrd JW. Elbow arthroscopy for arthrofibrosis after type I radial head fractures. *Arthroscopy* 1994;10(2):162–165.
74. Timmerman LA, Andrews JR. Arthroscopic treatment of posttraumatic elbow pain and stiffness. *Am J Sports Med* 1994;22(2):230–235.
75. Kim SJ, Shin SJ. Arthroscopic treatment for limitation of motion of the elbow. *Clin Orthop* 2000;375:140–148.
76. Ball CM, et al. Arthroscopic treatment of post-traumatic elbow contracture. *J Shoulder Elbow Surg* 2002;11(6):624–629.
77. Wolfe AM, Kellgren JH, Masi AT. The epidemiology of rheumatoid arthritis: a review. II. Incidence and diagnostic criteria. *Bull Rheum Dis* 1968;19(3):524–529.
78. Wolfe AM. The epidemiology of rheumatoid arthritis: a review. I. Surveys. *Bull Rheum Dis* 1968;19(2):518–523.
79. Porter BB, Richardson C, Vainio K. Rheumatoid arthritis of the elbow: the results of synovectomy. *J Bone Joint Surg Br* 1974;56B (3):427–437.
80. Amis AA, et al. A functional study of the rheumatoid elbow. *Rheumatol Rehabil* 1982;21(3):151–157.
81. Morrey BF, Adams RA. Semiconstrained arthroplasty for the treatment of rheumatoid arthritis of the elbow. *J Bone Joint Surg Am* 1992;74(4):479–490.
82. Goldberg VM, Rashbaum R, Zika J. The role of osmic acid in the treatment of immune synovitis. *Arthritis Rheum* 1976;19(4):737–742.
83. Merchan EC, et al. Long term follow up of haemophilic arthropathy treated by Au-198 radiation synovectomy. *Int Orthop* 1993;17(2): 120–124.
84. Rivard GE, et al. Synoviorthesis with colloidal 32P chromic phosphate for the treatment of hemophilic arthropathy. *J Bone Joint Surg Am* 1994;76(4):482–488.
85. Stucki G, et al. Efficacy and safety of radiation synovectomy with yttrium-90: a retrospective long-term analysis of 164 applications in 82 patients. *Br J Rheumatol* 1993;32(5):383–386.
86. Coonrad RW. History of total elbow arthroplasty. In: Inglis AE, ed. *Upper extremity joint replacement.* St. Louis: CV Mosby, 1979:75.
87. Goldberg VM, et al. Total elbow arthroplasty. *J Bone Joint Surg Am* 1988;70(5):778–783.
88. Gutow AP, Wolfe SW. Infection following total elbow arthroplasty. *Hand Clin* 1994;10(3):521–529.
89. Morrey BF, Bryan RS. Infection after total elbow arthroplasty. *J Bone Joint Surg Am* 1983;65(3):330–338.
90. Oka Y, Ohta K, Saitoh I. Debridement arthroplasty for osteoarthritis of the elbow. *Clin Orthop* 1998;351:127–134.
91. Oka Y. Debridement arthroplasty for osteoarthrosis of the elbow: 50 patients followed mean 5 years. *Acta Orthop Scand* 2000;71(2): 185–190.
92. Forster MC, Clark DI, Lunn PG. Elbow osteoarthritis: prognostic indicators in ulnohumeral debridement—the Outerbridge-Kashiwagi procedure. *J Shoulder Elbow Surg* 2001;10(6):557–560.
93. Knight RA, Van Zandt IL. Arthroplasty of the elbow and end-result study. *J Bone Joint Surg Am* 1952;34:610–618.
94. Kashiwagi D. Osteoarthritis of the elbow joint. In: Kashiwagi D, ed. *Elbow joint.* Amsterdam: Elsevier Science, 1985:177–188.
95. Minami M, Ishii S. Outerbridge-Kashiwagi arthroplasty for osteoarthritis of the elbow joint. In: Kashiwagi D, ed. *Elbow joint.* Amster-

dam: Elsevier Science, 1985:189–196.
96. Minami M, Kato S, Kashiwagi D. Outerbridge-Kashiwagi's method for arthroplasty of osteoarthritis of the elbow: 44 elbows followed for 8–16 years. *J Orthop Sci* 1996;1:11.
97. Morrey BF. Primary degenerative arthritis of the elbow. Treatment by ulnohumeral arthroplasty. *J Bone Joint Surg Br* 1992;74(3):409–413.
98. Morrey BF. Primary degenerative arthritis of the elbow: ulnohumeral arthroplasty. In: Morrey BF, ed. *The elbow and its disorders*. Philadelphia: WB Saunders, 2000:799.
99. Ward WG, Anderson TE. Elbow arthroscopy in a mostly athletic population. *J Hand Surg [Am]* 1993;18(2):220–224.
100. Boe S. Arthroscopy of the elbow. Diagnosis and extraction of loose bodies. *Acta Orthop Scand* 1986;57(1):52–53.
101. McGinty JB. Arthroscopic removal of loose bodies. *Orthop Clin North Am* 1982;13(2):313–328.
102. O'Driscoll SW. Elbow arthroscopy for loose bodies. *Orthopedics* 1992;15(7):855–859.
103. Linclau LA, Winia WP, Korst JK. Synovectomy of the elbow in rheumatoid arthritis. *Acta Orthop Scand* 1983;54(6):935–937.
104. Ferlic DC, et al. Elbow synovectomy in rheumatoid arthritis. Long-term results. *Clin Orthop* 1987;220:119–125.
105. Summers GD, Taylor AR, Webley M. Elbow synovectomy and excision of the radial head in rheumatoid arthritis: a short term palliative procedure. *J Rheumatol* 1988;15(4):566–569.
106. Vahvanen V, Eskola A, Peltonen J. Results of elbow synovectomy in rheumatoid arthritis. *Arch Orthop Trauma Surg* 1991;110(3):151–154.
107. Brumfield RH Jr, Resnick CT. Synovectomy of the elbow in rheumatoid arthritis. *J Bone Joint Surg Am* 1985;67(1):16–20.
108. Saito T, et al. Radical synovectomy with muscle release for the rheumatoid elbow. *Acta Orthop Scand* 1986;57(1):71–73.
109. Tulp NJ, Winia SP. Synovectomy of the elbow in rheumatoid arthritis. Long-term results. *J Bone Joint Surg Br* 1989;71(4):664–666.
110. Smith-Peterson MN, Aufranc OE, Larson CB. Useful surgical procedures for rheumatoid arthritis involving joints of the upper extremity. *Arch Surg* 1943;46:764–770.
111. Herold N, Schroder HA. Synovectomy and radial head excision in rheumatoid arthritis. 11 patients followed for 14 years. *Acta Orthop Scand* 1995;66(3):252–254.
112. Inglis AE, Ranawat CS, Straub LR. Synovectomy and debridement of the elbow in rheumatoid arthritis. *J Bone Joint Surg Am* 1971;53(4):652–662.
113. Fuchs S, Chylarecki C. Do functional deficits result from radial head resection? *J Shoulder Elbow Surg* 1999;8(3):247–251.
114. Gendi NS, et al. Synovectomy of the elbow and radial head excision in rheumatoid arthritis. Predictive factors and long-term outcome. *J Bone Joint Surg Br* 1997;79(6):918–923.
115. Bakalim G. Fractures of radial head and their treatment. *Acta Orthop Scand* 1970;41(3):320–331.
116. Copeland SA, Taylor JG. Synovectomy of the elbow in rheumatoid arthritis: the place of excision of the head of the radius. *J Bone Joint Surg Br* 1979;61(1):69–73.
117. Lonner JH, Stuchin SA. Synovectomy, radial head excision, and anterior capsular release in stage III inflammatory arthritis of the elbow. *J Hand Surg [Am]* 1997;22(2):279–285.
118. Horiuchi K, et al. Arthroscopic synovectomy of the elbow in rheumatoid arthritis. *J Bone Joint Surg Am* 2002;84(3):342–347.
119. Woods DA, et al. Surgery for rheumatoid arthritis of the elbow: a comparison of radial-head excision and synovectomy with total elbow replacement. *J Shoulder Elbow Surg* 1999;8(4):291–295.
120. Lee BP, Morrey BF. Arthroscopic synovectomy of the elbow for rheumatoid arthritis. A prospective study. *J Bone Joint Surg Br* 1997;79(5):770–772.
121. Ramsey ML. Elbow arthroscopy: basic setup and treatment of arthritis. *Instr Course Lect* 2002;51:69–72.
122. Froimson AI, Silva JE, Richey D. Cutis arthroplasty of the elbow joint. *J Bone Joint Surg Am* 1976;58(6):863–865.
123. Wright PE. Resection and anatomic elbow arthroplasty with and without interposition: indications and results. *AAOS Instr Course Lect* 1991;40:57.
124. Wright PE, Froimson AI, Stewart MJ. Reconstructive procedures of the elbow. In: Morrey BF, ed. *The elbow and its disorders*. Philadelphia: WB Saunders, 1993:611.
125. Ewald FC. Reconstruction of complex elbow problems. *AAOS Instr Course Lect* 1986;35:108.
126. Kita M. Arthroplasty of the elbow using J-K membrane: an analysis of 31 cases. *Acta Orthop Scand* 1977;48:450.
127. Morrey BF. Posttraumatic stiffness: distraction arthroplasty. *Orthopedics* 1992;15(7):863–869.
128. Shahriaree H, et al. Excisional arthroplasty of the elbow. *J Bone Joint Surg Am* 1979;61(6A):922–927.
129. Uuspaa V. Anatomical interposition arthroplasty with dermal graft. A study of 51 elbow arthroplasties on 48 rheumatoid patients. *Z Rheumatol* 1987;46(3):132–135.
130. Ruther W, Tillman K, Backenhohler G. Resection interposition arthroplasty of the elbow in rheumatoid arthritis. *J Orthop Rheum* 1992;5:31.
131. Ljung P, et al. Interposition arthroplasty of the elbow with rheumatoid arthritis. *J Shoulder Elbow Surg* 1996;5(2 part 1):81–85.
132. Cheng SL, Morrey BF. Treatment of the mobile, painful arthritic elbow by distraction interposition arthroplasty. *J Bone Joint Surg Br* 2000;82(2):233–238.
133. Wright PE, Froimson AI, Morrey BF. Interposition arthroplasty of the elbow. In: Morrey BF, ed. *The elbow and its disorders*. Philadelphia: WB Saunders, 2000:718.
134. Brumfield RH Jr, et al. Total elbow arthroplasty. *J Arthroplasty* 1990;5(4):359–363.
135. Davis RF, et al. Nonconstrained total elbow arthroplasty. *Clin Orthop* 1982;171:156–160.
136. Dennis DA, et al. Capitello-condylar total elbow arthroplasty for rheumatoid arthritis. *J Arthroplasty* 1990;5(suppl):83–88.
137. Ewald FC, et al. Capitellocondylar total elbow replacement in rheumatoid arthritis. Long-term results. *J Bone Joint Surg Am* 1993;75(4):498–507.
138. Gschwend N, Simmen BR, Matejovsky Z. Late complications in elbow arthroplasty. *J Shoulder Elbow Surg* 1996;5(2 part 1):86–96.
139. Gschwend N, Scheier NH, Baehler AR. Long-term results of the GSB III elbow arthroplasty. *J Bone Joint Surg Br* 1999;81(6):1005–1012.
140. Kraay MJ, et al. Primary semiconstrained total elbow arthroplasty. Survival analysis of 113 consecutive cases. *J Bone Joint Surg Br* 1994;76(4):636–640.
141. Kudo H, Iwano K, Nishino J. Total elbow arthroplasty with use of a nonconstrained humeral component inserted without cement in patients who have rheumatoid arthritis. *J Bone Joint Surg Am* 1999;81(9):1268–1280.
142. Lyall HA, et al. Results of the Souter-Strathclyde total elbow arthroplasty in patients with rheumatoid arthritis. A preliminary report. *J Arthroplasty* 1994;9(3):279–284.
143. Poll RG, Rozing PM. Use of the Souter-Strathclyde total elbow prosthesis in patients who have rheumatoid arthritis. *J Bone Joint Surg Am* 1991;73(8):1227–1233.
144. King GJ, et al. *In vitro* stability of an unconstrained total elbow prosthesis. Influence of axial loading and joint flexion angle. *J Arthroplasty* 1993;8(3):291–298.
145. Kudo H, Iwano K, Watanabe S. Total replacement of the rheumatoid elbow with a hingeless prosthesis. *J Bone Joint Surg Am* 1980;62(2):277–285.
146. Lowe LW, et al. The development of an unconstrained elbow arthroplasty. A clinical review. *J Bone Joint Surg Br* 1984;66(2):243–247.
147. Yanni ON, et al. The Roper-Tuke total elbow arthroplasty. 4- to 10-year results of an unconstrained prosthesis. *J Bone Joint Surg Br* 2000;82(5):705–710.
148. Weiland AJ, et al. Capitellocondylar total elbow replacement. A long-term follow-up study. *J Bone Joint Surg Am* 1989;71(2):217–222.
149. Ruth JT, Wilde AH. Capitellocondylar total elbow replacement. A long-term follow-up study. *J Bone Joint Surg Am* 1992;74(1):95–100.
150. Sorbie C, et al. The development of a surface arthroplasty for the elbow. *Clin Orthop* 1986;208:100–103.
151. Trail IA, Nuttall D, Stanley JK. Survivorship and radiological analysis of the standard Souter-Strathclyde total elbow arthroplasty. *J Bone Joint Surg Br* 1999;81(1):80–84.
152. King GJ, et al. Kinematic and stability of the Norway elbow. A cadaveric study. *Acta Orthop Scand* 1993;64(6):657–663.
153. Schneeberger AG, et al. Kinematics and laxity of the Souter-Strathclyde total elbow prosthesis. *J Shoulder Elbow Surg* 2000;9

(2):127–134.
154. Trepman E, Vella IM, Ewald FC. Radial head replacement in capitellocondylar total elbow arthroplasty. 2- to 6-year follow-up evaluation in rheumatoid arthritis. *J Arthroplasty* 1991;6(1):67–77.
155. Schemitsch EH, Ewald FC, Thornhill TS. Results of total elbow arthroplasty after excision of the radial head and synovectomy in patients who had rheumatoid arthritis. *J Bone Joint Surg Am* 1996;78(10):1541–1547.
156. King GJ, et al. Motion and laxity of the capitellocondylar total elbow prosthesis. *J Bone Joint Surg Am* 1994;76(7):1000–1008.
157. Garrett JC, et al. Loosening associated with G.S.B. hinge total elbow replacement in patients with rheumatoid arthritis. *Clin Orthop* 1977;127:170–174.
158. Gill DR, Morrey BF. The Coonrad-Morrey total elbow arthroplasty in patients who have rheumatoid arthritis. A ten to fifteen-year follow-up study. *J Bone Joint Surg Am* 1998;80(9):1327–1335.
159. Hildebrand KA, et al. Functional outcome of semiconstrained total elbow arthroplasty. *J Bone Joint Surg Am* 2000;82(10):1379–1386.
160. Schneeberger AG, Hertel R, Gerber C. Total elbow replacement with the GSB III prosthesis. *J Shoulder Elbow Surg* 2000;9(2):135–139.
161. Canovas F, Ledoux D, Bonnel F. Total elbow arthroplasty in rheumatoid arthritis: 20 GSBIII prostheses followed 2–5 years. *Acta Orthop Scand* 1999;70(6):564–568.
162. Wright TW, Wong AM, Jaffe R. Functional outcome comparison of semiconstrained and unconstrained total elbow arthroplasties. *J Shoulder Elbow Surg* 2000;9(6):524–531.
163. Yamaguchi K, Adams RA, Morrey BF. Infection after total elbow arthroplasty. *J Bone Joint Surg Am* 1998;80(4):481–491.
164. Mansat P, Morrey BF. Semiconstrained total elbow arthroplasty for ankylosed and stiff elbows. *J Bone Joint Surg Am* 2000;82(9):1260–1268.
165. Schneeberger AG, Adams R, Morrey BF. Semiconstrained total elbow replacement for the treatment of post-traumatic osteoarthrosis. *J Bone Joint Surg Am* 1997;79(8):1211–1222.
166. Cobb TK, Morrey BF. Total elbow arthroplasty as primary treatment for distal humeral fractures in elderly patients. *J Bone Joint Surg Am* 1997;79(6):826–832.
167. Sperling JW, Pritchard DJ, Morrey BF. Total elbow arthroplasty after resection of tumors at the elbow. *Clin Orthop* 1999;367:256–261.
168. Ramsey ML, Adams RA, Morrey BF. Instability of the elbow treated with semiconstrained total elbow arthroplasty. *J Bone Joint Surg Am* 1999;81(1):38–47.
169. Inglis AE, et al. Total elbow arthroplasty for flail and unstable elbows. *J Shoulder Elbow Surg* 1997;6(1):29–36.
170. Figgie MP, et al. Salvage of non-union of supracondylar fracture of the humerus by total elbow arthroplasty. *J Bone Joint Surg Am* 1989;71(7):1058–1065.
171. King GJ, Adams RA, Morrey BF. Total elbow arthroplasty: revision with use of a non-custom semiconstrained prosthesis. *J Bone Joint Surg Am* 1997;79(3):394–400.
172. Figgie HE 3rd, Inglis AE, Mow C. Total elbow arthroplasty in the face of significant bone stock or soft tissue losses. Preliminary results of custom-fit arthroplasty. *J Arthroplasty* 1986;1(2):71–81.
173. Morrey BF, Adams RA. Semiconstrained elbow replacement for distal humeral nonunion. *J Bone Joint Surg Br* 1995;77(1):67–72.
174. Rozing P. Souter-Strathclyde total elbow arthroplasty. *J Bone Joint Surg Br* 2000;82(8):1129–1134.
175. Dainton JN, Hutchins PM. A medium-term follow-up study of 44 Souter-Strathclyde elbow arthroplasties carried out for rheumatoid arthritis. *J Shoulder Elbow Surg* 2002;11(5):486–492.
176. Tanaka N, et al. Kudo total elbow arthroplasty in patients with rheumatoid arthritis: a long-term follow-up study. *J Bone Joint Surg Am* 2001;83(10):1506–1513.

第48章

脊柱关节炎畸形的矫正

Gregory J. Przybylski，James P. Hollowell

各种类型的关节炎对脊柱软骨和椎间盘韧带支撑结构的炎性损伤造成各式各样的脊柱不稳定和畸形。虽然很多畸形是无症状的，但有一些会导致严重的疼痛，还有一些可导致神经功能障碍，包括脊髓压迫症和脊髓病。要为脊柱畸形的患者制定正确的治疗方案，必须综合考虑关节炎对脊柱的神经和结构的影响。尽管矫正畸形为治疗目的之一，但并非一贯可以实现。事实上，矫正畸形有可能引起术前并没有的神经受损。另一方面，脊髓病的减压治疗也有可能加重之前就存在的脊柱的不稳定，导致术后脊柱畸形的进一步发展。因此，我们必须评估脊髓受压的治疗和脊柱畸形的治疗的相互影响，这样才能成功医治关节炎导致的患者的脊柱受损。不同类型的关节炎对于脊柱的影响不同，脊柱畸形的手术治疗应该在类风湿关节炎(RA)，强直性脊柱炎(AS)和骨关节炎(OA)中个体化。

一、类风湿关节炎

类风湿关节炎的脊柱受累大多表现在颅和颈部。虽然在RA的患者中，多达一半的患者有影像学上的颈椎异常，但是很多患者没有临床症状[1-3]。颈椎受累的发生率与外周关节受累的严重程度相关[3,4]。举个例子，在一项对161例RA患者随访了平均10年的研究中发现，关节侵蚀性损坏最轻微的患者中只有三分之一出现颈椎的畸形，而关节侵蚀性更为严重的患者几乎全部发生颈椎的畸形[3]。最常见到的异常按发生频率从高到低依次为寰椎半脱位，颅底陷入，枢轴下半脱位[3,5,6]。虽然Collins等[7]发现，在113名RA患者中有61%在治疗关节炎时发现有脊柱颈椎的异常，包括有寰椎半脱位，上齿突移位，枢轴下半脱位，也只有一半有颈椎病。尽管如此，也并不表示没有疼痛，没有神经功能异常的患者就不需要进行放射学的评估以及可能手术治疗。在一个对41名患者进行的长达10年的研究中，Rana[8]观察到，27%的患者有寰枢椎半脱位的进展。Boden和他的同伴们[9]在对73名RA患者平均7.3年的随访中发现其中58%的患者新出现神经损伤。事实上，脊柱病变可能迅速恶化并致死。在一项对241名RA患者的研究中，Riise等发现，尽管比较前对血清阳性、关节侵蚀的程度以及激素治疗等方面都经过了匹配调整[10]，有寰枢椎失稳的患者的死亡率还是要高出8倍。虽然手术治疗的主要适应证是疼痛和神经功能异常，但是即使没有疼痛和神经的异常却有严重畸形和椎管受累的患者也能从手术中获益。术前神经功能正常的患者，手术死亡率相对较低(3%)[5,8,11]，而且能达到缓解疼痛、阻止神经功能异常的进展的目的[11]。例如，术后两年有约2/3的患者枕神经痛缓解，并改善至少一个功能级别[12]。

对颈椎影像学的最初评估应包括在屈曲和伸展状态下的脊椎侧位片。寰椎齿状突前间距指的是第一颈椎(C1)前弓的后缘到齿状突前表面的距离。这个距离在屈曲状态下过度扩大意味着横向韧带对寰椎不稳定的限制无作用。在成年人通常寰椎齿状突前间距小于3mm，对RA患者的研究提示，前寰椎齿状突间距超过8mm就说明脊椎不稳定，需要采取脊椎关节固定术的治疗[8,13]。最近，人们更多体会到寰椎齿状突后间距在预示神经受累方面价值更大[7,9,14]。寰椎齿状突后间距测量的距离是第一颈椎(C1)后弓前缘到齿状突后面之间的距离,也就是椎管的直径,反应出脊索可以活动的最大空间。然而核磁共振成像检查的测量结果可包括软组织的异常,例如韧带增厚或是关节翳,比寰椎齿状突后距更进一步,MRI可反映的椎管的狭窄。Boden和同伴[9]通过一个长期随访表明,寰椎齿状突后间距小于14mm在判定神经受损方面的敏感性达到97%,而前寰椎齿状突间距与神经麻痹没有关系。此外,Hamilton等还发现在最初MRI检查中发现有寰椎受压的患者给予非手术治疗后,60%的患者在中位时间1年后内出现了神经系统的恶化[15]。

在中间侧位颈椎像上做进一步测量还可以发现颅底陷入和枢椎下失稳。如果在侧位片上,齿状突的尖端超出硬腭和枕骨连线(McGregor线)上方4.5mm,则可以诊断齿状突病理性头侧移位。其他测量数据如Clark位置、Redlund–Johnell数值和Ranawat指数都常用来评估脊柱垂直固定和齿状突上段移位。这些都与神经受损有很好的相关性,其中用任何一个标准都能达到94%的敏感性和91%的阴性预测值[16]。最后,如果枢椎下半脱位超过椎体直径的20%或是4mm,则被认为是显著的[6]。最近,人们又证明椎管矢状面直径与神经受损相关性更好。患者的椎管直径小于13mm就处于高危状态[9]。

不仅对于有神经受损的患者应该做MRI检查,如果患者有齿状突上移位,寰椎齿状突后间距小于14mm,轴下椎管直径小于14mm,同样也应该做MRI的检查。因为MRI能较好地识别软组织,包括脊髓和韧带,也能更好地评估椎管的真实直径。Dvorak等证明寰椎半脱位的患者有2/3伴有关节翳大于3mm[17]。而且也有证据表明在类风湿患者中如果脊髓可用空间小于等于13mm,那就肯定有脊髓受压[18]。MRI还可以判断出齿状突上移位和脊髓弯曲的程度。颈髓和延髓之间的成角称为颈延髓角。当这个角度小于135°时对判断颅骨固定有显著的意义而且已经证实与脊髓病相关[19]。屈曲位和伸直位的MRI影像学研究已经用于揭示动态位的脊髓受压[20]。

前寰椎半脱位比后寰椎移位要常见的多。后者常与齿状突的骨折或者侵蚀有关。寰椎之所以容易发生半脱位是因为C1–C2关节面的方向为轴向,随着韧带破坏加上没有骨结构的限制,最终形成半脱位。接受经口齿状突切除患者的组织病理学检验提示有韧带的破坏和纤维组织替代滑膜[21]。感觉上骨质破坏的原因是因为失稳而不是急性炎症。进行性的移位与神经受累的进展并不直接相关[5]。在有些患者,寰椎齿状突前间距确实会因为年龄的增加而减少,很可能与颅底陷入和C1椎弓朝向C2更宽大的椎体下降有关。尽管如此,这与椎管大小的改善无关。

只有寰椎齿状突前间距超过9mm或者寰椎齿状突后间距小于14mm时,神经系统的损伤才会随着寰椎半脱位的加重而加重[9,13]。由于关节僵硬和畸形,活动时常伴有疼痛,并会出现肌肉废用。脊椎病的早期征兆是反射亢进,踝阵挛,而且本体感受可能被掩盖。因此,从看似正常的脊髓功能会突然进展成为很严重的脊髓病。在一个前瞻性的研究中,由于寰椎半脱位导致的患者死亡率达到5%[8]。在对104例RA患者的尸检中发现寰椎半脱位对8位患者是主要死因,对2例是促进因素。7例突然死亡。其中2例之前有放射学的寰椎半脱位的诊断,但是没有一例在死之前有脊椎病的证据[22]。由于早期身体的改变很微妙,只有借助脊髓功能异常的其他表现比如感觉肢体沉重,不平衡,当头和颈运动时出现躯干和四肢的感觉异常。不幸的是,一旦脊髓病变很严重,术后恢复通常不完全,而且死亡率直线上升[11,23]。事实上,考虑到术前不能步行的患者手术并发症率和死亡率高,Casey等建议在出现严重脊髓病之前给与患者预防性的固定和脊椎关节固定术[24]。所以,当放射学可见寰椎半脱位有进展,那么应该在移位能导致脊髓病之前谨慎地采取融合。

研究表明术后神经恢复情况与术前神经缺陷程度相关[11,23,25]。有单纯颅底陷入或者伴有相关半脱位的患者手术后的效果比只有单独寰枢椎半脱位或者枢轴下半脱位的手术效果差很多[26]。Boden等证明术前寰椎齿状突后间距小于10mm的患者运动功能的恢复预后不好。此外,合并有颅底陷入的患者只有在术前寰椎齿状突前间距大于13mm时,术后神经系统才能得到一定的恢复。

寰枢椎半脱位患者做手术最常见的主因是枕骨疼。这些症状能得到满意解决[11,27]。即使没有症状但是MRI检查已经发现可供脊髓的空间少于13mm或者颈脊角小于135°强烈建议做寰枢椎关节固定术[1]。虽然单纯C1–C2半脱位能通过后入路C1–2钢丝固定法和椎板间融合得到有效治疗,RA患者和有寰枢椎不稳定的其他患者相比,假关节的发生率还是明显升高。虽然通过环状装置术后制动可以将融合率提高不少,但是更新的技术采用寰枢椎关节螺丝固定,以此达到更好的畸形矫正以及更高的融合率[28]。生物技术方面的研究表明C1–2关节螺丝固定术对于寰枢椎半脱位的稳定是个很好的选择。该术式避免了在可能已经狭窄的椎管内从椎板下方穿过钢丝[29-32]。另一个脊椎固定的最新进展是颈椎椎弓根固定[33]。这项技术同样也可以用于由于减压而去除了椎骨板的脊椎中。传统上,我们认为在颈椎椎弓根处植入螺丝是相对有危险的。尽管如此，术中立体定位计算机图像引导的导航系统技术的进步从本质上提高了颈椎固定和其他固定手术以及脊髓减压术的安全性[34,35]。如果仅仅寰椎或枢椎的固定不够，那么可能必须要扩大融合范围到枕骨或者枢轴下椎体。现在已有多种高强度装置可将颅骨可靠地固定在上段颈椎[26,36,37](图 48.1)。由于这些患者中大多都有骨矿物质的丢失,正在服用激素,并且由于骨质疏松、畸形而难以在支具中保持稳定,因此与齿状突骨折融合术后的预后相比，形成假性关节的几率明显升高,可达 9%[5,38]。

伴有颅底陷入的患者神经系统功能异常的发生率较高。除了脊髓病,还会有低端颅神经麻痹出现。和孤立的寰枢椎半脱位相比，颅底陷入合并寰枢椎半脱位发生脊髓病变时的 ADI 更小。由于疼痛及神经功能异常和颅底陷入有关,所以,仅仅 C1–2 融合是不够的，需要枕颈融合以防止头部下沉和神经受压（图 48.1)。由于制动后齿突的类风湿性肉芽肿可能消退，所以很多患者只要后路的融合就行了[39,40]。齿状突持续压迫颈髓延髓交界处会导致顽固性神经功能异常，可能需要做经口入路齿状突切除术。

最后,平移移位可能会发生在枢椎下水平。外科治疗的指征是严重的中轴脊柱疼、脊髓根疼、脊髓病或合并有几种表现。因为伴有寰枢椎半脱位,早期发现脊髓病变得比较困难。患者因为局部疼痛或者神经根病而行手术，后位融合或者必要时椎间孔切开术可能比前位手术更好，这是因为既能有效地固定又能减少并发症。脊髓病患者可以通过骨牵引来判断畸形能否复位。如果患者出现脊柱强直或者脊柱前凸，那么可以使用后位的关节内平板固定或者小夹板固定术。尽管如此，如果脊髓病持续存在，或者是患者有难以纠正的前位畸形,那么需要采用前位中矢状面减压和椎体融和(图 48.2)。在一个对 40 例有疼痛症状平均 21 年的小样本回顾性研究中,3/4 的给与外科治疗的患者疼痛症状有

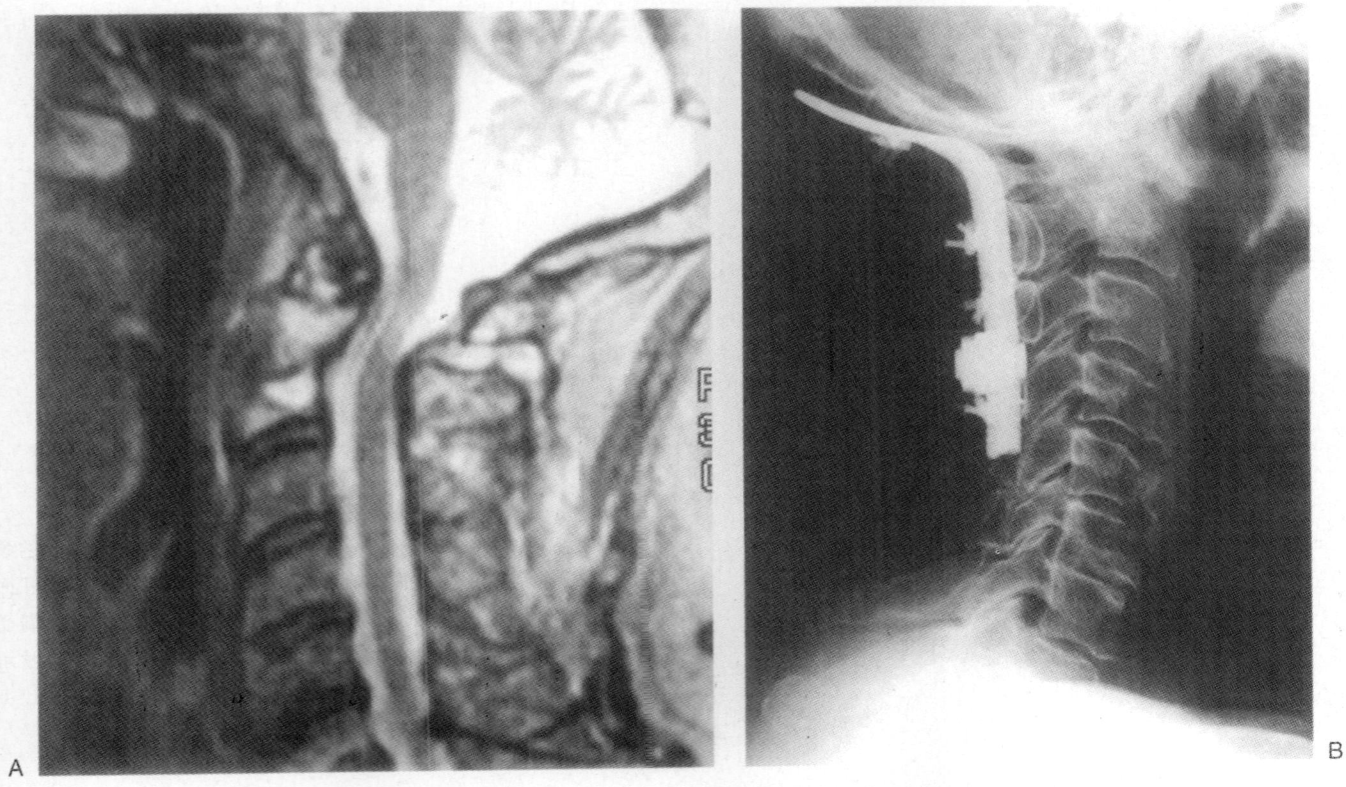

图48.1　(A)一位患有RA10年之久的60岁男性患者,最近出现颈部疼痛加重、四肢轻瘫和吞咽困难。行脊柱矢状面T2加权信号的MRI检查,MRI示C1从C2前移,以及齿状突严重侵蚀性破坏。显著的关节翳几乎使左脊椎动脉闭合,导致脊髓受压。(B)在前方高位咽后减压和后位融合固定后拍侧位平片,这种方法可以允许重新排列并获得稳定性。这个患者的症状有明显的缓解。

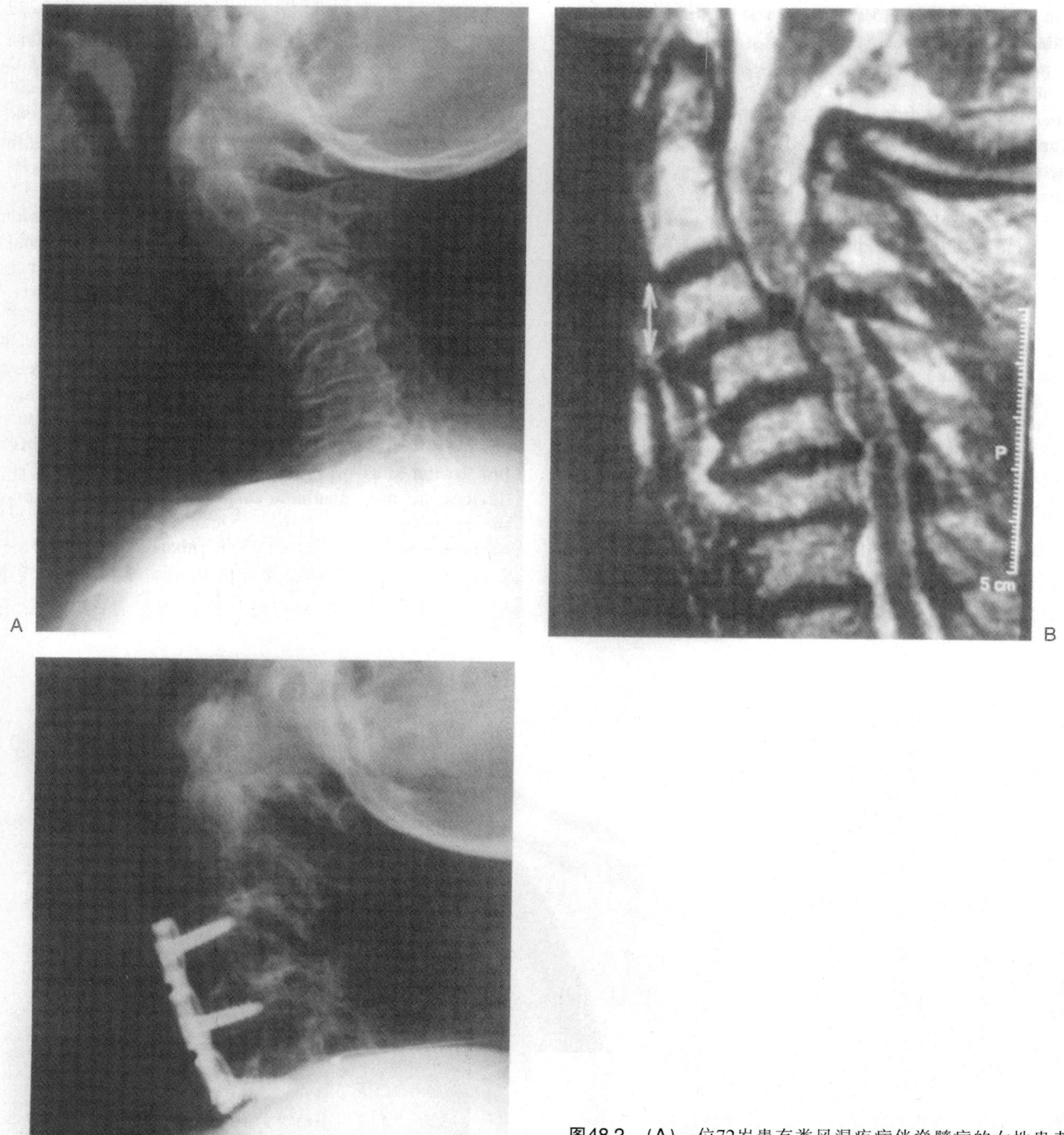

图48.2 (A)一位72岁患有类风湿疾病伴脊髓病的女性患者的颈椎侧位片示C3–4前半段向前移伴C4–5脊柱后突畸形。(B)矢状面颈椎的T2加权信号MRI示脊髓在C3–4半脱位的位置出现脊髓受压，脊髓在受压的这个位置出现异常信号。(C)术后颈椎侧位片示C3–5前端关节内固定和钢板固定矫正了半脱位和减轻了畸形。

缓解，并且大多数之前不能行走的患者可以行走[41]。虽然手术致死率高达10%，但是由于同患多病而采取非手术治疗的这组患者在6个月内的致死率却高达50%。

同样要引起重视的是即使寰枢椎融合或颅颈融合成功，还是有可能发生枢轴下半脱位[38,42]（图48.3）。在已行颅颈融合后的患者中有36%出现枢轴下半脱位并需要在第一次手术后2，3年做第二次手术。而那些行寰枢椎固定的患者中只有5.5%需要在第一次手术平均9年后做第二次手术[38]。很明显，患者应该在术后密切地随访，尤其是行颅颈融合术的患者。有些外科医生建议对于那些进展性致残性的类风湿患者，应该给予长节段的固定。虽然经过手术融合的患者比未经手术治疗的患者的更稳定，变得更好，但是，由于外科融合导致的相邻关节的破坏可能会限制长期持续的缓解[38]。

有继发淀粉样变的患者更容易出现颈椎的失稳。例如，有继发淀粉样变的RA患者中3/4有枢轴下半脱位，而没有继发淀粉样变的患者枢轴下半脱位发生率不足1/4。同样，有继发淀粉样变的患者多达一半的有颅底陷入，40%可见寰椎半脱位。而这些都是没有继发淀粉样变的患者的两倍之多。Laiho等得出的结论是RA合并继发淀粉样变的患者会出现更为严重的脊柱

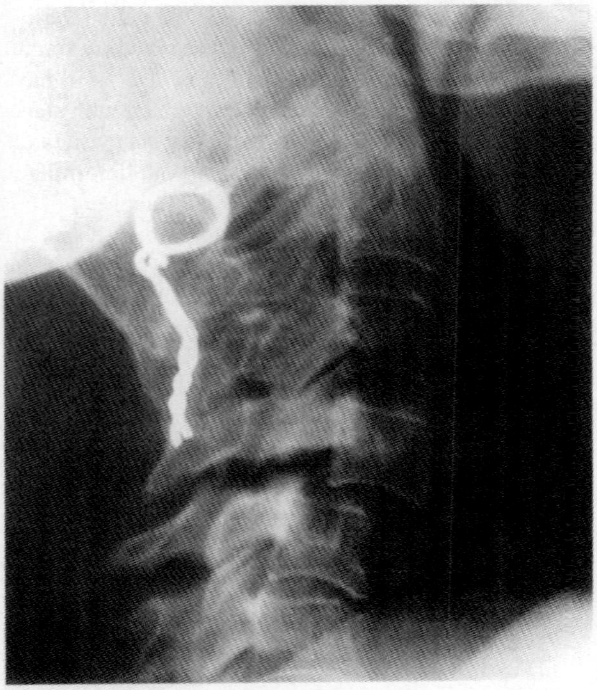

图48.3　这是一位有类风湿关节炎的患者，3年前由于齿状突骨折和侵蚀导致C1相对C2后移位，予融合术。尽管金属丝和植骨体限于C1-2段，但是融合范围扩大到从枕骨到C4，而这个患者颈部疼痛和脊髓病的症状都通过融合得到缓解。

表现[44]。

RA也可累及腰椎，但是在致残性RA中较少见[45]。Kawaguchi等在对一批103例患者的研究中发现，超过一半的患者出现影像学异常，接近一半的患者有背疼痛。后者在有明显尾椎侵蚀的患者中更为常见。另位，曾经激素冲击治疗的RA患者更常见腰椎骨折[45]。在对RA患者进行的队列研究显示，通过双能X线吸收测骨矿物质密度发现异常的敏感度为82%，阴性预测值为90%[46]。与压缩因素相关的标准包括：年龄、体重、炎症、不爱运动和激素使用过量。与205例未用激素治疗的RA患者出现13%脊椎畸形和1.5%急性骨折相比，205例给与激素治疗的RA患者中，25%有脊椎畸形，8%有临床症状的急性脊椎骨折[47]。DeNijs等曾报导，激素每天的使用量增加1mg，都能增加畸形和有临床症状的急性脊椎骨折的危险性。虽然治疗急性骨折的常用方法是长期外固定，但是经皮注射聚甲基丙烯酸甲酯加强脊椎能明显提高许多骨质疏松压缩性骨折患者的生活质量，并且可能减少畸形的发生[48]。

二、强直性脊柱炎

强直性脊柱炎的脊柱畸形可能与疾病本身所致的脊柱后凸或者是急性外伤事件有关[49,50]。在一个研究中发现103例患者23%有寰椎半脱位[51]。有严重脊柱后凸畸形并有功能损伤的患者，行切骨术和固定能达到有效的矫正[52]。虽然脊柱后凸在大多数患者中是胸椎最严重，但是腰椎的椎管更大，马尾叶更不容易受损。因此在该处行骨切开术更安全更容易[53-55]。患者如果是原发的颈胸椎后凸，那么应该在颈胸交界处行切骨术一保持矢状面平衡[54,56]。对于有严重下巴贴胸畸形的患者，行一个或者更多切骨术能够充分矫正畸形从而成功缓解疼痛症状，并且恢复良好的向前视野。不幸的是，早期的技术会使并发症高发，包括死亡和新的神经损伤[54]。Halm及其同事报告，根据“修订后的关节炎影响测量标准”，患者的整体健康状况在畸形矫正后明显改善[57]。最近很多技术采用了更为安全的复位技术和更好的固定术以及术中神经监测技术来减低这些风险。尽管如此，临床结果可能与畸形矫正的程度无关[52]。

强直性脊柱炎的患者常常因为相对小的外伤引起骨折，而且通常在出现明显的脊髓病时才发现[49,50,58,59]。如果强直性脊柱炎的患者有颈椎骨折，那么致死率可高达35%[60]。神经损伤达到57%~75%，相关的脊髓硬

膜外血肿比较常见[58,60]。损伤的主要机制是高血压[59]。由于韧带骨化,骨折通常引起脊柱完全断裂,引起高度不稳定的损伤。骨折处上下脊柱段僵硬以及骨折部位没有韧带连接保护使得支具难以保持正确对线。单独骨牵引术需要卧床至少4~6周,而且通常出现明显并发症例如股四头肌轻瘫[49,58]。此外,如果有明显的脊柱后凸畸形,应用骨牵引比较困难。颈椎畸形做直接的枢轴牵引会导致脊柱成角、脊髓受压和瘫痪。同样很难放置Minerva模具或者halovest支架。

如果患者没有神经损伤,没有明显的后突畸形而且脊柱对线良好,可以采取支具治疗[59]。然而如果有神经缺损、明确的对线不良或脊柱后凸基础上发生骨折,外科融合术和后路金属固定是患者的神经恢复和早期稳定最好的机会。由于韧带骨化妨碍了关节突和椎板

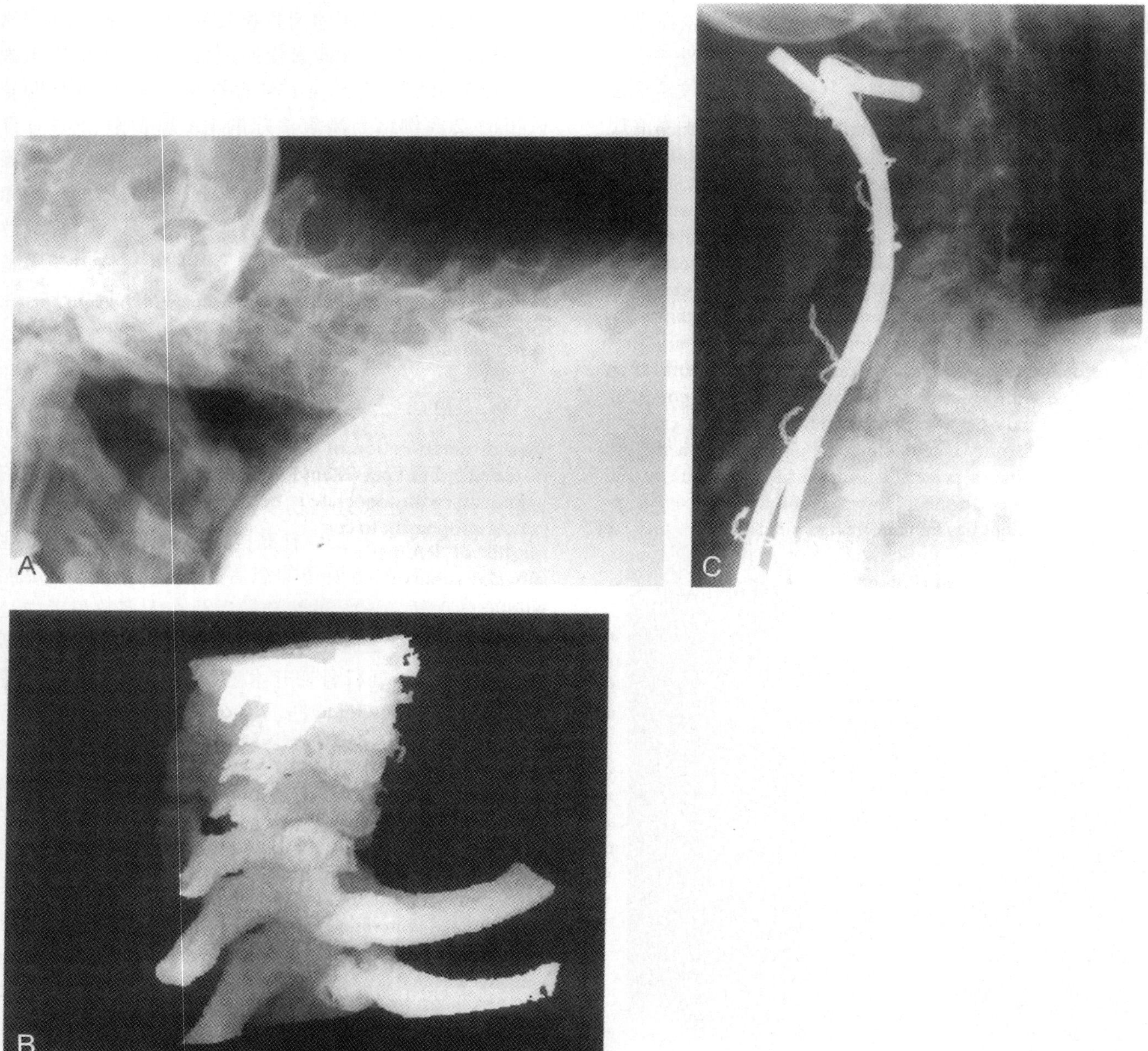

图48.4 (A)这是一位强直性脊柱炎患者的侧位片。因为后仰摔倒,枕骨碰到桌子,随即出现了屈曲旋转畸形。使用了一个晕轮石膏背夹但是没有成功,最后他的下巴支托在右侧锁骨上。由于进食困难,他在12星期内瘦了27.2kg。脊柱平片和CT扫描不能明确受伤的部位。(B)三维CT扫描发现骨折部位是C5–6。用5磅的重力行骨牵引,4小时后得以复位。(C)当把脊柱固定棒柱用铁丝绑在棘突上后,将患者翻转体位,将一块骨移植材料置于C5和C6椎体分离较大的前部。

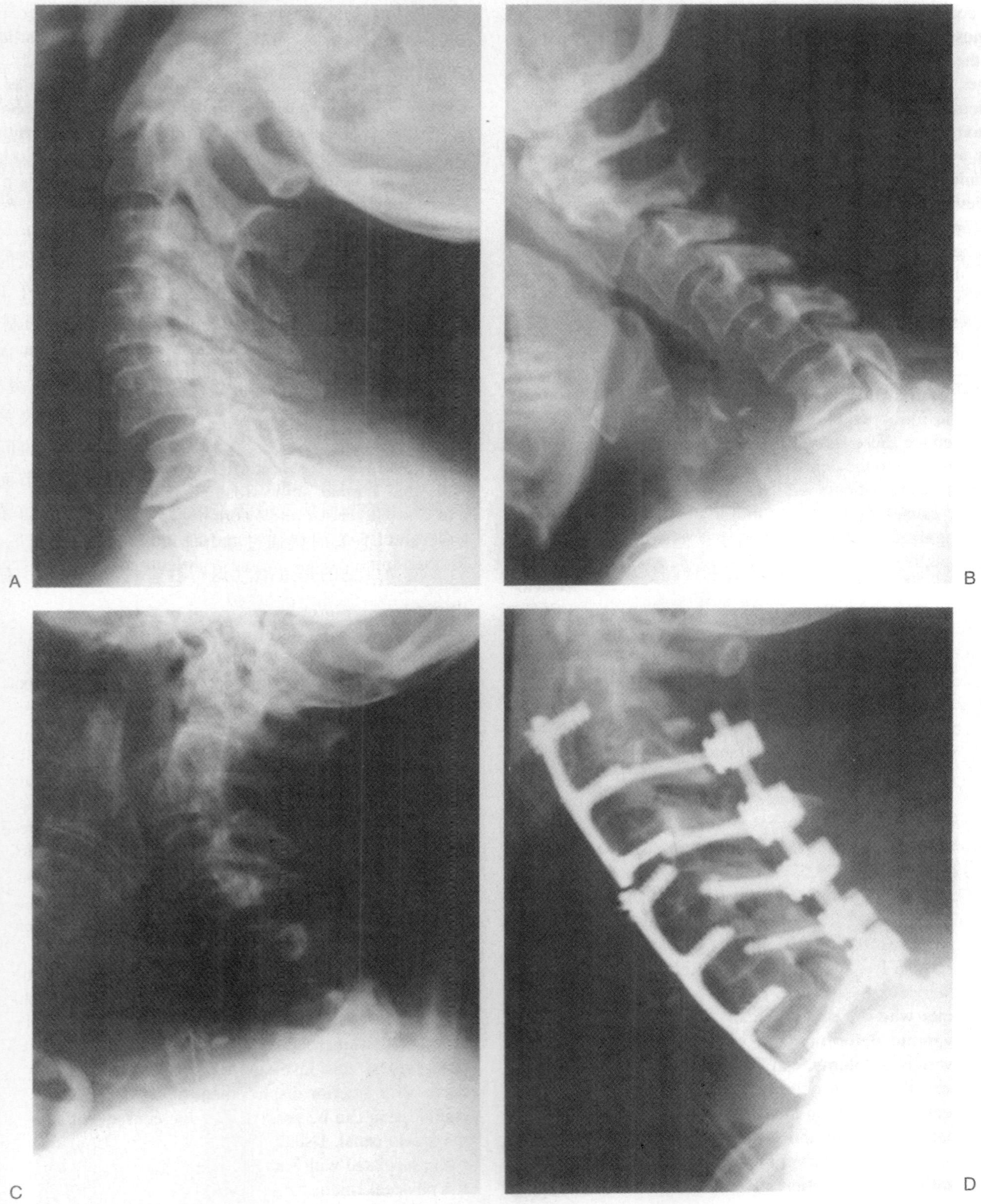

图48.5　(A)这是一位62岁的OA女性患者颈部伸直体位的侧位片，影像学显示颈椎排列正常伴缓慢进展性脊髓病。(B)屈曲位的颈部侧位片显示在C2-3、C4-5、C5-6多个水平轴下半脱位。(C)行后位C4-6椎板切除术但是未固定的侧位片显示进展性的轴下畸形。(D)术后颈部侧位片显示畸形由于C2-T1段前位和后位关节内固定术后得以恢复。

的固定，可选的固定方法是用钢丝穿过棘突基底部的孔将金属棒固定在棘突上[61](图 48.4)。如果椎管重建需要将骨移至脊髓前端，可以在后位固定术中同时做到。

在脊柱胸椎段的骨折同样要有这些顾虑。尽量避免脊柱后凸的矫正,因为可能带来神经损伤。如果椎管重建不是必要的，那么脊柱融合术中只要把金属棒缠绕在棘突上并覆盖移植骨块。或者在胸腰椎进行节段性椎弓根固定可以提供很好的内固定。如果神经损伤是激发与脊髓前方的骨导致的脊髓畸形，可循侧方腔外入炉到达脊柱，进行椎管重建并在术中通过同一切口放置后固定装置。

三、骨关节炎

退行性变的骨关节炎通常影响颈椎和腰椎。在颈椎,C5-6 和 C6-7 水平是最常受影响的;然而在腰椎,L4-5 和 L5-S1 最常受累。尽管大多数患者无症状,还是有一部分会出现神经根的病变。但对简单的减压术即有良好的治疗反应。即使是发生脊髓病变的患者,需要治疗的脊髓畸形也明显少于 RA 患者。

有些患者会出现与 RA 类似的颈部的枢轴下半脱位(图 48.5)。此外,OA 进展性的椎间盘退行性变导致进展性的颈部脊柱后凸，因此也限制了背部重建手术的实用性。甚至在前路手术之后,脊柱后凸还会发展。在近 100 名行单节段或者双节段椎体次全切术的患者中,仍然可在术后观察到节段脊柱后凸的进展。前突的丧失大多发生在融合节段,1 年后趋于稳定[62]。因此通常进行内固定以限制术后脊柱后凸的进展程度。

常见的 OA 胸腰椎段的畸形有两种。最常见的半脱位是退行性脊椎前移，在女性患者中常发生于 L4-5。在这个水平上关节突出于垂直方向，无法限制 L4 相对 L5 的前移。神经源性跛行由椎管狭窄所致,通常这些患者由于走动带来的疼痛的症状比物理征突出。但偶尔神经根病变更明显。后路切除椎板和骨突关节的中间部分,能充分扩大椎管缓解跛行的症状。椎间移位的进展并不常见除非之前进行了双侧椎骨关节面切除术。由关节面病变或者是由进展性的椎体失稳导致的背部疼痛,有时候通过融合能够缓解(图48.6)。

较为少见的是进展性退行性脊柱侧凸[63,64]。有时

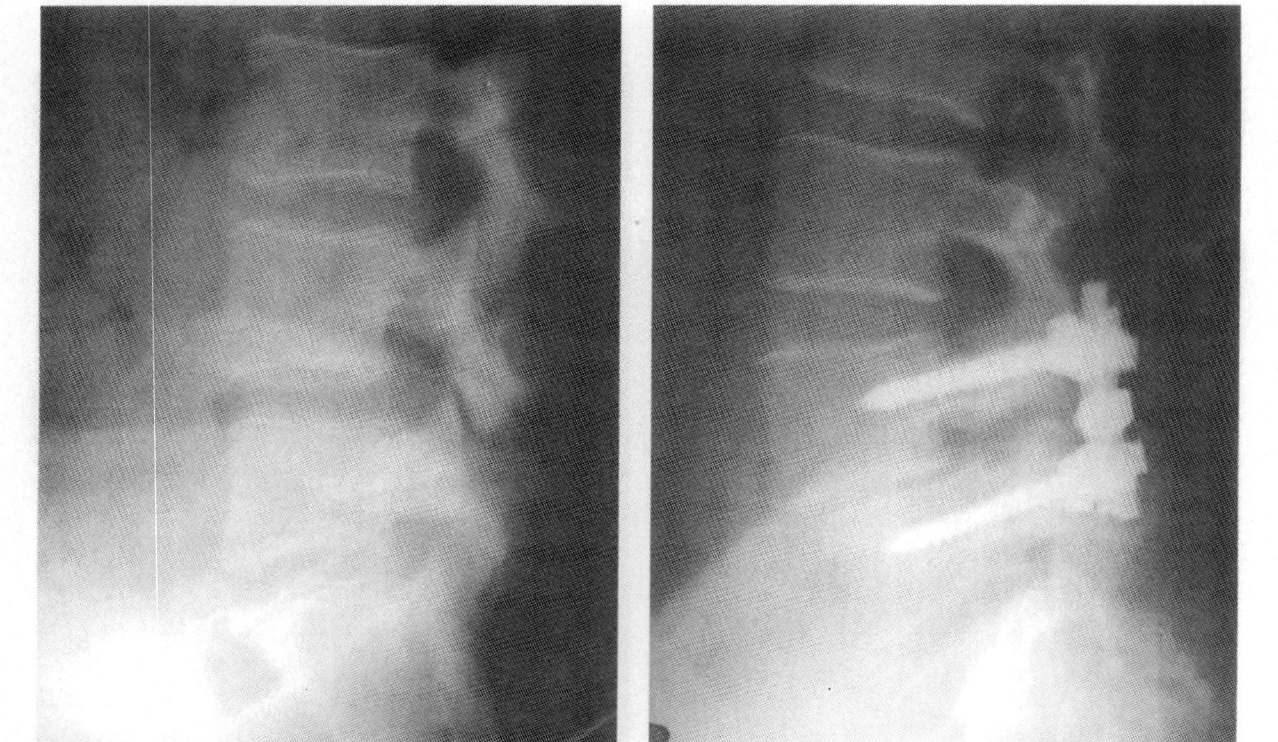

图48.6 (A)这位45岁的有机械性背痛和L5神经根痛的男性患者的伸展位腰椎侧位片提示,L4-5退行性的脊椎前移并伴有L4-5关节面增宽。(B)腰椎术后片可见L4-5节段通过后位根螺丝固定和后外侧的关节内固定术得以固定。

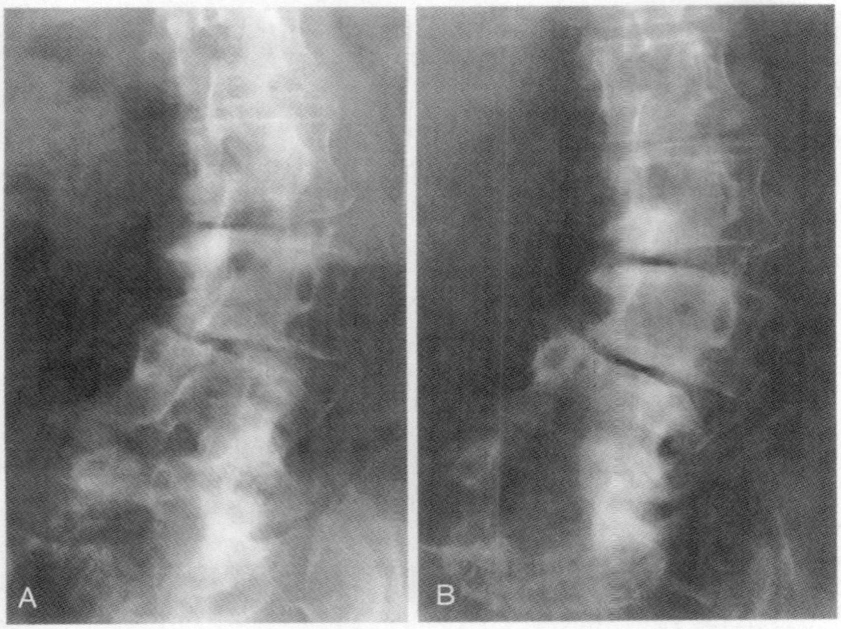

图48.7　(A)一位患有退行性腰椎侧凸和神经源性跛足患者的术前片。在行L2–L5段椎板切除术后症状得以缓解。(B)2年后拍片,患者出现背部疼痛,左L5神经根病加重。脊柱侧凸更为明显,以致L4,L5接近左侧髂嵴。

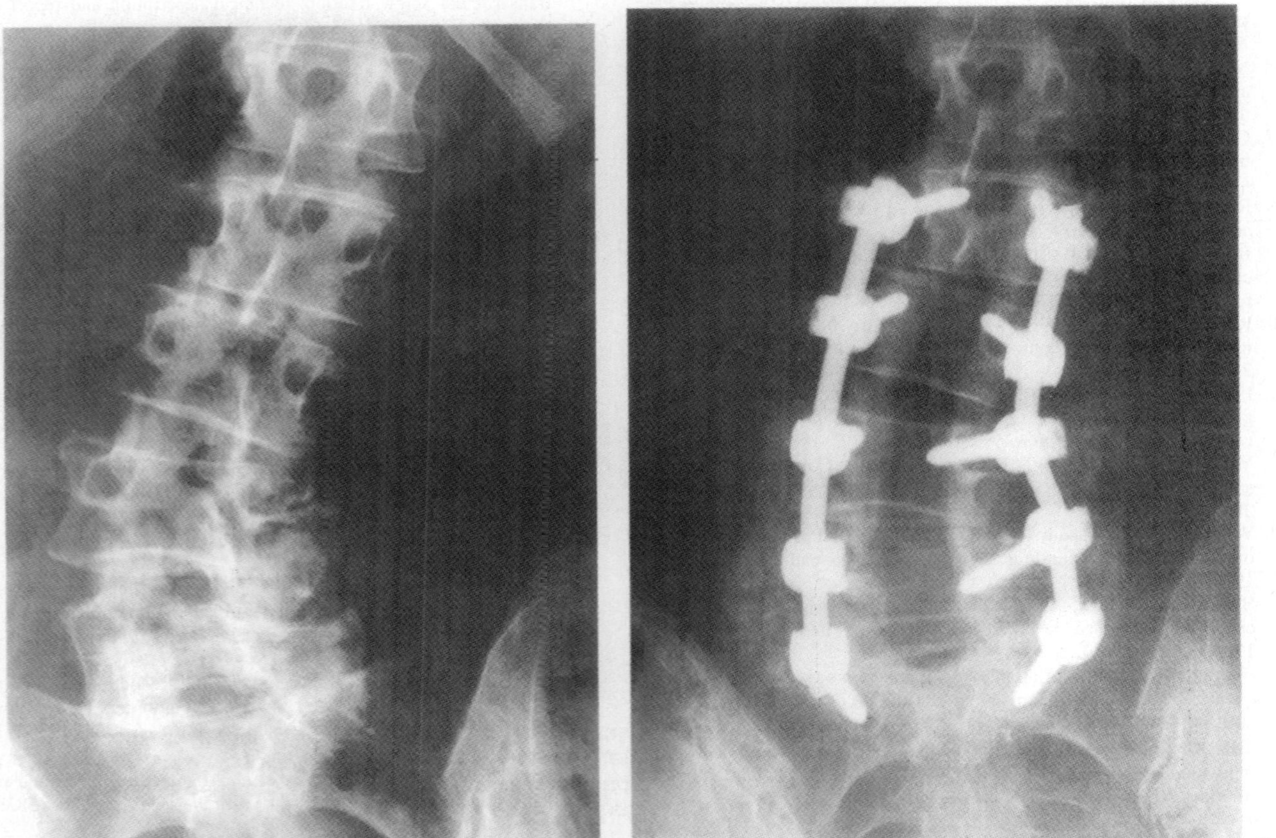

图48.8　(A)这是一位患有进展性脊柱侧凸和背疼、腿疼的58岁女性患者的腰椎片。(B)在行L2–骶骨椎板切除术后症状得以缓解。由于椎弓根较小,角度多变,因此应用术中计算机介导的导航系统帮助进行L2–骶骨的根螺丝固定术。患者术前的症状几乎全部缓解。

候疼痛与椎关节面病变有关，但是通常是继发于椎管的侧隐窝处和凹面的狭窄神经根孔的神经根卡压。切除覆盖在神经根上的骨质可能会由于畸形的进展和症状反复导致远期脊椎不稳定(图 48.7)。结果是，这些患者需要脊柱固定和融合以及椎板切除。附加金属器械提供支撑对抗畸形的进展直到融合变得坚固（图 48.8)。虽然常用椎弓根固定，但由立体定位计算机成像介导的术中导航系统会提高螺丝钉植入的准确性和安全性[34]。尽管如此，这种矫形方式是个很艰巨的任务，除非必须，是很少应用的。

（吴莹 译 张奉春 校）

参考文献

1. Reiter MF, Boden SD. Inflammatory disorders of the cervical spine. *Spine* 1998;23:2755–2766.
2. Gurley JP, Bell GR. The surgical management of patients with rheumatoid cervical spine disease. *Rheum Dis Clin North Am* 1997;23:317–332.
3. Fujiwara K, Owaki H, Fujimoto M, et al. A long-term follow-up of cervical lesions in rheumatoid arthritis. *J Spinal Disord* 2000;13:519–526.
4. Oda T, Fujiwara K, Yonenobu K, et al. Natural course of cervical spine lesions in rheumatoid arthritis. *Spine* 1995;20:1128–1135.
5. Pellicci PM, Ranawat CS, Tsairis P, et al. A prospective study of the progression of rheumatoid arthritis of the cervical spine. *J Bone Joint Surg Am* 1981;63:342–350.
6. Yonezawa T, Tsuji H, Matsui H, et al. Subaxial lesions in rheumatoid arthritis. Radiographic factors suggestive of lower cervical myelopathy. *Spine* 1995;20:208–215.
7. Collins DN, Barnes CL, FitzRandolph RL. Cervical spine instability in rheumatoid patients having total hip or knee arthroplasty. *Clin Orthop* 1991;Nov:127–135.
8. Rana NA. Natural history of atlanto-axial subluxation in rheumatoid arthritis. *Spine* 1989;14:1054–1056.
9. Boden SD, Dodge LD, Bohlman HH, et al. Rheumatoid arthritis of the cervical spine. A long-term analysis with predictors of paralysis and recovery. *J Bone Joint Surg Am* 1993;75A:1282–1297.
10. Riise T, Jacobsen BK, Gran JT. High mortality in patients with rheumatoid arthritis and atlantoaxial subluxation. *J Rheumatol* 2001;28:2425–2429.
11. Peppelman WC, Kraus DR, Donaldson WFd, et al. Cervical spine surgery in rheumatoid arthritis: improvement of neurologic deficit after cervical spine fusion. *Spine* 1993;18:2375–2379.
12. Van Asselt KM, Lems WF, Bongartz EB, et al. Outcome of cervical spine surgery in patients with rheumatoid arthritis. *Ann Rheum Dis* 2001;60:448–452.
13. Weissman BN, Aliabadi P, Weinfeld MS, et al. Prognostic features of atlantoaxial subluxation in rheumatoid arthritis patients. *Radiology* 1982;144:745–751.
14. Boden SD. Rheumatoid arthritis of the cervical spine. Surgical decision making based on predictors of paralysis and recovery. *Spine* 1994;19:2275–2280.
15. Hamilton JD, Johnston A, Madhok R, et al. Factors predictive of subsequent deterioration in rheumatoid cervical myelopathy. *Rheumatology* 2001;40:811–815.
16. Riew KD, Hillibrand AS, Palumbo MA, et al. Diagnosing basilar invagination in the rheumatoid patient. The reliability of radiographic criteria. *J Bone Joint Surg Am* 2001;83:194–200.
17. Dvorak J, Grob D, Baumgartner H, et al. Functional evaluation of the spinal cord by magnetic resonance imaging in patients with rheumatoid arthritis and instability of upper cervical spine. *Spine* 1989;14:1057–1064.
18. Kawaida H, Sakou T, Morizono Y, et al. Magnetic resonance imaging of upper cervical disorders in rheumatoid arthritis. *Spine* 1989;14:1144–1148.
19. Bundschuh C, Modic MT, Kearney F, et al. Rheumatoid arthritis of the cervical spine: surface-coil MR imaging. *AJR* 1988;151:181–187.
20. Roca A, Bernreuter WK, Alarcon GS. Functional magnetic resonance imaging should be included in the evaluation the cervical spine in patients with rheumatoid arthritis. *J Rheumatol* 1993;20:1485–1488.
21. O'Brien MF, Casey AT, Crockard A, et al. Histology of the craniocervical junction in chronic rheumatoid arthritis: a clinicopathological analysis of 33 operative cases. *Spine* 2002;27:2245–2254.
22. Mikulowski P, Wollheim FA, Rotmil P, et al. Sudden death in rheumatoid arthritis with atlanto-axial dislocation. *Acta Med Scand* 1975;198:445–451.
23. Casey AT, Crockard HA, Bland JM, et al. Surgery on the rheumatoid cervical spine for the non-ambulant myelopathic patient—too much, too late? [Comments]. *Lancet* 1996;347:1004–1007.
24. Casey AT, Crockard HA, Pringle J, et al. Rheumatoid arthritis of the cervical spine: current techniques for management. *Orthop Clin North Am* 2002;33:291–309.
25. Casey AT, Crockard HA, Bland JM, et al. Predictors of outcome in the quadriparetic nonambulatory myelopathic patient with rheumatoid arthritis: a prospective study of 55 surgically treated Ranawat class IIIb patients. *J Neurosurg* 1996;85:574–581.
26. Casey AT, Crockard HA, Stevens J. Vertical translocation. Part II. Outcomes after surgical treatment of rheumatoid cervical myelopathy. *J Neurosurg* 1997;87:863–869.
27. McRorie ER, McLoughlin P, Russell T, et al. Cervical spine surgery in patients with rheumatoid arthritis: an appraisal. *Ann Rheum Dis* 1996;55:99–104.
28. Grob D, Dvorak J, Panjabi MM, et al. The role of plate and screw fixation in occipitocervical fusion in rheumatoid arthritis. *Spine* 1994;19:2545–2551.
29. Stillerman CB, Wilson JA. Atlanto-axial stabilization with posterior transarticular screw fixation: technical description and report of 22 cases. *Neurosurgery* 1993;32:948–955.
30. Naderi S, Crawford NR, Song GS, et al. Biomechanical comparison of C1-C2 posterior fixations. Cable, graft, and screw combinations. *Spine* 1998;23:1946–1955; discussion 1955–1956.
31. Hurlbert RJ, Crawford NR, Choi WG, et al. A biomechanical evaluation of occipitocervical instrumentation: screw compared with wire fixation. *J Neurosurg* 1999;90:84–90.
32. Grob D, Crisco JJ III, Panjabi MM, et al. Biomechanical evaluation of four different posterior atlantoaxial fixation techniques. *Spine* 1992;17:480–490.
33. Abumi K, Kaneda K, Shono Y, et al. One-stage posterior decompression and reconstruction of the cervical spine by using pedicle screw fixation systems. *J Neurosurg* 1999;90:19–26.
34. Kalfas IH, Kormos DW, Murphy MA, et al. Application of frameless stereotaxy to pedicle screw fixation of the spine. *J Neurosurg* 1995;83:641–647.
35. Welch WC, Subach BR, Pollack IF, et al. Frameless stereotactic guidance for surgery of the upper cervical spine [see comments]. *Neurosurgery* 1997;40:958–963; discussion 963–964.
36. Heidecke V, Rainov NG, Burkert W. Occipito-cervical fusion with the cervical Cotrel-Dubousset rod system. *Acta Neurochir* 1998;140:969–976.
37. Vale FL, Oliver M, Cahill DW. Rigid occipitocervical fusion. *J Neurosurg* 1999;91:144–150.
38. Kraus DR, Peppelman WC, Agarwal AK, et al. Incidence of subaxial subluxation in patients with generalized rheumatoid arthritis who have had previous occipital cervical fusions. *Spine* 1991;16:S486–489.
39. Zygmunt S, Saveland H, Brattstrom H, et al. Reduction of rheumatoid periodontoid pannus following posterior occipito-cervical fusion visualised by magnetic resonance imaging. *Br J Neurosurg* 1988;2:315–320.
40. Grob D, Wursch R, Grauer W, et al. Atlantoaxial fusion and retrodental pannus in rheumatoid arthritis. *Spine* 1997;22:1580–1583; discussion 1584.
41. Falope ZF, Griffiths JD, Platt PN, et al. Cervical myelopathy and rheumatoid arthritis: a retrospective analysis of management. *Clin Rehabil* 2002;16:625–629.
42. Agarwal AK, Peppelman WC, Kraus DR, et al. Recurrence of cervical spine instability in rheumatoid arthritis following previous fusion: can

disease progression be prevented by early surgery. *J Rheumatol* 1992; 19:1364–1370.
43. Omura K, Hukuda S, Katsuura A, et al. Evaluation of posterior long fusion versus conservative treatment in the progressive rheumatoid cervical spine. *Spine* 2002;27:1336–1345.
44. Laiho K, Kaarela K, Kauppi M. Cervical spine disorders in patients with rheumatoid arthritis and amyloidosis. *Clin Rheumatol* 2002;21: 227–230.
45. Kawaguchi Y, Matsuno H, Kanamori M, et al. Radiologic findings of the lumbar spine in patients with rheumatoid arthritis, and a review of pathologic mechanisms. *J Spinal Disord Tech* 2003;16:38–43.
46. Haugeberg G, Orstavik RE, Uhlig T, et al. Clinical decision rules in rheumatoid arthritis: do they identify patients at high risk for osteoporosis? Testing clinical criteria in a population based cohort of patients with rheumatoid arthritis recruited from the Oslo Rheumatoid Arthritis Register. *Ann Rheum Dis* 2002;61:1085–1089.
47. De Nijs RN, Jacobs JW, Bijlsma JW, et al. Prevalence of vertebral deformities and symptomatic vertebral fractures in corticosteroid treated patients with rheumatoid arthritis. *Rheumatology* 2001;40: 1375–1383.
48. Garfin SR, Yuan HA, Reily MA. Kyphoplasty and vertebroplasty for treatment of painful osteoporotic compression fractures. *Spine* 2001; 26:1511–1515.
49. Broom MJ, Raycroft JF. Complications of fractures of the cervical spine in ankylosing spondylitis. *Spine* 1988;13:763–766.
50. Fox MW, Onofrio BM, Kilgore JE. Neurological complications of ankylosing spondylitis. *J Neurosurg* 1993;78:871–878.
51. Ramos-Remus C, Gomez-Vargas A, Guzman-Guzman JL, et al. Frequency of atlantoaxial subluxation and neurologic involvement in patients with ankylosing spondylitis [Comments]. *J Rheumatol* 1995; 22:2120–2125.
52. Kim KT, Suk KS, Cho YJ, et al. Clinical outcome results of pedicle subtraction osteotomy on ankylosing spondylitis with kyphotic deformity. *Spine* 2002;27:612–618.
53. van Royen BJ, Slot GH. Closing-wedge posterior osteotomy for ankylosing spondylitis. Partial corporectomy and transpedicular fixation in 22 cases. *J Bone Joint Surg Br* 1995;77:117–121.
54. Gerscovich EO, Greenspan A, Montesano PX. Treatment of kyphotic deformity in ankylosing spondylitis. *Orthopedics* 1994;17:335–342.
55. Thiranont N, Netrwichien P. Transpedicular cancellation closed wedge vertebral osteotomy for treatment of fixed flexion deformity of spine in ankylosing spondylitis. *Spine* 1993;18:2517–2522.
56. McMaster MJ. Osteotomy of the cervical spine in ankylosing spondylitis. *J Bone Joint Surg Br* 1997;79:197–203.
57. Halm H, Metz-Stavenhagen P, Zielke K. Results of surgical correction of kyphotic deformities of the spine in ankylosing spondylitis on the basis of the modified arthritis impact measurement scales. *Spine* 1995; 20:1612–1619.
58. Graham B, Van Peteghem PK. Fractures of the spine in ankylosing spondylitis. Diagnosis, treatment, and complications. *Spine* 1989;14: 803–807.
59. Hitchon PW, From AM, Brenton MD, et al. Fractures of the thoracolumbar spine complicating ankylosing spondylitis. *J Neurosurg* 2002;97: 218–222.
60. Murray GC, Persellin RH. Cervical fracture complicating ankylosing spondylitis: a report of eight cases and review of the literature. *Am J Med* 1981;70:1033–1041.
61. Drummond DS, Keene JS. Spinous process segmental spinal instrumentation. *Orthopedics* 1988;11:1403–1410.
62. Rajshekhar V, Arunkumar MJ, Kumar SS. Changes in cervical spine curvature after uninstrumented one- and two-level corpectomy in patients with spondylotic myelopathy. *Neurosurgery* 2003;52:799–804; discussion 804–805.
63. Grubb SA, Lipscomb HJ, Coonrad RW. Degenerative adult onset scoliosis. *Spine* 1988;13:241–245.
64. Benner B, Ehni G. Degenerative lumbar scoliosis. *Spine* 1979;4:548–552.

第49章

髋关节炎性畸形的矫正

Charles L. Nelson, Edward J. Stolarski

髋关节炎性畸形高发病率的主要原因是对保守治疗不敏感。髋关节病理变化导致的疼痛和功能障碍经常影响患者的身心健康。保守治疗效果不理想的患者，通过外科矫正会使症状改善。用全髋关节成形术进行外科矫正可以减轻疼痛、改善功能，并能提高对症治疗患者的身心健康质量。20 年随访研究证明生存率为90%[1]。

除了全髋关节成形术外，半髋关节成形术、髋关节融合术、股骨和髋臼截骨术、髋关节镜、髋关节骨移植或减压、髋关节清创术和/或滑膜切除术和髋关节烧蚀术等外科处理也适合炎性髋关节畸形的外科治疗。慎重地选择患者和术式是手术成功的关键。

一、髋关节炎性畸形的评估

髋关节炎性畸形的评估首先要采集详细的病史和进行查体。病史应清楚地描述症状的特征、位置和持续时间；必须明确症状是隐袭性开始还是突发性开始；必须清楚髋关节既往的创伤或手术史。症状出现时，相关的活动和症状的长期性是正确鉴别诊断的关键。系统回顾需注意伴随出现的全身症状、其他骨骼肌肉的不适、涉及的其他器官症状。病史和查体尽量排除牵涉痛，特别是来自腰骶部脊柱、膝关节、腹部或腹膜后腔的牵涉痛。

典型的髋关节病理变化导致的疼痛局限在腹股沟部位，有时会出现大腿前面、中部、膝关节的放射痛，髋关节痛通常不会放射到膝关节以下。髋关节外侧和臀部疼痛也可能继发于髋关节的病理变化。然而，如果是臀部的原发疼痛，特别是与神经症状相关的疼痛，或放射到大腿外侧或大腿后面及腰骶脊柱的疼痛则应考虑患者症状的来源。活动使关节炎疼痛逐渐加重。髋关节炎性症状的早期病程中，疼痛在开始行走时非常明显，持续行走后疼痛消失。

在查体时，有与髋关节病理相关的严重疼痛的患者，常出现 Trendelenburg 体征，即受累单腿站立试验中患者不能保持骨盆的水平，并且对侧骨盆低。受累下肢站立时，未受累的下肢膝部向胸部抬高会增加 Trendelenburg 体征的敏感性。观察步态可证实跛行，因为在所有明显的下肢疾病中，这种步态可以减轻疼痛。

表明髋关节病理的特异性要素包括外展肌倾斜或 Trendelenburg 步态。外展肌倾斜是一种自然性反应，站立位时通过在静止负重期使体重靠近髋关节以减少通过髋关节的反作用，因此可减轻髋关节疼痛。Trendelenburg 步态继发于髋关节外展肌缺陷，继发于疼痛或由于慢性病因导致的无力。

确定外观和实际的腿长差异对炎症性髋关节畸形的评估非常关键，因为某些外科手术与下肢的缩短或延长相关。没有固定的单侧髋关节挛缩或固定的骨盆倾斜时，可以让患者双手放于髂骨嵴站立在已知厚度的木板上直到骨盆水平，以此来测量精确的腿长。真实的腿长指用相同的方法测量两侧下肢，髂前上棘到同侧内踝的距离。近似的腿长可测量从同一中心点如脐到任何一侧内踝的距离。两种测量方法的准确性取决于两腿弯曲/伸展、外展/内收和内旋外旋都到完全相同的位置。应该评估髋关节和膝关节的挛缩，因为这些挛缩影响手术矫正后的功能性腿长。

腿长和步态检查后，要进行髋关节和骨盆的骨骼和软组织的触诊，记录触痛的区域。腹股沟疝是腹股沟痛的外源性疼痛，患者咳嗽时疝可被触诊到。有时髋关节炎引起的滑膜囊肿可能被误认为是腹股沟疝。触摸到疝气，应记录疝气的软硬度，移动度和大小。评价双髋关节主动和被动活动范围，记录髋关节活动伴随的任何疼痛。

完善的髋部查体应包括骨盆、腰骶部和下肢。腰骶部位的牵扯痛或神经根痛经常表现为髋部疼，骶髋关节痛也可被误认为髋部。FABER 试验包括髋部的屈曲、外展和外旋运动，伴随这个试验的骶髂关节区域疼痛可能存在骶髂关节炎。膝关节痛很少放射到大腿根部或髋部。考虑外科介入前，全部的肢体检查是很重要的，因为髋关节的手术会改变腿长、行走运动学和关节生物力学。

神经血管检查首先评价肢体的神经系统状态。下肢的手动运动测试可鉴定明显的无力，但由于多数患者的下肢比检查者的上肢更强有力，因此，不能准确鉴定患者的轻度无力。感觉功能检测除了本体感觉外，还包括对轻触、针刺或温度的感觉。特别是担心有脊柱病理变化时，须评估髌腱和跟腱反射。血管检查包括股骨、腘、足背和胫后动脉的触诊和切诊。在被选病例中，用踝臂指数评价血管状态（上臂灌流压和踝部灌流压的比较指数）。除了触诊也应记录有无膨胀、水肿或皮肤改变等提示慢性静脉机能不全。

与髋关节内病变相关的疼痛经常伴随髋关节活动范围减小，髋关节旋转或屈曲到最大位置时疼痛。主动髋关节屈曲对抗同侧膝关节伸展将再现患者的髋关节内病理性疼痛。大转子触痛可能在髋关节病变时出现，但将增加转子滑囊炎的怀疑。髋关节痛相关的咔嗒、绞索、弹响或钳位症状及体征将提示检查者关节唇病变、髂腰韧带弹响、髂胫束弹响或髋周外生骨疣的可能性。

关节唇撕裂的患者也可主诉髋关节不稳定的症状。前面关节唇撕裂的患者伸展、内旋、屈曲位内收、外展、外旋位时可再现疼痛和咔嗒[2]。后面髋臼唇撕裂常导致伸展、屈曲位外展和内旋、内收和内旋时症状出现[2]。在美国，多数髋臼唇撕裂出现在前面，而在日本，多数髋臼唇撕裂出现在后面[2-5]。日本研究人员发现髋关节屈曲的中轴压迫疼痛与他们国民中的关节唇病变一致[5]。根据他们的经验，髋关节屈曲内旋时疼痛也典型地出现在有后面关节唇撕裂的患者中。

剧烈疼痛伴关节活动受限，特别是有发热的患者提示脓毒性关节炎的可能性。炎性髋关节炎、出现萎缩的缺血坏死、严重的骨关节炎或隐匿性骨折的患者也可出现活动受限的剧烈疼痛。

一旦除外了化脓性关节炎，髋关节痛的急性发作需要谨慎评价以排出缺血坏死、一过性骨质疏松、应力性骨折或隐匿性骨折。缺血性坏死和一过性骨质疏松初发病时，髋关节有良好的活动范围。两者经常出现髋关节内疼痛的表现如髋关节内旋到最大位或髋关节抵抗阻力主动性屈曲时腹股沟痛。评价缺血性坏死病史的危险因素应包括创伤、吸收性类固醇摄入、过量酒精摄入以及 SLE、镰状红细胞贫血、Gaucher 病病史和导致高血凝状态的疾病。普通 X 线片没有异常的急性髋关节疼痛或出现轻微骨量减少的中年男性和晚期妊娠女性要高度怀疑一过性骨质疏松。应力性骨折可继发于正常骨的过度使用或是骨质疏松或骨软化症的病理表现(图 49.1)。最近提高了运动强度的无月经女运动员应高度怀疑应力性骨折。

股骨前倾增加及髋关节外展和内旋缓解症状可提示髋臼发育不良。有这些症状的患者会回忆起以前的治疗或儿童期的症状，但是多数患者不会记起。体格检查时，膝关节屈曲前倾时，膝弯曲的前倾患者若髋关节内旋增加而外旋降低，提示股骨前倾增加。多数髋臼发育不良的患者减少了前面和后面的覆盖度。标准 X 线片显示减小的横向中心边缘角降低了股骨头的覆盖(图 49.2)。大多数病例中，髋臼指数角的倾斜度[6]增加到大于 10°。降低的后部中心角可以在髋臼的承重侧面像上呈现偏侧面像(图 49.3)。偏侧面像[7]提供相切的侧面像，可准确地描述髋臼前覆盖。

实验室评价适用于有临床病史或影像学结果提示有关节炎性病变、Lyme 病、化脓性关节炎、骨关节炎或骨赘生物的患者。全血细胞计数、血沉、C 反应蛋白、类风湿因子、抗核抗体和 Lyme 滴度有助于对感染和炎症状态的评价。碱性磷酸酶、血清蛋白电泳和尿蛋白电泳有助于对累及髋关节和骨盆的骨赘生物的评价。碱性磷酸酶、血尿素氮、肌酐、25-羟维生素 D_3、1,25-二羟维生素 D_3 和甲状旁腺激素水平有助于代谢性骨病的评价。

影像学检查首先拍摄骨盆前后位片，患侧髋关节内旋 15°前后位片和髋关节侧位片。水平侧位片提供髋臼和股骨近端侧位影像。蛙式侧位像不能提供髋臼的侧位影像，但可以提供更好的股骨头侧位影像，可以改善缺血性坏死中轻度塌陷或移动的检测，或改善头骨骺脱位的检测。根据以前的经验，偏侧面像有益于评价髋臼发育不良导致的前面覆盖缺陷。

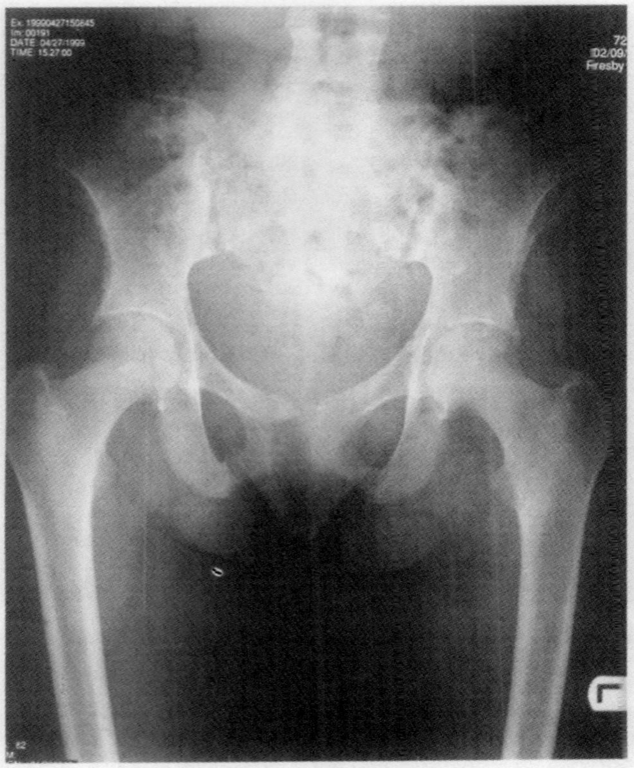

图49.1 20岁女性，营养不良性佝偻病，继发于日照和维生素D摄入不足。主诉跑步和持续步行时左髋疼痛。X线片显示左侧小转子下应力性骨折及左侧近端股骨上无症状应力性骨折。变宽的骶髂关节和耻骨联合符合骨软化症的诊断。

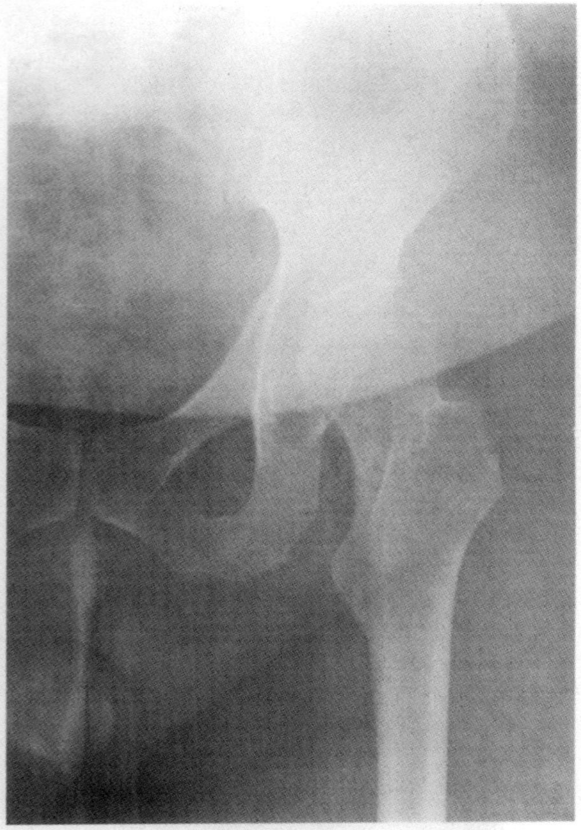

图49.2 44岁男性，轻度进展性左髋发育不良。前后位X线片显示，伴随侧面中心边缘角的减少侧面覆盖降低。股骨颈的过度外翻成角。

CT扫描可有效地评价某些骨坏死、应力性骨折和隐蔽性的股骨颈骨折。对于髋关节发育不良的患者，特别是已进行过髋关节手术的患者，CT扫描对于手术方案的确定很有价值。MRI和骨核素显像对于缺血性坏死、一过性骨质疏松（图49.4）、疲劳性骨折、隐匿性骨折、骨髓炎、滑膜病变、游离体和骨刺的评价是非常有价值的。用钆增强剂的MR关节造影可用于检测髋臼唇撕裂和考虑诊断方式[8,9]。

Urban等[10]证实MR关节造影对髋臼唇撕裂的评价可达到90%的敏感性和91%的准确性。应用有特殊表面线圈的高分辨率MRI，而不用关节造影术，也被提倡用来检测髋臼唇撕裂，但是准确性不详[11]。

在评价炎性髋关节疾患时，髋关节镜是一种有价值的诊断和治疗方法。髋关节镜可直接显示、探察有时还可处理髋关节病变。

二、病因

严重的末期髋关节畸形由多种原因发展而来。尽管这些病因在疾病早期病程中有特异的检查结果，但髋关节疾病末期最终的转归涉及显著破坏性的髋关节软骨缺失。许多OA病例中，X线片不能区分末期髋关节破坏的病变原因，导致OA病因的长期争论。

髋关节炎性病变最常见的原因是OA。如前所述，许多OA病例中，关于OA病因存在长期争论。原发性OA是指没有髋关节外伤或已知的易感因素引发的OA。理论上，关节软骨的破坏可以继发于关节软骨缺陷不能耐受正常压力，或继发于异常的力学负重导致的正常关节软骨的缺损。OA的力学理论假设关节功能限定在适度的力学负重范围内[12,13]。异常的低负重导致软骨萎缩，而异常的高负重导致软骨破坏和OA[13]。

以前，大多数OA被认为是原发的[14]（表49.1）。目

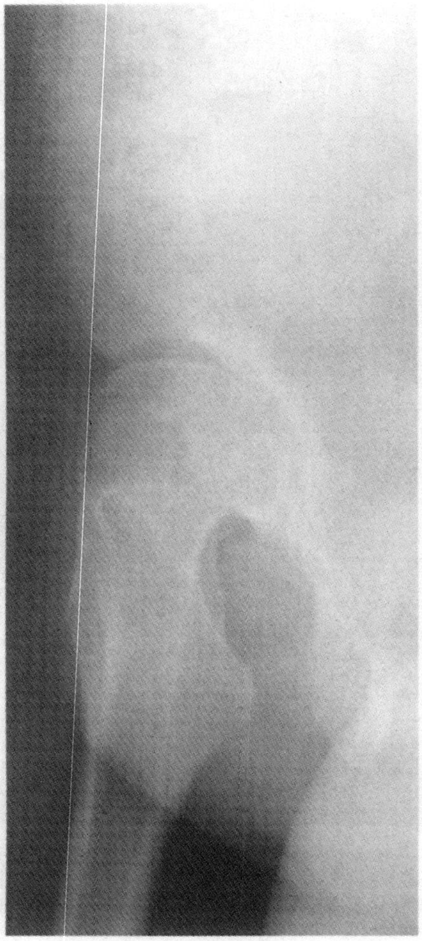

图49.3 20岁女性单侧髋臼发育不良。虽然已经缺失了侧面覆盖，但髋臼外偏侧面影像显示合理的后面覆盖。

前，普遍认为多数的OA是继发于力学原因导致的损伤，常与未被认知的儿童髋关节疾病相关。在125例退行性髋关节炎患者中，Stulberg等[15]发现79%的患者存在进展性髋关节发育异常、Legg-Calve-Perthes病或股骨头骨骺脱离。详细的病史、体格检查和认真地观察X线片会提供OA病因的线索，而这些病例以前被认为是原发性OA。

进展性髋关节发育不良是最常见的儿童髋关节疾病，指的是一系列髋臼异常发育引起的髋关节症状，有时是股骨末端发育异常，伴随股骨头覆盖不足。最轻类型是无半脱位伴股骨头少量未覆盖。典型不全脱位伴随倾斜的髋臼顶角，存在更严重的发育异常。最严重的髋关节发育异常是伴随或不伴随假髋臼发育的股骨头完全脱位。Crowe[16]根据脱位程度将髋臼发育异常进行了分型。Ⅰ型发育异常小于50%的股骨头脱位，Ⅱ型发育异常50%~75%的股骨头脱位，Ⅱ Ⅰ型发育异常大于

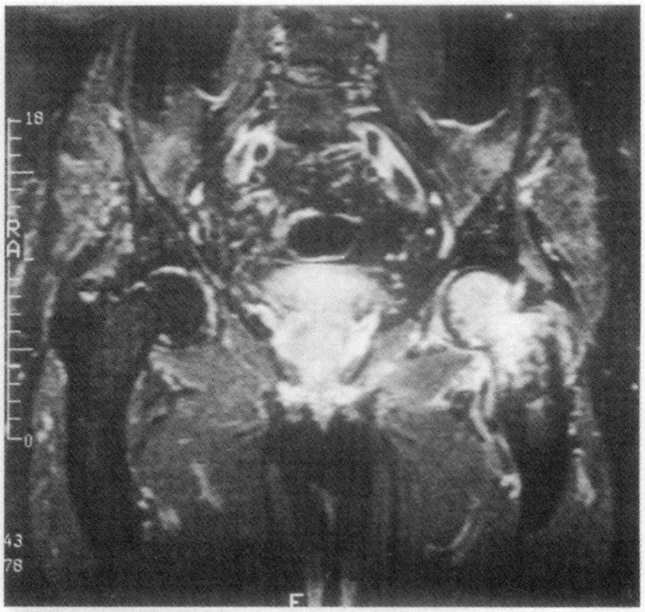

图49.4 62岁男性，一过性骨质疏松（骨髓水肿综合征），特征性T2加权核磁共振影像显示，左侧弥散增加的信号涉及整个头部并延伸到转子间线，影像学显示骨矿物质密度单侧降低。

75%的股骨头脱位，Ⅳ型发育异常股骨头完全脱位[16]。

Legg-Calve-Perthes病[17-19]是人们了解较少的髋关节病变，常出现在4~8岁的儿童。儿童年龄愈大预后愈差，因为股骨头的重塑性较幼年降低。儿童期的治疗有争议，许多病例采用了保守的治疗方法。有Legg-Calve-Perthes病相关症状的成年患者，多数的解剖异

表49.1 124例髋关节骨关节炎

原发性髋关节病	58
先天性髋关节疾病	21
青少年髋内翻	6
Legg-Calve Pertes病	2
脓毒性关节炎	2
类风湿性关节炎	2
髋关节内陷	2
创伤后关节病	2
转子骨折	1
肢端肥大症	1
Paget病	1
骨坏死	1
神经营养性疾病	1

Modified from Lloyd-Roberts GC. Osteoarthritis of the hip. *J Bone Joint Surg Br* 1995;37:8-47, with permission.

常是股骨头变扁和髋膨大畸形。在髋臼发育时股骨头不成功的限制能引起髋臼发育异常。继发性髋关节炎性畸形的发生是因为畸形的力学结果。髋臼和股骨头间不适应的结果及关节半脱位或外展撞击引起关节软骨破坏。

骨骺脱位经常发生在超重的青少年或因内分泌异常骨骼发育不成熟的个体,如甲状腺功能减退。该病的特征是骨骺骨折，典型的表现是股骨头在骨骼颈上向后移位。儿童期的治疗通常采用钢丝钉原位固定。有些患者可发展成软骨溶解或缺血坏死，引起后期的关节破坏。有创击或不对称近端股骨的畸形在晚年也会引起明显的髋关节炎。

罕见的先天性疾病包括多发性骨骺发育不良和脊柱骨骺发育不良在成年前或成年后引起显著的髋关节炎。多发性骨骺发育不良和脊柱骨骺发育不良累及髋关节与 Legg-Calve-Perthes 病不能区分。后两者有累及脊柱或关节和典型的幼年发病的特点。

创伤后髋关节炎较常见，导致髋关节炎性畸形的创伤包括髋臼骨折、股骨头骨折、髋关节脱位、或者有股骨头、髋臼或两者同时出现的髋关节骨折脱位。外科手术后发生髋臼骨折非常容易发生异位骨化，导致后来的重建受到影响(图 49.5)。股骨颈骨折可并发不愈合和缺血坏死，后来发展为髋关节炎。股骨颈骨折后不结合和缺血坏死的发生率取决于骨折的移位程度[20]。Barnes 等[21]评价了 1503 例头下大椎骨伤的结果。33%的移位骨折患者复位和骨内固定后伴随不愈合。在不愈合骨折后期节段性塌陷的缺血性坏死出现在另外的 24%的女性患者和 15%的男性患者。Asnis 等[22]连续报道 141 个囊内股骨颈骨折患者。这些患者在损伤两天内用多种套管螺丝进行了内固定,22%的缺血性坏死率中仅有 4%的不愈合比率。本研究不包含复位不满意、已存在关节炎或骨折发生超过 2 天的患者需用半关节成形术处理的患者。本研究有 65%的患者出现移位骨折,平均年龄 62 岁。

髋关节非创伤性缺血坏死是另一种经常发展为髋关节炎性残疾的疾病(见第 107 章)。缺血坏死病因了解得很少。缺血坏死来自直接的细胞损伤、血管内阻塞或血管外压迫[23]。直接细胞损伤通常来自放疗和化疗。流出血管阻塞可引起股骨头间隔综合征的发生。不管缺血是否由于流入血管闭塞引起，是否继发于增强的骨间压力,局部缺血都引起骨细胞坏死。不考虑病因，股骨头缺血性坏死有软骨下骨坏死特征。最初,X 线片

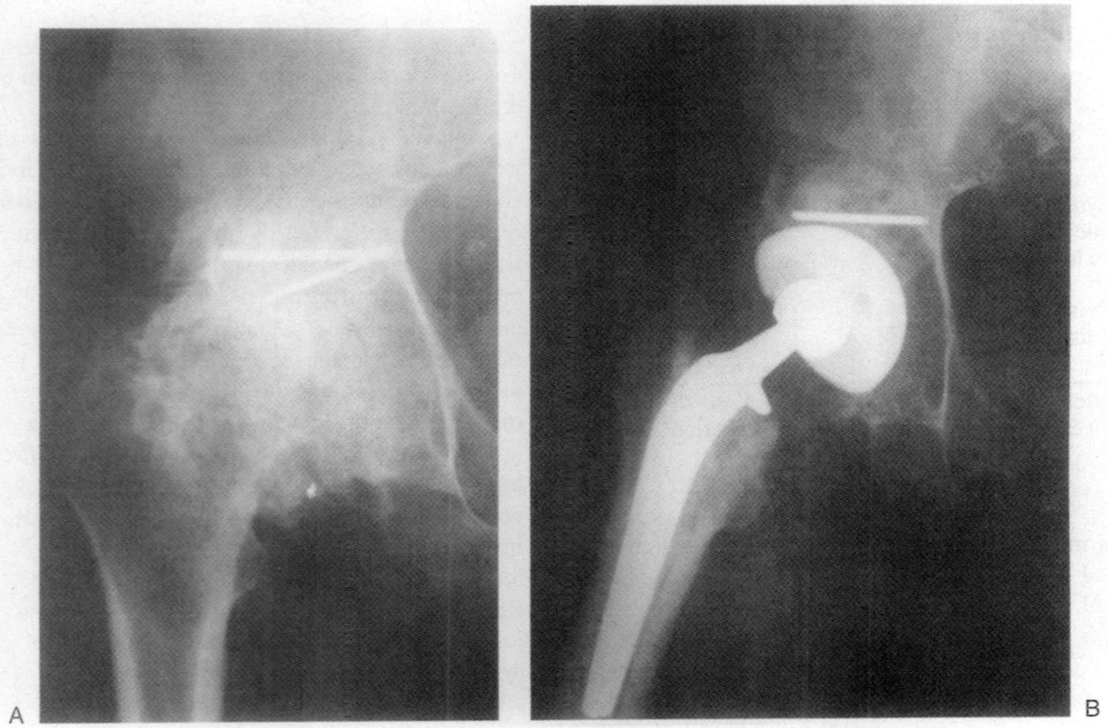

图49.5　57岁,男性,创伤后关节炎,髋臼骨折外科治疗后严重异位骨化25年。(A)手术前的前后位X线片显示广泛异位骨化的严重创伤后关节炎,髋关节剧痛,伴髋关节活动严重受限。(B)手术后的前后位X线片显示,切除异位骨的右侧全髋关节置换和术后预防异位骨再生。

正常，渐进性的发展引起累及股骨头的硬化或囊肿形成。后期，出现软骨或关节萎缩，导致关节不对称，最后发生关节炎性退化。虽然有些没出现股骨头萎缩的缺血性坏死患者经过保守治疗症状缓解，但大多数没经过外科治疗的缺血性坏死症状的患者发展成股骨头萎缩和继发髋关节骨关节炎。非创伤性缺血坏死的危险因素包括酒精中毒、系统性皮质类固醇的使用、镰状细胞性贫血、系统性红斑狼疮（不依赖类固醇的应用）、Gaucher病、辐射、烧伤、家族性脂类疾病和高凝血状态[24-26]。

引起髋关节炎性畸形的炎症性疾病包括类风湿关节炎(RA)、幼年类风湿关节炎、血清阴性脊柱关节病、晶体性关节炎、感染和莱姆病。RA是最常见的累及髋关节的炎性疾病。疾病早期表现滑膜炎特征，后期出现软骨和关节破坏。X线片通常显示双髋关节受累、出现对称性关节腔变窄、有或没有囊肿生成、与OA相比表现明显减少的骨赘生成和软骨硬化（图49.6）。大约3%的严重髋关节畸形的患者有RA。综合所有其他形式的炎性关节炎、只有不到1%的严重髋关节炎性畸形需要外科治疗。

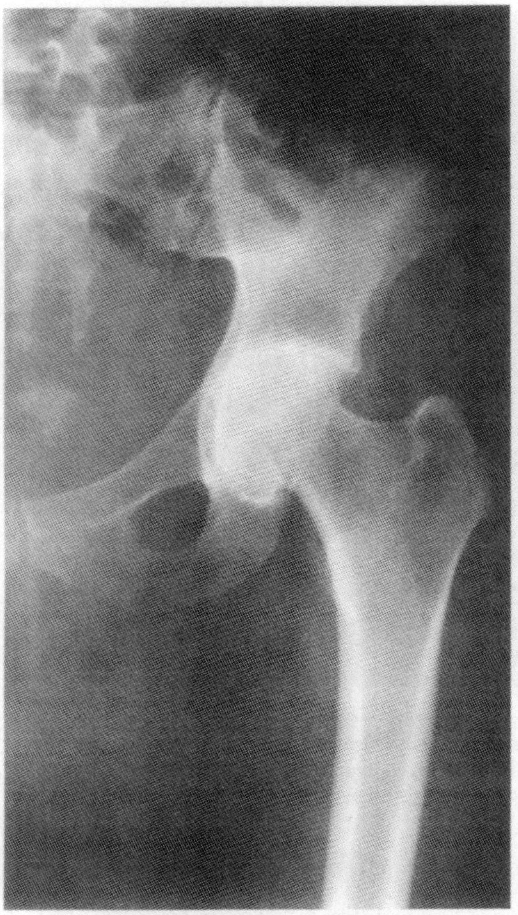

图49.6 61岁女性，类风湿性关节炎明显累及双侧髋关节，左侧髋关节前后位X线片显示RA的特征性结果，均衡的关节空隙变窄（中部和上面），囊肿形成，未见明显的骨赘生成或软骨下硬化。

血清阴性脊柱关节病有可能累及髋关节，包括强直性脊柱炎、Reiter综合征、炎性肠病和银屑病关节炎。与RA不同，这些疾病男性患病率大于女性。这些疾病中最常累及髋关节的是强直性脊柱炎。虽然没有诊断意义，但大多数强直性脊柱炎患者HLA-B27抗原阳性[25]。

脓毒性关节炎最常见于儿童。因为儿童独特的干骺端血液供应，使他们对血源性骨髓炎和脓毒性关节炎易感。脓毒性关节炎是成人髋关节病的罕见病源。老年人和有免疫抑制的成年人，尤其是损伤后或已有关节炎的成年人是最具危险的易感人群[27]。患者有突然性或隐袭性开始的持续髋关节痛，经常伴随发热、寒战、出汗。检查时，关节应激，髋关节主动或被动活动有

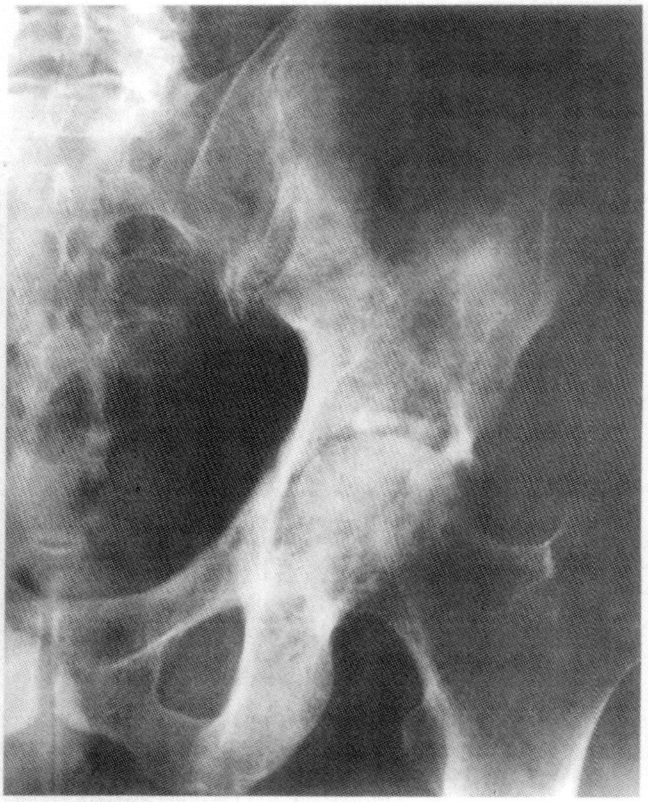

图49.7 左髋脓毒性关节炎。两侧髋臼和股骨头有囊肿形成的关节软骨和软骨下骨缺失。两侧的关节和半骨盆的徒透射X线片。

逐渐明显的疼痛。影像学典型地证明最初的炎性改变或异常。后期 X 线片经常显示关节两侧囊肿形成引起的关节腔完全丧失（图 49.7）和伴随骨髓炎的骨膜反应。如果不能迅速诊断和治疗，感染可导致永久性关节破坏。病史和体格检查后，鉴别诊断考虑脓毒性关节炎时，应立即进行血培养、实验室检查和髋关节穿刺物革兰染色、滑膜液的需氧和厌氧培养、滑膜液细胞计数(和分类)和晶体分析。培养开始后根据经验立即开始应用抗生素。处理方法包括髋关节的紧急灌洗和清创。存在明显的炎症性关节退化或慢性感染时，髋关节融合术、切除性关节成形术和阶段性全髋关节成形术是可选择的补救措施[26]。

原发性良性和恶性肿瘤的进展及继发的转移肿瘤进展也会引起髋关节炎性畸形(见 105 章)。这些疾病的详细描述超出了本章的讨论范围。所有良性和恶性骨骺或干骺端骨肿瘤都可以影响髋关节。滑膜疾病包括滑膜软骨化和色素绒毛结节性滑膜炎最初可做为滑膜炎或游离体出现，后来导致髋关节炎。良性肿瘤样病变如 Paget 病和纤维性结构不良经常导致严重畸形，特别是股骨近体末端，使关节极度不对称和继发关节炎性畸形。

有可能引起髋关节炎性畸形的局部和系统性疾病罕见，包括髋关节内陷、血友病、血色素沉着症和肢端肥大症。髋关节内陷或 Otto 骨盆指原发性的髋臼前突。许多炎症性、感染性、代谢性创伤性和手术后状态被认为是继发性髋臼前突的易感因素，但是原发性髋臼前突的病理机制未知。病变经常累及双侧，并且女性患者更常见。遗传因素和三角软骨异常已作为病因被提出[27-29]。髋臼前突引起关节活动范围减少、撞击和继发性骨关节炎。继发于血友病的反复性关节积血可引起滑膜炎和继发性髋关节炎。血色素沉着症患者异常的铁代谢形成滑膜液中铁沉积导致髋部骨关节炎的发生(图 49.8)。异常高水平生长激素引起的肢端肥大症也能导致髋关节炎性畸形。骨和软骨的肥大引起早期的关节间隙变宽，后期由于关节腔收缩术和炎性关节畸形导致关节不对称和撞击。

三、髋关节炎的手术治疗

在计划对髋关节炎性畸形实施外科手术之前，必须考虑非外科治疗的选择。非外科治疗首先进行患者教育、活动的改变和考虑使用助步器(手杖、拐杖、步行架)。超重的患者适当减轻体重是明智的。用镇痛药和非类固醇类抗炎药(NSAID)有助于缓解疼痛。对镇痛

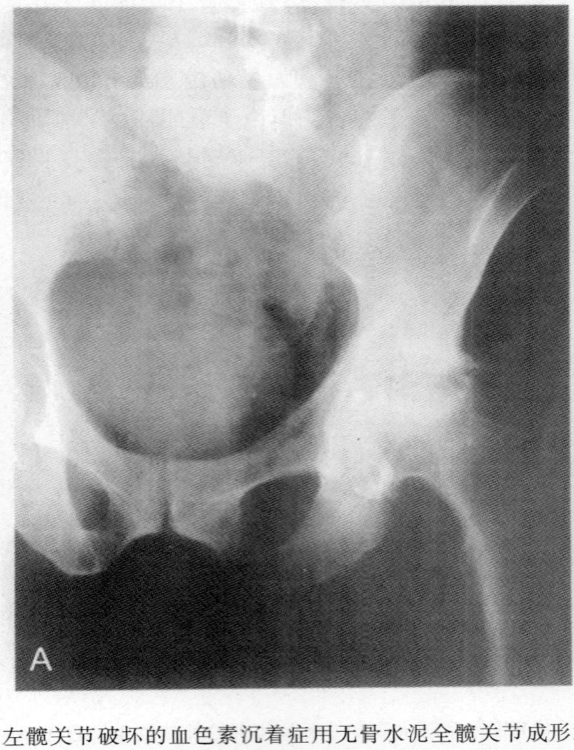

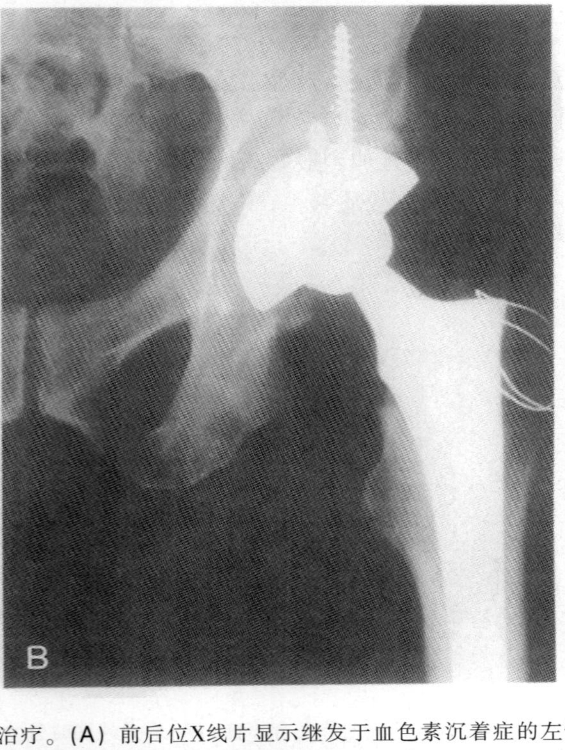

图49.8　左髋关节破坏的血色素沉着症用无骨水泥全髋关节成形术治疗。(A) 前后位X线片显示继发于血色素沉着症的左髋关节破坏。(B)无骨水泥全髋关节成形手术后3年已经恢复了无痛功能。没有明显的射线透过线，股骨距的切面已重塑。

药和非类固醇类抗炎药无效的一些感染、免疫反应或瘤形成,应适当使用抗生素和细胞毒药物。这些药物有明显的副作用，最好请有经验的风湿病学家和肿瘤学家来实施用药。

当保守方法不能满意地减轻症状，外科手术是好的选择。出现的病状必须符合外科手术的条件。需获得患者的知情同意，患者接受外科手术必须在病情十分严重的情况下。

是否考虑进行外科手术要考虑患者的年龄、伴随的疼痛和功能障碍、患者的预期、手术对患者的益处和外科手术的计划。有轻度关节累及的年轻患者宜用最低限度侵害性或预防性重建的手术。挽救还是切除手术必须考虑可能的明显残疾和病理。

(一)髋关节镜检查

髋关节镜检查是一种对诊断和治疗都有价值的手术操作。虽然与关节切开术相比,关节镜检查有很低的侵害性,但髋关节镜仍有很高的风险。最常见的并发症是牵引性神经失用症。髋关节的位置和周围神经血管的结构也和关节镜检查导致的直接神经血管损伤风险相关。目前,关节镜治疗的适应证包括髋臼唇切除术或修复、滑膜活检、滑膜切除、游离体去除、累及髋关节的软骨损伤的治疗、脓毒性关节炎的灌洗和清创[30]。

(二)减压和骨移植术

髋关节中心减压和骨移植最初适用于关节炎性退化前缺血坏死萎缩前期的治疗。中心减压要在小转子上、股骨侧面建管道,延伸到股骨头的坏死骨。单独中心减压、中心减压伴骨松质移植、中心减压伴腓骨结构的同种移植、中心减压伴血管化的腓骨同种移植多种方法都在应用[31-34]。文献报道的中心减压的效果不同，有些医院报道低并发症效果良好，也有报道高并发症效果很差[31-35]。没有好的随机前瞻性研究可以证明一种方法优于另一种方法。

(三)骨盆截骨术

骨盆截骨术最初适用于进展性髋关节发育异常或Legg-Calve-Perthes病的某些患者。骨盆截骨术分为骨盆截骨重建术和骨盆截骨补救术两类。骨盆截骨重建术适用于髋臼关节软骨存在的情况，目的是为存在的关节软骨提供更好的力学环境。这个手术的目标是在发生明显的髋关节炎之前，预防即将来临的关节软骨退化。骨盆截骨补救术在没有关节软骨提供覆盖时,以创建一个更稳定的力学环境。有显著关节受累的年轻患者适用补救截骨术，这些患者在重病或关节不对称时不适合进行骨盆截骨重建术，并且因为年龄关系不能进行全髋关节成形术。

骨盆截骨重建术包括Salter无名切骨术、双重无名切骨术、Steel或Tonnis三重无名切骨术、Bernese髋臼周围截骨术和Wagner或环状截骨术[36-42]。Salter无名切骨术包含单纯的无名骨截骨，虽然通过耻骨联合和三角软骨,不成熟的骨盆可以有效地旋转,但在大多数骨骼成熟的患者,这种截骨术不能完全校正。Salter无名切骨术的旋转也导致髋臼单侧化，增加髋关节反作用力。两重和三重无名切骨术与Salter无名骨切开术相比改善了旋转，但由于软组织的限制使旋转受到某种程度限制。球型切开术对技术有较高要求,并且伴随髋臼内关节骨折和缺血坏死的风险[42]。多数外科医

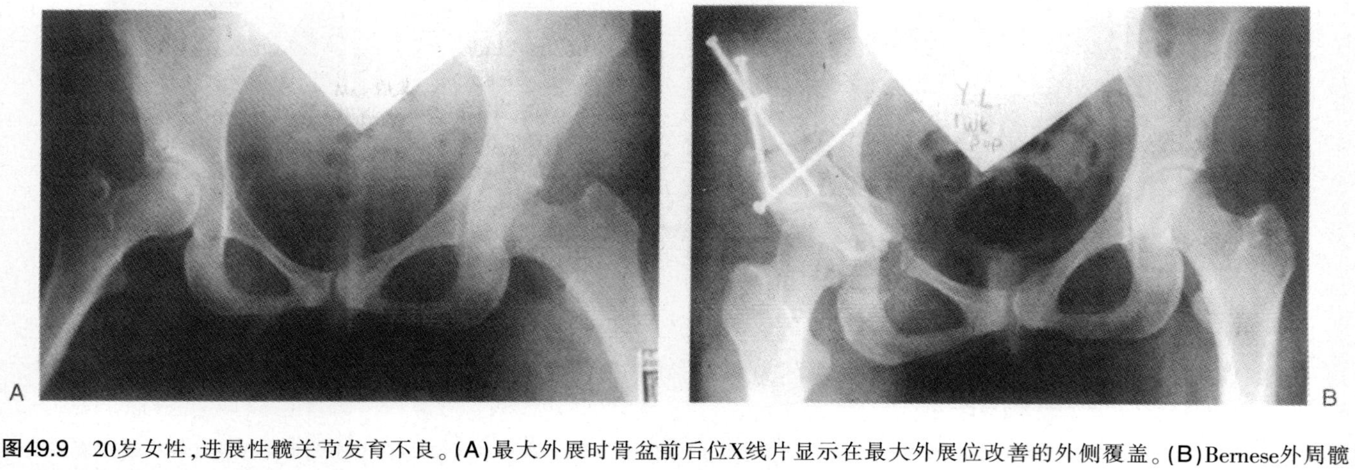

图49.9　20岁女性,进展性髋关节发育不良。(A)最大外展时骨盆前后位X线片显示在最大外展位改善的外侧覆盖。(B)Bernese外周髋臼截骨术后X线片。

生现在考虑Bernese 髋臼周围截骨术(图 49.9),对于髋臼发育不良的成年患者选择髋臼重建截骨术。

Bernese 髋臼周围截骨术取得了一些进展[43]。髋臼可不依赖强有力的骶棘和骶结节韧带独立旋转。髋臼是一个独立的片段,并能居中放置到正常位置,以降低关节反作用力。完整的后柱保护有利于没有手术后固定或支具疗法的早期康复。轻度或中度关节炎患者髋臼周围截骨术后的早期效果令人鼓舞。然而,仍没有获得中长期的效果。Trousdaled 等[43]最早报道了平均 4 年随访的 42 例髋臼周围截骨术的经验。97%的轻中度关节炎患者有良好的或出色的效果。89%有明显关节炎的患者效果很差。Bernese 髋臼周围截骨术技术难度高并且伴随高并发症比例[43]。髋部发育不良,有轻度关节炎的年轻患者是髋臼周围截骨术理想的患者。髋部必须是对称的。患者将更舒适并且在外展和内旋时应该有改善的影像学表现。

骨盆截骨补救术包括 Chiari 截骨术和髋臼架手术[44-48]。两者都在髋臼侧缘提供优良的附加支持。Chiari 截骨术是在髋臼侧面骨边缘水平横断截骨术,扩展到坐骨大切迹。髋臼被内移放置到到髂骨外侧面。髂骨在未覆盖的股骨头区域提供髋关节囊上的骨覆盖。一些患者的 Chiari 截骨术的结果相当好,考虑原因是股骨头没有被关节软骨覆盖。Hogh 和 Macnicol[49]报告,在第 1 年内疼痛缓解率为 88%。尽管结果随时间推移而变差,18 年随访中,7 个患者中还是有 4 个有良好功能而只有轻度疼痛。髋臼架手术有几种变化形式[45-48,50](图 49.10)。所有变化都是试图转移结合部或游离骨在

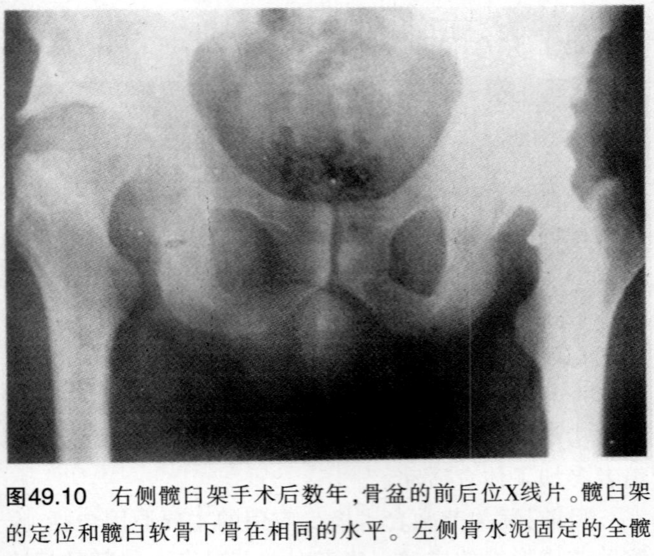

图49.10　右侧髋臼架手术后数年,骨盆的前后位X线片。髋臼架的定位和髋臼软骨下骨在相同的水平。左侧骨水泥固定的全髋关节成形。

髋关节囊上方覆盖股骨头暴露的区域。Summers 等[50]回顾了他们的髋臼架手术经验,在平均 16 年随访中,66%的病例出现好的效果。

(四)股骨近端截骨术

近端股骨截骨术的适应证包括髋臼发育不良、股骨颈不愈合、头骨骺脱位、股骨头骨骺软骨病和有股骨头塌陷的缺血性坏死。近端股骨截骨术获得成功效果的关键因素包括适当地选择患者、手术前计划和精密的技术校正。

仅当髋关节的临床和影像学表现用髋外展可以改善时,髋外翻髋臼发育不良的患者才适用近端股骨内翻截骨术。患者应记录外展运动时改善的舒适度。髋关节与外展运动时良好的股骨头覆盖是对称的。理想的髋臼指数角小于 10°(图 49.11),否则用内翻转子间截骨术结合骨盆截骨术以恢复正常的髋臼顶部角。必须使患者有满意的外展运动范围,因此在截骨术后不会有内收痉挛。股骨转子内翻截骨可造成下肢的短缩和外展无力,手术前患者应知道这一点。术前计划是任何髋臼和股骨截骨术成功的关键。在股骨近端和髋臼解剖基础上,截骨术的屈曲与伸展,内旋与外旋的加成作用是有益的。计划内翻转子截骨术时,我们能根据髋关节外展程度来估计修正的最佳量值,以产生最佳的影像学表现和患者的舒适。标记截骨术前后旋转是重要的,以确保适当的旋转性校正。完成截骨术前应先准备放接骨板的隧道,因为在游离的近端部分制造隧道更困难。远端部分的医学置换必须考虑恢复力学轴和安置犁状肌窝的股骨管。

外翻性转子间截骨术的适应证包括一些先天性髋外翻、髋关节内陷(图 49.12)、有髋膨大的 Legg-Calve-Perthes 病或有股骨头蘑菇头样畸形的髋发育不良。后两种病变可有继发于外展撞击的外展疼痛。外翻转子间截骨术适用于髋部内收的患者舒适和影像学表现的改善。外翻股骨截骨术偶尔伴随髋臼架手术或 Chiari 截骨术以提供良好的股骨头覆盖。

虽然外翻或内翻转子间截骨术的一般先决条件是满意的活动范围,但转子间截骨术偶见的适应证没有满意的活动也可以。非功能位置髋关节手术或自发性融合后,转子间或转子下截骨术可使肢体适度调整(图 49.13)。结果是功能性关节融合。转子区域或股骨颈基部的外翻或内收截骨术也被采纳,其可以提供更良好的生物力学调整来治愈股骨颈骨折的不愈合。一些有症状已治愈的移位头骨骺脱位患者,应考虑使用转子

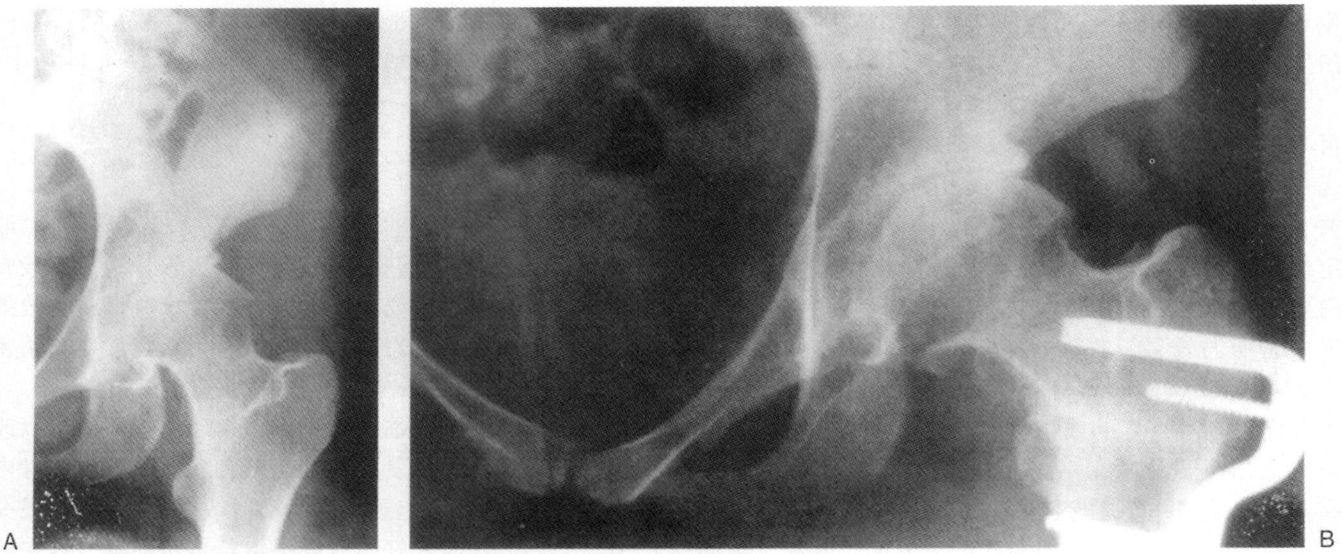

图49.11　继发于髋臼发育不良的骨关节患者左髋关节手术前后的X线片。(**A**)前后位片显示上面关节空隙几乎完全闭塞和Wiberg中心边缘角增加,符合髋臼发育不良的诊断。虽然髋臼有一些外侧未覆盖,但髋臼指数角是水平的。(**B**)内翻的转子间截骨术后左髋关节前后位X线片,显示通过旋转已存在的外侧股骨关节软骨使上面关节间隙有所恢复。

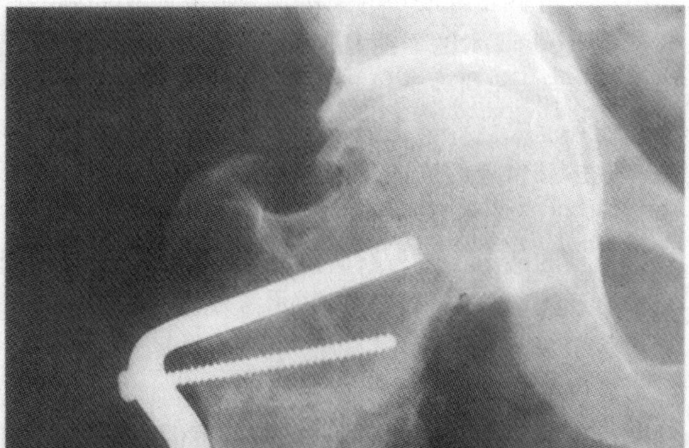

图49.12　30岁男性,外翻截骨术治疗右髋关节内陷。前后位X线片上非常明显的髋关节骨关节炎,特征是早期股骨头骨赘形成和继发于突出的内侧关节空隙变窄。截骨术两年后,已重返工作岗位。

区域或股骨颈的基部外翻或内收截骨术[51]。

股骨近端截骨术治疗缺血坏死的目标是将关节萎缩面从髋关节承重面旋转出来。多数损伤是后部和上部。缺血坏死患者考虑股骨截骨术前,涉及的区域必须评估。正位和侧位片股骨头病损超过200°者不适合标准的股骨近端转子间截骨,因为不能将负重区转出髋臼[42]。

骨切开术校正需在相反的方向以相同的程度,并且处于受累区域已被移出髋关节承重区的体位(屈曲、伸展、外展、内收)下进行。Sugioka等[52]报道在日本成功进行了旋转性转子间骨切开术。Sugioka等报告的良好的结果并没有在北美成功复制。

(五)髋关节融合术

虽然髋关节融合术(图49.14)对于缓解疼痛和功能恢复有良好的长期效果,但是极少被应用。一旦髋关节的稳固融合出现,疼痛将缓解。髋关节融合比全髋关节成形术更持久,因此,年轻患者能顺利地从事体力劳动和冲撞性活动。Sponceller等[53]评价了平均随访38年的(最少20年)的53例患者髋关节融合术的效果。78%的患者对关节融合术满意。85%的患者在户外工作。工作的患者中有18%的人从事重体力劳动。许多患者参加了体育活动。

目前,髋关节融合术极少应用的主要原因包括:全髋关节成形术的成功、患者对关节融合术伴随的残疾

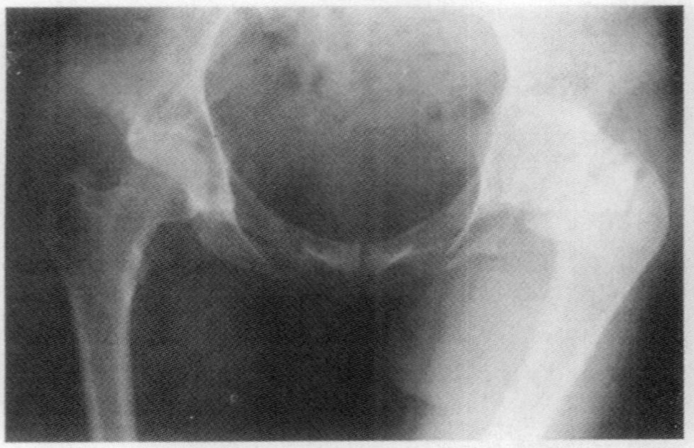

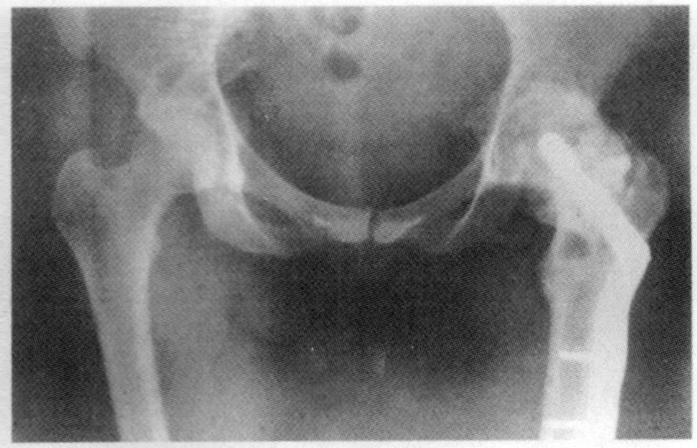

图49.13 创伤后自发性明显内收的髋关节融合,导致明显的残疾。(A)骨盆前后位X线片显示创伤后有明显异位骨化的内收变形和功能性融合。(B)外翻转子间截骨术后,骨盆前后位X线片。

的预见、关节融合术技术上的困难、关节融合术后不利于以后进行全髋关节置换术以及关节融合术对下背、同侧膝关节和对侧髋关节症状的加重。

Callaghan等[54]评价了髋关节融合术对其他关节的影响。关节融合术后,60%的患者平均23年出现明显的同侧膝关节疼痛,60%的患者平均25年出现慢性下背痛,25%的患者出现对侧髋关节痛。由于下背痛,所有患者经历了后来的全髋关节成形术,髋关节置换后疼痛显著缓解。在相似的随访中,Sponceller等[53]观察到下背痛或同侧膝关节痛的发生比例下降。髋关节

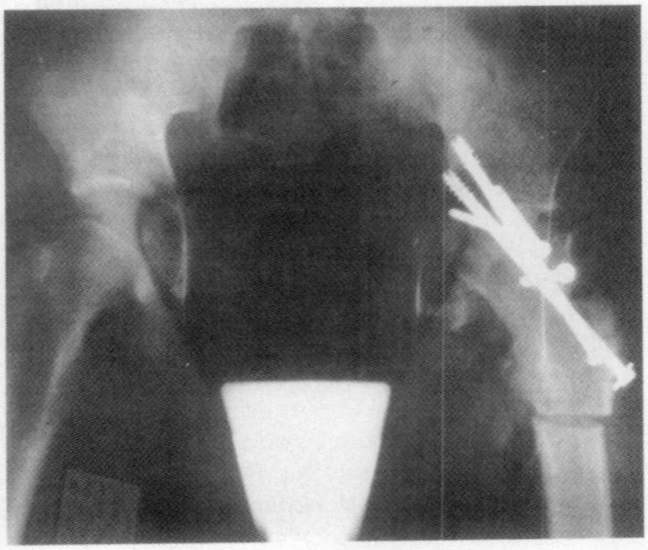

图49.14 18岁男性,体重136kg,髋关节末期缺血性坏死,用转子下截骨术髋关节融合后的前后位影像片。大体重患者转子下截骨术减少了力矩臂和改善融合结合率。转子下截骨完全治愈,人字形石膏可获得最佳的下肢体位。

融合术,特别是在外展肌没有保留时,对于以后进行的全髋关节成形术并无裨益[55,56]。Strathy和Fitzgerald[55]评估了80例患者全髋关节成形术的效果,这些患者存在自发性关节融合或者已经进行了髋关节融合术。结果发现,由关节融合术后置换的关节成形术有很高的失败率,尤其是在付出更多努力已获得关节融合的患者。40例最少随访9年的患者中有20%的感染率。另外,有30%的患者由于无菌松动或脱位需要修复。

(六)全髋关节成形术

John Charnley[57]采用的低摩擦关节成形术原理开始了全髋关节置换的新时代。低摩擦原理发展前,Charnley注意到早期应用Teflon髋臼的大头压配型柄组件的失败。1958~1962年,在Charnley最初从事全髋置换的4年里,他的设计发展成低摩擦设计,由一端整块的不锈钢股骨和高分子量聚乙烯髋臼连接的直径22.25mm的头部组成。两种组分用聚甲基丙烯酸甲酯骨水泥固定到骨上。

全髋关节成形术明显缓解疼痛和改善功能,以致许多其他手术方式除了还在年轻患者中应用外基本被放弃。因为效果和技术的改进,适应证扩大为包括年轻患者和更多活动患者以全髋关节置换术在年轻患者和更多活动患者的应用以及偶然的移植物设计缺陷,导致了失败率增高[58],有时出现明显的骨溶解和伴随骨缺失(图49.15)。补救这些处境的困难导致药学、技术和设计的修改,以预防或降低这些问题。

因为低摩擦关节成形术的发展,外科技术、材料设计和材料固定出现了进步和后退[59-62]。在许多设计中不锈钢取代了钛或钴-铬。这些超合金显著降低了股

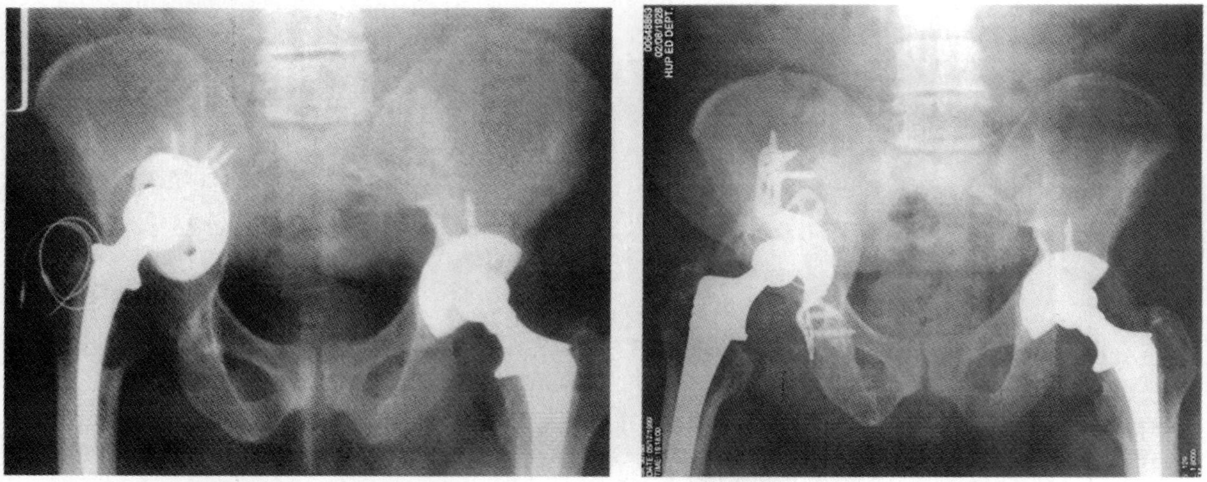

A　B

图49.15　71岁男性，髋臼校正后7年半，无骨水泥髋臼组件假体松动，有严重的髋臼骨缺失。(A)术前骨盆前后位X线片显示右侧髋臼假体松动伴严重的骨缺失。回顾以前的影像髋臼组件移位伴累积的骨缺失。(B)髋臼加强环和同种骨移植全髋关节成形术校正后6周，骨盆前后位X线片。显示股骨组件松动，需要修复。

骨干骨折的发生率。骨水泥固定技术已取得进步。第一代骨水泥固定技术用手指填塞柔软的骨水泥到拨开的股骨管。第二代骨水泥技术用股骨管脉动灌洗添加水泥枪逆行注射骨水泥。第二代技术与第一代技术相比骨水泥股骨固定的效果在多数病例明显改善。第三代、四代骨水泥技术已发展出水泥孔性降低、增压、表面修饰、近体和远端水泥定位器的概念。还有长期效果来确定是否第三、四代技术和第二代技术相比得到了改善(图 49.16)。骨水泥固定的失败，特别是在年轻活动患者使用第一代骨水泥技术失败后，促成了假体固定到骨的方法的使用。

目前，最普遍的假体固定方法包括用骨水泥固定两种成分，用骨水泥固定股骨成分和骨内生到多孔涂层覆盖的髋臼成分的混合固定(图 49.17)，以及骨内生到股骨和髋臼成分的非骨水泥固定(图 49.18)。在无骨水泥应用时，羟磷灰石已成为越来越流行方法以增加骨表面生长或骨内生长。多数第一代无骨水泥固定股骨设计伴随高失败率，以致一些研究者放弃了非骨水泥股骨设计。相反，多数早期多孔涂层覆盖的髋臼设计，有令人鼓舞的短期和中期效果。这些结果，结合第二代和后续的技术改进的骨水泥固定股骨的效果，甚至在年轻患者也取得了满意的结果[63]，使人们增加了对混和全髋关节置换术的兴趣。完全涂层无骨水泥的股骨组件和羟基磷灰石涂层的股骨设计出现了令人鼓舞的中期效果，许多医学中心产生了使用无骨水泥的兴趣。

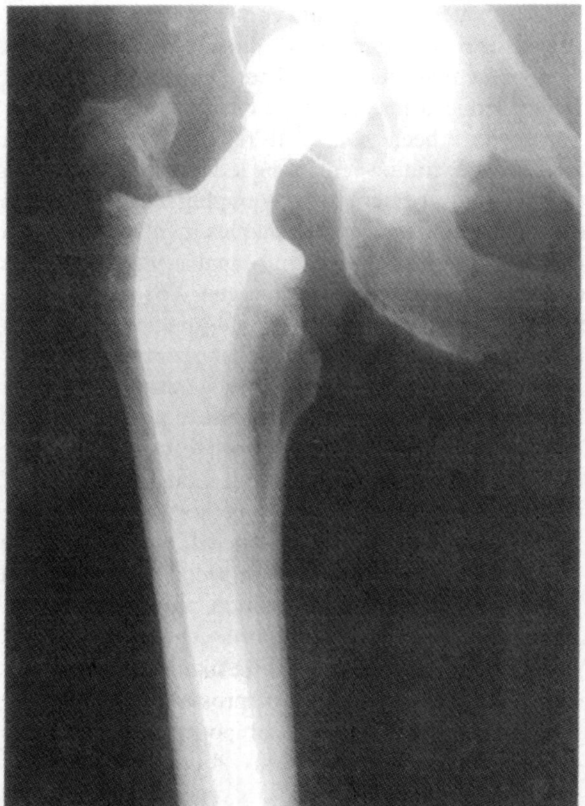

图49.16　70岁女性，骨水泥固定的全髋关节成形术。两侧股骨和髋臼部分用第四代骨水泥技术固定。手术后45年的前后位X线片。活动无疼痛，在两种成分骨-骨水泥接触面无射线透过的线。大转子后面部分有裂痕。

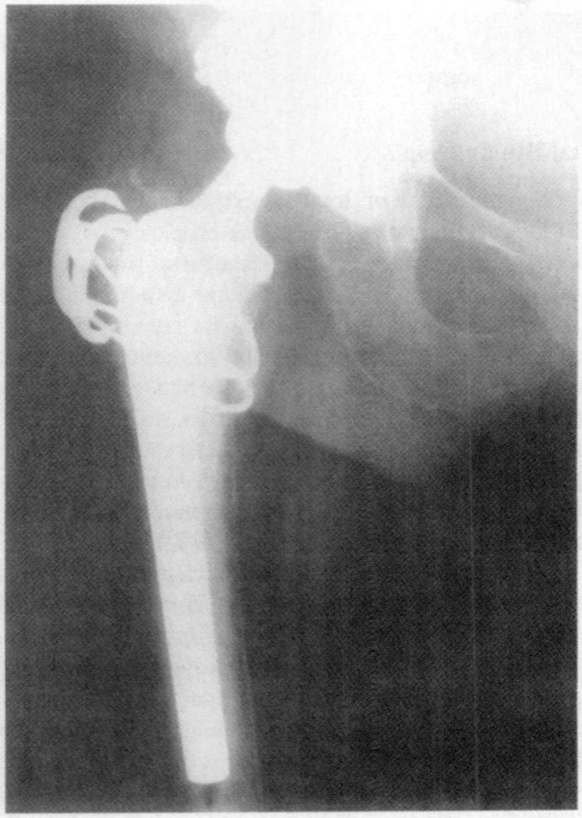

图49.17　60岁女性，类风湿关节炎，右髋关节混合性全髋关节成形术，骨水泥固定的股骨成分和无骨水泥固定的髋臼成分。由于严重的骨质疏松，股骨皮质变薄。然而，术后4年，骨水泥固定的股骨成分和无骨水泥固定的髋臼成分都没有射线透过线。手术时用Dallmiles钢缆扣和钢缆重建大转子。

标准的结合表面仍是超高分子量髋臼内衬结合光滑的钴-铬股骨头。然而，人们对陶瓷结合高度光滑的钴-铬关节表面的超高分子量聚乙烯关节、陶瓷-陶瓷关节和金属-金属关节的兴趣在增加。虽然一些研究者支持降低全髋关节置换磨损和改善使用寿命的选择如陶瓷/陶瓷或金属/金属等，但其他研究者试图改善多聚乙烯交联的特性。陶瓷头用陶瓷衬垫连接有最少的磨损碎片，移植物长久耐磨。对年轻患者是有希望的选择。陶瓷成分破裂的风险是万分之一，但必须考虑。陶瓷破裂是灾难性的后果，因为碎片很难修复[64]。另一个选择是陶瓷头和高强度交联聚乙烯关节[65]。

模块化产生积极和消极的效果。模块化允许定制假体解剖放置（图 49.19）、材料组合、减少假体存货和作为反向校正部分组件交换的可能。然而，模块化也在组件连接处引入了分离和磨损的可能。

关于最好的模式和固定技术、移植设计和结合表面的争论仍在继续。一些设计可获得极好的效果。恰当的设计依赖患者的年龄、活动水平、解剖、目标、医疗条件及医生技术。

最近，较少侵袭性手术入路由于有多种优点，如更快的康复、更少的失血、美观的改善和更稳定的软组织包围等，因而受到广泛支持。使用专门的器械，现在可以通过一个 5~10cm 的切口进行全髋关节成形手术。一种 2 个 3cm 切口的入路也被评价。早期的结果表现为降低住院时间，早日改善功能和返回工作岗位[66,67]。两个切口技术保护了外展肌和短的外部转子的附属结构。这种技术已经被用到门诊患者。支持者认为与传统

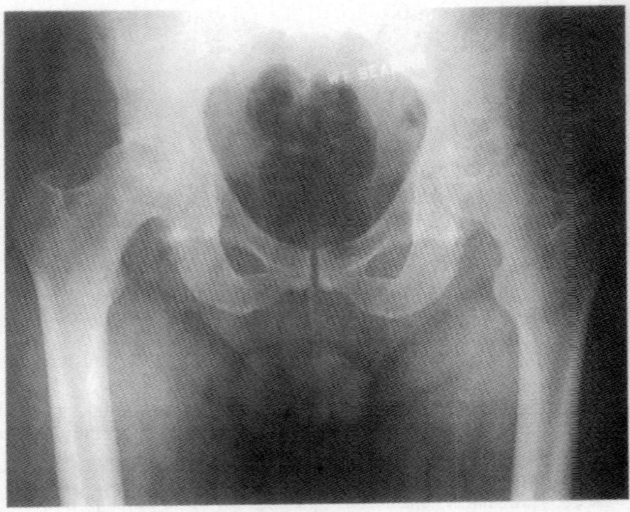

A

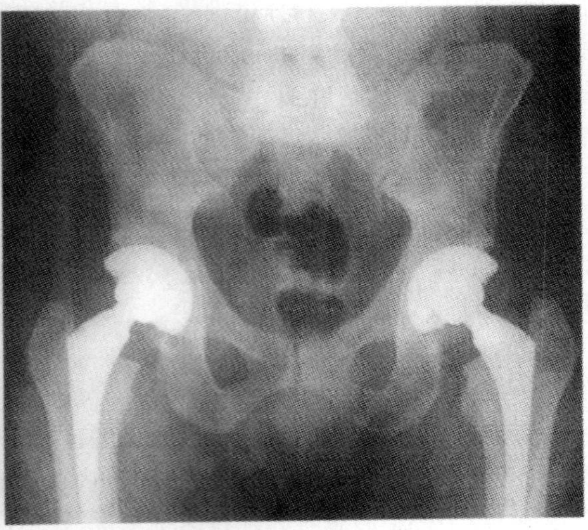

B

图49.18　54岁男性，双髋严重的骨关节炎。(A)手术前，骨盆前后位X线片显示双髋严重的骨关节炎。(B)双侧无骨水泥固定的全髋关节成形术后，6个月的前后位X线片。

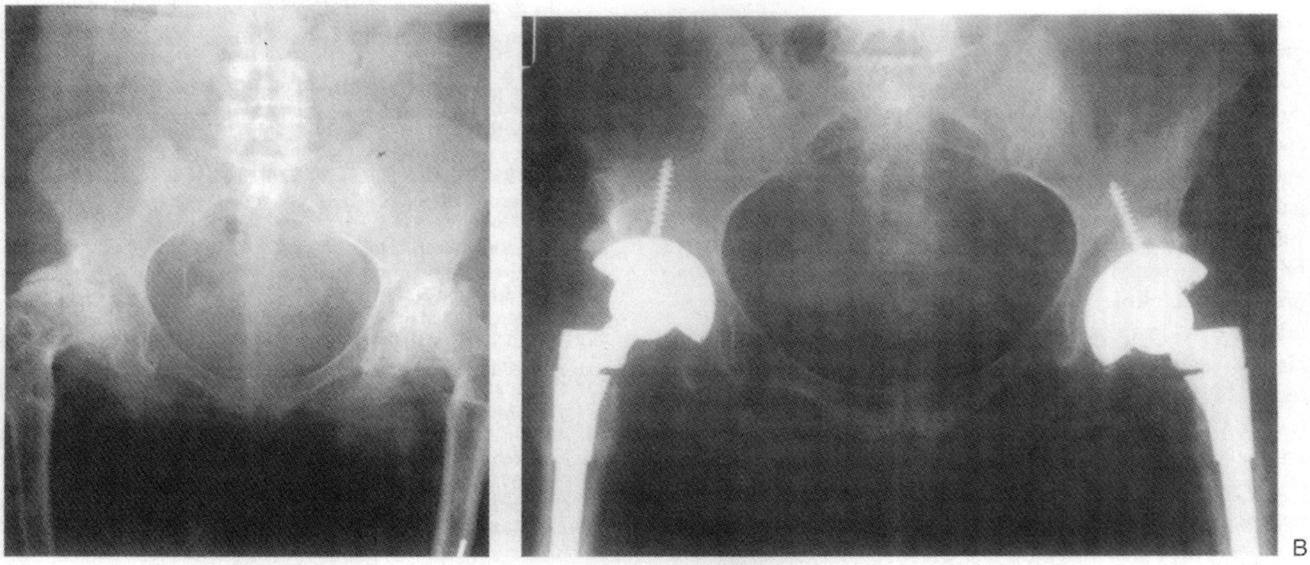

图49.19 52岁女性，双侧髋关节继发于髋臼发育不良的严重骨关节炎。12年前进行了右侧髋臼架手术结合股骨近端截骨术，8年前进行了左侧股骨近端截骨术。(A)术前骨盆前后位X线片显示严重双髋关节炎和前次手术导致的解剖改变。标准的非模块组件与没有重建股骨或距置换的解剖存在不相符。(B)应用模块假体的无骨水泥双侧全髋关节成形术后的X线片，正常股骨前部的再生调整了截骨术后的畸形。

技术相比两个切口技术显著改善了髋关节稳定性，降低了手术后预防髋关节脱位的需求。

全髋关节成形成术后并发症曾被详细地描述过。Charnley[57]在低摩擦关节成形术经验的论文里概述了并发症。虽然只进行了短期随访，但是出现的并发症包含了目前已知的短期和长期的并发症。目前，多数归属于全髋关节成形术的短期并发症包括伤口渗出或裂开、伤口血肿、感染、深静脉血栓形成、肺动脉栓塞、神经血管损伤、假体周围骨折和异位骨化。肠道和膀胱功能障碍可能与术后疼痛和术后用麻醉药相关。感染和假体周围骨折也可能做为晚期并发症出现。髋关节置换术后长期并发症包括假体无菌松动、骨溶解和骨的再建。虽然陶瓷假体或金属假体折断可以出现在任何时间，但通常属于移植失败的晚期并发症。

四、小结

保守治疗失败后，矫形外科医生通过全髋关节成形手术或者保留部分关节的髋关节置换手术使许多有明显关节炎性髋关节畸形患者的身心和功能状态获得了明显改善。对于特定的患者和外科医生来说，任何操作都有优点和缺点。任何被推荐做外科手术的患者，患者的症状、目标、预期和外科医生的经验是关键因素。如果临床医生使用合理的临床判断、正确的评价患者的目标和预期以及和患者交流现实的预期结果，大多数患者会获得很高的满意度。新的植入技术降低了关节的磨损，延长了置换关节的使用时间。外科手术技术和骨丢失治疗的提高使必须再次进行的手术效果改善。这些进展使全髋关节成形手术成为年轻的有严重关节炎性畸形患者的更好的选择。

（张飚 译　张奉春 校）

参考文献

1. Schulte KR, Callaghan JJ, Kelley SS, et al. The outcome of Charnley total hip arthroplasty with cement after a minimum twenty-year follow-up: the results of one surgeon. *J Bone Joint Surg Am* 1993; 75:961–975.
2. Fitzgerald RH. Acetabular labral tears. *Clin Orthop* 1995;311:60–68.
3. McCarthy JC, Busconi B. The role of hip arthroscopy in the diagnosis and treatment of hip disease. *Can J Surg* 1995;38(suppl 1):13–17.
4. Fario LA, Glick JM, Sampson TG. Hip arthroscopy for acetabular labral tears. *Arthroscopy* 1999;15:132–137.
5. Hase T, Ueo T. Acetabular labral tear: arthroscopic diagnosis and treatment. *Arthroscopy* 1999;15:138–141.
6. Tonnis D. *Congenital dysplasia and dislocation of the hip in children and in adults.* Heidelberg: Springer, 1987.
7. Lequesne M, de Seze S. Le faux profil du bassin: nouvelle incidence radiographique pour Petude de la hanche: son utilité dans les dysplasies et les differentes coxopathies. *Rev Rhum Mal Osteoartic* 1961; 28:643.
8. Hofmann S, Tschauner C, Urban M, et al. Clinical and diagnostic imaging of the labrum in lesions of the hip joint. *Orthopade* 1998;27: 681–689.
9. Leunig M, Werlen S, Ungersbock A, et al. *J Bone Joint Surg Br*

1997;79:230–234.
10. Urban M, Hofmann S, Czerny C, et al. MRI arthrography in labrum lesions of the hip joint: method and diagnostic value. *Orthopade* 1998; 27:691–698.
11. Niitsu M, Mishima H, Itai Y. High resolution MR imaging of the hip using pelvic phased-array coil. *Nippon Acta Radiol* 1997;57:58–60.
12. Bombelli R, ed. *Structure and function in normal and abnormal hips: how to rescue mechanically jeopardized hips,* 3rd ed. Berlin: Springer-Verlag, 1993.
13. Pauwels F. *Biomechanics of the normal and disabled hip.* Heidelberg: Springer, 1976.
14. Lloyd-Roberts GC. Osteoarthritis of the hip. *J Bone Joint Surg Br* 1955;37:8–47.
15. Stulberg SD, Cordell LD, Harris WH, et al. Unrecognized childhood hip disease: a major cause of idiopathic osteoarthritis of the hip. In: Amstutz HC, ed. *The hip.* St. Louis: CV Mosby, 1975:212–228.
16. Crowe JF, Mani VJ, Ranawat CS. Total hip replacement in congenital dislocation and dysplasia of the hip. *J Bone Joint Surg Am* 1979;61: 15–23.
17. Legg AT. An obscure affection of the hip joint. *Boston Med Surg J* 1910;162:202.
18. Calve J. Sur une forme particuliere de coxalgie greffe, et sur des deformations caracteristiques de l'extreite superieure de femur. *Rev Chir* 1910;42:54.
19. Perthes G. Uber arthritis deformans juvenilis. *Dtsch Z Chir* 1910; 10:111.
20. Sevitt S. Avascular necrosis and revascularization of the femoral head after intracapsular fractures. *J Bone Joint Surg Br* 1964;46:270–296.
21. Barnes R, Brown JT, Garden RS, et al. Subcapital fractures of the femur: a prospective review. *J Bone Joint Surg Br* 1976;58:2–24.
22. Asnis SE, Wanek-Sgaglione L. Intracapsular fractures of the femoral neck: results of cannulated screw fixation. *J Bone Joint Surg Am* 1994; 76:1793–1803.
23. Aaron RK. Osteonecrosis: etiology, pathophysiology, and diagnosis. In: Callaghan JJ, Rosenberg AG, Rubash HE, eds. *The adult hip.* Philadelphia: Lippincott-Raven, 1998:451–466.
24. Steinberg DR, Steinberg ME. Osteonecrosis. In: Kelley WN, Harris ED, Ruddy S, et al., eds. *Textbook of rheumatology.* Philadelphia: WB Saunders, 1989:1749–1773.
25. Taurog JD. Genetics and immunology of the spondyloarthropathies. *Curr Opin Rheumatol* 1989;1:144–150.
26. Berman AT, Quartararo L. Septic arthritis, In: Callaghan JJ, Rosenberg AG, Rubash HE, eds. *The adult hip.* Philadelphia: Lippincott-Raven, 1998:575–591.
27. Hooper JC, Jones EW, Primary protrusio of the acetabulum. *J Bone Joint Surg Br* 1971;53:23–29.
28. Alexander C. The etiology of primary protrusio acetabuli. *Br J Radiol* 1965;38:567–580.
29. MacDonald D. Primary protrusio acetabuli: report of an affected family. *J Bone Joint Surg Br* 1971;53:30–36.
30. McCarthy JC, Day B, Busconi B. Hip arthroscopy: applications and technique. *J Acad Orthop Surg* 1995;3:115–122.
31. Fairbank AC, Bhatia D, Jinnah RH, et al. Long-term results of core decompression for ischaemic necrosis of the femoral head. *J Bone Joint Surg Br* 1995;77:42–49.
32. Steinberg ME. Core decompression of the femoral head for avascular necrosis: indications and results. *Can J Surg* 1995;38(suppl):18–24.
33. Buckley PD, Gearan PF, Petty RW. Structural bone-grafting for early atraumatic avascular necrosis of the femoral head, *J Bone Joint Surg Am* 1991;73:1357–1364.
34. Urbaniac J. Treatment of osteonecrosis of the femoral head with free vascularized fibular grafting. *J Bone Joint Surg Am* 1995;77:681–694.
35. Camp JF, Cowell CW. Core decompression of the femoral head for osteonecrosis. *J Bone Joint Surg Am* 1986;68:1313–1319.
36. Salter RB. Innominate osteotomy in the treatment of congenital dislocation and subluxation of the hip. *J Bone Joint Surg Br* 1961;43:518–539.
37. Sutherland DH, Greenfield R. Double innominate osteotomy. *J Bone Joint Surg Am* 1977;59:1082.
38. Steele HH. Triple osteotomy of the innominate bone. *J Bone Joint Surg Am* 1973;55:343.
39. Tonnis D. *Huftluxation und Hufttkopfnekose, Eine Sammel-statistik des Arbeitskieises fur Huftdysplasie Enke.* Stuttgart: Bucherei des Orthopoden Bd, 1978:581.
40. Eppright RH. Dial osteotomy of acetabulum in the treatment of dysplasia of the hip. *J Bone Joint Surg Am* 1975;57:1172.
41. Ganz R, Klaue K, Vinh TS, et al. A new periacetabular osteotomy for the treatment of hip dysplasias: technique and preliminary results. *Clin Orthop* 1988;232:26–36.
42. Millis MB, Murphy SB, Poss R. Osteotomies about the hip for prevention and treatment of osteoarthrosis. *Instr Course Lect* 1996;45:209–226.
43. Trousdale RT, Ekkernkamp A, Ganz R, et al. Periacetabular and intertrochanteric osteotomy for the treatment of osteoarthrosis in dysplastic hips. *J Bone Joint Surg Am* 1995;77:73–85.
44. Chiari K. Medial displacement osteotomy of the pelvis. *Clin Orthop* 1974;98:55–71.
45. Gill AB. Operation for old irreducible congenital dislocation of the hip. *J Bone Joint Surg Am* 1928;10:696–711.
46. Staheli LT. Slotted acetabular augmentation. *J Pediatr Orthop* 1981; 1:321–327.
47. Lowman CL. The double-leaf shelf operation for congenital dislocation of the hip. *J Bone Joint Surg Am* 1931;13:511–514.
48. Saito S, Takaoka K, Ono K. Tectoplasty for painful dislocation or subluxation of the hip: long-term evaluation of a new acetabuloplasty. *J Bone Joint Surg Br* 1986;68:55–60.
49. Hogh J, Macnicol MF. The Chiari pelvic osteotomy: a long-term review of clinical and radiographic results. *J Bone Joint Surg Br* 1987; 69:365–373.
50. Summers BN, Turner A, Wynn-Jones CH. The shelf operation in the management of late presentation of congenital hip dysplasia. *J Bone Joint Surg Br* 1988;70:63–68.
51. Schai PA, Exner GU, Hansch O. Prevention of secondary coxarthrosis in slipped capital femoral epiphysis: a long-term study after corrective intertrochanteric osteotomy. *J Pediatr Orthop* 1996;5:135–143.
52. Sugioka Y, Hotokebuchi T, Tsutsui H. Transtrochanteric anterior rotational osteotomy for idiopathic and steroid induced necrosis of the femoral head: indications and long-term results. *Clin Orthop* 1992; 277:111–120.
53. Sponceller PD, McBeath AA, Perpich M. Hip arthrodesis in young patients: a long-term follow-up study. *J Bone Joint Surg Am* 1984;66: 853–859.
54. Callaghan JJ, Brand RA, Pedersen DR. Hip arthrodesis. *J Bone Joint Surg Am* 1985;67:1328–1335.
55. Strathy GM, Fitzgerald RH. Total hip arthroplasty in the ankylosed hip: a ten year follow-up. *J Bone Joint Surg Am* 1988;70:963–966.
56. Brewster RC, Coventry MB, Johnson EW. Conversion of the arthrodesed hip to a total hip arthroplasty. *J Bone Joint Surg Am* 1975; 57:27–30.
57. Charnley J. Total hip replacement by low-friction arthroplasty. *Clin Orthop* 1970;72:7–21.
58. Chandler HP, Reineck FT, Wixson RL, et al. Total hip replacement in patients younger than 30 years old. *J Bone Joint Surg Am* 1981;63: 1426.
59. Law WA. Late results of vitallium-mold arthroplasty of the hip. *J Bone Joint Surg Am* 1962;44:1497.
60. McKee GK, Watson-Ferrar J. Replacement of the arthritic hip by the McKee-Ferrar prosthesis *J Bone Joint Surg Br* 1966;48:245–259.
61. Langenskiold A, Salenius P. Total hip replacement of the hip by the McKee-Ferrar prosthesis. *Clin Orthop* 1970;72:104–105.
62. Chapchal G, Muller W. Total hip replacement with the McKee prosthesis. *Clin Orthop* 1970;72:115–122.
63. Mulroy WF, Estok DM, Harris WH. Total hip arthroplasty with use of so-called second generation cementing techniques: a fifteen year average follow-up study. *J Bone Joint Surg Am* 1995;77:1845.
64. Allain J, Delcrin J, Migaud H, et al. Revision total hip arthroplasty performed after fracture of a ceramic femoral head. A multicenter survivorship study. *J Bone Joint Surg Am* 2003;85:825.
65. Urban JA, Garvin KL, Boese CK, et al. Ceramic-on-polyethylene bearing surfaces in total hip arthroplasty. Seventeen to twenty-one-year results. *J Bone Joint Surg Am* 2001;83(11):1688.
66. Berger RA. Mini-incisions: two for the price of one! Presented at Current Concepts in Joint Replacement–Winter 2001, Orlando, FL, December 13, 2001.
67. Rodrigo JJ. Interview on minimally invasive hip surgery. *Orthopedics* 2002;25(10):1016.

第50章

膝关节炎的外科治疗

K. David Moore, John M. Cuckler

膝关节炎的外科手术治疗适用于药物和非手术治疗控制不佳的患者。手术方式的选择取决于患者的年龄、关节的活动度、患者的预期值以及关节炎的病因。对每种手术方式的受益及风险性的了解可以帮助临床医师根据患者的病情选择合适的手术方式。

膝关节炎的外科手术从简单的关节镜清创术到TKA (Total knee arthroplasty, 全关节成形术), 还包括滑膜切除术、截骨术、单关节置换术及关节融合术等。软骨移植也被证明是一种有效的治疗方法。相对适应证和禁忌证以及手术风险性和受益的回顾有助于外科医生和患者对手术方式的选择。

一、外科病因

外科手术方式的选择需参考膝关节炎的病因和类型。一般来讲,膝关节炎从病因上分非炎症性和炎症性两类。非炎症性关节炎是膝关节炎最常见的病因,典型地常累及膝关节的一或两个关节面。膝 OA (Osteoarthritis, 骨关节炎) 主要累及内侧半关节、髌股关节。早期膝 OA 可通过膝关节站立位的前后位片诊断(图 50.1 和图 50.2)。其早期表现为非对称性内侧关节间隙狭窄,晚期出现骨赘、硬化等表现。相反,炎症性关节炎的膝关节站立位的前后位片表现为对称性的关节内侧和外侧间隙狭窄。

非炎症性关节炎适合的外科手术方式包括关节镜清创术、软骨自体或同种异体移植术、截骨术、成形术、TKA 或关节融合术(极少数病例)。而炎症性关节炎适合的手术方式主要为滑膜切除术、全关节成形术或关节融合术(极少数)。

二、关节镜在膝关节治疗中的作用

近 20 年来关节镜技术发展迅速(见第 5 章)。现在关节镜手术已经成为门诊的常规项目, 它比开放性手

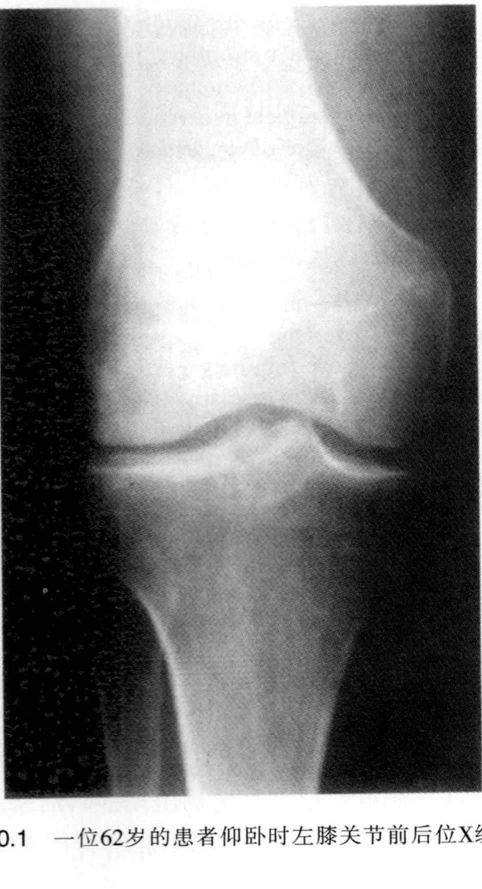

图50.1　一位62岁的患者仰卧时左膝关节前后位X线片。

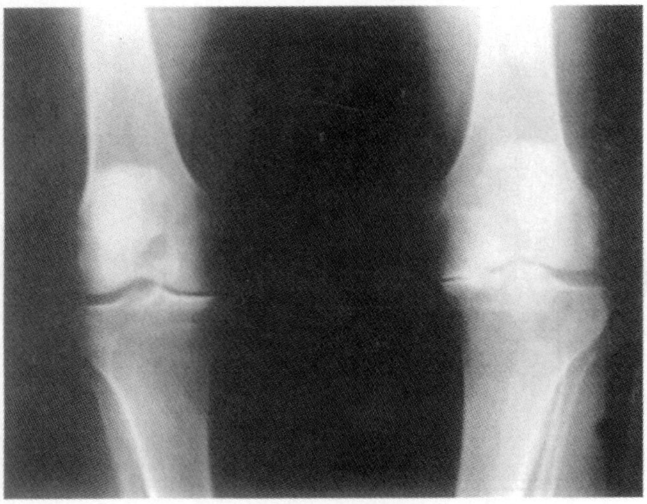

图50.2　同一天站立时前后位X线片。可见内侧关节间隙狭窄，和明显的股胫角内偏，证明了临床骨关节炎的诊断。关节镜清创术后患者获得持续改善的可能性低。

术恢复快，而且可以根据医生和患者的需要选择局部或全身等麻醉方式，手术一般不超过一个小时，没有严重的出血情况。

关节镜的主要作用是提供了一种准确地了解膝关节内部结构的诊断手段，关节病理学诊断的准确率达100%，比无创的MRI(核磁共振成像)的准确率和敏感性高[1,2]。MRI的研究表明随着年龄的增加，关节的退行性改变的程度加重，MRI的可靠性逐渐下降。随着年龄的增长，黏蛋白逐渐减少，从而关节软骨的水分随之丢失，导致MRI很难鉴别是半月板撕裂还是退行性改变[3,4]。

关节镜治疗各种膝关节炎仍在发展中。遗憾的是目前的文献中的数据缺乏前瞻性、随机性和双盲设计。另外，从这些发表的文献中很难比较关节病理和关节手术本质的特点。但是，现在已开始积累丰富的数据，供临床医生应用关节镜技术治疗炎症性和非炎症性关节病变参考。

(一)关节镜在膝骨关节炎中的应用

患者慎重地选择对于关节镜治疗非炎症性关节炎的发展至关重要。采用关节镜检查协助诊断膝OA至少见于以下五种情况：膝关节肿痛、放射学检查正常且关节液检查为非炎症性；OA(符合临床和放射学诊断)关节疼痛与放射学结果不符，药物治疗效果不佳；慢性稳定的OA（放射学诊断）突然出现症状的恶化；OA首次出现“机械”症状；OA出现不能解释的关节液特征[5]。但是，外科医生在决定施行关节软骨或半月板损伤的清创术之前需仔细地做好术前评估。

目前尚不清楚简单的关节灌洗（关节镜手术的一个常规步骤）本身是否可以显著改善临床症状。Chang等人[6]随机比较了关节镜手术和单纯关节灌洗治疗OA的疗效，经过一年的观察两组患者疗效无显著性差异。但是，研究还发现关节镜手术治疗半月板撕裂的有效率高于清创术治疗关节软骨损伤的有效率。Merchan和Galindo[7]的一项前瞻性研究表明，关节镜手术治疗膝关节炎的效果明显高于非手术保守治疗的效果。他们的结论提示，有正常的股胫关节轴存在的患者突然出现的膝关节疼痛，采用关节镜清创术效果最佳。这一结论同Baumgaerner等人[8]的研究结果相似，他们关于膝OA的回顾性研究发现，症状持续时间长、失去正常股胫关节轴的患者采用关节镜手术治疗的效果差。Rand[9]的文献证实了退行性膝关节炎半月板撕裂实施清创术的疗效，这些患者都于术前影像学证明没有软骨下的硬化或骨赘形成。其他的报道也支持这些结论[10,11]。

与以上结论不同的是，Dervin等[12]前瞻性地研究了126例实施了关节镜清创术的OA患者，有效率仅为44%。仅具有内侧关节线压痛、Steinmann试验阳性、半月板撕裂的患者可获得持续的明显的临床改善。最近，Moseley等[13]对关节镜治疗OA的有效性提出了质疑。他们随机选取了165例膝OA患者，分别予以关节镜清创术、关节镜灌洗术、安慰手术治疗。结果发现以上三组患者的疼痛和功能的改善无显著性差异。

关节镜清创术治疗关节软骨损伤也是有争议的。关节镜清创术治疗膝OA关节软骨损伤被称为软骨成形术，或磨削性软骨成形术。如果同时穿透软骨下骨，也称为“软骨下钻入术”[14]。这些手术主要目的是暴露软骨下的纤维软骨，刺激关节面重建，但动物实验尚未证实有效[15]。最近研究者将软骨损伤后关节面重建的概念应用在软骨和软骨下骨的自体移植术上，这一手术被称为“镶嵌式成形术”，主要是将股骨髁的非关节部分移植到软骨和软骨下骨缺损处[16-18]。移植后2~3年随诊观察，可见有活性的透明软骨出现，但无对照组结果。这一手术尚未证实对50岁以上OA患者有效。

关节镜手术的长期疗效观察尚未证实患者可以持续受益。在Bert和Maschka[19]的一项回顾性研究中，126例膝单髁OA患者接受磨削性软骨成形术加清创术和单纯清创术。5年后随诊观察，接受单纯清创术的患者预后较磨削性软骨成形术加清创术的患者预后好。研究者认为对于关节软骨和半月板退行性损伤的患者，磨削性软骨成形术并不优于单纯关节镜清创术。

其他报道认为磨削性软骨成形术或软骨下骨钻入术可能仅暂时有效。Johnson 报道 25%的 OA 患者接受磨削性软骨成形术后认为有满意的改善，但是 2 年后随诊仅有 12%的患者症状完全消失[20]。Friedman 等报道 73 例患者接受关节镜下磨削性软骨成形术和清创术治疗，12 个月后 60%有改善，34%无变化，6%症状恶化[21]。Linschoten 和 Jonson 认为关节镜清创术预后与手术时关节软骨的状态直接相关[22]。

总之，非炎症性膝关节炎应用关节镜治疗的理想患者是具有接近正常的股胫对位、无明显骨赘形成和软骨下硬化的患者。因退行性改变而半月板撕裂，进而出现症状的患者的疗效优于那些同时合并有全层关节软骨损伤的患者。磨削性关节成形术对膝 OA 患者无明显的长期改善效果。

(二)关节镜手术的风险性

相对于其他外科手术，关节镜手术的风险性很小，主要是麻醉意外，感染的风险小于 0.5%[23]。同一般外科手术一样，感染的风险性与手术时间相关，还与患者合并的疾病有关，例如同时合并糖尿病，以及应用免疫抑制药物治疗，手术结束时予以关节内激素注射等有关。有些外科医生喜欢在关节镜手术结束时于关节内注射长效的皮质类固醇激素，以期减少术后的滑膜炎。血栓性静脉炎是关节镜手术潜在的风险[24,25]，深静脉血栓形成发生率很低，但是与止血带的应用和患者的年龄相关。其他可能的并发症包括器械断裂、出血、神经损伤等，深静脉血栓形成或感染均较少见[26,27]。

关节镜手术后恢复相对较快，大多数患者可在 2 周内恢复到术前状态。多数膝 OA 患者关节镜清创术后仍需要适当的药物治疗。

三、膝关节滑膜切除术

炎症性关节炎例如 RA(类风湿性关节炎)在药物治疗无效的情况下，滑膜切除术常可以很好地减轻关节肿痛症状。滑膜切除术的适应证还没有明确规定，但一般的原则是正规药物治疗 6 至 12 个月，放射学检查无显著改善的 RA 患者可以考虑滑膜切除术。

关节镜滑膜切除术作为炎症性关节炎的一种姑息性治疗，其手段逐渐增多。传统的开放性滑膜切除术易导致膝关节的动度减少。多个报道证实关节镜滑膜切除术后引起膝关节动度减少的问题小于开放性滑膜切除术，而关节镜滑膜切除术作为炎症性关节炎的姑息性治疗同样有效。

Doets 等综述的结论是，虽然 50%的 RA 患者在关节镜滑膜切除术后效果满意，但是 83 例患者中的一半术后 4 年内接受了全膝关节置换术[28]。研究者认为早期的滑膜切除术不能阻止 RA 患者病程的进展。这一结论同 McEwen 的结论相似。他认为开放性滑膜切除术不能阻止 RA 的病程[29]。Matsui 等也报道了接受开放性滑膜切除术和关节镜滑膜切除术的 RA 患者，膝关节功能仍在逐渐恶化[30]。但是关节镜滑膜切除术引起关节活动度减少的发生率低，而且功能恢复较开放性手术快。

关节镜滑膜切除术被证明可替代开放性滑膜切除术治疗化脓性关节炎[31]。Schoen 等报道了 16 位膝关节莱姆病关节炎患者接受关节镜滑膜切除术，随访 3 至 8 年，有效率达 80%[32]。

关节镜滑膜切除术较开放性滑膜切除术的优势在于缩短住院时间、恢复快、降低关节活动度减少的风险等，对 RA 患者还可减少术中出血。一般来说，吸引引流管放置 24 小时。大部分患者关节镜滑膜切除术后需住院24 到 48 小时。术后尽早使用还是不使用连续被动运动仪器进行辅助活动是降低关节活动度减少风险的关键。虽然滑膜切除术可暂时性地减少炎症性膝关节的肿胀，但是不能改变关节软骨退化的进程[33-37]。

四、截骨术

膝关节截骨术是非炎症性 OA 仅累及关节承重层时的一种治疗选择[38]。替代截骨术的手术包括单髁置换术、TKA 和膝关节固定术。一般来说，截骨术适用于年轻人。单髁或全膝关节成形术适用于老年人。关节固定术是一种补救手术，很少作为膝关节疾病外科介入治疗的首选。

膝关节单侧承重层的磨损常导致正常的股胫轴改变。正常的股胫长轴解剖角外偏达 6°，这一对线的偏斜导致内侧或外侧面的压力增加，从而加速了变性的过程，加重了 OA 临床症状。Mckellop 等在非活体膝关节上证明了关节的内侧或外侧半关节面接触性压力增加可导致内偏或外偏畸形[39]。

膝关节截骨术是通过切除近端胫骨或远端股骨保留股胫轴外偏 6°。一般来说，内偏畸形实施近端胫骨截骨术，而外偏畸形施行远端股骨截骨术。手术必须保持关节面与地面平行，同时保持两侧副韧带的生理功能。这一原则指导外科医生选择可保持关节解剖轴的位点进行截骨术。

(一)内侧退行性关节炎

膝关节内偏畸形是内侧半关节关节间隙减小的结果。膝关节站立时前后位X线片显示内侧关节间隙减小,而正常的股胫外偏角消失。

膝关节内侧OA截骨术适合年轻的没有严重的韧带松弛或髌骨关节炎的患者。截骨术不能预防以后的全膝关节置换术，但可以使那些不适合行关节成形术的患者缓解疼痛,改善关节功能。但是,一些研究者报道由曾行膝关节截骨术者转为全膝关节置换术效果不佳的结论,主要原因是后者术中的技术难题[40,41]。

近端胫骨截骨术一般是将近端胫骨楔形切除,由外侧皮质到内侧皮质逐渐变细。之后,将截骨端固定以利于骨性愈合。主要借助于从腹股沟到脚踝的圆柱形铸具、膝关节支具或内外侧固定。下肢一般固定约6周以利于骨性愈合。患者一般情况下使用丁字杖6周,手杖6周。

近端胫骨截骨术治疗膝关节内偏的OA近期疗效好，但随诊长期疗效逐渐降低。Coventry等报道了87例接受近端胫骨截骨术的患者，平均随诊时间为10年,5年有效率为90%,10年有效率为65%[42]。良好预后的关键是股胫角外偏大于等于8°,体重小于标准体重的1.32倍。Insall等报道95例患者5年有效率为85%,9年有效率62%[43]。同样,Yasuda等报道随诊6年的有效率为88%,10年为63%[44]。Berman等报道37例行高位胫骨截骨术患者,15年随诊有效率为57%,那些年龄小于60岁、术前角度偏斜小于12°、关节病变局限于内层、术前关节活动度至少90°的患者疗效好[45]。

截骨术的手术风险包括关节内骨折、腓肌麻痹、筋膜室综合征、延迟愈合或不愈合。感染的风险性同其他开放性的矫形手术相似。深静脉血栓形成是风险之一,需适当预防[46]。

胫骨截骨术恢复需3到6个月，而膝关节功能改善需1年。Weidenhielm等证明高位胫骨截骨术和假体单髁置换术在缓解疼痛和改善行走功能方面可得到同样效果[47]。但是Weale等报道了12例17年的随访结果,认为单髁置换术较高位胫骨置换术疗效好[48]。

胫骨截骨术后患者没有绝对的活动限制。而全膝关节置换术后需避免强冲击力的活动。因此,这一手术适合于年轻、活动多或内侧单髁病变重的OA患者。

(二)外侧退行性关节炎

膝关节外侧关节间隙消失导致股胫角外偏角度进行性增加。截骨术通过楔形切除远端股骨纠正这一畸形。手术可将股胫角纠正至接近0°,从而减少退化的外侧关节面的接触性压力。

外科技术包括近端股骨内侧髁上的楔形切除。手术需要内固定,常使用接骨板以利于骨性愈合。远端股骨截骨术的结果同上面提到的近端胫骨截骨术的结果相似,临床改善程度随时间减少,其手术适应证与近端胫骨截骨术相似。

五、单个髁的关节成形术

膝关节单侧病变的OA患者仅需要受累部分的关节面重建。单髁关节成形术适用于这类患者,手术成功的关键是患者的选择和外科技术。手术适用于体重不超过180磅的久坐的患者。没有髌股关节OA症状是术后获得满意功能恢复的重要因素。十字交叉韧带的完整性是否影响手术的成功率还存在争议[49]。相对禁忌证有炎症性关节炎、膝关节严重变性或运动消失,术后膝关节活动要求高等。与其他关节成形术相同,活动性或近期感染是手术绝对禁忌证。

以往的报道证实单髁成形术疗效差，主要与外科手术技术和患者选择不合适有关[50-52]。但是,近期越来越多的研究表明手术后可改善预后。Scott等报道了100例接受单髁关节成形术的患者随诊8到12年,存活率达85%[53]。Heck等报道了近300例患者随诊10年存活率达91%[54]。在一项前瞻性的随机试验中，Newman等比较了单髁关节和全关节成形术，结果5年存活率相同，而单髁关节成形术组患者可获得更好的活动度,术中死亡率也较全关节成形术低[55]。

单髁的设计减少了外科手术的侵害，缩短了住院时间,加快了术后恢复。但是,目前缺乏对采用微创技术的单髁关节成行术中长期的效果评价[56]。

单髁关节成形术的风险与全关节成形术相同,但前者术后恢复得更快。单髁关节成形术失败后施行全关节成形术存在技术上的难度，而且效果不如最初施行全关节成形术手术理想[57,58]。

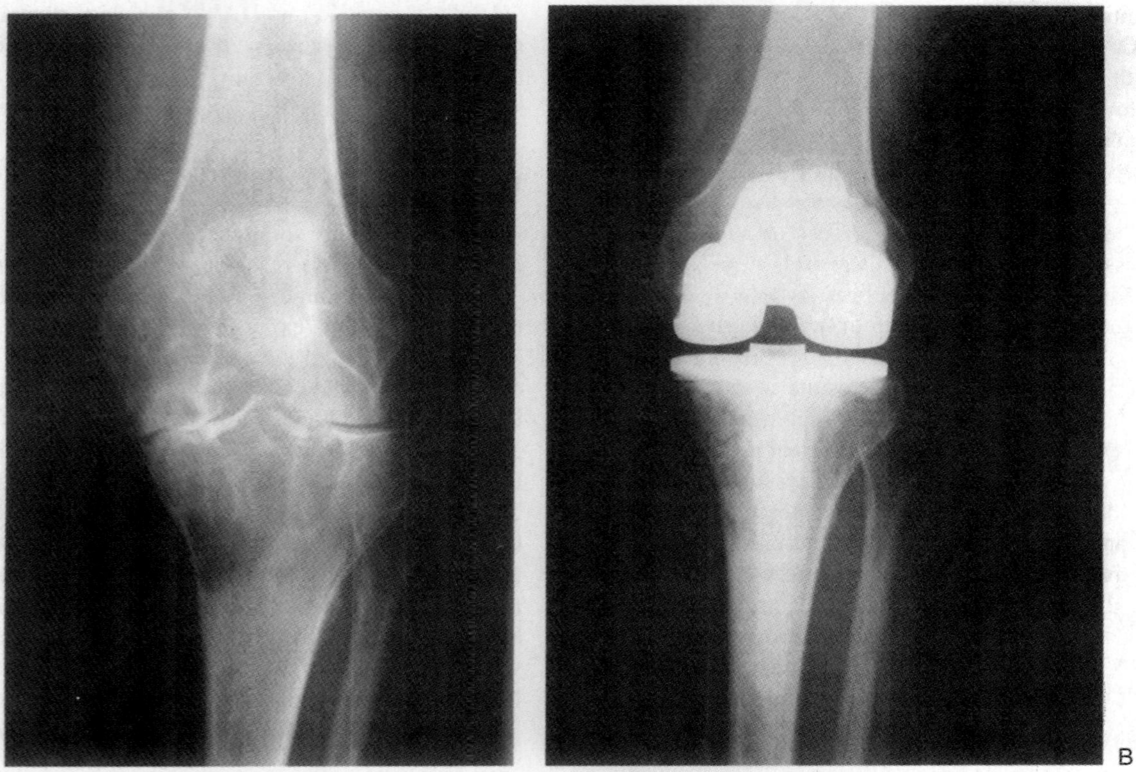

图50.3　(A)(B) 64岁的RA患者有增大的软骨下囊。术前和术后的X线片显示，三个人工关节填充聚甲基丙烯酸甲酯粘骨粉，显示出不规则的白色物质。较大的囊的缺损有网状骨移植物包裹。超大分子量的聚乙烯是股骨和胫骨金属组件之间可透过X线的物质，为人工胫骨提供了低摩擦的关节面。为绕过因囊的改变削弱的区域，在人工胫骨上使用了较大的柄。

六、全膝关节成形术(TKA)

全膝关节成形术是治疗慢性的两到三个关节面受累的OA和膝炎症性关节炎的方法(图50.3)。TKA的适应证包括药物治疗难以控制的疼痛或由于骨质的侵蚀和结构紊乱引起的关节极度不稳定。但是，由于TKA所使用的生物材料的限制限定了这一手术方式的使用。聚乙烯的磨损和骨质溶解可能最终导致植入体-骨接口处的松动。另外，其他潜在的并发症还包括早期由于假体错位或其他因素引起的机械性松动、髌骨半脱位，晚期的血源性脓毒血症等。如果其他手术方式如截骨术或单髁关节成形术可选择，那么以上的不良反应就会降低外科医生对这一手术的热情。

TKA的相对禁忌证包括术后活动度要求高及可长期存活的患者。绝对禁忌证包括活动性的感染，包括导致同侧下肢不愈合性溃疡的情况，严重的下肢神经性障碍，缺乏伸展功能，原来做过关节固定术等。

TKA的风险包括感染(0.5%~2%)、髌骨半脱位、伤口愈合并发症、深静脉血栓形成。深部感染时需要取出假体控制感染。Schoifet和Morrey报道对感染的假体施行单纯的清创术，继之以静脉抗生素的方法，65%的患者感染难以控制，特别是老年人[59]。最好的处理方法是去除组件，关节清创，放置有抗生素的间隔器。假体取出一般是在静脉抗生素治疗4到6周。90%的病例控制感染后再次植入人工关节可获得成功[60]。

髌骨并发症是TKA术后常见的问题[61,62]。最常出现的是髌骨半脱位或完全脱位，这是术前的因素和术中重建的技术因素导致的结果[63-65]。体格检查可发现膝关节屈曲时髌骨移位到股骨长轴的外侧，膝关节伸展，髌骨回复到中线位置。令人奇怪地是错位的髌骨一般无疼痛，但常令人感到不稳定或不安全。脱位的髌骨严重地影响了股四头肌的力量和功能。解决这一并发症的方法是利用软组织重建对线。如果组件的结构紊乱是髌骨半脱位的直接因素，需重新手术对位。

膝关节曾多次外科手术或有系统性疾病如糖尿病，RA患者伤口愈合的并发症增加[66,67]。为避免脓毒血症，应早期清创，局部覆盖肌肉或筋膜皮瓣[68]。

如果没有适当的预防，71%的患者可发生深静脉血栓形成，22%的患者肺栓塞[69]。但是，大多数深静脉血栓发生在腘窝以下，造成栓塞的风险性小[70]。

植入的假体可使用聚甲基丙烯酸甲酯骨骨水泥，或多孔的向内生长物[71]。骨水泥的使用是TKA手术的金标准，比无骨水泥的假体固定效果好[72]。据报道TKA10年存活率达95%，15年存活率超过90%[73-79]。从长期疗效看与全髋关节成形术不同的是不超过55岁的患者都可以耐受TKA手术，10年存活率为99%，15年存活率为95%[80,81]。

七、髌股关节炎

单独的髌股OA常常是髌骨易位或外伤的结果，如重创或髌骨骨折。患髌股OA的年轻患者的治疗通常包括物理治疗，以恢复髌骨的活动。有时，需要重新对位以恢复髌骨正常的运动。清创术或将髌骨易位于胫骨结节前（Macquet手术）减少髌股接触性压力可缓解髌骨的进一步退化。严重的髌股关节炎可行髌骨切除术，但是，去除髌骨明显减弱了股四头肌的功能，也影响以后TKA手术的效果。另外，髌骨切除术后，股骨髁前面的股四头肌腱的磨损也可产生疼痛影响运动[82]。

髌股假体植入术有时也是一种适当的选择。手术重建股骨髁前部与髌骨关节面，而内、外侧承重关节面不动。髌股关节成形术的预后仍在不断观察中，一项报道提出5.8年的有效率为88%[83]。

八、其他外科方案

治疗膝关节炎的其他外科方法如关节融合术、自体软骨移植和同种异体移植关节面重建，有时应用于高度选择的患者。简要介绍以下这些手术对于全面了解膝关节炎的外科治疗是必要的。

（一）软骨移植

以重建受损关节软骨的生物学关节面为目标，研究者在刺激和修复孤立的和全部的关节损伤方面做着不懈的努力。移植异体或自体软骨细胞、骨膜和软骨膜都曾用过，特别是在动物模型上。应用于人体的经验更为有限，因此，这一手术方式应该认为还是实验性的，未证明能长期获益。

Person等已经发表了自体软骨细胞移植有效性的重要研究结果[84]。培育好的自体软骨细胞移植在自体骨膜瓣下，骨膜缝在关节缺损上。在他们的报道中，随访了67个月，58例患者平均年龄26.4岁，有单个股骨髁孤立的关节软骨缺损，其中53例患者疗效满意。

髌骨软化的髌骨关节面重建的成功率低，主要是受胫骨平台移植物数量限制[85]。但是，这些报道的初步结果是令人振奋的，反复的关节镜检查和重建部位的活检证实15例患者中有10例出现透明样软骨，其他证实出现纤维-透明样软骨。这一手术方式是否能防止OA发展还有待证实。

其他生物学重建的尝试如碳纤维移植物显示有希望的结果，但是还需长期随访观察和多中心的试验结果[86,87]。应用可吸收的载有软骨细胞的支架材料[88,89]和应用细胞因子和生长因子刺激软骨愈合的尝试还处于早期临床试验阶段[90,91]。

（二）膝关节同种异体移植

Gross等报道了应用新鲜的小块骨软骨移植物重建膝关节面，主要治疗因外伤导致的继发性骨关节炎[92]。91例患者5年有效率达75%，10年为64%，14年达63%。单侧移植较双侧移植（例如重建股骨和胫骨两个关节面）成活率高，年轻患者的预后好于年老患者（大于60岁）。关节面重建之前或同时通过截骨术纠正关节错位是关键。Flynn等报道了应用新鲜冷冻的骨关节移植物治疗缺血性坏死获得相同的成功率，17例患者随访4.2年有效率为70%[93]。

半月板同种异体移植目前也应用于临床[94,95]。这一新的试验性技术最初应用于那些存在不可修复的半月板损伤、伴或不伴前交叉韧带损伤的年轻运动员。半月板移植术的长期疗效尚不清楚，阻止随后的退行性改变的效果也不清楚。虽然动物实验的结果令人振奋[96]，但是MRI和病理学证实在人类半月板和关节囊交界处存在炎症反应和变性[97,98]。一项最近的报道描述了单髁关节炎实施半月板移植术后平均21个月半月板退行性撕裂的发生率达10%。这项研究很难评价，主要原因是存在很多伴随手术，如移植的同时实施截骨术、十字交叉韧带重建术。但是，随访平均31个月，有效率为85%[99]。这些病例有必要长期的随诊观察以利于确定合适的临床适应证。

（三）膝关节融合术

关节固定术或关节融合术是治疗年轻、活动多、晚期膝关节炎或关节成形术存在相对或绝对禁忌证的患者的一种选择[100]。膝关节融合术适合单侧关节疾病，也适用于关节成形术后感染治疗失败的补救措施[101]。虽然TKA手术失败后施行的关节融合术存在明显的功能受限，但是总体的功能水平和患者的满意度很高，甚至高于最初的保留膝关节功能的TKA手术[102]。

关节融合术后下肢会有一些缩短，而TKA后的关节融合术的缩短更明显，有时可达到38mm或更多。虽然融合术后不限制患者的活动，但是有些不可避免的功能受限会使患者感到尴尬，例如上楼和坐下的时候。由于关节固定术后的伸肌瘢痕形成，故不建议融合术后转为TKA[103,104]。

九、结论

实施膝关节外科介入治疗必须评估相对的风险受收益情况，寻找合适的适应证。年轻、活动多、肥胖患者在所有其他外科手术无适应证的情况下，才选择关节置换术。单髁关节炎的截骨术适应于50岁以下，对寿命和关节活动无特殊要求的患者。关节清创术适应于有症状而立位片无关节间隙狭窄的患者。

TKA手术适应于年龄超过60岁，存在两到三个关节面的关节炎的患者。相比部分关节置换术，非炎症性关节炎也是TKA手术的相对适应证。但是，超重、活动很多、大于50岁的患者，如果合适应选择截骨术。植入假体的关节成形术后，需评估假体的磨损程度和是否造成最终的松动，如果截骨术不能缓解疼痛需考虑再次行置换术。

关节软骨损伤生物学关节面重建现在仍处在实验阶段，尚无长期的实验证据表明其可阻止软骨进一步变性。这一手术主要局限于年轻的局部软骨受损的患者，不适合严重的复杂的退行性疾病。但是，应用细胞因子和生长因子改变软骨对损害的反应和继发的退行性改变是很有希望和潜力的，有望成为膝关节疾病的最终治疗方向。

（苏金梅 译 张奉春 校）

参考文献

1. Blackburn WD Jr, Bernrutter WK, Ronninger M, et al. Arthroscopic evaluation of knee articular cartilage: a comparison with plain radiographs and magnetic resonance imaging. *J Rheumatol* 1994;21:675–679.
2. Fischer SP, Fox JM, DelPizzo W, et al. Accuracy of diagnoses from magnetic resonance imaging of the knee: a multi-center analysis of one thousand and fourteen patients. *J Bone Joint Surg Am* 1991;73:2–10.
3. Ochi M, Sumen Y, Kanda T, et al. The diagnostic value and limitation of magnetic resonance imaging on chondral lesions in the knee joint. *Arthroscopy* 1994;10:17600–17683.
4. Boden SD, Davis DO, Dina TS, et al. A prospective and blinded investigation of magnetic resonance imaging of the knee: abnormal findings in asymptomatic subjects. *Clin Orthop* 1992;282:177–185.
5. Ike RW. The role of arthroscopy in the differential diagnosis of osteoarthritis of the knee. *Rheum Dis Clin North Am* 1993;19:673–696.
6. Chang RW, Falconer J, Stuelberg SD, et al. A randomized, controlled trial of arthroscopic surgery versus closed needle joint lavage for patients with osteoarthritis of the knee. *Arthritis Rheum* 1993;36:289–296.
7. Merchan EC, Galindo E. Arthroscope-guided surgery versus nonoperative treatment for limited degenerative osteoarthritis of the femorotibial joint in patients over 50 years of age: a prospective comparative study. *Arthroscopy* 1993;9:663–667.
8. Baumgaertner MR, Cannon WD Jr, Vittori JM, et al. Arthroscopic debridement of the arthritic knee. *Clin Orthop* 1990;253:197–202.
9. Rand JA. Arthroscopic management of degenerative meniscus tears in patients with degenerative arthritis. *Arthroscopy* 1985;1:253–258.
10. Aichroth PM, Patel DV, Moyes ST. A prospective review of arthroscopic debridement for degenerative joint disease of the knee. *Int Orthop* 1991;15:351–355.
11. Ogilvie-Harris DJ, Fitsialos DP. Arthroscopic management of the degenerative knee. *Arthroscopy* 1991;7:151–157.
12. Dervin GF, Stiell IG, Rody K, et al. Effect of arthroscopic debridement for osteoarthritis of the knee on health-related quality of life. *J Bone Joint Surg Am* 2003;85:10–19.
13. Moseley JB, O'Malley K, Petersen NJ, et al. A controlled trial of arthroscopic surgery for osteoarthritis of the knee. *N Engl J Med* 2002;347:81–88.
14. Johnson LL. Arthroscopic abrasion arthroplasty: historical and pathologic perspective: present status. *Arthroscopy* 1986;2:54–69.
15. Kim HK, Moran ME, Salter RB. The potential for regeneration of articular cartilage in defects created by chondral shaving and subchondral abrasion: an experimental investigation in rabbits. *J Bone Joint Surg Am* 1991;73:1301–1315.
16. Berlet GC, Mascia A, Miniaci A. Treatment of unstable osteochondritis dissecans lesions of the knee using autogenous osteochondral grafts (mosaicplasty). *Arthroscopy* 1999;15:312–316.
17. Kish G, Modis L, Hangody L. Osteochondral mosaicplasty for the treatment of focal chondral and osteochondral lesions of the knee and talus in the athlete: rationale, indications, techniques, and results. Clin Sports Med 1999;18:45–66.
18. Hangody L, Kish G, Karpati Z, et al. Arthroscopic autogenous osteochondral mosaicplasty for the treatment of femoral condylar articular defects: a preliminary report. *Knee Surg Sports Traumatol Arthrosc* 1997;5:262–267.
19. Bert JM, Maschka K. The arthroscopic treatment of unicompartmental gonarthrosis: a five-year follow-up study of abrasion arthroplasty plus arthroscopic debridement and arthroscopic debridement alone. *Arthroscopy* 1989;5:25–32.
20. Johnson LL. The sclerotic lesion: pathology and the clinical response to arthroscopic abrasion arthroplasty. In: Ewing JW, ed. *Articular cartilage and knee joint function: basic science and arthroscopy.* New York: Raven, 1990:319–333.
21. Friedman MJ, Berasi CC, Fox JM, et al. Preliminary results with abrasion arthroplasty in the osteoarthritic knee. *Clin Orthop* 1984;182:200–205.
22. Linschoten NJ, Johnson CA. Arthroscopic debridement of knee joint arthritis: effect of advancing articular degeneration. *J South Orthop Assoc* 1997;6:25–36.
23. Armstrong RW, Bolding F, Joseph R. Septic arthritis following arthroscopy: clinical syndromes and analysis of risk factors. *Arthroscopy* 1992;8:213–223.
24. Poulsen KA, Borris LC, Lassen MR. Thromboembolic complications after arthroscopy of the knee. *Arthroscopy* 1993;9:570–573.
25. Savarese A, Lunghli E, Bundassi P, et al. Thromboembolic complications in arthroscopic surgery of the knee. *Ital J Orthop Traumatol* 1992;18:485–490.
26. Small NC. Complications in arthroscopic surgery of the knee and shoulder. *Orthopedics* 1993;16:985–988.
27. Kieser C. A review of the complications of arthroscopic knee surgery. *Arthroscopy* 1992;8:79–83.
28. Doets HC, Bierman BT, von Soesbergen RM. Synovectomy of the

rheumatoid knee does not prevent deterioration. *Acta Orthop Scand* 1989;60:523–525.
29. McEwen C. The treatment of rheumatoid arthritis: report of results at the end of five years. *J Rheumatol* 1988;15:764–769.
30. Matsui N, Taneda Y, Ohta H, et al. Arthroscopic versus open synovectomy in the rheumatoid knee. *Int Orthop* 1989;13:17–20.
31. Jerosch J, Hoffstetter I, Schroder M, et al. Septic arthritis: arthroscopic management with local antibiotic treatment. *Acta Orthop Belg* 1995; 61:126–134.
32. Shoen RT, Aversa JM, Rahn DW, et al. Treatment of refractory chronic Lyme arthritis with arthroscopic synovectomy. *Arthritis Rheum* 1991; 34:1056–1060.
33. Paus AC, Dale K. Arthroscopic and radiographic examination of patients with juvenile rheumatoid arthritis before and after open synovectomy of the knee joint: a prospective study with a 5 year follow-up. *Ann Chir Gynaecol* 1993;82:55–61.
34. Smiley P, Wasilewski S. Arthroscopic synovectomy. *Arthroscopy* 1990;6:18–23.
35. Doets HC, Berman BT, von Soesbergen RM. Synovectomy of the rheumatoid knee does not prevent deterioration. *Acta Orthop Scand* 1989;60:523–525.
36. McEwen C. The treatment of rheumatoid arthritis: report of results at the end of five years. *J Rheumatol* 1988;15:764–769.
37. Canale ST, Dugdale M, Howard BC. Synovectomy of the knee in young patients with hemophilia. *South Med J* 1988;81:1480–1486.
38. Buckwalter JA, Lohmander S. Operative treatment of osteoarthrosis: current practice and future development. *J Bone Joint Surg Am* 1994; 76:1405–1418.
39. McKellop HA, Sigholm G, Redfern FC, et al. The effect of simulated fracture-angulations of the tibia on cartilage pressures in the knee joint. *J Bone Joint Surg Am* 1991;73:1382–1391.
40. Jackson M, Sarangi PP, Newman JH. Revision total knee arthroplasty: comparison of outcome following primary tibial osteotomy or unicompartmental arthroplasty. *J Arthroplasty* 1994;9:539–542.
41. Mont MA, Alexander N, Krackow KA, et al. Total knee arthroplasty after failed high tibial osteotomy. *Orthop Clin North Am* 1994;25: 515–525.
42. Coventry MB, Ilstrup DM, Wallrichs SL. Proximal tibial osteotomy: a critical long-term study of eighty-seven cases. *J Bone Joint Surg Am* 1993;75:196–201.
43. Insall JN, Joseph DM, Msika C. High tibial osteotomy for varus gonarthrosis: a long-term follow-up study. *J Bone Joint Surg Am* 1984;66:1040–1048.
44. Yasuda K, Majima T, Tsuchida T, et al. A ten- to 15-year follow-up observation of high tibial osteotomy in medial compartment osteoarthrosis. *Clin Orthop* 1992;282:186–195.
45. Berman AT, Bosacco SJ, Kirshner S, et al. Factors influencing long-term results in high tibial osteotomy. *Clin Orthop* 1991;272:192–198.
46. Turner RS, Griffiths H, Heatley FW. The incidence of deep-vein thrombosis after upper tibial osteotomy: a venographic study. *J Bone Joint Surg Br* 1993;75:942–944.
47. Weidenhielm L, Olsson E, Brostrom LA, et al. Improvement in gait one year after surgery for knee osteoarthrosis: a comparison between high tibial osteotomy and prosthetic replacement in a prospective randomized study. *Scand J Rehabil Med* 1993;25:25–31.
48. Weal AE, Newman JH. Unicompartmental arthroplasty and high tibial osteotomy for osteoarthrosis of the knee: a comparative study with a 12- to 17-year follow-up period. *Clin Orthop* 1994;302:134–137.
49. Kozinn SC, Scott R. Current concepts review: unicondylar knee arthroplasty. *J Bone Joint Surg Am* 1989;71:145–150.
50. Insall J, Aglietti P. A five to seven-year follow-up of unicondylar arthroplasty. *J Bone Joint Surg Am* 1980;62:1329–1337.
51. Laskin RS. Unicompartmental tibiofemoral resurfacing arthroplasty. *J Bone Joint Surg Am* 1978;60:182–185.
52. Marmor L. Unicompartmental knee arthroplasty: ten- to 13-year follow-up study. *Clin Orthop* 1988;226:14–20.
53. Scott RD, Cobb AG, McQueary FG, et al. Unicompartmental knee arthroplasty: eight- to 12-year follow-up evaluation with survivorship analysis. *Clin Orthop* 1991;271:96–100.
54. Heck DA, Marmor L, Gibson A, et al. Unicompartmental knee arthroplasty: a multicenter investigation with long-term follow-up evaluation. *Clin Orthop* 1993;286:154–159.
55. Newman JH, Ackyroyd CE, Shah NA. Unicompartmental or total knee replacement? Five year results of a prospective, randomized trial of 102 osteoarthritic knees with unicompartmental arthritis. *J Bone Joint Surg* 1998;80:862–865.
56. Romanowski MR, Repicci JA. Minimally invasive unicondylar arthroplasty: eight-year follow-up. *J Knee Surg* 2002;15:17–22
57. Padgett DE, Stern SH, Insall JN. Revision total knee arthroplasty for failed unicompartmental replacement. *J Bone Joint Surg* 1991;73: 186–190.
58. Lai CH, Rand JA. Revision of failed unicompartmental total knee arthroplasty. *Clin Orthop* 1993;287:193–201.
59. Schoifet S, Morrey B. Treatment of infection after total knee arthroplasty by debridement with retention of the components. *J Bone Joint Surg Am* 1990;72:1383–1390.
60. Windsor RE. Management of total knee arthroplasty infection. *Orthop Clin North Am* 1991;22:531–538.
61. Healy WL, Wasilewski SA, Takei R, et al. Patellofemoral complications following total knee arthroplasty: correlation with implant design and patient risk factors. *J Arthroplasty* 1995;10:197–201.
62. Brick GW, Scott RD. The patellofemoral component of total knee arthroplasty. *Clin Orthop* 1988;231:163–178.
63. Harrison MM, Cooke TD, Fischer SB, et al. Patterns of knee arthrosis and patellar subluxation. *Clin Orthop* 1994;309:56–63.
64. Rhoads D, Noble P, Reuben J, et al. The effect of femoral component position on patellar tracking after total knee arthroplasty. *Clin Orthop* 1990;260:43–51.
65. Rand JA. Patellar resurfacing in total knee arthroplasty. *Clin Orthop* 1990;260:110–117.
66. Ecker ML, Lotke PA. Postoperative care of the total knee patient. *Orthop Clin North Am* 1989;20:55–62.
67. Wong RY, Lotke PA, Ecker ML. Factors influencing wound healing after total knee arthroplasty. *Orthop Trans* 1986;10:497.
68. Greenberg B, LaRossa D, Lotke PA, et al. Salvage of jeopardized total-knee prosthesis: the role of the gastrocnemius muscle flap. *Plast Reconstr Surg* 1989;83:85–89.
69. Lynch J, Baker P, Polly R, et al. Mechanical measures in the prophylaxis of postoperative thromboembolism in total knee arthroplasty. *Clin Orthop* 1990;250:24–29.
70. Lotke PA, Ecker ML, Alavi A, et al. Indications for the treatment of deep venous thrombosis following total knee replacement. *J Bone Joint Surg Am* 1984;66:202–208.
71. Rand JA. Cement or cementless fixation in total knee arthroplasty? *Clin Orthop* 1991;273:52–62.
72. Rand JA, Ilstrup D. Survivorship analysis of total knee arthroplasty. *J Bone Joint Surg Am* 1991;73:397–409.
73. Malkani AL, Rand JA, Bryan RS, et al. Total knee arthroplasty with the Kinematic condylar prosthesis: a ten-year follow-up study. *J Bone Joint Surg Am* 1995;77:423–431.
74. Ritter MA, Herbst SA, Keating EM, et al. Long-term survival analysis of a posterior cruciate-retaining total condylar total knee arthroplasty. *Clin Orthop* 1994;309:136–145.
75. Ranawat CS, Flynn WF Jr, Deshmukh RG. Impact of modern technique on long-term results of total condylar knee arthroplasty. *Clin Orthop* 1994;309:131–135.
76. Ranawat CS, Flynn WF Jr, Saddler S, et al. Long-term results of the total condylar knee arthroplasty: a 15-year survivorship study. *Clin Orthop* 1993;286:94–102.
77. Stern SH, Insall JN. Posterior stabilized prosthesis: results after follow-up of nine to twelve years. *J Bone Joint Surg* 1992;74:980–986.
78. Schai PA, Thornhill TS, Scott RD. Total knee arthroplasty with the PFC system: results at a minimum of ten years and survivorship analysis. *J Bone Joint Surg Br* 1998;80:850–858.
79. Gill GS, Joshi AB, Mills DM. Total condylar knee arthroplasty: 16- to 21- year results. *Clin Orthop* 1999;367:210–215.
80. Duffy GP, Trousdale RT, Stuart MJ. Total knee arthroplasty in patients 55 years old or younger: 10- to 17-year results. *Clin Orthop* 1998; 356:22–27.
81. Gill GS, Chan KC, Mills DM. 5- to 18-year follow-up study of cemented total knee arthroplasty for patients 55 years old or younger. *J Arthroplasty* 1997;12:49–54.
82. Oberlander MA, Baker CL, Morgan BE. Patellofemoral arthrosis: the treatment options [Review]. *Am J Orthop* 1998;27:263–270.
83. Krajca-Radcliffe JB, Coker TP. Patellofemoral arthroplasty: a 2- to 18-year follow-up study. *Clin Orthop* 1996;330:143–151.
84. Peterson L, Minas T, Brittberg M, et al. Treatment of osteochondritis dissecans of the knee with autologous chondrocyte transplantation.

J Bone Joint Surg 2003;85(suppl 2):17–24.
85. Brittberg M, Lindahl A, Nilsson A, et al. Treatment of deep cartilage defects in the knee with autologous chondrocyte transplantation. *N Engl J Med* 1994;331:889–895.
86. Muckle DS, Minns RJ. Biological response to woven carbon fibre pads in the knee: a clinical and experimental study. *J Bone Joint Surg Br* 1990;72:60–62.
87. Pongor P, Betts J, Muckle DS, et al. Woven carbon surface replacement in the knee: independent clinical review. *Biomaterials* 1992;13: 1070–1076.
88. Freed LE, Grande DA, Lingbin Z, et al. Joint resurfacing using allograft chondrocytes and synthetic biodegradable polymer scaffolds. *J Biomed Mater Res* 1994;28:891–899.
89. Hendrickson DA, Nixon AJ, Grande DA, et al. Chondrocyte-fibrin matrix transplants for resurfacing extensive articular cartilage defects. *J Orthop Res* 1994;12:485–497.
90. Hunziker EB, Rosenberg L. Induction of repair in partial thickness articular cartilage lesions by timed release of TGF-beta [Abstract]. *Trans Orthop Res Soc* 1994;19:236.
91. Trippel SB. Growth factor actions on articular cartilage [Review]. *J Rheumatol Suppl* 1995;43:129–132.
92. Beaver RJ, Mahomed M, Backstein D, et al. Fresh osteochondral allografts for post-traumatic defects in the knee: a survivorship analysis. *J Bone Joint Surg Am* 1992;74:105–110.
93. Flynn JM, Springfield DS, Mankin HJ. Osteoarticular allografts to treat distal femoral osteonecrosis. *Clin Orthop* 1994;303:38–43.
94. Veltri DM, Warren RF, Wickiewicz TL, et al. Current status of allograft meniscal transplantation. *Clin Orthop* 1994;303:44–55.
95. Garrett JC, Steensen RN, Steensen RN. Meniscal transplantation in the human knee: a preliminary report. *Arthroscopy* 1991;7:57–62.
96. Jackson DW, McDevitt CA, Simon TM, et al. Meniscal transplantation using fresh and cryopreserved allografts: an experimental study in goats. *Am J Sports Med* 1992;20:644–656.
97. Patten RM, Rolfe BA. MRI of meniscal allografts. *J Comput Assist Tomogr* 1995;19:243–246.
98. Rode SA, Seneviratne A, Suzuki K, et al. Histological analysis of human meniscal allografts: a preliminary report. *J Bone Joint Surg Am* 2000;82:1071–1087.
99. Cameron JC, Saha S. Meniscal allograft transplantation for unicompartmental arthritis of the knee. *Clin Orthop* 1997;337:164–171.
100. Cuckler JM, Rhoad RC. Alternatives to hip, knee, and ankle total joint arthroplasty [Review]. *Curr Opin Rheumatol* 1991;3:81–87.
101. Damron TA, McBeath AA. Arthrodesis following failed total knee arthroplasty: comprehensive review and meta-analysis of recent literature. *Orthopedics* 1994;18:361–368.
102. Benson ER, Resine ST, Lewis CG. Functional outcome of arthrodesis for failed total knee arthroplasty. *Orthopedics* 1998;21:875–879.
103. Cameron HU. Role of total knee replacement in failed knee fusions. *Can J Surg* 1987;30:25–27.
104. Holden DL, Jackson DW. Considerations in total knee arthroplasty following previous knee fusion. *Clin Orthop* 1987;227:223–228.

第51章

足和踝的关节炎

Greg A. Horton, Charles L. Salteman

足和踝的关节问题可能起因于创伤后、退行性变或者炎症进程。评价和治疗各类关节问题的基本原则是相似的。本章主要讨论的是类风湿关节炎(RA),一种可以累及多个关节的疾病，并且可引起伤残性疼痛和关节畸形。此外,还会谈到另一种累及第一跖趾关节和踝关节的疾病,即骨关节炎(OA)。我们会详细讨论关于足的临床评价和保守治疗。至于外科手术指征、手术原则、并发症,以及各种术式也将一并探讨。

虽然RA可以累及各个关节，但足和踝受累很常见,而且多数时候都预示着疾病开始进展。很多资料显示,在足、踝受累的RA患者中,将近90%都会在其整个病程里存在足部症状[1]。足和踝受累的频率和程度与病程直接相关[2-4]。据报道,在病程早期前足受累比后足受累更常见。而中足部受累引起的症状则较少见。后足受累更多见于病程后期。虽然后足各个关节均可累及,但距舟关节受累最为常见。

因承重带来的机械压力是导致日益严重的关节畸形的主要原因。在前足部,这些畸形包括跗外翻畸形、跖趾关节半脱位或脱位(图51.1和图51.2)。后足畸形常导致外翻平跖足和平足畸形。关于RA患者胫后肌腱功能不全的患病率,目前还有些争论[5]。虽然很多患者都有后足外翻平跖足畸形，但这到底是继发于距跟关节的不稳定，跟舟足底韧带的破裂还是胫后肌腱功能不全,目前仍不清楚。

原发OA累及足、踝关节也很常见。其中最多见的是第一跖趾关节的骨关节炎或僵跗。僵跗这个名词用来描述第一跖趾关节的运动功能受限而导致的一系列症状。这种运动受限的原因是沿关节背面的骨质反应性增生,并与痛性的运动限制相关。僵跗是一种典型的局限性关节病变，不伴有其他足和踝关节或四肢骨骼的退变。虽然不像跗外翻那样常见,但僵跗也与很多疼痛和残疾显著相关。尽管创伤后的踝退行性变是踝关节炎最常见的原因，但原发的关节炎退行性变也可发生。慢性的外踝不稳定是原发踝关节病的另一个常见原因,而这也是原发骨关节炎的一个原因。

一、临床评价

临床评价应从详细询问病史开始，以便鉴别疼痛最剧烈的部位和畸形部位。应该评价与患者期望及目标相关的所有关节的活动水平。应从病史中归纳出主诉,诸如滑膜炎引起的疼痛、穿鞋困难、杵状趾、跖胼胝化,或者后足畸形之类。

应对足、踝进行全面系统的体格检查,包括观察患者的步态。如果总是让患者坐着体检,很有可能会将因承重引起的关节畸形漏掉。体格检查还应包括对鞋的检查。穿鞋的样式也提供了关于压力增加的部位和畸形的重要信息。要注意察看足跟高度和套头大小。畸形部位和所穿的鞋应仔细与患者的症状以及足形核对。对足部的检查应注意察看有无水肿、皮肤的完整性如何和有无皮肤损伤、结节或胼胝化(图51.3)。将足趾摊平以便于检查。滑膜增厚的部位多易于发现,而且常伴有皮温增高。这种现象常见于中足和前足背面,以及后足内侧。

跖趾关节区是RA患者病变的常见部位。近端趾骨背侧半脱位或脱位常伴发其余四趾的杵状趾。应仔

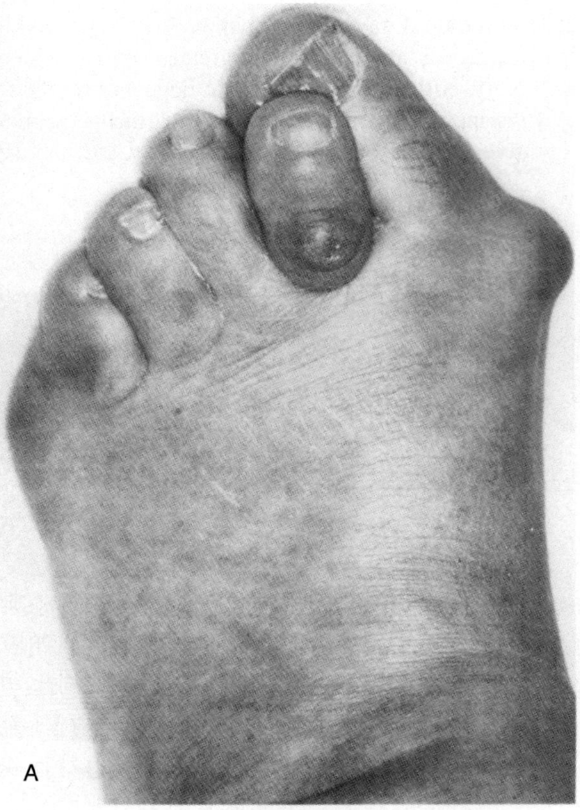

A

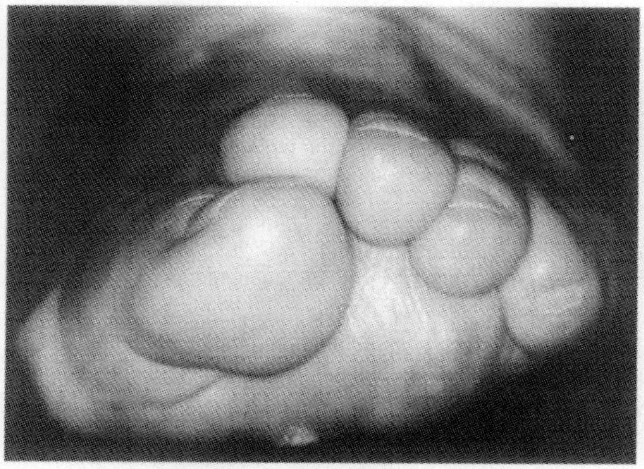

B

图51.1　(A)典型的类风湿前足畸形的特征性表现:关节松弛以致前足在鞋中被塑形成“圆足”。(B)踇外翻和其他四趾跖趾关节的半脱位或偏斜畸形很常见。

细检查前足的跖侧，确定疼痛和压力增加的部位（图51.4)。

足部血管状况也要全面评价。通过毛细血管充血状态、皮肤温度和体毛分布能粗略估计足部的血管状况。应触诊胫后动脉和足背动脉。足部的静脉血流也要

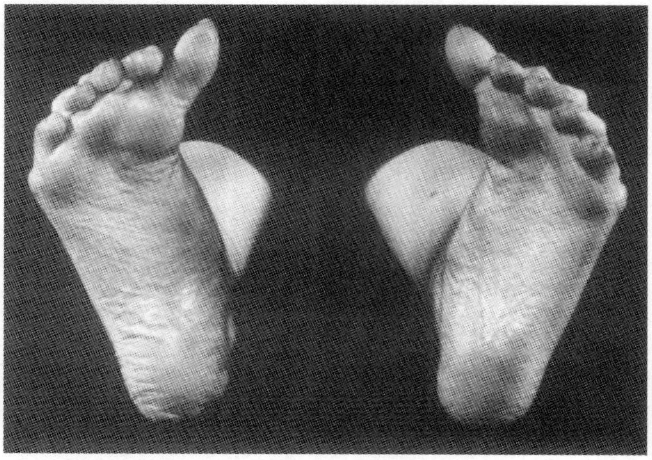

图51.2　在类风湿疾病中,偶见第一跖趾关节半脱位,偏向内翻位,其余脚趾也随之偏斜。踇趾内侧成拱形,是控制其余四趾的支撑点,也是行第一跖趾关节融合术改善前足功能的基础。

评估。RA患者可有血管炎样皮肤改变或者足趾远端的斑点样皮损,这可能与免疫复合物沉积有关。无创血管检查或血管造影可以提示目前是否存在异常血管状况。

足部的神经状况也要评价。病程较长的RA患者的末梢神经病变并不常见。糖尿病,多与长期应用类固醇相关，可与神经病变同时存在，且可以加重神经病

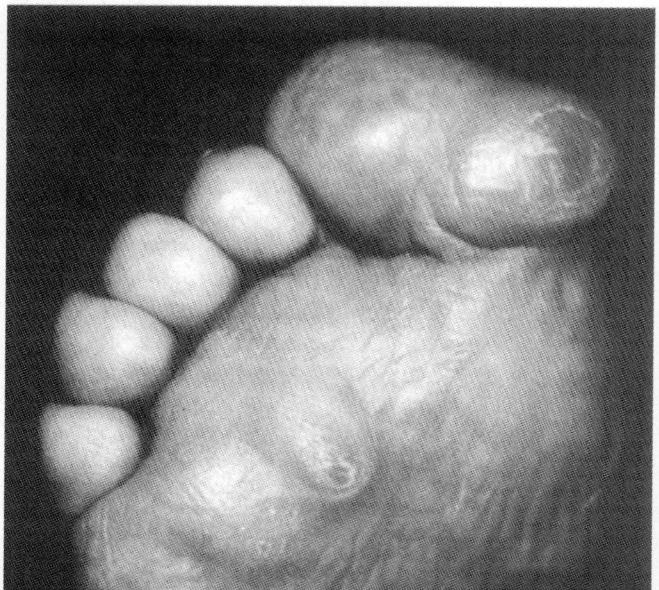

图51.3　类风湿结节常形成于摩擦力大的部位。第一趾间关节的跖肌内侧面就是好发部位,而且常继发踇外翻畸形。外科手术通常包括踇重排和结节切除。

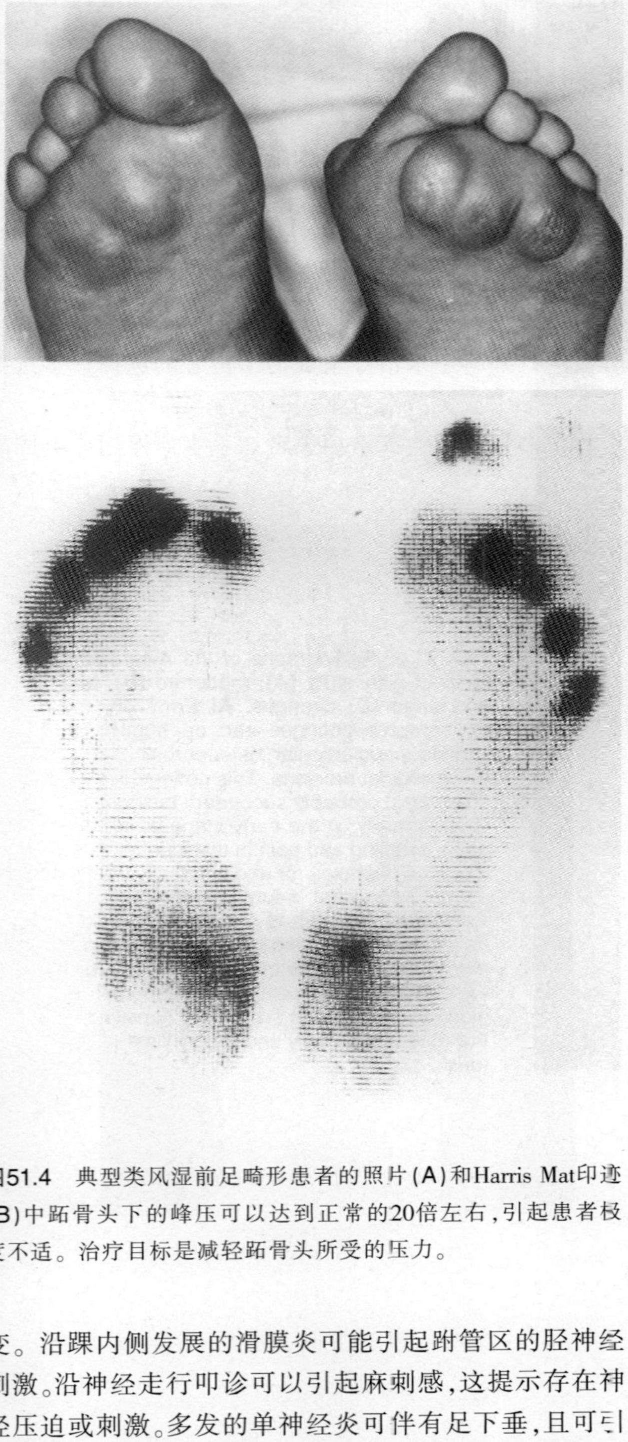

图51.4　典型类风湿前足畸形患者的照片(A)和Harris Mat印迹(B)中跖骨头下的峰压可以达到正常的20倍左右,引起患者极度不适。治疗目标是减轻跖骨头所受的压力。

变。沿踝内侧发展的滑膜炎可能引起跗管区的胫神经刺激。沿神经走行叩诊可以引起麻刺感,这提示存在神经压迫或刺激。多发的单神经炎可伴有足下垂,且可引发局部周围神经功能障碍。运动功能和肌肉强度也要评价。踝关节、距下关节、跗横关节和跖趾关节的活动范围都要评估。也要注意有无活动受限、步态不稳、疼痛或者捻发音等。

放射学影像也是评价足和踝关节病变的重要手段(图 51.5)。常规的标准 X 线投影角度包括足的前后位、侧位和(内)斜位观,以及前踝部位影像。为了评价关节畸形和制定外科手术计划,必须获得患者承重部位的 X 线片；这有助于观察在生理性负重的情况下足和踝的对合以及关节构型情况。

二、保守治疗

非手术治疗和患者教育是诊治足和踝关节炎的重要方面。应当鼓励患者穿尺寸大小合适的鞋,而不是式样时髦。鞋应当是穿着舒适的,起到支持的作用,如果已有畸形,应允许其逐渐适应。RA 患者常有跖趾关节背侧脱位、跗外翻和其余四趾杵状趾。因此,鞋子应当有足够深的套头,以便于适应肿胀增大的前足。如果旧鞋内的矫形器已被磨损, 那么在选择鞋子尺码的时候有必要考虑矫形器所占体积。

目前可以买到很多种软底宽鞋,包括慢跑鞋,且男女款式都有。由于花费昂贵、外观难看以及需求量小,使得可供选择的加深鞋种类式样不多, 专门定做也不常见。修改鞋子外观有利于走路时更好的承重。另外还可以使用矫形器, 以提供重力缓冲或适应足部的生物力学结构。虽然没必要掌握各种鞋和矫形器的相关信息, 但是与患者及矫形专家之间建立良好的交流还是非常必要的。任何鞋、鞋体修饰或者矫形器的使用都必须由处方医师来进行评价, 以求各个器具之间能达到更好的配合,发挥作用。与矫形支具师建立良好的工作关系是非常有帮助的。

矫形器是用在足底和鞋之间的一种界面装置。软矫形器非常适合 RA 患者的需要, 它主要用来提供缓冲,减少摩擦。更多硬质装置或者外硬内软的设备,也可用来矫正足部的体位。要知道,没有任何一种矫形器可以矫正已固定的关节畸形。最主要的是,足底和鞋之间的接触面要适当调整, 以适应足底的形状。足趾悬带、袖套、玉米垫子(不含药物)等易于使用,而且非常有帮助。

对中足、后足或踝部疼痛且导致站立不稳或者关节畸形的患者来说,还可以应用另一种矫形器,它从小腿向下越过踝关节一直到足,连成一体。这就是所谓的踝足矫形器(AFO)。踝足矫形器可以根据需求采用不同的材料定制,硬塑料、皮革,还有金属都可以。如何针对每个患者的不同情况做出正确的选择, 依赖于以下几个条件:皮肤特质,是否要求静态矫正,是否需要卸下矫形器等等。对于那些需要卸下足、踝部分矫形器以减轻疼痛的患者,他们所必需的是围腿支具。

由于常常还伴有手和上肢的受累, 很多患者脱卸矫形器非常困难，甚至无法像正常人那样修剪指甲。因此，鞋和支具经常都只是简单地用 Velcro 尼龙吊带连接起来。跖肌胼胝垫是另一种重要的保守治疗方法。由于可能存在跖骨头畸形，使得其表面的跖肌压力增加，导致足跖侧皮肤过度角化，非常难治。修剪这些胼胝质后，能够更好地评价是否存在骨骼畸形，并且能很明显地减轻疼痛。

三、外科治疗

类风湿足部疾病在每个患者的临床过程中都很不相同。因此，评估每个 RA 患者的自然病程，并评价目前处于何种状态是非常重要的。急性炎症可与滑膜炎和关节侵蚀密切相关。此时，最好是到风湿病专家那里接受药物治疗。由于没有关节畸形，急性炎症期很少进行外科手术。如果保守治疗，包括制动都不能缓解症状，则有必要考虑行滑膜切除术。当出现软组织畸形时，就需要外科手术干预了，包括滑膜切除、滑膜囊松解和重新对线。对病程较长的 RA 患者来说，通常面临的问题是由于骨质侵蚀或者关节囊韧带不稳定而造成的关节畸形。而畸形又会引起疼痛和行动困难。在这个阶段进行外科手术治疗就成为了更好的选择，多选择关节成形术或关节融合术。

很多外科医生都希望患者在手术前停用非类固醇

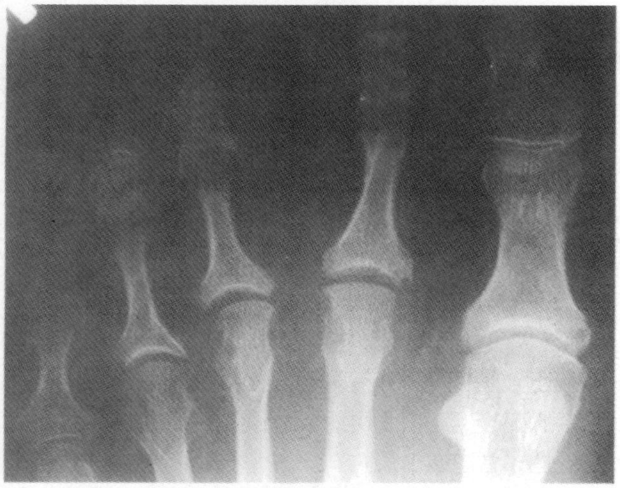
A

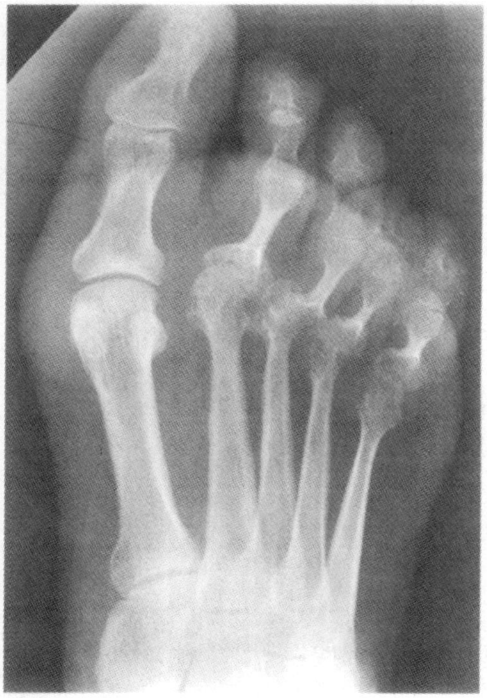
B

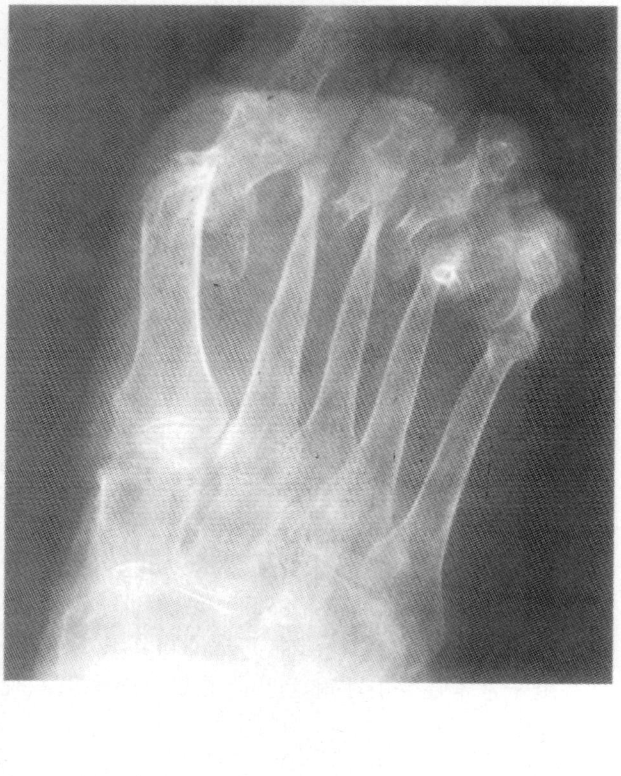
C

图51.5 类风湿前足早期（A）、中期（B）和终末期（C）病变的X线片表现。（A）早期的X线片显示轻微的少关节骨质疏松和边缘侵蚀。此患者有足趾受累，可能继发于滑膜炎。但是，在疾病早期，此部位肿胀和疼痛时常被误诊为趾间神经瘤，并给予外科手术治疗。（B）随后，前足关节开始出现半脱位，最常累及的是中跖趾关节。（C）随着侵蚀病变逐渐加重，整个跖趾区域脱位，并继发跖骨颈铅笔样改变和足趾畸形。

抗炎药(NSAID),以避免增加围术期的出血风险。由于理论上有增加伤口感染和其他并发症的风险，围术期是否应用甲氨蝶呤越来越受到关注。人们在动物实验中发现,该药物可以减低伤口牵张力。但是临床研究并不支持围术期需要常规停用甲氨蝶呤[6-9]。

尽管绝大多数前足和中足手术只需踝部封闭麻醉即可，但很多中足和踝关节的手术还是需要区域麻醉或者全身麻醉。对那些需要气管插管的患者,还应拍颈椎侧屈位和侧伸位X线片,以排除颈椎不稳定性。这对于有进行性骨质侵蚀的RA患者来说尤其重要,因为手足受累的严重程度与颈椎半脱位直接相关[10]。

由于很多患者术后生活中需要承受自身体重,当准备进行下肢重建手术时，应当仔细评价上肢受累程度。如果患者可能有术后行走困难的风险,那么术前请理疗师进行相关的评估也是非常有用的。平底拐杖或者助步器也很有帮助。许多全身多关节受累的患者,尤其是手、腕、肘、肩功能严重受损时,术后几个月内可能会需要使用电动轮椅。制定好术后恢复期的详细计划,对患者及其家属都是非常有益的。

由于频繁发生多部位的关节退化和畸形，可能累及髋、膝和足。当患者没有明显关节畸形时,应当首先察看那些有疼痛症状的部位。患者往往有不同程度的畸形。常见的例子就是,RA患者出现膝外翻且伴有同侧足外翻畸形。外科医生对于先进行哪个关节的手术还有争论。我们的观点是应该先做膝关节的手术。这可以使足部在做后足关节融合术之前得到一定程度的适应,以获得足部关节融合术的最佳体位。

很多患者都有双足受累，需要同时进行双足重建手术。对所有患者来说,特别是RA患者,度过任何有效的双足手术的恢复期都非常困难。双足受累时,应该进行单侧足分阶段手术,除非是相对简单的手术,比如杵状趾手术。

足、踝术后的主要并发症包括皮肤腐离、感染、伤口不愈合以及畸形愈合。因此,预先考虑到并发症的来源就显得非常重要，因为多数情况下早期处理可以使其影响减到最低,甚至完全解决。预防伤口感染的最好办法是严格挑选病例，术中仔细处理软组织区域和围术期应用抗生素。尽管采取了上述措施,但仍然偶有浅皮层或深部感染发生。浅蜂窝织炎和伤口红斑可以用抗感染治疗,但是深部感染则必须手术清创,并且通常保留内固定。这有助于进行关节融合术部位的固定。取出固定术所用的器具前,需要进行抗感染治疗。

(一)前足

对RA患者的前足畸形进行手术重建，对患者和外科医生来说都是值得一试的。缓解疼痛,提高生活质量的成功率很高，患者术后行走能力大大增强。促使RA患者进行前足手术的最常见原因有：杵状趾和其他足趾畸形带来的疼痛，其余四趾跖趾关节脱位和严重的拇外翻畸形[11,12]。足部受累的早期阶段,多为单趾畸形或单个跖趾关节受累。很快,更严重的联合畸形就会出现。RA患者拇外翻或拇囊肿畸形与中年妇女常见的拇外翻畸形有明显区别,弄清这点非常重要。否则,选择不正确的或不适当的手术方式,可能会大大提高术后复发率,给患者带来难以承受的痛苦。

杵状趾畸形通常会导致脚趾僵硬和畸形趾。远端趾间关节屈曲畸形和跖趾关节过伸畸形一样，常伴随近端趾间关节屈曲畸形一起出现。疼痛和胼胝化常常出现在近端趾间关节背部、足趾尖或跖骨头下。近端趾骨的远段切除术可以修复杵状趾。术后用一种很容易取下的K线固定脚趾数周。术后可以在耐受范围内穿鞋承重行走。但应告知患者,术后足趾肿胀会持续几个星期。

其余四趾跖趾关节的滑膜炎可以引起疼痛和滑膜囊变薄。关节内注射皮质类固醇有助于减轻单跖趾关节的滑膜炎。有时,局部滑膜切除术也有一定好处。更常见的还是单个或多个其余四趾跖骨头脱位。这种脱位是这样形成的，跖肌远端脂肪垫移位引起跖骨头下跖肌受压,从而导致其背侧脱位。可以通过背侧切口,在跖骨颈水平去除多个跖骨头(图51.6)。伴随的杵状趾畸形则可以进行常规的杵状趾手术，或施行畸形趾近距离折骨术处理。术后用K线固定数周,然后由医生将线取走。有些RA患者行跖骨头切除术后还有杵状趾，此时，部分外科医生推荐行近端趾间关节融合术，而其他医生更愿意选择简单的近端趾间关节的半关节成形术。更多的还是依赖于手术范围、术中所见以及术后是否能耐受穿鞋和承重等来决定手术方式。偶尔会在切除跖骨的末端形成异位骨，引起足底胼胝化复发。

治疗RA患者复杂的拇外翻畸形最有效的方法是跖趾关节固定术[13]。这种手术的优点是可以使足趾稳定对线,缓解疼痛和提高足内侧边的稳定性。对那些要求不高的患者来说，第一跖趾关节置换术的高失败率使得上述手术成为无可奈何之选。或者,对于已有第一跖趾关节融合的患者来说也是如此。拇趾被固定在外翻 10°~15°,且相对足底背屈 5°~10°的位置。有大量有助于骨内固定的技术可以采用。根据骨质和内固定术的成功与否,术后固定患肢可用短腿石膏、可以脱掉的靴子或术后专用鞋，直到愈合良好。通常需要 10~12 周的时间(图 51.7)。

治疗非 RA 患者的僵蹋，常常采用清创术或者关节唇切除术[14]。去除背侧增生的骨质可以改善背屈,减少堵塞现象的发生。虽然下面的关节仍然不正常,但是可以明显减轻患者疼痛。但关节的进一步退行性变仍会随时间加重。在治疗晚期 OA 患者的第一跖趾关节炎时,或补救关节唇切除术失败后,通常选择关节固定术。对于要求不高的患者,可以考虑切除关节的关节成形术或者硅胶置换术。

(二)后足

后足手术治疗主要包括关节固定术和融合手术。随着距骨下韧带或距舟关节韧带支撑组织的松弛,会出现跟骨塌陷外翻，可以导致严重的平足畸形和距骨头明显凸起。患者可能会主诉足外侧疼痛,这是由于跟骨与腓骨头碰撞而引起的。如果在明显平足畸形出现

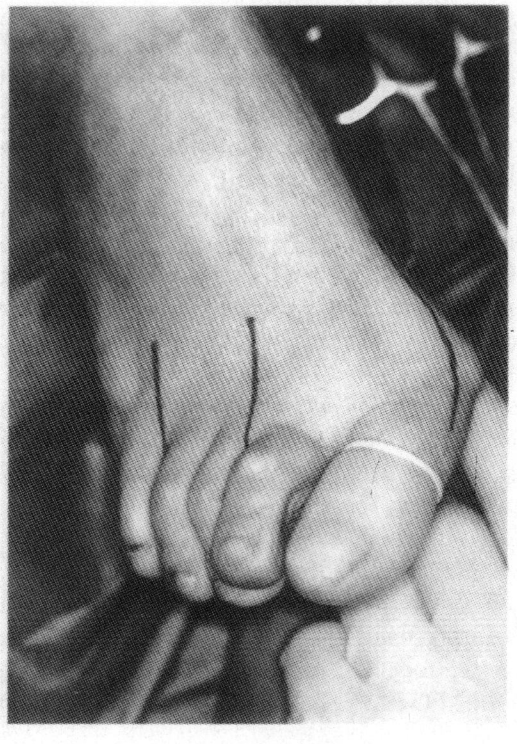

图51.6 类风湿关节炎前足重建的切口要求。由于解剖要求相对较多,切口亦较多,因此处于免疫抑制状态的并发症的风险相对较高。

后的相对较早阶段进行手术，可以选择单独距骨下融合术[15]。随着畸形持续时间的延长以及距舟关节半脱位的形成,可能只能选择三关节(距舟关节、跟骰关节、距下关节)固定术(图 51.8)。手术目标是使足可以与地面平行接触或跖行。患者术后最少需用短腿石膏固定6 周,不能下地,然后还要用普通石膏固定 6 周。

(三)踝

关于终末期踝关节炎的最佳手术治疗方法，目前尚有争论。一些外科医生认为首选固定术,而另外一部分医生则认为应进行关节置换术。现在,绝大多数医生还是采用关节固定术来治疗踝关节炎，但是主流观念已开始慢慢倾向于首选关节成形术。关于如何全面考虑某个患者是否该采取关节置换术，以及随后应如何设计方案才是最佳选择等等,这些问题极其复杂,已经超出本章讨论的范围。但无论如何,其基本概念是相关联的,这一点毋庸置疑。

踝关节融合术可以有效地缓解疼痛。一个成功的关节固定术可能需要 3~4 个月的石膏固定，而且前一半时间不能承重。绝大多数患者整个术后恢复期平均需要 6 个月,在这之前都不能正常行走,而且部分患者的术后肿胀甚至持续一年之久。将近 5%~10%的融合手术不成功,需要二次手术才能获得满意的融合结果。踝关节融合会消除足的屈或伸,限制踝的活动,且减少内外翻动作。随着时间的推移,需要其他关节增加活动范围来补偿这些缺失的动作。距下关节常常在踝关节融合术后出现受损，有时其他中足和后足关节也会受累。这就需要再做其他手术,或者延长支具或助步器的使用时间。

同样地，踝关节置换术也有其自身的优点和潜在的不足。历史上,踝关节置换术常伴随伤口并发症和植入物损耗,且发生率很高。随着更新的植入物设计和外科手术技术的提高,上述问题的发生已经越来越少,但仍然没有完全消失。关节置换术的好处在于，一旦成功,可以持续正常活动,并且减少邻近关节的劳损。主要的缺点是,如果手术失败,补救很困难。随着非水泥假体的广泛应用，第一次手术失败后再行补救置换术成为可能,并且还可以考虑转为施行关节固定术。感染后进行补救需要极为关注。虽然大多数踝部植入物出现深部感染可以通过手术清创和抗感染治疗来解决,但并不是所有的都能。部分患者出现慢性深部感染,疼痛难忍,而且手术和药物治疗无效,这意味着可能需要进行膝以下的截肢术,才能恢复其生理功能。

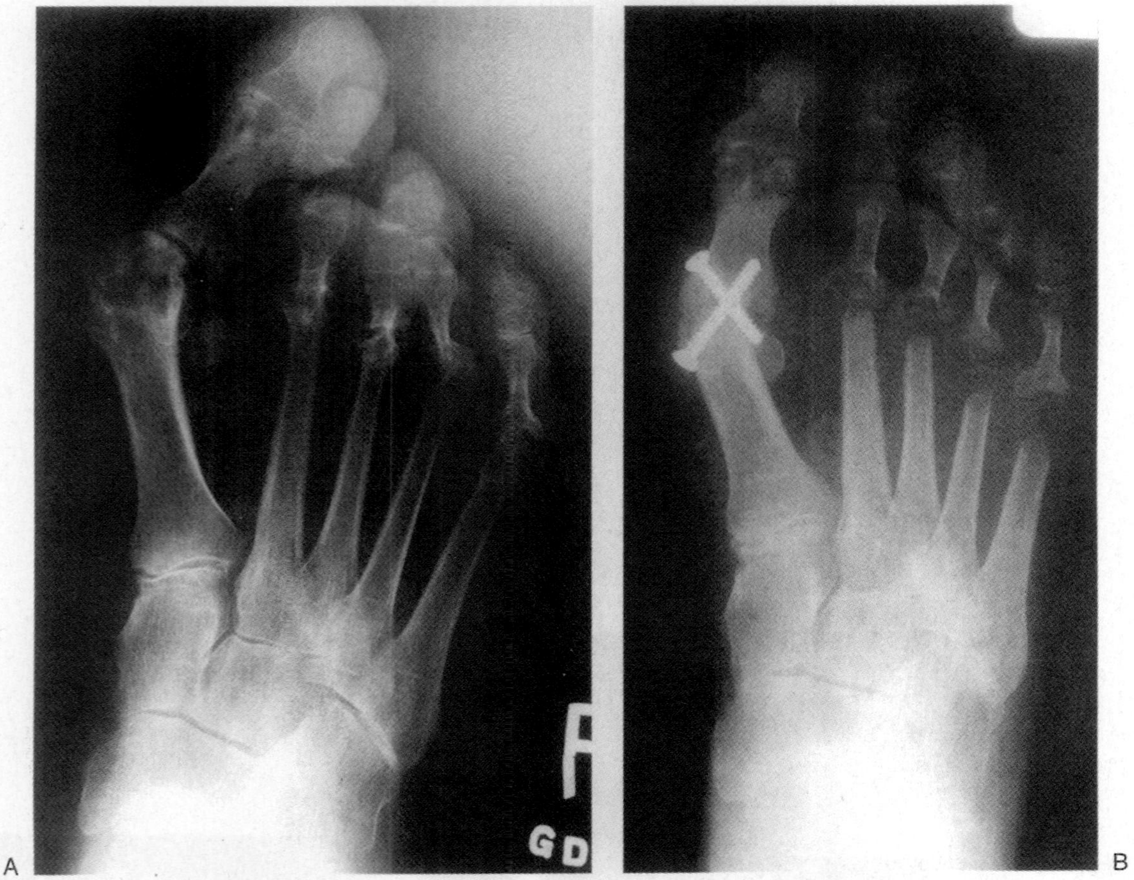

图51.7　57岁女性病例，15年RA病程，严重跖骨疼痛，非手术治疗无效。(A)术前X线片显示严重的前足畸形。(B)手术包括第一跖趾关节融合，其余四趾跖骨头切除和趾间关节切除/固定。此患者临床症状明显改善，并要求行对侧足手术治疗。

对于踝关节成形术的手术指征，并无一致意见。一般来说，理想的患者应是年龄较大或活动较少，而且骨质较好，血管情况正常，后足对线良好。特别是那些有双侧踝关节退行性变或者同侧后足病变的患者，尤其是做过三关节固定术的。因为双侧踝关节融合和距骨周围融合时功能极度受限(图 51.9)。禁忌证包括重度免疫抑制、神经肌肉失衡、神经病变性(Charcot)关节、无法重建的后足对线不良和距骨缺血坏死（对于向内生长的距骨成分)等。除去这些相对明确的指征和禁忌证外，大部分患者都介于可做可不做之间。我们也没有明确的概念，比如多年轻算是太年轻了，或者什么样的活动是允许的或禁止的。RA 患者常常可以做此手术，因为他们伴有其他足和踝关节的病变，而且活动较少。无论如何，与之密切相关的是患者是否接受免疫抑制剂的治疗，或者骨密度是否很低。由于有更多的植入物可供选择，而且改良踝关节成形术的术式也越来越多，似乎目前能进行踝关节置换术的平均年龄越来越低，可接受的活动水平也越来越高。

四、当前动态

人们对于踝关节炎治疗选择的热情和兴趣越来越高。全踝关节成形术已逐渐应用于越来越广泛的人群，在主流矫形外科会议和同行业出版物中也逐渐被更多的专业人士所接受。这种接受程度，部分是由患者所推动的。由于结果越来越被人们所理解，越来越可以预知，患者和医生同样都更加看好这种新技术。

虽然成功的踝关节融合术可以显著减轻疼痛，但远期来看，仍然会影响邻近关节。最近，一项关于孤立踝关节融合术的长期随访研究就强调了这点[16]。手术过程很成功，术后随访二十年，发现距骨周围关节炎明显增多。踝关节固定术后，邻近的足关节压力增加导致磨损增加。有趣的是，在这些患者中，膝关节退变率并未增加。随着时间的推移，由于距下关节和跗横关

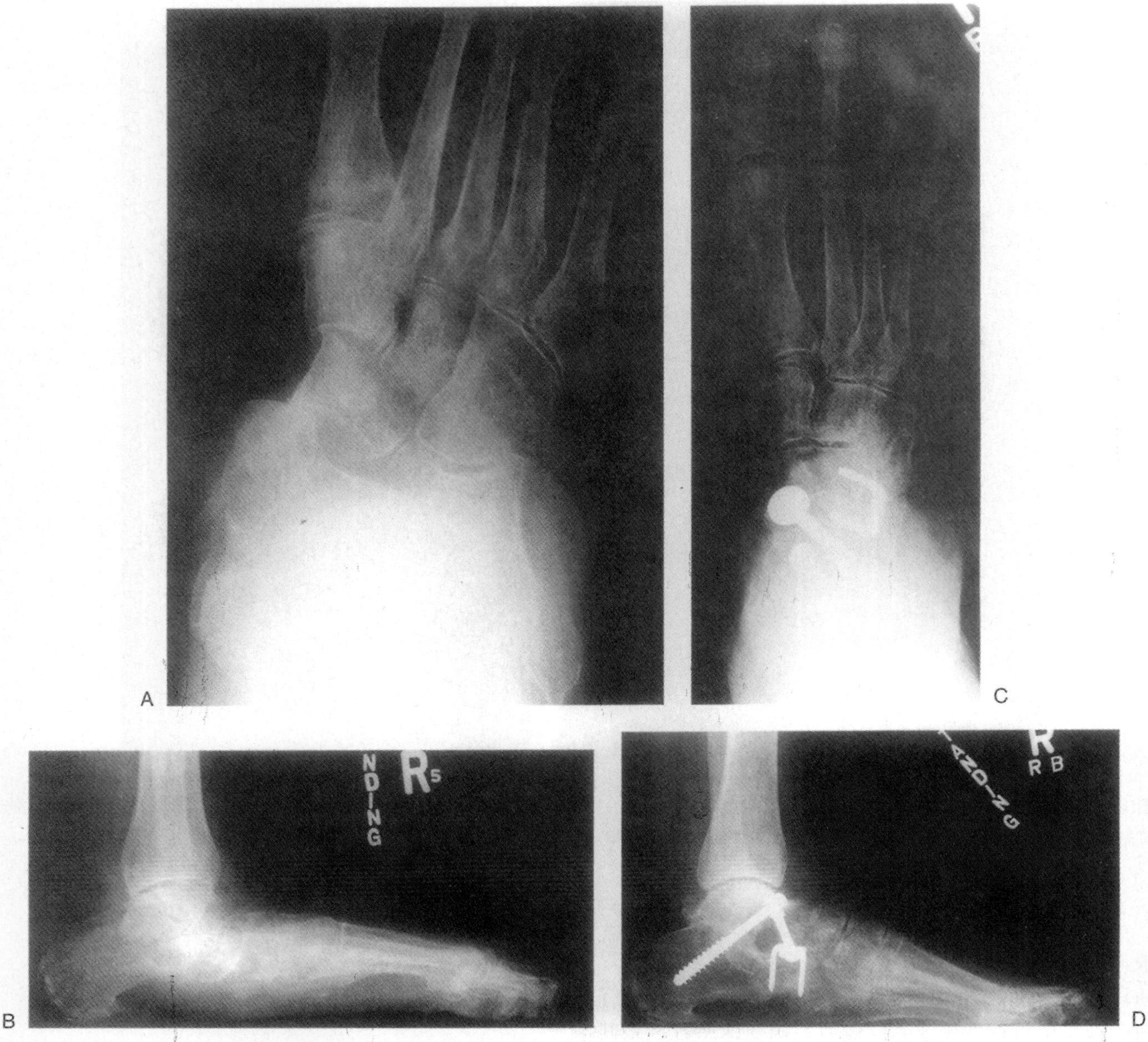

图51.8 (A,B)72岁患者后足可松解固定畸形的前后位和侧位X线片。这位患者戴上定做的支具后,距骨头内侧溃烂复发。(C,D)她接受了三关节固定术,术后关节可以自由撑开。

节的退行性变,使得疼痛和活动受限逐渐加重。矛盾的是,那些由于比较年轻、活动程度大的患者也不太适合做关节成形术。部分有术后关节病变的比较年轻的患者仍最适于接受关节融合术。

关节牵引成形术可能是一种减轻关节磨损的方法,也许会在众多治疗选择当中占有一席之地。关节牵引是治疗踝关节炎的一种相对较新的方法。通过应用外部支架,踝关节逐渐被机械性分开。牵引5mm就需要使用外部支架持续进行3个月以上。支具就位以后,患者可以承重行走。临床和影像学改善的具体机制尚不清楚。有可能是牵引关节后减轻了机械压力,残余关节软骨可以完成一些修复反应。目前还缺乏长期研究,但是有些早期报道还是很鼓舞人心的[17]。近期一篇报道指出,在牵引一年后,70%的患者有明显的临床改善。据报道,这项队列研究继续进行到5年时,仍有持续的临床改善。放射影像学的改善也显示,关节间隙随着时间的推移而增宽。这项技术的一个潜在优点是不必破坏自然的解剖结构。这使得随后的重建过程,不管是关节固定术还是关节成形术,变得更容易。关节牵引成形术的作用还不肯定,继续进行的详细考察将会有

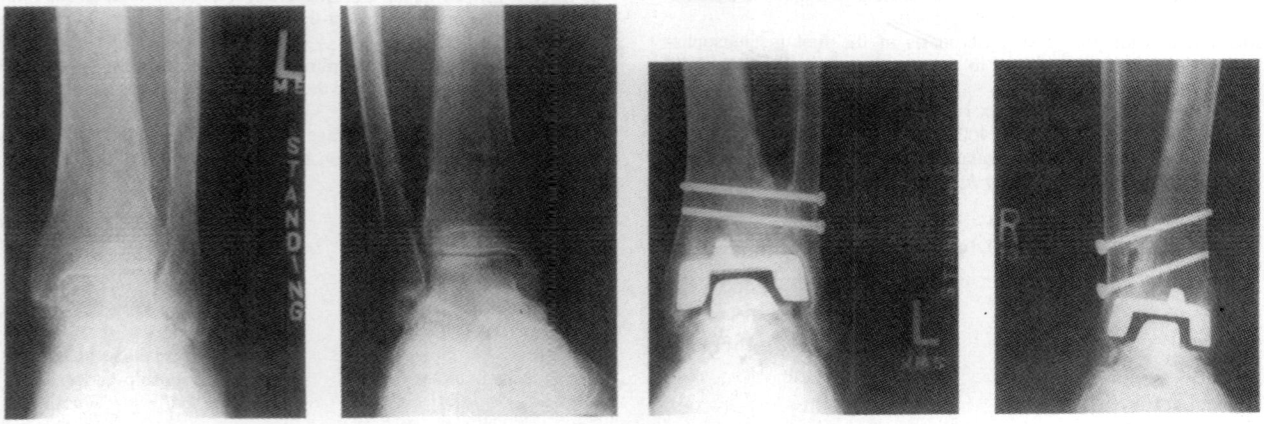

图51.9　(A)类风湿关节炎患者可以考虑行全踝置换术,尤其是双踝受累伴有同侧后足受累的患者。(B)此患者接受了双踝置换术,临床症状明显改善。

助于评估其在众多治疗选择中的地位。

软骨移植已被用于有效治疗孤立的距骨缺乏。它主要用于距骨体较大的分离性骨软骨炎损伤。现有技术包括自体骨软骨移植术，同种异体骨软骨移植术和自体软骨细胞移植术。虽然自体移植有助于修复孤立的距骨穹隆损伤,但是也仍然存在很多限制。由于供体非常有限,必须考虑损伤范围的大小。此外,以目前的外科技术,定位关节的胫骨面十分困难。弥漫性关节受累也不适于做自体移植。一旦有继发骨质变化发生,不论哪种自体移植都会出现问题。

为了寻找一种能代替关节成形术和关节固定术的治疗方法，有些医疗中心在探究应用同种异体的整体骨关节来做关节置换成形术。这种技术把病变的胫骨远端和距骨穹隆作为一个整体。从新鲜的尸体标本上取下骨关节壳整体,与切除的部分相匹配。然后移植到患者的缺损部位,并用螺钉固定。

这种手术的并发症有术中骨折、移植物断裂需要重新修补,以及距腓关节清创。由于距腓关节在这种手术中不能进一步评估，因此该部位的明显关节病变就成了相对禁忌证。术后 21 个月时随访发现,主观疼痛评分和功能都有改善[18]。但踝关节的活动范围只是轻度增加。新鲜标本的获得限制了这种技术的选择,一般仅限于在大的医学中心进行学术研究之用。

总体来说，没有任何一种治疗方法适用于所有踝关节炎的患者。很多因素,包括年龄、体重、关节对线、活动程度、疾病进程等等,都在决定最佳治疗方案中起到一定作用。患者的期望和整形外科医师的经验也会影响治疗计划。踝关节固定术仍然是治疗终末期踝关节炎的标准方法。虽然邻近足部骨及关节最终还是会出现退行性变,但总体治疗效果还是比较满意的。踝关节成形术可能成为融合术之外的一种选择，也许可以减轻疼痛,保护关节运动。然而,目前还只是把踝关节置换术作为一种补救性的选择，而且具体的指征或禁忌证也并不完全清楚。

(苏金梅 译　张奉春 校)

参考文献

1. Michelson J, Easley M, Wigley FM, et al. Foot and ankle problems in rheumatoid arthritis. *Foot Ankle Int* 1994;15:608.
2. Spiegel TM, Spiegel JS. Rheumatoid arthritis in the foot and ankle: diagnosis, pathology and treatment: the relationship between foot and ankle deformity and disease duration in 50 patients. *Foot Ankle* 1982;2:318.
3. Vainio K. Rheumatoid foot: clinical study with pathological and roentgenographical comments. *Ann Chir Gynaecol* 1956;45(suppl):1.
4. Vidigal E, Jacoby RK, Dixon AS, et al. Prospective study of the radiological changes in hands, feet and cervical spine in adult rheumatoid disease. *Ann Rheum Dis* 1983;42:613.
5. Michelson J, Easley M, Wigley FM, et al. Posterior tibial tendon dysfunction in rheumatoid arthritis. *Foot Ankle Int* 1995;16:157.
6. Bland KI, Palin WE, von Fraunhofor JA, et al. Experimental and clinical observations of the effects of cytotoxic chemotherapeutic drugs on wound healing. *Ann Surg* 1984;199:782–790.
7. Calnan J, Davies A. The effect of methotrexate on wound healing: an experimental study. *Br J Cancer* 1965;19:505.
8. Perhala RS, Wilke WS, Clough JD, et al. Local infectious complications following large joint replacement in rheumatoid arthritis patients treated with methotrexate versus those not treated with methotrexate. *Arthritis Rheum* 1991;34:146–152.
9. Sany J, Anaya JM, Canovas F, et al. Influence of methotrexate on the frequency of postoperative infectious complications in patients with rheumatoid arthritis. *J Rheumatol* 1993;20:1129–1132.
10. Rasker JJ, Cosh JA. Radiological study of cervical spine and hand in patients with rheumatoid arthritis of 15 years duration: an assessment of the effect of corticosteroid treatment. *Ann Rheum Dis* 1978;37:592.
11. Mann RA, Schakel ME II. Surgical correction of rheumatoid forefoot deformities. *Foot Ankle Int* 1995;16:1–6.
12. McGarvey SR, Johnson KA. Keller arthroplasty in combination with

resection arthroplasty of lesser metatarsophalangeal joints in rheumatoid arthritis. *Foot Ankle Int* 1988;9:75–80.
13. Mann RA, Thompson FM. Arthrodesis of the first metatarsophalangeal joint for hallux valgus in rheumatoid arthritis. *J Bone Joint Surg Am* 1984;66:687–692.
14. Mann RA, Clanton TO. Hallux rigidus: treatment by cheilectomy. *J Bone Joint Surg Am* 1988;70:400–406.
15. Mann RA, Baumgarten M. Subtalar fusion for isolated subtalar disorders: preliminary report. *Clin Orthop* 1988;226:260–265.
16. Coester LM, Saltzman CL, Leupold J, et al. Long-term results following ankle arthrodesis for post-traumatic arthritis. *J Bone Joint Surg Am* 2001;83:219–228.
17. Marijnissen ACA, van Roermund PM, van Melkebeek J, et al. Clinical benefit of joint distraction in the treatment of ankle osteoarthritis. *Foot Ankle Clin North Am* 2003;8:335–346.
18. Tontz WL, Bugbee WD, Brage ME. Use of allografts in the management of ankle arthritis. *Foot Ankle Clin North Am* 2003;8:361–373.

第 5 篇

类风湿性关节炎

第52章

类风湿性关节炎的病因和发病机制

David A. Fox

尽管类风湿性关节炎(RA)的病因尚不清楚,但对其发病机制的了解已有了重要进展。目前提出的病因包括:①特定的遗传多态性或遗传因子的组合;②感染因素触发的病理性免疫和炎症反应;③由致病性自身抗体或自身反应T细胞介导的对滑膜和软骨成分的自身免疫反应;④促炎症和组织破坏细胞因子产生的调节紊乱;⑤滑膜衬里的细胞成分转化成自主的组织浸润细胞。

RA是个多因素的过程,需要遗传、环境和免疫调节因子的联合作用,这一观点已得到广泛的认同。虽然对促炎症细胞因子的生物学理解已突显出了这些介质在疾病各阶段中的重要作用,但对RA病因的这些成分是如何相互关联的仍未能完全了解。导致RA的众多因素作为"危险因子"通过不完全相同的机制和途径,与能产生临床疾病的诱病因子形成几种组合来诱导疾病是有可能的。另一方面,临床RA的发展可能需要涉及免疫系统和关节的一系列特异性事件。构建这个问题的一个方法是考虑两种截然不同的疾病状态,反应性关节炎和动脉粥样硬化。在反应性关节炎中,疾病显然是被一种感染性微生物所诱发的,不过感染的最初部位通常不在关节内。在特定的遗传背景下,发作性或慢性关节炎可能会发生。虽然关于这一系列事件的机制仍有许多需要我们去了解,但疾病发病机制中关键因素发生的次序似乎已经相当清楚了。另一方面,在动脉粥样硬化中,遗传和环境因素的异原性混合体以不同方式联合起来,产生带有典型的解剖学分布和功能结果的组织重建过程。没有哪个单一的危险因素是疾病发生所必需的。RA是与反应性关节炎一样,由特定序列的事件作用于特异遗传基质?还是像动脉粥样硬化一样,以特异性组织为靶位,但是通过不同的机制和诱病因子来产生一个独特的病变?

另一个关于RA的尚未解决的关键问题是其在本质上是否是种自身免疫性疾病。在RA的滑膜中免疫机制是明显的,但是特异性抗原靶位的性质和重要性仍然是有争议和容易令人混淆的。免疫反应分子的特异性遗传多态性造成了RA的易感性,但是,与在其他假定的自身免疫性疾病中一样,其效应机制仍未被证实。

RA有全身和关节表现。目前为了解RA的病因和发病机制所进行的大部分工作集中在关节,本章中讨论的重点也将在此。然而,在滑膜和邻近组织中所发现的情况只能部分解释RA中突出的全身表现。也有可能初始阶段(特别是其发病机制的免疫方面)的症状,在别处发生(比如胃肠道或淋巴器官),然后集中于关节。能够把一个全身性免疫介导的疾病集中于可动关节的因素仍不清楚,但是可能包括滑膜组织的特异性结构、非常丰富的血供、滑膜或软骨中特异性抗原的优先表达以及在炎症关节中能够相互作用的多种细胞类型的独特组合(包括各种免疫系统的细胞、滑膜成纤维细胞以及软骨细胞)。

任何对RA病因和发病机制有说服力的、一致的解释必须和多种多样的临床和流行病学发现相一致。这些发现包括从远古时代到近几百年都没有RA的记录,在中轴和附属关节中受累部位典型的对称性和准确定位的分布(这比在其他形式的关节炎症中显著得多)以及性别和怀孕在RA的发生和发展过程中的作用。

认识到 RA 从关节的炎症进展到组织破坏和畸形的过程中要经历不同的发病阶段是方便和有用的。然而,近期的发现倾向于模糊这些阶段的划分和重要性。比如,现在已知软骨和骨侵蚀可以在病程的早期发生。另一方面,与疾病初期相比,疾病晚期 T 细胞浸润的性质没有发现不同。RA 早期患者临床上未受累的关节显示出特征性的组织学改变以及临床疾病发作前检测到特征性的抗体,都支持临床前期 RA 的存在。在患者或医生意识到疾病以前,在发病机制上很重要但临床上没有监测到的数个阶段是可能存在的,这使得准确定义 RA 起病(以及可能病因)相当困难。由于以上所有的原因及 RA 极高的发病率和死亡率,这种疾病的病因理所当然地被认为是现代医学未能解决的重大谜团之一。

一、类风湿关节炎中的遗传因子

在单卵双胞胎中,RA 的共患率较普通人群以及异卵双胞胎或其他同胞中都高得多,这强烈支持 RA 遗传因素的存在。虽然先前估计单卵双胞胎中共同患病的概率在 30%~50%之间,但近期的研究表明真正的共患率要低一些,在 12%~15%之间,而异卵双胞胎为 4%,普通人群仅为 1%或更低[1-5]。在一个相对孤立且同源的人群中（冰岛）,RA 患者较对照人群亲缘关系更加紧密,这与他们是一小群患病者的后代相一致。在患者第一代和第二代亲属中都可发现 RA 患病的风险增加[6]。也许这不止是简单的巧合,最初关于 RA 的记录出现在一本 1782 年由冰岛的内科医生 Jon Peturson 撰写的教科书里。

（一）与主要组织相容性复合物Ⅱ类分子等位基因的相关性

据估计 RA 不超过一半的遗传易感性定位于主要组织相容性复合物(MHC),剩下的属于其他还没有确定的位点,但是这些位点已成为近期研究的目标（表 52.1）[1,5,8-11]。病例对照研究和多病例家族分析都被纳入分析方法；幸运的是可能除了在家族性 RA 中与 HLA-DR4 有略强的相关性之外,无论是在家族研究还是在散发病例中[5,12,13],RA 都表现出相当类似的基因型和表型[13]。

几种由 MHC 基因编码的蛋白产物负责向 T 淋巴细胞呈递多肽抗原。总体来说,MHCⅡ类分子（HLA-DR、DQ,可能还有 DP）呈递多肽给 $CD4^+T$ 细胞,而 MHC Ⅰ类分子（HLA-A、BC）呈递多肽抗原给 $CD8^+T$ 细胞。在 19 世纪 70 年代,Stastny 首先报道了 RA 与 HLA-DR4 等位基因的联系[14]。在已检测到类风湿因子的白人 RA 患者中,60%~70%携带DR4 等位基因,而

表52.1　可能影响类风湿性关节炎易感性和(或)严重性的基因位点

MHCⅡ类
HLA-DR
HLA-DQ
HLA-DP
HLA-DM
其他MHC相关基因(MHCⅢ类)
TNF-α
C4
热休克蛋白70
激素相关基因
催乳素
雌激素合酶
雌激素受体
促肾上腺皮质激素释放激素
与免疫和炎症反应相关的非MHC基因
淋巴细胞相关的
T细胞受体α
T细胞受体δ
T细胞受体β
免疫球蛋白G重链
免疫球蛋白κ轻链
FcγRII I-A
刺激杀伤细胞免疫球蛋白样受体2(KIR2DS2)
细胞毒性T淋巴细胞抗原4(CTLA4)
细胞因子/细胞因子受体
TNF受体Ⅱ
趋化因子受体CCR5
IL-10
IL-1
IL-1受体拮抗剂
巨噬细胞移动抑制因子
IL-3
其他
甘露糖连接凝集素
基质降解酶1(基质金属蛋白酶3)
天然抗性相关的巨噬细胞蛋白1(NRAMP1)

HLA:人白细胞抗原;IL:白介素;MHC:主要组织相容性复合物;TNF:肿瘤坏死因子。

对照组为 30%[14-16]。HLA-DR4 亚型的存在使这种相关性更加复杂，Dw4 和Dw14 分子(DR4 的亚型，由 DRB1*0401 和DRB1*0404 等位基因编码）在白人中和 RA 特异性相关。在患 RA 的日本人中，由 DRB1*0405 等位基因编码的 DR4 的 Dw15 亚型与之特异性相关[17]。在美国本土的特定人群和在以色列犹太人中，非 DR4 等位基因(分别为 DR6 和 DR1)与 RA 的危险性相关[13,19]。一旦获得 MHC 分子的氨基酸序列和三维结构，这些不同的遗传学相关性可能的分子基础将能清楚地阐明。每个 DRB1 易感等位基因都携带 DRβ 链的第 69~74 位氨基酸序列，QKRAA 或 QRRAA，而与 RA 不相关的 DR 等位基因在这个区域有不同的序列（在氨基酸中，单个字母编码 Q 代表谷氨酰胺，K 代表赖氨酸，R 代表精氨酸，A 代表丙氨酸)。这条氨基酸链沿着 DR 分子的抗原结合沟的底部进行定位，这样有助于筛选出 DR 分子呈递给 $CD4^+T$ 淋巴细胞的特异性多肽。这个 5 氨基酸序列已被命名为“共同表位”[20]。虽然在许多人群中 RA 与共同表位相关的证据是很强的，但其产生风险的机制尚不清楚，且可能有几种不同的途径。共同表位与血清阳性 RA[21]及年轻男性中发生的 RA[22]更明确相关。此外，其他 MHC Ⅱ 类基因也被提出对 RA 的易感性具有一定作用[8,23-25]，在一些人群中，已发现 HLA-DQ 比 HLA-DR 更重要[24]，DQ3 纯合子是 RA 的强易感基因型[26]。DQ 等位基因带来的 RA 风险是因为和 HLA-DR 连锁不平衡，还是它们携带独立的疾病相关性仍然是有争议的[27-30]，也许取决于所分析的特定种族群体。HLA-DM 在抗原运输并组装到抗原呈递细胞内的 MHC Ⅱ 类分子二聚体上的过程中发挥作用。早期的研究表明，HLA-DM 多态性和 RA 的关系是很弱的[8,31]。近期一个法国 RA 研究发现，HLA-DMA 位点的等位基因频率发生改变而在 HLA-DMB 位点上无此现象[32]。

(二)其他MHC位点的作用

多种没有直接涉及抗原呈递的基因也定位在MHC位点。这些非Ⅰ类或非Ⅱ类基因编码一组异源性蛋白，并且被共同命名为 MHCⅢ类位点。大量多病例家族的单体型分析表明 MHC Ⅱ 类位点外的至少两个区域在 RA 上有遗传效应[33]。和肿瘤坏死因子 α(TNF-α)、补体成分 C4 和 70kd 热休克蛋白(hsp70)基因相关的多态性已与 RA 的易感性联系在一起[34-39]。

考虑到 TNF-α 在 RA 中的重要作用和在炎症性 RA 滑膜中非常高的产量，阐明 RA 的易感性和 TNF 微卫星灶多态性之间的联系是否与 TNF 产生水平的功能效应相关是很重要的[5,34-35,40-43]。与 HLA-DR 的连锁不平衡可能限制了由 TNF 位点导致的 RA 易感性的程度[44]。在 TNF 位点末端着丝粒上其他的未知基因也许是 RA 的独立危险因素[45,46]。有两个报道把一个在 TNF 受体Ⅱ型基因的 6 号外显子上的单一核苷多态性与白人的家族性 RA 联系起来[47,48]。这个基因定位在 1 号染色体上，其多态性在 TNF 受体表达或功能上的作用仍不清楚。

C4 无效等位基因更令人信服地与系统性红斑狼疮(SLE)而不是其他风湿性疾病相关。然而，有些证据可以把 C4 位点多态性和 RA 的危险性[37]以及严重性[38]都联系在一起。Hsp70 基因簇位于在 MHC 复合物中发现的补体基因附近。三个 hsp70 蛋白由 MHC 连接的基因编码。在一项研究中报道三个蛋白中的一个，即 hsp70-hom 编码区域的多态性与 RA 有关[49]。

杀伤细胞免疫球蛋白样受体(KIR)基因家族表达于细胞毒性淋巴细胞。一项研究已表明相对于 RA 或正常对照组，有激活细胞毒性细胞功能的 KIR2DS2 受体，更常表达于风湿性血管炎患者扩增的 $CD4^+CD28^-$ 亚群[50]。这种相关性可能反映了控制 KIR 表达的复杂位点上的基因多态性，不过在类风湿性血管炎患者的该位点上还未直接发现其 DNA 多态性。在同一组类风湿性血管炎患者中也发现了 MHC Ⅰ类基因 HLA-C(据推测是 KIR2DS2 的配体)的等位基因改变频率[50]。

(三)类风湿性关节炎的激素作用和遗传学

有证据支持激素对 RA 的重要影响。RA 在女性中的发病率至少是男性的两倍。在怀孕时发病少见，而且可以看到之前就存在的 RA 得以改善。另一方面，产后新发 RA 的危险性可能增加[51]。外源的雌激素能够影响 RA 的发病率和严重性的证据仍是有争议的。同样，生育力(提示未产妇发展为 RA 的危险性增加)的影响需要证实。在 RA 患者的同胞分析中发现，在雌激素合酶位点内含子上的一个标记物显示增加的等位基因共享[52]。然而，这种多态性在雌激素代谢调节中的功能性作用仍不清楚。

催乳素基因位于 6 号染色体 MHC 复合物附近。母乳喂养是一种高催乳素状态，考虑到已报道的 RA 与它的相关性，已提出催乳素产生失调和催乳素基因位点在 RA 易感性中具有一定作用[53]。与没有进行哺乳的产后 RA 患者相比，哺乳也许和产后病情加重的危险性轻度增高相关[54]。下丘脑–垂体–肾上腺轴调节炎症反应。促肾上腺皮质释放激素(CRH)的遗传缺陷控制老鼠对关节炎的易感性，同样的观点在人 RA 中也已被提出[55]。在 RA 患者中,已发现位于 CRH 基因附近的微卫星连锁[56,57]。

近来的研究已证实妊娠对 RA 病程的影响和 MHCⅡ类基因位点的产物之间存在新的联系。分析Ⅱ类等位基因母胎不一致的程度可以发现，在怀孕期间 RA 的缓解与 DR 和 DQ 两个等位基因广泛的不一致有关,然而,当前正处于活跃期的 RA 倾向于发生在母胎 MHCⅡ类分子有较高程度一致性的女性中[58]。这些发现也许表明在怀孕期间 RA 活动性的减低可能反映了特异性的免疫学事件，而不是怀孕的普遍性免疫抑制作用。

(四)其他类风湿性关节炎的基因位点

初步的证据也提示了与在 RA 易感性中免疫反应相关的其他基因位点。抗原的 T 细胞受体(TCR)作为异二聚体被表达,通过二硫链连接,并与 T 细胞表面 CD3 分子复合物相关。大多数 T 细胞表达 αβ 受体,少数表达 γδ 受体。没有证据表明在 RA 中有 TCR 基因位点的缺失或单一 TCR 基因的遗传。然而,一些证据表明,RA 和 TCR 基因区域中各种多态性相关，包括 TCRA(α 链)位点、紧密相连的 TCRD(δ 链)位点以及可能的 TCRB(β 链)位点[59]。关于 RA 这些位点中 TCR 多态性最大的一个研究证实,RA 患者 TCRAV8S1 位点的Ⅱ类等位基因基因型比 I 类等位基因基因型更多，但是没有发现其与 TCRB 区域中的多态性有任何联系[60]。在这个研究中还发现,HLA-DR 等位基因对 TCR 等位基因多态性的频率没有影响。这种弱 TCRA 相关性的重要性以及其影响疾病发病机制的可能原因仍然是未知的。

细胞表面免疫球蛋白以及分泌抗体中表达的免疫球蛋白基因的重排造成了庞大的多样性。然而,被命名为同种异型的几种多态性在免疫球蛋白重链和轻链中都存在。RA 和特异性 IgG 同种异型或和与同种异型相关联的遗传多态性之间的联系已被证实[61]。在正常免疫反应或免疫介导的疾病(如 RA)中,这种多态性功能的重要性仍然不清楚。在捷克(而非英国)的缺乏共同表位的 RA 患者中发现，一个重链基因上多态性的频率发生改变，该基因编码一个通常出现在与类风湿因子活动性相关的抗体上的序列[62]。由炎症细胞表达的免疫球蛋白受体代表一种途径，通过它免疫复合物能够启动滑膜中的炎症。Fcγ 受体ⅢA 编码区域的功能多态性已与 RA 以及系统性红斑狼疮的易感性和严重性联系起来[63-65]。

趋化因子是一大类趋化细胞因子，其在白细胞迁移至炎症位点(包括 RA 的炎症关节)中起着关键的作用。白细胞亚型表达几种不同的趋化因子受体,每个趋化因子都有复杂和重叠的连接特异性。最近的一个报道显示,与健康对照者或 SLE 患者相比,RA 患者有不同的趋化因子受体 CCR5 等位基因的分布。与小比例的其他组相比,没有 RA 患者的包括 32 个碱基对基因缺失的 CCR5 等位基因是纯合的，从而证实这种趋化因子受体的无功能性并且具有对 HIV-1 感染的抵抗力[66]。由于浸润 RA 滑膜的 T 记忆细胞表达 CCR5 受体，因此提示功能性的 CCR5 受体也许是 RA 发展必要的许可因子。然而,已发现 CCR5 在 RA 滑液的淋巴细胞趋化中并不重要[67]。

其他细胞因子和促炎症基因是 RA 易感性或抵抗性潜在的备选位点。巨噬细胞移动抑制因子(MIF)是一种促炎症细胞因子，在启动子区域内有等位基因的多态性[68,69]。与低 MIF 表达相关的多态性是和 RA 的低严重性有关的[69]。日本人的白介素 3(IL-3)启动子上的单一核苷多态性与 RA 相关，但是与改变的启动子功能无关[70]。干扰素 γ(IFN-γ)是原型细胞因子,与辅助 T 细胞亚群 1(Th1)免疫反应相关,后者被认为在 RA 和其他几种免疫介导的疾病中占优势。一个病例对照研究发现,在 IFN-γ 基因的第一个内含子中,等位基因的多态性和 RA 发病率及严重性之间有相关性[71],但是其他研究者未能证实这些结果[72,73]。基质降解酶 1,也被称为基质金属蛋白酶 3(MMP-3),是 RA 血管翳中存在的组织破坏酶之一。已发现 MMP-3 启动子等位基因与 RA 中快速的关节破坏相关，但不是 RA 发作的危险因素[74]。

甘露糖连接凝集素(MBL)是一种急性期反应血浆蛋白,是固有免疫反应的一部分。编码区内的一个点突变以及与低 MBL 血清水平相关启动子的多态性都是 RA 发作[75]和严重性[76]的遗传危险因素。如果得到证实，说明在 RA 病因中对细菌病原体产生的先天反应是无效的。天然抗性相关的巨噬细胞蛋白 1 (NRAMP1)似乎在巨噬细胞活化和细胞因子合成中起作用。一项研究发现,NRAMP1 上编码区域的多态性和 RA 的联系较弱[77],功能性的启动子多态性与共同表位阴性患者的 RA 易感性相关，与放射学上严重的疾病相关[78]。

通过基因图研究，许多其他的染色体位点也被假定与 RA 相关(表 52.1)[79-81]。然而，基因广泛连接分析未能与和 RA 相关的非 MHC 位点达成一致[5,10,11,82]。通过混合集中四个研究的资料进行分析，研究人员确定了 16 号染色体上的一个区域与 RA 相关，不过还没有一个独立的研究把这个区域与 RA 联系起来[11]。在图谱研究中被识别的一些位点位于与免疫反应相关的基因附近，在未来几年内通过控制良好的有足够样本的研究确证非 MHC RA 的相关基因是有可能的[1]。然而，这时应该先考虑所有与 RA 相关的基因而不只是 MHC Ⅱ类位点基因，需要其他研究来证实它们的有效性或功能意义。此外，现有的知识表明，没有唯一的遗传特性能被证明对导致 RA 发生发展是必要或充分的[9]。遗传相关性也许只为 RA 的严重性和关节外并发症提供可能，其不同于影响 RA 发展危险性的遗传因子。

另一种理解特异性疾病中基因表达的方法是使用射出互补 DNA 微点阵技术以及其他敏感方法来测量在疾病组织中大量基因表达的水平。这些作为 RA 中的分析工具被引入的方法[83,84]，更可能洞察疾病发病机制中涉及的基因表达的水平，而不是支配疾病易感性的遗传多态性。然而，在炎症性关节炎中，单个基因表达水平的重要性被转基因鼠过度表达 TNF-α 所突显出来。在这种小鼠中，炎症性、侵蚀性关节炎是主要的表型异常[85]。

二、感染在类风湿性关节炎中的作用

尽管人们在确认作为 RA 病因的某种感染微生物或微生物类别方面已做出了大量努力，但仍未发现令人信服的 RA 感染性病因的证据。有关感染在触发 RA 中作用的最强证据是间接的，来自历史研究[86]。Landre-Beauvais 被普遍认为在 1800 年第一个清楚地描述了 RA，不过 Sydenham 在 1676 年及 Petursson 在 1782 年就已发现了 RA。普遍接受的概念是 RA 不能从远古时代的古代人遗迹，或在希腊和罗马人的文字记载中作为一种独特的疾病而鉴别出来[87]，不过这个观点近期已受到置疑[88]。相比之下，其他形式的关节炎比如强直性脊柱炎(AS)、骨关节炎(OA)以及痛风很容易从这些时期发掘出来。这提示 RA 中的手部畸形在欧洲文艺复兴时期就已被认识到[88,89]，不过这些发现的可靠性和重要性仍存在争论。古代北美人的骨骼遗骸中已发现一些 RA 的证据[87,88,90]，墨西哥医生 Alonso Lopezde Hinejosos 在 1578 年把 RA 描述为另一种类型的痛风[88]。如果 RA 最早存在于新大陆，然后只在欧洲的殖民者到达美洲后才在欧洲出现，这将是个间接而有力的证据来证明环境因素是关键的和可传播的。虽然一种传染的微生物或微生物群是这种因素的最可能候选者，但其他的环境因素也是可能的。例如，RA 的流行可能与饮食成分[91,92]、吸烟[93,94]以及接触猫科动物[95]等多种因素相关。

在类风湿性关节炎中可能起作用的特异性病原菌

试图发现 RA 病因中的特异性微生物至少要追溯到 19 世纪 20 年代。表 52.2 列出了一些更明显的候选微生物。由于 RA 在临床上没有明显的空间或时间上的集中起病，因此它可能是一种普遍存在的微生物，也有可能是非致病性的，在与宿主因素包括遗传背景恰当混合的情况下能够触发 RA。另一方面，引起 RA 感染在空间和时间上集中是可能的，但感染事件是亚临床的，也许最初没有定位在关节内，在关节炎症表达之前有一段高度不同的潜伏期。感染（如果在 RA 中重要)也可能并非直接存在于关节中的观点得到了支持，因为在 RA 滑膜组织中获得一致的特定微生物存在的尝试已反复失败。已被使用的方法包括广泛的培养技术、免疫分析、原位杂交以及聚合酶链反应策略来扩增来自微生物的核酸序列。除非存在着无法用目前这些检测技术检测到的微生物，否则慢性的、临床上的 RA 没有伴随滑膜组织的直接感染。这并不排除感染作为一个暂时的机制可造成滑膜损伤和启动免疫介导的发病机制系列事件。

表52.2　可能触发类风湿性关节炎的微生物

细菌
革兰阳性球菌
分枝杆菌
变形菌
大肠杆菌
支原体
病毒
EB病毒
细小病毒
反转录病毒
巨细胞病毒
风疹病毒
人疱疹病毒6

在表 52.2 中列出的（以及其他没有被列出的）各种微生物的基本原理是不同的。对于病毒，比如细小病毒、风疹病毒以及反转录病毒 1 型人类 T 细胞白血病病毒(HTLV-1)，已知类似于 RA 的临床综合征可由这些微生物引起。然而，对于细小病毒和风疹病毒来说，其基本对称的炎症性的有时伴有血清学异常（比如类风湿因子存在）的关节炎[96]并不是典型的进展性或侵蚀性的。在 RA 滑膜中检测出细小病毒的 DNA 反映出在 RA 滑膜组织中存在比在 OA 中数目大得多的白细胞。另一方面，HTLV-1 能引起慢性侵蚀性关节病，但只发生在那些能够清楚地显示出有这种反转录病毒造成的全身性和滑膜感染的患者中[98]。应用 HTLV-1*tax* 基因为老鼠转基因研究提供了一个有趣的模型，即反转录基因产物在把滑膜炎症和软骨破坏协调起来时起到直接的作用[99]。在一项研究中，101 个 RA 患者中有 25 个在其外周血中检测到 HTLV-1 *tax* 序列和抗 *tax* 抗体，而健康对照组为 8%。只有 1 例 RA 患者被 HTLV-1 感染[100]。在 HTLV-1 流行地区，HTLV-1 感染和 RA 之间的联系并不明显[101]。是不是另一种未被证实的反转录病毒是 RA 的原因呢？在滑膜中，和内源性人反转录病毒成分一致的序列已被检测出来[102]，但是感染的反转录病毒还未被分离出来[103]。内源性反转录病毒序列的表达可被解释为在一个免疫/炎症反应过程中细胞活化的结果。

在 RA 病因中的各种微生物的血清学证据已经发现，包括 EB 病毒(EBV)[104]、细小病毒 B19[105]以及奇异变形菌[106]。然而，抗体滴度升高或阳性滴度百分比增加的原因是复杂的，因为在这种分析中由于类风湿因子、其他可能与微生物的决定簇起交叉反应的自身抗体以及可伴有显著全身性表现的自身免疫性疾病（比如 RA）中失调的抗体反应的存在，会造成潜在的人为现象。为了给血清学研究提供令人信服的有关微生物相关性的证据，需要大量患者的纵向资料，同时有抗体特异性和疾病特异性的有力对照。治疗性的免疫接种，如乙肝疫苗，也与 RA 有一定联系，但是这种关联并未经流行病学验证[107]。

EBV 与 RA 相关因几个理由而受关注。首先，EBV 感染的主要靶目标(除了咽上皮组织)是 B 淋巴细胞。第二，已发现 RA 患者外周血标本中的经EBV 转化的 B 淋巴母细胞系的生长较对照组更快，此现象可能是由于 EBV DNA 负荷增加[108]。这可能是由于 T 细胞和单核细胞对 EBV 转化的 B 细胞缺陷性调节是 RA 疾病活动性造成的，而非与病因相关[109-111]。第三，RA 患者的滑膜 T 淋巴细胞能识别并对 EBV 抗原做出反应[112]。这种反应发生在扩充的 T 细胞克隆型内，可以通过它们不同的 TCRB 基因进行识别。然而，这种 EBV 抗原的 T 细胞反应不只是针对滑膜 T 细胞或者针对 RA。第四，来自 RA 患者的骨髓祖细胞能特别有效地支持被 EBV 感染的 B 淋巴母细胞的转化和生长[113]。第五，在 RA 易感性 MHC Ⅱ类等位基因内所包含的共同表位序列符合 EBV gp110 蛋白内的氨基酸序列[114]。这是 EBV 能激发自身反应的机制之一。由 EBV 超抗原造成的 T 细胞亚群的扩增也能触发自身反应 T 细胞[115]。由 EBV 造成的 B 淋巴细胞的多克隆活化能导致自身抗体的产生。然而，大多数感染 EBV 的患者并未发展为 RA，一些 RA 患者也没有 EBV 感染的证据，RA 中滑膜组织是否特异性地被 EBV 感染仍然是有争议的[116-119]。其他的自身免疫性疾病(如 SLE[120])更可能在病因学上与 EBV 相关。

分枝杆菌在 RA 中可能的作用有几种不同的证据。最有趣的 RA 动物模型之一——佐剂关节炎可被分枝杆菌产物所触发，并由 T 细胞依赖的机制介导[121]。有证据表明软骨成分和分枝杆菌抗原有交叉反应，RA 患者的滑膜 T 细胞对这些抗原中的一部分有反应性[122]。在佐剂关节炎中，对分枝杆菌产生的部分反应直接针对热休克蛋白。在人类疾病中，T 细胞对热休克蛋白的反应在 RA 和其他形式的关节炎症中都能发现[123]。这些反应是由微生物热休克蛋白所触发还是由炎症损伤处凋亡的细胞释放出的人热休克蛋白所触发仍是未知的。在微生物热休克蛋白抗原和人同源物间存在相当大量的序列差异。在大肠杆菌中，一种独特的命名为 DNAj 的热休克蛋白包含 QKRAA 共同表位序列。与包含这个序列的 EBV 抗原一样，对大肠杆菌 DNAj 这个区域的免疫反应在 RA 患者中较在其他个体中更容易发现[124]。奇异变形菌感染和 RA 间的联系已被提出，部分建立在变形菌抗原和共同表位以及关节软骨成分之间都有免疫交叉反应的基础上[125,126]。

把支原体和 RA 联系起来的设想部分建立在支原体超抗原能够有效地活化 T 淋巴细胞并加重动物模型中试验性关节炎的基础上[127]。四环素类抗生素能够消除支原体感染，已被用于治疗 RA。然而，尽管这种抗生素在 RA 中有一些效果，但它们的抗菌谱广，并且也能够作为 MMP 抑制剂起作用。近期对 RA 滑膜中支原体的广泛研究是不成功的。

尽管在微生物因素和 RA 病因之间缺乏明确的联系，但放弃考虑一种或一类感染性微生物在这个疾病中的重要作用还为时过早。微生物和免疫系统之间复杂的相互作用并未被完全了解。多种可能的通过微生物触发 RA 的间接机制仍在进行仔细地研究中。RA 滑膜能够保留由于关节外感染而沉积在免疫系统抗原呈递细胞中的细菌产物的能力可能与疾病的扩增甚至启动相关[128]。然而，总的来说，作为 RA 的病因，微生物和自身抗原间分子模拟的证据很显然不能令人信服[129]。

三、自身抗体在类风湿性关节炎发病机制中的作用

虽然在大多数 RA 滑膜组织中，T 淋巴细胞数量明显超过 B 淋巴细胞数量，然而滑膜是 B 细胞分化的一个活跃的位点。在滑膜中存在浆细胞，滑膜组织是 RA 中的抗体产生器官。在 RA 中外周血 B 淋巴细胞显示出寡克隆[130,131]以及 $CD5^+B$ 细胞百分比增加的证据[132]，$CD5^+B$ 细胞是一种与自身抗体产物相关的亚群。已经历了受体编辑（发生在已分化的 B 细胞中的第二轮免疫球蛋白基因重排）的 B 细胞能够在 RA 滑膜中聚集，并且可能具有自身反应性[133–135]。RA 滑膜中的 B 细胞群包括 $CD20^+CD38^-$亚群，其对活化刺激起反应，能产生高水平免疫球蛋白而不伴细胞增殖[136]。介导 B 细胞趋化[137]和分化成浆细胞[138]的细胞因子可在 RA 滑膜组织或滑液中发现。

重组活化基因（RAG）和末端脱氧核苷酸转移酶（TdT）在 RA 滑膜中表达，与原位活化的免疫球蛋白基因重排相一致[139]。总的滑膜 B 细胞池可能包括原位成熟的细胞，以及在其他地方（可能是在其他的炎症关节中[140]）成熟后募集到滑膜的细胞[139]。这些细胞显示出高体细胞突变率[141]。它们的存活通过与滑膜成纤维细胞[142]以及其他免疫系统的细胞和介质的相互作用而增强。

类风湿因子是识别 IgG 的 Fc 片段的自身抗体。类风湿因子及其与 RA 相关性的发现是自身免疫概念发展中的里程碑，类风湿因子水平提高是美国风湿病协会制定的 RA 诊断标准之一。然而，类风湿因子在调节正常免疫反应和 RA 发病机制中的作用仍未被完全了解。类风湿因子将在第 58 章中详细讨论，表 52.3 概括了其在 RA 中重要性的一些证据。然而，到目前为止，还没有特定类型的类风湿因子被证实与 RA 相关，多种其他没有涉及侵蚀性关节破坏的免疫介导性疾病和感染性疾病中也可发现高滴度的循环类风湿因子。类风湿因子滴度的降低并不是 RA 对治疗干预反应的可靠标志。最重要的是，有一个亚群的 RA 患者是血清阴性的（即缺乏类风湿因子的增高）。虽然这类患者总体倾向于病情较轻，但这个血清阴性亚群继续发展可出现严重的关节破坏，从而并不能与血清阳性的 RA 相区别。考虑到近期获得的证据，一个合理的结论是类风湿因子代表了一种关节疾病扩增以及关节外并发症发展的重要途径，但是它在 RA 的病因或发病机制中并非必要因素。

各种特异性的抗核抗体也能在 RA 中发现（表 52.4），但不是只存在于高滴度类风湿因子的患者中。目前，这种抗体在疾病的发病机制中没有独特的作用，但也许是疾病严重性一个标志。抗磷脂抗体也可在 RA 中出现，但与 SLE 相比较少与血栓并发症有关。抗中性粒细胞胞浆抗体可在部分 RA 患者中出现，但不是血管炎并发症的标志。

考虑到在 RA 小鼠胶原关节炎模型中，胶原蛋白的体液反应与 T 细胞反应一起发挥重要作用，因此抗胶原抗体有可能是有致病性的（第 29 章）。通过给小鼠静脉注射大量的抗胶原抗体也能诱发关节炎，通过补体依赖途径导致关节炎症[143]。天然和变性的Ⅱ型胶原抗体可在 RA 患者中发现[144–147]，但是在复发性多软骨炎中更具有特征性，并且在其他风湿性疾病中也存在。虽然在 RA 中抗胶原抗体的目标胶原表位不同于那些在其他人类疾病中所发现的，但是与鼠胶原诱导的关节炎中致病抗体的靶位是一致的[148]。这种抗体是先于 RA 中软骨破坏还是作为其结果出现是有争议的[149,150]。Ⅸ型胶原抗体在 RA 中比在对照人群中更常见，但也只有少于 50%的患者可检测到[151]。滑膜组织已被证实是抗胶原抗体合成的一个部位[152]，这种抗体被包含在从关节软骨中洗脱出来的免疫球蛋白内[153]。与软骨低聚物基质蛋白的抗体一样[155]，抗小黏蛋白的抗体也能在 RA 中检测出来[154]。

各种针对角化上皮细胞产生的结构的抗体已在 RA 患者的血清中发现[156–158]。这组抗体中包括抗角蛋白抗体和抗核周因子。这些抗体的分子靶位相互重叠[158]，包括中间丝相关蛋白、波形蛋白（以前被称为 Sa 抗原）以及其他多肽。现在人们已经知道这类蛋白是通过精氨酸瓜氨酸化成为瓜氨酸而变成自身抗原的，瓜氨酸是被这些自身抗体识别的表位的主要成分[160–163]。抗瓜氨酸多肽（抗 CCP）在 RA 中有高达 96%的特异性和 70%的敏感性[160]，可以在 RA 很早期，甚至在临床症状出现之前就被检测出来。这种抗体与类风湿因子一样

在RA滑膜中产生[164,165],在那里瓜氨酸化的纤维蛋白可能是它们的主要抗原靶位[166,167]。一些缺乏类风湿因子的患者已检测到抗 CCP 抗体,可能有诊断价值[168]。与类风湿因子一样，当抗 CCP 在 RA 早期出现时,将预示着严重的破坏性疾病[169-171]。

钙蛋白酶抑素是一个钙蛋白酶的天然抑制剂,是半胱氨酸蛋白酶的亚型。钙蛋白酶抑素的抗体已在近 50%的 RA 患者中检测出来[172]。已经发现这种蛋白酶抑制剂的中和抗体能促进组织破坏性的半胱氨酸蛋白酶在滑膜组织中过度活化[172]。另一方面,由于钙蛋白酶可降解 CCP，这种蛋白的过度活化也有助于清除 RA 中的自身抗原[162]。

可溶性 gp130 信号传导亚型是 IL-6 和其他细胞因子受体的一部分,在 73%的 RA 患者中可被检测到,并与疾病严重性相关[173]。可溶性 gp130 被认为可调节 IL-6 的促炎症作用[173]。B7-H1(一个表达在 T 细胞和抗原呈递细胞上的细胞表面分子）的抗体也已在 RA 中发现,并能够协同活化 T 细胞[174]。不是所有在 RA 中发现的自身抗体都是致病的；高水平的 IL-1α 自身抗体与较好的预后相关[175]。

作为 K/BxN 转基因鼠实验的结果，在 RA 中一种新的自身抗体特异性最近被提出[176]。这种动物可产生针对葡萄糖-6-磷酸异构酶(GPI)的高滴度自身抗体,GPI 是一种在滑膜组织中强烈表达的酶[177],在这个模型中关节炎是可以被血清转化的[178]。该系统中关节炎症依赖于中性粒细胞、Fc 受体、补体的替代途径以及肥大细胞[179,180],滑液组织中包含比 RA 滑膜中更多的中性粒细胞[176]。在这些老鼠中,抗 GPI 的产生主要发生在炎症关节的引流淋巴结中[181]。尽管早期有报道称抗 GPI 抗体与人 RA 在高敏感性和特异性上相关[177],但随后的研究显示这种抗体在 RA 中很少被发现,缺乏疾病特异性[182]。另一种糖酵解途径酶——α-烯醇化酶的抗体也已被报道存在于 RA 中[183]。

除了存在众多自身抗体外,RA B 细胞中半乳糖转化酶的活性降低使得[185]RA 中 IgG 被异常地半乳糖化[184]。其原因尚未得到很好的解释,它并不完全对 RA 特异。虽然一些半乳糖化的 IgG 分子可能是类风湿因子非常好的结合靶位,但在 IgG 的异常半乳糖基化和自身抗体对 RA 发病机制的贡献之间尚没有清楚的联系。

病理性自身抗体,特别是类风湿因子(表 52.3),在 RA 的发病机制中可能确实承担了重要的作用。特殊的自身抗体在 RA 的一些关节外表现中可能尤为重要，比如抗中性粒细胞抗体在 Felty 综合征中的作用[186]。然而,没有一种自身抗体是 RA 发展所必不可少的。此外,一个不易与 RA 区分的状况已被报道经常发生在丙种球蛋白缺乏症的患者中[187]。虽然这种患者能出现由不易培养出来的微生物如支原体造成的慢性感染性多关节炎，但慢性关节感染不可能解释这些患者中的每一例炎症性多关节炎。这表明 RA 典型的关节炎症能在完全缺乏抗体反应的情况下出现，不过这种病例的侵蚀性损害较典型的 RA 少见[188]。B 细胞在 RA 中是重要的抗原呈递和细胞因子分泌细胞，对保

表52.3　类风湿因子:在RA发病机制中起作用的证据

大多数RA患者的类风湿因子水平升高
高滴度类风湿因子与严重的关节病以及关节外表现的发展相关
已经存在的类风湿因子的增高预示着RA后来的发展
类风湿因子的产物在RA滑膜组织中是显著的，这种类风湿因子显示了抗原驱动亲和力成熟的证据
类风湿因子能增强致病性免疫复合物的形成
具有表面类风湿因子的B细胞能够捕捉免疫复合物中的抗原并且将它们呈递给已接触抗原的T细胞

表52.4　在类风湿性关节炎中自身抗体的抗原性靶位

免疫系统分子
IgG(RF)[α]
gp130(细胞因子受体亚基)
免疫球蛋白重链连接蛋白
白介素-1α
B7-H1
结缔组织成分
Ⅱ型胶原
Ⅸ型胶原
瓜氨酸化多肽(例如瓜氨酸纤维蛋白、中间丝相关蛋白和波形蛋白)
软骨低聚物基质蛋白
黏蛋白
角蛋白
细胞内抗原
核抗原(ANA)[α]
中性粒细胞胞浆抗原(ANCA)[α]
葡萄糖-6-磷酸异构酶(anti-GPI)[α]
钙蛋白酶抑素
α-烯醇化酶
钙网织蛋白

[α]括号内为抗体缩写。

持滑膜组织的完整性和侵蚀特性至关重要[189]，并且不通过产生自身抗体而发挥作用。最近令人鼓舞的治疗试验是在RA 中输注单克隆抗体去除 B 细胞，这一试验支持这个概念[190]。

四、类风湿性关节炎中的细胞免疫机制

在过去，人们不认为 T 淋巴细胞在 RA 中有重要的作用，直到 19 世纪 70 年代才证实 T 细胞是 RA 滑膜组织中存在的最大的单核细胞群和主要的淋巴细胞[191,192]。随后，又提出了 RA 类似于迟发超敏反应的假说[193]。表 52.5 简要描述了证实 T 细胞在 RA 中起重要作用的多个非常令人信服的证据。滑膜中的 T 细胞和其他白细胞一起集中在血管周围(图 52.1)，也散布在浸润不太稠密的滑膜区域。在 RA 滑膜中大多数 T 细胞是 CD4⁺，但 CD4:CD8 的比例通常比在外周血中所发现的更接近 1:1。滑膜组织也包含多种抗原呈递细胞(巨噬细胞、树突状细胞、B 淋巴细胞以及滑膜成纤维细胞)，这些不同类型的细胞与 T 淋巴细胞在滑膜组织中相互作用(图 52.1 和图 52.2)。

(一)类风湿性关节炎中的T细胞亚群和活化途径

在 RA 中，同一位患者的滑膜 T 细胞在多个方面不同于外周血 T 细胞[194-203]。在滑膜组织中，大多数细胞是记忆细胞，通过表达不同的 CD45 亚型比如 CD45RO 可进行分类[199-201]。滑膜 T 细胞也表达提示先前活化的表面结构[194-203]，但是因为其表面分子表达序列发生于T 细胞体外活化时，所以他们的特异表型令人迷惑。例如，RA 滑膜 T 细胞表达 CD69(一种 T 细胞活化非常早期的标记物[203])以及 MHC Ⅱ 类分子[194,195](T 细胞活化的较晚阶段的标记物)。然而，很少有细胞表达 CD25，它是一种高亲和力的 IL-2 受体[204]，通常在 T 细胞活化过程中 CD69 表达后和 MHC Ⅱ 类分子表达前出现。在滑液中，$CD4^{+}CD25^{+}$细胞亚群拥有调节功能[205]，在 RA 动物模型中去除该细胞亚群能够使病情加重[206]。

相对于表达 αβ 二聚体的 T 细胞而言，表达 γδ TCR 二聚体的 T 细胞只占外周血 T 细胞的一小部分。在抗原识别和活化的机制方面 γδ 细胞是独特的[207-209]。一些证据表明这个细胞亚群在 RA 滑膜组织和滑液中过度表达[210-212]。多种动物模型显示 γδ T 细胞能够触发或调节[213,214]免疫介导的疾病，在 RA 中这些细胞确切的作用仍然是不确定的。

T 细胞表达各种共刺激分子，它能在 T 细胞活化过程中接收和转导信号。其中一种分子是 CD28，它在几乎所有的 $CD4^{+}$细胞和 $CD8^{+}$细胞亚群中正常表达。命名为 B7-1 和 B7-2(分别为 CD80 和 CD86)的配体在抗原呈递细胞上表达，且与 CD28 相结合。CD28 和它的配体都在 RA 滑膜组织中表达[215-216]。然而，在一些 RA 的患者中，在外周血或偶尔在关节中可检测出一种罕见的 $CD4^{+}CD28^{-}$细胞的扩增亚群[217]，可能由 TNF-α 对 T 细胞上 CD28 表达的下调造成[218]。这些细胞具有自身反应性[217]、抗凋亡性[219]和寡克隆性[219,220]，可能主要依靠非 CD28 共刺激信号来连接表面分子，包括在自然杀伤细胞上发现的受体[221,222]。这种现象的解释是复杂的，因为只有一小部分 RA 患者显现出 $CD4^{+}CD8^{-}$亚群的扩增，而且在活动性疾病中表达 CD28 的 $CD4^{+}$细胞的细胞表面 CD28 密度增多[223]。

除 CD28 外，其他能传递活化或辅活化信号到 T 细胞的分子包括 CD2、CD11a/CD18 (LFA-1)、CD6 和 CD60。这些分子在 RA 滑液和滑膜组织中的大多数 T 细胞上表达。除了表达于正常个体以及 RA 患者的少数外周血 T 细胞中的 CD60 以外[204,224]，所有这些结构也在大多数循环 T 细胞上表达。这些结构(以及其他结构)在 T 细胞活化中的作用是通过这些分子的单克隆抗体的促有丝分裂作用实现的[204,224-226]。除 CD60 配体是未知的外，这些分子都有由不同抗原呈递细胞表达的很有特点的配体[227]。在 T 细胞与抗原呈递细胞的

表52.5　T细胞在RA中有重要作用的证据

大量T细胞和抗原呈递细胞存在于滑膜组织和滑液中。
滑膜T细胞表达活化和记忆标记物。
T细胞亚群以及可能的克隆T细胞群以非随机方式在RA关节中聚集。
RA与特异性MHC Ⅱ类等位基因相关[DR和(或)DQ]。
T细胞和特异性克隆T细胞群对几种RA动物模型的诱导和调节是重要的。
针对T细胞的治疗干预在RA中可能是有效的，在动物模型中是明确有效的。
T细胞细胞因子(比如IFN-γ和IL-17)，存在于RA关节中，介导与关节炎症和破坏的发病机制高度相关的生物学作用。
促进T细胞活化和Th1分化的细胞因子(如IL-15和IL-12)在RA滑膜中以生理学上明显的浓度存在。

IFN：干扰素；IL：白介素；MHC：主要组织相容性复合物；Th1：1型辅助T细胞亚群。

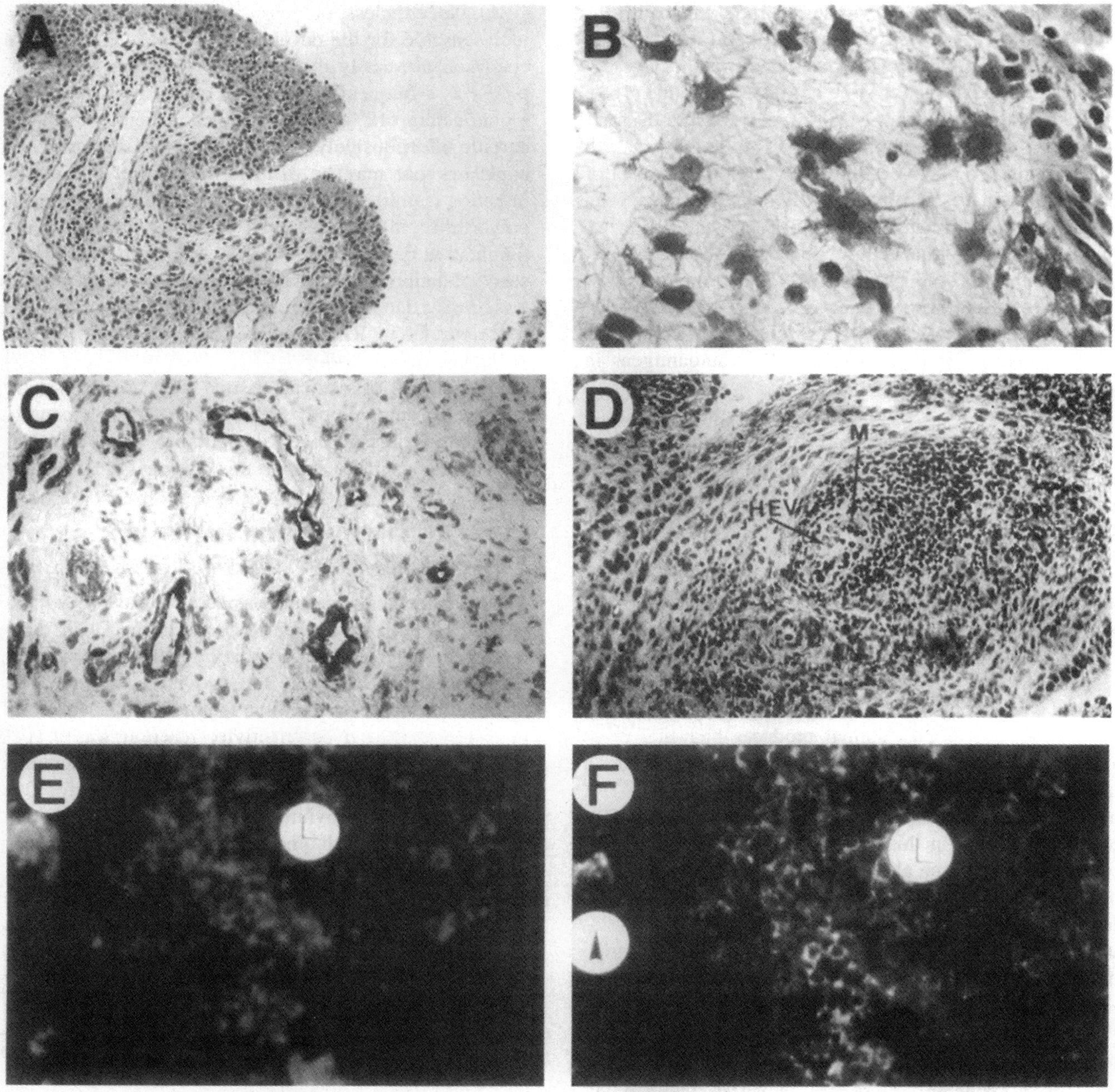

图52.1　在RA滑膜中细胞免疫反应的作用。(A)RA滑膜组织的低倍视野,可见滑膜衬层的增生以及单核细胞的浸润。(B)以抗CD60染色的RA滑膜的高倍视野,在这个组织中发现了不同的细胞群。在视野的中央可以看到淋巴细胞和抗原呈递细胞间的细胞/细胞相互作用。(C)RA滑膜组织的冰冻切面通过免疫染色来识别血管结构,包括薄壁和厚壁小静脉。(D)冰冻切面可见血管周围单核细胞围绕在一个高内皮细胞小静脉(HEV)周围。纯化的外周血单核细胞(M)已覆盖到这个切面上,黏附到HEV的管腔和切口表面。(E,F)血管周围单核细胞浸润的免疫荧光显微照片,以抗CD3染色(F),可识别出几乎所有成熟的T淋巴细胞,以抗CD60染色(E),可识别出大多数滑膜T淋巴细胞和被选择的其他细胞群。L表示淋巴的聚集,在F中的箭头表示CD60阳性的非T细胞。[Reprinted from references 403(A,B),404(C,D),and 204(E,F),with permission.]

相互作用中非常重要的另一个分子是CD40配体(CD154)，它在T细胞活化过程的早期出现于细胞表面。这个分子结合CD40(一种实际上表达于所有抗原呈递细胞的细胞膜蛋白)，活化这种细胞上的各种功能程序，包括CD28配体的表达。CD40和它的配体都被RA滑膜内的细胞表达，这种分子的相互作用在滑膜组织的生发中心样结构的形成中可能有重要的作用[228]。某些共刺激配体在炎症关节中较其他腔室内更丰富。凝血酶敏感素-1能够通过把抗原呈递细胞上的一个独特受体(CD47)和T细胞上的一个不同的受体(CD36)交叉连接起来从而共刺激T细胞[229]。血管细胞黏附分子1(VCAM-1，CD106)可以促进RA滑膜内B细胞和T细胞的活化和存活，也可以介导白细胞-内皮细胞黏附[230]。

因此，T细胞不只在RA滑膜组织中大量存在，而且还表达有利于和相邻抗原呈递细胞群上的配体相互作用的表面结构。然而，在表52.6中所列的几个研究得出了不同的结论，即T细胞在RA发病机制中并不是很重要[231]。目前还没有一致的观点，如果有的话，就是针对T细胞的抗原靶位在RA触发和持续的过程中是重要的。如果自身抗原不能显示出有重要的作用，RA是一种自身免疫性疾病的概念就很难得到支持。致病性T细胞克隆的证实是困难的，迄今为止还未证明T细胞去除是像阻断细胞因子一样有用的治疗手段。在一些分析中，滑膜T细胞是无变应性的[232,233]。直到最近才知道RA滑膜中丰富的细胞因子并不是T细

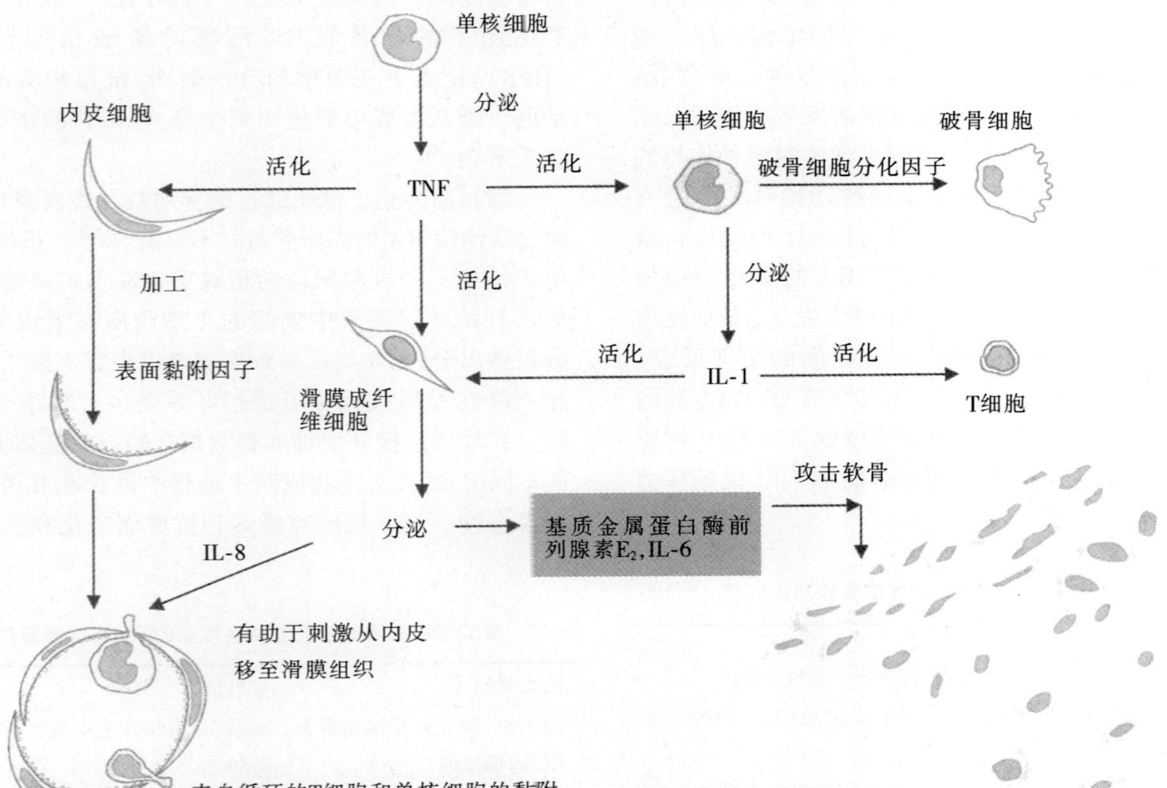

图52.2　肿瘤坏死因子(TNF)和其他细胞因子在RA滑膜的细胞间联络和炎症中的作用。包括T细胞、单核细胞、树突状细胞以及B细胞在内的白细胞，在黏附到滑膜微血管活化的内皮细胞后都进入滑膜。一些滑膜巨噬细胞在破骨细胞分化因子(ODF，也被称为核因子κB配体的受体活化剂)作用下分化成破骨细胞。白细胞群中的相互作用包括细胞-细胞间识别和细胞分化过程中细胞因子的活化。这种相互作用导致滑膜成纤维细胞的活化、增殖以及侵袭性行为，可见于关节软骨和软骨下骨破坏的前缘。如图显示，TNF和其他被选择的调节这些过程的细胞因子的箭头指向分泌这些细胞因子的细胞群和细胞因子选择性作用的靶细胞。TNF和白介素-1(IL-1)的重要作用包括上调由滑膜成纤维细胞、单核细胞和其他细胞产生的细胞因子、趋化因子、前列腺素以及蛋白酶产物；并诱导血管内皮细胞上表达黏附分子。趋化因子(趋化细胞因子)如IL-8存在时，在白细胞-内皮细胞黏附后白细胞侵入。这里未显示的细胞外基质成分也参与调节滑膜亚区域内炎症细胞的分布、细胞从滑膜组织释放入滑液以及炎症细胞亚群的活化。

胞来源的，原型 T 细胞因子如 IL-2 难以检测。然而，最近由 RA 滑膜内 T 细胞所产生或作用于 RA 滑膜内 T 细胞的其他细胞因子的发现，使得人们更清楚地了解到在滑膜组织中 T 细胞功能是如何合理地整合到炎症和组织破坏的相互作用中的。

（二）类风湿性关节炎T细胞抗原靶位

作为在 RA 中 T 细胞反应的可能的靶位，多种微生物抗原和自身抗原(表 52.7)都曾被研究。微生物抗原包括超抗原（可使共享相关的但是不相同的 Vβ 序列的大量 T 细胞克隆系活化）以及传统的多肽抗原(存在于 MHC 分子肽结合槽口的蛋白加工的产物)。由于滑膜组织具有活化淋巴器官的许多特点，对各种在全身遇到的微生物产生的初级和一级免疫反应都能在滑膜组织 T 细胞的特异性中得以反映。集中在淋巴器官并在 RA 中引起 T 细胞反应[234]的细菌抗原也能在 RA 滑膜组织中被检测到[235]。很多这种反应与 RA 没有直接的相关性，反而预示着同时发生的实质上无关的微生物因素的暴露[236]。滑膜 T 细胞对多种病原的反应增强与多特异性活化的 T 细胞迁移到关节是一致的[237]。在其他情况中(比如对 HTLV-1 的反应)，微生物造成的 T 细胞活化在类似于 RA 的综合征中发生，但是相似反应在 RA 本身并不经常发生。其他反应可能反映了微生物抗原和自身抗原间的交叉反应。EBV 包括一个 110kd 的糖蛋白，其含有 QKRAA 共同表位基序。来自 RA 患者的滑膜T 细胞可对 EBV 抗原产生反应，但这也可见于脊柱关节病中[112]。大肠杆菌的 DNAj 热休克蛋白也包含这个序列。有共同表位序列特异性的 T 细胞被证实存在于RA 的滑膜中[124]，不过最初诱生这种 T 细胞反应的免疫抗原尚不清楚。

许多令人感兴趣的自身抗原靶位已得到研究[238-252]，某些正在研究中(表 52.7)。其中一些，比如Ⅱ型胶原、gp39、软骨连接蛋白等在啮齿动物中是可导致关节病的。蛋白翻译后修饰，比如糖基化，在免疫性自身抗原的产生中可能是重要的[251]。这些反应中无一与 RA 一致地相关。尽管如此，在滑膜和软骨中主要或特异性表达的自身抗原 T 细胞靶位是局限在关节的破坏性免疫反应扩增和维持的可靠候选者，即使可检测到的抗原特异性 T 细胞群只是滑膜 T 细胞的一个非常小的亚群[249]。一些自身抗原，比如被称为 BiP(免疫球蛋白连接蛋白)的分子陪伴蛋白，可能在 RA 和动物模型中都可诱发调节或抗炎反应[253-255]。对 RA 滑膜和外周血 T 细胞中的次黄嘌呤-鸟嘌呤磷酸核糖转移酶(HPRT)位点突变频率的分析表明，抗原刺激的淋巴细胞可能从滑膜再循化回到全身，但活化的主要位点在关节内[256]。

到目前为止，试图通过诱导对特异性自身抗原的耐受来治疗 RA 的临床效益并不显著[257-258]。虽然在RA 中 T 细胞不同抗原靶位的相对重要性仍不清楚，但人们已开始针对关节中表达的 T 细胞所有组成成分的分析做出努力，希望证实致病的淋巴细胞克隆[59]。T 细胞克隆在发展过程中可通过胚系基因片段组合的重排、在片段连接处添加和删除核苷酸以及受体亚单位的不同组合(在大多数成熟 T 细胞中是 α 和 β 链)来获得多态性。当 T 细胞克隆遇到抗原而活化和扩增时，

表52.6 反对T细胞在RA中有重要作用的证据

RA未被证实是一种自身免疫性疾病
T细胞对特异性抗原的反应未显示出可触发或维持RA
证实RA滑膜组织和滑液中寡克隆T细胞是困难的，不同的寡克隆群在不同的患者中出现
T细胞来源的细胞因子在关节中不如由其他细胞类型产生的细胞因子丰富
软骨和骨的侵蚀并不常与炎症相关，可以是独立于T细胞调节的
用单克隆抗体去除T细胞在RA中可能没有治疗作用
RA和HLA-DR共享表位的相关性在所有人种和种族中并不都很强
RA的改善可以和HIV感染中T细胞去除一起发生，但是已发现例外情况
在一些分析中滑膜T细胞显示出无变应性

HIV：人免疫缺陷病毒；HLA：人白细胞抗原。

表52.7 类风湿性关节炎中可能的T细胞抗原靶位

微生物抗原	自身抗原
超抗原，例如葡萄球菌毒素	胶原(Ⅱ型和其他类型)
EB 病毒抗原	gp39
热休克蛋白	软骨连接蛋白
分枝杆菌抗原	软骨黏蛋白
细小病毒抗原	205kd 的滑液抗原
来自革兰阳性细菌的肽聚糖	免疫球蛋白连接蛋白(BiP)
	热休克蛋白
	MHC Ⅱ类(共同表位)
	IgG(Fc 部分)
	RA33(异质核的核糖核蛋白 A2)
	中间丝相关蛋白
	氨基葡聚糖

独特的 TCR 序列可能在异质的 T 细胞群中被检测到。多种技术已被用于此目的，包括Southern 印迹分析、聚合酶链反应(PCR)技术、PCR 后进行凝胶电泳以及大量 TCR 基因片段的序列分析。为分析 RA 滑膜组织或滑液 T 细胞，不同研究中的对照标本包括 RA 患者外周血、正常外周血或来自其他形式关节炎的病变细胞。RA 中表达的 T 细胞库已有大量研究发表，但结果并不完全一致[59,259-273]。大多数这些研究分析了 αβ TCR，然而很少有研究检测 γδ 链的使用。在很多研究中均发现滑膜组织或滑液 T 细胞中不同的 TCRV 区域基因有选择性的扩增，这种现象被称为在 TCR 表达库中“偏移”或“倾斜”。然而，特异性基因的过度表达在各研究之间并不一致，未发现 RA 早期阶段和晚期阶段有明确关系。滑液中的寡克隆 CD8+T 细胞可能代表着扩充的克隆，先对全身性病毒病原体产生反应，随后以非特异性方式迁移至关节[236]。关于这点，在关节内扩充的克隆型和靶抗原间仍未建立明确的联系，也没有令人信服的证据证明 RA 中的致病性克隆不同于在其他形式关节炎中发现的 T 细胞，但 Felty 综合征中的循环克隆群可能是个例外。应该强调，RA 滑膜中的 T 细胞明显是异质性的，需要非常灵敏的技术来证实克隆群的扩充。尚不清楚关节中 TCR 表达的形式是否不同于在 RA 患者淋巴器官中所发现的，有可能一些在关节中看到的寡克隆反应是发生于全身的，而其他一些则是更特异性地发生于关节的[274]。不同患者的克隆扩充不同，即使在 MHC 等位基因相同的患者中也一样，这表明 RA 滑膜中正在发生的炎症可能反映了对多种外来或自身抗原的反应，这些抗原能够被处理并且可通过滑膜组织中几种抗原呈递细胞群的任一群呈递给滑膜 T 细胞。

(三)类风湿性关节炎中MHC等位基因的作用

对 RA 中抗原特异性 T 细胞反应的重要性不能肯定，造成了难以准确了解导致易患 RA 的 MHC 等位基因是如何促成疾病的发病机制的。令人惊讶的是，尽管各种 MHC 等位基因与很多全身和关节疾病相关，却无法肯定地建立疾病易感性的精确机制。乍看上去，致关节病的抗原通过包含共同表位的Ⅱ类分子等位基因呈递给 CD4+T 细胞是最直接和合理的解释，而且一些候选多肽能够结合于共同表位[275,276]。此外，相对于正常对照组有证据表明在 RA 中具有共同表位的等位基因选择性地在细胞表面过度表达[277]。从包含共同表位的 MHC 等位基因中分离唯一的内源性致关节病的多肽(公认为一个技术的难题)的尝试还未成功[278]。然而，在啮齿类动物中致关节病变的Ⅱ型胶原的表位能够结合于 HLA-DR1 和DR4[279]，与其他 HLA-DR 分子相比，其他的抗原可以更强地连接到具有共同表位的Ⅱ类分子上[280]。此外，精氨酸被转化为瓜氨酸的多肽更易于与 HLA-DRB1*0401 连接[281]。

一些血清阳性的高加索患者（可能有 27%之多[21]）没有任何包含共同表位的 MHC 等位基因。此外，两个拷贝的共同表位相对于一个拷贝也许会造成更大的疾病危险性，增加疾病严重性以及关节外表现的发生率[282-285]。如果致关节病性抗原的呈递是共同表位作用的机制，那么考虑到 MHC 分子在抗原呈递细胞上的大量表达，共同表位应作为显性而非共显性特征起作用。因此，需要考虑共同表位与 RA 相关性的各种其他可能的解释，其中一些列在表 52.8 中。甚至有可能像在Ⅰ型糖尿病中一样，与其说疾病相关性等位基因的存在是致病的，不如说疾病相关性等位基因的缺乏是保护性的。另一方面，在包含共同表位的[5,26,43,286,287] HLA-DRB1 相同区域中多态性(比如 DE-AA)的基础上，一些 HLA-DR 等位基因在共同表位阳性和阴性的个体中也许对 RA 的发展都是保护性的。相同的等位

表52.8 类风湿性关节炎和MHCⅡ类多态性相关的可能机制

致关节病抗原通过RA相关的Ⅱ类等位基因呈递给CD4+T细胞
与没有RA的正常对照中细胞表面的表达水平相比，具有共同表位的Ⅱ类等位基因特异性的过度表达导致自身抗原向T细胞的呈递增加
与在MHCⅡ类位点内或附近的其他基因的联系
在胸腺发育中改变的T细胞选择导致可能的致关节病T细胞群的扩充
外来抗原和“共同表位”(QKRAA或QRRQQ)之间的交叉反应
特异性MHC等位基因的表面表达和细胞内运输或稳定性的差异
通过MHC等位基因的异常信号
在T细胞库内的“洞隙”，导致不能对阻止RA发展的保护性抗原起反应
阴性选择导致特异性的T细胞受体的缺乏
能够呈递主要抗原给特异性T细胞受体的MHC分子的缺乏
缺乏保护性的MHC等位基因
陪伴蛋白共同表位等位基因亲和力改变引起形式改变的抗原装载到MHC分子上
通过抗原呈递细胞MHC分子上的共同表位造成T细胞的直接刺激

基因可能也降低了RA的严重性[28]。这种保护作用的机制包括通过HLA-DQ分子呈递的HLA-DR来源的多肽[288,289]，或热休克蛋白伴随分子与特异性的HLA-DR分子之间不同的连接特性[290,291]。

MHC分子在胸腺内T细胞发育过程中对塑造T细胞库也起到了重要作用。在这个过程中，阴性和阳性选择被MHC分子以及在胸腺发育过程中遇到的抗原性多肽所控制。对幼稚CD4⁺外周血T细胞的分析导致了一种假设，共同表位造成TCR库以独特的方式表达。此外，共同表位阳性RA患者的静止T细胞库不同于HLA匹配的正常个体，其在RA患者中比对照组中更受限制[292,293]。这种发现是真正反映了胸腺内发育的独特特性还是与对疾病相关的T细胞反应有联系仍是未知的。已有人提出这种压缩的T细胞库代表了胸腺输出和稳态的T细胞增殖的早衰和畸形，并导致CD28⁻和自身反应T细胞的过度表达[294]。在RA中循环记忆T细胞上的表面标记物的异常表达模式进一步支持一个概念，即T细胞分化在这种疾病中从根本上就是不正常的[295]。

在共同表位和胸腺T细胞发育之间另一种可能的关系已被提出。已知MHC序列能够被其他MHC分子处理并呈递给T细胞。考虑到早期RA患者的滑液T细胞能够识别包含QDRAA(在几种微生物抗原中存在)的多肽，表明和共同表位反应的T细胞阳性选择可以在胸腺中发生，其产生的淋巴细胞在与微生物抗原的共同表位序列反应后能产生致关节病的反应[124]。共同表位作用的一种潜在机制是从下面的观察中发现的，即这个序列能改变Ⅱ类分子细胞内运输，影响抗原的装载或呈递以及MHC蛋白表面表达的程度[296]。这种不同也许反映了在不同的HLA-DR等位基因和细胞内非抗原性Ⅱ类配体如CLIP(与不变的链多肽相关的Ⅱ类)之间形成的复合物稳定性的变化[280]。推测0404和0401等位基因与CLIP联系的不稳定性可能利于通过这些共同表位等位基因进行自身抗原的装载和呈递。因此，这时是不可能得出MHC等位基因造成RA易患或影响严重性机制的结论的。然而，各种不同的有争议的可能机制已被提出。这些假设的检验也许能显示出RA病因和发病机制的重要性。狗中类似于RA的多关节炎的相似遗传关系也强调了共同表位和RA之间的密切关系[297]。

五、细胞因子在类风湿滑膜中的作用

细胞因子是多肽分子，能协调免疫和炎症反应。多数细胞因子以旁分泌方式起作用，但是细胞因子自分泌和内分泌作用的例子也很多。许多细胞因子可在RA的滑膜和滑液中检测到，一些水平还很高[298]。动物研究、体外试验以及近期在RA患者中的治疗性试验都表明，细胞因子在RA关节炎症和关节破坏中起到重要的作用(见第19和54章)。一些RA滑膜中存在的较重要的细胞因子可见表52.9。

(一)肿瘤坏死因子和白介素-1在类风湿性关节炎中的作用

促炎症细胞因子TNF-α和IL-1β在RA中非常重要，其主要由单核/巨噬细胞系的细胞所产生[299-312]。TNF-α也能由活化的T细胞产生。RA滑膜中高水平的TNF-α和IL-1β以及这些细胞因子的多种生物学作用使得它们在关节炎症和破坏的发病机制中起到重要作用。这些细胞因子的生物学活化作用(第19章)包括活化各种免疫系统细胞、通过直接影响和活化滑膜成纤维细胞[301,303]导致骨及软骨破坏的加重[302-304,307,309]以及各种慢性炎症性疾病的全身性表现[305]。IL-1β可能在活化基质金属蛋白酶和促使滑膜成纤维细胞释放前列腺素上起着更重要的作用，而TNF-α在诱导黏附分子表达于滑膜内皮细胞和滑膜组织细胞亚群方面更重要[313]。TNF-α也上调IL-1β的产生[305]，这两种细胞因子都有助于诱导IL-6的产生。可能任何能活化巨噬细胞的刺激都能诱导TNF的释放[314]。黏附因子在滑膜微血管系统上的表达(比如选择素和它们的配体)，可导致白细胞在循环床翻转和最终停止[315]。然后，白细胞亚群在大量命名为趋化因子的趋化性细胞因子(IL-8和许多其他的细胞因子)的作用下，易于通过微血管壁迁移到滑膜组织内[315,316]。至少有十二种细胞因子可在RA滑膜中产生[316]，可能在很大程度上被TNF-α和IL-1β刺激。这些趋化因子(比如IL-8和单核细胞趋化蛋白1)有很强的促炎症作用，在一些情况中还有血管生成的作用[317-319]。

细胞因子抑制剂或拮抗剂也在RA滑膜组织中产生[299]。存在大量的IL-1受体拮抗剂，但实质上需要过量的拮抗剂才能有效地中和IL-1通过受体连接所触发的靶细胞中信号转导的能力。因此，IL-1受体拮抗剂的浓度通常不足以用来克服IL-1的作用[320,321]。可

表52.9　细胞因子在类风湿性关节炎滑膜中的作用

	产生细胞		靶细胞		
细胞因子	T细胞	滑膜巨噬和(或)成纤维细胞	T细胞	滑膜巨噬和(或)成纤维细胞	其他
IFN-γ	+	–	–	+	–
IL-1β	+	++	+	++	破骨细胞
TNF-α	+	++	+	++	内皮细胞
IL-6	+/–	+	+	–	肝细胞,软骨细胞
IL-8	+/–	+	+/–	–	中性粒细胞
IL-10	+	++	+	+	–
IL-12	–	+	+	–	–
IL-15	–	+	+	–	–
IL-17	+	–	–	+	–
IL-18	–	+	+	+	–
RANKL	+	+	–	+	
MIF	+	++	+/–	+	

对细胞因子的产生,使用特制的标记–、+/–、+和++来表示在细胞类型间数目的不同。滑膜B淋巴细胞和树突状细胞也是细胞因子的来源和靶目标。RANKL(NFκB配体的受体活化剂,也被称为破骨细胞分化因子)刺激一组滑膜巨噬细胞亚群分化为破骨细胞。
IFN-γ:干扰素γ;IL:白介素;MIF:巨噬细胞移动抑制因子;TNF-α:肿瘤坏死因子α。

溶性TNF受体在炎症位点通过从细胞表面脱落而得到释放,这已在RA滑膜中证实[322]。像IL-1受体拮抗剂一样,可溶性TNF受体的水平看上去通常是不足以在功能上中和局部产生的大量TNF-α的。然而,增加这种内源性以尝试维持细胞因子动态平衡的治疗措施在RA治疗中有很好的前景(第39章)。TNF-α能被单克隆抗体或基因工程合成的可溶性二聚体形式的p75TNF受体有效地中和。TNF中和作用在动物模型体系和细胞培养分析中是有效的,在RA治疗上已产生有意义的临床反应。中和IL-1的作用也是一个治疗RA的合理方法。虽然IL-6有促炎症和抗炎症双重能力,但在RA中促炎症作用占主导。因此,IL-6可能也是一个有效的治疗靶位[323]。

(二)类风湿性关节炎中T细胞亚群的细胞因子产物

调节T细胞功能或由T细胞亚群产生的细胞因子常常被分为Th1、Th2或Th3(也被称为1型、2型和3型)。IFN-γ是标准的Th1细胞因子,而IL-4是Th2细胞因子,转移生长因子β(TGF-β)是Th3细胞因子。Th1的功能与迟发型超敏反应和细胞毒性T细胞反应有关,而Th2的功能在过敏性疾病和某些寄生虫感染中是最重要的。RA已被看做主要是一种Th1疾病[324-326]。促进Th1分化的骨髓树突状细胞亚群在RA滑液中存在[327]。IFN-γ在滑膜组织中可检测到的水平是低的,但在功能上是重要的[328,329]。从滑膜组织或滑液中提取出的T细胞能够容易地被刺激产生IFN-γ[330]。Th1反应控制着RAT细胞是被多肽抗原[331]还是被抗T细胞表面结构的单克隆抗体所激活[332]。在RA中,IFN-γ部分是由具有天然杀伤细胞标记的T细胞亚群合成的[333]。至少部分归因于IFN-γ的生物学作用(比如在多种细胞类型上MHCⅡ类的高表达)很容易在RA滑膜中证实,其他与Th1反应活化相关的细胞因子(比如IL-12)也存在于滑膜组织内[334]。IL-15和IL-18可能和IL-12协同支持Th1分化,这两种细胞因子在RA滑膜中都容易被检测到[335-337]。IL-18有广泛的促炎作用,包括趋化性和血管新生活性[338,339]。相反,IL-4很少被检测到[340],滑膜T细胞产生IL-4的能力低于它们产生IFN-γ的能力[341]。出乎意料的是,个体的滑膜T细胞在体外刺激下有时能产生Th1和Th2这两种细胞因子[330]。类风湿结节一贯地显示Th1优势[342],但其他关节外RA损伤的T细胞细胞因子表型需要更多的资料。

IL-2很少在RA滑膜组织或滑液中被检测到[343,344],少数T细胞表达高亲和力IL-2受体[204]。这些发现曾经被认为表示RA滑膜中T细胞的休眠,而且T细胞在慢性RA中的作用可能很有限[231]。然而,现在人们已理解其他细胞因子(特别是IL-15)有T细胞生长因子活性,并且能替代IL-2,甚至利用一些IL-2受体的亚型[345]。IL-15或其他细胞因子活化的外周血T细胞能比抗原受体触发活化的T细胞更近似地模拟RA滑膜T细胞的特性[346]。此外，IL-15能刺激寡克隆T细胞扩增[347]，并且诱导CD154的表达，CD154对T细胞和非T细胞的相互作用是重要的[348]。

RA中的T淋巴细胞也能释放促炎症细胞因子。除了能对TNF-α产生较小作用外，RA滑膜中的T细胞还能产生IL-17，对滑膜成纤维细胞有直接作用，可诱导促炎症介质如MMP、前列腺素、趋化因子、氧化亚氮以及IL-6的产生[349-353]。IL-17有多种亚型，也能活化关节中的各种其他细胞[350]。IL-17的合成能够由IL-15诱导[354]，因此确定了一个成纤维细胞/T细胞细胞因子轴，与单核因子TNF和IL-1相对独立，也能介导RA及动物模型中的关节破坏[350,352,353,355]。RA中的T细胞和其他细胞也产生MIF。它能活化巨噬细胞细胞因子合成，拮抗糖皮质激素，并且有多种其他促炎症作用[356,357]。

作为核因子κB配体的受体活化剂(RANKL)或破骨细胞分化因子(ODF)的细胞因子在RA的破骨细胞形成和骨侵蚀中是重要的[358](第54章)。RANKL能产生于活化的T细胞以及破骨细胞，它的致破骨作用是TNF-α所赋予的[359]。RA中来自T细胞的重要细胞因子的产生，包括IFN-γ、IL-17和RANKL（以及一些TNF-α)，强调了这些细胞与滑膜巨噬细胞和成纤维细胞一起，在经典RA的软骨和骨破坏的发病机制中的关键作用。

RA中可检测到的免疫调节或抗炎症细胞因子有可能成为有用的治疗制剂。IL-10曾经被划分为Th2细胞因子，现在看来具有调节各种T细胞反应的能力，它在RA滑膜组织中产生[360]，但是其水平不足以控制Th1细胞[361]。生成IL-10的T细胞有时被称为T_{R1}细胞。转化生长因子是一类以潜伏和活动两种形式存在的细胞因子。虽然TGF-β具有一些免疫抑制和抗炎作用，但其在RA中的明确作用显得很复杂并且在一定程度上是致病的。这个细胞因子家族的成员最终能否成为有用的治疗制剂仍是未知的。

六、类风湿性关节炎中细胞与细胞间的相互作用

在炎症病变中，细胞通过分子信使(如细胞因子)和直接的细胞与细胞相互作用（在直接接触中由受体的结合和细胞膜上配基的交换所介导）这两种方式相沟通。几种形式的细胞与细胞相互作用在类风湿性滑膜炎的发展中是重要的，其中一些列在表52.10中。例如，循环白细胞与活化的内皮细胞的结合是慢性炎症病变发展的一个绝对前提。这种连接由各种特异性的细胞黏附分子介导(第20章)[362,363]。在滑膜微血管上表达的独特黏附分子的存在已被指出[364]，但尚未得到证实。可能表达的选择素、整合素和趋化因子的精确联合在炎症滑膜中创造了一个独特的环境，调节白细胞群体的进入。特异性趋化因子/趋化因子受体对以及糖基化黏附配体的使用，确定了优先移入并在滑膜组织中聚集的T细胞亚群[365-267]。

RA滑膜中的T细胞反应被T细胞与专职抗原呈递细胞间的相互作用所触发，后者包括树突状细胞、单核细胞/巨噬细胞以及B淋巴细胞[368]。高度活化的树突状细胞存在于RA滑膜组织和滑液中，可观察到其与成群的T淋巴细胞的相互作用[369]。

虽然淋巴细胞广泛浸润滑膜典型地出现于RA中且滑膜组织学在大小关节中是类似的[370]，但根据细胞浸润的特征可以将RA患者分成几种组织学亚型。大约50%的关节成形术中修复滑膜组织的患者的浸润是弥漫的，缺乏特异性的微结构[371]。在其他患者中可以发现，T细胞簇和B细胞簇或作为淋巴聚集或成为包含生发中心的真正的淋巴滤泡[371]。这些生发中心包含滤泡状树突状细胞，淋巴器官中与生发中心形成相关的重要分子的表达可在这种RA滑膜组织中被特异性地检测到[371]。$CD8^+$T细胞在支持细胞因子的产生和这些异位生发中心的结构完整性上有意想不到的重要作用[372]。

近期还发现至少在细胞培养体系中，滑膜成纤维细胞能够直接和T细胞或活化的T细胞膜相互作用[373-377]。考虑到在RA滑膜中这种细胞类型大量存在，因此这种相互作用有助于T细胞和成纤维细胞的活化，并可能发生在体内。T细胞活化和分化也能在没有与T细胞抗原受体衔接的情况下被RA滑膜中发现的细胞因子所触发，这种细胞因子活化的T细胞能诱

表52.10　类风湿性关节炎滑膜中细胞与细胞间的相互作用

白细胞-内皮细胞
T细胞-树突状细胞
T细胞-巨噬细胞
巨噬细胞-成纤维细胞
T细胞-成纤维细胞
B细胞-成纤维细胞

导单核细胞产生 TNF[346]。

巨噬细胞与成纤维细胞的相互作用大部分被细胞因子介导，但直接的细胞与细胞联系毫无疑问地发生在RA 滑膜组织中，在那里这两种滑膜细胞亚群是直接接触的。滑膜成纤维细胞和 B 淋巴细胞的一个有趣的相互作用也被发现，即成纤维细胞能提供信号促进 B 细胞的存活和分化,保护 B 细胞免于凋亡[378-380]。

这些细胞与细胞相互作用和细胞因子相关效应可能能解释在 RA 滑膜中发现的不寻常的细胞分化方式。RA 滑膜成纤维细胞与众不同的独特表型特别令人惊奇[381,382]。这些成纤维细胞展现出许多已转化细胞的特点,包括侵蚀性生长、深入侵犯邻近组织的能力以及在肿瘤抑制基因如 P53 内突变的积聚(见第 54 章)[383,384]。滑膜成纤维细胞的异常是完全继发于慢性炎症，还是反映了在 RA 病因中涉及的原发性事件是需要进一步研究的重要问题。近来关于间充质前体细胞能通过全身和局部途径循环并转移进入关节的证实促使人们开始再次检验滑膜成纤维细胞在 RA 启动中的作用[385,386]。

细胞外基质成分(如透明质烷、纤连蛋白、层粘连蛋白以及小的胶原类型）和这些分子特异性的细胞表面受体之间的相互作用也调节 RA 滑膜中细胞的活化和迁移[387-389]。细胞表面细胞整合素谱系、其他黏附分子以及滑膜内表达的细胞外配体在某些方面是独一无二的,比如丰富的纤连蛋白选择性拼接异构体[389]、组织浸润特性相关的 CD44/透明质烷受体的拼接变异物滑膜成纤维细胞的表达[390]以及 VCAM-1 在成纤维细胞和内皮细胞上的表达[376,387]。

七、类风湿性关节炎中先天性和获得性免疫反应的作用

先天性免疫反应能被看做宿主防御的一部分,它不需要对特异性抗原预先致敏。很多年来,人们对 RA 发病机制甚至病因的关注主要集中在获得性免疫反应上(自身抗体和自身反应 T 细胞)。先天性免疫机制不止包括模式识别受体(Toll 样受体和其他)、急性期反应物、补体级联反应、吞噬细胞以及许多细胞因子,也有自然杀伤淋巴细胞甚至一些多反应性抗体和 T 细胞效应器功能。先天性免疫反应先于并且可控制获得性免疫反应,也可与获得性免疫的效应支连接,这就模糊了这两个体系间的界限。

先天性免疫在 RA 中的作用越来越受到关注[391,392]。下面是一些相关的发现，有些在本章的先前部分提到过,其中包括：

1.炎症关节炎的早期阶段涉及细胞因子依赖的髓系和间充质细胞的滑膜浸润、邻近炎症关节的骨髓中的改变以及可能在邻近的骨髓和滑膜之间直接交通，这些都先于淋巴细胞的流入[391,393,394]。

2.Toll 样受体(TLR)在 RA 滑膜中表达,TLR-2 的表达尤为强烈，其可被各种细菌肽聚糖和脂蛋白活化[395]。在 RA 滑膜中最重要的 TLR-2 配体仍未明确。

3.C 反应蛋白(CRP)似乎可直接活化 RA 中的补体，循环 CRP 补体片段复合物的水平与临床参数相关[396,397]。

4.补体受体在 RA 滑膜中不同的细胞类型上高度表达,补体成分比如 C3 也可在局部合成[398],各种 RA 模型都是高度补体依赖的[143,179,399]。

5.甘露糖连接凝集素中的遗传缺陷与 RA 有关[75,76]。

6.T 细胞能在没有接触抗原的情况下活化滑膜成纤维细胞 [377]，细胞因子活化的 T 细胞可能是单核细胞–巨噬细胞活化的诱导者[346]。

7.一种能够产生 IFN-γ 的天然杀伤细胞亚群在RA 滑液中被扩充[400]。

RA 中先天性免疫途径的炎症和活化能被局部进行中的血管外凝聚所促进，这种血管外凝聚由组织因子所激发并且可导致广泛的纤维素沉积[401,402]。纤维蛋白素原通过凝血酶被转化成纤维素，凝血酶是一种丝氨酸蛋白酶，能通过在 RA 滑膜组织中大量表达的蛋白酶活化受体 1(PAR-1)在内皮细胞上发挥促炎症作用[401]。纤维素能活化滑膜成纤维细胞,脱亚胺的纤维素是 RA 中自身抗体的主要靶位，指向瓜氨酸化的多肽[166,167]。

八、小结

对 RA 病因和发病机制的了解发展迅速。发病机制的基本组成已被阐明，这些概念的价值在新形式的 RA 治疗中已经很明显了。然而,关于病因的主要问题仍未解决。使用经典的对微生物感染的自身免疫或反应来解释 RA 的尝试是不成功的。理解这个疾病也许需要发展新概念上的模型以了解致病的细胞与细胞相互反应是如何开始并引起组织破坏的。这种模型将建立在我们对先天性和获得性免疫反应之间的相关性以及其他产生组织破坏和炎症途径的理解增加的基础上。当产生 RA 的途径被清楚地阐明时,就可以确定新

的治疗靶位了。

（徐东 译　张奉春 校）

参考文献

1. Seldin M, Amos C, Ward R, et al. The genetics revolution and the assault on rheumatoid arthritis. *Arthritis Rheum* 1999;42(6):1071–1079.
2. Aho K, Koskenvuo M, Tuominen J, et al. Occurrence of rheumatoid arthritis in a nationwide series of twins. *J Rheumatol* 1986;13:899–902.
3. Silman A, MacGregor A, Thompson W, et al. Twin concordance rates for rheumatoid arthritis: results from a nationwide study. *Br J Rheumatol* 1993;32:903–907.
4. Jarvinen P, Aho K. Twin studies in rheumatic diseases. *Arthritis Rheum* 1994;24:19–28.
5. Huizinga T. Genetics in rheumatoid arthritis. *Curr Rheum Rep* 2002; 4:195–200.
6. Grant S, Thorleifsson G, Frigge M, et al. The inheritance of rheumatoid arthritis in Iceland. *Arthritis Rheum* 2001;44(10):2247–2254.
7. Jonsson H, Helgason J. Rheumatoid arthritis in an Icelandic textbook from 1782. *Scand J Rheumatol* 1996;25:134–137.
8. Reveille J. The genetic contribution to the pathogenesis of rheumatoid arthritis. *Curr Opin Rheumatol* 1998;10:187–200.
9. Jirholt J, Lindqvist A, Holmdahl R. The genetics of rheumatoid arthritis and the need for animal models to find and understand the underlying genes. *Arthritis Res* 2001;3(Rev):87–97.
10. Jawaheer D, Seldin M, Amos C, et al. Screening the genome for rheumatoid arthritis susceptibility genes. *Arthritis Rheum* 2003;48(4): 906–916.
11. Fisher S, Lanchbury J, Lewis C. Meta-analysis of four rheumatoid arthritis genome-wide linkage studies: confirmation of a susceptibility locus on chromosome 16. *Arthritis Rheum* 2003;48(5):1200–1206.
12. Radstake T, Barrera P, Albers J, et al. Familial vs sporadic rheumatoid arthritis (RA). A prospective study in an early RA inception cohort. *Rheumatology* 2000;39:267–273.
13. Laivoranta-Nyman S, Mottonen T, Luukkainen R, et al. Immunogenetic differences between patients with familial and non-familial rheumatoid arthritis. *Ann Rheum Dis* 2000;59:173–177.
14. Stastny P. Association of the B-cell alloantigen DRw4 with rheumatoid arthritis. *N Engl J Med* 1978;298:869–871.
15. Nepom G, Byers P, Seyfried C, et al. HLA genes associated with rheumatoid arthritis: identification of susceptibility alleles using specific oligonucleotide probes. *Arthritis Rheum* 1989;32:15–21.
16. Wordsworth B, Lanchbury J, Sakkas L, et al. HLA-DR4 subtype frequencies in rheumatoid arthritis indicate that DRB1 is the major susceptibility locus within the HLA class II region. *Proc Natl Acad Sci U S A* 1989;86:10049–10053.
17. Takeuchi F, Matsuta K, Watanabe Y, et al. Susceptibility epitope on HLA-DR B chain for rheumatoid arthritis and the effect of the positivity on the clinical features. *J Immunogenet* 1989;16:475–483.
18. Templin D, Boyer G, Lanier A, et al. Rheumatoid arthritis in Tlingit Indians: clinical characterization and HLA associations. *J Rheumatol* 1994;21:1238–1244.
19. Gao X, Brautbar C, Gazit E, et al. A variant of HLA-DR4 determines susceptibility to rheumatoid arthritis in a subset of Israeli Jews. *Arthritis Rheum* 1991;34:547–551.
20. Gregersen P, Silver J, Winchester R. The shared epitope hypothesis: an approach to understanding the molecular genetics of susceptibility to rheumatoid arthritis. *Arthritis Rheum* 1987;30:1205–1213.
21. Fries J, Wolfe F, Apple R, et al. HLA-DRB1 genotype associations in 793 white patients from a rheumatoid arthritis inception cohort. *Arthritis Rheum* 2002;46(9):2320–2329.
22. del Rincon I, Battafarano D, Arroyo R, et al. Heterogeneity between men and women in the influence of the HLA-DRB1 shared epitope on the clinical expression of rheumatoid arthritis. *Arthritis Rheum* 2002; 46(6):1480–1488.
23. Singal D, Green D, Reid B, et al. HLA-D region genes and rheumatoid arthritis (RA): importance of DR and DQ genes in conferring susceptibility to rheumatoid arthritis. *Ann Rheum Dis* 1992;51:23–28.
24. Zanelli E, Krco C, Baisch J, et al. Immune response of HLA-DQ8 transgenic mice to peptides from the third hypervariable region of HLA-DRB1 correlates with predisposition to rheumatoid arthritis. *Proc Natl Acad Sci U S A* 1996;93:1814–1819.
25. Pascual M, Nieto A, Lopez-Nevot M, et al. Rheumatoid arthritis in southern Spain: toward elucidation of a unifying role of the HLA class II region in disease predisposition. *Arthritis Rheum* 2001;44(2):307–314.
26. Seidl C, Korbitzer J, Badenhoop K, et al. Protection against severe disease is conferred by DERRA-bearing HLA-DRB1 alleles among HLA-DQ3 and HLA-DQ5 positive rheumatoid arthritis patients. *Hum Immunol* 2001;62:523–529.
27. de Vries N, van Elderen C, Tijssen H, et al. No support for HLA-DQ encoded susceptibility in rheumatoid arthritis. *Arthritis Rheum* 1999; 42(8):1621–1627.
28. Wagner U, Kaltenhauser S, Pierer M, et al. Prospective analysis of the impact of HLA-DR and -DQ on joint destruction in recent-onset rheumatoid arthritis. *Rheumatology* 2003;42:553–562.
29. Zanelli E, Breedveld F, de Vries R. HLA class II association with rheumatoid arthritis: facts and interpretations. *Hum Immunol* 2000;61: 1254–1261.
30. Fugger L, Svejgaard A. Association of MHC and rheumatoid arthritis: HLA-DR4 and rheumatoid arthritis—studies in mice and men. *Arthritis Res* 2000;2(3):208–211.
31. Pinet V, Combe B, Avinens O, et al. Polymorphism of the HLA-DMA and DMB genes in rheumatoid arthritis. *Arthritis Rheum* 1997;40(5): 854–858.
32. Toussirot E, Sauvageot C, Chabod J, et al. The association of HLA-DM genes with rheumatoid arthritis in eastern France. *Hum Immunol* 2000;61:303–308.
33. Jawaheer D, Li W, Graham R, et al. Dissecting the genetic complexity of the association between human leukocyte antigens and rheumatoid arthritis. *Am J Hum Genet* 2002;71:585–594.
34. Mulcahy B, Waldron-Lynch F, McDermott M, et al. Genetic variability in the tumor necrosis factor-lymphotoxin region influences susceptibility to rheumatoid arthritis. *Am J Hum Genet* 1996;59:676–683.
35. Hajeer A, John S, Ollier W, et al. Tumor necrosis factor microsatellite haplotypes are different in male and female patients with rheumatoid arthritis. *J Rheumatol* 1997;24:217–219.
36. Mu H, Chen J, Jiang Y, et al. Tumor necrosis factor a microsatellite polymorphism is associated with rheumatoid arthritis severity through an interaction with the HLA-DRB1 shared epitope. *Arthritis Rheum* 1999;42(3):438–442.
37. Takeuchi F, Mimori A, Matsuta K, et al. Association of complement alleles C4AQO and C4B5 with rheumatoid arthritis in Japanese patients. *Arthritis Rheum* 1989;32:691–698.
38. Paimela L, Leirisalo-Repo M, Lokki M, et al. Prognostic significance of complement alleles Bf and C4 in early rheumatoid arthritis. *Clin Rheumatol* 1996;15:594–598.
39. Quadri S, Taneja V, Mehra N, et al. HSP70–1 promoter region alleles and susceptibility to rheumatoid arthritis. *Clin Exp Rheumatol* 1996; 14:183–185.
40. Newton J, Brown M, Milicic A, et al. The effect of HLA-DR on susceptibility to rheumatoid arthritis is influenced by the associated lymphotoxin A–tumor necrosis factor haplotype. *Arthritis Rheum* 2003;48(1):90–96.
41. Martinez A, Fernandez-Arquero M, Pascual-Salcedo D, et al. Primary association of tumor necrosis factor-region genetic markers with susceptibility to rheumatoid arthritis. *Arthritis Rheum* 2000;43(6):1366–1370.
42. Meyer J, Han J, Moxley G. Tumor necrosis factor markers show sex-influenced association with rheumatoid arthritis. *Arthritis Rheum* 2001; 44(2):286–295.
43. Tuokko J, Nejentsev S, Luukkainen R, et al. HLA haplotype analysis in Finnish patients with rheumatoid arthritis. *Arthritis Rheum* 2001; 44(2):315–322.
44. Yen J-H, Chen C-J, Tsai W-C, et al. Tumor necrosis factor microsatellite alleles in patients with rheumatoid arthritis in Taiwan. *Immunol Lett* 2002;81:177–182.
45. Zanelli E, Jones G, Pascual M, et al. The telomeric part of the HLA region predisposes to rheumatoid arthritis independently of the class II loci. *Hum Immunol* 2001;62:75–84.
46. Ota M, Katsuyama Y, Kimura A, et al. A second susceptibility gene for developing rheumatoid arthritis in the human MHC is localized within a 70-kb interval telomeric of the TNF genes in the HLA class III region. *Genomics* 2001;71:263–270.
47. Barton A, John S, Ollier W, et al. Association between rheumatoid arthritis and polymorphism of tumor necrosis factor receptor II, but

not tumor necrosis factor receptor I, in Caucasians. *Arthritis Rheum* 2001;44(1):61–65.
48. Dieude P, Petit E, Cailleau-Moindrault S, et al. Association between tumor necrosis factor receptor II and familial, but not sporadic, rheumatoid arthritis. *Arthritis Rheum* 2002;46(8):2039–2044.
49. Jenkins S, March R, Campbell R, et al. A novel variant of the MHC-linked hsp70, hsp70-hom, is associated with rheumatoid arthritis. *Tissue Antigens* 2000;56:38–44.
50. Yen J-H, Moore B, Nakajima T, et al. Major histocompatibility complex class I–recognizing receptors are disease risk genes in rheumatoid arthritis. *J Exp Med* 2001;193(10):1159–1167.
51. Barrett J, Brennan P, Fiddler M, et al. Does rheumatoid arthritis remit during pregnancy and relapse postpartum? Results from a nationwide study in the United Kingdom performed prospectively from late pregnancy. *Arthritis Rheum* 1999;42(6):1219–1227.
52. John S, Myerscough A, Eyre S, et al. Linkage of a marker on intron D of the estrogen synthase locus to rheumatoid arthritis. *Arthritis Rheum* 1999;42(8):1617–1620.
53. Brennan P, Ollier W, Worthington J, et al. Are both genetic and reproductive associations with rheumatoid arthritis linked to prolactin? *Lancet* 1996;348:106–109.
54. Barrett J, Brennan P, Fiddler M, et al. Breast-feeding and postpartum relapse in women with rheumatoid and inflammatory arthritis. *Arthritis Rheum* 2000;43(5):1010–1015.
55. Straub R, Cutolo M. Involvement of the hypothalamic-pituitary-adrenal/gonadal axis and the peripheral nervous system in rheumatoid arthritis: viewpoint based on a systemic pathogenetic role. *Arthritis Rheum* 2001;44(3):493–507.
56. Fife M, Fisher S, John S, et al. Multipoint linkage analysis of a candidate gene locus in rheumatoid arthritis demonstrates significant evidence of linkage and association with the corticotropin-releasing hormone genomic region. *Arthritis Rheum* 2000;43(8):1673–1678.
57. Fife M, Steer S, Fisher S, et al. Association of familial and sporadic rheumatoid arthritis with a single corticotropin-releasing hormone genomic region (8q12.3) haplotype. *Arthritis Rheum* 2002;46(1):75–82.
58. Nelson J, Hughes K, Smith A, et al. Maternal-fetal disparity in HLA class II alloantigens and the pregnancy-induced amelioration of rheumatoid arthritis. *N Engl J Med* 1993;329:466–471.
59. Fox D, Singer N. T cell receptor rearrangements. In: Miossec P, van den Berg WB, Firestein GS, eds. *T cells in Arthritis (Progress in Inflammation Research)*. Basel: Birkhauser, 1998:19–53.
60. Cornelis F, Hardwick L, Flipo R, et al. Association of rheumatoid arthritis with an amino acid allelic variation of the T cell receptor. *Arthritis Rheum* 1997;40(8):1387–1390.
61. Sherritt M, Tait B, Varney M, et al. Immunosusceptibility genes in rheumatoid arthritis. *Hum Immunol* 1996;51:32–40.
62. Vencovsky J, Zd'arsky E, Moyes S, et al. Polymorphism in the immunoglobulin VH gene V1–69 affects susceptibility to rheumatoid arthritis in subjects lacking the HLA-DRB1 shared epitope. *Rheumatology* 2002;41:401–410.
63. Nieto A, Caliz R, Pascual M, et al. Involvement of Fcγ receptor IIIA genotypes in susceptibility to rheumatoid arthritis. *Arthritis Rheum* 2000;43(4):735–739.
64. Morgan A, Keyte V, Babbage S, et al. FcγRIIIA-158V and rheumatoid arthritis: a confirmation study. *Rheumatology* 2003;42:528–533.
65. Morgan A, Griffiths B, Ponchel F, et al. Fcγ receptor type IIIA associated with rheumatoid arthritis in two distinct ethnic groups. *Arthritis Rheum* 2000;43(10):2328–2334.
66. Gomez-Reino J, Pablos J, Carreira P, et al. Association of rheumatoid arthritis with a functional chemokine receptor, CCR5. *Arthritis Rheum* 1999;42(5):989–992.
67. Santiago B, Galindo M, Rivero M, et al. The chemoattraction of lymphocytes by rheumatoid arthritis—synovial fluid is not dependent on the chemokine receptor CCR5. *Rheumatol Int* 2002;22(3):107–111.
68. Gregersen P, Bucala R. Macrophage migration inhibitory factor, MIF alleles, and the genetics of inflammatory disorders: incorporating disease outcome into the definition of phenotype. *Arthritis Rheum* 2003;48(5):1171–1176.
69. Baugh J, Chitnis S, Donnelly S, et al. A functional promoter polymorphism in the macrophage migration inhibitory factor (MIF) gene associated with disease severity in rheumatoid arthritis. *Genes Immun* 2002;3:170–176.
70. Yamada R, Tanaka T, Unoki M, et al. Association between a single-nucleotide polymorphism in the promoter of the human interleukin-3 gene and rheumatoid arthritis in Japanese patients, and maximum-likelihood estimation of combinatorial effect that two genetic loci have on susceptibility to the disease. *Am J Hum Genet* 2001;68:674–685.
71. Khani-Hanjani A, Lacaille D, Hoar D. Association between dinucleotide repeat in non-coding region of interferon-gamma gene and susceptibility to, and severity of, rheumatoid arthritis. *Lancet* 2000;356:820–825.
72. Vandenbroek K, Goris A, Billiau A, et al. Interferon gamma gene in rheumatoid arthritis. *Lancet* 2000;356(Corr):2191–2192.
73. Pokorny V, McLean L, McQueen F, et al. Interferon-gamma microsatellite and rheumatoid arthritis. *Lancet* 2001;358(9276):122–123.
74. Constantin A, Lauwers-Cances V, Navaux F, et al. Stromelysin 1 (matrix metalloproteinase 3) and HLA-DRB1 gene polymorphisms: association with severity and progression of rheumatoid arthritis in a prospective study. *Arthritis Rheum* 2002;46(7):1754–1762.
75. Ip W, Lau L, Chan S, et al. Mannose-binding lectin and rheumatoid arthritis in southern Chinese. *Arthritis Rheum* 2000;43(8):1679–1687.
76. Graudal N, Madsen H, Tarp U, et al. The association of variant mannose-binding lectin genotypes with radiographic outcome in rheumatoid arthritis. *Arthritis Rheum* 2000;43:515–521.
77. Singal D, Li J, Zhu Y, et al. NRAMP-1 gene polymorphisms in patients with rheumatoid arthritis. *Tissue Antigens* 2000;55:44–47.
78. Rodriguez M, Gonzalez-Escribano M, Aguilar F, et al. Association of NRAMP1 promoter gene polymorphism with the susceptibility and radiological severity of rheumatoid arthritis. *Tissue Antigens* 2002;59(4):311–315.
79. Yamada R, Tanaka T, Ohnishi Y, et al. Identification of 142 single nucleotide polymorphisms in 41 candidate genes for rheumatoid arthritis in the Japanese population. *Hum Genet* 2000;106(3):293–297.
80. Jawaheer D, Seldin M, Amos C, et al. A genomewide screen in multiplex rheumatoid arthritis families suggests genetic overlap with other autoimmune diseases. *Am J Hum Genet* 2001;68:927–936.
81. Barton A, Eyre S, Myerscough A, et al. High resolution linkage and association mapping identifies a novel rheumatoid arthritis susceptibility locus homologous to one linked to two rat models of inflammatory arthritis. *Hum Mol Genet* 2001;10(18):1901–1906.
82. MacKay K, Eyre S, Myerscough A, et al. Whole-genome linkage analysis of rheumatoid arthritis susceptibility loci in 252 affected sibling pairs in the United Kingdom. *Arthritis Rheum* 2002;46(3):632–639.
83. Heller R, Schena M, Chai A, et al. Discovery and analysis of inflammatory disease-related genes using cDNA microarrays. *Proc Natl Acad Sci U S A* 1997;94:2150–2155.
84. Neumann E, Kullmann F, Judex M, et al. Identification of differentially expressed genes in rheumatoid arthritis by a combination of complementary DNA array and RNA arbitrarily primed-polymerase chain reaction. *Arthritis Rheum* 2002;46(1):52–63.
85. Keffer J, Probert L, Cazlaris H, et al. Transgenic mice expressing human tumor necrosis factor: a predictive genetic model of arthritis. *EMBO J* 1991;10:4025–4031.
86. Short C. The antiquity of rheumatoid arthritis. *Arthritis Rheum* 1974;17:193–205.
87. Rothschild B. Rheumatoid arthritis at a time of passage. *J Rheumatol* 2001;28:245–250.
88. Aceves-Avila F, Medina F, Fraga A. The antiquity of rheumatoid arthritis: a reappraisal. *J Rheumatol* 2001;28:751–757.
89. Dequeker J. Arthritis in Flemish paintings (1400–1700). *BMJ* 1977;1:1203–1205.
90. Rothschild B, Woods R, Rothschild C, et al. Geographic distribution of rheumatoid arthritis in ancient North America: implications for pathogenesis. *Semin Arthritis Rheum* 1992;22:181–187.
91. Grant W. The role of meat in the expression of rheumatoid arthritis. *Br J Nutr* 2000;84:589–595.
92. Cerhan J, Saag K, Merlino L, et al. Antioxidant micronutrients and risk of rheumatoid arthritis in a cohort of older women. *Am J Epidemiol* 2003;157(4):345–354.
93. Olsson A, Skogh T, Wingren G. Comorbidity and lifestyle, reproductive factors, and environmental exposures associated with rheumatoid arthritis. *Ann Rheum Dis* 2001;60:934–939.
94. Mattey D, Hutchinson D, Dawes P, et al. Smoking and disease severity in rheumatoid arthritis: association with polymorphism at the glutathione S-transferase M1 locus. *Arthritis Rheum* 2002;46(3):640–646.

95. Penglis P, Bond C, Humphreys I, et al. Genetic susceptibility and the link between cat exposure and rheumatoid arthritis. *Semin Arthritis Rheum* 2000;30(2):111–120.
96. Naides S, Field E. Transient rheumatoid factor positivity in acute human parvovirus B19 infection. *Arch Intern Med* 1988;148:2587–2589.
97. Takahashi Y, Murai C, Shibata S, et al. Human parvovirus B19 as a causative agent for rheumatoid arthritis. *Proc Natl Acad Sci U S A* 1998;95:8227–8232.
98. Sato M, Maruyama I, Maruyama Y, et al. Arthritis in patients infected with human T lymphotropic virus type I. *Arthritis Rheum* 1991;34(6):714–721.
99. Iwakura Y, Tosu M, Yoshida E, et al. Induction of inflammatory arthropathy resembling rheumatoid arthritis in mice transgenic for HTLV-I. *Science* 1991;253:1026–1028.
100. Zucker-Franklin D, Pancake B, Brown W. Prevalence of HTLV-I tax in a subset of patients with rheumatoid arthritis. *Clin Exp Rheumatol* 2002;20:161–169.
101. Sebastian D, Nayiager S, York D, et al. Lack of association of human T cell lymphotrophic virus type 1 (HTLV-1) infection and rheumatoid arthritis in an endemic area. *Clin Rheumatol* 2003;22:30–32.
102. Neidhart M, Rethage J, Kuchen S, et al. Retrotransposable L1 elements expressed in rheumatoid arthritis synovial tissue. *Arthritis Rheum* 2000;43(12):2634–2647.
103. Seemayer C, Kolb S, Neidhart M, et al. Absence of inducible retroviruses from synovial fibroblasts and synovial fluid cells of patients with rheumatoid arthritis. *Arthritis Rheum* 2002;46(10):2811–2816.
104. Silverman S, Schumacher H. Antibodies to Epstein-Barr viral antigens in early rheumatoid arthritis. *Arthritis Rheum* 1981;24:1465–1468.
105. Hajeer A, MacGregor A, Rigby A, et al. Influence of previous exposure to human parvovirus B19 in explaining susceptibility of rheumatoid arthritis: an analysis of disease discordant twin pairs. *Ann Rheum Dis* 1994;53:137–139.
106. Ebringer A, Khalafpour S, Wilson C. Rheumatoid arthritis and *Proteus*: a possible aetiological association. *Rheum Int* 1989;9:223–228.
107. Sibilia J, Maillefert J. Vaccination and rheumatoid arthritis. *Ann Rheum Dis* 2002;61:575–576.
108. Balandraud N, Meynard J, Auger I, et al. Epstein-Barr virus load in the peripheral blood of patients with rheumatoid arthritis: accurate quantification using real-time polymerase chain reaction. *Arthritis Rheum* 2003;48(5):1223–1228.
109. Hasler F, Bluestein H, Zvaifler N, et al. Analysis of the defects responsible for the impaired regulation of EBV-induced B cell proliferation by rheumatoid arthritis lymphocytes. II. Role of monocytes and the increased sensitivity of rheumatoid arthritis lymphocytes to prostaglandin. *Eur J Immunol* 1983;131(2):768–772.
110. Ollier W. Rheumatoid arthritis and Epstein-Barr virus: a case of living with the enemy? *Ann Rheum Dis* 2000;59(7):497–499.
111. Toussirot E, Wendling D, Tiberghien P, et al. Decreased T cell precursor frequencies to Epstein-Barr virus glycoprotein gp110 in peripheral blood correlate with disease activity and severity in patients with rheumatoid arthritis. *Ann Rheum Dis* 2000;59:533–538.
112. Bonneville M, Scotet E, Peyrat M, et al. T cell reactivity to Epstein-Barr virus in rheumatoid arthritis. In: Miossec P, van den Berg WB, Firestein GS, eds. *T Cells in Arthritis (Progress in Inflammation Research)*. Basel: Birkhauser, 1998:149–167.
113. Hirohata S, Yanagida T, Nakamura H, et al. Bone marrow CD34+ progenitor cells from rheumatoid arthritis patients support spontaneous transformation of peripheral blood B cells from healthy individuals. *Rheumatol Int* 2000;19:153–159.
114. Roudier J, Petersen J, Rhodes G, et al. Susceptibility to rheumatoid arthritis maps to a T cell epitope shared by the HLA-Dw4 DR beta-1 chain and the Epstein-Barr virus glycoprotein gp110. *Proc Natl Acad Sci U S A* 1989;86:5104–5108.
115. Sutkowski N, Palkana T, Ciurli C, et al. An Epstein-Barr virus–associated superantigen. *J Exp Med* 1996;184:971–980.
116. Saal J, Krimmel M, Steidle M, et al. Synovial Epstein-Barr virus infection increases the risk of rheumatoid arthritis in individuals with the shared HLA-DR4 epitope. *Arthritis Rheum* 1999;42(7):1485–1496.
117. Edinger J, Bonneville M, Scotet E, et al. EBV gene expression not altered in rheumatoid synovia despite the presence of EBV antigen-specific T cell clones. *J Immunol* 1999;162:3694–3701.
118. Niedobitek G, Lisner R, Swoboda B, et al. Lack of evidence for an involvement of Epstein-Barr virus infection of synovial membranes in the pathogenesis of rheumatoid arthritis. *Arthritis Rheum* 2000;43(1):151–154.
119. Takeda T, Mizugaki Y, Matsubara L, et al. Lytic Epstein-Barr virus infection in the synovial tissue of patients with rheumatoid arthritis. *Arthritis Rheum* 2000;43(6):1218–1225.
120. James J, Kaufman K, Farris A, et al. An increased prevalence of Epstein-Barr virus infection in young patients suggests a possible etiology for systemic lupus erythematosus. *J Clin Invest* 1997;100(12):3019–3026.
121. Cohen I, Holoshitz J, van Eden W, et al. T lymphocyte clones illuminate pathogenesis and affect therapy of experimental arthritis. *Arthritis Rheum* 1985;28:841–845.
122. Holoshitz J, Klajman A, Drucker I, et al. T lymphocytes of rheumatoid arthritis patients show augmented reactivity to a fraction of mycobacteria cross-reactive with cartilage. *Lancet* 1986;2:305–309.
123. Gaston J, Life P, Bailey L, et al. *In vitro* responses to a 65-kilodalton mycobacterial protein by synovial T cells from inflammatory arthritis patients. *J Immunol* 1989;143:2494–2500.
124. Albani S, Keystone E, Nelson J, et al. Positive selection in autoimmunity: Abnormal immune responses to a bacterial dnaJ antigenic determinant in patients with early rheumatoid arthritis. *Nat Med* 1995;1(5):448–452.
125. Wilson C, Tiwana H, Ebringer A. Molecular mimicry between HLA-DR alleles associated with rheumatoid arthritis and *Proteus mirabilis* as the aetiological basis for autoimmunity. *Microbes Infect* 2000;2:1489–1496.
126. Rashid T, Tiwana H, Wilson C, et al. Rheumatoid arthritis as an autoimmune disease caused by *Proteus* urinary tract infections: a proposal for a therapeutic protocol. *IMAJ* 2001;3:675–680.
127. Cole B, Griffiths M. Triggering and exacerbation of autoimmune arthritis by the mycoplasma arthritidis superantigen MAM. *Arthritis Rheum* 1993;36:990–994.
128. van der Heijden I, Wilbrink B, Tchetverikov I, et al. Presence of bacterial DNA and bacterial peptidoglycans in joints of patients with rheumatoid arthritis and other arthritides. *Arthritis Rheum* 2000;43(3):593–598.
129. Albert L. Infection and rheumatoid arthritis: guilt by association? *J Rheumatol* 2000;22(3):564–566.
130. Fox D, Smith B. Evidence for oligoclonal B cell expansion in the peripheral blood of patients with rheumatoid arthritis. *Ann Rheum Dis* 1986;45:991–995.
131. McGee B, Small R, Singh R, et al. B lymphocyte clonal expansion in rheumatoid arthritis. *J Rheumatol* 1996;23:36–43.
132. Plater-Zyberk C, Maini R, Lam K, et al. A rheumatoid arthritis B cell subset expresses a phenotype similar to that in chronic lymphocytic leukemia. *Arthritis Rheum* 1985;28:971–976.
133. Meffre E, Davis E, Schiff C, et al. Circulating human B cells that express surrogate light chains and edited receptors. *Nat Immunol* 2000;1(3):207–213.
134. Itoh K, Meffre E, Albesiano E, et al. Immunoglobulin heavy chain variable region gene replacement as a mechanism for receptor revision in rheumatoid arthritis synovial tissue B lymphocytes. *J Exp Med* 2000;192(8):1151–1164.
135. Zhang Z, Wu X, Limbaugh B, et al. Expression of recombination-activating genes and terminal deoxynucleotidyl transferase and secondary rearrangement of immunoglobulin κ light chains in rheumatoid arthritis synovial tissue. *Arthritis Rheum* 2001;44(10):2275–2284.
136. Reparon-Schuijt C, van Esch W, van Kooten C, et al. Presence of a population of $CD20^+$,$CD38^-$ B lymphocytes with defective proliferative responsiveness in the synovial compartment of patients with rheumatoid arthritis. *Arthritis Rheum* 2001;44(9):2029–2037.
137. Shi K, Hayashida K, Kaneko M, et al. Lymphoid chemokine B cell–attracting chemokine-1 (CXCL13) is expressed in germinal center of ectopic lymphoid follicles within the synovium of chronic arthritis patients. *J Immunol* 2001;166:650–655.
138. Tan S-M, Xu D, Roschke V, et al. Local production of B lymphocyte stimulator protein and APRIL in arthritic joints of patients with inflammatory arthritis. *Arthritis Rheum* 2003;48(4):982–992.
139. Magalhaes R, Stiehl P, Morawietz L, et al. Morphological and molecular pathology of the B cell response in synovitis of rheumatoid arthritis [Review]. *Virchows Arch* 2002;441(5):415–427.

140. Souto-Carneiro M, Krenn V, Hermann R, et al. IgVH genes from different anatomical regions, with different histopathological patterns, of a rheumatoid arthritis patient suggest cyclic re-entry of mature synovial B-cells in the hypermutation process. *Arthritis Res* 2000; 2(4):303–314.
141. Pyon H, Ha-Lee Y, Song G, et al. Analysis of Ig κ light chain gene variable regions expressed in the rheumatoid synovial B cells. *Scand J Rheumatol* 2001;53:503–509.
142. Reparon-Schuijt C, van Esch W, van Kooten C, et al. Regulation of synovial B cell survival in rheumatoid arthritis by vascular cell adhesion molecule 1 (CD106) expressed on fibroblast-like synoviocytes. *Arthritis Rheum* 2000;43(5):1115–1121.
143. Grant E, Picarella D, Burwell T, et al. Essential role for the C5a receptor in regulating the effector phase of synovial infiltration and joint destruction in experimental arthritis. *J Exp Med* 2002;196(11): 1461–1471.
144. Clague R, Moore L. IgG and IgM antibody to native type II collagen in rheumatoid arthritis serum and synovial fluid. Evidence for the presence of collagen-anti-collagen immune complexes in synovial fluid. *Arthritis Rheum* 1984;27:1370–1377.
145. Rowley M, Tait B, Mackay I, et al. Collagen antibodies in rheumatoid arthritis. Significance of antibodies to denatured collagen and their association with HLA-DR4. *Arthritis Rheum* 1986;29:174–184.
146. Watson W, Cremer M, Wooley P, et al. Assessment of the potential pathogenicity of type II collagen autoantibodies in patients with rheumatoid arthritis. *Arthritis Rheum* 1986;29:1316–1321.
147. Terato K, Shimozuru Y, Katayama K, et al. Specificity of antibodies to type II collagen in rheumatoid arthritis. *Arthritis Rheum* 1990;33: 1493–1500.
148. Burkhardt H, Koller T, Engstrojm A, et al. Epitope-specific recognition of type II collagen by rheumatoid arthritis antibodies is shared with recognition by antibodies that are arthritogenic in collagen-induced arthritis in the mouse. *Arthritis Rheum* 2002;46(9):2339–2348.
149. Mottonen T, Hannonen P, Oka M. Antibodies against native type II collagen do not precede the clinical onset of rheumatoid arthritis. *Arthritis Rheum* 1988;31:776–779.
150. Cook A, Rowley M, Mackay I, et al. Antibodies to type II collagen in early rheumatoid arthritis. *Arthritis Rheum* 1996;39(10):1720–1727.
151. Williams D. Autoantibodies in rheumatoid arthritis. In: Klippel JH, Dieppe PA, eds. Rheumatology. St. Louis: CV Mosby, 1998:section 5, 9.1–9.8.
152. Tarkowski A, Klareskog L, Carlsten H, et al. Secretion of antibodies to types I and II collagen by synovial tissue cells in patients with rheumatoid arthritis. *Arthritis Rheum* 1989;32:1087–1092.
153. Jasin H. Autoantibody specificities of immune complexes sequestered in articular cartilage of patients with rheumatoid arthritis and osteoarthritis. *Arthritis Rheum* 1985;28:241–248.
154. Polgar A, Falus A, Koo E, et al. Elevated levels of synovial fluid antibodies reactive with the small proteoglycans biglycan and decorin in patients with rheumatoid arthritis or other joint diseases. *Rheumatology* 2003;42:522–527.
155. Souto-Carneiro M, Burkhardt H, Muller E, et al. Human monoclonal rheumatoid synovial B lymphocyte hybridoma with a new disease-related specificity for cartilage oligomeric matrix protein. *J Immunol* 2001;166:4202–4208.
156. Janssens X, Veys E, Verbruggen G, et al. The diagnostic significance of the antiperinuclear factor for rheumatoid arthritis. *J Rheumatol* 1988;15:1346–1350.
157. Vincent C, Serre G, Lapeyre F, et al. High diagnostic value in rheumatoid arthritis of antibodies to the stratum corneum of rat oesophagus epithelium, so-called "anti-keratin antibodies." *Ann Rheum Dis* 1989; 48:712–722.
158. Simon M, Girbal E, Sebbag M, et al. The cytokeratin filament-aggregating protein filaggrin is the target of the so-called "antikeratin antibodies," autoantibodies specific for rheumatoid arthritis. *J Clin Invest* 1993;92:1387–1393.
159. Sebbag M, Simon M, Vincent C, et al. The cytokeratin filament-aggregating protein filaggrin is the target of the so-called "antikeratin antibodies," autoantibodies specific for rheumatoid arthritis. *J Clin Invest* 1993;92:1387–1393.
160. van Venrooij W, Pruijn G. Citrullination: a small change for a protein with great consequences for rheumatoid arthritis. *Arthritis Res* 2000; 2(4):249–251.
161. Menard H, Lapointe E, Rochdi M, et al. Insights into rheumatoid arthritis derived from the Sa immune system. *Arthritis Res* 2000;2 (6):429–432.
162. Zhou Z, Menard H. Autoantigenic posttranslational modifications of proteins: does it apply to rheumatoid arthritis? *Curr Opin Rheumatol* 2002;14:250–253.
163. Baeten D, Peene I, Union A, et al. Specific presence of intracellular citrullinated proteins in rheumatoid arthritis synovium. *Arthritis Rheum* 2001;44(10):2255–2262.
164. Masson-Bessiere C, Sebbag M, Durieux J-J, et al. In the rheumatoid pannus, anti-filaggrin autoantibodies are produced by local plasma cells and constitute a higher proportion of IgG than in synovial fluid and serum. *Clin Exp Immunol* 2000;119:544–552.
165. Reparon-Schuijt C, van Esch W, van Venrooij W, et al. Secretion of anti-citrulline-containing peptide antibody by B lymphocytes in rheumatoid arthritis. *Arthritis Rheum* 2001;44(1):41–47.
166. Schellekens G, de Jong B, van den Hoogen F. Citrulline is an essential constituent of antigenic determinants recognized by rheumatoid arthritis-specific autoantibodies. *J Clin Invest* 1998;101:273–281.
167. Masson-Bessiere C, Sebbag M, Girbal E, et al. The major synovial targets of the rheumatoid arthritis-specific antifilaggrin autoantibodies are deiminated forms of the α- and β-chains of fibrin. *J Immunol* 2001;166:4177–4184.
168. Goldbach-Mansky R, Lee J, McCoy A, et al. Rheumatoid arthritis associated autoantibodies in patients with synovitis of recent onset. *Arthritis Res* 2000;2(3):236–243.
169. Kroot E-J, de Jong B, van Leeuwen M, et al. The prognostic value of anti-cyclic citrullinated peptide antibody in patients with recent-onset rheumatoid arthritis. *Arthritis Rheum* 2000;43(8):1831–1835.
170. Meyer O, Labarre C, Dougados M, et al. Anticitrullinated protein/peptide antibody assays in early rheumatoid arthritis for predicting five year radiographic damage. *Ann Rheum Dis* 2003;62:120–126.
171. Vencovsky J, Machacek S, Sedova L, et al. Autoantibodies can be prognostic markers of an erosive disease in early rheumatoid arthritis. *Ann Rheum Dis* 2003;62:427–430.
172. Menard H, El-Amine M. The calpain-calpastatin system in rheumatoid arthritis. *Immunol Today* 1996;17:545–547.
173. Tanaka M, Kishimura M, Ozaki S, et al. Cloning of novel soluble gp130 and detection of its neutralizing autoantibodies in rheumatoid arthritis. *J Clin Invest* 2000;106(1):137–144.
174. Dong H, Strome S, Matteson E, et al. Costimulating aberrant T cell responses by B7-H1 autoantibodies in rheumatoid arthritis. *J Clin Invest* 2003;111(3):363–370.
175. Miossec P. Anti-interleukin 1a autoantibodies. *Ann Rheum Dis* 2002; 61:577–579.
176. Korganow A, Ji H, Mangialaio S, et al. From systemic T cell self-reactivity to organ-specific autoimmune disease via immunoglobulins. *Immunity* 1999;10:451–461.
177. Schaller M, Burton D, Ditzel H. Autoantibodies to GPI in rheumatoid arthritis: linkage between an animal model and human disease. *Nat Immunol* 2001;2(8):746–753.
178. Matsumoto I, Staub A, Benoist C, et al. Arthritis provoked by linked T and B cell recognition of a glycolytic enzyme. *Science* 1999;286: 1732–1735.
179. Ji H, Ohmura K, Mahmood U, et al. Arthritis critically dependent on innate immune system players. *Immunity* 2002;16:157–168.
180. Wipke B, Allen P. Essential role of neutrophils in the initiation and progression of a murine model of rheumatoid arthritis. *J Immunol* 2001;167:1601–1608.
181. Mandik-Nayak L, Wipke B, Shih F, et al. Despite ubiquitous autoantigen expression, arthritogenic autoantibody response initiates in the local lymph node. *Proc Natl Acad Sci U S A* 2002;99(22):14368–14373.
182. Matsumoto I, Lee D, Goldbach-Mansky R, et al. Low prevalence of antibodies to glucose-6-phosphate isomerase in patients with rheumatoid arthritis and a spectrum of other chronic autoimmune disorders. *Arthritis Rheum* 2003;48(4):944–954.
183. Saulot V, Vittecoq O, Charlionet R, et al. Presence of autoantibodies to the glycolytic enzyme α-enolase in sera from patients with early rheumatoid arthritis. *Arthritis Rheum* 2002;46(5):1196–1201.
184. Parekh R, Dwek R, Sutton B, et al. Association of rheumatoid arthritis and primary osteoarthritis with changes in the glycosylation pattern of total serum IgG. *Nature* 1985;316:452–457.
185. Axford J, Mackenzie L, Lydyard P, et al. Reduced B-cell galactosyltransferase activity in rheumatoid arthritis. *Lancet* 1987;2:1486–

1488.
186. Ditzel H, Masaki Y, Nielsen H, et al. Cloning and expression of a novel human antibody-antigen pair associated with Felty's syndrome. *Proc Natl Acad Sci U S A* 2000;97(16):9234–9239.
187. Good R, Rotstein J, Mazzitello W. The simultaneous occurrence of rheumatoid arthritis and agammaglobulinemia. *J Clin Invest* 1957; 49:343–357.
188. Pipitone N, Jolliffe V, Cauli A, et al. Do B cells influence disease progression in chronic synovitis? Lessons from primary hypogammaglobulinaemia. *Rheumatology* 2000;39:1280–1285.
189. Takemura S, Klimiuk P, Braun A, et al. T cell activation in rheumatoid synovium is B cell dependent. *J Immunol* 2001;167:4710–4718.
190. De Vita S, Zaja F, Sacco S, et al. Efficacy of selective B cell blockade in the treatment of rheumatoid arthritis. *Arthritis Rheum* 2002;46(8): 2029–2033.
191. Van Boxel J, Paget S. Predominantly T cell infiltrate in rheumatoid synovial membranes. *N Engl J Med* 1975;293:517–520.
192. Bankhurst A, Husby G, Williams R. Predominance of T cells in the lymphocytic infiltrates of synovial tissues in rheumatoid arthritis. *Arthritis Rheum* 1976;19:555–562.
193. Janossy G, Panayi G, Duke O, et al. Rheumatoid arthritis: a disease of T lymphocyte/macrophage immunoregulation. *Lancet* 1981; 2:839–842.
194. Burmester G, Yu D, Irani A, et al. Ia$^+$ T cells in synovial fluid and tissues of patients with rheumatoid arthritis. *Arthritis Rheum* 1981;24: 1370–1376.
195. Fox R, Fong S, Sabharwal N, et al. Synovial fluid lymphocytes differ from peripheral blood lymphocytes in patients with rheumatoid arthritis. *J Immunol* 1982;128:351–354.
196. Hemler M, Glass D, Coblyn J, et al. Very late activation antigens on rheumatoid synovial fluid T lymphocytes. Association with stages of T cell activation. *J Clin Invest* 1986;78:696–702.
197. Tak P, Hintzen R, Teunissen J, et al. Expression of the activation antigen CD27 in rheumatoid arthritis. *Clin Immunol Immunopathol* 1996;80(2):129–138.
198. Veys E, Hermanns P, Verbruggen G, et al. Evaluation of T cell subsets with monoclonal antibodies in synovial fluid in rheumatoid arthritis. *J Rheumatol* 1982;9:821–826.
199. Emery P, Gentry K, Mackay I, et al. Deficiency of the suppressor inducer subset of T lymphocytes in rheumatoid arthritis. *Arthritis Rheum* 1987;30:849–856.
200. Morimoto C, Romain P, Fox D, et al. Abnormalities in CD4$^+$ T lymphocyte subsets in inflammatory rheumatic diseases. *Am J Med* 1988; 84:817–825.
201. Kohem C, Brezinschek R, Wisbey H, et al. Enrichment of differentiated CD45RB dim, CD27$^-$ memory T cells in the peripheral blood, synovial fluid, and synovial tissue of patients with rheumatoid arthritis. *Arthritis Rheum* 1996;39:844–854.
202. Mizokami A, Eguchi K, Kawakami A, et al. Increased population of high fluorescence 1F7 (CD26) antigen on T cells in synovial fluid of patients with rheumatoid arthritis. *J Rheumatol* 1996;23:2022–2026.
203. Isomaki P, Aversa G, Cocks B, et al. Increased expression of signaling lymphocytic activation molecule in patients with rheumatoid arthritis and its role in the regulation of cytokine production in rheumatoid synovium. *J Immunol* 1997;159:2986–2993.
204. Fox D, Millard J, Kan L, et al. Activation pathways of synovial T lymphocytes. Expression and function of the UM4D4/CDw60 antigen. *J Clin Invest* 1990;86:1124–1136.
205. Cao D, Malmstrom V, Baecher-Allan C, et al. Isolation and functional characterization of regulatory CD25^{bright}CD4$^+$ T cells from the target organ of patients with rheumatoid arthritis. *Eur J Immunol* 2003;33:215–223.
206. Morgan M, Sutmuller R, Witteveen H, et al. CD25$^+$ cell depletion hastens the onset of severe disease in collagen-induced arthritis. *Arthritis Rheum* 2003;48(5):1452–1460.
207. Holoshitz J, Vila L, Keroack B, et al. Dual antigenic recognition by cloned T cells. *J Clin Invest* 1992;89:308–314.
208. Tanaka Y, Morita C, Tanaka Y, et al. Natural and synthetic nonpeptide antigens recognized by human gamma delta T cells. *Nature* 1995;375:115–158.
209. Haftel H, Chang Y, Hinderer R, et al. Induction of the autoantigen proliferating cell nuclear antigen in T lymphocytes by a mycobacterial antigen. *J Clin Invest* 1994;94:1365–1372.
210. Lunardi C, Marguerie C, Walport M, et al. T γδ cells and their subsets in blood and synovial fluid from patients with rheumatoid arthritis. *Br J Rheumatol* 1992;31(8):527–530.
211. Bucht A, Soderstrom K, Hultman T, et al. T cell receptor diversity and activation markers in the V_d1 subset of rheumatoid synovial fluid and peripheral blood T lymphocytes. *Eur J Immunol* 1992;22(2): 567–574.
212. Meliconi R, Uguccioni M, D'Errico A, et al. T cell receptor γδ positive lymphocytes in synovial membrane. *Br J Rheumatol* 1992;31(1): 59–61.
213. Peterman G, Spencer C, Sperling A, et al. Role of γδ T cells in murine collagen-induced arthritis. *J Immunol* 1993;151(11):6546–6558.
214. Pelegri C, Kuhnlein P, Buchner E, et al. Depletion of γδ T cells does not prevent or ameliorate, but rather aggravates, rat adjuvant arthritis. *Arthritis Rheum* 1996;39(2):204–215.
215. Lui M, Kohsaka H, Sakurai H, et al. The presence of co-stimulatory molecules CD86 and CD28 in rheumatoid arthritis synovium. *Arthritis Rheum* 1996;39:110–114.
216. Sfikakis P, Zografou A, Viglis V, et al. CD28 expression on T cell subsets *in vivo* and CD28-mediated T cell response *in vitro* in patients with rheumatoid arthritis. *Arthritis Rheum* 1995;38:649–654.
217. Schmidt D, Goronzy J, Weyand C. CD4$^+$ CD7$^-$ CD28$^-$ T cells are expanded in rheumatoid arthritis and are characterized by autoreactivity. *J Clin Invest* 1996;97(9):2027–2037.
218. Bryl E, Vallejo A, Weyand C, et al. Down-regulation of CD28 expression by TNF-α. *J Immunol* 2001;167:3231–3238.
219. Vallejo A, Schirmer M, Weyand C, et al. Clonality and longevity of CD4$^+$ CD28^{null} T cells are associated with defects in apoptotic pathways. *J Immunol* 2000;165:6301–6307.
220. Wagner U, Pierer M, Kaltenhauser S, et al. Clonally expanded CD4$^+$CD28^{null} T cells in rheumatoid arthritis use distinct combinations of T cell receptor BV and BJ elements. *Eur J Immunol* 2003; 33:79–84.
221. Warrington K, Takemura S, Goronzy J, et al. CD4$^+$,CD28$^-$ T cells in rheumatoid arthritis patients combine features of the innate and adaptive immune systems. *Arthritis Rheum* 2001;44(1):13–20.
222. Namekawa T, Snyder M, Yen J-H, et al. Killer cell activating receptors function as costimulatory molecules on CD4$^+$CD28^{null} T cells clonally expanded in rheumatoid arthritis. *J Immunol* 2000; 165:1138–1145.
223. Salazar-Fontana L-I, Sanz E, Merida I, et al. Cell surface CD28 levels define four CD4$^+$ T cells subsets: abnormal expression in rheumatoid arthritis. *Clin Immunol* 2001;99(2):253–265.
224. Higgs J, Zeldes W, Kozarsky K, et al. A novel pathway of human T lymphocyte activation. Identification by a monoclonal antibody generated against a rheumatoid synovial T cell line. *J Immunol* 1988; 140:3758–3765.
225. Meuer S, Hussey R, Fabbi M, et al. An alternative pathway of T cell activation: a functional role for the 50 kd T11 sheep erythrocyte receptor protein. *Cell* 1984;36:897–906.
226. Bott C, Doshi J, Morimoto C, et al. Activation of human T cells through CD6; functional effects of a novel anti-CD6 monoclonal antibody and definition of four epitopes of the CD6 glycoprotein. *Int Immunol* 1993;5:783–792.
227. Levesque M, Heinly C, Whichard L, et al. Cytokine-regulated expression of activated leukocyte cell adhesion molecule (CD166) on monocyte-lineage cells and in rheumatoid arthritis synovium. *Arthritis Rheum* 1998;41:2221–2229.
228. Wagner U, Kurtin P, Wahner A, et al. The role of CD8$^+$ CD40L$^+$ T cells in the formation of germinal centers in rheumatoid synovitis. *J Immunol* 1998;161:6390–6397.
229. Vallejo A, Mugge L, Klimiuk P, et al. Central role of thrombospondin-1 in the activation and clonal expansion of inflammatory T cells. *J Immunol* 2000;164:2947–2954.
230. Carter R, Wicks I. Vascular cell adhesion molecule 1 (CD106): a multifaceted regulator of joint inflammation. *Arthritis Rheum* 2001; 44(5):985–994.
231. Firestein G, Zvaifler N. How important are T cells in chronic rheumatoid synovitis? *Arthritis Rheum* 1990;33:768–773.
232. Ponchel F, Wilson K, Ali M, et al. Rheumatoid arthritis synovial T cells regulate transcription of several genes associated with antigen-induced anergy. *J Clin Invest* 2001;107(4):519–528.
233. Corrigall V, Solau-Gervais E, Panayi G. Lack of CD80 expression by fibroblast-like synoviocytes leading to anergy in T lymphocytes. *Arthritis Rheum* 2000;43(7):1606–1615.

234. Schrijver I, Melief M, Markusse H, et al. Peptidoglycan from sterile human spleen induces T cell proliferation and inflammatory mediators in rheumatoid arthritis patients and healthy subjects. *Rheumatology* 2001;40:438–446.
235. Schrijver I, Melief M, Tak P, et al. Antigen-presenting cells containing bacterial peptidoglycan in synovial tissues of rheumatoid arthritis patients coexpress costimulatory molecules and cytokines. *Arthritis Rheum* 2000;43(10):2160–2168.
236. Fazou C, Yang H, McMichael A, et al. Epitope specificity of clonally expanded populations of CD8+ T cells found within the joints of patients with inflammatory arthritis. *Arthritis Rheum* 2001;44(9):2038–2045.
237. Shadidi K, Aarvak T, Jeansson S, et al. T cell responses to viral, bacterial and protozoan antigens in rheumatoid inflammation. Selective migration of T cells to synovial tissue. *Rheumatology* 2001;40:1120–1125.
238. Cuesta I, Sud S, Song Z, et al. T cell receptor (V_b) bias in the response of rheumatoid arthritis synovial fluid T cells to connective tissue antigens. *Scand J Rheumatol* 1997;26(3):166–173.
239. Snowden N, Reynolds I, Morgan K, et al. T cell responses to human type II collagen in patients with rheumatoid arthritis and healthy controls. *Arthritis Rheum* 1997;40(7):1210–1218.
240. Londei M, Savill C, Verhoef A, et al. Persistence of collagen type II–specific T cell clones in the synovial membrane of a patient with rheumatoid arthritis. *Proc Natl Acad Sci U S A* 1989;86:636–640.
241. Verheijden G, Rijinders A, Bos E, et al. Human cartilage glycoprotein-39 as a candidate autoantigen in rheumatoid arthritis. *Arthritis Rheum* 1997;40:1115–1125.
242. Guerassimov A, Zhang Y, Banerjee S, et al. Cellular immunity to the G1 domain of cartilage proteoglycan aggrecan is enhanced in patients with rheumatoid arthritis but only after removal of keratan sulfate. *Arthritis Rheum* 1998;41(6):1019–1025.
243. Toyosaki T, Tsuruta Y, Yoshioka T, et al. Recognition of rheumatoid arthritis synovial antigen by CD4+, CD8− T cell clones established from rheumatoid arthritis joints. *Arthritis Rheum* 1998;41(1):92–100.
244. Cope A, Patel S, Hall F, et al. T cell responses to a human cartilage autoantigen in the context of rheumatoid arthritis-associated and non-associated HLA-DR4 alleles. *Arthritis Rheum* 1999;42(7):1497–1507.
245. Blass S, Schumann F, Hain N, et al. p205 is a major target of autoreactive T cells in rheumatoid arthritis. *Arthritis Rheum* 1999;42(5):971–980.
246. Fritsch R, Eselbock D, Skriner K, et al. Characterization of autoreactive T cells to the autoantigens heterogeneous nuclear ribonucleoprotein A2 (RA33) and filaggrin in patients with rheumatoid arthritis. *J Immunol* 2002;169:1068–1076.
247. Wang J, Roehrl M. Glycosaminoglycans are a potential cause of rheumatoid arthritis. *Proc Natl Acad Sci U S A* 2002;99(22):14362–14367.
248. Fang Q, Yan-Yang S, Cai W, et al. Cartilage-reactive T cells in rheumatoid synovium. *Int Immunol* 2000;12(5):659–669.
249. Kotzin B, Falta M, Crawford F, et al. Use of soluble peptide-DR4 tetramers to detect synovial T cells specific for cartilage antigens in patients with rheumatoid arthritis. *Proc Natl Acad Sci U S A* 2000;97(1):291–296.
250. Tsark E, Wang W, Teng Y, et al. Differential MHC class II–mediated presentation of rheumatoid arthritis autoantigens by human dendritic cells and macrophages. *J Immunol* 2002;169(11):6625–6633.
251. Backlund J, Carlsen S, Hoger T, et al. Predominant selection of T cells specific for the glycosylated collagen type II epitope (263–270) in humanized transgenic mice and in rheumatoid arthritis. *Proc Natl Acad Sci U S A* 2002;99(15):9960–9965.
252. Baeten D, Boots A, Steenbakkers P, et al. Human cartilage gp-39+, CD16+ monocytes in peripheral blood and synovium. *Arthritis Rheum* 2000;43(6):1233–1243.
253. Corrigall V, Bodman-Smith M, Fife M, et al. The human endoplasmic reticulum molecular chaperone BiP is an autoantigen for rheumatoid arthritis and prevents the induction of experimental arthritis. *J Immunol* 2001;166:1492–1498.
254. Blab S, Union A, Raymackers J, et al. The stress protein BiP is overexpressed and is a major B and T cell target in rheumatoid arthritis. *Arthritis Rheum* 2001;44(4):761–771.
255. Bodman-Smith M, Corrigall V, Kemeny D, et al. BiP, a putative autoantigen in rheumatoid arthritis, stimulates IL-10-producing CD8-positive T cells from normal individuals. *Rheumatology* 2003;42:637–644.
256. Cannons J, Karsch J, Birnboim H, et al. HRPT-mutant T cells in the peripheral blood and synovial tissue of patients with rheumatoid arthritis. *Arthritis Rheum* 1998;41(10):1772–1782.
257. Choy E, Scott D, Kingsley G, et al. Control of rheumatoid arthritis by oral tolerance. *Arthritis Rheum* 2001;44(9):1993–1997.
258. Kavanaugh A, Genovese M, Baughman J, et al. Allele and antigen-specific treatment of rheumatoid arthritis: A double-blind, placebo controlled phase 1 trial. *J Rheumatol* 2003;30:449–454.
259. Brennan F, Allard S, Londei M, et al. Heterogeneity of T cell receptor idiotypes in rheumatoid arthritis. *Clin Exp Rheumatol* 1988;73:417–423.
260. Gudmundsson S, Ronnelid J, Karlsson-Parra A, et al. T cell receptor V-gene usage in synovial fluid and synovial tissue from RA patients. *Scand J Rheumatol* 1992;36(5):681–688.
261. Williams W, Fang Q, Demarco D, et al. Restricted heterogeneity of T cell receptor transcripts in rheumatoid synovium. *J Clin Invest* 1992;90(2):326–333.
262. Jenkins R, Nikaein A, Zimmermann A, et al. T cell receptor V_b gene bias in rheumatoid arthritis. *J Clin Invest* 1993;92(6):2688–2701.
263. Struyk L, Kurnick J, Hawes G, et al. T cell receptor V-gene usage in synovial fluid lymphocytes of patients with chronic arthritis. *Hum Immunol* 1993;37(4):237–251.
264. Zagon G, Tumang J, Li Y, et al. Increased frequency of V_b17-positive T cells in patients with rheumatoid arthritis. *Arthritis Rheum* 1994;37(10):1431–1440.
265. Alam A, Lule J, Coppin H, et al. T cell receptor variable region of the β-chain gene use in peripheral blood and multiple synovial membranes during rheumatoid arthritis. *Hum Immunol* 1995;42(4):331–339.
266. Fitzgerald J, Ricalton N, Meyer A, et al. Analysis of clonal CD8+ T cell expansions in normal individuals and patients with rheumatoid arthritis. *J Immunol* 1995;154(7):3538–3547.
267. Huchenq A, Champagne E, Sevin J, et al. Abnormal T cell receptor V_b gene expression in the peripheral blood and synovial fluid of rheumatoid arthritis patients. *Clin Exp Rheumatol* 1995;13(1):29–36.
268. Melchers I, Peter H, Eibel H. The T and B cell repertoire of patients with rheumatoid arthritis. *Scand J Rheumatol Suppl* 1995;101:153–162.
269. Jenkins R, McGinnis D. T cell receptor V_b gene utilization in rheumatoid arthritis. *Ann NY Acad Sci* 1995;756:159–172.
270. Hingorani R, Monteiro J, Pergolizzi R, et al. CDR3 length restriction of T cell receptor β-chains in CD8+ T cells of rheumatoid arthritis patients. *Ann NY Acad Sci* 1995;756:179–182.
271. Alam A, Lule J, Lambert N, et al. Use of T cell receptor V genes in synovial membrane in rheumatoid arthritis. *Ann NY Acad Sci* 1995;756:199–200.
272. Gonzalez-Quintial R, Baccala R, Pope R, et al. Identification of clonally expanded T cells in rheumatoid arthritis using a sequence enrichment nuclease assay. *J Clin Invest* 1996;97(5):1335–1343.
273. Hingorani R, Monteiro J, Furie R, et al. Oligoclonality of V_b3 TCR chains in the CD8+ T cell population of rheumatoid arthritis patients. *J Immunol* 1996;156(2):852–858.
274. Rittner H, Zettl A, Jendro M, et al. Multiple mechanisms support oligoclonal T cell expansion in rheumatoid synovitis. *Mol Med* 1997;3(7):452–465.
275. Woulfe S, Bono C, Zacheis M, et al. Negatively charged residues interacting with the p4 pocket confer binding specificity to DRB1 * 0401. *Arthritis Rheum* 1995;38:1744–1753.
276. Hammer J, Gallazzi F, Bono E, et al. Peptide binding specificity of HLA-DR4 molecules: correlation with rheumatoid arthritis association. *J Exp Med* 1995;181:1847–1855.
277. Kerlan-Candon S, Louis-Plence P, Wiedemann A, et al. Specific overexpression of rheumatoid arthritis-associated HLA-DR alleles and presentation of low-affinity peptides. *Arthritis Rheum* 2001;44(6):1281–1292.
278. Kirschman D, Duffin K, Smith C, et al. Naturally processed peptides from rheumatoid arthritis associated and non-associated HLA-DR alleles. *J Immunol* 1995;155:5655–5662.
279. Rosloniec E, Whittington K, Zaller D, et al. HLA-DR1 (DRB1*0101) and DR4 (DRB1*0401) use the same anchor residues for binding an immunodominant peptide derived from human type II collagen. *J Immunol* 2002;168:253–259.
280. Patil N, Pashine A, Belmares M, et al. Rheumatoid arthritis (RA)-

associated HLA-DR alleles form less stable complexes with class II–associated invariant chain peptide than non-RA HLA-DR alleles. *J Immunol* 2001;167:7157–7168.

281. Hill J, Southwood S, Sette A, et al. The conversion of arginine to citrulline allows for a high-affinity peptide interaction with the rheumatoid arthritis–associated HLA-DRB1*0401 MHC class II molecule. *J Immunol* 2003;171:538–541.
282. Weyand C, Xie C, Goronzy J. Homozygosity for the HLA-DRB1 allele selects for extra-articular manifestations in rheumatoid arthritis. *J Clin Invest* 1992;89:2033–2039.
283. Weyand C, Hicok C, Conn D, et al. The influence of HLA-DRB1 genes on disease severity in rheumatoid arthritis. *Ann Intern Med* 1992;117:801–806.
284. Evans T, Han J, Singh R. The genotypic distribution of shared-epitope DRB1 alleles suggests a recessive mode of inheritance of the rheumatoid arthritis disease-susceptibility gene. *Arthritis Rheum* 1995;38:1754–1761.
285. Moreno I, Valenzuela A, Garcia A, et al. Association of the shared epitope with radiological severity of rheumatoid arthritis. *J Rheumatol* 1996;23:6–9.
286. de Vries N, Tijssen H, van Riel P, et al. Reshaping the shared epitope hypothesis: HLA-associated risk for rheumatoid arthritis is encoded by amino acid substitutions at positions 67–74 of the HLA-DRB1 molecule. *Arthritis Rheum* 2002;46(4):921–928.
287. Vos K, van der Horst-Bruinsma I, Hazes J, et al. Evidence for a protective role of the human leukocyte antigen class II region in early rheumatoid arthritis. *Rheumatology* 2001;40:133–139.
288. Snijders A, Elferink D, Geluk A, et al. An HLA-DRB1-derived peptide associated with protection against rheumatoid arthritis is naturally processed by human APCs. *J Immunol* 2001;166:4987–4993.
289. Taneja V, David C. Association of MHC and rheumatoid arthritis: regulatory role of HLA class II molecules in animal models of RA—studies on transgenic/knockout mice. *Arthritis Res* 2000;2(3):205–207.
290. Auger I, Lepecuchel L, Roudier J. Interaction between heat-shock protein 73 and HLA-DRB1 alleles associated or not with rheumatoid arthritis. *Arthritis Rheum* 2002;46(4):929–933.
291. Maier J, Haug M, Foll J, et al. Possible association of non-binding of HSP70 to HLA-DRB1 peptide sequences and protection from rheumatoid arthritis. *Immunogenetics* 2002;54:67–73.
292. Walser-Kuntz D, Weyand C, Weaver A, et al. Mechanisms underlying the formation of the T cell receptor repertoire in rheumatoid arthritis. *Immunity* 1995;2(6):597–605.
293. Wagner U, Koetz K, Weyand C, et al. Perturbation of the T cell repertoire in rheumatoid arthritis. *Proc Natl Acad Sci U S A* 1998;95: 14447–14452.
294. Koetz K, Bryl E, Spickschen K, et al. T cell homeostasis in patients with rheumatoid arthritis. *Proc Natl Acad Sci U S A* 2000;97(16): 9203–9208.
295. Ponchel F, Morgan A, Bingham S, et al. Dysregulated lymphocyte proliferation and differentiation in patients with rheumatoid arthritis. *Blood* 2002;100:4550–4556.
296. Auger I, Escola J, Gorvel J, et al. HLA-DR4 and HLA-DR10 motifs that carry susceptibility to rheumatoid arthritis bind 70-kD heat shock proteins. *Nat Med* 1996;2:306–310.
297. Ollier W, Kennedy L, Thomson W, et al. Dog MHC alleles containing the human RA shared epitope confer susceptibility to canine rheumatoid arthritis. *Immunogenetics* 2001;53(8):669–673.
298. Vervoordeldonk M, Tak P. Cytokines in rheumatoid arthritis. *Curr Rheum Rep* 2002;4:208–217.
299. Arend W, Dayer J. Cytokines and cytokine inhibitors or antagonists in rheumatoid arthritis. *Arthritis Rheum* 1990;33:305–315.
300. Brennan F, Maini R, Feldmann M. Cytokine expression in chronic inflammatory disease. *Br Med Bull* 1995;51:368–384.
301. Postlethwaite A, Lachman L, Kang A. Induction of fibroblast proliferation by interleukin-1 derived from human monocytic leukemia cells. *Arthritis Rheum* 1984;27:995–1001.
302. Tyler J. Articular cartilage cultured with catabolin (pig interleukin 1) synthesizes a decreased number of normal proteoglycan molecules. *Biochem J* 1985;227:869–878.
303. Dayer J, Beutler B, Cerami A. Cachectin/tumor necrosis factor stimulates collagenase and prostaglandin E_2 production by human synovial cells and dermal fibroblasts. *J Exp Med* 1985;162:2163–2168.
304. Dewhirst F, Stashenko P, Mole J, et al. Purification and partial sequence of human osteoclast-activating factor: Identify with interleukin 1β. *J Immunol* 1985;135:2562–2568.
305. Dinarello C, Cannon J, Wolff S, et al. Tumor necrosis factor (cachectin) is an endogenous pyrogen and induces production of interleukin 1. *J Exp Med* 1986;163:1433–1450.
306. Mochan E, Uhl J, Newton R. Interleukin 1 stimulation of synovial cell plasminogen activator production. *J Rheumatol* 1986;13:15–19.
307. Bertolini D, Nedwin G, Bringman T, et al. Stimulation of bone resorption and inhibition of bone formation *in vitro* by human tumor necrosis factor. *Nature* 1986;319:516–518.
308. Miossec P, Dinarello C, Ziff M. Interleukin-1 lymphocyte chemotactic activity in rheumatoid arthritis synovial fluid. *Arthritis Rheum* 1986;29:461–470.
309. Saklatvala J. Tumor necrosis factor-α stimulates resorption and inhibits synthesis of proteoglycan in cartilage. *Nature* 1986;322:547–549.
310. Strieter R, Kunkel S, Showell H, et al. Endothelial cell gene expression of a neutrophil chemotactic factor by TNF-α, LPS, and IL-1β. *Science* 1989;243:1467–1469.
311. Leirisalo-Repo M, Paimela L, Jaattela M, et al. Production of TNF by monocytes of patients with early rheumatoid arthritis is increased. *Scand J Rheumatol* 1995;24:366–371.
312. Paleolog E, Young S, Stark A, et al. Modulation of angiogenic vascular endothelial growth factor by tumor necrosis factor α and interleukin-1 in rheumatoid arthritis. *Arthritis Rheum* 1998;41:1258–1265.
313. Dayer J. The pivotal role of interleukin-1 in the clinical manifestations of rheumatoid arthritis. *Rheumatology* 2003;42(suppl 2):3–10.
314. Gracie J, Leung B, McInnes I. Novel pathways that regulate tumor necrosis factor-α production in rheumatoid arthritis. *Curr Opin Rheumatol* 2002;14:270–275.
315. Oppenheimer-Marks N, Lipsky P. Adhesion molecules in arthritis control of T cell migration into the synovium. In: Miossec P, van den Berg WB, Firestein GS, eds. *T cell in arthritis (progress in inflammation research).* Basel: Birkhauser, 1998:129–148.
316. Koch A, Kunkel S, Strieter R. Cytokines in rheumatoid arthritis. *J Invest Med* 1995;43:28–38.
317. Kraan M, Patel D, Haringman J, et al. The development of clinical signs of rheumatoid synovial inflammation is associated with increased synthesis of the chemokine CXCL8 (interleukin-8). *Arthritis Res* 2001;3(1):65–71.
318. Hayashida K, Nanki T, Girschick H, et al. Synovial stromal cells from rheumatoid arthritis patients attract monocytes by producing MCP-1 and IL-8. *Arthritis Res* 2001;3(2):118–126.
319. Szekanecz Z, Koch A. Chemokines and angiogenesis. *Curr Opin Rheumatol* 2001;13:202–208.
320. Firestein G, Boyle D, Yu C, et al. Synovial interleukin-1 receptor antagonist and interleukin-1 balance in rheumatoid arthritis. *Arthritis Rheum* 1994;37:644–652.
321. Arend W, Gabay C. Physiologic role of interleukin-1 receptor antagonist. *Arthritis Res* 2000;2(4):245–248.
322. Cope A, Aderka D, Doherty M, et al. Increased levels of soluble tumor necrosis factor receptors in the sera and synovial fluid of patients with rheumatic diseases. *Arthritis Rheum* 1992;35:1160–1169.
323. Wong P, Campbell I, Egan P, et al. The role of the interleukin-6 family of cytokines in inflammatory arthritis and bone turnover. *Arthritis Rheum* 2003;48(5):1177–1189.
324. Miossec P. The TH1/TH2 cytokine balance in arthritis. In: Miossec P, van den Berg WB, Firestein GS, eds. *T cells in arthritis (progress in inflammation research).* Basel: Birkhauser, 1998:93–109.
325. Bakakos P, Pickard C, Wong W, et al. Simultaneous analysis of T cell clonality and cytokine production in rheumatoid arthritis using three-colour flow cytometry. *Clin Exp Immunol* 2002;129:370–378.
326. Gerli R, Bistoni O, Russano A, et al. *In vivo* activated T cells in rheumatoid synovitis. Analysis of Th1- and Th2-type cytokine production at clonal level in different stages of disease. *Clin Exp Immunol* 2002;129:549–555.
327. Santiago-Schwarz F, Anand P, Liu S, et al. Dendritic cells (DCs) in rheumatoid arthritis (RA): progenitor cells and soluble factors contained in RA synovial fluid yield a subset of myeloid DCs that preferentially activate Th1 inflammatory-type responses. *J Immunol* 2001; 167(3):1758–1768.
328. Firestein G, Zvaifler N. Peripheral blood and synovial fluid monocyte activation in inflammatory arthritis: II. Low levels of synovial fluid and synovial tissue interferon suggest that γ-interferon is not

the primary macrophage activating factor. *Arthritis Rheum* 1987;30: 864–871.
329. Canete J, Martinez S, Farres J. Differential Th1/Th2 cytokine patterns in chronic arthritis: interferon γ is highly expressed in synovium of rheumatoid arthritis compared with seronegative spondyloarthropathies. *Ann Rheum Dis* 2000;59:263–268.
330. Morita Y, Yamamura M, Kawashima M, et al. Flow cytometric single-cell analysis olf cytokine production by CD4+ T cells in synovial tissue and peripheral blood from patients with rheumatoid arthritis. *Arthritis Rheum* 1998;41(9):1669–1676.
331. Park S-H, Min D-J, Cho M-L, et al. Shift toward T helper 1 cytokines by type II collagen-reactive T cells in patients with rheumatoid arthritis. *Arthritis Rheum* 2001;44(3):561–569.
332. Wong W, Vakis S, Ayre K, et al. Rheumatoid arthritis T cells produce Th1 cytokines in response to stimulation with a novel trispecific antibody directed against CD2, CD3, and CD28. *Scand J Rheumatol* 2000;29:282–287.
333. Maeda T, Yamada H, Nagamine R, et al. Involvement of CD4+, CD57+ T cells in the disease activity of rheumatoid arthritis. *Arthritis Rheum* 2002;46(2):379–384.
334. Morita Y, Yamamura M, Nishida K. Expression of interleukin-12 in synovial tissue from patients with rheumatoid arthritis. *Arthritis Rheum* 1998;41(2):306–314.
335. McInnis I, Al-Mughales J, Field M, et al. The role of interleukin-15 in T cell migration and activation in rheumatoid arthritis. *Nat Med* 1996;2:175–182.
336. Gracie J, Forsey R, Chan W, et al. A pro-inflammatory role for interleukin-18 in rheumatoid arthritis. *J Clin Invest* 1999;104:1393–1401.
337. Yamamura M, Kawashima M, Taniai M, et al. Interferon-γ-inducing activity of interleukin-18 in the joint with rheumatoid arthritis. *Arthritis Rheum* 2001;44(2):275–285.
338. Komai-Koma M, Gracie J, Wei X, et al. Chemoattraction of human T cells by IL-18. *J Immunol* 2003;170:1084–1090.
339. Park C, Morel J, Amin M, et al. Evidence of IL-18 as a novel angiogenic mediator. *J Immunol* 2001;167:1644–1653.
340. Miossec P, Navillat M, Dupuy d'Angeac A, et al. Low levels of interleukin-4 and high levels of transforming growth factor beta in rheumatoid arthritis. *Arthritis Rheum* 1990;33:1180–1187.
341. Davis L, Cush J, Schulze-Koops H, et al. Rheumatoid synovial CD4+ T cells exhibit a reduced capacity to differentiate into IL-4 producing T-helper-2 effector cells. *Arthritis Res* 2001;3(1):54–64.
342. Hessian P, Highton J, Kean A, et al. Cytokine profile of the rheumatoid nodule suggests that it is a Th1 granuloma. *Arthritis Rheum* 2003;48(2):334–338.
343. Husby G, Williams R. Immunohistochemical studies of interleukin-2 and interferon-γ in rheumatoid arthritis. *Arthritis Rheum* 1985;28: 174–181.
344. Firestein G, Xu W, Townsend K, et al. Cytokines in chronic inflammatory arthritis: I. Failure to detect T cell lymphokines (interleukin 2 and interleukin 3) and presence of macrophage colony-stimulating factor (CSF-1) and a novel mast cell growth factor in rheumatoid synovitis. *J Exp Med* 1988;168:1573–1586.
345. Tagaya Y, Bamford R, DeFilippis A, et al. IL-15: a pleiotropic cytokine with diverse receptor/signalling pathways whose expression is controlled at multiple levels. *Immunity* 1996;4:329–336.
346. Brennan F, Hayes A, Ciesielski C, et al. Evidence that rheumatoid arthritis synovial T cells are similar to cytokine-activated T cells: Involvement of phosphatidylinositol 3-kinase and nuclear factor κB pathways in tumor necrosis factor a production in rheumatoid arthritis. *Arthritis Rheum* 2002;46(1):31–41.
347. Masuko-Hongo K, Kurokawa M, Kobata T, et al. Effect of IL15 on T cell clonality *in vitro* and in the synovial fluid of patients with rheumatoid arthritis. *Ann Rheum Dis* 2000;59:688–694.
348. Mottonen M, Isomaki P, Luukkainen R, et al. Interleukin-15 upregulates the expression of CD154 on synovial fluid T cells. *Immunol* 2000;100:238–244.
349. Chabaud M, Fossiez F, Taupin J, et al. Enhancing effect of IL-17 on IL-1-induced IL-6 and leukemia inhibitory factor production by rheumatoid arthritis synoviocytes and its regulation by TH2 cytokines. *J Immunol* 1998;161:409–414.
350. Miossec P. Interleukin-17 in rheumatoid arthritis: if T cells were to contribute to inflammation and destruction through synergy. *Arthritis Rheum* 2003;48(2):594–601.
351. Kehlen A, Thiele K, Riemann D, et al. Expression, modulation and signalling of IL-17 receptor in fibroblast-like synoviocytes of patients with rheumatoid arthritis. *Clin Exp Immunol* 2002;127:539–546.
352. Chabaud M, Lubberts E, Joosten L, et al. IL-17 derived from juxta-articular bone and synovium contributes to joint degradation in rheumatoid arthritis. *Arthritis Res* 2001;3(3):168–177.
353. Chabaud M, Garnero P, Dayer J, et al. Contribution of interleukin 17 to synovium matrix destruction in rheumatoid arthritis. *Cytokine* 2000;12(7):1092–1099.
354. Ziolkowska M, Koc A, Luszczykiewicz G, et al. High levels of IL-17 in rheumatoid arthritis patients: IL-15 triggers *in vitro* IL-17 production via cyclosporin A–sensitive mechanism. *J Immunol* 2000;164: 2832–2838.
355. Bush K, Farmer K, Walker J, et al. Reduction of joint inflammation and bone erosion in rat adjuvant arthritis by treatment with interleukin-17 receptor IgG1 Fc fusion protein. *Arthritis Rheum* 2002;46 (3):802–805.
356. Morand E, Bucala R, Leech M. Macrophage migration inhibitory factor: an emerging therapeutic target in rheumatoid arthritis. *Arthritis Rheum* 2003;48(2):291–299.
357. Lacey D, Sampey A, Mitchell R, et al. Control of fibroblast-like synoviocyte proliferation by macrophage migration inhibitory factor. *Arthritis Rheum* 2003;48(1):103–109.
358. Gravallese E, Goldring S. Cellular mechanisms and the role of cytokines in bone erosions in rheumatoid arthritis. *Arthritis Rheum* 2000; 43(10):2143–2151.
359. Lam J, Takeshita S, Barker J, et al. TNF-α induces osteoclastogenesis by direct stimulation of macrophages exposed to permissive levels of RANK ligand. *J Clin Invest* 2000;106(12):1481–1488.
360. Katsikis P, Chu C, Brennan F, et al. Immunoregulatory role of interleukin 10 in rheumatoid arthritis. *J Exp Med* 1994;179:1517–1527.
361. Yudoh K, Matsuno H, Nakazawa F, et al. Reduced expression of the regulatory CD4+ T cell subset is related to Th1/Th2 balance and disease severity in rheumatoid arthritis. *Arthritis Rheum* 2000;43(3): 617–627.
362. Salmi M, Rajala P, Jalkanen S. Homing of mucosal leukocytes to joints: distinct endothelial ligands in synovium mediate leukocyte-subtype specific adhesion. *J Clin Invest* 1997;99(9):2165–2172.
363. Irjala H, Elima K, Johansson E, et al. The same endothelial receptor controls lymphocyte traffic both in vascular and lymphatic vessels. *Eur J Immunol* 2003;33:815–824.
364. Lee L, Buckley C, Blades M, et al. Identification of synovium-specific homing peptides by *in vivo* phage display selection. *Arthritis Rheum* 2002;46(8):2109–2120.
365. Nanki T, Hayashida K, El-Gabalawy H, et al. Stromal cell-derived factor-1-CXC chemokine receptor 4 interactions play a central role in CD4+ T cell accumulation in rheumatoid arthritis synovium. *J Immunol* 2000;165(11):6590–6598.
366. Homma T, Hosono O, Iwata S, et al. Recognition of cell surface GD3 by monoclonal antibody anti-6C2 in rheumatoid arthritis synovial fluid: expression on human T cells with transendothelial migratory activity. *Arthritis Rheum* 2001;44(2):296–306.
367. Nanki T, Imai T, Nagasaka K, et al. Migration of CX3CR1-positive T cells producing type 1 cytokines and cytotoxic molecules into the synovium of patients with rheumatoid arthritis. *Arthritis Rheum* 2002; 46(11):2878–2883.
368. Aarvak T, Natvig J. Cell-cell interactions in synovitis: antigen presenting cells and T cell interaction in rheumatoid arthritis. *Arthritis Res* 2001;3(1):13–17.
369. Tsai V, Zvaifler N. Dendritic cell–lymphocyte clusters that form spontaneously in rheumatoid arthritis synovial effusions differ from clusters formed in human mixed leukocyte reactions. *J Clin Invest* 1988;82:1731–1745.
370. Kraan M, Reece R, Smeets T, et al. Comparison of synovial tissues from the knee joints and the small joints of rheumatoid arthritis patients. *Arthritis Rheum* 2002;46(8):2034–2038.
371. Takemura S, Braun A, Crowson C, et al. Lymphoid neogenesis in rheumatoid synovitis. *J Immunol* 2001;167:1072–1080.
372. Kang Y, Zhang X, Wagner U, et al. CD8 T cells are required for the formation of ectopic germinal centers in rheumatoid synovitis. *J Exp Med* 2002;195(10):1325–1336.
373. Bornbara M, Webb D, Conrad P, et al. Cell contact between T cells and synovial fibroblasts causes induction of adhesion molecules and cytokines. *J Leukoc Biol* 1993;54:399–406.
374. Rezzonico R, Burger D, Dayer J. Direct contact between T lympho-

cytes and human dermal fibroblasts or synoviocytes down-regulates types I and III collagen production via cell-associated cytokines. *J Biol Chem* 1998;273(30):8720–8728.
375. Burger D, Rezzonico R, Li J, et al. Imbalance between interstitial collagenase and tissue inhibitor of metalloproteinases 1 in synoviocytes and fibroblasts upon direct contact with stimulated T lymphocytes. *Arthritis Rheum* 1998;41(10):1748–1759.
376. Tsai C, Diaz L, Singer N, et al. Human T lymphocytes respond to bacterial superantigens presented by cultured rheumatoid arthritis synoviocytes. *Arthritis Rheum* 1996;39:125–136.
377. Yamamura M, Gupta R, Morita Y, et al. Effector function of resting T cells: activation of synovial fibroblasts. *J Immunol* 2001;166:2270–2275.
378. Dechanet J, Merville P, Durand I, et al. The ability of synoviocytes to support terminal differentiation of activated B cells may explain plasma cell accumulation in rheumatoid synovium. *J Clin Invest* 1995;95:456–463.
379. Edwards J, Leigh R, Cambridge G. Expression of molecules involved in B lymphocyte survival and differentiation by synovial fibroblasts. *Clin Exp Rheumatol* 1997;108:407–414.
380. Lindhout E, van Eijk M, van Pel M, et al. Fibroblast-like synoviocytes from rheumatoid arthritis patients have intrinsic properties of follicular dendritic cells. *J Immunol* 1999;162:5949–5956.
381. Firestein G. Invasive fibroblast-like synoviocytes in rheumatoid arthritis: passive responders or transformed aggressors? *Arthritis Rheum* 1996;39:1781–1790.
382. Pap T, Muller-Ladner U, Gay R, et al. Fibroblast biology: role of synovial fibroblasts in the pathogenesis of rheumatoid arthritis. *Arthritis Res* 2000;2(5):361–367.
383. Firestein G, Echeverri F, Yeo M, et al. Somatic mutations in the p53 tumor suppressor gene in rheumatoid arthritis synovium. *Proc Natl Acad Sci U S A* 1997;94:10895–10900.
384. Muller-Ladner U, Nishioka K. p53 in rheumatoid arthritis: friend or foe? *Arthritis Res* 2000;2(3):175–178.
385. Corr M, Zvaifler N. Mesenchymal precursor cells. *Ann Rheum Dis* 2002;61:3–5.
386. Jorgensen C, Noel D, Gross G. Could inflammatory arthritis be triggered by progenitor cells in the joints? *Ann Rheum Dis* 2002;61:6–9.
387. Liao H, Haynes B. Role of adhesion molecules in the pathogenesis of rheumatoid arthritis. *Rheum Dis Clin North Am* 1995;21(3):715–740.
388. Shang X, Lang B, Issekutz A. Adhesion molecule mechanisms mediating monocyte migration through synovial fibroblast and endothelium barriers: role for CD11/CD18, very late antigen-4 (CD49d/CD29), very late antigen-5 (CD49e/CD29), and vascular cell adhesion molecule-1 (CD106). *J Immunol* 1998;160(1):467–474.
389. Elices M, Tsai V, Strahl D, et al. Expression and functional significance of alternatively spliced CSI fibronectin in rheumatoid arthritis microvasculature. *J Clin Invest* 93:405–416.
390. Wibulswas A, Croft D, Pitsillides A, et al. Influence of epitopes CD44v3 and CD44v6 in the invasive behavior of fibroblast-like synoviocytes derived from rheumatoid arthritic joints. *Arthritis Rheum* 2002;46(8):2059–2064.
391. Arend W. The innate immune system in rheumatoid arthritis. *Arthritis Rheum* 2001;44(10):2224–2234.
392. Klinman D. Does activation of the innate immune system contribute to the development of rheumatoid arthritis? *Arthritis Rheum* 2003;48(3):590–593.
393. Firestein G, Zvaifler N. How important are T cells in chronic rheumatoid synovitis? T cell-independent mechanisms from beginning to end. *Arthritis Rheum* 2002;46(2):298–308.
394. Marinova-Mutafchieva L, Williams R, Funa K, et al. Inflammation is preceded by tumor necrosis factor–dependent infiltration of mesenchymal cells in experimental arthritis. *Arthritis Rheum* 2002;46(2):507–513.
395. Seibl R, Birchler T, Loeliger S, et al. Expression and regulation of toll-like receptor 2 in rheumatoid arthritis synovium. *Am J Pathol* 2003;162(4):1221–1227.
396. Molenaar E, Voskuyl A, Familian A, et al. Complement activation in patients with rheumatoid arthritis mediated in part by C-reactive protein. *Arthritis Rheum* 2001;44(5):997–1002.
397. Atkinson J. C-reactive protein: a rheumatologist's friend revisited. *Arthritis Rheum* 2001;44(5):995–996.
398. Neumann E, Barnum S, Tarner I, et al. Local production of complement proteins in rheumatoid arthritis synovium. *Arthritis Rheum* 2002;46(4):934–945.
399. Banda N, Kraus D, Vondracek A, et al. Mechanisms of effects of complement inhibition in murine collagen-induced arthritis. *Arthritis Rheum* 2002;46(11):3065–3075.
400. Dalbeth N, Callan M. A subset of natural killer cells is greatly expanded within inflamed joints. *Arthritis Rheum* 2002;46(7):1763–1772.
401. Busso N, Hamilton J. Extravascular coagulation and the plasminogen activator/plasmin system in rheumatoid arthritis. *Arthritis Rheum* 2002;46(9):2268–2279.
402. Busso N, Morard C, Salvi R, et al. Role of the tissue factor pathway in synovial inflammation. *Arthritis Rheum* 2003;48(3):651–659.
403. Carr K, Lowry T, Li L, et al. Expression of CD60 on multiple cell lineages in inflammatory synovitis. *Lab Invest* 1995;73:332–338.
404. Grober J, Bowen B, Ebling H, et al. Monocyte-endothelial adhesion in chronic rheumatoid arthritis. *In situ* detection of selectin and integrin-dependent interactions. *J Clin Invest* 1993;91:2609–2619.
ment proteins in rheumatoid arthritis synovium. *Arthritis Rheum* 2002;46(4):934–945.
399. Banda N, Kraus D, Vondracek A, et al. Mechanisms of effects of complement inhibition in murine collagen-induced arthritis. *Arthritis Rheum* 2002;46(11):3065–3075.
400. Dalbeth N, Callan M. A subset of natural killer cells is greatly expanded within inflamed joints. *Arthritis Rheum* 2002;46(7):1763–1772.
401. Busso N, Hamilton J. Extravascular coagulation and the plasminogen activator/plasmin system in rheumatoid arthritis. *Arthritis Rheum* 2002;46(9):2268–2279.
402. Busso N, Morard C, Salvi R, et al. Role of the tissue factor pathway in synovial inflammation. *Arthritis Rheum* 2003;48(3):651–659.
403. Carr K, Lowry T, Li L, et al. Expression of CD60 on multiple cell lineages in inflammatory synovitis. *Lab Invest* 1995;73:332–338.
404. Grober J, Bowen B, Ebling H, et al. Monocyte-endothelial adhesion in chronic rheumatoid arthritis. *In situ* detection of selectin and integrin-dependent interactions. *J Clin Invest* 1993;91:2609–2619.

第53章

类风湿性关节炎和相关疾病的病理

Laura P. Hale

类风湿性关节炎(RA)是一种累及可动关节和其周围软组织,以及多处关节外组织的全身性疾病。RA关节损伤的病理过去一直局限在对疾病晚期关节置换手术或者尸检时获得的滑膜组织的研究。在过去几十年中随着封闭针滑膜活检和外科手术中关节镜越来越多的使用,我们对正常人和早期RA及其相关疾病的滑膜组织病理特征了解越来越多[1,2]。对RA患者关节外损伤的研究阐明了许多RA相关症状的发病机制。因为有严重关节外疾病的RA患者死亡率较高,所以关节外损伤在临床上也很重要[3]。本章总结了正常人和RA滑膜及RA关节外损伤的组织病理,同时也讨论了关于免疫发病机制的当前认识。

一、正常滑膜的组织学

正常滑膜由面向关节腔的滑膜衬里层和其下疏松的结缔组织基质构成,滑膜衬里层有一到两个细胞厚,结缔组织基质内含有散在的巨噬细胞、成纤维细胞和血管(图53.1)(见第7章和第12章)。滑膜衬里层细胞缺乏基底膜,允许营养物质在血和滑液之间快速交换。滑膜衬里层细胞下面是一层Ⅵ型胶原,Ⅵ型胶原有结合细胞和间质胶原的能力,可以为滑膜衬里层细胞提供支持,并且保护衬里层细胞免受关节运动期间由于机械压力导致的撞击[4]。滑膜衬里层内部或者紧邻滑膜衬里层有毛细血管存在,滑膜疏松的结缔组织基质中有小动脉、小静脉和淋巴管存在[5]。

滑膜衬里层细胞有两种基本类型,被命名为A型巨噬细胞样滑膜细胞和B型成纤维细胞样滑膜细胞(见第12章)。A型巨噬细胞样滑膜细胞表达巨噬细胞系标记(如CD14和CD68),并且细胞内有许多内吞颗粒,表明它有吞噬作用。B型成纤维细胞样滑膜细胞显示分泌特征,并且有发达的高尔基体存在,表明有活跃的蛋白合成[6]。在正常滑膜不同的标本之间和同一标本的不同位置,A型和B型滑膜细胞的相对比例不同[7]。

通过一系列使用beige鼠的实验证实了A型巨噬细胞样滑膜细胞的起源。beige鼠是一种突变的种系,突变可导致次级溶酶体中形成巨大颗粒。正常鼠和beige鼠的放射性嵌合体接受beige鼠骨髓移植后,发现在A型滑膜细胞中含有巨大颗粒,而在正常对照组织和接受beige鼠骨髓移植的正常鼠的B型滑膜细胞中都没有这些颗粒,因此明确证实A型滑膜细胞起源于骨髓[8,9]。

B型成纤维细胞样滑膜细胞通常被认为是间叶细胞,但它们的来源并未被明确证实。用一组84个单克隆抗体(MoAb)和两种外源凝集素直接比较培养的成纤维细胞样滑膜细胞、皮肤成纤维细胞和人脐静脉内皮细胞的免疫表型发现,虽然这三种细胞的免疫表型高度一致,但没有任何表型是成纤维细胞样滑膜细胞所特有的[10]。通过检测Ulex europus凝集素UEA-1与内皮细胞的反应性能够把内皮细胞与成纤维细胞样滑膜细胞区分开来,对血管假性血友病因子和CD31有特异性的MoAbs也能区分它们[10]。

尿苷二磷酸葡萄糖脱氢酶(UDPGD)的活性能够鉴定B型成纤维细胞样滑膜细胞,通过反映合成透明质酸等氨基葡聚糖的能力[11]。虽然脯氨酰4-羟化酶被

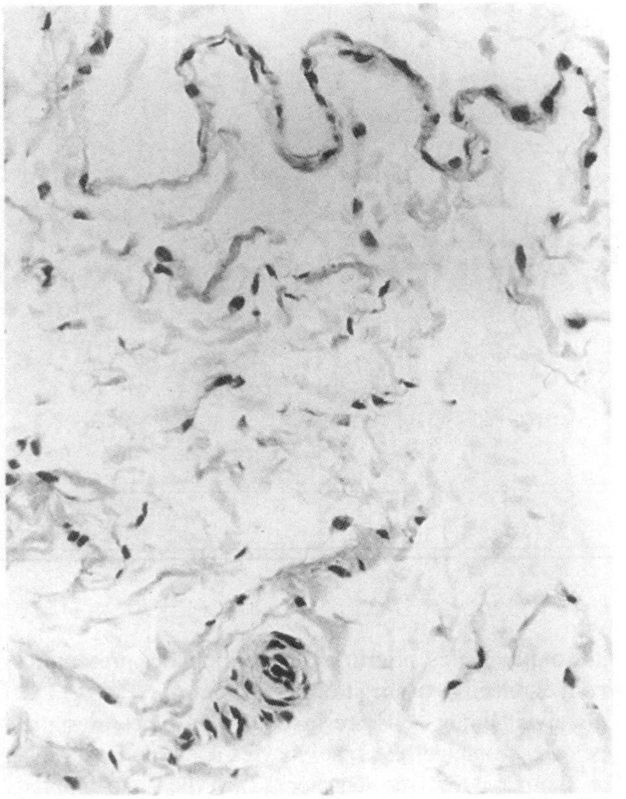

图53.1 来自急性创伤性肌腱断裂患者掌指关节的正常滑膜。在疏松的结缔组织上有一层滑膜衬里细胞，疏松的结缔组织中含有散在的成纤维细胞、巨噬细胞和血管(HE染色,原图放大倍率×320)。

认为是B型成纤维细胞样滑膜细胞的标记，但对这种酶有特异性的MoAbs也能与皮肤成纤维细胞和人脐静脉内皮细胞反应[10]。这种现象并不奇怪,因为脯氨酰4-羟化酶在胶原合成中起重要作用，而在内皮细胞和成纤维细胞中都有胶原合成。尚未发现把成纤维细胞样滑膜细胞与来自皮肤等其他解剖部位的活化的成纤维细胞区分开来的表面标记[10]。

正常滑膜细胞外基质含有胶原、纤维连接蛋白、黏蛋白和透明质酸,还有少量的其他蛋白质和蛋白聚糖。正常滑膜黏蛋白以细网状形式存在于滑膜衬里层之下,并且伸展进入滑膜衬里层内部和血管壁[12,13]。透明质酸环绕滑膜衬里层,但在深层几乎没有[14]。

二、类风湿关节炎滑膜的病理改变

RA滑膜的组织病理表现以显著的血管生成和炎性细胞浸润为特征，从而导致组织结构和细胞外基质成分与结构发生改变，此外也可导致滑膜下软骨和骨发生变化。RA滑膜与正常滑膜细胞表面黏附分子、蛋白酶和蛋白酶抑制剂的表达明显不同，而且滑膜微环境成分表达的细胞因子系列也不同。这些病理变化导致了RA的临床症状和后续的关节破坏。

(一)RA的滑膜结构

在RA滑膜中所见到的结构改变包括滑膜衬里层的水肿、肥大和异常增生,成纤维细胞和血管增殖,纤维蛋白沉积,绒毛形成增加。然而这些表现在疾病不同阶段和不同组织都不相同。

在RA早期滑膜组织所见到的改变是水肿和纤维蛋白沉积[15,16]。胶原纤维和细胞周围的空隙证明滑膜组织标本中存在水肿[17]。血管外纤维蛋白在滑膜间隙衬里层的沉积最明显,但也可以遍布所有间质[16]。总之,这些变化导致了RA早期临床症状的发生,如受累关节肿胀。

肥大指器官内部细胞大小的增加，而增生指存在的细胞数量的增加。炎症关节滑膜衬里层细胞既有肥大又有增生(图53.2),与正常滑膜的1~2层细胞相比,RA滑膜衬里层平均厚度达3~7层细胞。滑膜衬里层增生伴有绒毛形成增加,导致原本光滑的滑膜衬里层外形改变，成为覆盖有纤细球形绒毛的结构（图53.3)。

炎症滑膜衬里层增厚最简单的解释是细胞有丝分裂的速度增加;然而与细胞增殖相关的抗原低表达[18],有丝分裂相的稀少,DNA合成的低速率[19,20]都与细胞更新缓慢更一致。A型巨噬细胞样滑膜细胞从骨髓迁移而来，所以RA滑膜衬里层增生可能是来自骨髓的前体细胞募集增加的结果。动物实验证实在实验诱导的关节炎中滑膜衬里层增生主要是由于骨髓来源的单核巨噬细胞募集增加造成[21](见第30章)。早期和晚期RA患者滑膜活检标本显示巨噬细胞浸润增加与单核细胞趋化蛋白-1 (monocyte chemoattractant protein-1, MCP-1)、巨噬细胞炎症蛋白-1α(macrophage inflammatory protein-1α, MIP-1α)的表达相关,它们为募集巨噬细胞的趋化因子[22]。对缓解病情的抗风湿药(disease-modifying antirheumatic drugs, DMARD)的临床反应与滑膜衬里层巨噬细胞明显减少相关，而衬里层下层没有显著改变[23]。细胞凋亡路径缺陷也促成了RA滑膜增生。已经发现滑膜细胞对经由CD95(Fas)/Fas配体和肿瘤坏死因子-α(tumor necrosis factor-α, TNF-α)路径介导的凋亡很敏感，然而在类风湿关节炎滑膜观察

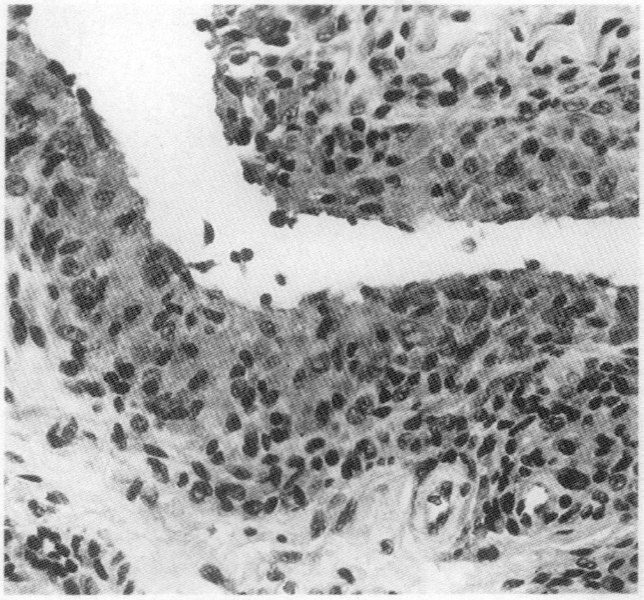

图53.2　RA的滑膜衬里层细胞增生（HE染色，原图放大倍率×325）。

到的凋亡细胞数一般很少[24,25]。已经证明 RA 患者关节中可以诱导产生抵抗凋亡的基因产物[24,25]。

RA 滑膜最早期的细胞学改变是内皮细胞肿胀和血管内皮细胞变形成为高柱状内皮细胞（高柱状内皮静脉）[15]，高柱状内皮细胞为白细胞进入滑膜提供了通路。淋巴细胞通过高柱状内皮静脉从血液中逃逸形成血管周围浸润灶，浸润细胞大多数是 $CD4^+T$ 细胞，少部分是 $CD8^+T$ 细胞和 B 细胞，周围环绕着巨噬细胞（图 53.4）。除了现存血管的形态和功能改变之外，在 RA 中也存在血管增生。血管增生的程度取决于滑膜内产生的血管生成性和抑制性介质之间的平衡[26]，以及细胞死亡的速度[27]。血管内皮生长因子（vascular endothelial growth factor，VEGF）在滑膜中含量丰富，它由肿瘤坏死因子-β（tumor necrosis factor-β，TGF-β）诱导产生，白介素-1（interleukin-1，IL-1）也可诱导产生少量的 VEGF。VEGF 表达也可由于生理状态下关节腔的缺氧而增加[28]。在类风湿关节炎滑膜中TNF-α 也可诱导血管原生长因子血管生成素-1 的表达[29]。在鼠模型中应用血管生长抑制剂(血管他汀和内皮他汀)或者滑膜内直接注射内皮他汀的基因治疗能够抑制关节炎症的发展和严重性[30-32]。移植入严重联合免疫缺陷（severe combined immunodeficient，SCID）鼠中的人滑膜组织，用来自烟曲霉素的血管生长抑制剂（TNP-470）可以抑制其血管形成和滑膜细胞增殖[33]。与人免疫球蛋白 G1

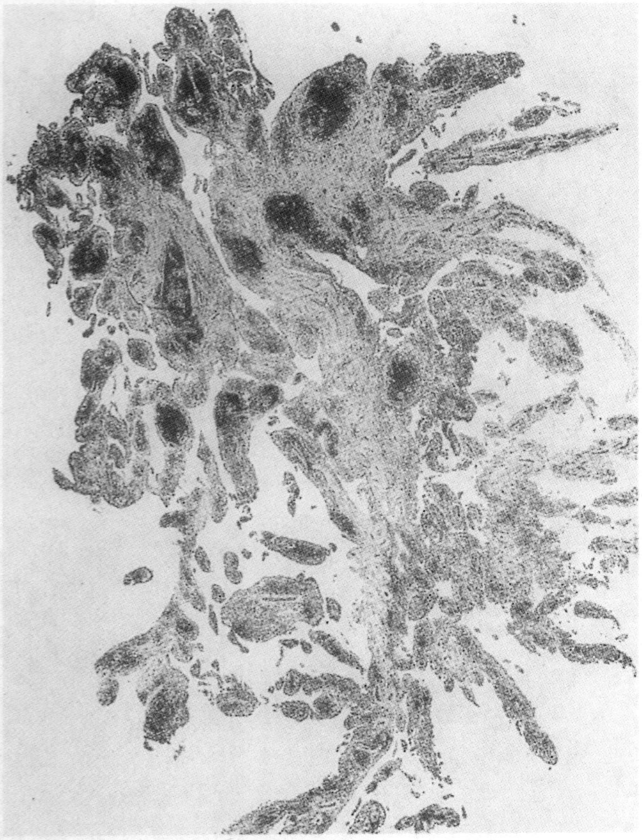

图53.3　RA的绒毛状滑膜增生。存在大量叶状突出部分和多发的结节性单核炎性细胞聚集（HE染色，原图放大倍率×11.5）。

（immunoglobulin G1，IgG1）的 Fc 片段相融合的可溶性 VEGF 受体-1 蛋白在体外可抑制来自活动性 RA 患者滑膜的内皮细胞的生长[34]。这些前景良好的实验研究表明需要开展一些临床研究来观察抑制血管形成的治疗是否对 RA 患者有益。

RA 发生的结构性和细胞性改变能够通过磁共振成像（magnetic resonance imaging，MRI）和滑膜体积的测量来监测。最近的研究证实滑膜体积测量为监测 RA 的疾病活动和预测关节进行性破坏提供了一种客观的非创伤性的方法[35]。膝关节或其他小关节的系列活检也可以用来监测与 DMARD 治疗相关的病情活动变化[36]。在膝关节内对髌上囊、内侧沟和软骨血管翳连接处进行活检为组织学、免疫组织学和细胞因子分析提供了代表性的标本[37]。

（二）RA中滑膜的细胞组成

在趋化因子作用下细胞经血液循环进入滑膜，然后迁移至滑膜衬里层。趋化因子在这个过程中起了重

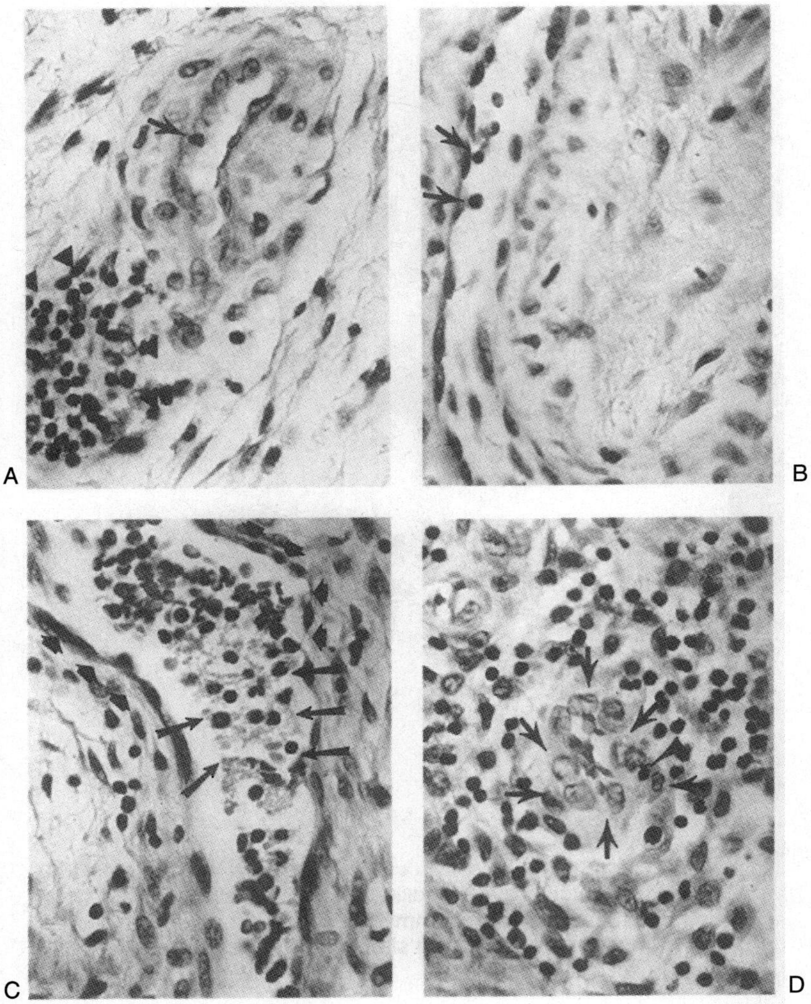

图53.4 RA的滑膜血管。(A,B)黏附在滑膜血管内膜上的单核和多形核白细胞(箭头),以及外渗的淋巴细胞(三角箭头)(A)。(C)滑膜血管腔内血小板聚集(箭头)。(D)高柱状内皮静脉(箭头),血管周围有外渗的白细胞,在腔内有一个结合在内皮上的白细胞(三角箭头)(HE染色,原图放大倍率×400)。

要的作用[38]。结合在内皮细胞蛋白聚糖上的趋化因子吸引T细胞,并刺激经由整合素介导的T细胞间黏附,使其外渗进入滑膜[39]。在滑膜微环境内不同类型细胞上的黏附分子可能增加、延缓或阻止这些细胞向深部迁移进入滑膜(参见后面"类风湿关节炎发病机制中免疫和内皮细胞黏附分子的作用"节及第20章)。趋化因子也可以募集内皮细胞前体,驱动滑膜炎特征性的血管翳形成过程[26]。

RA滑膜以滑膜组织内弥漫性(图53.5A)或局灶性的(图53.5B)单核炎症细胞浸润为特征。在关节成形术中似乎以灶性淋巴细胞聚集(滤泡性滑膜炎)的组织更常见,所以局灶性淋巴细胞聚集可能表示患者发生关节破坏的风险较高[40]。滤泡性滑膜炎的RA患者相对于炎性细胞弥漫性浸润的患者,血清中TNF-α水平增加[41]。滑膜中存在的生发中心被认为是产生类风湿因子的浆细胞前体发生同型转换和亲和力成熟的场所。此过程需要位于滤泡性滑膜炎组织内的滤泡状树突细胞参与[42]。相对于成熟的CD83$^+$树突细胞来说,不成熟的CD1a$^+$树突细胞似乎更多聚集在RA滑膜中,这反映了控制滑膜内外这两种树突细胞迁移的趋化因子表达不同[43]。

尽管滑液中大部分细胞是多形核白细胞,但在RA滑膜中浸润的细胞主要由小淋巴细胞、巨噬细胞和浆细胞组成。将RA滑膜浸润细胞中代表性的细胞亚群和特征与外周血和滑液中相似的细胞类型进行比较,一直是过去几十年密切关注的课题。具有CD4阳性,CD45RO高表达,CD29高表达,CD11a/CD18(LFA-1)高表达,CD49d/CD29(VLA-4)高表达,CD44高表达和CD7低表达表型的细胞组成了RA滑膜中主要的T细胞亚群,CD7低表达的表型具有记忆性T细胞的特征。这些发现可能反映了此类细胞穿过内皮的能力增强[44]。然而几位研究者都证明在RA滑膜内存在T

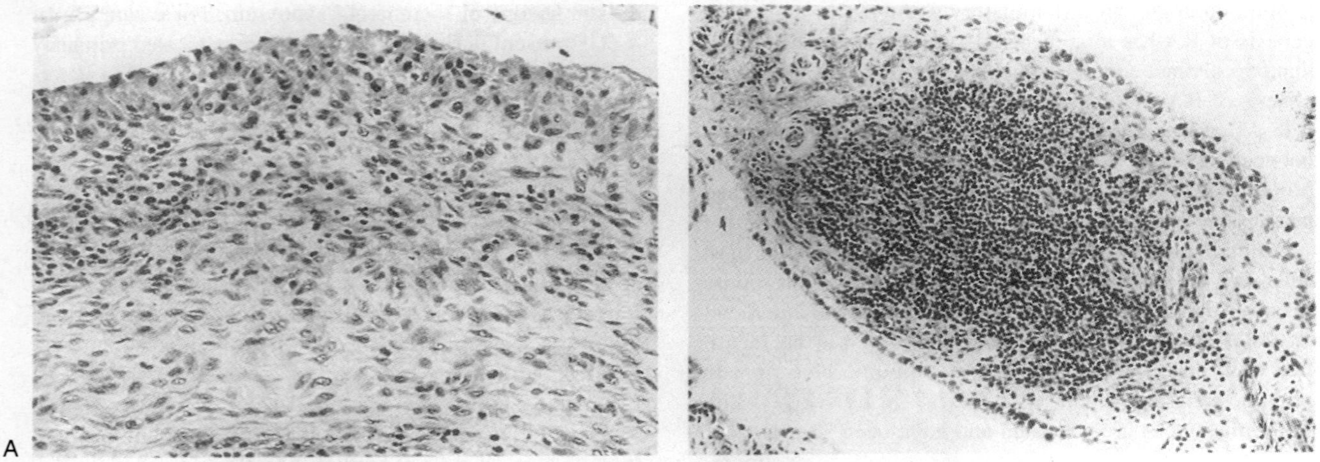

图53.5　RA的滑膜炎。RA滑膜内存在弥漫性(A)和局灶性的(B)单核炎症细胞浸润[HE染色,原图放大倍率×250(A)和×170(B)]。

细胞凋亡缺陷,这点有利于自身反应性 T 细胞原位扩展[45,46]。自从Ⅱ类主要组织相容性复合物(major histocompatibility complex,MHC;HLA-DR) 表型与 RA 之间的基因相关性提示针对效应 T 细胞的抗原提呈参与了该病的发病机制,大多数研究便集中在 T 淋巴细胞上[47]。RA 滑膜中 B 细胞也相当丰富。RA 滑膜 B 细胞产生的免疫球蛋白(如类风湿因子)促成了免疫复合物介导的局部反应。

在正常人免疫反应中, 被处理的抗原结合在抗原提呈细胞 MHC 分子的沟槽中。小部分淋巴细胞表面表达 T 细胞受体(T- cell receptors,TCR)的抗原结合位点,识别特殊的表位,与处理过的抗原相互作用,导致抗原特异性反应。超抗原结合在 TCR 的恒定区,不同于抗原识别的区域,从而导致大多数表达特异性 T 细胞受体可变区 β 链(T- cell receptor Vβ,TCRBV)基因的 T 细胞未经抗原处理和识别步骤而活化。由于表达特异性 TCRBV 基因细胞的原位扩增, 由抗原特异性细胞增殖或超抗原刺激所触发的免疫反应可能导致 T 细胞决定簇偏移[48-50]。因此 TCRBV 基因过度表达提示有驱动免疫反应的抗原或超抗原(如感染原)参与。

滑膜 T 细胞克隆和 TCRBV 的观察研究中存在相矛盾的结果, 这使人们对于 RA 中的 T 细胞决定簇充满争议。通过阳性或阴性选择,与特异的 MHCⅡ类分子的相关性可以使 T 细胞决定簇发生偏移。目前资料表明 RA 滑液中的 TCR 决定簇是多克隆的,而且富含某种 TCRBV 序列[51]。在有关节外表现的 RA 患者中$CD4^+CD7^-CD28^-$的自身反应性 T 细胞克隆群最常见[52,53]。不同时间段从 RA 滑膜和血中分离 T 细胞克隆进行延伸序列分析,提示存在一个动态的 TCR 选择过程,这一过程与某种未知抗原驱动的反应一致[54]。然而导致 TCRBV 基因偏移的机制仍未明确。

尽管有相当多的证据表明 T 细胞与 RA 滑膜炎的触发和维持具有相关性[55],但单独用 T 细胞介导的过程仍不能充分解释该疾病的许多表现, 所以在 RA 发病机制中除了炎症路径之外, 非免疫机制的作用也受到关注。人们推测在 RA 发病机制中有两种不同的细胞路径发挥作用:T 细胞依赖的路径和滑膜细胞依赖的路径。在后一路径中,定居的滑膜细胞与细胞外基质蛋白或细胞因子之间相互作用, 从而使滑膜增生和进行性关节破坏持续[56]。

最近动物实验研究发现, 用含有关节炎致病基因的血清未能诱导缺乏肥大细胞的鼠发展成关节炎[57]。用甲苯胺蓝进行组织染色,或用纤溶酶或 CD117(c-kit)做免疫染色, 证实 RA 患者滑膜中存在肥大细胞聚集(图 53.6)。这些肥大细胞活化后在软骨破坏部位释放促炎症因子和活化的金属蛋白酶[58-60],提示它们促成了 RA 的发病。肥大细胞产生的细胞因子之一是 TNF-α,在 RA 中 TNF-α 对驱动进行性关节炎症起重要作用。血管增生是类风湿滑膜的特征性损害之一, 在伴有进行性血管增生的位置肥大细胞聚集, 而肥大细胞本身产生的几种介质又可刺激血管增生[61],例如类风湿滑膜内存在的VEGF 主要位于肥大细胞内[62]。抗肥大细胞治疗是否对 RA 患者有益尚需要更多的研究来证明[63]。

(三)RA关节周围软骨和骨的改变

在疾病进展不同阶段对 RA 滑膜和软骨进行形态

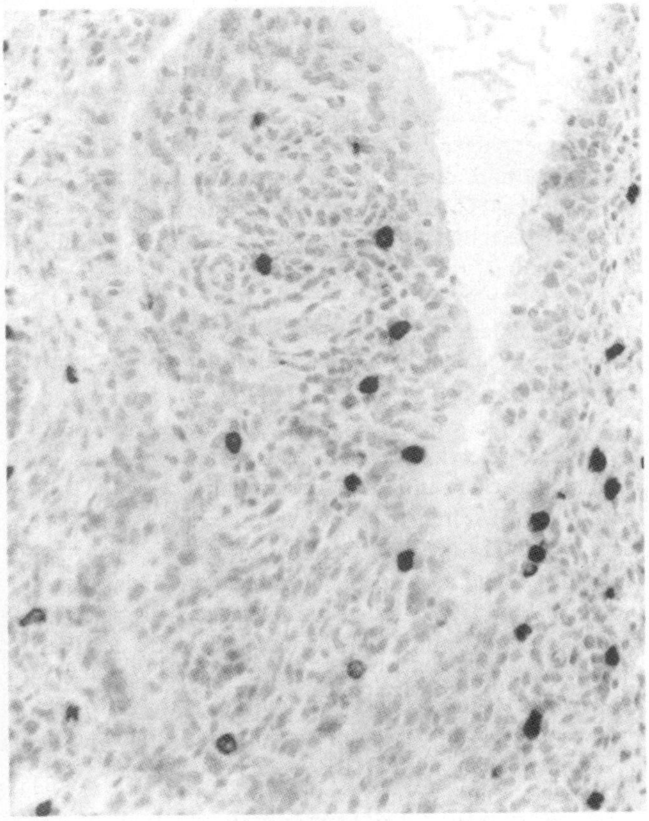

图53.6　用CD117(c-*kit*)免疫染色(黑色),在RA滑膜中的肥大细胞能够被鉴别。肥大细胞典型地位于滑膜衬里层下面,而在淋巴细胞丛不存在。

学研究,有助于理解导致关节破坏的病变过程。在滑膜和软骨之间的正常交界面,即成纤维细胞的边缘过渡区,是一个成纤维样细胞的楔形舌状区,它从滑膜延伸到软骨表面上[64]。在这个软骨、骨和滑膜交汇区血管非常丰富[65]。在 RA 中由细胞因子和炎症细胞相互作用活化的滑膜成纤维细胞破坏这一界面[66-68]。这些侵袭性细胞形成血管翳,后者是以血管增殖和各种炎症细胞浸润为特征的肉芽组织,延伸覆盖关节软骨(图53.7)。血管翳被认为是具有侵袭能力的肿瘤样组织。RA 软骨血管翳连接处组织病理研究发现血管、单核细胞和成纤维细胞穿透软骨[69]。滑膜和软骨交界面的破坏和金属蛋白酶基质(matrix metallo-Proteinases, MMPs)的高表达促成软骨破坏。在疾病晚期,细胞血管翳被纤维血管翳代替,纤维血管翳是在滑膜和软骨表面之间由成纤维样细胞和胶原构成的一个相对无血管层[65,66],该层通过干扰滑液营养的供给进一步加重软骨破坏[69]。滑膜炎症扩展进入关节囊和半月板等关节周围组织,伴随其后的组织破坏,导致关节不稳定和特征性关节半脱位。

血管翳直接释放蛋白溶解酶促成关节周围软组织的破坏[70],然而在与血管翳相连的区域和远离炎症的骨髓邻近区域都有骨侵蚀发生。所以骨侵蚀不仅由于血管翳的局部作用引起,而且也可能在促炎症细胞因子的影响下,由破骨细胞前体的诱导和分化引起。

(四)RA滑膜和软骨细胞外基质的改变

RA 和其他形式滑膜炎的细胞外基质的改变,表现为胶原、纤维连接蛋白、黏蛋白、透明质酸和正常存在于滑膜中的其他蛋白和蛋白聚糖相对数量的变化,以及它们在滑膜组织内分布的变化。

纤维连接蛋白是滑膜中的一种主要的细胞外基质成分,它与纤维蛋白和胶原共存。纤维连接蛋白通过与细胞表面整合素配体结合,在细胞与细胞、细胞与基质之间的相互作用中起重要作用,并且可能通过为组织内细胞增殖和分化提供适当的支持而影响组织结构。纤维连接蛋白既可来源于细胞质,也可在原位由滑膜衬里层细胞合成[71]。它主要沉积于滑膜增生位置[71,72]。已经发现 RA 关节软骨表面有纤维连接蛋白,但在骨关节炎(osteoarthritis,OA)或创伤性关节炎的关节则未发现[73]。纤维连接蛋白为软骨表面血管翳的延伸以及血管翳对软骨的侵蚀提供了支持。在 RA 滑液中发现了纤维连接蛋白片段[74,75],而且发现纤维连接蛋白与免疫复合物相关[75]。

正常情况下黏蛋白仅存在于滑膜衬里层和血管周围区域,而炎性滑膜炎时也存在于纤维化区和淋巴细胞聚集区。相对于正常滑膜来说,RA 的滑膜衬里层和血管周围区黏蛋白信使 RNA(mRNA)和蛋白水平都增加[12,13]。表达黏蛋白 mRNA 的细胞不表达 CD14,并且不与巨噬细胞特异性 MoAb 反应,因此它们有可能是 B 型成纤维细胞样滑膜细胞[13]。病变关节软骨中黏蛋白表达也增加[12]。在 RA 残存关节软骨细胞周围和邻近交界区的血管翳含有高水平的黏蛋白[12]。黏蛋白的沉积与炎症程度相关,在 OA 与 RA 滑膜之间没有差别。体外培养的滑膜成纤维细胞通过 IL-1 诱导黏蛋白表达增加,提示为一种滑膜炎症改变的机制[13]。黏蛋白能够调节细胞与纤维连接蛋白的结合,通过CD3 干扰 T 细胞活化,从而潜在影响局部炎症反应活动[13]。

透明质酸主要存在于正常滑膜的滑膜衬里层,而在整个 RA 滑膜中透明质酸显示强染色。在 RA,透明质酸与血管和细胞密集浸润区的分布密切相关,在

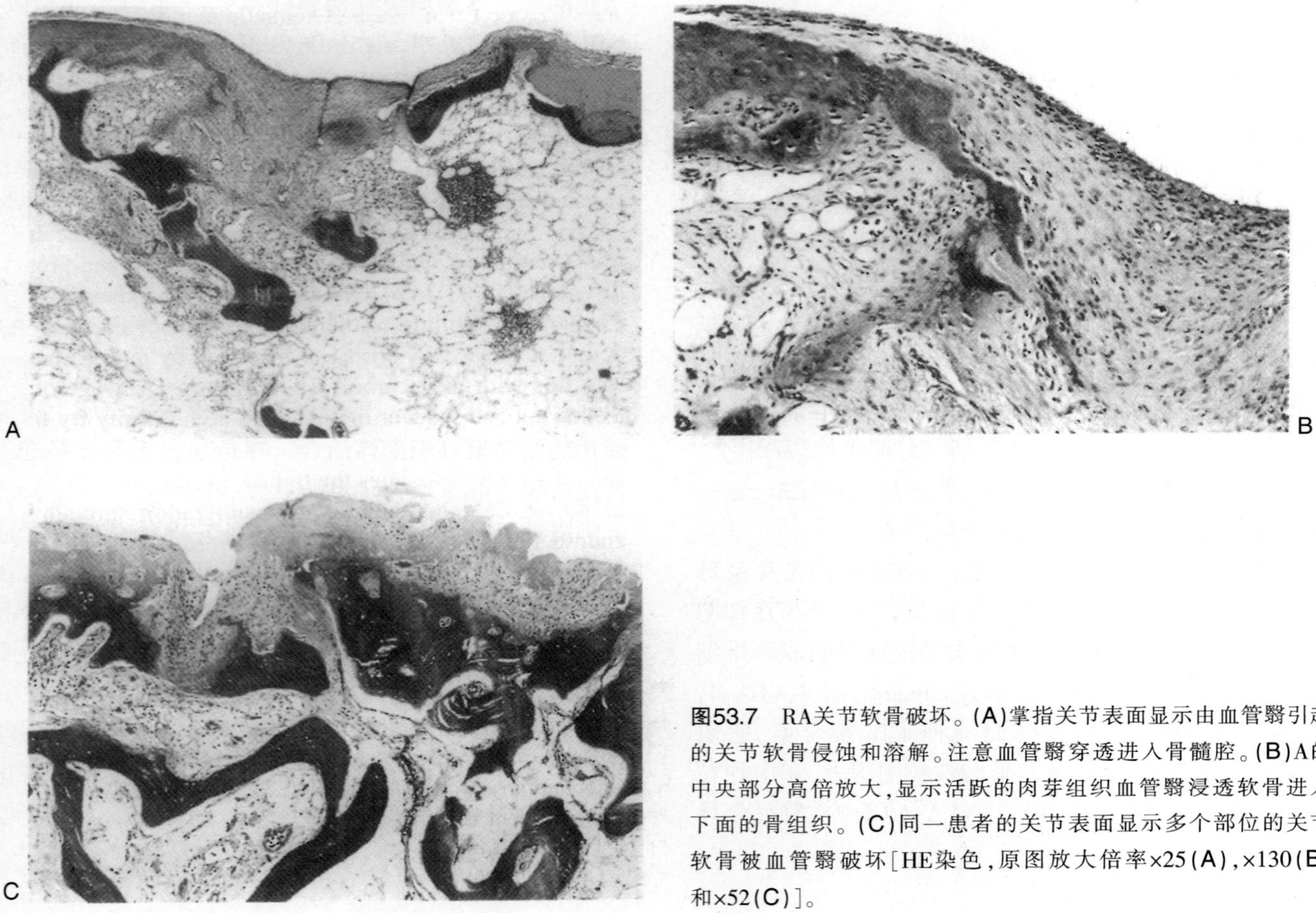

图53.7　RA关节软骨破坏。(A)掌指关节表面显示由血管翳引起的关节软骨侵蚀和溶解。注意血管翳穿透进入骨髓腔。(B)A的中央部分高倍放大,显示活跃的肉芽组织血管翳浸透软骨进入下面的骨组织。(C)同一患者的关节表面显示多个部位的关节软骨被血管翳破坏[HE染色,原图放大倍率×25(A),×130(B)和×52(C)]。

OA,透明质酸的分布根据炎症程度的不同而不同[14]。

在 RA 滑膜内,除了正常滑膜中存在的细胞外基质蛋白分布的改变,炎症也与纤维蛋白等其他蛋白质的沉积相关[16],血管外纤维蛋白网状结构作为基质对炎症和内皮细胞的迁移和黏附起作用。滑液中常见的“米粒样小体”由机化的纤维蛋白聚集形成,细胞外基质蛋白进行性沉积和随后的机化可能最终导致关节纤维化和强直。

三、类风湿关节炎发病机制中免疫和内皮细胞黏附分子的作用

最近在阐明 RA 炎症的早期表现方面取得了惊人的进步。关节组织对一种未明损伤产生反应,伴随血管增生,高柱状内皮静脉形成增加,细胞黏附分子、炎性细胞因子表达也增加,因此产生了一个促炎、促凝的环境。循环中 T 细胞和 B 细胞的一小亚群和巨噬细胞优先黏附在异常的内皮上,启动和维持炎症过程。

黏附分子介导(a)白细胞和内皮细胞、(b)白细胞和细胞外基质、(c)白细胞和滑膜细胞以及(d)白细胞和其他白细胞之间的相互作用。迁移入组织的淋巴细胞数由表达在淋巴细胞和内皮细胞上的黏附分子决定,活化和记忆 T 细胞在炎症部位被优先募集[76,77],并且通过与细胞外基质结合被选择性保留[76-78]。因为黏附分子的许多配体介导 T 细胞活化的共刺激,所以募集到关节的非特异 T 细胞可能被细胞因子活化,或随后通过黏附分子结合到细胞外基质上[79,80]。

RA 滑膜上可以表达黏附分子的四个主要家族:整合素、免疫球蛋白超家族、选择素和蛋白聚糖(如CD44)(见第 20 章)。循环中的白细胞沿内皮细胞滚动主要是由选择素和它们的糖类配体相互作用所介导,选择素裂解后诱导产生高亲合力的整合素和免疫球蛋白超家族的黏附分子,介导白细胞紧密黏附于血管内皮。通过内皮细胞壁的迁移则是由其他黏附分子介导,如CD106和整合素。这里主要讨论在 RA 滑膜微环境中被表达或上调的和在细胞迁移或活化中起主要作用的几对受

体和配体。

CD54(细胞间黏附分子-1,ICAM-1)是免疫球蛋白超家族中一个 50kd 的成员,它表达在内皮细胞的腔面和侧面,在邻近基底膜的内皮细胞表面则表达缺乏(图53.8A)。在白细胞外渗进入滑膜期间,内皮细胞上的CD54 和白细胞上的白细胞功能抗原-1 (leukocyte function antigen-1,LFA-1,CD11a/CD18)相结合。在内膜下淋巴细胞和巨噬细胞上 LFA-1 持续表达[81,82](图53.8B),指引 LFA-1 阳性的白细胞从血管内皮向内膜和内膜下CD54 阳性的细胞迁移[82]。据报道 CD54/LFA-1 介导 T细胞和滑膜成纤维细胞结合,它们的结合有助于 T 细胞活化的共刺激和滑膜成纤维细胞分泌细胞因子[79,83]。RA 患者应用 DMARD 治疗产生临床反应或缓解,这一治疗与滑膜组织 CD54 的表达下降有关[84]。

CD106(血管细胞黏附分子-1,VCAM-1)是免疫球蛋白超家族中一个 90~110kd 的成员,它介导炎症细胞黏附,迁移通过活化的血管内皮细胞或滑膜成纤维细胞[85]。CD106 与极迟抗原-4(very late antigen-4,VLA-4,CD49d/CD29)结合,VLA-4 是一种 $\alpha_4\beta_1$ 整合素,它表达在淋巴细胞、单核细胞和嗜酸性粒细胞上,在中性粒细胞上表达很少[86]。在 RA 中 VLA-4/CD106 路径介导活化的淋巴细胞向炎症滑膜的募集。与 VLA-4 相似,$\alpha_4\beta_7$ 整合素也可结合 CD106 和纤维连接蛋白。62%的滑膜 T 细胞高表达 $\alpha_4\beta_7$,与此相比滑液中仅 4.7%,外周血白细胞 (peripheral blood leukocytes,PBLs) 中仅9.1%。类风湿关节炎中某些 T 细胞黏附在滑膜,而另外的 T 细胞则保留在滑液中,$\alpha_4\beta_7$ 的表达可能对此提供了一种解释机制[87]。

在正常滑膜血管内皮细胞上并未检测到内皮白细胞黏附分子 CD62E(ELAM-1,E 选择素)表达,而在 RA滑膜关节腔和内膜邻近区域的滑囊小静脉和毛细血管上却有 CD62E 表达。CD62E 通过与不同蛋白质上唾液酸化的路易斯寡糖配体结合,在指导白细胞迁移进入炎症滑膜中起重要作用[88]。

因此,CD54、CD106 和 CD62E 的表达在指导炎症细胞迁移进入滑膜组织中起重要作用。白细胞上的 β_1 整合素如 VLA-2(CD49b/CD29,胶原受体)、VLA-4 和VLA-5(CD49d/CD29 和 CD49e/CD29,纤维连接蛋白受体),以及 VLA-6(CD49f/CD29,层黏蛋白受体)与它们的细胞外基质配体结合,有利于炎症细胞在滑膜内停留。β_1 整合素与纤维连接蛋白和层黏蛋白的结合易化T 细胞共刺激[89]。整合素与细胞外基质底物的结合也

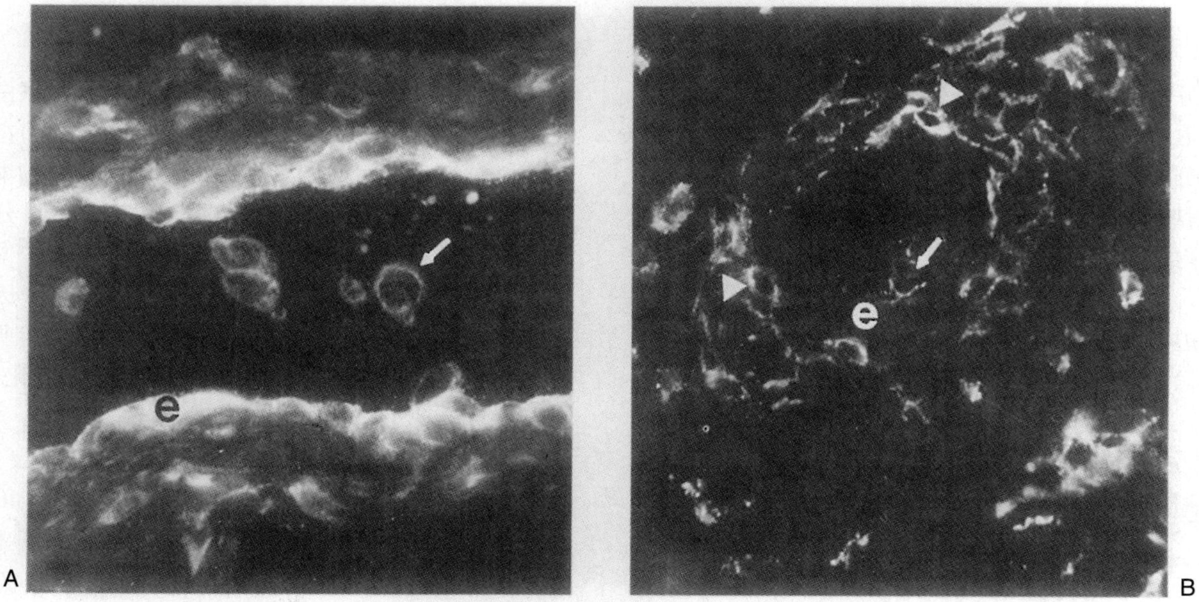

图53.8 黏附受体/配体对CD54(细胞间黏附分子-1,ICAM-1)(A)和CD11a/CD18(淋巴细胞功能相关抗原-1,LFA-1)(B)在炎性滑膜内的免疫定位。(A)血管内皮细胞(e)和血管内单核细胞(箭头)是ICAM-1阳性。(B)注意LFA-1阳性的单核细胞黏附在血管内皮上(箭头),血管周围组织也存在 (三角箭头)(免疫荧光,原图放大倍率×400)。(Reproduced from Hale LP, Martin ME, McCollum DE, et al. Immunohistologic analysis of the distribution of cell adhesion molecules within the inflammatory synovial microenvironment. *Arthritis Rheum* 1989;32:22–30, with permission.)

可以调节细胞增殖、MMPs 的表达以及滑膜成纤维细胞向软骨的侵入[68,90]。

黏附分子 CD44 是透明质酸的一个主要配体，同时也是其他细胞外基质蛋白的配体，在 RA 中表达明显增加，而且与滑膜炎症的疾病活动性相关[77,91]。CD44 也参与白细胞沿内皮滚动[92]和 T 细胞活化共刺激[93,94]。最近报道，CD44 与透明质酸的结合和交联可以明显上调 CD106 的表达，继而上调 CD106 介导的细胞黏附和整合素介导的滑膜细胞与 T 细胞的结合[95]。这种增强的黏附作用可以引起细胞活化，进一步促进炎症反应。滑膜成纤维细胞与软骨的相互作用也依赖于 CD44，CD44 的抗体能够明显抑制软骨破坏[96]。

四、类风湿关节炎发病机制中细胞因子的作用

细胞因子是 RA 炎症中重要的调节因子[97,98]。许多研究检测了 RA 滑膜组织中细胞因子的水平[99]。滑膜中存在的促炎因子包括 TNF-α、IL-1β、IL-6、粒细胞单核细胞集落刺激因子（granulocyte monocyte-colony stimulating factor，GM-CSF）、单核细胞集落刺激因子（monocyte-colony stimulating factor，M-CSF）和趋化因子 IL-8。抗炎因子包括 IL-10、IL-11 和 TGF-β。存在于类风湿关节炎滑膜内的受体拮抗剂包括 IL-1 受体拮抗剂和可溶性 TNF-α 受体。类风湿关节炎症的程度由促炎因子和抗炎因子的平衡调节[99]。

TNF-α 是一种调节 IL-1 产生的主要细胞因子，中和 TNF-α 可以抑制其他促炎因子，这些发现认为在 RA 引起炎症和关节破坏的细胞因子级联反应中，TNF-α 是主要的介质。滑膜衬里层 50%~90% 的细胞表达 TNF-α 受体，可以与 TNF-α 发生反应[100]。在关节病理中阻断 TNF-α 的作用有三种主要机制：灭活促炎症因子细胞级联反应，干扰细胞黏附分子和细胞因子介导的细胞募集，调节血管增生[97]。最近应用 TNF-α 的拮抗剂治疗 RA 取得了惊人的进步，TNF-α 的拮抗剂包括重组的人类 TNF 受体 p75 Fc 融合蛋白和抗 TNF-α 单克隆抗体的嵌合体。随机安慰剂对照多中心临床研究证实这些制剂在降低炎症反应和关节破坏方面有效[99]。

RA 炎症组织的病理类型与组织中细胞因子的构成相关。淋巴细胞弥漫浸润的滑膜组织中 IFN-γ（干扰素-γ）、IL-4、IL-1β 和 TNF-α 转录水平较低。在有淋巴滤泡和生发中心的滑膜组织（滤泡性滑膜炎）中 IFN-γ 是主要的细胞因子，且 IL-10 含量丰富，IL-4 则检测不到。有肉芽肿形成的滑膜组织（肉芽肿滑膜炎）中 IFN-γ、IL-4、IL-1β 和 TNF-α 转录水平较高[101]。类风湿结节中主要表达 IL-1β 和 TNF-α，同时伴有 IFN-γ、IL-12、IL-18、IL-15 和 IL-10 的表达[102]。连续活检发现对DMARD 治疗有临床反应或者获得缓解的患者，治疗后滑膜组织中 TNF-α 和 IL-1β 降低[84]。

五、类风湿关节炎组织损伤中金属蛋白酶的作用

细胞外基质退行性改变是 RA 的特征性表现，最终导致软骨、韧带和骨的破坏。导致破坏的蛋白溶解酶主要是 MMPs，MMPs 以酶原形式合成，然后被胰蛋白酶、纤溶酶和类肽蛋白酶等蛋白溶解酶分泌并裂解成活性形式。MMP-1（组织胶原酶）分解成Ⅰ、Ⅱ、Ⅲ、Ⅳ和Ⅹ型内源性螺旋胶原；MMP-2（明胶酶或Ⅳ型胶原酶）分解成变性胶原和Ⅳ、Ⅴ和Ⅶ型内源性胶原；MMP-3（基质降解酶）有广泛的特异性，包括蛋白聚糖、纤维连接蛋白、Ⅳ和Ⅸ胶原以及层黏蛋白，MMP-3 也可去除Ⅰ型前胶原中氨基末端前肽，并且能够通过蛋白水解活化 MMP-1[103]。这三种 MMPs 共同作用能够降解细胞外基质主要成分。MMPs 的活动通过金属蛋白酶组织抑制剂（tissue inhibitors of metalloproteinases，TIMPs）调节，在体内 TIMPs 与 MMPs 按化学价 1:1 结合抑制这些酶的蛋白溶解活性[104]。

免疫组化研究证明早期 RA 滑膜中 MMP-1、MMP-3 和 TIMP-1 含量丰富[105]；然而这些蛋白可能由各种不同类型的细胞分泌和吸收，因此需要原位杂交实验证实哪种细胞产生这些蛋白。在 RA 和 OA 中原位杂交研究明确显示滑膜衬里细胞是 MMPs 和 TIMP-1 产生的主要场所[106]（图 53.9）。疾病症状出现后不久，滑膜衬里细胞 MMP-1mRNA 高表达的患者易于快速发展成进展性侵蚀性病变[107]。

组织中 MMPs 和 TIMPs 的水平由全身和局部细胞因子的浓度调节。例如 IL-6 增加 TIMP-1 的表达，但并不诱导 MMP 表达[108,109]；IL-1β 和 TNF-α 诱导 MMP-1 和 MMP-3 的表达，但对 TIMP-1 无作用[110]。类固醇激素抑制 MMP-1、MMP-2 和 TIMP-1 的表达[111]。RA 中 MMP 水平比 OA 中高，而两种疾病中 TIMP-1 水平相似，这可能是 RA 中关节侵蚀比 OA 中发生率更高的原因[111]。在 SCID 鼠模型中应用基因治疗增加 TIMP-1 和 TIMP-3 的表达，可以明显降低类风湿滑膜成纤维细胞的侵袭力[112]。因此增加血管翳 TIMPs 表达的疗法可

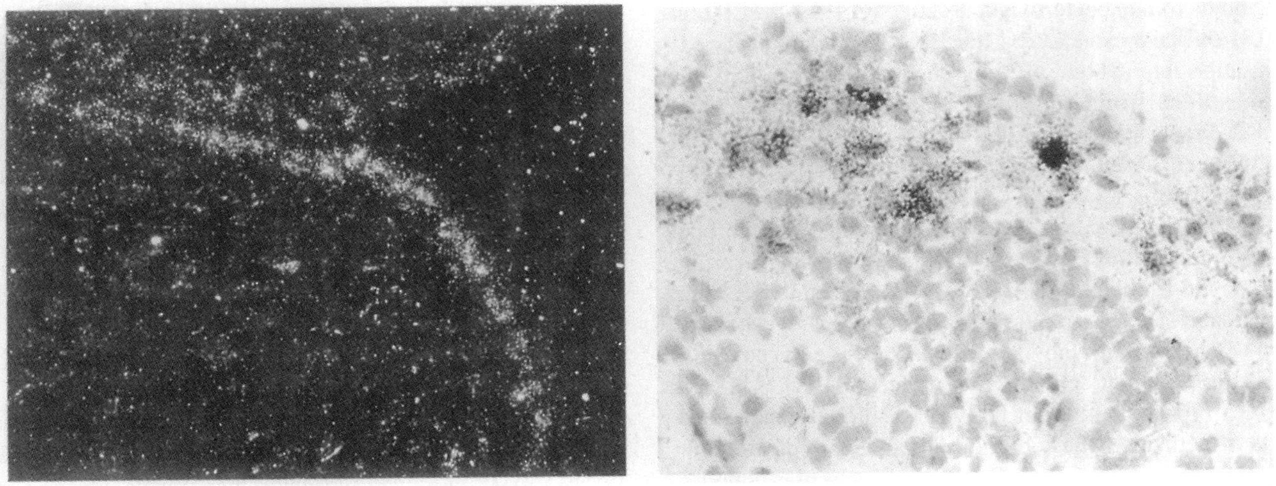

图53.9 RA滑膜内MMP-1(胶原酶)的表达。(A)暗区视野显示滑膜衬里细胞胶原酶的产生。(B)亮区视野显示滑膜衬里细胞和内膜下细胞胶原酶的表达。(Courtesy of S. Spence McCachren)

有助于防止RA中关节破坏。

在滑膜和关节囊组织内有MMP样活性的聚蛋白多糖酶,它们与软骨的病理性退行性变相关[113,114]。聚蛋白多糖酶在软骨中也存在[115],而且软骨与滑膜细胞共培养能释放聚蛋白多糖酶[114]。两个聚蛋白多糖酶基因已被确定:聚蛋白多糖酶-1(一种拥有凝血酶敏感素基序的裂解素和MMP,ADAMTS-11)和聚蛋白多糖酶-2(ADAMTS-5)[116,117]。

六、类风湿结节的组织病理学

类风湿结节的形成是RA最常见的关节外表现之一,50%以上的患者在病程的某个阶段会发生类风湿结节[118]。类风湿结节在尺骨鹰嘴受压的皮下组织内最常见,在肌腱、腱鞘和关节周围皮下组织,特别是易于受压或创伤的部位有时也会发现。几乎所有组织和器官都可有类风湿结节存在[119],包括心脏和大血管、心瓣膜、肾脏、脑脊膜和脊髓[120,121]、喉[122,123]、肺和胸膜、滑膜以及眼眶[124]。MRI可用来诊断关节外类风湿结节[121,125,126];然而在某些情况下仍需要活检来除外恶性和感染性疾病[127-129]。

切除发现,一个典型的类风湿结节由坚实的褐色组织组成,切面显示为白至黄色的纤维组织包绕一个柔软的黄色中心区。组织学分析,类风湿结节有一个中心坏死区,坏死灶周围有栅状排列的组织细胞、成纤维细胞和混合的炎性细胞浸润(图53.10)。类风湿结节的中心含有纤维蛋白样坏死物质。“纤维蛋白样”是一个术语,指苏木精和伊红(hematoxylin and eosin,HE)染色切片上与纤维蛋白外表相似的密集的嗜酸性纤维样物质。各种组化和免疫组化技术显示坏死物质可能由胶原、脂质、核蛋白、酸性黏多糖以及免疫球蛋白和纤维蛋白等血清蛋白组成[130,131]。类风湿结节中也可能存在来自坏死巨噬细胞或其他细胞的碎片[132]。虽然坏死物质富含脂质,却很少发生钙化。

免疫组化研究证实中心区周围栅状排列的细胞是变长的巨噬细胞或组织细胞[132-134]。放射状排列的特征

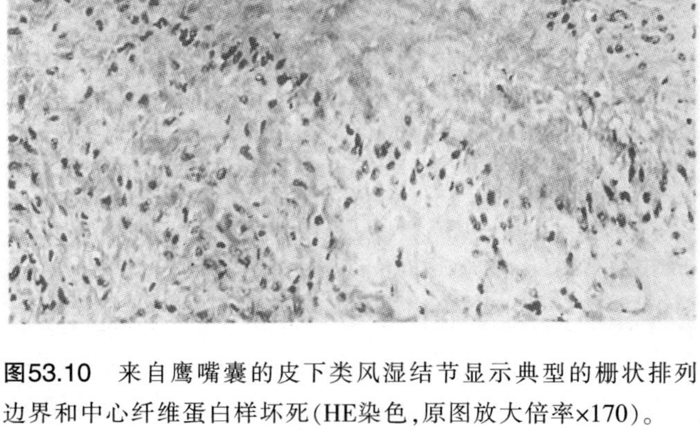

图53.10 来自鹰嘴囊的皮下类风湿结节显示典型的栅状排列边界和中心纤维蛋白样坏死(HE染色,原图放大倍率×170)。

是由于拉长的巨噬细胞沿胶原纤维排列而形成。栅状排列细胞表达的黏附分子一般与滑膜内巨噬细胞表达的黏附分子相似[135,136]。具有巨噬细胞表型的多核巨细胞[134]紧邻栅状层。这些巨细胞高表达各种含有 v∋ 编码序列的 CD44 透明质酸盐受体，该受体通过活化的巨噬细胞参与多核体的形成[137,138]。

类风湿结节的第三种成分是肉芽组织，由增殖的成纤维细胞和伴有不同程度炎症浸润的小血管组成，其围绕栅状层。长期生长的结节中肉芽组织区域硬化。皮下结节也可存在于其他疾病，如结核、类脂质渐进性坏死、环形肉芽肿、结节红斑、痛风石和结节性黄瘤，以及特发性结节病或称皮下环形肉芽肿。大多数疾病形成的结节通常能够在组织学上与类风湿结节鉴别。组化或免疫组化研究有助于疑难病例的诊断，例如特发性结节病内坏死物质通常是阿尔辛蓝染色阳性，而类风湿结节内的坏死灶阿尔辛蓝染色则是阴性[139]。

与切除活检相对应的细针穿刺（fine-needle aspiration，FNA）也可诊断类风湿结节。FNA 所见包括以上讨论的所有标准组织学特征。细长的巨噬细胞含量丰富，它们有圆形或卵圆形的核，边界清楚，其排列与束状纤维蛋白或胶原相关；多核巨细胞也可见到。背景是明显的颗粒状和坏死。FNA 活检中类风湿结节的主要鉴别诊断包括微生物或真菌感染和结节病[140]。

接受甲氨蝶呤(MTX)治疗的成人和儿童可能会出现结节加速增长，在 MTX 治疗初期开始的几个月到几年结节会特征性地突然出现[141-143]。在应用环孢素治疗 RA 期间也有类风湿结节数目和大小增加的报道[144]。MTX 诱导的结节较大而且数目较多，而组织学检查显示 MTX 诱导的结节和标准的类风湿结节并无差别[145]。MTX 诱导的结节一般治疗停止后会消退[141,142]。

七、类风湿关节炎相关的血管炎症状

血管炎是 RA 的一个严重并发症，通常发生于长期存在侵蚀性结节病变而且血清学指标阳性的患者[146]。血管炎定义为对血管的炎性损伤，根据受累血管的解剖部位和大小，有无坏死和临床表现来分类。类风湿的血管炎可能影响各级血管，但通常多影响小动脉和中等动脉。炎症可累及血管壁各层，但一般在动脉外膜最显著。炎症浸润细胞主要是单核细胞，而且大多由淋巴细胞组成，也有中性粒细胞和浆细胞存在。炎症与内膜增殖和血栓形成相关，之后内膜纤维化并再通。纤维化存在可以表示受累的动脉血管损伤愈合，而纤维化伴有内弹力层显著缺陷。

RA 患者可有小动脉和中等大小动脉的坏死性动脉炎，与结节性多器官炎不易区分。当多个器官受累时，可能导致内脏梗死，这种形式的血管炎会危及生命[147]。肺动脉高压是肺血管炎少见的并发症。另一种临床表现为纤维蛋白样坏死累及静脉，并伴有中性粒细胞和核碎裂（白细胞破碎性血管炎），各种单核细胞浸润以及红细胞外渗。所有这些损伤可以同时共存或相继出现于一位患者体内[148]。曾有报道伴或不伴有大动脉供血不足的大动脉炎，是一种与 RA 相关的、罕见但严重的血管炎类型[149,150]。

根据受累血管大小不同，RA 血管炎的临床表现不同。累及大血管的血管炎导致指(趾)端坏疽、胃肠道出血或狭窄[151]、甲皱梗死，皮肤溃疡，甚至累及内脏。小血管坏死性血管炎导致可触及的紫癜和全身性表现。缺乏系统性血管炎时，RA 的皮肤表现包括甲皱毛细血管扩张伴有血栓形成，微小的指(趾)端溃疡，指(趾)端瘀斑，网状青斑，指(趾)垫丘疹(Bywater 皮损)。Bywater 皮损表现为白细胞破碎性血管炎的组织学改变[152]。血管炎累及供应神经和内脏的血管时出现外周神经病变和内脏梗死。白细胞破碎性血管炎和早期栅栏样肉芽肿的临床病理特征性损害被认为是血管炎和类风湿结节之间的联系[153]。

已经证实免疫复合物存在于有活动性血管炎患者的受累组织中，病情稳定的患者中则不存在[154]。这些研究以及 RA 血管炎患者中高滴度的类风湿因子、冷球蛋白和低循环补体[15]的存在，证实免疫复合物沉积和补体活化在类风湿血管炎的发病机制中起重要作用。另外抗内皮细胞抗体在类风湿血管炎的发病机制中也起一定作用[155,156]。

RA 血管炎的诊断大多以临床为基础，因为临床上典型的缺血性溃疡或多发性单神经炎一般表示血管炎的存在[15]。受损皮肤、受累神经或其他受累组织活检往往较盲目的直肠活检诊断率高[148]。肌肉活检标本中，血管周围炎性细胞浸润较之纤维蛋白样坏死对诊断RA 血管炎更敏感、更特异，判断血管周围炎性细胞浸润的存在应至少有三层细胞厚度，最少要环绕血管壁的 50%[157]。有血管炎与无血管炎的 RA 患者相比，有血管炎的患者循环中细胞纤维连接蛋白水平升高[158]。两者相比，有血管炎的患者循环中 TNF-α 和 IL-6 含量明显升高，表明在调节细胞活化过程中的细胞因子网络与微血管损伤相关[159]。

八、类风湿关节炎肺和胸膜的病理损伤

由于诊断方法和标准的不同，RA 中肺脏受累的发病率报道不一，报道百分比最高的是尸检组，最低的是放射学研究组。尽管存在这些差异，但 RA 中肺和胸膜受累很常见，这点很明确。一组 30 例 RA 患者尸检发现 22 人(73%)存在胸膜炎[160]。一组 180 例未经筛选的 RA 患者放射学证实 5%有胸腔积液[161]。RA 的肺脏受累包括伴或不伴胸腔积液的慢性胸膜炎、间质性肺炎、肺间质纤维化、细支气管炎、伴或不伴尘肺的肺内类风湿结节，以及肺部血管炎。

(一)RA中的胸膜炎和胸腔积液

与 RA 相关的慢性胸膜炎可能是广泛地胸膜粘连。组织学研究所用的标本大多来自治疗时或诊断性胸腔穿刺时的活检标本。当临床需要时，形态学更好的组织可以通过胸腔镜获得[162]。RA 胸膜的诊断性组织学特征包括间皮表面被拉长的栅状排列的上皮样巨噬细胞替代，散在的多核巨细胞和下层的肉芽组织基质[162,163]。在穿刺活检时表面层易于脱落，产生分离的上皮样细胞带和裸露的基质。正常胸膜结构如间皮细胞的特征不明显[162]。这种组织学表现与沿胸膜表面线性排列的“里面向外”的类风湿结节非常一致，结节的纤维蛋白样坏死中心朝向胸腔。

胸膜炎的组织学特征可能为伴有胸腔积液。即使存在系统性疾病，胸腔积液可能仅位于单侧，也可能较多而导致呼吸衰竭[163]。胸腔积液糖含量明显降低，70%~80%的患者其含量在 20~30mg/dL 以下[164]。一般认为极低的糖含量是由于糖经过炎症胸膜的运输存在缺陷，而不是像在恶性胸腔积液中那样由于糖的消耗增加造成[165]；胸腔积液 pH 值降低是由于经过增厚的炎症胸膜，代谢产物扩散降低造成[166]；胸腔积液乳酸脱氢酶升高，一般大于 1 000IU/L，表明胸腔积液是一种渗出液；胸腔积液透明质酸含量也升高[167]；如果存在胆固醇结晶，可以通过偏振光显微镜鉴别。

RA 胸腔积液的细胞学涂片具有诊断特征[168](图 53.11)。典型的细胞学三联征包括细长的纺锤样的巨噬细胞，多核巨细胞，以及由于巨噬细胞和其他类型细胞破碎形成的坏死细胞碎片[132]。在 RA 胸腔积液中所见到的细长巨噬细胞的数目不同，它们一般不太多，有时在标本中观察不到[168]；长度可达 160mm，一般厚度均匀一致，有尖细的两端，有时可能为多核。RA 胸腔积液中多核巨细胞数目也不多，甚至有时缺乏。它们为圆形或卵圆形，直径可达 150mm，含有 20 个或更多的核随机分布，或呈马蹄形，或呈花瓣形排列。这些多核巨细胞的细胞学特征和免疫组织学表型与细长的巨噬细胞不同。坏死物质的形态各异，分别为颗粒状的，无定形的，柔软的和蓬松的，而且数量较多，可以进行涂片。坏死物质的颜色在巴氏染色涂片上从浅绿色到红色、粉色或橘黄色，一般 HE 染色细胞团标本是嗜酸性的。RA 胸腔积液中的坏死物质从密度上能够与纤维蛋白区分，而且坏死物质在胸腔积液中界限清晰，呈角状的或岛屿状的外形，抗免疫球蛋白的抗血清也能与 RA 的坏死物质发生强烈的非特异性反应[169]。纤维蛋白的组织学外形通常呈线状，并且不与抗免疫球蛋白的抗血清发生反应。

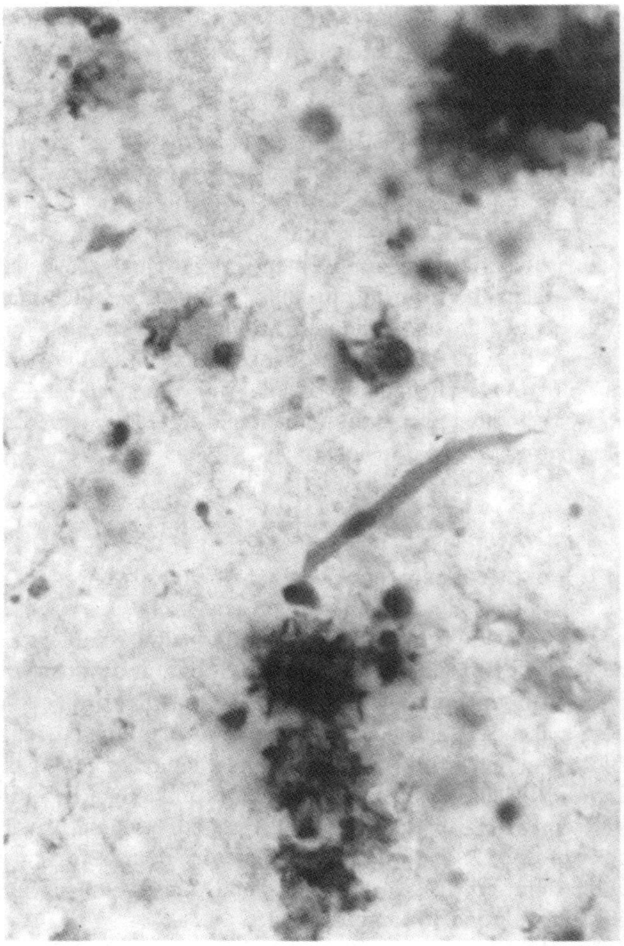

图53.11　类风湿中的胸膜炎。无定形颗粒样物质和炎性细胞环境下存在的拉长的纺锤样巨噬细胞。虽然本视野中未显示，但是常可见到多核巨细胞(胸水涂片，巴氏染色)。

可能由于胸膜表面广泛受累，在 RA 胸腔积液中

很少见到间皮细胞[170]。切片准备过程中因胆固醇晶体溶解而形成的胆固醇裂隙，在涂片上显示为梯形间隔，或在石蜡包埋物质中呈柳叶刀样真空区。在长期的胸腔积液中由于坏死的巨噬细胞或其他类型细胞细胞膜破坏，胆固醇聚集形成结晶[168,170]。胆固醇结晶存在提示胸腔积液是慢性的，但这并不是特异性的。

胸腔积液中细长的纺锤样巨噬细胞、多核巨细胞和坏死细胞碎片这一典型三联征的存在可用于诊断 RA。然而在适当的临床背景下具有这些细胞学特征中的一到两个也可以诊断类风湿性胸膜炎。临床高度怀疑并且熟悉特有的细胞学特征对于诊断 RA 胸腔积液很关键[171]。

(二)RA中的肺损伤

10%~50%的 RA 患者可发生间质性肺病[172-175]。这些患者大多数无临床表现，但通过胸部 X 线检查和肺功能测定可检测到。然而 RA 相关的肺纤维化是进展性的，对治疗反应差，而且普遍预后差[176]。RA 常见的间质性肺病类型是弥漫性肺间质纤维化或普通的间质性肺炎；在鉴别诊断中应考虑不典型的肺部感染(特别是分枝杆菌、卡氏肺孢子虫或巨细胞病毒引起的感染)和药物诱导的肺间质病变[176]。

肺组织中类风湿结节的存在对于诊断 RA 相关的肺病具有特异性。RA 肺间质纤维化(普通的间质性肺炎) 的其他组织学表现与由其他原因引起的普通间质性肺炎的表现相似。早期损害以显著的淋巴细胞浆细胞间质浸润和Ⅱ型肺泡细胞增生为特征。肺泡壁内强烈的炎症导致间质胶原沉积，继而纤维化导致肺泡毛细血管进行性减少；毛细血管减少刺激肺小动脉和微小动脉中层肥大，导致肺动脉高压。随着肺纤维化的进展，肺结构被破坏；终末损害是蜂窝状结构取代活动性间质炎症区[177,178]。RA 肺间质纤维化的发病机制仍不清楚，遗传因素(如 α1-蛋白酶抑制剂亚型、宿主免疫反应和组织修复反应的改变) 可能是其发病原因[176]。来自 RA 和肺纤维化患者肺组织的直接免疫荧光研究显示 IgG 和 IgM 在肺隔毛细血管呈颗粒状沉积，表明初期的肺损害可能由免疫复合物的沉积引起[179]。

RA 的其他肺部表现包括伴或不伴机化性肺炎的阻塞性细支气管炎、滤泡性支气管炎，以及肺毛细血管炎引起的弥漫性肺泡出血。活检仍然是诊断这些疾病的金标准。

(三)Caplan综合征

1953 年 Caplan 首先报道了患 RA 的煤矿工人特有的肺病，即尘肺合并类风湿结节的综合征[180]。这些患者胸部 X 线片显示肺内有多个分散的结节 (0.5~5cm)或小结节团块。组织病理学分析发现，Caplan 综合征中的结节含有以胶原成分为主的坏死区，紧邻坏死区为充满尘粒的反应性巨噬细胞，并有显著的淋巴样浆细胞浸润。随着损害的发展，煤尘环形沉积在胶原瘢痕中。这些结节与典型的类风湿结节比较，一般见不到典型的栅栏状排列的巨噬细胞层[181]。RA 合并尘肺的患者中 25%有 Caplan 综合征的肺结节，其肺脏受累的发生率多于仅有 RA 的患者[182]。治疗这些结节的方法主要为针对基础疾病 RA 进行治疗。最近 Caplan 综合征被扩展，纳入了接触其他灰尘(如可吸入性二氧化硅)的 RA 患者。

九、类风湿关节炎心脏和心包病变

RA 患者尸检发现心脏病变总体发生率为 30%~50%，然而许多患者并无心脏病的临床症状[183-185]。RA 心脏受累主要表现为类风湿结节、心肌炎或冠状动脉炎和慢性心包炎。

心脏的类风湿结节与其他部位结节的组织学结构相似，心脏各部分包括心外膜、心肌、心内膜、瓣膜环和瓣膜都有发生类风湿结节的报道[149,186-191]。类风湿结节形成引起心脏结构受损，包括来源于受累瓣膜的栓塞等，可导致瓣膜损伤或传导障碍[189]。类风湿结节也可给心脏造成大的损害，导致严重心力衰竭[192]；在 RA患者的尸检中，心肌炎最常见[186]。RA 心肌炎浸润的炎性细胞主要由浆细胞、淋巴细胞和组织细胞组成。尸检中20%的 RA 患者可见到冠状动脉炎[193]；RA 相关损害可以独立地导致严重的威胁生命的临床心脏症状[190-192]。

长期存在 RA 的患者 20%~40%有心包受累[194]，最常见的形式是纤维蛋白性心包炎，可以进展成为有粘连形成的心包纤维化。类风湿结节也可出现在心包。当类风湿结节线性排列时，细胞学涂片与 RA 胸腔积液中的结节相同。

十、类风湿关节炎眼部损害

干燥性角结膜炎是 RA 最常见的眼部表现，它可见于15%~25%的患者[195,196]。患者的症状包括眼睛发红、干涩、沙砾感或烧灼感、畏光。裂隙灯检查显示结膜充血、泪液减少、角膜上皮细胞丧失活力。泪腺活检标本显示泪腺腺泡退化，伴有分泌导管和腺泡上皮内部及周围单核细胞浸润，浸润细胞以淋巴细胞和浆细胞为主。慢性炎症最终可能导致泪腺纤维化[197]。

除了干燥性角结膜炎导致的角膜病变外，RA患者可能会发展成无菌性中央溃疡或外周溃疡性角膜炎。无菌性角膜溃疡的RA患者结膜和角膜组织活检显示大量单核细胞浸润，浸润细胞主要由活化的淋巴细胞和巨噬细胞组成，其结膜上皮细胞表达MHC Ⅱ类(HLA-DR)抗原[198]。浸润的单核细胞释放细胞因子，诱导蛋白溶解酶的产生和释放，而致溃疡形成[199]。外周溃疡性角膜炎与系统性血管炎相关，阻止不良预后需要采用强有力的免疫抑制治疗[200]。

RA的其他眼部表现包括巩膜外层炎和巩膜炎[201]。巩膜外层炎经常突然发生，并有自限性，但有时会复发[202]。除了巩膜外层炎之外，在RA患者会出现与类风湿结节类似的巩膜外层结节[203]。尽管在所有的RA患者中不到0.7%的人有巩膜炎，但三个巩膜炎患者就有一个为RA患者[204]。坏死性巩膜炎是RA患者典型的表现。坏死性巩膜炎使下层巩膜变薄，眼色素层组织脱垂，形成穿通性巩膜软化[196]。类风湿坏死性巩膜炎可能是隐匿性血管炎的首发临床表现，如果不使用免疫抑制剂进行系统性治疗，将会有很高的死亡率[201,202,204]。

类风湿巩膜炎最显著的组织病理特征是血管炎、巩膜坏死和坏死巩膜周围肉芽肿性炎，巩膜坏死区先是由嗜中性粒细胞和组织细胞聚集为主，随后是淋巴细胞和浆细胞[205]。成纤维细胞和血管的反应性增生并不典型[206]。

视网膜血管炎可能发生在缺乏机体其他部位血管炎症状[207]和缺乏视网膜血管炎症的临床症状和眼部体征时[208]。荧光血管造影术中视网膜毛细血管的弥漫性渗出和囊肿样黄斑水肿可以证实视网膜血管炎的存在。

十一、类风湿关节炎的淋巴结病变

淋巴结病变在RA中常见，可能发生在50%~75%的患者[209,210]。RA患者中恶性淋巴瘤发病可能增加[211]，因此常经淋巴结活检除外恶性淋巴瘤的存在。RA淋巴结的组织学所见是拥有活跃生发中心的滤泡增生和滤泡间多克隆浆细胞浸润[212-214]；也可见到血管内皮细胞的增殖、淋巴结包囊浸润和紧邻的脂肪组织。RA淋巴结中IL-6产生特别多，可能导致淋巴结病变的发生[213]。RA淋巴结中可能含有高碘酸希夫（periodic acid-Schiff，PAS）阳性、刚果红阴性的细胞外玻璃样物质，在一些病例中，这些物质几乎使结节结构完全消失[215]。

十二、类风湿关节炎的脾脏病变

脾大在RA患者中很常见，RA患者自发脾破裂的风险增加[216]。然而在RA中累及脾脏中最出名的是Felty综合征，为RA的并发症，表现为脾大和中性粒细胞减少。Felty综合征发生在不到1%的RA患者中[217]。Felty综合征的脾大从巨脾到需要放射学检测的亚临床型不等。脾脏增大主要由于窦间隙红髓扩张[218-220]，组织学上动脉和脾小梁间隙增加表明红髓扩张[218]。脾脏中一般存在增生的生发中心，而且可以大量存在[219]。尽管循环粒细胞极少，但在脾脏的T细胞区仍可以见到粒细胞[219]。浆细胞群主要在窦内，常伴有免疫母细胞[218,221]。Felty综合征的患者发生脾脓肿的风险增加[216]。

十三、类风湿关节炎相关的肝脏损害

结节性再生性增生是一种罕见肝病，据报道该病与RA相关，常见于但不仅限于Felty综合征患者[222-224]。结节性再生性增生的病理定义为整个肝脏弥漫分布的肝细胞再生性小结节。虽然大体上与小结节肝硬化相似，镜下结节性再生性增生与肝硬化区别在于前者结节周围缺乏纤维隔，而代以扁平的网硬蛋白纤维和萎缩的肝细胞。虽然推测肝脏动脉炎至少在一些病例的发病中起一定作用，但结节性再生性增生的发病机制仍不清楚[222]。大多数结节性再生性增生患者没有临床症状，但一些人存在门脉高压(脾大，食管静脉曲张)和肝内胆汁淤积[224]。

十四、类风湿关节炎相关的肌肉损害

在RA中肌肉损伤最常作为血管炎的并发症出现。患者表现为肌肉疼痛或近端肌无力。肌酶可能升高，肌电图表现与炎性肌病一致[225]。活检观察肌肉病变同时评价患者感觉或感觉运动神经病变。肌活检的结果显示纤维化、肌纤维内炎症浸润、肌束膜的中等大小动脉坏死性血管炎、萎缩或坏死[226]。对一组28位患者同时进行肌肉和神经活检，肌肉活检标本中 86%存在血管炎，而神经活检标本仅 64%存在血管炎[227]。

十五、类风湿关节炎中经常发生的药物相关性组织病理改变

由于 RA 疾病相关的组织病理变化可以发生于多个器官，而且这些改变与抗风湿药物治疗引起的改变相似，所以在 RA 患者中鉴别是疾病相关的病变还是药物治疗相关的病变很困难[228]。常常被药物毒性影响的器官有肺、肝和肾。

涉及肺实质疾病的药物包括青霉胺、金制剂、MTX、阿司匹林和其他非类固醇抗炎药物（nonsteroidal anti-inflammatory drugs，NSAID），秋水仙碱则比较罕见。药物相关的临床症状包括过敏性肺炎（MTX、金制剂、NSAID、青霉胺、柳氮磺胺嘧啶）；慢性肺泡炎/纤维化（青霉胺、金制剂、NSAIDs、柳氮磺胺嘧啶）；急性间质性疾病（柳氮磺胺嘧啶）；Goodpasture 综合征相似的肺肾综合征（青霉胺）；闭塞性细支气管炎（青霉胺、金制剂）；以及非心源性肺水肿（水杨酸盐类、NSAID、秋水仙碱）[229,230]。用 TNF 抑制剂治疗，相关的机会感染如结核和组织胞浆菌病发病率增加[231,232]。

3%~12%应用 MTX 治疗的患者可能出现急性 MTX 诱导的肺毒性[233-235]，临床症状包括发热、进行性呼吸困难和干咳，这些症状也可能与感染有关。因此需要进行支气管肺泡灌洗或肺活检除外机会感染如卡氏肺囊虫性肺炎[236,237]和隐球菌病[238]。MTX 诱导的肺炎组织病理学所见包括以单核细胞为主的间质和肺泡浸润、Ⅰ型和Ⅱ型肺泡细胞增殖、细支气管炎、肉芽肿性炎和嗜酸性细胞浸润，这些改变与药物过敏反应一致。MTX 诱导的肺炎一般停药后可以恢复[235]。严重病例存在弥漫性肺泡损伤[239]。诊断过去一般使用开胸肺活检，然而目前经支气管活检已经被成功用于诊断 MTX 诱导的肺炎[240]。虽然众所周知肺纤维化是 MTX 治疗恶性肿瘤的并发症，但在 RA 患者 MTX 治疗组与对照组比较，高分辨 CT 和连续肺功能实验的结果，都不支持低剂量的 MTX 治疗与慢性间质性肺病之间的联系[241]。

在有基础性肝病、酗酒、糖尿病、高龄、肾功能不全的患者，严重肝毒性是 MTX 治疗最常见的并发症。在这些患者中 MTX 治疗是相对禁忌证。虽然 RA 患者每周低剂量 MTX 疗法肝毒性较低，但是肝毒性的危险明确存在[242-245]。总的累积剂量、过量饮酒和高龄都是严重肝病发展的重要危险因素[244,246]。肝活检是诊断 MTX 诱导的肝病的金指标。组织病理发现包括肝脏纤维化和硬化，这两种改变反映了主要由胶原构成的细胞外基质过量沉积。在肝纤维化中肝脏结构相对存在，损伤是可逆的。当纤维化发展成肝硬化，门脉三角和中央静脉之间的关系被扭曲，结节出现，损害一般不再可逆。与肝纤维化相关的肝功能异常的类型和程度与胶原沉积的部位（门脉周围、中央静脉周围和窦状隙周围）和由此发生的血流障碍相关[247]。对死亡前普遍应用 MTX 的 188 例 RA 患者进行尸检发现，在没有肝病的基础病因时（如酗酒或病毒性肝炎），严重的肝纤维化很少见[248]。这点支持目前对怀疑有肝病的患者进行限制性治疗前肝活检。

由金制剂治疗导致的肝毒性比较罕见，一般发生在长期治疗后，且与药物剂量有关。随着药物治疗的停止肝功能逐渐改善。活检标本组织病理检查显示肝细胞小片状死亡脱失，网硬蛋白结构毁坏和混合性淋巴细胞浸润，由淋巴细胞、中性粒细胞和巨噬细胞构成，偶尔在肝小叶和门脉中有嗜酸性细胞。巨噬细胞含有黑色颗粒，通过电子探针微量分析证实颗粒内含有金[249]。金制剂导致肝毒性的机制不明。停止金制剂治疗 10 年以上，没有临床症状的患者肝内仍可见含有黑褐色金沉积的脂肪肉芽肿[250]。

青霉胺或注射用金制剂治疗导致的肾毒性最常见的表现是蛋白尿。药物停止后如果蛋白尿持续存在则需要进行肾活检，以除外淀粉样变和其他肾病。金制剂或青霉胺相关的肾病最常见的组织病理表现是膜性肾小球肾炎[251,252]。组化染色或电镜可确定肾组织内存在金沉积[251]。

RA 治疗导致的眼睛并发症包括金制剂治疗引起的在晶状体和角膜基质层后面金颗粒的沉积，但并不影响视力[253]，和激素治疗引起的患者晶状体后囊下白内障[196]。

十六、慢性滑膜炎中不同的组织病理学诊断

在 RA 引起的慢性活动性滑膜炎与其他类型的滑膜炎之间，没有用于明确诊断的组织病理特征[17]。但是某些组织病理特征是 RA 滑膜炎特有的，在其他类型的滑膜炎则比较少见，包括：①滑膜细胞中度到重度增生且伴栅状排列。②存在非外来的巨细胞。③存在含有生发中心的淋巴结。④浆细胞在滑膜衬里层下中度到

重度浸润。⑤肉芽组织中度到重度增殖。⑥纤维蛋白沉积或纤维蛋白样坏死。⑦含铁血黄素在滑膜沉积。用这些特征制定了半定量的评分标准，以此标准来区分 RA 与 OA 的滑膜活检结果[254]。然而这个标准并未被广泛采纳[2]。周围淋巴细胞浸润的滑膜血管的比率越高，预示患者发展为侵蚀性病变的风险越高[255]。

OA 的特征是关节软骨旁细胞外基质逐渐丢失，出现进行性关节侵蚀。最早期变化是软骨肿胀，继而尽管合成增加，软骨的蛋白聚糖仍在耗减[256]。OA 的蛋白聚糖生化特征改变，可能由于透明质酸结合区和软骨中最大的蛋白聚糖——聚集蛋白聚糖的核心蛋白溶解消化。MMP-3 由软骨破坏区域的软骨细胞和滑膜衬里细胞产生，而且可能在蛋白聚糖降解中起重要作用[257]。由 OA 软骨中软骨细胞产生的 IL-1 诱导基质降解；前列腺素的衍生物（TNF-α 和 TGF-β）诱导软骨细胞的蛋白溶解酶合成，并且抑制基质合成[258]。

5%~7%的银屑病患者可发生关节炎，并且关节炎可能出现在皮损之前。虽然临床症状与 RA 相似，但存在不对称分布的寡关节炎、指（趾）炎、远端指间关节受累或类风湿因子阴性时应考虑银屑病关节炎（psoriatic arthritis，PsA）。应该仔细查体，寻找银屑病皮损或凹点性指甲之类的甲营养障碍的改变。PsA 患者滑膜组织学的改变与 RA 类似但比较轻微，一般缺乏炎症细胞浸润，仅仅显示轻微的滑膜衬里层增生[17,259]。比较患病时间相同的 PsA 与 RA 患者的穿刺活检标本，发现 PsA 患者滑膜衬里层细胞增生明显较少，平均厚度仅 3 层细胞（范围 2~5 层），RA 患者滑膜衬里层细胞平均厚度为 9 层细胞（范围 3~32 层）[260]。PsA 中组织巨噬细胞较少，滑膜的内膜下血管明显增加。PsA 与 RA 中 B、T 细胞和 T 细胞亚群数量相似，CD54 和 CD106 表达也相似。PsA 患者 CD62E 的表达不如 RA 密集[260]。因为 CD62E 可能介导单核细胞黏附，所以 PsA 滑膜上 CD62E 的表达缺乏，可能解释了与 RA 相比，其巨噬细胞稀少和衬里层细胞增生缺乏的病理结果。

系统性红斑狼疮患者滑膜最常见的表现是滑膜衬里层细胞增生、缺乏炎性细胞浸润、充血和水肿、纤维蛋白样坏死和滑膜血管内膜纤维化，并且滑膜表面有纤维蛋白沉积[261]。然而这些并不是 SLE 特有的表现。

反应性关节炎患者的滑膜组织不像 RA 中所见到的那样，它没有绒毛样的增生，没有滑膜衬里层细胞肥大或灶性淋巴结集聚[262]。RA 与反应性关节炎之间其他的区别在于后者滑膜血管低表达或不表达 HLA-DQ 抗原[262]。反应性关节炎滑液中活化的 T 淋巴细胞一般为 CD8 阳性，而 RA 滑液中活化的 T 淋巴细胞一般为 CD4 阳性[263]。

与 RA 患者的滑膜组织相比，强直性脊柱炎患者的滑膜组织镜下和肉眼观察显示滑膜血管增加，而且伴有血管迂曲。与 RA 滑膜相比，其 T、B 淋巴细胞数都较少[264]。

十七、RA相关的综合征

（一）淀粉样变

淀粉样变（见第 93 章）定义为一组由不同生化状况引起的疾病，这些正常情况下无害的可溶性蛋白可以聚合形成不溶的原纤维[265]。原纤维与来自浆细胞的蛋白聚糖和蛋白质相关或与形成淀粉样沉积物的细胞外基质蛋白相关。这些沉积物占据各器官细胞外间隙，导致正常组织结构和功能破坏。

2%~23%的 RA 患者可发生炎症相关的淀粉样变或反应性系统性淀粉样变[266]，提示 RA 相关的淀粉样变为继发性淀粉样变的主要原因之一[267,268]。RA 发生淀粉样变的主要危险因素是疾病的持续活动性[269]。RA 中活化的单核巨噬细胞产生的细胞因子增加了急性相血清淀粉样蛋白 A 和蛋白溶解酶的表达，其中蛋白溶解酶可以通过蛋白溶解去除 C 末端区域的一部分，把这些前体物质转化成淀粉样蛋白 AA 的原纤维[265]。

淀粉样蛋白权威性的组织学诊断方法是偏振光显微镜下观察用刚果红染色的组织切片。光镜下淀粉样沉积物显示为均质的、无定形的红色物质。然而无定形的现象是假象，因为在偏振光显微镜下即使不染色，淀粉样沉积物显示为双折射，提示存在非常规则的结构。刚果红染色显著增加了淀粉样沉积物的双折光性，产生强烈的苹果绿双折光。这种特征性染色模式与线性的刚果红染料分子沿淀粉样蛋白原纤维轴平行排列相关[270]。纤维蛋白沉积物（可能与 HE 染色切片上的淀粉样沉积物相似），以及弹力纤维也是刚果红染色阳性，但它们都不显示苹果绿双折光[271]。胶原纤维在偏振光下是双折光。然而胶原的双折光并不被刚果红染色增强[272]。

诊断淀粉样变通常需要多种组织活检，包括上消化道、直肠、齿龈、球结膜和肾脏。腹部皮下脂肪穿刺活检，与其他部位活检比较，简单易行，安全性较高而且不超过患者的耐受能力，另外费用也较低，因此应用普遍[273,274]。为了有助于诊断，穿刺物质不仅要含有脂肪颗粒而且必须含有肉眼可见的脂肪组织片段。然而胃肠道活检的敏感性和诊断价值一直高于腹部脂肪活检[273,275]。

（二）干燥综合征

干燥综合征（见第 78 章）由干燥性角结膜炎、伴或不伴唾液腺肿大的口干燥症和 RA 或其他结缔组织疾病之一组成。干燥综合征的诊断经常依赖唇内存在的小唾液腺活检获得。组织学特征是非正常唾液腺中显著的淋巴细胞浸润。诊断标准包括至少要有四个唾液腺小叶存在，每 $4mm^2$ 区域至少有两个淋巴细胞灶，每个灶性集合由 50 个以上淋巴细胞组成（图 53.12）。这些淋巴细胞聚集应该出现在活检标本的几乎所有腺体内[276]，浆细胞和组织细胞也可能存在。

在干燥综合征中，可累及肺部，其淋巴细胞增殖过程与唾液腺和泪腺中见到的相似，导致气管和支气管内黏液腺分泌缺失[277]。淋巴细胞性间质性肺炎可能存在细支气管内部和周围显著的淋巴细胞浸润[278]。

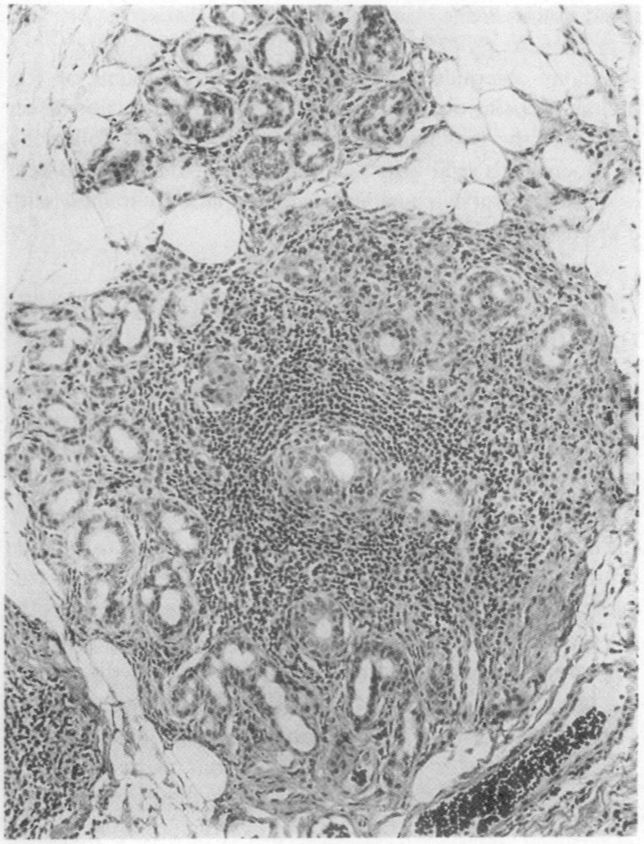

图53.12　干燥综合征，口唇的唾液腺。唾液腺导管周围密集的淋巴浆细胞浸润（HE染色，原图放大倍率×130）。

干燥综合征患者可能发生“假性淋巴瘤”，表现为淋巴结结构部分消失，代之以巨噬细胞、浆细胞、小淋巴细胞和免疫母细胞这些不同种类细胞在滤泡之间浸润。在淋巴窦内存在单核细胞样的 B 细胞。应该应用免疫组化检查仔细评估这些淋巴结节，以寻找浆细胞克隆的局灶区域（提示向恶性淋巴瘤转化），若发现这些区域，则意味着干燥综合征的患者患恶性淋巴瘤的风险增加[279]。

十八、小结

RA 是一种多个器官都有病理表现的系统性疾病。白细胞迁移到滑膜，继而触发一连串复杂的病理性免疫介导的事件，导致软骨、软组织和骨破坏。现在获得的关于参与 RA 中组织损害的分子和细胞因子的知识，为治疗这种慢性破坏性疾病提供了新的前景。

（高丽霞　译　张奉春　校）

参考文献

1. Bresnihan B, Tak PP, Emery P, et al. Synovial biopsy in arthritis research: five years of concerted European collaboration. *Ann Rheum Dis* 2000;59:506–510.
2. Katrib A, McNeil HP, Youssef PP. What can we learn from the synovium in early rheumatoid arthritis? *Inflamm Res* 2002;51:170–175.
3. Turesson C, O'Fallon WM, Crowson CS, et al. Occurrence of extra-articular disease manifestations is associated with excess mortality in a community based cohort of patients with rheumatoid arthritis. *J Rheumatol* 2002;29:62–67.
4. Okada Y, Naka K, Minamoto T, et al. Localization of type VI collagen in the lining cell layer of normal and rheumatoid synovium. *Lab Invest* 1990;63:647–656.
5. Wilkinson LS, Edwards JCW. Microvascular distribution in normal human synovium. *J Anat* 1989;167:129–136.
6. Zvaifler NJ, Firestein GS. Pannus and pannocytes: alternative models of joint destruction in rheumatoid arthritis. *Arthritis Rheum* 1994;37:783–789.
7. Edwards JCW, Wilkinson LS, Pitsillides AA. Palisading cells of rheumatoid nodules: comparison with synovial intimal cells. *Ann Rheum Dis* 1993;52:801–805.
8. Edwards JCW, Willoughby DA. Demonstration of bone marrow-derived cells in synovial lining by means of giant intercellular granules as genetic markers. *Ann Rheum Dis* 1982;41:177–182.
9. Edwards JCW. The origin of the type A synovial lining cell. *Immunobiology* 1982;161:227–231.
10. Schwachula A, Riemann D, Kehlen A, et al. Characterization of the immunophenotype and functional properties of fibroblast-like synoviocytes in comparison to skin fibroblasts and umbilical vein endothelial cells. *Immunobiology* 1994;190:67–92.
11. Wilkinson LS, Pitsillides AA, Worral JG, et al. Light microscope characterisation of the fibroblast-like synovial lining cell. *Arthritis Rheum* 1992;35:1179–1184.
12. Salter DM. Tenascin is increased in cartilage and synovium from arthritic knees. *Br J Rheum* 1993;32:780–786.
13. McCachren SS, Lightner VA. Expression of human tenascin in synovitis and its regulation by interleukin-1. *Arthritis Rheum* 1992;35:1185–1196.
14. Worrall JG, Bayliss MT, Edwards JCW. Morphological localization of hyaluronan in normal and diseased synovium. *J Rheumatol* 1991;18:

1466–1472.
15. Vollertsen RS, Conn DL. Vasculitis associated with rheumatoid arthritis. *Rheum Clin North Am* 1990;16:445–461.
16. Weinberg JB, Pippen AMM, Greenberg CS. Extravascular fibrin formation and dissolution in synovial tissue of patients with osteoarthritis and rheumatoid arthritis. *Arthritis Rheum* 1991;34:996–1005.
17. Soren A. *Histodiagnosis and clinical correlation of rheumatoid and other synovitis.* Philadelphia: JB Lippincott, 1978.
18. Lalor PA, Mapp PI, Hall PA, Revell PA. Proliferative activity of cells in synovium as determined by a monoclonal antibody Ki-67. *Rheumatol Int* 1987;7:183–186.
19. Coulton LA, Henderson B, Bitensky L, et al. DNA synthesis in human rheumatoid and non-rheumatoid synovial lining. *Ann Rheum Dis* 1980; 39:241–247.
20. Coulton LA, Henderson B, Chayen J. The assessment of DNA-synthetic activity. *Histochemistry* 1981;72:91–99.
21. Dreher R. The origin of synovial type A cells during inflammation: an experimental approach. *Immunobiology* 1982;161:232–245.
22. Katrib A, Tak PP, Bertouch JV, et al. Expression of chemokines and matrix metalloproteinases in early rheumatoid arthritis. *Rheumatology* 2001;40:988–994.
23. Smith MD, Kraan MC, Slavotinek J, et al. Treatment-induced remission in rheumatoid arthritis patients is characterized by a reduction in macrophage content of synovial biopsies. *Rheumatology* 2001;40:367–374.
24. Wakisaka S, Suzuki N, Takeba, et al. Modulation by proinflammatory cytokines of Fas/Fas ligand-mediated apoptotic cell death of synovial cells in patients with rheumatoid arthritis (RA). *Clin Exp Immunol* 1998;114:119–128.
25. Sugiyama M, Tsukazaki T, Yonekura A, et al. Localisation of apoptosis and expression of apoptosis related proteins in the synovium of patients with rheumatoid arthritis. *Ann Rheum Dis* 1996;55:442–449.
26. Szekanecz Z, Koch AE. Chemokines and angiogenesis. *Curr Opin Rheumatol* 2001;13:202–208.
27. O'Donnell K, Harkes IC, Dougherty L, et al. Expression of the receptor tyrosine kinase Ax1 and its ligand Gas6 in rheumatoid arthritis: evidence for a novel endothelial cell survival pathway. *Am J Pathol* 1999;154:1171–1180.
28. Berse B, Hunt JA, Diegel RJ, et al. Hypoxia augments cytokine (transforming growth factor-beta (TGF-beta) and IL-1-induced vascular endothelial growth factor secretion by human synovial fibroblasts. *Clin Exp Immunol* 1999;115:176–182.
29. Gravallese EM, Pettit AR, Lee R, et al. Angiopoietin-1 is expressed in the synovium of patients with rheumatoid arthritis and is induced by tumour necrosis factor α. *Ann Rheum Dis* 2003;62:100–107.
30. Yin G, Liu W, An P, et al. Endostatin gene transfer inhibits joint angiogenesis and pannus formation in inflammatory arthritis. *Mol Ther* 2002;5:547–554.
31. Kim J-M, Ho S-H, Park E-J, et al. Angiostatin gene transfer as an effective treatment strategy in murine collagen-induced arthritis. *Arthritis Rheum* 2002;46:793–801.
32. Matsuno H, Yudoh K, Uzuki M, et al. Treatment with the angiogenesis inhibitor endostatin: a novel therapy in rheumatoid arthritis. *J Rheumatol* 2002;29:890–895.
33. Nagashima M, Tanaka H, Takahashi H, et al. Study of the mechanism involved in angiogenesis and synovial cell proliferation in human synovial tissues of patients with rheumatoid arthritis using SCID mice. *Lab Invest* 2002;82:981–988.
34. Sekimoto T, Hamada K, Oike Y, et al. Effect of direct angiogenesis inhibition in rheumatoid arthritis using a soluble vascular endothelial growth factor receptor 1 chimeric protein. *J Rheumatol* 2002;29:240–245.
35. Ostergaard M, Hansen M, Stoltenberg M, et al. Magnetic resonance imaging-determined synovial membrane volume as a marker of disease activity and a predictor of progressive joint destruction in the wrists of patients with rheumatoid arthritis. *Arthritis Rheum* 1999;42: 918–929.
36. Kraan MC, Reece RJ, Smeets TJM, et al. Comparison of synovial tissues from the knee joints and small joints of rheumatoid arthritis patients:implications for pathogenesis and evaluation of treatment. *Arthritis Rheum* 2002;46:2034–2038.
37. Kirkham B, Portek I, Lee CS, et al. Intraarticular variability of synovial membrane histology, immunohistology, and cytokine mRNA expression in patients with rheumatoid arthritis. *J Rheumatol* 1999;26: 777–784.
38. Szekanecz Z, Strieter RM, Kunkel SL, et al. Chemokines in rheumatoid arthritis. *Springer Semin Pathol* 1998;20:115–132.
39. Tanaka Y, Fujii K, Hubscher S, et al. Heparan sulfate proteoglycan on endothelium efficiently induces integrin-mediated T cell adhesion by immobilizing chemokines in patients with rheumatoid synovitis. *Arthritis Rheum* 1998;41:1365–1377.
40. Yanni G, Whelan A, Feighery C, et al. Morphometric analysis of synovial membrane blood vessels in rheumatoid arthritis: associations with the immunohistologic features, synovial fluid cytokine levels, and the clinical course. *J Rheumatol* 1993;20:634–638.
41. Klimiuk PA, Sierakowski S, Latosiewicz, et al. Serum cytokines in different histological variants of rheumatoid synovitis. *J Rheumatol* 2001;28:1211–1217.
42. Takemura S, Braun A, Crowson C, et al. Lymphoid neogenesis in rheumatoid synovitis. *J Immunol* 2001;167:1072–1080.
43. Page G, Lebecque S, Miossec P. Anatomic localization of immature and mature dendritic cells in an ectopic lymphoid organ: correlation with selective chemokine expression in rheumatoid synovium. *J Immunol* 2002;168:5333–5341.
44. Oppenheimer-Marks N, Davis LS, Lipsky PE. Transendothelial migration of T cells in chronic inflammation. *Clin Trends* 1994;2:58–64.
45. Salmon M, Scheel-Toellner D, Huissoon AP, et al. Inhibition of T cell apoptosis in the rheumatoid synovium. *J Clin Invest* 1997;99:439–446.
46. Schirmer M, Vallejo AN, Weyand CM, et al. Resistance to apoptosis and elevated expression of Bcl-2 in clonally expanded $CD4^{+}CD28^{-}$ T cells from rheumatoid arthritis patients. *J Immunol* 1998;161:1018–1025.
47. Jenkins JK, Hardy KJ, McMurray RW. The pathogenesis of rheumatoid arthritis: guide to therapy. *Am J Med Sci* 2002;323:171–180.
48. Firestein GS. Mechanisms of tissue destruction and cellular activation in rheumatoid arthritis. *Curr Opin Rheum* 1992;4:348–354.
49. Richardson BC. T cell receptor usage in rheumatic disease. *Clin Exp Rheum* 1992;10:271–283.
50. Pluschke G, Ginter A, Taube H, et al. Analysis of T cell receptor Vβ regions expressed by rheumatoid synovial T lymphocytes. *Immunobiology* 1993;188:330–339.
51. Goronzy JJ, Zettl A, Weuand CM. T cell receptor repertoire in rheumatoid arthritis. *Int Rev Immunol* 1998;17:339–363.
52. Martens PB, Goronzy JJ, Schaid D, et al. Expansion of unsual $CD4^{+}$ T cells in severe rheumatoid arthritis. *Arthritis Rheum* 1997;40:1106–1114.
53. Schmidt D, Goronzy JJ, Weyand CM. $CD4^{+}$ $CD7^{-}$ $CD28^{-}$ T cells are expanded in rheumatoid arthritis and are characterized by autoreactivity. *J Clin Invest* 1996;97:2027–2037.
54. Alam A, Lambert N, Lule J, et al. Persistence of dominant T cell clones in synovial tissues during rheumatoid arthritis. *J Immunol* 1996;156:3480–3485.
55. Weyand CM. New insights into the pathogenesis of rheumatoid arthritis. *Rheumatology* 2000;39:3–8.
56. Yamanishi Y, Firestein GS. Pathogenesis of rheumatoid arthritis: the role of synoviocytes. *Rheum Clin North Am* 2001;27:355–371.
57. Lee DM, Friend DS, Gurish MF, et al. Mast cells: a cellular link between autoantibodies and inflammatory arthritis. *Science* 2002;297: 1689–1692.
58. Tetlow LC, Wooley DE. Mast cells, cytokines, and metalloproteinases at the rheumatoid lesion: dual immunolocalisation studies. *Ann Rheum Dis* 1995;54:896–903.
59. Wooley DE, Tetlow LC. Mast cell activation and its relation to proinflammatory cytokine production in the rheumatoid lesion. *Arthritis Res* 2000;2:65–74.
60. Kobayashi Y, Okunishi H. Mast cells as a target of theumatoid arthritis treatment. *Jpn J Pharmacol* 2002;90:7–11.
61. Hiromatsu Y, Toda S. Mast cells and angiogenesis. *Microscopy Res Tech* 2003;60:64–69.
62. Yamada T, Sawatsubashi M, Yakushiji H, et al. Localization of vascular endothelial growth factor in synovial membrane mast cells: examination with "multi-labeling subtraction immunostaining." *Virchows Arch* 1998;433:567–570.
63. Wooley DE. The mast cell in inflammatory arthritis. *N Engl J Med* 2003;348:1709–1710.
64. Allard SA, Muirden KD, Maini RN. Correlation of histopathologic features of pannus with patterns of tissue damage in different joints in rheumatoid arthritis. *Ann Rheum Dis* 1991;50:278–283.
65. Allard SA, Bayliss MT, Maini RN. The synovium-cartilage junction of the normal human knee: implications for joint destruction and repair. *Arthritis Rheum* 1990;33:1170–1179.

66. Shiozawa S, Shiozawa K, Fujita T. Morphologic observations in the early phase of the cartilage-pannus junction: light and electron microscopic studies of active cellular pannus. *Arthritis Rheum* 1983;26: 472–478.
67. Scott BB, Weisbrot LM, Greenwood JD, et al. Rheumatoid arthritis synovial fibroblast and U937 macrophage/monocyte cell line interaction in cartilage degradation. *Arthritis Rheum* 1997;40:490–498.
68. Wang AZ, Wang JC, Fisher GW, et al. Interleukin-1 beta-stimulated invasion of articular cartilage by rheumatoid synovial fibroblasts is inhibited by antibodies to specific integrin receptors and by collagenase inhibitors. *Arthritis Rheum* 1997;40:1298–1307.
69. Kobayashi I, Ziff M. Electron microscopic studies of the cartilage-pannus junction in rheumatoid arthritis. *Arthritis Rheum* 1975;18: 475–483.
70. Krane SM, Conca W, Stephenson ML, et al. Mechanisms of matrix degradation in rheumatoid arthritis. *Ann NY Acad Sci* 1990;580:340–354.
71. Waller HA, Butler MG, McClean JGB, et al. Localisation of fibronectin mRNA in the rheumatoid synovium by in situ hybridisation. *Ann Rheum Dis* 1992;51:735–740.
72. Cutolo M, Picasso M, Ponassi M, et al. Tenascin and fibronectin distribution in human normal and pathological synovium. *J Rheumatol* 1992;19:1439–1447.
73. Shiozawa K, Shiozawa S, Shimizu S, et al. Fibronectin on the surface of articular cartilage in rheumatoid arthritis. *Arthritis Rheum* 1984;27: 615–622.
74. Clemmensen I, Andersen RB. Different molecular forms of fibronectin in rheumatoid synovial fluid. *Arthritis Rheum* 1984;25:25–31.
75. Griffiths AM, Herbert KE, Perret D, et al. Fragmented fibronectin and other synovial fluid proteins in chronic arthritis: their relation to immune complexes. *Clin Chim Acta* 1989;184:133–146.
76. Pitzalis C, Kingsley GH, Covelli M, et al. Selective migration of the human helper-inducer memory T cell subset: confirmation by *in vivo* cellular kinetic studies. *Eur J Immunol* 1991;21:369–376.
77. Brennan FR, Mikecz K, Glant TT, et al. CD44 expression by leucocytes in rheumatoid arthritis and modulation by specific antibody: implications for lymphocyte adhesion to endothelial cells and synoviocytes *in vitro*. *Scand J Immunol* 1997;45:213–220.
78. Lanchbury JS, Pitzalis C. Cellular immune mechanisms in rheumatoid arthritis and other inflammatory arthritides. *Curr Opin Immunol* 1993; 5:918–924.
79. Van Seventer GA, Newman W, Shimizu Y, et al. Analysis of T cell stimulation by superantigen plus major histocompatibility complex class II molecules or by CD3 monoclonal antibody: costimulation by purified adhesion ligands VCAM-1, ICAM-1, but not ELAM-1. *J Exp Med* 1991;174:901–913.
80. Miyake S, Yagita H, Maruyama T, et al. β1 integrin-mediated interaction with extracellular matrix proteins regulates cytokine gene expression in synovial fluid cells of rheumatoid arthritis patients. *J Exp Med* 1993;177:863–868.
81. Hale LP, Martin ME, McCollum DE, et al. Immunohistologic analysis of the distribution of cell adhesion molecules within the inflammatory synovial microenvironment. *Arthritis Rheum* 1989;32:22–30.
82. Athanasou NA, Quinn J. Immunocytochemical analysis of human synovial lining cells: phenotypic relation to other marrow derived cells. *Ann Rheum Dis* 1991;50:311–315.
83. Nakatsuka K, Tanaka Y, Hubscher S, et al. Rheumatoid synovial fibroblasts are stimulated by cellular adhesion to T cells through lymphocyte function associated antigen-1/intercellular adhesion molecule-1. *J Rheumatol* 1997;24:458–464.
84. Smith MD, Slavotinek J, Au V, et al. Successful treatment of rheumatoid arthritis is associated with a reduction in synovial membrane cytokines and cell adhesion molecule expression. *Rheumatology* 2001; 40:965–977.
85. Shang XZ, Lang BJ, Issekutz AC. Adhesion molecule mechanisms mediating monocyte migration through synovial fibroblast and endothelium barriers: role for CD11/CD18, very late antigen-4 (CD49d/CD29), very late antigen-5 (CD49e/CD29), and vascular cell adhesion molecule (CD106). *J Immunol* 1998;160:467–474.
86. Elices MJ, Osborn L, Takada Y, et al. VCAM-1 on activated endothelium interacts with the leukocyte integrin VLA-4 at a site distinct from the VLA-4/fibronectin binding site. *Cell* 1990;60:977–984.
87. Lazarovits AI, Karsh J. Differential expression in rheumatoid synovium and synovial fluid of α2β7 integrin: a novel receptor for fibronectin and vascular cell adhesion molecule-1. *J Immunol* 1993; 151:6482–6489.
88. Veale DJ, Maple C. Cell adhesion molecules in rheumatoid arthritis. *Drugs Aging* 1996;9:87–92.
89. Shimizu Y, van Seventer GA, Horgan KJ, et al. Costimulation of proliferative responses of resting CD4+ T cells by the interaction of VLA-4 and VLA-5 with fibronectin or VLA-6 with laminin. *J Immunol* 1990;145:59–67.
90. Sarkissian M, Lafyatis R. Integrin engagement regulates proliferation and collagenase expression of rheumatoid synovial fibroblasts. *J Immunol* 1999;162:1772–1779.
91. Haynes BF, Hale LP, Patton KL, et al. Measurement of an adhesion molecule as an indicator of inflammatory disease activity: up-regulation of the receptor for hyaluronate (CD44) in rheumatoid arthritis. *Arthritis Rheum* 1991;34:1434–1443.
92. DeGrendele HC, Estess P, Siegelman MH. Requirement for CD44 in activated T cell extravasation into an inflammatory site. *Science* 1997;278:672–675.
93. Denning SM, Le PT, Singer KH, et al. Antibodies against the CD44 p80, lymphocyte homing receptor molecule augment human peripheral blood T cell activation. *J Immunol* 1990;144:7–15.
94. Shimizu Y, Van Seventer GA, Siriganian R, et al. Dual role of the CD44 molecule in T cell adhesion and activation. *J Immunol* 1989; 143:2457–2463.
95. Fujii K, Tanaka Y, Hubscher S, et al. Cross-linking of CD44 on rheumatoid synovial cells up-regulates VCAM-1. *J Immunol* 1999; 162:2391–2398.
96. Neidhart M, Gay RE, Gay S. Anti-interleukin 1 and anti-CD44 interventions producing significant inhibition of cartilage destruction in an *in vitro* model of cartilage invasion by rheumatoid arthritis synovial fibroblasts. *Arthritis Rheum* 2000;43:1719–1728.
97. Feldmann M, Maini RN. Role of cytokines in the pathogenesis of rheumatoid arthritis. *Rheumatology* 1999;38:3–7.
98. Brennan FM, Maini RN, Feldmann M. Role of pro-inflammatory cytokines in rheumatoid arthritis. *Springer Semin Immunopathol* 1998;20:133–147.
99. Feldmann M, Maini RN. Anti-TNFα therapy of rheumatoid arthritis: what have we learned? *Annu Rev Immunol* 2001;19:163–196.
100. Alsalamah S, Winter K, Al-Ward R, et al. Distribution of TNF-alpha, TNF-R55, and TNF-R75 in the rheumatoid synovial membrane. *Scand J Immunol* 1999;49:278–285.
101. Klimiuk PA, Goronzy JJ, Bjoronsson J, et al. Tissue cytokine patterns distinguish variants of rheumatoid synovitis. *Am J Pathol* 1997;151: 1311–1319.
102. Hessian PA, Highton J, Kean A, et al. Cytokine profile of the rheumatoid nodule suggests that it is a Th1 granuloma. *Arthritis Rheum* 2003;48:334–338.
103. Firestein GS, Paine M. Stromelysin and tissue inhibitor of metalloproteinase (TIMP) gene expression in rheumatoid arthritis synovium. *Am J Pathol* 1992;140:1309–1314.
104. Iwata K, Yamashita K, Kodama S, et al. Significance of tissue inhibitor of metalloproteinases (TIMP) in synovial fluid of rheumatoid arthritis. *Matrix* 1992;1:332–333.
105. Katrib A, Tak PP, Bertouch JV, et al. Expression of chemokines and matrix metalloproteinases in early rheumatoid arthritis. *Rheumatology* 2001;40:988–994.
106. McCachren SS, Haynes BF, Niedel J. Localization of collagenase mRNA in rheumatoid arthritis synovium by *in situ* hybridization histochemistry. *J Clin Immunol* 1990;135:1055–1064.
107. Cunnane G, Fitzgerald O, Hummel KM, et al. Synovial tissue protease gene expression and joint erosions in early rheumatoid arthritis. *Arthritis Rheum* 2001;44:1744–1753.
108. Sato T, Ito A, Mori Y. Interleukin 6 enhances the production of tissue inhibitor of metalloproteinases (TIMP) but not that of matrix metalloproteinases by human fibroblasts. *Biochem Biophys Res Commun* 1990;170:824–829.
109. Lotz M, Guerne PA. Interleukin-6 induces the synthesis of tissue inhibitor of metalloproteinases-1/erythroid potentiating activity (TIMP-1/EPA). *J Biol Chem* 1991;266:2017–2020.
110. MacNaul KL, Chartrain N, Lark M, et al. Discoordinate expression of stromelysin, collagenase, and tissue inhibitor of metalloproteinases-1 in rheumatoid synovial fibroblasts: synergistic effects of interleukin-1 and tumor necrosis factor-α on stromelysin expression. *J Biol Chem* 1990;265:17238–17245.

111. Firestein GS, Paine MM, Littman BH. Gene expression (collagenase, tissue inhibitor of metalloproteinases, complement, and HLA-DR) in rheumatoid arthritis and osteoarthritis synovium. *Arthritis Rheum* 1991;34:1094–1105.
112. van der Laan WH, Quax PHA, Seemayer CA, et al. Cartilage degradation and invasion by rheumatoid synovial fibroblasts is inhibited by gene transfer of TIMP-1 and TIMP-3. *Gene Ther* 2003;10:234–242
113. Lark MW, Bayne EK, Flanagan J, et al. Aggrecan degradation in human cartilage. Evidence for both matrix metalloproteinase and aggrecanase activity in normal, osteoarthritic, and rheumatoid joints. *J Clin Invest* 1997;100:93–106.
114. Vankemmelbeke MN, Ilic MZ, Handley CJ, et al. Coincubation of bovine synovial or capsular tissue with cartilage generates a soluble "aggrecanase" activity. *Biochem Biophys Res Commun* 1999;255:686–691.
115. Arner EC, Pratta MA, Trzaskos JM, et al. Generation and characterization of aggrecanase: a soluble, cartilage-derived aggrecan-degrading ability. *J Biol Chem* 1999;274:6594–6601.
116. Abbaszade I, Liu RQ, Yang F, et al. Cloning and characterization of ADAMTS11, an aggrecanase from the ADAMTS family. *J Biol Chem* 1999;274:23443–23450.
117. Tortorella MD, Burn TC, Pratta MA, et al. Purification and cloning of aggrecanase-1: a member of the ADAMTS family of proteins. *Science* 1999;284:1664–1666.
118. Moore CP, Willkens RF. The subcutaneous nodule: its significance in the diagnosis of rheumatic disease. *Semin Arthritis Rheum* 1977;7:63–79.
119. Hurd ER. Extraarticular manifestations of rheumatoid arthritis. *Semin Arthritis Rheum* 1979;8:151–176.
120. Karam NE, Roger L, Hankins LL, et al. Rheumatoid nodulosis of the meninges. *J Rheumatol* 1994;21:1960–1963.
121. Sasaki S, Nakamura K, Oda H, et al. Thoracic myelopathy due to intraspinal rheumatoid nodules. *Scand J Rheumatol* 1997;26:227–228.
122. Friedman BA, Rice DH. Rheumatoid nodules of the larynx. *Arch Otolaryngol* 1975;101:361–363.
123. Woo P, Mendelsohn J, Humphrey D. Rheumatoid nodules of the larynx. *Otolaryngol Head Neck Surg* 1995;113:147–150.
124. Konishi T, Saida T, Nishitani H. Orbital apex syndrome caused by rheumatoid nodules. *J Neurol Neurosurg Psychiatry* 1986;49:460–462.
125. Starok M, Eilenberg SS, Resnick D. Rheumatoid nodules: MRI characteristics. *Clin Imaging* 1998;22:216–219.
126. El-Noueam KI, Giuliano V, Schweitzer ME, et al. Rheumatoid nodules: MR/pathological correlation. *J Comput Assist Tomogr* 1997;21:796–799.
127. Adelman HM, Dupont EL, Flannery MT, et al. Case report: recurrent pneumothorax in a patient with rheumatoid arthritis. *Am J Med Sci* 1994;308:171–172.
128. Laloux L, Chevalier X, Maitre B, et al. Unusual onset of rheumatoid arthritis with diffuse pulmonary nodulosis: a diagnostic problem. *J Rheumatol* 1999;26:920–922.
129. Appleton MA, Ismail SM. Ulcerating rheumatoid nodule of the vulva. *J Clin Pathol* 1996;49:85–87.
130. Fukase M, Koizumi F, Wakaki K. Histopathologic analysis of sixteen subcutaneous nodules. *Acta Pathol Jpn* 1980;30:871–882.
131. Ziff M. The rheumatoid nodule. *Arthritis Rheum* 1990;33:761–767.
132. Nosanchuk JS, Naylor B. A unique cytologic picture in pleural fluid from patients with rheumatoid arthritis. *Am J Clin Pathol* 1968;50:330–335.
133. Duke OL, Hobbs S, Panayi GS, et al. A combined immunohistological and histochemical analysis of lymphocyte and macrophage subpopulations in the rheumatoid nodule. *Clin Exp Immunol* 1984;56:239–246.
134. Athanasou NA, Quinn J, Woods CG, et al. Immunohistology of rheumatoid nodules and rheumatoid synovium. *Ann Rheum Dis* 1988;47:398–403.
135. Elewaut D, De Keyser F, De Wever N, et al. A comparative phenotypical analysis of rheumatoid nodules and rheumatoid synovium with special reference to adhesion molecules and activation markers. *Ann Rheum Dis* 1998;57:480–486.
136. Wikaningrum R, Highton J, Parker A, et al. Pathogenetic mechanisms in the rheumatoid nodule: comparison of proinflammatory cytokine production and cell adhesion molecule expression in rheumatoid nodules and synovial membranes from the same patient. *Arthritis Rheum* 1998;41:1783–1797.
137. Levesque ML, Radcliff G, Haynes BF. *In vitro* culture of human peripheral blood monocytes induces monocyte-hyaluronan binding and upregulates monocyte variant CD44 isoform expression. *J Immunol* 1996;156:1557–1565.
138. Hale LP, Haynes BF, McCachren SS. CD44 variants in human inflammatory synovitis. *J Clin Immunol* 1995;15:300–311.
139. Patterson JW. Rheumatoid nodule and subcutaneous granuloma annulare: a comparative histologic study. *Ann J Dermatopathol* 1988;10:1–8.
140. Filho JS, Soares MF, Wal R, et al. Fine needle aspiration cytology of pulmonary rheumatoid nodule: case report and review of the major cytologic features. *Diagn Cytopathol* 2002;26:150–153.
141. Alarcon GS, Koopman WJ, McCarty MJ. Nonperipheral accelerated nodulosis in a methotrexate-treated rheumatoid arthritis patient. *Arthritis Rheum* 1993;36:132–133.
142. Williams FM, Cohen PR, Arnett FC. Accelerated cutaneous nodulosis during methotrexate therapy in a patient with rheumatoid arthritis. *J Am Acad Dermatol* 1998;39:359–362.
143. Falcini F, TaccettiG, Ermini M, et al. Methotrexate-associated appearance and rapid progression of rheumatoid nodules in systemic-onset juvenile rheumatoid arthritis. *Arthritis Rheum* 1997;40:175–178.
144. Spadaro A, Fiore D, Iagnocco A, et al. Rheumatoid nodules and cyclosporin A treatment. *Int J Clin Pharmacol Res* 1994;14:75–78.
145. DiFrancesco L, Miller F, Greenwald RA. Detailed immunohistologic evaluation of a methotrexate-induced nodule. *Arch Pathol Lab Med* 1994;118:1223–1225.
146. Danning CL, Illei GG, Boumpas DT. Vasculitis associated with primary rheumatologic diseases. *Curr Opin Rheumatol* 1998;10:58–65.
147. Babian M, Nasef S, Soloway G. Gastrointestinal infarction as a manifestation of rheumatoid vasculitis. *Am J Gastroenterol* 1998;93:119–120.
148. Scott DGI, Bacon PA, Tribe CR. Systemic rheumatoid vasculitis: a clinical and laboratory study of 50 cases. *Medicine* 1981;60:288–297.
149. Reimer KA, Rodgers RF, Oyasu R. Rheumatoid arthritis with rheumatoid heart disease and granulomatous aortitis. *JAMA* 1976;235:2510–2512.
150. Gravallese EM, Corson JM, Coblyn JS, et al. Rheumatoid aortitis: a rarely recognized but clinically significant entity. *Medicine* 1989;68:95–106.
151. Kuehne SE, Gauvin GP, Shortsleeve MJ. Small bowel stricture caused by rheumatoid vasculitis. *Radiology* 1992;184:215–216.
152. Craig SD, Jorizzo JL, White WL, et al. Cutaneous signs of rheumatic disease: acral purpuric papules in a patient with clinical rheumatoid arthritis. *Arthritis Rheum* 1994;37:957–959.
153. Smith ML, Jorizzo JL, Semble E, et al. Rheumatoid papules: lesions showing features of vasculitis and palisading granuloma. *J Am Acad Dermatol* 1989;20:348–352.
154. Conn DL, McDuffie FC, Dyck PJ. Immunopathologic study of sural nerves in rheumatoid arthritis. *Arthritis Rheum* 1972;15:135–143.
155. Van der Zee JM, Heurkens AHM, van der Voort EAM, et al. Characterization of anti-endothelial antibodies in patients with rheumatoid arthritis complicated by vasculitis. *Clin Exp Rheumatol* 1991;9:589–594.
156. Salih AM, Nixon NB, Dawes PT, et al. Soluble adhesion molecules and anti-endothelial cell antibodies in patients with rheumatoid arthritis complicated by peripheral neuropathy. *J Rheumatol* 1999;26:551–555.
157. Voskuyl AE, van Duinen SG, Zwinderman AH, et al. The diagnostic value of perivascular infiltrates in muscle biopsy specimens for the assessment of rheumatoid vasculitis. *Ann Rheum Dis* 1998;57:114–117.
158. Voskuyl AE, Emeis JJ, Hazes JM, et al. Levels of circulating cellular fibronectin are increased in patients with rheumatoid vasculitis. *Clin Exp Rheumatol* 1998;16:429–434.
159. Kuryliszyn-Moskel A. Cytokines and soluble CD4 and CD8 molecules in rheumatoid arthritis: relationships to systemic vasculitis and microvascular capillaroscopic abnormalities. *Clin Rheumatol* 1998;17:489–495.
160. Baggenstoss AH, Rosenberg EF. Visceral lesions associated with chronic infectious (rheumatoid) arthritis. *Arch Pathol* 1943;35:503–

516.
161. Horler AR, Thompson M. The pleural and pulmonary complications of rheumatoid arthritis. *Ann Intern Med* 1959;51:1179–1203.
162. Aru A, Engel E, Francis D. Characteristic and specific histological findings in rheumatoid pleurisy. *Acta Path Microbiol Immunol Scand* 1986A;94:57–62.
163. Pritikin ND, Jensen WA, Yenokida GG, et al. Respiratory failure due to a massive rheumatoid pleural effusion. *J Rheumatol* 1990;17:673–675.
164. Tarn AC, Lapworth R. Biochemical analysis of pleural fluid: what should we measure? *Ann Clin Biochem* 2001;38:311–322.
165. Dodson WH, Hollingsworth JW. Pleural effusion in rheumatoid arthritis: impaired transport of glucose. *N Engl J Med* 1966;275:1337–1342.
166. Joseph J, Sahn SA. Connective tissue diseases and the pleura. *Chest* 1993;104:262–270.
167. Soderblom T, Pettersson T, Nyberg P, et al. High pleural fluid hyaluronan concentrations in rheumatoid arthritis. *Eur Respir J* 1999;13:519–522.
168. Naylor B. The pathognomonic cytologic picture of rheumatoid pleuritis: the 1989 Maurice Goldblatt cytology award lecture. *Acta Cytol* 1990;34:465–473.
169. Boddington MM, Spriggs AI, Morton JA, et al. Cytodiagnosis of rheumatoid pleural effusions. *J Clin Pathol* 1971;24:95–106.
170. Engel U, Aru A, Francis D. Rheumatoid pleurisy: specificity of cytologic findings. *Acta Path Microbiol Immunol Scand* 1986A;94:53–56.
171. Chou C-W, Chang S-C. Pleuritis as a presenting manifestation of rheumatoid arthritis:diagnostic clues in pleural fluid cytology. *Am J Med Sci* 2002;323:158–161.
172. Shiel WC Jr, Prete PF. Pleuropulmonary manifestations of rheumatoid arthritis. *Semin Arthritis Rheum* 1984;13:235–243.
173. Gilligan DM, O'Connor CM, Ward K, et al. Bronchoalveolar lavage in patients with mild and severe rheumatoid lung disease. *Thorax* 1990;45:591–596.
174. Suzuki A, Ohosone Y, Obana M, et al. Cause of death in 81 autopsied patients with rheumatoid arthritis. *J Rheumatol* 1994;21:33–36.
175. Gabbay E, Lake FR, Cameron D, et al. Interstitial lung disease in recent onset rheumatoid arthritis. *Am J Respir Crit Care Med* 1997;156:528–525.
176. Gochuico BR. Potential pathogenesis and clinical aspects of pulmonary fibrosis associated with rheumatoid arthritis. *Am J Med Sci* 2001;321:83–88.
177. Colby TV. Pathologic aspects of bronchiolitis obliterans organizing pneumonia. *Chest* 1992;102(suppl):38–43.
178. Sternberg SS, ed. *Diagnostic surgical pathology,* 3rd ed. Philadelphia: Lippincott Williams & Wilkins, 1999:1018.
179. Magro CM, Morrison C, Pope-Harman A, et al. Direct and indirect immunofluorescence as a diagnostic adjunct in the interpretation of nonneoplastic medical lung disease. *Am J Clin Pathol* 2003;119:279–289.
180. Caplan A. Certain unusual radiological appearances in the chest of coal miners suffering from rheumatoid arthritis. *Thorax* 1953;8:29–37.
181. Williams WJ. Caplan's syndrome. *Br J Clin Pract* 1991;45:285–288.
182. Shannon TM, Gale ME. Noncardiac manifestations of rheumatoid arthritis in the thorax. *J Thorac Imaging* 1992;7:19–29.
183. Goehrs HR, Baggenstoss AH, Slocumb CH. Cardiac lesions in rheumatoid arthritis. *Arthritis Rheum* 1960;3:298–308.
184. Mody GM, Stevens JE, Meyers OL. The heart in rheumatoid arthritis—a clinical and echocardiographic study. *Q J Med* 1987;65:921–928.
185. Bonfiglio T, Atwater EC. Heart disease in patients with seropositive rheumatoid arthritis: a controlled autopsy study and review. *Arch Intern Med* 1969;124:714–719.
186. Lebowitz WB. The heart in rheumatoid arthritis: a clinical and pathologic study of 62 cases. *Ann Intern Med* 1963;58:102–123.
187. Suriani RJ, Lansman S, Konstadt S. Intracardiac rheumatoid nodule presenting as a left atrial mass. *Am Heart J* 1994;127:463–465.
188. Webber MD, Selsky EJ, Roper PA. Identification of a mobile intracardiac rheumatoid nodule mimicking an atrial myxoma. *J Am Soc Echocardiogr* 1995;8:961–964.
189. Mounet FS, Soula P, Concina P, et al. A rare case of embolizing cardiac tumor: rheumatoid nodule of the mitral valve. *J Heart Valve Dis* 1997;6:77–78.
190. Chand EM, Freant LJ, Rubin JW. Aortic valve rheumatoid nodules producing clinical aortic regurgitation and a review of the literature. *Cardiovasc Pathol* 1999;8:333–338.
191. Shimaya K, Kurihashi A, Masago R, et al. Rheumatoid arthritis and simultaneous aortic, mitral, and tricuspid valve incompetence. *Int J Cardiol* 1999;71:181–183.
192. Abbas A, Byrd BF. Right-sided heart failure due to right ventricular cavity obliteration by rheumatoid nodules. *Am J Cardiol* 2000;86:711–712.
193. Morris PB, Inber MJ, Heinsimer JA, et al. Rheumatoid arthritis and coronary arteritis. *Am J Cardiol* 1986;57:689–690.
194. Cotran RS, Kumar V, Collins T. *Robbins pathologic basis of disease,* 6th ed. Philadelphia: WB Saunders, 1999:589.
195. Thompson M, Eadie S. Keratoconjunctivitis sicca and rheumatoid arthritis. *Ann Rheum Dis* 1956;15:21–25.
196. Reddy CV, Foster CS. Adult rheumatoid arthritis. In: Albert DM, Jakobiec FA, eds. *Principles and practice of ophthalmology.* Philadelphia: WB Saunders, 1994.
197. Sjögren H, Bloch KJ. Keratoconjunctivitis sicca and the Sjögren syndrome. *Surv Ophthalmol* 1971;16:145–159.
198. Michels ML, Cobo LM, Caldwell DS, et al. Rheumatoid arthritis and sterile corneal ulceration. *Arthritis Rheum* 1984;27:606–616.
199. Dayer J-M, Russell RGG, Krane SM. Collagenase production by rheumatoid synovial cells: stimulation by a human lymphocyte factor. *Science* 1977;195:181–183.
200. Squirrell DM, Winfield J, Amos RS. Peripheral ulcerative keratitis "corneal melt" and rheumatoid arthritis: a case series. *Rheumatology* 1999;38:1245–1248.
201. Hazleman BL. Rheumatic disorders of the eye and the various structures involved. *Br J Rheumatol* 1996;35:258–268.
202. Watson PG, Hayreh SS. Scleritis and episcleritis. *Br J Ophthalmol* 1976;60:163–191.
203. Verhoeff FH, King MJ. Scleromalacia perforans. *Arch Ophthalmol* 1938;20:1013–1035.
204. McGavin DDM, Williamson J, Forrester JV, et al. Episcleritis and scleritis: a study of their clinical manifestations and associations with rheumatoid arthritis. *Br J Ophthalmol* 1976;60:192–226.
205. Riono WP, Hidayat AA, Rao NA. Scleritis: a clinicopathologic study of 55 cases. *Ophthalmology* 1999;106:1328–1333.
206. Rao NA, Marak GE, Hidayat AA. Necrotizing scleritis: a clinicopathologic study of 41 cases. *Ophthalmology* 1985;92:1542–1549.
207. Matsuo T, Koyama T, Morimoto N, et al. Retinal vasculitis as a complication of rheumatoid arthritis. *Ophthalmologica* 1990;201:196–200.
208. Giordano N, D'Ettorre M, Biasi G, et al. Retinal vasculitis in rheumatoid arthritis: an angiographic study. *Clin Exp Rheumatol* 1990;8:121–125.
209. Motulsky AG, Weinburg S, Saphir O, et al. Lymph nodes in rheumatoid arthritis. *Arch Intern Med* 1952;90:660–676.
210. Robertson MDJ, Dudley HF, White WF, et al. Rheumatoid lymphadenopathy. *Ann Rheum Dis* 1968;27:253–260.
211. Symmons DPM, Ahern M, Bacon PA, et al. Lymphoproliferative malignancy in rheumatoid arthritis: a study of 20 cases. *Ann Rheum Dis* 1984;43:132–135.
212. Kojima M, Hosomura Y, Itoh H, et al. Reactive proliferative lesions in lymph nodes from rheumatoid arthritis patients: a clinicopathological and immunohistological study. *Acta Pathol Jpn* 1990;40:249–254.
213. Numata Y, Matsuura Y, Onishi S, et al. Case report: interleukin-6 positive follicular hyperplasia in the lymph node of a patient with rheumatoid arthritis. *Am J Hematol* 1991;36:282–284.
214. Kondratowicz GM, Symmons DPM, Bacon PA, et al. Rheumatoid lymphadenopathy: a morphological and immunohistochemical study. *J Clin Pathol* 1990;40:106–113.
215. McCluggage WG, Bharucha H. Lymph node hyalinisation in rheumatoid arthritis and systemic sclerosis. *J Clin Pathol* 1994;47:138–142.
216. Fishman D, Isenberg DA. Splenic involvement in rheumatic diseases. *Semin Arthritis Rheum* 1997;27:141–155.
217. Rosenstein ED, Kramer N. Felty's and pseudo-Felty's syndromes. *Semin Arthritis Rheum* 1991;21:129–142.
218. Laszlo J, Jones R, Silberman HR, et al. Splenectomy for Felty's syndrome: clinicopathological study of 27 patients. *Arch Intern Med* 1978;138:597–602.
219. van Krieken JHJM, Breedveld FC, te Velde J. The spleen in Felty's syndrome: a histological, morphometrical, and immunohistochemical study. *Eur J Hematol* 1988;40:58–64.

220. Campbell DA, Corman LC, Williams RC Jr. Splenectomy as treatment for nonhealing soft tissue defect after total knee arthroplasty in a patient with Felty's syndrome. *J Rheumatol* 1992;19:1126–1129.
221. Barnes CG, Turnbull AL, Vernon-Roberts B. Felty's syndrome: a clinical and pathological survey of 21 patients and their response to treatment. *Ann Rheum Dis* 1971;30:359–374.
222. Young ID, Segura J, Ford PM, et al. The pathogenesis of nodular regenerative hyperplasia of the liver associated with rheumatoid vasculitis. *J Clin Gastroenterol* 1992;14:127–131.
223. Ruiz FP, Martinez FJO, Mendoza ACZ, et al. Nodular regenerative hyperplasia of the liver in rheumatic diseases: report of seven cases and review of the literature. *Semin Arthritis Rheum* 1991;21:47–54.
224. Goritsas C, Roussos A, Ferti A, et al. Nodular regenerative hyperplasia in a rheumatoid arthritis patient without Felty's syndrome. *J Clin Gastroenterol* 2002;35:363–364.
225. Kraus A, Palacios A, Munoz L. Muscular involvement in systemic rheumatoid vasculitis. *Br J Rheumatol* 1992;31:355–356.
226. Chang DJ, Paget SA. Neurologic complications of rheumatoid arthritis. *Rheum Clin North Am* 1993;19:955–973.
227. Puechal X, Said G, Job-Deslandre C, et al. Muscular involvement in systemic rheumatoid vasculitis. *Br J Rheumatol* 1993;32:766–767.
228. Cannon GW. Pulmonary complications of antirheumatic therapy. *Semin Arthritis Rheum* 1990;19:353–364.
229. Zitnik RJ, Cooper JAD Jr. Pulmonary disease due to antirheumatic agents. *Clin Chest Med* 1990;11:139–150.
230. Hamadeh MA, Atkinson J, Smith LJ. Sulfasalazine-induced pulmonary disease. *Chest* 1992;101:1033–1037.
231. Keane J, Gershon S, Wise RP, et al. Tuberculosis associated with infliximab, a tumor necrosis factor (alpha)-neutralizing agent. *N Engl J Med* 2001;345:1098–1104.
232. Lee J-H, Slifman NR, Gershon SK, et al. Life-threatening histoplasmosis complicating immunotherapy with tumor necrosis factor α antagonists infliximab and etanercept. *Arthritis Rheum* 2002;46:2565–2570.
233. Hargreaves MR, Mowat AG, Benson MK. Acute pneumonitis associated with low dose methotrexate treatment for rheumatoid arthritis: report of five cases and review of published reports. *Thorax* 1992;47:628–633.
234. Carroll GJ, Thomas R, Phatouros CC, et al. Incidence, prevalence, and possible risk factors for pneumonitis in patients with rheumatoid arthritis receiving methotrexate. *J Rheumatol* 1994;21:51–54.
235. St. Clair EW, Rice JR, Snyderman R. Pneumonitis complicating low-dose methotrexate therapy in rheumatoid arthritis. *Arch Intern Med* 1985;145:2035–2038.
236. Lang B, Riegel W, Peters T, et al. Low dose methotrexate therapy for rheumatoid arthritis complicated by pancytopenia and *Pneumocystis carinii* pneumonia. *J Rheumatol* 1991;18:1257–1259.
237. Flood DA, Chan CK, Pruzanski W. *Pneumocystis carinii* pneumonia associated with methotrexate therapy in rheumatoid arthritis. *J Rheumatol* 1991;18:1254–1256.
238. Law KF, Aranda CP, Smith RL, et al. Pulmonary cryptococcosis mimicking methotrexate pneumonia. *J Rheumatol* 1993;20:872–873.
239. Carson CW, Cannon GW, Egger MJ, et al. Pulmonary disease during the treatment of rheumatoid arthritis with low dose pulse methotrexate. *Semin Arthritis Rheum* 1987;16:186–195.
240. Leduc D, De Vuyst P, Lheureux P, et al. Pneumonitis complicating low-dose methotrexate therapy for rheumatoid arthritis: discrepancies between lung biopsy and bronchoalveolar lavage findings. *Chest* 1993;104:1620–1623.
241. Dawson JK, Graham DR, Desmond J, et al. Investigation of the chronic pulmonary effects of low-dose oral methotrexate in patients with rheumatoid arthritis: a prospective study incorporating HRCT scanning and pulmonary function tests. *Rheumatology* 2002;41:262–267.
242. Shergy WJ, Polisson RP, Caldwell DS, et al. Methotrexate-associated hepatotoxicity: retrospective analysis of 210 patients with rheumatoid arthritis. *Am J Med* 1988;85:771–774.
243. Aponte J, Petrelli M. Histopathologic findings in the liver of rheumatoid arthritis patients treated with long-term bolus methotrexate. *Arthritis Rheum* 1988;31:1457–1464.
244. Walker AM, Funch D, Dreyer NA, et al. Determinants of serious liver disease among patients receiving low-dose methotrexate for rheumatoid arthritis. *Arthritis Rheum* 1993;36:329–335.
245. Phillips CA, Cera PJ, Mangan TF, et al. Clinical liver disease in patients with rheumatoid arthritis taking methotrexate. *J Rheumatol* 1992;19:229–233.
246. Whiting-O'Keefe QE, Fye KH, Sack KD. Methotrexate and hepatic abnormalities: a meta-analysis. *Am J Med* 1991;90:711–716.
247. Kremer JM, Koff R. A debate: should patients with rheumatoid arthritis on methotrexate undergo liver biopsies? *Semin Arthritis Rheum* 1992;21:376–386.
248. Ruderman EM, Crawford JM, Maier A, et al. Histologic liver abnormalities in an autopsy series of patients with rheumatoid arthritis. *Br J Rheumatol* 1997;36:210–213.
249. Fleischner GM, Morecki R, Hanaichi T, et al. Light- and electron-microscopical study of a case of gold salt-induced hepatotoxicity. *Hepatology* 1991;14:422–425.
250. Landas SK, Mitros FA, Furst DE, et al. Lipogranulomas and gold in the liver in rheumatoid arthritis. *Am J Surg Pathol* 1992;16:171–174.
251. Silverberg DS, Kidd EG, Shnitka TK, et al. Gold nephropathy: a clinical and pathologic study. *Arthritis Rheum* 1970;13:812–825.
252. Hall CL, Jawad S, Harrison PR, et al. Natural course of penicillamine nephropathy: a long-term study of 33 patients. *BMJ* 1988;296:1083–1086.
253. McCormick SA, DiBartolomeo AG, Raju VK, et al. Ocular chrysiasis. *Ophthalmology* 1985;92:1432–1435.
254. Koizumi F, Matsuno H, Wakaki K, et al. Synovitis in rheumatoid arthritis: scoring of characteristic histopathological features. *Pathol Int* 1999;49:298–304.
255. Fonseca JE, Canhao H, Resende C, et al. Histology of synovial tissue: value of semiquantitative analysis for the prediction of joint erosions in rheumatoid arthritis. *Clin Exp Rheumatol* 2000;18:559–564.
256. Kulka JP, Bocking D, Ropes MW, et al. Early joint lesions of rheumatoid arthritis: report of 8 cases with knee biopsies of lesions of less than one year's duration. *Arch Pathol* 1955;59:129–139.
257. Okada Y, Shinmei M, Tanaka O, et al. Location of matrix metalloproteinase 3 (stromelysin) in osteoarthritic cartilage and synovium. *Lab Invest* 1992;66:680–690.
258. Cotran RS, Kumar V, Collins T. *Robbins pathologic basis of disease,* 6th edition. Philadelphia: WB Saunders, 1999:1248–1251.
259. Cooper NS, Soren A, McEwen C, et al. Diagnostic specificity of synovial lesions. *Hum Pathol* 1981;12:314–328.
260. Veal D, Yanni G, Rogers S, et al. Reduced synovial membrane macrophage numbers, ELAM-1 expression, and lining layer hyperplasia in psoriatic arthritis as compared with rheumatoid arthritis. *Arthritis Rheum* 1993;36:893–900.
261. Natour J, Montezzo LC, Moura LA, et al. A study of synovial membrane of patients with systemic lupus erythematosus (SLE). *Clin Exp Rheum* 1991;9:221–225.
262. Barkley D, Allard S, Feldmann M, et al. Increased expression of HLA-DQ antigens by interstitial cells and endothelium in the synovial membrane of rheumatoid arthritis patients compared with reactive arthritis patients. *Arthritis Rheum* 1989;32:955–963.
263. Nordstrom DC. DNA synthesis in CD4- and CD8-positive cells in synovial fluid of patients with reactive and rheumatoid arthritis. *Rheumatol Int* 1989;8:269–272.
264. Baeten D, Demetter P, Cuvelier C, et al. Comparative study of synovial histology in rheumatoid arthritis, spondyloarthropathy, and osteoarthritis: influence of disease duration and activity. *Ann Rheum Dis* 2000;59:945–953.
265. Sipe JS. Amyloidosis. *Ann Rev Biochem* 1992;61:947–975.
266. Pai S, Helin H, Isomaki H. Frequency of amyloidosis in Estonian patients with rheumatoid arthritis. *Scand J Rheumatol* 1993;22:248–249.
267. Dhillon V, Woo P, Isenberg D. Amyloidosis in the rheumatic diseases. *Ann Rheum Dis* 1989;48:696–701.
268. Husby G. Amyloidosis. *Semin Arthritis Rheum* 1992;22:67–82.
269. Tiitinen S, Kaarela K, Helin H, et al. Amyloidosis—incidence and early risk factors in patients with rheumatoid arthritis. *Scand J Rheumatol* 1993;22:158–161.
270. Glenner GG, Page DL. Amyloid, amyloidosis, and amyloidogenesis. *Int Rev Exp Pathol* 1976;15:1–92.
271. Glenner GG, Eanes ED, Bladen HA, et al. β-pleated sheet fibrils: a comparison of native amyloid with synthetic protein fibrils. *J Histochem Cytochem* 1974;22:1141–1158.
272. Wolman M. Amyloid, its nature and molecular structure: comparison

of a new toluidine blue polarized light method with traditional procedures. *Lab Invest* 1971;25:104–110.
273. Klemi PJ, Sorsa S, Happonen RP. Fine needle aspiration biopsy from subcutaneous fat: an easy method to diagnose secondary amyloidosis. *Scand J Rheumatol* 1987;16:429–421.
274. Breedveld FC, Markusse HM, MacFarlane JD. Subcutaneous fat biopsy in the diagnosis of amyloidosis secondary to chronic arthritis. *Clin Exp Rheumatol* 1989;7:407–410.
275. Kuroda T, Tanabe N, Sakatsume M, et al. Comparison of gastroduodenal, renal, and abdominal fat biopsies for diagnosing amyloidosis in rheumatoid arthritis. *Clin Rheumatol* 2002;21:123–128
276. Sternberg SS, ed. *Diagnostic surgical pathology,* 3rd ed. Philadelphia: Lippincott Williams & Wilkins, 1999:855–856.
277. Wells AU, du Bois RM. Bronchiolitis in association with connective tissue disorders. *Clin Chest Med* 1993;14:655–666.
278. Strimlan CV, Rosenow EC, Divertie MB, et al. Pulmonary manifestations of Sjögren's syndrome. *Chest* 1976;70:354–361.
279. Kassan SS, Thomas TL, Moutsopoulos HM, et al. Increased risk of lymphoma in sicca syndrome. *Ann Intern Med* 1978;89:888–892.

第54章

类风湿性关节炎的组织损伤机制

Hugo E. Jasin

类风湿关节炎特征性表现为累及全身结缔组织，尤其是可动关节的慢性炎症。当炎症病变的持续时间和严重程度达到某一界限时，即可发生不可逆性的组织损伤。机体对受损的关节组织具有协调并使之恢复健康的机制，即机体的修复功能。对RA患者而言，机体修复功能的相对低下也会影响功能失调的程度。本章将讨论第53章所提及的，包括滑膜炎、软骨及软组织损伤、血管翳形成、纤维化及骨吸收等病理改变的发病机制。许多已知的RA炎症机制似乎与其他慢性炎症过程类似。当前对许多可能的发病机制已有了详尽的阐述，但是对这些发病机制的研究是孤立的，均来源于体外对RA患者的组织和体液以及对实验动物模型的研究。因此，就目前的认知阶段，我们还难以获得疾病的全貌图，去权衡各发病机制、细胞、酶及细胞因子，及其在组织损伤及修复过程中的相对重要性。部分原因在于缺乏能模拟RA关节内状况的恰当的实验模型，特别是在考虑到时间因素时。为了更好地阐述RA的多重发病机制在疾病进展中的作用，有必要对滑膜、关节液及关节软骨病变进行分析。

一、滑膜

认为RA早期病变发生于滑膜的设想是合理的。然而，导致炎症细胞优先归巢至滑膜这一特殊类型的结缔组织的原因还不十分清楚。可能的原因包括滑膜易于发生机械性损伤，其毛细血管壁具有窗孔[1]，以及滑膜有别于未分化结缔组织(存在由巨噬细胞样A细胞和成纤维细胞样B细胞组成的滑膜衬里层)(见第12章)。需要指出的是，RA仅累及滑膜关节，而不累及不动关节及微动关节。而且，关节制动和局部神经阻滞可减轻炎症的强度，亦表明了机械因素在RA中的重要性。另一个可能解释免疫性疾病中可动关节受累的发病机制是在动物实验中发现的。研究者对实验性关节炎动物予抗CD44单克隆抗体治疗，结果炎症迅速消失[2,3]，CD44是一种透明质酸酶受体，表达于大部分活化细胞。另一些研究显示，RA滑膜细胞表面的CD44受体交联可使其黏附分子的表达上调[4,5]。这些研究指出高浓度的透明质酸盐可能是炎症细胞归巢于滑膜的原因。现已证实，关节液中那些导致不可逆性关节损伤的许多因子和细胞(后文将述及)都直接或间接来源于炎症滑膜。

有学者对早期类风湿滑膜炎(指病程<12个月)的病理特征进行了研究，以期洞悉类风湿炎症的病理机制[6-11]。已取得的研究结果显示，在早期滑膜炎中常见的组织学特征包括：①滑膜衬里层增生。②微血管病变，包括充血、毛细血管增生、小血管闭塞和内皮细胞的肿胀。③血管周围$CD4^+$淋巴细胞不同程度的聚集。④与临床炎症程度相符的B细胞和浆细胞的浸润。⑤滑膜细胞和单核细胞表面主要组织相容性复合体(MHC)Ⅱ类分子的表达。⑥内膜及内膜下层出现胶原蛋白酶和组织蛋白酶mRNA(表54.1)。随着病情进展至慢性阶段，已知的这些非特异的类风湿滑膜炎的组织学特征出现。

表54.1　类风湿关节炎早期滑膜炎的特征

滑膜衬里层增生
充血
毛细血管增生
血管周围CD4⁺淋巴细胞浸润
B淋巴细胞浸润
MHCⅡ类分子的表达

MHC:主要组织相容性复合体。

二、淋巴细胞

众多针对类风湿滑膜炎中免疫机制的研究显示，浸润的淋巴细胞表达活化的表面分子，包括 MHC 类分子和黏附分子[12-17]。初步研究证实为 T 细胞，其中主要是 CD45RO⁺"记忆性 T 细胞"的活化和成熟。结合近期对细胞因子的研究均指向辅助性 T 淋巴细胞亚群 2(Th2)(见第 19 章)。推测浸润的 T 淋巴细胞可能通过直接接触信号，并协同滑膜细胞及附属细胞[18,19]和细胞因子如白介素-2(IL-2)、IL-3、IL-4 及 IL-10[20]，介导抗体形成 B 淋巴细胞的活化与成熟。

滑膜内大量浸润细胞的来源以及其持续存在的原因尚不明确。一些证据表明循环辅助性 T 淋巴细胞在这一过程中起着重要作用。在对 RA 予胸导管引流[21]和淋巴组织照射[22,23]清除循环淋巴细胞后，观察到炎症活动性获得显著改善。环孢素 A[24]的治疗可减轻 RA 的炎症活动程度，另外一项未设对照的研究报道，当合并获得性免疫缺陷综合征(AIDS)[25,26]，此时 CD4⁺T 细胞被清除，RA 患者的病情得以缓解。这两种情况均是辅助性 T 细胞在 RA 中起重要作用的辅证。然而，另一些研究[27]则显示了 RA 合并 AIDS 和低循环 CD4⁺细胞的患者存在持续的炎症活动，表明处于疾病晚期阶段，这一过程可能为"非淋巴细胞依赖性"[28]。且针对 CD4⁺ T 细胞的单克隆抗体的治疗收效甚微，亦支持该观点[17]。

人白细胞抗原(HLA)-DR 等位基因表达为QKRAA 氨基酸序列者，RA 的易感性增加[29]。而且，这些 HLA-DRB1 等位基因可影响疾病的严重程度[30]。因此，人们设想存在某种独特的"致关节炎"肽，可结合于 HLA-DR4 分子的沟槽内，刺激有着独特T 细胞受体构型的 T 细胞的增殖[31]。在这种设想下，许多学者对血液及受累关节中 T 细胞受体库可能的选择性扩展进行了研究。但研究结果各不相同，可能与所选患病人群的异质性、分离 T 细胞以供研究的方法学不同以及存在"表位扩展"现象有关[32]。尽管有研究者在滑膜淋巴细胞内发现一些在循环细胞群中未见到的 Vβ 等位基因的选择性扩展[32a-35]，但另一些研究结果却无此发现[36-40]。然而，可能由于循环 T 细胞在关节外的预激活，使其选择性归巢至滑膜。确实，在活动性 RA 患者的血液中，具有活化标志物和黏附分子的 T 淋巴细胞的数量[15,41]以及可溶性 T 细胞活化产物如 IL-2 和 IL-2 受体[42,43]的水平增加。

对活化的 T 细胞为什么归巢至炎症滑膜的研究正在进行[44-46]。在类风湿性滑膜的微血管中黏附分子的合成和表达上调[47-50](表 54.2)，可能是内皮细胞暴露于细胞因子如 IL-1 和肿瘤坏死因子-α (TNF-α)[20]的结果。就目前的研究结果，还不太可能指出在类风湿性滑膜炎中，那些参与炎症的黏附分子家族中谁起主要作用。近期研究发现，类风湿性滑膜中对内皮细胞的黏附主要涉及血管细胞黏附分子-1(VCAM-1)和内皮细胞白细胞黏附分子-1(ELAM-1)反受体[51-53]。然而，细胞对组织的黏附和迁移过程可能是数个受体和配体协同作用的结果[54,55]。这些黏附分子与循环活化细胞表面所表达的相应受体和反受体相互作用，可能导致细胞亚群的选择性归巢。有关受体特异的 T 细胞选择性优先积聚的观点来自于一项观察研究，即表达CD45RO⁺膜分子的记忆辅助性 T 细胞显示与炎症组织结合和迁移至炎症组织的能力增加[56-59]。

尽管滑膜内浸润的 T 细胞表达许多活化标志(见第 53 章)。但矛盾的是它们对诱导增殖的刺激物相对无反应。而且，许多研究表明，滑膜 T 细胞合成一些相对低水平的细胞因子如 IL-2 和干扰素-γ(IFN-γ)[60,61]。因此，滑膜内浸润细胞所分泌的大量促炎症因子和抑制物可能来源于巨噬细胞、成纤维细胞样细胞和软骨细胞(见第 11、12 和 14 章)。近期研究揭示了一些导致滑膜T 细胞行为异常的机制。延长 T 细胞克隆暴露于TNF-α 的时间，抑制其抗原刺激后的增殖反应，以及 IL-2、IL-10 和 IFN-γ 的合成和 IL-2 受体 α 链的表达。基于这个原因，对 RA 患者予抗 TNF 单克隆抗体的治疗，可恢复血液中淋巴细胞对回忆抗原的增殖反应[62]。转化生长因子-β(TGF-β)对 T 淋巴细胞具有强大的抑制作用。在类风湿关节滑液中，它是辅助性 T 细胞抗增殖作用的重要组成部分[63,64]。该因子还可抑制 IL-1 诱导的淋巴细胞增殖[65]。TGF-β 的这一重要调节活性在对 TGF-β 敲除小鼠的研究中得到证实。该研究中 TGF-β 敲除小鼠的内脏出现单核细胞广泛浸润，造成全身炎症

表54.2　人RA滑膜组织中所检测的黏附分子

黏附分子	滑膜组织			
	内皮细胞	白细胞	衬里层细胞	成纤维细胞
E-选择素	有[a]	无	无	无
L-选择素	无	有	有	无
P-选择素	有	无	无	无
ICAM-1	有[a]	有	有[a]	有
ICAM-2	有	无	无	无
ICAM-3	无	有	有	?
PECAM	有	有	有[a]	?
VCAM-1	有[a]	无	无	无
VLA-1~6	无	有	无	无
LFA-1	无	有[a]	无	无
MCA-1	无	有[a]	无	无
β_3整合素	有[a]	无	有	无
HCAM(CD44)	有	有	有[a]	有[a]

[a]黏附分子在RA滑膜组织中的表达较之骨关节炎滑膜组织中的表达增加。(Reproduced with Permission from Mickecz K, Brennan FR, Kim JH, Glant TT. The role of adhesion molecules in the development of autoimmune arthritis. *Scand J Rheumatol* 1995;24 (suppl 101):99–106)

性疾病[66]。另一由滑膜单核细胞分泌的细胞因子——IL-10[67-69]是炎症反应的一个重要抑制因子,通过抑制Th1 的功能[70]和抑制滑膜细胞产生 INF-γ 而发挥作用[67]。IL-10 还介导对协同刺激分子 CD28/B7 受体之间相互作用的抑制,干扰滑膜巨噬细胞的抗原递呈能力[71]。前列腺素也对辅助性T 细胞发挥调节作用。在前列腺素 E2 作用下,Th1 应答被抑制,而 Th0 转向 Th2 分化,反应为 IL-4 和 IL-5 的分泌增多[72]。同样,一氧化氮(NO)可抑制鼠 T 细胞分泌 IL-2 和 IFN-γ, 而对 Th2 细胞分泌 IL-4 无影响[73]。最近证实,这种潜在的 T 细胞应答缺陷是经 TCR/CD3 复合体的信号传导受损的结果[74]。

在 RA 中, 循环中及滑膜内 B 淋巴细胞也均有活化的表现。在体外,疾病活动期患者的循环活化 B 细胞可自发地分泌类风湿因子[75,76]。且与临床炎症活动程度相关[77,78],再次显示细胞活化可能开始于中枢淋巴器官。滑膜内 B 淋巴细胞活化的初步证据包括:在慢性 RA 的滑膜组织中富含浆细胞 (见第 52 和 53 章);研究显示类风湿滑膜细胞合成和分泌大量免疫球蛋白[79,80],在一些病例中,可能占身体产生的总免疫球蛋白的 20%[80]。作为产免疫球蛋白细胞,分泌特异性抗体的 B 细胞在类风湿滑膜中大量存在。有研究表明,在血清学阳性的 RA 患者中滑膜细胞合成和分泌大量的类风湿因子[81,82]。同样,滑膜内浸润的浆细胞还可产生直接针对Ⅱ型胶原的自身抗体[83,84]。在滑膜[85]、关节液[86]以及软骨[87,88]中发现的占相当比例的免疫复合物可能来源于局部合成的自身抗体。研究[89]还报道了 RA 滑膜中 B 细胞的另一有趣的功能。该研究将滑膜组织转入严重联合免疫缺陷(SCID)和 B 细胞清除的嵌合体鼠中,结果发现 T 细胞的活化和细胞因子的分泌均有赖 B 淋巴细胞的存在。缺乏 B 细胞的淋巴滤泡不能活化 T 淋巴细胞。

三、非淋巴细胞的细胞

炎性类风湿滑膜中的主要细胞组成包括组织巨噬细胞和巨噬细胞样细胞。这些细胞可能来源于骨髓,由分化的前体细胞衍生而来,在 T 淋巴细胞和 B 淋巴细胞的作用下,成为循环中的单核细胞,并表达活化标志[42,90,91]。与正常对照组相比,RA 患者血液中单核细胞可自发分泌大量的前列腺素 E2、白三烯 B4、IL-1β[90]和血管紧张素转化酶[91]。另一些研究显示,在炎性类风湿滑膜中, 它们对活化的内皮细胞的黏附主要是通过与 P-选择素黏附分子的相互作用[92]。在类风湿组织中,具有组织巨噬细胞特征的细胞占主要比例。在相对无细胞区、移行区和淋巴细胞密集区,它们与 T 细胞密切联系[93],提示它们可能作为抗原递呈细胞而发挥作用[94]。此外,它们可能对关节腔内局部合成和分泌的大量细胞因子和趋化因子起直接作用[95-97],对蛋白水解酶和花生四烯酸代谢产物起间接作用。已报道了一篇关于在类风湿炎症进程中单核吞噬细胞的相对重要性的综述[98]。

针对滑膜非淋巴细胞单核细胞特性的研究发现了两类具有树突形状而表型大不相同的细胞[99-101]。一群显示为非吞噬细胞,缺乏 Fcγ 受体及单核细胞和成纤维细胞膜标志,而表达大量 HLA-DQ 表面抗原[101]。已证实此类细胞分泌 IL-1[100],因此它们可能与先前描述的其他组织和血液中的树突细胞有关[102]。树突细胞是高效抗原递呈细胞。尽管有证据表明类风湿滑膜 B 淋巴细胞和浆细胞合成的自身抗体具有抗原驱动的免疫应答的特征[103],但滑膜浸润细胞中起抗原递呈作用的细胞尚不清楚[104]。

第二群从类风湿滑膜中分离出的具有树突细胞特征的细胞是成纤维细胞[99,101]。这些细胞在体外很快分开,无吞噬能力,缺乏单核细胞或巨噬细胞标志,表达 $HLA\text{-}DR^+/DQ^-$,分泌 IL-1。其树突状表现是暴露于前列腺素 E2 及腺苷酸环化酶激活的结果[105]。这些细胞可能与同样是 $HLA\text{-}DR^+/DQ^-$表型的血管翳细胞相关[106],提示它们在 RA 软骨损伤中起重要作用。最近研究表明成纤维样滑膜细胞与 B 淋巴细胞之间的相互作用诱导后者存活增多及终末分化,从而导致抗体产生增加[107]。Wekerle[108]首次描述了一种特性类似于"滋养细胞"的细胞类型,认为其在鼠 T 细胞成熟过程中发挥重要作用。近来,从类风湿滑膜中也分离出这种细胞[109]。这些细胞可自发地分泌大量促炎症细胞因子,而且,它们在体外直接接触 B 淋巴细胞时,可诱导增殖和免疫球蛋白的合成。

另一类在类风湿炎症过程中起作用的细胞是肥大细胞(见第 17 章)。研究观察到在类风湿滑膜[110,111]及被侵蚀的软骨处[112],此类细胞数量增多。它们的增多与临床活动性[110]及滑液细胞浸润程度相关[113]。滑液肥大细胞具有完整的功能,在促分泌剂作用下或予抗 IgE 抗体交联其表面 Fcε 受体,可导致细胞脱颗粒并分泌组织胺[114]。现已证实,类风湿滑液中组胺[113,114]和纤溶酶[115]水平较血浆中有不同程度的升高。尽管肥大细胞在关节炎症中的作用尚不完全肯定,但活化的肥大细胞可分泌许多细胞因子[116-119],除传统的组胺、纤溶酶及肝素等产物外,还包括 IL-3、IL-4、TGF-β、粒细胞巨噬细胞集落刺激因子(GM-CSF)和趋化性因子[120]。最近研究显示通过上述一些细胞因子,尤其是 IL-4 和 TGF-β,肥大细胞可能参与纤维化[121-123]。对自身免疫关节炎动物模型 K/BxN 鼠的研究揭示了肥大细胞在关节炎症发生中的潜在重要性[124]。该模型利用针对葡萄糖 6-磷酸异构酶的自身抗体诱导形成侵蚀性关节炎。将 K/BxN 鼠的血清转移至另一无关动物体内可诱发关节炎,表明关节炎的产生可仅依赖于自身抗体的存在。然而,缺乏肥大细胞的模型鼠可抵抗关节炎的发生,而肥大细胞移植后再次恢复其易患性[124]。

总之,RA 滑膜炎症特征性表现为所有参与细胞的广泛激活。持续炎症过程是依赖于循环中激活细胞的不断迁入而维持,还是炎症滑膜在病变后具有自主性,仍是个未知数。但是,显而易见,炎症组织是血管翳和关节液中那些决定受累关节最终功能状况的细胞、细胞因子、生长和抑制因子、趋化因子和水解酶的主要来源。

四、关节液

(一)细胞

RA 关节液的成分是由来自于血液、淋巴、滑膜和软骨的细胞、细胞碎片及分泌的分子迁入和迁出而形成的复合物。像其他许多慢性炎性关节病变一样,RA 关节液中的细胞是以多形核的中性粒细胞为主。正是滑膜和关节液中的多种趋化因子造成这些细胞不断地迁移至关节腔。在与前述的黏附分子相互作用下,多形核中性粒细胞黏附于活化的滑膜毛细血管内皮细胞,然后迁移入关节腔,在此聚集并很快死亡(可能通过凋亡)。由于这些细胞寿命短暂,故推测当患者处于疾病活动期时,一个大关节中约有 10 亿个细胞迁入[125]。虽然体外实验显示中性粒细胞在凋亡的早期很快被吞噬,但近期研究发现在炎性关节液中含有较多量的寡核苷酸 DNA 复合物[126]。该物质是凋亡细胞的标志。据报道,这些细胞核产物可刺激淋巴细胞增生和 IgG 合成[127]。形态学研究显示关节液中性粒细胞具有活化和脱颗粒的表现,可能是接触免疫复合物、软骨碎片、促炎性补体成分及细胞因子等的结果。活化、吞噬作用(加入组织液后的逆流、逆向内吞作用)及原位细胞死亡过程导致了具有潜在毒性的中性粒细胞产物,如丝氨酸蛋白酶、胶原酶、氧自由基、花生四烯酸盐产物、纤维结合蛋白等在关节液中的聚集。

RA 关节液中的淋巴细胞也处于活化状态[128]。同前述滑膜 T 细胞一样,关节液中表达活化标志和黏附分子[129-133]的记忆性 $CD4^+$淋巴细胞的比例失调[129,130]。然而,与滑膜 T 细胞浸润相反,关节液中相对富含抑制性/细胞毒性 $CD8^+$ T 细胞[129-131]。关节液中还存在有第三类 T 淋巴细胞，即 $CD3^+CD4^-CD8^-$和 γ/δ T 细胞[31]。有趣的是，这些细胞产生的克隆可对分枝杆菌抗原产生反应[134]。$CD8^+$T 细胞和γ/δ T 细胞在类风湿炎症和组织损害中的作用还未明确。近来发现，RA 患者外周血及关节液中的 T 淋巴细胞可发生针对关节软骨细胞膜抗原[135]和连接蛋白[136]的应答反应。尽管参与应答的细胞尚未进一步定性，但 T 淋巴细胞介导的细胞毒作用可能在RA 破坏进程中发挥了一定的作用。

关节液渗出细胞中有少量 B 淋巴细胞。这些细胞均具有活化及自发分泌免疫球蛋白的功能[137]。而且，和血液中的 B 淋巴细胞相比，它们富含产生类风湿因子的浆细胞[76,138]，从而促进关节液中免疫复合物的生成。

（二）酶及其抑制物

除血管翳外，关节软骨、关节内韧带和滑膜均浸于关节液中，故类风湿关节液内成分在受累关节破坏过程中起着重要作用。除正常组成外，炎性关节液中还有来自于血液、滑膜及软骨的成分，共同形成复杂的复合物。因此，要区分在炎症表现及关节破坏过程中关节液中各活化因子的重要性是极其困难的。

在类风湿关节液中发现了几种来自滑膜细胞、滑膜渗出液及软骨细胞的蛋白水解酶。类风湿关节液中，由中性粒细胞产生的丝氨酸蛋白酶，包括弹性蛋白酶、组织蛋白酶 G 和蛋白酶 3，占总酶含量的大部分[139,140]。除少数细胞数极高的关节液外，多数情况下，由于酶抑制物过度表达，自发的蛋白水解酶的活性通常不能被测及。血浆源性蛋白抑制物 α_1 蛋白抑制剂和 α_2-巨球蛋白与关节液内中性粒细胞源性蛋白酶形成复合物[141,142]，从而抑制酶活性。尽管如此，中性粒细胞源性蛋白酶在 RA 软骨基质蛋白多糖的降解中仍可能发挥了一定的作用。在软骨–血管翳结合区的软骨破坏处可检测到中性粒细胞弹性蛋白酶[143,144]。尽管在炎性关节的软骨表面常仅见极少量粒细胞，但能从类风湿关节软骨浅表层分离出免疫复合物[87,88,145,146]的事实提示，这些细胞可附着于表面并促发一类似“无效吞噬”的作用[147]，从而在软骨和细胞膜之间形成一层屏障，使得关节液中的高分子量抑制物不可通透。另一证据显示，将最新收集的占相当比例的无细胞类风湿关节液直接作用于冰冻切片组织，可导致软骨蛋白多糖降解[148]。因为其降解活性可被弹性蛋白酶特异性抑制剂所阻断，所以认为中性粒细胞弹性蛋白酶介导了该过程。虽然弹性蛋白酶与上述抑制剂形成复合物，但蛋白酶与 α_2-巨球蛋白的结合并不稳定[149]，并发现该 α_2-巨球蛋白–弹性蛋白酶复合物对低分子量底物[150]、某些蛋白质[151,152]和软骨自身[153]仍具有酶活性。

中性粒细胞来源的金属蛋白酶、胶原蛋白酶（基质金属蛋白酶-8，MMP-8）和明胶酶（MMP-9）也参与了组织损伤过程[154]。尽管存在前面提及的抑制物和基质金属蛋白酶组织抑制物（TIMP），类风湿关节液中仍可测及这类酶的活性[155,156]。对关节液中的 MMP 定量检测显示，含量最多的酶类型是来源于成纤维细胞和软骨细胞的 MMP-1（胶原蛋白酶）和 MMP-3（基质降解酶）[157]。

许多因素参与了关节液蛋白酶活性的调节，因此，这些蛋白酶在 RA 关节软骨损害过程中的精确作用难以评价。这些酶以非活性的酶原形式合成。在体内，如图 54.1 所示，通过其他蛋白酶的作用而被激活。有证据表明，纤溶酶原激活物–纤溶酶系统可能参与了蛋白酶的激活[158-160]。此外，其他的酶系统，如激肽释放酶[158]、组织蛋白酶 B[158]和肥大细胞来源的类胰蛋白酶[161]，以及氧自由基[162]也可激活组织金属蛋白酶。基质降解酶本身即是该激活网络的一部分，可激活基质胶原蛋白酶[163,164]。MMP-2 是一种降解Ⅳ型胶原的蛋白酶。随着对其结构的深入研究，发现前肽蛋白水解性裂解常产生裸露的催化性裂隙，水分子可进入该裂隙，破坏半胱氨酸与 Zn^{2+}离子的结合[165]。一旦被激活，金属蛋白酶就会被局部合成的 TIMP 不可逆性地抑制。显而易见，激活的MMPs 通过干扰病变区酶及其抑制物之间的平衡而介导组织破坏[166]。除直接造成组织破

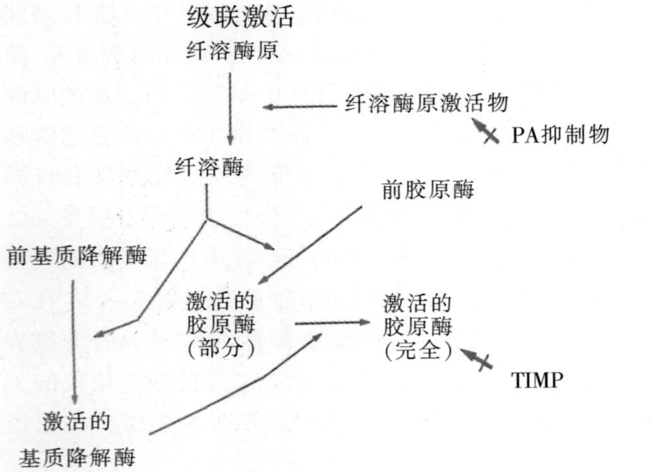

图54.1　引发胶原酶激活的蛋白水解级联反应过程。PA：纤溶酶原激活物；TIMP：金属蛋白酶组织抑制物。

表54.3　RA关节液细胞因子及其他因子的生物学作用

黏附分子的表达	趋化性	巨噬细胞的激活	溶解酶的分泌	基质大分子的合成	血管形成	纤维化
IL-1↑[176]	IL-1↑[170]	IL-1↑[188]	IL-1↑[153]	IL-1↓[195]	TNF-α↑[199]	IL-1↑[208]
TNF-α↑[177]	TNF-α↑[180]	TNF-α↑[189]	TNF-α↑[191]	TNF-α↓[191]	IL-8↑[200]	TNF-α↑[208]
IFN-γ↑[178]	IL-8↑[181]	IFN-γ↑[190]	TGF-β↓[179]	IFN-γ↓[190]	FGF↑[201]	TGF-β↑[179]
TGF-β↑[179]	TGF-β↑[183]		FGF↑[192]	TGF-β↑[196]	TGF-β↑[202]	PGDF↑[203]
	MCP-1↑[184]		IL-4↓[193]	IGF-1↑[197]	PGDF↑[203]	FGF↑[209]
	MIP-1↑[185]		IL-10↑[194]	CTAP-Ⅲ↑[198]	IGF-1↑[204]	IL-4↓[210]
	RANTES↑[186]		IL-8↑[182]	IL-10↓[194]	IFN-γ↓[205]	IL-10↑[194]
	PGDF↑[187]		IL-11↓[211]		PD-ECGF↑[206]	IFN-γ↓[212]
			OSM↑[213]		VEGF↑[207]	
			IL-18↑[214]			

右上角为参考文献。

↑激活；↓抑制。IL-1：白介素-1；IL-4：白介素-4；IL-8：白介素-8；IL-10：白介素-10；IL-11：白介素-11；IL-18：白介素-18；TNF-α：肿瘤坏死因子-α；IFN-γ：干扰素-γ；TGF-β：转化生长因子-β；FGF：成纤维细胞生长因子；PGDF：血小板来源的生长因子；IGF-1：胰岛素样生长因子-1；CTAP-Ⅲ：结缔组织活化蛋白-Ⅲ；OSM：制瘤素M；PD-ECGF：血小板来源的内皮细胞生长因子；VEGF：血管内皮细胞生长因子；MCP-1：单核细胞趋化蛋白-1；MIP-1：巨噬细胞炎症蛋白-1。

坏外，金属蛋白酶属还间接参与新生血管形成的病理过程，是该过程的启动子，也是从各种具有抗血管形成特性的蛋白质底物中生成肽的启动子[167]。关节液细胞因子在酶及其抑制物合成中的调节作用将会在下文讨论。

（三）细胞因子及其抑制物

目前尚无明确的证据能表明RA中炎性滑膜和软骨细胞所分泌的细胞因子在组织损伤过程中起重要作用[168-170]。像前面提及的那样，滑膜细胞浸润中T细胞被激活的事实与T淋巴细胞源性细胞因子的相对缺乏之间是相互矛盾的。尽管在炎性关节中未能检测到它们的存在，却并不意味着其在维持局部细胞应答，如T及B淋巴细胞的激活和分化中不起作用。在抗原诱导的关节炎转基因模型中，给初试小鼠输注表达转基因T细胞受体（该受体对关节内注射抗原具有特异性）的T淋巴细胞，可诱导产生慢性破坏性滑膜炎。结果只有少量含转基因受体的细胞在有严重炎症的滑膜中被检测到。另外，仅极少量细胞表达INF-γ或IL-2信号，但可观察到巨噬细胞源性细胞因子的大量表达[170]。表明和RA一样，在此类T淋巴细胞依赖的关节炎模型中，关节炎症反应可能在T细胞源性淋巴因子局部低表达时发生。

目前已有许多研究对类风湿关节液中细胞因子、细胞因子抑制剂和趋化因子进行测定，并研究它们在体外、体内对与组织破坏相关的生物学现象的作用[171-214]（表54.3）。然而，关节液中各因子的共存会对细胞产生协同或拮抗作用，加之抑制物和可溶性受体的存在，使得我们难以描绘出每个因子在组织损伤过程中的相对重要性。例如，类风湿关节液中一方面存在IL-1[171,172]，另一方面同时还存在着其高亲和力受体拮抗剂IL-1Ra[173]。后者分子干扰IL-1与其受体的结合[174]，10~100倍高浓度IL-1Ra可有效抑制IL-1的活性。在类风湿关节液中，IL-1Ra的浓度较IL-1高出1.2~3.6倍[174]。IL-1和TNF-α研究得最为深入的作用之一，是通过降低基质大分子合成酶和增加蛋白酶的分泌，从而诱导在体外软骨细胞介导的软骨分离块的吸收[154]。将软骨分离块与类风湿关节液共同培育可造成基质耗竭，该现象可被针对IL-1或TNF-α的特异性抗血清不同程度地抑制，而将正常软骨分离块暴露于纯化的细胞因子时无此现象[175]。这表明在体内细胞因子之间具有协同作用。近期研究表明，TNF-α在类风湿炎症过程中起着尤其重要的作用[199]。持续表达人TNF-α基因产物的转基因鼠可出现以滑膜炎、软骨破坏和骨侵蚀为特征的自发性慢性关节炎，而抗TNF-α抗体可阻断其发生[215]。TNF-α存在于类风湿血清、滑膜组织及关节液中[216,217]，其水平与疾病严重性相关[218]。以下事实亦证明这一观点，对疾病活动期患者予抗TNF-α单克隆抗体或可溶性TNF-α受体治疗，可显著改善炎症活动性，阻断结构损害[219,221]（见第

39 章)。虽然有确切的证据表明单个细胞因子在组织损害中起着重要作用，但更可能是它们之间的联合作用以及许多其他因素在该过程中发挥作用[222]。

作为发现最早的细胞因子之一，游走抑制因子(MIF)近来被发现在炎性关节炎中起作用[223]。MIF 在 RA 关节液中浓度增加，且高于骨关节炎关节液中的浓度。MIF 是细胞因子网络的一部分，对 TNF-α 持续分泌起一定作用，并具有不依赖于 IL-1 而刺激 RA 成纤维细胞分泌前列腺素和上调该细胞金属蛋白酶表达的作用[224]。

(四)抗体、免疫复合物和补体

类风湿关节液里含有来自于血液及局部合成的大量抗体。关节液中的自身抗体大部分可能是由滑膜浆细胞所分泌[79,80]。有研究对 IgM 和 IgG 型类风湿因子、胶原-抗胶原等免疫复合物进行了分析[225-227]。可能造成组织损伤的其他特殊物包括直接针对软骨细胞膜抗原的细胞毒抗体[228-230]。还有证据显示，由氧自由基介导的 IgG 共价交联[231]形成的免疫复合物样物质存在于类风湿关节液中[232]。氧化修饰的 IgG 优先与类风湿因子反应[233]，从而形成关节液里的免疫复合物负荷。

经典的研究表明补体级联反应的激活发生在关节腔内，形成低水平的 C3[234]并产生促炎症蛋白如 C3a 和 C5a[235-237]。尤其是 C5a，它不仅是中性粒细胞潜在的趋化因子，还能活化和诱导这些炎症细胞脱颗粒[236]，从而对关节液里发现的部分水解酶和其他有害因素起一定作用。此为混合过程，因为滑膜细胞亦可合成一些补体成分[238]。

C5a 还可以通过上调活化性 Fcγ 受体 (FcγRⅠ和Ⅲ)和下调抑制性受体 FcγRⅡ加剧炎症反应[239]。近年来对这些受体进行了仔细的研究，认为它们是自身免疫病中介导免疫复合物与炎症细胞之间相互作用的主要桥梁结构。例如，RA 滑膜和巨噬细胞内 FcγR 表达较对照组增加，使免疫复合物刺激后的 TNF-α 和金属蛋白酶形成显著增多[240]，从而导致组织损伤加剧[241]。另外，与系统性红斑狼疮的研究相并行，近期研究表明在 RA 中某些 FcγR，尤其是 FcγRⅢ基因多肽性，可能与其易感性[242]和严重性[243]相关。

(五)花生四烯酸酯代谢产物

关节液中前列腺素和白三烯的局部合成已被广泛深入研究[244](见第 23 章)。像难以确定关节液细胞因子网在炎症中的精确作用一样，前列腺素的作用也不明了，因为其促炎活性[245]和抗炎活性[245-248]均有报道。后者是通过干扰炎症细胞对刺激应答产生的偶联反应来实现的，与细胞内环磷酸腺苷(cAMP)[245]的增加相关。要细分这些产物的生物活性的难处在于其分泌受细胞因子的调节[249,250]。其他研究显示，这些复合物通过抑制 IL-1 和 TNF-α 的合成[251]、IL-2 的分泌[252]、抗原特异性 T 细胞的细胞毒活性[253]以及自然杀伤细胞的活性[254]，从而有助于调节免疫应答。有证据表明，前列腺素 E_2 可抑制 Th1 样应答反应，使 Th0 样应答反应转向 Th2 样体液免疫[255]。上述连同 IL-4 和 IL-10，可解释为什么滑膜 T 淋巴细胞倾向于表达该表型。一些 IL-1 分解代谢的作用，包括刺激纤溶酶原激活物和巨噬细胞胶原酶分泌，可能由前列腺素 E_2 介导并增加细胞内 cAMP 水平[256,257]。

与前列腺素相反，另一类花生四烯酸酯代谢产物，白三烯在炎症中的作用已明确[258]。炎症刺激诱导作为前列腺素和白三烯前体的花生四烯酸的释放[259]，激活 5-脂氧化酶及其活化蛋白[260]，从而增加白三烯类共同前体——白三烯 A_4。这些产物是由骨髓来源的炎症细胞合成，如中性粒细胞、嗜酸性粒细胞、单核细胞/巨噬细胞、肥大细胞和 B 淋巴细胞[259,261]。随后，这些前体分子可被内皮细胞和血小板转化成其他活性代谢产物[261]。白三烯类具有广泛的促炎症活性，包括诱导中性粒细胞趋化和聚集[262]，中性粒细胞对内皮细胞的黏附[263]，诱导中性粒细胞脱颗粒和溶酶体酶的释放[264]，引发疼痛[265]等。此外，通过增加 T 细胞分泌 IL-1[266]、IL-2 和 IFN-γ[267]以及增加 IL-6 的分泌[268]，它们在免疫应答中也发挥调节作用。有报道，白三烯代谢产物——15-羟基廿碳四烯酸(15-HETE)具有抗炎作用[269]，可抑制白三烯的生物合成[270]和角叉藻聚糖诱导的试验性关节炎[271]。RA 患者血清和关节液中白三烯的水平远远高于骨关节炎患者[272,273]，关节液中的白三烯水平与其他炎症活动性指标相关[274]。在一项安慰剂对照试验中，给予 RA 患者 5-脂氧化酶抑制剂治疗，结果显示，与对照组相比，治疗组疾病得到部分改善[275]。

(六)氧自由基

炎症关节中吞噬细胞活化产生大量高反应性氧衍生物，与细胞过氧化物酶、游离的二价金属、卤化物以及其他底物一起，在抗感染的防御机制和急慢性炎症反应产生的组织损伤中起着重要作用[276-278]。一些氧衍生的自由基直接或间接参与类风湿炎症。在外界刺激下，吞噬细胞触发呼吸爆发，导致氧利用增加、无氧酵解及生成超氧阴离子(O_2^-)和过氧化氢(H_2O_2)。虽然超氧化物不能很好地弥散至细胞外，但 H_2O_2 可以。这些强氧化剂与细胞外产生的超氧化物一起在组织损伤过程中发挥着多种作用。中性粒细胞的氧衍生物是由呼吸爆发形式产生，存在时间短，而单核细胞在适当的刺激下释放 H_2O_2 可长达 7 天[279,280]。表 54.4 列出了炎症关节中氧自由基介导的一些生物学作用。对氧衍生物的作用了解最清楚的是其介导了关节液透明质酸盐的解聚作用[281,282]。异常短的透明质酸链是炎症关节液的标志，但类风湿关节液中未能测到透明质酸活性，也许氧化过程可以解释这个观察结果[278]。研究表明，胶原和蛋白聚糖在体外可被氧化修饰，但在体内，除了中性粒细胞可通过 H_2O_2-髓过氧化物酶-Cl^-依赖机制与软骨的抗胶原抗体共价交联[231]外，氧自由基的作用尚缺乏证据。其他关节液大分子的化学修饰与组织损伤过程有关，包括激活潜在的金属蛋白酶[283]，灭活 α_1-蛋白酶抑制物[284]，产生具有潜在毒性的氧化脂蛋白[285,286]、趋化性类前列腺素[287]和聚合免疫球蛋白 G[232,233]。氧自由基对多种细胞的攻击效应被认为是炎性关节炎产生的病理机制之一。氧自由基可损伤细胞核 DNA，诱导突变[288]和程序性细胞死亡[289,290]。还有研究表明这些产物可抑制细胞的代谢活性，尤其是软骨细胞软骨大分子的合成[291]。

羟基(·OH)是最强的氧化基团之一，可能是呼吸爆发的副产物。推测该类物质是 H_2O_2 与亚铁离子按以下方式发生反应(Haber–Weiss 反应)所产生的：$Fe^{3+}+O^-_2 \rightarrow Fe^{2+}+O_2$；$Fe^{2+}+H_2O_2 \rightarrow OH^-+\cdot OH$。该反应产生的羟基参与了炎症的致病过程[276-278]；然而，即使采用特殊的检测方法，也未能证实吞噬细胞可产生羟基[292,293]。令人意外的是，对 RA 铁缺乏患者应用右旋糖酐铁治疗，其炎症活动急剧加重，提示·OH 可能起作用[294]。进一步研究显示，关节液中存在游离催化铁[295]，因此，该环境可能有利于这些氧化剂的生成。此外，还有次氯酸、超氧化物或 NO 参与的非催化铁依赖的反应也可产生·OH[292]。缺血–再灌注现象[296]被认为是氧自由基的另一个来源，在类风湿关节炎中发挥作用。在这个反应中，缺氧激活了黄嘌呤氧化酶，并随着氧张力增高，引起作为黄嘌呤和次黄嘌呤氧化作用副产物之一的超氧离子的生成。炎性关节中存在低氧张力[297]，表明这一机制可能在 RA 中起作用[298]。由于大多数关于组织损伤中氧化机制作用的体外研究并没有考虑到血清和细胞内的保护机制，因此，很多上述研究结果的重要性均无法肯定[278]。正常血清中存在大量自由基清除剂，包括含游离巯基的蛋白、游离氨基酸(半胱氨酸、甲硫氨酸、酪氨酸、丙氨酸和组氨酸)、尿酸、维生素 C、维生素 E 等。氧自由基的产生增多也许能解释类风湿血清中游离巯基浓度的降低[299]；其他研究发现血清和关节液里抗氧化剂的活性增高[300]。众所周知，尽管氧化产物具有细胞毒性，但产生此类基团的细胞却可以免受其害。细胞内成分，包括巯基，尤其是谷胱甘肽–谷胱甘肽还原酶[301]，以及螯合于乳铁蛋白[302]和铁蛋白[303]中的铁，都有助于将氧化介导的损伤局限于细胞内。这一认识引发了人们利用自由剂清除剂治疗 RA 的兴趣。迄今为止，还没有证据表明抗氧化剂(如化学修饰的超氧化物歧化酶)具有显著的抗炎效果[277]。

表54.4　关节内氧化分子的生物学作用

透明质酸盐解聚作用
蛋白质交联
产生聚合免疫球蛋白G(IgG)
激活金属蛋白酶
灭活蛋白酶抑制物
产生毒性脂质过氧化物
产生趋化性类前列腺素
DNA损害
凋亡

(七)一氧化氮

研究发现，内皮细胞合成的 NO 对于血压的调节是必要的。随后大量研究显示，NO 在内环境稳定的维持、抗感染防御机制和急慢性炎症过程中起一定作用[304-306]。除了具有维持血管张力的生理作用外，NO 还是一种神经递质、可抑制血小板聚集、介导阴茎勃起，和至少是在动物体内，有助于杀死细胞内寄生虫。NO 是 L-精氨酸氧化成瓜氨酸的副产物，由 NO 合成酶催化。该酶有以下两大家族：一类是结构性酶(cNOS)，负责持续低水平合成 NO，尤其是在内皮细胞和神经元内；另一类是诱导性酶(iNOS)，它使得细胞在细菌产物如内毒素或细胞因子，尤其是 IL-1 和 TNF-α 刺激下，数小时内即可合成 NO。在人体内，许多细胞均可合成 NO，包括内皮细胞、平滑肌细胞、血小板、神经元、软骨细胞[307]、滑膜细胞[308]和多形核细胞[309]。

NO 及其衍生物同时产生促炎症作用以及抗炎作用。由于生理情况下 NO 半衰期仅为数秒，故炎症局部 NO 的直接作用只施加于其来源处的短距离内。其亚硝基化产物如过氧亚硝酸盐、硝酰氯[310]、二氧化氮[311]

和亚硝基硫醇均更稳定，可能介导一些 NO 的体内生物学效应。过氧亚硝酸盐是 NO 和超氧阴离子按以下反应生成的：$\cdot O_2^- + \cdot NO^- \rightarrow ONOO^- + H^+$。它在缺乏铁时可分解产生羟基，是可能造成组织损伤的另一条途径。该基团令人感兴趣的焦点在于它可能介导了细胞毒作用[312,313]。另一可能的致病途径涉及 NO 的氧化产物，即 NO_2，它和过氧化氢反应生成 $NO_2^{\cdot}$，后者是一高活性基团，具有使蛋白质亚硝基化及聚集的功能[314]。表 54.5 归纳了与 RA 组织损伤有关的 NO 的部分生物学作用。NO 介导的细胞毒作用可能在于其对 DNA 的脱氨作用[315]和其他形式的化学损伤[316]，并通过使含铁–硫酶失活而影响线粒体呼吸链[317]。由免疫复合物介导的血管损伤，表现为毛细管通透性的增加和水肿形成，有赖于 NO 的产生[318,319]。近期研究表明，NO 刺激了内皮细胞的增殖和迁移，介导了由 P 物质和前列腺素 E_2 诱导的血管形成过程[320]。还有研究显示，NO 可调节白细胞的黏附[321]。

NO 的双重功效可能由于其剂量不同：由 cNOS 产生的低浓度 NO 可诱导既定的反应，而来自于细胞激活和 iNOS 合成的高水平 NO 则可产生相反的反应。例如，软骨细胞中的低水平 NO 合成刺激前列腺素的产生，而 NO 最大化刺激却抑制前列腺素合成[322]。其他可能的抗炎作用包括抑制白细胞对内皮细胞的黏附[321]，抑制中性粒细胞超氧化物的生成，以及抑制 kupffer 细胞分泌 IL-6[322]。推测 NO 的抗炎特性有赖于前述其对超氧化物消除的能力。

研究证实，NO 可调节细胞免疫机制。在啮齿动物体内，由吞噬细胞活化所介导的 T 细胞增殖的抑制，有赖于吞噬细胞生成 NO[323]。NO 可能还对类风湿滑膜 T 细胞合成低水平的 Th1-依赖性细胞因子、IL-2 和 IFN-γ 起一定的作用。活化鼠的 Th1，而不是 Th2 细胞，产生大量的 NO，从而抑制上述细胞因子的分泌[324]。在人体，予 IL-2 治疗可导致尿亚硝酸盐排泄增加，间接反映 NO 的生成增加[325]。

表54.5　与RA组织损伤有关的NO的部分生物学作用

促炎作用	抗炎活性
损伤DNA	抑制细胞黏附
失活呼吸链	抑制超氧离子产生
损伤血管	失活超氧离子
形成水肿	抑制IL-6的分泌
刺激血管生成	抑制T细胞增殖
刺激金属蛋白酶活性	抑制Th1细胞因子的产生
软骨细胞凋亡	

研究观察到细胞因子刺激的软骨细胞可释放大量 NO[307]，该发现激发了一系列有关 NO 在软骨退变过程中所起的生物学作用的研究。NO 在已熟知的 IL-1 介导的对黏蛋白合成的抑制和软骨细胞中金属蛋白酶活性的增强过程中有一定的调节作用[326-328]。而且，还发现 NO 介导了 IL-1 受体拮抗剂的抑制作用[329]，提示该分子在炎性关节炎的软骨损伤中可能起着重要作用。细胞因子刺激的软骨细胞对氧化损伤的敏感性增加，该现象有赖于这些细胞合成 NO[330]。相反，NO 通过活化多形核白细胞，从而保护软骨细胞免受细胞毒素的攻击[331]。

来自动物模型和患者的直接证据表明 NO 在炎症过程中发挥作用。抑制 NO 合成的药物可显著缓解 MRL-lpr/lpr 鼠肾小球肾炎和关节炎[332]，减轻链球菌细胞壁诱导的关节炎模型动物的滑膜炎症和组织损伤[333]。同样的结果还见于佐剂性关节炎鼠中[334]。相反，iNOS 基因敲除鼠的关节炎症反应与野生型鼠相同[335,336]。RA 患者血清及关节液内的亚硝酸盐浓度增加，反映体内 NO 合成增加[337]。与此同时，在进展期类风湿患者体内，过氧亚硝酸盐氧化产物之一的 3-硝基酪氨酸水平升高[338]，而且发现类风湿关节液中存在大量含 3-硝基酪氨酸的蛋白质[339]。这些研究结果表明，该研究领域变化迅速，有关 NO 在类风湿炎症中的重要性还有待进一步研究[340]。

（八）激肽和神经肽

激肽释放酶–激肽原系统参与了类风湿炎症过程[341]。激肽释放酶是存在于血浆和组织中的丝氨酸蛋白酶，它介导了中性粒细胞的趋化[342]、细胞聚集[343]、脱颗粒[344]，并能激活潜在的胶原酶[345]。它作用于激肽原，产生激肽，后者具有扩张小动脉、收缩小静脉、增加毛细血管通透性和引发疼痛的作用。激肽和激肽释放酶均可在类风湿关节液中检测到[346,347]，提示它们具有促炎症作用。然而，就像前面所说的那样，关节液中还存在着大量蛋白酶抑制物 α_1-抗胰蛋白酶和 α_2-巨球蛋白，它们与活化的酶形成复合物。有报道，关节液中组织激肽释放酶的水平与关节疼痛和炎症程度成正比[348]。推测认为，当关节腔内中性粒细胞脱颗粒时，激肽释放酶从溶酶体中释放，并在被抑制物灭活之前，作用于结合在细胞表面的激肽原。动物实验亦证实该系统在炎症中的作用，对链球菌肽聚糖诱导的关节炎鼠给予特异性激肽释放酶抑制剂，结果炎症活动得到不同程度的控制[349]。

刺激外周传入神经可导致神经肽(它是生物活性肽家族成员)的释放,从而诱发局部炎症。神经肽的主要组成包括P物质、降钙素基因相关肽和血管活性肠肽[350]。这些神经递质介导了许多炎症相关现象,包括血管扩张;中性粒细胞[351]和巨噬细胞的活化及趋化;肥大细胞脱颗粒;上调内皮细胞黏附分子的表达[352]以及刺激IL-1的分泌[353](表54.6)。以下研究结果表明了它们在RA炎症中的作用:类风湿关节液中这些神经肽的水平增加,尤其是P物质[354,355]。此外,一些研究显示炎性滑膜本身表现为这些介质的消耗[356,357],提示存在活化分泌过程。基于此,局部应用辣椒碱在RA患者中取得了阳性结果[358],该药是辣椒(尖椒)提取物,可消耗神经末梢的P物质。

(九)蛋白水解片段

类风湿关节液中炎症细胞的积聚和软骨细胞的活化导致酶的释放,使血浆和结缔组织的大分子生成蛋白水解片段。这些片段可能有潜在生物学活性,可作为疾病严重程度和组织损伤的标志[359,360]。

存在于血浆和所有结缔组织中的纤维连接蛋白是类风湿关节炎症和组织损伤的一个重要的介导物。它是一种普遍存在的糖蛋白,具有多种功能,尤其是细胞黏附功能。在类风湿关节中,纤维连接蛋白大量存在于滑膜、关节液和软骨-血管翳结合处[361]。那些存在于关节液中的[362],由弹性酶、组织蛋白酶和胶原酶等酶生成的蛋白水解片段已被证实具有潜在的生物学效应(表54.7)。尽管完整的纤维连接蛋白只对成纤维细胞有趋化活性[363],但含细胞结合区域的片段可介导单核细胞/巨噬细胞的趋化[364]和中性粒细胞脱颗粒[365],增加软骨细胞基质降解酶的表达[366],并抑制这些细胞合成蛋白多糖[367]。在类风湿关节液中,利用明胶消除纤维连接蛋白样物质,可抑制75%的成纤维细胞迁移[362],这表明该分子在血管翳的形成中起着重要作用。纤维连接蛋白有数个细胞结合区域,对细胞表面黏附分子很晚期抗原-3(VLA-3)、VLA-4和VLA-5有亲和性。应用合成的细胞黏附分子抑制肽可抑制链球菌细胞壁诱导的关节炎鼠的进展,揭示了上述特性[368]。

表54.6 神经肽的生物学活性

血管扩张
中性粒细胞和巨噬细胞的趋化
中性粒细胞和巨噬细胞的活化
中性粒细胞和巨噬细胞脱粒
肥大细胞脱颗粒
刺激IL-1的分泌
上调黏附分子的表达

表54.7 纤维连接蛋白及其蛋白水解片段的生物学活性

成纤维细胞趋化
巨噬细胞趋化
中性粒细胞脱颗粒
增加软骨细胞蛋白酶的表达
抑制蛋白多糖的合成

蛋白水解酶片段具有来自于其他大分子的生物活性,它可能也在炎症过程中发挥作用。胶原片段尤其令人感兴趣,因为它们具有包括趋化巨噬细胞[369]、巨噬细胞活化[370]和分泌IL-1[371]等在内的多种生物活性。而且,在类风湿关节液中可检测到这些物质[372]。

大量的证据显示凝血级联反应也参与了类风湿炎症过程[373]。组织学检查显示类风湿滑膜组织中存在该级联反应的数种成分[374],包括纤维蛋白和纤溶酶衍生的纤维蛋白降解产物[375]。后者被发现可介导巨噬细胞趋化[375]。此外,该级联反应中的活性酶成分如纤溶酶和凝血酶可诱导软骨基质的降解[373,377]。

关节炎中血管生成的作用正在多个实验室进行着积极的探索研究[378]。血清中血管内皮生长因子(VEGF)水平的升高与早期放射学上显示的关节损伤相关,相反,VEGF浓度的降低见于获得临床改善的患者[379]。同样的报道还见于对于另一组血管生成因子(即血管生成素)的研究中[380]。由纤溶酶衍生的具有抗血管生长潜能的肽家族(血管抑制素)引起了人们的特别关注。在炎性关节中,一些活化的金属蛋白酶既可生成促血管生成分子,又可生成抗血管生成分子[177]。此外,软骨细胞以及其他细胞生成的肽类,如TIMPs具有抗血管生成的活性[381]。目前尚无对类风湿关节液的促血管生成和抗血管生成活性的特性的研究。

五、软骨和血管翳

RA关节功能的丧失是关节软骨不可逆性损伤的结果,是持续慢性炎症的直接后果。RA软骨损伤的机制还不完全清楚。然而,炎症滑膜、侵袭性血管翳和关节液中的细胞分泌因子,诱导细胞死亡和代谢紊乱,从而导致软骨细胞不能维持组织的完整性,这在软骨破坏过程中起着重要作用。另外，血管翳细胞和关节液中的蛋白水解酶和其他因子直接作用于软骨基质，也促进了软骨的破坏。目前还不能指出表 54.8 中的哪个因子是造成该不可逆破坏的主要原因。可能是表中众多因子长期共同作用的结果。在正常成人组织中，软骨大分子的合成和降解是一个严格的调控过程，因为成人软骨基质化学成分保持相当的恒定，仅随年龄缓慢改变。病理状态下，软骨基质降解可见于大分子合成降低，蛋白多糖和胶原分解增加，或两者同时存在。基质蛋白多糖极易被各种蛋白水解酶降解，如组织蛋白酶、弹性酶和金属蛋白酶。这些大分子在病理状况下极易丢失。而蛋白多糖可迅速被软骨细胞恢复，因此认为不可逆性破坏仅发生于胶原纤维退化时，此时其结构成分不能维持组织完整性。有研究证实，活化的蛋白水解酶在基质蛋白多糖降解中发挥作用。Ⅱ型胶原纤维具有相对的抗酶特性，但由于存在过多的抑制物，类风湿关节液中通常缺乏活化的胶原酶。因此，胶原的降解可能是由于活化的软骨细胞和成纤维细胞性血管翳所分泌的胶原酶。

(一)软骨细胞的凋亡和细胞毒作用

有报道称在类风湿软骨的无血管翳区域里，受累关节表面附近的软骨细胞广泛死亡[382]。有几个机制可解释该现象。研究发现，软骨细胞中 IL-1 介导的 NO 合成可诱导凋亡(程序性细胞死亡)[383]。然而，软骨细胞凋亡只发生于培养基中加入氧自由基淬灭剂后，表明超氧化物减少了具有生物活性 NO 的水平。相反 iNOS 刺激可合成氧自由基，从而诱导细胞坏死[383]。因为体内这两种氧化产物均由软骨细胞受刺激后产生，故难以肯定这些机制在体内软骨细胞死亡中的确切作用。类风湿滑膜组织[384,385]和软骨[386]中均存在凋亡，其产物寡核苷酸小体可在类风湿关节液中测及[126]。

当软骨细胞外基质被炎症过程降解时，软骨细胞便暴露于细胞和抗体的免疫攻击下。有研究表明在 RA 中存在淋巴细胞介导的软骨细胞细胞毒作用。类风湿软骨中的软骨细胞表达 MHC Ⅰ和Ⅱ分子[387]，以及组织特异性决定簇[388]。另外，当暴露于人软骨细胞时，类风湿 T 淋巴细胞表现出显著的增殖反应[389]。已鉴定出几种潜在的自身抗原[390-392]，虽然它们在组织损伤过程中的重要性尚未知。尽管通过细胞毒细胞特异性分子标志的表达(如粒酶 A 和穿孔素[394,395])证实，类风湿滑膜中富含自然杀伤细胞和细胞毒 T 淋巴细胞，但要获得细胞介导的软骨细胞细胞毒作用的直接证据很困难[393]。自身抗体介导的软骨细胞细胞毒作用可能在RA 软骨破坏中起作用。在类风湿血清[396,397]及关节液[385]中已检测出补体依赖的细胞毒性自身抗体。大多数活性抗体的特性还不清楚，但是针对Ⅱ型胶原的自身抗体可促进软骨细胞杀伤[398]。软骨浅层的软骨细胞似乎更容易受细胞毒作用的影响[398]，提示关节液来源的抗体可能在电镜所见的广泛浅层细胞死亡中发挥作用[382]。

(二)软骨细胞活化

类风湿软骨组织学研究发现在陷窝旁区存在基质耗竭区，表明大分子降解发生在邻近深部软骨细胞的区域[399]。这一发现的重要性在于，它首次认识到在适当刺激下软骨细胞具有消化周围基质的作用[400]。这一发现与细胞因子的特性及其对细胞性活动的影响相一致。人们很快知道了促炎症因子，尤其是 IL-1 和 TNF-α，可诱导软骨细胞分泌金属蛋白酶，如胶原酶和基质降解酶[401,402]，介导器官培养中软骨的吸收[196,403]以及抑制基质大分子的合成[193,404]，这些改变有利于产生不可逆

表54.8　参与RA软骨破坏的因子

软骨	关节液	血管翳
关节表面破裂	淋巴细胞	“转化的”成纤维细胞
软骨细胞凋亡	中性粒细胞	巨噬细胞
软骨细胞细胞毒作用	活化蛋白酶	内皮细胞
抑制蛋白的合成	细胞因子	中性粒细胞
增加蛋白酶的合成	促炎症肽	
氧自由基和一氧化氮	细胞毒自身抗体	
免疫复合物	免疫复合物	
减少蛋白酶抑制物的合成	神经肽	
	凝血级联反应	

性软骨破坏。一些软骨细胞衍生的酶可能参与了基质的降解过程。在人的软骨中，细胞因子主要是通过抑制蛋白合成产生作用，而不是通过刺激基质大分子的降解[405]。尽管在酸性环境中可以检测到活化的溶酶体透明质酸酶[406]，但还没有证据表明糖链部分是通过活性多糖酶消化。关节炎软骨中大多数基质蛋白多糖的降解是由蛋白酶攻击蛋白核心造成的。已发现的两大主要酶系统是：金属蛋白酶（基质降解酶）活化级联反应和近期发现的聚集蛋白聚糖酶类[407-410]。这两个系统在邻近透明质酸酶结合位点的肽链的 G1 和 G2 球间区域处分裂蛋白核心。金属蛋白酶对肽链的 Asn341 和 Phe342 之间区域进行攻击[411]，而聚集蛋白聚糖酶则使肽链的 Glu373 与 Ala374 之间发生裂解[412]。已发现所产生的新表位可在炎性关节液中共存并聚集[413,414]，但目前还不清楚在类风湿软骨中这两种酶解过程哪一个更为重要。

不可逆性软骨破坏通常是胶原纤维降解的结果。免疫化学研究发现在胶原酶活动[415]部位存在降解的Ⅱ型胶原 α 链片段，并且该酶存在于破坏的组织，尤其是软骨-血管翳接合处[416,417]。电镜观察也证实了广泛纤维坏死[418]，伴随有组织正常的生物力学特性的改变。虽然只有胶原酶可裂解胶原折叠中的胶原纤维，但其他蛋白酶如弹性酶和基质降解酶可降解分子中的非螺旋区域[419]，促进破坏过程。随着特定部位胶原酶裂解作用，其产生的片段在体温下变性，而极易被许多的蛋白酶进一步酶解。

（三）血管翳

尽管普遍认为 RA 软骨吸收与侵袭性血管翳相关，但该肉芽组织并非 RA 所特有，因为在其他人及动物慢性关节炎中亦存在这种侵袭性组织。软骨的血管翳侵袭发生得相对较晚，它是炎症过程引起的关节软骨早期病变的非特异性后果。有报道在受累关节表面的非血管翳区域发现广泛软骨细胞死亡[382]，和软骨细胞周围基质大分子的丢失[399]。这些发现支持软骨病变可能发生于血管翳侵袭之前的假说。此外，在大多数手术切除标本的非血管翳软骨表面可见免疫复合物的沉积[87,88]，并随着血管翳的侵袭过程而消失[420]。

近期的研究结果显示关节软骨表面可能是在炎性关节炎中最早遭受损伤的结构。既往对此颇有争论。对软骨表面与其深层的不同只存在于胶原纤维空间排列和基质蛋白多糖相对缺乏[421]的观点充满争议。然而，研究者应用电镜观察到了一薄而不规则的、颗粒状的电子致密层，含有阴离子电荷[421]。另一些研究表明，该电子致密层可抵抗高离子强度反应物、透明质酸酶、软骨素酶 ABC 或角蛋白酶的提取作用，但可被胶原酶部分裂解，并被胰岛素去除。正常关节表面不能提供炎症或结缔组织细胞附着表面[422,423]。一些研究表明纤维连接蛋白可能是促进 RA 中血管翳侵袭软骨的一个因素[424,425]。还有研究显示完整软骨中表达于正常表面的大分子可阻碍细胞黏附，这些蛋白多糖对多形核白细胞来源的丝氨酸酯酶的攻击高度敏感[425]。核心蛋白多糖和纤维调节素是两种小的非聚集的蛋白多糖，在阻断细胞对软骨表面的黏附中起作用。纤维调节素通过封闭纤维连接蛋白细胞结合区域（RGD），从而阻断成纤维细胞的黏附。核心蛋白多糖可抑制胶原依赖的细胞结合[423]。阻断细胞表面黏附的其他可能保护机制还有软骨细胞分泌的大量一氧化氮，后者是白细胞黏附的强力抑制物[292]。血管翳对关节表面的侵袭发生于关节液炎症渗出物对表面的损害之后，因为与 100 个中性粒细胞/mm^3 共同孵育 1 小时就足以诱导关节表面出现可检测到的损害，同Ⅱ型胶原表位的暴露所显示的一样，之前该表位由大分子所覆盖并形成部分关节表面[425]。有报道，利用Ⅱ型胶原表位对抗体的结合可估测类风湿软骨中关节表面的损伤[427]。

对侵袭性血管翳细胞属性的研究结果是相互矛盾的。多数的研究赞同 RA 中存在着两种主要组织学类型：炎症型，包括巨噬细胞、中性粒细胞、肥大细胞和内皮细胞；成纤维细胞转变型[428]。设想成纤维细胞样细胞可能是转化的软骨细胞衍生而来，转化的软骨细胞可合成软骨基质大分子。后一类型的血管翳主要见于大关节，关节旁的侵蚀很少见，主要是软骨进行性丧失，而侵袭型炎症性血管翳更常见于小关节，骨的侵蚀更为常见[428]。滑膜和血管翳中成纤维细胞样细胞的表型成为众所研究的焦点[429]。推测这些细胞代表着间充质细胞在细胞因子及其他因子的影响下生成“转化型”、侵袭性表型，伴有增殖活性增加、致癌因子和黏附分子的表达增加、分泌大量细胞因子和蛋白溶解酶[429-433]。大量证据表明这些细胞不仅是 RA 软骨和骨破坏的主要介导者，而且具有自发的、不依赖 T 细胞的作用[429]。该假设基于以下研究结果：①类风湿滑膜和血管翳中 Th1 源性淋巴因子相对缺乏和极少的 T 淋巴细胞活化依据。②对 MRL/l 鼠的研究。该鼠可产生由多角细胞诱导的软骨破坏性自发性关节炎，类似于类风湿血管翳和明显缺乏 T 淋巴细胞的病变[433]。③对 c-fos 转基因鼠的研究显示，该鼠在缺乏 T 细胞时产生抗原诱导的关节炎[434]。④研究发现,在明显缺乏人或鼠 T 细胞的作用下，将类风湿滑膜和人软骨植入 SCID 鼠可出现由人源性成纤维细胞样细胞诱导的血管翳样表现伴局灶性软骨侵蚀[435]。因此,血管翳的形成可能不依赖于 T 细胞介导的炎症过程,可能被反转录病毒感染启动,该病毒可通过 A 型滑膜细胞的单核细胞前体转运至关节并最终定植于软骨细胞 [429]。此外,RA 中潜在的异常免疫机制在间充质细胞向自发型表型的初始转化过程中可能发挥作用。

六、骨

所有前面述及的病理机制在骨吸收形成中所起的作用类似于它们在软骨破坏中的作用。成骨细胞是一种基质细胞,破骨细胞是一种造血细胞,两者相互协调作用[436],与软骨细胞激活和炎症细胞可能介导周围基质消化的研究并行，另一项研究表明成骨细胞和破骨细胞对炎症关节附近发生的吸收反应起一定的作用[437]。与软骨细胞激活过程并行,有研究表明受促炎因子及其他因子刺激的成骨细胞可分泌蛋白酶、修饰骨基质和促进破骨细胞介导的骨吸收活性。此外,组织学研究强调了血管翳的作用,它常常侵袭软骨下骨,造成关节旁侵蚀,是 RA 小关节受累的放射学标志。与骨破坏方面相关的研究发现，激活的成纤维细胞可诱导破骨细胞形成[438],在体外及佐剂性关节炎鼠中,成纤维细胞和破骨细胞活化系统的抑制剂,Src 家族细胞质酪氨酸激酶,可抑制骨吸收[439]。

近期的研究,大多数是在动物模型,进一步澄清了炎性关节炎中骨重塑和骨侵蚀的分子机制。这些研究证实了 TNF 家族分子核因子 κB 配体的受体活化剂(RANKL,或称骨保护素配体）及其受体 RANK 在破骨细胞活化、骨重塑、骨破坏和骨质疏松中的重要作用[440]。RA 患者血清中含有高浓度的骨保护素和 RANKL，而予 TNF-α 治疗后可使其水平恢复正常[441]。

七、小结

综上所述,RA 关节破坏过程是促炎活性和抗炎活性之间长期而又极其复杂的作用结果。通常习惯于将研究者的见解进行概述从而获得对疾病特性全貌的认识。但就目前我们的认知程度,这样做无济于事,因为我们还无法对任何一个所描述的现象进行正确的权衡。而想要阐明用于控制疾病的许多治疗药物的作用机理也很困难，因为类固醇类或非类固醇类抗炎镇痛药、缓解病情药、抗疟药、抗生素、单克隆抗体、细胞因子抑制剂等等，它们影响许多如本章所述的体内和体外过程。因此,RA 关节破坏过程的合理概括应该是,它是炎性滑膜、关节液、软骨和血管翳衍生的细胞及可溶性因子多因素长期作用的结果。而抗 TNF-α 治疗的成功表明某些致病因子在此复杂的网络中处于关键性地位,导致慢性关节炎症。显而易见,针对该网络中重要环节进行控制的干预是成功的，至少可以阻断不可逆性关节损害和功能丧失。只有在对炎症启动过程中所有遗传和环境因素均确定之后，才能做到真正有效地控制和预防该病。

（颜淑敏 译　张奉春 校）

参考文献

1. Schumacher HR. The microvasculature of the synovial membrane of the monkey: ultrastructural studies. *Arthritis Rheum* 1969;12:387–404.
2. Mikecz K, Brennan FR, Kim JH, Glant TT. Anti-CD44 treatment abrogates tissue oedema and leukocyte infiltration in murine arthritis. *Nat Med* 1995;1:558–563.
3. Mikecz K, Dennis K, Kim JH. Modulation of hyaluronan receptor (CD44) function *in vivo* in a murine model of rheumatoid arthritis. *Arthritis Rheum* 1999;42:659–668.
4. Fujii K, Tanaka Y, Hubscher S, et al. Cross-linking of CD44 on rheumatoid synovial cells upregulates VCAM-1. *J Immunol* 1999;162: 2391–2398.
5. Siegelman MH, Stanescu D, Estes P. The CD44-initiated pathway of T-cell extravasation uses VLA-4 but not LFA-1 for firm adhesion. *J Clin Invest* 2000;105:683–691.
6. Kulka JP, Bocking D, Ropes MW, et al. Early joint lesions of rheumatoid arthritis. *Arch Pathol* 1955;59:129–150.
7. Schumacher HR, Kitridou RC. Synovitis of recent onset. A clinicopathologic study during the first months of disease. *Arthritis Rheum* 1972;15:465–485.
8. Soden M, Rooney M, Cullen A, et al. Immunohistologic features in the synovium obtained from clinically uninvolved knee joints of patients with rheumatoid arthritis. *Br J Rheumatol* 1989;28:287–292.
9. Schumacher HR, Bautista BB, Krauser RE, et al. Histological appearance of the synovium in early rheumatoid arthritis. *Semin Arthritis Rheum* 1994;23:3–10.
10. Zvaifler NJ, Boyle D, Firestein G. Early synovitis—synoviocytes and mononuclear cells. *Semin Arthritis Rheum* 1994;23:11–16.
11. Tak PP, Smeets TJM, Daha MR, et al. Analysis of the synovial infiltrate in early rheumatoid synovial tissue in relation to local disease activity. *Arthritis Rheum* 1997;38:34–42.
12. Lindblad S, Hedfors E. Intra-articular variation in synovitis. Local macroscopic and microscopic signs of inflammatory activity are significantly correlated. *Arthritis Rheum* 1985;28:977–986.
13. Duke O, Panayi GS, Poulter LW. An immunohistological analysis of lymphocyte subpopulations and their microenvironment in the synovial membranes of patients with rheumatoid arthritis using monoclonal antibodies. *Clin Exp Immunol* 1982;49:22–30.
14. Poulter LW, Duke O, Panayi GS, et al. Activated T lymphocytes of the synovial membrane in rheumatoid arthritis and other arthropathies. *Scand J Immunol* 1985;22:683–690.
15. Cush JJ, Lipsky PE. Phenotypic analysis of synovial tissue and peripheral blood lymphocytes isolated from patients with rheumatoid arthritis. *Arthritis Rheum* 1988;31:1230–1238.
16. Nakao H, Eguchi K, Kawakami A, et al. Phenotype characterization of lymphocytes infiltrating synovial tissue from patients with rheumatoid arthritis: analysis of lymphocytes isolated from minced synovial tissue by dual immunofluorescence staining. *J Rheumatol* 1990;

17:142–148.
17. Fox DA. The role of T cells in the immunopathogenesis of rheumatoid arthritis. *Arthritis Rheum* 1997;40:598–609.
18. Lindhout E, van Eijk M, van Pel M, et al. Fibroblast-like synoviocytes from rheumatoid arthritis patients have intrinsic properties of follicular dendritic cells. *J Immunol* 1999;162:5949–5956.
19. Shimaoka Y, Attrep JF, Hirano T, et al. Nurse-like cells from bone marrow and synovium of patients with rheumatoid arthritis promote survival and enhance function of human B cells. *J Clin Invest* 1998; 102:606–618.
20. Koch AE, Kunkel SL, Strieter RM. Cytokines in rheumatoid arthritis. *J Invest Med* 1995;43:28–38.
21. Paulus HE, Machleder EL, Levine S, et al. Lymphocyte involvement in rheumatoid arthritis: studies during thoracic duct drainage. *Arthritis Rheum* 1977;20:1249–1262.
22. Gaston JSH, Strober S, Solovera JJ, et al. Dissection of the mechanism of immune injury in rheumatoid arthritis, using total lymphoid irradiation. *Arthritis Rheum* 1988;31:21–30.
23. Trentham DE, Belli JA, Bloomer WD, et al. 2000-Centigray total lymphoid irradiation for refractory rheumatoid arthritis. *Arthritis Rheum* 1987;30:980–987.
24. Weinblatt ME, Coblyn JS, Frazer PA, et al. Cyclosporin A treatment of refractory rheumatoid arthritis. *Arthritis Rheum* 1987;30: 11–17.
25. Jaffe IA. Rheumatoid arthritis and AIDS [Letter]. *J Rheumatol* 1989; 16:845.
26. Amor B. Rheumatoid arthritis and AIDS [Reply]. *J Rheumatol* 1989; 16:845.
27. Ornstein MH, Kerr LD, Spiera H. A reexamination of the relationship between active rheumatoid arthritis and the acquired immunodeficiency syndrome. *Arthritis Rheum* 1995;38:1701–1706.
28. Firestein GS. Invasive fibroblast-like synoviocytes in rheumatoid arthritis. Passive responders or transformed aggressors? *Arthritis Rheum* 1996;39:1781–1790.
29. Gregersen P, Silver J, Winchester RJ. The shared epitope hypothesis: an approach to understanding the molecular genetics of susceptibility to rheumatoid arthritis. *Arthritis Rheum* 1987;30:1205–1213.
30. Weyand CM, Xie C, Goronzy JJ. Homozygosity for the HLA-DRB1 allele selects for extra-articular manifestations in rheumatoid arthritis. *J Clin Invest* 1992;89:2033–2039.
31. Wedderburn LR. Tracking T cells in arthritis. *Rheumatology* 2000; 39:458–462.
32. Steinman L. Escape from "Horror Autotoxicus": pathogenesis and treatment of autoimmune disease. *Cell* 1995;80:7–10.
32a. Stamenkovic IM, Stegagno M, Wright KA, et al. Clonal dominance among T-lymphocyte infiltrates in arthritis. *Proc Soc Natl Acad Sci U S A* 1988;85:1179–1183.
33. Pallard X, West SG, Lafferty JA, et al. Evidence for the effects of a superantigen in arthritis. *Science* 1991;253:325–329.
34. Howell MD, Diveley JP, Lundeen KA, et al. Limited T-cell receptor β-chain heterogeneity among IL-2 receptor-positive synovial T cells suggests a role for superantigen in rheumatoid arthritis. *Proc Soc Natl Acad Sci U S A* 1991;88:10921–10925.
35. Jenkins RN, Nikaein A, Zimmermann A, et al. T cell receptor Vβ gene bias in rheumatoid arthritis. *J Clin Invest* 1993;92:2688–2701.
36. Williams WV, Fang Q, Demarco D, et al. Restricted heterogeneity of T cell receptor transcripts in rheumatoid synovium. *J Clin Invest* 1992;90:326–333.
37. Sottini A, Imberti L, Gorla R, et al. Restricted expression of T cell receptor Vβ but not Vα genes in rheumatoid arthritis. *Eur J Immunol* 1991;21:461–466.
38. Gudmundsson S, Ronnelid J, Karlssoon-Parra A, et al. T-cell receptor V-gene usage in synovial fluid and synovial tissue from RA patients. *Scand J Immunol* 1992;36:681–688.
39. Goronzy JJ, Bartz-Bazzanella P, Hu W, et al. Dominant clonotypes in the repertoire of peripheral CD4+ T cells in rheumatoid arthritis. *J Clin Invest* 1994;94:2068–2076.
40. Struyk L, Hawes GE, Chatila MK, et al. Review: T cell receptors in rheumatoid arthritis. *Arthritis Rheum* 1995;38:577–589.
41. Smith MD, Roberts-Thompson PJ. Lymphocyte surface marker expression in rheumatic diseases: evidence for prior activation of lymphocytes *in vivo*. *Ann Rheum Dis* 1990;49:81–87.
42. Schulze-Koops H, Davis LA, Kavanaugh AF, et al. Elevated cytokine messenger RNA levels in the peripheral blood of patients with rheumatoid arthritis suggest different degrees of myeloid cell activation. *Arthritis Rheum* 1997;40:639–647.
43. Keystone EC, Snow KM, Bombardier C, et al. Elevated soluble interleukin-2 receptor levels in the sera and synovial fluids of patients with rheumatoid arthritis. *Arthritis Rheum* 1988;31:844–849.
44. Ziff M. Role of endothelium in chronic inflammatory synovitis. *Arthritis Rheum* 1991;34:1345–1352.
45. Paleolog EM. Angiogenesis: a critical process in the pathogenesis of RA-a role for VEGF? *Br J Rheumatol* 1996;35:917–920.
46. Walsh DA. Angiogenesis and arthritis. *Rheumatology* 1999;38:103–112.
47. Hale LP, Martin ME, McCollum DE, et al. Immunohistologic analysis of the distribution of cell adhesion molecules within the inflammatory synovial microenvironment. *Arthritis Rheum* 1989;32:22–30.
48. Koch AE, Burrows JC, Haines GK, et al. Immunolocalization of endothelial and leukocyte adhesion molecules in human rheumatoid and osteoarthritic synovial tissues. *Lab Invest* 1991;64:313–320.
49. Lazarovits AI, Karsh J. Differential expression in rheumatoid synovium and synovial fluid of $\alpha_4\beta_7$ integrin. *J Immunol* 1993;151:6482–6489.
50. Hamann A, Syrbe U. T-cell trafficking into sites of inflammation. *Rheumatology* 2000;39:696–699.
51. Postigo AA, Garcia-Vicuña R, Diaz-Gonzales F, et al. Increased binding of synovial T lymphocytes from rheumatoid arthritis to endothelial leukocyte adhesion molecule-1 (ELAM-1) and vascular cell adhesion molecule-1 (VCAM-1). *J Clin Invest* 1992;89:1445–1452.
52. Van Dinther-Janssen ACHM, Horst E, Koopman G, et al. The VLA4/VCAM-1 pathway is involved in lymphocyte adhesion to endothelium in rheumatoid arthritis. *J Immunol* 1991;147:4207–4210.
53. Morales-Ducret J, Wayner E, Elices MJ. α_4/β_1 integrin (VLA-4) ligands in arthritis. Vascular cell adhesion molecule-1 expression in synovium and on fibroblast-like synoviocytes. *J Immunol* 1992;149: 1424–1431.
54. Springer TA. Traffic signals for lymphocyte recirculation and leukocyte emigration: the multistep paradigm. *Cell* 1994;76:301–314.
55. Mojcik CF, Shevach EM. Adhesion molecules. A rheumatologic perspective. *Arthritis Rheum* 1997;40:991–1004.
56. Shimizu Y, Shaw S, Graber N, et al. Activation-independent binding of human memory T cells to adhesion molecule ELAM-1. *Nature* 1991;349:799–802.
57. Pitzalis C, Kingsley GH, Haskard DO, et al. The preferential accumulation of helper-inducer T lymphocytes in inflammatory lesions: evidence for regulation by selective endothelial and homotypic adhesion. *Eur J Immunol* 1988;18:1397–1404.
58. Pitzalis C, Kingsley GH, Covelli M, et al. Selective migration of the human helper-inducer memory T cell subset: confirmation by *in vivo* cellular kinetic studies. *Eur J Immunol* 1991;21:369–376.
59. Pietschmann P, Cush JJ, Lipsky PE, et al. Identification of subsets of human T cells capable of enhanced transendothelial migration. *J Immunol* 1992;149:1170–1178.
60. Firestein GS, Zvaifler NJ. Peripheral blood and synovial fluid monocyte activation in inflammatory arthritis. II. Low levels of synovial fluid and synovial tissue interferon suggest that γ-interferon is not the primary macrophage activating factor. *Arthritis Rheum* 1987;30:864–871.
61. Firestein GS, Xu W-D, Townsend K, et al. Cytokines in chronic inflammatory arthritis. I. Failure to detect T cell lymphokines (interleukin 2 and interleukin 3) and presence of macrophage colony stimulating factor (CSF-1) and a novel mast cell growth factor in rheumatoid synovitis. *J Exp Med* 1988;168:1573–1586.
62. Cope AP, Londei M, Chu R, et al. Chronic exposure to tumor necrosis factor (TNF) *in vitro* impairs the activation of T cells through the T cell receptor/CD3 complex; reversal *in vivo* by anti-TNF antibodies in patients with rheumatoid arthritis. *J Clin Invest* 1994;94: 749–760.
63. Lotz M, Kekow J, Carson D. Transforming growth factor-B and cellular immune responses in synovial fluids. *J Immunol* 1990;144:4189–4194.
64. Miossec P, Naviliat M, D'Angeac AD, et al. Low levels of interleukin-4 and high levels of transforming growth factor β in rheumatoid synovitis. *Arthritis Rheum* 1990;33:1180–1187.
65. Wahl SM, Allen JB, Wong HL, et al. Antagonistic and agonistic effects of transforming growth factor-β and IL-1 in rheumatoid arthri-

tis. *J Immunol* 1990;145:2514–2519.
66. Shull MM, Ormsby I, Kier AB, et al. Targeted disruption of the mouth transforming growth factor-β1 gene results in multifocal inflammatory disease. *Nature* 1992;359:693–699.
67. Katsikis PD, Cong-Qiu C, Brennan FM, et al. Immunoregulatory role of interleukin 10 in rheumatoid arthritis. *J Exp Med* 1994;179:1517–1527.
68. Cush JJ, Splawski JB, Thomas R, et al. Elevated interleukin-10 levels in patients with rheumatoid arthritis. *Arthritis Rheum* 1995;38:96–104.
69. Brennan FM. Interleukin-10 and arthritis. *Rheumatology* 1999;38: 293–297.
70. Howard M, O'Garra A, Ishida H, et al. Biological properties of interleukin 10. *J Clin Immunol* 1992;12:239–247.
71. Mottonen M, Isomaki P, Saario R, et al. Interleukin-10 inhibits the capacity of synovial macrophages to function as antigen-presenting cells. *Br J Rheumatol* 1998;37:1207–1214
72. Gold KN, Weyand CM, Goronzy JJ. Modulation of helper T cell function by prostaglandins. *Arthritis Rheum* 1994;37:925–933.
73. Taylor-Robinson AW, Liew FY, Severn A, et al. Regulation of the immune response by nitric oxide differentially produced by T helper type 1 and T helper type 2 cells. *Eur J Immunol* 1994;24:980–984.
74. Maurice MM, Lankester AC, Bezemer AZ, et al. Defective TCR-mediated signaling in synovial T cells in rheumatoid arthritis. *J Immunol* 1997;159:2973–2978.
75. Olsen N, Ziff M, Jasin HE. *In vitro* synthesis of immunoglobulins and IgM-rheumatoid factor by blood mononuclear cells of patients with rheumatoid arthritis. *Rheumatol Int* 1982;2:59–66.
76. Olsen N, Jasin HE. Synthesis of RF *in vitro*: implications for the pathogenesis of rheumatoid arthritis. *Semin Arthritis Rheum* 1985;15: 146–156.
77. Olsen N, Ziff M, Jasin HE. Spontaneous synthesis of IgM rheumatoid factor by blood mononuclear cells from patients with rheumatoid arthritis: effect of treatment with gold salts or D-penicillamine. *J Rheumatol* 1984;11:17–21.
78. Boling EP, Ohishi T, Wahl SM, et al. Humoral immune function in severe, active rheumatoid arthritis. *Clin Immunol Immunopathol* 1987; 43:185–194.
79. Smiley JD, Sachs C, Ziff M. *In vitro* synthesis of immunoglobulins by rheumatoid synovial membrane. *J Clin Invest* 1968;47:624–632.
80. Sliwinski AJ, Zvaifler NJ. *In vivo* synthesis of IgG by rheumatoid synovium. *J Lab Clin Med* 1970;76:304–310.
81. Wernick RM, Lipsky PE, Marban-Arcos E, et al. IgG and IgM rheumatoid factor synthesis in rheumatoid synovial membrane cell cultures. *Arthritis Rheum* 1985;28:742–752.
82. Natvig JB, Munthe E. Self-associating IgG rheumatoid factor represents a major response of plasma cells in rheumatoid inflammatory tissue. *Ann NY Acad Sci* 1975;256:88–95.
83. Mestecki J, Miller EJ. Presence of antibodies to cartilage-type collagen in rheumatoid synovial tissue. *Clin Exp Immunol* 1975;22:453–456.
84. Tarkowski A, Klareskog L, Carlsten H, et al. Secretion of antibodies to types I and II collagen by synovial tissue cells in patients with rheumatoid arthritis. *Arthritis Rheum* 1989;32:1087–1092.
85. Munthe E, Natvig JB. Characterization of IgG complexes in eluates from rheumatoid tissue. *Clin Exp Immunol* 1971;8:249–262.
86. Winchester RJ, Agnello V, Kunkel HG. Gamma globulin complexes in synovial fluids of patients with rheumatoid arthritis. *Clin Exp Immunol* 1970;6:689–706.
87. Cooke TD, Hurd E, Jasin HE, et al. The identification of immunoglobulins and complement in rheumatoid articular collagenous tissues. *Arthritis Rheum* 1975;18:541–551.
88. Jasin HE. Autoantibody specificities of immune complexes sequestered in articular cartilage of patients with rheumatoid arthritis and osteoarthritis. *Arthritis Rheum* 1985;28:241–248.
89. Takemura S, Klimiuk PA, Braun A et al. T cell activation in rheumatoid synovium is B cell dependent. *J Immunol* 2001;167:4710–4718.
90. Fuji I, Shingu M, Nobunaga M. Monocyte activation in early onset rheumatoid arthritis. *Ann Rheum Dis* 1990;49:497–503.
91. Goto M, Fujisawa M, Yamada A, et al. Spontaneous release of angiotensin converting enzyme and interleukin 1β in peripheral blood monocytes from patients with rheumatoid arthritis under a serum free condition. *Ann Rheum Dis* 1990;49:172–176.
92. Grober JS, Bowen BL, Ebling H, et al. Monocyte-endothelial adhesion in chronic rheumatoid arthritis. *In situ* detection of selectin and integrin-dependent interactions. *J Clin Invest* 1993;91:2609–2619.
93. Iguchi T, Kurosaka M, Ziff M. Immunoelectron microscopic study of HLA-DR and monocyte/macrophage staining cells in the rheumatoid synovial membrane. *Arthritis Rheum* 1986;29:600–613.
94. Barkley D, Allard S, Feldman M, et al. Increased expression of HLA-DQ antigens by interstitial cells and endothelium in the synovial membrane of rheumatoid arthritis patients compared with reactive arthritis patients. *Arthritis Rheum* 1989;32:955–963.
95. Poubelle PM, Damon M, Blotman F, Dayer J-M. Production of mononuclear cell factor by mononuclear phagocytes from rheumatoid synovial fluid. *J Rheumatol* 1985;12:412–417.
96. Firestein GS, Alvaro-Garcia JM, Maki R. Quantitative analysis of cytokine gene expression in rheumatoid arthritis. *J Immunol* 1990; 144:3347–3353.
97. Dayer J-M, de Rochemontieix B, Burrus B, et al. Human recombinant interleukin 1 stimulates collagenase and prostaglandin E_2 production by human synovial cells. *J Clin Invest* 1986;77:645–648.
98. Burmester GR, Stuhlmüller B, Keyszer G, et al. Mononuclear phagocytes and rheumatoid arthritis. *Arthritis Rheum* 1997;40:5–18.
99. Burmester GR, Dimitriu-Bona A, Waters SJ, et al. Identification of three major synovial lining cell populations by monoclonal antibodies directed to Ia antigens and antigens associated with monocytes/macrophages and fibroblasts. *Scand J Immunol* 1983;17:69–82.
100. Goto M, Sasano M, Yamanaka H, et al. Spontaneous production of an interleukin 1-like factor by cloned rheumatoid synovial cells in long-term culture. *J Clin Invest* 1987;80:786–796.
101. Burmester GR, Jahn B, Zacher J, et al. Differential expression of Ia antigens by rheumatoid synovial lining cells. *J Clin Invest* 1987; 80:595–604.
102. Steinman RM, Adams JC, Cohn ZA. Identification of a novel cell type in peripheral lymphoid organs of mice. I. Morphology, quantitation and tissue distribution. *J Exp Med* 1973;137:1142–1162.
103. Deftos M, Olee T, Carson DA, et al. Defining the genetic origins of three rheumatoid synovium-derived IgG rheumatoid factors. *J Clin Invest* 1994;93:2545–2553.
104. Geppert TD, Jasin HE. Antigen presentation in the rheumatoid joint [Editorial]. *J Rheumatol* 1991;18:309–311.
105. Baker DG, Dayer J-M, Roelke M, et al. Rheumatoid synovial cell morphologic changes induced by a mononuclear cell factor in culture. *Arthritis Rheum* 1983;26:8–14.
106. Klareskog L, Johnell O, Hulth A. Expression of HLA-DR and HLA-DQ antigens on cells within the cartilage-pannus junction in rheumatoid arthritis. *Rheumatol Int* 1984;4:11–15.
107. Dechanet J, Merville P, Durand I, et al. The ability of synoviocytes to support terminal differentiation of activated B cells may explain plasma cell accumulation in rheumatoid synovium. *J Clin Invest* 1995;95:456–463.
108. Wekerle H, Ketelsen UP, Ernst M. Thymic nurse cells. Lymphoepithelial cell complexes in murine thymuses: morphological and serological characterization. *J Exp Med* 1980;151:925–944
109. Takeuchi E, Tomita T, Toyosaki-Maeda T, et al. Establishment and characterization of nurse cell-like stromal cell lines from synovial tissues of patients with rheumatoid arthritis. *Arthritis Rheum* 1999; 42:221–228.
110. Crisp AJ, Chapman CM, Kirkham SE, et al. Articular mastocytosis in rheumatoid arthritis. *Arthritis Rheum* 1984;27:845–851.
111. Godfrey HP, Ilardi C, Engber W, et al. Quantitation of human synovial mast cells in rheumatoid arthritis and other rheumatic diseases. *Arthritis Rheum* 1984;27:852–856.
112. Bromley M, Fisher WD, Wooley DE. Mast cells at sites of cartilage erosion in the rheumatoid joint. *Ann Rheum Dis* 1984;43:76–79.
113. Malone DG, Irani A-M, Schwartz LB, et al. Mast cell numbers and histamine levels in synovial fluids from patients with diverse arthritides. *Arthritis Rheum* 1986;29:956–963.
114. Gruber B, Poznansky M, Boss E, et al. Characterization and functional studies of rheumatoid synovial mast cells: activation by secretagogues, anti-IgE, and a histamine-releasing lymphokine. *Arthritis Rheum* 1986;29:944–955.
115. Frewin DB, Cleland LG, Johnsson JR, et al. Histamine levels in human synovial fluid. *J Rheumatol* 1986;13:13–14.
116. Plaut M, Pierce JH, Watson CJ, et al. Mast cell lines produce lymphokines in response to cross-linkage of Fcϵ R1 or to calcium

ionophores. *Nature* 1989;339:64–67.
117. Burd PR, Rogers HW, Gordon JR, et al. Interleukin 3-dependent and -independent mast cells stimulated with IgE and antigen express multiple cytokines. *J Exp Med* 1989;170:245–257.
118. Wodnar-Filipowicz A, Heusser CH, Moroni C. Production of the haemopoietic growth factor GM-CSF and interleukin-3 by mast cells in response to IgE receptor-mediated activation. *Nature* 1989;339:150–152.
119. Gordon JR, Galli SJ. Mast cells as a source of both preformed and immunologically inducible TNFα-cachectin. *Nature* 1990;346:274–276.
120. Center DM. Identification of rat mast cell–derived chemoattractant factors for lymphocytes. *J Allergy Clin Immunol* 1983;71:29–35.
121. Postlethwaite AE, Holness MA, Katai H, et al. Human fibroblasts synthesize elevated levels of extracellular matrix in response to interleukin 4. *J Clin Invest* 1990;90:1479–1485.
122. Claman HN. Mast cells and fibrosis. *Rheum Dis Clin North Am* 1990;16:141–151.
123. Gruber BL, Kew RR, Jelaska A, et al. Human mast cells activate fibroblasts. Tryptase is a fibrogenic factor stimulating collagen messenger ribonucleic acid synthesis and fibroblast chemotaxis. *J Immunol* 1997;158:2310–2317.
124. Lee DM, Friend DS, Gurish MF, et al. Mast cells: a cellular link between autoantibodies and inflammatory arthritis. *Science* 2002;297:1689–1692.
125. Hollingsworth JW, Siegel ER, Creasey WA. Granulocyte survival in synovial exudate of patients with rheumatoid arthritis and other inflammatory joint diseases. *Yale J Biol Med* 1967;39:289–297.
126. Rumore PM, Yu D, Steinman CR. Presence and pathophysiologic significance of apoptotically derived oligonucleosomal complexes in RA synovial fluid. *Arthritis Rheum* 1994;37(suppl):311.
127. Bell DA, Morrison B, Vandenbygaart P. Immunogenic DNA-related factors. Nucleosomes spontaneously released from normal murine lymphoid cells stimulate proliferation and immunoglobulin synthesis of normal mouse lymphocytes. *J Clin Invest* 1990;85:1487–1496.
128. Cush JJ, Lipsky PE. Cellular basis for joint inflammation. *Clin Orthop* 1991;265:9–22.
129. Fox RI, Fong S, Sabharwal N, et al. Synovial fluid lymphocytes differ from peripheral blood lymphocytes in patients with rheumatoid arthritis. *J Immunol* 1982;128:351–354.
130. Smith MD, Roberts-Thompson PJ. Lymphocyte surface marker expression in rheumatic diseases: evidence for prior activation of lymphocytes in vivo. *Ann Rheum Dis* 1990;49:81–87.
131. Reme T, Portier M, Frayssinoux F, et al. T cell receptor expression and activation of synovial lymphocyte subsets in patients with rheumatoid arthritis. Phenotyping of multiple synovial sites. *Arthritis Rheum* 1990;33:485–492.
132. Hemler M, Glass D, Coblyn JS, et al. Very late activation antigens on rheumatoid synovial fluid T lymphocytes. Association with stages of T cell activation. *J Clin Invest* 1986;78:696–702.
133. Konttinen Y, Bergroth V, Nykanen P. Lymphocyte activation in rheumatoid arthritis synovial fluid *in vivo*. *Scand J Immunol* 1985;22:503–507.
134. Holoshitz J, Koning F, Coligan J, et al. Isolation of $CD4^-$ $CD8^-$ mycobacteria-reactive T lymphocyte clones from rheumatoid arthritis synovial fluid. *Nature* 1989;339:226–229.
135. Alsalameh S, Mollenhauer J, Hain N, et al. Cellular immune response toward human articular chondrocytes. T cell reactivities against chondrocyte and fibroblast membranes in destructive joint diseases. *Arthritis Rheum* 1990;33:1477–1486.
136. Guerassimov A, Zhang Y, Banerjee S, et al. Autoimmunity to cartilage link protein in patients with rheumatoid arthritis and ankylosing spondylitis. *J Rheumatol* 1998;25:1480–1484.
137. Al-Balaghi S, Strom H, Moller E. High incidence of spontaneous Ig-producing lymphocytes in peripheral blood and synovial fluid of patients with active seropositive rheumatoid arthritis. *Scand J Immunol* 1982;16:69–76.
138. Vaughan JH, Chihara T, Moore TL, et al. Rheumatoid factor-producing cells detected by direct hemolytic plaque assay. *J Clin Invest* 1976;58:933–941.
139. Breedveld FC, Lafeber GJM, Siegert CEH, et al. Elastase and collagenase activities in synovial fluids of patients with arthritis. *J Rheumatol* 1987;14:1008–1012.
140. Gysen P, Malaise M, Gaspar S, et al. Measurement of proteoglycans, elastase, collagenase and protein in synovial fluid in inflammatory and degenerative arthropathies. *Clin Rheumatol* 1985;4:39–50.
141. Borth W, Dunky A, Kleesiek K. α2-Macroglobulin complexes as correlated with α1-proteinase inhibitor-elastase complexes in synovial fluids of rheumatoid arthritis patients. *Arthritis Rheum* 1986;29:319–325.
142. Kuramitsu K, Yoshida A. Plasma and synovial fluid levels of granulocytal elastase-α-1 protease inhibitor complex in patients with rheumatoid arthritis. *Rheumatol Int* 1990;10:51–56.
143. Menninger H, Putzier R, Mohr W, et al. Granulocyte elastase at the sites of cartilage erosion by rheumatoid synovial tissue. *Z Rheumatol* 1980;39:145–156.
144. Velbart M, Fehr K. Degradation *in vivo* of articular cartilage in rheumatoid arthritis and juvenile chronic arthritis by cathepsin G and elastase from polymorphonuclear leukocytes. *Rheumatol Int* 1987;7:195–202.
145. Ishikawa H, Smiley JD, Ziff M. Electron microscopic demonstration of immunoglobulin deposition in rheumatoid cartilage. *Arthritis Rheum* 1975;18:563–576.
146. Ohno O, Cooke TD. Electron microscopic morphology of immunoglobulin aggregates and their interactions in rheumatoid articular collagenous tissues. *Arthritis Rheum* 1978;21:516–527.
147. Henson PM, Henson JE, Fittschen C, et al. Phagocytic cells: degranulation and secretion. In: Gallin JL, Goldstein IM, Snyderman R, eds. *Inflammation: basic principles and clinical correlates.* New York: Raven, 1988:363–390.
148. Larbre J-P, Moore AR, Da Silva JAP, et al. Direct degradation of articular cartilage by rheumatoid synovial fluid: contribution of proteolytic enzymes. *J Rheumatol* 1994;21:1796–1801.
149. Baumstark JS. Studies on the elastase serum protein interaction. II. On the digestion of human α2-macroglobulin, an elastase inhibitor by elastase. *Biochem Biophys Acta* 1970;207:318–330.
150. Barrett AJ, Starkey PM. The interaction of α_2-macroglobulin with proteinases. *Biochem J* 1973;133:709–724.
151. Harpel PC, Moresson MW. Degradation of human fibrinogen by plasma α_2-macroglobulin enzyme complexes. *J Clin Invest* 1973;52:2175–2184.
152. Galdston M, Levytska V, Liener IE, et al. Degradation of tropoelastin and elastin substrates by human neutrophil elastase free and bound to α_2-macroglobulin in serum of the M and Z (pi) phenotypes for α_1-antitrypsin. *Am Rev Respir Dis* 1979;119:435–441.
153. Moore AR, Appelboam A, Kawabata K. Destruction of articular cartilage by alpha2 macroglobulin-elastase complexes: role in rheumatoid arthritis. *Ann Rheum Dis* 1999;58:109–113.
154. Murphy G, Hembry RM. Proteinases in rheumatoid arthritis. *J Rheumatol* 1992;19(suppl):61–64.
155. Harris ED Jr, DiBona DR, Krane SM. Collagenase in human synovial fluid. *J Clin Invest* 1969;48:2104–2113.
156. Cawston TE, Mercer E, de Silva M, et al. Metalloproteinases and collagenase inhibitors in rheumatoid synovial fluid. *Arthritis Rheum* 1984;27:285–290.
157. Clark IM, Powell LK, Ramsey S, et al. The measurement of collagenase, tissue inhibitor of metalloproteinases (TIMP), and collagenase-TIMP complex in synovial fluids from patients with osteoarthritis and rheumatoid arthritis. *Arthritis Rheum* 1993;36:372–379.
158. Eeckhout Y, Vaes G. Further studies on the activation of procollagenase, the latent precursor of bone collagenase: effects of lysosomal cathepsin B, plasmin and kallikrein and spontaneous activation. *Biochem J* 1977;166:21–31.
159. Werb Z, Mainardi C, Vater CA, et al. Endogenous activation of latent collagenase by rheumatoid synovial cells: evidence for a role of plasminogen activator. *N Engl J Med* 1977;296:1017–1023.
160. Nagase H, Enghild JJ, Suzuki K, et al. Stepwise activation mechanisms of the precursor of matrix metalloproteinase 3 (stromelysin) by proteinases and (4-aminophenyl)mercuric acetate. *Biochemistry* 1990;29:5783–5789.
161. Gruber BL, Marchese MJ, Suzuki K, et al. Synovial procollagenase activation by human mast cell tryptase dependence upon matrix metalloproteinase 3 activation. *J Clin Invest* 1989;84:1657–1662.
162. Weiss SJ, Peppin G, Ortiz X, et al. Oxidative autoxidation of latent collagenase by human neutrophils. *Science* 1985;227:747–749.
163. Murphy G, Cockett MI, Stephens PE, et al. Stromelysin is an activator of procollagenase. A study with natural and recombinant enzymes. *Biochem J* 1987;248:265–268.

164. Ito A, Nagase H. Evidence that rheumatoid synovial matrix metalloproteinase 3 is an endogenous activator of procollagenase. *Arch Biochem Biophys* 1988;267:211–216.
165. Morgunova E, Tuuttila A, Bergmann U, et al. Structure of human promatrix metalloproteinase-2: activation mechanism revealed. *Science* 1999;284:1667–1670.
166. Murphy G, Reynolds JJ. Extracellular matrix degradation. In: Royce PM, Steinman B, eds. *Connective tissue and its heritable disorders.* New York: Wiley-Liss, 1993:287–316.
167. Stetler-Stevenson WG. Matrix metalloproteinases in angiogenesis: a moving target for therapeutic intervention. *J Clin Invest* 1999 103: 1237–1241.
168. Arend WP. Cytokines and cellular interactions in inflammatory arthritis. *J Clin Invest* 2001;107:1081–1082.
169. La Cava A. Cytokines and autoimmune rheumatic diseases. *Int J Adv Rheumatol* 2003;1:10–19.
170. Devore-Carter D, Gay RM, Weaver CT, et al. New model of antigen-induced murine arthritis. *FASEB J* 1995;9:A786.
171. Miossec P, Dinarello CA, Ziff M. Interleukin 1 lymphocyte chemotactic activity in rheumatoid arthritis synovial fluid. *Arthritis Rheum* 1986;29:461–470.
172. Symons JA, McDowell TL, DiGiovine FS, et al. Interleukin 1 in rheumatoid arthritis: potentiation of immune responses within the joint. *Lymphokine Res* 1989;8:365–372.
173. Malyak M, Swaney RE, Arend WP. Levels of synovial fluid interleukin-1 receptor antagonist in rheumatoid arthritis and other arthropathies. *Arthritis Rheum* 1993;36:781–789.
174. Firestein GS, Boyle DL, Yu C, et al. Synovial interleukin-1 receptor antagonist and interleukin-1 balance in rheumatoid arthritis. *Arthritis Rheum* 1994;37:644–652.
175. Hollander AP, Atkins RM, Eastwood DM, et al. Human cartilage is degraded by rheumatoid arthritis synovial fluid but not by recombinant cytokines in vitro. *Clin Exp Immunol* 1991;83:52–57.
176. Mantovani A, Bussolini F, Dejana E. Cytokine regulation of endothelial cell function. *FASEB J* 1992;6:2591–2599.
177. Gamble JR, Harlan JM, Klebanoff SJ, et al. Stimulation of the adherence of neutrophils to umbilical vein endothelium by human recombinant tumor necrosis factor. *Proc Natl Acad Sci U S A* 1985;82: 8667–8681.
178. Yu C-L, Haskard D, Cavender D, et al. Human gamma interferon increases the binding of T lymphocytes to endothelial cells. *Clin Exp Immunol* 1985;62:554–560.
179. Border WA, Noble NA. Transforming growth factor β in tissue fibrosis. *N Engl J Med* 1994;331:1286–1292.
180. Ming WJ, Bersani L, Mantovani A. Tumour necrosis factor is chemotactic for monocytes and polymorphonuclear leucocytes. *J Immunol* 1987;138:1469–1474.
181. Koch AE, Kunkel SL, Burrows JC, et al. Synovial tissue macrophages as a source of the chemotactic cytokine IL-8. *J Immunol* 1991;147:2187–2195.
182. Matsukawa A, Yoshimura T, Maeda T, et al. Neutrophil accumulation and activation by homologous IL-8 in rabbits. IL-8 induces destruction of cartilage and production of IL-1 and IL-1 receptor antagonist *in vivo*. *J Immunol* 1995;154:5418–5425.
183. Fava RA, Olsen NJ, Postlethwaite AE, et al. Transforming growth factor β1 (TGF-β1) induced neutrophil recruitment to synovial tissues: implications for TGF-β-driven synovial inflammation and hyperplasia. *J Exp Med* 1991;173:1121–1132.
184. Akahoshi T, Wada C, Endo H, et al. Expression of monocyte chemotactic and activating factor in rheumatoid arthritis. *Arthritis Rheum* 1993;36:762–771.
185. Koch AE, Kunkel SL, Harlow LA, et al. Macrophage inflammatory protein-1α: a novel chemotactic cytokine for macrophages in rheumatoid arthritis. *J Clin Invest* 1994;93:921–928.
186. Rathanaswami P, Hachicha M, Sadick M, et al. Expression of the cytokine RANTES in human rheumatoid synovial fibroblasts. *J Biol Chem* 1993;268:5834–5839.
187. Remmers EF, Sano H, Wilder RL. Platelet-derived growth factors and heparin-binding (fibroblast) growth factors in the synovial tissue pathology of rheumatoid arthritis. *Semin Arthritis Rheum* 1991;21: 191–199.
188. Kirkham B. Interleukin-1, immune activation pathways, and different mechanisms in osteoarthritis and rheumatoid arthritis. *Ann Rheum Dis* 1991;50:395–400.
189. Larsen CG, Zachariae C, Oppenheim JJ, et al. Production of monocyte chemotactic and activating factor (MCAF) by human dermal fibroblasts in response to interleukin 1 or tumour necrosis factor. *Biochem Biophys Res Commun* 1989;160:1403–1408.
190. Bonnem EM, Oldham RK. Gamma-interferon: physiology and speculation on its role in medicine. *J Biol Response Mod* 1987;6:275–301.
191. Saklatvala J. Tumour necrosis factor α stimulates resorption and inhibits synthesis of proteoglycan in cartilage. *Nature* 1986;322:547–549.
192. Phadke K. Fibroblast growth factor enhances the interleukin 1 mediated chondrocyte protease release. *Biochem Biophys Res Commun* 1987;142:448–453.
193. Shingu M, Miyauchi S, Nagai Y, et al. The role of IL-4 and IL-6 in IL-1-dependent cartilage matrix degradation. *Br J Rheumatol* 1995; 34:101–106.
194. Reitamo S, Remitz A, Tamai K, et al. Interleukin-10 modulates type I collagen and matrix metalloproteinase gene expression in cultured human skin fibroblasts. *J Clin Invest* 1994;94:2489–2492.
195. Tyler JA. Articular cartilage cultured with catabolin (interleukin 1) synthesizes a decreased number of normal proteoglycan molecules. *Biochem J* 1985;227:869–878.
196. Morales TI, Roberts AB. Transforming growth factor β regulates the metabolism of proteoglycans in bovine cartilage organ cultures. *J Biol Chem* 1988;263:12828–12831.
197. Trippel SB, Corvol MT, Dumontier MF, et al. Effect of somatomedin c/insulin-like growth factor 1 on cultured growth plate and articular chondrocytes. *Pediatr Res* 1989;25:76–82.
198. Castor CW, Smith EM, Hossler PA, et al. Detection of connective tissue activating peptide-III isoforms in synovium from osteoarthritis and rheumatoid arthritis patients: patterns of interaction with other synovial cytokines in cell culture. *Arthritis Rheum* 1992;35:783–793.
199. Brennan FM, Maini RN, Feldmann M. TNFα—a pivotal role in rheumatoid arthritis. *Br J Rheumatol* 1992;31:293–298.
200. Koch A, Polverini PJ, Kunkel SL, et al. Interleukin-8 as a macrophage-derived mediator of angiogenesis. *Science* 1992;258:1798–1801.
201. Montesano R, Vasalli J-D, Baird A, et al. Basic fibroblast growth factor induces angiogenesis *in vitro*. *Proc Natl Acad Sci U S A* 1986; 83:7297–7301.
202. Heimark RL, Twarzik DR, Schwatz SM. Inhibition of endothelial regeneration by type-beta transforming growth factor from platelets. *Science* 1986;233:1078–1080.
203. Grotendorst GR, Grotendorst CA, Gilman T. Production of growth factors at the site of tissue repair. *Prog Clin Biol Res* 1988;266: 47–54.
204. Rapolee DA, Mark D, Banda MJ, et al. Wound macrophages express TGF-α and other growth factors *in vivo*: analysis by mRNA typing. *Science* 1988;241:708–712.
205. Kovacs EJ, DiPietro LA. Fibrogenic cytokines and connective tissue production. *FASEB J* 1994;8:854–861.
206. Ishikawa F, Miyazono K, Hellman U, et al. Identification of angiogenic activity and the cloning and expression of platelet-derived endothelial cell growth factor. *Nature* 1989;338:557–561.
207. Koch AE, Harlow LA, Haines GK, et al. Vascular endothelial growth factor: a cytokine modulating endothelial function in rheumatoid arthritis. *J Immunol* 1994;152:4149–4156.
208. Thorton SC, Pot SB, Walsh BJ, et al. Interaction of immune and connective tissue cells: the effects of lymphokines and monokines on fibroblast growth. *J Leukocyte Biol* 1990;47:312–320.
209. Butler DM, Leizer T, Hamilton JA. Stimulation of human synovial fibroblast DNA synthesis by platelet-derived growth factor and fibroblast growth factor. *J Immunol* 1988;142:3098–3103.
210. Vannier E, Miller LC, Dinarello CA. Coordinated anti-inflammatory effects of interleukin-4: IL-4 suppresses IL-1 production but up-regulates gene expression and synthesis of interleukin-1 receptor antagonist. *Proc Natl Acad Sci U S A* 1992;89:4076–4080.
211. Hermann JA, Hall MA, Maini RN, et al. Important immunoregulatory role of interleukin-11 in the inflammatory process in rheumatoid arthritis. *Arthritis Rheum* 1998;41:1388–1397.
212. Goldring MB, Birkhead J, Sandell LJ, et al. Immune interferon suppresses levels of procollagen in mRNA and type II collagen synthesis in cultured human articular and costal chondrocytes. *J Biol Chem* 1986;261:9049–9056.
213. Cawston TE, Curry VA, Summers CA, et al. The role of oncostatin M

in animal and human connective tissue collagen turnover and its localization within the rheumatoid joint. *Arthritis Rheum* 1998;41: 1760–1771.
214. Olee T, Hashimoto S, Quach J, et al. IL-18 is produced by articular chondrocytes and induces proinflammatory and catabolic responses. *J Immunol* 1999;162:1096–1100.
215. Keffer J, Probert L, Cazlaris H, et al. Transgenic mice expressing human tumour necrosis factor: a predictive genetic model of arthritis. *EMBO J* 1991;10:4025–4031.
216. Saxne T, Palladino MA Jr, Heinegard D, et al. Detection of tumor necrosis factor α but not tumor necrosis factor β in rheumatoid arthritis synovial fluid and serum. *Arthritis Rheum* 1988;31:1041–1045.
217. Chu CQ, Field M, Feldmann M, et al. Localization of tumor necrosis factor α in synovial tissues and at the cartilage-pannus junction in patients with rheumatoid arthritis. *Arthritis Rheum* 1991;34:1125–1132.
218. Manicoourt D-H, Triki R, Fukuda K, et al. Levels of circulating tumor necrosis factor α and interleukin-6 in patients with rheumatoid arthritis. *Arthritis Rheum* 1993;36:490–499.
219. Roubenoff R, Roubenoff RA, Cannon JG, et al. Rheumatoid cachexia: cytokine-driven hypermetabolism accompanying reduced body cell mass in chronic inflammation. *J Clin Invest* 1994;93:2379–2386.
220. Genovese MC, Bathon JM, Martin RW, et al. Etanercept versus methotrexate in patients with early rheumatoid arthritis. *Arthritis Rheum* 2002;46:1443–1450.
221. Lipsky PE, van der Heijde DMFM, St Clair EW, et al. Infliximab and methotrexate in the treatment of rheumatoid arthritis. *N Engl J Med* 2000;343:1594–1602.
222. Epstein FH. Cytokine pathways and joint inflammation in rheumatoid arthritis. *N Engl J Med* 2001;344:907–911.
223. Morand EF, Bucala R, Leech M. Macrophage migration inhibitory factor. An emerging therapeutic target in rheumatoid arthritis. *Arthritis Rheum* 2003;48:291–299.
224. Gregersen PK, Bucala R. Macrophage migration inhibitory factor, MIF alleles, and the genetics of inflammatory disorders: incorporating disease outcome in the definition of phenotype. *Arthritis Rheum* 2003;48:1171–1176.
225. Winchester RJ, Agnello V, Kunkel HG. Gamma globulin complexes in synovial fluids of patients with rheumatoid arthritis. *Clin Exp Immunol* 1970;6:689–706.
226. Menzel J, Steffen C, Kolarz G, et al. Demonstration of antibodies to collagen and of collagen-anticollagen immune complexes in rheumatoid arthritis synovial fluids. *Ann Rheum Dis* 1976;35:446–450.
227. Jasin HE. Autoantibody specificities of immune complexes sequestered in articular cartilage of patients with rheumatoid arthritis and osteoarthritis. *Arthritis Rheum* 1985;28:241–248.
228. Mollenhauer J, von der Mark K, Burmester G, et al. Serum antibodies against chondrocyte cell surface proteins in osteoarthritis and rheumatoid arthritis. *J Rheumatol* 1988;15:1811–1817.
229. Mettal D, Brune K, Mollenhauer J. Cytotoxic effects of rheumatoid arthritis sera on chondrocytes. *Biochim Biophys Acta* 1992;1138: 85–92.
230. Takagi T, Jasin HE. Interactions of synovial fluid immunoglobulins with chondrocytes. *Arthritis Rheum* 1992;35:1502–1509.
231. Jasin HE. Oxidative cross-linking of immune complexes by human polymorphonuclear leukocytes. *J Clin Invest* 1988;81:6–15.
232. Jasin HE. Oxidative modification of inflammatory synovial fluid immunoglobulin G. *Inflammation* 1993;17:167–181.
233. Lunec J, Griffiths HR, Brailsford S. Oxygen free radicals denature human IgG and increase its reactivity with rheumatoid factor antibody. *Scand J Rheumatol* 1988;75(suppl):140–147.
234. Pekin TJ, Zvaifler NJ. Hemolytic complement in synovial fluid. *J Clin Invest* 1964;43:1372–1382.
235. Elmgreen J, Hansen TM. Subnormal sensitivity of neutrophils to complement split-product C5a in rheumatoid arthritis: relation to complement catabolism and disease extent. *Ann Rheum Dis* 1985; 44:514–518.
236. Goldstein IM, Weissmann G. Generation of C5-derived lysosomal enzyme-releasing activity (C5a) by lysates of leukocyte lysosomes. *J Immunol* 1974;113:1583–1588.
237. Kitsis E, Weissmann G. The role of the neutrophil in rheumatoid arthritis. *Clin Orthop Rel Res* 1991;265:63–72.
238. Breitner S, Störkel S, Reichel W, et al. Complement components C1q, C1r/C1s, and C1INH in rheumatoid arthritis. *Arthritis Rheum* 1995;38:492–498.
239. Ravetch JV. A full complement of receptors in immune complex disease. *J Clin Invest* 2002;110:1759–1761.
240. Blom AB, Radstake TRDJ, Holthuysen AEM, et al. Increased expression of Fcγ receptors II and III on macrophages of rheumatoid arthritis patients results in higher production of tumor necrosis factor α and matrix metalloproteinase. *Arthritis Rheum* 2003;48:1002–1014.
241. Nabbe KCAM, Blom AB, Holthuysen AEM, et al. Coordinate expression of activating Fcγ receptors II and III and inhibiting Fcγ receptor type II in the determination of joint inflammation and cartilage destruction during immune complex-mediated arthritis. *Arthritis Rheum* 2003;48:255–265.
242. Nieto A, Cáliz R, Pascual M, et al. Involvement of Fcγ receptor IIIA genotypes in susceptibility to rheumatoid arthritis. *Arthritis Rheum* 2000;43:735–739.
243. Brun JG, Madland TM, Vedeler CA. Immunoglobulin G Fc-receptor IIA, IIIA, and IIIB polymorphisms related to disease severity in rheumatoid arthritis. *J Rheumatol* 2002;29:1135–1140.
244. Robinson DR, Dayer JM, Krane SM. Prostaglandins and their regulation in rheumatoid arthritis. *Ann NY Acad Sci* 1979;332:279–294.
245. Abramsom SH, Weissmann G. The mechanism of action of nonsteroidal antiinflammatory drugs. *Arthritis Rheum* 1989;32:1–9.
246. Zurier RB, Quagliatta F. Effect of prostaglandin E_1 on adjuvant arthritis. *Nature* 1971;234:304–305.
247. Weissmann G, Dukor P, Zurier RB. Effect of cyclic AMP on release of lysosomal enzymes from phagocytes. *Nature (New Biol)* 1971; 231:131–135.
248. Oppenheimer-Marks N, Kavanaugh AF, Lipsky PE. Inhibition of the transendothelial migration of human T lymphocytes by prostaglandin E_2. *J Immunol* 1994;152:5703–5713.
249. Fu J-Y, Masferrer JL, Seibert K, et al. The induction and suppression of prostaglandin H_2 synthase (cyclooxygenase) in human monocytes. *J Biol Chem* 1990;265:16737–16740.
250. Jones D, Carlton P, McIntyre T, et al. Molecular cloning of human prostaglandin endoperoxide synthase type 2 and demonstration of expression in response to cytokines. *J Biol Chem* 1993;268:9049–9054.
251. Scales WE, Chensue SW, Otterness I, et al. Regulation of monokine gene expression: prostaglandin E_2 suppresses tumor necrosis factor but not interleukin-1α or β mRNA and cell-associated activity. *J Leukoc Biol* 1989;45:416–421.
252. Anastassiou ED, Paliogianni F, Balow JP, et al. Prostaglandin E_2 and other cAMP-elevating agents modulate IL-2 and IL-2Rα gene expression at multiple levels. *J Immunol* 1992;148:2845–2852.
253. Ratcliffe LT, Lukey PT, Meyers OL, et al. Prostanoid modulation of synovial antigen-specific $CD4^+$ T-cell cytotoxic function in rheumatoid arthritis. *Br J Rheumatol* 1995;34:113–120.
254. Linnemeyer PA, Pollack SB. Prostaglandin E_2-induced changes in the phenotype, morphology and lytic activity of IL-2 activated natural killer cells. *J Immunol* 1993;150:3747–3754.
255. Gold KN, Weyand CM, Goronzy JJ. Modulation of helper T cell function by prostaglandins. *Arthritis Rheum* 1994;37:925–933.
256. Mochan E, Uhl J, Newton R. Evidence that interleukin-1 induction of synovial cell plasminogen activator is mediated via prostaglandin E_2 and cAMP. *Arthritis Rheum* 1986;29:1078–1084.
257. Wahl LM, Mergenhagen SE. Regulation of monocyte/macrophage collagenase. *J Oral Pathol* 1988;17:452–455.
258. Henderson WR Jr. The role of leukotrienes in inflammation. *Ann Intern Med* 1994;121:684–697.
259. Clark MA, Ögü LE, Conway TM, et al. Cloning of a phospholipase A_2–activating protein. *Proc Natl Acad Sci U S A* 1991;88:5418–5422.
260. Jakobsson P-J, Odlander B, Steinhilber B, et al. Human B lymphocytes possess 5-lipoxygenase activity and convert arachidonic acid to leukotriene B_4. *Biochem Biophys Res Commun* 1991;178:302–308.
261. Claesson HE, Haeggström J. Human endothelial cells stimulate leukotriene synthesis and convert granulocyte released leukotriene A_4 into leukotrienes B_4, C_4, D_4 and E_4. *Eur J Biochem* 1988;173:93–100.
262. Palmer RM, Stepney RJ, Higgs GA, et al. Chemokinetic activities of arachidonic and lipoxygenase products on leukocytes of different species. *Prostaglandins* 1980;20:411–418.
263. Tonnesen MG. Neutrophil-endothelial cell interactions: mechanisms of neutrophil adherence to vascular endothelium. *J Invest Dermatol* 1989;93(suppl):53–58.

264. Sha'afi RI, Naccache PH, Molski TF, et al. Cellular regulatory role of leukotriene B4: its effect on cation homeostasis in rabbit neutrophils. *J Cell Physiol* 1981;108:401–408.
265. Levine JD, Lau W, Kwiat G, et al. Leukotriene B_4 produces hyperalgesia that is dependent on polymorphonuclear leukocytes. *Science* 1984;225:743–745.
266. Rola-Pleszcynski M, Bouvrette L, Gingras D, et al. Identification of interferon-gamma as the lymphokine that mediates leukotriene B_4-induced immunoregulation. *J Immunol* 1987;139:513–517.
267. Rola-Pleszcynski M, Chavaillaz PA, Lemaire I. Stimulation of interleukin 2 and interferon gamma production by leukotriene B_4 in human lymphocyte cultures. *Prostaglandins Leukot Med* 1986;23: 207–210.
268. Rola-Pleszcynski M, Stañkova J. Leukotriene B_4 enhances interleukin-6 (IL-6) production and IL-6 messenger RNA accumulation in human monocytes *in vitro*: transcriptional and posttranscriptional mechanisms. *Blood* 1992;80:1004–1011.
269. Serhan CN, Drazen JM. Antiinflammatory potential of lipoxygenase-derived eicosanoids: a molecular switch at 5 and 15 positions? *J Clin Invest* 1997;99:1147–1148.
270. Ternowitz T, Fogh K, Kragballe K. 15-Hydroxy-eicosatetraenoic acid (15-HETE) specifically inhibits LTB4-induced chemotaxis of polymorphonuclear leukocytes. *Skin Pharmacol* 1988;1:93–99.
271. Fogh K, Hansen ES, Herlin T, et al. 15-Hydroxy-eicosatetraenoic acid (15-HETE) inhibits carrageenan-induced experimental arthritis and reduces synovial fluid leukotriene B_4 (LTB_4). *Prostaglandins* 1989;37:213–228.
272. Davidson EM, Rae SA, Smith SM. Leukotriene B_4 a mediator of inflammation present in synovial fluid in rheumatoid arthritis. *Ann Rheum Dis* 1983;42:677–679.
273. Koshihara I, Isono T, Oda H, et al. Measurement of sulfidopeptide leukotrienes and their metabolism in human synovial fluid of patients with rheumatoid arthritis. *Prostaglandins Leukot Essent Fatty Acids* 1988;32:113–119.
274. Ahmadzadeh N, Shingu M, Nobunaga M, et al. Relationship between leukotriene B_4 and immunological parameters in rheumatoid synovial fluids. *Inflammation* 1991;15:497–503.
275. Weinblatt ME, Kremer JM, Coblyn JS, et al. Zileuton, a 5-lipoxygenase inhibitor in rheumatoid arthritis. *J Rheumatol* 1992;19:1537–1541.
276. Weiss SJ. Tissue destruction by neutrophils. *N Engl J Med* 1989;320: 365–376.
277. Greenwald RA. Oxygen radicals, inflammation, and arthritis: pathophysiological considerations and implications for treatment. *Semin Arthritis Rheum* 1991;20:219–240.
278. Miller RA, Britigan BE. The formation and biologic significance of phagocyte-derived oxidants. *J Invest Med* 1995;43:39–49.
279. Cohen MS, Mesler DE, Snipes RG, et al. 1,25-dihydroxyvitamin D_3 activates secretion of hydrogen peroxide by human monocytes. *J Immunol* 1986;136:1049–1053.
280. Jasin HE. Cross-linking of immune complexes by human mononuclear phagocytes. *Inflammation* 1987;11:117–129.
281. Greenwald RA, Moak SA. Degradation of hyaluronic acid by polymorphonuclear leukocytes. *Inflammation* 1986;10:15–30.
282. Uchiyama H, Dobashi Y, Phkouchi K, et al. Chemical changes involved in the oxidative reductive depolymerization of hyaluronic acid. *J Biol Chem* 1990;265:7753–7759.
283. Weiss SJ, Peppin G, Ortiz X, et al. Oxidative autoxidation of latent collagenase by human neutrophils. *Science* 1985;227:747–749.
284. Carp H, Janoff A. Potential mediator of inflammation: phagocyte derived oxidants suppress the elastase inhibitory capacity of alpha 1-proteinase inhibitor *in vitro*. *J Clin Invest* 1980;66:987–995.
285. Cathcart MK, McNally AK, Morel DW, et al. Superoxide anion participation in human monocyte-mediated oxidation of low-density lipoprotein and conversion of low-density lipoprotein to a cytotoxin. *J Immunol* 1989;142:1963–1969.
286. Winyard PG, Tatzber F, Esterbauer H, et al. Presence of foam cells containing oxidised low density lipoprotein in the synovial membrane from patients with rheumatoid arthritis. *Ann Rheum Dis* 1993; 52:677–680.
287. Perez HD, Weksler BB, Goldstein I. Generation of a chemotactic lipid from arachidonic acid by exposure to a superoxide generating system. *Inflammation* 1980;4:313–320.
288. Bashir S, Denman MA, Blake DR, et al. Oxidative DNA damage and cellular sensitivity to oxidative stress in human autoimmune diseases. *Ann Rheum Dis* 1993;52:659–666.
289. Carson DA, Seto S, Wasson DB, et al. DNA strand breaks, NAD metabolism, and programmed cell death. *Exp Cell Res* 1986;164:273–281.
290. Hildeman DA, Mitchell, Kappler J, et al. T cell apoptosis and reactive oxygen species. *J Clin Invest* 2003;111:575–581.
291. Bates EJ, Johnson CC, Lowther DA. Inhibition of proteoglycan synthesis by hydrogen peroxide in cultured bovine articular cartilage. *Biochim Biophys Acta* 1985;838:221–228.
292. Rosen GM, Pou S, Ramos CL, et al. Free radicals and phagocytic cells. *FASEB J* 1995;9:200–209.
293. Leeuwenburgh C, Rasmussen JE, Hsu FF, et al. Mass spectrometric quantification of markers for protein oxidation by tyrosyl radical, copper, and hydroxyl radical in low density lipoprotein isolated from human atherosclerotic plaques. *J Biol Chem* 1997;272:3520–3526.
294. Winyard PG, Chirico S, Blake DR. Mechanism of exacerbation of rheumatoid synovitis by total-dose iron infusion: in vivo demonstration of iron promoted oxidant stress. *Lancet* 1987;1:69–72.
295. Bettner GR, Chamulitrat W. The catalytic activity of iron in synovial fluid as monitored by the ascorbate free radical. *Free Radical Biol Med* 1990;8:55–56.
296. Downey JM. Free radicals: their involvement during long-term myocardial ischemia and reperfusion. *Ann Rev Phys* 1990;52:487–504.
297. Levick JR. Hypoxia and acidosis in chronic inflammatory arthritis: relation to vascular supply and dynamic effusion pressure. *J Rheumatol* 1989;17:579–581.
298. Blake DR, Unsworth J, Outhwaite JM, et al. Hypoxic reperfusion injury in the inflamed human joint. *Lancet* 1989;1:289–292.
299. Hall ND, Maslen CL, Blake DR. The oxidation of serum sulphydryl groups by hydrogen peroxide secreted by stimulated phagocytic cells in rheumatoid arthritis. *Rheumatol Int* 1984;4:35–38.
300. Gutteridge JMC. Antioxidant properties of the proteins ceruloplasmin, albumin, and transferrin: a study of their activity in serum and synovial fluid from patients with rheumatoid arthritis. *Biochim Biophys Acta* 1986;869:119–127.
301. Heffner JE, Repine JE. Pulmonary strategies of antioxidant defense. *Am Rev Respir Dis* 1989;140:531–554.
302. Britigan BE, Hassett DJ, Rosen GM, et al. Neutrophil degranulation inhibits potential hydroxyl radical formation: differential impact of myeloperoxidase and lactoferrin release on hydroxyl radical production by iron supplemented neutrophils assessed by spin trapping. *Biochem J* 1989;264:447–455.
303. Balla G, Jacob HS, Balla J, et al. Ferritin: a cytoprotective oxidant stratagem of endothelium. *J Biol Chem* 1992;267:18148–18153.
304. Moncada S, Higgs A. The L-arginine-nitric oxide pathway. *N Engl J Med* 1993;329:2002–2012.
305. Lowenstein CJ, Dinerman JL, Snyder SH. Nitric oxide: a physiologic messenger. *Ann Intern Med* 1994;120:227–237.
306. Lotz M. The role of nitric oxide in articular cartilage damage. *Rheum Dis Clin North Am* 1999;25:269–282.
307. Stadler J, Stefanovic-Racic M, Billiar TR, et al. Articular chondrocytes synthesize nitric oxide in response to cytokines and lipopolysaccharide. *J Immunol* 1991;147:3915–3920.
308. McInnes IB, Leung BP, Field M, et al. Production of nitric oxide in the synovial membrane of rheumatoid and osteoarthritic patients. *J Exp Med* 1996;184:1519–1524.
309. Wheeler MA, Smith SD, Garcia-Cerdeza G, et al. Bacterial infection induces nitric oxide synthase in human neutrophils. *J Clin Invest* 1997;99:110–116.
310. Eiserich JP, Cross CE, Jones AD, et al. Formation of nitrating and chlorinating species by reaction of nitrite with hypochlorous acid. *J Biol Chem* 1996;271:19199–19203.
311. Van der Vliet A, Eiserich JP, Halliwell B, et al. Formation of reactive nitrogen species during peroxidase-catalized oxidation of nitrate: a potential additional mechanism of nitric oxide-dependent toxicity. *J Biol Chem* 1997;272:7617–7620.
312. Beckman JS, Beckman TW, Chen J. Apparent hydroxyl radical production by peroxinitrite: implications for endothelial injury from nitric oxide and superoxide. *Proc Natl Acad Sci U S A* 1990;87: 1620–1624.
313. Lipton SA, Choi Y-B, Pan Z-H, et al. A redox-based mechanism for the neuroprotective and neurodestructive effects of nitric oxide and related nitroso-compounds. *Nature (London)* 1993;364:626–631.
314. Uesugi M, Hayashi T, Jasin HE. Covalent cross-linking of immune

complexes by oxygen radicals and nitrite. *J Immunol* 1998;161: 1422–1427.
315. Wink DA, Kasprzak KS, Maragos CM, et al. DNA deaminating ability and genotoxicity of nitric oxide and its progenitors. *Science* 1992; 254:1001–1003.
316. Nguyen R, Brunson D, Crespi CL, et al. DNA damage mutation in human cells exposed to nitric oxide in vitro. *Proc Natl Acad Sci U S A* 1992;89:3030–3034.
317. Stadler J, Billiar TR, Curran RD, et al. Effect of exogenous and endogenous nitric oxide on mitochondrial respiration of rat hepatocytes. *Am J Physiol* 1991;260:C910–C916.
318. Mulligan MS, Heirel JM, Marletta MA, et al. Tissue injury caused by deposition of immune complexes is L-arginine dependent. *Proc Natl Acad Sci U S A* 1991;88:6338–6342.
319. Hughes SR, Williams TJ, Brain SD. Evidence that endogenous nitric oxide modulates oedema formation induced by substance P. *Eur J Pharmacol* 1990;191:481–484.
320. Ziche M, Morbidelli L, Masini S, et al. Nitric oxide mediates angiogenesis *in vivo* and endothelial cell growth and migration *in vitro* promoted by substance P. *J Clin Invest* 1994;94:2036–2044.
321. Kubes P, Suzuki M, Granger DM. Nitric oxide: an endogenous modulator of leukocyte adhesion. *Proc Natl Acad Sci U S A* 1991;88: 4651–4655.
322. Stadler J, Harbrecht BG, DiSilvio M, et al. Endogenous nitric oxide inhibits the synthesis of cyclooxygenase products and interleukin-6 by rat Kupffer cells. *J Leukoc Biol* 1993;53:165–172.
323. Hoffman RA, Langrher JM, Billiar TR, et al. Alloantigen-induced activation of rat splenocytes is regulated by the oxidative metabolism of L-arginine. *J Immunol* 1990;145:2220–2226.
324. Taylor-Robinson AW, Liew FY, Xu D, et al. Regulation of the immune response by nitric oxide differentially produced by T helper type 1 and T helper type 2 cells. *Eur J Immunol* 1994;24:980–984.
325. Hibbs JB, Westenfelder G, Taitor R, et al. Evidence for cytokine-inducible nitric oxide synthesis from L-arginine in patients receiving interleukin-2 therapy. *J Clin Invest* 1992;89:867–877.
326. Lin PP, Hughes CE, Clark JB, et al. Inhibitors of nitric oxide synthetase reverse the IL-1 induced inhibition of aggrecan biosynthesis but not its degradation. *Trans Orthop Res Soc* 1995;20:217.
327. Studer RK, Georgescu HI, Miller LA, et al. Inhibition of transforming growth factor β production by nitric oxide-treated chondrocytes. Implications for matrix synthesis. *Arthritis Rheum* 1999;42:248–257.
328. Murrell GAC, Jang D, Williams RJ. Nitric oxide activates metalloprotease enzymes articular cartilage. *Biochem Biophys Res Commun* 1995;206:15–21.
329. Pelletier J-P, Mineau F, Ranger P, et al. The synthesis of nitric oxide induced by IL-1 in human chondrocytes markedly reduced the synthesis of IL-1 receptor antagonist (IL-1ra): a possible role in osteoarthritic cartilage degradation. *Trans Orthop Res Soc* 1995;20: 352.
330. Abramson SB, Clancy R, Koehne C, et al. Nitric oxide mediates cytokine dependent susceptibility to oxidant injury in articular chondrocytes. *J Invest Med* 1995;43:246A.
331. Fujita I, Saura R, Matsubara T, et al. Inhibition of neutrophil-mediated chondrocyte cytotoxicity by nitric oxide generated by articular chondrocytes; a novel protective mechanism of cartilage degradation. *Trans Orthop Res Soc* 1994;19:472.
332. Weinberg JB, Granger DL, Pisetsky DS, et al. The role of nitric oxide in the pathogenesis of spontaneous autoimmune disease: increased nitric oxide production and nitric oxide synthase expression in MRL-lpr/lpr mice, and reduction of spontaneous glomerulonephritis and arthritis by orally administered N^G-monomethyl-L-arginine. *J Exp Med* 1994;179:651–660.
333. McCartney-Francis N, Allen JB, Mizel DE, et al. Suppression of arthritis by an inhibitor of nitric oxide synthase. *J Exp Med* 1993;178: 749–754.
334. Stefanovic-Racic M, Meyers K, Meschter C, et al. *N*-monomethyl arginine, an inhibitor of nitric oxide synthase, suppresses the development of adjuvant arthritis in rats. *Arthritis Rheum* 1994;37:1062–1069.
335. Brown CR, Reiner SL. Development of lyme arthritis in mice deficient in inducible nitric oxide synthase. *J Infect Dis* 1999;179:1573–1576.
336. Gilkerson GS, Mudgett JS, Seldin ME, et al. Clinical and serologic manifestations of autoimmune diseases in MRL-lpr/lpr mice lacking nitric oxide synthase type 2. *J Exp Med* 1997;186:365–373.
337. Farrell AJ, Blake DR, Palmer RMJ, et al. Increased concentrations of nitrite in synovial fluid and serum samples suggest increased nitric oxide synthesis in rheumatic diseases. *Ann Rheum Dis* 1992;51:1219–1222.
338. Kaur H, Halliwell B. Evidence for nitric oxide-mediated damage in chronic inflammation. Nitrotyrosine in serum and synovial fluid from rheumatoid patients. *FEBS Lett* 1994;350:9–12.
339. Sandhu JK, Robertson S, Birnboim HC, et al. Distribution of protein nitrotyrosine in synovial tissues of patients with rheumatoid arthritis and osteoarthritis. *J Rheumatol* 2003;30:1173–1181.
340. Clancy RM, Amin AR, Abramson SB. The role of nitric oxide in inflammation and immunity. *Arthritis Rheum* 1998;41:1141–1151.
341. Colman RW, Sartor RB, Adam AA, et al. The plasma kallikrein-kinin system in sepsis, inflammatory arthritis, and enterocolitis. *Clin Rev Allergy Immunol* 1998;16:365–384.
342. Schapira M, Despland E, Scott CF, et al. Purified plasma kallikrein aggregates human blood neutrophils. *J Clin Invest* 1982;69:1199–1202.
343. Kaplan AP, Kay AB, Austen KF. A prealbumin activator of prekallikrein. 3. Appearance of chemotactic activity for human neutrophils by the conversion of human prekallikrein to kallikrein. *J Exp Med* 1972;135:81–97.
344. Wachtfogel YT, Kucich U, James H, et al. Human plasma kallikrein releases neutrophil elastase during blood coagulation. *J Clin Invest* 1983;72:1672–1677.
345. Nagase H, Cawston TE, De Silva M, et al. Identification of plasma kallikrein as an activator of latent collagenase in rheumatoid synovial fluid. *Biochim Biophys Acta* 1982;702:133–142.
346. Melmon KL, Webster ME, Golfinger SE, et al. The presence of kinin in inflammatory synovial effusions from arthritides of varying etiologies. *Arthritis Rheum* 1967;10:13–20.
347. Selwyn B, Figueroa CD, Fink E, et al. A tissue kallikrein in the synovial fluid of patients with rheumatoid arthritis. *Ann Rheum Dis* 1989; 48:128–133.
348. Rahman MM, Lemon MJC, Elson CJ, et al. Proinflammatory role of tissue kallikrein in modulating pain in inflamed joints. *Br J Rheumatol* 1995;34:88–90.
349. Dela Cadena RA, Stadnicki A, Uknis AB, et al. Inhibition of plasma kallikrein prevents peptidoglycan-induced arthritis in the Lewis rat. *FASEB J* 1995;9:446–452.
350. Konttinen YT, Kemppinen P, Segerberg M, et al. Peripheral and spinal mechanisms in arthritis, with particular reference to treatment on inflammation and pain. *Arthritis Rheum* 1994;37:965–982.
351. Ohlen A, Thureson-Klein A, Lindbom L, et al. Substance P activates leukocytes and platelets in rabbit microvessels. *Blood Vessels* 1989; 26:84–94.
352. Smith CH, Barker JNWN, Morris RW, et al. Neuropeptides induce rapid expression of endothelial cell adhesion molecules and elicit granulocytic infiltration in human skin. *J Immunol* 1993;151:3274–3282.
353. Kimball ES, Persico FJ, Vaught JL. Substance P, neurokinin A, and neurokinin B, induce generation of IL-1-like activity in P338 D 1 cells. Possible relevance to arthritic disease. *J Immunol* 1988;141: 3564–3569.
354. Devillier P, Weill BJ, Menkes CJ, et al. Elevated levels of tachykinin-like immunoreactivity in joint fluids in patients with rheumatic inflammatory diseases. *N Engl J Med* 1986;314:1323.
355. Matucci-Cerinic M, Marabini S, Partsch G, et al. High levels of substance P in rheumatoid arthritis synovial fluid. Lack of substance P production by synoviocytes *in vitro*. *Clin Exp Rheumatol* 1991;9: 440–442.
356. Menkes CJ, Renoux M, Loussadi S, et al. Substance P levels in the synovium and synovial fluid from patients with rheumatoid arthritis and osteoarthritis. *J Rheumatol* 1993;20:714–717.
357. Mapp P, Kidd BL, Gibson SJ, et al. Substance P, calcitonin gene-related peptide, and C-flanking peptide of neuropeptide Y are present in normal synovium but depleted in patients with rheumatoid arthritis. *Neuroscience* 1990;37:143–153.
358. Deal CL, Schnitzer TJ, Lipstein E, et al. Treatment of arthritis with topical capsaicin: a double-blind trial. *Clin Ther* 1991;13:383–395.
359. Poole AR, Dieppe P. Biological markers in rheumatoid arthritis. *Semin Arthritis Rheum* 1994;23(suppl):17–31.
360. Maånsson B, Carey D, Alini M, et al. Cartilage and bone metabolism in rheumatoid arthritis. Differences between rapid and slow progression of disease identified by serum markers of cartilage metabolism.

J Clin Invest 1995;95:1071–1077.
361. Carsons S, Lavietes BB, Diamond HS. Role of fibronectin in rheumatic diseases. In: Mosher DF, ed. *Fibronectin*. San Diego: Academic, 1989:327–361.
362. Carsons S, Lavietes BB, Diamond HS, et al. The immunoreactivity, ligand, and cell binding characteristics of rheumatoid synovial fluid fibronectin. *Arthritis Rheum* 1985;28:601–612.
363. Postlethwaite AE, Keski-Oja J, Balian G, et al. Induction of fibroblast chemotaxis by fibronectin. Localization of the chemotactic region to a 140,000-molecular weight non-gelatin-binding fragment. *J Exp Med* 1981;153:494–499.
364. Clark RAF, Wickner NE, Doherty DE, et al. Cryptic chemotactic activity of fibronectin for human monocytes resides in the 120kDa fibroblastic cell-binding fragment. *J Biol Chem* 1988;263:12115–12123.
365. Wachtfogel YT, Abrams W, Kucich U, et al. Fibronectin degradation products containing the cytoadhesive tetrapeptide stimulate human neutrophil degranulation. *J Clin Invest* 1988;81:1310–1316.
366. Homandberg GA, Meyers R, Williams J. Intraarticular injection of fibronectin fragments causes severe depletion of cartilage proteoglycans *in vivo*. *J Rheumatol* 1993;20:1378–1382.
367. Homandberg G, Xie DL, Bewsey K. Fibronectin samples depress proteoglycan synthesis and cause apparent irreversible cartilage damage *in vitro*. *Trans Orthop Res Soc* 1993;18:685.
368. Wahl SM, Allen JB, Hines KL, et al. Synthetic fibronectin peptides suppress arthritis in rats by interrupting leukocyte adhesion and recruitment. *J Clin Invest* 1994;94:655–662.
369. Postlethwaite AE, Kang AH. Collagen- and collagen-peptide-induced chemotaxis of human blood monocytes. *J Exp Med* 1976;143:1299–1307.
370. Hanauske-Abel HM, Poutz BF, Schorlemmer HU. Cartilage specific collagen activates macrophages and the alternative pathway of complement: evidence for an immunopathogenic concept of rheumatoid arthritis. *Ann Rheum Dis* 1982;41:168–176.
371. Goto M, Yoshinoya S, Miyamoto T, et al. Stimulation of interleukin-1α and interleukin-1β release from human monocytes by cyanogen bromide peptides of type II collagen. *Arthritis Rheum* 1988;31:1508–1514.
372. Cheung HS, Ryan LM, Kozin B, et al. Identification of collagen subtypes in synovial fluid sediments from arthritic patients. *Am J Med* 1980;68:73–79.
373. Furmaniak-Kazmierczak E, Cooke TDV, Manuel R, et al. Studies of thrombin-induced proteoglycan release in the degradation of human and bovine cartilage. *J Clin Invest* 1994;94:472–480.
374. Weinberg JB, Pippen AMM, Greenberg CS. Extravascular fibrin formation and dissolution in synovial tissue of patients with osteoarthritis and rheumatoid arthritis. *Arthritis Rheum* 1991;34:996–1005.
375. Jespersen J, Brommer EJP, Haverkate F, et al. Degradation products of fibrin and of fibrinogen in synovial fluid and in plasma of patients with rheumatoid arthritis. *Fibrinolysis* 1989;3:183–196.
376. Richardson DL, Pepper DS, Kay AB. Chemotaxis for human monocytes by fibrinogen-derived peptides. *Br J Haematol* 1976;32:507–513.
377. Busso N, Hamilton JA. Extravascular coagulation and the plasminogen activator/plasmin system in rheumatoid arthritis. *Arthritis Rheum* 2002;46:2268–2279.
378. Firestein GS. Starving the synovium: angiogenesis and inflammation in rheumatoid arthritis. *J Clin Invest* 1999;103:3–4.
379. Ballara S, Taylor PC, Reusch P, et al. Raised serum vascular endothelial growth factor levels are associated with destructive change in inflammatory arthritis. *Arthritis Rheum* 2001;44:2055–2064.
380. Fearon U, Griosios C, Fraser A, et al. Angiopoietins, growth factors, and vascular morphology in early arthritis. *J Rheumatol* 2003;30:260–268.
381. Anand-Apte B, Pepper MS, Voest E, et al. Inhibition of angiogenesis by tissue inhibitor of of metalloproteinase-3. *Invest Ophthalmol Vis Sci* 1997;38:817–823.
382. Mitchell N, Shepard N. The ultrastructure of articular cartilage in rheumatoid arthritis: a preliminary report. *J Bone Joint Surg Am* 1970;52:1405–1423.
383. Blanco FJ, Ochs RL, Schwarz H, et al. Chondrocyte apoptosis induced by nitric oxide. *Am J Pathol* 1995;146:75–85.
384. Nakajima T, Aono H, Hasunumat T, et al. Apoptosis and functional Fas antigen in rheumatoid arthritis synoviocytes. *Arthritis Rheum* 1995; 38:485–491.
385. Firestein GS, Yeo M, Zvaifler NJ. Apoptosis in rheumatoid arthritis synovium. *J Clin Invest* 1995;96:1631–1638.
386. Kim HA, Song YW. Apoptotic chondrocyte death in rheumatoid arthritis. *Arthritis Rheum* 1999;42:1528–1537.
387. Burmester GR, Menche D, Merryman P, et al. Application of monoclonal antibodies to the characterization of cells eluted from human articular cartilage. Expression of Ia antigen in certain diseases and identification of an 85-KD cell surface molecule accumulated in the pericellular matrix. *Arthritis Rheum* 1983;26:1187–1195.
388. Glant T, Mikecz K. Antigenic profiles of human, bovine and canine articular chondrocytes. Cell Tissue Res 1986;244:359–369.
389. Alsalameh S, Mollenhauer J, Hain N, et al. Cellular immune response toward human articular chondrocytes. T cell reactivities against chondrocyte and fibroblast membranes in destructive joint diseases. *Arthritis Rheum* 1990;33:1477–1486.
390. Steenbakkers PGA, Baeten D, Rovers E, et al. Localization of MHC class II/human cartilage glycoprotein-39 complexes in synovia of rheumatoid arthritis patients using complex-specific monoclonal antibodies. *J Immunol* 2003;170:5719–5727.
391. Verheijden GFM, Rijnders AWM, Bos E, et al. Human cartilage glycoprotein-39 as a candidate autoantigen in rheumatoid arthritis. *Arthritis Rheum* 1997;40:1115–1125.
392. Blass S, Schumann F, Hain NAK, et al. P205 is a major target of autoreactive T cells in rheumatoid arthritis. *Arthritis Rheum* 1999;42:971–980
393. Yamaga KM, Bolen H, Kimura L, et al. Enhanced chondrocyte destruction by lymphokine-activated killer cells. Possible role in rheumatoid arthritis. *Arthritis Rheum* 1983;36:500–513.
394. Tak PP, Kummer JA, Hack CE, et al. Granzyme-positive cytotoxic cells are specifically increased in early rheumatoid synovial tissue. *Arthritis Rheum* 1994;37:1735–1743.
395. Müller-Ladner U, Kriegsmann J, Tschopp J, et al. Demonstration of granzyme A and perforin messenger RNA in the synovium of patients with rheumatoid arthritis. *Arthritis Rheum* 1995;38:477–484.
396. Mollenhauer J, von der Mark K, Burmester G, et al. Serum antibodies against chondrocyte cell surface proteins in osteoarthritis and rheumatoid arthritis. *J Rheumatol* 1988;15:1811–1817.
397. Mettal D, Brune K, Mollenhauer J. Cytotoxic effects of rheumatoid arthritis sera on chondrocytes. *Biochim Biophys Acta* 1992;1138:85–92.
398. Takagi T, Jasin HE. Interactions of synovial fluid immunoglobulins with chondrocytes. *Arthritis Rheum* 1992;35:1502–1509.
399. Mitchell N, Shepard N. Changes in proteoglycan and collagen in rheumatoid arthritis. *J Bone Joint Surg Am* 1978;60:349–354.
400. Jasin HE. Factors controlling articular cartilage degradation by activation of chondrocytes. In: Weissmann G, ed. *Advances in inflammation research.* Vol. 5. New York: Raven, 1983:87–105.
401. Lefevre V, Peeters-Joris C, Vaes G. Modulation by interleukin-1 and tumor necrosis factor α of production of collagenase, tissue inhibitor of metalloproteinases and collagen types in differentiated and dedifferentiated articular chondrocytes. *Biochim Biophys Acta* 1990;1052:366–378.
402. Saklatvala J, Pilsworth LMC, Sarsfield SJ, et al. Pig catabolin is a form of interleukin 1; cartilage and bone resorb, fibroblasts make prostaglandin and collagenase, and thymocyte proliferation is augmented in response to one protein. *Biochem J* 1984;224:461–466.
403. Krakauer T, Oppenheim JJ, Jasin HE. Human interleukin 1 mediates cartilage matrix degradation. *Cell Immunol* 1985;91:92–99.
404. Tyler JA, Benton HP. Synthesis of type II collagen is decreased in cartilage cultured with interleukin-1 while the rate of extracellular degradation remains unchanged. *Coll Relat Res* 1988;8:393–405.
405. Hollander AP, Atkins RM, Eastwood DM, et al. Human cartilage is degraded by rheumatoid arthritis synovial fluid but not by recombinant cytokines in vitro. *Clin Exp Immunol* 1991;83:52–57.
406. Barrett AJ, Heath MF. Lysosomal enzymes. In: Dingle JT, ed. *Lysosomes, a laboratory handbook.* Amsterdam: North Holland, 1977:19–145.
407. Sandy JD, Flannery CR, Neame PJ, et al. The structure of aggrecan fragments in human synovial fluid: evidence for the involvement in osteoarthritis of a novel proteinase which cleaves glu 373-Ala 374 bond of the interglobular domain. *J Clin Invest* 1992;89:1512–1516.
408. Lohmander LS, Neame PJ, Sandy JD. The structure of aggrecan fragments in human synovial fluid. Evidence that aggrecanase mediates

cartilage degradation in inflammatory joint disease, joint injury, and osteoarthritis. *Arthritis Rheum* 1993;36:1214–1222.

409. Arner EC. Aggrecanase-mediated cartilage degradation. *Curr Opin Pharm* 2002;2:322–329.
410. Tortorella MD, Burn TC, Pratta MA, et al. Purification and cloning of aggrecanase-1: a member of the ADAMTS family of proteins. *Science* 1999;284:1664–1666.
411. Fosang AJ, Neame PJ, Hardingham TE, et al. Cleavage of cartilage proteoglycan between G1 and G2 domains by stromelysin. *J Biol Chem* 1991;266:15579–15582.
412. Sandy JD, Neame PJ, Boynton RE, Flannery CR. Catabolism of aggrecan in cartilage explants: identification of a major cleavage site within the interglobular domain. *J Biol Chem* 1991;266:8683–8685.
413. Fosang AJ, Last K, Brown L, et al. Identification of metalloproteinase-derived aggrecan fragments with FFGVG N-terminal sequence in human synovial fluids. *Trans Orthop Res Soc* 1995;20:4.
414. Fosang AJ, Last K, Maciewicz RA. Aggrecan is degraded by matrix metalloproteinases in human arthritis. Evidence that matrix metalloproteinase and aggrecanase can be independent. *J Clin Invest* 1996; 98:2292–2299.
415. Dodge GR, Poole AR. Immunohistochemical detection and immunochemical analysis of type II collagen degradation in human normal, rheumatoid and osteoarthritic articular cartilage and in explants of bovine articular cartilage cultured with interleukin 1. *J Clin Invest* 1989;83:647–661.
416. Nguyen Q, Mort JS, Roughley PJ. Preferential mRNA expression of prostromelysin relative to procollagenase and *in situ* localization in human articular cartilage. *J Clin Invest* 1992;89:1189–1197.
417. Martel-Pelletier J, Clouthier J-M, Pelletier J-P. *In vivo* effects of antirheumatic drugs on neutral collagenolytic proteases in human rheumatoid arthritis cartilage and synovium. *J Rheumatol* 1988;15: 1198–1204.
418. Dodge GR, Pidoux I, Poole AR. The degradation of type II collagen in rheumatoid arthritis: an immunoelectron microscopic study. *Matrix* 1991;11:330–338.
419. Wu J-J, Lark M, Chun LE, et al. Sites of stromelysin cleavage in collagens type II, IX, X, and XI of cartilage. *J Biol Chem* 1991;266: 5625–5628.
420. Shiozawa S, Jasin HE, Ziff M. Absence of immunoglobulins in rheumatoid cartilage-pannus junctions. *Arthritis Rheum* 1980;23:816–821.
421. Jasin HE. The articular cartilage surface as a target organ [Editorial]. *Clin Exp Rheumatol* 1994;12:469–472.
422. Ugai K, Ziff M, Jasin HE. Interaction of polymorphonuclear leukocytes with immune complexes trapped in joint collagenous tissues. *Arthritis Rheum* 1979;22:353–364.
423. Noyori K, Jasin HE. Inhibition of human fibroblast adhesion by cartilage surface proteoglycans. *Arthritis Rheum* 1994;37:1656–1663.
424. Shiozawa S, Yoshihara R, Kuroki Y, et al. Pathogenic importance of fibronectin in the superficial region of articular cartilage as a local factor for the induction of pannus extension on rheumatoid articular cartilage. *Ann Rheum Dis* 1992;51:869–873.
425. Jasin HE, Taurog JD. Mechanisms of disruption of the articular cartilage surface in inflammation. Neutrophil elastase increases availability of collagen II epitopes for binding with antibodies on the surface of articular cartilage. *J Clin Invest* 1991;87:1531–1536.
426. Noyori K, Takagi T, Jasin HE. Characterization of the macromolecular components of the articular cartilage surface. *Rheumatol Int* 1998;18:71–77.
427. Noyori K, Koshino T, Takagi T, et al. Binding characteristics of anti-collagen type II antibody to the surface of diseased human cartilage as a probe for tissue damage. *J Rheumatol* 1994;21:293–296.
428. Allard SA, Muirden KD, Maini RN. Correlation of histopathological features of pannus with patterns of damage in different joints in rheumatoid arthritis. *Ann Rheum Dis* 1991;50:278–283.
429. Zvaifler NJ, Firestein GS. Pannus and pannocytes. Alternative models of joint destruction in rheumatoid arthritis. *Arthritis Rheum* 1994; 37:783–789.
430. Fassbender HG. Histomorphological basis of articular cartilage destruction in rheumatoid arthritis. *Coll Rel Res* 1983;3:141–155.
431. Gay S, Gay RE, Koopman WJ. Molecular and cellular mechanisms of joint destruction in rheumatoid arthritis: two cellular mechanisms explain joint destruction? *Ann Rheum Dis* 1993;52(suppl): 39–47.
432. Imamura F, Hiroyuki A, Hosunune T, et al. Monoclonal expansion of synoviocytes in rheumatoid arthritis. *Arthritis Rheum* 1998;41:1979–1986.
433. O'Sullivan FX, Fassbender HG, Gay S, et al. Etiopathogenesis of rheumatoid arthritis-like disease in MRL/l mice. I. The histomorphologic basis of joint destruction. *Arthritis Rheum* 1985;28: 529–536.
434. Shiozawa S, Tanaka Y, Fujita T, et al. Destructive arthritis without lymphocyte infiltration in H2-c-*fos* transgenic mice. *J Immunol* 1992;148:3100–3104.
435. Geiler T, Kriegsmann J, Keyszer GM, et al. A new model for rheumatoid arthritis generated by engraftment of rheumatoid synovial tissue and normal human cartilage into SCID mice. *Arthritis Rheum* 1994; 37:1664–1671.
436. Parfitt AM. The coupling of bone formation to bone resorption: a critical analysis of the concept and of its relevance to the pathogenesis of osteoporosis. *Metab Bone Dis Rel Res* 1982;4:1–6.
437. Manolagas SC, Gilka RL. Bone marrow, cytokines and bone remodeling. *N Engl J Med* 1995;332:305–311.
438. Takayanagi H, et al. A new mechanism of bone destruction in rheumatoid arthritis: synovial fibroblasts induce osteoclastogenesis. *Biochem Biophys Res Commun* 1997;240:279–286.
439. Takayanagi H, Juji T, Miyasaki T, et al. Suppression of arthritic bone destruction by adenovirus-mediated csk gene transfer to synoviocytes and osteoclasts. *J Clin Invest* 1999;104:137–146.
440. Nakashima T, Wada T, Penninger JM. RANKL and RANK as novel therapeutic targets for arthritis. *Curr Opin Rheumatol* 2003;15:280–287.
441. Ziolkowska M, Kurowska M, Radzikovska A, et al. High levels of osteoprotegerin and soluble receptor activator of nuclear factor kappa B ligand in serum of rheumatoid arthritis patients and their normalization after anti-tumor necrosis factor alpha treatment. *Arthritis Rheum* 2002;46:1744–1753.

第55章

类风湿性关节炎的临床表现

James R. O'Dell

类风湿关节炎是一种病因不明而且不能治愈的终生性疾病。早期明确诊断对预后至关重要，但现在尚不能通过活检或单一血液学的检查而确诊本病。尽管目前有许多治疗 RA 的有效方法，但能指导临床医生对不同患者选择最佳治疗的检查手段还有待发现。因此，目前对 RA 的诊断仍依赖临床经验，而对 RA 的治疗更取决于临床医生的经验和技术。

RA 是一种首发表现于滑膜的系统性、炎症性疾病，疾病的特点为慢性的、对称性的多关节炎(滑膜炎)。典型表现为最初受累的关节为手、腕和足的关节，最后可累及有滑膜的大关节，如膝、踝、髋、肩和肘关节等。RA 特异性侵犯滑膜关节的发病机制仍不清楚。尽管 RA 首发表现在滑膜，但是多数患者有程度不同的系统性表现，如乏力、低热、轻中度的贫血、浆膜炎(胸膜炎或心包炎)，甚至严重的多系统血管炎。幸运的是最近在 RA 治疗方面有了显著的进步。但是尽管有了这些治疗手段，RA 最终的结局仍是大多数患者致残[1]和部分患者死亡[1-3]。

一、流行病学

尽管文献报道 RA 在各地发病率高低不同(见第 1 章)，但其可累及世界范围内的各个种族人群。虽然一部分发病率估计偏低[6]，但是平均患病率仍大约为 1%[4,5]。美国的齐帕瓦人和印弟安人中 RA 的患病率大于 5%[7]，而尼日利亚西部的农村人口中没有发现 RA 患者[8]。基于人口样本数推导出的患病率往往是准确的，但是如何界定 RA 明显影响对患病率的推测。

目前研究认为 RA 的发病率与几十年前是一样的[10]，甚至有所降低[9]。美国明尼苏达州的一项研究表明，男性发病率为每年 50/100 000，女性发病率为每年 98/100 000；在青年人口中女性发病率明显高于男性，而在 75 岁以上人群中则无明显性别差异[5]。RA 的发病率随着年龄的增长而增加，并且多数研究证实在每个年龄段中女性患者都居多[5,9,11]。也有人研究提示，和过去的几十年相比，病情严重的 RA 患者数有所减少[12]。希望能够发现新的更好的治疗方法以持续改善 RA 患者的预后。

二、诊断标准的建立

尽可能早的诊断 RA 极其重要。目前所有治疗方案都强调早期使用有效的缓解疾病的抗风湿药物(disease-modifying antirheumatic drug，DMARD)[13,14]；关键在于发现 RA 与非 RA 患者之间最大的差别，以保证 RA 患者能得到最大的机会开始有效的治疗，同时使非 RA 患者避免治疗带来的潜在毒副作用。RA 的诊断标准是一个基于病史及体格检查的临床诊断标准，目前没有单独的客观或实验室检查能够特异诊断 RA。现被广泛采纳应用的包括 7 条内容的诊断标准严格意义上来讲其目的并非是诊断，而是用于分类[14](表 55.1)。用于研究目的，具备这 7 条中的 4 条，就认为存在 RA，这些标准包括关节及周围的晨僵持续时间至少 1 小时、由医生确认的 3 个或大于 3 个关节区的软组织肿胀、手关节的受累、对称性受累(如相同的关节区躯体左侧和右侧同时受累)、类风湿结节、血清类风湿因

表55.1 1987年美国风湿病学会修订的RA分类标准

标准	定义
晨僵	关节及其周围僵硬感至少持续1小时
3个或3个以上关节部位的关节炎	医生观察到的下列14个区域(左侧或右侧的近端指间关节、掌指关节、腕、肘、膝、踝和跖趾关节)中至少累及3个,且同时伴有软组织肿胀或关节积液
手关节炎	腕、掌指关节或近端指间关节中,至少有一个关节区肿胀
对称性关节炎	两侧关节同时受累(双侧近端指间关节、掌指关节及跖趾关节受累时,不一定要绝对对称)
类风湿结节	医生观察到在骨突部位、伸肌表面或关节周围有皮下结节
类风湿因子阳性	任何检测方法证明血清类风湿因子含量异常,而该方法在正常人群中的阳性率小于5%
影像学改变	在手和腕的后前位X线片上有典型的类风湿关节炎改变:必须包括骨侵蚀或受累关节及其邻近部位有明显的骨质脱钙(除外骨关节炎改变)

基于分类目的,以上7条满足4条或4条以上并排除其他关节炎即可诊断类风湿关节炎;第1~4条的表现病程至少要6周。

From Arnett FC, Edworth SM, Bloch DA, et al. The American Rheumatism Association 1987 revised criteria for the classification of rheumatoid arthritis. *Arthritis Rheum* 1988;31:315-324, with permission.

子阳性、手和腕关节有典型的RA影像学改变(骨侵蚀)。需要强调的是患者具有前4条的表现至少要持续6周。因为其他原因如病毒导致的对称性关节炎与RA很类似,但持续时间短,故持续6周这点是必需的。遗憾的是至少要等6周才能确诊RA,这使得治疗明显延误。

1987年美国风湿病学会的RA分类标准中的主要的不足之处[15]是该标准过于强调了手关节受累,而忽视了双足关节。一些学者研究认为双足关节的临床表现和影像学改变可能先于手关节和腕关节的表现[16]。RA的这一分类标准虽然有一定的局限性,但在诊断时仍具有指导意义。

近年来发现抗环瓜氨酸肽(cyclic citrullinated peptide, CCP)抗体在RA中虽不十分敏感,却非常特异[17-21]。一些病例,在确诊RA前数年就可在血中检测到抗CCP抗体[19]。如果有进一步的研究能够证实这些发现,抗CCP抗体的检测将对于RA的早期诊断十分有益。

对于任何一个病程超过6周的多关节炎患者都应考虑到RA的可能,特别是有手足关节受累的情况。如上所述,病史是疑诊和确诊的关键。患者对"你一天中什么时候关节的症状最重?"这个问题的回答往往能够提供线索。RA患者通常有典型的晨僵(经常大于1小时),而骨关节炎和其他机械性的综合征通常于活动后症状加重。另外,在RA早期,患者就可出现明显的乏力症状。RA早期的体征有关节周围软组织肿胀和压痛。受累关节的分布对确诊十分重要。疾病早期,RA经常局限于手和足的关节,手的近端指间(proximal interphalangeal, PIP)关节和掌指(metacarpophalangeal, MCP)关节受累在早期最常见。图55.1比较了两种最常见的关节炎——RA和OA最常受累的关节。手关节中,远端指间(distal interphalangeal, DIP)关节受累是OA的特征性表现,尤其有Heberden结节,DIP关节在RA中则很少累及;PIP关节在两种关节炎中均可受累;而MCP关节的受累在RA中常见,在OA中少见。RA常累及腕关节,而在OA中仅第一腕掌关节易受累。RA的显著特征是对称性关节受累;有趣的是既往患有脑血管意外的患者瘫痪侧关节较少受累[22],提示神经机制也参与其中[23]。

如果滑膜炎始终存在,就会持续破坏肌腱、韧带、软骨和软骨下骨,最终导致关节变形和活动受限。虽然炎症破坏最初常发生在手和足关节,但随疾病的发展,大关节(包括膝关节、踝关节和肩关节)将逐渐受累并发生特征性破坏,造成相当比例的患者丧失工作能力。

RA与OA或其他机械性关节疾病主要的病理生理学区别是其存在广泛的滑膜炎。Celsus描述炎症的主要基本特征为:红、肿、热、痛。关节的压痛、肿胀、僵硬和活动时疼痛是RA患者的特征性炎症表现[24]。

三、性别和性激素的影响

RA在女性的发病率是男性的2~3倍,50岁以下的患者男女发病率的差异尤为明显,一般50岁以下的男性很少患RA。因此认为性激素在发病机制中起一定的作用[25]。然而有些自相矛盾的是,口服避孕药和妊娠有助于推迟RA的进展,并且有数据表明75%的RA妊娠患者的症状得到显著改善[26]。而产后RA的发病

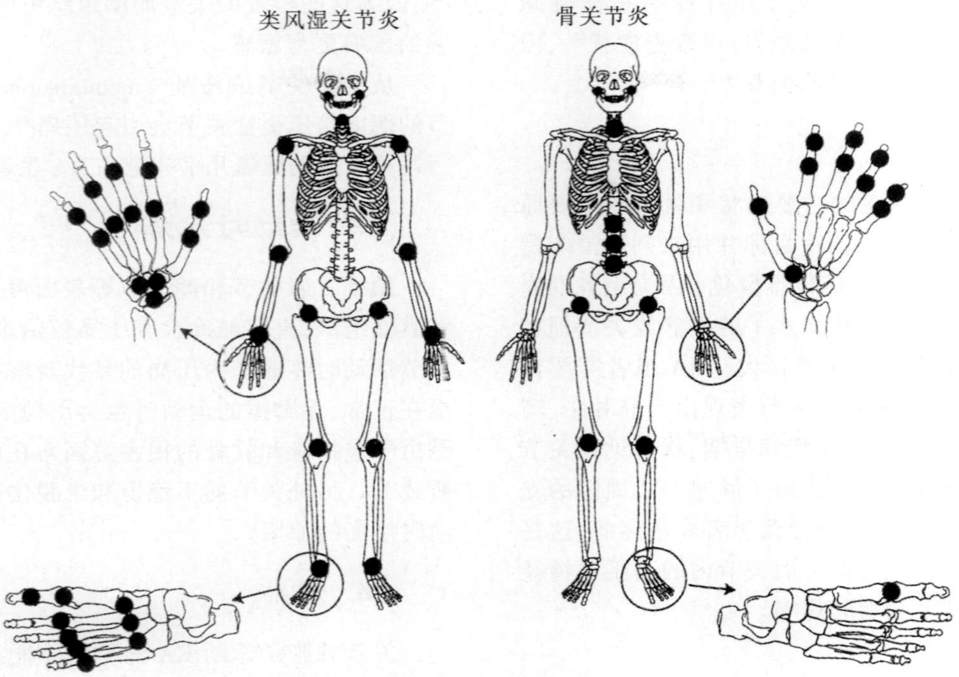

图55.1　两种常见的关节炎——RA和OA的最常受累关节的对照比较。受累的关节区域用黑色圆圈标记。

率则有相对增加，提示存在一种“捕获”现象[27]。相似的结果有口服避孕药的保护作用也仅在服药期间有效[6]。哺乳期则表现出 RA 病情进展，这可能与催乳素(已知的一种促炎症反应细胞因子)的作用有关[28]。最后，女性性激素替代治疗不会导致疾病的活动性增加[29]。一些研究显示患有 RA 的男性可能有轻度的睾酮缺乏[30]，替代治疗可以减轻 RA 症状。

四、遗传

RA 患者的一级亲属患病的危险性增加[31]，同胞中有患重症 RA 者危险性最高[32]。同卵双胞胎的发病率较一致，为 12%~15%，而异卵双胞胎的发病率仅为同卵双胞胎的四分之一[33]。

北欧血统人群中，Ⅱ类组织相容抗原 HLA-DR4 与 RA 的发病率增加[34]和病情严重性[32]相关。这与 HLA-DR4、HLA-DR1 和 HLA-Dw16 某些亚型中存在相同的 DRB1 表位相关(见第 27 章)。HLA-DR4 或特异 DRB1 表位可能是血清类风湿因子阳性及重症 RA 的易患因素[35,36]。表达 DRB1 纯合子的同卵双胎人群 RA 的患病危险增加 5 倍[37]。

五、临床表现

(一)晨僵

晨僵是炎性关节炎的一个标志。关节僵硬是大多数类型关节炎的主要症状，特别是在 RA，伴有清晨明显的僵硬感，当时甚至不能活动。长时间的持续晨僵已被纳入 RA 的分类标准(见表 55.1)；将晨僵量化用于临床监测病情时，可以根据晨僵持续时间的长短来很好地判断疾病的改善情况[38]。其他一些炎症疾病，例如系统性红斑狼疮、强直性脊柱炎、风湿性多肌痛，也伴有晨僵。晨僵的存在可能把原发的炎症病变更好地和其他关节病变区别开来[39]。在 RA 中，滑膜特别是关节周围组织的水肿机械性地干扰了关节的正常活动，从而导致关节僵硬。僵硬在入睡后最为明显，部分是因为睡觉时组织间隙的液体重新分布。尽管僵硬在临床上以受累关节周围最为突出，但晨起时全身的僵硬(感觉全身肌肉沉重)也是 RA 的临床特征之一。

查体时，关节僵硬主要表现关节活动受限，在一天之中随着时间变化而改变，这不同于关节表面移位或软组织挛缩所致的活动障碍。RA 患者关节僵硬的变化规律为在清晨不能完全伸直或屈曲手指，而到了中午手关节的功能得到最大改善并且疼痛和僵硬减轻[40]。通过给严重僵硬的手保暖,可以改善症状[41],但是最有效的方法是活动僵硬的关节[42]。

(二)疼痛

疼痛往往是RA患者的主要症状和就诊的主要原因。虽然缓解疼痛是主要治疗目标并用来判断治疗是否有效[43,44](表55.2),但疼痛很难量化。因为患者的痛阈不同，通过检查判断的相似水平的炎症或关节损害程度造成患者的疼痛程度相差很大。RA患者需要留心哪怕最小的症状,因为甚至关节表现出明显肿胀、畸形时,患者仍很少有主诉。在疾病早期,就可见到关节病变快速进展而有渗液时，或给予肿胀关节周围的支持组织以适当的负荷时,均会导致患者非常疼痛。这是由于关节有丰富的神经支配，而关节内的高压对神经产生过度的压力刺激会引起疼痛。

(三)压痛

触诊关节时可引起关节压痛，并且计数压痛关节数目也是临床判断治疗是否有效的主要指标之一（表55.2)。不同的患者压痛阈值不同,应用引起压痛的方法不同,压痛阈值也不同[45,46]。检查者对不同患者或同一患者不同时间检查时应尽可能使用相同的压力,并且将患者对压痛的反应进行标准化。因为不同检查者检查时所用的压力和所压的位置均会有所不同，即使对同一患者进行检查,也可能得出不同的结论[47]。增生的滑膜、关节周围的韧带和支持组织是主要的疼痛敏感结构,如果肌肉有明显的压痛则提示其他诊断,如纤维肌痛或局部疼痛疾病。骨性凸起部位普遍对压痛敏感,因为这些位置的关节周围组织更为浅表,对触诊造成的压痛更为敏感。

从掌指关节或跖趾（metatarsophalangeal,MTP)关节的侧面挤压炎症关节会引起压痛[48],3个或全部4个上述关节区的压痛几乎完全在RA患者中出现[49]。

表55.2　美国风湿病学会制订RA活动性测量指标

测量疾病活动性
1.压痛关节数
2.肿胀关节数
3.患者对疼痛程度的评价
4.患者对疾病活动性的总体评价
5.医生对疾病活动性的总体评价
6.患者对身体功能的评价
7.急性炎症指标值

用于持续时间≥1年,应用缓解病情药物的临床试验,同时也应用X线或其他影像学技术的检查。

为统一量化病情改善程度，第3~7条参数中的至少3条达到改善标准。

(四)活动时疼痛

颈椎、肩关节和髋关节等表面覆盖着较多的肌肉和其他组织,直接触诊检查压痛较困难,临床上经常用关节活动时疼痛作为压痛的替代观察指标[48]。关节甚至在正常、无摩擦的运动时也会出现活动时疼痛,可能是由于包括骨和软骨的损害等因素在内的非炎症病变所致[50]。另外关节的不稳定和半脱位也是导致关节活动时疼痛的原因。

(五)肿胀

关节肿胀是诊断RA的早期体征，也是判断治疗效果的主要观察指标之一(表55.2)。滑膜增生、渗出或骨的增生可能都会导致关节肿胀，在RA中主要是前两点导致的关节肿胀，如果关节周围的骨增生则提示其他病变,例如OA。在病变早期阶段,炎症细胞渗出到滑膜、出现新生血管、慢性炎症细胞(单核细胞)浸润和固有的滑膜细胞增殖等造成明显的组织学变化——关节内衬的滑膜正常时仅有两层细胞厚，而在上述原因作用下滑膜增殖变厚,甚至有上百层细胞厚,增厚的滑膜可形成绒毛状结构侵入关节间隙。软组织肿胀在手和足的小关节——MCP关节和MTP关节最为明显，近节指(趾)骨基底轮廓可能变得不清楚,且由于解剖上的滑膜反应造成手指PIP关节梭形肿胀(图55.2)。

如果滑膜明显增殖会形成软组织肿块，触诊质地柔软。经证实滑膜增殖一般发生在PIP关节、MCP关节、肘关节、踝关节、MTP关节和膝关节,以及手指屈肌腱、腕背侧的伸肌间隔和尺侧腕伸肌腱鞘(图55.2)。若非严重的肿胀，很难通过体格检查发现髋关节和肩关节肿胀[51]。

关节渗液也是关节肿胀的原因之一。当关节屈曲时关节腔内压力增加,滑膜在关节的结构之间受压,部分滑膜从关节表面上剥离下来并形成活塞，造成滑液淤积,称之为Baker囊肿。活塞只允许液体单向流动，阻止滑液流回关节腔，导致越来越多的滑液在压力作用下进入囊肿,装满滑液的囊肿迫使关节向外膨胀[52]。虽然类似于Baker囊肿的现象在末端关节最多见[53]，但最初报道该囊肿发生在膝关节。因为大量的积液会

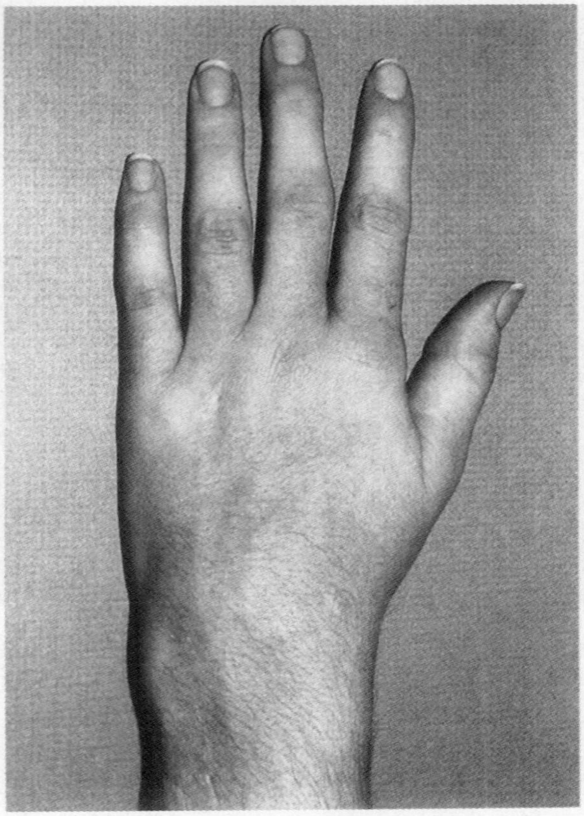

图55.2　PIP关节周围红斑和梭形肿胀，中指尤为明显。MCP关节肿胀导致关节边缘分界不清。尺侧腕伸肌腱鞘（腕部第六背区间）滑膜增厚肿胀。

造成痛性囊肿，所以在膝关节的 Baker 囊肿通常易被识别[54]。Baker 囊肿的剥离通常发生在腓肠肌后，通常仅表现轻微的临床症状，如发胀感。然而，膝关节的 Baker 囊肿一旦破裂，经常会导致腓肠肌明显的肿痛，临床表现像急性血栓性静脉炎，常被称为"假血栓性静脉炎"[55]，关节的炎性渗出物会沿着筋膜流到踝关节甚至足背[56]。"假血栓性静脉炎"与深静脉血栓形成的鉴别十分重要，如果对一位 Baker 囊肿破裂的患者进行抗凝治疗会导致囊内出血和疼痛加剧。

（六）畸形

关节的炎性病变随时间的推移逐渐破坏关节及其周围的支持组织，最终造成关节畸形。关节渗液看上去似乎是良性过程，尤其是患者没有主诉时，但是病变会导致肌腱和韧带拉长，如果持续存在，最后将导致关节畸形和功能障碍。手和足的小关节最易发生这种病变，超过 10%的 RA 患者在患病的最初 2 年内会出现手的小关节畸形[57]，而且随着时间推移 1/3 患者随病情进展形成畸形[58]。这种现象可能导致一种矛盾的状况，在这种情况下，随着滑膜炎的控制和关节渗液的消散，畸形更加明显。关节周围的支持组织发生断裂会造成关节的稳定性下降。由于机械损伤和酶的降解作用导致关节软骨破坏、关节周围韧带及其附着组织的拉长和削弱，这些因素共同导致关节畸形。

关节畸形一旦形成便不可逆地持续存在，因此早期治疗预防关节畸形甚为重要。遗憾的是临床医生经常消极等待，在果断使用有效的缓解病情药物之前患者已经出现了明显的关节畸形。

（七）活动受限

关节面破坏、关节和腱鞘肿胀或关节支持结构的改变均会导致关节活动受限。关节渗液可能限制关节活动，由于其造成的疼痛或关节囊的过分紧张妨碍了关节的活动。肌腱和肌肉的纤维化可造成关节活动受限或关节屈曲挛缩。关节畸形或半脱位因为机械原因也常常限制关节活动。

（八）类风湿关节炎特异的关节表现

1.手指

由于滑膜炎造成 PIP 关节处的中心伸肌腱发生伸展或断裂，掌侧的肌腱取代了外侧的肌腱，结果造成表现为 PIP 关节过屈和 DIP 关节过度伸展的纽扣花畸形（图 55.3）。当外侧的肌腱半脱位而超过 PIP 关节横轴时，PIP 关节呈现过屈位。随着时间的推移，肌腱缩短，DIP 关节表现为过度伸展。可能会同时出现可逆的代偿性的 MCP 关节过伸。

PIP 关节过伸和 DIP 关节过屈（天鹅颈畸形）（图 55.4）形成的原因可能是：在 DIP 关节处的伸肌腱断裂造成继发的中心伸肌腱变短导致 PIP 关节过伸；或继发于慢性滑膜炎，外侧的肌腱和中心伸肌腱过度绷紧导致 PIP 关节囊掌侧疝[59]。随时间推移外侧的肌腱可变短移至背侧，限制了 PIP 关节的屈曲和 DIP 关节的有效伸展。屈肌腱鞘炎也限制了指浅屈肌腱屈曲 PIP 关节的能力。系统性红斑狼疮易于侵犯 PIP 关节并常造成可复位的天鹅颈畸形，但几乎从不会造成纽扣花畸形。

固有肌（骨间肌、蚓状肌）的紧张可造成手指的灵活度减弱。这点在检查时更为明显：保持 MCP 关节于完全伸展位时 PIP 关节不能屈曲，而在 MCP 关节屈曲位时则 PIP 关节可以屈曲（Bunnell 试验）；当 MCP 关节处于任一位置时，PIP 关节的原发病理明显。为精确

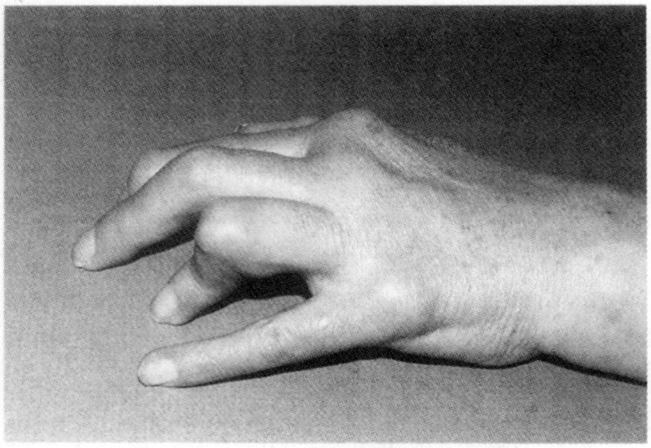

图55.3 无名指的钮扣花畸形，中指的PIP关节过屈畸形，示指的轻度天鹅颈畸形。MCP关节滑膜明显肿胀，关节边界模糊。

评估，必须将指骨与掌骨对齐，这是因为当 MCP 关节出现尺侧偏斜时，尺侧的固有肌将松弛，则可使活动度增加。

手指屈肌腱鞘炎常见，提示预后较差[16]。随后会出现活动时关节僵硬和沿腱鞘的噼啪响，伴关节屈伸受限（图 55.5）。肌腱增厚或结节形成同时伴腱鞘增生，压迫肌腱（狭窄性腱鞘炎）而形成"扳机"指。手指侵袭性滑膜炎或骨侵蚀会破坏腕关节处的肌腱（尤其是拇长屈肌腱）而致肌腱断裂。

如果关节毁损范围广、程度严重并有骨溶解会导致严重畸变的多发性关节炎（"望远镜样手"）。在手的小关节，指骨可能变短而且关节稳定性极差，在检查时牵拉手指可使手指变长，就如同打开望远镜一样。或者仅仅在重力作用下手指关节就会出现不常见的弯曲（图 55.6）。

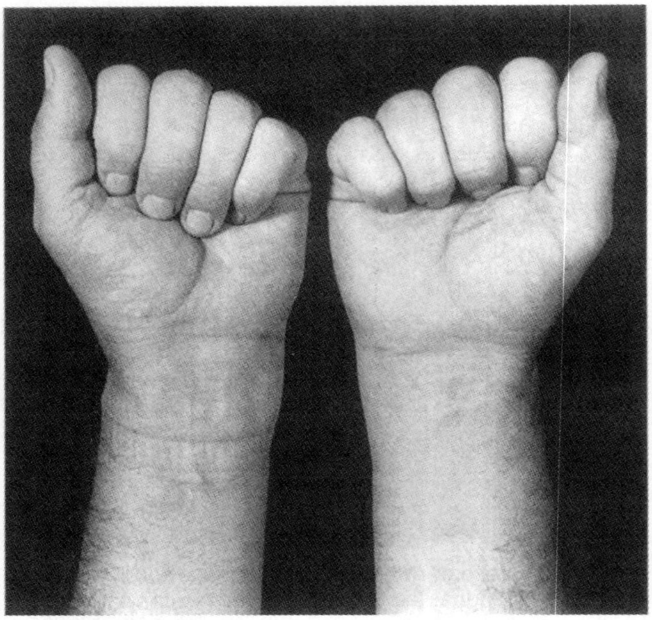

图55.5 左手腕和手掌的屈肌腱鞘炎，导致手指关节屈曲能力减弱。

2.掌指关节

MCP 关节两种常见畸形即手指相对于掌骨的掌侧半脱位和尺侧偏斜，使手指稳定性和掌骨弓的排列发生改变（图 55.7）。大多数病例出现手指尺侧偏斜时会伴发代偿性的腕桡侧偏斜，腕桡侧偏斜的水平与手指尺侧偏斜的水平大致相当[60]。虽然 RA 是手指尺侧偏斜的常见病因，但其他关节炎、某些神经病变等也会

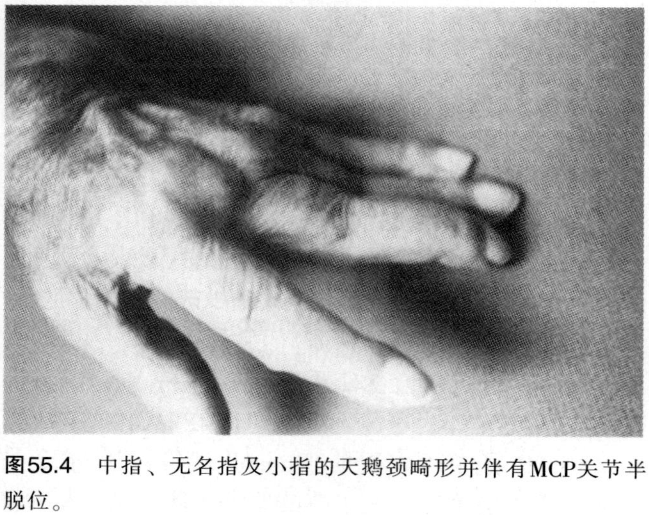

图55.4 中指、无名指及小指的天鹅颈畸形并伴有MCP关节半脱位。

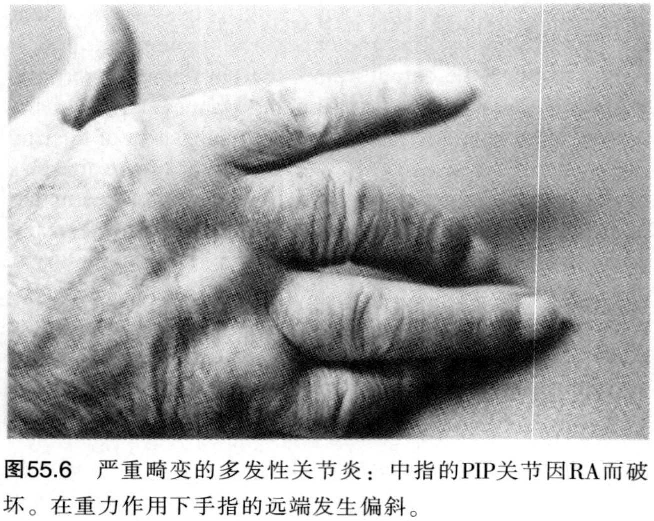

图55.6 严重畸变的多发性关节炎：中指的PIP关节因RA而破坏。在重力作用下手指的远端发生偏斜。

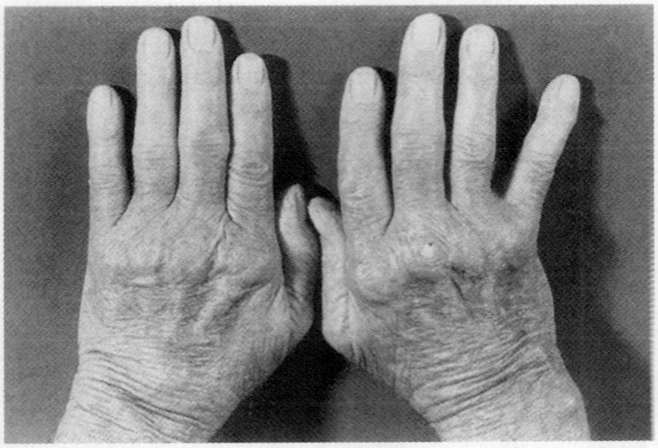

图55.7　皮下组织萎缩，MCP关节滑膜增生伴关节边界不清及PIP关节轻微增大。有轻度MCP关节掌侧半脱位和右手MCP关节轻度尺侧偏斜。右手受累尤为明显。

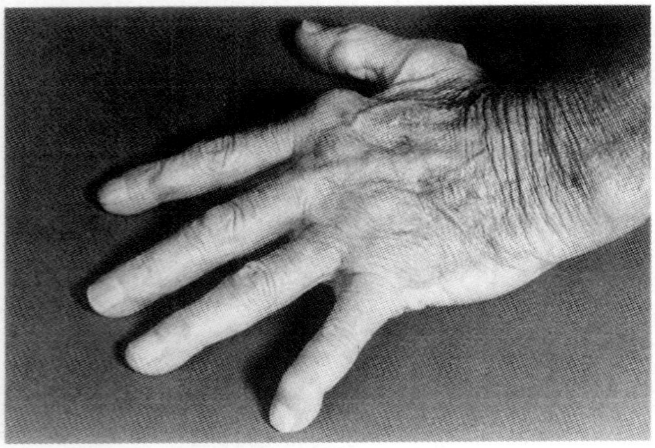

图55.8　“锯齿形”畸形：手指在MCP关节尺侧偏斜和腕关节在桡骨远端向顺时针方向旋转。

引起手指尺侧偏斜。

MCP 关节囊的掌侧面较关节囊的其他部分更为结实牢固，因此可以有效地限制关节的背伸活动。屈肌较伸肌相比力度更强一些，故在滑膜炎破坏了 MCP 关节囊内的肌腱、韧带后近端指骨发生掌侧移位[61]。

滑膜炎导致掌面及侧面的韧带拉长、弱化而发生尺侧偏斜，使屈肌腱向掌侧、尺侧脱位[62]。滑液的扩张、侵蚀也会削弱和破坏伸肌腱的支撑结构，松弛的肌腱不再经过掌骨头的背侧中部，而进入 MCP 关节间隙[58]。如果伸肌腱的半脱位超过了 MCP 关节的横轴，就对这个关节起屈曲作用，进一步限制了手指的伸展活动。

3.腕

RA 患者的腕部病变多种多样。常见病变有：桡尺关节破坏伴尺骨头背侧半脱位，和在桡骨远端腕关节旋转伴有月骨向尺侧移位[63]。手指尺侧偏斜和腕关节旋向桡侧的畸形合称为“锯齿形畸形”(图 55.8)。X 线片上见到的腕关节高度变短的主要原因是这种旋转畸形，也有部分原因为软骨缺失所致。

在检查尺骨头背侧半脱位时，脱位的尺骨头经常可以像按下钢琴键一样被压向掌侧。半脱位可导致中指、无名指和小指的伸肌腱断裂(图 55.9)，因为骨侵蚀会使尺骨远端的末端变得粗糙，手进行正常功能活动时肌腱在粗糙的骨面上来回摩擦，就像绳子在一块尖石头上磨一样，最后就会磨断。如果伴发腱鞘炎时肌腱更易断裂。

屈肌腱的滑膜炎可能导致卡压性神经病变。在腕

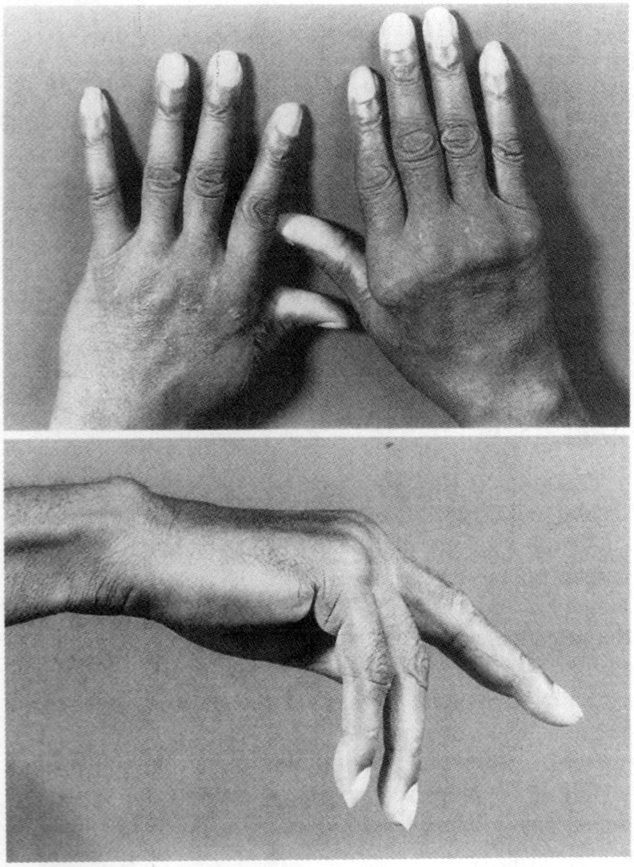

A

B

图55.9　(A)右手病变明显。可见早期的MCP关节掌侧半脱位和“面团样”的滑膜炎。右侧桡尺关节半脱位和尺骨头背侧半脱位明显。(B)侧面观显示尺骨头背侧半脱位。尺骨头处的伸肌腱断裂导致小指和无名指完全不能背伸。

管综合征时正中神经通过腕管时受压，出现拇指、示指、中指的掌侧面和无名指桡侧面感觉减退，最后导致鱼际肌萎缩和无力(图55.10)。患者感到手疼痛、麻木感和刺痛，这些症状在夜间最为明显并且常使已入睡的患者醒来。由于在睡眠时因不适醒来，故患者不一定能给出明确的皮肤感觉异常的分布范围。治疗上应在鱼际肌明显萎缩出现之前给正中神经减压。使双手处于调整的祈祷姿势，与对侧鱼际块比较能够评估鱼际萎缩的情况(图55.11)。正常情况下，优势侧手的鱼际会稍微大一些。

少数情况下尺神经在腕部受压导致整个小指、无名指的尺侧感觉减退和骨间肌萎缩、无力。

4.肘

肘关节受累时常有屈曲畸形，查体时可在桡肱关节处触及增生的滑膜。如果肘关节有滑膜炎或积液时，关节不能完全伸直；因此，能够完全伸直是肘关节没有明显滑膜炎或者积液的良好标志。肘后的鹰嘴滑囊受累较为常见，在滑囊中和沿着尺骨伸肌的表面可有类风湿结节。

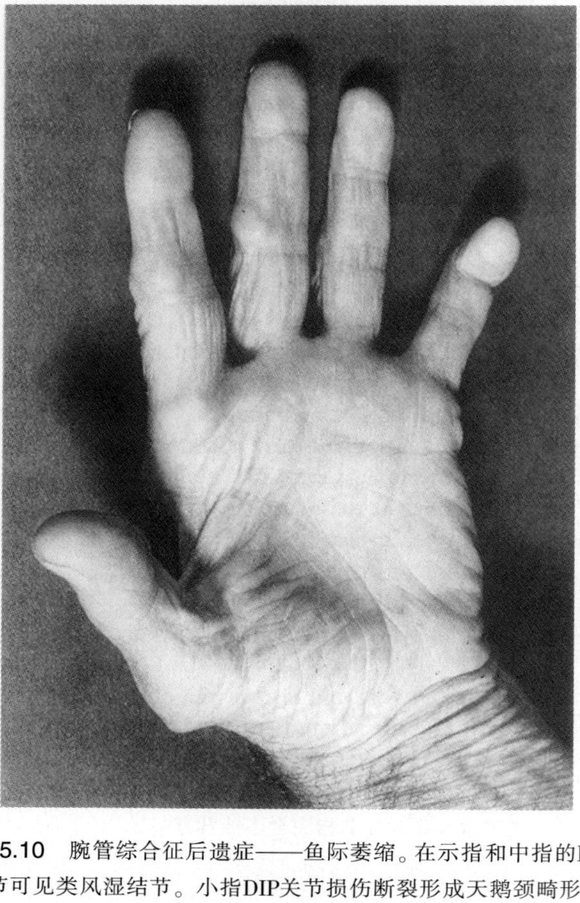

图55.10　腕管综合征后遗症——鱼际萎缩。在示指和中指的PIP关节可见类风湿结节。小指DIP关节损伤断裂形成天鹅颈畸形。

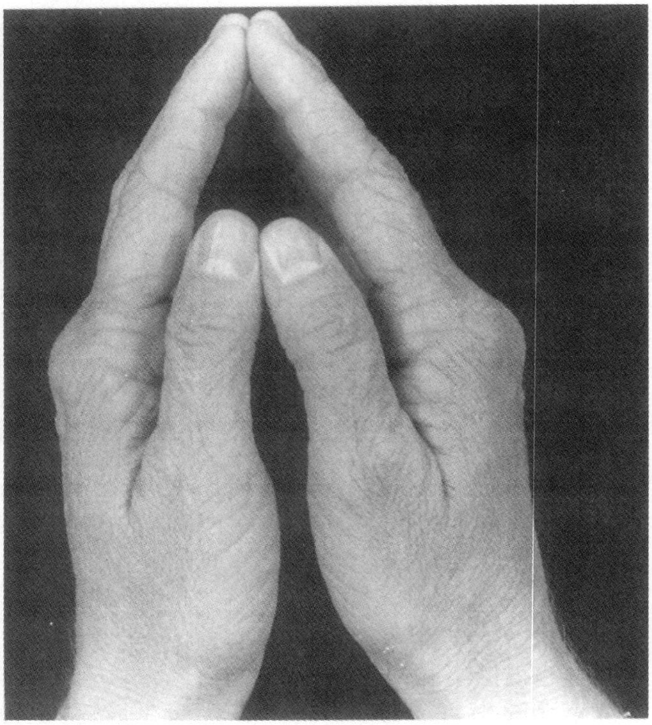

图55.11　此患者患有轻度腕管综合征。使双手处于调整的祈祷姿势，比较鱼际大小。虽然正常人鱼际在优势侧的手会稍微大一些，但总的来说两侧还是相对等大的。该惯用右手的患者，右侧鱼际小于左侧，提示有轻度的鱼际萎缩。

5.肩

肩关节经常被累及，表现为压痛、夜间痛和活动受限。夜间痛尤为令人苦恼，患者常因为肩痛而很难找到一个较为舒适的姿势入睡。起初，肩关节的前部出现难以察觉的肿胀，只有及时就诊的少部分患者可以被检查到关节肿[50]。继发于滑膜炎的肩部回旋肌群变性可能限制肩的外展和旋转。完全撕裂会导致肱骨向外上方移位。肩关节盂受损时，不论处于活动还是静息状态均会感到疼痛，典型的还会导致严重的活动受限。肩锁关节炎不常见，一般也不会导致废用。

6.胸廓

胸锁关节和胸骨柄关节的慢性滑膜炎可导致关节破坏和关节不稳定。在没有全身其他关节广泛受累的情况下，胸骨柄关节几乎很少受累。

7.足和踝

在足中段或MTP关节没被累及时，踝关节几乎不会受累[64]。因为踝关节是一个榫接关节,所以它一般不会变形。足中段和足的主要结构改变是由于慢性滑膜炎和负重共同造成的。胫骨后肌腱受累或断裂可造成距骨下半脱位,导致距骨侧向移位和外翻[65]。足中段的病变导致正常的足弓轮廓消失而出现扁平足(图 55.12)。

大多数患者都会有 MTP 关节炎,这也常是疾病的最早期表现之一。由于负重的原因,MTP 关节随时间推移会发生变形。典型改变是大脚趾踇外翻畸形,其他脚趾的趾骨在 MTP 关节发生明显的背侧半脱位[64](图 55.13)。由于屈肌腱长度固定,脚趾出现代偿性的屈曲,形成"锤状趾"畸形。出现背侧半脱位时,在跖骨头跖面的软组织垫被移位,使跖骨头突出并成为直接的承重面,导致疼痛和形成胼胝。这使患者觉得他们就像用脚趾走在鹅卵石上一样。

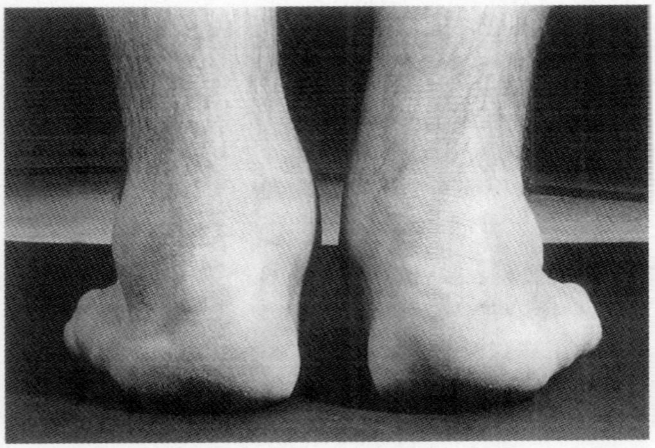

图55.12 明显的踝关节和足中段滑膜炎。足弓消失伴距跟关节处足外翻。

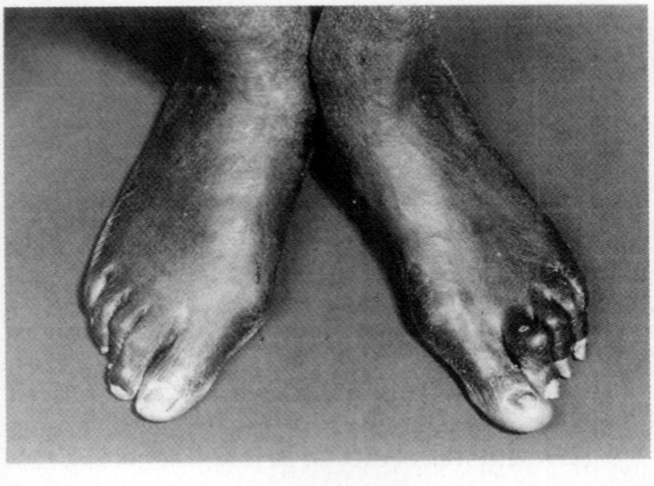

图55.13 轻度踇外翻,MTP关节背侧半脱位和第2~5脚趾形成"锤状趾"畸形。足中段不稳定导致外翻并伴发扁平足。

8.膝

膝关节可能有明显的滑膜增生和大量关节积液(图 55.14)。持久的关节积液可能通过脊髓反射来抑制股四头肌的功能,造成继发的股四头肌萎缩[66]。逐渐发展的韧带弱化和软骨破坏会导致膝关节不稳定,可形成膝外翻或膝内翻和屈曲等畸形。因为慢性炎性渗出,膝关节在保持屈曲位时较为舒适,但出现屈曲畸形会造成行走困难。Baker 囊肿常见。

9.髋

通过视诊或触诊难以检查到髋关节。然而,活动受限或内旋、外旋时疼痛是髋关节受累的明显标志。髋关节出现真正的病理变化时,患者在负重或内旋、外旋时感到腹股沟中部疼痛。此时做 Patrick 动作(屈曲、外旋和外展)会有异常表现。患者仰卧在检查床上,屈曲一侧髋关节,同时保持另一侧髋关节于中立位以限制骨

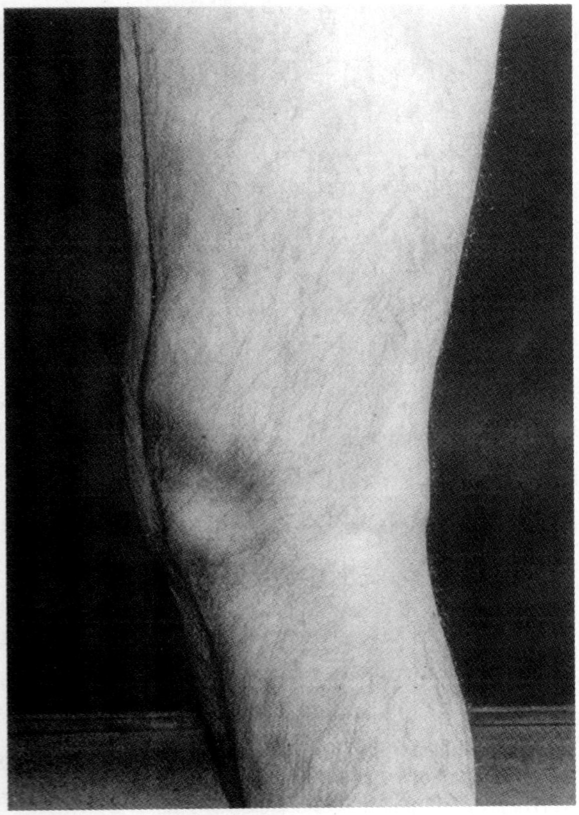

图55.14 RA患者受累膝关节的侧面观。有股四头肌萎缩、明显的滑膜增生伴髌上囊积液,一个小的Baker囊肿导致腘窝发胀。

盆活动，如果另侧髋关节不能保持中立位，则存在挛缩，表明有屈曲畸形。通常在同侧膝关节出现代偿性屈曲导致异常步态。

10.颈椎

枕部头痛和活动时颈部疼痛是颈椎受累的常见表现，发生在有RA病史10年以上的大多数患者[67]。寰枢关节是个有滑膜组织的关节，同外周关节所见到的表现一样，此关节也会有滑膜增生和继发的关节不稳定。患者在自行控制颈部运动时通常没有什么问题，但在其他一些情况，例如，为做腰椎穿刺检查帮患者摆出类似胎儿的体位或要获得较好的屈曲位X线片，医生需要去屈曲患者颈部时就会遇到一些麻烦。RA患者进行手术操作前，医生应考虑到重要的C1-2关节不稳定的可能性，以避免在麻醉插管或麻醉后搬运患者时损伤到脑干或颈部脊髓。有严重手关节破坏（严重畸变的多发性关节炎）的患者就像那些需要口服大量糖皮质激素控制病情的RA患者一样，可能有颈椎疾病的症状[68]。

神经系统受累的表现可以有神经根痛和各种类型的脊髓损伤导致的软弱无力(包括四肢轻瘫)、括约肌功能障碍、感觉缺失和病理反射。短暂性缺血发作(伴有血压波动和呼吸节律改变)和小脑病征提示颈椎半脱位损伤了椎动脉或齿突向上移位损伤了椎基底动脉。虽然有症状的半脱位可以发生在任何水平，但C2神经根受累是最常见的神经根病变。

11.环杓关节

环杓关节也有滑膜组织，故大概有1/4的RA患者可能有此关节受累[69]。说话或咀嚼时关节发胀感加重是环杓关节受累的早期表现。关节疼痛可能放射到耳，尤其做咀嚼动作时疼痛更为明显。可能出现声嘶和吸气时的症状。当受累关节活动严重受限时，会出现急性呼吸困难而危及生命，可能需要急诊进行气管切开术[70]。

（九）关节外表现

少数患者在有关节症状之前会出现关节外的表现(见第56章)。RA的关节外表现(表55.3)清楚地证明RA是一种基于慢性炎症基础之上的可累及多个脏器的系统性疾病。有关节外表现的患者几乎都有类风湿因子阳性，而且出现关节外表现时提示预后极差[71]。胸膜受累[72]、血管炎[73]和心包炎[74]等关节外表现常在男性患者多见，其他的关节外表现则在全部RA患者

表55.3　类风湿关节炎的关节外表现

心脏	心包炎、过早出现动脉粥样硬化、血管炎、瓣膜和瓣环结节
肺	胸膜炎、间质性肺炎、阻塞性细支气管炎、肺内类风湿结节和血管炎
皮肤	类风湿结节、皮肤脆弱和血管炎
神经系统	卡压性神经病变、脊髓型颈椎病、多发性单神经炎(血管炎)、周围神经病变
血液系统	贫血、血小板增多、淋巴结病、Felty综合征
骨	骨量减少
眼	干燥性角结膜炎、巩膜外层炎、巩膜炎、穿通性巩膜软化、外周溃疡性角膜炎
肾	淀粉样变性、血管炎

中没有性别差异[71]。

大约有25%的RA患者会出现类风湿结节[75]，但在患病的第一年出现此结节的患者比例不超过10%[76]。结节大多发生于关节的伸肌表面、经常受摩擦的部位或整个关节。尺骨鹰嘴(图55.15)、尺骨近端、足跟部(图55.16)、枕部和坐骨结节等处的骨膜位置是结节的好发部位。也可发生于手指(图55.17)、足趾和足跟的皮下组织、肌腱以及内脏。出现类风湿结节时类风湿因子几乎都阳性，如果类风湿因子阴性的话，则需考虑其他诊断，如慢性痛风形成的痛风石。类风湿结节进展的程度与关节炎症的水平是有差异的。通常在皮下组织处形成多个结节的患者，其滑膜炎活动性可能不明显[77]。同样，一些患者在应用甲氨蝶呤治疗后关节炎症得到明显控制，但类风湿结节的数量却快速增加[78,79]。

六、影像学表现

（一）常规X线检查

最初对RA患者应用X线检查是用于辅助诊断[15,80]，其后也可用于评价病程进展、治疗效果和是否需要手术干预。治疗有效性的金标准是能否减缓RA患者的影像学进展，因此影像学指标也是临床判断治疗有效性的指标之一(表55.2)。RA的影像学异常可以广义地分为急性炎症反应所致的异常和关节及周围组织破坏造成的异常。

关节周围肿胀、软组织界面分界不清(如脂肪垫周围)和关节渗液等软组织的异常影像所见提示存在急性炎症。常见关节周围和长骨两端的骨质疏松，部分是

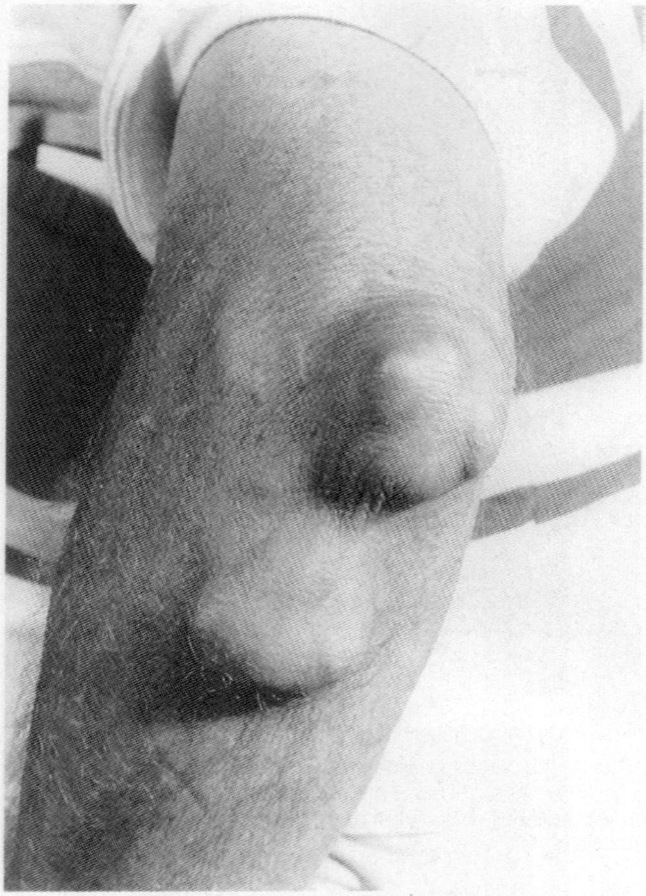

图55.15　在鹰嘴滑囊和沿着尺骨近端伸肌面有两个较大的类风湿结节；每个大结节由数个小结节组成。鹰嘴滑囊有少量积液。

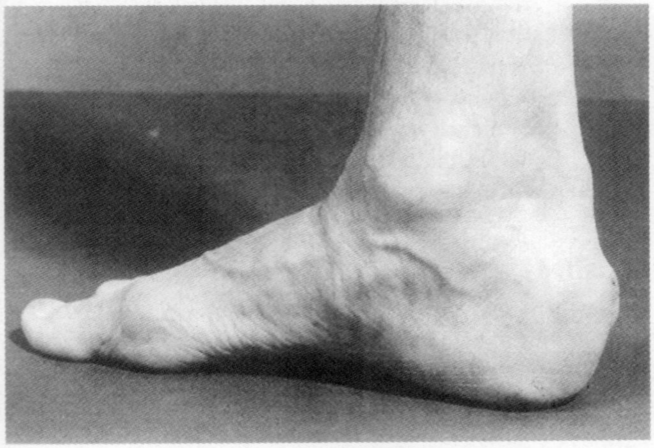

图55.16　在跟腱中部和跟骨附着处类风湿结节的侧面观。跟骨穿鞋处由于摩擦导致的皮肤破损。

由于整个疾病过程中炎症效应累积的结果[81]。用双能吸收测量法评估发现腰椎骨密度在疾病早期的数月就有所下降[82,83]，随着疾病加重骨密度降低更为明显。缓

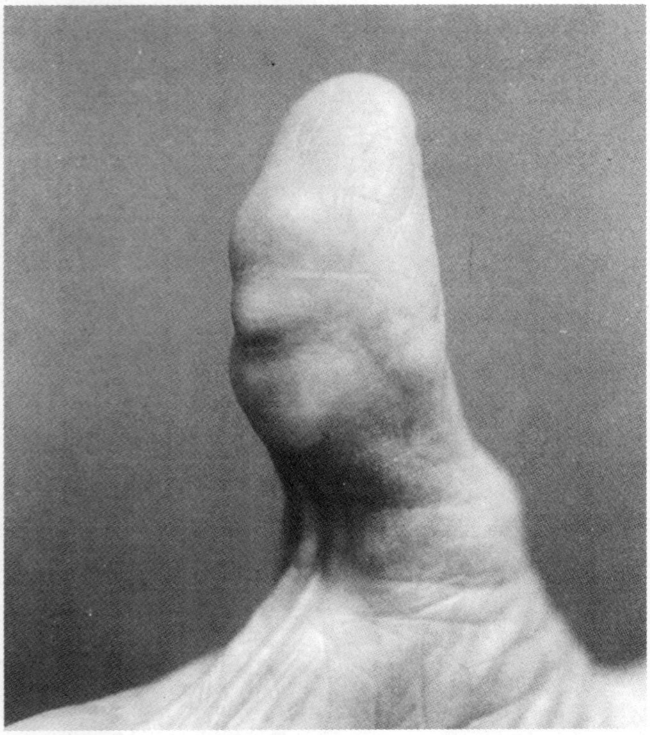

图55.17　拇指经常使用的指腹部位多发的小类风湿结节。这位患者在应用甲氨蝶呤后结节数目增多。

解病情药物（金制剂、甲氨蝶呤、生物制剂）对 RA 患者掌骨的骨质疏松有明显的改善作用，这提示控制滑膜炎可以预防或逆转骨质疏松[84]。

不可逆的 X 线片上的变化包括骨侵蚀、关节间隙变窄、关节强直（少见）和排列紊乱，排列紊乱多少有些受 X 线技师为患者摆的关节姿势的影响。影像上的骨侵蚀（图 55.18）表示皮质骨缺失，并且最开始出现在关节的边缘（裸区）[85]，裸区是指滑膜直接覆盖在骨表面而中间没有软骨组织（图 55.19）。在关节面的其他位置，因为有软骨的保护，软骨下骨免于被侵蚀破坏，但软骨本身退化、破坏导致关节间隙弥漫性变窄，这与 OA 中所常见的局部关节间隙变窄不同（图 55.20）。表 55.4 对照比较了这两种最常见关节炎的影像学特征。虽然关节间隙弥漫性狭窄在其他慢性炎性关节病中也很常见，但结合裸区骨破坏和近关节处骨质疏松则高度提示 RA 诊断。手和足的小关节常见骨破坏和关节间隙变窄，但在髋和膝关节，关节间隙变窄的表现却尤为突出（图 55.21）。造成这种差别的部分原因是这些关节处的软骨-血管翳连接的组织病理学不同，小关节处最常见的改变是血管翳的侵蚀，大关节处则是关节表面的骨质增生硬化更为常见[86]。

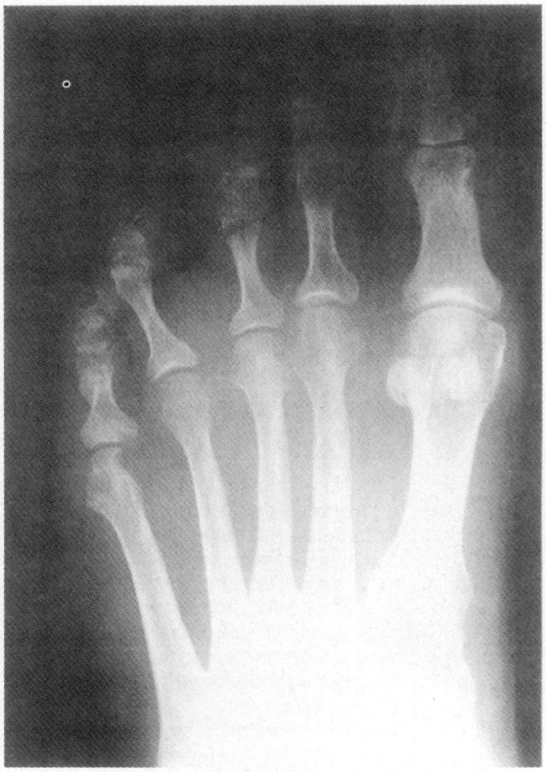

图55.18　一位新近患RA的患者的第五跖骨远端内侧和外侧出现骨质侵蚀，没有明显的关节间隙变窄。

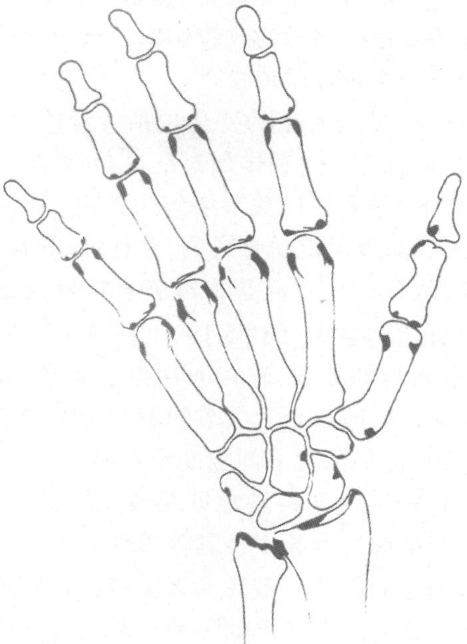

图55.19　Martel等描述的手的关节裸区[85]。裸区指关节内没有被软骨覆盖的区域，容易遭到类风湿滑膜血管翳的直接侵蚀。(From Martel W, Hayes JT, Duff IF. The pattern of bone erosion in the hand and wrist in rheumatoid arthritis. *Radiology* 1965;84:204-214, with permission)

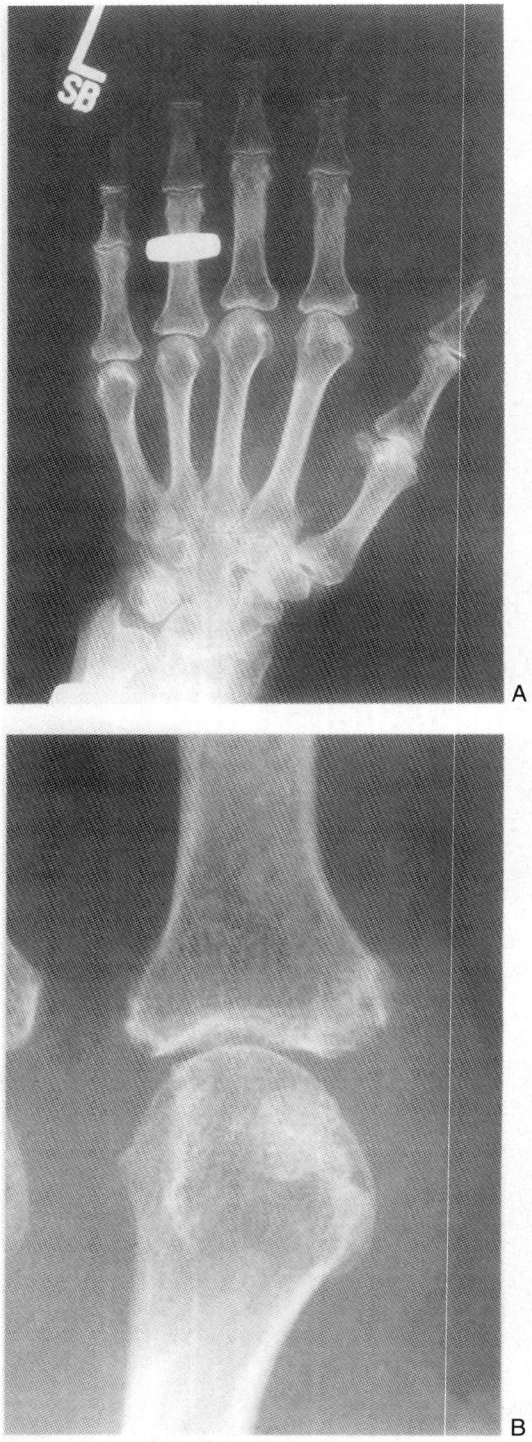

图55.20　(A)RA患者手部的X线片。全部MCP关节、腕骨间和桡腕关节间隙变窄。可见邻近腕骨囊性变和示指、中指的MCP关节骨侵蚀。(B)图A中示指MCP关节的放大图像显示弥漫性关节间隙变窄和近关节处两端骨的内、外侧面骨侵蚀。骨侵蚀发生于关节内没有软骨覆盖的区域(裸区)。

表55.4　影像学特征的对比

	类风湿关节炎	骨关节炎
骨硬化	±	++++
骨赘形成	±	++++
骨质疏松	+++	0
对称性改变	+++	+
骨侵蚀	+++	0
骨囊性变	++	++
关节间隙狭窄	+++	+++

随访病程在 5 年以上并且血清类风湿因子阳性的 RA 患者几乎都有骨破坏的影像学证据——骨侵蚀。一项著名的研究,随访中 99%的血清类风湿因子阳性的患者出现了骨侵蚀[87]。最初的病变可在疾病的早期就存在,尤其是手的关节,多项研究统计结果显示在患病最初 2 年有 30%~60%的患者出现骨侵蚀[88-90]。髋、膝、踝、肩和肘关节骨破坏的发生晚于手关节的破坏[91]。优势侧手及腕的关节破坏较另一侧更严重，同样使用最多的关节破坏较其他关节的破坏严重(如第二 MCP ＞第四 MCP)，推测原因是这些破坏严重的关节使用较多,造成炎症反应增加并且所受的机械应力也较大[92,93]。

关节的脱位和半脱位很常见[50],尤其在手和足的小关节。MCP 关节半脱位经常并发桡腕关节旋转畸形(图 55.22)。MTP 半脱位常见于大踇趾外的其他脚趾,大踇趾更常出现踇外翻并促成其他 MTP 关节发生畸形(图 55.23)。

血清类风湿因子阳性的 RA 患者病情活动时罕见骨的修复性改变(形成骨赘),但在疾病被控制后可出现这种变化。然而,血清类风湿因子阴性的 RA 患者骨质疏松表现较轻，而且甚至在炎症活动期可见新骨形成[94]。这些区别在腕关节尤为明显[95],而且与在成人 Still 病中所见区别有些类似[96]。侵蚀性血清类风湿因子阴性 RA 患者可能有与侵蚀性血清类风湿因子阳性 RA 患者相似的 HLA-DR 表型[97]。

骨性强直变得越来越少见,但在骨的末端软骨缺

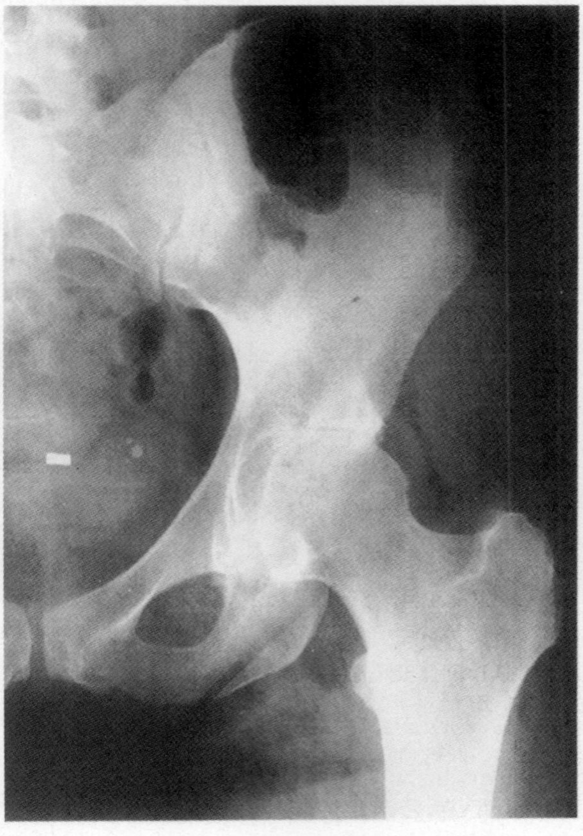

图55.21　RA患者的髋关节X线片。关节间隙弥漫性狭窄,股骨头和髋臼有小的囊性变和小的修复性骨改变。

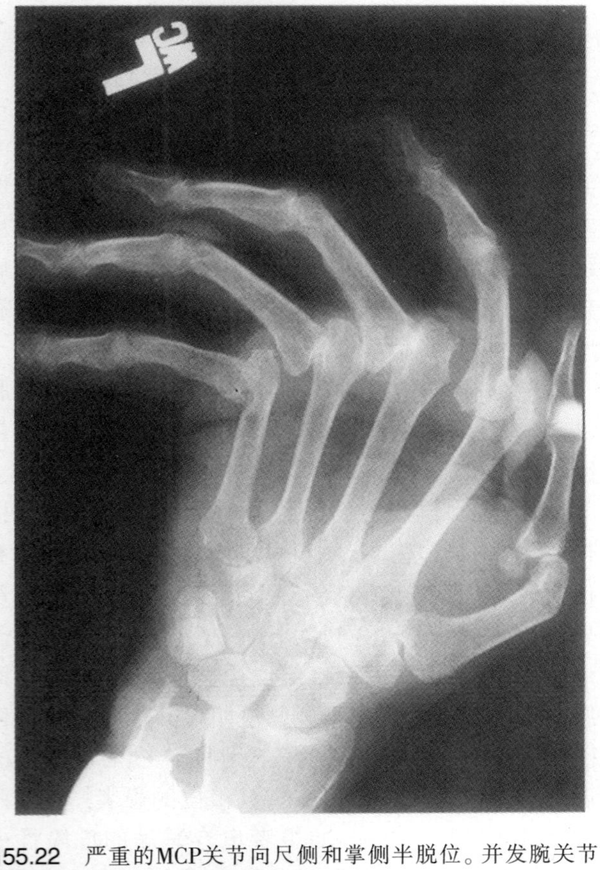

图55.22　严重的MCP关节向尺侧和掌侧半脱位。并发腕关节在桡骨远端顺时针方向旋转(“锯齿形”畸形)。明显可见尺骨远端和掌骨头的骨侵蚀。

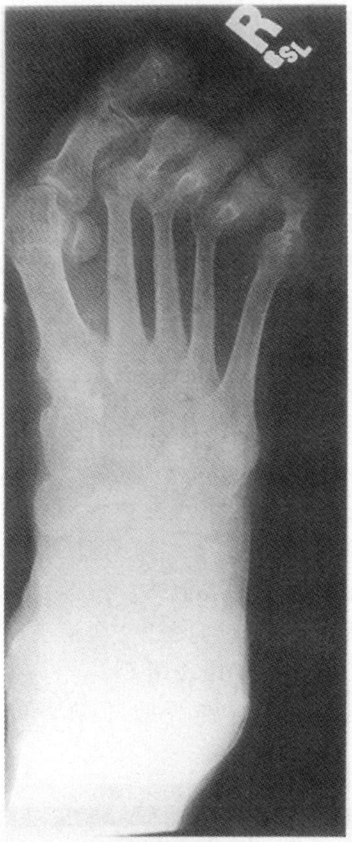

图55.23 踇外翻和其他足趾MTP关节的背侧半脱位。

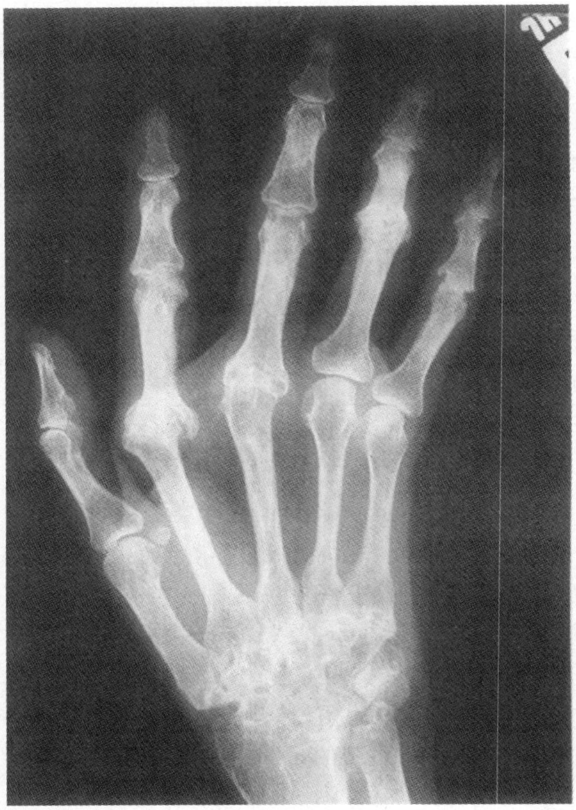

图55.24 一位久病的RA患者腕骨骨性强直。小指的PIP关节和尺骨远端有明显骨侵蚀。在中指和示指有明显的修复性改变，形成骨赘。该患者的关节炎已经数年处于稳定状态。

失并且关节表面对接出现关节融合时可能发生骨性强直(图 55.24)。骨性强直可见于手的小关节、腕、足和踝关节，在 RA 中大关节骨性强直极为罕见。随病程延长、出现皮下结节和疾病活动，骨性强直的患病率增加[98-100]。

颈椎的异常 X 线表现包括寰枢关节(C1-2)半脱位、齿状突明显向上移位、枢椎下关节炎和关节面的骨侵蚀导致 C1 侧块塌陷。

齿状突的骨侵蚀(图 55.25)和由血管翳造成的横韧带、翼状韧带(从齿状突到枕骨髁的附件)的侵袭和损伤导致关节不稳定。寰枢关节半脱位常常是先出现的异常表现[101]，可以通过对比屈曲、伸展位的颈椎侧位片诊断；在伸展位的颈椎侧位片显示半脱位最小，而在屈曲位的侧位片可见半脱位最明显并伴有齿状突伸入椎管(图 55.26)。脊髓病的危险性随着 C1-2 半脱位的进展而增加，尤其是齿状突向上移位的患者[102]，那些 C1-2 半脱位超过 10mm 的患者患脊髓病的危险性更大。如果有严重的骨侵蚀，齿状突可能发生骨折甚至消失，这时会出现 C1-2 向后侧半脱位。

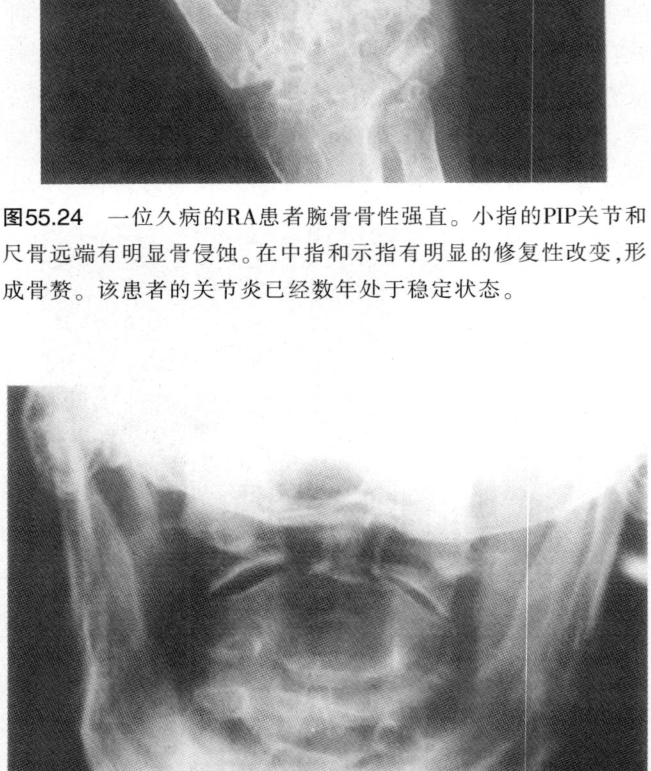

图55.25 C1-2关节的前后位相，显示患者左侧(患者面向检查者)小平面关节间隙变窄和齿状突基底部骨侵蚀。这两种表现均是RA的典型病变。

单侧的 C1-2 关节面显著骨侵蚀可导致寰枢关节旋转时不稳定[103]，C1-2 关节面双侧的骨侵蚀可以造成齿状突向上移位进入枕骨大孔[104]。当发生“颅沉降”

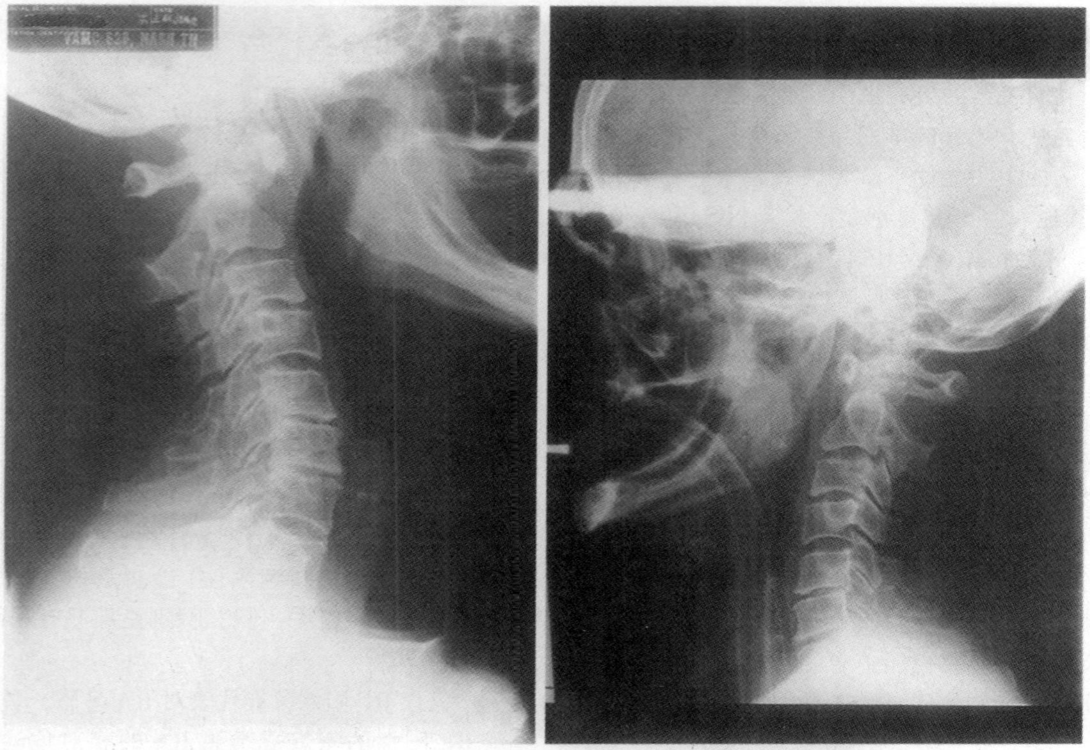

A　B

图55.26　(A)一位RA患者的屈曲位颈椎侧位相。C1-2关节向前半脱位12mm(齿状突到寰椎前弓的距离)。C5-6、C6-7椎间隙明显变窄。(B)A图所示患者在用一个"圆圈"固定颈椎后C1-2关节半脱位复位。

时,脊髓和齿状突(及其周围的血管翳)之间椎管内可以移动的空间更少了[105],导致压迫性脊髓病的发生。齿状突也可以压迫椎基底动脉或脑干导致椎基底动脉供血不足或损伤脊髓的呼吸中枢。

C1-2 水平以下也可以发生半脱位,更常见与 C1-2半脱位同时存在。最好发位置是 C2-3 和 C3-4(图55.27)。在屈曲位时半脱位超过 3.5mm 提示脊髓病的危险性增加。

(二)闪烁扫描术

放射性核素在关节部位的聚集可以显示关节的炎症。因为这是一项敏感的技术,在查体发现确定的滑膜炎之前就可以显示异常,当然在 X 线片有异常表现之前就更可以显示异常,所以它偶尔被用于证明检查结果正常但有可疑病史的患者是否存在炎性关节病。它的主要优点是在最小剂量的放射暴露下可以同时显示全部关节的炎症范围。在用闪烁扫描术检查关节时有持续异常表现的关节随时间推移更可能出现损伤[106]。但是该技术不能区分类风湿炎症和感染、机械性异常等其他病因引起的病变,因此其特异性有限。闪烁扫描术不推荐用于日常工作或监测 RA 病情。

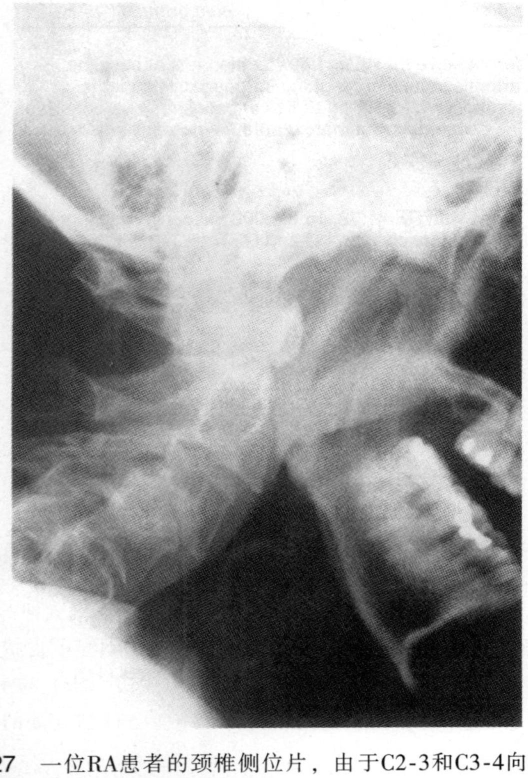

图55.27　一位RA患者的颈椎侧位片,由于C2-3和C3-4向前半脱位造成了上肢神经功能严重减退。由于严重的骨侵蚀而未见到齿状突。

(三)磁共振成像和超声检查

对于手和腕关节的研究证明了磁共振成像(MRI)在检查腱鞘炎症、腕骨的早期异常病变和软骨厚度的减少等方面的能力明显优于常规X线检查[107]。对于手的小关节,其他一些研究显示超声检查(US)有相似的敏感性[107,108]。然而,MRI或US能检测到的骨侵蚀的临床意义还不清楚(如这些病变是否可进展到常规X线片可以检查到的程度,或者是否能自愈或经过治疗后痊愈)。目前MRI或US的结果已用于某些临床试验中,作为监测病情进展方法,具有安全和判断疗效更为快速的优点。但是由于MRI检查方法价格昂贵,目前在临床常规诊断RA和监测病情时几乎很少使用MRI。

另一方面,用MRI检查颈部脊髓明显优于其他方法,目前常规用于评估怀疑患有严重颈椎病患者的病情。MRI可显示被齿状突滑膜血管翳损害的颈部脊髓创伤区、齿状突向上移位压迫脊髓的压迹或枢椎下的半脱位损伤颈髓的创伤区(图55.28)。

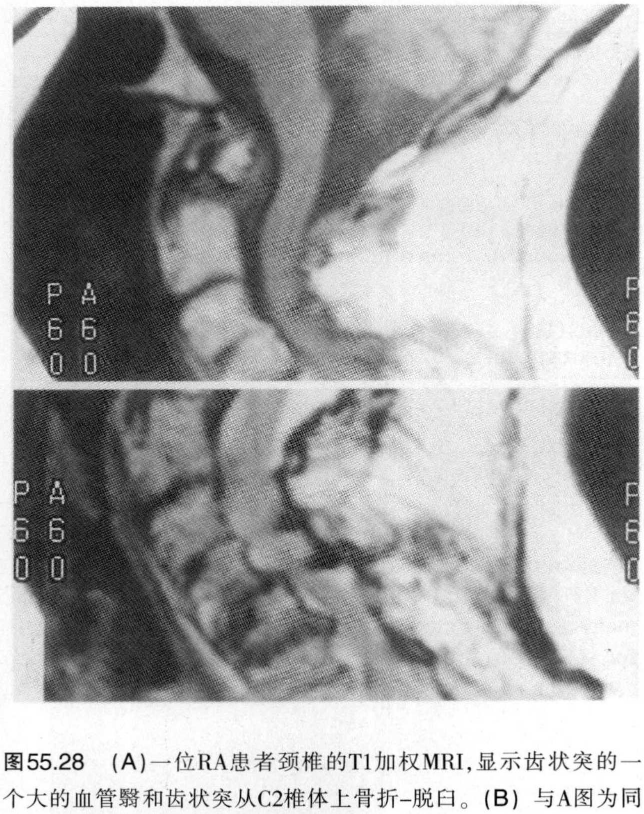

A

B

图55.28 (A)一位RA患者颈椎的T1加权MRI,显示齿状突的一个大的血管翳和齿状突从C2椎体上骨折–脱白。(B)与A图为同一患者,显示广泛的半脱位和在C3-4、C4-5和C5-6处的椎管创伤区。

七、实验室检查

(一)类风湿因子

"类风湿因子"这一称法常让人立刻想到类风湿关节炎(见第58章)。RF并不是一个诊断性指标,也就是说它的存在并不意味着类风湿性关节炎的确诊,RF阴性也不意味着能除外RA。类风湿因子可以在RA以外的许多临床疾病中出现。在大多数对临床患者的研究中发现,3/4的RA患者类风湿因子阳性。许多研究者发现类风湿因子的存在和类风湿关节炎的发病有一定关系。在一项研究中,发病后3个月内有33%的患者RF阳性,另有40%的患者在之后的9个月内出现RF阳性,剩余的在患病12个月后RF阳性(在这份报告中有12%的患者持续阴性)[109]。高滴度RF主要在病情比较严重的患者中出现,特别是那些有系统性血管炎的患者[71]。

仅仅RF阳性可能代表对RA易感。家族性调查显示RF阳性的家族成员患RA的相对危险度更高(表55.5)。人群研究同样显示患RA的概率在RF阳性的个体更高(见表55.5)。在一些研究中,超过半数的RA患者在出现关节炎症状之前数年就已经有RF阳性[110]。但是,因为RF阳性的人群只有很少一部分会随着时间发展而罹患RA,所以尚不能用RF作为RA的筛选指标。

许多导致慢性免疫激活的疾病会出现RF阳性(见第58章)。已经证实吸烟和RF因子的高阳性率[111]以及男性患RA的危险度增加相关[112]。大多数研究发现RF在人群中的阳性率随年龄的增加而增加[113],虽然一项风湿病咨询门诊进行的研究没发现有这样的趋势[114]。这项检查的预测价值主要依赖检查前对RA可能性的估计。的确,至少在有10%~20%的RA可能性的前提下检查RF才是有意义的[114](如,对于没有炎性关节炎的患者,不应该为了诊断而进行RF检查)。

(二)急性期反应物

系统性炎症诱导肝脏合成许多蛋白,被称为急性期反应物(见第22章和第57章),包括纤维蛋白原、C反应蛋白(CRP)、血清淀粉样蛋白A、血清淀粉样蛋白P、结合珠蛋白、铁蛋白、血浆铜蓝蛋白等。临床对这些蛋白的检查主要局限于CRP和红细胞沉降率(ESR)的评估。纤维蛋白原浓度是决定ESR的主要因素,在急性刺激后3~5天到达高峰,几天后恢复正常水平。相

表55.5　类风湿因子(RF)阳性预测类风湿关节炎发病的研究

针对类风湿关节炎患者家庭成员的研究	
Walker等[236]	213个家庭成员中19个RF血清阳性(乳胶凝集法);其中3人发展为类风湿关节炎,而血清阴性者中无一人患病
Silman[33]	370个家庭成员中24个RF血清阳性 (ELISA法);4个RF血清阳性和10个血清阴性者发展为类风湿关节炎(提示:所有发展为类风湿性关节炎者除2人之外,其他均在随访中出现RF阳性)
人群研究	
del Puente[237]	
(前瞻性;皮巴族印第安人)	人群中RF<1:32的发病率为2 6/1 000,RF>1:32的发病率为16.6/1 000, 发病率与年龄和RF滴度成正比(RF>1:256的发病率为48.3/1 000)
Aho[110]	
(回顾性;1972~1977年样本)	32位患病者中16人患病前RF阳性(乳胶凝集法)
(前瞻性;1978~1980年样本)	34位患病者中15人患病前RF阳性(乳胶凝集法)

ELISA:酶联免疫吸附法。

反,CRP 水平在刺激后快速上升(几个小时内),在刺激消失后几天内下降。

可以连续监测 ESR 或 CRP 水平来评价 RA 患者系统性炎症的程度,特别是当体征方面很难提供线索时(如,对肥胖的患者来评价肿胀程度,对严重关节损伤的患者评价肿胀和压痛,或对低痛阈的患者评价压痛)。ESR 升高的幅度和时间(曲线下面积)和影像学上观察到的损伤紧密相关[115]。虽然 ESR 的应用更广泛,但当采用其他的方法后,CRP 可能更能反应现有疾病的活动性[116,117]。

(三)贫血

慢性病贫血在 RA 患者很常见。贫血的严重程度和疾病的活动性相关。主要表现为血清铁降低、铁储备正常和对促红细胞生成素反应差[118]。在 RA 的炎性病灶中有重要意义的细胞因子,包括 IL-1 和 TNF-α,可以影响铁代谢和骨髓中的红细胞生成[119]。一般来说,有效地治疗原发病后,贫血也会得到改善,但是许多治疗用药也可能造成骨髓抑制。

缺铁性贫血可能源于月经、静脉切开术或胃肠道出血等导致的血液丢失。当出现便血时需要仔细寻找胃肠道病灶。因为相当比例的患者出血是由其他病灶而非药物引起的[120]。但是,RA 患者患胃肠道恶性疾病的概率较低[121],可能是因为慢性 NSAID 治疗的原因。

(四)血小板增多

血小板计数一般和急性期反应物平行,在活动性 RA 患者中升高,并通常和其他关节外表现并存[122]。在这些情况下,血小板计数倾向于和红细胞比容负相关。虽然血小板水平升高,但活动性 RA 患者的血小板寿命却可能会下降。血小板增多代表骨髓对血小板寿命下降的过度反应[123]。

(五)抗CCP抗体

已经发现相当多确诊 RA 的患者(50%~70%)存在抗环瓜氨酸肽(cyclic citrullinated peptide,CCP)抗体。在一项研究中发现大约半数患者在出现RA 症状数年之前抗 CCP 抗体即阳性[19]。抗 CCP 抗体的特异性在发表的研究中大约为 96%[17-21]。另外,抗CCP 抗体预示疾病的侵蚀性[18-21]。

八、评价患者情况

在任何时候都应该不断按照治疗目标评价患者的个体情况。在诸如高血压、高血脂或糖尿病的情况下,特定的治疗目标已经被广泛接受并且容易理解。但是,对于 RA,治疗目标比较难以量化,但是同样很重要。没有目标而评估治疗的有效性是不可能的。当采取有效治疗措施时(见第 59 章),症状缓解是比较实际但仍然很难把握的目标。没有任何一个单一的尺度能够充分体现 RA 患者的情况,而是需要联合实验室检查、体格检查和影像学检查的结果以及对疼痛和功能情况的评估。ACR 推荐了一组复合的评价标准用于评价RA 患者的治疗(见表 55.2)[43]。这一组复合的评价标准是临床实践以及临床研究中进行评价的良好指标。20%的改善被定为显示药物效果优于安慰剂的最低要求。

这要求压痛和肿胀关节计数改善超过20%，并且横线下5个参数中3项有同样程度的改善。风湿病学家对于这样轻度的改善越来越不满足，因此不断调整治疗方案以达到ACR50或ACR70的效果(参数的改善分别超过50%和70%)。

一些检查，如影像学、关节畸形度和活动受限度，是衡量关节受损的重要方法。其他尺度则用来衡量炎症的程度，包括关节压痛和肿胀、急性期反应物的升高和晨僵。关节破坏和炎症导致疼痛，并使关节功能下降。

对于患者的短期治疗，测量急性炎症的参数更有价值，因为大多数现有的干预措施都是针对控制炎症反应的。记录患者肿胀和压痛的关节数将显示活动性的炎症[24]。间断监测急性期反应物(ESR或CRP)可能也是有用的。ESR的时间累积被发现和影像学进展密切相关[115]。持续肿胀的关节和那些仅有压痛的关节相比更容易被破坏[124]，强调了仔细评估这项指标的必要性。但是，炎症的评价可能在疾病的进程中波动很大，不一定随时间进展[109,125-128]。

另一方面，关节破坏的程度(影像学、关节活动受限度)将随着时间的推移而越来越重[128]，并伴随关节功能下降[127,129]。如果研究中患者有1年以上的病程，推荐以影像学作为评价手段。评价是否残疾的检查主要侧重于关节破坏的衡量[130]，因为这些是不能够改善的。

九、功能状态

美国风湿病学会(ARA)制订的RA功能分级标准[131]在1991年被ACR修订(表55.6)[132]。这是一个四项表，针对生活自理、工作和业余活动的受限程度对RA进行全面的评估。它是一个快速描述疾病状态的方法，也可以用于分组研究。

表55.6 类风湿性关节炎功能分级的修订标准

Ⅰ级	完全能够从事日常活动(生活自理、工作和业余活动不受限)
Ⅱ级	生活能够自理，可以进行工作，但业余活动受限
Ⅲ级	仅生活能够自理，工作和业余活动受限
Ⅳ级	生活不能自理，工作和业余活动均受限

一般生活自理包括穿衣、进食、洗澡、整理仪容和如厕。业余活动(娱乐和/或闲暇的)和职业(工作、上学、做家务等)是患者需要的，根据性别年龄不同而有差异。

From Hochberg MC, Chane RW, Dwosh I, et al. The American College of Rheumatology 1991 revised criteria for the classification of global functional status in rheumatoid arthritis. *Arthritis Rheum* 1992;25:498–502, with permission.

功能状态评价对于疾病变化很敏感，适合于评价治疗的效果和用于临床研究[132]。功能状态调查问卷使得评价得以量化，可以分析炎症和损伤引起的综合影响。这些都是测量远期效果的有效手段，也是进行成果评价研究的标准，还是评价标准核心的一部分(表55.2)。Stanford健康评价调查问卷(HAQ)[133]及其修订版(mHAQ)(图55.29)[134]，以及关节炎的影响衡量标准[135]是最常用的一些手段。它们已被翻译成各国语言，而且根据不同国家的文化背景进行了修正以便更符合各国情况，优化其功能评价作用。

常规的评价还应包括通过直接询问，获知患者的疼痛程度和关节的功能状态。疼痛的量化最好用一个长10cm的可视标尺(图55.29)，患者可以根据自己的实际情况随时作出评价。研究发现水平的标尺比垂直的标尺效果更好。一些研究者更倾向于对一个时间段的疼痛程度进行评价，而不是仅针对一个时间点[44]。

十、病程

(一)缓解

疾病缓解的临床标准包括乏力消失、关节疼痛消失(通过病史)、关节消肿、压痛消失、血沉正常和晨僵小于15分钟。患者必须满足上述中的任意5条才视为临床缓解[136]。多关节炎患者随时间达到缓解所占的比例取决于检查方法。在极少有RF阳性或影像学改变(也没有完全符合1987年ACR的RA分类标准)的人群研究中，大多数人在3~5年中得到缓解[137,138]。而在医疗机构中的患者，只有15%会得到缓解[139,140]或10年之后才处于正常的功能状态[132]。

(二)工作能力丧失及花费

RA患者的工作能力显著下降甚至丧失。一项研究报道在诊所随访的3/4 RA患者由于疾病而变换工作[1]，超过一半的患者在10年内便变得无法工作[141]。另一项研究显示1/4的RA患者在诊断RA6.4年后便不能工作，有一半患者在20年后无法行走[142]。丧失工作收入成了最大的经济负担，远超过直接医疗花费[143]。RA患者的终生花费可与冠脉疾病或是中风患者相比[144]。新的数据显示早期持续使用DMARD能改善远期功能[145-147]，一项基于某一人群的研究已证实早期持续使用DMARD，可明显减少关节置换术的应用[148]。

活动及生活方式指数

下面的问题关乎你的日常活动。花上几分钟时间回答问题，加上一些客观的检验结果，比如血液检查和X线检查，你就可以更全面地了解一种疾病在如何影响你的生活。即使你觉得有的问题与你目前的情况并不符合，请试着回答每一个问题。这里没有对错，请按你的真实想法去回答。

请在最适合的答案下面画勾。

目前，你可以：	没有任何困难	有一些困难	很困难	无法完成
a.自己穿衣，包括系扣子和鞋带	______	______	______	______
b.上下床	______	______	______	______
c.举一杯水到嘴边	______	______	______	______
d.在户外平地行走	______	______	______	______
e.自己洗澡	______	______	______	______
f.弯腰捡起地上的衣服	______	______	______	______
g.开关水龙头	______	______	______	______
h.上下车	______	______	______	______

- 在过去的一周中你的病情带给你多少疼痛？

请在下面的线上做上标记以表示疼痛的程度：

没有疼痛 |————————————————————| 难以忍受的疼痛

图55.29 上图是来自Stanford 改良健康评估调查问卷的困难程度测量，每项0~3分（类似于ACR功能分级），困难程度越高该项评估的意义越大。下图是一个长10cm的衡量疼痛程度的标尺。这两者均需要患者自己进行评价，并已被确认应用于类风湿性关节炎。（From Callahan LF, Pincus T. A clue from a self-report questionnaire to distinguish rheumatoid arthritis from noninflammatory diffuse musculoskeletal pain: the P-VAS:D-ADL ratio. *Arthritis Rheum* 1990; 33: 1317–1322, with permission.）

自我汇报功能状况以及工作的体力要求，是最好的残疾预测因素[149]。工作计划、工作节奏及工作性质自主性的丧失，均增加了成为残疾的可能性[150]。在家庭中承担一定的社会责任能减少残疾的发生，而缺少家庭的支持会增加这一可能[151]。

十一、影响预后的因素

（一）发病年龄和性别

在 50 岁以下的患者中，从疾病持续性和严重性来说，女性预后较差[152]。妊娠能缓解 RA 症状，产后又恢复滑膜的炎症；母亲和胎儿 HLA 的不匹配，可以预测妊娠中这一有利反应[153]。雄激素替代疗法，用于血清中睾酮水平较低的男性，可能改善临床以及实验室参数[154]。

老年人中较轻的 RA[155]，可能包括那些间歇性、血清阴性、伴可凹性水肿的对称性滑膜炎（RS3PE）和风湿性多肌痛，以及轻度血清阴性的 RA，这些情况下预后相对较好。然而，血清阳性的老年 RA 患者好像有免疫遗传的特点[156]，临床过程和年轻患者相似[157-159]，早期积极治疗尤其重要，因为老年人身体储备总是较少一些。

（二）吸烟

吸烟可能会加重 RA 患者的病情[160]，并且可能是 RA 发病的一个危险因素[161-167]。一项研究显示吸烟者更有可能为血清阳性、有类风湿结节，以及有影像学可见的损伤[160]。尚无证据显示停止吸烟能够改善病情。在 RA 患者，心血管疾病、感染（特别是肺部感染）、骨质疏松的发病率显著升高。吸烟使这些疾病恶化的潜在作用可能是显著的[168-169]。

(三)发病方式

RA可以是经过多年隐匿发病，也可在一夜间显著发病，而大多数患者一般在几个月内发病。预后可能并不依赖于发病方式[170]。然而当突然发病时，还需考虑感染、系统性血管炎以及RS3PE的可能[171]。那些起病时伴有不适及体重减轻的患者[172,173]，功能预后相对较差。

(四)教育

正式受教育程度，即使在经济状况改变之后，仍被发现可以预测RA患者的预后，在未念完高中的人群中[2]，可见更差的临床状况以及过早死亡[174]。受教育程度的评估可能是一种替代测量，可以显示行为、认知或心理等其他变量对人处理慢性疾病能力的影响[175]。在其他慢性疾病中也可见有相似的趋势[176]。

(五)受累关节

对在某一风湿病门诊就诊的、已明确诊断的患者(中位持续时间10年)进行横断面分析，得到的受累关节列在表55.7[50]；相似的关节受累方式在参加临床试验的RA患者中也得到证明[51]。其他研究者发现足部和踝部关节更易受累[177]。小关节总是受累，以掌指关节最常见。一系列研究显示在疾病第一年未发生炎症(肿胀和触痛)的关节组，在疾病整个过程中也可能不被累及[178]。关节畸形的发展可能需要数年时间，尽管在一组RA患者中15%在疾病前两年就出现手畸形[57]。正如预期的那样，相对于那些仍然能够工作的RA患者，残疾患者的关节活动受限及畸形更为普遍[179]。

(六)影像学上可见的损伤

在风湿病门诊随访的大部分RA患者中，影像学上可见的损伤发生于疾病的前几年[89,90,140,180]。可预测手和腕部随时间而发展的影像学破坏性表现的临床参数包括持续关节肿胀[124,181-185]；急性期反应物升高[115,181-183,186,187]；RF阳性[181,182,184,188]，其可能为HLA-DR4阳性的替代指标[35]；存在HLA-DR4/Dw4[189,190]、DR1[187]或DRB1*0401[36]；和手指屈肌腱炎[16]。新诊断为RA的患者在2年研究期间发展为骨侵蚀的几乎所有手足关节在闪烁显像上一直表现异常[106]。

表55.7 门诊中类风湿关节炎患者有特定关节病变的百分比

关节	肿胀	压痛	活动中疼痛	活动受限	畸形
颞颌关节(TM)	3	17	9	21	–
胸锁关节(SC)	3	11	1	–	–
肩锁关节(AC)	0	22	3	–	–
肩关节	0	21	52	43	4
肘关节	26	35	25	34	36
腕关节	66	55	58	71	35
示指掌指关节(MCP)*	82	51	24	34	31
示指近端指间关节(PIP)*	36	40	23	35	24
髋关节	–	5	19	18	1
膝关节	33	38	34	11	11
踝关节	40	38	34	29	5
距骨下关节	7	5	11	16	3
跗跖关节	11	11	19	23	3
跗趾跖趾关节(MTP)*	24	42	12	6	38

*示指MCP和PIP关节，以及跗趾MTP关节的症状评价是针对这一组关节中症状典型的关节进行的。

Adapted from Fuchs HA, Brooks RH, Callahan LF,et al. A simplified twenty-eight-joint quantitative articular index in rheumatoid arthritis. *Arthritis Rheum* 1989;32:531–537, with permission.

（七）死亡率

RA 患者的死亡率至少增加 2 倍，并与疾病严重程度相关[191]。有 1/3 的死亡可直接归因于疾病本身[2]，心血管疾病和感染性疾病也是其死亡率增加的原因[192]。

死亡率与关节炎本身相关，即病变关节数越多的患者预后越差[2]。相比局限于手和足的滑膜炎，大关节受累提示预后更差[175]，但大关节受累很少在不合并小关节受累的情况下发生。最近一项研究[193]表明接受甲氨蝶呤治疗的患者总死亡率显著下降(OD=0.4)，尤其是心血管死亡率(OD=0.3)。

十二、鉴别诊断

当患者以关节痛就诊时，医生首先要考虑这种情况是由机械因素、OA，还是由炎症所造成的。僵硬、肿胀、触痛、发热以及活动时疼痛为活动性关节炎症的标志。出现严重的晨僵提示炎症病变；早晨及休息后仅持续几分钟的关节胶着则更符合 OA 和肌腱炎。

RA 的诊断在疾病早期或只有少数关节受累时尤其困难，不幸的是，诊断通常在症状出现后延迟几个月才得以明确，从而限制了早期治疗。延迟的原因包括不对称性受累、RF 阴性、疾病起始时不太严重，以及疾病进程早期症状有波动的倾向[194]。疾病早期要鉴别 RA 与其他原因造成的慢性炎症性关节炎或暂时性滑膜炎（如，病毒感染后）很困难。RF 血清学阳性和满足 1987 年 ACR RA 分类标准增加了 RA 的可能性[195]。

十三、炎症性关节炎的其他风湿病学原因

除了 RA 以外，炎症性关节炎的症状和体征可能还与其他综合征相关。询问病史以除外其他关节炎的相关特征尤为重要；因此，存在光敏感或肾炎提示 SLE 的可能性；出现雷诺现象应考虑系统性硬化或 SLE 的可能性，尽管约 1%的 RA 患者会有雷诺现象；结膜炎和指（趾）炎可能提示反应性关节炎。系统性血管炎，如结节性多动脉炎或韦格纳肉芽肿，可能导致出现丧失活动能力的关节痛，尽管关节炎的客观体征不常见。最后，甲状腺功能减退可产生风湿性的症状，现已发现它和RA 有越来越多的联系[196,197]。

（一）脊柱关节病

脊柱关节病（反应性关节炎和某些类型的银屑病关节炎，见第 64 章和第 65 章）在临床表现上可能与 RA 相似。在多数病例中，通过询问病史或体格检查可以将它们与 RA 区分开（表 55.8）。该关节炎症的性质常常不同，在肌腱起止点或附着点处（如，跟腱附着点、足底韧带、指/趾骨体）炎症可十分明显。不对称的寡关节炎（少于 4 个关节）多发生于负重关节，在脊柱关节病中较常见，可伴或不伴骶髂关节及脊柱的受累。要认识到有针对性的病史的重要性，关键要询问患者是否有结膜炎或虹膜炎、尿道炎，以及皮肤黏膜表现。此外，出现中轴骨骼的炎性症状强烈支持脊柱关节病的诊断。

（二）成人Still病

Still 病或系统性起病的幼年型类风湿关节炎都有系统的特征作为其主要表现，因此多数情况下易于与 RA 区别开来（见第 61 章）。除关节炎外，发热、皮疹、白细胞升高、淋巴结肿大、胸膜心包炎、咽痛、肝脾肿大[198]较常见。成人患病时通常在 40 岁以下，常表现为不明原因的发热（见第 60 章）。特征性的一过性红色斑丘疹常出现在躯干和上臂，可能由皮肤的机械刺激引起（Köbner 现象）。此现象典型的在夜间发热时最为明显，晨起消失。一天内高热峰值有两个或更多也很常见。患病数年后可发生淀粉样变性，更常出现于成年起病者[96]。

在 still 病中，大于 90%的患者 ESR 与白细胞升高[199]。大多数患者可有贫血、血白蛋白减少、肝功异常。少于 10%的患者抗核抗体（ANA）和 RF 阳性[200]。特别的是，铁蛋白的极度升高（>1 000 ng/L）可出现在多数患者中。这样的升高在其他炎性关节炎中一般不常见，表明这个指标与 Still 病有相对特异性[201]。铁蛋白水平与 ESR 一样，可能随病情活动而波动[202]。

治疗目标在于控制炎症进展。尽管大多数的患者最终仍需使用皮质类固醇来控制全身症状[200]，但疾病初期应用水杨酸盐类药物被证明是有效的。二线的抗炎药物（金制剂、甲氨蝶呤）已经成功地用于控制关节滑膜炎，降低疾病的发作频率或减少控制病情所需的类固醇剂量。

（三）回文性风湿病

回文性风湿病是一种间歇性、复发的、非破坏性炎

性关节炎，反复发作至少超过6个月[203]，发作时伴随的疼痛类似痛风，数小时内达到高峰，剧烈疼痛迫使患者卧床。回文序列是指顺读和倒读都一样的词组或句子。因此，回文性风湿病这个名字用来描述快速出现并快速消失的关节炎，症状可能持续数小时或数天（很少超过一周的）。发作间期关节完全正常。每次发作一般只累及几个关节，与典型类风湿关节炎受累的关节相似。在报道的病例中，超过33%的患者可出现掌指关节、腕关节、肩关节、膝关节、踝关节、足关节、肘关节的受累[204]。

大于25%的患者，伴随的炎症表现也出现在肌腱或关节周围的结构中[204]。关节炎发作时可出现皮下结节，1周之内可自行消退，发作期间ESR升高，发作间期则正常。X线检查未见骨骼侵蚀或软骨的丢失（明确肯定）。

随着时间推移，25%~50%的患者最终发展为典型的RA[204-206]。在一些但非所有研究中已经表明：RF阳性、女性患者、近端指间关节和腕关节受累是回文性风湿病发展为RA的危险因素[205]。RF阳性且较早有手关节受累的女性患者发展为RA的可能性比仅有其中一个特征者高8倍[205]。其他的实验室指标分析还不能预测发展为RA的可能性（ESR、ANA、关节腔滑液分析、补体）[204,207]。

治疗一般应用NSAID控制急性炎症，同时对于频繁复发的患者可考虑二线抗风湿药物。羟氯喹在降低持续性回文性风湿症患者的发作频率及减少发作持续时间方面很有效[206]。如果患者渐向RA方向发展，他们也应该如此治疗。

（四）间歇性血清阴性对称性滑膜炎伴凹陷性水肿

这种疾病多发于老年人（男性多于女性），是一种特殊的关节炎，被命名为RS3PE，曾由McCarty及其同事报道[208]，它的特征就是突发的双手背明显肿胀，伴有可凹性水肿、腕关节滑膜炎以及手指屈肌腱炎。类似的水肿和关节炎也可见于足部和踝部。患者常能准确指出发病的时间。总体上，RS3PE的预后很好，尽管有报道RS3PE的发生可能伴有潜在恶性肿瘤，如副肿瘤综合征的发生[209]。绝大部分的患者对小剂量类固醇治疗有显著反应[171,210]。联合使用羟氯喹和非类固醇抗炎药[208]治疗也可以达到较好的效果。此病RF阴性，X线片上也无关节破坏的表现。一般在1年内可缓解，尽管有1例患者的关节炎持续了3年[208]。手指和腕部残留的轻微的屈曲性挛缩较常见。在多数病例中，HLA-B7阳性[171,208]。偏瘫患者瘫痪一侧不会发生关节炎，这与RA中关节受累的情况相似[211]。最终，有报道一部分病例可伴有风湿性多肌痛[210]。

表55.8 有助于鉴别类风湿关节炎和脊柱关节病的体征

类风湿关节炎	脊柱关节病
关节受累	
对称性	非对称性
多关节炎	少关节炎
手关节明显	多数是负重关节
手指梭形肿胀	指(趾)炎(腊肠样指/趾)
活动多的关节受累	线状受累(如,某一指/趾的所有关节)
脊椎不稳定(颈部)	脊柱关节强直(所有区域)
关节外受累	
类风湿性结节	银屑病样皮疹
浆膜炎(胸膜心包炎)	黏膜炎(腹泻、口腔溃疡、尿道炎、结膜炎)
血管炎,局部缺血性溃疡	无血管炎
心瓣膜结节	主动脉炎、慢性主动脉功能不全
急性心瓣膜功能不全	心脏传导阻滞
巩膜炎、角膜溃疡、干燥性角膜结膜炎	眼葡萄膜炎
脾大、反应性腺病	
关节周围的骨质疏松	反应性骨质增生
	炎性肠病

(五)风湿性多肌痛

风湿性多肌痛(见第 85 章)多发于 50 岁以上的老人,常表现为肩胛带肌和骨盆带肌突发的疼痛和僵硬。也可出现发热、体重下降和乏力,有时这些症状可能很严重。虽然关节无明显肿胀,但是骨扫描时可以发现肩关节、髋关节部位炎性关节炎[212,213](临床症状更多局限于近端肌肉受累)。肌肉僵硬常常十分严重,以至于患者夜间在床上难以翻身而醒来,由于疼痛和软组织挛缩引起的肩关节活动受限也常见。肌肉僵硬和活动受限对小剂量泼尼松治疗极其敏感,每天 10mg 口服常足以控制疾病进展。停药或减少激素用量时容易出现疾病复发,高达半数的患者需要治疗 2 年以上[214-216]。

风湿性多肌痛可单独视为一类综合症状或者伴发巨细胞动脉炎[217];也可能是 RA 类疾病的一种[218,219]。常见 ESR 升高,但 RF 一般是阴性的,颞动脉活检异常可以区分巨细胞动脉炎与风湿性多肌痛。应该在有新发的头痛、收缩颌、突发的视力丧失、显著的体重下降或 ESR 极度升高(>100mm/h)(见第 85 章)时进行颞动脉活检。尽管晨僵在 RA 与 PMR(风湿性多肌痛)中很类似,但持续的手足部小关节炎可将二者区分开来。伴有风湿性多肌痛症状并且急性起病的老年 RA 患者,预后经常良好[155]。HLA-DR4 阳性者发生风湿性多肌痛的遗传倾向较大,和在巨细胞动脉炎和 RA 中观察到的一样[220]。虽然风湿性多肌痛的遗传学与巨细胞动脉炎的更相似,而非 RA[221]。

(六)类风湿性狼疮

大约 1%~2%的 SLE 患者可同时出现 RA,这种情况已经被列为类风湿狼疮[222]。临床表现包括典型 RA 的侵蚀性多关节炎(X 线片可见)和 SLE 的皮肤或肾脏损害特征[223];浆膜炎很常见,可由 RA 或 SLE 引起。RF 和 ANA 阳性,大约半数患者抗 Ro 抗体(即抗 SS-A 抗体)阳性;低补体血症也常见,而抗 DNA 多出现在伴有肾小球肾炎的患者中[224]。HLA 分型显示此类患者中 HLA-DR4(RA 中可见)和 HLA-DR3(SLE 中可见)均升高[224]。治疗要针对类风湿和狼疮两种疾病的特征。

重要的是,使用柳氮磺胺嘧啶[225]和 D-青霉胺[226]治疗 RA 时可能会引起药物性狼疮。常出现抗核抗体阳性、光过敏性皮疹和浆膜炎。此时必须停药,对症抗感染治疗,可能还需应用糖皮质激素治疗。

十四、病毒性关节炎

多发性关节炎可能是病毒感染后出现的特征,病史及相关检查中的病原学证据是诊断的线索。发热和皮肤表现可表明感染的存在。

(一)风疹

已经发现,风疹病毒与多发性关节炎有关,主要累及手部的 MCP 和 PIP 关节、腕、膝和踝关节。关节受累常和皮疹、颈部淋巴结肿大、发热同时出现。关节炎多在几天或几周内消退,也可以持续数月。野生型病毒很可能导致滑膜炎[227];体外研究表明容易引起滑膜炎发生的野生型病毒和疫苗株,在早期的滑液培养中复制和存活要比那些不引起关节炎的毒株好[228]。与 RA 类似,也是年轻女性易感,大约半数野生型病毒感染者出现关节炎,14%的患者在疫苗接种后发生关节炎;这类病毒感染者 30%可出现长达18 个月的复发性关节炎[227]。有报道在野生型病毒和疫苗所致的感染后可出现慢性关节炎[229];静脉使用丙种球蛋白并不总是很有效,但常规应用 NSAID 药物一般有效。除了这些少见的慢性关节炎,在 RA 中所见的增生性滑膜炎一般不出现。

(二)细小病毒

人类细小病毒 B19 可以导致儿童和成人第五疾病、骨髓抑制(包括在溶血性贫血中的再生障碍性危象)和胎儿水肿[230]。斑丘疹(常伴有皮肤红肿)和流感样的症状常早于关节炎[231]。可表现为双手小关节、腕和膝关节伴有肿胀和疼痛的对称性多关节炎,主要发生在女性和儿童。关节发病常较急,早晨可因疼痛突然不能起床[232]。病程一般少于 2 个月,但也有慢性关节病的描述,其满足血清阴性 RA 的诊断标准,预后相对良好[233]。

(三)乙型和丙型肝炎

已经报道过乙型和丙型肝炎可以导致多发性关节炎,有时还伴有 RF 阳性,不过仅持续几天到几周。对于短暂的多发性关节炎,诊断时这两种情况要考虑。丙型肝炎也可伴有 RF 阳性、冷球蛋白血症和非破坏性关节炎[234],并且曾报道导致一例类似 RA 的慢性关节炎。在一些病例中,对基础疾病丙型肝炎进行治疗时,关节炎症状可明显减轻。

十五、常伴发RA的重要疾病

（一）纤维肌痛

纤维肌痛是一个常见的病变，并常常见于RA患者中。总体上，纤维肌痛的患者比较容易与RA患者相鉴别。然而当在10%~20%的患者中二者伴发时[235]，临床上会产生干扰。临床医师应注意有无此情况，不要通过增加DMARD或皮质类固醇的剂量来治疗纤维肌痛。

（二）骨质疏松

RA患者，包括男性和女性，发生骨质疏松的危险显著增加。原因是多方面的，包括RA的活动、性别（多是女性）、治疗（尤其是类固醇激素）和活动能力下降。这些危险因素应及早认识，所有的患者都应该给予钙剂和维生素D，特别是服用激素的患者（钙在胃肠道的吸收降低）。双磷酸盐类药物应该积极用于此类患者，尤其是使用激素者。

十六、小结

实验室检查和影像学检查可使RA的诊断和评估更便捷。然而最终诊断主要是依靠内科医师的临床技能。的确，在医学领域里，除了依靠医师的经验、耐心、观察能力之外，能改变患者生命的举措并不多。对第1、2颈椎半脱位、缩窄性心包炎或者系统性血管炎的早期认识可能能够拯救生命，同时通过快速及时的治疗神经受压性病变和在适当时间转诊给有经验的外科矫形医生进行关节置换，可避免许多疾病的发生。

更重要的是，有经验的风湿病学专家可以进行早期诊断和治疗。随着认识的不断加深，了解到RA造成的结构破坏是关节炎症积累的结果，并且在病程早期就会发生不可逆性破坏。现已达成共识，认为及早开始合适的治疗很必要（见第59章）。最后，由于没有或很少有一个正确无误的药物治疗方案针对一个既定状况，因此，为了最佳地管理RA患者，风湿病专家必须善于科学地、艺术地使用药物。

（温晓宏 丁秋玲 译 徐东 张奉春 校）

参考文献

1. Scott DL, Symmons DPM, Coulton BL, et al. Long-term outcome of treating rheumatoid arthritis: results after 20 years. *Lancet* 1987;1: 1108–1111.
2. Pincus T, Brooks RH, Callahan LF. Prediction of long-term mortality in patients with rheumatoid arthritis according to simple questionnaire and joint count measures. *Ann Intern Med* 1994;120:26–34.
3. Wolfe F, Mitchell DM, Sibley JT, et al. The mortality of rheumatoid arthritis. *Arthritis Rheum* 1994;37:481–494.
4. Gabriel SE, Crowson CS, O'Fallon WM. The epidemiology of rheumatoid arthritis in Rochester, Minnesota, 1955–1985. *Arthritis Rheum* 1999;42:415–420.
5. Kellgren JH. Epidemiology of rheumatoid arthritis. *Arthritis Rheum* 1966;9:658–674.
6. Silman AJ, Hochberg MC. Rheumatoid arthritis. In: Silman AJ, Hochberg MC, eds. *Epidemiology of the rheumatic diseases.* Oxford: Oxford University Press, 1993:7–68.
7. del Puente A, Knowler WC, Pettitt DJ, et al. High incidence and prevalence of rheumatoid arthritis in Pima Indians. *Am J Epidemiol* 1989;129:1170–1187.
8. Silman AJ, Ollier W, Holligan S, et al. Absence of rheumatoid arthritis in a rural Nigerian population. *J Rheumatol* 1993;20:618–622.
9. Linos A, Worthington JW, O'Fallon WM, et al. The epidemiology of rheumatoid arthritis in Rochester, Minnesota: a study of incidence, prevalence and mortality. *Am J Epidemiol* 1980;111:87–98.
10. Chan KA, Felson DT, Yood RA, et al. Incidence of rheumatoid arthritis in central Massachusetts. *Arthritis Rheum* 1993;36:1691–1696.
11. Dugowson CE, Koepsell TD, Vooigt LF, et al. Rheumatoid arthritis in women—incidence rates in group health cooperative, Seattle, Washington, 1987–1989. *Arthritis Rheum* 1991;34:1502–1507.
12. Aho K, Tuomi T, Palosuo T, et al. Is seropositive rheumatoid arthritis becoming less severe? *Clin Exp Rheumatol* 1989;7:287–290.
13. American College of Rheumatology Subcommittee on Rheumatoid Arthritis Guidelines. 2002 Update: guidelines for the management of rheumatoid arthritis. *Arthritis Rheum* 2002;46:328–346.
14. O'Dell JR. Treating rheumatoid arthritis early: a window of opportunity. *Arthritis Rheum* 2002;46:283–285.
15. Arnett FC, Edworthy SM, Bloch DA, et al. The American Rheumatism Association 1987 revised criteria for the classification of rheumatoid arthritis. *Arthritis Rheum* 1988;31:315–324.
16. Mottonen TT. Prediction of erosiveness and rate of development of new erosions in early rheumatoid arthritis. *Ann Rheum Dis* 1988;47:648–653.
17. Goldbach-Mansky R, Lee J, McCoy A, et al. Rheumatoid arthritis associated autoantibodies in patients with synovitis of recent onset. *Arthritis Res* 2002;2(3):236–243.
18. Schellekens GA, Visser H, de Jong BA, et al. The diagnostic properties of rheumatoid arthritis antibodies recognizing a cyclic citrullinated peptide. *Arthritis Rheum* 2000;43(1):155–163.
19. Nielen MMJ, van Schaardenburg D, van de Stadt RJ, et al. Autoantibodies in serum of blood donors precede symptoms of rheumatoid arthritis (RA) by 1 to 6 years. *Arthritis Rheum* 2002;46(9)(suppl):370.
20. Jansen AL, van der Horst-Bruinsma I, van Schaardenburg D, et al. Rheumatoid factor and antibodies to cyclic citrullinated peptide differentiate rheumatoid arthritis from undifferentiated polyarthritis in patients with early arthritis. *J Rheumatol* 2002;29(10):2074–2076.
21. Vencovsky J, Machacek S, Sedova L, et al. Autoantibodies can be prognostic markers of an erosive disease in early rheumatoid arthritis. *Ann Rheum Dis* 2003;62(5):427–430.
22. Bland JH, Eddy WM. Hemiplegia and rheumatoid arthritis. *Arthritis Rheum* 1968;11:72–78.
23. Konttinen YT, Kemppinen P, Gegerberg M, et al. Peripheral and spinal neural mechanisms in arthritis, with particular reference to treatment of inflammation and pain. *Arthritis Rheum* 1994;37:965–982.
24. Fuchs HA, Anderson JJ. Joint assessment. In: Wolfe F, Pincus T, eds. *Rheumatoid arthritis: critical issues in etiology, assessment, prognosis and therapy.* New York: Marcel Dekker, 1994:151–165.
25. Wilder RL. Hormones, pregnancy, and autoimmune diseases. *Ann NY Acad Sci* 1998;840:45–50.
26. Nelson JL, Ostensen M. Pregnancy and rheumatoid arthritis. *Rheum Dis Clin North Am* 1997;23:195–212.
27. Silman A, Kay A, Brennan P. Timing of pregnancy in relation to the onset of rheumatoid arthritis. *Arthritis Rheum* 1992;35:152–155.
28. Brennan P, Silman A. Breast-feeding and the onset of rheumatoid arthritis. *Arthritis Rheum* 1994;37:808–813.
29. Van Vollenhoven RF, McGuire JL. Estrogen, progesterone, and testosterone: can they be used to treat autoimmune diseases? *Cleve Clin J Med* 1994;61:276–284.
30. Wilder RL. Adrenal and gonadal steroid hormone deficiency in the

pathogenesis of rheumatoid arthritis. *J Rheumatol* 1996;44:10–12.
31. Silman AJ, Hennessy E, Ollier WER. Incidence of rheumatoid arthritis in a genetically predisposed population. *Br J Rheumatol* 1992;31:365–368.
32. Deighton CM, Roberts DF, Walker DJ. Effect of disease severity on rheumatoid arthritis concordance in same sexed siblings. *Ann Rheum Dis* 1992;51:943–945.
33. Silman AJ, MacGregor AJ, Thomson W, et al. Twin concordance rates for rheumatoid arthritis: results from a nationwide study. *Br J Rheumatol* 1993;32:903–907.
34. Stastny P. Association of the B-cell alloantigen DRw4 with rheumatoid arthritis. *N Engl J Med* 1978;298:869–871.
35. Olsen NJ, Callahan LF, Brooks RH, et al. Associations of HLA-DR4 with rheumatoid factor and radiographic severity in rheumatoid arthritis. *Am J Med* 1988;84:257–264.
36. Weyand CM, Hicok KC, Conn D, et al. The influence of HLA-DRB1 genes on disease severity in rheumatoid arthritis. *Ann Intern Med* 1992;117:801–806.
37. Jawaheer D, Thomson W, MacGregor AJ, et al. "Homozygosity" for the HLA-DR shared epitope contributes the highest risk for rheumatoid arthritis concordance in identical twins. *Arthritis Rheum* 1994; 37:681–686.
38. Hazes JM, Hayton R, Burt J, et al. Consistency of morning stiffness: an analysis of diary data. *Br J Rheumatol* 1994;33:562–565.
39. Hazes JMW, Hayton R, Silman AJ. A reevaluation of the symptom of morning stiffness. *J Rheumatol* 1993;20:1138–1142.
40. Bellamy N, Sothern RB, Campbell J, et al. Circadian rhythm in pain, stiffness and manual dexterity in rheumatoid arthritis: relation between discomfort and disability. *Ann Rheum Dis* 1991;50:243–248.
41. Bromley J, Unsworth A, Haslock I. Changes in stiffness following short-and long-term application of standard physiotherapeutic techniques. *Br J Rheumatol* 1994;33:555–561.
42. Dellhag B, Wollersjo I, Bjelle A. Effect of active hand exercise and wax bath treatment in rheumatoid arthritis patients. *Arthritis Care Res* 1992;5:87–92.
43. Felson DT, Anderson JJ, Boers M, et al. The American College of Rheumatology preliminary core set of disease activity measures for rheumatoid arthritis clinical trials. *Arthritis Rheum* 1993;36:729–740.
44. Buchanan WW, Tugwell P. Traditional assessments of articular diseases. *Clin Rheum Dis* 1983;9:515–529.
45. Klinkhoff AV, Bellamy N, Bombardier C, et al. An experiment in reducing interobserver variability of the examination of joint tenderness. *J Rheumatol* 1988;15:492–494.
46. Atkins CJ, Zielinski A, Klinkhoff AV, et al. An electronic method for measuring joint tenderness in rheumatoid arthritis. *Arthritis Rheum* 1992;35:407–410.
47. Hart LE, Tugwell P, Buchanan WW, et al. Grading of tenderness as a source of interrater error in the Ritchie articular index. *J Rheumatol* 1985;12:716–717.
48. Ritchie DM, Boyle JA, McInnes JM, et al. Clinical studies with an articular index for the assessment of joint tenderness in patients with rheumatoid arthritis. *Q J Med* 1968;37:393–406.
49. Rigby AS, Wood PHN. The lateral metacarpophalangeal/metatarsophalangeal squeeze: an alternative assignment criterion for rheumatoid arthritis. *Scand J Rheumatol* 1991;20:115–120.
50. Fuchs HA, Brooks RH, Callahan LF, et al. A simplified twenty-eight-joint quantitative articular index in rheumatoid arthritis. *Arthritis Rheum* 1989;32:531–537.
51. Fuchs HA, Pincus T. Reduced joint counts in controlled clinical trials in rheumatoid arthritis. *Arthritis Rheum* 1994;37:470–475.
52. Jayson MIV, Dixon ASJ. Valvular mechanisms in juxta-articular cysts. *Ann Rheum Dis* 1970;29:415–420.
53. Palmer DG. Synovial cysts in rheumatoid disease. *Ann Intern Med* 1969;70:61–68.
54. Szer IS, Klein-Gitelman M, Denardo BA, et al. Ultrasonography in the study of prevalence and clinical evolution of popliteal cysts in children with knee effusions. *J Rheumatol* 1992;19:458–462.
55. Katz RS, Zizic TM, Arnold WP, et al. The pseudothrombophlebitis syndrome. *Medicine* 1997;56:151–164.
56. Kraag G, Thevathasan EM, Gordon DA, et al The hemorrhagic crescent sign of acute synovial rupture. *Ann Intern Med* 1976;85:477–478.
57. Eberhardt K, Johnson PM, Rydgren L. The occurrence and significance of hand deformities in early rheumatoid arthritis. *Br J Rheumatol* 1991;30:211–213.
58. Smith RJ, Kaplan EB. Rheumatoid deformities at the metacarpophalangeal joints of the fingers. *J Bone Joint Surg Am* 1967;49: 31–47.
59. Dreyfus JN, Schnitzer TJ. Pathogenesis and differential diagnosis of the swan-neck deformity. *Semin Arthritis Rheum* 1983;13:200–211.
60. Read GO, Solomon L, Biddulph S. Relationship between finger and wrist deformities in rheumatoid arthritis. *Ann Rheum Dis* 1983;42: 619–625.
61. Smith EM, Juvinall RC, Bender LF, et al. Flexor forces and rheumatoid metacarpophalangeal deformity. *JAMA* 1966;198:150–154.
62. Hakstian RW, Tubiana R. Ulnar deviation of the fingers; the role of joint structure and function. *J Bone Joint Surg* 1967;49:299–316.
63. DiBenedetto MR, Lubbers LM, Coleman CR. Relationship between radial inclination angle and ulnar deviation of the fingers. *J Hand Surg [Am]* 1991;16:36–39.
64. Vidigal E, Jacoby RK, Dixon ASJ, et al. The foot in chronic rheumatoid arthritis. *Ann Rheum Dis* 1975;34:292–297.
65. Anderson EG. The rheumatoid foot: a sideways look. *Ann Rheum Dis* 1990;49:851–857.
66. Jones DW, Jones DA, Newham DJ. Chronic knee effusion and aspiration: the effect on quadriceps inhibition. *Br J Rheumatol* 1987;26: 370–374.
67. Komusi T, Munro T, Harth M. Radiologic review: the rheumatoid cervical spine. *Semin Arthritis Rheum* 1985;14:187–195.
68. Rasker JJ, Cosh JA. Radiological study of cervical spine and hand in patients with rheumatoid arthritis of 15 years' duration: an assessment of the effects of corticosteroid treatment. *Ann Rheum Dis* 1978; 37:529–535.
69. Leicht MJ, Harrington TM, Davis DE. Cricoarytenoid arthritis: a cause of laryngeal obstruction. *Ann Emerg Med* 1987;16:885–888.
70. Lawry GV, Finerman ML, Hanaffee WN, et al. Laryngeal involvement in rheumatoid arthritis: a clinical, laryngoscopic and computerized tomographic study. *Arthritis Rheum* 1984;27:873–882.
71. Gordon DA, Stein JL, Broder I. The extra-articular features of rheumatoid arthritis: a systematic analysis of 127 cases. *Am J Med* 1973; 54:445–452.
72. Walker WC, Wright V. Rheumatoid pleuritis. *Ann Rheum Dis* 1967; 26:467–471.
73. Scott DGI, Bacon PA, Tribe CR. Systemic rheumatoid vasculitis: aclinical and laboratory study of 50 cases. *Medicine* 1981 ; 60 : 288–297.
74. Hara KS, Ballard DJ, Ilstrup DM, et al. Rheumatoid pericarditis: clinical features and survival. *Medicine* 1990;69:81–91.
75. Kaye BR, Kaye RL, Bobrove A. Rheumatoid nodules: review of the spectrum of associated conditions and a proposal of a new classification, with a report of four seronegative cases. *Am J Med* 1984;76: 279–292.
76. Symmons DPM, Barrett EM, Bankhead CR, et al. The incidence of rheumatoid arthritis in the United Kingdom: results from the Norfolk Arthritis Register. *Br J Rheumatol* 1994;33:735–739.
77. Ching DWT, Petrie JP, Klemp P, et al. Injection therapy of superficial rheumatoid nodules. *Br J Rheumatol* 1992;31:775–777.
78. Segal R, Caspi D, Tishler M, et al. Accelerated nodulosis and vasculitis during methotrexate therapy for rheumatoid arthritis. *Arthritis Rheum* 1988;31:1182–1185.
79. Fuchs HA. Rheumatoid vasculitis with worsening nodulosis. *J Rheumatol* 1990;17:123–124.
80. Renner WR, Weinstein AS. Early changes of rheumatoid arthritis in the hand and wrist. *Radiol Clin North Am* 1988;26:1186–1193.
81. Stashenko P, Dewhirst FE, Peros WJ, et al. Synergistic interactions between interleukin-1, tumor necrosis factor and lymphotoxin in bone resorption. *J Immunol* 1987;138:1464–1468.
82. Shenstone BD, Mahmoud A, Woodward R, et al. Longitudinal bone mineral density changes in early rheumatoid arthritis. *Br J Rheumatol* 1994;33:541–545.
83. Gough AKS, Lilley J, Eyre S, et al. Generalised bone loss in patients with early rheumatoid arthritis. *Lancet* 1994;344:23–27.
84. Kalla AA, Meyers OL, Chalton D, et al. Increased metacarpal bone mass following 18 months of slow-acting antirheumatic drugs for rheumatoid arthritis. *Br J Rheumatol* 1991;30:91–100.
85. Martel W, Hayes JT, Duff IF. The pattern of bone erosion in the hand

and wrist in rheumatoid arthritis. *Radiology* 1965;84:204–214.
86. Allard SA, Muirden KD, Maini RN. Correlation of histopathological features of pannus with patterns of damage in different joints in rheumatoid arthritis. *Ann Rheum Dis* 1991;50:278–283.
87. Kaarela K, Luukkainen R, Koskimies S. How often is seropositive rheumatoid arthritis an erosive disease? A 17-year followup study. *J Rheumatol* 1993;20:1670–1673.
88. Brook A, Corbett M. Radiographic changes in early rheumatoid disease. *Ann Rheum Dis* 1977;36:71–73.
89. van der Heijde DMFM, van Leeuwen MA, van Riel PLCM, et al. Biannual radiographic assessments of hands and feet in a three-year prospective followup of patients with early rheumatoid arthritis. *Arthritis Rheum* 1992;35:26–34.
90. Van der Heijde DM. Joint erosions and patients with early rheumatoid arthritis. *Br J Rheumatol* 1995;34:74–78.
91. de Carvalho A, Graudal H, Jorgensen B. Radiologic evaluation of the progression of rheumatoid arthritis. *Acta Radiol Diagn* 1980;21: 115–121.
92. Boonsaner K, Louthrenoo W, Meyer S, et al. Effect of dominancy on severity in rheumatoid arthritis. *Br J Rheumatol* 1992;31:77–80.
93. Owsianik WDJ, Kundi A, Whitehead JN, et al. Radiological articular involvement in the dominant hand in rheumatoid arthritis. *Ann Rheum Dis* 1980;39:508–510.
94. Burns TM, Calin A. The hand radiograph as a diagnostic discriminant between seropositive and seronegative "rheumatoid arthritis": a controlled study. *Ann Rheum Dis* 1983;42:605–612.
95. El-Khoury GY, Larson RK, Kathol MH, et al. Seronegative and seropositive rheumatoid arthritis: radiographic differences. *Radiology* 1988;168:517–520.
96. Cabane J, Michon A, Ziza J-M, et al. Comparison of long term evolution of adult onset and juvenile onset Still's disease, both followed up for more than 10 years. *Ann Rheum Dis* 1990;49:283–285.
97. Vehe RK, Nepom GT, Wilske KR, et al. Erosive rheumatoid factor negative and positive rheumatoid arthritis are immunogenetically similar. *J Rheumatol* 1994;21:194–196.
98. Kaye JJ, Callahan LF, Nance EP, et al. Bony ankylosis in rheumatoid arthritis: association with longer duration and greater severity of disease. *Invest Radiol* 1987;22:303–309.
99. Sharp JT, Lidsky MD, Collins LC, et al. Methods of scoring the progression of radiologic change in rheumatoid arthritis. *Arthritis Rheum* 1971;14:706–720.
100. Thould AK, Simon G. Assessment of radiologic changes in the hands and feet in rheumatoid arthritis. *Ann Rheum Dis* 1965;25:220–228.
101. Nakano KK, Schoene WC, Baker RA, et al. The cervical myelopathy associated with rheumatoid arthritis: analysis of 32 patients, with 2 postmortem cases. *Ann Neurol* 1978;3:144–151.
102. Weissman BW, Aliabadi P, Weinfield MS, et al. Prognostic features of atlantoaxial subluxation in rheumatoid arthritis patients. *Radiology* 1982;144:745–751.
103. Bogduk N, Major GAC, Carter J. Lateral subluxation of the atlas in rheumatoid arthritis: a case report and post-mortem study. *Ann Rheum Dis* 1984;43:341–346.
104. Santavirta S, Hopfner-Hallikainen D, Paukku P, et al. Atlantoaxial facet joint arthritis in the rheumatoid cervical spine. A panoramic zonography study. *J Rheumatol* 1988;15:217–223.
105. Kauppi M, Hakala M. Prevalence of cervical spine subluxations and dislocations in a community-based rheumatoid arthritis population. *Scand J Rheumatol* 1994;23:133–136.
106. Mottonen TT, Hannonen P, Toivanen J, et al. Value of joint scintigraphy in the prediction of erosiveness in early rheumatoid arthritis. *Ann Rheum Dis* 1988;47:183–189.
107. Peterfy CG. New developments in imaging in rheumatoid arthritis. *Curr Opin Rheumatol* 2003;15(3):288–295.
108. Weidekamm C, Koller M, Weber M, et al. Diagnostic value of high-resolution B-mode and Doppler sonography for imaging of hand and finger joints in rheumatoid arthritis. *Arthritis Rheum* 203;48(2): 325–333.
109. Jacoby RK, Jayson MIV, Cosh JA. Onset, early stages and prognosis of rheumatoid arthritis: a clinical study of 100 patients with 11-year followup. *BMJ* 1973;2:96–100.
110. Aho K, Heliovaara M, Maatela J, et al. Rheumatoid factors antedating clinical rheumatoid arthritis. *J Rheumatol* 1991;18:1282–1284.
111. Tuomi T, Heliovaara M, Palosuo T, et al. Smoking, lung function and rheumatoid factors. *Ann Rheum Dis* 1990;49:753–756.
112. Heliovaara M, Aho K, Aromaa A, et al. Smoking and risk of rheumatoid arthritis. *J Rheumatol* 1993;20:1830–1835.
113. Tuomi T, Aho K, Palosuo T, et al. Significance of rheumatoid factors in an eight-year longitudinal study on arthritis. *Rheumatol Int* 1988; 8:21–26.
114. Wolfe F, Cathey MA, Roberts FK. The latex test revisited: rheumatoid factor testing in 8267 rheumatic disease patients. *Arthritis Rheum* 1991;34:951–960.
115. Wolfe F, Sharp JT. Radiographic outcome of recent-onset rheumatoid arthritis: a 19-year study of radiographic progression. *Arthritis Rheum* 1998;41:1571–1582.
116. Walsh L, Davies P, McConkey B. Relationship between erythrocyte sedimentation rate and serum C-reactive protein in rheumatoid arthritis. *Ann Rheum Dis* 1979;38:362–363.
117. Thompson PW, Silman AJ, Kirwan JR, et al. Articular indices of joint inflammation in rheumatoid arthritis: correlation with the acute-phase response. *Arthritis Rheum* 1987;30:618–623.
118. Baer AN, Dessypris EN, Goldwasser E, et al. Blunted erythropoietin response to anaemia in rheumatoid arthritis. *Br J Haematol* 1987; 66:559–564.
119. Krantz SB. Pathogenesis and treatment of anemia of chronic disease. *Am J Med Sci* 1994;307:353–359.
120. Pye G, Ballantyne KC, Armitage NC, et al. Influence of non-steroidal anti-inflammatory drugs on the outcome of faecal occult blood tests in screening for colorectal cancer. *BMJ* 1987;294:1510–1511.
121. Gridley G, McLaughlin JK, Ekborn A, et al. Incidence of cancer among patients with RA. *J Natl Cancer Inst* 1993;85:307–311.
122. Hutchinson RM, Davis P, Jayson MIV. Thrombocytosis in rheumatoid arthritis. *Ann Rheum Dis* 1976;35:138–142.
123. Farr M, Scott DL, Constable TJ, et al. Thrombocytosis of active rheumatoid disease. *Ann Rheum Dis* 1983;42:545–549.
124. Scott DL, Dawes PT, Fowler PD, et al. Antirheumatic drugs and joint damage in rheumatoid arthritis. *Q J Med* 1985;54:49–59.
125. Pincus T, Brooks RH, Callahan LF. Joint count scores for tenderness and swelling are improved over 5 years, while scores for joint deformity and limited motion, as well as for radiographic and functional status, show disease progression in patients with rheumatoid arthritis. *Arthritis Rheum* 1994;37(suppl):40.
126. Mulherin D, FitzGerald O, Bresnihan B. An analysis of the discrepancy between the clinical and radiologic course in rheumatoid arthritis [Abstract]. *Arthritis Rheum* 1994;37(suppl):251.
127. Capell HA, Murphy EA, Hunter JA. Rheumatoid arthritis: workload and outcome over 10 years. *Q J Med* 1991;79:461–476.
128. Graudal HK, Graudal N, Jurik AG. On the course of seropositive rheumatoid arthritis during and after long-term gold therapy. *Scand J Rheumatol* 1994;23:223–230.
129. Pincus T, Callahan LF, Brooks RH, et al. Self-report questionnaire scores in rheumatoid arthritis compared with traditional physical, radiographic and laboratory measures. *Ann Intern Med* 1989;110: 259–266.
130. Engelberg AL. *Guides to the evaluation of permanent impairment*, 3rd ed. Chicago: American Medical Association, 1988.
131. Ropes MW, Bennett GA, Cobb S, et al. A 1958 revision of diagnostic criteria for rheumatoid arthritis. *Bull Rheum Dis* 1958;9:175–176.
132. Hochberg MC, Chang RW, Dwosh I, et al. The American College of Rheumatology 1991 revised criteria for the classification of global functional status in rheumatoid arthritis. *Arthritis Rheum* 1992;25: 498–502.
133. Fries JF, Spitz P, Kraines RG, et al. Measurement of patient outcome in arthritis. *Arthritis Rheum* 1980;23:137–145.
134. Pincus T, Summey JA, Soraci SAJ, et al. Assessment of patient satisfaction in activities of daily living using a modified Stanford Health Assessment Questionnaire. *Arthritis Rheum* 1983;26:1346–1353.
135. Meenan RF, Gertman PM, Mason JH. Measuring health status in arthritis: the Arthritis Impact Measurement scales. *Arthritis Rheum* 1980;23:146–152.
136. Pinals RS, Masi AT, Larsen RA, et al. Preliminary criteria for clinical remission in rheumatoid arthritis. *Arthritis Rheum* 1981;24:1308–1315.
137. O'Sullivan JB, Cathcart ES. The prevalence of rheumatoid arthritis: follow-up evaluation of the effect of criteria on rates in Sudbury, Massachusetts. *Ann Intern Med* 1972;76:573–577.
138. Mikkelsen WM, Dodge HJ, Duff IF, et al. Estimates of the prevalence of rheumatic diseases in the population of Tecumseh, Michigan,

1959–60. *J Chron Dis* 1967;20:351–369.
139. Wolfe F, Hawley DJ. Remission in rheumatoid arthritis. *J Rheumatol* 1985;12:245–252.
140. Eberhardt KB, Rydgren LC, Pettersson H, et al. Early rheumatoid arthritis—onset, course and outcome over 2 years. *Rheumatol Int* 1990;10:135–142.
141. Yelin E, Meenan R, Nevitt M, et al. Work disability in rheumatoid arthritis: effects of disease, social and work factors. *Ann Intern Med* 1980;93:551–556.
142. Wolfe F, Hawley DJ. The longterm outcomes of rheumatoid arthritis: work disability: a prospective 18 year study of 823 patients. *J Rheumatol* 1998;25:2108–2117.
143. Meenan RR, Yelin EH, Henke CJ, et al. The costs of rheumatoid arthritis: a patient oriented study of chronic disease costs. *Arthritis Rheum* 1978;21:827–833.
144. Stone C. The lifetime costs of rheumatoid arthritis. *J Rheumatol* 1984;11:819–827.
145. Fries JF, Williams CA, Morfeld D, et al. Reduction of long-term disability in patients with rheumatoid arthritis by disease-modifying antirheumatic drug-based treatment strategies. *Arthritis Rheum* 1996; 39:616–622.
146. Egsmose C, Lund B, Borg G, et al. Patients with rheumatoid arthritis benefit from early second-line therapy: 5-year follow-up of a prospective double-blind placebo-controlled study. *J Rheumatol* 1995;22:2208–2213.
147. Boers M, Verhoeven AC, Markusse HM, et al. Random comparison of combination step-down prednisolone, methotrexate and sulfasalazine with sulfasalazine alone in early rheumatoid arthritis. *Lancet* 1997;350:309–318.
148. Da Silva E, Doran MF, Crowson CS, et al. Declining use of orthopedic surgery in patients with rheumatoid arthritis? Results of a long-term, population-based assessment. *Arthritis Rheum* 2003;49 (2):216–220.
149. Eberhardt K, Larsson BM, Nived K. Early rheumatoid arthritis—some social, economical and psychological aspects. *Scand J Rheumatol* 1993;22:119–123.
150. Yelin E, Henke C, Epstein W. The work dynamics of the person with rheumatoid arthritis. *Arthritis Rheum* 1987;30:507–512.
151. Reisine ST, Grady KE, Goodenow C, et al. Work disability among women with rheumatoid arthritis: the relative importance of disease, social, work, and family factors. *Arthritis Rheum* 1989;32:538–543.
152. Masi AT, Maldonado-Cocco JA, Kaplan SB, et al. Prospective study of the early course of rheumatoid arthritis in young adults: comparison of patients with and without rheumatoid factor positivity at entry and identification of variables correlating with outcome. *Semin Arthritis Rheum* 1976;5:299–326.
153. Nelson JL, Hughes KA, Smith AG, et al. Maternal-fetal disparity in HLA class II alloantigens and the pregnancy-induced amelioration of rheumatoid arthritis. *N Engl J Med* 1993;329:466–471.
154. Cutolo M, Balleari E, Giusti M, et al. Androgen replacement therapy in male patients with rheumatoid arthritis. *Arthritis Rheum* 1991;34: 1–5.
155. Corrigan AB, Robinson RG, Terenty TR, et al. Benign rheumatoid arthritis of the aged. *BMJ* 1974;1:444–446.
156. Terkeltaub R, Decary R, Esdaile J. An immunogenetic study of older age onset rheumatoid arthritis. *J Rheumatol* 1984;11:147–152.
157. Kavanaugh AF. Rheumatoid arthritis in the elderly: is it a different disease? *Am J Med* 1997;103(suppl):40–48.
158. Pease CT, Bhakta BB, Devlin J, et al. Does the age of onset of rheumatoid arthritis influence phenotype? A prospective study of outcome and prognostic factors. *Rheumatology (Oxford)* 1999;38:228–234.
159. Lance NJ, Curran JJ. Late-onset, seropositive, erosive rheumatoid arthritis. *Semin Arthritis Rheum* 1993;23:177–182.
160. Saag KG, Cerhan JR, Kolluri S, et al. Cigarette smoking and rheumatoid arthritis severity. *Ann Rheum Dis* 1997;56:463–469.
161. Hazes JM, Dijkmans BA, Vandenbrouke JP, et al. Lifestyle and the risk of rheumatoid arthritis: cigarette smoking and alcohol consumption. *Ann Rheum Dis* 1990;49:980–982.
162. Vessey MP, Villard-Mackintosh L, Yeates D. Oral contraceptives, cigarette smoking and other factors in relation to arthritis. *Contraception* 1987;35:457–465.
163. Avila MH, Liang MH, Willett WC, et al. Reproductive factors, smoking, and the risk for rheumatoid arthritis. *Epidemiology* 1990;1:285–291.
164. Heliovaara M, Aho K, Aromaa A, et al. Smoking and risk of rheumatoid arthritis. *J Rheumatol* 1993;20:1830–1835.
165. Voigt LF, Koepsell TD, Nelson JL, et al. Smoking, obesity, alcohol consumption, and the risk of rheumatoid arthritis. *Epidemiology* 1994;5:525–532.
166. Silman AJ, Newman J, MacGregor AJ. Cigarette smoking increases the risk of rheumatoid arthritis: results from a nationwide study of disease-discordant twins. *Arthritis Rheum* 1996;39:732–735.
167. Uhlig T, Hagen KB, Kvien TK. Current tobacco smoking, formal education, and the risk of rheumatoid arthritis. *J Rheumatol* 1996; 26:47–54.
168. Deighton C. Smoke gets in your joints? *Ann Rheum Dis* 1997;56: 453–454.
169. Wilson K, Goldsmith CH. Does smoking cause rheumatoid arthritis? *J Rheumatol* 1999;26:1–3.
170. Luukkainen R, Isomaki H, Kajander A. Prognostic value of the type of onset of rheumatoid arthritis. *Ann Rheum Dis* 1983;42:274–275.
171. Russell EB, Hunter JB, Pearson L, et al. Remitting, seronegative, symmetrical synovitis with pitting edema—13 additional cases. *J Rheumatol* 1990;17:633–639.
172. Feigenbaum SL, Masi AT, Kaplan SB. Prognosis in rheumatoid arthritis: a longitudinal study of newly diagnosed younger adult patients. *Am J Med* 1979;66:377–384.
173. Fleming A, Crown JM, Corbett M. Prognostic value of early features in rheumatoid disease. *BMJ* 1976;1:1243–1245.
174. Callahan LF, Pincus T. Formal education level as a significant marker of clinical status in rheumatoid arthritis. *Arthritis Rheum* 1988;31:1346–1357.
175. Pincus T, Brooks RH, Callahan LF. Prediction of long-term mortality in patients with rheumatoid arthritis according to simple questionnaire and joint count measures. *Ann Intern Med* 1994;120:26–34.
176. Adler NE, Boyce WT, Chesney MA, et al. Socioeconomic inequalities in health: no easy solution. *JAMA* 1993;269:3140–3145.
177. Michelson J, Easley M, Wigley FM, et al. Foot and ankle problems in rheumatoid arthritis. *Foot Ankle Int* 1994;15:608–613.
178. Roberts WN, Daltroy LH, Anderson RJ. Stability of normal joint findings in persistent classic rheumatoid arthritis. *Arthritis Rheum* 1988;31:267–271.
179. Callahan LF, Bloch DA, Pincus T. Identification of work disability in rheumatoid arthritis: physical, radiographic and laboratory variables do not add explanatory power to demographic and functional variables. *J Clin Epidemiol* 1992;45:127–138.
180. Fuchs HA, Cow JJ, Callahan LF, et al. Evidence of significant radiographic damage in rheumatoid arthritis within the first 2 years of disease. *J Rheumatol* 1989;16:585–591.
181. van der Heijde DMFM, van Riel PLCM, van Leeuwen MA, et al. Prognostic factors for radiographic damage and physical disability in early rheumatoid arthritis. A prospective follow-up of 147 patients. *Br J Rheumatol* 1992;31:519–525.
182. Kaarela K. Prognostic factors and diagnostic criteria in early rheumatoid arthritis. *Scand J Rheumatol* 1991;57(suppl):1–54.
183. Dawes PT, Fowler PD, Clarke S, et al. Rheumatoid arthritis: treatment which controls the C-reactive protein and erythrocyte sedimentation rate reduces radiological progression. *Br J Rheumatol* 1986;25:44–49.
184. Young A, Corbett M, Winfield J, et al. A prognostic index for erosive changes in the hands, feet and cervical spine in early rheumatoid arthritis. *Br J Rheumatol* 1988;27:94–101.
185. Ingeman-Nielson M, Halskov O, Hanses TM, et al. Clinical synovitis and radiological lesions in rheumatoid arthritis. *Scand J Rheumatol* 1983;12:237–240.
186. Amos RS, Constable TJ, Crockson RA, et al. Rheumatoid arthritis: relation of serum C-reactive protein and erythrocyte sedimentation rates to radiographic changes. *BMJ* 1977;1:195–197.
187. Stockman A, Emery P, Doyle T, et al. Relationship of progression of radiographic changes in hands and wrists, clinical features and HLA-DR antigens in rheumatoid arthritis. *J Rheumatol* 1991;18:1001–1007.
188. Caruso I, Santandrea S, Puttini PS, et al. Clinical, laboratory and radiographic features in early rheumatoid arthritis. *J Rheumatol* 1990; 17:1263–1267.
189. Luukkainen R, Kaarela K, Isomaki H, et al. The prediction of radiological destruction during the early stage of rheumatoid arthritis. *Clin Exp Rheumatol* 1983;1:295–298.
190. Young A, Jarquemada D, Awad J, et al. Association of HLA-DR4/

Dw4 and DR2/Dw2 with radiologic changes in a prospective study of patients with rheumatoid arthritis: preferential relationship with HLA-Dw rather than HLA-DR specificities. *Arthritis Rheum* 1984; 27:20–25.
191. Wolfe F, Mitchell DM, Sibley JT, et al. The mortality of rheumatoid arthritis. *Arthritis Rheum* 1994;37:481–494.
192. Pincus T, Callahan LF. Taking mortality in rheumatoid arthritis seriously-predictive markers, socioeconomic status and comorbidity [Editorial]. *J Rheumatol* 1987;14:240–251.
193. Choi HK, Hernan MA, Seeger JD, et al. Methotrexate and mortality in patients with rheumatoid arthritis: a prospective study. *Lancet* 2002;359:1173–1177.
194. Chan KA, Felson DT, Yood RA, et al. The lag time between onset of symptoms and diagnosis of rheumatoid arthritis. *Arthritis Rheum* 1994;37:814–820.
195. Wolfe F, Ross K, Hawley DJ, et al. The prognosis of rheumatoid arthritis and undifferentiated polyarthritis syndrome in the clinic: a study of 1141 patients. *J Rheumatol* 1993;20:2005–2009.
196. Andonopoulos AP, Siambi V, Makri M, et al. Thyroid function and immune profile in rheumatoid arthritis: a controlled study. *Clin Rheumatol* 1996;15:599–603.
197. Shiroky JB, Cohen M, Ballachey ML, et al. Thyroid dysfunction in rheumatoid arthritis: a controlled prospective study. *Ann Rheum Dis* 1993;52:454–456.
198. Bywaters EGL. Still's disease in the adult. *Ann Rheum Dis* 1974;30: 121–132.
199. Yamaguchi M, Ohta A, Tsunematsu T, et al. Preliminary criteria for classification of adult Still's disease. *J Rheumatol* 1992;19:424–430.
200. Ohta A, Yamaguchi M, Kaneoka H, et al. Adult Still's disease: review of 228 cases from the literature. *J Rheumatol* 1987;14:1139–1146.
201. Gonzalez-Hernandez T, Martin-Mola E, Fernandez-Zamorano A, et al. Serum ferritin can be useful for diagnosis in adult onset Still's disease. *J Rheumatol* 1989;16:412–413.
202. Schwarz-Eywill M, Heilig B, Bauer H, et al. Evaluation of serum ferritin as a marker for adult Still's disease activity. *Ann Rheum Dis* 1992;51:683–685.
203. Hench PS, Rosenberg EF. Palindromic rheumatism. *Arch Intern Med* 1944;73:293–321.
204. Guerne P-A, Weisman MH. Palindromic rheumatism: part of or apart from the spectrum of rheumatoid arthritis. *Am J Med* 1992;93:451–460.
205. Gonzalez-Lopez L, Gamez-Nava JI, Jhangri GS, et al. Prognostic factors for the development of rheumatoid arthritis and other connective tissue diseases in patients with palindromic rheumatism. *J Rheumatol* 1999;26:540–545.
206. Hannonen P, Mottonen T, Oka M. Palindromic rheumatism: a clinical survey of sixty patients. *Scand J Rheumatol* 1987;16:413–420.
207. Williams MH, Sheldon PJHS, Torrigiani G, et al. Palindromic rheumatism: clinical and immunological studies. *Ann Rheum Dis* 1971; 30:375–380.
208. McCarty DJ, O'Duffy JD, Pearson L, et al. Remitting seronegative symmetrical synovitis with pitting edema. RS3PE syndrome. *JAMA* 1985;254:2763–2767.
209. Sibilia J, Friess S, Schaeverbeke T, et al. Remitting seronegative symmetrical synovitis with pitting edema (RS3PE): a form of paraneoplastic polyarthritis? *J Rheumatol* 1999;26:115–120.
210. Cantini F, Salvarani C, Olivieri I, et al. Remitting seronegative symmetrical synovitis with pitting oedema (RS3PE) syndrome: a prospective follow-up and magnetic resonance imaging study. *Ann Rheum Dis* 1999;58:230–236.
211. Pariser KM, Canoso JJ. Remitting, seronegative (a)symmetrical synovitis with pitting edema—two cases of RS3PE. *J Rheumatol* 1991; 18:1260–1262.
212. O'Duffy JD, Hunder GG, Wahner HW. A follow-up study of polymyalgia rheumatica: evidence of chronic axial synovitis. *J Rheumatol* 1980;7:685–693.
213. Koski JM. Ultrasonographic evidence of synovitis in axial joints in patients with polymyalgia rheumatica. *Br J Rheumatol* 1992;31:201–203.
214. Behn AR, Perera T, Myles AB. Polymyalgia rheumatica and corticosteroids: how much for how long? Ann Rheum Dis 1983;42:374–378.
215. Ayoub WT, Franklin CM, Torretti D. Polymyalgia rheumatica: duration of therapy and long-term outcome. *Am J Med* 1985;79:309–315.
216. Kyle V, Hazelman BL. Stopping steroids in polymyalgia rheumatica and giant cell arteritis. *BMJ* 1990;300:344–345.
217. Hunder G. Immunogenetics and polymyalgia rheumatica. *Br J Rheumatol* 1990;29:321–324.
218. Healey LA. Polymyalgia rheumatica and seronegative rheumatoid arthritis may be the same entity. *J Rheumatol* 1992;19:270–272.
219. Robbins DL, White RH. Interrelationships between polymyalgia rheumatica and polyarthritis. *J Rheumatol* 1988;15:1323–1325.
220. Sakkas LI, Loqueman N, Panayi GS, et al. Immunogenetics of polymyalgia rheumatica. *Br J Rheumatol* 1990;29:331–334.
221. Weyand CM, Hunder NNH, Hicok KC, et al. HLA-DRB1 alleles in polymyalgia rheumatica, giant cell arteritis, and rheumatoid arthritis. Arthritis Rheum 1994;37:514–520.
222. Panush RS, Edwards NL, Longley S, et al. "Rhupus" syndrome. *Arch Intern Med* 1988;148:1633–1636.
223. Fischman AS, Abeles M, Zanetti M, et al. The coexistence of rheumatoid arthritis and systemic lupus erythematosus: a case report and review of the literature. *J Rheumatol* 1981;8:405–415.
224. Brand CA, Rowley VJ, Tait BD, et al. Coexistent rheumatoid arthritis and systemic lupus erythematosus: clinical, serological, and phenotypic features. *Ann Rheum Dis* 1992;51:173–176.
225. Siam AR, Hammoudeh M. Sulfasalazine induced systemic lupus erythematosus in a patient with rheumatoid arthritis. *J Rheumatol* 1993; 20:207.
226. Chalmers A, Thompson D, Stein HE, et al. Systemic lupus erythematosus during penicillamine therapy for rheumatoid arthritis. *Ann Intern Med* 1982;97:659–663.
227. Tingle AJ, Allen M, Petty RE, et al. Rubella-associated arthritis. I: Comparative study of joint manifestations associated with natural rubella infection and RA27/3 rubella immunization. *Ann Rheum Dis* 1986;45:110–114.
228. Miki NPH, Chantler JK. Differential ability of wild-type and vaccine strains of rubella virus to replicate and persist in human joint tissue. *Clin Exp Rheumatol* 1992;10:3–12.
229. Mitchell LA, Tingle AJ, Shukin R, et al. Chronic rubella vaccine-associated arthropathy. *Arch Intern Med* 1993;153:2268–2274.
230. Torok TJ. Parvovirus B19 and human disease. *Adv Intern Med* 1992;37:431–455.
231. White DG, Woolf AD, Mortimer PP, et al. Human parvovirus arthropathy. *Lancet* 1989;1:419–421.
232. Reid DM, Reid TMS, Brown T, et al. Human parvovirus-associated arthritis: a clinical and laboratory description. *Lancet* 1985;1:422–425.
233. Naides SJ, Scharosch LL, Foto F, et al. Rheumatologic manifestations of human parvovirus B19 infection in adults: initial two-year clinical experience. *Arthritis Rheum* 1990;33:1297–1309.
234. Rivera J, Garcia-Monforte A, Pineda A, et al. Arthritis in patients with chronic hepatitis C virus infection. *J Rheumatol* 1999;26:420–424.
235. Wolfe F, Cathey MA, Kleinheksel SM. Fibrositis (fibromyalgia) in rheumatoid arthritis. *J Rheumatol* 1984;11:814–818.
236. Walker DJ, Pound JD, Griffiths ID, et al. Rheumatoid factor tests in the diagnosis and prediction of rheumatoid arthritis. *Ann Rheum Dis* 1986;45:684–690.
237. Del Puente A, Knowler WC, Pettitt DJ, et al. The incidence of rheumatoid arthritis is predicted by rheumatoid factor titer in a longitudinal population study. *Arthritis Rheum* 1988;31:1239–1244.

第56章

类风湿性关节炎的关节外表现

Fraser N. Birrell, John D. Isaacs

尽管类风湿关节炎(RA)的患病率呈下降趋势[1]，但是其关节外病变(EAD)仍较为常见。统计数据显示西方国家RA患者类风湿结节的发生率为15%~40%[2,3]，在亚洲这一数字为2%~10%[4-6]。尽管认为在RA中严重的关节外表现越来越少，但有学者对瑞典的RA患者[7]进行10年以上的随访，发现其中有8%发生严重EAD。来自Mayo诊所的长期随访数据(始于1955年，中位随访时间15年)显示：424例RA患者中，169例(38%)出现类风湿结节；63例(15%)有严重EAD，这些患者死亡率高于对照组[8]。因此，EAD并非少见，且多发生于严重的RA病例，与RA的致残率和死亡率相关[9]。尽管RA的治疗效果日益改善，但由于EAD的发生在很大程度上取决于患者基因的易感性，因此EAD仍将继续存在。

在RA中EAD的发生机制目前尚不清楚。有学者通过对细胞因子进行分析得出结论：类风湿结节是由辅助T细胞亚群1(Th1)形成的肉芽肿[10]。此外有研究表明在EAD好发部位和类风湿结节内的组织细胞表面都有FcγRⅢa(CD16)的表达[11]，提示局部浸润的单核细胞是通过受体与免疫复合物结合，此后产生的肿瘤坏死因子α(TNF-α)、白细胞介素1(IL-1)参与类风湿结节的形成。与此研究一致，最近的一项小样本对照研究发现，抗核抗体和类风湿结节是其他关节外表现的重要预测指标[12]，提示体液因子在EAD发生中的重要性。

尽管RA一直被认为是一种系统性疾病，但关于炎症造成动脉粥样硬化进展的研究直到最近才引起学术界的重视。这一吸引了众多学者极大关注的课题，将成为通过多学科协作攻克一种高发病率、高死亡率疾病的完美例证。该研究的结论对于临床风湿病医生同样重要，能够使他们意识到随着病程的延长，RA患者很可能提前死于动脉粥样硬化。因此，对于其他心血管疾病危险因素必须进行合理的评价和控制。此外，缓解病情的抗风湿药，如甲氨蝶呤的使用，降低了RA患者心血管疾病的死亡率[13]，这一结果证明了目前积极控制炎症的治疗策略的正确性。

一、系统表现

RA的系统表现可以分为早期表现和晚期表现，早期症状不仅包括类风湿结节、厌食和体重下降，还包括一些少见症状，如淋巴结病或发热。

(一)类风湿结节

典型的类风湿结节是好发于肘关节伸侧和其他骨突部位，质韧且坚实的皮下结节(图56.1)。事实上，结节可能出现在全身任何器官或组织层。类风湿结节需要与痛风结节、黄色瘤以及脂肪瘤鉴别。类风湿结节同其他关节外症状一样，其发生与类风湿因子密切相关。但是在类风湿因子阳性的病例中最多有50%的患者出现类风湿结节，这说明除了类风湿因子还有其他因素在类风湿结节形成过程中发挥作用。最近的一项研究发现类风湿因子阳性、吸烟以及人类白细胞抗原(HLA)DRB1*0401是类风湿结节发生的独立危险因素[14]。类风湿结节的治疗效果不肯定。确实有大量的个案[15,16]和短期的病例报道显示，使用甲氨蝶呤可以诱

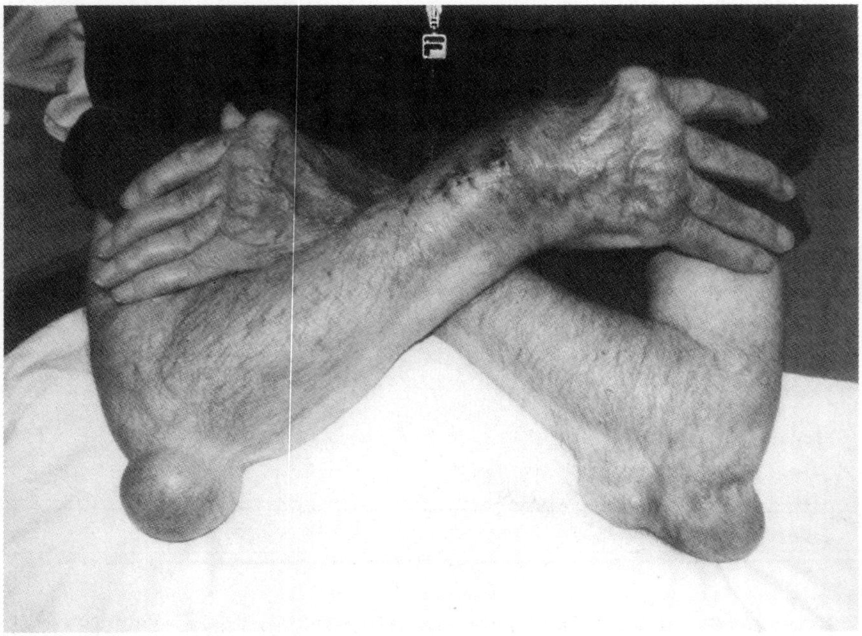

图56.1　RA患者出现肘关节伸面的巨大类风湿结节。

发或加重类风湿结节，然而最近一项对 58 例 RA 的分析发现上述结论证据不足。也有人报道使用其他药物，包括依那西普，与类风湿结节发生有关[18]。

(二)淀粉样变性

继发性淀粉样变性是 RA 重要的晚期系统表现之一。淀粉样物质可以在许多器官发生沉积，包括肾脏、肠道、肝脾和心脏。淀粉样变性还是腕管综合征少见的原因之一。淀粉样物质 A 是一种急性期反应物，如果它在血液中的浓度持续升高就会在组织中沉积。确诊淀粉样变性需要对病变组织进行活检，临床上常选择肾脏或直肠。典型的淀粉样物质在刚果红染色条件下表现为无定型粉色物质，在偏振光显微镜下出现绿色双折光。使用 ^{131}I 或 ^{123}I 标记的淀粉样物质 P 有助于淀粉样变性的诊断和病变范围的判断[19]，但是这一检查手段目前尚未得到普及。随着新的 DMARD 方案使炎症反应得到进一步控制以及抗 TNF 治疗在难治性 RA 病例中的应用，淀粉样变性的发病率将逐渐下降。近期完成的一项研究显示，应用英夫利昔单抗可以使淀粉样变性缓解[20]。

(三)血管炎

继发于类风湿性关节炎的系统性血管炎的年发病率为 12.5/1 000 000[21]。皮肤是最常见的受累部位，表现为小片状出血、甲周梗死、手指坏疽和界限清楚的痛性溃疡(图56.2 和图 56.3)。单纯的小片状出血经常见于有类风湿结节而无其他血管炎表现的患者，不需要特殊治疗。目前已知血管炎的相关因素包括：高滴度的 RF 和 ANA[22]、男性、关节侵蚀以及其他 EAD[23]。近期的一项病例对照研究得出结论，血管炎的三个临床预测指标包括：周围神经病变、皮肤紫癜或瘀斑和其他 EAD[24]。有助于诊断血管炎的实验室指标包括 IgA 型 RF 阳性和 C3水平降低。在研究继发于 RA 的血管炎过程中，尤其是出现雷诺现象或网状青斑时，需要警惕冷球蛋白。

除了皮肤，继发于 RA 的血管炎还经常累及周围神经系统，表现为多发性单神经炎(10%)或对称性周围神经病变(45%)[25]，亦有肌肉[26]、中枢神经系统[27]、主动脉[28]以及腹腔器官[29]受累的报道，说明任何组织器官包括大血管都可以发生缺血。人们对不同死因的 RA 患者的尸检结果进行分析后发现，系统性血管炎的发生率为 30%[30]。

研究发现 RA 患者发生药物相关性血管炎与使用治疗类风湿结节的药物依那西普[31-33]、英夫利昔单抗[34]和来氟米特[35]有关。这是 RA 具有多种发病机制的间接证据，疾病通过与 TNF-α 相关的机制引起滑膜炎和关节的破坏，一旦被药物阻断，将通过其他途径引起EAD，包括类风湿结节和血管炎。研究还证实了TNF-α 具有

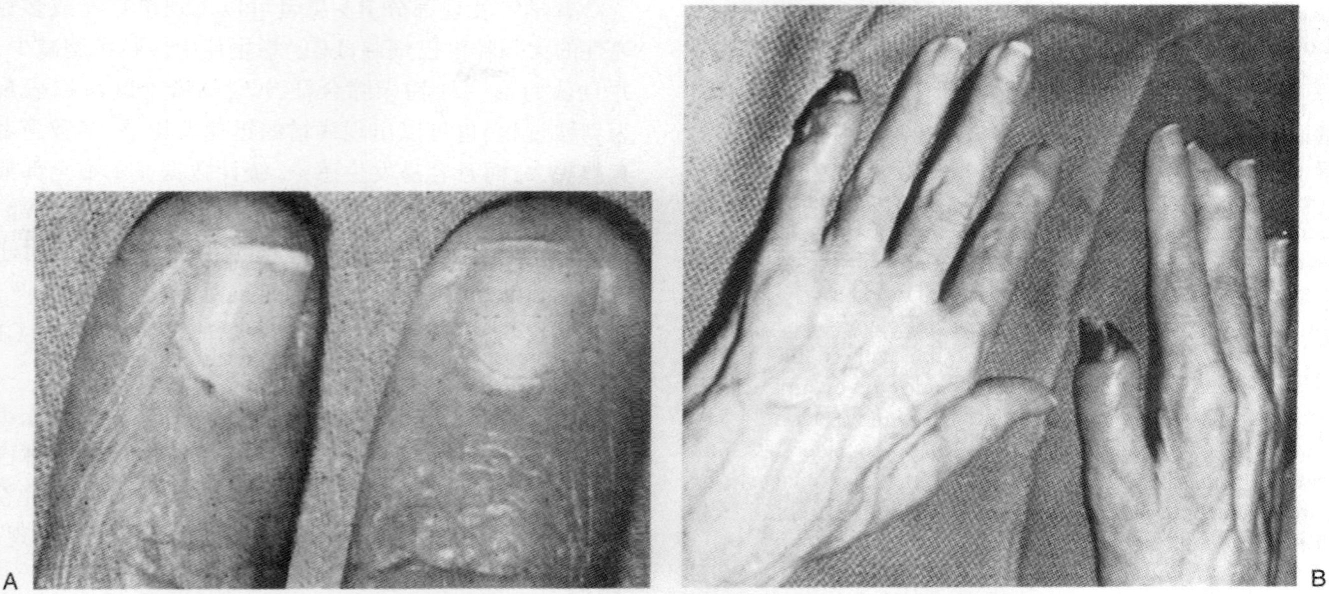

图56.2 RA相关性血管炎。(A)RA和系统性血管炎患者出现甲周梗死。(B)同一RA患者由于指端血管炎导致手指坏疽。

双重免疫调控作用,即是促炎症因子也是抗炎症因子[36]。

(四)血液系统

RA 可影响三个主要血细胞谱系,包括红细胞系、白细胞系和血小板系。

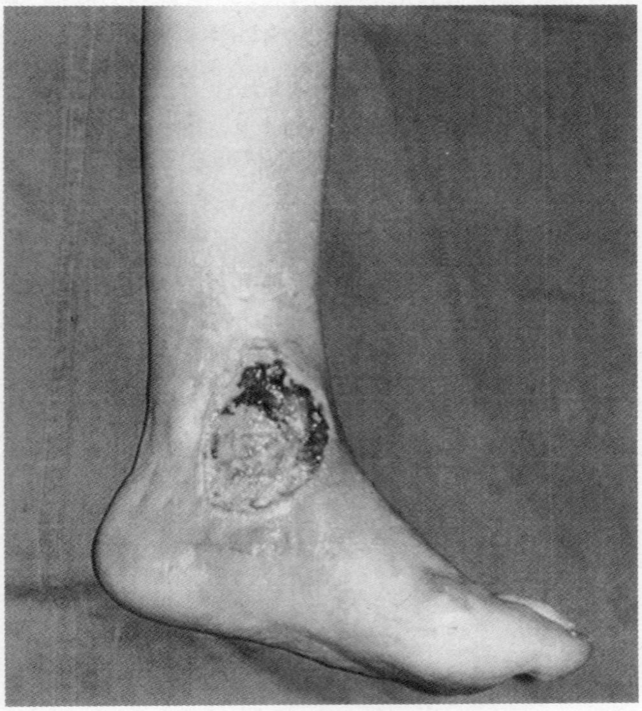

图56.3 RA患者出现血管炎性下肢溃疡。

1.红细胞系

贫血是 RA 常见的关节外表现。贫血的发生取决于 RA 的病程、严重程度、活动性。一项早期的研究发现有 30%的 RA 患者出现贫血[37]。然而,由于贫血同疾病活动性密切相关,所以选择不同的研究对象将得到不同的结果。下面介绍几种 RA 经常合并的贫血[38]。

正细胞正色素性贫血 这是 RA 最常见的贫血类型,强烈提示慢性病性贫血(尽管慢性病性贫血也可以表现为小细胞低色素贫血)。典型病例的实验室检查表现为血清铁和总铁结合力降低,转铁蛋白饱和度降低或正常。铁蛋白升高,促红细胞生成素水平下降[39]。发病机制是机体对于网状内皮系统中储存铁的利用发生障碍。骨髓中大量促炎因子的产生导致了红细胞生成障碍[40-43],一旦 RA 得到有效的控制,贫血也能够缓解。促红细胞生成素应用于准备在关节置换术中进行自体输血的 RA 患者获得成功[44,45]。

小细胞低色素性贫血(提示缺铁) 与慢性病性贫血不同,表现为血清铁水平降低、总铁结合力代偿性升高、转铁蛋白饱和度降低。促红细胞生成素水平升高。铁蛋白水平降低强烈提示缺铁,但是作为一种急性期反应物,其水平正常或升高往往会掩盖 RA 患者铁储备不足[39]。尽管应用胃黏膜保护剂或使用环氧化酶-2抑制剂的比例逐渐升高,但长期使用非类固醇抗炎药(NSAID)仍然是造成慢性失血最常见的原因。对于慢性胃肠道失血的患者,需要警惕胃肠道肿瘤。

大细胞性贫血(提示叶酸缺乏) 在使用甲氨蝶呤的同时预防性给予叶酸可以减少但不能避免大细胞性贫血的发生。对于没有使用MTX的患者,叶酸摄入不足、饮酒、甲状腺功能降低是需要考虑的原因。典型的巨幼细胞性贫血少见,其发生提示同时存在恶性贫血所致的维生素 B_{12} 缺乏。

再生障碍性贫血 多为药物相关性,特别是金制剂,也有甲氨蝶呤和来氟米特引起再生障碍性贫血的报道,无论是否合用英夫利昔单抗[46,47]。此外,RA患者发生病毒感染导致再障的病例也有报道[48]。

溶血性贫血 有报道[49],但是很少见。

不同类型的贫血可以同时存在,尤其是缺铁性贫血和慢性病性贫血[50]。

2.白细胞系

多数RA患者白细胞计数正常,大约1%的患者出现白细胞减少和脾大。1924年有学者首先报道了具有RA、白细胞减少和脾大三联征的5例患者,并且命名为Felty综合征[51]。除了上述表现外,Felty综合征还可以出现其他两系不同程度的下降。Felty综合征通常发生于有严重关节炎的患者,既使关节炎处于静止状态;患者容易发生感染,尤其在合并下肢溃疡的情况下;体重下降常见[52]。Felty综合征有高滴度的RF和ANA阳性,多数患者HLA-DR4阳性[53]。Felty综合征在非裔美国患者中发病率很低[54]。Felty综合征出现中性粒细胞减少的机制包括:破坏增多[55]、迁移增多[56]、对免疫复合物的吞噬增多[57]、抗中性粒细胞抗体[58]、粒细胞生成减少[59]、免疫介导的骨髓抑制[60,61]。Felty综合征的治疗主要是积极控制RA[62-66],虽然由于多数DMARD本身可以引起中性粒细胞减少,而使问题更加复杂[38]。一旦RA患者出现严重中性粒细胞减少,特别是同时合并感染时,需要应用粒细胞单核细胞集落刺激因子(GM-CSF)[67]和G-CSF[68],但使用期间要警惕其不良反应,包括关节炎发作和新发的白细胞破碎性血管炎。最新的建议是在保持中性粒细胞计数在1 000/μL以上的前提下,尽可能减少G-CSF的用量[69]。有学者发现在中性粒细胞计数逐渐恢复的过程中存在关节炎的发作[70],这一现象提示粒细胞可能参与RA滑膜炎的形成。极少数Felty综合征可以自发缓解[71],脾切除虽然能够使白细胞减少得到改善,但是该手术使患者的生存期缩短。因此多数情况下应该避免脾切除,除非出现危及生命的并发症[72]。

有学者发现部分RA患者可以出现单克隆或多克隆性的大颗粒淋巴细胞(LGL)增生伴中性粒细胞减少,并且认为是一种临床综合征[73,74],临床上既可以表现为良性过程,也可以出现病情的迅速恶化[38]。多数患者有脾肿大,而且容易发生感染。统计数据显示在全部典型LGL增生患者中大约有26%合并RA[75],而疑似Felty综合征的病例合并LGL增生的比例为19%[76]。对于LGL白血病,可溶性Fas配体导致中性粒细胞凋亡[69]。而阻断可溶性Fas配体介导的Fas信号传导将使LGL白血病细胞的凋亡明显减少[77]。

淋巴细胞减少提示存在其他疾病,如狼疮或人类免疫缺陷病毒(HIV)感染,还要考虑药物相关的淋巴细胞减少,如甲氨蝶呤[78]。少数RA患者出现嗜酸性粒细胞增多[79-81],伴有严重的疾病活动度和关节外表现,但其临床意义尚不清楚,诊断需要除外药物反应[82]。

3.血小板系

与疾病活动性相关的血小板计数升高是急性期反应的表现之一。在RA中血小板计数升高很少引起并发症[83]。血小板减少多与用药有关[84],而紫癜多为医源性,部分与使用糖皮质激素有关。

(五)免疫缺陷和感染

人们很早就发现RA患者容易发生感染[85],包括不典型病原体引起的感染[86]以及感染引起的肿瘤,如由卡波西肉瘤相关疱疹病毒感染[88]引起的卡波西肉瘤[87]。RA患者存在免疫缺陷还表现在容易发生免疫系统肿瘤,如骨髓瘤和黏膜相关的淋巴样组织淋巴瘤[38]。免疫缺陷可能与免疫抑制剂的使用、长期慢性疾病的影响(包括营养不良)以及疾病自身特性有关。相对于后者来说,RA患者体内T细胞不仅增生降低,而且存在信号传导异常[89-92]。抗TNF-α治疗能够使T细胞增生不良得到改善[93]。最近的研究表明长期应用TNF-α能够通过减少T细胞表面的TCR-CD3复合体的组装,降低其稳定性,切断T细胞信号传导通路,抑制T细胞信号传导[94,95]。其他免疫方面的异常提示RA患者存在免疫系统的早衰,包括异常克隆的过度增殖以及淋巴细胞增生、成熟障碍导致的T细胞库异常[96-100]。

(六)心血管系统

虽然早在20年以前人们就发现RA患者死亡率高于其他人群[101],但直到近些年人们才认识到RA患者中心血管疾病的危险性[102]。二者之间的重要联系是通过大规模的流行病学研究发现的，Nurses' Health 研究[103]证实了女性 RA 患者发生心肌梗死的相对风险是未患 RA 女性的 2 倍，其中 RA 病程超过 10 年者发生心肌梗死的相对风险是对照组的 3 倍。具体机制还有待于进一步研究[104]，人们已经发现 C 反应蛋白(CRP)的水平与心血管疾病的结局相关，包括急性冠脉综合征[105]和心脑血管疾病的远期风险[106-109]，而且这种联系与血脂水平无关[110]。在 Dutch 研究中[111]，研究者通过超声检查发现 CRP 对于动脉粥样硬化进展的影响不亚于传统的心血管疾病危险因素，如高胆固醇血症、高血压和吸烟。使用他汀类药物不仅可以降低高危患者 CRP 的水平[112]，还可以降低二者之间的联系[113]。大量研究表明 RA 是炎症的始动因素之一，而炎症可以使发生血管病变的风险非特异性增加。因此对 RA 患者的治疗应该兼顾基础炎症和其他心血管疾病危险因素。

RA 对心脏的其他影响的临床意义不大，辅助检查经常发现一些异常[114]，其中包括心包、心肌和心内膜疾病。

1.心包炎

通过对尸检数据进行分析发现大约 30%的 RA 患者存在心包炎，在另外一项研究中通过心脏超声检查得出的比例高达 50%。但是临床上只有 3%的患者出现症状[115]。少量心包积液多在常规检查时偶然发现[116]，不需要特殊处理，但要对心包填塞、缩窄性心包炎提高警惕[116-118]，一旦发生，需要积极干预。存在心包病变的 RA 患者的生存期较普通人群短，目前还没有与其他 RA 人群对比的资料[116]。

2.心肌炎

Bonfiglio 和 Atwater[119]通过对 47 例不同死因的RA患者进行尸检发现 7 例有非特异性心肌炎的表现，Cruickshank[120]、Gowans[121]以及其他学者[115]也通过研究得出类似的结论。研究人员还在心肌中发现了大小不等的类风湿结节，类风湿结节或心肌纤维化可能导致传导异常[119,122,123]。然而，难以用动脉粥样硬化解释 RA 患者出现的典型心衰。

3.心内膜炎

Baggenstross 和 Rosenberg[124]通过尸检发现部分 RA 患者的主动脉瓣以及二尖瓣存在与类风湿结节相似的坏死性肉芽肿，并首先进行了报道，他们的结论很快得到其他学者的认同[125]。这些改变多数情况下不引起症状，有时也可引起瓣膜功能不全。

4.冠状动脉血管炎

冠状动脉血管炎是少见的 EAD 之一，是系统性血管炎在冠状动脉的体现，通常不引起症状，少数情况下会发生心肌梗死[128]。

(七)呼吸系统

RA 的呼吸系统受累一直没有得到充分的认识。胸膜病变比较常见，尸检数据显示其发生率为 50%，但是胸部影像学对于早期胸膜病变不敏感。意大利学者在一项研究中对 72 例 RA 患者进行高分辨 CT(HRCT)检查，这些患者平均病程为 7 年，均否认吸烟史，也没有任何呼吸系统疾病相关的症状和体征[129]。结果发现其中 30%的患者存在不同程度的异常，同样的患者接受平片检查，结果显示 10%的患者有异常病变。这些异常包括：胸膜边缘不规则(14%)、出现间隔线或胸膜下线(两者都为肺纤维化的表现)(18%)、毛玻璃密度影(8%)、肺内结节(主要位于胸膜下)(8%)、支气管或细支气管扩张(15.2%)和胸膜下囊性变(3%)。通过 HRCT 检查，在 72 例患者中没有发现蜂窝样肺间质纤维化。

RA 主要的肺部并发症包括：间质病变和胸腔积液。肺间质病变的诊断需要除外药物因素，因为甲氨蝶呤、金制剂以及 D- 青霉胺能够引起肺间质炎症。RA 患者出现胸腔积液同样涉及鉴别诊断的问题，诊断性胸腔穿刺用于鉴别 RA 造成的渗出液(RF 阳性、乳酸脱氢酶水平升高、葡萄糖和补体水平降低)、感染性胸膜炎(RF 阴性、补体水平正常)以及心衰和肾脏病变造成的漏出液。Caplan 首先报道了矿工出现在矽肺基础上肺部多发的大结节和迅速进展的纤维化为特征的综合征，现在随着矿工数量的减少已经越来越少见。

疾病分类过程中，专业词汇使用不当影响了人们对 RA 患者肺部病变的理解。对于肺间质病变，原来使用的特发性肺间质纤维化(IPF)本身不够准确，它与目前使用的根据组织学特征定义的特发性间质肺炎(IIP)和寻常性间质肺炎(UIP)容易发生混淆。三者之间的关系可以通过对严重 UIP 预后(中位生存期为 3 年)的认识进行区分，UIP 是 IIP 的一种亚型，而 IIP 是 IPF 的亚型之一[131]。

尽管 UIP 是 RA 肺间质病变最常见的组织学亚

型，但是关于这部分患者是否与特发性UIP患者具有同样的预后，目前尚无确定的结论。在一项对29例HRCT诊断肺泡炎的RA患者进行2年随诊观察的前瞻性研究中，4例(14%)死于呼吸衰竭[132]，这一结果提示其与特发性UIP的预后类似。在这项队列研究中，1/3的患者病情进展。弥散能力是病情进展的唯一独立预测指标，弥散量小于预计值的54%，提示病情进展(敏感性80%、特异性93%)。

有学者对RA患者发生闭塞性细支气管炎伴机化性肺炎进行了报道，但是这仍属少见病例，临床表现不特异，组织学特点是在气道出现增生性细支气管炎，而在肺泡则表现为机化性肺炎[133]。

(八)肾脏

系膜增生性肾小球肾炎是RA患者肾脏受累最多见的病理类型[134]，而药物(包括NSAID和DMARD)相关的肾脏疾病的发生率也较高。目前认为肾小球肾炎和间质性肾病通常伴有血管炎的表现，一项132例死亡RA患者尸检的研究发现肾小球硬化占90%、系统性血管炎占14%、淀粉样变性占11%、膜性和局灶性肾小球疾病各占8%、死亡之前出现肾功能损害的占23%[135]。

(九)胃肠道

如果忽略治疗的不良反应(见第55章)，RA患者出现胃肠道受累的比例不高。肝脏酶学轻度异常较为常见，尤其是碱性磷酸酶，但是多为一过性；肝脏组织出现轻度非特异性改变，不伴感染或自身免疫性肝炎等其他病变[136]。

肠道病变少见，曾经有关于Crohn病同RA之间联系的报道，因为二者同时发生的比例很低，可能仅仅是一种巧合[137]。肠系膜动脉受累造成小肠梗死是RA相关血管炎的少见并发症之一[138]。

(十)神经系统

RA既可以累及周围神经系统又可以累及中枢神经系统。周围神经系统受累包括卡压综合征：腕管综合征、肘管综合征和跗管综合征。关于RA卡压综合征治疗的对照研究证据不多。保守治疗(局部注射糖皮质激素或小夹板外固定)在短期内对特发性腕管综合征有效[139]，而手术治疗可以获得更好的远期疗效[140]。

周围神经系统受累的其他表现还包括相对少见的感觉或感觉运动神经病以及继发于血管炎的多发性单神经炎。RA患者出现自主神经病变的病例亦有报道，其中亚临床型的比例高于以往的统计数字[141]，关于这一现象的意义目前尚不清楚。

寰枢关节半脱位或局部骨质增生造成颈椎脊髓病变多见于病程长、病情重的RA患者。其发生机制与周围神经卡压综合征相似，也属于卡压现象。芬兰学者对147例出现淀粉样变性的RA患者进行研究发现寰枢关节神经嵌入的发生率为52%，而寰枢关节半脱位的发生率为40%[142]。颈椎屈伸位平片发现颈椎不稳定的敏感性高于MRI[143]，因此对于这部分患者首选传统的X线检查。如果需要了解脊髓受压情况则常规进行MRI检查。关于系统性血管炎累及中枢神经系统的情况，此处不再赘述[27]。

(十一)精神疾病

抑郁症在RA患者中多见，最近的一项研究显示40%的RA患者出现不同程度的抑郁[144]。芬兰学者通过研究发现RA患者中女性自杀的比例高，其中有50%在自杀之前就已经有自杀的企图，提示对于这部分患者而言，理论上存在进行干预的时机[145]。横断面研究显示疼痛通过抑郁影响认知[146]，说明RA的治疗需要运用生物-心理-社会医学模式对患者进行全方位的干预[14]。

(十二)骨骼

除了侵袭性骨破坏，RA还对整个骨骼系统产生影响。骨密度下降与疾病活动性有关，不仅发生在关节周围而且出现在远离关节的部位[148]，部分患者因此出现继发性骨质疏松。

相关研究发现多种细胞因子参与了RA患者的骨质丢失，包括核因子κB配体受体激活因子(RANKL)及其细胞受体、核因子κB受体激活因子(RANK)以及骨素(OPG)的诱捕受体。活化的$CD4^+$T细胞和滑膜成纤维细胞表达RANKL，RANKL对于破骨细胞的形成、融合、激活和存活具有重要意义[149]。其他促炎因子(包括TNF-α)通过调节维生素D也在一定程度上发挥作用[150]。有研究发现维生素D受体的基因型与女性RA患者发生骨质疏松的严重程度相关[151]。部分学者对分别从RA患者组和对照组提取的单核细胞进行研究发现RA患者的破骨活性明显高于对照组，但是对RANKL、1,25-羟基维生素D_3或炎症细胞因子的敏感性没有增加[152]。

RA可以合并骨髓炎和缺血性骨坏死。目前关于缺血性骨坏死相关因素的对照研究不多，病例报告以及小样本非对照前瞻性研究显示其发生可能与糖皮质激素使用有关[153]。

（十三）眼

眼部受累在 RA 患者中多见，其中以干燥性角膜结膜炎(干眼症)最常见。继发性干燥综合征是干眼症的常见原因。继发性干燥综合征见于 1/3 左右的 RA 患者，除了眼干燥症外，还表现为口干燥症和阴道干燥症，后者可以导致性交困难。Schirmer 试验阳性、唾液流率下降和/或小唾液腺活检病理提示淋巴细胞浸润、腺体破坏，这些都支持继发性干燥综合征的诊断。此外，药物是引起患者眼干的另一主要原因[154]，有必要进行鉴别，尤其是年龄超过 55 岁的患者[155]。治疗上，多数情况下应用人工泪液可以改善症状。因为饮水更容易被患者接受，所以临床上唾液替代品的应用不多。

巩膜外层炎，即巩膜浅层的炎症，在 RA 患者中的发生率不到 1%。这是一种良性、自限性病变，表现为眼球局部的刺激症状和暗红色充血改变，有时可以见到结节状或弥漫放射的巩膜外层血管。去氧肾上腺素滴眼液可以使眼球局部充血迅速缓解，这有助于明确诊断。以疼痛为主要特征的巩膜炎具有更强的侵袭性，其病变也是弥漫性或结节样，但是与巩膜外层炎不同，巩膜炎可以出现巩膜坏死和变薄，使位于巩膜下面蓝黑色的脉络膜显现，存在发生穿孔的可能。巩膜炎导致巩膜穿孔与巩膜软化穿孔不同，后者通常是无痛性的，而且放射性充血不如前者明显。严重病例可以发生巩膜穿孔(图 56.4)。炎症还可以出现在其他部位，中心角膜受累表现为急性疼痛性坏死性角膜炎，角膜周边可以发生溃疡性角膜炎。后者起病隐匿，最终可以发展为“角膜溶解”。发生在巩膜、角膜的破坏性病变属于眼科急症。

同其他关节外表现一样，RA 相关的眼部病变对于 DMARD 药物治疗反应不同。小样本回顾性病例研究显示抗 TNF-α 治疗对于 RA 或其他炎症疾病眼部病变有不同的作用，16 例病例中只有 6 位患者眼部病变改善，部分患者出现病情恶化或发生了新的眼病，但是所有患者的关节炎症均得到改善[156]，近一步证明RA

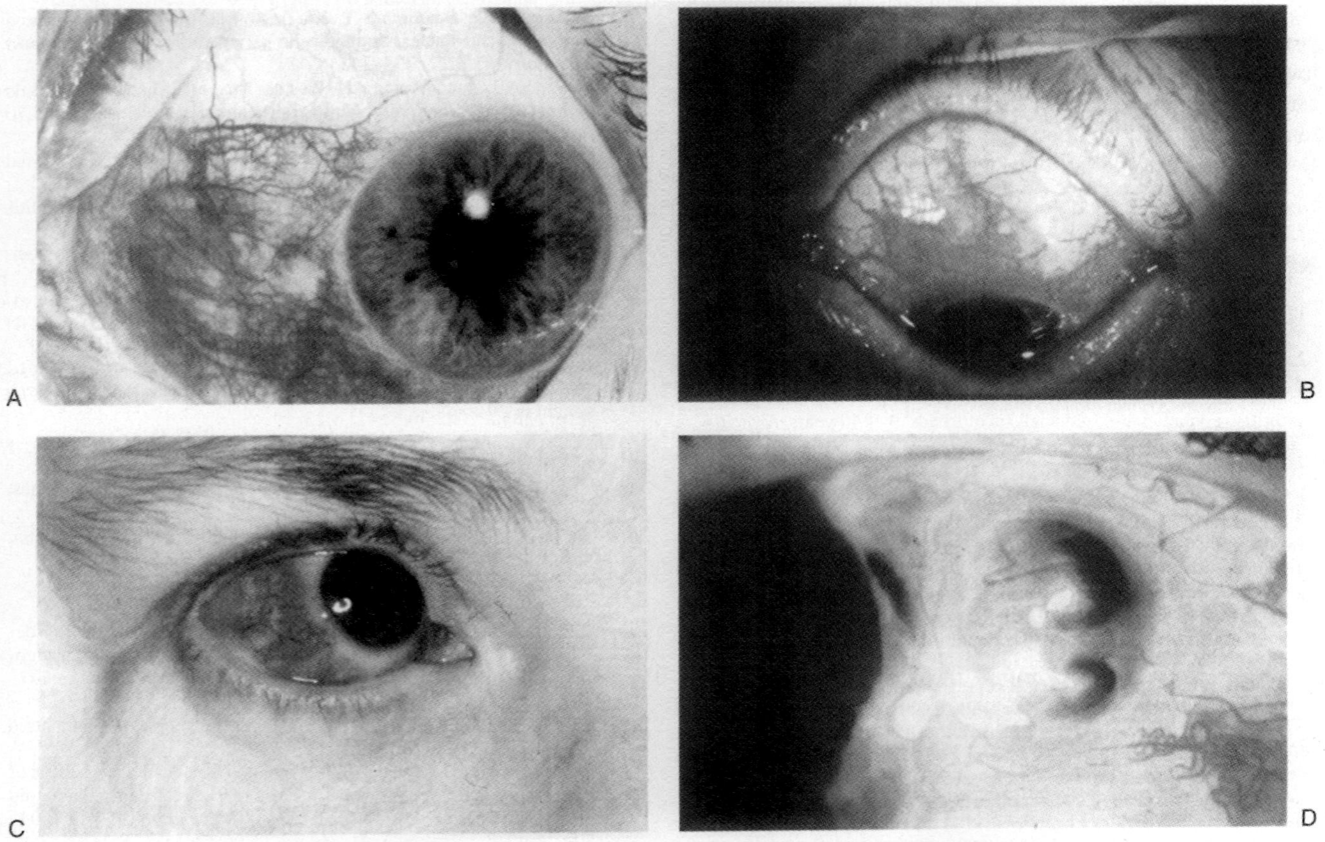

图56.4　(A)弥漫性巩膜外层炎。(B)结节性巩膜炎。(C)巩膜炎导致巩膜软化。(D)巩膜软化穿孔。(From Conn DL. Rheumatoid neuropathy. In: Utsinger PD, Zvaifler NJ, Ehrlich GE, eds. *Rheumatoid arthritis*. Philadelphia: Lippincott, 1985:344, with permission.)

的发病存在多种病理机制。

二、小结

EAD在RA严重病例中较为常见。EAD的发病机制尚不清楚,其显著特征包括出现较晚(如晚期出现的眼部病变)、高滴度的类风湿因子、抗核抗体阳性、有时在治疗期间出现关节炎症控制而EAD恶化的矛盾现象。正是这些特点提示EAD与RA滑膜病变的发病机制不同。此外,根据这些特点可以从全部RA患者中划出一个亚组,其具有与轻症RA患者不同的基因易感性和发病机制。对于临床风湿病医师掌握这些发生在关节和滑膜之外的RA严重并发症具有重要的意义。

(李嗣钊 译 张奉春 校)

参考文献

1. Symmons D, Turner G, Webb R, et al. The prevalence of rheumatoid arthritis in the United Kingdom. *Rheumatology* 2002;41:793–800.
2. Arnett FC, Edworthy SM, Bloch DA, et al. The American Rheumatism Association 1987 revised criteria for the classification of rheumatoid arthritis. *Arthritis Rheum* 1988;31:315–324.
3. Cimmino MA, Salvarani C, Macchioni P, et al. Extra-articular manifestations in 587 Italian patients with rheumatoid arthritis. *Rheumatol Int* 2000;19:213–217.
4. Mangat G. A comparative study of rheumatoid arthritis in Malaysian and British hospitals. *Br J Rheumatol* 1988;27(suppl):70–71.
5. Chopra A. The pattern of rheumatoid arthritis in the Indian population: a prospective study. *Br J Rheumatol* 1988;27:454–456.
6. Griffiths B, Situnayake RD, Clark B, et al. Racial origin and its effect on disease expression and HLA-DRB1 types in patients with rheumatoid arthritis: a matched cross-sectional study. *Rheumatology* 2000;39(8):857–864.
7. Lindqvist E, Saxne T, Geborek P, et al. Ten year outcome in a cohort of patients with early rheumatoid arthritis: health status, disease process, and damage. *Ann Rheum Dis* 2002;61(12):1055–1059.
8. Turesson C, O'Fallon WM, Crowson CS, et al. Occurrence of extra-articular disease manifestations is associated with excess mortality in a community based cohort of patients with rheumatoid arthritis. *J Rheumatol* 2002;29(1):62–67.
9. Gabriel SE, Crowson CS, Kremers HM, et al. Survival in rheumatoid arthritis: a population-based analysis of trends over 40 years. *Arthritis Rheum* 2003;48(1):54–58.
10. Hessian PA, Highton J, Kean A, et al. Cytokine profile of the rheumatoid nodule suggests that it is a Th1 granuloma. *Arthritis Rheum* 2003;48(2):334–338.
11. Edwards JCW, Blades S, Cambridge G. Restricted expression of Fc gammaRIII (CD16) in synovium and dermis: implications for tissue targeting in rheumatoid arthritis (RA). *Clin Exp Immunol* 1997;108:401.
12. Turesson C, Jacobsson L, Bergstrom U, et al. Predictors of extra-articular manifestations in rheumatoid arthritis. *Scand J Rheumatol* 2000;29(6):358–364.
13. Choi HK, Hernan MA, Seeger JD, et al. Methotrexate and mortality in patients with rheumatoid arthritis: a prospective study. *Lancet* 2002;359(9313):1173–1177.
14. Mattey DL, Dawes PT, Fisher J, et al. Nodular disease in rheumatoid arthritis: association with cigarette smoking and HLA-DRB1/TNF gene interaction. *J Rheumatol* 2002;29(11):2313–2318.
15. Segal R, Caspi D, Tishler M, et al. Accelerated nodulosis and vasculitis during methotrexate therapy for rheumatoid arthritis. *Arthritis Rheum* 1988;31(9):1182–1185.
16. Jeurissen ME, Boerbooms AM, van de Putte LB. Eruption of nodulosis and vasculitis during methotrexate therapy for rheumatoid arthritis. *Clin Rheumatol* 1989;8(3):417–419.
17. Patatanian E, Thompson DF. A review of methotrexate-induced accelerated nodulosis [Review]. *Pharmacotherapy* 2002;22(9):1157–1162.
18. Kekow J, Welte T, Kellner U, et al. Development of rheumatoid nodules during anti-tumor necrosis factor alpha therapy with etanercept. *Arthritis Rheum* 2002;46(3):843–844.
19. Hawkins PN, Aprile C, Capri G, et al. Scintigraphic imaging and turnover studies with iodine-131 labelled serum amyloid P component in systemic amyloidosis. *Eur J Nucl Med* 1998;25(7):701–708.
20. Elkayam O, Hawkins PN, Lachmann H, et al. Rapid and complete resolution of proteinuria due to renal amyloidosis in a patient with rheumatoid arthritis treated with infliximab. *Arthritis Rheum* 2002;46(10):2571–2573.
21. Watts RA, Carruthers DM, Symmons DP, et al. The incidence of rheumatoid vasculitis in the Norwich Health Authority. *Br J Rheumatol* 1994;33(9):832–833.
22. Quismorio FP, Beardmore T, Kaufman RL, et al. IgG rheumatoid factors and anti-nuclear antibodies in rheumatoid vasculitis. *Clin Exp Immunol* 1983;52(2):333–340.
23. Voskuyl AE, Zwinderman AH, Westedt ML, et al. Factors associated with the development of vasculitis in rheumatoid arthritis: results of a case-control study. *Ann Rheum Dis* 1996;55(3):190–192.
24. Voskuyl AE, Hazes JM, Zwinderman AH, et al. Diagnostic strategy for the assessment of rheumatoid vasculitis. *Ann Rheum Dis* 2003;62(5):407–413.
25. Voskuyl AE, Hazes JM, Zwinderman AH, et al. Diagnostic strategy for the assessment of rheumatoid vasculitis. *Ann Rheum Dis* 2003;62(5):407–413.
26. Zwinderman AH, Voskuyl AE, Schelhaas DD, et al. Diagnostic strategies for the histological examination of muscle biopsy specimens for the assessment of vasculitis in rheumatoid arthritis. *Stat Med* 2000;19(24):3433–3447.
27. Ando Y, Kai S, Uyama E, et al. Involvement of the central nervous system in rheumatoid arthritis: its clinical manifestations and analysis by magnetic resonance imaging. *Intern Med* 1995;34(3):188–191.
28. Gravallese EM, Corson JM, Coblyn JS, et al. Rheumatoid aortitis: a rarely recognized but clinically significant entity. *Medicine (Baltimore)* 1989;68(2):95–106.
29. Achkar AA, Stanson AW, Johnson CM, et al. Rheumatoid vasculitis manifesting as intra-abdominal hemorrhage. *Mayo Clin Proc* 1995;70(6):565–569.
30. Suzuki A, Ohosone Y, Obana M, et al. Cause of death in 81 autopsied patients with rheumatoid arthritis. *J Rheumatol* 1994;21(1):33–36.
31. Galaria NA, Werth VP, Schumacher HR. Leukocytoclastic vasculitis due to etanercept. *J Rheumatol* 2000;27:2041–2044.
32. McCain ME, Quinet RJ, Davis WE. Etanercept and infliximab associated with cutaneous vasculitis. *Rheumatology* 2002;41:116–117.
33. Livermore PA, Murray KJ. Anti-tumour necrosis factor therapy associated with cutaneous vasculitis. *Rheumatology (Oxford)* 2002;41(12):1450–1452.
34. McIlwain L, Carter JD, Bin-Sagheer S, et al. Hypersensitivity vasculitis with leukocytoclastic vasculitis secondary to infliximab. *J Clin Gastroenterol* 2003;36(5):411–413.
35. Chan ATY, Bradlow A, McNally J. Leflunomide induced vasculitis—a dose-response relationship. *Rheumatology* 2003;42(3):492–493.
36. Cope AP. Regulation of autoimmunity by proinflammatory cytokines. *Curr Opin Immunol* 1998;10(6):669–676.
37. Nilsson F. Anemia problems in rheumatoid arthritis. *Acta Med Scand* 1948;130(210):1–93.
38. Bowman SJ. Hematological manifestations of rheumatoid arthritis. *Scand J Rheumatol* 2002;31(5):251–259.
39. Mulherin D, Skelly M, Saunders A, et al. The diagnosis of iron deficiency in patients with rheumatoid arthritis and anemia: an algorithm using simple laboratory measures. *J Rheumatol* 1996;23:237–240.
40. Cavill I, Bentley D. Erythropoiesis in the anaemia of rheumatoid arthritis. *Br J Haematol* 1982;50:583–590.
41. Jongen-Lavrencic M, Peeters HR, Wognum A, et al. Elevated levels of inflammatory cytokines in bone marrow of patients with rheumatoid arthritis and anemia of chronic disease. *J Rheumatol* 1997;24:1504–1509.
42. Voulgari PV, Kolios G, Papadopoulos GK, et al. The role of cytokines in the pathogenesis of anemia of chronic disease in rheumatoid arthri-

tis. *J Appl Biomater* 1999;92:153–160.
43. Vaiopoulos G, Boki K, Coulocheri S, et al. Hemoglobin levels correlate with serum soluble CD23 and TNF-Rs concentrations in patients with rheumatoid arthritis. *Haematologia* 1998;29:89–99.
44. Mercuriali F, Gualtieri G, Sinigaglia L, et al. Use of recombinant human erythropoietin to assist autologous blood donation by anemic rheumatoid arthritis patients undergoing major orthopedic surgery. *Transfusion* 1994;34:501–506.
45. Mercuriali F. Epoetin alfa for autologous blood donation in patients with rheumatoid arthritis and concomitant anemia. *Semin Hematol* 1997;33:18–20.
46. Infliximab/leflunomide/methotrexate: pancytopenia in an elderly patient (first report with infliximab): case report. *Reactions Weekly* 2003; 945:8.
47. Hill RL, Topliss DJ, Purcell PM. Pancytopenia associated with leflunomide and methotrexate. *Ann Pharmacother* 2003;37(1):149.
48. Kamper AM, Malbrain M, Zachee P, et al. Parvovirus infection causing red cell aplasia and leukopenia in rheumatoid arthritis. *Clin Rheumatol* 1994;13(1):129–131.
49. Maharaj D. Autoimmune haemolytic anaemia associated with rheumatoid arthritis and paroxysmal nocturnal haemoglobinuria. *Acta Haematol* 1986;75(4):241.
50. Das Gupta A, Abbi A. High serum transferrin receptor level in anemia of chronic disorders indicates coexistent iron deficiency. *Am J Hematol* 2003;72(3):158–161.
51. Felty AR. Chronic arthritis in the adult, associated with splenomegaly and leucopenia: a report of five cases of an unusual clinical syndrome. *Johns Hopkins Hosp Bull* 1924;35:16–20.
52. Campion G, Maddison PJ, Goulding N, et al. The Felty syndrome: a case-matched study of clinical manifestations and outcome, serologic features, and immunogenetic associations. *Medicine (Baltimore)* 1990; 69(2):69–80.
53. Lanchbury JS, Jaeger EE, Sansom DM, et al. Strong primary selection for the Dw4 subtype of DR4 accounts for the HLA-DQw7 association with Felty's syndrome. *Hum Immunol* 1991;32:56–64.
54. Termini TE, Biundo JJ, Ziff M. The rarity of Felty's syndrome in blacks. *Arthritis Rheum* 1979;22:999–1005.
55. Calabresi P, Edwards EA, Schilling RE. Fluorescent antiglobulin studies in leukopenic and related disorders. *J Clin Invest* 1959;38:2091–2106.
56. Vincent PC, Levi JA, Macqueen A. The mechanism of neutropenia in Felty's syndrome. *Br J Haematol* 1974;27:463–475.
57. Hurd ER, Andries M, Ziff M. Phagocytosis of immune complexes by polymorphonuclear leucocytes in patients with Felty's syndrome. *Clin Exp Immunol* 1977;28:413–425.
58. Starkebaum G, Arend W, Nardella F, et al. Characterization of immune complexes and immunoglobulin G antibodies reactive with neutrophils in the sera of patients with Felty's syndrome. *J Lab Clin Med* 1980;96:238–251.
59. Gupta RC, Robinson WA, Albrecht D. Granulopoietic activity in Felty's syndrome. *Ann Rheum Dis* 1975;34:156–161.
60. Starkebaum G, Singer J, Arend W. Humoral and cellular immune mechanisms of neutropenia in patients with Felty's syndrome. *Clin Exp Immunol* 1980;39:307–314.
61. Abdou N. Heterogeneity of bone marrow-directed immune mechanisms in the pathogenesis of neutropenia of Felty's syndrome. *Arthritis Rheum* 1983;26:947–953.
62. Luthra HS, Conn DL, Ferguson RH. Felty's syndrome: response to parenteral gold. *J Rheumatol* 1981;8:902–909.
63. Lakhanpal S, Luthra HS. D-penicillamine in Felty's syndrome. *J Rheumatol* 1985;12:703–706.
64. Ruderman M, Miller LM, Pinals RS. Clinical and serological observations on 27 patients with Felty's syndrome. *Arthritis Rheum* 1968;11: 377–384.
65. Fiechtner JJ, Miller DR, Starkebaum G. Reversal of neutropenia with methotrexate treatment in patients with Felty's syndrome. Correlation of response with neutrophil-reactive IgG. *Arthritis Rheum* 1989;32: 194–201.
66. Tan N, Grisanti MW, Grisanti JM. Oral methotrexate in the treatment of Felty's syndrome. *J Rheumatol* 1993;20:599–601.
67. Starkebaum G. Use of colony-stimulating factors in the treatment of neutropenia associated with collagen vascular disease. *Curr Opin Hematol* 1997;4:196–199.
68. Hellmich B, Schnabel A, Gross WL. Treatment of severe neutropenia due to Felty's syndrome or systemic lupus erythematosus with granulocyte colony stimulating. *Semin Arthritis Rheum* 1999;29:82–99.
69. Starkebaum G. Chronic neutropenia associated with autoimmune disease [Review]. *Semin Hematol* 2002;39(2):121–127.
70. Dillon AM, Luthra HS, Conn DL, et al. Parenteral gold therapy in the Felty syndrome. Experience with 20 patients. *Medicine* 1986;65:107–112.
71. Luthra HS, Hunder GG. Spontaneous remission of Felty's syndrome. *Arthritis Rheum* 1975;18:515–517.
72. Luthra HS. Felty's syndrome: a therapeutic dilemma? [Editorial]. *J Rheumatol* 1989;16:864–866.
73. Saway PA, Prasthofer EF, Barton JC. Prevalence of granular lymphocyte proliferation in patients with rheumatoid arthritis and neutropenia. *Am J Med* 1989;86:303–307.
74. Bowman SJ, Sivakumaran M, Snowden N, et al. The large granular lymphocyte syndrome with rheumatoid arthritis. Immunologenetic evidence for a broader description of Felty's syndrome. *Arthritis Rheum* 1994;37:1326–1330.
75. Dhodapkar MV, Li CY, Lust JA, et al. Clinical spectrum of clonal proliferations of T-large granular lymphocytes: a T-cell clonopathy of undetermined significance? *Blood* 1994;84:1620–1627.
76. Bowman SJ, Bhavnani M, Geddes GC, et al. Large granular lymphocyte expansions in patients with Felty's syndrome: analysis using anti-T cell receptor V beta-specific monoclonal antibodies. *Clin Exp Immunol* 1995;101:18–24.
77. Liu JH, Wei S, Lamy T, et al. Blockade of Fas-dependent apoptosis by soluble Fas in LGL leukemia. *Blood* 2002;100(4):1449–1453.
78. Roux N, Flipo RM, Cortet B, et al. *Pneumocystis carinii* pneumonia in rheumatoid arthritis patients treated with methotrexate. A report of two cases [Review]. *Rev Rhum Engl Ed* 1996;63(6):453–456.
79. Winchester RJ, Koffler D, Litwin SD, et al. Observations on the eosinophilia of certain patients with rheumatoid arthritis. *Arthritis Rheum* 1971;14:650–665.
80. Panush RS, Franco AE, Schur PH. Rheumatoid arthritis associated with eosinophilia. *Ann Intern Med* 1971;75:199–205.
81. Chaudhuri K, Dubey S, Zaphiropoulos G. Idiopathic hypereosinophilic syndrome in a patient with long-standing rheumatoid arthritis: a case report. *Rheumatology (Oxford)* 2002;41(3):349–3450.
82. Savolainen HA, Leirisalo-Repo M. Eosinophilia as a side-effect of methotrexate in patients with chronic arthritis. *Clin Rheumatol* 2001; 20(6):432–434.
83. Ehrenfeld M, Penchas S, Eliakim M. Thrombocytosis in rheumatoid arthritis. Recurrent arterial thromboembolism and death. *Ann Rheum Dis* 1977;36:579–581.
84. Grove ML, Hassell AB, Hay EM, et al. Adverse reactions to disease-modifying anti-rheumatic drugs in clinical practice. *Q J Med* 2001; 94(6):309–319.
85. Cohen C. Staphylococcal septicaemia with multiple pyoarthrosis complicating rheumatoid disease. *Gerontol Clin (Basel)* 1965;7(4):231–246.
86. Sepkowitz KA. Opportunistic infections in patients with and patients without acquired immunodeficiency syndrome [Review]. *Clin Infect Dis* 2002;34(8):1098–1107.
87. Louthrenoo W, Kasitanon N, Mahanuphab P, et al. Kaposi's sarcoma in rheumatic diseases. *Semin Arthritis Rheum* 2003;32(5):326–333.
88. Dedicoat M, Newton R. Review of the distribution of Kaposi's sarcoma-associated herpesvirus (KSHV) in Africa in relation to the incidence of Kaposi's sarcoma. *Br J Cancer* 2003;88(1):1–3.
89. Allen ME, Young SP, Michell RH, et al. Altered T lymphocyte signaling in rheumatoid arthritis. *Eur J Immunol* 1995;25(6):1547–1554.
90. Carruthers DM, Naylor WG, Allen ME, et al. Characterization of altered calcium signalling in T lymphocytes from patients with rheumatoid arthritis (RA). *Clin Exp Immunol* 1996;105(2):291–296.
91. Carruthers DM, Arrol HP, Bacon PA, et al. Dysregulated intracellular Ca^{2+} stores and Ca^{2+} signaling in synovial fluid T lymphocytes from patients with chronic inflammatory arthritis. *Arthritis Rheum* 2000; 43(6):1257–1265.
92. Ali M, Ponchel F, Wilson KE, et al. Rheumatoid arthritis synovial T cells regulate transcription of several genes associated with antigen-induced anergy. *J Clin Invest* 2001;107(4):519–528.
93. Cope AP, Londei M, Chu NR, et al. Chronic exposure to tumor necrosis factor (TNF) *in vitro* impairs the activation of T cells

through the T cell receptor/CD3 complex; reversal *in vivo* by anti-TNF antibodies in patients with rheumatoid arthritis. *J Clin Invest* 1994;94(2):749–760.
94. Isomaki P, Panesar M, Annenkov A, et al. Prolonged exposure of T cells to TNF down-regulates TCR zeta and expression of the TCR/CD3 complex at the cell surface. *J Immunol* 2001 1;166(9):5495–5507.
95. Cope AP. Studies of T-cell activation in chronic inflammation. *Arthritis Res* 2002;4(3)(suppl):197–211.
96. Walser-Kuntz DR, Weyand CM, Fulbright JW, et al. HLA-DRB1 molecules and antigenic experience shape the repertoire of CD4 T cells. *Hum Immunol* 1995;44(4):203–209.
97. Schmidt D, Goronzy JJ, Weyand CM. $CD4^+$ $CD7^-$ $CD28^-$ T cells are expanded in rheumatoid arthritis and are characterized by autoreactivity. *J Clin Invest* 1996 1;97(9):2027–2037.
98. Martens PB, Goronzy JJ, Schaid D, et al. Expansion of unusual $CD4^+$ T cells in severe rheumatoid arthritis. *Arthritis Rheum* 1997;40(6):1106–1114.
99. Wagner UG, Koetz K, Weyand CM, et al. Perturbation of the T cell repertoire in rheumatoid arthritis. *Proc Natl Acad Sci U S A* 1998;95(24):14447–14452.
100. Ponchel F, Morgan AW, Bingham SJ, et al. Dysregulated lymphocyte proliferation and differentiation in patients with rheumatoid arthritis. *Blood* 2002;100(13):4550–4556.
101. Mitchell D, Spitz P, Young D, et al. Survival, prognosis, and causes of death in rheumatoid arthritis. *Arthritis Rheum* 1986;29:706–714.
102. Wolfe F, Mitchell D, Sibley J, et al. The mortality of rheumatoid arthritis. *Arthritis Rheum* 1994;37:481–494.
103. Solomon DH, Karlson EW, Rimm EB, et al. Cardiovascular morbidity and mortality in women diagnosed with rheumatoid arthritis. *Circulation* 2003;107(9):1303–1307.
104. Goodson N. Coronary artery disease and rheumatoid arthritis. *Curr Opin Rheumatol* 2002;14(2):115–120.
105. Liuzzo G, Biasucci LM, Gallimore JR, et al. Prognostic value of C-reactive protein and plasma amyloid A protein in severe unstable angina. *N Engl J Med* 1994;331:417–424.
106. Thompson SG, Kienast J, Pyke SDM, et al. Hemostatic factors and the risk of myocardial infarction or sudden death in patients with angina pectoris. *N Engl J Med* 1995;332:635–641.
107. Ridker PM, Cushman M, Stampfer MJ, et al. Inflammation, aspirin, and the risk of cardiovascular disease in apparently healthy men. *N Engl J Med* 1997;336:973–979.
108. Rost NS, Wolf PA, Kase CS, et al. Plasma concentration of C-reactive protein and risk of ischemic stroke and transient ischemic attack: the Framingham study. *Stroke* 2001;32:2575–2579.
109. Curb JD, Abbott RD, Rodriguez BL, et al. C-reactive protein and the future risk of thromboembolic stroke in healthy men. *Circulation* 2003;107(15):2016–2020.
110. Ridker PM, Glynn RJ, Hennekens CH. C-reactive protein adds to the predictive value of total and HDL cholesterol in determining risk of first myocardial infarction. *Circulation* 1998;97:2007–2011.
111. van der Meer IM, de Maat MPM, Hak AE, et al. C-reactive protein predicts progression of atherosclerosis measured at various sites in the arterial tree: the Rotterdam Study. *Stroke* 2002;33(12):2750–2755.
112. Ridker PM, Rifai N, Pfeffer MA, et al. Long-term effects of pravastatin on plasma concentration of c-reactive protein. *Circulation* 1999;100(3):230–235.
113. Ridker PM, Rifai N, Pfeffer MA, et al. Inflammation, pravastatin, and the risk of coronary events after myocardial infarction in patients with average cholesterol levels. *Circulation* 1998;98(9):839–844.
114. Kitas G, Banks MJ, Bacon PA. Cardiac involvement in rheumatoid disease [Review]. *Clin Med* 2001;1(1):18–21.
115. Maione S, Valentini G, Giunta A, et al. Cardiac involvement in rheumatoid arthritis: an echocardiographic study. *Cardiology* 1993;83:234–239.
116. Wislowska M, Sypula S, Kowalik I. Echocardiographic findings and 24-h electrocardiographic Holter monitoring in patients with nodular and non-nodular rheumatoid arthritis. *Rheumatol Int* 1999;18:163–169.
117. Thould AK. Constrictive pericarditis in rheumatoid arthritis. *Ann Rheum Dis* 1986;45:89–94.
118. Thadani U, Iveson JM, Wright V. Cardiac tamponade, constrictive pericarditis and pericardial resection in rheumatoid arthritis. *Medicine* 1975;54:261–270.
119. Bonfiglio T, Atwater EC. Heart disease in patients with seropositive rheumatoid arthritis: a controlled autopsy study and review. *Arch Intern Med* 1969;124:714–719.
120. Cruickshank B. Heart lesions in rheumatoid arthritis. *J Pathol Bacteriol* 1958;76:223–240.
121. Gowans JDC. Complete heart block with Stokes-Adams syndrome due to rheumatoid heart disease. *N Engl J Med* 1960;262:1012–1014.
122. Bely M, Apathy A, Beke-Martos E. Cardiac changes in rheumatoid arthritis. *Acta Morphol Hung* 1992;40:1–4.
123. Badui E, Jiminez J, Saldivar C, et al. The heart and rheumatoid arthritis. Prospective study of 100 cases. *Arch Inst Cardiol Mex* 1987;57:159–167.
124. Baggenstross AH, Rosenberg EF. Cardiac lesions associated with chronic infectious arthritis. *Arch Intern Med* 1941;67:241–258.
125. Prakash R, Atassi A, Poske R, et al. Prevalence of pericardial effusion and mitral-valve involvement in patients with rheumatoid arthritis without cardiac symptoms. An echocardiographic evaluation. *N Engl J Med* 1973;289:597–600.
126. Cathcart ES, Spodick DH. Rheumatoid heart disease: a study of the incidence and nature of cardiac lesions in rheumatoid arthritis. *N Engl J Med* 1962;266:959–964.
127. Camilleri JP, Douglas-Jones AG, Pritchard MH. Rapidly progressive aortic valve incompetence in a patient with rheumatoid arthritis. *Br J Rheumatol* 1991;30:379–381.
128. Voyles WF, Searles RP, Bankhurst AD. Myocardial infarction caused by rheumatoid vasculitis. *Arthritis Rheum* 1980;23:860–863.
129. Carotti M, Salaffi F, Manganelli P, et al. [The subclinical involvement of the lung in rheumatoid arthritis: evaluation by high-resolution computed tomography]. *Reumatismo* 2001;53(4):280–288 (in Italian).
130. Caplan A. Certain unusual radiographic appearances in the chest of coal-miners suffering from rheumatoid arthritis. *Thorax* 1953;8:29–37.
131. Ryu JH, Colby TV, Hartman TE. Idiopathic pulmonary fibrosis: current concepts. *Mayo Clin Proc* 1998;73(11):1085–1101.
132. Dawson JK, Fewins HE, Desmond J, et al. Predictors of progression of HRCT diagnosed fibrosing alveolitis in patients with rheumatoid arthritis. *Ann Rheum Dis* 2002;61(6):517–521.
133. Anaya JM, Diethelm L, Ortiz LA, et al. Pulmonary involvement in rheumatoid arthritis. *Semin Arthritis Rheum* 1995;24:242–254.
134. Korpela M, Mustonen J, Teppo AM, et al. Mesangial glomerulonephritis as an extra-articular manifestation of rheumatoid arthritis. *Br J Rheumatol* 1997;36(11):1189–1195.
135. Boers M, Croonen AM, Dijkmans BA, et al. Renal findings in rheumatoid arthritis: clinical aspects of 132 necropsies. *Ann Rheum Dis* 1987;46(9):658–663.
136. Kojima H, Uemura M, Sakurai S, et al. Clinical features of liver disturbance in rheumatoid diseases: clinicopathological study with special reference to the cause of liver disturbance. *J Gastroenterol* 2002;37(8):617–625.
137. Toussirot E, Wendling D. Crohn's disease associated with seropositive rheumatoid arthritis. *Clin Exp Rheumatol* 1997;15(3):307–311.
138. Mosley JG, Desai A, Gupta I. Mesenteric arteritis. *Gut* 1990;31(8):956–957.
139. Marshall S, Tardif G, Ashworth N. Local corticosteroid injection for carpal tunnel syndrome [Review]. *Cochrane Database Syst Rev* 2002;(4):CD001554.
140. Gerritsen AA, de Vet HC, Scholten RJ, et al. Splinting vs surgery in the treatment of carpal tunnel syndrome: a randomized controlled trial. *JAMA* 2002;288(10):1245–1251.
141. Gozke E, Erdogan N, Akyuz G, et al. Sympathetic skin response and R-R interval variation in cases with rheumatoid arthritis. *Electromyogr Clin Neurophysiol* 2003;43(2):81–84.
142. Laiho K, Kaarela K, Kauppi M. Cervical spine disorders in patients with rheumatoid arthritis and amyloidosis. *Clin Rheumatol* 2002;21(3):227–230.
143. Laiho K, Soini I, Kautiainen H, et al. Can we rely on magnetic resonance imaging when evaluating unstable atlantoaxial subluxation? *Ann Rheum Dis* 2003;62(3):254–256.
144. Dickens C, Jackson J, Tomensen B, et al. Association of depression and rheumatoid arthritis. *Psychosomatics* 2003;44(3):209–215.
145. Timonen M, Viilo K, Hakko H, et al. Suicides in persons suffering from rheumatoid arthritis. *Rheumatology (Oxford)* 2003;42(2):287–291.

146. Brown SC, Glass JM, Park DC. The relationship of pain and depression to cognitive function in rheumatoid arthritis patients. *Pain* 2002;96(3):279–284.
147. Keefe FJ, Smith SJ, Buffington AL, et al. Recent advances and future directions in the biopsychosocial assessment and treatment of arthritis [Review]. *J Consult Clin Psychol* 2002;70(3):640–655.
148. Devlin J, Lilley J, Gough A, et al. Clinical associations of dual-energy X-ray absorptiometry measurement of hand bone mass in rheumatoid arthritis. *Br J Rheumatol* 1996;35(12):1256–1262.
149. Hofbauer LC, Heufelder AE. Role of receptor activator of nuclear factor-kappaB ligand and osteoprotegerin in bone cell biology. *J Mol Med* 2001;79(5–6):243–253.
150. Gravallese EM. Bone destruction in arthritis. *Ann Rheum Dis* 2002;61(2):84–86.
151. Gough A, Sambrook P, Devlin J, et al. Effect of vitamin D receptor gene alleles on bone loss in early rheumatoid arthritis. *J Rheumatol* 1998;25(5):864–868.
152. Hirayama T, Danks L, Sabokbar A, et al. Osteoclast formation and activity in the pathogenesis of osteoporosis in rheumatoid arthritis. *Rheumatology (Oxford)*. 2002;41(11):1232–1239.
153. van Vugt RM, Sijbrandij ES, Bijlsma JW. Magnetic resonance imaging of the femoral head to detect avascular necrosis in active rheumatoid arthritis treated with methylprednisolone pulse therapy. *Scand J Rheumatol* 1996;25(2):74–76.
154. Hay EM, Thomas E, Pal B, et al. Weak association between subjective symptoms or and objective testing for dry eyes and dry mouth: results from a population based study. *Ann Rheum Dis* 1998;57(1):20–24.
155. Schein OD, Hochberg MC, Munoz B, et al. Dry eye and dry mouth in the elderly: a population-based assessment. *Arch Intern Med* 1999;159(12):1359–1363.
156. Smith JR, Levinson RD, Holland GN, et al. Differential efficacy of tumor necrosis factor inhibition in the management of inflammatory eye disease and associated rheumatic disease. *Arthritis Rheum* 2001;45(3):252–257.

第57章

类风湿性关节炎的实验室检查

W. Winn Chatham, Warren D. Blackburn

在类风湿关节炎(RA)患者中很多实验室检查结果可能异常，这提示了该疾病具有系统性炎症反应的特征。其中一些异常的实验室检查结果也见于其他炎性疾病，一些有可能对疾病的诊断有帮助。一些异常改变还可能反映疾病的活动性和预后。必须知道的是，目前还没有判断RA预后的金标准，判断预后和活动性的指标包括功能参数、影像学分析以及众多的实验室检查。由于RA以关节病变为主，因此不断有人提出：关节破坏可作为判断预后的标准。遗憾的是，放射平片和其他影像学检查[如磁共振成像(MRI)]不能及时反映疾病进展过程，只能反映慢性病变的结果，而且对RA所有受累关节均进行影像学检查也缺乏可行性。虽然RA患者进行功能评价的重要性已经很明确，但是该指标受很多因素的影响，而并非仅与疾病活动性相关。一些实验室检查可能反映疾病的进展，或许还可以判断治疗反应。

这一章节将讲解与RA相关的实验室检查，并着重介绍它们与疾病活动性和发病机制之间的关系。

一、血液学异常

(一)红细胞

在活动期RA患者中，贫血很常见，但是大多数患者血红蛋白不低于10g/dL[1,2](表57.1)。典型的贫血是正细胞正色素或者低色素贫血。血清铁水平常常低于正常水平，但是血清铁结合能力一般没有明显升高[3-6]。典型的骨髓检查显示铁储存量正常，除非有铁丢失的其他原因。但铁储存量与贫血程度常常不一致[7-11]。因为转铁蛋白作为急性期蛋白常常在RA患者中是升高的，与铁储存量无关[12,13]。同样，血清转铁蛋白受体水平也不预示铁缺乏[14]。从分子水平看，在伴有慢性病贫血的RA患者的骨髓和有核红细胞中，5-氨基酮戊酸合成酶的功能处于被抑制状态[15]。

虽然可能有其他因素导致RA患者贫血，但最主要的原因还是所谓的慢性病贫血[13]。原则上讲这种贫血是因为红细胞产生不足[16]，为适应贫血，RA患者红细胞生成素水平升高，但是升高程度比同等程度贫血的正常个体低[16,17]。相应的，正常人血红蛋白水平比RA患者要高。这个现象说明RA患者对红细胞生成素的刺激缺乏敏感性。

慢性病贫血看起来主要是由于炎性细胞因子和骨髓相互作用的结果。对患者和动物模型的研究结果为此观点提供了证据[18-24]。反复给予小鼠白细胞介素-1(IL-1)会引起贫血[18]。人骨髓的体外研究说明红系爆增式集落形成单位(BFU-E)和红系集落生成单位(CFU-E)均可被IL-1抑制[18,19]。这种抑制不是直接的，而是因为T细胞的去除阻断了CFU-E的抑制[20]。被IL-1激活的T细胞培养的上清液也抑制CFU-E[20]，这可以通过γ干扰素(IFN-γ)抗体有效中和[20]。将骨髓和IFN-γ共同孵育也可以抑制红细胞的生成。在RA患者血清中存在的其他炎性细胞因子也可以导致贫血的发生。肿瘤坏死因子-α(TNF-α)应用于动物或人体时也会引起贫血，并且在动物研究中还发现具有抑制CFU-E的作用[22]。在RA以及慢性病贫血患者的骨髓体外实验中，均显示TNF-α减少红系集落生成单位，而TNF-α抗体则具有增加它们的作用[25]。与IL-1一样，TNF-α对骨髓的作

表57.1 类风湿关节炎患者贫血的特点

RBC形态	正色素或者低色素
血清铁	通常较低
TIBC	正常
转铁蛋白	升高
骨髓铁含量	一般正常
血红蛋白	增加
RBC 生存时间	正常或者轻度减少

RBC:红细胞计数;TIBC:总铁结合力。

用也是间接的,可能通过 IFN-γ 介导[24]。有趣的是,IL-1、TNF-α 和转化生长因子-β(TGF-β)均通过肝癌细胞系抑制红细胞生成素的生成。不过,进一步的研究揭示 RA 中对红细胞生成素的抑制可能是骨髓中多种细胞因子协同作用的结果[13]。实际上,对 RA 和慢性病贫血患者的评估显示血清 TNF-α 和 IL-6 水平与贫血[25,26]和骨髓中 IL-6、TNF-α 生成增加之间有某种联系[27]。然而,体外实验观察到 IL-6 对骨髓红细胞产生的作用并不一致[26]。

其他的证据显示 RA 合并贫血的患者也会发生铁代谢功能的降低。因为早期发现,尽管铁储存量正常,但是血清铁水平常常较低[3,4]。在大多数病例中,活动性 RA 合并的贫血通过补充铁和其他补血物质不能纠正。另外,贫血可通过促红细胞生成素纠正的现象,不支持铁代谢的问题是导致贫血的主要决定因素的观点[28]。

在临床中,RA 合并慢性病贫血能够通过外源性补充促红细胞生成素得到纠正,但是通过促红细胞生成素治疗的贫血改善又与症状的改善不一致[28,29]。促红细胞生成素的补充可能在以下情况中有帮助:严重贫血患者不能耐受或者在准备手术的患者中替代输血。

(二)白细胞

在 RA 患者中外周血白细胞计数差异很大。疾病活动期白细胞计数常常升高。这可能主要与炎症反应时细胞因子释放有关。例如,IL-1β 主要抑制红系前体细胞的形成,但不抑制粒细胞、巨噬细胞集落生成单位(CFU-GM)。而 IL-1β 可以增加粒细胞、巨噬细胞集落刺激因子(GM-CSF)以及粒细胞集落刺激因子(G-CSF)的产生[13]。TNF-α 具有相似的作用,可以增加 CFU-GM 的产生[22]。GM-CSF 存在于 RA 患者的滑液中[30]。

接受激素治疗的患者中也可能出现白细胞计数升高,这是因为上述细胞因子的作用,同时由于减少了白细胞在血流中的附着、游走,并且刺激了骨髓的产生[31-33]。

白细胞分类计数一般正常,但是可能出现粒细胞升高。嗜酸性粒细胞可能见于严重 RA 患者或者伴有高滴度类风湿因子的患者,与严重的关节外表现,如血管炎、皮下结节以及浆膜炎有明显的相关性[34,35]。

RA 患者出现白细胞计数减少相对少见。1924 年 Felty 描述了白细胞减少、脾大以及关节畸形的三联征[36]。白细胞减少主要为粒细胞减少,而单核细胞、嗜酸性粒细胞计数一般正常。已证实这种综合征常常伴随有其他关节外表现,包括血管炎、体重降低、贫血[37-41],有时可见反复感染,但最常见于中性粒细胞急剧减少,尤其是小于 1 000/mm^3 以下时[39-42]。其他可能增加 Felty 综合征患者感染风险的因素有:严重残疾、皮肤溃疡、免疫抑制剂治疗以及低补体血症[39-42]。

研究发现,RA 合并白细胞减少症常常是由多种因素共同导致。不是所有的患者都有脾大,而且脾切除手术的疗效也不肯定[39-43]。事实上,即使曾经切脾治疗有效的患者也可能会出现白细胞减少症的复发。在一些患者中,血白细胞减少可能仅仅是因为白细胞附着增加[44],并且在有外周中性粒细胞减少的患者的关节滑液中白细胞计数仍是升高的[45]。研究发现 RA 患者外周血中中性粒细胞表面表达免疫球蛋白[46-49],虽然这些发现可能仅反映免疫球蛋白复合物与表面 Fc 受体的结合,而不是抗体直接与细胞表面决定簇的结合[50],但是在循环免疫复合物水平与中性粒细胞减少之间存在一定的联系[51]。其他潜在导致中性粒细胞减少的因素包括:抑制细胞、抑制细胞因子对骨髓功能的抑制或粒细胞生成因子的产生减少[52-59]。

继 Felty 的观察报道之后,在一些 RA 合并中性粒细胞减少患者的骨髓或外周血中发现大颗粒淋巴细胞增殖(LGL)[60-66](表 57.2)。在大样本的 RA 患者观察中发现,约有 1.7%的患者存在中性粒细胞减少,他们中约 1/3 骨髓中存在 LGL 增殖[65]。另一方面在 LGL 增殖的患者中约20%~30%存在 RA[65]。RA 合并 LGL 患者的临床表现多种多样,RA 患者可能无脾大或者中性粒细胞减少,但仍出现 LGL 扩增。其他患者白细胞计数正常,可能由于外周循环中淋巴细胞增加,但中性粒细胞仍为缺乏状态。早期的报道认为 LGL 增殖患者具有更严重的关节炎,但是之后的报道显示疾病的严重程度差别很大[65-68]。这种LGL 可以从自然杀伤细胞或从活化的细胞毒 T 细胞分化而来,通过细胞表型的不同而得以区分。在后一种情况中,对这些细胞T 细胞受体的分析支持抗原驱动的过程[69]。典型 LGL 表达CD2、CD8、CD16 和 CD57[65,66],或者 CD2、CD8、CD16 和CD56[65,68]。既不表达 CD4 也不表达 CD8 的LGL 增殖患者偶见[68]。

大约半数的RA患者显示有这种细胞的克隆增殖，但RA中真正的白血病少见[68,70]。合并LGL扩增的RA患者和具有典型Felty综合征的患者一样，可能为DR4阳性[66]。LGL扩增引起中性粒细胞减少的机制尚不完全清楚，但是在这种综合征中具有这种细胞表型的细胞可能会干扰骨髓中中性粒细胞的生成，通过直接的细胞毒作用，或者通过抑制骨髓的细胞因子发挥作用[71-73]。

RA患者粒细胞的功能状况差别很大，可能与细胞相对活化状态和获取细胞的环境不同有关[74-77]。目前还没有足够的证据表明在RA患者中所有的粒细胞均存在功能异常。接触到一些细胞因子(如TNF-α和IL-1)的细胞发生的反应可能比对照组细胞更为强烈[78,79]。然而，在关节滑液中被补体裂解片断或5-脂氧化酶产物激活的细胞，可能会导致对其他激活配体的反应处于抑制状态[80,81]。在关节滑液中，其他因素(包括一些载脂蛋白)可能也会干扰中性粒细胞的活化[82]。与杀微生物反应相关的滑液粒细胞功能活性降低可能部分解释为什么RA患者容易发生化脓性关节炎。

RA患者外周血中总的淋巴细胞计数一般正常，对淋巴细胞的表面标记已经进行分类，表达CD4或CD8的细胞数目或百分比基本上没有明显变化[83-86]。

一些研究对RA患者外周血T淋巴细胞中CD45分子的表达进行了分析[84,87,88]。CD45 RA阳性细胞为初始T细胞，而表达CD45RO的细胞为记忆T细胞。关节滑液中CD45RO表达增加（特别是常常伴随CD45RB低表达)，相对而言外周血中CD45RO的表达似乎没有改变[87,88]。

在RA患者中，表达CD7表面标记(T细胞个体发育的最早期标记之一)的细胞数量较少。表型为$CD7^-$ $CD4^+$ $CD45RA^-$的细胞可能更多见。值得关注的是，这些细胞在体外具有辅助B细胞产生免疫球蛋白M(IgM)的作用，尤其是增加IgM型类风湿因子的合成，在体内可能具有相似的作用[89]。

表57.2　类风湿关节炎中的大颗粒淋巴细胞

来源	NK细胞或者细胞毒T细胞
细胞标志	CD2、CD8、CD16以及CD57或CD56
总的白细胞计数	正常或降低
中性粒细胞计数	常常降低
克隆增殖	常见
白血病	在类风湿关节炎中不常见

NK：自然杀伤。

在RA患者中表达CD57（自然杀伤细胞和小颗粒淋巴细胞中表达的一种110kd的糖蛋白）的T淋巴细胞数量增加[90]。绝大多数$CD3^+CD57^+$细胞同时也为$CD8^+CD45RA^+$。在外周血中，这些细胞主要表达αβT细胞受体，很少表达CD16、CD28或DR。在滑液中，与上述表型相似的细胞更多地表达DR。在外周血中这些细胞的百分比与病程相关，但与血沉、C反应蛋白、类风湿因子水平或者其他疾病活动性指标无关，因此提示这些细胞在调节关节滑膜T细胞中发挥抑制作用。

据报道RA患者$CD4^+$T细胞中黏附蛋白L选择素的表达是正常的[91]，T细胞中IL-2受体的数量较少[83,85,92,93]，但是这些发现的临床意义尚不清楚。

基于T细胞在RA发病中可能起着关键性的作用这一假说，对RA患者外周血、滑膜、滑液中T细胞受体的特征进行了研究。据报道，与健康对照组相比，RA患者外周血和滑液中表达αβT细胞受体的$CD3^+$细胞百分比升高和降低的情况均有[94-96]。特异性Vγ或者Vδ链的应用情况在明确诊断的RA患者和正常对照组之间没有区别[96]。通过聚合酶链反应(最多能达到半定量测量技术)发现RA患者外周血中Vβ的使用没有明确的模式[97]。一种更直接的研究，即采用针对5β链的单克隆抗体研究显示，除Vβ17可能存在过多表达外，外周血淋巴细胞中其余Vβ基因产物在血清学阳性RA患者和正常对照组之间没有差异[98]。在RA患者中外周血Vβ17的高表达比其他炎性疾病更常见，在滑液及滑膜中也发现了相似的结果。在$CD4^+$或者$CD8^+$T细胞中Vβ17的分布似乎并不一致，提示这两种细胞均存在Vβ17使用增加的情况。有趣的是，诸如IL-2受体等活化抗原的表达更常见于同时表达CD4的Vβ17阳性T细胞，甚至在Vβ17使用没有增加的患者的滑液中也有同样的发现[98]。表达Vβ链的T细胞接触超抗原而致敏，但是这些细胞扩增是通过这种机制，还是通过抗原特异性机制目前尚不明确[99,100]。对Vα基因的表达(也由单克隆抗体的应用决定)进行分析，结果显示可能有T细胞的寡克隆性扩增伴有应用Vα2的细胞明显过度表达[101]。

RA患者外周血中B细胞数目一般正常[102]，外周血B细胞中CD21(C3d受体)表达增加提示B细胞处于活化状态[103]，$CD5^+$B细胞亚群也可能增多[94,104-106]。CD5是所有T细胞的标记，同时也见于慢性淋巴细胞白血病、人免疫缺陷病毒感染以及移植术后患者的B细胞早期的研究常常是通过生物鉴定法来测定 RA 中的一些细胞因子，这种方法的优点在于它测定的是生物活性物质。然而这种方法非常繁琐、耗时，同时药物或者其他相关的分子会对结果造成干扰[173]，因此这种方法没有得到广泛应用。随着敏感性很高的 ELISA 方法的应用，一些研究者进行了和疾病活动性相关的特定分子的实验研究。与生物鉴定法不同，ELISA 法不能测定生物活性物质，而且无法将与可溶性受体或拮抗分子结合的细胞因子和游离状态的细胞因子区分开来。

TNF-α 和 IL-6 一直是 RA 研究中的热点，它们具有诱导急性期蛋白产生的作用，尽管 TNF-α 的作用稍弱一些。这两种细胞因子对关节软骨均有破坏作用。在一项对 35 例患者应用皮质类固醇治疗的研究中发现，TNF-α 和IL-6 的水平与血浆透明质烷的水平相关，说明这些细胞因子的水平与组织损伤相关[174]，TNF-α 和IL-6 也与 ESR、C 反应蛋白以及纤维蛋白原的水平相关[174,175]。在这项研究中，14%的患者血清中未测到 TNF-α，并且约 50%的患者中 TNF-α 水平与正常对照组没有差别[174]。同样，10%RA 患者血清中测不到 IL-6，约 1/3 患者的 IL-6 水平与正常对照组没有差异。在其他研究中发现高达 30%的 RA 患者血清中无法测到 TNF-α[173,176]，在其他研究中已经发现 IL-6，而不是 TNF-α，与 C 反应蛋白、ESR 水平相关[175,177]。有趣的是，经过甲氨蝶呤治疗后 IL-6 和 C 反应蛋白的相关性消失[177]。对 RA 患者给予甲氨蝶呤或者硫唑嘌呤治疗后临床症状改善，导致 IL-6 的水平降低，但是 TNF-α 不会降低[173]。同样，在一项关于临床观察药物替尼达普(tenidap)的研究中发现使用该药后临床情况改善，IL-6、C 反应蛋白、ESR 均降低，但血清 TNF-α 水平没有发生改变[170]。通过金疗法治疗后血清 IL-6 水平也下降[175]。然而无论是 IL-6 还是 TNF-α 都不与一些疾病活动指标，如病程、Ritchie关节指数、晨僵时间、关节破坏评分或者压痛关节数目等相关[173]。而且，TNF-α 水平与骨侵蚀评分也无关[178]。一项预后性研究发现IL-6 与疾病活动性相关，而且作为临床预后指标比 TNF-α 更好[179]。

在 RA 患者血清中可以检测到可溶性 TNF 受体(sTNFR)。sTNFR 有 55kd 和 75kd 两种类型，具有中和 TNF 活性的作用。这两种蛋白在 RA 中均增加，经过甲氨蝶呤治疗后 55kd 类型的受体水平下降[173]。sTNFR 水平与 TNF-α 水平无关，也不反映疾病的活动性[173]。

RA 患者单核细胞分泌的 IL-1β 比正常对照组高，它的升高与 RA 患者静止状态能量消耗增加相关[180]。基于这一观察，IL-1β 和 TNF-α 可以解释为什么类风湿关节炎恶病质的患者体重会逐渐下降。然而，在 RA 患者中 IL-1β 不是判断疾病活动性的有用指标，因为它在血清中并不能经常测到[169,176]。

在类风湿关节炎滑膜中存在具有抗炎和促炎双重作用的细胞因子——IL-10。已经发现在 RA 患者关节滑液以及血清中 IL-10 水平升高，但是 IL-10 的水平与疾病活动性指标，如晨僵、总体评价以及受累关节数量不相关[181]。另外，IL-10 的水平与反映疾病活动性的实验室指标，如 ESR、CRP 以及类风湿因子的滴度也无相关性。

在 RA 患者关节滑液或者血清中可以检测到许多其他的细胞因子。在关节滑液中发现单核细胞趋化因子[182-184]。这种因子可以趋化单核细胞并且诱导它们活化。滑膜细胞和软骨细胞受到 IL-1、IL-6、TGF-β、TNF-α 等细胞因子的刺激后可以产生白血病抑制因子[185]。这种因子加速软骨中蛋白多糖的丢失，并诱导急性期蛋白的产生，存在于关节滑液。在类风湿关节炎滑液中也发现 IgG2b 诱导活性因子的存在[186,187]，这种分子是 T 细胞的替代因子，可以诱导 IgG 的产生。在 RA 患者中还发现了其他细胞因子，包括 GM-CSF、TGF-β，但是关于这些细胞因子的水平是否与疾病活动性和疾病预后具有相关性尚不清楚。

受到 IL-1 刺激后在活化的 T 细胞表面有 IL-2 受体的表达。活化的 T 细胞释放受体中一条被修饰过的 α 链，并且这些可溶性受体(sIL-2R)存在于 RA 患者的血清和关节滑液中。血清中 sIL-2R 的水平与 ESR 相关[173,188]，而关节滑液中的 sIL-2R 水平与 ESR 和 C 反应蛋白相关。一些研究发现，sIL-2R 水平与压痛和肿胀关节数相关[188]，而与其他指标没有关联[173,189]。经过金制剂或者柳氮磺胺嘧啶治疗后 sIL-2R 水平发生变化[190-192]，但是不能作为判断患者疾病预后的指标[189]。

细胞间黏附分子-1 (ICAM-1) 是白细胞功能相关抗原-1(CD11a/CD18)和 MAC-1(CD11b/CD18)的对抗受体。ICAM-1 由表达细胞的表面裂解而得，存在于 RA 患者的血清中，血清中 ICAM-1 的水平比关节滑液中更高。总体上看，ICAM-1 与关节评分和 ESR 相关，但是与 C 反应蛋白、晨僵时间以及疾病活动总体评价无关[193]。

五、结缔组织蛋白

针对 RA 患者血清、尿液或者关节滑液中软骨以及其他结缔组织的成分进行了大量研究。从广义上讲，由于很多研究的分子并非仅局限于关节软骨内，因此研究受到一定限制。尽管如此，对这些分子的测定可能对临床研究和进一步的观察有帮助。

透明质酸由包括 RA 患者滑液内衬细胞在内的多种细胞成分合成[194-197]。透明质酸盐在 IL-1β 和 TNF-α 的作用下合成增加。一般情况下，在 RA 患者血清中透明质酸盐的水平是升高的，这与急性期蛋白水平以及疾病活动程度一致[198-202]。经过皮质类固醇治疗后透明质酸盐的水平会降低。透明质酸盐水平的升高可以预测早期 RA 患者骨破坏的进展程度[203]，不过这预测的是大关节损伤而不是小关节损伤[204]。

在 RA 患者血清中聚集蛋白聚糖也已被检测出。聚集蛋白聚糖由一个核心蛋白和蛋白多糖侧链构成。它们在连接蛋白的作用下，与透明质酸相互作用固定在软骨上。随着聚集蛋白聚糖进行性的蛋白水解，释放出富含硫酸角质素和硫酸软骨素的蛋白多糖片段。聚集蛋白聚糖可以通过免疫测定法进行测定。研究发现 RA 患者滑液中蛋白多糖片段增加，并且高水平蛋白多糖片段的患者关节破坏严重[205,206]。来自蛋白多糖糖基的硫酸角质素的水平与急性期蛋白、IL-1β 和 TNF-α 呈负相关[207]。虽然还没有实验数据支持，但是大家认为在炎症因子存在情况下基质中蛋白多糖合成受影响进而减少可用来解释这一看似矛盾的观点[208]。

C 前肽是一种可以反映Ⅱ型胶原合成的分子。当胶原合成原纤维时，这种蛋白从前胶原中释放出。虽然很多炎性细胞因子会抑制软骨的合成，但是发现在 RA 患者血清中 C 前肽水平是升高的[209]。这是否意味着在受累软骨中胶原代偿性的增生目前还不是很清楚。在类风湿滑液和血清中已检测到Ⅱ型胶原的 α 链，但在 RA 患者血清中它的水平并不比正常个体高，说明它可能不是判断 RA 病程的有用指标[208]。

一些研究发现，在 RA 患者软骨中有个抗原表位，这在正常个体没有发现，但也存在于胎儿软骨中最大的聚集蛋白聚糖分子上[210]。在 RA 患者滑液中这个表位水平是升高的，并与滑液中白细胞计数增加相关[211]。虽然它被认为是蛋白多糖合成的标志，但其机制尚不是很清楚。仅在一半活动期 RA 患者的血浆中检测到该表位[211]。

在滑液中存在一种被称为软骨寡聚蛋白的大分子量软骨蛋白。这种具有五价阴离子的分子被认为具有软骨特异性。在一些关节破坏快速进展的患者的血浆中存在这种分子[212]，并且在 RA 患者中它可以评价大关节受累情况[213,214]。

在 RA 活动期其他分子也可能升高。在除了皮肤之外的很多组织中，胶原蛋白和从赖氨酸、羟赖氨酸分解而来的乙醛形成相互交联。在软骨中，这些交联的主要形式是羟赖氨酸，即吡啶诺林，在骨组织中也存在。赖氨酸和羟赖氨酸均是由肾脏分泌，因而在尿液中可以通过高效液相色谱法(HPLC)测出。它在 RA 患者尿液中的含量升高，并且与 ESR、疼痛呈正相关，与 C 反应蛋白关系更密切，与握力呈负相关[215]。赖氨酰吡啶诺林，也即脱氧吡啶诺林，是骨组织中主要的胶原蛋白交联剂，并且在 RA 患者尿液中它的水平也是升高的[216]，但它与 ESR 关系不大。

吡啶诺林和脱氧吡啶诺林的测量受很多因素影响。尽管临床症状改善，但是这些代谢产物在服用皮质类固醇患者的尿液中增加，这可能与糖皮质激素服用引起骨重吸收增加有关[216]。另一方面，二碳磷酸盐化合物能降低这种交联剂的水平[217,218]。因为测量的是患者尿液中的胶原交联剂水平，所以患者肾功能改变会影响测量。对肾功能稳定的患者，这些交联剂在尿中的水平和肌酐清除率无关[219]。柳氮磺胺嘧啶会干扰HPLC法测量交联剂[220]。

在 RA 患者血清中骨钙蛋白(骨 Gla 蛋白)有时被测出。这种相对小的分子由成骨细胞释放。不幸的是，在血清中它的半衰期很短，并且很多因素可以影响它的测量[221,222]。事实上，它们在血清中的水平每日是变化的：中午达到峰值，午夜降至低谷。在早期 RA 以及其他确诊的疾病研究中却发现结果是相反的[223-227]。虽然骨钙蛋白在 RA 患者与正常对照组中没有差异，但是在影像学上表现更严重的患者的血清中，其水平是升高的[228]。在年老 RA 患者中它的含量也是升高的，并且程度与 ESR 相关[229]。青霉胺和抗疟药可以升高血清骨钙蛋白水平，而降低急性期蛋白水平[224]。

骨涎蛋白是一种磷蛋白，它组成了 12%的非胶原骨蛋白，并通过骨矿化交织其中。在滑液中这种分子的水平与膝关节影像学损害程度相关[228]。但在血清中它的浓度和关节损伤程度不相关。

最后，RA 患者软骨损害是通过酶的降解来介导的，特别是一类基质金属蛋白酶(MMP)。在 RA 患者血清和滑液中 MMP-1 和 MMP-3 水平升高。更进一步发现，MMP-3 水平与其他炎性指标相关，治疗后可降低[230,231]。

六、除类风湿因子以外的自身抗体

除了类风湿因子(见第 58 章)，在 RA 患者的血清中发现有一种自身抗体的多血症。但是研究发现许多只在少数患者中存在,然而,这并没有任何特殊病理或者临床意义。本章不是对所有自身抗体进行分类列举,而是着重于那些已应用于临床、具有预测疾病发展,或者具有鉴别价值的自身抗体。

(一)抗核抗体

在多达60%的RA患者中发现有抗核抗体[232-234]。这种抗体的存在不能说明存在多种风湿性特征。RA患者血浆中存在抗核抗体常常伴有更加严重的关节疾病,并且在一项研究中发现与血管炎相关[233]。RA合并中性粒细胞减少症的患者常常存在IgE或者IgD亚型的抗核抗体[235,236]。研究发现具有干燥综合征表现的RA患者更容易存在抗核抗体[234]。有时在没有其他风湿疾病表现的RA患者血清中,可检测到特异性的抗核抗体。例如,Sm、双链DNA(dsDNA)抗体和核糖核蛋白抗体分别在2%、3%和10%的RA患者血清中被测出[237,238]。在RA患者,特别是在具有干燥综合征表现的RA患者血清中可经常检测到干燥综合征抗原A(SS-A)和干燥综合征抗原B(SS-B)的抗体[234,238,239]。

(二)抗环瓜氨酸肽抗体

抗核周因子(APF)、抗角蛋白抗体(AKA)和抗Sa抗原抗体的抗体系统已被发现,过去40年的研究发现它们是比类风湿因子更敏感、更特异的抗体系统。尽管它们是RA特异性抗体,但是各自的临床应用却受到限制,因为要进行可靠的测定需要精确的技术和底物量。最近发现瓜氨酸是组成APF、AKA和抗Sa抗原抗体决定簇的主要部分,它有利于标准化底物的发展,因此可更准确地检测到这些抗体[240-243]。对目前已存在的抗环瓜氨酸肽(anti-CCP)抗体特性进行简明的综述,有利于了解它在RA中的重要意义。

在RA患者血清中,常常有一些抗体可以直接作用于人类口腔黏膜上皮细胞表达的一种核周因子,并与透明角质蛋白颗粒发生反应[244]。利用血清稀释法发现在70%~90%的RA患者中存在APF[245,246]。这些抗体对RA的特异性可能超过80%[245,246]。抗核周抗体阳性及滴度和疾病的严重程度不相关,而且这些抗体与关节外表现也无相关[246-248]。抗核周抗体的测定也存在问题,因为只有很少一部分人类口腔黏膜上皮细胞具有足够的抗原浓度,同时培养的细胞也不能表达足够的抗原浓度。

在RA患者中存在直接对抗"角蛋白"的抗体[249-254]。早期的实验是用大鼠食管上皮作为底物,显示RA患者血清中存在连接到角质层的抗体。这些抗体也对人类皮肤角质层起反应,在病情较重的患者中存在[253]。一项对来自多个实验室的超过4 000例患者的研究发现,在没有患RA的个体中一定滴度以上的抗角蛋白抗体不能测出,说明这一抗体是对RA最有特异性的血清学试验[249]。另一项39例RA患者的研究发现,26%患者在发病前血清中已能测出抗角蛋白抗体[254]。存在抗角蛋白抗体的患者通过乳胶固定试验也能够测出类风湿因子(RF)。

基于免疫荧光染色法的发展,发现这些抗体是细胞角蛋白的抗体。通过纯化蛋白发现这些抗体主要识别丝聚蛋白(filaggrin),一种中间细丝相关蛋白,它对哺乳动物上皮末端分化时细胞角蛋白细丝的凝集有重要作用[255]。RA患者血清对丝聚蛋白的中性和酸性同源蛋白起反应。通过免疫吸附法对丝聚蛋白进行吸附不能够完全清除角质层,这说明存在其他抗原参与部分反应。在一项对RA的研究中,75%患者存在丝聚蛋白抗体,其与大鼠食管角质层染色浓度有关,而其他风湿性疾病和正常人群则分别为11%和3%有这种抗体[255]。这些抗体存在于RF阴性、具有关节损坏的患者血清中[256]。

随后的共区域化研究发现与角蛋白结合的丝聚蛋白抗体定位在核周颗粒,同时"抗角蛋白"滴度与抗核周抗体相关[257]。上述发现又提出这样一些问题:这些体系是否测量的是相同的或相关的抗原,众多比较RA患者血清与各体系反应情况的研究是否表明它们是一个重要的、不完全的、具有一定程度重叠的体系[256,258-260]。因为在丝聚蛋白中通过肽酰基精氨酸脱亚氨酶将精氨酸残基转化成瓜氨酸,这被认为是一种细胞分化的后翻译,现已发现瓜氨酸在APF、AKA的特异性抗原表位中的作用[240]。亲和纯化RA血清衍生出的一种瓜氨酸包含肽抗体对丝聚蛋白起反应,并在测量AKA和APF的传统免疫荧光试验中显示阳性[240]。经证实瓜氨酸是APF和AKA识别蛋白的决定簇,与瓜氨酸丝聚蛋白表位构型相似的标准化CCP底物已经过ELISA方法成功发展子代(CCP1,然后CCP2),现在这种方法已广泛应用于抗CCP抗体的检测。

在早期RA患者血清中可能检测到另外一种抗体——抗Sa抗体。这种抗体能识别通过后翻译修饰的波形蛋白,这种蛋白是在人类脾脏或者胎盘间充质细胞中发现的一种细胞骨架的中间细丝蛋白。在1/3的早期RA患者血清中可检测到抗Sa[261,262],而最终半数的RA患者存在该抗体。30%血清阴性的患者和半数血清阳性的患者存在这种抗体，在非 RA 患者中少见。最近研究显示在 RA 血清中识别 Sa 的抗体对瓜氨酸波形蛋白具有特异性，因此目前认为抗 Sa 抗体是抗 CCP 抗体体系中的一部分[242]。

在 RA 中抗 CCP 抗体的产生引起人们的兴趣。在 RA 患者滑膜中存在几种可诱导滑膜蛋白瓜氨酸化的肽酰基精氨酸脱亚氨酶(PAD)亚型，同时已在类风湿关节中发现瓜氨酸化的蛋白和抗 CCP 抗体的局部产物[263,264]。在类风湿性关节中常出现的大量中性粒细胞也可能是 PAD 的一个潜在来源[265]。相对于精氨酸包含肽，瓜氨酸肽对 HLA DR4A(DRB1*0401 或*0404)抗原结合槽具有更强的亲和力，这一额外发现为 RA 的病理中关于瓜氨酸肽诱导的对共享抗原表位应答的假说提供了线索[266]。

在 RA 早期诊断和治疗中抗 CCP 的作用仍在研究。抗 CCP 对 RA 的特异性达 95%~98%，用 CCP2 ELISA 试剂检测早期 RA 患者中的抗 CCP 的敏感性达 70%。抗 CCP 在预测早期未分化的滑膜炎进展成为 RA 中可能有作用[267]。最近一项对储存血清的研究发现在出现关节炎症状前 1~5 年的血清中可测到抗 CCP[268]。抗CCP 是预测破坏性病变的一个高危因素，等于或超过 IgM 型类风湿因子的预测作用[269,270]。

(三)类风湿关节炎核抗原抗体

这些所谓的 RA 核抗原(RANA)常在 RA 患者血清中检测出。其中一些抗体具有类风湿因子活性，它们也与相应的 Epstein-Barr 病毒核抗原 1(EBNA-1)片断合成肽起反应[271,272]。大多数血清阳性的 RA 患者RANA 也为阳性。研究发现这些抗体能够识别一种 33kd 的核蛋白(RA33)，而它被认为是异质核糖核蛋白的 A2 蛋白[273]。这种抗体能够在 35%的 RA 患者血清中发现。抗 RA33 抗体在血清阴性患者中的检出率比血清阳性患者高[273]。除在 2/3 的混合结缔组织病患者中可以检出这种抗体外，其在其他风湿性疾病中很少发现[274]。RA33 抗体不与类风湿因子、抗核周抗体或抗角蛋白抗体等相关[274]，却与提示病情严重的一些表现相关，例如影像学侵蚀性改变、ESR 升高等[274]。有趣的是，RA33 抗体可能存在于早期 RA 患者的血清中，甚至出现于临床表现之前[273]。虽然这些抗体并不是存在于所有注定发展为 RA 的患者中，但它在其他疾病的患者中很少出现。

(四)抗中性粒细胞胞浆抗体

在 RA 患者血清中抗中性粒细胞胞浆抗体(ANCA)也被检出。约 1/3 RA 患者 ANCA 阳性[275]。大多数抗体为核周 ANCA(pANCA)[276-278]。这种 pANCA 存在于病程较长或病情活动的患者、Felty 综合征患者[276,277,279,280]以及 RA 合并肾脏疾病的患者[281]。在 RA 中胞浆型 ANCA(cANCA)很少出现。在 RA 中直接作用于乳铁蛋白的抗体比作用于髓过氧化物酶的抗体更常见[275,276,279,282]。针对乳铁蛋白的抗体在类风湿血管炎的患者中更常见[275,283,284]，但这还不是公认的结论[276,285]。

(五)抗胶原及核纤层蛋白抗体

检测抗胶原抗体是有意义的，原因在于它具有潜在疾病介导作用。实际上，在 RA 患者的血清、滑液和软骨洗出液中已发现Ⅱ型胶原抗体[286,287]。从类风湿滑膜中获得的 B 细胞证实可产生抗胶原抗体[288]。尽管Ⅱ型胶原和补体复合物 C1q 的胶原类似区具有同源性，但是研究证实这两者之间的交叉反应是不存在的[289]。总之，这些抗体的分布情况变化多样，这可能与方法学或患者的选择有关[290,291]。一些研究试图通过测量滑液中葡萄糖胺聚糖来找出滑液中Ⅱ型胶原抗体与软骨损害的关系，但目前没有证据显示它们有相关性[292,293]。

在 RA 患者以及系统性红斑狼疮和慢性活动性肝炎患者的血清中检测到中间细丝蛋白纤层蛋白的抗体[294-296]。在 RA 患者中这些抗体更可能是连接在蛋白中央 α-螺旋区域的第二个线圈上[296]。研究发现存在这些抗体的 RA 患者不伴有肝脏疾病，其病情较轻，病变侵袭性较弱[295]。

(六)抗细胞因子和其他功能性蛋白的抗体

在 RA 患者血清中发现一些具有潜在调节疾病活动作用的抗体。脂皮质蛋白 1 在介导糖皮质激素抗炎症中发挥作用。在具有高滴度抗脂皮质蛋白 1 抗体的 RA 患者中，临床发现糖皮质激素治疗淋巴细胞减少效果差[297]。在 RA 患者血清中也已检测到抗 IL-8 抗体和抗 TNF-α 抗体[298,299]。抗 TNF-α 抗体具有中和 TNF-α 这个重要细胞因子的作用[298]。抗 IL-8 抗体与 C 反应蛋白等判断疾病活动性的指标相关[300]。有些 RA 患者具有抗凝血因子的抗体，如Ⅷ因子[301,302]，这样的患者可能存在严重的出血性并发症。在一些伴有周围神经病变的RA患者中发现有抗可溶性血管细胞黏附分子-1抗体[303]。在大约10%的RA患者和25%的合并干燥综合征的RA患者中发现抗丙酮酸盐脱氢酶抗体(最常见于原发性胆汁性肝硬化)[304]。合并干燥综合征的RA患者常有肝功能异常和腺体外表现。一些RA患者中存在胰岛素抗体，发现这与早期使用青霉胺有关,因为在该药撤退后抗体滴度降低[305]。

七、胆固醇和血清脂质

伴随许多炎症反应的发生，在RA患者中血浆脂质和脂蛋白发生改变,一定程度上反映了急性期反应。总胆固醇水平明显降低[306]，原因在于高密度脂蛋白(HDL)和低密度脂蛋白(LDL)胆固醇均降低[307]。极低密度脂蛋白(VLDL)胆固醇大多数情况下没有变化。从RA患者或进行试验性诱导急性期反应的志愿者血清中获得的HDL富含血清淀粉样物质A[308,309]。血清淀粉样物质A可能取代HDL中的载脂蛋白A-I,而导致颗粒密度更高、半衰期更短[308]。载脂蛋白A-I减少可能是引起RA患者发生动脉粥样硬化的原因之一。在RA患者血清中脂蛋白脂肪酶的活性和数量减少，这与C反应蛋白等急性期蛋白有关[310]。而且也可能与巨噬细胞脂质代谢增强进而形成未成熟动脉粥样硬化有关。

RA患者甘油三酯的水平也是降低的[311]。总体上，脂肪酸水平是正常的,但是亚麻酸、花生四烯酸水平伴随油酸增加而降低[312,313]。

八、血清其他成分

在RA患者中血清白蛋白水平明显降低，并且表现为生成减少,这可能是由急性期反应引起的[314-316]。对白蛋白代谢水平的研究发现其代谢作用增加，并与疾病活动性相关[315]。在RA患者中β_2-糖蛋白水平也是降低的[317]。

在RA患者中免疫球蛋白水平是正常的或是升高的[318,319]。IgG和IgA在15%~20%的RA患者中增加[318-320]。研究发现在这些患者中血清IgG的半乳糖基化作用降低[321-326],B细胞半乳糖基转移酶的活性降低可能解释上述表现[317]。RA患者中IgG糖基可能具有终止N-乙酰氨基半乳糖代替半乳糖的作用[323-325]。这些IgG分子更容易凝集但功能明显降低[321,326]。总之,IgG的半乳糖基化作用降低和疾病活动性之间相关性不大。

在RA患者中偶尔会出现冷球蛋白，通常与IgM型类风湿因子活动性有关[327]。在这种情况下,免疫复合物可被测到，同时发现多合并有关节外表现和血管炎[328]。但是,目前免疫复合物的各种测量方法在疾病监测方面没有特别用处。

在RA患者中血清总补体和C3、C4一般正常或者轻度升高[329,330]。经证实在未经治疗的RA患者血清中C3d和C4d水平升高,原因是一些早期补体复合物代谢增加[330],终末期补体复合物水平升高[331]。在约5%的RA患者中偶尔出现低补体血症[332]。低补体血症常发生在病情严重且合并细菌感染或存在系统性血管炎的患者中[333,334]。有报道在1.4%的RA患者中纯合子或杂合子C2减少[335]。

除了上面提及的之外,RA患者常规生化检查一般是正常的。血清肝酶常轻微升高,但不能反映肝功能异常[336-339]。升高的血清乳酸脱氢酶可能为中性粒细胞来源,而5-核苷酸酶可能来自滑膜[336]。在1/3 RA患者中碱性磷酸酶水平轻度升高可能是一个例外[336]。血清胆红素、谷草转氨酶、谷丙转氨酶一般都是正常的,除非有其他肝脏损害[337-341]。对1000例RA患者的研究显示仅0.7%患者有肝脏疾病的临床或生物表现[340]。行肝脏病理活检发现即使有改变也是相当轻微的或没有特异性[341,342]。

虽然RA患者体重减轻,但是热量的摄入接近正常水平[180]。同样胃肠道的吸收也没有异常。体重减轻严重,又被称为类风湿性恶病质,原因是休息时代谢率和分解代谢的细胞因子如IL-1β、TNF-α等产生增加[180]。进行关节置换的RA患者术前适当的营养支持可以减少术后并发症[343]。

在RA患者中微量元素和维生素（如维生素E、叶酸、维生素B_6、镁和锌等)的摄入较低[180]。而且比起年老患者,年轻患者摄入的可能更少。尽管摄入减少,但这些患者维生素和微量元素的水平均是正常的。叶酸摄入减少可能会引起临床症状，因为叶酸的摄入可以减少甲氨蝶呤引起的副作用而不改变它的治疗效果[344,345]。

比起正常人,RA患者维生素A、维生素E水平较低[346]。这些维生素主要具有抗氧化作用。维生素A减少与肝脏通过锌依赖酶产生的维生素A结合蛋白减少有关。而维生素A结合蛋白减少又与低锌有关。维生素E水平降低常常见于血清阳性的患者。

在RA患者中维生素B_6水平是正常或减少的。维生素B_6在蛋白和能量代谢中是一种协同因子。总维生素B_6包括吡哆醇、吡哆醛、吡多胺和吡哆醛-5'-磷酸钠(PLP)。PLP是唯一一种具有代谢活性的维生素B_6,

它经过一系列紧凑的酶作用由其他非磷酸化形式转换而形成。在 RA 患者血浆中 PLP 水平降低，体外研究发现 PLP 递减与单核细胞自发产生的 TNF-α 呈负相关，而不是 IL-1β，同时这也直接与疾病活动指标如ESR、直观类比评分显示的疼痛程度有关[347]。在相同研究中，红细胞中 PLP 水平正常。人为增加维生素 B_6 不会有任何帮助[348]。

与上述表现相反，血清铜的水平轻度增加[349,350]。正如预料的，血浆铜蓝蛋白（一种急性期蛋白）也升高，解释了血清铜水平升高的原因[351]。硒（另外一种抗氧化物）和其他微量元素（包括铝、锶、铬）在 RA 患者血清中水平降低，而钡、铯、锡和钼则升高[352-356]。

九、尿液和肾脏表现

RA 患者尿常规一般是正常的。通过尿液沉渣分析发现低于 10%的 RA 患者尿中蛋白高于正常水平[135]。尿沉渣发现在 RA 中蛋白尿常与治疗有关，而且很少发展成淀粉样变。但是使用更敏感的测量方式显示超过一半的 RA 患者、15%病情控制良好的患者有蛋白尿，其中只有一小部分与药物或血管炎有关[357]。尿中出现细胞成分多提示不正常，并需要寻找继发因素。合并有干燥综合征和阴道干涩的患者更易患尿道感染和慢性脓尿[358]。

在 RA 患者中，肌酐清除率轻度降低（30%~40%），这并不单纯由药物治疗引起[359]。相反，血清肌酐水平轻度降低则反映体重降低[360]。肾脏穿刺活检显示只有少见或轻微的改变。当改变明显时，可经常见到肾小球系膜病变[361]。免疫球蛋白和补体的免疫荧光检测常为阴性。

十、胸水

在 RA 患者中胸膜异常很常见。在一项尸检研究中，发现多达 70%的 RA 患者出现胸膜异常[362]；然而，只有 5%的患者出现临床表现[363,364]。一般出现胸膜渗出的多是年老、病程较长的患者[364,365]。急性类风湿性胸膜渗液多是渗出性的，但具有正常的 PH 值和葡萄糖。慢性胸膜渗液也是渗出性的，伴有总蛋白和乳酸脱氢酶水平升高。另外，慢性胸膜渗出液葡萄糖水平降低，其原因可能为胸膜增厚，葡萄糖向胸膜间隙弥散减少[366,367]。乳酸生成增加和胸水 PH 值降低（常到 PH 7.0）常伴有葡萄糖水平降低。

胸水补体常减少[368,369]，但最终激活产物升高，并且 C4d 与 C4 的比值增加，这多见于恶性肿瘤或结核中[370]。同时研究证明在胸水中类风湿因子局部生成增加[371]。类风湿性胸膜渗出液是细胞性的，其中主要是中性粒细胞和单核细胞。脓胸很少见。胸水细胞学具有一定特征，常见多核巨细胞、变长的巨噬细胞和颗粒样的坏死碎片[372-374]。在一项 2 800 例的胸水样本研究中，发现在 15 例 RA 患者的样本中，有 12 例具有上述典型细胞学改变[375]；但是在非 RA 患者样本中未发现上述改变，其他的学者发现在结核性胸膜渗出液中有相似表现[376]。透明质酸的水平在 RA 胸水中是升高的，与恶性肿瘤胸水中所见相似[377]。

十一、电生理研究

当 RA 患者出现电生理异常时就代表存在不常见的关节外并发症[378-380]。肌病的出现是由于药物治疗引起或是患者具有其他疾病。在 RA 患者中通过神经传导速率试验可能发现轻度末梢感觉神经传导减慢。在类风湿性血管炎中少见的多发单神经炎可以通过电生理研究轻易发现。其他改变可能反映因为滑膜或机械性因素引起的压迫性神经病变。在一项研究中发现 20%的 RA 患者存在腕管综合征的电生理改变[379]。无论是肌电图还是神经传导试验的异常多发生在具有肘部尺神经病变或跗管综合征的患者中。RA 患者如果合并颈椎的异常，则可能具有颈椎的神经根病变或相应脊柱节段上级运动神经元的异常[381]。颅神经的异常多存在于有齿状突部位颈椎半脱位的患者，这包括第Ⅴ对颅神经的眼部和上颌部分支的感觉减退。

（朱佳　译　张奉春　校）

参考文献

1. Engstedt L, Strandberg O. Haematological data and clinical activity of the rheumatoid diseases. *Acta Med Scand* 1966;180:13.
2. Samson D, Haliday D, Gumpel JM. Role of ineffective erythropoiesis in the anaemia of rheumatoid arthritis. *Ann Rheum Dis* 1977;36:181–185.
3. Freireich EJ, Ross JF, Bayles TB, et al. Radioactive iron metabolism and erythrocyte survival studies of the mechanism of the anemia associated with rheumatoid arthritis. *J Clin Invest* 1957;36:1043–1058.
4. Ebaugh FG, Peterson RE, Rodnan GP. Symposium on rheumatic diseases: anemia of rheumatoid arthritis. *Med Clin North Am* 1955;39:489–498.
5. Roberts FD, Hagedon AB, Slocumb CH. Evaluation of the anemia of rheumatoid arthritis. *Blood* 1963;21:470–478.
6. Johansson SV, Strandberg PO. Haem biosynthesis studied in patients with rheumatoid arthritis. *J Clin Pathol* 1972;25:159–162.
7. McCrea PC. Marrow iron examination in the diagnosis of iron deficiency in rheumatoid arthritis. *Ann Rheum Dis* 1958;17:89–96.

8. Alexander WRM, Richmond J, Roy LMH. Nature of anaemia in rheumatoid arthritis. III. Survival of transfused erythrocytes in patients with rheumatoid arthritis. *Ann Rheum Dis* 1956;15:12–20.
9. Brendstrup P. Serum copper, serum iron and total iron-binding capacity of serum in patients with chronic rheumatoid arthritis. *Acta Med Scand* 1953;146:384–392.
10. Jeffrey JR. Some observations on anemia in rheumatoid arthritis. *Blood* 1953;8:502–518.
11. Nilsson F. Anemia problems in rheumatoid arthritis. *Acta Med Scand* 1948;210(suppl):1–193.
12. Blake DR, Bacon PA. Serum ferritin and rheumatoid disease. *BMJ* 1981;282:1273–1274.
13. Krantz SB. Pathogenesis and treatment of the anemia of chronic disease. *Am J Med Sci* 1994;307:353–359.
14. Nielsen OJ, Andersen LS, Hansen NE, et al. Serum transferrin receptors levels in anaemic patients with rheumatoid arthritis. *Scand J Clin Lab Invest* 1994;54:75–82.
15. Houston T, Moore M, Porter D, et al. Abnormal haem biosynthesis in anaemia of rheumatoid arthritis. *Ann Rheum Dis* 1994;53:167–170.
16. Baer AN, Dessypris EN, Goldwasser E, et al. Blunted erythropoietin response to anaemia in rheumatoid arthritis. *Br J Haematol* 1987;66: 559–564.
17. Hochberg MC, Arnold CM, Hogans BB, et al. Serum immunoreactive erythropoietin in rheumatoid arthritis: impaired response to anemia. *Arthritis Rheum* 1988;31:1318–1321.
18. Maury CPJ, Andersson LC, Teppo AM, et al. Mechanism of the anaemia in rheumatoid arthritis: demonstration of raised interleukin 1b concentrations in anemic patients and of interleukin 1 mediated suppression of normal erythropoiesis and proliferation of human erythroleukemia (HEL) cells *in vitro*. *Ann Rheum Dis* 1988;47:972–978.
19. Eastgate JA, Symons JA, Wood NC. Correlation of plasma interleukin 1 levels with disease activity in rheumatoid arthritis. *Lancet* 1988;2:706–709.
20. Means RT, Dessypris EN, Krantz SB, et al. Inhibition of human erythroid colony-forming units by interleukin-1 is mediated by gamma interferon. *J Cell Physiol* 1992;150:59–64.
21. Teppo AM, Maury CJ. Radioimmunoassay of tumor necrosis factor in serum. *Clin Chem* 1987;33:2024–2027.
22. Blick M, Sherwin SA, Rosenblum M, et al. Phase I study of recombinant tumor necrosis factor in cancer patients. *Cancer Res* 1987;47: 2986–2989.
23. Means RT, Dessypris EN, Krantz SB, et al. Inhibition of human erythroid colony-forming units by tumor necrosis factor requires accessory cells. *J Clin Invest* 1990;86:538–541.
24. Means RT, Krantz SB. Inhibition of human erythroid colony-forming units by tumor necrosis factor requires beta interferon. *J Clin Invest* 1993;91:416–419.
25. Vreugdenhil G, Lowenberg B, Van Eijk HG, et al. Tumor necrosis factor alpha is associated with disease activity and the degree of anemia in rheumatoid arthritis. *Eur J Clin Invest* 1992;22:488–493.
26. Vreugdenhil G, Lowenberg B, van Eijk HG, et al. Anaemia of chronic disease in rheumatoid arthritis. Raised serum interleukin-6 levels and effects of IL-6 and anti-IL-6 on *in vitro* erythropoiesis. *Rheumatol Int* 1990;10:127–130.
27. Jongen-Lavrencic M, Peeters HR, Wognum A, et al. Elevated levels of inflammatory cytokines in bone marrow of patients with rheumatoid arthritis and anemia of chronic disease. *J Rheumatol* 1997;24:1504–1509.
28. Pincus T, Olsen NJ, Russell IJ. Multicenter study of recombinant human erythropoietin in correction of anemia in rheumatoid arthritis. *Am J Med* 1990;89:161–168.
29. Peeters HR, Jongen-Lavrencic M, Bakker CH, et al. Recombinant human erythropoietin improves health-related quality of life in patients with rheumatoid arthritis and anaemia of chronic disease: utility measures correlate strongly with disease activity measures. *Rheumatol Int* 1999;18:201–206.
30. Xu WD, Firestein GS, Taetle R, et al. Cytokines in chronic inflammatory arthritis II granulocyte-macrophage colony-stimulating factor in rheumatoid synovial effusions. *J Clin Invest* 1989;83:876–882.
31. Johnson NJ, Dodd K. Symposium on rheumatic diseases: juvenile rheumatoid arthritis. *Med Clin North Am* 1955;39:459–487.
32. Toumbis A, Franklin EC, McEwen R. Clinical and serological observations in patients with juvenile rheumatoid arthritis and their relatives. *J Pediatr* 1963;62:463–473.
33. Bishop CR, Athens JW, Boggs DR, et al. Leukokinetic studies. XIII, A non-steady state kinetic evaluation of the mechanism of cortisone-induced granulocytosis. *J Clin Invest* 1968;47:249–260.
34. Sylvester RA, Pinals RS. Eosinophilia in rheumatoid arthritis. *Ann Allergy* 1970;28:565–568.
35. Winchester RJ, Koffler D, Litwin SD. Observations on eosinophilia of certain patients with rheumatoid arthritis. *Arthritis Rheum* 1971;14: 650–665.
36. Felty AR. Chronic arthritis in the adult, associated with splenomegaly and leucopenia. *Johns Hopkins Hosp Bull* 1924;35:16–23.
37. Ruderman M, Miller LM, Pinals RS. Clinical and serologic observations on 27 patients with Felty's syndrome. *Arthritis Rheum* 1968;11: 377–382.
38. Sienknecht CW, Urowitz MD, Pruzanski W. Felty's syndrome. Clinical and serological analysis of 34 cases. *Ann Rheum Dis* 1977;36: 500–507.
39. Heyn J. Non-articular Felty's syndrome. *Scand J Rheumatol* 1982;11: 47–51.
40. Laszlo J, Jones R, Silberman HR. Splenectomy for Felty's syndrome: clinicopathological study of 27 patients. *Arch Intern Med* 1978;138: 597–602.
41. Riley SM, Aldrete JS. Role of splenectomy in Felty's syndrome. *Am J Surg* 1975;130:51–52.
42. Breedveld FC, Fibbe WE, Hermans J. Factors influencing the incidence of infections in Felty's syndrome. *Arch Intern Med* 1987;147: 915–920.
43. Logue GL, Huang AT, Shimm DS. Failure of splenectomy in Felty's syndrome. The role of antibodies supporting granulocyte lysis by lymphocytes. *N Engl J Med* 1981;304:580–583.
44. Vincent PC, Levi JA, MacQueen A, et al. The mechanism of neutropenia in Felty's syndrome. *Br J Haematol* 1974;27:463–475.
45. Hollingsworth JW, Siegal ER, Creasey WA. Granulocyte survival in synovial exudate of patients with rheumatoid arthritis and other inflammatory joint diseases. *Yale J Biol Med* 1967;39:289–296.
46. Wiik A, Munthe E. Complement-fixing granulocyte-specific antinuclear factors in neutropenic cases of rheumatoid arthritis. *Immunology* 1974;26:1127–1134.
47. Weisman M, Zvaifler NJ. Cryoimmunoglobulinemia in Felty's syndrome. *Arthritis Rheum* 1976;19:103–110.
48. Andreis M, Hurd ER, Lospalluto J. Comparison of the presence of immune complexes in Felty's syndrome and rheumatoid arthritis. *Arthritis Rheum* 1978;21:310–315.
49. Hurd ER, Chubick A, Jasin HE. Increased C1q binding immune complexes in Felty's syndrome. *Arthritis Rheum* 1979;22:697–702.
50. Goldschmeding R, Breedveld FC, Engel Freit CP. Lack of evidence for the presence of neutrophil autoantibodies in the serum of patients with Felty's syndrome. *Br J Haematol* 1988;68:37–40.
51. Logue G. Felty's syndrome: granulocyte-bound immunoglobulin G and splenectomy. *Ann Intern Med* 1976;85:437–442.
52. Greenberg PL, Schrier SL. Granulopoiesis in neutropenic disorders. *Blood* 1973;41:753–760.
53. Gupta R, Robinson WA, Albrecht C. Granulopoietic activity in Felty's syndrome. *Ann Rheum Dis* 1975;34:156–161.
54. Goldberg J, Pinals RS. Felty's syndrome. *Semin Arthritis Rheum* 1980;10:52–65.
55. Duckham DJ, Rhyne RL, Smith FE. Retardation of colony growth of *in vitro* bone marrow culture using sera from patients with Felty's syndrome, disseminated lupus erythematosus (SLE), rheumatoid arthritis, and other disease states. *Arthritis Rheum* 1975;18:323–333.
56. Goldberg LS, Bacon PA, Bucknall RC. Inhibition of human bone marrow–granulocyte precursors by serum from patients with Felty's syndrome. *J Rheumatol* 1980;7:275–278.
57. Abdou NI, NaPombejara C, Balentine L. Suppressor cell-mediated neutropenia in Felty's syndrome. *J Clin Invest* 1978;61:738–743.
58. Bagby GC Jr, Gabourel JD. Neutropenia in three patients with rheumatic disorders: suppression of granulopoiesis by control-sensitive thymus-dependent lymphocytes. *J Clin Invest* 1979;64:72–82.
59. Slavin S, Liang MH. Cell-mediated autoimmune granulocytopenia in a case of Felty's syndrome. *Ann Rheum Dis* 1980;39:399–402.
60. Cooper SM, Roessner K, Ferriss JA. Increase in $OKM1^+$ granular lymphocytes in patients with rheumatoid arthritis. *Arthritis Rheum* 1987;30:1089–1096.
61. Linch DC, Newland AC, Turnbull AL. Unusual T cell proliferations and neutropenia in rheumatoid arthritis: comparison with classical

Felty's syndrome. *Scand J Haematol* 1984;33:342–350.
62. Wallis WJ, Loughran TP, Kadin ME. Polyarthritis and neutropenia associated with circulating large granular lymphocytes. *Ann Intern Med* 1985;103:357–362.
63. Loughran TP, Starkebaum G, Kidd P. Clonal proliferation of large granular lymphocytes in rheumatoid arthritis. *Arthritis Rheum* 1988;31:31–36.
64. Semenzato G, Pandolfi F, Chisesi T. The lymphoproliferative disease of granular lymphocytes: a heterogeneous disorder ranging from indolent to aggressive conditions. *Cancer* 1987;60:2971–2987.
65. Saway PA, Prasthoper EF, Barton JC, et al. Prevalence of granular lymphocyte proliferation in patients with rheumatoid arthritis and neutropenia. *Am J Med* 1989;86:303–307.
66. Bowman SJ, Sivakumaran M, Snowden N. The large granular lymphocyte syndrome with rheumatoid arthritis. *Arthritis Rheum* 1994;37:1326–1330.
67. Gonzales-Chambers R, Przepiorka D, Winkelstein A. Lymphocyte subsets associated with T cell receptor b-chain gene rearrangements in patients with rheumatoid arthritis and neutropenia. *Arthritis Rheum* 1992;35:516–520.
68. Dhodapkar MV, Li CY, Lust JA. Clinical spectrum of clonal proliferations of T-large granular lymphocytes: a T-cell clonopathy of undetermined significance? *Blood* 1994;84:1620–1627.
69. Bowman SJ, Hall MA, Panayi GS, et al. T cell receptor alpha-chain and beta-chain junctional region homology in clonal CD3⁺, CD8⁺ T lymphocyte expansions in Felty's syndrome. *Arthritis Rheum* 1997;40:615–623.
70. Meliconi R, Kingsley GH, Pitzalis C. Analysis of lymphocyte phenotype and T cell receptor genotype in Felty's syndrome. *J Rheumatol* 1992;19:1058–1064.
71. Pistoia V, Zupo S, Corcione A. Production and inhibition of haemopoiesis by NK cells: a model for immune-mediated haemopoietic suppression. *Clin Exp Rheumatol* 1989;7(suppl 3):91–94.
72. Hansson M, Kiessling R, Andersson B. Human fetal thymus and bone marrow contain target cells for natural killer cells. *Eur J Immunol* 1981;11:8–12.
73. Degliantoni G, Murphy M, Kobayashi M. Natural killer (NK) cell-derived hematopoietic colony-inhibiting activity and NK cytotoxic factor. Relationship with tumour necrosis factor and synergism with immune interferon. *J Exp Med* 1985;162:1512–1530.
74. Wenger ME, Bole GG. Nitroblue tetrazolium dye reduction by peripheral leukocytes from rheumatoid arthritis and systemic lupus erythematosus patients measured by a histochemical and spectrophotometric method. *J Lab Clin Med* 1973;82:513–521.
75. Mowat AG, Baum J. Chemotaxis of polymorphonuclear leukocytes from patients with rheumatoid arthritis. *J Clin Invest* 1971;50:2541–2549.
76. King SL, Parker J, Cooper R. Polymorphonuclear leukocyte function in rheumatoid arthritis. *Br J Rheumatol* 1986;25:26–33.
77. Ozaki Y, Ohashi T, Niwa Y. Oxygen radical production by neutrophils from patients with bacterial infection and rheumatoid arthritis. *Inflammation* 1986;10:119–130.
78. Test ST. Effect of tumor necrosis factor on the generation of chlorinated oxidants by adherent human neutrophils. *J Leukoc Biol* 1991;50:131–139.
79. Nathan CF. Neutrophil activation on biological surfaces. Massive secretion of hydrogen peroxide in response to products of macrophages and lymphocytes. *J Clin Invest* 1987;80:1550–1560.
80. Chatham WW, Turkiewicz A, Blackburn WD. Determinants of neutrophil HOCL generation: ligand-dependent responses and the role of surface adhesion. *J Leukoc Biol* 1994;56:654–660.
81. Chatham WW, Blackburn WD. Fixation of C3 to IgG attenuates neutrophil HOCl generation and collagenase activation. *J Immunol* 1993;151:949–958.
82. Blackburn WD, Dohlman JG, Pillion DJ, et al. Apolipoprotein A-I diminishes neutrophil activation. *J Lipid Res* 1991;32:1911–1918.
83. Ichikawa Y, Shimizu H, Yoshida M. Activation antigens expressed on T-cells of the peripheral blood in Sjögren's syndrome and rheumatoid arthritis. *Clin Exp Rheumatol* 1990;8:243–249.
84. Morimoto C, Romain PL, Fox DA. Abnormalities in CD4⁺ T-lymphocyte subsets in inflammatory rheumatic diseases. *Am J Med* 1988;84:817–825.
85. Cush JJ, Lipsky PE. Phenotypic analysis of synovial tissue and peripheral blood lymphocytes isolated from patients with rheumatoid arthritis. *Arthritis Rheum* 1988;31:1230–1238.
86. Ichikawa Y, Shimizu H, Takahasi M. Lymphocyte subsets of the peripheral blood in Sjögren's syndrome and rheumatoid arthritis. *Clin Exp Rheumatol* 1989;7:55–61.
87. Braun J, Grolms M, Sieper J. Three-colour flow cytometric examination of CD4/CD45 subsets reveals no differences in peripheral blood and synovial fluid between patients with reactive arthritis and rheumatoid arthritis. *Clin Exp Rheumatol* 1994;12:17–22.
88. Matthews N, Emery P, Pilling D. Subpopulations of primed T helper cells in rheumatoid arthritis. *Arthritis Rheum* 1993;36:603–607.
89. Lazarovits AI, White MJ, Karsh J. CD7⁻ T cells in rheumatoid arthritis. *Arthritis Rheum* 1992;35:615–624.
90. d'Angeac AD, Monier S, Jorgensen S. Increased percentage of CD3⁺, CD57⁺ lymphocytes in patients with rheumatoid arthritis. Correlation with duration of disease. *Arthritis Rheum* 1993;36:608–612.
91. Tedder TF, Penta AC, Levine AB. Expression of the human leukocyte adhesion molecule, LAM-1. Identity with the TQ1 and Leu-8 differentiation antigens. *J Immunol* 1990;144:532–540.
92. Laffon A, Sanchez-Madrid F, Ortiz de Landaturi M. Very late activation antigen on synovial fluid T cells from patients with rheumatoid arthritis and other rheumatic diseases. *Arthritis Rheum* 1989;32:386–392.
93. Emery P, Wood N, Gentry K. High-affinity interleukin-2 receptors on blood lymphocytes are decreased during active rheumatoid arthritis. *Arthritis Rheum* 1988;31:1176–1181.
94. Taniguchi O, Miyajima H, Hirano T. The leu-1 B-cell subpopulation in patients with rheumatoid arthritis. *J Clin Immunol* 1987;7:441–448.
95. Brennan F, Plater-Zyberk C, Maini RN. Coordinate expansion of "fetal type" lymphocytes (TCR gamma delta⁺T and CD5⁺B) in rheumatoid arthritis and primary Sjögren's syndrome. *Clin Exp Immunol* 1989;77:175–178.
96. Lunardi C, Marquerie C, Walport MJ. Tgd cells and their subsets in blood and synovial fluid from patients with rheumatoid arthritis. *Br J Rheumatol* 1992;31:527–530.
97. Jenkins RN, Nikaein A, Zimmerman A. T cell receptor Vb gene bias in rheumatoid arthritis. *J Clin Invest* 1993;92:2688–2701.
98. Zagon G, Tumane JR, Li Y. Increased frequency of Vb17-positive T cells in patients with rheumatoid arthritis. *Arthritis Rheum* 1994;37:1431–1440.
99. Friedman SM, Crow MK, Tumang JR. Characterization of human T cells reactive with the mycoplasma arthritidis-derived superantigen (MAM): generation of monoclonal antibody against Vb17, the T cell receptor gene product expressed by a large fraction of MAM-reactive human T cells. *J Exp Med* 1991;174:891–900.
100. Chothia C, Boswell DR, Lesk AM. The outline structure of the T-Cell α/β receptor. *EMBO J* 1988;7:3745–3755.
101. Bröker BM, Korthauer U, Heppt P. Biased T cell receptor V gene usage in rheumatoid arthritis. Oligoclonal expansion of T cells expressing Va2 genes in synovial fluid but not in peripheral blood. *Arthritis Rheum* 1993;36:1234–1243.
102. Holoshitz J, Koning F, Coligan JC. Isolation of CD4⁻ CD8⁻ mycobacteria-reactive T lymphocyte clones from rheumatoid arthritis synovial fluid. *Nature* 1989;339:226–229.
103. Hildebrandt S, von der Heydt I, von Wichert P. Expression of CD 21, CD 22, and the mouse erythrocyte receptor on peripheral B lymphocytes in rheumatoid arthritis. *Ann Rheum Dis* 1988;47:588–594.
104. Plater-Zyberk C, Maini RN, Lam K. A rheumatoid arthritis B cell subset expresses a phenotype similar to that in chronic lymphocytic leukemia. *Arthritis Rheum* 1985;28:971–976.
105. Youinou P, Mackenzie L, Katsikis P. The relationship between CD5-expressing B lymphocytes and serologic abnormalities in rheumatoid arthritis patients and their relatives. *Arthritis Rheum* 1990;33:339–348.
106. Kazbay K, Osterland CK. The frequency of leu 1+B cells in autoantibody positive and negative autoimmune diseases and in neonatal cord blood. *Clin Exp Rheumatol* 1990;8:231–235.
107. Taniguchi O, et al. The leu-1 B-cell subpopulation in patients with rheumatoid arthritis. *J Clin Immunol* 1987;7:441–448.
108. Xu H, Geddes R, Roberts-Thomson PJ. Low molecular weight IgM and CD5 B lymphocytes in rheumatoid arthritis. *Ann Rheum Dis* 1994;53:383–390.
109. Youinou P, Mackenzie L, Katsiku P. The relationship between CD5-expressing B lymphocytes and serologic abnormalities in rheumatoid arthritis and their relatives. *Arthritis Rheum* 1990;33:339–348.
110. Kipps TJ, Vaughan JH. Genetic influence on the levels of circulating

CD5 B lymphocytes. *J Immunol* 1987;139:1060–1064.
111. Hutchinson RM, Davis P, Jayson MI. Thrombocytosis in rheumatoid arthritis. *Ann Rheum Dis* 1976;35:138–142.
112. Horn A, Avenarius HJ, Deicher H. Thrombocyte function and thrombocyte-associated immunoglobulins in patients with systemic lupus erythematosus and chronic polyarthritis. *Klin Wochenschr* 1990;68: 460–465.
113. Endresen GK. Evidence for activation of platelets in the synovial fluid from patients with rheumatoid arthritis. *Rheumatol Int* 1989;9: 19–24.
114. Bedell SE, Bush BT. Erythrocyte sedimentation rate. From folklore to facts. Am J Med 1985;78:1001–1009.
115. Pollack W. Some physicochemical aspects of hemagglutination. *Ann NY Acad Sci* 1965;127:892–895.
116. Talstad I, Haugen HF. The relationship between the erythrocyte sedimentation rate (ESR) and plasma proteins in clinical materials and models. *Scand J Clin Lab Invest* 1979;39:519–523.
117. Palmblad J, Karlsson CG, Levi L. The erythrocyte sedimentation rate and stress. *Acta Med Scand* 1979;205:517–520.
118. Glynn LE. Symposium on inflammation and role of fibrin in the rheumatic diseases. *Bull Rheum Dis* 1963;14:323–326.
119. Hardwicke H, Squire JR. The basis of the erythrocyte sedimentation rate. *Clin Sci* 1952;11:333–335.
120. Drivsholm A. Myelomatosis. *Acta Med Scand* 1964;176:509–524.
121. Ucci G, Riccardi A, Luoni R, et al. Presenting features of monoclonal gammopathies. An analysis of 684 newly diagnosed cases. Cooperative group for the study and treatment of multiple myeloma. *J Intern Med* 1993;234:165–173.
122. Lascari AD. The erythrocyte sedimentation rate. *Pediatr Clin North Am* 1972;19:1113–1121.
123. Lawrence C, Fabry ME. Erythrocyte sedimentation rate during steady state and painful crisis in sickle cell anemia. *Am J Med* 1986;81: 801–808.
124. Penchas S, Clay CM, Simpson MR. Heparin and ESR. *Arch Intern Med* 1978;138:1864–1865.
125. Hutchinson RM, Clay CM, Simpson MR, et al. Lowered erythrocyte-sedimentation rate with sodium valproate. *Lancet* 1978;2:1309.
126. Fahraeus R. The suspension stability of blood. *Physiol Rev* 1929;9: 241–274.
127. Fahraeus R. The suspension stability of the blood. *Acta Med Scand* 1921;55:1–228.
128. Burton JL. Effect of oral contraceptives on erythrocyte sedimentation rate in healthy young women. *BMJ* 1967;3:214–215.
129. Boyd RV, Hoffbrand BI. Erythrocyte sedimentation rate in elderly hospital in-patients. *BMJ* 1966;1:901–902.
130. Milne JS, Williamson J. The ESR in older people. *Gerontol Clin* 1972;14:36–42.
131. Miller A, Green M, Robinson D. Simple rule for calculating normal erythrocyte sedimentation rate. *BMJ* 1983;286:266.
132. Shearn MA, Kang IY. Effect of age and sex on the erythrocyte sedimentation rate. *J Rheumatol* 1986;13:297–298.
133. Haeney MR. Erroneous values for the total white cell count and ESR in patients with cryoglobulinemia. *J Clin Pathol* 1976;29:894–897.
134. Komatsubara Y, Hiramatsu S, Hongo J. Multi-variate analysis of serum protein in rheumatoid arthritis. *Scand J Rheumatol* 1976;5: 97–102.
135. Short CL, Dienes L, Bauer W. Rheumatoid arthritis: a comparative evaluation of commonly employed diagnostic tests. *JAMA* 1937;108: 2087–2091.
136. Wolfe F, Zwillich SH. The long-term outcomes of rheumatoid arthritis: a 23-year prospective, longitudinal study of total joint replacement and its predictors in 1,600 patients with rheumatoid arthritis. *Arthritis Rheum* 1998;41:1072–1982.
137. Dawson MH, Sia RHP, Boots RH. The differential diagnosis of rheumatoid and osteoarthritis: the sedimentation reaction and its value. *J Lab Clin Med* 1930;15:1065–1071.
138. Richardson AT. Routine clinical pathology in rheumatoid arthritis. *Proc R Soc Med Lond* 1957;50:466–469.
139. Kushner I, Broder ML, Karp D. Control of the acute phase response. Serum C-reactive protein kinetics after acute myocardial infarction. *J Clin Invest* 1978;61:235–242.
140. Tillett WS, Francis T. Serological reactions in pneumonia with a non-protein somatic fraction of pneumococcus. *J Exp Med* 1930;52:561–571.
141. Gitlin JD, Colten HR. Molecular biology of the acute phase plasma proteins. In: Pick E, Landy M, ed. *Lymphokines,* vol 14. San Diego: Academic, 1987:123–153.
142. Vigushin DM, Pepys MB, Hawkins PN. Metabolic and scintigraphic studies of radioiodinated human C-reactive protein in health and disease. *J Clin Invest* 1993;91:1351–1357.
143. McConkey B, Crockson RA, Crockson AP. The assessment of rheumatoid arthritis. A study based on measurements of the serum acute-phase reactants. *Q J Med* 1972;41:115–125.
144. Mallya RK, de Beer FC, Berry H, et al. Correlation of clinical parameters of disease activity in rheumatoid arthritis with serum concentrations of C-reactive protein and erythrocyte sedimentation rate. *J Rheumatol* 1982;9:224–228.
145. Devlin J, Lilley J, Gough A, et al. Clinical associations of dual-energy x-ray absorptiometry measurement of hand bone mass in rheumatoid arthritis. *Br J Rheumatol* 1996;35:1256–1262.
146. Larsen A. The relation of radiographic changes to serum acute-phase proteins and rheumatoid factor in 200 patients with rheumatoid arthritis. *Scand J Rheumatol* 1988;17:123–129.
147. Larsen A, Dale K, Eek M. Radiographic evaluation of rheumatoid arthritis and related conditions by standard reference films. *Acta Radiol Diagn* 1977;18:481–491.
148. van Leeuwen MA, van Rijswijk MH, van der Heijde DMFM, et al. The acute-phase response in relation to radiographic progression in early rheumatoid arthritis: a prospective study during the first three years of the disease. *Br J Rheumatol* 1993;32(suppl 3):9–13.
149. van Leuwen MA, van Rijswijk MH, Sluiter WJ, et al. Individual relationship between progression of radiological damage and the acute phase response in early rheumatoid arthritis. Towards development of a decision support system. *J Rheumatol* 1997;24:20–27.
150. Wolfe F, Sharp JT. Radiographic outcome of recent onset rheumatoid arthritis: a 19 year study of radiographic progression. *Arthritis Rheum* 1998;41:1571–1582.
151. Madhok R, Crilly A, Murphy E, et al. Gold therapy lowers serum interleukin 6 levels in rheumatoid arthritis. *J Rheumatol* 1993;20: 630–633.
152. Situnayake RD, McConkey B. Clinical and laboratory effects of prolonged therapy with sulfasalazine, gold or penicillamine: the effects of disease duration on treatment response. *J Rheumatol* 1990;17: 1268–1273.
153. McConkey B, Crockson RA, Crockson AP, et al. The effects of some anti-inflammatory drugs on the acute-phase proteins in rheumatoid arthritis. *Q J Med NS* 1973;42:785–791.
154. Scott DL, Dawes PT, Fowler PD, et al. Anti-rheumatic drugs and joint damage in rheumatoid arthritis. *Q J Med* 1985;54:49–59.
155. Herborn RR, Menninger G, Sangha O. Progression in early erosive rheumatoid arthritis. 12 months results from a randomized controlled trial comparing methotrexate and gold sodium thiomalate. *Br J Rheumatol* 1998;37:1220–1226.
156. Elliott MJ, Maini RN, Feldman M, et al. Repeated therapy with monoclonal antibody to tumour necrosis factor alpha (cA2) in patients with rheumatoid arthritis. *Lancet* 1994; 344(8930):1125–1127.
157. Kremer JM, Weinblatt ME, Bankhurst AD, et al. Etanercept added to background methotrexate therapy in patients with rheumatoid arthritis: continued observations. *Arthritis Rheum* 2003;48:1493–1499.
158. Taylor HG, Fowler PD, David MJ, et al. Intra-articular steroids: confounder of clinical trials. *Clin Rheumatol* 1991;10:38–42.
159. Luqmani RA, Sheeran TP, Winkles J, et al. Cytokines and the acute phase response in rheumatoid arthritis. *Br J Rheumatol* 1991;30 (suppl 2):6.
160. Dawes PT, Fowler PD, Clarke S, et al. Rheumatoid arthritis: treatment which controls the C-reactive protein and erythrocyte sedimentation rate reduces radiological progression. *Br J Rheumatol* 1986; 25:44–49.
161. Scott DL, Greenwood A, Davies J, et al. Radiological progression in rheumatoid arthritis: do D-penicillamine and hydroxychloroquine have different effects? *Br J Rheumatol* 1990;29:126–127.
162. Yamanaka MY, Higami H, Kashiwazaki S. Time lab between active joint inflammation and radiological progression in patients with early rheumatoid arthritis. *J Rheumatol* 1998;25:427–432.
163. Gough DJ, Huissoon A, Perkins P, et al. The acute phase and functions in early rheumatoid arthritis, C-reactive protein levels correlate with functional outcome. *J Rheumatol* 1997;24:9–13.
164. Walters MT, Stevenson FK, Goswami R, et al. Comparison of

serum and synovial fluid concentrations of beta 2-microglobulin and C-reactive protein in relation to clinical disease activity and synovial inflammation in rheumatoid arthritis. *Ann Rheum Dis* 1989;48:905–911.
165. Denko CW, Gabriel P. Serum proteins—transferrin, ceruloplasmin, albumin, 1-antitrypsin—in rheumatic disorders. *J Rheumatol* 1979;6: 664–672.
166. Brackertz D, Hagmann J, Kueppers F. Proteinase inhibitors in rheumatoid arthritis. *Ann Rheum Dis* 1975;34:225–230.
167. Kosaka S, Tazawa M. Alpha-1-antichymotrypsin in rheumatoid arthritis. *Tohoku J Exp Med* 1976;119:369–375.
168. Swedlund HA, Hunder GG, Gleich GJ. Alpha-1-antitrypsin in serum and synovial fluid in rheumatoid arthritis. *Ann Rheum Dis* 1974 33: 162–164.
169. Littman BH, Drury CE, Zimmerer RO, et al. Rheumatoid arthritis treated with tenidap and piroxicam. Clinical associations with cytokine modulation by tenidap. *Arthritis Rheum* 1995;38:29–37.
170. Nakamura T, Board PG, Matsushita K. α_1-Acid glycoprotein expression in human leukocytes: possible correlation between α_1-acid glycoprotein and inflammatory cytokines in rheumatoid arthritis. *Inflammation* 1993;17:33–45.
171. Coste J, Spira A, Clerc D, et al. Prediction of articular destruction in rheumatoid arthritis: disease activity markers revisited. *J Rheumatol* 1997;24:28–34.
172. Chen E, Keystone EC, Fish EN. Restricted cytokine expression in rheumatoid arthritis. *Arthritis Rheum* 1993;36:901–910.
173. Barrera P, Boerbooms AM, Janssen EM. Circulating soluble tumor necrosis factor receptors, interleukin-2 receptors, tumor necrosis factor α, and interleukin-6 levels in rheumatoid arthritis. *Arthritis Rheum* 1993;36:1070–1079.
174. Manicourt D-H, Triki R, Fukuda K. Levels of circulating tumor necrosis factor a and interleukin-6 in patients with rheumatoid arthritis. *Arthritis Rheum* 1993;36:490–499.
175. Dasgupta B, Corkill M, Kirkham B. Serial estimation of interleukin 6 as a measure of systemic disease in rheumatoid arthritis. *J Rheumatol* 1992;19:22–25.
176. Danis VA, Frenic GM, Rathjen DA, et al. Circulating cytokine levels in patients with rheumatoid arthritis: results of a double-blind trial with sulphasalazine. *Ann Rheum Dis* 1992;51:946–950.
177. Wascher TC, Hermann J, Brezinschck R, et al. Serum levels of interleukin-6 and tumour-necrosis-factor-alpha are not correlated to disease activity in patients with rheumatoid arthritis after treatment with low-dose methotrexate. *Eur J Clin Invest* 1994;24:73–75.
178. Fong KY, Boey ML, Koh WN. Cytokine concentrations in the synovial fluid and plasma of rheumatoid arthritis patients: correlation with bony erosions. *Clin Exp Rheumatol* 1994;12:55–58.
179. Straub RH, Muller-Ladner U, Lichtinger T, et al. Decrease of interleukin 6 during the first 12 months is a prognostic marker for clinical outcome during 36 months treatment with disease-modifying anti-rheumatic agents. *Br J Rheumatol* 1997;36:1298–1303.
180. Roubenoff R, Roubenoff RA, Cannon JG. Rheumatoid cachexia: cytokine-driven hypermetabolism accompanying reduced body cell mass in chronic inflammation. *J Clin Invest* 1994; 93:2379–2386.
181. Cush JJ, Splawski JB, Thomas R. Elevated interleukin-10 levels in patients with rheumatoid arthritis. *Arthritis Rheum* 1995;38:96–104.
182. Akahoshi T, Weda C, Endo H. Expression of monocyte chemotactic and activating factor in rheumatoid arthritis. Regulation of its production in synovial cells by interleukin-1 and tumor necrosis factor. *Arthritis Rheum* 1993;36:762–771.
183. Villiger PM, Terkeltaub R. Production of monocyte chemoattractant protein-1 by inflamed synovial tissue and cultured synoviocytes. *J Immunol* 1992;149:722–727.
184. Harigai M, Hara U, Yoshimura T. Monocyte chemoattractant protein-1 (MCP-1) in inflammatory joint diseases and its involvement in the cytokine network of rheumatoid synovium. *Clin Immunol Immunopathol* 1993;69:83–91.
185. Campbell IK, Waring P, Noval U. Production of leukemia inhibitory factor by human articular chondrocytes and cartilage in response to interleukin-1 and tumor necrosis factor a. *Arthritis Rheum* 1993;36: 790–794.
186. Abedi-Valugerdi M, Ridderstad A, Strom H. Relationship between IgG2b-inducing activity in rheumatoid arthritis synovial fluid and other well-known cytokines and inflammatory mediators. *Arthritis Rheum* 1991;34:1461–1465.
187. Ridderstad A, Abedi-Valugerdi MA, Strom H. Selective presence of IgG2b inducting factor in synovial fluid of patients with rheumatoid arthritis. *Cytokine* 1993;5:589–594.
188. Wolf RE, Brelsford WG, Hall VC. Cytokines and soluble interleukin 2 receptors in rheumatoid arthritis. *J Rheumatol* 1992;19:524–528.
189. Merkel PA, Dooley MA, Dawson DV, et al. Interleukin 2 receptor levels in sera of patients treated with sulfasalazine, parenteral gold or placebo. *J Rheumatol* 1996;23:1856–1861.
190. Campes DH, Horwitz DA, Quismoro FP. Serum levels of interleukin-2 receptor and activity of rheumatic diseases characterized by immune system activation. *Arthritis Rheum* 1988;31:1358–1364.
191. Wood NC, Symons JA, Duff GW. Serum interleukin-2 receptor in rheumatoid arthritis: a prognostic indicator of disease activity? *J Autoimmun* 1988;1:353–361.
192. Corkill MM, et al. New immunological measures of disease activity in rheumatoid arthritis: interleukin 6 and soluble interleukin 2 receptor levels in a 6 month trial [Abstract]. *Clin Rheumatol* 1990;9:121.
193. Cush JJ, Rothlein R, Lindsley HB, et al. Increased levels of circulating intercellular adhesion molecule 1 in the sera of patients with rheumatoid arthritis. *Arthritis Rheum* 1993;36:1098–1102.
194. Hamerman D, Wood DD. Interleukin 1 enhances synovial cell hyaluronate synthesis. *Proc Soc Exp Biol Med* 1984;177:205–210.
195. Butler DM, Vitti GF, Leizer T, et al. Stimulation of the hyaluronic acid levels of human synovial fibroblasts by recombinant human tumor necrosis factor α, tumor necrosis factor β (lymphotoxin), interleukin-1a, and interleukin-b. *Arthritis Rheum* 1988;31:1281–1289.
196. Yaron I, Meyer FA, Deyer JM, et al. Some recombinant human cytokines stimulate glycosaminoglycan synthesis in human synovial fibroblast cultures and inhibit it in human articular cartilages cultures. *Arthritis Rheum* 1989;32:173–180.
197. Dahl IM, Husby G. Hyaluronic acid production *in vitro* by synovial lining cells from normal and rheumatoid joints. *Ann Rheum Dis* 1985;44:647–657.
198. Engström-Laurent A, Hallgren R. Circulating hyaluronate in rheumatoid arthritis: relationship to inflammatory activity and the effect of corticosteroid therapy. *Ann Rheum Dis* 1985;44:83–88.
199. Poole AR, Witter J, Roberts N. Inflammation and cartilage metabolism in rheumatoid arthritis. Studies of the blood markers hyaluronic acid, orosomucoid and keratan sulfate. *Arthritis Rheum* 1990;33: 790–799.
200. Engström-Laurent A, Hällgren R. Circulating hyaluronic acid levels vary with physical activity in healthy subjects and in rheumatoid arthritis patients. Relationship to synovitis mass and morning stiffness. *Arthritis Rheum* 1987;30:1333–1338.
201. Hørslev-Petersen K, Bentsen KD, Engström-Laurent A. Serum amino terminal type III procollagen peptide and serum hyaluronan in rheumatoid arthritis: relation to clinical and serological parameters of inflammation during 8 and 24 months treatment with levamisole, penicillamine or azathioprine. *Ann Rheum Dis* 1988;47:116–126.
202. Konttinen YT, Soari H, Honkanen YE. Serum baseline hyaluronate and disease activity in rheumatoid arthritis. *Clin Chim Acta* 1990; 193:39–48.
203. Paimela L, Heiskamen A, Kurki D. Serum hyaluronate level as a predictor of radiologic progression in early rheumatoid arthritis. *Arthritis Rheum* 1991;34:815–821.
204. Fex E, Eberhardt K, Saxne T. Tissue-derived macromolecules and markers of inflammation in serum in early rheumatoid arthritis: relationship to development of joint destruction in hands and feet. *Br J Rheumatol* 1997;36:1161–1165.
205. Saxne T, Wollheim FA, Pettersson H. Proteoglycan concentration in synovial fluid: predictor of future cartilage destruction in rheumatoid arthritis. *Br Med J* 1987;295:1447–1448.
206. Mansson B, Geborek P, Saxne T. Cartilage and bone macromolecules in knee joint synovial fluid in rheumatoid arthritis: relation to development of knee or hip joint destruction. *Ann Rheum Dis* 1997;56: 91–96.
207. Witter J, Roughley PJ, Webber C. The immunologic detection and characterization of cartilage proteoglycan degradation products in synovial fluids of patients with arthritis. *Arthritis Rheum* 1987;30: 519–529.
208. Poole AR, Dieppe P. Biological markers in rheumatoid arthritis. *Semin Arthritis Rheum* 1994;23:17–31.
209. Mansson B, Carey D, Alini M. Cartilage and bone metabolism in rheumatoid arthritis: differences between rapid and slow progres-

sion of disease identified by markers of cartilage metabolism. *J Clin Invest* 1995;95:1071–1077.
210. Glant TT, Mikecz K, Roughley PJ. Age-related changes in protein-related epitopes of human articular cartilage proteoglycan. *Biochem J* 1986;236:71–75.
211. Poole AR, Ionescu M, Swan A. Changes in cartilage metabolism in arthritis are reflected by altered serum and synovial fluid levels of glycosaminoglycan epitomes on fragments of the cartilage proteoglycan aggrecan. Implications for pathogenesis. *J Clin Invest* 1994; 94:25–33.
212. Forslind K, Eberhardt K, Jonnson A. Increased serum concentrations of cartilage oligomeric matrix protein. A prognostic marker in early rheumatoid arthritis. *Br J Rheumatol* 1992;31:593–598.
213. Neidhart M, Hauser N, Paulsson M, et al. Small fragments of cartilage oligomeric matrix protein in synovial fluid and serum as markers for cartilage degradation. *Br J Rheumatol* 1997;36:1151–1160.
214. Wollheim FA, Eberhardt KB, Johnson U, et al. HLA DRB1* typing and cartilage oligomeric matrix protein (COMP) as predictors of joint destruction in recent-onset rheumatoid arthritis. *Br J Rheumatol* 1997;36:847–849.
215. Black D, Marabani M, Sturrock RD. Urinary excretion of the hydroxypyridinium cross links of collagen in patients with arthritis. *Ann Rheum Dis* 1989;48:641–644.
216. Seibel MJ, Duncan A, Rubins SP, et al. Urinary hydroxypyridinium crosslinks provide indices of cartilage and bone involvement in arthritic disease. *J Rheumatol* 1989;16:964–970.
217. Uebelhart D, Gineyts E, Chapuy MC. Urinary excretion of pyridinium cross links: a new marker of bone resorption in metabolic bone disease. *Bone Miner* 1990;8:87–96.
218. Robins SP, Black D, Paterson CR. Evaluation of urinary hydroxypyridinium cross link measurements as resorption markers in metabolic bone disease. *Eur J Clin Invest* 1991;21:310–315.
219. McLaren AM, Isdale AH, Whiting PIJ. Physiological variations in the urinary excretion of pyridinium crosslinks of collagen. *Br J Rheumatol* 1993;32:307–312.
220. Peel N, al-Dehaimi A, Colwell A. Sulfasalazine may interfere with HPLC assay of urinary pyridinium crosslinks [Letter]. *Clin Chem* 1994;40:167–168.
221. Price PA, Williamson MK, Lothringer JW, et al. Origin of the vitamin K–dependent bone protein found in plasma and its clearance by kidney and bone. *J Biol Chem* 1981;256:12760–12766.
222. Gundberg CM, Markowitz MG, Mizruchi M. Osteocalcin in human serum: a circadian rhythm. *J Clin Endocrinol Metab* 1985;60:736–739.
223. Sambrook PN, Ansell BM, Foster S. Bone turnover in early rheumatoid arthritis 1. Biochemical and kinetic indexes. *Ann Rheum Dis* 1985;44:575–579.
224. Ekenstam EA, Ljuwghall S, Hallgren R. Serum osteocalcin in rheumatoid arthritis and other inflammatory arthritides: relation between inflammatory activity and the effect of glucocorticoids and remission inducing drugs. *Ann Rheum Dis* 1986;45:484–490.
225. Campion GV, Delmas PD, Dieppe PA. Serum and synovial fluid osteocalcin (bone Gla protein) levels in joint disease. *Br J Rheumatol* 1989;28:393–398.
226. Pietschmann P, Machold KP, Wowsczuk W. Serum osteocalcin concentrations in patients with rheumatoid arthritis. *Ann Rheum Dis* 1989;48:654–657.
227. Gevers G, Devos P, DeRoo U. Increased levels of osteocalcin (serum bone Gla-protein) in rheumatoid arthritis. *Br J Rheumatol* 1986;25: 260–262.
228. Saxne T, Zunio L, Heinegard D. Increased release of bone sialoprotein into synovial fluid reflects tissue destruction in rheumatoid arthritis. *Arthritis Rheum* 1995;38:82–90.
229. Marhoffer W, Schatz H, Stracke H. Serum osteocalcin levels in rheumatoid arthritis: a marker for accelerated bone turnover in late onset rheumatoid arthritis. *J Rheumatol* 1991;18:1158–1162.
230. Brennan FM, Browne KA, Green PA, et al. Reduction of serum matrix metalloproteinase 1 and matrix metalloproteinase 3 in rheumatoid arthritis patients following anti-tumour necrosis factor-alpha therapy. *Br J Rheumatol* 1997;36:643–650.
231. Ishiguro N, Ito T, Obata K, et al. Determination of stromelysin-1, 72 and 92 kDa type IV collagenase, tissue and inhibitor of metalloproteinase 1 (TIMP-1) and TIMP-2 in synovial fluid and serum from patients with rheumatoid arthritis. *J Rheumatol* 1996;23:1599–1604.
232. Kievitis JH, Goslings J, Schuit HRL. Rheumatoid arthritis and the positive LE-cell phenomenon. *Ann Rheum Dis* 1956;15:211–216.
233. Vartio T, Vaheri A, von Essen R. Fibronectin in synovial fluid and tissue in rheumatoid arthritis. *Eur J Clin Invest* 1981;11:207–212.
234. Webb J, Whaley K, MacSween R. Liver disease in rheumatoid arthritis and Sjögren's syndrome: prospective study using biochemical and serological markers of hepatic dysfunction. *Ann Rheum Dis* 1975;34: 70–81.
235. Permin H, Wiik A. The prevalence of IgE antinuclear antibodies in rheumatoid arthritis and systemic lupus erythematosus. *Acta Pathol Microbiol Scand [C]* 1978;86C:245–249.
236. Wiik A, Permin H. The prevalence and possible significance of IgD granulocyte-specific antinuclear antibodies in neutropenic and non-neutropenic cases of rheumatoid arthritis. *Acta Pathol Microbiol Scand [C]* 1978;86C:19–22.
237. Abu-Shakra M, Krup M, Slor H. Anti-Sm-RNP activity in sera of patients with rheumatic and autoimmune diseases. *Clin Rheumatol* 1990;9:346–355.
238. Nojima T, Kamata M, Matsunobu T, et al. Detection of autoantibodies in sera from patients with rheumatoid arthritis. *Ryumachi* 1994; 34:871–878.
239. Tsuzaka K, Ogasawara T, Tojo T. Relationship between autoantibodies and clinical parameters in Sjögren's syndrome. *Scand J Rheumatol* 1993;22:1–9.
240. Schellekens GA, de Jong B. Frank HJ, et al. Citrulline is an essential constituent of antigenic determinants recognized by rheumatoid arthritis-specific autoantibodies. *J Clin Invest* 1998; 101:273–281.
241. Girbal-Neuhauser E, Durieux J, Arnaud M, et al. The epitopes targeted by the rheumatoid arthritis-associated antifilaggrin autoantibodies are posttranslationally generated on various sites of (Pro) filaggrin by deimination of arginine residues. *J Immunol* 1999;162: 585–594.
242. Menard HA, Lapointe E, Rochdi MD, Zhou ZJ. Insights into rheumatoid arthritis derived from the Sa immune system. *Arthritis Res* 2000; 2:429–432.
243. Bas S, Perneger TV, Seitz M, et al. Diagnostic tests for rheumatoid arthritis:comparison of anti-cyclic citrullinated peptide antibodies, anti-keratin antibodies, and IgM rheumatoid factors. *Rheumatol* 2002;41:809–814.
244. Nienhuis RL, Mandema E. A new serum factor in patients with rheumatoid arthritis, the antiperinuclear factor. *Ann Rheum Dis* 1964;23: 302–305.
245. Janssens X, Veys EM, Verbuggen G. The diagnostic significance of the antiperinuclear factor for rheumatoid arthritis. *J Rheumatol* 1988;15:1346–1350.
246. Youinou P, LeGoff P, Dumay A. The antiperinuclear factor: I. Clinical and serologic associations. *Clin Exp Rheumatol* 1990;8:259–264.
247. Westgeest AA, Boerbooms AM, Jongmans M. Antiperinuclear factor: indicator of more severe disease in seronegative rheumatoid arthritis. *J Rheumatol* 1987;14:893–897.
248. Boerbooms AM, Westgeest AA, Reckers P. Immunogenetic heterogeneity of seronegative rheumatoid arthritis and the antiperinuclear factor. *Ann Rheum Dis* 1990;49:15–17.
249. Vincent C, Serre G, Lapeyre F. High diagnostic value in rheumatoid arthritis of antibodies to the stratum corneum of rat oesophagus epithelium, so-called "antikeratin antibodies." *Ann Rheum Dis* 1989; 48:712–722.
250. Paimela L, Gripenberg M, Kurki P. Antikeratin antibodies: diagnostic and prognostic markers for early rheumatoid arthritis. *Ann Rheum Dis* 1992;51:743–746.
251. von Essen R, Kurki P, Isomaki H. Prospect for an additional laboratory criterion for rheumatoid arthritis. *Scand J Rheumatol* 1993;22: 267–272.
252. Vincent C, Serre G, Fournig B. Natural IgG to epidermal cytokeratins vs IgG to the stratum corneum of the rat oesophagus epithelium, so-called "antikeratin antibodies," in rheumatoid arthritis and other rheumatic diseases. *J Autoimmun* 1991;4:493–505.
253. Kirstein H, Mathiesen FK. Antikeratin antibodies in rheumatoid arthritis. *Scand J Rheumatol* 1987;16:331–337.
254. Kurki P, Aho K, Palusuo T. Immunopathology of rheumatoid arthritis. *Arthritis Rheum* 1992;35:914–917.
255. Simon M, Gibral E, Sebbag M. The cytokeratin filament-aggregating protein filaggrin is the target of the so-called "antikeratin antibodies," autoantibodies specific for rheumatoid arthritis. *J Clin Invest* 1993;92:1387–1393.

256. Vincent C, deKeyser F, Masson-Bessiere C, et al. Anti-perinuclear factor compared with the so called "antikeratin" antibodies to human epidermis filaggrin, in the diagnosis of arthritides. *Ann Rheum Dis* 1999;58:42–48.
257. Hoet RM, Boerbooms AM, Areu DSM, et al. Antiperinuclear factor, a marker autoantibody for rheumatoid arthritis: colocalisation of the perinuclear factor and profilaggrin. *Ann Rheum Dis* 1991;50:611–618.
258. Sebbag M, Simon C, Vincent C, et al. The perinuclear factor and the so-called antikeratin antibodies are the same rheumatoid arthritis-specific autoantibodies. *J Clin Invest* 1995; 95: 2672–2679.
259. Aho K, Palosuo T, Lukka M, et al. Antifilaggrin antibodies in recent-onset arthritis. *Scand J Rheumatol* 1999;28:113–116.
260. Slack SL, Mannik M, Dale BA. Diagnostic value of antibodies to filaggrin in rheumatoid arthritis. *J Rheumatol* 1998;25:847–851.
261. Despres N, Boire G, Lopez-Longo FJ. The Sa system: a novel antigen-antibody system specific for rheumatoid arthritis. *J Rheumatol* 1994; 21:1027–1033.
262. Heuber W, Hassfeld W, Smolen JS, et al. Sensitivity and specificity of anti-Sa autoantibodies for rheumatoid arthritis. *Rheumatology* 1999; 38:155–159.
263. Masson-Bessiere C, Sebbag M, Girbal-Neuhauser E, et al. The major synovial targets of the rheumatoid arthritis-specific antifilaggrin autoantibodies are deiminated forms of the α-and β-chains of fibrin. *J Immunol* 2001;166:4177–4184.
264. Vossenaar ER, Nijenhuis S, Helsen MM, et al. Citrullination of synovial proteins in murine models of rheumatoid arthritis. *Arthritis Rheum* 2003;48:2489–2500.
265. Asaga H, Nakashima K, Senshu T, et al. Immunocytochemical localization of peptidylarginine deaminase in human eosinophils and neutrophils. *J Leukoc Biol* 2001;70:46–51.
266. Hill JA, Southwood S, Sette A, et al. The conversion of arginine to citrulline allows for a high-affinity peptide interaction with the rheumatoid arthritis-associated HLA-DRB1*0401 MHC class II molecule. *J Immunol* 2003;171:538–541.
267. Jansen ALMA, van der Horst-Bruinsma IE, van Schaardenburg D, et al. Rheumatoid factor and antibodies to cyclic citrullinated peptide differentiate rheumatoid arthritis from undifferentiated polyarthritis in patients with early arthritis. *J Rheumatol* 2002;29:2074–2076.
268. Rantapaa-Dahlqvist S, De Jong BA, Berglin E, et al. Antibodies against cyclic citrullinated peptide and IgA rheumatoid factor predict the development of rheumatoid arthritis. *Arthritis Rheum* 2003;48: 2741–2749.
269. Meyer O, Labarre C, Dougados M, et al. Anticitrullinated protein/peptide antibody assays in early rheumatoid arthritis for predicting five year radiographic damage. *Ann Rheum Dis* 2003;62:120–126.
270. Genevay S, Hayem G, Verpillat P, et al. An eight year prospective study of outcome prediction by antiperinuclear factor and antikeratin antibodies at onset of rheumatoid arthritis. *Ann Rheum Dis* 2002; 61:734–736.
271. Montecucco C, Caporal R. Antibodies from patients with rheumatoid arthritis and systemic lupus erythematosus recognize different epitopes of a single heterogeneous nuclear RNP core protein. Possible role of cross-reacting antikeratin antibodies. *Arthritis Rheum* 1990;33:180–186.
272. Venables PJW, Pawlowski T, Mumford PA. Reaction of antibodies to rheumatoid arthritis nuclear antigen with a synthetic peptide corresponding to part of Epstein-Barr nuclear antigen 1. *Ann Rheum Dis* 1988;47:270–279.
273. Hassfeld W, Steiner G, Grininger W. Autoantibody to the nuclear antigen RA33: a marker for early rheumatoid arthritis. *Br J Rheumatol* 1993;32:199–203.
274. Meyer O, Tanye F, Fabregas D. Anti-RA 33 antinuclear autoantibody in rheumatoid arthritis and mixed connective tissue disease: comparison with antikeratin and antiperinuclear antibodies. *Clin Exp Rheumatol* 1993;11:473–478.
275. Coremans IE, Hagen EC, Daha MR. Antilactoferrin antibodies in patients with rheumatoid arthritis are associated with vasculitis. *Arthritis Rheum* 1992;35:1466–1475.
276. Mulder AH, Horst G, van Leeuwen MA. Antineutrophil cytoplasmic antibodies in rheumatoid arthritis. Characterization and clinical correlations. *Arthritis Rheum* 1993;36:1054–1060.
277. Hauschild S, Schmitt WH, Csernok E, et al. ANCA in systemic vasculitides, collagen vascular diseases, rheumatic disorders and inflammatory bowel diseases. *Adv Exp Med Biol* 1993;336:245–251.
278. Savige JA, Danigs DJ, Gatenba PA. Anti-neutrophil cytoplasmic antibodies (ANCA): their detection and significance: report from workshops. *Pathology* 1994;26:186–193.
279. Coremans IE, Hagen EC, van der Voort EC. Autoantibodies to neutrophil cytoplasmic enzymes in Felty's syndrome. *Clin Exp Rheumatol* 1993;11:255–262.
280. Cambridge G, Williams M, Leaker B. Anti-myeloperoxidase antibodies in patients with rheumatoid arthritis: prevalence, clinical correlates, and IgG subclass. *Ann Rheum Dis* 1994;53:24–29
281. Mustila A, Korpela M, Mustonen J, et al. Perinuclear antineutrophil cytoplasmic antibody in rheumatoid arthritis: a marker of sever disease with associated nephropathy. *Arthritis Rheum* 1997;40:710–717.
282. Brimnes J, Halberg P, Jacobsen S, et al. Specificities of antineutrophil autoantibodies in patients with rheumatoid arthritis. *Clin Exp Immunol* 1997;110:250–256.
283. Coremans IE, Hagen EC, van der Woude FJ. Antilactoferrin antibodies in patients with rheumatoid arthritis are associated with vasculitis. *Adv Exp Med Biol* 1993;336:357–362.
284. Charles PJ, Maini RN. Antibodies to neutrophil cytoplasmic antigens in rheumatoid arthritis. *Adv Exp Med Biol* 1993;336:367–370.
285. Nishiya K, Oohera E, Ooishi M. Detection of antineutrophil cytoplasmic antibodies in sera from patients with rheumatoid arthritis by indirect immunofluorescence technique. *Rinsho Byori* 1994;42:176–182.
286. Clague RB. Autoantibodies to cartilage collagens in rheumatoid arthritis. Do they perpetuate the disease or are they irrelevant? *Br J Rheumatol* 1989;28:1–5.
287. Jasin HE. Autoantibody specificities of immune complexes sequestered in articular cartilage of patients with rheumatoid arthritis and osteoarthritis. *Arthritis Rheum* 1985;28:241–248.
288. Tarkowski A, Klareskog L, Carlsten H. Secretion of antibodies to types I and II collagen by synovial tissue cells in patients with rheumatoid arthritis. *Arthritis Rheum* 1989;32:1087–1092.
289. Rudolphi U, Hohlbaum A, Lang B. The B cell repertoire of patients with rheumatoid arthritis. Frequencies and specificities of peripheral blood B cells reacting with human IgG, human collagenase, a mycobacterial heat shock protein and other antigens. *Clin Exp Immunol* 1993;92:404–411.
290. Morgan K, Buckse C, Collins I. Antibodies to type II and XI collagens: evidence for the formation of antigen specific as well as cross reacting antibodies in patients with rheumatoid arthritis. *Ann Rheum Dis* 1988;47:1008–1013.
291. Morgan K, Clauque RB, Collins I. A longitudinal study of anticollagen antibodies in patients with rheumatoid arthritis. *Arthritis Rheum* 1989;32:139–145.
292. Banerjee S, Luthra HS, Moore SB. Serum IgG anti-native type II collagen antibodies in rheumatoid arthritis: association with HLA DR4 and lack of clinical correlation. *Clin Exp Rheumatol* 1988;6:373–380.
293. Karopoulos C, Rowley MJ, Handley CJ. Intrasynovial levels of sulphated glycosaminoglycans and autoantibodies to type II collagen in rheumatoid arthritis: a correlative analysis. *Rheumatol Int* 1993;13: 15–20.
294. Konstantinov K, Halberg P, Wiik A. Clinical manifestations in patients with autoantibodies specific for nuclear lamin proteins. *Clin Immunol Immunopathol* 1992;62:112–119.
295. Senecal JL, Raymond Y. Autoantibodies to major and minor nuclear lamins are not restricted to autoimmune diseases. *Clin Immunol Immunopathol* 1992;63:115–125.
296. Brito J, Biamonti G, Caporali R, et al. Autoantibodies to human nuclear lamin B2 protein. Epitope specificity in different autoimmune diseases. *J Immunol* 1994;153:2268–2277.
297. Podgorski MR, Gaulding NJ, Hall ND. Autoantibodies to lipocortin-1 are associated with impaired glucocorticoid responsiveness in rheumatoid arthritis. *J Rheumatol* 1992;19:1668–1671.
298. Sioud M, Dybward A, Jespersen L, et al. Characterization of naturally occurring autoantibodies against tumour necrosis factor-alpha (TNF-alpha): *in vitro* function and precise epitope mapping by phage epitope library. *Clin Exp Immunol* 1994;98:520–525.
299. Peichl P, Ceska M, Broell H, et al. Human neutrophil activating peptide/interleukin 8 acts as an autoantigen in rheumatoid arthritis. *Ann Rheum Dis* 1992;51:19–22.

300. Peichl P, Pursch E, Broll H, et al. Anti-IL-8 autoantibodies and complexes in rheumatoid arthritis: polyclonal activation in chronic synovial tissue inflammation. *Rheum Int* 1999;18:141–145.
301. Pignone A, Matucci-Cerinic M, Mori-Ini M. Suppression of autoantibodies to factor VIII and correction of factor VIII deficiency with a combined steroid-cyclophosphamide-porcine factor VIII treatment in a patient with rheumatoid arthritis. *J Intern Med* 1992;231:617–619.
302. Ballard HS, Nyamuswa G. Life-threatening haemorrhage in a patient with rheumatoid arthritis and a lupus anticoagulant coexisting with acquired autoantibodies against factor VIII. *Br J Rheumatol* 1993;32: 515–517.
303. Salih AM, Nixon NB, Dawes PT, et al. Soluble adhesion molecules and anti-endothelial cell antibodies in patients with rheumatoid arthritis complicated by peripheral neuropathy. *J Rheum* 1999;26:551–555.
304. Zurgil N, Bakimer R, Moutsopoulos HM. Antimitochondrial (pyruvate dehydrogenase) autoantibodies in autoimmune rheumatic diseases. *J Clin Immunol* 1992;12:201–209.
305. Vardi P, Brik R, Barzilai D. Frequent induction of insulin autoantibodies by D-penicillamine in patients with rheumatoid arthritis. *J Rheumatol* 1992;19:1527–1530.
306. London MG, Muirden KD, Hewitt JV. Serum cholesterol in rheumatic diseases. *BMJ* 1963;1:1380–1383.
307. Heldenberg D, Caspi D, Levtov O, et al. Serum lipids and lipoprotein concentrations in women with rheumatoid arthritis. *Clin Rheumatol* 1983;2:387–391.
308. Bausserman LL, Bernigr ON, McAdam KO. Serum amyloid A and high density lipoproteins during the acute phase response. *Eur J Clin Invest* 1988;18:619–626.
309. Sukenik S, Henkin J, Zimlichman S. Serum and synovial fluid levels of serum amyloid A protein and C-reactive protein in inflammatory and noninflammatory arthritis. *J Rheumatol* 1988;15:942–945.
310. Wallberg-Jonsson S, Dahlen G, Johnson O, et al. Lipoprotein lipase in relation to inflammatory activity in rheumatoid arthritis. *J Intern Med* 1996;240:373–380.
311. Block WD, Buchanan OH, Freyberg RH. Serum lipids in patients with rheumatoid arthritis and in patients with obstructive jaundice. *Arch Intern Med* 1941;68:18–24.
312. Haataja M, Nieminen AL, Makisara P. Prostaglandin precursors in rheumatoid arthritis. *J Rheumatol* 1982;9:91–93.
313. Hagenfeldt L, Wennmalm A. Turnover of a prostaglandin precursor, arachidonic acid, in rheumatoid arthritis. *Eur J Clin Invest* 1975;5: 235–239.
314. Jeremy R, Wilkinson P. The mechanism of hypoalbuminemia in rheumatoid arthritis. *Arthritis Rheum* 1964;7:740–741.
315. Wilkinson P, Jeremy R, Brooks FO, et al. The mechanism of hypoalbuminemia in rheumatoid arthritis. *Ann Intern Med* 1965;63:109–114.
316. Ballantyne FC, Fleck A, Dick WC. Albumin metabolism in rheumatoid arthritis. *Ann Rheum Dis* 1971;30:265–270.
317. Kosaka S. β_2-glycoprotein I in rheumatoid arthritis. *Tohoku J Exp Med* 1977;122:223–228.
318. Swedlund HA, Hunder GG, Gleich GJ. Alpha-1-antitrypsin in serum and synovial fluid in rheumatoid arthritis. *Ann Rheum Dis* 1974;33: 162–164.
319. Rhodes K, Scott A, Markham RG. Immunological sex differences: a study of patients with rheumatoid arthritis, their relatives and controls. *Ann Rheum Dis* 1969;28:104–120.
320. Thompson RA, Asquith P. Quantitation of exocrine IgA in human serum in health and disease. *Clin Exp Immunol* 1970;7: 491–500.
321. Pekelharing JM, Hepo E, Kamerling JP. Alterations in carbohydrate composition of serum IgG from patients with rheumatoid arthritis and from pregnant women. *Ann Rheum Dis* 1988;47:91–95.
322. Tomana M, Schrohenloher RE, Koopman WJ. Abnormal glycosylation of serum IgG from patients with chronic inflammatory diseases. *Arthritis Rheum* 1988;31:333–338.
323. Parekh RB, Roitt IM, Isenberg DA. Galactosylation of IgG associated oligosaccharides: reduction in patients with adult and juvenile onset rheumatoid arthritis and relation to disease activity. *Lancet* 1988;1:966–969.
324. Parekh R, Isenberg D, Rook G. A comparative analysis of disease-associated changes in the galactosylation of serum IgG. *J Autoimmun* 1989;2:101–114.
325. Axford JS, MacKenzie L, Lydyard DM. Reduced B-cell galactosyltransferase activity in rheumatoid arthritis. *Lancet* 1987;2:1486–1488.
326. Tsuchiya N, Endo T, Matsuta K. Effects of galactose depletion from oligosaccharide chains on immunological activities of human IgG. *J Rheumatol* 1989;16:285–290.
327. Mackechnie HL, Ogryzlo MA, Pruzanski W. Heterogeneity of IgM/ IgG cryocomplexes: immunological-clinical correlation. *J Rheumatol* 1975;2:225–240.
328. Zubler RH, Nydegger U, Perrin LH. Circulating and intra-articular immune complexes in patients with rheumatoid arthritis. Correlation of ^{125}I-C1q binding activity with clinical and biological features of the disease. *J Clin Invest* 1976;57:1308–1319.
329. Petersen NE, Elmgreen J, Teisner B. Activation of classical pathway complement in chronic inflammation. Elevated levels of circulating C3d and C4d split products in rheumatoid arthritis and Crohn's disease. *Acta Med Scand* 1988;223:557–560.
330. Swaak AJG, Han H, van Rooyen A. Complement (C3) metabolism in rheumatoid arthritis in relation to the disease course. *Rheumatol Int* 1988;8:61–65.
331. Morgan BP, Daniels RH, Williams BD. Measurement of terminal complement complexes in rheumatoid arthritis. *Clin Exp Immunol* 1988;73:473–478.
332. Franco AE, Schur PH. Hypocomplementemia in rheumatoid arthritis. *Arthritis Rheum* 1971;14:231–238.
333. Hunder GG, McDuffie FC. Hypocomplementemia in rheumatoid arthritis. *Am J Med* 1973;54:461–472.
334. Mongan ES, Cass RM, Jacox RF. A study of the relation of seronegative and seropositive rheumatoid arthritis to each other and to necrotizing vasculitis. *Am J Med* 1969;47:23–35.
335. Glass D, Raum D, Gibson D. Inherited deficiency of the second component of complement. Rheumatic disease associations. *J Clin Invest* 1976;58:853–861.
336. Thompson PW, Houghton BJ, Clifford C. The source and significance of raised serum enzymes in rheumatoid arthritis. *Q J Med* 1990;76: 869–879.
337. Laffon A, Morena A, Gutierrez-Bucero A. Hepatic sinusoidal dilatation in rheumatoid arthritis. *J Clin Gastroenterol* 1989;11:653–657.
338. Barr JH Jr, Stolzer BL, Eisenbeis CH Jr. Serum glutamic oxalacetic transaminase in rheumatoid arthritis and certain rheumatoid musculoskeletal disorders. *Arthritis Rheum* 1958;1:147–150.
339. Malmquist E, Reichard H. Serum ornithine carbamoyl transferase and transaminase activity in rheumatic disease. *Acta Rheumatol Scand* 1962;8:170–182.
340. Whaley K, Goudie RB, Williamson J. Liver disease in Sjögren's syndrome and rheumatoid arthritis. *Lancet* 1970;1:861–863.
341. Lefkovits AM, Farrow IJ. The liver in rheumatoid arthritis. *Ann Rheum Dis* 1955;14:162–168.
342. Movitt ER, Davis AE. Liver biopsy in rheumatoid arthritis. *Am J Med Sci* 1953;226:516–520.
343. Lavernia CJ, Sierra RJ, Baerga L. Nutritional parameters and short term outcome in arthroplasty. *J Am Coll Nutr* 1999;18:274–278.
344. Morgan SL, Baggott JE, Vaughn WH. Supplementation with folic acid during methotrexate therapy for rheumatoid arthritis. A double-blind, placebo-controlled trial. *Ann Intern Med* 1994;121:833–841.
345. Morgan SL, Hine RJ, Vaughn WH, et al. Dietary intake and circulating vitamin levels of rheumatoid arthritis patients treated with methotrexate. *Arthritis Care Res* 1993;6:4–10.
346. Dunzi L, Cauasin F, Ramonda R, et al. Retinol binding protein, zinc and acute phase response in rheumatoid arthritis. *Clin Exp Rheumatol* 1990;8:616–617.
347. Roubenoff R, Roubenoff RA, Selhub J. Abnormal vitamin B_6 status in rheumatoid cachexia. Association with spontaneous tumor necrosis factor a production and markers of inflammation. *Arthritis Rheum* 1995;38:105–109.
348. Schumacher HR, Bernhart ZW, Gyorgy P. Vitamin B_6 levels in rheumatoid arthritis: effect of treatment. *Am J Clin Nutr* 1975;28:1200–1203.
349. Youssef AAR, Wood B, Baron DN. Serum copper: a marker of disease activity in rheumatoid arthritis. *J Clin Pathol* 1983;36:14–17.
350. Makisara P, Ruutsalo HM, Nissila M. Serum copper in rheumatoid arthritis and ankylosing spondylitis. *Ann Med Exp Biol Fenn* 1968; 46:177–178.
351. Marrella M, Morretti U, Pasqualicchio M. Plasma and total blood cell copper in rheumatoid arthritis. *Agents Actions* 1990;29:120–121.

352. Balogh Z, El-Ghobarey AF, Fell GS, et al. Plasma zinc and its relationship to clinical symptoms and drug treatment in rheumatoid arthritis. *Ann Rheum Dis* 1980;39:329–332.
353. Cimmino MA, Pang L, Cutolo M, et al. Zinc concentrations in rheumatoid and psoriatic arthritis. Are they relevant to the inflammatory process? *Scand J Rheumatol* 1986;15:403–406.
354. Pedersen LM, Christensen JM. Chromium, nickel and cadmium in biological fluids in patients with rheumatoid arthritis compared to healthy controls. *Acta Pharmacol Toxicol (Copenh)* 1986;59(suppl 7):392–395.
355. Niedermeier W, Griggs JH. Trace metal composition of synovial fluid and blood serum of patients with rheumatoid arthritis. *J Chronic Dis* 1971;23:527–536.
356. Plantin LO, Strandberg PO. Whole-blood concentrations of copper and zinc in rheumatoid arthritis studied by activation analysis. *Acta Rheumatol Scand* 1965;11:30–34.
357. Niederstadt C, Happ T, Tatsis E, et al. Glomerular and tubular proteinuria as markers of nephropathy in rheumatoid arthritis. *Rheumatology (Oxf)* 1999;38:28–33.
358. Tishler M, Caspi D, Almog Y. Increased incidence of urinary tract infection inpatients with rheumatoid arthritis and secondary Sjögren's syndrome. *Ann Rheum Dis* 1992;51:604–606.
359. Sørensen AWS. Investigations of the kidney function in rheumatoid arthritis: II. *Acta Rheumatol Scand* 1961;7:138–144.
360. Nived O, Sturfelt G, Westling H. Is serum creatinine concentration a reliable index of renal function in rheumatic diseases? *BMJ* 1983; 286:684–685.
361. Salomon MI, Gallo G, Poon TP. The kidney in rheumatoid arthritis. A study based on renal biopsies. *Nephron* 1974;12:297–310.
362. Joseph J, Sahn SA. Connective tissue disease and the pleura. *Chest* 1993;104:262–270.
363. Horler AR, Thompson M. The pleural and pulmonary complications of rheumatoid arthritis. *Ann Intern Med* 1959;50:1179–1203.
364. Walker WC, Wright V. Pulmonary lesions and rheumatoid arthritis. *Medicine* 1968;47:501–519.
365. Baggenstoss AH, Rosenberg EF. Visceral lesions associated with chronic infectious rheumatoid arthritis. *Arch Pathol* 1943;35:503–516.
366. Pritiken JD, Jensen WA, Yenokida GG. Respiratory failure due to a massive rheumatoid pleural effusion. *J Rheumatol* 1990;17:673–675.
367. Sahn SA. Pleural fluid pH in the normal state and in diseases affecting the pleural space. In: Chretien J, Bignon J, Hirsch A, eds. *The pleura in health and disease.* New York: Marcel Dekker, 1985:253–266.
368. Cech P, Matuso L, Nydegger MU. Immune complexes in pleural fluid from rheumatoid arthritis patients. *Acta Haematol* 1982;67: 220–221.
369. Glovsky MM, Louie JS, Pitts WH. Reduction of pleural fluid complement activity in patients with systemic lupus erythematosus and rheumatoid arthritis. *Clin Immunol Immunopathol* 1976;6: 31–41.
370. Salomaa ER, Viander M, Saaresranta T, et al. Complement components and their activation products in pleural fluid. *Chest* 1998;114: 723–730.
371. Halla JT, Koopman WJ, Schrohenloher RE, et al. Local synthesis of IgM and IgM rheumatoid factor in rheumatoid pleuritis. *J Rheumatol* 1983;10:204–209.
372. Nosanchuk JS, Naylor B. A unique cytologic picture in pleural fluid from patients with rheumatoid arthritis. *Am J Clin Pathol* 1967;50: 330–335.
373. Geisinger KR, Vance RP, Prater T. Rheumatoid pleural effusion: a transmission and scanning electron microscopic evaluation. *Acta Cytol* 1985;29:239–247.
374. Shinto R, Prete P. Characteristic cytology in rheumatoid pleural effusion. *Am J Med* 1988;85:587–589.
375. Boddington MM, Spriggs AI, Morton JA. Cytodiagnosis of rheumatoid pleural effusions. *J Clin Pathol* 1971;24:95–106.
376. Faurschou P, Faarup P. Granulocyte containing cytoplasmic inclusions in human tuberculous pleuritis. *Scand J Respir Dis* 1973;54: 341–346.
377. Soderblom T, Pettersson T, Nyberg P, et al. High pleural fluid hyaluronan concentrations in rheumatoid arthritis. *Eur Respir J* 1999;13:519–522.
378. Amick LD. Muscle atrophy in rheumatoid arthritis: an electrodiagnostic study. *Arthritis Rheum* 1960;3:54–63.
379. Vemireddi NK, Redford JB, PombeJara CN. Serial nerve conduction studies in carpal tunnel syndrome secondary to rheumatoid arthritis. Preliminary study. *Arch Phys Med Rehabil* 1979;60:393–396.
380. Yates DAH. Muscular changes in rheumatoid arthritis. *Ann Rheum Dis* 1963;22:342–347.
381. Toolanen G. Cutaneous sensory impairment in rheumatoid atlantoaxial subluxation assessed quantitatively by electrical stimulation. *Scand J Rheumatol* 1987;16:27–32.

第58章

类风湿因子

S. Louis Bridges，Anne Davidson

类风湿因子(RF)定义为针对 IgG Fc 段表位的自身抗体。这些自身抗体可能为 IgM、IgA、IgG 或 IgE 同种型，并可能存在精细结合特异性的巨大差异。最初认为 RF 是类风湿性关节炎的特征，RF 也可见于看似健康的人以及多种慢性炎症和感染性疾病的患者血清中(表 58.1)。尽管如此，血清 RF 水平显著升高的患者，存在更高的发生 RA 的风险。此外，RA 患者中，RF 的存在还和某些临床表现有关。大量证据表明，RF 和 IgG 形成的复合物，尤其是在受累组织处(如滑膜)形成的复合物，在 RA 的发病中起着重要作用。

一、历史回顾

血清 RF 升高和 RA 的关系首先由 Waaler[1]在上世纪 30 年代末提出，随后 Rose 等人[2]也对其进行了阐述。最初 RF 被称为凝集活化因子，而类风湿因子这个名称在 1949 年由 Pike 等人提出[3]。最初采用羊细胞凝集试验(sheep cell agglutination test，SCAT)测定 RF，其原理为 RF 能够增强被兔二抗(抗羊红细胞抗体)所致敏的羊红细胞的凝集。虽然应用广泛，但该试验要求较高的技术，且难以标准化。为了克服 SCAT 的技术困难，对其进行了改进，包括采用被动凝集法[4]，使用 IgG 覆盖的班脱土颗粒(班脱土絮凝试验)[5]，以及使用人不完全抗 Rh 抗体致敏的人 O 型 Rh+红细胞进行凝集(致敏人红细胞凝集试验)[6]，但这些方法都已不再使用。目前，临床上广泛使用的方法是乳胶凝集试验[7]，这是 SCAT 的一种改良试验。

对血清 RF 和 RA 相关性的报道，引起了对 RF 研究的热情，包括其产生、特异性以及生物和理化特性，以期获得对 RA 发病机制更深的认识。但是由于 RF

表58.1　伴血清类风湿因子升高的疾病

风湿性疾病[295]
类风湿关节炎
系统性红斑狼疮
干燥综合征
硬皮病
多发性肌炎或皮肌炎
慢性细菌感染
亚急性细菌性心内膜炎[78,81]
麻风[77]
结核[79]
梅毒[75]
莱姆病[311]
病毒感染
风疹[82]
巨细胞病毒感染[85]
传染性单核细胞增多症[76,84]
流感[83]
获得性免疫缺陷综合征[312]
寄生虫感染[80]
原因不明的慢性炎症
结节病
牙周疾病[313]
肺间质病变[314]
肝脏疾病[315]
混合性冷球蛋白血症[316-318]
高γ球蛋白性紫癜[319]

在循环中含量很少及其多克隆性质，因此从RA患者血清中提取RF十分困难。在多年前，曾观察到在冷球蛋白血症或Waldenström巨球蛋白血症患者的血清中表达的相当一部分IgM副蛋白呈现RF活性。此外，在这些疾病的患者血清中，也可以分离到大量的单克隆RF蛋白。由于认为来自副蛋白血症患者的RF代表着在其他疾病(包括RA)中存在的RF，因此，针对前者进行了大量研究。对来自冷球蛋白血症或Waldenström巨球蛋白血症患者的RF的研究，揭示了它们的结合特异性、生物学特性和遗传起源，并为解决关于RA和其他自身免疫性疾病中多克隆RF的类似问题提供了有价值的参考信息。

特异性

曾有一系列方法描述与风湿性疾病相关的RF的结合特异性。这包括研究其对免疫球蛋白Fc段裂解产物的结合[8]，对Fc区域[9,10]和交叉反应蛋白[11]重叠肽段的筛查，以及采用外显子交换和定点突变的方法对Fc区分子定位[12]。对来自RA患者和正常人，来自冷球蛋白血症或Waldenström巨球蛋白血症患者体内B细胞克隆增殖的RF因子特异性的比较，得出了一些有指导意义的差异。

在来自RA患者的RF中，发现存在数种分属四个IgG亚种的同种型和非同种型决定簇[8](表58.2)。同种型决定簇是由Fc区的C_H2或C_H3结构域的基因多态性产生的免疫原性表位。在RF阳性的RA患者中，观察到RF与一种不存在于自身IgG中的同种型决定簇的反应，这也许可以用免疫复合物形成诱导的模拟同种型差异的Fc区域结构的改变来解释[13]。

进一步采用Fc蛋白水解片段的工作，表明主要的非同种型抗原位点位于C_H2结构区，或者Fc片段的C_H2-C_H3接合区域[8]，且与葡萄球菌和链球菌Fc结合蛋白的识别位点相重叠[14]。这一优势非同种型决定簇，也被称为Ga特异性，仅存在于IgG1、2和4上。IgG3缺乏Ga特异性，部分是由于在C_H2-C_H3接合区的第435位的组氨酸由精氨酸代替。Ga特异性在来自正常人的RF中很常见。相反，由RA滑膜B细胞合成的IgM RF对于IgG3比IgG1有更强的反应性和亲和力，这提示IgG3上的一个或者更多位点是RA滑膜中产生RF的重要抗原[15,16]。血清IgG3特异性RF升高可能与一定的患者群中较严重的临床表现有关[17]。

应用由外显子调动和定点突变方法产生的嵌合型Fc区制成的单克隆RF试剂盒对抗原结合部位的分子定位，表明来自RA患者的RF可以结合由来自C_H2和C_H3结构域的氨基酸组成的多种不连续表位[12]。对在塑胶针上合成的重叠七肽反应性的分析表明，一些在IgG C_H2和C_H3结构域的不同组氨基酸对于RF的结合具有重要性，但支持来自RA的RF与跨越两个恒定区的不连续表位具有反应性的结论[9,10]。采用嵌合Fc区域进行的研究进一步显示，来自RA的RF相对于来自正常人的RF和来自单克隆丙种球蛋白病的单克隆RF，具有更广泛的抗原特异性，而后者多显示出Ga特异性。

与来自RA患者的RF更大范围的抗原特异性相一致，这些RF具有较广泛的交叉反应。来自RA患者的RF通常和多种哺乳类IgG反应，包括兔、牛和马[18]。与兔IgG交叉反应的RF对于Ga位点或人IgG与之紧密联系的位点以及非同种异型抗原具有交叉反应性[19]。来自一些RA患者的RF还与β_2-微球蛋白、主要组织相容性复合物(MHC)Ⅰ类分子的恒定链有交叉反应[11]。这种交叉反应性可能反映了β_2-微球蛋白和IgG恒定区之间虽具不同的序列，却具有构型上的同源性[20]。也有报道与其他非免疫球蛋白抗原的不同程度的交叉反应性，包括DNA-组蛋白核蛋白[21]。

表58.2　与类风湿因子反应的IgG抗原位置

亚类	重链固定区	
	C_H2	C_H3
IgG1	Ga[a](γ1-2-4)[b]	Gm(a) (Glm(1))
	Non-bl	Gm(x) (Glm(2))
		Non-a
IgG2	Ga(γ1-2-4)	Non-a
	Non-bl	
IgG3	Gm(g) (G3m(21))	Non-a
	Gm(bl) (G3m(5))	
	Non-bl	
IgG4	Ga(γ1-2-4)	γ4 Non-a

a Ga位点可以位于C_H2结构域或者C_H2-C_H3接合区[8,320]。

b 其他名称。

Data from Natvig JB, Gaarder Pl, Turner MW. lgG antigens of the Cgamma2 and Cgamma3 homology regions interacting with rheumatoid factors. *Clin Exp lmmunol* 1972;12(2):177–184.

Modified from Koopman WJ, Schrohenloher RE. Rheumatoid factor. ln: Utsinger PD, Zvaifler NJ, Ehrlich GE, eds. *Rheumatoid arthritis: etiology, diagnosis, management.* Philadelphia: JB Lippin-cott, 1985: 217–241, with permission.

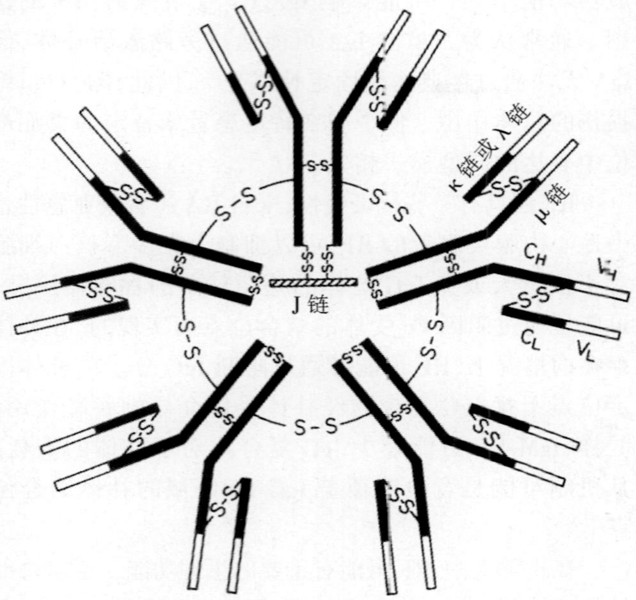

图58.1　人类免疫球蛋白M的多肽链结构。(Reproduced from Koopman WJ, Schrohenloher RE. Rheumatoid factor. In: Utsinger PD, Zvaifler NJ, Ehrlich GE, eds. *Rheumatoid arthritis: etiology, diagnosis, management*. Philadelphia: JB Lippincott, 1985:217–241, by permission.)

二、结构特征

除 IgM 型 RF 之外(采用目前临床使用的常规血清学方法测定),还存在 IgA 和 IgG 型的 RF[22-25],此外也有 IgE 型 RF 存在的证据[26]。在结构上,IgM RF 分子由 5 个结构相同的亚基组成,经二硫键结合,形成一个五聚体的结构(图 58.1)。类似的,在 RA 和干燥综合征中的大多数 IgA 型 RF 为聚合体,虽然在血清中,IgA 主要以单体形式存在[27,28]。虽然 IgG 型 RF 均为单体,但是 IgG 型 RF 之间,及其与其他 IgG 分子之间可以形成高分子量的聚合物[29,30](表 58.3)。

一系列研究识别了 RF 免疫球蛋白可变区的结构特征,这些结构特征决定了它们的抗原特异性。RF 对于 Fc 的特异性在一定程度上取决于重链补体决定区 3(CDR3)间区的长度和电荷特征[31]。同样,B'20(一种高亲和力、多重特异性的 RA 来源的 IgM 型 RF)的 RF 特异性和多重反应性取决于其独特的重链 CDR3 结构域[32]。但是,在轻链补体决定区的残基可以影响到精细特异性[33]。

近来,对结合于 IgG Fc 的低亲和力 Ga 特异性的 IgM 型 RF(RF-AN)的结晶学研究显示,RF-AN 识别的抗原表位包括 C_H2 或 C_H3 接合区,并与细菌 Fc 结合蛋白的结合位点重叠[34]。涉及 Fc 区识别的 RF-AN 可变区残基均位于传统抗原结合位点的边缘,仅包括 6 个 CDR 中的 4 个。涉及 Fc 结合的 CDR 残基数量较少,令人们猜测这样的 RF 可能具备另一不同的特异性[35]。已经通过体细胞突变产生了一个重要的轻链接触残基,提示这种 RF 的产生涉及抗原驱动的选择。

三、生物学特性

大量证据提示,RF 导致 RA 的组织损伤。滑膜是 RA 最主要的炎症受累组织,现已证明在滑膜组织有局部 RF 产生[36-39]。此外,在 RA 患者中,RF 是血清和滑液中[23,24,40,41]以及多形核白细胞内部[42]主要的免疫复合物成分。含有 RF 的免疫复合物还存在于 RA 的滑膜组织[43]和软骨[44]中。RA 疾病的严重程度和活动性似乎与 RF 的水平相关[45-48]。

有证据表明 RF 在 RA 发病中的作用在很大程度上是间接的,其中可能涉及以下几种机制。IgM RF 和

表58.3　人类主要类风湿因子的特点

免疫球蛋白亚型	分子形式	大概分子量(Da)	沉降系数(S)
IgM	五聚体	950 000	19
	与IgG结合的复合物	1 700 000	22
IgA	单体	160 000	7
	聚合体	320 000~1 000 000	10~20
IgG	单体	150 000	7
	自身相关复合物	300 000~600 000	9~14

Modified from Koopman WJ, Schrohenloher RE. Rheumatoid factor: mechanisms of production and biological significance. In: Teodorescu M, Froelich CJ, eds. *Advanced immunoassays in rheumatology*. Boca Raton, FL: CRC Press, 1994:29–50, with permission.

IgG RF 均可通过 IgG 复合物增加补体活性[49-54]。在类风湿性滑液中，两种溶血性补体以及各种补体成分的水平与局部补体的消耗相符合[55,56]，也发现存在 C3、C4 降解产物和 B 因子[57]。后一发现进一步提示补体经典路径和旁路均被激活。在 RA 患者中，C4 和 B 因子的代谢率与血清 RF 的浓度相关，但与其他血清抗体的浓度无关[58]。

数个研究提示，IgM RF 可能在体内显著改变免疫复合物的处理。对于小鼠和大鼠的研究显示，RF 可以促进静脉或腹膜内给予的免疫复合物的清除[59,60]。RF 可以增强人类单核细胞和鼠巨噬细胞结合和吞噬可溶性热凝集人类 IgG 分子的能力，虽然这种效应随着 RF 量的增多而降低[59]。据推测，RF 通过增加可溶性免疫复合物的体积，而激发了对它们的胞吞作用。

RF 可能通过交联自然杀伤细胞(NK 细胞)的 Fcγ 受体，例如 Fcγ RⅢ(CD16)，直接活化 NK 细胞。由 RF 活化的滑液 NK 细胞，可以诱导干扰素 γ 和肿瘤坏死因子(TNF)的分泌，TNF 在 RA 的发病中扮演着重要的角色[62]。Fcγ RⅢ还是巨噬细胞上介导暴露于 RF 免疫复合物后的细胞因子释放的主要受体[63]。RF 还可以下调一些 NK 细胞的功能。虽然在 RA 患者中，外周血和滑液淋巴细胞中的 NK 细胞数量相当，但在后者中，Fcγ RⅢ的表达显著降低。此外，相对于外周血淋巴细胞，滑液淋巴细胞表现出较低的细胞毒性功能和抗体依赖的细胞介导的细胞毒性(ADCC)。正常外周血淋巴细胞在来自 RA 患者的 RF 阳性的滑液中以及含有 IgG 的亲和力纯化的 RF 中的孵育，得出了相似的结果，即 Fcγ RⅢ表达、NK 细胞活性以及 ADCC 降低。

除了分泌 RF 抗体，大量证据表明，RF B 细胞可能是重要的抗原提呈细胞[64]。抗原特异性 B 细胞可以结合它们的同源抗体，并作为有效的抗原提呈细胞发挥功能[65,66]，反映了这些细胞在低浓度时竞争提呈抗原的优势。由于它们具有结合并内化抗原-IgG 抗体复合物的能力，RF B 细胞可以向抗原特异性的 T 辅助细胞和抗原特异性的 B 细胞提呈免疫复合物内部的抗原[67,68]。因此，在继发的免疫反应中，RF B 细胞可能成为越来越重要的 T 细胞辅助灶。这些发现表明，迁移到 RA 患者滑膜组织中的 RF B 细胞，能够向相关的 T 辅助细胞提呈多种已形成复合物的抗原，因此可以维持局部免疫反应，并增加滑膜 RF 的产生。

关于 RA 中 RF 产生的大多数知识来自于 IgM RF，其次为 IgG RF。虽然 IgA RF 可能和一定的疾病特征相关，但它的可能作用尚不清楚。IgA 和 IgM、IgG 的效应器功能不同，可能影响 IgA RF 在组织损伤中的作用。通常认为，虽然 IgA 可能通过旁路激活补体，但 IgA 无法通过经典途径固定补体[69,70]。因此，RF 对组织损伤的总体作用，似乎与在特定患者或特定的炎症部位中表达的同型模式相关。

RF 还具有一些抗炎特性，来自 RA 患者或亚急性感染性心内膜炎患者的 RF，可以抑制人类多形核白细胞对于被覆人或兔 IgG 抗体的葡萄球菌的吞噬作用[71]，可能是通过阻断 Fc 受体的结合位点而实现的。在补体存在的情况下，RF 也能够通过阻断 IgG 分子的补体固定位点干扰 IgG 复合物经补体受体介导的吞噬作用。同样，IgM-RF 可能减少 IgG 复合物对于补体的消耗，其机制可能是竞争或覆盖 IgG Fc 区域的补体结合位点[72-74]。

在正常人中，RF 可能有重要的生理功能，可以协助抵抗感染原。RF 常常和细菌或寄生虫感染有关[75-81]，并在接种细菌或病毒抗原后短暂地出现[82-86]，这提示 RF 是宿主抵抗感染原的重要部分。在大鼠的研究中显示，RF 可以增强单纯疱疹病毒的补体依赖中和反应[87]，并增加对致病性锥虫的抵抗[88]，这些均支持 RF 是宿主抗感染的重要部分这一理论。

四、类风湿因子的产生机制

如前面的论述，RF 包括与位于 IgG Fc 区域的多种决定簇反应的自身抗体，在某一疾病中的 RF 特异性可能与另一疾病中的 RF 不同。对这一特性的观察提示，在不同的临床情况下，RF 的产生可能涉及不同的路径，而对这些路径的阐明可能有助于对发病机制的理解。

环境因素(例如咖啡和烟草的摄入)可能影响 RF 的产生。在一项对 6 809 名无关节炎临床证据的受试者的断层调查中，研究了咖啡摄入和 RF 的相关性[89]。该研究发现，每日摄入的咖啡量和 RF 阳性率呈正比。尚有数个研究报道 RA 患者[90,91]和无风湿性疾病的受试者[92]中吸烟与 RF 的相关性。Mattey 等人[93]研究了 RA 患者中吸烟和 RF 产生之间的相关性是否受 HLA DRB1 共享表位的影响。在 371 位 RA 患者中，那些曾经吸烟的患者相对于不吸烟的患者，有更高的 RF 阳性率(优势比 2.2，$p<0.0001$)。对这一 RA 患者群中主要共享表位(SE)基因型采用了多参数逻辑回归分析，显示仅 DRB1*0401 与 RF 阳性相关，且不受吸烟的影响。

（一）类风湿因子的B细胞来源

已知自身抗体可来自于多种不同的 B 细胞群。在正常个体中的“自然”自身抗体通常亲和力较低，且由未经体细胞突变的免疫球蛋白基因编码，提示产生它们的 B 细胞在生发中心之外成熟。这些自身抗体的来源被认为是来自 B1 或边缘区 B 细胞亚群的 B 细胞[94,95]。这些细胞一旦以非依赖 T 细胞的途径活化，即可在滤泡外增殖，改变分类，很少发生体细胞突变[94,95]。此外，在 T 细胞依赖的反应过程中活化的一个 B 细胞亚群在滤泡外区分化为低亲和力的未突变的生命短暂的细胞[96]。相反，很多致病性的自身抗体是 IgG 型，且已经积累了体细胞突变，提示产生它们的 B 细胞经过了抗原驱动的生发中心成熟，并受到 T 细胞的辅助。这些 B 细胞迁移到滤泡，形成生发中心，可能进一步分化为记忆细胞和长寿命的浆细胞[97]。

在正常人体内的 RF 反应缺乏体细胞突变、亲和力成熟以及获得记忆的过程，因此生理性的 RF 反应对成熟于滤泡外区而不进入生发中心的 B 细胞亚群反应有限。相反，RA 患者中的 RF 表现出“自然”自身抗体和抗原驱动的自身抗体的特性。虽然一部分 RF 亲和力很低，未经突变，其他一些完成了向 IgG 同型的转变，获得了突变，亲和力较高[98]。这提示：虽然在 RA 患者中存在非依赖 T 细胞的 B 细胞亚群扩大，但是抗原选择在 RA 患者的 RF 表达中也发挥着很重要的作用。

最近，人们开始关注 B 细胞的 B1 亚群，这类 B 细胞表达 CD5 分子，而 CD5 分子通常为 T 细胞的标记物[99]。在 RA 患者的血液循环中，CD5+B 细胞的数量增多[100]。值得注意的是在正常未经免疫的个体中，CD5+B 细胞更容易产生自身抗体，包括 RF[101,102]。就像预料的一样，这些自身免疫性抗体表现出低亲和力和多特异性[103]。但是，在 RA 患者中，CD5+B 细胞还可以产生高亲和力的高特异性抗体[104,105]。在体外 CD5+B 细胞合成的自身抗体与自身免疫性疾病所表达的自身抗体之间的关系尚未明确。

CD5+B 细胞倾向于产生 IgM 抗体，可以与多种细菌抗原反应[103,106,109]，这说明这些细胞可能在自然免疫中发挥重要的作用。CD5+B 细胞是否组成一个单独的 B 细胞谱系尚不清楚[108]。确实，有一些证据表明，CD5 可能是一个激活抗原[109]。因此，在 RA 患者中，增加的 CD5+B 细胞可以反映体内的 B 细胞活化增加，这与其他活化标志物（如人白细胞抗原-DR 分子）的表达增加是一致的[110]。

大量的证据表明，RA 患者中至少一部分 RF 反应来自经历 T 细胞依赖以及抗原驱动的生发中心成熟的 B 细胞。分子遗传学特征显示，这是寡克隆、抗原受体介导的 B 细胞反应，包括免疫球蛋白可变区的非随机化应用、高水平的体细胞突变、CDR 中的高 R:S 替代比例[111]，以及向 IgG 同型的分类转变。这些特征提示抗体反应的亲和力成熟。抗原驱动的 B 细胞反应的最明确证据，是发现有克隆相关的 V 序列（例如，那些来自同一生发谱系的 V、D 和 J 基因片段），其含有共同的突变，且对抗原有高的亲和力。存在于自身免疫 MRL/lpr 小鼠的 RF 表达 V 区体细胞突变模式和抗体种类的转变，这都与抗原驱动的反应相一致[111]。

几项对于免疫球蛋白 V 基因表达的分子研究也提供了抗原驱动的非选择性 RA 滑膜 B 细胞[112-114]、RF 阴性的 RA 滑膜 B 细胞[115]、来自 RA 滑膜[116-119]和外周血[120]的 RF 分泌性 B 细胞，以及由循环 CD5+细胞产生的 RF[104]增殖的证据。在 RA 患者中，活化的辅助 T 细胞有很强大的促进 B 细胞分泌 RF 的作用[121]。这一发现，以及在 RA 患者的 RF 中克隆相关的 V 基因序列的存在，提示 RA 中 RF 的产生至少一部分是 T 细胞依赖性 B 细胞反应的结果，而其在 RA 患者中，产生 RF 的细胞在生发中心发育成熟。但是，近来使用 RF 转基因小鼠的实验表明，在自身免疫倾向的 MRL/lpr 小鼠中，RF 可能在滤泡外区得到大量的 T 细胞辅助，并经历亲和力成熟[122]。这可能使得自身免疫性 B 细胞摆脱生发中心正常的调节机制。这一机制是否存在于人类的自身免疫性疾病中，或者是否为转基因系统的假象，仍不清楚。

已经证明在 RA 患者的滑膜中，存在克隆相关的 RF 分泌性 B 细胞和浆细胞。在 RA 的滑膜组织中，可能存在两种机制使得克隆相关的 RF 分泌性 B 细胞得以存在：克隆相关性 B 细胞向 RA 滑膜迁移，或者在淋巴细胞浸润的滑膜中产生 T 细胞依赖性 B 细胞反应。RA 滑膜多含有淋巴滤泡，其中一些具有类似于生发中心的结构，这是 B 淋巴细胞反应亲和力成熟的部位。淋巴组织和 RA 滑膜在组织学上的相似性，以及克隆相关 B 细胞的发现，增加了滑膜可以支持类似于正常次级淋巴器官功能的可能性[114,123]。RA 滑膜的环境可以支持 B 细胞分化为终末分化的浆细胞[124,125]。浆细胞存在于 RA 患者以及其他关节炎患者的滑液中，但是滑膜 IgM RF 产生通常仅发现于 RF 阳性的 RA 患者中，这说明 RA 关节的局部环境有利于 RF 的产生[126,127]。因此，在 RA 中，滑膜(通常为 2~3 层细胞的厚度)似乎能转变成为一个可以产生自身抗体(包括 RF)的淋巴器官。

(二)诱导RF产生的抗原

在 RA 中诱导 RF 反应的抗原尚未完全明确。多克隆 B 细胞的激活物，例如脂多糖[128]和 EB 病毒[129]，可以通过与 B 细胞受体(BCR)不同的受体非特异性地激活 B 细胞，它们通常是体外有效的 RF 激活物。此外，RF 可以被 T 细胞依赖性的 BCR 刺激物(例如葡萄球菌蛋白 A[130])，以及需要 T 细胞辅助的刺激物(例如商陆有丝分裂原[13]和免疫复合物)所诱导。来自健康个体外周血的 B 淋巴细胞可以被多种多克隆 B 细胞激活物[129,131]诱导产生 IgM 型 RF，这一事实证明 RF 编程的 B 细胞是来自 T 细胞依赖和 T 细胞非依赖 B 细胞亚群的天然 B 细胞源的组成部分。

在体内，产生 RF 反应的特定抗原的特性尚未明确。有一种假说认为，此抗原即 IgG 本身。最初的动物研究表明，采用多种抗原反复接种可以诱导自身抗 IgG 抗体的产生[132,133]。随后的研究表明，自身抗 IgG 抗体反应所产生的继发免疫确实是 RF，且针对与免疫抗原形成复合物的 IgG[134,135]。在人类中，破伤风毒素的强化接种同样伴随着 RF 反应[136,137]，这可能由在继发性免疫反应中生成的 IgG 免疫复合物诱导产生。

RF 还可能由交叉反应抗原所诱导。一些 RF 与非 IgG 抗原的交叉反应性也有所描述，包括 DNA 组蛋白核蛋白[21]、非组蛋白核蛋白[138]、降解 DNA[139]，以及硝基苯基团[140]。这些发现提示，这些(或尚未识别的)抗原也许可以在一定的环境下诱导或强化 RF 反应。例如，RA 患者 B 细胞的 RF 产生，可以被金黄色葡萄球菌 Cowan 1[121]和细菌超抗原(例如葡萄球菌内毒素 D[141])所增强。在 BALB/c 小鼠中，RF 可通过采用包被有单克隆 IgM 抗 VSV 糖蛋白抗体的 VSV 病毒免疫复合物接种产生[142]。VSV 的抗原表位规律分布于刚性的类晶体膜上，这对于 RF 的产生似乎非常关键[142]。这些数据提示，来自感染性因子的抗原在 RF 的产生中起一定的作用[143]。

已有报道多种细菌和病毒的 Fc 结合蛋白与一些RF 对 IgG 的 Cγ2-Cγ3 交接区有相似的结合特异性[14,144,145]，因此，有人认为暴露于外源性 Fc 结合蛋白，可能通过抗特异性机制诱导 RF 反应[144,146,147]。

(三)IgG糖基化在RF反应中的可能作用

IgG 的结构异常可能也诱导 RF 的产生，的确，在一些 RA 患者中，存在改变的 IgG 糖基化[75,148]。正常的 IgG 是一个具有 N-链接寡糖的糖蛋白，其中 2 个寡糖恒位于该分子 Fc 段第 297 位的天冬氨酸残基上。在 RA 患者中，观察到在这一残基上缺乏半乳糖的以N-乙酰氨基葡萄糖为末端的寡糖[148]的增加，可能与 B 细胞乳糖转移酶的缺乏有关[149]。老龄也与增加的 IgG 非半乳糖化寡糖相关，但这无法解释在 RA 患者中观察到的异常[150,151]。

IgG Fc 段寡糖部分的改变，可以导致一个或多个抗原表位的暴露，这些表位通常由更加完整的半乳糖化的分子所覆盖，其暴露导致了 RF[148]。另一方面，在 Crohn 病和溃疡性结肠炎中，也观察到 IgG 的这种异常[150,152,153]，而在这些患者中，通常不存在 RF，这质疑了非半乳糖化 IgG 在 RF 诱导中的作用。此外，虽然有证据表明，存在与半乳糖缺乏的 IgG 结合增加的 RF 亚群[155]，但是，来自 RA 患者的 RF 与含有异常增加的非半乳糖化 IgG 浓度的 IgG 制剂的结合，与正常 IgG 制剂的结合是相同的[150,154]。

虽然翻译后经修饰的 IgG 似乎不是诱导 RF 产生的抗原，但是有一些证据表明，含有非半乳糖化 IgG 的免疫复合物相对于正常半乳糖化的免疫复合物可能更具有致病性[156]，而含有高浓度非半乳糖化 IgG 的患者其病变侵袭性更强[157]。

有人提出其他的 IgG 改变机制。IgG 的紫外线辐射显示可以通过自由基反应，改变其半胱胺酸、酪氨酸、色胺酸和赖氨酸残基[158]。这些改变伴随着自动荧光和部分凝集反应。活化的中性粒细胞可以在 IgG 中产生类似的改变，可能通过氧自由基(超氧阴离子和羟基)途径。在类风湿性血清和滑液中，发现具有相同荧光特性的 IgG 单体和聚合物，提示在体内可能存在中性粒细胞产生的氧自由基诱导的 IgG 损伤。

另一可能发生于 RA 患者的病变是晚期糖基化终末产物(AGE)对免疫球蛋白的修饰。这种翻译后修饰可能由过度糖基化或者氧化压力造成。在 33%~60%的 RF 阳性患者中检测到抗 AGE 修饰的 IgG 的 IgM 抗体，但是在 RA 或者其他自身免疫性疾病或风湿性疾病的 RF 阴性患者中未发现该抗体[159]。

（四）细胞因子在RF表达中的作用

细胞因子也有可能诱导 RF 的产生，来自 RA 患者骨髓的 CD14⁺单核细胞谱系的细胞，可以诱导 B 细胞分泌大量的 RF，而来自于骨关节炎患者的这类细胞则不能[160]。已证实 IL-10 在 RA 患者外周血 B 细胞自发性分泌 IgM RF 中起着重要的作用[161]。有报道，在 RA 患者的滑液和血清中 IL-10 增加，可能由非 T 细胞所分泌（主要为单核细胞和 B 细胞）[162]。在这一项研究中，体外 IL-10 的水平与血清 RF 滴度以及自发IgM-RF 的分泌呈正相关。相反，IL-4 则可以减少 RA 患者外周血淋巴细胞自发分泌和诱导产生 IgM-RF[163]。单核细胞同样可以分泌 TNF 类似的细胞因子 B-淋巴细胞因子（BlyS）（BAFF，TALL-1），这是重要的 B 细胞生存和分化因子。BLyS 转基因小鼠具有高丙种球蛋白血症、增加的循环免疫复合物以及高的血清 RF 滴度[164]。在 RA 患者的血清中 BLys 水平升高。有趣的是，在 RA 患者中，滑液的 BLyS 水平高于血清，提示局部的 BLyS 产生可能有助于关节部位的 RF 产生[165]。

（五）动物中的耐受性研究

在正常个体中，存在对自身抗原不反应的状态，称为自身耐受。B 细胞耐受性可能是在骨髓（中心）的 B 细胞发育过程中或者在次级淋巴器官（外周）的 B 淋巴细胞成熟中获得。为了了解 RF 的产生，有数组研究者研究了在小鼠中 B 细胞耐受性的调节。Tighe、Carson 等人分析了对人 IgG 耐受性诱导的机制，采用表达高亲和力的不与鼠 IgG 交叉反应的人 IgM RF 的转基因小鼠[166]，这些小鼠表达了低水平的血清 RF，即使经凝集的人 IgG 诱导，也不能产生 RF，提示 B 细胞可能受一些交叉反应自身抗原调节。但是，B 细胞可以在抗原刺激和 T 细胞或 CD40 的辅助下被选择，然后进入生发中心，分化为浆细胞。向转基因动物注射不引起 T 细胞辅助的可溶性解聚人 IgG，导致了抗原特异性的 IgM RF B 细胞清除，而无过敏证据。在清除之前，有一个部分激活的流产期[167]，且不依赖 Fas/Fas 配体凋亡途径[168]。这些研究提示，在缺乏 T 细胞辅助的情况下，产生高亲和力 RF 的 B 细胞的受体交联是这些细胞的调节机制之一。

Shlomchik、Weigert 等人建立了不同的 RF 转基因小鼠模型，采用从自身免疫 MRL/lpr 小鼠提取的高亲和力或者中等亲和力（AM14）的抗-IgG2a RF 的 V 基因[169]。这些 RF 仅与“a”同种型（$IgG2a^a$）的 IgG2a 结合，而不与 $IgG2a^b$ 的 IgG2a 结合。因此，通过将这些转基因交联到 IgH^a（BALB/c）背景或者相似的 IgH^b（CB.17）背景，则可以研究表达 RF 的 B 细胞，无论它们是自身特异性的（IgH^a）或者非自身特异性（IgH^b）的。在 IgH^a 小鼠中，高亲和力 RF 通过清除或者受体编辑调节，在 IgH^a 小鼠的外周淋巴器官中，表达 AM14 转基因的 B 细胞数量与 IgH^b 小鼠的类似。此外，AM14 RF B 细胞可以产生原始免疫反应，提示自身抗原并不诱导过敏反应。因此，即使在非自身免疫性小鼠中，似乎也没有必要打破中央耐受以产生中等亲和力的 RF[170]。有趣的是，一些抗 IgG2a RF B 细胞聚集在脾脏的富含 T 细胞的中央动脉周围淋巴鞘，提示在 MRL/lpr 小鼠中，RF 自身抗体的产生可能在机制上有别于传统的抗体生成途径[171]。

这些动物研究表明，产生高亲和力 RF 的 B 细胞为中央耐受性调节，而产生低亲和力 RF 的 B 细胞低于本机制耐受诱导的亲和力阈值。这些 B 细胞可以在免疫复合物存在的情况下和 T 细胞的辅助下活化。一些在正常免疫反应过程中由短寿命的 B 细胞产生的 RF 不分化为记忆细胞。在正常生理状态下，在针对外界抗原的免疫反应过程中，一旦不存在 T 细胞的辅助，在生发中心诱导产生的 RF 将对可溶性 IgG 或者免疫复合物耐受，也将不再分化为记忆细胞或者长寿命的细胞。在 RA 患者中，大量辅助 T 细胞、免疫复合物、刺激性细胞因子（如 BLyS）以及诱导性抗原均可造成持续 RF 反应。

五、在正常和疾病状态时RF的遗传学来源

用来研究多克隆 RF V 区多样性的方法包括使用单克隆抗体（MoAb）对血清 RF 的血清学分析，以识别 V 区基因产物（例如，特异型决定簇），以及通过克隆来自正常对照和风湿性疾病患者的 B 细胞谱系，测定 RF V 区的核苷酸序列。

（一）特异型分析

由于 RA 患者的血清 RF 水平相对较低，关于 RF 表达的基础知识大多来自对于 IgM 副蛋白的研究，因为约 10%的这种蛋白表达 RF 活性，且在血清中含量丰富[172]。Henry Kunkel 等人的开创性工作[173]提供了对于来自 RA 患者和副蛋白血症患者的 RF 的交叉反应特异型（CRI）的认识。最初的工作采用针对 RF 副蛋白所表达的特异型（V 区决定簇）的多克隆抗血清，发现

存在一种主要和两种次要的特异型家族，分别称为Wa、Po和Bla[174,175]。虽然这些CRI的精确结构尚未明确，但是Wa CRI似乎是一种构象抗原决定簇，包括位于抗原结合位点的重链和轻链结构[174,176]，Wa CRI并不是严格的RF[177]。

考虑到采用多克隆血清反应因子很难给交叉反应的RF特异型下定义，所以研究主要集中于产生与结构明确的共享特异型反应的MoAb。两种MoAb(17.109[178]和6B6.6[179])可识别存在于约2/3的IgM RF副蛋白上的独特VκⅢL链特异型[172]。分子学研究表明17.109交叉反应特异型由VκⅢb生殖细胞基因片段humkv325决定[180,181]，6B6.6交叉反应特异型由VκⅢa生殖细胞基因片段humkv328(复制的基因片段L2和L16)决定[182]。

为了识别RF副蛋白重链V区共享的结构明确的CRI，采用了类似的方法。单克隆抗体G6可识别一种由RF亚群共享的V_H1特异型，这种特异型由被命名为V1-69(hv1263、DP-10、51P1)的生殖细胞基因编码[183,184]。单克隆抗体B6识别与RF相关的V_H3交叉反应特异型，这种特异型显然由一种与V3-30.b(hv3005)相关或相同的生殖细胞基因编码[183,185,186]。另一RF亚群含有对由V_H4基因编码的Lc1 CRI阳性的重链[187]。单克隆抗体9G4可识别一种与V_H4基因片段V4-34(VH4.21)相关的构象决定性CRI[188]。

断层和纵向数据表明，相当比例的RA患者(如果不是全部)合成一些含有17.109或者6B6.6 VκⅢCRI的RF[179,189]。但是，仅有一小部分(约1%)个体的RF可表达其中任何一种CRI。这些发现表明，生殖细胞基因humkv325和humkv328均仅编码RA中的一小部分RF，或者广泛的体细胞突变导致特异型的丢失。在发病之前，17.109或者6B6.6 CRI RF的比例较低[190]，而其水平随时间很少改变[189]，这种情况支持上述假设。生殖细胞基因humkv325和humkv328不编码疾病特异性的RF，因为17.109和6B6.6 CRI也存在于RF阳性的健康成人中，其出现的模式与RA患者中类似[190]。此外，在正常的免疫球蛋白中，这两类VκⅢ交叉反应特异型水平较低[172,179]。

(二)对免疫球蛋白重链和轻链可变区的分析

虽然血清学研究可以直接分析在体内表达的RF，但是由于识别结构明确的CRI的MoAb数量较少，而使其使用受到限制。此外，这种方法无法辨别某一特定生殖细胞V基因片段(导致丢失生殖细胞编码的交叉反应特异型)的体细胞突变和使用不同生殖细胞基因片段的影响。由于这些原因，很多研究者分析了分泌RF的B细胞谱系表达的V_H和V_L结构，以便为RF产生的遗传学基础提供线索。基于这些研究，由副蛋白RF表达的高度限制性V基因片段模式显然不被来自RA患者的分泌RF的B细胞谱系所共享。虽然用于产生分泌RF的B细胞系的技术(例如，EB病毒转化和异种杂交)可能引入偏倚，但是一项最近的研究表明，使来自RA患者的分泌IgM RF的B细胞终生免疫的方法不影响获取的RF的特异性[191]。

免疫球蛋白重链和轻链V区编码负责抗原识别的抗体部分(见第13章)。虽然最初报道仅有限的来自RA的RF V基因被利用，但是随着更多的研究，逐渐清楚地知道，在正常免疫反应中，利用V区基因存在相当多的限制。在大多数B细胞反应中，非随机化地重复使用相同的V_H、Vκ和Vλ基因片段。例如，对于具有开放阅读框的50个Vκ基因片段，有报道24个这样的基因片段存在功能重排，而约87%这样的功能重排序列仅仅来自11个基因片段[192]。同样，约62%功能重排的Vλ序列来自于30个功能基因片段中的5个基因片段[193]。因此，自身抗体(如RF)的V基因库中的限制不一定是疾病特异性V基因片段的证据。

有大量关于在RF中应用的V_H和V_L基因片段的研究，这些RF由RA患者滑液、滑膜组织、外周血和骨髓中的B细胞分泌，虽然报道了未修饰的生殖细胞序列，但是大多数V区序列的突变模式与抗原选择相一致。

患者的RF中的大多数V_H基因片段来自较大的V_H1、V_H3和V_H4家族，虽然报道有一例来自V_H7家族[186,194]。被重复采用的数个基因片段尤其引人注目。编码G6交叉反应特异型的V_H1基因片段V1-69，是最常报道的表达于RA患者的RF上的V_H基因片段。V_H3基因片段V3-23(VH26，30P1)和紧密联系的V_H3基因片段V3-30(1.9Ⅲ)、V3-30.3(56P1)以及V3-30.b(hv3005)同样在RA患者的RF中普遍采用。但是，一些其他的V_H基因片段可以编码RA中的RF活性[195]。

在RF中表达的V_H基因片段库与在胚胎库中[196]、在来自淋巴系统恶性肿瘤(如慢性淋巴细胞性白血病，CLL)患者的B细胞中[197]、在副蛋白血症中[198]、在来自健康经免疫个体的RF中[199]，以及在正常成人库中[200-202]采用的V_H基因片段库有所重叠，这种重叠可能反映了相对于最初的设想，被表达的V_H基因片段数量更小。事实上，在约95个有功能的生殖细胞 V_H 基因片段中，仅51个具有开放阅读框，且经过重排[203]。

来自 RA 患者 RF 中的 V_L 库相对于来自副蛋白血症患者中的 V_L 库，具有更大的变异性，在后者中，约 2/3 的 RF 采用 VκⅢ基因片段。虽然 VκⅢ基因片段humkv325、humkv328 和 Vg 利用较多，但也有利用 VκI 家族、VκⅡ家族和单一的 Vκ IV 家族成员的报道[195]。对来自 RA 患者的 RF 中 Vλ 表达的分析显示，Vλ I 和 VλⅢ家族成员表达频繁[195]。有意思的是，在来自系统性红斑狼疮与抗 DNA 抗体有关的编码 8.12 交叉反应特异型的生殖细胞 VλⅡ基因片段，也被发现编码来自 RA 患者的 RF[205,206]。

和 V_H 基因片段相似，在来自 RA 患者的 RF 中表达的 V_L 基因片段也和来自正常个体和其他疾病患者的抗体中表达的 V_L 基因片段存在相当大的重叠。在约75个生殖细胞 Vκ 基因片段中，报道仅有 24 个存在功能性重排；文献报道在全部功能性重排的 V_K 序列中，约87%仅涉及 11 个基因片段[192]。这些序列中，约 37%来自 VκⅢ基因片段humkv325(20%)、humkv328(9%)和 Vg(8%)[192]。因此，似乎在采用生殖细胞 V_H 和 V_L 基因片段之外，有其他因素决定着 RF 的活性。

抗体 V 区的特定结构域可能对决定自身反应性有重要的作用，抗原结合位点由存在于 H 链和 L 链的三个高度可变区（如，CDR1、CDR2 和 CDR3）附近的区域所产生。CDR3 是 H 链中 V_H-D_H-J_H 连接和 L 链中 V_L-J_L 连接的产物。H 和 L 链 CDR3 来自抗原结合位点的中心，因此它们的长度和氨基酸组成可以影响抗体的抗原特异性。因为在来自 RA 患者的 RF 中可以表达很多不同的 D_H 和 J_H 基因片段[207]，所以似乎没有更多地利用 RF 中特定的 D_H 或 J_H 基因片段。

最近，通过观察一名 CLL 患者的 $CD5^+$ B 细胞谱系分泌的 IgM 多重反应性天然抗体（SMI)中 H 链CDR3区域的单一氨基酸残基变化的作用，研究了 V_H-D_H-J_H 连接的突变对于自身反应性的作用[208]。SMI 由未经突变的 V_H1 基因 51P1(V1-69)和未经突变的 VκⅢ基因humkv325 所编码，几个位点的突变可以显著地改变其特异性。这些观察支持下述假设，即保留的自身抗体相关的生殖细胞 V 基因的自身抗体结合活性与免疫球蛋白基因重排过程中连接序列的体细胞改变有关。

除了体细胞突变和采用不同的生殖细胞基因片段，CDR3 结构域的序列多样性还受到非生殖细胞编码的核苷酸(N 区)之和的影响。在基因片段重排的时候，这些核苷酸添加在 D_H-J_H 和 V_H-D_H 的连接区。末端脱氧核苷酸转移酶(TdT)的两种变异体介导 N 区核苷酸添加和核酸外切酶的活性[209]。最初认为 TdT 仅在 H 链重排中起作用，在 L 链的重排中无作用，但是大量证据表明，N 区核苷酸添加发生于正常人[114,210,211]和RA 患者[114,212,213]的 B 细胞的 Vκ-Jκ 连接和 Vλ-Jλ 连接。相对于正常个体，来自一些 RA 患者的未经选择 B 细胞的 Vκ 转录物含有高比例的长 CDR3 区（11 个氨基酸密码子），部分由于增多的 N 区核苷酸添加[213]。在一些来自 RA 患者外周血、滑液、滑膜组织淋巴细胞的 RF[205,214,215]中发现具有 11 个氨基酸 CDR3 的 Vκ 结构域。但是，RA 患者的大多数含有 κ 链的 RF 中具有 8、9 或 10 个密码子的 CDR3 间隔[216-220]。因此 RF 活性并不需要 11 个氨基酸的 κ 链 CDR3。但是，对 TdT 缺陷小鼠的研究显示，由于较低的多反应性，因此产生 RF 的 B 细胞的数量减少[221]。TdT 和重组活化基因 1 和 2 一样，表达于 RA 滑膜中，后两者可能导致 B 细胞中次级免疫球蛋白重排，即所谓的受体修正[222,223]。

六、测定

大多数用来测定临床样品中的 RF 活性的方法基于携带颗粒的凝集，这些携带颗粒多为外层为人或兔 IgG 的聚苯乙烯乳胶或红细胞。这些方法多为致敏羊细胞凝集试验(SCAT 或 Waaler-Rose 试验)[2,224]和Singer 和 Plotz 的乳胶固定试验[7]的变通，后一试验主要用于测定 IgM-RF。

毫无疑问乳胶固定试验[7]为 SCAT 最显著的改变。在这种方法中，用惰性的聚苯乙烯乳胶颗粒和混合有人 Cohn 组分Ⅱ IgG 的兔二受体取代羊红细胞。为了达到最高的敏感性和重复性，以及最小程度的自发凝集，试验条件需要仔细控制。对于 RA 患者，这种方法的分析结果优于 SCAT。在 RA 患者中，71%患者的血清对这种方法敏感，而在其他患者中，仅有 2.7%的血清对该法敏感[225]。相对于 SCAT，这种方法的操作便捷、简单，使得乳酸固定试验迅速成为临床样品中 RF 测定的常规检查。需要注意的是，血清中存在的 RF 会干扰甲状腺功能试验[226]和疟疾的试验[227-330]。

目前，在临床实验室中，最初的乳胶固定试验已经很大程度上被数个生产商所提供的 RF 试剂盒所替代。多数情况下，采用乳胶试剂和快速载玻片凝集试验以进行筛查或定性检查，而采用试管稀释法作为定量检查。但是，不同厂家生产的乳胶试剂存在乳胶颗粒大小、是否采用稳定剂以及用来包被乳胶颗粒的 IgG 试剂的差别。因此,在采用不同的商业试剂盒时,可能出现不同的结果[231]。采用参考标准,并使用国际标准单位报告结果,可以明显改善使用不同方法获得的结果的一致性[232,233]。

对于较大的临床实验室,采用自动速度比浊法来测量RF有效地替代了标准凝集试验[234]。该方法基于RF沉淀凝集人IgG的能力,它测量光散射中增加的速度,光散射是由悬浮在RF和凝聚IgG试剂形成的溶液中的颗粒造成,在应用恰当的参考标准工具校准之后,结果采用国际单位记录,使用这种方法获得的RF数据优于乳胶固定法所获得的[235,236]。

为了改善敏感性和定量的精确性,以及识别不同类型的RF,开发了能够测量纳克量RF的特异免疫学方法[237-239]。虽然未广泛应用于临床样品,但在研究中已广泛应用。非竞争性固体相"三明治型"法,被证明最有效。在这种方法中,IgG(通常为人IgG)被吸收到塑料精密试验盘的孔洞上,经过与稀释的血清或者其他待测样品反应,采用一种酶如碱性磷酸酶[150,179]或者 ^{125}碘标记的适当抗体的$(Fab')_2$片段测定结合的IgM RF或者IgA RF[237,238]。

测定IgG RF存在特别的问题,因为RF的活性和抗原应点均位于IgG分子上。此外,以结合于IgM RF的抗原形式存在的非RF IgG可以造成假阳性的结果。因此,大多数IgG RF的免疫测定法采用被兔IgG包被的试管或者微孔板[237],并且与能够清除或者破坏IgM RF的方法合用[240]。

七、类风湿因子的临床意义

(一)种群研究

在几个明确的种群中,测定了RF出现的频率,在一项涉及约2/3的密歇根州特库姆塞人的纵向研究中,乳胶固定试验的阳性率(滴度超过1:20)约为3%,在男性和女性中出现的频率相似[241]。在这一人群中,RF的频率随年龄增加,在超过70岁的人群中,女性约9%阳性,男性约14%阳性,此结果与其他几项研究相符。但是,一项对黑脚族和皮马族印第安人的研究显示,RF出现的频率在不同的种族中明显不同[242]。

一些基于种群的研究提出了一个关键问题,即在健康个体中阳性的血清RF试验结果到底有多大的临床意义。已证实,表面正常的个体可能表现出阳性的RF试验结果。的确,在对于特库姆塞族人的研究中,超过2/3的血清RF阳性的受试者并没有RA的临床表现[241]。但是,大量证据仍然提示,血清RF水平的升高增加了个体最终患RA的可能性。Ball和Lawrence在英国对19名血清RF升高但无临床症状的个体随访了5年,其中7名最终出现RA的表现[243]。在芬兰一项心血管疾病的调查中,Aho等人检测了30位RA患者的血清,发现其中12位在疾病诊断之前的4个月~5年就出现血清RF阳性(SCAT滴度≥1:32)[244]。del Puente等人分析了由一项为期19年,研究对象为2 712名皮马族印第安人的纵向研究所获得的数据[245],在这项研究中每2年对受试者进行一次检查,包括治疗史、关节检查、X线片和RF测定(SCAT)。在RA的发病率和SCAT滴度之间,观察到令人信服的相关性(图58.2)。

最近,Halldorsdottir等人[246]对14 000名冰岛人进行了一项队列研究,以观察血清RF随时间的稳定性,并评价在一种或多种RF同型一过性或持续升高的受试者中RA的发病率。该研究始于1967年,在1974~1983年,共对13 858名受试者进行了评价以明确是否存在类风湿性疾病,并留取了这些患者的血清标本。在1996年,对在进入研究时既存在RF阳性的135名受试者进行了临床评估以确诊RA,并进行了ELISA以测定IgG RF、IgM RF和IgA RF。在1987年作为随访内容对这些受试者的大多数(n=115)进行了RF同型测定。

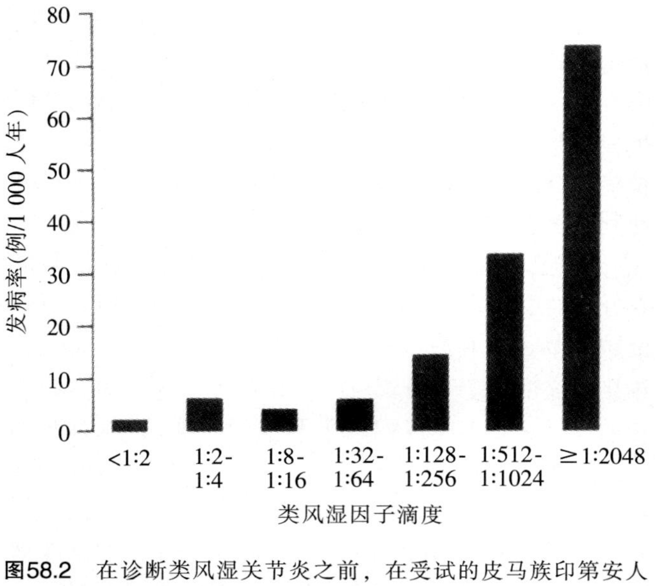

图58.2　在诊断类风湿关节炎之前,在受试的皮马族印第安人群中与类风湿因子滴度相关的类风湿关节炎的发病率(经过年龄和性别校正)。(Reproduced from del Puente A, Knowler WC, Pettitt DJ, et al. The incidence of rheumatoid arthritis is predicted by rheumatoid factor titer in a longitudinal population study. *Arthritis Rheum* 1988; 31:1239–1244, by permission.)

在 135 名受试者中，15 名在 1974~1987 年首次出现 RA 的临床表现。在最初仅有一种 RF 同型升高的受试者中，在 1996 年约 40% RF 转为阴性；而在那些最初有两种或三种 RF 同型升高的受试者中，在 1996 年仅有15% RF 转为阴性(p=0.002)。在 120 名无症状的 RF 阳性受试者中，7 名在观察期间出现 RA，其时间为 9~22 年(平均为 16.5 年)。在 36 名 RF 阴性的受试者中，没有一例在随访期间出现 RA。在 30 名有一种同型 RF 持续升高的受试者中，仅有 1 名出现了 RA，而在超过一种 RF 同型持续升高的 54 名受试者中，有 6 名出现 RA(相对风险为 7.5)。总的来说，这些结果表明：血清 RF 升高可能提示患 RA 的危险性增加。

最近一项对皮马族印第安人的研究显示：RF 以及 RA 的发生率可能呈下降趋势[247]，该项研究评估了年龄、长期变异和出生-队列对于 RF 阳性的相对影响力。RF 数据来源于在 1886~1975 年出生的 5345 名皮马族印第安人，在 1966~1995 年每 2 年对他们检查一次。基于一项年龄-时期-队列分析，RF 检测阳性(滴度≥1:32)的比例在下降。有很明确的出生-队列效应，在 19 世纪末期出生的人，RF 的阳性率最高，而随着时间的推移，RF 的阳性率降低。因此，在皮马族印第安人中，早年的环境因素可能影响 RF 的阳性率。

(二)用RF诊断RA

在正常的对照人群中，采用任何方法测得的 RF 阳性率均在 5%以下，这是 RA 的一条诊断标准[224]。在采用传统技术，如乳胶凝集试验或者 SCAT 的时候，约 75%的 RA 患者表现为血清 RF 滴度升高。在其他一些风湿性疾病中，包括系统性红斑狼疮、干燥综合征、硬皮病和多发性肌炎或皮肌炎，一小部分患者同样表现出血清 RF 水平升高(见表 58.1)。

RF 同样可以见于正常个体以及多种慢性炎性疾病或感染性疾病的患者(见表 58.1)。虽然也存在例外，但这些RF 倾向于与人 IgG 反应。在亚急性细菌性心内膜炎中，升高的 RF 在经过治疗潜在感染之后逐渐下降[78]。与非风湿性疾病中的血清 RF 相比，在 RA 血清中的 RF 通常表现出和人 IgG 以及异种 IgG (例如兔)的广泛反应性。数个研究表明，RA 中 RF 的广泛反应性反映了在这些患者的血清中存在多种独特的 RF 亚群[248-250]。

RF 存在于多种 RA 之外的疾病，限制了该测验的疾病特异性。此外，RA 患者并不都有血清 RF，这也限制了在 RA 诊断中该测验的敏感性。一项试验对于一种特定疾病的预测值取决于该试验的敏感性和特异性，以及该疾病的预测可能性。基于这些参数以及上述的种群研究，RF 并不是筛查无症状患者的有效测试，也不应当用于这种情况。同样，RF 试验也不适用于弥漫性肌肉骨骼疼痛和乏力而没有其他 RA 特征(如关节肿胀)的患者。这些患者最可能患有纤维肌痛综合征或者局部的软组织风湿病。在一项对 711 名新发病患者(由初级保健医师转诊到风湿病专家)的研究中，25%的患者进行了 RF 测定，而仅 6%为 RA 阳性[251]，获得的 RA 阳性预测值仅 44%。因此，在这样的患者群中，RF 测定的临床适用性受到置疑。

假设预测可能性为 1%(基于疾病在普通人群中的患病率)，试验敏感性为 80%，而试验特异性为95%，Shmerling 和 Delbanco 估计 RF 的阳性预测值(RF 阳性者 RA 的可能性)仅为 16%[252]。而在普通医院的实践中，RF 对于 RA(24%)或者其他任何风湿性疾病(34%)的阳性预测值也较低。阴性预测值(阴性试验结果可以排除疾病)相对较好(对于 RA 为 89%，对于其他风湿性疾病为 85%)，提示 RF 试验在排除 RA 中更有用。

虽然 RF 试验在普通人群中诊断 RA 或者其他风湿性疾病可能不是特别有效，但它在高度选择的患者群中，即在风湿病门诊患者中具有诊断价值。在一项对 8 287 名风湿性疾病患者的研究中，Wolfe 等人发现，在临床 RA 患病率为 16.4%时，RF 试验的阳性预测值为 80%[254]。因此，RF 试验在风湿病的专科实践中，好像是一项有价值的检查。

对于 RA 的诊断，RF 试验是最有用的实验室检查，但由于它对于 RA 缺乏特异性，因此寻找了其他诊断性(自身)抗体。在这些抗体中，了解最多的是与含有瓜氨酸的合成肽起反应的抗体，瓜氨酸是一种经过翻译后修饰的精氨酸残基，在 RA 中有所描述[255]。多项研究比较了这些抗体在诊断 RA 中的特异性和敏感性，这些抗体将在本书的其他部分详细介绍。

(三)RF和慢性丙型肝炎病毒感染

丙型肝炎病毒(HCV)感染是一个全世界常见的问题。在美国，其患者率为 1.8%，而其中 75%为慢性感染(270 万人)[256]。最近 HCV 已被识别[257]，并有了 HCV 的血清学检查。HCV 已被认为是大部分混合性冷球蛋白血症患者的致病因素[258-260]。来自 HCV 相关冷球蛋白血症性血管炎患者的冷球蛋白通常具有 RF 活性。此外，患有急慢性 HCV 感染的患者通常具有关节痛，并且可能具有低水平血清 RF。Persico 等人[261]在一项为期超过7年，研究对象为213名慢性肝炎患者和24名肝硬化患者的纵向研究中，分析了血清RF、冷球蛋白和冷球蛋白血症的患病率。在慢性肝炎患者中，RF、冷球蛋白、冷球蛋白血症的患病率分别为2%、0.8%和0%，而在肝硬化患者中，其比例分别为4%、8%和0%。虽然HCV感染的发病率自从发现病原之后已经降低，但慢性后遗症（如肝硬化）可能需要数年才会表现明显。虽然一小部分慢性肝炎的患者存在阳性的血清RF，但慢性HCV感染患者的绝对数量相对较大。因此，对于慢性HCV感染、关节痛和RF阳性的患者，为了评估是否存在RA，在未来的几年中将越来越多地向风湿病专家转诊。

（四）RF在RA患者中的意义

对于满足RA临床诊断标准但在采用传统的检测方法时无血清RF升高（血清阴性RA）患者的血清状况尚不是很清楚。通常可以通过测定血清阴性的RA患者经与同源IgG分离后的血清IgM来测定“隐藏”的RF[262]。约50%血清阴性的RA患者，在采用敏感性方法，如放射免疫法或者酶联免疫吸附法测定时，存在升高的血清RF，虽然其水平明显低于血清阳性的RA患者[238]。虽然这些观察提示，在RA患者中存在持续升高的RF，但是资料证明具有血清阳性和血清阴性RF的RA（采用传统RF测定方法）有不同的临床意义。

血清阳性RA的易感性与特定的MHC Ⅱ类HLA-DR4或DR1等位基因的遗传特性有关，而DR4和血清阴性RA的相关性较差（或缺乏）[263-269]。虽然特定MHC等位基因和血清阳性RA之间相关性的潜在病理机制尚不明确，但分子学分析表明，存在一个由疾病易感性DR等位基因共享的常见的氨基酸序列，位于这些等位基因的β链第三高度可变区，被称为共享表位（SE）[270]。不能排除这些MHC Ⅱ类等位基因有增加对IgG Fc段决定簇的反应性的可能性，但是，DR4与正常个体中升高的血清RF水平无关[271]。另一方面，DR4与血清阳性RA患者未患病的一级亲属中的RF表达呈正相关，这说明DR4可能直接导致RF的产生[272]。DR4阳性健康个体多克隆活化的外周血淋巴细胞，相对于DR4阴性个体的外周血淋巴细胞，可以在体外产生更高水平的IgM RF[273]，这一发现进一步支持了DR4和RF反应之间的相关性。

在RA中，据报道HLA-DR4等位基因与RF阳性有强烈相关性[274]，但也有研究不支持这一结论[275]。在一项对新近患RA的女性的研究中，具有共享表位DR4阳性的个体相对于有共享表位DR1阳性的个体，有更高的RF阳性率[276]。这一发现提示，DR4或者与DR4连锁的基因与RF阳性有关，而不是易感性表位自身。数项研究还表明，DR4可能增加患与RF无关的更严重疾病的风险[269,275,277,278]。在一项对于有侵蚀性病变的RF阳性RA患者的研究中，相对于具有单一易感性等位基因的患者，具有两个含有易感性表位的DRB1基因的患者更可能出现类风湿结节、关节外表现，并需要关节手术。

一项对于早期滑膜炎的研究表明，对RF阴性的受试者为期2年的观察中，共享表位和X线片上的侵蚀之间有相关性，但在RF阳性的受试者中未发现[280]。Mattey等人[281]研究了299名确诊的RA患者，分析了影像学表现、HLA-DRB1基因型以及RF状态。有共享表位的RF阴性患者比没有共享表位的RF阴性患者具有更严重的影像学表现。RF阳性患者比RF阴性患者的平均影像学评分更高；没有基因剂量效应，即共享表位的拷贝数与疾病严重程度无关。多项回归分析证实RF阳性和共享表位的存在都与影像学表现有相关性，且互不影响。因此，RF最可能通过涉及MHC/抗原表达途径之外的机制影响RA疾病的严重性。其他潜在的影响RF产生的基因因素包括在CC趋化因子受体5基因上的一个32个碱基对缺失的等位基因，其可能与IgM RF的缺乏有关[282]。这一发现提示，细胞迁移对RA中RF的产生有重要作用。

虽然在RF阳性和RF阴性RA患者的关节之间似乎没有显著的组织学差异[283]，但血清阳性和血清阴性RA患者的临床表现却存在差异。血清阳性的RA患者在影像学和功能检查中均表现为更严重的关节病变[284-290]。

最近对早期炎性关节炎的纵向和横断面研究，强调了这一假说，即RF与影像学上表现的损伤有相关性。在一项对于439名早期炎性多关节炎患者的纵向研究中，发现在最初进行影像学检查时，就可以预测其严重程度的指标有RF状态、C反应蛋白水平、类风湿结节的存在和在基线水平肿胀的关节数目[291]。经过对基线水平严重程度的调整，高滴度的RF（>1:160）能够独立预测5年以后病情的恶化；具有这样的初始RF水平的受试者，其Larsen评分较那些RF阴性的受试者高出2.3倍（95%置信区间1.7~3.2）。一项较小的研究[292]表明，RF和关节间隙狭窄评分（较小程度上）是RA影像学进展的独立预测因子。另一项研究证明，RF阳性患者和RF阴性患者相比，RA首年即出现新的侵蚀的优势比为9.7（95% CI 1.05~89.93）[293]。在一项对191例病程少于 1 年的 RA 患者进行为期 3 年的前瞻性研究中，发现 RF 是预测影像学上损伤和进展的重要因子之一[294]。logistic 回归分析表明，对于 3 年影像学评分有预测价值的基线数据有 IgM RF 阳性、DRB1*04 基因、疼痛评分以及总的影像学评分。基线水平的 ESR、IgM RF 阳性、DRB1*04 基因和骨侵蚀评分可预测关节损伤的进展。

除了更为严重的关节病变，相对于血清阴性的RA 患者，血清阳性的 RA 患者更易出现关节外受累(包括皮下结节、血管炎、腿部溃疡和神经病变)[48,295]。此外，RF阳性也是导致 RA 患者死亡率较高的数个风险因子之一[296,297]。Mikuls 等人[298]在一个对老年女性进行的队列研究中发现，RA 与显著增加的死亡率相关，而该相关性似乎局限于 RF 阳性的病例。在一项对于 1 236 名感染性多关节炎患者的研究中，发现了类似的结果[299]。多种原因均可导致 RF 阳性的患者死亡率升高，心血管疾病是造成死亡率升高的主要因素。

虽然疾病活动性倾向于与 RF 水平呈正相关[45-48]，但传统的预后测量指标，例如肿胀和压痛的关节数目、医生和患者的综合评价、急性期反应物或者 ESR 对于判断疾病的活动性更有价值。几个研究者试图描述在 RA 患者中 RF 水平改变的临床意义，对于这些研究结果的解释，通常因为用药的相应改变而变得复杂。非类固醇抗炎药(NSAID)最初被报道在体内和体外可以直接抑制RF 的产生[300,301]。近期的研究表明，给予NSAID 后血清 RF 的减少与疾病的活动性改善呈正相关[302]。使用甲氨蝶呤治疗和临床改善(较小程度上)可使 RA 患者血清中 IgM RF 的产生减少[47]。在初始甲氨蝶呤治疗之后，在体外试验中 RA 患者外周血淋巴细胞自发产生 RF受到抑制，这与该药物对 RF 产生的直接作用相符合[303]。总之，这些数据表明，RA 中的 RF 水平可能受到疾病的临床活动性和伴随的治疗的影响。

虽然通常不在临床中进行，但 IgA RF 可能是对RA 有用的一项诊断和预后标志。IgM RF 和 IgA RF 同时升高对于 RA 具有相对特异性，因为这种联合在其他风湿性疾病中罕见[304,305]。Jonsson 等人分析了从约 14 000 名随机入选的个体中收集的血清样品[306]，测定了其中的 RF 型别，并对 173 名 RF 阳性和 156 名匹配的 RF 阴性受试者进行了临床评估。在 17 名被诊断为 RA 的 RF 阳性患者中，14 例(82%)显示 IgM 和 IgA RF 同时升高。在 1/3 活动性 RA 患者的血清中有 IgA RF，其可能与快速的疾病进展、关节外表现[307,308]以及特定的循环淋巴细胞亚群增殖（$CD5^+B$ 细胞和 $CD4^+/CD45RC^+T$ 细胞)有关[309]。同样，采用兔 IgG 测定含有 IgA RF 和 IgM RF 的 RA患者比 RF 阴性的患者，具有更高的疾病活动性和更严重的影像学损伤表现[310]。

（郭军 译 张奉春 校）

参考文献

1. Waaler E. On the occurrence of a factor in human serum activating the specific agglutination of sheep blood corpuscles. *Acta Pathol Microbiol Scand* 1940;17:172–188.
2. Rose HM, Ragan C, Pearce E, et al. Differential agglutination of normal and sensitive sheep erythrocytes by sera of patients with rheumatoid arthritis. *Proc Soc Exp Biol Med* 1948;68:1–6.
3. Pike RM, Sulkin SE, Coggeshall HC. Serological reaction in rheumatoid arthritis. II. Concerning the nature of the factor in rheumatoid arthritis serum responsible for increased agglutination of sensitized sheep erythrocytes. *J Immunol* 1949;63:447–463.
4. Heller G, Jacobson AS, Kolodny MH, et al. The hemagglutination test for rheumatoid arthritis. II. The influence of human plasma fraction II (gamma globulin) on the reaction. *J Immunol* 1954;72:66–78.
5. Bozicevich J, Bunim JJ, Freund J, et al. Bentonite flocculation test for rheumatoid arthritis. *Proc Soc Exp Biol Med* 1958;97:180–183.
6. Waller MV, Vaughan JH. Use of anti-Rh sera for demonstrating agglutination activating factor in rheumatoid arthritis. *Proc Soc Exp Biol Med* 1956;92:198–200.
7. Singer JM, Plotz CM. The latex fixation test. I. Application to the serologic diagnosis of rheumatoid arthritis. *Am J Med* 1956;21(6):888–892.
8. Natvig JB, Gaarder PI, Turner MW. IgG antigens of the Cgamma2 and Cgamma3 homology regions interacting with rheumatoid factors. *Clin Exp Immunol* 1972;12(2):177–184.
9. Williams RC Jr, Malone CC. Rheumatoid-factor-reactive sites on C_H2 established by analysis of overlapping peptides of primary sequence. *Scand J Immunol* 1994;40(4):443–456.
10. Peterson C, Malone CC, Williams RC Jr. Rheumatoid-factor-reactive sites on CH3 established by overlapping 7-mer peptide epitope analysis. *Mol Immunol* 1995;32(1):57–75.
11. Williams RC Jr, Malone CC, Tsuchiya N. Rheumatoid factors from patients with rheumatoid arthritis react with β_2-microglobulin. *J Immunol* 1992;149:1104–1113.
12. Bonagura VR, Artandi SE, Davidson A, et al. Mapping studies reveal unique epitopes on IgG recognized by rheumatoid arthritis-derived monoclonal rheumatoid factors. *J Immunol* 1993;151:3840–3852.
13. Williams RC Jr, Malone CC, Casali P. Heteroclitic polyclonal and monoclonal anti-Gm(a) and anti-Gm(g) human rheumatoid factors react with epitopes induced in Gm(a-), Gm(g-) IgG by interaction with antigen or by nonspecific aggregation. A possible mechanism for the *in vivo* generation of rheumatoid factors. *J Immunol* 1992;149(5):1817–1824.
14. Stone GC, Sjobring U, Bjorck L, et al. The Fc binding site for streptococcal protein G is in the C gamma 2-C gamma 3 interface region of IgG and is related to the sites that bind staphylococcal protein A and human rheumatoid factors. *J Immunol* 1989;143(2):565–570.
15. Robbins DL, Skilling J, Benisek WF, et al. Estimation of the relative avidity of 19S IgM rheumatoid factor secreted by rheumatoid synovial cells for human IgG subclasses. *Arthritis Rheum* 1986;29(6):722–729.
16. Robbins DL, Benisek WF, Banjamini E, et al. Differential reactivity of rheumatoid synovial cells and serum rheumatoid factors to human immunoglobulin G subclasses 1 and 3 and their CH3 domains in rheumatoid arthritis. *Arthritis Rheum* 1987;30:489–497.
17. Tokano Y, Arai S, Hashimoto H, et al. The distinct subgroup of patients with rheumatoid arthritis shown by Ig G3-reactive rheumatoid factor. *Autoimmunity* 1989;5(1–2):107–114.
18. Butler VP Jr, Vaughan JH. Hemagglutination by rheumatoid factor of cells coated with animal gamma globulins. *Proc Soc Exp Biol Med* 1964;116:585–593.
19. Gaarder PI, Michaelsen TE. Specificity of rheumatoid factors cross-reacting with human and rabbit IgG. *Acta Pathol Microbiol Scand [B]* 1974;82(5):733–741.
20. Williams RCJ, Malone CC, Kolaskar AS, et al. Antigenic determinants reacting with rheumatoid factor: epitopes with different primary sequences share similar conformation. *Mol Immunol* 1997;34(7):543–556.

21. Aitcheson CT, Peebles C, Joslin F, et al. Characteristics of antinuclear antibodies in rheumatoid arthritis. Reactivity of rheumatoid factor with a histone-dependent nuclear antigen. *Arthritis Rheum* 1980;23(5):528–538.
22. Heimer R, Levin FM. On the distribution of rheumatoid factors among the immunoglobulins. *Immunochemistry* 1966;3(1):1–10.
23. Kunkel HG, Müller-Eberhard HJ, Fudenberg HH, et al. Gamma globulin complexes in rheumatoid arthritis and certain other conditions. *J Clin Invest* 1961;40:117–129.
24. Schrohenloher RE. Characterization of the γ-globulin complexes present in certain sera having high titers of anti-γ-globulin activity. *J Clin Invest* 1966;45(4):501–512.
25. Dunne JV, Carson DA, Spiegelberg HL, et al. IgA rheumatoid factor in the sera and saliva of patients with rheumatoid arthritis and Sjögren's syndrome. *Ann Rheum Dis* 1979;38(2):161–165.
26. Zuraw BL, O'Hair CH, Vaughan JH, et al. Immunoglobulin E-rheumatoid factor in the serum of patients with rheumatoid arthritis, asthma, and other diseases. *J Clin Invest* 1981;68(6):1610–1613.
27. Elkon KB, Delacroix DL, Gharavi AE, et al. Immunoglobulin A and polymeric IgA rheumatoid factors in systemic sicca syndrome: partial characterization. *J Immunol* 1982;129(2):576–581.
28. Schrohenloher RE, Koopman WJ, Alarcón GS. Molecular forms of IgA rheumatoid factor in serum and synovial fluid of patients with rheumatoid arthritis. *Arthritis Rheum* 1986;29(10):1194–1202.
29. Ogawa T, Tarkowski A, McGhee ML, et al. Analysis of human IgG and IgA subclass antibody-secreting cells from localized chronic inflammatory tissue. *J Immunol* 1989;142:1150–1158.
30. Pope RM, Teller DC, Mannik M. The molecular basis of self-association of IgG-Rheumatoid factors. *J Immunol* 1975;115(2):365–373.
31. Bas S, Djavad N, Schwager J, et al. Relation between the heavy chain complementarity region 3 characteristics and rheumatoid factor binding properties. *Autoimmunity* 1998;27(4):191–199.
32. Zhang M, Majid A, Bardwell P, et al. Rheumatoid factor specificity of a VH3-encoded antibody is dependent on the heavy chain CDR3 region and is independent of protein A binding. *J Immunol* 1998;161(5):2284–2289.
33. Zhang M, Spey D, Ackerman S, et al. Rheumatoid factor idiotypic and antigenic specificity is strongly influenced by the light chain VJ junction. *J Immunol* 1996;156(9):3570–3575.
34. Corper AL, Sohi MK, Bonagura VR, et al. Structure of human IgM rheumatoid factor Fab bound to its autoantigen IgG Fc reveals a novel topology of antibody-antigen interaction. *Nat Struct Biology* 1997;4(5):374–381.
35. Sutton BJ, Corper AL, Sohi MK, et al. The structure of a human rheumatoid factor bound to IgG Fc. *Adv Exp Med Biol* 1998;435:41–50.
36. Smiley JD, Sachs C, Ziff M. *In vitro* synthesis of immunoglobulin by rheumatoid synovial membrane. *J Clin Invest* 1968;47:624–632.
37. Taylor-Upsahl MM, Abrahamsen TG, Natvig JB. Rheumatoid factor plaque-forming cells in rheumatoid synovial tissue. *Clin Exp Immunol* 1977;28(2):197–203.
38. Wernick RM, Lipsky PE, Marban-Arcos E, et al. IgG and IgM rheumatoid factor synthesis in rheumatoid synovial membrane cell cultures. *Arthritis Rheum* 1985;28:742–752.
39. Koopman WJ, Miller RK, Crago SS, et al. IgA rheumatoid factor: evidence for independent expression at local sites of tissue inflammation. *Ann NY Acad Sci* 1983;409:258–272.
40. Franklin EC, Holman HR, Müller-Eberhard HJ, et al. An unusual protein component of high molecular weight in the serum of certain patients with rheumatoid arthritis. *J Exp Med* 1957;105:425–438.
41. Winchester RJ, Agnello V, Kunkel HG. Gamma globulin complexes in synovial fluids of patients with rheumatoid arthritis. Partial characterization and relationship to lowered complement levels. *Clin Exp Immunol* 1970;6(5):689–706.
42. Vaughan JH, Jacox RJ, Noell P. Relation of intracytoplasmic inclusions in joint fluid leukocytes to anti-gamma-G globulins. *Arthritis Rheum* 1968;11(2):135–144.
43. Munthe E, Natvig JB. Characterization of IgG complexes in eluates from rheumatoid tissue. *Clin Exp Immunol* 1971;8(2):249–262.
44. Jasin HE. Autoantibody specificities of immune complexes sequestered in articular cartilage of patients with rheumatoid arthritis and osteoarthritis. *Arthritis Rheum* 1985;28:241–248.
45. Cats A, Hazevoet HM. Significance of positive tests for rheumatoid factor in the prognosis of rheumatoid arthritis. A follow-up study. *Ann Rheum Dis* 1970;29:254–260.
46. Allen C, Elson CJ, Scott DGI, et al. IgG antiglobulins in rheumatoid arthritis and other arthritides: relationship with clinical features and other parameters. *Ann Rheum Dis* 1981;40:127–131.
47. Alarcón GS, Schrohenloher RE, Bartolucci AA, et al. Suppression of rheumatoid factor production by methotrexate in patients with rheumatoid arthritis: evidence for differential influences of therapy and clinical status on IgM and IgA rheumatoid factor expression. *Arthritis Rheum* 1990;33:1156–1161.
48. van Zeben D, Hazes JM, Zwinderman AH, et al. Clinical significance of rheumatoid factors in early rheumatoid arthritis: results of a follow up study. *Ann Rheum Dis* 1992;51(9):1029–1035.
49. Zvaifler NJ, Schur P. Reactions of aggregated mercaptoethanol treated gamma globulin with rheumatoid factor—precipitin and complement fixation studies. *Arthritis Rheum* 1968;11(4):523–536.
50. Schmid FR, Roitt IM, Rocha MJ. Complement fixation by a two-component antibody system: immunoglobulin G and immunoglobulin M anti-globulin (rheumatoid factor). Parodoxical effect related to immunoglobulin G concentration. *J Exp Med* 1970;132(4):673–693.
51. Tesar JT, Schmid FR. Conversion of soluble immune complexes into complement-fixing aggregates by IgM-rheumatoid factor. *J Immunol* 1970;105(5):1206–1214.
52. Tanimoto K, Cooper NR, Johnson JS, et al. Complement fixation by rheumatoid factor. *J Clin Invest* 1975;55:437–445.
53. Brown PB, Nardella FA, Mannik M. Human complement activation by self-associated IgG rheumatoid factors. *Arthritis Rheum* 1982;25(9):1101–1107.
54. Sabharwal UK, Vaughan JH, Fong S, et al. Activation of the classical pathway of complement by rheumatoid factors. Assessment by radioimmunoassay for C4. *Arthritis Rheum* 1982;25(2):161–167.
55. Pekin TJ Jr, Zvaifler NJ. Hemolytic complement in synovial fluid. *J Clin Invest* 1964;43:1372–1382.
56. Ruddy S, Austen KF. The complement system in rheumatoid synovitis. I. An analysis of complement component activities in rheumatoid synovial fluids. *Arthritis Rheum* 1970;13(6):713–723.
57. Perrin LH, Nydegger UE, Zubler RH, et al. Correlation between levels of breakdown products of C3, C4, and properdin factor B in synovial fluids from patients with rheumatoid arthritis. *Arthritis Rheum* 1977;20(2):647–652.
58. Kaplan RA, Curd JG, Deheer DH, et al. Metabolism of C4 and factor B in rheumatoid arthritis. Relation to rheumatoid factor. *Arthritis Rheum* 1980;23(8):911–920.
59. Van Snick JL, Van RE, Markowetz B, et al. Enhancement by IgM rheumatoid factor of *in vitro* ingestion by macrophages and *in vivo* clearance of aggregated IgG or antigen-antibody complexes. *Eur J Immunol* 1978;8(4):279–285.
60. Davis JS, Torrigiani G. Effects of rheumatoid factor on *in vivo* distribution of aggregated human IgG and antigen-antibody complexes. *Proc Soc Exp Biol Med* 1967;125:772–776.
61. Hendrich C, Kuipers JG, Kolanus W, et al. Activation of $CD16^+$ effector cells by rheumatoid factor complex. Role of natural killer cells in rheumatoid arthritis. *Arthritis Rheum* 1991;34(4):423–431.
62. Saxne T, Palladino MA Jr, Heinegard D, et al. Detection of tumor necrosis factor alpha but not tumor necrosis factor beta in rheumatoid arthritis synovial fluid and serum. *Arthritis Rheum* 1988;31(8):1041–1045.
63. Abrahams VM, Cambridge G, Lydyard PM, et al. Induction of tumor necrosis factor alpha production by adhered human monocytes: a key role for Fcgamma receptor type IIIa in rheumatoid arthritis. *Arthritis Rheum* 2000;43(3):608–616.
64. Carson DA, Chen PP, Kipps TJ. New roles for rheumatoid factor. *J Clin Invest* 1991;87:379–383.
65. Chesnut RW, Grey HM. Studies on the capacity of B cells to serve as antigen-presenting cells. *J Immunol* 1981;126(3):1075–1079.
66. Rock KL, Benacerraf B, Abbas AK. Antigen presentation by hapten-specific B lymphocytes. I. Role of surface immunoglobulin receptors. *J Exp Med* 1984;160(4):1102–1113.
67. Roosnek E, Lanzavecchia A. Efficient and selective presentation of antigen-antibody complexes by rheumatoid factor B cells. *J Exp Med* 1991;173(2):487–489.
68. Tighe H, Chen PP, Tucker R, et al. Function of B cells expressing a human immunoglobulin M rheumatoid factor autoantibody in transgenic mice. *J Exp Med* 1993;177(1):109–118.

69. Boackle RJ, Pruitt KM, Mestecky J. The interactions of human complement with interfacially aggregated preparations of human secretory IgA. *Immunochemistry* 1974;11(9):543–548.
70. Pfaffenbach G, Lamm ME, Gigli I. Activation of the guinea pig alternative complement pathway by mouse IgA immune complexes. *J Exp Med* 1982;155(1):231–247.
71. Messner RP, Laxidal T, Quie PG, et al. Serum opsonin, bacteria, and polymorphonuclear leukocyte interactions in subacute bacterial endocarditis. Anti-gamma-globulin factors and their interaction with specific opsonins. *J Clin Invest* 1968;47(5):1109–1120.
72. Bernhard GC, Cheng W, Talmage DW. The reaction of rheumatoid factor and complement with γ-globulin coated latex. *J Immunol* 1962; 88:750–762.
73. Heimer R, Levin FM, Kahn MF. Inhibition of complement fixation by human serum. II. The activity of a γ-1M globulin and rheumatoid factor in complement fixation reactions *J Immunol* 1963;91:866–872.
74. Davis JS, IV, Bollet AJ. Protection of a complement-sensitive enzyme system by rheumatoid factor. *J Immunol* 1964;92:139–144.
75. Peltier A, Christian CL. The presence of the "rheumatoid factor" in sera from patients with syphilis. *Arthritis Rheum* 1959;2:1–7.
76. Dresner E, Trombly P. The latex-fixation reaction in nonrheumatoid diseases. *N Engl J Med* 1959;261:981–988.
77. Cathcart ES, Williams RC Jr, Ross H, et al. The relationship of the latex fixation test to the clinical and serologic manifestions of leprosy. *Am J Med* 1961;31:758–765.
78. Williams RC Jr, Kunkel HG. Rheumatoid factor, complement and conglutinin aberrations in patients with subacute bacterial endocarditis. *J Clin Invest* 1962;41(666):675.
79. Singer JM, Plotz CM, Peralta FM, et al. The presence of anti-gamma globulin factors in sera of patients with active pulmonary tuberculosis. *Ann Intern Med* 1962;56(545):552.
80. Houba V, Allison AC. M-antiglobulins (rheumatoid-factor-like globulins) and other gamma-globulins in relation to tropical parasitic infections. *Lancet* 1966;1(7442):848–852.
81. Carson DA, Bayer AS, Eisenberg RA, et al. IgG rheumatoid factor in subacute bacterial endocarditis: relationship to IgM rheumatoic factor and circulating immune complexes. *Clin Exp Immunol* 1978 31(1):100–103.
82. Johnson RE, Hall AP. Rubella arthritis: report of cases studied by latex tests. *N Engl J Med* 1958;258:743–745.
83. Svec KH, Dingle JH. The occurrence of rheumatoid factor in association with antibody response to influenza A2 (Asian) virus. *Arthritis Rheum* 1965;8:524–529.
84. Kaplan ME. Cryoglobulinemia in infectious mononucleosis: quantitation and characterization of the cryoproteins. *J Lab Clin Med* 1968 71(5):754–765.
85. Langenhuysen MMAC. Antibodies against g-globulin after blood transfusion and cytomegalovirus-infection. *Clin Exp Immunol* 1971 9(3):393–398.
86. Levine PR, Axelrod DA. Rheumatoid factor isotypes following immunization. *Clin Exp Rheumatol* 1985;3(2):147–149.
87. Ashe WK, Daniels CA, Scott GS, Notkins AL. Interaction of rheumatoid factor with infectious herpes simplex virus-antibody complexes. *Science* 1971;172(979):176–177.
88. Clarkson AB Jr, Mellow GH. Rheumatoid factor-like immunoglobulin M protects previously uninfected rat pups and dams from Trypanosoma lewisi. *Science* 1981;214(4517):186–188.
89. Heliovaara M, Aho K, Knekt P, et al. Coffee consumption, rheumatoid factor, and the risk of rheumatoid arthritis. *Ann Rheum Dis* 2000 59(8):631–635.
90. Saag KG, Cerhan JR, Kolluri S, et al. Cigarette smoking and rheumatoid arthritis severity. *Ann Rheum Dis* 1997;56(8):463–469.
91. Masdottir B, Jonsson T, Manfredsdottir V, et al. Smoking, rheumatoid factor isotypes and severity of rheumatoid arthritis. *Rheumatology (Oxford)* 2000;39(11):1202–1205.
92. Jonsson T, Thorsteinsson J, Valdimarsson H. Does smoking stimulate rheumatoid factor production in non-rheumatic individuals? *APMIS* 1998;106(10):970–974.
93. Mattey DL, Dawes PT, Clarke S, et al. Relationship among the HLA-DRB1 shared epitope, smoking, and rheumatoid factor production in rheumatoid arthritis. *Arthritis Rheum* 2002;47(4):403–407.
94. Martin F, Kearney JF. Marginal-zone B cells. *Nat Rev Immunol* 2002 2(5):323–335.
95. Martin F, Kearney JF. B1 cells: similarities and differences with other B cell subsets. *Curr Opin Immunol* 2001;13(2):195–201.
96. MacLennan IC, Toellner KM, Cunningham AF, et al. Extrafollicular antibody responses. *Immunol Rev* 2003;194:8–18.
97. O'Connor BP, Gleeson MW, Noelle RJ, et al. The rise and fall of long-lived humoral immunity: terminal differentiation of plasma cells in health and disease. *Immunol Rev* 2003;194:61–76.
98. Sasso EH. Immunoglobulin V genes in rheumatoid arthritis. *Rheum Dis Clin North Am* 1992;18:809–836.
99. Herzenberg LA, Stall AM, Lalor PA, et al. The Ly-1 B cell lineage. *Immunol Rev* 1986;93:81–102.
100. Plater-Zyberk C, Maini RN, Lam K, et al. A rheumatoid arthritis B cell subset expresses a phenotype similar to that in chronic lymphocytic leukemia. *Arthritis Rheum* 1985;28(9):971–976.
101. Casali P, Burastero SE, Nakamura M, et al. Human lymphocytes making rheumatoid factor and antibody to ssDNA belong to Leu-1^+ B-cell subset. *Science* 1987;236:77–81.
102. Hardy RR, Hayakawa K, Shimizu M, et al. Rheumatoid factor secretion from human Leu-1^+ B cells. *Science* 1987;236(4797):81–83.
103. Nakamura M, Burastero SE, Notkins AL, et al. Human monoclonal rheumatoid factor–like antibodies from CD5 (Leu-1)$^+$ B cells are polyreactive. *J Immunol* 1988;140:4180–4186.
104. Mantovani L, Wilder RL, Casali P. Human rheumatoid B-1a ($CD5^+$ B) cells make somatically hypermutated high affinity IgM rheumatoid factors. *J Immunol* 1993;151(1):473–488.
105. Burastero SE, Casali P, Wilder RL, et al. Monoreactive high affinity and polyreactive low affinity rheumatoid factors are produced by $CD5^+$ B cells from patients with rheumatoid arthritis. *J Exp Med* 1988;168:1979–1992.
106. Mercolino TJ, Arnold LW, Hawkins LA, et al. Normal mouse peritoneum contains a large population of Ly-1^+ (CD5) B cells that recognize phosphatidyl choline. Relationship to cells that secrete hemolytic antibody specific for autologous erythrocytes. *J Exp Med* 1988;168(2):687–698.
107. Forster I, Rajewsky K. Expansion and functional activity of Ly-1^+ B cells upon transfer of peritoneal cells into allotype-congenic, newborn mice. *Eur J Immunol* 1987;17(4):521–528.
108. Kearney JF. $CD5^+$ B-cell networks. *Curr Opin Immunol* 1993;5(2): 223–226.
109. Werner-Favre C, Vischer TL, Wohlwend D, et al. Cell surface antigen CD5 is a marker for activated human B cells. *Eur J Immunol* 1989; 19(7):1209–1213.
110. Cush JJ, Lipsky PE. Cellular basis for rheumatoid inflammation. *Clin Orthop Rel Res* 1991;265:9–22.
111. Shlomchik MJ, Marshak-Rothstein A, Wolfowicz CB, et al. The role of clonal selection and somatic mutation in autoimmunity. *Nature* 1987;328:805–811.
112. Lee SK, Bridges SL Jr, Kirkham PM, et al. Evidence of antigen receptor-influenced oligoclonal B lymphocyte expansion in the synovium of a patient with longstanding rheumatoid arthritis. *J Clin Invest* 1994;93:361–370.
113. Clausen BE, Bridges SL Jr, Lavelle JC, et al. Clonally-related immunoglobulin VH domains and non-random use of DH gene segments in rheumatoid arthritis synovium. *Mol Med* 1998;4:240–257.
114. Bridges SL Jr. Frequent N addition and clonal relatedness among immunoglobulin lambda light chains expressed in rheumatoid arthritis synovia and PBL, and the influence of Vlambda gene segment utilization on CDR3 length. *Mol Med* 1998;4(8):525–553.
115. Krenn V, Konig A, Hensel F, et al. Molecular analysis of rheumatoid factor (RF)-negative B cell hybridomas from rheumatoid synovial tissue: evidence for an antigen-induced stimulation with selection of high mutated IgVH and low mutated IgVL/lambda genes. *Clin Exp Immunol* 1999;115(1):168–175.
116. Randen I, Brown D, Thompson KM, et al. Clonally related IgM rheumatoid factors undergo affinity maturation in the rheumatoid synovial tissue. *J Immunol* 1992;148:3296–3301.
117. Olee T, Lu EW, Huang DF, et al. Genetic analysis of self-associating immunoglobulin G rheumatoid factors from two rheumatoid synovia implicates an antigen-driven response. *J Exp Med* 1992;175(3):831–842.
118. Ermel RW, Kenny TP, Chen PP, et al. Molecular analysis of rheumatoid factors derived from rheumatoid synovium suggests an antigen-driven response in inflamed joints. *Arthritis Rheum* 1993;36(3):380–388.

119. Ermel RW, Kenny TP, Wong A, et al. Analysis of the molecular basis of synovial rheumatoid factors in rheumatoid arthritis. *Clin Immunol Immunopathol* 1997;84(3):307–317.
120. Hakoda M, Kamatani N, Taniguchi A, et al. Generation and molecular characterisation of monoclonal IgG4 rheumatoid factor from a patient with rheumatoid arthritis. *Ann Rheum Dis* 1997;56(1):74–77.
121. Hirohata S, Inoue T, Miyamoto T. Frequency analysis of human peripheral blood B cells producing IgM-rheumatoid factor. Differential effects of stimulation with monoclonal antibodies to CD3 and *Staphylococcus aureus*. *J Immunol* 1990;145:1681–1686.
122. Citron BP, Halpern M, McCarron M, et al. Necrotizing angiitis associated with drug abuse. *N Engl J Med* 1970;283(19):1003–1011.
123. Schroder AE, Greiner A, Seyfert C, et al. Differentiation of B cells in the nonlymphoid tissue of the synovial membrane of patients with rheumatoid arthritis. *Proc Natl Acad Sci U S A* 1996;93:221–225.
124. Dechanet J, Merville P, Durand I, et al. The ability of synoviocytes to support terminal differentiation of activated B cells may explain plasma cell accumulation in rheumatoid synovium. *J Clin Invest* 1995;95:456–463.
125. Kim HJ, Krenn V, Steinhauser G, et al. Plasma cell development in synovial germinal centers in patients with rheumatoid and reactive arthritis. *J Immunol* 1999;162:3053–3062.
126. Reparon-Schuijt CC, Van Esch WJ, Van Kooten C, et al. Functional analysis of rheumatoid factor-producing B cells from the synovial fluid of rheumatoid arthritis patients. *Arthritis Rheum* 1998;41(12):2211–2220.
127. Lettesjo H, Nordstrom E, Strom H, et al. Autoantibody patterns in synovial fluids from patients with rheumatoid arthritis or other arthritic lesions. *Scand J Immunol* 1998;48(3):293–299.
128. Dresser DW, Popham AM. Induction of an IgM anti-(bovine)-IgG response in mice by bacterial lipopolysaccharide. *Nature* 1976;264(5586):552–554.
129. Slaughter L, Carson DA, Jensen FC, et al. *In vitro* effects of Epstein-Barr virus on peripheral blood mononuclear cells from patients with rheumatoid arthritis and normal subjects. *J Exp Med* 1978;148(5):1429–1434.
130. Dalal N, Roman S, Levinson AI. *In vitro* secretion of human IgM rheumatoid factor. Evidence for distinct rheumatoid factor populations in health and disease. *Arthritis Rheum* 1990;33(9):1340–1346.
131. Koopman WJ, Schrohenloher RE. *In vitro* synthesis of IgM rheumatoid factor by lymphocytes from healthy adults. *J Immunol* 1980;125:934–939.
132. Abruzzo JL, Christian CL. The induction of a rheumatoid factor-like substance in rabbits. *J Exp Med* 1961;114:791–806.
133. Williams RC Jr, Kunkel HG. Antibodies to rabbit γ-globulin after immunizing with various preparations of autologous γ-globulin. *Proc Soc Exp Med* 1963;112:554–561.
134. Nemazee DA, Sato VL. Induction of rheumatoid antibodies in the mouse. Regulated production of autoantibody in the secondary humoral response. *J Exp Med* 1983;158(2):529–545.
135. Nemazee DA. Immune complexes can trigger specific, T cell–dependent, autoanti-IgG antibody production in mice. *J Exp Med* 1985;161(1):242–256.
136. Welch MJ, Fong S, Vaughan J, et al. Increased frequency of rheumatoid factor precursor B lymphocytes after immunization of normal adults with tetanus toxoid. *Clin Exp Immunol* 1983;51(2):299–304.
137. Tarkowski A, Czerkinsky C, Nilsson LA. Simultaneous induction of rheumatoid factor– and antigen-specific antibody-secreting cells during the secondary immune response in man. *Clin Exp Immunol* 1985;61(2):379–387.
138. Mason JC, Venables PJ, Smith PR, et al. Characterisation of non-histone nuclear proteins cross reactive with purified rheumatoid factors. *Ann Rheum Dis* 1985;44(5):287–293.
139. Rubin RL, Balderas RS, Tan EM, et al. Multiple autoantigen binding capabilities of mouse monoclonal antibodies selected for rheumatoid factor activity. *J Exp Med* 1984;159(5):1429–1440.
140. Reininger L, Spertini F, Shibata T, et al. Rheumatoid factor autoantibody-binding site: a molecular analysis using monoclonal antibodies with dual anti-TNP and anti-IgG activities. *Eur J Immunol* 1989;19(11):2123–2130.
141. He X, Goronzy JJ, Weyand CM. The repertoire of rheumatoid factor-producing B cells in normal subjects and patients with rheumatoid arthritis. *Arthritis Rheum* 1993;36(8):1061–1069.
142. Fehr T, Bachmann MF, Bucher E, et al. Role of repetitive antigen patterns for induction of antibodies against antibodies. *J Exp Med* 1997;185(10):1785–1792.
143. Posnett DN, Edinger J. When do microbes stimulate rheumatoid factor? *J Exp Med* 1997;185(10):1721–1723.
144. Oppliger IR, Nardella FA, Stone GC, et al. Human rheumatoid factors bear the internal image of the Fc binding region of staphylococcal protein A. *J Exp Med* 1987;166(3):702–710.
145. Johansson PJ, Schroder AK, Nardella FA, et al. Interaction between herpes simplex type 1–induced Fc receptor and human and rabbit immunoglobulin G (IgG) domains. *Immunology* 1986;58(2):251–255.
146. Mouritsen S. Rheumatoid factors are anti-idiotypic antibodies against virus-induced anti-Fc receptor antibodies. A hypothesis for the induction of some rheumatoid factors. *Scand J Immunol* 1986;24(5):485–490.
147. Williams RC Jr. Rheumatoid factors: historical perspective, origins and possible role in disease. *J Rheumatol (Suppl)* 1992;32:42–45.
148. Parekh RB, Dwek RA, Sutton BJ, et al. Association of rheumatoid arthritis and primary osteoarthritis with changes in the glycosylation pattern of total serum IgG. *Nature* 1985;316(6027):452–457.
149. Axford JS, Mackenzie L, Lydyard PM, et al. Reduced B-cell galactosyltransferase activity in rheumatoid arthritis. *Lancet* 1987;2(8574):1486–1488.
150. Tomana M, Schrohenloher RE, Koopman WJ, et al. Abnormal glycosylation of serum IgG from patients with chronic inflammatory diseases. *Arthritis Rheum* 1988;31(3):333–338.
151. Parekh R, Roitt I, Isenberg D, et al. Age-related galactosylation of the N-linked oligosaccharides of human serum IgG. *J Exp Med* 1988;167(5):1731–1736.
152. Go MF, Schrohenloher RE, Tomana M. Deficient galactosylation of serum IgG in inflammatory bowel disease: correlation with disease activity. *J Clin Gastroenterol* 1994;18(1):86–87.
153. Dube R, Rook GA, Steele J, et al. Agalactosyl IgG in inflammatory bowel disease: correlation with C-reactive protein. *Gut* 1990;31(4):431–434.
154. Newkirk MM, Lemmo A, Rauch J. Importance of the IgG isotype, not the state of glycosylation, in determining human rheumatoid factor binding. *Arthritis Rheum* 1990;33(6):800–809.
155. Soltys AJ, Hay FC, Bond A, et al. The binding of synovial tissue-derived human monoclonal immunoglobulin M rheumatoid factor to immunoglobulin G preparations of differing galactose content. *Scand J Immunol* 1994;40(2):135–143.
156. Rademacher TW, Williams P, Dwek RA. Agalactosyl glycoforms of IgG autoantibodies are pathogenic. *Proc Natl Acad Sci U S A* 1994;91(13):6123–6127.
157. van Zeben D, Rook GA, Hazes JM, et al. Early agalactosylation of IgG is associated with a more progressive disease course in patients with rheumatoid arthritis: results of a follow-up study. *Br J Rheumatol* 1994;33(1):36–43.
158. Lunec J, Blake DR, McCleary SJ, et al. Self-perpetuating mechanisms of immunoglobulin G aggregation in rheumatoid inflammation. *J Clin Invest* 1985;76(6):2084–2090.
159. Ligier S, Fortin PR, Newkirk MM. A new antibody in rheumatoid arthritis targeting glycated IgG: IgM anti-IgG-AGE. *Br J Rheumatol* 1998;37(12):1307–1314.
160. Hirohata S, Yanagida T, Koda M, et al. Selective induction of IgM rheumatoid factors by $CD14^+$ monocyte-lineage cells generated from bone marrow of patients with rheumatoid arthritis. *Arthritis Rheum* 1995;38(3):384–388.
161. Perez L, Orte J, Brieva JA. Terminal differentiation of spontaneous rheumatoid factor-secreting B cells from rheumatoid arthritis patients depends on endogenous interleukin-10. *Arthritis Rheum* 1995;38(12):1771–1776.
162. Cush JJ, Splawski JB, Thomas R, et al. Elevated interleukin-10 levels in patients with rheumatoid arthritis. *Arthritis Rheum* 1995;38(1):96–104.
163. Hidaka T, Kitani A, Hara M, et al. IL-4 down-regulates the surface expression of CD5 on B cells and inhibits spontaneous immunoglobulin and IgM-rheumatoid factor production in patients with rheumatoid arthritis. *Clin Exp Immunol* 1992;89(2):223–229.
164. Mackay F, Woodcock SA, Lawton P, et al. Mice transgenic for BAFF develop lymphocytic disorders along with autoimmune manifestations. *J Exp Med* 1999;190(11):1697–1710.
165. Tan SM, Xu D, Roschke V, et al. Local production of B lymphocyte stimulator protein and APRIL in arthritic joints of patients with in-

flammatory arthritis. *Arthritis Rheum* 2003;48(4):982–992.
166. Tighe H, Heaphy P, Baird S, et al. Human immunoglobulin (IgG) induced deletion of IgM rheumatoid factor B cells in transgenic mice. *J Exp Med* 1995;181(2):599–606.
167. Tighe H, Warnatz K, Brinson D, et al. Peripheral deletion of rheumatoid factor B cells after abortive activation by IgG. *Proc Natl Acad Sci U S A* 1997;94(2):646–651.
168. Warnatz K, Kyburz D, Brinson DC, et al. Rheumatoid factor B cell tolerance via autonomous Fas/FasL-independent apoptosis. *Cell Immunol* 1999;191(1):69–73.
169. Shlomchik MJ, Zharhary D, Saunders T, et al. A rheumatoid factor transgenic mouse model of autoantibody regulation. *Int Immunol* 1993;5(10):1329–1341.
170. Hannum LG, Ni D, Haberman AM, et al. A disease-related rheumatoid factor autoantibody is not tolerized in a normal mouse: implications for the origins of autoantibodies in autoimmune disease. *J Exp Med* 1996;184(4):1269–1278.
171. Jacobson BA, Rothstein TL, Marshak-Rothstein A. Unique site of IgG2a and rheumatoid factor production in MRL/lpr mice. *Immunol Rev* 1997;156:103–110.
172. Crowley JJ, Goldfien RD, Schrohenloher RE, et al. Incidence of three cross-reactive idiotypes on human rheumatoid factor paraproteins. *J Immunol* 1988;140:3411–3418.
173. Bearn AG, Dixon FJ, Benacerraf B. Henry G. Kunkel 1916–1983. An appreciation of the man and his scientific contributions and a bibliography of his research papers. *J Exp Med* 1985;161(5):869–895.
174. Kunkel HG, Agnello V, Joslin FG, et al. Cross-idiotypic specificity among monoclonal IgM proteins with anti-gamma-globulin activity. *J Exp Med* 1973;137:331–342.
175. Agnello V, Arbetter A, Ibanez de Kasep G, et al. Evidence for a subset of rheumatoid factors that cross-react with DNA-histone and have a distinct cross-idiotype. *J Exp Med* 1980;151:1514.
176. Agnello V, Barnes JL. Human rheumatoid factor crossidiotypes. I. WA and BLA are heat-labile conformational antigens requiring both heavy and light chains. *J Exp Med* 1986;154(5):1809–1814.
177. Knight GB, Agnello V, Bonagura V, et al. Human rheumatoid factor cross-idiotypes. IV. Studies on WA XId- positive IgM without rheumatoid factor activity provide evidence that the WA XId is not unique to rheumatoid factors and is distinct from the 17.109 and G6 XIds. *J Exp Med* 1993;178:1903–1911.
178. Carson DA, Fong S. A common idiotope on human rheumatoid factors identified by a hybridoma antibody. *Mol Immunol* 1983;20:1081–1087.
179. Schrohenloher RE, Accavitti MA, Bhown AS, et al. Monoclonal antibody 6B6.6 define a cross-reactive kappa light chain idiotope on human monoclonal and polyclonal rheumatoid factors. *Arthritis Rheum* 1990;33:1870–1198.
180. Radoux V, Chen PP, Sorge JA, et al. A conserved human germline Vk gene directly encodes rheumatoid factor light chains. *J Exp Med* 1986;164:2119–2124.
181. Chen PP, Albrandt K, Kipps TJ, et al. Isolation and characterization of human VkIII germ-line genes. Implications for the molecular basis of human VkIII light chain diversity. *J Immunol* 1987;139(5):1727–1733.
182. Chen PP, Robbins DL, Jirik FR, et al. Isolation and characterization of a light chain variable region gene for human rheumatoid factors. *J Exp Med* 1987;166:1900–1905.
183. Mageed RA, Dearlove M, Goodall DM, et al. Immunogenic and antigenic epitopes of immunoglobulins. XVII—Monoclonal antibodies reactive with common and restricted idiotopes to the heavy chain of human rheumatoid factors. *Rheumatol Int* 1986;6(4):179–183.
184. Chen PP, Liu M-F, Glass CA, et al. Characterization of two immunoglobulin VH genes that are homologous to human rheumatoid factors. *Arthritis Rheum* 1989;32:72–76.
185. Crowley JJ, Mageed RA, Silverman GJ, et al. The incidence of a new human cross-reactive idiotype linked to subgroup VHIII heavy chains. *Mol Immunol* 1990;27(1):87–94.
186. Pascual V, Randen I, Thompson K, et al. The complete nucleotide sequences of the heavy chain variable regions of six monospecific rheumatoid factors derived from Epstein-Barr virus–transformed B cells isolated from the synovial tissue of patients with rheumatoid arthritis. *J Clin Invest* 1990;86:1320–1328.
187. Silverman GJ, Schrohenloher RE, Accavitti MA, et al. Structural characterization of the second major cross-reactive idiotype group of human rheumatoid factors. Association with the VH4 gene family. *Arthritis Rheum* 1990;33(9):1347–1360.
188. Potter KN, Li Y, Pascual V, et al. Molecular characterization of a cross-reactive idiotope on human immunoglobulins utilizing the VH4–21 gene segment. *J Exp Med* 1993;178(4):1419–1428.
189. Koopman WJ, Schrohenloher RE, Carson DA. Dissociation of expression of two rheumatoid factor cross-reactive kappa L chain idiotopes in rheumatoid arthritis. *J Immunol* 1990;144:3468–3472.
190. Davidson A, Keiser HD, Del Puente A, et al. Expression of rheumatoid factor idiotypes 17.109, 6B6.6 and 4C9 in the sera of Pima Indians. *Autoimmunity* 1994;18(4):251–258.
191. Bonagura VR, Kwong T, Kenny T, et al. The specificity of synovial IgM rheumatoid factors (RF) for genetically engineered IgG antibodies is not affected by the method used to immortalize RF-producing B cells. *Scand J Immunol* 1999;49(1):106–111.
192. Cox JPL, Tomlinson IM, Winter G. A directory of human germ-line V kappa segments reveals a strong bias in their usage. *Eur J Immunol* 1994;24:827–836.
193. Ignatovich O, Tomlinson IM, Jones PT, et al. The creation of diversity in the human immunoglobulin Vl repertoire. *J Mol Biol* 1997;268(1):69–77.
194. Fang Q, Kannapell CC, Gaskin F, et al. Human rheumatoid factors with restrictive specificity for rabbit immunoglobulin G: auto- and multi-reactivity, diverse VH gene segment usage and preferential usage of V lambda IIIb. *J Exp Med* 1994;179(5):1445–1456.
195. Bridges SL Jr. Rheumatoid factor. In: Koopman WJ, ed. *Arthritis and allied conditions.* Baltimore: Williams & Wilkins, 2000:1223–1244.
196. Schroeder HW Jr, Wang JY. Preferential utilization of conserved immunoglobulin heavy chain variable gene segments during human fetal life. *Proc Natl Acad Sci U S A* 1990;87:6146–6150.
197. Kipps TJ, Tomhave E, Pratt LF, et al. Developmentally restricted immunoglobulin heavy chain variable region gene expressed at high frequency in chronic lymphocytic leukemia. *Proc Natl Acad Sci U S A* 1989;86:5913–5917.
198. Crouzier R, Martin T, Pasquali JL. Monoclonal IgM rheumatoid factor secreted by CD5-negative B cells during mixed cryoglobulinemia. Evidence for somatic mutations and intraclonal diversity of the expressed VH region gene. *J Immunol* 1995;154(1):413–421.
199. Børretzen M, Natvig JB, Thompson KM. Heterogeneous RF structures between and within healthy individuals are not related to HLA DRB1*0401. *Mol Immunol* 1997;34(12–13):929–938.
200. Suzuki I, Pfister L, Glas A, et al. Representation of rearranged VH gene segments in the human adult antibody repertoire. *J Immunol* 1995;154:3902–3911.
201. Stewart AK, Huang C, Stollar BD, et al. High-frequency representation of a single VH gene in the expressed human B cell repertoire. *J Exp Med* 1993;177(2):409–418.
202. Stewart AK, Huang C, Long AA, et al. VH-gene representation in autoantibodies reflects the normal human B-cell repertoire. *Immunol Rev* 1992;128:101–122.
203. Cook GP, Tomlinson IM. The human immunoglobulin VH repertoire. *Immunol Today* 1995;16(5):237–242.
204. Paul E, Iliev AA, Livneh A, et al. The anti-DNA-associated idiotype 8.12 is encoded by the VIII gene family and maps to the vicinity of the L chain CDR1. *J Immunol* 1992;149:3588–3595.
205. Pascual V, Victor K, Randen I, et al. Nucleotide sequence analysis of rheumatoid factors and polyreactive antibodies derived from patients with rheumatoid arthritis reveals diverse use of VH and VL gene segments and extensive variability in CDR-3. *Scand J Immunol* 1992;36:349–362.
206. Ezaki I, Shingu M, Hashimoto M, et al. Analysis of the genes encoding the variable regions of human IgG rheumatoid factor. *J Rheumatol* 1994;21(11):2005–2010.
207. Randen I, Thompson KM, Pascual V, et al. Rheumatoid factor V genes from patients with rheumatoid arthritis are diverse and show evidence of an antigen-driven response. *Immunol Rev* 1992;128:49–71.
208. Martin T, Crouzier R, Weber J-C, et al. Structure-function studies on a polyreactive (natural) autoantibody: polyreactivity is dependent on somatically generated sequences in the third complementarity-determining region of the antibody heavy chain. *J Immunol* 1994;152:5988–5996.
209. Thai TH, Purugganan MM, Roth DB, et al. Distinct and opposite diversifying activities of terminal transferase splice variants. *Nat*

Immunol 2002;3(5):457–462.
210. Klein R, Jaenichen R, Zachau HG. Expressed human immunoglobulin kappa genes and their hypermutation. *Eur J Immunol* 1993;23:3248–3262.
211. Victor KD, Capra JD. An apparently common mechanism of generating antibody diversity: length variation of the VL-JL junction. *Mol Immunol* 1994;31(1):39–46.
212. Lee SK, Bridges SL Jr, Koopman WJ, et al. The immunoglobulin kappa light chain repertoire expressed in the synovium of a patient with rheumatoid arthritis. *Arthritis Rheum* 1992;35:905–913.
213. Bridges SL Jr, Lee SK, Johnson ML, et al. Somatic mutation and CDR3 lengths of immunoglobulin κ light chains expressed in patients with rheumatoid arthritis and normal individuals. *J Clin Invest* 1995;96:831–841.
214. Martin T, Blaison G, Levallois H, et al. Molecular analysis of the VkIII-Jk junctional diversity of polyclonal rheumatoid factors during rheumatoid arthritis frequently reveals N addition. *Eur J Immunol* 1992;22:1773–1779.
215. Victor KD, Randen I, Thompson K, et al. Rheumatoid factors isolated from patients with autoimmune disorders are derived from germline genes distinct from those encoding the Wa, Po, and Bla cross reactive idiotypes. *J Clin Invest* 1991;87:1603–1613.
216. Ezaki I, Kanda H, Sakai K, et al. Restricted diversity of the variable region nucleotide sequences of the heavy and light chains of a human rheumatoid factor. *Arthritis Rheum* 1991;34:343–350.
217. Youngblood K, Fruchter L, Ding G, et al. Rheumatoid factors from the peripheral blood of two patients with rheumatoid arthritis are genetically heterogeneous and somatically mutated. *J Clin Invest* 1994; 93(2):852–861.
218. Weisbart RH, Wong AL, Noritake D, et al. The rheumatoid factor reactivity of a human IgG monoclonal autoantibody is encoded by a variant VkII L chain gene. *J Immunol* 1991;147:2795–2801.
219. Gause A, Küppers R, Mierau R. A somatically mutated VkIV gene encoding a human rheumatoid factor light chain. *Clin Exp Immunol* 1992;88:430–434.
220. Deftos M, Olee T, Carson DA, et al. Defining the genetic origins of three rheumatoid synovium-derived IgG rheumatoid factors. *J Clin Invest* 1994;93(6):2545–2553.
221. Weller S, Conde C, Knapp AM, et al. Autoantibodies in mice lacking terminal deoxynucleotidyl transferase: evidence for a role of N region addition in the polyreactivity and in the affinities of anti-DNA antibodies. *J Immunol* 1997;159(8):3890–3898.
222. Zhang Z, Bridges SL Jr. Expression of RAG and TdT and evidence of receptor revision in synovial B lymphocytes in rheumatoid arthritis [Abstract]. *Scand J Immunol* 1999;50(1):101.
223. Zhang Z, Wu X, Limbaugh BH, et al. Expression of recombination-activating genes and terminal deoxynucleotidyl transferase and secondary rearrangement of immunoglobulin kappa light chains in rheumatoid arthritis synovial tissue. *Arthritis Rheum* 2001;44(10): 2275–2284.
224. Arnett FC, Edworthy SM, Bloch DA, et al. The American Rheumatism Association 1987 revised criteria for the classification of rheumatoid arthritis. *Arthritis Rheum* 1988;31:315–324.
225. Plotz CM, Singer JM. The latex fixation test. II. Results in rheumatoid arthritis. *Am J Med* 1956;21:893–896.
226. Despres N, Grant AM. Antibody interference in thyroid assays: a potential for clinical misinformation. *Clin Chem* 1998;44(3):440–454.
227. Bartoloni A, Strohmeyer M, Sabatinelli G, et al. False positive ParaSight-F test for malaria in patients with rheumatoid factor. *Trans R Soc Trop Med Hyg* 1998;92(1):33–34.
228. Bartoloni A, Sabatinelli G, Benucci M. Performance of two rapid tests for *Plasmodium falciparum* malaria in patients with rheumatoid factors. *N Engl J Med* 1998;338(15):1075.
229. Laferi H, Kandel K, Pichler H. False positive dipstick test for malaria. *N Engl J Med* 1997;337(22):1635–1636.
230. Mishra B, Samantaray JC, Kumar A, et al. Study of false positivity of two rapid antigen detection tests for diagnosis of *Plasmodium falciparum* malaria. *J Clin Microbiol* 1999;37(4):1233.
231. Bas S, Perneger TV, Kunzle E, et al. Comparative study of different enzyme immunoassays for measurement of IgM and IgA rheumatoid factors. *Ann Rheum Dis* 2002;61(6):505–510.
232. Taylor RN, Fulford KM, Jones WL. Reduction of variation in results of rheumatoid factor tests by use of a serum reference preparation. *J Clin Microbiol* 1977;5(1):42–45.
233. Taylor RN, Fulford KM. Assessment of laboratory improvement by the Center for Disease Control Diagnostic Immunology Proficiency Testing Program. *J Clin Microbiol* 1981;13(2):356–368.
234. Finley PR, Hicks MJ, Williams RJ, et al. Rate nephelometric measurement of rheumatoid factor in serum. *Clin Chem* 1979;25(11): 1909–1914.
235. Adebajo AO, Wright JK, Cawston TE, et al. Rheumatoid factor quantitation: a comparison of ELISA and nephelometric methods. *Med Lab Sci* 1991;48(1):47–51.
236. Keshgegian AA, Straub CW, Loos EF, et al. Rheumatoid factor measured with the QM300 nephelometer: clinical sensitivity and specificity. *Clin Chem* 1994;40(6):943.
237. Hay FC, Nineham LJ, Roitt IM. Routine assay for detection of IgG and IgM antiglobulins in seronegative and seropositive rheumatoid arthritis. *BMJ* 1975;3(5977):203–204.
238. Koopman WJ, Schrohenloher RE. A sensitive radioimmunoassay for quantitation of IgM rheumatoid factor. *Arthritis Rheum* 1980;23(3): 302–308.
239. Koopman WJ, Schrohenloher RE, Solomon A. A quantitative assay for IgA rheumatoid factor. *J Immunol Meth* 1982;50(1): 89–98.
240. Wernick R, LoSpalluto JJ, Fink CW, et al. Serum IgG and IgM rheumatoid factors by solid phase radioimmunoassay. A comparison between adult and juvenile rheumatoid arthritis. *Arthritis Rheum* 1981;24(12):1501–1511.
241. Mikkelsen WM, Dodge HJ, Duff IF, et al. Estimates of the prevalence of rheumatic diseases in the population of Tecumseh, Michigan, 1959–60. *J Chronic Dis* 1967;20(6):351–369.
242. Bennett PH, Burch TA. The distribution of rheumatoid factor and rheumatoid arthritis in the families of Blackfeet and Pima Indians. *Arthritis Rheum* 1968;11(4):546–553.
243. Ball J, Lawrence JS. The relationship of rheumatoid serum factor to rheumatoid arthritis: a 5-year follow up of a population sample. *Ann Rheum Dis* 1963;22:311–318.
244. Aho K, Palosuo T, Raunio V, et al. When does rheumatoid disease start? *Arthritis Rheum* 1985;28(5):485–489.
245. Del Puente A, Knowler WC, Pettitt DJ, et al. The incidence of rheumatoid arthritis is predicted by rheumatoid factor titer in an longitudinal population study. *Arthritis Rheum* 1988;31:1239–1244.
246. Halldorsdottir HD, Jonsson T, Thorsteinsson J, et al. A prospective study on the incidence of rheumatoid arthritis among people with persistent increase of rheumatoid factor. *Ann Rheum Dis* 2000;59(2): 149–151.
247. Enzer I, Dunn G, Jacobsson L, et al. An epidemiologic study of trends in prevalence of rheumatoid factor seropositivity in Pima Indians: evidence of a decline due to both secular and birth-cohort influences. *Arthritis Rheum* 2002;46(7):1729–1734.
248. Butler VP Jr, Vaughan JH. The reaction of rheumatoid factor with animal gamma-globulins: quantitative considerations. *Immunology* 1965;8:144–159.
249. Heimer R, Schwartz ER, Freyberg RH. Different rheumatoid factors in the serum of one patient with rheumatic arthritis. *J Lab Clin Med* 1961;57:16–31.
250. Williams RC Jr, Kunkel HG. Separation of rheumatoid factors of different specificities using columns conjugated with gamma-globulin. *Arthritis Rheum* 1963;6:665–675.
251. Suarez-Almazor ME, Gonzalez-Lopez L, Gamez-Nava JI, et al. Utilization and predictive value of laboratory tests in patients referred to rheumatologists by primary care physicians. *J Rheumatol* 1998; 25(10):1980–1985.
252. Shmerling RH, Delbanco TL. The rheumatoid factor: an analysis of clinical utility. *Am J Med* 1991;91(5):528–534.
253. Shmerling RH, Delbanco TL. How useful is the rheumatoid factor? An analysis of sensitivity, specificity, and predictive value. *Arch Intern Med* 1992;152(12):2417–2420.
254. Wolfe F, Cathey MA, Roberts FK. The latex test revisited: rheumatoid factor testing in 8,287 rheumatic disease patients. *Arthritis Rheum* 1991;34:951–960.
255. Davidson A, Bridges SL Jr. Autoimmunity in rheumatoid arthritis. In: Haynes BF, Pisetsky DS, St Clair EW, eds. *RA: a textbook of rheumatoid arthritis*. Philadelphia: Lippincott Williams & Wilkins, 2003.
256. Alter MJ, Kruszon-Moran D, Nainan OV, et al. The prevalence of

hepatitis C virus infection in the United States, 1988 through 1994. *N Engl J Med* 1999;341(8):556–562.

257. Choo QL, Kuo G, Weiner AJ, et al. Isolation of a cDNA clone derived from a blood-borne non-A, non- B viral hepatitis genome. *Science* 1989;244(4902):359–362.
258. Pascual M, Perrin L, Giostra E, et al. Hepatitis C virus in patients with cryoglobulinemia type II [Letter]. *J Infect Dis* 1990;162(2):569–567.
259. Ferri C, Greco F, Longombardo G, et al. Antibodies to hepatitis C virus in patients with mixed cryoglobulinemia. *Arthritis Rheum* 1991;34(12):1606–1610.
260. Agnello V, Chung RT, Kaplan LM. A role for hepatitis C virus infection in type II cryoglobulinemia. *N Engl J Med* 1992;327(21):1490–1495.
261. Persico M, De Marino FA, Di Giacomo RG, et al. Prevalence and incidence of cryoglobulins in hepatitis C virus-related chronic hepatitis patients: a prospective study. *Am J Gastroenterol* 2003;98(4):884–888.
262. Cracchiolo A, Bluestone R, Goldberg LS. Hidden antiglobulins in rheumatic disorders. *Clin Exp Immunol* 1970;7(5):651–655.
263. Stastny P. Association of the B-cell alloantigen DRw4 with rheumatoid arthritis. *N Engl J Med* 1978;298:869–871.
264. Schiff B, Mizrachi Y, Orgad S, et al. Association of HLA-Aw31 and HLA-DR1 with adult rheumatoid arthritis. *Ann Rheum Dis* 1982;41(4):403–404.
265. Karr RW, Rodey GE, Lee T, et al. Association of HLA-DRw4 with rheumatoid arthritis in black and white patients. *Arthritis Rheum* 1980;23(11):1241–1245.
266. Alarcón GS, Koopman WJ, Acton RT, et al. Seronegative rheumatoid arthritis. A distinct immunogenetic disease? *Arthritis Rheum* 1982 25(5):502–507.
267. Dobloug JH, Førre Ø, Kass E, et al. HLA antigens and rheumatoid arthritis. Association between HLA-DRw4 positivity and IgM rheumatoid factor production. *Arthritis Rheum* 1980;23(3):309–313.
268. Queiros MV, Sancho MR, Caetano JM. HLA-DR4 antigen and IgM rheumatoid factors. *J Rheumatol* 1982;9(3):370–373.
269. Olsen NJ, Callahan LF, Brooks RH, et al. Associations of HLA-DR4 with rheumatoid factor and radiographic severity in rheumatoid arthritis. *Am J Med* 1988;84(2):257–264.
270. Gregersen PK, Silver J, Winchester R. The shared epitope hypothesis: an approach to understanding the molecular genetics of susceptibility to rheumatoid arthritis. *Arthritis Rheum* 1987;30:1205–1213.
271. Gran JT, Husby G, Thorsby E. The prevalence of HLA-DR4 and HLA-DR3 in healthy persons with rheumatoid factor. *Scand J Rheumatol* 1985;14(1):79–82.
272. Silman AJ, Ollier B, Mageed RA. Rheumatoid factor detection in the unaffected first degree relatives in families with multicase rheumatoid arthritis. *J Rheumatol* 1991;18(4):512–515.
273. Olsen NJ, Stastny P, Jasin HE. High levels of *in vitro* IgM rheumatoid factor synthesis correlate with HLA-DR4 in normal individuals. *Arthritis Rheum* 1987;30(8):841–848.
274. Perdriger A, Chales G, Semana G, et al. Role of HLA-DR-DR and DR-DQ associations in the expression of extraarticular manifestations and rheumatoid factor in rheumatoid arthritis. *J Rheumatol* 1997;24(7):1272–1276.
275. Calin A, Elswood J, Klouda PT. Destructive arthritis, rheumatoid factor, and HLA-DR4. Susceptibility versus severity, a case-control study. *Arthritis Rheum* 1989;32(10):1221–1225.
276. Nelson JL, Dugowson CE, Koepsell TD, et al. Rheumatoid factor, HLA-DR4, and allelic variants of DRB1 in women with recent-onset rheumatoid arthritis. *Arthritis Rheum* 1994;37(5):673–680.
277. Jaraquemada D, Ollier W, Awad J, et al. HLA and rheumatoid arthritis: susceptibility or severity? *Dis Markers* 1986;4(1–2):43–53.
278. Walker DJ, Griffiths ID. HLA associations are with severe rheumatoid arthritis. *Dis Markers* 1986;4(1–2):121–132.
279. Weyand CM, Hicok KC, Conn DL, et al. The influence of HLA-DRB1 genes on disease severity in rheumatoid arthritis. *Ann Intern Med* 1992;117:801–806.
280. El Gabalawy HS, Goldbach-Mansky R, Smith D, et al. Association of HLA alleles and clinical features in patients with synovitis of recent onset. *Arthritis Rheum* 1999;42(8):1696–1705.
281. Mattey DL, Hassell AB, Dawes PT, et al. Independent association of rheumatoid factor and the HLA-DRB1 shared epitope with radiographic outcome in rheumatoid arthritis. *Arthritis Rheum* 2001;44(7):1529–1533.
282. Garred P, Madsen HO, Petersen J, et al. CC chemokine receptor 5 polymorphism in rheumatoid arthritis. *J Rheumatol* 1998;25(8):1462–1465.
283. Fujinami M, Sato K, Kashiwazaki S, et al. Comparable histological appearance of synovitis in seropositive and seronegative rheumatoid arthritis. *Clin Exp Rheumatol* 1997;15(1):11–17.
284. Plant MJ, Jones PW, Saklatvala J, et al. Patterns of radiological progression in early rheumatoid arthritis: results of an 8 year prospective study. *J Rheumatol* 1998;25(3):417–426.
285. Möttönen T, Paimela L, Leirisalo-Repo M, et al. Only high disease activity and positive rheumatoid factor indicate poor prognosis in patients with early rheumatoid arthritis treated with "sawtooth" strategy. *Ann Rheum Dis* 1998;57(9):533–539.
286. Wolfe F, Sharp JT. Radiographic outcome of recent-onset rheumatoid arthritis: a 19-year study of radiographic progression. *Arthritis Rheum* 1998;41(9):1571–1582.
287. Zeidler HK, Kvien TK, Hannonen P, et al. Progression of joint damage in early active severe rheumatoid arthritis during 18 months of treatment: comparison of low-dose cyclosporin and parenteral gold. *Br J Rheumatol* 1998;37(8):874–882.
288. Scott DL. Prognostic factors in early rheumatoid arthritis. *Rheumatology (Oxford)* 2000;39(suppl 1):24–29.
289. Bas S, Perneger TV, Mikhnevitch E, et al. Association of rheumatoid factors and anti-filaggrin antibodies with severity of erosions in rheumatoid arthritis. *Rheumatology (Oxford)* 2000;39(10):1082–1088.
290. Bas S, Perneger TV, Seitz M, et al. Diagnostic tests for rheumatoid arthritis: comparison of anti-cyclic citrullinated peptide antibodies, anti-keratin antibodies and IgM rheumatoid factors. *Rheumatology (Oxford)* 2002;41(7):809–814.
291. Bukhari M, Lunt M, Harrison BJ, et al. Rheumatoid factor is the major predictor of increasing severity of radiographic erosions in rheumatoid arthritis: results from the Norfolk Arthritis Register Study, a large inception cohort. *Arthritis Rheum* 2002;46(4):906–912.
292. Vittecoq O, Pouplin S, Krzanowska K, et al. Rheumatoid factor is the strongest predictor of radiological progression of rheumatoid arthritis in a three-year prospective study in community-recruited patients. *Rheumatology (Oxford)* 2003;42(8):939–946.
293. Machold KP, Stamm TA, Eberl GJ, et al. Very recent onset arthritis—clinical, laboratory, and radiological findings during the first year of disease. *J Rheumatol* 2002;29(11):2278–2287.
294. Combe B, Dougados M, Goupille P, et al. Prognostic factors for radiographic damage in early rheumatoid arthritis: a multiparameter prospective study. *Arthritis Rheum* 2001;44(8):1736–1743.
295. Koopman WJ, Schrohenloher RE. Rheumatoid factor. In: Utsinger PD, Zvaifler NJ, Ehrlich GE, ed. *Rheumatoid arthritis.* Philadelphia: JB Lippincott, 1985:217–241.
296. Jacobsson LT, Knowler WC, Pillemer S, et al. Rheumatoid arthritis and mortality. A longitudinal study in Pima Indians. *Arthritis Rheum* 1993;36(8):1045–1053.
297. van Schaardenburg D, Hazes JM, de Boer A, et al. Outcome of rheumatoid arthritis in relation to age and rheumatoid factor at diagnosis. *J Rheumatol* 1993;20(1):45–52.
298. Mikuls TR, Saag KG, Criswell LA, et al. Mortality risk associated with rheumatoid arthritis in a prospective cohort of older women: results from the Iowa Women's Health Study. *Ann Rheum Dis* 2002;61(11):994–999.
299. Goodson NJ, Wiles NJ, Lunt M, et al. Mortality in early inflammatory polyarthritis: cardiovascular mortality is increased in seropositive patients. *Arthritis Rheum* 2002;46(8):2010–2019.
300. Ceuppens JL, Rodriguez MA, Goodwin JS. Non-steroidal anti-inflammatory agent inhibit the synthesis of IgM rheumatoid factor *in vitro. Lancet* 1982;1(8271):528–530.
301. Goodwin JS, Ceuppens JL, Rodriguez MA. Administration of non-steroidal anti-inflammatory agents in patients with rheumatoid arthritis. Effects on indexes of cellular immune status and serum rheumatoid factor levels. *JAMA* 1983;250(18):2485–2488.
302. Cush JJ, Lipsky PE, Postlethwaite AE, et al. Correlation of serologic indicators of inflammation with effectiveness of nonsteroidal anti-inflammatory drug therapy in rheumatoid arthritis. *Arthritis Rheum* 1990;33(1):19–28.
303. Olsen NJ, Callahan LF, Pincus T. Immunologic studies of rheumatoid arthritis patients treated with methotrexate. *Arthritis Rheum* 1987;30:481–488.
304. Jonsson T, Steinsson K, Jonsson H, et al. Combined elevation of IgM and IgA rheumatoid factor has high diagnostic specificity for rheu-

matoid arthritis. *Rheumatol Int* 1998;18(3):119–122.
305. Swedler W, Wallman J, Froelich CJ, et al. Routine measurement of IgM, IgG, and IgA rheumatoid factors: high sensitivity, specificity, and predictive value for rheumatoid arthritis. *J Rheumatol* 1997; 24(6):1037–1044.
306. Jonsson T, Thorsteinsson J, Valdimarsson H. Elevation of only one rheumatoid factor isotype is not associated with increased prevalence of rheumatoid arthritis—a population based study. *Scand J Rheumatol* 2000;29(3):190–191.
307. Pai S, Pai L, Birkenfeldt R. Correlation of serum IgA rheumatoid factor levels with disease severity in rheumatoid arthritis. *Scand J Rheumatol* 1998;27(4):252–256.
308. Jonsson T, Valdimarsson H. What about IgA rheumatoid factor in rheumatoid arthritis? *Ann Rheum Dis* 1998;57(1):63–64.
309. Arinbjarnarson S, Jonsson T, Steinsson K, et al. IgA rheumatoid factor correlates with changes in B and T lymphocyte subsets and disease manifestations in rheumatoid arthritis. *J Rheumatol* 1997; 24(2):269–274.
310. Houssien DA, Jonsson T, Davies E, et al. Rheumatoid factor isotypes, disease activity and the outcome of rheumatoid arthritis: comparative effects of different antigens. *Scand J Rheumatol* 1998;27(1): 46–53.
311. Kujala GA, Steere AC, Davis JS. IgM rheumatoid factor in Lyme disease: correlation with disease activity, total serum IgM, and IgM antibody to *Borrelia burgdorferi. J Rheumatol* 1987;14(4): 772–776.
312. Jackson S, Tarkowski A, Collins JE, et al. Occurrence of polymeric IgA1 rheumatoid factor in the acquired immune deficiency syndrome. *J Clin Immunol* 1988;8(5):390–396.
313. Hirsch HZ, Tarkowski A, Koopman WJ, et al. Local production of IgA- and IgM-rheumatoid factors in adult periodontal disease. *J Clin Immunol* 1989;9(4):273–278.
314. Tomasi TB Jr, Fudenberg HH, Finby N. Possible relationship of rheumatoid factors and pulmonary disease. *Am J Med* 1962;33:243–248.
315. Bonomo L, LoSpalluto J, Ziff M. Anti-gamma globulin factors in liver disease. *Arthritis Rheum* 1963;6:104–114.
316. Kritzman J, Kunkel HG, McCarthy J, et al. Studies of a Waldenström-type macroglobulin with rheumatoid factor properties. *J Lab Clin Med* 1961;57:905–917.
317. LoSpalluto J, Dorward B, Miller W Jr, et al. Cryoglobulinemia based on interaction between a gamma macroglobulin and 7S gamma globulin. *Am J Med* 1962;32:142–147.
318. Meltzer M, Franklin EC, Elias K, et al. Cryoglobulinemia—a clinical and laboratory study. II. Cryoglobulins with rheumatoid factor activity. *Am J Med* 1966;40(6):837–856.
319. Capra JD, Winchester RJ, Kunkel HG. Hypergammaglobulinemic purpura. Studies on the unusual anti-g-globulins characteristic of the sera of these patients. *Medicine* 1971;50(2):125–138.
320. Sasso EH, Barber CV, Nardella FA, et al. Antigenic specificities of human monoclonal and polyclonal IgM rheumatoid factors. The C gamma 2-C gamma 3 interface region contains the major determinants. *J Immunol* 1988;140(9):3098–3107.

第59章

类风湿性关节炎的评估及治疗

Nathan J. Zvaifler, Maripat Corr

以往认为类风湿关节炎(RA)仅仅能够得到控制,但如今认为这是一种可以治疗的疾病。通常人们会归功于强效的新生物制剂,但预后的改善实际上更多来自于传统药物的新使用模式。上世纪90年代的多项研究明确表示:RA的早期发现和及早使用改善病情的抗风湿药物(DMARD,也被称为慢作用或二线治疗药物)可以更有效地控制病情并改善其结局。而且,从前认为对于确诊的RA疗效不足的一些药物,在早期的干预研究中却有显著效果。因此,DMARD治疗时机的重要性可能至少不亚于所选择的药物种类。该模式彻底颠覆了过去那种"束手无策,静观其变",以及"对RA无计可施"的悲观论调。在讨论具体治疗之前,需要对支持这种新治疗模式的证据加以回顾。

一、引言

在上世纪60和70年代,多中心双盲实验已经证实大部分DMARD对RA的治疗效果优于安慰剂[1-3]。然而,这些都是短期的研究,当多年以后随访这些患者的时候,发现仍在服用初始药物的仅占20%,一半的患者因为无效停药,而其余的停药是因为药物的副作用[4,5]。甚至当甲氨蝶呤被广泛应用以后,继续服药的患者比例仍小于60%。经过多次的反思,失败被归结为现存的治疗模式,即首先采用休息、教育、理疗,加上水杨酸或其他非类固醇抗炎药(NSAID)治疗数月。然后,仅当病情依然活动时,才上阶梯使用DMARD,一般应用3~6个月。从最缓和的制剂(氨基喹啉类抗疟药如氯喹、羟氯喹或柳氮磺胺嘧啶)到毒性较大的D-青霉胺或金化合物,甚至到最强的免疫抑制剂或细胞毒性药物(环磷酰胺、硫唑嘌呤或甲氨蝶呤)[6,7]。关节内注射皮质类固醇用于控制局部症状急性加重,而系统性给药为最后的治疗方法,尽可能使用最小剂量[6]。

对于提高治疗效果,有三方面建议。首先,约10%~20%的患者会出现RA自发缓解。这种情况多发生于疾病的最初12个月,极少发生在两年以后。可能在尚处于"治疗机会窗口"期内时,及早或积极用药干预可改善RA的结局。第二,RA的发病机制复杂,类似肿瘤等疾病,包括炎症、免疫和破坏等多种途径。因此,如果单一DMARD效果不佳时,也许联合用药会产生协同作用,也就是,风湿病医师将用肿瘤医师治疗癌症的方式对待RA。第三,需要有新的治疗,但这只能建立在对RA的分子机制更深入的理解之上。

(一)早期干预

第一个建议(早期治疗)要求对RA的自然病程,尤其是最初几个月的病程有较好的了解。为了得到更多资料,建立了早期关节炎门诊,主要是在欧洲国家,这里人口稳定,国家有健全的健康保障机制,而且医师转诊患者不会影响个人收入。早期类风湿关节炎的诊断仅要求近期一个或多个关节发生滑膜炎,此后,仅有一小部分患者(15%~33%)在随后的数年关节炎持续。病毒感染(尤其是微小病毒B19)是一过性滑膜炎最常见的原因,但是许多病例没有得到诊断[7,8]。如果入选标准限于多关节炎症状和体征持续数周到数月的患者,几乎一半的参与者患有明确的非类风湿炎性关节疾病(结节病,脊柱关节病,结晶性、反应性、银屑病性或骨关节炎)或一种“未分化关节炎”[7,9,10]。短期症状(6周到6个月),晨僵小于1小时,少于三个关节受累,血清类风湿因子(RF)阴性或就诊时关节X片上缺乏侵蚀性表现都是患者没有或不太可能发展为类风湿关节炎的特征。相反,在所有的早期关节炎门诊,有相当一部分患者(27%~68%)和慢性类风湿关节炎的患者难以鉴别。他们有对称性关节炎,多关节肿胀和压痛,长时间(以小时计)晨僵,炎性指标升高(如血沉、C反应蛋白),而且更重要的是,类风湿因子阳性。这种表型持续多年,证实了早期RA诊断的可靠性。对相同受试者的分析和随访也提供了强有力的证据,表明在疾病早期就会出现关节破坏以及功能丧失,而DMARD能够改善长期的结局并提高RA患者的生存质量[11,12]。

尽管由于摄片技术不同、选择分析的关节不同(手和腕关节、足部关节或大关节)、区分由关节侵蚀而致的关节间隙狭窄的尺度不同、采用盲法或非盲法观察、连续或随机读片以及研究设计的类型不同,但是连续的X线检查仍是评估类风湿关节炎结构破坏和进展的金标准。关于早期关节炎的文献大多认为约75%的患者在就诊时或在出现症状的2年内可测到关节侵蚀[13,14]。使用磁共振成像、超声波、骨矿物质密度测定、滑膜活检的研究更有说服力,显示患者在出现症状之前其滑膜便已经有炎性改变,而且如果不治疗,将会导致关节结构破坏。这表明可能存在减慢、停止甚至逆转类风湿进程的机会。如果是这样的话,早期应用DMARD治疗可能改善类风湿关节炎的长期预后。无论是采用死亡率、致残率、生存质量或影像学进展来衡量患者的预后,结果都是如此[15-17]。

早期的治疗干预可能不仅影响关节畸形导致的残疾,而且能够延长寿命。例如,对622名新确诊为类风湿关节炎并处于疾病不同时期的患者进行10年的观察,发现处于疾病早期并接受DMARD治疗的患者,和正常人群死亡率相同[16]。而在此之前,类风湿关节炎患者被认为寿命较短[18]。通过治疗后得以提高的关节功能,在随访期间内能够保持。在另外5个随机、安慰剂对照的DMARD治疗早期类风湿关节炎试验中,治疗组(两组羟氯喹、两组柳氮磺胺嘧啶、一组口服金制剂)在减轻关节肿胀、改善功能和炎症指标方面都显著优于对照组。同样,在另外5个关于RA患者治疗结局的研究中,两组情况匹配的患者相比,早期使用DMARD治疗组显著优于延迟6~12个月后再使用相同药物治疗的另一组。

(二)联合疗法

第二个建议是联合应用自身疗效有限的抗风湿药物可能会获得协同效果。这种方法早先应用于治疗许多慢性疾病,如结核、高血压、心衰和肿瘤。早期对于确诊RA患者的研究,通常对比联合两种DMARD和单独使用任意一种的治疗效果,但没有得到明确的结果[19-21]。一些研究显示联合用药有轻度的优势,但药物副作用的增加抵消了这些优势。在过去的10年间,联合用药显著增加,也许是因为这些研究纳入了更多患者,采用了新的治疗,或多种药物联合使用。研究者采用不同的方案:在整个研究过程中持续同时使用两种药物(平行给药);序贯使用DMARD(锯齿方案);起始大剂量给药,随着病情得到控制逐渐减量(下阶梯方案);或是根据病情的活动逐步引入不同药物并加大剂量(上阶梯方案)(见第33章)。

早期一项有影响的研究将确诊的RA患者分成三组,分别应用甲氨蝶呤、柳氮磺胺嘧啶和羟氯喹或三种药物联合治疗2年。随诊结果表明联合用药治疗效果更好[22]。在另一项研究中,56名曾接受包括甲氨蝶呤在内的至少4种DMARD药物治疗并且治疗失败的患者,接受了甲氨蝶呤(15mg/周)、环磷酰胺(50mg,每周3次)、氯喹(250mg/天)的联合治疗。将联合用药的结果与既往甲氨蝶呤治疗达到的效果相比较,同时招募一组情况匹配的患者,首次给予甲氨蝶呤治疗,将联合用药的效果也与这种治疗的效果相比较。在研究的第一年,联合用药组病情改善最大,显著优于他们曾经单用甲氨蝶呤的疗效。但是,随着随访时间的延长,使用甲氨蝶呤初治的患者预后更好[23]。曾有人试图联合使用包括环磷酰胺或苯丁酸氮芥在内的细胞毒性药物治疗难治性类风湿关节炎,证明在控制关节症状方面有效,但是血液方面的并发症或肿瘤的发展导致研究终止[24]。对联合使用多种传统药物的所有研究(2000年)的总结支持联合治疗,但具体使用哪些药物联合更好尚不清楚[21]。这种改善可以用以下因素解释:所用的传统DMARD的剂量更大(如每周甲氨蝶呤剂量变为15~20mg,而非原先的7.5mg)、新药物的出现(来氟米特、环孢素),以及放宽长期小剂量皮质激素,甚至短期大剂量泼尼松(降阶梯治疗中60mg/天)的使用[25]。

早期类风湿关节炎(<2年)患者联合用药的结果更容易解释,因为这些患者之前没有接触过DMARD。大多数试验都是将甲氨蝶呤联合一种或几种其他DMARD的治疗与单一治疗进行比较。1~2年后,联合用药组在

临床和X线检查结果两方面都普遍优于单药组；但是，除了缓解出现得较频繁之外，疗效的总体差异并不是很大[21]。在传统 DMARD 的基础上添加生物制剂代表慢性 RA 与新发 RA 治疗上的一项重大进步。详细情况将在下文和第 32 章中叙述。

（三）新的抗风湿疗法

上世纪 90 年代涌现出大量治疗 RA 的新药物，其中一部分是对现有制剂的改进。例如，FK-506 是环孢素 A 的改进产品，而且同样有效。但是到目前为止，它仍未被美国食品与药品管理局（FDA）批准用于类风湿关节炎的治疗。来氟米特和甲氨蝶呤有许多相似之处，可逆性抑制二氢乳清酸脱氢酶，限制了嘧啶的合成，影响不同细胞的细胞增殖周期，尤其是激活的 T 淋巴细胞和单核或巨噬细胞。无论是单药使用还是联合用药，来氟米特对于早期和确诊的类风湿关节炎都有效（见第 32 章）。最令人兴奋的新化合物是干预促炎症因子作用的制剂，这些炎症因子包括肿瘤坏死因子-α（TNF-α）、白介素-1（IL-1）、IL-6 和 IL-8。这些细胞因子和它们的天然抑制剂一起共存于类风湿关节炎患者的滑膜和滑液中，它们的天然抑制因子包括：IL-10、转移生长因子-β、IL-1 受体拮抗剂（IL-1Ra）和 IL-1 及 TNF-α 的可溶性受体。已经证实再次建立促炎症因子和抗炎症因子之间的平衡能够改善类风湿关节炎。单克隆抗TNF-α 抗体、重组的可溶性 TNF 受体（TNFR）和 IL-1Ra 在抑制关节炎症和关节破坏中已经取得令人瞩目的成功（见第 39 章和第 40 章），这可能只是许多其他生物治疗（能够对类风湿关节炎实现长期控制）的开始。

二、对类风湿关节炎患者的管理

类风湿关节炎患者的问题繁多复杂，单独一位医师，即使是风湿病专家也很难解决。最常见的是，一位关节疾病患者寻求基层全科医生的帮助，后者一定会寻找症状的原因。考虑到类风湿关节炎的可能，首诊医生有责任明确诊断、记录疾病活动程度和评价预后。此时如果不能确诊（在早期 RA 中很常见），或是有征象提示预后不良，则应请求风湿病科医生会诊。对于确诊为类风湿关节炎的患者，应该使其了解疾病可能的病程、关节破坏和丧失功能的风险、适当的治疗及其副作用、在家里和工作中加强休息的必要性，以及对其职业的建议。有特殊技能的社工、职业顾问和物理及职业病治疗师能够帮助完成上述工作。而且在督导用药、实验室检测可能的药物毒性以及处理并发症方面，需要风湿病专科医生以及转诊医生的长期合作。

三、评估疾病活动度

在不同患者和同一患者的不同疾病时期，类风湿关节炎的表现有着巨大差异，了解这些差异对于治疗的评价是必要的。两套简单的疾病活动评价标准是有效的，并被广泛应用于药物和临床试验[26,27]（表 59.1）。它们评估风湿病的不同方面：炎症、疼痛、身体残疾和健康状态。关节炎症（作为类风湿关节炎最重要的特征）表现为关节肿胀和压痛。量化这些改变的方法包括受累关节的数量、关节受累的区域（小关节或大关节）或是疾病的严重程度。例如，美国风湿病学会（ACR）的核心标准主张评估 68 个关节，包括手的远端指间关节（DIP）和足的近端趾间关节（PIP）[28]。但是这些关节在欧洲抗风湿病联盟的核心标准中被排除在外，这是因为考虑到远端指间关节的评估容易和骨关节炎相混淆，足趾的近端指间关节评估难度较大。只对 28 个关节评分（10 个近端指间关节、10 个掌指关节（MCP）、2个腕关节、2 个肘关节、2 个肩关节和 2 个膝关节）并不会降低肿胀和压痛关节的计数[26]。

一个简单的直观类比评分（VAS）被用于类风湿关节炎患者疼痛强度的分级。患者被要求在 0~10 cm 的水平线上标记"X"来表示他或她目前的状况，这条水平线的一端表示"没有疼痛"，另一端表示"最剧烈的疼痛"。一项疾病活动程度的整体评估也是采用这种方法；患者和医师两者通过在不同的 10cm 的水平线上标记"X"来回答"对于受关节炎影响的所有方面，今天你（患者）感觉怎么样"。一位患者的功能或残疾的情况通常基于一份自我报告。"健康评估问卷"以及"关节炎影响测量评分"可灵敏地反映临床变化，已经过临床验证并得到广泛使用[28,29]。

对病情的初始评估应包括受累关节的 X 线片，以确诊 RA 并对疾病严重程度进行评估。Sharp[30]和Larsen[31]设计了对关节间隙狭窄程度（软骨丢失）和骨侵蚀的量化评分方法。最早的结构破坏通常发生在足第 4 和第 5 跖趾关节（MTP），但是手关节和腕关节的测量更为方便。膝关节等大关节的影像学改变出现在疾病较晚时期，没有实用价值。间隔 1~2 年后再次评估能够确定目前的治疗是阻止关节破坏或只是控制炎症，因为这两种参数是不同的。

表59.1　评估类风湿关节炎疾病活动程度的不同核心标准

疾病活动程度测量	核心标准	
	EULAR	ACR
压痛关节计数	28个关节	68个关节
肿胀关节计数	28个关节	68个关节
疼痛的视觉模拟评分	X	X
医师对疾病活动程度的整体评价		X
患者对疾病活动程度的整体评价		X
身体功能	X	X
X线片分析	X	X
急性期反应指标	X	X

ACR：美国风湿病学会；EULAR：欧洲抗风湿病联盟；X：包括。

Adapted from Van Reil PLCM. Provisional guidelines for measuring disease activity in clinical trials on rheumatoid arthritis. *Br J Rheumatol* 1992;31:793–794 (EULAR data); and Felson DT, Anderson JJ, Boers M, et al. The American College of Rheumatology preliminary core set of disease activity measures for rheumatoid arthritis clinical trials. The Committee on Outcome Measures in Rheumatoid Arthritis Clinical Trials. *Arthritis Rheum* 1993;36:729–740(ACR data), with permission.

四、对治疗的反应

表59.2列举了2种常用的评价治疗反应的方法。其一是由Paulus[32]主观挑选的一组相对易于测量的变量。临床试验中要求活性药物与安慰剂相比，能够使关节肿胀和关节压痛改善20%，再加上其他四条标准中的两条，这也是FDA批准新型DMARD的要求之一。ACR标准和Paulus改善20%的标准类似，不同点是加入了疼痛和功能障碍评分（通过VAS测量），减去了晨僵评分。在总共七条中有五条（其中必须包括关节肿胀和压痛）改善20%或更多被认为疗效显著[27]。

类风湿关节炎治疗目标是缓解；然而，不幸的是，对于这个术语还没有一个定义。合理的目标可能包括晨僵、疲劳、关节疼痛这些症状的消失；没有关节压痛、肿胀和活动时疼痛；炎症指标恢复正常（血沉或C反应蛋白）。尽管在早期类风湿关节炎中，这些指标容易测定，但是慢性疾病导致的畸形以及对关节周围软组织的破坏使评估变得复杂。时间因素也很重要。一位患者无症状的时间应该保持多长？美国风湿病学会提出，至少维持2个月无症状方可称为缓解[33]。但是，抗TNF-α单抗，如英夫利昔单抗，每8周静脉给药一次即可完全控制一部分患者的病情，可一旦延长输液的时间间隔，或是停药，疾病就会迅速复发。因此，只有在不使用RA治疗的情况下病情活动指标完全正常才可称为病情缓解。但不幸的是，很少有患者达到这一目标。

五、治疗

（一）非类固醇抗炎药

许多药物适合用于控制关节炎症，包括NSAID、长效糖皮质激素关节内注射和小剂量泼尼松或泼尼松龙。阿司匹林尽管有效，但通常要求大剂量(3~5g/天)，且副作用的发生率高。因此，阿司匹林被更合适的NSAID取代。尽管化学结构不同，但这类药物有着共同的抗炎、镇痛和退热特性。NSAID的命名将它们同阿片类药物、非麻醉类镇痛剂、水杨酸盐和糖皮质激素区分开来。NSAID能够很快减轻疼痛和炎症，但是不影响基础疾病的过程，而且不能阻止软骨的丢失、骨侵蚀或软组织破坏。它们大多数是有机酸，通过抑制环氧合酶（COX）（COX-1和COX-2异构体在第31章中详述）从而阻断前列腺素的合成。

患者之间NSAID的临床反应和毒副作用差异很大。这种反应的差异不能用可认知的患者特征或药物的结构或药理来解释。然而，这种差异也意味着能够通过不同NSAID的一系列试验来寻找对每一位患者都最合适的药物。规定应用一种药物的最大剂量，持续2~3周，仍不能达到满意的临床效果，就应该试用另一种NSAID。通过多种药物的实验，没有证据表明NSAID的联合用药优于单种药物的足量使用。也没有

表59.2　以病情活动程度改变来衡量治疗反应的标准

各项指标的改善	Paulus等（6条中的4条）	ACR（7条中的5条，包括前两条）
关节压痛	≥20%	≥20%
关节肿胀	≥20%	≥20%
ESR	≥20%	≥20%
医师对疾病活动程度的整体评价	≥40%	≥20%
患者对疾病活动程度的整体评价	≥40%	≥20%
晨僵	≥20%	
疼痛		≥20%
功能障碍		≥20%

ACR：美国风湿病学会；ESR：红细胞沉降率。

Adapted from Paulus HE, Egger MJ, Ward JR, et al. Analysis of improvement in individual rheumatoid arthritis patients treated with disease-modifying antirheumatic drugs, based on the findings in patients treated with placebo. The Cooperative Systematic Studies of Rheumatic Diseases Group. *Arthritis Rheum* 1990;33:477–484; and Fries JF, Spitz P, Kraines RG, et al. Measurement of patient outcome in arthritis. *Arthritis Rheum* 1980;23:137–145 (ACR data), with permission.

发现有一种药物在类风湿关节炎的治疗上优于另一种药物。药物的选择通常基于医生先前的经验和患者的偏好。服用方便也很重要。长效 NSAID 的优点是，每天服用1~2 次，但是它们排泄缓慢，发生毒性反应时不易处理。

虽然患者一般耐受良好，但 NSAID 还是有许多副作用（见第 31 章）。胃肠道反应很常见，有消化不良、疼痛及少量失血，偶有大量出血，这是 NSAID 应用导致住院和死亡的主要原因。已知 NSAID 通过阻断 COX-1 异构酶导致出血，该酶在胃内持续表达，通过生成前列腺素保护胃黏膜。当人们发现组织受损伤时，诱导产生 COX-2，因此推测选择性阻断 COX-2，可能能达到抗炎的同时避免胃毒性的作用，使得非特异性的 NSAID 逐渐被淘汰。然而，特异性 COX-2 抑制剂是不完全的，胃的副作用仍有发生，虽然相对减少；而且它们的抗炎作用没有传统的 NSAID 强，价格却更高。另一项观察显示，在服用小剂量阿司匹林保护心脏的患者中，特异性 COX-2 抑制剂的胃肠道保护作用完全丧失[34]。在类风湿关节炎的患者中，显著的胃肠道出血主要限于有下列特征者：年龄大于 65 岁；充血性心力衰竭的治疗过程中；服用泼尼松或抗凝剂；有胃溃疡或上消化道出血的病史；可能还包括吸烟和饮酒[35]。因此，我们首先选择最大处方剂量的非特异性 NSAID，对有出血风险和许多传统 NSAID 无效的患者，考虑应用COX-2 选择性抑制剂。

（二）皮质激素

尽管皮质激素的使用经常受到置疑，但其仍是类风湿关节炎治疗的中流砥柱。问题不是是否使用它们；而是如何和何时使用。皮质激素能够减轻关节炎症；改善晨僵、乏力、食欲缺乏等症状；降低血沉和 C 反应蛋白的水平；提高血红蛋白含量。此外，早期类风湿关节炎的患者服用小剂量泼尼松（7.5mg/天）2 年，和对照组相比，X 线片上关节破坏的表现明显减少[36]。长期服用皮质激素的副作用已得到充分认识（见第 34 章）。患病率和死亡率都依赖于使用的时间和剂量。目前还没有皮质激素治疗的精确指南，但是作为常规，泼尼松的剂量在男性不超过 10mg/天，女性不超过 7.5mg/天，在绝经后的女性使用更低剂量。使用大于 7.5mg/天的泼尼松并超过 3 个月的女性有骨质丢失的风险，应该经常进行骨矿物质密度测定（见第 34 章）。其他剂型口服激素并不优于泼尼松，尽管有些医生更喜欢使用泼尼松龙，后者和泼尼松有着相同的作用和副作用。早期类风湿关节炎的患者对小剂量泼尼松有良好的反应，同时发现如果患者病程最初几年没有出现关节的影像学改变，则在之后也不会发生，这意味着对非侵蚀性类风湿关节炎的患者，皮质激素治疗 3 年后，其作用将随着毒副作用风险的增加而被抵消[37]。

泼尼松使用并不意味单独使用或是使用能够完全抑制关节炎症的剂量。和其他药物联合使用，小剂量泼尼松就能显著控制疾病活动。小剂量泼尼松常被用于新发的类风湿关节炎患者在等待慢作用的 DMARD 发挥作用的期间。对 DMARD 治疗反应不完全时，也考虑联用激素。通常泼尼松都是早上顿服，但在有些情况下，也会有一天服用两次或是晚上服用一次来获得更好的效果，尤其是用于控制晨僵。隔日疗法在类风湿关节炎中很少有效。延长泼尼松的治疗将导致药物依赖，而使得治疗困难。突然停药常导致关节炎的急性加重，而且，在少数情况下，有类风湿结节并且血清 RF 强阳性的患者可出现系统性类风湿病变伴坏死性血管炎和单神经病变。激素的减量必须是逐渐的，要经过数周，并且要小剂量递减（1~2.5mg/周）直至关节炎复发。此时最好是恢复到控制关节症状的上一个剂量并试用数周。医生必须将其与假性风湿进行鉴别,后者反应了激素减量后肾上腺功能的相对不足。假性风湿导致的低热和骨骼肌肉的不适可能持续数天到数周,而且,在每一次激素减量时都可能发生,但是不会出现滑膜炎。小于5mg/天的泼尼松,接近生理浓度,患者耐受良好。完全停药难以实现,除非类风湿关节炎的活动被伴随的治疗完全抑制。

静脉使用大剂量甲泼尼龙(冲击疗法)被提倡用于快速缓解系统性类风湿关节炎的症状或控制关节病变的加剧。隔日静脉使用1000mg的甲泼尼龙,连用3次起效快速,有时能维持疗效3~4个月。但是,我们不提倡将其用于慢性治疗。这并不是唯一的方案,因为100mg和300mg的甲泼尼龙几乎和1000mg的剂量同样有效;肌肉注射和静脉用药同样有效;而且没有证据表明多次给药优于一次给药[38]。此外,在类风湿关节炎的诊断确立之前应避免使用大剂量激素,这一点很重要,因为掩盖了滑膜炎后可能会延误正确的DMARD治疗。

通过关节内注射结晶状的长效皮质激素,单发的大关节炎症能够得到很好的控制(见第35章)。随着滑膜衬里细胞对药物的吸收,这种药物对局部炎症的控制通常可持续数个月。然而,当类风湿关节炎合并化脓性关节炎时,通过关节穿刺获取滑液进行培养是必要的,因为这时候需要抗生素,而不是激素治疗。长效激素的关节内注射能够通过药物弥散改善远处关节和控制全身症状。不推荐反复的关节内注射,因为和常规的激素肌肉注射的副作用一样,也会产生包括骨坏死在内的所有并发症。尽管没有临床证据的支持,但单关节腔内注射一般被限制在每年3或4次。

(三)缓解病情的抗风湿药

二线药物、慢作用抗风湿药、诱导缓解药和DMARD都是可以互换的术语。尽管生物制剂也被定义为DMARD,我们这里所说的仍是传统的DMARD。许多的因素都能影响对此类药物种类的选择:相对的效果;起效的速度;药物的费用、实验室监测和医生随访的频率;副反应;相关条件。对女性来说,受孕、怀孕、哺乳也是重要的考虑因素(稍后讨论)。对于所有的类风湿关节炎患者来说,没有一种DMARD或是DMARD的联合用药是最好的。因此,我们的建议反映了我们的选择,是基于我们的经验和关于类风湿关节炎治疗的大量文献的评论。

常用的传统DMARD包括羟氯喹、柳氮磺胺嘧啶、甲氨蝶呤和来氟米特。同样被FDA批准用于类风湿关节炎的治疗,但是不常使用的药物有硫唑嘌呤、米诺环素和环孢素A。口服或注射的金制剂、D-青霉胺和氯喹很少被使用,将在第42章中叙述。

(四)柳氮磺胺嘧啶

病情较轻和X线片上关节侵蚀较少的患者适于柳氮磺胺嘧啶单药物治疗[39]。这种药物起效快(3~6周),严重副作用发生率低,因而在欧洲使用较多。治疗的起始剂量是500mg,每天2次,使用10~14天。在没有出现恶心、呕吐、光过敏或皮肤红斑的情况下,可以加量到两片(1 000mg),每天2次。治疗3个月后,如果疾病没有得到改善,可以加量到1 500mg,每天2次,继续治疗4周。有中度反应的患者［ACR标准(ACR20)中20%的改善］,柳氮磺胺嘧啶可以和一种二线DMARD联合继续使用。和其他抗风湿药物之间的相互作用不常见。由于在葡萄糖-6-磷酸脱氢酶缺乏的患者可出现骨髓抑制或溶血性贫血等少见并发症,因此在治疗的前3个月建议每月检查一次红细胞计数,此后每3~4个月复查一次[40]。

(五)羟氯喹

多项双盲、安慰剂对照实验都充分证实了4-氨基-喹啉类抗疟药在类风湿关节炎治疗中的有效性[1-3]。氯喹(250mg/天)和羟氯喹(200mg,每天2次)都曾被应用,但后者由于眼睛毒性的发生率较低而更具优势。羟氯喹的一个缺点就是起效较慢:通常在服用3个月后才能观察到抗风湿作用,有时候6~9个月病情才能改善。单药治疗通常用于病情较轻的患者,但是由于毒性反应较轻且不常发生,而且没有发现和其他药物有相互作用,羟氯喹通常包含在DMARD联合用药中。最常见的副作用有皮疹、胃肠道功能紊乱、非特异性神经系统症状和该药与黑色素的高亲和力以及紧密结合带来的其他问题。头发和眉毛变白,光暴露区色素沉着,黑色素的增加对于肤色较深的患者非常麻烦。药物在视网膜色素层的沉积是个大问题,可能会影响视力。这种并发症在过去大剂量使用氯喹时就已经被认识到,但是将羟氯喹的用量限制在每天6mg/kg或更小剂量就能避免其发生[41]。不过,有黄斑病变的患者应该避免服用羟氯喹,而长期服药的患者应该每6~12个月接受一次有经验的眼科医生对药物的眼毒性的评估。视网膜病变可以没有视力下降的症状。早期发现能够逆转这一病程，但是如果停药的时间较晚，将不能阻止失明的发生。对早期类风湿关节炎的患者，我们更愿意选用柳氮磺胺嘧啶而不是羟氯喹，因为前者起效快，但是对于已经确诊的患者，这两者都不令人满意。

（六）甲氨蝶呤

在类风湿关节炎的治疗上，没有一种其他的 DMARD 能够像甲氨蝶呤这样被广为使用。初期由于急性和长期的毒副作用限制了其在严重的、难治性疾病患者中的运用，但后来证实这些副作用是可以控制的，而且多项随机试验证实其具有相对高的用药保持率、良好的疾病控制并能够延缓疾病所有时期关节的破坏（见第 32 章）。在达到治疗剂量后，3~6 周就能出现临床反应。初始剂量是 7.5mg（3 片）顿服，每周 1 次。每周增加 2.5mg，连续 4 周，直到关节炎症得到最大的控制或是毒副作用出现。疾病的改善通常要求达到 15~20mg/周的剂量，但是患者的反应有很大的差异。口腔炎、食欲减退、恶心或腹泻通常妨碍使用更高剂量，但是能够通过加用叶酸（1~2mg/天）（通过注射给药）或减少剂量来减轻这些副作用。有时候，改为半量，每周服用 2 次会有帮助。停药 2 周有时能够减轻上述副作用。随着治疗时间的延长，通常需要增加剂量以维持病情的改善。停药 4 周将失去对疾病的抑制，但是再次使用相同剂量药物 3~4 周后，疾病能够再次被控制。

对甲氨蝶呤和其他药物相互作用的认识，理论多过实际。肾小管对药物的排泄能够被包括 NSAID 在内的有机酸完全抑制。这种效应是和剂量相关的，通常只见于甲氨蝶呤大剂量被用于肿瘤化疗时。在治疗类风湿关节炎中使用小剂量、每周一次的用法时，这种相互作用很少和临床相关。对于肾小球滤过率降低的患者，服用 NSAID 或环孢素 A 并同时使用大于 20mg/周的甲氨蝶呤时，应该仔细监测。叶酸缺乏更易导致毒性作用。

使用甲氨蝶呤治疗类风湿关节炎的患者，副作用的发生率为 7%~90%[42]。报道的不良反应发生率变化范围如此之大，可能是由于多数患者主诉程度轻微，许多患者宁可忍受副作用而不愿停药，以及在用药方面积累的经验的增多。轻微的胃肠道症状、巨红细胞症、血细胞减少、脱发和轻度皮疹通常能够通过补充叶酸得到控制。更为显著的肺和肝脏毒性在第 32 章中详细叙述。肾功能不全、严重的全身感染以及联合使用甲氧苄啶-磺胺甲噁唑会造成骨髓抑制。用甲氨蝶呤治疗类风湿关节炎的患者，机会性感染可能会增加。在一部分服用甲氨蝶呤的患者，可能会出现类风湿结节，或导致结节扩大或显著增加[43]。有人提出羟氯喹可能减少这些疼痛小结节的簇集出现，但未经确证。

ACR 关于甲氨蝶呤治疗监测的指南包括最初 6 个月每月一次常规的血细胞计数和肝功能检测，此后每 1~2 个月复查一次[1]。若出现丙氨酸氨基转移酶或天冬氨酸氨基转移酶的轻度上升（小于 3 倍），可密切监测并在药物减量或停用一小段时间后重新评估。持续（大于 3 倍）的肝酶升高应停用甲氨蝶呤。肝脏活检的问题在第 32 章讨论。

（七）来氟米特

来氟米特是第一种用于类风湿关节炎治疗的嘧啶抑制剂，在最近一系列已发表的严格对照的实验中都显示优于安慰剂，并且在控制关节炎活动程度、改善功能、X 线片显示可阻止关节的破坏等方面与柳氮磺胺嘧啶或甲氨蝶呤的效果相等[44,45]。由于这种药物的半衰期很长，制药商的建议是首先每天 100mg 连续服用 3 天达到稳定的血药浓度，然后给常规剂量 20mg，每天 1 次。我们的经验是，从开始就使用 20mg/天能够减少腹泻，而且只是轻微延长药物起效的时间（6~8 周）。有时候，可将剂量减少到 10mg/天以减轻胃肠道副作用，而不会降低临床疗效。肝酶的升高很麻烦，有时候要求停药，其处理方法和前面叙述的甲氨蝶呤相同，在第 32 章中也有叙述。到目前为止，还没有证据表明来氟米特和甲氨蝶呤的联合使用会增加肝脏毒性的风险，而且二者联合已经被成功用于治疗活动性类风湿关节炎[46]。推荐的监测方法和甲氨蝶呤类似[1]。消胆胺能够增加来氟米特的排泄，被用于治疗来氟米特过量或严重的毒副作用，包括孕期潜在的致畸作用（在后面部分讨论）。到目前为止，还没有发现来氟米特的使用可导致肺部病变或淋巴瘤。

（八）其他传统DMARD

几种传统药物的疗效较好，并被批准用于类风湿关节炎的治疗，但是却很少被使用（见第 42 章）。一些药物，如金制剂，副作用明显，口服效果较差或是关节内注射时疼痛明显。由于可能导致蛋白尿、肾病综合征或是几种自身免疫疾病，因此 D-青霉胺已经不再使用。

有时候，当关节病难以处理时，可以试用免疫调节药物（见第 41 章）。然而，除了甲氨蝶呤，免疫调节药物只用于和其他 DMARD 联合使用时。环磷酰胺和苯丁酸氮芥的远期并发症，如骨髓抑制和引发肿瘤，限制了它们在类风湿关节炎中的使用。硫唑嘌呤副作用小，被一些风湿病医生喜爱，尤其是降低激素依赖患者的泼尼松剂量。自从出现生物类 DMARD 后，我们就很少使用环孢素 A，主要是由于频繁发生高血压和肾功能损害。

（九）抗生素

有数十年的时间，感染被认为可能是类风湿关节炎的病因，而且曾有抗生素治疗有效的个案报道支持这种看法。然而，抗生素的作用多种多样。例如，四环素有抗炎作用而且能抑制一些胶原酶[47]。在啮齿类动物关节炎的实验中，米诺环素被证实具有关节保护作用。分别来自欧洲和美国的两个对照实验发现，对确诊的、活动的类风湿关节炎，使用 200mg/天的米诺环素能够改善关节症状(25%)和实验室数据，明显优于安慰剂[48,49]。更为显著的是，将一组血清反应阳性、病程小于 1 年并正在接受泼尼松治疗（从未接受过 DMARD 治疗）的类风湿关节炎患者随机分成两组，一组给予米诺环素(200mg/天)，另一组给予羟氯喹(200mg，每天 2 次)治疗。2 年后，米诺环素治疗组 60%的患者达到 ACR50 的反应，而羟氯喹治疗组只有 33%的患者达到，而且米诺环素组大部分患者停用了泼尼松[50]。这个发现支持了这样一种看法：有些药物在已确诊的 RA 中只有轻度的治疗效果，但在早期 RA 的治疗中效果良好。米诺环素的副作用轻微，包括头晕、光过敏性皮疹和胃肠道不适。一个麻烦的问题是皮肤色素沉着，在服用药物 2 年的患者中，其发生率为 10%~30%。最近证实，米诺环素能够减少缺血导致的组织损伤，抑制 NO_2 的产生和细胞释放细胞色素 C，并阻断一些下游的半胱氨酸，所有这些都为米诺环素调节类风湿关节炎的机制[51]。

（十）生物类DMARD

在类风湿关节炎的治疗上，一个令人兴奋的进步就是发现了可以特异性阻断在疾病的发病机制中起关键的作用的细胞因子的制剂（第 39 和 40 章）。目前，针对 TNF-α 和 IL-1 的药物已经获得 FDA 的批准，而正在研究中的干扰其他细胞因子的药物，如抗 IL-6 受体的抗体，已经在临床试验阶段。三种抗 TNF-α 药物的结构不同。阿达木单抗(DE27)是一种重组的人抗 TNF-α 抗体，而英夫利昔单抗是由一个人类抗体的恒定区(Fc)“移植”到鼠抗体的可变区(Fv)上而构成的一种抗 TNF-α 抗体的嵌合体。另一方面，依那西普（作用同一种可溶性的 TNF 受体）和 TNF-α 竞争与天然的 p75 表面受体的结合。它是一种 TNFR-p75-IgG-Fc 融合蛋白。英夫利昔单抗静脉注射剂量为 3mg/kg。在第 0、2、4 周用药后，每 8 周注射一次一般能维持药效（见第 39 章）。依那西普和阿达木单抗的制造商都提供了预充定量的注射器，患者自己就可以皮下注射。只要患者的手还保持足够的灵活性，就可以自己注射。依那西普推荐的剂量是 25mg，每周两次，而阿达木单抗是 40mg，每周一次。这些剂量可以通过增加药量或缩短给药间期来调节。

在大多数患者，这三种抗 TNF 的制剂都能减少类风湿关节炎的症状和体征，在绝大多数病例，都能使骨侵蚀的进展停止[52-56]。然而，它们中没有一种能够使疾病完全缓解，而且在大部分患者，停药数周后关节症状再发。大约一半使用抗 TNF-α 药物的患者显示出 ACR50 的反应或是得到更大的改善。但目前还不清楚为什么有的患者有效而有的无效，不过有时候换为另一种抗 TNF-α 药物会有效。

生物类 DMARD 的使用受到了许多因素的限制，最重要的是价格，每位患者每年大约需要花费 12 000~15 000 美元。由于它们是外源性蛋白，有可能会诱导抗体的产生而影响治疗。理论上，包含大鼠成分的抗体（英夫利昔单抗）产生抗体的风险更大，但天然产生的针对部分“人类化”抗体的抗特异型抗体也可产生。一些证据表明这些抗体成分能降低抗 TNF 药物的效果。联合应用甲氨蝶呤能够减少抗特异型抗体的反应[56]。抗 TNF-α 药物治疗的一个不曾预料到的并发症是产生抗核抗体和抗 DNA 抗体，一部分患者出现狼疮样症状[57,58]。而且另外一种自身免疫病——系统性硬化可能复发或加重。有报道潜在的脱髓鞘中枢神经系统病变因用药出现症状或使原有疾病加重[59-61]。有报道在类风湿关节炎使用抗 TNF-α 药物治疗的患者中淋巴瘤的风险增加，但尚不清楚是否与免疫机制有关。然而，对于接受这些药物治疗的患者来说，更大的风险是严重的、危及生命的感染。特别是英夫利昔单抗，可伴有结核的再次激活和播散[62,63]。在准备接受生物类 DMARD 治疗前，可能发生任何上述副作用的患者都应该被排除在外或是进行这些疾病的治疗，如结核皮肤反应阳性或是肺结核的患者。

虽然每月使用抗 TNF-α 药物治疗的疗效是肯定的，但是和其他的 DMARD 联合用药通常会获得更好的效果,尤其是甲氨蝶呤。抗 TNF-α 药物对早期发病的类风湿关节炎有效[64],但由于其费用较高,长期使用的后遗症尚不确定,再有早期 RA 患者如果及早并积极使用传统 DMARD 治疗即可明显改善预后,所以应该把这些制剂的使用限于应用传统 DMARD 治疗后效果不理想的患者。对于因使用酒精饮料而限制了甲氨蝶呤使用的类风湿关节炎患者,抗 TNF-α 药物的治疗似乎是安全的。

在关节炎的动物模型中,白介素-1 是一种重要的细胞因子,并在类风湿关节炎骨和软骨的破坏中起主要作用。阿那白滞素(一种重组的人 IL-1Ra)竞争性结合白介素-1 受体,从而拮抗了白介素-1 的作用。在类风湿关节炎的治疗中,临床疗效不如抗 TNF-α 药物,但是能够阻止骨质丢失的进展[65-67]。IL-1Ra 100mg 皮下注射,每天给药,会导致注射部位的疼痛。抗 TNF-α 制剂的并发症如激活潜在结核、易于感染、淋巴瘤发生率增加等限制了它的使用,但在 IL-1Ra 的使用中没有见到这些并发症。尽管认为 IL-1Ra 和抗 TNF-α 药物的联合能够阻止骨和软骨的破坏,但没有资料支持它们的联合使用,而在价格上来说也是不现实的。在一些情况下,尤其是患者使用 TNF-α 有风险时,IL-1Ra 也许是更好的选择。

六、早期类风湿关节炎患者治疗指南

临床怀疑类风湿关节炎的患者,只有在出现超过 30 分钟的晨僵、三个或以上关节的肿胀、MCP 或 MTP 关节有压痛而被确诊后,医生才开始给予 NSAID 或小剂量的泼尼松进行抗感染治疗。在等待实验室检查结果和手足的 X 线片时维持这种治疗。类风湿因子滴度定量大于 1:80 或 30IU 和抗环瓜氨酸肽(抗 CCP)自身抗体阳性支持类风湿关节炎的诊断,检测的值越高提示预后越差。同样,X 线片上骨侵蚀和炎症指数(血沉或急性期蛋白)持续升高两倍或以上都是预后不良的因素。有上述特征的患者需要立即使用 DMARD 治疗,最好是由风湿病专科医生或是对 RA 治疗有丰富经验的基层医生进行。

使用 DMARD 的类型、顺序和数量取决于疾病活动程度,是否存在提示预后不良的因素或是有关节破坏的证据。其他需要考虑的是医生的偏爱和患者的并发症。我们喜欢从积极的方案开始:甲氨蝶呤(7.5mg,每周 1 次)和叶酸(1mg/d)联合,同时服用羟氯喹(200mg,每天 2 次)或柳氮磺胺嘧啶(2 000~3 000mg/d),另外 NSAID 和/或小剂量泼尼松(5.0~7.5mg/d)可作为基线用药,必要时加用质子泵抑制剂。如果没有禁忌证,在治疗的第三个月可逐渐将甲氨蝶呤加量到每周 15 或 17.5mg。疾病活动程度和炎症指数的下降没有达到 50%,意味着需要加大甲氨蝶呤的剂量(在可以耐受的情况下)或是加用第三种 DMARD。目前我们喜欢应用来氟米特,以 10mg/天开始,同时要密切监测转氨酶的水平,因为这两种药物都有肝脏毒性。也可以选择米诺环素(200mg/天)。3 个月后,如果疾病仍然处于活动状态(反应小于 ACR50),而且三种 DMARD 都达到了可以耐受的最大剂量,我们就考虑使用抗 TNF-α 药物。其他可试行的治疗如硫唑嘌呤、环孢素 A、霉酚酸酯或环磷酰胺,在不考虑费用的情况下,没有一种药物像抗 TNF-α 药物一样有效。在类风湿关节炎得到控制后,可考虑将其他药物逐渐减量。关于减量的比率、顺序或是减哪一种 DMARD,目前还没有好的建议。我们倾向于首先减泼尼松,前提是其剂量超过 5mg/天;否则,降低甲氨蝶呤的剂量。在甲氨蝶呤剂量小于 7.5mg/周的情况下,经常出现滑膜炎的复发或炎症指数的回升。这时意味着需要回到控制关节疾病的最低剂量。

七、慢性类风湿关节炎患者治疗指南

不幸的是,风湿病医生很少看到早期类风湿关节炎的患者。常见的是病程较长和对一种或另一种药物没有反应的患者。当面对慢性、顽固性类风湿关节炎的患者,我们需要研究最初的诊治来寻找先前治疗失败的原因。类风湿关节炎的诊断是否成立?使用了哪些药物,多大剂量,单独使用还是联合使用?是否有并发症等因素妨碍了一些抗风湿病药物的使用或降低了其作用?最重要的是,炎症指数的水平或 X 线片上关节的改变和患者的主诉是否一致?常见与活动性类风湿关节炎混淆的疾病有纤维肌痛或慢性疼痛综合征、长期使用皮质激素造成的假风湿症、并发的退行性关节炎,或是关节挛缩和错位导致的障碍。这些疾病都会对 DMARD 的治疗没有反应。

如上所述,目前多种药物都能有效地治疗类风湿关节炎,关于它们的资料在本章和本书的第三部分都有提供。这里讲述我们如何在它们之间作出选择和怎样使它们对慢性类风湿关节炎患者的作用达到最大化。有如下原则:

- DMARD 在类风湿关节炎中的使用要求有正确的诊断。

- DMARD 必须采用能够耐受的最大剂量。
- 除了毒副作用因素和疾病缓解，DMARD 不应该停药。
- DMARD 最好是加用，而不是替代。
- 使用 DMARD 后疾病控制小于 50%，需要修改用药方案。

对于慢性类风湿关节炎没有使用或停用了DMARD的患者，除了有禁忌证，我们应立即开始加用DMARD。和对新近发病患者的治疗类似，也就是说，在一种 NSAID 和小剂量泼尼松（5.0~7.5mg/d）为基线的基础上加用甲氨蝶呤和羟氯喹或柳氮磺胺嘧啶。甲氨蝶呤的剂量以每隔 4 周 2.5mg/周的速度增加，直至达到可以耐受的最大剂量。3 个月后再次进行评估。如果疾病没有得到显著控制（>50%），那么医生可以有多种选择。我们倾向于在继续使用可以耐受的最大剂量甲氨蝶呤的同时，加用另一种 DMARD，如来氟米特（10~20mg/d）或硫唑嘌呤［1.5~2.0mg/（kg·d）］。通常这要求将甲氨蝶呤改为皮下注射。由于硫唑嘌呤起效缓慢，通常在用药 12 周以后才能起作用，因此尽管来氟米特的副作用较多，仍常被选用。这个时候，如果仍然达不到治疗效果，就应该加用三种抗 TNF-α 药物中的一种。对于没有使用甲氨蝶呤的患者，我们通常加用依那西普皮下注射（25mg，每周 2 次）。如果可以使用英夫利昔单抗，我们更喜欢将它和甲氨蝶呤联合使用。

对于上述治疗过程失败或是不能耐受的患者，可以考虑如下选择，包括环磷酰胺、环孢素 A 和 IL-1Ra，或是正在研究中的治疗方案，如葡萄球菌蛋白 A 免疫吸附、静脉使用丙种球蛋白或新的生物制剂。针对 B 细胞表面抗原（CD20）的抗体似乎有前途，但还没有被 FDA 批准。单个关节的问题，炎症或破坏，能够分别通过关节内注射不吸收的皮质激素或外科手术得以解决。

八、迟发型类风湿关节炎患者的治疗指南

一小部分老年患者，尤其是男性，突然出现多关节炎和手的弥漫性肿胀。这种表现，有时候被称为“迟发型类风湿关节炎”，其特征类似风湿性多肌痛[68]，包括血清类风湿因子阴性或 HLA-DRβ-1“易感性单体型”，关节破坏较少，而且对 10~15mg/d 的泼尼松反应很好。如果没有提示类风湿关节炎预后不好的因素，很少需要使用积极的 DMARD 治疗。然而，如果对泼尼松反应不佳或是出现药物毒副作用，或是用药 12 周后不能把药物减量到安全的剂量，这时应选用羟氯喹或柳氮磺胺嘧啶治疗而不是直接加用甲氨蝶呤。因为老年患者可能存在潜在的视网膜疾病，在开始羟氯喹治疗前需进行基线的眼科检查。老年患者同时存在药物清除机制的下降，甲氨蝶呤治疗毒副作用和并发症的风险较大。

九、DMARD治疗的生殖相关问题

类风湿关节炎女性患者多处于育龄期，使用的一些治疗药物对受孕、妊娠、胎儿成长或哺乳有影响。在开始一些 DMARD 治疗前，应该告知患者有损伤生育能力和导致胎儿先天畸形的风险。因此，在开始这些药物治疗前，应该除外妊娠，而且此后，使用这些药物治疗的妇女必须采取有效的方法避孕。一旦月经推迟，建议患者立即通知她的医生。目前还没有足够的资料建议中止妊娠。应该把患者转诊给有高危新生儿学专家的产科组以获得正确的产前检查和建议。

甲氨蝶呤对胎儿的毒性尤为突出[69]。在妊娠期间服用甲氨蝶呤能导致胎儿宫内死亡、颜面裂口和肢体远端畸形[70,71]。这种畸形是二氢叶酸还原酶对胎儿直接抑制的结果，和药物对母亲的作用无关[72]。尽管妊娠患者服用来氟米特的经验有限，但由于动物实验的资料表明胎儿死亡和畸形发生的风险增加，FDA 仍然将这种药物归入 X 类[73]。由于来氟米特的半衰期很长而且其清除无法预测，受孕前患者应该停药 3 个月，而对于已经受孕的患者，应该立即停药。消胆胺可用于药物的清除（见第 32 章）。来氟米特洗脱的保守做法是在妇女怀孕前等待三个月经周期，而在男性，至少需要一个精子生成周期的时间。

在妊娠期间，类风湿关节炎常会好转，因此治疗药物需要减量或是停药。NSAID 能被用到妊娠末 6 周以前，而小到中剂量的泼尼松在整个妊娠期间都是安全的。柳氮磺胺嘧啶和羟氯喹也能继续使用。而因为有致癌作用和新生儿中性粒细胞减少的可能，在妊娠期间不推荐使用硫唑嘌呤[74,75]。环孢素 A、环磷酰胺、苯丁酸氮芥、来氟米特和甲氨蝶呤都是禁忌的[76]。阻断TNF-α和 IL-1 的生物制剂的作用尚待确定。

妊娠 3 个月后，经常因为关节炎的突然加重需要 DMARD 治疗。再次开始加用此类药物的时间取决于疾病的临床活动程度。哺乳期间，一些药物进入乳汁内，会给婴儿带来副作用[77]。泼尼松、柳氮磺胺嘧啶和羟氯喹的使用要慎重，而硫唑嘌呤、金制剂、环磷酰胺、环孢素 A、甲氨蝶呤和 TNF-α 抑制剂最好避免使用[76]。

男性患者生殖功能通常被忽略。甲氨蝶呤和柳氮磺胺嘧啶都能导致男性不育，但停药后通常都能恢复[78,79]。环磷酰胺能够降低精子数量，而且有因父亲接受这种药物治疗导致婴儿先天畸形的个案报道[80,81]。关于来氟米特对男性介导的胎儿毒性作用，目前还没有足够的资料，因此药物生产商推荐受孕前停药（见第32章）。

十、影响DMARD使用的并发症

在开始 DMARD 治疗前，应该询问有无酗酒、出国旅行、结核接触史等问题以及之前的用药情况、输血史、并发症和医疗情况。将危险因素分为四类：潜伏感染（尤其是结核和肝炎）、肝脏损伤、肾功能不全和已知的恶性肿瘤。生殖问题前面已经讨论过了。

存在酒精或病毒导致的基础肝脏疾病的患者，甲氨蝶呤或来氟米特导致肝脏毒性的风险更高。同样DMARD 能使处于静止状态的肝炎再次活化；因此，对考虑要使用这些药物治疗的患者，建议进行丙型肝炎抗体和乙型肝炎抗原的筛查。除了甲氨蝶呤和来氟米特，一小部分慢性肝炎的患者使用柳氮磺胺嘧啶或羟氯喹时也出现肝脏毒性。然而，有报道金制剂用于部分慢性病毒性肝炎的患者，并不改变肝功能[82]。NSAID无论是单独使用还是和甲氨蝶呤联合使用，都能增加肝脏毒性的风险。迄今为止，抗 CD20 单克隆抗体还没有被允许用于类风湿关节炎的治疗，但看来有发展前景。合并自身免疫性溶血性贫血和丙型肝炎的患者对其治疗的耐受性良好，而且在加重感染方面，其风险似乎比抗 TNF-α药物要小[83-85]。

在评估 DMARD 对患者的治疗时，肝脏问题受到了很多的关注；然而，肾脏是这些药物清除的主要途径。存在显著肾功能损害的患者要慎用甲氨蝶呤和来氟米特，因为二者都是通过肾脏排泄。使用 NSAID 治疗又存在相对容量不足或同时应用血管紧张素转换酶抑制剂的患者，轻微的肾脏损害已经成为了显著的问题。有肾功能不全和体液潴留的患者使用没有盐皮质激素活性的激素更为合适，如甲泼尼龙。

当选用抗 TNF-α 药物治疗时，要考虑一些特别的因素，包括潜在结核感染的播散[62,63]。如上所述，建议评估患者的既往病史和结核感染的风险，并进行结核菌素试验。在类风湿关节炎的患者中，淋巴瘤的发生率比普通人群要高。这和治疗无关，使得对药物增加淋巴瘤发病率的评估更为复杂化。在最近关于使用 TNF-α阻断剂的患者发生淋巴瘤的报道中，进一步强调了这个问题[86]。

（焦静 译　张奉春 校）

参考文献

1. Guidelines for the management of rheumatoid arthritis: 2002 update. American College of Rheumatology Subcommittee on Rheumatoid Arthritis Guidelines. *Arthritis Rheum* 2002;46:328–346.
2. Wolfe F, Sharp JT. Radiographic outcome of recent-onset rheumatoid arthritis: a 19-year study of radiographic progression. *Arthritis Rheum* 1998;41:1571–1582.
3. Lipsky PE. Disease modifying drugs. In: Utsinger PD, Zvaifler NJ, Ehrlich GE, eds. *Rheumatoid arthritis,* 1st ed. Philadelphia: JB Lippincott, 1985:601–634.
4. Scott DL, Symmons DP, Coulton BL, et al. Long-term outcome of treating rheumatoid arthritis: results after 20 years. *Lancet* 1987;1:1108–1111.
5. Wolfe F, Hawley DJ, Cathey MA. Termination of slow acting antirheumatic therapy in rheumatoid arthritis: a 14-year prospective evaluation of 1017 consecutive starts. *J Rheumatol* 1990;17:994–1002.
6. Wilske KR, Healey LA. Remodeling the pyramid—a concept whose time has come. *J Rheumatol* 1989;16:565–567.
7. Kim JM, Weisman MH. When does rheumatoid arthritis begin and why do we need to know? *Arthritis Rheum* 2000;43:473–484.
8. Harrison BJ, Symmons DP, Brennan P, et al. Natural remission in inflammatory polyarthritis: issues of definition and prediction. *Br J Rheumatol* 1996;35:1096–1100.
9. Harrison BJ, Symmons DP, Barrett EM, et al. The performance of the 1987 ARA classification criteria for rheumatoid arthritis in a population based cohort of patients with early inflammatory polyarthritis. American Rheumatism Association. *J Rheumatol* 1998;25:2324–2330.
10. Emery P, Breedveld FC, Dougados M, et al. Early referral recommendation for newly diagnosed rheumatoid arthritis: evidence based development of a clinical guide. *Ann Rheum Dis* 2002;61:290–297.
11. Young A, Bielawska C, Corbett M, et al. A prospective study of early onset rheumatoid arthritis over fifteen years: prognostic features and outcome. *Clin Rheumatol* 1987;6:12–19.
12. Symmons DP, Jones MA, Scott DL, et al. Longterm mortality outcome in patients with rheumatoid arthritis: early presenters continue to do well. *J Rheumatol* 1998;25:1072–1077.
13. van der Heijde DM. Joint erosions and patients with early rheumatoid arthritis. *Br J Rheumatol* 1995;34:74–78.
14. Fuchs HA, Kaye JJ, Callahan LF, et al. Evidence of significant radiographic damage in rheumatoid arthritis within the first 2 years of disease. *J Rheumatol* 1989;16:585–591.
15. van der Heide A, Jacobs JW, Bijlsma JW, et al. The effectiveness of early treatment with "second-line" antirheumatic drugs. A randomized, controlled trial. *Ann Intern Med* 1996;124:699–707.
16. Kroot EJ, van Leeuwen MA, van Rijswijk MH, et al. No increased mortality in patients with rheumatoid arthritis: up to 10 years of follow up from disease onset. *Ann Rheum Dis* 2000;59:954–958.
17. Albers JM, Paimela L, Kurki P, et al. Treatment strategy, disease activity, and outcome in four cohorts of patients with early rheumatoid arthritis. *Ann Rheum Dis* 2001;60:453–458.
18. Pinals RS. Survival in rheumatoid arthritis. *Arthritis Rheum* 1987;30:473–475.
19. Dougados M, Smolen JS. Pharmacological management of early rheumatoid arthritis—does combination therapy improve outcomes? *J Rheumatol Suppl* 2002;66:20–26.
20. Felson DT, Anderson JJ, Meenan RF. The efficacy and toxicity of combination therapy in rheumatoid arthritis. A meta-analysis. *Arthritis Rheum* 1994;37:1487–1491.
21. Goekoop YP, Allaart CF, Breedveld FC, et al. Combination therapy in rheumatoid arthritis. *Curr Opin Rheumatol* 2001;13:177–183.
22. O'Dell JR, Haire CE, Erikson N, et al. Treatment of rheumatoid arthritis with methotrexate alone, sulfasalazine and hydroxychloroquine, or a combination of all three medications. *N Engl J Med* 1996;334:

1287–1291.
23. Keyszer G, Keysser C, Keysser M. Efficacy and safety of a combination therapy of methotrexate, chloroquine and cyclophosphamide in patients with refractory rheumatoid arthritis: results of an observational study with matched-pair analysis. *Clin Rheumatol* 1999;18: 145–151.
24. Csuka M, Carrera GF, McCarty DJ. Treatment of intractable rheumatoid arthritis with combined cyclophosphamide, azathioprine, and hydroxychloroquine. A follow-up study. *JAMA* 1986;255:2315–2319.
25. Boers M, Verhoeven AC, Markusse HM, et al. Randomised comparison of combined step-down prednisolone, methotrexate and sulphasalazine with sulphasalazine alone in early rheumatoid arthritis. *Lancet* 1997;350:309–318.
26. Van Reil PLCM. Provisional guidelines for measuring disease activity in clinical trials on rheumatoid arthritis. *Br J Rheumatol* 1992;31: 793–794.
27. Felson DT, Anderson JJ, Boers M, et al. The American College of Rheumatology preliminary core set of disease activity measures for rheumatoid arthritis clinical trials. The Committee on Outcome Measures in Rheumatoid Arthritis Clinical Trials. *Arthritis Rheum* 1993;36:729–740.
28. Fries JF, Spitz P, Kraines RG, et al. Measurement of patient outcome in arthritis. *Arthritis Rheum* 1980;23:137–145.
29. Meenan RF, Gertman PM, Mason JH. Measuring health status in arthritis. The arthritis impact measurement scales. *Arthritis Rheum* 1980;23:146–152.
30. Sharp JT, Lidsky MD, Collins LC, et al. Methods of scoring the progression of radiologic changes in rheumatoid arthritis. Correlation of radiologic, clinical and laboratory abnormalities. *Arthritis Rheum* 1971;14:706–720.
31. Larsen A. How to apply Larsen score in evaluating radiographs of rheumatoid arthritis in long-term studies. *J Rheumatol* 1995;22:1974–1975.
32. Paulus HE, Egger MJ, Ward JR, et al. Analysis of improvement in individual rheumatoid arthritis patients treated with disease-modifying antirheumatic drugs, based on the findings in patients treated with placebo. The Cooperative Systematic Studies of Rheumatic Diseases Group. *Arthritis Rheum* 1990;33:477–484.
33. Pinals RS, Masi AT, Larsen RA. Preliminary criteria for clinical remission in rheumatoid arthritis. *Arthritis Rheum* 1981;24:1308–1315.
34. Silverstein FE, Faich G, Goldstein JL, et al. Gastrointestinal toxicity with celecoxib vs nonsteroidal anti-inflammatory drugs for osteoarthritis and rheumatoid arthritis: the CLASS study: a randomized controlled trial. Celecoxib Long-term Arthritis Safety Study. *JAMA* 2000;284:1247–1255.
35. Gabriel SE, Jaakkimainen L, Bombardier C. Risk for serious gastrointestinal complications related to use of nonsteroidal anti-inflammatory drugs. A meta-analysis. *Ann Intern Med* 1991;115:787–796.
36. Conn DL, Lim SS. New role for an old friend: prednisone is a disease-modifying agent in early rheumatoid arthritis. *Curr Opin Rheumatol* 2003;15:193–196.
37. Kirwan JR. Systemic low-dose glucocorticoid treatment in rheumatoid arthritis. *Rheum Dis Clin North Am* 2001;27:389–403, ix–x.
38. Smith MD, Ahern MJ, Roberts-Thomson PJ. Pulse steroid therapy in rheumatoid arthritis: can equivalent doses of oral prednisolone give similar clinical results to intravenous methylprednisolone? *Ann Rheum Dis* 1988;47:28–33.
39. Dougados M, Combe B, Cantagrel A, et al. Combination therapy in early rheumatoid arthritis: a randomised, controlled, double blind 52 week clinical trial of sulphasalazine and methotrexate compared with the single components. *Ann Rheum Dis* 1999;58:220–225.
40. Recommendations for the prevention and treatment of glucocorticoid-induced osteoporosis. American College of Rheumatology Task Force on Osteoporosis Guidelines. *Arthritis Rheum* 1996;39:1791–1801.
41. Mackenzie AH. Dose refinements in long-term therapy of rheumatoid arthritis with antimalarials. *Am J Med* 1983;75:40–45.
42. Felson DT, Anderson JJ, Meenan RF. The comparative efficacy and toxicity of second-line drugs in rheumatoid arthritis. Results of two metaanalyses. *Arthritis Rheum* 1990;33:1449–1461.
43. Kerstens PJ, Boerbooms AM, Jeurissen ME, et al. Accelerated nodulosis during low dose methotrexate therapy for rheumatoid arthritis. An analysis of ten cases. *J Rheumatol* 1992;19:867–871.
44. Emery P, Breedveld FC, Lemmel EM, et al. A comparison of the efficacy and safety of leflunomide and methotrexate for the treatment of rheumatoid arthritis. *Rheumatology (Oxford)* 2000;39:655–665.
45. Smolen JS, Kalden JR, Scott DL, et al. Efficacy and safety of leflunomide compared with placebo and sulphasalazine in active rheumatoid arthritis: a double-blind, randomised, multicentre trial. European Leflunomide Study Group. *Lancet* 1999;353:259–266.
46. Weinblatt ME, Kremer JM, Coblyn JS, et al. Pharmacokinetics, safety, and efficacy of combination treatment with methotrexate and leflunomide in patients with active rheumatoid arthritis. *Arthritis Rheum* 1999;42:1322–1328.
47. Golub LM, Ramamurthy N, McNamara TF, et al. Tetracyclines inhibit tissue collagenase activity. A new mechanism in the treatment of periodontal disease. *J Periodont Res* 1984;19:651–655.
48. Kloppenburg M, Breedveld FC, Terwiel JP, et al. Minocycline in active rheumatoid arthritis. A double-blind, placebo-controlled trial. *Arthritis Rheum* 1994;37:629–636.
49. Tilley BC, Alarcon GS, Heyse SP, et al. Minocycline in rheumatoid arthritis. A 48-week, double-blind, placebo-controlled trial. MIRA Trial Group. *Ann Intern Med* 1995;122:81–89.
50. O'Dell JR, Paulsen G, Haire CE, et al. Treatment of early seropositive rheumatoid arthritis with minocycline: four-year followup of a double-blind, placebo-controlled trial. *Arthritis Rheum* 1999;42: 1691–1695.
51. Zhu S, Stavrovskaya IG, Drozda M, et al. Minocycline inhibits cytochrome c release and delays progression of amyotrophic lateral sclerosis in mice. *Nature* 2002;417:74–78.
52. Lipsky PE, van der Heijde DM, St Clair EW, et al. Infliximab and methotrexate in the treatment of rheumatoid arthritis. Anti-Tumor Necrosis Factor Trial in Rheumatoid Arthritis with Concomitant Therapy Study Group. *N Engl J Med* 2000;343:1594–1602.
53. Furst DE, Breedveld FC, Burmester GR, et al. Updated consensus statement on tumour necrosis factor blocking agents for the treatment of rheumatoid arthritis (May 2000). *Ann Rheum Dis* 2000;59:1–2.
54. Weinblatt ME, Kremer JM, Bankhurst AD, et al. A trial of etanercept, a recombinant tumor necrosis factor receptor:Fc fusion protein, in patients with rheumatoid arthritis receiving methotrexate. *N Engl J Med* 1999;340:253–259.
55. den Broeder AA, Joosten LA, Saxne T, et al. Long term anti-tumour necrosis factor alpha monotherapy in rheumatoid arthritis: effect on radiological course and prognostic value of markers of cartilage turnover and endothelial activation. *Ann Rheum Dis* 2002;61:311–318.
56. Maini R, St Clair EW, Breedveld F, et al. Infliximab (chimeric anti-tumour necrosis factor alpha monoclonal antibody) versus placebo in rheumatoid arthritis patients receiving concomitant methotrexate: a randomised phase III trial. ATTRACT Study Group. *Lancet* 1999;354: 1932–1939.
57. Favalli EG, Sinigaglia L, Varenna M, et al. Drug-induced lupus following treatment with infliximab in rheumatoid arthritis. *Lupus* 2002; 11:753–755.
58. Charles PJ, Smeenk RJ, De Jong J, et al. Assessment of antibodies to double-stranded DNA induced in rheumatoid arthritis patients following treatment with infliximab, a monoclonal antibody to tumor necrosis factor alpha: findings in open-label and randomized placebo-controlled trials. *Arthritis Rheum* 2000;43:2383–2390.
59. van Oosten BW, Barkhof F, Truyen L, et al. Increased MRI activity and immune activation in two multiple sclerosis patients treated with the monoclonal anti-tumor necrosis factor antibody cA2. *Neurology* 1996;47:1531–1534.
60. Mohan N, Edwards ET, Cupps TR, et al. Demyelination occurring during anti-tumor necrosis factor alpha therapy for inflammatory arthritides. *Arthritis Rheum* 2001;44:2862–2869.
61. Sicotte NL, Voskuhl RR. Onset of multiple sclerosis associated with anti-TNF therapy. *Neurology* 2001;57:1885–1888.
62. Gardam MA, Keystone EC, Menzies R, et al. Anti-tumour necrosis factor agents and tuberculosis risk: mechanisms of action and clinical management. *Lancet Infect Dis* 2003;3:148–155.
63. Keane J, Gershon S, Wise RP, et al. Tuberculosis associated with infliximab, a tumor necrosis factor alpha-neutralizing agent. *N Engl J Med* 2001;345:1098–1104.
64. Bathon JM, Martin RW, Fleischmann RM, et al. A comparison of etanercept and methotrexate in patients with early rheumatoid arthritis. *N Engl J Med* 2000;343:1586–1593.
65. Cohen S, Hurd E, Cush J, et al. Treatment of rheumatoid arthritis with anakinra, a recombinant human interleukin-1 receptor antagonist, in

combination with methotrexate: results of a twenty-four-week, multicenter, randomized, double-blind, placebo-controlled trial. *Arthritis Rheum* 2002;46:614–624.
66. Bresnihan B, Alvaro-Gracia JM, Cobby M, et al. Treatment of rheumatoid arthritis with recombinant human interleukin-1 receptor antagonist. *Arthritis Rheum* 1998;41:2196–2204.
67. Jiang Y, Genant HK, Watt I, et al. A multicenter, double-blind, dose-ranging, randomized, placebo-controlled study of recombinant human interleukin-1 receptor antagonist in patients with rheumatoid arthritis: radiologic progression and correlation of Genant and Larsen scores. *Arthritis Rheum* 2000;43:1001–1009.
68. Deal CL, Meenan RF, Goldenberg DL, et al. The clinical features of elderly-onset rheumatoid arthritis. A comparison with younger-onset disease of similar duration. *Arthritis Rheum* 1985;28:987–994.
69. Milunsky A, Graef JW, Gaynor MF Jr. Methotrexate-induced congenital malformations. *J Pediatr* 1968;72:790–795.
70. Buckley LM, Bullaboy CA, Leichtman L, et al. Multiple congenital anomalies associated with weekly low-dose methotrexate treatment of the mother. *Arthritis Rheum* 1997;40:971–973.
71. Donnenfeld AE, Pastuszak A, Noah JS, et al. Methotrexate exposure prior to and during pregnancy. *Teratology* 1994;49:79–81.
72. Sutton C, McIvor RS, Vagt M, et al. Methotrexate-resistant form of dihydrofolate reductase protects transgenic murine embryos from teratogenic effects of methotrexate. *Pediatr Dev Pathol* 1998;1:503–512.
73. Brent RL. Teratogen update: reproductive risks of leflunomide (Arava); a pyrimidine synthesis inhibitor: counseling women taking leflunomide before or during pregnancy and men taking leflunomide who are contemplating fathering a child. *Teratology* 2001;63:106–112.
74. DeWitte DB, Buick MK, Cyran SE, et al. Neonatal pancytopenia and severe combined immunodeficiency associated with antenatal administration of azathioprine and prednisone. *J Pediatr* 1984;105:625–628.
75. Cote CJ, Meuwissen HJ, Pickering RJ. Effects on the neonate of prednisone and azathioprine administered to the mother during pregnancy. *J Pediatr* 1974;85:324–328.
76. Janssen NM, Genta MS. The effects of immunosuppressive and anti-inflammatory medications on fertility, pregnancy, and lactation. *Arch Intern Med* 2000;160:610–619.
77. American Academy of Pediatrics Committee on Drugs. The transfer of drugs and other chemicals into human milk. *Pediatrics* 1994;93:137–150.
78. O'Morain C, Smethurst P, Dore CJ, et al. Reversible male infertility due to sulphasalazine: studies in man and rat. *Gut* 1984;25:1078–1084.
79. Sussman A, Leonard JM. Psoriasis, methotrexate, and oligospermia. *Arch Dermatol* 1980;116:215–217.
80. Watson AR, Rance CP, Bain J. Long term effects of cyclophosphamide on testicular function. *BMJ* 1985;291:1457–1460.
81. Russell JA, Powles RL, Oliver RT. Conception and congenital abnormalities after chemotherapy of acute myelogenous leukaemia in two men. *BMJ* 1976;1:1508.
82. Mok MY, Ng WL, Yuen MF, et al. Safety of disease modifying anti-rheumatic agents in rheumatoid arthritis patients with chronic viral hepatitis. *Clin Exp Rheumatol* 2000;18:363–368.
83. Sansonno D, De Re V, Lauletta G, et al. Monoclonal antibody treatment of mixed cryoglobulinemia resistant to interferon alpha with an anti-CD20. *Blood* 2003;101:3818–3826.
84. Arzoo K, Sadeghi S, Liebman HA. Treatment of refractory antibody mediated autoimmune disorders with an anti-CD20 monoclonal antibody (rituximab). *Ann Rheum Dis* 2002;61:922–924.
85. Ahrens N, Kingreen D, Seltsam A, et al. Treatment of refractory autoimmune haemolytic anaemia with anti-CD20 (rituximab). *Br J Haematol* 2001;114:244–245.
86. Brown SL, Greene MH, Gershon SK, et al. Tumor necrosis factor antagonist therapy and lymphoma development: twenty-six cases reported to the Food and Drug Administration. *Arthritis Rheum* 2002;46:3151–3158.

第 6 篇

其他炎症性关节炎综合征

第60章

血清阴性多关节炎(包括成人Still病)

Jan Tore Gran, Gunnar Husby

血清阴性多关节炎包括一大类炎症性关节疾病，其特点是血清类风湿因子（RF）持续阴性以及超过5个关节的关节炎症。因为RF阴性是诊断血清学阴性关节炎的必须条件，所以本章将对RF现象给予一定描述(也可参见第58章)。

一、类风湿因子

(一)免疫学

类风湿因子是免疫球蛋白G(IgG)Fc段抗原决定物的特异性抗体[1]。传统上采用凝集技术，用附着有IgG的羊红细胞或胶乳颗粒来监测抗体[1]。实验的结果以抗体滴度的形式表达。这种抗体滴度与清除反应所需稀释的倒数有关。为提高实验的敏感性和特异性，已经开发了新的技术，例如放射免疫分析法、酶联免疫吸附分析法(ELISA)以及浊度法[1]。使用这些技术后，渐渐显示可能在免疫球蛋白的IgM、IgG、IgA和IgE型中都有RF[2]。

(二)健康人群中的类风湿因子

Waaler[3]和Rose及其合作者[4]分别在1940年和1948年公布发现了RF。从那时起，人们逐渐开始明确这类抗体不仅见于类风湿关节炎(RA)中，而且也见于各种免疫性、感染性和肿瘤源性疾病中[5]。对献血者的群体普查和研究也显示RF存在于无可察觉疾病的人群中[5]。

利用常规的凝集技术，在1%~5%健康人中可能发现有血清类风湿因子[5]，而且通常为IgM型[6]，部分原因是这种技术倾向于IgM抗体。不过随着ELISA的出现，在大多数人中都能定量检测出RF[6]。因此，当采用ELISA检测RF时，对一般人群来说，称作“水平增高”显得比“假阳性结果”更合适[6]。

健康人中IgM-RF的发生率会随着年龄的增长而增加，但是RF的IgA和IgG型却没有类似的增长[6]。正常人群中的IgM抗体的深一层特征是它们对特异性IgG抗原的亲和力相对较低，而且滴度低[1]。在RA中，RF可能是IgM、IgG和IgA型的，并且经常表现出对IgG的高亲和力[7]。除此之外，健康人中出现的血清RF似乎不伴有人类白细胞抗原(HLA)-DR4[8]，而在RA患者中，HLA-DR4的出现频率却会增高[9]。因此，确切理解自然出现的RF还需要进行进一步的生物化学和免疫性研究。

群体普查显示只有少部分携带RF的人真正患有RA[5]。Jonsson及其合作者[2]收集了13 858例随机选择样本的血液标本，他们发现血清RF阳性的标本中只有19%患有RA。在一项相似群体基础的研究中[5]，只有11%血清阳性的个体满足类风湿关节炎的诊断标准。因此，对于随机选择的患者，存在血清RF并不是一个好的RA预示指标。这一观点被一所教学医院的Shmerling和Delbanco的研究[10]进一步证实了。对行RF检测的563例样本进行分析，显示RF的阳性预示价值只有24%~34%。由上可知，RF实验的诊断价值大部分有赖于RA的预示可能性。不过，Goodman及其合作者[11]提出：如果羊细胞凝集实验和RA胶乳凝集实验的结果都是阳性的话，那么患者满足美国风湿病协会(ARA)(现在称为美国风湿学大学，ACR)RA诊断标准的相对风险会比单项实验阳性的样本高出3倍[12]。

对于健康人出现RF是否会增加后期出现RA的风险，也还存在着不同观点[13-19]。一项研究发现80% RF阳性的个体会在3年内转变为阴性，并且不会患RA[15]。其他研究发现RF实验结果持续阳性与类风湿疾病的发展强烈相关[14,19]。还不清楚这些发现是否显示RF在RA中起发病机制作用，或者表明了暂时性和持续性RF之间的区别。这再一次使我们有理由相信在健康人和RA患者的RF间存在着重要的本质不同，而且健康人中RF的确切性质还不清晰。

(三)RF阳性和RF阴性类风湿关节炎

在RA中，已发现RF与更严重的疾病进程及更常出现的关节外表现有关[20-26]。不过，有几项报道指出带有或不带有RF的RA患者有相似的疾病进程[9,27-30]。因此，RF在RA的病因和预后意义上还是个谜。有的患者患上RA而没有出现这些抗体，这使得确定RF在RA中的意义变得更加复杂。通常估计在RA人群中约有12%~25%血清RF持续阴性[31]。这种患者被称作血清阴性RA，本章将对其进行详述。

二、血清阴性类风湿关节炎

(一)一般概况

1.患病率

目前一般人群中血清阴性RA的患病率，还没有通过对整个危险人群的纵向调查而得到，因此还只是推测出来的[32]。如果所有RA患者中有25%是RF阴性，而且估计整个人群中的1%患有RA，那么血清阴性RA的人群患病率估计为0.25%[32]。另一方面，如果侵蚀被看做RA诊断的强制性指标，可能人群中只有不到0.3%患有RA[32]。血清阴性的发生率最低估计为10%[33]，那么血清阴性侵蚀性RA的患病率约为0.03%。因此，依据所用诊断标准的不同，血清阴性RA的人群患病率可能在0.03%~0.25%之间，但是这都不能代表通常的风湿性疾病。例如，在近期芬兰的一组社区RA患者中[34]，几乎检测不到血清阴性非侵蚀性RA。

2.诊断标准

正如名称所显示的，血清阴性RA是指临床特征为RA，但是检测不到血清RF的疾病。因此，血清阴性RA的诊断应当依赖于1987年ACR的RA标准[35]。对于RA的诊断，这些标准要求最少满足7项中的4项指标。无论是旧的1958年ARA的RA标准[12]，还是新的1987年ACR的RA标准[35]，都不要求有侵蚀。因此，任何有对称性多关节炎(包括上肢小关节)并伴有晨僵的患者，都可能成为RA。

不过，使用ACR标准来定义血清阴性RA也有一些问题。首先，满足这些指标的患者可能患有除RA外的各种疾病[7]。其次，RF可能会随着时间而出现或消失，并且在RA中血清转换现象并非不常见[36,37]。在RA早期，有多达一半临床诊断为RA的患者会出现由阳性变为阴性的血清转换[37]，并且也可能会因为慢作用抗风湿药物的治疗作用而出现转换[38]。因此，为了科学的目的，血清阴性RA的诊断标准也应当更加严格。

在1987年，我们建议在科学研究中应用血清阴性RA的诊断标准[9](表60.1)。这些标准并不意味着取代其他的RA诊断标准，而是作为ACR诊断标准的补充[35]。按照此标准，仅影像学上有关节侵蚀的患者被纳入研究中，因此这些标准就显得适于比较血清阴性和血清阳性RA的病变严重程度。不过，如果要确定RA中侵蚀性病变的几率，此标准就无能为力了。这一标准还要求病程最短为三年，而在此期间患者应被严密随访。此项要求是为了确保临床观察，以便于发现其他需排除的血清阴性关节病变。在三年的观察期间，最少应进行三次RF实验，结果持续阴性则指示为血清阴性RA。血清阴性RA标准的主要目的是为了确保比较血清阴性和血清阳性RA中相关临床和实验室表现的研究的可信性。在其后的研究中[39,40]，这些标准[9]得以应用。

现在还不清楚血清阴性RA是代表了一种独立的疾病，还是它只是风湿性疾病的另一种形式。在本篇中，HLA分型的出现为研究血清阴性和血清阳性RA

表60.1　血清阴性类风湿关节炎(RA)的推荐诊断标准[9]

纳入标准
美国风湿病学会的RA标准[35]
影像学骨侵蚀
病程超过3年
最少三次血清类风湿因子实验阴性
排除标准
影像学骶髂关节炎或脊椎炎
银屑病
症状性炎症性肠道疾病
其他任何风湿性疾病
银屑病、强直性脊柱炎、反应性关节炎或炎症性肠道疾病患者的直系亲属

之间的关系提供了一种有用的工具。不幸的是，对于 RA 的 HLA-DR 抗原研究得到了自相矛盾的结果[9]。一些研究发现 HLA-DR4 的频率增高仅限于血清阳性 RA[9]，可是另外一些研究发现在血清阳性和血清阴性 RA 中 DR4 的患病率相似[9]。

DR4 和血清阳性 RA 之间的联系仅仅与血清阴性和血清阳性 RA 的不同发病机理相一致。在本篇文章中，比较血清阳性和血清阴性 RA 滑膜组织学表现的研究发现，这两种疾病变异有相似的病理表现[41]，表明两者有相似的病理机制。对这两种 RA 变异表现的另一种解释是 HLA-DR4 是一种预后因子，并且与 RF 的自发产生有关。不过，还没有发现预后不良和 DR4 间有明确的关系，即使是在那些暗示 DR4 和血清阳性 RA 有专门联系的研究中[42]。而且，RF 和 DR4 间的直接联系也是值得怀疑的[9]。

其他研究发现血清阴性和血清阳性 RA 中 DR4 的患病率相似[9]。依据这些研究，血清阳性和血清阴性 RA 是同一种疾病的不同变异，可能是 HLA 外的其他因素调控了 RF 的产生。按照我们的观点：对于血清阴性 RA 缺乏合理的诊断标准，已经成为导致这种矛盾结果的主要原因[9]。

(二)类风湿性关节炎缺乏类风湿因子的可能原因

已经有观点提示一些血清阴性 RA 患者事实上是血清阳性的，但是他们的 RF 络合于循环中 IgG，并显示为"隐藏"[42]。因此指定血清可能含有 RF，但是不能被常规实验技术检测到。不过，其他研究还未能在血清阴性 RA 的血清中找到隐藏的被补体固定的 IgM RF[48]。

另外一种可能性是患者血清中含有 IgG RF，而同时没有存在 IgM RF[40]。因为在常规凝集实验中，IgG RF 阴性[40]。新的技术也在一些归类为血清阴性 RA 的患者中检测到存在有 IgA 或 IgE 型 RF[44-46]。还需要进行更多研究以进一步研究这种可能性。

其他研究已经显示血清阴性 RA 患者可能缺乏合成 RF 的 B 细胞，可能存在防止 RF 产生的内部调控网络，或者可能有抑制 RF 产生的抗独特型抗体活性产物[31]。不过另一种解释是 RA 中血清阴性的发生率远比先前预期的低[34]。如果紧密随访血清阴性 RA 患者，就会明确大多数患者表现出其他炎症性类风湿疾病的症状和体征[5,7,47]。多关节 RA 样银屑病关节炎可能给诊断造成问题[47]。皮肤病变可能在出现关节病变几年后才表现出来。作者本人的一名患者，多年被诊断为血清阴性 RA，在患关节炎 42 年之后才出现银屑病的皮肤损害。如果 非侵蚀多关节炎被看做血清阴性 RA，那么诊断会变得更加困难，因为几种非类风湿疾病可以显示类似的表现。

如前所述，关于 RF 病情和药物治疗的一个特殊问题是，可能会因慢作用抗风湿药物的治疗作用而出现由血清阳性转变为血清阴性的血清转换。例如，已经显示金疗法会导致 IgG RF、IgA RF[48]和 IgM RF[49]滴度的显著降低。如果血清 RF 因为治疗反应而降低或清除，则在疾病晚期诊断为血清阴性时会呈现非严重性 RA 的假象。患者可能因为治疗反应而呈血清阴性。在不同患者资料中包含这种情况，可能会使血清阴性 RA 的结果出现偏倚，给人以预后良好的印象。相反，血清 RF 的持续存在可能表明对治疗无反应，并且可认为 RF 在致病上具有显著性。不过 RF 的血清转换(由阳性变成阴性，或由阴性变为阳性)，似乎均不会影响 RA 的最终预后[37,50,51]，但是在大多数研究中都没有排除这种起伏不定因素的可能影响。

(三) 血清阴性类风湿关节炎的临床表现

1.统计学

血清阳性和血清阴性 RA 患者的发病年龄及性别比相似[8]。在大多数而不是所有的研究中，RA 的家族聚集出现于血清阳性疾病，而不出现于与之相反的血清阴性疾病[52-55]。

2.关节分布

通常认为血清阳性 RA 患者更多涉及严重的手部和足部病变，而血清阴性 RA 则更多涉及上、下肢大关节[31]。不过，对于大或中等大小外周关节明显受累的血清阴性患者，排除存在的其他血清阴性疾病非常重要，特别是 B27 相关疾病及银屑病性关节炎[56]。挪威人的一项研究[8]也没有发现血清阳性和血清阴性 RA 在关节分布方面有显著性差别。这一结论被近期英国的一项研究所证实[57]。此项队列研究包含有 537 名在英国诺福克关节炎登记处登记的炎症性多关节(IP)患者，这些患者在登记 5 年后进行手部和足部的 X 线检查。共有 212 名患者(39%)有侵蚀性病变，而且从整体上发现 IP 是对称性的。尽管 RF 阳性组有更多的侵蚀，但是 RF 阳性和 RF 阴性 IP 患者的对称性程度没有差别。

3.关节侵蚀

如果能够对近期患有对称性多关节炎的患者进行几年的前瞻性随访的话，那么血清阳性患者X线片上出现关节侵蚀的几率明显较大[57,58]。依据Kaarela及其合作者的研究[47]，99%血清阳性RA患者最终会出现侵蚀性病变。而且，在RF阴性组中自发临床消退的几率更高[59]。Wolfe及其合作者[60]报道，超过50%未鉴别的多关节炎患者会出现完全的症状缓解，而且胶乳凝集实验阳性(RF)是其后不能缓解的最强指征。因此，对于近期患上对称性多关节炎的患者，侵蚀[58]、不良功能预后以及较低临床缓解率的出现与存在可检测到的血清RF有显著相关性。

但是，有几项研究在有影像学关节侵蚀患者的疾病严重程度方面，没有发现血清阳性和血清阴性RA之间有显著性差别[9]。Møttønen[61]发现血清阴性和血清阳性病变出现新侵蚀的几率相同。而且，有一些研究发现血清阳性RA患者的RF水平不会影响X线片上破坏的程度[57]。不过，对那些比较血清阳性和血清阴性RA中侵蚀几率和程度的研究进行分析解释时，可能会受到不同研究人员所用的不同标准的影响[9]。事实上，在侵蚀性血清阳性和血清阴性疾病中，破坏的几率和程度可能相似。不过，当X线片上的侵蚀不作为RA的强制性指标时，RF的存在是预示侵蚀的一项良好的指征。

4.关节外表现

血清阳性疾病患者更常出现坏死性血管炎[1]。而且，RF的浓度似乎与血管炎的发生率相关[23,24,26]。携带有IgG RF和IgA RF的患者显得特别倾向于出现这种关节外表现[2,62]。然而，坏死性血管炎也见于血清阴性RA患者中[31]。总体上讲，在对大型转诊中心以外的患者的研究中，血管炎的发生率更低[63]。

血清阳性疾病患者更常出现皮下结节[21,63,64]。在一项研究中，在85%有此症状的患者中可以检测到血清RF[65]。不过，有时在血清阴性患者中也可以发现结节[25]。因为皮下结节很少见于除RA外的其他关节疾病，所以混杂有其他血清阴性风湿性疾病可能会使它们的频率的计算出现偏倚。

有趣的是，有人认为检测不到RF的患者更常出现淀粉样变[66]，而且这与RA患者中HLA-B27的存在相关[67]。值得注意的是淀粉样变可见于除RA外的其他疾病，特别是HLA-B27相关性疾病，也就是强直性脊柱炎和反应性关节炎[68]。可能很难鉴别血清阴性RA和持续出现外周多关节炎的强直性脊柱炎。还应当注意到的一个有趣现象是，RA中出现淀粉样变与持续高病变活动性和严重的病变相关[69]。因为血清阳性疾病通常被看做RA更严重的变异，所以可以预期淀粉样变更常见于有血清RF阳性的患者。因此，应当进一步调查所报道的血清阴性和淀粉样变间的相关性。

5.预后

血清阴性RA通常被示为血清阳性RA的较轻变异型[25,28]。大部分比较血清阳性和血清阴性RA的研究都认为血清阴性RA的预后更好[22]。不过，这种血清阴性RA比血清阳性RA功能预后好的印象，可能是因为纳入了没有侵蚀性病变的患者。当分析侵蚀性病变时，有争论认为这两种疾病变异表现出相似的预后效果[9]。

6.治疗

对于近期患上的对称性多关节炎，通常建议尽早开始治疗。如果已经出现影像学上的侵蚀，就更应当如此。不过，侵蚀常常出现于病变几个月之后。正如刚提到的那样，对于近期患上血清阴性非侵蚀性病变的患者，不能忽视其自发性消退率[60]。因此，临床医师就面临着抉择：选择开始治疗，而无论治疗与否，患者均有可能出现自行缓解；选择延期治疗，则患者可能会倾向于出现影像学上的破坏。因为缺乏可信的血清阴性RA预后指征，所以建议在开始给予缓解药物前观察患者三个月。如果仍有对称性多关节炎，并且没有出现其他疾病的症状和体征，应当开始标准的血清阳性RA治疗方案。

7.结论

应当严密随访血清阴性RA患者，以排除其他血清阴性类风湿疾病。当经过最少3个月观察期后确定诊断者，则应将患者当作血清阳性RA治疗。当出现影像学上的侵蚀表现，则其功能预后与血清阳性的相似。不过，皮下结节和血管炎少见于血清阴性RA。

三、伴有凹陷性水肿的血清阴性多关节炎

通过对此类患有关节炎和水肿但预后良好的老年亚组患者的分析研究，可以提高血清阴性多关节炎患者的诊断准确性。

Kinsella[70]和 Porsmann[71]都报道了老年患者中有一个明确的亚组,这些患者发病很急,起伏迅速,但是在一年内完全缓解。此病主要见于男性,而且通常累及大关节。因为预后良好,本病被称为老年良性 RA。有趣的是关节炎的突然发作与总体效果良好有关[72-76]。

1985 年,McCarty 及其合作者[77]记录着 8 名老年男性和 2 名女性有相似的病变表现,他们都表现有对称性急性多关节炎和指(趾)屈肌腱鞘炎,伴有双手和双足背面的凹陷性水肿。没有一名患者检测到血清 RF,而且影像学也显示没有侵蚀。所有患者都出现完全性并且可能是永久性的缓解。HLA 定型显示 8 名受检患者中有6 名为 HLA-B7。5 年后,患者的数量增加至 13 名[78]。随访显示所有患者完全缓解,并且没有复发。缓解过程中的一个持续特征是手指和手腕的无症状性挛缩。如果携带 HLA-B7,则患有此病的相对风险是 4.4。这一综合征被称作缓解型血清阴性对称性滑膜炎伴有凹陷性水肿(RS3PE)[78]。

Chaouat 和 Le Parc[79]报道了另外的 4 例患者。研究人员也发现了一种良性病程,因为所有病例都在 9~18 个月内得到缓解。在一项对 27 名(18 名男性患者,9 名女性患者)患有 RS3PE 患者的回顾性多中心研究中[80],患者平均年龄为 71.7 岁(范围 58~92 岁),最常受累的关节是掌指关节、近侧指(趾)间关节、腕关节和肩关节。仅有一名患者出现了侵蚀。

尽管此综合征的预后大体显示为良好,但是已经有报道称外周滑膜炎和凹陷性水肿是潜在恶性病变的首要表现[81]。Roldan 及其合作者描述了一名 63 岁患非霍奇金淋巴瘤的女性患者,表现为血清阴性对称性滑膜炎和凹陷性水肿[82]。与此相似,我们近期见到一名突然暴发血清阴性多关节炎和手部凹陷性水肿的 70 岁男性患者,他同时患上了骨髓瘤病。在最近几年中,已经发现 RS3PE 与 T 细胞淋巴瘤和骨髓增生异常综合征[80]、胃癌[83]以及子宫内膜腺癌[84]有相关性。

在近期 Paira 等的一项研究中[85],12 名 RS3PE 患者中有 4 名患有相关的恶性肿瘤(两名患者为实体癌,两名患者为血液学恶性病变)。在一个病例中,RS3PE 预示了肿瘤性疾病的发生。研究人员注意到自发性 RS3PE 病例都对小剂量类固醇有反应,而类肿瘤性 RS3PE 病例却抵抗小剂量类固醇的治疗。

目前还不清楚这一综合征是否是老年患者 RA 的一个变异,还是一个独特的疾病品类。不过认识到这种疾病的变异很重要,因为似乎没有必要给予缓解病变的药物。但是应对老年患者同时伴发的恶性病变进行评估。

四、老年人的血清阴性多关节炎

老年患者出现的血清阴性多关节炎已经受到广泛关注。Deal 及其合作者[86]指出老年患上 RA 的患者与 60 岁前患上 RA 的患者相比,出现症状突然暴发的几率稍稍多一些。老年患者较少出现皮下结节,特别有趣的是 52%患者监测不到血清 RF。最初的临床表现与风湿性多肌痛相似。

Healey[87,88]已经报道了老年患者风湿性多肌痛和血清阴性 RA 的相似性。其他研究者也发现在风湿性多肌痛中经常出现外周关节炎[89]。因此,可能有一些归类为血清阴性 RA 的患者事实上患的却是风湿性多肌痛。但是,在作出任何定论之前,都应当对这类患者在影像学上有无关节侵蚀的发生进行仔细研究。风湿性多肌痛很少伴有破坏性关节炎[90],因此如果不存在侵蚀,则在某种程度上诊断可能倾向于风湿性多肌痛,而不是血清阴性 RA。我们的诊所前瞻性随诊了 287 名患有风湿性多肌痛和颞动脉炎的患者,其中 25%出现外周关节炎,但是只有不到 20%出现多关节的关节疾病[91]。

另一种可能性是老年发病的血清阴性 RA 可能代表了 RA 的一种亚型,其表现特征为病变进展更良性、发病更突然、而且关节外表现更少见。Inoue 及其合作者[92]对这方面进行了研究。他们指出老年患上 RA 的患者的性别比相等,血清阳性者更少见,更倾向于累及大关节。先有骨关节炎表现而后患上 RA 的患者的显著特征是较低的 RF 发生率和较常见的大关节受累。因此,可能与上述的多关节骨关节炎有关的急性多发性滑膜炎,可能是老年患上血清阴性 RA 的另一种鉴别诊断。

因此,在得出最终诊断并开始治疗前,应当仔细对老年患者的血清阴性多关节炎进行临床、实验室和影像学评估。不过,在这种患者中除了 RA 还可能是其他疾病的情况,并不仅限于老年人。

五、成人Still病

(一)定义、病史、发病机理及病理学

成人 Still 病(AOSD)是一种临床疾病类型,其特点是每日发热、一过性皮疹、关节痛或关节炎、白细胞增多、肝脏受累、多浆膜炎,并且一致性监测不到血清

自身抗体。AOSD一词是由Bywaters于1971年创造出来的[93]，但是正如Larsson所指出的[94]，具有后来被称作Still病的症状和体征的成年病例是在1895年由Bannatyne和Wohlman首次报道的[95]，也就是在George Still的经典专著出版前一年。

尽管过去20年中对AOSD的发病机理进行了大量研究，但是它仍是一个谜。因为其临床情况与感染性疾病有惊人的相似性，所以大多数关于病因学的研究都集中于假定的微生物感染患者。但是迄今为止，除一例患者外，还没有能够直接从患者标本中分离出感染病原体的[97]。不过，各种病例报道已经分别将AOSD与获得性弓形体病[98]、细小病毒组B19[99]、非洲淋巴细胞瘤病毒[100]、肺炎支原体[101]以及肺炎衣原体[102]联系起来，提示不同的细菌和病毒感染可能激发或导致了AOSD的进展[103]。

目前，还没有确定引起AOSD风险的单一基因因子，也没有家族发病的报道[97]。在一对双胞胎中只有一个出现AOSD，说明环境因素似乎比基因因素更值得怀疑[104]。也有人研究了激素因素可能的影响。Katz等人报道了一名女性患者在连续两次怀孕后出现反复的AOSD发作，提示AOSD可能会受到妊娠状况的影响[105]。而且，de Miguel等[106]记述了在两名女性的第一次怀孕中出现了AOSD，其中一人在第二次怀孕时没有出现突然暴发。两名患者是在怀孕后短期内即出现AOSD的。然而，有的研究人员总结认为怀孕似乎不会影响AOSD，而且AOSD也不影响怀孕、胎儿生长或新生儿死亡[107]。显然，在得出确切结论之前还需要进一步研究。另外，还应当进一步研究包括精神压力在内的其他危险因素对AOSD的影响[108]。

在AOSD中还没有发现有能确定诊断的组织损伤，而且对于来自浆膜、皮肤和关节的活检样本进行组织学检查时也只是发现了非特异性炎症。不过，淋巴结活检显示有致密、有些非典型的副皮质区免疫母细胞增生，类似于淋巴瘤，这可能有诊断学价值[109,110]。这些淋巴结的组织学表现不同于RA，在RA中淋巴结组织学表现通常以滤泡B细胞反应为主[111]。虽然这些损伤不能解释AOSD的发病机理，但是它们可能有助于对血清阴性多关节炎患者进行诊断评估。

（二）临床表现

AOSD的主要临床表现是发热、皮疹以及关节炎，最常见表现是高达40℃以上的潮热[112-114]。发热好发于夜间，发热之前可能有寒战。在大多数研究中[113-115]，绝大多数患者（>90%）有显著发热，持续8周至8个月，多数经常显示有单日热峰。发热最常表现为每日发作，少数情况下表现为双日热峰形式[97]。

多达97%的病例会出现易于消逝的橙红色或粉红色皮疹[115]。它们最常位于肢体近端及躯干，并且可以自行消失。有些研究者指出皮疹可能是由皮肤的温度或机械刺激引起的[97]。单个损伤由有明显中心的小个粉红色麻疹样斑点组成，但是也可能呈现荨麻疹样或瘙痒症样表现。皮疹可能仅出现于热峰期[113]。除了典型皮疹外，可能在脸部、颈部和上、下背部出现持续性斑点[116]，有时可出现线样色素沉着[117]或血小板减少性紫癜[118,119]。

虽然并非总是最初即出现关节受累[112]，但是它可以表现为关节痛或关节炎，并且在病变进程中可见于约90%的病例中[97,114-116]。多数患者有多关节炎，通常伴有几个小时的晨僵。这种炎症性关节病变表现为对称性和非游走性，既影响大关节，也影响小关节。但是不同于RA，手指和足趾经常不受累[97,114-116]。不过，腕部经常受累。值得注意的是它倾向于累及腕掌关节和跗跖关节[120,121]。此病可以呈现一种特征性的进展过程，即在最早出现骨性强直前，腕掌关节和腕骨间关节会出现选择性的变窄，而且没有侵蚀性改变。最后出现关节疼痛，常常伴有肌痛，但是炎性肌炎罕见[122]。

AOSD的一个典型临床特征是咽炎，呈现咽喉肿痛表现，见于约48%~92%的患者中[113,123,124]。这种咽炎除了轻度发红，不会有特殊的临床表现。

患者中有44%会出现淋巴结病，多常累及颈链和下颌下链，有时也影响深部淋巴结[113]。多达40%病例会检测到脾大[113]，不足10%病例会有腹痛。也发现一些患者有浆液性腹膜炎[124]。肝脏受累者常见，大多数患者表现为中度肝大以及转氨酶水平异常[113]。而且有几个病例还出现了肝衰竭[97,125-127]，有时肝衰竭是致命性的[128]。

也能发现有肺部和心脏受累者。可能会出现胸膜炎、双肺浸润以及间质性肺病[113]。尽管经常见到胸腔积液和暂时性肺浸润，但是如果发展为成人呼吸窘迫综合征，就有可能致命[129,130]。1/4 AOSD病例有心脏受累，最常表现为心包炎[113]。心脏受累常见于疾病早期，并且可能造成致命性的并发症，例如心包填塞或心包压缩[114,131,132]。心肌炎[133,134]和心内膜炎也有报道[135]。

中神经系统表现只出现于不足10%的患者中[113]，但是也有几例关于此病变的报道。其中包括伴有完全性定向障碍和木僵的神经-器官综合征、感觉和运动性失语[136]、脑干出血[97,137,138]、脑膜脑病[97,139]、无菌性脑(脊)膜炎[140]、癫痫持续状态和椎体综合征[97]、感觉神经性听力丧失[141]、感觉运动性周围神经病变[139]、脑出血[142]以及 Guillain-Barré 综合征的各种变型[142]。

肾脏受累最常见的表现为在发热过程中出现蛋白尿[113]。有人已经报道了本病会出现间质性肾炎、亚急性肾小球性肾炎、IgA 肾病[97]、肾淀粉样变性[143-146]、膜性肾小球肾炎[147]以及肾病综合征[148]。

眼科学表现很罕见[113],但是也已经有了关于葡萄膜炎的报道[139]。

尽管现在还不能将 AOSD 归类为类肿瘤性疾病,但是临床医生应当知晓 AOSD 可能是恶性肿瘤的外在表现[149]或者是淋巴瘤疾病进程中的进一步发展[150]。

(三)实验室检查

在 AOSD 中,会有炎性反应,表现为血沉(ESR)经常超过 100mm/h,而且纤维蛋白原、丙种球蛋白、C 反应蛋白和铁蛋白的水平会增高。最显著的实验室检查特征是白细胞增多,范围为 15 000~62 000/mm^3,并且以多形核白细胞为主[113]。血小板减少罕见,但是贫血常见[113]。

出现高铁蛋白血症具有诊断价值,这可能有助于监测疾病的活动性[151,152]。在一项研究中,9 名患者中有7 名患者的血清铁蛋白水平超过 4000ng/mL (正常值为 80~200ng/mL)[152]。在 Yamaguchi 等人的研究中[133],30 名患者中有 20 人患有高铁蛋白血症,其水平是正常上限的 4 倍。铁蛋白是一种聚亚单位蛋白质,大量存在于肝脏和心脏中,但也可以见于其他多数组织中。在血浆中,铁蛋白是糖基化的(GF)。在一项研究中[153]发现,如果 GF 水平低于或等于总铁蛋白的 20%,并且铁蛋白高于正常值上限,则诊断 AOSD 的敏感性可以达到 70.5%,特异性可达到 83.2%。如果 GF 水平低于或等于总铁蛋白的 20%,并且铁蛋白是正常值的 5 倍,则其诊断敏感性为 43.2%,特异性为 92.9%。这后一种情况使 8 名符合 Yamaguchi 阳性指标的患者中有 6 名被排除了 AOSD 诊断[154]。

AOSD 患者中出现高铁蛋白水平的原因还不十分明确,但是正如前面提到的,如果仔细排除了引起急性炎症的其他原因,那么铁蛋白水平增高提示诊断应为 AOSD。对于有急性期反应的患者,应当测定血清中可溶性转铁蛋白受体的浓度,以评估其铁状态[155]。

(四)诊断指标

AOSD 的诊断还存在许多问题,因为其诊断只依据临床表现[97]。从临床角度上讲,持续发热、易消退的皮疹及关节炎,同时排除其他风湿性和感染性疾病,经常可以帮助临床医生确立 AOSD 的诊断。对于研究和流行病学调查,经常推荐使用 Yamaguchi 提出的标准(表 60.2)[133]。与其他人提出的诊断标准相比,这些标准的敏感性最高(93.5%)[156]。

(五)流行病学和人口统计学

AOSD 是一种罕见疾病,目前还没有进行流行病学调查以确定其真正的发生率。一项回顾性研究显示其年发病率是 0.16/100 000[157],但是另外一项研究发现其年发病率是 0.22~0.34/100 000,16 岁以上人群患病率是 0.73~1.47/100 000[158]。很可能这些数字代表的只是其最小值。

发病年龄多在 15~61 岁之间,平均年龄为 21 岁,而且超过 80%的患者在 32 岁前发病[159]。不过,也有人报道过 72 岁和 75 岁发病的病例[160,161]。尽管 AOSD 是一类成年开始发病的疾病,但是临床医生必须认识到患者可能是经历长短不一的无病期之后,在成年期出现幼年型 Still 病的复发。女性和男性的患病比例大约是 2:1[94]。

(六)治疗

虽然常规推荐阿司匹林为备选药物,但是它对于多达 88%的病例无效[113,159,162]。就算有效,也经常需要相当大的剂量(4~6g/d)[113]。而另一方面,非类固醇抗炎药

表60.2　成人Still病的Yamaguchi诊断标准

主要指标
1. 发热39℃或更高,持续至少一周
2. 关节炎或关节痛,持续至少两周
3. 斑疹或斑丘疹,非瘙痒性、粉红色皮疹
4. 白细胞增多,至少10 000/mm^3(至少80%为中性粒细胞)
次要指标
1. 咽炎(咽喉痛)
2. 淋巴结病和(或)脾大
3. 肝功能检查异常
4. 类风湿因子和抗核抗体检查阴性

排除指标:感染、恶性病、炎症性风湿性疾病。确诊需要满足五项或五项以上指标,其中包括两项或两项以上主要指标[133]。

应尽早服用,因为很多患者对这些药物反应良好[163]。

不过大部分病例需要口服皮质类固醇,以充分抑制疾病活性,而且对于绝大多数病例,泼尼松龙0.5~1.0mg/(kg·d)可以迅速控制急性疾病症状[110]。经常会出现复发,复发时应行静脉甲泼尼龙冲击治疗[164]。

对于那些对皮质类固醇无反应或出现无法接受的与皮质类固醇相关的副作用的患者,应当选择使用甲氨蝶呤(MTX)[165,166]。常常在开始治疗后3~16周内出现症状的缓解[167],且能显著减少皮质类固醇剂量[168]。

对皮质类固醇和MTX不起反应的患者是非常难以处理的。对于这些病例,已有的治疗选择包括:硫代苹果酸金钠[169]、青霉胺[120]、口服环磷酰胺[170]、环孢霉素A[171,172]、静脉丙种球蛋白[173]和柳氮磺胺吡啶[174],但是使用这些药物的经验还非常有限。使用柳氮磺胺吡啶时应小心,因为已有报道称其在AOSD中应用时副作用发生率相当高[174]。有的患者对已有的治疗方法都无反应,而且仍然持续出现严重的病变,这时就应当考虑进行自体骨髓干细胞移植[175]。

近期,出现了使用肿瘤坏死因子α拮抗剂进行治疗的非对照研究。在其中一项此类研究中,6名患者全部都对英夫利昔单抗反应良好[176],而在另一项对12名患者的研究中,10名患者在依那西普作用下有所改善[177]。这些生物制剂可能会取代传统疾病改善性药物在治疗AOSD中的地位。

(七)治疗结果和疾病进程

很难预测个体AOSD患者的疾病进程和预后。不过,在相当早期就可能分辨出不同的病程类型。其中两种疾病演进形式在临床上是可以分辨的:一种是自限性缓解性病变,伴有或不伴有复发性周期性加重;另一种是病变活动性持续超过一年者[178]。另外一些研究人员[160]倾向于将AOSD的病变进程分为四类:单周期性系统病变、慢性关节型多周期性系统病变、多周期性系统病变以及慢性关节型单周期性系统病变,其中慢性关节型单周期性系统病变占大多数。慢性关节型病变可能预后最差[160]。发病时出现多关节炎且累及近侧肢体关节者,预示可能为慢性关节型病变[162]。

在一项包括11名女性患者的研究中,随访7~36年,其中10名患者呈现特征为缓解和加重交替的慢性病程[179]。在另一项研究中,患者中58%经历了一次以上全身暴发[162]。尽管AOSD会引起残疾、疼痛,并且多数患者需要长期依赖药物治疗,但是AOSD患者仍会出现反弹。在104名被研究患者中,约有一半患者在确诊10年后仍需要药物治疗[180]。与其他风湿性疾病患者相比,AOSD患者的疼痛水平和身体残疾程度均较低。而且,病变并不妨碍多数患者接受教育、取得工作威望以及参与社交集会和社会救助,不会使患者损失工作时间或者不影响患者获得家庭收入[180]。

六、血清阴性多关节炎中的鉴别诊断

多项研究强调了在血清阴性多关节炎中排除除了RA以外的其他诊断的重要性[1,7,9](表60.3)。因为单次临床检查只能大略了解病变,所以通常需要进行纵向观察以增加诊断准确性。

表60.3　血清阴性多关节炎:需要考虑的诊断

血清阴性类风湿关节炎
伴有凹陷性水肿的血清阴性多滑膜炎
风湿性多肌痛
血清阴性脊柱关节病
强直性脊柱炎
反应性关节炎
银屑病性关节炎
肠道疾病
溃疡性结肠炎
Crohn病
Whipple病
胶原性结肠炎
乳糜泻
结缔组织疾病
系统性红斑狼疮
混合性结缔组织病
结晶性关节炎
痛风
软骨钙质沉着症
感染
细菌性关节炎(包括莱姆病)
真菌性关节炎
病毒性关节炎(特别是细小病毒组)
其他疾病
血液病
肝病
内分泌疾病
代谢性疾病
结节病
退行性关节病
骨关节炎
侵蚀性骨关节病

血清阴性脊柱关节病复合体(见第 63 章和第 64章)包含有一组疾病,其特征是出现 HLA-B27,同时有各种黏膜皮肤、胃肠道、眼部和关节表现。这种患者中约 1/4 有炎症性周围关节病变,伴有主要表现类型是累及大、中肢体关节的非对称性少关节炎[181]。多关节炎很少见于强直性脊柱炎患者[182](见第 63 章)。男性、50 岁前发病并且有显著背部僵硬,这些都强烈提示其诊断为强直性脊柱炎[182]。

反应性关节炎(见第 64 章)经常先前就有胃肠道或泌尿生殖道表现[183],并且经常伴有黏膜受累[184]。反应性关节炎中经常会出现非对称性少关节炎,但是通常持续时间有限[185]。不过,一些反应性关节炎患者可能会发展为慢性病变[185]。

对血清阴性多关节炎患者应当考虑到银屑病性关节炎,此病受累关节的分布情况可能与血清阴性 RA 的非常相似[186]。这种患者可能也会出现影像学上的侵蚀,且可能很难与风湿性疾病中出现的侵蚀相鉴别[186]。临床上应当仔细检查皮肤,包括头皮、耳道以及指甲和趾甲,可能会发现与银屑病诊断相一致的损伤。如果有家族银屑病病史,则更加可疑为银屑病性关节炎[186]。远端指(趾)间关节受累也提示为银屑病性关节炎[186]。不过,临床和实验室表现可能与 RA 的完全一致,并且可能在关节炎出现后数十年才出现皮肤损伤。

大约 10%~15% Crohn 病和溃疡性结肠炎患者会出现只限于外周关节的关节炎[187](见第 66 章)。这种关节炎通常病程有限,而且随胃肠道病变活动性而波动的情况并不罕见[187]。然而,这种关节炎表现可先于肠道表现数年出现,并且更严重[187]。乳糜泻通常在生命晚期才被诊断出来,而且有时与多关节炎有关[188]。抗麦胶蛋白和肌内膜抗体阳性强有力地提示谷蛋白敏感性肠病,而恰当的饮食方案经常能够显著改善或消除关节病变[189,190]。虽然很罕见,但是另一种肠道疾病,Whipple 病,有时也会出现关节炎[191]。对于这种患者,可能很难有肠道损伤和微生物学诊断证据[192],并且可能延迟数年才出现胃肠道症状[191]。

由病毒感染引发的关节炎可能伴有多关节炎,但是其病程经常有限。不过由人类细小病毒组 B19 引起的关节炎是一个例外,这种关节炎有时会持续数月之久[193]。如果出现传染性红斑,且细小病毒组血清抗体阳性,则可以正确诊断为细小病毒组关节炎(见第 128 章)。

系统性结缔组织病经常有累及外周关节的症状和体征。超过 80%的系统性红斑狼疮(SLE)(见第 70 章)患者有关节症状,不过关节痛和腱鞘炎比多关节炎更常见[194]。在 SLE 中,侵蚀罕见[194],但是除非进行影像学检查,手、足的 Jaccoud 关节病变可能会被误诊为侵蚀性血清阴性 RA[194]。混合性结缔组织病(见第 69 章)患者也会常常出现非侵蚀性多关节炎,但病变不严重[194]。临床上出现皮肤表现、胸膜心包受累、雷诺现象、光过敏和中枢神经系统受累病史时,应高度怀疑为系统性结缔组织病。检测血清中的抗核抗体经常可以帮助确定最终诊断。

血清阴性多关节炎也可以是隐蔽性恶性肿瘤的表现形式[195-200]。对于血清阴性关节炎患者,应当认真排除上皮性[201]和淋巴组织增生性的肿瘤[202]。如果关节炎伴有持续发热、皮疹、衰弱、体重减轻、盗汗、胃肠道或呼吸道症状、不累及腕部和小指关节,并且对适当治疗方案缺乏反应,则应考虑有同时存在癌症的可能。

多关节化脓性关节炎很罕见,但是有时会被忽略,而对受累关节造成严重损害。因此,对于任何近期出现关节炎的患者都应当考虑到感染。与此类似,累及多关节的痛风并非罕见[203]。结节性关节病经常表现为急性少关节炎,并伴有肺门淋巴结病和结节性红斑,但是有时会表现为慢性多关节炎[204]。

最后,骨关节炎的初期可能与早期风湿性疾病相似。侵蚀性骨关节病在临床上表现有滑膜炎,影像学上表现有侵蚀,与 RA 非常难以鉴别,不过认真观察仍能显示其有关节退变的本质特征。

(宋立明 译 李世民 于建华 校)

参考文献

1. Vaughan JH. Pathogenetic concept and origins of rheumatoid factors in rheumatoid arthritis. *Arthritis Rheum* 1993;36:1–5.
2. Jonsson T, Thorsteinsson J, Kolbeinsson A, et al. Population study of the importance of rheumatoid factor isotypes in adults. *Ann Rheum Dis* 1992;51:863–868.
3. Waaler E. On the common occurrence of a factor in serum activating the specific agglutination of sheep blood corpuscles. *Acta Pathol Microbiol Scand* 1940;17:172–188.
4. Rose HM, Ragan C, Pearce E, et al. Differential agglutination of normal and sensitized sheep erythrocytes of patients with rheumatoid arthritis. *Proc Soc Exp Biol Med* 1948;68:1–6.
5. Gran JT, Husby G, Thorsby E. The prevalence of HLA DR4 and HLA DR3 in healthy persons with rheumatoid factor. *Scand J Rheumatol* 1985;14:79–82.
6. van Schaardenburg D, Lagaay AM, Otten HG, et al. The relation between class-specific serum rheumatoid factors and age in the general population. *Br J Rheumatol* 1993;32:546–549.
7. Kaarela K, Alekberova Z, Lehtinen K, et al. Seronegative rheumatoid arthritis:a clinical study with HLA typing. *J Rheumatol* 1990;17:1125–1129.
8. Gran JT, Husby G, Thorsby E. The association between rheumatoid arthritis and the HLA antigen DR4. *Ann Rheum Dis* 1983;42:292–296.
9. Gran JT, Husby G. Seronegative rheumatoid arthritis and HLA DR4: proposal for criteria. *J Rheumatol* 1987;14:1079–1082.
10. Shmerling RH, Delbanco TL. The rheumatoid factor: an analysis of clinical utility. *Am J Med* 1991;91:528–534.

11. Goodman LA, Pisko EJ, Foster SL, et al. Analysis of combined rheumatoid factor determinations by the rheumatoid arthritis latex and sheep cell agglutination tests and the American Rheumatism Association criteria for rheumatoid arthritis. *J Rheumatol* 1987;14:234–239.
12. Ropes MV, Bennett GA, Cobb S, et al. Diagnostic criteria for rheumatoid arthritis. 1959 revision. *Bull Rheum Dis* 1958;9:175–176.
13. Ball J, Lawrence JS. The relationship of rheumatoid serum factor to rheumatoid arthritis. *Ann Rheum Dis* 1963;22:311–318.
14. Waller M, Toone EC. Normal individuals with positive tests for rheumatoid factor. *Arthritis Rheum* 1968;11:50–55.
15. Gran JT, Johannessen A, Husby G. A study of IgM rheumatoid factors in a middle-aged population of Northern Norway. *Clin Rheumatol* 1984;3:163–168.
16. del Puente A, Knowler WC, Pettitt DJ, et al. The incidence of rheumatoid arthritis is predicted by rheumatoid factor titer in a longitudinal population study. *Arthritis Rheum* 1988;31:1239–1244.
17. Thorsteinsson J, Bjørusson OJ, Kolbeinsson A, et al. A population study of RF in Iceland. *Ann Clin Res* 1975;7:183–193.
18. Cathcart EG, O'Sullivan JB. A longitudinal study of rheumatoid factors in a New England town. *Ann NY Acad Sci* 1969;168:41–51.
19. Aho K, Heliovaara M, Maatela J, et al. Rheumatoid factors antedating clinical rheumatoid arthritis. *J Rheumatol* 1991;18:1282–1284.
20. van Zeben D, Hazes JMW, Zwinderman AH, et al. Clinical significance of rheumatoid factors in early rheumatoid arthritis: results of a follow-up study. *Ann Rheum Dis* 1992;51:1029–1035.
21. Edelman J, Russell AS. A comparison of patients with seropositive and seronegative rheumatoid arthritis. *Rheumatol Int* 1983;3:47–48.
22. van der Heijde MFM, van Riel PLCM, van Rijswijk MH, et al. Influence of prognostic features on the final outcome in rheumatoid arthritis: a review of the literature. *Semin Arthritis Rheum* 1988;17: 284–292.
23. Geirsson AJ, Sturfelt G, Truedsson L. Clinical and serologic features of severe vasculitis in rheumatoid arthritis: prognostic implications. *Ann Rheum Dis* 1987;46:727–733.
24. Gordon DA, Stein JL, Broder I. The extraarticular features of rheumatoid arthritis. *Am J Med* 1973;54:445–452.
25. Cats A, Hazevoet HM. Significance of positive tests for rheumatoid factor in the prognosis of rheumatoid arthritis. *Ann Rheum Dis* 1970; 29:254–260.
26. Momgan ES, Cass RM, Jacox RF, et al. A study of the relation of seronegative and seropositive rheumatoid arthritis to each other and to necrotizing vasculitis. *Am J Med* 1969;47:23–35.
27. Amos RS, Constable TJ, Crockson RA. Rheumatoid arthritis: relation of serum C-reactive protein and erythrocyte sedimentation rates to radiographic changes. *BMJ* 1977;1:195–197.
28. Dawes PT, Fowler PD, Jackson R. Prediction of progressive joint damage in patients with rheumatoid arthritis receiving gold or penicillamine therapy. *Ann Rheum Dis* 1986;45:945–949.
29. Westedt ML, Daha MR, Baldwin WM. Serum immune complexes containing IgA appear to predict erosive arthritis in a longitudinal study in rheumatoid arthritis. *Ann Rheum Dis* 1986;45:809–815.
30. Reilly PA, Elswood J, Calin A. Therapeutic intervention in rheumatoid arthritis: a case-controlled comparison of seronegative and seropositive disease. *Br J Rheumatol* 1988;27:102–105.
31. Alarcón GS. Seronegative polyarthritis. In: *Arthritis and allied condition,* 12th ed. Philadelphia: Lea & Febiger, 1993:1013–1020.
32. Gran JT. The epidemiology of rheumatoid arthritis. *Monogr Allerg Immunol* 1987;21:162–196.
33. Calin A, Elswood J, Klouda PT. Destructive arthritis, rheumatoid factor and HLA DR4. *Arthritis Rheum* 1989;32:1221–1225.
34. Hakala M, Sajanti E, Ikaheimo I, et al. High prevalence of rheumatoid factor in community-based series of patients with rheumatoid arthritis meeting the new (1987) ARA criteria. *Scand J Rheumatol* 1998;27: 368–372.
35. Arnett FC, Edworthy SM, Bloch DA, et al. The American Rheumatism Association 1987 criteria for the classification of rheumatoid arthritis. *Arthritis Rheum* 1988;31:315–324.
36. Jones VE, Puttick AH, Cohen BJ. Rheumatoid arthritis: clinical onset, seropositivity, and a possible cause. *Arthritis Rheum* 1985;28:814–815.
37. Masi AT, Maldonado-Cocco JA, Kaplan SB, et al. Prospective study of the early course of rheumatoid arthritis in young adults: comparison of patients with and without rheumatoid factor positivity at entry and identification of variables correlating with outcome. *Semin Arthritis Rheum* 1976;5:299–326.
38. Empire Rheumatism Council. Gold therapy in rheumatoid arthritis—final report of a multicenter controlled trial. *Ann Rheum Dis* 1961;20: 315–333.
39. Watson Buchanan W, Singal DP. Seronegative rheumatoid arthritis: tell it as it is. *J Rheumatol* 1994;21:391–393.
40. Aho K, Kurki P. Seropositive versus seronegative rheumatoid arthritis—time for a new definition. *J Rheumatol* 1994;21:388–390.
41. Fujinami M, Sato K, Kashiwazaki S, et al. Comparable histological appearance of synovitis in seropositive and seronegative rheumatoid arthritis. *Clin Exp Rheumatol* 1997;15:11–17.
42. Olsen NJ, Callahan LF, Brooks RH, et al. Associations of HLA-DR4 with rheumatoid factor and radiographic severity in rheumatoid arthritis. *Am J Med* 1988;84:257–264.
43. Robbins DL, Moore TL. Lack of hidden complement fixing IgM rheumatoid factor in adult seronegative rheumatoid arthritis. *Ann Rheum Dis* 1980;39:64–67.
44. Gioud-Paquet M, Auvinet M, Raffin T. IgM rheumatoid factor (RF), IgA RF, IgE RF and IgG RF detected by ELISA in rheumatoid arthritis. *Ann Rheum Dis* 1987;46:65–71.
45. Carson DA, Pasquali JL, Tsoukas CD. Physiology and pathology of rheumatoid factors. *Springer Semin Immunopathol* 1981;4:161–179.
46. Bonagura VR, Wedgewood JF, Agostino N. Seronegative rheumatoid arthritis, rheumatoid factor cross reactive idiotype expression, and hidden rheumatoid factors. *Ann Rheum Dis* 1989;48:488–495.
47. Kaarela K, Luukkainen R, Koskimies S. How often is seropositive rheumatoid arthritis an erosive disease? An 17-year follow-up study. *J Rheumatol* 1993;20:1670–1673.
48. Rudge SR, Pound JD, Bossingham DH, et al. Class specific rheumatoid factors in rheumatoid arthritis: response to chrysotherapy and relationship to disease activity. *J Rheumatol* 1985; 12:432–436.
49. Pope RM, Lessard J, Nunnery E. Differential effects of therapeutic regimens on specific classes of rheumatoid factor. *Ann Rheum Dis* 1986;45:183–189.
50. Tuomi T, Aho K, Palosuo T, et al. Significance of rheumatoid factors in an eight-year longitudinal study of arthritis. *Rheumatol Int* 1988;8: 21–26.
51. Cats A, Hazevoet HM. Significance of positive tests for rheumatoid factor in the prognosis of rheumatoid arthritis. *Ann Rheum Dis* 1970; 29:254–260.
52. Bland JH, Brown EW. Seronegative and seropositive rheumatoid arthritis: clinical, radiological and biochemical differences. *Ann Intern Med* 1964;60:88–94.
53. Lawrence JS. Rheumatoid arthritis—nature or nurture? *Ann Rheum Dis* 1970;29:357–379.
54. Wilkinson M, Torrance WM. Clinical background of rheumatoid vascular disease. *Ann Rheum Dis* 1967;26:475–480.
55. Edelman J, Russell AS. A comparison of patients with seropositive and seronegative rheumatoid arthritis. *Rheumatol Int* 1983;3:47–48.
56. Jantti JK, Kaarela K, Lehtinen KES. Seronegative oligoarthritis: a 23-year follow-up study. *Clin Rheumatol* 2002;21:353–356.
57. Bukhari M, Lunt M, Harrison BJ, et al. Erosions in inflammatory polyarthritis are symmetrical regardless of rheumatoid factor status: results from a primary care-based inception cohort of patients. *Rheumatology* 2002;41:246–252.
58. Feigenbaum SL, Masi AT, Kaplan SB. Prognosis in rheumatoid arthritis. *Am J Med* 1979;66:377–384.
59. Ragan C, Farrington E. The clinical features of rheumatoid arthritis. *JAMA* 1962;181:663–667.
60. Wolfe F, Ross K, Hawley DJ, et al. The prognosis of rheumatoid arthritis and undifferentiated polyarthritis syndrome in the clinic: a study of 1141 patients. *J Rheumatol* 1993;20:2005–2009.
61. Møttønen TT. Prediction of erosiveness and rate of development of new erosions in early rheumatoid arthritis. *Ann Rheum Dis* 1988;47: 648–653.
62. Brik R, Lorber M, Rivkin M, et al. ELISA determined IgM and IgA rheumatoid factors in seronegative rheumatoid arthritis and psoriatic arthritis. *Clin Exp Rheumatol* 1990;8:293–296.
63. Salvarini C, Macchioni P, Mantovani W, et al. Extraarticular manifestations of rheumatoid arthritis and HLA antigens in Northern Italy. *J Rheumatol* 1992;19:242–246.
64. Panayi GS, Celinska E, Emery P, et al. Seronegative and seropositive rheumatoid arthritis: similar diseases. *Br J Rheumatol* 1987;26:172–180.
65. Wager O, Ripatti N, Laine V, et al. Clinical evaluation of the serolog-

ical tests in rheumatoid arthritis. *Acta Rheum Scand* 1961;7:209–218.
66. Maury CPJ, Teppo AM, Wafin F, et al. Class-specific rheumatoid factors, DR antigens, and amyloidosis in patients with rheumatoid arthritis. *Ann Rheum Dis* 1988;47:546–552.
67. Pasternack A, Tiilikainen A. HLA-B27 in rheumatoid arthritis and amyloidosis. *Tissue Antigens* 1977;9:80–89.
68. Husby G. Amyloidosis in ankylosing spondylitis. *Scand J Rheumatol* 1980;suppl 32:67–70.
69. Husby G. Amyloidosis. *Semin Arthritis Rheum* 1992;22:67–82.
70. Kinsella RA. *Proceedings of the Interstate Postgraduate Medical Assembly of North America* 1942:13.
71. Porsman VA. *Proceedings of the Congress of European Rheumatology*, vol 2. Barcelona, Spain: Editorial Scienta 1951:479.
72. Otten HA, Westendrop Boerma F. Significance of the Waaler Rose test, streptococcal agglutination, and antistreptolysin titer in the prognosis of rheumatoid arthritis. *Ann Rheum Dis* 1959;18:24–28.
73. Bywaters EGL, Curwen M, Dresner E. Ten-year follow-up of rheumatoid arthritis. *Lancet* 1960;2:1381.
74. Fleming A, Crown JM, Corbett M. Prognostic value of early features in rheumatoid disease. *BMJ* 1976;1:1243–1245.
75. Moesmann G. Clinical features in subacute rheumatoid arthritis in old age. *Acta Rheum Scand* 1968;14:285–297.
76. Wawrzynska-Pagowska J, Brzezinska B, Brzozowska M. Observations on the symptoms and signs of "early" rheumatoid arthritis in a prospective study. *Acta Rheum Scand* 1970;16:99–105.
77. McCarty DJ, O'Duffy JD, Pearson L, et al. Remitting seronegative symmetrical synovitis with pitting oedema. RS3PE syndrome. *JAMA* 1985;254:2763–2767.
78. Russell EB, Hunter JB, Pearson L, et al. Remitting, seronegative, symmetrical synovitis with pitting edema—13 additional cases. *J Rheumatol* 1990;17:633–639.
79. Chaouat D, Le Parc JM. The syndrome of seronegative symmetrical synovitis with pitting edema (RS3 PE syndrome): a unique form of arthritis in the elderly? Report of 4 additional cases. *J Rheumatol* 1989;16:1211–1213.
80. Olive A, del Blanco J, Pons M, et al. The clinical spectrum of remitting seronegative symmetrical synovitis with pitting edema. *J Rheumatol* 1997;24:333–336.
81. Dorfman HD, Siegel HL, Perry MC, et al. Non-Hodgkin's lymphoma of the synovium simulating rheumatoid arthritis. *Arthritis Rheum* 1987;30:155–161.
82. Roldan MR, Martinez F, Roman J, et al. Non-Hodgkin's lymphoma: initial manifestation. *Ann Rheum Dis* 1993;52:85–86.
83. Tada Y, Sato H, Yoshizawa S, et al. Remitting seronegative symmetrical synovitis with pitting edema associated with gastric carcinoma. *J Rheumatol* 1997;24:974–975.
84. Olivo D, Mattace R. Concurrence of benign edematous polysynovitis in the elderly (RS3PE syndrome) and endometrial carcinoma. *Scand J Rheumatol* 1997;26:67–68.
85. Paira S, Graf C, Roverano S, et al. Remitting seronegative symmetrical synovitis with pitting edema: a study of 12 cases. *Clin Rheumatol* 2002;21:146–149.
86. Deal CL, Meenan RF, Goldenberg DL, et al. The clinical features of elderly-onset rheumatoid arthritis. *Arthritis Rheum* 1985;28:987–994.
87. Healey LA. Long-term follow-up of polymyalgia rheumatica: evidence for synovitis. *Semin Arthritis Rheum* 1984;13:322–328.
88. Healey LA, Sheets PK. The relation of polymyalgia rheumatica to rheumatoid arthritis. *J Rheumatol* 1988;15:750–752.
89. O'Duffy JD, Wahner HW, Hunder GG. Joint imaging in polymyalgia rheumatica. *Mayo Clin Proc* 1976;51:519–524.
90. Kyle V, Tudor J, Wraight EP, et al. Rarity of synovitis in polymyalgia rheumatica. *Ann Rheum Dis* 1990;49:155–157.
91. Myklebust G, Gran JT. A prospective study of 287 patients with polymyalgia rheumatica and temporal arteritis: clinical and laboratory manifestations at onset of disease and at the time of diagnosis. *Br J Rheumatol* 1996;35:1161–1168.
92. Inoue K, Shichikawa K, Nishioka J, et al. Older age at onset rheumatoid arthritis with or without osteoarthritis. *Ann Rheum Dis* 1987;46:908–911.
93. Bywaters EGL. Still's disease in the adult. Ann Rheum Dis 1971;30:121–133.
94. Larson EB. Adult Still's disease. *Medicine* 1984;63:82–91.
95. Bannatyne GA, Wohlmann AS. Rheumatoid arthritis: its clinical history, etiology and pathology. *Lancet* 1895;1:1120.
96. Still GF. On a form of chronic joint disease in children. *Med Chir Trans* 1897;80:47–50.
97. Ohta A, Yamaguchi M, Kaneoka H, et al. Adult Still's disease: review of 228 cases from the literature. *J Rheumatol* 1987;14:1139–1146.
98. Balleari E, Cutolo M, Accardo S. Adult-onset Still's disease associated to *Toxoplasma gondii* infection. *Clin Rheumatol* 1991;10:326–327.
99. Pouchot J, Ouakil H, Debin ML, et al. Adult Still's disease associated with acute human parvovirus B19 infection. *Lancet* 1993;341:1280–1281.
100. Schifter T, Lewinski UH. Adult onset Still's disease associated with Epstein-Barr virus infection in a 66-year old woman. *Scand J Rheumatol* 1998;27:458–460.
101. Perez C, Artola V. Adult Still's disease associated with *Mycoplasma pneumoniae* infection. *Clin Infect Dis* 2001;32:E105–E106.
102. Takeda H, Ling M, Ochi M, et al. A patient with adult Still's disease with an increased *Chlamydia pneumoniae* antibody titer. *J Infect Chemother* 2002;8:262–265.
103. Valtonen JM, Kosunen TU, Karjalainen J, et al. Serological findings in patients with acute syndromes fulfilling the proposed criteria of adult Still's disease. *Scand J Rheumatol* 1997;26:342–345.
104. Brandwein SR, Salusinsky-Sternbach M. Adult Still's disease in only one of identical twins. *J Rheumatol* 1989;16:1599–1601.
105. Katz WE, Starz TW, Winkelstein A. recurrence of adult Still's disease after pregnancy. *J Rheumatol* 1990;17:373–374.
106. de Miguel E, Cuesta M, Martin-Mola E, et al. Adult Still's disease and pregnancy. *J Rheumatol* 1992;19:498.
107. Loet XL, Daragon A, Duval C, et al. Adult onset Still's disease and pregnancy. *J Rheumatol* 1993;20:1158–1161.
108. Sampalis JS, Medsger TA, Fries JF, et al. Risk factors for adult Still's disease. *J Rheumatol* 1996;23:2049–2054.
109. Valente RM, Banks PM, Conn DL. Characterization of lymph node histology in adult Still's disease. *J Rheumatol* 1989;16:349–354.
110. Quaini F, Manganelli P, Pileri S, et al. Immunohistological characterization of lymph nodes in two cases of adult onset Still's disease. *J Rheumatol* 1991;18:1418–1423.
111. Reichert LJ, Keuning JJ, van Beek M, et al. Lymph node histology simulating T-cell lymphoma in adult-onset Still's disease. *Ann Haematol* 1992;65:53–54.
112. Esdaile JM, Tannenbaum H, Hawkins D. Adult Still's disease. *Am J Med* 1980;68:825–828.
113. Reginato AJ, Schumacher HR, Baker DG, et al. Adult onset Still's disease: experience in 23 patients and literature review with emphasis on organ failure. *Semin Arthritis Rheum* 1987;17:39–57.
114. Pouchot J, Sampalis JS, Beaudet F, et al. Adult Still's disease: Manifestations, disease course, and outcome in 62 patients. *Medicine* 1991;70:118.
115. Ohta A, Yamaguchi M, Tsunematsu T, et al. Adult Still's disease: a multicenter survey of Japanese patients. *J Rheumatol* 1990;17:1058–1063.
116. Lubbe J, Hofer M, Chavaz P, et al. Adult-onset Still's disease with persistent plaques. *Br J Dermatol* 1999;141:710–713.
117. Suzuki S, Kimura K, Aoki M, et al. Persistent plaques and linear pigmentation in adult-onset Still's disease. *Dermatology* 2001;202:333–335.
118. Boki KA, Tsirantonaki MJ, Markakis K, et al. Thrombotic thrombocytopenic purpura in adult Still's disease. *J Rheumatol* 1996;23:385–387.
119. Diamond JR. Hemolytic uremic syndrome/thrombocytopenic purpura (HUS/TTP) complicating adult Still's disease: remission induced with intravenous immunoglobulin G. *J Nephrol* 1997;10:253–257.
120. Goldman JA, Beard MR, Casey HL. Acute febrile juvenile rheumatoid arthritis in adults: cause of polyarthritis and fever. *South Med J* 1980;73:555–563.
121. Medsger TA, Christy WC. Carpal arthritis with ankylosis in late onset Still's disease. *Arthritis Rheum* 1976;19:232.
122. Moreno-Alvarez MJ, Citera G, Maldonado-Cocco JA, et al. Adult Still's disease and inflammatory myositis. *Clin Exp Rheumatol* 1993;11:659–661.
123. Nguyen KHY, Weisman MH. Severe throat as a presenting symptom of adult onset Still's disease: a case series and review of the literature. *J Rheumatol* 1997;24:592–597.
124. Pollet SM, Vogt PJ, Leek JC. Serous peritonitis in adult Still's syn-

drome. *J Rheumatol* 1990;17:98–101.
125. Takami A, Nakao S, Miyamori H, et al. Adult-onset Still's disease with submassive hepatic necrosis. *Int Med* 1995;34:89–91.
126. Janssen HL, van Laar JM, van Hoek B, et al. Severe hepatitis and pure red cell aplasia in adult Still's disease: good response to immunosuppressive therapy. *Dig Dis Sci* 1999;44:1639–1642.
127. McFarlane M, Harth M, Wall WJ. Liver transplant in adult Still's disease. *J Rheumatol* 1997;24:2038–2041.
128. Dino O, Provenzano G, Giannuoli G, et al. Fulminant hepatic failure in adult onset Still's disease. *J Rheumatol* 1996;23:784–785.
129. Cheema GS, Quismorio FP. Pulmonary involvement in adult-onset Still's disease. *Curr Opin Pulmon Med* 1999;5:305–309.
130. Iglesias J, Sathiraju S, Marik PE. Severe systemic inflammatory response syndrome with shock and ARDS resulting from Still's disease. *Chest* 1999;115:1738–1740.
131. Jamieson TW. Adult Still's disease complicated by cardiac tamponade. *JAMA* 1983;249:2065–2066.
132. Moder KG, Miller TD, Allen GL. Cardiac tamponade: an unusual feature of adult onset Still's disease. *J Rheumatol* 1995;22:180–182.
133. Yamaguchi M, Ohta A, Tsunematsu T, et al. Preliminary criteria for classification of adult Still's disease. *J Rheumatol* 1992; 19: 424–430.
134. Bank I, Marboe CC, Redberg RF, Jacobs J. Myocarditis in adult Still's disease. *Arthritis Rheum* 1985;28:452.
135. Taillan B, Fuzibet JG, Vinti H, et al. Adult onset Still's disease complicated by endocarditis with fatal evolution. *Clin Rheumatol* 1989;8:541.
136. Bruckle W, Eisenhut C, Goebel FD. Cerebral involvement in adult Still's disease. *Clin Rheumatol* 1992;11:276–279.
137. Wouters JMGW, Froeling PGA, van de Putte LBA. Adult-onset Still's disease complicated by hypercalcemia: possible relationship with rapidly destructive polyarthritis. *Ann Rheum Dis* 1985;44:345–348.
138. Garrote FJ, Marco J, Obeso G, et al. Aseptic meningitis and focal central nervous system involvement in a case of adult Still's disease. *J Rheumatol* 1993;20:765–767.
139. Denault A, Dimopoulos MA, Fitzcharles MA. Meningoencephalitis and peripheral neuropathy complicating adult Still's disease. *J Rheumatol* 1990;17:698–700.
140. Sisselman SG. Adult onset Still's disease presenting as aseptic meningitis in a young healthy female. *Del Med J* 1999;71:181–184.
141. Markuss HM, Stolk B, van der Mey AGL, et al. Sensorineural hearing loss in adult Still's disease. *Ann Rheum Dis* 1988;47:600–602.
142. Kurabayashi H, Kubota K, Tamura K, et al. Cerebral haemorrhage complicating adult-onset Still's disease. *J Int Med Res* 1996;24:492–494.
143. Harrington TM, Moran JJ, davis DE. Amyloidosis in adult Still's disease. *J Rheumatol* 1981;8:833–836.
144. Wendling D, Humbert PG, Billerey C, et al. Adult onset Still's disease and related renal amyloidosis. *Ann Rheum Dis* 1991;50:257–259.
145. Ishii T, Sasaki T, Muryoi T, et al. Systemic amyloidosis in a patient with adult onset Still's disease. *Int Med* 1993;32:50–52.
146. Oh YB, Bae SC, Jung JH, et al. Secondary renal amyloidosis in adult onset Still's disease: case report and review of the literature. *Korean J Intern Med* 2000;15:131–134.
147. Wendling D, Hory B, Blanc D. Adult Still's disease and mesangial glomerulonephritis. Report of two cases. *Clin Rheumatol* 1990; 9:95–99.
148. Jassim A, Kumar N, Kelly C. Adult Still's disease with nephrotic syndrome at presentation. *Rheumatology* 1999;38:283.
149. Neishi J, Tsukada Y, Maehara T, et al. Adult Still's disease as a paraneoplastic manifestation of breast cancer. *Scand J Rheum* 2000;29:328–330.
150. Trotta F, Dovigo L, Scapoli G, et al. Immunoblastic malignant lymphoma on adult onset Still's disease. *J Rheumatol* 1993;20:1788–1792.
151. Schwarz-Eywill M, Heilig B, Bauer H, et al. Evaluation of serum ferritin as a marker for adult Still's disease activity. *Ann Rheum Dis* 1992;51:683–685.
152. van Reeth C, le Moel G, Lasne Y, et al. Serum ferritin and isoferritins are tools for diagnosis of active adult Still's disease. *J Rheumatol* 1994;21:890–895.
153. Vignes S, Le Moel G, Fautrel B, et al. Percentage of glycosylated serum ferritin remains low throughout the course of adult onset Still's disease. *Ann Rheum Dis* 2000;59:347–350.
154. Fautrel B, Le Moel G, Saint-Marcoux B, et al. Diagnostic value of ferritin and glycosylated ferritin in adult Still's disease. *J Rheumatol* 2001;28:322–329.
155. ten Kate J, Drenth JPH, Kahm MF, et al. Iron saturation of serum ferritin in patients with adult Still's disease. *J Rheumatol* 2001;28:2213–2215.
156. Masson C, le Loet X, Liote F, et al. Comparative study of 6 types of criteria in adult Still's disease. *J Rheumatol* 1996;23:495–497.
157. Magadur-Joly G, Billaud E, Barrier JH, et al. Epidemiology of adult Still's disease: estimate of the incidence by a retrospective study in west France. *Ann Rheum Dis* 1995;54:587–590.
158. Wakai K, Ohta A, Tamakoshi A, et al. Estimated prevalence and incidence of adult Still's disease: findings by a nationwide epidemiological survey in Japan. *J Epidemiol* 1997;7:221–225.
159. Cush JJ, Medsger TA, Christy WC, et al. Adult Still's disease. *Arthritis Rheum* 1987;30:186–194.
160. Uson J, Pena JM, del Arco A, et al. Still's disease in a 72- year old man. *J Rheumatol* 1993;20:1608–1609.
161. Tamura K, Kubota K, Kurabayashi H, et al. Elderly onset of adult Still's disease: report of a case. *Clin Rheumatol* 1994;13:117–118.
162. Masson C, le Loet X, Liote F, et al. Adult Still's disease. Part II. Management, outcome and prognostic factors. *Rev Rhum* 1995;62:758–765.
163. Bujak JS, Aptekar RG, Decker JL, et al. Juvenile rheumatoid arthritis presenting in the adult as fever of unknown origin. *Medicine* 1973; 52:431–443.
164. Bisagni-Faure A, Job-Deslandre C, Menkes CJ. Intravenous methylprednisolone pulse therapy in Still's disease. *J Rheumatol* 1992;19:1487–1488.
165. Kraus A, Alarcon-Segovia D. Fever in adult onset Still's disease. Response to methotrexate. *J Rheumatol* 1991;18:918–920.
166. Fujii T, Akizuki M, Kameda M, et al. Methotrexate treatment in patients with adult onset Still's disease—retrospective study of 13 Japanese cases. *Ann Rheum Dis* 1997;56:144–148.
167. Aydintug AO, D'Cruz D, Cervera R, et al. Low dose methotrexate treatment in adult Still's disease. *J Rheumatol* 1992;19:431–435.
168. Fautrel B, Borget C, Rozenberg S, et al. Corticosteroid sparing effect of low dose methotrexate treatment in adult Still's disease. *J Rheumatol* 1999;26:373–378.
169. Fabricant MS, Chandor SB, Friou GJ. Still disease in adults. *JAMA* 1973;225:273–274.
170. Sato M, Takeda A, Honzu H, et al. Adult Still's disease with Sjøgren's syndrome successfully treated with intravenous pulse methylprednisolone and oral cyclophosphamide. *Int Med* 1993;32:730–732.
171. Shojania K, Chalmers A, Rangno K. Cyclosporin A in the treatment of adult Still's disease. *J Rheumatol* 1995;22:1391–1392.
172. Marchesoni A, Ceravolo GP, Battafarano N, et al. Cyclosporin A in the treatment of adult onset Still's disease. *J Rheumatol* 1997;24:1582–1587.
173. Kulke R, Koeppel M, Hey D. Treatment of adult Still's disease with intravenous immunoglobulin. *Lancet* 1996;347:337.
174. Jung JH, Jun JB, Yoo DH, et al. High toxicity of sulphasalazine in adult-onset Still's disease. *Clin Exp Rheumatol* 2000;18:245–248.
175. Lanza F, Dominici M, Govoni M, et al. Prolonged remission state of refractory adult onset Still's disease following CD34-selected autologous peripheral blood stem cell transplantation. *Bone Marrow Transplant* 2000;25:1307–1310.
176. Kraetsch HG, Antoni C, Kalden JR, et al. Successful treatment of a small cohort of patients with adult Still's disease with infliximab: first experiences. *Ann Rheum Dis* 2001;60:55–57.
177. Husni ME, Maier AL, Mease PJ, et al. Etanercept in the treatment of adult patients with Still's disease. *Arthritis Rheum* 2001;46:1171–1177.
178. Terkeltaub R, Esdaile JM, Decary F, et al. HLA-Bw35 and prognosis in adult Still's disease. *Arthritis Rheum* 1981;24:1469.
179. Elkon KB, Hughes GRV, Bywaters EGL, et al. Adult-onset Still's disease. *Arthritis Rheum* 1982;25:647–654.
180. Sampalis JS, Esdaile JM, Medsger TA, et al. A controlled study of the long-term prognosis of Adult Still's disease. *Am J Med* 1995;98:384.
181. Gran JT, Husby G. The epidemiology of ankylosing spondylitis. A review. *Semin Arthritis Rheum* 1993;22:319–334.
182. Gran JT, Husby G. Ankylosing spondylitis: a comparative study of patients found in an epidemiological study, and those admitted to a department of rheumatology. *J Rheumatol* 1984;11:788–793.
183. Calin A. Reiter's syndrome and reactive arthropathy: sex distribu-

tion. *Scand J Rheumatol* 1980;(suppl 32):41–44.
184. Calin A. Reiter's syndrome: epidemiology and immunogenetics. *Scand J Rheumatol* 1980;(suppl 32):178–173.
185. Mmki-Ikola O, Granfors K. Salmonella-triggered reactive arthritis. *Scand J Rheumatol* 1992;21:265–270.
186. Wright V. Arthropathia psoriatica—a clinical entity. *Scand J Rheumatol* 1980;suppl 32:25–30.
187. Gran JT, Husby G. Joint manifestations in gastrointestinal diseases. Part I: pathophysiological aspects, ulcerative colitis and Crohn's disease. *Dig Dis* 1992;10:274–294.
188. Bourne JT, Kumar P, Huskisson EC, et al. Arthritis in celiac disease. *Ann Rheum Dis* 1985;44:592–598.
189. Parke AL, Fagan EA, Chadwick VS, et al. Celiac disease and rheumatoid arthritis. *Ann Rheum Dis* 1984;43:378–380.
190. Pinals RS. Arthritis associated with glutensensitive enteropathy. *J Rheumatol* 1986;13:201–204.
191. Gran JT, Husby G. Joint manifestations in gastrointestinal diseases. Part II: Whipple's disease, enteric infections, intestinal bypass operations, gluten sensitive enteropathy, pseudomembranous colitis and collagenous colitis. *Dig Dis* 1992;10:295–312.
192. Relman DA, Schmidt TM, MacDermott RP, et al. Identification of the uncultured bacillus of Whipple's disease. *N Engl J Med* 1992; 327:293–301.
193. Gran JT, Johnsen V, Myklebust G, et al. The variable clinical picture of arthritis induced by human parvovirus B19. *Scand J Rheumatol* 1995;24:174–179.
194. Hughes GRV. Connective tissue diseases. In: *Systemic lupus erythematosus,* 3rd ed. Oxford: Blackwell Scientific, 1987:3–71.
195. Sheon RP, Kirsner AB, Tangsintanapas P, et al. Malignancy in rheumatic disease: interrelationships. *J Am Geratr Soc* 1977;25: 20–27.
196. Calabro JJ. Arthritis as an early cancer clue. *Arthritis Rheum* 1971; 14:154.
197. Lansbury J. Collagen disease complicating malignancy. *Ann Rheum Dis* 1953;12:301–305.
198. Mackenzie AH, Scherbel AL. Connective tissue syndromes associated with carcinoma. *Geriatrics* 1963;18:745–753.
199. Butler RC, Thompson JM, Keat ACS. Paraneoplastic rheumatic disorders: a review. *J R Soc Med* 1987;80:168–172.
200. Wilson S, Brooks PM. Rheumatic manifestations of neoplasia. *Curr Opin Rheumatol* 1993;5:99–103.
201. Eggelmeijer F, Macfarlane JD. Polyarthritis as the presenting symptom of the occurrence and recurrence of a laryngeal carcinoma. *Ann Rheum Dis* 1992;51:556–557.
202. McDonagh JE, Clarke F, Smith SR, et al. Non-Hodgkin's lymphoma presenting as polyarthritis. *Br J Rheumatol* 1994;33:79–84.
203. Kelley WN, Fox IH, Palella TD. Gout and related disorders of purine metabolism. In: Kelley WN, Harris ED, Ruddy S, et al., eds. *Textbook of rheumatology.* Philadelphia: WB Saunders, 1989:396–1397.
204. Spilberg I, Silzbach LE, McEwen CE. The arthritis of sarcoidosis. *Arthritis Rheum* 1969;12:126.

第61章

幼年型特发性关节炎(幼年型类风湿关节炎)

Robert W. Warren, Marietta M. De Guzman, Christine B. Bernal, Maria D. Perez

幼年型特发性关节炎(JIA)是一组古老疾病的新名称。JIA可能最终会成为统一的专有名词,以取代美国所用的“幼年型类风湿关节炎(JRA)”和欧洲所用的“幼年型慢性关节炎(JCA)”。尽管缺少“古代”的资料,JIA这种病至少存在几个世纪了。在安第斯山脉中发现了一名大约生活在公元1000年的青少年的遗体,这一遗体的骨骼改变与慢性关节炎的一致[1]。虽然在16世纪就已经认识到这种疾病,但是在19世纪Cronil[2]和Diamant-Berger[3]的著作之前,对于儿童期关节炎一直没有过详尽的描述。Diamant-Berger于1890年对38例患者进行了回顾,首次报道了生长障碍与儿童期慢性关节炎有关。然而,却是George Still博士在1897年发表的精确的临床资料,使得儿童关节炎在很大程度上与成人类风湿关节炎(RA)区分开来。

事实上,JIA是儿童期的一组特发性慢性疾病,它会对大约千分之一儿童的关节和其他组织造成影响。虽然仅有少部分JIA患者与成人一样会出现炎症性病变,但是JIA常常会造成显著的功能或情感残疾。Levinson和Wallace[4]综述了其功能预后资料,指出大约三分之一患者会出现明显的身体残疾,一半以上患者会有关节侵蚀。经过平均20年的随访,David及其合作者[5]报道了年轻成人中的严重残疾情况:全身性疾病中严重残疾者占8%,类风湿因子(RF)阴性多关节疾病中占34%,RF阳性多关节疾病中占38%,扩展型少关节病(多关节病程)中占86%。扩展型少关节病中的大多数残疾是继发于眼部疾病的。与此相反,挪威一项对53名JIA患者随访约10年的研究显示:60%患者处于缓解期并且没有功能残疾,只有23%出现侵蚀性关节病变,而且仅有8%出现严重残疾(Steinbrocker Ⅲ/Ⅳ级)[6]。在以后生活中,JIA会使患者逐渐出现疼痛、残疾加重和就业减少,但是在收入、教育和出生率方面与对照组相比没有差异[7]。在美国,其死亡率不足1%[8]。

对于JIA患儿,继发性残疾也是一个关键问题,它包括:社会心理问题,例如身体形象、自尊心以及依赖性[9];因心理社会失调和缺课增加而引起的学习成绩下降[10];以及家庭问题,包括抑郁、失业、分居以及离婚以及经济困难[11]。值得注意的是,这些问题与关节炎的严重程度并非紧密相关;事实上,这些困难经常见于只有轻度少关节炎的儿童和家庭[12],而一些有严重多关节炎的儿童和青少年却很少发生继发性情况。

一、JIA的分类标准

JRA的诊断标准比JIA的诊断标准早出现25年,它是于1973年建立[13],并于1977年修正[14],定义为16岁以下儿童出现关节炎,至少一个受累关节持续发病超过6周,而没有其他已知病因者。关节炎的定义为肿胀,或者是下列几种情况中的两项:局部发热、活动受限、触痛及活动疼痛。依据疾病最初6个月内的发作情况,JRA又进一步被分为三个主要亚型:①全身型:特征是峰形热、易消退的皮疹和其他关节外病变。②少关节型:累及4个或更少的关节。③多关节型:累及5个或更多的关节。尽管JRA的定义有明显的现象学特点,并且缺乏任何诊断性检查,但是这个定义却非常有效,据此定义诊断的儿童中有97%在5年随访后仍旧保持着原诊断[15]。

不过,在过去的几年中,对其命名法的争议越来越多[16,17]。本病历史上被称作JRA,而且在美国仍在广泛使用这一名称,而在欧洲此病被称作JCA。尽管在历史上非常相关,但不幸的是美国所用的风湿症会使患儿父母归罪于他们患成人RF阳性RA的父母和朋友,而成人RF阳性RA只与5%JRA患者有关。值得注意的是,JRA对于全身性关节炎、少关节炎和多关节炎的分型具有局限性,这使得世界不同研究小组的数据很难关联。最后,JRA对于少关节疾病和多关节疾病的分型反应的是疾病的“发生”,其恰当性远远不及疾病进程和进展。

基于此背景,JIA的一种新型并且通用的分类方法逐渐得以接受。Fink和国际抗风湿病联合会(ILAR)特别工作组(1995年)进一步发展了圣地亚哥诊断标准,并且在特发性儿童期关节炎这一类疾病下又分出了7种候选疾病,每种都有自己的一套诊断标准,它们分别为:全身性关节炎、多关节炎(RF阳性)、多关节炎(RF阴性)、少关节炎、扩展型少关节炎、伴有附着点炎症的关节炎以及银屑病性关节炎。1997年3月,ILAR儿科常务委员会分类特别工作组在第二次会议上修改了这种分类方法,将之作为JIA的Durban分类法,并于1998年出版[18]。表61.1即为JIA的Durban分类法的简写版。注意这里的“表现”并不是分类的标准,而是疾病的特征,以便将来更集中深入地进行临床研究,更好地描述疾病。事实上,可能会出现这些标准的进一步演进。随着对JIA认识的加深,特发性的亚型会越来越少。

表61.1 幼年型特发性关节炎:病因未知、16岁前患病并且持续至少6周的关节炎的分类[18]

疾病	诊断标准	排除标准	表现
全身性关节炎	每日发热持续至少两周,记录到的每日发热至少3天 关节炎(可能尾随在发热之后) 以下的其中一项或多项: 易消退、红斑状、非固定的皮疹 全身性淋巴结病 浆膜炎 肝大和(或)脾大	除了强调排除感染和恶性肿瘤的重要性以外,没有特异性排除标准	出现关节炎时的年龄 发病最初6个月时关节炎的形式(“发病”): 无关节炎 少关节炎 多关节炎 发病6个月后关节炎的形式(“病程”): 无关节炎 少关节炎 多关节炎 发病6个月后的全身表现 RF阳性 CRP水平
少关节炎	关节炎在病变最初6个月内仅累及1~4个关节,包括以下两个亚型: 持久型:病程中累及的关节不超过4个 扩展型:病变最初6个月后累及的关节总数超过4个	确定有银屑病家族病史* 确定有HLA-B27相关性疾病家族病史 RF阳性 HLA-B27阳性男性患者,且8岁后发病 全身性关节炎	发病年龄 发病6个月时和最时一次临床就诊时关节炎的类型: 只累及大关节 只累及小关节 主要累及肢体 特殊受累关节的对称性 前葡萄膜炎(急性或慢性) ANA阳性 HLA Ⅰ类和Ⅱ类易感性和保护性等位基因
多关节炎(类风湿因子阴性)	关节炎在病变最初6个月内累及4个以上关节 RF阴性	RF阳性 全身性关节炎	发病年龄 关节炎的对称性 ANA阳性 葡萄膜炎(急性或慢性)

表 61.1 续

疾病	诊断标准	排除标准	表现
多关节炎（类风湿因子阳性）	关节炎在病变最初6个月内累及4个以上关节 RF阳性，至少相隔3个月的两次检测	RF阴性 全身性关节炎	发病年龄 关节炎的对称性 ANA阳性 免疫遗传学
银屑病性关节炎	患关节炎同时有银屑病，或者患关节炎同时有下列几项中的至少两项： 指(趾)炎 凹陷甲或甲剥离 确定的银屑病家族病史	RF阳性 全身性关节炎	出现关节炎/银屑病的年龄 发病6个月后和最后一次临床就诊时关节炎的类型： 只累及大关节 只累及小关节 主要累及肢体 累及特定关节 累及对称关节 疾病过程 少关节炎 多关节炎 ANA阳性 前葡萄膜炎 慢性 急性 HLA表现
附着点炎症相关性关节炎	患关节炎同时有附着点炎症，或者患关节炎或附着点炎症同时有下列几项中的至少两项： 骶髂关节触痛和(或)炎症性脊柱疼痛 HLA-B27阳性 确定的HLA-B27相关性疾病家族病史 急性前葡萄膜炎 关节炎在男性8岁以后出现	确定的银屑病家族病史 全身性关节炎	出现关节炎或附着点炎症时的年龄 关节炎的类型 只累及大关节 只累及小关节 主要累及肢体 累及特定关节 累及对称关节 疾病过程 少关节炎 多关节炎
其他关节炎	不满足以上分类标准，或者满足一种以上分类标准	满足单一分类标准	

*确定的家族病史是指由医生记录的在其一级或二级亲属中出现的疾病。至于银屑病，必须由皮肤科医生确定诊断。

ANA：抗核抗体；CRP：C反应蛋白；HLA：人类白细胞抗原；RF：类风湿因子。

因为JRA和JIA间有区别，所以有必要澄清本章的范围。尽管JIA包括银屑病性关节炎，但是本章不会对银屑病性关节炎作详细介绍，可以参见本书其他部分(见第65章)。与此类似，JIA分类中的“伴有附着点炎症的关节炎”显然是脊柱关节病的不完全型，更适宜作为人类白细胞抗原（HLA)-B27相关性疾病进行讨论，这也将在本书其他章节介绍(见第63~66章)。最后，因为目前很少有临床研究使用这些定义，所以JIA新分类标准的价值还是有限的，大部分临床描述中使用的都是经典的JRA(或JCA)分型。故而，本章使用的资料数据(例如关于JIA流行病学的资料)都是依据研究本身所用的疾病定义而得来的，所以数据都是采用

JRA 或 JCA 形式的。因此,就需要将研究结果适当的外推为新的诊断分类标准。

二、流行病学和病因学

每年急诊儿童中约有 1%主诉为关节疼痛，且这些关节疼痛儿童中约有 1%会发展为慢性关节炎[19,20]。因此,JIA 是相当常见的一组疾病,每千名儿童中就有一名以上会患病。不过,对这种疾病的流行病学论述却面临着内在制约：

① 儿童特发性关节炎的定义一直在变。因此,主要文献都没有把 JIA 作为一种单一的疾病而对其流行病学进行研究。

② 所描述的病变都不是同一类的。事实上,除了定义的现象学特点和相关病史以外，没有其他东西将全身性关节炎和此病的其他亚型联系在一起。

③ 以往研究中的发现大多数是回顾性的。众所周知,JIA,特别是少关节炎经常被漏诊,所以报道的患病率和发病率数值可能会偏低。对于少数人群,回顾性病例采集也可能会导致只有有限病例被发现。

由于这些限制性,并且为了减少混淆,这里所讲的流行病学资料采用的是相应研究中所用的疾病定义(病例发现)的形式。因此,所报道的 JRA 患病率可以低至 0.16~0.43/1 000[21,22],但是典型的患病率大约为 1~2/1 000 [23-25]。不过，在澳大利亚一项社区研究中，Manners 和 Diepeveen[26]将问卷寄至各个家庭,后来他们检查并发现有 7 例(在 2 241 名 12 岁儿童中的 9 例 JCA 患儿中)先前未被诊断为 JCA,这表明 JCA 的患病率(包括脊柱关节病变)为 4/1 000。目前确切断定(甚至是相对断定)JIA 中各个类型的患病率数值是很难的，因为 JRA 的报道中相对患病率变异显著，且 JIA 中的病变类型各有不同（包括银屑病性关节炎以及附着点炎症相关性关节炎)。

同时,近期 JRA/JCA 的发病率数值已经非常相似,范围由每年 11.7/100 000(明尼苏达州罗切斯特市 1996 年的一项研究[27])至每年 35/100 000(德国东柏林的一项研究[25])。其他研究报道的发病率都在此大体范围内[24,2831]。

发病年龄和性别随 JRA/JIA 分类的不同而不同。特别是对于全身性疾病,没有发现发病年龄的高峰[32]。整体来讲,JRA 患病年龄高峰低于 4~5 岁[24,30,33,34]。事实上,一多半 JRA 患儿会在 5 岁前发病[32]。

JRA 的性别表象也随着 JRA/JIA 亚型的不同而不同。在全身性疾病患儿中没有性别倾向[32],但对于 JRA 的其他亚型,却是女性占优势,男女比例约为 3:1[32]。大多数研究报道 JRA 在总体上女性倾向为男性的 1.5~2 倍[24,25,30],但是近期明尼苏达州一项研究报道女性:男性为 7:8[27]。

虽然近期研究显示非洲裔美国人和白人 JRA 发病率相同,但是种族性仍然是影响 JRA 患病率的一个重要因素[35]。Schwartz 及其合作者[36]发现患 JRA 的非洲裔美国儿童发病年龄较大，特别是少关节炎组患儿(非洲裔美国人患儿组发病年龄为 8.1 岁,而白人患儿组发病年龄为 4.8 岁),更可能为 RF 阳性,而且更不可能为抗核抗体(ANA)阳性以及出现葡萄膜炎。与此相反，另一项研究总结认为非洲裔美国患者出现葡萄膜炎的可能性比白人高 15 倍,并且他们的葡萄膜炎更严重[37]。不过仍应注意其参照性偏移。一些资料显示中国人的发病率较低，而实际上一些本土美洲人似乎更易患病。在加拿大的一项研究中,其发病率是白人的 3.2倍[35]。一些本土美洲人显然更易患 RF 阳性多关节炎[37,38]。最后,依据地理位置不同,患病率的报道存在差异性。与美国发病率相似,在法国和瑞典[40]为 0.77~1.0/1 000[39]。在哥斯达黎加每年的发病率较低,为每年 0.054/1 000[41]。来自泰国[42]、印度[43,44]的研究以及对非洲裔美国人[36]和加拿大土著人[45]的研究均显示 IgM RF 阳性的频率更高。还不清楚这种地理差异是否反映了环境因素或基因差异在人群中的影响。

JIA 的病因学在很大程度上仍是个谜,但是 JIA 的不同表现形式可能正反映了机体对感染或其他环境应激的异常免疫应答，而这种免疫应答会强烈地受到免疫遗传因子影响。免疫遗传学假说将在下文中予以论述。创伤后病源学(也就是在损伤后可能会暴露出新的自身抗原)也与通常报道的相一致,特别是少关节炎,它可以在摔倒后开始发病[46]。不过,如果认为出现创伤是因为关节炎本身引起的疼痛或关节不稳定所致的,似乎也合乎情理。除此之外,应激可能也与 JIA 的发病机理有关[47]。最后,感染性和感染后性病源学也是合情合理的[48],而且已经有相对强有力的资料提示附着点炎症相关性关节炎是由革兰阴性病原体引起的[49]。值得注意的是,JRA 患者的 T 细胞经常对细菌热休克蛋白有反应[50]。而且,许多感染或感染后的病情与 JIA 的非常相似。例如,儿童的慢性莱姆关节炎可能与少关节炎相当相似[51],而细小病毒组相关性关节炎在临床上可能与全身性关节炎相混淆[52,53]。患多关节型 JRA 的日本儿童,其细小病毒组 B19 抗体的血清阳性率比对照组高[54]。其他与 JRA 相关的病原包括支原体[55,56]、流行性腮腺炎[57]以及风疹[58,59]。不过,尽管有这些报道,并且有关于全身性关节炎及其亚型[60-62]、幼年型脊柱关节病[63]在季节性发病方面的讨论,但是还没有发现任何一种病原体与 JIA(或 JRA 和 JCA)明确相关。

(一)免疫发病机制和免疫遗传学

关于 JIA 的免疫发病机制，目前已经有大量优秀且详细的综述[64-69],这里将作简要概述。

1.免疫学和血清学特征

JIA 的实验室检查结果显然就是急性期反应的表现,特别是全身性关节炎亚型更是如此。文献报道中已述其血沉(ESR)、C 反应蛋白(CRP)、补体 C3 和 C4、血清淀粉状蛋白 A(SAA)相关性蛋白、铁蛋白、血小板计数以及白细胞(WBC)计数均有所升高。这些蛋白质中的大部分不仅由肝脏合成,并且可以由细胞产生,例如炎症局部的巨噬细胞和内皮细胞。在这些急性反应物中,ESR 是一种非直接测量,它反映的是血浆黏稠度的改变,而这种改变是由分子(例如免疫球蛋白和纤维蛋白原)的介电常数的增加引起的。CRP 这种急性期反应物的生成似乎是由白细胞介素-6(IL-6)控制的。因为补体的急性期特性,所以溶血补体(CH_{50})总量也可以反映急性期反应。还有补体活化的证据,特别是在全身性关节炎亚型中[70-75]。因为在炎症和感染时补体的合成会增加,包括 C3 和 C4,所以还没有发现标准检验(例如 CH_{50}、C3 和 C4 的测定)与临床活动性之间的关联。当这些急性期反应物的合成率高于分解代谢率时,就有可能掩盖补体的消耗。不过,在补体合成增加时通过测定补体活性产物（例如 C4a,C4d,C3a 和 iC3b）可以显示补体的活化。

在全身性关节炎中，对血清或血浆中的 C3 裂解产物进行测定并不一定能够反映补体的激活。然而,在所有 JIA 亚型中都发现有补体激活和免疫复合物,并且它们与病变活性紧密相关[70-75]。

2.细胞因子和免疫发病机制

随着我们对细胞因子合成控制方面认识的增加,细胞因子的轮廓已经逐渐显露出来，特别是在全身性关节炎亚型中。这些细胞因子加工方面的新资料,使我们进一步认识了在幼年型关节炎中导致免疫性/炎症性反应的隐秘推动力。这些发现使人们在治疗幼年型关节炎时可以使用免疫调节剂，这些免疫调节剂会影响细胞因子的调控/水平(见第 62 章)。

现在人们集中精力研究辅助性 T 淋巴细胞亚型 1 和亚型 2(Th1/Th2)通路在 JIA 发病机制方面的作用,这可能会帮助判定患者所属的疾病亚型。Muller 及其合作者[76]发现全身性 JRA 患者体外 IL-10 生成减少(植物血细胞凝集素或脂多糖刺激后)，但是 IL-1 受体拮抗剂(IL-1Ra)和可溶性肿瘤坏死因子-α(TNF-α)受体 p55 和 p75 生成增加。Gattorno 及其合作者[77]发现与非活动性病变相比,活动性病变中 IL-12(p40)增加,并与 ESR 和 CRP 有相关性。也有人发现可溶性 TNF 受体 p55 和 p75 是病变活性的标志物,并且与 ESR 和 CRP 有相关性[78]。

Ozen 及合作者[79]通过测定出干扰素(IFN-γ)/IL-4 促炎症反应的作用增加,进而发现 Th1 型滑液单核细胞增加。Gattorno 及其同事[80]发现少关节炎患者滑液 T 细胞具有不同的表现型，但是所产生的 IFN-γ 是Th1/Th0 型的。这些资料提示促炎症反应和抗炎症反应的细胞因子共同调控着关节炎症，而且两种细胞因子的比率决定了侵蚀性病变的程度。Murray 及其合作者[81]发现在全身性病变中 IFN-γ 出现的几率较低。与侵蚀性关节病变相比，非侵蚀性关节病变中同时出现 IL-4和 IL-10 的几率较高。这表明 IL-4(可能还结合有 IL-10)起抗炎症反应或限制病变的作用。

IL-4 通常是抗炎症反应的,但是它也可以引起可溶性 CD23[免疫球蛋白 E(IgE)Fc 段的低亲和力受体]在血清中的释放,并可增加 CD23 表面的表达。CD23参与诱导一氧化氮和促炎症反应的 IL-1、IL-6 及 TNF-α。Kutukculer 和 Caglayan[82]发现与对照组相比,少关节炎和多关节炎患者都会有滑液、血浆中 CD23 水平的升高，而且在活动性病变中 TNF-α 和 IL-6 水平也会升高[83]。Massa 及其合作者[84]也发现在全身性关节炎患者中(伴有单核细胞 CD23 表达)和 ANA 阳性少关节炎患者中（伴有 B 细胞 CD23 表达）会出现可溶性 CD23 的升高,这种升高与病变活动性没有相关性。这些发现意味着在少关节炎病变中有 B 细胞的活化和自身抗体的产生，以及在全身性关节炎中有单核细胞的活化和炎症介质的参与。

De Benedetti 及其合作者[85]已经发现活动性全身性关节炎患者与其他亚型相比,IL-8 和单核细胞趋化蛋白-1(MCP-1)会增高。这种增高与全身症状的加重之间有相关性，但是与受累关节数量或炎症水平之间没有相关性。滑液中的 IL-8 和 MCP-1 水平比血清中的高,而且在滑液中,其水平与 WBC 计数的增高和滑液 IL-6 的水平(IL-6 诱导内皮细胞产生 IL-8 和 MCP-1)

有相关性[38]。他们还发现在活动性全身性关节炎中 IL-6 的水平增加,并且与少关节炎患者相比,全身性关节炎滑液中 IL-6 的水平会增高[86,87]。但是,与全身性关节炎患者相比,少关节炎患者的 IL-1 会升高。Madson 及其合作者[88]发现 IL-2 受体(IL-2R)和 IL-6 会升高,且与活动性病变有相关性。他们还发现滑液中 IL-1、IL-2R 和 IL-6 的水平高于血清中的。在其后的研究中,Keul 及其合作者[89]发现与其他亚型相比,全身性关节炎患者的可溶性 IL-6 受体水平会增高,并且这与发热有相关性。有趣的是,Fishman 及其合作者[90]发现 IL-6 基因的多态性与 IL-6 水平的降低有关,这会保护机体免受全身性 JRA 的损害。依据这些发现,De Benedetti 和 Mafini 提示 IL-6 在全身性关节炎的实验室结果(例如 SAA 蛋白和铁蛋白的增高)和临床特征表达方面起关键作用[66]。Maeno 及其同事发现在全身性发病的 JIA 患者中,血清 IL-18 水平增高。血清的 IL-18 水平与血清铁蛋白水平、肝脾肿大和浆膜炎有相关性[91]。

Tselepis 及其同事[92]发现活动性 JRA 患者血小板活化因子–乙酰水解酶(PAF-AH)水平会减低,PAF-AH 会使 PAF 失活,并且可能在活动性 JRA 中产生较低的抗炎活性。总体来讲,正如 Raziuddin 及其合作者所论述的[93],在全身性关节炎中似乎有混合型 Th1/Th2。抗 CD3/CD28 会刺激 IL-4 和 IL-10 增加,并伴有 IL-2 和 IFN-γ 降低。在慢性炎症性病变(例如 JIA)中,会丧失促炎症细胞因子和抗炎症细胞因子间的平衡。虽然还需要进一步的研究,但是现有的资料提示将来的治疗可能会由联合应用抗细胞因子或重组体细胞因子受体组成,以便使 JIA 中炎症应答的平衡发生转换。

3.细胞应答和免疫发病机制

对于 JIA/JRA 患儿外周血 T 细胞亚型的研究结果不尽一致,而且难以解释,因此这里不作详细叙述。和成年 RA 患者一样,JRA 患者滑膜组织中也发现有 $CD4^+$ T 细胞[94]。其中 $V_\delta1^+$T 细胞占大部分,并且是 CD45RA 阳性(幼稚表型)的,而 $V_\delta2^+$T 细胞则表现为 CD45RO 阳性记忆表型[95]。Murray 及其合作者[96]报道,与多关节炎相比,少关节炎的滑膜组织中 T 细胞活化($CD3^+$,IL-2R 阳性)水平更高。在少关节炎患者中,$CD8^+$ T 细胞的活化比 $CD4^+$ T 细胞的活化更显著。Kjeldsen-Kragh 及其合作者[97]证实在 JRA 滑膜细胞中,有活化的 T 细胞受体(TCR)δ/γ 群,并且以 $V_\delta1^+$细胞占优势。Zhang 及其合作者[98]检测了 JRA 患者中滑液Vβ TCR 所有组成部分,他们发现同种扩展的 T 细胞所占比例小。与此相反,Sioud 及其同事[99]证明在 JRA 滑液中有寡克隆 TCR Vβ 的扩展,进而提示存在抗原或超抗原推动的免疫应答。Thompson 及其同事[100]检测了滑膜组织所特有的 $V_\beta20$ 和 $V_\beta8$ T 细胞的克隆扩张,以作为少关节炎型和多关节炎型JRA 的模型。他们提示在这些亚型中,T 细胞只能识别有限的抗原组。Khalkhali-Ellis 及其合作者[101]在不同JRA 亚型的滑液中,发现了带有巨噬细胞特性的 T 细胞,但是还不清楚其意义。

Wouters 及其合作者发现在少关节型和多关节型 JIA 患者中,HLA-DR 阳性 T 细胞的数量均会增加,同时有 T 细胞的活化以及 T 细胞在血中的共同表达 CD57 和CD16/56,这表明 $CD8^+$ T 细胞的终末分化。相形之下,全身性 JIA 患者中不存在 T 细胞活化或分化标志物的增加,但是存在有循环中自然杀伤细胞的有意义的减少。

Tsokos 及其合作者[103,104]发现全身性和多关节性JRA 患者的循环中 B 细胞均会增加。Jarvis 及其合作者[105]提示在多关节型的 JRA 中扩增的 $CD5^+$B 细胞群优先引起 IgM RF 的生成。Khalkhali-Ellis 及其同事[106]将正常滑膜成纤维细胞置于 JRA 患者的滑液中,他们发现这会引起细胞的增殖、软骨基质的破坏以及基质金属蛋白酶(MMP)的释放。TNF-α 是转录因子核因子 κB(NFκB)的激活剂,而在 JRA 中 NFκB 似乎被正向调解了[107],这也就表明这一信号转导通路导致了整个炎症反应。

4.体液应答和免疫发病机制

B 细胞的多克隆活化会造成一组或全部免疫球蛋白水平的升高。在一些 JIA 患者中,这可能会导致对抗感染病原和自身抗原的抗体滴度降低。

通过免疫荧光测定(IFA)检测到的 ANA 阳性 JRA 病例,在某些研究中可以接近 50%~60%[108,109]。在标准的荧光 ANA 中,是通过将其绑定于人类上皮肿瘤细胞系(HEp-2)细胞底质上进行测定的,以均质型和斑点型最为常见。新的酶联免疫吸附测定法(ELISA)利用的是特定的抗原组(例如 Sm/RNP、SSA/SSB、SCL-70、Jo-1、抗 DNA 以及组蛋白),它可能不适于判定 JRA 患者[110]。JRA 患者的 ANA 测定检测到的似乎是不同于其他自身免疫性疾病[例如系统性红斑狼疮(SLE)]的一组抗原[111]。在 JRA 患者中已经分辨出多种抗体,分别针对于非组蛋白染色体蛋白质 HMG-1 和 HMG-2[112]、HMG-17[113]、50kd 和 40kd 的 HeLa 细胞核抗原以及核抗原 DEK(主要在少关节炎患者中)[115]。对于同一患者来说，通过 ELISA 判定出的 ANA 显然与通过 IFA 判定出的不同[110,116]。

Mulder 及其合作者[117]在 35%JRA 荷兰儿童中发现有抗中性粒细胞胞浆抗体(既对抗胞浆抗原,也对抗核抗原),而健康对照组中仅有 5%出现此抗体。此抗体的滴度在活动性病变中似乎要高一些。Albani 及合作者[118]提示热休克蛋白(大肠杆菌的 dnaj)在 JRA 免疫应答中起作用，并且显示出多关节性患者的抗 dnaj 抗体滴度比全身性或少关节性患者的要高。滑液中的滴度比血清中的高,并且与疾病活动度相关。Olds 和 Miller[119]在少关节性 JRA 患者中发现了单磷酸类酯 A 的抗体,这种抗体与 C3 活化有相关性。这些抗体还与病变活动的关节数量有相关性，并且在滑液中的水平要高于血中的水平[120]。这些抗体的靶抗原表位似乎是类脂 A 的磷酸二葡萄糖核心[121]。这也就支持了少关节性病变的微生物病因学理论。

Ravelli 和 Martini[122]在一项回顾性研究中报道了幼年型慢性关节炎中抗心磷脂抗体的患病率，其范围是 7.9%~53%。在 35%JRA 患者中发现有针对心磷脂或者磷脂酰丝氨酸的 IgG 和 IgM 抗磷脂(aPL)抗体[109](在各个疾病亚型中均匀分布)。病变的严重程度与 aPL 抗体的出现和滴度之间没有相关性。在另一项研究中,JRA 患者中 aPL 抗体阳性率为 67%，而且这些患者中的 55%出现针对磷脂的抗体,而不是针对心磷脂(磷脂酰乙醇胺、磷脂酰肌醇、磷脂酸、磷脂酰甘油或磷脂酰丝氨酸)的抗体[123]。

经典的类风湿因子是五聚体 IgM 抗体，但是 RF 可以是任何一种 Ig 亚类的。不过最常用的实验方法所检测的主要是 IgM RF,通过乳胶凝集实验时只有 7%~10%JRA 患者是 RF 阳性的[124]。检测前对血清进行酸处理可以分解高亲和力的 RF 和 IgG 络合物，否则在检测时它们可能会掩盖 RF 的活性[125]。在多达 75%JRA 患者中发现这种隐藏着的 19S RF[126]。ELISA(能够检测所有经修饰的 RF 类型) 可以检测到血清 IgM 碎片中的隐藏 RF，并可以在多达 35%JRA 患者中分辨出 RF[127]。Walker 及其合作者[128]在 58%活动型多关节性(而不是全身性或少关节性)JRA 患者中检测到 IgA-RF,并发现 IgA-RF 与病变严重程度有相关性。与成人 RA 相同,JRA 患者中所谓的主体 RF 交叉反应独特型会增加，并且在全身性关节炎患者中的水平比在多关节性或少关节性患者中的高[129,130]。

对于 JIA 中的循环免疫复合物(CIC)已经有详细的记述[71,131-133],并可以通过多种分析方法进行测定,而这些分析方法都依赖于免疫复合物和补体、抗球蛋白或细胞受体(例如 C3 或 Fc 受体)之间的相互作用。不与补体(例如含有 IgA 或 IgG4 的补体)固定的 CIC 不能被基于补体的测定方法或 RAJI 细胞测定方法检测到。另外,IgM-RF 抑制补体成分与免疫复合物的结合[134,135]。由基于 Fc 受体的测定方法检测到的 CIC 必然含有 IgG。CIC 的大小、组分和可溶性决定了 CIC 活化中性粒细胞、单核细胞和内皮细胞的能力,也决定了其产生过敏毒素(C3a/C5a)和对细胞因子进行加工的能力。与受小分子量复合物刺激相比，外周血单核细胞受到含有 IgM RF 和 C3b 的高分子量 CIC 刺激时，会产生更多的 TNF-α、IL-6 和 IL-8(有促炎症反应的活性)[136]。循环中免疫复合物的清除可能会受到影响，因为 IgM RF 会干扰补体介导免疫复合物的加工，包括 C1q 和 C4b 与免疫复合物的结合。和 SLE 中的一样,在 JIA 中补体受体-1(CR1)介导的免疫复合物清除可能也会受到影响，因为每个红细胞上 CR1 的数量会减少[75,137]。每个红细胞上 CR1 数量的这种降低与 JRA 的病变活动度之间有良好的相关性[75]。

5.幼年型关节炎的免疫遗传学

在幼年型关节炎的免疫遗传学方面，现已有大量非常好的综述[68,138-144]。对 JIA 进行免疫遗传学研究的目的，是要分辨出影响关节病变类型和严重程度并且进而影响疾病转归的基因因素。在诊断时分辨出这些因素除了能够提供发病机理方面的线索外，还能够便于对预后不良的高风险患者采取更积极的疾病干预措施。大量研究涉及 JIA 的转归[145-149],并介绍了与后期残疾相关的危险因素。这些因素包括持续性多关节炎，6 岁以前发病,从发病到开始治疗其病程超过 1 年,以及初次就诊即有残疾。已经有研究显示,类风湿抗原表位和特定 HLA-DR4 等位基因的出现及基因剂量能够预测患成人 RA 患者的转归，这种患者出现预后不良的风险很高[150,151](见第 55 章)。在 RA 病程早期对 HLA-DRB1 等位基因进行测定，可能能够辨别出那些需要更积极治疗的患者。

在美国和欧洲的多个中心已经检测出 JRA 与某些基因,特别是 HLA Ⅱ类等位基因的遗传相关性。现有研究中出现的问题包括:患者按 JRA 诊断分类而产生的不均一性(临床上和血清学上的),以及这些研究都是对有北欧、西欧血统的白人进行的。尽管先前的研究努力分辨出三种主要的 JRA 亚型,但是仍存在一个灰区，在这个灰区内的患者不能被清晰地归入某个亚型。现在人们正在用新的分类方法对这一灰区进行论述，不过目前的研究仍因其影响而变得复杂。例如有的患者就诊时表现为全身性特征，但是在病程中显示为多关节性表现；而有的患者就诊时只累及4个或更少个关节，但是其后在病程中显示为多关节性表现。某些患者就诊时有全身发病性病变，但是却没有关节炎或只有少数关节受累，这些患者以后可能会转化为炎性肠病，或者经历6~12个月的短暂病程后，症状完全缓解(与感染后反应性病变的症状相一致)。对脊柱关节病、附着点炎症、银屑病性关节炎和其他反应性疾病的排除还缺乏一致的标准（有时是因为患者随访时间过短）。而且，还难以判断等位基因，如HLA-DRB1*0801、DQA1*0401和DQB1*0402，是否在疾病易感性方面更加重要，因为与疾病易感性本身的真正关系相比，特定HLAⅡ类基因座之间存在着连接不平衡。对非北欧、西欧血统白种人进行的研究只是初步涉及这些问题，因为其关联并不显著。

JIA的病因尚不清楚，不过其病因可能涉及基因和环境的因素。家族研究显示同卵双胞胎中同时患病的概率会增加[152]。Moroldo及其合作者[153]发现在同胞中同时患少关节性和多关节性JRA的概率比预想的高，但是只有双胞胎会在大约相同的时间点发病。多年来，大量报道显示在JRA和主要组织相容性复合体(MHC)Ⅱ类基因之间存在着关联。在白种人中，与少关节性JRA之间关联最稳定的是HLA-DR5(DR11)、DR8(DRB1*0801)和DPw2.1(DPB1*0201)[154-158]。有的研究也显示其与HLA-DRB1*1301有关联[156,159]，不过其他人没有发现这种关联[155]。HLA-DQA1*0101与发生慢性虹膜睫状体炎的风险降低有关。尽管JRA早期会出现少关节发病，但是之后出现持续性多关节性病程的风险增加亦与HLA-DQAI*0101有关[159,160]。因为HLA分子的正常功能是表达抗原肽，所以提示DQA1基因座(*0401、*0501和*0601)的等位基因可能在早期发病的少关节性JRA中负责表达关节源性肽，还提示致病过程涉及由DQ分子表达的HLA-A2或HLA-DPB1*0201衍生肽的表达[139]。

血清阴性(RF阴性)的多关节性JRA也与HLA-DR8(DRB1*0801）有关联，并且与HLA-DQw4和DPw3(DPB1*0301)有关联[138,150,161,162]，特别是对于5岁以下患儿更是如此。HLA-DRB1*1101和*1104是HLA-DR5(DR11)的复合亚型，HLA-DRB1*0801、*0802和*0804是HLA-DR8的复合亚型[155,162]。在这些研究中，没有发现HLA-DR5(DR11)或DR8单体型与HLA-DPB1*0201(与少关节性JRA有关)之间有关联，也没有发现HLA-DR8单体型与HLA-DPB1*0301（与血清阴性多关节性JRA有关)之间有关联。有人提示HLA-DRB1和HLA-DPB1在JRA中可能起不同作用(因为没有相一致的共同序列)，并且可能会对预后产生不同影响。

血清阳性(RF阳性)的多关节性JRA相关联的HLA-DR4亚型与成人RA的一样，包括HLA-DRB1*0401、DRB1*0404和DRB1*0405[138,162]。HLA-DR8(DRB1*0801)和DQw4(DQA1*0401、DQB1*0402)等位基因的连接失衡，使人们难以确切指出这些基因座(DRB1、DQA1、DQB1)中哪一个在疾病易感性方面更重要，因为大多数已发表的研究中涉及的都是白种人，而在西北欧和中欧白人中，HLA-DRB1*0801本身是最常见的HLA-DR8亚型。在非洲裔美国人中，HLA-DQA1*0401和DQB1*0402不仅与HLA-DR8有关联，而且也与HLA-DR3(DR18或DRB1*0302)有关联[163]。HLA-DR8也常与HLA-DQw7(DQA1*0401、DQB1*0301)有关联。Schwartz和其同事[36]已经记述了在非洲裔美国人和白种人JRA患者间有显著的表型差异。最近，从不同种族JRA人群获得的分类资料显示，非洲裔美国人、西班牙人和白种人有相似的JRA基因风险因子[164]。

HLA与全身性JRA的关联性并不稳定，原因是患者的人数少并且临床的分布不均。这些HLA包括DR8[165,166]、DR5[165,167]、DR4[168]和Dw7[169]。Pachman及其合作者[170]报道HLA-DRB1等位基因与全身性关节炎患者有关联，不过他们这组患者都进展成了多关节性病程，而并非一直都是全身性特征。

6.其他免疫和基因学联系

Forero及其合作者[171]调查了先前少关节性病变与DEK癌基因蛋白自身抗体[115,172]、HLA-A*0202[142,172]之间的关系。他们发现DEK蛋白衍生出的肽类可与HLA-A*0201绑定，并且他们提示其所形成的复合物可能会刺激少关节性JRA患者的$CD8^+$ T细胞。Feichtlbauer及其合作者[173]报道：小随体基因座DQ CAR位于DQA1和DQB1之间，与具有等位基因DQ CAR121的JIA呈显著正相关(按照细胞表面DQ7分子的不同，而分别与DQA1*0501和DQB1*0301相关)。Charmley及其合作者[174]发现在早期发病少关节性JRA患者中HLA-DQA1*0101等位基因和TCR $V_{\beta}6.1$基因单体型间存在着关联。与对照组相比，早期发病少关节性JRA患者中TAP2B基因增多[175]。Ploski和Forre[141]指出早期发病少关节性JRA(也包括虹膜睫状体炎)的易感性因素包括 IL-1α、TCR $V_β$6.1b 和 LMP2 基因变异体的纯合子。三分子复合物(HLA、TCR 和抗原)在其与 JRA 和成人 RA 患者的相关性方面存在着差异[176]。

Smerdel 及其合作者发现:D6S265*5 可以作为不同于HLA-A*02 的其他 JIA 易感性基因的标志物,它增加了由 DQ4 和 DQ8 造成的风险[177]。

已经有人论述了晚期发病少关节性 JRA 和 HLA-B27 之间的关联。并不是所有儿科风湿病学家都常规进行 HLA-B27 定型,因为先前对幼年型关节炎患者的估计过低。常规技术检查也确实会出现假阴性结果,不过随着 DNA 定型敏感性的增加,已克服这一问题[178]。Savolainen 及其合作者[179]报道称在芬兰,无并发症 JRA 患者中 27%是 HLA-B27 阳性的,而有并发症(病变严重/结果不良)JRA 患者中 44%是 HLA-B27 阳性的。此研究的人群主要是多关节性的,只包含少数全身性 JRA 患者及非常少的少关节性患者。

三、鉴别诊断

本部分并不会为 JIA 的鉴别诊断提供一条详尽的路标,而是概述此问题的复杂性,并提出一些指导方针。

对那些有关节症状的儿童进行评估时,经常会很困难,这是因为如下的一些原因:

① 家长对儿童关节炎的知识有限,可能会限制其卫生保健,他们通常会认为肢体疼痛是创伤引起的。

② 儿科医生、家庭医生和成人风湿病医生在儿童关节检查和关节炎方面的接触和培训有限。

③ 受培训的儿科风湿病专家相对较少。至 2002 年为止,美国儿科委员会仅向 192 人颁发执照。

④ 疾病的鉴别诊断广泛。

⑤ 只有轻微并且经常是短暂的症状,例如小儿简短的清晨跛行步态,也就是"又矮又胖的蹒跚学步"。如果不触诊,仅凭视诊是难以发现关节肿胀的。

⑥ 小儿在关节检查时不合作。

⑦ 缺乏可明确诊断的检查。

⑧ 平片敏感性不高,而更有价值的诊断性影像检查费用昂贵。

不过,正确诊断显然非常重要,它可使由 JIA 和其相关问题(浆膜炎和葡萄膜炎)引起的残疾最小化。而且,无论 JIA 的诊断指标还是儿童的健康都需要排除儿童关节炎的其他病因,例如白血病、炎性肠病和化脓性关节炎。表 61.2 提供了简单的目录,包括附带例子的候选疾病类目。此目录不包括疼痛放大综合征(尽管

表61.2　儿童关节炎

风湿性疾病和相关情况
幼年型特发性关节炎
皮肌炎
系统性红斑狼疮
混合型结缔组织病
系统性血管炎
过敏性紫癜
结节性多动脉炎
硬化病
脊柱关节病
幼年型强直性脊柱炎
炎性肠病
银屑病性脊柱关节病
免疫缺陷病
反应性关节炎
风湿热
革兰阴性菌相关性疾病
感染性关节炎
细菌,包括葡萄球菌、链球菌、lyme菌、结核菌
病毒
非洲淋巴细胞瘤病毒
细小病毒组
HIV
风疹病毒
真菌
(川崎病)
先天性骨骼肌肉疾病
溶酶体贮积症
软骨发育不全以及骨和结缔组织的其他疾病
新生儿发病型多系统炎症性疾病(NOMID)
获得性非风湿性骨骼肌肉疾病
创伤性关节炎
Legg-Calvé-Perthes病
中毒性滑膜炎
髌骨软骨软化
剥脱性骨软骨炎
肥大性肺性骨关节病
股骨头骨骺滑脱症
骨样骨瘤
过度活动综合征
肿瘤性疾病
白血病和淋巴瘤
骨肿瘤
Ewing瘤
骨肉瘤
组织细胞增多病
神经母细胞瘤
其他疾病
镰状细胞病
血友病和其他凝血病
甲状腺功能减退症
结节病

它在 JIA 的鉴别诊断中很重要），例如反射性神经血管营养不良、纤维肌痛及逐渐增加的疼痛，因为这类疾病不包含客观上可以被证实的关节炎。值得注意的是，McCarthy 及其同事[180]发现当儿童出现急性关节炎而没有近期创伤病史时，20%患者会出现严重细菌感染；20%患者只有机械性、非炎症性疾病，例如髌骨软骨软化；20%患者会出现风湿性病变（其余患者会有病毒或真菌疾病、恶性肿瘤或血液病）。因此，在急性关节炎患儿中只有一少部分为 JIA。

对儿童的关节症状病史应高度警惕，因 McCarthy 等[180]发现这类患者中的 82%会有客观发现（表61.2）。关节肿胀、疼痛、活动受限和僵直的病史很重要。除此之外，即使疼痛并不位于关节，也应当细心地详细记录任何弥散性疼痛和肢体的疼痛或触痛。尽管跛行显而易见并且通常会受到关注，但是也应当检查任何与年龄相符的主动活动能力有无变化或障碍，例如行走、跑步、爬行、跳跃、着色、书写、系钮扣、系领带、进食和拿茶杯或汤勺。因为多数儿童的关节炎是创伤后的或反应性的，所以在就诊前数天至数周内出现的任何损伤、暴露或感染都是相关联的资料。除了关节炎的类型（例如不对称性、关节受累数量、游走性）外，症状持续时间、恒定性（稳定性或间歇性）、进展速度以及对治疗的反应也有助于诊断。少关节炎患儿通常在晨僵、跛行数分钟后即没有症状了。尽管 JIA 发病可能表现为少数或多个关节受累，但是少关节炎患儿更易呈现感染性、血液性或创伤后疾病的表现，而多关节炎的鉴别诊断则更应当包括其他风湿性、感染后性（例如风湿热）和淋巴组织增生性疾病。最后，应当重视的是少儿主诉的关节疼痛常常远不及医生检查得到的病变严重[181,182]。因此，主诉的疼痛虽然重要，但是有时不是 JIA 病变活动的敏感指针。不过应当注意到，问题可能是出在所使用的疼痛报告方法不良，而使用儿童疼痛问卷调查等方法可能会得到更有价值的资料[183]。最后，在确定儿童关节主诉方面可能也存在着相关问题。关于直线性生长、体重增减、胃肠症状、发热、虚弱和皮疹的病史资料特别有助于明确诊断。

体格检查也可提示诊断，除肌肉骨骼检查外，注意力还应当放到其他系统上。风湿性疾病中的发热和全身性关节炎的一样，也经常是峰形热和每日热[184]。2/3 出现皮疹和关节炎的儿童有风湿性疾病，3/4 出现发热和关节症状的儿童有风湿性疾病或细菌感染，几乎没有创伤性或其他整形外科疾病[180]。和成人一样，在最终确诊前，都应将急性关节炎患儿视为细菌感染。

现在还没有能够确诊 JIA 的实验室检查。全血细胞计数和尿液分析以及代谢检查可能会提供与诊断完全一致的或独特的信息。急性期反应物在 JIA 中的增高并不一致，特别是对于少关节炎患儿来说，不过在全身性关节炎中急性期反应物会显著增高。在对关节炎儿童的评估中，经常需要检测血清免疫球蛋白和溶血补体总量，因为患儿可能伴有免疫缺陷。由于全身性关节炎只是 10%不明原因发热患儿的病因[185,186]，所以需要大量研究以排除其他诊断，如感染、白血病或炎性肠病。这类研究通常包括全血细胞计数和肝功能检查、骨髓研究、胸片、腹部超声或计算机断层扫描（CT）、骨扫描、小肠或大肠对比研究及内窥镜检查术。Wallendal 及其合作者[187]指出：与全身性关节炎患者相比，恶性肿瘤患者的乳酸脱氢酶水平似乎会显著增高，而尿酸水平没有差异。

休斯敦市得克萨斯儿童医院的儿童风湿病中心提出的模式，建议初级护理医师使用 ANA 检测以帮助确定诊断。比较特别的是绝大多数提请排除 JRA 诊断的儿童都是 ANA 试验阳性的，而事实上只有大约一半 JRA 患者是 ANA 阳性的[188]。除检测本身的敏感性有限外，有人发现正常儿童中有 6%会出现阳性结果[188]。因此，非常不鼓励使用 ANA 试验进行 JIA 诊断，不过 ANA 试验可以作为病变的描述指标，因为 ANA 与少关节炎患者葡萄膜炎风险的增加有关联。

根据 Eichenfield 及同事[189]的研究，RF 只出现于大约 5%JRA 患儿中，因此它显然也是疾病的一项不良诊断试验，尽管 RF 在 JIA 多关节炎的分类中很关键。

诊断性影像学在 JIA 的诊断方面起重要作用，通常可以排除其他诊断，例如骨肿瘤和 Legg-Calvé-Perthes 病。两岁以上儿童长骨出现透亮性干骺带可以提示为白血病，但不具有诊断意义[190]。骨扫描和磁共振成像（MRI）可以提示骨髓炎的诊断。MRI 可能会显示来源于关节内紊乱的关节症候。另一方面，在诊断 JIA 时发现平片上有关节侵蚀的情况非常罕见，因为少儿关节软骨下有一厚层未骨化的生长软骨[190]。

同样，甚至关节穿刺也不能为 JIA 提供诊断资料。据报道，临床病变活动型关节的滑膜液白细胞计数范围从 600/mm^3[191]~100 000/mm^3 以上[192]不等，不过典型的计数水平大约为 10 000/mm^3。因此，JIA 中的滑液白细胞计数可能与反应性关节炎患者、部分治疗的细菌感染患者以及病毒性和真菌性关节炎患者的相似。

总体来讲，先前病史（创伤、感染）、晨僵和胶凝的病史、相关发现、有记录的关节炎以及关节穿刺术经常都有助于 JIA 的诊断，而 ANA 和 RF 资料却没有帮助。当出现慢性或严重症状和体征而诊断不清时,应当求助于儿科风湿病专家。另外,因为对风湿病儿童进行最佳处理需要一大组专家共同完成，所以请儿科风湿病专家会诊也适于开展治疗。

四、发病和病程

(一)全身性关节炎

10%~15%JRA(可能 JIA 也是如此)患儿有全身性病变。典型全身性关节炎儿童为 4 岁以下发病[193,194],先前健康,之后出现伴有高度峰形热的病变暴发,有时发热可以高达 41℃，同时伴随有易消退的粉红色皮疹,典型皮疹部位是肢体近侧和躯干(图 61.1)。皮疹损伤常常是簇生的,特点是有斑点,并且有时瘙痒。可能会出现 Koebner 征。经非类固醇消炎药(NSAID)治疗后,患儿清晨体温常常会降至正常范围以下,且皮疹通常随着发热消退而消失[195]。皮疹不具有诊断意义,病毒性疾病也可以出现相似的皮疹。对皮疹进行活检发现只有水肿或轻度血管周围浸润[196,197]。其他经常出现的全身表现包括疲劳、易激性、困倦[198]、肌痛[199]、广泛的腺病(活检有反应性增生)以及肝脾大。关节炎可能伴随这些症状出现,或者在其后数周至数月才出现,这使得诊断非常困难。尽管全身性关节炎患者经常不舒服,但是他们极少出现严重疼痛。这一表现可能让人马上考虑到恶性肿瘤[200]。许多全身性关节炎患者出现了浆膜炎,33%以上患者出现了心包炎[201]。心包填塞是一种罕见但是有生命危险的并发症[202,203]。尽管许多患者只是在发病时出现心包炎，但是有的患者会出现病变复发,并持续数周[204]。

全身性关节炎患者常常会出现典型的白细胞增多,典型表现是 WBC 计数超过 20 000。也经常会出现严重的非溶血性贫血 (例如血红蛋白水平<6g/dL),伴有慢性疾病的特色性指示物。ESR 增高超过 100,并且 ANA 和血清 RF 阴性。铁蛋白水平经常相当高,特别是在年龄大的儿童中[205]。血小板计数在就诊时会典型升高。如果 ESR 非常高或有其他持续性炎症的症状和体征,但是血小板计数偏低甚至正常,这时就可以初步证实疾病为其他诊断(例如白血病、脓毒症)或合并播散性血管内凝血(DIC)的全身性 JRA。在全身性关节炎中出现轻度的凝血病显然是很常见的，因为 Bloom 及其合作者[206]报道了 24 名连续患者中有 23 名出现了纤维蛋白 D-二聚体水平的增高,而纤维蛋白 D-二聚体水平与发热相关,并会随临床症状缓解而降低。不过,一少部分患者会出现巨噬细胞活化综合征(MAS,也叫噬血细胞综合征或反应性噬血细胞淋巴组织细胞增多症),这一综合征具有特征性,但是未必在病程的早期出现[207,208]。MAS 是一种危及生命的病变。MAS 患儿通常发病急剧,伴有中度至重度 DIC(血小板减少、D-二聚体和纤维蛋白裂解产物增加、纤维蛋白原减低以及凝血酶原时间和部分凝血激酶时间延长)、ESR 降低、严重贫血和白细胞减少以及肝功能障碍 (包括白蛋白降低和转氨酶增高)[209]。骨髓抽吸/活检特征性显示巨噬细胞和组织细胞吞噬作用活跃。有人报道 MAS 也发生在多关节炎患儿中,并且与 EB 病毒感染有关[210]。

尽管全身性症状通常会在发病一年内缓解，但是有的患者此后会出现全身性表现的突然发作，而另外一些患者会出现几乎持续的发热和皮疹。全身性关节炎患者中多达 50%会进展为慢性多关节炎，并且在多达25%患者中关节炎是侵蚀性的,特别是髋关节[211]。这种病在临床上与多关节性 JIA 无法鉴别。另一方面，

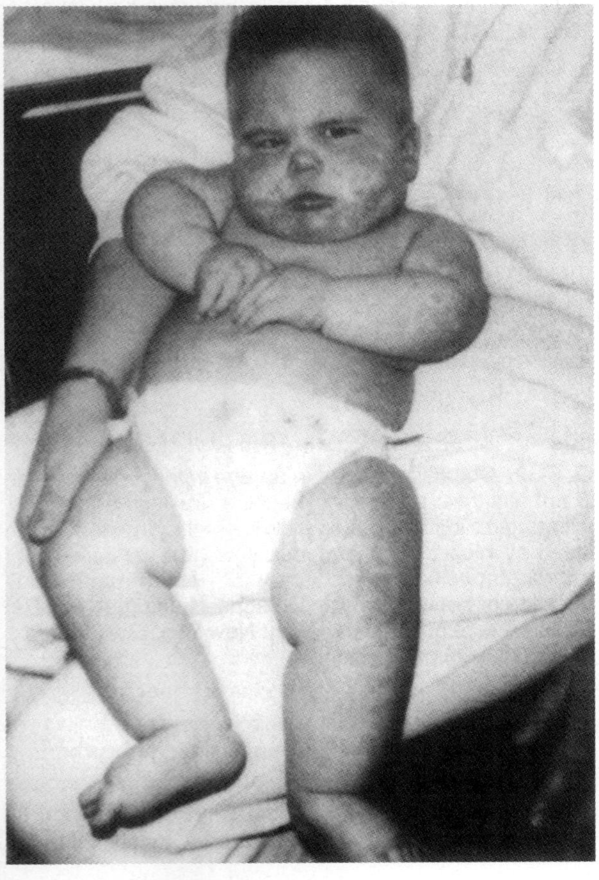

图61.1 全身性幼年型风湿性关节炎患儿出现的鲜红的红斑丘疹。此皮疹随发热(每日热峰达39.4°C)而出现,然后消退。

van der Net 及其合作者[212]报道在平均病程约 6 年的多数患儿中只有轻度残疾。这与台湾地区的一项研究形成对比，在台湾地区的研究中，43%全身性 JRA 患者有慢性关节炎，并且共有 24%患者有严重的破坏性多关节炎[213]。在最近两项可比较的研究中，通过使用 Kaplan-Meier 曲线，估算出全身性 JRA 的 10 年缓解率为 37%~38%[214,215]。34%患者在平均缓解 9 年后，会出现晚期复发[216]。尽管美国报道的 JRA 总体死亡率为不到 1%，但是根据报道，全身性 JRA 的 15 年存活率仅为 86%[217]。

全身性关节炎患者中有记录的其他并发症还包括：心脏炎，同时有主动脉反流的报道[218]；肝炎（可能部分归因于对 NSAID 的敏感性）；贫血（近 40%的患者）[219]；感染和脓毒症，继发于治疗或 MAS。贫血可能继发于：铁缺乏症和高 IL-6 水平，干扰铁的递送[220]；促红细胞生成素水平降低[221]；或促红细胞生成素不敏感。眼葡萄膜炎罕见，不过仍推荐患者每年进行筛查。在美国，淀粉样变罕见，但奇怪的是在欧洲却有 5%患者出现淀粉样变[222,223]。有报道称，虽然随着病变得到控制或消退，患儿会继续生长，但是全身生长不足仍可见于其他亚型 JIA 患儿，且常见于全身性病变患者[224,225]。下面将对生长评估进行详细讨论。

（二）少关节炎

符合少关节炎 JIA 诊断标准的患者，无论是持续性亚型还是扩展性亚型，通常也符合旧的Ⅰ型少关节性 JRA 的诊断标准[226]。这组患者约占所有 JRA 患者的 35%。持续性少关节炎患儿仅有 4 个或更少个关节出现关节炎，即使在出现病变 6 个月后仍然如此；而扩展性少关节炎患者在病变最初 6 个月后受累关节总数超过 4 个。研究显示少关节 JRA 患儿中有多达 20%会演进为多关节性病程[227]。因此据此推断，持续性少关节炎比扩展性少关节炎更常见。

少关节炎的典型患儿是女孩，在少儿早期发病。此病特征性地在 1~4 岁发病，7 岁以后发病者很少见[228]。患者不存在全身性症状和体征。以大关节受累为特征，开始最常累及膝关节[229]。Sharma 和 Sherry[230]报道：按照关节病变的发生率排列，在膝关节后面分别是踝关节、指关节、趾关节、腕关节、肘关节和髋关节。如果出现早期小关节受累，则提示为扩展性少关节炎或其他诊断（例如银屑病性关节炎，因为在诊断 JIA 时患儿及其家庭中没有银屑病表现和病史，所以不能被排除在此类型之外）。以髋关节出现少关节炎而就诊者相当罕见，这时应当考虑其他诊断。在近期一项关于少关节炎的研究中，68%患者为 ANA 阳性[230]。所有患者都是 RF 阴性。

目前还没有少关节炎会增加死亡风险的报道，其主要并发症是关节或关节周围损伤，以及眼葡萄膜炎，这些并发症没有时间上的关联性[231]。可能因为炎症期通常在成年期前结束，所以通常认为它不会对儿童造成太大的持久影响。尽管如此，Cassidy 和 Martel[232] 1977 年报道 25%JRA 少关节炎患儿在受累关节会出现软骨和骨破坏，这种表现在 MRI 上更明显。近期一项纵向研究[233]记述关节侵蚀出现于 35%患者，而且会出现挛缩和局部生长异常，特别是那些有关节周围骨质疏松或局部骨过度生长[232]的年轻患儿[234]。局部骨过度生长的患儿经常会出现与受累膝关节同侧的肢体长度过长。最后，仅有 20%少关节炎患者在 5 年内出现病情缓解[235]。这一结果使得近期人们更倾向于积极治疗，包括关节内注射长效类固醇激素治疗。

ANA 阳性[236]和 HLA-DR5 阳性[234]年轻女孩出现慢性眼前葡萄膜炎的风险最大。有两项研究已经显示少关节炎患者出现葡萄膜炎的总体发生率为 15%[230,238]，而 Guillaume 等[233]在对 207 名患儿随访 6 年后发现这种眼科并发症的发生率高达 35%。尽管葡萄膜炎有典型的眼红、畏光和眼痛，但是少关节炎患儿及其家长经常没有相关主诉，即使在已经出现了永久性视力损伤之时亦是如此[239]，因此造成视力丧失。常规眼科检查可能发现巩膜发红、边缘溢血、瞳孔不规则、前房积脓、白内障以及视敏度降低。不幸的是，许多患有显著葡萄膜炎的儿童除裂隙灯检查有所发现以外没有任何表现（图61.2）。因此，对于高危患者，应当每三个月做一次常规裂隙灯检查，而对于多关节炎患者应当每六个月做一次[239]。尽管得到很好的护理，但是 21%患者会出现葡萄膜炎的反复发作，持续超过 10 年[239]，并且 11%葡萄膜炎患儿会出现视力损伤[238]。早期研究报道的结果更差[239]，26%受累眼睛有严重视力丧失。

（三）多关节炎

多关节炎累及约 30%~40%JRA 患儿，并且可能累及相同比例的 JIA 患儿。约 75%患儿为女性，发病高峰年龄为 1~3 岁和 8~10 岁[240]。无论 RF 阳性还是阴性的多关节炎患儿通常都只有轻度全身症状和体征，包括疲乏、低热、轻度体重减轻（如果出现体重减轻的话）以及轻度贫血。在此组患者中葡萄膜炎不常见，但有报道称其发生率为 5%[238]，因此建议每六个月进行一次

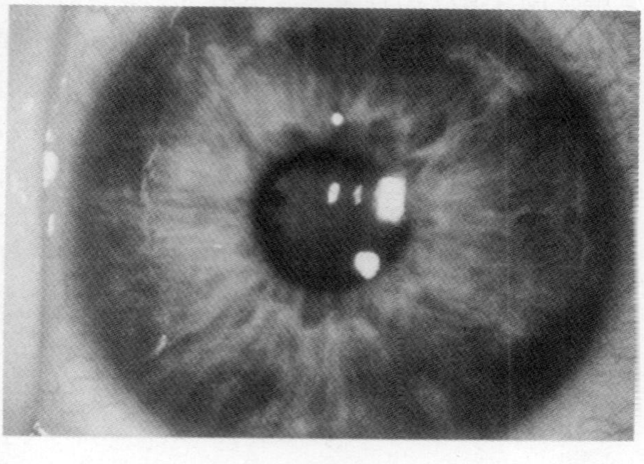

图61.2 幼年型风湿性关节炎患儿眼虹膜炎的慢性改变：虹膜后粘连(虹膜-晶状体粘连于瞳孔边缘)，虹膜膨起(从后房通过瞳孔的房水流动受到阻断，导致前房变浅)，以及继发性白内障。(From Hiles DA. Slide atlas of Pediatric physical diagnosis. In: Zitelli BJ,Davis HW, eds. *Pediatric ophthalmology*. New York: Gower Medical,1987:17.15, with permission.)

裂隙灯筛查[239]。关节炎可能对称性发病，累及多个大、小关节(图 61.3)，但是更常见的是病变首发于少数关节，然后在几个月内进展呈现为附加性多关节炎。事实上，暴发性多关节炎与反应性疾病更一致。

随着时间进展，颈椎受累可会导致融合及 C1、C2 半脱位，而因撞击形成的脊髓症状罕见(图 61.4)。颞下颌关节病与小颌畸形有关[241]，而小颌畸形继发于局部生长缺陷和关节破坏。颞下颌关节病会导致相关的头痛和吞咽困难[242]。髋关节病变也可能非常严重，甚至在 20 岁前就需要进行关节置换。

1.类风湿因子阴性疾病

25%~35%JIA 患儿呈 RF 阴性多关节炎。重要的是这种疾病在临床上与 RF 阳性疾病完全不同。RF 阴性患儿要年轻一些，并且在以后病程中很少转变为 RF 阳性。根据报道，约 15%患者有严重的、侵蚀性的和平共不消退的关节炎[243]。此病的关节外表现不常见。不过有时会出现类风湿结节。RF 阴性疾病患儿中约 25%是ANA 阳性的[244]。按照其临床病程和免疫遗传学表现，很可能起码一部分扩展性少关节炎患儿和一些 RF 阴性多关节炎患儿是同一种疾病。

2.类风湿因子阳性疾病

RF 阳性疾病约只占所有 JIA 患儿的 5%。此病显然与成人 RA 完全一致。在患有 RF 阳性多关节炎的儿童中出现严重性和致畸性关节炎的风险约为 50%[243]，功能预后差，有时会出现类风湿结节[245]和血管炎，不过后者在儿童中相当罕见。在 JIA 患儿中出现的类风湿结节与成人 RA 和良性风湿结节病的结节无法鉴别[246]。RF 阳性多关节炎患者中约有一半是 ANA 阳性。

(四)附着点炎症相关性关节炎

尽管此病在本书 HLA-B27 相关性病变一章中有更详尽的论述(见第 63 章至第 66 章)，但是这里将简要介绍一下。根据 JRA 和 JCA 的资料推知，附着点炎症相关性关节炎占所有 JIA 患者的 15%~20%[247,248]。受累儿童通常为 8 岁以上，大部分是男性(男女比约为 4:1)，HLA-B27 常为阳性，典型临床症状为非对称性、大关节下肢关节炎[249]。大约 20%脊柱关节病患儿有幼年型强直性脊柱炎(JAS)，伴有确切的骶髂关节(SI)或

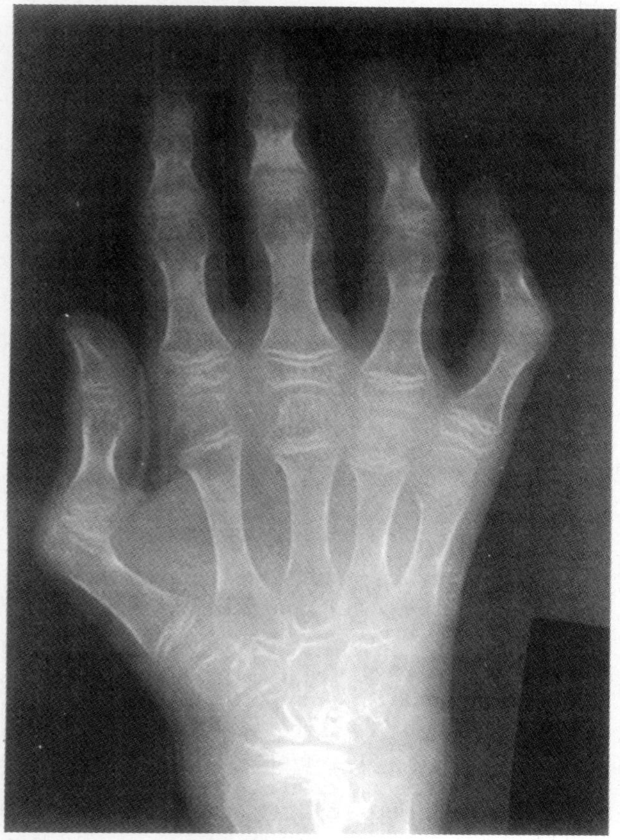

图61.3 一名9岁幼年型类风湿性关节炎(JRA)女孩的手部X线片。注意有严重骨质疏松，掌骨皮质非常薄。髓腔相对增宽。在严重的JRA中，严重的骨质疏松很常见。腕骨也非常不规则，并且在腕骨、桡骨远端、腕掌关节和掌指关节有侵蚀。第一掌指关节半脱位，近节和中节指骨的远端呈球形增大。示指近节指骨的骨骺不规则，此关节的关节间隙变窄。

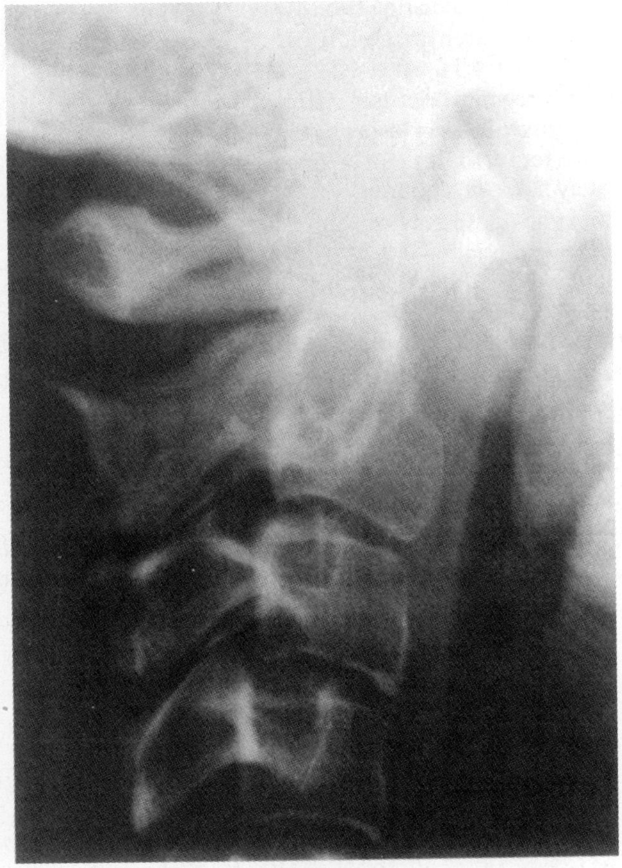

图61.4 一名15岁幼年型类风湿性关节炎女孩的颈椎屈曲侧位X线片显示有C1、C2半脱位。在中立位X线片上不能显示齿状突和寰椎前弓之间的分离。这是一种严重的并发症，因为半脱位可以压迫脊髓。寰椎前弓和齿状突之间的正常距离应当不超过5mm。此患者的距离是7mm。

脊柱病变[200]。脊柱关节病患儿现已明确归于JIA新诊断标准之中，附着点炎症是其主要指征，并且人们认识到也有可能会出现SI和炎症性脊柱症状。

就诊时的典型患儿是十几岁男孩，伴有膝关节肿胀。在病程早期也可能有髋关节受累。常常会有下背痛（特别是清晨），难以长时间坐、站，并且睡眠差，也可能会有其他关节疼痛。体格检查会发现附着点炎症，特别是髌骨或跟骨。滑囊或大关节肿胀常常是无痛的。儿童在就诊时，其SI关节X线片通常是正常的，而骨扫描可能为阳性，且SI关节对比剂增强MRI可能有助于诊断[250]。全血细胞计数和ESR很少会有显著异常。脊柱关节病患者中约60%会出现HLA-B27，并且大部分都患有JAS[200]。不过，按照新的分类标准可以清晰看出：发现HLA-B27既不能确立也不能排除诊断。

这种疾病可能会因进行性中轴骨病变和畸形而变得复杂。HLA-B27阳性患儿及有脊柱活动受限证据（Schober试验阳性）的患儿出现中轴骨病变和畸形的风险最大，5年内有近20%患儿出现了明确的骶髂关节炎[251]。JAS患儿和成人一样，轻度二尖瓣或主动脉瓣反流的发生率很低[252]。JAS患儿中约有10%~25%会出现急性前葡萄膜炎[253,254]，其中HLA-B27阳性患儿的风险可能最大。最后，最初诊断为附着点炎症相关性关节炎的患者可能在数月或数年内确诊为银屑病或炎症性肠病。

（五）银屑病性关节炎

银屑病性关节炎将在本书其他章节介绍（见第65章）。不过应当注意到40%~50%最终诊断为银屑病性关节炎的患儿都是先有关节炎，后来才诊断出银屑病的[255,256]。

（六）其他关节炎

有些JIA患儿并不符合分类的标准，例如有的患儿有明显的附着点炎症相关性关节炎，但是后来却进展为侵蚀性RF阳性多关节炎。与此类似，有些患儿目前诊断为持续性或扩展性少关节炎，并且不符合银屑病性疾病的指标，但是后来发展为银屑病，而且有相应关节表现（例如X线片上指关节的“杯中插铅笔”表现，此表现有时可见于银屑病性关节炎）。

五、评估幼年型特发性关节炎患者、群体的病变活动和预后

（一）定量关节评估以及功能和生活质量评测工具

随着JIA患儿的治疗手段变得越来越复杂，对于JIA个体患儿（或群体）关节炎进行客观系列评估的辅助工具变得非常重要。为此目的而开发的工具包括幼年型关节炎功能状态指标[257]、幼年型关节炎功能评测量表[258]、家长或儿童完成的幼年型关节炎功能评测报告[259]，以及近期开发的JRA核心组指标[260,261]。后者的指标包括病变活动关节数量、活动受限、医生和家长/患者的整体评测、功能评测以及ESR。病情改善的定义为6项指标中至少有3项改善30%以上，并且病情加重30%以上的指标不超过一项。其他研究者表明在JCA患者中，对于病情变化的敏感性，医生、患者的整体评测工具比关节变量、晨僵、ESR和CRP更高[262]。

更复杂的工具能够为患儿的功能状态和生活质量提供更深入的认识，这些工具包括功能状态Ⅱ（R）量

表[263]、儿童期健康评测调查表(CHAQ)[264]、近期开发的儿童期健康调查表[265]和幼年型关节炎生活质量调查表(JAQQ)[266]。JAQQ 可能特别有价值,因为现已表明它对主诉疼痛和医生的整体评测方面的变化很敏感。家庭影响量表[267]特别有助于阐明慢性疾病对家庭功能的影响。所有这些工具可以系列使用,但是还没有研究显示 CHAQ 对少关节性 JCA 患者的变化敏感[268]。

(二)生长和成熟

对于局部生长紊乱的探测,特别是生长期儿童受累关节附近的骨骼过度生长,最好采用以下影像学研究方法。全身生长紊乱常见于全身性关节炎或多关节炎患儿,通常导致身材矮小症[269]或青春期延迟[270]。应当随诊其线性高度和月经初潮。不过,除此之外,还有其他因素可能导致生长和成熟的不良或延迟。营养评估经常是有益的,因为已经有人报道了蛋白质–热量营养不良[271],以及各种维生素和矿物质异常[272]。骨骼成熟延迟可能也是类固醇激素治疗的反应(例如:正如血清骨钙素所显示的那样成骨细胞的活动受到抑制)[273,274],但是也可能与内分泌异常有关,这种内分泌异常也可能被检测到。JRA 中胰岛素样生长因子-1 的生成会减少,并与重组人类生长激素的治疗相关联,重组人类生长激素的治疗会造成身高增长速度方面出现剂量依赖性增加[275,276]。骨和软骨生长显然会受细胞因子的影响,例如 TNF-α。Pepmueller 及其同事[277]发现降钙素和骨衍生的碱性磷酸酶都是成骨标志物,在 JRA 患者中较低,并与病变活动性成负相关。Percera 及其同事发现患者尿中排泄的骨转换生物化学标志物会增加,例如脱氧吡啶诺林和羟脯氨酸[278],它们是骨吸收增加的标志。JRA 患者的骨矿物质密度比预想的低(即使是那些从未使用过类固醇的患者),而且骨矿物质密度与病变严重性和残疾成负相关[279]。那些儿童期患 JRA,至成人后病变不活跃者可能最终会达到正常的骨矿物质密度。不过,如果直至成人期病变一直很活跃,则出现骨质减少和骨质疏松的风险会增加[280]。

(三)实验室检查

实验室检查对于发现病变活动和进展并没有特别的帮助。ANA 的滴度(或类型)、或 ANA 的滴度联合 RF 的滴度均与病变严重程度无任何相关性。同样,除全身性病变外,ESR 与临床病变活动性间只有微弱的关联性[281-283];有报道称 CRP 在 JRA 中也只有非常小的价值[284,285]。尽管全身性关节炎和多关节炎中经常有轻度贫血,但是它不是关节病变活动性的敏感指标。虽然血清和尿中的新蝶呤可能有所帮助,但它主要还只是一种研究工具。

(四)诊断性影像学

在对 JIA 患儿进行系列诊断性影像评估时,不同儿童风湿病学家有不同的方案。合理的观测方法应当包括以下几方面:

① 一少部分多关节炎患儿会有"干性"关节炎,表现为进展性侵蚀性关节炎,不伴显著关节肿胀或疼痛。因此,对于这些患者进行影像学检查的临床指征就可能很有限。

② MRI 的使用可以清晰显示出显著的关节和生长软骨损伤,甚至那些少关节炎患者也是如此,而这在普通X 线片上是想象不到的。这种情况反映了生长期儿童关节软骨下的未钙化生长软骨受到损伤时,普通 X 线片是难以发现的。一旦病变未痊愈,这种损伤可能会随着骨骼成熟而造成明显侵蚀。

③ MRI 检查不仅昂贵,而且通常要求小儿有起码的清醒镇静,同时 MRI 本身还有相应的风险。因此,进行考虑周全的成本–效益分析是必需的。

④ 特别是对于那些以前没有采用激进方法(例如甲氨蝶呤)治疗的少关节炎患儿,当他们出现破坏性(当然也是进展性的)关节病变时,可能会使他们采用这些激进治疗方法。这样做有可能达到改善预后的目的,不过也会因为所加用治疗的副作用而出现更高的健康风险。

意识里有这些想法,似乎就有理由对多关节炎和扩展性少关节炎患儿中那些受累和有炎症的关节每年至少进行一次普通 X 线片检查。有的类风湿专家对这种患者的所有关节每六个月进行一次检查。尽管这里讨论的目的并不是依据 JIA 的影像学表现给出专题论述,特别是关节的影像学研究将在本书的其他章节详细讨论(见第 6 章),但是下面是和儿童期关节炎特别相关的观察方法和技术。

① 对于生长期儿童,关节周围骨骼的大小和形态应当与相应年龄正常儿童相比较,而且在非对称性关节疾病中,应与未受累侧进行比较。这种比较对于手部和膝部病变特别有帮助[286,287]。

② Poznanski 及其同事[288]开发了普通 X 线片腕部大小和长度的系列评测技术,图 61.5 解释了这一技术,图 61.6 显示了 JRA 儿童的系列资料。这些资料显示随着时间进展,已经出现了显著的侵蚀性病变。Poznanski 等[289]也将此技术用于膝关节病变的评估。

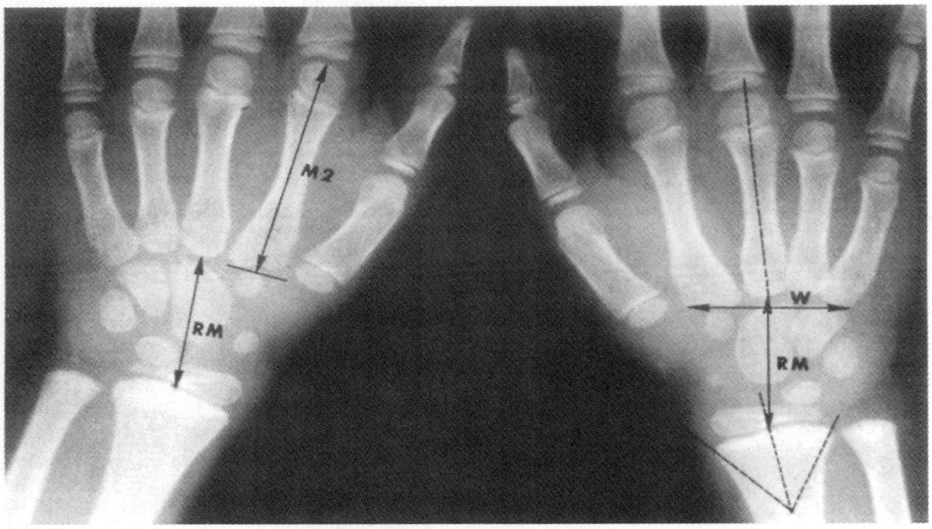

图61.5 用于评估儿童腕部大小的手部测量方法。桡掌距离(RM)是指从第三掌骨基底至桡骨生长板中点之间的距离,而第二掌骨长度(M2)是第二掌骨的最大长度。RM还可以与宽度(W)进行比较。(From Poznanski AK, Hernandez RJ, Guire KE, et al. Carpal length in children –a useful measurement in the diagnosis of rheumatoid arthritis and some congenital malformation syndrome. *Radiology* 1978;129: 661-668, with permission.)

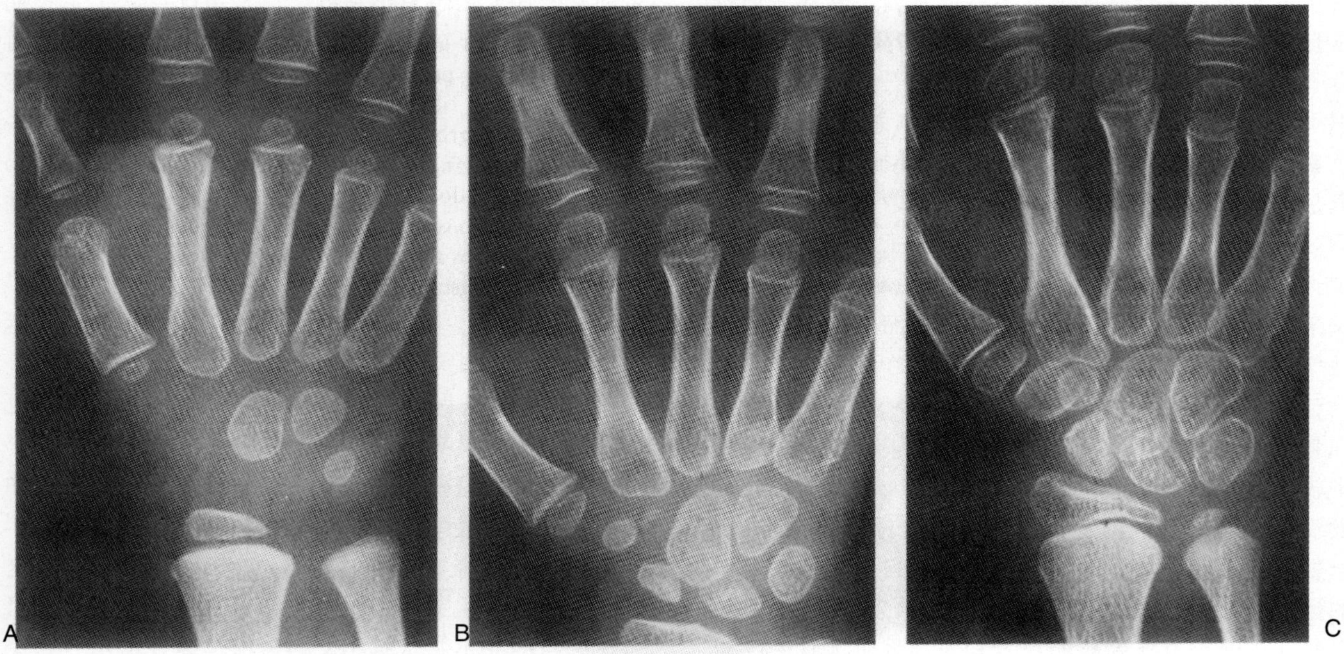

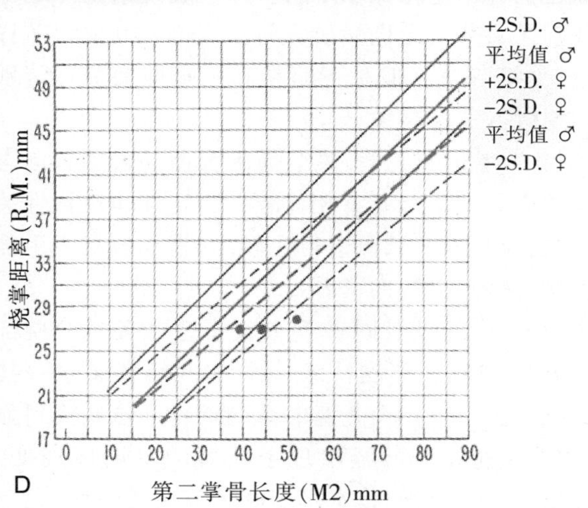

图61.6 一名幼年型类风湿性关节炎女孩连续拍摄的三张X线片,分别是在两岁三个月时(A)、四岁九个月时(B)和六岁九个月时(C)。图表显示的是男孩和女孩RM和M2之间的正常关系(D)。在A图中几乎没有腕骨病变的证据,在B和C图中可以见到腕骨有一些相互接近。将其绘制于正常曲线上,可以清晰发现腕骨没有生长。在最后一张图中,腕骨显然在正常女孩−2S.D.(标准差)偏倚线以下。(From Poznanski AK, Conway JJ, Shkolnik A, et al. Radiological approaches in the evaluation of joint disease in children. *Rheum Dis Clin North Am* 1987;13:57–73, with permission.)

③ 下肢不等长最好通过 CT 进行评估，特别是已经出现膝关节屈曲挛缩时[290]。最好是安排患者每六个月进行一次 CT 扫描观察下肢不等长，以获得客观的下肢不等长数值[291]。

④ 对于有活动性多关节炎患儿,通常应进行颈椎的系列屈曲和伸直位 X 线检查,以排除寰枢椎半脱位(图 61.4)。

⑤ 上面介绍了系列增强 MRI 研究的应用价值。脂肪抑制后对比 T1 加权 MRI 可能特别有帮助。给予钆对比剂后,炎性滑膜组织会呈现高信号,这与正常滑膜的表现相反[292-294](图 61.7 和图 61.8)。

⑥ 在目前评估骨缺损中,双重照相吸收测量法显得越来越重要，特别是对于那些经类固醇治疗的全身

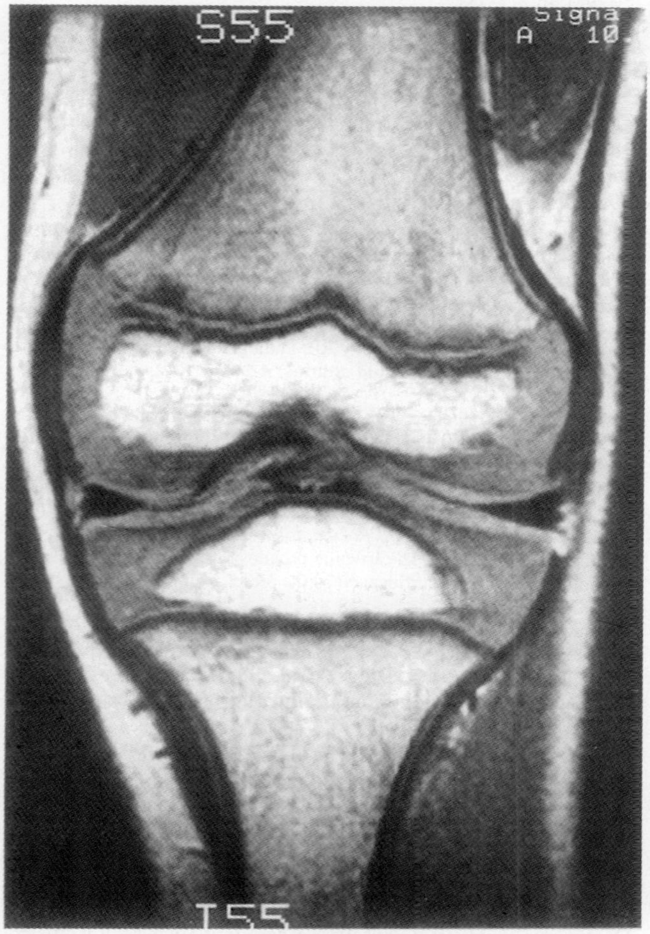

图61.7　一名四岁男孩的正常膝关节。T1加权的磁共振成像。骨骺中心呈高信号(白色),因为它们含有脂肪骨髓。注意其表面覆盖厚有层软骨(灰色),这代表生长软骨。同样,在生长软骨表面覆盖有一薄层关节软骨(浅灰色)。厚层软骨覆盖骨性部分的这种表现,正是在幼年型类风湿关节炎中晚期才出现骨侵蚀的原因，因为在骨骼受累前必须要破坏大量软骨。半月板形态正常(黑色三角形)。

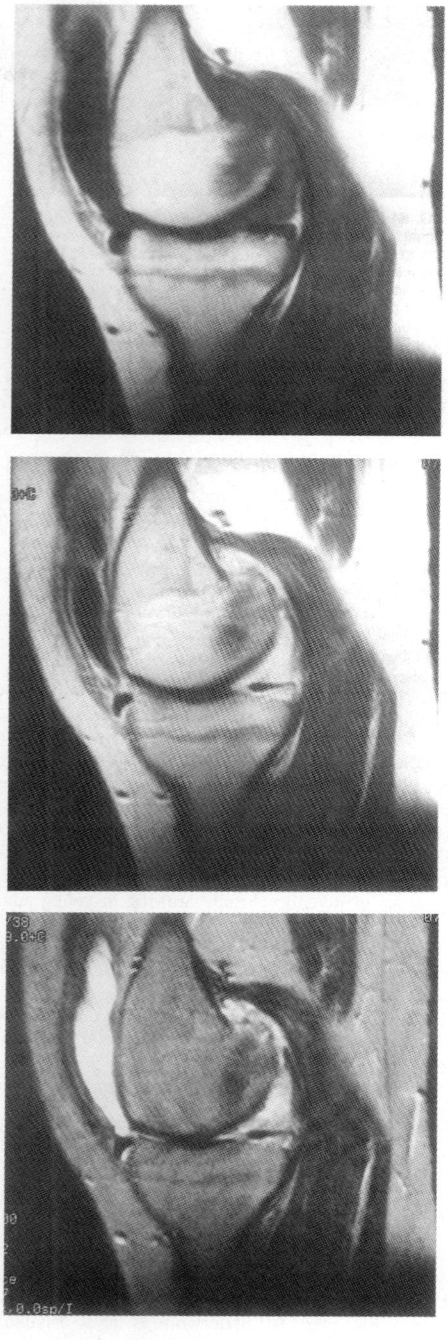

A

B

C

图61.8　一名15岁幼年型类风湿关节炎(JRA)女孩膝关节出现的滑膜炎和滑膜渗液。(A)矢状位T1加权磁共振成像。(B)注射钆后的T1加权像。(C)T2加权像显示在前方髌上囊和膝关节后部有高信号区域（白色)。在高信号区域中有一些不规则信号,可能代表有些血管翳。不过,还不能确定哪部分高信号是液体,哪部分是滑膜炎。这可以通过比较注射钆前(A)和注射钆后(B)的图像进行区分。在对比剂增强后的图像(B)上,血管增多的炎性滑膜被增强(呈现白色)。在关节渗液周围有增强现象,而此区域在T1加权像上呈低信号(黑色);在关节后方有炎性滑膜。在半月板周围也有增强现象,呈现半月板变小和畸形,这是JRA的常见表现。

性和多关节炎性 JIA 患者。

⑦ 超声检查可以显示出临床上不明显的滑膜积液,Sureda 及其同事[295]在 36 名 JRA 患者中发现有22%出现了这种积液。

六、小结

JIA(在美国曾称作 JRA)是一组独特的疾病组合,这些疾病之间的共同特点是儿童中特发性关节病变。因此,我们相信集中的临床和基础研究会使得对 JIA 亚型的分辨更深入,并因此使其病因更清晰、治疗更合理。在接下来的第 62 章将对 JIA 的治疗进行讨论。

(宋立明 译 于建华 李世民 校)

参考文献

1. Buikstra JE, Poznanski A, Cerna ML, et al. A case of juvenile rheumatoid arthritis from pre-Columbian Peru: a life in science. In: Builskra JE, ed. *Papers in honor of J. Lawrence Angel.* Kampsville, IL: Center for American Archeology, 1990:99.
2. Cronil V. Memoire sur le coincidences pathologiques du rheumatisme articulaire chronique. *C R Soc Biol (Paris)* 1864;4:2–25.
3. Diamant-Berger S. *Du rheumatisme noueux (polyarthrite deformante) che les enfants.* Paris: Lecrosnier et Babe, 1891:1–148.
4. Levinson JE, Wallace CA. Dismantling the pyramid. *J Rheumatol* 1992;19(suppl 33):6–10.
5. David J, Cooper C, Hickey L, et al. The functional and psychological outcomes of juvenile chronic arthritis in young adulthood. *Br J Rheumatol* 1994;33:876–881.
6. Flato B, Aasland A, Vinje O, et al. Outcome and predictive factors in juvenile rheumatoid arthritis and juvenile spondyloarthropathy. *J Rheumatol* 1998;25:366–375.
7. Peterson LS, Mason T, Nelson AM, et al. Psychosocial outcomes and health status of adults who have had juvenile rheumatoid arthritis. *Arthritis Rheum* 1997;40:2235–2240.
8. Baum J, Gutowska G. Death in juvenile rheumatoid arthritis. *Arthritis Rheum* 1977;20:253.
9. VanVujm IH, Hoyeraal HM, Fagertun H. Chronic family difficulties and stress life events in recent onset juvenile arthritis. *J Rheumatol* 1989;16:1088–1092.
10. Sturge C, Garralda ME, Boissin M, et al. School attendance and juvenile chronic arthritis. *Br J Rheumatol* 1997;36:1218–1223.
11. Olson DH, Sprenkle D, Russell C. Circumplex model of marital and family systems. I. Cohesion and adaptability dimensions. *Family Process* 1979;18:3–28.
12. McAnarney ER, Pless BI, Satterwhite B, et al. Psychological problems of children with chronic juvenile arthritis. *Pediatrics* 1974;53:523–528.
13. Brewer EJ, Base JC, Cassidy JT, et al. Criteria for the classification of juvenile rheumatoid arthritis. *Bull Rheum Dis* 1973;23:712–719.
14. Brewer EJ, Bass J, Cassidy JT, et al. Current proposed revision of JRA criteria. *Arthritis Rheum* 1977;20:195–199.
15. Jacobs JC. *Pediatric rheumatology for the practitioner,* 2nd ed. New York: Springer-Verlag, 1993.
16. Cassidy JT. What's in a name? Nomenclature of juvenile arthritis. A North American View. *J Rheumatol* 1993;20(suppl 40):4–8.
17. Prieur A-M, Kaufman MT, Griscelli C, et al. What's in a name? Nomenclature of juvenile arthritis. A European view. *J Rheumatol* 1993;20(suppl 40):9.
18. Petty RE, Southwood TR, Baum J, et al. Revision of the proposed classification criteria for juvenile idiopathic arthritis: Durban 1997. *J Rheumatol* 1998;10:1991–1994.
19. Towner SR, Michael CJ Jr, O'Fallon WM, et al. The epidemiology of juvenile arthritis in Rochester, Minnesota 1960–1979. *Arthritis Rheum* 1983;26:1208–1213.
20. Kunnamo I, Kallio P, Pelkonen P. Incidence of arthritis in urban Finnish children: a prospective study. *Arthritis Rheum* 1986;29:1232–1238.
21. Gewanter HL, Baum J. The frequency of juvenile arthritis. *J Rheumatol* 1989;16:556–557.
22. Cassidy JT, Nelson AM. The frequency of juvenile arthritis [Editorial]. *J Rheumatol* 1988;15:535–536.
23. Pless IB, Satterwhite B, Van Vechten D. Chronic illness in childhood: a regional survey of care. *Pediatrics* 1976;58:37–46.
24. Towner SR, Michet CJ, O'Fallon WM, et al. The epidemiology of juvenile arthritis in Rochester, Minnesota 1960–1979. *Arthritis Rheum* 1983;26:1208–1213.
25. Kiessling U, Doring E, Listing J, et al. Incidence and prevalence of juvenile chronic arthritis in East Berlin 1980–1988. *J Rheumatol* 1998;25:1837–1843.
26. Manners PJ, Diepeveen DA. Prevalence of juvenile chronic arthritis in a population of 12-year-old children in urban Australia. *Pediatrics* 1996;98:84–90.
27. Peterson LS, Mason T, Nelson AM, et al. Juvenile rheumatoid arthritis in Rochester, Minnesota 1960–1993: is the epidemiology changing? *Arthritis Rheum* 1996;39:1385–1390.
28. Anderson GB, Fasth A, Andersson J, et al. Incidence and prevalence of juvenile chronic arthritis: a population survey. *Ann Rheum Dis* 1987;46:277–281.
29. Tower SR, Michet CJ, O'Fallon WM, et al. The epidemiology of juvenile rheumatoid arthritis in Rochester, Minnesota 1960–79. *Arthritis Rheum* 1983;26:1208–1213.
30. Gare A, Fasth A, Anderson J, et al. Incidence and prevalence of juvenile chronic arthritis: a population survey. *Ann Rheum Dis* 1987;45:277.
31. Kunnamo I, Kallio P, Pelkonen P. Incidence of arthritis in urban Finnish children. *Arthritis Rheum* 1986;29:1232–1238.
32. Sullivan DB, Cassidy JT, Petty RE. Pathogenic implication of age of onset in juvenile rheumatoid arthritis. *Arthritis Rheum* 1975;18:251–255.
33. Hanson H, Kornreich HK, Bernstein B, et al. Three subtypes of juvenile rheumatoid arthritis: correlations of age at onset, sex, and serologic factors. *Arthritis Rheum* 1977;20(suppl):184.
34. Sullivan DB, Cassidy JT, Petty RE. Pathogenic implications of age of onset in juvenile rheumatoid arthritis. *Arthritis Rheum* 1975;18:251–255.
35. Lawrence RC, Hochberg MC, Kelsey JL, et al. Estimates of the prevalence of selected arthritic and musculoskeletal diseases in the United States. Report of the National Arthritis Data Workgroup. *J Rheumatol* 1989;16:427–441.
36. Schwartz MM, Simpson P, Kerr KL, et al. Juvenile rheumatoid arthritis in African Americans. *J Rheumatol* 1997;24:1826–1829.
37. Cimaz CG, Fink CW. The articular prognosis of pauciarticular onset juvenile arthritis is not influenced by the presence of uveitis. *J Rheumatol* 1996;23:257–359.
38. Romano G, Sironi M, Toniatti C, et al. Role of IL-6 and its soluble receptor in induction of chemokinins and leukocyte recruitment. *Immunity* 1997;6:315–325.
39. Prieur AM, LeGall E, Karman F. Epidemiologic survey of juvenile chronic arthritis. *Clin Exp Rheumatol* 1987;5:217–223.
40. Anderson Gäre B, Fasth A. The natural history of juvenile chronic arthritis: a population based cohort study: I. Onset and disease process. *J Rheumatol* 1995;22:295–307.
41. Arguedas O, Porras O, Fasth A. Juvenile chronic arthritis in Costa Rica: a pilot referral study. *Clin Exp Rheumatol* 1995;13:119–123.
42. Pongpanich B, Daengroongroj P. Juvenile rheumatoid arthritis: clinical characteristics in 100 Thai patients. *Clin Rheumatol* 1988;7:257–261.
43. Aggrawal A, Mistra R. Juvenile chronic arthritis in India: is it different from that seen in Western countries? *Rheumatol Int* 1994:14;53–56.
44. Haffejee IE, Raga J, Coovadia HM. Juvenile chronic arthritis in black and Indian South African children. *Sa Mediese Tydyskrif* 1984;65:510–514.
45. Oen K, Schroeder P, Jacobson K et al. Juvenile rheumatoid arthritis in a Canadian First Nations (aboriginal) population: onset subtypes and HLA associations. *J Rheumatol* 1998;25:783–790.
46. Cassidy JT, Petty RE. *Juvenile rheumatoid arthritis. Textbook of pediatric rheumatology,* 3rd ed. Philadelphia: WB Saunders, 1995:138.

47. Heisel JS. Life changes as etiologic factors in juvenile rheumatoid arthritis. *J Psychosom Res* 1972;16:411–442.
48. Phillips PE. Evidence implicating infectious agents in rheumatoid arthritis and juvenile rheumatoid arthritis. *Clin Exp Rheumatol* 1988; 6:87–94.
49. Sieper J, Braun J, Doring E, et al. Aetiological role of bacteria associated with reactive arthritis in pauciarticular juvenile chronic arthritis. *Ann Rheum Dis* 1992;51:1208–1214.
50. Danieli MG, Markovits D, Gabrielli A, et al. Juvenile rheumatoid arthritis patients manifest immune reactivify to the mycobacterial 65-kDa heat shock protein, to its 180–188 peptide, and to a partially homologous peptide of the proteoglycan link protein. *Clin Immunol Immunopathol* 1992;64:121–128.
51. Steere AC, Gibofsky A, Pattarroyo ME, et al. Chronic Lyme arthritis: clinical and immunogenetic differentiation form rheumatoid arthritis. *Ann Intern Med* 1979;90:896–901.
52. Naides SJ, Scharosch LL, Foto F, et al. Rheumatologic manifestations of human parvovirus B19 infection in adults. Initial two-year clinical experience. *Arthritis Rheum* 1990;33:1297–1309.
53. Nocton JJ, Miller LC, Tucker LB, et al. Human parvovirus B19-associated arthritis in children. *J Pediatr* 1993;122:186–190.
54. Mimori A, Misaki Y, Hachiya T, et al. Prevalence of antihuman parvovirus B19 IgG antibodies in patients with refractory rheumatoid arthritis and polyarticular juvenile rheumatoid arthritis. *Rheumatol Int* 1994;14:87–90.
55. Cimolai N, Malleson P, Thomas E, et al. *Mycoplasma pneumoniae* associated arthropathy: confirmation of the association by determination of the anti-polypeptide IgM response. *J Rheumatol* 1989;16:1150–1152.
56. Oen K, Fast M, Postl B. Epidemiology of juvenile rheumatoid arthritis in Manitoba, Canada, 1975–92: cycles in incidence. *J Rheumatol* 1995; 22:745–750.
57. Gordon SC, Lauter CB. Mumps arthritis: a review of the literature. *Rev Infect Dis* 1984;6:338–344.
58. Grahame R, Armstrong R, Simmons N, et al. Chronic arthritis associated with the presence of intersynovial rubella virus. *Ann Rheum Dis* 1983;42:2–13.
59. Chantler JK, Tingle AJ, Petty RE. Persistent rubella virus infection associated with chronic arthritis in children. *N Engl J Med* 1985;313: 1117–1123.
60. Lindsley CB. Seasonal variation in systemic onset juvenile rheumatoid arthritis [Letter]. *Arthritis Rheum* 1987;30:838–839.
61. Feldman BM, Birdi N, Boone JE, et al. Seasonal onset of systemic-onset juvenile rheumatoid arthritis. *J Pediatr* 1996;129:513–518.
62. Uziel Y, Pomeranz A, Brik R, et al. Seasonal variation in systemic onset juvenile rheumatoid arthritis in Israel. *J Rheumatol* 1999;26(5): 1187–1189.
63. Prieur AM, Listrat V, Dougados M. Evaluation of a possible seasonal onset in juvenile arthritis from 2954 cases obtained from a multicenter European survey. *Clin Exp Rheumatol* 1994;12(suppl):124.
64. Gallagher KT, Bernstein B. Juvenile rheumatoid arthritis. *Curr Opin Rheumatol* 1999;11:372–376.
65. Moore TL. Immunopathogenesis of juvenile rheumatoid arthritis. *Curr Opin Rheumatol* 1999;11:377–383.
66. De Benedetti F, Martini A. Is systemic juvenile rheumatoid arthritis an interleukin 6 mediated disease? [Editorial]. *J Rheumatol* 1998;25: 203–207.
67. Mangge H, Schauenstein K. Cytokines in juvenile rheumatoid arthritis (JRA). *Cytokine* 1998;10:471–480.
68. Lindsley C. Juvenile rheumatoid arthritis and spondyloarthropathies. *Curr Opin Rheumatol* 1995;7:425–429.
69. Jarvis JN. Pathogenesis and mechanisms of inflammation in the childhood rheumatic diseases. *Curr Opin Rheumatol* 1998;10:459–467.
70. Miller JJ 3d, Hsu Y-P, Moss R, et al. The immunologic and clinical associations of the split products of C3 in plasma in juvenile rheumatoid arthritis. *Arthritis Rheum* 1979;22:502–507.
71. Miller JJ 3d, Osborne CL, Hsu Y-P. C1q binding in serum in juvenile rheumatoid arthritis. *J Rheumatol* 1980;7:665–670.
72. Miller JJ 3d, Olds LC, Silverman ED, et al. Different patterns of C3 and C4 activation in the varied types of juvenile arthritis. *Pediatr Res* 1986;20:1332–1337.
73. Mollnes TE, Paus A. Complement activation in synovial fluid and tissue from patients with juvenile rheumatoid arthritis. *Arthritis Rheum* 1986;29:1359–1364.
74. Jarvis JN, Pousak T, Krenz M, et al. Complement activation and immune complexes in juvenile rheumatoid arthritis. *J Rheumatol* 1993; 20:114–117.
75. Myones BL, Fuller CR, Silverman ED, et al. Evidence for complement activation in subsets of juvenile rheumatoid arthritis (JRA) and correlation with activity of disease [Abstract]. *J Rheumatol* 1986;13: 981.
76. Muller K, Herner EB, Stagg A, et al. Inflammatory cytokines and cytokine antagonists in whole blood cultures of patients with systemic juvenile chronic arthritis. *Br J Rheumatol* 1998;37:562–569.
77. Gattorno M, Picco P, Vignola S, et al. Serum interleukin 12 concentration in juvenile chronic arthritis. *Ann Rheum Dis* 1998;57:425–428.
78. Gattorno M, Picco P, Buoncompagni A, et al. Serum p55 and p75 tumour necrosis factor receptors as markers of disease activity in juvenile chronic arthritis. *Ann Rheum Dis* 1996;55:243–247.
79. Ozen S, Tucker LB, Miller LC. Identification of Th subsets in juvenile rheumatoid arthritis confirmed by intracellular cytokine staining. *J Rheumatol* 1998;25:1651–1653.
80. Gattorno M, Facchetti P, Ghiotto F, et al. Synovial fluid T cell clones from oligoarticular juvenile arthritis patients display a prevalent Th1/Th0-type pattern of cytokine secretion irrespective of immunophenotype. *Clin Exp Immunol* 1997;109:4–11.
81. Murray KJ, Grom AA, Thompson SD, et al. Contrasting cytokine profiles in the synovium of different forms of juvenile rheumatoid arthritis and juvenile spondyloarthropathy: prominence of interleukin 4 in restricted disease. *J Rheumatol* 1998;25:1388–1398.
82. Kutukculer N, Caglayan S. Plasma and synovial fluid soluble CD23 concentrations in children with juvenile chronic arthritis. *Autoimmunity* 1998;27:155–158.
83. Kutukculer N, Caglayan S, Aydogdu F. Study of pro-inflammatory (TNF-alpha, IL-1alpha, IL-6) and T-cell-derived (IL-2, IL-4) cytokines in plasma and synovial fluid of patients with juvenile chronic arthritis: correlations with clinical and laboratory parameters. *Clin Rheumatol* 1998;17:288–292.
84. Massa M, Pignatti P, Oliveri M, et al. Serum soluble CD23 levels and CD23 expression on peripheral blood mononuclear cells in juvenile chronic arthritis. *Clin Exp Rheumatol* 1998;16:611–616.
85. De Benedetti F, Pignatti P, Bernasconi S, et al. Interleukin 8 and monocyte chemoattractant protein-1 in patients with juvenile rheumatoid arthritis. Relation to onset types, disease activity, and synovial fluid leukocytes. *J Rheumatol* 1999;26:425–431.
86. De Benedetti F, Massa M, Robbioni P, et al. Correlation of serum interleukin-6 levels with joint involvement and thrombocytosis in systemic juvenile rheumatoid arthritis. *Arthritis Rheum* 1991;34: 1158–1163.
87. De Benedetti F, Pignatti P, Gerloni V, et al. Differences in synovial fluid cytokine levels between juvenile and adult rheumatoid arthritis. *J Rheumatol* 1997;24:1403–1409.
88. Madson KL, Moore TL, Lawrence JM 3rd, et al. Cytokine levels in serum and synovial fluid of patients with juvenile rheumatoid arthritis. *J Rheumatol* 1994;21:2359–2363.
89. Keul R, Heinrich PC, Muller-Newen G, et al. A possible role for soluble IL-6 receptor in the pathogenesis of systemic onset juvenile chronic arthritis. *Cytokine* 1998;10:729–734.
90. Fishman D, Faulds G, Jeffery R, et al. The effect of novel polymorphisms in the interleukin-6 (IL-6) gene on IL-6 transcription and plasma IL-6 levels, and an association with systemic-onset juvenile chronic arthritis. *J Clin Invest* 1998;102:1369–1376.
91. Maeno N, Takei S, Nomura Y, et al. High elevated serum levels of interleukin-18 in systemic juvenile idiopathic arthritis subtypes or in Kawasaki disease. *Arthritis Rheum* 2002;46(9):2539–2540.
92. Tselepis AD, Elisaf M, Besis S, et al. Association of the inflammatory state in active juvenile rheumatoid arthritis with hypo-high-density lipoproteinemia and reduced lipoprotein-associated platelet-activating factor acetylhydrolase activity. *Arthritis Rheum* 1999;42:373–383.
93. Raziuddin S, Bahabri S, Al-Dalaan A, et al. A mixed Th1/Th2 cell cytokine response predominates in systemic onset juvenile rheumatoid arthritis: immunoregulatory IL-10 function. *Clin Immunol Immunopathol* 1998;86:192–198.
94. Forre O, Thoen J, Dobloug JH, et al. Detection of T-lymphocyte subpopulation in the peripheral blood and the synovium of patients with rheumatoid arthritis and juvenile rheumatoid arthritis using monoclonal antibodies. *Scand J Immunol* 1982;15:221–226.

95. Kjeldsen-Kragh J, Quayle AJ, Vinje O, et al. A high proportion of the V delta 1+ synovial fluid gamma delta T cells in juvenile rheumatoid arthritis patients express the very early activation marker CD69, but carry the high molecular weight isoform of the leucocyte common antigen (CD45RA). *Clin Exp Immunol* 1993;91:202–206.
96. Murray KJ, Luyrink L, Grom AA, et al. Immunohistological characteristics of T cell infiltrates in different forms of childhood onset chronic arthritis. *J Rheumatol* 1996;23:2116–2124.
97. Kjeldsen-Kragh J, Quayle A, Kalvenes C, et al. T gamma delta cells in juvenile rheumatoid arthritis and rheumatoid arthritis. In the juvenile rheumatoid arthritis synovium the T gamma delta cells express activation antigens and are predominantly V delta 1+, and a significant proportion of these patients have elevated percentages of T gamma delta cells. *Scand J Immunol* 1990;32:651–659.
98. Zhang H, Phang D, Laxer RM, et al. Evolution of the T cell receptor beta repertoire from synovial fluid T cells of patients with juvenile onset rheumatoid arthritis. *J Rheumatol* 1997;24:1396–1402.
99. Sioud M, Kjeldsen-Kragh J, Suleyman S, et al. Limited heterogeneity of T cell receptor variable region gene usage in juvenile rheumatoid arthritis synovial T cells. *Eur J Immunol* 1992;22:2413–2418.
100. Thompson SD, Murray KJ, Grom AA, et al. Comparative sequence analysis of the human T cell receptor beta chain in juvenile rheumatoid arthritis and juvenile spondyloarthropathies: evidence for antigenic selection of T cells in the synovium. *Arthritis Rheum* 1998;41: 482–497.
101. Khalkhali-Ellis Z, Roodman ST, Knutsen AP, et al. Expression of macrophage markers by a population of T cells obtained from synovial fluid of a subgroup of patients with juvenile rheumatoid arthritis. *J Rheumatol* 1998;25:352–360.
102. Wouters CHP, Ceuppens JL, Stevens EAM. Different circulating lymphocyte profiles in patients with different subtypes of juvenile idiopathic arthritis. *Clin Exp Rheumatol* 2002;20:230–248.
103. Tsokos GC, Mavridis A, Inghirami G, et al. Cellular immunity in patients with systemic juvenile rheumatoid arthritis. *Clin Immunol Immunopathol* 1987;42:86–92.
104. Tsokos GC, Inghirami G, Pillemer SR, et al. Immunoregulatory aberrations in patients with polyarticular juvenile rheumatoid arthritis. *Clin Immunol Immunopathol* 1988;47:62–74.
105. Jarvis JN, Kaplan J, Fine N. Increase in CD5+ B cells in juvenile rheumatoid arthritis. *Arthritis Rheum* 1992;35:204–207.
106. Khalkhali-Ellis Z, Seftor EA, Nieva DR, et al. Induction of invasive and degradative phenotype in normal synovial fibroblasts exposed to synovial fluid from patients with juvenile rheumatoid arthritis: role of mononuclear cell population. *J Rheumatol* 1997;24:2451–2460.
107. Sioud M, Mellbye O, Forre O. Analysis of the NF-kappa B p65 subunit, Fas antigen, Fas ligand and Bcl-2-related proteins in the synovium of RA and polyarticular JRA. *Clin Exp Rheumatol* 1998;16: 125–134.
108. Osborn TG, Patel NJ, Moore TI, et al. Use of the HEp-2 cell substrate in the detection of antinuclear antibodies in juvenile rheumatoid arthritis. *Arthritis Rheum* 1984;27:1286–1289.
109. Myones BL, Anderson BD, Rivas-Chacon RF, et al. Anti-phospholipid antibodies in juvenile rheumatoid arthritis (JRA) [Abstract]. *Arthritis Rheum* 1990;33(suppl):93.
110. Fawcett PT, Rose CD, Gibney KM, et al. Use of ELISA to measure antinuclear antibodies in children with juvenile rheumatoid arthritis. *J Rheumatol* 1999;26:1822–1826.
111. Saulsbury FT. Antibody to ribonucleoprotein in pauciarticular juvenile rheumatoid arthritis. *J Rheumatol* 1988;15:295–297.
112. Wittemann B, Neuer G, Michels H, et al. Autoantibodies to nonhistone chromosomal protein HMG-1 and HMG-2 in sera of patients with juvenile rheumatoid arthritis. *Arthritis Rheum* 1990;33:1378–1383.
113. Neuer G, Bustin M, Michels H, et al. Autoantibodies to the chromosomal protein HMG-17 in juvenile rheumatoid arthritis. *Arthritis Rheum* 1992;35:472–475.
114. Haber PL, Osborn TG, Moore TL. Antinuclear antibody in juvenile rheumatoid arthritis sera reacts with 50–40 kDa antigen (s) found in HeLa nuclear extracts. *J Rheumatol* 1989;16:949–954.
115. Szer IS, Sierakowska H, Szer W. A novel autoantibody to the putative oncoprotein DEK in pauciarticular onset juvenile rheumatoid arthritis. *J Rheumatol* 1994;21:2136–2142.
116. Emlen W, O'Neill L. Clinical significance of antinuclear antibodies. Comparison of detection with immunofluorescence and enzyme-linked immunosorbent assay. *Arthritis Rheum* 1997;40:1612–1618.
117. Mulder L, van Rossum M, Horst G, et al. Antineutrophil cytoplasmic antibodies in juvenile chronic arthritis. *J Rheumatol* 1997;24:568–575.
118. Albani S, Ravelli A, Massa M, et al. Immune responses to the *Escherichia coli* dnaj heat shock protein in juvenile rheumatoid arthritis and their correlation with disease activity. *J Pediatr* 1994; 124:651–565.
119. Olds LC, Miller JJ 3d. C3 activation products correlate with antibodies to lipid A in pauciarticular juvenile arthritis. Arthritis Rheum 1990;33:520–524.
120. Miller JJ 3d, Olds LC. Antibodies to lipid A in pauciarticular juvenile arthritis: clinical studies. J Rheumatol 1992;19:959–963.
121. Miller JJ 3rd, Zhu S, Smith RL. Anti-lipid A antibodies in childhood arthritis: methods of immobilization affect quantitation and cross-reactivity measured by ELISA. *J Rheumatol* 1996;23:2125–2131.
122. Ravelli A, Martini A. Antiphospholipid antibody syndrome in pediatric patients. *Rheum Dis Clin North Am* 1997;23:657–676.
123. Marzan KA, Myones BL. Occurrence of antiphospholipid antibodies other than anticardiolipin in pediatric rheumatic diseases [Abstract]. *Arthritis Rheum* 1995;38(suppl):338.
124. Moore TL. Rheumatoid factors. *Clin Immunol Newsletter* 1998;18: 89–96.
125. Moore TL, Dorner RW, Osborn TG, et al. Hidden 19S IgM rheumatoid factors. *Semin Arthritis Rheum* 1988;18:72–75.
126. Moore TL, Dorner RW, Weiss TD, et al. Hidden 19S IgM rheumatoid factor in juvenile rheumatoid arthritis. *Pediatr Res* 1980;14:1135–1138.
127. Moore TL, Dorner RW. Rheumatoid factors. *Clin Biochim* 1993;26: 75–84.
128. Walker SM, McCurdy DK, Shaham B, et al. High prevalence of IgA rheumatoid factor in severe polyarticular-onset juvenile rheumatoid arthritis, but not in systemic-onset or pauciarticular-onset disease. *Arthritis Rheum* 1990;33:199–204.
129. Ilowite NT, Wedgwood JF, Bonagura VR. Expression of the major cross-reactive idiotype of juvenile rheumatoid arthritis. *Arthritis Rheum* 1989;32:265–270.
130. Ilowite NT, O'Reilly ME, Hatam L, et al. Expression of the rheumatoid factor cross-reactive idiotype in JRA: association with disease onset subtype, disease activity, and disease severity. *Scand J Rheumatol* 1992;21:51–54.
131. Rossen RD, Brewer EJ, Person DA, et al. Circulating immune complexes and antinuclear antibodies in juvenile rheumatoid arthritis. *Arthritis Rheum* 1977;20:1485–1490.
132. Moran H, Ansell BM, Mowbray JF, et al. Antigen-antibody complexes in the serum of patients with juvenile chronic arthritis. *Arch Dis Child* 1979;54:120–122.
133. Jarvis JN, Taylor H, Iobidze M, et al. Complement activation and immune complexes in children with polyarticular juvenile rheumatoid arthritis: a longitudinal study. *J Rheumatol* 1994;21:1124–1127.
134. Doekes G, Schouten J, Cats A, et al. Reduction of complement activation capacity of soluble immune complexes by IgM rheumatoid factor. *Immunology* 1985;47:675–680.
135. Jarvis JN, Lockman JC, Levine RP. IgM rheumatoid factor and the inhibition of the covalent binding of C4b to IgG in immune complexes. *Clin Exp Rheum* 1993;11:135–141.
136. Jarvis JN, Wang W, Moore HT, et al. *In vitro* induction of proinflammatory cytokine secretion by juvenile rheumatoid arthritis synovial fluid immune complexes. *Arthritis Rheum* 1997;40:2039–2046.
137. Thomsen BS, Heilmann C, Jacobsen SEH, et al. Complement C3b receptors on erythrocytes in patients with juvenile rheumatoid arthritis. *Arthritis Rheum* 1987;30:967–971.
138. Vehe RK, Begovich AB, Nepom BS. HLA susceptibility genes in rheumatoid factor positive juvenile rheumatoid arthritis. *J Rheumatol* 1990;17(suppl 26):11–15.
139. Albert ED, Scholz S. Juvenile arthritis: genetic update. *Baillieres Clin Rheumatol* 1998;12:209–218.
140. Graham TB, Glass DN. Juvenile rheumatoid arthritis: ethnic differences in diagnostic types [Editorial]. *J Rheumatol* 1997;24:1677–1679.
141. Ploski R, Forre O. Non-HLA genes and susceptibility to juvenile chronic arthritis. *Clin Exp Rheumatol* 1994;12(suppl 10):15–17.
142. Fernandez-Vina M, Fink CW, Stastny P. HLA associations in juvenile arthritis. *Clin Exp Rheumatol* 1994;12:205–214.
143. Nepom B. The immunogenetics of juvenile rheumatoid arthritis.

Rheum Dis Clin North Am 1991;17:825–842.
144. Nepom B, Glass D. Juvenile rheumatoid arthritis and HLA: report of the Park City III workshop. *J Rheumatol* 1992;19(suppl 33):70–74.
145. Hull RG. Outcome in juvenile arthritis. *Br J Rheumatol* 1988;27 (suppl I):66–71.
146. Calabro JJ, Burnstein SL, Staley HL, et al. Prognosis in juvenile rheumatoid arthritis: a fifteen-year followup of 100 patients. *Arthritis Rheum* 1977;20(suppl 2):285–290.
147. Hanson V, Kornreich H, Bernstein B, et al. Prognosis of juvenile rheumatoid arthritis. *Arthritis Rheum* 1977;20(suppl 2):279–284.
148. Wallace CA, Levinson JE. Juvenile rheumatoid arthritis: outcome and treatment for the 1990s. *Rheum Dis Clin North Am* 1991;17: 891–905.
149. Quirk ME, Young MH. The impact of JRA on children, adolescents, and their families. Current research and implications for future studies. *Arthritis Care Res* 1990;3:36–43.
150. Weyand CM, Hicok KC, Conn DL, et al. The influence of HLA-DRB1 genes on disease severity in rheumatoid arthritis. *Ann Intern Med* 1992;117:801–806.
151. Gough A, Faint J, Salmon M, et al. Genetic typing of patients with inflammatory arthritis at presentation can be used to predict outcome. *Arthritis Rheum* 1994;37:1166–1170.
152. Ansell BM. Chronic arthritis in childhood. *Ann Rheum Dis* 1978; 37:107–120.
153. Moroldo MB, Tague BL, Shear ES, et al. Juvenile rheumatoid arthritis in affected sib pairs. *Arthritis Rheum* 1997;40:1962–1966.
154. Begovich AB, Bugawan TL, Nepom BS, et al. A specific HLA-DPB allele is associated with pauciarticular juvenile rheumatoid arthritis but not adult rheumatoid arthritis. *Proc Natl Acad Sci U S A* 1989; 88:9489–9493.
155. Barron KS, Joseph A, MacLeod M, et al. DNA analysis of HLA-DR, DQ and DP genes in pauciarticular juvenile rheumatoid arthritis. *J Rheumatol* 1991;18:1723–1729.
156. Fernandez-Vina MA, Fink CW, Stastny P. HLA antigens in juvenile arthritis. Pauciarticular and polyarticular juvenile arthritis are immunogenetically distinct. *Arthritis Rheum* 1990;33:1787–1799.
157. Glass D, Litvin D, Wallace K, et al. Early onset pauciarticular juvenile rheumatoid arthritis associated with human leukocyte antigen DRw5, iritis and antinuclear antibody. *J Clin Invest* 1980;66:426–429.
158. Arnaiz-Villena A, Gomez-Reino JJ, Gamin ML, et al. DR, C4 and Bf allotypes in juvenile rheumatoid arthritis. *Arthritis Rheum* 1984;27: 1281–1285.
159. Ploski R, Vinje O, Ronningen KS, et al. HLA class II alleles and heterogeneity of juvenile rheumatoid arthritis. DRB1*0101 may define a novel subset of the disease. *Arthritis Rheum* 1993;36:465–472.
160. van Kerckhove C, Luyrink L, Taylor J, et al. HLA-DQA1*0101 haplotypes and disease outcome in early onset pauciarticular juvenile rheumatoid arthritis. *J Rheumatol* 1991;18:874–879.
161. Fernandez-Vina MA, Fink CW, Stastny P. HLA antigens in juvenile arthritis. *Arthritis Rheum* 1990;33:1787–1794.
162. Barron KS, Silverman ED, Gonzalez JC, et al. DNA analysis of HLA-DR, DQ, and DP alleles in children with polyarticular juvenile rheumatoid arthritis. *J Rheumatol* 1992;19:1611–1616.
163. Hurley CK, Gregersen PK, Gorski J, et al. The DR3 (w18), DQw4 haplotype differs from DR3 (w17), DQw2 haplotypes at multiple class II loci. *Hum Immunol* 1989;25:37–50.
164. Reveille JD, Spencer CH, Rivas-Chacon RF, et al. HLA-DRB1, DQA1, DQB1, and DPB1 alleles in children with juvenile arthritis from three ethnic groups [Abstract]. *Arthritis Rheum* 1997;40(suppl): 241.
165. Morling N, Friis J, Heilmann C, et al. HLA antigen frequencies in juvenile chronic arthritis. *Scand J Rheumatol* 1985;14:209–216.
166. Fantini F, Gerloni V, Murelli M, et al. HLA phenotypes in Italian children affected with juvenile chronic arthritis. *Clin Exp Rheumatol* 1987;5(suppl):F32.
167. Forre O, Dobloug JH, Hoyeraal HM, et al. HLA antigens in juvenile arthritis. Genetic basis for the different subtypes. *Arthritis Rheum* 1983;26:35–38.
168. Miller ML, Aaron S, Jackson J, et al. HLA gene frequencies in children and adults with systemic onset juvenile rheumatoid arthritis. *Arthritis Rheum* 1985;28:146–150.
169. Stastny P, Fink CW. Different HLA-D associations in adult and juvenile rheumatoid arthritis. *J Clin Invest* 1979;63:124–130.
170. Pachman LM, Goronzy JJ, Miller ML, et al. HLADRB1 antigens in children with symptoms of systemic onset juvenile rheumatoid arthritis (SO-JRA) [Abstract]. *Arthritis Rheum* 1997;40:S241.
171. Forero L, Zwirner NW, Fink CW, et al. Juvenile arthritis, HLA-A2 and binding of DEK oncogene-peptides. *Hum Immunol* 1998;59: 443–450.
172. Murray KJ, Szer W, Grom AA, et al. Antibodies to the 45 kDa DEK nuclear antigen in pauciarticular onset juvenile rheumatoid arthritis and iridocyclitis: selective association with MHC gene. *J Rheumatol* 1997;24:560–567.
173. Feichtlbauer P, Gomolka M, Brunnler G, et al. HLA region microsatellite polymorphisms in juvenile arthritis. *Tissue Antigens* 1998; 52:220–229.
174. Charmley P, Nepom BS, Concannon P. HLA and T cell receptor beta-chain DNA polymorphisms identify a distinct subset of patients with pauciarticular-onset juvenile rheumatoid arthritis. *Arthritis Rheum* 1994;37:695–701.
175. Donn RP, Davies EJ, Holt PL, et al. Increased frequency of TAP2B in early onset pauciarticular juvenile chronic arthritis. *Ann Rheum Dis* 1994;53:261–264.
176. Grom AA, Giannini EH, Glass DN. Juvenile rheumatoid arthritis and the trimolecular complex (HLA, T cell receptor, and antigen). Differences from rheumatoid arthritis. *Arthritis Rheum* 1994;37:601–607.
177. Smerdel A, Benedicte A, Ploski R, et al. A gene in the telomeric HLA complex distinct from HLA-A is involved in predispostion to juvenile idiopathic arthritis. *Arthritis Rheum* 2002;46(6);1614–1619.
178. Kirveskari J, Kellner H, Wuorela M, et al. False-negative serological HLA-B27 typing results may be due to altered antigenic epitopes and can be detected by polymerase chain reaction. *Br J Rheumatol* 1997; 36:185–189.
179. Savolainen HA, Lehtimaki M, Kautiainen H, et al. HLA B27: a prognostic factor in juvenile chronic arthritis. *Clin Rheumatol* 1998;17: 121–124.
180. McCarthy PL, Wasserman D, Spiesel SZ, et al. Evaluation of arthritis and arthralgia in the pediatric patient. *Clin Pediatr (Phila)* 1980;19: 183–190.
181. Scott PJ, Ansell BM, Huskisson EC. Measurement of pain in juvenile chronic polyarthritis. *Ann Rheum Dis* 1977;36:186–187.
182. Varni JW, Wilcox KT, Hanson V, et al. Chronic musculoskeletal pain and functional status in juvenile rheumatoid arthritis: an empirical model. *Pain* 1988;32:1–7.
183. Varni JW, Thompson KL, Hanson V. The Varni/Thompson pediatric pain questionnaire. I. Chronic musculoskeletal pain in juvenile rheumatoid arthritis. *Pain* 1987;28:7.
184. Callen JP. Myositis and malignancy. *Curr Opin Rheumatol* 1989;1: 468–472.
185. Pizzo PA, Lovejoy FH Jr, Smith DH. Prolonged fever in children: review of 100 cases. *Pediatrics* 1975;55:468–473.
186. Lohr JA, Hendley JO. Prolonged fever unknown origin. *Clin Pediatr* 1977;16:768–773.
187. Wallendal M, Stork L, Hollister JR. The discriminating value of serum lactate dehydrogenase levels in children with malignant neoplasms presenting as joint pain. *Arch Pediatr Adolesc Med* 1996;150: 70–73.
188. McCune WJ, Wise PT, Cassidy JT. A comparison of antibody tests in children with juvenile rheumatoid arthritis on Hep-2 cell and mouse liver substrates. *J Rheumatol* 1986;13:198.
189. Eichenfield AH, Athreya BH, Doughty RA, et al. Utility of rheumatoid factor in the diagnosis of juvenile rheumatoid arthritis. *Pediatrics* 1986;78:480–484.
190. Pachman LM, Poznanski AK. Juvenile (rheumatoid) arthritis. In: Koopman WJ, ed. *Arthritis and allied conditions: a textbook of rheumatology,* 13th ed. Baltimore: Williams & Wilkins, 1997:1162.
191. Cassidy JT, Petty RE. Juvenile rheumatoid arthritis. *Textbook of pediatric rheumatology,* 3rd ed. Philadelphia: WB Saunders, 1995: 176.
192. Baldassare AR, Chang F, Zuckner J. Markedly raised synovial fluid leukocyte counts not associated with infectious arthritis in children. *Ann Rheum Dis* 1978;37:404–409.
193. Grokoest AW, Snyder AI, Schlaeger R. *Juvenile rheumatoid arthritis.* Boston: Little, Brown, 1962.
194. Petty RE. Epidemiology of juvenile rheumatoid arthritis. In: Miller JJ III, ed. *Juvenile rheumatoid arthritis.* Littleton, MA: PSG, 1979: 135.

195. Ansell BM, Bywater EGL. Diagnosis of "probable" Still's disease and its outcome. *Ann Rheum Dis* 1962;21:253–262.
196. Calabro JJ, Marchesano JM. Rash associated with juvenile rheumatoid arthritis. *J Pediatr* 1968;72:611–619.
197. Schlesinger BE, Forsyth CC, White RHR, et al. Observations on the clinical course and treatment of one hundred cases of Still's disease. *Arch Dis Child* 1961;36:65–76.
198. Jan JE, Hill RH, Low MD. Cerebral complications in juvenile rheumatoid arthritis. *Can Med Assoc J* 1972;1073:623–625.
199. Schaller JG. The diversity of JRA. *Arthritis Rheum* 1977;20(suppl): 52–63.
200. Cabral DA, Malleson PN, Petty RE. Spondyloarthropathies of childhood. *Pediatr Clin North Am* 1995;42:1051.
201. Bernstein B, Takahashi M, Hanson V. Cardiac involvement in juvenile rheumatoid arthritis. *J Pediatr* 1985;85:313–317.
202. Brewer E. Juvenile rheumatoid arthritis-cardiac involvement. *Arthritis Rheum* 1977;20:231–236.
203. Miller JJ III. Carditis in JRA. In: Miller JJ III, ed. *Juvenile rheumatoid arthritis.* Littleton, MA: PSG, 1979:165–173.
204. Svantesson H, Bjorkhem G, Elborgh R. Cardiac involvement in juvenile rheumatoid arthritis: a follow-up study. *Acta Paediatr Scand* 1983;72:345–350.
205. Schwarz-Eywill M, Heilig B, Bauer H, et al. Evaluation of serum ferritin as a marker for adult Still's disease activity. *Ann Rheum Dis* 1992;51:683–685.
206. Bloom BJ, Tucker LB, Miller LC, et al. Fibrin d-dimer as a marker of disease activity in systemic onset juvenile rheumatoid arthritis. *J Rheumatol* 1998,25:1620–1625.
207. Morris JA, Adamson AR, Holt PJL, et al. Still's disease and the virus-associated haemophagocytic syndrome. *Ann Rheum Dis* 1985; 44:349–353.
208. Heaton DC, Moller PW. Case report: Still's disease associated with coxsackie infection and haemophagocytic syndrome. *Ann Rheum Dis* 1985;44:341–344.
209. Stephan JL, Zeller J, Hubert P, et al. Macrophage activation syndrome and rheumatic disease in childhood: a report of four new cases. *Clin Exp Rheumatol* 1993;11:451–456.
210. Davies SV, Dean JD, Wardrop CA, et al. Epstein-Barr virus–associated haemophagocytic syndrome in a patient with juvenile chronic arthritis. *Br J Rheumatol* 1994;33:495–497.
211. Ansell BM, Wood PHN. Prognosis in juvenile chronic arthritis. *Clin Rheum Dis* 1976;2:397–412.
212. van der Net J, Kuis W, Prakken ABJ, et al. Correlates of disablement in systemic onset juvenile chronic arthritis. *Scand J Rheumatol* 1997; 26:188–196.
213. Lin SJ, Huany JL, Chao HC, et al. A follow-up study of systemic-onset juvenile rheumatoid arthritis in children. *Chung Hua Min Kuo Hsiao Erh Ko I Hsueh Tsa Chih* 1999;40:176–181.
214. Minden K, Kiessling U, Listing J, et al. Prognosis of patients with juvenile chronic arthritis and juvenile spondyloarthropathy. *J Rheumatol* 2000;27:2256–2263.
215. Oen K, Malleson PA, Cabral DA, et al. Disease course and outcome of juvenile rheumatoid arthritis in a multicenter cohort. *J Rheumatol* 2002;29:1989–1999.
216. Lomater C, Gerloni V, Gattinara M, et al. Systemic onset juvenile idiopathic arthritis: a retrospective study of 80 consecutive patients followed for 10 years. *J Rheumatol* 2000;27:491–496.
217. Svantesson H, Akesson A, Eberhardt K, et al. Prognosis in juvenile rheumatoid arthritis with systemic onset. *Scand J Rheumatol* 1983; 12;139–144.
218. Heyd J, Glaser J. Early occurrence of aortic valve regurgitation in a youth with systemic-onset juvenile rheumatoid arthritis. *Am J Med* 1990;89:123–124.
219. Brewer EJ, Giannini E, Person D. *Juvenile rheumatoid arthritis,* 2nd ed. Philadelphia: WB Saunders, 1982.
220. Cazzola M, Ponchio L, de Benedetti F, et al. Defective iron supply for erythropoiesis and adequate endogenous erythropoietin production in the anemia associated with systemic-onset juvenile chronic arthritis. *Blood* 1996;87:4824–4830.
221. Hochbery MC, Arnold CM, Hogans BB, et al. Serum immunoreactive erythropoietin in rheumatoid arthritis: impaired response to anemia. *Arthritis Rheum* 1988;31:1318–1321.
222. Schnitzer TJ, Ansell BM. Amyloidosis in juvenile chronic polyarthritis. *Arthritis Rheum* 1977;20(suppl):245–252.
223. Calabro JJ. Amyloidosis and juvenile rheumatoid arthritis. *J Pediatr* 1969;75:521.
224. Bernstein BH, Stobie D, Singsen BH, et al. Growth retardation in juvenile rheumatoid arthritis (JRA). *Arthritis Rheum* 1977;20:212–216.
225. Polito C, Strano CG, Olicieri AN, et al. Growth retardation in nonsteroid treated juvenile rheumatoid arthritis. *Scand J Rheumatol* 1997;26:99–103.
226. Schaller JG. The diversity of JRA. *Arthritis Rheum* 1977;20(suppl): 52–63.
227. Prieur AM, Ansel BM, Bardfeld R, et al. Is onset type evaluated during the first three months of disease satisfactory for defining the subgroups of juvenile chronic arthritis? A EULAR cooperative study (1983–1986). *Clin Exp Rheumatol* 1990;8:321–325.
228. Sullivan DB, Cassidy JT, Petty RE. Pathogenic implications of age of onset in juvenile rheumatoid arthritis. *Arthritis Rheum* 1975;18:251–255.
229. Sherry DD, Bohnsak J, Salmonson K, et al. Painless juvenile rheumatoid arthritis. *J Pediatr* 1990;116:921–923.
230. Sharma S, Sherry DD. Joint distribution at presentation in children with pauciarthritis. *J Pediatr* 1999;134(5):642–643.
231. Rosenberg AM, Oen KG. The relationship between ocular and articular disease activity in children with juvenile rheumatoid arthritis and associated uveitis. *Arthritis Rheum* 1986;29:797–800.
232. Cassidy JT, Martel W. Juvenile rheumatoid arthritis: clinicoradiologic correlations. *Arthritis Rheum* 1977;20(suppl):207–211.
233. Guillaume S, Prieur AM, Coste J, et al. Long term outcome and prognosis in oligoarticular-onset juvenile idiopathic arthritis. *Arthritis Rheum* 2000;43:1858–1865.
234. Vostrejs M, Hollister JR. Muscle atrophy and leg length discrepancies in pauciarticular juvenile rheumatoid arthritis. *Am J Dis Child* 1988;142:343–345.
235. Cassidy JT, Levinson JE, Brewer EJ Jr. The development of classification criteria for children with juvenile rheumatoid arthritis. *Bull Rheum Dis* 1989;38:1–7.
236. Kanski JJ. Uveitis in juvenile chronic arthritis: incidence, clinical features and prognosis. *Eye* 1988;2:641–645.
237. Suciu-Foca N, Jacobs J, Godfrey M, et al. HLA-DR5 in juvenile rheumatoid arthritis confined to a few joints. *Lancet* 1980;2:40.
238. Candell Chalom E, Goldsmith DP, Koehler MA, et al. Prevalence and outcome of uveitis in a regional cohort of patients with juvenile rheumatoid arthritis. *J Rheumatol* 1997;24:2031–2034.
239. Kanski JJ. Screening for uveitis in juvenile chronic arthritis. *Br J Ophthalmol* 1989;73:225–228.
240. Sullivan DB, Cassidy JT, Petty RE. Pathogenic implications of age of onset in juvenile rheumatoid arthritis. *Arthritis Rheum* 1975;18: 251–255.
241. Forsberg M, Agerberg G, Persson M. Mandibular dysfunction in patients with juvenile rheumatoid arthritis. *J Craniomandib Disord* 1988;2:201–208.
242. Siamopoulou-Mavridou A, Asimakopoulos D, Mavridis A, et al. Middle ear function in patients with juvenile chronic arthritis. *Ann Rheum Dis* 1990;49:620–623.
243. Schaller JG. Juvenile rheumatoid arthritis. *Arthritis Rheum* 1977;20: 165–170.
244. Jacobs JC. *Pediatric rheumatology for the practitioner,* 2nd ed. New York: Springer-Verlag, 1993:276.
245. Kaye BR, Kaye RL, Bobrove A. Rheumatoid nodules. Review of the spectrum of associated conditions and proposal of a new classification, with a report of four seronegative cases. *Am J Med* 1984; 76:279–292.
246. Mesara BW, Brody GL, Oberman HA. "Pseudorheumatoid" subcutaneous nodules. *Am J Clin Pathol* 1966;45:684–691.
247. Schaller JG. The diversity of JRA. *Arthritis Rheum* 1977;20(suppl): 52–63.
248. Denardo BA, Tucker LB, Miller LC, et al. Demography of a regional pediatric rheumatology patient population. *J Rheumatol* 1994;21: 1553–1561.
249. Schaller JG. The diversity of JRA. *Arthritis Rheum* 1977;20 (suppl):53.
250. Braun J, Bollow M, Eggens U, et al. Use of dynamic magnetic resonance imaging with fast imaging in the detection of early and advanced sacroiliitis in spondyloarthropathy patients. *Arthritis Rheum* 1994;37:1039–1045.
251. Jacobs JC, Berdon ED, Johnston WE. HLA-B27-associated spondy-

loarthritis and enthosopathy in childhood: clinical, pathologic, and radiographic observations in 58 patients. *J Pediatr* 1982;100:521.
252. Stamato T, Laxer RM, de Freitas C, et al. Prevalence of cardiac manifestations of juvenile ankylosing spondylitis. *Am J Cardiol* 1995;75: 744–746.
253. Ansell BM. Juvenile spondylitis and related disorders. In: Moll JMH, ed. *Ankylosing spondylitis.* Edinburgh: Churchill Livingstone, 1980:120.
254. Schaller J. Ankylosing spondylitis of childhood onset. *Arthritis Rheum* 1977;20(suppl):398–401.
255. Lambert JR, Ansell BM, Stephenson E, et al. Psoriatic arthritis in childhood. *Clin Rheum Dis* 1976;2:339.
256. Shore A, Ansell BM. Juvenile psoriatic arthritis—an analysis of 60 cases. *J Pediatr* 1982;100:529–535.
257. Wright FV, Kimber JL, et al. Development of a disability measurement tool for juvenile rheumatoid arthritis—the Juvenile Arthritis Functional Status Index. *J Rheum* 1996;23(6):1066–1079.
258. Lovell DJ, Howe S, Shear E, et al. Development of a disability measurement tool for juvenile rheumatoid arthritis—the Juvenile Arthritis Functional Assessment Scale. *Arthritis Rheum* 1989;32:1390–1395.
259. Howe S, Levinson J, Shear E, et al. Development of a disability measurement tool for juvenile rheumatoid arthritis: the Juvenile Arthritis Functional Assessment Report for children and their parents. *Arthritis Rheum* 1991;34:873–880.
260. Giannini EH, Ruperto N, Ravelli A, et al. Preliminary definition of improvement in juvenile arthritis. *Arthritis Rheum* 1997;40:1202–1209
261. Ruperto N, Ravelli A, Falcini F, et al. Performance of the preliminary definition of improvement in juvenile chronic arthritis patients treated with methotrexate. *Ann Rheum Dis* 1998;57:38–41.
262. Ruperto N, Ravelli A, Falcini F, et al. Responsiveness of outcome measures in juvenile chronic arthritis. *Rheumatology* 1999;38(2): 176–180.
263. Stein REK, Jessop DJ. Functional Status II (R) Measure: a measure of child health status. *Med Care* 1990;28:1041–1055.
264. Singh G, Athreya B, Fried J, et al. Measurement of health status in children with juvenile rheumatoid arthritis. *Arthritis Rheum* 1994;37: 1761–1769.
265. Landgraf JM, Abetz L, Ware JE. *The CHQ user's manual,* 1st ed. Boston, MA: The Health Institute, New England Medical Center, 1996.
266. Duffy CM, Arsenault L, Watanabe Duffy KN, et al. The juvenile Arthritis quality of Life Questionnaire: development of a new responsive index for juvenile rheumatoid arthritis and juvenile spondyloarthritides. *J Rheumatol* 1997;24:738–746.
267. Stein REK, Riessman CK. The development of an Impact-on-Family Scale: preliminary findings. *Med Care* 1980;18:465–472.
268. Ruperto N, Ravelli A, Migliavacca D, et al. Responsiveness of clinical measures in children with oligoarticular juvenile chronic arthritis. *J Rheumatol* 1999;26(8):1827–1830.
269. White PH. Growth abnormalities in children with juvenile rheumatoid arthritis. *Clin Orthop* 1990;259:46–50.
270. Fraser PA, Hoch S, Erlandson D, et al. The timing of menarche in juvenile rheumatoid arthritis. *J Adolesc Health* 1988;9:483–487.
271. Henderson CJ, Lovell DJ, Gregg DJ. A nutritional screening test for use in children and adolescents with juvenile rheumatoid arthritis. *J Rheumatol* 1992;19:1276–1281.
272. Bacon MC, White PH, Raiten DJ, et al. Nutritional status growth in juvenile rheumatoid arthritis. *Semin Arthritis Rheum* 1990;20:97–106
273. Peretz A, Praet JP, Bosson D, et al. Serum osteocalcin in the assessment of corticosteroid induced osteoporosis. Effect of long and short term corticosteroid treatment. *J Rheumatol* 1989;16:363–367.
274. Ou LS, See LC, Wu CJ, et al. Association between serum inflammatory cytokines and disease activity in juvenile idiopathic arthritis. *Clin Rheumatol* 2002;21(1):52–56.
275. Davies UM, Jones J, Reeve J, et al. Juvenile rheumatoid arthritis: effects of disease activity and recombinant human growth hormone on insulin-like growth factor 1, insulin-like growth factor binding proteins 1 and 3, and osteocalcin. *Arthritis Rheum* 1997;40:332–340.
276. Simin D, Touati G, Prieur AM, et al. Growth hormone treatment of short stature and metabolic dysfunction in juvenile chronic arthritis. *Acta Paediatr Suppl* 1999;88(428):100–105.
277. Pepmueller PH, Cassidy JT, Allen SH, et al. Bone mineralization and bone mineral metabolism in children with juvenile rheumatoid arthritis. *Arthritis Rheum* 1996;39:746–757.
278. Pereira RM, Falco V, Corrente JE, et al. Abnormalities in the biochemical markers of bone turnover in children with juvenile chronic arthritis. *Clin Exp Rheumatol* 1999;17(2):251–255.
279. Henderson CJ, Cawkwell GD, Specker BL, et al. Predictors of total body bone mineral density in non-corticosteroid-treated prepubertal children with juvenile rheumatoid arthritis. *Arthritis Rheum* 1997;40: 1967–1975.
280. Haugen M, Lien G, Flato B, et al. Young adults with juvenile arthritis in remission attain normal peak bone mass at the lumbar spine and forearm. *Arthritis Rheum* 2000;43(7):1504–1510.
281. Giannini EH, Brewer EJ. Poor correlation between the erythrocyte sedimentation rate and clinical activity in juvenile rheumatoid arthritis. *Clin Rheumatol* 1987;6:197–201.
282. Kunnamo I, Kallio P, Pelkonen P, et al. Clinical signs and laboratory tests in the differential diagnosis of arthritis in children. *Am J Dis Child* 1987;141:34–40.
283. Giannini EH, Brewer EJ. Poor correlation between the erythrocyte sedimentation rate and clinical activity in juvenile rheumatoid arthritis. *Clin Rheumatol* 1987;6:197–201.
284. Hussein A, Stein J, Ehrich JHH. C-reactive protein in the assessment of disease activity in juvenile rheumatoid arthritis and juvenile spondyloarthritis. *Scand J Rheumatol* 1987;16:101–105.
285. van der Net J, Kuis W, Prakken ABJ, et al. Correlates of disablement in systemic onset juvenile chronic arthritis. *Scand J Rheumatol* 1997; 26:188–196.
286. Greulich WW, Pyle SI, Todd TW. Radiographic atlas of skeletal development of the hand and wrist. Stanford, CA: Stanford University Press, 1959:1–256.
287. Pyle SI, Hoerr NL. *A radiographic standard of reference for the growing knee.* Springfield, IL: Charles C Thomas, 1969:1–135.
288. Poznanski AK, Hernandez RJ, Guire KE, et al. Carpal length in children—a useful measurement in the diagnosis of rheumatoid arthritis and some congenital malformation syndromes. *Radiology* 1978;129:661–668.
289. Poznanski AK, Roche AF, Mukherjee D, et al. Norms of the apparent width of the knee joint: useful measures in the evaluation of children with juvenile rheumatoid arthritis. *Am J Radiol* 1995;145:870.
290. Aaron A, Weinstein D, Thickman D, et al. Comparison of orthoroentgenography and computed tomography in the measurement of limb-length discrepancy. *J Bone Joint Surg Am* 1992;74(6): 897–902.
291. Eastwood DM, Cole WG. A graphic method of timing the correction of leg-length discrepancy. *J Bone Joint Surg Am* 1995;77(5):743–747.
292. Bjorkengren AG, Geborek P, Rydholm U, et al. MR imaging of the knee in acute rheumatoid arthritis. *Am J Radiol* 1990;155:329–332.
293. Konig H, Sieper J, Karl-Juergen W. Rheumatoid arthritis: evaluation of hypervascular and fibrous pannus with dynamic MR imaging enhanced with Gd-DTPA. *Radiology* 1990;176:473–477.
294. Kursunoglu-Brahme S, Riccio T, Weisman MH, et al. Rheumatoid knee: role of gadopentetate-enhanced MR imaging. *Radiology* 1990; 176:831–835.
295. Sureda D, Quiroga S, Arnal C, et al. Juvenile rheumatoid arthritis of the knee: evaluation with US. *Radiology* 1994;190:403–406.

第62章

幼年型类风湿性关节炎的治疗

Edward H. Giannini, Hermine I. Brunner

针对幼年型类风湿性关节炎(juvenile reumatoid arthritis,JRA)所设计的综合性的治疗计划包括很多部分,其中药物治疗只占一部分。不论JRA的发病或者患者表现的发病类型如何,这种说法都是正确的。另外,JRA的影响还表现在对儿童家庭的各种各样有害的影响。因此,当制定治疗计划时有必要考虑到整个家庭的需要,包括心理社会的以及经济上的。因为JRA是一种慢性疾病,必须预知和重视患者以及家庭的长期和短期的需求。正如第61章所述,对这类疾病取得了共同认识,在美国这类疾病被总称为JRA,将其归类为幼年型自发性关节炎(JIA)。

让JRA儿童生活于院外并且融入生活的主流是治疗方案的中心。最近大部分努力(如本章后面内容所述)是基于院外治疗的,以提供必要的服务和治疗为目的,这在几年前是需要入院治疗的。

因此,由擅长处理儿童以及家庭的健康专家组成的多学科团队,可以将整个治疗计划很好地执行。在细节上,团队的组成成员各有不同:最佳的团队组成如表62.1中所示。必要的组成包括以儿童和家庭为重心的社区背景,使儿童获得最佳治疗结果的综合性治疗,富有经验的临床医师之间的协调以及高水平的跨学科交流与合作。这种治疗的结构被命名为以家庭为中心、以社区为基础的协调性治疗[1]。出色的自我辅导性书籍可以帮助患者、家庭以及健康服务者了解和满足JRA儿童和青少年的需求[2,3]。为数众多的组织和机构提供材料和网络信息并且举办会议,目的在于帮助患者和有风湿性疾病儿童的家庭。这些机构包括美国幼年型关节炎组织(关节炎基金会)、肌炎联合会以及美国狼疮基金会。

一、治疗目的

对JRA儿童治疗的目的是缩小感染的影响。其中包括控制疼痛、功能恢复以及促进正常的生长和发育,最终获得令人满意的生活质量。

表62.1 儿童关节炎的治疗团队

患者
父母、兄弟姐妹、其他护理人员
医师
初级护理医师
儿科风湿病学家
其他会诊医生(如下)
骨科医师
眼科医师
牙科医师
其他医师
保健辅助人员
护士
社会工作者
理疗师
职业治疗师
心理学家
营养学家
社区机构
学校
职业机构

(一)疼痛的控制

对儿童长期疼痛的治疗是一个复杂的，有时又是一个困难的问题。由于许多JRA儿童不抱怨疼痛，因此得不到足够的重视[4]。与JRA相关的不适症状经常被描述为酸痛或僵直，只有出现广泛的关节损伤才会使得不适症状加重。关节疼痛的持续存在对儿童整体健康以及其能力的发挥有着负面的作用。此外，物理疗法尽管必要，但是可能是不舒适的。

(二)预防运动度丧失与恢复活动度

活动度丧失伴随关节感染发生，需要立即得到重视，以便减少其对长期功能的影响。尽管屈曲型损伤也是比较普通的，例如肘、腕、掌指关节、髋关节和膝关节，但是广泛损伤是最显著的。

虽然应该鼓励正常的体育活动，但是让儿童仅简单地“活动起来”是不够的。主动和被动牵张通常是极为必要的。治疗计划应该由理疗师制定，并且由父母在家中执行。有些父母很难承担父母和理疗师的双重责任，这是可以得到理解的。那么一些儿童就需要或多或少地就诊于理疗师，以便建立一个更加容易实行的家庭治疗计划。这类疾病具有慢性的性质，因此在家庭中进行的干预治疗需要由理疗师对治疗计划进行周期性的修订。一旦抗感染药物疗法能够缩小感染并且达到止痛的作用，那么在治疗期间的早期就应该建立锻炼计划。如若被忽视，主动伸展的丧失就会成为固定的挛缩，这将成为一个更加严重的治疗问题。虽然充分休息是重要的，但是把儿童局限于床上是非常不恰当的。

(三)功能重建

在设计治疗计划中，特别是对于幼儿，应该集中于解决活动度丧失或者肌肉无力方面，由于二者对功能的影响非常显著。在适当的时间范围内不可能使得全部的关节都得到活动锻炼，那么必须建立优先计划。手部功能丧失或者站立或行走能力的丧失有着显著的功能上的重要性，那么就应在物理治疗中处于优先地位。患者及其家属应该以关节保护准则为指导，以便维持关节的活动性同时减少所受应力。

(四)促进正常的生长和发育

正常的身体和心理的生长和发育是治疗的最重要的目标。需要根据这些目标不时地修订物理或药物治疗。清楚地理解身体、心理和社会的发展的进程以及它们对儿童一生健康的重要性，将会有助于防止过度的激进或者宽纵的治疗。儿童与其父母、同胞、其他家庭成员、同学以及其他社区成员间的关系应该尽可能地正常化。

因疾病或者营养缺乏，或者因治疗应用糖皮质激素的副作用，会导致身体生长的损伤。慢性关节炎儿童经常是营养不良[5,6]。恢复充足的营养对生长速度有利。已经采用生长激素促进生长，但是成本高，作用的调节以及对成人身高的影响并不清楚[7-9]。随着更加强效的抗关节炎药物的应用，与以往相比，继发于糖皮质激素应用或者由于长期活动性疾病引起的生长不足已不再是一个重要问题。

(五)健康相关的生活质量

近期对患者相关结果的重视强调了对儿童健康相关的生活质量(HRQQL)的理解和评价。使用方便、有效的HRQQL评价工具，甚至包括幼儿的评价，现在已经得到应用。儿科生活质量测量表是一个以模块为特征的工具，其中包括一般的中心测量模式，条件特异性以及治疗相关的因素[10,11]。最近的研究报道强调HRQQL评价的重要性，并且敦促医师在常规诊疗中应用这些工具，以有助于在临床治疗中增加它们的应用[12]。

二、综合治疗计划的基本因素

治疗中至少有五个方面构成了对JRA儿童综合性治疗计划的基本组成：①物理治疗、②心理治疗、③营养方面、④药物治疗、⑤涉及其他医学方面的非风湿病学的医疗护理。重要的是不能将治疗中不同的方面看作是独立的实体（即一个方面对另外一个方面没有影响）。各个组成部分之间的协调是非常重要的，并且决定整个计划的成败。

(一)健康管理

在JRA儿童综合性治疗计划中，理疗师和职业治疗师具有核心作用。从最早的疾病诊断，这两方面的医学专家就应该起到积极的作用，并应熟悉关节炎儿童所形成的独特的问题。有效的治疗必须允许足够的时间让儿童和治疗师之间发展相互信赖的关系。总之，遵循运动范围和肌肉强度的评估，应该确定最需要关注的关节部位并建立特殊的治疗计划。

1975年美国国会通过的全体残障儿童教育法(公共法94-142)对于所有残疾儿童具有划时代的转折意

义，这一法律要求所有公立学校为所有年龄在 6~21 岁的残疾儿童提供免费和适合的公共教育(FAPE)。法律为需要帮助的儿童提供免费的支持性服务，此外还包括理疗和专业治疗。1991 年颁布了另一项法律(公共法 102-119)——残疾个体教育法案修正案，为这些家庭提供更加广泛的服务。这些条款为患有风湿病的儿童融入生活的主流提供了巨大的驱动力。

1.物理治疗

在这里不可能广泛而详细地研究阐述 JRA 儿童合理使用的物理治疗方法。本书给读者提供了物理治疗评价和 JRA 患者治疗相关的详尽的参考指南[13-15]。对JRA 患者进行物理治疗的目的是：①保持或者增加关节运动范围；②保持或增加肌肉强度；③保持或增加日常生活中活动的耐久力；④减轻疼痛以及⑤保持中立位。

对患者和其父母进行理疗需求以及理疗方法的教育是很必要的，这样可以确保家庭治疗和锻炼计划的继续进行。

对于任何计划，治疗都不能超越患儿的身体和心理的耐受力。5 岁或 6 岁以下的儿童很少能耐受超过每日两次，每次 15 或 20 分钟的锻炼计划。年长一点的儿童不能坚持每日两次每次 30 分钟的锻炼计划。游戏、书籍以及玩具可以帮助分散儿童的注意力，延长治疗时间。对于加强的住院治疗，每日两次每次 1 小时的治疗，另外辅助 1 小时的水疗能够得到顺利完成。对于儿童，最好在上午晚些时候或者下午早些时间安排物理治疗。在进行锻炼之前进行热淋、盆浴或者水疗可以消除僵硬以及疼痛，并且将会获得更佳的结果。尽可能根据学校的作息时间制定治疗计划以缩小学习上的损失。

2.专业治疗

一位专业的治疗师需要充分地估计儿童的功能性能力，对日常生活中年龄特异性的活动给予特别的重视[16]。与物理治疗一样，由于篇幅的限制，不能针对 JRA 专业治疗方法进行详细的阐述。但是，专业治疗的目的与物理治疗密切相关：①增进治疗的有效性(能量保存)；②以特定的活动代替另一些活动(关节保护)；③采用帮助手段和技术以增加独立性；④使用夹板固定纠正或预防变形，纠正或预防挛缩，帮助屈曲和伸展。

与物理治疗一样，针对佩戴夹板的必要性以及使用规定的辅助设备以防止易感关节和组织进一步损伤，必须对患者和父母进行早期教育。

(二)特殊措施

1.疼痛治疗措施

先前的研究证实与健康儿童相比，JRA 儿童的痛阈值要低[17]，原因在于其中枢神经和外周神经的敏化[18]。疼痛程度不但与所受疾病的活动度相关，而且与儿童应用疼痛处理措施的能力相关[19]。除了疾病控制以外，冷敷感染关节和经皮电刺激也是有帮助的。另外，可以使用认知行为干预，例如认知回聚以及指导意念以减少对疼痛的注意力。疼痛控制压力治疗技术已经得到成功应用，例如渐进性肌肉松弛和呼吸静心[18]。

2.水疗

温暖的水(35.5℃)可以缓解疼痛，并且水的浮力可以帮助儿童增强受累关节的肌肉和增加运动范围。水疗带来的心理上的益处可以增加治疗计划的整体有效性。

3.被动伸展

被动伸直是必要的，但是应该谨慎进行。其特殊的危害包括可能增加膝关节胫骨或者腕部腕骨半脱位，并且增加骨质疏松骨骼的骨折。如果能够正确保持骨盆中立位，则平躺有助于减少髋关节屈曲挛缩。

4.主动锻炼

患者需要进行抵抗或不抵抗阻力的关节主动活动，以重建肌肉力量。不过单纯进行主动活动几乎不足以恢复失去的活动度。应当鼓励儿童使所有受累关节都达到全部可能的活动范围，每天至少一次。一旦发现某个特定关节的活动范围减少了，那么这可能是病变加重的首要线索。

5.连续石膏矫正

精心制作的连续石膏矫正，经常能够很好地治疗膝关节或肘关节的屈曲挛缩以及腕关节的屈曲挛缩或尺偏畸形。可采用玻璃纤维石膏在最大伸直位固定 2~5 天，随后进行物理治疗，并再次采用石膏在伸直角度增加几度的位置上固定 2~5 天。当理疗师通过被动牵伸处理屈曲挛缩所能获得的角度已不能再有所增加时，上述的这种方法是有所帮助的。连续石膏矫正方案按照重获屈曲角度的不同,其持续时间会有所不同。还没有发现2~5天的间隔期对屈曲角度的矫正无效。此项操作之后,在夜间应当佩戴塑形较好的休息夹板或双片型石膏,以保持最终获得的角度。有时,需要在关节内注射己曲安奈德后,在麻醉下轻柔地推拿关节,然后采用石膏在最大伸直位固定48小时,如果能够充分地随访物理治疗,则可以预期这种方法是有效的。

6.夹板

对于年龄稍大的儿童,为了防止和纠正变形,休息、活动或者偶尔采用动态夹板是有用的。为了保障其依从性,必须注意舒适度。夹板需要频繁得到调节从而改善姿势和生长,且职业治疗师的进行性监督管理是必要的。对于腕部、膝部以及偶尔踝部采用静态夹板,这对于保持良好的位置和减轻夜晚活动带来的疼痛是帮助的。通常儿童很容易戴一种或者至多一次戴两个夜间夹板。如若需要更多,则需要每隔一夜更换夹板。用于腕部工作的夹板可以提供支持和缓解由于书写或者其他手部活动功能而产生的疼痛。其他可替换的书写装置或者其他类型对于存在手部小关节疾患的学龄儿童是有帮助的。

7.颈圈

柔软的颈圈能够减少颈部疼痛,并且可以在白天或者夜晚佩戴。硬颈圈使用受限,用于显著的颈部不稳定,由于其限制活动,儿童很少采用。

8.鞋和软垫

对于下肢关节炎的儿童,选择合适的鞋是非常重要的。需要注意的是,要保证鞋的号码合适,并且要有坚实的后跟支持和缓冲垫。以半硬式热塑性塑料或者柔软随和材料所做的定制鞋垫,对于解决脚和踝部疼痛有着相当重要的帮助,同时随着儿童成长可以减少进行性变形。这种鞋垫的制作要依据儿童处于非负重的姿势,并且距骨处于中立位得以支撑足弓。有一些特殊的问题,例如跖趾骨关节内转或者疼痛,也可以通过使用制作良好的鞋垫得以有效地控制。

9.垫高和腿长不相等

由于关节感染(通常是膝关节)导致的一侧腿过度生长需要采用一定措施提升对侧腿的鞋垫高度。不可弥补的腿长不但能够产生步态改变而且会加重踝、髋或者背部的疾病。腿长的轻微偏差(小于6.35mm)很少需要治疗或者可以通过在对侧鞋内插入薄的鞋垫来克服。即使是轻微的偏差也可能会引起站立时骨盆不对称(值得注意的是髂前上脊的位置),应该采用鞋垫来纠正这种偏差从而减轻因排列改变产生的任何压力。

(三)治疗中的心理社会方面

尽管大多数儿童和青少年对于JRA的社会和心理社会后果应付良好[20,21],但是他们对全部的调整问题存在很高的风险性[22]。严重的和活动性JRA儿童有可能存在被社会接受的困难[23]。因此,患有慢性疾病(例如JRA)的儿童会存在一系列问题,需要社会工作者或者心理学家提供专业意见。家庭、学校和社区,还有儿童本身,会因为关节炎的侵袭而受到负面影响[24]。下面要讨论一些极为普通和极为显著的问题。

1.儿童自我形象

大多数现在的儿童成长在竞争的环境中,体力上的成就和具有吸引力的外表经常无端地显得很重要[25]。这二者会因为诸如慢性关节炎等疾病而受到损害。更为重要的是,儿童对自身能力和形象的自信心会因此变得脆弱。对此的认识有助于护理者明白其费解的行为方式以及对医疗干预的不配合、消极和沮丧。

2.入学

除少数病例外,慢性关节炎患者都应当入常规学校。应当鼓励儿童参加体育锻炼,直至患儿能力的极限。应当与患儿的学校老师、体育教师及学校护士或顾问共同研讨,以提供指导,使学校工作人员能更有成效地配合儿童和家长工作。对于年长儿童,考虑其职业目标并提供工作准备经验是重要的[26]。

3.娱乐活动

理想情况下,关节炎儿童应当与其他儿童一起参与学校和社区的娱乐活动。推荐进行娱乐性的游泳、骑自行车及低冲击性的体育运动。对于生活在偏远或孤立社区的儿童,可以通过娱乐计划(例如夏令营)为其提供与其他患儿交流的机会。这种夏令营为患儿、家长及职业培训所提供的机会也是很重要的[27]。

4.家庭责任

在少儿中出现意外的、慢性的、有潜在致残性病变时,会给家庭组合的职责带来不良的影响,导致抑郁、罪恶感甚至离婚[28]。尽管多数慢性关节炎患儿家庭与健康儿童家庭的功能相似，但是其母亲（特别是 JRA 患儿的母亲）会表现出更多的心理抑郁症状[29]。社会工作者或心理医生的恰当指导可能是处理患儿及其家庭的一个重要方面。良好的家庭责任很重要，因为它关系到患儿的职责、抑郁及病变的调整。

5.患儿及家长教育

通过教育患儿和其家长，以及必要时教育家庭中其他有意义的护理成员，可以提高治疗的有效性。最好是能够得到善解人意、见多识广的医务工作者的帮助。这些专业人员通常是能够解释症状、治疗的作用和副作用的护士，并且其他专家(例如眼科专家、矫形外科专家、牙齿正畸专家)进行随诊也是必要的。美国的关节炎基金会或加拿大的关节炎协会提供的书面及视听教育材料，有助于达到对患儿及家长进行教育的目的。

6.经济负担

尽管许多长期疾病患儿的开支是由社会保险承担的，但是患儿的疾病不可避免地会产生其他开支。据估计健康系统对于 JRA 的开支平均为每年 7900 美元。而且，慢性关节炎患儿家庭至少要拿出收入的 5%用于关节炎的健康护理消费[31]。这会给家庭带来明显的负担，而且有时需要社会工作者根据财政计划提出建议，并动用社会资源。那些为患者开出药物和夹板及其他矫形支具处方的医生也应当考虑这些因素。

(四)治疗中的营养方面

患慢性炎症性疾病的儿童存在出现继发于营养不良的并发症的危险，包括骨质疏松症[32]。食物摄入不足会伴随着许多种源于食欲减退的慢性疾病，包括 JRA。药物治疗，例如非甾体抗炎药物和羟氯喹，可能会加重食欲减退。颞下颌关节病变也可能会导致食物摄入减少，因为咀嚼时会疼痛。保证关节炎患儿饮食中食物种类平衡并且热量充足是很重要的。应向执业营养师咨询综合营养评估，并提供营养教育及一贯性支持，这对于最佳治疗慢性关节炎患儿非常必要[33]。

患儿会因为下肢关节炎而活动少或因使用糖皮质激素而过度摄入食物，这都会导致肥胖。超重儿童的饮食管理很复杂，必须谨慎以保证即使中等程度限制热量，也要达到饮食平衡。处理长期糖皮质激素应用引起的体重增加更困难。皮质激素会使许多儿童非常饥饿，可能就很难限制其食物摄入。对于这类患儿，有时限制钠及明智地使用利尿剂可能有助于减轻体重。类固醇引起的体重增加通常是暂时性的。当强的松剂量减至每天 4mg 或 5mg 以下时，类库兴综合征性体重增加就会消失。在罕见情况下，类固醇诱发的高血糖症可能需要在饮食中限制碳水化合物。

不能茁壮成长是长期炎性病变患儿的常见表现，特征是体重和身高的异常、低生长率。对于这种患儿，可能需要营养支持以最佳提高生长潜能。由少量多次高营养进食组成的饮食可能是有益的。已经有人使用了夜间经鼻胃管喂养，以改善长期生长抑制患儿衰竭的蛋白质储存，并促进生长[34]。

对于某些 JRA 患儿应当在饮食中补充维生素、铁及钙。为减少长期使用糖皮质激素引起的骨质疏松，应当每日给予最小推荐剂量的维生素 D(400IU)及钙（1~3 岁给予 500mg，4~8 岁给予 800mg，9 岁以上给予1 300mg）[35]。对于有显著低血色素性贫血的患儿应当考虑补充铁剂。尽管低血色素性贫血可能会反映炎症的作用，但是 NSAID 引起的胃肠失血增加也可能会导致铁不足。

许多关节炎患儿都进行了非常规性规定饮食治疗，因为人们错误地认为这是有益处的。对于 JRA 患儿没有特殊的饮食，也没有特殊食物能够阻止或治愈疾病。应当给患者提供饮食指导，以告知患者平衡饮食的重要性并且避免有潜在危害性的饮食。应当由在儿童营养及生长方面有积极和支持兴趣的风湿病小组进行演示，并且应当告戒家长警惕那些关节炎患儿采用特殊饮食的普遍说法是不准确的，通过这些措施，通常能够防止不恰当的饮食控制。

(五)治疗中的药物方面

1.一般治疗方法的概况

对 JRA 患者的药物治疗是很复杂的。目前现有药物中没有一种是广泛有效或没有不良副作用的。截止近期，有效性通常是限于改善病变的症状和体征。随着免疫反应改性剂(或“生物制剂”)的开发和上市，有时能够阻止(并可能改善)关节的结构损伤并且某些药物可以真正改变疾病病程。尽管如此，治疗还只是改善性的而非治瘉性的。对 JRA 的药物治疗可以改善生活质量及机体功能，并限制畸形和残疾。

现在人们正在努力寻找预示性变量(人口统计的、临床的以及基因的）以帮助早期判定那些可能会出现更加顽固性病程的患者，进而可以更积极地对其进行治疗。不过目前在出现不可逆性关节损伤之前，还很难决定应当对哪些患者进行更高层次的药物治疗[36]。可能在病变早期存在着一过性机会，这时对于积极治疗更容易出现满意的反应。在分析那些可能或不太可能对指定治疗出现反应的患者时，药物基因组学和RNA表达分析逐渐开始占据一席之地[37]。

如今，药物治疗JRA的通用方法已经不能再表示为所谓的治疗金字塔。也就是NSAID在基底，而更具攻击性的药物在顶端[38,39]。药物治疗JRA患儿，即使是在疾病早期，也更依赖于病理和患者及其家庭的治疗选择。表62.2显示了每种JRA亚型治疗的总体概况。

(1)**药物治疗少关节幼年型类风湿性关节炎的一般方法**

对于此型JRA患儿，开始治疗时无一例外地不再使用NSAID全身治疗。大部分患者最初可以进行关节内长效糖皮质激素（例如己曲安奈德和曲安奈德）注射，甚至是那些有多个受累关节的患者也是如此(下面将更详细地介绍其剂量和副作用)。多数患者会出现注射关节的长期病变静止，而且许多医生会在有效作用出现减弱之后重复对同一关节进行注射。

对于少关节型患者的典型全身治疗是从NSAID开始的，但是可能很快就转换为更激进的治疗，例如甲氨蝶呤(MTX)。首选的NSAID仍是萘普生(每日10~20mg/kg，分2~3次服用，最大剂量为每日1250mg)。萘普酮是儿童中第二常用的NSAID，每日单次给予1000~2000mg。目前正在进行环氧化酶2(COX-2)抑制剂在少关节型患者中应用的研究，甚至在儿童中关键性研究的成果发表之前，其应用就已经有明确的迅速增长了。

MTX仍是首选的二线药，当NSAID无效之后应当马上使用[39]，特别是那些可能会进展为多关节性病程的患者。初始剂量通常为每周15mg/m^2(平均每周剂量为0.4mg/kg)[40]。有的医生所使用的剂量高达每周30~40mg/m^2。在少关节型发病患者中，那些只对MTX有部分反应或可能会出现侵袭性病变的患者，现在甚至在病程早期就经常给予依那西普。剂量是每次皮下注射0.4mg/kg(最多每次注射25mg)，每周两次。目前，在少关节型病变的治疗中，其他药物只起很小的作用，例如柳氮磺胺吡啶、来氟米特、细胞毒素制剂和生物制品(除了依那西普)诸如英夫利昔以及白介素-1受体拮抗剂(IL-1Ra)。

(2)**药物治疗多关节幼年型类风湿性关节炎的一般方法**

如果多关节炎患者的关节炎是破坏性的或者NSAID控制不良，则需要在病程早期加用二线药物。可以选择使用MTX(按上述剂量)或柳氮磺胺吡啶(每日30~50mg/kg)。与成人RA的治疗不同，由MTX、柳氮磺胺吡啶、羟氯喹共同组成的三联药物治疗在多关节炎JRA的治疗中只起很小的作用。对MTX或柳氮磺胺吡啶只有部分反应的患者中，大部分需要联合依那西普和MTX进行治疗。Brunner等于1999年至2000年在9名儿童风湿病专家中进行了一项治疗研究，他们一共连续研究了395名JRA患者[40]。在此项研究中，191名多关节患者中有19名使用了口服糖皮质激素(平均剂量为每日0.19mg/kg)。关节内注射类固醇常常被用以控制炎性关节并等待二线药物起作用。目前正在研究多关节性JRA中使用一组抗肿瘤坏死因子(TNF)药物及其他免疫调节剂，例如抗IL-1Ra和CTLA4-Ig。不过，现在有关这种药物效果和安全性的资料还都没有对照性。

(3)**药物治疗系统性幼年型类风湿性关节炎的通常方法**

药物治疗系统性幼年型类风湿性关节炎的通常方法比其他类型JRA更复杂，因为患者可能有多重表现。在病变早期通常应用NSAID、泼尼松(包括静脉类固醇冲击以治疗危及生命的并发症，例如心包炎)，以及关节内类固醇注射。在Brunner的研究中，50名系统性疾病患儿的平均泼尼松剂量为每日0.38mg/kg[40]。可以早期开始按上述剂量给予MTX。尽管关于依那西普用于系统性JRA的首次关键试验仍在进行当中，并且其结果还未报道，但是它在系统性JRA中的应用已经

表62.2 幼儿型类风湿性关节炎患儿的治疗方法

病程类型	NSAID	关节内注射类固醇	口服或静脉给予类固醇	甲氨蝶呤	先进治疗方法(DMARD)	生物制剂
少关节性	■	■		■		
多关节性	■	■	■	■	■	■
系统性	■	■	■	■	■	■

DMARD：病情改善性抗风湿药物；NSAID：非类固醇抗炎药物。

相当普遍。目前正在研究其他一组生物制剂在系统性JRA中的治疗效用，这包括TNF阻断剂、IL-1Ra及抗IL-6[39,41]。

环孢霉素A曾经是系统性JRA的主要治疗手段，但是目前在美国其应用已经迅速减少，而MTX和生物制剂日渐增多。

2.特殊药物

(1)非甾体抗炎药物

①通常用法：常用的NSAID制剂及其相关性质将在本书其它章节介绍(见第31章)。NSAID并不能改变JRA的自然病史，但是它们确实能够减轻僵硬和疼痛，并增加活动度。因此有利于患者参加物理治疗项目。NSAID的止痛作用是迅速的，而其抗炎作用则需要很长时间才能达到，并且其剂量是止痛作用所需剂量的两倍。只有约四分之一JRA患者单纯使用NSAID就足以控制炎症[40]，且大多数此类JRA患者都是少关节型的。

儿童类风湿联合研究小组(PRCSG)在儿童中进行了阿司匹林、非诺洛芬、酮洛芬、甲氯灭酸、吡洛芬和普罗喹宗的研究，并采用了标准方法论，结果发现这些NSAID之间的疗效差异非常小，不过一些药物似乎比其他药物毒性更大[42]。根据先前研究的资料，PRCSG显示约50%最终对NSAID反应良好的患儿都是在治疗两周内出现病情改善的，但是也有多达四分之一的患儿直至治疗约12周后才出现反应[43]。出现反应的平均时间为30天，并且对于NSAID出现最初反应的可能性并不依赖于发病的类型。一项PRCSG后期研究显示布洛芬液和阿司匹林一样有效，并且安全性更高[44]。

新型选择性COX-2抑制剂毫无疑问地减少了过去NSAID所引起的胃肠道并发症，特别是成人患者[45-47]。最近正在对JRA患儿进行有关塞来考昔、美洛昔康及罗非考昔的大型研究。目前已经有了来自美洛昔康Ⅰ/Ⅱ期研究的初步数据[48]。Foeldvari等报到了一项关于美洛昔康的为期12周的开放标签研究，他们对于36名需要NSAID治疗的JRA患者每日给予一次美洛昔康，剂量为0.25mg/kg。其中31名患者完成了研究。采用美国风湿病学会(ACR)儿童30标准作为主要结果指标[49]，发现到第4周有44%的患者得到改善，到第12周有62%的患者得到改善，到第52周有74%的患者得到改善。5名患者出现了药物相关性不良反应事件，但都是轻度的。

对于成人类风湿性关节炎(RA)患者的大型内窥镜研究结果显示，COX-2抑制剂与其他NSAID相比，所造成的胃肠出血更少，而其他NSAID变化不定地既抑制COX-1，也抑制COX-2[45,50]。无对照性的报道显示COX-2抑制剂也不是没有副作用的[51,52]，包括在JRA患者中[53]。目前COX-2抑制剂比常规NSAID更昂贵，并且，许多涉及内科医生的胃肠道疾病都不会引起儿科医师太多注意。因此，还需要进一步确定这些药物在JRA中的最终有效性[54]。

②选择：根据上述Brunner的研究[40]，明显地倾向于使用萘普生。在30万名使用NSAID的患者中，55%接受了萘普生的治疗。萘普生每日两次，采用液体或片剂的形式，并且具有良好的毒性-功效性质。不过萘普生具有产生假卟啉症的能力，这就限制了它在皮肤白皙患者中的有效性[55]。此项研究中发现的其他NSAID及其使用频率为：萘普酮占15%，COX-2抑制剂或吲哚美辛分别占7%，布洛芬或托美丁钠分别占6%，其他NSAID占4%。

因此，对于特定患者决定使用哪种NSAID似乎仅部分依赖于科学，而主要依赖于治疗技术。总体上讲，NSAID的有效性是特异反应性的。超过一半首次使用NSAID的患者都会有良好的初始反应。在首次使用NSAID而反应不足的患者中，有50%使用其他同类药物后病情会有所改善[56]。

在临床工作中，药物缺乏有效性时经常能够追踪到患者的依从性不好。在开始治疗时使用的NSAID应当有良好的毒性-功效性质，并且能够以方便的形式按照方便的计划表进行，这才是合理的用药方法。必须强调的是，应当充分教育患者常规使用NSAID的必要性。当作为抗炎药物使用而不是单纯止痛时，NSAID必须连续使用。如果试用NSAID2~3个月后效果仍不充分，则应当试用其他NSAID[43]。必要时可以在使用NSAID的同时给予扑热息痛以控制发热或疼痛。如果需要联合使用NSAID，则应当非常小心，因为其在毒性方面可能会出现协同作用，而在功效方面则不一定会出现协同作用[56,57]。

③预防措施：表62.3显示了JRA患者经NSAID治疗的安全性监测概况。大部分儿童对NSAID治疗的耐受性非常好。NSAID治疗的最常见副作用是腹痛和食欲减退。毫无疑问，NSAID可以导致临床上显著的胃肠道副作用，但是必须要在出现严重胃肠道损伤的风险与减轻病变症状、体征的实际潜能之间进行权衡[58,59]。对于每个接受长期NSAID治疗的患者，都应当监测其肾脏、肝脏及胃肠道的副作用。因为有时会出现间质性

肾炎和肾乳头坏死，所以每3~6个月应当进行一次常规尿分析检查。接受NSAID治疗的儿童经常会出现肝脏酶天冬氨酸转氨酶(AST)和丙氨酸转氨酶(ALT)血清水平的轻度升高，应当每3~6个月监测一次这些血清酶。使用水杨酸盐最常出现转氨酶升高，但是也可见于其他NSAID。

胃溃疡和胃肠道出血是NSAID不常见但非常重要的副作用，因此患儿及家长应当意识到其症状和体征。NSAID应当和食物一起服用，以减少胃刺激。有时需要使用胃肠道保护性药物，例如硫糖铝、抗酸药或组胺(H2)阻断剂。

NSAID对凝血和中枢神经系统可能也有有害作用。多数NSAID会增加皮肤青肿，有时会直接导致凝血异常。而且NSAID治疗可能会产生情绪改变及耳鸣。

应用NSAID有几项禁忌证：因为血液稀释作用而对于心功能异常患者不能使用托美丁和吲哚美辛；哮喘患者不能使用阿司匹林；因为与Reye综合征有关联性而对于葡萄糖-6-磷酸脱氢酶(G6PD)缺乏症、流行性感冒和水痘感染患者不能使用任何水杨酸盐。

(2)**二线药物**

约四分之三JRA患者对单一NSAID治疗反应不足，这时就应当考虑使用二线药物[60]。二线药物是一组种类不同的药物，其中一些药物比NSAID毒性更大，并且需要更长时间起效。这些药物经常被称作病情改善性抗风湿药物(DMARD)。以前认为DMARD一词是错误的称呼。随着新型、更有效药物的开发以及二线药物的联合应用，现在病变改善似乎也是可以达到的目标了。

现在正在JRA患儿中对多数二线药物进行大型、双盲、安慰剂对照试验。在许多儿童风湿病门诊中，治疗对NSAID反应不足的多关节炎，MTX是其首选。表62.3中有监测二线药物和生物制剂安全性的通用指南。

① 甲氨蝶呤：截至20世纪80年代，成人类风湿方面的对照试验显示了MTX是非常有效的，而且保持有可接受的短期安全性(也可参见第32章)。对JRA儿童的无对照性报道也同样是令人鼓舞的。根据这些资料，PRCSG研究网络在儿童中进行了一项多国家、双盲、安慰剂对照性药物研究，结果显示MTX比安慰剂更有效，并且最小有效剂量为每周10mg/m^{2}体表面积[60]。随后有人对随机安慰剂对照研究进行了荟萃分析，这些随机对照研究包括D-青霉胺［10mg/(kg·d)］、羟氯喹［6mg/(kg·d)］、金诺芬［0.5mg/(kg·d)］和两种剂量的MTX

表62.3 监测抗关节炎药物治疗幼儿型类风湿性关节炎的总结

药物	监测频率	须进行的实验室检查
NSAID	第0、1、3月及每6个月	CBC和分类、ALT、AST、白蛋白、肌酐、尿酸
阿达木	第0、0.5、1月及每3个月	CBC和分类、ESR或CRP；ANA和dsDNA，每6个月；基线PPD
阿那白滞素	第0、0.5、1月及每3个月	CBC和分类、ESR或CRP
环孢霉素	第0、0.5、1月及每2个月	CBC和分类、ESR或CRP、ALT、AST、白蛋白、BUN、肌酐、尿酸、环孢霉素血浓度
依那西普	第0.05、1月及每3个月	CBC和分类、ESR或CRP；ANA和dsDNA，第0月及每6个月；基线PPD
羟氯喹	眼部 每6个月；实验室检查第0、1月以及每3个月	CBC和分类、ALT、AST、白蛋白、ESR或CRP
英夫利昔	每次输注药物时	CBC和分类、ESR或CRP、ANA和dsDNA，第0月及每6个月；基线PPD
来氟米特	第0、0.5、1月及每2个月	CBC和分类、ALT、AST、白蛋白、BUN、肌酐
甲氨蝶呤	第0、0.5月及每2个月	CBC和分类、ALT、AST、白蛋白、BUN、肌酐
泼尼松	第0、1月及每2个月	CBC和分类、ALT、AST、白蛋白、BUN、肌酐、葡萄糖、尿酸；脂质性质，第0、6月；如果补充钙和维生素D，则监测尿钙/肌酐比和血钙，第0月及每6个月
柳氮磺胺吡啶	第0、0.5、1月及每3个月	CBC和分类、ALT、AST、白蛋白、BUN、尿酸、肌酐、ESR或CRP；免疫球蛋白，第0月及每6个月

ALT：丙氨酸转氨酶；ANA：抗核抗体；AST：天冬氨酸转氨酶；BUN：血尿素氮；CBC：完整血细胞计数；CRP：C反应蛋白；dsDNA：双链DNA；ESR：红细胞沉降率；NSAID：非甾体抗炎药；PPD：纯蛋白衍生物；UA：尿酸。

(每周5mg/m^2 以及 10mg/m^2),结果显示只有 MTX(每周 10mg/m^2)与安慰剂相比具有显著有效性。而且,与任何其他所研究的治疗方法相比,对于所有反应变量,高剂量MTX 都能产生更大的效应[61]。对接受 MTX 的 JRA 患者进行长期随访研究显示，大部分患者能够在相当长的时间内连续服药[62]。MTX 剂量为每周 mg/m2 时,至少在治疗数年内是相对安全的[63]。有一项研究对英文文献中所有采用 MTX 治疗 JRA 患儿的主要研究报道进行了综述,结果发现 MTX 的潜在益处远远超过其危险性[36]。目前,多数临床医生都将 MTX 作为首选的二线药物。在上述 Brunner 的调查中,395 名被调查的患者有近 40%都使用了 MTX[40]。现在已经有确切的证据表明 MTX 可能确实减慢或终止了成人 RA 中的骨破坏,正如 X 线片所证实的那样[64-66]。不过,它似乎不能导致长期病变消退。MTX 的吸收差异性非常大,但是当剂量超过 10~30 mg/m^2 时,其口服吸收很差[67]。对于更高剂量或吸收不良的患者，皮下或肌肉内途径是同样有效的。不过,皮下途径可能更方便,疼痛更轻[68]。

临床使用高剂量 MTX(多达每周 1.2 mg/kg)的早期报道是令人鼓舞的,而且对于那些 MTX 无反应性患者，医生们已经普遍开始给予剂量超过每周 10 mg/m^2 的 MTX[67]。Ruperto 等报到了一项近期在 20 个国家中进行的里程碑式的研究[69],他们研究了 80 名对常规剂量 MTX(按照 ACR 儿童 30 标准)无反应的 JRA 患者,让这些患者随机接受中等剂量(每周 15mg/m^2,最大剂量 20mg/周)或高剂量(每周 30mg/m^2,最大剂量每周 40mg)MTX,共 6 个月。在 40 名随机中等剂量组患者中,采用 ACR 儿童 30 标准[49],有 62.5%出现了病情改善,而高剂量组的病情改善率为 57.5%(P=NS)。两种剂量在安全性方面没有显著性差异。因此,剂量超过每周 20mg 的 MTX 并不比低剂量具有更多的临床益处。

因为 MTX 有许多显著的安全隐患,所以医生们都希望能尽早、尽快减少或终止使用 MTX。Ravelli 等已经显示那些通过 MTX 获得缓解的患者以及那些快速终止治疗(在获得缓解后 2~5 个月终止)的患者常常复发[70]。而且不复发的患者经常难以通过 MTX 治疗“再次获得缓解”。这些研究人员总结认为在病情缓解后仍应继续 MTX 治疗约一年左右。

MTX 的常见副作用包括:口腔溃疡(可以每日给予 1mg 叶酸,或在给予 MTX 后 24 小时给予 2.5~7.5mg 叶酸,每周一次,这样就能减轻口腔溃疡[71])、胃肠道紊乱以及少见的骨髓抑制。最初所关注的致癌作用和不育症似乎已经没有根据了，但是药物的致畸性质已经得到了广泛的认可。已经有人报道在经 MTX 治疗的 RA 成人患者中出现了卡氏肺囊虫引起的肺部机会性感染[72,73]。

最初人们觉得肝损害的风险非常高，但是如果排除酒精摄入,减少其他肝毒性药物,并仔细监测,则儿童中肝损害的风险就显得不突出了。ACR 已经就接受 MTX 治疗的成人 RA 患者进行肝脏活检的频率和指征发表了指导方针[74]。目前还没有进行大样本研究以确定这些指导方针的合理性。不过,Hashkes 等对 25 名接受 MTX 治疗的患者进行了 33 次经皮肝脏活检,他们发现有可信的证据表明成人的指导方针同样似乎也使用于儿童[75]。有人建议对于治疗数年而转氨酶无异常的患者常规进行肝脏穿刺，不过这可能是过于谨慎了。但是,持续性转氨酶升高,即使只有轻度升高,也是活检的指征[68]。

② 柳氮磺胺吡啶:柳氮磺胺吡啶适用于儿童和成人的炎症性肠病及成人 RA。目前对于儿童多关节性或少关节性 JRA，它只占次要地位，而且对于系统性 JRA,它还从未被使用过,因为它引起血清病的几率相对较高。Brunner 等发现在 195 名经二线药物治疗的 JRA 患儿中,只有 5%使用了柳氮磺胺吡啶[40]。与成人 RA 不同,对于 JRA,它几乎很少采用三联药物治疗(柳氮磺胺吡啶、羟氯喹和 MTX)。

近期 Brooks 发表了一项综述,他在文献报道中共发现了 550 名经柳氮磺胺吡啶治疗的 JRA 患者[76]。这些患儿中约一半为少关节型 JRA，三分之一为多关节型 JRA。据他们报道,对于各种亚型 JRA 患儿,此药至少都是有些效果的。按照他们的报道,其耐受性和毒性与成人中所见到的相似,不过在全身病变患者中,血清病的风险会增加。

多项非对照性研究已经表明柳氮磺胺吡啶是有效的 JRA 治疗药物,而且一项双盲、安慰剂对照、多中心的研究也显示:与安慰剂相比,它在治疗少关节性和多关节性 JRA 患儿方面具有优越性[77]。柳氮磺胺吡啶的剂量可以从每日 50mg/kg 开始,直至最大剂量每日 2~2.5g。通常在 4~6 周内不会看到效果[77],但是也有 3 个月内不见效的。柳氮磺胺吡啶不能用于对磺胺制剂或水杨酸盐超敏感的患儿、G6PD 缺乏的患儿、肝脏酶升高或血细胞减少的患儿、或者活动性系统性发病的 JRA 患儿。应当监测其潜在的肝脏、骨髓毒性。可能会出现恶心、呕吐和腹泻,但是通常都是轻度的。Stevens-Johnson 综合征罕见，但却是一种潜在的严重并发症。柳氮磺胺吡啶在男性中可能会导致暂时性不育症（见

第42章)。

③ 来氟米特:此药是一种新的具有抗增殖和免疫抑制性能的异噁唑药物(见第32章)。对成人RA的大量研究显示每日给予20mg来氟米特是相对安全和高效的[78]。目前正在进行研究以评估来氟米特在儿童中的药理学性能。Silverman等进行了一项随机对照研究,他们对94名多关节型病程JRA患者分别给予来氟米特(在负荷剂量后每隔一天给予10mg;最大剂量为每日20mg)以及MTX(每周0.5mg/kg直至每周25mg),并报道了其结果[79]。经过16周治疗后,按照ACR儿童30标准,来氟米特组中68%的患者以及MTX组中89%的患者达到了这一标准($p<0.016$)。与此相似,按照百分比改善标准对结果进行分析,也倾向于MTX。研究人员总结认为两种药物都是高效的。提高药物剂量有可能会是来氟米特组的治疗反应更好。来氟米特组患者对来氟米特的耐受性很好,对于那些在MTX治疗后不能获得最大反应性的患者,来氟米特是另一种治疗性药物。

将来,那些对MTX无反应或不能耐受的患者,可以选择来氟米特作为治疗药物。不过,已知此药有致畸作用及较长的半衰期,这可能会限制其在JRA中的应用,至少对于青少年是如此[80]。

④ 羟氯喹:此种抗疟药物在JRA二线药物中仍只占次要地位,接受DMARD的患儿中只有10%采用了羟氯喹。它有免疫调节作用,并抑制胶原蛋白酶(见第42章)。它的剂量为每日5~6mg/kg,每日一次,直至最大剂量每日300mg。此药的胃肠道吸收有很大的差异性,范围从30%至100%[81]。需要经过数月,药物才开始起作用,88%有反应的患者会在6个月内起作用[82]。最严重的副作用是由药物沉积和黄斑变性引起的剂量相关性视网膜毒性。尽管还未明确有关眼科监测的推荐意见[83],但是应当在开始羟氯喹治疗(前提是不超过推荐剂量)前以及治疗后每6~12个月评估一次视野及色觉。皮肤可能会由于药物的皮肤蓄积而出现泥土样外观。

⑤ 沙利度胺:近期,人们又逐渐重新开始对那些常规治疗无反应的系统性JRA患者使用这种免疫调节药物。目前,有关此药的资料还只是由小样本病例系列的无对照性报道组成的[84]。现在还没有通过正规临床实验调查系统性JRA中此药的安全性和有效性。

⑥ D-青霉胺:PRCSG进行的一项关于D-青霉胺的研究结果显示与安慰剂相比,此药只有轻度或没有治疗优势[85]。有人曾试图寻找此药能对其提供治疗益处的JRA患者亚型,但是同样也未能成功[86]。此项研究以及其他研究开创了一个纪元,在这一时期,许多医生逐渐不再热衷于这种传统治疗方式。它在JRA治疗中的地位可以忽略不计。

⑦ 非肠道用金制剂:随着人们越来越接受MTX作为二线药物的首选,在过去15年中,非肠道给予的金盐在JRA治疗中的地位已经迅速降低了。金盐主要是硫代苹果酸金钠和硫代葡萄糖金,是用以治疗关节炎症的最早的有效药物[87,88](见第42章)。尽管早在20世纪20年代就有人报道了它们在关节炎中的应用,但是从未在JRA患者中进行过关于注射金的对照、盲法试验。目前认为采用金盐治疗JRA只具有历史意义。

⑧ 口服金制剂:一种口服金制剂——金诺芬于20世纪80年代中期进入市场,用以治疗成人RA。PRCSG进行了一系列研究,结果显示口服金能够很好地被JRA患儿吸收,并且非常安全,但是其有效性只稍高于安慰剂[89-92]。目前,它在JRA的药物治疗方面还不占显著地位。

⑨ 静脉免疫球蛋白:静脉免疫球蛋白(IVIG)已经被用于治疗系统性和多关节性JRA患儿。尽管无对照性的报道显示其效果良好[93,94],但是在系统性JRA患者中对IVIG进行的小样本对照试验却未显示其益处[95]。在多关节性JRA中对IVIG进行的一项双盲安慰剂对照研究[96]中,给予患者每月两次IVIG,每次1.0~1.5g,连续两个月,然后每月一次,连续6个月,结果四分之三患者得到了某些收效,但其效果是暂时性的。考虑到其价格昂贵、有传染疾病的潜在风险[97]以及其效果有限,IVIG在治疗JRA患儿中的地位是非常有限的。Brunner等[40]在其1999年~2000年的调查研究中发现,被研究的395名患者中没有一名患者接受了IVIG治疗。

⑩ 细胞毒性药物(硫唑嘌呤、苯丁酸氮芥、环孢霉素A):第41章也讨论了细胞毒性药物。对儿童期关节炎使用硫唑嘌呤治疗的经验还很有限。Kvien等进行了一项为期16周的双盲、随机试验,以在服用NSAID和中等剂量泼尼松的JRA患儿中比较硫唑嘌呤和安慰剂的效果,并报道了其结果[98]。结果表明硫唑嘌呤与安慰剂之间的差别是很小的,但是有趋势显示接受硫唑嘌呤的患者会表现出某些改善。Savolainen等报道了129名JRA患者经硫唑嘌呤治疗后的长期效果,这些患者都是其他药物无效的[99]。其中15%出现了缓解,14%出现了暂时性缓解。因不良副作用而终止治疗的只占14%,而且在这些患者中,副作用都是出现于

治疗的前两个月内。研究人员总结认为此药对于严重JRA是有用的,其安全性也是可以接受的。很难评估预期的病情改善是否能够超过其毒性风险(既包括即时的风险,也包括长期的风险)。目前硫唑嘌呤实际上在任何形式JRA的治疗中都不占任何地位。

烷化剂苯丁酸氮芥已经被用于治疗JRA,特别是当合并有眼葡萄膜炎或淀粉样变性时[100,101]。尽管大部分人已经不再将其用于治疗眼部病变了,但是可能还是需要用它来治疗及其罕见但是却危及生命的并发症——淀粉样变性[102](见第93章)。

尽管环孢霉素A已经被用于治疗大量风湿性病变(见第41章),但是其在JRA患儿中的应用还是很有限的。Ostensen等[103]对顽固性JRA患儿采用了环孢霉素A治疗。在他所研究的14名患者中,有11名患者因为药物毒性(贫血、肌酐升高)或无效而终止服药。近期,在美国、南美、墨西哥和欧洲进行了一项大型Ⅳ期药物研究[104]。这项研究包括了339名患者,共随访489年,患者都被服用了中等剂量的环孢霉素A,每日3.2mg/kg,平均治疗1.3年;其中54%患者为系统性JRA,32%为多关节性JRA,14%为少关节性JRA。研究人员总结认为在主要为无效而终止之前,使用药物的时间相对较短。肾脏并发症见于绝大部分患者中,不过这种并发症会在停止服药后迅速缓解。因为这些不令人鼓舞的发现,随着免疫反应调节剂的开发和上市,在全球范围内,环孢菌素A的使用已经显著减少。

(3)*糖皮质激素*

1949年Hench等[105]首次记述了皮质激素治疗成人RA的临床结果(见第34章)。从那时开始,儿科风湿病专家一直热衷于采用这些激素治疗儿童[15]。在经历了热衷于使用皮质激素及其类似物的时期后,这种治疗的负面作用日渐突出[106]。在治疗JRA的全身表现和某些严重关节炎患者方面,泼尼松及相关药物仍继续占重要地位[40]。不过,临床医生尽一切可能将类固醇的剂量、应用频率及应用时间降至最小。如果有条件,就应当在早晨而不是晚间给予泼尼松,以减少其生长抑制作用。如果类固醇使用超过五、六天,就有抑制下丘脑-垂体-肾上腺轴的风险。正因如此,一定不能突然停药,而需在数天(短期应用之后)或数周(长期应用之后)内逐渐减量,因为恢复正常肾上腺反应可能需要数月时间。即使是逐渐减少泼尼松用量,也可能会导致一过性肌肉骨骼疼痛加重,而这种疼痛必须与疾病复发相鉴别。糖皮质激素与NSAID相似,也不能改变JRA的自然病程。

① 全身应用皮质类固醇:静脉给予大剂量氢化可的松或甲基氢化泼尼松对于关节疾病的治疗有时具有持续性的好处,但是通常其应用只限于出现了危及生命的并发症的患儿,例如严重的心包炎,或者由巨噬细胞活化综合征引起的弥漫性血管内凝血。

口服泼尼松在治疗许多系统性发病的JRA患儿方面占据关键地位,特别是那些有心包炎和发热的患儿。尽管有人推荐使用隔日一次的给药方案,但是此方案经常不能控制系统性病变。正因如此,通常有必要每日给予一次或或两次泼尼松,剂量为0.5~2.0mg/kg,在控制所需治疗的症状或体征时应当采用最少量的泼尼松,每日给予最少的次数。

口服低剂量泼尼松(每日0.1~0.2mg/kg)常常有益于那些患中等程度易控制性病变的儿童,除了那些主要问题为夜间痛或致残性晨僵的患儿。夜间服用小剂量泼尼松可以消除这些症状并帮助患儿进行正常的功能活动。与此相似,低剂量泼尼松可能有助于控制少关节性病变暴发时的症状,或者控制等待DMARD起效期间的症状。泼尼松的剂量低于0.2mg/kg时通常不会引起显著的类库兴综合征表现。生长抑制是最麻烦的长期不良副作用之一,见于那些每日剂量相当于3mg泼尼松的长期糖皮质激素治疗患儿,并且随剂量增高而显著增加[107]。采用生长激素可能是有益处的,特别是当病变已经得到控制时[8,9]。对于长期中剂量或高剂量皮质激素治疗的患儿,应当考虑补充钙和维生素D,以减少骨质疏松[35]。在多数成人中,当剂量超过每日7.5mg时,就会出现显著的小梁骨丢失[108]。成人长期应用糖皮质激素出现的其他众所周知的并发症也可以见于儿童。这包括免疫抑制、中枢神经系统作用(注意力集中问题、抑郁、精神病)、白内障、蛋白质消耗以及肌病。应当认识到,对于糖皮质激素治疗患儿,在手术或其他应激时,有必要给予额外的糖皮质激素。

② 关节内应用糖皮质激素:通常在炎症关节中直接注射糖皮质激素非常有益于治疗有限性关节炎患儿,特别是当NSAID治疗不能完全控制病变或有限性关节炎患儿不能耐受NSAID时。与其他关节内制剂相比,曲安奈德和己曲安奈德能够产生更经常性和更持久性的益处。己曲安奈德的适宜剂量为:对于小关节每个关节最多20mg,对于大关节每个关节最多40mg。有人建议曲安奈德的剂量应当比己曲安奈德的更高[109]。对于非常年幼的儿童(8岁以下)、需多关节注射的儿童或者预计不合作的儿童,关节注射时应当全麻或清醒镇静。对于其他儿童,可采用表面麻醉药联合局部浸

润麻醉(1%利多卡因),这经常能够满足在流动门诊所进行操作的需要。近期,有人对关节注射时单纯使用表面麻醉药控制疼痛的有效性提出了质疑[110]。在抽出超量的关节液并注入(己)曲安奈德之后,应当仔细闭塞针道,以减少皮下脂肪萎缩的风险。有限的证据表明,减少被注射关节的活动和负重可以提高关节注射的治疗效果。也可将关节用石膏或夹板固定24~48小时。近期,超声引导下注射也被用于腱鞘注射,并被用以提高关节间隙内糖皮质激素的准确沉积[109]。

(4)*皮质激素及前葡萄膜炎的治疗*

多数合并前葡萄膜炎的JRA患儿需要使用糖皮质激素以控制眼部炎症。常用的药物是地塞米松0.1%、泼尼松龙1.0%及氟米龙0.1%。通常可见到暴发症状的迅速减少以及前房炎症细胞数量的降低。不过,有些儿童需要筋膜下注射,有时患严重慢性葡萄膜炎的儿童需要静脉给予甲基氢化泼尼松(每次剂量为30mg/kg,每次最大剂量为1g),连续给予1~3天。除了糖皮质激素外,前葡萄膜炎儿童通常还需要给予扩瞳剂。对于更加严重的持续活动的葡萄膜炎,可能需要全身应用NSAID和/或全身应用MTX治疗[11]。对于这些治疗方法不能控制的葡萄膜炎,应当考虑使用苯丁酸氮芥、TNF拮抗剂或环孢霉素A[112-114]。有时需要对带状角膜病进行螯合治疗和去除白内障[115]。

(5)*糖皮质激素的不良副作用*

糖皮质激素的不良副作用非常多[116]。对于感染性疾病应当认真对待。特别是水痘感染可能会危及生命[117]。对于所有未免疫的患者,如果病程允许,都应当考虑进行水痘免疫接种。如果不能进行免疫接种,则对于那些接受长期激素治疗并已知暴露于鸡痘48小时内的未免疫儿童,应当给予水痘带状疱疹免疫球蛋白。在水痘发病时给予阿昔洛韦能显著降低感染阶段病变的严重性,并且在暴露后7~9天开始连续给予7天,可能会阻断水痘感染[118,119]。所有激素治疗的患者及停药6个月内的患者,应当佩戴Medi-Alert腕带,因为手术和患严重疾病时需要给予应激剂量的类固醇。

(6)*免疫反应调节剂(生物制剂)*

风湿病学与其他领域(例如肿瘤学和内分泌学)一样,现在正受益于过去10年间分子生物学和细胞免疫学所取得的进展[120,121](见第39章)。T细胞表面标记物(CD4)、T细胞受体、人体白细胞抗原分子、细胞因子、细胞因子受体以及一组黏附分子都是特定免疫调节治疗的潜在靶点。依那西普(TNF受体P75 Fc融合蛋白)是一种TNF拮抗剂,也是第一种在大量多关节性病程JRA患儿中应用的免疫反应调节剂。根据Lovell等对儿童应用依那西普的研究[122,123],这种药物至少和MTX同样有效,并且有非常良好的毒性性质。近期Russo等报道称在19例系统性JRA患者中,依那西普能够引起三分之一病例出现持久性反应[124]。

目前正在JRA患儿中研究其他生物学治疗方法,例如英夫利昔、阿达木及CTLA4 Ig。这些特异性定位治疗有可能会改变病程,并避免其他二线药物引起潜在的严重毒性。

(7)*使用先进药物疗法联合治疗*

使用由皮质激素、常规DMARD和生物制剂组成的各种联合疗法目前逐渐成为一种常用方法,用以治疗患有严重无反应的多关节性或系统性关节炎。这种方法主要是依据成人中研究的结果,例如O'Dell等的研究[125]。已经在系统性发病JRA中被使用过的组合包括:静脉甲基氢化泼尼松和环磷酰胺联合[126]以及MTX和脉冲环磷酰胺联合[127]。有的门诊部对于多关节性病变患儿也会在MTX基础上给予羟氯喹,同时给予或不给予皮质类固醇,不过其效果还没有被安慰剂对照随机试验所证实。今天对于侵袭性JRA最常用的联合治疗可能是MTX和依那西普。这种联合可能会产生协同治疗效果,正如Weinblatt等[128]在对成人RA患者的研究中所显示的那样。尽管这种联合以及其他联合有时会被用到,但是只有当严重病变的患儿对单独应用MTX或柳氮磺胺吡啶无反应时或者只有在受到有经验儿童风湿病学家严密观察时,才可以考虑使用这些组合。

(8)*非传统性药物、补药或替代药物*

大多数慢性疾病的患儿似乎在病程的某些时间都采用过非传统药物、补药或替代药物(CAM)[129]。近期一项研究证实在病程的任一给定时间,64%的关节炎患儿会使用至少一种CAM药物,50%的关节炎患儿会使用至少两种CAM药物[130]。好意的朋友和亲属有时会左右患儿家长,建议他们使用一些"治疗方法",而这些"治疗方法"经常只能在偏远地区获得,而且经常非常昂贵(见第43章)。医生对这种问题的预期是很重要的,并且与家长和患者坦白地讨论CAM药物的广泛应用情况,这可能有助于减少其应用。重要的是营造一种氛围,使家长们能够自由讨论CAM的应用。护士经常是处理这一问题的理想医疗工作者。医疗小组必须清除患者所服用的所有药物,无论是医生开出的,还是患者自己开的,以了解副作用的根源。如果CAM不会对患儿健康造成危害或者不妨碍医生所采用治疗的有效性，则有理由允许患者使用 CAM。

(9)**营养制品**

在过去 10 年中，营养支持的出现、上市和使用已经发生了突飞猛进的进展。许多这类产品都是从草药或动物组织中提取出来的，而且还没有进行正规科学实验来确认其有效性，不过人们认为其中大多数还是安全的。儿科风湿病专家进行的非正式研究显示 JRA 患儿的大部分都在其医生所采用的治疗的基础上联合使用了盐酸氨基葡萄糖和硫酸软骨素。人们认为这些药物具有软骨调节作用。Towheed 近期对这些差评的当前状况进行了非常好的综述[131]。有某些证据表明应用由盐酸氨基葡萄糖(500mg)、硫酸软骨素(400mg)和抗坏血酸锰(75mg)联合组成的胶囊是有效的，其商品名是 Cosamin-DS。Leffler 等[132]对 Cosamin-DS 进行了一项期限为16 周的随机、双盲、交叉试验，每天给予 3 粒，试验共包含了 34 名来自美国海军潜水和特战共同体的男性患者，这些患者都有膝关节的慢性疼痛和 X 线片上退行性关节病变，或者有下背痛 (SEALS 试验)。结果显示其膝关节骨关节炎症状、患者对治疗的评测、疼痛的直观模拟标度尺以及医生检查评分全部都呈统计学上显著性的提高。没有出现严重的或未预料到的不良药物作用。目前，正在成人 RA 患者中进行这种联合药物的大型试验，而且已经开始在 JRA 患儿中进行前期试验。

不幸的是，这些复合制剂还没有经过美国食品和药品管理局批准使用，并且生产过程的质量保证还不标准或未经彻底检查。Adebowale 等[133]分析了数种上市产品中的氨基葡萄糖和软骨素的含量，以决定其所标注的与产品中实际所含有的之间的差别。结果显示所标注的差距范围为 0%至>115%。

(10)**有关药物治疗方面的总结**

在过去 10 年中，药物治疗的途径出现了彻底的变化。治疗金字塔被看作是过去了的事情，并且已经被疾病病程早期更激进的治疗方法所取代，甚至是那些患少关节性病变的患儿。水杨酸盐曾经是治疗的主流，现在已经几乎不占任何地位，已经被 NSAID(例如萘普生和萘丁美酮及近期的 COX-2 抑制剂)所替代。MTX 逐渐已成为首选的二线药物，并且与以前相比，它常常在病程的更早期给予。生物制剂，例如依那西普，现在已经可以用于儿童，并且预期在不久的将来会对治疗方案产生重要影响。尽管全身应用糖皮质激素治疗仍很重要，但是应当尽量避免。与此相反，关节内给予皮质激素预计会在关节炎的治疗中占重要地位。这些变化已经逐渐呈现出来，这是因为积累起来的临床经验以及关于各种药物有效性、安全性和耐受性的对照试验扩展了人们的知识基础。

(11)**有关依从或者坚持药物治疗的问题**

依从性(也是指坚持遵守建议和指导)充其量是不完善的[134]。通过有关药物预期效果和副作用，或者通过减少有关毒性的不正确的忧虑，医疗工作者可以通过易于理解的信息获得最大的依从性[135]。给药方案应当与患儿的日常规律相一致，这比严格要求患儿每天在不方便的时间服药更易成功。例如，让患儿在放学后服用中午的 NSAID，可能会比午餐时服用更好一些。减少用药频率可以帮助患儿遵守处方规定服用药物。服药表或带分隔的药盒也可以帮助患儿记住其当天是否已经服用了所开出的药物。家庭锻炼计划常常受到不服从的影响，特别是安排与儿童和家庭的时间需求不现实。与年幼儿童相比，在寻求独立的青春期儿童中，不服从可能是更大的一个问题。

三、药物治疗的其他方面

考虑到一系列可能的并发症及 JRA 病程中可能受累的器官数量，很有必要咨询其他专家或者专科医师。

在确诊时以及其后每隔一段时间，都应由眼科医师对患者进行检查。对于所有 JRA 患者都应如此，而不应只限于少关节发病的患儿，因为眼部受累可见于任何病变亚型(表 62.4)。

在 JRA 中经常会出现空腔问题。有人发现在 JRA 患儿中，龋齿的发病率较高，这可能与长期应用水杨酸盐治疗有关。而且，颞下颌关节受累及小颌症或颌后缩的出现可能对牙列和咀嚼产生严重影响(见第 100章)。

转换门诊便于将慢性疾病的青少年从儿科医生处转至内科医生或其他成人疾病专家处。这无疑满足了年轻成人一种以前未实现的愿望，而这些年轻人的身体、社会、教育及职业的里程碑已经因慢性疾病而受损[136,137]。现在人们认识到许多成人医疗看护者对于这群年轻成人缺乏处理其特殊医学和社会问题的知识和经验[26]。

大部分原因是目前对这组患者还没有特殊的医疗资源，而且这些患者经常还依赖于儿科护理或者逐渐失访。转换门诊有以下几个目标：促进治疗的连续性；鼓励患者独立以便他们能逐渐对其整体治疗负责；帮助青春期儿童在性、心理和职业规划方面有最佳的发

表62.4 患有幼儿型类风湿性关节炎(JRA)而没有已知的虹膜睫状体炎a的儿童去眼科就诊的频率

发病时JRA的亚型	发病年龄	
	<7岁[b]	≥7岁[c]
少关节性		
+ANA	H[d]	M
-ANA	M	M
多关节性		
+ANA	H[d]	M
-ANA	M	M
系统性	L	L

a:高度风险(H)表明每3至4个月要进行眼科检查。中度风险(M)表明每6个月要进行眼科检查。低度风险(L)表明每12个月要进行眼科检查。

b:所有患者在出现关节炎7年后都应视作低度风险,并且每年都应进行无期限的眼科检查。

c:所有患者在出现关节炎4年后都应视作低度风险,并且每年都应进行无限期的眼科检查。

d:所有高风险患者在出现关节炎4年后都应视作中度风险。

ANA:抗核抗体检查。

From Section of Rheumatology and Section on Ophthalmology. Guidelines for ophthalmologic examinations in children with JRA. *Pediatrics* 1995;92:295-296, with permission.

展;在转换期间提供情感支持[136]。转换门诊的另一项重要功能是使患者更好地理解病变和治疗的长期后果。

(一)手术

骨科手术在处理慢性关节炎患儿方面的作用是有限的。不过在成人期,一旦生长已经完成,患有儿童期发病性关节炎的患者可能会非常受益于关节置换术[138,139]。有两个主要因素支持对于儿童手术治疗采取保守态度:年龄与生长潜力,以及假体装置的最终使用期限[139,140]。

1.滑膜切除术及软组织松解

已经有人将滑膜切除术用于治疗JRA,不过其有效性的证据还很有限[141-143]。一项单一对照研究分析了滑膜切除术后两年时的效果,结果显示与保守治疗的关节相比,滑膜切除关节在疼痛、肿胀及病变活动性方面都有所改善[142]。Roles报道称膝关节和肘关节的滑膜切除术是有用的,特别是在年长儿童中[144]。其他研究已经表明,长期来看,滑膜切除术的益处似乎很小。截至目前,除非在不寻常环境下还没有充足数据能使人们推荐使用这一方法。

如果年长的多关节JRA患儿出现增生性腱鞘炎,因而限制了手指的活动范围,则有时需行手部伸屈肌腱的腱鞘滑膜切除术。

软组织挛缩会继发活动受限,特别是髋关节、膝关节和肘关节,软组织松解可能会改善这一情况[140,145]。物理治疗是这种治疗的一个必须的整体组成部分。

2.关节置换术

在儿童年龄段中,很少有关节置换的指征。不过,对于那些年长的发育完全的青少年,如果其疼痛或重度活动度受限已经成为显著问题时,这种手术就会具有显著益处[146,147]。

3.手术处理颞下颌关节病变

严重的小颌症可以来源于双侧颞下颌关节炎、下颌骨髁缺失、分支缩短及下颌骨发育过小。手术重建可以产生显著性改善[148,149](见第100章)。

4.麻醉考虑

气管内麻醉的困难性会显著减弱JRA患儿手术的安全性[150]。颈椎固定或不稳定、继发于下颌骨关节病变的下巴张开受限或罕见的环杓关节炎都会造成插管困难[151]。儿科医师、手术医师及麻醉师全都应当意识到这一风险。术前应当获得颈椎屈曲伸直侧位X线片以检测C1-C2不稳定或后方组织的融合。让患者在去手术室时佩戴软性护颈圈可能有助于提醒看护者颈椎病变的潜在并发症。

(二)骨髓移植

可能是因为在其他自身免疫性疾病中的成功,骨髓移植(BMT)特别是自身造血干细胞移植(AHSCT)正在被看作JRA的一种新治疗手段[152,153](见第36章)。不过,目前正在开发在严重JRA儿童中进行AHSCT移植的方案。现在已经发现,在JRA中特别是患系统性疾病的儿童中,其移植相关性死亡率比RA成人高约10倍(>10%比1.4%)[152]。

(三)基因治疗

尽管关节炎是一种复杂的特殊疾病,具有不明确的基因关联模式,但是基因治疗仍有潜在作用[154](见第37章)。将有益性基因并入滑膜内衬细胞,以使其产物直接分泌至关节间隙。候选基因编码抗炎、免疫抑制及软骨保护性或软骨修复蛋白质。目前,基因治疗还未用于 JRA 患儿。在以后数年中，这种令人振奋的前景可能会进入 JRA 治疗方案[155]。不过与成人相比，似乎在儿童中有需要特别考虑的方面，例如有报道称腺病毒载体可以引起生长板损伤[156]。

（宋立明 译　于建华 李世民 校）

参考文献

1. Brewer EJ, Giannini EH, Person DA. Appendix II. Patient's and parent's manual. Physical therapy program for parents with JRA and other rheumatic diseases. In: *Juvenile rheumatoid arthritis* 2nd ed. Philadelphia: WB Saunders, 1982:305–326.
2. Brewer EJ, Angel KC. *Parenting a child with arthritis.* Los Angeles: Lowell House, 1992.
3. Brewer EJ, Angel KC. *The arthritis source book.* Los Angeles: Lowell House, 1993.
4. Sherry DD, Bohnsack J, Salmonson K, et al. Painless juvenile rheumatoid arthritis. *J Pediatr* 1990;116:921–923.
5. Henderson CJ, Lovell DJ. Assessment of protein-energy malnutrition in children and adolescents with juvenile rheumatoid arthritis. *Arthritis Care Res* 1989;2:108–113.
6. Miller ML, Chacko JA, Young EA. Dietary deficiencies in children with juvenile rheumatoid arthritis. *Arthritis Care Res* 1989;2:22–24.
7. Bechtold S, Ripperger P, Muhlbayer D, et al. GH therapy in juvenile chronic arthritis: results of a two-year controlled study on growth and bone. *J Clin Endocrinol Metab* 2001;86:5737–5744.
8. Simon D, Lucidarme N, Prieur AM, et al. Treatment of growth failure in juvenile chronic arthritis. *Horm Res* 2002;58(suppl 1):28–32.
9. Al-Mutair A, Bahabri S, Al-Mayouf S, et al. Efficacy of recombinant human growth hormone in children with juvenile rheumatoid arthritis and growth failure. *J Pediatr Endocrinol Metab* 2000;13:899–905.
10. Varni JW, Seid M, Kurtin PS. PedsQL 4.0: reliability and validity of the Pediatric Quality of Life Inventory version 4.0 generic core scales in healthy and patient populations. *Med Care* 2001;39:800–812.
11. Varni JW, Seid M, Smith Knight T, et al. The PedsQL in pediatric rheumatology: reliability, validity, and responsiveness of the Pediatric Quality of Life Inventory Generic Core Scales and Rheumatology Module. *Arthritis Rheum* 2002;46:714–725.
12. Russak SM, Croft JD Jr, Furst DE, et al. The use of rheumatoid arthritis health-related quality of life patient questionnaires in clinical practice: lessons learned. *Arthritis Rheum* 2003;49:574–584.
13. Scull SA, Dow MB, Athreya BH. Physical and occupational therapy for children with rheumatic diseases. *Pediatr Clin North Am* 1986; 33:1053–1077.
14. Tecklin JS. *Pediatric physical therapy.* Philadelphia: Lippincott Williams & Wilkins, 1999.
15. Brewer EJ, Giannini EH, Person DA. *Juvenile rheumatoid arthritis.* Philadelphia: WB Saunders, 1982.
16. MacBain KP, Hill RH. A functional assessment for juvenile rheumatoid arthritis. *Am J Occup Ther* 1973;27:326–330.
17. Thastum M, Zachariae R, Herlin T. Pain experience and pain coping strategies in children with juvenile idiopathic arthritis. *J Rheumatol* 2001;28:1091–1098.
18. Kuis W, Heijnen CJ, Sinnema G, et al. Pain in childhood rheumatic arthritis. *Baillieres Clin Rheumatol* 1998;12:229–244.
19. Schanberg LE, Lefebvre JC, Keefe FJ, et al. Pain coping and the pain experience in children with juvenile chronic arthritis. *Pain* 1997;73: 181–189.
20. Huygen AC, Kuis W, Sinnema G. Psychological, behavioural, and social adjustment in children and adolescents with juvenile chronic arthritis. *Ann Rheum Dis* 2000;59:276–282.
21. Noll RB, Kozlowski K, Gerhardt C, et al. Social, emotional, and behavioral functioning of children with juvenile rheumatoid arthritis. *Arthritis Rheum* 2000;43:1387–1396.
22. LeBovidge JS, Lavigne JV, Donenberg GR, et al. Psychological adjustment of children and adolescents with chronic arthritis: a meta-analytic review. *J Pediatr Psychol* 2003;28:29–39.
23. Reiter-Purtill J, Gerhardt CA, Vannatta K, et al. A controlled longitudinal study of the social functioning of children with juvenile rheumatoid arthritis. *J Pediatr Psychol* 2003;28:17–28.
24. Akikusa JD, Allen RC. Reducing the impact of rheumatic diseases in childhood. *Best Pract Res Clin Rheumatol* 2002;16:333–345.
25. Miller JJ 3rd, Spitz PW, Simpson U, et al. The social function of young adults who had arthritis in childhood. *J Pediatr* 1982;100:378–82.
26. Ansell BM, Chamberlain MA. Children with chronic arthritis: the management of transition to adulthood. *Baillieres Clin Rheumatol* 1998;12:363–373.
27. Stefl ME, Shear ES, Levinson JE. Summer camps for juveniles with rheumatic disease: do they make a difference? *Arthritis Care Res* 1989;2:10–15.
28. Henoch MJ, Batson JW, Baum J. Psychosocial factors in juvenile rheumatoid arthritis. *Arthritis Rheum* 1978;21:229–233.
29. Gerhardt CA, Vannatta K, McKellop JM, et al. Comparing parental distress, family functioning, and the role of social support for caregivers with and without a child with juvenile rheumatoid arthritis. *J Pediatr Psychol* 2003;28:5–15.
30. Cuneo KM, Schiaffino KM. Adolescent self-perceptions of adjustment to childhood arthritis: the influence of disease activity, family resources, and parent adjustment. *J Adolesc Health* 2002;31:363–371.
31. Allaire SH, DeNardo BS, Szer IS, et al. The economic impacts of juvenile rheumatoid arthritis. *J Rheumatol* 1992;19:952–955.
32. McDonagh JE. Osteoporosis in juvenile idiopathic arthritis. *Curr Opin Rheumatol* 2001;13:399–404.
33. Helgeland M, Svendsen E, Forre O, et al. Dietary intake and serum concentrations of antioxidants in children with juvenile arthritis. *Clin Exp Rheumatol* 2000;18:637–641.
34. Lovell DJ, White PH. Growth and nutrition in JRA. In: Woo P, White PH, Ansell BM, eds. *Paediatric rheumatology update.* Oxford: Oxford University Press, 1990:47.
35. American Academy of Pediatrics. Calcium requirements of infants, children, and adolescents (RE 9904). *Pediatrics* 1999;104:1152–1157.
36. Giannini EH, Cassidy JT. Methotrexate in juvenile rheumatoid arthritis. Do the benefits outweigh the risks? *Drug Saf* 1993;9:325–339.
37. Rosen P, Moroldo MB, Lovell DJ, et al. Discordant phenotypes for methotrexate response in juvenile rheumatoid arthritis. Presented at the American College of Rheumatology, New Orleans, LA, 2002. Vol. 46.
38. Murray KJ, Lovell DJ. Advanced therapy for juvenile arthritis. *Best Pract Res Clin Rheumatol* 2002;16:361–378.
39. Chikanza IC. Juvenile rheumatoid arthritis: therapeutic perspectives. *Paediatr Drugs* 2002;4:335–348.
40. Brunner HI, Kim KN, Ballinger SH, et al. Current medication choices in juvenile rheumatoid arthritis II—update of a survey performed in 1993. *J Clin Rheumatol* 2001;7:295–300.
41. Lehman TJA. Clinical trials for the treatment of systemic onset juvenile rheumatoid arthritis—juvenile idiopathic arthritis. *Curr Rheumatol Rep* 2000;2:313–315.
42. Brewer EJ Jr, Giannini EH. Standard methodology for Segment I, II, and III Pediatric Rheumatology Collaborative Study Group studies. I. Design. *J Rheumatol* 1982;9:109–139.
43. Lovell DJ, Giannini EH, Brewer EJ Jr. Time course of response to nonsteroidal antiinflammatory drugs in juvenile rheumatoid arthritis. *Arthritis Rheum* 1984;27:1433–1437.
44. Giannini EH, Brewer EJ, Miller ML, et al. Ibuprofen suspension in the treatment of juvenile rheumatoid arthritis. Pediatric Rheumatology Collaborative Study Group. *J Pediatr* 1990;117:645–652.
45. Hawkey CJ. COX-2 inhibitors. *Lancet* 1999;353:307–314.
46. Ofman JJ, Maclean CH, Straus WL, et al. Meta-analysis of dyspepsia and nonsteroidal antiinflammatory drugs. *Arthritis Rheum* 2003;49: 508–518.
47. Kruger K. [Current status of COX II inhibitors in therapy of rheumatoid arthritis in comparison with conventional non-steroidal anti-inflammatory agents. Attempt at an evaluation with regard to evidence-based medicine]. *Z Rheumatol* 2001;60:481–484.
48. Foeldvari I, Burgos-Vargas R, Thon A, et al. High response rate in the phase I/II study of meloxicam in juvenile rheumatoid arthritis. *J Rheumatol* 2002;29:1079–1083.
49. Giannini EH, Ruperto N, Ravelli A, et al. Preliminary definition of improvement in juvenile arthritis. *Arthritis Rheum* 1997;40:1202–1209.
50. Goldstein JL, Silverstein FE, Agrawal NM, et al. Reduced risk of upper gastrointestinal ulcer complications with celecoxib, a novel COX-2 inhibitor. *Am J Gastroenterol* 2000;95:1681–1690.
51. Bonnel RA, Villalba ML, Karwoski CB, et al. Aseptic meningitis

associated with rofecoxib. *Arch Intern Med* 2002;162:713–715.
52. Mandell BF. COX 2-selective NSAIDs: biology, promises, and concerns. *Cleve Clin J Med* 1999;66:285–292.
53. Cummins R, Wagner-Weiner L, Paller A. Pseudoporphyria induced by celecoxib in a patient with juvenile rheumatoid arthritis. *J Rheumatol* 2000;27:2938–2940.
54. Ilowite NT. Current treatment of juvenile rheumatoid arthritis. *Pediatrics* 2002;109:109–115.
55. Lang BA, Finlayson LA. Naproxen-induced pseudoporphyria in patients with juvenile rheumatoid arthritis. *J Pediatr* 1994;124:639–642.
56. Skeith KJ, Jamali F. Clinical pharmacokinetics of drugs used in juvenile arthritis. *Clin Pharmacokinet* 1991;21:129–149.
57. Roth SH. NSAID and gastropathy: a rheumatologist's review. *J Rheumatol* 1988;15:912–919.
58. Lindsley CB. Uses of nonsteroidal anti-inflammatory drugs in pediatrics. *Am J Dis Child* 1993;147:229–236.
59. Lindsley CB. Identification and treatment of nonsteroidal antiinflammatory drug-induced gastroduodenal injury in children [Reply]. *Am J Dis Child* 1993;147:1281.
60. Giannini EH, Brewer EJ, Kuzmina N, et al. Methotrexate in resistant juvenile rheumatoid arthritis. Results of the U.S.A.-U.S.S.R. double-blind, placebo-controlled trial. The Pediatric Rheumatology Collaborative Study Group and The Cooperative Children's Study Group. *N Engl J Med* 1992;326:1043–1049.
61. Giannini EH, Cassidy JT, Brewer EJ, et al. Comparative efficacy and safety of advanced drug therapy in children with juvenile rheumatoid arthritis. *Semin Arthritis Rheum* 1993;23:34–46.
62. Giannini EH, Fink NA. Low-dose methotrexate in children with JRA. Results of post-trial long-term follow-up program [Abstract]. Presented at the 57th Annual Scientific Meeting of the American College of Rheumatology, San Antonio, Texas, November 7–11, 1993. Abstracts. *Arthritis Rheum* 1993;36(suppl):54.
63. Graham LD, Myones BL, Rivas-Chacon RF, Pachman LM. Morbidity associated with long-term methotrexate therapy in juvenile rheumatoid arthritis. *J Pediatr* 1992;120:468–473.
64. Alarcon GS, Lopez-Mendez A, Walter J, et al. Radiographic evidence of disease progression in methotrexate treated and nonmethotrexate disease modifying antirheumatic drug treated rheumatoid arthritis patients: a meta-analysis. *J Rheumatol* 1992;19:1868–1873.
65. Rau R, Herborn G, Karger T, Werdier D. Retardation of radiologic progression in rheumatoid arthritis with methotrexate therapy. A controlled study. *Arthritis Rheum* 1991;34:1236–1244.
66. Jeurissen ME, Boerbooms AM, van de Putte LB, et al. Influence of methotrexate and azathioprine on radiologic progression in rheumatoid arthritis. A randomized, double-blind study. *Ann Intern Med* 1991;114:999–1004.
67. Wallace CA, Sherry DD. Preliminary report of higher dose methotrexate treatment in juvenile rheumatoid arthritis. *J Rheumatol* 1992;19:1604–1607.
68. Brooks PJ, Spruill WJ, Parish RC, et al. Pharmacokinetics of methotrexate administered by intramuscular and subcutaneous injections in patients with rheumatoid arthritis. *Arthritis Rheum* 1990;33:91–94.
69. Ruperto N, Murray K, Gerloni V, et al. A randomized trial of methotrexate (MTX) in medium versus higher doses in children with juvenile idiopathic arthritis (JIA) who failed on standard doses. *Arthritis Rheum* 2002;46 (suppl):195.
70. Ravelli A, Viola S, Ramenghi B, et al. Frequency of relapse after discontinuation of methotrexate therapy for clinical remission in juvenile rheumatoid arthritis. *J Rheumatol* 1995;22:1574–1576.
71. Ravelli A, Migliavacca D, Viola S, et al. Efficacy of folinic acid in reducing methotrexate toxicity in juvenile idiopathic arthritis. *Clin Exp Rheumatol* 1999;17:625–627.
72. Lang B, Riegel W, Peters T, et al. Low dose methotrexate therapy for rheumatoid arthritis complicated by pancytopenia and *Pneumocystis carinii* pneumonia. *J Rheumatol* 1991;18:1257–1259.
73. Stenger AA, Houtman PM. Methotrexate, pneumonitis, and infection. *Ann Rheum Dis* 1992;51:1179; author reply 1179–1180.
74. Kremer JM, Alarcon GS, Lightfoot RW Jr, et al. Methotrexate for rheumatoid arthritis. Suggested guidelines for monitoring liver toxicity. American College of Rheumatology. *Arthritis Rheum* 1994;37:316–328.
75. Hashkes PJ, Balistreri WF, Bove KE, et al. The relationship of hepatotoxic risk factors and liver histology in methotrexate therapy for juvenile rheumatoid arthritis. *J Pediatr* 1999;134:47–52.
76. Brooks CD. Sulfasalazine for the management of juvenile rheumatoid arthritis. *J Rheumatol* 2001;28:845–853.
77. van Rossum MA, Fiselier TJ, Franssen MJ, et al. Sulfasalazine in the treatment of juvenile chronic arthritis: a randomized, double-blind, placebo-controlled, multicenter study. Dutch Juvenile Chronic Arthritis Study Group. *Arthritis Rheum* 1998;41:808–816.
78. Rozman B. Clinical experience with leflunomide in rheumatoid arthritis. Leflunomide Investigators' Group. *J Rheumatol Suppl* 1998;53:27–32.
79. Silverman ED, Spiegel L, Jung LK, et al. Efficacy and safety of leflunomide (LEF) versus methotrexate (MTX) in the treatment of pediatric patients with juvenile rheumatoid arthritis (JRA). *Arthritis Rheum* 2003;48:3654 (Abstract) Szz.
80. Lyons Jones K, Johnson DL, Chambers CD. Monitoring leflunomide (Arava) as a new potential teratogen. *Teratology* 2002;65:200–202.
81. Tett SE. Clinical pharmacokinetics of slow-acting antirheumatic drugs. *Clin Pharmacokinet* 1993;25:392–407.
82. van Kerckhove C, Giannini EH, Lovell DJ. Temporal patterns of response to D-penicillamine, hydroxychloroquine, and placebo in juvenile rheumatoid arthritis patients. *Arthritis Rheum* 1988;31:1252–1258.
83. Silman A, Shipley M. Ophthalmological monitoring for hydroxychloroquine toxicity: a scientific review of available data. *Br J Rheumatol* 1997;36:599–601.
84. Lehman TJ, Striegel KH, Onel KB. Thalidomide therapy for recalcitrant systemic onset juvenile rheumatoid arthritis. *J Pediatr* 2002;140:125–127.
85. Brewer EJ, Giannini EH, Kuzmina N, et al. Penicillamine and hydroxychloroquine in the treatment of severe juvenile rheumatoid arthritis. Results of the U.S.A.-U.S.S.R. double-blind placebo-controlled trial. *N Engl J Med* 1986;314:1269–1276.
86. Giannini EH, Brewer EJ, Kuzmina N, et al. Characteristics of responders and nonresponders to slow-acting antirheumatic drugs in juvenile rheumatoid arthritis. *Arthritis Rheum* 1988;31:15–20.
87. Lande K. Die gunstige Beeinflussung schleichender Dauerinfekte durch Solganol. *Munch Med Worchenschr* 1927;74:1132–1134.
88. Forestier J. L'aurotherapie dans les rheumatismes chronique. *Bull Mem Soc Med Hop Paris* 1929;53:323–327.
89. Giannini EH, Person DA, Brewer EJ, et al. Blood and serum concentrations of gold after a single dose of auranofin in children with juvenile rheumatoid arthritis. *J Rheumatol* 1983;10:496–468.
90. Giannini EH, Brewer EJ, Person DA. Blood gold concentrations in children with juvenile rheumatoid arthritis undergoing long-term oral gold therapy. *Ann Rheum Dis* 1984;43:228–231.
91. Giannini EH, Brewer EJ Jr, Kuzmina N, et al. Auranofin in the treatment of juvenile rheumatoid arthritis. Results of the USA-USSR double-blind, placebo-controlled trial. The USA Pediatric Rheumatology Collaborative Study Group. The USSR Cooperative Children's Study Group. *Arthritis Rheum* 1990;33:466–476.
92. Giannini EH, Barron KS, Spencer CH, et al. Auranofin therapy for juvenile rheumatoid arthritis: results of the five-year open label extension trial. *J Rheumatol* 1991;18:1240–1242.
93. Silverman ED, Laxer RM, Greenwald M, et al. Intravenous gamma globulin therapy in systemic juvenile rheumatoid arthritis. *Arthritis Rheum* 1990;33:1015–1022.
94. Prieur AM, Adleff A, Debre M, et al. High dose immunoglobulin therapy in severe juvenile chronic arthritis: long-term follow-up in 16 patients. *Clin Exp Rheumatol* 1990;8:603–608.
95. Silverman ED, Cawkwell GD, Lovell DJ, et al. Intravenous immunoglobulin in the treatment of systemic juvenile rheumatoid arthritis: a randomized placebo controlled trial. Pediatric Rheumatology Collaborative Study Group. *J Rheumatol* 1994;21:2353–2358.
96. Giannini EH, Lovell DJ, Silverman ED, et al. Intravenous immunoglobulin in the treatment of polyarticular juvenile rheumatoid arthritis: a phase I/II study. Pediatric Rheumatology Collaborative Study Group. *J Rheumatol* 1996;23:919–924.
97. Bjoro K, Froland SS, Yun Z, et al. Hepatitis C infection in patients with primary hypogammaglobulinemia after treatment with contaminated immune globulin. *N Engl J Med* 1994;331:1607–11.
98. Kvien TK, Hoyeraal HM, Sandstad B. Azathioprine versus placebo in patients with juvenile rheumatoid arthritis: a single center double blind comparative study. *J Rheumatol* 1986;13:118–123.

99. Savolainen HA, Kautiainen H, Isomaki H, et al. Azathioprine in patients with juvenile chronic arthritis: a longterm followup study. *J Rheumatol* 1997;24:2444–2450.
100. Palmer RG, Kanski JJ, Ansell BM. Chlorambucil in the treatment of intractable uveitis associated with juvenile chronic arthritis. *J Rheumatol* 1985;12:967–970.
101. Ansell BM, Eghtedari A, Bywaters EG. Chlorambucil in the management of juvenile chronic polyarthritis complicated by amyloidosis. *Ann Rheum Dis* 1971;30:331.
102. Savolainen HA. Chlorambucil in severe juvenile chronic arthritis: longterm followup with special reference to amyloidosis. *Clin Exp Rheumatol* 2003;21:347.
103. Ostensen M, Hoyeraal HM, Kass E. Tolerance of cyclosporine A in children with refractory juvenile rheumatoid arthritis. *J Rheumatol* 1988;15:1536–1538.
104. Giannini EH, Ruperto N, Tomasi AL, et al. Neoral registry in polyarticular juvenile rheumatoid arthritis. *Pediatr Rheum Online J* 2003;1:53.
105. Hench P, Kendall EC, Slocumb CH, et al. The effect of a hormone of the adrenal cortex (17-hydoxy-11-dehydrocorticosterone compound E) and of pituitary adrenocorticotrophic hormone on rheumatoid arthritis: preliminary report. *Proc Staff Meet Mayo Clin* 1949;24: 181–197.
106. Prieur A-M. The place of corticosteroid therapy in juvenile chronic arthritis in 1992. Presented at the Proceedings of OMERACT, Conference on Outcome Measures in Rheumatoid Arthritis Clinical Trials, Maastricht, the Netherlands, April 29–May 3, 1992. *J Rheumatol* 1993;20(suppl 37):32–34.
107. Brouhard B, Travis LB. Inhibition of linear growth by alternative day steroids. *J Pediatr* 1977;91:343–348.
108. Sambrook P. Corticoid induced osteoporosis. *J Rheumatol Suppl* 1996;45:19–22.
109. Cleary AG, Murphy HD, Davidson JE. Intra-articular corticosteroid injections in juvenile idiopathic arthritis. *Arch Dis Child* 2003;88: 192–196.
110. Uziel Y, Berkovitch M, Gazarian M, et al. Evaluation of eutectic lidocaine/prilocaine cream (EMLA) for steroid joint injection in children with juvenile rheumatoid arthritis: a double blind, randomized, placebo controlled trial. *J Rheumatol* 2003;30:594–596.
111. Weiss AH, Wallace CA, Sherry DD. Methotrexate for resistant chronic uveitis in children with juvenile rheumatoid arthritis. *J Pediatr* 1998; 133:266–268.
112. Miserocchi E, Baltatzis S, Ekong A, et al. Efficacy and safety of chlorambucil in intractable noninfectious uveitis: the Massachusetts Eye and Ear Infirmary experience. *Ophthalmology* 2002;109:137–142.
113. Kilmartin DJ, Forrester JV, Dick AD. Cyclosporin A therapy in refractory non-infectious childhood uveitis. *Br J Ophthalmol* 1998;82: 737–742.
114. Reiff A, Takei S, Sadeghi S, et al. Etanercept therapy in children with treatment-resistant uveitis. *Arthritis Rheum* 2001;44:1411–1415.
115. Lam LA, Lowder CY, Baerveldt G, et al. Surgical management of cataracts in children with juvenile rheumatoid arthritis-associated uveitis. *Am J Ophthalmol* 2003;135:772–778.
116. Rimsza ME. Complications of corticosteroid therapy. *Am J Dis Child* 1978;132:806–810.
117. Dowell SF, Bresee JS. Severe varicella associated with steroid use. *Pediatrics* 1993;92:223–228.
118. Asano Y, Yoshikawa T, Suga S, et al. Postexposure prophylaxis of varicella in family contact by oral acyclovir. *Pediatrics* 1993;92: 219–222.
119. Suga S, Yoshikawa T, Ozaki T, et al. Effect of oral acyclovir against primary and secondary viraemia in incubation period of varicella. *Arch Dis Child* 1993;69:639–642; discussion 642–643.
120. St Clair EW, Haynes BF. The future of rheumatoid arthritis treatment. *Bull Rheum Dis* 1993;42:1–4.
121. Elliott MJ, Maini RN. New directions for biological therapy in rheumatoid arthritis. *Int Arch Allergy Immunol* 1994;104:112–125.
122. Lovell DJ, Giannini EH, Reiff A, et al. Etanercept in children with polyarticular juvenile rheumatoid arthritis. Pediatric Rheumatology Collaborative Study Group. *N Engl J Med* 2000;342:763–769.
123. Lovell D, Giannini EH, Lange M, et al. Safety and efficacy of Enbrel (etanercept) in the extended treatment of polyarticular-course JRA [Abstract]. Presented at the American College of Rheumatology Annual Scientific Meeting, Boston, Massachusetts, November 13–17, 1999. Abstracts. *Arthritis Rheum* 1999;42(suppl):117.
124. Russo RAG, Katsicas MM. Sustained response to etanercept in systemic juvenile idiopathic arthritis. American College of Rheumatology, Orlando, FL, 2003. *Arthritis Rheum* 2003;48(suppl):98.
125. O'Dell JR, Haire CE, Erikson N, et al. Treatment of rheumatoid arthritis with methotrexate alone, sulfasalazine and hydroxychloroquine, or a combination of all three medications. *N Engl J Med* 1996; 334:1287–1291.
126. Wallace CA, Sherry DD. Trial of intravenous pulse cyclophosphamide and methylprednisolone in the treatment of severe systemic-onset juvenile rheumatoid arthritis. *Arthritis Rheum* 1997;40:1852–1855.
127. Shaikov AV, Maximov AA, Speransky AI, et al. Repetitive use of pulse therapy with methylprednisolone and cyclophosphamide in addition to oral methotrexate in children with systemic juvenile rheumatoid arthritis—preliminary results of a longterm study. *J Rheumatol* 1992;19:612–616.
128. Weinblatt ME, Kremer JM, Bankhurst AD, et al. A trial of etanercept, a recombinant tumor necrosis factor receptor:Fc fusion protein, in patients with rheumatoid arthritis receiving methotrexate. *N Engl J Med* 1999;340:253–259.
129. Southwood TR, Malleson PN, Roberts-Thomson PJ, et al. Unconventional remedies used for patients with juvenile arthritis. *Pediatrics* 1990;85:150–154.
130. Hagen LE, Schneider R, Stephens D, et al. Use of complementary and alternative medicine by pediatric rheumatology patients. *Arthritis Rheum* 2003;49:3–6.
131. Towheed TE. Current status of glucosamine therapy in osteoarthritis. *Arthritis Rheum* 2003;49:601–604.
132. Leffler CT, Philippi AF, Leffler SG, et al. Glucosamine, chondroitin, and manganese ascorbate for degenerative joint disease of the knee or low back: a randomized, double-blind, placebo-controlled pilot study. *Milit Med* 1999;164:85–91.
133. Adebowale A, Cox D, Liang Z, et al. Analysis of glucosamine and chondroitin sulfate content in marketed products and the caco-2 permeability of chondroitin sulfate raw materials. *J Am Nutraceutical Assoc* 2000;3:37–44.
134. Kroll T, Barlow JH, Shaw K. Treatment adherence in juvenile rheumatoid arthritis—a review. *Scand J Rheumatol* 1999;28:10–18.
135. Kyngas H. Motivation as a crucial predictor of good compliance in adolescents with rheumatoid arthritis. *Int J Nurs Pract* 2002;8: 336–341.
136. Sathananthan R, David J. The adolescent with rheumatic disease. *Arch Dis Child* 1997;77:355–358.
137. White PH, Shear ES. Transition/job readiness for adolescents with juvenile arthritis and other chronic illness. *J Rheumatol Suppl* 1992; 33:23–27.
138. Spencer CH, Bernstein BH. Hip disease in juvenile rheumatoid arthritis. *Curr Opin Rheumatol* 2002;14:536–541.
139. Parvizi J, Lajam CM, Trousdale RT, et al. Total knee arthroplasty in young patients with juvenile rheumatoid arthritis. *J Bone Joint Surg Am* 2003;85:1090–1094.
140. McCullough CJ. Surgical management of the hip in juvenile chronic arthritis. *Br J Rheumatol* 1994;33:178–183.
141. Jacobsen ST, Levinson JE, Crawford AH. Late results of synovectomy in juvenile rheumatoid arthritis. *J Bone Joint Surg Am* 1985;67:8–15.
142. Kvien TK, Pahle JA, Hoyeraal HM, et al. Comparison of synovectomy and no synovectomy in patients with juvenile rheumatoid arthritis. A 24-month controlled study. *Scand J Rheumatol* 1987;16: 81–91.
143. Maenpaa H, Kuusela P, Lehtinen J, et al. Elbow synovectomy on patients with juvenile rheumatoid arthritis. *Clin Orthop* 2003:65–70.
144. Roles N. Synovectomy of the knee and elbow. In: Arden GP, Ansell BM, eds. *Surgical management of juvenile chronic polyarthritis.* London: Academic, 1978:75.
145. Witt JD, McCullough CJ. Anterior soft-tissue release of the hip in juvenile chronic arthritis. *J Bone Joint Surg Br* 1994;76:267–270.
146. Ruddlesdin C, Ansell BM, Arden GP, et al. Total hip replacement in children with juvenile chronic arthritis. *J Bone Joint Surg Br* 1986;68:218–222.
147. Rydholm U, Boegard T, Lidgren L. Total knee replacement in juvenile chronic arthritis. *Scand J Rheumatol* 1985;14:329–335.
148. Svensson B, Adell R. Costochondral grafts to replace mandibular condyles in juvenile chronic arthritis patients: long-term effects on facial growth. *J Craniomaxillofac Surg* 1998;26:275–285.
149. Svensson B, Feldmann G, Rindler A. Early surgical-orthodontic

treatment of mandibular hypoplasia in juvenile chronic arthritis. *J Craniomaxillofac Surg* 1993;21:67–75.
150. D'Arcy E, Fell RH. Anesthesia in juvenile chronic polyarthritis. In: Arden GP, Ansell BM, ed. *Surgical management of juvenile chronic polyarthritis.* London: Academic, 1978:63.
151. Goldhagen JL. Cricoarytenoiditis as a cause of acute airway obstruction in children. *Ann Emerg Med* 1988;17:532–533.
152. Van Laar JM, Tyndall A. Intense immunosuppression and stem-cell transplantation for patients with severe rheumatic autoimmune disease: a review. *Cancer Control* 2003;10:57–65.
153. Wulffraat N, van Royen A, Bierings M, et al. Autologous haemopoietic stem-cell transplantation in four patients with refractory juvenile chronic arthritis. *Lancet* 1999;353:550–553.
154. Evans CH, Whalen JD, Ghivizzani SC, et al. Gene therapy in autoimmune diseases. *Ann Rheum Dis* 1998;57:125–127.
155. Londino AV, Rothman D, Robbins PD, et al. Gene therapy for juvenile rheumatoid arthritis? *J Rheumatol* 2000;27(suppl 58):53–55.
156. de Hooge AS, van de Loo FA, Bennink MB, et al. Growth plate damage, a feature of juvenile idiopathic arthritis, can be induced by adenoviral gene transfer of oncostatin M: a comparative study in gene-deficient mice. *Arthritis Rheum* 2003;48:1750–1761.

第63章

强直性脊柱炎

John C. Davis

强直性脊柱炎(AS)是一种慢性炎症性疾病,其病因不明,特点是脊柱关节和相邻结构的炎症,而这种炎症会导致脊柱出现进行性和上行性的骨性融合。周围关节相对不常受累,不过三分之一的患者会有髋关节和膝关节受累(经常被看作是中轴性表现)。也可能会出现关节外器官的炎性损伤,例如眼睛和心脏[1,2]。在遗传学、临床、流行病学和影像学上,AS与历史上被称作血清阴性脊柱关节病的一个疾病家族有关联[3-5]。这一疾病家族的其他成员还包括:①幼年型脊椎炎;②反应性关节炎(ReA);③伴有脊椎炎的牛皮癣性关节炎;④伴有炎性肠病(溃疡性结肠炎和 Crohn 病);以及⑤未分类脊椎炎,也就是同一患者出现两种或以上疾病特点,而不能满足上述任一组疾病诊断标准的疾病。这一疾病家族的其他成员可能还包括 SAPHO(滑膜炎、痤疮、脓疱病、骨肥大和骨炎)综合征、痤疮相关性关节炎、Whipple 病。这种脊柱关节病变在发病机制上与类风湿性关节炎(RA)完全不同,因此不应再作为 RA 的一个亚型。脊柱关节病共同的特征包括:①倾向于累及脊柱关节,导致骶髂关节炎和脊椎炎;②周围关节炎,特色是下肢少关节性或非对称性关节炎;③肌腱和韧带的骨骼止点出现炎症(附着点病),这被看作是病变的标志;④症状出现时年龄较轻;⑤类风湿因子检查阴性;⑥家族倾向,并且与主要组织相容性复合物(MHC)Ⅰ类分子、人类白细胞抗原(HLA)-B27 有很强的相关性。

对脊柱关节病的分类有多种不同的标准,不过最终确诊经常被延误,因为它们都依赖于骶髂关节炎的影像学指标。现在人们正在努力开发出能在病变早期确诊患者的诊断标准。新型影像学技术,例如磁共振成像(MRI)和超声检查,可能有助于新诊断标准的开发[6-9]。近期已经确定酿酒酵母抗体(ASCA)是首个与脊柱关节病相关的血清标志物[10],对于大部分重叠型、不典型或未分类型患者,ASAC 可能是另一种诊断工具[11]。

根据定义,特发性 AS 指排除其他脊柱关节病,并且主要累及中轴骨的疾病。按照改良的纽约标准[8,9](表 63.1),AS 的确诊需要 X 线片表现有单侧 3~4 期骶髂关节炎(Stoke 强直性脊柱炎脊髓评分)或双侧 2 期或以上骶髂关节炎,并有一项或更多项临床症状或体征。单纯出现骶髂关节炎,无论有无症状,都不能确诊 AS,不过它可能是此病的早期表现或轻型表现。

截至目前为止,AS 患者的治疗一直是要达到最佳缓解疾病的某些症状。许多 AS 患者有严重或进行性的病变,这些病变会导致显著的直接或间接社会经济支出。传统治疗方法包括非类固醇抗炎药物(NSAID)和病变改善性抗类风湿药物(DMARD),例如甲氨蝶呤和柳氮磺胺吡啶,这些药物能够有限地缓解症状。越来越多的证据表明抗肿瘤坏死因子(anti-TNF)治疗 AS 非常有效,可以改善病变的症状、体征,提高生活质量,也因此会降低疾病的社会经济支出。不过还需要进一步研究以确定患者能否从长期治疗中获益,以及能否缓解或中止 X 线片上的病变进展和强直。

一、历史回顾

尽管已经发现古尸中有 AS 存在的古生物病理学证据,但是其大多数描述所表现的可能都是弥漫性特

表63.1 强直性脊柱炎的分类诊断标准

Amor脊柱关节病分类标准[a]
临床系统/过去病史(评分)。对于脊柱关节病要求评分≥6分
夜间腰部/背部疼痛;晨僵[1]
非对称性少关节炎[2]
臀部疼痛[1]
腊肠样趾/指[2]
跟骨疼痛/附着点炎症[2]
虹膜炎[2]
非淋菌性尿道炎/宫颈炎,少于一个月[1]
急性腹泻,少于一个月[1]
牛皮癣、龟头炎、IBD[2]
X线片表现[2]
骶髂关节炎(双侧2期或单侧2期以上)
遗传背景[2]
HLA-B27阳性
AS、REA、IBD、牛皮癣或葡萄膜炎的家族史
对治疗的反应
给予NSAID后症状明显改善(48小时内)
欧洲脊柱关节病学组的脊柱关节病诊断标准[b]
1. 炎症性脊柱疼痛
2. 滑膜炎(对称性或主要累及下肢)
下列中的一项或多项(在上述指标1或指标2的基础上)
交替性臀部疼痛
骶髂关节炎
附着点病
阳性家族史
牛皮癣
IBD
尿道炎/宫颈炎/腹泻,少于一个月
改良纽约标准[c]
下背痛,持续超过三个月,锻炼可以改善,而休息无缓解
腰椎在失状面和额状面活动受限
与相应年龄、性别的正常值相比,胸廓扩张度降低
双侧骶髂关节炎,2-4期[d]
单侧骶髂关节炎,3-4期[d]
如果单侧骶髂关节炎为3或4期,或双侧骶髂关节炎为2-4期,并且有临床指标,就可以确诊AS

a:Amor B et al. *Rev Rhum Mal Osteoartic* 1990;57:85-89.

b:Dougados M, van der Linden S, Juhlin R, et al. The European Spondyloarthropathy Study Group Perliminary criteria for the classification of s:pondyloarthropathy. *Arthritis Rheum* 1991;34:1218-1227.

c:van der Linden S, Valkenburg HA, Cats A. Evaluation of diagnostic criteria for ankylosing spondylitis. *Arthritis Rheum* 1984;27:361-367.

d:X线片分期:0期=正常;1期=可疑;2期=轻度骶髂关节炎;3期=中度骶髂关节炎;4期=完全性关节强直。

AS:强直性脊柱炎;IBD:炎症性肠病;NSAID:非甾体抗炎药;ReA:反应性关节炎。

Dawes PT. Stoke ankylosing spondylitis spine score. *J Rheumatol* 1999;26:993-996.

发性骨质增生(DISH)或其他疾病[12]。有人相信埃及法老王 Ramses 二世就是《圣经》的《出埃及记》中说描述的法老王，而依据 20 世纪 90 年代进行的 X 线研究，他可能就已经患有 AS 了[13,14]。爱尔兰医师 Bernard Connor[15,16]根据一座法国墓地发掘出的一具强直的骨骼，于 1693 年对 AS 首次进行了病理描述和图示。人们常常认为是 Strümpell 于 1897 年以及 Marie 于 1898 年[17-19]首次进行了临床报道，不过更早的描述似乎出现于 19 世纪中期[16]。20 世纪 30 年代人们开发了脊柱 X 线照相术，在此之后，Krebs、Scott 及 Forestier 同时描述了"骶髂关节炎"，后来 Robert 和 Forestier 将注意力集中到 X 线片上的特异性"韧带骨赘"上[20,21]。

Scott 于 20 世纪 20 年代成功地应用放射治疗缓解 AS 的脊柱疼痛，不过后来的研究显示其后白血病的发病率很高，因此放弃了这一疗法。随着保泰松的出现，1949 年出现了在临床上有帮助的药物水杨酸盐和阿片制剂，并于 1965 年出现了吲哚美辛。20 世纪 60~70 年代，Moll、Haslock、Macrae 和 Wright 进行了临床、流行病学、家族研究，这些研究显示 AS、ReA、牛皮癣性关节炎和肠病性关节炎之间存在着内部联系，并导致了血清阴性脊柱关节病这一概念的出现[3]。在 1973 年，Brewerton 等[22]和 Schlosstein 等[23]发现此病与HLA-B27 之间的基因联系，此后这一发现巩固了脊柱关节病的分类，扩展了其范围。20 世纪 80 年代晚期确定了克隆的 HLA-B27 基因及其亚型的基因序列[24,25]。1990 年，Hammer 等[28]对 HLA-B27 转基因鼠进行了研究，这种老鼠会自发出现与脊柱关节病相似的病变，因此强有力地证明了HLA-B27 直接参与 AS 的发病。1994 年，同一组研究人员发现在无菌环境下培育的转基因鼠不会出现关节炎，这也就强调了在疾病发病机制上还需要有病原体的参与[29]。近期对于双胞胎和家系的大规模基因研究提示 AS 主要是一种复合的、倍增的多基因病变，同时不明环境因素起普遍性的，但也是关键性的作用。HLA-B27 在基因风险中的作用只占不足 50%，目前正在研究其他基因区[30-32]。

有几项研究支持细菌（包括克雷白杆菌）和 B27 分子之间存在着相互作用的说法。不过，病因学假说还不完善，可能诱发 AS 的病原体列表中已经包含了许多种细菌病原体。

二、流行病学和遗传学

男性比女性患 AS 的几率高 2~3 倍，不过女性发病常常不典型，并且常常达不到诊断标准[33]。发病年龄通常在十几岁至 35 岁之间，高峰年龄为 28 岁左右。大约 15%的美国和欧洲成年患者都是儿童期发病，而发展中国家幼年发病病例所占的比例更高(40%)[34]。

AS 的患病率在白种人中研究得最透彻，美国白人患病率为 0.2%，德国白人为 0.9%，挪威北部人群为 1.4%[35,36]。因为疾病易感性和 HLA-B27 有联系(在大多数病例组中，90%以上的 AS 病例为 HLA-B27 阳性)，所以疾病患病率倾向于与不同人种中遗传多态性的频率相平行，这也就使得非洲人[37-41]和日本人[42,43]中只有低度疾病表达，而在某些美洲土著人、因纽特人[44,45]和西伯利亚楚克人[46]发病率就很高。疾病也发生于约 20%不相关的 HLA-B27 阳性白人个体中[36,37]。不过，HLA-B27 和 AS 间关联的紧密程度依人种不同而不同。因为还没有美国黑人 AS 患病率的资料，所以根据几项美国社区研究，估计其发病率约为白人的 25%[35]。

近期分子学研究已经确定 HLA-B27 是一种血清特异体，它包含 26 种不同等位基因，编码 24 种不同蛋白质或亚型(B*2701~B*2725，除 2002 年 4 月取消的 B*2722 外)[25,48-55]。HLA-B*2705 似乎是基本基因，其他基因由它演变而来，它是最常见的等位基因。美洲和欧洲白人、墨西哥籍美国人、本土美洲人、西伯利亚人和美国黑人的 AS 患者中，有 90%与 HLA-B*2705 有关，而只有约 10%与 B*2702 有关联。B*2702 在中东和北非患者中更常见。HLA-B*2703 很罕见，出现于某些西非和美国黑人患者中[48,49]。但是早期报道曾认为它可能不会导致疾病易感性[56]。在中国、泰国和亚洲印度 AS 患者中，以 HLA-B*2704 为主，而 HLA-B*2707 少见。值得注意的是，在某些东南亚人群中，HLA-B2706 是最常见亚型，而它似乎与 AS 无关联性[57,58]。与此类似，在撒丁人中 HLA-B*2709 也缺乏类似关联性[59]。目前还没有对新近发现的 13 种亚型进行疾病相关性研究[54]。

在 15%~20%的病例中有 AS 家族病史。AS 患者的 HLA-B27 阳性亲属出现 AS 的风险约为 20%[61]，而 HLA-B27 隐性亲属几乎没有患上 AS 的风险。HLA-B27 阴性 AS 患者的关节表现与 HLA-B27 阳性患者的相似，不过他们特征性的发病年龄较大，没有 AS 家族病史，而且虹膜炎和心脏表现的发生率明显较低[61]。对 AS 复合家族的正规基因学研究已经不断显示出其与 MHC 和 HLA-B27 之间的联系[32,62,63]。基因组研究已经证实位于第六对染色体上的 MHC 在 AS 进展中起非常显著的作用[64,65]。在单卵双胞胎中共同发病的几率为 63%~75%，而在所有二卵双胞胎中为 12.5%，在 HLA-B27 阳性二卵双胞胎中为 27%[30]。全部 MHC 包括 HLA-B27，在 AS 易感性中只起一半作用，因此其他基因或环境因素也是重要的。另外一种 HLA Ⅰ类等位基因 HLA-B60，会使 HLA-B27 阳性和 HLA-B27 阴性个体患 AS 的风险增加 3 倍[30]，而且也有人报道了由Ⅱ类等位基因 HLA-DR1 和 HLA-DR8[66-68]引起的其他 MHC 作用。基因图谱研究发现 MHC 内或其他部位的非 B27 基因也涉及 AS 的易感性。近期发表的英国白人全部基因组研究包含了全部 188 个家族 255 对受累兄弟，强有力地证明了存在有编码 AS 非 MHC 基因易感性的基因座[71]。一项采用小随体标记物对基因组进行扫描的早期报道为这些表现提供了独立的证据[32]。这些基因组扫描还发现非 MHC 区域表面重叠有可能会导致牛皮癣和炎症性肠病的易感区域[32]。目前其它几个国家正在进行全基因组筛查。未来 5 年中，将筛查超过 1 000 对兄弟，这会为研究人员提供良好的 AS 基因易感性图谱。

三、病因学和发病机制

目前还不清楚 AS 中炎症的病因，不过因为事实上同卵双胞胎并不都是共同患病，现已确定 AS 的发病机制中包含有环境因素。近期才通过实验数据证实了 AS 的发病机制假说[10,72-77]。人类流行病学研究显示对于基因上易感的个体，在发生沙门菌和弯曲杆菌等病原体引起的感染后，会出现关节症状和附着点炎症[72]。在另一项研究中，同患 AS 的单卵双胞胎与健康双胞胎相比，对于肺炎克雷伯杆菌、化脓性链球菌和白念珠菌会表现出细胞低反应性[73]。尽管还不能清晰描述细菌在 AS 中的特殊作用，但是目前已确定有多种细菌与发病有关。

肺炎克雷伯杆菌是一种常见的肠道寄生菌，有多项临床和实验研究认为它是一种致病微生物[74]，不过还未能成功证实这些发现[78,79]。克雷伯杆菌和 HLA-B27 都有一段 6 个氨基酸的共同序列，提示这种分子拟态可能起一定的作用[80]。一项对基因库序列的研究显示：与其他 HLA-B27 基因座等位基因相比，HLA-B27 与细菌间有更多相同的序列同源性，这提示这种Ⅰ类 MHC 基因可能导致对革兰阴性细菌高度免疫耐受，而且，另一方面可能导致对自身的免疫反应增加[81]。有假说认为 AS 需要肠道细菌的参与，近期一项观察性研究进一步证实了这一假说。在此项研究中发现：无菌环境中长大的 HLA-B27 转基因鼠不会出现预期的中轴性和外周性关节炎或肠道炎症[29]。人们发现很大比例的 AS 患者会出现隐蔽性肠道炎症[75]，而且对柳氮磺胺吡啶有良好的治疗反应，这也证实了肠源性致病的可能性。

以前的报道认为 ReA 患者的外周关节中有持续性细菌抗原以及可能休眠但是有活力的微生物，这使得人们对 AS 脊椎关节的细菌抗原和微生物进行研究[82]。在一项研究中采用套式聚合酶链式反应对骶髂关节活检组织进行了分析，没有发现存在克雷伯杆菌 DNA 的证据，也没有发现病原体会导致 ReA[83]。而且已经有报道称，在 ReA 中针对致病菌的免疫球带白(IgA)抗体的血清水平会升高，这可能反映了对于持续性感染的黏膜免疫性升高了[84,85]。近期人们对 AS 患者中针对各种细菌的抗体血清水平升高情况进行了调查，发现了第一个与 AS 相关的血清标志物 ASCA。Hoffman 等调查了 ASCA(Crohn 病的一种重要血清学标记物)是否也出现于脊柱关节病，因为众所周知这些疾病间存在着临床和病理学联系(例如许多 AS 患者会出现亚临床型肠道炎症，而 Crohn 病常常有风湿表现)。当与健康对照组或 RA 患者相比较时，AS 患者的 ASCA IgA 水平显著增高[10]。其他对 HLA-B27 阳性 AS 患者的研究也显示出针对克雷伯杆菌、耶尔森菌和沙门菌的 IgG 抗体水平显著增高[76,77]。

关于 ReA 滑液的几项研究已经发现激发关节炎的病原体会特异性引起单核细胞增殖，而且已经发现其细菌特异性 T 细胞反应受限，既包括 HLA-Ⅱ类(DR 和 DP)，也包括近期发现的 HLA-Ⅰ类(B27)[86-88]。尽管有越来越多的人采用 PCR 检测滑液和滑膜样本中的细菌 DNA 以诊断 ReA，但是这类检测还没有被标准化，并且通常无法用于脊柱关节。Maki-Ikola 等对 8 名 AS 患者的滑液样本进行了测定。酶学免疫分析和放射免疫扩散法没发现有明确的针对三种肺炎克雷伯杆菌荚膜类型、大肠杆菌或奇异变形杆菌的关节外抗体产生[89]。不过，AS 患者的骶髂关节活检显示有浸润性 T 细胞和巨噬细胞，同时有细胞因子 TNF 和转移生长因子(TGF)水平升高[90,91]。

对 HLA Ⅰ类等位基因 HLA-B27 与 AS 之间强烈关联性的认识已有 25 年以上了，不过联结 HLA-B27 与 AS、其他脊柱关节病的病因机制仍是个谜。与其他 HLA 分子相比，HLA-B27 有一种不寻常的细胞生物学表现，并且在体外，HLA-B27 表现有形成重链同型二聚体的有趣能力。二聚体形成依赖于二硫化物通过 67

号位非配对半胱氨酸进行的成键反应。在体内的其他细胞系也发现有 HLA-B27 同型二聚体形成,初步资料显示 AS 患者中有许多 T 细胞会表达 HLA-B27 同型二聚体的配体[92]。这些发现使我们对 HLA-B27 免疫功能的理解更加深入,并且产生新的假说认为 HLA-B27 重链二聚体形成可能涉及 AS 的发病机制。

四、临床特点及诊断

(一)发病模式

最常使用的三套 AS 分类标准分别是 Amor 标准、欧洲脊柱关节病学组标准和改良的纽约标准(1987 年)(表 63.1)。慢性下背痛和僵直是 AS 典型的最早症状[93-99]。AS 发病通常是隐匿的,患者常常不能确定症状最早出现的日期,也不能确定受累的部位。有的患者可能有转移性疼痛,首先出现于一侧臀部,然后转到另一侧,有时会向大腿后侧放射,这可能表明有骶髂关节受累。这些症状常常被错误地归于臀部病变或坐骨神经痛。因为下背痛不适感是大部分人群很常见的一种症状,所以医生们已经集中了大量精力以区分炎症性和非炎症性背部疼痛[93]。炎症性背部症状的特征性表现是清晨或休息后明显僵直和疼痛(凝胶现象),并且活动可以改善(表 63.2)。对于 40 岁以下的人,这些症状最能反映 AS。其他能够提示为 AS 的病史还包括迫使患者夜间起床的背痛,并且平躺后不能缓解,以及伴随的胸壁疼痛[94]。尽管炎症性背部疾病的症状经常能够帮助提高诊断 AS 的可能性,但是必须强调有的 AS 患者虽然有典型的 X 线改变,却只有非特异性的甚至根本没有背部主诉[96]。而且对 AS 的家族研究显示那些有典型背部症状[97]或胸痛[98]的 HLA-B27 阳性亲属可能并没有骶髂关节炎或脊椎炎的 X 线证据。对这些个体进行系列脊柱 X 线片随访也表明骶髂关节炎出现诊断性 X 线改变平均需经过 9 年的时间[99]。

少数情况下,AS 患者可能出现外周关节炎,典型的是单关节性或少关节性,并且经常累及一侧或双侧膝关节[95]。附着点炎症,特别是累及跟腱或跖肌腱止点的附着点炎症,可能单独出现或随关节炎出现[100,101]。如果成年患者重要以这种病变发病,就应当考虑为 ReA。不过,幼年型脊椎炎或者儿童的血清阴性附着点病和关节炎(SEA)综合征,特别是男孩,常常也以这种方式发病[102-104]。也有人描述了儿童 AS 发病的其他形式,包括强直性跗骨炎[105]、系统性多关节炎,并且以颈椎受累为主[106]。很少有关于这些儿童的长期随访研究,不过,似乎许多这种患者最终都出现了脊柱症状以及更典型的中轴骨病变[101,107]。在检测儿童的骶髂关节炎时,普通骶髂关节 X 线片是不可信的,不过有报道称造影剂增强的 MRI 会更敏感一些[108]。出现髋关节受累与早年患上 AS 有关联,并且表明预后不良[109]。

表63.2 炎症性背痛的特点

疼痛发病时年龄较轻(高峰年龄为26岁)
脊柱疼痛及清晨僵直
锻炼/活动可以改善
隐匿发病
症状持续超过3个月
脊柱活动和深呼吸可能受限
X线片证实有骶髂关节炎或关节强直

(二)体格检查和病程

AS 体格检查的最早期异常通常是骶髂关节触痛或者髋关节过伸时诱发骶髂关节疼痛。直腿抬高试验(常用于检测受破裂椎间盘刺激的坐骨神经痛)常常阴性,而下肢深肌腱反射是正常的[94,95]。当病变时间较长时会出现更多客观表现,包括正常脊柱前屈变平以及腰椎在各个平面上活动受限。检测腰椎屈曲活动的 Schober 试验明显降低(<3cm),而且患者手指不能触地(与地面相距甚远)。当病变发展累及胸椎时,因肋椎关节融合,会出现胸廓扩张受限(<2.5cm),这是 AS 的特异性体征,特别是年轻个体[95]。并且脊柱的正常后凸会加重,患者会出现"驼肩"(图 63.1)。通常认为颈椎受累是晚期病变表现,它可能在女性中出现得较早。颈部关节和相邻肌肉会出现疼痛和僵直,其后会有颈部完全伸直能力降低。可通过测定枕部至墙的距离以测量这种畸形的程度,也就是让患者将足跟贴于墙壁,头后部尽量接触墙面。也会出现侧方旋转消失,最终颈部可能失去所有活动度而固定于屈曲位。如果此畸形非常严重,则前方视野可能会受损。依据颈椎和胸椎后凸的严重程度,患者可能需要自动屈膝站立以保持重心。

(三)X线片异常

骶髂关节炎(通常是双侧)是 AS 最常见、最早出现的 X 线表现[110]。骶髂关节炎最先出现的 X 线征包括包括关节"假性增宽"以及单侧或双侧关节边缘硬化(Strokes 1 期或 2 期)[111]。通常出现在骶髂关节的下三分之二范围内,因为这里内层有滑膜。病变进一步发展,硬化和腐蚀会出现于双侧关节边缘(3 期),此后会有关节骨性融合，而硬化会消失(4期，图63.2)。很难描述骶髂关节炎的X线片，并且存在着很大的观察者间偏倚，特别是在病变早期[112,113]。

骨盆前后位X线片通常不足以检测早期骶髂关节病变，因为骨盆的正常前倾会妨碍对整个关节的观察。而为了充分评估，通常需要进行向头侧倾斜30°位投射的骨盆像(Ferguson像)检查或每个骶髂关节的斜位像检查。必须小心排除先天性异常、退行性改变以及髂骨致密性骨炎[110]。现已表明，当标准X线片正常时，计算机断层扫描(CT)是检测早期骶髂关节炎更敏感的技术手段[114]。新的影像学技术，例如MRI，可能有助于在病变早期显示出骶髂关节炎[115,116]。当评估脊柱和骶髂关节病变时，在普通X线片基础上加照MRI，可以看到软组织异常和神经受损，而不用使用鞘内对比[117]。骨扫描的结果不可信，特别是对于双侧病变，因为正常骶髂关节会高度摄取放射性标志示踪物。

现在已经有人通过双能X线吸收计量法对绝经前和绝经后女性AS患者的骨矿物质密度(BMD)进行测量。这些研究的结论是：与年龄、性别配对的对照组相比，AS女性髋部BMD降低[118,119]。而且，一项包含71名男性和女性患者的横截面研究证实AS患者脊柱和股骨的BMD值减低，其全身测量值也降低，表明有广泛的骨丢失[120]。

AS患者中其他可以通过X线检测到的骨盆异常包括耻骨骨炎(耻骨联合处硬化和骨质不规则)，以及沿坐骨结节、髂嵴或近侧粗隆边缘的骨腐蚀或者“胡须样变”，表明有附着点炎症[110]。AS在腰椎、胸椎和颈椎最特异性的X线改变包括椎体“方形变”，这是因为椎体正常凹陷的前、上、下面受到腐蚀，常常呈现“尖角”(Romanus腐蚀)[121](图63.3)。而且脊柱韧带骨化会跨越椎间盘，造成特征性的“韧带骨赘”(图63.2和图63.3)。当双侧都有大量韧带骨赘时，会呈现“竹节脊柱”样X线表现(图63.2)。大体上讲，AS中见到的韧带骨赘和肠病性脊柱炎中的一样，都是对称性和双侧

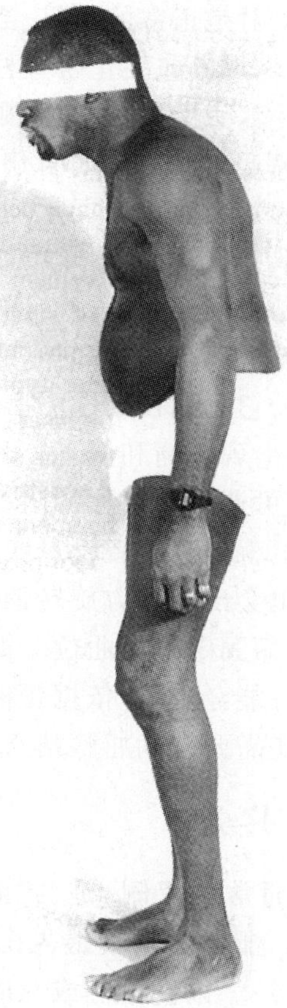

图63.1 严重性、进展性强直性脊柱炎患者的姿势。注意他已丧失腰椎正常前凸，出现脊柱后凸，颈椎固定于轻度屈曲位，并且有膝关节代偿性屈曲。

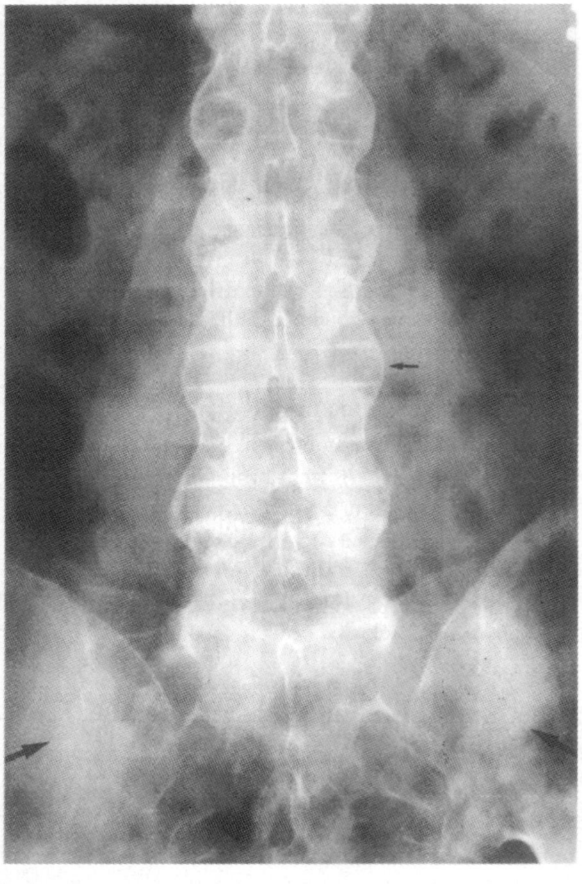

图63.2 骨盆上部和腰椎的前后位X线片。双侧骶髂关节(大箭头所指)已融合(4期骶髂关节炎)，并且有双侧对称性韧带骨赘(小箭头所指)，造成强直性脊柱炎典型的“竹节样”表现。

性的，并且其止点都位于相邻椎体的上下缘。与此相反，ReA 和牛皮癣性脊柱炎中出现的韧带骨赘倾向于呈非对称性，并且止点不位于椎体边缘[122,123]。AS 中的椎间关节突关节也会因骨融合而消失。在某些儿童和妇女的不典型 AS 病例中，出现颈椎关节突关节骨融合可能特别有助于鉴别 AS[106](图 63.4)。少数情况下，上部颈椎结构会受到腐蚀，例如横韧带或枢椎齿状突，这会导致半脱位[124]。与 RA 中的情况相似，有的齿状突甚至会向上移位进入脑干(扁颅底)，造成神经系统灾难[125]。广泛的骨质减少在 AS 中很常见，这可能是因为不能活动以及局部细胞因子释放[126,127]。轻微创伤就可能出现脊柱骨折，特别是颈部[128,129]。随着脊柱节段逐渐融合，疼痛常常会消失。重新又出现疼痛可能表明合并了骨折，而这种骨折可能在标准 X 线片上不明显[130]。在这种情况下，骨扫描可能会显示骨折部位对示踪剂的摄取增加，这时也就需要进行 CT 检查以进一步明确[131]。脊柱重新出现疼痛的另一个原因是椎间盘炎，椎间盘炎通常都定位明确并且锻炼会加重疼痛，它是一种无菌性、局限性、破坏性疾病，累及一个椎体和相邻的椎间盘，这可能与感染性椎间盘炎或骨髓炎相似[132,133]。

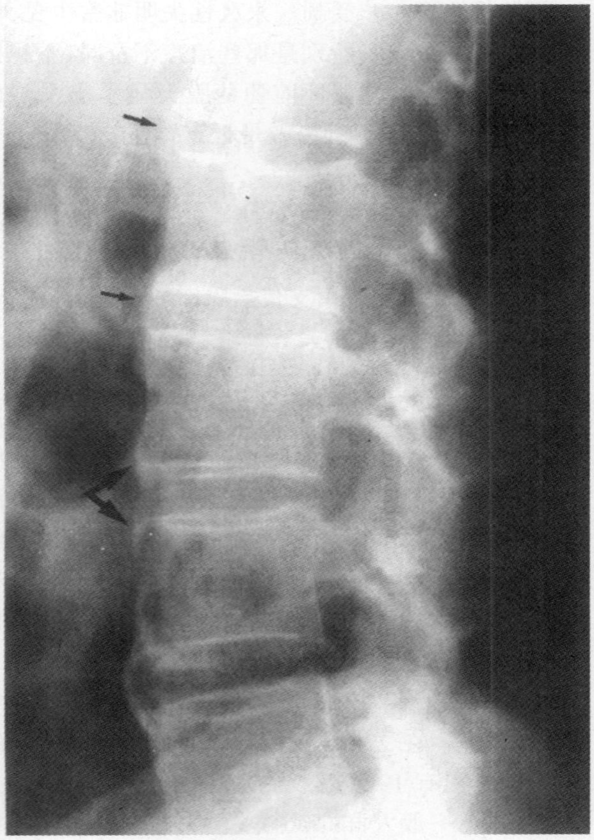

图63.3 强直性脊柱炎腰椎的侧位X线片，有由于椎体边缘侵蚀性“密度增高区”的Romaus改变(小箭头)，以及典型的边缘骨赘形成(大箭头)。

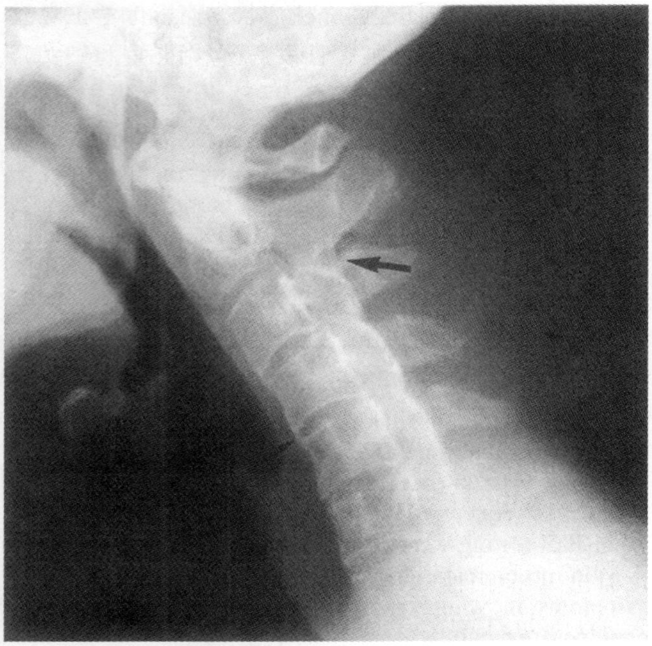

图63.4 强直性脊柱炎的颈椎侧位X线片。C_2和C_3之间的关节突关节骨性融合(大箭头)，此平面以下的所有关节突关节也融合。另外，还看到椎体边缘性韧带骨赘形成(小箭头)。

受累的外周关节可能显示出与 RA 相似的骨质减少和腐蚀。不过 AS 中更常出现腕部、跗骨、髋部或指、趾小关节的骨性强直。

(四)鉴别诊断

炎症性背部病变的症状(特别是年轻男性)以及体格检查时发现的典型脊柱异常可以强有力地提示 AS 的诊断，尽管如此，最特异性的诊断性表现是其特征性的 X 线改变。骶髂关节炎，特别是双侧骶髂关节炎，是确诊的必要条件。AS 的改良纽约标准[9]要求有 X 线上骶髂关节炎的表现，并且有临床症状或体征中的一项或多项(表 63.1)。X 线片上出现双侧骶髂关节炎，如果描述得当，只具有有限的鉴别诊断能力，其最常见的病因是脊柱关节病和感染性病变(表 63.3)。Eastmond 等设计了一项为期 5 年的随访研究，以评估现有关于炎症性骶髂关节炎早期诊断的研究，他们分析了 X 线片上 2 期骶髂关节炎(双侧或单侧)的平片证据，并且发现它可能是最可信的 AS 发病预示指标[134]。在这项研究中，没有发现 CT 扫描和 HLA-B27 检查有更多的价值。

有的患者有特征性的脊柱症状，而影像学正常或模棱两可。有的患者非典型性发病(包括儿童和妇女)，主要以外周关节炎、附着点炎症和颈椎症状为主，这些患者更难于诊断。在儿童中，骶髂关节区域和脊柱的早期X线片常常难以辨别，而且总体上讲，男性下脊柱和髋部的X线改变比女性更严重。这些因素使得人们很难确诊儿童和女性的AS。尽管骶髂关节CT或MRI对于某些患者可能是一种选择方案，但是更便宜的方法可能是检测血中的HLA-B27。并且，尽管20世纪80年代早期不鼓励将HLA-B27作为诊断性检查[135]，但是其后20年所进行的研究却显示它在诊断中起辅助性潜在作用，特别是当患者有炎症性背部症状时[36,136,137]。在AS患者中，HLA-B27出现的几率超过90%，而在多数健康白种人中，其几率约为8%。因此可以预期，检测时出现"假阳性"结果(HLA-B27阳性与患者症状无关)的情况约为8%，而出现"假阴性"结果(患者有HLA-B27阴性AS)的情况不到10%。和其他检查一样，如果医生有理由相信已经存在这种疾病，则HLA-B27的预测值非常大[136]。在种族人群中发现HLA-B27更能预示病变，因为在种族人群中这种基因标记物的正常发生率很低，例如非洲人(2%)或日本人(<1%)。而对于本土美洲人和其他正常高基础水平HLA-B27人群来说，HLA-B27作为辅助诊断手段的价值很小。

标准X线检查通常就能除外其他引起脊柱疼痛、活动受限的病因。DISH(或Forestier病)可能是一个例外，其显著的韧带骨赘可能与AS相似。不过DISH发病年龄较大，韧带骨化更大而且更平滑(常被称作"蜡滴样"表现)，而且更重要的是不会出现骶髂关节炎，这些通常可以和AS相鉴别[110]。并且DISH也与HLA-B27无关联性[138]。在长期接受类维生素A治疗的患者(常常比较年轻)中，已经有人发现了DISH样综合征。同样，这些患者也不会出现骶髂关节炎，尽管有一项个案报道的结论与此相反[139]。

表63.3 骶髂关节炎的病因

脊柱关节病	
	强直性脊柱炎
	反应性关节炎
	银屑病性关节炎
	炎症性肠病
	痤疮相关性关节炎或SAPHO综合征
	肠旁路术关节炎
	未分类型脊椎炎
感染	
	化脓性感染
	结核病
	布氏菌病
	Whipple病
其他	
	甲状旁腺功能亢进症
	截瘫
	结节病

SAPHO综合征：滑膜炎、痤疮、脓疱病、骨质增生、骨炎。

(五)关节外表现

1.眼睛

在病变进程中，约有25%的AS患者会出现急性前葡萄膜炎或虹膜炎[140]。通常一次只有一只眼睛受累，而在两次发病之间有较长的间歇期。典型的症状包括突然出现眼痛、发红、畏光。除非迅速控制炎症，否则碎屑会在前房中聚积，导致瞳孔和晶状体功能障碍以及视力模糊。在某些病例中，后房也会出现炎症，导致黄斑水肿，视力进一步受损。永久性失明非常少见，但有些患者可能会出现，特别是那些治疗不及时、不积极的患者。这种类型的急性前葡萄膜炎显示出强烈的HLA-B27相关性，而不管患者是否有脊柱关节病。

2.心脏

约有5%的AS患者会出现主动脉瓣反流和各种程度的房室传导阻滞或束支传导阻滞，通常出现在长期病变之后，但有时也在关节炎症状之前出现[141]。少数情况下，伴随主动脉病变会出现二尖瓣反流[142]。几乎所有出现心脏表现的患者都是HLA-B27阳性的。这一发现表明HLA-B27相关性心脏综合征包括主动脉根部病变和传导异常[143,144]。一旦听到主动脉瓣反流的杂音，病变就会经历一段无情的病程，最终导致心衰，这通常要经历几年的时间。除了瓣膜置换外，还没有有效的治疗手段。与此类似，完全性心脏传导阻滞需要植入心脏起搏器。

Bergfeldt等[144]对于脊椎炎性心脏病变进行了广泛的临床研究。在232名因传导障碍而植入起搏器的患者中，检查出有19名(8.5%)出现了骶髂关节炎的X线证据，这与一般人群的骶髂关节炎发病率相比有显著性增高[145]。在因同时患有心脏传导阻滞和主动脉瓣关闭不全而植入起搏器的91名患者中，与脊柱关节病有关联的占15%~20%，与HLA-B27有关联的占88%[146]。

并且 83 名完全性心脏传导阻滞而在临床上或 X 线片上没有任何关节炎症据的患者中，有 17%为 HLA-B27 阳性，而正常对照组中仅有 6%为 HLA-B27 阳性，这具有统计学上的显著性差异[147]。

Bulkley 和 Roberts[148]在对 8 名患者尸检后很好地描述了导致脊椎炎性心脏病的病理性损害。从大体上观察，近侧主动脉根部的管壁扩张、增厚，主动脉瓣叶变短、增厚。组织病理学检查发现，血管的滋养血管被浆细胞和淋巴细胞集落包绕，其管腔变窄。主动脉和室间隔的增厚是由于外膜瘢痕化和内膜增殖造成的，同时瓣叶下有明显的纤维性“肿块”。在那些出现心脏传导阻滞的病例中，这种纤维组织的形成延伸进入房室束或者近侧束支。经胸壁超声心动图研究已经发现：在临床上没有脊椎炎性心脏病表现的 AS 患者中，有 31%会检测到纤维性肿块或主动脉瓣增厚[149,150]。不过，经食管超声心动图对更多患者中出现的主动脉瓣和二尖瓣异常进行检测时，敏感性可能更高[150,151]。近期对舒张期功能的超声心动检查，发现没有临床症状的 AS 患者也会有心脏受累[152]。

3.肺部

在 AS 中，肺部受累的情况很少见[153-155]。尽管 AS 患者因为肋椎关节融合会出现胸廓扩张受限，但是肺总容量和肺活量的显著性降低却很罕见，因为其膈肌功能没有受损。当确实出现了这种情况时，其肺部受累主要包括上叶纤维化和胸壁活动受限。AS 患者中约有 1%会出现双侧肺尖纤维化，通常发生于病变多年之后，并且这种患者的三分之一会出现与结核相似的空洞。在罕见情况下，这些空洞会被曲霉菌占据，进而需要考虑抗真菌治疗。

4.肾脏

在 AS 中，肾脏受累最常见的原因是继发性肾淀粉样变性(62%)，其次是 IgA 肾病(30%)和膜增生性肾小球肾炎 (5%)。其他罕见原因还包括膜性肾病(1%)、局灶性节段性肾小球硬化症(1%)和局灶性增生性肾小球肾炎(1%)[156]。在 AS 和其他脊柱关节病的病程中，有 1%~3%的病例会并发继发性淀粉样变性，欧洲的报道比美国的报道更常见。通常会出现蛋白尿，其蛋白尿常常在肾病范围内，并且经常会发展为肾衰。在7%非选择性 AS 病例中，有可能会在腹部脂肪垫或直肠活检中发现淀粉状蛋白，但是大多数患者不会出现临床上的典型病变[157]。伴有或不伴有肾功能受损的蛋白质尿也可能提示存在有 IgA 肾病，从 AS 患者血清 IgA 会升高的角度看，这种情况相当有意思[158]。肾功能障碍和蛋白尿也可以是使用 NSAID 和传统 DMARD 的结果，例如柳氮磺胺吡啶，或者是大量使用止痛剂的结果。

5.神经学

除颈椎骨折和半脱位以外，在病程晚期可能出现慢性进展性马尾综合征[159]。通常症状包括腰椎、骶椎皮区的感觉丧失，少数情况下有下肢无力、疼痛，不能排尿，直肠括约肌张力消失。MRI 是最可信赖的检查手段，它能够显示出特征性的硬脊膜囊和蛛网膜憩室增大，并且能够排除其他潜在的有手术治疗可能性的脊髓病[160,161]。在 AS 患者中，多发性硬化的发生率可能会增加，但是还没有权威的流行病学研究能够证实这一点[162]。

6.胃肠道

通过回肠结肠镜检查，在多达 60%的 AS 患者中发现其近端结肠、终末回肠在宏观上和微观上都存在无症状的炎性区域[79]。尽管这一表现有很大的发病机制学意义，但是并不表明它会高度倾向于转化为 Crohn 病或溃疡性结肠炎。一项随访研究发现，在接受首次回肠结肠镜检查后的 2~9 年内，有 6.5%的患者出现了明显的 Crohn 病，尽管这些患者在初诊时并没有炎症性肠病的任何体征。所有这些患者都发展为 AS，而且他们中的大多数都患有持续性外周关节炎[163]。

五、实验室特征

最具特征性的实验室异常是血沉和其他急性期反应物(特别是 C 反应蛋白)的升高。同样，血小板计数也可能会轻度或中度升高，并且可能有轻度贫血，这依赖于炎症病变的严重程度。多数患者血清 IgA 水平会升高，不过目前正在研究这是否代表了对致病菌产生的抗体。类风湿因子和抗核抗体检测的结果为阴性，血清补体水平正常或者增高。90%以上的患者 HLA-B27 为阳性，对于有急性前葡萄膜炎或脊椎炎性心脏病的患者，HLA-B27 的出现频率接近 100%。有的患者会出现骨碱性磷酸酶和肌酸激酶中度升高，但是还不清楚其是否有显著性意义[164]。

六、治疗

治疗的主要目的包括：(a) 用药物缓解疼痛和僵硬；(b)制定物理治疗和生活习惯转变的计划，以保护脊柱活动度，或者起码能避免脊柱畸形、残疾；(c)能够迅速发现、处理关节及关节外并发症。必须很好地教育患者，使其认识本病的自然病程以及每项治疗措施的合理性。

(一)药物治疗

在患者能够满意地从事适当功能锻炼之前，通常都需要使用 NSAID，最起码开始时需使用，以缓解疼痛和僵直。总体上讲，单纯使用阿斯匹林通常是不够的。吲哚美辛是一种常用的 NSAID，不过也常使用其他 NSAID 药物，然而没有哪种药物对 AS 的疗效更优越。吲哚美辛的使用应当根据症状的严重程度和所要获得的缓解程度而定，但是每晚给予 75mg 缓释胶囊可能特别有助于防止夜间疼痛和晨僵[165]。对于个别患者，其他多种 NSAID，包括托美丁、吡罗昔康和双氯芬酸，可能更有效。近期出现了选择性环氧化酶-2(COX-2)抑制剂，其潜在的胃肠毒性更小，是另一类有效的 NSAID 药物。临床研究结果证实了 COX-2 抑制剂，例如塞来考昔，具有相应的抗炎作用，能够显著改善 AS 患者的疼痛和功能[166]。对于服用 NSAID 的患者，需要监测这些药物固有的常见胃肠道和肾脏并发症。

当患者对 NSAID 药物变得耐受或者出现了严重的 NSAID 副作用时，或是当患者出现进展性病变时，就应当考虑使用二线药物。有人认为，对于慢性进展型 AS 患者，一些 DMARD 药物是有效的，例如柳氮磺胺吡啶、甲氨蝶呤、金制剂、硫唑嘌呤和环孢霉素 A。已经有多项临床对照研究显示柳氮磺胺吡啶(通常每天 2~3g)对 AS 是有效的，特别是在病变早期[167-169]。这些研究发现患者脊柱症状改善，脊柱活动度、外周关节炎可能也有所改善，并且更重要的是它能够使急性期反应物的水平降低。有一项研究显示在柳氮磺胺吡啶中，是磺胺吡啶部分而不是水杨酸盐使其具有治疗作用的[170]。不过还不清楚柳氮磺胺吡啶是通过其对肠内细菌的抗菌作用而改善了病情，还是通过其他免疫调制或抗炎性质而起作用。

通过对照研究，还没有证实常规 DMARD 的有效性，这些 DMARD 包括甲氨喋呤、硫唑嘌呤和环孢菌素 A。已经证实大剂量甲基强的松龙冲击治疗对于急性病变发作有短暂效果[171]。有时可能需要使用长期低剂量甾体激素，特别是对于顽固性外周性关节炎，不过应当考虑到可能出现药物相关性骨质疏松，并应当通过 BMD 或生化分析进行监测。

目前正在进行研究的新型治疗 AS 的药物包括 TNF 抑制剂(例如依那西普和英夫利昔)、嘧啶抑制剂来氟米特、白介素 1 抑制剂阿那白滞素。已经有大量报道显示了 TNF 抑制剂(依那西普和英夫利昔)在治疗 AS 患者方面的有效性和安全性。也已经有研究证实这些药物可用于治疗 RA。依那西普也适用于牛皮癣性关节炎，英夫利昔也适用于 Crohn 病。一项为期一年的安慰剂对照多中心试验发现，英夫利昔对于活动性 AS 患者是有效的[172]。依据此项研究，欧盟已经批准将英夫利昔用于治疗 AS。根据几项更大型研究的结果，对于 AS 患者，依那西普也是一种有效的、耐受性良好的治疗方法[173,174]。这些试验的结果不仅证实依那西普在治疗接受常规 NSAID 的患者方面具有明确的功效，而且也显示不需要加用常规 DMARD 和激素就能获得这种效果[175]。AS 患者接受依那西普治疗后，脊柱活动和功能的评测情况也会有显著性改善[174]。因为 TNF 抑制剂，依那西普和英夫利昔，具有显著的抗炎作用，所以它们可用于除 RA 以外的多种疾病。正在进行的和将来的研究会显示这些药物在其他炎症性疾病中的潜在作用。

随 AS 出现的并发症也需要采取药物治疗。出现急性前葡萄膜炎时需要眼科医师马上治疗[110]。局部给予甾体激素和散瞳滴眼液通常是首先的治疗方法。不过患者出现更顽固性眼部病变时，可能需要眼球后注射，甚至短期全身应用皮质激素。对于 AS 的心脏、肺部或肾脏损伤，还没有已知的治疗方法。

(二)物理治疗

对于每一个患者，医生都应正式指导其采用适当的体位和锻炼，重点是脊柱的活动性，并加强脊柱伸肌的力量。不仅在初诊时应进行指导，而且隔一段时间就应强调一次。同时还应当强调颈、肩、髋的活动度锻炼，以及深呼吸锻炼，以保持胸廓的扩张度[176,177]。在 2001 年，有人对 AS 中由物理治疗和锻炼进行临床评估而得来的科学证据进行了综述，结果表明物理治疗同时进行疾病教育是一种有效的治疗方法[178]。游泳是达到这些目标的一种相当好的方法。有严重脊柱强直或下肢关节炎的患者可能有必要使用手杖或步行器。颈部融合或半脱位的患者，当他们暴露于可能受损的环境下时，就应当使用软性颈领。对于有严重颈椎屈曲的患者，应当使用适当的装置，例如棱镜，以保持其前方视野，而对于脊柱旋转能力减退的患者，在汽车上应当安装特殊的镜子。

（三）手术治疗

全髋关节置换术是 AS 患者最常需要进行的骨科手术方式，通常结果都很满意[180]。有时，假体周围异位骨化的表现与感染的并发症相似，而且有时新骨会包围假体，限制活动[181]。有人用脊柱截骨以矫正严重的脊柱畸形，不过可能充满了灾难性结果[182]。而且，对于任何需要全麻的手术，气管插管时必须小心，因为颈椎很脆弱，而张口又受到限制[183]。

七、结果评估

近期免疫学的进展使得 AS 的治疗出现了新的方法，这促使人们需要通用的标准以系统性评测 AS 的治疗反应和适应证。目前对 AS 已经有了大量的评测方法，包括实验室检查、角度测量、X 线片和问卷，不过还需要继续研究以改善现有方法并进行有意义的临床试验。在评估 AS 治疗方面，已经成功应用了结果评价指标，例如强直性脊柱炎评估（ASAS）工作组所开发的指标。强直性脊柱炎评估（ASAS）工作组是一个国际组织，它是由来自 20 多个国家的风湿病学家、流行病学家、AS 患者和医药工业代表组成的。ASAS 改善指标是由 4 项主要结果组成的[184]（表 63.4）。

表63.4　强直性脊柱炎评估工作组改善指标

按0~100分标准，以下各项目中至少三项改善≥20%，或绝对改善值≥10分
患者综合测评（VAS综合评分）
疼痛测评（VAS）
功能（BASFI）
炎症（BASDAI中平均至少两项VAS）
不存在潜在的其余项目的恶化（加重20%）

BASDAI：Bath强直性脊柱炎病变活动指数；BASFI：Bath强直性脊柱炎功能指数；VAS：直观模拟标度尺

Date from Anderson JJ, Baron G, Van der Heijde D, et al. Ankylosing spondylitis assessment group preliminary definition of short-term improvement in ankylosing spondylitis. *Arthritis Rheum* 2000; 44:1876-1886.

已经有人报道将 ASAS 改善标准用以评估症状改善型抗风湿药物的短期改善情况，它使用的是 NSAID 的安慰剂对照实验的结果资料[185]。目前 ASAS 工作组正在根据生物治疗（例如依那西普和英夫利昔）研究的结果，开发病变控制型抗风湿治疗的相应标准[186]。

八、预后

有几项长期研究表明，大多数 AS 患者的预后良好[2,179,187,188]。只有 10%~20%的患者在长期患病（20~38 年）后出现显著的残疾，85%~90%的患者能够从事全日制工作，尽管约有一半患者会进展为严重的脊柱活动受限。通常在最初 10 年内就会出现病变的预期形式。髋部病变典型的特点是出现得较早并且见于年轻患者，它是功能结果不良的指示指标。

疾病本身所引起的死亡只见于不足 5%的患者中，最常见原因是颈椎骨折和脱位、脊椎炎性心脏病以及淀粉样肾病。恶性肿瘤只出现于接受脊椎放射治疗的患者，其患白血病的风险会增加 5 倍，患其他癌症的风险会高出正常人的 62%[187,189-191]。

九、结论

AS 是一种慢性炎症性疾病，它发病隐匿并可能会进行性导致脊柱融合。对 AS 发病机制的理解越来越清晰，现在认为包括 HLA-B27、细胞因子（例如 TNF-α）在内的免疫介导机制、炎性细胞浸润、以及遗传和环境因素都起关键作用。在出现临床表现的基础上，X 线片、MRI 或 CT 能够监测到骶髂关节炎，这时就可以诊断为 AS。尽管 NSAID 能有效减轻炎性症状，而且目前是一线药物，但是 NSAID 会导致有害的胃肠道和肾脏副作用。对于那些 NSAID 治疗无效的症状，已经有人使用了包括甾体激素和各种 DMARD 在内的二线药物，但是效果有限，特别是对于脊柱症状和关节强直。TNF 抑制剂，例如依那西普和英夫利昔，作用于 AS 中根本性的炎症机制，因此可能除了缓解症状外还能有效地改变病程。这些新的治疗手段能够改善生活质量，并减少长期功能残疾，潜在地降低病变对于社会和患者造成的经济冲击[192]。

（宋立明　李世民　译　　于建华　李世民　王宝奎　校）

参考文献

1. Moll JMH. *Ankylosing spondylitis.* Edinburgh: Churchill Livingston, 1980.

2. Khan MA. Ankylosing spondylitis and related spondyloarthropathies: spine: state of the art reviews. *Rheum Dis Clin North Am* 1990;4:497–688.
3. Moll JMH, Haslock I, MacRae I, et al. Associations between ankylosing spondylitis, psoriatic arthritis, Reiter's disease, the intestinal arthropathies, and Behçet's syndrome. *Medicine (Baltimore)* 1974;53: 343–364.
4. Arnett FC. The seronegative spondyloarthropathies. *Bull Rheum Dis* 1987;37:1–12.
5. Yu D, ed. Spondyloarthropathies. *Rheum Dis Clin North Am* 1998;24: 663–915.
6. Dougados M, van der Linden S, Juhlin R, et al. The European Spondyloarthropathy Study Group preliminary criteria for the classification of spondyloarthropathy. *Arthritis Rheum* 1991;34:1218–1227.
7. Kellgren JH, Jeffrey MR, Ball J. *The epidemiology of chronic rheumatism.* Oxford: Blackwell, 1963:326.
8. Gofton JP. Report from the subcommittee on diagnostic criteria for ankylosing spondylitis. In: Bennett PH, Wood PHN, eds. *Population studies of the rheumatic diseases.* New York: Excerpta Medica, 1968: 314–316.
9. van der Linden S, Valkenburg HA, Cats A. Evaluation of diagnostic criteria for ankylosing spondylitis. *Arthritis Rheum* 1984;27:361–367.
10. Hoffman IE, Demetter P, Peeters M, et al. Anti–*Saccharomyces cerevisiae* IgA antibodies are raised in ankylosing spondylitis and undifferentiated spondyloarthropathy. *Ann Rheum Dis* 2003;62:455–459.
11. Boyer GS, Templin DW, Bowler A, et al. A comparison of patients with spondyloarthropathy seen in specialty clinics with those identified in a community wide epidemiologic study: has the classic case misled us? *Arch Intern Med* 1997;157:2111–2117.
12. Rogers JM, Waldron T, Dieppe P, et al. Arthropathies in paleopathology: the basis of classification according to most probable cause. *J Archaeol Sci* 1987;14:179–193.
13. Ramses II. Magnificence on the Nile. In: Lost civilizations. Alexandria, VA: Time-Life Books, 1993:154.
14. Blumberg BS, Blumberg JL. Bernard Connor (1666–1698) and his contribution to the pathology of ankylosing spondylitis. *J Hist Med* 1958;20:349–366.
15. Arnett FC. Ankylosing spondylitis 1992: from Connor to transgenes. *J Irish Coll Phys Surg* 1993;22:207–211.
16. Strümpell A. Bemerkungen uber chronisch-ankylosierende Entzundung der Wirbelsaule und der Huftergelenks. *Dtsch Z Nervenheilk* 1897;11:338–342.
17. Strümpell A. Observations on chronic-ankylosing inflammation of the vertebrae and hip joints [English translation]. In: *Clinical orthopaedics and related research.* Philadelphia: JB Lippincott, 1971:4–6.
18. Marie P. Sur la spondylose rhizomelique. *Rev Med* 1898;18:285–315.
19. Bechterew VM. Steifigheit der wirbelsaule und ihre verkrumnung als besondere erkrankungsform. *Neurol Zentbl* 1893;12:426.
20. Forestier J. Gilbert Scott memorial oration: ankylosing spondylitis at the beginning of the century. *Rheumatism* 1964;20:28–34, 52–53.
21. Forestier J, Rotes-Querol J. *Ankylosing spondylitis: clinical considerations, roentgenology, pathologic anatomy, treatment.* Springfield, IL: Charles C Thomas, 1956.
22. Brewerton DA, Hart FD, Nichols A, et al. Ankylosing spondylitis and HL-A27. *Lancet* 1973;1:904–907.
23. Schlosstein L, Terasaki PI, Bluestone R, et al. High association of an HLA antigen, W27, with ankylosing spondylitis. *N Engl J Med* 1972;288:704–706.
24. Coppin HL, McDevitt HO. Absence of polymorphism between HLA-B27 genomic exon sequences isolated from normal donors and ankylosing spondylitis patients. *J Immunol* 1986;137:2168–2172.
25. MacLean L. HLA-B27 subtypes: implications for the spondyloarthropathies. *Ann Rheum Dis* 1992;51:929–931.
26. Madden DR, Gorga JC, Strominger JL, et al. The structure of HLA-B27 reveals nonamer self-peptides bound in an extended conformation. *Nature* 1991;353:321–325.
27. Madden DR, Gorga JC, Strominger JL, et al. The three-dimensional structure of HLA-B27 at 2.1 A resolution suggests a general mechanism for tight peptide binding to MHC. *Cell* 1992;70:1035–1048.
28. Hammer RE, Malka SD, Richardson JA, et al. Spontaneous inflammatory disease in transgenic rats expressing HLA-B27 and human beta 2m: an animal model of HLA-B27-associated human disorders. *Cell* 1990;63:1099–1112.
29. Taurog JD, Richardson JA, Croft JT, et al. The germfree state prevents development of gut and joint inflammatory disease in HLA-B27 transgenic rats. *J Exp Med* 1994;180:2359–2364.
30. Brown MA, Kennedy LG, MacGregor AJ, et al. Susceptibility to ankylosing spondylitis in twins. *Arthritis Rheum* 1997;40:1823–1828.
31. Arnett FC, Chakraborty R. Ankylosing spondylitis: the dissection of a complex genetic disease. *Arthritis Rheum* 1997;40:1746–1748.
32. Brown MA, Pile KD, Kennedy G, et al. A genome-wide screen for susceptibility loci in ankylosing spondylitis. *Arthritis Rheum* 1998;41: 588–595.
33. Will R, Edmunds L, Elswood J, et al. Is there sexual inequality in ankylosing spondylitis? A study of 498 women and 1202 men. *J Rheumatol* 1990;17:1649–1652.
34. Burgos-Vargas R, Naranjo A, Castillo J, et al. Ankylosing spondylitis in the Mexican mestizo: patterns of disease according to age at onset. *J Rheumatol* 1989;16:186–191.
35. Lawrence RC, Helmick CG, Arnett FC, et al. Estimates of the prevalence of arthritis and selected musculoskeletal disorders in the United States. *Arthritis Rheum* 1998;41:778–799.
36. Braun J, Bollow M, Remlinger G, et al. Prevalence of spondyloarthropathies in HLA-B27 positive and negative blood donors. *Arthritis Rheum* 1998;41:58–67.
37. Baum J, Ziff M. The rarity of ankylosing spondylitis in the black race. *Arthritis Rheum* 1971;14:12–18.
38. Chalmers IM. Ankylosing spondylitis in African blacks. *Arthritis Rheum* 1980;23:1366–1370.
39. Khan MA, Braun WE, Kushner I, et al. HLA B27 in ankylosing spondylitis: differences in frequency and relative risk in American Blacks and Caucasians. *J Rheumatol* 1977;4:39–43.
40. Mbayo K, Mbuyi-Muamba JM, Lurhuma AZ, et al. Low frequency of HLA-B27 and scarcity of ankylosing spondylitis in a Zairean Bantu population. *Clin Rheumatol* 1998;17:309–310.
41. Brown MA, Jepson A, Young A, et al. Ankylosing spondylitis in West Africans: evidence for a non-HLA-B27 protective effect. *Ann Rheum Dis* 1997;56:68–70.
42. Sonozaki H, Seki H, Chang S, et al. Human lymphocyte antigen, HL-A27, in Japanese patients with ankylosing spondylitis. *Tissue Antigens* 1975;5:131–136.
43. Tsujimoto M. Epidemiological research on the prevalence of ankylosing spondylitis. *Med J Osaka Univ* 1978;28:363–381.
44. Gofton JP, Chalmers A, Price GE, et al. HL-A27 and ankylosing spondylitis in B.C. Indians. *J Rheumatol* 1975;2:314–318.
45. Boyer GS, Templin DW, Cornoni-Huntley JC, et al. Prevalence of spondyloarthropathies in Alaskan Eskimos. *J Rheumatol* 1994;21: 2292–2297.
46. Alexeeva L, Krylov M, Vturin V, et al. Prevalence of spondyloarthropathies and HLA-B27 in the native population of Chukotka, Russia. *J Rheumatol* 1994;21:2298–2300.
47. Braun J, Bollow M, Remlinger G, et al. Prevalence of spondylarthropathies in HLA-B27 positive and negative blood donors. *Arthritis Rheum* 1998;41:58–67.
48. Gonzalez-Roces S, Alvarez MV, Gonzalez S, et al. HLA-B27 polymorphism and worldwide susceptibility to ankylosing spondylitis. *Tissue Antigens* 1997;49:116–123.
49. Reveille J. HLA-B27 and the seronegative spondyloarthropathies. *Am J Med Sci* 1998;316:239–249.
50. Kanga U, Mehra NK, Larrea CL, et al. Seronegative spondyloarthropathies and HLA-B27 subtypes: a study in Asian Indians. *Clin Rheumatol* 1996;15:13–18.
51. Nasution AR, Mardjuadi A, Kunmartini S, et al. HLA-B27 subtypes positively and negatively associated with spondyloarthropathy. *J Rheumatol* 1997;24:1111–1114.
52. Hemmatpour SK, Dunn PP, Evans PR, et al. Functional characterization and exon 2-intron 2-exon 3 gene sequence of HLA-B*2712 as found in a British family. *Eur J Immunogenet* 1998;25:395–402.
53. Alharbi SA, Mahmoud FF, Al Awadi A, et al. Association of MHC class I with spondyloarthropathies in Kuwait. *Eur J Immunogenet* 1996;23:67–70.
54. Ball EJ, Khan MA. HLA-B27 polymorphism. *Joint Bone Spine* 2001; 68:378–382.
55. Khan MA, Ball EJ. Genetic aspects of ankylosing spondylitis. *Best Pract Res Clin Rheumatol* 2002;16:675–690.

56. Hill ASV, Allsopp CEM, Kwiatkowski D, et al. HLA class I typing by PCR: HLA-B27 and an African B27 subtype. *Lancet* 1991;337:640–642.
57. Ren EC, Koh WH, Sim D, et al. Possible protective role of HLA-B*2706 for ankylosing spondylitis. *Tissue Antigens* 1997;49:67–69.
58. Garcia F, Marina A, Lopez de Castro JA. Lack of carboxyl-terminal tyrosine distinguishes the B*2706-bound peptide repertoire from those of B*2704 and other HLA-B27 subtypes associated with ankylosing spondylitis. *Tissue Antigens* 1997;40:215–221.
59. Fiorillo MT, Greco G, Maragno M, et al. The naturally occurring polymorphism Asp116–His116, differentiating the ankylosing spondylitis-associated HLA-B*2705 from the non-associated HLA-B*2709 subtype, influences peptide-specific CD8 T cell recognition. *Eur J Immunol* 1998;28:2508–2516.
60. Hochberg MC, Bias WB, Arnett FC. Family studies in HLA-B27 associated arthritis. *Medicine* 1978;57:463–473.
61. Khan MA, Kushner I, Braun WE. Comparison of clinical features of HLA-B27 positive and negative patients with ankylosing spondylitis. *Arthritis Rheum* 1977;60:909–912.
62. Rubin LA, Amos CI, Wade JA, et al. Investigating the genetic basis for ankylosing spondylitis. *Arthritis Rheum* 1994;37:1212–1220.
63. Amos CI, Wan Y, Siminovitch KA, et al. Estimating the strength of genetic effects: a comparison of maximum likelihood and transmission disequilibrium methods in the study of ankylosing spondylitis. *Hum Immunol* 1997;57:44–50.
64. Laval SH, Timms A, Edwards S, et al. Whole-genome screening in ankylosing spondylitis: evidence of non-MHC genetic-susceptibility loci. *Am J Hum Genet* 2001;68:918–926.
65. Martinez-Borra J, Gonzalez S, Lopez-Vazquez A, et al. HLA-B27 alone rather than B27-related class I haplotypes contributes to ankylosing spondylitis susceptibility. *Hum Immunol* 2000;61:131–139.
66. Maksymowych WP, Wessler A, Schmitt-Egenolf M, et al. Polymorphism in an HLA linked proteasome gene influences phenotypic expression of disease in HLA-B27 positive individuals. *J Rheumatol* 1994;21:665–669.
67. Reveille JD, Ball EJ, Khan MA. HLA-B27 and genetic predisposing factors in spondyloarthropathies. *Curr Opin Rheumatol* 2001;13:265–272.
68. Brown MA, Kennedy LG, Darke C, et al. The effect of HLA-DR genes on susceptibility to and severity of ankylosing spondylitis. *Arthritis Rheum* 1998;41:460–465.
69. Hohler T, Schaper T, Schneider PM, et al. Association of different tumor necrosis factor promoter allele frequencies with ankylosing spondylitis in HLA-B27 positive individuals. *Arthritis Rheum* 1998; 41:1489–1492.
70. Kaiijzel EL, Brinkman BM, van Krugten MV, et al. Polymorphism within the tumor necrosis factor alpha (TNF) promoter region in patients with ankylosing spondylitis. *Hum Immunol* 1999;60:140–144.
71. Brown MA, Wordsworth BP, Reveille JD. Genetics of ankylosing spondylitis. *Clin Exp Rheumatol* 2002;20(6)(suppl 28):43–49.
72. Berthelot JM, Glemarec J, Guillot P, et al. New pathogenic hypotheses for spondyloarthropathies. *Joint Bone Spine* 2002;69:114–122.
73. Hohler T, Hug R, Schneider PM, et al. Ankylosing spondylitis in monozygotic twins: studies on immunological parameters. *Ann Rheum Dis* 1999;58:435–440.
74. Ebringer A. Ankylosing spondylitis is caused by *Klebsiella*. *Rheum Dis Clin North Am* 1992;18:105–121.
75. Mielants H, Veys EM, Goemaere S, et al. Gut inflammation in the spondyloarthropathies: clinical, radiologic, biologic and genetic features in relation to the type of histology: a prospective study. *J Rheumatol* 1991;18:1542–1551.
76. Dominguez-Lopez ML, Burgos-Vargas R, Galicia-Serrano H, et al. IgG antibodies to enterobacteria 60 kDa heat shock proteins in the sera of HLA-B27 positive ankylosing spondylitis patients. *Scand J Rheumatol* 2002;31:260–265.
77. Tiwana H, Natt RS, Benitez-Brito R, et al. Correlation between the immune responses to collagens type I, III, IV and V and *Klebsiella pneumoniae* in patients with Crohn's disease and ankylosing spondylitis. *Rheumatology* 2001;40:15–23.
78. Russell AS, Suarez-Almazor ME. Ankylosing spondylitis is not caused by *Klebsiella*. *Rheum Dis Clin North Am* 1992;18:95–104.
79. Lahesmaa R, Skurnik M, Granfors K, et al. Molecular mimicry in the pathogenesis of spondyloarthropathies: a critical appraisal of cross-reactivity between microbial antigens and HLA-B27. *Br J Rheumatol* 1992;31:221–229.
80. Schwimmbeck PL, Yu DTY, Oldstone MBA. Autoantibodies to HLA B27 in the sera of HLA B27 patients with ankylosing spondylitis and Reiter's syndrome: molecular mimicry with *Klebsiella pneumoniae* as potential mechanism of autoimmune disease. *J Exp Med* 1987;166: 173–181.
81. Scofield RH, Warren WL, Koelsch G, et al. A hypothesis for the HLA-B27 immune dysregulation in spondyloarthropathy: contributions from enteric organisms, B27 structure, peptides bound by B27, and convergent evolution. *Proc Natl Acad Sci U S A* 1993;90: 9330–9334.
82. Granfors K. Do bacterial antigens cause reactive arthritis? *Rheum Dis Clin North Am* 1992;18:37–48.
83. Braun J, Tuszewski M, Ehlers S, et al. Nested polymerase chain reaction strategy simultaneously targeting DNA sequences of multiple bacterial species in inflammatory joint diseases: examination of sacroiliac and knee joint biopsies of patients with spondyloarthropathies and other arthritides. *J Rheumatol* 1998;24:1101–1105.
84. Granfors K, Toivanen A. IgA-anti-*Yersinia* antibodies in *Yersinia* triggered reactive arthritis. *Ann Rheum Dis* 1986;46:561–565.
85. Wollenhaupt HJ, Drech T, Schneider C, et al. Specific serum IgA-antibodies in *Chlamydia*-induced arthritis. *Z Rheumatol* 1989;48: 86–88.
86. Hermann E. T cells in reactive arthritis. *APMIS* 1993;101:177–186.
87. Marker-Hermann E, Meyer zum Buschenfelde KH, Wildner G. HLA-B27-derived peptides as autoantigens for T lymphocytes in ankylosing spondylitis. *Arthritis Rheum* 1997;40:2047–2054.
88. Ugrinovic S, Mertz A, Wu P, et al. A single nonamer from the *Yersinia* 60-kD heat shock protein is the target of HLA-B27 restricted CTL response in *Yersinia*-induced reactive arthritis. *J Immunol* 1997;159: 5715–5723.
89. Maki-Ikola O, Penttinen M, Von Essen R, et al. IgM, IgG and IgA class enterobacterial antibodies in serum and synovial fluid in patients with ankylosing spondylitis and rheumatoid arthritis. *Br J Rheumatol* 1997;36:1051–1053.
90. Braun J, Bollow M, Neure L, et al. Use of immunohistologic and *in situ* hybridization techniques in the examination of sacroiliac joint biopsy specimens from patients with ankylosing spondylitis. *Arthritis Rheum* 1995;38:499–505.
91. Braun J, Tuszewski M, Ehlers S, et al. Nested polymerase chain reaction strategy simultaneously targeting DNA sequences of multiple bacterial species in inflammatory joint diseases. II. Examination of sacroiliac and knee joint biopsies of patients with spondyloarthropathies and other arthritides. *J Rheumatol* 1997;24:1101–1105.
92. Bowness P. HLA B27 in health and disease: a double-edged sword? *Rheumatology* 2002;41:857–868.
93. Calin A, Porta J, Fries JF, et al. Clinical history as a screening test for ankylosing spondylitis. *JAMA* 1977;237:2613–2614.
94. Blackburn WD Jr, Alarcón GS, Ball GV. Evaluation of patients with back pain of suspected inflammatory nature. *Am J Med* 1988;85: 766–770.
95. Gran JT. An epidemiologic survey of the signs and symptoms of ankylosing spondylitis. *Clin Rheum Dis* 1985;4:161–169.
96. Hochberg MC, Borenstein DG, Arnett FC. The absence of back pain in classical ankylosing spondylitis. *Johns Hopkins Med J* 1978;143: 181–183.
97. Kahn MS, van der Linden S, Kushner I, et al. Spondylitic disease without radiographic evidence of sacroiliitis in relatives of HLA-B27 positive ankylosing spondylitis patients. *Arthritis Rheum* 1985;28: 40–43.
98. van der Linden SM, Kahn MA, Rentsch HU, et al. Chest pain without radiographic sacroiliitis in relatives of patients with ankylosing spondylitis. *J Rheumatol* 1988;15:836–839.
99. Mau W, Zeidler H, Mau R, et al. Clinical features and prognosis of patients with possible ankylosing spondylitis: results of a 10 year follow-up. *J Rheumatol* 1988;15:1109–1114.
100. Ball J. The enthesopathy of ankylosing spondylitis. *Br J Rheumatol* 1983;22(suppl):25–28.
101. Olivieri I, Barozzi L, Padula A. Enthesopathy: clinical manifestations, imaging and treatment. *Baillieres Clin Rheumatol* 1998;12: 665–681.
102. Edmonds J, Morris RI, Metzger AL, et al. Follow-up study of juvenile chronic polyarthritis with particular reference to histocompati-

bility antigen W.27. *Ann Rheum Dis* 1974;33:289–292.
103. Jacobs JC. Spondyloarthritis and enthesopathy. *Arch Intern Med* 1983;143:103–107.
104. Rosenberg AM, Petty RE. A syndrome of seronegative enthesopathy and arthropathy in children. *Arthritis Rheum* 1982;25:1041–1047.
105. Burgos-Vargas R, Petty RE. Juvenile ankylosing spondylitis. *Rheum Dis Clin North Am* 1992;18:123–143.
106. Arnett FC, Bias WB, Stevens MB. Juvenile-onset chronic arthritis: clinical and roentgenographic features of a unique HLA-B27 subset. *Am J Med* 1980;69:369–376.
107. Burgos-Vargas R, Pacheco-Tena C, Vazquez-Mellado J. A short-term follow-up of enthesitis and arthritis in the active phase of juvenile onset spondyloarthropathies. *Clin Exp Rheumatol* 2002;20:727–731.
108. Bollow M, Braun J, Biedermann T, et al. Use of contrast-enhanced MR imaging to detect sacroiliitis in children. *Skel Radiol* 1998;27:606–616.
109. Amor B, Santos RS, Nahal R, et al. Predictive factors for the longterm outcome of spondyloarthropathies. *J Rheumatol* 1994;21:1883–1887.
110. Resnick D, Niwayama G. Ankylosing spondylitis. In: Resnick D, ed. *Diagnosis of bone and joint disorders.* Philadelphia: WB Saunders, 1981:1040–1102.
111. Dawes PT. Stoke Ankylosing Spondylitis Spine Score. *J Rheumatol* 1999;26:993–996.
112. Hollingsworth PN, Cheah PS, Dawkins RL, et al. Observer variation in grading sacroiliac radiographs in HLA-B27 positive individuals. *J Rheumatol* 1983;10:247–254.
113. van Tubergen A, Heuft-Dorenbosch L, Schulpen G, et al. Radiographic assessment of sacroiliitis by radiologists and rheumatologists: does training improve quality? *Ann Rheum Dis* 2003;62:519–525.
114. Fam AG, Rubenstein JD, Chin-Sang H, et al. Computed tomography in the diagnosis of early ankylosing spondylitis. *Arthritis Rheum* 1985;28:930–937.
115. Yu W, Feng F, Dion E, et al. Comparison of radiography, computed tomography and magnetic resonance imaging in the detection of sacroiliitis accompanying ankylosing spondylitis. *Skel Radiol* 1998;27:311–320.
116. Khan MA. Thoughts concerning the early diagnosis of ankylosing spondylitis and related diseases. *Clin Exp Rheumatol* 2002;20(6)(suppl 28):6–10.
117. Oostveen JC, van de Laar MA. Magnetic resonance imaging in rheumatic disorders of the spine and sacroiliac joints. *Semin Arthritis Rheum* 2000;30:52–69.
118. Juanola X, Mateo L, Nolla JM, et al. Bone mineral density in women with ankylosing spondylitis. *J Rheumatol* 2000;27:1028–1031.
119. Speden DJ, Calin AI, Ring FJ, et al. Bone mineral density, calcaneal ultrasound, and bone turnover markers in women with ankylosing spondylitis. *J Rheumatol* 2002;29:516–521.
120. Toussirot E, Michel F, Wendling D. Bone density, ultrasound measurements and body composition in early ankylosing spondylitis. *Rheumatology (Oxford)* 2001;40:882–888.
121. Aufdermaur M. Pathogenesis of square bodies in ankylosing spondylitis. *Ann Rheum Dis* 1989;48:628–631.
122. McEwen C, DiTata D, Lingg C, et al. Ankylosing spondylitis and spondylitis accompanying ulcerative colitis, regional enteritis, psoriasis and Reiter's disease: a comparative study. *Arthritis Rheum* 1971;14:291–318.
123. Helliwell PS, Hickling P, Wright V. Do the radiological changes of classic ankylosing spondylitis differ from the changes found in the spondylitis associated with inflammatory bowel disease, psoriasis, and reactive arthritis? *Ann Rheum Dis* 1998;57:135–140.
124. Sorin S, Askari A, Moskowitz RW. Atlantoaxial subluxation as a complication of early ankylosing spondylitis: two case reports and a review of the literature. *Arthritis Rheum* 1979;22:273–276.
125. Little H, Swinson DR, Cruickshank B. Upward subluxation of the axis in ankylosing spondylitis. *Am J Med* 1976;60:279–285.
126. Lee YS, Schlotzhauer T, Ott YSM, et al. Skeletal status of men with early and late ankylosing spondylitis. *Am J Med* 1997;103:233–241.
127. Bronson WD, Walker SE, Hillman LS, et al. Bone mineral density and biochemical markers of bone metabolism in ankylosing spondylitis. *J Rheumatol* 1998;25:929–935.
128. Murray GC, Persellin RH. Cervical fracture complicating ankylosing spondylitis: a report of eight cases and review of the literature. *Am J Med* 1981;70:1033–1041.
129. Cooper C, Carbone L, Michet CJ, et al. Fracture risk in patients with ankylosing spondylitis: a population based study. *J Rheumatol* 1994;21:877–882.
130. Dunn N, Preston B, Jones KL. Unexplained back pain in longstanding ankylosing spondylitis. *BMJ* 1985;291:1632–1634.
131. Resnick D, Williamson S, Alazraki N. Focal spinal abnormalities on bone scans in ankylosing spondylitis: a clue to the presence of fracture or pseudarthrosis. *Clin Nucl Med* 1995;6:213–217.
132. Dihlmann W, Delling G. Disco-vertebral destructive lesions (so-called Andersson lesions) associated with ankylosing spondylitis. *Skel Radiol* 1983;3:10–16.
133. Kabaskal Y, Garrett SL, Calin A. The epidemiology of spondylodiscitis in ankylosing spondylitis, a controlled study. *Br J Rheumatol* 1996;35:660–663.
134. Eastmond CJ, Robertson EM. A prospective study of early diagnostic investigations in the diagnosis of ankylosing spondylitis. *Scott Med J* 2003;4:21–23.
135. Calin A. HLA-B27: to type or not to type? *Ann Intern Med* 1980;92:208–211.
136. Khan MA, Khan MK. Diagnostic value of HLA-B27 testing in ankylosing spondylitis and Reiter's syndrome. *Ann Intern Med* 1982;96:70–76.
137. Cauli A, Dessole G, Fiorillo MT, et al. Increased level of HLA-B27 expression in ankylosing spondylitis patients compared with healthy HLA-B27-positive subjects: a possible further susceptibility factor for the development of disease. *Rheumatology* 2002;41:1375–1379.
138. Yagon R, Khan MA. Confusion of roentgenographic differential diagnosis of ankylosing hyperostosis (Forestier's disease) and ankylosing spondylitis. *Spine* 1990;4:561–575.
139. Kaplan G, Haettich B. Rheumatological symptoms due to retinoids. *Baillieres Clin Rheumatol* 1991;5:77–97.
140. Rosenbaum JT. Acute anterior uveitis and spondyloarthropathies. *Rheum Dis Clin North Am* 1992;18:143–151.
141. Stewart SR, Robbins DL, Castles JJ. Acute fulminant aortic and mitral insufficiency in ankylosing spondylitis. *N Engl J Med* 1978;299:1448–1449.
142. Roberts WC, Hollingsworth JF, Bulkley BH, et al. Combined mitral and aortic regurgitation in ankylosing spondylitis. *Am J Med* 1974;56:237–242.
143. Lautermann D, Braun J. Ankylosing spondylitis—cardiac manifestations. *Clin Exp Rheumatol* 2002;20(6)(suppl 28):11–115.
144. Bergfeldt L. HLA-B27 associated cardiac disease. *Ann Intern Med* 1997;127:621–629.
145. Bergfeldt L, Edhag O, Vedin L, Vallin H. Ankylosing spondylitis: an important cause of severe disturbances of the cardiac conduction system. *Am J Med* 1982;73:187–191.
146. Bergfeldt L, Insulander P, Lindblom D, et al. HLA-B27: an important genetic risk factor for lone aortic regurgitation and severe conduction system abnormalities. *Am J Med* 1988;85:12–18.
147. Bergfeldt L, Moller E. Complete heart block: another HLA-B27 associated disease manifestation. *Tissue Antigens* 1983;21:385–390.
148. Bulkley BH, Roberts WC. Ankylosing spondylitis and aortic regurgitation. *Circulation* 1973;48:1014–1027.
149. LaBresh KA, Lally EV, Sharma SC, Ho G. Two-dimensional echocardiographic detection of preclinical aortic root abnormalities in rheumatoid variant diseases. *Am J Med* 1985;78:908–912.
150. Arnason JA, Patel AK, Rahko PS, Sundstrom WR. Transthoracic and transesophageal echocardiographic evaluation of the aortic root and subvalvular structures in ankylosing spondylitis. *J Rheumatol* 1996;23:120–123.
151. Roldan CA, Chavez J, Wiest PW, et al. Aortic root disease and valve disease associated with ankylosing spondylitis. *J Am Coll Cardiol* 1998;32:1397–1404.
152. Yildirir A, Aksoyek S, Calguneri M, et al. Echocardiographic evidence of cardiac involvement in ankylosing spondylitis. *Clin Rheumatol* 2002;21:129–134.
153. Boushea DK, Sundstrom WR. The pleuropulmonary manifestations of ankylosing spondylitis. *Semin Arthritis Rheum* 1989;18:277–281.
154. Campbell AH, MacDonald CB. Upper lobe fibrosis associated with ankylosing spondylitis. *Br J Chest Dis* 1965;59:90–100.
155. Fisher LR, Cawley MID, Holgate ST. Relation between chest ex-

pansion, pulmonary function and exercise tolerance in patients with ankylosing spondylitis. *Ann Rheum Dis* 1990;9:921–925.
156. Strobel ES, Fritschka E. Renal diseases in ankylosing spondylitis: review of the literature illustrated by case reports. *Clin Rheumatol* 1998;17:524–530.
157. Gratacos J, Orellana C, Sanmarti R, et al. Secondary amyloidosis in ankylosing spondylitis: a systematic survey of 137 patients using abdominal fat aspiration. *J Rheumatol* 1997;24:912–925.
158. Lai KN, Li PKT, Hawkins B, et al. IgA nephropathy associated with ankylosing spondylitis: occurrence in women as well as in men. *Ann Rheum Dis* 1989;48:435–437.
159. Russell ML, Gordon DA, Ogryzlo MA, et al. The cauda equina syndrome of ankylosing spondylitis. *Ann Intern Med* 1973;78:551–554.
160. Sparling MJ, Bartleson JD, McLeod PA, et al. Magnetic resonance imaging of the arachnoid diverticulae associated with cauda equina syndrome in ankylosing spondylitis. *J Rheumatol* 1989;16:1335–1337.
161. Charlesworth CH, Savy LE, Stevens J, et al. MRI demonstration of arachnoiditis in cauda equina syndrome of ankylosing spondylitis. *Neuroradiology* 1996;38:462–465.
162. Hanrahan PS, Russell AS, McLean DR. Ankylosing spondylitis and multiple sclerosis: an apparent association. *J Rheumatol* 1988;15: 1512–1514.
163. Mielants H, Veys EM, Cuvelier C, et al. The evolution of spondyloarthropathies in relation to gut histology. III. Relation between gut and joint. *J Rheumatol* 1995;22:2279–2284.
164. Calin A. Raised serum creatine phosphokinase activity in ankylosing spondylitis. *Ann Rheum Dis* 1975;34:244–248.
165. Calabro JJ. Sustained-release indomethacin in the management of ankylosing spondylitis. *Am J Med* 1985;79:39–51.
166. Dougados M, Behier JM, Jolchine I, et al. Efficacy of celecoxib, a cyclooxygenase 2-specific inhibitor, in the treatment of ankylosing spondylitis: a six-week controlled study with comparison against placebo and against a conventional nonsteroidal antiinflammatory drug. *Arthritis Rheum* 2001;44:180–185.
167. Ferez MB, Tugwell P, Goldsmith CH, et al. Meta-analysis of sulfasalazine in ankylosing spondylitis. *J Rheumatol* 1990;17:1482–1486.
168. Dougados M, van der Linden S, Leirisalo-Repo M, et al. Sulfasalazine in spondyloarthropathy: a randomized, multicentre, double-blind, placebo-controlled study. *Arthritis Rheum* 1995;38: 618–627.
169. Clegg DO, Reda DJ, Weisman MH, et al. Comparison of sulfasalazine and placebo in the treatment of ankylosing spondylitis. *Arthritis Rheum* 1996;39:2004–2112.
170. Taggart A, Gardiner P, McEvoy F, et al. Which is the active moiety of sulfasalazine in ankylosing spondylitis? *Arthritis Rheum* 1996;39: 1400–1405.
171. Mintz G, Enriquez RD, Mercado U, et al. Intravenous methylprednisolone pulse therapy in severe ankylosing spondylitis. *Arthritis Rheum* 1981;24:734–736.
172. Braun J, Brandt J, Listing J, et al. Treatment of active ankylosing spondylitis with infliximab: a randomised controlled multicentre trial. *Lancet* 2002;359:1187–1193.
173. Gorman JD, Sack KE, Davis JC Jr. Treatment of ankylosing spondylitis by inhibition of tumor necrosis factor alpha. *N Engl J Med* 2002;346:1349–1356.
174. Davis JC, van der Heijde D, Braun J, et al. Recombinant human tumor necrosis factor (etanercept) for treating ankylosing spondylitis: a randomized controlled trial. *Arthritis Rheum* 2003;114: 31–37.
175. Brandt J, Khariouzov A, Listing J, et al. Six-month results of a double-blind, placebo-controlled trial of etanercept treatment in patients with active ankylosing spondylitis. *Arthritis Rheum* 2003;48: 1667–1675.
176. Kraag G, Stokes B, Groh J, et al. The effects of comprehensive home physiotherapy and supervision of patients with ankylosing spondylitis: a randomized controlled trial. *J Rheumatol* 1990;17: 229–233.
177. Santos H, Brophy S, Calin A. Exercise in ankylosing spondylitis: how much is optimum? *J Rheumatol* 1998;25:2156–2160.
178. Dagfinrud H, Hagen K. Physiotherapy interventions for ankylosing spondylitis. *Cochrane Database Syst Rev* 2001;4:CD002822.
179. Wordsworth BP, Mowat AG. A review of 100 patients with ankylosing spondylitis with particular reference to socioeconomic effects. *Br J Rheumatol* 1986;25:175–180.
180. Calin A, Elswood J. The outcome of 130 total hip replacements and 2 revisions in ankylosing spondylitis: high success rate after a mean followup of 7.5 years. *J Rheumatol* 1989;16:955–958.
181. Sundaram NA, Murphy JCM. Heterotopic bone formation following total hip arthroplasty in ankylosing spondylitis. *Clin Orthop* 1986; 207:223–226.
182. Camargo FP, Cordeiro EN, Napoli MMM. Corrective osteotomy of the spine in ankylosing spondylitis: experience with 66 cases. *Clin Orthop* 1986;208:157–167.
183. Sinclair JR, Mason RA. Ankylosing spondylitis. The case for awake intubation. *Anesthesia* 1984;39:3–11.
184. van der Heijde D, Calin A, Dougados M, et al. Selection of instruments in the core set for DC-ART, SMARD, physical therapy, and clinical record keeping in ankylosing spondylitis. Progress report of the ASAS Working Group. Assessments in Ankylosing Spondylitis. *J Rheumatol* 1999;26:951–954.
185. Anderson JJ, Baron G, van der Heijde D, et al. Ankylosing spondylitis assessment group preliminary definition of short-term improvement in ankylosing spondylitis. *Arthritis Rheum* 2001;44:1876–1886.
186. Braun J, Pham T, Sieper J, et al. International ASAS consensus statement for the clinical use of biologic agents in patients with ankylosing spondylitis (AS) in daily practice [Abstract OP0104]. Presented at EULAR, Lisbon, Portugal, 2003.
187. Gran JT, Skomsvoll JF. The outcome of ankylosing spondylitis: a study of 100 patients. *Br J Rheumatol* 1997;36:766–771.
188. Kaprove RE, Little AH, Graham DC, et al. Ankylosing spondylitis: survival in men with and without radiotherapy. *Arthritis Rheum* 1980;23:57–61.
189. Carette S, Graham D, Little H, et al. The natural disease course of ankylosing spondylitis. *Arthritis Rheum* 1983;266:186–190.
190. Smith PG, Doll R. Mortality among patients with ankylosing spondylitis after a single treatment course with x-rays. *BMJ* 1982;284:449–460.
191. Lehtinen K. Cause of death in 79 patients with ankylosing spondylitis. *J Rheumatol* 1980;9:145–147.
192. Boonen A, Severens JL. Ankylosing spondylitis: what is the cost to society, and can it be reduced? *Best Pract Res Clin Rheumatol* 2002;16:691–705.

第64章

反应性关节炎

Muhammad Asim Khan, Joachim Sieper

反应性关节炎是免疫上敏感和基因上易感的个体继发于其他部位出现的原发性感染性疾病。这种疾病是一种急性或亚急性、非感染性、非化脓性的炎症性关节炎。关节部位可能有非增生性微生物产物或抗原，但是没有传统感染的证据[1-11]。除人类白细胞抗原 B27(HLA-B27)外，还没有确切发现与疾病易感性和严重性有关联的基因[1,2,12]。

此类关节炎呈现典型的非对称性和少关节性，更常累及下肢关节，并且在出现原发感染触发后一个月内发病。病变经常有典型的关节外表现，例如尿道炎、眼部炎症(结膜炎或急性虹膜炎)、附着点炎症(跟腱炎和足底筋膜炎)、指(趾)炎［"腊肠指(趾)"］或黏膜皮肤损伤[6-11]。

有几种关节炎类型可以被称做“反应性的”(或感染后性的)，例如急性风湿热，但是“反应性关节炎’一词只限于那些通常(但不是唯一的)在某些泌尿生殖系或胃肠道感染后短期内出现的急性关节炎，并且与HLA-B27 有关联[5-11]。Aho 等在 1976 年引入了“反应性关节炎”这一名称，而且此名称一直与赖特尔(Reiter)综合征交替使用，但是现在通常不鼓励使用“Reiter 综合征”一词[9-13]。不过，这两个名称在发病机制上是有联系的，因为他们都是或者可能都是在感染后发病，并且他们都更常见于遗传有 HLA-B27 的个体。“Reiter 综合征”一词通常指经典的由关节炎、眼部炎症(结膜炎或前葡萄膜炎)以及尿道炎/宫颈炎组成的三联征；而“不完全性 Reiter 综合征”指患者只出现上述表现中的两项[10]。

推荐使用“反应性关节炎”一词，它的含义更广泛，包括完全性和不完全性 Reiter 综合征，多数反应性关节炎患者不会出现经典的三联征。不过，在不久的将来，随着对这种疾病发病机制的进一步认识，反应性关节炎也会被证明不过是一个昙花一现的名称而已。反应性关节炎属于一组相互关联并且相互重叠的慢性炎症性风湿性疾病，称做“脊柱关节病”或“脊柱关节炎”。“脊柱关节病”还包括强直性脊柱炎，与牛皮癣和炎症性肠病相关的关节炎，以及这些疾病的未分类型[14-19]。关节炎症经常累及附着点(韧带和肌腱的骨骼止点部位)、骶髂关节和中轴骨；有时还累及非关节性结构，也会显示出炎症性损伤，例如皮肤、口腔或肠道黏膜、眼部和主动脉瓣[6-10,20-22]。脊柱关节病和类风湿性关节炎不同，它与 HLA-B27 关系密切，缺乏与类风湿因子的任何相关性，因此经常被标以“血清阴性”[12,14,16,17](第 61 章)。不过，HLA-B27 的相关性在脊柱关节病不同类型间以及在世界不同人种/种族人群间存在着显著性差异[14,16,17]。这些疾病比先前认识到的更常见，而最广泛应用的分类标准(欧洲脊柱关节病学组和脊柱关节病的 Amor 标准）包含了目前认识到的更广的疾病谱[14-19,23](第 61 章)。

现在人们已经描述了由各种关节源性微生物引起的大量反应性关节炎[1-10]。最初的触发因素通常是由沙眼衣原体引起的泌尿生殖系感染或由某些革兰阴性肠道细菌引起的肠炎，例如志贺杆菌、沙门菌、耶尔森菌或弯曲杆菌(表 64.1)。由沙眼衣原体引起的泌尿生殖系感染是发达国家中反应性关节炎最常见的诱因，因此，这种反应性关节炎(“泌尿性关节炎”)通常见于性生活活跃的年轻人群。而由肠道细菌引起的胃肠道感

表64.1 与反应性关节炎有关的感染病原体

肠道病原体
弗氏志贺菌,血清型2a、1b
小肠结肠炎耶尔森菌(血清型0:3、0:8、0:9)
假结核耶尔森菌
鼠伤寒沙门菌
肠炎沙门菌
副伤寒沙门菌
海得尔贝格沙门菌
奥博尼沙门菌
布劳克利沙门菌
施瓦岑格隆德沙门菌
海法沙门菌
马尼拉沙门菌
新港沙门菌
病牛沙门菌
空肠弯曲杆菌
胎儿弯曲杆菌
艰难梭状芽孢杆菌
副溶血性弧菌
泌尿生殖系病原体
沙眼衣原体
鹦鹉热衣原体
? 尿素分解尿素原体
其他病原体
对于不能手术的膀胱癌进行BCG膀胱内注射
肺炎衣原体

BCG:卡介苗。

染是世界发展中国家反应性关节炎("肠道性关节炎")最常见的触发因素，这种关节炎既累及年轻人也累及老年人。在急性细菌性腹泻后,尿道炎和宫颈炎可能伴随有关节炎。而与此相反,在肠炎后反应性关节炎中可能出现生殖器损伤(例如环状龟头炎)。

一、历史概况

Hans Reiter 在 1916 年发表了一篇论文，描述了一名普鲁士军官在发生血性腹泻后出现了尿道炎、结膜炎和关节炎[24]。他根据显微镜发现的螺旋体而将此病命名为“螺旋体病性关节炎”。同年,Fiessinger 和 Leroy 描述了一名类似患者，这名患者出现了痢疾后“眼部-尿道-滑膜综合征”[7-9]。不过,人们对于类似的综合征还有过更早的描述，例如在 1775 年,Senter 描述了美国独立战争中三名年轻士兵在急性腹泻后 21 天内出现了急性的、严重的炎症性多关节炎[7]。在 1776 年,Stoll 首次描述了痢疾后疾病，其表现为典型的关节炎、结膜炎、尿道炎三联征[7]。哥伦布(Christopher Columbus)在 1494 年出现了痢疾后发热,并伴有眼部炎症和关节炎,他可能就患有反应性关节炎。这种病很严重以至于出现了残疾和短暂视力损伤,他患有“致残性关节炎”并于 55 岁去世[25]。Paronen 和 Noer 分别于 1948 年和 1963 年提出流行性志贺菌痢疾与反应性关节炎的发生相关联的结论[26,27]。

在 van Forest 以及稍后的 Matiniere 于 17 世纪将关节炎看做是尿道炎的并发症[9]时,早在 16 世纪就有了此病与性交后相关的报道。16 世纪文艺复兴时期的艺术家 Benvenuto Cellini 可能就有反应性关节炎,因为他在自传中描述其症状为性交后眼部炎症和全身性皮疹,后来出现了慢性关节病和腰痛[28]。Benjamin Brodie 于 1818 年报道 5 名患者出现了与性病相关的关节炎、结膜炎、尿道炎三联征[7-9]。

二、流行病学

从流行病学上估计反应性关节炎患病率和发病率会受到限制,这是因为:①对于分类或诊断标准还缺乏一致意见;②年轻患者群本身流动性大;③低估了性病等疾病;④轻型病例总体上认识得很少[1-9,16,17,23,29,30]。美国风湿病协会将反应性关节炎定义为出现病期超过一个月的外周性关节炎,同时伴有尿道炎或宫颈炎[11,31-33]。在此之后,已经出现了几项关于反应性关节炎分类标准的建议[11,31-33]。目前还没有广泛接受的诊断标准,在

表64.2A 在第三届国际反应性关节炎研讨会上提出的工作定义(诊断标准)

典型外周关节炎
主要累及下肢,呈非对称性少关节炎
以及
先前感染的证据
1. 数周内在临床上有明确腹泻或尿道炎:最好有实验室证据,但不是必须的
2. 临床上没有明确感染:必须有感染的实验室证据
排除指标
患者有单关节炎/少关节炎的其他已知原因

From Kingsley G, Sieper J. Third International Workshop on Reactive Arthritis. *Ann Rheum Dis* 1996;55:564-584.

表64.2B　在对假定的反应性关节炎的患者进行诊断性检查时，用于诊断先前感染的实验室检查，这是在第三届国际反应性关节炎研讨会上推荐的

大便培养	
如为阳性则有助于诊断；在没有腹泻的情况下进行大便培养时，罕见阳性结果	
尿道培养或尿道/尿液PCR	
有无尿道炎/宫颈炎之前的症状都应当进行这些检查，而且这是有帮助的	
血清学	
在诊断性检查中，可以使用具有单一细菌特异性的IgG加上IgA或IgG加上IgM	
通过PCR检测关节中的衣原体DNA	
在有条件的情况下，是很好的检查方法	

From Kingsley G, Sieper J. Third International Workshop on Reactive Arthritis. *Ann Rheum Dis* 1996;55:564-565.

1996 年第三届国际反应性关节炎研讨会上提出了一项工作定义[34]（表 64.2A 和 B）。

肠炎后和性病后或特发性反应性关节炎的相对发病率变化非常大，这依赖于地理位置、年龄组以及周围环境和社会经济条件。在发达国家中，引起反应性关节炎最常见的原因是由沙眼衣原体引起的泌尿生殖道感染，而在世界上发展中地区，最常见的触发因素是肠道细菌引起的感染。不过，触发性感染的细菌谱似乎在不断地变化，因为在欧洲耶尔森菌相关性关节炎相对越来越少见，而与弯曲杆菌或沙门菌感染有关的关节炎似乎越来越多[3,4,17,35-38]。

在出现继发于沙眼衣原体的非淋菌性尿道炎之后，患者会有 1%~4%的概率出现反应性关节炎。男性发病的概率比女性高 5~6 倍，最常累及性生活混乱的年轻个体，发病年龄的峰值为 20~30 岁[1-9,39]。女性中的病变可能会被漏诊，因为她们可能没有泌尿生殖系症状，而且她们的病变通常比较轻。尽管性病后反应性关节炎患者可能伴有淋菌性尿道炎，但是这种感染似乎不会触发反应性关节炎，而且由脲素分解尿素原体引起的泌尿生殖器感染也不会触发反应性关节炎（第 124 章）。

近期苏格兰的一项研究显示在常规医学检查中，正常无症状年轻男性新兵（多数年龄在 16~22 岁）中有衣原体感染者占 9.8%，而且这些感染个体中 88%为无症状性，这一数字比通常所认为的 50%要高出许多[40]。其余 12%只有轻度症状，所以在医学检查中，他们觉得没有必要报告给医师。来自军队人群的流行病学资料已经显示，反应性关节炎可能是士兵中最常见的炎症性关节炎病因。不过，希腊部队的一项研究报道称在患 AIDS 之后，反应性关节炎明显降低，而且在同一时间段还发现其非淋菌性和淋菌性泌尿生殖系感染的数量呈平行性显著降低[41]。痢疾的发生率保持不变，而所观察到的反应性关节炎降低归因于 1984 年开始的一项抗 HIV-AIDS 运动促进了避孕套的使用；也可以通过有效治疗早期根除衣原体感染，降低高危人群中出现衣原体诱发性反应性关节炎的发生率[42]。

肠炎后出现反应性关节炎的概率的变化范围为 0~15%，这种关节炎可见于任何年龄，男性和女性受累的概率相同[1-9]。发病概率的显著变化可能是由于不同人群的遗传学和社会经济学情况不同，并且触发性微生物在其宿主体内的感染、生存能力（这可能影响其诱发关节炎的能力）方面存在着显著性差异（即使是同属、同种之间也是如此）[1-9]。据报道，在非选择性人群中，沙门菌、志贺菌、耶尔森菌引起的肠道感染后出现反应性关节炎的概率为 1%~4%。不过对继发于关节炎性细菌引起的流行性痢疾的研究显示，反应性关节炎见于 2%~6%感染患者，而且那些携带有 HLA-B27 的感染患者中有多达 20%会出现反应性关节炎[8,9,24]。肠炎后反应性关节炎可能零散出现，或者作为细菌性肠炎流行病学暴发的后遗症而出现。在 1963 年，一艘载有 1 276 名男性的海军舰艇上暴发流行性志贺菌痢疾，累及 602 名海员，其中有 9 名后来出现了反应性关节炎[29]。

据报道，1950~1980 年明尼苏达州罗切斯特（Olmstead）的 50 岁以下男性中，反应性关节炎的年龄校正发病率为每 10 万男性中 3.5 例[43]。与此类似，在挪威奥斯陆进行的一项为期两年的反应性关节炎调查中，报道了由衣原体和肠杆菌引起的反应性关节炎的最小发病率分别为每 10 万人中 4.6 和 5.0 例[44]。不过，在芬兰，泌尿生殖系或肠道感染后关节炎的每年发病率为每 10 万成人中 30 例[8,9]。

在将卡介苗（BCG）注射入膀胱治疗膀胱癌（手术上不可切除的）之后，可以出现反应性关节炎，但是某些国家为降低结核病的风险而使用的 BCG 接种却不会引起反应性关节炎[45,46]。这些反应性关节炎患者会出现炎症性外周关节炎、背痛和指（趾）炎，并且 50%~70%患者携带有 HLA-B27。肠道病原体艰难梭状芽孢杆菌也能在假膜性结肠炎后触发反应性关节炎，而且这些患者中有近 50%携带 HLA-B27[47]。也有报道称由肺炎衣原体引起的呼吸道感染会触发反应性关节炎，但是只见于少数患者[48,49]。

三、临床表现

可能需要采集详细的临床病史和体格检查，才能揭示其先前的感染事件，并发现相关的关节外临床表现，而这些关节外表现可能会提示反应性关节炎的诊断[1-9,50]。如果有这种时间上的顺序，同时有先前微生物感染的血清学证据或者受累关节有微生物产物（但是没有复制微生物），则提示患者的关节炎是由感染性疾病触发的[50]。在多达1/4的病例中可能没有明显的感染性触发事件，并且可能还不清楚其确切的触发病原体，这种情况部分是因为在出现关节炎之前，触发性感染疾病已经消退了，或者是因为患者在病程晚期才来就医。

（一）发病

反应性关节炎的最早表现通常是出现一项或多项关节外表现，并且通常最突出的表现是关节炎，不过关节炎经常最后才出现。发病通常是在出现触发事件后的4周以内，这时泌尿生殖系和眼部炎症的症状往往已经消退或缓解[6-9]。泌尿生殖系统受累可能会导致排尿困难，伴有或不伴有尿道排出物，男性会出现前列腺炎，女性会出现宫颈炎/阴道炎。突然发作的腹泻经常是轻度的，但是它也可以是重度的或者呈持续性的。由志贺菌引起的肠炎患者可以有血性腹泻，而那些由耶尔森菌引起的肠炎患者经常有轻度复发性腹部症状。腹痛可能会与急性阑尾炎或输卵管炎相混淆。因眼部炎症引起的症状包括结膜炎以及少数情况下出现的急性前葡萄膜炎。身体上的症状在发病时常见，但是通常较轻。如果有发热，则多为低热，但是也有的患者有显著性发热，这可能提示有潜在性化脓性疾病。可能还会出现其他系统性炎症表现，包括晨僵、不适、疲劳、食欲减退、体重减轻、肌痛和关节痛。

（二）关节炎

关节炎的典型表现为急性、非对称性和附加性炎症性少关节炎。发病时最常累及下肢关节(膝关节、踝关节和趾关节)[1-10]，并且经常对抗炎药物有反应(图64.1和图64.2)。这种急性发病，特别是当单关节发病时，因其关节表现强度和形式，有时会与化脓性或痛风性关节炎相混淆。关节炎会以累加性的并且经常是非

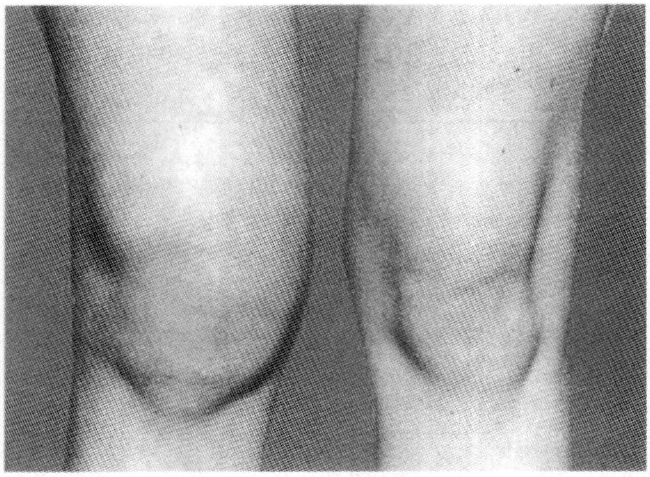

图64.1 单侧疼痛性膝关节积液是急性反应性关节炎患者最常见的临床表现。

对称的形式累及上肢关节和中轴脊柱，但是单纯累及上肢的情况相当罕见。它可以侵犯肩部、肘部和腕部。手指的指炎会典型的导致弥漫性肿胀，也就是所谓的“腊肠指”，它是由于炎性病变侵犯了关节囊、腱鞘、附着点、关节周围结构或骨膜骨[51]。在罕见情况下会出现广泛的多关节炎，其表现可能与类风湿性关节炎的表现相似，而且有些患者会卧床不起。不过，在这些患者

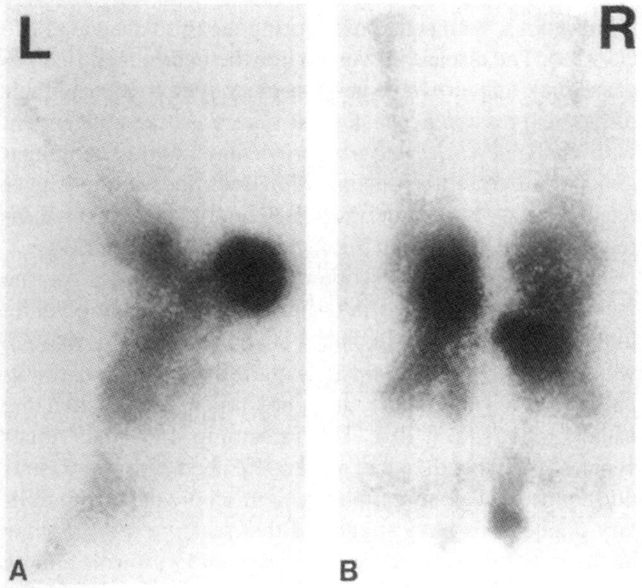

图64.2 一名患有反应性关节炎的30岁男性出现踝关节和跟骨疼痛。在锝99m磷酸钠闪烁显像上的同位素摄取显示：左侧跟骨(A)和右侧舟骨处有附着点炎症，同时右侧第一趾间关节有滑膜炎(B)。

中能够提示反应性关节炎诊断的包括：病变演变、关节受累的非对称性形式、相关的附着点炎症和关节外表现、临床病程以及血清中不存在类风湿因子。

肢体的关节炎平均累及 5 个关节，并且在 3~6 个月内缓解，不过有的患者可以继续出现轻度肌肉骨骼症状，时间超过 1 年[1-10]。尽管反应性关节炎常常呈自限性，但是它有变为慢性或复发性的潜在可能，并会对受累的周围关节和中轴关节造成损伤(图 64.3)。接近 50%患者会出现中轴性关节受累（骶髂关节炎或脊椎炎）的症状，表现为炎症性腰部疼痛和僵硬、交替性臀部疼痛，有时会伴有骶髂关节或脊柱触痛。多达 15%病例会出现关节炎的复发，那些由衣原体诱发的反应性关节炎患者更易复发，但是还不清楚这是否与衣原体持续感染或再感染有关。约有 15%~30%患者出现慢性或复发性关节炎、骶髂关节炎，或在以后进展为强直性脊柱炎。这些患者大部分都有阳性的脊柱关节病家族史，或者 HLA-B27 为阳性。这些患者中的一部分有致残性和破坏性关节炎或顽固性附着点炎症。

(三)附着点炎症

附着点炎症是脊柱关节病的最特异性肌肉骨骼表现之一，指在肌腱或韧带的骨性止点处出现的炎症[18-20]。据观察，反应性关节炎患者中多达 70%会出现附着点炎症，常常表现为触痛以及有时出现的疼痛，伴有或不伴有附着点处肿胀。最具特征性的而且在临床上最有帮助的受累部位是跟骨后、下面的止点，分别是跟腱和跖腱膜的止点。它会导致跟骨疼痛，难以行走（图 64.2）。其他常见部位包括棘突、坐骨、髂嵴、股骨大粗隆、胫骨结节和手指(指炎)。同时也会伴有肌腱炎或腱鞘炎。

(四)黏膜皮肤受累

泌尿生殖道黏膜表面的炎症会造成尿道炎/膀胱炎和宫颈炎/阴道炎。其症状可以为轻度或暂时性、急性或亚急性，有的患者会有无菌性、黏液性或黏液脓性排出物[52]。泌尿生殖系症状经常在病变早期出现，而不论此综合征与痢疾后或性病后触发有无关联，会呈现复发倾向。有的患者可以出现生殖器损伤，其起病通常呈小泡状，并可能进展为浅溃疡或斑块。它们经常出现于尿道口、阴茎头或阴茎体。可以在关节症状之前出现，通常表现有特征性的匍行性边界，并被称做“环状龟头炎”[9]。患者几乎总是无痛性的，除非继发了感染，痊愈后不留一点瘢痕。对于未做过包皮环切的患者，必须缩回其包皮以检测龟头的损伤，而在已经做过包皮环切的患者中，病变倾向于比较干燥，并形成痂或斑块。有的患者可以出现前列腺炎和膀胱炎。女性的宫颈炎经常是无症状的，对它的检测需要进行骨盆检查。也会出现输卵管炎。在外生殖器表面出现环形损伤(环

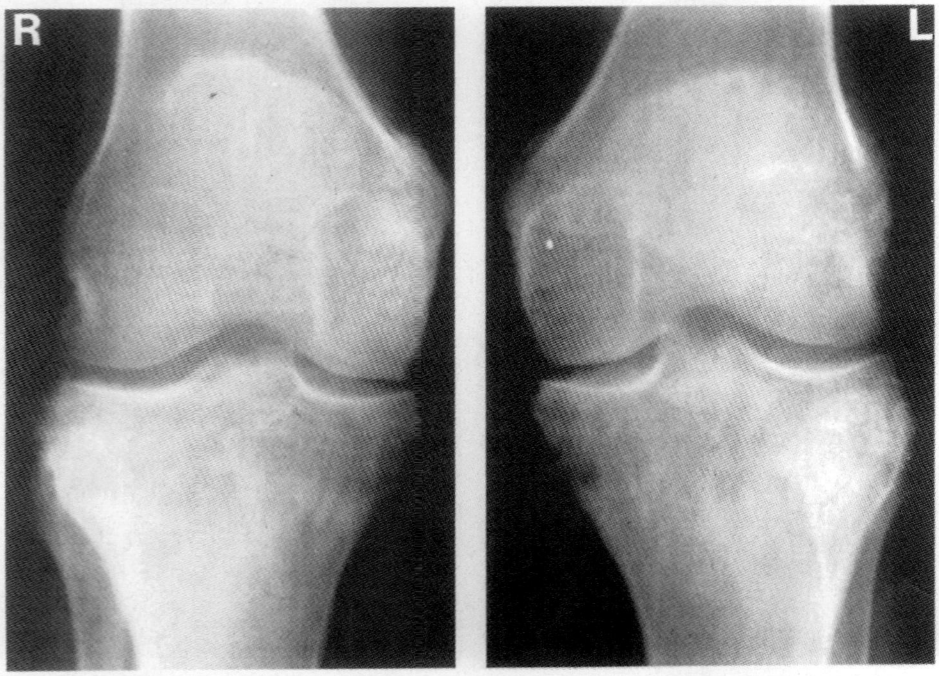

图64.3　一名患有反应性关节炎的27岁男性的X线片上显示有边缘性腐蚀，伴有相邻的反应骨、股骨髁骨膜炎和正常的关节旁矿化。

状的外阴炎)的情况非常罕见[53]。

脓溢性皮肤角化病是一种常发生于足底的无痛性丘疹鳞屑性过度角化的皮疹(图 64.4)。它也可以发生于足趾、手指和手掌,在罕见情况下出现于阴囊、阴茎、躯干和头皮。当它出现于手掌或足底时,常被称做脓疱病性手掌-足底炎。病变开始时呈现含有清亮液体的无痛性小水疱,伴有红斑状基底。此基底会进展而变成斑丘疹状,以后会出现过度角化。在临床上或在组织病理学上,这些皮肤损伤常常都无法与脓疱性银屑病进行鉴别(第 65 章)。据报道,患者有反应性关节炎和银屑病关节炎的重叠表现特点,这表明在某些患者中有共同的发病机制。也会出现指甲改变,最常见于那些慢性关节炎患者,其表现包括浅黄色或浅灰色变色、增厚、脊皱或甲床角化过度(甲剥离),不过指甲孔蚀罕见[54]。其他不常见的黏膜皮肤表现包括浅的无痛性口腔黏膜溃疡或有光泽的小斑,它可以是早期和暂时性的表现。应当强调的是外生殖器上的牛皮癣样损伤(环状龟头炎和环状外阴炎)与泌尿生殖系感染并不直接相关;与此相反,在急性细菌性腹泻后,关节炎可以伴随有无菌性尿道炎[9,52,53,55]。损伤可以自行缓解,而不留瘢痕,但是可能会复发。有时可以看到结节性红斑,这主要是作为耶尔森菌诱发性疾病的一种表现。

(五)眼部炎症

结膜炎是最常见的眼部表现。它经常是早期临床表现,可见于 1/3 性病后反应性关节炎患者中,但是在肠炎后(特别是志贺菌)反应性关节炎患者中相对更常见。结膜炎的症状和体征通常为双侧性、轻度、暂时性的。结膜炎通常伴随着尿道炎,或者出现于尿道炎发病后的数天以内,并且持续数天而不是数周,但是它可能会复发或者呈重度(图 64.5)。结膜炎通常为无痛性(但是可导致灼痛和刺激),并经常是非化脓性。如果只有轻度结膜发红,除非检查睑结膜,否则很容易漏诊,应当询问患者有无近期眼睑的结痂,特别是清晨时,这表明有轻度结膜炎[8-10]。

反应性关节炎患者中的 10%~20%,特别是那些携

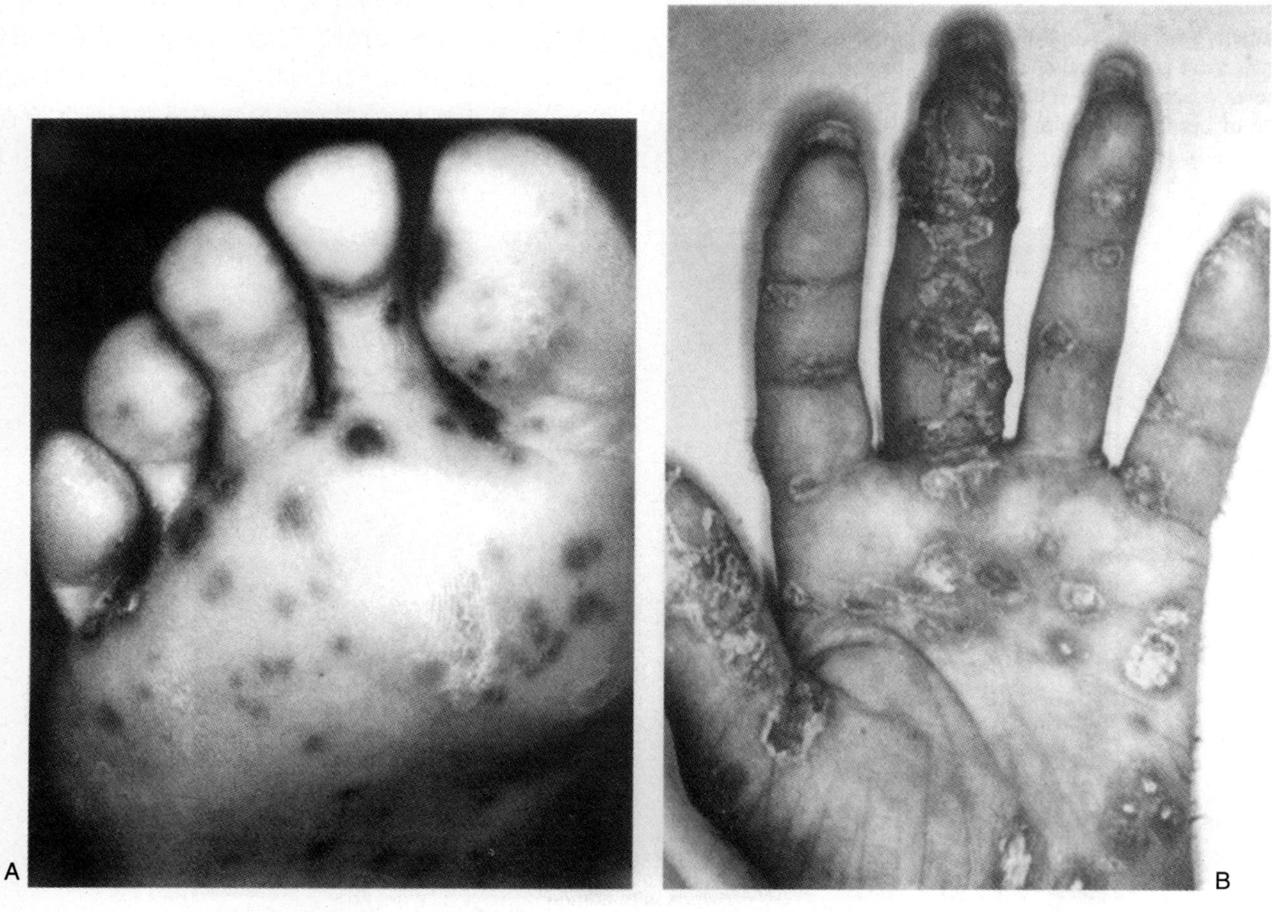

图64.4 (A)在反应性关节炎中,足底脓溢性皮肤角化病的早期损伤。(B)在反应性关节炎中,手掌和手指上的慢性损伤。

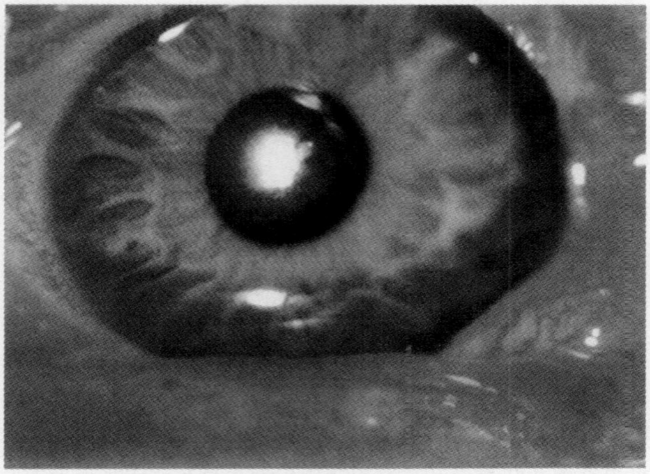

图64.5　在一名反应性关节炎患者中出现的严重眼部炎症。累及结膜的炎症通常为轻度，但是有的患者可能有急性前葡萄膜炎。(见彩图)

带 HLA-B27 的患者，会发生一次或多次急性前葡萄膜炎，而且在某些患者中可能会独立出现，因为当携带有 HLA-B27 时，存在反应性关节炎和葡萄膜炎的共同易感性。急性前葡萄膜炎会导致单侧眼痛、发红、流泪、畏光和部分视力模糊，但是对治疗的反应良好。不过，有的患者可能出现持续时间更长的葡萄膜炎症，呈现慢性或复发性病程，或者出现双侧葡萄膜炎。在罕见情况下，炎症甚至可能累及后葡萄膜炎或导致角膜炎。葡萄膜炎可能是发病时的表现，或者出现于病程的任意时期，并可以复发或累及任一侧眼睛[56,57]。在一个眼科门诊中，医生对 236 名连续性葡萄膜炎患者的研究发现，13%患者的根本病因是脊柱关节病（7.2%患有反应性关节炎，5.5%患有强直性脊柱炎）[57]。在此亚型患者中，葡萄膜炎与 HLA-B27 的存在有关联性，在发病时都为急性、单侧、位于前方，并对治疗反应良好。

(六)其他表现

在反应性关节炎中，心脏受累的情况很罕见，通常是见于长期严重病变患者的一种晚期表现。它会导致无症状性心脏传导障碍（例如在心电图上有 PR 间期延长和非特异性 ST 段改变）、完全性心脏传导阻滞、升主动脉炎症和主动脉瓣返流或心包炎/心肌炎[7-9,58]。常规尿液分析有时会检测到尿液异常，例如蛋白尿和镜下血尿，伴有或不伴有肾功能受损。严重持续性病变的患者在罕见的情况下会出现继发性淀粉样变性[55]。很少有人报道浆膜炎、肺浸润及中枢神经受累。除了已知的附着点炎症与反应性关节炎之间的关联性外，胃肠炎症可以作为反应性关节炎本身的一部分而出现，因此在性病后触发病变时，可以同时有胃肠道症状和炎性损伤[60,61]（第 66 章）。

四、病理

滑膜炎会导致炎性滑膜积液（细胞计数为 5 000~50 000 /mm^3），其表现为以多形核白细胞为主，没有局部补体消耗[8-10]。炎性滑膜的组织学检查没有特异性（水肿，血管改变，以及淋巴细胞、多形核白细胞和浆细胞的浸润），而且不是反应性关节炎所独有的。与类风湿性关节炎有所不同，罕见有广泛的血管翳形成。而且，炎性病变通常是非腐蚀性的。骨腐蚀不常见，只见于有持续性炎症的患者。反应性关节炎和相关性脊柱关节病的其他特征性病理表现还包括：韧带、肌腱的骨骼止点处的炎症（巨噬细胞和淋巴细胞浸润、附着点炎症），由软骨下骨增生引起的骨吸收和再塑形，以及骨膜新骨形成[1-8,18-21]。在某些患者中，这会导致炎症部位产生大量的异位骨。表 64.3 列出了附着点病的其他病因。

表64.3　附着点炎症的病因

炎症
强直性脊柱炎
反应性关节炎/Reiter综合征
银屑病性关节炎
肠病性关节炎/炎症性肠病
幼年型脊柱关节病/迟发性少关节性幼年型关节炎
未分化脊柱关节病
杂类：Lyme病、麻风病
机械性/退变性
肿瘤
骨关节炎
代谢性/内分泌性
弥漫性特发性骨肥厚［福雷斯捷(Forestier)病］
肢端肥大症
氟中毒
维生素A类药物疗法
甲状旁腺功能减退症
甲状旁腺功能亢进症
POEMS综合征
家族性低磷酸血症佝偻病

POEMS：多发性神经病变、脏器肿大、内分泌病变、M蛋白和皮肤改变。

皮肤的损伤会表现为包括淋巴细胞和浆细胞在内的炎症细胞浸润,以及角化不全、棘层肥厚、角质层增厚,这些表现与银屑病的表现相似。泌尿生殖道黏膜损伤会有相似的组织表现,但是没有角化病。不论是否携带 HLA-B27、有无临床表现或是否使用非类固醇抗炎药(NSAID)治疗,某些患者的回肠末端和结肠都会有亚临床性炎症。这种损伤的组织学表现可以与细菌性肠炎的病变相似("急性"损伤),或呈"慢性"改变而与克罗恩(Crohn)病患者的相似。急性损伤的组织病理改变最常与肠病性反应性关节炎有关,而慢性损伤最常见于强直性脊柱炎或 Crohn 病患者[60,61](第 66章)。甚至性病后反应性关节炎患者也能出现肠道病变,不过这种病变较轻,并且少见。人们已经注意到,肠道炎症的程度与患者临床状态以及 NSAID 和柳氮磺胺吡啶治疗的反应呈密切的平行关系。

五、发病机制

临床和流行病学资料都强有力的证明了在微生物抗原和患者遗传易感性之间存在着相互作用,以决定疾病易感性及慢性的可能。目前还不清楚这些因素是如何相互作用而导致免疫介导性反应性关节病的[14]。反应性关节炎与 HLA-B27 的相关性以及对 HLA-B27 转基因鼠的研究,已经清晰显示在反应性关节炎的发生中,HLA-B27 和环境性/感染性触发物起了关键作用[62,63]。这些 HLA-B27 转基因鼠出现了反应性关节炎的症状,包括胃肠道炎症和牛皮癣样皮肤、指甲改变。如果此类老鼠是在无菌环境中出生和培育的,则不会出现胃肠道炎症及关节炎,不过它们仍有皮肤和指甲的病理改变。当这些老鼠被移出无菌环境时,它们会迅速出现胃肠道炎症和关节炎,而且可以通过抗生素治疗而部分阻止这种炎症性病变。

在炎症性滑膜中有微生物抗原,这表明反应性关节炎可能与微生物抗原的存在有关(图 64.6 和图 64.7)。例如小肠结肠炎耶尔森菌通过透明质酸酶(一种细菌蛋白)和宿主 β_1 整联蛋白之间的相互作用而被集合淋巴小结中的 M 细胞摄取[14,64]。耶尔森菌可以将吞噬细胞作为载体,跨过内皮屏障,并通过血流到达滑膜组织。在老鼠模型中,淋巴结似乎成了耶尔森菌的储藏库,虽然在滑膜组织中检测不到活微生物或其特异性 DNA 片段,但是在数月之后淋巴结中的耶尔森菌仍会为阳性,同时还会伴有强烈的、长期的抗体反应[65]。

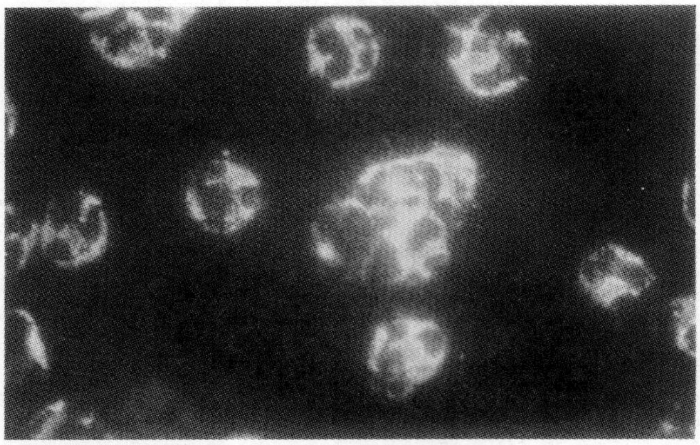

图64.6 在一名急性耶尔森菌诱发性反应性关节炎患者中,通过免疫荧光法检测其滑液中细胞内的小肠结肠炎耶尔森菌。(From Granfors K, Jalkanen S,von Essen R, et al. *Yersinia* antigens in synovial fluid cells from patients with reactive arthritis. *N Engl J Med* 1989;320:216-221,with permission.)(见彩图)

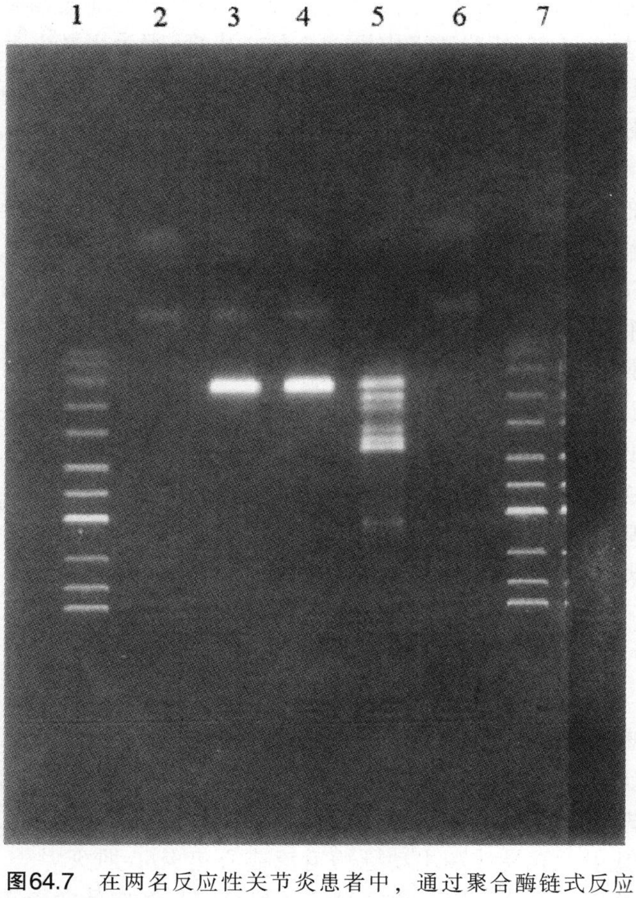

图64.7 在两名反应性关节炎患者中,通过聚合酶链式反应(PCR)检测其滑液中的沙眼衣原体(第4带和第5带)。第1带和第7带:分子量标记。第2带和第6带:阴性对照。第3带:阳性对照,使用的是提纯的沙眼衣原体原体。采用的技术是主要外膜蛋白(MOMP)特异性套式PCR。(Courtesy of Freise J,Schnarr S,Kuipers J. Hannover,Germany.)

当滑膜中的吞噬细胞将耶尔森菌产生的致关节炎性抗原决定簇呈递给 T 细胞时，就可能会导致反应性关节炎。因为人们已经在关节中检测到针对 HLA-B27 限制性肽类抗原决定簇（来源于 60 kDa 热休克蛋白和耶尔森菌尿素酶-β 亚基）的 T 细胞反应[66]。综合考虑，这些结果提示耶尔森菌似乎可以在关节外的淋巴结或黏膜中持续存在，而且细菌抗原可以通过单核细胞到达关节。有人认为在沙门菌诱发的反应性关节炎中，也有类似的机制，并且已经有研究显示滑膜中会持续存在有细菌脂多糖（LPS）[67]，但是在关节中难以检测到沙门菌 DNA[68]。

与肠道细菌相反，沙眼衣原体是一种专性细胞内病原体，它主要位于上皮细胞，但是也可以感染其他类型细胞（例如巨噬细胞和非专门性吞噬细胞）[14,69]。沙眼衣原体的生命周期很复杂，包括细胞外的感染性（原生小体）阶段和细胞内的非感染性（网状小体）阶段。它在宿主细胞内复制，并且其抗原似乎通过Ⅰ类和Ⅱ类主要组织相容性复合物（MHC）途径呈递给 CD4⁺和 CD8⁺ T 细胞[70,71]。沙眼衣原体可以在体内持续存在很长时间，通过聚合酶链式反应（PCR）在关节中已经检测到了衣原体 RNA 和 DNA 的痕迹[69]。不过，尽管经过各种努力，研究人员在反应性关节炎患者的炎症性关节中仍未培养出衣原体病原体[69]。细胞因子不平衡，例如肿瘤坏死因子 α（TNF-α）和白介素 10（IL-10）不平衡，可能是体内衣原体及其他细菌持续存在的证据[72]。

（一）HLA-B27的作用

因为 HLA Ⅰ类分子的主要功能是将肽类抗原呈递给细胞毒性 T 细胞，所以有人提出 HLA-B27 的抗原呈递能力在反应性关节炎及脊柱关节病中可能是决定性因素。

1.致关节炎性肽类假说

对 HLA-B27 和脊柱关节炎之间关系最受欢迎的理论是"致关节炎性肽类假说"。这一假说认为某些 HLA-B27 亚型因为有独特的氨基酸残基而绑定于特定致关节炎性肽类，并被 CD8⁺ T 细胞识别[73]（图 64.8）。除此之外，在对这些细菌肽类的反应中，自身反应性 T 细胞能够识别那些在细菌和自身组织间有足够结构相似性的抗原，这些自身反应性 T 细胞会被自身组织的肽类（例如关节或脊柱中的肽类）激活。这一假说已经被多项直接和间接性研究证实。

在某些人中，有的 HLA-B27 亚型与强直性脊柱炎之间有不同的联系，对于这些人的研究是致关节炎性肽类假说的主要支持论据[74-77]。HLA-B27 亚型 B*2705、B*2702、B*2704 及 B*2707 与疾病有很强的关联性，但是撒丁岛（意大利）人的 B*2709 亚型和东南亚的 B*2706 亚型似乎缺乏这种关联性。很有意思的是，B*2709 亚型和与疾病有关联性的 B*2705 亚型之间只相差一个氨基酸［由门冬氨酸（ASP）116 置换为组氨酸（His）116］，B*2706 亚型和与疾病有关联性的 B*2704 亚型之间只相差两个氨基酸（由组氨酸 114 置换为门冬氨酸 114，由门冬氨酸 116 置换为酪氨酸 116）[74,77]。这些有区别的地方都位于肽结合槽，因此，已经有人假设这两种与疾病无关联性的亚型，B*2706 亚型和 B*2709 亚型，不会呈递致关节炎性肽类，这和与疾病有关联性的亚型不同。

HLA-B27 转基因鼠的研究也证实了致关节炎性肽类可能对疾病发病机制起关键作用。这种转基因老鼠表达一种对 HLA-B27 有高度亲和力的 HLA-B27 限制性流感衍生肽[78]。此类 HLA-B27 转基因鼠出现关节炎的概率明显低于表达非相关性肽类的 HLA-B27 转基因鼠，这表明未知的致关节炎性细菌肽与流感肽竞争性绑定于 HLA-B27。与自身组织肽类有足够结构相似性的微生物肽类可以通过交叉反应激活潜在的自身反应性 T 细胞，这一概念已经被看做触发性自身免疫反应的一种可能机制[79,80]。已经有人报道在脊柱关节病患者中有 CD8⁺ T 细胞的寡克隆扩增[81,82]。从患有反应性关节炎并由不同细菌触发的不同 HLA-B27 阳性患者中提取出的滑液，显示有奇怪的 T 细胞受体高度同源性。这些结果提示类似的抗原被这些寡克隆扩增性 CD8⁺ T 细胞所识别，并且这表明有可能在某些情况下确实产生了特定致关节炎性肽类，并被呈递到宿主免疫系统。

过去曾存在长期的教条，认为细菌源性肽类不会被呈递给 MHC Ⅰ类分子，因为它们不能进入Ⅰ类通路，当然也有一些例外，例如李斯特菌。目前已经逐渐清楚即使是细菌在细胞外环境中产生的蛋白质，其肽类也能诱导针对专性细胞内菌的 CD8⁺ T 细胞反应[83,84]。已经显示沙眼衣原体和肠道细菌（例如耶尔森菌或沙门菌）会有这种反应[85-87]。也已经有人发现，在衣原体诱发的反应性关节炎患者中，针对来源于几种衣原体蛋白质的肽类，会出现 HLA-B27 限制性 CD8⁺ T 细胞反应[88]。不过，有意思的是在脊柱关节病的 HLA-B27 转基因小鼠模型中，CD8 α/β T 细胞并不是关节炎或结肠炎发病机制的必需条件[78,89]。

已经有人报道称 HLA-B27 的自身来源性十二聚体肽(来自 HLA-B27 分子的胞浆内的尾部)是 3 种疾病相关性 HLA-B27 亚型(HLA-B*2702、HLA-B*2704、HLA-B*2705)的一个天然配基[90]。很有意思的是,此肽并不是 HLA-B*2706 和 HLA-B*2709 的一个天然配基,而这两种亚型与强直性脊柱炎无关联性,并且此肽对来自沙眼衣原体 DNA 引物合成酶的肽序列呈现显著的同源性。有人已经提出:暴露于沙眼衣原体时,可以使细胞毒性 T 淋巴细胞(CTL)对自身 HLA-B27 的耐受性受到破坏,这可能在发病机制中也起一些作用[91]。有人认为暴露于衣原体时,可以激活先前已休眠的自身反应性 T 细胞识别 HLA-B27 自身源性肽,即使它和细菌肽之间没有序列同源性。

2.其他假说

一种有意思的理论,“HLA-B27 错误折叠假说”,认为 HLA-B27 本身直接涉及脊柱关节病的病理进程,因为这种分子可以呈错误折叠状态,并形成异常无 β_2 微球蛋白的重链同型二聚体[92-94]。HLA-B27 分子的错误折叠与内质网中分子间异常二硫键的形成(形成二聚体)有关。位于 HLA-B27 重链 α_1 螺旋第 67 位的非配对自由半胱氨酸(Cys67)有利于这种二聚体的形成。

“多重打击”模型认为在反应性关节炎和相关性脊柱关节病中病变部位的免疫激活是致关节炎性细菌产物(包括 LPS)、HLA-B27 和其他基因因素以及生物力学因素共同作用的结果(图 64.8)[22]。

二、诊断

典型的关节病变类型为非对称性关节炎,没有 X 线片改变,主要累计下肢,在大部分患者中表现为单关节炎或少关节炎。因为在早期关节炎门诊中,有这种关节病变类型的患者占所有患者的 50%,所以反应性关节炎是日常临床工作的一项重要鉴别诊断[7-10,30,55,95]。由关节炎、尿道炎/宫颈炎、结膜炎/虹膜炎组成的临床三联征只见于 1/3 反应性关节炎患者,因为尽管经过仔细评估,但是仍有许多患者不会主诉有泌尿生殖系、肠道或眼部症状。不过这类患者经常有急性、累加性少关节炎,并伴有其他有助于诊断的临床特点,例如炎症性背痛(因为有骶髂关节炎/脊柱炎),指(趾)炎,附着点炎症(跖腱膜、跟腱),以及黏膜皮肤损伤(浅的无痛性颊黏膜损伤、脓溢性皮肤角化病、龟头炎或不伴有甲孔蚀的甲剥离),可以据此辨别这类患者。例如,在一项对于沙门菌诱发的反应性关节炎患者的研究中,只有 13%患者有眼部炎症,但是却有 44%患者出现炎症性背痛,20%患者出现附着点炎症[96]。

反应性关节炎必须与其他急性关节炎类型进行鉴别,例如脓毒性关节炎(特别是淋病性关节炎)、晶体诱导性关节炎、结节性红斑、急性结节病[洛夫格雷恩(Lofgren)综合征]、急性风湿热、莱姆(Lyme)关节炎和血清阴性类风湿性关节炎,可以依据临床、适当的实验室检查和滑液分析进行鉴别。实验室检查的结果可能与炎性疼痛的病程一致,血沉、C 反应蛋白会中度至重度升高,并可能有血小板增多、白细胞增多及轻度正常色素、正常红细胞性贫血[7-10,95]。反应性关节炎与类风湿因子及抗核抗体无关联性。一些有严重的不能控制性病变的患者可能有轻度至中度的肝脏转氨酶升高,表明有肝细胞炎症而不是胆汁淤积。在本章的后面将会讨论反应性关节炎与 HLA-B27 之间的强关联性,以及 HLA-B27 的临床应用。有人认为针对乳铁蛋白或髓过氧化物酶的抗中性粒细胞胞浆抗体与反应性关节炎有关联,但是这还需要进一步研究其临床应用价值[97]。

反应性关节炎患者的滑膜白细胞计数可以在 5 000~50 000/mm^3,并且与血清相比,滑膜葡萄糖水平不会显著性降低,化脓性关节炎的滑液葡萄糖水平会显著降低[8-10]。革兰染色不会见到微生物,并且培养为阴性。有时滑液可能含有所谓的“Reiter 细胞”。Reiter 细胞是一种摄取了多个多形核白细胞的大单核细胞,其中的多形核白细胞也会含有可能用以呈递微生物抗原的包涵体。

对于某些患者,在最后确诊前,可能需要详细询问病史、分辨关节外表现、进行适当的血清学检查、观察其对治疗的反应,有时还需要长期随访[8-10]。有时可能很难将反应性关节炎与银屑病关节炎或肠病性关节炎进行鉴别。造成诊断困难的原因是目前还没有单一的诊断性检查,并且大多数反应性关节炎患者并不表现有典型的三联征[29,98]。

美国风湿病学会(ACR)已经提出了一项不很严格的标准,它要求有持续超过一个月的外周关节炎,并伴有尿道炎/宫颈炎[10,11]。当使用此标准将反应性关节炎患者与患有银屑病关节炎、血清阴性类风湿性关节炎、痛风性关节炎或强直性脊柱炎的患者进行鉴别时,其敏感性为 84.3%,特异性为 98.2%。不过,这一标准还未被广泛采纳,主要是因为大多数患者在疾病发病时不符合这些标准,并且这种“未分化”的患者可能比符合此标准的患者还多。在 1996 年第三届反应性关节炎

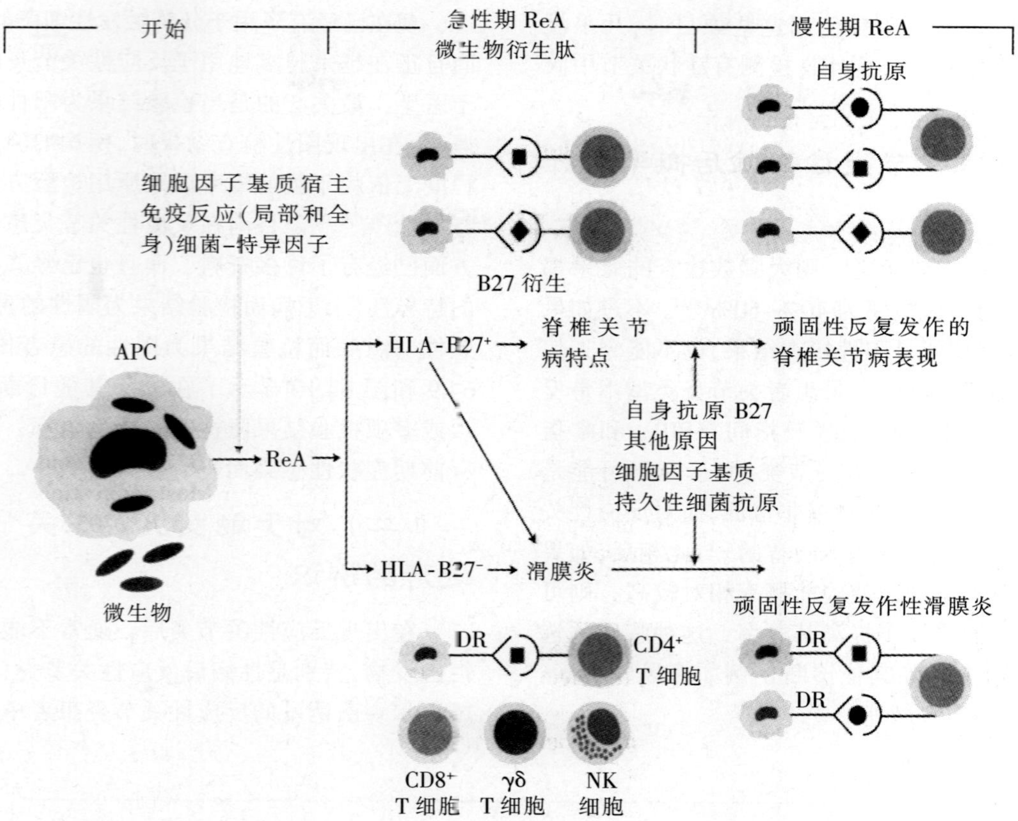

图64.8 关于反应性关节炎发病机制的假说。HLA-B27阳性和HLA-B27阴性患者暴露于微生物时会出现外周关节的滑膜炎，而主要是在HLA-B27阳性患者中出现特征性的脊柱关节病表现(例如骶髂关节炎、附着点炎症和虹膜炎)。在滑膜炎中，持续性细菌抗原引起的CD4+反应似乎起非常重要的作用，而对于脊柱关节病的特征性表现(也包括HLA-B27阳性患者的慢性滑膜炎)，其他机制可能更重要。APC：抗原呈递细胞；NK：自然杀伤细胞；ReA：反应性关节炎。(From Sieper J, Kingsley J. Recent advances in the pathogenesis of reactive arthritis. *Immunol Today* 1996;17:160-163,with permission.)

国际研讨会上，有人提出了反应性关节炎的一项工作定义(表 64.2A 和 B)[34]，不过还急需能够被广泛接受的有法律效力的诊断标准[29-33]。欧洲脊柱关节病学组(ESSG)标准[18]和 Amor 标准[19,33]是包含广谱脊柱关节病的分类标准，但是也有人将其错误地用作诊断标准了。

用于反应性关节炎诊断的这些标准和其他一些标准几乎全都是依赖于存在先前症状性感染（例如尿道炎/宫颈炎)的临床指征，或者依赖于整组脊柱关节病的症状性特征(例如附着点炎症)[29]。不过，这些标准中还没有任何一项被临床和科学界明确接受。在反应性关节炎中，大部分患者的先期感染都是无症状性的或只有轻度症状的。目前这种关节炎类型被称做未分化关节炎/少关节炎。也有人用另外一些疾病分类学名称对某些炎性关节炎患者进行分类，例如不完全性 Reiter 综合征，未分化性脊柱关节病，性获得性反应性关节炎(SARA)，或 BASE 综合征(包括 HLA-B27、关节炎、骶髂关节炎和关节外炎症)，这些患者经常携带有 HLA-B27，但是不符合反应性关节炎的 ACR 标准[10,14-17,51,98-100]。目前还没有检测到这些术语的临床应用价值和准确性。

近期有人建议使用实验室检查与临床症状相结合的方法诊断反应性关节炎[50,101]。例如，在诊断时可能需要有前期感染的临床证据加上血清学阳性，或者通过血清学或培养/PCR/配体链式反应能分辨出细菌病原体加上 HLA-B27 检查阳性(图 64.9 和图 64.10)。只有当医生熟悉反应性关节炎的临床表现以及风湿性疾病的鉴别诊断时，用以分辨触发性细菌的检验才有作用。如果临床表现不能提示为反应性关节炎或者不能排除其他的诊断，则这些检查中没有一项是有用的。除了某些选择性患者以外，没有一项检查或临床症状能够单独提供足以确诊反应性关节炎的验后概率。对于血清学和 HLA-B27 检查以及脊柱关节病特异性症状(例如附着点炎症)更是如此,单独使用这些项目时,几乎没有价值。这种情况的一个例外是检测有症状关节中衣原体的阳性 PCR 结果。

(一)反应性关节炎诊断验后概率的计算

如果验前概率相对较高，则大多数检查的效果都是最好的,理想的验前概率为 40%~60%[102]。不过如果验前概率很低,则即使是阳性检查结果,也不能令人信服的支持目标诊断。因此,如果患者关节炎类型不是反应性关节炎所特有的，例如累及指间（PIP）和掌指(MCP)关节的手部对称性多关节炎,则诊断不可能是反应性关节炎。因此其验前概率非常低,而对反应性关节炎的任何进一步检查都是不明智的。与此相反,如果因特征性的关节炎类型而使验前概率相对较高，则可以通过临床预选而进一步提高其概率，这种临床预选包括在鉴别诊断中排除其他诊断，例如痛风、Löfgren 综合征或 Lyme 关节炎[50,101]。

现在已经有了用于分辨触发性细菌的实验室检查，而且正在越来越多地用于反应性关节炎的诊断[101]。对于医生，最关心的是当检验结果为阳性时做出诊断的概率。在出现阳性检查结果时,疾病的验后概率在很大程度上依赖于验前概率以及所用检验方法的敏感性和特异性[50,101,102]。目前在反应性关节炎患者的验前概率方面已经有了许多资料，而且也已经知道了这些检验的特异性(未患病而检验结果为阴性的患者比例)和敏感性（患病而检验结果为阳性的患者比例)[50,101]。图 64.9 和图 64.10 显示了在排除其他诊断的条件下,一项或多项检验结果阳性时的验后概率，并且根据是否有前期症状性感染而进行了区分[50,101]。

（二）对于触发反应性关节炎的细菌进行的辨识

在出现反应性关节炎后，通常不能分离出微生物性触发物,特别是性病后反应性关节炎,但是在衣原体或耶尔森菌诱发的反应性关节炎患者中经常能够发现

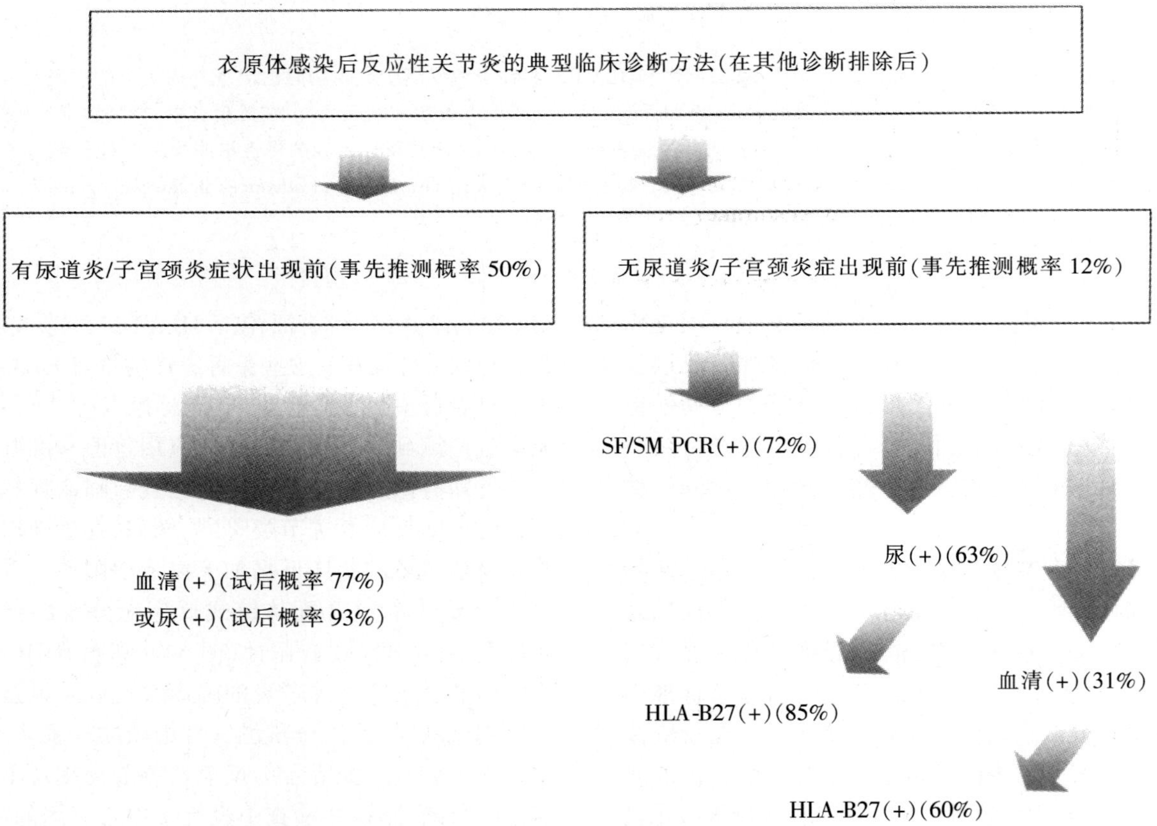

图64.9　诊断衣原体诱发性反应性关节炎的临床方法(算法),以及在检查结果阳性或联合检查时对验后概率的计算。(For more details see Sieper J, Rudwaleit M, Braun J, et al. Typical clinical diagnostic algorithm for diagnosing reactive arthritis:role of clinical setting in the value of serologic and microbiologic assays. *Arthritis Rheum* 2002;46:319-327.)

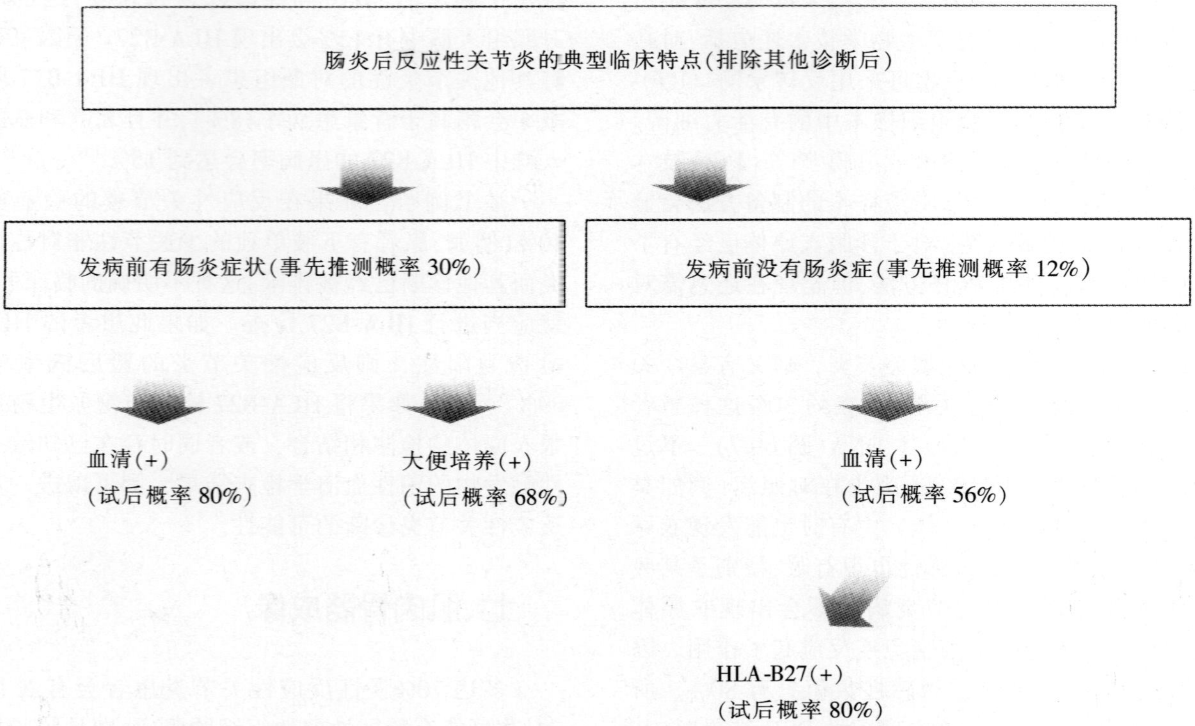

图64.10　诊断耶尔森菌或沙门菌诱发性反应性关节炎的临床方法（算法），以及在检查结果阳性或联合检查时对验后概率的计算。(For more details see Sieper J, Rudwaleit M, Braun J, et al. Diagnosing reactive arthritis:role of clinical setting in the value of serologic and microbiologic assays. *Arthritis Rheum* 2002; 46:319-327.)

先前衣原体或耶尔森菌感染的血清学证据。当然，这些细菌所引起感染的患病率在不同国家甚至同一国家不同地区间会有所不同，并且可能会随着时间而改变。因此，必须根据局部地区的情况对下面所给出的例子进行调整。在发达国家，与触发性反应性关节炎最相关的病原体是沙眼衣原体、耶尔森菌和沙门菌，目前已经有这些细菌的大多数资料。

在检测疾病触发性细菌所引起的肠道感染时，需要进行大便培养，但是如果有腹泻病史，则阴性结果并不能排除反应性关节炎诊断或其肠道触发物。当患者因关节炎而就诊时，大便培养已经变为阴性，这种情况并不罕见。在急性耶尔森菌诱发的反应性关节炎中，几乎所有患者都有 IgG 型和 IgA 型抗细菌抗体，并且即使是一年以后，仍有 80%以上患者会检测到 IgA 型抗体。在急性沙门菌感染中，一种依赖 LPS 的酶免疫分析法(EIA)采用市售的鼠伤寒沙门菌和肠炎沙门菌其敏感性约为 92%，而维达尔(Widal)试验(血细胞凝集试验)的敏感性只有 64%[103]。不过，在感染数月之后约 92%患者的 EIA 仍为阳性 (IgG 和 IgA 或 IgM)，而只有 16%患者的维达尔试验为阳性。

应用血清学来诊断沙眼衣原体感染可能会受到影响，因为对照组抗体滴度阳性的患病率相对较高，而且与肺炎衣原体抗体之间可能存在着交叉反应[104]。与对照人群相比，抗体滴度应当至少升高 2 个标准偏差。单独出现 IgG 亚型抗体时并不一定表明有近期感染，因为在感染后数月内它们都会有所升高，而出现 IgM 型和 IgA 型抗体则表明有急性或持续性感染。不过，在高感染率的对照人群中，这些抗体也可能是阳性，从而造成这一检测的特异性降低。

已经有人将整个沙眼衣原体或衣原体特异性外膜蛋白(MOMP)或 LPS 作为抗原使用[50]。估计现有检查的特异性和敏感性分别不超过 78%和 73%，这一数字被用于图 64.9 的计算中。这些检查的敏感性有限，可能是因为沙眼衣原体是一种专性细胞内病原体，它所对抗的主要是细胞免疫反应。基于衣原体 LPS 的检查敏感性较高，但是不能区分沙眼衣原体和肺炎衣原体感染[105]。因此，通过使用来源于 MOMP 的沙眼衣原体特异性肽，人们可以辨别衣原体的种类甚至血清变型。

在泌尿生殖道中查找沙眼衣原体(通过 PCR 或配体链式反应检查晨尿的第一部分）似乎是一种可被接

受的并且相对简单的诊断方式，其结果可与泌尿生殖道拭子分析相媲美。其他分子生物学技术还包括：对高度不稳定性细菌 rRNA 转录物可采用反转录酶（RT）-PCR，以分辨出滑液和滑膜组织样本中的有活力细菌。这种检查方法只需要少量滑液或滑膜[105,106]。PCR 技术对于外周血不是很敏感[105]。滑液样本的制备方法会显著影响后期 PCR 的敏感性。对于沙眼衣原体已经有了多种不同的样本制备和 PCR 方法，但是现在还急需对其进行标准化。

有的患者虽然是未分化型关节炎，却又有某个关节的关节类型符合反应性关节炎，在约 30%这种患者中通过 PCR 能够检测出衣原体 DNA（图 69.7）。不过此项检查的特异性不是 100%，因为在对照组（例如类风湿性关节炎患者或健康个体）中有时也能发现衣原体 DNA[101]。此项检查的敏感性也很有限，特别是某些早期典型衣原体诱发的关节炎病例不会出现衣原体 DNA，这可能是因为机体细胞免疫反应起了作用。因此，我们在研究时所使用的敏感性数值只有 80%。所以当验前概率为 12%的病例出现阳性 PCR 结果时，其反应性关节炎的验后概率为 73%（图 64.9）。但是如果估计验前概率为 30%，则验后概率可高达 90%。必须强调的是，目前在通过 PCR 检测衣原体的最佳技术方面还没有一致的意见。而且，与扩增方法（例如巢式 PCR）相比，市场上现有检查的敏感性都不够，不能可靠地检测出滑液中的衣原体 DNA。

耶尔森菌，可能还包括沙门菌，可以在体内长期存在，因为数月甚至数年内都会有 IgA 或 IgM 滴度升高，而且在外周血中可以检测到这些病原体[35,107-109]。不过，在关节内检测到这些细菌 DNA 的情况非常罕见，并且有人认为黏膜和淋巴结可能是耶尔森菌和沙门菌的储存器。因此，在诊断反应性关节炎中，对于关节组织进行沙门菌或耶尔森菌特异性 PCR 检查目前没有临床意义（图 64.10）。

（三）反应性关节炎诊断中的HLA-B27及脊柱关节病特异性表现

早在 30 多年前，就已经有人描述了反应性关节炎与 HLA-B27 之间的关联性，这主要是依据对医院内患者的观察，因此也主要由患有严重病变的患者组成[12]。较近期的研究则主要依据流行病学或社区调查研究的结果，因此发现 HLA-B27 的关联性不超过 50%，在某些种族/人种群（包括美国黑人）中甚至会更低。据保守估计，在白人中将 HLA-B27 的检测作为诊断辅助性检查用于临床时，其特异性可以定为 85%，这也说明在对照组人群中有 15%会出现 HLA-B27。原因是那些患有其他关节炎症的对照组患者出现 HLA-B27 阳性的概率会稍高于背景患病率（8%），并且北欧和东欧血统人群中 HLA-B27 的患病率会达到 15%[110]。

举个例子，如果在反应性关节炎的验前概率为 40%（例如，患者有下肢单独的少关节性非对称性关节炎而其他诊断已经被排除）这种不明确的临床表现下，就应当进行 HLA-B27 检查。如果此患者的 HLA-B27 检查为阳性，则反应性关节炎的验后概率就只有 69%。不过，如果将 HLA-B27 检查与泌尿生殖道中沙眼衣原体的检测相结合，或者同时存在已知致关节炎性触发物的阳性血清学检查结果，则可以进一步提高反应性关节炎诊断的可能性。

七、肌肉骨骼成像

多达 70%慢性反应性关节炎患者会有 X 线片异常，并可能有特征性的软组织肿胀（特别是腊肠指）、骨膜反应性新骨形成、关节间隙变窄、近关节骨量减少，以及少见的足部、手部、膝部小关节、骶髂关节的骨腐蚀[111,112]（图 64.2、图 64.3、图 64.11 和图 64.12）。骨腐蚀更倾向于位于边缘或中心，并且可以有相邻骨增生，这种骨增生可能会掩盖边缘性腐蚀。如果 X 线片上或超声检查发现这些部位有腐蚀和反应性新骨形成，则表明出现了附着点炎症。反应性关节炎中的骨增生通常出现在包括骨膜在内的几个部位中的一个，邻近皮质边缘会有线状或绒毛状表现，特别是沿着掌骨、跖骨、指骨、股骨近端骨干或踝部。在附着点出现类似的改变时，特别是跟骨、坐骨及股骨粗隆，会造成界限不清的绒毛状骨表现。跟骨的异常表现为跟骨后面和足底面的腐蚀性改变，有时伴有足底腱膜止点的骨刺及跟腱的增厚（图 64.13）。已经有人表明脊柱关节病特异性表现（例如附着点炎症）有助于反应性关节炎的诊断，但是出现关节炎加以附着点炎症本身却无助于诊断反应性关节炎，因为其敏感性不足 30%，而且附着点炎症也可见于其他疾病[101]。ESSG 观察到附着点炎症的特异性为 80%，因为约有 20%非脊柱关节病对照组患者会有附着点炎症[18]。通过使用这些数据，可以发现验前概率为 40%，而验后概率为 50%，这一数值增长是非常小的。

X 线片上中轴骨的受累会导致骶髂关节炎，最常累及下部有滑膜包绕的部分，而且其发生率随病变的

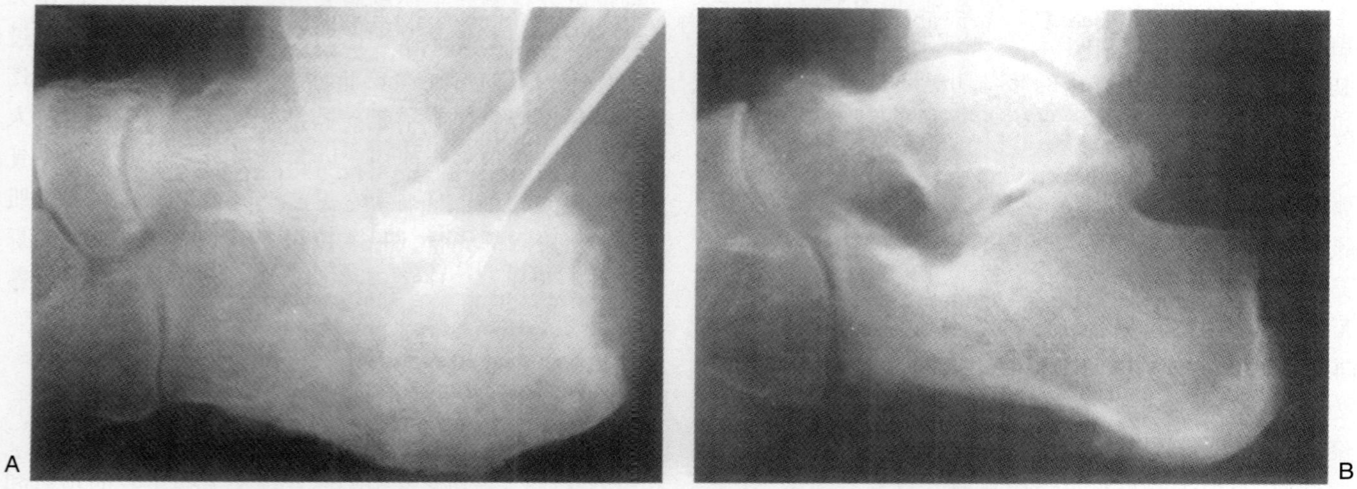

图64.11　累及跟骨的附着点炎症伴有(A)跟腱止点以及(B)足底腱膜处的腐蚀性改变。在足底腱膜止点处有“绒毛状”反应骨形成。

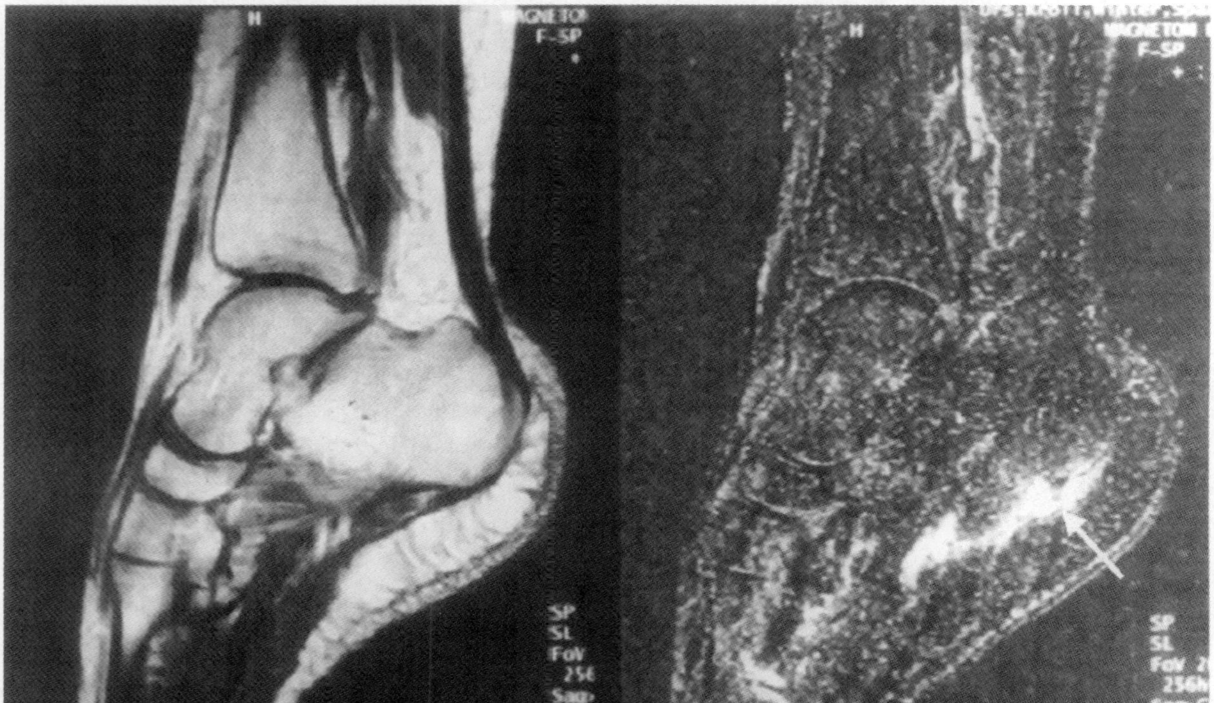

图64.12　由钆增强磁共振成像检测到的跖腱膜附着点炎症。在其后进行的减影显像中可以更好地显示出来，如右图中箭头所示。(From Braun J, Khan MA, Sieper J.Enthesitis and ankylosis in spondyloarthropathy: what is the target of the immune response. *Ann Rheum Dis* 2000; 59:985-994, with permission.)

慢性程度和持续时间而增加[111,112]。例如，多达50%慢性反应性关节炎患者可以表现有骶髂关节炎的X线证据。尽管双侧骶髂关节受累很常见，但是在反应性关节炎早期这种疾病更倾向于单侧或非对称性受累。最初，腐蚀在关节滑膜部分的髂骨侧更明显。这些腐蚀会进展为“假性增宽”，伴有最终骨增生、硬化及强直。

与强直性脊柱炎相比，反应性关节炎的中轴骨异常相对较少见，并且不广泛。罕见有椎体方形变及颈椎、髋关节受累[111-113]。不过强直性脊柱炎中的脊柱炎是由下向上进展的，而在反应性关节炎中，脊柱最早的X线片表现可能是胸椎或腰椎单独受累。累及脊柱的非对称性和跳跃性损伤很常见。中轴骨病变经常表现为椎体旁骨化及逗点状无边界性韧带骨赘，这些病变经常是单侧性或非对称性的，并且倾向于不累及椎体前侧面。类似表现也可见于牛皮癣性脊柱炎患者，其典型表现为下三节胸椎和上三节腰椎受累[111-113]。据估计，有约20%HLA-B27阳性反应性关节炎患者会在10多年后进展为强直性脊柱炎。

下肢（足趾、跟骨、跗骨、踝、膝和骶髂关节）的X线片异常经常更显著，并倾向于呈非对称性[111,112]。也有人发现在反应性关节炎中有肌腱、韧带钙化，特别是膝关节侧副韧带以及掌指关节和指间关节。X线片上的上肢受累在反应性关节炎中罕见，它可能表现为局灶性或非对称性少关节受累，而不会造成畸形。罕见有外周关节骨性强直。在胸锁关节和胸骨柄胸骨关节和耻骨联合可以出现腐蚀或反应性骨形成。

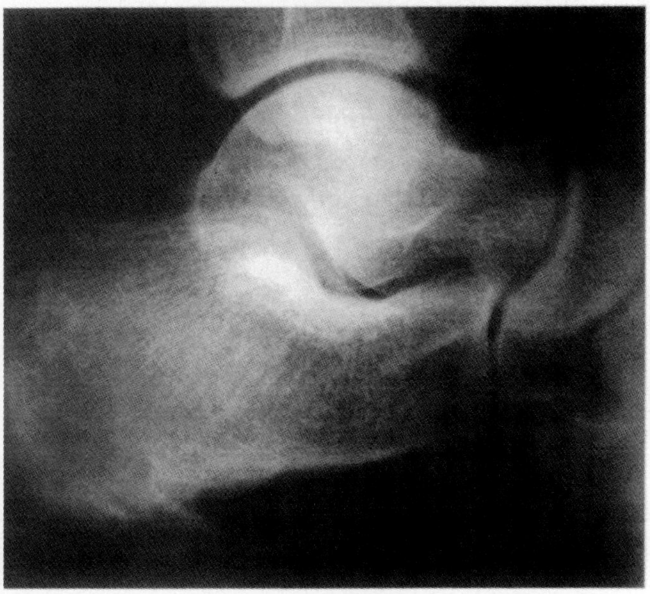

图64.13 一名反应性关节炎患者出现的跟骨骨刺。

超声检查有助于发现肌腱炎/附着点炎症。闪烁照相术可以检测到体格检查时不明显的附着点炎症，并且也可以检测到早期骶髂关节受累，特别是当骶髂关节炎为单侧性或非对称性而没有X线片异常时。不过闪烁照相术的特异性较低。当X线片模棱两可时，计算机断层摄影（CT）有助于检测骶髂关节受累。现在人们开始越来越多地使用磁共振成像（采用或不采用钆增强）及减影显像，因为它更能够分辨出滑膜、软骨、肌腱和附着点的异常（图64.12）[111,112,114,115]。与CT和闪烁照相术相比，MRI（采用或不采用钆增强）在检测骶髂关节炎方面最敏感。

八、临床病程

反应性关节炎及相关性脊柱关节病患者的预后和病程各有不同，并且是不可预知的[3,7-10,17,116-118]。有关反应性关节炎临床病程和复发率的不同报道之间可能会出现混淆，因为患者的疾病定义和分类还不完善、随访不统一、存在有选择偏差、痢疾后和性病后病变之间存在着差别，而且在种族/人种/遗传因素方面存在差异。尽管反应性关节炎有变成慢性的潜在可能，但是有多项前瞻性纵向研究已经显示与其他炎症性关节炎相比，反应性关节炎患者持续活动的水平较高[119]。约有15%~30%患者会出现慢性或复发性关节炎，或者骶髂关节炎，或者后期进展为强直性脊柱炎。这种患者大多是那些严重受累、有脊柱关节病阳性家族史或HLA-B27阳性的患者[116]。出现严重残疾的患者不足15%，常继发于持续性下肢关节炎和附着点炎症/指（趾）炎、侵袭性中轴骨受累或视力受损之后。死亡很罕见，过去通常是由心脏并发症或淀粉样变性引起的[59]。

九、HIV相关性反应性关节炎

对HIV阳性和HIV阴性人群的前瞻性研究以及来自非洲的资料，都支持HIV感染在反应性关节炎及其他关节表现发病中起作用的说法[120-124]。HIV相关性关节炎是1987年在美国被首次记载的，当时报道有一组患者既有AIDS，也有严重关节炎，或者有与典型反应性关节炎、银屑病关节炎或未分化型脊柱关节病相似的疾病[120]。最常见表现是关节痛和关节炎，其中关节炎的侵袭性特别强，在许多患者中，关节痛出现于患者严重免疫抑制之后。大部分白人患者都携带HLA-B27。超过1/3患者会表现有前期肠道或泌尿生殖道感染。不过，目前在发达国家中已经广泛使用了高效抗反转录病毒治疗，这显著降低了 HIV 感染人群中反应性关节炎的患病率和表达。

其关节炎主要有两种类型：累加性非对称性多关节炎或者间歇性少关节炎，其中间歇性少关节炎最常累及下肢。也可能会出现指(趾)炎、结膜炎、尿道炎、顽固性附着点炎症及足底筋膜炎，并且有时可能是主要表现。近期有报道称非对称性少关节炎是常见类型，但是现在发现在非洲国家更常出现多关节性受累[115-119]。这种关节炎与经典的反应性关节炎不同，他更严重、更易呈慢性，并且对常规药物治疗的反应相对更差。不过，有人报道了在一名严重反应性关节炎 HIV 阳性患者中，英夫利昔治疗是有效的[125]。尽管有时会发现有骶髂关节炎，但是还没有发现有中轴脊柱强直的情况，而且急性前葡萄膜炎也罕见。当患者的 CD4+ T 细胞计数显著减少时，患者易于出现骨及关节感染(第 12 章)。对所有可疑的反应性关节炎患者进行 HIV 检查是不被许可的，但是对于那些有过高危行为或境遇的反应性关节炎及银屑病关节炎患者，则应当考虑 HIV 检测。

在撒哈拉沙漠以南的非洲，因为 HIV 感染的患病率非常高，而且高效抗反转录病毒治疗还没有广泛普及，所以目前许多患者同时患有反应性关节炎、牛皮癣、银屑病关节炎及相关性脊柱关节病。因为非洲班图人群中几乎没有 HLA-B27，并且这些人中的脊柱关节病相当罕见，所以上述这种患病情况是非常显著的[117-19]。例如，据计算赞比亚首都卢萨卡 HIV 感染患者中，脊柱关节病的患病率约为每 10 万人中 180 例，这比未感染 HIV 的人群高出 12 倍。

十、治疗

应当将治疗目的指定为减轻疼痛、抑制炎症、保持功能、最大程度的保护关节，并且如果治疗恰当，同时去除感染[3,4,7-9,115,126,127]。NSAID 是治疗的基础，并且他们应当以常规充分的治疗性抗炎剂量长期应用。应当提示患者不要随意使用 NSAID，也不要只为其止痛作用而应用。关节吸引术和关节内给予己曲安奈德可能有助于迅速而且长期缓解严重性或持续性滑膜炎，不过只有当已经排除化脓性关节炎之后才可应用。有时与化脓性关节炎的鉴别诊断可能很困难，对于严重性关节炎患者可能需要短期住院。如果不能排除真正的关节感染，就应当开始抗菌治疗。在严重病例中可能需要关节休养甚至暂时夹板固定以减轻疼痛，但应当谨慎使用，因为它可能会造成肌肉萎缩。物理治疗有助于在康复期重获肌肉力量及充分的关节活动度。对于足部疼痛患者，舒适的鞋或者能够改变负重的鞋垫可能会有所帮助。只要存在炎症的临床和实验室证据，就有长期应用 NSAID 治疗的指征。对患者进行教育是最基础的措施，因为这可能改善并发症，并且在治疗过程中增加患者的主动参与性。应当强调采取适当的锻炼，包括关节伸展、肌肉强化以及活动度锻炼，可以保持功能并减轻行走时的不适感。不鼓励患者不活动和制动。

对于常规 NSAID 及新的环氧化酶 2(COX-2)抑制剂治疗不能耐受或者多次尝试都没有反应的非常严重的急性反应性关节炎患者，而且有多个关节受累，这时可能就需要短期使用口服皮质类固醇，并依据改善程度逐渐减少剂量。建议避免长期治疗，因为全身皮质类固醇对于常规处理反应性关节炎患者相对无效[126,131]。不过，局部给予皮质类固醇(例如表面应用以治疗严重眼部炎症，以及关节内、病灶周围或附着点注射)在某些患者的治疗中可能是重要的辅助成分。有人已经研究了反应性关节炎中应用高剂量静脉“冲击性”皮质类固醇的情况。

对于某些持续性多关节炎患者，可以试用抗风湿性“病变改善性”药物。对于反应性关节炎，柳氮磺胺吡啶是研究得最好的 DMARD，随机对照试验已经表明此药在外周关节炎治疗中有轻至中等疗效，但是它对于中轴骨病变及附着点炎症无效[126-131]。现已经显示它可以纠正经常伴随脊柱关节病而出现的亚临床性肠道炎症。有研究显示甲氨蝶呤对持续性外周关节炎治疗有效[132,133]，而在一项对小样本患者进行的安慰剂对照研究中发现硫唑嘌呤也是有效的[134]。对于皮肤损伤，可以表面应用皮质类固醇或角化层溶解药物(例如水杨酸软膏)治疗。对于严重病例，可以使用维 A 酸类或甲氨蝶呤。对于急性前葡萄膜炎必须及早诊治以避免粘连及其他并发症。

(一)抗生素治疗

只有当关节炎出现之后仍发现有感染时，才推荐使用抗生素治疗触发性感染[135]。例如，在耶尔森菌感染中，抗生素治疗的目的只是减少感染在家族中的蔓延。不过，应当采取谨慎的方法，因为对于某些形式的肠炎，抗菌治疗可能会延长病原携带状态，而且短期抗菌治疗不会影响肠炎后反应性关节炎的病程[136]。很显然，一经触发，一系列病变必将按其程序进行下去。但是在高发病区域，早期治疗泌尿生殖系衣原体感染患者，确实能够降低反应性关节炎的复发[42,137]。格陵兰的一项回顾性研究发现：早期对衣原体性尿道炎积极地进行抗菌治疗（使用四环素或红霉素）以清除衣原体，能够减少慢性或复发性衣原体诱发的反应性关节炎的出现[42]。

因为体内持续存在反应性关节炎相关性细菌（例如沙眼衣原体和耶尔森菌），所以显然存在延长抗菌治疗在慢性反应性关节炎治疗中是否有效的问题[138-141]。不过长期抗菌性环丙沙星治疗对于反应性关节炎及未分化性少关节炎没有明显的益处[138]。与这些结果相反，近期一项研究对那些使用了3个月环丙沙星或安慰剂的患者进行了4~7年随访，结果发现反应性关节炎患者中HLA-B27阳性的患者可能会受益于长期环丙沙星治疗[139]。不过，这一有前途的发现还只是来自小样本的研究，还需要将来大样本研究的证实[140,141]。

（二）抗肿瘤坏死因子治疗

现在已经发现，使用英夫利昔或依那西普的抗肿瘤坏死因子（TNF）对治疗脊柱关节病非常有效，包括严重反应性关节炎和顽固性附着点炎症[127,142-150]。已经有人报道了抗TNF-α治疗在反应性和未分化性关节炎方面的短期有效性及安全性，但是还需要对照研究和长期随访。英夫利昔（而不是依那西普）也对Crohn病有效[147,150]。有一篇个案报道记述了抗TNF-α用于治疗一名肾病综合征患者，这名患者患有幼年型炎性肠病相关性脊柱关节病，同时合并有淀粉样变性及肾小球肾炎[151]。目前正在制定一致认可的声明以确立哪些脊柱关节病患者可能需要此种治疗以及如何评估治疗反应的标准[152,153]。

对于HIV相关性反应性关节炎，建议早期使用NSAID治疗，但是对于不能完全反应的顽固性关节炎或附着点炎症，已经有无对照的报道显示柳氮磺胺吡啶、阿维A酯以及抗TNF-α治疗是有效的[125,154-157]。使用大剂量皮质类固醇、甲氨蝶呤或其他细胞毒性药物有造成更严重免疫抑制的风险。抗反转录病毒治疗可能会改善反应性关节炎的皮肤表现。

（宋立明　李世民　译　　于建华　李世民　王宝奎　校）

参考文献

1. Sieper J, Braun J, Kingsley GH. Report on the Fourth International Workshop on Reactive Arthritis. *Arthritis Rheum* 2000;43:720.
2. Granfors K, Märker-Hermann E, De Keyser P, et al. The cutting edge of spondyloarthropathy research in the millennium. *Arthritis Rheum* 2002;46:606.
3. Flores D, Marquez J, Garza M, Espinoza LR. Reactive arthritis: newer developments. *Rheum Dis Clin North Am* 2003;29:37–59.
4. Gaston H, Lillicrap MS. Arthritis associated with *enteric* infection. *Best Pract Res Clin Rheumatol* 2003;17:219–229.
5. Keat A. Reactive arthritis or post-infective arthritis? *Best Pract Res Clin Rheumatol* 2002;16:507–522.
6. Amor B. Reiter's syndrome: diagnosis and clinical features. *Rheum Dis Clin North Am* 1998;24:677–695.
7. Cush JJ, Lipsky PE. Reiter's syndrome and reactive arthritis. In: Koopman WJ, ed. *Arthritis and allied conditions: a textbook of rheumatology*, 14th ed. Baltimore: Williams & Wilkins, 2000.
8. Toivanen A, Toivanen P, eds. *Reactive arthritis*. Boca Raton, FL: CRC Press, 1988.
9. Toivanen A. Reactive arthritis: clinical features and treatment. In: Hochberg M, Silman A, Smolen J, et al., eds. *Rheumatology*, 3rd ed. St. Louis: Mosby, 2003:1233–1240.
10. Arnett FC. Incomplete Reiter's syndrome; clinical comparison with classical triad. *Ann Rheum Dis* 1979;38[Suppl 1]:73–78.
11. Willkens RF, Arnett FC, Bitter T, et al. Reiter's syndrome; evaluation of preliminary criteria for definite disease. *Arthritis Rheum* 1981;24:844–849.
12. Brewerton DA, Caffrey M, Nicholls A, et al. Reiter's disease and HL-A 27. *Lancet* 1973;3:996–998.
13. Wallace DJ, Weisman MH. The physician Hans Reiter as prisoner of war in Nuremberg: a contextual review of his interrogations (1945–1947) *Arthritis Rheum* 2003;32:208–230.
14. Khan MA. Update on spondyloarthropathies. *Ann Intern Med* 2002;136:896–907.
15. Khan MA, van der Linden SM. A wider spectrum of spondyloarthropathies. *Semin Arthritis Rheum* 1990;20:107–113.
16. Calin A, Taurog J, eds. *The spondylarthritides*. Oxford, UK: Oxford University Press, 1998.
17. van der Linden S, Pascual E, eds. Spondyloarthropathies. *Best Pract Res Clin Rheumatol* 2002;16:495–705.
18. Dougados M, van der Linden S, Juhlin R, et al. The European Spondyloarthropathy Study Group preliminary criteria for the classification of spondyloarthropathy. *Arthritis Rheum* 1991;34:1218–1227.
19. Amor B, Dougados M, Mijiyawa M, et al. Criteria for the classification of spondyloarthropathies. *Rev Rheum Mal Osteoartic* 1990;57:85–89.
20. Braun J, Khan MA, Sieper J. Entheses and enthesopathy: what is the target of the immune response. *Ann Rheum Dis* 2000;59:985–994.
21. François RJ, Braun J, Khan MA. Entheses and enthesitis: a histopathological review and relevance to spondyloarthropathies. *Curr Opin Rheumatol* 2001;13:255–264.
22. McGonagle D, Marzo-Ortega H, Benjamin M, et al. Conference summary: report on the Second International Enthesitis Workshop. *Arthritis Rheum* 2003;48:896–905.
23. Braun J, Bollow M, Remlinger G, et al. Prevalence of spondyloarthropathies in HLA-B27 positive and negative donors. *Arthritis Rheum* 1998;41:58–67.
24. Reiter H. Uber eine bisher unerkannte spirochaeteninfektion (spirochaetosis arthritica). *Dtsch Med Wochenschr* 1916;42:1535–1536.
25. Weissmann G. They all laughed at Christopher Columbus. *Hosp Pract* 1986;21:29–41.
26. Paronen I. Reiter's disease: a study of 344 cases observed in Finland. *Acta Med Scand* 1948;131[212 Suppl]:1–112.
27. Noer HR. An experimental epidemic of Reiter's syndrome. *JAMA* 1966;198:693–698.
28. Anderson B. Did Benvenuto Cellini (1500–1571) have Reiter's disease? *Sex Transm Dis* 1989;16:47–48.
29. Sieper J, Braun J. Problems and advances in the diagnosis of reactive arthritis [Editorial]. *J Rheumatol* 1999;26:1222–1224.
30. Khan MA. Thoughts concerning the early diagnosis of ankylosing spondylitis and related diseases. *Clin Exp Rheumatol* 2002;20[Suppl 28]:S6–S10.
31. Pacheco-Tena C, Burgos-Vargas R, Vasquez-Mellado J, et al. A proposal for the classification of patients for clinical and experimental studies on reactive arthritis. *J Rheumatol* 1999;26:1338–1346.
32. Hölsemann JL, Zeidler H. Diagnostic evaluation of classification criteria for rheumatoid arthritis and reactive arthritis in an early synovitis outpatient clinic. *Ann Rheum Dis* 1999,58:278–280.
33. Amor B, Dougados M, Listrat V, *et al*. Are classification criteria for

spondyloarthropathy useful as diagnostic criteria? *Rev Rheum* (English ed) 1995;6:10–15.

34. Kingsley G, Sieper J. Third International Workshop on Reactive Arthritis. 23–26 September 1995, Berlin, Germany. Report and abstracts. *Ann Rheum Dis* 1996;55:564–584.
35. Leirisalo-Repo M, Hannu T, Mattila L. Microbial factors in spondyloarthropathies: insights from population studies. *Curr Opin Rheumatol* 2003;15:408–412.
36. Soderlin MK, Kautianen H, Puolakkainen M, et al. Infections preceding early arthritis in southern Sweden: a prospective population-based study. *J Rheumatol* 2003;30: 459–464.
37. Hannu T, Mattila L, Nuorti JP, et al. Reactive arthritis after an outbreak of *Yersinia pseudotuberculosis* serotype O:3 infection *Ann Rheum Dis* 2003;62:866–869.
38. Sinha R, Aggarwal A, Prasad K, et al. Sporadic enteric reactive arthritis and undifferentiated spondyloarthropathy: evidence for involvement of *Salmonella typhimurium*. *J Rheumatol* 2003;30:105–113.
39. Rich E, Hook EW, Alarcon GS, et al. Reactive arthritis in patients attending an urban sexually transmitted diseases clinic. *Arthritis Rheum* 1996;39:1172–1177.
40. McKay L, Clery H, Carrick-Anderson K, et al. Genital *Chlamydia trachomatis* infection in a subgroup of young men in the UK. *Lancet* 2003;361:1792.
41. Iliopoulos A, Karras D, Ioakimidis D, et al. Changes in the epidemiology of Reiter's syndrome (reactive arthritis) in the post-AIDS era? An analysis of cases appearing in the Greek Army. *J Rheumatol* 1995;22: 252–254.
42. Bardin T, Enel C, Cornelis F, et al. Antibiotic treatment of venereal disease and Reiter's syndrome in a Greenland population. *Arthritis Rheum* 1992;35:190–194.
43. Michet CJ, Machado EB, Ballard DJ, et al. Epidemiology of Reiter's syndrome in Rochester, Minnesota: 1950–1980. *Arthritis Rheum* 1988; 31:428–431.
44. Kvien TK, Glennass A, Melby K, et al. Reactive arthritis: incidence, triggering agents and clinical presentation. *J Rheumatol* 1994;21:115–122.
45. Clavel G, Grados F, Cayrolle G, et al. Polyarthritis following intravesical BCG immunotherapy: report of a case and review of 26 cases in the literature. *Rev Rheum* (English ed) 1999;66:115–118.
46. Schwartzenberg JM, Smith DD, Lindsley HB. Bacillus Calmette-Guerin associated arthropathy mimicking undifferentiated spondyloarthropathy. *J Rheumatol* 1999;26:933–935.
47. Cope A, Anderson J, Wilkins E. *Clostridium difficile* toxin-induced reactive arthritis in a patient with chronic Reiter's syndrome. *Eur J Clin Microbiol Infect Dis* 1992;11:40–43.
48. Gran JT, Hjetland R, Andreassen AH. Pneumonia, myocarditis and reactive arthritis due to *Chlamydia pneumoniae*. *Scand J Rheumatol* 1993;22:43–44.
49. Braun J, Laitko S, Treharne J, et al. Chlamydia pneumoniae: a new causative agent of reactive arthritis and undifferentiated oligoarthritis. *Ann Rheum Dis* 1994;53:100–105.
50. Sieper J, Rudwaleit M, Braun J, et al. Diagnosing reactive arthritis. Role of clinical setting in the value of serologic and microbiologic assays. *Arthritis Rheum* 2002;46:319–327.
51. Padula A, Scarano E, Giasi V, et al. Juvenile onset isolated HLA-B27-associated dactylitis. *Semin Arthritis Rheum* 2003;32(5):341–342.
52. Keat AC. Does a sterile urethritis occur in Reiter's syndrome secondary to gastrointestinal infection? *Rheumatology* 1992;31:106.
53. Thambar IV, Dunlop R, Thin RN, et al. Circinate vulvitis in Reiter's syndrome. *Sex Transm Infect* 1977;53:260–262.
54. Ingram GJ, Scher RK. Reiter's syndrome with nail involvement: is it psoriasis? *Cutis* 1985;36:37–40.
55. Keat A. Reiter's syndrome and reactive arthritis. *N Engl J Med* 1983; 309:1606–1615.
56. Banares A, Hernandez-Garcia C, Fernandez-Gutierrez, et al. Eye involvement in the spondyloarthropathies. *Rheum Dis Clin North Am* 1998;24:771–784.
57. Rosenbaum JT. Characterization of uveitis associated with spondyloarthropathies. *J Rheumatol* 1989;16:792–796.
58. Paulus, HE, Pearson CM, Pitts W. Aortic insufficiency in 5 patients with Reiter's syndrome: a detailed clinical and pathological study. *Am J Med* 1972;53:464–472.
59. Wakefield D, Charlesworth J, Pussell B, et al. Reiter's syndrome and amyloidosis. *Rheumatology* 1987;26:156–158.
60. de Keyser F, Baeten D, Van Den BF, et al. Gut inflammation and spondyloarthropathies. *Curr Rheumatol Rep.* 2002;4:525–532.
61. Cuvelier C, Barbatis C, Mielants H, et al. Histopathology of intestinal inflammation related to reactive arthritis. *Gut* 1987;28:394–401.
62. Hammer RE, Maika SD, Richardson JA, et al. Spontaneous inflammatory disease in transgenic rats expressing HLA-B27 and human B2m: an animal model of HLA-B27-associated human disorders. *Cell* 1990; 63:1099–1112.
63. Taurog JD, Richardson JA, Croft JT, et al. The germfree state prevents development of gut and joint inflammatory disease in HLA-B27 transgenic rats. *J Exp Med* 1994;180:2359–2364.
64. Granfors K, Jalkanen S, von Essen R, et al. *Yersinia* antigens in synovial fluid cells from patients with reactive arthritis. *N Engl J Med* 1989;320: 216.
65. Merilhati-Palo R, Gripenberg-Lerche C, Soderstrom K, et al. Long term followup of SHR rats with experimental *Yersinia* associated arthritis. *Ann Rheum Dis* 1992;51:91–96.
66. Mertz AK, Daser A, Skurnik M, et al. The evolutionary conserved ribosomal protein L23 and the cationic urease beta-subunit of *Yersinia enterocolitica* O:3 belong to the immunodominant antigens in *Yersinia*-triggered reactive arthritis: implications for autoimmunity. *Mol Med* 1997;1:44.
67. Granfors K, Jalkanen S, Lindberg AA, et al. *Salmonella* lipopolysaccharide in synovial cells from patients with reactive arthritis. *Lancet* 1990;335:685.
68. Nikkari S, Rantakokko K, Ekman P, et al. *Salmonella*-triggered reactive arthritis: use of polymerase chain reaction, immunocytochemical staining, and gas chromatography-mass spectrometry in the detection of bacterial components from synovial fluid. *Arthritis Rheum* 1998; 41:1054.
69. Inman RD, Whittum-Hudson JA, Schumacher HR, et al. *Chlamydia* and associated arthritis. *Curr Opin Rheumatol* 2000;12:254.
70. Thiel A, Wu P, Lauster R, et al. Analysis of the antigen specific T cell response in reactive arthritis by flow cytometry. *Arthritis Rheum* 2000; 43:2834.
71. Kuon W, Lauster R, Böttcher U, et al. Recognition of chlamydial antigen by HLA-B27-restrictd cytotoxic T cells in HLA-B*2705 transgenic CBA (H-2^k) mice. *Arthritis Rheum* 1997;40:945.
72. Braun J, Yin Z, Spiller I, et al. A low TNFα-secretion of peripheral blood mononuclear cells but no other T helper 1 or 2 cytokine correlates with chronicity in reactive arthritis. *Arthritis Rheum* 1999;42: 2039.
73. Benjamin R, Parham P. Guilty by association: HLA-B27 and ankylosing spondylitis. *Immunol Today* 1990;11:137.
74. Fiorillo MT, Greco G, Maragno M, et al. The naturally occurring polymorphism Asp116–His116, differentiating the ankylosing spondylitis–associated HLA-B*2705 from the non-associated HLA-B*2709 subtype, influences peptide-specific CD8 T cell recognition. *Eur J Immunol* 1998;28:2508.
75. Feltkamp TE, Mardjuadi A, Huang F, et al. Spondyloarthropathies in eastern Asia. *Curr Opin Rheumatol.* 2001;13:285–290.
76. Khan MA. HLA-B27 polymorphism and association with disease [Editorial]. *J Rheumatol* 2000;27:1110.
77. Khan MA, Ball EJ. Ankylosing spondylitis and genetic aspects. *Best Pract Res Clin Rheumatol* 2002;16:675–690.
78. Taurog JD, Maika SD, Satumtira N, et al. Inflammatory disease in HLA-B27 in transgenic rats. *Immunol Rev*. 1999;169:209.
79. Wucherpfennig KW. Mechanisms for the induction of autoimmunity by infectious agents. *J Clin Invest* 2001;108:1097.
80. Prinz I, Zerrahn J, Kaufmann SH, et al. Promiscuous peptide recognition of an autoreactive CD8(+) cell clone is responsible for autoimmune intestinal pathology. *J Autoimmun* 2002;18:281.
81. Duchmann R, Lambert C, May E, et al. CD4+ and CD8+ clonal T cell expansions indicate a role in antigens in ankylosing spondylitis; a study in HLA-B27+ monozygotic twins. *Clin Exp Immunol* 2001;123: 315.
82. May E, Märker-Hermann, Wittig BM, et al. Identical T cell expansion in the colon mucosa and the synovium of a patient with enterogenic spondyloarthropathy. *Gastroenterology* 2000;119:1745.
83. Pfeifer JD, Wick MJ, Roberts L, et al. Phagocytic processing of bacterial antigens for class I MHC presentation to cells. *Nature* 1993;361: 359.
84. Rock KL. A new foreign policy. MHC class I molecules monitor the outside world. *Immunol Today* 1996;17:131.

85. Loomis WP, Starnbach MN. T cell responses to *Chlamydia trachomatis*. *Curr Opin Microbiol* 2002;5:87.
86. Ugrinovic S, Mertz A, Wu P, et al. A single nonamer from the *Yersinia* 60-kDa heat shock protein is the target of HLA-B27-restricted CTL response in *Yersinia*-induced reactive arthritis. *J Immunol* 1997;159: 5715.
87. Maksymowych WP, Ikawa T, Yamaguchi A, et al. Invasion by *Salmonella typhimurium* induces increased expression of the LMP, MECL, and PA28 proteasome genes and changes in the peptide repertoire of HLA-B27. *Infect Immun* 1998;66:4624.
88. Kuon W, Holzhütter HG, Appel A, et al. Identification of HLA-B27-restricted peptides from the *Chlamydia trachomatis* proteome with possible relevance to HLA-B27-associated diseases. *J Immunol* 2001; 167:4738.
89. May E, Dorris ML, Satumtira N, et al. CD8 alpha beta T cells are not essential to the pathogenesis of arthritis or colitis in HLA-B27 transgenic rats. *J Immunol* 2003;170:1099 – 1105.
90. Ramos M, Alvarez I, Sesma L, et al. Molecular mimicry of an HLA-B27-derived HLA-B27 ligand of arthritis-linked subtypes with chlamydial proteins. *J Biol Chem* 277:37573, 2002.
91. Popov I, Dela Cruz CS, Barber B, et al. Breakdown of CTL tolerance to self HLA-B*2705 induced by exposure to *Chlamydia trachomatis*. *J Immunol* 169:4033, 2002.
92. McMichael A, Bowness P. HLA-B27: natural function and pathogenic role in spondyloarthritis. *Arthritis Res* 2002;4[Suppl 3]:153.
93. Colbert RA. HLA-B27 misfolding: a solution to the spondyloarthropathy conundrum? *Mol Med Today* 2000;6:224.
94. Bird LA, Peh CA, Kollnberger S, et al. Lymphoblastoid cells express HLA-B27 homodimers both intracellularly and at the cell surface following endosomal recycling. *Eur J Immunol* 2003;33:748–759.
95. Hughes RA, Keat AC. Reiter's syndrome and reactive arthritis: a current view. *Semin Arthritis Rheum* 1994;24:190–210.
96. Mattila L, Leirisalo-Repo M, Pelkonen P, et al. Reactive arthritis following an outbreak of *Salmonella bovismorbificans* infection. *J Infect* 1998;36:289–295.
97. Stoffel MP, Csernok E, Gross WL. Are antineutrophil cytoplasmic antibodies of immunodiagnostic value in reactive arthritis? *J Rheumatol* 1996;23:1670–1672.
98. Thomson GT, Inman RD. Diagnostic conundra in the spondyloarthropathies: towards a base for revised nosology. *J Rheumatol* 1990; 17:426–429.
99. Dubost JJ, Soubrier M, Ristori JM, et al. Late-onset spondyloarthropathy mimicking reflex sympathetic dystrophy syndrome. *Joint Bone Spine* 2003;70(3):226–229.
100. Toivainen P, Toivanen A. Two forms of reactive arthritis? *Ann Rheum Dis* 1999,58:737–741.
101. Rudwaleit M, van der Heijde D, Khan MA, et al. How to diagnose axial spondyloarthropathy early? *Ann Rheum Dis* 2004;63:535–543.
102. Khan MA, Khan MK. Diagnostic value of HLA-B27 testing in ankylosing spondylitis and Reiter's syndrome. *Ann Intern Med* 1982;96: 70–76.
103. Isomaki O, Vuento R, Granfors K. Serological diagnosis of salmonella infections by enzyme immunoassay. *Lancet* 1989;1:1411–1414.
104. Bas S, Vischer TL. *Chlamydia trachomatis* antibody detection and diagnosis of reactive arthritis. *Br J Rheumatol* 1998;37:1054–1059.
105. Kuipers JG, Jurgens-Saathoff B, Bialowons A, et al. Detection of *Chlamydia trachomatis* in peripheral blood leukocytes of reactive arthritis patients by polymerase chain reaction. *Arthritis Rheum* 1998; 41:1894–1895.
106. Kuipers JG, Nietfeld L, Dreses-Werringloer U, et al. Optimised sample preparation of synovial fluid for detection of *Chlamydia trachomatis* DNA by polymerase chain reaction. *Ann Rheum Dis* 1999;58:103–108.
107. Wuorela M, Granfors K. Infectious agents as triggers of reactive arthritis. *Am J Med Sci* 1998;316:264–270.
108. Nikkari S, Rantakokko K, Edman P, et al. *Salmonella*-triggered reactive arthritis: use of polymerase chain reaction, immunocytochemical staining, and gas chromatography-mass spectroscopy in the detection of bacterial components from synovial fluid. *Arthritis Rheum* 1999; 42:84–89.
109. Yu D Kuipers JG. Role of bacteria and HLA-B27 in the pathogenesis of reactive arthritis. *Rheum Dis Clin North Am* 2003;29(1): 21–36.
110. Khan MA. HLA-B27 and its subtypes in world populations. *Curr Opin Rheumatol* 1995;7:263–269.
111. Klecker RJ, Weissman BN. Imaging features of psoriatic arthritis and Reiter's syndrome. *Semin Musculoskelet Radiol* 2003;7(2): 115–126.
112. Braun J, Bollow M, Sieper J. Radiologic diagnosis and pathology of the spondyloarthropathies. *Rheum Dis Clin North Am* 1998;24:697–735.
113. Helliwell PS, Hickling P, Wright V. Do the radiological changes of classic ankylosing spondylitis differ from the changes found in the spondylitis associated with inflammatory bowel disease, psoriasis and reactive arthritis. *Ann Rheum Dis* 1998;57:135–140.
114. Khan MA. Ankylosing spondylitis: clinical features. In: Hochberg M, Silman A, Smolen J, ed. *Rheumatology*, 3rd ed. London: Mosby: A Division of Harcourt Health Sciences Ltd., 2003:1161–1181.
115. Khan MA. Spondyloarthropathies. In: Hunder G, ed. *Atlas of rheumatology*, 4th ed. Philadelphia: Current Medicine, 2004 (*in press*).
116. Amor B, Silva Santos R, Nahal R, et al. Predictive factors for the long-term outcome of spondyloarthropathies. *J Rheumatol* 1994;21: 1883–1887.
117. MA Brown, Brophy S, Bradbury L, et al. Identification of major loci controlling clinical manifestations of ankylosing spondylitis. *Arthritis Rheum* 2003;48(8):2234–2239.
118. MF Doran, S Brophy, K MacKay, et al. Predictors of long-term outcome in ankylosing spondylitis. *J Rheumatol* 2003;30(2):316–320.
119. Kaarela K, Lehtinen K, Luukkainen R. Work capacity of patients with inflammatory joint diseases: an eight year follow-up study. *Scand J Rheumatol* 1987;16:403–406.
120. Winchester R, Bernstein DH, Fischer HD, et al. The co-occurrence of Reiter's syndrome and acquired immunodeficiency. *Ann Intern Med* 1987;106:19–26.
121. Vassilopoulos D, Calabrese LH. Rheumatic aspects of human immunodeficiency virus infection and other immunodeficient states. In: Hochberg M, Silman A, Smolen J, eds. *Rheumatology*, 3rd ed. St. Louis: Mosby, 2003:1115–1129.
122. Mody GM, Parke FA, Reveille JD. Articular manifestations of human immunodeficiency virus infection. *Best Pract Res Clin Rheumatol* 2003;17:265–287.
123. Njobvu P, McGill P, Kerr H, et al. Spondyloarthropathy and human immunodeficiency virus infection in Zambia. *J Rheumatol* 1998;25: 1553–1559.
124. Mijiyawa M, Oniankitan O, Khan MA. Spondyloarthropathies in sub-Saharan Africa. *Curr Opin Rheumatol* 2000;12:263–268.
125. Gaylis N. Infliximab in the treatment of an HIV positive patient with Reiter's syndrome. *J Rheumatol* 2003;30:407–411.
126. Amor B, Dougados M, Khan MA, et al. Management of refractory ankylosing spondylitis and related spondyloarthropathies. *Rheum Dis Clin North Am* 1995;21:117–128.
127. Braun J, van der Heijde D. Novel approaches in the treatment of ankylosing spondylitis and other spondyloarthritides. *Expert Opin Investig Drugs* 2003;12:1097–1109.
128. Clegg DO, Reda DJ, Weisman MH, et al. Comparison of sulfasalazine and placebo in the treatment of reactive arthritis (Reiter's syndrome): a Department of Veterans Affairs Cooperative Study. *Arthritis Rheum* 1996;39:2021–2027.
129. Clegg DO, Reda DJ, Abdellatif M. Comparison of sulfasalazine and placebo for the treatment of axial and peripheral articular manifestations of the seronegative spondyloarthropathies. *Semin Arthritis Rheum* 1999;42:2325–2329.
130. Egsmose C, Hansen TM, Andersen LS, et al. Limited effect of sulphasalazine treatment in reactive arthritis: a randomised double blind placebo controlled trial. *Ann Rheum Dis* 1997;56:32–36.
131. Leirisalo-Repo M. Prognosis, course of disease, and treatment of the spondyloarthropathies. *Rheum Dis Clin North Am* 1998;24:737–751.
132. Owen ET, Cohen ML. Methotrexate and Reiter's disease. *Ann Rheum Dis* 1979;38:48–50.
133. Creemers MCW, van Riel PLCM, Franssen MJAM, et al. Second-line treatment in seronegative spondyloarthropathies. *Semin Arthritis Rheum* 1994;24:71–81.
134. Calin A. A placebo-controlled, crossover study of azathioprine in Reiter's syndrome. *Ann Rheum Dis* 1986;45:653–655.
135. Sieper J, Braun J. Treatment of reactive arthritis with antibiotics. *Br J Rheumatol* 1998;37:717–720.
136. Locht H, Kihlstrom E, Lindstrom FD. Reactive arthritis after sal-

monella among medical doctors: study of an outbreak. *J Rheumatol* 1993;20:845–848.
137. Carlin EM, Keats AC; World Health Organization. European guidelines for the management of sexually acquired reactive arthritis. *Int J STD AIDS* 2001;12[Suppl 3]:94–102.
138. Sieper J, Fendler C, Laitko S, et al. No benefit of long-term ciprofloxacin treatment in patients with reactive arthritis and undifferentiated oligoarthritis: a three month, multicenter, double-blind, randomized, placebo-controlled study. *Arthritis Rheum* 1999;42:1386–1396.
139. Yli-Kerttula T, Luukkainen R, Yli-Kerttula U, et al. Effect of a three-month course of ciprofloxacin on the outcome of reactive arthritis. *Ann Rheum Dis* 2000;59:565–570.
140. Lauhio A, Leirisalo-Repo M, Lähdeuirta J, et al. Double-blind, placebo-controlled study of three-month treatment with lymecycline in reactive arthritis, with special reference to chlamydia arthritis. *Arthritis Rheum* 1991;34:6–14.
141. Yli-Kerttula T, Luukkainen R, Yli-Kerttula U, et al. Effect of a 3 month course of ciprofloxacin on the late prognosis of reactive arthritis. *Ann Rheum Dis* 2003;62:880–884.
142. Oili KS, Niinisalo H, Korpilahde T, et al. Treatment of reactive arthritis with infliximab. *Scand J Rheumatol* 2003;32(2):122–124.
143. Meader R, Hsia E, Kitumnuaypong T, et al. TNF involvement and anti-TNF therapy of reactive and unclassified arthritis. *Clin Exp Rheumatol* 2002;20[Suppl 28]: S130–S134.
144. Mease PJ. Disease-modifying antirheumatic drug therapy for spondyloarthropathies: advances in treatment. *Curr Opin Rheumatol* 2003; 15(3):205–212.
145. Rosenbaum JT, Smith JR. Anti-TNF therapy for eye involvement in spondyloarthropathy. *Clin Exp Rheumatol* 2002;20[6 Suppl 28]: S143–S145.
146. Meador R, Hsia E, Kitumnuaypong T, et al. TNF involvement and anti-TNF therapy of reactive and unclassified arthritis. *Clin Exp Rheumatol* 2002;20[6 Suppl 28]:S130–S134.
147. Braun J, Brandt J, Listing J, et al. Biologic therapies in the spondyloarthritis: new opportunities, new challenges. *Curr Opin Rheumatol* 2003;15(4):394–407.
148. J Braun, J Brandt, J Listing, et al. Long-term efficacy and safety of infliximab in the treatment of ankylosing spondylitis: an open, observational, extension study of a three-month, randomized, placebo-controlled trial. *Arthritis Rheum* 2003;48(8):2224–2233.
149. J Brandt, Khariouzov A, Listing J, et al. Six-month results of a double-blind, placebo-controlled trial of etanercept treatment in patients with active ankylosing spondylitis. *Arthritis Rheum* 2003;48 (6):1667–1675.
150. Marzo-Ortega H, McGonagle D, O'Connor P, et al. Efficacy of etanercept for treatment of Crohn's related spondyloarthritis but not colitis. *Ann Rheum Dis* 2003;62:74–76.
151. Verschueren P, Lensen F, Lerut E, et al. Benefit of anti-TNF-α treatment for nephrotic syndrome in a patient with juvenile inflammatory bowel disease associated spondyloarthropathy complicated with amyloidosis and glomerulonephritis. *Ann Rheum Dis* 2003;62:368–369.
152. Braun J, Pham T, Sieper J, et al. International ASAS consensus statement for the use of anti-tumour necrosis factor agents in patients with ankylosing spondylitis. *Ann Rheum Dis* 2003;62:817–824.
153. Pham T, van der Heijde D, Calin A, et al. Initiation of biological agents in patients with ankylosing spondylitis: results of a Delphi study by the ASAS Group. *Ann Rheum Dis* 2003;62:812–816.
154. Youssef PP, Vertouch JV, Jones PD. Successful treatment of human immunodeficiency virus-associated Reiter's syndrome with sulfasalazine. *Arthritis Rheum* 1992;35:723–724.
155. Disla E, Rhim HR, Reddy A, et al. Improvement in CD4 lymphocyte count in HIV-Reiter's syndrome after treatment with sulfasalazine. *J Rheumatol* 1994;21:662–664.
156. Louthrenoo W. Successful treatment of severe Reiter's syndrome associated with human immunodeficiency virus infection with etretinate: report of 2 cases. *J Rheumatol* 1993;20:1243–1246.
157. Williams HC, Du Vivier AWP. Etretinate and AIDS-related Reiter's disease. *Br J Dermatol* 1991;124:389–293.

第65章

银屑病关节炎

Robert M. Bennett

银屑病是自身免疫性皮肤病，白种人的发病率近2%。患有银屑病的病人中，有10%~40%出现慢性非特异性关节炎。银屑病关节炎(PSA)与类风湿性关节炎(RA)在表面上很相似，但在临床特征和发病基础上是不同的，具有不同的发病机制。早先，Alibert[1]1818年在论述皮肤病时首次记载感染性的或风湿病关节炎(rheumatismales)，他是在"Lepre squammeuse"的副标题中提到。而银屑病关节炎这个名词首先由法国皮肤病专家Pierre Bazin[2]在1860使用。银屑病相关性关节炎详细的描述是发表在1888年Charles Bourdillon[3]的博士毕业论文中。但是在19世纪末，20世纪初，对于PSA是否真正存在没有达成共识；很多作者认为这种相关性关节炎是在RA和银屑病中出现的偶然现象。

在20世纪20年代，有很多病例报道支持PSA这个概念[4]。直到1948年类风湿因子和类风湿性关节炎的相关性被阐明后这种明确的分类才成为可能[5]。针对伴有侵蚀性关节炎和银屑病的大多数病人的观察认为其血清反应是阴性的，同时提出了诊断RA的标准[7]，并再次提出要重新验证PSA这一概念。Baker[6]提出血清反应阴性的多发关节炎伴有银屑病的占病人中的20%；与之相比，只有1.2%血清反应阳性关节炎的存在银屑病。这些提示我们，当伴有血清反应阴性的关节炎时，银屑病的发生增加10倍。在家族研究中发现，银屑病和关节炎有很强的相关性。Moll和Wright[8]研究了108例患有PSA的病人310种一级或二级的亲属。21%的亲属仅有银屑病，11%的有血清反应阴性的关节炎，7.4%的有骶髂关节炎(sacroiliitis)和脊椎炎(spondylitis)，1.8%的有侵蚀性多发关节炎。和83对配偶对照相比，血清阴性关节炎的发生显著性增加；侵蚀性多发关节炎的发生在两组中相似(1.8%)。这些数据显示在银屑病的一级亲属中有80%~90%的遗传易感性。和RA相比，人免疫缺陷病毒(HIV)感染对PSA有明显不同的影响，这对区分两种不同的风湿病提供了强有力的证据(见下面的"发病机制")。

一、关节病理

银屑病是一种炎性的皮肤异常，伴有增殖的成分(鳞屑物的产生)。炎症是由于嗜中性粒细胞和活化的CD8+的T淋巴细胞在表皮的积聚，伴有CD4+的T淋巴细胞在真皮的渗透[4]。推测CD8+T细胞被一种或多种未知的抗原物质所激活，分泌多种细胞因子，细胞因子(a)可导致角质细胞增生，(b)刺激炎性通透[10]。这样看来，值得注意的是和RA相比，在PSA病人的滑液中出现CD8+T细胞占优势和CD4/CD8比例的倒置[11]。在PSA关节处的表现是周围的滑膜炎和肌肉肌附着点炎(enthesitis)。起止点是韧带和肌腱与骨骼附着的部位[12]。在PSA中在附着处发生炎症并肥厚（附着点炎）。McGonagle 等人[13,14]指出，附着点炎在PSA中是原发损害。尽管在起止点上的机械性微创伤也可以导致炎性改变，但是具有人的白细胞抗原(HLA)-B27基因是和韧带附着处的骨髓水肿确实存在相关[15]。在PSA中就滑膜增生程度，单核细胞的渗透的类型和血管生成的范围[16]而言，滑膜的组织学表现和RA相似，但是滑膜血管类型是不同的。在PSA中主要以迂回的，丛生的血管为特征，然而在RA中，血管趋向于直的或分叉的[17]。

骨的吸收和形成在PSA病人中具有不同的特征。由于这些特征发生在疾病活跃的部位，所以出现了炎症诱导的成骨细胞和破骨细胞活性的调节异常。破骨细胞产生的相关因子是肿瘤坏死因子（tumor necrosis factors，TNF）的超家族受体和配体复合物，其被认为是核因子 kappa B（nuclear-factor-kappa B）(RANK)的受体激活物和他的配体(RANKL)。这个系统中天然的抑制物是一种可溶性的受体，被称作骨保护素(osteoprotegerin)，和RANK竞争性地与RANKL相结合。最近发现，PSA病人的血中破骨细胞前体(osteoclast precursors OCP)明显地增加[18]。有假说认为，这些OCP产生于已经迁移进入炎性滑囊和软骨下骨（可能是在起止点处机械性促使的组织微创伤的结果）的TNF-α激活的外周血单核细胞(peripheral blood mononuclear cells，PBMCs)。在这些部位，OCP接触到未结合的RANKL和TNF-α。这就导致了在骨侵蚀的前沿和软骨下骨处的破骨细胞的产生。

二、发病机制

PSA的发病机制包括遗传学、免疫学和环境因素的相互作用[19]。尽管已经用孟德尔的遗传规律对偶然性的家族谱系进行了描述，但大多数家族谱系不能按单基因遗传的特征作出解释，所以推测是按照多因素规律来遗传的。患有银屑病的单卵双胞胎对疾病的易感性是一致的[21]。但是，另一方面，有其报道对单卵的双胞胎随访40年，其对PSA的易感性是不一致的[21]。由Moll和Wright完成的针对100个家庭的严格对照实验研究揭示，PSA病人的一级亲属是普通人群发展成PSA可能性的50倍。而且也不同于以配偶作为对照发病率。这提示，如果环境因素在发病机制中发挥一定作用，这些因素也必须在有遗传背景下才会发挥作用。

HLA-DR4阳性的RA和HLA-B27阳性的强直性脊柱炎(ankylosing spondylitis AS)和反应性关节炎都与HLA有很强的相关性，但是PSA和HLA的相关性不是很明确。PSA最强的遗传相关性表现为Cw*0602(OR 7.33)和MICA-A9(OR 3.57)[22]。

从39个家庭100个PSA病人的基因型分析，揭示了经由父系的传递，并和染色体16q(父系LOD评分4.19，而母系LOD评分1.03)[23]。

和晚期发病的PSA相比，早期发病(40岁前)的银屑病和PSA在家族史上是阴性者高的，HLA-Cw*0602(21%比11%)和B-17(22%比5%)在早期发病的病人中的出现是增加的[24]。值得注意的是，进化较为保守的MHC二类基因，MIC基因和人一类基因平行进化[25]。这些基因和经典的主要组织相容性抗原复合体(major histocompatability complex MHC)一类基因有高度的序列同源性。MIC-A基因有20个等位基因，MIC-B基因有11个等位基因[26,27]。比起皮肤的银屑病，在PSA(相对危险度RR 3.2)，特别是在多发关节病变表型的PSA中，已经报道有等位基因MICA-002[28]。Cw*0602连锁平衡失调是这种易感性的独立因素，提示MICA-002是PSA发病的候选基因。很多研究显示，HLA-B27与骶髂关节炎和脊柱骨受累存在相关性，而且似乎和HLA-B39有相近的相关性[22]。RA与PSA之间的另外一种不同点是共享表位的HLA-DRB1的出现，在PSA病人是不增加的。

HIV感染和严重的PSA有相关性[29-36]。伴有HIV感染的PSA病人的进行性病史提示，和RA相比有明显不同的发病机制。由于HIV感染首先消除辅助性T细胞(CD4+)；预计依赖这些细胞的疾病会有所改善；这些疾病包括RA和系统性红斑狼疮(systemic lupus erythematosus SLE)[37,38]。这些病史上的研究指出，HLA Ⅰ类和CD8+T细胞(可能是γσT细胞)相互作用，这是PSA的发病机制基础[29,35]。伴HIV感染的PSA，它们之间的相关性是有确信证据的。HLA Ⅱ类分子可能也是PSA起病的相关因素，因为有报道称在病人接受肌肉注射干扰素γ(interferon-γ)(一种MHC Ⅱ类分子表达的潜在诱导剂)时发病[39]。

角质细胞生长在银屑病中也是异常的，这些细胞正常需要3周时间倍增，而在银屑病仅用3天时间[40]。皮肤成纤维细胞分泌一种促使角质细胞转化的刺激因子。转化生长因子(transforming growth factor-β TGF-β)是发挥这种作用的候选因素，由于它在银屑病的表皮中过表达，并有潜在的血管生成特性[41]。增殖的改变可能产生于c-myc(一种上调对生长信号反应能力的原癌基因)的过表达[42]。TNF-α也在皮肤型银屑病中扮演一定角色，其血清水平和单核细胞产量在疾病的活动期是增加的，在成功治疗后是改善的[43]。在-238位点的TNF-α基因的突变在32%的早期发病的PSA病人中出现，而对照组只有7%出现[44]。

HLA-DR在角质细胞悬液（取自活动银屑病斑抽出的浆液）中的表达在38个病人中有70%的病人是增加的。这些病人中的16个有典型的PSA[45]。明确的是，在角质细胞中没有HLA-DR的15个病人中，均没有出现PSA。这提示，角质细胞可以加工处理外源性（如细菌、病毒）的或内源性的抗原，并直接激活T细胞。另外一个外源性抗原进入体内的门户是胃肠道。Schatteman等人[46]发现伴有脊椎骨受累的患者中，30%的患者有胃肠道感染的证据，伴有寡关节疾患的为20%，而伴有多发关节疾患的占0%。这些发现和PSA是对肠道和银屑病斑产生的反应性关节炎的提法是一致的[47]。可能触发该反应的抗原包括链球菌细胞壁蛋白[48]和葡萄球菌超抗原[49]。如果在滑膜T细胞中出现T细胞受体的寡克隆，说明存在一种和PSA免疫发病机制的特异性抗原。在一个病例中，证实了这种寡克隆的存在[50]。与之相比，在对滑膜细胞T细胞受体β链表达的流式细胞学研究中，没有见到寡克隆的扩增[51]。

和RA相比，PSA独特的临床特征可能是在对应的肌腱韧带附着点滑膜处细胞因子表达不同的结果[14]。RA病人的滑液IL-6和IL-8水平比PSA和骨关节炎（osteoarthritis OA）病人要高，而PSA病人IL-13比RA病人水平要高[52]。对滑液T细胞的分析已经揭示，在PSA病人中CD4:CD8是0.7（比例倒置），而RA的比例是1.1，并且PSA其滑液中活化的（HLA-DR+）和成熟的（CD45RO+）CD8+T细胞为主是很突出的[53]。炎性细胞因子前体，如TNF-α对疾病来说是重要的，因为阻断TNF-α可以有效改善PSA和关节侵蚀的临床转归。而且，在早期PSA中侵蚀性病变加速的进程和TNF-α-308和TNF-β+252的多态性是相关的[54]。已经显示活化的T细胞能产生细胞因子，例如干扰素γ和RANKL，它们可以促进破骨细胞的发生。在PSA病人中，已经用"关节发生肽（arthritogenic peptide）"理论描述T细胞的活化过程。这个理论推测目前未知肽的结构和抗原呈递细胞表面的HLA-B27有交叉反应，并且，这种HLA-肽复合体刺激细胞毒CD8+T淋巴细胞[55]。并认为这种未知肽很可能是来源于细菌，现已知多种细菌和脊椎关节病相关（沙门菌属、志贺菌属、耶尔森菌属和弯曲菌属均和反应性关节炎相关，而衣原体和链球菌与滴状斑银屑病相关）。

在PSA中，在免疫生物学和骨骼生物学方面T细胞的双重作用揭示了HLA-B27、炎性细胞因子前体与骨细胞之间的可能关联[56]。McGonagle已经提出了下面的假说，即应该将附着点炎和HLA-B27基因联系在一起。正常的附着点是增加生物力学张力的部位。机械性的劳损和附着点的炎症，对附着点下的骨骼有不同程度的损害。当这种情况下，因机械性产生的跖筋膜炎和非HLA-B27相关的脊椎关节炎中，骨病变的程度通常是有限的。但是在HLA-B27阳性的患脊椎关节病的患者中，这些骨改变在纤维软骨和骨的毗邻处或骨本身处却激发了针对自体蛋白的自身免疫反应，损害变得严重了。

三、临床特征

在大多数病例中，PSA的诊断根据在表中出现的典型表现是很容易作出的（表65.1）。

（一）流行病学

一个以社区为基础的研究综述揭示PSA的发病率每年约6/100 000，患病率大约1/1 000[57]。于早期关节炎门诊就诊的患者中15%是PSA[58]。

（二）发病年龄

由于非复杂的银屑病通常出现在20~30岁，伴有关节炎的发病通常延迟大约20年[59]。青少年PSA发病是很容易诊断；发病年龄通常在9岁和12岁[60,61]。在早期发病组，发病年龄上出现一个双峰曲线，并伴有很强的家族倾向性，早期发病组的皮肤病损病史和关节的炎症均不活跃。

（三）性别比例

PSA中报道的男性/女性比例在不同的观察中变化很大。从10个不同研究的综合数据显示男性与女性的比例是1:1.04[8]；这和血清阳性的RA患者比例大约3:1，女性占优势这个特点完全不同。

表 65.1　两个中心的银屑病关节炎患者的临床特征

特征表现（%）	Jones 等人[84]	Veale 等人[86]
寡关节炎	22	43
多关节炎	63	33
主要累及DIP	1	16
脊椎关节炎	6	2
残毁性关节炎	4	2
SAPHO	1	2
指甲受累	67	57
单关节炎	4	NG
腰背疼	NG	44

DIP：远端指（趾）间关节。SAPHO：滑膜炎，痤疮，脓疱疮，骨肥厚，骨炎；NG：没有给出。

（四）发病和分布的方式

在大多数病人中，在银屑病发病到进展成PSA之间有一个大约20年的延迟。Biondi-Oriente[62]等人研究了647位银屑病患者，这些病人中138例发生PSA。在关节炎之前出现银屑病的占68%；在关节炎之后发现银屑病的占21%[62]；同时出现的占11%。关节的创伤和PSA在同一关节上的发作是有很强的相关性的[63-68]。严重皮肤病损和关节炎的爆发，或伴有相关关节炎的皮肤病损的恶化是HIV感染的证据[29,30,34-36]。

以主要累及远端指(趾)间(distal interphalangeal DIP)关节和屈肌腱鞘炎的寡关节炎为临床表现的PSA很容易诊断，但这不是很常见的临床表现[69]。很多大样本的临床观察得出结论、寡关节的病变在病人中只占16%~30%，然而多关节的表现在40%~60%之间[70,71]。

最近的两个研究，每个都包括100个病人，发现了一些不同的临床表现类型(表65.1)。可以将PSA分为五种临床类型：

第1组：主要累及远端指(趾)间关节型。由于只存在于该处关节，其他关节没有受累及，所以在PSA中DIP的改变仅占病人的8%~16%。

第2组：残毁性关节炎型。残毁性关节炎是由于指(趾)和掌骨的骨溶解。它发生在5%的患者中，并常伴有骶髂关节炎。残毁性关节炎通常是指手部(图65.1)，但是足部也可发生相同的病变。

第3组：对称性多关节炎型。对称性多关节炎的临床表现和RA相似，很多研究提示这是银屑病关节受累的最常见类型(图65.2)。和RA相比，PSA的DIP受累及的频率要高，并有发生DIP和近端指间(proximal interphalangeal PIP)关节中骨性关节强直的趋势，这会导致爪型手的畸形(claw deformity)(图65.3)。

第4组：寡关节炎型。这是银屑病关节受累的最典型的类型。这是不对称性关节炎，分散地累及DIP，PIP，掌指(metacarpophalangeal MCP)和跖趾(metatarsophalangeal MTP)关节。伴有屈肌腱鞘炎的MCP和PIP关节病变，较为常见，看上去象"香肠"手指(足趾)("sausage" digit)(图65.4)。这种关节受累及的类型大约占患者的15%~40%。

第5组：脊柱关节病型。骶髂关节炎和脊柱炎在PSA中均可出现；但是这些很少成为患者的主诉，通常在周围关节病变的几年后发病[72-74]，不像AS，PSA存在着非对称性的骶髂关节受累及的趋势，并有发生在脊柱任意阶段的非典型韧带骨化(Syndesmophytes)形成的倾向。脊柱炎样的表现在PSA患者中占20%~40%[71]。和典型的AS相比，银屑病病人中骶髂关节炎和脊柱炎的发病是不一致的。Lambert 和Wright[75]发现脊柱炎在130个PSA病人中发生率是40%，但骶髂关节炎发生率只有21%。伴韧带骨化的患者中有60%骶髂关节是正常的，有脊柱疾患的和脊柱影像学正常的相比症状体征不甚明显。中轴骨受累及大多在男性(男性:女性，6:1)，银屑病发病的年龄也稍晚一些。

Gladman 等人[76]对PSA脊椎关节病和典型的AS进行了比较。AS病人背部、颈部炎症性的症状更多，颈腰椎活动受限程度更大。影像学表现中，存在IV级的骶髂

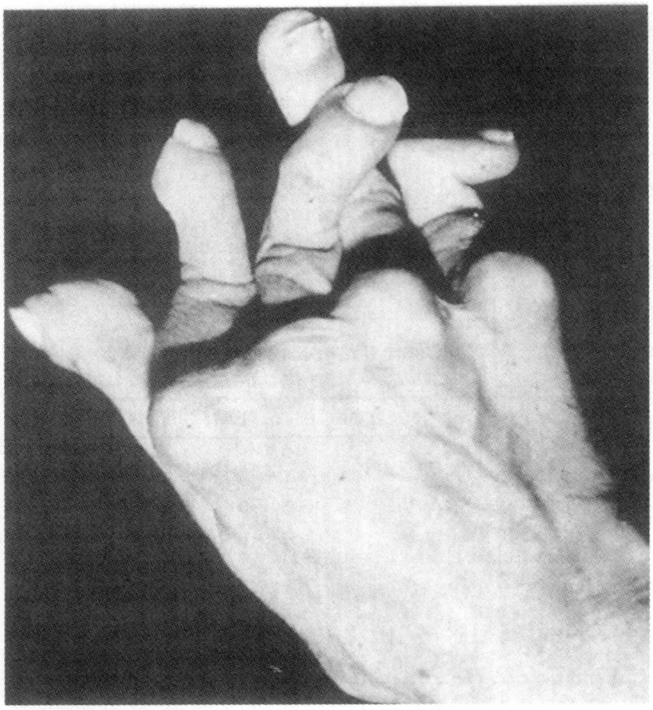

图 65.1　严重的再吸收关节病变导致残毁性关节炎。

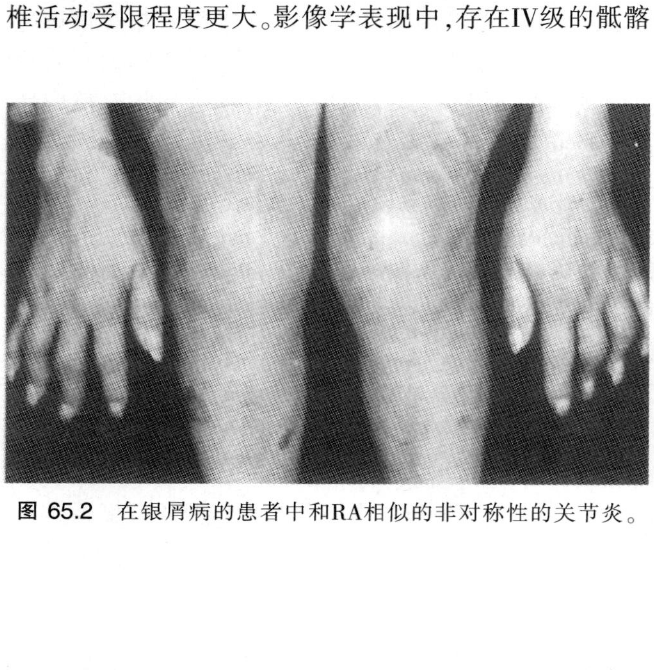

图 65.2　在银屑病的患者中和RA相似的非对称性的关节炎。

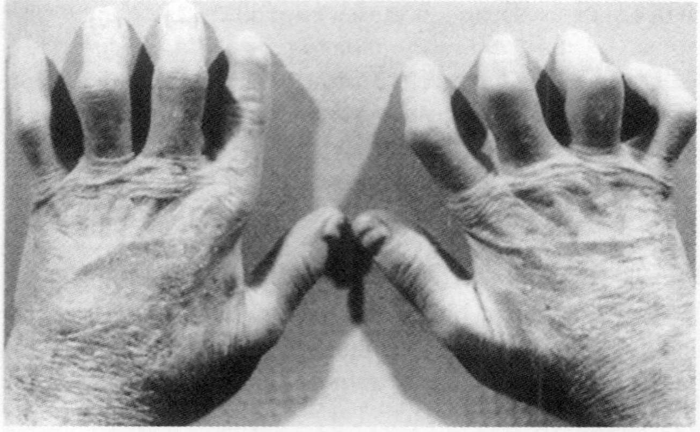

图 65.3　对称性分布的银屑病关节炎远期表现。由于近端和远端指间关节的骨性强直导致患者爪型手的畸形。

关节炎和典型的韧带骨化。Salvarani等人[77]描述了银屑病脊椎关节病颈椎受累及的两种主要表现：①和RA相似的炎性侵蚀性半脱位表现在26%的病人中出现，他们中的53%有轴下的半脱位；②AS样的表现在44%的病例中发生。36%的病人没有累及骶髂关节(在后面一组中B27全是阴性的)。炎性RA临床表现的预测医素

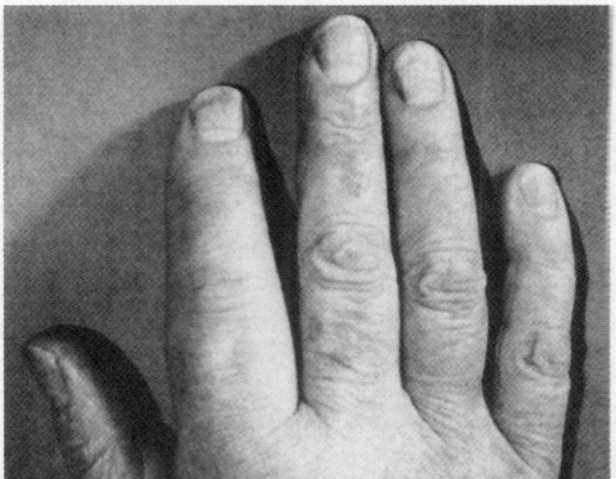

图 65.4　累及掌指近端指间关节，且相应手指伴有屈肌腱鞘炎的银屑病关节炎。这种组合被称为'香肠"手指。

包括HLA-B39、HLA-DR4和桡腕的侵蚀。颈椎受累很少出现神经损害，只一个病例，发生寰枢椎的半脱位和多发轴下半脱位，在多节段出现了神经损害症状，并需要手术治疗[78]。

(五)银屑病关节炎和创伤

有很多报道揭示了PSA有时和受累关节的创伤有密切的关系[63-67]。Scarpa等人[68]总结了在138个PSA病人中环境因素触发的发生情况，并且拿138个患者和RA患者进行了比较。明确的触发实例占PSA的9%，但在RA患者只占1%。这些PSA的始动因素有手术(4例)；创伤(3例)；流产(3例)；心肌梗死、血栓性静脉炎和药物中毒各1例。两个小组描述了PSA中发生了反射性交感神经营养不良[67,79]。已有报道病程持久的PSA患者手挫伤后出现指炎(dactylitis)和手背的指压性水肿(pitting edema)[80]。

(六)怀孕和激素问题

在33个患者中研究怀孕和停经与PSA的关系[81]；33%的银屑病患者在产后3个月出现关节炎。Ostensen[82]提出PSA在怀孕后80%或好转或减轻，产后爆发的占70%。研究报道了一例和月经相关的PSA周期性爆发[83]。当雌激素水平受到抑制时，临床症状和受累关节数有明显的改善。

(七)皮肤和指甲的改变

皮肤病损通常先于PSA表现10~20年。Biondi等人[62]报道和PSA相关、相继出现的银屑病的临床类型有：寻常型(vulgaris)85%；皮疹型(eruptive)11%；红皮病型(erythrodermic)2.5%；脓疱型(pustular)1.2%。轻度的皮肤病损发展成红皮病型，并且伴有相关的关节炎爆发提示有合并的HIV感染。在少数以关节炎为首发症状的病人中，很难作出PSA的明确诊断。实际上正确诊断的得出只能是回顾性的。对这些病人进行评估时，对隐蔽部位的银屑病病损要仔细检查(如头皮、会阴、臀裂或脐部)。为了要澄清银屑病的微小病变存在，并避免任何疏漏，所以一些标准要铭记于心，Baker在表中列出了这些标准(表65.2)。

指甲受累对PSA的诊断是很有用的线索。Jones等人[84]发现在PSA患者中63%有银屑病性指甲改变，而在单纯银屑病患者中为37%。在那些关节炎先于皮肤病损的病人中，88%有银屑病指甲改变。在另一研究中，86.5%的PSA患者有指甲受累[85]。最常见的表现是在指

表65.2 边缘性的银屑病的诊断标准

1. 头皮的银屑病必须是可触及的
2. 推测是头皮银屑病,有类似头皮屑的物质,在斑块之间必定存在正常的皮肤
3. 在有湿疹和刺激性泌脂的状态存在时,除了典型的斑块,皮损不能视为银屑病
4. 单纯的趾甲病变不能视为银屑病的证据
5. 在缺少其他部位的银屑病时,只有典型的指甲改变(如小凹,甲剥离,甲侧方边缘的颜色异常)可以视为确定的银屑病。在这样的病例中,应用显微镜和培养排除真菌感染
6. 屈侧的病损只有当典型的银屑病皮损出现时才能诊断。在这样的病例中,刮取物应作显微镜检查,排除癣或假丝酵母感染
7. 手掌和脚掌的脓疱病损不能视为银屑病,除非在其他部位伴有典型的皮肤和指甲的病损

甲上出现小凹,足趾甲下角化过度(hyperkeratosis)(图65.5)。其他类型指甲病变表现为甲剥离(onycholysis)(图65.5)、横沟(transverse ridges)、白甲病(leukonychia)和褶皱。DIP受累和指甲改变之间存在中度相关[86]。有趣的是,指甲病损的存在是预后较好的因素[87]。指甲的异常改变对银屑病来说不是特异的,真菌性和细菌性感染、斑秃(alopecia areata)、苔藓样变(lichenplanus)和创伤均能引起甲病损。容易导致角化过度和甲剥离的真菌感染是红色毛癣菌(Trichophyton rubrum)和须癣毛癣菌(T.mentagrophytes)。当有怀疑时要用氢氧化钾(potassium hydroxide)制剂检查甲屑真菌及做真菌培养检查。健康个体通常也有甲部小凹,但和银屑病病人相比通常是很浅的且不规则,这很重要。Wright和Moll[88]指出,达20个小凹应怀疑PSA,超过60个可以诊断。

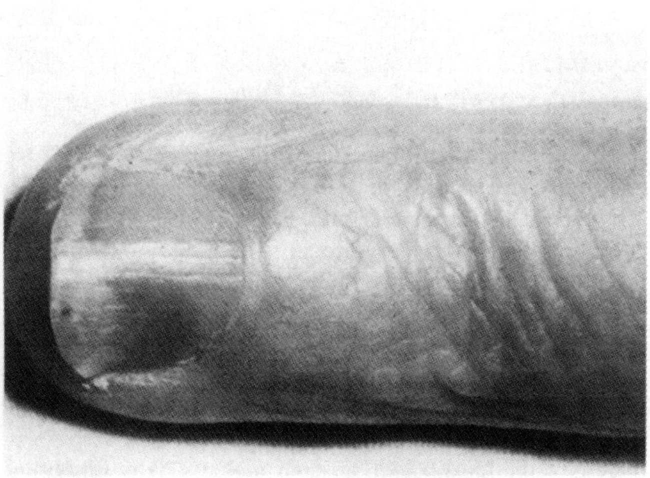

图 65.5 寡关节型关节炎的患者甲床的银屑病性甲剥离。

(八)PSA少见的综合征

表中列出了几种和PSA相关的综合征(表65.3)。滑膜炎(synovitis)、痤疮(acne)、脓疱疮(pustulosis)、骨肥厚(hyperostosis)、和骨炎(osteitis)综合征(SAPHO)与PSA的相关性逐渐被认识[89-92]。这样的病人通常有前胸壁综合征(anterior chest wall syndrome)和不明原因骨痛。胸部CT显示胸锁关节病变,通常联合有胸肋锁骨肥厚(Sternocostoclavicular hyperostosis)(图65.6)。长骨也可受累及,经常误诊为骨髓炎或Ewing氏肉瘤。关节病变被看作是急性非感染性关节炎,对抗生素无效,有很迅速的破坏性。这种综合征开始描述为痤疮球(acne conglobata),但是关系最密切的皮肤状况是掌跖脓疱病(palmoplantar pustulosis)。其他的相关病变有银屑病,Crohn病、溃疡性结肠炎(ulcerative colitis),各种表现形式的严重座疮,甚至蜂窝组织炎(dissecting cellulitis)。

掌跖脓疱病可以作为SAPHO综合征的一部分,也可单独存在。在各自独立的病例中,占绝大多数的主诉是胸壁痛,是由于胸骨,胸骨柄和锁骨的骨和附着点的慢性炎症[92,93]。

在SAPHO综合征的患者中大约30%发现有脊柱间盘炎,在合并有掌跖脓疱病,银屑病关节病变和慢性多病灶的复发性骨髓炎的病人中则少见[94]。间盘炎是由于非感染的间盘炎症伴有附着点炎。症状主要和胸壁痛相关。

银屑病性甲-皮肤肥厚-骨膜炎 (Psoriatic Onychopachydermoperiostitis)指的是位于第一趾末节趾骨上的皮肤非感染性的增厚[95]。很少有银屑病或PSA的表现。

慢性多病灶的复发性骨髓炎是典型的累及锁骨和长骨的非感染性的骨损害。从症状上看,这些患者有间断的发热,伴有局部肿胀和疼痛[96]。影像学显示与感染性的骨髓炎相同。相关的特征包括掌跖脓疱病和银屑病[97,98]。

表65.3 PSA相关的少见的综合征

SAPHO(滑膜炎,痤疮,脓疱疮,骨肥厚和骨炎)
脊柱间盘炎
掌跖脓疱病
银屑病性甲-皮肤肥厚-骨膜炎
慢性多病灶的复发性骨髓炎

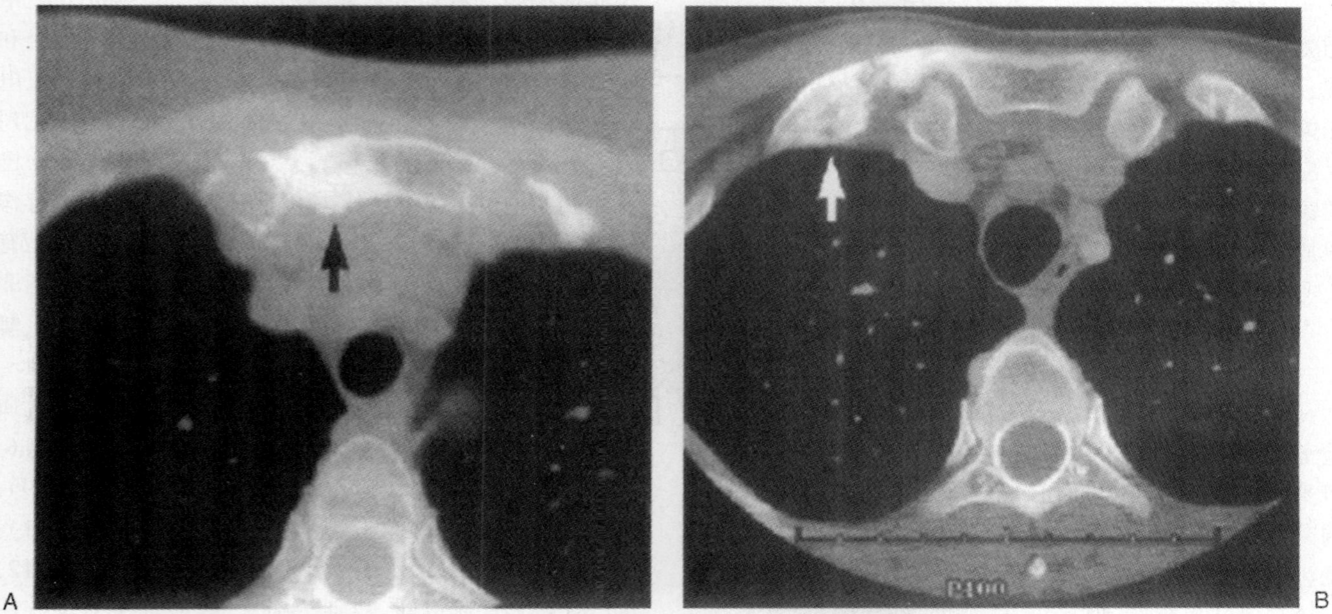

图 65.6　SAPHO(滑膜炎、痤疮、脓疱疮、骨肥厚和骨炎)的影像学表现。(A)胸部CT显示胸骨柄的膨大和硬化。(B)胸部CT显示第一肋的的膨大和硬化伴有骨溶解区和上面的软组织肿胀。(From Van Doornum S,Barraclough D,McColl G,Wicks I. SAPHO:rare or just not recognized? *Semin Arthritis Rheum* 2000,30(1):70-77,with Permission.)

(九)关节外表现

和RA作对比,在PSA中没有见到血管炎以及与之相关的临床表现。炎性的眼部疾患在PSA患者中的发生率是30%。在一个报道中的诊断有结膜炎19.6%;虹膜炎7.1%;巩膜外层炎1.8%;干性角结膜炎2.7%[99]。伴有虹膜炎的患者中,43%有骶髂关节炎,40%的HLA-B27是阳性的。但是,在所有的虹膜炎的患者中抗核抗体(antinuclear antibodies ANA)都是阴性的。伴有PSA的病人中,少数有慢性葡萄膜炎,主要在后部,而且是难治性的[100]。这种表现主要见于HLA-B27阳性的男性病人,而且是PSA的临床表现特征。

有报道在PSA中,肾脏受累及的比例是增加的(11%),主要临床特征是血尿、蛋白尿或管型尿[101]。一个来自瑞典的研究表明,肾脏损害比以前想象的要更常见;也就是说得用合适的检查手段作特异性评价[102]。患PSA的33个病人中,用低于正常值低限的肌酐清除率或分泌超过25mg/d的蛋白尿作为评定标准,23.3%有肾功能异常。这些病人的β_2微球蛋白以及急性期标志物血沉(ESR)以及C反应蛋白(CRP)升高。

报道称在25个PSA患者中二尖瓣脱垂有14个(56%),而没有关节炎的银屑病患者中仅占6.4%[103],主动脉反流也有相关报道[104]。有一种有根据的、但是很令人费解的和肌病相关的说法是与Sjogren综合征(SS)存在着偶然性的关联[106,107]。Collins等人[108]研究了患PSA的36个患者,将他们和仅患有银屑病的患者比较,他们发现伴有关节炎的病人刺激性唾液产生率是减少的,而且有一个患者有SS。使用欧洲SS的诊断标准的最新研究表明,伴有各种脊椎关节病的女性中31.7%有SS,对照组仅为2.9%[109]。SS病人中50%的患者有ANA阳性,84.6%的人HLA-B27阳性。

个例报道描述了淀粉样变[110],伴有间质性肺炎的IgA肾病[111],坏疽性脓皮病[112]。伴有指凹性水肿的上下肢肿胀(通常是单侧的)在PSA中比在RA中更常见(21%比5%)。肿胀是由于腱鞘炎,是最终被确诊为PSA的病人中20%病人的临床特征[113]。

纤维肌痛症(fibromyalgia)在PSA中很常见,正如其他风湿病一样;在这个研究中,患者对整体健康的满意度是按美国风湿病协会(ACR)功能分级和纤维肌痛症压痛点的数目来评定的,而不是按传统的炎症和损伤的临床标准来评定的[114]。

(十)和其他疾病的关系

在HLA-B27阳性的背景下最常出现骶髂关节炎,脊柱炎和眼部的感染,这种患者的皮疹与血清阴性的关节炎性皮疹通常表现出共同的特征。因为HLA-B27

阳性对骶髂关节炎和虹膜炎来说，是和遗传易感性密切相关的,所以这些是共同特征,也许是共同基因背景下的表现,而不是特异性的原本疾病的并发症。前述的和PSA相关的疾病包括溃疡性结肠炎[115]、AS[116,117]、Crohn病[115]、反应性关节炎[118]和Behcet综合征[119]。有时可见到明显的家族聚集现象,在图65.7中可见。在这样的家族里,银屑病、溃疡性结肠炎、AS在两代中均可发病[116]。

四、实验室检查

除了类风湿因子(RF)阴性外,没有什么其他的实验室检查有助于PSA和银屑病的诊断[120]。合并侵蚀性关节炎的银屑病患者,RF阳性很可能提示有RA和银屑病共同发病。关节滑液的分析结果通常揭示炎症的改变,即白细胞的升高(主要是中性粒细胞)。PSA病人ANA是偶然出现的,但比正常人群阴性率要高。在超过50%的银屑病和PSA病人中可检测到循环免疫复合体,一个报道提示主要是IgA的同型体[121]。高尿酸血症在病人中的发生率是10%~20%,和皮肤病损的严重程度相关[122]。可推测这反映了由于细胞更新的加快而增加了核蛋白的分解代谢。也有不同的意见,如Lambert 和Wright[123]提出PSA病人升高的尿酸水平是治疗的并发症而不是疾病相关的并发症。

五、影像学表现

PSA的影像学表现展现了和RA相比几点不同特征。边缘性的侵蚀性改变通常伴新骨的形成,并有关节的融合,肢端骨质溶解和骨膜炎[69]。与RA不同,PSA骨密度通常是得以保持的[124]。骨丢失这种趋势可用中子活性钙代谢分析和骨钙素的检测证实[126]。99mTc-亚甲基二磷酸盐(Dicarboxy Propane Diphosphonate DPD)和F 18-脱氧葡萄糖（F18-Fluorodeoxyglucose FDG）正电子计算机断层造影(Positron Emission Tomography PET)可作PSA骨被累及的整体评估,并确诊SAPHO[127]。已有报道铒标记的IgG扫描对描述PSA的早期病变有作用[128]。MRI在显示附着点病变、骨炎和骨髓水肿是有用的[129,130](图 65.8)。PSA的特征性影像学改变包括非对称的寡关节分布，而寡关节骨质减少、DIP关节、骶髂关节受累及都相对少见[131,132]。

不常见的表现包括①末节指骨的侵蚀（肢端骨质溶解)(图65.8);②指骨、掌骨、跖骨的刀削样改变(whittiling)(图65.9);③指骨近端的杯状陷凹形成(图65.9);④骨性强直(图65.10);⑤孤立的小关节破坏(图65.11);⑥DIP和PIP关节好发,而MCP和MTP关节少见(图65.12,图65.13)⑦骨质溶解,特别是跖骨(残毁性关节炎)(图65.14);⑧与关节受累程度相近的RA相比,骨质疏松相对少见。

中轴骨表现为①椎旁骨化[133],但对银屑病来说不是特有的,它也可见于老年强直性骨肥厚、弥漫性特发性骨骼肥厚(diffuse idiopathic skeletal hyperostosis DISH)、截瘫、氟骨病、甲状旁腺功能减退、家族性低磷酸盐血症和遗传性/家族性关节血管钙化;②非典型的韧带骨化,通常不伴有骶髂关节炎[75](图65.15);③非对称性骶髂关节炎[134];④胸椎的坚固融合[135];⑤典型的AS的竹节样脊柱少见[135];⑥颈椎病的倾向,呈现椎间隙变窄,强直(图65.16);⑦关节突硬化,椎间或前纵韧带钙化[131]。上颈椎病变可见环枢椎融合和半脱位[136-138]。上颈椎受累及可伴关节强直和环枢椎半脱位,也可在RA中见到[136-139]。颞下颌关节受累及可见髁侵蚀和骨溶解,

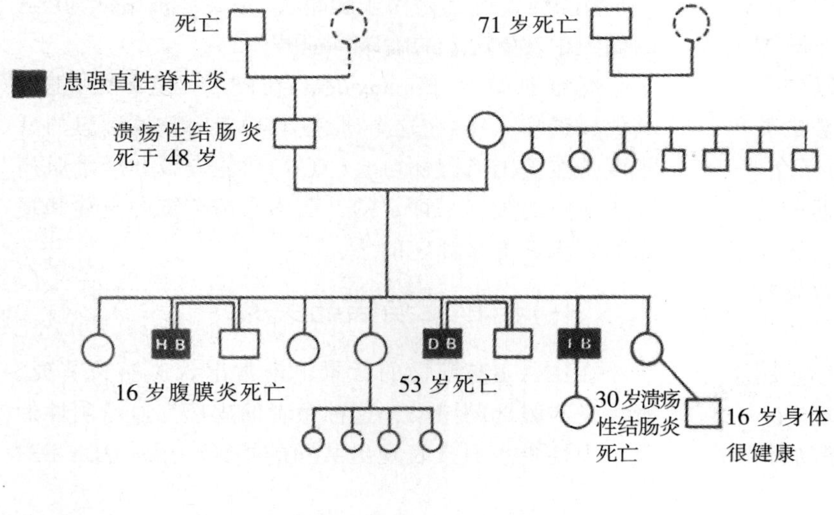

图65.7　对银屑病、溃疡性结肠炎和强直性脊柱炎的家族研究显示聚集现象。病人DB和FB有银屑病,也有强直性脊柱炎。

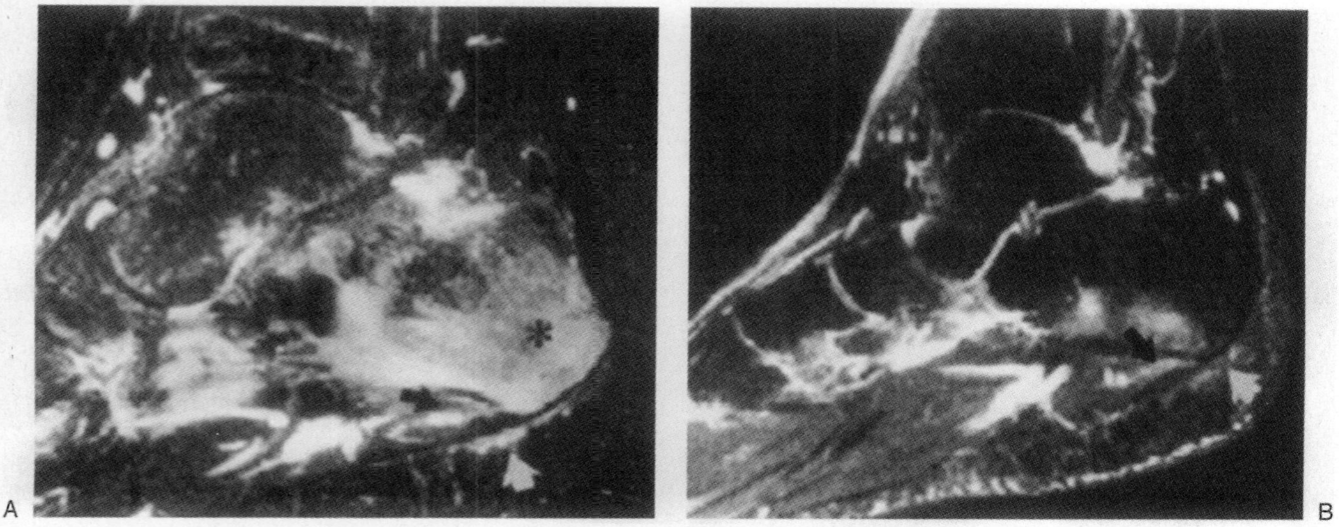

图65.8　应用T2加权脂肪抑制MRI矢状面扫描两个急性跖筋膜炎患者的跟骨。(A)HLA-B27阳性的脊柱关节病(SpA)的患者,可见跟骨严重的骨髓水肿,也可见到表浅软组织水肿(白色箭头)和在跖筋膜附着周围深部软组织的水肿(黑色箭头);(B)HLA-B27阴性的患者,机械性损伤引起的跖筋膜炎,可见到表浅软组织水肿(白色箭头)和在跖筋膜附着周围深部软组织的水肿(黑色箭头),但比SpA患者要局限。在这些患者中骨髓水肿的累及范围和HLA-B27阴性的SpA患者类似。(From McGonagle D, Marzo-Ortega H, O'Connor P, et al. The role of biomechanical factors and HLA-B27 in magnetic resonance imaging- determined bone changes in plantar fascia enthesopathy. Arthritis Rheum. 2002; 46(2): 489- 493. with permission.)

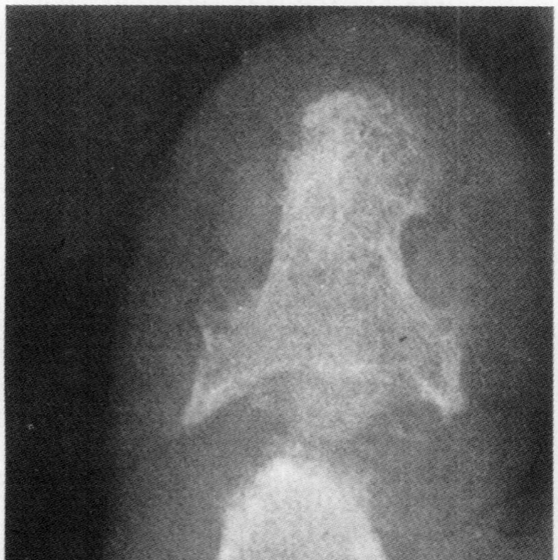

图65.9　中节指骨的刀削样改变和末节指骨基底的膨大–"铅笔帽(pencil-in-cup)"样畸型。

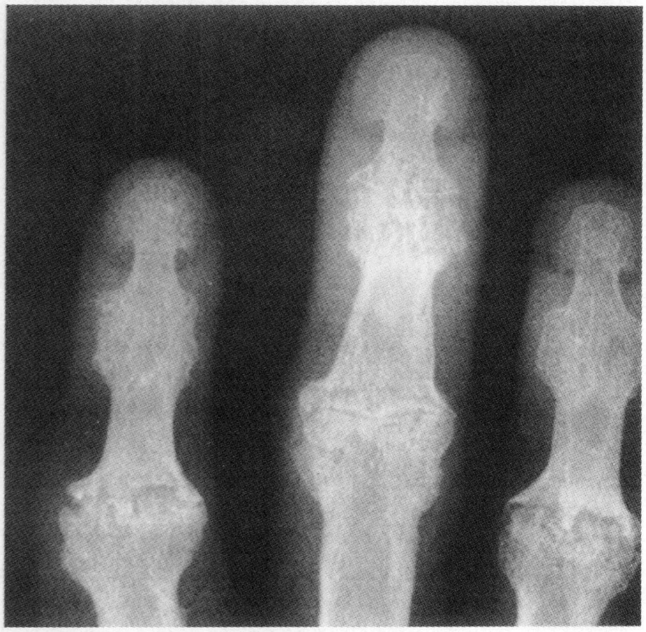

图65.10　PSA患者远端指间关节的骨性强直。

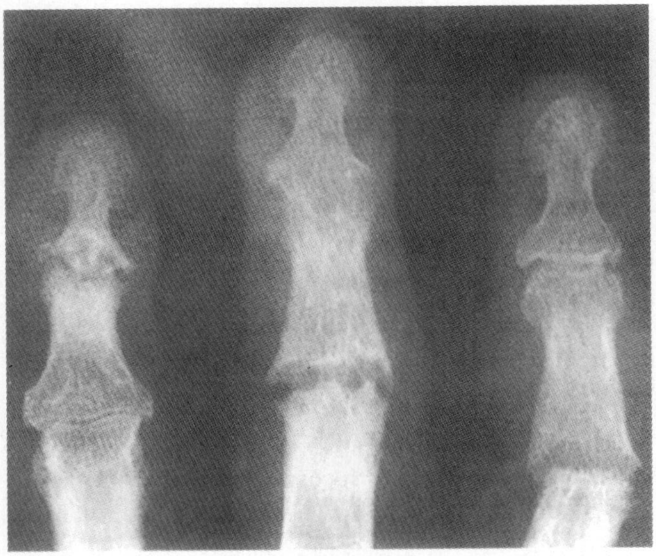

图65.11 近端指间关节中间完全的破坏，同样可见相应远端指间关节的骨性强直。

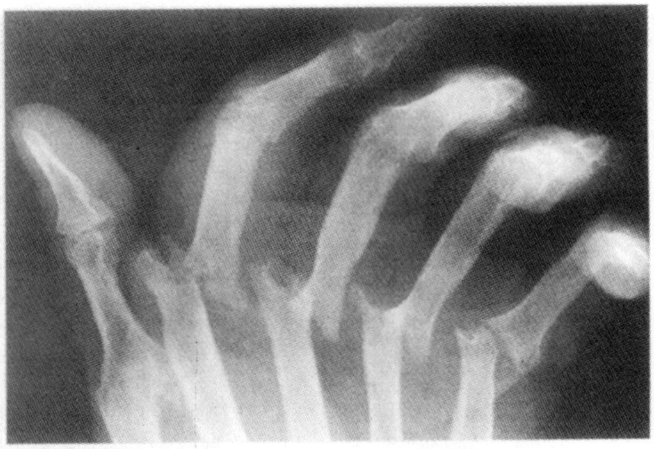

图65.13 掌指关节骨溶解导致的半脱位。

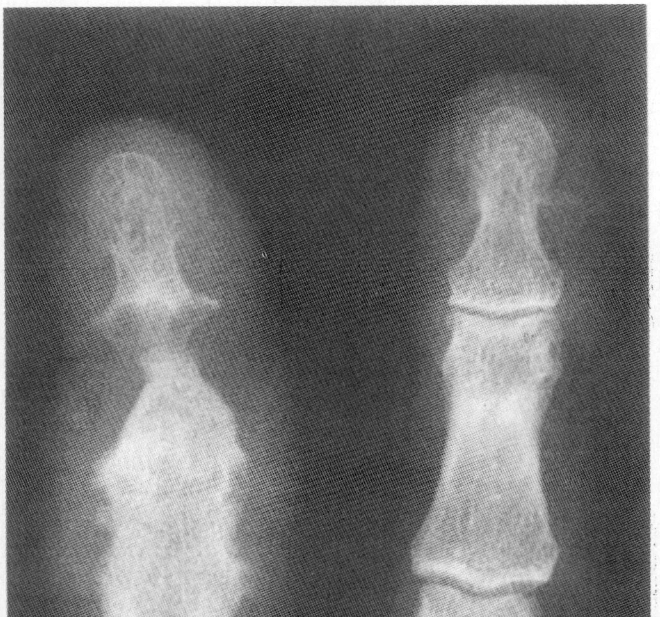

图65.12 伴近节指骨骨溶解的孤立性远端指间关节破坏性关节炎。

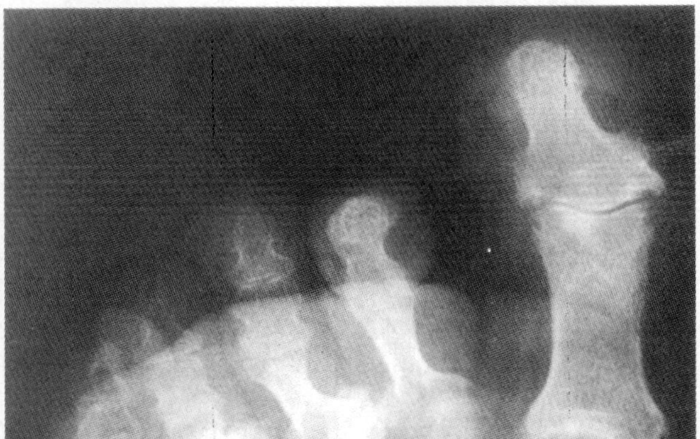

图65.14 突出的跖趾关节受累伴半脱位，近节趾骨基底杯型凹陷。拇趾远端趾间关节显示特征性的边缘性侵蚀现象。

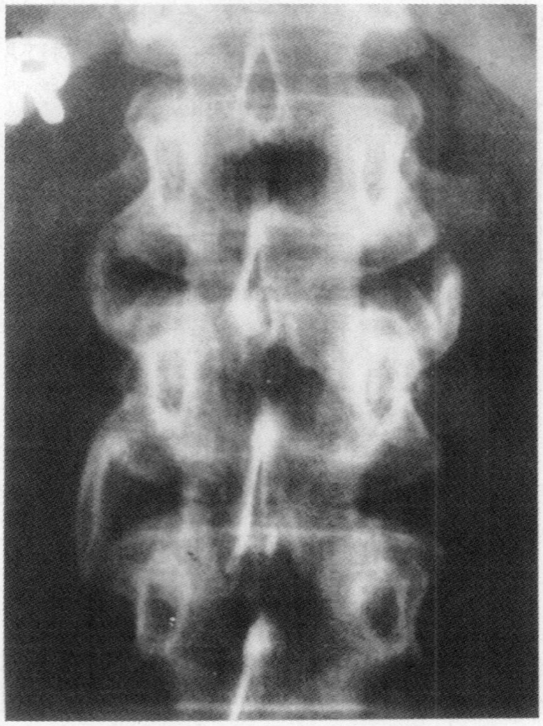

图65.15　中轴骨受累及的PSA。该病人HLA-B27阳性，没有骶髂关节炎影像学表现，但可见非典型的韧带骨化。

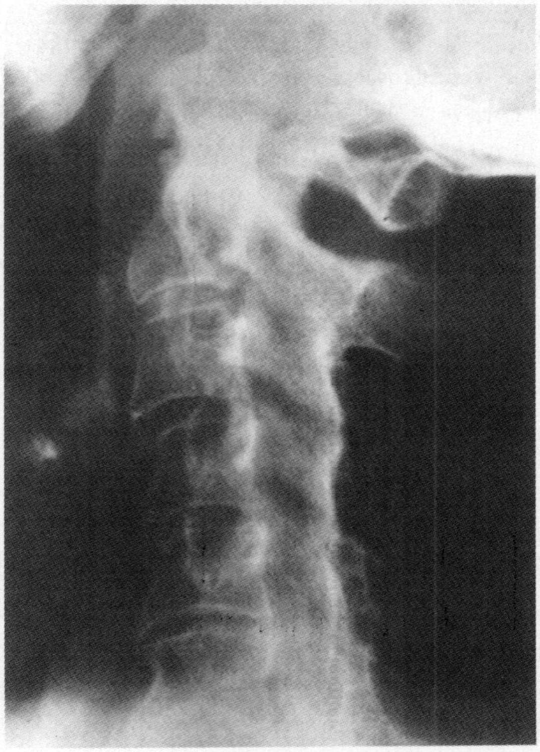

图65.16　颈椎关节突关节强直，伴双侧骶髂关节炎的银屑病脊柱炎的患者。

是疾病较容易确定的特征[94,140]，超声成像在对其评价中是有用的工具[141]。

六、鉴别诊断

在确诊的银屑病中发生炎性的关节炎表现时，PSA的诊断是很容易的（表65.4）。当银屑病的诊断依据缺乏或模棱两可时，问题随之产生。在这样的病例中，遵循边缘性的银屑病诊断的方针是很有用的（表65.2）。脂溢性皮炎很像头皮银屑病，而真菌感染特别像银屑病指甲病变。单纯的指甲小凹在鉴别诊断银屑病和其他疾病，如脱屑性皮炎和湿疹时缺少特异性。孤立的指甲小凹可以是无病的表现；20个以上的指甲小凹提示银屑病，超过60个更为确定，大量的指甲小凹从未在非银屑病中发现[88]。在反应性关节炎中也能见到的皮肤角化病黏液溢出与脓疱疮型银屑病在临床和组织学上不好鉴别。轻度的结膜炎可在银屑病中发生，因此不能以此来鉴别反应性关节炎和PSA[99]。原发的OA和PSA的DIP关节受累在表面上很相似，在这种情况下，赫伯登（Heberden）结节和布夏尔（Bouchard）结节的存在，以及第一腕掌关节受累有助于建立OA的诊断。侵蚀性的OA可误诊为PSA，但在典型的病例中，银屑病病变中"鼠耳（mouse ear）"的影像学发现有助于和OA中"海鸥翅膀（gull wing）"的表现相区别。急性发作的PSA，如累及膝关节和第一趾，以及痛风相似；在这样的病例中，建议作关节抽出液检查，检查尿酸结晶。偶尔，痛风和软骨钙质沉着病（假痛风）也可发生在已确诊的PSA病例中。PSA可在关节创伤后发作。创伤性关节炎经久未愈，伴有炎性的关节液，应该提示病人可能有早期的PSA[6,63]。

表65.4　对PSA诊断有提示作用的临床特征

DIP关节病变，排除原发性骨关节炎
非对称的关节病变
RF阴性，无皮下结节
屈肌腱鞘炎和"香肠"手指
PSA的家族史
明显的指甲小凹（大于20个）
中轴骨影像学显示1处或更多的改变：骶髂关节炎，韧带骨化（非典型），椎旁骨化
周围骨骼的影像学显示侵蚀性关节炎，骨质减少相对较少；特别的，DIP关节侵蚀伴末节指骨基底的膨大和末节指骨的骨溶解

七、青少年PSA

在PSA发作年龄上存在着双峰曲线[24]。儿童发作的患者,随访到成人后,发现有很强的遗传学因素,和晚期发病组相比,他们有更常见的先期皮肤病损史和不甚活跃的炎性关节炎。

Biondi-Oriente等人[142]报道,开始于儿童的425例银屑病中只有1%的PSA。Koo等人[143]报道,伴随青少年慢性关节炎的664个匈牙利儿童中,PSA发病率占1.6%。Southwood等人[61]提出了定义青少年PSA的标准。青少年PSA明确的定义为伴有典型银屑病皮疹的关节炎,加上次要标准中的3~4条:指(趾)炎,甲凹,银屑病样皮疹或银屑病的家族史。青少年PSA的疑似定义为关节炎加上2条次要标准。Sills[144]报道称,在青少年PSA女性和男性比例大约3:2,而在成人为1:1。

青少年银屑病和PSA的发病平均年龄都是9~12岁,在50%的患者中关节炎早于皮肤病损。病情发作比成人更急,大约1/3的病例为单关节发病。在另一项研究中,PSA发病通常是少关节的,但66%的病人进展成多关节[20]。香肠型手指是12%儿童的临床特征,23%发生在其他时期。

和成人PSA的另一不同是30%~40%的儿童有髋关节病变的发生,有时需要双侧全髋关节置换[60]。慢性前葡萄膜炎在17%的青少年PSA中发生,伴ANA阳性的占63%。在另一研究中,8%的儿童有虹膜睫状体炎[60],有这种表现的的病人在早期发病(平均4岁),大多数是女孩,并且病情进展很不好。青少年关节炎和阳性的ANA可造成开始误诊为寡关节型青少年RA(JRA)。从现有的文献中,青少年PSA的大多数病人整个的病程是很难确定的。有一个报道称是一个相对温和的进程[144]。但是Shore和Ansell[60],观察到了一个较为严重的进程,35%需要全身的皮质类固醇激素治疗,25%需要缓解症状的药物,如金制剂、青霉胺或硫唑嘌呤。

一些寡关节JRA的儿童患者是很难和儿童PSA相鉴别的。一个研究发现,寡关节型青少年PSA患者在疾病发病6个月内出现小关节或腕关节病变发生的可能性远远高于寡关节型JRA患者。

八、预后

对于大多数患者而言,PSA产生的持续功能障碍的程度是一般性质的,而非特别严重[146,147]。针对227个患者10年的随访中,只有15%产生变形的关节炎,97例在不到一年时失访[148]。但是Gladman等人[70]对PSA是较为温和的病变提出质疑。在对220个PSA患者的研究中,侵蚀性关节畸形发生率40%,17%的患者有5个或更多的畸形关节。ⅡI和IV期的影像学改变的发生率分别为28%和14%。11%的患者有ⅡI或IV级的功能受损。另一方面,同一作者报道了PSA有缓解的趋势。在391个PSA病人中,69例经历了2.6年的缓解期。和缓解相关的因素有:男性、关节炎症和损伤不甚活跃,临床表现和功能分级较好[149]。

针对88个患者进行了将临床特征(炎性关节的数目、受损关节的数目、关节残毁和背部受累及的表现)和影像学的改变相结合的随访研究,结果发现在第1年和第5年出现恶化的分别占49%和77%[150]。在另外一个随访中,5年后受累及关节数目(中位数6:11,$P<0.001$)和健康评估问卷评分(中位数0.375:0.5,$P<0.001$)显著增加。关节进展的个数的中位数是每年0.42个周围关节(0~7.2之间),在第一年累及关节数最高(中位数为4.0个关节)。PSA多关节发病(5个或更多的关节)是一个可预测侵蚀性和变形性关节病进程的独立的危险因素。

Wong等人[153]总结了428例PSA患者中的53例死亡病例。心血管系统疾病占死因的48%,癌症占17%。针对死亡的预后影响因素是ESR>15mm/h,关节破坏的影像学证据,先前的银屑病药物治疗史。Rochester流行病学调查计划中规模较大的研究表明,病死率增加和PSA没有相关性[153a]。与病死率增加相关的其他少见问题是主动脉瓣关闭不全的进展[104]或房室传导阻滞,这些并发症通常在合并脊柱炎时见到。最近认为,对慢性病的处事态度和内心的无助为功能性后果的预测因素。比较RA和PSA发现,心情和处事态度和并存的功能状态相关,而不能作为未来功能的预测指标。

九、治疗

PSA是目前仍无法治愈的两种慢性疾病之一。疾病的折磨和RA相同,生活质量受到明显损害。有报道,除身体的疼痛外,心理的问题更加限制了他们的社会作用。在治疗慢性病中的一个重要而普遍的原则是建立有效的对话机制,让患者倾诉恐惧的心理,并能得到明确的答复。可以让他们知道,大多数PSA患者经历的是一个相对温和的过程,而没有严重的系统并发症;但是面对关节毁损日益进展的患者,这样的道理对患者也没有什么安慰可言。

(一)轻度病变

治疗RA病人的一般原则(见第59章)对PSA也是适用的。很多轻度的患者仅用非甾体止痛消炎药(NSAID)的抗炎剂量治疗即可。通常,只影响一到两个关节的急性病变,局部应用激素注射治疗是有效的。最新的可溶性制剂,己酸丙炎松(己曲安奈德)是可选之药,因为全身吸收是最小的,局部作用是最大的。在存在银屑病病损的皮肤上进行关节腔注射是相对的禁忌证[155];因为这些皮损上有葡萄球菌和链球菌形成的菌落,至少有一例报道了经银屑病病损的皮肤进行关节腔注射发生化脓性关节炎的病例[88]。

白三烯和皮肤病损的发病机制有关。因此,在理论上是可能的,即强的环氧化酶抑制剂通过将花生四烯酸(arachidonic acid AA)代谢转向脂肪氧合酶途径使白三烯生成增多,使皮肤病损加重。偶尔提到,经吲哚美辛、保泰松和羟基保泰松治疗后会出现皮肤病损的发作[156]。对饮食和PSA治疗的关系目前认识不多,但是,有报道称多不饱和乙酰脂肪酸(在鱼类中常见)对常规的治疗有辅助作用[157]。

(二)进行性的疾病

在第三级医疗机构中,多关节病变占PSA病的30%~60%,关节残毁发生率大约5%。和RA相比,在PSA中进行疾病治疗药物的对照研究很少。大多数研究还不能将伴有相对较轻的寡关节受损的患者的反应和多关节破坏性疾病的反应相区分[158]。一致的意见认为,在PSA中应避免全身皮质类固醇激素的应用。这种劝告是有根据的,因为可见到该类药物的全身应用会使逐渐减少的皮肤病损的加重[159]。

很多在治疗RA中经典的治疗药物在治疗PSA中同样有用。

(三)特殊治疗药物

1.抗疟药(antimalarials)

有些研究者热衷于使用抗疟药。有研究表明,硫酸羟氯喹在剂量为每天200~400mg时,有效率75%[160]。Gladman等人[161]报道服用氯喹的病人,有75%活动的关节炎症缓解30%以上,而对照组只58%的病人缓解。6个病人服用氯喹出现银屑病的复现(但是没有表皮脱落性皮炎),对照组6个病人出现皮肤病的加剧。

2.金盐(gold salts)

很多报道显示,金疗法(chrysotherapy)对PSA是有益的。肌肉注射金盐的研究中,PSA病人有71%显著好转,而RA病人60%好转[162]。有报道,用硫代苹果酸金钠(gold sodium thiomalate GST)和甲氨蝶呤(methotrexate MTX)对PSA病人比起RA病人有更高的毒性。在一对一的金制剂和MTX比较中,MTX组表现出更有利的一面[163]。

3.柳氮磺胺吡啶(Sulfasalazine SSZ)

柳氮磺胺吡啶用于治疗PSA有不同的结果[164-166],用柳氮磺胺吡啶最普遍的问题是对磺胺成分的过敏反应。McCarthy和Coughlan[167]描述了一种脱敏的技术,在9个患者中有33%的成功率。Clegg等人[168]在36周的研究中发现,柳氮磺胺吡啶(2000mg/d)和安慰剂组之间在有效率方面有明显区别。Rahman等人[169]经24个月研究,其结果是柳氮磺胺吡啶同样失败,由于有副作用的38%的患者不能坚持。

4.甲氨蝶呤(Methotrexate MTX)

公认细胞毒药物对破坏性的PSA是有益的。研究最广泛、使用最普遍的是甲氨蝶呤(MTX)[170]。1964年,21个病人的双盲研究证实,大剂量的MTX(10天内间隔肌肉注射3次MTX(1~3mg/kg))对控制皮肤和关节的症状是有效的,但是副反应的发生率是30%[171]。皮肤病学专家担心在治疗PSA时MTX引起的肝损害,并认为应作定期肝组织活检。但是,Espinoza等人[172]在40个PSA患者中反复的肝组织活检没有发现进展,并建议常规的活检没有必要。对MTX引起的各类血细胞减少的15个病例(其中2例死亡)做了分析[173]。血细胞减少的危险因素有①肌酸酐升高②平均红细胞体积(MCV)增加和③联合应用甲氧苄啶-磺胺甲基异噁唑。

5.环孢菌素A(Cyclosporin A CSA)

环孢菌素A(CSA)可用于对其他治疗无效的严重PSA的病人[174,175]。Salvarani等人[176]发现12个PSA患者中的7个在活动期的关节中有50%以上的缓解,同时皮肤病损也有改善;其原因是减少了可溶性IL-2受体(sIL-2R)的血清水平。CSA的疗效和耐受力与单独的对症治疗(symptomatic therapy ST)及柳氮磺胺吡啶(SSZ)治疗进行了对比[177],结果是,在疼痛的缓解程度、肿胀关节数量、压痛关节数量、全关节炎的衡量受损程度评分

(Impact Measurement Scale Score)、ACR 50%和ACR 70%评分和患者的整体评估等方面，CSA比SSZ和ST更有效。银屑病严重指数(Psoriasis Severity Index)CSA组比ST和SSZ组是显著降低的。CSA组最常见的副反应是轻度的可逆的肾功能障碍。

(四)抗TNF药物

1.依那西普(Etanercept)

依那西普是可溶性的TNF受体(TNFR)拮抗剂包括两个p57(TNFR)结构域，和人免疫球蛋白Fc段融合。在12周的随机、双盲、安慰剂对照的研究中，依那西普(25mg，每周两次，皮下注射)和安慰剂在60个PSA和银屑病的患者中作评估[178]。ACR20%，50%，70%患者有效率分别是73%，50%，13%；而安慰剂组分别是13%，3%，0%。

皮肤病损程度改善率的中位数是46%，而在安慰剂组是9%[179]。这个研究在6个月的药名开放性试验中，和开始随机给予有效药物的一组对比，原来使用安慰剂的一组开始对依那西普起效。而且，在原来的给药那一组中，疗效一直维持，很多患者减量或不再联合使用强的松或MTX。

2.英夫利昔单抗(Infliximab)

英夫利昔单抗是小鼠/人来源的单克隆抗体，可与TNF结合，以此来抑制TNF和它的受体结合。在PSA治疗过程中效果显著。在54周开放式的研究中，10个患者接受了静脉注射英夫利昔单抗（在第0周、2周、6周5mg/kg；在10周后剂量个体化）。在2周时，所有的病人按照ACR标准，20%有改善；在10周8个患者提高70%(ACR 70%)；6个患者能在54周后维持70%的疗效。在10周的MRI揭示了炎症反应比基础值平均减少了82.5%。没有明显的副作用，包括严重的感染或渗出反应[80]。两个规模较小的研究揭示了相同的结果[181,182]。在最近的研究中揭示滑膜厚度，血管分布，中性粒细胞/巨噬细胞渗出的减少是和因福利美良好的效果是并存的。

3.Alefacept

Alefacept〔淋巴细胞功能抗原(LFA)-3/人体IgG1融合蛋白〕是新近推出的生物制剂，能阻断LFA-3和CD2的作用，这样可使T细胞的反应衰减。在一个药名开放的研究中，处于PSA活动期的11个患者中用Alefacept治疗12周，并用DAS(Disease Activity Score)、滑膜活检和周围血T细胞亚群参数进行临床随访，在关节炎的活动程度(按DAS标准缓解55%)、皮肤银屑病的扩展程度和急性期反应物血清水平上都有减少。临床上的改善伴随着滑膜效应T细胞和巨噬细胞数量的减少[183]。

4.白介素-10(IL-10)

对于PSA患者，IL-10的双盲，安慰剂对照的28天研究中，以临床特征和滑膜皮肤活检，周围血白细胞和MRI的表现进行评价[184]。观察到了一个程度较小的但是显著的皮肤方面的临床改善，而关节DAS无改变。总而言之，IL-10对内皮细胞活性和白细胞更新/效应的功能变化具有相关的免疫反应的调节功效。

(五)其他问题

严重的骨痛是在一些PSA患者中存在的问题。对这样的病例，应该考虑到SAPHO综合征的诊断[185]，同时，也有很多使用pamidronate[186]或因福利美(Infliximab)[187,188]成功治疗的报道。

用细胞毒药物治疗PSA的告诫是要避免用于HIV阳性的病人。Maurer等人[189]报道了3个用MTX治疗的HIV阳性的PSA病人，结果1例发生了机会感染。

(六)外科治疗

PSA外科治疗的指征和RA相似。Zangger等人[190]报道PSA病人经历13年的随访，接受关节手术的占7%。最常见的手术是髋膝关节置换术，还有MCP关节成形术和指腕的融合术。要关注在皮肤生长的致病菌会导致伤口感染[155]，有偶发的无对照的假体感染[191]。但是已有显示，实施术前皮肤准备的标准程序对在消毒的银屑病皮损上手术和在完好的皮肤上手术都是有效的[192]。PSA病人手部外科的综述中，最有用的两种术式是在PIP和DIP。关节行MCP关节成形时将屈曲挛缩的关节固定在最大功能位的融合术[193]。颞下颌关节也可受累及日益受到关注，并已有相应阐述[194]。

(闫旭 王基 周佩兰 李世民 译 李世民 刘林 校)

参考文献

1. Alibert JL. *Precis theorique et pratique sur les maladies de la peau.* Paris: Caille et Ravier, 1818.
2. Bazin P. *Theoriques et cliniques sur les affections cutanees de nature arthritique et arthreux.* Paris: Monograph, Delahaye, 1860:154–161.
3. Bourdillon C. *These de Paris* 1888;298.
4. Hench PS. Arthropathia psoriatica—presentation of a case. *Proc Mayo*

Clin 1927;2:80–92.
5. Rose HM, Ragan C, Pearce E, et al. Differential agglutination of normal and sensitized sheep erythrocytes by sera of patients with RA. *Proc Soc Exp Biol Med* 1948;68:1–6.
6. Baker H. Epidemiological aspects of psoriasis and arthritis. *Br J Dermatol* 1966;78:249–261.
7. Ropes MW, Bennett EA, Cobb S, et al. Diagnostic criteria for RA. *Bull Rheum Dis* 1959;9:175–176.
8. Moll JM, Wright V. Familial occurrence of psoriatic arthritis. *Ann Rheum Dis* 1973;32:181–201.
9. Prens E, Debets R, Hegmans J. T lymphocytes in psoriasis. *Clin Dermatol* 1995;13:115–129.
10. Nestle FO, Turka LA, Nickoloff BJ. Characterization of dermal dendritic cells in psoriasis: autostimulation of T lymphocytes and induction of Th1 type cytokines. *J Clin Invest* 1994;94:202–209.
11. Costello P, Fiter J, O'Farrelly C, et al. Predominance of CD8+ T lymphocytes in psoriatic arthritis. *J Rheumatol* 1999;26:1117–1124.
12. Resnick D, Niwayama G. Entheses and enthesopathy: anatomical, pathological, and radiological correlation. *Radiology* 1983;146:1–9.
13. McGonagle D, Gibbon W, Emery P. Classification of inflammatory arthritis by enthesitis. *Lancet* 1998;352:1137–1140.
14. McGonagle D, Conaghan PG, Emery P. Psoriatic arthritis: a unified concept twenty years on. *Arthritis Rheum* 1999;42:1080–1086.
15. McGonagle D, Marzo-Ortega H, O'Connor P, et al. The role of biomechanical factors and HLA-B27 in magnetic resonance imaging-determined bone changes in plantar fascia enthesopathy. *Arthritis Rheum* 2002;46(2):489–493.
16. Ceponis A, Konttinen YT, Imai S. Synovial lining, endothelial and inflammatory mononuclear cell proliferation in synovial membranes in psoriatic and reactive arthritis: a comparative quantitative morphometric study. *Br J Rheumatol* 1998;37:170–178.
17. Reece RJ, Canete JD, Parsons WJ, et al. Distinct vascular patterns of early synovitis in psoriatic, reactive, and rheumatoid arthritis. *Arthritis Rheum* 1999;42(7):1481–1484.
18. Ritchlin CT, Haas-Smith SA, Li P, et al. Mechanisms of TNF-alpha- and RANKL-mediated osteoclastogenesis and bone resorption in psoriatic arthritis. *J Clin Invest* 2003;111(6):821–831.
19. Gladman DD. Psoriatic arthritis: recent advances in pathogenesis and treatment. *Rheum Dis Clin North Am* 1992;18:247–256.
20. Garber EM, Nall ML, Watson W. Natural history of psoriasis in 61 twin pairs. *Arch Dermatol* 1974;109:207–211.
21. Gottlieb M, Calin A. Discordance for psoriatic arthropathy in monozygotic twins. *Arthritis Rheum* 1979;22:805–806.
22. Gonzalez S, Martinez-Borra J, Lopez-Vazquez A, et al. MICA rather than MICB, TNFA, or HLA-DRB1 is associated with susceptibility to psoriatic arthritis. *J Rheumatol* 2002;29(5):973–978.
23. Karason A, Gudjonsson JE, Upmanyu R, et al. A susceptibility gene for psoriatic arthritis maps to chromosome 16q: evidence for imprinting. *Am J Hum Genet* 2003;72(1):125–131.
24. Korendowych E, Dixey J, Cox B, et al. The influence of the HLA-DRB1 rheumatoid arthritis shared epitope on the clinical characteristics and radiological outcome of psoriatic arthritis. *J Rheumatol* 2003; 30(1):96–101.
25. Espinoza LR, van Solingen R, Cuellar ML, et al. Insights into the pathogenesis of psoriasis and psoriatic arthritis. *Am J Med Sci* 1998; 316:271–276.
26. Riegert P, Wanner V, Bahram S. Genomics, isoforms, expression and phylogeny of the MHC class I-related MR1 gene. *J Immunol* 1998; 161:4066–4077.
27. Ando H, Mizuki N, Ota M, et al. Allelic variants of the human MHC class I chain-related B gene (MICB). *Immunogenetics* 1997;46:499–508.
28. Gonzalez S, Martinez-Borra J, Torre-Alonso JC, et al. The MICA-A9 triplet repeat polymorphism in the transmembrane region confers additional susceptibility to the development of psoriatic arthritis and is independent of the association of Cw*0602 in psoriasis. *Arthritis Rheum* 1999;42:1010–1016.
29. Winchester R, Brancato L, Itescu S, et al. Implications from the occurrence of Reiter's syndrome and related disorders in association with advanced HIV infection. *Scand J Rheumatol* 1988;74:89–93.
30. Berman A, Espinoza LR, Aguillar JL, et al. Rheumatic manifestations of human immunodeficiency virus infection. *Am J Med* 1988;85: 59–64.
31. Espinoza LR, Jara LJ, Espinoza CG, et al. There is an association between human immunodeficiency virus infection and spondyloarthropathies. *Rheum Dis Clin North Am* 1992;18:257–266.
32. Espinoza LR, Berman A, Vasey FB, et al. Psoriatic arthritis and acquired immunodeficiency syndrome. *Arthritis Rheum* 1988;31:1034–1040.
33. Reveille JD, Conant MA, Duvic M. Human immunodeficiency virus-associated psoriasis, psoriatic arthritis, and Reiter's syndrome: a disease continuum. *Arthritis Rheum* 1990;33:1574–1578.
34. Duvic M, Johnson TM, Rapini RP, et al. Acquired immunodeficiency syndrome-associated psoriasis and Reiter's syndrome. *Arch Dermatol* 1987;123:1622–1632.
35. Brancato L, Itescu S, Skovron ML, et al. Aspects of the spectrum, prevalence and disease susceptibility determinants of Reiter's syndrome and related disorders associated with HIV infection. *Rheumatol Int* 1989;9:137–141.
36. Johnson TM, Duvic M, Rapini RP, et al. AIDS exacerbates psoriasis. *N Engl J Med* 1985;313:1415.
37. Bijlsma JW, Derksen RW, Huber-Bruning O, et al. Does AIDS "cure" rheumatoid arthritis? *Ann Rheum Dis* 1988;47:350–351.
38. Furie R, Kaell A, Petrucci R, et al. Systemic lupus erythematosus complicated by infection with human immunodeficiency virus. *Arthritis Rheum* 1988;31[Suppl]:56.
39. O'Connell PG, Gerber LH, Digiovanna JJ, et al. Arthritis in patients with psoriasis treated with gamma-interferon. *J Rheumatol* 1992;19: 80–82.
40. Payne CMER. Psoriatic science. *Br Med J* 1987;295:1158–1160.
41. Elder JT, Fisher GJ, Lindquist PB, et al. Overexpression of transforming growth factor alpha in psoriatic epidermis. *Science* 1989;243:811–813.
42. Osterland CK, Wilkinson RD, St Louis EA. Expression of c-myc protein in skin and synovium in psoriasis and psoriatic arthritis. *Clin Exp Rheumatol* 1990;8:145–150.
43. Mizutani H, Ohmoto Y, Mizutani T, et al. Role of increased production of monocytes TNF-alpha, IL-1beta and IL-6 in psoriasis: relation to focal infection, disease activity and responses to treatments. *J Dermatol Sci* 1997;14:145–153.
44. Hohler T, Kruger A, Schneider PM, et al. A TNF-alpha promoter polymorphism is associated with juvenile onset psoriasis and psoriatic arthritis. *J Invest Dermatol* 1997;109:562–565.
45. Gottlieb AB, Fu SM, Carter DM, et al. Marked increase in the frequency of psoriatic arthritis in psoriasis patients with HLA-DR+ keratinocytes. *Arthritis Rheum* 1987;30:901–907.
46. Schatteman L, Mielants H, Veys EM, et al. Gut inflammation in psoriatic arthritis: a prospective ileocolonoscopic study. *J Rheumatol* 1995; 22:680–683.
47. Vasey FB, Seleznick MJ, Fenske NA, et al. New signposts on the road to understanding psoriatic arthritis. *J Rheumatol* 1989;16:1405–1407.
48. Lapadula G, Iannone F, Covelli M, et al. Anti-enterobacteria antibodies in psoriatic arthritis. *Clin Exp Rheumatol* 1992;10:461–466.
49. Yamamoto T, Katayama I, Nishioka K. Peripheral blood mononuclear cell proliferative response against staphylococcal superantigens in patients with psoriasis arthropathy. *Eur J Dermatol* 1999;9:17–21.
50. Lu Y, Kim BS, Pope RM. Clonal heterogeneity of synovial fluid T lymphocytes in inflammatory synovitis. *Clin Immunol Immunopathol* 1992; 63:28–33.
51. Focherini MC, Uguccioni M, Cattini L, et al. T cell receptor beta chain gene usage in rheumatoid arthritis. *Boll Soc Ital Biol Sper* 1993; 69:93–97.
52. Spadaro A, Rinaldi T, Riccieri V, et al. Interleukin 13 in synovial fluid and serum of patients with psoriatic arthritis. *Ann Rheum Dis* 2002;61 (2):174–176.
53. Costello P, Bresnihan B, O'Farrelly C, et al. Predominance of CD8+ T lymphocytes in psoriatic arthritis. *J Rheumatol* 1999; 26(5):1117–1124
54. Balding J, Kane D, Livingstone W, et al. Cytokine gene polymorphisms: association with psoriatic arthritis susceptibility and severity. *Arthritis Rheum* 2003;48(5):1408–1413.
55. Fearon U, Veale DJ. Pathogenesis of psoriatic arthritis. *Clin Exp Dermatol* 2001;26(4):333–337.
56. Huang W, Schwarz EM. Mechanisms of bone resorption and new bone formation in spondyloarthropathies. *Curr Rheumatol Rep* 2002;4(6): 513–517.
57. Taylor WJ. Epidemiology of psoriatic arthritis. *Curr Opin Rheumatol* 2002;14(2):98–103.
58. Veale D, FitzGerald O. Psoriatic arthritis. *Best Pract Res Clin Rheumatol* 2002;16(4):523–535.
59. Lombolt G. *Psoriasis: prevalence, spontaneous course, and genetics:*

a census study on the prevalence of skin disease in the Faroe Islands. Copenhagen: GEC Gad, 1963.
60. Shore A, Ansell BM. Juvenile psoriatic arthritis: an analysis of 60 cases. *J Pediatr* 1982;100:529–535.
61. Southwood TR, Petty RE, Malleson PN, et al. Psoriatic arthritis in children. *Arthritis Rheum* 1989;32:1007–1013.
62. Biondi-Oriente C, Scarpa R, Pucino A, et al. Psoriasis and psoriatic arthritis: dermatological and rheumatological co-operative clinical report. *Acta Derm Venereol Suppl* (Stockh) 1989;146:69–71.
63. Langevitz P, Buskila D, Gladman DD. Psoriatic arthritis precipitated by physical trauma. *J Rheumatol* 1990;17:695–697.
64. Doury P. Psoriatic arthritis with physical trauma. *J Rheumatol* 1993; 20:1629.
65. Olivieri I, Gemignani G, Christou C, et al. Trauma and seronegative spondyloarthropathy: report of two more cases of peripheral arthritis precipitated by physical injury. *Ann Rheum Dis* 1989;48:520–521.
66. Olivieri I, Gherardi S, Bini C, et al. Trauma and seronegative spondyloarthropathy: rapid joint destruction in peripheral arthritis triggered by physical injury. *Ann Rheum Dis* 1988;47:73–76.
67. Pages M, Lassoued S, Fournie B, et al. Psoriatic arthritis precipitated by physical trauma: destructive arthritis or associated with reflex sympathetic dystrophy? *J Rheumatol* 1992;19:185–186.
68. Scarpa R, della Valle G, Del Puente A, et al. Physical trauma triggers psoriasis in a patient with undifferentiated seronegative spondyloarthropathy. *Clin Exp Rheumatol* 1992;10:100–102.
69. Helliwell P, Marchesoni A, Peters M, et al. A re-evaluation of the osteoarticular manifestations of psoriasis. *Br J Rheumatol* 1991;30:339–345.
70. Gladman DD, Shuckett R, Russell ML, et al. Psoriatic arthritis (PSA): an analysis of 220 patients. *Q J Med* 1987;62:127–141.
71. Scarpa R, Oriente P, Pucino A, et al. Psoriatic arthritis in psoriatic patients. *Br J Rheumatol* 1984;23:246–250.
72. O'Donnell BF, O'Loughlin S, Codd MB, et al. HLA typing in Irish psoriatics. *Ir Med J* 1993;86:65–68.
73. Troughton PR, Morgan AW. Laboratory findings and pathology of psoriatic arthritis. *Baillieres Clin Rheumatol* 1994;8:439–463.
74. Mullen RH, Farber EM. Some thoughts on psoriatic arthritis. *Cutis* 1985;36:388–390.
75. Lambert JR, Wright V. Psoriatic spondylitis: a clinical and radiological description of the spine in psoriatic arthritis. *Q J Med* 1977;46:411–425.
76. Gladman DD, Brubacher B, Buskila D, et al. Differences in the expression of spondyloarthropathy: a comparison between ankylosing spondylitis and psoriatic arthritis. *Clin Invest Med* 1993;16:1–7.
77. Salvarani C, Macchioni P, Cremonesi T, et al. The cervical spine in patients with psoriatic arthritis: a clinical, radiological and immunogenetic study. *Ann Rheum Dis* 1992;51:73–77.
78. Spadaro A, Riccieri V, Sili Scavalli A, et al. Multiple cervical cord compressions in psoriatic arthritis. *Clin Rheumatol* 1992;11:51–54.
79. Sandorfi N, Freundlich B. Psoriatic and seronegative inflammatory arthropathy associated with a traumatic onset: 4 cases and a review of the literature. *J Rheumatol* 1997;24:187–192.
80. Padula A, Belsito F, Barozzi L, et al. Isolated tenosynovitis associated with psoriasis triggered by physical injury. *Clin Exp Rheumatol* 1999;17(1):103–104.
81. McHugh NJ, Laurent MR. The effect of pregnancy on the onset of psoriatic arthritis. *Br J Rheumatol* 1989;28:50–52.
82. Ostensen M. The effect of pregnancy on ankylosing spondylitis, psoriatic arthritis, and juvenile rheumatoid arthritis. *Am J Reprod Immunol* 1992;28:235–237.
83. Stevens HP, Ostlere LS, Black CM, et al. Cyclical psoriatic arthritis responding to anti-oestrogen therapy. *Br J Dermatol* 1993;129:458–460.
84. Jones SM, Armas JB, Cohen MG, et al. Psoriatic arthritis: outcome of disease subsets and relationship of joint disease to nail and skin disease. *Br J Rheumatol* 1994;33:834–839.
85. Lavaroni G, Kokelj F, Pauluzzi P, et al. The nails in psoriatic arthritis. *Acta Derm Venereol Suppl* (Stockh) 1994;186:113.
86. Veale D, Rogers S, Fitzgerald O. Classification of clinical subsets in psoriatic arthritis. *Br J Rheumatol* 1994;33:133–138.
87. Gladman DD, Farewell VT, Wong K, et al. Mortality studies in psoriatic arthritis: results from a single outpatient center. II. Prognostic indicators for death. *Arthritis Rheum* 1998;41:1103–1110.
88. Wright V, Moll JMH. *Seronegative polyarthritis*. Amsterdam: North Holland, 1976.
89. Kahn MF, Khan MA. The SAPHO syndrome. *Baillieres Clin Rheumatol* 1994;8:333–362.
90. Kahn MF. Psoriatic arthritis and synovitis, acne, pustulosis, hyperostosis, and osteitis syndrome. *Curr Opin Rheumatol* 1993;5:428–435.
91. Jurik AG. Seronegative anterior chest wall syndromes: a study of the findings and course at radiography. *Acta Radiol Suppl* 1992;381:1–42.
92. Earwaker JW, Cotten A. SAPHO: syndrome or concept? Imaging findings. *Skeletal Radiol* 2003;32(6):311–327.
93. Sonozaki H, Mitsui H, Miyanaga Y, et al. Clinical features of 53 cases with pustulotic arthro-osteitis. *Ann Rheum Dis* 1981;40:547–553.
94. Toussirot E, Dupond JL, Wendling D. Spondylodiscitis in SAPHO syndrome: a series of eight cases. *Ann Rheum Dis* 1997;56:52–58.
95. Boisseau-Garsaud AM, Beylot-Barry M, Doutre MS, et al. Psoriatic onycho-pachydermo-periostitis: a variant of psoriatic distal interphalangeal arthritis? *Arch Dermatol* 1996;132:176–180.
96. Schuster T, Bielek J, Dietz HG, et al. Chronic recurrent multifocal osteomyelitis (CRMO). *Eur J Pediatr Surg* 1996;6:45–51.
97. Carr AJ, Cole WG, Roberton DM, Chow CW. Chronic multifocal osteomyelitis. *J Bone Joint Surg Br* 1993;75:582–591.
98. Helliwell P, Marchesoni A, Peters M, et al. A re-evaluation of the osteoarticular manifestations of psoriasis. *Br J Rheumatol* 1991;30: 339–345.
99. Lambert JR, Wright V. Eye inflammation in psoriatic arthritis. *Ann Rheum Dis* 1976;35:354–356.
100. Paiva ES, Macaluso DC, Edwards A, et al. Characterisation of uveitis in patients with psoriatic arthritis. *Ann Rheum Dis* 2000;59(1):67–70.
101. Omdal R, Husby G. Renal affection in patients with ankylosing spondylitis and psoriatic arthritis. *Clin Rheumatol* 1987;6:74–79.
102. Alenius GM, Stegmayr BG, Dahlqvist SR. Renal abnormalities in a population of patients with psoriatic arthritis. *Scand J Rheumatol* 2001;30(5):271–274.
103. Pines A, Ehrenfeld M, Fisman EZ, et al. Mitral valve prolapse in psoriatic arthritis. *Arch Intern Med* 1986;146:1371–1373.
104. Muna WF, Roller DH, Craft J, et al. Psoriatic arthritis and aortic regurgitation. *JAMA* 1980;244:363–365.
105. Thomson GT, Johnston JL, Baragar FD, et al. Psoriatic arthritis and myopathy. *J Rheumatol* 1990;17:395–398.
106. Rodriguez de la Serna A, Casas Gasso F, Diaz Lopez C, et al. Association of Sjögren's syndrome with psoriatic arthritis. *Can Med Assoc J* 1984;131:1329–1332.
107. Whaley K, Chisholm DM, Williamson J, et al. Sjögren's syndrome in psoriatic arthritis, ankylosing spondylitis and Reiter's syndrome. *Acta Rheumatol Scand* 1971;17:105–114.
108. Collins P, Rogers S, Jackson J, et al. Psoriasis, psoriatic arthritis and the possible association with Sjögren's syndrome. *Br J Dermatol* 1992;126:242–245.
109. Scotto dF, Grilo RM, Vergne P, et al. Is the relationship between spondyloarthropathy and Sjogren's syndrome in women coincidental? A study of 13 cases. *Joint Bone Spine* 2002; 69(4):383–387.
110. Saxena S, Verma K, Bhuyan UN,. Amyloidosis complicating psoriatic arthropathy. *J Assoc Physicians India* 1992;40:609–610.
111. Hiki Y, Kokubo T, Horii A, et al. A case of severe IgA nephropathy associated with psoriatic arthritis and idiopathic interstitial pneumonia. *Acta Pathol Jpn* 1993;43:522–528.
112. Smith DL, White CR Jr. Pyoderma gangrenosum in association with psoriatic arthritis. *Arthritis Rheum* 1994;37:1258–1260.
113. Cantini F, Salvarani C, Olivieri I, et al. Distal extremity swelling with pitting edema in psoriatic arthritis: a case-control study. *Clin Exp Rheumatol* 2001;19(3):291–296.
114. Long JA, Husted JA, Gladman DD, et al. The relationship between patient satisfaction with health and clinical measures of function and disease status in patients with psoriatic arthritis. *J Rheumatol* 2000; 27(4):958–966.
115. Ansell BM, Wigley RAD. Arthritis manifestations in regional enteritis. *Ann Rheum Dis* 1964;23:64–72.
116. Bennett RM. Familial spondylitis. *Proc R Soc Lond Biol* 1971;64: 663–664.
117. Moll JM, Haslock I, Macrae IF, et al. Associations between ankylosing spondylitis, psoriatic arthritis, Reiter's disease, the intestinal arthropathies, and Behçet's syndrome. *Medicine* (Baltimore) 1974; 53:343–364.
118. Trentham DE, Kammer GM, McCune WJ, et al. Autoimmunity to collagen: a shared feature of psoriatic and rheumatoid arthritis. *Arthritis Rheum* 1981;24:1363–1369.

119. Mason RM, Barnes GC. Behçet's syndrome with arthritis. *Ann Rheum Dis* 1969;28:95–103.
120. Partsch G. Laboratory features of psoriatic arthritis. *Z Rheumatol* 1987;46:220–226.
121. Hall RP, Gerber LH, Lawley TJ. IgA-containing immune complexes in patients with psoriatic arthritis. *Clin Exp Rheumatol* 1984;2:221–225.
122. Taccari E, Gigante MC, Sorgi ML, et al. Serum uric acid levels in psoriatic arthritis. *Scand J Rheumatol* 1985;14:94.
123. Lambert JR, Wright V. Serum uric acid levels in psoriatic arthritis. *Ann Rheum Dis* 1977;36:264–267.
124. Porter GG. Plain radiology and other imaging techniques. *Baillieres Clin Rheumatol* 1994;8:465–482.
125. Reid DM, Kennedy NS, Nicoll J, et al. Total and peripheral bone mass in patients with psoriatic arthritis and rheumatoid arthritis. *Clin Rheumatol* 1986;5:372–378.
126. Magaro M, Altomonte L, Mirone L, et al. Serum osteocalcin as an index of bone turnover in active rheumatoid arthritis and in active psoriatic arthritis. *Clin Rheumatol* 1989;8:494–498.
127. Pichler R, Weiglein K, Schmekal B, et al. Bone scintigraphy using Tc-99m DPD and F18-FDG in a patient with SAPHO syndrome. *Scand J Rheumatol* 2003;32(1):58–60
128. Stoeger A, Mur E, Penz-Schneeweiss D, et al. Technetium-99m human immunoglobulin scintigraphy in psoriatic arthropathy: first results. *Eur J Nucl Med* 1994;21:342–344.
129. McGonagle D, Gibbon W, O'Connor P, et al. Characteristic magnetic resonance imaging entheseal changes of knee synovitis in spondylarthropathy. *Arthritis Rheum* 1998;41:694–700.
130. Jevtic V, Watt I, Rozman B, et al. Distinctive radiological features of small hand joints in rheumatoid arthritis and seronegative spondyloarthritis demonstrated by contrast-enhanced (Gd-DTPA) magnetic resonance imaging. *Skeletal Radiol* 1995;24:351–355.
131. Gold RH, Bassett LW, Seeger LL. The other arthritides: roentgenologic features of osteoarthritis, erosive osteoarthritis, ankylosing spondylitis, psoriatic arthritis, Reiter's disease, multicentric reticulohistiocytosis, and progressive systemic sclerosis. *Radiol Clin North Am* 1988;26:1195–1212.
132. Sherman M. Psoriatic arthritis: observations on the clinical, roentgenographic and radiological changes. *J Bone Joint Surg Am* 1952;34:831–852.
133. Bywaters EGL, Dixon ASJ. Paravertebral ossification in psoriatic arthritis. *Ann Rheum Dis* 1965;24:313–331.
134. Jajic I. Radiological changes in the sacro-iliac joints and spine of patients with psoriatic arthritis and psoriasis. *Ann Rheum Dis* 1968;27:1–6.
135. Leonard DG, O'Duffy JD, Rogers RS. Prospective analysis of psoriatic arthritis in patients hospitalized for psoriasis. *Mayo Clin Proc* 1978;53:511–518.
136. Dzioba RB, Benjamin J. Spontaneous atlantoaxial fusion in psoriatic arthritis: a case report. *Spine* 1985;10:102–103.
137. Blau RH, Kaufman RL. Erosive and subluxing cervical spine disease in patients with psoriatic arthritis. *J Rheumatol* 1987;14:111–117.
138. Lee ST, Lui TN. Psoriatic arthritis with C-1-C-2 subluxation as a neurosurgical complication. *Surg Neurol* 1986;26:428–430.
139. Laiho K, Kauppi M. The cervical spine in patients with psoriatic arthritis. *Ann Rheum Dis* 2002;61(7):650–652.
140. Kononen M. Radiographic changes in the condyle of the temporomandibular joint in psoriatic arthritis. *Acta Radiol* 1987;28:185–188.
141. Melchiorre D, Calderazzi A, Maddali BS, et al. A comparison of ultrasonography and magnetic resonance imaging in the evaluation of temporomandibular joint involvement in rheumatoid arthritis and psoriatic arthritis. *Rheumatology* (Oxford) 2003;42(5):673–676.
142. Biondi-Oriente C, Scarpa R, Oriente P. Prevalence and clinical features of juvenile psoriatic arthritis in 425 psoriatic patients. *Acta Derm Venereol Suppl* (Stockh) 1994;186:109–110.
143. Koo E, Balogh Z, Gomor B. Juvenile psoriatic arthritis. *Clin Rheumatol* 1991;10:245–249.
144. Sills EM. Psoriatic arthritis in childhood. *Johns Hopkins Med J* 1980;146:49–53.
145. Huemer C, Malleson PN, Cabral DA, et al. Patterns of joint involvement at onset differentiate oligoarticular juvenile psoriatic arthritis from pauciarticular juvenile rheumatoid arthritis. *J Rheumatol* 2002;29(7):1531–1535.
146. Coulton BL, Thomson K, Symmons DP, et al. Outcome in patients hospitalised for psoriatic arthritis. *Clin Rheumatol* 1989;8:261–265.
147. Anonymous. Prognosis of psoriatic arthritis [Editorial]. *Lancet* 1988;2:375–376.
148. Roberts ME, Wright V, Hill AG, et al. Psoriatic arthritis: follow-up study. *Ann Rheum Dis* 1976;35:206–212.
149. Gladman DD, Hing EN, Schentag CT, et al. Remission in psoriatic arthritis. *J Rheumatol* 2001;28(5):1045–1048.
150. Khan M, Gladman DD. Clinical and radiological changes during psoriatic arthritis disease progression. *J Rheumatol* 2003;30(5):1022–1026.
151. McHugh NJ, Balachrishnan C, Jones SM. Progression of peripheral joint disease in psoriatic arthritis: a 5-yr prospective study. *Rheumatology* (Oxford) 2003.
152. Queiro-Silva R, Torre-Alonso JC, Tinture-Eguren T, et al. A polyarticular onset predicts erosive and deforming disease in psoriatic arthritis. *Ann Rheum Dis* 2003; 62(1):68–70.
153. Wong K, Gladman DD, Husted J, et al. Mortality studies in psoriatic arthritis: results from a single outpatient clinic. I. Causes and risk of death. *Arthritis Rheum* 1997;40:1868–1872.
153a. Shbeeb M, Uramoto KM, Gibson LE, et al. The epidemiology of psoriatic arthritis in Olmsted County, Minnesota, USA, 1982–1991. *J Rheumatol* 2000;27(5):1247–1250.
154. Husted JA, Gladman DD, Farewell VT, et al. Health-related quality of life of patients with psoriatic arthritis: a comparison with patients with rheumatoid arthritis. *Arthritis Rheum* 2001;45(2):151–158.
155. Noble WC, Sarin JA. Carriage of *Staphylococcus aureus* in psoriasis. *Br Med J* 1968;1:417–418.
156. Katayama H, Kawad A. Exacerbation of psoriasis induced by indomethacin. *J Dermatol* 1981;8:323.
157. Lassus A, Dahlgren AL, Halpern MJ, et al. Effects of dietary supplementation with polyunsaturated ethyl ester lipids (Angiosan) in patients with psoriasis and psoriatic arthritis. *J Intern Med Res* 1990;18:68–73.
158. Daunt AO, Cox NL, Robertson JC, et al. Indices of disease activity in psoriatic arthritis. *J R Soc Med* 1987;80:556–558.
159. Kammer GM, Soter NA, Gibson DJ, et al. Psoriatic arthritis: a clinical, immunologic and HLA study of 100 patients. *Semin Arthritis Rheum* 1979;9:75–97.
160. Sayers ME, Mazanec DJ. Use of antimalarial drugs for the treatment of psoriatic arthritis. *Am J Med* 1992;93:474–475.
161. Gladman DD, Blake R, Brubacher B, et al. Chloroquine therapy in psoriatic arthritis. *J Rheumatol* 1992;19:1724–1726.
162. Dorwart BB, Gall EP, Schumacher HR, et al. Chrysotherapy in psoriatic arthritis: efficacy and toxicity compared to rheumatoid arthritis. *Arthritis Rheum* 1978;21:513–515.
163. Lacaille D, Stein HB, Raboud J, et al. Long-term therapy of psoriatic arthritis: intramuscular gold or methotrexate? *J Rheumatol* 2000;27(8):1922–1927.
164. Farr M, Kitas GD, Waterhouse L, et al. Sulphasalazine in psoriatic arthritis: a double-blind placebo-controlled study. *Br J Rheumatol* 1990;29:46–49.
165. Fraser SM, Hopkins R, Hunter JA, et al. Sulphasalazine in the management of psoriatic arthritis. *Br J Rheumatol* 1993;32:923–925.
166. Newman ED, Perruquet JL, Harrington TM. Sulfasalazine therapy in psoriatic arthritis: clinical and immunologic response. *J Rheumatol* 1991;18:1379–1382.
167. McCarthy C, Coughlan R. Sulphasalazine desensitisation in patients with arthritis. *Ir J Med Sci* 1994;163:238–239.
168. Clegg DO, Reda DJ, Mejias E, et al. Comparison of sulfasalazine and placebo in the treatment of psoriatic arthritis: a Department of Veterans Affairs Cooperative Study. *Arthritis Rheum* 1996;39:2013–2020.
169. Rahman P, Gladman DD, Cook RJ, et al. The use of sulfasalazine in psoriatic arthritis: a clinic experience. *J Rheumatol* 1998;25:1957–1961.
170. Cuellar ML, Espinoza LR. Methotrexate use in psoriasis and psoriatic arthritis. *Rheum Dis Clin North Am* 1997;23:797–809.
171. Black RL, O'Brien WM, Van Scott EJ, et al. Methotrexate therapy in psoriatic arthritis. *JAMA* 1964;189:743–747.
172. Espinoza LR, Zakraoui L, Espinoza CG, et al. Psoriatic arthritis: clinical response and side effects to methotrexate therapy. *J Rheumatol* 1992;19:872–877.
173. al-Awadhi A, Dale P, McKendry RJ. Pancytopenia associated with low dose methotrexate therapy: a regional survey. *J Rheumatol* 1993;20:1121–1125.

174. Kokelj F, Lavaroni G, Stinco G. Psoriatic arthritis treated with cyclosporin A. *Allerg Immunol* (Paris) 1992;24:393–394.
175. Salvarani C, Macchioni P, Boiardi L, et al. Low dose cyclosporin A in psoriatic arthritis: relation between soluble interleukin 2 receptors and response to therapy. *J Rheumatol* 1992;19:74–79.
176. Sarzi-Puttini P, Cazzola M, Panni B, et al. Long-term safety and efficacy of low-dose cyclosporin A in severe psoriatic arthritis. *Rheumatol Int* 2002;21(6):234–238.
177. Spadaro A, Riccieri V, Sili-Scavalli A, et al. Comparison of cyclosporin A and methotrexate in the treatment of psoriatic arthritis: a one-year prospective study. *Clin Exp Rheumatol* 1995;13:589–593.
178. Mease PJ, Goffe BS, Metz J, et al. Etanercept in the treatment of psoriatic arthritis and psoriasis: a randomised trial. *Lancet* 2000;356 (9227):385–390.
179. Mease P. Psoriatic arthritis: the role of TNF inhibition and the effect of its inhibition with etanercept. *Clin Exp Rheumatol* 2002;20[6 Suppl 28]:S116–S121.
180. Antoni C, Dechant C, Hanns-Martin Lorenz PD, et al. Open-label study of infliximab treatment for psoriatic arthritis: clinical and magnetic resonance imaging measurements of reduction of inflammation. *Arthritis Rheum* 2002;47(5):506–512.
181. Cauza E, Spak M, Cauza K, et al. Treatment of psoriatic arthritis and psoriasis vulgaris with the tumor necrosis factor inhibitor infliximab. *Rheumatol Int* 2002;22(6):227–232.
182. Baeten D, Kruithof E, Van den BF, et al. Immunomodulatory effects of anti-tumor necrosis factor alpha therapy on synovium in spondylarthropathy: histologic findings in eight patients from an open-label pilot study. *Arthritis Rheum* 2001;44(1):186–195.
183. Kraan MC, van Kuijk AW, Dinant HJ, et al. Alefacept treatment in psoriatic arthritis: reduction of the effector T cell population in peripheral blood and synovial tissue is associated with improvement of clinical signs of arthritis. *Arthritis Rheum* 2002;46(10):2776–2784.
184. McInnes IB, Illei GG, Danning CL, et al. IL-10 improves skin disease and modulates endothelial activation and leukocyte effector function in patients with psoriatic arthritis. *J Immunol* 2001;167(7): 4075–4082.
185. Van Doornum S, Barraclough D, McColl G, et al. SAPHO: rare or just not recognized? *Semin Arthritis Rheum* 2000;30(1):70–77.
186. Courtney PA, Hosking DJ, Fairbairn KJ, et al. Treatment of SAPHO with pamidronate. *Rheumatology* (Oxford) 2002;41(10):1196–1198.
187. Wagner AD, Andresen J, Jendro MC, et al. Sustained response to tumor necrosis factor alpha-blocking agents in two patients with SAPHO syndrome. *Arthritis Rheum* 2002;46(7):1965–1968.
188. Olivieri I, Padula A, Ciancio G, et al. Successful treatment of SAPHO syndrome with infliximab: report of two cases. *Ann Rheum Dis* 2002; 61(4):375–376.
189. Maurer TA, Zackheim HS, Tuffanelli L, et al. The use of methotrexate for treatment of psoriasis in patients with HIV infection. *J Am Acad Dermatol* 1994;31:372–375.
190. Zangger P, Gladman DD, Bogoch ER. Musculoskeletal surgery in psoriatic arthritis. *J Rheumatol* 1998;25:725–729.
191. Kummerle K, Wessinghage D, Schweikert CH. Risk of alloplastic replacements in degenerative and inflammatory diseases of joints. *Acta Orthop Belg* 1971;37:541—548.
192. Lynfield YL, Ostroff G, Abraham J. Bacteria, skin sterilization and wound healing in psoriasis. *N Y J Med* 1972;72:1247–1250.
193. Belsky MR, Feldon P, Millender LH, et al. Hand involvement in psoriatic arthritis. *J Hand Surg* 1982;7:203–207.
194. Konönen M. Craniomandibular disorders in psoriatic arthritis: a radiographic and clinical study. *Proc Finn Dent Soc* 1987;83[Suppl 8–10]:1–45.

第66章

肠病型关节炎

Herman Mielants, Dominique Baeten, Filip De Keyser, Eric M. Veys

如果关节炎症伴有消化道症状通常认为是肠病型关节炎，那么许多其他风湿性疾病都可能伴有胃肠道的表现，或者肠道并发症，但是这些疾病不是所有都被列为肠病型关节炎。最常见的肠病型关节炎属于脊椎关节病[1]。这组疾病特征包括类风湿因子阴性、骶髂关节炎（伴有或不伴有脊椎炎）、周边型关节炎[一般为小（少）关节，分布不对称]，韧带和肌腱受累（肌腱抵止点病）。其他特征包括不同脊椎关节病的重叠，家族聚集性，而且和HLA-B27有很强的关联。这组疾病的临床症状包括强直性脊柱炎、反应性关节炎（泌尿生殖源性或肠源性）、牛皮癣性关节炎、起病较晚的小（少）关节的青少年慢性关节炎亚型、特发性炎症性肠病（IBD）、Crohn病和溃疡性结肠炎，以及分类不明的脊椎关节病。

这组疾病中所包括的IBD着重于消化道炎症与关节炎症的关系。其他形式脊椎关节病的亚临床消化道炎症，根据回结肠镜的证据以证实了这种关系。其他消化道疾病，像腹部疾病和肠搭桥手术，偶尔也会出现关节炎症，但是这些不属于脊椎关节病。

一、临床概述

（一）特发性炎症性肠病

Crohn病和溃疡性结肠炎将被一起讨论，因为他们有可比较的不容易区分的风湿性和其他特征。

1.流行病学

溃疡性结肠炎的患病率在一般人群中为每百万人50~100例。这种疾病似乎多见于白人，更多见于犹太人。Crohn病的患病率在过去的几十年里有所增加，为75/100 000。在一项结直肠癌的筛选实验中，以37 000名无肠道症状的个体为研究对象，Crohn病和溃疡性结肠炎的混合患病率为56/100 000，而有症状的IBD患病率估计为90/100 000~150/100 000。正在进行的流行病学研究表明真正的患病率可能被低估了27%~35%。这些研究也表明存在亚临床IBD的患者。关节炎式IBD最常见的肠外表现，大约2%~20%的病人伴有溃疡性结肠炎或者Crohn病。然而，在结肠受累和更广泛的肠病患者中，周边型关节炎的出现率更高。

2.肠道症状

Crobn病的特征是典型的三联征：腹痛、体重减轻和腹泻。疾病开始可以是隐匿性、进展性和无症状的。腹痛经常出现但不严重。体重减轻10%~20%是常见的，同时伴有低热和全身乏力。后期可能出现瘘管和脓肿。腹泻和便血是溃疡性结肠炎最常见的腹部表现。腹泻几乎一直存在，而发热和体重下降少见。在溃疡性结肠炎患者中，黏膜广泛受累。病变（包括表面溃疡、水肿、易脱落和微脓肿）局限于结肠黏膜。Crohn病尽管好发于末端回肠和结肠，但病变可出现在整个胃肠道。病变通常是溃疡，但是它们分布不规则，呈斑片状。它们可以象UC中一样表浅，但经常是透壁性和肉芽肿性的。口腔疹样溃疡、假幽门腺化生和结节样肉芽肿是该病特征性的发现。有时候很难区分UC和Crohn病。由于存在结肠单独受累，组织学表现可能具有可比性。

3.周边型关节炎

在IBD患者中周边型关节炎的出现频率为10%~20%[1,3,4]，Crohn病中出现频率较高。在一项大型的回顾性研究中，研究对象为在牛津大学IBD诊所就诊的1459名IBD患者，该研究描述了关节炎的出现频率，UC患者为6%，Crohn病患者为10%。在根特的一家胃肠诊所中的一项研究表明，滑膜炎见于10%的IBD患者，起止点炎则为7%，但是29%的患者报道有关节肿胀史。这种流行病学上的差异与患者就诊诊所的专业特长相关，因为在一个风湿病诊所，描述的UC患者关节受累及的概率为68%。IBD患者中关节炎的发生率在消化道疾病期间会有所增加，在一项20年的随访中从12%上升到30%。

IBD患者的性别比例相等，好发年龄为25~44岁。在两种疾病中，关节炎好发小关节，一般是不对称的，而且经常是一过性、游走性的。大小关节均可受累，主要发生在下肢。关节炎通常不具破坏性，为自限性，许多发作在4~6周内消退[10]。复发很常见，可能出现香肠状指/趾(指/趾炎)。已知的表现有起止点病，尤其是跟腱炎或者跖腱膜止点炎(图66.1)，也可能累及膝关节或其他部位，发生在大约10%的患者[11]。克隆病可能出现杵状指以及罕见的骨膜炎。一些患者的周边关节炎可以转为慢性，可能会出现小关节和髋关节的破坏性病变。

40%有明确关节症状的Crohn病患者肠道症状与关节表现同时存在，其中40%的肠道症状会先于关节症状出现[11]，但是20%的患者关节症状会早于肠道症状多年出现[10,11]。在一些脊椎关节病患者中，Crohn病仍然处于亚临床状态，仅有的临床表现是关节炎和肌腱炎[12]。在一项包括123名脊椎关节病患者的回顾性研究中，8例患者在出现关节症状后2~9年患上了Crohn病[13]。在溃疡性结肠炎中，关节炎与肠内疾病之间有更直接的病因关系。手术切除病变结肠可以使周边关节炎减轻。在Crohn病中，结肠的受累增加了周边关节炎的易感性，但是手术切除病变的肠段对关节疾病的影响很小[14]。

在牛津大学的研究中，不累及中轴的肠病性周边(周围)关节病被分成小(少)关节的、大关节病和对称性多关节病两种亚型。在小关节类型中，关节症状大多是急性的、自限性的。关节炎与IBD的消退相一致，而且和肠外表现如结节性红斑和眼葡萄膜炎有很强的关联。有趣的是，31%的患者关节病的出现比IBD确诊要早3年。多关节的症状持续数月至数年，独立于IBD之外，而且与其他肠外表现无关(眼葡萄膜炎除外)。这种多关节类型的关节受累情况相当少见[11]，而且在一项包括521名IBD患者的前瞻性研究中，没有一例患者的临床表现完全符合这种类型的关节病[10]。

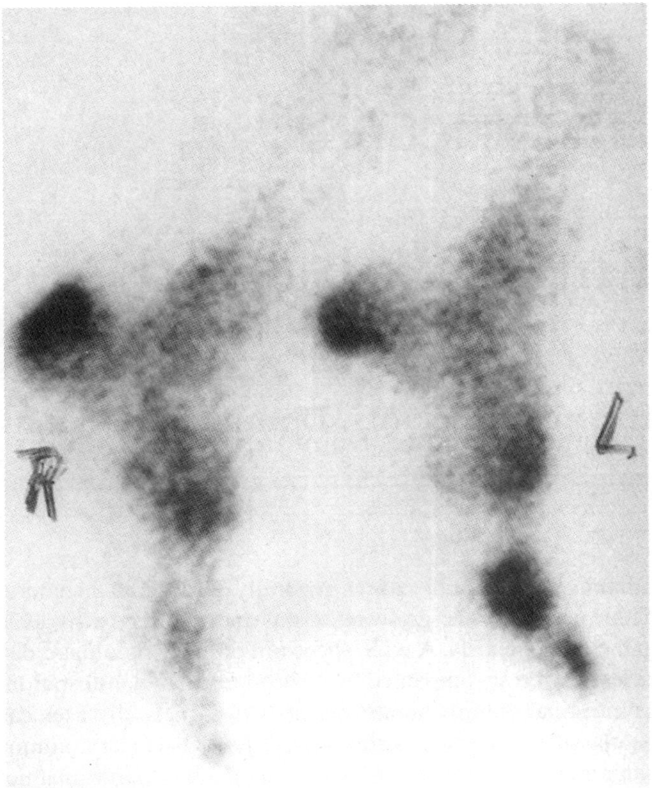

图66.1　在脊柱关节病患者中，锝99m-DBP(Methyleenphosphanate)扫描提示了足部的起止点病，包括右脚的跟腱炎和左脚的跖腱膜止点炎。

4.中轴型受累

中轴受累可以见于两种疾病。IBD患者骶髂关节炎的确切患病率不清楚，因为该病的起始是隐匿性的。据报道骶髂关节炎的患病率为10%~20%，脊椎炎的患病率为7%~12%，实际数据可能会比较高，因为存在中轴受累的亚临床情况。通过CT扫描，45%的Crohn病患者有骶髂关节炎，他们有腰痛的症状，大多数普通X线片上不能识别[15]。从一家IBD诊所的一项研究中看出，30%的IBD患者有炎症性腰痛，33%的患者Shober指数小于3cm。1/3的患者患有单侧或双侧的Ⅱ期骶髂关节炎，而且18%的患者是无症状的；另一项研究表明无症状的骶髂关节炎的患病率为24%[16]。

根据欧洲脊椎关节病研究组（ESSG）的标准[17]，

35%的患者可以诊断为脊椎关节病,10%的患者可以诊断为强直性脊柱炎。由于排除了风湿病诊所中的IBD患者,这些数字很可能低估了患病率。在意大利和荷兰进行的一项以人口为基础的202位IBD患者的序列研究中[11],这些数字分别是18%和3%。在意大利的一家胃肠病诊所中，随访发现溃疡性结肠炎患者中脊椎关节病的患病率高达28%[18]。

一项强直性脊柱炎的回顾性研究表明,IBD的出现率为4%~6%。尽管一般认为强直性脊柱炎男性比女性多见，但在这些研究中IBD和强直性脊柱炎患者的男女比例为1:1,不同于单纯的强直性脊柱炎的男女比例(3:1)。然而,同时患有IBD和强直性脊柱炎的女性,后者的发病年龄往往比较早，而且比男性IBD患者的症状要重（特别是相对于那些家族中其他成员患有IBD和强直性脊柱炎的患者)。一般说来,与单纯患有强直性脊柱炎的患者相比，同时患有IBD和强直性脊柱炎的患者,其关节疾病更严重一些,这可以通过对NSAID类药物的使用量和脊柱活动度的下降来衡量[21]。

然而，临床上可能很难与单纯性的强直性脊柱炎相区分。患者诉腰痛、胸痛或颈部痛,臀部痛和胸痛。腰椎和颈椎活动受限,胸扩张受限是特征性的临床表现。可能存在周边关节炎。中轴开始受累情况与肠病病情并不同等,但是经常先于后者出现[3,21]。临床过程也完全独立于肠病之外。肠手术不能改变相关的骶髂关节炎或强直性脊柱炎的病变过程。

在一项前瞻性临床研究中，实际上所有脊椎关节病的患者都会出现中轴受累，并且符合强直性脊柱炎的诊断标准,这些患者在2~9年后会出现Crohn病。

5.肠道及关节之外的病变征象

IBD可以伴有皮肤、黏膜、浆膜和眼部的多种表现(表66.1)。10%~25%的患者可以观察到皮肤病变。结节性红斑与肠疾病的活动性相平行，往往发生在有活动性周边关节炎的患者，而且很可能是一种疾病相关性的表现[22]。坏疽性脓皮症是一种更严重但是很少见的关节外表现,与肠和关节疾病的活动性无关联。还可能出现小腿溃疡和血栓性静脉炎。

眼部的表现尤其是前葡萄膜炎，经常伴有IBD（3%~11%)。脊椎关节病患者的眼葡萄膜炎经常是急性起病,单侧的和一过性的,但是复发很常见[23]。一般来讲不累及脉络膜和视网膜。然而,在单纯性IBD患者中,病变经常是双侧的,隐匿起病,而且是一个慢性过程[24]。肉芽肿性葡萄膜炎很少见，但是可能出现在Crohn病中。

表66.1　克隆(Crohn)病和溃疡性结肠炎的肠外表现

肠外表现	IBD(%)[a]	与肠内表现的相关性
周边关节炎	11~20	+
小关节炎	7	+
多关节炎	4.5	−
杵状变/骨膜炎	2	−
起止点炎	7~15	+
炎症性腰痛	10~30	−
骶髂关节炎	10~35	−
脊椎炎	2~10	−
结节性红斑	3~7	+
坏疽性脓皮症	2	−
葡萄膜炎	6~13	±
口腔溃疡	?	+
淀粉样变	1(25?)	−
肾石病	3	−
原发性硬化性胆管炎	?	
诊断脊椎关节病	35	
诊断强直性脊柱炎	10	

IBD,炎症性肠病。

a:不同肠外表现在Crohn病和溃疡性结肠炎中的发生率(%),和他们与肠内表现的关系（圆括号内数据为在一项尸体解剖研究中,淀粉样变在克隆(Crohn病中的发生率)。

急性前葡萄膜炎与中轴受累的出现和HLA-B27的存在相关联。还有的患者出现结膜炎和巩膜外层炎。在一项回结肠镜的研究中，研究对象为患有急性葡萄膜炎的患者,66%的人发现了炎症性肠内病变[25],主要是急性前葡萄膜炎的患者和伴有脊椎关节病的患者。口腔溃疡主要累及颊黏膜和舌,常见于Crohn病,而且与疾病活动性相关。Crohn病中淀粉样变性是一个公认的致死原因。临床发生率大约为1%[26],但是尸体解剖研究发现的证据表明Crohn病中淀粉样变的发生率为25%。据报道肾石病在Crohn病患者中的发生率为6%，在溃疡性结肠炎患者中为3%。

6.实验室和放射学表现

还没有对IBD关节炎或者脊椎炎的诊断性实验室检查。血浆急性期反应物的升高(尤其是C反应蛋白),血小板增多(尤其是Crohn病),由于慢性失血或者慢性炎症所致的血红蛋白减少性贫血是常见的表现，类风湿因子阴性。

抗酿酒酵母抗体(ASCA)被认为是Crohn病的重要

标记物，尽管它们的病理作用还不清楚[27]。最近发现ASCA免疫球蛋白A水平在脊椎关节病中显著升高，与健康人对照和类风湿性关节炎患者(RA)相比，在强直性脊柱炎患者中更具特异性[28]，这表明这种血浆标记物能够确定那些脊椎关节病患者发展成强直性脊柱炎的危险性。

滑液分析与炎症性关节炎相一致，白细胞计数从1 500/mm³~50 000/mm³不等，主要是中性粒细胞。滑膜组织学检查仅仅表明非特异性炎症，尽管有人描述了肉芽肿的存在。

周边关节的X线照片一般没有侵蚀性表现。侵袭性病变偶尔会被描述，主要是掌指关节和跖骨的关节，这不同于RA，表现为小关节和不对称性分布。

有髋关节破坏性病变的报道，而且与Crohn病相关，如一些分类尚不明的脊椎关节病中的消化道活检病变[29]。IBD中轴关节受累与单纯性的强直性脊柱炎难以区分，尽管非对称性骶髂关节炎的发生率可能很高[30]。在X线片上起止点炎不能与脊椎关节病中的表现相鉴别。

7.遗传学和HLA-B27

实际的证据支持IBD的遗传性因素。许多证据表明Crohn病和溃疡性结肠炎具有家族聚集性。两种疾病都被认为是遗传相关的，因为二者发生在同一个家族中。但是通过家族的调查研究，二者与HLA抗原并不相关。合并周边关节炎的IBD与HLA-B27不相关。IBD中的骶髂关节炎和脊椎炎与HLA-B27相关，但是相关程度不及单纯性的强直性脊柱炎(33%:71%)。有趣的是，强直性脊柱炎HLA-B27阴性患者较阳性患者更容易患有IBD[31,32]。另外，超过50%的HLA–B27阳性的Crohn病患者将发展成强直性脊柱炎[33]。

在合并有似Crohn病样肠内病变的脊椎性关节病患者中，HLA-BW62有较高的检出率，在证明有Crohn病的患者中也一样[34]。B27-B44表型也会使患者发生Crohn病和脊椎关节病的危险性增加[35]。在牛津大学的研究中，小关节的受累与HLA–B27相关（27%:7%对照），HLA-B35（32%:15%），而且尤其是DRB1*0103（33%:3%），而多关节受累仅仅与HLA- B44相关(62%:30%)[36]。根特研究表明通过共同抗原决定簇的存在，能够区分不伴有骶髂关节炎的IBD患者的滑膜炎。

最近，两个独立的研究小组都报道了NOD2(CARD15)基因突变与Crohn病的易感性增加之间的关系[37,38]，这个基因是位于16号染色体上的宿主防御反应基因。NOD2编码一种细胞内蛋白，这种表达限于单核细胞/巨噬细胞，淋巴细胞中不常见，它与细菌的糖脂和其他细菌组分有亲和力，有助于控制它们诱导的炎症反应。这种蛋白整合在核内因子(NF)-κB中，通过两个N-末端半胱天冬酶招募区域调控激活和凋亡(因此简称CARD)[39]。在克隆病中这种突变率大约为30%[37,38,40]。CARD15变异体与临床表型相关，如发病年龄较早、小肠先受累[41,42]或者纤维性狭窄病[43]。没有发现与肠外表现相关。

不同的学者研究了CARD15/NOD2变异与脊椎关节病患者之间的关系，他们发现发病率并没有增加，得出这样的结论：这些变异对于原发性强直性脊柱炎的发生危险不起作用[44,46]。通过研究15年前曾行回结肠镜检查的脊椎关节病患者发现[31]，先前证实有慢性肠道炎症的患者组(42%)的CARD15突变率与单纯Crohn病患者(48%)相近，而要明显高于对照组[47]。在伴有慢性炎症的脊椎关节病患者中，15%会发生Crohn病。有CARD15突变的脊椎关节病患者会有较高的发生克隆病的风险。

8.治疗

IBD患者周边关节炎和脊椎炎的治疗方法同强直性脊柱炎一样。NSAID类药物(见31章)作为首选，尽管这可能使溃疡性结肠炎患者的肠内症状加重。关节内注射皮质激素对单个关节疾病有益。人们发现柳氮磺胺吡啶(见42章)对于治疗伴有脊椎关节病的周边关节炎有效[48]，尤其是存在肠内炎症者[49]。这种药物一直成功地用于治疗溃疡性结肠炎和Crohn病患者的结肠炎。它可能对于IBD患者的周边关节炎也有比较满意的效果。虽然柳氮磺胺吡啶经常可以减轻脊椎关节病患者的症状，但是它并不能阻止IBD的进展[49]。口服皮质激素可能会减轻周边关节炎，但是对中轴症状无效。仅仅在需要控制肠内症状时，系统地使用才是合理的。金制剂、D-青霉胺和抗疟药无效。低剂量的甲氨蝶灵(MTX)，成功地用于治疗RA和一些难治性IBD病例[50]，但还没有证明对于Crohn病或溃疡性结肠炎相关的关节炎有效。

已经表明用单一的嵌合的单克隆抗体Ca2浸润以对抗肿瘤坏死因子(TNF)-α(英夫利昔单抗)的治疗方法，对于难治性Crohn病的肠内病变的短期治疗非常有效[51]，甚至能使透壁的瘘管闭合[52]。而且，一项有关评价英夫利昔单抗长期治疗Crohn病效果（ACCENT)研究的临床试验表明，坚持应用英夫利昔单抗治疗中度至重度的Crohn病，可以延长疾病的敏感时期和缓解

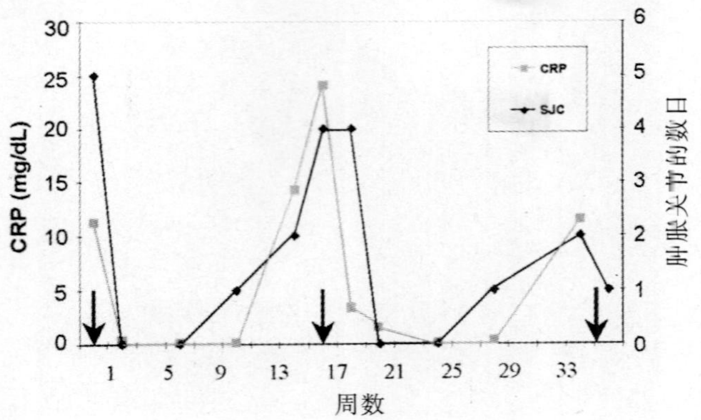

图66.2　用英夫利昔单抗（infliximab）治疗伴有脊椎关节病的Crohn病。箭头所指为英夫利昔单抗注入点。

时间[53,54]。在一项开放的对照研究中[55]，4例伴有脊椎关节病的Crohn病患者的关节和中轴症状有很大的改善，消化道症状也有缓解，这表明Crohn病相关的对应关节和中轴症状可能对英夫利昔单抗的应用有反应。

二、肠源性反应性关节炎

反应性关节炎可以被定义为感染因素所致的关节炎，而关节中不能分离出致病微生物。免疫荧光技术和分子生物学技术已经表明了关节来源的胃肠致病菌（耶尔森菌和沙门菌）细菌抗原的存在，这些细菌存在于反应性关节炎患者的滑液和滑膜中[56]。

通过多聚酶链反应已经检测到反应性关节炎的关节中存在沙门菌[57]和耶尔森菌[58]的DNA。由于具有典型的周边关节受累方式，可能出现起止点病和骶髂关节炎，而且HLA-B27的检出率增加，反应性关节炎可以被认为是脊椎关节病。在前瞻性研究中，已经表明患有耶尔森菌诱导的关节炎患者会发生Crohn病[31]。

（一）关节炎源性的胃肠致病菌

最常见的可以引起周边关节炎的胃肠致病菌有沙门菌属、志贺菌属、耶尔森肠杆菌属（尤其是3型）、Y型假结核病和空肠弯曲杆菌。关于志贺菌属，仅仅弗氏志贺菌而非宋氏志贺菌暗示了反应性关节炎的致病原因，这表明“关节炎源性的”因素可能不是一个特定病原体家族的普遍特征。

感染性肠炎有高患病率，尤其是耶尔森菌感染，先于关节炎的胃肠症状通常不明显，以及关节炎出现时的排泄物培养阴性这两个事实，使得肠源性反应性关节炎的确诊变得很困难。

（二）临床症状

1.周边关节炎

关节炎一般出现在腹泻开始后的6~14天内，但是也可能发生在3个月以后。腹泻持续期间与关节症状的出现有很密切的关系[59]。关节症状的持续时间大约为4个月[60]。主要是单关节或小关节，而且是非对称性的关节炎，主要累及下肢关节。近30%的患者会出现复杂发作的关节炎，而且5%~20%的患者会发展成慢性关节炎。13%的患者伴有沙门菌诱导的反应性关节炎患者会出现慢性脊椎关节病[61]。在一些病例中，复发可以是由另一种肠源性或泌尿生殖系感染引起的。

滑液分析表明轻到重度炎症：白细胞计数从4 000/mm^3~120 000/mm^{3}不等，以多形核白细胞为主。

周边关节的普通X线片病变很少见，但是如果存在就与IBD相关的关节病变一致。在疾病过程中，一些患者会主诉臀部痛。有报道称6%~9%的患者有骶髂关节炎受累的普通X线片证据，一般是存在于那些慢性或者复发性周边关节炎的患者中。

2.胃肠症状和相关特征

发热和腹泻一般先于关节炎1~2周出现，尽管这期间可能会较长，有时会超过3个月。可以没有腹泻，消化道症状的严重程度与关节炎的发展阶段或者关节症状的严重程度没有关系。

结肠炎见于30%的患者。泌尿生殖系的症状主要是尿道炎或龟头炎，构成了开始所描述的Reiter综合征。

急性前葡萄膜炎主要见于HLA-B27阳性的患者，但是好像是独立存在的，与触发感染阶段没有即时的联系。已经有报道称耶尔森菌感染后出现口腔溃疡和结节性红斑。泌尿生殖源性反应性关节炎病例中所描述的皮肤角化病、淋病，没有见于肠源性关节炎患者。

（三）与HLA-B27的关系

像在其他脊椎关节病中一样，反应性关节炎患者的HLA-B27的流行率有所增加，包括那些肠源性因素诱发所致者。据报道称HLA-B27的流行率在60%~80%之间。炎症性腰痛和骶髂关节炎更多的见于HLA-B27阳性的患者[61]。

（四）治疗

对反应性关节炎的治疗，NSAID类药物与关节腔内注射皮质激素一样有效。一项开放式研究称柳氮磺胺吡啶对于反应性关节炎患者有效，而且这些数据在一项对照研究中得到确认[62]。

传统的短期抗微生物治疗对关节症状无效，而且没有改变疾病的进展情况。在一项持续3个月的双盲试验中，应用环丙沙星治疗慢性反应性关节炎，临床参数明显改善，尽管没有显示出与安慰剂组有明显的差别[63]。因为耶尔森菌可以潜伏在消化道黏膜和淋巴组织中[64]，故应该考虑长期抗生素治疗。在一个注射耶尔森菌的动物模型中，如果在细菌种植后的5天内进行抗炎治疗，也可以阻止关节炎症状[65]。

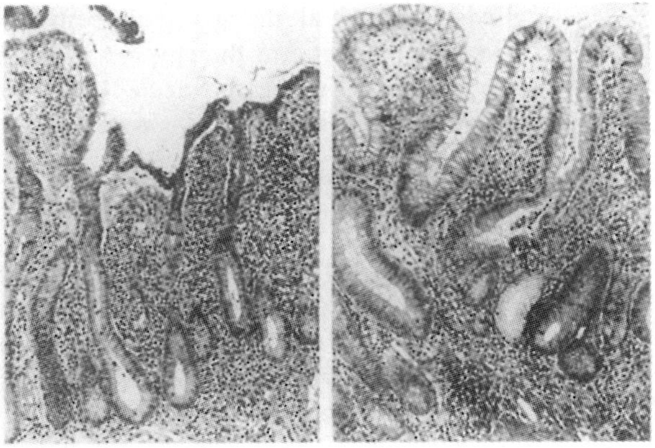

图66.3 左：急性回肠炎的绒毛和隐窝结构。黏膜固有层被多形核细胞、淋巴细胞和浆细胞浸润。绒毛上皮正在再生（苏木紫和伊红染色，放大124倍）。右：慢性回肠炎具有不规则，钝圆形的绒毛。隐窝呈扭曲状，假幽门样化生。黏膜固有层重要为淋巴浆细胞浸润，而且基底部有淋巴滤泡（苏木紫和伊红染色，放大124倍）。

三、其他类型的脊椎关节病

很明显消化道在IBD、肠源性反应性关节炎和Whipple病的发病中起了重要作用。然而，实际上已经表明亚临床型消化道炎症见于所有类型的脊椎关节病。大量的回结肠镜研究已经表明，强直性脊柱炎患者[1,31]、其他类型的反应性关节炎患者和分类不明的脊椎关节病患者的消化道炎症有一个较高的流行率，其中分类不明，换句话说就是有脊椎关节病相关的临床、实验室、放射学和遗传学特征的患者，但是不能被划分到一个明确的临床群体中去[1,31]。最近的研究已经证明消化道炎症存在于一些类型的青少年慢性关节炎（JCA）中，尤其是小关节起病较晚的类型，这种类型经常与HLA-B27相关，而且被认为是一种脊椎关节病[66]。在12例这种类型的JCA患者中9例发现了消化道的炎症性病变。在随访中，6例出现了强直性脊柱炎；所有患者在首次检查中都有消化道炎症。2例患者出现了Crohn病。

在急性前葡萄膜炎患者中，66%发现了慢性消化道炎症病变[25]。病变的组织学和斑片状分布的情况像克隆病，这表明在急性前葡萄膜炎的发病机理中消化道会受累。

在银屑病性关节炎中，仅仅证明在小关节和中轴受累的类型中有消化道炎症，被认为是脊椎关节病，并没有见于多关节类型患者中[67]。

组织学病变被分为代表急性细菌性肠炎的“急性病变”和代表慢性原发性IBD病理学的“慢性炎症”（图66.3）。有慢性病变的患者在临床、实验室和放射学表现都与IBD和强直性脊柱炎的特征相似，而有急性病变的患者表现出肠源性反应性关节炎的临床特征[68]。

（一）亚临床型消化道炎症

很明显，一些脊椎关节病患者被认为有肠病型关节炎，不过大多数没有肠内症状。通过对这些患者疾病进展的研究发现，大多数患者组织学表现正常，或者急性肠内病变会出现一过性关节炎，而大多数的慢性肠内病变患者会有持续的关节炎症状，大约6%的患者会发生Crohn病[31]。一系列的回结肠镜研究表明风湿性疾病的消退总是与消化道炎症的消失相关联，而半数有关节炎的患者有持续的消化道炎症，其中40%会出现IBD。这些发现强调了在脊椎关节病中消化道和关节炎的密切关系。这种密切关系在人HLA-B27转染兔子的实验中被确认，该实验在无菌条件下没有出现关节或者消化道的炎症[70]。

因此，一些患有脊椎关节病的患者可能会有亚临床的克隆病，该病的唯一临床表现是关节症状。

（二）遗传学

分类不明的脊椎关节病中HLA-B27的流行率与反应性关节炎患者相似。对确诊的Crohn病和强直性脊柱炎患者进行的家族研究发现，亚临床消化道炎症有家族聚集性。

（三）治疗

NSAID类药物是一种治疗选择。由于亚临床消化道炎症的存在，对服用NSAID类药物无效的脊椎关节病患者应用柳氮磺胺吡啶是正确的。使用柳氮磺胺吡啶的好处不仅见于强直性脊柱炎[48,71]，还见于反应性关节炎、银屑病性关节炎[72]、分类不明的脊椎关节病[73]、起病较晚的小关节的青少年类风湿性关节炎[74]和急性前葡萄膜炎[75]。通过应用英夫利昔单抗最后阻断抗肿瘤坏死因子-α已经表明对不同类型的脊椎关节病有效。一项开放的对照研究表明了英夫利昔单抗对不同亚型的脊椎关节病的效果[76]。通过每14周应用5mg/kg的剂量，静脉给予英夫利昔单抗能使所有症状在治疗超过1年期间达到明显缓解，尽管在开始的6周内经常观察到复发[77]。又表明14周的给药间隔时间太长，因此将其缩短为8周。一项单中心的双盲安慰剂对照研究，对象为40例脊椎关节病患者[78]，其结果确定了英夫利昔单抗在以下疾病中的良好效果：周边关节炎、中轴受累、起止点炎和炎性充血情况。一项关于强直性脊柱炎的双盲安慰剂对照研究[79]确定了这种治疗方法的效果，这种疾病先前没有可以使其缓解的药物。

四、非甾体类药物与消化道

NSAID类药物的使用可以出现亚临床的肠内异常，包括肠丢失蛋白和血液增加[80]，甚至证明有肠内溃疡[81]（见31章）。在一些病例中，小肠的缩窄与过久使用NSAID类药物有关[82]。NSAID诱导的肠失血可以通过柳氮磺胺吡啶治疗来减轻[83]。然而，NSAID相关的改变与回结肠末端相比，较常见于空回肠的近端[80]。实际上所有有关脊椎关节病患者的回结肠镜研究都表明在消化道病变和NSAID类药物使用之间缺乏关联。脊椎关节病患者回结肠末端发现的炎症不能解释是由于使用NSAID类药物造成的。然而，NSAID类药物可能会引起大肠静止性IBD的复发，尤其在溃疡性结肠炎患者中[84]，而且那些有复发倾向者在使用药物的几天后就会出现。NSAID类药物的使用可能会增加IBD引起的结肠炎所致的急诊住院的风险，尤其是在那些没有病史的患者之中[85]。

现在很清楚，NSAID类药物不仅仅通过抑制环氧化酶起作用，它还有其他的靶位点，如NFκB和过氧化物酶体增殖激活受体（PPAR）-γ[86]。尽管COX-2抑制剂作为一种新选择已经证明对阻止胃部病变有帮助，但是还不清楚这种药物是否对结肠也有同样的保护作用，因为COX-2抑制剂可能不利于溃疡愈合[87]。

五、WHIPPLE病

Whipple病是一种多系统的疾病，完整的表现特征是脂肪泻、严重的体重下降（这是主要的肠内症状）、发热、关节炎、浆膜炎、淋巴结病、白细胞增多和血小板增多。

Whipple病大多发生在男性（90%）和中年人，而且关节症状可能会早于肠内症状5年出现。一过性关节炎与肠内症状的加重无关。关节痛很常见。关节炎是多关节的、对称的，而且通常是一过性的，但是可能发展为慢性。滑膜渗出液白细胞在4 000/mm^3~100 000/mm^{3}之间，主要是多形核细胞。

很少有影像学上的病变。骶髂关节炎和脊椎炎的发病率及其与HLA-B27的关系是有争议的。可能会伴有眼科和神经科的疾病，包括前和后葡萄膜炎、玻璃体炎、视觉麻痹和进行性脑病。

Whipple病的关节表现可能是肠源性关节炎的一种形式，是由肠内感染引起的。经PAS染色可以在小肠和肠系膜淋巴结的巨噬细胞中发现特征性的沉积物。在电镜下还可以清楚地看到这些细胞含有杆状的游离细菌[88]。这些杆菌被认为是致病因素，因为当对患者使用抗生素时它们会消失。滑膜组织学研究表明致病微生物也可以直接入侵关节。从患有Whipple病的10例患者的十二指肠组织中，放大了一种细菌16S核糖体RNA唯一的1 321个碱基对组成的序列，但是在10例没有该疾病的患者的十二指肠组织中没能检测出此序列[89]。种型分析表明细菌为革兰阳性放线菌，命名为*Tropheryma whippelii*。现在该序列的多聚酶链反应成为了诊断这种疾病的特异性实验。

该疾病的正确诊断很重要，因为它对合适的抗生素治疗反应很好。对于严重患者，主张使用安泰乐和头孢三嗪（2g/d）治疗。超过1年的长期治疗有必要使用甲氧苄啶-磺胺甲噁唑（160/180g口服，每天两次）或四环素（1g/d）[90]。

（一）肠旁路术关节炎

肠旁路手术（空肠结肠吻合术或空肠回肠吻合术），一直作为病态肥胖症的流行的治疗方法，可能会引起关节炎-皮炎综合征，这种疾病有时与肾、肝和血液系统疾病相关。20%~80%的病例会发展为多关节炎。在术后2~30个月出现症状。这种关节炎是多关节的、对称性的和游走性的,上下肢关节均可受累。1/4的患者出现慢性关节炎。关节炎的持续时间不固定,而且关节症状与异常的肠蠕动不相关。

没有见到影像学上的畸形或病变。有骶髂关节和脊椎受累的报道,不过很少见。66%~80%的患者会出现不同的皮肤异常。结节性红斑、斑疹到丘疹和水疱,荨麻疹和结节性皮炎均有报道。其他相关特征有雷诺现象、感觉异常、心包炎、胸膜炎、肾小球肾炎、视网膜脉管炎和浅表血栓性静脉炎。

发病机理包括细菌过度繁殖和盲袢的黏膜改变。这种疾病好像是免疫制导的,血清中还发现了冷沉淀和其他循环免疫复合物,包括免疫球蛋白、补体、细菌的抗体和抗原[91]。盲袢的细菌过度繁殖能解释抗原的荧光放射有显著增强。急性对称性多关节炎包括周围和中轴骨骼的受累,发生在溃疡性结肠炎患者直肠与结肠切除术后1周~2年[92]。在这些病例中,细菌过度繁殖引起细菌抗原吸收增加,继而导致免疫复合物的播散被认为是病因所在。

NSAID类药物通常可以有效控制关节炎。口服抗生素、如间断或持续给予四环素,氯林肯霉素或甲硝唑,能通过减少细菌繁殖来减轻症状。

只有对短路肠段行再吻合术才能完全缓解症状,对一些抵抗性病例也可能是必要的。

六、与胃肠和关节受累相关的其他疾病

(一)腹部疾病

腹部疾病(谷蛋白敏感性肠病)被认为是与异常肠通透性相关的。许多疾病包括疱疹性皮炎、脾功能减退和自身免疫性疾病,都与该病有关。

腹部疾病可以分成3种类型:①以腹泻为主要特点(通常是脂肪泻);②持续的紊乱如倦怠、体重减轻和身体不适;③伴有不同的肠外表现,如神经病变和骨软化症。50%的患者缺乏肠内症状,尤其是②和③型。关节炎可以发生在三种不同类型的腹部疾病中。

在一项200例腹部疾病患者的回顾性临床研究中[93],26%的患者出现了关节炎。伴有周边关节炎者19人,中轴受累者15人,二者都有的为18人。与去谷蛋白饮食的患者相比,正常饮食患者有更严重的关节和中轴受累表现。相反,关节症状对去谷蛋白饮食有很明显的反应[94],尽管再次给予时没有引发关节炎。

(二)血管炎综合征

这些综合征包括许多自身免疫病,最初不累及消化道,尽管腹部(一般为肠系膜)动脉的炎症会继发消化道黏膜和黏膜下的血管炎性病变。

1.Henoch-Schönlein紫癜

这种疾病主要见于儿童,是一种超敏反应性血管炎。该疾病有特征性的三联症,包括非血小板减少性紫癜、关节炎和腹痛。特征性的皮肤病变有可触知的紫癜,出现白血球破碎性细静脉炎。关节炎是一过性的,主要累及下肢关节。胃肠综合征包括有时与胃肠出血有关的严重绞痛和腹部的疝气痛。罕见的蛋白丢失性肠病,甚至胃肠穿孔也有可能发生。关节症状和肠内症状之间没有直接的暂时的联系。50%的病例会发生轻度的肾损害,包括具有镜下血尿的肾小球肾炎。该疾病在一周内会自发地忽重忽轻,但是在完全治愈之前复发很常见。

2.类风湿性关节炎

一般认为RA最初的病理改变发生在小血管。最重要的关节外并发症是由血管炎症引起的指动脉炎、周围神经病变和内脏动脉炎。由于肠动脉部分梗塞所致的腹痛一开始是间歇性的,后期是持续性的。这可以导致肠出血或穿孔。与关节表现之间没有直接的联系,但是大多数的有此并发症的RA患者类风湿因子滴度都很高,而且皮下结节也很常见。预后很差,而且结果经常是致命性的。

3.系统性红斑狼疮

系统性红斑狼疮最常见的肠内表现是腹痛,可能伴有恶心和腹泻。在大多数患者中,腹痛的发生与其他系统的疾病活动迹象相关。腹痛通常为疝气痛,而且与关节表现不相关。该综合征主要由肠系膜动脉引起,而且还可能发生结肠穿孔。

4.结节性多动脉炎

该疾病的特征是小到中等肌肉动脉的膀胱坏死性炎症性病变。通过腹腔干动脉和腹部动脉的动脉造影,可以发现特征性的囊变或者梭状的动脉瘤和动脉狭窄,这对于诊断非常重要。50%的患者可以出现胃肠受累,主要表现是腹痛。其他可能的表现是恶心、呕吐、腹泻、黄疸、溃疡出血、梗死或者穿孔。梗死和穿孔一般是

致命性的。

5.硬皮病

硬皮病病是一种系统性疾病，其特征是胶原和其他结缔组织成分在皮肤和多个内脏器官过度沉积。胃肠受累很常见，主要特征是整个胃肠道的运动功能下降。

上消化道受累的症状包括口腔缩小，牙骨板丢失致牙齿松动和严重的食管功能下降导致吞咽困难。

在小肠和结肠中存在特征性的肠运动迟缓，显著扩张和功能性肠梗阻。临床表现有腹部绞痛、吸收不良、便秘偶伴腹泻。肠运动紊乱导致肠郁滞，继发细菌过度繁殖。

病理改变包括正常黏膜伴有轻度绒毛肥厚，淋巴细胞和浆细胞浸润黏膜固有层，黏膜下层纤维性增厚，小动脉管壁增厚。沿着横结肠和降结肠的肠系膜游离缘出现的大口的、方形的假憩室几乎与系统性硬化病者相一致。

(三)其他的风湿性疾病

1.Behcet病

Behcet病的特征表现是口腔、眼部、生殖器和皮肤的溃疡，并伴有关节炎。该疾病与HLA-B51相关[95]。它与脊椎关节病(因为可能存在骶髂关节炎和脊椎炎)和IBD很相似。实际上Behcet病的所有特征在结肠的克隆病中都有所表现。可能的临床表现有腹泻、腹痛、结肠溃疡和少有的穿孔。日本患Behcet病的60%有肠受累表现[96]，主要局限于回盲部，由于也会发生直肠阴道瘘管和肛周溃疡，所以很难区别于克隆病。然而在西方国家，Behcet病患者很少有IBD的症状，而且对于这些病例是否存在真正的结肠病变，或者是否与IBD同时出现仅仅是一个巧合还存在争议。

2.淀粉样变性病

原发性淀粉样变或者继发于慢性炎症的淀粉样变可能引起胃肠症状，包括梗阻、溃疡、消化不良、出血、蛋白丢失和腹泻。在稍晚的阶段，可能出现潜在的致命性胃肠出血。这些表现可能由直接的淀粉样蛋白浸润或者自主神经系统浸润所致。

3.家族性地中海热

家族性地中海热是一种遗传性疾病，伴有常染色体隐性遗传。特征性的症状包括间断发热，反复腹痛和关节炎症。腹部急症似急性腹膜炎，可以持续12~24小时。腹腔内可能会有积液，也可能发生肠梗阻。

关节炎的发生可以与其他表现同时出现，或者独立存在，一般是不对称的，主要是下肢关节受累。病变可以持续2~3周。淀粉样变性是一种常见的并发症。

4.胶原性结肠炎

这种疾病包括间断的水样泻，不伴有出血。10%的患者有关节炎。通过活检，在结肠上皮下可以见到透明样物质呈线状沉积，厚1~100mm，主要是Ⅲ型胶原。病因不明。

七、发病机制探讨

根据IBD，肠源性反应性关节炎和其他形式的脊椎关节病所描述的临床现象，肠源性关节炎的发病机理包括消化道异常的免疫激活，以及随后周边关节和其他靶器官的炎症。正如动物模型中阐明的那样，微生物因素的遗传背景在这个过程中很可能起关键作用。因此，对关节和消化道正常及病理性的免疫生物学更好的理解(包括防御屏障机制，如消化道的允许性和IgA循环，先天的免疫系统和可适应的免疫系统)，可能会阐明脊椎关节病患者关节与消化道炎症之间的关系。

(一)解释消化道与关节之间关系的动物模型：微生物和遗传因素的影响

给实验动物局部或全身注射肽聚糖和多糖的共价复合物，能引起急性或慢性关节炎[98-102]，这种复合物是细菌细胞壁的原始结构成分。一过性关节可以由来自克隆病患者的细菌引起[101]，也可以由细菌培养阳性的肠内正常菌群所致[100-102]。口服甲基化的牛血清白蛋白(mBSA)能够引起老鼠单侧、慢性mBSA抗原诱导的关节炎发作[103]。通过给猪喂养高蛋白饲料，造成肠内菌群异常，可以诱发出现周边关节炎，伴有产气荚膜梭菌数量增加和对这种微生物抗体的滴度增加[104]。

有人假设一个伴有黏膜和肠系膜淋巴结受累的原发的肠内感染能导致全身血循环中出现细菌肽聚糖和多糖复合物，从而诱发关节炎。或者在IBD或分类不明的脊椎关节病患者中，因肠炎所致的通透性增加能导致黏膜吸收增加，全身血液循环内出现来自肠内正常菌群的、可致关节炎的细菌细胞壁聚合物，从而出现初期和永久性的关节炎。最近人们更多的目光直接投向一种在老鼠身上自然发生的关节疾病即强直性脊柱炎、起止点病(ANKENT)。ANKENT的流行率取决于遗传背景、性别、年龄和环境因素。在正常老鼠为1%~30%,取决于种系的不同[105]。与该疾病相关的拥有HLA-B27的转基因老鼠已培育出来,这种人工干预增加了老鼠患ANKENT的危险性,但是和人类一样,大多数B27阳性的老鼠仍保持健康。因此,B27基因仅仅增加ANKENT的相对危险性[106]。已经建立起几个B27和人β2微球蛋白双重基因转移的老鼠序列[107]。这种来自2个基因转移序列的老鼠自发地出现了与人类相似的一种多器官的炎症性疾病,与HLA-B27相关,累及胃肠道、周围以及中轴关节,男性生殖道、皮肤、指甲和心脏。很明显疾病易感性与基因复制的数量和B7表达的水平相关[108]。转基因小鼠最常见的炎症受累部位是胃肠道,这表明疾病的起因发生在胃肠道。疾病表现可通过骨髓或胎儿的肝细胞[108]重复地传染给健康小鼠,可以是转基因的,也可以是非转基因的。然而,T细胞也起到很关键的作用,因为无胸腺的转基因小鼠没有出现该疾病。

通过维持B27小鼠的无菌饲养环境,人们提出应该重视细菌在起病中的作用。在这些条件下,B27队列仍然没有关节和消化道疾病发生,但是可能有皮肤和生殖道的病变[70]。

消化道炎症也发生在HLA-B27的转基因小鼠中。在这些小鼠中,人$β_2$微球蛋白基因的转入是必要的,可以辅助完成HLA分子在细胞表面的稳定表达。虽然这些小鼠包含有功能的HLA-B27产物,B27转基因小鼠一般还保持健康。一个研究小组发现B27转基因小鼠与人类另一种Ⅰ类基因位点(A2)或者非转基因小鼠相比[109],肠内感染后小肠结肠炎耶尔森菌的清除率下降。正如无菌性关节滑膜炎一样,消化道炎症的集中部位仅仅在B27转基因小鼠中得到描述。

因为这些动物模型在一个限定好的遗传背景下,看上去支持微生物与消化道免疫系统之间的关系可能是引起肠病型关节炎的重要因素之一观点,我们将回顾胃肠免疫系统的不同因素。

(二)屏障保护机制:消化道通透性和IgA循环

正常消化道通透性是由一层紧密排列的消化道上皮细胞调节的,这种通透性的保持得益于不同类型的嗜同种的黏附分子,包括E-钙黏蛋白(将在后面的章节讨论)。消化道通透性的改变使得肠腔内的抗原通过黏膜层和黏膜固有层吸收,从而引发多种全身免疫反应和不同组织的炎性反应[111]。不同的药物、疾病自身或者遗传因素也可能导致这种通透性的增加。在没有必要的抗原或者充分的免疫反应存在的情况下,这种被打乱的通透性可能与炎症症状无关。在IBD患者[112,113]及其亲属[114]中已经证实有消化道通透性的增加,这表明它可能是一种原发性因素。在其他类型的脊椎关节病中也有所描述,与耶尔森菌感染[115]或者强直性脊柱炎[116,117]相关。在脊椎关节病患者中,慢性消化道炎症患者与急性炎症患者相比,消化道通透性的增加更显著[118]。在先前的研究小组中,消化道炎症与较严重的关节炎性破坏相关,这表明黏膜屏障的亲蔬现象更具相关性。一项对强直性脊柱炎患者及其一级亲属(近亲)的研究证明,二者的小肠通透性与对照组相比有所增加[119]。

服用某些药物,如NSAID类和皮质类固醇激素,可以打乱消化道的通透性,不论他们所患何种疾病[110,120,121]。因为消化道的组织病理学异常仅见于脊椎关节病患者,而不见于其他炎性关节疾病患者,尽管对两种疾病都使用抗炎药物,消化道通透性的增加仍然可能在脊椎关节病的发病机制中起主要作用。两个实验解释了这一现象。第一,越过肠上皮屏障,将从腔内细菌中提取的细胞壁提取物注入肠壁,引发一种与克隆病和关节炎相似的、慢性的、一过性的疾病[122]。第二,简单地干扰E-钙黏蛋白的功能,它是一种沿绒毛隐窝轴分布的重要的细胞间黏附介质,引起与克隆病相似的炎症[123,124]。随后的观察表明遗传诱导的跨细胞通透性的增加可能促进IBD的发生。有趣的是,E-钙黏蛋白和相关链蛋白的上调出现在临床上明显的IBD患者,他们的溃疡上皮相关的表达下降[125]。在脊椎关节病中也有相似的描述,E-钙黏蛋白/链蛋白复合体在急性和慢性亚临床消化道炎症中表达增加[126]。

在腔内微生物和它们的抗原以及胃肠免疫系统之间还存在另外一个重要的屏障,即位于肠腔内的IgA抗体。人体内所有产生免疫球蛋白的细胞大约70%~80%位于消化道相关的淋巴组织中(GALT),包括有组织的结构如派伊尔淋巴集结(PP)(图66.4和图66.5),黏膜下和肠系膜淋巴结,以及分布在消化道上皮层和黏膜固有层的非上皮源性的淋巴和非淋巴细胞[127,129]。大多数的产免疫球蛋白细胞(70%~90%)是IgA免疫细胞(浆细胞和血浆胚细胞)。临近外分泌腺的免疫细胞主要产生二聚体或多聚体的IgA(pIgA),包括多个单体

IgA的聚合物和以二硫键连接的多肽,命名位"joining"链(J链)[130]。IgA二聚体的转运是由上支粗面内质网合成的一种分泌蛋白介导的。最终在高尔基复合体进行糖基化以后，在细胞表面的基底外侧发生了分泌成分的跨膜表达。二聚体IgA包括J链通过两个二硫键(包括IgA亚单位中的一个重链)被固定在跨膜分泌组件上。经过细胞内吞噬作用和胞转作用,SIgA被释放入肠腔[131,133]。

消化道内抗原的吸收受分泌性抗体的影响。如果这种机制不足，内环境则需要得到保护以对抗接下来发生的有害的全身免疫反应（如IgG,IgE和T细胞介导的迟发性超敏反应)。一个常见的名词称为口服免疫耐受,用于描述抑制机制。经口吸收的抗原刺激PP的IgA反应中CD4⁺辅助T细胞的活性,同时对CD8⁺抑制T细胞特异的IgG产生一种刺激作用，它可以从PP转移至脾脏,在此它们导控全身反应的抑制作用[134]。向PP中直接注入抗原没有引发口服免疫耐受[135]。这些抑制机制所涉及的细胞组分还没有完全描述清楚。下面的事情是假设迟发性超敏反应和全身IgG、IgE反应的向下调节,同时保持健康个体的局部IgA反应。上皮细胞或者特异性黏膜巨噬细胞处理抗原,并将它们呈递给CD8⁺抑制细胞,从而产生抑制性调节信号[136]。CD4⁺辅助细胞对产IgG和IgE的B细胞帮助作用很小。与之相比,来自抗抑制物CD8⁺亚细胞组的信号干扰CD4+细胞的激活,而这种细胞会上调IgA耐受的免疫细胞。在个体患者中，肠上皮层的打乱会伴有抗原呈递细胞的异常激活，造成上皮细胞DR的过度表达，结果过度地激活CD4+细胞。反过来,这会导致SIgA分泌增加,过度的IgG反应和迟发性超敏反应。

因此,如果在正常情况下腔内有足够的IgA组成抗微生物的第一道防线，很可能更多抗原刺激的消化道通透性的增加会导致Ig产量的显著激活。如果最初存在过度的刺激激活"第一道防线"(诱发的阶段如分泌性免疫反应);相反,通过上皮层的裂隙而不断出现的腔内抗原,以及激活的单核细胞释放的缓激肽,可能会激发"第二道防线"(效应阶段如全身反应类型,目的是

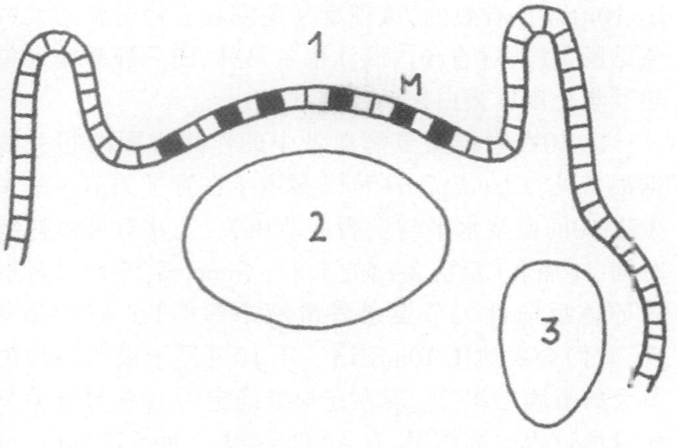

图66.4　派伊尔淋巴集结(PP)一直以来被认为是等价于哺乳动物的滑液囊,但是最近的免疫荧光研究发现在B细胞滤泡形成之前它是T细胞的聚集场所。PP包括三种主要成分:圆顶(1),胸腺依赖区域(2),和滤泡(3)。圆顶上皮包括柱状吸收细胞,周围紧靠一些高脚杯状细胞,还有膜状细胞(M)。胸腺依赖区域位于圆顶和绒毛的过渡区，并且与淋巴管和高内皮细胞静脉有紧密的联系,主要含有T辅助细胞。在圆顶下是滤泡,从上皮层分离出来,中间隔有不同数量的淋巴细胞、巨噬细胞和淋巴母细胞,主要包含B细胞,其中大部分B细胞负责胚殖中心的表面免疫球蛋白A。胚殖中心B细胞被积极地分类,它还包括树状细胞和巨噬细胞。

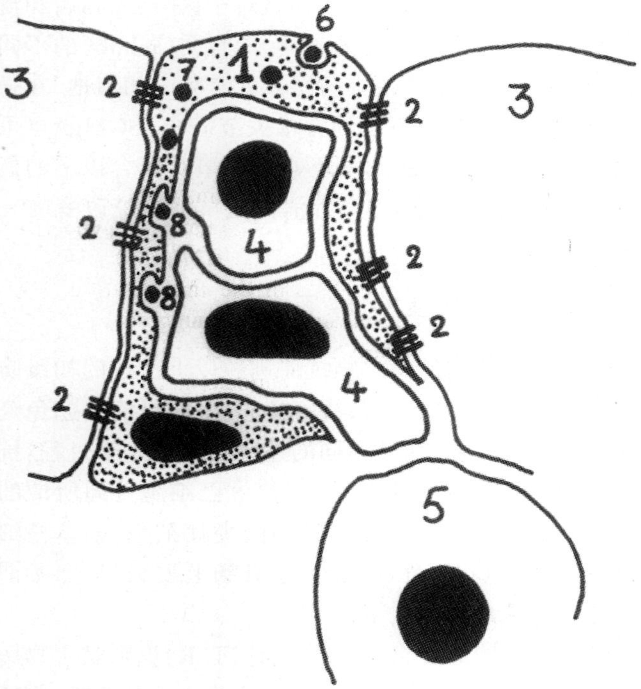

图66.5　M细胞(1)拥有一个基底核,外形不规则,与其他柱状细胞一起形成特征性的牙间交错(2)。在M细胞和柱状细胞(3)之间,有散在的淋巴细胞(4),它们有时紧紧地贴附在M细胞的细胞膜。它们形成伪突起嵌入M细胞浆膜形成的隐窝。在淋巴组分下面还可见吞噬细胞(5)。M细胞总是HLA-DR阴性的,并含有大量的胞饮细胞的小囊泡(6,7),这表明了这些细胞在转运抗原中的作用:抗原不经过处理从消化道腔内到其下的抗原呈递细胞。它们将抗原大分子或者微生物(8)转移到下面的单核细胞,引发免疫反应。

消除大量侵入黏膜的抗原)。但是第二道防御机制可能会通过招募全身免疫系统的B细胞而打乱正常黏膜的免疫学稳态，此道防线促进抗原的免疫清除并限制其播散。从分泌的局部免疫到系统的局部免疫反应的假定转换，可能会出现相反的结果：IgA免疫细胞J链的局部下调能使产物IgA由多聚体变成单体，威胁到分泌性免疫[128,137,138]。产IgG细胞的不成比例增加能通过激活补体和招募杀伤细胞造成更进一步的炎症和组织破坏，而且会引起局部和远距离靶器官的(如关节)自体免疫反应。

几项研究已经关注到IBD和脊椎关节病患者的IgA和其他免疫球蛋白。消化道内产IgG、IgA和IgM的细胞在伴有慢性消化道炎症病变的IBD和脊椎关节病的患者中有所增加，而且这三种同型免疫球蛋白的血浆浓度平行增加[139,140,141]。最近，从Crohn病患者的血清中发现了ASCA或者针对酿酒酵母细胞壁甘露聚糖的抗体[27,142]，酿酒酵母一般又称为面包酵母或啤酒酵母。虽然它们的病理作用还不清楚，但ASCA对于区分Crohn病和溃疡性结肠炎是一种有用的工具，而且与Crohn病的不同临床亚型相关，尤其是小肠受累者[143-146]。相似地，在强直性脊柱炎和分类不明的脊椎关节病中ASCAIgA也可以升高[28]。然而，IgG水平不高这一事实符合以下的概念，脊椎关节病是IBD患者消化道早期免疫改变的一种模型。

(三)先天性免疫系统

当消化道内的微生物抗原逃脱以上所述的初级防御机制，它们将与免疫系统直接接触，并最终引起免疫介导的组织炎症。两条不同的途径会导致这个过程：抗原呈递细胞摄取抗原并呈递给T淋巴细胞 (即所谓的适应性免疫)；或者抗原直接刺激炎症细胞，如单核细胞、巨噬细胞和中性粒细胞，还有肠上皮细胞(即所谓的先天性免疫系统)。

这些细胞通过它们toll样受体(TLR)识别微生物病原体相关的分子结构(PAMP)，并引发一个快速的、非特异性的先天免疫反应。在结合了细菌脂蛋白(TLR)、内毒素(TLR4)、鞭毛蛋白(TLR5)或者细菌CpG烟酰胺腺嘌呤二核苷酸(TLR9)后，TLR与调节分子My88一起促使了信号的级联反应，结果造成NFκB的激活，诱导出现氧化应激和炎症细胞因子的出现。

尽管在IBD和脊椎关节病中这些机制还没有彻底地研究清楚，但是已经有初步的证据表明IBD患者的胃肠上皮细胞上有TLR的异常表达[147]。另外，有大量的研究表明在IBD和脊椎关节病患者中，存在单核细胞/巨噬细胞源性的前抗炎细胞因子和抗炎细胞因子之间的失衡，特别是TNF-α和白介素(IL)-10。

TNF-α主要产生于单核细胞和巨噬细胞，在小范围内也可由激活的T细胞产生，它作用于许多靶细胞。TNF-α诱导巨嗜细胞产生IL-1，IL-8和IL-12。内皮细胞对TNF-α的反应是加强黏附分子的表达，因此导致细胞浸润增加。成纤维细胞是TNF-α的另一个靶点，它的反应是分泌IL-6，它可以诱导一种急性期的反应，还可以使金属蛋白酶的合成增加，基质分子的产生减少。另外，TNF-α改变上皮的通透性，从而降低了消化道的防御屏障功能。几项数据表明克隆病患者的消化道黏膜中前抗炎因子和抗炎因子之间存在不平衡的关系[148]。克隆病患者中TNF-α血清水平和粪便中的浓度升高，以及分泌TNF-α的黏膜细胞数量增加，都强烈地表明TNF-α是一个重要的炎症介质，而且也作为一个重要的靶分子。

IBD可能与细胞因子的减少相关，来抑制巨嗜细胞和T细胞的功能，包括IL-10。几项数据表明消化道免疫稳态的维持需要IL-10。更有趣的发现是缺乏IL-10的小鼠会发生肠炎[149]，而且补充IL-10可以有效的抑制这种炎症。再有，在另一个肠炎的动物模型中，应用IL-10治疗是有效的，该模型是免疫复合物诱发的大白兔结肠炎(通过直肠内滴注福尔马林，随后静脉输入兔热凝集免疫球蛋白来诱发结肠炎)[150]。

IL-10在脊椎关节病患者中的作用方面的相关数据很少见。Claudepierre等[151]报道了在脊椎关节病患者中IL-10的血浆水平与疾病活动相关，尤其对晨僵持续时间、疼痛和C反应蛋白的水平。Simon等[152]通过观察衣原体反应性关节炎患者滑液来源的T细胞克隆发现，它们会表达IL-10mRNA。IL-10也见于银屑病性关节炎的滑膜组织[153]。现在还很难确定IL-10在脊椎关节病发展过程中的作用。有人可能考虑一种反馈效应，目的是控制炎症。另一个解释可能是根据它的免疫抑制作用，IL-10支持细菌抗原的存在，从而可以引发或使炎症持续存在。

除了前抗炎细胞因子和抗炎因子之间的平衡发生改变，还有证据表明在IBD和脊椎关节病患者的消化道黏膜中单核细胞/巨噬细胞的表型和存在发生了改变。在人类GALT中发现了表达HLA-DR的CD68$^+$的巨噬细胞，它们紧靠在滤泡相关上皮的下面[154-156]。最近的一项研究表明在脊椎关节病患者的消化道内这些细胞有所增加，甚至它们的出现早于宏观或者微观炎症的发生[157]。

再有，表达清道夫受体（CD163）的一种特殊亚型的巨噬细胞有选择性地在Crohn病和脊椎关节病患者无炎症的消化道黏膜中有所增加，这强调了在脊椎关节病中即使组织学表现正常的肠道也可以有亚临床的免疫学改变[158]。CD163巨噬细胞的功能分析表明，它们可以通过两种不同的机制来引起滑膜炎。第一，它们表达高水平的HLA-DR，与CD163阴性的巨噬细胞相比，能诱导更多的同种T细胞参加反应，可能在局部起作用，通过不断呈递细菌抗原，软骨来源的交叉反应抗原，或者HLA-B27重链，再激活记忆T细胞[158,159]。第二，它们能产生大量的前抗炎因子TNF-α，而不是抗炎因子IL-10[158]，TNF-α可以打乱局部炎症平衡。

从临床角度看，TNF-α在Crohn病和脊椎关节病的发病机制中起重要作用，它可以阻断二者的发展（但不阻断溃疡性结肠炎），这一作用支持先天性免疫系统改变这一观点，这种免疫系统的改变是由巨噬细胞和其他细胞对微生物复合物异常的、持续的、较强的炎症反应引起的。

（四）适应性免疫系统

除了先天性免疫系统，肠腔内的抗原也可能诱导消化道内的一种适应性免疫反应，这是通过抗原呈递细胞摄取并处理抗原，随后呈递给浸润的淋巴细胞实现的。因此，抗原呈递，由特定的黏附分子介导的出入淋巴细胞，以及功能结果（Th1对Th2细胞因子）是研究肠病型关节炎发病机制的兴趣点所在。

1.抗原摄取、处理和呈现

腔内的微粒物通过滤泡相关上皮的特定区域被所谓的M细胞优先摄取[154]（图66.6）。这些独特的钟形细胞显然可以充当抗原呈递细胞，它们摄取抗原是非特异性的、受体介导的。然而，主要组织相容性复合体（MHC）Ⅱ类抗原的表达在M细胞上较低[155]。M细胞的袋结构仅仅包含偶见的$CD68^+$或$CD11c^+$抗原呈递细胞，但是被B和T细胞所包绕，这种袋状结构代表了最初假定的抗原接触部位。占主导的$CD4^+$T细胞亚型一般属于$CD45RO^+$表型的记忆细胞。与之形成鲜明的对比，在剩余的滤泡相关上皮中大多数（80%~90%）的上皮内的普通淋巴细胞和小肠绒毛上皮细胞是由$CD8^+$表型的细胞组成的[160]。大部分在M细胞袋结构内介导MHCⅡ类抗原与T细胞相互作用的细胞主要是记忆B细胞（66%），这种细胞缺乏表面IgD（sIgD），而且通常表达HLA-DR（图66.7）。这种相互作用可能导致IL-2的分泌，并促进T细胞的成活和增生。在M–细胞袋结构内如果幼稚B细胞与少量的抗原呈递细胞竞争摄取抗原，就可能获得不同的结果，这种B细胞缺乏必须的共同刺激分子。一个可能的结果是诱导产生无反应性的T细胞，从而出现耐受。再有，可选择的具高亲和力的CD28的同系物B7受体与CTLA-4（在活化的T细胞上呈一过性表达）的衔接，可能会产生负向调节信号，可能导致凋亡、无反应以及Th1或Th2型细胞因子的下调（这可能引起免疫偏差）[161,162]。CTLA-4的抑制功能对大剂量的耐受诱导可能特别重要[163]。

在反应性关节炎中，致病抗原可能来源于触发有机体（小肠结肠炎耶尔森菌、鼠伤寒沙门菌、弗氏志贺菌或弯曲杆菌），在疾病早期可以从便培养中获得。针对质粒编码的分泌蛋白出现的血清IgA抗体，以及在消化道或消化道淋巴组织内持续存在的耶尔森菌[68,164]表明，从消化道壁清除这些抗原的功能受损。肠内感染因子、细菌过度繁殖，或局部黏蛋白缺乏[165]可能会引起上皮通透性的增加，消除口服免疫耐受和免疫学刺激，随后会伴有迟发性超敏反应的增强和全身的IgG反应。细菌抗原和HLA-B27之间的分子模拟已经暗示了它在反应性关节发病机制中的作用。肺炎克雷白杆菌固氮酶与HLA-B27.5分子有一共同的六肽（QTDRED）[166]。耶尔森菌黏附素A（YadA）与B27分子（在氨基酸70和80之间的α1螺旋可变区）有一相同的线状四肽（TRDE），鼠伤寒沙门菌的OmpH与B27分子的相同区域有5个相同的非线性的氨基酸[168]。而且，已经表明能够引起肠内感染和反应性关节炎的弗氏志贺菌携带一个2-Mol的质粒，pHS-2，它们编码模拟B27的一种多肽链（一种含有5个氨基酸的多肽，与HLA-B27的α1域的多态性区具有同源性）[169]。在这些分子中存在分子模拟，但是它们在反应性关节炎的发病机制中的作用还不清楚[170]。

在一些病例中，可以通过T细胞抗原特异的增生性反应来鉴别触发菌。$CD4^+$T细胞一般可以识别几种细胞内抗原。通过研究T细胞克隆已经获得了抗原特异性的更多具体的信息。反应性关节炎触发菌相关的免疫主导的60kd的热休克蛋白被认为是细胞免疫反应的靶抗原[171]。在一个耶尔森菌触发的反应性关节炎患者中，分离出了一个能够识别肠内细菌和人热休克蛋白的克隆，这表明自身免疫机制可能在起作用[172]。其他耶尔森菌的免疫主导蛋白包括高度保守的核蛋白体蛋白L2、L3和19kd大小的脲酶亚单位。

引起反应性关节炎的抗原可能来源于感染性沙门

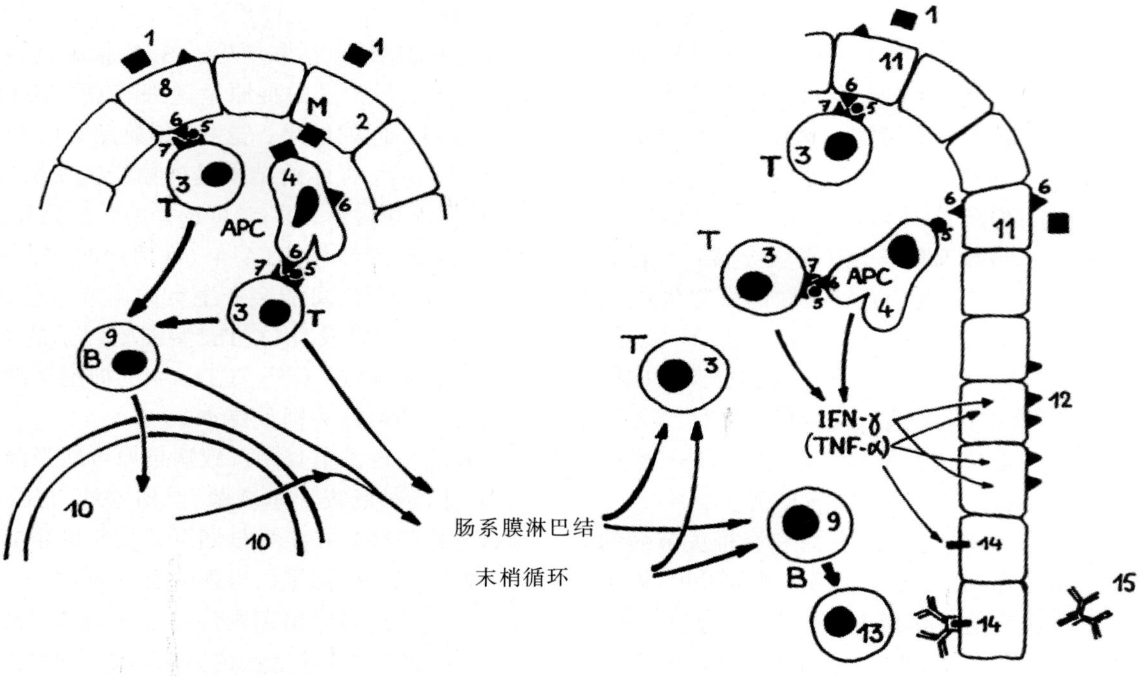

图66.6 消化道上皮、淋巴细胞和辅助细胞的相互作用关系可以总结如下：消化道腔内的抗原物质(1)被M细胞转运到派伊尔淋巴集结(PP)，经巨噬细胞(4)处理后，由上皮下HLA-DR+的树状细胞呈递到T细胞(3)。如果抗原在消化道腔内被处理，HLA-DR+的肠上皮细胞(8)可以直接将其呈递给T细胞。被HLA-DR+的肠上皮细胞激活的T细胞诱导B细胞分化，转化成可以分泌IgA的细胞。在滤泡内树状细胞呈递的抗原诱导生殖中心(germinalcenter)的T细胞活化和B细胞分化(10)；通过肠系膜淋巴结和周围血循环，这些细胞转移至具有分泌作用的组织。在分泌部位，HLA-DR+肠上皮细胞(11)负责抗原的摄取和呈递，以及T细胞的激活。激活的淋巴细胞和巨噬细胞分别释放干扰素(IFN)-γ和肿瘤坏死因子(TNF)-α，从而增加局部HLA-DR的表达(12)，并诱导终末B细胞的分化(13)。它们也增加分泌链(SC)的膜质表达(14)，而且通过这种方式分泌IgA二聚体(15)(5，处理后的抗原；6，DR分子；7，T细胞受体)。

菌、志贺菌、耶尔森菌和弯曲杆菌，在IBD相关的脊椎关节病患者或分类不明的脊椎关节病中，这种负责抗原或者抗原基团仍然分辨不出来。但是，上皮细胞上异常DR的表达[173,174]可能与抗原处理和呈递作用的增强相关，造成对黏膜固有层内CD4⁺T细胞的过度刺激[175-178]。针对腔内抗原的口服免疫耐受的清除，可能存在黏膜固有层内巨噬细胞DR表达的增加[179]。上皮细胞表达DR抗原可能介导腔内抗原摄取和呈递作用的增强，致使辅助作用的激活，而不是抑制。M细胞的数量在脊椎关节病患者的炎症性黏膜中有所增加（≤24%滤泡相关的上皮细胞），而在正常的回肠黏膜中很少见。这些M细胞的胞浆很少，周围包绕许多淋巴细胞。在慢性炎症性病变中，在消化道腔内可以观察到坏死的M细胞，破裂的M细胞和淋巴细胞[180]。M细胞在淋巴滤泡顶部的破裂导致消化道上皮内层出现裂口，从而使腔内容物可以接触淋巴组织，而且这可以解释局部呈指数增加的抗原刺激反应。

2.淋巴细胞转移和受体介导的淋巴细胞作用于消化道

在经过摄取和处理后，腔内抗原被呈递给存在于消化道粘膜中的淋巴细胞。淋巴细胞出入消化道的过程主要是受体介导的，这种受体属于黏附分子，它们是细胞之间连接的分子基础，类似细胞与间质之间的相互作用[181-184]。这些受体不仅介导细胞转移，而且可能参与细胞的重要功能活动的调节。组织特异的血管黏附分子经常被认为是“血管地址素”。它们的淋巴细胞相应的受体被认为是“靶向受体”。

(1) α-4-β-7**及其配体：**

$\alpha_4\beta_7$整联蛋白表达在一些淋巴细胞上，这些细胞优先作用于消化道[185]。$\alpha_4\beta_7$可以作为血管细胞黏附分子-1(VCAM-1)受体和纤维结合蛋白[186]，二者在炎症期间均可出现。也有人表明$\alpha_4\beta_7$也作为黏膜血管地址

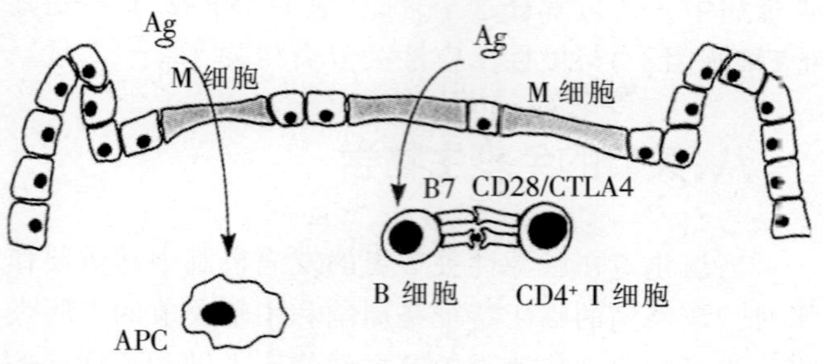

图66.7 肠腔内抗原通过M细胞优先被黏膜相关的淋巴组织(MALT)摄取，然后在黏膜固有层内由经典的巨噬细胞或B细胞摄取并处理。在M细胞袋结构内，记忆B细胞是最有可能介导主要组织相容性复合体Ⅱ与T细胞相互作用的细胞。这些细胞还表达共同刺激分子B7。B细胞–T细胞相互作用的结构可能很大程度上取决于与B7结合的T细胞腺体。B7/CD28相互作用诱导T细胞激活。或者，B7与CTLA-4的结合可能会提供负向调节信号(无反应或凋亡)，CTLA-4一过性的在激活的T细胞上表达。如果幼稚B细胞(缺乏象B7一样的共同刺激分子)捕获抗原，可能会产生无反应性的T细胞。

素CAM-1(MadCAM-1)的配体[187-189]。它是一种58~66kd大小的糖蛋白，有选择性地表达在黏膜淋巴器官高内皮静脉(HEV)和消化道腔内固有的小静脉[187]。

结合在PP中的HEV上的淋巴细胞具有黏膜血管地址素，MadCAM-1[190,191]。的确，针对后者地址素的抗体在体外可以阻断淋巴细胞与HEV的作用，以及在体内淋巴细胞与PP中HEV的作用。这种地址素还介导淋巴细胞进入小肠和大肠壁的黏膜固有层、分泌乳汁的乳腺以及有炎症的胰腺。

抗$\alpha_4\beta_7$的单克隆抗体Act-1限制$\alpha_4\beta_7$与VCAM-1之间的黏附[185,186]，而对和MadCAM-1的黏附没有限制作用[188]，这表明VCAM-1和MadCAM-1在$\alpha_4\beta_7$中的结合位点不在同一部位。

β_7链也会与另一条链相关，称为α_E。这种整合素主要表达在位于肠壁内的淋巴细胞，而且好像参与淋巴细胞与上皮细胞之间的相互作用[192]。小肠内超过95%的上皮内淋巴细胞有$\alpha_4\beta_7$的表达，但是周围血中少于2%的T细胞表达$\alpha_4\beta_7$[193]。这种受体还表达在乳腺的上皮内淋巴细胞。在肠上皮内淋巴细胞的体外培养过程中，这种标志物显著减少。加入转化生长因子-β(TGF-β)后，$\alpha_4\beta_7$的表达则显著增加[194,195]。

上皮内淋巴细胞主要是CD4-CD8+[197]，并使用一种T细胞受体V区域的限制性组分[197]。大多数的人上皮内淋巴细胞表达T细胞受体。然而，一少部分人拥有gd受体。它们表达与周围血T细胞不同形式的整合素。$\alpha_4\beta_7$是一种重要的整合素，有选择性的表达在肠上皮淋巴细胞。肠上皮淋巴细胞位于极化的上皮细胞的基底侧表面。由于上皮不包含血管结构，所以可以做这样的假设：黏膜淋巴细胞通过在不同部位的一系列黏附作用转移或定居在上皮内。这些步骤包括在黏膜侧与血管内皮细胞黏附，并通过内皮转移至朝向内皮的周围组织，在这里它们黏附在上皮细胞的基底外侧。

为了证实上皮细胞上存在一种特异的大黏附分子，它可能介导与上皮内淋巴细胞之间的黏附，Cepek等[198]用一种黏膜上皮细胞线来免疫小白鼠，它的作用被认为是辅助二价阳离子依赖的上皮淋巴细胞的黏附。培养淋巴细胞杂交瘤的上清夜被过滤掉，因为它具有限制上皮内淋巴细胞与上皮细胞黏附的作用。用一种有效的抑制剂将肠上皮细胞的基底外侧表面进行染色。相应抗原的生化特点表明它是上皮钙黏蛋白(E-cadherin)。E-钙黏蛋白是一种跨膜的单链多肽，是钙黏蛋白家族中的成员。细胞外部分通常包括110个残基组成的5个同源结构域。细胞质的短尾通过链蛋白与细胞骨架相互作用。钙黏蛋白的黏附功能主要位于第一个氨基酸末端结构域。Overduin等[199]证实该结构域和免疫球蛋白的折叠区有非常相似的结构（尽管没有序列同源性）。结合钙后会在细胞黏附面诱导构象改变。E-钙黏蛋白的经典功能是介导同种间的相互作用(钙黏蛋白/钙黏蛋白)[200]。由于上皮内淋巴细胞不表达E-钙黏蛋白，所以在上皮内淋巴细胞与上皮细胞之间缺乏同源性相互作用的底物，因此钙黏蛋白介导的相互作用是异源性的(通过E-钙黏蛋白和$\alpha_E\beta_7$)。

引起人们独特兴趣的另一种黏附分子是血管黏附蛋白-1(VAP-1)，它是一种非经典的炎症诱导的内皮分子，经生物学筛选属于白细胞的一种特殊亚型。从分子上看，VAP-1属于一种特殊类别的细胞表面氨基氧化酶。它自身的酶反应和生物学反应的最终产物能够调节血管壁的黏附状态。因此，VAP-1是一种胞外酶，在调节生理学上的转运和炎症方面，具有相关的黏附功能和酶的作用[201]。

VAP-1主要在炎症滑膜的血管上表达[202]。Salmi和Jalkanen从克隆病和溃疡性结肠炎患者中分离出了来自消化道的白细胞[202]。这些研究者通过单克隆抗体的功能阻断作用和对体外冰冻切片的黏附分析，研究这些细胞是否与滑膜血管相结合，以及哪些分子介导这种相互作用。结果表明来自炎性肠道黏膜的白细胞与滑膜的血管能够很好的结合。小肠淋巴细胞黏附于滑膜血管需要借助多种目标受体和相应的内皮配体。在这些分子中，只有细胞内CAM(ICAM)-1对免疫母细胞的结合有显著的促进作用。相反，P-选择蛋白糖蛋白配体-1与P-选择蛋白之间的相互作用，实际上可以解释所有的黏膜巨噬细胞的滑膜黏附过程。另外，阻断VAP-1可以显著的抑制所有白细胞亚型与关节血管的结合。因此，来自炎性消化道的不同白细胞群，可以通过各种不同的黏附分子大量的黏附于滑膜血管，这表明它们的再循环可能会导致IBD患者关节炎的发展。

3.T细胞因子在消化道稳态和炎症中的作用

上皮内和黏膜固有层内的T细胞被腔内抗原或者其他刺激因素激活，可以产生不同的功能结果。T淋巴细胞可以是凋亡(清除)、无反应或者产生细胞因子。T细胞因子可以被分成Th1细胞因子（干扰素-γ，IL-2，TNF-α)和Th2细胞因子(IL-4，IL-5，IL-13)。有大量的报道来说明克隆病患者周围血和消化道黏膜中的Th1/Th2细胞因子的形态，但是经常出现相矛盾的数据。这可能与使用的技术方法不同有关，因为象ELISA，ELISPOT和RT-PCR技术在很大程度上忽略了被测定细胞因子的细胞来源。相反，通过流式细胞计量术来测定细胞内细胞因子的方法可以确定其来源，但是我们不能排除体外刺激不会影响原位T细胞的生理学行为。尽管一般认为克隆病是一种Th1介导的疾病，最近的研究显示，应用流式细胞计量术发现，与健康对照组相比，克隆病患者的周围血淋巴细胞和结肠黏膜固有层内的淋巴细胞Th1细胞因子的产量相对减少[204,205]。

有趣的是，在脊椎关节病患者中有相似的发现。应用同样的方法证实，来自脊椎关节病患者消化道的黏膜淋巴细胞也出现了Th1的缺乏，尽管超过半数的患者没有消化道炎症的临床或组织学的表现[206]。与健康对照组以及RA患者组相比，在反应性关节炎[207]，强直性脊柱炎[208]，和其他类型的脊椎关节病[209]患者的周围血中，也有干扰素(IFN)-γ，IL-2或TNF-α的分泌减少和T细胞IL-10分泌增加的报道。纵观一下，这些研究表明在克隆病患者和脊椎关节病患者的消化道中Th1/Th2比例失调。因此，脊椎关节病患者T细胞功能性特征的记述再次强调了脊椎关节病和克隆病消化道炎症之间的相似性。而且，这些发现与以下观点一致，Th1反应的缺陷，特别是在黏膜，可能会削弱针对细胞内细菌的免疫防御反应，从而导致对细菌抗原的免疫耐受性下降。这被认为是反应性关节炎炎症或自身免疫的关键触发点，但是也可能出现在其他类型的脊椎关节病和克隆病中。通过解释这个理论，表明TNF-α(而不是其他T细胞因子)与慢性反应性关节炎相关[210]。

八、关节的免疫生物学

当消化道在肠源性关节炎的发病机制中起重要作用时，该疾病的临床特征是周围和中轴关节的滑膜炎症。为了阐明消化道与关节之间临床上的和致病的关系，更好地了解以下情况就显得很重要了：滑膜的正常免疫组织学、消化道相关的关节炎整体的免疫病理学、以及脊椎关节病患者消化道和关节内的先天性免疫系统与适应性免疫系统之间的特定转换关系。

(一)正常的滑膜

正常的滑膜包括两部分：滑膜内层和内下层。滑膜内层位于腔表面，是滑膜与关节腔之间的接触面[211]。在产生滑液组分、从关节腔内吸收液体和其他物质以及血液/滑液之间的交换方面起作用[212]。组织学上，它由一到两层滑膜的内膜细胞(称滑膜细胞)组成。已经证实了两种类型的滑膜细胞的存在[213,214]。A型或“巨噬细胞样”滑膜细胞由骨髓的单核细胞系细胞分化而来，被认为是固有CD68+的巨噬细胞。因此，在MHC-Ⅱ的辅助下它们拥有吞噬和呈递抗原的能力。B型或者“成纤维样”滑膜细胞是间充质细胞来源的[215]。它们具有突出的粗面内质网，而且尿嘧啶核甙双磷酸葡糖脱氢酶的活性很强[216,217]，这表明它们可以合成像透明质酸酶、胶原和纤维结合素之类的基质分子[218]。与其他成纤维细胞相比，它们表达衰变加速因子(DAF，CD55)和VCAM-1，这些分子可以与表达于A型滑膜细胞的CD97和$\alpha_4\beta_1$(VLA-4)相互作用[219,220]。这两型细胞位于特定的细胞外基质中[221]。在滑膜内层下面是内下层，二者之间没有基底膜相隔，包含有散在血管和少量细胞的疏松结缔组织，主要是成纤维细胞，巨噬细胞和脂肪细胞。

(二)脊椎关节病的滑膜

在关节的炎症性疾病中，滑膜显示出许多特征性的改变，包括内皮细胞(黏附分子表达增加)激活的血管数量增加，单核细胞(淋巴细胞和巨噬细胞)为主的浸润增加，滑膜内层增厚导致血管翳形成，它们可以附着并入侵关节软骨和骨。最近的研究对脊椎关节病滑膜炎的特定改变有了更深入的认识。一个首要的特征是肉眼及镜下可见的过度血管化，这通常是滑膜炎的标志，这点与RA相比脊椎关节病者更明显[222-225]。最近表明在这个过程中涉及了几个因素：血管内皮生长因子(VEGF)，血管生成素，TGF-B和基质金属蛋白酶(MMP)-9[226,227]。这些因子以及新血管化标记物αVβ3整合素可能会成为脊椎关节病中感兴趣的治疗靶点。ICAM-1和血小板内皮细胞黏附分子(PECAM)的表达说明滑膜血管的内皮被高度激活。有趣的是，与RA相比在脊椎关节病中E-选择素的表达好像较低，它有助于不同亚型的炎症细胞的浸润。

对于脊椎关节病滑膜的炎性浸润，实际上包括淋巴细胞和巨噬细胞。与RA相比，脊椎关节病中CD3⁺T细胞，CD4⁺T细胞以及CD20⁺B细胞的浸润相对较少[224]。相似地，在脊椎关节病的滑膜中淋巴细胞聚集也较少，它们与滤泡树状细胞的相对缺乏是平行的[158]。CD68+巨噬细胞的总数量与RA的炎症性滑膜组织相比类似，甚至更低，可能与脊椎关节病的亚型有关系[224,225,228,229]。

（三）脊椎关节病中消化道与滑膜的免疫关联

考虑到特定的腔室、微生物抗原以及消化道适应性和先天性免疫系统的转换，针对肠病型关节炎患者关节的相似发病机制的确认，已经进行了很多努力。

对于触发抗原，在疾病早期可以通过便培养发现触发微生物(小肠结肠炎耶尔森菌、鼠伤寒沙门菌、弗氏志贺菌或弯曲杆菌)，但是关节液的培养始终没能成功。在肠病型反应性关节炎患者的滑液和滑膜中，证实有来自耶尔森菌和鼠伤寒沙菌的细菌抗原[56,230-232]。在耶尔森菌触发的反应性关节炎的炎症部位仅包含有稳定的细菌降解产物，而没有细菌整体，因为没有检测到耶尔森菌的染色体DNA[231]。

值得注意的是触发反应性关节炎的微生物有三个共同的重要特征：它们干扰黏膜表面，在外膜表达脂多糖，而且它们是细胞微生物[233]。有证据表明来自反应性关节炎患者的滑膜单核细胞增生，尤其在体外触发菌抗原存在时[234]。还有证据表明这种增生可以被环胞霉素和针对MHCⅡ类抗原的单克隆抗体所抑制，这说明可以归因于MHCⅡ类限制性T细胞[235]。的确，来自反应性关节炎患者滑液的大多数T细胞克隆都是CD4⁺，MHCⅡ限制性的和Th1型细胞[236,237]。但是，已知的反应性关节炎和MHC-Ⅰ基因，B-27之间的关系表明，为了CD8⁺T细胞的识别作用应该呈递抗原肽。而且，与反应性关节炎相关的微生物是细胞内的病原体，而MHC-Ⅱ类分子呈递的是被宿主抗原呈递细胞吞噬的外源性抗原肽[236]。这些争论促进了人们对局部滑膜内CD8+T细胞群的研究。已经表明细菌特异的细胞毒性T淋巴细胞可能提供了触发因素和细胞免疫反应之间的关系的一些线索。从脊椎关节病患者的滑液中分离出来的大量CD8+T淋巴细胞克隆，证明了耶尔森菌和鼠伤寒沙门菌特异的3个B-27限制的CTL克隆的存在[238]。对大量T细胞克隆的进一步分析，将更多的重点放在了B27在呈递致关节炎肽链中的作用。不像其他Ⅰ类分子，没有结合抗原肽的HLA-B27分子位于细胞表面[239]，这一事实可能在分子模拟理论中很重要。

基于胃肠道病原体的特异滑膜T细胞克隆的存在，以及关节内缺乏这些病原体的事实，我们可以做出这样的假设：在肠病型关节炎中T细胞可以特异的从消化道再循环至各关节。此过程最可能受到消化道和滑膜上存在的特异黏附分子的调节。已经证明IBD患者中消化道来源的淋巴细胞可以通过以下方式结合到滑膜血管，通过大量的靶受体，以及它们相应的内皮细胞上的配体，包括VAP-1[203]。如前面所提到的，另一种重要的消化道黏附分子是β_7整合素。通过分析脊椎关节病患者的关节，还有表达整合素$\alpha_E\beta_7$或$\alpha_4\beta_7$的滑膜来源的T细胞系，而在脊椎关节病的滑膜上一种$\alpha_4\beta_7$的配体和VCAM-1都有高度的表达[240,241]。肠源性脊椎关节病患者的结肠黏膜和关节滑膜中T细胞的增加具有同一性，这一事实更进一步的支持了再循环假说[242]。

除了相似的抗原特异性和黏附分子的表达，脊椎关节病患者消化道和关节滑膜中的T细胞也显示了相似的功能状态。的确，对滑液T细胞和滑膜标本的分析表明，Th1(干扰素-γ)/Th2(IL-4)比例降低也见于关节[243,244]。

现有的证据都表明肠病型关节炎中消化道与滑膜之间的联系本质上是由适应性免疫系统介导的，最近的证据也支持在消化道和关节还同时存在先天性免疫系统异常，包括巨噬细胞清道夫受体的异常表达。巨噬细胞受体具有胶原结构(MARCO)，在防御革兰染色阴性细菌的感染中起作用，它在反应性关节炎患者的PBMC中表达上调，但是在脊椎关节病中滑膜间室内较RA者低，因此，这表明在前者中宿主防御机制有缺陷[245]。另一方面，前面提到的清道夫受体CD163不仅仅在克隆病和脊椎关节病患者的消化道中表达增加(再次说明了两种疾病的关系，以及先天性免疫系统的改变可能是炎症反应中的早期表现)；与RA的滑膜相比，脊椎关节病的滑膜中已经证实有相同亚型的巨噬细胞有选择性的增加，因此这好像是研究消化道-滑膜作用轴的另一条线索[158]。同在消化道一样，巨噬细胞群及其在关节中功能的改变可能对疾病的发病机理的以下几个方面起作用：细菌清除障碍，将自身抗原呈递给T细胞，前抗炎因子与抗炎因子之间平衡的改变。后者通过IL-10的影响获得支持。反应性关节炎发展过程中的G微随体[246]，银屑病关节炎的人重组IL-10的作用[247]，强直性脊柱炎患者骶髂关节和银屑病关节炎患者的滑膜中所证实TNF-α的存在[248,249]，以及TNF-α对脊椎关节病的临床表现，和滑膜的免疫病理学方面有令人难忘的阻断抑制作用[209,241]，以上事实表明这些现象可能在巨噬细胞来源的细胞因子出现失衡之后才发生。

九、结论

对肠病型关节发病机制的更深入研究，一方面证实了克隆病与脊椎关节病之间的生物学和免疫学关系，另一方面也证实了这些疾病中消化道与关节炎症之间的这层关系。当T细胞及其细胞因子还被认为在这一概念中起作用时，最近的证据主要指向了先天性免疫系统的改变，更具体的说是巨噬细胞及其产物。这些数据与下面的假设是一致的：在遗传学上的易感宿主身上发生的细菌清除能力受损和一个不可控制的炎症反应，可以导致正常免疫耐受的崩溃，并引起针对特定细菌的病理学细胞免疫反应，从而诱发消化道和关节的炎症。通过使用TNF-α阻断并向下调节不可控制的炎症反应，在脊椎关节病中被证实是一种有效的临床治疗手段，但是这可能会引起一些人的担心，因为它使宿主防御功能受损，并且使这些患者的感染几率增加。因此，必须进一步的探索这些疾病的发病机理，以期获得恢复前抗炎因子与抗炎因子之间平衡的更好方法，而不影响机体正常的免疫防御状态。

（赵力　任富继　李世民　译　李世民　校）

参考文献

1. Mielants H, Veys EM. Enteropathic arthritis. In: Koopman WJ, ed. *Arthritis and allied conditions*. 14th ed. Philadelphia: Lippincott Williams & Wilkins, 2001:1362–1382.
2. Mayberry JF, Ballantyne KC, Hardcastle JD, et al. Epidemiological study of asymptomatic inflammatory bowel disease: the identification of cases during a screening programme for colorectal cancer. *Gut* 1989;30:481–483.
3. Palm O, Moum B, Ongre A, et al. Prevalence of ankylosing spondylitis and other spondylarthropathies among patients with inflammatory bowel disease: a population study (the IBSEN study). *J Rheum* 2002; 29:511–515.
4. Salvarini C, Fornaciari G, Beltrami M, et al. Musculoskeletal manifestations in inflammatory bowel disease. *Eur J Int Med* 2000:11:210–214.
5. Gravallese EM, Kantrowitz FG. Arthritic manifestations of inflammatory bowel disease. *Am J Gastroenterol* 1988;83:703–709.
6. Orchard TR, Wordsworth BP, Jewell DP. Peripheral arthropathies in inflammatory bowel disease: their articular distribution and natural history. *Gut* 1998;42:387–391.
7. De Vlam K, De Vos M, Mielants H, et al. Spondyloarthropathy in inflammatory bowel disease: prevalence and HLA association. *J Rheumatol* 2000;27:2860–2865.
8. Scarpa R, Del Puente A, D'Arienzo A, et al. The arthritis of ulcerative colitis: clinical and genetic aspects. *J Rheumatol* 1992;19:373–377.
9. Veloso FT, Carvalho J, Magro F. Immune-related systhemic manifestations of inflammatory bowel disease—a prospective study of 792 patients. *J Clin Gastroenterol* 1996;23:29–34.
10. Palm O, Moum B, Jahnsen J, et al. The prevalence and incidence of peripheral arthritis in patients with inflammatory bowel disease, a prospective population based study (the IBSEN study). *Rheumatology* 2001;40:1256–1261.
11. Salvarini C, Vlachonikolis IG, Van Der Heijde DM, et al. Musculoskeletal manifestations in a population based cohort of inflammatory bowel disease patients. *Scand J Gastroenterol* 2001;12:1307–1313.
12. Mielants H, Veys EM. The gut in the spondyloarthropathies. *J Rheumatol* 1990;17:7–10.
13. Mielants H, Veys EM, Cuvelier C, et al. The evolution of spondylarthropathies in relation to gut histology. Part I: clinical aspects. *J Rheumatol* 1995;22:2266–2272.
14. Isdale A, Wright V. Seronegative arthritis and the bowel: the gut and rheumatic diseases. *Baillieres Clin Rheumatol* 1989;3:285–301.
15. Steer S, Jones H, Hibbert J, et al. Low back pain, sacroiliitis and the relationship with HLA-B27 in Crohn's disease. *J Rheum* 2003;30: 518–522.
16. Queiro R, Maiz J, Intxaosti J, et al. Subclinical sacroiliitis in inflammatory bowel disease: a clinical and follow-up study. *Clin Rheum* 2000;19:445–449.
17. Dougados M, Van Der Linden J, Juhlin R, et al., for The European Spondyloarthropathy Study Group. The European Spondyloarthropathy Study Group preliminary criteria for the classification of spondyloarthropathy. *Arthritis Rheum* 1991;34:1218–1226.
18. Bardazzi G, Mannoni A, D'Albasio G, et al. Spondyloarthritis in patients with ulcerative colitis. *Ital J Gastroenterol* 1997;29:520–524.
19. Kennedy GL, Will R, Calin A. Sex ratio in the spondyloarthropathies and its relationship to phenotypic expression, mode of inheritance and age at onset. *J Rheumatol* 1993;20:1900–1904.
20. Edmonds L, Elswood J, Kennedy GL, et al. Primary ankylosing spondylitis in psoriatic and enteropathic spondyloarthropathies: a controlled analysis. *J Rheumatol* 1991;19:696–698.
21. Brophy S, Pavy S, Lewis P, et al. Inflammatory eye, skin and bowel disease in spondyloarthritis: genetic, phenotypic and enviromental factors. *J Rheum* 2001;28: 2667–2673.
22. Schorr-Lesnick B, Brandt LJ. Selected rheumatologic and dermatologic manifestations of inflammatory bowel disease. *Am J Gastroenterol* 1988;83:216–223.
23. Rosenbaum T. Characterization of uveitis associated with spondyloarthritis. *J Rheumatol* 1989;16:792–796.
24. Lyons JL, Rosenbaum JT. Uveitis associated with inflammatory bowel disease compared with uveitis associated with spondylarthropathy. *Arch Ophtalmol* 1997;115:61–64.
25. Banares AA, Jover JA, Fernandez-Gutiérrez B, et al. Bowel inflammation in anterior uveitis and spondyloarthropathy. *J Rheumatol* 1995; 22:1112–1117.
26. Greenstein AJ, Janowitz HD, Sachar DB. The extraintestinal complications of Crohn's disease and ulcerative colitis: a study of 700 patients. *Medicine* 1976;55:401–412.
27. Main J, Mckenzie H, Yeaman GR, et al. Antibody to *Saccharomyces cerevisiae* (baker's yeast) in Crohn's disease. *BMJ* 1988;297:1105–1106.
28. Hoffman IEA, Demetter P, Peeters M, et al. Anti-*Saccharomyces cerevisiae* IgA antibodies are raised in ankylosing spondylitis and undifferentiated spondylarthropathy. *Ann Rheum Dis* 2003;62:455–459.
29. Mielants H, Veys EM, Goethals K, et al. Destructive hip lesions in seronegative spondyloarthropathies: relation to gut inflammation. *J Rheumatol* 1990;17:335–340.
30. Helliwell PS, Hickling P, Wright V. Do the radiological changes of classic ankylosing spondylitis differ from the changes found in the spondylitis associated with inflammatory bowel disease, psoriasis and reactive arthritis? *Ann Rheum Dis* 1998;57:135–140.
31. Mielants H, Veys EM, Cuvelier C, et al. The evolution of spondyloarthropathies in relation to gut histology. Part II: histological aspects.

J Rheumatol 1995;22:2273–2278.
32. Dekker-Saeys AJ, Keat ACS. Follow-up study of ankylosing spondylitis over a period of 12 years. *Scand J Rheumatol* 1990;[Suppl 87]: 120–121.
33. Russell AS, Percy JS, Schlaut JS, et al. Transplantation antigens in patients with Crohn's disease: the linkage of associated ankylosing spondylitis with HLA-W27. *Am J Dig Dis* 1995;20:359–361.
34. Mielants H, Veys EM, Joos R, et al. HLA-antigens in seronegative spondyloarthropathies: reactive arthritis and arthritis in ankylosing spondylitis: relation to gut inflammation. *J Rheumatol* 1987;14:466–471.
35. Purman J, Zeidler H, Bertrams J, et al. HLA antigens in ankylosing spondylitis associated with Crohn's disease: increased frequency of the HLA phenotype B27, B44. *J Rheumatol* 1988;15:1658–1661.
36. Orchard TR, Thiyagraja S, Welsh KI, et al. Clinical phenotype is related to HLA genotype in the peripheral arthropathy of inflammatory bowel disease. *Gastroenterology* 2000;118:274–279.
37. Hugót JP, Chamaillard M, Zouali H, et al. Association of NOD 2 leucine-reach repeat variants with susceptibility to Crohn's disease. *Nature* 2001 ;411:599–603.
38. Ogura Y, Bonen DK, Inohara N, et al. A frameshift mutation in NOD 2 associated with susceptibility to Crohn's disease. *Nature* 2001;411: 603–606.
39. Ogura Y, Inohara N, Benito A et al. NOD 2, a NOD 1/Apaf. 1 family member that is restricted to monocytes and activates NF-Kappa B. *J Biol Chem* 2001;276:4812–4818.
40. Hampe J, Cuthbert A, Croucher PJ, et al. Association between insertion mutation in NOD 2 gene and Crohn's disease in German and British populations. *Lancet* 2001;357:1925–1928.
41. Lesage S, Zouali H, Cezard JP, et al. CARD 15/NOD 2 mutational analysis and fenotype-phenotype correlation in 612 patients with inflammatory bowel disease. *Am J Hum Genet* 2002;70:845–857.
42. Ahmad T, Armuzzi A, Bunce M, et al. The molecular classification of the clinical manifestations of Crohn's disease. *Gastroenterology* 2002;122:854–866.
43. Abreu MT, Taylor KD, Lin YC, et al. Mutations in NOD 2 are associated with fibrostenosing disease in patients with Crohn's disease. *Gastroenterology* 2002;123: 679–688.
44. Micelli-Richard C, Zouali H, Lesage S, et al. CARD 15/NOD 2 analysis in spondylarthropathy. *Arthritis Rheum* 2002;46:1405–1406.
45. Crane AM, Bradbury L, Van Heel DA, et al. Role of NOD 2 variants in spondylarthritis. *Arthritis Rheum* 2002 46:1629–1633.
46. Ferreros-Vidal I, Amarelo J, Barros F, et al. Lack of association of ankylosing spondylitis with the most common NOD 2 susceptibility alleles to Crohn's disease. *J Rheumatol* 2003;30:102–104.
47. Peeters H, Vander Cruyssen B, Laukens D, et al. Radiologic sacroiliitis, a hallmark of spondylitis is linked with CARD15 gene polymorphisms in patients with Crohn's disease. *Ann Rheum Dis* 2004 (in press).
48. Nissila M, Lethinen K, Leirisalo-Repo M, et al. Sulphasalazine in the treatment of ankylosing spondylitis. *Arthritis Rheum* 1988;31:1111–1116.
49. Mielants H, Veys EM, Cuvelier C, et al. Course of gut inflammation in spondyloarthropathies and therapeutic consequences. *Baillieres Clin Rheumatol* 1996;10:147–164.
50. Baron TH, Truss CD, Elson CD. Low-dose oral MTX in refractory inflammatory bowel disease. *Dig Dis Sci* 1993;38:1551–1553.
51. Targan SR, Hanauer SB, Van Deventer SJH, et al. A short-time study of chimeric monoclonal antibody cA2 to tumor necrosis factor a for Crohn's disease: Crohn's Disease cA2 Study Group. *N Engl J Med* 1997;337:1029–1035.
52. Present D, Mayer L, Van Deventer SJH, et al. Anti-TNF-alpha chimeric antibody (cA2) is effective in the treatment of the fistulae of Crohn's disease: a multicenter randomized, double-blind, placebo-controlled study. *Am J Gastroenterol* 1997;92:1746(abst 648).
53. Rutgeerts P, D'Haens G, Targan S, et al. Efficacy and safety of retreatment with anti-tumor necrosis factor antibody (infliximab) to maintain remission in Crohn's disease. *Gastroenterology* 1999;117: 761–769.
54. Keating GM, Perry CM. Infliximab: an update review of its use in Crohn's disease and rheumatoid arthritis. *Bio Drugs* 2002;16:111–148.
55. Van Den Bosch F, Kruithof E, De Vos M, et al. Crohn's disease associated with spondyloarthropathy: effect of TNF α blockade with infliximab on articular symptoms. *Lancet* 2000;25(356):1821–1822.
56. Granfors K, Jalkanen S, Von Essen R, et al. *Yersinia* antigens in synovial fluid cells from patients with reactive arthritis. *N Engl J Med* 1989;320:216–221.
57. Nikkari S, Möttönen T, Saario R et al. Demonstration of *Salmonella* DNA in the synovial fluid in reactive arthritis. *Arthritis Rheum* 1996;39:S185.
58. Wilkinson NZ, Ward ME, Kingsley GH. Detection of bacteria in rheumatoid and reactive arthritis synovial fluid using a kingdom-specific polymerase chain reaction: evidence in support of a role for bacteria in the pathogenesis of inflammatory arthritis. *Arthritis Rheum* 1997; 40:S270.
59. Locht H, Mølbak K, Krogfelt KA. High frequency of reactive joint symptoms after outbreak of *Salmonella enteritidis*. *J Rheum* 2002;29: 767–771.
60. Keat AE. Reiter's syndrome and reactive arthritis in perspective. *N Engl J Med* 1983;309:1606–1615.
61. Leirisalo-Repo M, Hannu T, Lehtinen A, et al. Long term prognosis of reactive salmonella arthritis. *Ann Rheum Dis* 1997;56:516–520.
62. Clegg DO, Reda DJ, Weiseman MH, et al. Comparison of sulfasalazine and placebo in the treatment of reactive arthritis (Reiter's syndrome). *Arthritis Rheum* 1996;39:2021–2027.
63. Toivanen A, Yli-Kerttula T, Luukkainen R, et al. Effect of antimicrobial treatment on chronic reactive arthritis. *Clin Exp Rheumatol* 1993; 11:301–307.
64. De Koning J, Heeseman J, Hoogkamp-Korstanje JAA, et al. *Yersinia* in intestinal biopsy specimens from patients with seronegative spondyloarthropathy: correlation with specific serum IgA antibodies. *J Infect Dis* 1989;159:109–112.
65. Zhang Y, Toivanen A, Toivanen P. Experimental *Yersinia*-triggered reactive arthritis: effect of a 3 week course of ciprofloxacin. *Br J Rheumatol* 1997;36:541–546.
66. Mielants H, Veys EM, Cuvelier C, et al. Gut inflammation in children with late onset pauci-articular juvenile chronic arthritis and evolution to adult spondyloarthropathy: a prospective study. *J Rheumatol* 1993; 20:1567–1572.
67. Schatteman L, Mielants H, Veys EM, et al. Gut inflammation in psoriatic arthritis: a prospective ileocolonoscopic study. *J Rheumatol* 1995; 22:680–683.
68. Mielants H, Veys EM, Goemaere S, et al. Gut inflammation in the spondylarthropathies: clinical, radiological, biological and genetic features in relation to the type of histology: a prospective study. *J Rheumatol* 1991;18:1542–1551.
69. Mielants H, Veys EM, Cuvelier C, et al. The evolution of spondylarthropathies in relation to gut histology. III. Relation between gut and joint. *J Rheumatol* 1995;22:2279–2284.
70. Taurog JD, Richardson JA, Croft JAT, et al. The germfree state prevents development of gut and joint inflammatory disease in HLA-B27 transgenic rats. *J Exp Med* 1994;180:2359–2364.
71. Clegg DO, Reda DJ, Weiseman MH, et al. Comparison of sulfasalazine and placebo in the treatment of ankylosing spondylitis. *Arthritis Rheum* 1996;39:2004–2012.
72. Clegg DO, Reda DJ, Weiseman MH, et al. Comparison of sulfasalazine and placebo in the treatment of psoriatic arthritis. *Arthritis Rheum* 1996;39:2013–2020.
73. Dougados M, Maetzel A, Mijiyawa M, et al. Evaluation of sulphasalazine in the treatment of spondylarthropathies. *Ann Rheum Dis* 1992;51:955–958.
74. Joos R, Veys EM, Mielants H, et al. Sulphasalazine treatment in juvenile chronic arthritis: an open study. *J Rheumatol* 1991;18:880–884.
75. Breitbant A, Bauer H, Krastell H, et al. Sulfasalazine in recurrent anterior uveitis: a new therapeutical strategy. *Arthritis Rheum* 1993;36 [Suppl]:S225(abst).
76. Van Den Bosch F, Kruithof E, Baeten D, et al. Effects of a loading dose regimen of three infusions of chimeric monoclonal antibody to tumor necrosis factor alpha (infliximab) in spondyloarthropathy: an open pilot study. *Ann Rheum Dis* 2000;59:428–433.
77. Kruithof E, Van Den Bosch F, Baeten D, et al. Repeated infusions of infliximab a chimeric anti-TNF alpha monoclonal antibody in patients with active spondylarthropathy: one year follow-up. *Ann Rheum Dis* 2002;61:207–212.
78. Van Den Bosch F, Kruithof E, Baeten D. Randomized double-blind comparison of chimeric monoclonal antibody to tumor necrosis factor alpha (infliximab) versus placebo in active spondyloarthropathy. *Arthritis Rheum* 2002;46:755–765.

79. Braun J, Brandt J, Listing I, et al. Treatment of active ankylosing spondylitis with infliximab: a randomised controlled multicentre trial. *Lancet* 2002;359:1187–1193.
80. Bjarnason I, Hayllar J, Mac Pherson AT, et al. Side-effects of non-steroidal anti-inflammatory drugs on the small and large intestine in man. *Gastroenterology* 1993;104:1832–1847.
81. Morris AJ, Madhock R, Sturrock RD, et al. Enteroscopic diagnosis of small bowel ulceration in patients receiving non-steroidal anti-inflammatory drugs. *Lancet* 1991;337:520.
82. Allison MC, Howatson AG, Torrance CJ, et al. Gastrointestinal damage associated with the use of non-steroidal anti-inflammatory drugs. *N Engl J Med* 1992;327:749–754.
83. Hayllar J, Smith T, MacPherson A, et al. Non-steroidal anti-inflammatory drug-induced small intestinal inflammation and blood loss. *Arthritis Rheum* 1994;37:1146–1150.
84. Rampton DS, McNek NL, Sarner M. Analgesic ingestion and other factors preceding relapse in ulcerative colitis. *Gut* 1993;24:187–189.
85. Evans JMM, McMahon AD, Murray FE, et al. Non-steroidal anti-inflammatory drugs are associated with emergency admission to hospital for colitis due to inflammatory bowel disease. *Gut* 1997;40: 619–622.
86. Cipolla G, Crema F, Sacco S, et al. Nonsteroidal anti-inflammatory drugs and inflammatory bowel disease: current perspectives. *Pharmacol Res* 2002;46:1–6.
87. Smale S, Natt RS, Orchard TR, et al. Inflammatory bowel disease and spondylarthropathy. *Arthritis Rheum* 2001;44:2728–2736.
88. Fleming J, Russel H, Wiesnek D, et al. Whipple's disease: clinical, biochemical and histopathologic features and assessment of treatment in 29 patients. *Mayo Clin Proc* 1988;63:539–551.
89. Relman DA, Schmidt TM, MacDermott RP, et al. Identification of the uncultured bacillus of Whipple's disease. *N Engl J Med* 1992;327: 293–301.
90. Marth T, Raoult D. Whipple's disease. *Lancet* 2003;361:239–246.
91. Clegg DO, Zone JJ, Samuelson CD, et al. Circulating immune complexes containing secretory IgA in jejunoileal bypass disease. *Ann Rheum Dis* 1985;44:239–244.
92. Axon JMC, Hawley PR, Huskisson EC. Ileal porch arthritis. *Br J Rheumatol* 1993;32:586–588.
93. Lubrano E, Ciacci C, Ames PRJ, et al. The arthritis of coeliac disease: prevalence and pattern in 200 adult patients. *Br J Rheumatol* 1996;35: 1314–1318.
94. Bourne JT, Kumar P, Huskisson E. Arthritis and celiac disease. *Ann Rheum Dis* 1985;44:592–598.
95. Kaklamani VG, Vaiopoulos G, Kaklamanis PC. Behçet's disease. *Semin Arthritis Rheum* 1998;27:197–217.
96. Kasahara Y, Tanaka S, Nishimo M, et al. Intestinal involvement in Behçet's disease: review of 136 surgical cases in the Japanese literature. *Dis Colon Rectum* 1981;24:103–106.
97. Yurdakul S, Tuzuner N, Yurdakul I, et al. Gastrointestinal involvement in Behçet's syndrome: a controlled study. *Ann Rheum Dis* 1996; 55:208–210.
98. Inman RE. Arthritis and enteritis: an interface of protean manifestations [Editorial]. *J Rheumatol* 1987;4:406–410.
99. Lehman JJA, Allen JB, Plotz PH, et al. Polyarthritis in rats following the systemic injection of *Lactobacillus casei* cell walls in aquarous suspension. *Arthritis Rheum* 1983;26:1259–1265.
100. Stimpson SA, Brown RR, Anderig K, et al. Arthropathic properties of cell wall polymers from normal flora bacteria. *Infect Immun* 1986; 51:240–249.
101. Severijnen AJ, Hazenberg MP, Van De Merwe JP. Induction of chronic arthritis in rats by cell wall fragments of anaerobic coccoid rods isolated from the faecal flora of patients with Crohn's disease. *Digestion* 1988;39:118–125.
102. Severijnen AJ, Van Kleef R, Hazenberg P, et al. Cell wall fragments from major residents of the human intestinal flora induce chronic arthritis in rats. *J Rheumatol* 1989;16:1061–1068.
103. Leus JW, Van Den Berg WR, Van De Putte LA. Flare-up of antigen-induced arthritis in mice after challenge with oral antigen. *Clin Exp Immunol* 1984;58:364–371.
104. Mansson I, Norberg R, Olhagen B, et al. Arthritis in pigs induced by dietary factor: microbiological, clinical and histological studies. *Clin Exp Immunol* 1971;9:677–693.
105. Ivanyi P, Eulderink F, Van Alphe VL, et al. Joint disease in B27 transgenic mice. In: Lipsky P, Taurog JD, eds. *HLA-B27+ spondylarthropathies.* New York: Elsevier, 1991:71–83.
106. Ivanyi P. B27 transgenic mice and disease. *J Rheumatol* 1990;87 [Suppl]:97.
107. Hammer RE, Maika SD, Richardson JA, et al. Spontaneous inflammatory disease in transgenic rats expressing HLA-B27 and human b2m: an animal model of HLA-B27-associated human disorders. *Cell* 1990;63:109–112.
108. Breban H, Hammer RE, Richardson JA, et al. Susceptibility to HLA-B27 associated inflammatory disease in rats resides in bone marrow derived cells. *Arthritis Rheum* 1992;35:S57.
109. Ismail N, Chamberlain J, Inman R. Persistence and dissemination of *Yersinia enterocolitica* (Ye) 0:8 after intragastric challenge in B27-transgenic mice. *Arthritis Rheum* 1994;37:S211.
110. Bjarnasson I, Williams P, So A, et al. Intestinal permeability and inflammation in rheumatoid arthritis: effects of non-steroidal anti-inflammatory drugs. *Lancet* 1984;2:1171–1193.
111. Katz KD, Hollander D. Intestinal mucosal permeability and rheumatological diseases. *Baillieres Clin Rheumatol* 1989;3:271–284.
112. Jenkins RT, Jones DB, Goodacre RL, et al. Reversibility of increased intestinal permeability to ^{51}Cr EDTA in patients with gastrointestinal inflammatory diseases. *Am J Gastroenterol* 1987;82:1159–1164.
113. Bjarnasson I, O'Moran C, Levi J, et al. Absorption of ^{51}Chromium-labelled ethylenediamide tetraacetate in inflammatory bowel diseases. *Gastroenterology* 1983;85:318–327.
114. Hollander D, Vadheim C, Brettholz E, et al. Increased intestinal permeability in patients with Crohn's disease and their relatives. *Ann Intern Med* 1986;105:853–885.
115. Serrander R, Magnusson KE, Kihlstrom E. Acute *Yersinia* infections in man increase permeability for low molecular polyethylene glycols. *Scand J Infect Dis* 1986;18:409–413.
116. Smith MD, Gibson RA, Brooks PM. Abnormal bowel permeability in ankylosing spondylitis and rheumatoid arthritis. *J Rheumatol* 1985;12:299–305.
117. Wendling G, Bidet A, Guidet M. Intestinal permeability in ankylosing spondylitis. *J Rheumatol* 1990;17:114–115.
118. Mielants H, De Vos M, Goemaere S, et al. Intestinal mucosal permeability in inflammatory rheumatic diseases. Part II: role of disease. *J Rheumatol* 1991;18:394–400.
119. Vaile JH, Meddings JB, Yacyshyn BR, et al. Bowel permeability and CD45RO expression on circulating $CD20^{+}$ B cells in patients with ankylosing spondylitis and their relatives. *J Rheumatol* 1999; 26:128–135.
120. Bjarnasson I, Zanelli C, Smith T, et al. Non-steroidal anti-inflammatory drug-induced intestinal inflammation in humans. *Gastroenterology* 1987;93:450–454.
121. Mielants H, Goemaere S, De Vos M, et al. Intestinal mucosal permeability in inflammatory rheumatic diseases. Part I: role of antiinflammatory drugs. *J Rheumatol* 1991;8:389–393.
122. Yamada T, Sartor RB, Marshall S, et al. Mucosal injury and inflammation in a model of chronic granulomatous colitis in rats. *Gastroenterology* 1993;104:759–771.
123. Hermiston ML, Gordon JI. Inflammatory bowel disease and adenoma in mice expressing a dominant negative N-cadherin. *Science* 1995;270:1203–1207.
124. Hermiston ML, Gordon JI. In vivo analysis of cadherin function in the mouse intestinal epithelium: essential roles in adhesion, maintenance of differentiation, and regulation of programmed cell death. *J Cell Biol* 1995;129:489–506.
125. Demetter P, De Vos M, Van Damme N, et al. Focal upregulation of E-cadherin-catenin complex in inflamed bowel mucosa but reduced expressio in ulcer-associated lineage. *Am J Clin Pathol* 2000;114: 364–370.
126. Demetter P, Baeten D, De Keyser F, et al. Subclinical gut inflammation in spondyloarthropathy patients is associated with upregulation of the E-cadherin/catenin complex. *Ann Rheum Dis* 2000;59:211–216.
127. Brandtzaeg P, Bjerke K. Human Peyer's patches: lympho-epithelial relationships and characteristics of immunoglobulin-producing cells. *Immunol Invest* 1989;18:29–45.
128. Bjerke K, Brandtzaeg P, Fausa O. T cell distribution is different in follicle-associated epithelium of human Peyer's patches and villous epithelium. *Clin Exp Immunol* 1988;74:270–275.
129. Turesson I. Distribution of immunoglobulin-containing cells in human bone marrow and lymphoid tissues. *Acta Med Scand* 1976;

199:293–304.
130. Brandtzaeg P, Korsrud FR. Significance of different J chain profiles in human tissues: generation of IgA and IgM with binding site for secretory component is related to the J chain expressing capacity of the total local immunocyte population, including IgG and IgD producing cells, and depends on the clinical state of the tissue. *Clin Exp Immunol* 1984;58:709–718.
131. Brandtzaeg P. Role of J chain and secretory component in receptor mediated glandular and hepatic transport of immunoglobulins in man. *Scand J Immunol* 1985;22:111–116.
132. Mestecky J, McGhee JR. Immunoglobulin A (IgA): molecular and cellular interactions involved in IgA biosynthesis and immune response. *Adv Immunol* 1987;40:153–245.
133. Brandtzaeg P, Halstensen TS, Kett K, et al. Immunobiology and immunopathology of human gut mucosa: humoral immunity and intraepithelial lymphocytes. *Gastroenterology* 1989;97:1562–1584.
134. James SP. Cellular immune mechanisms in the pathogenesis of Crohn's disease. *In Vivo* 1988;2:1–8.
135. Dunkley ML, Husband AJ. Distribution and functional characteristics of antigen-specific helper T cells arising after Peyer's patch immunization. *Immunology* 1987;61:475–482.
136. Modlin RL, Brenner MB, Krangel MS, et al. T-cell receptors of human suppressor cells. *Nature* 1987;329:541–545.
137. Kett K, Brandtzaeg P, Fausa O. J-chain expression is more prominent in immunoglobulin A2 than in immunoglobulin A1 colonic immunocytes and is decreased in both subclasses associated with inflammatory bowel disease. *Gastroenterology* 1988;94:1419–1425.
138. MacDermott RP, Nash GS, Bertovich MJ, et al. Altered patterns of secretion of monomeric IgA and IgA subclass 1 by intestinal mononuclear cells in inflammatory bowel disease. *Gastroenterology* 1986; 91:379–385.
139. Cuvelier C, Mielants H, De Vos M, et al. Immunoglobulin containing cells in terminal ileum and colorectum of patients with arthritis related gut inflammation. *Gut* 1988;29:916–925.
140. Mayer L, Eisenhardt D. Defect in immunoregulatory intestinal epithelial cells in inflammatory bowel disease. In: MacDermot RP, ed. *Inflammatory bowel disease: current status and future approach.* Amsterdam: Exerpta Medica, 1988:9–16.
141. Veys EM, Van Laere M. Serum IgG, IgM and IgA levels in ankylosing spondylitis. *Ann Rheum Dis* 1973;32:493–498.
142. Sendid B, Colombel F, Jacquinot PM, et al. Specific antibody response to oligomannosidic epitopes in Crohn's disease. *Clin Diagn Lab Immunol* 1996;3:219–226.
143. McKenzie H, Main J, Pennington CR, et al. Antibody to selected strains of *Saccharomyces cerevisiae* (baker's and brewer's yeast) and *Candida albicans* in Crohn's disease. Gut 1990;31:536–538.
144. Quinton J-F, Sendid B, Reumaux D, et al. Anti-*Saccharomyces cerevisiae* mannan antibodies combined with anti-neutrophil cytoplasmatic autoantibodies in inflammatory bowel disease: prevalence and diagnostic role. *Gut* 1998;42:788–791.
145. Hoffenberg EJ, Fidanza S, Sauaia A. Serologic testing for inflammatory bowel disease. *J Pediatr* 1999;134:447–452.
146. Peeters M, Jossens S, Vermeire S, et al. Diagnostic value of anti-*Saccharomyces cerevisiae* and anti-neutrophil cytoplasmic autoantibodies in inflamatory bowel disease. *Am J Gastroenterol* 2001;96: 730–734.
147. Cario E, Podolsky DK. Differntial alteration in intestinal epithelial cell expression of toll-like receptor 3 (TLR3) and TLR4 in inflammatory bowel disease. *Infect Immun* 2000;68:7010–7017.
148. Fiocchi C. Inflammatory bowel disease: etiology and pathogenesis. *Gastroenterology* 1998;115:182–205.
149. Kuhn R, Lohler J, Rennick D, et al. Interleukin-10-deficient mice develop chronic enterocolitis. *Cell* 1993;75:263–274.
150. Grool TA, Van Dullemen H, Meenan J, et al. Anti-inflammatory effect of Interleukin-10 in rabbit immune complex-induced colitis. *Scand J Gastroenterol* 1998;33:754–758.
151. Claudepierre P, Rymer JC, Chevalier X. IL-10 plasma levels correlate with disease activity in spondyloarthropathy [Letter]. *J Rheumatol* 1997;24:1659–1661.
152. Simon AK, Seipelt E, Wu P, et al. Analysis of cytokine profiles in synovial T cell clones from chlamydial reactive arthritis patients: predominance of the Th1 subset. *Clin Exp Immunol* 1993;94:122–126.
153. Ritchlin C, Haas-Smith S, Looney J. Production, tissue distribution and function of IL-10 in psoriatic synovium. *Arthritis Rheum* 1996; 39:S163.
154. Brandtzaeg P, Valnes K, Scott H, et al. The human gastrointestinal secretory immune system in health and disease. *Scand J Gastroenterol* 1985;[Suppl 114]:17–38.
155. Bjerke K, Brandtzaeg P. Lack of relation between expression of HLA-DR and secretory component (SC) in follicle-associated epithelium of human Peyer's patches. *Clin Exp Immunol* 1988;71:502–507.
156. Bjerke K, Halstensen TS, Jahnsen F, et al. Distribution of macrophages and granulocytes expressing L1 protein (calprotectin) in human Peyer's patches compared with normal ileal lamina propria and mesenteric lymph nodes. *Gut* 1993;34:1357–1363.
157. Demetter P, Van Huysse JA, De Keyser F, et al. Increase in lymphoid follicles and leucocyte adhesion molecules emphasizes a role for the gut in spondyloarthropathy pathogenesis. *J Pathol* 2002;198:517–522.
158. Baeten D, Demetter P, Cuvelier CA, et al. Macrophages expressing the scavenger receptor CD163: a link between immune alterations of the gut and synovial inflammation in spondyloarthropathy. *J Pathol* 2002; 196:343–350.
159. Sanchez C, Domenech N, Vazquez J, et al. The porcine 2A10 antigen is homologous to human CD163 and related to macrophage differentiation. *J Immunol* 1999;162:5230–5237.
160. Bjerke K, Brandtzaeg P, Fausa O. T cell distribution is different in follicle-associated epithelium of human Peyer's patches and villous epithelium. *Clin Exp Immunol* 1988;74:270–275.
161. Boise LH, Noel PJ, Thompson CB. CD28 and apoptosis. *Curr Opin Immunol* 1995;7:620–625.
162. Saito T. Negative regulation of T cell activation. *Curr Opin Immunol* 1998;10:313–321.
163. Samoilova EB, Horton JL, Zhang H, et al. CTLA-4 is required for the induction of high dose oral tolerance. *Int Immunol* 1998;10:491–498.
164. Hoogkamp-Korstanje JAA, de Koning J, Heeseman J. Persistence of *Yersinia enterocolitica* in man. *Infection* 1988;16:81–85.
165. Podolsky DK. Glycoproteins in inflammatory bowel disease. In: Jarnerot G, ed. *Inflammatory bowel disease.* New York: Raven Press, 1987:53–65.
166. De Vries DD, Dekker-Saeys AJ, Gyodi E, et al. Absence of autoantibodies to peptides shared by HLA-B27.5 and *Klebsiella pneumoniae* nitrogenase in serum samples from HLA-B27 positive patients with ankylosing spondylitis and Reiter's syndrome. *Ann Rheum Dis* 1992; 51:783–789.
167. Lahesmaa R, Skurnik M, Vaara M, et al. Molecular mimicry between HLA-B27 and *Yersinia, Salmonella, Shigella* and *Klebsiella* within the same region of HLA a1-helix. *Clin Exp Immunol* 1991;86:399–404.
168. Hoski P, Rhen M, Kantele J, et al. Isolation, cloning, and primary structure of a cationic 16-kDa outer membrane protein of *Salmonella typhimurium. J Biol Chem* 1989;264:18973–18975.
169. Stieglitz H, Lipsky P. Association between reactive arthritis and antecedent infection with *Shigella flexneri* carrying a 2-Md plasmid and encoding an HLA-B27 mimetic epitope. *Arthritis Rheum* 1993; 36:1387–1391.
170. Schwimbeck P, Yu DTY, Oldstone MBA. Autoantibodies to HLA-B27 in the sera of HLA-B27 patients with ankylosing spondylitis and Reiter's syndrome. *J Exp Med* 1987;166:173–181.
171. Probst P, Hermann E, Meyer zum Büschenfelde K-M, et al. Multiclonal synovial T cell response to *Yersinia enterocolitica* in reactive arthritis. *J Infect Dis* 1993;167:385–391.
172. Hermann E, Lohse AW, Van der Zee R, et al. Synovial fluid-derived *Yersinia*-reactive T cells responding to human 65kDa heat-shock protein and heat stressed antigen-presenting cells. *Eur J Immunol* 1991;21:2139–2143.
173. Zinberg J, Vecchi M, Sakamaki S, et al. Intestinal tissue associated antigens in the pathogenesis of inflammatory bowel disease. In: Jarnerot G, ed. *Inflammatory bowel disease.* New York: Raven Press, 1987:67–76.
174. Cuvelier C, Mielants H, De Vos M, et al. Major histocompatibility class II antigen (HLA-DR) expression by ileal epithelial cells in patients with seronegative spondylarthropathies. *Gut* 1990;31:545–549.
175. Selby WS, Janossy G, Mason DY, et al. Expression of HLA-DR antigens by colonic epithelium in inflammatory bowel disease. *Clin Exp Immunol* 1983;53:614–618.
176. McDonald GB, Jewell DP. Class II antigen (HLA-DR) expression by

intestinal epithelial cells in inflammatory diseases of colon. *J Clin Pathol* 1987;40:312–317.
177. Rognum TO, Brandtzaeg P, Elgjo K, et al. Heterogeneous epithelial expression of class II (HLA-DR) determinants and secretory component related to dysplasia in ulcerative colitis. *Br J Cancer* 1987;56: 419–424.
178. Fais S, Pallone F, Squarcia O, et al. HLA-DR antigens on colonic epithelial cells in inflammatory bowel disease: I. Relation to the state of activation of lamina propria lymphocytes and to the epithelial expression of other surface markers. *Clin Exp Immunol* 1987;68: 605–612.
179. Selby WS, Poulter LW, Hobbs S, et al. Heterogeneity of HLA-DR positive histiocytes in human intestinal lamina propria: a combined histochemical and immunohistological analysis. *J Clin Pathol* 1983; 36:379–384.
180. Cuvelier CA, Quatacker J, Mielants H, et al. M-cells are damaged and increased in number in inflamed human ileal mucosa. *Histopathology* 1994;24:417–426.
181. Picker LJ. Lymphocyte homing. *Curr Opin Immunol* 1992;4:227–286.
182. Picker LJ. Control of lymphocyte homing. *Curr Opin Immunol* 1994; 6:394–406.
183. Bevilacqua MP. Endothelial-leukocyte adhesion molecules. *Annu Rev Immunol* 1993;11:767–804.
184. Adams DH, Shaw S. Leucocyte-endothelial interactions and regulation of leucocyte migration. *Lancet* 1994;343:831–836.
185. Schweighoffer T, Tanaka Y, Tidswell M, et al. Selective expression of integrin $\alpha_4\beta_7$ on a subset of human CD4+ memory T cells with hallmarks of gut tropism. *J Immunol* 1993;151:717–729.
186. Postigo AA, Sanchez-Mateos P, Lazarovits AI, et al. $\alpha_4\beta_7$ integrin mediates B cell binding to fibronectin and vascular adhesion molecule-1: expression and function of α_4 integrins on human B lymphocytes. *J Immunol* 1993;151:2471–2483.
187. Berlin C, Berg EL, Briskin MJ, et al. $\alpha_4\beta_7$ integrin mediates lymphocyte binding to the mucosal vascular addressin MadCAM-1. *Cell* 1993;74:185–195.
188. Erle DJ, Briskin MJ, Butcher EC. Expression and function of the MadCAM-1 receptor on human leukocytes. *J Immunol* 1994;153: 517–528.
189. Hamman A, Andrew DP, Jablonski-Westrich D, et al. Role of α-integrins in lymphocyte homing to mucosal tissues *in vivo*. *J Immunol* 1994;152:3282–3293.
190. Streeter PR, Berg EL, Rouse BTN, et al. A tissue-specific endothelial cell molecule involved in lymphocyte homing. *Nature* 1988;331: 41–46.
191. Briskin MJ, McEvoy LM, Butcher EC. MadCAM-1 has homology to immunoglobulin and mucin-like adhesion receptors and to IgA1. *Nature* 1993;363:461–464.
192. Cepek KL, Parker CM, Madara JL, et al. Integrin a_Eb_7 mediates adhesion of T lymphocytes to epithelial cells. *J Immunol* 1993;150:3459–3470.
193. Cerf-Bensussan N, Jarry A, Brousse N, et al. A monoclonal antibody (HML-1) defining a novel membrane molecule present on human intestinal lymphocytes. *Eur J Immunol* 1987;17:1279.
194. Barnard JA, Beauchamp RD, Coffey RJ, et al. Regulation of intestinal epithelial cell growth by transforming growth factor type β. *Proc Natl Acad Sci U S A* 1989;86:1578–1582.
195. Koyama SY, Podolsky DK. Differential expression of transforming growth factor α and β in intestinal epithelial cells. *J Clin Invest* 1989;83:1768–1773.
196. Brandtzaeg P, Sollic LM, Thrane PS, et al. Lymphoepithelial interactions in the mucosal immune system. *Gut* 1988;29:1116.
197. Van Kerckhove C, Russell GJ, Deusch K, et al. Oligoclonality of human intestinal intraepithelial T cells. *J Exp Med* 1992;175:57–63.
198. Cepek KL, Shaw SK, Parker CM, et al. Adhesion between epithelial cells and T lymphocytes mediated by E-cadherin and $\alpha_E\beta_7$ integrin. *Nature* 1994;372:190–193.
199. Overduin M, Harvey TS, Bagby S, et al. Solution structure of the epithelial cadherin domain responsible for selective cell adhesion. *Science* 1995;267:386–389.
200. Geiger B, Ayalon O. Cadherins. *Annu Rev Cell Biol* 1992;8:307–332.
201. Salmi M, Jalkanen S. VAP-1: an adhesin and and enzyme. *Trends Immunol* 2001;22:211–216.
202. Salmi M, Rajala P, Jalkanen S. Homing of mucosal leukocytes to joints. Distinct endothelial ligands in synovium mediate leukocyte-subtype specific adhesion. *J Clin Invest* 1997;99:2165–2175.
203. Salmi M, Jalkanen S. Human leukocyte subpopulations from inflamed gut bind to joint vasculature using distinct sets of adhesion molecules. *J Immunol* 2001;166:4650–4657.
204. Mack DR, Beedle S, Warren J, et al. Peripheral blood intracellular cytokine analysis in children newly diagnosed with inflammatory bowel disease. *Pediatr Res* 2002;51:328–332.
205. Van Damme N, De Keyser F, Demetter P, et al. The proportion of Th1 cells, which prevail in gut mucosa, is decreased in inflammatory bowel syndrome. *Clin Exp Immunol* 2001;125:383–390.
206. Van Damme N, De Vos M, Baeten D, et al. Flow cytometric analysis of gut mucosal lymphocytes supports an impaired Th1 cytokine profile in spondyloarthropathy. *Ann Rheum Dis* 2001;60:495–499.
207. Yin Z, Braun J, Neure L, et al. Crucial role of interleukin-10/interleukin-12 balance in the regulation of the type 2 T helper cytokine response in reactive arthritis. *Arthritis Rheum* 1997;40:1788–97.
208. Rudwaleit M, Siegert S, Yin Z, et al. Low T cell production of TNF_{alpha} and IFN_{gamma} in ankylosing spondylitis: its relation to HLA-B27 and influence of the TNF-308 gene polymorphism. *Ann Rheum Dis* 2001;60:36–42.
209. Baeten D, Van Damme N, Van den Bosch F, et al. Impaired Th1 cytokine production in spondyloarthropathy is restored by anti-TNF_{alpha}. *Ann Rheum Dis* 2001;60:750–755.
210. Braun J, Yin Z, Spiller I, et al. Low secretion of tumor necrosis factor alpha, but no other Th1 or Th2 cytokines, by peripheral blood mononuclear cells correlates with chronicity in reactive arthritis. *Arthritis Rheum* 1999;42:2039–2044.
211. Iwanaga T, Shikichi M, Kitamura H, et al. Morphology and functional roles of synoviocytes in the joint. *Arch Histol Cytol* 2000;63: 17–31.
212. Hendersen B. The contribution made by cytochemistry to the study of the metabolism of the normal and rheumatoid synovial lining cell (synoviocyte). *Histochem J* 1982;14:527–544.
213. Graabaek PM. Characteristics of the two types of synoviocytes in rat synovial membrane. An ultrastructural study. *Lab Invest* 1984;50: 690–702.
214. Palmer DG, Selvendran Y, Allen C, et al. Features of synovial membrane identified with monoclonal antibodies. *Clin Exp Immunol* 1985;59:529–38.
215. Barland P, Novikoll AB, Hamerman D. Electron microscopy of the human synovial membrane. J Cell Biol 1982;14:207–220.
216. Edwards JC. The nature and origins of synovium: experimental approaches to the study of synoviocyte differentiation. *J Anat* 1994; 184:493–501.
217. Wilkinson LS, Pitsillides AA, Worrall JG, et al. Light microscopic characterization of the fibroblast-like synovial intimal cell (synoviocyte). *Arthritis Rheum* 1992;35:1179–1184.
218. Mapp PI, Revell PA. Fibronectin production by synovial intimal cells. *Rheumatol Int* 1985;5:229–237.
219. Hamann J, Wishaup JO, Van Lier RAW, et al. Expression of the activation antigen CD97 and its ligand CD55 in rheumatoid synovial tissue. *Arthritis Rheum* 1999;42:650–658.
220. Morales Ducret J, Wayner E, Elices MJ, et al. Alpha 4/beta 1 integrin (VLA-4) ligands in arthritis. Vascular cell adhesion molecule-1 expression in synovium and on fibroblast-like synoviocytes. *J Immunol* 1992;149:1424–1431.
221. Revell PA, Al-Saffar N, Fish S, et al. Extracellular matrix of the synovial intimal cell layer. *Ann Rheum Dis* 1995;54:404–407.
222. Ceponis A, Konttinen YT, Mac Kevicius Z, et al. Aberrant vascularity and von Willebrand factor distribution in inflamed synovial membrane. *J Rheumatol* 1996;23:1880–1886.
223. Reece RJ, Canete JD, Parsons WJ, et al. Distinct vascular patterns of early synovitis in psoriatic, reactive, and rheumatoid arthritis. *Arthritis Rheum* 1999;42:1481–1484.
224. Baeten D, Demetter P, Cuvelier C, et al. Comparative study of the synovial histology in rheumatoid arthritis, spondyloarthropathy, and osteoarthritis: influence of disease duration and activity. *Ann Rheum Dis* 2000;59:945–953.
225. Veale D, Yanni G, Branes L, et al. Reduced synovial macrophage numbers, ELAM-1 expression, and lining layer hyperplasia in psoriatic arthritis as compared with rheumatoid arthritis. *Arthritis Rheum* 1993;36:893–900.
226. Fraser A, Fearon U, Reece R, et al. Matrix metalloproteinase 9, apop-

tosis, and vascular morphology in early arthritis. *Arthritis Rheum* 2001;44:2024–2028.
227. Fearon U, Griosios K, Fraser A, et al. Angiopoietins, growth factors, and vascular morphology in early arthritis. *J Rheumatol* 2003;30: 260–268.
228. Kraan MC, Haringman JJ, Post WJ, et al. Immunohistological analysis of synovial tissue for differential diagnosis in early arthritis. *Rheumatology* 1999;38:1074–1080.
229. Smeets TJM, Dolhain RJEM, Breedveld FC, et al. Analysis of the cellular infiltrates and expression of cytokines in synovial tissue of patients with rheumatoid arthritis and reactive arthritis. *J Pathol* 1998;88:84–90.
230. Lahesmaa-Rantala R, Granfors K, Isomaki H, et al. *Yersinia* specific immune complexes in the synovial fluid of patients with *Yersinia* triggered reactive arthritis. *Ann Rheum Dis* 1987;46:510–514.
231. Hammer M, Zeidler H, Klisma S, et al. *Yersinia enterocolitica* in the synovial membrane of patients with *Yersinia*-induced arthritis. *Arthritis Rheum* 1990;33:1795–1800.
232. Nikkari S, Merilahti-Palo R, Saaro R, et al. *Yersinia*-triggered reactive arthritis: use of polymerase chain reaction and immunocytochemical staining in the detection of bacterial components from synovial specimens. *Arthritis Rheum* 1992;35:682–687.
233. Mäki-Ikola O, Granfors K. *Salmonella* triggered reactive arthritis. *Lancet* 1992;339:1096–1098.
234. Ford DK, Schuller M. Synovial lymphocyte responses to microbial agents differentiate the arthritis of enteric reactive arthritis from the arthritis of inflammatory bowel disease. *J Rheumatol* 1988;15:1239–1242.
235. Gaston JSH, Life PF, Granfors K, et al. Synovial T lymphocyte recognition of organisms that trigger reactive arthritis. *Clin Exp Immunol* 1989;76:348–353.
236. Hassel AB, Pilling D, Reynolds D, et al. MHC restriction of synovial fluid lymphocytes responses to the triggering organism in reactive arthritis: absence of a class I-restricted response. *Clin Exp Immunol* 1992;83:442–447.
237. Lahesmaa R, Yssel H, Batsford S, et al. *Yersinia enterocolitica* activates a T helper type-1 like T cell subset in reactive arthritis. *J Immunol* 1992;148:3079–3085.
238. Hermann E, Yu DTY, Meyer zum Büschenfelde KH, et al. HLA-B27 restricted CD8 T cells derived from synovial fluids of patients with reactive arthritis and ankylosing spondylitis. *Lancet* 1993;342:646–650.
239. Benjamin RJ, Madrigal JA, Parham P. Peptide binding to empty HLA-B27 molecules of viable human cells. *Nature* 1991;351:74–77.
240. Elewaut D, De Keyser F, Van den Bosch F, et al. Enrichment of T cells carrying $_{beta}$7 integrins in inflamed synovial tissue from patients with early spondyloarthropathy, compared to rheumatoid arthritis. *J Rheumatol* 1998;25:1932–1937.
241. Baeten D, Kruithof E, Van den Bosch F, et al. Immunomodulatory effects of anti-tumor necrosis factor alpha therapy on synovium in spondyloarthropathy: histologic findings in eight patients from an open-label pilot study. *Arthritis Rheum* 2001;44:186–195.
242. May E, Marker-Hermann E, Wittig BM, et al. Identical T-cell expansions in the colon mucosa and the synovium of a patient with enterogenic spondyloarthropathy. Gastroenterology 2000;119: 1745–1755.
243. Yin Z, Siegert S, Neure L, et al. The elevated ratio of interferon gamma-/interleukin-4-positive T cells found in synovial fluid and synovial membrane of rheumatoid arthritis patients can be changed by interleukin-4 but not by interleukin-10 or transforming growth factor beta. *Rheumatology* 1999;38:1058–1067.
244. Canete JD, Martinez SE, Farres J, et al. Differential Th1/Th2 cytokine patterns in chronic arthritis: interferon gamma is highly expressed in synovium of rheumatoid arthritis compared with seronegative spondyloarthropathies. *Ann Rheum Dis* 2000;59:263–268.
245. Seta N, Granfors K, Sahly H, et al. Expression of host defense scavenger receptors in spondyloarthropathy. *Arthritis Rheum* 2001;44: 931–939.
246. Kaluza W, Leirisalo-Repo M, Marker-Hermann E, et al. IL10.G microsatellites mark promoter haplotypes associated with protection against the development of reactive arthritis in Finnish patients. *Arthritis Rheum* 2001;44:1209–1214.
247. McInnes IB, Illei GG, Danning CL, et al. IL-10 improves skin disease and modulates endothelial activation and leucocyte effector functions in patients with psoriatic arthritis. *J Immunol* 2001;167:4075–4082.
248. Braun J, Bollow M, Neure L, et al. Use of immunohistologic and *in situ* hybridization techniques in the examination of sacroiliac joint biopsy specimens from patients with ankylosing spondylitis. *Arthritis Rheum* 1995;38:499–505.
249. Danning CL, Illei GG, Hitchon C, et al. Macrophage-derived cytokine and nuclear factor $_{kappa}$B p65 expression in synovial membrane and skin of patients with psoriatic arthritis. *Arthritis Rheum* 2000; 43:1244–1256.

第67章

关节炎和风湿性疾病的肝脏表现

Alexander P. Ruggieri

风湿病学家在进行某些全身性疾病的研究时会遇到涉及肝脏的临床问题。表 67.1 中对这些内容进行了概括和分类。然而许多典型的风湿疾病如类风湿性关节炎(RA)经风湿病学家们认定只有一些轻微的肝脏表现，与肝脏相关的显著的临床特征在这些疾病中通常较少见或不明显。但是这些疾病并不包括伴巨细胞动脉炎[1-5]的风湿性多肌痛(PMR)以及 Still 病(少年型类风湿关节炎、急性多关节炎综合征)[6-10]。

在风湿性多肌痛(PMR)和巨细胞动脉炎患者中约有 20%被检测出肝功能异常。轻度的肝脏疾病或胆汁淤积肝病的血清学图谱呈碱性磷酸酶显著升高，高胆红素血症罕见。肝酶升高的机理尚不清楚,但针对于基础疾病及显著的肝脏损伤给予皮质类固醇治疗并未出现缓解。

成人和小儿的 Still 病(系统性青少年型类风湿性关节炎)均存在肝脏受累,以肝炎、肝大伴门脉高压和腹水,以及显著增高的转氨酶为特征。这些会增加疾病的发病率和死亡率。急性暴发性肝衰竭[11]经一般性治疗无效,故需进行肝移植[12]。

一系列原发性肝脏疾病均可出现明显的肌肉骨骼表现。在这些疾病中,各种骨和关节的表现可能显著但仍有疑问。这些包括在自身免疫或免疫复合物相关的肝脏疾病(丙型肝炎相关的冷球蛋白血症、自身免疫性肝炎、原发胆汁性肝硬化)中发生的对称性炎性关节炎、合并软骨钙质沉着病的晶体性关节炎(Wilson 病、血色素沉着病)、骨关节炎(代谢综合征和脂肪肝)[13-15]、伴有任何原因引起终末期肝病的肥大性骨关节病和Dupuytren 挛缩(掌筋膜挛缩)(图 67.1)[16,17],以及进展期肝脏疾病中伴维生素 D 代谢紊乱的骨质疏松症[18,19]。针对于基础肝病的治疗对许多肝病相关的骨病和关节病有效。其中许多在肝移植后可缓解[16]。结节病是一种全身性炎性疾病,可导致肝脏和关节混合的临床表现。这种疾病和其他一些代谢性疾病 (肝豆状核变性、血色素沉着症)均伴随有肝脏和关节的异常,这将在本文其他章节有所叙述(第 94 章和第 120 章)。

表67.1　风湿病中涉及肝脏的临床问题的分类

1.有肝脏表现的典型风湿性疾病
a.风湿性多肌痛(PMR)
b.Still病
2.由免疫介导的肝脏疾病的肝外表现
a.急性和慢性感染肝脏病毒(乙型和丙型肝炎)
b.混合型冷球蛋白血症
3.自身免疫性肝脏疾病
a.自身免疫性肝炎
b.原发性胆汁性肝硬化
c.硬化性胆管炎
d.结节病
4.抗风湿药物的肝毒性效应
5.代谢性疾病的肝脏和关节的表现
a.Wilson病(肝豆状核变性)
b.血色素沉着病
c.脂肪肝、胰岛素抵抗和骨关节炎(代谢综合征)
6.晚期肝脏疾病的肌肉骨骼表现
a.肥大性骨关节病
b.Dupuytren挛缩(掌筋膜挛缩)
c.骨质疏松

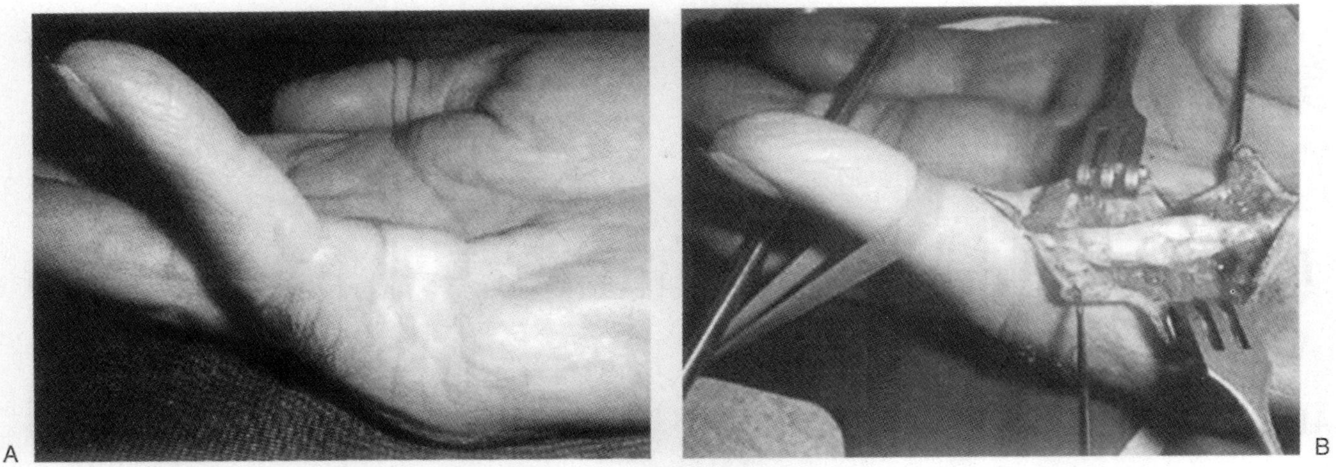

图67.1　(A)Dupuytren挛缩,掌屈肌腱的挛缩。(B)外科手术解剖展示该肌腱及其周围腱膜增厚和挛缩。

一、免疫介导的肝脏疾病的肝外风湿症的表现

肝脏的病毒感染

1.丙型肝炎

丙型肝炎病毒(HCV)感染常出现风湿症的表现[20]。包括疲劳、关节痛、肌痛、关节炎、干燥症状,以及自身抗体表达。通常,感染是通过血源传播的。献血者的严格筛选显示静脉滥用药物为获得感染的主要危险因素。在美国,进行教育和严格控制献血者程序使通过血源传播的新发病例数从1980年初期最高点的每年多于250 000降至目前的少于40 000。总体来说,预计仍有相当多的感染者尚未经诊断。由于急性丙型肝炎病毒感染相关的早期急性症状[21]是短暂的、轻微的或无症状的,因此,当风湿病学专家在这种原因不明的血清转氨酶升高情况下评估肝外风湿症表现时,常作出慢性感染的诊断。在这种情况下,应用免疫分析和重组免疫印迹分析检测HCV抗体,同时以聚合酶链反应(PCR)、分支DNA检测或转录介导的扩增检测HCV核糖核酸(RNA)可证实诊断。

丙型肝炎病毒感染最常见的临床肝外表现是全身性血管炎[22]、最常累及皮肤、神经和肾脏的小血管,导致紫癜、皮肤溃疡、袜套样轴突感觉神经病、多发性单神经炎、膜增生性肾小球肾炎、干燥综合征以及多关节炎等临床病变。慢性HCV感染相关的血管炎(病)似乎总是与冷球蛋白的存在有关,而被认为与混合性冷沉(淀)球蛋白血症血管炎(MCV)具有相同的发病机制。的确,在最近10年内,许多研究都证实大多数混合性冷沉(淀)球蛋白血症血管炎(MCV)的发病都涉及HCV的感染[23]。尚未有循环冷沉(淀)球蛋白阴性的HCV相关血管炎病例的报道。然而,关于许多慢性HCV感染患者的报告指出可检测的冷球蛋白的总体发病率低,而那些冷球蛋白呈阳性的患者其患有显著的血管炎的临床发病率低[24-26]。一旦出现,慢性HCV感染的冷球蛋白血管炎最常出现冷沉(淀)比容大于3%的Ⅱ型冷球蛋白[单克隆免疫球蛋白M(IgM)型类风湿因子伴有多克隆免疫球蛋白][27]。

肝脏疾病的严重程度与血管炎的程度之间的关系表现不一:患者可能是无症状的冷球蛋白携带者,但是根据常规标准判断可能有慢性肝炎;在一些病例中,冷球蛋白血症患者可能仅有轻微、甚至没有活动性的肝脏疾病,伴肝脏转氨酶正常,活组织检查仅有轻微的肝损害;也有的患者可能有严重的MCV表现;最后,在其他一些患者,活动性肝脏疾病和MCV相关的症状可能均出现[28]。

在广泛认识到HCV感染在冷球蛋白血症血管炎(病)中的病原学作用和抗病毒疗法的作用之前,对许多HCV冷球蛋白血症血管炎(病)病例单独应用免疫抑制剂治疗(单独或联合应用皮质激素、环磷酰胺和血浆置换)取得不同程度的效果[29,30]。干扰素-α和利巴韦林的应用为成功降低肝硬化进展和肝细胞癌的发病率以及缓解慢性HCV感染的肝外表现带来了希望。来自几项研究的数据显示那些被认为有轻、中度疾病的患者其临床应答率有望达75%[22]。肾脏的和神经系统的表现通常难以治疗,提示为不可逆的终末期器官损害。应答率和复发率与病毒性负荷的减少相关[31]。迄今为

止所累积的观察报告支持一种观点，即干扰素-α 和利巴韦林的联合治疗被认为是慢性 HCV 相关的冷球蛋白血症患者初期主要的治疗方法，并且排除病毒几乎总是可引起冷球蛋白血症血管炎的临床缓解。通过对抗病毒治疗的深入理解，这种看法逐渐有所转变。尽管抗病毒治疗有望取得成功，但它又是不充分的，并有显著的限制使用的副作用或可导致血管炎（病）表现的恶化[32-34]。不仅由于其疗效尚存在疑问，而且考虑到潜在 HCV 感染的扩增作用并伴病变的进展，免疫抑制疗法的结论是复杂难解的。皮质类固醇疗法已经显示可引起病毒血症增加[35,36]，而一项对 HCV 相关的冷球蛋白肾小球肾炎患者的回顾调查指出，联合应用皮质类固醇、环磷酰胺和血浆置换不会引起急性肝损害或肝脏晚期病变[37]。

2.乙型肝炎

乙型肝炎病毒（HBV）在其已知的唯一天然宿主（人类）的急、慢性感染状态下，可引起一系列风湿性症状。与丙型肝炎病毒一样，血源性传播是其主要的传染途径，但是粪—口途径和围生期的传染亦常见。

在感染的急性期，最常见的风湿症表现为“关节炎-皮炎”综合征[38]，由荨麻疹、瘀点、斑丘疹以及累及小关节的对称性多关节炎组成。出现乙型肝炎表面抗原及滑膜和皮肤组织中补体消耗的迹象均支持免疫复合物介导的发病机理[39]。随着急性感染的消退，这种综合征的症状也逐渐消退，极少持续超过数周。除非出现肝功能异常，多数患者并不出现黄疸，而真正的病因可能被遗漏。当乙型肝炎病毒的急性感染消退后，应用简单的非类固醇抗炎药进行治疗，患者可完全康复。

慢性乙型肝炎病毒感染很少伴有免疫复合物的相关症状[40,41]，包括从轻微的白细胞分裂[42]或者荨麻疹性血管炎[43]到充分发展的结节性多动脉炎[44-47]、多发的微小血管炎[48]以及膜性肾小球病[49]。亦有关于乙肝疫苗诱发血管炎的个别报道[50,51]。应用传统的免疫抑制疗法治疗由免疫复合物介导的慢性 HBV 感染造成的肝外表现常令潜在的 HBV 感染加重或复发的可能增加[52]。目前有三种药物可与免疫抑制剂同时应用以治疗慢性 HBV 感染[53]，即干扰素-α、拉米夫定和阿德福韦酯（抗病毒药）[54]。干扰素-α 用于治疗慢性乙型肝炎已有多年，并已用来控制肝外血管炎的症状[55,56]。通过抑制病毒 DNA 的合成并激活抗病毒的酶类发挥其抗病毒作用。干扰素-α 亦可通过增加 Ⅰ 类组织相容性抗原的表达以及模拟辅助 T 淋巴细胞和自然杀伤细胞的活性从而增加机体对 HBV 感染的肝细胞的细胞免疫应答。拉米夫定是一种可直接抑制 HBV DNA 聚合酶的核苷类似物，具有快速的抗病毒作用，并可与免疫抑制剂联合用药[57-59]。其缺点是连续用药引起病毒耐药性的比例较高。新制剂阿德福韦酯是一种抑制 HBV 聚合酶的核苷类似物，治疗对拉米夫定耐药的 HBV 感染有效。

二、抗风湿药物治疗的肝毒性作用

肝脏的主要生理学作用是解毒以及代谢外源性非生理性的化学物质。在这一过程中，肝脏极易因多种机制而受损。用于治疗关节炎和风湿性疾病的药物对于特定患者而言均具有某种潜在的特异性肝损伤。以下将集中讨论少数几种因其特殊的用药记录或用药频率与剂量而应特别注意其肝脏毒性的药物，另外其他肝脏方面罕见的作用亦值得更加关注。

（一）甲氨蝶呤

甲氨蝶呤（MTX）是一种治疗风湿性疾病，特别是类风湿性和银屑病性关节炎的重要药物。在甲氨蝶呤治疗引起的一系列潜在副作用中，其中有可能产生并应针对性地进行监护的是肝细胞的受损情况。风湿性疾病应用甲氨蝶呤治疗可导致肝纤维化、肝硬化和肝衰竭[60]。甲氨蝶呤用药期间常有转氨酶水平的升高，在正常范围上下波动。已经证实肝脏 AST 水平与长期每周接受甲氨蝶呤治疗的 RA 患者中组织进行性退变之间具有显著的相关性。组织学证据表明应用甲氨蝶呤治疗过程中多达一半的患者随着时间推移可出现肝纤维化，其严重程度与肥胖、饮酒、年龄、糖尿病以及治疗的持续时间有显著的相关性[62]。病理学改变为非特异性的，包括肝细胞的脂肪变性、多型核现象、肝细胞坏死、肝汇管区慢性炎性渗出、纤维化以及肝硬化。甲氨蝶呤治疗所致肝损害中的许多组织病理学改变与非酒精性肝脂肪变性及脂肪肝中的改变是相同的[63]。对于肝脏损伤的机制尚知之甚少，细胞内的甲氨蝶呤聚谷氨酸盐蓄积及随后的叶酸缺乏可能发挥了一定的作用[64]。

甲氨蝶呤之前在其他疾病治疗中所致肝毒性的不良作用推动了甲氨蝶呤用于类风湿性关节炎治疗时其使用及监护指南的发展，该指南已于 1994 年出版[65]。自从该指南出版以来，一些关于长期应用甲氨蝶呤治疗类风湿性关节炎的积极的前瞻性研究提出放宽该指南的标准[66]。但是亦有强有力的争论反对放宽既定指南的标准[67]。目前的用药监测指南可有效决定是否需要进行肝脏的活组织检查，并对那些需进行肝脏活组织检查的患者具有鉴别作用[68]。鉴于甲氨蝶呤已知的肝毒性作用,特别是在银屑病关节炎的治疗中,以及种类和数量都不断增加的甲氨蝶呤联合用药（他汀类药物、抗惊厥剂、抗抑郁药、NSAID[69]）均具有潜在的肝毒性，而许多人群中可能增加甲氨蝶呤肝毒性的肥胖症和脂肪肝均呈高患病率[70],用药指南的应用有效预防了甲氨蝶呤所致的严重肝脏损害，因此似乎并没有依据放宽目前甲氨蝶呤的用药监测指南。对高龄、应用甲氨蝶呤治疗超过3年者,及现患有肥胖症、高甘油三酯血症、糖尿病、银屑病患者和长期酗酒者进行甲氨蝶呤治疗时应高度关注其肝脏毒性作用。

应用甲氨蝶呤期间,血清转氨酶常升高,在正常范围上下波动,常提示有可逆性的肝损害。持续的转氨酶升高常提示更永久的肝组织结构改变。血清白蛋白进行性减少,尤其是伴有不明原因的血小板减少,是临床出现肝纤维化的先兆。

仅靠血清学实验尚不能确定是否存在肝损害及其损害的程度。肝脏活组织检查是该诊断的金标准[71]。对接受甲氨蝶呤治疗的患者的肝组织活检切片的解释依据的是Roenigk分级系统[72]。1级表示除了可能存在脂肪改变之外为正常。2级包括脂肪改变和肝细胞散在斑点状坏死。3A级包括轻度的汇管区纤维化,3B级表示有肝脏碎屑样坏死或中到重度的肝间隔纤维化,并伴有汇管区到汇管区或汇管区到中心静脉的桥接样纤维化。4级表示完全丧失正常的肝脏结构并伴有肝脏纤维化、肝硬化和肝结节状再生。

甲氨蝶呤用于治疗类风湿关节炎时的肝毒性作用的监测指南已经发表,并得到了美国风湿病学会的认可[65]。根据该指南，治疗前应进行包括天冬氨酸转氨酶(AST)、丙氨酸转氨酶(ALT)、碱性磷酸酶、白蛋白、胆红素、丙型和乙型肝炎的血清学研究、全血细胞计数和血清肌酐在内的检查。对在上述检查中有不明原因的异常情况的患者或者酗酒者，治疗前推荐进行肝脏活组织检查。如果上述治疗前的检查均为正常,则可继续给予甲氨蝶呤,同时每4~8星期检查一次AST、ALT和白蛋白。如果在12个月内9次AST测定出现5次超过正常范围的异常情况(或者在12次每月进行的测定中有6次不正常),则推荐在继续应用甲氨蝶呤之前应进行肝脏活组织检查。如果肝脏活组织检查显示为Roenigk 3B级或4级,那么甲氨蝶呤治疗就应该停止。如为Roenigk 3A级或者更低，则可在密切监测上述提及的肝功能的前提下继续甲氨蝶呤治疗。任何拒绝遵从这些用药指南或酗酒的患者均应终止甲氨蝶呤治疗。在服用甲氨蝶呤的类风湿关节炎患者中，同时补充叶酸可降低转氨酶升高和停药的风险[73]。

(二)来氟米特

来氟米特是通过抑制,双氢乳清酸脱氢酶(新嘧啶合成中关键的一步)而抑制活化的淋巴细胞增殖,从而发挥免疫调节作用[74]。临床实验中常见的副作用是肝脏转氨酶的升高[75]。早期的对照研究证实了其对类风湿患者[76,77]及肝移植患者[78]具有可接受的作用和安全性。个别严重肝脏衰竭的病例报告[79,80]促使一些人建议取消其作为食品与药物管理局(FDA)批准的临床用药[81]。经过进一步考察后目前这些建议已被拒绝。来氟米特已经用于和甲氨蝶呤的联合用药，并在限期研究中无明显增大肝损害的风险[82];然而,仍有至少一例报告表明，一位患者在联合应用来氟米特与甲氨蝶呤过程中出现小结节性肝硬化，尽管其治疗过程根据公认的甲氨蝶呤用药监控指南进行了密切监测[80]。来氟米特可能发生意外的严重肝毒性作用，目前除药品制造者提供的用药监护指南之外尚无正式采用或经临床审查的指南用以监护肝脏损害。

(三)非类固醇抗炎药

虽然非类固醇抗炎药是最常使用的处方药，肝毒性作用相对少见并被其对上消化道更明显的副作用所掩盖。由于这些药物的广泛应用,受激烈的市场情况驱使,新的非类固醇抗炎药应用于临床时,其潜在的肝脏效应常会估计不足，并可能发生临床上引起停药综合征的突发事件,如溴芬酸[83-86]。由于非类固醇抗炎药品种繁多,化学结构多样,可以预见其引起肝损害的类型和频率也是多样的。肝损害发生的机制可能为胆汁淤积、氧化应激或超敏反应。在选择性环氧合酶-2抑制剂中,已经有若干有关塞来昔布导致肝损害的报告[87-90]。迄今为止,尚无罗非昔布引起肝损害的报告。有证据表明,塞来昔布对原有氨苯磺胺类药物过敏及其肝毒性风险可能有一定作用[91]。

(四)扑热息痛

扑热息痛没有抗炎性质，但常被推荐作为关节炎患者的止痛剂。人们认识到扑热息痛的肝毒性已达数十年之久,它是目前引发药物性肝病最常见的原因[92]。肝细胞损害是谷胱甘肽耗竭导致毒性代谢产物堆积的结果。延长禁食、同时酗酒、潜在的肝脏疾病,以及用药剂量超过 4g/d 是该并发症的主要危险因素。

(五)英夫利昔单抗

英夫利昔单抗是用于治疗 Crohn 病(节段性肠炎)和类风湿关节炎的生物合成用药。它是肿瘤坏死因子(TNF)-α 的一种嵌合体单克隆抗体,并且是一种新型的稳定的具有高度靶向生物活性的蛋白质分子,如果没有任何代谢变化,则几乎无器官特异性的毒性作用。在投入市场前的试验中未观察到肝毒性作用[93,94]。曾有两例英夫利昔单抗导致肝损害的报道。一位 Crohn 病患者发展为严重的胆汁淤积症,完全缓解需要 2 个月[95]。另一位长期患有类风湿关节炎的患者发展为急性肝炎[96]。该患者亦有抗核抗体(ANA)阳性和高水平的抗双链DNA 抗体。这些患者都未进展为永久性损伤或死亡。令人费解的是,TNF-α 是导致各种肝脏疾病的关键因素之一[97,98],特别是在脂肪肝时,它不仅在脂肪肝早期起作用,而且导致肝损害向晚期进展。

三、自身免疫性肝脏疾病

(一)自身免疫性肝炎

Waldenström 被认为首先观察到一组以痤疮样疹、蛛状痣、闭经和显著的高丙种球蛋白血症为特征的临床表现,现今称之为"自身免疫性肝炎"[99]。最初这一病变被认为是慢性病毒感染的结果,但是患者血清中自身免疫标志物的出现,引起人们对在肝脏结构炎性破坏的发病机制中免疫耐受缺失的作用的认识,并引入了"狼疮样肝炎"和"自身免疫性慢性活动性肝炎"的概念来描述这样的情况。临床实验表明,皮质激素和硫唑嘌呤对该临床表现的成功控制证实了这样的观点[100]。频繁以经皮肝穿刺活组织检查对患者进行评估,导致一系列多形态病变的出现,这些变化有肝门束区的淋巴浆细胞浸润,以及病变发展为伴有"碎屑样坏死"和不同程度的桥接坏死以及纤维化的界板的破坏[101]。"慢性持续性肝炎"和"慢性活动性肝炎"的概念用以区别这两种不同结局的形态学变化。

慢性持续性肝炎和慢性活动性肝炎的形态学特点可广泛见于急慢性肝脏疾病,自身免疫性肝炎缺乏持续增高的转氨酶,其临床进展多变,同时该病症中存在多种血清自身免疫标志物,这些均促使两个国际专家小组给予适当的定义、命名以及临床的分类标准[102,103]。通力合作的结果是将 "慢性持久性"、"慢性活动性"和"狼疮样肝炎"的概念正式废除。正式采用"自身免疫性肝炎"来描述"尚未能治愈的、通常伴有高丙种球蛋白血症和组织自身抗体的以门静脉周围为主的肝炎,且免疫抑制治疗对多数病例有效"[104]。由于自身免疫性肝炎没有什么可作为特异性病征的表现,因此,该合作项目也强调在建立该诊断前首先排除已知病因导致的肝脏疾病的重要性。

国际自身免疫性肝炎小组合作项目的最终报告总结出这种病症的一些最主要的临床、流行病学、生物化学、免疫学和组织学特征[105]。临床上患者表现为隐匿起病或急性重症肝衰竭。常见症状包括嗜睡、疲劳、不适、恶心、体重减轻、腹痛、皮疹、关节痛和肌痛。体检结果可能为肝衰竭的表现,包括肝脾肿大、腹水、黄疸、外周性水肿,以及罕见的肝性脑病。一些患者可呈肝硬化表现。可能同时存在其他的自身免疫性疾病,最常见的是类风湿性关节炎和自身免疫性甲状腺炎。许多患者都是在一次常规体检时被发现的,而他们仅有非常轻微的症状。典型的生物化学检测结果以血清转氨酶和胆红素浓度的升高以及典型的碱性磷酸酶水平正常提示"肝炎性"病变。由 IgG 同种型升高导致的高丙种球蛋白血症很常见。应该考虑到生化检查结果的异常存在程度和类型上的变化,而且低于或接近正常值并不能排除自身免疫性肝炎的诊断。

在绝大多数具有 ANA 和抗平滑肌抗体(SMA)的患者中,有明显的循环自身抗体的血清学证据。由于一些患者存在及时的血清转化,因此血清中这些抗体呈阴性并不能排除该诊断。一小部分患者血清中与细胞色素同工酶 P450 2D6 反应的 1 型抗肝肾微粒体抗体(抗 LKM1)呈阳性[106]。血清抗 LKM1 抗体阳性常出现于缺乏 ANA 和 SMA 时,而且因为其对自身免疫性肝炎具有相对较高的特异性,所以应在仅以缺乏常见的自身抗体排除诊断之前,进行抗 LKM1 抗体的检测[107]。循环中抗 LKM1 抗体已用于解释一些抗线粒体抗体阳性的自身免疫性肝炎病例,而该血清学指标对原发性胆汁性肝硬化具有较高的特异性[108]。

自身免疫性肝炎的一个广泛被认可的特征,就是对单独使用泼尼松或者和硫唑嘌呤的联合用药具有高度的反应性。一些试验已经证实了这些药物在改善临床、组织学和实验室指征方面的疗效[109-111]。联合用药可以在使用尽可能最小剂量的皮质类固醇时达到治疗作用,尽量减少其副作用。不同组织学分级和严重程度的患者均可获得病情的缓解,10~20 年的存活率超过 80%[112,113]。用于指导皮质类固醇在其他风湿性疾病中应用的一般原则也适用于其在自身免疫性肝炎中的应用。由于肝脏有生成活性维生素D的作用,因此在自身免疫性肝炎时,补充维生素D疗法可对控制类固醇激素引起的骨质疏松症有特别重要的作用[114]。值得注意的是决定硫唑嘌呤代谢的硫代嘌呤甲基转移酶(TPMT)的编码基因,它形态多样[115],而这种多形态现象可导致对不同患者应用相同剂量的药物时敏感性、毒性和效果均不同。监测TPMT活性可辅助指导给药剂量和毒性的监测[116]。许多患者能够获得病情的缓解,不过也有患者可能需要无限期的治疗[62]。当常规的皮质类固醇和硫唑嘌呤治疗失败时,其他新的免疫抑制剂则可能有潜在的作用。这些药物有他克莫司、霉酚酸酯、布地奈德、地夫可特和熊去氧胆酸(UDCA)[117]。肝脏移植是难治性病例的一种选择,并已成功用于自身免疫性肝炎[118]。自身免疫性肝炎移植术后精确的10年生存率为75%,而且自身抗体和高丙种球蛋白血症均可消失。据报道有多达17%的自身免疫性肝炎患者复发,但常规的免疫抑制剂治疗有效[119]。

(二)原发性胆汁性肝硬化

当自身免疫或炎症性过程累及肝叶内胆管时,随之发生的破坏可能导致胆管系统外分泌完整性的丧失,胆汁分泌物蓄积而产生毒性作用,胆汁阻塞,继发的肝细胞损害,肝硬化和肝脏衰竭。这种病理学的顺序可在原发性胆汁性肝硬化(PBC)中见到,这种疾病的特征病理损害来自于T淋巴细胞介导的对肝小叶内胆管上皮细胞的持久攻击。PBC的特异性血清学标志物是抗线粒体抗体[120,121]。多数PBC患者抗线粒体抗体呈阳性,但是在5%~10%具有典型PBC特征的患者血清中,未检测到抗线粒体抗体。这种情况被称为抗线粒体抗体阴性的原发性胆汁性肝硬化或"自身免疫性胆管炎",与抗线粒体抗体阳性的患者一样,这些患者也具有类似的临床、实验室和组织学异常表现,病程和生存率也相同[122]。这些抗体的靶位是通常位于线粒体内膜、而在PBC患者胆管上皮细胞顶端区域异常表达的线粒体抗原[123,124]。与PBC免疫耐受缺失有关的线粒体抗原被认为属于能量代谢中具有丙酮酸脱氢酶(PDH)活性的一组相关酶的E2亚基,有支链酮酸脱氢酶和酮戊二酸脱氢酶[125]。经确认PDH E2亚基的一个9个氨基酸的序列为PBC主要的抗原靶位[126]。

观察的内容包括:

①这种肽诱导特异性的、主要组织相容性Ⅰ-限定的$CD8^+$细胞毒性T淋巴细胞增殖的能力,该细胞主要来源于有人类白细胞抗原(HLA)-A*0201的PBC患者。

②T淋巴细胞在PBC患者的肝脏组织中对这种肽有相对高的识别率。

③在这种肽的位置5进行丙氨酸替换的表位修改,刺激了来自HLA-A*0201 PBC患者的外周血单核细胞,可观察到迟发的、肽特异性的$CD8^+$T淋巴细胞毒性[127,128]。

所有结果都支持这一肽序有主要自身抗原的作用,以及自体反应性PDH肽的修饰作用,可用于PBC免疫调节治疗。

通常PBC最主要的症状是疲劳和瘙痒症。在常规肝功能检查之后,常用于对无症状个体的诊断。尽管多数患者更早地被确诊,但是最近的研究提示PBC的自然病程没有改变[129]。一般观察到的生存中值约为9年。与同年龄和同性别的对照组相比,死亡率高3倍,而且高达42%的死亡者与肝衰竭并发症有关。UDCA(一种利胆药)可减缓肝硬化的进展,改善组织学以及生物化学指征和临床症状,并延长可实施肝移植手术的时间。尚未显示出具有减少肝衰竭发病率或影响死亡率的作用[130]。免疫抑制疗法尚未显示出具有临床可测定的持续有益的疗效。尽管已有一些研究提示甲氨蝶呤[131]、秋水仙碱[132,133]和霉酚酸酯[134]均具有有益的作用,但这些调查结果尚未得到一致的支持。肝移植对重症病例是有效的,但是胆汁淤积可在同种异体移植物中复发[135,136]。最近的一项研究指出肺炎衣原体可能为潜在的病原体,这增大了抗生素疗法的可能性[137]。

(三)原发性硬化性胆管炎

原发性硬化性胆管炎(PSC)是慢性胆汁淤积的肝脏疾病,以纤维性组织炎症和肝内外胆管闭塞为特点。该病是最常见的成人胆汁淤积性疾病之一,并得到越来越多的确诊。据报道该病可并发溃疡性结肠炎[138,139]、全身性硬化症[140],以及自身免疫性甲状腺疾病[141]。除病毒性肝炎和酒精性肝病之外,PSC是最常见的肝移植适应证之一[142]。PSC患者胆管癌的发病率增加,那些伴有溃疡性结肠炎的患者结肠癌的发病率也增加。在疾病的终末期,肝移植是治疗的选择。免疫抑制治疗几乎没有效果。

UDCA可改善原发性胆汁性肝硬化患者的肝脏组织学及生存率,对PSC患者也有有益的作用,如PSC患者进展为主胆管狭窄并进行内窥镜治疗时。尽早对患者进行治疗的目的在于避免疾病的进展。在UDCA治疗期间,可能发生主胆管的狭窄,尽早进行内镜扩张术是非常有效的。因为UDCA治疗能够改善但是并不能治愈胆汁阻积性肝脏疾病,因此似乎必须进行持续的治疗。这种延长应用 UDCA 的治疗方法仍被推荐，是因为到目前为止，尚未有副作用的报道。在终末期患者中，UDCA 无效，而应进行肝移植手术[143]。

四、晚期肝脏疾病的肌肉骨骼表现

肥大性骨关节病是一组临床表现，包括指尖的杵状变合并远端指(趾)间关节疼痛性炎症性关节炎，以及长骨骨干的疼痛。杵状指、关节炎和骨膜炎三联征是许多疾病的表现，最常见的是胸廓和胸腔外的恶性肿瘤，而且与本文讨论有关的是任何原因导致的肝脏肿瘤和肝硬化。X 线表现以骨肥大为特征，类似骨关节炎的表现，并可见长骨骨干的骨膜增厚。治疗比较困难，移植术常可使病情缓解[16,144,145]。

Dupuytren 挛缩是一种影响掌屈肌腱腱膜的纤维增生性疾病(图 67.1A)，许多疾病如糖尿病和卵巢癌可出现这种情况，但其多见于肝胆管恶性肿瘤和肝硬化的患者。除了基础疾病的治疗外，治疗还包括皮质类固醇的局部注射和外科重建手术(图 67.1B)。

(尚玮 张化 王文良 译 叶伟胜 李世民 校)

参考文献

1. Kyle V. Laboratory investigations including liver in polymyalgia rheumatica/giant cell arteritis. *Baillieres Clin Rheumatol* 1991;5(3):475–484.
2. Kyle V, Wraight EP, Hazleman BL. Liver scan abnormalities in polymyalgia rheumatica/giant cell arteritis. *Clin Rheumatol* 1991;10(3):294–297.
3. Kosolcharoen P, Magnin GE. Liver dysfunction and polymyalgia rheumatica. A case report. *J Rheumatol* 1976;3(1):50–53.
4. Long R, James O. Polymyalgia rheumatica and liver disease. *Lancet* 1974:1(7847):77–79.
5. von Knorring J, Wassatjerna C. Liver involvement in polymyalgia rheumatica. *Scand J Rheumatol* 1976;5(4):197–204.
6. Gallo M, Calvanese A, Oscuro F, et al. [Acute hepatitis in a patient with adult onset Still disease]. *Clin Ter* 1997;148(4):183–187.
7. Esdaile JM, Tannenbaum H, Lough J, Hawkins D. Hepatic abnormalities in adult onset Still's disease. *J Rheumatol* 1979;6(6):673–679.
8. Dino O, Provenzano G, Giannuoli G, et al. Fulminant hepatic failure in adult onset Still's disease. *J Rheumatol* 1996;23(4):784–785.
9. Arber N, Weinberger A, Fadila R, et al. Adult onset Still's disease. *Clin Rheumatol* 1989;8(3):339–344.
10. Tesser JR, Pisko EJ, Hartz JW, et al. Chronic liver disease and Still's disease. *Arthritis Rheum* 1982;25(5):579–582.
11. Ott SJ, Baron A, Berghaus T, et al. Liver failure in adult Still's disease during corticosteroid treatment. *Eur J Gastroenterol Hepatol* 2003;15(1):87–90.
12. McFarlane M, Harth M, Wall WJ. Liver transplant in adult Still's disease. *J Rheumatol* 1997;24(10):2038–2041.
13. Cerulli J, Malone M. Outcomes of pharmacological and surgical treatment for obesity. *Pharmacoeconomics* 1998;14(3):269–283.
14. Rosenbloom AL, Silverstein JH. Connective tissue and joint disease in diabetes mellitus. *Endocrinol Metab Clin North Am* 1996;25(2):473–483.
15. Spector TD, MacGregor AJ. The St. Thomas' UK Adult Twin Registry. *Twin Res* 2002;5(5):440–443.
16. Taillandier J, Alemanni M, Samuel D, et al. Hepatic hypertrophic osteoarthropathy: the value of liver transplantation. *Clin Exp Rheumatol* 1998;16(1):80–81.
17. Pitt P, Mowat A, Williams R, et al. Hepatic hypertrophic osteoarthropathy and liver transplantation. *Ann Rheum Dis* 1994;53(5):338–340.
18. Holick MF. Vitamin D: a millennium perspective. *J Cell Biochem* 2003;88(2):296–307.
19. Carey E, Balan V. Metabolic bone disease in patients with liver disease. *Curr Gastroenterol Rep* 2003;5(1):71–77.
20. Vassilopoulos D, Calabrese LH. Rheumatic manifestations of hepatitis C infection. *Curr Rheumatol Rep* 2003;5(3):200–204.
21. Farrell GC. Drugs and steatohepatitis. *Semin Liver Dis* 2002;22(2):185–194.
22. Vassilopoulos D, Calabrese LH. Hepatitis C virus infection and vasculitis: implications of antiviral and immunosuppressive therapies. *Arthritis Rheum* 2002;46(3):585–597.
23. Cacoub P, Costedoat-Chalumeau N, Lidove O, et al. Cryoglobulinemia vasculitis. *Curr Opin Rheumatol* 2002;14(1):29–35.
24. Persico M, De Marino FA, Di Giacomo Russo G, et al. Prevalence and incidence of cryoglobulins in hepatitis C virus-related chronic hepatitis patients: a prospective study. *Am J Gastroenterol* 2003;98(4):884–888.
25. Cacoub P, Poynard T, Ghillani P, et al. Extrahepatic manifestations of chronic hepatitis C. MULTIVIRC Group. Multidepartment Virus C. *Arthritis Rheum* 1999;42(10):2204–2212.
26. Cicardi M, Cesana B, Del Ninno E, et al. Prevalence and risk factors for the presence of serum cryoglobulins in patients with chronic hepatitis C. *J Viral Hepat* 2000;7(2):138–143.
27. Donada C, Crucitti A, Donadon V, et al. Systemic manifestations and liver disease in patients with chronic hepatitis C and type II or III mixed cryoglobulinaemia. *J Viral Hepat* 1998;5(3):179–185.
28. Lunel F, Musset L. Mixed cryoglobulinemia and hepatitis C virus infection. *Minerva Med* 2001;92(1):35–42.
29. Dispenzieri A, Gorevic PD. Cryoglobulinemia. *Hematol Oncol Clin North Am* 1999;13(6):1315–1349.
30. Gorevic PD, Kassab HJ, Levo Y, et al. Mixed cryoglobulinemia: clinical aspects and long-term follow-up of 40 patients. *Am J Med* 1980;69(2):287–308.
31. Hadziyannis SJ, Vassilopoulos D. Complex management issues: management of HCV in the atypical patient. *Baillieres Best Pract Res Clin Gastroenterol* 2000;14(2):277–291.
32. Cid MC, Hernandez-Rodriguez J, Robert J, et al. Interferon-alpha may exacerbate cryoglobulinemia-related ischemic manifestations: an adverse effect potentially related to its anti-angiogenic activity. *Arthritis Rheum* 1999;42(5):1051–1055.
33. Gordon AC, Edgar JD, Finch RG. Acute exacerbation of vasculitis during interferon-alpha therapy for hepatitis C-associated cryoglobulinaemia. *J Infect* 1998;36(2):229–230.
34. Harle JR, Disdier P, Pelletier J, et al. Dramatic worsening of hepatitis C virus-related cryoglobulinemia subsequent to treatment with interferon alfa. *JAMA* 1995;274(2):126.
35. Fong TL, Valinluck B, Govindarajan S, et al. Short-term prednisone therapy affects aminotransferase activity and hepatitis C virus RNA levels in chronic hepatitis C. *Gastroenterology* 1994;107(1):196–199.
36. Magrin S, Craxi A, Fabiano C, et al. Hepatitis C viremia in chronic liver disease: relationship to interferon-alpha or corticosteroid treatment. *Hepatology* 1994;19(2):273–279.
37. D'Amico G. Renal involvement in hepatitis C infection: cryoglobulinemic glomerulonephritis. *Kidney Int* 1998;54(2):650–671.
38. Duffy J, Lidsky MD, Sharp JT, et al. Polyarthritis, polyarteritis and hepatitis B. *Medicine* (Baltimore) 1976;55(1):19–37.
39. Schumacher HR, Gall EP. Arthritis in acute hepatitis and chronic active hepatitis. Pathology of the synovial membrane with evidence for the presence of Australia antigen in synovial membranes. *Am J Med* 1974;57(4):655–664.
40. Sergent JS. Extrahepatic manifestations of hepatitis B infection. *Bull Rheum Dis* 1983;33(6):1–6.
41. Dienstag JL. Hepatitis B as an immune complex disease. *Semin Liver Dis* 1981;1(1):45–57.
42. Bonkovsky HL, Liang TJ, Hasegawa K, et al. Chronic leukocytoclastic vasculitis complicating HBV infection. Possible role of mutant forms of HBV in pathogenesis and persistence of disease. *J Clin Gastroenterol* 1995;21(1):42–47.
43. Greaves M. Chronic urticaria. *J Allergy Clin Immunol* 2000;105(4):

664–672.
44. Balkaran BN, Teelucksingh S, Singh VR. Hepatitis B-associated polyarteritis nodosa and hypertensive encephalopathy. *West Indian Med J* 2000;49(2):170–171.
45. Guo X, Gopalan R, Ugbarugba S, et al. Hepatitis B-related polyarteritis nodosa complicated by pulmonary hemorrhage. *Chest* 2001;119(5):1608–1610.
46. Czaja AJ. Extrahepatic immunologic features of chronic viral hepatitis. *Dig Dis* 1997;15(3):125–144.
47. Menon Y, Singh R, Cuchacovich R, et al. Pulmonary involvement in hepatitis B-related polyarteritis nodosa. *Chest* 2002;122(4):1497–1498.
48. Lhote F, Cohen P, Genereau T, et al. Microscopic polyangiitis: clinical aspects and treatment. *Ann Med Interne* (Paris) 1996;147(3):165–177.
49. Mouthon L, Deblois P, Sauvaget F, et al. Hepatitis B virus-related polyarteritis nodosa and membranous nephropathy. *Am J Nephrol* 1995;15(3):266–269.
50. Zaas A, Scheel P, Venbrux A, et al. Large artery vasculitis following recombinant hepatitis B vaccination: 2 cases. *J Rheumatol* 2001;28(5):1116–1120.
51. Saadoun D, Cacoub P, Mahoux D, et al. [Postvaccine vasculitis: a report of three cases]. *Rev Med Interne* 2001;22(2):172–176.
52. Shibolet O, Ilan Y, Gillis S, et al. Lamivudine therapy for prevention of immunosuppressive-induced hepatitis B virus reactivation in hepatitis B surface antigen carriers. *Blood* 2002;100(2):391–396.
53. Hoofnagle JH, di Bisceglie AM. The treatment of chronic viral hepatitis. *N Engl J Med* 1997;336(5):347–356.
54. Marcellin P, Boyer N. Chronic viral hepatitis. *Best Pract Res Clin Gastroenterol* 2003;17(2):259–275.
55. Wartelle-Bladou C, Lafon J, Trepo C, et al. Successful combination therapy of polyarteritis nodosa associated with a pre-core promoter mutant hepatitis B virus infection. *J Hepatol* 2001;34(5):774–779.
56. Willson RA. Extrahepatic manifestations of chronic viral hepatitis. *Am J Gastroenterol* 1997;92(1):3–17.
57. Stecevic V, Pevzner MM, Gordon SC. Successful treatment of hepatitis B-associated vasculitis with lamivudine. *J Clin Gastroenterol* 2003;36(5):451.
58. Maclachlan D, Battegay M, Jacob AL, et al. Successful treatment of hepatitis B-associated polyarteritis nodosa with a combination of lamivudine and conventional immunosuppressive therapy: a case report. *Rheumatology* (Oxford) 2000;39(1):106–108.
59. Lau CF, Hui PK, Chan WM, et al. Hepatitis B associated fulminant polyarteritis nodosa: successful treatment with pulse cyclophosphamide, prednisolone and lamivudine following emergency surgery. *Eur J Gastroenterol Hepatol* 2002;14(5):563–566.
60. Gilbert SC, Klintmalm G, Menter A, et al. Methotrexate-induced cirrhosis requiring liver transplantation in three patients with psoriasis. A word of caution in light of the expanding use of this 'steroid-sparing' agent. *Arch Intern Med* 1990;150(4):889–891.
61. Kremer JM, Furst DE, Weinblatt ME, et al. Significant changes in serum AST across hepatic histological biopsy grades: prospective analysis of 3 cohorts receiving methotrexate therapy for rheumatoid arthritis. *J Rheumatol* 1996;23(3):459–461.
62. Kremer JM, Lee RG, Tolman KG. Liver histology in rheumatoid arthritis patients receiving long-term methotrexate therapy. A prospective study with baseline and sequential biopsy samples. *Arthritis Rheum* 1989;32(2):121–127.
63. Langman G, Hall PM, Todd G. Role of non-alcoholic steatohepatitis in methotrexate-induced liver injury. *J Gastroenterol Hepatol* 2001;16(12):1395–1401.
64. Kevat S, Ahern M, Hall P. Hepatotoxicity of methotrexate in rheumatic diseases. *Med Toxicol Adverse Drug Exp* 1988;3(3):197–208.
65. Kremer JM, Alarcon GS, Lightfoot RW, Jr., et al. Methotrexate for rheumatoid arthritis. Suggested guidelines for monitoring liver toxicity. American College of Rheumatology. *Arthritis Rheum* 1994;37(3):316–328.
66. Yazici Y, Erkan D, Paget SA. Monitoring methotrexate hepatic toxicity in rheumatoid arthritis: is it time to update the guidelines? *J Rheumatol* 2002;29(8):1586–1589.
67. Kremer JM. Not yet time to change the guidelines for monitoring methotrexate liver toxicity: they have served us well. *J Rheumatol* 2002;29(8):1590–1592.
68. Erickson AR, Reddy V, Vogelgesang SA, West SG. Usefulness of the American College of Rheumatology recommendations for liver biopsy in methotrexate-treated rheumatoid arthritis patients. *Arthritis Rheum* 1995;38(8):1115–1119.
69. Chitturi S, George J. Hepatotoxicity of commonly used drugs: nonsteroidal anti-inflammatory drugs, antihypertensives, antidiabetic agents, anticonvulsants, lipid-lowering agents, psychotropic drugs. *Semin Liver Dis* 2002;22(2):169–183.
70. Angulo P. Nonalcoholic fatty liver disease. *N Engl J Med* 2002;346(16):1221–1231.
71. Bravo AA, Sheth SG, Chopra S. Liver biopsy. *N Engl J Med* 2001;344(7):495–500.
72. Roenigk HH Jr, Auerbach R, Maibach HI, et al. Methotrexate guidelines—revised. *J Am Acad Dermatol* 1982;6(2):145–155.
73. van Ede AE, Laan RF, Rood MJ, et al. Effect of folic or folinic acid supplementation on the toxicity and efficacy of methotrexate in rheumatoid arthritis: a forty-eight week, multicenter, randomized, double-blind, placebo-controlled study. *Arthritis Rheum* 2001;44(7):1515–1524.
74. Fox RI. Mechanism of action of leflunomide in rheumatoid arthritis. *J Rheumatol Suppl* 1998;53:20–26.
75. Hewitson PJ, Debroe S, McBride A, et al. Leflunomide and rheumatoid arthritis: a systematic review of effectiveness, safety and cost implications. *J Clin Pharm Ther* 2000;25(4):295–302.
76. Cohen S, Cannon GW, Schiff M, et al. Two-year, blinded, randomized, controlled trial of treatment of active rheumatoid arthritis with leflunomide compared with methotrexate. Utilization of Leflunomide in the Treatment of Rheumatoid Arthritis Trial Investigator Group. *Arthritis Rheum* 2001;44(9):1984–1992.
77. Emery P, Breedveld FC, Lemmel EM, et al. A comparison of the efficacy and safety of leflunomide and methotrexate for the treatment of rheumatoid arthritis. *Rheumatology* (Oxford) 2000;39(6):655–665.
78. Williams JW, Mital D, Chong A, et al. Experiences with leflunomide in solid organ transplantation. *Transplantation* 2002;73(3):358–366.
79. Legras A, Bergemer-Fouquet AM, Jonville-Bera AP. Fatal hepatitis with leflunomide and itraconazole. *Am J Med* 2002;113(4):352–353.
80. Weinblatt ME, Dixon JA, Falchuk KR. Serious liver disease in a patient receiving methotrexate and leflunomide. *Arthritis Rheum* 2000;43(11):2609–2611.
81. Moynihan R. FDA officials argue over safety of new arthritis drug. *BMJ* 2003;326(7389):565.
82. Mroczkowski PJ, Weinblatt ME, Kremer JM. Methotrexate and leflunomide combination therapy for patients with active rheumatoid arthritis. *Clin Exp Rheumatol* 1999;17[6 Suppl 18]:S66–S68.
83. Rabkin JM, Smith MJ, Orloff SL, et al. Fatal fulminant hepatitis associated with bromfenac use. *Ann Pharmacother* 1999;33(9):945–947.
84. Moses PL, Schroeder B, Alkhatib O, et al. Severe hepatotoxicity associated with bromfenac sodium. *Am J Gastroenterol* 1999;94(5):1393–1396.
85. Hunter EB, Johnston PE, Tanner G, et al. Bromfenac (Duract)-associated hepatic failure requiring liver transplantation. *Am J Gastroenterol* 1999;94(8):2299–2301.
86. Fontana RJ, McCashland TM, Benner KG, et al. Acute liver failure associated with prolonged use of bromfenac leading to liver transplantation. The Acute Liver Failure Study Group. *Liver Transpl Surg* 1999;5(6):480–484.
87. Alegria P, Lebre L, Chagas C. Celecoxib-induced cholestatic hepatotoxicity in a patient with cirrhosis. *Ann Intern Med* 2002;137(1):75.
88. Maddrey WC, Maurath CJ, Verburg KM, et al. The hepatic safety and tolerability of the novel cyclooxygenase-2 inhibitor celecoxib. *Am J Ther* 2000;7(3):153–158.
89. Mohammed F, Smith AD. Cholestatic hepatitis in association with celecoxib. Classification of drug associated liver dysfunction is questionable. *BMJ* 2002;325(7357):220; author reply 220.
90. Nachimuthu S, Volfinzon L, Gopal L. Acute hepatocellular and cholestatic injury in a patient taking celecoxib. *Postgrad Med J* 2001;77(910):548–550.
91. Wiholm BE. Identification of sulfonamide-like adverse drug reactions to celecoxib in the World Health Organization database. *Curr Med Res Opin* 2001;17(3):210–216.
92. Acetaminophen is main cause of acute liver failure. *Health News* 2003;9(2):6.
93. Hanauer SB. Review article: safety of infliximab in clinical trials. *Aliment Pharmacol Ther* 1999;13[Suppl 4]:16–22; discussion 38.

94. Rutgeerts P, D'Haens G, Targan S, et al. Efficacy and safety of retreatment with anti-tumor necrosis factor antibody (infliximab) to maintain remission in Crohn's disease. *Gastroenterology* 1999;117(4):761–769.
95. Menghini VV, Arora AS. Infliximab-associated reversible cholestatic liver disease. *Mayo Clin Proc* 2001;76(1):84–86.
96. Saleem G, Li SC, MacPherson BR, et al. Hepatitis with interface inflammation and IgG, IgM, and IgA anti-double-stranded DNA antibodies following infliximab therapy: comment on the article by Charles et al. *Arthritis Rheum* 2001;44(8):1966–1968.
97. Tilg H. Cytokines and liver diseases. *Can J Gastroenterol* 2001;15 (10):661–668.
98. Tilg H, Diehl AM. Cytokines in alcoholic and nonalcoholic steatohepatitis. *N Engl J Med* 2000;343(20):1467–1476.
99. Mackay IR, Toh BH. Autoimmune hepatitis: the way we were, the way we are today and the way we hope to be. *Autoimmunity* 2002; 35(5):293–305.
100. Heneghan MA, McFarlane IG. Current and novel immunosuppressive therapy for autoimmune hepatitis. *Hepatology* 2002;35(1):7–13.
101. Popper H, Paronetto F, Schaffner F. Immune processes in the pathogenesis of liver disease. *Ann N Y Acad Sci* 1965;124(2):781–799.
102. Desmet VJ, Gerber M, Hoofnagle JH, et al. Classification of chronic hepatitis: diagnosis, grading and staging. *Hepatology* 1994;19(6) 1513–1520.
103. Johnson PJ, McFarlane IG. Meeting report: International Autoimmune Hepatitis Group. *Hepatology* 1993;18(4):998–1005.
104. Terminology of chronic hepatitis. International Working Party. *Am J Gastroenterol* 1995;90(2):181–189.
105. Alvarez F, Berg PA, Bianchi FB, et al. International Autoimmune Hepatitis Group Report: review of criteria for diagnosis of autoimmune hepatitis. *J Hepatol* 1999;31(5):929–938.
106. Manns MP, Griffin KJ, Sullivan KF, et al. LKM-1 autoantibodies recognize a short linear sequence in P450IID6, a cytochrome P-450 monooxygenase. *J Clin Invest* 1991;88(4):1370–1378.
107. Duchini A, McHutchison JG, Pockros PJ. LKM-positive autoimmune hepatitis in the western United States: a case series. *Am J Gastroenterol* 2000;95(11):3238–3241.
108. Gregorio GV, Portmann B, Mowat AP, et al. A 12-year-old girl with antimitochondrial antibody-positive autoimmune hepatitis. *J Hepatol* 1997;27(4):751–754.
109. Cook GC, Mulligan R, Sherlock S. Controlled prospective trial of corticosteroid therapy in active chronic hepatitis. *Q J Med* 1971;40 (158):159–185.
110. Murray-Lyon IM, Stern RB, Williams R. Controlled trial of prednisone and azathioprine in active chronic hepatitis. *Lancet* 1973;1 (7806):735–737.
111. Soloway RD, Summerskill WH, Baggenstoss AH, et al. Clinical, biochemical, and histological remission of severe chronic active liver disease: a controlled study of treatments and early prognosis. *Gastroenterology* 1972;63(5):820–833.
112. Roberts SK, Therneau TM, Czaja AJ. Prognosis of histological cirrhosis in type 1 autoimmune hepatitis. *Gastroenterology* 1996;110 (3):848–857.
113. Davis GL, Czaja AJ, Ludwig J. Development and prognosis of histologic cirrhosis in corticosteroid-treated hepatitis B surface antigen-negative chronic active hepatitis. *Gastroenterology* 1984; 87(6):1222–1227.
114. Schalm SW, Ammon HV, Summerskill WH. Failure of customary treatment in chronic active liver disease: causes and management. *Ann Clin Res* 1976;8(3):221–227.
115. Krynetski EY, Tai HL, Yates CR, et al. Genetic polymorphism of thiopurine S-methyltransferase: clinical importance and molecular mechanisms. *Pharmacogenetics* 1996;6(4):279–290.
116. Stolk JN, Boerbooms AM, de Abreu RA, et al. Reduced thiopurine methyltransferase activity and development of side effects of azathioprine treatment in patients with rheumatoid arthritis. *Arthritis Rheum* 1998;41(10):1858–1866.
117. Czaja AJ. Treatment of autoimmune hepatitis. *Semin Liver Dis* 2002; 22(4):365–378.
118. Sanchez-Urdazpal L, Czaja AJ, van Hoek B, et al. Prognostic features and role of liver transplantation in severe corticosteroid-treated autoimmune chronic active hepatitis. *Hepatology* 1992;15(2):215–221.
119. Gonzalez-Koch A, Czaja AJ, Carpenter HA, et al. Recurrent autoimmune hepatitis after orthotopic liver transplantation. *Liver Transpl* 2001;7(4):302–310.
120. Surh CD, Danner DJ, Ahmed A, et al. Reactivity of primary biliary cirrhosis sera with a human fetal liver cDNA clone of branched-chain alpha-keto acid dehydrogenase dihydrolipoamide acyltransferase, the 52 kD mitochondrial autoantigen. *Hepatology* 1989;9(1):63–68.
121. Gershwin ME, Mackay IR, Sturgess A, et al. Identification and specificity of a cDNA encoding the 70 kd mitochondrial antigen recognized in primary biliary cirrhosis. *J Immunol* 1987;138(10):3525–3531.
122. Gisbert JP, Jones EA, Pajares JM, et al. Review article: is there an optimal therapeutic regimen for antimitochondrial antibody-negative primary biliary cirrhosis (autoimmune cholangitis)? *Aliment Pharmacol Ther* 2003;17(1):17–27.
123. Berg PA, Klein R. Mitochondrial antigen/antibody systems in primary biliary cirrhosis: revisited. *Liver* 1995;15(6):281–292.
124. Berg PA, Doniach D, Roitt IM. Mitochondrial antibodies in primary biliary cirrhosis. I. Localization of the antigen to mitochondrial membranes. *J Exp Med* 1967;126(2):277–290.
125. Migliaccio C, Van de Water J, Ansari AA, et al. Heterogeneous response of antimitochondrial autoantibodies and bile duct apical staining monoclonal antibodies to pyruvate dehydrogenase complex E2: the molecule versus the mimic. *Hepatology* 2001;33(4):792–801.
126. Kita H, Lian ZX, Van de Water J, et al. Identification of HLA-A2-restricted CD8 (+) cytotoxic T cell responses in primary biliary cirrhosis: T cell activation is augmented by immune complexes cross-presented by dendritic cells. *J Exp Med* 2002;195(1):113–123.
127. Kita H, Matsumura S, He XS, et al. Analysis of TCR antagonism and molecular mimicry of an HLA-A0201-restricted CTL epitope in primary biliary cirrhosis. *Hepatology* 2002;36(4 Pt 1):918–926.
128. Kita H, Matsumura S, He XS, et al. Quantitative and functional analysis of PDC-E2-specific autoreactive cytotoxic T lymphocytes in primary biliary cirrhosis. *J Clin Invest* 2002;109(9):1231–1240.
129. Prince M, Chetwynd A, Newman W, et al. Survival and symptom progression in a geographically based cohort of patients with primary biliary cirrhosis: follow-up for up to 28 years. *Gastroenterology* 2002;123(4):1044–1051.
130. Heathcote EJ. Management of primary biliary cirrhosis. The American Association for the Study of Liver Diseases practice guidelines. *Hepatology* 2000;31(4):1005–1013.
131. Bonis PA, Kaplan MM. Low-dose methotrexate in primary biliary cirrhosis. *Gastroenterology* 1999;117(6):1510–1513.
132. Lee YM, Kaplan MM. Efficacy of colchicine in patients with primary biliary cirrhosis poorly responsive to ursodiol and methotrexate. *Am J Gastroenterol* 2003;98(1):205–208.
133. Kaplan MM, Schmid C, Provenzale D, et al. A prospective trial of colchicine and methotrexate in the treatment of primary biliary cirrhosis. *Gastroenterology* 1999;117(5):1173–1180.
134. Jones EA. Rationale for trials of long-term mycophenolate mofetil therapy for primary biliary cirrhosis. *Hepatology* 2002;35(2):258–262.
135. Khettry U, Anand N, Faul PN, et al. Liver transplantation for primary biliary cirrhosis: a long-term pathologic study. *Liver Transpl* 2003; 9(1):87–96.
136. Kurdow R, Marks HG, Kraemer-Hansen H, et al. Recurrence of primary biliary cirrhosis after orthotopic liver transplantation. *Hepatogastroenterology* 2003;50(50):322–325.
137. Kaplan MM. Primary biliary cirrhosis: past, present, and future. *Gastroenterology* 2002;123(4):1392–1394.
138. Nakayama M, Tsuji H, Shimono J, et al. Primary biliary cirrhosis associated with ulcerative colitis. *Fukuoka Igaku Zasshi* 2001;92 (10):354–359.
139. Koulentaki M, Koutroubakis IE, Petinaki E, et al. Ulcerative colitis associated with primary biliary cirrhosis. *Dig Dis Sci* 1999;44(10): 1953–1956.
140. Fraile G, Rodriguez-Garcia JL, Moreno A. Primary sclerosing cholangitis associated with systemic sclerosis. *Postgrad Med J* 1991; 67(784):189–192.
141. Janssen HL, Smelt AH, van Hoek B. Graves' hyperthyroidism in a patient with primary sclerosing cholangitis. Coincidence or combined pathogenesis? *Eur J Gastroenterol Hepatol* 1998;10(3):269–271.
142. Zein CO, Lindor KD. Primary sclerosing cholangitis. *Semin Gastrointest Dis* 2001;12(2):103–112.
143. Stiehl A, Benz C, Sauer P. Primary sclerosing cholangitis. *Can J*

Gastroenterol 2000;14(4):311–315.
144. Vickers C, Herbert A, Neuberger J, et al. Improvement in hypertrophic hepatic osteoarthropathy after liver transplantation. *Lancet* 1988;2(8617):968.
145. Cunnane G, O'Byrne AM, Hegarty J, et al. Hepatic hypertrophic osteoarthropathy and liver transplantation. *Ann Rheum Dis* 1994;53(12):840.

第68章

间歇性和周期性关节炎综合征

Daniel L. Kastner，Ivona Aksentijevich

医生们从古时候起就对周期再发性疾病的概念充满兴趣，那时Galen将发热的周期与月相联系起来[1]。随着医学的不断发展，许多古时人们将其与天体周期相联系的人体机能障碍，现在都可根据人体生理学或微生物生理学进行解释。尽管如此，到1951年时，Reimann[2]仍将大量病因不明的再发性疾病归类为“周期性疾病”，暗示其周期性可能为共同的病因学所致。本章中将讨论Reimann周期性疾病中的几种再发性关节病。对于这些疾病而言，尽管目前已经很明确规律的周期性仅是例外而并非普遍现象，但所有这些疾病均以临床加剧与缓解相交替的病程为特征。

得益于50多年格外细致的观察，对再发性关节病分子学与细胞学基础的认识有了巨大的进展。最值得一提的或许就是认识到几种表现为间歇性的关节炎或关节痛的孟德尔自身炎症反应综合征（表68.1），以及随后对致病基因及其编码蛋白的确认[3]。正如我们将讨论的，三种遗传性回归热综合征由单一蛋白cryopyrin（嗜中性粒细胞碱性磷酸酶3，NALP3）[4-8]的突变引起，而第四种周期性发热（家族性地中海热，或FMF）则由与cryopyrin共享一个关键性结构域的pyrin（或marenostrin）[9,10]突变引起，这些发现证实了Riemann有关共同或相关病因学的理论。然而，另一种孟德尔疾病——坏疽及痤疮型化脓性关节炎综合征（PAPA），则由一种pyrin结合蛋白的突变引起[11]。而且，PAPA综合征及所有已知的遗传性回归热均呈现出促炎症反应因子的功能紊乱。不难理解，间断性出现的症状加剧超出了临床诊断的阈值，尽管患者当时并无临床症状，也可在分子水平和细胞水平上找到亚临床疾病的证据。

我们还将讨论另一组非孟德尔疾病的原发性间歇性关节病，包括间歇性关节积水、嗜酸性滑膜炎、再发性风湿病和Tietze综合征。每一种均有独立的临床诊断标准，不同的病理生理学过程呈现出相同的临床表现。未来几年一个重要的目标就是揭示这些疾病的分子学和细胞学基础，并进一步了解那些无典型基因突变却有类似孟德尔自身炎症反应疾病的患者。

如表68.1所示，在一系列广泛的发作性的系统疾患中，关节可能是终末器官，牢记这一点在处理再发性关节病患者时非常重要。本章的重点是遗传性自身炎症反应疾病和原发性间歇性关节病，这里指的再发性关节病是比表68.1下半部分列出的更广泛得多的内容。认清这个事实对我们为任何患者做出正确诊断，以及继续Reimann的研究（将广泛的再发性人类疾病的细胞学与分子学机制予以统一）都是非常重要的。

一、孟德尔（Mendelian）自身炎症反应疾病

系统性自身炎症反应疾病是以表面上的非触发性炎症反应，以及高滴度自身抗体或抗原特异性T细胞的相对缺乏为特征的一组疾病[3,12,13]。后一特点将自身炎症反应疾病与通常以继发性免疫应答为主的自身免疫性疾病如系统性红斑狼疮（SLE）和类风湿性关节炎（RA）相区别。虽然大量自身炎症反应疾病如慢性复发性多病灶性骨髓炎（CRMO）和炎性肠病的发病机理复杂而且尚未完全明确，但其中一些疾病可能由控制原发性免疫反答的某些特定基因的突变引起。这些疾病

表68.1 间歇性关节炎的鉴别诊断

孟德尔自身炎症反应疾病	肠病性关节炎
遗传性回归热综合征	炎症性肠病
家族性地中海热(FMF),OMIM 249100[a]	肠内旁路性关节病
Cryopyrin病	腹腔疾病
家族性自身冷炎症反应综合征(FCAS),OMIM 120100	Whipple病
Muckle-Wells综合征(MWS),OMIM 191100	血红蛋白病:镰状细胞病
婴儿型多系统炎症反应疾病(NOMID),即慢性婴儿神经表皮及关节病(CINCA)综合征,OMIM 607115	高脂血症:Ⅱ型和Ⅳ型
肿瘤坏死因子(TNF)受体相关的周期性综合征(TRAPS),OMIM 142680	感染性疾病
高免疫球蛋白D血症综合征(HIDS),OMIM 260920	莱姆病(莱姆疏螺旋体)
其他孟德尔自身炎症反应疾病	细小病毒属
坏疽及痤疮型化脓性关节炎综合征(PAPA),OMIM 604416	反应性关节炎
特发性间歇性关节病	复发性骨髓炎综合征
间歇性关节积水	慢性复发性多病灶性骨髓炎(CRMO)
嗜酸性滑膜炎	滑膜炎、痤疮、脓疱病、骨质增生及骨炎(SAPHO)
再发性风湿病	复发性多软骨炎
Tietze综合征	脊椎关节病
结晶性关节病	强直性脊椎炎
痛风	银屑病性关节炎
焦磷酸钙结晶沉积病	贮积病:Gaucher病(戈谢病)
	系统性血管炎:Behcet病(白塞病)

[a] 六位数的 OMIM 码指的是在线的孟德尔人类遗传特性,一项 http://www.nlm.nih.gov/omim/提供的不断更新的基因病目录。

包括上述提到的PAPA综合征和常被一起归为遗传性周期性(或回归性)发热综合征[14-16](表68.1)的六种疾病,后者可能表现为发热和局部炎症的自限性发作,有时累及关节。

表68.2总结了本章所讨论的孟德尔自身炎症反应疾病的分子基因学病因,图68.1所列的典型家系说明了这些疾病的遗传性。FMF和高免疫球蛋白D血症综合征(HIDS)为常染色体隐性遗传[17,18],而肿瘤坏死因子受体相关的周期性综合征(TRAPS)、家族性自身冷炎症反应综合征(FCAS;亦即家族性冷性荨麻疹,或FCU)、Muckle-Wells综合征(MWS),以及PAPA综合征为显性遗传[12,19-22]。婴儿型多系统炎症反应疾病[NOMID,即慢性婴儿神经表皮及关节病(CINCA)综合征]由再发适应性降低的新生突变所引起[7,8],仅有少数病例可见显性遗传[7]。

尽管可能有很多代人都存在这些疾病,而从疾病分类学对其进行专门的描述还是相对近几年的事。在1940年,公布了一个寒冷诱发发热症状、荨麻疹以及关节痛的家族性疾病[19]——这极可能是关于FCAS的首次报道,此后不久,FMF即作为一种明确的病症而被首次报道[23]。1962年,Muckle和Wells报道了一种以发热、荨麻疹、肢痛、耳聋和淀粉样变性为主要表现的综合征[21],该综合征后来以其二人的名字命名。其余三种遗传性周期性发热综合征在20世纪80年代早期被首次报道[24-27]。而PAPA综合征则到1997年才被作为一种临床病症首次描述[22]。

人类基因组(测序)计划促进了引起遗传性周期性发热综合征的四种不同基因的发现。MEFV(FNF中发生突变的基因)于1997年被确认[9,10]。它编码一种前所未知的炎性调节因子——pyrin,随后证实,pyrin界定一个巨大的调节炎症反应与细胞凋亡的蛋白质家族[28-34]。1999年初,55kDa的肿瘤坏死因子(TNF)受体的突变——TNFRSF1A在几个具有显性遗传性周期性发热综合征的家族中得到确认[12],从而证实TRAPS为首个由TNF受体突变引起的人类疾病。几个月后,两个独立的研究小组分别报道了HIDS中甲羟戊酸激酶(胆固醇与类异戊二烯合成的关键酶)编码基因的突变[35,36],该发现实属意外而且至今并未完全明了。此过程以2001年在FCAS和MWS中发现cryopyrin的突变而圆满结束,cryopyrin为pyrin中的家族一员,随后几年中,约半数的

NOMID/CINCA患者证实有cryopyrin突变[7,8]。

对发病机制的这些深入认识使我们有可能确认各临床综合征之间的病因学联系，FMF与PAPA综合征之间新确立的联系即是一个例子。尽管FMF与PAPA综合征均为累及关节与皮肤的自身炎症反应疾病，但直至发现PAPA综合征由PSTPIP1(脯氨酸、丝氨酸和苏氨酸磷酸激酶干扰蛋白1，亦即CD2结合蛋白1)突变引起才认识到这些疾病在病因学上的联系[31]，PSTPIP1/CD2BP1经证实为一种pyrin结合蛋白[11]。此外，相关蛋白或干扰蛋白的网络，以及相关的临床症状已远远超过了本章所讨论的基因和疾病。例如，cryopyrin有两个蛋白结构域与在Crohn病[38,39]和Blau综合征[40]中均发生突变的NOD2/CARD15具有同源性，而Crohn病和Blau综合征均为罕见的累及皮肤、眼及关节的孟德尔炎性肉芽肿性疾病。借助基因组学与蛋白质组学的方法，有可能揭示出疾病之间更为广泛的网络联系，并为改进诊断与靶向治疗提供更多的机会。

(一)家族性地中海热(FMF)

尽管基因学的证据提示早在圣经时代FMF即已存在，但1908年首次报道了一例16岁犹太女孩周期性发热、白细胞升高及腹痛的病例[41]。关于这些症状提示了一种新的临床疾病的首次文献记载为1945年，其中Siegal[23]讨论了10例“良性阵发性腹膜炎”。随后这一疾病被用许多名称进行描述，包括再发性多浆膜炎[42]、遗传性再发性多浆膜炎[43]、周期性疾病[44]以及家族性地中海热(FMF)[45,46]。

这些名称中，FMF应用最广，并且体现了若干突出的临床特点。然而，也不应对其过度解释。由于FMF为隐性遗传病(图68.1)，因此进行临床诊断时并非具备FMF阳性家族史，事实上，仅有约半数的FMF病例具有家族史[45,47]。“地中海性”最初应用于该疾病是因为早期的以色列患者多数为北非和土耳其移民而来的西班牙犹太教徒[45,46]。长期以来，认为FMF在亚美尼亚人[47]、土耳其人[48,49]及阿拉伯人[43,50]中也很常见，最近分子学分析提示其在意大利人[51-53]、希腊人[54,55]和其他地中海人群[56,57]中也相对常见。然而，亦有患者皆满足FMF的临床和分子基因学诊断标准但并无地中海地区血统[58,59]。最后必须指出的是，尽管在该疾病筛查的时候常常观察到发热的情况，但确有患者发病时并无体温的升高。

表68.2 伴随周期性关节症状的孟德尔自身炎症反应疾病

疾病	遗传特性(染色体)	基因	蛋白质	可能的发病机理
家族性地中海热(FMF)	隐性(16p13.3)	MEFV	Pyrin(marenostrin)	IL-1β 活化增加，白细胞凋亡降低，核因子(NF)-κB 活化增加
家族性自身冷炎症性综合征(FCAS)	显性(1q44)	CIAS1/NALP3/PYPAF1	Cryopyrin(NALP3)	IL-1β 和 NF-κB 活化增加
Muckle-Wells 综合征(MWS)	显性(1q44)	CIAS1/NALP3/PYPAF1	Cryopyrin(NALP3)	IL-1β 和 NF-κB 活化增加
婴儿型发作性多系统炎性疾病(NOMID)或慢性婴儿神经表皮及关节病(CINCA)综合征	显性/新生(1q44)	CIAS1/NALP3/PYPAF1	Cryopyrin(NALP3)	IL-1β 和 NF-κB 活化增加
肿瘤坏死因子受体相关的周期性综合征(TRAPS)	显性(12p13)	TNFRSF1A	55kDa TNF 受体(p55，CD120a)	P55受体外区裂解降低，可能有其他附加机制
高免疫球蛋白D血症综合征(HIDS)	隐性(12q24)	MVK	甲羟戊酸激酶	温度依赖性甲羟戊酸激酶活化引起类异戊二烯复合物不足，从而导致 IL-1β 分泌增多
有坏疽性脓皮病和痤疮的化脓性关节炎(PAPA)	显性(15q24)	PSTPIP1/CD2BP1	脯氨酸、丝氨酸、苏氨酸磷酸酶干扰蛋白 1 或 CD2 结合蛋白 1	突变导致 PST-PIP1 与 pyrin 结合增加，从而引起 IL-1β 分泌增多

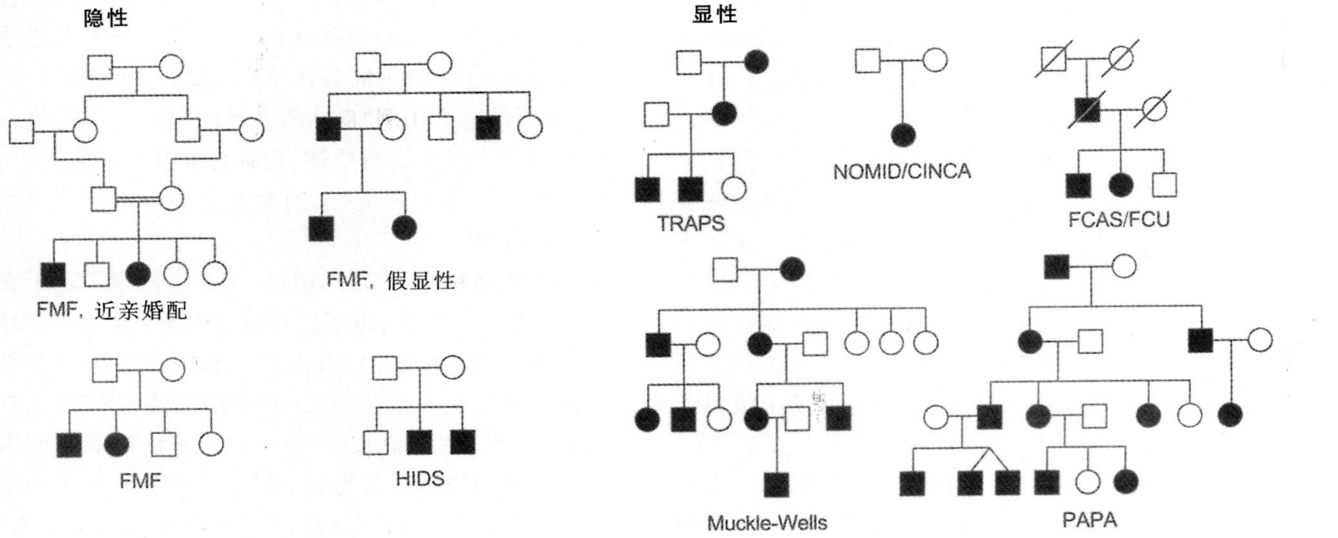

图68.1 孟德尔自身炎症反应疾病的典型家族谱。左：FMF和HIDS为常染色体隐性遗传病。在该种遗传模式下，临床病例需两个等位基因均发生突变。未患病的亲代婚配的家庭中，子代中平均有四分之一可能发病。特别是有中东血统的FMF家族中，可能有近亲婚配史，左上图示一级堂表亲婚配。在假显性的FMF家族中，可出现疾病的亲子遗传，将被视为以显性模式遗传。然而，这种情况通常解释为未患病的亲代（本例为母亲）为无症状的携带者。右：TRAPS、NOMID（亦即CINCA）、FCAS（亦即FCU）、MWS以及PAPA为常染色体显性遗传病。在该种遗传模式下，仅需一个等位基因发生突变即可发病。患病的亲代平均可能将疾病遗传给其子代中的一半。特别是TRAPS，外显率的差异可能引起人们关注那些亲代携带突变等位基因，但根本无症状的或症状较轻的患病子代。父-子遗传可区别常染色体显性遗传与X-连锁遗传。在NOMID/CINCA中，突变通常为新生，且由于NOMID/CINCA表现型的严谨性而并不遗传。

1.临床特点

（1）发作

FMF以急性发作性发热和通常包括腹膜、胸膜、关节或皮肤在内的局限性炎症反应为特征（图68.2，表68.3）。FMF的首次发作通常在幼年或青春期。尽管最初并不可疑，然而婴儿期发生的FMF并不罕见，尤其是在那些发病率低的国家。许多大型研究报告80%~90%的FMF患者的首次发作在20岁之前[46,47,50]。在能够进行遗传学检测之前，很少有40岁之后FMF发作的报道[60]，而事实上，在这样的条件下作出的诊断是值得怀疑的。DNA的检测方便了迟发性疾病的确认，但40岁之后发病的患者仅占病例的一少部分，通常提示疾病的症状较轻[61]。

典型的FMF发作有几个小时的前驱期，在此期间患者有寒战。发作期一般持续12~72小时，有关节症状的患者相对持续时间更长。体温升高的程度在不同患者之间不尽相同，在每次发作间也不尽相同。有时候在儿童，发热可能为就诊时唯一的症状[50,62]，尽管随着时间推移可能出现其他的表现。发作间期，患者可能无症状。发作的间隔可能为几天到几个月不等，发作的频率随时间波动变化。此外，发作的类型（腹型、胸膜型、关节炎型）在每次发作时也可能不尽相同。在某些患者过度的体力活动或精神压力都可能诱发发作。

FMF发作的频率亦可能受性别特异性因素的影响。总的来说，约60%报道的病例为男性。雌激素可能影响FMF，因为在一些女性FMF的病例显示月经期的发作频率上升[63]，而妊娠期可出现症状的缓解[46,47]。

约95%的FMF患者在患病期间有腹型发作，并约有一半人以腹痛为首发症状[46]。腹膜症状从轻度的腹部肿胀至腹膜炎不等。重度发作时可能初始为钝痛，但疼痛在数小时内加剧。腹部不适可局限于一角或呈弥漫性。由于腹膜的炎症，肠蠕动减慢或消失，因而便秘比腹泻更多见。在更严重的情况，患者可出现腹部广泛的强直和反跳痛，立位腹平片可见气-液平面。腹部加强CT提示肠系膜血管肿胀、皱褶增厚、肠系膜淋巴结病、脾肿大或少量腹水[64]。若进行剖腹探查，可发现富含多形核白细胞的少量无菌性渗出液，但症状明显的腹水极少见。若仅对患者进行观察，其腹痛可在24小时内减轻，并在72小时内完全缓解。反复发作的腹型

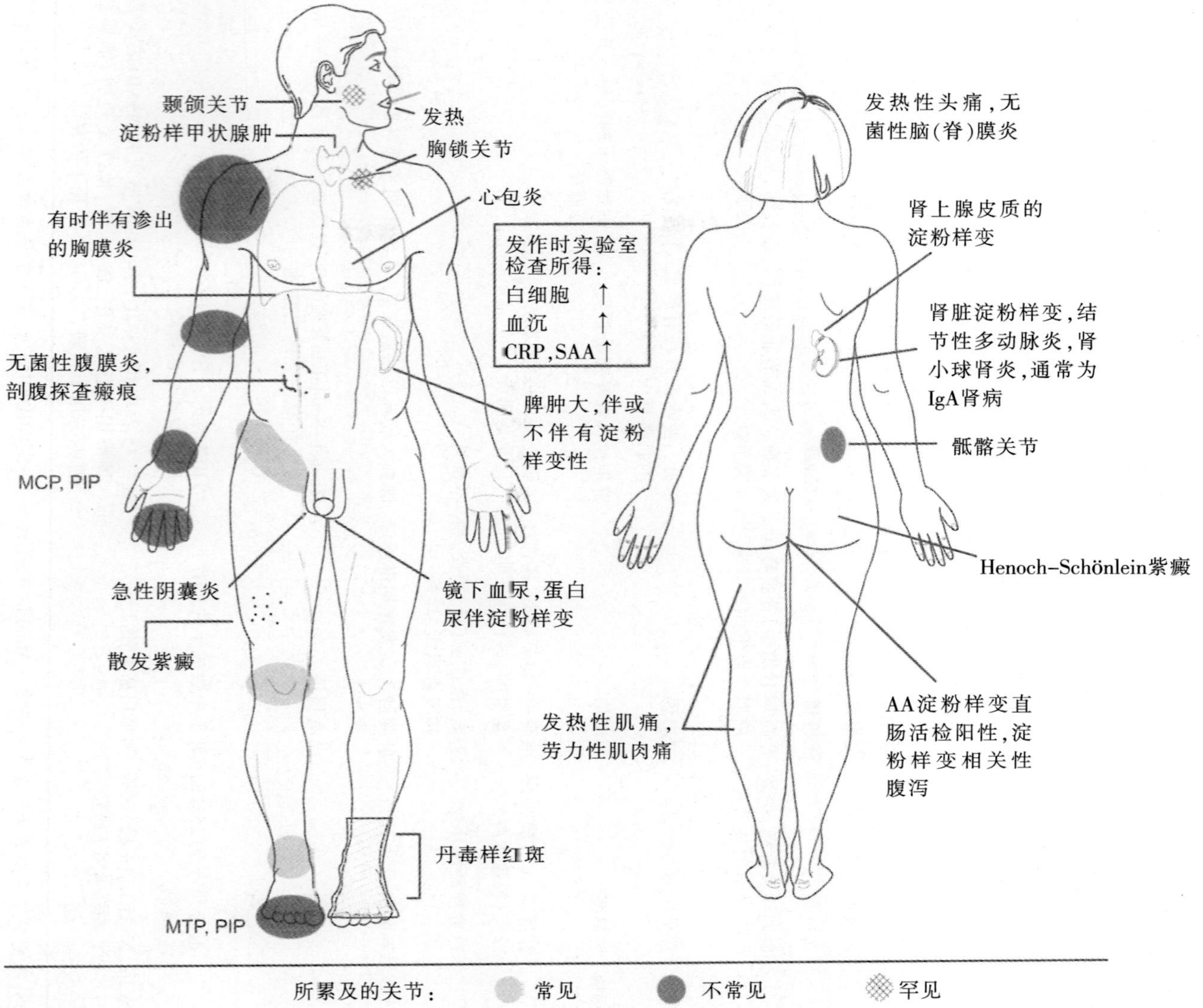

图68.2　FMF的临床特点。在男性或女性插图上所标示的某一特点说明并不提示与性别相关的风险。

FMF可导致腹膜粘连，亦有报道称腹膜间皮瘤为可能的晚期并发症[65,66]，但极罕见。

据报道胸膜型发作见于25%~50%的犹太患者[46]、阿拉伯患者[43]和土耳其患者[67]，该比例高于亚美尼亚患者[47]。胸膜型发作的病程与腹型发作类似，疼痛通常为单侧性，呼吸音降低并可能出现摩擦音。X线片提示少量渗出，偶见肺不张的报告[68]。反复发作可导致胸膜增厚[69]。胸膜间皮瘤为极罕见的并发症[70]。

关节痛和关节炎在FMF中都很常见[50,71-73]。北非犹太FMF患者发生关节炎的频率约为75%[73,74]，其中约一半为伊拉克的犹太人[74]、阿拉伯人[43,50,75]、土耳其人[49,67]和美洲亚美尼亚人[47]。近来的多数数据[76-78]，尽管并非全部[67]均表明，多数M694V MEFV的纯合子突变型具有发展为关节炎的趋势，因此，该基因型在人群中的发生频率即可解释上述差异。

关节炎可能为FMF就诊时的症状，尤其在儿童。关节炎通常为急性发作，但在应用秋水仙碱之前，约有5%伴有关节炎的FMF患者可出现发作期的延长[79]，有时可见报道[73,75,80]。FMF急性关节炎通常发生在单关节，最常累及膝关节、踝关节和髋关节(图68.2)。关节炎较少发生于儿童的形式包括：双侧对称关节的同时受累、对称性的多关节关节炎、移行性的非对称性的单关节关节炎，以及手部小关节受累[72,80]。急性单关节的关节炎为突然起病，常伴有剧烈疼痛。其病程与腹膜型和胸膜型相类似，但有时可持续一个月之久。发热仅出现于滑膜炎早期，常有渗出，但红斑与发热并不多见。滑液内

表68.3 遗传性回归热综合征的临床特点

临床特点	FMF	FCAS/FCU	MWS	NOMID/CINCA	TRAPS	HIDS
种族	犹太人、亚美尼亚人、阿拉伯人、土耳其人、意大利人	多为欧洲人	北欧人	任何人种	任何人种	西班牙人、法国人、其他欧洲人
发作持续时间	1~3天	通常<24小时	24~48小时	几乎为持续性，伴加剧	通常>1周	3~7天
腹部症状	轻微疼痛到腹膜炎，便秘多于腹泻	发作时恶心	有时腹痛	不常见	轻微疼痛到腹膜炎，腹泻或便秘	剧烈腹痛，呕吐，腹泻多于便秘，腹膜炎不常见
胸膜炎	常见	未见	罕见	罕见	常见	罕见
心包炎	少量渗出，罕有症状	未见	无报道	无报道	罕见	无报道
阴囊痛	通常为青春期前的男孩	未见	无报道	无报道	可出现	罕见
关节病	周期性的单关节炎，骶髂关节炎，持久的非中轴关节的关节炎罕见	发作时多关节痛	周期性关节痛，少数大关节的关节炎	骨骺/髌骨增生，骨膜隆起，周期性或慢性关节炎	关节痛，大关节非破坏性关节炎	关节痛，对称性非破坏性多关节炎
肌痛	应力性肌痛常见，发热性肌痛罕见	常见	常见	可出现	常见，游走性并伴有严重的肌强直	不常见
皮肤症状	类丹毒红斑	寒冷刺激诱发的荨麻疹	荨麻疹	荨麻疹	游走性丹毒样疹最常见	肢体和躯干的红斑、丘疹，荨麻疹
眼病	不常见	结膜炎	结膜炎，巩膜外层炎，视盘水肿	结膜炎，葡萄膜炎，视神经盘水肿，进行性失明	结膜炎，眼眶周围水肿，罕见葡萄膜炎	不常见
神经系统	无菌性脑(脊)膜炎罕见	头痛	感觉神经性耳聋	头痛，慢性脑(脊)膜炎，精神发育迟缓，耳聋	不常见	头痛
淋巴/脾	脾肿大较淋巴结病常见	未见	不突出	肝脾肿大，发作期淋巴结肿大	脾肿大较淋巴结病常见	发作期颈部淋巴结肿大
血管炎	Henoch-Schönlein紫癜(HSP)，多发性关节炎，结节，发热性肌痛，或Behçet病(白塞病)	无报道	无报道	已有报道	Henoch-Schönlein紫癜(HSP)，有报告为淋巴细胞性血管炎	皮肤血管炎常见，HSP罕见
淀粉样变	风险随MEFV，SAA1基因型、性别、环境因素而变化	不常见	报告见于约25%的病例	见于少数成年的患者	约10%病例，伴有高的半胱氨酸突变的风险	无报道
治疗	秋水仙碱预防，类固醇用于延长的发热性肌痛	NSAID，阿那白滞素用于研究	NSAID，泼尼松，阿那白滞素用于研究	阿那白滞素用于研究	轻症患者应用NSAID，类固醇用于急性发作，依那西普用于预防	关节炎可用NSAID或类固醇；他汀类药物，依那西普用于研究

FCAS：家族性自身冷炎症反应综合征；FMF：家族性地中海热；HIDS：高免疫球蛋白血症D综合征；MWS：Muckle-Wells综合征；NOMID/CINCA：婴儿型多系统炎症反应疾病/慢性婴儿神经表皮及关节病综合征；NSAID：非类固醇抗炎药；TRAPS：肿瘤坏死因子(TNF)受体相关的周期性综合征。

常含有大量的多形核白细胞(图68.3A),富含黏蛋白凝块而黏度低,培养呈无菌性。除了软组织肿胀和有时轻度的骨质疏松之外,急性发作期通常并无X线的变化。

迁延性关节炎为急性起病,但有明显的持续渗出,有时可达几个月之久[79]。在迁延性关节炎发作的病例中,膝关节和髋关节最常受累,在一项大型研究中约占病例总数的四分之三[79]。迁延性关节炎发病期间,患者的其他关节可发生滑膜炎。由于运动可加剧关节疼痛,因而迁延性关节炎患者常有明显的肌肉萎缩。多数迁延性关节炎几个月内即可消退,髋关节受累者持续时间最长。X线可发现关节周围严重的骨质疏松、溶骨性破坏以及股骨头坏死。有时关节周围的硬化及关节间隙变窄可随迁延性关节炎的消退而出现。膝关节的迁延性关节炎恢复承重后可出现股骨的病理性骨折。总而言之,迁延性关节炎发作后约有三分之二的病例功能可完全恢复。

髋关节受累的预后最差。约80%的病例进展为骨关节炎或骨坏死,从而引起功能不全。反复行关节吸引术可降低后一种并发症的发生率。行全髋关节置换术常发生无菌性骨质疏松 (7年发生率平均为33%),因而,对需行该手术的FMF患者建议应用无骨水泥的髋关节修复术[81]。若FMF患者伴有膝关节的慢性渗出,且应用膝关节穿刺术以及皮质类固醇注射治疗疗效欠佳,早期应用化学疗法或关节镜下滑膜切除术可能避免开放性的滑膜切除术[82,83]。

骶髂关节的慢性炎症反应(图68.3B)在FMF患者中亦较普通人群中更常见[84-86]。常可能仅表现为X线改变,或腰部疼痛。受累人群通常并非HLA-B27+,发作

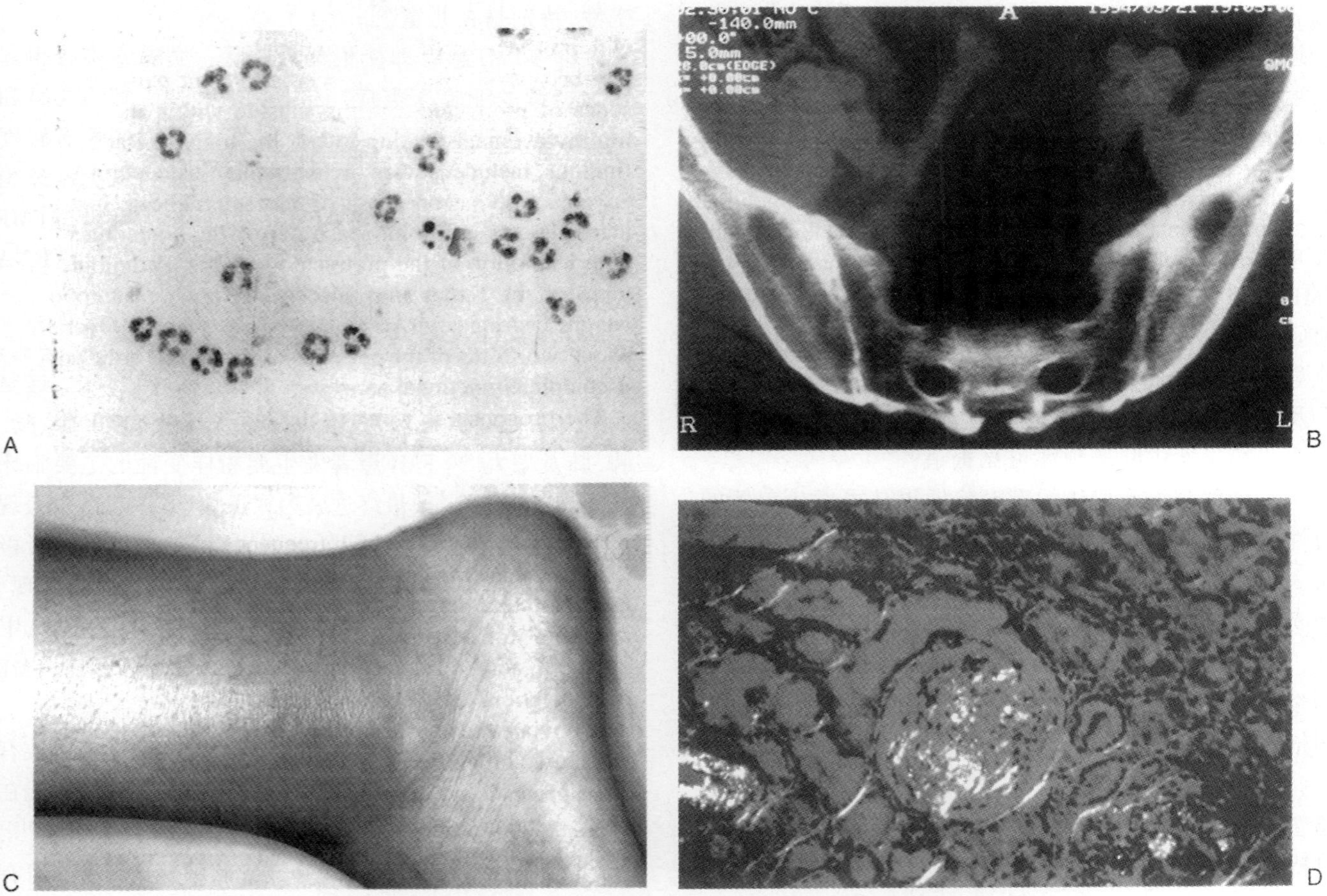

图68.3 家族性地中海热(FMF)的临床特点。(A)一位以色列FMF发作期患者的膝关节滑液涂片。(From Kastner DL. Familial Mediterranean fever: the genetics of inflammation. *Hosp Pract* 1998;33:131–158, with permission.)(B)CT扫描提示FMF患者骶髂关节硬化。(Courtesy of Drs. Avi Livneh and Pnina Langevitz, Sheba Medical Center.)(C)FMF患者的丹毒样红斑。(From Azizi E, Fisher BK. Cutaneous manifestations of familial Mediterranean fever. *Arch Dermatol* 1976; 112:364–366, with permission.)(D) 一FMF患者肾的淀粉样蛋白沉积,该患者后来进展为终末期肾病并进行了肾移植。刚果红染色,呈极性,显示在两肾小球和肾小管内的淀粉样蛋白。(Courtesy of Dr. James E. Balow, National Institutes of Health, Bethesda, MD.)(C图见彩图)

时，骶髂关节炎伴或不伴有其他脊柱受累、外周关节炎或起止点炎。FMF患者在日常应用秋水仙碱治疗的情况下亦可发生骶髂关节炎，此时即需要应用非类固醇抗炎药(NSAID)或其他的二线药物[86]。

尽管有所报道，有时甚至并发心包填塞，但FMF极少并发非尿毒症性心包炎[87]。一项随机选取美国FMF患者的超声心动图研究显示，超过四分之一的患者有心包异常，且与症状并不相关[88]，而新近一项超声心动图的研究则指出FMF发作期心包渗出的发生率更低[89]。一项针对3 976名以色列FMF患者的回顾性研究中指出，在超过20年中仅有27名患者被明确有一次或多次心包炎的发作[90]，且无严重的后遗症。

FMF最典型的皮肤损害为丹毒样红斑(图68.3C)，许多专家将其视为高度特异性的症状[91,92]。在公布的数据中该皮肤损害的发生率为3%~46%[43,46,93]，可能与M694V纯合子基因型相关[93]。该病变可单独与发热一起出现或伴发关节炎，长期行走也可能刺激该皮肤损害的出现。它们通常出现在膝关节以下，小腿前部，或者足背部，呈单侧或对称性分布。表现为红、肿、热、痛、界限清楚，直径为10~15cm。从组织学来讲，为多形核白细胞、巨噬细胞和淋巴细胞在血管周围浸润；免疫荧光提示毛细血管壁上有补体C3的沉积[92]。5%的儿童FMF患者可出现Henoch-Schönlein紫癜[46,62,94]，近来一项研究指出，在原发性Henoch-Schönlein紫癜的以色列儿童中，两个MEFV突变的发生率高[95]。分布于面部、躯干及四肢的散发性紫癜样皮肤损害亦常见于儿童[96]。其他非特异性皮肤表现亦可见报道[91,96]。

一小部分患有FMF的青春前期男孩可发生单侧的急性阴囊炎，其中一些以此为FMF的首发症状[97-100]。患者表现为逐渐起病(>12小时)，阴囊肿胀、疼痛、水肿，伴有受累的腹股沟肿胀及触痛。尽管可能出现睾丸扭转，但阴囊探查通常仅提示鞘膜(腹膜的胚胎学残迹)的炎症。对那些彩色多普勒超声或睾丸的放射性核素扫描未提示灌注下降的病例，则适合采用保守治疗。

发热性肌痛为另一种不常见的FMF发病类型[101,102]。短暂发作可能持续2~3天，而迁延性发热性肌痛最长可持续达6周。在后者，患者可有发热、剧烈的肌肉疼痛、腹痛、关节炎、腹泻和/或紫癜。在此期间，肌酸激酶正常，血沉(ESR)加快，肌电图提示非特异性的肌病。FMF患者，特别是儿童，与高强度体力活动相关的一过性肌痛更为常见。后者发作时常伴有轻度的发热，并能持续几小时至3天。FMF患者亦可出现自发性肌痛(不伴有发热)，通常持续几个小时[102]。

FMF发病期间实验室检查发现白细胞增多，血沉加快[103]。包括C反应蛋白(CRP)、血清淀粉样蛋白-A(SAA)、纤维蛋白原、结合珠蛋白、补体C3和C4在内的几种急性期蛋白也有所升高。借助于静脉切开术，我们可以从多个方面进行观察以证实这样的变化。FMF患者发病时还可能有一过性的蛋白尿及镜下血尿。但发病期间的高胆红素血症很少有报道[104]。

(2)间歇期

通常FMF临床表现为一种以周期性为特征的发作性疾病，患者在发病间期的感觉良好。在发病间期，除上述讨论的迁延性关节炎之外，FMF患者并无后遗症状。极罕见的，FMF也可能出现几乎持续的症状，可以理解为发作得非常频繁，两次发作之间的间期极短或没有间期。极少数患者因反复发作而引起肠粘连或肠梗阻[105]。体检时发现脾大并不少见，甚至并无淀粉样变性，特别是在儿童[62]。

许多FMF患者即使根本无症状，实验室检查也提示为持续的亚临床炎症。包括ESR加快，以及SAA和CRP的水平升高[106-108]。发作间期，FMF患者还可有轻度的贫血，纤维蛋白原水平持续升高，以及血清免疫球蛋白的中度升高[103]。相对于健康对照组，无症状的FMF患者的循环血白细胞中促炎症反应因子的信使RNA(mRNA)表达也有所增加[109]。

(3)淀粉样变性

FMF最严重的表现为全身性的淀粉样变性。这是由SAA在一些器官沉积所致，最常见于肾、肾上腺、肠、脾、肺及睾丸[46]。FMF患者发生淀粉样变性的主要临床结局为肾病综合征，最终进展为尿毒症。某些患者也表现为肠道的吸收不良。尽管肾上腺大量浸润，但是患者极少出现Addison氏征。随着透析治疗和肾移植的出现，一些既往罕见淀粉样沉积的器官目前亦可见，如肝、甲状腺及心脏[110,111]。与其他形式的淀粉样变性相比，FMF淀粉样变性并不伴发神经系统症状或关节症状。

并非所有FMF患者都会发生淀粉样变性，但多数有该症状的患者都会在40岁之前发病。极少数患者可能在FMF首次发病之前即出现淀粉样肾病(表现型Ⅱ型)[46,112]，考虑到最近的数据显示即使在无症状的FMF患者亦可有SAA水平的升高，这一结果就可以理解了[106-108]。应用秋水仙碱进行预防性治疗之前，某些人群中，特别是北非的犹太人和土耳其人，淀粉样变性的发生率非常高[46,48]。

由于对FMF的认识增加，并能进行早期诊断，加上秋水仙碱的广泛应用，以及常规医疗保健的改进降低了疾病过程中SAA的沉积，FMF中淀粉样变性的总体发病率在过去30年中显著降低。因此，在未进行治疗的患者中，尤其在西方国家，很难给出淀粉样变性发病率的准确数字，但是淀粉样变性始终是对FMF患者进行治疗时必须考虑的一项重要因素。众多文献指出淀粉样变性的发生率与种族之间的联系。在那些祖系北非的人种中，犹太人FMF淀粉样变性的发生率最高，伊拉克的犹太人居中，北欧(东欧)犹太人低[74,113,114]。早期报道提示土耳其患者发生淀粉样变性的比例非常高[48]，但目前的评估认为已降低[67]。淀粉样变性在阿拉伯人中不常见[43,50,115]，在美洲的亚美尼亚人中亦很少见[47]。

MEFV克隆后进行的基因型-表现型研究提示，上述一些观察的结果与某些特异性的FMF基因型有关。最值得注意的是，在亚美尼亚人、阿拉伯人和犹太人中，M694V纯合子突变的个体淀粉样变性的发生率高[76-78,115-121]。尽管病例数较少，但M694I和V727A-E148Q复合等位基因亦可增加上述人群中淀粉样变性的发生率[78,119,120]。来自土耳其的几项研究表明，尽管有家族史的土耳其患者其发病率增加[125,126]，但并无特异性的MEFV突变与淀粉样变性相关[67,122-125]。必须强调的是，尽管不常见，但即使在M694V相关的人群中，淀粉样变性的出现亦可与其他基因型有关。其他可能增加淀粉样变性发生率的遗传性决定因素包括男性和*SAA1 α/α*基因型[121,127,128]。主要组织相容性复合物I链相关基因A(MICA)的多态性与FMF早年发病及发作频率高有关[129]，但对淀粉样变性易感性的作用尚不清楚。

非遗传因素对决定淀粉样变性的危险性也有一定的作用。例如，在应用秋水仙碱之前，美洲亚美尼亚人中淀粉样变性的发生率也比亚美尼亚的亚美尼亚人低得多，尽管其发生率已相当高[47,76,118,130]。伴有淀粉样变性的女性FMF患者如果妊娠，特别是在妊娠期间其24小时尿蛋白超过2g时，可导致肾功能的恶化[131]。

因尿蛋白为FMF淀粉样变性的早期表现，故患者，特别是那些高危患者应定期进行尿液分析。如有持续性的尿蛋白，组织活检并进行刚果红染色，在偏振光下观察呈特征性的苹果绿色可进一步证实存在淀粉样蛋白(图68.3D)。一项大型研究提示[132]，肾组织活检对检出FMF淀粉样变性的敏感性为88%，直肠组织活检的敏感性为75%，肝组织活检的敏感性为48%，齿龈组织活检为19%。许多医生因其非侵袭性而青睐于直肠组织活检。进来的一项小型研究[133]提示骨髓组织活检的敏感性约为80%，睾丸组织活检的敏感性为87%[134]。腹部抽吸的脂肪组织对检出FMF淀粉样变性的敏感性低[135]。

由于血管灌注不良以及血流动力学的不稳定，发展为终末期肾病进行血液透析的患者生存率在某种程度上要低于同年龄对照组进行透析的患者[136-140]。在血液透析期间FMF急性发作的频率降低[141]。尽管一些研究中心的报告称FMF患者及移植物的存活率要低于其他肾脏疾病[142]，但近期的一些研究则提示二者的患者及移植物存活率近似[143-145]。应尽早进行肾移植[143]。并常规应用秋水仙碱以预防移植物中的淀粉样沉积（本章稍后进行讨论）[146]。然而，即使患者维持该治疗方案，仍可在其他的器官出现迟发性的淀粉样沉积，如胃肠道、甲状腺及心脏[110,111,142]。很重要的是必须指出以环孢素A为基础的抗排斥治疗会导致秋水仙碱的中毒[147-149]。这可能是由于环孢素抑制了多药耐药的转运系统，而后者是肝、肾排泄秋水仙碱所必需的[149-153]。此外，近来的研究还显示FMF患者进行的以环孢素为基础的免疫抑制治疗与硫唑嘌呤或泼尼松方案相比，对肾移植物长期存活及其功能有不良效应[154]。

(4)**其他特征**

血管炎在FMF患者中亦较普通人群中更常见[155-157]。如前所述，约有5%的FMF患儿进展为Henoch-Schönlein紫癜[46,62,94]。另有几项报道指出FMF可继发结节性多发性动脉炎(PAN)[155-162]。与其他的PAN患者相比，FMF继发PAN的患者发病更早，更可能伴有肾周围血肿，总体的预后更好[162]。FMF也常出现典型PAN与镜下多动脉炎的交叉症状[162]。PAN与典型的FMF发作均表现为腹痛和发热。如症状持续并出现高血压、血小板增多或肾炎则提示医生可能为PAN。迁延性发热性肌痛为FMF并发血管炎的又一表现[101,157,163]。有时可见肾脏受累，并且在同一FMF家族中，PAN与迁延性发热性肌痛同时出现在同胞兄弟姊妹中[157]。

除淀粉样变性和血管炎，亦有报道称FMF可继发不同类型的肾小球肾炎[164-168]。包括感染后肾小球肾炎、弥漫性系膜增生性肾小球肾炎伴IgA或IgM沉积，以及Ⅱ型(免疫复合物型)急进性肾小球肾炎。近来一篇文献综述指出在全部21例FMF患者中经组织活检证实均伴有肾小球肾炎[168]，但这有可能低估了实际的发病率。

还有一小部分报道指出FMF可继发神经系统症状[169-174]，包括脑脊液中蛋白和淋巴细胞的增多，伴或不伴有脑脊膜刺激症状及不同的脑电图(EEG)异常。患者更常见的表现是与发热相关的头痛，儿童则表现为发热惊厥。鉴于显著的神经系统症状如无菌性脑脊膜炎，FMF可能继发中枢神经系统受累，对伴有cryopyrin(一种与FMF蛋白质在功能和结构上相关的蛋白质)突变的患者具有新的意义[4-8]。

最后,最近5年的研究指出FMF与其他的炎症反应疾病之间存在新的联系。最值得一提的是,越来越多的文献指出FMF与白塞病(眼-口-生殖器三联征)之间可能存在某种联系[175-179]。如经确证,白塞病将成为第四种FMF相关性血管炎。困难在于建立这两种中东地区常见病之间的联系,数据显示这两种疾病的等位基因之间存在着复杂的相互作用并可能具有协同效应。近来的两项研究还提示在FMF患者中炎症性肠病的发病率有所升高[180,181]。总的来说,MEFV突变导致的疾病谱可能比通常所说的FMF相关性炎症疾病更广泛。

2.遗传学

20世纪60年代,对表现出家族性地中海热(FMF)典型症状(浆膜炎、关节炎、皮疹和/或淀粉样变性)的以色列家族进行隔离分析,证实了该疾病是一种伴有不完全外显率的单基因隐性遗传病(即:一些带有相应基因型的个体并不发病)[17,46]。以假显性遗传解释那些父母一方患病、而另一方为无症状的携带者却观察到亲-子遗传的病例(图68.1)[52,76]。同卵双生的胎儿尽管发病类型及严重程度可能不同,但在FMF是否发病上是一致的[182]。鉴于男性患者居多,一项大型早期研究[43,46,47]认为女性的外显率要低于男性,尽管这种性别比例的不均衡可能因腹痛发作与妇科症状相混淆以及文化因素导致报告不全所致。与隐性遗传模式相符的是患者常有家族史(图68.1),尤其是来自中东地区的家族。

在MEFV鉴定之前,FMF常见于亚美尼亚人、土耳其人、阿拉伯人、伊拉克的犹太人及西班牙籍犹太人,后者为1492年宗教法庭事件后离开西班牙定居于北非地中海沿岸、土耳其、巴尔干地区以及中东地区犹太人的后裔。对FMF患病率及家族性进行人口评估的研究结果显示,非北欧(北非及伊拉克)犹太人群和亚美尼亚人群中携带者的频率在1:16到1:5之间[183-185]。该数据非常高提示了杂合子携带者较多,举例而言,正如以疟疾为地方病的地区血红蛋白发生的突变[186]。

最终采用定位克隆策略,因为鉴定FMF基因的功能性驱动假说方法并没有取得成效。1992年,遗传连锁研究证实FMF的易感基因位于16号染色体短臂远端[187],随后通过家族中的基因重组分析限定了MEFV在染色体的候选区带[188],并保存了人群中的单倍体[189-192]。最后,对充分精炼的区带上的所有基因进行系统性的筛查以明确疾病相关的突变,于1997年鉴定出MEFV[9,10]。在对有典型FMF症状的家庭及人种匹配的对照组进行的两项大型、独立研究中发现,该新基因的突变与FMF携带者的染色体绝对相关,而染色体相关区带的其他基因则并无与疾病相关的变异。而且,被鉴定的基因在粒细胞中呈显性表达[9],而粒细胞是FMF炎性发作时涉及的主要细胞类型。

MEFV由10个外显子组成(图68.4),涉及16p13.3染色体DNA基因组的近15千碱基对(kb)。该基因编码一个3.7kb的转录本,其产物为一个长度含781个氨基酸的蛋白质[9]。该蛋白质有不同的名称,pyrin意指其与发热相关,或者根据地中海的拉丁名Mare nostrum(我们的海)命名为marenostrin [10]。进行首次克隆时发现,pyrin N-末端侧在碱基的排列顺序上与其他蛋白质相比非常特殊,但是目前确定前92个氨基酸编码一个基序(PYRIN结构域),该基序在随后克隆的大量蛋白质中均有发现[28-34]。如下将进行更详尽的描述,PYRIN结构域促进了调节细胞因子活化与凋亡所涉及的蛋白质间的相互作用。pyrin的C-端侧含有一个B-盒锌指(375–407号氨基酸残基)、一个α-螺旋(卷曲螺旋)结构域(408–594号氨基酸残基),以及一个B30.2(回复指蛋白,或rfp)结构域(598–774号氨基酸残基)。其他蛋白质中发现的B-盒与α-螺旋均介导了多聚化[193]。而B30.2结构域可见于细胞内、跨膜蛋白以及分泌型蛋白,并与蛋白质或蛋白质的相互作用有关[194-197]。

初期所述的四种与疾病有关的MEFV基因突变均为外显子10的单核苷酸置换,从而引起pyrin B30.2结构域氨基酸序列的保守性置换[9,10](图68.4)。其中两种突变作用于694号氨基酸残基,导致缬氨酸或异亮氨酸替代正常的甲硫氨酸(分别命名为M694V和M694I)。第三种突变导致680号氨基酸残基上异亮氨酸替代甲硫氨酸(M680I),而第四种突变导致第726号氨基酸残基上丙氨酸替代缬氨酸(V726A)。在一系列人种中对M694V进行观察发现,到目前为止北非的犹太人呈显性突变。尽管如此,基于小随体及基因内单核苷酸单体型的理论,携带该突变的当代人很可能均遗传于同一祖先。既然这一突变及相关的单体型可见于从远古时代就已分离的不同人种,史学数据则提示该突变至少有2 000年之久(图68.5)。尽管人种分布稍有不同,V726A突变亦呈广泛分布并与遗传性单体型有关,再次提示了有一个共同的遗传祖先(不同于M694V的祖先)。

本文发表时共描述了43个突变[198](可参见网页fmf.igh.cnrs.fr/infevers/),其中38个为单核苷酸替代,引起

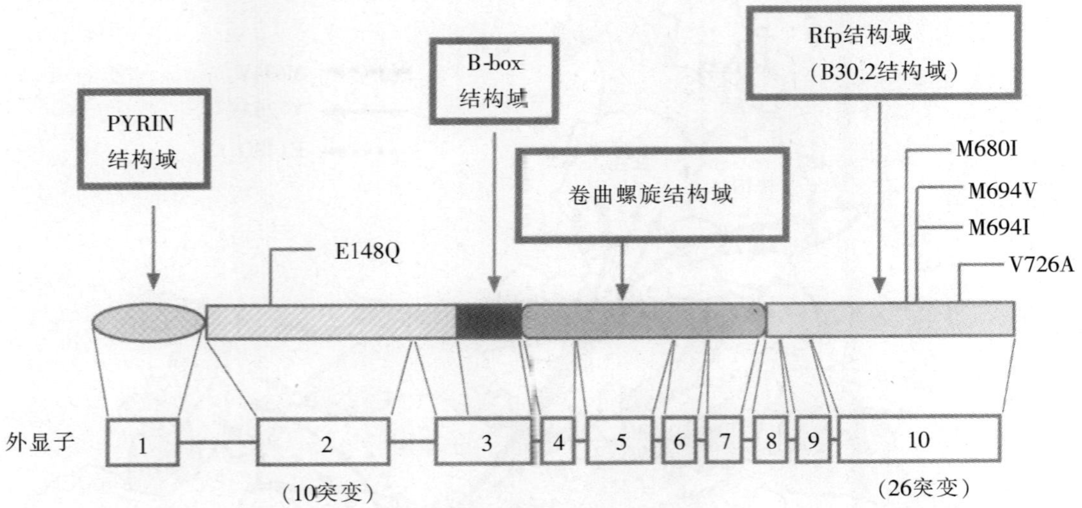

图68.4 图示家族性地中海热(FMF)致病基因MEFV的编码区及相应域结构以及与疾病相关的编码蛋白pyrin(亦为marenostrin)的突变。如图下部所示,MEFV含10个外显子。本文发表时所描述的43个突变(可参见网页fmf.igh.cnrs.fr/infevers/的更新列表)中,10个位于外显子2,26个位于外显子10。外显子1编码N-端92个氨基酸的PYRIN结构域,从而使其可与调节炎症反应及细胞凋亡涉及的相关蛋白进行相互作用。B-盒锌指结构域(375-407氨基酸)、α-螺旋结构域(408-594氨基酸),以及B30.2结构域(598-774氨基酸)作为盒子见于大量其他蛋白质,并可能与蛋白质或蛋白质的相互作用有关。图中还大致标示出了导致FMF的五种错义突变的位置。

氨基酸改变。剩下的5个突变中3个为短的结构内缺失。仅有两个突变,外显子2的移码突变和外显子10的无义突变,意味着pyrin蛋白的剪切。持续存在的pyrin蛋白,尽管发生了突变,有可能仍为FMF发病所必需的,而已知的由错义突变导致pyrin蛋白微小的结构变化很容易打破平衡,从而使病情周期性的恶化[9]。目前所知的突变中有26个(60%)位于外显子10。已确认有四种不同突变位于第694号氨基酸残基,另外三种位于第680号氨基酸残基。已确定外显子2有10种突变,其中2种影响第148号氨基酸残基。唯一一种可见于实际患者的外显子2的突变为第148号氨基酸残基上谷氨酰胺替代谷氨酸(E148Q)。与M694V和V726A相似,E148Q可见于几种不同的地中海人群,单体型数据提示又一主要遗传于远古的突变[52]。近来的数据还提示E148Q在印度和中国人群中的发生率也很高[199]。

因为在FMF同龄组中E148Q纯合子比E148Q携带者频率所预示的发生率低得多,所以一些研究者认为该变异为非致病性的[200,201]。另一方面,有报道少量伴有临床FMF的E148Q纯合子[202],伴有外显子10突变的中度到重度FMF患者中,E148Q有时是唯一可确定的trans突变[51,52,119,203]。此外,E148Q可与某些外显子10组成所谓的复合等位基因见于cis,而且至少在某些病例,与E148Q复合等位基因相关的表现型要比仅与外显子10突变相关的表现型严重得多[78]。E148Q还与伴其他风湿性疾病的患者发生淀粉样变性的高风险性有关,并可见于广泛的炎症反应性疾病[199]。鉴于以上所有原因,尽管E148Q表现为MEFV突变中最轻微、最少见的形式,但它可能并不仅仅是一种良性的多态性现象。

谱系中的另一极端为M694V突变。如前所述,犹太人、亚美尼亚人及阿拉伯人患者中该突变的纯合子具有发生淀粉样变性的高风险[76-78,115-121],尽管在土耳其患者并非如此[67,122-125]。M694V纯合子对早年发病、更频繁的发作、关节炎以及类丹毒红斑均具有高风险性[76-78,93,204]。一些研究还指出M694I突变以及V726A-E148Q复合等位基因对淀粉样变性具有高风险性[78,119,120]。

FMF基因的确认扩展了FMF的人种分布及临床疾病谱。遗传学检测可识别出更轻微的病例,这些病例通常发作频率低,发生于一些之前并不认为是高危人群的人种中,最值得一提的是北欧犹太教徒和意大利人[51-53,205-207]。这些人群中的轻微突变如E148Q和V726A比M694V更常见并不令人惊奇。

根据地中海一些遗传性疾病的情况,人口学调查指出FMF的外显率低于预期。突变的直接筛选结果显示北非人、伊拉克人以及北欧的犹太教徒、阿拉伯人、土耳其人和亚美尼亚人携带者的频率至少为20%[205-209]。

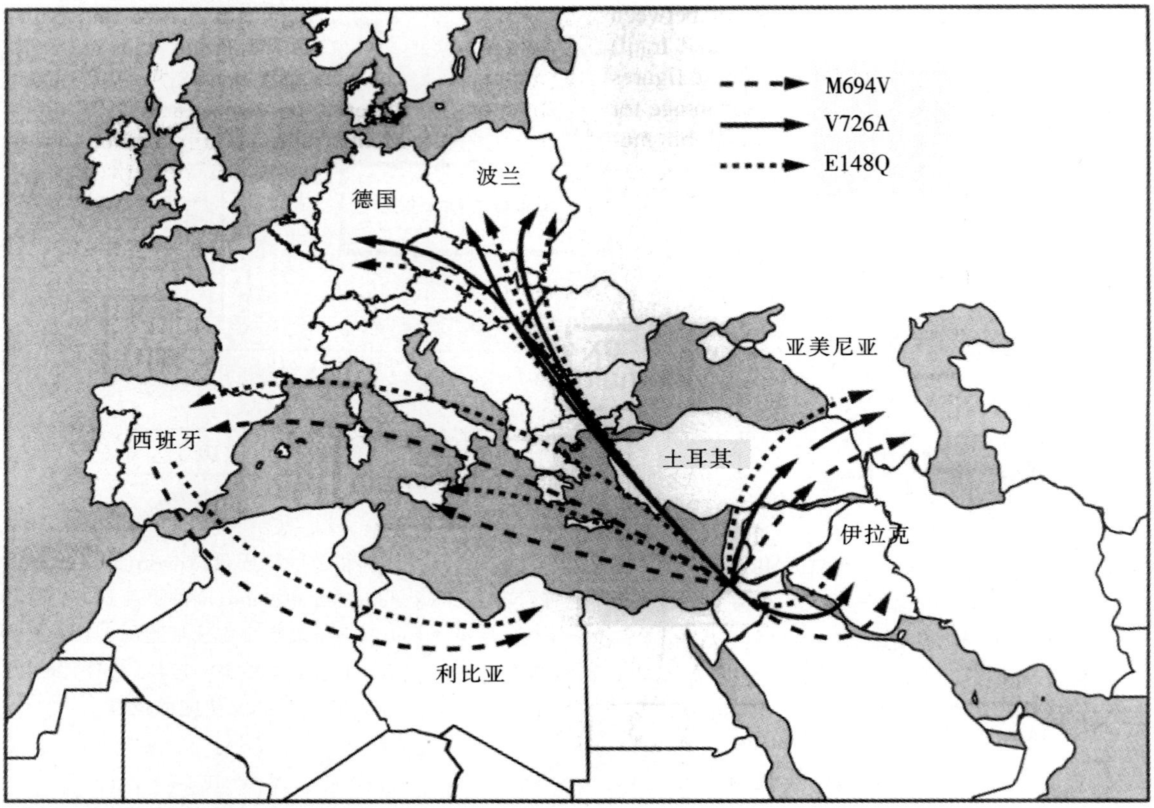

图68.5　家族性地中海热致病基因MEFV的三种主要突变的历史性分布,对受累人群中单体型携带者的分析推论所得。假定远古时代M694V突变起源于中东地区,然后首先由犹太定居者携带至伊比利亚半岛,然后由1492年被驱逐的西班牙犹太教徒携带至北非。这一与单体型相关的突变可见于伊拉克犹太人、亚美尼亚人、南部的意大利人以及其他人种。V726A突变及相关的单体型分布于部分相同的人群,亦可见于东欧的北欧犹太教人群和中东地区的Druze人群。E148Q突变及相关单体型分布广泛。(Adapted from Kastner DL. Familial Mediterranean fever: the genetics of inflammation. *Hosp Pract* 1998;33:131–158.)

携带率为20%意味着人口中的突变率为10%,发病率为1%。正如已知的FMF实际可被检测到的病例数要低于人口学评估数的一半,这说明实际存在许多有两项MEFV突变但却无临床症状的人。近来的家族性研究也证实了这一假设[220,221],与之不同的是,FMF家族内进行的定点克隆研究则显示MEFV基因与疾病有更强的联系[9,10]。特异性的选择那些病情严重、明确诊断及同胞中有多个个体受累的原发性家族,所有的数据均支持调节性等位基因的共分离引起MEFV突变外显率增加的假设。

此外,在那些有两项突变但无症状的个体,很明显仅一项MEFV突变即可引起至少一项生物化学,有时为临床上的改变。目前有充足的证据证明,带有一项MEFV突变的个体尽管通常不能达到临床诊断水平的FMF,但呈增强的急性期反应[212-214]。该杂合子的炎症表现型可呈现出选择性的优势,这可以解释几种不同的MEFV突变在地中海人口中的高频出现。而且,许多大型研究指出,一部分(可达30%)有临床症状的FMF患者即使进行了全部基因片段的测序[217],也仅有一项典型的突变[52,76,120,123,215-217]。尽管也有可能存在着非编码的突变,但这无法解释最近提出的Hardy-Weingerg平衡[217]。最后,两种罕见的MEFV变异,694密码子(δM694)的缺失及M694I-E148Q复合等位基因经确认与典型FMF的显性遗传有关[218]。总之,这些数据强烈提示简单的、单基因、隐性遗传模式既不能完全描绘出FMF当前的临床情况,也不能扩宽MEFV相关表现型的谱系。

这一问题的解决有待于鉴别出可独立导致FMF表现型的调节基因或其他的基因位点。如前所述,MICA上的等位基因可能对FMF的严重程度具有调节作用[129],另有一些其他的可调节淀粉样变性的易感性[121,127,128]。有越来越多的推测认为除MEFV之外至少还有一个FMF基因。证据包括存在非连锁于染色体16p的土耳其家族[219],

以及近来一项针对于亚美尼亚被包围领土Karabakh的MEFV突变的数学分析[217]。应注意的是，在某种程度上，突变阴性患者的发生频率与全基因分析的结果呈负相关，至少有一些临床FMF患者经鉴定在主要位点均无突变。也许最值得一提的是地中海岛屿Mallorca上大部分FMF患者均无明显的MEFV突变[220]。地中海流域的MEFV突变的进化压力很可能也选择了其他基因的突变，后者以同样或相关的炎症旁路进行蛋白质的编码。

3.病理生理学

如前所述，pyrin/marenostrin蛋白（图68.4）N-端92个氨基酸基序的识别对认识pyrin在正常生理情况下以及FMF炎症发作时可能机制中的功能有关键性的意义。这一曾被不同地命名为PYRIN结构域、PYD、PAAD或DAPIN的N-端结构域，是一个与死亡结构域、死亡效应基因结构域以及caspase活化及募集结构域（CARD）结构类似的6-α-螺旋基序（图68.6A）[28-32,221-226]。所有这四种结构域的三维构象可引起同型蛋白质/蛋白质之间的相互作用。因此，有死亡结构域的蛋白质可与某些含有其他死亡结构域的蛋白质相互作用，有死亡效应基因结构域的蛋白质可与某些含有其他死亡效应基因结构域的蛋白质相互作用，等等。Pyrin的PYRIN结构域与另一种称为ASC（含CARD的凋亡相关点状蛋白）的蛋白质的PYRIN结构域特异性地结合。ASC是一种由N-端的PYRIN结构域和C-端的CARD结构域两部分组成的接合体[222,227-230]。如图68.6B所示，pyrin和ASC很可能通过各自PYRIN结构域相对表面的静电学电荷的相互作用而结合[222]。PYRIN结构域的变异在人类基因组中至少还可见与其他19种蛋白质，其中许多都与炎症反应的调控有关（图68.6C）。

pyrin与ASC的相互作用将pyrin置于许多调节白介素-1β（IL-1β）分泌、核因子κB（NF-κB）活化以及凋亡途径的上游。ASC不仅通过相关的PYRIN结构域相互作用与pyrin结合，而且可通过CARD-CARD结合与caspase1（IL-1β转换酶，或ICE）形成寡聚体（图68.7）[230-234]。ASC与ICE的相互作用可引起ICE的自身催化活化，从而将31 kDa的IL-1β前体形式裂解为17kDa具有生物学活性的片断，介导发热及炎症反应。ASC与pyrin的相互作用似乎为ASC-caspase-1-IL-1β级联中的一个关键的调节步骤，而pyrin-缺乏生物可通过该途径放大对内毒素的反应[230]。由于ASC对NF-κB激酶复合物抑制因子（IκB）的作用，pyrin可能通过ASC和caspase-8[222,228-230]对调节白细胞凋亡和NF-κB活化也有一定的作用[229,235]。

pyrin主要在FMF炎症反应渗出的主要细胞类型——中性粒细胞中以及嗜酸性粒细胞和细胞因子激活的单核细胞中进行表达[236,237]。FMF患者外周血淋巴细胞中可见少量MEFV信息的减少[238]。在培养的滑膜和腹膜成纤维细胞中还可见由IL-1β诱导的MEFV信息[239]，这一现象可解释FMF易于发生血清和滑膜的炎症反应。尽管FMF-相关突变的分子机制尚未阐明，但是这些pyrin变异很可能与在pyrin-缺失小鼠中观察到的情况类似[230]，可引起原发性免疫反应的增强。此外，这些小鼠对内毒素的敏感性增强提示了一种范例，即一过性菌血症可能引起对通常无害刺激的强烈炎症反应。这样一种对内环境稳态的调节不良还可能进展为增强激素诱导的IL-1β的产生，而且为再三提到的FMF发热性症状与生理学或心理学应激反应之间的联系提供了一个机制。

最初鉴定出pyrin时，假定其为转录因子，很大程度上是由于其与已知的其他转录因子具有同源性以及两种交错的核靶向信号的估计结论[9]。然而，随后的转染试验将全长的pyrin置入与细胞骨架有关的细胞质中[240,241]。核内聚集有一种相对罕见的缺少外显子2的剪接变体[242]，但该变异的生理学，以及pyrin其他可能的裂解产物，仍有待于进一步的证实。

除了在发作期间以及少数发作间期可见的急性期反应物升高之外，FMF患者还可见其他一些免疫异常，提示pyrin对IL-1β分泌、NF-κB活化及凋亡等下游事件的作用。TNF-α、IL-6、IL-8、可溶性IL-2受体，以及可溶性p55及p75 TNF受体，但无IL-10，在FMF发作期均显著升高[243-247]，特别应指出的是患者即使在发作缓解期亦有TNF-α的升高[248]。通过细胞内细胞因子染色及流式细胞计数可发现，无症状FMF患者与健康对照组相比，γ-干扰素阳性T1辅助（Th1）细胞的百分比升高，发作期间可升高至更高的水平；而FMF患者外周血中的IL-4阳性Th2细胞计数与健康对照组相比则无显著性差异[249]。在发作缓解期，患者的外周血白细胞中几种促炎症反应细胞因子（包括TNF-α、IL-1β、IL-6和IL-8）的mRNA水平亦有所升高[109]。然而，极少见到抗核抗体、类风湿因子、抗心磷脂抗体或抗双链DNA（dsDNA）抗体、Sm、RNP、SSA/Ro、SSB/La或中性粒细胞胞质抗原呈阳性[250-253]。

定位克隆MEFV后对粒细胞和单核细胞的功能进行了系统性研究。尽管几项极早期的有关FMF粒细胞的研究未显示异常[254,255]，但提到了一些细微的功能差

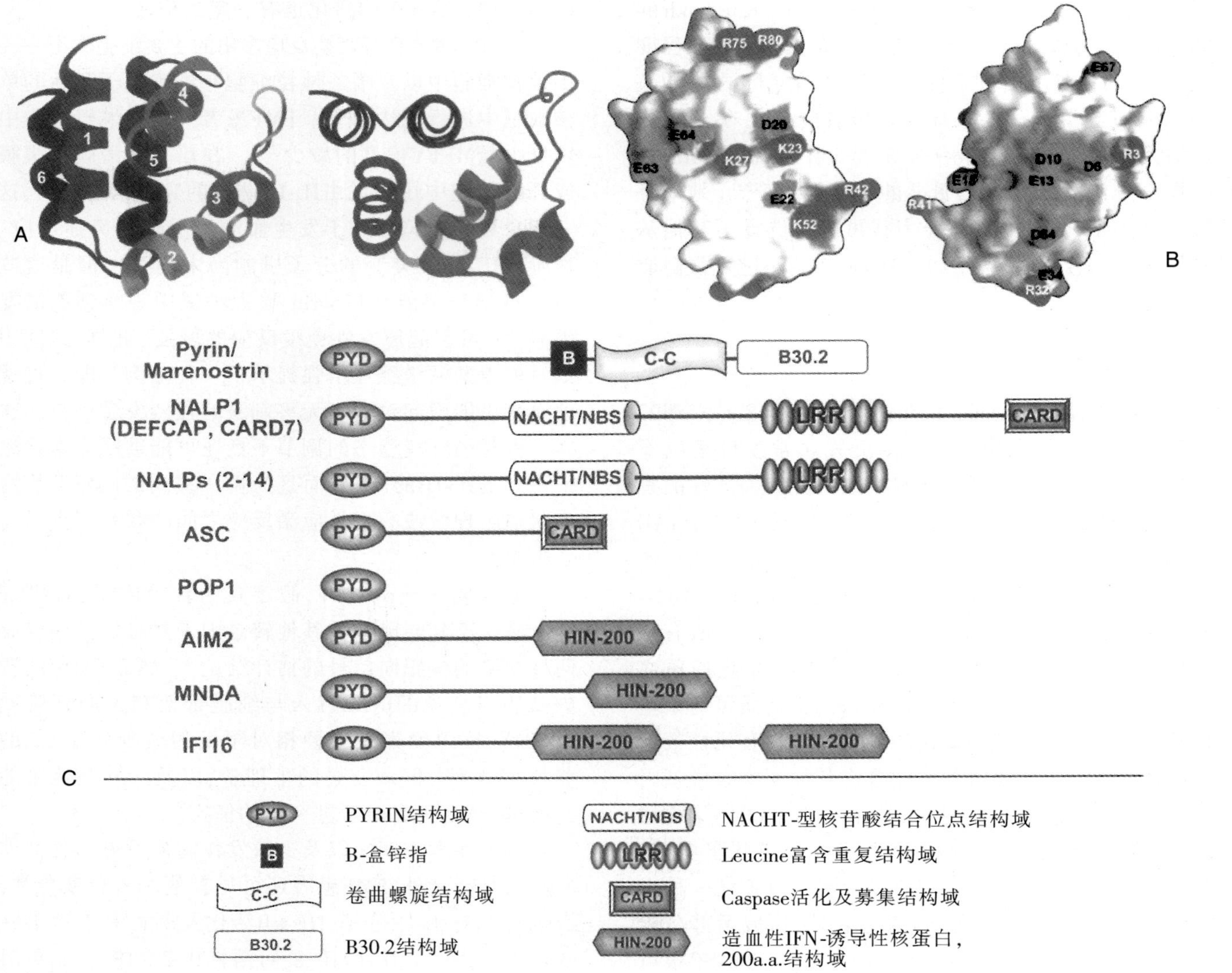

图68.6　PYRIN结构域。(**A**)带状图示人类PYRIN的三维预想结构，显示了排列于死亡结构域折叠结构中的6个α-螺旋，前者亦可见于死亡结构域、死亡效应基因结构域以及caspase活化及募集结构域(CARD)。水平旋转90°可转换其左旋和右旋构象。所描述的结构是根据人类ASC(含CARD的凋亡相关点状蛋白)的结构进行的推想。(Adapted from Liepinsh E, Barbals R, Dahl E, et al.The death-domain fold of the ASC PYRIN domain, presenting a basis for PYRIN/PYRIN recognition. *J Mol Biol* 2003;332:1155–1163.)(**B**)分别为pyrin(左)和ASC(右)PYRIN结构域相对带电表面静电学电荷分布的预想图。负电荷高的部位标示为红色，正电荷高的部位标示为蓝色。pyrin PYRIN结构域带正电荷的表面与ASC PYRIN结构域带负电荷的表面之间的相互作用可以解释这些蛋白质是如何结合在一起的。(Adapted from Richards N, Schaner P, Diaz A, et al. Interaction between pyrin and the apoptotic speck protein (ASC) modulates ASC–induced apoptosis. *J Biol Chem* 2001;276:39320-39329.)(**C**)带有N-端PYRIN结构域的人类蛋白质的结构。pyrin是该家族中唯一已知C-端带有含B-盒、卷曲螺旋及B30.2盒式结构域的成员。NALP蛋白质家族如此命名是由于该家族中的每一成员均(至少)含有一个NACHT结构域[出现于神经元凋亡抑制蛋白(NAIP)、主要组织相容性复合体Ⅱ反式作用因子(CⅡTA)、HET-E(来自于足孢子菌属anserina的非相容性位点蛋白)及TP1(哺乳动物端粒酶相关蛋白)的结构域]、一个富含亮氨酸的重复(LRR)结构域和一个PYRIN结构域。NACHT结构域含有一个核苷酸结合位点(NBS)，可发挥调节作用；而LRRs是一个20–29个氨基酸残基的序列基元，亦可见于toll样受体，并可与细菌衍生物相结合。NALP1，而非NALP2-14，含有一个C-端的CARD。NALP3与cryopyrin相同，在家族性自身冷炎症反应综合征(FCAS)、Muckle-Wells综合征(MWS)，及婴儿型多系统炎症反应疾病(NOMID)时发生突变。POP1(仅含PYRIN蛋白1)仅含有一个PYRIN结构域。AIM2(黑色素瘤2时缺失)、MNDA(骨髓细胞核分化抗原)，以及IFI16(γ-干扰素诱导蛋白16)是干扰素诱导性造血转录调节因子。(B图见彩图)

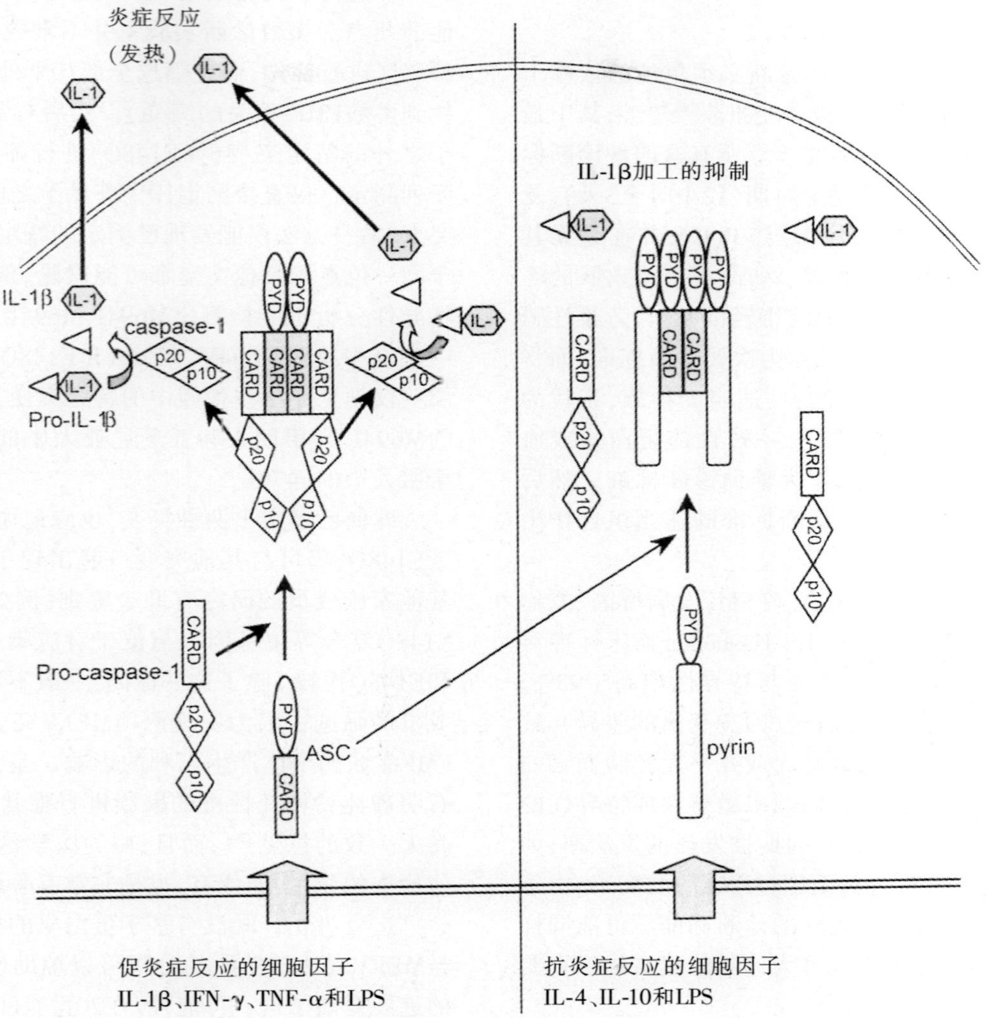

图68.7　pyrin在调节ASC介导的caspase-1活化中的作用环节。左：脂多糖(LPS)及促炎症反应细胞因子诱导ASC[含caspase活化及募集结构域(CARD)的凋亡相关点状蛋白]，后者通过同型CARD/CARD相互作用与pro-caspase-1[caspase-1的非活化前体，或白介素-1β转化酶(ICE)]结合，导致caspase-1形成寡聚体并自身活化。活化的p10/p20亚基由IL-1β前体裂解为成熟的IL-1β，引起发热和炎症反应。右：LPS和抗炎反应细胞因子诱导产生pyrin，pyrin可通过同型PYRIN结构域的相互作用与ASC结合，隔离ASC并封闭其与caspase-1的相互作用。CARD：caspase活化及募集结构域；PYD：PYRIN结构域。(From Chae JJ, Komarrow HD, Cheng J, et al. Targeted disruption of pyrin, the FMF protein, causes heightened sensitivity to endotoxin and a cefect in macrophage apoptosis. *Mol Cell* 2003;11:591–604, with permission.)

异。N-甲酰-蛋胺酰-亮胺酰-苯丙氨酸可引起无症状患者的中性粒细胞，而非单核细胞呈突发性的氧化代谢升高[256]。高温可引起FMF中性粒细胞比对照细胞释放更多的溶菌酶[257]。发作期间患者血中作为嗜酸性粒细胞活性及更新标志物的嗜酸性粒细胞阳离子蛋白升高[258]。尽管并未指出FMF患者的中性粒细胞对内毒素[259]或皮肤擦伤[254]的趋化性增强，但应用琼脂糖移行技术可显示其自发性迁移增强[260]。

定位克隆MEFV之前，对患者及健康对照组的浆膜液进行的研究显示，FMF缺乏公认的补体成分5的抑制因子[261,262]。比较MEFV与部分纯化的抑制因子的肽序列并不匹配，尚未克隆出编码抑制因子的基因。于是就很难最终在FMF的病理生理学领域建立或驳斥这样一种机制。在前-MEFV时期亦可见血和尿中的儿茶酚胺异常[263-265]，但正如本文所述，这样的观察结果尚未与目前已知的pyrin生物学建立任何因果关系。

4.诊断

在MEFV鉴定之前,FMF的诊断必须单纯的依赖于临床症状。曾有几套诊断标准备受推崇[46,266-268],其中最受广泛引用的为Hashomer标准[268]。所有这四种诊断标准一致认为该病的基本特点为短期(12小时至3天),复发性(3次或更多)发热(直肠温度>38℃),并在毫无其他致病因素的情况下伴有腹部、胸部、关节或皮肤的疼痛症状。Tel-Hashomer标准规定将轻微发作、劳累性腿痛,及秋水仙碱治疗效果较好作为次要诊断标准,而将阳性家族史,发病年龄少于20岁,适当的种族,亲代为近亲婚配,发作期的急性反应,一过性的蛋白尿或血尿,以及非生产性剖腹手术作为辅助诊断标准。然后可根据主要、次要及辅助性诊断标准的适当组合作出诊断[268]。

对那些有经验的医生而言,在FMF发病率高、发作症状相对严重的人群,应用Tel-Hashomer临床标准对明确FMF诊断非常有用,敏感性与特异性均高于95%。在发病率低、发病症状明显较轻(因突变谱的差异),且多数医生对识别“典型”发病毫无或几乎无经验而言的西方国家,并无有关这些诊断标准敏感性或特异性的数据。此外,在西方国家,其他周期性发热的发病率,如TRAPS和HIDS,可能接近甚至超过FMF的发病率。由于以上各点原因,中东地区建立的诊断标准不可能同样适用于西方国家,尽管它们可为诊断的建立提供重要的临床指导。

于是,特别是在美国和西欧,基因检测就成为主要的辅助诊断方法。基于以上有关FMF遗传学的讨论,很明显对DNA检测诊断的解释仍应小心谨慎。毫无疑问,当基因检测显示临床疑诊为患有FMF的患者有两项trans的MEFV突变,或者遗传学检测显示诊断不是FMF的患者无突变时,一切都顺理成章。遗传学检测还对评估临床确诊的FMF患者发生淀粉样变性的风险有帮助。然而,如前所述,即使在FMF相对常见的国家,以及在基因测定为顶尖水平的中心,有约1/3达到临床诊断标准的FMF患者仅有一项明确的MEFV突变,以及(通常)一小部分有临床症状的患者没有MEFV的突变。这些结果可能通过目前未被筛选出来的MEFV突变(如:在启动子或内含子深部)的存在、第二个FMF位点,或在某些条件下一项突变就足以产生症状的可能性来进行解释。对这样由遗传学亦不能确诊的临床病例,应考虑进行秋水仙碱的试验性治疗,并进行评估是否为其他的遗传性回归热综合征(表68.3)。

以遗传学检测结果对FMF进行解释时还应记住其他的几点。多数诊断实验室并不常规对MEFV全部的编码区进行筛选,而是筛选全部10个外显子的序列(已找到多数FMF-相关的突变),然后对常见的10个外显子之外的特定突变(如E148Q)进行筛选,或者不进行序列测定,仅直接测定10个外显子之内或之外的特定突变。后一方法仅能发现已测定的特定突变,甚至对位于同一位点的其他突变都可能遗漏。例如,M694V突变特异性分析不能检测出M694I、M694L或δM694。多数中心至少检测M694V、V726A和E148Q,但可能不检测那些仅常见于某些种族中的特定突变,如阿拉伯人中的M694I[10],伊朗人和亚美尼亚人中的R761H[57],以及希腊人中的F479L[54]。

即使已鉴定出两种突变,也应记住一些突变,特别是E148Q,仍可与其他突变一起出现于cis[52,57],于是对其他家族成员的研究有助于鉴别,例如单一的V726A-E148Q复合等位基因,与位于对应染色体上的V726A和E148Q比较。除了这一原因,一般不进行无症状家庭成员的筛选,因为发现两项MEFV突变可对从未发生FMF症状的个体产生不利的影响。是否应对FMF以及有明确淀粉样变性史的家族进行症状发生前的筛选,尚无一致的意见[269];而且,因为医学伦理学的原因,产前检查的作用,即便有,也是非常有争议的。

迄今为止,既没有基于蛋白质的检测也没有针对与MEFV表达或功能的分析可以辅助诊断,尽管近来的进展提高了这一可能性。在20世纪80年代早期,一项间羟胺输注试验被提出用于诊断FMF[263],但考虑到其安全性而未被广泛应用[270,271]。亦有报道称多巴胺β-羟化酶的水平升高[264],但尚未经证实[272-274]。

诊断FMF最重要的一个因素是建立一个适当的疑似指标。重要的临床特征可将FMF与总结于表68.3中的其他遗传性回归热综合征相鉴别,对特定病例的鉴别诊断与其发病类型有关(腹膜、关节等等)。由于多数FMF于20岁之前发病,急性阑尾炎可能为一个重要的原因,发热的自发性缓解常为FMF的首项证据。通常明确诊断需长时间进行观察,除非患者就诊时已有几次发作记录。卟啉症呈间歇性的腹痛和发热,但发作时有高血压、显性遗传和尿中的卟啉升高可资鉴别[275]。遗传性血管性水肿可引起间歇性的腹痛,但通常不引起发热。它亦呈常染色体显性遗传,而且C1酯酶抑制物水平降低[276,277]。在儿童,另一主要考虑事项是鉴别FMF与系统性青少年型慢性关节炎(见第61章)。关注的重点包括青少年型慢性关节炎特征性的逐渐消失的皮疹(不见于FMF)、发热的形式(青少年型慢性关节炎每日发作的间歇热与FMF间隔1~3天的发作性发热形成对比)、关节炎的类型(青少年型慢性关节炎为慢性多关节关节炎,FMF为间歇性的单关节炎),以及存在的淋巴结病(在青少年型慢性关节炎中比FMF中更多见)。在儿科患者,有时回归热、溃疡性口炎、咽炎以及颈淋巴结炎的症状[278]可与FMF混淆。表现为单关节关节炎的成年患者进行关节吸引术后的晶体检查和细菌培养有助于明确诊断。女性患者表现为腹痛,特别是有月经异常的症状时,应进行妇科情况的评估以排除子宫内膜异位症和骨盆的炎性疾病。

5.治疗

一般认为是Goldfinger在1972年首先提出对FMF预防性地应用秋水仙碱[279]。发表于1974年的三项随机抽样、安慰剂对照的大型研究的结果证实了每天持续应用秋水仙碱(1~2mg/天)对防止FMF的发作有效[280-282]。总之,约3/4的患者应用秋水仙碱后几乎完全缓解,近95%症状有明显的改善(很多患者如果秋水仙碱的用量不到1.2~1.8mg/天就不能获得充分的疗效)。秋水仙碱对预防FMF淀粉样变性也有效。在一项对960名初始时并无蛋白尿的以色列患者进行的研究中,寿命表分析显示,906名遵守秋水仙碱1~2mg/天的患者,其11年后蛋白尿的累积率为2%,而54名依从性不好的患者,其9年后的累积率为49%[283]。即使间歇治疗有时可能对终止发作有效,但持续应用秋水仙碱优于间歇治疗,因为其对淀粉样变性有预防作用[284]。

秋水仙碱还对那些已有蛋白尿的FMF患者也有益[285-287]。内生血清肌酐低于1.5mg/dL且秋水仙碱用量大于1.5mg/天时,获得蛋白尿稳定或改善的机会最大[284]。小管间质性损伤及依从性差为造成预后不良的因素[287]。对接受了肾移植的FMF患者,每天应用1.5mg或更多的秋水仙碱对预防移植物的淀粉样变性也是必要的[146]。如有可能应避免联合应用环孢素与秋水仙碱,因为环孢素可抑制MDR1转运系统,而后者是肝、肾排泄秋水仙碱所必需的[149-153]。

尽管秋水仙碱对治疗FMF系膜增生性肾炎亦有效[166],但不足以治疗急进性肾小球肾炎[167]或结节性多动脉炎[158-162]。在后两种情况下,通常需应用环磷酰胺和大剂量的皮质类固醇。FMF并发Henoch-Schönlein紫癜及迁延性发热性肌痛[101,102]时亦需皮质类固醇治疗。

秋水仙碱预防或改善FMF发作的机制尚未完全明了。可以明确的是,秋水仙碱与微管发生相互作用[288],并可能因中性粒细胞缺乏MDR1-编码的P-糖蛋白膜泵[290,291]而聚集于该类细胞中[289]。有趣的是尽管pyrin在功能上仍与秋水仙碱直接相关,但其本身主要在中性粒细胞中进行表达并且与微管有关[9,236,241]。通过其对内皮细胞E-选择蛋白的分布和中性粒细胞L-选择蛋白的表达的作用,秋水仙碱还可抑制中性粒细胞或内皮细胞之间的相互作用[292],从而抑制中性粒细胞的趋化作用[254,259],降低FMF患者循环中细胞因子的水平[248]。

秋水仙碱对潜在的炎症反应过程的作用是其预防或逆转FMF淀粉样变性最可能的机制。基于对发热症状发生前即进展为淀粉样变性的“Ⅱ型”FMF患者的观察,曾有推测认为FMF淀粉样变性是与FMF的急性发作完全不同的疾病现象[293],因此,秋水仙碱可预防淀粉样变性,而且并不依赖于其对炎症反应的作用。然而目前看来,Ⅱ型FMF可由急性期反应物如SAA的明显升高来解释,后者甚至出现于FMF发作的间期,而秋水仙碱可控制该亚临床炎症反应[106-108]。此外,来自TRAPS患者的证据并不支持秋水仙碱可阻断淀粉样沉积(而非SAA产生),秋水仙碱一般不能控制TRAPS患者的炎症反应,因此,即使已足量应用了预防性的剂量,患者仍会进展为淀粉样变性[294,295]。近来一些来源于炎性疾病患者的数据显示,淀粉样沉积是一种动态平衡的状态,针对潜在症状进行彻底的抗感染治疗(保持SAA浓度低于10mg/L)与缓解有关[296,297]。旨在消耗淀粉样沉积物的其他成分,如血清淀粉样蛋白P[298]的靶向性治疗最终可能为已确诊的FMF淀粉样变性及其他自身炎症反应性疾病提供一种替代疗法。

秋水仙碱最常见的毒性反应为腹泻,但常可应用初始治疗时逐渐增大剂量的方法将毒性反应降至最低。对长期应用秋水仙碱治疗的FMF患者进行空肠活组织检查显示出相对较小的组织学效应[299]。然而,秋水仙碱在某些患者可引起显著的乳糖不耐受,而且无乳糖膳食有时有助于控制秋水仙碱的胃肠道副作用[300]。极少情况下,秋水仙碱可能不利于眼部手术后角膜伤口的愈合[301-303],尽管目前在任何手术前,如眼部或其他的手术,均不提倡中断秋水仙碱的治疗[303]。

秋水仙碱在肝脏经肝肠循环进行代谢,经尿液排出;有肝肾疾病的患者必须调整剂量[304,305]。一小部分FMF患者应用秋水仙碱可引起轻度、可逆的血清转氨酶升高。因秋水仙碱在肝脏经CYP-450系统的细胞色素P(CYP)3A4代谢,故可能出现某些药物的相互作用[305]。可通过该机制引起秋水仙碱水平升高的药物有西咪替丁[305]、酮康唑[305]、红霉素[306],以及塞伐他汀、洛伐他汀和阿伐他汀（而非氟伐他汀或普伐他汀）[307]。葡萄柚汁亦可抑制CYP-3A4,导致血中秋水仙碱水平上升[305]。肝肾功能不全时,任何一种药物相互作用引起中毒的可能性均升高。

秋水仙碱可引起可逆的肌病和神经系统病变,以肌酸激酶升高为特点，最初见于肾衰患者或肾功能受损的老年患者[308,309]。然而,包括儿童在内,秋水仙碱肌神经病变很少情况下也可见于肾功能正常者[310-312]。儿童应用秋水仙碱的剂量应在有效性和毒性作用之间仔细权衡,切记低于5岁的患儿根据体表面积确定的剂量(并非总量)比年龄更大些的孩子要高[313]。除了这些，秋水仙碱一般对儿童是安全的，事实上对于患儿之前因FMF频繁发作所致的生长延迟具有纠正作用[314]。

秋水仙碱对女性生殖功能的潜在影响是FMF患者常关心的问题。若不经治疗,FMF本身可通过某些途径对女性的生育能力产生不利影响。反复发作的腹痛可引起腹膜粘连,结果导致输卵管阻塞,淀粉样变性可能影响排卵功能,在确实妊娠的患者,急性腹膜炎发作可能引起流产或早产[315,316]。规律的预防性应用秋水仙碱可显著减少粘连和淀粉样变性的发生，妊娠期间应用还可降低急性腹膜型发作的频率。FMF的流产发生率由秋水仙碱应用前的25%~30%降低到目前的接近于普通人群的发生率[315]。在一项有关116名FMF女性患者的225次完整妊娠的研究中,妊娠前或妊娠期间应用秋水仙碱并不会导致妊娠并发症的增加[317]。应用秋水仙碱的妇女其后代21-三体的发生率约为同年龄对照组的两倍,因此,通常建议在受孕期间应用秋水仙碱的妇女进行羊膜腔穿刺检查[315,317],尽管最近对其必要性有所质疑[316,318]。已有报道称接受秋水仙碱治疗的妇女成功进行了体外受精[319]。尽管在接受秋水仙碱治疗的妇女分泌的乳汁中可测得低浓度的药物，但母乳喂养仍被认为是安全的[320]。

一项小样本研究对秋水仙碱相关的男性不育症进行了观察[321],但近来更多的研究提示FMF患者中男性不育症更可能是淀粉样变性的结果，而非秋水仙碱的毒性作用[322-325]。尽管受孕期间应用秋水仙碱的父亲很可能增加染色体异常的风险，但近期一项前瞻性研究并未证明这一作用[315],从而令一部分人重新考虑在这种情况下进行羊膜腔穿刺的优势。

已经口服秋水仙碱的患者静脉再次应用秋水仙碱则发生严重中毒的风险性显著增加[326-329]。在最极端的病例可导致多脏器功能衰竭及死亡。因此,在那些虽应用秋水仙碱治疗却仍有FMF急性发作的病例，不能静脉追加给予秋水仙碱以抑制发作。而应给予支持性治疗,避免应用麻醉性镇痛剂。近来一项开放性的小型试验性研究提示[329a]对已应用了最大口服剂量的秋水仙碱但仍有FMF频繁发作的患者，每周经静脉给予小剂量的秋水仙碱可获得稍好的疗效，但这仍被视为一种研究性的方法。唯一常见的静脉应用秋水仙碱的适应证为围术期患者不能口服用药的情况，伴有生物利用度的适当调整[305]。

应用秋水仙碱的FMF患者可出现腹痛，可能因为突然发作,或因为腹内的其他疾患。医生应警惕后一种情况的可能,特别是当患者描述的FMF症状不典型时。除非在极少数情况下，患者应用秋水仙碱治疗仍有频繁的腹痛发作时，一般对FMF患者不进行选择性阑尾切除术[330,331]。

对于那些对秋水仙碱不敏感或不能耐受治疗剂量的患者,可供选择的治疗非常有限。有时,出现发作征象时,早期皮下注射IFN-α可能为有效的辅助治疗[332,333]。近来提出以同种骨髓移植治疗难治性FMF[334],但目前许多专家认为其风险-效益比不尽如人意[335]。鉴于近来关于pyrin对细胞因子调节作用的发现,靶向生物治疗可能是一种具有广阔前景的研究。

(二)Cryopyrin病

Cryopyrin病为三种均由CIAS1(意为寒冷诱发的自身炎症反应性综合征-1)突变引起的一组临床显性遗传病症,CIAS1是一种基因,编码一种含Cryopyrin蛋白的PYRIN结构域[4]。其另外三个名字,PYPAF1[336]、NALP3[6]以及CATERPILLER1.1[337]亦用于命名该基因与其蛋白质产物。Cryopyrin病包括家族性自身冷炎症反应综合征(FCAS)/家族性冷性荨麻疹(FCU)、Muckle-Wells综合征(MWS)以及婴儿型多系统炎症反应疾病(NOMID)/慢性婴儿神经表皮及关节病(CINCA)综合征[4-8]。尽管这些疾病从分类学角度被描述为不同的个体，但它们都表现为发热、皮肤的荨麻疹、不同程度的关节痛或关节炎、中性粒细胞介导的炎症反应以及强烈的急性期反应。

关节和感觉神经受累的严重程度以及淀粉样变性的发生率可辅助鉴别各种Cryopyrin病。一般来说,FCAS/FCU患者的临床症状最轻,MWS居中,NOMID/CINCA最重。FCAS/FCU有非常明显的由寒冷诱发的特点[20,338],而NO MID/CINCA临床症状持续,但严重程度不一[24,25,339,340]。如下所述,FCAS/FCU和MWS,以及MWS和NOMID/CINCA之间的临床界限相当模糊，可以肯定的是FCAS/FCU

和MWS与CIAS1突变有关[4-6,341]。而MWS和NOMID/CINCA则与其他突变有关[5,7,8,341-343]。因此，Cryopyrin病为单基因突变导致自身炎症反应的疾病谱系，可能受某些迄今仍未明确的基因以及环境调节因子的影响。为表现该病原学概念，cryopyrin相关的自身炎症反应疾病在此将作为一组疾病进行讨论。

1.临床特点

(1)家族性自身冷炎症反应综合征/家族性冷性荨麻疹

FCAS/FCU以寒冷诱发的发热、荨麻疹、关节痛及结膜炎为特征[20,338]。其他相关的症状包括寒战、大量出汗、嗜睡、头痛、极度口渴以及恶心。全身性的寒冷暴露是FCAS/FCU炎症反应发作的常见诱因，而局部接触寒冷物质或饮用冰冻饮料一般不会引起发作。在一项大型研究中，诱发发作的寒冷暴露时间范围为5分钟到3小时，平均为52分钟[338]。从开始暴露于寒冷的条件下到出现症状的延滞时间平均为2.5小时，发作的平均长度约为12小时。更长、更冷的暴露可诱发更严重的症状，一般情况下，发作是由于寒冷、潮湿而多风的天气。在某些个体，症状可在每日出现的基础上，到夜间趋于加重而到凌晨又趋于缓解。症状通常开始于出生后的最初6个月之内。

FCAS/FCU的皮疹通常起始于面部或肢体远端，然后遍及全身。可呈瘀点、瘀斑或连成片状的红斑[20]。与血清组胺水平升高且有肥大细胞出现于病变部位的获得性冷性荨麻疹不同，FCAS/FCU中血清组胺水平正常，而且皮肤损害的组织活检并无肥大细胞的数量增加[338]。而寒冷应激后活组织检查显示血管中性粒细胞渗出及渐进性的微血管损害，包括内皮细胞肿胀、渗出、空泡变性及细胞间隙变窄[344]。因此FCAS/FCU并非真是荨麻疹的一种，于是有提议将家族性冷性荨麻疹更名为家族性自身冷炎症反应综合征[4,338]。其他更老的同义词包括家族性多形性冷皮疹以及寒冷超敏反应。

FCAS/FCU患者发病时通常表现为多关节痛，最常见于手、膝及踝关节，足、腕及肘关节有时亦可受累。有些患者与风湿热后的Jaccoud(雅库)关节病相似，也可进展为非侵蚀性骨关节变形[345]。检查时，可见这些患者有掌指关节及近端指间关节的可逆性变形，有时伴有尺骨偏差。

FCAS/FCU结膜炎有时伴有流泪、视觉模糊及眼痛，但并无眶周水肿的报道。发作时的实验室特点包括多形核白细胞增多、血沉加快、CRP及SAA升高。一项对6个亚美尼亚家族的45位受累患者的调查显示，淀粉样变性仅见于1位女士，且出现于晚年[338]。其祖辈中至少有4位患有迟发性的肾病，但其同卵双胞胎并未出现。

(2)Muckle-Wells综合征

MWS首次见于一德贝郡家庭并呈显性遗传，其“疟疾样发作”的症状包括：①寒战，发冷，一般感觉差；②头痛及肢体远端和大关节的尖锐性疼痛；③全身荨麻疹样皮疹[21]。该先证(最先发现并证实受累的)家庭的成员也可能发展为进行性的双侧感觉神经性耳聋(起始于儿童期)和淀粉样肾病。

自从1962年对该家族的首次报道以来，文献中有大量关于这一综合征的家族性或散发病例的报道。1979年一项对78例患者进行的回顾性研究[346]中，66例(85%)有典型的复发性“疟疾样发作”，58例(74%)有听力丧失，27例(35%)有肾病，其中13例经活组织检查证实为淀粉样变性。多数报道的病例具有北欧血统。

与FCAS/FCU不同的是，MWS发作与冷热刺激均有关[21,347]，有时还与情绪压力有关[21]。MWS发作时间比FCAS/FCU稍长，持续约24~48小时[21,346,348]。发作可能出生后即开始，大多数患者成年后才首次发作。除了这些症状，如肢痛，以及皮疹，有些患者发作时还伴有腹痛、结膜炎或巩膜外层炎[347,348]。实验室检查包括白细胞增多和急性期反应物升高。

图68.8A显示了MWS典型的荨麻疹样皮疹。与FCAS/FCU的情况相同，皮疹并非真的荨麻疹，组织活检显示为乳头状真皮中的中性粒细胞和淋巴细胞在血管周围和间隙中浸润[349]。不出现血管炎。尽管在MWS中，关节痛比单纯的关节炎更常见，但通常累及膝、踝或腕关节的间断性寡关节性的滑膜炎及持续时间更久的化脓性关节炎均可见报道[347,350]。某些患者亦可见双侧的弓形足[21]。

图68.8B显示一位23岁MWS患者的双侧听力曲线。该患者8岁时首次出现感觉神经性听力丧失，最初累及高频感觉区。MWS中听力丧失的病因学尚不明确。对原发性MWS家族的患者进行尸解并无证据显示内耳的淀粉样变性，但Corti器和前庭感觉上皮缺如，并有基底膜的骨化和耳蜗神经的萎缩[21]。可能由炎症反应导致，但迄今为止尚未证实。

MWS的淀粉样变性为AA型，累及肾、脾、肾上腺、甲状腺及睾丸[350]。如前所述，仅有约1/3的MWS患者有这一并发症，而且，通常情况下淀粉样变性见于成年人。

(3)婴儿型多系统炎症反应疾病/慢性婴儿神经表皮及关节病综合征

NOMID/CINCA是Cryopyrin病中最严重的一种，表现为与FCAS/FCU和MWS相同的荨麻疹样皮疹，及中枢神经受累和特异性高且有时可致残的关节病[24,25,339,340]。症状往往出现于婴儿期。尽管并无明确的症状，但一些患者进展为AA淀粉样变性。在成年之前约有20%患者死亡，主要死于感染或神经系统并发症[339,351]。

NOMID/CINCA皮疹通常见于出生后的最初几天，且一般在6个月之内。一旦出现，皮疹将变大变少，但通常都会出现。皮疹为游走性且通常为非瘙痒性的，但发热或日晒使其加重时可伴有瘙痒[351]。从组织学上讲，表皮是正常的，真皮有轻度的炎症反应，主要为血管周围的多形核白细胞浸润[340]。

NOMID/CINCA的感觉神经性症状在严重程度上不一。头痛较常见，一小部分患者可进展为癫痫发作、张力降低或偏瘫[340]。一些NOMID/CINCA患儿在学习上表现良好，而其他的则有学习障碍或智力发育迟缓。多数患者有无菌型脑脊膜炎的证据，伴有脑脊液(CSF)压力升高，多种细胞增多（主要为多形核白细胞)，及CSF蛋白升高[352]。亦常见EEG异常[351]。影像学研究显示轻度的脑室增大，大脑萎缩，脑回突出，以及老年患者大脑镰及硬脑膜的钙化[340]。

如MWS，NOMID/CINCA通常出现进行性的高频感觉神经性听力丧失[352]。视觉改变亦常见，包括结膜炎、前葡萄膜炎和后段异常。近期一项大型研究中约有一半的患者出现慢性的前葡萄膜炎[353]。同一研究中超过80%的病例还出现了视盘的改变，包括视盘水肿、假视神经盘水肿，以及视神经萎缩[353]。可进展为视力损伤甚至失明。

NOMID/CINCA的关节表现可见于童年早期，但通常并非出生后即出现。与神经感觉受累的情况相似，关节症状在不同患者之间亦存在显著的个体差异[339,340,351]。在疾病谱较轻的一侧，某些患者伴有轻度肿胀的关节痛，但无影像学改变。在疾病谱的另一侧，约半数患者在出生后一年内可出现严重的对称性关节炎，累及膝、踝、肘、腕、手或足(但极少见肩、髋或颈椎)。这些患儿可进展由骨骺或软骨生长过度所致的骨骼变形，如图68.8C所示患者的膝关节病变。作为骨骺异常可能的局部反应，尽管有时可见无菌性渗出，但滑膜增生则少见得多。亦可见渐进性、特别是膝关节的挛缩(图68.8C)。

从影像学角度来看，常见的更严重的关节病有新生儿髌骨骨化和生长过度[339,340,351,352,354]。长骨骨骺，特别是两侧的胫骨近端，可因不规则骨化而呈“面包屑”状增粗。亦可见干骺端病变，股骨、桡骨和胫骨干骺端显著的不规则，及随后出现的生长终板提早闭合及长骨变短[339]。如图68.8D的MRI所示，这些改变可见于并无显著的滑膜增生时。滑膜活检显示血管周围中性粒细胞、嗜酸性粒细胞及肥大细胞浸润的轻度炎症，但无增生性血管翳[355]。头颅平片显示颅容量增加、额部圆凸形成及前囟闭合延迟。

NOMID/CINCA其他常见的临床表现有发热、淋巴结病及肝脾肿大[339,340,351,352]。脉管炎、血栓形成和淀粉样变性为潜在的致死性并发症。实验室检查包括以多形核白细胞和嗜酸性粒细胞为主的白细胞增多、慢性贫血、血小板增多，以及活跃的急性期反应。与FCAS/FCU和MWS相似，NOMID/CINCA通常并不见高滴度的自身抗体。

(4)临床交叉综合征

尽管Cryopyrin病被描述为三种不同的临床情况，但是有患者及家族表现为更连续的疾病谱。例如，一个经证实有CIAS1突变的印度北部的家族不仅表现出寒战、发热、荨麻疹样皮疹，以及暴露于寒冷时发作的关节痛，正如在FCAS/FCU中所见的表现，还有几名成员患有淀粉样变性，后者为MWS的典型表现[6,356]。而眶周水肿，这种并非FCAS/FCU或MWS的症状，亦可见于该家族的几位成员。

同样的，亦有在MWS和NOMID/CINCA之间界限模糊的病例。在某些病例中，患者早年因其炎症反应的发作(“疟疾样发作”）及感觉神经性听力丧失被诊断为MWS，而后发现具有更典型的NOMID/CINCA的临床表现[342,349]。目前尚未发现FCAS/FCU与NOMID/CINCA之间的交叉病例或家族，但因并未对其进行腰椎穿刺或影像学研究，从而并不足以完全确认这一点。

2.遗传学

在1999年末到2000年初的为期6个月中，独立连锁研究将MWS[348]和FCAS/FCU[357]的易感位点均定位于1号染色体长臂的远端。几个月后，发现印度北部FCAS/FCU-MWS交叉综合征家族的易感位点位于同一染色体区段[356]，提示所有这三种情况可能为同一基因等位基因的异常所致。

1号染色体附加的遗传学标记物用于将兴趣区间由近1 000万个DNA碱基对缩窄到约100万个碱基对的更便于操控的关键性区段，并由此绘制出外显子和表达基因的结构图。到2001年底，Hoffman等人确认出一

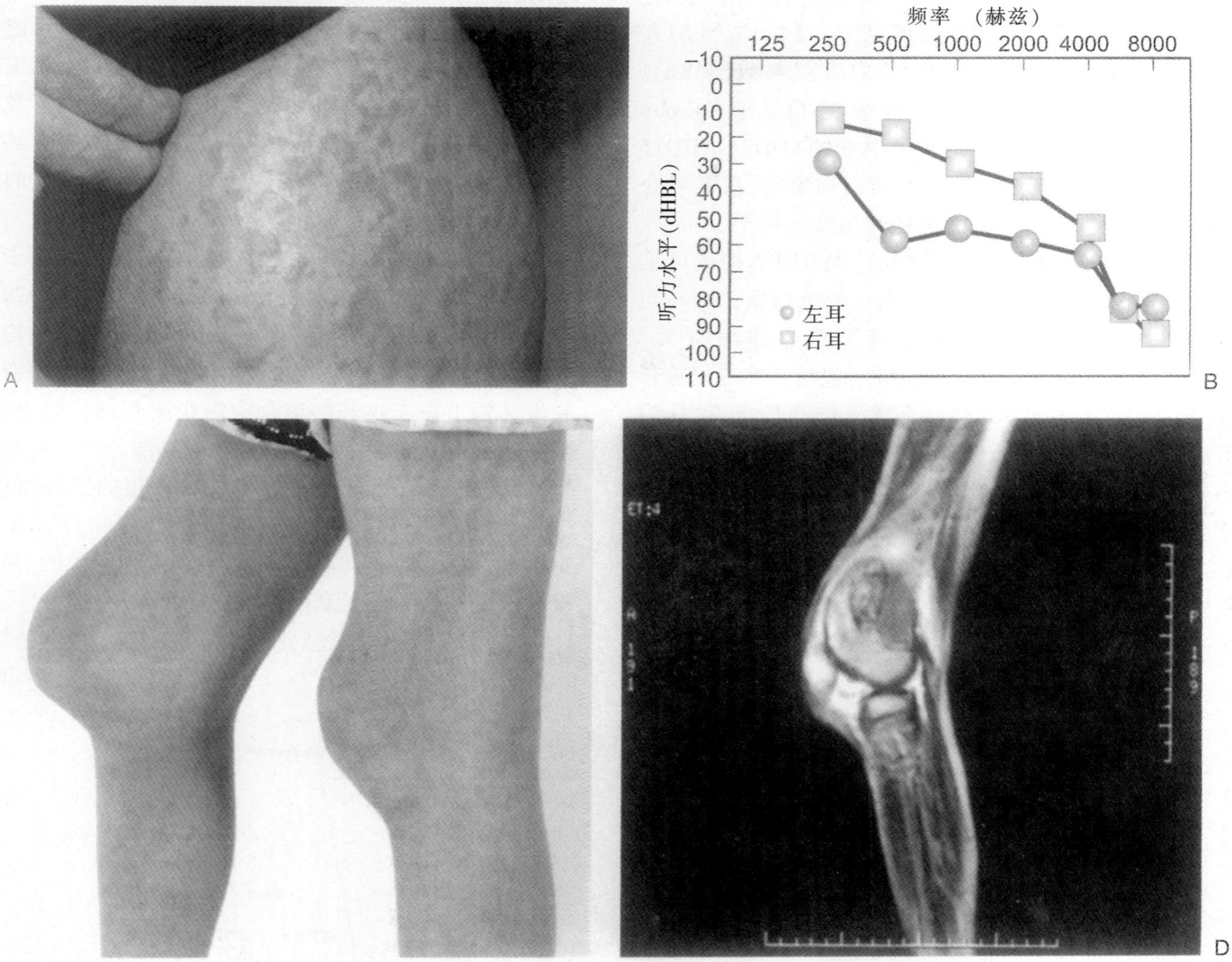

图68.8　cryopyrin相关疾病的临床特点。(**A**)Muckle-Wells综合征患者的荨麻疹样皮疹。(**B**)同一患者的听力曲线，显示双侧高频性听力丧失。骨传导与气传导相同(未显示)，证实为感觉神经性听力受损。(**C**)婴儿型多系统炎症反应疾病(NOMID)/慢性婴儿神经表皮及关节病综合征(CINCA)患者髌骨过度生长及膝关节变形。(**D**)同一患者右膝的MRI，显示并无滑膜增生，并存在骺板和髌骨的生长过度。(Panels C and D from Aksentijevich I, Nowak M, Mallah M, et al. De novo CIAS1 mutations, cytokine activation, and evidence for genetic heterogeneity in patients with neonatal-onset multisystem inflammatory disease (NOMID).A new member of the expanding family of pyrin-associated autoinflammatory diseases. *Arthritis Rheum* 2002;46:3340–3348,with permission.)(A图见彩图)

个大的(1 753个碱基对)外显子，可有四种与疾病相关的错义替换，其中三种出现于FCAS/FCU家族，一种出现于MWS家族[4]。该外显子是其命名为CIAS1基因的9个外显子中的第三个，可能有一个1 034个氨基酸的产物。因mRNA 3′末端的选择剪接(从成熟转录本中移去外显子4和6)，蛋白质产物的长度为920个氨基酸。与导致FMF的基因MEFV一样，该基因亦主要于外周血的白细胞中进行表达，并编码一个N-端的PYRIN结构域[4]。将这一蛋白质命名为“cryopyrin”，旨在暗示其与寒冷暴露和发热之间的联系。到2002年年底，亦有报道该基因的突变见于NOMID/CINCA和印度北部的FCAS/FCU-MWS交叉综合征[6-8]。

图68.9为CIAS1基因组结构及cryopyrin蛋白相关结构域的示意图。除N-端的PYRIN结构域之外，第217–533残基组成一个NACHT亚家族的核苷酸结合位点(NBS)结构域[358][如此命名是因其出现于神经元凋亡抑制蛋白(NAIP)、主要组织相容性复合体Ⅱ反式作用因子(CⅡTA)、HET-E(来自于足孢子菌属anserina的非相容性位点蛋白)，及TP1(哺乳动物端粒酶相关蛋白)的结构域]，以及第697–920残基组成一个7-单体

的富含亮氨酸的重复（LRR）结构域。这种PYRIN、NACHT及LRR的结构域排列可见于一14个成员的人类NALP（NACHT、LRR、PYRIN）蛋白质家族[34]（图68.6）。NACHT-LRR组合（无PYRIN结构域）亦可见于在Crohn病[38,39]及Blau综合征[40]中均发生突变的NOD2/CARD15基因，以及细胞溶质性抵抗（R）蛋白质家族，后者可介导对一系列细菌、病毒及真菌的移植物抵抗[359]。

正如在pyrin蛋白中所讨论的，PYRIN结构域可见于一系列有关调节炎症反应和凋亡的蛋白质，并与同其他蛋白质PYRIN结构域的同型相互作用有关。NACHT结构域含有7个独立的基序，包括一个三磷腺苷酶（ATPase）-特异性P袢和一个Mg^{2+}-结合位点，被认为用于调节寡聚化[34,358]。某些蛋白质包括NOD2和Toll样受体的LRRs，介导其与所谓病原体相关分子结构（PAMP）的相互作用，后者可见于许多微生物[34,360-362]。

图68.9亦描绘了29个已知的与疾病相关的CIAS1突变的位点[4-8,341-343,363]。非常值得注意的是目前所有已知的突变均出现于外显子3，累及NACHT结构域或cryopyrin蛋白的直侧面。所有29种突变呈错义突变，提示引起蛋白质被截短甚至缺失的更为严重的突变可能导致了不同的表现型，或者根本不能存活。事实上MEFV，及其他回归热基因（TNFRSFLA和MVK）均发现了类似的错义突变的倾向，提示这些改变可能通过建立某种不稳定的平衡而更倾向于呈现周期性或波动性的症状。

另一尤其值得注意的是多数已知的突变都见于几个相对少数的区域，事实上在第260、303、436、439和523号残基有多个"位点"。尽管cryopyrin的晶体结构尚未明确，计算的模型提示多数NACHT结构域的突变在三维结构上位于核苷酸结合沟沿线或其延长线上，该区域为核苷酸结合状态"传感器"的一部分[341]。有趣的是，比较cryopyrin与NOD2/CARD15预想的三维结构，结果提示cryopyrin的R260W突变与Blau综合征相关NOD2/CARD15的R334W突变诱导在一个同源的、结构保守的残基上相同氨基酸的改变[364,365]。

亦可观察到基因型/表现型具有有限的相关性。

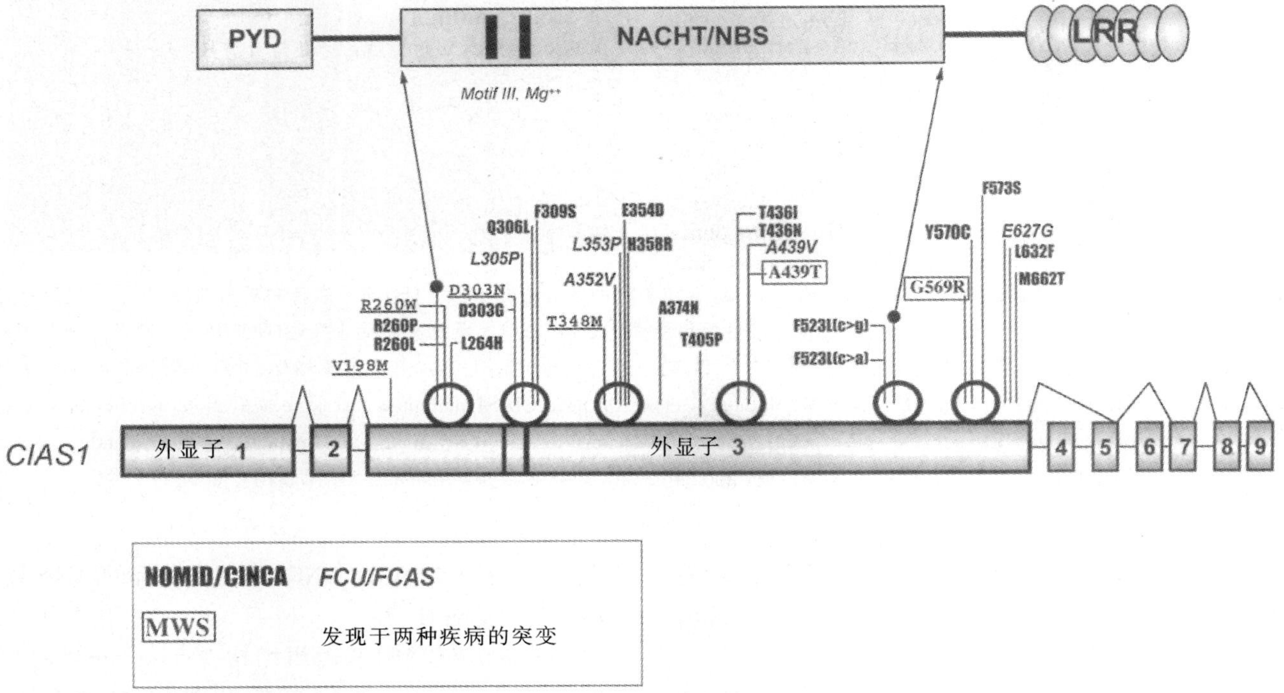

图68.9 编码cryopyrin的CIAS1基因中与疾病相关的突变。图下部所示为CIAS1的外显子-内含子结构，注意文献中所描述的所有29种突变均位于编码NACHT/NBS结构域的外显子3，而且这些突变可集中在6个位点。在蛋白质水平，29个突变中的22个均位于cryopyrin的NACHT/NBS结构域中（图上部所示），7个位于直侧面。标示为粗体的突变见于婴儿型多系统炎症反应疾病（NOMID）/慢性婴儿神经表皮及关节病（CINCA）综合征；标示为斜体的突变见于家族性自身冷炎症反应综合征（FCAS）/家族性冷性荨麻疹（FCU）；框内的突变见于Muckle-Wells综合征（MWS）；下划线的突变见于一种以上临床疾病：V198M和R260W见于FCAS/FCU和MWS，而D303N和T348M见于NOMID/CINCA和MWS。PYD：PYRIN结构域；LRR：富含亮氨酸的重复结构域。

Y570C、F309S与F523L突变与危重病相关[8,341]，有报道称在四个北美FCAS/FCU家族中均出现L353P突变，与同一遗传单体型相关[363]。V198M和R260W均与在疾病谱相对较轻一侧的两种不同的疾病——FCAS/FCU和MWS有关[4-6,341]，而D303N和T348M则与较重一侧的MWS和NOMID/CINCA有关[5,7,8,341-345]。尽管如此，即使在各突变位点内表现亦可能有很大的不同。例如，D303G/N、Q306L和F309S全部与疾病谱严重一侧的表现型相关，而位于同一位点的L305P则见于FCAS/FCU。

3.病理生理学

目前对cryopyrin病发病机理的认识均围绕着对cryopyrin蛋白域结构的组合进行。与FMF蛋白同型结构域的情况相同，cryopyrin的PYRIN结构域表现为与ASC中的同源结构域具有特异性的相互作用[229,336,366]。在不同的转染体系，cryopyrin均显示可调节IL-1β的分泌[232,234]、NF-κB的活化[229,235,336,337,366]，以及凋亡[229]，而且在某些实验条件下pyrin和cryopyrin呈相互拮抗的效应[229]。

因缺失LRR的NALP缺失突变在构成上具有活性，因此cryopyrin的LRR可发挥自动抑制效应[233]。这就构成了图68.10所示的发病机制[34]。在这一模型中，基线条件下结合于NACHT结构域的LRR抑制了cryopyrin的寡聚化及随后与ASC形成的引起IL-1β活化的multimeric复合物的生成。假设有一个促炎症反应因子X，可能为一细菌蛋白，引起因子X/LRR的相互作用并随后产生LRR的自动抑制效应。在具有NACHT结构域突变的患者，LRR/NACHT的相互作用不大稳定，其他干扰（如低温）可能解除自动抑制效应，从而使cryopyrin活化炎症反应下游的级联。以这种模式，野生型cryopyrin通过与ASC的相互作用引起IL-1β的成熟，伴有NACHT结构域突变获得功能。这与野生型pyrin通过FMF相关突变失去功能从而实现与ASC相互作用，导致IL-1β活化抑制的模式相反（图68.7）。这两种模式与cryopyrin和pyrin自身炎症反应表现型分别呈显性和隐性遗传一致，并与前面提到的这两种蛋白质在转染体系中的拮抗作用一致。

基于这一模式可推测IL-1β、NF-κB及凋亡的调节均可能在cryopyrin病的发病中起关键的作用。对个别NOMID/CINCA患者进行Western分析发现，有IL-1β前体蛋白的产生[8]，但对cryopyrin突变在IL-1β生成过程中的作用的系统性评估尚未见报道。在多形核白细胞及培养的软骨细胞中发现高水平的CLAS1信使提示，疾病相关的突变在这些类型的细胞中可能削弱凋亡[7]，然而这一假设尚未经证实。其他可说明CLAS1突变下游效应的观察结果包括两名MWS患者中与疾病有关的血清IL-6水平的波动[367]，以及NOMID/CINCA患者中性粒细胞活化标记物CD10的表达增加[368]。

4.诊断

反复发作的发热，早期发作的荨麻疹样皮疹，及急性期蛋白水平升高即在临床上高度提示为cryopyrin病之一。表68.3列出了有助于这些疾病同其他遗传性回归热综合征相鉴别的特点。与FMF的情况相同，通常应结合临床表现与分子遗传学的数据对FCAS/FCU、MWS及NOMID/CINCA进行诊断。

近年来以CIAS1突变分析作为确认方法建立了一套FCAS/FCU的临床诊断标准[20,338]，包括六项：①主要在自然或实验性的寒冷暴露后出现间歇性的回归热和皮疹。②常染色体显性遗传模式。③发病年龄小于6个月。④多数发作时间少于24小时。⑤与发作相关而出现的结膜炎。⑥无耳聋、眶周水肿、淋巴结病或浆膜炎。在一个包括36名受累者和37名未受累者的典型的遗传性FCAS/FCU大家族中，应用4项阳性指标进行界定时发现与基因型呈完全相关[20]。即使存在，亦尚不能确定在一般人群中究竟有多少个体无明确的CIAS1突变但满足4项阳性诊断标准。

除了应与其他类型的cryopyrin病进行鉴别之外，FCAS/FCU主要还应与获得性冷性荨麻疹（ACU）相鉴别。后者的显著特点是成年发病，偶见遗传，几个月至几年即可自动缓解，局部的寒冷暴露（如将冰块放置在皮肤上）即可诱发症状，伴组织肥大细胞及组胺水平升高的真性荨麻疹出现，以及在某些患者出现的血管神经性水肿、气喘或低血压[338]。

MWS的临床特点主要包括如前所述的典型“疟疾样发作”、感觉神经性听力丧失，以及系统性淀粉样变性[346]。尚未建立一套FCAS/FCU样的临床诊断标准。然而，即使仅按照经典的诊断规则中的描述尚不知有多少患者存在MWS的临床症状但并无明确的CLAS1突变，尽管已知确实存在一部分这样的患者。

对NOMID/CINCA的临床诊断通常基于如下症状的出现：发热、早期的荨麻疹样皮疹、慢性脑脊膜炎以及从短暂发作到显著变形的关节病[339,340,341]。基于目前的文献报道，医生诊断为NOMID/CINCA的患者中仅有一半具有明确的CIAS1突变[7,8,341]。

青睐于进行分子遗传学检测的医生也应注意某些

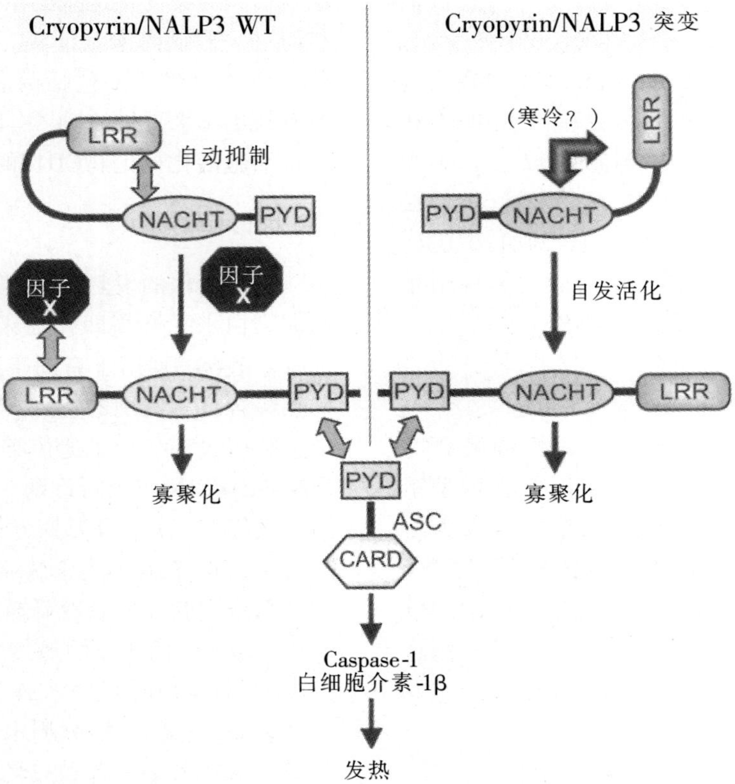

图68.10 推测的cryopyrin/NALP3蛋白在IL-1β活化过程中的作用。左：在非兴奋细胞中，认为通过富含亮氨酸的重复序列(LRR)与NACHT结构域的结合抑制cryopyrin/NALP3的活性，从而抑制寡聚化及ASC的结合。该自动抑制效应可通过与一未知的"因子X"的相互作用而解除，从而引起cryopyrin/NALP3的寡聚化并与ASC形成大分子复合物。这些大分子复合物可导致caspase-1活化和IL-1β成熟，并最终引起发热和炎症反应。因此，野生型cryopyrin的作用与图68.7中设想的pyrin作用相反。右：在自身炎症反应疾病患者中发现的cryopyrin/NALP3的NACHT结构域的突变可能弱化LRR与cryopyrin/NALP3蛋白残余部分的相互作用，导致自动抑制作用降低。可出现自发活化，引起炎症反应发作。PYD：PYRIN结构域；LRR：富含亮氨酸的重复结构域；CARD：caspase活化及募集结构域；NACHT：出现于神经元凋亡抑制蛋白(NAIP)、主要组织相容性复合体Ⅱ反式作用因子(CⅡTA)、HET-E(来自于足孢子菌属anserina的非相容性位点蛋白)及TP1(哺乳动物端粒酶相关蛋白)的结构域；ASC：含CARD结构域的凋亡相关点状蛋白。(Adapted from Tschopp J, Martinon F, Burns K. NALPs: A novel protein family involved in inflammation. *Nature Rev Mol Cell Biol* 2003;4:95–104.)

技术问题，以及敏感性与特异性的问题。首先，尽管描述疾病状态下CLAS1突变的论文通常对全编码序列进行了筛选，但因外显子3是目前所有已知突变发生的位点，商业性的实验室可能仅集中于此。尽管这样做的敏感性可能相对高(仍未知)，但也可能遗漏某些突变。其次，经证实CIAS1与多数基因一样也存在单核苷酸的多态性现象，于是任何一个新确定的变异序列在推论其可能的因果联系之前应首先在对照人群中进行筛选[363]。同FMF以及本章中所讨论的其他孟德尔自身炎症反应疾病一样，互联网fmf.igh.cnrs.fr/infevers/上提供不断更新的有关cryopyrin病的突变及多态性的数据库。

5.治疗

这三种疾病在鉴定出CLAS1突变之前，任何一种都没有明确有效的治疗方法。抗组胺药同秋水仙碱一样[338]对多数FCAS/FCU患者无效[369]。NSAID对缓解FCAS/FCU关节痛的疗效有限，大剂量的皮质类固醇对某些病例有效，但可引起无法接受的副作用。促同化激素类[370]及金盐对某些患者有益。秋水仙碱[348]和大剂量的皮质类固醇曾用于治疗某些MWS患者的发作，但疗效不同。

对NOMID/CINCA的尝试性治疗亦令人失望[339,340]。NSAID可缓解疼痛，但对减轻炎症反应无效。大剂量的皮质类固醇可能有解热、镇痛的作用，但对皮肤、中枢神经系统及关节的症状并无显著的疗效。细胞毒性药物亦无效,并可能有诱发恶性肿瘤的潜在作用[24,371]。物理治疗和夹板固定对预防挛缩有重要的作用。

基于CIAS1突变的发现及随后对病理生理学的认识,靶向生物学治疗,特别是针对于IL-1途径的治疗引起了广泛的兴趣。近来一项试验性研究证明,以IL-1受体拮抗剂阿那白滞素治疗两例突变阳性的患者，对症状和急性期反应物均有迅速且显著的作用[372]。这两例患者均有R260W突变，一例为MWS，另一例为FCAS/FCU-MWS交叉综合征。在更大型的实践中重复这样的结果,并在更严重表现型的NOMID/CINCA患者检测该治疗策略的有效性是非常重要的。其他抗细胞因子的治疗尽管直接性稍差,但对这些疾病也有一定的疗效[373]。

(三)肿瘤坏死因子(TNF)受体相关的周期性综合征

除了表现有比较明显皮疹的MWS和FCAS/FCU之外,到1999年之前,还有一组在临床上更接近于FMF,且呈显性遗传、种族差异性的回归热综合征,多见于对个别家族的病例报告。这些家族中研究得最充分的是一个患有称为遗传性爱尔兰热疾病的爱尔兰/苏格兰籍大家族[26,374]。有报道称一个苏格兰籍澳大利亚家族有类似的疾病[375],但是由于不清楚该家族与前一个家族的疾病是否相同而被称为良性常染色体显性遗传家族性回归热。亦有对瑞典[376]、德国[377,378]、芬兰[379]、荷兰[380]、奥地利[381]、爱尔兰/英国/德国混血[382,383]及波多黎各[383]籍等较小家族的报道。这些家族的相同点是发作期均相对较长(>1周),且对秋水仙碱的反应差,而其临床上也存在某些区别，最值得注意的为是否存在淀粉样变性以及皮疹的类型。鉴于种族差异性及临床表现的多样性，尚不清楚这些显性遗传的回归热是在一个位点上有一个或多个突变,还是在几个基因上有多个突变。

单一基因位点的首个证据来自于1998年这些常染色体显性遗传家族的一个显著亚群，当时连锁研究将遗传性爱尔兰热和良性常染色体显性遗传家族性回归热的易感性位点定位于染色体12p13的同一区带[375,384]。该区间内包含了大量可能的候补基因，包括CD4、LAG-3和CD27(均编码T淋巴细胞信号分子),补体成分C1r和C1s的基因,以及编码55kDa的肿瘤坏死因子α(TNF-α)受体的基因TNFRSFIA(亦为p55、CD120a和TNFR1)。一年之内,一项包括上述提到的爱尔兰/苏格兰籍家族性遗传性爱尔兰热家族、苏格兰籍澳大利亚家族、芬兰家族,以及爱尔兰/英国/德国混血家族在内的七个显性遗传的回归热家族的研究报道了六种不同的TNFRSF1A突变[12]。另一TNFRSF1A突变的家族为法国/加拿大籍。七个家族中的四个均至少有一名成员可见全身性的淀粉样变性。

TNF受体相关的周期性综合征(TRAPS)作为一专有名词，用于对同为该发病机制的不同种族背景及临床表现型的家族进行统一命名，而历史上的曾用名如家族性爱尔兰热可被保留用于命名个体变异或临床诊断。常染色体显性回归热(ADRF)这一名称包括TRAPS,及其他并非TNFRSF1A突变所致的显性遗传性回归热[385]。

将TRAPS首次作为一个独立的疾病进行研究的5年内我们对该病的认识取得了很大进展。目前认为TRAPS是继FMF之后最常见的遗传性回归热综合征,本文发表时,公布有32种与疾病相关的TNFRSF1A突变[12,386-397]。此外,最近观察到的某些TRAPS相关的TNFRSF1A突变与其他炎症反应疾病有关[388,393,398],突出了TNF途径在调节人体固有免疫方面的重要性。

1.临床特点

同其他遗传性回归热综合征一样,TRAPS表现为发热和局部炎症。表68.3列出了TRAPS几种重要的临床特点,并与其他遗传性回归热综合征进行比较。正如最初命名TRAPS的含义一样,TRAPS病例在包括FMF[388,392,393]和HIDS[387,389,391,393,395]常见的种族以及一些非洲–美洲[388]和东亚[395,399]人群在内的广泛人群中均有报道。总的来说,尽管存在很大程度上的变异,某些患者表现为与FMF类似的发作期[393],其他表现为每次发作持续1个月以上,或几乎为持续发作,但是TRAPS比其他遗传性回归热综合征发作的持续时间更长[374]。

TRAPS的皮肤表现相当明显[294,400],游走性红斑可能为最典型的皮疹,大小为1~28cm,出现于躯干(图68.11A)或移行至上下肢远端。这种皮肤病变压之疼痛,皮温较高且压之褪色，其他皮肤表现还包括环形红斑及全身匍行性斑[294,400]。组织学检查通常证实为浅表及深部血管周围的单核细胞浸润[400];低度的淋巴细胞性血管炎通常少见[374]。

肢体上的游走性红斑样病变常伴有潜在肌群的肌痛。MRI证实炎症改变可深入肌间隔内部(图68.11B)。对这样的病例进行足够厚度的肌肉组织活检，结果显示肌原纤维正常，但存在严重的单核细胞破坏性筋膜炎[401],另有报道可见肌肉的淋巴细胞性血管炎[402]。

TRAPS还常见眼部受累。在近来一项对50例突变阳性患者的研究中,有90%的患者出现了眼部症状[294]。

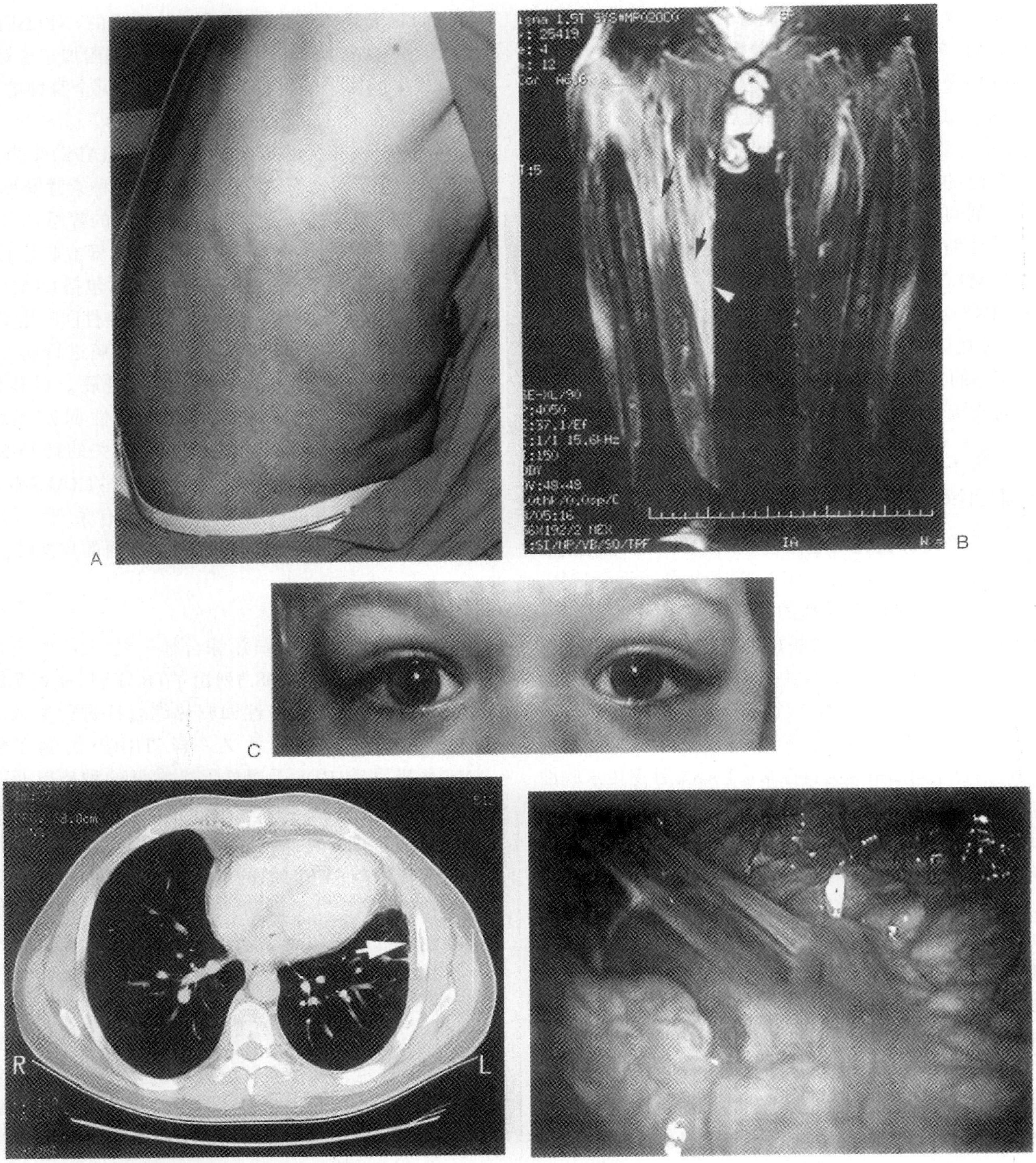

图68.11　肿瘤坏死因子(TNF)受体相关的周期性综合征(TRAPS)的临床特点。(A)T50M TNFRSF1A突变患者腹部的游走性红斑。(B)另一例T50M TNFRSF1A突变患者近大腿部的矢状位的STIR MRI,证实肌间隔内的水肿性改变,中间区(黑箭头),并可扩展到皮肤(白三角箭头)。(C)一个有H22Y突变的4岁女孩出现眶周水肿。(D)T50M TNFRSF1A突变的第三例患者伴急性胸膜症状时的胸部静脉对比CT,证实左胸壁有胸膜增厚区(箭头)。(E)图C的同一患者进行腹腔镜手术时证实存在腹膜粘连。(Panels A, B, and D from Hull KM, Drewe E, Aksentijevich I et al. The TNF receptor-associated periodic syndrome (TRAPS).Emerging concepts of an autoinflammatory disorder. *Medicine* (*Baltimore*) 2002;81:349-368,with permission. Panel C from Toro JR, Aksentijevich I, Hull KM, et al. Tumor necrosis factor receptor-associated periodic syndrome: a novel syndrome with cutaneous manifestations. *Arch Dermatol* 2000;136:1487-1494, with permission.)(A图、C图、E图见彩图)

有眼部症状的患者约78%可见眶周水肿（图68.11C）。几乎90%的患者有结膜炎，极少数者亦可能出现葡萄膜炎。

除了上述临床表现之外，在某种程度上TRAPS明显区别于遗传性回归热综合征的是TRAPS患者常有浆膜炎的发作。超过90%的患者有腹痛发作，同FMF一样可有急腹症的表现。胸膜炎亦常见，可见于约半数的患者；有时伴有X线平片或CT的表现(图68.11D)。尽管不常见，但亦可出现心包炎[393]。如图68.11E所示，反复发作的浆膜炎可引起粘连。

TRAPS的关节痛比症状明显的关节炎更常见。当出现关节痛时，TRAPS的关节炎常为单关节及非侵蚀性的，主要累及髋、膝或踝关节，亦可见手和足的屈肌和伸肌的腱鞘炎[294]。

与FMF一样，男性TRAPS患者有时亦可因睾丸鞘膜的炎症而发生急性阴囊炎。有趣的是，在家族性爱尔兰热的家族中，10个受累的男性中有8个发生了腹股沟疝，而21个未受累的男性中仅有1人发生[374]。

局部创伤和轻微感染均可诱发TRAPS。其他常见的诱因包括精神压力和过度劳累。与FMF一样的是，妊娠有时与症状的缓解或改善有关[374,396,403]。

TRAPS患者发作时有活跃的急性期反应，包括显著的白细胞增多和血小板增多，ESR加快，CRP、SAA、纤维蛋白原、结合珠蛋白及补体C3的水平升高。与FMF和HIDS的情况相同，IgA常呈多克隆性增加，IgD水平多正常，但亦可轻度升高[391,393]。一小部分患者抗核抗体呈阳性，有时亦可见低滴度的抗心磷脂抗体。

在首次报道的七个家庭中，四个家庭中至少有1名成员出现全身性淀粉样变性。与FMF一样，TRAPS的淀粉样变性也为AA型[295,380,390]，并可导致肝肾功能衰竭[294]。随着更多的患者被确诊，可能对淀粉样变性的发生率做出更准确的评估。在2001年进行的一项100例患者的研究中[388]，存在该并发症的有14例。鉴于文献中报道的患者超过该数值的两倍，估计目前发生淀粉样变性的风险约为10%。

2.遗传学

TRAPS的易感基因最初定位于染色体12p13[375,384]，随后发现为编码55kDa促炎症反应因子TNF-α受体的基因TNFRSF1A[12]。该受体可见于广泛的细胞类型，属于一含有重复富含半胱氨酸细胞外结构域的蛋白质家族[404-406](图68.12)。其次，在结构上与之相关的75kDa TNF受体(亦被不同的命名为TNFRSF1B、p75、TNFR2或CD120b)主要在白细胞和内皮细胞中进行表达，并由染色体1p进行编码[407]。到目前为止尚未见报道其与自身炎症反应疾病相关。TNFRSF1A蛋白含有四个富含半胱氨酸的细胞外结构域，这是一种跨膜结构域，也是一种细胞内的死亡结构域。最早鉴定出的六个突变[12]中有五个为单核苷酸置换引起高度保守的细胞外半胱氨酸发生错义突变，从而通过阻断二硫键的形成干扰细胞外结构域的稳定性，其中第六个突变为细胞外半胱氨酸邻近的苏氨酸被蛋氨酸替换从而引起保守链内氢键断裂。TRAPS呈显性遗传很可能是通过该受体的同型三聚体刺激信号的传导[408]，即使复合物中三个受体分子中有一个发生结构的修饰就有可能破坏必要的相互作用。

本文写作时共公布了32种突变[12,386-397]，其中15种涉及半胱氨酸残基的替换，其干扰了细胞外保守二硫键的形成(图68.12)。5个半胱氨酸残基为超出一种突变的“热点”。1种突变涉及内含子3的剪接位点，产生一编码另外四个细胞外氨基酸的转录本[388]。另一种突变引起单个氨基酸的缺失[395]。其余的15种突变均为引起TNFRSF1A细胞外结构域非半胱氨酸残基替换的单个核苷酸改变。TRAPS最常见的两种突变，R92Q和T50M，均为这种非半胱氨酸型突变。所累及的半胱氨酸残基(R92和T50)均为突变的“热点”，亦可见其他类型的突变(R92P，T50K)。32种突变的30种在外显子2–4，而且32种突变中的30种位于前两个富含半胱氨酸的结构域(距膜最远的两个)。一种突变位于第三个富含半胱氨酸的结构域，另一个编码靠近膜的替换(I170N)，邻近金属蛋白酶介导的外结构域裂解端（本章稍后将进行讨论）。

尽管对首次报道的家族进行分析的结果提示外显率超过90%[12]，然而进一步的数据则呈更复杂的情况。约有1%的高加索人[388]和非洲–美洲及阿拉伯人群[388,392,393]可见R92Q和P46L两种突变，这两种突变均呈低外显率。R92Q在临床的早期关节炎呈高检出率[388]，并与动脉粥样硬化有关[398]，但似乎并不影响RA的严重程度[409]。一患者其P46L突变与Crohn病及淀粉样变性有关[392]。总之，半胱氨酸突变的外显率似乎比非半胱氨酸替换的外显率高[388]，半胱氨酸亦与淀粉样变性的高风险相关[388]，尽管必须指出非半胱氨酸突变的患者亦可见该并发症[388,393,395]。

几项大型研究中，无论是家族还是独立的个体均有可能出现TRAPS样疾病但并无TNFRSF1A编码区的突变[388,393,395]。数据提示还可能存在引起TRAPS表现型

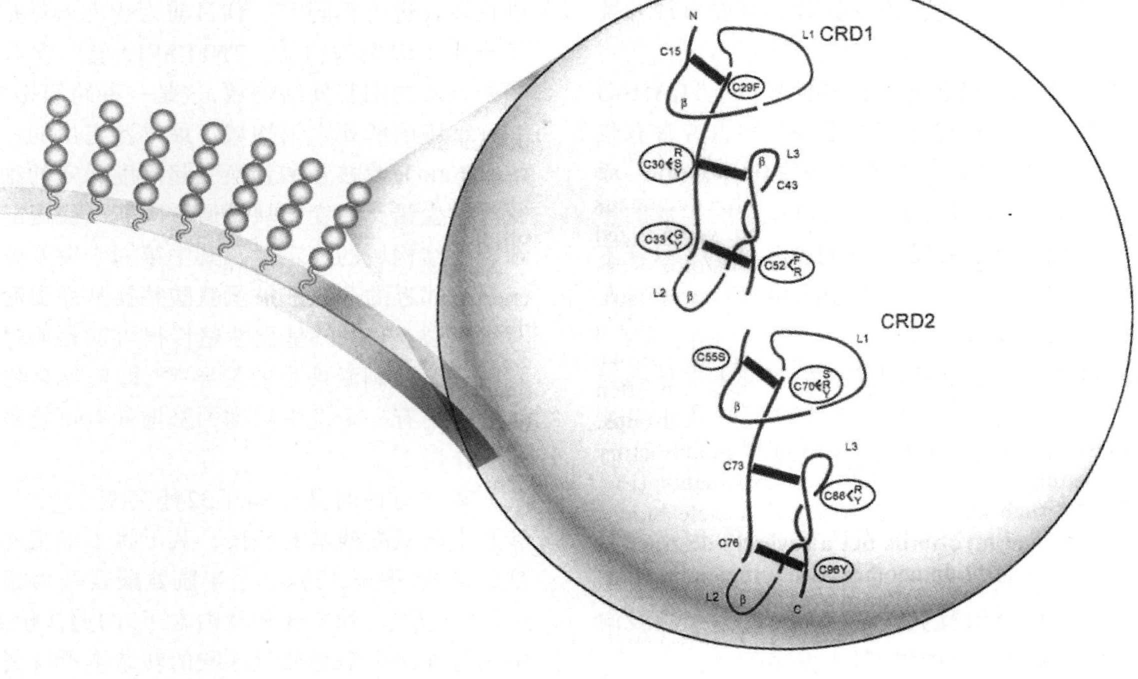

图68.12 肿瘤坏死因子(TNF)受体相关的周期性综合征(TRAPS)的TNFRSF1A突变。图示TNFRSF1A蛋白细胞外富含半胱氨酸的结构域(CRDs)1和2的晶体决定型结构。以粗黑线表示CRD1和CRD2的三个二硫键。仅显示了发生在半胱氨酸残基的15种突变(在目前公布的32种突变中)。注意可能参与二硫键形成的12个半胱氨酸残基中的8个显示为受累，已确认在C30、C33、C52、C70及C88有多种突变。标示有"β"祥结构域的β转角命名为"L1-L3"。(Adapted from Hull KM, Drewe E, Aksentijevich I, et al. The TNF receptor-associated periodic syndrome(TRAPS). Emerging concepts of an autoinflammatory disorder. *Medicine*(*Baltimore*) 2002;81:349-368, with permission.)

的其他基因座。

3.病理生理学

p55 TNF受体突变可通过许多可能的机制引起自身炎症反应疾病。在最初对TRAPS的描述中[12],数据显示可能是C52F突变增加了受体与其配体的亲和力,或者是这一突变引起了某种成分的活化。后一机制亦可见于其他相应的细胞因子受体，当链内二硫键断裂可使链间二硫键形成，从而引起受体聚集及非配体依赖性的活化[410]。另一方面,有证据表明C52F突变患者的白细胞缺乏活化的p55 TNF受体诱导的结构域外裂解[12](图68.13)。正常情况下,促炎症反应刺激物诱导的金属蛋白酶对p55和p75 TNF受体的细胞外结构域均有促进其脱落的作用[411,412]。该裂解作用有助于从膜上清除这些受体,从而防止重复的信号传导,形成可溶性受体池，通过与配体的膜结合受体竞争从而减轻炎症反应[413]。

与对照组相比,C52F突变患者从活化的细胞表面

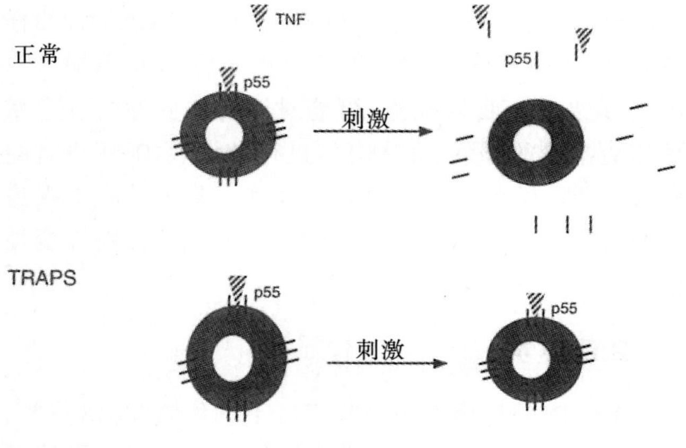

图68.13 突变p55 TNF受体的脱落受损。在正常的生理情况下,促炎症反应因子刺激金属蛋白酶导致p55 TNF受体裂解,从而阻止重复的信号传导,并形成可溶性的受体池,通过与膜结合受体竞争从而减轻炎症反应。在多数但并非所有情况下,TRAPS患者不发生正常的受体脱落。

清除的p55 TNF受体极少，显著地降低了其释放入上清液的量。相反的，正常情况下可有活化诱导的p75 TNF受体的脱落。与这些观察结果相一致的是，这些患者的中性粒细胞和单核细胞表达高水平的膜p55 TNF受体，而血中可溶性p55水平却不成比例地降低。由于几乎所有已知的p55蛋白突变均远离受体裂解出现的172天冬酰胺-173缬氨酸位点，因此考虑裂解的抑制是由细胞外二硫键的破坏导致的结构变型引起。

最近，一项总计有15种TRAPS相关突变的研究对p55受体脱落进行了探讨。流式细胞术提示其中9种可见受体脱落减少，包括H22Y、C30S、C33G、P46L、T50M、T50K、C52F、F112I及I170N（紧邻裂解位点），但不见于T37I、ΔD42、C52R、剪接突变、N65I或R92Q[12,388,394,395]。此外，域外裂解降低似乎并不与疾病的严重程度相关。广大患者均可见血清可溶性p55水平不成比例地降低[395]。这些数据均提示TNFRSF1A存在导致自身炎症反应疾病的其他机制。可能包括对配体结合、非配体依赖性受体结合[414]，以及通过p55和p75 TNF受体信号传导的相对平衡而发挥作用。

如前所述，这些突变存在大量伴有急性期蛋白升高的下游效应。另外，发热时IL-6的水平亦升高[415]。

4.诊断

同其他两种遗传性回归热综合征一样，TRAPS诊断亦是以临床的疑诊为基础。表68.3对TRAPS和FMF、HIDS、FCAS/FCU、MWS以及NOMID/CINCA进行了比较。根据热型、关节炎的临床病程及皮肤表现，TRAPS可与青少年全身性慢性关节炎及成人发作型Still病相鉴别。

尽管几项临床特点可强烈提示TRAPS的诊断，但其诊断的金标准是证实TNFRSF1A突变。目前的经验提示，随着新突变的证实可能存在更广的病变范围。于是，很可能有一些意想不到的诊断，至少在充分界定其临床范畴之前如此。相反的，至少存在少数有TRAPS临床表现，但并无明确的TNFRSF1A突变的家族以及大量散发病例[388,393,395]。

突变阳性患者疑诊为TRAPS的百分比很大程度上依赖于患者本身的基础特点以及临床医生的经验，几大转诊中心均低于20%[388,393,395]。而且，突变阴性疑诊为TRAPS的患者中，血清可溶性p55的水平可能升高、正常、也可能降低；突变阳性患者的可溶性p55水平通常降低，但炎症发作或肾功能不全时可使其“假性正常化”[395]。

同其他遗传性回归热综合征一样，突变阳性的TRAPS患者通常会询问其无症状家属是否需要进行遗传学筛查。在某种情况下，对声称无症状的亲属进行详细的问诊可提高足够进行检测的疑诊指数，而且对有明显TRAPS相关淀粉样变性家族史的家族也建议其进行检测。然而，对于那些可能性低或并无淀粉样变性家族史的患者，则应平衡检测对发现一个低外显率的突变的可能与意义并不明确的遗传学变异对保险的潜在影响，还必须指出的是，文献中提到了几种新的TNFRSF1A突变[392,395]。

亦应强调遗传学检测中存在许多相关的实践性问题。首先，很不幸的是，对命名TNFRSF1A突变存在两种不同的标号体系。本章中所应用的是多数发表的报道中常用的[12,386,395,397]以信号肽裂解后的亮氨酸开始对氨基酸残基进行编号。而另一种编号体系包括信号肽在内，造成编号均比本章报道的编号大[29]。例如，本文中所命名的R92Q突变在另一体系中应称为R121Q。其次，无论何时报道新的潜在突变，都应明确该替换也可能仅为良性的多态性效应，随着进行种族匹配的对照组突变筛查，这一问题应引起注意。如需不断更新有关TNFRSF1A突变和多态性的资源，读者可登陆INFEVERS的主页fmf.igh.cnrs.fr/infevers/。

5.预后和治疗

TRAPS的预后很大程度上取决于患者是否存在淀粉样变性。如前所述，近来多数数据显示TRAPS发生淀粉样变性的整体发病率约为10%。尽管应牢记在非半胱氨酸突变的患者该风险并不为零[388,393,395]，但是在某种程度上，半胱氨酸突变患者的风险更高[388]。淀粉样变性家族史亦为危险因子。

在明确TNFRSF1A突变之前，许多TRAPS患者因与FMF症状类似而以秋水仙碱进行治疗。日常应用秋水仙碱既不能预防急性发作，也不能预防TRAPS发生淀粉样变性[294,295]。NSAID可用于轻型病例，皮质类固醇对更严重的病例有效。皮质类固醇治疗后，患者常在几小时内见效，但症状常不能完全缓解，而且，长期应用也可引起严重的中毒。

基于TNF-α途径在TRAPS中的固有作用，针对该途径的靶向生物学治疗引起了相当的关注。目前为止，最大的实践经验就是应用依那西普，即为重组的p75 TNF受体:Fc融合蛋白。应用依那西普的实验性研究表明，对成人RA患者常规应用成人剂量(25mg，皮下注射，每周两次)，或对青少年RA患者应用儿童剂量(0.4mg/kg，皮下注射，每周两次）进行治疗后，临床症状及实验室检查指标均显示有明显的改善[13,294,416,417]。在一项7例患者的研究中，其中5例经皮质类固醇治疗有效的C33Y突变患者每周两次应用依那西普治疗后显示，皮质类固醇的需要量下降，而且急性期蛋白水平亦下降[418]。而2例经皮质类固醇治疗无效的R92Q突变患者的疗效则不确定。一项15例有广谱突变患者的公开研究的早期结果证实，症状的缓解，其他抗炎药物用量的减少，以及急性期反应物水平的降低均呈显著的剂量依赖性[419]。并且对3个月基线水平、每周两次用药、每周三次用药和清除期之间的参数进行了对比。

对相对发作不频繁的TRAPS患者尝试间断给予依那西普治疗的疗效较好[391,397]。若主要关注淀粉样沉积，则该方案可能无效。每周两次或三次应用依那西普治疗对淀粉样沉积的作用依赖于血中SAA升高的量。一C33Y突变且有肾性蛋白尿的患者在开始每周两次依那西普治疗后的三个月内出现蛋白尿显著减少（但未达到正常），并且开始治疗后7个月内进行血清淀粉样蛋白的放射性核素P扫描显示，淀粉样变性显著缓解[420]。另一方面，一C52F突变且有淀粉样变性家族史的患者尽管经依那西普治疗后症状显著缓解，但仍进展为蛋白尿[412]。后一结果提示监测SAA水平或进行放射性核素扫描对调整治疗非常重要，特别是对那些易发展为淀粉样变性的TRAPS患者来说。

（四）高免疫球蛋白D血症综合征

1984年van der Meer及其同事[27]首度对6例荷兰籍患者进行了有关高免疫球蛋白D血症综合征（HIDS）的描述。随后的15年中对该症的临床及免疫学特征进行了很多研究，到1999年共登记有144例患者被确诊[422]。同年，两个独立的研究小组报道了惊人的发现，编码胆固醇合成酶甲羟戊酸激酶的基因MVK的突变可导致HIDS[35,36,423]。这一发现的结果很可能在远超过全身炎症反应综合征更广泛的领域内对炎症反应的病因学和治疗学提供重要的认识。

1.临床特点

表68.3对HIDS和其他遗传性回归热综合征进行了对比。到目前为止，报道的HIDS患者中约一半为荷兰籍，其余多数来自于欧洲（主要来自法国北部），尽管也有来自于日本、土耳其和美国的报道[15,424,427]。HIDS于儿童早期发病，平均发病年龄为6个月[422,424]。男女比例为1:1[422]。患者表现为回归性高热，常伴有寒战、头痛等前驱症状，3~7天内逐渐缓解。发作间期有显著的差异，但通常为4~8周。儿童期免疫、创伤、手术、月经以及微小的感染为常见的诱发因素，童年和青春期的发作频率偏高[15]。

发作时常出现腹痛，尽管亦可出现腹膜刺激征，并可能引起粘连，但与FMF相比则不常见[424]。腹泻较便秘更常见，呕吐亦为常见表现。发作时常有关节痛，约70%的患者可进展为通常与发热相关的非破坏性关节炎[424,428-430]。同FMF一样，关节炎更多见于年轻患者，累及大关节，并以大量的多形核白细胞渗入滑膜间隙为特征。而与FMF不同的是，HIDS关节炎常伴有腹痛，并累及多个关节。尚未见有迁延性HIDS关节炎的相关报道。

HIDS发作时的皮肤损害很常见[424,431]。通常为广泛的、偶有痛感的、直径为0.5~2cm的红斑样皮肤损害，较大皮肤损害可呈环形。与FMF的丹毒样皮肤损害不同，HIDS的皮肤损害在小腿部不多见；与TRAPS的皮肤损害也不同，其通常不为游走性。有时HIDS的皮疹表现为甚至可累及掌面和足底的弥漫性斑疹或丘疹，如图68.14所示。HIDS的其他皮肤损害包括红斑样丘疹、结节、荨麻疹以及麻疹样皮疹。组织学检查呈不同程度的皮肤血管炎，伴有血管周围炎性细胞浸润。免疫荧光提示IgD、IgM或C3沉积。亦有报道儿童HIDS患者可见Henoch-Schönlein紫癜[428]及持久隆起性红斑（皮肤坏死性血管炎的一种良性变异）[426]。口腔及阴道的溃疡亦可见于

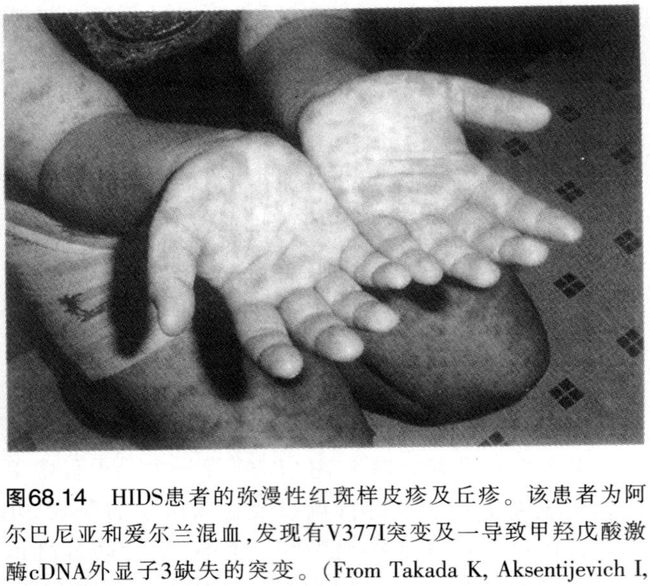

图68.14 HIDS患者的弥漫性红斑样皮疹及丘疹。该患者为阿尔巴尼亚和爱尔兰混血，发现有V377I突变及一导致甲羟戊酸激酶cDNA外显子3缺失的突变。（From Takada K, Aksentijevich I, Mahadevan V, et al. Favorable preliminary experience with etanercept in two patients with the hyperimmuno-globulinemia D and periodic fever syndrome. *Arthritis Rheum* 2003;48:2645–2651, with permission.）（见彩图）

HIDS。

HIDS未见胸膜炎和心包炎。近来报道了一例阴囊反复受累的患者[432]。尽管一患者的母亲及其舅父发现有淀粉样变性[424]，但并无HIDS淀粉样变性的病例报道[15]。与其他遗传性回归热不同的是，HIDS以发作时主要位于颈部的弥漫性、有触痛的淋巴结病为特征。发作时亦常见剧烈的头痛[424]，尽管患者的脑脊液或影像学检查的相关数据均未提示异常。约50%的儿童患者发热期间可见脾肿大。

HIDS患者常表现为ESR加快，白细胞增多，CRP水平升高，有时可见发作期的一过性血尿[15,424,433]。在MVK被确定为致病基因之前，至少间隔一个月两次观察到IgD水平多克隆升高(>100U/mL或>14.1mg/dL)被认为可以明确诊断。然而，近来证实突变阳性且有典型临床表现的患者并无IgD水平的升高[35,432-434]，这令后一种观点值得商榷。IgD水平与发作的频率或程度上并无相关性。HIDS患者的IgA水平，主要为IgA1亚型亦经常升高[424,433,435,436]。发作时亦常可检出尿中的甲羟戊酸水平升高[35,36,437,438]。

2.遗传学

HIDS以单基因、常染色体隐性伴几乎完全的外显率进行遗传[18,422]。对受累家族进行的连锁研究排除了易感性基因位于染色体16p的MEFV区段[18,439]以及位于染色体14q免疫球蛋白重链区段的可能[18]。

两个独立的研究小组分别以截然不同的方法对HIDS的易感基因进行了确定。一个专门研究代谢性疾病的研究小组意外的观察到一具有HIDS临床表现但无IgD水平升高的患者，其在发热危象时尿中的甲羟戊酸水平异常[35]。对另两例具有更典型HIDS表现的患者进行尿液分析得出了类似的结果；对四例患者进行MVK突变筛选得出三种不同的错义替换(20号残基上脯氨酸替换了组氨酸，H20P；268号残基上苏氨酸替换了异亮氨酸，I268T；以及377号残基上异亮氨酸替换了缬氨酸，V377I)。对具有这些突变的患者进行皮肤的成纤维细胞生化分析，结果显示其甲羟戊酸激酶的酶活性仅为对照组成纤维细胞的1%~3%。

第二个研究小组对HIDS家族进行连锁分析，将致病基因定位于含有MVK的染色体12q24上[36]。已知MVK突变导致的酶活性丧失与HIDS可能出现的回归热、淋巴结病、关节痛、皮疹以及腹部症状有关，但这些患者也有其他的一些表现，包括白内障、智力发育迟缓、张力减退以及生长发育障碍[440-442]。推测高免疫球蛋白D血症综合征可能为突变不太严重的结果，该小组对16个家族进行了MVK突变的筛选。除了上述I268T和V377I，又发现了一个165号残基上亮氨酸替换脯氨酸(P165L)的错义突变、基因5′末端一个92个碱基对(bp)的缺失，以及一等位基因的表达缺失。生化分析证明患者成纤维细胞的酶活性降低，发热期间尿中的甲羟戊酸水平升高。

MVK是染色体12q上一个有11个外显子的基因[443,444]，编码一个有396个氨基酸的蛋白质[445]。从最初MVK突变被确定为HIDS的致病基因以来，又报道了20多个突变[432,434,443,444,446,447]。与FMF、cryopyrin病以及TRAPS一样，INFEVERS的网站：fmf.igh.cnrs.fr/infevers/上含有不断更新的MVK突变和多态性的列表。HIDS相关突变分布于整个编码序列，而在表现型上更严重、与甲羟戊酸尿有关的突变则集中在编码蛋白质酶活性位点的序列。

相当多的HIDS患者含有至少一个V377I MVK突变拷贝。近来的人口学研究指出该基因突变的携带者共有一个DNA单体型，这提示一种遗传学上的联系[448]。荷兰近0.6%的人口为该突变的携带者[448,449]。最近一项对携带MVK突变的个体间该变异分布的分析指出，HIDS患者中V377I纯合子的表达明显降低，这提示该突变的纯合子可能比与其他复合突变引起的表现型轻，或者可能根本不是致病表现型。

3.病理生理学

甲羟戊酸激酶是合成固醇(胆固醇、甾体类激素、维生素D及胆盐)及非固醇异戊二烯复合物过程中，将甲羟戊酸催化为5-磷酸甲羟戊酸(图68.15)的过氧化物酶同型二聚体[423,450,451]。后一种物质涉及广泛的细胞功能，包括电子的转移(辅酶Q和血红素A)、蛋白的糖基化作用(多萜醇)、蛋白质合成(异戊烯tRNA)，以及腺嘌呤转导蛋白质的异戊烯化(法尼基化和牻牛儿基化的蛋白质)。后一过程对包括Ras、Rho/Rac以及小GTP结合蛋白的Rab家族在内的许多信号传导介质的功能都非常重要[452]。

HIDS相关突变引起甲羟戊酸激酶活性的降低，但并非完全丧失[35,36]。甲羟戊酸激酶活性降低刺激途径中位于甲羟戊酸激酶之前的3-羟-3-甲基戊二酰(HMG)-CoA还原酶的产生[453]，导致甲羟戊酸堆积，并使尿中该复合物水平升高(图68.16)。近来对具有野生型或V377I突变型甲羟戊酸激酶细胞系的对比研究指出，突变酶功能的最适温度为30℃，37℃时表现出来的

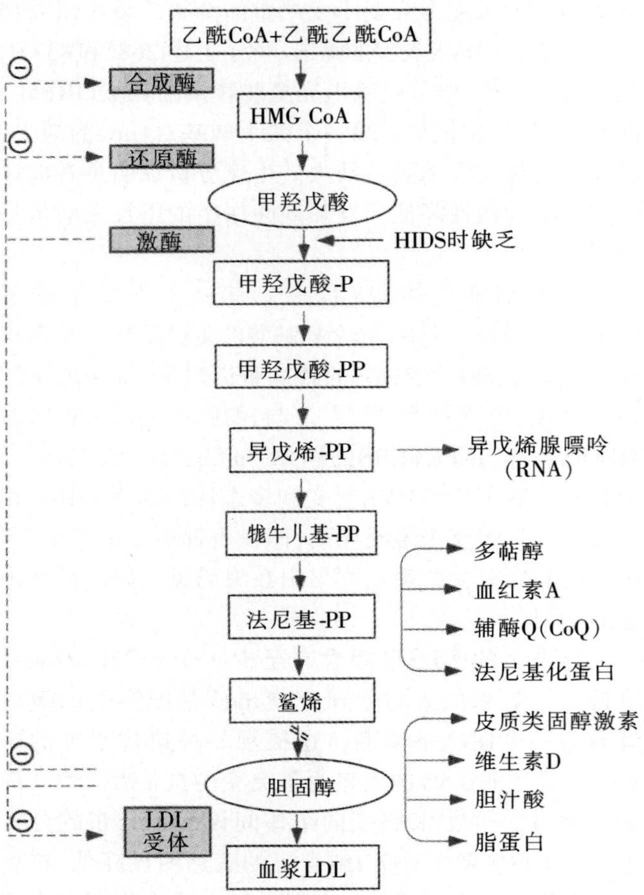

图68.15　甲羟戊酸途径。HIDS患者的甲羟戊酸激酶基因存在突变，导致残余酶活性为1%~3%。伴有甲羟戊酸尿的患者具有更严重的功能丧失性突变。

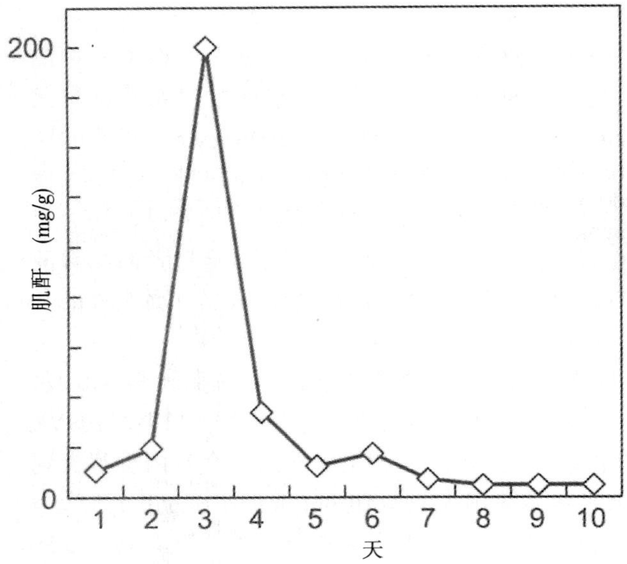

图68.16　HIDS发作时尿中的甲羟戊酸水平。每天对图68.14中描述的同一患者进行尿中甲羟戊酸的测定，结果显示其基线水平升高，并在典型的发热发作期间出现峰值(正常范围均值±标准差，0.40±0.18mg/g肌酐)。(From Takada K, Aksentijevich I, Mahadevan V, et al. Favorable preliminary experience with etanercept in two patients with the hyperimmuno-globulinemia D and periodic fever syndrome. *Arthritis Rheum* 2003;48:2645–2651,with permission.)

剩余活性在39℃时则显著降低[454]。这一结果即可解释常提到的HIDS发作与儿童期免疫及上呼吸道感染的相关性，以及尿中甲羟戊酸的峰值与HIDS发作重合的现象(图68.16)。

鉴于两例甲羟戊酸尿的患者经HMG-CoA还原酶抑制剂洛伐他汀治疗后仍可有发热症状，因此血中甲羟戊酸的水平升高不大可能引起或加剧发热症状[441]。而鉴于患者血清中的胆固醇水平仅为轻度降低[422]，这与其他甲羟戊酸途径异常引起的疾病如Smith-Lemli-Opitz综合征的临床相似性极小，因此胆固醇缺乏亦不大可能导致HIDS发病，而在Smith-Lemli-Opitz中胆固醇缺乏是其重要的发病机制[423,442]。

尽管目前甲羟戊酸途径与IgD之间的联系尚不清楚，但有数据显示血清中高水平的IgD可通过促进促炎症反应因子的释放而引起自身炎症反应综合征的发生[455]。然而，如前所述，血清IgD水平正常的患者极少有HIDS的临床表现或MVK的突变。其他不支持IgD升高在该疾病发病中具有重要作用的理由包括：①发热症状出现于IgD水平升高之前。②发作的频率以及严重程度与IgD水平无关。③IgD水平并不随症状的发作而波动。④无论患者有没有HIDS，IgD升高的患者血清中均可出现含IgD的免疫复合物[424, 435]。

其他发作时的免疫学异常包括血清IL-6、IFN-γ和可溶性Ⅱ型磷脂酶A_2升高，以及TNF-α的轻度升高。发作期循环的IL-1受体拮抗剂和可溶性p55及p75 TNF受体亦增加，但血清IL-1α、IL-1β以及IL-10则并不增加[456]。发作期尿中新蝶呤和白三烯E4的水平亦升高[457,458]。另外，HIDS患者外周血中非应激性单核细胞与对照组相比可释放更多的IL-1β、IL-6及TNF-α，患者单核细胞的上清液可在Hep3B细胞中诱导急性期蛋白的mRNA[459]。

HIDS单核细胞产生过量的促炎症反应细胞因子，这有可能为正常情况下由甲羟戊酸途径合成的异类戊二烯的缺乏引起。在一体外系统模型中，HIDS患者单核细胞的抗原刺激性IL-1β分泌明显增强，洛伐他汀可增强该效应，而甲羟戊酸、法尼醇以及牻牛儿基牻牛儿醇可降低该效应[460]。尽管本研究中未进行检测，但须进行异戊烯化的小GTP结合蛋白可能和甲羟戊酸途径与HIDS的发热之间的联系有关。

4.诊断

尽管MVK突变的确定开启了DNA检测的序幕，但它也揭示了新的复杂性。在发现如下基因之前，HIDS的诊断依赖于至少间隔一个月两次检测到血清IgD水平升高(>100IU/mL或>14.1mg/dL)，伴有相应的临床病史。多数情况下，通过这种方式确立的HIDS诊断与遗传学检测的结果，或与发热期间尿中甲羟戊酸水平升高证实的结果一致，这样的病例目前指那些"标准型HIDS"[461]。

然而，在最近的一项研究中，约1/4达到HIDS临床诊断标准的患者突变呈阴性结果，从而命名了所谓的"变异型HIDS"[461]。该研究中标准型HIDS患者与变异型HIDS患者相比，甲羟戊酸激酶活性更低，血清IgD水平更高，发作时的伴随症状更多。而且，如前所述，有一小部分患者血清的IgD水平正常，但有遗传学和生物化学方面的疾病[35,432-434]。一些学者建议无论其血清IgD水平如何，都应将具有遗传学/生物化学疾病的患者命名为"荷兰型回归热"[433]。考虑到疑诊HIDS的适当标准，应综合测定血清IgD水平并进行遗传学或生物化学的检测。许多诊断性实验室在进行更深入的测序之前，对最常见的两种HIDS突变——V377I和I268T进行初筛。

存在大量并无HIDS临床特点但有血清IgD水平升高的情况。包括IgD多发性骨髓瘤、霍奇金病、吸烟、糖尿病、妊娠、高免疫球蛋白E血症综合征、共济失调性毛细血管扩张症、获得性免疫缺陷综合征和其他免疫缺陷疾病，及反复的感染(如结核病和曲霉病)[424,435,462]。甲羟戊酸尿与HIDS的不同在于几乎缺如的甲羟戊酸激酶水平、身材矮小、共济失调以及眼睛受累[463]。

表68.3总结了HIDS与FMF、FCAS/FCU、MWS、NOMID/CINCA及TRAPS的主要不同点。由于一小部分另两种遗传性回归热综合征患者亦有IgD水平的升高，因此强调IgD水平在个别病例可能并非有用的鉴别指标[391,393,439,464]。在儿童应鉴别HIDS与全身性青少年慢性关节炎(Still病)。除了青少年慢性关节炎与FMF在诊断上的不同点之外，胸膜炎或心包炎更倾向于青少年慢性关节炎而非HIDS。

5.预后和治疗

HIDS似乎对寿命并无主要影响[422,424]。童年的发作更严重，至青春期后逐渐减轻[422]。尽管与FMF相似，但多数患者经秋水仙碱治疗无效。环孢菌素、静脉应用免疫球蛋白以及皮质类固醇也有不同的疗效。NSAID或皮质类固醇对关节症状有效，尽管洛伐他汀可促进标准型甲羟戊酸尿的加剧[441]，但鼓励应用这类药物的初步试验，目前随机分组的试验正在进行中。

鉴于目前关于HIDS中细胞因子的异常，针对这些炎症反应介质的靶向生物治疗引起了广泛的兴趣。一项有关沙利度胺（一种TNF-α生成、IFN-γ分泌及白细胞趋化的抑制剂）的小型实验的结果显示，CRP和SAA并无明显地降低，对发作频率亦无作用[465]。相反，对两个突变阳性患者进行的一项有关依那西普的实验性研究证明其对缓解症状有明显的作用[434]。到目前为止尚无有关HIDS中IL-1抑制的研究报道。

(五)坏疽及痤疮型化脓性关节炎

尽管通常并不将PAPA综合征归为遗传性回归热的一种，但本次讨论有几个理由可将PAPA综合征包括在其中。从临床上讲，PAPA综合征呈反复发作的化脓性关节炎并伴有发热，但并无证据显示存在自身抗体或抗原特异性T细胞，于是可归为本章所讨论的自身炎症反应性复发性关节炎之列。从遗传学上讲，PAPA综合征同其他遗传性回归热综合征一样，呈常染色体显性遗传。最近的研究提示其潜在基因可编码一种与遗传性回归热原型蛋白pyrin相互作用的蛋白质。

Mayo诊所首次报道了一个大家族的PAPA综合征[22]，3年后由Dallas的一个研究小组以家族性复发性关节炎再次进行了报道[466]。两个家族均表现为起始于童年的间断性、单个或少数几个关节的非轴性破坏性关节炎。肘、肩、膝、踝关节最常受累；有些在微小创伤后即可发作。与FMF一样，为脓性滑液，但培养均为阴性。对第二个家族的一位患者进行滑膜活检证实有多形核细胞的浸润，但免疫荧光检测并无免疫球蛋白或补体沉积的证据。与通常的FMF病例不同，关节炎常引起骨膜增生，有时会引起关节强直。关节症状通常比皮肤症状出现得早。

PAPA综合征的皮肤病变多出现于青春期。图68.17A显示的是一个青春期少年几乎整个前臂的坏疽性脓皮病。同PAPA相关性关节炎一样，创伤有时可引起坏疽性脓皮病，可在几天之内由红斑样的小疱进展为坏死性溃疡。组织学上存在大量的多形核白细胞浸润，但无证据显示存在血管炎。通常位于面部、胸部及背部的严重囊肿型痤疮亦很常见(图68.17B)。两种皮肤损害均为剧痛，需应用麻醉性镇痛药。一些患者还表现有过敏

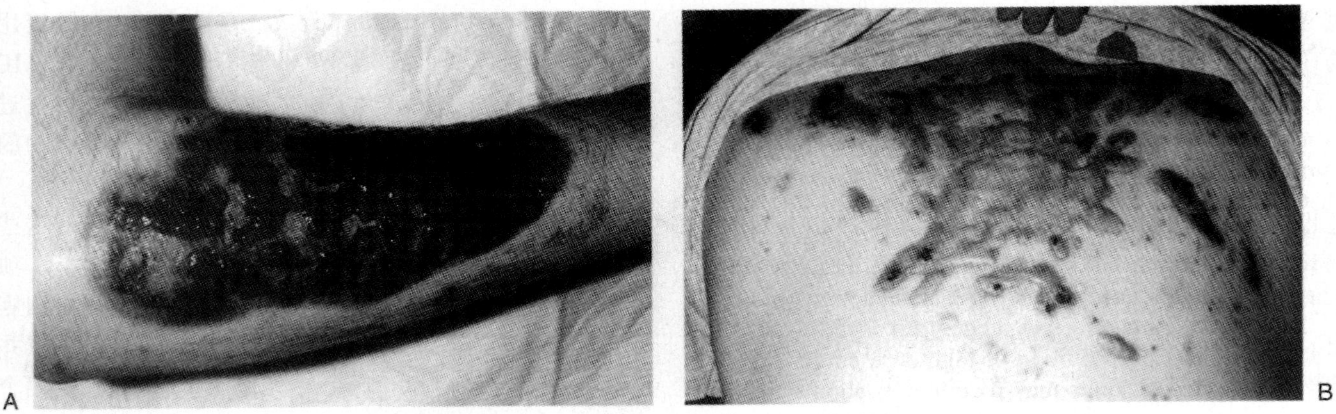

图68.17 PAPA综合征的临床特点。(A)PAPA综合征及脯氨酸、丝氨酸、苏氨酸磷酸酶作用蛋白1(PSTPIP1)/CD2结合蛋白1(CD2BP1)A230T突变患者右前臂的坏疽性脓皮病。(B)图A所示的同一患者严重的囊性痤疮。

反应性现象，即在注射或静脉切开部位形成无菌性脓肿。

包括成人发作型胰岛素依赖糖尿病、膜性肾小球肾炎和磺胺类药物所致的细胞减少症在内的其他可能相关的临床表现均未见于Mayo诊所所报道家族的所有成员。两个家族所有受累个体的实验室检查在炎症发作期间均表现为白细胞增多、急性期反应活跃以及慢性疾病性贫血。对两个家族进行免疫学检测发现其血清免疫球蛋白、补体、类风湿因子、抗核抗体，以及抗心磷脂抗体均为正常或阴性。

遗传学研究显示两家族均与15号染色体长臂连锁[466,467]。两年内分别在两家族中鉴定出编码CD2结合蛋白1(CD2BP1)或脯氨酸、丝氨酸、苏氨酸磷酸酶作用蛋白(PSTPIP1)的两种不同的错义突变[37]。CD2BP1/PSTPIP1多于造血组织和肺内进行表达[468,469]，是细胞骨架组织中酵母蛋白在哺乳动物的同系物[470]。

随后的实验证实CD2BP1/PSTPIP1与FMF时发生突变的pyrin蛋白相互作用[11]。与野生型相比，两种PAPA综合征相关突变均有酪氨酸磷酸化水平升高以及随后与pyrin的结合增加。假设这些突变对细胞因子调节的pyrin作用呈显性负效应，与之一致的是临床活动性PAPA患者的外周血白细胞显示IL-1β生成明显增加，而且，与野生型相比，转染了两种PAPA相关突变的细胞系亦证实IL-1β的生成增加。图68.18显示了PAPA突变干扰pyrin功能的可能机制。

坏疽性脓皮病的鉴别诊断包括一系列全身性疾病，如炎症性肠病、单克隆丙种球蛋白病、血液恶性肿瘤、慢性活动型肝炎、原发性胆汁性肝硬化、阵发性血红蛋白尿、系统性红斑狼疮，以及抗磷脂抗体综合征[471]。坏疽性脓皮病还与很多种关节炎有关，包括血清阳性RA、炎症性肠病关节炎、Behcet病、银屑病性关节炎，以及SAPHO综合征（滑膜炎、痤疮、脓疱病、骨肥厚和骨炎）。尽管PAPA综合征的临床表现十分容易辨别，但遗传学检测有助于易混淆病例的正确诊断。

到目前为止，PAPA综合征最有效的治疗为早期大剂量的皮质类固醇替代治疗[22,466]。对受累关节应进行吸引术、注射皮质类固醇，或开窗引流。局部伤口护理在坏疽性脓皮病的治疗中极其重要，疼痛治疗是护理这类患者的中心问题。鉴于目前的研究数据将PAPA综合征与pyrin途径联合起来，针对IL-1的靶向生物学治疗将成为临床研究的热门领域。

二、特发性间歇性关节病

与遗传性回归热综合征及PAPA综合征均为全身疾病伴关节症状不同，原发性间歇性关节病（表68.4）表现为主要累及大关节及其邻近结构的疾病。再发性风湿病和间歇性关节积水有时可见家族性聚集，但仍须明确易感基因。部分由于缺乏一致的诊断标准而导致的临床多相性亦可能妨碍我们对这类疾病的理解。

（一）复发性风湿病

Hench和Rosenberg[472]于1944年对再发性风湿病进行了首次报道。正如最初定义的，再发性风湿病指那些反复发作的，伴有疼痛、肿胀和发红的无热性关节炎或关节周围炎（邻近关节的软组织炎症）。突然发病，通常累及单关节，持续数小时至数天。不规则的间隔后可再

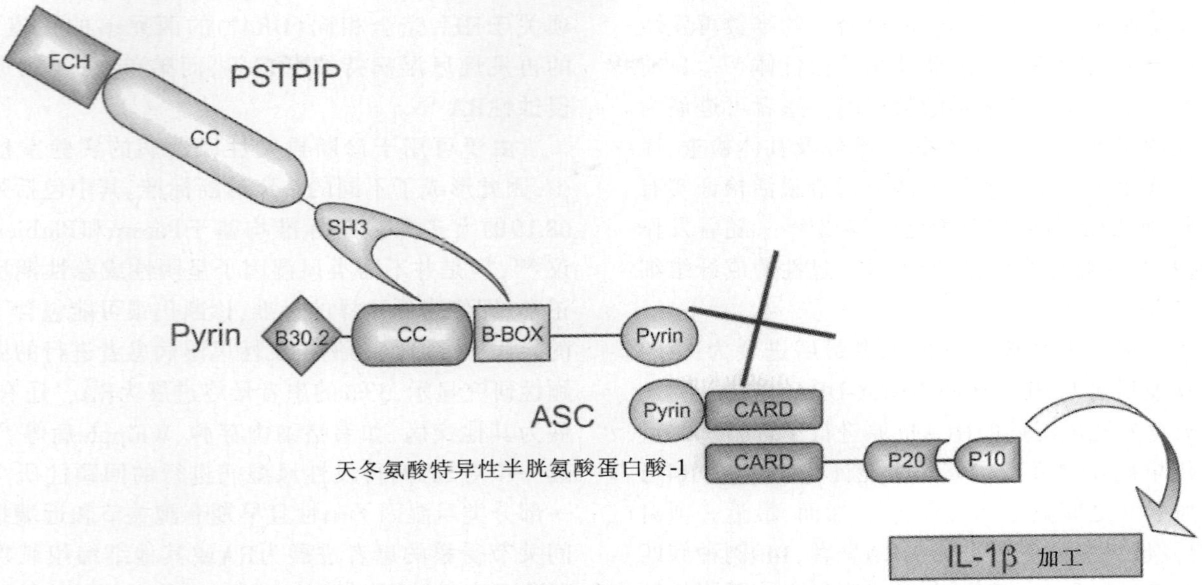

图68.18 PAPA综合征预想的发病机制。如图68.7所示，pyrin通过ASC和caspase-1调节IL-1β的活化。正如在pyrin缺失小鼠中所观察到的，脯氨酸、丝氨酸、苏氨酸磷酸酶作用蛋白1(PSTPIP1)中PAPA相关的突变导致PSTPIP1对pyrin的亲和力增强，这有助于临床的PAPA表现型通过分离pyrin来调节平衡转向以利于IL-1β的生成。ASC：含caspase活化及募集结构域(CARD)的凋亡相关点状蛋白；CARD：天冬氨酸特异性半胱氨酸蛋白酸活化及募集结构域。

复发。除了这些炎症反应症状，并不遗留残疾，X线平片正常。依照希波克拉底惯用“再发性”来形容症状加剧与缓解之间的联系，作者们以再发性风湿病来强调这一疾患反复发作的性质。

图68.19列出了包括不同关节的受累频率等在内的其他临床特点[473]。关节周围的肿胀出现于近关节的皮肤组织，可伴发关节炎或单独出现，通常有疼痛，直径为2~4cm。有时为痛性的皮肤小结节亦可发生于肘、膝或腕关节，但特别常见于指(趾)关节。局部加压可加剧这些症状。关节周围肿胀及结节通常均为一过性。

有些病例发作期间可有ESR的轻度加快[472-475]。约半数再发性风湿病患者类风湿因子为阳性[473]。比例高

表68.4 原发性间歇性关节病

	发作	受累关节	相关疾病	预后	治疗
再发性风湿病	约2天；单关节炎或关节周围的软组织炎症；间期不规则	MCP关节、FIP关节、腕关节、肩关节、MTP关节、踝关节	类风湿性关节炎	约50%为持续的再发性风湿病；约33%的患者进展为RA	金盐、抗疟药、D-青霉胺
间歇性关节积水	3~5天；单关节，大量渗出	主要为膝关节，有时为髋、踝、肘关节	月经	以可预测的间期进行发作；有时自动缓解	NSAID、关节内应用皮质类固醇、滑膜切除术
嗜酸性滑膜炎	1~2周；创伤诱发的单关节炎	膝关节、MTP关节	过敏，皮肤划痕征	自限性发作，良性预后	对症治疗
Tietze综合征	发作持续数周至数月	肋胸骨、肋骨软骨和胸锁骨关节	创伤，呼吸道感染	预后较好	局部热疗、NSAID、局部注射麻醉剂、皮质类固醇

MCP：掌指关节；MTP：跖趾关节；NSAID：非类固醇抗炎药；PIP：近端指间关节。

于那些持续进展为RA的患者[475,476]，以及那些预示为临床临界状态而转变为血清阳性的患者。约半数再发性风湿病患者可见循环瓜氨酸肽及角蛋白抗体[477]。目前尚不确定这些抗体达到怎样的数值时，患者可进展为RA。其他的实验室检查，包括抗核抗体及补体检查，通常并无显著变化[473,475]。发作早期进行滑膜活检证实有炎性细胞，特别是多形核白细胞的渗出[472]。随着发作缓解，这些炎性细胞被清除，可出现一过性的成纤维细胞增生。

鉴于一些再发性风湿病的患者最后进展为RA的事实，以及后者与HLA-DR1和HLA-DR4的相关性，一些研究对再发性风湿病的HLA抗原进行了分析。20世纪90年代早期几项大型研究均未能证实DR1或DR4与再发性风湿病之间显著相关性[473]。然而，最近一项对147例再发性风湿病患者，149例RA患者，149例种族匹配的对照者进行的分子DNA分型研究得出了不同的结论[478]。与对照组(39%)相比，再发性风湿病患者(65%)共享表位DRB-0401和DRB-0404等位基因的比率显著增加，而且共享表位等位基因的纯合子性是进展为慢性的一个显著的独立危险因素。有报道某一家族中有多例再发性风湿病患者，或者一成员患再发性风湿病，而另外的成员患有RA[474]。特别有趣的是芬兰的一项关于HLA完全相同(DR4⁺)的两兄弟的报道，哥哥的再发性风湿病持续了12年，而弟弟在3年后进展为侵蚀性RA[479]。

由于可用于诊断再发性风湿病的实验室检查极少，因此形成了不同的临床诊断标准。其中包括列于图68.19的大多数诊断标准均基于Pasero和Barbieri的提议[480]，但是并不需类风湿因子呈阴性或急性期反应物正常。即使遵循这样的标准，诊断仍很可能包含了不同的疾病。一项对653例再发性风湿病患者进行的纵向回顾性研究显示，33%的患者最终进展为RA，还有4%进展为其他疾病，如韦格纳肉芽肿、Whipple病等[473]。最近一项对127例再发性风湿病进行的回顾性研究证实一部分类风湿因子阳性且早期有腕关节和近端指(趾)间关节受累的患者进展为RA或其他结缔组织疾病的风险更高[481]。更近期的有关HLA分型的前瞻性研究指出，共享表位，而非不同的细胞因子多态性，可能在疾病进展过程中具独立作用。实际上不同研究中心报告的再发性风湿病患病率存在一定的不同，但估计的最高值也只是RA患病率的1/20[480]。

可能由于再发性风湿病与RA存在一定的交叉，某

建议的诊断标准
- 反复、突然发作的、短暂的关节炎（通常为单关节）及软组织炎症病史
- 医生直接观察到一次发作
- 过去2年中发作>5次
- 在每次发作中累及的关节<2个
- X线表现正常
- 除外其他再发性单关节炎、痛风、慢性钙质沉积症、间歇性关节积液、FMF

临床特点
- 通常累及单个关节
- 多有严重的关节痛
- 多数发作持续<2天
- 关节周围的炎症
- 手、指(趾)、拇指(跗趾)垫肌腱的小结节
- 总体男女比例≈1
- 平均发病年龄≈45

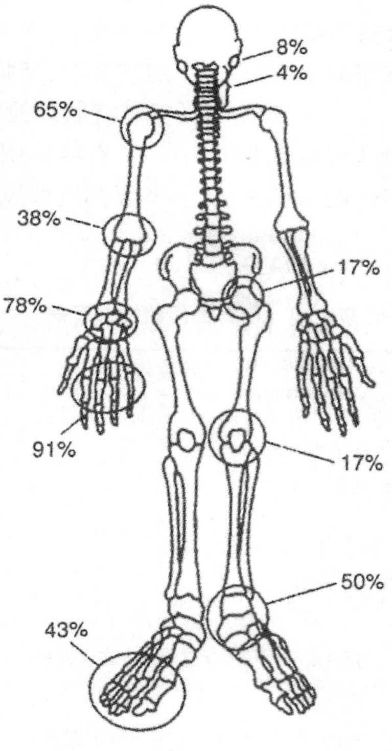

实验室检查
- 发作期间ESR轻度升高
- 约50% RF阳性
- ANA阴性
- 滑液→150~12 700 WBC
- 约50% 抗-CCP阳性

诊断
- 48%持续PR
- 33%进展为RA
- 15%缓解
- 4%进展为其他疾病

治疗
- 无大型对照研究
- NSAID用于减轻关节疼痛
- 疗效不同：
  - 注射性金制剂
  - D-青霉胺
  - 抗疟药
- 其他有时有效的药物：
  - 柳氮磺胺嘧啶
  - 秋水仙碱
  - 氨苯砜
  - 苯丁酸氮芥

图68.19 再发性风湿病的临床及实验室检查特点。诊断标准引自参考文献473和480。受累关节的比例基于一项对227例患者的回顾性研究[473]；预后的数据基于有关653例患者的综合数据[473]。

些药物如注射性金制剂[473,474,476]和抗疟药[482]的应用对其有效。尽管如此，但尚未有关于治疗该疾病的大型对照研究，而且症状的自发缓解也使得其临床表现更不清楚。

（二）间歇性关节积水

本章中所讨论的所有间歇性关节炎中，间歇性关节积水（亦称为复发性良性滑膜炎）多表现出准确的周期性。1910年，Archibald Garrod爵士写道："通常，连续发作的间隔是如此的规律，以至于患者能够在复发前预测出准确的日期，有时甚至精确到小时，以便做好安排。"[483]随后Mayo诊所进行的一项47例患者的回顾性研究指出，尽管间歇性关节积水的周期性早期可能并不明显，但多数患者最终呈节律性发作[484]。某一节律可持续数年（Mayo诊所研究中观察的间隔期多为间隔14天），但有时病程中可能有间隔期的改变。

临床表现为反复发作的疼痛、运动受限及肿胀，通常累及单个关节。有时可累及一个以上的关节。在某些患者可有两个或以上的关节交替出现肿胀，每个关节的发作间隔相同。多数情况下，每次发作持续3~5天。尽管通常有大量的渗出，但受累关节局部很少有发红或发热，全身发热亦不常见[484]。

一些学者认为这种疾病常见于年轻女性，但一项含101例的综述指出男女比例相对相等，多数于20~50岁发病[485]。尽管如此，亦有相当的病例发病于月经初潮，同月经周期相重叠，或者在妊娠时或绝经后缓解[484]。尚无间歇性关节积水患病率的相关数据；Mayo诊所对47例患者的研究用时超过24年。

值得注意的是间歇性关节积水发作时缺乏急性期反应[484]。发作期间血沉、白细胞计数以及血细胞比容正常。除了多数发作累及单个关节之外，X线表现为正常。滑液呈轻度的炎症反应，发作早期为大量的多形核白细胞聚集，后期有大量单核细胞。滑膜活检证实有水肿、充血、不同程度的炎性渗出，以及滑膜的绒毛样突出[484]。

间歇性关节积水的发病机制尚不清楚。如前所述，女性患者可能与激素水平变化有关。曾有一例滑液组胺水平升高的相关报道[486]。Reimann和Angelides[487]报道了一个先后5代有23个成员患间歇性关节积水的家族。然而应注意的是，该家族中的受累成员均于极早期发病，而家族性间歇性关节积水并不常见。

因间歇性关节积水较少见，因而并无治疗的相关研究。有报道称几年后可自发缓解，有时会复发[484]。根据间歇性关节积水的严重程度，有时应用NSAID有效。最近，有报道称两例患者经低剂量秋水仙碱的治疗有效[488]。关节内应用皮质类固醇有时可诱导几个月的无发作间歇期[484,486]。在特别严重的病例，滑膜切除术可能缓解症状[484]。在一例右膝滑膜切除术后症状缓解的患者，十七年后，其左膝出现症状，并再次以滑膜切除术获得治疗的成功。难治性病例亦可关节内应用放射性金制剂进行治疗[489]。

（三）嗜酸性滑膜炎

嗜酸性滑膜炎指1986年方进行首次报道的有个人或家族过敏史的个体在微小创伤后出现的急性、无痛性单关节炎[490]。肿胀进展迅速，通常超过12~24小时，持续1~2周。尽管通常有大量的渗出，但极少伴有发热、红斑或疼痛。膝关节最常受累[490,491]。

同间歇性关节积水一样，发作期的白细胞计数和ESR均正常。外周血嗜酸性粒细胞计数亦正常，但一些患者的IgE水平升高。最初7例患者之一的抗核抗体滴度为1:160。

早期研究中滑液的白细胞计数轻度增加，嗜酸性粒细胞为16%~52%。发作期的滑液呈半透明或不透明，黏度低，黏蛋白凝块形成少。滑液湿制剂呈Charcot-Leyden结晶，是由嗜酸性粒细胞的细胞内酯酶形成的双锥六边形的蛋白质结晶。轻压盖玻片并在4℃孵育过夜有助于鉴别这些结晶。随着发作缓解，滑液中的嗜酸性粒细胞增多也逐渐缓解。

通过筛选Charcot-Leyden结晶，约0.5%的滑液为嗜酸性[490]。其他伴有滑液嗜酸性粒细胞增多的疾病[492]有RA、银屑病性关节炎、风湿热、寄生虫性关节炎、感染性关节炎（如结核病关节炎及Lyme病），以及高嗜酸性粒细胞综合征。滑膜的嗜酸性粒细胞增多亦可见于转移性腺癌[493]及关节病后[494]。

将嗜酸性滑膜炎患者与其他原因导致滑膜嗜酸性粒细胞增加的患者相鉴别的特点包括患者或家族的过敏史，及皮肤划痕症[490]。过敏症状并不伴随关节炎发作。最初对该病进行描述的学者推测滑膜创伤非免疫学刺激肥大细胞脱颗粒，于是诱导嗜酸性粒细胞并产生类似于皮肤划痕症的渗出。关节肿胀比皮肤病变持续的时间更长，可能是因为吸收存在解剖学差异。

嗜酸性滑膜炎为仅需对症治疗的自限性疾病。发病率极低，但并不清楚其确切的患病率。

（四）Tietze综合征

Tietze综合征由外科医生Alexander Tietze[495]于

1921年首次报道，指非其他原因引起的肋胸骨、肋骨软骨和胸锁骨关节的痛性、非化脓性肿胀[496]。这一综合征通常有一持续数周到数月的加剧期，之后缓解，尽管也有少数病例出现迁延性的肿胀[497]。无严重后遗症。Tietze综合征比肋软骨炎少见的多，后者有肋软骨疼痛但无肿胀[496]。

在某些病例，创伤或呼吸道感染与症状发作有关[497,498]。疼痛剧烈，休息或劳力时均可出现。Tietze综合征通常在咳嗽、深呼吸或屈曲时加剧，精神压力有时亦可加重疼痛。平均发病年龄约为30岁，但存在一个分布范围[496]，有关于8例儿童患病的相关报道[499]。男女比例相等。患者多见位于第二、三肋软骨的单一病变，肿胀的直径为几厘米。左右侧受累的几率相等。尽管局部可能发热，但其表层皮肤可自由活动，且没有红斑。

实验室检查，包括白细胞计数和ESR均为正常[497]。X线检查有时为受累局部的钙化增强，但其他的均为正常[496]。一项对13例Tietze综合征患者进行的X线体层摄影研究显示，三例存在胸骨的解剖学变异，两例存在受累胸肋关节的边缘性骨赘[500]。CT证实软骨扩张，软骨与腹部的夹角增大，或正常的解剖[501]。^{67}Ga影像学检查有时显示病变部位放射性聚积[502]。病变的活组织检查正常或有大量的非特异性表现，如钙质沉积、成纤维细胞结节、纤维化改变和骨化[496]。

必须指出很多其他疾病也可造成肋软骨肿胀[496]。包括化脓性病变、RA、强直性脊柱炎、银屑病性关节炎、SAPHO、痛风、肿瘤[503,504]及压缩性骨炎。由于Tietze综合征的定义为非其他原因引起的肿胀，因此这些均不被认为是引起Tietze综合征的原因。然而，完全可能有某些病例之前归为Tietze综合征，而目前归为上述某一种疾病。

除外这些情况，力学因素对Tietze综合征的发病有重要意义。预后良好。治疗包括再固定、局部热疗、NSAID，及局部注射麻醉剂和皮质类固醇[496]。尽管应注意护理，特别是在老年患者切勿限制呼吸运动，但当咳嗽成为加重因素时，可在胸壁应用布织绷带。

（尚玮 李世民 译 叶伟胜 李世民 冯世庆 校）

参考文献

1. Anonymous. Periodic diseases [Editorial]. *Lancet* 1948;1:565–566.
2. Reimann, HA. Periodic disease. *Medicine* (Baltimore) 1951;30:219–245.
3. Hull KM, Shoham N, Chae JJ, et al. The expanding spectrum of systemic autoinflammatory disorders and their rheumatic manifestations. *Curr Opin Rheumatol* 2003;15:61–69.
4. Hoffman HM, Mueller JL, Broide DH, et al. Mutation of a new gene encoding a putative pyrin-like protein causes familial cold autoinflammatory syndrome and Muckle-Wells syndrome. *Nature Genet.* 2001; 29:301–305.
5. Dodé C, le Dû N, Cuisset L, et al. New mutations of *CIAS1* that are responsible for Muckle-Wells syndrome and familial cold urticaria: a novel mutation underlies both syndromes. *Am J Hum Genet* 2002;70: 1498–1506.
6. Aganna E, Martinon F, Hawkins PN, et al. Association of mutations in the *NALP3/CIAS1/PYPAF1* gene with a broad phenotype including recurrent fever, cold sensitivity, sensorineural deafness, and AA amyloidosis. *Arthritis Rheum* 2002;46:2445–2452.
7. Feldmann J, Prieur A-M, Quartier P, et al. Chronic infantile neurological cutaneous and articular syndrome is caused by mutations in *CIAS1,* a gene highly expressed in polymorphonuclear cells and chondrocytes. *Am J Hum Genet* 2002;71:198–203.
8. Aksentijevich I, Nowak M, Mallah M, et al. De novo *CIAS1* mutations, cytokine activation, and evidence for genetic heterogeneity in patients with neonatal-onset multisystem inflammatory disease (NOMID). A new member of the expanding family of pyrin-associated autoinflammatory disease. *Arthritis Rheum* 2002;46:3340–3348.
9. International FMF Consortium. Ancient missense mutations in a new member of the *RoRet* gene family are likely to cause familial Mediterranean fever. *Cell* 1997;90:797–807.
10. French FMF Consortium. A candidate gene for familial Mediterranean fever. *Nature Genet* 1997;17:25–31.
11. Shoham NG, Centola M, Mansfield E, et al. Pyrin binds the PSTPIP1/CD2BP1 protein, defining familial Mediterranean fever and PAPA syndrome as disorders in the same pathway. *Proc Natl Acad Sci USA* 2003; 100:13501–13506.
12. McDermott MF, Aksentijevich I, Galon J, et al. Germline mutations in the extracellular domains of the 55 kDa TNF receptor, TNFR1, define a family of dominantly inherited autoinflammatory syndromes. *Cell* 1999;97:133–144.
13. Galon J, Aksentijevich I, McDermott MF, et al. *TNFRSF1A* mutations and autoinflammatory syndromes. *Curr Opin Immunol* 2000;12:479–486.
14. Delpech M, Grateau G. Genetically determined recurrent fevers. *Curr Opin Immunol* 2001;13:539–542.
15. Drenth JP, van der Meer, JW. Hereditary periodic fever. *N Engl J Med* 2001;345:1748–1757.
16. McDermott MF. Genetic clues to understanding periodic fevers, and possible therapies. *Trends Mol Med* 2002:8:550–554.
17. Sohar E, Pras M, Heller J, et al. Genetics of familial Mediterranean fever. *Arch Intern Med* 1962;110:109–118.
18. Drenth JP, Mariman EC, van der Velde-Visser SD, et al. International Hyper-IgD Study Group. Location of the gene causing hyperimmunoglobulinemia D and periodic fever syndrome differs from that for familial Mediterranean fever. *Hum Genet* 1994;94:616–620.
19. Kile RM, Rusk HA. A case of cold urticaria with an unusual family history. *JAMA* 1940;114:1067–1068.
20. Johnstone RF, Dolen WK, Hoffman HM. A large kindred with familial cold autoinflammatory syndrome. *Ann Allergy Asthma Immunol* 2003; 90:233–237.
21. Muckle TJ, Wells M. Urticaria, deafness, and amyloidosis: a new heredo-familial syndrome. *Q J Med* 1962;31:235–248.
22. Lindor NM, Arsenault TM, Solomon H, et al. A new autosomal dominant disorder of pyogenic sterile arthritis, pyoderma gangrenosum, and acne: PAPA syndrome. *Mayo Clin Proc* 1997;72:611–615.
23. Siegal S. Benign paroxysmal peritonitis. *Ann Intern Med* 1945;23: 1–21.
24. Prieur A-M, Griscelli C. Arthropathy with rash, chronic meningitis, eye lesions, and mental retardation. *J Pediatr* 1981;99:79–93.
25. Hassink SG, Goldsmith DP. Neonatal onset multisystem inflammatory disease. *Arthritis Rheum* 1983;26:668–673.
26. Williamson LM, Hull D, Mehta R, et al. Familial Hibernian fever. *Q J Med* 1982;51:469–480.
27. van der Meer JW, Vossen JM, Radl J, et al. Hyperimmunoglobulinaemia D and periodic fever: a new syndrome. *Lancet* 1984;1:1087–1090.
28. Bertin J, DiStefano PS. The PYRIN domain: a novel motif found in apoptosis and inflammation proteins. *Cell Death Differ* 2000;7:1273–1274.
29. Martinon F, Hofmann K, Tschopp J. The pyrin domain: a possible member of the death domain-fold family implicated in apoptosis and inflammation. *Curr Biol* 2001:11:R118–120.

30. Staub E, Dahl E, Rosenthal A. The DAPIN family: a novel domain links apoptotic and interferon response proteins. *Trends Biochem Sci* 2001;26:83–85.
31. Pawlowski K, Pio F, Chu Z, et al. PAAD—a new protein domain associated with apoptosis, cancer and autoimmune diseases. *Trends Biochem Sci* 2001;26:85–87.
32. Kastner DL, O'Shea JJ. A fever gene comes in from the cold. *Nature Genet* 2001;29:241–242.
33. Harton JA, Linhoff MW, Zhang J, et al. Cutting edge: CATERPILLER: a large family of mammalian genes containing CARD, pyrin, nucleotide-binding, and leucine-rich repeat domains. *J Immunol* 2002;169:4088–4093.
34. Tschopp J, Martinon F, Burns K. NALPs: a novel protein family involved in inflammation. *Nature Rev Mol Cell Biol* 2003;4:95–104.
35. Houten SM, Kuis W, Duran M, et al. Mutations in *MVK*, encoding mevalonate kinase, cause hyperimmunoglobulinemia D and periodic fever syndrome. *Nature Genet* 1999;22:175–177.
36. Drenth JP, Cuisset L, Grateau G, et al. Mutations in the gene encoding mevalonate kinase cause hyper-IgD and periodic fever syndrome. *Nature Genet* 1999;22:178–181.
37. Wise CA, Gillum JD, Seidman CE, et al. Mutations in CD2BP1 disrupt binding to PTP PEST and are responsible for PAPA syndrome, an autoinflammatory disorder. *Hum Mol Genet* 2002;11:961–969.
38. Hugot JP, Chamaillard M, Zouali H, et al. Association of NOD2 leucine-rich repeat variants with susceptibility to Crohn's disease. *Nature* 2001;411:599–603.
39. Ogura Y, Bonen DK, Inohara N, et al. A frameshift mutation in NOD2 associated with susceptibility to Crohn's disease. *Nature* 2001;411:603–606.
40. Miceli-Richard C, Lesage S, Rybojad M, et al. CARD15 mutations in Blau syndrome. *Nature Genet* 2001:29:19–20.
41. Janeway TC, Mosenthal HO. An unusual paroxysmal syndrome, probably allied to recurrent vomiting, with a study of the nitrogen metabolism. *Trans Assoc Am Physicians* 1908;23:504–518.
42. Ehrenfeld EN, Eliakim M, Rachmilewitz M. Recurrent polyserositis (familial Mediterranean fever; periodic disease). A report of fifty-five cases. *Am J Med* 1961;31:107–123.
43. Barakat MH, Karnik AM, Majeed HW, et al. Familial Mediterranean fever (recurrent hereditary polyserositis) in Arabs. A study of 175 patients and review of the literature. *Q J Med* 1986;60:837–847.
44. Mamou H, Cattan R. La maladie périodique (sur 14 cas personnels dont 8 compliqués de néphropathies). *Semin Hop Paris* 1952;28:1062–1070.
45. Heller H, Sohar E, Sherf L. Familial Mediterranean fever. *Arch Intern Med* 1958;102:50–71.
46. Sohar E, Gafni J, Pras M, et al. Familial Mediterranean fever. A survey of 470 cases and review of the literature. *Am J Med* 1967;43:227–253.
47. Schwabe AD, Peters RS. Familial Mediterranean fever in Armenians. Analysis of 100 cases. *Medicine* (Baltimore) 1974;53:453–462.
48. Ozdemir AI, Sokmen C. Familial Mediterranean fever among the Turkish people. *Am J Gastroenterol* 1969;51:311–316.
49. Ozen S, Karaaslan Y, Ozdemir O, et al. Prevalence of juvenile chronic arthritis and familial Mediterranean fever in Turkey: a field study. *J Rheumatol* 1998;25:2445–2449.
50. Majeed HA, Rawashdeh M, El-Shanti H, et al. Familial Mediterranean fever in children: the expanded clinical profile. *Q J Med* 1999;92:309–318.
51. Samuels J, Aksentijevich I, Torosyan Y, et al. Familial Mediterranean fever at the millennium: clinical spectrum, ancient mutations, and a survey of 100 American referrals to the National Institutes of Health. *Medicine* (Baltimore) 1998;77:268–297.
52. Aksentijevich I, Torosyan Y, Samuels J, et al. Mutation and haplotype studies of familial Mediterranean fever reveal new ancestral relationships and evidence for a high carrier frequency with reduced penetrance in the Ashkenazi Jewish population. *Am J Hum Genet* 1999;64:949–962.
53. La Regina M, Nucera G, Diaco M, et al. Familial Mediterranean fever is no longer a rare disease in Italy. *Eur J Hum Genet* 2003 11:50–56.
54. Deltas CC, Mean R, Rosou E, et al. Familial Mediterranean fever (FMF) mutations occur frequently in the Greek-Cypriot population of Cyprus. *Genetic Test* 2002;6:15–21.
55. Konstantopoulos K, Kanta A, Deltas C, et al. Familial Mediterranean fever associated with pyrin mutations in Greece. *Ann Rheum Dis* 2003;62:479–481.
56. Dodé C, Pêcheux C, Cazeneuve C, et al. Mutations in the *MEFV* gene in a large series of patients with a clinical diagnosis of familial Mediterranean fever. *Am J Med Genet* 2000;92:241–246.
57. Touitou I. The spectrum of familial Mediterranean fever (FMF) mutations. *Eur J Hum Genet* 2001;9:473–483.
58. Tomiyama N, Oshiro S, Higashiuesato Y, et al. End-stage renal disease associated with familial Mediterranean fever. *Intern Med* 2002;41:221–224.
59. Shinozaki K, Agematsu K, Yasui K, et al. Familial Mediterranean fever in 2 Japanese families. *J Rheumatol* 2002;29:1324–1325.
60. Rozenbaum M, Rosner I. The clinical features of familial Mediterranean fever of elderly onset. *Clin Exp Rheumatol* 1994;12:347–348.
61. Tamir N, Langevitz P, Zemer D, et al. Late-onset familial Mediterranean fever (FMF): a subset with distinct clinical, demographic, and molecular genetic characteristics. *Am J Med Genet* 1999;87:30–35.
62. Gedalia A, Adar A, Gorodischer R. Familial Mediterranean fever in children. *J Rheumatol* 1992;19[Suppl 35]:1–9.
63. Ben-Chetrit E, Ben-Chetrit A. Familial Mediterranean fever and menstruation. *BJOG* 2001;108:403–407.
64. Zissin R, Rathaus V, Gayer G, et al. CT findings in patients with familial Mediterranean fever during an acute abdominal attack. *Br J Radiol* 2003;76:22–25.
65. Gentiloni N, Febbraro S, Barone C, et al. Peritoneal mesothelioma in recurrent familial peritonitis. *J Clin Gastroenterol* 1997;24:276–279.
66. Belange G, Gompel H, Chaouat Y, et al. Malignant peritoneal mesothelioma occurring in periodic disease: apropos of a case. *Rev Med Interne* 1998;19:427–430.
67. Yalçinkaya F, Çakar N, Misirlioglu M, et al. Genotype-phenotype correlation in a large group of Turkish patients with familial Mediterranean fever: evidence for mutation-independent amyloidosis. *Rheumatology* (Oxford) 2000;39:67–72.
68. Brauman A, Gilboa Y. Recurrent pulmonary atelectasis as a manifestation of familial Mediterranean fever. *Arch Intern Med* 1987;147:378–379.
69. Livneh A, Langevitz P, Pras M. Pulmonary associations in familial Mediterranean fever. *Curr Opin Pulm Med* 1999;5:326–331.
70. Lidar M, Pras M, Langevitz P, et al. Thoracic and lung involvement in familial Mediterranean fever (FMF). *Clin Chest Med* 2002;23:505–511.
71. Heller H, Gafni J, Michaeli D, et al. The arthritis of familial Mediterranean fever (FMF). *Arthritis Rheum* 1966;9:1–17.
72. Majeed HA, Rawashdeh M. The clinical patterns of arthritis in children with familial Mediterranean fever. *Q J Med* 1997;90:37–43.
73. Brik R, Shnawi M, Kasinetz L, et al. The musculoskeletal manifestations of familial Mediterranean fever in children genetically diagnosed with the disease. *Arthritis Rheum* 2001;44:1416–1419.
74. Pras E, Livneh A, Balow JE Jr, et al. Clinical differences between north African and Iraqi Jews with familial Mediterranean fever. *Am J Med Genet* 1998;75:216–219.
75. Uthman I, Hajj-Ali RA, Arayssi T, et al. Arthritis in familial Mediterranean fever. *Rheumatol Int* 2001;20:145–148.
76. Cazeneuve C, Sarkisian T, Pécheux C, et al. *MEFV*-gene analysis in Armenian patients with familial Mediterranean fever: diagnostic value and unfavorable renal prognosis of the M694V homozygous genotype–genetic and therapeutic implications. *Am J Hum Genet* 1999;65:88–97.
77. Brik R, Shinawi M, Kepten I, et al. Familial Mediterranean fever: clinical and genetic characterization in a mixed pediatric population of Jewish and Arab patients. *Pediatrics* 1999:103:e70.
78. Gershoni-Baruch R, Brik R, Shinawi M, et al. The differential contribution of MEFV mutant alleles to the clinical profile of familial Mediterranean fever. *Eur J Hum Genet* 2002;10:145–149.
79. Sneh E, Pras M, Michaeli D, et al. Protracted arthritis in familial Mediterranean fever. *Rheumatol Rehabil* 1977;16:102–106.
80. Ince E, Çakar N, Tekin M, et al. Arthritis in children with familial Mediterranean fever. *Rheumatol Int* 2002;21:213–217.
81. Salai M, Langevitz P, Blankstein A, et al. Total hip replacement in familial Mediterranean fever. *Bull Hosp Jt Dis* 1993;53:25–28.
82. Salai M, Zemer D, Segal E, et al. Chronic massive knee effusion in familial Mediterranean fever. *Semin Arthritis Rheum* 1997;27:169–172.
83. Yalçinkaya Y, Tekin M, Tümer N, et al. Protracted arthritis of familial Mediterranean fever (an unusual complication). *Br J Rheumatol* 1997;36:1228–1230.

84. Brodey PA, Wolff SM. Radiographic changes in the sacroiliac joints in familial Mediterranean fever. *Radiology* 1975;114:331–333.
85. Lehman TJ, Hanson V, Kornreich H, et al. HLA-B27–negative sacroiliitis: a manifestation of familial Mediterranean fever in childhood. *Pediatrics* 1978;61:423–426.
86. Langevitz P, Livneh A, Zemer D, et al. Seronegative spondyloarthropathy in familial Mediterranean fever. *Semin Arthritis Rheum* 1997;27:67–72.
87. Zimand S, Tauber T, Hegesch T, et al. Familial Mediterranean fever presenting with massive cardiac tamponade. *Clin Exp Rheumatol* 1994;12:67–69.
88. Dabestani A, Noble LM, Child JS, et al. Pericardial disease in familial Mediterranean fever. An echocardiographic study. *Chest* 1982;81: 592–595.
89. Tutar E, Yalçinkaya F, Øzkaya N, et al. Incidence of pericardial effusion during attacks of familial Mediterranean fever. *Heart* 2003;89: 1257–1258.
90. Kees S, Langevitz P, Zemer D, et al. Attacks of pericarditis as a manifestation of familial Mediterranean fever. *Q J Med* 1997;90:643–647.
91. Azizi E, Fisher BK. Cutaneous manifestations of familial Mediterranean fever. *Arch Dermatol* 1976;112:364–366.
92. Barzilai A, Langevitz P, Goldberg I, et al. Erysipelas-like erythema of familial Mediterranean fever: clinicopathologic correlation. *J Am Acad Dermatol* 2000;42:791–795.
93. Koné Paut I, Dubuc M, Sportouch J, et al. Phenotype-genotype correlation in 91 patients with familial Mediterranean fever reveals a high frequency of cutaneomucous features. *Rheumatology* (Oxford) 2000; 39:1275–1279.
94. Rawashdeh MO, Majeed HA. Familial Mediterranean fever in Arab children: the high prevalence and gene frequency. *Eur J Pediatr* 1996; 155:540–544.
95. Gershoni-Baruch R, Broza Y, Brik R. Prevalence and significance of mutations in the familial Mediterranean fever gene in Henoch-Schönlein purpura. *J Pediatr* 2003;143:658–661.
96. Majeed HA, Quabazard Z, Hijazi Z, et al. The cutaneous manifestations in children with familial Mediterranean fever (recurrent hereditary polyserositis). A six-year study. *Q J Med* 1990;75:607–616.
97. Eshel G, Vinograd I, Barr J, et al. Acute scrotal pain complicating familial Mediterranean fever in children. *Br J Surg* 1994;81: 894–896.
98. Livneh A, Madgar I, Langevitz P, et al. Recurrent episodes of acute scrotum with ischemic testicular necrosis in a patient with familial Mediterranean fever. *J Urol* 1994;151:431–432.
99. Majeed HA, Ghandour K, Shahin HM. The acute scrotum in Arab children with familial Mediterranean fever. *Pediatr Surg Int* 2000; 16:72–74.
100. Lausch E, Fisch M, Beetz R. Familial Mediterranean fever as an unusual cause of acute scrotum. *J Urol* 2001;165:1262–1263.
101. Langevitz P, Zemer D, Livneh A, et al. Protracted febrile myalgia in patients with familial Mediterranean fever. *J Rheumatol* 1994;21: 1708–1709.
102. Majeed HA, Al-Qudah AK, Qubain H, et al. The clinical patterns of myalgia in children with familial Mediterranean fever. *Semin Arthritis Rheum* 2000;30:138–143.
103. Eliakim M, Levy M, Ehrenfeld M. *Recurrent polyserositis (familial Mediterranean fever, periodic disease)*. Amsterdam: Elsevier: North-Holland, 1981:87–95.
104. Majeed HA, Halabi I, Al-Taleb O. Recurrent hyperbilirubinaemia, a feature of familial Mediterranean fever: report of a child and review of the literature. *Ann Trop Paediatr* 1998;18:13–15.
105. Ciftci AO, Tanyel FC, Buyukpamukcu N, et al. Adhesive small bowel obstruction caused by familial Mediterranean fever: the incidence and outcome. *J Pediatr Surg* 1995;30:577–579.
106. Tunça M, Kirkali G, Soytürk M, et al. Acute phase response and evolution of familial Mediterranean fever. *Lancet* 1999;353:1415.
107. Korkmaz C, Øzdogan H, Kasapçopur, et al. Acute phase response in familial Mediterranean fever. *Ann Rheum Dis* 2002;61:79–81.
108. Duzova A, Bakkaloglu A, Besbas N, et al. Role of A-SAA in monitoring subclinical inflammation and in colchicine dosage in familial Mediterranean fever. *Clin Exp Rheumatol* 2003;21:509–514.
109. Notarnicola C, Didelot MN, Seguret F, et al. Enhanced cytokine mRNA levels in attack-free patients with familial Mediterranean fever. *Genes Immun* 2002;3:43–45.
110. Yildiz A, Akkaya V, Kiliçaslan, et al. Cardiac and intestinal amyloidosis in a renal transplant recipient with familial Mediterranean fever. *J Nephrol* 2001;14:125–127.
111. Altiparmak MR, Pamuk ÖN, Pamuk GE, et al. Amyloid goitre in familial Mediterranean fever: report on three patients and review of the literature. *Clin Rheumatol* 2002;21:497–500.
112. Kutlay S, Yilmaz E, Koytak ES, et al. A case of familial Mediterranean fever with amyloidosis as the first manifestation. *Am J Kidney Dis* 2001;38:E34.
113. Pras M, Bronshpigel N, Zemer D, et al. Variable incidence of amyloidosis in familial Mediterranean fever among different ethnic groups. *Johns Hopkins Med J* 1982;150:22–26.
114. Meyerhoff J. Familial Mediterranean fever: report of a large family, review of the literature, and discussion of the frequency of amyloidosis. *Medicine* (Baltimore) 1980;59:66–77.
115. Majeed HA, El-Shanti H, Al-Khateeb MS, et al. Genotype/phenotype correlations in Arab patients with familial Mediterranean fever. *Semin Arthritis Rheum* 2002;31:371–376.
116. Livneh A, Langevitz P, Shinar Y, et al. *MEFV* mutation analysis in patients suffering from amyloidosis of familial Mediterranean fever. *Amyloid* 1999;6:1–6.
117. Shohat M, Magal N, Shohat T, et al. Phenotype-genotype correlation in familial Mediterranean fever: evidence for an association between Met694Val and amyloidosis. *Eur J Hum Genet* 1999;7: 287–292.
118. Mimouni A, Magal N, Stoffman N, et al. Familial Mediterranean fever: effects of genotype and ethnicity on inflammatory attacks and amyloidosis. *Pediatrics* 2000;105:e70.
119. Ben-Chetrit E, Backenroth R. Amyloidosis induced, end stage renal disease in patients with familial Mediterranean fever is highly associated with point mutations in the MEFV gene. *Ann Rheum Dis* 2001; 60:146–149.
120. Mansour I, Delague V, Cazeneuve C, et al. Familial Mediterranean fever in Lebanon: mutation spectrum, evidence for cases in Maronites, Greek Orthodoxes, Greek Catholics, Syriacs and Chiites and for an association between amyloidosis and M694V and M694I mutations. *Eur J Hum Genet* 2001;9:51–55.
121. Gershoni-Baruch R, Brik R, Zacks N, et al. The contribution of genotypes at the MEFV and SAA1 loci to amyloidosis and disease severity in patients with familial Mediterranean fever. *Arthritis Rheum* 2003;48:1149–1155.
122. Yalçinkaya F, Akar N, Misirlioglu M. Familial Mediterranean fever—amyloidosis and the Val726Ala mutation. *N Engl J Med* 1998;338: 993–994.
123. Akar N, Misiroglu M, Yalçinkaya F, et al. MEFV mutations in Turkish patients suffering from familial Mediterranean fever. *Hum Mutat* 2000; 15:118–119.
124. Tekin M, Yalçinkaya F, Çakar N, et al. MEFV mutations in multiplex families with familial Mediterranean fever: is a particular genotype necessary for amyloidosis? *Clin Genet* 2000;57:430–434.
125. Yalçinkaya F, Tekin M, Çakar N, et al. Familial Mediterranean fever and systemic amyloidosis in untreated Turkish patients. *Q J Med* 2000;93:681–684.
126. Saatçi Ů, Ozen S, Ozdemir S, et al. Familial Mediterranean fever in children: report of a large series and discussion of the risk and prognostic factors of amyloidosis. *Eur J Pediatr* 1997;156:619–623.
127. Cazeneuve C, Ajrapetyan H, Papin S, et al. Identification of *MEFV*-independent modifying genetic factors for familial Mediterranean fever. *Am J Hum Genet* 2000;67:1136–1143.
128. Akar N, Hasipek M, Akar E, et al. Serum amyloid A1 and tumor necrosis factor-alpha alleles in Turkish familial Mediterranean fever patients with and without amyloidosis. *Amyloid* 2003;10:12–16.
129. Touitou I, Picot M-C, Domingo C, et al. The MICA region determines the first modifier locus in familial Mediterranean fever. *Arthritis Rheum* 2001;44:163–169.
130. Aivasian AA, Savgorodniaia AM, Abramian MK, et al. Immunogenesis of periodic disease. *Klin Med* (Mosk) 1977;55:41–97.
131. Livneh A, Cabili S, Zemer D, et al. Effect of pregnancy on renal function in amyloidosis of familial Mediterranean fever. *J Rheumatol* 1993;20:1519–1523.
132. Blum A, Sohar E. The diagnosis of amyloidosis. Ancillary procedures. *Lancet* 1962;1:721–724.
133. Sungur C, Sungur A, Ruacan S, et al. Diagnostic value of bone marrow biopsy in patients with renal disease secondary to familial

Mediterranean fever. *Kidney Int* 1993;44:834–836.
134. Özdemir BH, Özdemir OG, Özdemir FN, et al. Value of testis biopsy in the diagnosis of systemic amyloidosis. *Urology* 2002;59:201–205.
135. Tishler M, Pras M, Yaron M. Abdominal fat tissue aspirate in amyloidosis of familial Mediterranean fever. *Clin Exp Rheumatol* 1988; 6:395–397.
136. Eliahou HE, Iaina A, Reisin E, et al. Probability of survival in hypertensive and nonhypertensive patients on maintenance hemodialysis. *Isr J Med Sci* 1977;13:33–38.
137. Jacob ET, Bar-Nathan N, Shapira Z, et al. Renal transplantation in the amyloidosis of familial Mediterranean fever. *Arch Intern Med* 1979;139:1135–1138.
138. Pras M, Gafni J, Jacob ET, et al. Recent advances in familial Mediterranean fever. *Adv Nephrol* 1984;13:261–270.
139. Martinez-Vea A, Garcia C, Carreras M, et al. End-stage renal disease in systemic amyloidosis: clinical course and outcome on dialysis. *Am J Nephrol* 1990;10:283–289.
140. Sever MS, Turkmen A, Sahin S, et al. Renal transplantation in amyloidosis secondary to familial Mediterranean fever. *Transplant Proc* 2001;33:3392–3393.
141. Rubinger D, Friedlaender MM, Popovtzer MM. Amelioration of familial Mediterranean fever during hemodialysis. *N Engl J Med* 1979; 301:142–144.
142. Turkmen A, Yildiz A, Erkoc R, et al. Transplantation in renal amyloidosis. *Clin Transplant* 1998;12:375–378.
143. Shmueli D, Lustig S, Nakache R, et al. Renal transplantation in patients with amyloidosis due to familial Mediterranean fever. *Transplant Proc* 1992;24:1783–1784.
144. Kilicturgay S, Tokyay R, Arslan G, et al. The results of transplantation of patients with amyloid nephropathy. *Transplant Proc* 1992;24: 1788–1789.
145. Sherif AM, Refaie AF, Sobh MA, et al. Long-term outcome of live donor kidney transplantation for renal amyloidosis. *Am J Kidney Dis* 2003;42:370–375.
146. Livneh A, Zemer D, Siegal B, et al. Colchicine prevents kidney transplant amyloidosis in familial Mediterranean fever. *Nephron* 1992;60: 418–422.
147. Siegal B, Zemer D, Pras M. Cyclosporine and familial Mediterranean fever amyloidosis. *Transplantation* 1986;41:793–794.
148. Yussim A, Bar-Nathan N, Lustig S, et al. Gastrointestinal, hepatorenal, and neuromuscular toxicity caused by cyclosporine-colchicine interaction in renal transplantation. *Transplant Proc* 1994;26:2825–2826.
149. Gruberg L, Har-Zahav Y, Agranat O, et al. Acute myopathy induced by colchicine in a cyclosporine treated heart transplant recipient: possible role of the multidrug resistance transporter. *Transplant Proc* 1999;31:2157–2158.
150. Minetti EE, Minetti L. Multiple organ failure in a kidney transplant patient receiving both colchicine and cyclosporine. *J Nephrol* 2003; 16:421–425.
151. Speeg KV, Maldonado AL, Liaci J, et al. Effect of cyclosporine on colchicine secretion by the kidney multidrug transporter studied *in vivo*. *J Pharmacol Exp Ther* 1992;261:50–55.
152. Speeg KV, Maldonado AL. Effect of cyclosporine on colchicine partitioning in the rat liver. *Cancer Chemother Pharmacol* 1993;32: 434–436.
153. Simkin PA, Gardner GC. Colchicine use in cyclosporine treated transplant recipients: how little is too much? *J Rheumatol* 2000;27: 1334–1337.
154. Shabtai M, Ben-Haim M, Zemer D, et al. Detrimental effects of cyclosporin A on long-term graft survival in familial Mediterranean fever renal allograft recipients: experience of two transplantation centers. *Isr Med Assoc J* 2002;4[11 Suppl]:935–939.
155. Ozdogan H, Arisoy N, Kasapiapur O, et al. Vasculitis in familial Mediterranean fever. *J Rheumatol* 1997;24:323–327.
156. Ozen S. New interest in an old disease: familial Mediterranean fever. *Clin Exp Rheumatol* 1999;17:745–749.
157. Tekin M, Yalçinkaya F, Tümer, et al. Familial Mediterranean fever—renal involvement by diseases other than amyloid. *Nephrol Dial Transplant* 1999;14:475–479.
158. Sachs D, Langevitz P, Morag B, et al. Polyarteritis nodosa and familial Mediterranean fever. *Br J Rheumatol* 1987;26:139–141.
159. Glikson M, Galun E, Schlesinger M, et al. Polyarteritis nodosa and familial Mediterranean fever: a report of 2 cases and review of the literature. *J Rheumatol* 1989;16:536–539.
160. Schlesinger M, Oren S, Fano M, et al. Perirenal and renal subcapsular haematoma as presenting symptoms of polyarteritis nodosa. *Postgrad Med J* 1989;65:681–683.
161. Tinaztepe K, Güçer S, Bakkaloglu A, et al. Familial Mediterranean fever and polyarteritis nodosa: experience of five paediatric cases. A causal relationship or coincidence? *Eur J Pediatr* 1997;156:505–506.
162. Ozen S, Ben-Chetrit E, Bakkaloglu A, et al. Polyarteritis nodosa in patients with familial Mediterranean fever: a concomitant disease or a feature of FMF? *Semin Arthritis Rheum* 2001;30:281–287.
163. Sidi G, Shinar Y, Livneh A, et al. Protracted febrile myalgia of familial Mediterranean fever. Mutation analysis and clinical correlations. *Scand J Rheumatol* 2000;29:174–176.
164. Said R, Hamzeh Y, Said S, et al. Spectrum of renal involvement in familial Mediterranean fever. *Kidney Int* 1992;41:414–419.
165. Eliakim M, Rachmilewitz M, Rosenmann E, et al. Renal manifestations in recurrent polyserositis (familial Mediterranean fever). *Isr J Med Sci* 1970;6:228–245.
166. Said R, Nasrallah N, Hamzah Y, et al. IgA nephropathy in patients with familial Mediterranean fever. *Am J Nephrol* 1988;8:417–420.
167. Said R, Hamzeh Y, Tarawneh M, et al. Rapid progressive glomerulonephritis in patients with familial Mediterranean fever. *Am J Kidney Dis* 1989;14:412–416.
168. Akpolat T, Akpolat I, Karagoz F, et al. Familial Mediterranean fever and glomerulonephritis and review of the literature. *Rheumatol Int* 2004;24:43–45.
169. Priest RJ, Nixon RK. Familial recurring polyserositis: a disease entity. *Ann Intern Med* 1959;51:1253–1274.
170. Eliakim M, Bental E. Recurrent polyserositis ("periodic disease"): electroencephalographic changes. *Arch Intern Med* 1961;108:91–99.
171. Vilaseca J, Tor J, Guardia J, et al. Periodic meningitis and familial Mediterranean fever. *Arch Intern Med* 1982;142:378–379.
172. Schwabe AD. Meningitis in familial Mediterranean fever. *Am J Med* 1988:85:715–717.
173. Barakat MH, Mustafa HT, Shakir RA. Mollaret's meningitis. A variant of recurrent hereditary polyserositis, both provoked by metaraminol. *Arch Neurol* 1988;45:926–927.
174. Gedalia A, Zamir S. Neurologic manifestations in familial Mediterranean fever. *Pediatr Neurol* 1993;9:301–302.
175. Schwartz T, Langevitz P, Zemer D, et al. Behçet's disease in familial Mediterranean fever: characterization of the association between the two diseases. *Semin Arthritis Rheum* 2000;29:286–295.
176. Touitou I, Magne X, Molinari N, et al. *MEFV* mutations in Behçet's disease. *Hum Mutat* 2000;16:271–272.
177. Livneh A, Aksentijevich I, Langevitz P, et al. A single mutated *MEFV* allele in Israeli patients suffering from familial Mediterranean fever and Behçet's disease (FMF-BD). *Eur J Hum Genet* 2001;9:191–196.
178. Akpolat T, Yilmaz E, Akpolat I, et al. Amyloidosis in Behçet's disease and familial Mediterranean fever. *Rheumatology* (Oxford) 2002; 41:592–593.
179. Ben-Chetrit E, Cohen R, Chajek-Shaul T. Familial Mediterranean fever and Behçet's disease—are they associated? *J Rheumatol* 2002; 29:530–534.
180. Cattan D, Notarnicola C, Molinari N, et al. Inflammatory bowel disease in non-Ashkenazi Jews with familial Mediterranean fever. *Lancet* 2000;355:378–379.
181. Fidder HH, Chowers Y, Lidar M, et al. Crohn disease in patients with familial Mediterranean fever. *Medicine* (Baltimore) 2002;81:411–416.
182. Shohat M, Livneh A, Zemer D, et al. Twin studies in familial Mediterranean fever. *Am J Med Genet* 1992;44:179–182.
183. Yuval Y, Hemo-Zisser M, Zemer D, et al. Dominant inheritance in two families with familial Mediterranean fever (FMF). *Am J Med Genet* 1995;57:455–457.
184. Rogers DB, Shohat M, Petersen GM, et al. Familial Mediterranean fever in Armenians: autosomal recessive inheritance with high gene frequency. *Am J Med Genet* 1989;34:168–172.
185. Daniels M, Shohat T, Brenner-Ullman A, et al. Familial Mediterranean fever: high gene frequency among the non-Ashkenazi and Ashkenazic Jewish populations in Israel. *Am J Med Genet* 1995;55: 311–314.
186. Weatherall DJ, Miller LH, Baruch DI, et al. Malaria and the red cell. *Hematology (Am Soc Hematol Educ Program)* 2002;35–57.

187. Pras E, Aksentijevich I, Gruberg L, et al. Mapping of a gene causing familial Mediterranean fever to the short arm of chromosome 16. *N Engl J Med* 1992;326:1509–1513.
188. Aksentijevich I, Pras E, Gruberg L, et al. Refined mapping of the gene causing familial Mediterranean fever by linkage and homozygosity studies. *Am J Hum Genet* 1993;53:451–461.
189. Aksentijevich I, Pras E, Gruberg L, et al. Familial Mediterranean fever in Moroccan Jews: demonstration of a founder effect by extended haplotype analysis. *Am J Hum Genet* 1993;53:644–651.
190. Levy EN, Shen Y, Kupelian A, et al. Linkage disequilibrium mapping places the gene causing familial Mediterranean fever close to *D16S246*. *Am J Hum Genet* 1996;58:523–534.
191. French FMF Consortium. Localization of the familial Mediterranean fever gene (FMF) to a 250-kb interval in non-Ashkenazi Jewish founder haplotypes. *Am J Hum Genet* 1996;59:603–612.
192. Balow JE Jr, Shelton DA, Orsborn A, et al. A high-resolution genetic map of the familial Mediterranean fever candidate region allows identification of haplotype-sharing among ethnic groups. *Genomics* 1997;44:280–291.
193. Centola M, Aksentijevich I, Kastner DL. The hereditary periodic fever syndromes: molecular analysis of a new family of inflammatory diseases. *Hum Mol Genet* 1998;7:1581–1588.
194. Henry J, Mather IH, McDermott MF, et al. B30.2-like domain proteins: update and new insights into a rapidly expanding family of proteins. *Mol Biol Evol* 1998;15:1696–1705.
195. Rhodes DA, Stammers M, Malcherek G, et al. The cluster of *BTN* genes in the extended major histocompatibility complex. *Genomics* 2001;71:351–362.
196. Meyer M, Gaudieri S, Rhodes DA, et al. Cluster of TRIM genes in the human MHC class I region sharing the B30.2 domain. *Tissue Antigens* 2003;61:63–71.
197. Kimura F, Suzu S, Nakamura Y, et al. Cloning and characterization of a novel RING-B-box-coiled-coil protein with apoptotic function. *J Biol Chem* 2003;278:25046–25054.
198. Sarrauste de Menthiére C, Terriére S, Pugnére D, et al. INFEVERS: the registry for FMF and hereditary inflammatory disorders mutations. *Nucleic Acids Res* 2003;31:282–285.
199. Booth DR, Lachmann HJ, Gillmore JD, et al. Prevalence and significance of the familial Mediterranean fever gene mutation encoding pyrin Q148. *Q J Med* 2001;94:527–531.
200. Ben-Chetrit E, Lerer I, Malamud E, et al. The E148Q mutation in the MEFV gene: is it a disease-causing mutation or a sequence variant? *Hum Mutat* 2000;15:385–386.
201. Tchernitchko D, Legendre M, Cazeneuve C, et al. The E148Q *MEFV* allele is not implicated in the development of familial Mediterranean fever. *Hum Mutat* 2003;22:339–340.
202. Ozen S, Besbas N, Bakkaloglu A, et al. Pyrin Q148 mutation and familial Mediterranean fever. *Q J Med* 2002;95:332–333.
203. Akar N, Akar E, Yalçinkaya F. E148Q of the MEFV gene causes amyloidosis in familial Mediterranean fever patients. *Pediatrics* 2001; 108:215.
204. Dewalle M, Domingo C, Rozenbaum M, et al. Phenotype-genotype correlation in Jewish patients suffering from familial Mediterranean fever. *Eur J Hum Genet* 1998;6:95–97.
205. Stoffman N, Magal N, Shohat T, et al. Higher than expected carrier rates for familial Mediterranean fever in various Jewish ethnic groups. *Eur J Hum Genet* 2000;8:307–310.
206. Kogan A, Shinar Y, Lidar M, et al. Common *MEFV* mutations among Jewish ethnic groups in Israel: high frequency of carrier and phenotype III states and absence of a perceptible biological advantage of the carrier state. *Am J Med Genet* 2001;102:272–276.
207. Gershoni-Baruch R, Shinawi M, Leah K, et al. Familial Mediterranean fever: prevalence, penetrance and genetic drift. *Eur J Hum Genet* 2001;9:634–637.
208. Yilmaz E, Ozen S, Balci B, et al. Mutation frequency of familial Mediterranean fever and evidence for a high carrier rate in the Turkish population. *Eur J Hum Genet* 2001;9:553–555.
209. Torosyan Y, Aksentijevich I, Sarkisian T, et al. A population-based survey reveals an extremely high FMF carrier frequency in Armenia, suggesting heterozygote advantage. *Am J Hum Genet* 1999;65[Suppl]: 2266.
210. Gershoni-Baruch R, Shinawi M, Shamaly H, et al. Familial Mediterranean fever: the segregation of four different mutations in 13 individuals from one inbred family: genotype-phenotype correlation and intrafamilial variability. *Am J Med Genet* 2002;109: 198–201.
211. Tunça M, Akar S, Hawkins PN, et al. The significance of paired MEFV mutations in individuals without symptoms of familial Mediterranean fever. *Eur J Hum Genet* 2002;10:786–789.
212. Tunça M, Kirkali G, Soytürk M, et al. Acute phase response and evolution of familial Mediterranean fever. *Lancet* 1999;353:1415.
213. Poland DC, Drenth JP, Rabinovitz E, et al. Specific glycosylation of α_1-acid glycoprotein characteristics patients with familial Mediterranean fever and obligatory carriers of MEFV. *Ann Rheum Dis* 2001; 60:777–780.
214. Ozen S, Bakkaloglu A, Yilmaz E, et al. Mutations in the gene for familial Mediterranean fever: do they predispose to inflammation? *J Rheumatol* 2003;30:2014–2018.
215. Medlej-Hashim M, Rawashdeh M, Chouery E, et al. Genetic screening of fourteen mutations in Jordanian familial Mediterranean fever patients. *Hum Mutat* 2000;15:384.
216. Padeh S, Shinar Y, Pras E, et al. Clinical and diagnostic value of genetic testing in 216 Israeli children with familial Mediterranean fever. *J Rheumatol* 2003;30:185–190.
217. Cazeneuve C, Hovannesyan Z, Geneviève D, et al. Familial Mediterranean fever among patients from Karabakh and the diagnostic value of *MEFV* gene analysis in all classically affected populations. *Arthritis Rheum* 2003;48:2324–2331.
218. Booth DR, Gillmor JD, Lachmann HJ, et al. The genetic basis of autosomal dominant familial Mediterranean fever. *Q J Med* 2000;93: 217–221.
219. Akarsu AN, Saatçi Ü, Ozen S, et al. Genetic linkage study of familial Mediterranean fever (FMF) to 16p13.3 and evidence for genetic heterogeneity in the Turkish population. *J Med Genet* 1997;34:573–578.
220. Domingo C, Touitou I, Bayou A, et al. Familial Mediterranean fever in the 'Chuetas' of Mallorca: a question of Jewish origin or genetic heterogeneity. *Eur J Hum Genet* 2000;8:242–246.
221. Fairbrother WJ, Gordon NC, Humke EW, et al. The PYRIN domain: a member of the death domain-fold superfamily. *Protein Sci* 2001; 10:1911–1918.
222. Richards N, Schaner P, Diaz A, et al. Interaction between pyrin and the apoptotic speck protein (ASC) modulates ASC-induced apoptosis. *J Biol Chem* 2001;276:39320–39329.
223. Liu T, Rojas A, Ye Y, et al. Homology modeling provides insights into the binding mode of the PAAD/DAPIN/pyrin domain, a fourth member of the CARD/DD/DED domain family. *Protein Sci* 2003;12: 1872–1881.
224. Liepinsh E, Barbals R, Dahl E, et al. The death-domain fold of the ASC PYRIN domain, presenting a basis for PYRIN/PYRIN recognition. *J Mol Biol* 2003;332:1155–1163.
225. Hiller S, Kohl A, Fiorito F, et al. NMR structure of the apoptosis- and inflammation-related NALP pyrin domain. *Structure* 2003;11:1199–1205.
226. Eliezer D. Folding pyrin into the family. *Structure* 2003;11:1190–1191.
227. Masumoto J, Taniguchi S, Ayukawa K, et al. ASC, a novel 22 kDa protein, aggregates during apoptosis of human promyelocytic leukemia HL-60 cells. *J Biol Chem* 1999;274:33835–33838.
228. Masumoto J, Dowds TA, Schaner P, et al. ASC is an activating adaptor for NF-κB and caspase-8-dependent apoptosis. *Biochem Biophys Res Commun* 2003;303:69–73.
229. Dowds TA, Masumoto J, Chen FF, et al. Regulation of cryopyrin/Pypaf1 signaling by pyrin, the familial Mediterranean fever gene product. *Biochem Biophys Res Commun* 2003;302:575–580.
230. Chae JJ, Komarow HD, Cheng J, et al. Targeted disruption of pyrin, the FMF protein, causes heightened sensitivity to endotoxin and a defect in macrophage apoptosis. *Mol Cell* 2003;11:591–604.
231. Srinivasula SM, Poyet J-L, Razmara M, et al. The PYRIN-CARD protein ASC is an activating adaptor for caspase-1. *J Biol Chem* 2002;277:21119–21122.
232. Wang L, Manji GA, Grenier JM, et al. PYPAF7, a novel PYRIN-containing Apaf1-like protein that regulates activation of NF-κB and caspase-1-dependent cytokine processing. *J Biol Chem* 2002;277: 29874–29880.
233. Martinon F, Burns K, Tschopp J. The inflammasome: a molecular platform triggering activation of inflammatory caspases and processing of proIL-1β. *Mol Cell* 2002;10:417–426.

234. Stehlik C, Lee HS, Dorfleutner A, et al. Apoptosis-associated speck-like protein containing a caspase recruitment domain is a regulator of procaspase-1 activation. *J Immunol* 2003;171:6154–6163.
235. Stehlik C, Fiorentino L, Dorfleutner A, et al. The PAAD/PYRIN-family protein ASC is a dual regulator of a conserved step in nuclear factor κB activation pathways. *J Exp Med* 2002;196:1605–1615.
236. Centola M, Wood G, Frucht DM, et al. The gene for familial Mediterranean fever, *MEFV*, is expressed in early leukocyte development and is regulated in response to inflammatory mediators. *Blood* 2000; 95:3223–3231.
237. Papin S, Cazeneuve C, Duquesnoy P, et al. The TNFα-dependent activation of the human Mediterranean fever (MEFV) promoter is mediated by a synergistic interaction between C/EBPβ and NFκB p65. *J Biol Chem* 2003;278;48839–48847.
238. Notarnicola C, Didelot M-N, Koné-Paut I, et al. Reduced MEFV messenger RNA expression in patients with familial Mediterranean fever. *Arthritis Rheum* 2002;46:2785–2793.
239. Matzner Y, Abedat S, Shapiro E, et al. Expression of the familial Mediterranean fever gene and activity of the C5a inhibitor in human primary fibroblast cultures. *Blood* 2000;96:727–731.
240. Tidow N, Chen X, Müller C, et al. Hematopoietic-specific expression of *MEFV*, the gene mutated in familial Mediterranean fever, and subcellular localization of its corresponding protein, pyrin. *Blood* 2000; 95:1451–1455.
241. Mansfield E, Chae JJ, Komarow HD, et al. The familial Mediterranean fever protein, pyrin, associates with microtubules and colocalizes with actin filaments. *Blood* 2001;98:851–859.
242. Papin S, Duquesnoy P, Cazeneuve C, et al. Alternative splicing at the *MEFV* locus involved in familial Mediterranean fever regulates translocation of the marenostrin/pyrin protein to the nucleus. *Hum Mol Genet* 2000;9:3001–3009.
243. Erken E, Günesaçar R, Ozbek S, et al. Serum soluble interleukin-2 receptor levels in familial Mediterranean fever. *Ann Rheum Dis* 1996;55:852–855.
244. Gang N, Drenth JP, Langevitz P, et al. Activation of the cytokine network in familial Mediterranean fever. *J Rheumatol* 1999;26:890–897.
245. Direskeneli H, Özdogan H, Korkmaz C, et al. Serum soluble intercellular adhesion molecule 1 and interleukin 8 levels in familial Mediterranean fever. *J Rheumatol* 1999;26:1983–1986.
246. Baykal Y, Saglam K, Yilmaz MI, et al. Serum sIL-2r, IL-6, IL-10, and TNF-α level in familial Mediterranean fever patients. *Clin Rheumatol* 2003;22:99–101.
247. Akcan Y, Bayraktar Y, Arslan S, et al. The importance of serial measurements of cytokine levels for the evaluation of their role in pathogenesis in familial Mediterranean fever. *Eur J Med Res* 2003;8:304–306.
248. Kiraz S, Ertenli I, Arici M, et al. Effects of colchicine on inflammatory cytokines and selectins in familial Mediterranean fever. *Clin Exp Rheumatol* 1998;16:721–724.
249. Aypar E, Ozen S, Okur H, et al. Th1 polarization in familial Mediterranean fever. *J Rheumatol* 2003;30:2011–2013.
250. Ben-Chetrit E, Levy M. Autoantibodies in familial Mediterranean fever (recurrent polyserositis). *Br J Rheumatol* 1990;29:459–461.
251. Swissa M, Schul V, Korish S, et al. Determination of autoantibodies in patients with familial Mediterranean fever and their first degree relatives. *J Rheumatol* 1991;18:606–608.
252. Rozenbaum M, Rosner I. Familial Mediterranean fever is not associated with the antiphospholipid syndrome. *Clin Exp Rheumatol* 1993; 11:578–579.
253. Rozenbaum M, Rosner I, Naschitz Y, et al. Absence of antineutrophil cytoplasmic autoantibodies in familial Mediterranean fever. *J Rheumatol* 1995;22:376–377.
254. Dinarello CA, Chusid MJ, Fauci AS, et al. Effect of prophylactic colchicine therapy on leukocyte function in patients with familial Mediterranean fever. *Arthritis Rheum* 1976;19:618–622.
255. Bar-Eli M, Wilson L, Peters RS, et al. Microtubules in PMNs from patients with familial Mediterranean fever. *Am J Med Sci* 1982;284: 2–7.
256. Anton PA, Targan SR, Vigna SR, et al. Enhanced neutrophil chemiluminescence in familial Mediterranean fever. *J Clin Immunol* 1988;8: 148–156.
257. Bar-Eli M, Territo MC, Peters RS, et al. A neutrophil lysozyme leak in patients with familial Mediterranean fever. *Am J Hematol* 1981; 11:387–395.
258. Konca K, Erken E, Ydrysoglu S. Increased serum eosinophil cationic protein levels in familial Mediterranean fever. *J Rheumatol* 1998;25: 1865–1867.
259. Bar-Eli M, Ehrenfeld M, Levy M, et al. Leukocyte chemotaxis in recurrent polyserositis (familial Mediterranean fever). *Am J Med Sci* 1981;281:15–18.
260. Disdier P, Fossat C, Veit V, et al. Hyperactive polymorphonuclear leukocytes migration in patients with familial Mediterranean fever. *Clin Rheumatol* 1996; 15:517–518.
261. Matzner Y, Brzezinski A. C5a-inhibitor deficiency in peritoneal fluids from patients with familial Mediterranean fever. *N Engl J Med* 1984;311:287–290.
262. Ayesh SK, Azar Y, Barghouti II, et al. Purification and characterization of a C5a-inactivating enzyme from human peritoneal fluid. *Blood* 1995;85:3503–3509.
263. Barakat MH, El-Khawad AO, Gumaa KA, et al. Metaraminol provocative test: a specific diagnostic test for familial Mediterranean fever. *Lancet* 1984;1:656–657.
264. Barakat MH, Gumaa KA, Malhas LN, et al. Plasma dopamine beta-hydroxylase: rapid diagnostic test for recurrent hereditary polyserositis. *Lancet* 1988;2:1280–1283.
265. Barakat MH, Malhas LN, Gumaa KK. Catecholamine metabolism in recurrent hereditary polyserositis. Pathogenesis of acute inflammation: the retention-leakage hypothesis. *Biomed Pharmacother* 1989; 43:763–769.
266. Livneh A, Langevitz P, Zemer D, et al. Criteria for the diagnosis of familial Mediterranean fever. *Arthritis Rheum* 1997;40:1879–1885.
267. Schwabe AD, Terasaki PI, Barnett EV, et al. Familial Mediterranean fever. Recent advances in pathogenesis and management. *West J Med* 1977;127:15–23.
268. Eliakim M, Levy M, Ehrenfeld M. *Recurrent polyserositis (familial Mediterranean fever, periodic disease)*. Amsterdam: Elsevier/North-Holland, 1981:16.
269. Ben-Chetrit E, Sagi M. Genetic counselling in familial Mediterranean fever: has the time come? *Rheumatology* 2001;40:606–609.
270. Cattan D, Dervichian M, Courillon A, et al. Metaraminol provocation test for familial Mediterranean fever. *Lancet* 1984;1:1130–1131.
271. Buades J, Bassa A, Altás J, et al. The metaraminol test and adverse cardiac effects. *Ann Intern Med* 1989;111:259–260.
272. Ben-Chetrit E, Gutman A, Levy M. Dopamine-β-hydroxylase activity in familial Mediterranean fever. *Lancet* 1990;335:176.
273. Broadbent PG, Raynes JG, McAdam KPWJ, et al. Recurrent hereditary polyserositis. *Br Med J* 1991;302:349–350.
274. Courillon-Mallet A, Cauet N, Dervichian M, et al. Plasma dopamine beta-hydroxylase activity in familial Mediterranean fever. *Isr J Med Sci* 1992;28:427–429.
275. Cox TM. The porphyrias. In: Warrell DA, Cox TM, Firth JD, et al., eds. *Oxford Textbook of Medicine,* 4th ed. Oxford: Oxford University Press, 2003:2.61–2.73.
276. Weinstock LB, Kothari T, Sharma RN, et al. Recurrent abdominal pain as the sole manifestation of hereditary angioedema in multiple family members. *Gastroenterology* 1987;93:1116–1118.
277. Kaplan AP. Urticaria and angioedema. In: Middleton E Jr, Ellis EF, Yunginger JW, et al., eds. *Allergy: principles and practice,* 5th ed. St. Louis: Mosby, 1998:1104–1122.
278. Thomas KT, Feder HM, Lawton AR, et al. Periodic fever syndrome in children. *J Pediatr* 1999;135:15–21.
279. Goldfinger SE. Colchicine for familial Mediterranean fever. *N Engl J Med* 1972;287:1302.
280. Zemer D, Revach M, Pras M, et al. A controlled trial of colchicine in preventing attacks of familial Mediterranean fever. *N Engl J Med* 1974;291:932–934.
281. Dinarello CA, Wolff SM, Goldfinger SE, et al. Colchicine therapy for familial Mediterranean fever. A double-blind trial. *N Engl J Med* 1974;291:934–937.
282. Goldstein RC, Schwabe AD. Prophylactic colchicine therapy for familial Mediterranean fever. A controlled, double-blind study. *Ann Intern Med* 1974;81:792–794.
283. Zemer D, Pras M, Sohar E, et al. Colchicine in the prevention and treatment of the amyloidosis of familial Mediterranean fever. *N Engl J Med* 1986;314:1001–1005.
284. Wright DG, Wolff SM, Fauci AS, et al. Efficacy of intermittent

colchicine therapy in familial Mediterranean fever. *Ann Intern Med* 1977;86:162–165.
285. Livneh A, Zemer D, Langevitz P, et al. Colchicine treatment of AA amyloidosis of familial Mediterranean fever. An analysis of factors affecting outcome. *Arthritis Rheum* 1994;37:1804–1811.
286. Simsek B, Islek I, Simsek T, et al. Regression of nephrotic syndrome due to amyloidosis secondary to familial Mediterranean fever following colchicine treatment. *Nephrol Dial Transplant* 2000;15:281–282.
287. Öner A, Erdogan O, Demircin G, et al. Efficacy of colchicine therapy for amyloid nephropathy of familial Mediterranean fever. *Pediatr Nephrol* 2003;18:521–526.
288. Hastie SB. Interactions of colchicine with tubulin. *Pharmacol Ther* 1991;51:377–401.
289. Chappey ON, Niel N, Wautier JL, et al. Colchicine disposition in human leukocytes after single and multiple oral administration. *Clin Pharmacol Ther* 1993;54:360–367.
290. Ben-Chetrit E, Levy M. Does the lack of the P-glycoprotein efflux pump in neutrophils explain the efficacy of colchicine in familial Mediterranean fever and other inflammatory diseases? *Med Hypotheses* 1998;51:377–380.
291. Ben-Chetrit E, Levy M. Familial Mediterranean fever. *Lancet* 1998; 351:659–664.
292. Cronstein BN, Molad Y, Reibman J, et al. Colchicine alters the quantitative and qualitative display of selectins on endothelial cells and neutrophils. *J Clin Invest* 1995;96:994–1002.
293. Heller H, Sohar E, Gafni J, et al. Amyloidosis in familial Mediterranean fever. An independent genetically determined character. *Arch Intern Med* 1961;107:539–550.
294. Hull KM, Drewe E, Aksentijevich I, et al. The TNF receptor-associated periodic syndrome (TRAPS). Emerging concepts of an autoinflammatory disorder. *Medicine* (Baltimore) 2002;81:349–368.
295. Dodé C, Hazenberg BPC, Pêcheux C, et al. Mutational spectrum in the *MEFV* and *TNFRSF1A* genes in patients suffering from AA amyloidosis and recurrent inflammatory attacks. *Nephrol Dial Transplant* 2002;17:1212–1217.
296. Gillmore JD, Lovat LB, Persey MR, et al. Amyloid load and clinical outcome in AA amyloidosis in relation to circulating concentration of serum amyloid A protein. *Lancet* 2001;358:24–29.
297. Cunnane G. Amyloid proteins in pathogenesis of AA amyloidosis. *Lancet* 2001;358:4–5.
298. Pepys MB, Herbert J, Hutchinson WL, et al. Targeted pharmacological depletion of serum amyloid P component for treatment of human amyloidosis. *Nature* 2002;417:254–259.
299. Hart J, Lewin KJ, Peters RS, et al. Effect of long-term colchicine therapy on jejunal mucosa. *Dig Dis Sci* 1993;38:2017–2021.
300. Fradkin A, Yahav J, Zemer D, et al. Colchicine-induced lactose malabsorption in patients with familial Mediterranean fever. *Isr J Med Sci* 1995;31:616–620.
301. Alster Y, Varssano D, Loewenstein A, et al. Delay of corneal wound healing in patients treated with colchicine. *Ophthalmology* 1997;104: 118–119.
302. Leibovitch I, Alster Y, Scherrmann JM, et al. Colchicine in tear fluid of treated patients with familial Mediterranean fever. *Cornea* 2003; 22:191–193.
303. Leibovitch I, Alster Y, Lazar M, et al. Corneal wound healing in a patient treated with colchicine for familial Mediterranean fever. *Rheumatology* 2003;42:1021–1022.
304. Ben-Chetrit E, Scherrmann J-M, Zylber-Katz E, et al. Colchicine disposition in patients with familial Mediterranean fever and renal impairment. *J Rheumatol* 1994;21:710–713.
305. Ben-Chetrit E, Levy M. Colchicine: 1998 update. *Semin Arthritis Rheum* 1998;28:48–59.
306. Caraco Y, Putterman C, Rahamimov R, et al. Acute colchicine intoxication—possible role of erythromycin administration. *J Rheumatol* 1992;19:494–496.
307. Hsu W-C, Chen W-H, Chang M-T, et al. Colchicine-induced acute myopathy in a patient with concomitant use of simvastatin. *Clin Neuropharmacol* 2002;25:266–268.
308. Kuncl RW, Duncan G, Watson D, et al. Colchicine myopathy and neuropathy. *N Engl J Med* 1987;316:1562–1568.
309. Altiparmak MR, Pamuk ON, Pamuk GE, et al. Colchicine neuromyopathy: a report of six cases. *Clin Exp Rheumatol* 2002;20[4 Suppl 26]:S13–16.
310. Harel L, Mukamel M, Amir J, et al. Colchicine-induced myoneuropathy in childhood. *Eur J Pediatr* 1998;157:853–855.
311. Kissin EY, Corbo JC, Farraye FA, et al. Colchicine myopathy in a patient with familial Mediterranean fever and normal renal function. *Arthritis Rheum* 2003;49:614–616.
312. Sayarlioglu M, Sayarlioglu H, Ozen S, et al. Colchicine-induced myopathy in a teenager with familial Mediterranean fever. *Ann Pharmacother* 2003;37:1821–1824.
313. Özkaya N, Yalçinkaya F. Colchicine treatment in children with familial Mediterranean fever. *Clin Rheumatol* 2003;22:314–317.
314. Zemer D, Livneh A, Danon YL, et al. Long-term colchicine treatment in children with familial Mediterranean fever. *Arthritis Rheum* 1991;34:973–977.
315. Ben-Chetrit E, Levy M. Reproductive system in familial Mediterranean fever: an overview. *Ann Rheum Dis* 2003;62:916–919.
316. Mijatovic V, Hompes PG, Wouters MG. Familial Mediterranean fever and its implications for fertility and pregnancy. *Eur J Obstet Gynecol Reprod Biol* 2003;108:171–176.
317. Rabinovitch O, Zemer D, Kukia E, et al. Colchicine treatment in conception and pregnancy: two hundred thirty-one pregnancies in patients with familial Mediterranean fever. *Am J Reprod Immunol* 1992;28:245–246.
318. Michael O, Goldman RD, Koren G, et al. Safety of colchicine therapy during pregnancy. *Can Fam Physician* 2003;49:967–969.
319. Ditkoff EC, Sauer MV. Successful pregnancy in a familial Mediterranean fever patient following assisted reproduction. *J Assist Reprod Genet* 1996;13:684–685.
320. Ben-Chetrit E, Scherrmann J-M, Levy M. Colchicine in breast milk of patients with familial Mediterranean fever. *Arthritis Rheum* 1996; 39:1213–1217.
321. Ehrenfeld M, Levy M, Margalioth EJ, et al. The effects of long-term colchicine therapy on male fertility in patients with familial Mediterranean fever. *Andrologia* 1986;18:420–426.
322. Ben Chetrit E, Backenroth R, Haimov-Kochman R, et al. Azoospermia in familial Mediterranean fever patients: the role of colchicine and amyloidosis. *Ann Rheum Dis* 1998;57:259–260.
323. Haimov-Kochman R, Ben-Chetrit E. The effect of colchicine treatment on sperm production and function: a review. *Hum Reprod* 1998; 13:360–362.
324. Kastrop P, Kimmel I, Bancsi L, et al. The effect of colchicine treatment on spermatozoa: a cytogenetic approach. *J Assist Reprod Genet* 1999;16:504–507.
325. Haimov-Kochman R, Prus D, Ben-Chetrit E. Azoospermia due to testicular amyloidosis in a patient with familial Mediterranean fever. *Hum Reprod* 2001;16:1218–1220.
326. Putterman C, Ben-Chetrit E, Caraco Y, et al. Colchicine intoxication: clinical pharmacology, risk factors, features, and management. *Semin Arthritis Rheum* 1991;21:143–155.
327. Simons RJ, Kingma DW. Fatal colchicine toxicity. *Am J Med* 1989; 86:356–357.
328. Wallace SL, Singer JZ. Review: systemic toxicity associated with the intravenous administration of colchicine. Guidelines for use. *J Rheumatol* 1988;15:495–499.
329. Bonnel RA, Villalba ML, Karwoski CB, et al. Deaths associated with inappropriate intravenous colchicine administration. *J Emerg Med* 2002;22:385–387.
329a. Lidar M, Kedem R, Langevitz P, et al. Intravenous colchicine for treatment of patients with familial Mediterranean fever unresponsive to oral colchicine. *J Rheumatol* 2003;30:2620–2623.
330. Reissman P, Durst AL, Rivkind A, et al. Elective laparoscopic appendectomy in patients with familial Mediterranean fever. *World J Surg* 1994;18:139–141.
331. Schwabe AD. Invited commentary. *World J Surg* 1994;18:141–142.
332. Tankurt E, Tunça M, Akbaylar H, et al. Resolving familial Mediterranean fever attacks with interferon alpha. *Br J Rheumatol* 1996;35: 1188–1189.
333. Tunça M, Tankurt E, Akpinar HA, et al. The efficacy of interferon alpha on colchicine-resistant familial Mediterranean fever attacks: a pilot study. *Br J Rheumatol* 1997;36:1005–1008.
334. Milledge J, Shaw PJ, Mansour A, et al. Allogeneic bone marrow transplantation: cure for familial Mediterranean fever. *Blood* 2002; 100:774–777.
335. Touitou I, Ben-Chetrit E, Gershoni-Baruch R, et al. Allogenic bone marrow transplantation: not a treatment yet for familial Mediter-

ranean fever. *Blood* 2003;102:409.
336. Manji GA, Wang L, Geddes BJ, et al. PYPAF1, a PYRIN-containing Apaf1-like protein that assembles with ASC and regulates activation of NF-κB. *J Biol Chem* 2002;277:11570–11575.
337. O'Connor W Jr, Harton JA, Zhu X, et al. Cutting edge: CIAS1/cryopyrin/PYPAF1/NALP3/CATERPILLER 1.1 is an inducible inflammatory mediator with NF-κB suppressive properties. *J Immunol* 2003;171:6329–6333.
338. Hoffman HM, Wanderer AA, Broide DH. Familial cold autoinflammatory syndrome: phenotype and genotype of an autosomal dominant periodic fever. *J Allergy Clin Immunol* 2001;108:615–620.
339. Hashkes PJ, Lovell DJ. Recognition of infantile-onset multisystem inflammatory disease as a unique entity. *J Pediatr* 1997;130:513–515.
340. Prieur AM. A recently recognised chronic inflammatory disease of early onset characterized by the triad of rash, central nervous system involvement and arthropathy. *Clin Exp Rheumatol* 2001;19:103–106.
341. Neven B, Callebaut I, Prieur A-M, et al. Molecular basis of the spectral expression of *CIAS1* mutations associated with phagocytic cell-mediated auto-inflammatory disorders (CINCA/NOMID MWS, FCU). *Blood* 2004;103:2809–2815.
342. Granel B, Philip N, Serratrice J, et al. *CIAS1* mutation in a patient with overlap between Muckle-Wells and chronic infantile neurological cutaneous and articular syndromes. *Dermatology* 2003;206:257–259.
343. Rösen-Wolff A, Quietzsch J, Schröder H, et al. Two German CINCA (NOMID) patients with different clinical severity and response to anti-inflammatory treatment. *Eur J Haematol* 2003;71:215–219.
344. Tonnesen MG, Clark RAF, Siegal SL, et al. Cyclic endothelial cell injury and chronic blood vessel wall alterations in familial cold urticaria. *Clin Res* 1985;33:690(abst).
345. Commerford PJ, Meyers OL. Arthropathy associated with familial cold urticaria. *S Afr Med J* 1977;51:105–108.
346. Muckle TJ. The 'Muckle-Wells' syndrome. *Br J Dermatol* 1979;100:87–92.
347. Watts RA, Nicholls A, Scott DG. The arthropathy of the Muckle-Wells syndrome. *Br J Rheumatol* 1994;33:1184–1187.
348. Cuisset L, Drenth JP, Berthelot J-M, et al. Genetic linkage of the Muckle-Wells syndrome to chromosome 1q44. *Am J Hum Genet* 1999;65:1054–1059.
349. Lieberman A, Grossman ME, Silvers DN. Muckle-Wells syndrome: case report and review of cutaneous pathology. *J Am Acad Dermatol* 1998;39:290–291.
350. Schwartz RE, Dralle H, Linke RP, et al. Amyloid goiter and arthritides after kidney transplantation in a patient with systemic amyloidosis and Muckle-Wells syndrome. *Am J Clin Pathol* 1989;92:821–825.
351. Prieur A-M, Griscelli C, Lampert F, et al. A chronic, infantile, neurological, cutaneous and articular (CINCA) syndrome. A specific entity analysed in 30 patients. *Scand J Rheumatol* 1987;66[Suppl]:57–68.
352. Torbiak RP, Dent PB, Cockshott WP. NOMID—a neonatal syndrome of multisystem inflammation. *Skeletal Radiol* 1989;18:359–364.
353. Dollfus H, Häfner R, Hofmann HM, et al. Chronic infantile neurological cutaneous and articular/neonatal onset multisystem inflammatory disease syndrome. Ocular manifestations in a recently recognized chronic inflammatory disease of childhood. *Arch Ophthalmol* 2000;118:1386–1392.
354. Kaufman RA, Lovell DJ. Infantile-onset multisystem inflammatory disease: radiologic findings. *Radiology* 1986;160:741–746.
355. Yarom A, Rennebohm RM, Levinson JE. Infantile multisystem inflammatory disease: a specific syndrome? *J Pediatr* 1985;106:390–396.
356. McDermott MF, Aganna E, Hitman GA, et al. An autosomal dominant periodic fever associated with AA amyloidosis in a north Indian family maps to distal chromosome 1q. *Arthritis Rheum* 2000;43:2034–2040.
357. Hoffman HM, Wright FA, Broide DH, et al. Identification of a locus on chromosome 1q44 for familial cold urticaria. *Am J Hum Genet* 2000;66:1693–1698.
358. Koonin EV, Aravind L. The NACHT family—a new group of predicted NTPases implicated in apoptosis and MHC transcription activation. *Trends Biol Sci* 2000;25:223–224.
359. Dangl JL, Jones, JD. Plant pathogens and integrated defence responses to infection. *Nature* 2001;411:826–833.
360. Inohara N, Ogura Y, Nuñez G. Nods: a family of cytosolic proteins that regulate the host response to pathogens. *Curr Opin Microbiol* 2002;5:76–80.
361. Chamaillard M, Girardin SE, Viala J, et al. NODS, NALPS, and NAIP: intracellular regulators of bacterial-induced inflammation. *Cell Microbiol* 2003;5:581–592.
362. Girardin SE, Boneca IG, Viala J, et al. NOD2 is a general sensor of peptidoglycan through muramyl dipeptide (MDP) detection. *J Biol Chem* 2003;278:8869–8872.
363. Hoffman HM, Gregory SG, Mueller JL, et al. Finstructure mapping of *CIAS1:* identification of an ancestral haplotype and a common FCAS mutation, L353P. *Hum Genet* 2003;112:209–216.
364. Albrecht M, Lengauer T, Schreiber S. Disease-associated variants of PYPAF1 and NOD2 result in similar alterations of conserved sequence. *Bioinformatics* 2003;19:2171–2175.
365. Albrecht M, Domingues FS, Schreiber S, et al. Structural localization of disease-associated sequence variations in the NACHT and LRR domains of PYPAF1 and NOD2. *FEBS Lett* 2003;554:520–528.
366. Gumucio DL, Diaz A, Schaner P, et al. Fire and ICE: The role of pyrin domain-containing proteins in inflammation and apoptosis. *Clin Exp Rheumatol* 2002;20[Suppl 26]:S45–S53.
367. Gerbig AW, Dahinden CA, Mullis P, et al. Circadian elevation of IL-6 levels in Muckle-Wells syndrome: a disorder of the neuro-immune axis? *Q J Med* 1998;91:489–492.
368. Leone V, Presani G, Perticarari S, et al. Chronic infantile neurological cutaneous articular syndrome: CD10 over-expression in neutrophils is a possible key to the pathogenesis of the disease. *Eur J Pediatr* 2003:162:669–673.
369. Zip CM, Ross JB, Greaves MW, et al. Familial cold urticaria. *Clin Exp Dermatol* 1993;18:338–341.
370. Ormerod AD, Smart L, Reid TM, et al. Familial cold urticaria. Investigation of a family and response to stanozolol. *Arch Dermatol* 1993;129:343–346.
371. DeCunto CL, Liberatore DI, San Roman JL, et al. Infantile-onset multisystem inflammatory disease: a differential diagnosis of systemic juvenile rheumatoid arthritis. *J Pediatr* 1997;130:551–556.
372. Hawkins PN, Lachmann HJ, McDermott MF. Interleukin-1-receptor antagonist in the Muckle-Wells syndrome. *N Engl J Med* 2003;348:2583–2584.
373. Federico G, Rigante D, Pugliese AL, et al. Etanercept induces improvement of arthropathy in chronic infantile neurological cutaneous articular (CINCA) syndrome. *Scand J Rheumatol* 2003;32:312–314.
374. McDermott EM, Smillie DM, Powell RJ. Clinical spectrum of familial Hibernian fever: a 14-year follow-up study of the index case and extended family. *Mayo Clin Proc* 1997;72:806–817.
375. Mulley J, Saar K, Hewitt G, et al. Gene localization for an autosomal dominant familial periodic fever to 12p13. *Am J Hum Genet* 1998;62:884–889.
376. Bergman F, Warmenius S. Familial perireticular amyloidosis in a Swedish family. *Am J Med* 1968;45:601–606.
377. Gertz MA, Petitt RM, Perrault J, et al. Autosomal dominant familial Mediterranean fever-like syndrome with amyloidosis. *Mayo Clin Proc* 1987;62:1095–1100.
378. Hawle H, Winckelmann G, Kortsik CS. Familiares Mittelmeerfieber in einer deutschen Familie. [Familial Mediterranean fever in a German family.] *Dtsch Med Wochenschr* 1989;114:665–668.
379. Karenko L, Pettersson T, Roberts P. Autosomal dominant "Mediterranean fever" in a Finnish family. *J Intern Med* 1992;232:365–369.
380. Zweers EJ, Erkelens DW. Een Nederlandse familie met familiale mediterrane koorts. [A Dutch family with familial Mediterranean fever.] *Ned Tijdschr Geneeskd* 1993;137:1570–1573.
381. Mache CJ, Goriup U, Fischel-Ghodsian N, et al. Autosomal dominant familial Mediterranean fever-like syndrome. *Eur J Pediatr* 1996;155:787–790.
382. Gadallah MF, Vasquez F, Abreo F, et al. A 38-year-old man with nephrotic syndrome, episodic fever, and abdominal pain. *J La State Med Soc* 1995;147:493–499.
383. Zaks N, Kastner DL. Clinical syndromes resembling familial Mediterranean fever. In: Sohar E, Gafni J, Pras M, eds. *Familial Mediterranean fever.* First international conference. London and Tel Aviv: Freund, 1997:211–215.
384. McDermott MF, Ogunkolade BW, McDermott EM, et al. Linkage of familial Hibernian fever to chromosome 12p13. *Am J Hum Genet* 1998;62:1446–1451.
385. Grateau G, Drenth JP, Delpech M. Hereditary fevers. *Curr Opin*

Rheumatol 1999;11:75–78.
386. Dodé C, Papo T, Fieschi, et al. A novel missense mutation (C30S) in the gene encoding tumor necrosis factor receptor 1 linked to autosomal-dominant recurrent fever with localized myositis in a French family. *Arthritis Rheum* 2000;43:1535–1542.
387. Aganna E, Aksentijevich I, Hitman G, et al. Tumor necrosis factor receptor-associated periodic syndrome (TRAPS) in a Dutch family: evidence for a *TNFRSF1A* mutation with reduced penetrance. *Eur J Hum Genet* 2001;9:63–66.
388. Aksentijevich I, Galon J, Soares M, et al. The tumor-necrosis-factor receptor–associated periodic syndrome: new mutations in *TNFRSF1A,* ancestral origins, genotype-phenotype studies, and evidence for further genetic heterogeneity of periodic fevers. *Am J Hum Genet* 2001;69: 301–314.
389. Jadoul M, Dodé C, Cosyns J-P, et al. Autosomal-dominant periodic fever with AA amyloidosis: novel mutation in tumor necrosis factor receptor 1 gene. *Kidney Int* 2001;59:1677–1682.
390. Simon A, Dodé C, van der Meer J, et al. Familial periodic fever and amyloidosis due to a new mutation in the *TNFRSF1A* gene. *Am J Med* 2001;110:313–316.
391. Simon A, van Deuren M, Tighe PJ, et al. Genetic analysis as a valuable key to diagnosis and treatment of periodic fever. *Arch Intern Med* 2001;161:2491–2493.
392. Aganna E, Zeharia A, Hitman GA, et al. An Israeli Arab patient with a de novo *TNFRSF1A* mutation causing tumor necrosis factor receptor–associated periodic syndrome. *Arthritis Rheum* 2002;46: 245–249.
393. Dodé C, André M, Bienvenu T, et al. The enlarging clinical, genetic, and population spectrum of tumor necrosis factor receptor–associated periodic syndrome. *Arthritis Rheum* 2002;46:2181–2188.
394. Nevala H, Karenko L, Stjernberg S, et al. A novel mutation in the third extracellular domain of the tumor necrosis factor receptor 1 in a Finnish family with autosomal-dominant recurrent fever. *Arthritis Rheum* 2002;46:1061–1066.
395. Aganna E, Hammond L, Hawkins PN, et al. Heterogeneity among patients with tumor necrosis factor receptor–associated periodic syndrome phenotypes. *Arthritis Rheum* 2003;48:2632–2644.
396. Kriegel MA, Hüffmeier U, Scherb E, et al. Tumor necrosis factor receptor–associated periodic syndrome characterized by a mutation affecting the cleavage site of the receptor: implications for pathogenesis. *Arthritis Rheum* 2003;48:2386–2388.
397. Weyhreter H, Schwartz M, Kristensen TD, et al. A new mutation causing autosomal dominant periodic fever syndrome in a Danish family. *J Pediatr* 2003;142:191–193.
398. Poirier O, Nicaud V, Gariepy J, et al. Polymorphism R92Q of the tumour necrosis factor receptor 1 gene is associated with myocardial infarction and carotid intima-media thickness—the ECTIM, AXA, EVA, and GENIC studies. *Eur J Hum Genet* 2004;12:213–219.
399. Kusuhara K, Nomura A, Nakao F, et al. Tumor necrosis factor receptor-associated periodic syndrome with a novel mutation in the *TNFRSF1A* gene in a Japanese family. *Eur J Pediatr* 2004;163:30–32.
400. Toro JR, Aksentijevich I, Hull K, et al. Tumor necrosis factor receptor–associated periodic syndrome. A novel syndrome with cutaneous manifestations. *Arch Dermatol* 2000;136:1487–1494.
401. Hull KM, Wong K, Wood GM, et al. Monocytic fasciitis. A newly recognized clinical feature of tumor necrosis factor receptor dysfunction. *Arthritis Rheum* 2002;46:2189–2194.
402. Drewe E, Lanyon PC, Powell RJ. Emerging clinical spectrum of tumor necrosis factor receptor–associated periodic syndrome: comment on the articles by Hull et al and Dodé et al. *Arthritis Rheum* 2003;48:1768–1769.
403. Rösen-Wolff A, Kreth H-W, Hofmann S, et al. Periodic fever (TRAPS) caused by mutations in the TNFα receptor 1 (*TNFRSF1A*) gene of three German patients. *Eur J Haematol* 2001;67:105–109.
404. Loetscher H, Pan Y-CE, Lahm H-W, et al. Molecular cloning and expression of the human 55 kd tumor necrosis factor receptor. *Cell* 1990;61:351–359.
405. Schall TJ, Lewis M, Koller KJ, et al. Molecular cloning and expression of a receptor for human tumor necrosis factor. *Cell* 1990;61: 361–370.
406. Bazzoni F, Beutler B. The tumor necrosis factor ligand and receptor families. *N Engl J Med* 1996;334:1717–1725.
407. Smith CA, Davis T, Anderson D, et al. A receptor for tumor necrosis factor defines an unusual family of cellular and viral proteins. *Science* 1990;248:1019–1023.
408. Engelmann H, Holtmann H, Brakebusch C, et al. Antibodies to a soluble form of a tumor necrosis factor (TNF) receptor have TNF-like activity. *J Biol Chem* 1990;265:14497–14504.
409. Glossop JR, Nixon NB, Dawes PT, et al. No association of polymorphisms in the tumor necrosis factor receptor I and receptor II genes with disease severity in rheumatoid arthritis. *J Rheumatol* 2003;30: 1406–1409.
410. Watowich SS, Yoshimura A, Longmore GD, et al. Homo-dimerization and constitutive activation of the erythropoietin receptor. *Proc Natl Acad Sci U S A* 1992;89:2140–2144.
411. Reddy P, Slack JL, Davis R, et al. Functional analysis of the domain structure of tumor necrosis factor-α converting enzyme. *J Biol Chem* 2000:275:14608–14614.
412. Chui X, Hawari F, Alsaaty S, et al. Identification of ARTS-1 as a novel TNFR1-binding protein that promotes TNFR1 ectodomain shedding. *J Clin Invest* 2002;110:515–526.
413. Engelmann H, Aderka D, Rubinstein M, et al. A tumor necrosis factor-binding protein purified to homogeneity from human urine protects cells from tumor necrosis factor toxicity. *J Biol Chem* 1989; 264:11974–11980.
414. Chan FK, Chun HJ, Zheng L, et al. A domain in TNF receptors that mediates ligand independent receptor assembly and signaling. *Science* 2000;288:2351–2354.
415. McDermott EM, Powell RJ. Circulating cytokine concentrations in familial Hibernian fever. In: Sohar E, Gafni J, Pras M, eds. *Familial Mediterranean fever.* First international conference. London and Tel Aviv: Freund, 1997:189–192.
416. Kastner DL, Aksentijevich I, Galon J, et al. TNF receptor associated periodic syndromes (TRAPS): novel TNFR1 mutations and early experience with etanercept therapy. *Arthritis Rheum* 1999;42:S117 (abst).
417. Nigrovic PA, Sundel RP. Treatment of TRAPS with etanercept: use in pediatrics. *Clin Exp Rheumatol* 2001;19:484–485.
418. Drewe E, McDermott EM, Powell PT, et al. Prospective study of anti-tumour necrosis factor receptor superfamily 1B fusion protein, and case study of anti-tumour necrosis factor receptor superfamily 1A fusion protein, in tumour necrosis factor receptor associated periodic syndrome (TRAPS): clinical and laboratory findings in a series of seven patients. *Rheumatology* 2003;42:235–239.
419. Hull KM, Aksentijevich I, Singh H, et al. Efficacy of etanercept for the treatment of patients with TNF receptor-associated periodic syndrome (TRAPS). *Arthritis Rheum* 2002;46:S378(abst).
420. Drewe E, McDermott EM, Powell RJ. Treatment of the nephrotic syndrome with etanercept in patients with the tumor necrosis factor receptor–associated periodic syndrome. *N Engl J Med* 2000;343: 1044–1045.
421. Hull KM, Kastner DL, Balow JE. Hereditary periodic fever. *N Engl J Med* 2002;346:1415.
422. Simon A, Drenth JP. Genes associated with periodic fevers highlighted at Dutch workshop. *Lancet* 1999;354:2141. [Further details of this workshop can be found on the Internet at *http://hids.net*.]
423. Valle D. You give me fever. *Nature Genet* 1999;22:121–122.
424. Drenth JP, Haagsma CJ, van der Meer JW, International Hyper-IgD Study Group. Hyperimmunoglobulinemia D and periodic fever syndrome. The clinical spectrum in a series of 50 patients. *Medicine* (Baltimore) 1994;73:133–144.
425. Topaloglu R, Saatçi Ü. Hyperimmunoglobulinaemia D and periodic fever mimicking familial Mediterranean fever in the Mediterranean. *Postgrad Med J* 1991;67:490–491.
426. Miyagawa S, Kitamura W, Morita K, et al. Association of hyperimmunoglobulinaemia D syndrome with erythema elevatum diutinum. *Br J Dermatol* 1993;128:572–574.
427. Grose C, Schnetzer JR, Ferrante A, et al. Children with hyperimmunoglobulinemia D and periodic fever syndrome. *Pediatr Infect Dis J* 1996;15:72–77.
428. Haraldsson A, Weemaes CM, deBoer AW, et al. Immunological studies in the hyper-immunoglobulin D syndrome. *J Clin Immunol* 1992; 12:424–428.
429. Loeliger AE, Kruize AA, Bijilsma JW, et al. Arthritis in hyperimmunoglobulinaemia D. *Ann Rheum Dis* 1993;52:81.
430. Drenth JP, Prieur AM. Occurrence of arthritis in hyperimmunoglobulinaemia D. *Ann Rheum Dis* 1993;52:765–766.

431. Drenth JP, Boom BW, Toonstra J, et al., International Hyper-IgD Study Group. Cutaneous manifestations and histologic findings in the hyperimmunoglobulinemia D syndrome. *Arch Dermatol* 1994; 130:59–65.
432. Saulsbury FT. Hyperimmunoglobulinemia D and periodic fever syndrome (HIDS) in a child with normal serum IgD, but increased serum IgA concentration. *J Pediatr* 2003;143:127–129.
433. Frenkel J, Houten SM, Waterham HR, et al. Mevalonate kinase deficiency and Dutch type periodic fever. *Clin Exp Rheumatol* 2000;18: 525–532.
434. Takada K, Aksentijevich I, Mahadevan V, et al. Favorable preliminary experience with etanercept in two patients with the hyperimmunoglobulinemia D and periodic fever syndrome. *Arthritis Rheum* 2003;48:2645–2651.
435. Hiemstra I, Vossen JM, van der Meer JW, et al. Clinical and immunological studies in patients with an increased serum IgD level. *J Clin Immunol* 1989;9:393–400.
436. Klasen IS, Göertz JH, van de Wiel AS, et al. Hyper-immunoglobulin A in the hyperimmunoglobulinemia D syndrome. *Clin Diagn Lab Immunol* 2001;8:58–61.
437. Frenkel J, Houten SM, Waterham HR, et al. Clinical and molecular variability in childhood periodic fever with hyperimmunoglobulinaemia D. *Rheumatology* 2001;40:579–584.
438. Kelley RI, Takada K, Aksentijevich I. Hereditary periodic fever. *N Engl J Med* 2002;346:1416.
439. Livneh A, Drenth JP, Klasen IS, et al. Familial Mediterranean fever and hyperimmunoglobulinemia D syndrome: two diseases with distinct clinical, serologic, and genetic features. *J Rheumatol* 1997;24: 1558–1563.
440. Hoffmann G, Gibson KM, Brandt IK, et al. Mevalonic aciduria—an inborn error of cholesterol and nonsterol isoprene biosynthesis. *N Engl J Med* 1986;314:1610–1614.
441. Hoffmann GF, Charpentier C, Mayatepek E, et al. Clinical and biochemical phenotype in 11 patients with mevalonic aciduria. *Pediatrics* 1993;91:915–921.
442. Kelley RI. Inborn errors of cholesterol biosynthesis. *Adv Pediatr* 2000;47:1–53.
443. Houten SM, Koster J, Romeijn G-J, et al. Organization of the mevalonate kinase (*MVK*) gene and identification of novel mutations causing mevalonic aciduria and hyperimmunoglobulinemia D and periodic fever syndrome. *Eur J Hum Genet* 2001;9:253–259.
444. Cuisset L, Drenth JP, Simon A, et al. Molecular analysis of *MVK* mutations and enzymatic activity in hyper-IgD and periodic fever syndrome. *Eur J Hum Genet* 2001;9:260–266.
445. Schafer BL, Bishop RW, Kratunis VJ, et al. Molecular cloning of human mevalonate kinase and identification of a missense mutation in the genetic disease mevalonic aciduria. *J Biol Chem* 1992;267: 13229–13238.
446. Houten SM, Wanders RJ, Waterham HR. Biochemical and genetic aspects of mevalonate kinase and its deficiency. *Biochim Biophys Acta* 2000;1529:19–32.
447. Arkwright PD, McDermott MF, Houten SM, et al. Hyper IgD syndrome (HIDS) associated with *in vitro* evidence of defective monocyte TNFRSF1A shedding and partial response to TNF receptor blockade with etanercept. *Clin Exp Immunol* 2002;130:484–488.
448. Simon A, Mariman EC, van der Meer JW, et al. A founder effect in the hyperimmunoglobulinemia D and periodic fever syndrome. *Am J Med* 2003;114:148–152.
449. Houten SM, van Woerden CS, Wijburg FA, et al. Carrier frequency of the V377I (1129G>A) *MVK* mutation, associated with hyper-IgD and periodic fever syndrome, in the Netherlands. *Eur J Hum Genet* 2002;11:196–200.
450. Goldstein JL, Brown MS. Regulation of the mevalonate pathway. *Nature* 1990;343:425–430.
451. Brown MS, Goldstein JL. The SREBP pathway: regulation of cholesterol metabolism by proteolysis of a membrane-bound transcription factor. *Cell* 1997;89:331–340.
452. Sinensky M. Recent advances in the study of prenylated proteins. *Biochim Biophys Acta* 2000;1484:3115–3124.
453. Houten SM, Schneiders MS, Wanders RJ, et al. Regulation of isoprenoid/cholesterol biosynthesis in cells from mevalonate kinase-deficient patients. *J Biol Chem* 2003;278:5736–5743.
454. Houten SM, Frenkel J, Rijkers GT, et al. Temperature dependence of mutant mevalonate kinase activity as a pathogenic factor in hyper-IgD and periodic fever syndrome. *Hum Mol Genet* 2002;11:3115–3124.
455. Drenth JP, Goertz J, Daha MR, et al. Immunoglobulin D enhances the release of tumor necrosis factor-alpha, and interleukin-1 beta as well as interleukin-1 receptor antagonist from human mononuclear cells. *Immunology* 1996;88:355–62.
456. Drenth JP, van Deuren M, van der Ven-Jongekrijg J, et al. Cytokine activation during attacks of the hyperimmunoglobulinemia D and periodic fever syndrome. *Blood* 1995;85:3586–3593.
457. Drenth JP, Powell RJ, Brown NS, et al. Interferon-γ and urine neopterin in attacks of the hyperimmunoglobulinemia D and periodic fever syndrome. *Eur J Clin Invest* 1995;25:683–686.
458. Frenkel J, Willemsen MA, Weemaes CM, et al. Increased urinary leukotriene E_4 during febrile attacks in the hyperimmunoglobulinaemia D and periodic fever syndrome. *Arch Dis Child* 2001;85: 158–159.
459. Drenth JP, van der Meer JW, Kushner I. Unstimulated peripheral blood mononuclear cells from patients with the hyper-IgD syndrome produce cytokines capable of potent induction of C-reactive protein and serum amyloid A in Hep3B cells. *J Immunol* 1996;157:400–404.
460. Frenkel J, Rijkers GT, Mandey SH, et al. Lack of isoprenoid products raises *ex vivo* interleukin-1β secretion in hyperimmunoglobulinemia D and periodic fever syndrome. *Arthritis Rheum* 2002;46:2794–2803.
461. Simon A, Cuisset L, Vincent M-F, et al. Molecular analysis of the mevalonate kinase gene in a cohort of patients with the hyper-IgD and periodic fever syndrome: its application as a diagnostic tool. *Ann Intern Med* 2001;135:338–343.
462. Boom BW, Daha MR, Vermeer B-J, et al. IgD immune complex vasculitis in a patient with hyperimmunoglobulinemia D and periodic fever. *Arch Dermatol* 1990;126:1621–1624.
463. Prietsch V, Mayatepek E, Krastel H, et al. Mevalonate kinase deficiency: enlarging the clinical and biochemical spectrum. *Pediatrics* 2003;111:258–261.
464. Medlej-Hashim M, Petit I, Adib S, et al. Familial Mediterranean fever: association of elevated IgD plasma levels with specific MEFV mutations. *Eur J Hum Genet* 2001;9:849–854.
465. Drenth JP, Vonk AG, Simon A, et al. Limited efficacy of thalidomide in the treatment of febrile attacks of the hyper-IgD and periodic fever syndrome: a randomized, double-blind, placebo-controlled trial. *J Pharmacol Exp Ther* 2001;298:1221–1226.
466. Wise CA, Bennett LB, Pascual V, et al. Localization of the gene for familial recurrent arthritis. *Arthritis Rheum* 2000;43:2041–2045.
467. Yeon HB, Lindo NM, Seidman JG, et al. Pyogenic arthritis, pyoderma gangrenosum, and acne syndrome maps to chromosome 15q. *Am J Hum Genet* 2000;66:1443–1448.
468. Spencer S, Dowbenko D, Cheng J, et al. PSTPIP: a tyrosine phosphorylated cleavage furrow–associated protein that is a substrate for a PEST tyrosine phosphatase. *J Cell Biol* 1997;138:845–860.
469. Li J, Nishizawa K, An W, et al. A cdc15-like adaptor protein (CD2BP1) interacts with the CD2 cytoplasmic domain and regulates CD2-triggered adhesion. *EMBO J* 1998;17:7320–7336.
470. Fankhauser C, Reymond A, Cerutti L, et al. The S. pombe cdc15 gene is a key element in the reorganization of F-actin at mitosis. *Cell* 1995;82:435–444.
471. Wolff K, Stingl G. Pyoderma gangrenosum. In: Freedberg IM, Eisen AZ, Wolff K, et al, eds. *Fitzpatrick's dermatology in general medicine,* 6th ed. New York: McGraw-Hill, 2003:1140–1148.
472. Hench PS, Rosenberg EF. Palindromic rheumatism. A "new," oft recurring disease of joints (arthritis, periarthritis, para-arthritis) apparently producing no articular residues. Report of thirty-four cases; its relation to "angioneural arthrosis," "allergic rheumatism" and rheumatoid arthritis. *Arch Intern Med* 1944;73:293–321.
473. Guerne PA, Weisman MH. Palindromic rheumatism: part of or apart from the spectrum of rheumatoid arthritis. *Am J Med* 1992;93:451–460.
474. Mattingly S. Palindromic rheumatism. *Ann Rheum Dis* 1966;25:307–317.
475. Wajed MA, Brown DL, Currey HL. Palindromic rheumatism. Clinical and serum complement study. *Ann Rheum Dis* 1977;36: 56–61.
476. Hannonen P, Müttünen T, Oka M. Palindromic rheumatism. A clinical survey of sixty patients. *Scand J Rheumatol* 1987;16:413–420.
477. Salvador G, Gomez A, Viñas O, et al. Prevalence and clinical signifi-

cance of anti-cyclic citrullinated peptide and antikeratin antibodies in palindromic rheumatism. An abortive form of rheumatoid arthritis? *Rheumatology* 2003;42:972–975.
478. Maksymowych WP, Suarez-Almazor ME, Buenviaje H, et al. HLA and cytokine gene polymorphisms in relation to occurrence of palindromic rheumatism and its progression to rheumatoid arthritis. *J Rheumatol* 2002;29:2319–2326.
479. Hannonen P, Hakola M, Oka M. Palindromic rheumatism in two nonidentical brothers with identical HLA including DR4. *Ann Rheum Dis* 1985;44:202–204.
480. Pasero G, Barbieri P. Palindromic rheumatism: you just have to think about it! *Clin Exp Rheumatol* 1986;4:197–199.
481. Gonzalez-Lopez L, Gamez-Nava JI, Jhangri GS, et al. Prognostic factors for the development of rheumatoid arthritis and other connective tissue diseases in patients with palindromic rheumatism. *J Rheumatol* 1999;26:540–545.
482. Gonzalez-Lopez L, Gamez-Nava JI, Jhangri G, et al. Decreased progression to rheumatoid arthritis or other connective tissue diseases in patients with palindromic rheumatism treated with antimalarials. *J Rheumatol* 2000;27:41–46.
483. Garrod AE. Concerning intermittent hydrarthrosis. *Q J Med* 1910;3:207–220.
484. Weiner AD. Periodic benign synovitis. Idiopathic intermittent hydrarthrosis. *J Bone Joint Surg* 1956;38A:1039–1055.
485. Mattingly S. Intermittent hydrarthrosis. *Br Med J* 1957;32:139–143.
486. Malone DG, Wilder RL. Participation of synovial mast cells in intermittent hydrarthrosis. *Arthritis Rheum* 1989;32:357–358.
487. Reimann HA, Angelides AP. Periodic arthralgia in twenty-three members of five generations of a family. *JAMA* 1951;146:713–716.
488. Queiro-Silva R, Tinturé-Eguren T, L<aaopez-Lagunas I. Successful therapy with low-dose colchicine in intermittent hydrarthrosis. *Rheumatology* 2003;42:391–392.
489. Topp JR, Cross EG, Fam AG. Treatment of persistent knee effusions with intra-articular radioactive gold. *Can Med Assoc J* 1975;112:1085–1089.
490. Brown JP, Rola-Pleszczynski M, Mänard H-A. Eosinophilic synovitis: clinical observations on a newly recognized subset of patients with dermatographism. *Arthritis Rheum* 1986;29:1147–1151.
491. Atanes A, Fernandez V, Nunez R, et al. Idiopathic eosinophilic synovitis. Case report and review of the literature. *Scand J Rheumatol* 1996;25:183–185.
492. Kay J, Eichenfield AH, Athreya BH, et al. Synovial fluid eosinophilia in Lyme disease. *Arthritis Rheum* 1988;31:1384–1389.
493. Goldenberg DL, Kelley W, Gibbons RB. Metastatic adenocarcinoma of synovium presenting as an acute arthritis. Diagnosed by closed synovial biopsy. *Arthritis Rheum* 1975;18:107–110.
494. Hasselbacher P, Schumacher HR. Synovial fluid eosinophilia following arthrography. *J Rheumatol* 1978;5:173–176.
495. Tietze A. Über eine eigenartige Häufung von Fällen mit Dystrophie der Rippenknorpel. *Berlin Klin Wochenschr* 1921; 58:829–831.
496. Aeschlimann A, Kahn MF. Tietze's syndrome: a critical review. *Clin Exp Rheumatol* 1990;8:407–412.
497. Levey GS, Calabro JJ. Tietze's syndrome: report of two cases and review of the literature. *Arthritis Rheum* 1962;5:261–269.
498. Jurik AG, Graudal H. Sternocostal joint swelling—clinical Tietze's syndrome. Report of sixteen cases and review of the literature. *Scand J Rheumatol* 1988;17:33–42.
499. Mukamel M, Kornreich L, Horev G, et al. Tietze's syndrome in children and infants. *J Pediatr* 1997;131:774–775.
500. Jurik AG, Justesen T, Graudal H. Radiographic findings in patients with clinical Tietze syndrome. *Skeletal Radiol* 1987;16:517–523.
501. Edelstein G, Levitt RG, Slaker DP, et al. Computed tomography of Tietze syndrome. *J Comput Assist Tomogr* 1984;8:20–23.
502. Honda N, Machida K, Mamiya T, et al. Scintigraphic and CT findings of Tietze's syndrome: report of a case and review of the literature. *Clin Nucl Med* 1989;14:606–609.
503. Thongngarm T, Lemos LB, Lawhon N, et al. Malignant tumor with chest wall pain mimicking Tietze's syndrome. *Clin Rheumatol* 2001; 20:276–278.
504. Fioravanti A, Tofi C, Volterrani L, et al. Malignant lymphoma presenting as Tietze's syndrome. *Arthritis Rheum* 2002;47:229–230.

Arthritis and Allied Conditions

A Textbook of Rheumatology

Fifteenth Edition

Volume 2

第 2 卷

关节炎与相关疾病

第 15 版

主　编　William J. Koopman
Larry W. Moreland

主　译　陆　芸　张奉春　李世民
娄思权　侯筱魁

天津科技翻译出版公司

著作权合同登记号:图字:02-2006-87

图书在版编目(CIP)数据

关节炎与相关疾病.第2卷/(美)库普曼(Koopman,W. J.),(美)莫兰德(Moreland,L. W.)主编;陆芸等译.—天津:天津科技翻译出版公司,2010.8

书名原文:Arthritis and Allied Conditions:A Textbook of Rheumatology

ISBN 978-7-5433-2749-8

Ⅰ.①关… Ⅱ.①库… ②莫… ③陆… Ⅲ.①关节炎-诊疗 Ⅳ.①R684.3

中国版本图书馆CIP数据核字(2010)第129029号

授权单位:Lippincott Williams & Wilkins Inc.

出　　版:天津科技翻译出版公司

出 版 人:蔡 颢

地　　址:天津市南开区白堤路244号

邮政编码:300192

电　　话:022-87894896

传　　真:022-87895650

网　　址:www.tsttpc.com

印　　刷:山东临沂新华印刷集团有限公司

发　　行:全国新华书店

版本记录:889×1194　16开本　165印张　2400千字

2010年8月第1版　2010年8月第1次印刷

定价:680.00元(2卷)

(如发现印装问题,可与出版社调换)

译校者名单

主　译

陆　芸　张奉春　李世民　娄思权　侯筱魁

副主译

阚世廉　叶伟胜　冯世庆　胡永成　于建华　李德达　白人骁　王林森
王　毅　万　瑜　孙景城　刘　林　孙永生

译校者(按姓氏笔画排序)

丁秋玲　干耀恺　于建华　于新立　万　瑜　马　英　王　迁　王　基
王　瑜　王　毅　王一颖　王卫国　王文良　王英姿　王林森　王宝奎
王春宇　王跃庆　王敬博　王媛媛　尹　雷　帅宗文　叶伟胜　白人骁
冯　胜　冯世庆　邢国胜　吕　星　朱　佳　朱　波　任海龙　任富继
伦学刚　刘　林　刘　斌　刘永玉　刘兆杰　刘利国　闫　旭　闫富宏
孙永生　孙志明　孙景城　纪经涛　严孟宁　苏金梅　李　洁　李　通
李　锋　李　楠　李世民　李宝和　李建江　李梦涛　李嗣钊　李稚君
李德达　李鑫鑫　杨亚敏　杨建伟　肖　瑜　吴　迪　吴　莹　吴　疆
谷　雅　冷小梅　沈　敏　宋立明　张　化　张　文　张　良　张　凯
张　祎　张　涛　张　玺　张　梅　张　磊　张　飚　张文海　张永东
张秀丽　张奉春　张卓莉　陆　芸　陈　华　陈　啸　邵　杰　尚　玮
岳　冰　周佩兰　郑宝忠　郑得志　赵　力　赵文君　赵合元　赵丽丹
赵尚昆　郝永宏　荆　峰　胡永成　侯筱魁　娄思权　宣　梁　费允云
贺俊兰　桂晓臣　徐　东　徐　瑾　徐天睿　徐红英　高　莹　高丽霞
郭　军　黄海晶　曹沛宏　崔景秋　董立平　董宝军　蒋　颖　蒋文臣
焦　静　温晓宏　靳小兵　窦学梅　阚世廉　熊光宜　颜淑敏　鞠晓东
魏学磊

编者名单

Ivona Aksentijevich, M.D.
Staff Scientist
Genetics and Genomics Branch
National Institute of Health
Bethesda, MD

Leena Ala-Kokko, M.D., Ph.D.
Professor
Center for Gene Therapy
Tulane University Health Science Center
New Orleans, LA

Graciela S. Alarcón, M.D., MPH
Jane Knight Lowe Chair of Medicine in Rheumatology
Rheumatologist
Division of Clinical Immunology and Rheumatology
Department of Medicine
University of Alabama at Birmingham
Birmingham, AL

Dirk R. Albrecht, MS
Graduate Student Researcher
Department of Bioengineering
University of California at San Diego
La Jolla, CA

Nancy Bates Allen, M.D.
Professor
Department of Medicine
Duke University Medical Center
Durham, NC

Roy D. Altman, M.D.
Professor
David Geffen School of Medicine
University of California–Los Angeles
Los Angeles, CA

Won C. Bae, Ph.D.
Postdoctoral Fellow
Department of Bioengineering
University of California at San Diego
La Jolla, CA

Dominique Baeten, M.D., Ph.D.
Professor
Department of Rheumatology
Ghent University Hospital
Ghent, Belgium

Gene V. Ball, M.D.
Jane Knight Lowe Professor Emeritus
Division of Clinical Immunology and Rheumatology
Department of Medicine
University of Alabama at Birmingham
Birmingham, AL

Joan M. Bathon, M.D.
Professor
Attending Physician
Department of Medicine
Johns Hopkins Medical Institutions
Johns Hopkins Bayview Medical Center
Baltimore, MD

Michael J. Battistone, M.D.
Assistant Professor
Attending Physician
Division of Rheumatology
Department of Internal Medicine
University of Utah
Salt Lake City, UT

Michael A. Becker, M.D.
Professor
The University of Chicago
Pritzker School of Medicine
University of Chicago Medical Center
Chicago, IL

Nicholas Bellamy, M.D., M.Sc.
Professor
University of Queensland Mayne Medical School
Queensland, Australia

Robert M. Bennett, M.D., FRCP
Professor
Department of Medicine
Oregon Health and Sciences University
Portland, OR

Merrill D. Benson, M.D.
Department of Pathology and Laboratory Medicine
Indiana University School of Medicine
Indianapolis, IN

Christine B. Bernal, M.D.
Pediatric Rheumatology Fellow
Baylor College of Medicine
Houston, TX

Fraser N. Birrell, M.A., M.B., B.Chir, MRCP, Ph.D.
Clinical Senior Lecturer
Department of Rheumatology
University of Newcastle upon Tyne
Wansbeck General Hospital
Newcastle upon Tyne, UK

Warren D. Blackburn, Jr., M.D.
Professor
University of Alabama at Birmingham
Birmingham, AL

Marcy B. Bolster, M.D.
Associate Professor
Division of Rheumatology and Immunology
Medical University of South Carolina
Charleston, SC

Dennis W. Boulware, M.D., FACP
Professor
Attending Physician
Division of Clinical Immunology and Rheumatology
Department of Medicine
University of Alabama at Birmingham
Birmingham, AL

Dimitrios T. Boumpas, M.D.
Department of Rheumatology/Clinical Immunology
Medical School
University of Crete
Heraklion, Greece

Simon J. Bowman, Ph.D., FRCP
Honorary Senior Clinical Lecturer
Consultant Rheumatologist
Department of Rheumatology
Division of Immunity and Infection
University of Birmingham
Birmingham, UK

Laurence A. Bradley, Ph.D.
Division of Clinical Immunology and Rheumatology
Department of Medicine
University of Alabama at Birmingham
Birmingham, AL

S. Louis Bridges, Jr., M.D., Ph.D.
Associate Professor
Division of Clinical Immunology and Rheumatology
Departments of Medicine and Microbiology
University of Alabama at Birmingham
Birmingham, AL

Alan N. Brown, M.D.
Assistant Professor
Medical University of South Carolina
Charleston, SC

Hermine I. Brunner, M.D., M.Sc.
Assistant Professor
Departments of Pediatrics and Rheumatology
University of Cincinnati College of Medicine
Cincinnati Children's Hospital Medical Center
Cincinnati, OH

W. Watson Buchanan, M.D.
Professor Emeritus
McMaster University
Hamilton, ON, Canada

Jane A. Buckner, M.D.
Assistant Member
Clinical Assistant Professor
Department of Medicine
University of Washington
Benaroya Research Institute at Virginia Mason
Seattle, WA

Daniel C. Bullard, Ph.D.
Department of Genetics
University of Alabama at Birmingham
Birmingham, AL

Grant W. Cannon, M.D.
Professor
Associate Chief of Staff
Division of Rheumatology
University of Utah
VA Salt Lake City Health Care Systems
Salt Lake City, UT

Xu Cao, Ph.D.
Associate Professor
Department of Pathology
University of Alabama at Birmingham
Birmingham, AL

Robert H. Carter, M.D.
Professor
Physician
Department of Medicine
University of Alabama at Birmingham
Birmingham VA Medical Center
Birmingham, AL

Rowland W. Chang, M.D., MPH
Professor
Departments of Preventive Medicine, Medicine, and Physical Medicine & Rehabilitation
Director
Arthritis Center
Northwestern University Feinberg School of Medicine
Rehabilitation Institute of Chicago
Chicago, IL

W. Winn Chatham, M.D.
Associate Professor
Division of Clinical Immunology and Rheumatology
Department of Medicine
University of Alabama at Birmingham
Birmingham, AL

Albert C. Chen, Ph.D.
Assistant Project Scientist
Department of Bioengineering
University of California at San Diego
La Jolla, CA

Daniel O. Clegg, M.D.
Professor
Chief, Rheumatology Section
Chief, Division of Rheumatology
Harold J., Ardella T. and Helen T. Stevenson Presidential Chair
University of Utah
George E. Wahlen Department of Veterans Affairs Medical Center
Salt Lake City, UT

Philip L. Cohen, M.D.
Professor
Staff Physician
Department of Medicine
University of Pennsylvania
Philadelphia VA Medical Center
Philadelphia, PA

Andrew L. Concoff, M.D.
Assistant Professor
The University of Texas – Houston Medical School
Houston, TX

Juliet Arambulo Coquia, M.D.
Rheumatology Fellow
Rheumatology Section
UMDNJ-Robert Wood Johnson Medical School
Cooper Hospital/University Medical Center
Camden, NJ

Maripat Corr, M.D.
Associate Professor of Medicine
Division of Rheumatology
University of California – San Diego
San Diego, CA

Mary E. Cronin, M.D.
Associate Professor
Division of Rheumatology
Medical College of Wisconsin
Milwaukee, WI

Bruce N. Cronstein, M.D.
Professor
Director of Clinical Pharmacology
Associate Chairman of Medicine for Research
Division of Clinical Pharmacology
New York University School of Medicine
New York, NY

Mary K. Crow, M.D.
Professor
Senior Scientist
Department of Medicine
Research Division
Weill-Medical College of Cornell University
Hospital for Special Surgery
New York, NY

John M. Cuckler, M.D.
Professor
Surgeon
Department of Surgery
University of Alabama at Birmingham
Birmingham, AL

Catherine Lesko Daniel, M.D.
Assistant Professor
Division of Clinical Immunology and Rheumatology
University of Alabama at Birmingham
Birmingham, AL

Anne Davidson, MBBS, FRACP
Professor
Attending Physician
Departments of Medicine and Microbiology & Immunology
Albert Einstein College of Medicine
Jacobi Hospital
Bronx, NY

John C. Davis, Jr., M.D., MPH, MS
Assistant Professor
University of California – San Francisco
San Francisco, CA

Marietta M. De Guzman, M.D.
Baylor College of Medicine
Texas Children's Hospital
Houston, TX

Filip De Keyser, M.D., Ph.D.
Professor
Head of Clinic
Department of Rheumatology
Ghent University Hospital
Ghent, Belgium

Raphael J. Dehoratius, M.D.
Professor
Division of Rheumatology
Thomas Jefferson University
Philadelphia, PA

Chris T. Derk, M.D.
Senior Clinical Fellow
Division of Rheumatology
Thomas Jefferson University
Philadelphia, PA

D. Scott Devinney, D.O.
Surgeon
Shoulder and Elbow Service
Florida Orthopaedic Institute
Temple Terrace, FL

M. Franklin Dolwick, D.M.D., Ph.D.
Department of Oral and Maxillofacial Surgery
University of Florida College of Dentistry
Shands Teaching Hospital
Gainesville, FL

John P. Donohue, M.D.
Instructor
Department of Rheumatology
Harvard Medical School
Beth Israel Hospital
Boston, MA

N. Lawrence Edwards, M.D.
Professor
Department of Rheumatology and Clinical Immunology
University of Florida
Gainesville, FL

Michael H. Ellman, M.D.
Professor
Department of Medicine
University of Chicago
Chicago, IL

David T. Felson, M.D., MPH
Professor
Chief
Clinical Epidemiology Unit
Boston University School of Medicine
Boston, MA

Barri J. Fessler, M.D.
Assistant Professor
Director, Multidisciplinary Vasculitis Clinic
Division of Clinical Immunology and Rheumatology
University of Alabama at Birmingham
Birmingham, AL

David Fisher, M.D.
Surgeon
Shoulder and Elbow Service
Florida Orthopaedic Institute
Temple Terrace, FL

David A. Fox, M.D.
Professor
Department of Internal Medicine
Chief
Division of Rheumatology
University of Michigan
University of Michigan Hospital
Ann Arbor, MI

Mark A. Frankle, M.D.
Clinical Associate Professor
Chief
Shoulder and Elbow Service
Florida Orthopedic Institute
Temple Terrace, FL

Cem Gabay, M.D.
Associate Professor
Departments of Internal Medicine and Pathology-Immunology
Chief
Division of Rheumatology
University of Geneva School of Medicine
University Hospital of Geneva
Geneva, Switzerland

Renate E. Gay, M.D.
Professor
Chief of Staff
Department of Rheumatology
University of Zurich
University Hospital
Zurich, Switzerland

Steffen Gay, M.D.
Professor
Director, WHO-Center
Department of Rheumatology
University of Zurich
Zurich, Switzerland

Harry K. Genant, M.D.
Professor Emeritus
Department of Radiology
University of California – San Francisco
San Francisco, CA

Edward H. Giannini, M.Sc., Dr.P.H.
Professor
Departments of Pediatrics and Rheumatology
University of Cincinnati College of Medicine
Cincinnati Children's Hospital Medical Center
Cincinnati, OH

Gary S. Gilkeson, M.D.
Professor
Department of Medicine
Medical University of South Carolina
Charleston, SC

Don L. Goldenberg, M.D.
Rheumatology
Newton-Wellesley Hospital
Newton, MA

Tom P. Gordon, M.D., Ph.D.
Professor
Director
Department of Immunology, Allergy and Arthritis
Flinders University
Flinders Medical Centre
Bedford Park, South Australia

Jörg J. Goronzy, M.D.
Professor
Emory University
Atlanta, GA

Jan Tore Gran, M.D., Ph.D.
Professor
Head
Department of Rheumatology
University of Oslo
National Hospital Rikshospitalet
Oslo, Norway

Michele J. Grimm, Ph.D.
Graduate Program in Biomedical Engineering
Wayne State University
Detroit, MI

Barry L. Gruber, M.D.
Professor
Department of Medicine
State University of New York
Northport VA Medical Center
Stony Brook, NY

Nortin M. Hadler, M.D.
Professor
Departments of Medicine and Microbiology/Immunology
University of North Carolina School of Medicine
University of North Carolina Hospitals
Chapel Hill, NC

Paulette C. Hahn, M.D.
Clinical Assistant Professor
Department of Rheumatology and Clinical Immunology
University of Florida
Shands Teaching Hospital
Gainesville, FL

Laura P. Hale, M.D., Ph.D.
Assistant Research Professor
Department of Pathology
Duke University Medical Center
Durham, NC

James T. Halla, M.D.
Spartanburg Rheumatology
Spartanburg, NC

Paul B. Halverson, M.D.
Professor
Department of Internal Medicine
Division of Rheumatology
Medical College of Wisconsin
St. Joseph's Hospital
Milwaukee, WI

Uzma Haque, M.D.
Assistant Professor
Attending Physician
Department of Medicine
Johns Hopkins Medical Institutions
Johns Hopkins Bayview Medical Center
Baltimore, MD

Joe G. Hardin, M.D.
Professor
Department of Internal Medicine
University of South Alabama
University of South Alabama Medical Center
Mobile, AL

John B. Harley, M.D.
Professor
Member
Staff Physician
Departments of Medicine and Internal Medicine
Department of Arthritis and Immunology
University of Oklahoma
Oklahoma Medical Research Foundation
U.S. Department of Veterans Affairs Medical Center
Oklahoma City, OK

Michael Hausman, M.D.
Orthopedic Associates
Leni and Peter W. May Department of Orthopaedics
The Mount Sinai Medical Center
New York, NY

Louis W. Heck, M.D.
Division of Clinical Immunology and Rheumatology
Department of Medicine
University of Alabama at Birmingham
Birmingham, AL

Daniel Holderbaum, Ph.D.
Arthritis Translational Research Program
Case Western Reserve University
Beachwood, OH

James P. Hollowell, M.D.
Integrated Spine Care
Milwaukee, WI

Michele M. Hooper, M.D., M.S.
Arthritis Translational Research Program
Case Western Reserve University
Beachwood, OH

Greg A. Horton, M.D.
Associate Professor
Division of Orthopedic Surgery
University of Kansas Medical Center
Kansas City, KS

Aubrey Johnston Hough, Jr., M.D.
Distinguished Professor
Associate Dean for Special Projects
College of Medicine
University of Arkansas for Medical Sciences
Little Rock, AR

Laura B. Hughes, M.D.
Division of Clinical Immunology and Rheumatology
University of Alabama at Birmingham
Birmingham, AL

Gunnar Husby, M.D., Ph.D.
Professor
Head Physician
Department of Rheumatology
University of Oslo
Rikshospitalet National
Center for Rheumatic Diseases
Oslo, Norway

Elaine M. Husni, M.D.
Instructor
Associate Physician
Division of Rheumatology, Immunology and Allergy
Brigham and Women's Hospital
Harvard Medical School
Boston, MA

Robert D. Inman, M.D., F.R.C.P.C., F.A.C.P., F.R.C.P. Edin.
Professor
Senior Scientist
Department of Medicine and Immunology
University of Toronto
Toronto Western Hospital
Toronto, Ontario

John D. Isaacs, Ph.D., F.R.C.P.
Professor
Consultant Rheumatologist
School of Clinical Medical Sciences
University of Newcastle upon Tyne
Freeman Hospital
Newcastle upon Tyne, UK

Zacharia Isaac, M.D.
Director
Interventional Psychiatry
Orthopedic Arthritis Center
Brigham and Women's Hospital
Boston, MA

Christopher G. Jackson, M.D.
Professor
Staff Physician
Department of Rheumatology
University of Utah
George E. Wahlen Department of Veterans Affairs Medical Center
Salt Lake City, UT

Kyle D. Jadin, M.S.
Graduate Student Researcher
Department of Bioengineering
University of California at San Diego
La Jolla, CA

Hugo E. Jasin, M.D.
Professor
Director
Department of Internal Medicine
Division of Rheumatology and Clinical Immunology
University of Arkansas for Medical Sciences
Little Rock, AR

Meenakshi Jolly, M.D.
Chief
Section of Rheumatology
University of Illinois at Chicago
Advocate Christ Medical Center
Oaklawn, IL

Roland Jonsson, D.M.D., Ph.D.
Professor
Consultant
Department of Rheumatology
Broegelmann Research Laboratory
The Gade Institute
University of Bergen
Haukeland University Hospital
Bergen, Norway

Kenneth C. Kalunian, M.D.
University of California at San Diego
La Jolla, CA

Allen P. Kaplan, M.D.
Professor
Co-Director, Asthma and Allergy Center
Department of Medicine
Medical University of South Carolina
Charleston, SC

Daniel L. Kastner, M.D.
Arthritis Branch
National Institutes of Health
Bethesda, MD

Jeffrey N. Katz, M.D.
Division of Rheumatology
Brigham and Women's Hospital
Boston, MA

Muhammad Asim Khan, M.D., M.A.C.P., F.R.C.P.
Professor
Division of Rheumatology
Department of Medicine
Case Western Reserve University
Cleveland, OH

J. Michael Kilby, M.D.
Associate Professor
Medical Director
Department of Medicine
University of Alabama at Birmingham
Birmingham, AL

Robert P. Kimberly, M.D.
Division of Clinical Immunology and Rheumatology
Department of Medicine
University of Alabama at Birmingham
Birmingham, AL

Lynell W. Klassen, M.D.
Department of Internal Medicine
University of Nebraska Medical Center
Omaha, NE

Travis J. Klein, M.S.
Graduate Student Researcher
Department of Bioengineering
University of California at San Diego
La Jolla, CA

William J. Koopman, M.D.
Chairman
Department of Medicine
Univeristy of Alabama at Birmingham
Birmingham, AL

Joseph H. Korn, M.D.
Arthritis Center
Boston University School of Medicine
Boston, MA

Anita P. Kuan, Ph.D.
Postdoctoral Fellow
Department of Medicine
University of Pennsylvania
Philadelphia, PA

Daniel Lajeunesse, Ph.D.
Associate Professor
Researcher
Department of Medicine
Osteoarthritis Research Unit
University of Montreal
University of Montreal Hospital Centre
Montreal, Quebec

Albert F. Lobuglio, M.D.
Director
Comprehensive Cancer Center
University of Alabama at Birmingham
Birmingham, AL

Michael Dan Lockshin, M.D.
Professor
Attending Physician
Departments of Medicine, Obstetrics-Gynecology, and Rheumatology
Weill-Medical College of Cornell University
Hospital for Special Surgery
New York, NY

Carlos J. Lozada, M.D.
Division of Rheumatology and Immunology
University of Miami School of Medicine
Miami, FL

Stephen E. Malawista, M.D.
Professor
Attending Physician
Department of Internal Medicine
Yale University School of Medicine
Yale-New Haven Medical Center
New Haven, CT

Johanne Martel-Pelletier, Ph.D.
Professor
Director
Department of Medicine
Osteoarthritis Research Unit
University of Montreal
University of Montreal Hospital Centre
Montreal, Quebec

Thomas G. Mason II, M.D.
Department of Medicine
Division of Rheumatology
Mayo Clinic
Rochester, MN

Richard Mayne, Ph.D.
Department of Cell Biology
University of Alabama at Birmingham
Birmingham, AL

Daniel J. McCarty, M.D.
Will and Cara Ross Professor Emeritus
Department of Medicine
Medical College of Wisconsin
Milwaukee, WI

Kevin B. McGowan, M.S.
Graduate Student Researcher
Department of Bioengineering
University of California at San Diego
La Jolla, CA

Thomas A. Medsger, Jr., M.D.
Division of Rheumatology
Department of Medicine
University of Pittsburgh Medical Center
Pittsburgh, PA

Clement J. Michet, M.D., M.P.H.
Mayo Clinic
Rochester, MN

Herman Mielants, M.D., Ph.D.
Professor
Head of Clinic
Department of Rheumatology
Ghent University Hospital
Ghent, Belgium

Mark Mighell, M.D.
Surgeon
Shoulder and Elbow Service
Florida Orthopaedic Institute
Temple Terrace, FL

Ted R. Mikuls, M.D., M.S.P.H.
Assistant Professor
Department of Medicine
University of Nebraska Medical Center
Omaha, NE

Frederick W. Miller, M.D., Ph.D.
Chief, Environmental Autoimmunity Group
Office of Clinical Research
National Institute of Health
Bethesda, MD

Elinor Mody, M.D.
Division of Rheumatology, Immunology and Allergy
Brigham and Women's Hospital
Boston, MA

Gerald F. Moore, M.D.
Professor
Department of Internal Medicine
Section of Rheumatology
University of Nebraska College of Medicine
Omaha, NE

K. David Moore, M.D.
Assistant Professor
Division of Orthopaedic Surgery
University of Alabama at Birmingham
Birmingham, AL

Larry W. Moreland, M.D.
Professor
Division of Clinical Immunology and Rheumatology
Department of Medicine
University of Alabama at Birmingham
Birmingham, AL

Sarah L. Morgan, M.D.
Professor
University of Alabama at Birmingham
Birmingham, AL

Roland W. Moskowitz, M.D.
Professor
Department of Medicine
Case Western Reserve University
Co-Director
Arthritis Translational Research Program
University Hospitals
Cleveland, OH

John D. Mountz, M.D.
Division of Clinical Immunology and Rheumatology
Department of Medicine
University of Alabama at Birmingham
Birmingham, AL

Ulf Müller-Ladner, M.D.
Senior Rheumatology Attendant
CFO, Head Division of Rheumatology and Clinical Immunology
Department of Internal Medicine
University of Regensburg
Regensburg, Germany

Stanley J. Naides, M.D.
Thomas B. Hallowell Professor
Chief
Division of Rheumatology
The Milton S. Hershey Medical Center
Pennsylvania State University College of Medicine
Hershey, PA

Sonali Narain, M.D., M.P.H.
Assistant–IN
Department of Rheumatology and Clinical Immunology
University of Florida
Gainesville, FL

Charles L. Nelson, M.D.
Assistant Professor
Attending Surgeon
Department of Orthopaedic Surgery
University of Pennsylvania
Hospital of the University of Pennsylvania
Philadelphia, PA

Gerald T. Nepom, M.D., Ph.D.
Professor (Affiliate)
Department of Immunology
University of Washington
Director
Benaroya Research Institute at Virginia Mason
Seattle, WA

Gayle E. Nugent, M.S.
Graduate Student Researcher
Department of Bioengineering
University of California at San Diego
La Jolla, CA

Jim C. Oates, M.D.
Assistant Professor
Department of Medicine
Division of Rheumatology and Immunology
Medical University of South Carolina
Charleston, SC

James R. O'Dell, M.D.
Professor
Vice-Chairman
Department of Internal Medicine
Chief
Section of Rheumatology and Immunology
University of Nebraska Medical Center
Omaha, NE

Peter G. Pappas, M.D.
Professor
Department of Medicine
Division of Infectious Diseases
University of Alabama at Birmingham
Birmingham, AL

Bradford O. Parsons, M.D.
Leni and Peter W. May Department of Orthopaedics
The Mount Sinai Medical Center
New York, NY

Mukesh Patel, M.D.
Division of Infectious Diseases
Department of Medicine
University of Alabama at Birmingham
Birmingham, AL

Jean-Pierre Pelletier, M.D.
Professor
Director
Department of Medicine
Osteoarthritis Research Unit
University of Montreal
University of Montreal Hospital Centre
Montreal, Quebec

Maria D. Perez, M.D.
Assistant Professor
Baylor College of Medicine
Texas Children's Hospital
Houston, TX

Andras Perl, M.D., Ph.D.
Professor
Chief of Rheumatology
Department of Medicine
State University of New York
Syracuse, NY

Charles G. Peterfy, M.D., Ph.D.
Chief Medical Officer
Synarc, Inc.
San Francisco, CA

Karin S. Peterson, M.D., Ph.D.
Assistant Professor
Department of Pediatrics
Columbia University
New York, NY

Michelle A. Petri, M.D., M.P.H.
Professor
Director, Lupus Center
Department of Medicine
Division of Rheumatology
Johns Hopkins Medical Institutions
Johns Hopkins Bayview Medical Center
Baltimore, MD

Mark R. Philips, M.D.
Professor
Cell Biology and Pharmacology
NYU Medical Center
New York, NY

A. Robin Poole, Ph.D., D.Sc.
Professor
Director
Departments of Surgery and Medicine
Joint Diseases Laboratory
McGill University
Shriners Hospital for Children
Montreal, Quebec

Gregory J. Przybylski, M.D.
Director of Neurosurgery
The New Jersey Neuroscience Institute at JFK
Edison, NJ

Reed E. Pyeritz, M.D.
Department of Medicine
Division of Medical Genetics
University of Pennsylvania
Philadelphia, PA

Eric L. Radin, M.D.
Adjunct Professor
Department of Orthopaedic Surgery
Tufts-New England Medical Center
Boston, MA

Westley H. Reeves, M.D.
Marcia Whitney Schott Professor
Chief
Department of Rheumatology and Clinical Immunology
University of Florida
Shands Teaching Hospital
Gainesville, FL

Antonio J. Reginato, M.D.*
Division of Rheumatology
UMDNJ-Robert Wood Johnson Medical School
Cooper Hospital/University Medical Center
Camden, NJ

Morris Reichlin, M.D.
George Lynn Cross Research Professor
Vice President of Research, Member Arthritis/Immunology Program
Oklahoma University Health Sciences Center
Head, Clinical Immunology Laboratory
Oklahoma Medical Research Foundation
Oklahoma City, OK

Martin Rodriguez, M.D.
Research Fellow in Medicine
Department of Medicine
Harvard Medical School
Massachusetts General Hospital
Boston, MA

*Deceased

Ann K. Rosenthal, M.D.
Associate Professor
Division of Rheumatology
Department of Medicine
Medical College of Wisconsin
Zablocki VA Medical Center
Milwaukee, WI

Robert A.S. Roubey, M.D.
Associate Professor
Department of Medicine
Division of Rheumatology, Allergy, and Immunology
University of North Carolina School of Medicine
Chapel Hill, NC

Alexander P. Ruggieri, M.D., M.H.S.
Department of Rheumatology
Mayo Clinic
Rochester, MN

Lawrence M. Ryan, M.D.
Division of Rheumatology
Medical College of Wisconsin
Milwaukee, WI

Kenneth G. Saag, M.D., M.Sc.
Associate Professor
Department of Medicine
Division of Clinical Immunology and Rheumatology
University of Alabama at Birmingham
Birmingham, AL

Kenneth E. Sack, M.D.
Professor
Director, Clinical Programs in Rheumatology
Department of Medicine
University of California–San Francisco
San Francisco, CA

Robert L. Sah, M.D., Sc.D.
Professor
Vice-Chair
Department of Bioengineering
University of California at San Diego
La Jolla, CA

Mansoor N. Saleh, M.D.
Professor
Department of Hematology-Oncology
University of Alabama at Birmingham
Birmingham, AL

Charles L. Saltzman, M.D.
Professor
Department of Orthopaedic Surgery
University of Iowa
Iowa City, Iowa

John D. Sandy, Ph.D.
Associate Professor
Senior Investigator
Department of Pharmacology and Therapeutics
Center for Research in Paediatric Orthopaedics
University of South Florida
Shriners Hospital for Children
Tampa, FL

Minoru Satoh, M.D., Ph.D.
Associate Professor
Department of Rheumatology and Clinical Immunology
University of Florida
Gainesville, FL

Amr H. Sawalha, M.D.
Fellow
Department of Medicine
Division of Rheumatology
University of Michigan
Ann Arbor, MI

Allen Dale Sawitzke, M.D.
Associate Professor of Medicine–Clinical
Department of Medicine
University of Utah
Salt Lake City, UT

Tannin A. Schmidt, M.S.
Graduate Student Researcher
Department of Bioengineering
University of California at San Diego
La Jolla, CA

Harry W. Schroeder, Jr., M.D., Ph.D.
Professor
Department of Medicine
University of Alabama at Birmingham
Birmingham, AL

Barbara L. Schumacher, B.S.
Research Associate
Department of Bioengineering
University of California at San Diego
La Jolla, CA

H. Ralph Schumacher, Jr., M.D.
Professor
Department of Medicine
Chief
Division of Rheumatology
University of Pennsylvania
VA Medical Center
Philadelphia, PA

Charles N. Serhan, Ph.D.
Simon Gelman Professor
Director
Departments of Biochemistry, Molecular Pharmacology, Anesthesiology, Perioperative, and Pain Medicine
Center for Experimental Therapeutics and Reperfusion
Harvard Medical School
Brigham and Women's Hospital
Boston, MA

Joseph C. Shanahan, M.D.
Assistant Professor
Department of Medicine
Duke University Medical Center
Durham, NC

Vivian C. Shih, M.D.
Instructor
Department of Physical Medicine and Rehabilitation
Northwestern University Feinberg School of Medicine
Rehabilitation Institute of Chicago
Chicago, IL

Gene P. Siegal, M.D., Ph.D.
Professor and Senior Scientist
Department of Pathology
Director
Division of Anatomic Pathology
UAB Comprehensive Cancer Center and The Center for Metabolic Bone Disease University of Alabama at Birmingham
Birmingham, AL

Joachim Sieper, M.D.
Professor
Department of Rheumatology
Charité University Medicine Berlin
Berlin, Germany

Leonard H. Sigal, M.D.
Department of Medicine
Division of Rheumatology
UMDNJ-Robert Wood Johnson Medical School
Cooper Hospital/University Medical Center
New Brunswick, NJ

Richard M. Silver, M.D.
Professor and Director
Division of Rheumatology and Immunology
Medical University of South Carolina
Charleston, SC

Peter A. Simkin, M.D.
Division of Rheumatology
University of Washington
Seattle, WA

Trent H. Smith, M.D.
Department of Medicine
Mayo Clinic
Rochester, MN

James P. Stannard, M.D.
Associate Professor
Orthopaedic Surgeon
Department of Surgery
University of Alabama at Birmingham
Birmingham, AL

Douglas R. Stewart, M.D.
Division of Medical Genetics
University of Pennsylvania
Hospital of the University of Pennsylvania
Philadelphia, PA

Edward J. Stolarski, M.D.
Department of Orthopaedic Surgery
University of Pennsylvania
Hospital of the University of Pennsylvania
Philadelphia, PA

John H. Stone, M.D., M.P.H.
Associate Professor and Director
Department of Medicine
Johns Hopkins University
Johns Hopkins Bayview Medical Center
Baltimore, MD

John S. Sundy, M.D., Ph.D.
Assistant Professor
Department of Medicine
Division of Rheumatology and Immunology
Duke University Medical Center
Durham, NC

Teresa Kathleen Tarrant, M.D.
Rheumatology, Allergy, Immunology Fellow
Department of Medicine
Duke University Medical Center
Durham, NC

Ioannis Tassiulas, M.D.
Instructor
Assistant Attending Physician
Department of Medicine
Weill-Medical College of Cornell University
Hospital for Special Surgery
New York, NY

Michele M. Temple, M.S.
Graduate Student Researcher
Department of Bioengineering
University of California at San Diego
La Jolla, CA

Robert A. Terkeltaub, M.D.
Professor and Chief
Departments of Medicine and Rheumatology
University of California at San Diego
San Diego VA Medical Center
San Diego, CA

Sergio Miguel Angel Toloza, M.D.
Mary Kirkland Research Fellow
Department of Medicine
Division of Immunology and Rheumatology
University of Alabama at Birmingham
Birmingham, AL

Eric M. Veys, M.D., Ph.D.
Professor and Head
Department of Rheumatology
University of Ghent
Ghent University Hospital
Ghent, Belgium

John E. Volanakis, M.D.
Professor
Division of Clinical Immunology and Rheumatology
Department of Medicine
University of Alabama at Birmingham
Birmingham, AL

Angela A. Wang, M.D.
Assistant Professor
Department of Orthopedics
University of Utah
Salt Lake City, UT

Robert W. Warren, M.D., Ph.D., M.P.H.
Associate Professor
Division of Rheumatology
Baylor College of Medicine
Texas Children's Hospital
Houston, TX

Casey T. Weaver, M.D.
Professor
Staff Pathologist
Departments of Pathology and Microbiology
University of Alabama at Birmingham
Birmingham, AL

Andrew J. Weiland, M.D.
Professor
Orthopedic Surgeon
Weill-Medical College of Cornell University
Hospital for Special Surgery
New York, NY

Cornelia M. Weyand, M.D.
Professor
Emory University
Atlanta, GA

Ronald L. Wilder, M.D., Ph.D.
Vice President, Clinical Development, Immunological and Inflammatory Diseases
Medimmune
Gaithersburg, MD

H. James Williams, M.D.
Professor
Thomas D. and Rebecca E. Jeremy Presidential Endowed Chair for Arthritis Foundation
Attending Physician
Division of Rheumatology
Department of Internal Medicine
University of Utah
Salt Lake City, UT

Robert Winchester, M.D.
Professor
Department of Pediatrics, Medicine, and Pathology
Columbia University
New York, NY

Thomas S. Winokur, M.D.
Associate Professor
University of Alabama at Birmingham
Birmingham, AL

David Wofsy, M.D.
Arthritis/Immunology Unit
VA Medical Center
San Francisco, CA

Anne Woods, Ph.D.
Department of Cell Biology
University of Alabama at Birmingham
Birmingham, AL

Paul H. Wooley, M.D.
Professor
Department of Orthopaedic Surgery
Wayne State University
University Orthopaedics
Detroit, MI

Robert L. Wortmann, M.D.
Chairman
Department of Medicine
University of Oklahoma College of Medicine
Tulsa, OK

Tong Zhou, M.D.
Associate Professor
Division of Clinical Immunology and Rheumatology
Department of Medicine
University of Alabama at Birmingham
Birmingham, AL

Nathan J. Zvaifler, M.D.
Professor Emeritus
Department of Medicine
Division of Rheumatology, Allergy, Immunology
University of California at San Diego
La Jolla, CA

中文版前言

《关节炎与相关疾病》(*Arthritis and Allied Conditions*)一书的第15版由William J. Koopman和Larry W. Moreland教授主编。本书是一部临床治疗关节炎疾病的必读书,世界各国关节疾病医师和学者无不把它奉为经典的权威之作。此外,由我们天津医院骨科牵头组织,特邀我国最著名的类风湿性关节炎和骨关节炎专家北京协和医院风湿免疫科主任张奉春教授和北京大学第三医院骨科主任医师娄思权教授,以及国内骨科关节炎专家学者,共同昼夜奋战,终于将其翻译引进出版。该书涵盖了当代有关关节炎与相关疾病的最新临床诊断治疗经验和理论研究成果,它必将有助于我国关节炎医学的发展,成为我国关节炎临床医师在临床工作中的良师益友。

陆　芸

2010年2月10日

序 言

作为前主编,很高兴为这本书的第 15 版作序。可以肯定,没有哪本书比这部综合性著作更好地记录了风湿病学的发展过程。在这一迅速发展的领域,将当前的知识提炼并编写成具有连贯性和系统性的书籍已经成为一个挑战。自从宾夕法尼亚大学医院关节炎科主任 Bernard Isaac Comroe 医生于 1940 年独自开创性地撰写了关节炎一书以来,风湿病学科知识已经呈指数样递增。尽管 Comroe 当时的职称还仅仅是位讲师,但是这本书无疑使他成为了学术界的巨星,并与其奠定肺内科科学基础的兄弟 Julius 齐名。当时 Comroe 医生撰写关节炎一书的资料主要来源于由 Philip S. Hench 出版社自 1936 年开始出版的双年刊《风湿病述评》。

在 1945 年 Comroe 医生不幸辞世之后,Joseph Lee Hollander 便担任了宾夕法尼亚大学医院关节炎科主任一职,他也责无旁贷地担负起该书的再版,并命名为《Comroe 氏关节炎》。Joe 意识到了风湿病学知识的迅速增长,因此他认为应当采取多位作者联合编写的方案。从第 4 版到第 8 版,正值战争时期,基本上是由 Joseph Lee Hollander 和他在阿肯色州温泉城的美国海军总医院的同事一起编写的。该书内容涉及各兵种士兵常见的关节炎和其他风湿性疾病。医院的医护人员包括许多权威专家学者都为战后风湿病学的发展起到极大的推动作用。

1960 年,Russell L. Cecil 在该书第 6 版前言中称道:《关节炎与相关疾病》一书就是"风湿病学的圣经"。Robert M. Stecker 分别在 1966 年出版的第 7 版和 1972 年出版的第 8 版的前言中指出,在这本书出版后的 25 年里,几乎全世界的医生都依照其中的知识来治疗关节炎。

我在 1972 年开始担任第 8 版的合作主编,之后担任了第 9 版到第 12 版的主编。Joseph Lee Hollander 和我都明显意识到每一个专题都应指定一位最称职的专家来撰写。我们的责任是确认合适的专家,并告知所确定的专题撰写的统一体例、章节的长短、疾病治疗的深度和广度,以尽量避免重复。为达到统一的效果,主编最好为一位,最多不能超过两位。后来 Bill Koopman 加入了进来,与我共同主编第 12 版。从此主编的接力棒又传到他的手中。

在 Bill Koopman 的精心指导下,该书第 13 和 14 版的质量有了进一步的提高。Larry W. Moreland 与 Bill Koopman 共同主编了该书的第 15 版,而且他将单独主编第 16 版,也将成为这部有 70 年历史的著作的第 15 位主编。Bill Koopman 和我都期盼着他为我们带来新的编辑意识和更有活力的新版本。

最后,我要感谢多年来为此书作出贡献和提出建议的朋友和同事,正是由于他们,该书才能在风湿病学领域中保持领先地位。能够参加这部著作的编写,我感到很荣幸;因为我在宾夕法尼亚大学医院时跟随 Joseph Lee Hollander 工作,所以在该书第 6 版时就加入了进来,此后每一版都参加编写。我有时候也在想,如果我不是这么心甘情愿地去从事这项工作的话,那么我也就无法取得像现在这样的成就。

Daniel J. McCarty, M.D.

威斯康辛州 密尔沃基市

(叶伟胜 译 李世民 校)

前言

第15版《关节炎与相关疾病》收录了过去4年中有关风湿性疾病基础研究及临床知识上的新进展，变化之处充分体现了学科发展的动态。该版共增加了9个全新的章节，分别就细胞因子抑制剂、潜在生物学疗法、疼痛的机制及治疗、血管炎分类、韦格纳肉芽肿及抗中性粒细胞细胞质抗体相关性血管炎、结节性多动脉炎及微小多动脉炎、超敏性血管炎、贝赫切特综合征和其他血管炎综合征等新课题进行了论述。此外，共有36个章节启用了新的作者。综合性章节中，对有关风湿性疾病流行病学及用于临床评估的分析方法等内容进行了更新。所有这些变化均秉承了前辈Dan McCarty及已故Joe Hollander所一贯倡导的学术性与权威性。

自前一版再版以来，在有关关节分子及细胞水平组成成分的结构与功能、细胞因子及其受体的结构与功能、受体表达的调节方式、炎症的机制、风湿性疾病组织损伤的发病机制等方面的认识又取得了实质性的进展。这一领域的学术带头人，最能理解这些进展的重要性，由其亲自负责编写了涉及风湿性疾病基础科学的各个章节。

部分新增及修订后的章节，还就有关关节结构、蛋白多糖、细胞因子及其受体、胶原、软骨、滑膜细胞、急性期反应物等重要方面，提出了现代治疗学观点。在有关细胞黏附分子、补体、细胞凋亡、类花生酸类物质和氧化亚氮等章节中，收录了这些领域的重大研究成果，推动了对风湿性疾病发病机制的认识。同时还简要回顾了免疫球蛋白的分子基础及T细胞受体的多样性。在有关中性粒细胞、肥大细胞、嗜酸性粒细胞、巨噬细胞、淋巴细胞、血小板等章节中，从细胞生物学水平上对风湿性疾病组织损伤及炎症反应提出了新的见解。有关HLA复合体及非HLA基因在风湿性疾病发病机制中的作用，也被纳入到相应章节，充分体现了这些年来在风湿性疾病遗传基础研究上所取得的飞速进展。

对各种风湿性疾病发病机制的深入理解推动了治疗学的发展。部分章节中收录了有关细胞因子抑制剂、潜在生物学疗法、免疫调节剂等新的治疗方法，同时也记录了这些新的治疗方法给人们带来的兴奋与憧憬。

类风湿关节炎作为慢性炎症性关节炎性皮疹的原发病，在该版中是新增临床篇章的焦点。该篇中收录了有关类风湿关节炎的病理学、发病机制、临床表现、治疗等方面认识上的新进展。此外，还设立了专门的篇章讲述有关类风湿关节炎及骨性关节炎手术治疗上的进展。

系统性红斑狼疮一直是临床研究者及临床医师热衷的课题。在有关SLE发病机制、临床表现及治疗的章节中，记录了对该病认识上的重要进展。在有关反应性关节炎、肠病性关节炎、莱姆病的章节中着重阐述了细菌在触发某些风湿性疾病发病中的作用。对有关血管炎的篇章进行了充实，内容涵盖了大量临床研究，为风湿病学提供了权威性的观点。在骨质疏松症一章中，对其发病机制和治疗的内容进行了更新。

最后几章为骨性关节炎的发病机制、临床特点及治疗，充分体现出对这一复杂疾病认识上的新进展。

第15版《关节炎与相关疾病》由Dr. Larry Moreland，一位优秀的临床医师及临床研究者，共同参与编辑。Dr. Moreland还将承担起第16版的编辑工作。

我谨在此对那些曾经参与过本书编著的所有作者深表谢意，感谢他们所付出的巨大努力及为我们的学科所注入的活力。

William J. Koopman, M. D.
阿拉巴马州 伯明翰市
（谷雅 译 叶伟胜 校）

致　谢

首先诚挚地感谢总编辑 Tanya Lazar 在配合本书筹备工作中所付出的努力。她的耐心及对细节的关注无处不在。还要感谢 Gloria Purnell 及 Bettie Stone 在整个出版过程中所付出的不懈努力。承蒙临床免疫学及风湿病学学组全体同仁、工作人员及教职人员所给予的支持与帮助，没有他们，将无法完成本书的编著。在此还要感谢 Lippincott Williams & Wilkins 出版公司全体工作人员在本书后期制作过程中所付出的努力。

最重要的是，还要感谢我们的妻子，Lilliane 和 Susan，没有她们的宽容、爱和支持，我们的成就也无从谈起，在此也将此书献给她们。

（谷雅 译　叶伟胜 校）

目录

第1篇　风湿性疾病研究绪论

第1章　风湿性疾病流行病学 …… 3
第2章　关节炎的鉴别诊断:症状和体征分析 …… 39
第3章　风湿性疾病的临床评价 …… 51
第4章　滑液分析 …… 79
第5章　关节镜检查 …… 93
第6章　关节炎磁共振成像 …… 109

第2篇　风湿病学研究的基础科学

第7章　关节的结构与功能 …… 145
第8章　滑液生理 …… 169
第9章　胶原结构与功能 …… 181
第10章　软骨蛋白聚糖的结构、功能和代谢 …… 201
第11章　正常软骨与异常软骨 …… 213
第12章　滑膜细胞的结构与功能 …… 259
第13章　免疫球蛋白及其基因 …… 275
第14章　巨噬细胞及其他抗原呈递细胞的结构和功能 …… 291
第15章　淋巴细胞的结构和功能 …… 313
第16章　中性粒细胞的结构和功能 …… 337
第17章　肥大细胞、嗜酸细胞和风湿性疾病 …… 359
第18章　风湿病中的血小板 …… 391
第19章　细胞因子和细胞因子受体 …… 403
第20章　风湿性疾病中的细胞黏附分子 …… 455
第21章　补体系统的分子生物学 …… 467
第22章　风湿性疾病中的急性期蛋白 …… 481
第23章　类花生酸类物质和相关复合物 …… 493
第24章　一氧化氮及其相关化合物 …… 515
第25章　免疫复合物的特性和免疫复合物病的原则 …… 531
第26章　细胞凋亡和自身免疫 …… 547
第27章　风湿病中人类白细胞抗原复合体的结构、功能及遗传学 …… 567
第28章　风湿性疾病的遗传学基础 …… 583
第29章　关节炎和自身免疫的动物模型 …… 601

第 30 章 慢性风湿性疾病的感染因素 …… 621

第3篇 风湿性疾病的治疗

第 31 章 非类固醇抗炎药 …… 651
第 32 章 甲氨蝶呤和来氟米特:在类风湿性关节炎和其他风湿性疾病治疗中的应用 …… 675
第 33 章 药物联合治疗 …… 709
第 34 章 皮质类固醇 …… 725
第 35 章 关节穿刺技术和关节腔注射治疗 …… 745
第 36 章 造血干细胞移植在自身免疫疾病中的应用 …… 757
第 37 章 基因治疗:关节炎治疗的潜在方法 …… 767
第 38 章 关节炎及风湿性疾病患者的康复 …… 781
第 39 章 细胞因子抑制剂:肿瘤坏死因子和白细胞介素-1 …… 805
第 40 章 风湿病的试验性生物治疗 …… 825
第 41 章 免疫调节剂(环孢素、他克莫司、硫唑嘌呤、环磷酰胺、霉酚酸酯和苯丁酸氮芥) …… 847
第 42 章 传统缓解病情抗风湿药:金制剂、D-青霉胺、柳氮磺胺吡啶和抗疟药 …… 875
第 43 章 四环素类药物与替代治疗 …… 901
第 44 章 疼痛机制和疼痛调节 …… 915

第4篇 风湿性疾病的外科干预

第 45 章 关节炎手畸形的外科治疗 …… 933
第 46 章 肩关节炎的外科治疗 …… 947
第 47 章 肘关节炎的外科治疗 …… 967
第 48 章 脊柱关节炎畸形的矫正 …… 985
第 49 章 髋关节炎性畸形的矫正 …… 997
第 50 章 膝关节炎的外科治疗 …… 1013
第 51 章 足和踝的关节炎 …… 1023

第5篇 类风湿性关节炎

第 52 章 类风湿性关节炎的病因和发病机制 …… 1035
第 53 章 类风湿性关节炎和相关疾病的病理 …… 1061
第 54 章 类风湿性关节炎的组织损伤机制 …… 1085
第 55 章 类风湿性关节炎的临床表现 …… 1107
第 56 章 类风湿性关节炎的关节外表现 …… 1135
第 57 章 类风湿性关节炎的实验室检查 …… 1147
第 58 章 类风湿因子 …… 1167
第 59 章 类风湿性关节炎的评估及治疗 …… 1187

第6篇 其他炎症性关节炎综合征

第 60 章 血清阴性多关节炎(包括成人Still病) …… 1203
第 61 章 幼年型特发性关节炎(幼年型类风湿关节炎) …… 1217
第 62 章 幼年型类风湿性关节炎的治疗 …… 1241
第 63 章 强直性脊柱炎 …… 1259
第 64 章 反应性关节炎 …… 1275
第 65 章 银屑病关节炎 …… 1297
第 66 章 肠病型关节炎 …… 1315
第 67 章 关节炎和风湿性疾病的肝脏表现 …… 1339
第 68 章 间歇性和周期性关节炎综合征 …… 1349

第7篇 全身风湿性疾病

第 69 章 未分化结缔组织病、重叠综合征和混合性结缔组织病(MCTD) …… 1399
第 70 章 系统性红斑狼疮的临床表现 …… 1409
第 71 章 系统性红斑狼疮的自身抗体 …… 1435
第 72 章 系统性红斑狼疮的发病机制 …… 1459
第 73 章 系统性红斑狼疮(SLE)的治疗 …… 1493
第 74 章 抗磷脂抗体综合征 …… 1505
第 75 章 炎性肌病:多肌炎、皮肌炎和相关疾病 …… 1521
第 76 章 系统性硬化症的发病机制 …… 1549
第 77 章 系统性硬化症和硬皮病变异型:临床表现 …… 1561
第 78 章 干燥综合征 …… 1607
第 79 章 风湿热及其他链球菌属相关的风湿性疾病 …… 1631
第 80 章 妊娠和风湿性疾病 …… 1643
第 81 章 复发性多软骨炎 …… 1653

第8篇 血管炎和相关疾病

第 82 章 血管炎:分类 …… 1663
第 83 章 韦格纳肉芽肿和抗中性粒细胞胞浆抗体相关性血管炎病 …… 1669
第 84 章 结节性多动脉炎 …… 1691
第 85 章 风湿性多肌痛和巨细胞动脉炎 …… 1699
第 86 章 白细胞破坏性血管炎和过敏性紫癜 …… 1713
第 87 章 中枢神经系统血管炎 …… 1723
第 88 章 其他血管炎综合征 …… 1741
第 89 章 贝赫切特综合征 …… 1755
第 90 章 假性血管炎 …… 1765

第 9 篇 其他风湿性疾病

第 91 章 纤维肌痛症 …… 1789
第 92 章 神经性关节病(Charcot 关节) …… 1827
第 93 章 淀粉样变 …… 1847
第 94 章 结节病(肉样瘤病) …… 1875
第 95 章 与血液病、贮积病、脂类代谢失调及异常蛋白血症相关的关节炎 …… 1883
第 96 章 结缔组织与骨骼的遗传与发育性疾病 …… 1905
第 97 章 肥大性骨关节病变 …… 1951

第 10 篇 关节及其相关结构的局部病变

第 98 章 膝关节力学紊乱 …… 1961
第 99 章 颈椎综合征 …… 1971
第 100 章 颞颌关节疾患 …… 1981
第 101 章 腰痛 …… 1987
第 102 章 腰椎管狭窄 …… 2001
第 103 章 纤维化疾病 …… 2007
第 104 章 神经卡压综合征 …… 2023
第 105 章 关节及其相关结构的瘤样病变和肿瘤 …… 2031
第 106 章 肩关节疼痛与交感反射性营养不良综合征 …… 2045
第 107 章 骨坏死 …… 2063

第 11 篇 骨关节炎

第 108 章 骨关节炎病理学 …… 2079
第 109 章 骨关节炎的发病机制 …… 2105
第 110 章 骨关节炎的临床和实验室表现 …… 2131
第 111 章 骨关节炎的治疗 …… 2157
第 112 章 关节软骨修复、再生和替代 …… 2177

第 12 篇 代谢性骨与关节病

第 113 章 痛风与高尿酸血症的发病机制 …… 2201
第 114 章 高尿酸血症的治疗 …… 2235
第 115 章 结晶诱发性炎症的发病机制与治疗 …… 2249
第 116 章 焦磷酸钙结晶沉积性疾病、假痛风和关节软骨钙质沉着病 …… 2265
第 117 章 碱性磷酸钙(磷灰石、磷酸八钙、磷酸三钙)结晶沉积性疾病和钙质沉着病 …… 2287
第 118 章 草酸钙和其他结晶或微粒相关的关节炎 …… 2305
第 119 章 肌肉组织的代谢性疾病 …… 2327
第 120 章 褐黄病、血色素沉着和 Wilson 病 …… 2345
第 121 章 骨骼的健康和疾病 …… 2357

第 122 章 变形性骨炎(骨 Paget 病) …… 2419
第 123 章 内分泌疾病的风湿性表现 …… 2433

第 13 篇 感染性关节炎

第 124 章 细菌性关节炎 …… 2453
第 125 章 淋球菌性关节炎和其他奈瑟菌感染 …… 2481
第 126 章 真菌与分枝杆菌的骨关节感染 …… 2489
第 127 章 莱姆(Lyme)病 …… 2517
第 128 章 病毒性关节炎 …… 2535
第 129 章 反转录病毒相关风湿性和炎症性疾病 …… 2553

第 7 篇

全身风湿性疾病

第69章

未分化结缔组织病、重叠综合征和混合性结缔组织病(MCTD)

Morris Reichlin

全身性风湿性疾病具有一些难以对其做出明确诊断的特征。目前,研究较多的是类风湿性关节炎(RA)、系统性红斑狼疮(SLE)、进行性系统性硬化症(PSS)/系统性硬皮病、多发性肌炎(PM)/皮肌炎(DM)和Sjögren综合征(又称干燥综合征,是指由于泪腺和唾液腺中淋巴细胞炎性浸润,导致腺体分泌减少所引起的口腔干燥和眼部角结膜炎。这种疾病可以原发,也可与上述四种疾病其中之一种相关,称为继发性干燥综合征)。最重要的是,这些疾病具有一些共同的临床特征,但这些特征在不同疾病中的发生频率不同,它们包括雷诺现象、多关节炎、贫血、肺间质性疾病、胸膜心包炎和血管炎。对于有一种或多种上述临床特征的患者,常因不符合已知的任何全身性风湿性疾病的诊断标准,而不能做出最终诊断。而且,认清结缔组织病的过程需要时间,但也许患者病情不再进展,甚至症状和体征已经消失,从而可能失去了最终明确诊断的机会。这些疾病的血清学特征也有很大的不同,如抗核抗体(ANA)和类风湿因子(RF),这些及其他一些血清学检测标记见表69.1。

由于病因不明,共同的临床和血清学表现常给这些疾病的早期诊断带来困难。此外,对于临床医师来说,在临床表现不足难以做出对某些疾病的鉴别诊断时,没有明确的诊断性实验。这些疾病大都存在明显的多相性,尤其对SLE、PSS、PM和DM而言,根据不同患者的临床特征和已知结构的抗原所检测到的自身抗体,可将这些疾病分为许多亚型。这些疾病的特异性自身抗体见表69.2。

全身性风湿性疾病间存在较大的多相性,临床表现常不够充分(尤其在疾病早期),它们之间也有重叠倾向,这是本章“未分化结缔组织性疾病(UCTD)”中讨论的一个问题。较早的两篇文献曾经提出了这个问题[1,2],而且对这个问题开展了多中心的研究,对早期UCTD综合征的临床范围作了定义,研究了其自然病史[3-5]。后来又有一些文章是关于患者出现的某些临床问题的研究[6,7]。此外,多中心的实验工作也提出了下列重要问题:UCTD的本质;随着时间的推移和病程的进展患者的预后;以及UCTD发展为全身性风湿性疾病的各分化形式的频率。

在疾病的最后阶段,许多患者都会或多或少地表现出同时有两种或更多的疾病(表69.3)。其中,最具有争议性的是混合性结缔组织病,它同时具有系统性红斑狼疮、多发性肌炎/皮肌炎和进行性系统性硬化症的临床特征,以不同形式伴发,并有高滴度的抗nRNP抗体或抗U_1RNP抗体[8,9]。然而许多已知的重叠综合征病例并没有抗U_1RNP自身抗体;反之,上述任一疾病单独

表69.1 未分化结缔组织病/重叠综合征中常呈阳性的血清学标记

抗核抗体(间接免疫荧光法,可见均匀/斑点状分布的荧光)
类风湿因子
抗 ssDNA
抗 U_1RNP、抗 U_2RNP
抗染色质

表69.2 特异性自身抗体

疾病	抗原
系统性红斑狼疮	双链脱氧核糖核酸
	核糖体P蛋白
	Ro/SSA、La/SSB(也存在于干燥综合征中)
	Sm
进行性系统性硬化症	拓扑异构酶(Scl_{70})
	着丝粒抗原
	RNA聚合酶Ⅱ、Ⅲ
	核仁抗原PM Scl、RNA聚合酶Ⅰ
	纤维蛋白(U_3RNA),NOR 90
多发性肌炎	肌炎特异性靶位tRNA合成酶(组氨酰、苏氨酰、丙氨酰、甘氨酰、亮氨酰)
	其他细胞质靶位
	信号识别蛋白(SRP)
	Mas
	延伸因子 Elα(Fer)
	转录因子(KJ)(分子特征未知)
皮肌炎	Mi_2核抗原

发生时,这些特异性自身抗体的表达程度有很大不同。有报道称,已经证实针对U_1RNP抗原的70 kD多肽的抗体在MCTD中具有特异性,但这种自身抗体也至少同时存在于50%的SLE患者中,这些患者体内含有抗U_1RNP抗原的沉淀素,却无重叠症状[10]。关于MCTD的最新认识将在本章后面述及。

一、已分化结缔组织病的识别

对全身性风湿性疾病进行临床观察,就需要建立筛选病例的标准,结合每种全身性风湿性疾病特征性临床表现和统计学分析结果,组成该疾病的判断标准。表69.4列举出这些疾病的临床特征和常出现于UCTD的非特异性临床表现。由美国风湿病学会委员会所确定的这些疾病的评判标准最终形成了对RA、SLE和PSS的分类标准,类似的标准已经用于PM、DM和SS。这些标准的重要功能是筛选能够进入临床试验的病例。

在对每个病例进行临床诊断评价中,要找出每种系统性风湿性疾病的特征性表现。这些疾病已在本书其他章节中详细论述,在此对其进行简单的回顾,是为了对它们特征性的临床和血清学表现与UCTD中非特异性的临床和血清学表现进行比较,对多数无法分类的不完全性结缔组织综合征做一个小结。

(一)系统性红斑狼疮(SLE)

系统性红斑狼疮的特征性表现包括:肾小球肾炎,光过敏,特征性皮疹,中枢神经系统疾病,以及各种血细胞减少症,如Coombs实验阳性的溶血性贫血、白细胞减少症和血小板减少症。这些表现在其他结缔组织病中罕见,在PSS、RA和PM/DM也不常见。胸膜心包炎和腹膜炎在SLE中很常见,但它在其他全身风湿性疾病中发病率有明显不同。在血清学检查方面,抗天然DNA、抗Sm、抗核糖体P蛋白抗体在SLE中几乎都是特异性的;而抗U_1RNP、抗Ro/SSA和抗La/SSB沉淀抗体在SLE病例中,虽然有85%患者呈阳性,但特异性降低,也可见于其他风湿性疾病;抗Ro/SSA和抗La/SSB沉淀抗体在原发性干燥综合征中比SLE中更常见。结合多方面的临床表现和确定的自身抗体检查,有利于SLE的诊断。在SLE疾病的早期,患者常仅显示出非特异性的

表69.3 重叠综合征

全身性风湿性疾病合并干燥综合征
类风湿关节炎合并系统性红斑狼疮
进行性系统性硬化症、系统性红斑狼疮、多发性肌炎或混合型结缔组织病
硬皮病、多发性肌炎(抗U_1RNP抗体阴性)或系统性红斑狼疮
原发性胆汁性肝硬化、干燥综合征、局限性硬皮病

表69.4 特定风湿性疾病具有的特征性临床和实验室表现

疾病	特征性表现	未分化结缔组织病
系统性红斑狼疮	光敏性皮肤损害、颧部红斑、亚急性皮肤狼疮损害	胸膜心包疾病
系统性红斑狼疮	肾小球肾炎合并低补体血症	蛋白尿
系统性红斑狼疮	Coombs 实验阳性的溶血性贫血	正色性正常红细胞性贫血
系统性红斑狼疮/抗磷脂综合征	血小板减少症	血小板计数正常
皮肌炎	紫红色丘疹、向阳疹	肌肉萎缩
多发性肌炎和皮肌炎	肢体近端肌肉萎缩,伴有血清中肌源性酶增高,特异性肌肉活组织病理检查,肌电图表现	体重减少、疲乏感、全身虚弱感
类风湿性关节炎	对称腐蚀破坏性的多关节炎,伴有类风湿因子阳性	非破坏性多关节炎
类风湿性关节炎	Caplan 综合征	肺间质性疾病
进行性系统性硬化症	腕近端皮肤增厚、毛细血管扩张、指端硬化、钙质沉着病	雷诺现象

临床表现,ANA阳性,而没有特异性的自身抗体表达。在疾病的早期和晚期,最常见的血清学表现是抗染色质抗体阳性,它同抗ANA抗体一样,表现为弥散性均匀的荧光。虽然这些抗体可在大多数SLE患者中检出,但在RA和PSS中也有数量不一的表达[11]。在对SLE大鼠的研究中发现,抗染色质(或核小体)抗体是自身免疫系统侵及核抗原的早期标志,抗dsDNA(是SLE血清学检查中最特异性指标)在病程中出现较晚[12,13]。

(二)进行性系统性硬化症(PSS)

PSS亚型的多相性不如SLE明显,诊断主要依赖于皮肤胶原增生积聚引起的皮肤增厚表现,这种弥漫性的病变累及上肢近端直到腕关节,也可累及躯干及面部。按照早期对该病的认识,伴有弥漫性皮肤损害的患者,其内脏发生硬化的危险升高,包括心脏、肺、肠和伴有恶性高血压的肾硬化。所有PSS患者都会发生雷诺现象。局限型PSS患者皮肤损害累及手(指端硬化)和面部,出现钙质沉着症、食管运动紊乱和毛细血管扩张(以前称为CREST综合征,现在称为局限型PSS)。局限型皮肤损害的PSS患者可具备上述不同的临床表现。

抗核抗体对PSS疾病具有高度特异性,这些抗体针对不同的核抗原,包括拓扑异构酶Ⅰ(Scl_{70})和着丝粒抗原(见表69.2)。抗着丝粒抗体与局限型PSS密切相关。虽然抗拓扑异构酶Ⅰ抗体在弥漫型PSS患者中出现的频率要高于局限型PSS,但到目前为止,还没有发现对弥漫型PSS患者更具有普遍意义的血清学标志[14-16]。抗RNA聚合酶Ⅲ自身抗体是目前公认的对特定疾病也可能是对弥漫型疾病最具有特异性的酶分类标志[17]。此外,抗RNA聚合酶Ⅱ抗体[18,19]及其磷酸纤维素的形成,对PSS尤其弥漫型PSS有高度特异性。抗RNA聚合酶Ⅰ抗体与弥漫型PSS相关[18,19],出现于少数PSS患者中,其在核仁染色中呈现斑点状荧光[21]。

(三)多发性肌炎和皮肌炎(PM和DM)

多发性肌炎和皮肌炎的分化形式显示出炎性肌病的特征,包括近端肌力减弱、肌源性酶增高、肌电图特征性的变化和肌肉活组织检查表现。此外,与疾病特异性相关的自身抗体有助于该病的诊断(表69.2)。在多发性肌炎和肺间质性疾病的患者中,可检测出一系列与基因转录相关的蛋白质相对应的抗体,包括Jo_1、$P1_7$和$P1_{12}$(它们分别是组氨酰基、苏氨酰基和内氨酰基tRNA合成酶)以及转录复合体KJ。这些抗体还包括抗氨基乙酰、抗异亮氨酸tRNA合成酶抗体、抗Mas和抗Fer抗体,其针对的抗原是转录复合体的分子元件。在多发性肌炎而无肺间质性疾病的患者体内,可检测出抗信号识别颗粒抗体;在皮肌炎患者中为抗核蛋白复合体Mi_2的抗体。在其他结缔组织疾病中,尽管使用高敏感实验检测了这些抗体,但均无明显意义[22]。关于这些肌炎特异性抗体临床意义的详细讨论已经发表[23]。

(四)类风湿性关节炎(RA)

最常见的两种全身风湿性疾病是RA和SS。RA的诊断依赖于它的临床特点,并需排除与之相类似的疾病。因此RA以慢性、对称性多关节炎为特征,在好发部位有软骨破坏和骨腐蚀。类风湿因子RF(尤其IgM)是抗IgG的Fc片段的免疫抗体,在70%~80%临床典型病例中滴度升高。其他少数典型病例在整个病程中RF呈阴性,这可能与同时患有其他病因未知的疾病有关。真正意义上的RA，范围很宽且具多相性，从严重的可伴有血管炎和大量关节外损害的Felty综合征到完全是良性病程的几乎没有系统性损害的慢性多关节炎。在RA发病的早期病情不明确，这也使医师难以进行正确诊断。

（五）干燥综合征（SS）

干燥综合征分为两型。在原发型SS中，淋巴细胞浸润、泪腺和唾液腺遭到破坏，导致多种临床症状和体征，包括角结膜炎（眼部干燥）和口干燥症（口腔干燥）。至少80%的SS患者血清中RF呈阳性，抗小核糖核蛋白Ro/SSA和La/SSB的沉淀蛋白分别在50%~80%和20%~30%的患者中呈阳性。尽管尚不知多大比例的原发型SS患者中，这些抗体总是呈阴性，但运用酶联免疫吸附测定法（ELISA）对这些自身抗体的检出率会更高[24]。也许同血清阴性的RA患者一样，出现类似情况的原发型SS患者除了患有干燥综合征外，还可能同时患有获得性免疫缺陷综合征（AIDS）[25]或其他未知的病毒、反转录病毒感染。与RA存在关节外损害一样，原发型SS常累及腺体外组织，如多关节炎、非血小板减少性紫癜、广泛的中枢神经系统损害和外周神经系统并发症，这常与血管炎有关。同时患有SS和SLE的病例，常具有免疫遗传性（DR2和DR3，HLA-DQ1/DQ2杂合现象），且抗Ro/SSA和抗La/SSB抗体几乎同时呈阳性，称为SS-SLE重叠综合征[26-28]。这种现象更加说明不同风湿免疫性疾病间具有交叉性和重叠性。

二、未分化结缔组织病（UCTD）

“未分化结缔组织病”这一名称的由来，是源于许多患者不能充分表现出任何单一结缔组织病的临床特征，这些患者至多有50%的临床表现能符合明确的单一风湿性疾病的诊断标准。下面用临床上仅存在雷诺现象的病例来解释这种情况。与雷诺现象有关的首要问题是，该现象是单独存在的疾病，还是全身性风湿性疾病的前驱表现。如果完善的实验室检查和仔细的查体都没有发现全身风湿性疾病的证据，那么抗ANA的检测是很有意义的，因为抗ANA阳性预示着患者很可能发展为全身风湿性疾病[29]。另外，甲褶毛细血管床的萎缩和扩张等特征性变化主要与硬皮病有关，这在一部分SLE和PM/DM患者中曾经出现[30]。如果患者抗ANA（抗着丝粒抗体或抗拓扑异构酶抗体I）阳性，他们很可能发展为PSS[31,32]。目前，研究人员正在开展一项关于该课题的大范围的前瞻性研究，根据其所提供的数据，临床医师将会告知有雷诺现象和抗着丝粒抗体或抗拓扑异构酶抗体I（或其他疾病特异性自身抗体）阳性的患者，其发展为PSS的风险大小和时间估计[3-5]。从这项研究可以得出结论：在伴有雷诺现象的患者中，某些与之有关的因素预示着风湿性疾病的发生。这些因素，正如表69.5所示，包括老年时发病、发病时病情严重、ANA阳性和毛细血管镜下异常。由于雷诺现象在正常女性和男性的发生率分别为8%和2%~3%，医生在诊断该疾病时必须结合其他临床表现和血清学检查结果。

最近，研究人员对一组UCTD病例进行随访，并利用环氧化酶（COX）回归模型分析患者疾病初期的病情对SLE诊断预测值。这些预测值分别为：盘状红斑狼疮（相对危险度=15.8）、浆膜炎（4.1）、单一ANA（4.8）和抗Sm阳性（28.2）[33]。在另一项对91例患者进行的随访观察中，平均随访3年，其中79例病情保持长期稳定，而12例演变为明确的SLE[34]。病情稳定的79例患者临床表现明确且简单：30%的患者只含有抗Ro/SSA抗体；28%只含有抗U_1RNP抗体；总体上有82%的患者含有单一特异性自身抗体。单一的抗U_1RNP抗体与雷诺现象和关节炎有关，而抗Ro/SSA抗体与口干燥症和眼干燥症有关[34]。

在另一项临床研究中，对84例UCTD患者随访了5年，其中51例病情保持稳定，33例演变为明确的CTD：13例PSS，7例SS，7例SLE，3例RA和3例MCTD[35]。对抗Ro/SSA抗体阳性的148例UCTD患者进行为期4.5年的随访，结果36例（占24.3%）诊断为明确的CTD，其中18例（占50%）发展为原发性SS，10例（占30.5%）发展为SLE[36]。因此，单纯抗Ro/SSA抗体阳性的UCTD患者更易发展为SS和SLE。

另一个常见的难题是对于部分有炎性多关节炎但无骨破坏、ANA阳性/阴性、RF阴性、无特异性的自身抗体和临床表现的患者，不能诊断为某一临床综合征。这类患者在早期UCTD患者中占大多数，有些患者最终演变为RA、SLE或PSS。在67例难以解释的多关节炎患者中，38%患者ANA阳性，5例抗U_1RNP阳性，1例抗Ro/SSA阳性。根据Kallenberg等人的相关研究，5例抗U_1RNP阳性的患者可能发展为PSS或SLE，1例抗Ro/SSA阳性的患者可能发展为SS或SLE[31]。

在115例UCTD患者中，68例ANA阳性，40例具有特异性自身抗体[4]。6例患者抗DNA阳性，3例患者抗Sm阳性，这些患者可能发展为SLE。16例抗U_1RNP阳性的患者可能发展为PSS或SLE，或者由PSS、SLE和PM组成的重叠综合征。14例抗Ro/SSA阳性的患者可能发展为SS、

表69.5　伴雷诺现象的UCTD患者，更易分化为明确的系统性风湿性疾病的因素

1. 老年时发病
2. 雷诺现象严重
3. ANA 阳性
4. 镜下甲褶毛细血管异常扩张和萎缩

Prevalence data shown from and calculated from incidence data listed in Masi AT, Medsger TA, Jr. Epidemiology of the rheumatic diseases. In: McCarty DJ Jr, ed. *Arthritis and other conditions*, 11th ed, Philadelphia: Lea & Febiger, 1989:16–55, with permission.

SLE或二者的重叠综合征。1例患者抗Jo阳性(肌炎特异性自身抗体)，并不符合PM或DM的诊断标准。这是一个十分罕见的病例，但也曾经有过类似报道[33]。这些病例再次说明，大多数特异性自身抗体可以预测临床疾病的发生，这一点在前述的关于PSS和SLE的两篇文章中也曾提到过[31,32]，而且这些抗体与疾病本身是内在相关的。根据芬兰社会保险机构提供的大样本统计结果，正如RF阳性与RA发病的关系一样 [38]，ANA阳性预示着发生SLE[37]。众所周知，少数RA患者在病情进展中血清学检查由阴性转为阳性，但是先前报道的"RF阳性预示着临床发生RA疾病"则更为常见。

存在这些自身抗体，常常预示着发生免疫性疾病。抗体的出现不是继发于组织损伤，也不是疾病的表现，而是疾病的病因或与致病过程密切相关。

临床表现不完全且其自身抗体无诊断意义，这样的风湿性疾病患者最适宜诊断为UCTD。在临床资料不能充分确定疾病的性质前，这些患者很难得到明确诊断。对于很多病例，由于病情反复发作，疾病的未分化状态长期存在，但又不知道疾病的预后和病程特点，故只能采取对症治疗，图69.1总结了UCTD患者病情的转归。我们希望，经过对疾病的不断深入研究，能在疾病的早期找出病因和其他的特异性自身抗体。

三、重叠综合征

研究重叠综合征的主要目的，一是揭示其病因和发病机制，二是通过研究已明确综合征的自然病史来了解该病的病程和预后。表69.3列出了这些重叠综合征，下面举例分析。由PSS和PM组成的重叠综合征发病时病情复杂，除了诊断为MCTD或含一系列高浓度抗U_1RNP抗体的病例外，临床上存在大量PSS–PM重叠综合征患者。如果从血清学方面进行检查会发现，PM与其他许多自身抗体有关。这种综合征的自身抗体常针对下列抗原：拓扑异构酶I(Scl_{70})，着丝粒抗原和不同类型的核仁抗原，尤其是核仁抗原PM-Scl[22,23]。在全身性风湿性疾病中，HLA-DR或HLA-DQ与特异性自身抗体的关系常比本综合征的关系紧密得多。例如，HLA-DR1和抗着丝粒抗体，HLA-DR5和抗拓扑异构酶I抗体(Scl_{70})，HLA-DR3和抗PM-Scl抗体[39-41]。但从相反的角度，PM发生于少数(5%~10%)的伴抗拓扑异构酶I抗体和抗着丝粒抗体的PSS患者。然而，44%~90%抗PM-Scl抗体阳性的PM患者与PSS有关。这说明抗PM-Scl抗体与PM-PSS重叠综合征有密切而特殊的关系，这种综合征部分由HLA-DR3等位基因控制，并与抗PM-Scl反应有关[39-41]。由此可以推断，当PM发生于抗PM-Scl阳性的PSS病例时，存在不同的病因或不同的发病机制，并以抗PM-Scl阳性为特征。

PM–PSS重叠综合征因发病机制不同，至少表现为两种类型：一种与抗PM-Scl反应有关，另一种为其他的PSS。有学者认为，PM的发病机制是由T细胞或B细胞介导的针对肌细胞内部或表面特征性抗原靶进行的自身免疫攻击。因此，以后工作的重点是确定这些抗原靶，从而能以此为基础，去了解PM和 DM的不同发病机制。

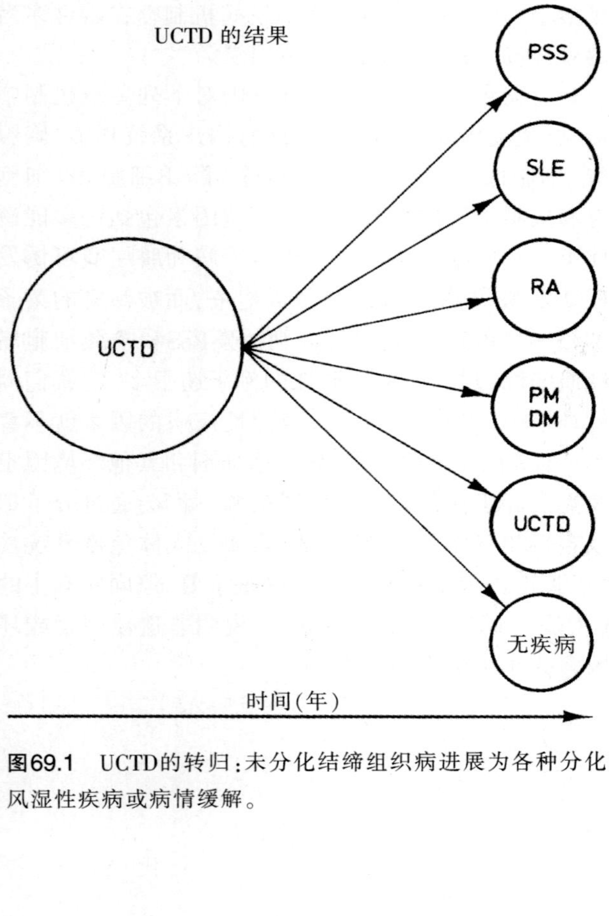

图69.1　UCTD的转归：未分化结缔组织病进展为各种分化的风湿性疾病或病情缓解。

在抗PM-Scl阴性的PM-PSS重叠综合征患者中，未曾见到有所谓的肌炎特异性抗体(MSA)阳性的报道，这一点很有意义。此外，PM-SLE或PM-RA重叠综合征患者中也未发现MSA阳性报道。虽然这种高度特异性疾病很少，但提示MSA阳性的PM患者的发病机制不同于PM-PSS重叠综合征患者。

尽管尚未排除MSA在PM免疫发病机制中作为靶抗原的作用，但并不认为MSA是肌炎发病机制中的重要环节，其原因如下：第一，MSA与病情活动无关；第二，抗原位于细胞内（未见发生于细胞表面的报道），MSA不太可能成为免疫介导的、器官特异性的致病途径。因此，人们认为这些抗体是疾病表达的重要标志，而不是直接源于肌肉损伤。

在全身风湿性疾病中，另外一种常见的重叠现象是由不同的已明确的疾病组成的综合征，但原因不明。例如，SLE-PSS重叠综合征。在美国，SLE的发病率大约为1/1 000，PSS为1/10 000，而SLE-PSS重叠综合征为$1/10^7$。照此推算，整个美国仅有25个SLE-PSS重叠综合征患者。尽管该综合征的确切病例数未知，但此数据在文献中也曾多次报道。PM和DM的发病率与PSS相近（为1/10 000），因此PM-PSS重叠综合征的发病率约为$1/10^8$，预计全美国仅有2~3例这样的患者。笔者曾见到20多个这样的患者，这在PM-PSS重叠综合征患者中所占的比例极微小。很明显，这些疾病的发病机制存在着许多潜在的未经确定的遗传或非遗传因素。

具有遗传因素的病例，其基因对下列免疫机制施加影响：免疫耐受，抗原加工，网状内皮系统功能，胸腺发育，细胞因子调节，以及大量作用于B细胞和T细胞发育和成熟过程的调节基因。环境因素包括许多能诱发此类疾病的药物，例如：普鲁卡因胺和肼屈嗪可诱发SLE，青霉胺可诱发PM和寻常天疱疮，而被污染的菜子油和被污染的L-色氨酸可分别诱发PSS和嗜酸细胞增多性肌痛综合征，此类药源性的例子还很多。在我们周围的环境中，能引起全身性风湿性疾病的因素就不普遍吗？不是的。化学物质、食品添加剂和其他环境因素以及能引起机体免疫反应的感染源，都会通过分子拟态或直接相互作用（如超抗原）来激发人体免疫系统功能。尽管遗传因素在发病机制中很重要，但同卵双生的SLE发病一致率仅为24%~60%，说明非遗传因素或环境因素的作用也不能忽视[42]。

四、混合性结缔组织病(MCTD)

“混合性结缔组织病”首先由Sharp在1972年提出，他将其描述为具有SLE、PSS、PM、DM和RA等疾病特征的混合体。其基本特点是，有针对可提取性核抗原的核糖核酸酶敏感成分的抗体，这与抗nRNP沉淀抗体有关[43]，后经证实为U_1RNP微粒[44]。随着研究的进展，68 kD（3个特异性的U_1RNP多肽片段之一）被认为是MCTD患者自身免疫系统中的特异性标志[45,46]。关于MCTD是一种“疾病”，还是“综合征”的争论从未停止过，早期的观点认为大部分病程是良性的，疾病大都对类固醇敏感，且最终出现MCTD的疾病过程。

经过多年的临床观察，人们开始怀疑MCTD是否为一种独立的疾病。从临床疾病分类学角度，阿根廷学者对患有重叠综合征的27例患者进行了大规模的单样本临床研究，其中抗U_1RNP阳性患者17例，抗U_1RNP阴性患者10例[47]。这两组病例的病情很相似，两组中都有超过半数以上的患者出现皮疹、肺损害，且有80%~95%的患者出现手部水肿、雷诺现象和肌炎。这项研究很明确地说明MCTD病情复杂、表现多样、缺乏特异性。而且，Sharp等对MCTD进行的早期研究主要是根据10例PSS患者进行的描述[48]，此时的重叠综合征已最终分化为明确的风湿性疾病。为了控制病情，偶尔也需要应用大剂量的糖皮质激素，但仍有几例患者病情危重，甚至最后死亡。Sharp医生对47例MCTD患者进行的长期临床观察已于近期发表[49]。其中，62%病例预后良好，38%的患者或者病情仍活跃（27%或15%）或者死亡（11%或23%）。肺动脉高压（11例死亡患者中，9例死于肺动脉高压）是致死的常见原因，这在最初的研究中并未发现。其他的不良预后包括：由恶性高血压和免疫复合物性肾小球肾炎引起的肾衰竭，由增生性血管病变（未伴随肺纤维化）引起的激进性肺动脉高压、大量的严重的中枢神经系统并发症和血管炎。随着对MCTD疾病的认识，人们开始有了酸涩的不祥之感，正如文章题目所示“混合性结缔组织病——所有系统无一幸免”[50]。这篇文献同时指出，这些严重的并发症已导致在12年的随访过程中，有13%的病例死亡，这与早期提出的“MCTD预后良好”的观念不符[50]。而且，尽管68 kD肽在MCTD患者中的确具有特异性，但在大部分的SLE患者中也能产生抗U_1RNP微粒抗体[10,51]。

面对这些新发现，MCTD的概念并没有停滞和枯竭，相反它不断得到修正和改进。有趣的是，多种关于

MCTD的对立观点正趋于一致，这些内容恰与本章的主要命题"UCTD的概念"有关。与LeRoy于1980年提出UCTD的概念很相似，MCTD的概念最近由Mairesse等提出。他们认为，MCTD是"与抗U_1-68 kD抗体密切相关的次要症状(雷诺现象、手指水肿、轻度肌炎和关节炎)核心，是UCTD发展到最后的主要结缔组织疾病的重叠"[52]。如果把这种描述稍加延伸，MCTD应为"最终分化为或表现为主要的结缔组织病"，它不同于Black和Isenberg所描述的"MCTD是一种独立的疾病"[50]。Mosca等[34]结合临床实例对此概念稍微做了修正，患者仅抗Ro/SSA阳性，有SS的临床特征，整个病程中有很少的临床和血清学表现。实际上，这些学者最终提出将MCTD命名为"未分化自身免疫性风湿性结缔组织紊乱"。正如所有已发表的关于MCTD的著作所言，抗U_1RNP（和抗68 kD)阳性与雷诺现象的发生密切相关，来自一个家族资料的报道支持这一观点。在这个家族中，姐姐患有PSS-PM重叠综合征（抗U_1RNP抗体阳性，有雷诺现象)，妹妹几年之后患SLE(癫痫发作、多关节炎、雷诺现象和抗U_1RNP抗体阳性，Western印迹分析法可见抗U_1-68 kD反应强阳性)[53]。这种抗68 kD与雷诺现象之间顺时的相关关系可能有两种原因：或者是二者之间有因果关系，或者是控制雷诺现象表达和抗68 kD抗体的产生有共性因子。

把MCTD看做是一种独立的疾病，证据之一是MCTD患者中发现抗73 kD热休克蛋白(HSP 73)自身抗体[52]。在这项研究中，抗HSP 73抗体在MCTD中处于很高水平，这与在RA、SLE、PSS和PM/DM中情况不同。在MCTD中抗HSP 73抗体水平与其他疾病没有重叠。抗HSP 73抗体水平在SLE和PM/DM患者中没有升高，在RA和PSS患者中有升高，且后两种疾病与MCTD中的抗体水平无重叠。而且，尽管抗HSP 73抗体与高水平的抗68 kD抗体有关，但二者之间并无交叉反应(虽然现在仍无数据支持)。通过一项长期严谨的对热休克蛋白自身免疫的临床研究，在8例MCTD患者血清中，还未发现抗HSP 73免疫反应阳性，因此该文献作者对于这一结果的解释也很谨慎[54]。

总之，把MCTD理解为UCTD的一部分似乎更为合理，UCTD可能分化为其中的一种疾病，也可能长期保持模糊状态。不同的全身风湿性疾病之间的关系(包括MCTD)可见图69.2。

五、UCTD和重叠综合征的治疗

UCTD的治疗一直存在不确定性。通过对患者的临床表现、自身抗体和遗传因素进行自然病史方面的前瞻性研究和临床观察，医生可以预测疾病的分化方向和预后病情，减少治疗的不确定性，根据这些数据，为患者制定更好的治疗方案。

医生要提供给患者最安全的治疗方案，其捷径就是在临床经验的基础上，根据UCTD患者的具体病情进行治疗。治疗未分化多关节炎患者时，合理使用非类固醇抗炎药(NSAID)，配合一系列的物理治疗和功能锻炼。如果这些基础治疗对多关节炎病情不能缓解，就需要考虑应用羟氯喹或柳氮磺胺吡啶。当诊断尚不能明确，虽经过上述治疗，病情中仍可见腐蚀性破坏或始终得不到最终诊断时，可以使用更为激进的药物治疗，如甲氨蝶呤和硫唑嘌呤，这就如同治疗RA时的"金字塔"方案一样。尽管许多医师建议使用"倒金字塔"方案治疗RA，提倡早期使用甲氨蝶呤和皮质激素，但笔者对应用该方案治疗UCTD的多关节炎仍持怀疑态度。这是因为患病个体的病程和预后都不清楚，而且许多患者的疾病是一个良性过程。当然，这些信息需要从现行的

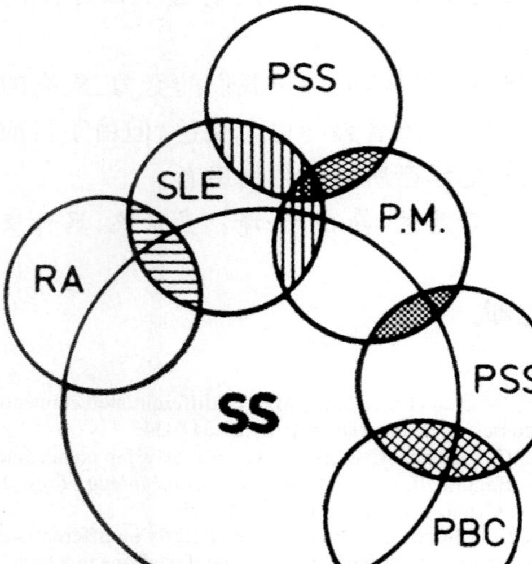

图69.2　通过不同的线形表示疾病之间的重叠排列，横线是狼疮，纵线是混合结缔组织病(MCTD)。多发性肌炎和进行性系统性硬化(pm-pss)重叠的三种类型用纵线(MCTD)和另外两种线形表示。这两种线形分别表示抗PM-Scl阳性和其他的PSS特异性抗体阳性。进行性系统性硬化重叠包括原发性胆汁性肝硬化重叠(pss-pbc)和干燥综合征重叠(pss-ss)，后者与SS和所有的系统性风湿病重叠一样。

对早期UCTD自然病史的治疗体验中得到证实[3-5,34]。

在治疗UCTD、MCTD或重叠综合征中所涉及的病症时，其处理方案与治疗该疾病很相似。医生治疗雷诺现象的方法与治疗原发性雷诺病也没有什么不同，包括保暖和使用血管扩张剂，如钙通道阻滞剂或β阻滞剂。如果ANA阳性或毛细血管镜下检查异常，应该注意提醒患者至少每月测一次血压，每年测一次肺的二氧化碳弥散功能(DL_{CO})，这些指标在PSS(尤其是局限型PSS)患者发生肺动脉高压时下降很快。对于发生肾损害并伴有雷诺现象的硬皮病患者，早期应用血管紧张素转换酶抑制剂(ACEI)治疗高血压，对缓解病情无疑是有帮助的。虽然曾有报道称，连续10年应用环磷酰胺和环孢霉素A成功治疗1例肺动脉高压[55]，但到目前为止，治疗MCTD或PSS患者肺动脉高压的疗效尚不清楚，这就需要从自然病史的研究中找到答案。这些并发症如此严重，需要密切观察和随访。

当UCTD、MCTD或重叠综合征出现肌炎、间质性肺病、血液病、浆膜炎或肾炎等并发症时，也应按照已分化系统性风湿病出现这些并发症时的情况处理。

在治疗系统性风湿性疾病过程中，要充分理解疾病的多相性，它们之间常常相互重叠。告知患者诊断尚不明确，目前最好的诊断是UCTD。当患者得知自己所患的不是MCTD，而是UCTD时，笔者不知道他们的感觉如何。

不过有一点很明确，经过我们的努力，疾病的神秘面纱终会被揭开，患者最终也会受益。但由于目前知识所限，我们只能尽己所能来帮助患者。

(张文海 李德达 李世民 译 李世民 冯世庆 校)

参考文献

1. LeRoy EC, Maricq HR, Kahaleh MB. Undifferentiated connective tissue syndromes. *Arthritis Rheum* 1980;23:341–343.
2. Christian CL. Connective tissue disease: overlap syndromes. In: Cohen A, Bennett JC, eds. *Rheumatology and immunology,* 2nd ed. New York: Grune & Stratton, 1986:175–179.
3. Alarcón GS, Williams GV, Singer JZ, et al. Early undifferentiated connective tissue disease. I. Early clinical manifestations in a large cohort of patients with undifferentiated connective tissue diseases compared to cohorts of well established connective tissue diseases. *J Rheumatol* 1991;18:1332–1339.
4. Clegg DO, Williams HJ, Singer JZ, et al. Early undifferentiated connective tissue disease. II. The frequency of circulating antinuclear antibodies in patients with early rheumatic diseases. *J Rheumatol* 1991;18:1340–1343.
5. Bulpitt KJ, Clements PJ, Lackenbruch PA, et al. Early undifferentiated connective tissue disease. III. Outcome and prognostic indicators in early scleroderma (systemic sclerosis). *Ann Intern Med* 1993;118:602–609.
6. Mukerji B, Hardin JG. Undifferentiated overlapping and mixed connective tissue diseases. *Am J Med Sci* 1993;305:114–119.
7. Kallenberg CGM. Overlapping syndromes, undifferentiated connective tissue disease, and other fibrosing conditions. *Curr Opin Rheumatol* 1993;5:809–815.
8. Sharp GC, Irvin WS, Tan EM, et al. Mixed connective tissue disease: an apparently distinct rheumatic disease syndrome associated with a specific antibody to extractable nuclear antigen (ENA). *Am J Med* 1972;52:148–159.
9. Sharp GC, Irwin WS, May CH, et al. Association of antibodies to ribonucleoprotein and Sm antigens with connective tissue disease, systemic lupus erythematosus, and other rheumatic diseases. *N Engl J Med* 1976;295:1149–1154.
10. Reichlin M, van Venrooij WJ. Autoantibodies to the URNP particles: relationship to clinical diagnosis and nephritis. *Clin Exp Immunol* 1991;83:286–290.
11. Wallace DJ, Lin HC, Shen GQ, et al. Antibodies to histone (H2A-H2B) DNA complexes in the absence of antibodies to double stranded DNA or to H2A-H2B complexes are more sensitive and specific for scleroderma related disorders than for lupus. *Arthritis Rheum* 1994;37:1795–1797.
12. Burlingame RW, Rubin RL, Balderas RS, et al. Genesis and evolution of anti-chromatin autoantibodies in murine lupus indicates T-dependent immunization with self-antigen. *J Clin Invest* 1993;91:1687–1696.
13. Amoura Z, Chalere H, Koutouzov S, et al. Nucleosome-restricted antibodies are detected before anti-ds DNA and/or antihistone antibodies in serum of MRL-Mp lpr/lpr and +/+ mice, and are present in kidney eluates of lupus mice with proteinuria. *Arthritis Rheum* 1994;37:1684–1688.
14. van Venrooij WJ, Stapel SO, Houben H, et al. Scl-86, a marker antigen for diffuse scleroderma. *J Clin Invest* 1985;75:1053–1060.
15. Weiner ES, Earnshaw WC, Senecal JH, et al. Clinical association of anticentromere antibodies and antibodies to topoisomerase I. *Arthritis Rheum* 1988;31:378–385.
16. Steen VD, Powell DL, Medsger TA Jr. Clinical correlations and prognosis based on serum autoantibodies in patients with systemic sclerosis. *Arthritis Rheum* 1988;31:196–203.
17. Okano Y, Steen VD, Medsger TA Jr. Autoantibody reactive with RNA polymerase III in systemic sclerosis. *Ann Intern Med* 1993;119:1005–1013.
18. Kuwana M, Kaburaki J, Mimori T, et al. Autoantibody reactive with three classes of RNA polymerases in sera from patients with systemic sclerosis. *J Clin Invest* 1993;91:1399–1404.
19. Hirakata M, Okano Y, Pati U, et al. Identification of autoantibodies to RNA polymerase II. *J Clin Invest* 1993;91:2665–2672.
20. Satoh M, Kuwana M, Ogasawara T, et al. Association of autoantibodies to topoisomerase I and the phosphorylated form of RNA polymerase II in Japanese scleroderma patients. *J Immunol* 1994;153:5838–5848.
21. Reimer G, Steen VD, Penning CA, et al. Correlates between autoantibodies to nucleolar antigen and clinical features in patients with systemic sclerosis (scleroderma). *Arthritis Rheum* 1985;31:525–532.
22. Targoff IN. Polymyositis. In: Bigazzi PL, Reichlin M, eds. *Systemic autoimmunity.* New York: Marcel Dekker, 1991:201–246.
23. Targoff IN. Autoantibodies associated with polymyositis and dermatomyositis. *Clin Aspects Autoimmun* 1993;5:5–18.
24. Harley JB, Alexander E, Bias WB, et al. Anti-Ro/SSA and La/SSB in patients with Sjögren's syndrome. *Arthritis Rheum* 1988;29:196–206.
25. Itescu S, Winchester R. Diffuse infiltrative lymphocytosis syndrome: a disorder occurring in human immunodeficiency virus-I infection that may present as a sicca syndrome. *Rheum Dis Clin North Am* 1993;18:683–697.
26. Provost TT, Alexander EL, Reichlin M. The relationship between anti-Ro positive lupus erythematosus and Sjögren's syndrome. In: Talal N, Moutsopoulous H, eds. *Sjögren's syndrome.* Heidelberg: Springer-Verlag, 1987:244–257.
27. Provost TT, Talal N, Harley JB, et al. The relationship between anti-Ro(SSA) antibody positive Sjögren's syndrome and anti-Ro(SS-A) antibody positive lupus erythematosus. *Arch Dermatol* 1988;124:63–71.
28. Provost TT, Talal N, Bias W, et al. Ro(SSA) positive Sjögren's/lupus erythematosus (SCLE) overlap patients are associated with the HLA-DR3 and/or DRw6 phenotypes. *J Invest Dermatol* 1988;91:369–371.
29. Kallenberg CGM, Wouda AA, The TH. Systemic involvement and immunologic findings in patients presenting with Raynaud's phenomenon. *Am J Med* 1980;69:675–680.
30. Harper FE, Maricq HR, Turner RE, et al. A prospective study of Raynaud's phenomenon and early connective tissue disease. *Am J*

Med 1982;72:883–888.
31. Kallenberg CGM, Wouda AA, Hoet MH, et al. Development of connective tissue disease in patients presenting with Raynaud's phenomenon: a six year follow-up with emphasis on the predictive value of antinuclear antibodies as detected by immunoblotting. *Ann Rheum Dis* 1988;147:634–641.
32. Weiner ES, Hildebrandt S, Senecal JL, et al. Prognostic significance of anticentromere antibodies and anti-topoisomerase I antibodies in Raynaud's disease. *Arthritis Rheum* 1988;34:68–77.
33. Calvo-Alén J, Alarcón GS, Burgard SL, et al. Systemic lupus erythematosus: predictors of its occurrence among a cohort of patients with early undifferentiated connective tissue disease: multivariate analyses and identification of risk factors. *J Rheumatol* 1996;23:469–475.
34. Mosca M, Tavoni A, Neri R, et al. Undifferentiated connective tissue diseases: the clinical and serological profiles of 91 patients followed for at least 1 year. *Lupus* 1998;7:95–100.
35. Danieli MG, Fraticelli P, Salvi A, et al. Undifferentiated connective tissue diseases: natural history and evolution into definite CTD assessed in 84 patients initially diagnosed as early CTD. *Clin Rheumatol* 1998;17:195–201.
36. Cavazzana I, Franceschini F, Belfiore N, et al. Undifferentiated connective tissue disease with antibodies to Ro/SSA: clinical features and follow-up of 148 patients. *Clin Exp Rheumatol* 2001;19:403–409.
37. Aho K, Koskela P, Mäkitalo R, et al. Antinuclear antibodies heralding the onset of systemic lupus erythematosus. *J Rheumatol* 1992;19:1377–1379.
38. Aho K, Heliövaara M, Maatela J, et al. Rheumatoid factors antedating clinical rheumatoid arthritis. *J Rheumatol* 1991;18:1282–1284.
39. Genth E, Mierau R, Genetzky P, et al. Immunogenetic association of scleroderma related antinuclear antibodies. *Arthritis Rheum* 1990;33:657–665.
40. Marguerie C, Bunn CC, Copier J, et al. The clinical and immunogenetic features of patients with autoantibodies to the nucleolar antigen PM-Scl. *Medicine* 1992;71:327–336.
41. Oddis CV, Okano Y, Rudert WA, et al. Serum autoantibody to the nucleolar antigen PM-Scl. *Arthritis Rheum* 1992;35:1211–1217.
42. Deapen D, Escalante A, Weinrib L, et al. A revised estimate of twin concordance in systemic lupus erythematosus. *Arthritis Rheum* 1992;35:311–318.
43. Mattioli M, Reichlin M. Characterization of a soluble nuclear ribonucleoprotein antigen reactive with SLE sera. *J Immunol* 1971;107:1281–1290.
44. Lerner MR, Steitz JA. Antibodies to small nuclear RNAs complexed with proteins are produced by patients with systemic lupus erythematosus. *Proc Natl Acad Sci U S A* 1979;76:5495–5499.
45. Habets WJ, DeRooij J, Salden MH, et al. Antibodies against distinct nuclear matrix proteins are characteristic for MCTD. *Clin Exp Immunol* 1983;54:268–276.
46. Petterson I, Wang G, Smith EL, et al. The use of immunoblotting and immunoprecipitation of small nuclear ribonucleoproteins in the analysis of sera of patients with mixed connective tissue disease and systemic lupus erythematosus. *Arthritis Rheum* 1986;29:986–996.
47. Lazaro MA, Maldonado Cocco JA, Catoggio LJ, et al. Clinical and serologic characteristics of patients with overlap syndrome: is mixed connective tissue disease a distinct clinical entity? *Medicine* 1989;68:58–65.
48. Nimmelstein SH, Brody S, McShane D, et al. Mixed connective tissue disease: a subsequent evaluation of the original 25 patients. *Medicine* 1980;59:239–248.
49. Burdt MA, Hoffman RW, Deutscher SL, et al. Long-term outcome in mixed connective tissue disease. *Arthritis Rheum* 1999;42:899–909.
50. Black C, Isenberg DA. Mixed connective tissue disease—goodbye to all that. *Br J Rheumatol* 1992;31:695–700.
51. McHugh N, James I, Maddison P. Clinical significance of antibodies to a 68 kDa U_1RNP polypeptide in connective tissue disease. *J Rheumatol* 1990;17:1320–1328.
52. Mairesse N, Kahn MF, Appelboom T. Antibodies to the constitutive 73-kD heat shock protein: a new marker of mixed connective tissue disease? *Am J Med* 1993;95:595–600.
53. Reichlin M, Abumohor P, Itoh Y. Two sisters producing anti-U1RNP exhibit serological concordance and clinical discordance. *Lupus* 1992;1:249–254.
54. Jarjour WN, Jeffries BD, Davis JS, et al. Autoantibodies to human stress proteins. *Arthritis Rheum* 1991;34:1133–1138.
55. Dahl M, Chalmers A, Wade J, et al. Ten-year survival of a patient with advanced pulmonary hypertension and mixed connective tissue disease treated with immunosuppressive therapy. *J Rheumatol* 1992;19:1807–1809.

第70章

系统性红斑狼疮的临床表现

Michelle A. Petri

系统性红斑狼疮(SLE)可累及各个器官和系统,故人们一直将它作为系统性自身免疫性疾病的典型。“狼疮”一词在拉丁语指狼,最初使用该词是因为本病面部的损害类似于动物的咬伤。Kaposi认为皮肤的狼疮可伴系统性疾病,如发热、神经症状、胸膜肺炎和贫血。Osler描述了SLE在各系统的临床表现,包括关节炎、肺炎、中枢神经系统(CNS)疾病、胃肠道危象、心内膜炎、心包炎、肾炎及出血等。Osler也描述了本病在反复发作中不断加重的自然病程。狼疮的重要临床描述是由Ropes和Hopkins研究组汇编的。

正如150年前一样,今天SLE的各种临床表现对于大多数精明的临床医生来说仍然是一个巨大的挑战。虽然本病的临床表现始终以皮肤、肌肉骨骼、血液和肾脏4个主要脏器及系统为主,但所累及的其他脏器系统,如神经系统疾病(包括认知功能障碍)和继发性抗磷脂抗体综合征(APS)目前也备受关注。

本章将综述SLE的临床特征,除了强调过去经典的、有益的研究外,还将引用霍普金斯(Hopkins)狼疮研究组(HLC)的纵向调查成果。

一、狼疮的分类

SLE是狼疮的一种类型(表70.1)。其他类型包括慢性皮肤(盘状)狼疮(无其他系统症状)、药物性狼疮(一种自限性狼疮,主要是关节炎和浆膜炎,药物停用后症状消失)、亚急性皮肤狼疮和新生儿狼疮(母体抗Ro抗体经胎盘传递引发的新生儿暂时性皮疹或永久性先天性心脏传导阻滞)。具有SLE部分特征但还不能确诊为SLE的患者通常可诊断为未分化结缔组织病(UCTD)。在初期被诊断为UCTD的患者中只有13%在5年后进展为真正的SLE。这些后来发展成SLE的患者极可能有盘状狼疮、浆膜炎、均质型抗核抗体(ANA)和抗Sm抗体阳性。

美国风湿病学会于1982年修订了SLE的分类标准,并于1997年再次做了修订,确诊SLE必须具备这些指标(表70.2)中的4项。尽管这些指标并非特意用作诊断标准,但是它们却经常被用作诊断依据。该标准强调SLE是一种多系统疾病,单独的ANA阳性不足以诊断SLE。然而,很可能患有SLE的患者并不具有其中的4项指标(例如一个患者具备狼疮肾炎、ANA阳性和抗ds-DNA阳性);反之亦然,即具有其中4项指标者也可能并未患有SLE(例如一个原发性抗磷脂抗体综合征患者具备抗心磷脂抗体阳性、ANA阳性、中风诱发的癫痫和血小板减少症)。

在笔者接触的SLE患者中,慢性皮肤(盘状)狼疮的患者占27%,非洲裔美国人(38%)高于高加索人(18%)。慢性皮肤(盘状)狼疮可以没有SLE其他表现,只有5%的慢性皮肤狼疮进展为系统性SLE。

亚急性皮肤红斑狼疮(SCLE)可以发生于SLE患

表70.1 红斑狼疮的类型

系统性红斑狼疮(SLE)
慢性皮肤(盘状)狼疮(CLE)
亚急性皮肤红斑狼疮(SCLE)
药物性红斑狼疮(DILE)
新生儿红斑狼疮(NLE)

表70.2 美国风湿病学会1997年修订的系统性红斑狼疮标准

指标	定义
1. 面颊皮疹	颧部平坦或隆起的固定性红斑
2. 盘状皮疹	隆起红斑,表面有角质化皮屑及毛孔阻塞现象;陈旧性损害可见萎缩性瘢痕
3. 光过敏	日光引起异常反应性皮疹,有病史或由医生发现
4. 口腔溃疡	口腔或鼻咽部溃疡,通常无痛,由医生发现
5. 关节炎	累及两个或更多外周关节的非侵蚀性关节炎,特征为压痛、肿胀或积液
6. 浆膜炎	①胸膜炎:有胸膜疼痛史,或体检发现胸膜摩擦音或胸腔积液;或者 ②心包炎:听及心包摩擦音或心电图、超声心动图证实有心包积液
7. 肾损害	①持续性蛋白尿大于0.5 g/d或蛋白尿"+++"以上;或者 ②任何类型的细胞管型
8. 神经系统病变	①癫痫:排除由其他原因引起 ②精神病:排除由其他原因引起
9. 血液学异常	①溶血性贫血 ②白细胞减少(两次或多次检测<4 000/mm^3) ③淋巴细胞减少(两次或多次检测<1 500/mm^3) ④血小板减少(<100 000/mm^3,排除药物所致)
10. 免疫学异常	①抗双链脱氧核糖核酰(dsDNA)抗体阳性;或者 ②抗Sm抗体阳性;或者 ③基于以下的抗磷脂抗体阳性: a. 血清抗心磷脂抗体IgG或IgM水平异常;或者 b. 标准方法检测狼疮抗凝物阳性;或者 c. 梅毒血清学试验假阳性,持续6个月以上,并经梅毒螺旋体制动反应或荧光密螺旋体抗体吸收试验证实
11. 抗核抗体(ANA)	免疫荧光检测或与其相当的检测在任何时间发现ANA滴度异常,排除已知药物所致的药物性狼疮

者,但概率极小,大约5%。仅患SCLE而不患SLE的患者可能在血清学和实验室检测方面具有SLE的特征,但是不满足SLE的诊断标准。

在美国,每年大约有15 000~20 000人患药物性红斑狼疮(DILE)。最常见的诱发药物是肼屈嗪和普鲁卡因酰胺,此外还有氯丙嗪、异烟肼、甲基多巴、青霉胺、奎尼丁和柳氮磺胺吡啶,还有许多其他的药物也可导致药源性ANA阳性或者药物性狼疮。一些可以引起药物性狼疮的药物(如肼屈嗪和普鲁卡因酰胺)属芳香族胺或芳香族联胺类,然而,这些药物也可以安全地用于SLE患者。环境中的芳香胺或芳香联胺类化合物(如染发剂或发胶)虽然可能含有硫键的氧化剂和巯基乙酸甘油酯,但尚未证实与SLE相关[9,10]。与DILE相关的慢乙酰化表型在SLE患者未见增加。

DILE最常见的临床表现为关节痛、关节炎、肌肉痛、浆膜炎和发热。肾炎和中枢神经系统SLE罕见,通常可见抗组蛋白抗体。与DILE相关的生物制剂(如干扰素和针对肿瘤坏死因子TNF-α的抗体)导致狼疮,据推测是因为细胞因子网络的崩溃[11]。虽然有时DILE需要短期的皮质类固醇治疗,但是实际上一旦药物停用其临床症状就会逐渐消失。

新生儿红斑狼疮(NLE)表现为一种暂时性的狼疮红斑或永久性的先天性心脏传导阻滞。其他的表现(如血细胞减少和肝炎)极罕见。其病因是母体的抗Ro抗体经胎盘传递所引起的[12]。

二、流行病学

(一)女性多发

SLE一个最显著的特征是女性患者占绝大多数。人们以鼠为模型,对女性激素在SLE发病机制方面的重要性进行了详细地研究[13]。在人类,发病比例为女:男为9:1,而Rochester和Minnesota最近报道的比例要小一些[14]。女性SLE患者雌激素代谢时,具有更高活性的代谢物16α-羟雌酮的水平升高[15]，而16α-羟雌酮可以强化雌激素对免疫系统的作用[16]。直系亲属的16α-羟雌酮水平也很可能升高[17]。女性SLE患者还可出现雄激素分泌不足、雄激素向雌激素过度转化、低水平脱氢异雄酮和较多的肾上腺类固醇。男性SLE患者大多有雄激素水平的降低[18]。因此，雌雄激素比例的失调在男性和女性均可诱发SLE。由于性激素可以在多重水平发挥作用，这种由雌雄激素比例失调引起自身免疫的机制尚不清楚。性激素与位于胸腺和脾脏[19]以及淋巴细胞表面的受体结合[20,21]，增加了分裂素诱导的免疫球蛋白的生成[22]。

（二）发病年龄

SLE一般发生于青春期后，20~30岁开始出现临床症状。儿童和老年发病的SLE患者症状多不典型，女性多发，特点不明显且临床表现不同。在Hopkins狼疮研究组的研究中，年轻（20岁以前）时发病的SLE患者皮肤和肾脏SLE较多，并且血清C4的水平很可能要低于年长时发病的SLE患者。在一项对31名儿童SLE患者的回顾性研究中发现，有关节炎、贫血和癫痫症状患者预后不良[23]。年长时（40岁以上）发病的SLE患者较少见到面部红斑、蛋白尿和低水平血清C4，但较易发生继发性干燥综合征。

（三）种族

在美国[24,25]和英国[26]，SLE多见于非洲裔美国人和非洲裔加勒比人，然而在非洲SLE并不是一种常见的自身免疫性疾病。在亚洲[27,28]和拉丁美洲[29]，SLE是常见的，然而亚裔美国人和西班牙裔美国人之间的SLE发病率的比较尚未见报道。美国的LUMINA研究组已开始对高加索人、西班牙人和非洲裔美国人之间的SLE发病率进行比较研究[30,31]。

种族影响了SLE的病程和临床表现。黑人SLE患者比白人SLE患者更多见盘状SLE[32]、狼疮性肾炎[32-34]、淋巴结病、肌炎和心包炎，但较少出现面部皮疹和口腔溃疡。与白人SLE患者相比，非洲裔美国人SLE患者抗RNP抗体和抗Sm抗体的阳性率较高，而抗心磷脂抗体和狼疮抗凝物的阳性率较低。

（四）社会经济因素

社会经济状况对SLE临床表现和病程差异的影响实际上应归结于其他因素。在一项关于低肾输出量（肾功能不全、肾衰竭和慢性肾病综合征）患者转归的前瞻性研究中发现，社会经济状况和种族因素的影响对预测转归并没有显著意义。相反，对于低肾输出量患者，解释肾输出量不足的主要可变因素是顺应性（包括就诊和药物治疗）及高血压[33]。

Hopkins狼疮研究组的研究表明，即使是排除了种族因素，文化程度与SLE的主要并发症之间也存在相关性，这些并发症包括白内障、高血压、消化性溃疡和血栓形成。文化程度还与一些临床表现有关联，如盘状红斑、精神病和癫痫。这些表面的联系可能是由于混杂了饮食和社会习惯等可变因素。

（五）发病率和患病率

Rochester和Minnesota最近的研究表明，SLE的发病率自20世纪70年代以来增长了3倍，从1.51/10万人（1950~1979年）增长到5.56/10万人（1980~1992年）。由于狼疮性肾炎的比例是稳定的，这一增长应视为是有根据的发现，而不是混入了早期诊断或轻症的病例。SLE发病率和患病率的比较见表70.3[35-49]。

（六）环境因素和激素诱发SLE

从1986年Freni-Titulaer等[50]在佐治亚州研究染发剂开始，研究人员进行的病例对照研究已经发现一些有统计学意义的导致SLE发病的危险因素。既往的病例对照研究显示其他有意义的危险因素为：带状疱疹和变态反应[50,51]；吸烟，初潮年龄，哮喘和灰尘工作[28,52]；肉食和月经不规则[53]。报道的最大样本病例对照研究是Nagata等[28,52]完成的，其中包含282名日本患者和292名对照者。最近一项病例对照研究表明二氧化硅也是一种危险因素[53a]。

（七）紫外线

紫外线（UV）一直是典型的触发因素，因为它不仅可以诱发狼疮，而且可以引起患者病情的反复发作。以往认为只有紫外线B辐射（UV-B）是危险因素，实际上UV-B和UV-A都能引起皮肤的狼疮损伤。在一项研究中发现，33%的患者对UV-B敏感，14%的患者对UV-A敏感，而53%的患者对二者都敏感[54]。尽管临床医生常常依赖病史去确定患者是否具有光过敏，但是最近的研究表明仅靠病史是不够的。在主诉有光过敏史的患者中，只有16%的患者在激惹试验中发生皮肤狼疮病变活动，然而48%的人有与多形性日光疹一样的反应。真正的皮肤狼疮反应阳性的患者更多表现为抗Ro抗体阳性和抗La抗体阳性[55]。紫外线也能够诱发非皮肤

表70.3　SLE的发病率和患病率

作者	时间	发病率[a]	患病率[b]
Siegel 和 Lee[35]	1973	2.0	14.6
Fessel[24]	1974	7.6	50.8
Meddings 和 Grennan[39]	1980		15.0
Helve[36]	1985		28.0
Michet等[38]	1985	2.2	40.0
Nived等[40]	1985	4.6	
Hochberg[41]	1987		12.0
Nakae等[42]	1987		21.0
Gudmundsson 和 Steinsson[46]	1990	5.8	
Samanta等[44]	1992		26.1
Nossent[45]	1992	4.6	47.0
Hopkinson等[26]	1994	4.4	24.0
Maskarinec 和 Katz[43]	1995		41.8
Hochberg等[37]	1995	4.6	
McCarty 等[47]	1995	2.8	
Johnson等[48]	1995	3.8	27.7
Gourley等[49]	1997		25.4
Uramoto等[14]	1999	5.8	12.2

[a]表示每年每10万人中的病例数。

[b]表示每10万人中的病例数。

的病变活动，甚至是神经系统的狼疮[56]。

单独暴露于UV-B也可以导致皮肤狼疮损伤[57]。多组试验均证实，UV-B照射可以增加Ro结合到体外培养的表皮角质化细胞的能力。这可能是钙网织蛋白的干扰在起作用[58]。UV-B可以诱导U_1RNP、Sm和Ro的结合能力，尤其是有自体血清存在的时候[59,60]。UV-B还可以诱导淋巴细胞凋亡[61]，UV-B照射后可以使细胞的DNA合成增加65%[62]。

有研究指出，78%的SLE患者对UV-A敏感[63]。UV-A可以增加氧自由基在SLE患者脾细胞中的积聚[64]，它还可以增加IL-6和TNF在角质化细胞和成纤维细胞中的表达[65]。经UV-A照射后可以增加IgG自身抗体的结合，但其作用要小于UV-B[66]。有一些SLE患者也对未遮蔽的荧光敏感，因为其可以发出UV-B的波长[67]。McGrath[68]已经证明荧光可以活化免疫调节剂顺式尿刊酸。

并不是所有波长的UV-A均对SLE患者有害。McGrath[69]研究了UV-A1（波长340~400 nm）对SLE的治疗作用，发现对6例患者有效，平均随访3.4年，并证实自身抗体有改善[70]。该研究非常严格，在最初的6周采用双盲法，改善比较明显[71]。在狼疮的动物模型试验中，荧光是有益的[72]。

（八）激素

激素对SLE的影响在鼠的模型中已经得到了很好证明，雄激素使症状改善而雌激素使症状恶化[22]。SLE患者雄激素（包括脱氢异雄酮）水平较低[73]。Lahita等[74]研究表明，一些SLE患者雌激素的16α羟基化作用增强，从而生成更多的活性代谢物。这些代谢路径，包括P 450氧化体系，可以受到饮食和吸烟的影响[75,76]。遗憾的是，在一项关于饮食因素绿花椰菜的临床试验研究中，临床及实验室表现均无任何改善[76a]。

1.外源性雌激素

许多病例报道均显示口服避孕药或雌激素替代疗法与SLE的发病之间有暂时性的联系[77]。一些前瞻性研究表明外源性雌激素对诱发人类SLE起着重要作用。护士健康研究显示，在SLE的进展过程中，口服避孕药的风险处于临界值[78]，雌激素替代疗法的风险具有统计学意义[79]。Grimes等（亚特兰大）[80]及Strom等（费城）[51,81]的病例对照研究证实，口服避孕药对SLE并不是有统计学意义的危险因素。通过激素替代疗法进入体内的外源性雌激素和SLE的病变活动没有联系[81a,81b,81c]。权威性临床试验"雌激素对狼疮安全性的国家评估"发现，激素替代疗法并未导致严重病变活动的次数增加[81d]。

2.内源性雌激素

内源性雌激素暴露对于SLE的发病也是很重要的。月经初潮较早(增加了雌激素接触的时间)、月经期较短(增加了雌激素接触的机会)和绝经期较晚都是SLE可能的促发因素。在美国，可能是由于良好的营养，月经初潮的年龄已经提前。然而，Nagata(日本)等对病例的对照研究发现，SLE患者的初潮年龄实际上是延迟的[28,52]，Grimes(亚特兰大)等的病例对照研究也没发现初潮年龄是SLE发病的危险因素[80]。但来自日本的病例对照研究发现，SLE患者的月经不规律现象是增多的[28,52]。

3.妊娠

妊娠使机体雌激素和催乳素增多，催乳素对于SLE患者是重要的免疫调节剂[82]。早期妊娠是SLE发病的一个潜在的诱发因素。然而，既往的病例对照研究，包括亚特兰大的Grimes等[80]、日本的Nagata等[28,52]和Minami[53]等，并没有发现妊娠、初次妊娠年龄和流产等与SLE的发病有关联。这似乎与风湿病专家的传统意见相反，风湿病专家认为"妊娠狼疮"的实质就是妊娠期间发生典型的SLE肾炎。

4.吸烟

吸烟在自身免疫性疾病中的作用是非常复杂的，现已发现吸烟是类风湿性关节炎(RA)[83]和SLE两种疾病的危险因素。在RA，吸烟和血清类风湿因子阳性、X线片显示关节侵蚀、类风湿结节和间质性肺病等有关联[84]。吸烟对免疫功能有复杂的影响，它不仅导致T抑制细胞[85]、自然杀伤细胞[85,86]和免疫球蛋白[86,87]功能下降，还减弱了对羊红细胞的抗体反应[88]及细胞参与的对移植肿瘤的应答[89]。吸烟可升高类风湿因子的滴度[90,91]，还可诱导机体针对香烟中的物质产生抗体[92]。然而，吸烟的某些效应也可能对SLE是有益的，例如它的抑制雌激素作用[93,94]和提高脱氢异雄酮水平的作用[95]。

有5组病例对照研究分析了吸烟和SLE之间的联系。其中的3组，即黑人妇女健康研究[96]和来自日本[28]、英国[97]的病例对照研究发现，在统计学上吸烟和SLE之间存在联系，其优势比约为2.0。第4组来自瑞典的仅有56名SLE患者的研究发现其优势比为1.8，但无统计学意义[98]。然而，另一组来自费城的195名SLE患者的研究发现，二者之间根本毫无联系[51]。美国黑人妇女吸烟人数的增多有可能可以解释黑人比白人SLE患病率高。

Hopkins狼疮研究组的研究显示，入组前吸烟对于盘状狼疮、小腿溃疡和肺动脉高压是一个独立的危险因素。Gallego等的研究也发现，在慢性皮肤狼疮患者，吸烟和盘状狼疮之间存在着类似的相关性[99]。在多伦多，吸烟的SLE患者对抗疟药治疗更加耐药，这表明吸烟可以导致病情加重[100]。

(九)头发用品

一项对自身免疫性疾病患者的病例对照研究[50]最早提出头发用品是SLE的危险因素。其理论是以"慢速乙酰化"假说为基础，认为头发用品与可以引起药物性狼疮的芳族胺存在化学相似性，但目前"慢速乙酰化"假说已经不再用来解释原发性SLE[81]。笔者的病例对照研究和其他人的研究[81]都没有发现头发用品(染发剂或发胶)和SLE发病之间存在联系。一组前瞻性群体研究——护士健康研究也没有发现二者间存在联系[10]。

(十)药物和饮食

笔者的病例对照研究发现，SLE患者对青霉素和磺胺的变态反应增加，甲氧卡啶/磺胺甲基异噁唑也可以导致有明确诊断的患者SLE病变活动[101]。此后的几项研究也证实SLE患者的变态反应增加（包括对昆虫的变态反应)[102]。同样在干燥综合征患者也发现了对抗生素的变态反应增加。

有研究发现，通常用来治疗寻常痤疮的米诺环素和SLE之间有关联[103]。Gough等报道了11例[104]，随后Angulo等报道了60例[105]。米诺环素狼疮具有药物性狼疮的特点，当停药后症状消退，但这与抗组蛋白抗体无关，而是与抗中性粒细胞胞浆抗体有关[106]，有时也与抗dsDNA抗体有关[107]。

非处方滋补药广泛应用于一般人群[108]，其中紫锥花属被作为一种免疫激动剂用于普通感冒。在笔者研究的人群中，有2例患者在SLE发病前使用过紫锥花属，其中1例静止期狼疮患者在使用后出现了肾炎病变活动[108a]。

在鼠的SLE模型中，蛋白质、脂肪、微量矿物质、维生素和能量的改变都能影响病情的发展[109]。抗氧化剂和ω_3脂肪酸对于鼠狼疮可能是保护性因素，然而脂肪总量过高会加速本病[110,111]。在Nagata(日本)等的研究中发现酒精和牛奶的摄入与SLE发病呈负相关[28]。同样的，McAlindon等研究发现摄入酒精可以预防狼疮肾炎[112]。用紫花苜蓿喂养的猴子患有一种SLE样疾病[113]，这可能与L刀豆氨酸被热量破坏有关[114]。

(十一)感染

现认为许多感染是SLE潜在的诱发因素,包括爱-巴(EB)病毒[115~117]、丙肝病毒、细胞巨化病毒(CMV)和细小病毒。其中,EB病毒的科学依据最充分。SLE患者感染EB病毒后更有可能产生抗p 542 IgG[118],并且抗病毒抗体和自身抗原(例如SmD)有交叉反应[119,120]。有报道称儿童SLE发病与EB病毒有关[121,122]。最初为EB病毒感染,随后是抗原决定簇扩散,从而导致发病[123]。

据报道,几例SLE患者发病前曾患丙型肝炎[124,125],SLE发病前感染乙肝病毒病例在其他国家也有报道[126]。在一项病例对照研究中发现,带状疱疹病史也是SLE发病的危险因素[51]。

令人忧虑的是乙肝病毒疫苗和SLE之间可能存在相关性[127~131]。Hopkins狼疮研究组的两例患者在注射乙肝疫苗后SLE病情进展。由于其他疫苗(包括肺炎球菌疫苗和流感疫苗)的使用是安全的[132],乙肝疫苗诱发SLE的原因尚不能明确。

(十二)环境中的毒素

一项病例对照研究显示,接触三氯乙烯污染的井水可以导致更多的SLE症状和更高水平的ANA[133]。有报道称,硅石粉尘与SLE及其他的自身免疫性疾病有关联[53a,134~137]。

(十三)预后

由于通常会受到研究对象入选标准的影响,一些不同来源的关于SLE生存率的研究(例如来自学术中心或者是长期患病的普通病例总结)常会发生偏差。尽管如此,很明显,SLE的生存率是大幅度地提高了。1954年美国巴尔的摩城报道SLE的5年生存率是51%[138],1981年已增长到97%[139]。现在有些医疗中心报道SLE的10年生存率已达90%甚至更高[140]。然而,最近一项来自Mayo诊所的研究结果由于其较低的10年生存率使人们对这种疾病有了更清醒地认识[14]。在2002年,美国疾病控制中心报道SLE的生存率有降低趋势[140a]。

由于受到两个主要变量的影响,美国关于SLE预后的研究是混乱的。一是非洲裔美国人,二是社会经济状况。在大多数的研究中,非洲裔美国人的生存率都较低[141~143]。1982年的多中心研究认为,非洲裔美国人的低生存率是由于个人保险的缺乏和重症疾病较多[142]。然而,有两项研究发现,即使调整了医疗保险,非洲裔美国人仍有较高的死亡率[141,143]。相反,在一项由开业医生诊治的609名SLE患者组成的大样本研究中发现,非洲裔美国人和其他种族(高加索人、西班牙人和亚洲人)之间的生存率没有区别[144]。在加拿大,社会经济地位对SLE的健康状况没有影响[145]。

SLE生存率的国家统计数据是具有指导性的。美国国立卫生统计中心1968~1972年的统计数据表明,非洲裔美国人SLE患者(尤其是女性患者)的死亡率在青年到中年这一段时间呈现先增高后降低的趋势,而白人则是随年龄增长死亡率增高[146]。1972~1976年的数据显示,美国黑人妇女在青年和中年阶段均有较高的死亡率[147]。

在大多数研究中,狼疮性肾炎对于SLE生存率均造成严重的负面影响。20世纪60年代,患有肾炎的SLE患者5年生存率为50%,而不患肾炎的患者为77%[148]。在一项对408名患者的研究中发现,肾炎和癫痫都与SLE的死亡率有关[149]。在欧洲,一项关于SLE的大样本多中心前瞻性研究发现其5年生存率为95%,但患有肾炎的患者生存率降低。另有一项对665名患者20年的研究发现,肾损伤、血小板减少、SLE疾病活动指数的高积分、肺狼疮和SLE高年龄发病[150]预示着死亡。患有肾功能不全的SLE患者10年生存率仅为12%,而肌酐水平正常的患者为80%[142]。肾病综合征对SLE的生存率也有负面的影响[151]。

在一项对1959~1992年的556名患者生存率的多元分析中发现,导致SLE患者死亡的独立危险因素包括男性性别、心电图异常、补体减少和皮质类固醇用量过多。早期发生C3低水平会减少生存的可能性[152]。另一项研究也同样证明了男性SLE患者的预后不良[153]。导致SLE患者死亡的主要原因包括SLE病情活跃(29%)、感染(29%)和血栓形成(27%)[154]。

最近的研究强调了对于SLE进行专业治疗的重要性。在有经验的医院,医生为女性、非洲裔美国人、西班牙人和那些有公共保险而没有医疗保险的患者提供专业治疗,可降低住院患者的死亡率[154a]。即使是对那些病情稳定的SLE患者,他们中的大多数也需要在复诊时对SLE的治疗进行积极的干预[154b]。

(十四)SLE的相关环节

为了更好地描述SLE自然病史及其影响,有必要定义和量化SLE的3个相关环节:疾病的活动性,疾病的损害度,患者的健康状况。SLE国际合作临床研究组(SLICC)一直致力于研究这些环节量化手段的合法性和可靠性。最近，这3个环节的量化在SLE临床研究中的重要性已获得OMERACT研究组认可[155,156]。

（十五）疾病活动性

SLE主要存在有3种类型。第1种类型为标准型，是恶化的一种，疾病活动性多次复发，现在又称为“复发–缓解”型[157]（图70.1）。该模式在笔者的病例中占53%[158]。为了用数字定义这种类型，笔者规定，在最近3个月以上时间内，疾病活动度直观模拟标度尺在0~3，发生1.0的改变将被认定为1次病变活动。然后计算病变活动在不同器官系统的分布（表70.4）。

Hopkins狼疮研究组对“复发–缓解”型的预测性研究中包括了女性及绝经前女性（与绝经后女性对比），结果显示，C3、C4和抗dsDNA的血清学试验（Hopkins狼疮研究组通常每季度做1次检测）对病变活动没有预测作用。“复发–缓解”或病变活动型的自然病史还不清楚。笔者在已确诊患者中已经发现了病变活动型。但相反，在对荷兰和瑞典SLE患者的研究中发现，病变活动型是病程早期的特征[159,160]。

第2种类型是一种慢性（或连续性）活动型，同样也常见。第3种类型应该更准确地称之为“长期休眠”型而不是缓解型，因为许多患者都再次出现迟发性的狼疮活动。在笔者的研究中，长期休眠型是一种比较罕见的类型。在另一项关于缓解型的研究中，667名患者中156名（约占23%）有1年或以上的无需治疗的临床缓解期，缓解的持续时间平均为4.6年。缓解期甚至可出现在伴有肾或中枢神经系统病变的患者[161]。

为了从纵向或临床试验方面监测疾病的活动度，可采用几种有效而可靠的疾病活动度量化标准，包括系统性红斑狼疮疾病活动性指数（SLEDAI）[162]、系统性红斑狼疮活动性测定系统（SLAM）[163]、狼疮活动性指数（LAI）[164]和不列颠群岛狼疮活动性研究组标准（BILAG）[165]。这些标准的差异包括：记述器官系统的数目，是否记述了一个受累器官的严重程度，以及是否选择包括补体和抗dsDNA等在内的血清学检测作为衡量标准等。这些标准彼此间有着密切的联系。

SLE的临床试验需要有明确的手段去获知随访患者疾病活动的变化，包括好转和恶化。尽管现存的疾病活动标准已经用于临床试验，但是一个真正的SLE“反应指数”的构建及验证仍是迫在眉睫的问题。在一项关于SLE患者脱氢异雄酮的多中心试验中，用作记录初始结果的反应指数是：采用SLEDAI或SLAM（该标准无恶化转归结果）标准中对“改善”及“稳定”的评估，以及采用Krupp疲劳程度标度尺[166]或患者直观模拟标度尺对无恶化者的评估。最近，一个包括了所有重要器官描述，并且定义了恶化、部分有效和完全有效的反应指数——红斑狼疮反应指数（RIFLE）已经用于数个临床试验。

（十六）疾病的进展

SLE患者的纵向随访表明，随着时间的推移，新的器官系统也将受到侵犯。笔者采用“进展”这个术语来描述SLE这种病情的发展。尽管引用“表位扩展”这个概念来解释SLE这一病情进展比较引人关注，但其发病机制仍不清楚[123]。表70.5显示了SLE在患者肾脏的病情进展。在Hopkins狼疮研究组的研究中，43%的SLE患者确诊5年后发现了新的症状或体征；然而，在荷兰的SLE患者中，确诊5年后发生病情进展的几乎没有[160]。SLE的病情进展是许多医师提倡对SLE患者做常规随访的原因之一（即使他们看起来感觉良好），这样可以在早期可治疗阶段发现新的受累器官。

（十七）SLE的实验室检测

试验室检测对于SLE的诊断是非常必要的。一些SLE的分类标准也完全依赖于实验室检测，这些检测包括阳性的ANA、抗磷脂抗体、抗Sm抗体、白细胞减少、淋巴细胞减少、溶血性贫血和肾炎。其他的检测虽

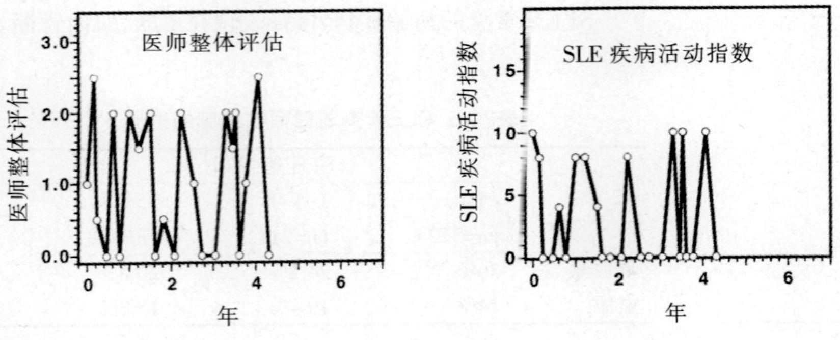

图70.1　采用医师整体评估（0~3分）和SLE疾病活动指数等量化疾病活动性，以图表形式显示病变活动或“复发–缓解”型。

然与SLE的分类无关，尤其是补体成分C3和C4的低水平表达，但它们对于SLE和相关结缔组织病的诊断却非常有帮助。

实验室检测对于狼疮患者的随访是至关重要的，它可以用来判断治疗是否充分，是否有新器官受累(例如造血系统或肾脏)，可以监测皮质类固醇或其他免疫抑制剂的毒性，以及评估发热的SLE患者是否存在感染。

(十八)SLE的生物标记

虽然低水平补体和抗dsDNA阳性对于SLE的诊断非常有帮助，但是对于它们是否是SLE疾病活动度的良好生物标记物仍存在争议。一些试验[158,167,168]显示，补体降低或抗dsDNA抗体升高并未预示着疾病恶化。相反，在另一项研究中发现抗dsDNA抗体升高(用Farr测定最有效)对病情的恶化有预示作用[169]。在一项每月随访的前瞻性研究中，笔者发现在SLE病变活动时出现抗dsDNA抗体降低[用酶联免疫吸附试验(ELISA)法或短膜虫法测定]，提示抗体在组织中沉积。

作为生物标记物，补体成分自身具有局限性，因为它们的水平受到生成量、无效等位遗传基因、分解代谢、稀释和消除等多种因素的影响。补体裂解产物可能更有意义，但是通常不能应用[170]。归根到底，细胞因子和细胞黏附分子作为SLE的生物标记物可能有一些作用[171]。T细胞和B细胞激活或抗原依赖性T细胞应答在将来有可能作为标记物。

(十九)疾病损伤

在笔者的SLE患者中，由于疾病及其治疗原因，有超过50%的人出现了永久性损伤。SLICC研究组制定并且验证了SLE损伤指数，SLE的损伤指数后来被美国风湿病学会(ACR)采用。SLICC/ACR损伤指数涵盖了从发病到持续至少6个月的永久性器官损伤(表70.6)，它已经在世界范围内使用[172]。在笔者的研究中，最常见的是肌肉骨骼系统损伤，用SLICC/ACR损伤指数定义为骨质疏松性骨折、缺血性骨坏死、Jaccoud关节病和(或)肌腱断裂(后者非常少见)。

运用Cox比例危险分析法分析器官损伤与时间的关系，笔者研究了皮质类固醇疗法的作用，包括累积剂量、最高剂量和甲泼尼龙冲击治疗。甲泼尼龙冲击治疗仅导致认知损伤。由于静脉甲泼尼龙冲击治疗是中枢神经系统狼疮的常规疗法，这种治疗与认知损伤的相关性也可能是一种假象。泼尼松龙的累积效应可导致白内障、骨质疏松症和冠状动脉疾病(CAD)。大剂量泼尼松龙治疗可导致白内障、骨质疏松症、中风、高血压及糖尿病[173]。

皮质类固醇药物的运用和冠状动脉疾病之间的联系是有争议的。冠状动脉疾病传统的危险因素包括高脂血症、高血压、糖尿病和超重等，笔者认为泼尼松龙对冠状动脉疾病的作用可以解释为其加重了这些危险因素。在一项纵向的回归分析中，笔者发现泼尼松龙剂量的一个小的增加(10 mg)可以导致下次随访中患者胆固醇、平均动脉压和体重明显增高[174]。

(二十)健康状况

一般来说，SLE患者的健康状况较差，与RA患者和HIV患者的情况相似[175]。SLICC组采用了医疗结果研究SF-36[176]作为评估SLE患者健康状况的标准。这一标准评估了健康状况的各个方面，甚至包括疲劳。

疲劳是健康状况的一个重要的方面，许多研究都用专门的方法去评估它，比如Krupp疲劳程度量表[177]。然而，长期疲劳是否表示SLE病情活动尚不清楚[178]。多中心研究表明，SLE患者的纤维肌痛要比普通人更多见[179-181]，这也解释了为什么长期疲劳会导致健康状况恶化。

三、SLE的临床表现

(一)SLE初始与累积症状/体征比较

SLE最常见的初始症状、体征表现在皮肤、肌肉骨骼、

表70.4 Hopkins狼疮研究组报道的病变活动累及的器官系统

	患者的百分率
体质	66
皮肤	47
肌肉骨骼	58
浆膜炎	12
神经系统	21
肾	22
肺	7
血液系统	17

表70.5 SLE病变随时间在肾脏的进展

	SLE患病时间		
	<1年 (n=322)	1~5年 (n=211)	>5年 (n=138)
蛋白尿	36%	24.2%	20.3%
血尿	14%	19.4%	18.8%

表70.6　Hopkins狼疮研究组报道的SLE永久性器官损伤

器官系统	损伤所占百分比
肌肉骨骼系统	25.2
神经精神系统	15.0
眼睛	12.6
肾脏	11.7
肺	10.4
心血管系统	10.1
胃肠道	7.4
皮肤	7.4
外周血管	5.5
糖尿病	6.1
恶性肿瘤	2.5
早发的性腺功能障碍	1.2

肾脏和血液系统。因为狼疮会随着时间的推移蔓延到其他的器官系统，所以累积频数高于初始频数（表70.7）。

（二）皮肤

在Hopkins狼疮研究组的研究中，SLE患者的皮肤表现极其常见（表70.8）。其中的4种表现，即颊部红斑、盘状狼疮、光过敏和口腔溃疡已被用于SLE的诊断标准。一些临床表现受种族因素影响，比如盘状狼疮和脱发在非洲裔美国人中较常见，而面颊皮疹和口腔溃疡在高加索人较常见。

颊部或蝶形皮疹仍然是SLE典型的皮肤表现，它被描述为"位于颧突表面隆起的或平坦的固定性红斑，不侵犯鼻唇褶"。非SLE引起的面部皮疹经常被误诊为颊部红斑。被确诊为SLE的患者也能形成其他的面部皮疹。需考虑与颊部皮疹鉴别诊断的普通皮疹包括红斑痤疮、脂溢性皮炎、寻常痤疮、光损害引起的毛细血管扩张和妊娠黄褐斑等。颊部皮疹通常和与之相似的红斑狼疮斑丘疹同时存在，这些斑丘疹一般出现在其他的日光照射区，特别是颈部的V形区和前臂。

盘状狼疮损伤作为慢性皮肤狼疮或SLE的一部分可以单独发生，它最常见于面部、头皮、耳朵和手臂。盘状狼疮可以导致瘢痕性秃发。活跃的盘状狼疮表现为斑块状轻微隆起的红斑皮损。随着盘状狼疮的消退，内部的中央晕将形成色素减少或过度沉着的瘢痕，这对面容是极大的毁损，尤其在黑色素沉着的患者。盘状狼疮的鉴别诊断包括银屑病和真菌感染。

光过敏被定义为"由于对日光的特殊反应而引起的皮疹（病史或为医师所看到）"。光过敏也可见于干燥综合征和皮肌炎，通常作为最先出现的体征。一些SLE患者也对荧光过敏，尤其是无屏蔽的荧光[67]。光过敏的

表70.7　SLE初始和累积症状、体征

临床表现	初始症状、体征百分率	累计症状、体征百分率
颊部（蝶形）红斑	30	56
盘状狼疮	14	27
光过敏	29	54
关节炎	40	70
蛋白尿	21	53
癫痫	4	10
精神病	2	5
心包炎	6	18
胸膜炎	16	38
白细胞减少	18	46
血小板减少	9	20

鉴别诊断病种广泛，以致许多患者被误诊。多形性光疹（PMLE）、日光性荨麻疹、狼疮、药物性和（或）化学性光过敏及卟啉症是引起光过敏的最常见原因。最容易误诊为狼疮性光过敏的是多形性日光疹，这种疾病在白人的发生率约为10%，皮疹出现于日光照射后数几小时至一天，并可持续数日。日光性荨麻疹多在日光照射几分钟内出现荨麻疹，几小时后消退，故不易与SLE混淆[182]。一些通常用于SLE患者的药物，比如非类固醇抗

表70.8　Hopkins狼疮研究组报道的皮肤表现

临床表现	所占百分比
颊部（蝶形）红斑	56
盘状红斑	27
光过敏	54
口疮溃疡	41
亚急性皮肤狼疮	5
脱发	51
网状青斑	22
皮肤脉管炎	17
小腿溃疡	4
大疱性狼疮	<1
狼疮脂膜炎/深部狼疮	2
疣状狼疮	<1
甲襞毛细血管改变	未研究
雷诺现象	52
血管性水肿	<1

炎药(NSAID),也可以导致光过敏。

口疮溃疡的定义为"发生于口腔或鼻咽部的溃疡,通常无痛,为医师所见到"。对于SLE患者,口疮溃疡通常位于颊黏膜,但也可见于腭部、齿龈和舌。黏膜狼疮也可以包括红斑的或盘状的损害[183]。口疮溃疡的鉴别诊断包括外伤、铁和维生素缺乏症、感染(例如单纯性疱疹)、药物以及其他疾病(例如Behcet病和炎性肠病)。

亚急性皮肤狼疮(SCLE)可以作为一种独立的疾病,也可发生于SLE患者(尽管不常见)。SCLE可以表现为丘疹鳞屑,也可表现为环形或多环形,它也是一种光过敏性皮疹,与抗Ro抗体相关。盘状狼疮病变的浸润密集而深入,SCLE病变的浸润则稀疏而表浅。与盘状狼疮不同,SCLE损伤较少形成瘢痕。某些药物(例如噻嗪类利尿剂)可以导致SCLE。通过活检,可以在SCLE患者发现颗粒状表皮IgG沉积物[184]。

有很多原因导致SLE患者脱发。狼疮可以导致弥漫的非瘢痕性脱发和盘状的慢性瘢痕性脱发。SLE开始发病时通常出现头皮盘状狼疮,对治疗反应差[185]。SLE患者还可出现局限性脱发(斑秃)。SLE患者活检显示在真皮表皮连接处有持续性IgG颗粒沉积(特发性局限性脱发患者少见)[186]。一些药物也可继发脱发,包括皮质激素、硫唑嘌呤、甲氨蝶呤和环磷酰胺。SLE患者感染后可发生静止期脱发。应用脱氧异雄酮或环孢霉素治疗的SLE患者可以发生多毛症。

在SLE,血管炎的最常见类型是皮肤血管炎。在一项研究中,540名SLE患者中有194名患有血管炎,其中发生于皮肤的有160人,发生于内脏的有24人,二者都发生的有10人。这些患者第1次皮肤血管炎发作时,有111人出现斑点状损伤,32人出现可触知的紫癜,6人出现荨麻疹,6人出现溃疡,8人出现丘疹,5人出现红斑,2人出现坏死性红斑,1人出现脂膜炎[187]。

抗磷脂抗体与皮肤的多种临床表现有关(表70.9)。

表70.9 抗磷脂抗体阳性患者的皮肤表现

网状青斑
血栓性浅静脉炎
小腿溃疡
指坏疽
皮肤坏死
蓝趾综合征
甲下线状出血
瓷白瘢痕
手足发绀

标准的抗磷脂皮疹——网状青斑是紫色边缘的网状皮疹,它也可见于伴发血管炎或冷球蛋白血症的SLE患者,甚至可以发生在抗磷脂抗体阴性的SLE患者。在SLE患者,网状青斑并不具有特异性,接触寒冷的儿童和青年女性表现为良性可逆型,而在伴有动脉硬化的老年人则表现为固定型。在一项病例对照研究中发现,手足紫绀、毛细血管炎、雷诺现象和血栓性浅静脉炎在抗磷脂抗体综合征患者也很常见[188]。

持续发生超过1天的荨麻疹损害可能是由于狼疮引起的,这种情况活检可能会发现血管炎。低补体荨麻疹性血管炎可以被看做是一种单独的综合征,其表现包括荨麻疹、皮肤脉管炎和关节炎,并且常伴有抗C1q抗体阳性。有些低补体荨麻疹性血管炎患者最后发展为真正的SLE。SLE患者也可以发生血管性水肿,但C1酯酶抑制因子缺乏不常见。SLE患者发生小腿溃疡提示有血管炎、抗磷脂抗体源性血栓形成、坏疽性脓皮症或感染。

大疱性狼疮是一种极其罕见的皮肤表现,它形成疱疹性损伤。活检通常表现为白细胞破碎性血管炎[189]。氨苯砜对一些(并不是所有的)大疱性狼疮有效。

狼疮性脂膜炎,从前称做深部狼疮,是相当少见的[190]。患者表现为多发疼痛性深部皮下小结,其表面通常有盘状狼疮[191]。狼疮性脂膜炎引起脂肪坏死伴淋巴细胞聚集。在极少见的情况下会发生筋膜炎,特别是当皮肤受累广泛且顽固时[192]。

疣状红斑狼疮,也称为肥厚性红斑狼疮,在SLE患者是非常少见的,有时容易与疣感染相混淆,而疣感染在SLE患者的发病率也在不断升高[193]。肿胀性红斑狼疮是另一种在SLE患者极其少见的表现。

SLE在指甲和手的临床表现包括甲周红斑、甲皱毛细血管改变、指甲改变和掌红斑。雷诺现象在SLE患者常见,但很少严重到足以能够引起手指坏疽。

(三)肌肉骨骼

多关节痛和多关节炎是SLE初期最常见的两个体征。关节炎通常从手的小关节开始,如近端指间关节(PIP)、掌指关节(MCP)和腕关节,呈对称表现。早期的狼疮性关节炎在临床上难以与类风湿性关节炎相鉴别,但随着时间的推移,SLE关节炎很少发生侵蚀。SLE关节炎具有破坏性和侵蚀性的亚型绰号为"Rhupus",通常类风湿因子阳性[194,195]。在SLE患者可以发现类风湿性结节[196]。

狼疮性关节炎可能导致畸形,包括半脱位和尺偏,但和类风湿性关节炎不同,畸形通常可以恢复,该病被称为"Jaccoud关节病",是由于关节周围纤维化和韧带松弛造成的[197]。类似的致畸性关节炎也可能发生在SLE患者的足部[198]。除真性关节炎外,SLE患者还可发生腱鞘炎。SLE一种罕见的并发症是自发性肌腱断裂,后者也可见于皮质类固醇治疗。在SLE关节炎,受累关节X线片通常表现为软组织肿胀和弥漫性骨量减少,偶见关节间隙狭窄和关节侵蚀。

SLE能够引起肌炎，更常见于抗RNP抗体阳性患者。肌肉活检显示在血管周围、束间和束周发生炎症、萎缩和非特异性改变或者多发性肌病。SLE肌炎可以反复发作也可长期存在，其严重程度与原发性肌炎相当[199]。也可见到皮质类固醇源性肌病，通常发生于使用泼尼松剂量大于20 mg/d的患者。SLE患者伴肌无力和肌酸磷酸激酶(CPK)升高,这时应与甲状腺功能减退相鉴别。

SLE患者肌肉疼痛最常见的原因是纤维肌痛,其发生率约为10%~30%[180]。一些伴有纤维肌痛和慢性疼痛的SLE患者,倾斜试验可见有神经调节性低血压。

(四)肾脏

在Hopkins狼疮研究组的研究中发现,75%的非洲裔美国人SLE患者和50%的高加索人SLE患者最终都会出现肾脏损害。ACR对于肾损害的分类标准为:①持续性蛋白尿大于0.5 g/d或蛋白尿"+++"以上(如果无法进行定量检测时)。②各类细胞管型:红细胞、血红蛋白、粒细胞管型或混合管型。在无蛋白尿或尿沉渣正常的SLE患者肾活检也可能发现肾损害[200]。

根据光镜镜检、电镜镜检和免疫荧光检测的结果可对狼疮肾炎进行分类。最普遍采用的是WHO的分类方法。在一项研究中发现,11%的患者患有系膜肾小球肾炎ⅡA;28%患有系膜肾小球肾炎ⅡB;27%患有局灶增生性肾小球肾炎;16%患有弥漫增生性肾小球肾炎;18%患有膜性肾小球肾炎[201]。在某中心一项158名患者肾活检研究中发现,22%患有系膜肾小球肾炎;22%患有局灶增生性肾小球肾炎;27%患有弥漫增生性肾小球肾炎;20%患有膜性肾小球肾炎;1%为慢性硬化性肾小球肾炎;6.5%为其他类型的肾炎；仅1.5%的肾正常。连续活检发现有50%受检者的组织学类型从一个转化为另一个[202]。

系膜肾小球肾炎通常属于轻度肾炎，在活检中可以发现系膜沉积物和轻度的细胞增生。局灶和弥漫增生性肾小球肾炎是一类病变的两种结果。在严重的弥漫增生性肾小球肾炎患者,肾功能受损,可以发现肾病综合征、血尿和红细胞管型,肾活检可见高度增生和坏死性改变,除了上皮下和膜内有沉积物之外,内皮下和肾小球系膜也可见有沉积物[203]。膜性肾小球肾炎病程缓慢,肾功能可以在数年内维持正常,甚或伴有肾病综合征。肾活检可以发现轻度的细胞增生,伴上皮下和少数肾小球系膜沉积物。

肾活检也可以用来为疾病活动度分级。有时连续的肾活检对于评估长期蛋白尿并确定进一步的治疗是非常必要的。在临床，发现SLE患者的肾小球滤过率(GFR)降低是非常重要的,因为这样的患者可能对血管紧张素转化酶抑制剂治疗和低蛋白膳食有效。由于肾小管可以分泌肌酐，以肌酐和肌酐清除率测定GFR不完备。鉴于这一原因，推荐使用以核医学方法测定GFR,该方法主要应用锝-DTPA、isothalamate或其他标记物[204]。由于西咪替丁可以阻断肾小管分泌肌酐,所以当测定GFR时可以给患者服用，以获得更准确的肌酐清除率[205]。

许多研究显示,经过血液透析和腹膜透析后,狼疮活动仍然持续[206,207]。然而,肾移植后狼疮性肾炎的复发非常少见[208]。

(五)肺

在Hopkins狼疮研究组的研究中,胸膜炎(伴有或不伴有胸腔积液)的发生率为41%。胸膜炎通常伴随心包疼痛。胸膜痛可以为单侧或双侧,持续数天或数周。胸腔积液通常是渗出性的,少量到中等。

急性狼疮肺炎少见,在SLE患者的发生率低于5%。肺炎表现为发热、呼吸困难、咳嗽、咯血和胸膜痛。胸片可以显示弥漫性浸润，活检可以发现间质性淋巴细胞浸润。抗Ro抗体与间质性肺炎相关[209,210]。必要的支气管镜检查能够除外感染。及时的治疗是必要的,但仍有许多SLE患者发展为慢性间质性肺病[211]。一些妊娠和产后SLE突发患者，以胸膜炎起病并进展为成人呼吸窘迫综合征[212]。肺出血临床表现看起来与肺炎相似,但可能危及生命[213]。

膈肌功能障碍可能导致肺萎缩,但极为少见[214,215]。在Hopkins狼疮研究组的研究中，发现有2例患者发生闭塞性细支气管炎伴机化性肺炎(BOOP),SLE患者这一肺部表现的报道非常罕见[216]。

(六)心脏

心包炎的临床表现通常并不明显，但却是活动性狼疮最常见的心脏表现。虽然在SLE病程中的任何时间都可以发生心包炎,但更多是早期心脏表现之一,甚至可以是狼疮首发的临床表现[217](表70.10)。心包炎常与胸膜炎或胸腔积液共存,在一项研究中,发现28名患者中有14名有这种情况[218]。心包炎通常孤立发作或再发,伴有或不伴有临床症状[219]。在法国的一项对28名心包炎患者的研究发现,23人有疼痛,12人有心包摩擦音,4人由于心包填塞必须实施心包穿刺抽液术[218]。

心包积液(而非增厚)的患者更容易有心包疼痛及其他部位活动性狼疮[220,221]。在一项研究中发现,只有中或重度心包积液患者,才会有心包炎的临床和ECG表现[221]。心包炎存在时,心包积液通常较少,不会引起血流动力学的问题,然而,心包填塞已有报道,甚至发生在治疗过的患者[217]。在医学发展的现代,大多数心包积液不会引起血流动力学的问题[220]。缩窄性心包炎非常少见[222-225]。SLE患者的心包积液通常是渗出性的,液体总量为100 ~1 000 mL。积液检测可能发现抗dsDNA抗体及补体水平降低,但对患者的治疗无帮助[46]。

在SLE,临床确认的心肌炎少见。尽管心肌炎在尸检研究中非常普遍,但在临床上发现的仅有约3%~15%,这在很大程度上表明心肌病理学的亚临床性质。运用超声心动图检测发现,20%的患者有心肌异常,但是仅有1名患者有超声心动图心肌炎表现并发展为临床上的心肌功能障碍[221]。

最近,以临床发现为基础的多项研究表明,SLE患者发生心肌炎的比例不会超过14%[218,226]。超声心动图的检测不能明确诊断心肌炎,因此,在没有其他已知原因的情况下,整体性运动功能的减弱具有很强的提示性。大样本超声心动图研究发现,SLE患者整体性运动功能减弱的比例在5%~20%。然而在超声心动图上部分区域的运动功能减弱也可以提示有心肌炎[227]。

左心室舒张期或收缩期功能障碍可以通过超声心动图做出精确诊断。多项超声心动图研究结果均表明[220,228-231],5%~31%的SLE患者有不同程度的左心室功能障碍。最早人们认为左心室收缩功能不受SLE的影响或仅受轻微影响[228,230,232,233],即使是受影响,也是由于高血压、冠心病或其他并发症引起的[234]。伴有收缩期功能障碍的SLE患者只有在运动时症状才会显现出来[235]。

舒张期功能障碍的临床症状尽管为亚临床的,但表现更一致[230,233]。Giunta等[230]发现舒张期功能障碍的患者疾病持续时间较长。同样,Enomoto等[233]发现随着年龄增长舒张期功能障碍逐渐加重。与此相反,另一些研究则发现,舒张期功能障碍的主要决定因素是SLE疾病的活动性[220,232,236,237]。

Libman和Sacks[238]最早描述了疣状心内膜炎能够影响瓣叶、乳头肌和腔壁心内膜。而且,Libman和Sacks[238]及Gross[239]发现三尖瓣最易受累。然而,最近更多的研究发现连接主动脉的二尖瓣所受的影响最大。在皮质类固醇治疗风行时期,瓣膜赘生物并不常见。

发生于SLE患者的心瓣膜病很少出现明显的临床表现。在一项对421名患者的连续观察中发现,只有1%~2%的发病率或死亡率。在14例有可靠病理资料的患者中,仅6例有SLE心瓣膜病的证据(疣状赘生物,或心瓣膜炎伴坏死和血管炎)[240]。鉴于由狼疮或抗磷脂抗体综合征引起的心瓣膜病的灵敏度,检测应选择经食道超声心动图[231,241]。

关于抗磷脂抗体在Libman-Sacks心内膜炎赘生物形成过程中所起的作用,许多研究结论是相互矛盾的[242]。心瓣膜病常见于源发性抗磷脂抗体综合征,大量的连续观察发现约发生于1/3患者[231,243-250]。大块血栓形成(常见于二尖瓣)常需进行瓣膜换置术[251]。

SLE和传导障碍之间的联系最有力的证据是先天性心脏传导阻滞,通常带有母体的抗Ro和抗La抗体[252,253]。在成人SLE最常见的心律失常是窦性心动过速[148,254]。

发生于SLE患者的冠状动脉炎极其少见。最常见的临床表现为心绞痛或心肌梗死,多发生于未经过长期皮质类固醇治疗的儿童或青年人。虽然在一些病例可以存在冠状动脉炎,但其与心脏以外病变的活动没有明确的联系[255-258]。8名有冠状动脉瘤的SLE患者中有3名没有SLE活动的物理学检查和实验室检查证据[257]。当发现冠状动脉瘤时,如果有平滑的局灶性损害或者迅速形成的狭窄,则提示有动脉炎[255,259]。

与混合结缔组织病和硬皮病(尤其是局限性硬皮病)相反,发生于SLE患者的肺动脉高压并不多见,由多普勒超声心动图检测发现它通常无症状。在一项SLE患者的连续观察中发现,经多普勒检查诊断为肺动脉高压的患者(约占14%)有较短的SLE病史和皮质类固

表70.10 Hopkins狼疮研究组报道的SLE患者心脏表现

临床表现	所占百分比
心包炎	18
心包填塞	<1
心脏杂音	49
左心室舒张期功能障碍	未研究
冠状动脉血管炎伴心肌梗死	0
高血压	42

醇治疗史以及较高的雷诺现象发生率[260]。对这些患者的5年随访研究发现其病情逐渐恶化[261]。

在早期对患者的研究中，高血压并不是SLE的主要特征。然而现在，高血压在临床上却是一个主要的挑战。一些研究表明，在伴有潜在狼疮性肾病的SLE患者中高血压更常见[217]。在Armas-Cruz等[262]的研究中所有伴有高血压的SLE患者，以及Estes和Christian[148]的研究中86%的伴有高血压的SLE患者都发生了狼疮肾炎。Pollack等[263]发现平均舒张压和肾损害增加之间具有相关性。另一些报道则发现高血压与皮质激素相关[264]，尤其是皮质激素可以导致高血压恶化[217,219]。当用皮质激素治疗伴发肾病的SLE患者时，高血压极有可能形成或恶化[265]。

运用Hopkins狼疮研究组提供的资料（患者每季度复诊），笔者检查了泼尼松和血压之间的联系。采用适用于纵向数据的回归分析发现，在排除了其他影响血压的因素后，泼尼松剂量每增长10 mg，就会引起平均动脉压的增高[174]。

在早期的尸检研究中，心肌梗死并不常见[266]，但却是Bulkley和Roberts[267]及随后的尸检研究者[268]尤其是来自多伦多的尸检研究者[269,270]研究的一个主要特征。在大多数的SLE研究中，心绞痛或心肌梗死的发生率约为7%~9%[159,218,220,223,226,228,266-278]。采用对动脉粥样硬化更加敏感的筛选方法（例如心肌的核医学扫描）进行的代表性或回顾性研究发现，可逆性的心肌局部缺血（运动诱发的）约占11%~23%[228,273]，提示这是一种比较客观的评估。

笔者的研究发现，冠心病常规危险因素在SLE患者中是非常普遍的（表70.11）。实际上，研究中发现每位SLE患者平均有3个或3个以上冠心病危险因素[279]。其中一些危险因素是由SLE引起的，例如高血压在伴有肾病的SLE患者中就非常普遍[148,262]。发生在SLE患者的高脂血症主要有两种类型。一种类型发生在活动性病变患者，尤其是儿童患者。这些患者高密度脂蛋白（HDL）胆固醇和脱辅基蛋白A_1水平较低，但是极低密度脂蛋白（VLDL）胆固醇和甘油三酯水平升高[280]。Lahita等[281]发现抗心磷脂抗体阳性SLE患者有相似的异常脂蛋白血症。另一种类型发生在服用皮质激素的SLE患者，通常伴有较高水平的甘油三酯、胆固醇和低密度脂蛋白胆固醇[282]。

（七）神经系统

在1982年的SLE分类标准中，神经系统症状包括癫痫或精神病（不包括药物和已知的代谢紊乱所致），但这仅仅触及神经系统狼疮（表70.12）的表面。在20世纪60年代和70年代，SLE患者中枢神经系统受累的发生率约为37%~55%[283]。今天，人们已经公认认知功能障碍是SLE最常见的中枢神经系统问题。

尽管中枢神经系统血管炎这个术语经常被用作是中枢神经系统狼疮的同义词，但是这在病理学研究中并不能得到支持。动脉造影[284]或病理学的检测表明，血管炎在神经系统狼疮（甚至是其伴有中风症状的亚型）中并不常见。小血管病变在神经系统狼疮中最常见，一般认为它是由免疫复合物介导的，并且可以导致

表70.11　Hopkins狼疮研究组报道的SLE患者发生冠状动脉疾病的危险因素

临床特征	所有女性	高加索人	非洲裔美国人
患者人数	199	88	109
高血压病史（问卷调查）	46%	43%	49%
高血压（受访期间需要治疗）	39%	40%	39%
高胆固醇血症（>200 mg/dL）	55%	58%	52%
高胆固醇血症（>240 mg/dL）	28%	24%	30%
肥胖症（NHANES定义）	39%	30%	48%
吸烟（曾经）	58%	67%	61%
吸烟（当前）	37%	29%	44%
坐姿生活	70%	53%	83%
糖尿病	6%	5%	7%
危险因素平均数（±SD）	3.7±1.4	3.6±1.4	3.8±1.3

NHANES：美国健康和营养检查调查；SD：标准差。

小梗死和小出血[285]。中风的另一种病生理机制是继发于疣状心内膜炎、慢性心瓣膜炎和附壁血栓的栓子型脑梗死。SLE患者的脑梗死也可以由高血压、动脉粥样硬化、抗磷脂抗体导致的血栓形成或血管炎引起。

有报道指出，累及神经系统的SLE患者中有24%~45%出现癫痫发作，但是Hopkins狼疮研究组的研究结果显示只有10%受累。尽管癫痫症状可以单独出现，但在大多数情况下，它还是发生于活动性系统性疾病患者。必须排除癫痫的其他潜在病因，例如感染、尿毒症、高血压或既往的脑梗死。

精神病可以发生于有较长SLE病史者，但主要发生于SLE确诊的第1年内。在Hopkins狼疮研究组的研究中，有5%的患者存在SLE导致的精神病。一些(并非所有)研究发现抗磷脂抗体阳性和狼疮源性精神病之间有关联[286-288]。SLE患者的精神病也可以由皮质类固醇治疗及SLE并发症引起，如精神分裂症、药物反应和感染。

横贯性脊髓炎，通常伴有麻木和(或)无力，在SLE少见，但有时却是狼疮的初始体征。伴有横贯性脊髓炎的SLE患者(类狼疮硬化症)有时可以与脱髓鞘病有重叠表现，部分患者抗磷脂抗体阳性。这些患者的脊髓MRI扫描可以显示炎症、皱缩或真性梗死，其脊髓的病理学检查可以显示缺血性坏死或血管性损害。

SLE可以发生视神经炎，甚至可以是现存体征，但是极其少见。视网膜病是一种更常见的眼科学体征，它的几种类型包括：视盘血管炎、棉絮状斑和正常眼底伴血管造影荧光素渗漏。视网膜病和活动性SLE有关联[289]。

表70.12　Hopkins狼疮研究组报道的SLE患者神经系统表现

临床表现	所占百分比
癫痫	10
精神病	5
器质性脑病综合征	8
视觉暗点	<1
视网膜病	<1
颅神经病变	<1
狼疮性头痛	17
中风	7
横贯性脊髓炎	<1
多发性单神经炎	2
周围神经病变	未研究
舞蹈病	<1
脑假瘤	<1
脑膜炎	3
抗利尿激素分泌不当综合征	<1
认知缺损	未研究

SLE患者中约有10%发生周围神经病变。一种类型是多发性单神经炎，是由血管炎导致的局部缺血性损害造成的[290]。实际上，多发性单神经炎是SLE内脏血管炎的最常见表现[187]。其他的SLE周围神经病变包括急性对称性脱髓鞘性多神经病的格林-巴利型、亚急性对称性感觉运动多神经病和慢性脱髓鞘性多神经病。这些需要与糖尿病、肾衰竭和药物(例如沙利度胺)等引起的神经病进行鉴别。

SLE患者常发生认知障碍，但由于缺乏标准化检测方法，导致了对其患病率评估的差异[291]。一些研究认为，认知障碍与活动性中枢神经系统狼疮或活动性SLE的其他临床表现无关[292]，但和神经系统狼疮病史有联系[293]。也有研究发现，认知障碍和泼尼松用量有一定联系[294]。最近的几项研究表明，抗磷脂抗体阳性的SLE患者发生认知障碍或认知衰退的概率更大[295,296]。

SLE患者由于狼疮性脑膜炎、中枢神经系统SLE、颅内压增高和硬脑膜窦血栓形成等原因可以引发头痛，但是大多数SLE患者的头痛症状与活动性SLE无关[297]。

对出现新的神经系统症状和体征的狼疮患者的鉴别通常是复杂的。必须排除导致病状的非狼疮因素，如感染、肿瘤、药物反应(包括罕见的由非类固醇抗炎药，尤其是布洛芬导致的脑膜炎及由羟氯喹导致的癫痫发作)、高血压、动脉粥样硬化、尿毒症和其他代谢疾病等。目前还没有诊断神经系统狼疮的金标准检测方法。可能有用的检测包括：腰椎穿刺（表现为细胞计数增多、葡萄糖水平降低、蛋白质水平增高、IgG指数升高或出现寡克隆区带)，脑电图(尤其是定量脑电图)，脑扫描[MRI(用钆做造影剂)通常比CT更加敏感]，诱发电位和血管造影术。

(八)血液学

SLE的分类标准中血液学异常包括伴有网状细胞增多的溶血性贫血、白细胞减少（两次或多次检测值<4 000/mm^3)、淋巴细胞减少(两次或多次检测值<1 500/mm^3)和血小板减少(<100 000/mm^3，排除药物所致)。

贫血是SLE患者最常见的血液学异常表现，发生率超过50%，但是它通常不属于自身免疫型。最常见的贫血是慢性病性贫血。导致贫血的其他非免疫病因包括脾功能亢进、铁缺乏症、消化性溃疡病或肾病。自身免疫性溶血性贫血属于“温抗体型”，通常由IgG抗体介导。SLE患者Coombs抗体试验和(或)Coombs红细胞补体试验阳性[298]。

SLE患者血小板减少的发生率为15%~50%，其原因是血小板生存时间缩短。骨髓穿刺结果显示巨核细胞数量正常或增高。特发性血小板减少性紫癜(ITP)可以是SLE的初始临床表现。在一项随访研究中发现，在8例因ITP行脾切除术的患者中有1例后来发展为SLE[299]。抗磷脂抗体阳性的SLE患者也可以发生血小板减少，但通常较轻。对发生血小板减少的SLE患者的鉴别包括抗血小板抗体和抗磷脂抗体。严重的血小板减少可能需要行骨髓穿刺或活检。发生于SLE患者的血小板减少需要与因药物(尤其是免疫抑制剂)、感染、恶性肿瘤、血栓性血小板减少性紫癜及DIC等引起的血小板减少进行鉴别诊断。

发生于SLE患者的血液学异常还包括罕见的血栓性血小板减少性紫癜[300]、骨髓纤维化症[301]和再生障碍性贫血[302,303]。

(九)体质

SLE患者大约有12%~59%发生淋巴结病[304]。最常累及的淋巴结群包括颈部、肠系膜、腋窝和腹股沟等部位。活检可以发现坏死和炎症性浸润集中在副皮质区，并且可以发现苏木素小体，这是狼疮性淋巴结炎的典型表现。SLE坏死性淋巴结炎的病理学表现与一种自限性疾病菊池(Kikuchi-Fujomoto)病相似[305]。

发热是SLE病变活动的常见体征，但必须始终考虑到感染因素。

(十)胃肠道

过去，经常可以发现SLE患者的胃肠道症状。然而现在，大多数的非特异性胃肠道症状是由治疗药物的副反应引起的。非类固醇抗炎药是公认的可以引起胃病的药物[306]。现在很少看到水杨酸盐肝炎。硫唑嘌呤可以引起恶心、呕吐、肝炎和胰腺炎。甲氨蝶呤可以引起恶心和肝功能指标增高，但如果每日服用叶酸可降低其发生率。羟氯喹(特别是普通剂型)可以引起恶心、腹部痛性痉挛和腹泻。

局限于腹膜的狼疮性浆膜炎（原发性狼疮性腹膜炎）[3,307]分急性和慢性两种。狼疮腹膜炎、狼疮胰腺炎、肠梗死或感染可以引起急性腹水。慢性腹水最常见的病因是充血性心力衰竭、肾病综合征或肝硬化，而不是慢性狼疮性腹膜炎，其鉴别诊断包括慢性狼疮性腹膜炎[308]、缩窄性心包炎、巴-吉(Budd-Chiari)综合征和蛋白丢失性肠病[309]。

在早期的随访中，发生于SLE患者的急腹症通常是由肠血管炎引起的[310-312]。与临床相关的改变有周围血管炎、中枢神经系统SLE、骨坏死、血小板减少和类风湿因子阳性[311]。血管炎也可以导致肠出血、腹膜内出血、肠穿孔[313]和结肠壁囊样积气症。

继发性抗磷脂抗体综合征可以导致肝脏（包括Budd-Chiari综合征）、脾脏或肠的梗死[314]，也可以发生肾上腺的梗死或出血。

狼疮肠炎这一医学术语用来概括SLE肠疾病，这些疾病包括小血管炎和偶尔发生的大血管炎伴黏膜溃疡[4,315,316]。一些发生炎性肠病的SLE患者也可以不伴有血管炎[317]。用于治疗原发性炎性肠病的柳氮磺胺吡啶可以引起药物性狼疮。

失蛋白性肠病可以引起水肿和低蛋白血症，其他的病因包括心包炎、淋巴管扩张和乳糜泻。免疫病理学可以证实C3在绒毛状毛细血管壁沉积[318]。

SLE胰腺炎可由动脉炎、其他的血管病变、坏死性胰腺炎、皮质激素源性结石和血栓引起[319,320]。在动物模型中，皮质激素能够引起胰腺损害和胰周脂肪坏死，但皮质激素很少引起SLE胰腺炎。

SLE患者最常见的肝损害是肝功能检测指标的升高，其发生率为25%~50%[321]。一项对52名患者的病理学随访显示：38人患有肝充血，11人患有动脉炎，9人患有胆汁郁积，6人患有肝炎性紫癜，6人患有慢性迁延性肝炎，5人患有反应性肝炎，3人患有胆管炎，3人患有结节再生性增生，3人患有血管瘤[322]。脂肪肝通常与糖皮质激素治疗有关。SLE还可以导致肝脾大。

SLE患者的食管测压研究通常是不正常的[323]，但是严重的食道运动功能障碍非常少见。与一般人群相同，SLE患者的胃食管反流性疾病也比较常见，而且由于使用NASID药造成病情加重。

四、SLE的并发症

(一)皮质类固醇诱发骨质疏松

Hopkins狼疮研究组发现，22%的SLE患者患有骨质疏松症，而且13%患有骨质疏松性骨折。在时间与骨质疏松性骨折的Cox比例危险率模型分析中发现，累积的泼尼松和使用最大剂量的泼尼松都可以成为诱发因素。由于大多数SLE患者都是绝经前妇女，皮质类固醇诱发的骨质疏松症的治疗成为特殊的挑战。当然，减少皮质类固醇的用量是有效的。妊娠期妇女不适于用双磷酸盐。对于患有SLE的绝经后妇女，一项雌激素替代疗法的安全性研究结果显示，应用雌激素治疗未导致严重狼疮活动增加，然而，雌激素疗法可能增加发生心血管疾病和痴呆的危险。

（二）骨的缺血性坏死/骨坏死

在Hopkins狼疮研究组的受试群体中，有12%的SLE患者发生骨的缺血性坏死（AVN），其危险因素包括使用泼尼松剂量大于每天20 mg、雷诺现象和血管炎，发生在非洲裔美国人中的AVN要比高加索人更普遍[324]。尽管笔者在全部受试群体中未发现抗磷脂抗体和AVN有关联，但是在一项病例对照研究中发现，AVN和过高血液凝固性的标记物之间存在联系[325]。其他中心的研究未能发现AVN与皮质类固醇剂量或雷诺现象有关联[326]。

骨的AVN最常见于髋关节，其次为膝关节和肩关节，通常为双侧。MRI扫描最有助于早期发现。早期AVN的治疗是实施骨的中心减压术，这样可以缓解疼痛和挽救关节，或者至少能够延迟实施全关节置换术[327]。

（三）中风

发生于SLE患者的中风通常并不是由于活动性中枢神经系统SLE。SLE患者的中风可能有以下几个原因：抗磷脂抗体综合征导致的血栓形成；心瓣膜损害（疣状心内膜炎）形成的栓子脱落；高血压和动脉粥样硬化。SLE患者通常高半胱氨酸水平升高，这是动脉粥样硬化血栓形成的一个危险因素[328]。补充B族维生素，尤其是叶酸，能够降低高半胱氨酸水平。

（四）急进性动脉粥样硬化

许多研究显示SLE患者死亡的主要原因是心血管疾病。在Framingham结果研究中发现，患有SLE的35~44岁女性患心肌梗死的概率约为对照组的50倍[329]。由于现在动脉粥样硬化已经得到较好的治疗，原来呈现双峰型的死亡率（早期死于活动性SLE，晚期死于动脉粥样硬化）[274]现已变成死于心血管疾病。

造成SLE患者急进性动脉粥样硬化有多种因素。笔者认同双阶段模式。第1阶段是血管损伤，其致病因素包括免疫复合物沉积、活化的淋巴细胞、细胞因子、抗内皮细胞抗体和抗磷脂抗体。第2阶段是急进性动脉粥样硬化，其致病因素为：高水平的传统心血管危险因素，如高血压、高脂血症、肥胖症、糖尿病、吸烟等；非传统心血管危险因素，如抗磷脂抗体和高半胱氨酸（图70.2）。由于大多数SLE患者的病情频频复发不断加重，或长期持续，所以很容易导致血管损伤，形成恶性循环。

在Hopkins狼疮研究组的研究中已经发现，抗磷脂抗体是SLE患者发生心肌梗死的一种潜在的危险因素，而且许多（并非所有的）研究均证实，抗磷脂抗体对于一般人群的心肌梗死也是一种危险因素[330,331]。最近的研究显示，β_2-糖蛋白1可抑制氧化的低密度脂蛋白的摄取；然而，在抗心磷脂抗体存在的情况下，β_2-糖蛋白1的结构发生变化，从而使氧化的低密度脂蛋白的摄取增加[332]。

（五）继发性抗磷脂抗体综合征

最近，已经修订了抗磷脂抗体综合征标准[333]（表70.13）。新标准拓展了血栓形成的含义，其包括了重症抗磷脂抗体综合征的典型特征——血管病情况；并且延伸了妊娠期发病的定义，使其包括了严重的先兆子痫和胎盘功能不全。

SLE患者通常存在狼疮抗凝物、抗心磷脂抗体和抗β_2-糖蛋白1抗体，其水平随疾病活动度或皮质激素和其他免疫抑制药治疗而波动。在一项前瞻性研究中发现，存在于SLE患者体内的狼疮抗凝物和抗心磷脂抗体二者都可以预示随后发生的静脉和动脉血栓形成[334,334a]。一些研究[335,336]发现，在两种抗体中，狼疮抗凝物更具有预示的特异性。除了抗磷脂抗体外，活动性狼疮的血清学标记和传统的心血管疾病危险因素也可以提示随后发生的血栓形成。尽管有些其他的研究报道了更高的发生率，但在笔者的研究对象中，仅10%发现了APS的后遗症。在SLE患者（有或没有抗磷脂抗体）通常能够发现发生血液凝集的生化标记，例如*d*二聚体、凝血酶-抗凝血酶Ⅲ复合物和凝血酶原片段1.2。

（六）感染

既往[337]和最近的[338]研究均表明，感染是引起SLE患者死亡的主要原因之一。当前的研究很可能低估了由于感染引起的SLE患者的死亡数目。一些包括尸检[270,339]在内的研究指出，致命性的条件致病菌感染在患者死亡前经常被忽略。实际上，SLE患者的感染率是RA患者的10倍，是肾病患者的5倍[340]。一项瑞典的研究指出，SLE患者与正常对照组最大的区别在于他们增加了细菌感染的危险[341]。有研究表明，感染是SLE患者入院治疗的一个主要原因[342-344]。

导致SLE患者感染的危险因素包括：活动性狼疮、肾狼疮活动、肾功能不全或衰竭、蛋白尿、低白蛋白、皮质类固醇的应用和免疫抑制药物的应用。硫唑嘌呤[345]和环磷酰胺都可以引起带状疱疹。环磷酰胺可以诱发

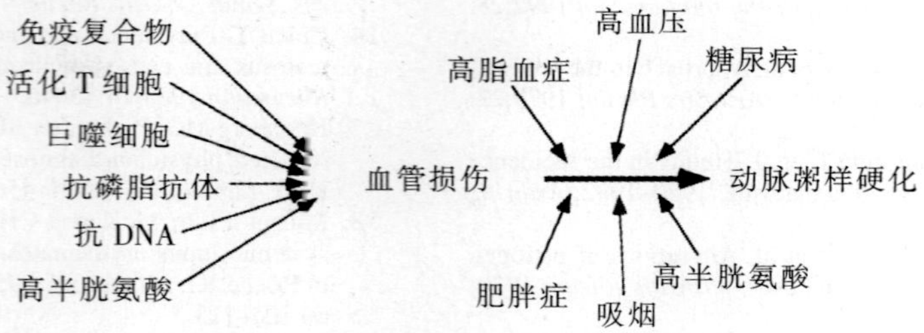

图70.2　SLE患者急进性动脉粥样硬化的双阶段模式示意图。

条件致病菌感染，这更有可能是致命性的[339,346]。笔者通过对因感染入院治疗的患者进行的前瞻性分析发现，疾病活动、皮质类固醇和免疫抑制药物的应用都是独立的危险因素[343]。SLE疾病本身就是一项公认的导致免疫功能障碍从而诱发感染的原因。

SLE患者的感染通常是由普通的细菌性病原体引起的。由金黄色葡萄球菌引起的皮肤或其他部位的感染经常有报道[341]。在SLE合并肾衰竭的患者中，革兰阴性菌感染比较普遍[347]。由于脾功能障碍，SLE患者似乎更易患肺炎球菌感染[348-350]。由于补体缺陷、网状内皮系统功能障碍和功能性无脾等因素，SLE患者的奈瑟菌属感染机会可能会增加[351,352]。伴有菌血症和脓毒性关节炎的沙门菌感染，也可较多发生于SLE患者[340,353]。在除美国之外的其他国家，结核菌感染仍然是SLE的一个主要问题[27,354]。

表70.13　抗磷脂抗体综合征的修订标准

临床标准
血管血栓形成
动脉
静脉
小血管
妊娠期发病
1或多次胎儿流产（妊娠10周后）
1或多次早产（<34周）
先兆子痫
胎盘功能不全
连续3次或3次以上的自发性流产
实验室标准
确认存在狼疮抗凝物或中到高滴度抗心磷脂抗体

From Wilson WA, Gharavi AE, Koike T, et al. International consensus statement on preliminary classification criteria for definite antiphospholipid syndrome: report of an international workshop. *Arthritis Rheum* 1999;42:1309–1311, with permission.

事实上，在所有已知的发生于SLE患者的条件性致病菌感染中，需要特别强调的是真菌感染[340,354-356]、肺囊虫[27,339,357,358]、带状疱疹[339,359]和巨细胞病毒[27,353,359]。在一项对44名SLE患者的死亡研究中发现，条件性致病菌感染和细菌感染一样常见，包括念珠菌感染6人，肺囊虫感染3人[339]。SLE患者感染的并发症包括复合性感染[340]、深部组织感染、菌血症[340,353,356]、弥散性血管内凝血[360]和成人呼吸窘迫综合征[361]。

关于如何区分感染性发热和SLE活动性发热，目前还没有好的方法。然而，一项研究表明，白细胞增多、多形核白细胞比例升高、恶寒战栗和抗dsDNA水平正常可以提示感染存在[344]。

（赵尚昆　白人骁　李世民　译　　李世民　孙志明　校）

参考文献

1. Hebra F, Kaposi M. On diseases of the skin, including the exanthemata. In: Hitlon FC, ed. *The new Sydenham Society*. London: 1874: 1866–1880.
2. Osler W. On the visceral manifestations of the erythema group of skin diseases. *Trans Assoc Am Physicians* 1903;18:599–624.
3. Ropes MW. *Systemic lupus erythematosus*. Cambridge, MA: Harvard University Press, 1976.
4. Harvey AM, Shulman LE, Tumulty PA, et al. Systemic lupus erythematosus: review of the literature and clinical analysis of 138 cases. *Medicine* 1954;33:291–437.
5. Calvo-Alen J, Bastian HM, Straaton KV, et al. Identification of patient subsets among those presumptively diagnosed with, referred, and/or followed up for systemic lupus erythematosus at a large tertiary care center. *Arthritis Rheum* 1995;38:1475–1484.
6. Tan EM, Cohen AS, Fries JF, et al. The 1982 revised criteria for the classification of systemic lupus erythematosus. *Arthritis Rheum* 1982; 25:1271–1277.
7. Hochberg MC. Updating the American College of Rheumatology revised criteria for the classification of systemic lupus erythematosus. *Arthritis Rheum* 1997;40:1725.
8. Sontheimer RD, Thomas JR, Gilliam JN. Subacute cutaneous lupus erythematosus: a cutaneous marker for a distinct subset. *Arch Dermatol* 1979;115:1409–1415.
9. Petri M, Allbritton J. Hair product use in systemic lupus erythematosus: a case-control study. *Arthritis Rheum* 1992;35:625–629.
10. Sanchez-Guerrero J, Karlson EW, Colditz GA, et al. Hair dye use and the risk of developing systemic lupus erythematosus: a cohort study. *Arthritis Rheum* 1996;39:657–662.
11. Price EJ, Venables PJ. Drug-induced lupus. *Drug Saf* 1995;12:283–

290.
12. Buyon JP. Neonatal lupus syndromes. *Am J Reprod Immunol* 1992;28: 259–263.
13. Steinberg AD, Melez KA, Raveche ES, et al. Approach to the study of the role of sex hormones in autoimmunity. *Arthritis Rheum* 1979;22: 1170–1176.
14. Uramoto KM, Michet CJJ, Thumboo J, et al. Trends in the incidence and mortality of systemic lupus erythematosus, 1950–1992. *Arthritis Rheum* 1999;42:46–50.
15. Lahita RG, Bradlow HL, Kunkel HG, et al. Alterations of estrogen metabolism in systemic lupus erythematosus. *Arthritis Rheum* 1979; 22:1195–1198.
16. Bucala R, Lahita RG, Fishman J, et al. Anti-oestrogen antibodies in users of oral contraceptives and in patients with systemic lupus erythematosus. *Clin Exp Immunol* 1987;67:167–175.
17. Lahita RG. Sex and age in systemic lupus erythematosus. In: Lahita RG, ed. *Systemic lupus erythematosus.* New York: Wiley, 1984:523–539.
18. Lavalle C, Loyo E, Paniagua R, et al. Correlation study between prolactin and androgens in male patients with systemic lupus erythematosus. *J Rheumatol* 1987;14:268–272.
19. Stimson WH. Sex steroids, steroid receptors and immunity. In: Berczi I, Kovacs K, eds. *Hormones and immunity.* Lancaster: MTP Press, 1987: 45–53.
20. Cohen JHM, Davel L, Cordier G, et al. Sex steroid receptors in peripheral T cells: absence of androgen receptors and restriction of estrogen receptors to OKT8 positive cells. *J Immunol* 1983;131:2767–2771.
21. Holdstock GI, Chastenay BF, Krawitt EL. Effects of testosterone, estradiol and progesterone on immune regulation. *Clin Exp Immunol* 1982;47:449–456.
22. Ahmed SA, Penhale WJ, Talal N. Sex hormones, immune responses and autoimmune diseases: mechanisms of sex hormone action. *Am J Pathol* 1985;121:531–551.
23. Rood MJ, ten Cate R, van Suijlekom-Smit LWA, et al. Childhood-onset systemic lupus erythematosus: clinical presentation and prognosis in 31 patients. *Scand J Rheumatol* 1999;28:222–226.
24. Fessel WJ. Systemic lupus erythematosus in the community: incidence, prevalence, outcome, and first symptoms; the high prevalence in black women. *Arch Intern Med* 1974;134:1027–1035.
25. Hochberg MC. Racial differences in the descriptive and clinical epidemiology of systemic lupus erythematosus in the United States. In: *Proceedings of the Second International Conference on Systemic Lupus Erythematosus.* Singapore: Professional Postgraduate Services, KK, 1989:32–34.
26. Hopkinson ND, Doherty M, Powell RJ. Clinical features and race-specific incidence/prevalence rates of systemic lupus erythematosus in a geographically complete cohort of patients. *Ann Rheum Dis* 1994; 53:675–680.
27. Wong KL. Pattern of SLE in Hong Kong Chinese: a cohort study. *Scand J Rheumatol* 1992;21:289–296.
28. Nagata C, Fujita S, Iwata H, et al. Systemic lupus erythematosus: a case-control epidemiologic study in Japan. *Int J Dermatol* 1995;34: 333–337.
29. Alarcón-Segovia D, Osmundson PJ. Peripheral vascular syndromes associated with systemic lupus erythematosus. *Ann Intern Med* 1965; 62:907–919.
30. Alarcon GS, Friedman AW, Straaton KV, et al. Systemic lupus erythematosus in three ethnic groups: III. A comparison of characteristics early in the natural history of the LUMINA cohort: lupus in minority populations: nature vs nurture. *Lupus* 1999;8:197–209.
31. Alarcón GS, Roseman JM, Bartolucci AA, et al. Systemic lupus erythematosus in three ethnic groups: II. Features predictive of disease activity early in its course: LUMINA Study Group: lupus in minority populations: nature vs nurture. *Arthritis Rheum* 1998;41:1173–1180.
32. Hochberg MC, Boyd RE, Ahearn JM, et al. Systemic lupus erythematosus: a review of clinico-laboratory features and immunogenetic markers in 150 patients with emphasis on demographic subsets. *Medicine* 1985; 64:285–295.
33. Petri M, Perez-Gutthann S, Longenecker JC, et al. Morbidity of systemic lupus erythematosus: role of race and socioeconomic status. *Am J Med* 1991;91:345–353.
34. Reveille JD, Schrohenloher RE, Acton RT, et al. DNA analysis of HLA-Dr and Dq genes in American blacks with systemic lupus erythematosus. *Arthritis Rheum* 1989;32:1243–1251.
35. Siegel M, Lee SL. The epidemiology of systemic lupus erythematosus. *Semin Arthritis Rheum* 1973;3:1–54.
36. Helve T. Prevalence and mortality rates of systemic lupus erythematosus and causes of death in SLE patients in Finland. *Scand J Rheumatol* 1985;14:43–46.
37. Hochberg MC, Perlmutter SL, Medsger TA, et al. Prevalence of self-reported physician-diagnosed systemic lupus erythematosus in the USA. *Lupus* 1995;4:454–456.
38. Michet CJ Jr, McKenna CH, Elveback LR, et al. Epidemiology of systemic lupus erythematosus and other connective tissue diseases in Rochester, Minnesota, 1950 through 1979. *Mayo Clin Proc* 1985; 60:105–113.
39. Meddings J, Grennan DM. The prevalence of systemic lupus erythematosus (SLE) in Dunedin. *N Z Med J* 1980;91:205.
40. Nived O, Sturfelt G, Wollheim F. Systemic lupus erythematosus in an adult population in Southern Sweden: incidence, prevalence and validity of ARA revised classification criteria. *Br J Rheumatol* 1985;24:147–154.
41. Hochberg MC. Prevalence of systemic lupus erythematosus in England and Wales, 1982–2. *Ann Rheum Dis* 1987;46:664–666.
42. Nakae K, Furusawa F, Kasukawa R, et al. A nationwide epidemiological survey on diffuse collagen diseases: estimation of prevalence rate in Japan. In: Kasukawa R, Sharp GC, eds. *Mixed connective tissue disease and anti-nuclear antibodies.* Amsterdam: Elsevier Science Publishers BV, 1987:9.
43. Maskarinec G, Katz AR. Prevalence of systemic lupus erythematosus in Hawaii: is there a difference between ethnic groups? *Hawaii Med J* 1995;54:406–409.
44. Samanta A, Roy S, Peehally J, et al. The prevalence of diagnosed systemic lupus erythematosus in whites and Indian Asian immigrants in Leicester City, UK. *Br J Rheumatol* 1992;31:679–682.
45. Nossent JC. Systemic lupus erythematosus on the Caribbean island of Curacao: an epidemiological investigation. *Ann Rheum Dis* 1992; 51: 1197–1201.
46. Gudmundsson S, Steinsson K. Systemic lupus erythematosus in Iceland 1975 through 1984: a nationwide epidemiological study in an unselected population. *J Rheumatol* 1990;17:1162–1167.
47. McCarty DJ, Manzi S, Medsger TA Jr, et al. Incidence of systemic lupus erythematosus: race and gender differences. *Arthritis Rheum* 1995;38:1260–1270.
48. Johnson AE, Gordon C, Palmer RG, et al. The prevalence and incidence of systemic lupus erythematosus in Birmingham, England. *Arthritis Rheum* 1995;38:551–558.
49. Gourley IS, Patterson CC, Bell AL. The prevalence of systemic lupus erythematosus in Northern Ireland. *Lupus* 1997;6:399–403.
50. Freni-Titulaer LWJ, Kelley DB, Grow AG, et al. Connective tissue disease in southeastern Georgia: a case-control study of etiologic factors. *Am J Epidemiol* 1989;130:404–409.
51. Strom BL, Reidenberg MM, West S, et al. Shingles, allergies, family medical history, oral contraceptives, and other potential risk factors for systemic lupus erythematosus. *Am J Epidemiol* 1994;140:632–642.
52. Nagata C, Yoshida H, Fujita S, et al. A case-control SLE study based on patients receiving financial aid for treatment. In: Yanagawa H, Sasaki R, Nagai M, eds. *Recent progress of epidemiologic study of intractable diseases in Japan.* Tokyo: Ministry of Health and Welfare of Japan, 1992:113–116.
53. Minami Y, Sasaki T, Komatsu S, et al. Female systemic lupus erythematosus in Miyagi prefecture, Japan: a case-control study of dietary and reproductive factors. *Tohoku J Exp Med* 1993;169:245–252.
53a. Parks CG, Cooper GS, Nylander-French LA, et al. Occupational exposure to crystalline silica and risk of systemic lupus erythematosus: a population-based, case-control study in the southeastern United States. *Arthritis Rheum* 2002;46:1840–1850.
54. Lehmann P, Holzle E, Kind P, et al. Experimental reproduction of skin lesions in lupus erythematosus by UVA and UVB radiation. *J Am Acad Dermatol* 1990;22:181–187.
55. Hasan T, Nyberg F, Stephansson E, et al. Photosensitivity in lupus erythematosus, UV photoprovocation results compared with history of photosensitivity and clinical findings. *Br J Dermatol* 1997;136:699–705.
56. Nived O, Sturfelt G, Ryberg B. Two UV-induced episodes of myelitis in a patient with systemic lupus erythematosus. *J Intern Med* 1992; 232:461–463.
57. Higuchi D, Ogura Y, Watanabe H, et al. Experimental production of DLE lesion with a single exposure to UVB (2.7 MEDs) radiation. *J Dermatol* 1991;18:545–548.

58. Kawashima T, Zappi EG, Lieu TS, et al. Impact of ultraviolet irradiation on expression of SSA/Ro autoantigenic polypeptides in transformed human epidermal keratinocytes. *Lupus* 1994;3:493–500.
59. Furukawa F, Kanauchi H, Imamura S. Susceptibility to UVB light in cultured keratinocytes of cutaneous lupus erythematosus. *Dermatology* 1994;189[Suppl 1]:18–23.
60. Jones SK. Ultraviolet radiation (UVR) induces cell-surface Ro/SSA antigen expression by human keratinocytes in vitro: a possible mechanism for the UVR induction of cutaneous lupus lesions. *Br J Dermatol* 1992;126:546–553.
61. Abe M, Ishikawa O, Miyachi Y, et al. In vitro spontaneous and UVB-induced lymphocyte apoptosis are not specific to SLE. *Photodermatol Photoimmunol Photomed* 1997;13:204–207.
62. Golan TD, Foltyn V, Roueff A. Increased susceptibility to *in vitro* ultraviolet B radiation in fibroblasts and lymphocytes cultured from systemic lupus erythematosus patients. *Clin Immunol Immunopathol* 1991;58:289–304.
63. Nived O, Johansen PB, Sturfelt G. Standardized ultraviolet-A exposure provokes skin reaction in systemic lupus erythematosus. *Lupus* 1993;2:247–250.
64. Golan TD, Dan S, Haim H, et al. Solar ultraviolet radiation induces enhanced accumulation of oxygen radicals in murine SLE-derived splenocytes *in vitro*. *Lupus* 1994;3:103–106.
65. Avalos-Diaz E, Alvarado-Flores E, Herrera-Esparza R. UV-A irradiation induces transcription of IL-6 and TNF alpha genes in human keratinocytes and dermal fibroblasts. *Rev Rheum Engl Ed* 1999;66:13–19.
66. Golan TD, Elkon KB, Gharavi AE, et al. Enhanced membrane binding of autoantibodies to cultured keratinocytes of systemic lupus erythematosus patients after ultraviolet B/ultraviolet A irradiation. *J Clin Invest* 1992;90:1067–1076.
67. Rihner M, McGrath H Jr. Fluorescent light photosensitivity in patients with systemic lupus erythematosus. *Arthritis Rheum* 1992;35:949–952.
68. McGrath H Jr, Bell JM, Haycock JW. Fluorescent light activates the immunomodulator cis-urocanic acid *in vitro*: implications for patients with systemic lupus erythematosus. *Ann Rheum Dis* 1994;53:396–399.
69. Molina JF, McGrath H Jr. Longterm ultraviolet-A1 irradiation therapy in systemic lupus erythematosus. *J Rheumatol* 1997;24:1072–1074.
70. McGrath H Jr. Ultraviolet-A1 irradiation decreases clinical disease activity and autoantibodies in patients with systemic lupus erythematosus. *Clin Exp Rheumatol* 1994;12:129–135.
71. McGrath H Jr, Martinez-Osuna P, Lee FA. Ultraviolet-A1 (340–400 nm) irradiation therapy in systemic lupus erythematosus. *Lupus* 1996;5:269–274.
72. McGrath H Jr, Bak E, Zimny ML, et al. Fluorescent light decreases autoimmunity and improves immunity in B/W mice. *J Clin Lab Immunol* 1990;32:113–116.
73. Folomeev M, Dougados M, Beaune J, et al. Plasma sex hormones and aromatase activity in tissues of patients with systemic lupus erythematosus. *Lupus* 1992;1:191–195.
74. Lahita RG, Bradlow L, Fishman J, et al. Estrogen metabolism in systemic lupus erythematosus: patients and family members. *Arthritis Rheum* 1982;25:843–846.
75. Martucci CP, Fishman J. P450 enzymes of estrogen metabolism. *Pharmacol Ther* 1993;57:237–257.
76. Parke AL, Parke DV, Jones FA. Diet and nutrition in rheumatoid arthritis and other chronic inflammatory diseases. *J Clin Biochem Nutr* 1996;20:1–26.
76a. McAlindon TE, Gulin J, Chen T, et al. Indole-3-carbinol in women with SLE: effect on estrogen metabolism and disease activity. *Lupus* 2001;10:779–783.
77. Petri M, Robinson C. Oral contraceptives and systemic lupus erythematosus. *Arthritis Rheum* 1997;40:797–803.
78. Sanchez-Guerrero J, Karlson EW, Liang MH, et al. Past use of oral contraceptives and the risk of developing systemic lupus erythematosus. *Arthritis Rheum* 1997;40:804–808.
79. Sanchez-Guerrero J, Liang MH, Karlson EW, et al. Postmenopausal estrogen therapy and the risk for developing systemic lupus erythematosus. *Ann Intern Med* 1995;122:430–433.
80. Grimes DA, LeBolt SA, Grimes KR, et al. Systemic lupus erythematosus and reproductive function: a case-control study. *Am J Obstet Gynecol* 1985;153:179–186.
81. Reidenberg MM, Drayer DE, Lorenzo B, et al. Acetylation phenotypes and environmental chemical exposure of people with idiopathic systemic lupus erythematosus. *Arthritis Rheum* 1993;36:971–973.
81a. Arden NK, Lloyd ME, Spector TD, et al. Safety of hormone replacement therapy (HRT) in systemic lupus erythematosus (SLE). *Lupus* 1994;3:11–13.
81b. Kreidstein S, Urowitz MB, Gladman DD, et al. Hormone replacement therapy in systemic lupus erythematosus. *J Rheumatol* 1997;24:2149–2152.
81c. Mok CC, Lau CS, Ho CT, et al. Safety of hormonal replacement therapy in postmenopausal patients with systemic lupus erythematosus. *Scand J Rheumatol* 1998;27:342–346.
81d. Buyon JP, Petri M, Kim M, et al. Estrogen/cyclic progesterone replacement is associated with an increased rate of mild/moderate but not severe flares in SLE patients in the SELENA trial [abstract]. *Arthritis Rheum* 2003;48:3659–3660.
82. Walker SE, Allen SH, Hoffman RW, et al. Prolactin: a stimulator of disease activity in systemic lupus erythematosus. *Lupus* 1995;4:3–9.
83. Deighton C. Smoke gets in your joints? *Ann Rheum Dis* 1997;56:453–454.
84. Saag KG, Cerhan JR, Kolluri S, et al. Cigarette smoking and rheumatoid arthritis severity. *Ann Rheum Dis* 1997;56:463–469.
85. Hughes DA, Haslam PL, Townsend PJ, et al. Numerical and functional alterations in circulatory lymphocytes in cigarette smokers. *Clin Exp Immunol* 1985;61:459–466.
86. Ferson M, Edwards A, Lind A, et al. Low natural killer-cell activity and immunoglobulin levels associated with smoking in human subjects. *Int J Cancer* 1979;23:603–609.
87. Miller LG, Goldstein G, Murphy M, et al. Reversible alterations in immunoregulatory T cells in smoking: analysis by monoclonal antibodies and flow cytometry. *Chest* 1982;82:526–529.
88. Thomas WR, Holt PG, Keast D. Recovery of immune system after cigarette smoking. *Nature* 1974;248:358–359.
89. Chalmer J, Holt PG, Keast D. Cell-mediated immune responses to transplanted tumors in mice chronically exposed to cigarette smoke. *J Natl Cancer Inst* 1975;55:1129–1134.
90. Mathews JD, Whittingham S, Hooper BM, et al. Association of autoantibodies with smoking, cardiovascular morbidity, and death in the Busselton population. *Lancet* 1973;2:754–758.
91. Tuomi T, Heliovaara M, Palosuo T, et al. Smoking, lung function, and rheumatoid factors. *Ann Rheum Dis* 1990;49:753–756.
92. Hersey P, Lawrence S, Prendergast D, et al. Association of Sjögren's syndrome with C4 deficiency, defective reticuloendothelial function and circulating immune complexes. *Clin Exp Immunol* 1983;52:551–560.
93. Baron JA. Smoking and estrogen-related disease. *Am J Epidemiol* 1984;119:9–22.
94. Michnovicz JJ, Hershcopf RJ, Naganuma H, et al. Increased 2-hydroxylation of estradiol as a possible mechanism for the anti-estrogenic effect of cigarette smoking. *N Engl J Med* 1986;315:1305–1309.
95. Khaw KT, Tazuke S, Barrett-Connor E. Cigarette smoking and levels of adrenal androgens in postmenopausal women. *N Engl J Med* 1988;318:1705–1709.
96. McAlindon T, Felson D, Palmer J, et al. Associations of cigarette smoking and alcohol with systemic lupus erythematosus among participants in the Black Women's Health Study. *Arthritis Rheum* 1997;40:S162(abst).
97. Hardy CJ, Palmer BP, Muir KR, et al. Smoking history, alcohol consumption, and systemic lupus erythematosus: a case-control study. *Ann Rheum Dis* 1998;57:451–455.
98. Benoni C, Nilsson A, Nived O. Smoking and inflammatory bowel disease: comparison with systemic lupus erythematosus: a case-control study. *Scand J Gastroenterol* 1990;25:751–755.
99. Gallego H, Crutchfield CE 3rd, Lewis EJ, et al. Report of an association between discoid lupus erythematosus and smoking. *Cutis* 1999;63:231–234.
100. Rahman P, Gladman DD, Urowitz MB. Efficacy of antimalarial therapy in cutaneous lupus in smokers versus nonsmokers. *Arthritis Rheum* 1997;40[Suppl 9]:S58(abst).
101. Petri M, Allbritton J. Antibiotic allergy in SLE: a case-control study. *J Rheumatol* 1992;19:265–269.
102. Petri M, Allbritton J. Antibiotic allergy in systemic lupus erythematosus: reply [Letter]. *J Rheumatol* 1992;19:1994.

103. Pointud P. Minocycline related lupus [Letter]. *J Rheumatol* 1997;24:1851–1852.
104. Gough A, Chapman S, Wagstaff K, et al. Minocycline induced autoimmune hepatitis and systemic lupus erythematosus-like syndrome. *Br Med J* 1996;312:169–172.
105. Angulo JM, Sigal LH, Espinoza LR. Coexistent minocycline-induced systemic lupus erythematosus and autoimmune hepatitis. *Semin Arthritis Rheum* 1998;28:187–192.
106. Elkayam O, Yaron M, Caspi D. Minocycline-induced autoimmune syndromes: an overview. *Semin Arthritis Rheum* 1999;28:392–397.
107. Tubach F, Kaplan G, Berenbaum F. Highly positive dsDNA antibodies in minocycline-induced lupus [Letter]. *Clin Exp Rheumatol* 1999;17:124–125.
108. Moore AD, Petri MA, Manzi S, et al. The use of alternative medical therapies in patients with systemic lupus erythematosus (SLE). *Arthritis Rheum* 2000;43:1410–1418.
108a. Petri M. Diet and systemic lupus erythematosus: from mouse and monkey to woman? *Lupus* 2001;10:775–777.
109. Carr R, Forsyth S, Sadi D. Abnormal responses to ingested substances in murine systemic lupus erythematosus: apparent effect of a casein-free diet on the development of systemic lupus erythematosus in N2B/Wn mice. *J Rheumatol* 1987;14:158–165.
110. Weimann BJ, Weiser H. Effects of antioxidant vitamins C, E, and β-carotene on immune functions in MRL/lpr mice and rats. *Ann N Y Acad Sci* 1992;669:390–392.
111. Fernandes G. Dietary lipids and risk of autoimmune disease. *Clin Immunol Immunopathol* 1994;72:193–197.
112. McAlindon T, Giannotta L, Taub N, et al. Environmental factors predicting nephritis in systemic lupus erythematosus. *Ann Rheum Dis* 1993;52:720–724.
113. Malinow MR, Bardana EJ, Pirofsky B, et al. Systemic lupus erythematosus-like syndrome in monkeys fed alfalfa sprouts: role of a nonprotein amino acid. *Science* 1982;216:415–417.
114. Montanaro A, Bardana EJ Jr. Dietary amino acid-induced systemic lupus erythematosus. *Rheum Dis Clin North Am* 1991;17:323–332.
115. Keen GA, Yeats J. Epstein-Barr virus-induced systemic lupus erythematosus? [Letter]. *S Afr Med J* 1996;86:850.
116. Matsukawa Y. Epstein-Barr virus-induced systemic lupus erythematosus [Letter]. *S Afr Med J* 1996;86:850–851.
117. Bhimma R, Adhikari M, Coovadia HM. Epstein-Barr virus-induced systemic lupus erythematosus. *S Afr Med J* 1995;85:899–900.
118. Vaughan JH, Nguyen MD, Valbracht JR, et al. Epstein-Barr virus-induced autoimmune responses. II. Immunoglobulin G autoantibodies to mimicking and nonmimicking epitopes: presence in autoimmune disease. *J Clin Invest* 1995;95:1316–1327.
119. Incaprera M, Rindi L, Bazzichi A, et al. Potential role of the Epstein-Barr virus in systemic lupus erythematosus autoimmunity. *Clin Exp Rheumatol* 1998;16:289–294.
120. Marchini B, Dolcher MP, Sabbatini A, et al. Immune response to different sequences of the EBNA I molecule in Epstein-Barr virus-related disorders and in autoimmune diseases. *J Autoimmun* 1994;7:179–191.
121. Harley JB, James JA. Epstein-Barr virus infection may be an environmental risk factor for systemic lupus erythematosus in children and teenagers [Letter]. *Arthritis Rheum* 1999;42:1782–1783.
122. James JA, Kaufman KM, Farris AD, et al. An increased prevalence of Epstein-Barr virus infection in young patients suggests a possible etiology for systemic lupus erythematosus. *J Clin Invest* 1997;100:3019–3026.
123. James JA, Harley JB. B-cell epitope spreading in autoimmunity. *Immunol Rev* 1998;164:185–200.
124. Nepveu K, Libman B. Hepatitis C as another possible cause of porphyria cutanea tarda and systemic lupus erythematosus: comment on the article by Kutz and Bridges [Letter]. *Arthritis Rheum* 1996;39:352–354.
125. McMurray RW, Elbourne K. Hepatitis C virus infection and autoimmunity. *Semin Arthritis Rheum* 1997;26:689–701.
126. Chng HH, Fock KM, Chew CN, et al. Hepatitis B virus infection in patients with systemic lupus erythematosus. *Singapore Med J* 1993;34:325–326.
127. Senecal JL, Bertrand C, Coutlee F. Severe exacerbation of systemic lupus erythematosus after hepatitis B vaccination and importance of pneumococcal vaccination in patients with autosplenectomy: comment on the article by Battafarano et al. [Letter]. *Arthritis Rheum* 1999;42:1307–1308.
128. Grezard P, Chefai M, Philippot V, et al. [Cutaneous lupus erythematosus and buccal aphthosis after hepatitis B vaccination in a 6-year-old child]. *Ann Dermatol Venereol* 1996;123:657–659.
129. Guiserix J. Systemic lupus erythematosus following hepatitis B vaccine [Letter]. *Nephron* 1996;74:441.
130. Mamoux V, Dumont C. [Lupus erythematosus disseminatus and vaccination against hepatitis B virus (Letter)]. *Arch Pediatr* 1994;1:307–308.
131. Tudela P, Marti S, Bonal J. Systemic lupus erythematosus and vaccination against hepatitis B [Letter]. *Nephron* 1992;62:236.
132. Petri M. Infection in systemic lupus erythematosus. *Rheum Dis Clin North Am* 1998;24:423–456.
133. Kilburn KH, Warshaw RH. Prevalence of symptoms of systemic lupus erythematosus (SLE) and of fluorescent antinuclear antibodies associated with chronic exposure to trichloroethylene and other chemicals in well water. *Environ Res* 1992;57:1–9.
134. Steenland K, Goldsmith DF. Silica exposure and autoimmune diseases. *Am J Ind Med* 1995;28:603–608.
135. Steenland K, Brown D. Mortality study of gold miners exposed to silica and nonasbestiform amphibole minerals: an update with 14 more years of follow-up. *Am J Ind Med* 1995;27:217–229.
136. Brown LM, Gridley G, Olsen JH, et al. Cancer risk and mortality patterns among silicotic men in Sweden and Denmark. *J Occup Environ Med* 1997;39:633–638.
137. Wilke RA, Salisbury S, Abdel-Rahman E, et al. Lupus-like autoimmune disease associated with silicosis. *Nephrol Dial Transplant* 1996;11:1835–1838.
138. Merrill M, Shulman LE. Determination of prognosis in chronic disease, illustrated by systemic lupus erythematosus. *J Chronic Dis* 1955;1:12–32.
139. Hochberg MC, Dorsch CA, Feinglass EJ, et al. Survivorship in systemic lupus erythematosus: effect of antibody to extractable nuclear antigen. *Arthritis Rheum* 1981;24:54–59.
140. Hochberg MC, Perez-Gutthann S, Roubenoff R. Prognosis in systemic lupus erythematosus: postgraduate advances in rheumatology. *Forum Medicum*, 1990:1–9.
40a. Centers for Disease Control and Prevention. Trends in deaths from systemic lupus erythematosus—United States, 1979–1998. *JAMA* 2002;287:2649–2650.
141. Reveille JS, Bartolucci A, Alarcón GS. Prognosis in systemic lupus erythematosus: negative impact of increasing age at onset, black race, and thrombocytopenia, as well as causes of death. *Arthritis Rheum* 1990;33:37–48.
142. Ginzler EM, Diamond HS, Weiner M, et al. A multicenter study of outcome in systemic lupus erythematosus. I. Entry variables as predictors of prognosis. *Arthritis Rheum* 1982;25:601–611.
143. Studenski S, Allen NB, Caldwell DS, et al. Survival in systemic lupus erythematosus: a multivariate analysis of demographic factors. *Arthritis Rheum* 1987;30:1326–1332.
144. Pistiner M, Wallace DJ, Nessim S, et al. Lupus erythematosus in the 1980s: a survey of 570 patients. *Semin Arthritis Rheum* 1991;21:55–64.
145. Esdaile JM, Sampalis JS, Lacaille D, et al. The relationship of socioeconomic status to subsequent health status in systemic lupus erythematosus. *Arthritis Rheum* 1988;31:423–427.
146. Kaslow RA, Masi AT. Age, sex, and race effects on mortality from systemic lupus erythematosus in the United States. *Arthritis Rheum* 1978;21:473–478.
147. Gordon MF, Stolley PD, Schinnar R. Trends in recent systemic lupus erythematosus mortality rates. *Arthritis Rheum* 1981;24:762–765.
148. Estes D, Christian CL. The natural history of systemic lupus erythematosus by prospective analysis. *Medicine* 1971;50:85–95.
149. Ward MM, Pyun E, Studenski S. Mortality risks associated with specific clinical manifestations of systemic lupus erythematosus. *Arch Intern Med* 1996;156:1337–1344.
150. Abu-Shakra M, Urowitz MB, Gladman DD, et al. Mortality studies in systemic lupus erythematosus: results from a single center. II. Predictor variables for mortality. *J Rheumatol* 1995;22:1265–1270.
151. Wallace DJ, Podell TE, Weiner JM, et al. Lupus nephritis: experience with 230 patients in a private practice from 1950 to 1980. *Am J Med* 1982;72:209–217.
152. Xie SK, Feng SF, Fu H. Long term follow-up of patients with systemic lupus erythematosus. *J Dermatol* 1998;25:367–373.

153. Chang CC, Shih TY, Chu SJ, et al. Lupus in Chinese males: a retrospective study of 61 patients. *Chung Hua I Hsueh Tsa Chih Taipei* 1995;55:143–150.
154. Cervera R, Khamashta MA, Font J, et al. Morbidity and mortality in systemic lupus erythematosus during a 5-year period: a multicenter prospective study of 1,000 patients: European Working Party on Systemic Lupus Erythematosus. *Medicine* 1999;78:167–175.
154a. Ward MM. Hospital experience and morality in patients with systemic lupus erythematosus: which patients benefit most from treatment at highly experienced hospitals? *J. Rheumatol* 2002;29:1198–1206.
154b. Urowitz MB, Kagal A, Rahman P, et al. Role of specialty care in the management of patients with systemic lupus erythematosus. *J Rheumatol* 2002;29:1207–1210.
155. Strand V, Gladman D, Isenberg D, et al. Outcome measures to be used in clinical trials in systemic lupus erythematosus. *J Rheumatol* 1999;26:490–497.
156. Smolen JS, Strand V, Cardiel M, et al. Randomized clinical trials and longitudinal observational studies in systemic lupus erythematosus: consensus on a preliminary core set of outcome domains. *J Rheumatol* 1999;26:504–507.
157. Petri M, Barr SG, Zonana-Nach A, et al. Measures of disease activity, damage, and health status: the Hopkins Lupus Cohort Experience. *J Rheumatol* 1999;26:502–503
158. Petri M, Genovese M, Engle E, et al. Definition, incidence and clinical description of flare in systemic lupus erythematosus: a prospective cohort study. *Arthritis Rheum* 1991;34:937–944.
159. Jonsson H, Nived O, Sturfelt G. Outcome in systemic lupus erythematosus: a prospective study of patients from a defined population. *Medicine* 1989;68:141–150.
160. Swaak AJG, Nossent JC, Bronsveld W, et al. Systemic lupus erythematosus. II. Observations on the occurrence of exacerbations in the disease course: Dutch experience with 110 patients studied prospectively. *Ann Rheum Dis* 1989;48:455–460.
161. Drenkard C, Villa AR, Garcia-Padilla C, et al. Remission of systematic lupus erythematosus. *Medicine* 1996;75:88–98.
162. Bombardier C, Gladman DD, Urowitz M, et al. Derivation of the SLEDAI: a disease activity index for lupus patients. *Arthritis Rheum* 1992;35:630–640.
163. Liang MH, Stern S, Esdaile JM. Towards an operational definition of SLE activity for clinical research. *Clin Rheum Dis* 1988;14:57–66.
164. Petri M, Hellmann D, Hochberg M. Validity and reliability of lupus activity measures in the routine clinic setting. *J Rheumatol* 1992;19:53–59.
165. Hay EM, Bacon PA, Gordon C, et al. The BILAG index: a reliable and valid instrument for measuring clinical disease activity in systemic lupus erythematosus. *Q J Med* 1993;86:447–458.
166. Krupp LB, LaRocca NC, Muir-Nash J, et al. The Fatigue Severity Scale applied to patients with multiple sclerosis and systemic lupus erythematosus. *Arch Neurol* 1989;46:1121–1123.
167. Walz LeBlanc BAE, Gladman DD, Urowitz MB. Serologically active clinically quiescent systemic lupus erythematosus: predictors of clinical flares. *J Rheumatol* 1994;21:2239–2241.
168. Esdaile JM, Abrahamowicz M, Joseph L, et al. Laboratory tests as predictors of disease exacerbations in systemic lupus erythematosus. Why some tests fail. *Arthritis Rheum* 1996;39:370–378.
169. ter Borg EJ, Horst G, Hummel EJ, et al. Measurement of increases in anti-double-stranded DNA antibody levels as a predictor of disease exacerbation in systemic lupus erythematosus: a long-term, prospective study. *Arthritis Rheum* 1990;33:634–643.
170. Manzi S, Riarie JE, Carpenter B, et al. Sensitivity and specificity of plasma and urine complement split products as indicators of lupus disease activity. *Arthritis Rheum* 1996;39:1178–1188.
171. Janssen BA, Luqmani RA, Gordon C, et al. Correlation of blood levels of soluble vascular cell adhesion molecule-1 with disease activity in systemic lupus erythematosus and vasculitis. *Br J Rheumatol* 1994;33:1112–1116.
172. Gladman D, Ginzler E, Goldsmith C, et al. The development and initial validation of the Systemic Lupus International Collaborating Clinics/American College Rheumatology damage index for systemic lupus erythematosus. *Arthritis Rheum* 1996;39:363–369.
173. Zonana-Nacach A, Barr SG, Magder LS, et al. *Damage in systemic lupus erythematosus and its association with corticosteroids.* submitted 2000.
174. Petri M, Lakatta C, Magder L, et al. Effect of prednisone and hydroxychloroquine on coronary artery disease risk factors in systemic lupus erythematosus: a longitudinal data analysis. *Am J Med* 1994;96:254–259.
175. Gilboe IM, Kvien TK, Husby G. Health status in systemic lupus erythematosus compared to rheumatoid arthritis and healthy controls. *J Rheumatol* 1999;26:1694–1700.
176. Ware JE Jr, Sherbourne CD. The MOS 36-item Short-Form Health Survey (SF-36). I. Conceptual framework and item selection. *Med Care* 1992;30:473–483.
177. Krupp LB, LaRocca NG, Muir-Nash J, et al. The Fatigue Severity Scale: application to patients with multiple sclerosis and systemic lupus erythematosus. *Arch Neurol* 1989;46:1121–1123.
178. Bruce IN, Mak VC, Hallett DC, et al. Factors associated with fatigue in patients with systemic lupus erythematosus. *Ann Rheum Dis* 1999;58:379–381.
179. Gladman DD, Urowitz MB, Gough J, et al. Fibromyalgia is a major contributor to quality of life in lupus. *J Rheumatol* 1997;24:2145–2148.
180. Middleton GD, McFarlin JE, Lipsky PE. The prevalence and clinical impact of fibromyalgia in systemic lupus erythematosus. *Arthritis Rheum* 1994;37:1181–1188.
181. Akkasilpa S, Minor M, Goldman D, et al. Association of coping responses with fibromyalgia tender points in systemic lupus erythematosus patients. *Arthritis Rheum* 1997;40:S209(abst).
182. Bickers DR. Treatment of selected photosensitivity diseases. *Med Clin North Am* 1982;66:927–939.
183. Jorizzo JL, Salisbury PL, Rogers RS III, et al. Oral lesions in systemic lupus erythematosus: do ulcerative lesions represent a necrotizing vasculitis? *J Am Acad Dermatol* 1992;27:389–394.
184. David-Bajar KM, Bennion SD, DeSpain JD, et al. Clinical, histologic, and immunofluorescent distinctions between subacute cutaneous lupus erythematosus and discoid lupus erythematosus. *J Invest Dermatol* 1992;99:251–257.
185. Wilson CL, Burge SM, Dean D, et al. Scarring alopecia in discoid lupus erythematosus. *Br J Dermatol* 1992;126:307–314.
186. Werth VP, White WL, Snachez MR, et al. Incidence of alopecia areata in lupus erythematosus. *Arch Dermatol* 1992;128:368–371.
187. Drenkard C, Villa AR, Reyes E, et al. Vasculitis in systemic lupus erythematosus. *Lupus* 1997;6:235–242.
188. Naldi L, Locati F, Marchesi L, et al. Cutaneous manifestations associated with antiphospholipid antibodies in patients with suspected primary antiphospholipid syndrome: a case-control study. *Ann Rheum Dis* 1993;52:219–222.
189. Lance NJ, Blaszak W, Swartz TJ. Bullous skin lesions in system lupus erythematosus. *Semin Arthritis Rheum* 1991;20:396–404.
190. Kundig TM, Trueb RM, Krasovec M. Lupus profundus/panniculiti *Dermatology* 1997;195:99–101.
191. Caproni M, Palleschi GM, Papi C, et al. Discoid lupus erythematosu lesions developed on lupus erythematosus profundus nodules [se comments]. *Int J Dermatol* 1995;34:357–359.
192. Carsuzaa F, Pierre C, De Jaureguiberry JP, et al. [Panniculitis-fasciiti syndrome disclosing systemic erythematous lupus]. *Ann Dermatc Venereol* 1996;123:259–261.
193. Perniciaro C, Randle HW, Perry HO. Hypertrophic discoid lupu erythematosus resembling squamous cell carcinoma. *Dermatol Surg* 1995;21:255–257.
194. Panush RS, Edwards L, Longley S, et al. "Rhupus" syndrome. *Arch Intern Med* 1988;148:1633–1636.
195. Richter Cohen M, Steiner G, Smolen JS, et al. Erosive arthritis in systemic lupus erythematosus: analysis of a distinct clinical and serological subset. *Br J Rheumatol* 1998;37:421–424.
196. Hahn BH, Yardley JH, Stevens MB. "Rheumatoid" nodules in systemic lupus erythematosus. *Ann Intern Med* 1970;72:49–58.
197. Bywaters EGL. Jaccoud's syndrome: a sequel to the joint involvement of systemic lupus erythematosus. *Clin Rheum Dis* 1975;1:125–148.
198. Mizutani W, Quismorio FP. Lupus foot: deforming arthropathy of the feet in systemic lupus erythematosus. *J Rheumatol* 1984;11:80–82.
199. Garton MJ, Isenberg DA. Clinical features of lupus myositis versus idiopathic myositis: a review of 30 cases. *Br J Rheumatol* 1997;36:1067–1074.
200. Gladman DD, Urowitz MB, Cole E, et al. Kidney biopsy in SLE. I. A clinical-morphologic evaluation. *Q J Med* 1989;272:1125–1133.

201. Appel GB, Cohen DJ, Pirani CL, et al. Long-term follow-up of patients with lupus nephritis: a study based on the classification of the World Health Organization. *Am J Med* 1987;83:877–885.
202. Huong DL, Papo T, Beaufils H, et al. Renal involvement in systemic lupus erythematosus: a study of 180 patients from a single center. *Medicine* 1999;78:148–166.
203. Tateno S, Kobayashi Y, Shigematsu H, et al. Study of lupus nephritis: its classification and the significance of subendothelial deposits. *Q J Med* 1983;207:311–331.
204. Petri M, Bockenstedt L, Colman J, et al. Serial assessment of glomerular filtration rate in lupus nephropathy. *Kidney Int* 1988;34: 832–839.
205. Roubenoff R, Drew H, Moyer M, et al. Oral cimetidine improves the accuracy and precision of creatinine clearance in lupus nephritis. *Ann Intern Med* 1990;113:501–506.
206. Krane NK, Burjak K, Archie M, et al. Persistent lupus activity in end-stage renal disease. *Am J Kidney Dis* 1999;33:872–879.
207. Rodby RA, Korbet SM, Lewis EJ. Persistence of clinical and serological activity in patients with systemic lupus erythematosus undergoing peritoneal dialysis. *Am J Med* 1987;83:613–618.
208. Stone JH, Millward CL, Olson JL, et al. Frequency of recurrent lupus nephritis among ninety-seven renal transplant patients during the cyclosporine era. *Arthritis Rheum* 1998;41:678–686.
209. Mochizuki T, Aotsuka S, Satoh T. Clinical and laboratory features of lupus patients with complicating pulmonary disease [in process citation]. *Respir Med* 1999;93:95–101.
210. Magro CM, Crowson AN. The cutaneous pathology associated with seropositivity for antibodies to SSA (Ro): a clinicopathologic study of 23 adult patients without subacute cutaneous lupus erythematosus. *Am J Dermatopathol* 1999;21:129–137.
211. Matthay RA, Schwartz MI, Petty TL, et al. Pulmonary manifestations of systemic lupus erythematosus: review of twelve cases of acute lupus pneumonitis. *Medicine* 1975;54:397–409.
212. Katz VL, Kuller JA, McCoy MC, et al. Fatal lupus pleuritis presenting in pregnancy: a case report. *J Reprod Med* 1996;41:537–540.
213. Koh WH, Thumboo J, Boey ML. Pulmonary haemorrhage in Oriental patients with systemic lupus erythematosus. *Lupus* 1997;6:713–716.
214. Hoffbrand BI, Beck ER. "Unexplained" dyspnoea and shrinking lungs in systemic lupus erythematosus. *Br Med J* 1965;1:1273–1277.
215. Walz Leblanc BA, Urowitz MB, Gladman DD, et al. The "shrinking lungs syndrome" in systemic lupus erythematosus: improvement with corticosteroid therapy. *J Rheumatol* 1992;19:1970–1972.
216. Min JK, Hong YS, Park SH, et al. Bronchiolitis obliterans organizing pneumonia as an initial manifestation in patients with systemic lupus erythematosus. *J Rheumatol* 1997;24:2254–2257.
217. Shearn M. The heart in systemic lupus erythematosus. *Am Heart J* 1959;58:452–466.
218. Godeau P, Guilleven L, Fechner J, et al. Manifestations cardiques du lupus erythemateaux aigu dissemine. *Nouv Presse Med* 1981;10: 2175–2178.
219. Brigden W, Bywaters EGL, Lessof MH, et al. The heart in systemic lupus erythematosus. *Br Heart J* 1960;22:1–16.
220. Leung W-H, Wong K-L, Lau C-P, et al. Cardiac abnormalities in systemic lupus erythematosus: a prospective M-mode, cross-sectional and Doppler echocardiographic study. *Int J Cardiol* 1990;27:367–375.
221. Cervera R, Font J, Paré C, et al. Cardiac disease in systemic lupus erythematosus: prospective study of 70 patients. *Ann Rheum Dis* 1992;51:156–159.
222. Jacobson EJ, Reza MJ. Constrictive pericarditis in systemic lupus erythematosus. *Arthritis Rheum* 1978;21:972–974.
223. Hejtmancik MR, Wright JC, Quint R. The cardiovascular manifestations of systemic lupus erythematosus. *Am Heart J* 1964;68:119–130.
224. Yurchak PM, Levine SA, Gorlin R. Constrictive pericarditis complicating disseminated lupus erythematosus. *Circulation* 1965;31:113–118.
225. Starkey RH, Hahn BH. Rapid development of constrictive pericarditis in a patient with systemic lupus erythematosus. *Chest* 1973;63: 448–450.
226. Badui E, Garcia-Rubi D, Robles E, et al. Cardiovascular manifestations in systemic lupus erythematosus: prospective study of 100 patients. *Angiology* 1985;36:431–441.
227. Berg G, Bodet J, Webb K, et al. Systemic lupus erythematosus presenting as isolated congestive heart failure. *J Rheumatol* 1985;12: 1182–1185.
228. Sturfelt G, Eskilsson J, Nived O, et al. Cardiovascular disease in systemic lupus erythematosus: a study of 75 patients from a defined population. *Medicine* 1992;71:216–223.
229. Nihoyannopoulos P, Gomez PM, Joshi J, et al. Cardiac abnormalities in systemic lupus erythematosus: association with raised anticardiolipin antibodies. *Circulation* 1990;82:369–375.
230. Giunta A, Picillo U, Maione S, et al. Spectrum of cardiac involvement in systemic lupus erythematosus: echocardiographic, echo-Doppler observations and immunological investigation. *Acta Cardiol* 1993;48:183–197.
231. Roldan CA, Shively BK, Lau CC, et al. Systemic lupus erythematosus valve disease by transesophageal echocardiography and the role of antiphospholipid antibodies. *J Am Coll Cardiol* 1992;20:1127–1134.
232. Murai K, Oku H, Takeuchi K, et al. Alterations in myocardial systolic and diastolic function in patients with active systemic lupus erythematosus. *Am Heart J* 1987;113:966–971.
233. Enomoto K, Kaji Y, Mayumi T, et al. Left ventricular function in patients with stable systemic lupus erythematosus. *Jpn Heart J* 1991; 32:445–453.
234. Winslow TM, Ossipov MA, Fazio GP, et al. The left ventricle in systemic lupus erythematosus: initial observations and a five-year follow-up in a university medical center population. *Am Heart J* 1993;125:1117–1122.
235. Bahl VK, Aradhye S, Vasan RS, et al. Myocardial systolic function in systemic lupus erythematosus: a study based on radionuclide ventriculography. *Clin Cardiol* 1992;15:433–435.
236. Strauer BE, Brune I, Schenk H, et al. Lupus cardiomyopathy: cardiac mechanics, hemodynamics, and coronary blood flow in uncomplicated systemic lupus erythematosus. *Am Heart J* 1976;92:715–722.
237. Ito M, Kagiyama Y, Omura I, et al. Cardiovascular manifestations in systemic lupus erythematosus. *Jpn Circ J* 1979;43:985–994.
238. Libman E, Sacks B. A hitherto undescribed form of valvular and mural endocarditis. *Arch Intern Med* 1924;33:701–737.
239. Gross L. The cardinal lesions in Libman-Sacks disease with a consideration of its relationship to acute diffuse lupus erythematosus. *Am J Pathol* 1940;16:375–407.
240. Straaton KV, Chatham WW, Reveille JD, et al. Clinically significant valvular heart disease in systemic lupus erythematosus. *Am J Med* 1988;85:645–650.
241. Klinkhoff AV, Thompson CR, Reid GD, et al. M-mode and two dimensional echocardiographic abnormalities in systemic lupus erythematosus. *JAMA* 1985;253:3273–3277.
242. Nesher G, Ilany J, Rosenmann D, et al. Valvular dysfunction in antiphospholipid syndrome: prevalence, clinical features, and treatment. *Semin Arthritis Rheum* 1997;27:27–35.
243. Gabrielli F, Alcini E, Di Prima MA, et al. Cardiac valve involvement in systemic lupus erythematosus and primary antiphospholipid syndrome: lack of correlation with antiphospholipid antibodies. *Int J Cardiol* 1995;51:117–126.
244. Vianna JL, Khamashta MA, Ordi-Ros J, et al. Comparison of the primary and secondary antiphospholipid syndrome: a European multicenter study of 114 patients. *Am J Med* 1994;96:3–9.
245. Galve E, Ordi J, Barquinero J, et al. Valvular heart disease in the primary antiphospholipid syndrome. *Ann Intern Med* 1992;116:293–298.
246. Gleason CB, Stoddard MF, Wagner SG, et al. A comparison of cardiac valvular involvement in the primary antiphospholipid syndrome versus anticardiolipin-negative systemic lupus erythematosus. *Am Heart J* 1993;125:1123–1129.
247. Brenner B, Blumenfeld Z, Markiewicz W, et al. Cardiac involvement in patients with primary anti-phospholipid syndrome. *J Am Coll Cardiol* 1991;18:931–936.
248. Garcia-Torres R, Amigo MC, de la Rossa A, et al. Valvular heart disease in primary antiphospholipid syndrome: clinical and morphological findings. *Lupus* 1996;5:56–61.
249. Badui E, Solorio S, Martinez E, et al. The heart in the primary antiphospholipid syndrome. *Arch Med Res* 1995;26:115–120.
250. Cervera R, Khamashta MA, Font J, et al. High prevalence of significant heart valve lesions in patients with the primary antiphospholipid syndrome. *Lupus* 1991;1:43–47.

251. Ford PH, Ford SE, Lillicrap DP. Association of lupus anticoagulant with severe valvular heart disease in SLE. *J Rheumatol* 1988;15: 597–600.
252. Buyon JP, Winchester RJ, Slade SG, et al. Identification of mothers at risk for congenital heart block and other neonatal lupus syndromes in their children: comparison of enzyme-linked immunosorbent assay and immunoblot for measurement of anti-SS-A/Ro and anti-SS-B/La. *Arthritis Rheum* 1993;36:1263–1273.
253. Petri M, Watson R, Hochberg MC. Anti-Ro antibodies and neonatal lupus. *Rheum Dis Clin North Am* 1989;15:335–360.
254. Guzman J, Cardiel MH, Arce-Salinas A, et al. The contribution of resting heart rate and routine blood tests to the clinical assessment of disease activity in systemic lupus erythematosus. *J Rheumatol* 1994;21:1845–1848.
255. Homcy CJ, Liberthson RR, Fallon JT, et al. Ischemic heart disease in systemic lupus erythematosus in the young patient: report of 5 cases. *Am J Cardiol* 1982;49:478–484.
256. Bonfiglio TA, Botti RE, Hagstrom JWC. Coronary arteritis occlusion and myocardial infarction due to lupus erythematosus. *Am Heart J* 1972;83:153–158.
257. Wilson VE, Eck SL, Bates ER. Evaluation and treatment of acute myocardial infarction complicating systemic lupus erythematosus. *Chest* 1992;101:420–424.
258. Bor I. Cardiac infarction in the Libman-Sacks endocarditis [Letter]. *N Engl J Med* 1968;279:164.
259. Heibel RH, O'Toole JD, Curtiss EI, et al. Coronary arteritis in systemic lupus erythematosus. *Chest* 1976;69:200–203.
260. Simonson JS, Schiller NB, Petri M, et al. Pulmonary hypertension in systemic lupus erythematosus. *J Rheumatol* 1989;16:918–925.
261. Winslow TM, Ossipov MA, Fazio GP, et al. Five-year follow-up study of the prevalence and progression of pulmonary hypertension in systemic lupus erythematosus. *Am Heart J* 1995;129:510–515.
262. Armas-Cruz R, Harnecker J, Ducach G, et al. Clinical diagnosis of systemic lupus erythematosus. *Am J Med* 1958;25:409–419.
263. Pollack VE, Kant KS. Diffuse and focal proliferative lupus nephritis: treatment approaches and results. *Nephron* 1991;59:177–183.
264. Sofer LJ, Bader R. Corticotropin and cortisone in acute disseminated lupus erythematosus. *JAMA* 1952;149:1002–1008.
265. Dubois EL, Commons RR, Starr P, et al. Corticotropin and cortisone treatment for systemic lupus erythematosus. *JAMA* 1952;149: 995.
266. Kong TQ, Kellum RE, Haserick JR. Clinical diagnosis of cardiac involvement in systemic lupus erythematosus: a correlation of clinical and autopsy findings in thirty patients. *Circulation* 1962;26:7–11.
267. Bulkley BH, Roberts WC. The heart in systemic lupus erythematosus and the changes induced in it by corticosteroid therapy: a study of 36 necropsy patients. *Am J Med* 1975;58:243–264.
268. Haider YS, Roberts WC. Coronary arterial disease in systemic lupus erythematosus: quantification of degree of narrowing in 22 necropsy patients (21 women) aged 16 to 37 years. *Am J Med* 1981;70:775–781.
269. Abu-Shakra M, Urowitz MB, Gladman DD, et al. Mortality studies in systemic lupus erythematosus: results from a single center. I. Causes of death. *J Rheumatol* 1995;22:1259–1264.
270. Rubin LA, Urowitz MB, Gladman DD. Mortality in systemic lupus erythematosus: the bimodal pattern revisited. *Q J Med* 1985; 55:87–98.
271. Shome GP, Sakauchi M, Yamane K, et al. Ischemic heart disease in systemic lupus erythematosus: a retrospective study of 65 patients treated with prednisone. *Jpn J Med* 1989;28:599–603.
272. Hearth-Holmes M, Baethge BA, Broadwell L, et al. Dietary treatment of hyperlipidemia in patients with systemic lupus erythematosus. *J Rheumatol* 1995;22:450–454.
273. Hospenpud JD, Montanaro A, Hart MV, et al. Myocardial perfusion abnormalities in asymptomatic patients with systemic lupus erythematosus. *Am J Med* 1984;77:286–292.
274. Urowitz MB, Bookman AAM, Koehler BE, et al. The bimodal mortality pattern of systemic lupus erythematosus. *Am J Med* 1976;60: 221–225.
275. Gladman DD, Urowitz MB. Morbidity in systemic lupus erythematosus. *J Rheumatol* 1987;14:223–226.
276. Petri M, Perez-Gutthann S, Spence D, et al. Risk factors for coronary artery disease in patients with systemic lupus erythematosus. *Am J Med* 1992;93:513–519.
277. Griffith GC, Vural IL. Acute and subacute disseminated lupus erythematosus: a correlation of clinical and postmortem findings in eighteen cases. *Circulation* 1951;3:492.
278. Bidani AK, Roberts JL, Schwartz MM, et al. Immunopathology of cardiac lesions in fatal systemic lupus erythematosus. *Am J Med* 1980;69:849–858.
279. Petri M, Spence D, Bone LR, et al. Coronary artery disease risk factors in the Hopkins Lupus Cohort: prevalence, patient recognition, and preventive practices. *Medicine* 1992;71:291–302.
280. Ilowite NT, Samuel P, Ginzler E, et al. Dyslipoproteinemia in pediatric systemic lupus erythematosus. *Arthritis Rheum* 1988;31:859–863.
281. Lahita RG, Rivkin E, Cavanagh I, et al. Low levels of total cholesterol, high-density lipoprotein, and apolipoprotein A1 in association in patients with systemic lupus erythematosus. *Arthritis Rheum* 1993;36:1566–1574.
282. Ettinger WH, Goldberg AP, Applebaum-Bowden D, et al. Dyslipoproteinemia in systemic lupus erythematosus: effect of corticosteroids. *Am J Med* 1987;83:503–508.
283. Feinglass EJ, Arnett FC, Dorsch CA, et al. Neuropsychiatric manifestations of systemic lupus erythematosus: diagnosis, clinical spectrum, and relationships to other features of the disease. *Medicine* 1976;55:323–329.
284. Scharre D, Petri M, Engman E, et al. Large cell arteritis with giant cells in systemic lupus erythematosus. *Ann Intern Med* 1986;104: 661.
285. Johnston RT, Richardson EP. The neurologic manifestations of systemic lupus erythematosus: a clinical pathological study of 24 cases and review of the literature. *Medicine* 1968;47:337–369.
286. Bonfa E, Golombek SJ, Kaufman LD, et al. Association between lupus psychosis and anti-ribosomal P protein antibodies. *N Engl J Med* 1987;317:265–271.
287. Georgescu L, Mevorach D, Arnett FC, et al. Anti-P antibodies and neuropsychiatric lupus erythematosus. *Ann N Y Acad Sci* 1997;823: 263–269.
288. Yoshio T, Masuyama JI, Minota S, et al. A close temporal relationship of liver disease to antiribosomal P0 protein antibodies and central nervous system disease in patients with systemic lupus erythematosus. *J Rheumatol* 1998;25:681–688.
289. Lanham JG, Barrie T, Kohner EM, et al. SLE retinopathy: evaluation by fluorescein angiography. *Ann Rheum Dis* 1982;41:473–478.
290. Hellmann DB, Laing TJ, Petri M, et al. Mononeuritis multiplex: the yield of evaluations for occult rheumatic diseases. *Medicine* 1988;67:145–153.
291. Denburg SD, Carbotte RM, Denburg JA. Psychological aspects of systemic lupus erythematosus: cognitive function, mood, and self-report. *J Rheumatol* 1997;24:998–1003.
292. Carbotte RM, Denburg SD, Denburg JA. Cognitive dysfunction in systemic lupus erythematosus is independent of active disease. *J Rheumatol* 1995;22:863–867.
293. Hay EM, Black D, Huddy A, et al. Psychiatric disorder and cognitive impairment in systemic lupus erythematosus. *Arthritis Rheum* 1992; 35:411–416.
294. Hanly JG, Fisk JD, Sherwood G, et al. Cognitive impairment in patients with systemic lupus erythematosus. *J Rheumatol* 1992;19: 562–567.
295. Hanly JG, Hong C, Smith S, et al. A prospective analysis of cognitive function and anticardiolipin antibodies in systemic lupus erythematosus. *Arthritis Rheum* 1999;42:728–734.
296. Menon S, Jameson-Shortall E, Newman SP, et al. A longitudinal study of anticardiolipin antibody levels and cognitive functioning in systemic lupus erythematosus. *Arthritis Rheum* 1999;42:735–741.
297. Sfikakis PP, Mitsikostas DD, Manoussakis MN, et al. Headache in systemic lupus erythematosus: a controlled study. *Br J Rheumatol* 1998;37:300–303.
298. Budman DR, Steinberg AD. Hematologic aspects of systemic lupus erythematosus: current concepts. *Ann Intern Med* 1977;86:220–229.
299. Mestanza-Peralta M, Ariza-Ariza R, Cardiel MH, et al. Thrombocytopenic purpura as initial manifestation of systemic lupus erythematosus. *J Rheumatol* 1997;24:867–870.
300. Musio F, Bohen EM, Yuan CM, et al. Review of thrombotic thrombocytopenic purpura in the setting of systemic lupus erythematosus. *Semin Arthritis Rheum* 1998;28:1–19.

301. Konstantopoulos K, Terpos E, Prinolakis H, et al. Systemic lupus erythematosus presenting as myelofibrosis. *Haematologia* (Budapest) 1998;29:153–156.
302. Pereira RM, Velloso ER, Menezes Y, et al. Bone marrow findings in systemic lupus erythematosus patients with peripheral cytopenias. *Clin Rheumatol* 1998;17:219–222.
303. Liu H, Ozaki K, Matsuzaki Y, et al. Suppression of haematopoiesis by IgG autoantibodies from patients with systemic lupus erythematosus (SLE). *Clin Exp Immunol* 1995;100:480–485.
304. Shapira Y, Weinberger A, Wysenbeek AJ. Lymphadenopathy in systemic lupus erythematosus: prevalence and relation to disease manifestations. *Clin Rheumatol* 1996;15:335–338.
305. Eisner MD, Amory J, Mullaney B, et al. Necrotizing lymphadenitis associated with systemic lupus erythematosus. *Semin Arthritis Rheum* 1996;26:477–482.
306. Lichtenstein DR, Syngal S, Wolfe MM. Nonsteroidal anti-inflammatory drugs and the gastrointestinal tract. *Arthritis Rheum* 1995; 38:5–18.
307. Miller MH, Urowitz MB, Gladman DD, et al. Chronic adhesive lupus serositis as a complication of systemic lupus erythematosus. *Arch Intern Med* 1984;144:1863–1864.
308. Mier A, Weir W. Ascites in systemic lupus erythematosus. *Ann Rheum Dis* 1985;44:778–779.
309. Schousboe JT, Koch AE, Chang RW. Chronic lupus peritonitis with ascites? Review of the literature with a case report. *Semin Arthritis Rheum* 1988;18:121–126.
310. Pollak VE, Grove WJ, Kark RM, et al. Systemic lupus erythematosus simulating acute surgical condition of the abdomen. *N Engl J Med* 1958;259:258–266.
311. Zizic TM, Classen JN, Stevens MB. Acute abdominal complications of systemic lupus erythematosus and polyarteritis nodosa. *Am J Med* 1982;73:525–531.
312. Prouse PJ, Thompson EM, Gumpel JM. Systemic lupus erythematosus and abdominal pain. *Br J Rheumatol* 1983;22:172–175.
313. Ozeki I, Abe T, Sakai H, et al. [A case of systemic lupus erythematosus developed with intestinal perforation]. *Ryumachi* 1998;38:523–528.
314. Sbnchez-Guerrero J, Reyes E, Alarcón-Segovia D. Primary antiphospholipid syndrome as a cause of intestinal infarction. *J Rheumatol* 1992;19:623–625.
315. Gladman DD, Ross T, Richardson B, et al. Bowel involvement in systemic lupus erythematosus: Crohn's disease or lupus vasculitis. *Arthritis Rheum* 1985;28:466–470.
316. Kistin MG, Kaplan MM, Harrington JT. Diffuse ischemic colitis associated with systemic lupus erythematosus response to subtotal colectomy. *Gastroenterology* 1978;75:1147–1151.
317. Font J, Bosch X, Ferre RJ, et al. Systemic lupus erythematosus and ulcerative colitis. *Lancet* 1988;1:770.
318. Tsutsumi A, Sugiyama T, Matsumura R, et al. Protein losing enteropathy associated with collagen diseases. *Ann Rheum Dis* 1991; 50:178–181.
319. Petri M. Pancreatitis: a rare manifestation of systemic lupus erythematosus. *Rheumatol Rev* 1992;1:75–79.
320. Petri M. Pancreatitis, in search of a mechanism [Editorial]. *J Rheumatol* 1992;19:1014–1016.
321. van Hoek B. The spectrum of liver disease in systemic lupus erythematosus. *Neth J Med* 1996;48:244–253.
322. Matsumoto T, Yoshimine T, Shimouchi K, et al. The liver in systemic lupus erythematosus: pathologic analysis of 52 cases and review of Japanese autopsy registry data. *Hum Pathol* 1992;23:1151–1158.
323. Ramirez-Mata M, Reyes PA, Alarcon-Segovia D, et al. Esophageal motility in systemic lupus erythematosus. *Am J Dig Dis* 1974;19: 132–136.
324. Petri M. Musculoskeletal complications of systemic lupus erythematosus in the Hopkins Lupus Cohort: an update. *Arthritis Care Res* 1995;8:137–145.
325. Petri M, Fairbank A, Jinnah R, et al. Progression of avascular necrosis (AVN) of the femoral head in SLE: long-term follow-up report. *Arthritis Rheum* 1993;36:S184.
326. Rascu A, Manger K, Kraetsch HG, et al. Osteonecrosis in systemic lupus erythematosus, steroid-induced or a lupus-dependent manifestation? *Lupus* 1996;5:323–327.
327. Mont MA, Fairbank AC, Petri M, et al. Core decompression for osteonecrosis of the femoral head in systemic lupus erythematosus. *Clin Orthop* 1997;Jan(334):91–97.
328. Petri M, Roubenoff R, Dallal GE, et al. Plasma homocysteine as a risk factor for atherothrombotic events in systemic lupus erythematosus. *Lancet* 1996;348:1120–1124.
329. Manzi S, Meilahn EN, Rairie JE, et al. Age-specific incidence rates of myocardial infarction and angina in women with systemic lupus erythematosus: comparison with the Framingham Study. *Am J Epidemiol* 1997;145:408–415.
330. Hamsten A, Norberg R, BjΠrkholm M, et al. Antibodies to cardiolipin in young survivors of myocardial infarction: an association with recurrent cardiovascular events. *Lancet* 1986;1:113–116.
331. Petri M. Epidemiology of the antiphospholipid syndrome. In: Asherson RA, Cervera R, Piette J-C, eds. *The antiphospholipid syndrome*. Boca Raton, FL: CRC Press, 1996:13–28.
332. Matsuura E, Hasunuma Y, Makita Z, et al. Oxidatively modified LDL as a target for β_2-glycoprotein I antibodies. *Lupus* 1996;5:517(abst).
333. Wilson WA, Gharavi AE, Koike T, et al. International consensus statement on preliminary classification criteria for definite antiphospholipid syndrome: report of an international workshop. *Arthritis Rheum* 1999;42:1309–1311.
334. Petri M. Thrombosis and systemic lupus erythematosus: the Hopkins Lupus Cohort perspective. *Scand J Rheumatol* 1996;25:191–193.
334a. Somers E, Magder LS, Petri M. Antiphospholipid antibodies and incidence of venous thrombosis in a cohort of patients with SLE. *J Rheumatol* 2002;29:2531–2536.
335. Derksen RHWM, Hasselaar P, Blokzijl L, et al. Coagulation screen is more specific than the anticardiolipin antibody ELISA in defining a thrombotic subset of lupus patients. *Ann Rheum Dis* 1988;47:364–371.
336. Ghirardello A, Doria A, Ruffatti A, et al. Antiphospholipid antibodies (aPL) in systemic lupus erythematosus: are they specific tools for the diagnosis of aPL syndrome? *Ann Rheum Dis* 1994;53:140–142.
337. Klemperer P, Pollack AD, Baehr G. Pathology of disseminated lupus erythematosus. *Arch Pathol* 1941;32:569–631.
338. Ichikawa Y, Tsunematsu T, Yokohari R, et al. [Multicenter study of causes of death in systemic lupus erythematosus: a report from the Subcommittee for Development of Therapy, the Research Committee for Autoimmune Diseases Supported by the Ministry of Health and Welfare]. *Ryumachi* 1985;25:258–264.
339. Hellmann DB, Petri M, Whiting-O'Keefe Q. Fatal infections in systemic lupus erythematosus: role of opportunistic organisms. *Medicine* 1987;66:341–348.
340. Staples PJ, Gerding DN, Decker JL, et al. Incidence of infection in systemic lupus erythematosus. *Arthritis Rheum* 1974;17:1–10.
341. Nived O, Sturfelt G, Wollheim F. Systemic lupus erythematosus and infection: a controlled and prospective study including an epidemiological group. *Q J Med* 1985;55:271–287.
342. Nies KM, Louie JS. Impaired immunoglobulin synthesis by peripheral blood lymphocytes in systemic lupus erythematosus. *Arthritis Rheum* 1978;21:51–57.
343. Petri MP, Genovese M. Incidence of and risk factors for hospitalizations in systemic lupus erythematosus: a prospective study of the Hopkins Lupus Cohort. *J Rheumatol* 1992;19:1559–1565.
344. Stahl NI, Klippel JH, Decker JL. Fever in systemic lupus erythematosus. *Am J Med* 1979;67:935–940.
345. Ginzler EM, Diamond HS, Kaplan D, et al. Computer analysis of factors influencing frequency of infection in systemic lupus erythematosus. *Arthritis Rheum* 1978;21:37–44.
346. Janwityanuchit S, Krachangwongchai K, Totemchokchyakarn K, et al. Infection in systemic lupus erythematosus. *J Med Assoc Thai* 1993;76:542–548.
347. Duffy KN, Duffy CM, Gladman DD. Infection and disease activity in systemic lupus erythematosus: a review of hospitalized patients. *J Rheumatol* 1991;18:1180–1184.
348. Piliero P, Furie F. Functional asplenia in systemic lupus erythematosus. *Semin Arthritis Rheum* 1990;20:185–189.
349. Van der Straeten C, Wei N, Rothschild J, et al. Rapidly fatal pneumococcal septicemia in systemic lupus erythematosus. *J Rheumatol* 1987;14:1177–1180.
350. Webster J, Williams BD, Smith AP, et al. Systemic lupus erythematosus presenting as pneumococcal septicaemia and septic arthritis. *Ann Rheum Dis* 1990;49:181–183.
351. Schenfeld L, Gray RG, Poppo MJ, et al. Bacterial monoarthritis due to neisseric meningitis in systemic lupus erythematosus. *J Rheumatol* 1981;8:145–148.

352. Edelen JS, Lockshin MD, Leroy EC. Gonococcal arthritis in two patients with active systemic lupus erythematosus: a diagnostic problem. *Arthritis Rheum* 1971;14:557–559.
353. de Luis A, Pigrau C, Pahissa A, et al. [Infections in 96 cases of systemic lupus erythematosus]. *Med Clin* (Barcelona) 1990;94:607–610.
354. Feng PH, Tan TH. Tuberculosis in patients with systemic lupus erythematosus. *Ann Rheum Dis* 1982;41:11–14.
355. Harisdangkul V, Nilganuwonge S, Rockhold L. Cause of death in systemic lupus erythematosus: a pattern based on age at onset. *South Med J* 1987;80:1249–1253.
356. Yuhara T, Takemura H, Akama T, et al. Predicting infection in hospitalized patients with systemic lupus erythematosus [see comments]. *Intern Med* 1996;35:629–636.
357. Porges AJ, Beattie SL, Ritchlin C, et al. Patients with systemic lupus erythematosus at risk for *Pneumocystis carinii* pneumonia. *J Rheumatol* 1992;19:1191–1194.
358. Godeau B, Coutant V, Huong DLT, et al. *Pneumocystis carinii* pneumonia in the course of connective tissue disease: report of 34 cases. *J Rheumatol* 1994;21:246–251.
359. ter Borg EJ, Horst G, Limburg PC, et al. C-reactive protein levels during disease exacerbations and infections in systemic lupus erythematosus: a prospective longitudinal study. *J Rheumatol* 1990;17:1642–1648.
360. Shimamoto Y, Suga K, Ohta A, et al. Risk factors for the development of acute disseminated intravascular coagulation in patients with systemic lupus erythematosus. *Clin Rheumatol* 1995;14:176–179.
361. Andonopoulos AP. Adult respiratory distress syndrome: an unrecognized premortem event in systemic lupus erythematosus. *Br J Rheumatol* 1991;30:346–348.

第71章

系统性红斑狼疮的自身抗体

Westley H. Reeves, Sonali Narain, Minoru Satoh

1948年，Hargraves描述了红斑狼疮（LE）细胞现象，即多形核白细胞吞噬比较完整的细胞核物质，首次证实系统性红斑狼疮(SLE)为一种自身免疫性疾病。随后发现针对DNA和(或)组蛋白的某些抗核抗体(ANA)具有特异性。1966年Tan和Kunkel发现抗Sm(anti-Sm)抗体对SLE具有特异性，而多发性肌炎、硬皮病、胆汁性肝硬变和其他自身免疫综合征的一些自身抗体标记物的发现则标志着系统性自身免疫疾病的血清学诊断取得了革命性的进展[2,4]。本章回顾了这些标记物及其临床应用，以期让读者了解SLE体液自身免疫应答的概况，同时也为自身抗体标志物的诊断应用提供一种途径。

一、自身抗体的实验室鉴定

定性和定量检测人血清中的自身抗体有多种方法，包括免疫荧光法、酶联免疫吸附法(ELISA)、双向免疫扩散技术、对流免疫电泳法(CIE)、免疫印记法和免疫沉淀法等。目前，狼疮细胞检测已很少使用。以下简要介绍了这些检测方法的优点和不足。

(一)免疫荧光法

免疫荧光法用于检测ANA和抗DNA抗体(短膜虫试验)。荧光抗核抗体试验(FANA)用于检测受试血清中针对细胞抗原的自身抗体。尽管最初是用鼠肝或肾的切片作为基质，但使用黏附人细胞系如Hep-2(人喉癌)可以获得更可靠的结果。如图71.1所示，细胞黏附在载玻片上，用甲醇固定和透化处理后，与患者血清进行孵育。清洗载玻片以去除未结合的抗体，再与荧光标记的抗免疫球蛋白抗体孵育。用荧光显微镜观察载玻片，观察不同血清稀释度下的核染色强度和核型(图71.2和图71.3)。

(二)双向免疫扩散与对流免疫电泳

双向免疫扩散(奥克特罗尼试验)是将抗原和抗体放入琼脂糖凝胶孔中，每种反应物均穿过凝胶呈放射状扩散，其浓度随距孔弥散的距离远近呈几何函数递减。抗原抗体复合物在抗原抗体浓度大致相同的地方形成一条不可溶性沉淀线。该沉淀线在琼脂糖凝胶中可直接观察到。如果两个血清样本含有相同的反应物，那么它们的沉淀线会融合，形成弧形的“同一性沉淀

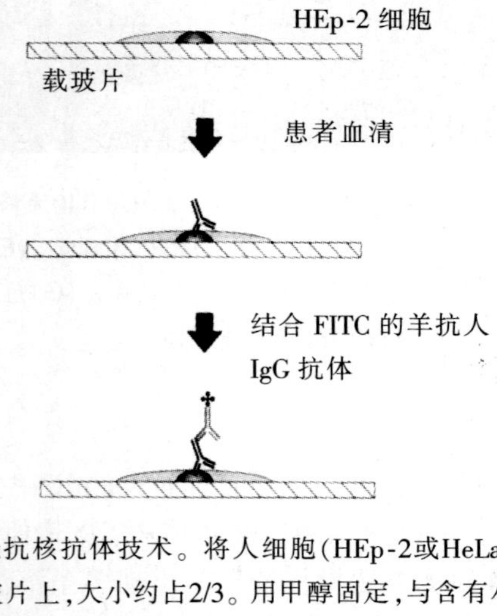

图71.1 荧光抗核抗体技术。将人细胞(HEp-2或HeLa)黏附在载玻片或盖玻片上，大小约占2/3。用甲醇固定，与含有小牛血清的媒介物共同孵育，以阻断非特异性结合。将细胞与稀释的患者血清共同孵育，然后再与结合了异硫氰酸荧光素(FITC)的羊抗人IgG抗体孵育。清洗载玻片，用装有FITC滤光器的落射式荧光显微镜观察。

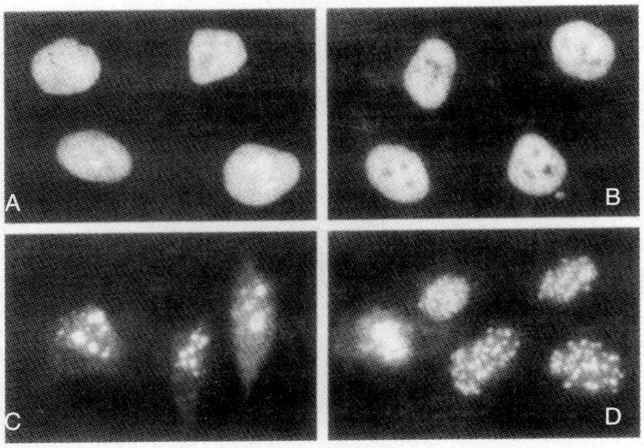

图71.2　核免疫荧光模式。HeLa细胞与1:40浓度的患者血清结合，接下来用结合FITC的羊抗人IgG抗体标记。(A)弥散（均质）型（抗dsDNA抗体）。(B)斑点型（抗Sm抗体）。(C)核仁型（抗原纤维蛋白抗体，U3核糖核蛋白抗体）。(D)着丝点型（抗着丝点B抗体）。(From Reeves WH, Richards HB, Satoh M. Autoantibodies. In: Lahita RG, Chiorazzi N, Reeves WH, eds. *Textbook of the Autoimmune Diseases*. Philadelphia: Lippincott Williams & Wilkins, 2000: 81–100).

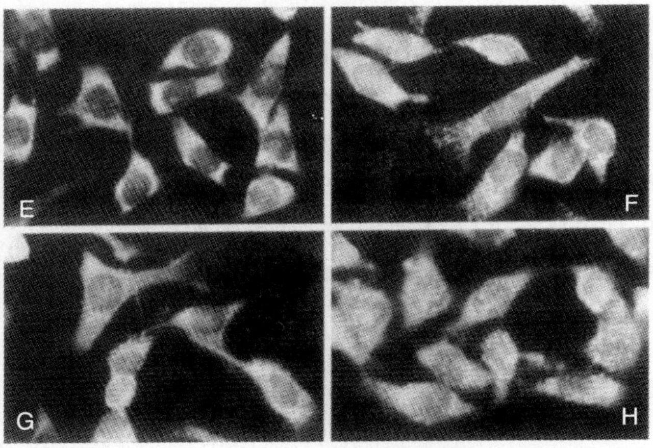

图71.3　胞质免疫荧光模式。HeLa细胞与1:40稀释的患者血清结合，然后再用结合FITC的羊抗人IgG抗体标记。(E)抗核糖体P蛋白抗体。(F)抗信号识别粒子(SRP)抗体。(G)抗Jo-1（组氨酰tRNA合成酶）抗体；(H)抗线粒体抗体。

线”。双向免疫扩散法用于检测抗Sm、nRNP、Ro(SS-A)、La(SS-B)、拓扑异构酶I、核糖体P以及其他自身抗体。但是这种检测方法操作繁琐，出现多条沉淀线时不易分清，而且其敏感度低于其他方法（如ELISA）。

在凝胶剂中，CIE比双向免疫扩散法更敏感，在电泳中酸性抗原和血清免疫球蛋白彼此相向移动形成沉淀线。其优点在于能分清那些在双向免疫扩散中不容易分辨的线。但是由于有许多非免疫性的沉淀线形成，干扰了结果的判读，所以尽管双向免疫扩散和CIE都具有特异性，但是现今这两种方法都已不再广泛应用，ELISA法在很大程度上已经取代了它们的位置。

（三）酶联免疫吸附测定

酶联免疫吸附测定(ELISA)是一种简单、快速、敏感的筛选方法，现在已被广泛应用。将纯化的抗原包被在微量反应板的孔中，加入稀释的待测血清，随后再加入酶标记的抗免疫球蛋白抗体。加入该酶的底物，变为一种有色产物，说明标记抗体与底物的结合。分光光度计测定此物质的吸光度可对其进行定量检测。由于ELISA法灵敏度高，应用此方法必须严格地进行标准化操作，以避免测定到非特异性结合物。ELISA法测定的主要缺点是：①该方法的自身抗原必须高度纯化。②由于抗原结合在固相时的固化作用，可能会检测到低亲和力（高亲和力）抗体。由于双抗夹心法或抗原捕获法采用单克隆抗体纯化孔中的抗原，可不必使用高纯度的抗原，但其缺点是血清中包含的抗免疫球蛋白抗体（例如类风湿因子）可能会结合单克隆抗体而导致假阳性结果。

（四）免疫印迹法（韦斯顿印迹法）

免疫印迹技术类似于ELISA法。在天然或纯化抗原的制备过程中，蛋白质通过十二烷基硫酸钠盐(SDS)聚丙烯酰胺凝胶电泳法根据其分子量被分离，并通过电泳转印到薄膜上，如硝酸纤维素薄膜，将此膜与待测稀释血清共同孵育，然后再与酶标记的第2抗体孵化。酶使底物形成一种有色的不溶性反应产物，沉积在薄膜上。放射或化学发光检测法也可应用，该技术可以检测待测血清与复杂混合物中个别蛋白的反应，且十分灵敏，但是相比其他测定法，它对技术的要求更高。该方法的一个主要缺点是抗原首先离解成个体组分，多数抗原决定簇有固定的结构，在使用粗糙的SDS聚丙烯酰胺凝胶电泳时可能会破坏该结构。

（五）免疫沉淀作用

放射标记细胞提取物的免疫沉淀作用已经成为一种测定自身抗体特异性的重要研究工具。放射性标记的抗原能与经蛋白A琼脂糖珠纯化后的自身抗体形成免疫复合物，将此免疫混合物从琼脂糖珠洗脱，用SDS聚丙烯酰胺凝胶电泳法分离，再用放射自显影法检测。该实验能检测到多种与SLE（图71.4A）、硬皮病（图71.4B）

或多发性肌炎(图71.4C)等疾病有关的自身抗体。通过与标准血清免疫沉淀物的分子量相比较，医生可鉴定出血清免疫沉淀的^{35}S-甲硫氨酸标记抗原。使用相似的方法可以分析能被这些自身抗体识别的小型纤维核蛋白颗粒中的^{32}P标记核苷酸组分[8]。

抗核抗体

ANA试验通常是全身性自身免疫疾病(如SLE等)免疫诊断的第1步。免疫荧光检测是一种标准方法,但也可选用其他方法,如ELISA,而且更便于自动化操作。

(六)荧光抗核抗体试验

根据靶抗原的位置不同，已经观察到几种标准的核荧光抗核抗体荧光模式,包括弥散型(均质型)、斑点型、核仁型和着丝点型(图71.2A至D)。这些荧光模式与抗不同核抗原的自身抗体相对应,核仁型(图71.2C)提示诊断硬皮病[2,9],着丝点型(图71.2D)与局限性硬皮病相关联,其他类型(图71.2A和B)则缺乏疾病特异性。

荧光抗核抗体试验技术也用于检测抗胞浆抗原的自身抗体。图71.3 (实验板E–H) 显示了抗核糖体P (图71.3E)、抗信号识别粒子(SRP)(图71.3F)、抗组氨酰tRNA合成酶(Jo-1,图71.3G)和抗线粒体(图71.3H)抗体的图像特征。

(七)敏感性和特异性

FANA既敏感又简单,从而成为SLE理想的筛选试验。其灵敏度可达到90%~95%,如果用Hep-2细胞作为基质灵敏度会更高[10,11]。即使“ANA阴性的狼疮患者”体内也经常存在抗胞浆自身抗原,如Ro(SS-A)或核糖体P的抗体。

与高灵敏度相反,ANA阳性对SLE的特异性相对较低[12,13],其阳性预测值仅为11%~13%[11,14]。在一项对澳洲ANA阳性个体的研究中发现,18.8%患有SLE,10.9%患有药物性狼疮,21.7%患有其他系统性自身免疫疾病(例如干燥综合征、肌炎、硬皮病等),10.1%患有自身免疫性甲状腺炎,5.8%为其他器官特异性自身免疫性疾病,8.3%有感染,2.9%有新生物,24.3%有其他疾病或原发性的自身抗体[12]。应该注意的是在某些健康人也可能检测到低滴定度的ANA[15,16],在随机选择的健康高加索人中,ANA的检出率为3%~5%[16]。ANA的阳性率与年龄明显相关,65岁以上健康人的阳性率可达10%~37%[15](图71.5)。尽管ANA在健康人也比较常见,但滴度通常都小于或等于1:160。有报道称

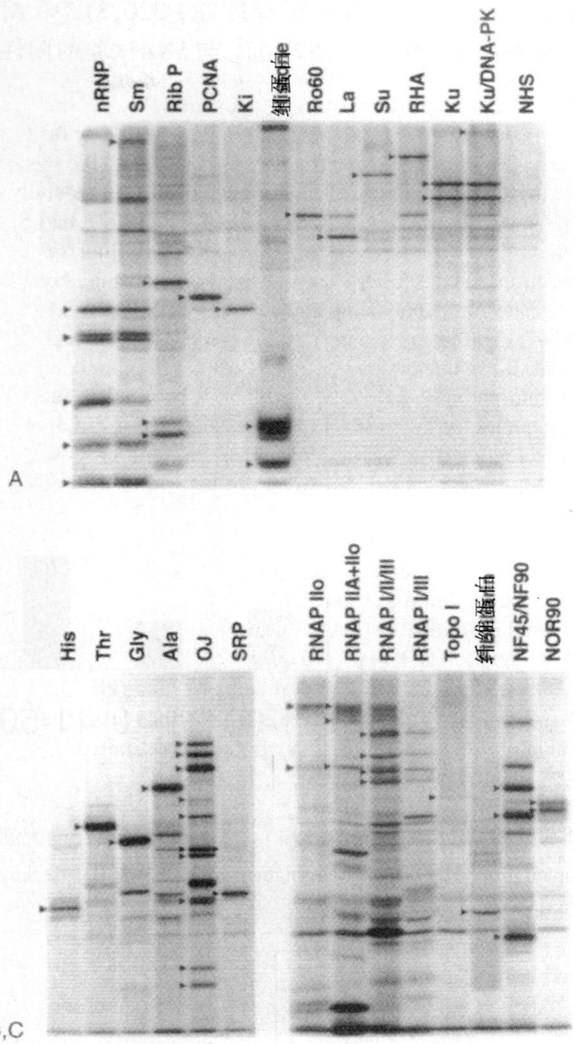

图71.4 自身抗体特异性的免疫沉淀分析。用^{35}S甲硫氨酸和半胱氨酸标记人K562细胞，提取物用标准的人自身免疫血清进行免疫沉淀。免疫复合物用蛋白A琼脂糖珠吸附,清洗,用SDS聚丙烯酰胺凝胶电泳分析。用血清免疫沉淀的特异沉淀带的位置以箭头标出。(A)SLE血清。特异性条带包括抗核糖核蛋白、Sm、核糖体P蛋白(Rib P)、增殖细胞核抗原(PCNA)、Ki、组蛋白、Ro60、La(SS-B)、Su、RNA解旋酶A (RHA)、Ku和Ku加DNA-PK催化亚基等抗体。用正常人的血清(NHS)作为对照。(B)多发性肌炎血清。特异性条带包括抗Jo-1(组氨酰tRNA合成酶)、PL-7(苏氨酰基tRNA合成酶)、EJ(甘氨酰tRNA合成酶)、PL-12(丙氨酰tRNA合成酶)、OJ(多蛋白复合体,包括异亮氨酰tRNA合成酶及其他tRNA合成酶)和信号识别蛋白(SRP)等抗体的特异沉淀带。(C)硬皮病血清。特异性条带包括对磷酸化RNA聚合酶Ⅱ(ⅡO)特异的抗RNA聚合酶血清,磷酸化和非磷酸化RNA聚合酶Ⅱ,RNA聚合酶Ⅰ、Ⅱ和Ⅲ,RNA聚合酶Ⅰ和Ⅲ。同时还显示了抗拓扑异构酶Ⅰ(TopoⅠ)、原纤维蛋白、核因子45和90(NF45/NF90)以及NOR90抗体。

正常人中3.3% ANA血清稀释度在1:320，31.7% ANA血清稀释度在1:40[17,18]（图71.6）。与ANA试验的阳性预测值较低相反，ANA试验阴性的患者患SLE的概率小于3%。因此，尽管ANA试验对确诊SLE的作用有限，但

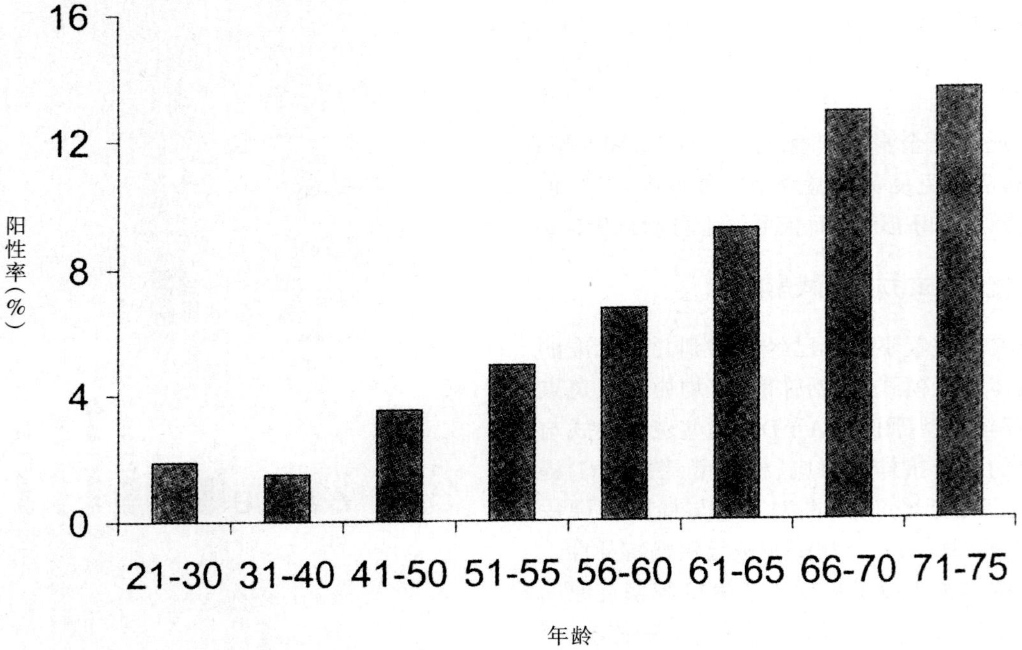

图71.5　ANA检出率的年龄分布。检测3 492例来自澳大利亚乡村健康人血清中的ANA，绘制其FANA阳性率与年龄的直方图。（Adapted from Hooper B，Whittingham S，Mathews JD，Mackay IR，Curnow DH. Autoimmunity in a rural community. *Clin EXP Immunol* 1972；12:79.）

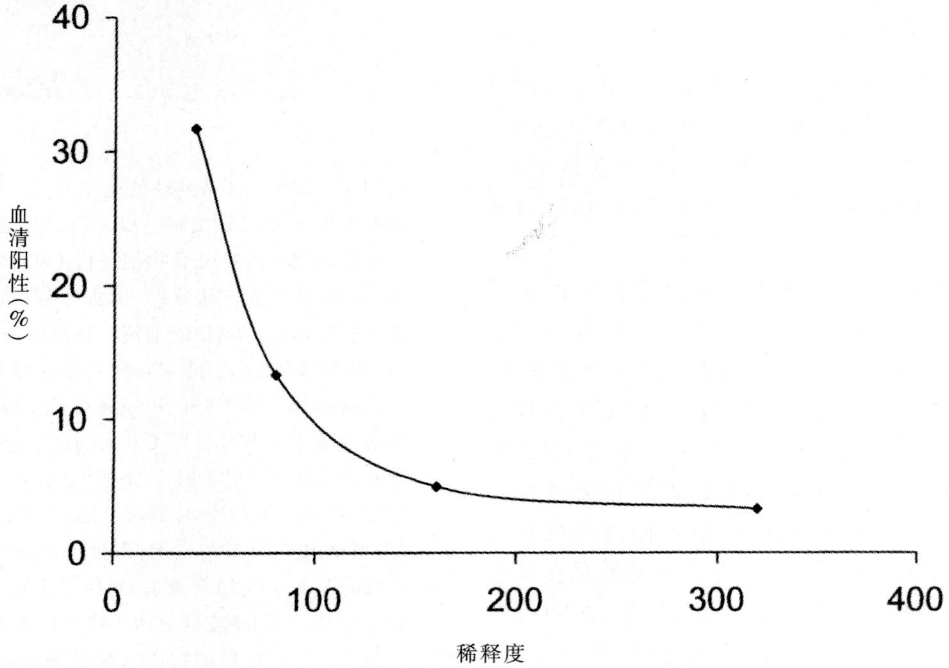

图71.6　正常人FANA试验阳性率与血清稀释度的曲线图。选择125例正常人血清分别做1:40，1:80，1:160和1:320稀释，检测其中的FANA。绘制以血清稀释度为自变量的阳性率函数图像。（Adapted from Tan EM, Feltkamp TE, Smolen JS, Butcher B, Dawkins R, Fritzler MJ, et al. Range of antinuclear antibodies in"healthy"individuals. *Arthritis Rheum* 1997;40:1601.）

是ANA阴性对于排除SLE还是有用的。

（八）荧光抗核抗体染色的判读

荧光抗核抗体染色的正确判读与观察者有关，即使是受过专门训练的观察者，其判读的结果也会存在室间差异。在一项研究中，室间变异系数从1:320稀释度时的36%到1:40稀释度时的51%[17]。尽管如此，这项试验在大部分时候还是能够将正常人和SLE、硬皮病和干燥综合征患者区别开的。在灵敏度和特异性间的最佳平衡点为血清稀释度在大约1:160时，在此稀释度时95%的SLE、87%的硬皮病、74%的干燥综合征患者和95%的健康对照都能被正确的区分出来[17]。因此，稀释度为1:40和1:160时做抗核抗体试验得出的结果是比较合适的。

（九）抗核抗体ELISA测定

为了减少荧光抗核抗体试验的劳动量，已经开始应用ELISA方法进行ANA的自动化检测，该方法是应用天然的核提取物或纯化抗原的混合物进行的。这种方法的缺陷是个体抗原与塑料孔的结合不容易监测，而且不溶性的核自身抗原，例如核纤层蛋白A、B和C[19]等在提取过程中容易丢失，故呈低表达。DNA与塑料孔的结合也是可变的[11]。利用天然核提取物的另一个缺点是得不到ANA模式的信息，在一项对比试验中，将6份标本分别用FANA试验和ELISA方法进行测定，尽管有报道说两者有很好的吻合率[20]，但是他们得出的结果却大不相同[11]。要确定这些试验的实用性还需要做进一步的研究，但现在还无法摒弃繁琐但是却非常标准的荧光抗核抗体试验。

二、自身抗体试验的临床应用

某些类型的ANA对SLE或其他系统性自身免疫疾病具有特异性，这一发现对诊断系统性自身免疫疾病是一项重大的进步。针对SLE、硬皮病、多发性肌炎和原发性胆汁性肝硬变的特异性自身抗体已大量应用于临床（表71.1至表71.3，图71.4）[2,4]。最近报道了类风湿性关节炎的特异性自身抗体[21-25]。临床用于评价SLE的自身抗体主要类型见表71.1和图71.4A。大部分抗原是由蛋白和核酸组成的多组分的复合物（见下文）。抗磷脂抗体是SLE的又一重要血清学标记物，我们将在本书第74章讨论，在此不再赘述。

（一）抗DNA、组蛋白、核小体和染色质抗体

核小体作为DNA和组蛋白的复合物，是第一个被确认的狼疮自身抗原[1,26]，这些自身抗体的亚型与红斑狼疮（LE）症状有重要联系[26]。抗核小体和染色质的自身抗体是狼疮自身免疫反应的重要组成部分[27]。抗染色质免疫反应也是某些药物（如普鲁卡因胺、肼屈嗪、奎尼丁和异烟肼）所致的狼疮样综合征的特征[28]。

1.抗原

染色质是一种由双链DNA、组蛋白及非组蛋白蛋白质组成的复合物。DNA与组蛋白复合物结合，此复合物由含145个碱基对的双链DNA包绕组蛋白核心组成，组蛋白核心为八聚体，含有H2A/H2B、H3和H4各两个分子[29,30]，每个单位称做一个核小体。与组蛋白H1相关联的连接DNA将核小体连接起来，在该组织这一层次上，核小体像DNA链上的串珠。该组织的较高层次进一步折叠浓缩成越来越复杂的染色体。

2.抗染色质和抗核小体抗体

染色质是SLE自身免疫反应的主要靶抗原[27]，但是由于在多种疾病（如药物性狼疮和其他系统性自身免疫疾病）中也能发现抗染色质的自身抗体，其对SLE并没有特异性。图71.2A提供了一幅均质型的荧光抗核抗体模式图。尽管有报道称在红斑狼疮发现抗高迁移率组（HMG）蛋白质（一种主要的染色质非组蛋白成分）和组蛋白H1的自身抗体[31,32]，但是主要的靶抗原仍然是H2A-H2B-DNA复合物[28,33]。

ELISA用于检测抗染色质或抗H2A-H2B-DNA复合物的自身抗体[34]。抗H2A-H2B-DNA复合物的IgG自身抗体的检测用于诊断由于服用某种药物而导致的药物性狼疮，但是也常见于SLE、某些硬皮病亚型或相关

表71.1　SLE的特异性自身抗体标记物

自身抗体	检出率(%)[a]	临床联系
抗dsDNA	40~70	肾炎、疾病活动期
抗Sm	7~30	对SLE具有高特异性
抗核糖体P	15	相关神经精神疾病
抗PCNA	2~5	肾炎
抗RNA解旋酶A[b]	10	不清楚[b]

[a] 自身抗体在 SLE 中的近似检出率。

[b] 只与 SLE 有试验性联系，资料不完整。

表71.2　硬皮病的自身抗体标记物

自身抗体	检出率(%)*	临床关联
抗拓扑异构酶Ⅰ	15	近端(重度)硬皮病
抗RNA聚合酶Ⅰ、Ⅱ、Ⅲ	20	重度硬皮病,抗RNAPⅠ/Ⅲ比Ⅱ更具有特异性
抗原纤维蛋白	5	对硬皮病有高特异性
抗NOR90	少见	也可见于其他疾病[299]
抗Th	5	对硬皮病有高特异性
抗NF45/NF90	少见	硬皮病类风湿样关节炎重叠综合征

*自身抗体在相关疾病亚型的近似检出率。

疾病。抗H2A-H2B-DNA的IgG抗体用于诊断普鲁卡因胺导致的狼疮敏感度可达到84%,早在症状出现前1年即可检测到其水平显著升高[35]。令人感兴趣的是,抗H2A-H2B-DNA的水平随疾病活动度的降低而减少,在大部分药物性狼疮患者停药之后能完全消失。抗染色质抗体的一项最重要的临床应用即为监测服用已知可引起狼疮样综合征药物的患者。

3.抗组蛋白和抗单链(ss)DNA抗体

抗ssDNA和人组蛋白的自身抗体在药物性狼疮和原发性SLE患者中常见。它们的重要性与抗H2A-H2B-DNA抗体相似,但敏感性较低。与抗染色质抗体和抗核小体抗体相同,它们也没有特异性。ELISA测定和Western印迹法可检测到抗组蛋白抗体,ELISA法可检测到抗ssDNA抗体。

4.抗双链DNA抗体

在SLE病情发展过程中,有超过70%患者的血清中能发现抗dsDNA抗体,其对SLE的特异性是95%。这也使得抗dsDNA抗体成为监测SLE的一项很有价值的指标[13,36],大约有半数的SLE患者在任何时候检测其抗dsDNA抗体均为阳性(图71.7)。在动物模型中,从抗染色质抗体进展为抗dsDNA抗体阳性与肾病的发展有关[37]。相反,肾脏受累与抗dsDNA抗体在药物性狼疮患者中非常少见。从狼疮患者肾小球的免疫沉淀物中,可特异提取出抗dsDNA抗体,这说明含抗DNA抗体的免疫复合物导致发病[38]。其加速肾损伤的确切机制仍存在争议,目前主要有3种假说:①预先形成的DNA-抗DNA免疫复合物可能沉积在肾小球基底膜(GBM),从而导致了Fc受体介导的炎症。②DNA或核小体可能会沉积在GBM,并与抗DNA抗体结合在原位形成免疫复合物[39]。③抗DNA抗体的某些亚型与内源性肾小球抗原可能存在交叉反应[40,41]。

与免疫复合物介导的红斑狼疮的发病机制相一致,抗dsDNA抗体和补体水平经常出现彼此相反的结果,当疾病恶化时抗dsDNA抗体水平升高同时伴有低补体血症,而当疾病缓解时会发生相反的结果[42]。但是,也有一些无症状的患者其抗dsDNA抗体持续性处于高水平[43]。

5.抗dsDNA抗体的致肾炎作用

注射某些(不是全部)鼠单克隆抗dsDNA或ssDNA抗

表71.3　多发性肌炎或皮肌炎的自身抗体标记物

自身抗体	检出率(%)*	临床关联
抗Jo-1(组氨酰tRNA合成酶)	20	抗合成酶综合征
抗PL-7(苏氨酰tRNA合成酶)	3	抗合成酶综合征
抗EJ(甘氨酰tRNA合成酶)	2	抗合成酶综合征
抗PL-12(丙氨酰tRNA合成酶)	3	抗合成酶综合征
抗OJ(异亮氨酰tRNA合成酶与其他tRNA合成酶的复合物)	2	抗合成酶综合征
抗KS(天冬酰胺酰tRNA合成酶)	<1	间质性肺病
抗SRP	4	无抗合成酶特征的重症肌炎
抗PM-Scl	8	多发性肌炎-硬皮病重叠综合征

*相关疾病亚型的自身抗体的近似检出率。

体会诱发肾脏病，这说明它们有导致肾炎的可能性[44,45]。这些抗DNA抗体导致肾炎的确切机制尚不清楚，但可能的原因之一是与内源性肾脏抗原有交叉反应[40,46,47]。抗dsDNA抗体的滴度与补体结合的抗dsDNA抗体的滴度虽然只是高度相关的一种结果[50]，但有效的补体结合作用在致肾炎过程中可能也起到重要的作用[48,49]。对DNA的亲和力可能也与其致病性有关，不过在(NZB X NZW) F1小鼠，疾病的严重性却与抗DNA抗体的低亲和力有关[53]。

6.抗DNA抗体的检测

由于上述原因，仅限定一种方法来鉴别具有潜在致病性的抗DNA自身抗体是十分困难的。几种检测方法均在使用，包括放射免疫测定法(Farr)、微孔过滤器测定法、PEG测定法、绿蝇短膜虫动基体染色测定法和ELISA法(表71.4)。区分抗ssDNA和抗dsDNA抗体是重要的，因为只有后者与疾病的活动度有较强的联系，可能是因为抗ssDNA抗体比抗dsDNA抗体的亲和力要低[52]。确保dsDNA的特异性主要有两种方法：一种是经核酸酶S1处理去除单链DNA或者用羟磷灰石将其吸收[54]；也可选择另一种方法，使用无可分离末端的闭合环状DNA，这是绿蝇短膜虫动基体染色测定法的基础。动基体含有一个单一的闭合环状DNA分子，该分子能被患者血清及随后添加的异硫氰酸荧光素(FITC)标记的羊抗人Ig抗体染色[55]。

7.放射免疫测定法监测疾病的活动性

在放射免疫测定法，放射标记的DNA和抗DNA抗体的免疫复合物用硫酸铵进行沉淀并量化[56]。这种方法对高亲和力的抗DNA抗体具有相对特异性[52,57]，比检测低亲和力抗体的方法(例如ELISA法)更能预测疾病的活动性[52]，它在病情活动前10周即可预测疾病复发[58]。连续前瞻性检测抗dsDNA抗体可以较好地测定C3或C4水平。此外，一旦用Farr法检测到抗dsDNA抗体水平明显升高应立即使用泼尼松治疗以防止疾病复发[59]。虽然这种用早期血清学改变监测疾病复发的方法现在仍存在争议，但值得进一步研究。

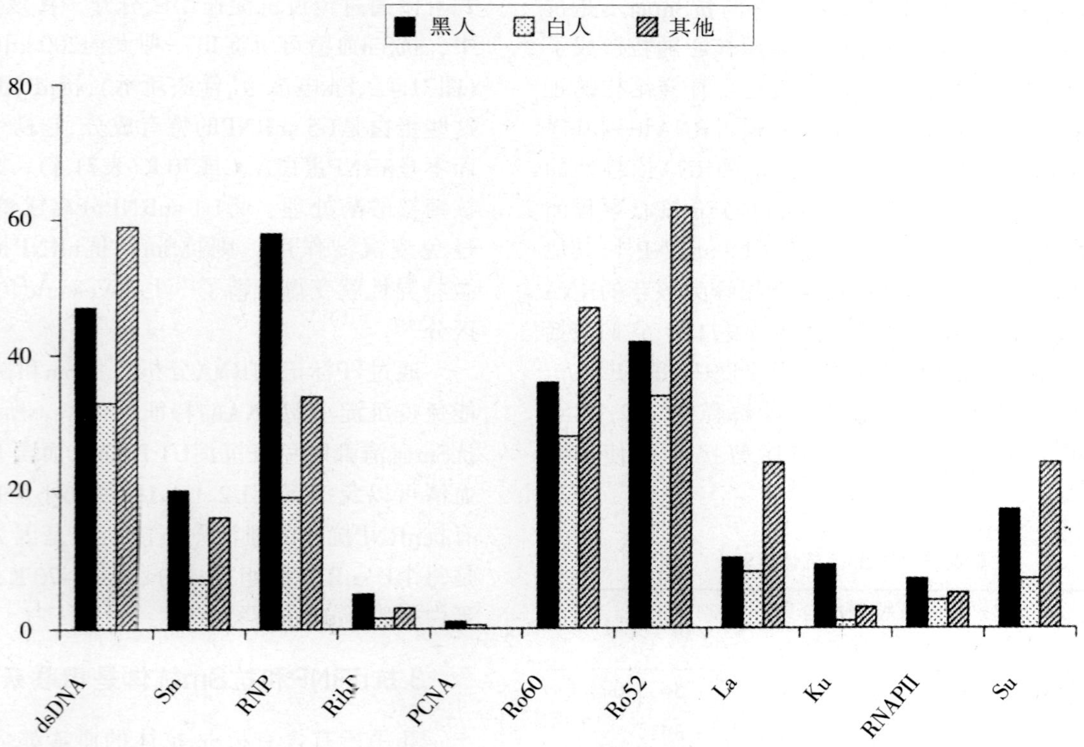

图71.7　自身抗体的检出率(佛罗里达州大学狼疮研究组)。检测了美国黑人(黑，n=208)、高加索人(白，n=198)、亚洲人、西班牙人和美洲印第安人(其他，n=38)的SLE患者中各种自身抗体的检出率。抗体的检测方法如下：免疫沉淀法(抗Sm、RNP、核糖体P、PCNA、Ro60、La、Ku、RNA聚合酶Ⅱ和Su抗体)，绿蝇短膜虫动基体染色法(抗dsDNA抗体)，或者是应用重组人Ro52的ELISA法。患者符合SLE的ACR标准，在登记入组时进行检测。

（二）抗nRNP和Sm抗体

Tan和Kunkel在1966年发现了抗Sm抗体系统，它与抗nRNP抗体的密切关系（核糖核酸酶的敏感性和双向免疫扩散中的部分鉴别线）是由Mattioli和Reichlin确立的[60]。依据种族不同，7%~30%的SLE患者产生抗Sm抗体（图71.7），与抗dsDNA相似，这种抗体也是SLE的特异指征[3,61]。抗nRNP抗体虽然与抗Sm抗体关系密切，但并不具有疾病特异性，故其对SLE的诊断和病程的预测作用有限。抗nRNP抗体在SLE患者的阳性率为20%~40%，有时更高，但这种表现有较强的种族依赖性[62-65]（图71.7）。几乎没有证据证明抗nRNP和抗Sm抗体可以致病。

1.Sm和nRNP抗原

抗Sm和抗nRNP抗体识别U1核内小分子核糖核蛋白（snRNP）颗粒的蛋白质成分的不同亚型（图71.8A）。U1snRNP是一种RNA蛋白复合物，其组成蛋白有U1-70 K（70 kd）、A（33 kd）、B'/B（分别为29 kd和28 kd）、C（23 kd）、D1/2/3（16 kd）、E（12 kd）、F（11 kd）和与单个U1核内小分子RNA有关的G（10 kd）[8,61]。蛋白B'/B、D、E、F和G聚集成稳定的6S颗粒（Sm核心颗粒），并与抗Sm而不是抗nRNP抗体反应。X线结晶学研究显示核心颗粒形成了一个闭合的环，U1 RNA分子就通过这个环样结构的正电荷孔洞[67]。U1-A和U1-70 K蛋白通过RNA识别基序直接与U1 RNA相互作用[68]，然而，这种RNA依赖性的U1-C和U1 snRNP之间的联合是通过与Sm核心颗粒的B'/B成分的相互作用介导的[69]。除了U1 snRNP外，其他的snRNP（每种都有一种特有的富含尿嘧啶核苷的RNA和一种特有的蛋白）也带有核心颗粒（表71.5），它们包括U2、U4/U6和U5 snRNP，以及其他低丰度U snRNP[61]。

患者血清中的自身抗体有可能解释U1、U2、U4-6和U5 snRNP在不均一核RNA前体剪接成信使RNA（mRNA）过程中所起到的关键作用[70,71]。在剪接过程中，U snRNP和其他蛋白聚集成一个更大的结构称为剪接体[72]，剪接体识别内含子外显子连接区域的序列，切断这些间隔序列，并重新结合成成熟的mRNA[71]。小分子U1 RNA颗粒与RNA前体5' 端的接合位点进行碱基配对，导致此处键断裂，在内含子的5'端留下一个恒定的鸟苷残基，随后形成套索样结构。U2 snRNP结合在此分支点上形成套索结构[71]。在内含子3'的末端切断后，U5和U4/U6 snRNP在靠近3'剪接位点附近结合，而外显子被重新连接形成成熟的mRNA。单个的剪接体与抗nRNP或抗Sm自身抗体结合，形成精细的、斑点型免疫荧光模式（图71.2B）。

表71.4 抗DNA抗体试验

检测方法	检测的自身抗体亲和力	参考文献
放射免疫测定法（Farr）	高	[56,300]
微孔测定	高	[301]
PEG测定	由中等到高	[302]
绿蝇短膜虫动基体染色	由中等到高	[55,300]
ELISA法	由低到高	[300,303]

2.抗Sm与抗nRNP抗体的比较

了解U1 snRNP微粒的结构可以使区分对临床有重要意义的抗Sm和抗nRNP抗体变得简单（图71.8A）。由于Sm核心颗粒在富含U1 snRNP时与抗nRNP反应蛋白U1-A和U1-C结合（当甲硫氨酸不足时，U1-70 K蛋白在免疫沉淀时很难显影），所以抗Sm和抗nRNP抗体免疫沉淀为组合相似的多肽（图71.4A）。然而，这两种模式可以通过免疫沉淀作用区分开，在该免疫沉淀作用中，抗Sm血清可沉淀出一种大约200 kd的蛋白双联体（图71.4A，Sm电泳道，箭头所示），抗nRNP血清则不能。这些蛋白是U5 snRNP的特有成分，它携带Sm核心颗粒而不是nRNP蛋白A、C或70 K（表71.4）。如果经$MgCl_2$或核糖核酸酶处理，将U1 snRNP分离成单个成分后，通过免疫沉淀作用，则抗Sm和抗nRNP抗体不同的细微特异性就变得清晰了[73,74]。Western印迹法也可做出区分[75]。

通过^{32}P标记的RNA分析，抗Sm和抗nRNP血清也能免疫沉淀小型RNA的特征性亚型。所以，抗nRNP和抗Sm血清都能免疫沉淀U1 RNA，而含有抗Sm抗体的血清可以免疫沉淀U2、U4、U5和U6小型RNA，但仅含有抗nRNP抗体的血清则不能，这是因为Sm核心颗粒是每个U snRNP的组成成分，而U1-70 K，U1-A和U1-C蛋白是U1 snRNP所特有的。

3.抗nRNP和抗Sm抗体是相联系的自身抗体

几乎所有含有抗Sm抗体的血清都含有抗nRNP抗体[76,77]。通常在人自身免疫血清中，抗nRNP抗体的水平远远超过抗Sm抗体的水平[77]。大多含有抗U1 snRNP自身抗体的血清能识别多种多肽。在一项研究中，通过Western印迹法发现，在含有抗nRNP或抗Sm抗体的29

表71.5　几种主要U snRNP的蛋白和RNA成分

snRNP微粒	RNA	共有蛋白	特殊蛋白	自身抗体
U1 snRNP	U1	Sm 核心颗粒 *	70 K、A、C	Sm、nRNP
U2 snRNP	U2	Sm 核心颗粒 *	A'、B"	Sm、A'、B"
U5 snRNP	U5	Sm 核心颗粒 *	8种蛋白	Sm、100 K、102 K、200 K(双联体)
U4/U6 snRNP	U4/U6	Sm 核心颗粒 *	150 K	Sm、150 K

*B'/B，D(D_1、D_2、D_3)、E、F和G蛋白全部由U snRNP排列构成的6S Sm共有核心。

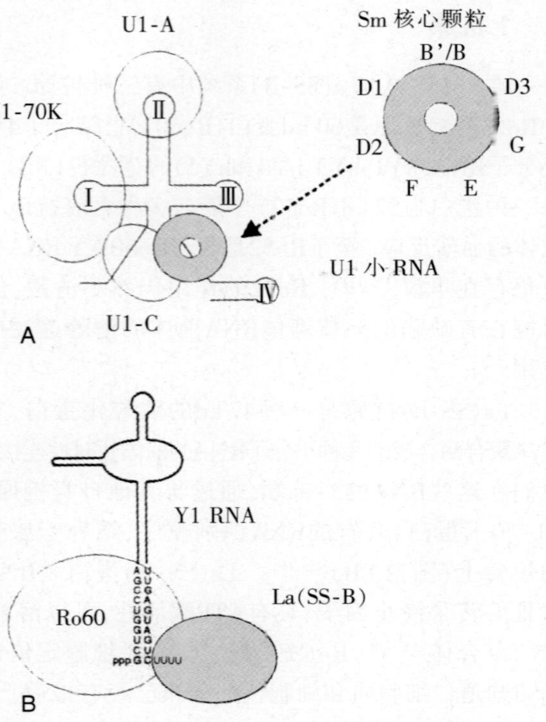

图71.8　U1和Ro核糖核蛋白微粒的结构。(A)U1小分子核糖核蛋白由3种独特的多肽组成（70 K、A和C），它们能被抗nRNP血清，Sm核心颗粒(蛋白B'/B、D、E、F和 G，与抗Sm抗体反应)和单分子U1 RNA识别。U1 RNA Ⅰ~Ⅳ茎环结构的位置如图所示。有报道称已发现抗茎环结构Ⅱ和Ⅳ的自身抗体。(B)Ro核糖核蛋白由Ro60蛋白(与抗Ro/SS-A抗体反应)和单分子hY1、hY3、hY4或hY5 RNA(hY1 RNA如图所示)组成。新合成的微粒携带有与RNA 3'末端富含U序列结合的La多肽。47 kd的La多肽与抗La(SSB)抗体反应。已报道发现了抗hY5 RNA的特异性自身抗体，但还没发现抗hY1分子的抗体。

份血清中只有1份仅识别了一种单体蛋白，大多数识别了U1-70 K、U1-A、U1-C和Sm-B'/B、Sm-D、Sm-E中的3种或3种以上[75]。一些自身抗体对天然抗原的抗原位点是特异的，例如抗天然U1-C或由E、F、和G Sm多肽形成的抗原决定簇[78]。也有报道称，一些自身抗体可以稳定U1-C蛋白与Sm核心颗粒之间或U1-A与Sm核心颗粒之间的相互反应[74]。

自身抗体也能识别U1小型RNA分子[79,80]。尽管最初认为抗U1 RNA的抗体不常见，但在大约40%抗nRNP/Sm阳性的血清中可发现抗U1 RNA的自身抗体[81]，它们能识别U1 RNA茎环结构Ⅱ的茎和Ⅳ的环(图71.8A)[79,80]。有趣的是，尽管U1 RNA的茎环结构Ⅱ仅有少数核苷酸与U2 RNA的第四环不同，但他们只与U1 RNA反应。抗U1 RNA分子的自身抗体与抗nRNP抗体有关联，它存在于含有抗nRNP抗体的血清中，而在含有抗Sm抗体的血清中是不存在的[81]。

总之，对U1 snRNP和对染色质的自身免疫反应在以下几方面是相似的：①它们的靶抗原都是核酸-蛋白复合物。②自身抗体既能识别蛋白又能识别核酸组分；③顺序产生针对多种组分的自身抗体，成为所谓“连锁组合”的一部分[82]。

4.抗nRNP和抗Sm抗体的交叉反应

尽管抗U1 snRNP组分的自身抗体通常对它们的抗原有很强的特异性，但现已发现U1 snRNP的各个蛋白组分存在共享的抗原决定簇[83,84]。此外，一些抗Sm抗体与核糖体蛋白S10[85,86]或核糖体P[87]存在交叉反应，还有报道称抗Sm-D或U1-A与DNA存在交叉反应[88,89]。

5.抗体的临床意义

几乎仅在SLE患者中可发现抗Sm核心颗粒的自身抗体[3,62]。相反，在硬皮病、多发性肌炎、其他系统性自身免疫性疾病亚型及SLE患者血清中可发现能识别蛋白A、C和70 K的抗nRNP抗体[62,76]。在混合性结缔组织病(MCTD)患者中可发现极高水平的抗nRNP抗体，而没有抗Sm抗体[90]。尽管抗Sm抗体对于SLE具有高度特异性，但依据种族不同其阳性率仅为7%~30%[62,63](图71.7)。欧洲SLE患者抗Sm抗体的阳性率不足10%，而在非洲裔美国人和中国的SLE患者中其阳性率可达25%~30%[63-65](图71.7)。鉴于他们的特异性，抗Sm和抗dsDNA抗体已被列入1982年修订的美国风湿病学会SLE诊断标准[10]。

尽管有报道称在其他疾病(如精神分裂症[91]、眼葡萄膜炎[92])也发现抗Sm抗体,但他们仅能用ELISA法检测到,而不能用双向免疫扩散技术或免疫沉淀作用证实。所以,抗Sm抗体同其他疾病是否存在实质的联系仍存在争议。也有未经证实的报道称,抗Sm抗体与雷诺现象、轻型肾脏或中枢神经系统疾病发生率升高有关[93-95]。尽管不如抗DNA抗体水平的改变那样引人注目,但已显示抗Sm和抗nRNP抗体水平可能反映疾病的活动性[96]。U1 RNA茎环结构Ⅳ的特异性抗体水平也与疾病的活动度相平行,可能会成为SLE活动度的独立标记物[97]。然而,有一种观点已被广泛接受,即与抗DNA抗体不同,抗Sm抗体或抗nRNP抗体一旦产生,即保持在一相对恒定的水平,即使在疾病的静止期也不会消失[98]。

6.抗Sm和抗nRNP抗体的检测

尽管免疫沉淀测定法技术要求高,但却是检测抗nRNP/Sm抗体的“金标准”。临床检测抗nRNP或抗Sm抗体更多是利用以下测定法:①ELISA法(至今最常用的方法),②双向免疫扩散技术,③CIE,和④免疫印迹法。所有这些检测方法都有其各自的缺点。免疫扩散技术特异性强并且容易操作,不需要特殊的仪器和纯化抗原,但敏感度相对不高。目前,免疫扩散技术和更敏感的CIE[62]是常规检测抗Sm和抗nRNP抗体最可靠方法的代表。如果经适当的标准化,ELISA法可能会提供有价值的信息。高纯度抗原是必需的,考虑到抗U1 snRNP构象决定簇自身抗体的高检出率,最好是用完整的snRNP取代单个重组U snRNP蛋白包被聚苯乙烯孔。就像用ELISA方法检测抗DNA抗体一样,用ELISA方法检测低亲和力抗体的意义尚不确定。有些血清含有的免疫球蛋白高于本底水平时,在商业化的测量方法中它们在与包被在反应孔上的Sm抗原结合,但却不能免疫沉淀U1 snRNP微粒或在其他标准测定法中不反应[99](M Satoh和WH Reeves未发表的观察)。是否将这些抗体命名为“抗Sm抗体”是一个语意问题,就像在ELISA法中那些与DNA反应的低亲和力“天然”自身抗体是否应该被认定为抗DNA抗体一样[100]。最后,尽管Western印迹法能提供特异性的有用信息,但是该方法并不容易区分抗Sm和抗nRNP抗体,也不能检测针对某些构象决定簇的自身抗体。因此,与其他方法相比,Western印迹法适用性较差。

(三)抗Ro(SS-A)和La(SS-B)抗体

Ro(SS-A)/La(SS-B)自身抗体系统分别是由Anderson[101]、Clark等[102]和Alspaugh与Tan[103]独立发现的,后来证实其抗原系统是相同的[104]。狼疮患者中的10%~50%产生抗Ro60抗体,10%~20%产生抗La (SS-B)抗体(图71.7),但它们并不是该病的特异性标记物[105-107]。检出率的差异反映了测试方法和样本种族的不同。在笔者调查的人群中,抗Ro52出现在大约30%~40%的非洲裔美国人和高加索人的SLE患者,但在其他种族的患者中出现的概率可能更大(约60%)(图71.7)。

1.抗原

在Ro(SS-A)/La(SS-B)系统中有三种抗原。其中一种Ro(SS-A)抗原是60 kd蛋白(Ro60),它结合于4种特定小分子RNA(hY1、hY3、hY4和hY5)的茎(图71.8B)[108]。另外一种蛋白为52 kd(Ro52)[109]能与多种含有抗Ro(SS-A)抗体的血清反应。至于Ro52是否与Ro60或Y RNA相互反应仍存在争议[110,111]。Ro52的作用仍然不清楚,但Ro60可能在有缺陷的5S核糖体RNA前体的清除途径中发挥作用[112]。

La(SS-B)抗原是一种47 kd的磷酸化蛋白,它同由RNA聚合酶合成的几种小分子RNA的前体暂时性连接[113,114]。他们在这些RNA的3’末端,通过与其他自身抗原(包括U1-70 K蛋白)共有的RNA识别模序,结合于尿苷残基的短臂上(图71.8B)[115,116]。La(SS-B)蛋白是RNA聚合酶Ⅲ的转录终止因子,具有ATP酶活性,可以溶解DNA/RNA混合体[117,118]。Ro(SS-A)抗原的亚细胞定位还无法确切知道,细胞质和细胞核的分布已经有报道[102,103,119]。另外,人们通常认为La(SS-B)主要分布在细胞核中。

2.抗La(SS-B)和抗Ro(SS-A)抗体的产生是相互联系的

事实上抗La(SS-B)抗体总是与抗Ro(SS-A)抗体相联系,而抗Ro(SS-A)抗体却经常会在缺乏抗La(SS-B)情况下产生[107]。测试55份抗Ro/La阳性的血清,同时含有2种抗体的有23份,仅含有抗Ro(SS-A)抗体的有30份,单纯含有抗La(SS-B)抗体的仅有2份[107]。所以,与抗nRNP/Sm系统相同,抗La(SS-B)和抗Ro(SS-A)也组成了一个相互联系的自身抗体组合[82]。针对Ro核糖核蛋白hY5 RNA部分的特异性自身抗体也可出现在抗Ro(SS-A)抗体中。

3.临床意义

在干燥综合征患者血清中,同时检出抗Ro(SS-A)和抗La(SS-B)抗体的概率非常高[106]。这种重要的临床联系不仅包括干燥综合征，还包括亚急性皮肤型红斑狼疮、新生儿红斑狼疮和先天性完全性心脏传导阻滞。这些抗体能通过胎盘传播说明其能够直接致病。

经双向免疫扩散法检测，抗Ro(SS-A)抗体存在于60%~80%原发性干燥综合征患者血清中，而在SLE患者血清中出现的概率为10%~50%[105,121,122]。抗Ro抗体在中国狼疮患者中的检出率高于美国黑人或白人SLE患者[65,123]。在笔者观察的人群中，这些抗体在非黑人或非白人狼疮患者的检出率比较高(图71.7)。在抗Ro(SS-A)抗体阳性的SLE患者经常继发干燥综合征[106]或亚急性皮肤型红斑狼疮[124]。继发干燥综合征的SLE患者抗Ro(SS-A)抗体的检出率为70%[125]，继发环状红斑型亚急性皮肤型红斑狼疮患者抗Ro(SS-A)抗体的检出率为60%~80%[126]。已经有人提出抗Ro(SS-A)抗体直接导致了这些皮损的发病[127]。抗Ro52自身抗体的临床意义尚未确定，只有抗Ro52而没有抗Ro60抗体通常与原发性干燥综合征相关，而只有抗Ro60没有抗Ro52抗体通常与SLE有关[105]，有报道称只有抗Ro52没有抗Ro60抗体也与多发性肌炎有关[128,129]。抗La(SS-B)抗体在原发性干燥综合征(47%)和SLE继发干燥综合征(50%)均很常见(在非选择性SLE患者中为10%~20%)[105,125]。

新生儿狼疮综合征由类似亚急性皮肤型红斑狼疮的皮疹和先天性完全性心脏传导阻滞组成[130,131]。皮疹是暂时的，当母体的IgG抗体在新生儿血循环中消失后，皮疹即会消退，其与母体的抗Ro(SS-A)抗体有很强的联系[132]。

先天性完全性心脏传导阻滞是一种更严重的并发症，通常发生在妊娠期的第2个三个月(妊娠22周以后)，它同Ro(SS-A)或La(SS-B)的自身抗体有很强的联系[133,144]，会引起胎儿而不是母亲的心脏损伤，提示在胎儿的发育过程中存在着一定的易感性[134]。抗Ro52或抗La抗体导致此并发症的危险性比抗Ro60高。狼疮新生儿的母亲抗Ro52和抗La抗体的复合物升高，优势比为35[133]。抗Ro52抗体积聚在完全性心脏传导阻滞婴儿的心脏组织中[135]，可以通过Fc受体介导的炎症反应产生TNF-α[136]而引起损害，最终导致心肌病和继发于传导系统纤维化的完全性心脏传导阻滞[137-139]。但是，这一危险性自新生儿移向抗Ro52或抗La(SS-B)抗体阳性的母亲，发展成完全性心脏传导阻滞的概率是低的。先天性完全性心脏传导阻滞和抗Ro52或抗La(SS-B)抗体之间这种较强的联系提示我们对孕妇进行自身免疫疾病的筛选是很有意义的。带有这些自身抗体的女性妊娠期间应该接受胎儿心脏监测。血浆置换可以减少抗体滴度并使心脏病得以改善[134]。皮质类固醇治疗也可以抑制胎儿心脏炎症表现，地塞米松是首选药物，因为它不会被胎盘代谢掉，所以可以以活性状态作用于胎儿。

4.抗Ro(SS-A)和抗La(SS-B)抗体检测

多种试验可以用来检测抗Ro52、抗Ro60和抗La抗体。CIE和双向免疫扩散技术用于检测抗Ro(SS-A)和抗La(SS-B)自身抗体已有多年。检测抗Ro60时用人的组织作为基质是很重要的，例如脾脏或Wil-2细胞提取物。CIE和双向免疫扩散不能用来检测抗Ro52抗体，有时也不能用来检测抗La(SS-B)抗体[140]。

对于抗Ro52抗体，Western印迹法是一种极好的检测方法[109]，但是用该项技术检测抗Ro60抗体是不可靠的，因为很多血清含有抗天然抗原的原发自身抗体[141,142]。Western印迹法用来检测抗La(SS-B)抗体也是一种高效和敏感的方法[140]。用ELISA法检测抗重组La抗体是十分可靠的且应用广泛[143]。应用重组抗原检测抗Ro52和抗Ro60抗体的ELISA法已用于研究工作[144,145]，其临床应用也在逐渐增加。但是，使用以生物化学方法提取的细胞性抗原检测抗Ro60抗体的ELISA法的敏感性可能更高[145,146]。

用^{35}S标记蛋白或^{32}P标记小分子RNA进行的免疫沉淀法是检测抗Ro 60和抗La抗体的金标准。抗Ro60抗体可以免疫沉淀一种60 kd蛋白(图71.4A)和一组特异性的小分子RNA(hY1、hY3、hY4和hY5)[2,4,147]。抗La(SS-B)抗体免疫沉淀一种约47 kd的蛋白(图71.4A)和一系列小分子RNA，包括7SL、5S、转录RNA和由RNA聚合酶Ⅲ合成的其他种类[113]。尽管最近发现抗Ro52抗体可以免疫沉淀天然蛋白[146,148]，但是Western印迹法仍然是“金标准”。

(四)抗核糖体抗体

20世纪60年代和70年代，一些研究小组曾报道抗核糖体抗体对SLE的诊断具有高特异性[149-151]，然而，直到1985年此抗原的本质才得以确定[152,153]。

1.抗原

核糖体是位于细胞质内的蛋白质合成的分子工厂(图71.3E)。核糖体的两个亚单位(40S、60S)含有大约80种蛋白和4个RNA分子。最常见的抗核糖体抗体识别大约38 kd、19 kd和17 kd(P0、P1和P2)的3种磷蛋白，它们是60S核糖体亚单位的组成成分(图4A，RibP)。抗P

自身抗体主要识别P0、P1和P2 C末端的保守表位[154]。其他的核糖体蛋白包括S10[155]、L5[156]和L12[156]蛋白，如同28S核糖体RNA分子一样也是自身抗原[157]。

2.临床意义

抗核糖体P0、P1和P2抗原的抗体对SLE的诊断具有高度特异性[151,158]，但是敏感性不如抗Sm和抗dsDNA抗体，有报道称其检出率约为15%，但在笔者调查的狼疮人群中检出率约为5%(表71.1和图71.7)。被狼疮血清识别的主要抗原表位位于C末端的22号氨基酸上[158]。回顾性研究显示，抗P抗体与神经精神病学表现相联系，特别是狼疮性精神病，其水平对预测狼疮精神病的复发是有帮助的[158-160]。然而，它们同神经精神病学表现的联系仍然存在争议[161,162]，可能是因为所用检测方法的不同和对神经精神疾病所用的诊断标准不同所致。目前认为，抗核糖体P抗体是有用的SLE标记物，但是，检测这些抗体对神经精神疾病的诊断或预后判断尚需进一步研究。

3.抗核糖体抗体检测

免疫沉淀法(图71.4A)和免疫扩散技术均可用来检测抗核糖体P抗体，ELISA法可用于检测人P2抗原的C末端肽，也可应用免疫印迹法[162,163]。

(五)抗PCNA抗体

增殖细胞核抗原（PCNA）是一种36 Da蛋白（图71.4A），对用甲醇固定过的细胞表现为可变的免疫荧光染色[164,165]。它是DNA多聚酶δ的辅助因子[166,167]。增殖迅速或促细胞分裂素刺激的细胞能显示出核染色，而休眠期(G0)细胞则不能被染色。G0期细胞没有被染色并不是因为抗原的缺乏，而是因为在用甲醇固定过程中析出过少[168]。经甲醛固定，抗PCNA抗体在细胞分裂周期的任何阶段均可以使细胞染色。

PCNA抗体在SLE患者中并不常见，但却具有高度特异性，其检出率为1%~5%[4,164,165](图71.7和表71.1)。因为其检出率低，不可能确定抗PCNA抗体对狼疮患者特异性的价值，但是几乎所有关于此抗体的报道均集中于SLE患者[164,169]。回顾性纵向调查显示抗体滴度可能与疾病的活动性相关联[169]。PCNA自身抗体可以用双向免疫扩散技术、CIE或者是免疫沉淀法检测。

(六)其他特异性抗体(抗RNA聚合酶Ⅱ、Su、Ku和RNA解旋酶A抗体)

其他自身抗体对SLE的诊断和预后判断价值不大。其中一些重要的抗体为抗RNA聚合酶Ⅱ、Su、Ku和RNA解旋酶A抗体，这些抗体的免疫沉淀分析见图71.4A所示。

1.抗RNA聚合酶Ⅱ

RNA聚合酶Ⅱ合成信使RNA，它由8~12种蛋白质组成。两个最大亚基(220 kd和140 kd)带有催化位点，其C末端磷酸化后使酶成为具有转录活性的激活形式[170]。RNA聚合酶Ⅰ和Ⅲ分别合成核糖体RNA和一个小RNA分子亚型。这两种酶含有与RNA聚合酶Ⅱ不同的大亚基，但是某些小亚基则为聚合酶Ⅰ、Ⅱ和Ⅲ所共享[170]。所以，一些抗RNA聚合酶血清能同时免疫沉淀这3种聚合酶(图71.4C，RNAPⅠ、Ⅱ和Ⅲ)。

虽然最初认为RNA聚合酶的自身抗体主要与硬皮病相关[171,172]，但是在5%~10%的SLE患者的血清中发现了RNA聚合酶Ⅱ的自身抗体[173](图71.7)，这些血清的某个成分对酶的转录激活型(磷酸化)有明显的特异性(图71.4C，RNAPⅡO)[173]。在硬皮病患者，抗RNA聚合酶ⅡO抗体可能与抗拓扑异构酶Ⅰ抗体和更严重的疾病有关[174]。与抗RNA聚合酶Ⅱ不同，RNA聚合酶Ⅰ和Ⅲ的自身抗体对硬皮病具有高特异性[175]。目前，免疫沉淀作用是检测抗RNA聚合酶抗体唯一可靠的方法。

2.抗Ku和DNA依赖蛋白激酶

抗Ku和DNA依赖蛋白激酶催化亚基($DNA-PK_{cs}$)的自身抗体能识别一种多蛋白复合体，该蛋白复合体在DNA修复、V(D)J重组和转录激活中发挥作用[176]。DNA-PK通过Ku(p70/p80异二聚体)抗原与DNA结合[177,178]。Ku、$DNA-PK_{cs}$和DNA之间的结合并不紧密。在0.5 M(1 M=1 mol/dm^3) NaCl中，Ku、$DNA-PK_{cs}$和DNA相互解离，并能分别被免疫沉淀(图71.4A，参看“Ku”和“Ku/DNA-PK”泳道)，而在低盐浓度时，这些抗原可被共同免疫沉淀为一种复合物[176]。Ku70、Ku80和DNA-PK的自身抗体是一相互联系的组合[179-181]。稳定$DNA-PK_{cs}$和Ku之间以及p70和p80之间相互作用的自身抗体是常见的[179,181]。

在多种自身免疫状态均可发现抗Ku自身抗体。最初的报道是在55%患有多发性肌炎-硬皮病重叠综合征的日本患者血清中发现该抗体[182]。在美国和欧洲患者，抗Ku抗体主要与SLE或重叠综合征有关，但也有报道称在硬皮病、多发性肌炎、干燥综合征、类风湿性关节炎和原发性肺动脉高压患者中也检出该抗体[177,183,184]。抗Ku抗体的检出率有很大差异[176,177,183]，反映了在不同的种族其检出率是不同的[65,185]。双向免疫扩散技术、ELISA、Western印迹法和免疫沉淀技术都可用来检测抗Ku抗体[176]。

3.抗Su

Su抗原包括100 kd、102 kd和200 kd的蛋白（图71.4A）[186]，其功能及亚细胞分布尚不明确。虽然最初认为其对SLE有特异性[187]，但是后来在一些其他疾病亚型也发现了抗Su自身抗体[186]。这些自身抗体在SLE（图71.7）、硬皮病和重叠综合征（包括混合性结缔组织病）的检出率为10%~20%，在多发性肌炎、干燥综合征或类风湿性关节炎的检出率则较低。所以，抗Su抗体不能作为任何疾病的标志物，也不能证实他们与疾病的某一种特殊临床表现相联系，从而不能反映疾病的活动性。

4.抗RNA解旋酶A

RNA解旋酶A是一种140 kd的双链RNA结合因子，它可以选择性地与腺病毒的病毒相关RNA Ⅱ和其他高结构性病毒RNA反应[188]。在SLE患者，它是自身抗体的靶抗原（图71.4A，RHA）[189,190]。抗RNA解旋酶A自身抗体可能是狼疮样疾病有用的血清学标志，不过其检出率和疾病特异性还有待于进一步的研究证明。

（七）为什么一些自身抗体具有疾病特异性

为什么在狼疮患者仅能发现抗dsDNA、Sm和核糖体P抗体，而抗拓扑酶I、原纤维蛋白和RNA聚合酶 Ⅰ/Ⅲ对系统性硬化症有特异性，而抗tRNA合成酶抗体对肌炎有特异性？这些问题的答案还不确定。在鲨肝油烷诱导的狼疮小鼠也能发现类似的疾病联系：抗dsDNA和抗RNA解旋酶A抗体由（NZBXW）F1鼠产生[190,191]；抗dsDNA、Sm和核糖体P抗体由MRL鼠产生[191,192]；抗Sm、dsDNA和核糖体P抗体由BALB/c和SJL鼠产生[193,194]。自身抗体能直接导致疾病过程，例如由某些抗DNA抗体所致的肾小球肾炎[45]。因此，标记自身抗体可以反映疾病特有的免疫机制。至今有个问题尚不清楚：是自身抗体导致了疾病，还是其反映了疾病进程的某一方面。这对于了解SLE的发病机制至关重要。

三、阳性ANA的临床路径

在临床，特异性自身抗体的检测通常比标准的ANA检测更有用。然而，荧光ANA是一种有用的筛选试验，可作为进一步评估疾病的基础，就像血红蛋白和平均红细胞容积被直接用于评估贫血一样。进一步研究高滴度的ANA可用于诊断及预后的判断。图71.9是依据不同的ANA荧光模式绘制的流程图。

（一）着丝点型

着丝点的荧光模式为特征性的，在分裂间期的细胞核和有丝分裂细胞的浓缩染色体内存在大斑点染色（图71.4），通常不需要进一步地鉴定。但必须注意，极少数血清并未识别主要的着丝点自身抗原（CENP-B、80 kd，CENP-A、17 kd，或CENP-C、140 kd），但能产生类似的荧光模式[195]。在抗着丝点抗体阳性而临床表现较少的患者，随时间的推移出现其他的硬皮病表现的可能性相对较大，故着丝点抗体的检出对判断患者的预后是有用的[196-198]。

（二）核（核浆）型

ANA可形成不同的核型荧光模式，包括弥漫型（均质型）和斑点型（图71.4A和B）。由于经常会出现混合型的荧光模式（例如弥漫型+斑点型）以及偶然发生的染色类型分类困难，所以将核型荧光模式组合成一个独立的鉴别诊断体系，包括抗dsDNA、Sm、拓扑异构酶I（Scl-70）、组蛋白、Ro（SS-A）和La（SS-B）抗体（图71.9）。尽管上述名单并不全面，但所列出的特异性在临床上是最有用的。如前所述，抗dsDNA和抗Sm抗体对SLE有诊断价值，并且抗dsDNA已经用来监测疾病的活动性。抗拓扑异构酶I是硬皮病的诊断标记物，而且在发病前即可产生[197]。抗Ro（SS-A）和La（SS-B）对诊断原发性或继发性干燥综合征及监测狼疮妊娠有用。抗nRNP抗体虽然缺乏疾病特异性，但是也被加入了名单中，因为他们同重叠综合征相关[90]。抗组蛋白和抗染色质抗体可能对评定药物性狼疮有用。抗Ku/DNA-PK_{cs}、抗PCNA、抗RNA聚合酶 Ⅱ 和抗RNA解旋酶A可能有潜在的价值，但是目前仍在试验研究中。

（三）核仁型

尽管有报道称100 kd核仁RNA解旋酶存在于“西瓜形胃”患者[199]，但是单独的核仁染色通常与硬皮病的

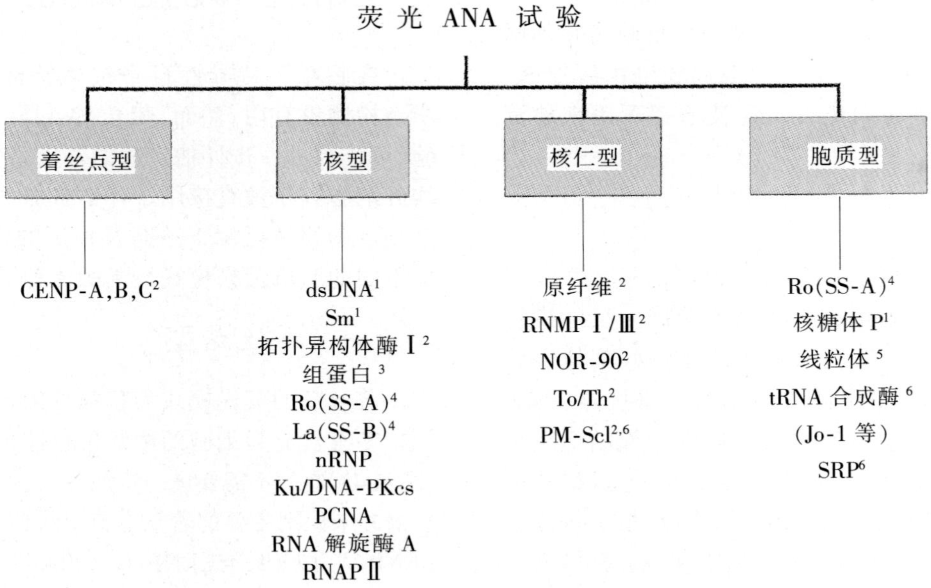

图71.9 阳性荧光ANA试验评估原则。列出了不同ANA荧光模式的鉴别诊断作用,包括着丝点型、核(核浆)型、核仁型和胞质型。图中只列出了与临床有特殊关联的特异性自身抗体。相关的疾病如下:①系统性红斑狼疮,②硬皮病或其变异,③药物所致狼疮,④原发性或继发性干燥综合征,⑤原发性胆汁性肝硬化,⑥多发性肌炎或皮肌炎。

诊断有关。在临床,能形成单独的核仁染色的自身抗体包括抗原纤维蛋白或U3 RNP(34 kd蛋白,图71.4C)、抗NOR-90(94 kd和96 kd双联体,图71.4C)、抗Th或7-2和8-2 RNP抗体(分别为RNA酶P和RNA酶MRP)[200,201]。抗RNA聚合酶Ⅰ抗体也能形成一种单独的核仁型荧光模式。最后,PM-Scl抗原的自身抗体(一种10或更多核仁蛋白的复合物,包括主要的75 kd和100 kd亚单位)也能显示核仁型荧光模式。这些自身抗体与多发性肌炎-硬皮病重叠综合征有关[202]。

(四)胞质型

细胞质染色的鉴别诊断包括抗Ro(SS-A)、核糖体P、信号识别蛋白(SRP)和多种tRNA合成酶抗体(表71.3),以及抗线粒体抗体。大多数与多发性肌炎有关的自身抗体显示胞质型荧光模式,这些抗体与疾病的严重程度相互关联[203]。狼疮患者出现胞质型荧光模式可能预示着重叠综合征的发生或病程发生改变[204]。在一些SLE病例,在肌病发生之前几年即已出现肌炎特异性自身抗体[205]。与之相似,丙酮酸脱氢酶的二氢硫辛酰胺乙酰(基)转移酶成分(E_2)的特异性抗线粒体抗体在胆汁性肝硬化发病多年前即可出现,该抗体也可以出现在其他自身免疫性疾病患者,包括SLE[206,207]。带有这些自身抗体的无症状个体最后发展为原发性胆汁性肝硬化的概率非常大[206,207]。

特异性ANA的早期检测打开了临床及时干预的大门。例如:用熊去氧胆酸治疗早期原发性胆汁性肝硬化能延缓疾病的进展[208];在肌炎病程的早期应用类固醇激素治疗效果更显著[209]。对ANA阳性的人群,尤其是高滴度的年轻人群,做进一步鉴定可为早期发现、治疗及判断预后提供信息。

(五)无症状个体的疾病相关自身抗体

自身免疫[自身反应性B细胞或T细胞和(或)自身抗体的产生失调,伴发或不伴发显性疾病]几年后可能发展为自身免疫疾病状态(自身抗体或T细胞介导的组织损害)。在健康人,可能会在自身免疫性疾病发病前数月、数年甚至数十年前检测到疾病特异性或相关性自身抗体。在一项对美国军队新兵筛选中发现,有130例SLE患者的血清可以发现dsDNA、Ro、Sm和RNP抗体[210],获得样本9年以后才做出诊断。在72例dsDNA阳性的患者中,自身抗体的首次出现比疾病发病平均要早2.7年(9.3年至不足1个月)。抗Ro(SS-A)抗体在无症状人群中是最常见的自身抗体。同样,带有抗着丝点或抗拓扑异构酶抗体的人群则存在着发展成系统性硬化症的实质性危险[197]。在肌炎发病很早以前即可出现肌炎自身抗体[203,205]和抗线粒体抗体[206,207]。同样的,在类风湿性关节炎的高危人群中（例如皮马印弟安人）,类风湿因子滴度可以预测疾病的危险性[211]。甲状腺过氧化物酶抗体阳性高度预示促甲状腺激素的升高或甲状腺功能减退[212,213]。在患有I型糖尿病患者的家庭成员中,如果其带有一种糖尿病相关抗体,那么其中的30%~60%会在5~10年中发展成该型糖尿病[214,217]。

所以，特异性自身抗体可以用来预测自身免疫疾病的继发性改变。但是这些抗体在普通人群中的检出率还缺乏研究，而且决定带有某种自身抗体的个体是否发展成自身免疫疾病的危险因子也是未知的。

四、自身抗体的来源

尽管关于ANA来源问题研究比较多，但是至今仍不是很清楚。删除产生自身抗体的B细胞对避免发生自身免疫反应是非常关键的。自身反应性B细胞通过多种机制产生耐受，这些机制依赖于T辅助细胞的有无、抗原的形式和B细胞的类型。在成熟和不成熟B细胞之间以及B1和B2细胞之间易感性是不同的。删除(细胞凋亡)、无反应性和免疫忽视在删除自身反应性B细胞中都起到了重要作用[218]。骨髓中的高亲和力自身反应性B细胞就是一种典型的删除，而低亲和力B细胞可能会出现在外周[219,220]。外周活化的自身反应性B细胞在二级淋巴组织的动脉周围淋巴鞘部位进行Fas介导的删除[221]。在滤泡内,体细胞突变出现的高亲和力自身反应性B细胞经Fas依赖机制被清除[222]。另外,自身反应性B细胞分化成B1细胞可以维持对狼疮自身抗原(如Sm)的外周忽视,这是由于B1细胞比一般的B细胞具有更高的激活阈值[223]。这样,免疫系统可启动多种机制避免产生有潜在有害作用的高亲和力自身抗体。尽管存在着许多对抗自身反应的防护机制，但B细胞仍然产生了抗高限制性抗原亚型的自身抗体，不知何故在SLE设法逃避了删除。多种因素参与了此过程,其中包括自身抗原的结构特征和抗原呈递细胞、B或T淋巴细胞的异常情况等。

（一）自身抗原的结构特征

我们在了解ANA的发病机制过程中遇到的主要问题是抗原特异性是怎样实现的。在SLE患者免疫耐受总体缺乏的情况下，针对少量主要核抗原仍可发生有精密选择性的自身免疫应答，是一个很难解释清楚的问题。了解抗原选择性对进一步了解SLE是重要的。狼疮自身抗原主要的共有特征性结构可能是体液自身免疫应答关键的决定簇。

1.自身抗原通常是多组分的

如前所述,很多SLE自身抗原是多组分的(例如：核小体、Ku-DNA-PK复合体和snRNP)。对多组分自身抗原的免疫反应在很多方面都类似于对病毒颗粒的反应,对某种病毒颗粒的某一组分特异的T细胞通常有助于B细胞产生抗其他组分的抗体。这种“分子间–结构内”[224]机制在流感病毒、乙肝病毒和水疱性口膜炎病毒(VSV)的体液免疫中发挥作用[225,226]。在对染色质[227]、U1 snRNP和其他狼疮抗原[228]的自身免疫反应中也可能会发生相同的过程，这可能是对自身抗体“连锁生成”的主要解释。

2.自身抗原通常既含有蛋白,也含核苷酸

大多数狼疮自身抗原是由蛋白与DNA(如核小体、Ku-DNA-PK)或RNA(如U1 snRNP、Ro或La核糖核蛋白)组成。最近的研究提出这些自身抗原的核酸组分可能在自身抗体的形成中具有重要作用[229]。包含染色质的免疫复合物能向自身反应性B细胞传递两种协同信号,第一种通过B细胞抗原受体传递,第二种通过Toll样受体9(TLR9)与未甲基化的CpG DNA间的相互作用实现。这样,在某些条件下,DNA蛋白复合体能激活先天免疫,释放“危险信号”,从而促进机体相应的(自身抗体)反应。因为Toll样受体3(TLR3)是双链RNA的受体,因此可以想象(但尚未证实)RNA蛋白复合体也能同样地促进自身免疫。

3.自身抗原与外来抗原可能会发生交叉反应

自身抗原与非自身抗原的免疫学交叉反应（称为分子模拟)可能会产生自身反应性B细胞或T细胞[230]。例如:反转录病毒p30gag蛋白与U1 snRNP的U1–70 k组分发生交叉反应[231],有证据显示,通过与EB病毒蛋白E-BER-1的交叉反应可以发生抗Sm反应[232]。有报道称发现了能识别磷酸氨基酸或其他转录后修饰体的自身抗体,这可能解释了为什么在硬皮病,抗RNA聚合酶Ⅱ磷酸化形式的自身抗体和磷蛋白拓扑异构酶Ⅰ(Scl-70)抗体之间会有很强的联系[174]。但是,分子模拟在自身免疫疾病发病中的重要性仍存有较多疑问，需要进一步的研究确定[233]。

4.自身修饰可以促进自身免疫

自身抗原通过多种途径修饰可能导致自身免疫的

发生。对自身抗原的耐受不完全，与抗原呈递细胞通常不表达的隐性自身肽发生免疫反应，能够引发抗自身T细胞应答[234]。外来抗原与自体蛋白结合也能诱发由于自身抗原的异常加工所致的自身免疫，导致隐性自身肽的显现。例如：用肿瘤抑制蛋白p53与猿猴病毒40（SV40）大T抗原的复合物免疫小鼠能诱发抗p53的自身抗体[235]。隐性抗原决定簇假说可能与自身免疫有着广泛的联系，这是因为自身修饰可以有多种途径，包括将金属离子或药物结合到自体蛋白[236]、自体蛋白的异常降解[237]和通过体细胞突变改变蛋白结构[238]。

5.细胞凋亡小体中存在自身抗原

很多能被狼疮或硬皮病自身抗体识别的抗原隐藏在细胞凋亡小体中，在那里，它们经白介素1β降解转化成酶样的蛋白酶，具有潜在产生免疫原性抗原的可能性[239]。蛋白水解的异常可能会产生隐性自身肽或者是造成凋亡物质的延迟清除，并可能会继发坏死，这些都能增强自身蛋白的免疫原性。

6.凋亡细胞异常清除的自身免疫

凋亡细胞非炎症性清除缺陷能促进自身抗体的产生[240]。例如：血清淀粉样蛋白P成分（SAP）包裹凋亡细胞及含有染色质碎片和其他自身抗原的小体，从而促进了染色质的溶解并促进其被吞噬细胞清除。缺乏SAP的鼠会产生ANA并发展成肾炎[241]。与之相似，补体成分C1q和受体酪氨酸激酶Mer也参与了凋亡细胞的清除，这些分子遗传缺陷的小鼠会生成ANA[242,243]。

（二）抗原呈递细胞

虽然T淋巴细胞和B淋巴细胞是获得性免疫的主要介质，但是它们的激活却受抗原呈递细胞（APC）的严密控制。先天的免疫系统由APC（巨噬细胞和树突细胞）、自然杀伤（NK）细胞、补体、干扰素α和干扰素β组成[244,245]。树突细胞（DC）是联系先天性和获得性免疫的重要环节[244]。来自凋亡细胞的抗原被外周DC摄取并被运送到淋巴结[244,246]。未成熟的DC将自身抗原呈递给T细胞是诱导免疫耐受的重要机制[247]。相反，当DC遇到“危险”的外来抗原时（这些抗原在受感染细胞中可能与自身抗原有关）会经过一个细胞因子介导的成熟过程，从而导致MHCⅡ类分子和共刺激分子的表达增加，例如CD86（B7-2）[244]。

1.干扰素α的作用

Ⅰ型干扰素（INF-α/β）是DC成熟的重要介质，它由类浆细胞DC（一种DC亚型）产生[248,249]。类浆细胞DC移行至发炎的淋巴结[249]并产生大量的IFN-α与病毒接触或是接下来连接CD40[249]，从而促进了抗原激活T细胞的存活[250]和记忆B细胞的生成[251]。INF-α的治疗用途与自身免疫现象相联系，包括类肉状瘤病、自身免疫性甲状腺炎和自身免疫性肝炎[252,253]。ANA和抗dsDNA抗体的诱导作用和显性狼疮均有报道[254]。令人感兴趣的是，血清IFN-α水平和SLE患者抗dsDNA抗体水平以及疾病的活动性有关[255-257]。

2.BlyS、肿瘤坏死因子α和其他细胞因子

除INF外，其他的致炎细胞因子也与自身抗体生成有关。B淋巴细胞刺激因子（BlyS），即BAFF、zTNF4、TALL-1、THANK，是肿瘤坏死因子（TNF）家族的一员，它能与一种在B细胞上表达的受体（TACI）结合，是一种有力的B细胞激活因子[258,259]。树突细胞上调BlyS，随即与IFN-α、IFN-γ接触或与CD40配基结合[260]。NZB/W和MRL鼠以及SLE患者都含有高水平循环的可溶性BlyS[258,261]。但是，BlyS对IgM水平和多克隆高丙种球蛋白血症的作用比促进IgG自身抗体的作用更显著，在BlyS转基因鼠，B1细胞数量增多，提示BlyS可能是非T细胞依赖性抗体应答中的一种最重要的共刺激分子[262]。

TNF-α是由APC产生的另一种细胞因子，它也参与了自身抗体产生的调控过程。有时，ANA和抗dsDNA抗体的产生和SLE发病是TNF-α阻断的重要副作用[254,263]。在用英夫利昔单抗治疗的类风湿性关节炎患者，ANA的阳性率从29%增加到53%，14%的患者能检测到抗dsDNA抗体[264]，提示TNF-α可能对狼疮样病患者具有保护作用。对小鼠进行的试验也支持TNF-α参与自身抗体生成的调节[265,266]，但机制不明。

其他参与自身抗体生成的细胞因子还有IL-10、IL-6和T细胞细胞因子IFN-γ。IL-10影响鼠多克隆高球蛋白血症并且能促进自身抗体的生成[267,268]。IL-6能促进人和鼠自身抗体的生成[269,270]。在心脏黏液瘤[271]和卡斯尔曼（Castleman）病（又称巨大淋巴结增生症或血管淋巴性滤泡组织增生）[272]患者，其IL-6的过量生成与ANA和其他自身抗体有关。大量证据显示，在鼠类，INF-γ能促进自身抗体的产生[273-276]，但是在人类的证据却并不令人瞩目。但是有病例报告显示，用IFN-γ治疗的类风湿性关节炎患者能诱导产生狼疮自身抗体[254,277,278]。

（三）T细胞

大量证据显示在狼疮鼠（MRL/lpr和NZB/W）体内ANA的产生是T细胞依赖性的，这些证据包括明显的T细胞依赖的同形体[279]；经抗CD4抗体[280]或CTLA4-Ig（细胞溶解性T淋巴细胞相关抗原cDN免疫球蛋白）[281]治疗后ANA水平降低；以及在抗DNA和抗Sm自身抗体的VH序列能见到广泛的体细胞突变[282,283]。自身免疫性人T辅助细胞的特征是可以在对组蛋白或核小体[284]、U1 snRNP[285,286]和核糖体P抗原[287]的应答中增殖和（或）分泌细胞因子。

在自身免疫中T细胞激活的调节

T细胞的激活需要2种信号，一种信号通过抗原受体传递，另一种是一种共刺激信号。共刺激信号的活性影响其对自身免疫疾病的敏感性。用CTLA4-Ig治疗狼疮鼠，由于干扰了由APC表达的T细胞CD28、CD80和CD86的相互作用，可减少抗DNA抗体的生成[281]。相反，T细胞上CD80的异位表达会导致lpr和gld鼠的狼疮样表现[288]。其他的共刺激分子，如ICOS和下调因子PD-1，也可调节自身抗体的生成[289,290]。

（四）B细胞

B细胞的2种主要亚型B1和B2可生成自身抗体，这是由其表面的表型和解剖学分布决定的[291]。B1亚型主要分布在腹膜和胸膜腔，产生低亲和力、多反应性抗体，仅呈现有限的体细胞突变[291]。相反，B2细胞（传统B细胞）则需要有抗原特异性T细胞存在，产生高亲和力的体细胞突变抗体。

在自身免疫中B细胞激活的调节

尽管B细胞对重复性多价体抗原（如肺炎球菌多糖）的应答可以是不依赖T细胞的，但能识别低效价抗原的B细胞的激活通常需要2种信号，一种信号通过抗原受体传递，另一种在B细胞的CD40和活化的T细胞CD40L衔接时传递。CD40L的表达在狼疮患者和狼疮鼠的调节都是异常的[292,293]。CD40-CD40L相互之间的反应需要有高亲和力的自身抗体的产生。用针对CD40L的中和抗体治疗狼疮鼠后会减少自身抗体的生成[294-296]。异常B细胞受体的激活也会促进自身抗体的产生。CD22和FcγRⅡb能通过SHP-1对B细胞抗原受体进行负性调节。缺乏SHP-1的鼠（虫蛀状）会有B1细胞的大量表达、IgM高丙种球蛋白血症和自身抗体生成[297,298]。但是，它们的这些自身免疫综合征与SLE有明显的不同，尽管应用固相分析法能检测到抗DNA抗体反应，但在免疫荧光检测中不能显示核染色[297]。

五、结论

自身抗体是特殊疾病病程的重要早期标志，其中有些可能与疾病的发病机制直接相关。它们能通过与靶抗原结合导致免疫损伤而诱发疾病，也可间接地通过形成免疫复合物而致病。许多与自身免疫性疾病相关的自身抗体表现为抗原选择性和T细胞依赖性，且大都具有传统的B细胞（B2）应答相关的特征。这些自身抗体反应是怎样开始又是怎样调节的，是一个正在积极研究的领域。随着笔者对怎样保持B细胞耐受性的进一步了解，干扰自身抗体形成的治疗方法在小鼠模型已经开始显示预期的效果。这些研究正在加速进行临床实验。

（伦学刚 白人骁 李世民 译 李世民 冯世庆 校）

参考文献

1. Hargraves MM, Richmond H, Morton R. Presentation of two bone-marrow elements: the Tart cell and LE cell. *Proc Staff Meetings Mayo Clin* 1948;23:25.
2. Tan EM. Autoantibodies to nuclear antigens (ANA): their biology and medicine. *Adv Immunol* 1982;33:167.
3. Tan EM, Kunkel HG. Characteristics of a soluble nuclear antigen precipitating with sera of patients with systemic lupus erythematosus. *J Immunol* 1966;96:464.
4. Tan EM. Antinuclear antibodies: diagnostic markers for autoimmune diseases and probes for cell biology. *Adv Immunol* 1989;44:93.
5. Reeves WH, Satoh M, McCauliffe DP. Autoantibody testing by non-FITC methods. In: Rose NR, Hamilton RG, Detrick B, eds. *Manual of clinical laboratory immunology*. Washington, DC: American Society of Microbiology Press, 2002:933–950.
6. Carpenter AB. Enzyme-linked immunoassays. In: Rose NR, Conway de Macario E, Folds JD, Lane HC, Nakamura RM, eds. *Manual of clinical laboratory immunology*. Washington, DC: American Society of Microbiology Press, 1997:20–29.
7. Towbin H, Staehelin T, Gordon J. Electrophoretic transfer of proteins from polyacrylamide gels to nitrocellulose sheets: procedure and some applications. *Proc Natl Acad Sci U S A* 1979;76:4350.
8. Lerner MR, Steitz JA. Antibodies to small nuclear RNAs complexed with proteins are produced by patients with systemic lupus erythematosus. *Proc Natl Acad Sci U S A* 1979;76:5495.
9. Reimer G, Steen VD, Penning CA, Medsger TA, Tan EM. Correlates between autoantibodies to nucleolar antigens and clinical features in patients with systemic sclerosis (scleroderma). *Arthritis Rheum* 1988;31:525.
10. Tan EM, Cohen AS, Fries JF, et al. The 1982 revised criteria for the classification of systemic lupus erythematosus. *Arthritis Rheum* 1982;25:1271.
11. Emlen W, O'Neill L. Clinical significance of antinuclear antibodies. Comparison of detection with immunofluorescence and enzyme-linked immunosorbent assays. *Arthritis Rheum* 1997;40:1612.
12. Shiel WC, Jason M. The diagnostic associations of patients with antinuclear antibodies referred to a community rheumatologist. *J Rheumatol* 1989;16:782.
13. Edworthy SM, Zatarain E, McShane DJ, Bloch DA. Analysis of the 1982 ARA lupus criteria data set by recursive partitioning methodology: new insights into the relative merit of individual criteria. *J Rheumatol* 1988;15:1493.

14. Slater CA, Davis RB, Schmerling RH. Antinuclear antibody testing. *Arch Intern Med* 1996;156:1421.
15. Hooper B, Whittingham S, Mathews JD, et al. Autoimmunity in a rural community. *Clin Exp Immunol* 1972;12:79.
16. Hawkins BR, O'Connor KJ, Dawkins RL, et al. Autoantibodies in an Australian population. I. Prevalence and persistence. *J Clin Lab Immunol* 1979;2:211.
17. Tan EM, Feltkamp TE, Smolen JS, et al. Range of antinuclear antibodies in "healthy" individuals. *Arthritis Rheum* 1997;40:1601.
18. Rosenberg AM, Semchuk KM, McDuffie HH, et al. Prevalence of antinuclear antibodies in a rural population. *J Toxicol Environ Health A* 1999;57:225.
19. Reeves WH, Chaudhary N, Salerno A, Blobel G. Lamin B autoantibodies in sera of certain patients with systemic lupus erythematosus. *J Exp Med* 1987;165:750.
20. Jaskowski TD, Schroder C, Martins TB, et al. Screening for antinuclear antibodies by enzyme immunoassay. *Am J Clin Pathol* 1996; 105:468.
21. Despres N, Boire G, Lopez-Longo FJ, Menard HA. The Sa system: a novel antigen-antibody system specific for rheumatoid arthritis. *J Rheumatol* 1994;21:1027.
22. Skriner K, Sommergruber WH, Tremmel V, et al. Anti-A2/RA33 autoantiboies are directed to the RNA binding region of the A2 protein of the heterogeneous nuclear ribonucleoprotein complex. *J Clin Invest* 1997;100:127.
23. Girbal-Neuhauser E, Durieux JJ, Arnaud M, et al. The epitopes targeted by the rheumatoid arthritis–associated antifilaggrin autoantibodies are posttranslationally generated on various sites of (pro)filaggrin by deimination of arginine residues. *J Immunol* 1999;162:585.
24. Schellekens GA, De Jong BA, van den Hoogen FH, et al WJ. Citrulline is an essential constituent of antigenic determinants recognized by rheumatoid arthritis–specific autoantibodies. *J Clin Invest* 1998; 101:273.
25. Mimori T, Suganuma K, Tanami Y, et al. Autoantibodies to calpastatin (an endogenous inhibitor for calcium-dependent neutral protease, calpain) in systemic rheumatic diseases. *Proc Natl Acad Sci U S A* 1995; 92:7267.
26. Friou GJ. Identification of the nuclear component of the interaction of lupus erythematosus globulin with nuclei. *J Immunol* 1958;80:476.
27. Burlingame RW, Boey ML, Starkebaum G, Rubin RL. The central role of chromatin in autoimmune responses to histones and DNA in systemic lupus erythematosus. *J Clin Invest* 1994;94:184.
28. Burlingame RW, Rubin RL. Drug-induced anti-histone autoantibodies display two patterns of reactivity with substructures of chromatin. *J Clin Invest* 1991;88:680.
29. Monestier M, Kotzin BL. Antibodies to histones in systemic lupus erythematosus and drug-induced lupus syndromes. *Rheum Dis Clin North Am* 1992;18:415.
30. Rubin RL. Histone (H2A-H2B)-DNA autoantibodies. In: Peter JB, Shoenfeld Y, eds. *Autoantibodies*. Amsterdam: Elsevier Science, 1996:364–372.
31. Bustin M, Reisch J, Einck L, Klippel JH. Autoantibodies to nucleosomal proteins: antibodies to HMG-17 in autoimmune diseases. *Science* 1982;215:1245.
32. Monestier M, Fasy TM, Bohm L. Monoclonal anti-histone H1 autoantibodies from MRL *lpr/lpr* mice. *Mol Immunol* 1989;26:749.
33. Totoritis MC, Tan EM, McNally EM, Rubin RL. Association of antibody to histone complex H2A-H2B with symptomatic procainamide-induced lupus. *N Engl J Med* 1988;318:1431.
34. Burlingame RW, Rubin RL. Histones. In: van Venrooij WJ, Maini RN, eds. *Manual of biological markers of disease*. Dordrecht: Kluwer Academic Publishers, 1994;B2.2;1–28.
35. Rubin RL, Burlingame RW, Arnott JE, et al. IgG but not other classes of anti-[(H2A-H2B)-DNA] is an early sign of procainamide-induced lupus. *J Immunol* 1995;154:2483.
36. Weinstein A, Bordwell B, Stone B, et al. Antibodies to native DNA and serum complement (C3) levels: application to diagnosis and classification of systemic lupus erythematosus. *Am J Med* 1983;74:206.
37. Yoshida H, Kohno A, Ohta K, et al. Genetic studies of autoimmunity in New Zealand mice. III. Associations among anti-DNA antibodies, NTA, and renal disease in (NZBXNZW)F1 X NZW backcross mice. *J Immunol* 1981;127:433.
38. Koffler D, Agnello V, Carr RI, Kunkel HG. Anti-DNA antibodies and the renal lesions of patients with systemic lupus erythematosus. *Transplant Proc* 1969;1:933.
39. Rumore PM, Steinman CR. Endogenous circulating DNA in systemic lupus erythematosus: occurrence as multimeric complexes bound to histone. *J Clin Invest* 1990;86:69.
40. Raz E, Brezis M, Rosenmann E, Eilat D. Anti-DNA antibodies bind directly to renal antigens and induce kidney dysfunction in the isolated perfused rat kidney. *J Immunol* 1989;142:3076.
41. Lefkowith JB, Gilkeson GS. Nephritogenic autoantibodies in lupus: current concepts and continuing controversies. *Arthritis Rheum* 1996; 39:894.
42. Schur PH, Sandson J. Immunologic factors and clinical activity in systemic lupus erythematosus. *N Engl J Med* 1968;278:533.
43. Gladman DD, Urowitz MB, Keystone EC. Serologically active, clinically quiescent systemic lupus erythematosus. A disdordance between clinical and serological features. *Am J Med* 1979;66:210.
44. Vlahakos DV, Foster MH, Adams S, et al. Anti-DNA antibodies form immune deposits at distinct glomerular and vascular sites. *Kidney Int* 1992;41:1690.
45. Ohnishi K, Ebling FM, Mitchell B, et al. Comparison of pathogenic and non-pathogenic murine antibodies to DNA: antigen binding and structural characteristics. *Int Immunol* 1994;6:817.
46. Sabbaga J, Line SRP, Potocnjak P, Madaio MP. A murine nephritogenic monoclonal anti-DNA autoantibody binds directly to mouse laminin, the major non-collagenous protein component of the glomerular basement membrane. *Eur J Immunol* 1989;19:137.
47. D'Andrea DM, Coupaye-Gerard B, Kleyman TR. Lupus autoantibodies interact directly with distinct glomerular and vascular cell surface antigens. *Kidney Int* 1996;49:1214.
48. Rothfield NF, Stollar BD. The relation of immunoglobulin class, pattern of anti-nuclear antibody, and complement-fixing antibodies to DNA in sera from patients with systemic lupus erythematosus. *J Clin Invest* 1967;46:1785.
49. Beaulieu A, Quismorio FP, Kitridou RC, Friou GJ. Complement fixing antibodies to ds-DNA in systemic lupus erythematosus: a study using the immunofluorescent *Crithidia luciliae* method. *J Rheumatol* 1979; 6:389.
50. Esparza RH, Swaak T, Aarden L, Smeenk R. Complement-fixing antibodies to dsDNA detected by the immunofluorescence technique on *Crithidia luciliae*. A critical appraisal. *J Rheumatol* 1985;12:1109.
51. Leon SA, Green A, Ehrlich GE, et al. Avidity of antibodies in SLE: relation to severity of renal involvement. *Arthritis Rheum* 1977;20:23.
52. Smeenk RJT, Berden JHM, Swaak AJG. dsDNA autoantibodies. In: Peter JB, Shoenfeld Y, eds. *Autoantibodies*. Amsterdam: Elsevier Science, 1996:227–236.
53. Steward MW, Katz FE, West NJ. The role of low affinity antibody in immune complex disease. The quantity of anti-DNA antibodies in NZB/W F1 hybrid mice. *Clin Exp Immunol* 1975;21:121.
54. Locker JD, Medof ME, Bennett RM, Sukhupunyaraksa S. Characterization of DNA used to assay sera for anti-DNA antibodies; determination of the specificities of anti-DNA antibodies in SLE and non-SLE rheumatic disease states. *J Immunol* 1977;118:694.
55. Sontheimer RD, Gilliam JN. An immunofluorescence assay for double-stranded DNA antibodies using *Crithidia luciliae* kinetoplast as a double-stranded DNA substrate. *J Lab Clin Med* 1978;91:550.
56. Wold RT, Young FE, Tan EM, Farr RS. Deoxyribonucleic acid antibody: a method to detect its primary interaction with deoxyribonucleic acid. *Science*1968;161:806.
57. Emlen W, Pisetsky DS, Taylor RP. Antibodies to DNA. A perspective. *Arthritis Rheum* 1986;29:1417.
58. ter Borg EJ, Horst G, Hummel EJ, et al. Measurement of increases in anti-double-stranded DNA antibody levels as a predictor of disease exacerbation in systemic lupus erythematosus. *Arthritis Rheum* 1990; 33:634.
59. Bootsma H, Spronk P, Derksen R, et al. Prevention of relapses in systemic lupus erythematosus. *Lancet* 1995;345:1595.
60. Mattioli M, Reichlin M. Characterization of a soluble nuclear ribonucleoprotein antigen reactive with SLE sera. *J Immunol* 1971;107: 1281.
61. Craft J. Antibodies to snRNPs in systemic lupus erythematosus. *Rheum Dis Clin North Am* 1992;18:311.
62. Kurata N, Tan EM. Identification of antibodies to nuclear acidic antigens by counterimmunoelectrophoresis. *Arthritis Rheum* 1976;19: 574.
63. Bernstein RM, Bunn CC, Hughes GRV, et al. Cellular protein and

RNA antigens in autoimmune disease. *Mol Biol Med* 1984;2:105.
64. Arnett FC, Hamilton RG, Roebber MG, et al. Increased frequencies of Sm and nRNP autoantibodies in American Blacks compared to Whites with systemic lupus erythematosus. *J Rheumatol* 1988;15:1773.
65. Wang J, Satoh M, Kabir F, et al. Increased prevalence of autoantibodies to Ku antigen in African-Americans versus Caucasians with systemic lupus erythematosus. *Arthritis Rheum* 2001;44:2367.
66. Fisher DE, Conner GE, Reeves WH, et al. Small nuclear ribonucleoprotein particle assembly in vivo: demonstration of a 6S RNA-free core precursor and posttranslational modification. *Cell* 1985;42:751.
67. Kambach C, Walke S, Young R, et al. Crystal structures of two Sm protein complexes and their implications for the assembly of the spliceosomal snRNPs. *Cell* 1999;96:375.
68. Query CC, Bentley RC, Keene JD. A common RNA recognition motif identified within a defined U1 RNA binding domain of the 70K U1 snRNP protein. *Cell* 1989;57:89.
69. Nelissen RLH, Will CL, van Venrooij WJ, Luhrmann R. The association of the U1-specific 70K and C proteins with U1 snRNPs is mediated in part by common U snRNP proteins. *EMBO J* 1994;13:4113.
70. Padgett RA, Mount SM, Steitz JA, Sharp PA. Splicing of messenger RNA precursors is inhibited by antisera to small nuclear ribonucleoproteins. *Cell* 1983;35:101.
71. Padgett RA, Grabowski PJ, Konarska MM, et al. Splicing of messenger RNA precursors. *Annu Rev Biochem* 1986;55:1119.
72. Grabowski PJ, Seiler SR, Sharp PA. A multicomponent complex is involved in the splicing of messenger RNA precursors. *Cell* 1985;42:345.
73. Satoh M, Langdon JJ, Hamilton KJ, et al. Distinctive immune response patterns of human and murine autoimmune sera to U1 small nuclear ribonucleoprotein C protein. *J Clin Invest* 1996;97 2619.
74. Satoh M, Richards HB, Hamilton KJ, Reeves WH. Human anti-nRNP autoimmune sera contain a novel subset of autoantibodies that stabilizes the molecular interaction of U1RNP-C protein with the Sm core proteins. *J Immunol* 1997;158:5017.
75. Pettersson IM, Hinterberger M, Mimori T, et al. The structure of mammalian small nuclear ribonucleoproteins: identification of multiple protein components reactive with anti-(U1)RNP and anti-Sm antibodies. *J Biol Chem* 1984;259:5907.
76. Mattioli M, Reichlin M. Physical association of two nuclear antigens and mutual occurrence of their antibodies: the relationship of the Sm and RNA protein (Mo) systems in SLE sera. *J Immunol* 1973;110:1318.
77. Reeves WH, Fisher DE, Lahita RG, Kunkel HG. Autoimmune sera reactive with Sm antigen contain high levels of RNP-like antibodies. *J Clin Invest* 1985;75:580.
78. Brahms H, Raker VA, van Venrooij WJ, Luhrmann R. A major, novel systemic lupus erythematosus autoantibody class recognizes the E, F, and G Sm snRNP proteins as an E-F-G complex but not in their denatured states. *Arthritis Rheum* 1997;40:672.
79. Deutscher SL, Keene JD. A sequence-specific conformational epitope on U1 RNA is recognized by a unique autoantibody. *Proc Natl Acad Sci U S A* 1988;85:3299.
80. Hoet RM, de Weerd P, Gunnewiek JK, et al. Epitope regions of U1 small nuclear RNA recognized by anti-U1RNA-specific autoantibodies. *J Clin Invest* 1992;90:1753.
81. van Venrooij WJ, Hoet R, Hageman B, et al. Anti-(U1) small nuclear RNA antibodies in anti-small nuclear ribonculeoprotein sera from patients with connective tissue diseases. *J Clin Invest* 1990;86:2154.
82. Hardin JA. The lupus autoantigens and the pathogenesis of SLE. *Arthritis Rheum* 1986;29:457.
83. Habets WJ, Sillekens PTG, Hoet MH, et al. Small nuclear RNA-associated proteins are immunologically related as revealed by mapping of autoimmune reactive B-cell epitopes. *Proc Natl Acad Sci U S A* 1989;86:4674.
84. James JA, Harley JB. Linear epitope mapping of an Sm B/B′ polypeptide. *J Immunol* 1992;148:2074.
85. Nojima Y, Minota S, Yamada A, Takaku F. Identification of an acidic ribosomal protein reactive with anti-Sm autoantibody. *J Immunol* 1989;143:1915.
86. Hasegawa H, Uchiumi T, Sato T, et al. Anti-Sm autoantibodies cross-react with ribosomal protein S10: a common structural unit shared by the small nuclear RNP proteins and the ribosomal protein. *Arthritis Rheum* 1998;41:1040.
87. Caponi L, Bombardieri S, Migliorini P. Anti-ribosomal antibodies bind the Sm proteins D and B/B′. *Clin Exp Immunol* 1998;112:139.
88. Bloom DD, Davignon JL, Cohen PL, et al. Overlap of the anti-Sm and anti-DNA responses of MRL/Mp-*lpr/lpr* mice. *J Immunol* 1993;150:1579.
89. Reichlin M, Martin A, Taylor Albert E, et al. Lupus autoantibodies to native DNA cross-react with the A and D SnRNP polypeptides. *J Clin Invest* 1994;93:443.
90. Sharp GC, Irvin WS, Tan EM, et al. Mixed connective tissue disease: an apparently distinct rheumatic disease syndrome associated with a specific antibody to an extractable nuclear antigen (ENA). *Am J Med* 1972;52:148.
91. Sirota P, Firer M, Schild K, et al. Increased anti-Sm antibodies in schizophrenic patients and their families. Prog Neuropsychopharmacol Biol Psychiatry 1993;17:793.
92. Amital H, Klemperer I, Blank M, et al. Analysis of autoantibodies among patients with primary and secondary uveitis: high incidence in patients with sarcoidosis. *Int Arch Allergy Appl Immunol* 1992;99:34.
93. Winn DM, Wolfe JF, Lindberg DA, et al. Identification of a clinical subset of systemic lupus erythematosus by antibodies to the Sm antigen. *Arthritis Rheum* 1979;22:1334.
94. Homma M, Mimori T, Takeda Y, et al. Autoantibodies to the Sm antigen: immunological approach to clinical aspects of systemic lupus erythematosus. *J Rheumatol* 1987;14 (suppl):188.
95. Gulko PS, Reveille JD, Koopman JP, et al. Survival impact of autoantibodies in systemic lupus erythematosus. *J Rheumatol* 1994;21:224.
96. Barada FAJ, Andrews BS, Davis JSI, Taylor RP. Antibodies to Sm in patients with systemic lupus erythematosus. Correlation of Sm antibody titers with disease activity and other laboratory parameters. *Arthritis Rheum* 1981;24:1236.
97. Hoet RM, Koornneef I, de Rooij DJ, et al. Changes in anti-U1 RNA antibody levels correlate with disease activity in patients with systemic lupus erythematosus overlap syndromes. *Arthritis Rheum* 1992;35:1202.
98. Nishikai M, Okano Y, Mukohda Y, et al. Serial estimation of anti-RNP antibody titers in systemic lupus erythematosus, mixed connective tissue disease and rheumatoid arthritis. *J Clin Lab Immunol* 1984;13:15.
99. Tan EM, Smolen JS, McDougal JS, et al. A critical evaluation of enzyme immunoassays for detection of antinuclear autoantibodies of defined specificities. I. Precision, sensitivity, and specificity. *Arthritis Rheum* 1999;42:455.
100. Casali P, Burastero SE, Balow JE, Notkins AL. High-affinity antibodies to ssDNA are produced by CD-5 cells in systemic lupus erythematosus patients. *J Immunol* 1989;143:3476.
101. Anderson JR, Gray KG, Beck JS, Kinnear WF. Precipitating autoantibodies in Sjogren's disease. *Lancet* 1961;2:456.
102. Clark G, Reichlin M, Tomasi TB. Characterization of a soluble cytoplasmic antigen reactive with sera from patients with systemic lupus erythematosus. *J Immunol* 1969;102:117.
103. Alspaugh MA, Tan EM. Antibodies to cellular antigens in Sjogren's syndrome. *J Clin Invest* 1975;55:1067.
104. Alspaugh M, Maddison P. Resolution of the identity of certain antigen-antibody systems in systemic lupus erythematosus and Sjogren's syndrome: an interlaboratory collaboration. *Arthritis Rheum* 1979;22:796.
105. Ben-Chetrit E, Fox RI, Tan EM. Dissociation of immune responses to the SS-A (Ro) 52-kd and 60-kd polypeptides in systemic lupus erythematosus and Sjogren's syndrome. *Arthritis Rheum* 1990;33:349.
106. Tzioufas AG, Moutsopoulos HM. Clinical significance of autoantibodies to Ro/SSA and La/SSB. In: van Venrooij WJ, Maini RN, eds. *Autoantibody manual.* Dordrecht: Kluwer Academic Publishers, 1999:1–14.
107. Wasicek CA, Reichlin M. Clinical and serological differences between systemic lupus erythematosus patients with autoantibodies to Ro versus patients with antibodies to Ro and La. *J Clin Invest* 1982;69:835.
108. Chan EKL, Buyon JP. The SS-A/Ro antigen. In: van Venrooij WJ, Maini RN, eds. *Manual of biological markers of disease.* Dordrecht: Kluwer Academic Publishers, 1994:B4.1;1–18.
109. Ben-Chetrit E, Chan EKL, Sullivan KF, Tan EM. A 52 kd protein is a novel component of the SS-A/Ro antigenic particle. *J Exp Med* 1988;167:1560.

110. Kelekar A, Saitta MR, Keene JD. Molecular composition of Ro small ribonucleoprotein complexes in human cells. Intracellular localization of the 60- and 52-kD proteins. *J Clin Invest* 1994;93:1637.
111. Slobbe RL, Pluk W, van Venrooij WJ, Pruijn GJM. Ro ribonucleoprotein assembly in vitro identification of RNA-protein and protein-protein interactions. *J Mol Biol* 1992;227:361.
112. O'Brien CA, Wolin SL. A possible role for the 60-kD Ro autoantigen in a discard pathway for defective 5S rRNA precursors. *Genes Dev* 1994;8:2891.
113. Rinke J, Steitz JA. Precursor molecules of both human 5S ribosomal RNA and transfer RNAs are bound by a cellular protein reactive with anti-La lupus antibodies. *Cell* 1982;29:149.
114. Stefano JE. Purified lupus antigen La recognizes an oligouridylate stretch common to 3′ termini of RNA polymerase III transcripts. *Cell* 1984;36:145.
115. Kenan DJ, Query CC, Keene JD. RNA recognition: towards identifying determinants of specificity. *Trends Biochem Sci* 1991;16:214.
116. Pruijm GJM, Slobbe RL, van Venrooij WJ. Structure and function of La and Ro RNPs. *Mol Biol Rep* 1990;14:43.
117. Gottlieb E, Steitz JA. The RNA binding protein La influences both the accuracy and the efficiency of RNA polymerase III transcription in vitro. *EMBO J* 1989;8:841.
118. Bachmann M, Pfeifer K, Schroder HC, Muller EG. Characterization of the autoantigen La as a nucleic acid-dependent ATPase/dATPase with melting properties. *Cell* 1990;60:85.
119. Yell JA, Wang L, Yin H, McCauliffe DP. Disparate locations of the 52- and 60-kDa Ro/SS-A antigens in cultured human keratinocytes. *J Invest Dermatol* 1996;107:622.
120. Boulanger C, Chabot B, Menard H, Boire G. Autoantibodies in human anti-Ro sera specifically recognize deproteinized hY5 Ro RNA. *Clin Exp Immunol* 1995;99:29.
121. Alspaugh MA, Talal N, Tan EM. Differentiation and characterization of autoantibodies and their antigens in Sjogren's syndrome. *Arthritis Rheum* 1976;19:216.
122. Harley JB, Alexander EL, Bias WB, et al. Anti-Ro (SS-A) and anti-La (SS-B) in patients with Sjogren's syndrome. *Arthritis Rheum* 1986;29:196.
123. Lee SS, Li CS, Li PC. Clinical profile of Chinese patients with systemic lupus erythematosus. *Lupus* 1993;2:105.
124. McCauliffe DP. Cutaneous diseases in adults associated with anti-Ro/SS-A autoantibody production. *Lupus* 1997;6:158.
125. Andonopoulos AP, Skopouli FN, Dimou GS, et al. Sjogren's syndrome in systemic lupus erythematosus. *J Rheumatol* 1990;17:201.
126. Sontheimer RD, Maddison PJ, Reichlin M, et al. Serologic and HLA associations in subacute cutaneous lupus, a clinical subset of lupus erythematosus. *Ann Intern Med* 1982;97:664.
127. Lee LA, Gaither KK, Coulter SN, et al. Pattern of cutaneous immunoglobulin G deposition in subacute cutaneous lupus erythematosus is reproduced by infusing purified anti-Ro (SSA) autoantibodies into human skin-grafted mice. *J Clin Invest* 1989;83:1556.
128. Rozman B, Bozic B, Kos-Golja M, et al. Immunoserological aspects of idiopathic inflammatory muscle disease. *Wien Klin Wochenschr* 2000;112:722.
129. Kubo M, Ihn H, Asano Y, et al. Prevalence of 52-kd and 60-kd Ro/SS-A autoantibodies in Japanese patients with polymyositis/dermatomyositis. *J Am Acad Dermatol* 2002;47:148.
130. Buyon JP. Congenital complete heart block. *Lupus* 1993;2:291.
131. Petri M. Systemic lupus erythematosus and pregnancy. *Rheum Dis Clin North Am* 1994;20:87.
132. McCauliffe DP. Neonatal lupus erythematosus: a transplacentally acquired autoimmune disorder. *Semin Dermatol* 1995;14:47.
133. Buyon JP, Ben-Chetrit E, Karp S, et al. Acquired congenital heart block: pattern of maternal antibody response to biochemically defined antigens of the SSA/Ro-SSB/La system in neonatal lupus. *J Clin Invest* 1989;84:627.
134. Buyon JP, Swersky SH, Fox HE, et al. Intrauterine therapy for presumptive fetal myocarditis with acquired heart block due to systemic lupus erythematosus. *Arthritis Rheum* 1987;30:44.
135. Reichlin M, Brucato A, Frank MB, et al. Concentration of autoantibodies to native 60-kd Ro/SS-A and denatured 52-kd Ro/SS-A in eluates from the heart of a child who died with congenital complete heart block. *Arthritis Rheum* 1994;37:1698.
136. Miranda-Carus ME, Askanase AD, Clancy RM, et al. Anti-SSA/Ro and anti-SSB/La autoantibodies bind the surface of apoptotic fetal cardiocytes and promote secretion of TNF-alpha by macrophages. *J Immunol* 2000;165:5345.
137. Li JM, Horsfall AC, Maini RN. Anti-La(SS-B) but not anti-Ro52 (SS-A) antibodies cross-react with laminin—a role in the pathogenesis of congenital heart block? *Clin Exp Immunol* 1995;99:316.
138. Litsey SE, Noonan JA, O'Connor WN, et al. Maternal connective tissue disease and congenital heart block. *N Engl J Med* 1985;312:98.
139. Scott JS, Maddison PJ, Taylor PV, et al. Connective-tissue disease, antibodies to ribonucleoprotein, and congenital heart block. *N Engl J Med* 1983;309:209.
140. Pruijn GJM. The La (SS-B) antigen. In: van Venrooij WJ, Maini RN, eds. *Manual of biological markers of disease*. Dordrecht: Kluwer Academic Publishers, 1994:B4.2;1–14.
141. Itoh Y, Reichlin M. Autoantibodies to the Ro/SSA antigen are conformation dependent. I: anti-60 kD antibodies are mainly directed to the native protein; anti-52 kD antibodies are mainly directed to the denatured protein. *Autoimmunity* 1992;14:57.
142. Tzuzaka K, Fujii T, Akizuki M, et al. Clinical significance of antibodies to native or denatured 60-kd or 52-kd Ro/SS-A proteins in Sjogren's syndrome. *Arthritis Rheum* 1994;37:88.
143. St.Clair EW, Pisetsky DS, Reich CF, et al. Quantitative immunoassay of anti-La antibodies using purified recombinant La antigen. *Arthritis Rheum* 1988;31:506.
144. Chan EK, Hamel JC, Buyon JP, Tan EM. Molecular definition and sequence motifs of the 52-kD component of human SS-A/Ro autoantigen. *J Clin Invest* 1991;87:68.
145. McCauliffe DP, Yin H, Wang LX, Lucas L. Autoimmune sera react with multiple epitopes on recombinant 52 and 60 kDa Ro(SSA) proteins. *J Rheumatol* 1994;21:1073.
146. McCauliffe DP, Wang L, Satoh M, et al. Recombinant 52 kDa Ro(SSA) ELISA detects autoantibodies in Sjogren's syndrome sera that go undetected by conventional serologic assays. *J Rheumatol* 1997;24:860.
147. Wolin SL, Steitz JA. The Ro small cytoplasmic ribonucleoproteins: identification of the antigenic protein and its binding site on the Ro RNAs. *Proc Natl Acad Sci U S A* 1984;81:1996.
148. Buyon JP, Slade SG, Reveille JD, Hamel JC, Chan EKL. Autoantibody responses to "native" 52 kD SS-A/Ro protein in neonatal lupus syndromes, systemic lupus erythematosus, and Sjogren's syndrome. *J Immunol* 1994;152:3675.
149. Sturgill BC, Carpenter RR. Antibody to ribosomes in systemic lupus erythematosus. *Arthritis Rheum* 1965;8:213.
150. Schur PH, Moroz LA, Kunkel HG. Precipitating antibodies to ribosomes in the serum of patients with systemic lupus erythematosus. *Immunochem* 1967;4:447.
151. Miyachi K, Tan EM. Antibodies reacting with ribosomal ribonucleoprotein in connective tissue diseases. *Arthritis Rheum* 1979;22:87.
152. Elkon KB, Parnassa AP, Foster CL. Lupus autoantibodies target ribosomal P proteins. *J Exp Med* 1985;162:459.
153. Francoeur A-M, Peebles CL, Heckman KJ, et al. Identification of ribosomal protein autoantigens. *J Immunol* 1985;135:2378.
154. Elkon K, Skelly S, Parnassa A, et al. Identification and chemical synthesis of a ribosomal protein antigenic determinant in systemic lupus erythematosus. *Proc Natl Acad Sci U S A* 1986;83:7419.
155. Bonfa E, Parnassa AP, Rhoads DD, et al. Antiribosomal S10 antibodies in humans and MRL/lpr mice with systemic lupus erythematosus. *Arthritis Rheum* 1989;32:1252.
156. Steitz JA, Berg C, Hendrick JP, et al. A 5S rRNA/L5 complex is a precursor to ribosome assembly in mammalian cells. *J Cell Biol* 1988;106:545.
157. Chu J-L, Brot M, Weissbach H, Elkon K. Lupus antiribosomal P antisera contain antibodies to a small fragment of 28S rRNA located in the proposed ribosomal GTPase Center. *J Exp Med* 1991;174:507.
158. Elkon KB, Bonfa E, Brot N. Antiribosomal antibodies in systemic lupus erythematosus. *Rheum Dis Clin North Am* 1992;18:377.
159. Bonfa E, Golombek SJ, Kaufman LD, et al. Association between lupus psychosis and anti-ribosomal P protein antibodies. *N Engl J Med* 1987;317:265.
160. Schneebaum AB, Singleton JD, West SG, et al. Association of psychiatric manifestations with antibodies to ribosomal P proteins in systemic lupus erythematosus. *Am J Med* 1991;90:54.
161. Teh LS, Isenberg DA. Antiribosomal P protein antibodies in systemic lupus eythematosus. *Arthritis Rheum* 1994;37:307.

162. van Dam A, Nossent H, de Jong J, et al. Diagnostic value of antibodies against ribosomal phosphoproteins. A cross sectional and longitudinal study. *J Rheumatol* 1991;18:1026.
163. Arnett FC, Reveille JD, Moutsopoulos HM, et al. Ribosomal P autoantibodies in systemic lupus erythematosus. *Arthritis Rheum* 1996; 39:1833.
164. Miyachi K, Fritzler MJ, Tan EM. Autoantibody to a nuclear antigen in proliferating cells. *J Immunol* 1978;121:2228.
165. Takasaki Y, Fishwild D, Tan EM. Characterization of proliferating cell nuclear antigen recognized by autoantibodies in lupus sera. *J Exp Med* 1984;159:981.
166. Bravo R, Frank R, Blundell PA, Macdonald-Bravo H. Cyclin/PCNA is the auxiliary protein of DNA polymerase-delta. *Nature* 1987;326: 515.
167. Prelich G, Tan KK, Kostura M, et al. Functional identity of proliferating cell nuclear antigen and a DNA polymerase-delta auxiliary protein. *Nature* 1987;326:517.
168. Bravo R, Macdonald-Bravo H. Existence of two populations of cyclin/ proliferating cell nuclear antigen during the cell cycle: association with DNA replication sites. *J Cell Biol* 1987;105:1549.
169. Fritzler MJ, McCarty GA, Ryan JP, Kinsella TD. Clinical features of patients with antibodies directed against proliferating cell nuclear antigen. *Arthritis Rheum* 1983;26:140.
170. Young RA. RNA polymerase II. *Annu Rev Biochem* 1991;60:689.
171. Kuwana M, Okano Y, Kaburaki J, et al. Autoantibodies to RNA polymerases recognize multiple subunits and demonstrate cross-reactivity with RNA polymerase complexes. *Arthritis Rheum* 1999;42:275.
172. Hirakata M, Okano Y, Pati U, et al. Identification of autoantibodies to RNA polymerase II: occurrence in systemic sclerosis and association with autoantibodies to RNA polymerase I and III. *J Clin Invest* 1993; 91:2665.
173. Satoh M, Ajmani AK, Ogasawara T, et al. Autoantibodies to RNA polymerase II are common in systemic lupus erythematosus and overlap syndrome. Specific recognition of the phosphorylated (IIO) form by a subset of human sera. *J Clin Invest* 1994;94:1981.
174. Satoh M, Kuwana M, Ogasawara T, et al. Association of autoantibodies to topoisomerase I and the phosphorylated (IIO) form of RNA polymerase II in Japanese scleroderma patients. *J Immunol* 1994; 153:5838.
175. Reimer G, Rose KM, Scheer U, Tan EM. Autoantibody to RNA polymerase I in scleroderma sera. *J Clin Invest* 1987;79:65.
176. Reeves WH, Wang J, Ajmani AK, et al. The Ku Autoantigen. In: Zanetti M, Capra JD, eds. *The antibodies*. Amsterdam: Harwood Academic Publishers, 1997:33–84.
177. Reeves WH. Use of monoclonal antibodies for the characterization of novel DNA-binding proteins recognized by human autoimmune sera. *J Exp Med* 1985;161:18.
178. Mimori T, Hardin JA, Steitz JA. Characterization of the DNA-binding protein antigen Ku recognized by autoantibodies from patients with rheumatic disorders. *J Biol Chem* 1986;261:2274.
179. Wang J, Dong X, Stojanov L, et al. Human autoantibodies stabilize the quaternary structure of Ku antigen. *Arthritis Rheum* 1997;40: 1344.
180. Suwa A, Hirakata M, Takeda Y, et al. Autoantibodies to DNA-dependent protein kinase. Probes for the catalytic subunit. *J Clin Invest* 1996;97:1417.
181. Satoh M, Ajmani AK, Stojanov LP, et al. Autoantibodies that stabilize the molecular interaction of Ku antigen with DNA dependent protein kinase catalytic subunit. *Clin Exp Immunol* 1996;105:460.
182. Mimori T, Akizuki M, Yamagata H, et al. Characterization of a high molecular weight acidic nuclear protein recognized by autoantibodies from patients with polymyositis-scleroderma overlap. *J Clin Invest* 1981;68:611.
183. Yaneva M, Arnett FC. Antibodies against Ku protein in sera from patients with autoimmune diseases. *Clin Exp Immunol* 1989;76:366.
184. Isern RA, Yaneva M, Weiner E, et al. Autoantibodies in patients with primary pulmonary hypertension: association with anti-Ku. *Am J Med* 1992;93:307.
185. Kuwana M, Okano Y, Kaburaki J, et al. Racial differences in the distribution of systemic sclerosis-related serum antinuclear antibodies. *Arthritis Rheum* 1994;37:902.
186. Satoh M, Langdon JJ, Chou CH, et al. Characterization of the Su antigen, a macromolecular complex of 100/102 and 200 kDa proteins recognized by autoantibodies in systemic rheumatic diseases. *Clin Immunol Immunopathol* 1994;73:132.
187. Treadwell EL, Alspaugh MA, Sharp GC. Characterization of a new antigen-antibody system (Su) in patients with systemic lupus erythematosus. *Arthritis Rheum* 1984;27:1263.
188. Liao HJ, Kobayashi R, Mathews MB. Activities of adenovirus virus-associated RNAs: purification and characterization of RNA binding proteins. *Proc Natl Acad Sci U S A* 1998;95:8514.
189. Takeda Y, Caudell P, Grady G, et al. Human RNA helicase A is a lupus autoantigen that is cleaved during apoptosis. *J Immunol* 1999; 163:6269.
190. Yoshida H, Satoh M, Behney KM, et al. Effect of an exogenous trigger on the pathogenesis of lupus in NZB X NZW (F1) mice. *Arthritis Rheum* 2002;46:2235.
191. Theofilopoulos AN, Dixon FJ. Murine models of systemic lupus erythematosus. *Adv Immunol* 1985;37:269.
192. Elkon KB, Bonfa E, Llovet R, Eisenberg RA. Association betweeen anti-Sm and anti-ribosomal P protein autoantibodies in human systemic lupus erythematosus and MRL/lpr mice. *J Immunol* 1989;143: 1549.
193. Satoh M, Reeves WH. Induction of lupus-associated autoantibodies in BALB/c mice by intraperitoneal injection of pristane. *J Exp Med* 1994;180:2341.
194. Satoh M, Hamilton KJ, Ajmani AK, et al. Autoantibodies to ribosomal P antigens with immune complex glomerulonephritis in SJL mice treated with pristane. *J Immunol* 1996;157:3200.
195. Casiano CA, Landberg G, Ochs RL, Tan EM. Autoantibodies to a novel cell cycle–regulated protein that accumulates in the nuclear matrix during S phase and is localized in the kinetochores and spindle midzone during mitosis. *J Cell Sci* 1993;106:1045.
196. Tramposch HD, Smith CD, Senecal JL, Rothfield N. A long-term longitudinal study of anticentromere antibodies. *Arthritis Rheum* 1984; 27:121.
197. Weiner ES, Hildebrandt S, Senecal JL, et al. Prognostic significance of anticentromere antibodies and anti-topoisomerase I antibodies in Raynaud's disease. *Arthritis Rheum* 1991;34:68.
198. Fritzler MJ, Kinsella TD, Garbutt E. The CREST syndrome: a distinct serologic entity with anticentromere antibodies. *Am J Med* 1980;69: 520.
199. Arnett FC, Reveille JD, Valdez BC. Autoantibodies to a nucleolar RNA helicase protein in patients with connective tissue diseases. *Arthritis Rheum* 1997;40:1487.
200. Gold HA, Topper JN, Clayton DA, Craft J. RNA processing enzyme RNase MRP is identical to the Th RNP and related to RNase P. *Science* 1989;245:1377.
201. Okano Y, Medsger TA. Autoantibody to Th ribonucleoprotein (nucleolar 7–2 RNA protein particle) in patients with systemic sclerosis. *Arthritis Rheum* 1990;33:1822.
202. Alderuccio F, Chan EKL, Tan EM. Molecular characterization of an autoantigen of PM-Scl in the polymyositis/scleroderma overlap syndrome: a unique and complete human cDNA encoding an apparent 75-kD acidic protein of the nucleolar complex. *J Exp Med* 1991;173: 941.
203. Miller FW, Twitty SA, Biswas T, Plotz PH. Origin and regulation of a disease-specific autoantibody response. Antigenic epitopes, spectrotype stability, and isotype restriction of anti-Jo-1 autoantibodies. *J Clin Invest* 1990;85:468.
204. Satoh M, Miyazaki K, Mimori T, et al. Changing autoantibody profiles with variable clinical manifestations in a patient with relapsing systemic lupus erythematosus and polymyositis. *Br J Rheumatol* 1995;34:915.
205. Stojanov L, Satoh M, Hirakata M, Reeves WH. Correlation of antisynthetase antibody levels with disease course in a patient with interstitial lung disease and elevated muscle enzymes: Quantitation of anti-glycyl tRNA synthetase antibodies by immunoprecipitation. *J Clin Rheumatol* 1996;2:89.
206. Metcalf JV, Mitchison HC, Palmer JM, et al. Natural history of early primary biliary cirrhosis. *Lancet* 1996;348:1399.
207. Mitchison HC, Lucey MR, Kelly PJ, et al. Symptom development and prognosis in primary biliary cirrhosis: a study in two centers. *Gastroenterology* 1990;99:778.
208. Poupon RE, Balkau B, Eschwege E, Poupon R, UDCA-PBC Study Group. A multicenter, controlled trial of ursodiol for the treatment of primary biliary cirrhosis. *N Engl J Med* 1991;324:1548.
209. Joffe MM, Love LA, Fraser DD, et al. Drug therapy of the idiopathic

inflammatory myopathies: predictors of response to prednisone, azathioprine, and methotrexate and a comparison of their efficacy. *Am J Med* 1993;94:379.
210. Arbuckle MR, James JA, Kohlhase KF, et al. Development of anti-dsDNA autoantibodies prior to clinical diagnosis of systemic lupus erythematosus. *Scand J Immunol* 2001;54:211.
211. del Puente A, Knowler WC, Pettitt DJ, Bennett PH. The incidence of rheumatoid arthritis is predicted by rheumatoid factor titer in a longitudinal population study. *Arthritis Rheum* 1988;31:1239.
212. Vanderpump MP, Tunbridge WM, French JM, et al. The incidence of thyroid disorders in the community: a twenty-year follow-up of the Whickham Survey. *Clin Endocrinol (Oxf)* 1995;43:55.
213. Hawkins BR, Cheah PS, Dawkins RL, et al. Diagnostic significance of thyroid microsomal antibodies in randomly selected population. *Lancet* 1980;2:1057.
214. Bonifacio E, Bingley PJ, Shattock M, et al. Quantification of islet-cell antibodies and prediction of insulin-dependent diabetes. *Lancet* 1990;335:147.
215. Schatz D, Krischer J, Horne G, et al. Islet cell antibodies predict insulin-dependent diabetes in United States school age children as powerfully as in unaffected relatives. *J Clin Invest* 1994;93:2403.
216. Verge CF, Gianani R, Kawasaki E, et al. Number of autoantibodies (against insulin, GAD or ICA512/IA2) rather than particular autoantibody specificities determines risk of type I diabetes. *J Autoimmun* 1996;9:379.
217. Atkinson MA, Eisenbarth GS. Type 1 diabetes: new perspectives on disease pathogenesis and treatment. *Lancet* 2001;358:221.
218. Goodnow CC, Cyster JG, Hartley SB, et al. Self-tolerance checkpoints in B lymphocyte development. *Adv Immunol* 1995;59:279.
219. Erikson J, Radic MZ, Camper SA, et al. Expression of anti-DNA immunoglobulin transgenes in non-autoimmune mice. *Nature* 1991; 349:331.
220. Chen C, Nagy Z, Radic MZ, et al. The site and stage of anti-DNA B-cell deletion. *Nature* 1995;373:252.
221. Jacobson BA, Panka DJ, Nguyen K-A, et al. Anatomy of autoantibody production: dominant localization of antibody-producing cells to T cell zones in Fas-deficient mice. *Immunity* 1995;3:509.
222. Han S, Zheng B, Dal Porto J, Kelsoe G. In situ studies of the primary immune response to (4-hydroxy-3-nitrophenyl)acetyl IV. Affinity-dependent, antigen-driven B cell apoptosis in germinal centers as a mechanism for maintaining self-tolerance. *J Exp Med* 1995;182: 1635.
223. Qian Y, Santiago C, Borrero M, et al. Lupus-specific antiribonucleoprotein B cell tolerance in nonautoimmune mice is maintained by differentiation to B-1 and governed by B cell receptor signaling thresholds. *J Immunol* 2001;166:2412.
224. Lake P, Mitchison NA. Regulatory mechanisms in the immune response to cell-surface antigens. *Cold Spring Harbor Symp Quant Biol* 1976;41:589.
225. Milich DR, McLachlan A, Thornton GB, Hughes JL. Antibody production to the nucleocapsid and envelope of the hepatitis B virus primed by a single synthetic T cell site. *Nature* 1987;329:547.
226. Russell SM, Liew FY. T cells primed by influenza virion internal components can cooperate in antibody response to haemagglutinin. *Nature* 1979;280:147.
227. Mohan C, Adams S, Stanik V, Datta SK. Nucleosome: a major immunogen for pathogenic autoantibody-inducing T cells of lupus. *J Exp Med* 1993;177:1367.
228. Fatenejad S, Mamula MJ, Craft J. Role of intermolecular/intrastructural B- and T-cell determinants in the diversification of autoantibodies to ribonucleoprotein particles. *Proc Natl Acad Sci U S A* 1993;90: 12010.
229. Leadbetter EA, Rifkin IR, Hohlbaum AM, et al. Chromatin-IgG complexes activate B cells by dual engagement of IgM and Toll-like receptors. *Nature* 2002;416:603.
230. Oldstone MBA. Molecular mimicry and autoimmune disease. *Cell* 1987;50:819.
231. Query CC, Keene JD. A human autoimmune protein associated with U1 RNA contains a region of homology that is cross-reactive with retroviral p30gag antigen. *Cell* 1987;51:211.
232. James JA, Kaufman KM, Farris AD, et al. An increased prevalence of Epstein-Barr virus infection in young patients suggests a possible etiology for systemic lupus erythematosus. *J Clin Invest* 1997;100: 3019.
233. Benoist C, Mathis D. Autoimmunity provoked by infection: how good is the case for T cell epitope mimicry? *Nat Immunol* 2001; 2:797.
234. Cibotti R, Kanellopoulos JM, Cabaniols JP, et al. Tolerance to a self protein involves its immunodominant but does not involve its subdominant determinants. *Proc Natl Acad Sci U S A* 1992;89:416.
235. Dong X, Hamilton KJ, Satoh M, et al. Initiation of autoimmunity to the p53 tumor suppressor protein by complexes of p53 and SV40 large T antigen. *J Exp Med* 1994;179:1243.
236. Griem P, Gleichmann E. Metal ion induced autoimmunity. *Curr Opin Immunol* 1995;7:831.
237. Casciola-Rosen L, Wigley F, Rosen A. Scleroderma autoantigens are uniquely fragmented by metal-catalyzed oxidation reactions: implications for pathogenesis. *J Exp Med* 1997;185:71.
238. Soussi T. The humoral response to the tumor-suppressor gene-product p53 in human cancer: implications for diagnosis and therapy. *Immunol Today* 1996;17:354.
239. Casciola-Rosen LA, Anhalt GJ, Rosen A. DNA-dependent protein kinase is one of a subset of autoantigens specifically cleaved early during apoptosis. *J Exp Med* 1995;182:1625.
240. Fadok VA, Bratton DL, Henson PM. Phagocyte receptors for apoptotic cells: recognition, uptake, and consequences. *J Clin Invest* 2001; 108:957.
241. Bickerstaff MC, Botto M, Hutchinson WL, et al. Serum amyloid P component controls chromatin degradation and prevents antinuclear autoimmunity. *Nat Med* 1999;5:694.
242. Botto M, Dell'Agnola C, Bygrave AE, et al. Homozygous C1q deficiency causes glomerulonephritis associated with multiple apoptotic bodies. *Nat Genet* 1998;19:56.
243. Scott RS, McMahon EJ, Pop SM, et al. Phagocytosis and clearance of apoptotic cells is mediated by MER. *Nature* 2001;411:207.
244. Banchereau J, Steinman RM. Dendritic cells and the control of immunity. *Nature* 1998;392:245.
245. Palucka K, Banchereau J. Linking innate and adaptive immunity. *Nat Med* 1999;5:868.
246. Reis E, Sousa C, Hieny S, Scharton-Kersten T, et al. In vivo microbial stimulation induces rapid CD40 ligand-independent production of interleukin 12 by dendritic cells and their redistribution to T cell areas. *J Exp Med* 1997;186:18189.
247. Steinman RM, Turley S, Mellman I, Inaba K. The induction of tolerance by dendritic cells that have captured apoptotic cells. *J Exp Med* 2000;191:411.
248. Siegal FP, Kadowaki N, Shodell M, et al. The nature of the principal type 1 interferon-producing cells in human blood. *Science* 1999;284: 1835.
249. Cella M, Jarrossay D, Facchetti F, et al. Plasmacytoid monocytes migrate to inflamed lymph nodes and produce large amounts of type I interferon. *Nat Med* 1999;5:919.
250. Marrack P, Kappler J, Mitchell T. Type I interferons keep activated T cells alive. *J Exp Med* 1999;189:521.
251. Le Bon A, Schiavoni G, D'Agostino G, et al. Type I interferons potently enhance humoral immunity and can promote isotype switching by stimulating dendritic cells in vivo. *Immunity* 2001; 14:461.
252. Fiorani C, Sacchi S, Bonacorsi G, Cosenza M. Systemic sarcoidosis associated with interferon-alpha treatment for chronic myelogenous leukemia. *Haematologica* 2000;85:1006.
253. Dumoulin FL, Leifeld L, Sauerbruch T, Spengler U. Autoimmunity induced by interferon-alpha therapy for chronic viral hepatitis. *Biomed Pharmacother* 1999;53:242.
254. Ioannou Y, Isenberg DA. Current evidence for the induction of autoimmune rheumatic manifestations by cytokine therapy. *Arthritis Rheum* 2000;43:1431.
255. Hooks JJ, Moutsopoulos HM, Geis SA, et al. Immune interferon in the circulation of patients with autoimmune disease. *N Engl J Med* 1979;301:5.
256. Preble OT, Black RJ, Friedman RM, et al. Systemic lupus erythematosus: presence in human serum of an unusual acid-labile leukocyte interferon. *Science* 1982;216:429.
257. Kim T, Kanayama Y, Negoro N, et al. Serum levels of interferons in patients with systemic lupus erythematosus. *Clin Exp Immunol* 1987;70:562.
258. Gross JA, Johnston J, Mudri S, et al. TACI and BCMA are receptors for a TNF homologue implicated in B-cell autoimmune dis-

ease. *Nature* 2000;404:995.

259. Wu Y, Bressette D, Carrell JA, et al. Tumor necrosis factor (TNF) receptor superfamily member TACI is a high affinity receptor for TNF family members APRIL and BLyS. *J Biol Chem* 2000;275:35478.
260. Litinskiy MB, Nardelli B, Hilbert DM, et al. DCs induce CD40-independent immunoglobulin class switching through BLyS and APRIL. *Nat Immunol* 2002;3:822.
261. Zhang J, Roschke V, Baker KP, et al. Cutting edge: a role for B lymphocyte stimulator in systemic lupus erythematosus. *J Immunol* 2001;166:6.
262. von Bulow GU, van Deursen JM, Bram RJ. Regulation of the T-independent humoral response by TACI. *Immunity* 2001;14:573.
263. Pisetsky DS. Tumor necrosis factor alpha blockers and the induction of anti-DNA autoantibodies. *Arthritis Rheum* 2000;43:2381.
264. Charles PJ, Smeenk RJ, de Jong J, et al. Assessment of antibodies to double-stranded DNA induced in rheumatoid arthritis patients following treatment with infliximab, a monoclonal antibody to tumor necrosis factor alpha: findings in open-label and randomized placebo-controlled trials. *Arthritis Rheum* 2000;43:2383.
265. Jacob CO, McDevitt HO. Tumour necrosis factor alpha in murine autoimmune 'lupus' nephritis. *Nature* 1988;331:356.
266. Kontoyiannis D, Kollias G. Accelerated autoimmunity and lupus nephritis in NZB mice with an engineered heterozygous deficiency in tumor necrosis factor. *Eur J Immunol* 2000;30:2038.
267. Llorentae L, Zou W, Levy Y, et al. Role of interleukin 10 in the B lymphocyte hyperactivity and autoantibody production of human systemic lupus erythematosus. *J Exp Med* 1995;181:839.
268. Ishida H, Muchamuel T, Sakaguchi S, et al. Continuous administration of anti-interleukin 10 antibodies delays onset of autoimmunity in NZB/W F1 mice. *J Exp Med* 1994;179:305.
269. Mihara M, Ohsugi Y. Possible role of IL-6 in pathogenesis of immune complex-mediated glomerulonephritis in NZB/W F1 mice: induction of IgG class anti- DNA autoantibody production. *Int Arch Allergy Appl Immunol* 1990;93:89.
270. Richards HB, Satoh M, Shaw M, et al. IL-6 dependence of anti-DNA antibody production: evidence for two pathways of autoantibody formation in pristane-induced lupus. *J Exp Med* 1998;188:985.
271. Jourdan M, Bataille R, Seguin J, et al. Constitutive production of interleukin-6 and immunologic features in cardiac myxomas. *Arthritis Rheum* 1990;33:398.
272. Nanki T, Tomiyama J, Arai S. Mixed connective tissue disease associated with multicentric Castleman's disease. *Scand J Rheumatol* 1994;23:215.
273. Peng SL, Moslehi J, Craft J. Roles of interferon-gamma and interleukin-4 in murine lupus. *J Clin Invest* 1997;99:1936.
274. Haas C, Le Hir M. IFN-gamma is essential for the development of autoimmune glomerulonephritis in MRL/lpr mice. *J Immunol* 1997;158:5484.
275. Seery JP, Carroll JM, Cattell V, Watt FM. Antinuclear autoantibodies and lupus nephritis in transgenic mice expressing interferon gamma in the epidermis. *J Exp Med* 1997;186:1451.
276. Richards HB, Satoh M, Jennette JC, et al. Interferon-gamma promotes lupus nephritis in mice treated with the hydrocarbon oil pristane. *Kidney Int* 2001;60:2173.
277. Machold KP, Smolen JS. Interferon-gamma induced exacerbation of systemic lupus erythematosus. *J Rheumatol* 1990;17:831.
278. Graninger WB, Hassfeld W, Pesau BB, et al. Induction of systemic lupus erythematosus by interferon-gamma in a patient with rheumatoid arthritis. *J Rheumatol* 1991;18:1621.
279. Eisenberg RA, Craven SY, Cohen PL. Isotype progression and clonality of anti-Sm autoantibodies in MRL/Mp-lpr/lpr mice. *J Immunol* 1987;139:728.
280. Wofsy D, Seaman WE. Successful treatment of autoimmunity in NZB/NZW F1 mice with monoclonal antibody to L3T4. *J Exp Med* 1985;161:378.
281. Finck BK, Linsley PS, Wofsy D. Treatment of murine lupus with CTLA4Ig. *Science* 1994;265:1225.
282. Shlomchik M, Mascelli M, Shan H, et al. Anti-DNA antibodies from autoimmune mice arise by clonal expansion and somatic mutation. *J Exp Med* 1990;171:265.
283. Bloom DD, Davignon JL, Retter MW, et al. V region gene analysis of anti-Sm hybridomas from MRL/Mp-lpr/lpr mice. *J Immunol* 1993;150:1591.
284. Rajagopalan S, Zordan T, Tsokos GC, Datta SK. Pathogenic anti-DNA autoantibody-inducing T helper cell lines from patients with active lupus nephritis: isolation of CD4–8- T helper cell lines that express the gamma delta T-cell antigen receptor. *Proc Natl Acad Sci U S A* 1990;87:7020.
285. Hoffman RW, Takeda Y, Sharp GC, et al. Human T cell clones reactive against U-small nuclear ribonucleoprotein autoantigens from connective tissue disease patients and healthy individuals. *J Immunol* 1993;151:6460.
286. Okubo M, Yamamoto K, Kato T, et al. Detection and epitope analysis of autoantigen-reactive T cells to the U1-small nuclear ribonucleoprotein A protein in autoimmune disease patients. *J Immunol* 1993;151:1108.
287. Crow MK, DelGuidice-Asch G, Zehetbauer JB, et al. Autoantigen-specific T cell proliferation induced by the ribosomal P2 protein in patients with systemic lupus erythematosus. *J Clin Invest* 1994;94:345.
288. Weintraub JP, Cohen PL. Ectopic expression of B7–1 (CD80) on T lymphocytes in autoimmune lpr and gld mice. *Clin Immunol* 1999;91:302.
289. Okazaki T, Iwai Y, Honjo T. New regulatory co-receptors: inducible co-stimulator and PD-1. *Curr Opin Immunol* 2002;14:779.
290. Ogawa S, Nagamatsu G, Watanabe M, et al. Opposing effects of antiactivation-inducible lymphocyte-immunomodulatory molecule/inducible costimulator antibody on the development of acute versus chronic graft-versus-host disease. *J Immunol* 2001;167:5741.
291. Hayakawa K, Hardy RR. Development and function of B-1 cells. *Curr Opin Immunol* 2000;12:346.
292. Koshy M, Berger D, Crow MK. Increased expression of CD40 ligand on systemic lupus erythematosus lymphocytes. *J Clin Invest* 1996;98:826.
293. Desai-Mehta A, Lu L, Ramsey-Goldman R, Datta SK. Hyperexpression of CD40 ligand by B and T cells in human lupus and its role in pathogenic autoantibody production. *J Clin Invest* 1996;97:2063.
294. Early GS, Zhao W, Burns CM. Anti-CD40 ligand antibody treatment prevents the development of lupus-like nephritis in a subset of New Zealand black x New Zealand white mice. *J Immunol* 1996;157:3159.
295. Kalled SL, Cutler AH, Datta SK, Thomas DW. Anti-CD40 ligand antibody treatment of SNF1 mice with established nephritis: preservation of kidney function. *J Immunol* 1998;160:2158.
296. Daikh DI, Finck BK, Linsley PS, et al. Long-term inhibition of murine lupus by brief simultaneous blockade of the B7/CD28 and CD40/gp39 costimulation pathways. *J Immunol* 1997;159:3104.
297. Westhoff CM, Whittier A, Kathol S, et al. DNA-binding antibodies from viable motheaten mutant mice. Implications for B cell tolerance. *J Immunol* 1997;159:3024.
298. Shultz LD. Pleiotropic effects of deleterious alleles at the "motheaten" locus. *Curr Top Microbiol Immunol* 1988;137:216.
299. Fujii T, Mimori T, Akizuki M. Detection of autoantibodies to nucleolar transcription factor nor 90/hUBF in sera of patients with rheumatic diseases, by recombinant autoantigen-based assays. *Arthritis Rheum* 1996;39:1313.
300. Werle E, Blazek M, Fiehn W. The clinical significance of measuring different anti-dsDNA antibodies by using the Farr assay, an enzyme immunoassay and a *Crithidia luciliae* immunofluorescence test. *Lupus* 1992;1:369.
301. Ginsberg B, Keiser H. A Millipore filter assay for antibodies to native DNA in sera of patients with systemic lupus erythematosus. *Arthritis Rheum* 1973;16:199.
302. Smeenk RJT. DNA as antigen in SLE. In: van Venrooij WJ, Maini RN, eds. *Manual of biological markers of disease*. Dordrecht: Kluwer Academic, 1994:B2.1;1–15.
303. Brinkman K, Termaat R, Van den Brink H, et al. The specificity of the anti-dsDNA ELISA: a closer look. *J Immunol Methods* 1991;91.

第72章

系统性红斑狼疮的发病机制

Karin S. Peterson，Robert Winchester

系统性红斑狼疮(SLE)是一种临床表现多样、由免疫介导的多系统受累的疾病，好发于有遗传易感性的个体。本病的主要起因是由T细胞和B细胞共同参与的对某些自身抗原产生的异常自身免疫反应，其主要特征是针对某些细胞核抗原成分产生自身抗体。本章内容主要包括：介绍导致SLE的免疫反应的发生过程，由免疫介导引起的组织损伤的原理，以及罹患SLE的遗传易感性。长期以来认为，SLE的组织损伤机制是由于自身抗体产生后和相应抗原形成免疫复合物，引发Arthus反应所致。然而，随着近些年分子免疫学的不断发展和关于人类基因组研究而发展起来的新理论和新方法的不断出现，人们已经从分子水平加深了对器官受损机制的理解，并且对自身免疫反应的本质也有了更为准确的认识。

一、SLE的发展概述

临床上SLE的发展有4个主要阶段：遗传易感性、诱导、自身抗体的产生和临床症状的出现。图72.1列出了这一程序性的变化。具有遗传易感性之后便进入到诱导阶段，这一阶段的特征就是自身反应T细胞的发生发展，SLE症状出现的迟缓性说明易感基因需要一系列后续事件来推进克隆诱导的扩大化，使组织失去耐受性，最终导致组织损伤和SLE发病。而这些复杂后续事件的出现是随机的，这可能就是孪生子发病率不一致和SLE具有明显的不完全外显性特征的原因。

(一)遗传因素

从遗传学的角度来看，SLE的遗传特征复杂，其遗传易感性受多个基因影响。具有易感基因的个体可以没有免疫紊乱的表现，处于潜伏阶段，但实际上是自身免疫反应的平衡状态。例如健康同卵双生子的其中之一最终会罹患SLE，其遗传基础包括某种主要组织相容性复合物II类等位基因，这表明适应性的免疫应答是SLE的核心特点。遗传性主要组织相容性复合物基因可能通过促进T细胞成分的合成，并使其具有识别特异性自身多肽类物质而发挥作用，而这种多肽类物质对SLE的发病十分关键。令人失望的是，人们对这些基因介导易感性的确切机制还知之甚少。在一些多基因疾病的研究中发现，某些位于主要组织相容性复合物之外的染色体区也与SLE的易感性有关，而它们和主要组织相容性复合物中包含的确定性基因之间是否具有一致性是目前研究的热点。这些染色体有可能对免疫系统中调节免疫应答的强度、调节耐受性和通过作用先天免疫而触发免疫应答等诸多方面起着作用。美国黑人患病率上升和肾炎转归差的流行病学特点，则可能是由于民族和种族易感基因的不同所致[1]。

(二)诱导阶段

在具有易感基因的人群中，大约1/4的人会罹患SLE。在SLE的发病过程中，首要关键性的改变是辅助性T细胞在有自身抗原存在的情况下被活化，然而这一关键性改变仍然还没有完全解密。越来越多的资料显示，诱导过程是先天免疫应答失调的结果，其中可能涉

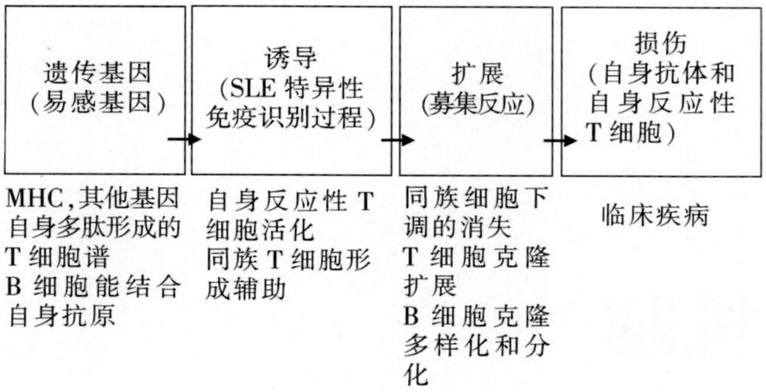

图72.1 个体发生SLE的4个理论性阶段，以基因易感性开始，以产生致病抗体和自身反应性T细胞终止。

及树突状细胞，这种细胞可以诱导原本处于休眠状态对自身多肽类物质无免疫的T细胞群产生自身免疫，对主要组织相容性抗原分子呈递的多肽类物质发动免疫[2]。

(三)扩充阶段

SLE的第2个亚临床阶段是扩充阶段,这一阶段的特征是能够识别自身抗原的同源性T细胞和B细胞聚集,并多样化进行性扩充。T细胞和B细胞之间自我不断增强的相互作用使自身免疫过程持续发展，并波及多种自身抗原靶[3]。这一阶段的变化过程与非自身免疫抗原产生的免疫应答发展过程相类似。初始活化的T细胞能够持续存活并不断扩充，似乎依赖于B细胞的存在，这些B细胞可以结合自身抗原或由自身抗原衍生出来的多肽类物质,并呈递给T细胞,这些B细胞的出现似乎是SLE发展的第2个关键步骤。由于同源性T/B细胞之间的相互作用,在疾病发展的这一时期,机体内可以产生少量的自身抗体，可以表现为抗核抗体阳性。但是这些抗体初始的滴度和亲和力可能很低,后续的研究也会显示编码自身抗体的基因确实存在于染色体序列当中。T细胞的不断扩充导致了同型IgG自身抗体的出现,滴度和亲和力进一步增高。由于抗原决定簇的相似性,自身组织受累的范围逐步扩大。由于自身免疫调控机制失效,自身免疫应答过程不断进行性发展。对自身抗原产生的这种进行性爆发式的免疫应答过程缺乏有效的监控,可能是SLE发展的第3个关键步骤。

(四)组织损伤和临床症状阶段

在这一时期,SLE的症状相继出现,对自身抗原的免疫应答也达到了高峰，炎症随之发生，组织受到损伤。肾脏是组织损伤的核心器官之一,特异性的自身抗体通过与其相应的抗原形成免疫复合物而介导组织损伤。其他的自身抗体则直接和靶抗原相互作用，引起SLE的不同特征,例如狼疮性抗凝血、血小板减少以及溶血性贫血。组织损伤和临床症状的出现还有其他的致病机制和细胞机制。现在更多地认为由T细胞介导的免疫识别和应答过程是SLE某些特征的发病机制,并在肾炎的发生过程中发挥重要作用，这一点将在后面的内容中提及。组织损伤的细胞机制可能是导致某些狼疮表现(如肌炎和皮肤损害)的原因[4,5]。人们对细胞因子介导的组织损伤动态过程和靶器官中细胞与免疫效应细胞之间相互作用的研究才刚刚开始。受累器官由于炎症造成功能性结构的缺失而导致了SLE。

二、从动物模型的自身免疫加深对SLE的认识

尽管老鼠的自身免疫性疾病不能和SLE完全一样,但这些自发的自身免疫性疾病对在SLE中可能起作用的免疫基因调节和免疫致病过程提供了重要的认识[6-9]。在对3个不同种系的老鼠进行的一项重大研究中发现,新西兰黑种和白种老鼠的杂交一代F1与其亲代的任何一方相比,其肾小球肾炎的进展速度均显著增快。杂交一代F1体内出现的一种抗组蛋白抗体偶尔也会在SLE患者体内找到，这种抗体与药物导致的SLE中出现的自身抗体更为相似。在Y染色体上携带有疾病进展相关基因Yaa的BXSB鼠也是一种与SLE相似的具有自发性自身免疫性疾病的动物模型,但它只有雄性鼠会发病。第3个种属就是医学研究实验用的淋巴细胞增殖性(MRL-lpr/lpr)鼠种,它除了携带自身免疫易感性基因外,还存在凋亡受体Fas的变异。通过Fas配基与Fas受体结合是研究凋亡过程的第1步。这种变异的纯合性由于胸腺细胞未发生凋亡而导致对CD4和CD8 T细胞的双重抑制,自身免疫随之发生,产生自身抗体和由免疫复合物介导的肾小球肾炎。现已证实,Fas-FasL诱导过程中发生的变异也存在于自身免疫增殖综合征和Canale-Smith综合征的人体中[10],但是它们的临床特征和SLE不同。迄今为止，在报道中仅有2例SLE患者有Fas途径的变异，这些研究和其他的一些研究均表明，Fas-FasL凋亡途径存在的缺陷几乎不会引发SLE的临床症状[11,12]。

三、与SLE发病机制相关的临床生物学特征

(一)SLE的诊断以及和其他自身免疫疾病的关系

目前还没有针对SLE的特异性实验指标，主要依靠临床表现做出诊断。毫无疑问,对于综合征分类标准[13]中已经强调了关于SLE的主要临床特点,已经在第70章中进行了讨论。但是,一些患者的临床表现确实也向现行标准提出了挑战。目前已经建立了SLE的诊断标准,并除外了与发病机制无关的症状,相应的在进行学术研究活动中,为便于医师对特殊病例进行处理,SLE的分类标准以降低敏感性来确保特异性，在研究设计中也不再涉及如何界定SLE的内容。例如分类标准的应用会低估人群中SLE的患病率、受累人员的数量以及孪生子发病率的一致性，但是分类标准有效地除外了大量其他自身免疫疾病。

与SLE相比，狼疮常被用来表示那些临床症状不符合诊断标准，又有自身免疫疾病实验室检验特征的难以分类的疾病，有时在诊断未分化自身免疫疾病时更为有用(第69章)。盘状狼疮与SLE之间的相关性同样未解决,盘状狼疮的患者不符合SLE的分类标准,但随着时间的推移,其中10%的患者会出现SLE的症状。

在SLE与其他临床表现不同的重叠综合征之间存在一个更具挑战性问题,例如亚急性皮肤型SLE、混合型结缔组织疾病(MCTO)以及干燥综合征,其中每一种都表现出一些SLE的特征。亚急性皮肤型SLE的患者常会出现SLE诊断标准的全部表现，并具有遗传易感性的共同特征。混合型结缔组织疾病与SLE的相关性相对较差，似乎是由于产生的一组特异性自身抗体中的某一种所致,包括那些针对U_1核糖核蛋白的抗体[14]。其中有一些也出现在SLE，这也可能和混合型结缔组织疾病综合征的特征有关。这些抗体也可出现在其他一些病因不同的疾病中[15]。具有混合型结缔组织疾病特征的患者随时间的发展也可能会演变为SLE或考其他诸如硬皮病或干燥综合征疾病[16]。最初在干燥综合征发现的一些如针对α胞蛋白的自身抗体,在SLE户也有低水平表达[17]。在几个不同自身免疫疾病中发现了共同的自身抗体，其中一个解释就是这些疾病共有的易感基因进行表达所致，也反应了这些疾病具有共同的发病机制[18]。但是,SLE和其他自身免疫病在抗原决定簇方面有着显著的不同，这是它们之间真正的区别点[19]。我们认为SLE的核心问题是诊断标准的敏感性和特异性,因为这将最终界定被研究患者的发病机制。

药物性狼疮是一种特殊类型，由于它和SLE有相似性,有时候也把它放在广义的狼疮分型中。但是,药物性狼疮可通过以下几方面与SLE相区别:流行病学,染色质的自身抗体谱,临床症状轻,很少累及肾脏、胃肠道和中枢神经系统，停药后可逆性恢复以及不同的遗传易感性。尽管药物性狼疮发病的分子机制有助于对SLE发病机制的认识，但是把药物性狼疮看作是一个独立的疾病更为恰当。

(二)SLE的临床多样性

SLE的一个突出特点就是其临床表现极其多样化,如治疗反应、致病机制等,从这个角度讲,仍然不能确定SLE是单一疾病还是几种同源染色体疾病综合征。它的临床表现及严重程度变化多样,可以是以皮疹和轻微关节痛为特征的轻症,也可以是累及脑、肾和血管等危及生命的重症。但是,就一个患者而言,常表现为其中小部分的典型症状,特别是在发病初期的数年后[20]。其临床表现、受累器官以及自身抗体类型仍然保持基本不变。本章的一个主题就是通过上文中提及的不同狼疮鼠模型存在基因多样性的原理来解释人SLE临床表现多样化。每一只模型鼠相当于一例SLE患者,都有一组特定的易感基因，但并不是每一只模型鼠的基因组都包含了SLE的全部易感基因。这就强调了狼疮鼠综合征的基因多样性,人类的SLE可能也是如此,由于遗传途径不同引起的遗传变异可能导致了自身免疫类型的广泛相似性。

四、疾病在临床阶段自身免疫反应的实质

(一)SLE的自身免疫反应类似于生理上的免疫反应

在第71章中已经描述过，在SLE患者中发现了多种不同类别的自身抗体，这提出了一个关于SLE自身免疫疾病本质的概念性问题。过去认为,这种广泛的自身抗体谱反映了免疫系统自身识别功能的紊乱，导致多克隆B细胞的激活。这种有趣的观点,虽然与当时流行的自身中毒的观点相符合,但并不正确,自身抗体产生的过程与生理性免疫反应中发现的过程根本不相同,有可能是在突变病理基因的指导下发生的。

但是在过去的10年中，我们对SLE自身免疫的起因和自身抗体多样性的理解发生了较大的变化。这些研究给我们最重要的提示就是,SLE的自身免疫反应

具有生理性免疫反应机制的所有特征，和其他的免疫反应一样受T细胞识别功能的调节，自身抗体的产生也涉及T/B细胞的协调合作。支持这种观点的理由是，迄今为止，与SLE相关的易感基因被证明是固有的并非异常的等位基因，这些等位基因曾被认为是致癌基因或突变基因。例如，与SLE相关的主要组织相容性抗原易感基因是相同的DRB1*0301或DR2主要组织相容性抗原等位基因，而这些基因在正常人群中的表达率相当高，反映出这些基因有着较高的阳性率[21]。发现更多的SLE易感基因也许只是揭示了体内其他一些固有的等位基因，而这些等位基因从本质上来讲是无害的，而且对免疫反应起着有益的作用。但是随着积累，这些多重的基因提高了自身免疫发病的可能性。SLE自身免疫反应与生理性免疫反应之间的不同，也因此被看做只是在识别自身靶抗原和其持续性方面的不同，免疫反应的这种相似性对于拟定SLE的治疗方法十分重要。

（二）生理性免疫反应的自身识别

尽管免疫耐受的概念常用于描述移植物的转归，但越来越多的人认为免疫耐受对于健康个体免疫系统状态的描述是不准确的，现在认为是免疫系统适应性地扩大了自身反应和自身识别。这些对免疫系统较新的发现，改变了对自身识别这一自身免疫疾病关键性问题的认识，自身识别不是像埃利希总结的自身中毒的异常现象，而是正常免疫识别关键的生理性功能。随着对免疫系统认识的深入，作为免疫系统生理活动基础的自身识别和作为自身免疫疾病发病基础的自身免疫之间的界限也越来越模糊。从这个意义上讲，与其说自身免疫疾病与正常免疫反应的类型不同，还不如说是两者之间的程度不同。同样重要的是，在生理性和自身免疫反应中都涉及用自身多肽筛选出来的相同T细胞，这一过程不可能完全依赖于克隆TCR的特异性，而是依赖于先天的活化机制触发了T细胞的应答。自身反应可以分为3个阶段(图72.2)。

在主要组织相容性抗原表达的自身多肽中能够筛选出T细胞成分，这说明T细胞成分是先天固有的，具有自我导向功能。所有来自胸腺的T细胞在没有被完全激活的情况下都能识别自身多肽物质。对非自身多肽进行免疫应答的任何T细胞系都能在主要组织相容性抗原表达的自身多肽中筛选出来，并且这个过程在T细胞成分的信号作用下不会停止，对外周T细胞的维持也是关键的，特别是对幼稚T细胞。在鼠类和离体的一些实验中发现，幼稚T细胞系的特异性多肽T细胞受体(TCR)，常被主要组织相容性抗原表达的自身多肽衔接[22-24]。CD3 ζ链生理性的磷酸化扩大化状态和其他一些特异性多肽T细胞受体的信号成分反映了这一衔接过程，特异性多肽T细胞受体不能和外源性肽类衔接。在鼠类的研究中表明，如果去除相关基因而阻碍了主要组织相容性抗原表达的自身多肽的衔接，则会导致T细胞凋亡，这强调了特异性多肽T细胞受体衍生的磷酸化信号促使幼稚T细胞存活的重要性。这种特异性多肽T细胞受体与自身多肽和主要组织相容性抗原的衔接，似乎能够维持细胞系处于病原体免疫应答和防止细胞凋亡的平衡状态。目前还没有研究那些可能会发展为SLE的机体内的自我识别成分是否存在差异。

1.自身免疫

越来越多的证据表明，涉及自身抗原识别的局限性自身免疫，在不会导致组织损伤的生理性免疫应答过程中可能会继续发展，这可能是由于多种T细胞或B细胞一过性激活所致。通过消除病原体或其他可以抑制免疫应答的抗原，或者通过调节性反馈抑制回路的作用，免疫应答继之被终止或下调。在自身免疫应答中外周T细胞被激活，说明在炎症的浸润过程中有部分针对非自身肽类的繁殖T细胞被激活[25]。

2.自身免疫疾病

机体适应性免疫的结果似乎不足以发展为自身免

自身识别	自身免疫	自身免疫疾病
生理学	具有潜在致病机制的一些正常免疫	病理学

图72.2　自身反应的3个阶段。

疫疾病，而且大多数人的免疫系统对病原体的反应都能被恰当的调节。图72.3中横轴所示个体数量的分散，可能是由于基因众多和随机事件造成的。在一些去除多种免疫应答相关基因的研究中发现，许多不同基因功能的完全丧失可以导致自身免疫。由此看来，自身免疫疾病必然伴随于适应性的免疫应答，并且在微细免疫功能障碍的情况下会继续发展。另外发现，在几种不同自身免疫疾病的遗传因素中涉及相同的基因[18]。

这些现象综合起来表明，临床SLE患者的自身免疫应答是一个由自身抗原驱动的过程，自身抗原来自B细胞和其他一些固有的向CD4 T细胞递呈抗原的免疫细胞，CD4 T细胞能够识别自身抗原，并在这一过程中被激活。自身抗原被T细胞识别后，又能诱导T细胞作用于B细胞，促使B细胞分化并产生IgG类具有成熟亲和力的致病性自身抗体。

五、一些自身抗原的实质以及T细胞对其的识别

表72.1列出了T细胞参与SLE自身免疫应答过程的证据，这些证据意味着在以自身抗体应答为特征的SLE疾病中，有同源的自身抗原特异性T细胞的存在和参与。

(一)自身免疫应答似乎只受一些大分子免疫复合物的驱动，并非多克隆性

在对SLE自身抗体种类经过详细的分析后发现，其免疫应答和生理学抗原驱动的B细胞免疫应答难以区分(表72.2)，表现为自身抗体的高滴度，向IgG型抗体的同型转换，并有与自身抗原结构性相关的B细胞参与，表明有抗原决定簇的扩散和成熟的亲和力[19,26-28]。自身抗体应答的本质又说明了在淋巴结生发中心存在CD4 T细胞辅助功能，其中包括IgG的同型和体细胞免疫球蛋白基因变异的程度。

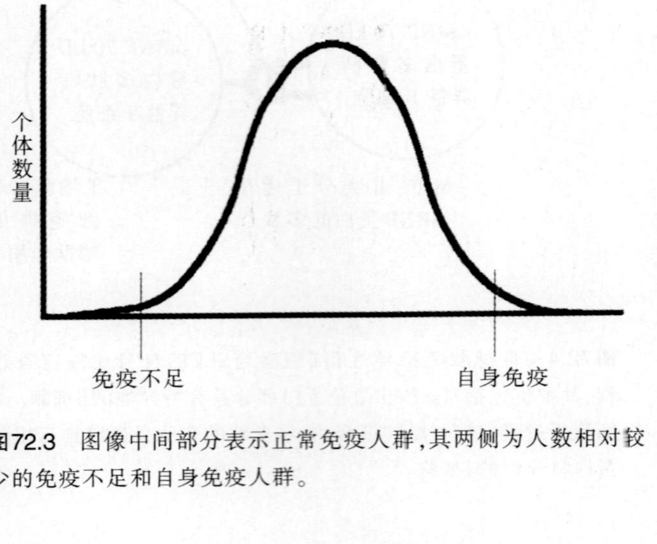

图72.3 图像中间部分表示正常免疫人群，其两侧为人数相对较少的免疫不足和自身免疫人群。

表72.1 SLE中自身免疫CD4 T细胞同源免疫应答调节自身抗体产生的证据

自身抗体B细胞应答，反映了抗原特异性T细胞辅助功能的存在
T细胞同样对自身抗体的靶抗原多肽产生反应
T细胞受体和链的结构，提示存在抗原选择和启动
与MHC Ⅱ类等位基因相关的易感性，提示MHC Ⅱ类分子向CD4 T细胞系递呈自身抗原多肽
T细胞特异性治疗和AIDS选择性免疫缺陷疾病的改善

AIDS：获得性免疫缺陷综合征；MHC：主要组织相容性抗原。

正如Tan[26]和Hardin[27]的研究显示，目前人们已清楚地认识到SLE血清内的大部分自身抗体按照其与细胞内3种不同聚集物（剪接体snRNP、DNA及其结合蛋白、hyRNA-Ro/La)的反应性可分为3大类。这3种大分子物质可能是SLE免疫应答不同机制的靶抗原，这在第71章已经详述。有相当多的证据显示，这些大分子物质驱动着SLE的自身免疫应答[3,29]。一个SLE个体可能存在几乎所有的自身抗体，这可能反映了从初始对单一凝聚物产生自身抗体，到后来的抗原决定簇扩散化。抗原决定簇的扩散反映出免疫应答的多样化，从初始对单一决定簇的局限应答到针对多个决定簇的泛化应答[19]。涉及分子内和分子间自身抗体产生的扩大化，类似于生理性单克隆抗体应答的扩散化，而且强调了基于自身抗体产生的生理免疫应答。

在大约1/3的SLE患者体内发现了一组与自身抗体相关的分子，其中包括指向剪接体的Sm和U1 SnRNP自身抗体靶。它们是由RNA以及其他（如U2、U4-6和U5 snRNP等)多种蛋白质成分组成，是综合性的结构。免

表72.2 SLE中自身抗体产生的特征反映了免疫应答由自身抗原启动并以其为靶抗原

自身抗体的寡克隆性，但不是单克隆或多克隆
体细胞多样性和自身抗体亲和力成熟
极其高滴度的自身抗体
自身抗体免疫球蛋白由IgM向IgG的同型转换，以IgG1为主
自身抗体特异性抗原决定簇的扩散
自身靶抗原与功能性颗粒的组分相关
B细胞缺乏CD5，而且不是B1表型

疫应答的扩散对于自身抗体的形成是一个惊人的发现，自身抗体初始是指向剪接体Sm抗原B/B'决定簇和U1 RNP 70 K蛋白[19,30,31]。这些自身抗体的产生和涉及主要组织相容性抗原等位基因的遗传背景并没有被联系起来[32]。在超过半数的SLE患者中发现了第2组与自身抗体相关的分子，包括DNA和某些DNA结合相关蛋白，这一组又可分为与核小体、转录复合物和DNA复制复合物反应的亚类[28,33]。DsDNA抗体的产生并不是绝对的，但它与肾小球性肾炎的发展密切相关。SS-A/Ro和SS-B/La组成了第3组分子复合物，是大约1/3患者的靶抗原。几乎所有这些分子都和一种富含尿嘧啶的寡核苷酸hyRNA有关联[34-38]。正如系统性硬化病反映出来的，那些自身抗体是干燥综合征和SLE所特有的。尽管这些自身抗体在无症状的个体中也会出现高滴度，但它们与SLE的光过敏皮疹和亚急性皮肤型SLE的发生密切相关。在孕妇体内如果出现这些抗体，则提示胎儿由于被动获得自身免疫而发展为先天性梗死性心脏病的风险非常高[35]。有趣的是，这些自身抗体主要存在于那些早期经典补体途径缺陷的人群中。SLE的其他自身抗原种类包括心磷脂、细胞表面分子和补体成分(特别是C1q)，以及针对机体内分子相似抗原决定簇的相似抗体。

(二)T细胞对自身肽类物质的特异性

Ⅱ类主要组织相容性抗原等位基因易感性的相关性，是CD4 T细胞在SLE中重要性的证据。这提示在SLE中关键的首要步骤是某种自身肽类被呈递给CD4 T细胞，然后这些主要组织相容性抗原分子在个体发育的早期起作用，挑选出那些可以调节自身抗原识别的T细胞成分，这些T细胞的存在似乎是SLE发展的必需条件。这些主要组织相容性抗原分子可显露出T细胞对自身肽类物质特异性的直接识别，尽管技术上存在困难，但与自身抗体的所见相似。最初一些研究者发现，这些主要组织相容性抗原分子限制抗原特异性CD4 T细胞对细胞质和细胞核自身抗原的应答。其中包括那些指向衍生自U1核内小分子核糖核蛋白(snRNP)[39-42]、核糖体的P2蛋白[43]、组蛋白[44,45]、SS-A/Ro[46]和SS-B/La核糖核蛋白[42]多肽的T细胞。

T细胞和B细胞在核内小分子核糖核蛋白(U1 snRNP)自身抗体形成过程中的协作，涉及T细胞对2种组成U1 snRNP的蛋白A[41]和70 kd蛋白[39]的应答，被指向自身抗体识别分子的相同羧基末端。在那些没有U1 snRNP自身抗体的SLE患者体内并没有发现T细胞对这些蛋白抗原的免疫应答。一旦这种T细胞开始识别，就可以促进某些B细胞分化为抗体产生细胞，其他B细胞则继续增殖并分化为记忆细胞(图72.4)。

在适应性的免疫应答中，T细胞依赖性抗体应答的同源识别包括B细胞的活化，而B细胞是由识别同一抗原的辅助性T细胞激活的。这种"双钥匙"模式要求没有病理性自身反应、防止B细胞活化并产生自身抗体的关键性特征。通常情况下，T细胞是由一种抗原呈递树突细胞激活，这种树突细胞又通过其固有感受器被激活。但是，B细胞呈递抗原的效率是树突细胞的几千倍，因为B细胞表面免疫球蛋白受体集中了包括T细胞识别多肽在内的抗原，并在其表面以主要组织相容性抗原II类分子大量呈递抗原。我们猜想在SLE患者中，产生自身抗体的母系B细胞通过对一些微粒分子抗原决定簇的识别也结合了亚细胞自身抗原微粒，例如具有特异性B细胞受体的U1 70 K亚基(图72.4)。细胞吞噬作用后的多肽通过B细胞膜的II类分子呈递给T细胞，这样维持着自身反应T细胞的激活，通过T细胞又辅助促进B细胞。在鼠类狼疮中，人们已经发现对自身抗原蛋白具有特异性B细胞受体的B细胞向T细胞呈递这些多肽[47]。

在致病性dsDNA抗体产生过程中，T细胞-B细胞的同源免疫性十分有趣，因为主要组织相容性抗原Ⅱ类分子与DNA不能结合，DNA抗体可能是非T细胞依赖性免疫应答的例证。但是，在提高DNA抗体固有弱亲和力方面，定位突变显示了体细胞高突变的重要性，尤其是通过添加正电荷的精氨酸残基[48]。体细胞高突变是B细胞亲和力生理学成熟的一部分，而T细胞对B细胞

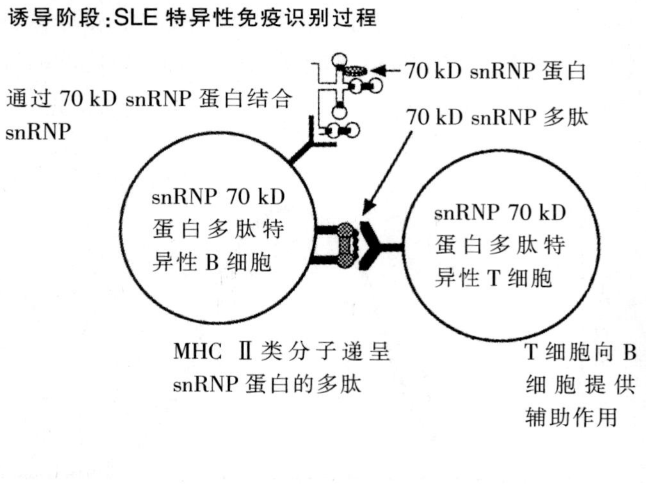

图72.4 自身肽类特异性T细胞参与SLE的自身免疫应答过程，其中也包括对snRNP微粒蛋白部分具有特异性的B细胞。B细胞通过蛋白肽与微粒结合，并将微粒的多肽呈递给具有相同蛋白特异性的T细胞。

辅助作用是生发中心正常免疫应答的一部分。这些辅助性的T细胞对与DNA相关的蛋白具有特异性，例如随同DNA被DNA特异性B细胞结合和吞噬的组蛋白[49]。这就形成了标准的Mitcheson半抗原携带T/B细胞的同源交互作用，其中DNA被假定为半抗原。另外，研究人员对组蛋白抗原决定簇具有抗原特异性T细胞的T细胞受体α链[44]和β链[50]的结构性分析，显示了一个位移单位Vβ基因的偏移取用和第3补体决定区域由体细胞编码、带有负电荷残基的优先选择，这个负电荷残基与主要组织相容性抗原分子呈递的正电荷组蛋白多肽进行相互作用。在Mohan和同事[33]研究的SLE鼠类模型(NZB/SWR)中已经发现了类似的免疫应答，在这个免疫应答中，证实了抗核小体(组蛋白DNA)的自身抗原特异性T细胞反应，这种反应扩大了同源性B细胞产生抗DNA的自身抗体。

这个模型的难题之一就是，组蛋白抗体与dsDNA抗体的出现既不相似，对SLE也不具有特异性。针对该问题，在NZB/W鼠类模型研究中提出了一个有趣的方法，NZB/W鼠类模型研究已经表明T细胞对SmD1蛋白83-119氨基酸羧基端多肽的线性特异性，有助于dsDNA抗体的产生[51]。这使得进一步发现Sm和dsDNA自身抗体产生之间分子联系的可能性提高，这两种抗体都有较高的SLE特异性。

正如在疾病病理学部分中讨论的，在SLE中CD4 T细胞的作用可能不仅仅局限于产生辅助自身抗体，还可能参与了由细胞直接介导的靶组织损伤，CD8 T细胞也许参与其中。

六、先天性和适应性免疫应答中受体的转换

(一)补体及其受体在SLE中的潜在作用

在SLE中补体系统发挥的多重作用表明，适应性和先天性免疫机制之间存在广泛的相互作用。补体系统还参与对免疫复合物、自身抗体的反应性应答，以及对可能导致自身免疫的事件的控制。在SLE损伤的感应阶段，主要由经典补体激活途径中C1q的结合介导。经典途径的激活导致一些早期补体成分的消耗，特别是C2和C4，所以使得总的溶血性补体的活性降低，为临床提供了一个检测这些免疫反应物形成强度的有用指标。这种类型的补体激活有以下3种结果。

①补体成分可趋化释放活性的蛋白水解片段，例如C3a和C5a是有力的过敏毒素，能吸引和激活中性粒细胞、单核细胞和巨噬细胞，因为这些细胞都表达有C3a和C5a的活性受体。这个途径可以解释大部分经典阿蒂斯(Arthus)反应的损伤机制，随着中性粒细胞和单核细胞吞噬，免疫复合物可进一步加重组织损伤。

②活性巨噬细胞释放组胺，导致过敏反应中平滑肌的收缩。

③补体成分其他片段主要是C3和C4以化学方式与免疫复合物结合，具有补体片段特异性的补体受体识别调理过程和调理颗粒或免疫复合物。

补体受体有4种，CR1、CR2、CR3和CR4，分别被指定与C3和C4补体成分的不同片段相结合，其中一些在SLE的发病机制中起特殊的重要作用(表72.3)。

CR1 (CD35)和CR2 (CD21)是在受调理抗原抗体复合物中C3活性片段最重要的受体。它们在结构上是有关联的单链分子，都是补体控制蛋白家族的成员，由位于1q32 1的基因编码，这些受体在人类中广泛表达。在受调理的免疫复合物中CR1 (CD35) 优先和C3b结合。它们广泛分布在骨髓来源细胞和一些非骨髓来源细胞。参与其中的补体受体促使巨噬细胞吞噬受调理的颗粒，但是CD35分子的大部分出现在红细胞，而红细胞作为结合受调理免疫复合物的储藏库。这些复合物与CR1一起被吞噬复合物的Kupffer细胞从红细胞中移除，在C3b、C4b和C3d、C4d联合体的降解过程中，CR1也作为因子I的辅助因子。

CR2(CD21)结合C3d，后者是C3b的主要降解产物。它的表达比CR1更受限制，主要由B细胞、滤泡状树突细胞和鼻咽部上皮组织表达，EB病毒通过该受体结合并进入细胞，说明了病毒的趋向性。在B细胞中，CR2是调节B细胞应答的受体复合物的一部分。

CR3反映了CD11b/CD18异二聚体整联蛋白的第2个功能，因为CR3结合了C3b的进一步降解产物iC3b。CD11b/CD18在NK细胞、单核细胞和巨噬细胞中表达，在这些细胞激活过程中显著正向上调，并且在中性粒细胞、单核细胞与炎症部位外渗内皮细胞表达的细胞黏附分子相结合时起作用。CD11b/CD18在吞噬细胞的上调表达，使这些细胞有效地识别受退化C3b调理的免疫复合物。这是红细胞在通过肝脾时去除免疫复合物的主要途径。

CR4(CD11c/CD18)在功能上与广泛分布的淋巴细胞功能相关抗原1整联蛋白(CD11a/CD18)相类似，但是由于它能结合iC3b，所以被指定为CR4。

补体在控制可能导致自身免疫事件中的重要性，通过SLE的发展被突显出来，动物模型和人类患者在早

表72.3 SLE白细胞效应器功能中一些重要的细胞表面结构表

CD命名	细胞分布	结构属性和其功能	其他命名
CD11a	淋巴细胞、粒细胞、单核细胞和巨噬细胞	整联蛋白家族中杂二聚体膜蛋白，包括一个L链（CD11a）和一个所有CD11分子共有的CD18链。在白细胞通过配基CD54（ICAM-1）、CD102(ICAM-2)和CD50(ICAM-3)的作用进行细胞内黏附和淋巴细胞协同刺激信号方面具有核心作用	LFA-1
CD11b	骨髓和自然杀伤细胞	整联蛋白家族中杂二聚体膜蛋白,包括（CD11b)和一个CD18链。白细胞激活时其表达明显上调。在中性白细胞和单核细胞黏附并刺激内皮细胞方面以及吞噬受调理颗粒方面有重要作用，受调理颗粒指那些与CD54、补体成分灭活的C3b(iC3b)结合并被命名为CR3的分子	Mac-1、CR3A、CR3
CD11c	骨髓细胞	整联蛋白家族中杂二聚体膜蛋白,包括αX和一个CD18 β链。被作为灭活的C3b(iC3b)受体4(CR4)	CR4、p150、95
CD14	多数单核细胞和巨噬细胞强表达、中性粒细胞弱表达	脂多糖和脂多糖结合蛋白的激活受体,也能与凋亡细胞结合	
CD16A	自然杀伤细胞、单核细胞、巨噬细胞	免疫球蛋白成员。低亲和力Fc γ受体。FCGR3A是一种跨膜活性受体,能与信号转换衔接分子共有的γ链或包含ITAM基序的CD3 ζ链相结合,通过与聚集的Ig衔接诱导巨噬细胞的吞噬作用或激活自然杀伤细胞介导细胞毒性。IgG1和IgG3被同等结合。SLE中涉及这一基因区的等位基因	FcγRⅢA、FCGR3A
CD16B	中性粒细胞	免疫球蛋白成员,低亲和力Fc受体。FCGR3B的编码基因区与FCGR3A不同,它不是跨膜链,但与GPI相关。它也是一种能结合包含ITAM基序信号转换衔接分子的活性受体。通过与聚集的Ig衔接诱导巨噬细胞的吞噬作用,其结合的特征与CD16A相同	FcγRⅢB、FCGR3B
CD21	成熟B细胞、滤泡树突细胞	补体控制蛋白成员，补体成分C3d的受体,EB病毒受体。与CD19和CD81、CD21形成B细胞的联合受体	CR2、C3DR
CD32A	单核细胞,巨噬细胞,中性粒细胞,自然杀伤细胞,嗜酸粒细胞,朗罕细胞,血小板	免疫球蛋白成员，聚集免疫球蛋白免疫复合物的中等亲和力活性Fc受体,是一种单链跨膜分子,包含一种通过ITAM基序激活细胞的细胞质成分。与IgG1优先结合,与IgG2和IgG3的结合受等位基因变异影响,这与吞噬细胞的功能和免疫复合物应答不同。与SLE易感性相关的R131等位基因降低了IgG2的结合能力	FcγRⅡA、FCGR2A
CD32B1	B细胞、柱状细胞	免疫球蛋白成员,B细胞表达的中等亲和力抑制性受体，是一种单链跨膜分子,含有一种包含细胞质成分的ITIM基序。与IgG1和IgG3的结合力相同,与IgG4的结合力稍弱	FcγRⅡB1、FCGR2B1
CD32B2	单核细胞、巨噬细胞、中性粒细胞、嗜酸性粒细胞	免疫球蛋白成员,B细胞表达的中等亲和力抑制性受体，是一种单链跨膜分子,含有一种包含细胞质成分的ITIM基序。与IgG1和IgG3的结合力相同,与IgG4的结合力稍弱	FcγRⅡB2、FCGR2B2
CD35	红细胞、B细胞、单核细胞、中性粒细胞、嗜酸粒细胞、滤泡树突细胞	补体控制蛋白的一种,是补体成分C3b和C4b的受体,也被称做补体受体1。它结合C3b/C4b受调理颗粒并介导吞噬作用，它表达于红细胞（免疫黏附受体）是其结合并清除受调理免疫复合物或颗粒的主要途径。在SLE中由于消耗,其表达下降。两个最共用的等位基因F和S,其不同之处在于8个外显子,可能是不等同交换的结果	CR1、C3BR
CD64	单核细胞、巨噬细胞、树突细胞亚型、活化中性粒细胞、早期骨髓系细胞	免疫球蛋白成员。聚集免疫球蛋白免疫复合物的高亲和力活性Fc受体,是一种包含ITAM基序共有链信号转换衔接分子的活性受体，与IgG1和IgG3的结合力强,与IgG4的结合力弱。它介导IgG抗原复合物的细胞吞噬作用和抗原俘获并递呈T细胞，抗体依赖性细胞毒性的激活,导致细胞因子的释放和氧化反应。由3个高度相关的基因编码,FCGR1A、FCGR1B和FCGR1C	FCGR1、FCGR1A、FCGR1B、FCGR1C

The information in this table was compiled from a number of resources at *www.ncbi.nlm.nim.gov*, including PROW, OMIM, and LocusLink.

期补体成分或结构转换，或补体受体表达的程度方面都存在缺陷。补体缺陷可能造成SLE的易感性，这将在后面的易感性部分进行讨论，可能是由于不能适当地清除复合物或凋亡的细胞，或者是由于在B细胞表达的补体受体CR1、CR2相结合的被C3包裹的受损的自身抗原。反过来，CR1或CR2通过在次级淋巴器官将自身抗原定向于滤泡状树突细胞或调节自身反应T细胞的功能，以降低自身反应B细胞负向选择的阈值，从而参与B细胞耐受性的维持[52]。

（二）免疫球蛋白G的Fc受体的潜在作用

SLE的发病机制和易感性涉及多种IgG的Fc受体，这表明在SLE中这些受体具有多重作用，这是适应性和先天性免疫机制之间存在广泛相互作用的又一例证。Fc受体有多种功能，包括：免疫复合物的吞噬，吞噬细胞的激活，为主要组织相容性抗原表达的多肽提供来源，以及下行性调节B细胞产生抗体。具体参与的Fc受体由抗体的数量、亲和力以及IgG的亚类决定。其中一些功能（例如吞噬功能）在Fc受体和CR的衔接之间有协同作用。Fc受体应答的第2个调节取决于不同细胞类型中各种Fc受体的差异分布，Fc受体按照其与IgG的亲和力可以分为高亲和力CD64(FCGR1)、中等亲和力CD32(FCGR2)以及低亲和力CD16(FCGR3)3种（表72.3）。通过基因复制，2个或3个不同位点对这3种Fc受体每一种的不同形式进行编码。CD64和CD16通过免疫复合物衔接，导致携带这些受体的白细胞激活，这种激活是由存在于受体的细胞质部分或相关结合分子中的ITAM基序初始化。CD32可分为激活和抑制形式，每一种Fc受体对于IgG亚类的亲和力存在不同程度的差异。由于存在功能不同的等位基因，这个系统的复杂性增加。这些等位基因与根据有无特殊氨基酸置换划分的某些亚类结合的特异性和亲和力存在进一步的差异。

七、先天性和适应性免疫应答中SLE细胞的免疫转换

（一）SLE中的T细胞区室

1.SLE中的T细胞区室具有广泛但又难以解释的活性特征

在识别出自身抗原特异性T细胞之前，研究人员对SLE中T细胞的研究已经揭示出反映抗原驱动的特异性免疫应答的异常表现和SLE介导损伤的结果，其中包括自身抗体和可能由T细胞介导的对免疫系统细胞的攻击。循环T细胞的数量随疾病活动度升高而增高[53-55]，而随抗淋巴细胞抗体水平的升高而降低，其中一些抗淋巴细胞抗体对T细胞有专属的特异性[56-59]。普遍认为关于SLE中免疫受损伤的证据包括：混合自体淋巴细胞培养反应缺陷[60,61]，CD8阳性T细胞介导的细胞毒性[62]，体外和真皮内抗原应答等。其中每一项研究都显示出疾病活动性的严重程度和低反应性水平之间存在直接的相关性[63]。

SLE中，T细胞功能和表型早期观察研究发现的一个更有趣的现象是，循环T淋巴细胞的活性表型显著提高，疾病活动期的患者尤为明显，从T细胞抗原低反应性的角度来看，这有些矛盾。人类白细胞抗原（HLA）HLA-DR、IL-2R（CD25）、CD69、整联蛋白和其他与成熟抗原反应T细胞相关分子的增高表达是活性表型的特征[64]。表72.4总结了与SLE有重要关联的一些细胞谱系标志物。细胞表面CD40L的表达也增高并持续较长时间[65]。在生理性免疫应答中，T细胞短暂地表达CD40L，并在最初抗原识别后大约6小时达到高峰，通过与B细胞或抗原递呈细胞上CD40的相互作用，CD40L介导了关键性的同源性共同刺激。Ca^{2+}介导的信号途径由T细胞受体（TCR）启动，激活了核因子活性T细胞介导的部分基因的转录，HLA-DR和CD40L也在其中。所以，TCR衔接之后Ca^{2+}激活途径的增高将会增强CD40L的表达，为这些异常表现提供了相似的解释。在鼠自发性自身免疫性肾炎动物模型（NZB/SWR）F1中，脾脏中CD40L阳性T细胞的比例同样上升，甚至在尚无自身免疫临床症状阶段就已出现[66]。

在信号传递中有一些异常表现与T细胞间室活性相伴随，其中包括可能与活性有关的TCR。这些异常表现包括：细胞内Ca^{2+}应答增强，酪氨酸磷酸化蛋白产生增加，CD3 ζ链数量的降低和TCR/CD3信号传递的所有初始化阶段[67,68]。77%的SLE患者的CD3 ζ链由于相应蛋白和mRNA数量的减少不能被磷酸化[69]。CD3 ζ链的可逆性下调通常可发生在活性T细胞，但在SLE中持续降低，难以解释。它提示前述的T细胞活化是由于持久TCR的衔接所致，而不是包括其他趋化因子受体在内的途径，这些趋化因子作为针对炎症相关趋化因子和细胞因子释放的非特异性应答。

支持SLE中特异性T细胞应答的研究显示，整个外周血中T细胞库与活动期和非活动期SLE[70]对照组相比，在β链CDR3长度的分布方面有显著的统计学差异。这表明外周T细胞存在广泛的单克隆激活，并与疾病的

表72.4 SLE中对于淋巴细胞功能具有重要作用的一些细胞表面结构

CD命名	细胞分布	结构属性及其功能	其他命名
CD2	胸腺细胞、T细胞、NK细胞	免疫球蛋白成员，最初发现为绵羊红细胞受体，是一种淋巴细胞黏附受体，它可以和其相对细胞的反受体LFA3(CD58)相互作用，促进辅助性T淋巴细胞和抗原递呈细胞之间，以及溶细胞效应器和靶细胞之间的相互联系；可以诱导T细胞的协同刺激信号，调节激活、凋亡或无反应性	E玫瑰花结受体、LFA-2
CD3	胸腺细胞、T细胞	包括4种免疫球蛋白成员，它们和同源TCR聚集在一起成为多组分分子，通过TCR介导信号转换，其信号成分之一是ζ链	
CD4	胸腺细胞、T细胞亚型单核细胞、巨噬细胞	免疫球蛋白成员，表达于辅助诱导性T细胞亚型，介导Th1和Th2功能，MHC Ⅱ类复合受体限制抗原诱导T细胞的激活；它可以结合细胞质尾部的酪氨酸激酶、Lck	
CD5	胸腺细胞、所有T细胞、B细胞亚型B1	清除受体家族成员，具有ITAM基序的协同刺激、信号转换分子，能激活细胞质中基序	
CD8	胸腺细胞亚型、细胞毒性T细胞、某些NK细胞	双链免疫球蛋白成员，可见于多数细胞毒性T淋巴细胞，介导效力细胞之间的相互作用，与TCR一起作为MHC Ⅰ类分子的复合受体；功能性复合受体由2条同型链或异型α、β链各1条组成；结合细胞膜细胞质侧的Lck	
CD19	B细胞	这一基因编码一种细胞表面分子，与B淋巴细胞的抗原受体结合，降低抗原受体依赖性刺激的临界点。免疫球蛋白与CD21(CR2)和CD81(TAPA-1)形成复合物，B细胞复合受体结合细胞质中的酪氨酸激酶和PI3激酶	
CD25	活性T细胞、B细胞和单核细胞	激活细胞表达的Ⅰ型跨膜分子，是IL-2的低亲和力受体	IL-2RA、Tac
CD45	所有造血细胞	酪氨酸磷酸酶家族成员，是主要的粒细胞酪氨酸磷酸酶，由于编码A、B、C决定子的外显子4、5、6的不同组合，各种细胞表达不同的CD45亚型，A、B、C决定子分别被CD45RA、CD45RB、CD45RC抗体识别；不同细胞亚型表达也不同(例如：CD45RA表达于幼稚/静止的T细胞，CD45RO表达于记忆/激活的T细胞)；亚型受细胞因子的影响	粒细胞共同抗原
CD56	NK细胞	免疫球蛋白家族中的中性粒细胞黏附分子(NCAM)的亚型；NCAM是一种膜结合的糖蛋白，通过嗜同种和嗜异染结合活性，在细胞/细胞和细胞/基质的黏附过程中发挥重要作用	NKH-1、Leu-19、NCAM
CD57	NK细胞、T细胞亚型、B细胞和单核细胞	低聚糖，可见于许多细胞表面糖蛋白中；CD57可能与凋亡和增殖障碍有关	LEU7、HNK-1
CD69	活性粒细胞	C型凝集素家族成员；细胞受刺激后表达的一种早期活性抗原；利于T细胞激活的因素包括：Ca^{2+}内流、花生四烯酸的水解、细胞因子的合成等	VEA
CD154	活性T细胞	肿瘤坏死因子(TNF)家族成员；表达于T细胞表面的一种活性分子；通过与B细胞表面的CD40衔接，调节B细胞功能	CD40L

The information in this table was compiled from a number of resources at *www.ncbi.nln.nih.gov*, including PROW, OMIM, and LocusLink.

活动度相关。与多克隆激活相反，单克隆扩展是继发抗原驱动免疫应答的特征。这项研究不能说明这些克隆的扩展最初是否存在于CD4或CD8 T细胞群。T细胞库也已经成为揭示进一步研究类似扩展的狼疮鼠模型的主题[71]。

目前尚不清楚，SLE中T细胞的活性达到何种程度才能反映T细胞受到了自身抗原的驱动。自身抗原是通过TCR与MHC II类分子表达的自身肽类相互作用，或者是其他机制作用的结果来驱动T细胞。另一种可能触发TCR活性的途径是通过结合自身反应抗淋巴细胞抗体，抗淋巴细胞抗体可以模拟体外激活T细胞试验[57]。包含自身肽类的MHC通过TCR的衔接维持幼稚T细胞处于部分激活的状态，使诸如ZAP70或ζ链信号分子适度磷酸化[24]。这种维持途径的调节过程有可能受到干扰，使激活的阈值降低，导致T细胞激活。

尽管SLE中导致内源性T细胞高水平激活的原因还不清楚，但是它们的存在对疾病非常重要。这种表型的细胞对联合刺激信号的需要降低，所以能直接和特异性自身抗原多肽发生反应。这将会作为一个强的正反馈回路促进SLE中免疫激活加剧，这种激活可能在促使自身免疫应答扩散到其他的T细胞方面起作用。

2.活化T细胞释放细胞因子

T细胞刺激的结果导致细胞因子释放，尤其是在临床活动期一些已知细胞因子水平的上升[72,73]。尽管有研究已经描述了与SLE相关的许多因子水平会升高，但是还没有发现对活动性狼疮有特异性的单一细胞因子(详见下面关于细胞因子的部分)。细胞因子的释放可能是疾病出现发热和疲劳的原因，细胞因子的上升也可能是SLE非固定性神经精神变质的原因，同时在免疫复合物引起的血管、巩膜以及肾小球损伤中起作用。以高热和血管功能障碍为特征的狼疮危象，也可能是细胞因子释放综合征的一部分，多见于SLE使用类固醇之前的时期。

3.T细胞的调节

在自身反应T细胞动态无应答中，人们对T细胞亚型的活性调节作用有了重新的认识[74]。除了反映CD4 T细胞功能的调节途径外[74]，还有有力的证据表明在CD4+ T细胞的调节过程中涉及CD8+ T细胞。CD8+ T细胞能控制同源细胞增殖并且使自身反应CD4+ T细胞发挥功能[75]。这些机制可能涉及由I类主要组织相容性(抗原)复合物或者其他多种非典型I类分子介导的相互作用[76,77]。类似的机制可能与无自身反应状态的发展和激活自身识别的转换有关。最近的回顾性资料显示，调节CD4+ T细胞和CD8+ T细胞之间相互作用是复杂的，并涉及最近描述的抗原特异性和非特异性机制[78]。CD8+ T细胞通过3种途径调节受抗原驱动的CD4+ T细胞。首先，CD8+ T胞被活性CD4+ T细胞触发，然后分泌能控制活性CD4+ T细胞的淋巴因子[79]。其次，抗原触发诱导活性CD4+ T细胞短暂性表达非多型膜活性分子，该分子与抗原以及调节性CD8+ T细胞识别的TCR均无关联。第三，T细胞受体相关结构可以诱导调节性CD8+ T细胞，其中包括TCR衍生的由抗原激活的CD4+细胞表达的MHC肽类复合物[75]。然后，这些CD8+ T细胞能够分化，并识别活性CD4+诱导细胞表达的TCR衍生的I类MHC肽类复合物。这一过程类似于Jerne的个体基因网免疫调节假说。

(二)SLE中的B细胞区室

1.SLE中的B细胞区室数目多并难以解释

不论B细胞在自身抗体产生过程中起何种作用，SLE中循环B细胞的数量并不增加[57]。但是，B细胞的分化状态发生了改变，浆细胞样B细胞循环数量增加，这类细胞的特征是胞浆内含有免疫球蛋白并能分泌IgG类免疫球蛋白，尤其是在临床活动度升高时[80,81]。这些早期的浆细胞表达CD38的水平介于生发中心B细胞和骨髓浆细胞之间，提示这些浆细胞会进入到骨髓中[82]。

B细胞在免疫系统中处于关键性的地位，它操纵着向SLE转换的遗传易感性。B细胞在T细胞依赖性抗体应答同源识别中的作用，以及作为特异性抗原高效递呈的作用前面已经述及。Shlomchik和他的同事们进行的一项研究显示，B细胞除了能产生自身抗体外，还与鼠狼疮性肾炎的发展有关，但影响机制不依赖于其产生的循环自身抗体[83]。有狼疮倾向的MRL lpr/lpr老鼠通过敲除B淋巴细胞，不会发展为肾炎。但是，当同种鼠被修改为含有能表达表面免疫球蛋白分子但由于变异不能分泌循环的免疫球蛋白的B细胞时，则会发生肾炎。这提示功能性B细胞不依赖于血浆自身抗体的产生，其表面免疫球蛋白的表达对疾病的发展才是最重要的，它可以作为抗原特异性、自身反应性T细胞的抗原递呈细胞或者直接造成局部炎症。

与T细胞区室出现的异常一样，B细胞也表现出活性增高和信号途径的变更。B细胞受体介导的信号异常与前述的TCR信号类似，并不依赖于SLE疾病的状况、治疗或其临床类型[67]，不过其意义还不清楚。在临床非活动期，跨膜调节蛋白酪氨酸磷酸酶CD45的表达减少，意味着B细胞活性负向调节途径衰减[84]。T细胞和B细胞之间相互激活作用受几组协同刺激分子的调节，例如CD40:CD40L和CD28/CTLA4:B7-1/B7-2，在产生免疫应答中发挥作用(图72.5)。从SLE患者中分离的B细胞研究证实，一些细胞表面分子的表达增强，甚至在疾病的静止期亦是如此。B7-1和B7-2的表达增强已经在缓解期患者分离出的B细胞亚型中得到证实[85]。同样的，在NZB和NZB/W老鼠脾脏中，高表达B7-1和

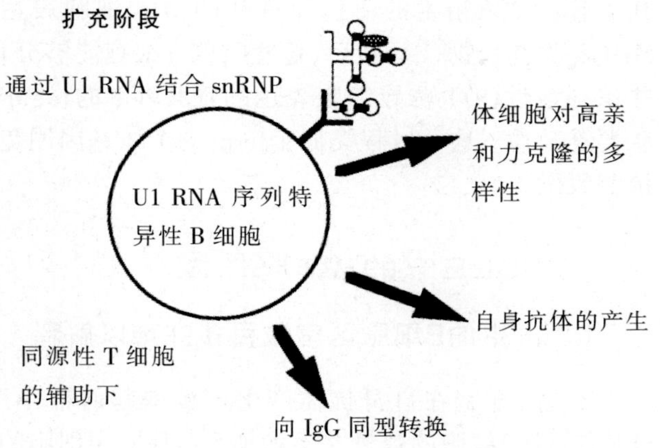

图72.5 T细胞激活通常需要协同刺激信号。抗原递呈细胞(APC)——巨噬细胞、树突细胞或者B细胞——通过递呈与主要组织相容性复合物I 或II类分子结合的抗原肽类，将第1个信号传递给T细胞。B细胞通过表面免疫球蛋白受体俘获抗原，如表72.4所示。而其他APC通过非抗原特异性受体或细胞吞噬作用捕捉抗原。MHC中低亲和力相互作用、CD4/CD8、细胞间黏附分子(ICAM)和淋巴细胞功能相关抗原有助于稳定抗原特异性相互作用。第2个信号由几对细胞表面分子CD40:CD40L、CD28/CTLA4:B7-1/B7-2介导，它们簇集在细胞膜表面MHC-T细胞受体复合物周围。如果T细胞没有接收到第2个信号，就会对多肽产生免疫耐受。CD3是与TCR非共价关联的信号分子。

B7-2的B细胞比例增高[86]。协同刺激受体表达的数量差异能影响免疫应答的强度。

B细胞活化可能和遗传有关，或者可能与B细胞补体受体后天获得性变更有关，B细胞补体受体在正常体液免疫应答的产生过程中起作用。CR1和CR2是补体成分C3片段的2个B细胞受体，常与免疫复合物结合。结合C3d的CR2与细胞表面的CD19和CD81形成激活分子复合物，使B细胞对与其表面免疫球蛋白M结合的抗原产生的应答扩大化，结合C3b的CR1发挥的作用和CR2相反，在抗原应答中抑制B细胞的活性和增殖[87]。人类和老鼠的巨噬细胞、滤泡树突状细胞也表达CR1和CR2，在免疫复合物靶向于生发中心和吞噬作用中有重要作用。吞噬作用通常需要CD35、3类补体受体(CR3、CD11b/CD18)和Fcγ受体的协作。CR1和CR2通过降低自身反应B细胞负选择的阈值，将自身抗原靶向于次级淋巴器官中的滤泡树突状细胞，或通过调节自身反应T细胞的功能，来参与维持B细胞的耐受性[52]。

B细胞高反应性可能是SLE进展过程中自身免疫被诱导扩展的机制。在自发产生类狼疮疾病的BXSB鼠类研究中发现，B细胞在鼠狼疮发展中具有重要作用。在骨髓嵌合体实验中发现Yaa（Y相关自身免疫加速）基因表达于B细胞而不是T细胞[88]。在没有明显的狼疮基因背景条件下，Yaa基因自身表达不能诱导老鼠产生显著的自身免疫应答。这提示Yaa基因产物可以下调抗原受体依赖性刺激阈值，Yaa基因也能促进Th1对自身抗原的应答，导致更多致病性自身抗体的产生，而老鼠对自身抗原的反应相对正常。

2. B细胞和先天免疫系统之间的相互作用

Marshak-Rothstein等研究了B细胞在SLE发病机制中的另一方面作用，即与适应性和先天性免疫系统之间的相互作用有关。研究人员发现，类风湿因子阳性的自身反应B细胞可能是通过抗原介导的摄取IgG2a染色质免疫复合物而被激活的。这一过程需要MyD88依赖性Toll样受体(TLR)9传导的信号[89]。(TLR)9位于受体颗粒中，专门识别非甲基化CpG序列。氯喹能抑制通过TLR9由免疫复合物介导的刺激，而氯喹常被用在SLE的治疗中，提示氯喹通过抑制TLR启动信号来发挥部分疗效。类浆细胞受到TLR9的刺激会产生I型干扰素，反过来又会激活抗原递呈树突细胞。这一主题在SLE诱导期先天免疫系统细胞部分已经述及，先天免疫与B细胞耐受机制也有关联[90]。也有人提出，血清蛋白特异性识别能激活补体经典途径，并和B细胞的补体受体相结合，血清中出现的蛋白(例如天然抗体和胶原凝集素)能识别高度保守的自身抗原(例如核蛋白)。这会影响结合了自身抗原的刚开始生长的自身反应B细胞，并导致它们的迁移或静止。因为这种方式在补体C1q或C2缺陷的个体内不能进行，所以它可能是另一种促成自身免疫发展的机制。

(三)自然杀伤淋巴细胞

具有NK/NKT表型的循环淋巴细胞，可表达CD161标记或者由CD16和CD56的表达进行确定，在狼疮患者血液内的数量较正常值少[91-93]。AV24$^+$、BV11$^+$ CD4$^-$和CD8$^-$(双隐性DN) 的自然杀伤T细胞的平均水平在SLE患者中减少，同时对半乳糖酰基鞘氨醇的免疫应答也下降，半乳糖酰基鞘氨醇是自然配基的替代结构[94]。NK细胞特别是NKT系的生理水平与自身免疫的发展相关，主要是通过产生细胞因子下调免疫应答[95,96]。CD2抗体能有力地诱导淋巴细胞源性TGF-β，后者主要来源于NK细胞。来自SLE患者的受刺激和未受刺激PBL，尤其是NK细胞亚群，在CD2抗体的刺激下产生低水平的活性TGF-β，使得因这一细胞系缺陷而导致自身免疫增强的潜在性后果更加突出[97]。在lpr/lpr鼠狼疮模型中，NK/NKT细胞能阻碍自身免疫，研究人员同时发现在有狼疮倾向的NXB/NZW老鼠中，NK T细胞群存在缺陷[95,96]。先天免疫系统细胞在狼疮发展过程中的作用有待进一步详细地描述。

（四）骨髓细胞区室

由于疾病的免疫因素或继发于某些治疗药物（如环磷酰胺），SLE中骨髓细胞和血液细胞的生成存在显著差异，SLE患者外周血中未成熟粒细胞系的细胞数量增加。Bennett等鉴定出一组高表达粒细胞生成相关基因的粒细胞[93]。这些粒细胞除了反映骨髓细胞生成的紊乱，还可能通过释放蛋白水解酶造成组织损伤，并在FcR依赖性反应中发挥作用，或在细胞自然微环境外濒死时造成额外的自身抗原负荷。粒细胞和单核细胞除了继发于抗体介导和其他免疫机制的外周消耗外，越来越多的证据显示SLE患者骨髓细胞生成发生了改变。一些个体表现出顽固性自身免疫性血细胞减少，与原发性自身免疫性血细胞减少类似。最近的研究显示，这两种情况是不同的，SLE患者骨髓CD34细胞数量降低，反映了较原始的CD34$^+$ CD38$^-$干细胞和成熟CD34$^+$CD38$^+$细胞的减少[98]。CFU-GM和BFU-E定型祖细胞的数量降低超过50%，反映了全面的而不是阶段性的改变，而在与SLE无关的原发性自身免疫性血细胞减少中，由于粒细胞集落刺激因子的产生异常增高，CD34骨髓细胞的数量是增高的[98]。在SLE中，CD34$^+$细胞群表达Fas增高以及凋亡的存在，提示CD34细胞的减少是由于Fas介导的凋亡所致。另外，骨髓基质细胞在支持同种祖细胞生长方面存在缺陷，反映出骨髓细胞生成的关键成分发生的主要改变[98]。这些结果提示骨髓微环境的变化极可能和T细胞有关，其他一些间接的证据显示顽固性自身免疫性血小板减少的发病机制和T细胞有关。

八、触发SLE诱导期的可能机制

（一）细胞死亡过程及其转归——凋亡还是坏死

SLE的几个特点说明了凋亡的潜在重要性[100]（第26章）。其中包括：启动免疫应答时凋亡细胞的作用[101]，下调涉及T细胞凋亡的免疫应答，与凋亡细胞表面集中的某些大分子相结合的自身抗体的产生，与自身免疫有关的Fas-FasL信号传导缺陷。

在程序化的凋亡过程中，细胞表现为核浓集，半胱天冬酶激活的DNA酶消化DNA，核固缩，细胞表面形成至少两种泡状突起，这种结构与细胞膜相连，并能在光学显微镜下观察到。更惊人的发现是，各种自身抗原有选择性地聚集在凋亡细胞表面泡状结构中。大的泡状结构中包含有核小体DNA、Ro/La和snRNP，小泡状结构中包含有Ro、内质网成分和核糖体[100]。在细胞凋亡泡状结构中还发现了其他分子，这些分子的性质取决于起源细胞的类型。包括心磷脂自身抗体靶抗原在内的某些磷脂，移动到凋亡泡状结构的外部小叶中[102]。活动期SLE患者血清中提纯的DNA表现为双链的、分子量大小为150~200、400、600和800碱基对（bp）的小片段[103]，与凋亡过程中DNA被降解为包含组蛋白的核小体后，在琼脂糖凝胶电泳中表现出的特征性DNA梯度类似[104]。细胞凋亡泡状结构几乎是SLE全部自身靶抗原的潜在来源，这也强调了凋亡在SLE中的重要作用。

凋亡可能影响自身抗原的加工过程和肽类的表达[100]，但是它对SLE的主要影响可能是凋亡障碍导致某些先天免疫应答的激活。生理状态下，凋亡降解的细胞成分通过与吞噬细胞表面的多种受体相互作用被快速清除，而不会触发炎症或自身免疫应答疾病。C1q能促进凋亡细胞的清除（在补体遗传学部分已经讨论过），提示进展中的SLE易感性和细胞凋亡过程之间有关联，C1q缺陷与狼疮的发展密切相关[105]。因此，清除细胞凋亡碎片过程中，巨噬细胞吞噬功能和其他步骤的失调，可能是触发或加速自身免疫的主要机制。

Klemperer[106]在许多年前就强调淋巴结病在活动期SLE较为常见。合并淋巴结病SLE患者的淋巴结活检病理组织学检查发现，病灶区有坏死和滤泡状副皮质增生以及大量凋亡细胞。免疫分型发现这些淋巴结中以巨噬细胞和CD8 T细胞为主[107,108]，提示这些细胞在对凋亡细胞产生反应。

（二）诱导T细胞自身反应的假设机制

实际上，包括SLE在内的所有自身免疫疾病的一个显著特征就是，它们只在许多年之后才会进一步发展，这在那些年轻的成人SLE病例中更为典型。正如图72.1总结的，遗传易感状态之后就是诱导期，诱导期的特征是自身反应性T细胞在自身抗原存在的情况下，不再处于静止期而开始活跃。这提示尽管存在SLE易感基因并可能发生表达，但是在很长一段时间内，没有明显的自身免疫。广泛的流行病学研究没有发现外源性环境因素会加速疾病的进展。相反，我们发现了两类与延迟现象有关的因素，一类能诱导疾病，另一类则需要通过适应性免疫系统发展到某种能触发自身免疫的特殊状态。在适应性免疫系统形成过程中涉及许多随机事件。含有免疫球蛋白和TCR成分的基因，是通过组合和连接的多样性产生的，这种多样性包括核苷酸随机性缺失和添加。然后先出现阳性和阴性克隆选择，其中涉及与递呈自身肽类细胞接触的机会；其次在抗原暴露的诱导下，出现有选择性的T克隆、B克隆扩充；最终免疫系统达到一种对诱发因素易感的状态，诱发因素使这种潜在的易感状态进入到对自身抗原进行免疫应答，形成SLE。

这部分讨论了一些能使易感状态向SLE诱导期转换的潜在性诱导因素。当CD4 T细胞结合MHC Ⅱ类分子表达的自身抗原并被这种抗原激活时，SLE发病的关键性免疫识别事件便发生了。幼稚的抗原特异性淋巴细胞，通过TCR单纯识别抗原，即MHC复合物，一般不能被激活。幼稚的T细胞需要来自树突细胞或B细胞的协同刺激信号，而幼稚B细胞需要来自已经激活的T细胞的协同信号，正如前文所述。

1.参与SLE诱导期的先天免疫系统细胞

诱导自身反应性T细胞的最可能途径包含调节适应性免疫应答的生理性先天免疫应答途径。有可能是先天免疫应答将原本静止的对自身肽类无反应的T细胞克隆，使得开始对MHC表达的自身肽类产生自身反应，其中还可能涉及树突细胞。树突细胞作为自然佐剂，在免疫调节方面具有重要作用[109]。在自身免疫应答诱导过程中，人们对于中心和外周克隆无反应而非克隆缺失的诱导过程的理解正日益深入。越来越多的人赞同无反应本身通过多种机制进展。树突细胞提供的信号在决定某种肽类是否成为免疫应答的目标时具有重要作用，表达自身肽类的细胞缺少协同刺激分子会导致被动的无反应性克隆的应答，表现为T细胞对自身肽类不能产生应答，而树突细胞提供的协同刺激信号能激活静止的克隆，开始持续的自身反应。分化成熟的树突细胞能将凋亡细胞成分递呈给T细胞，导致免疫激活[101]。分化成熟的树突细胞通过受体途径处理MHC II类分子表达的内源性蛋白，而对于I类分子还可以通过经典途径来结束交叉表达。树突细胞和其他抗原递呈细胞的成熟，主要是通过先天免疫系统接收的信号来进行调节。

与这一过程紧密相关的是通过交叉表达自身抗原和产生IFN-α的TLR机制转换的信号[110]。越来越多的资料显示，组织损伤后通过先天免疫信号可以启动自身反应T细胞和B细胞[111]。Palucka等通过活化类浆细胞树突细胞产生的IFN-α，建立起由持续活性骨髓树突细胞驱动的自身免疫应答SLE模型。因此，树突细胞亚型之间的相互作用可能是SLE发病机制的关键过程[110]。

2.其他机制

尽管先天性免疫应答作用的重要性在过去10年当中越来越受到重视，但在这之前提出的一系列机制仍然受到一定程度的关注。在SLE延迟现象的解释中，一种最引人注目的解释是感染某种刺激因子。Crow和Christian[112]在客观地评价了支持感染病因学的资料后指出，SLE宿主自身免疫应答与感染中的免疫应答存在某些相似性。观察发现，年轻的SLE患者99%血清抗EBV阳性，而对照组仅为70%，这使得EBV感染理论再次受到关注[113]。SLE和对照组对EBV感染产生的免疫应答的性质似乎也有所不同[114]。总之，已证实EBV感染与类风湿性关节炎有关，目前还缺乏支持EBV或其他特异感染因素与SLE发病有关的明确证据。另外在老鼠模型中，自身免疫是自发的内源性过程，没有特异感染触发的迹象。但是，EBV或其他病毒感染确实能非特异性地激活SLE中可能涉及的先天免疫，因此特异感染触发SLE的理论仍然是一个缺乏大量资料支持的假说。

微生物编码的肽类和人类蛋白之间的分子模拟实验，提出了一个T细胞激活的交叉反应机制。在器官特异性自身免疫疾病(如多发性硬化)和自身免疫脑脊髓炎动物模型的研究中，发现典型的自身免疫诱导肽类，仅需要诱导反应和自身免疫天然肽类的5个残基[115,116]。SLE中，有多种作为潜在机制的基于序列同源性理论的例子，但至今还没有建立起能直接相关的模型。这些例子包括结构相似的肽类，如U1 snRNP-C蛋白和单纯疱疹病毒编码的蛋白、Sm-D蛋白和EB编码的EBNA-1蛋白[117]。但是，自身模拟试验只是提供了一个通过TCR选择特定类似克隆的解释，而这一步还不足以充分激活细胞系。另外，SLE的流行病学不支持感染因素机制。

超抗原能非抗原特异性激活具有特定TCR的细胞，除了大批克隆被激活外，其余作用类似于分子模拟假说，TCR是由特定的Vβ元件形成的。通常不表达MHC Ⅱ类分子的细胞出现再次表达是另一个机制，通过这种机制，细胞特异性肽类在MHC Ⅱ类分子背景下，被递呈给仅在MHC I类分子背景下耐受自身肽类的CD4 T细胞。前面已经强调了凋亡递呈肽类的异常方式,是由于抗原处理的不同机制所致[100]。异常的抗原处理过程,如半胱氨酸蛋白酶介导的凋亡,吸引T细胞指向隐含的决定子,从而导致自身抗原在凋亡泡状结构中产生聚集。

3.SLE发展过程中的非感染因素和药物因素

SLE光敏性蝶状皮疹和其他皮肤症状的高发生率,说明光暴露这种外源性环境因素在SLE的生物学方面有肯定性作用。事实上,对一些个体皮肤表现可以成为首发症状,或随着光暴露而明显加重。光暴露通过刺激受损角质化细胞释放自身抗原,使已经存在的自身免疫状态显现出来[118]。光暴露也可能在发病的诱导期,通过诱导细胞凋亡应答启动再次自身免疫。

药物性狼疮是由多种启动不同自身免疫状态的化学因素引起的。普鲁卡因胺、肼屈嗪和紫外线均能抑制T细胞DNA甲基化,并有可能因此而导致基因表达产生变化,从而诱导狼疮[119]。药物性狼疮和经典自发性SLE之间的关系,以及免疫识别中药物诱导产生的变化机制越来越受到关注。尽管有一定的临床相似性,但药物诱导的狼疮综合征与原发性SLE在易感基因和MHC等位基因方面完全不同,其中包括调节药物生物转化和药物动力学的基因。自身抗体的形状也明显不同,提示药物启动的免疫应答的自身靶抗原与SLE是不同的。药物性狼疮中T细胞应答的过程所知甚少。另外,流行病学研究没有发现SLE患者对这些或这类药物的不良反应发生率增高。把乳房埋植的硅酮假体和其他假体作为启动类SLE应答的假定因素,其研究结果全部为阴性[120]。但是,如果药物诱导的应答被当做是自身免疫应答的潜在亚型,也许能加深对SLE发病机制的认识。

九、免疫效应系统

(一)免疫复合物的清除

补体系统和FcR系统在清除免疫复合物和自身抗体包裹的细胞中具有关键性作用。清除途径的选择取决于复合物或颗粒的大小以及自身抗体的种类。自身抗体包裹的细胞、结合在补体的大的免疫复合物以及受调理素作用的复合物在循环过程中被单核吞噬细胞清除;小的复合物激活并结合于补体成分,再与红细胞表达的C3b受体结合(CD35分子,表72.3),然后经循环到达肝脏,被肝脏的Kupffer细胞清除[121];更小的复合物逃过补体系统的捕捉,在循环中结合FcR或组织细胞,可能激活细胞并引起组织损伤。一些表达人类FcR转基因小鼠模型的研究显示,通过FcR衔接造成了各种类型的免疫性血小板减少症[122]。一只利用FCGR2A转基因的小鼠出现了血小板激活和脾脏清除的相互作用,当这种作用被扰乱后就会导致血栓形成和休克。

SLE个体清除免疫复合物的机制会有明显的不同。FcR功能和红细胞通过补体受体的清除功能都有所减低[123-127]。通过标记IgG包裹的红细胞监测FcR功能发现,大部分患者的清除功能显著降低[128,129]。活动期SLE患者红细胞C3b受体(CD35,CR1)的功能也有所下降[130]。FcR和补体受体缺陷经过治疗后都能明显改善,说明它们都是SLE免疫变化的继发结果。无论其病因如何,这些缺陷不仅有可能加重SLE清除自身抗体免疫复合物功能不足,而且有可能影响外源性抗原免疫应答中免疫清除的整个过程。

(二)细胞因子

与补体和FcR一样,细胞因子和化学因子在SLE中有多重作用。SLE患者中发现的第1个增高的细胞因子是IFN-α[131],其升高的水平和疾病的活动性相关[132]。尽管EBV暴露与SLE的发病有关(在诱导T细胞自身反应的假设机制部分已经讨论过),但是还未能证实病毒能使SLE的IFN-α水平增加。最近,IFN-α在SLE发病机制中的可能作用又被重新认识,IFN-α产生的增加还涉及其他诱导因素,如凋亡细胞成分和DNA免疫复合物[133]。类浆细胞树突细胞是外周血中产生IFN-α的主要细胞,它可能通过激活抗原递呈树突细胞,在SLE发病中发挥重要作用,狼疮皮炎皮肤活组织检查已经证实了类浆细胞树突细胞的存在,并可能和狼疮皮疹有关。皮肤中这些细胞的出现与MxA(Mx1)的表达有关,它是一种IFN-α诱导的转录物[5]。

两项研究结果证实,SLE患者外周血中包含IFN-α核苷酸序列的转录物在其启动区的表达增强。Baechler等运用微点阵分析技术的一项研究发现,约半数受检患者样本细胞中13种IFN-α诱导基因的表达增高[134],这些转录物的出现与患者血液系统受累(75%)和肾炎或中枢神经系统疾病(62%)有关。但在分析过程中,大部分患者的疾病处于静止状态。另一项研究中,Bennett等采用类似的微点阵技术分析了30名儿童狼疮患者血液中的单核细胞,发现大部分患者中14种IFN-α诱导转录物的表达增高[93]。总的来说,这些研究之间是互相支持的,但是当两项研究采用同样的微点阵技术时,两组研究中原已鉴定的IFN-α诱导转录物的重叠率却不到1/2。这些IFN-α诱导物在SLE中的致病作用还不完全清楚,转录物的细胞来源和诱导模式也有待明确。有趣的是,两项微点阵分析研究中都没有鉴定出与IFN-α诱导转录物表达相平行的IFN-α水平升高,提示除IFN-α外,还有其他因素与这些基因表达上调有关。

在使用IFN-α/β治疗慢性病毒性肝炎和某些恶性肿瘤时,有时也会出现包括狼疮相关自身抗体产生等自身免疫现象。IFN-α诱导转录物将在狼疮性肾炎的发病机制部分做进一步讨论。

SLE中TNF-α的作用还存在争议,对狼疮鼠研究发现,老鼠疾病发展过程中涉及细胞因子TNF-α[135]。一些活动性狼疮患者血清中TNF-α水平增高,并且与循环自身抗体和IL-6血清水平正相关[136]。但是,由于一些用TNF-α抑制剂治疗的个体中出现了狼疮相关自身抗体,故SLE患者的治疗中避免使用此类药物。如果证实SLE患者疾病的表现与TNF-α的水平增高有关,也许应用TNF-α抑制剂对这些患者有效。

Kirou和Crow[137]的回顾性研究发现,SLE患者的IL-6血清水平升高,这可能是由于IL-6 mRNA稳定性提高所致,而IL-6 mRNA又和IL-6启动区的多态性相关。IL-6在狼疮发病机制中的确切作用还不明确,但是一些研究发现,IL-6过度表达能诱导B细胞分化和增加自身抗体产生。已经发现SLE患者血清中IL-10的水平升高,有可能是遗传因子作用的结果[137]。也不清楚IL-10在SLE发病机制中的作用,它的一些影响可能是有益的,包括灭活巨噬细胞,但IL-10的有害作用可能更多,包括刺激终末B细胞分化、激活诱导的细胞死亡和抑制T细胞的功能[137]。

免疫应答发生时所处的细胞因子环境能对免疫应答的类型产生主要影响。传统的观点认为,Th1环境有利于自身免疫的产生,表现为T细胞机制,而Th2环境有利于产生涉及抗体形成的自身免疫。Th1细胞能特异性分泌IL-2、IFN-γ、IL-12和TNF-α,通过IFN-γ作用于巨噬细胞,主要促进细胞免疫应答。Th1应答表现为IFN-γ介导的抗体类型转换为特定的IgG类型。Th2细胞分泌IL-4、IL-5、IL-6、IL-10和IL-13,主要通过促进体液免疫应答对抗细胞外抗原。众所周知,寄生虫感染中对免疫应答的影响,是细胞因子的平衡状态转向有利于Th2的应答[138]。但是老鼠和人类肾小球肾炎中的重要抗体——抗DNA抗体的类型,主要是IFN-γ诱导的类型。另外BXSB鼠模型中,疾病的发生与IL-4的产生无关[139]。研究人员还发现,在疾病的发作期血液中IFN-γ诱导的趋化因子IP-10的水平升高[140]。鉴于鼠狼疮和人SLE中IFN-γ产生的重要性的资料,人们发现Th1/Th2二元论不适用于SLE的理论,正如前文讨论的。

十、组织损伤机制

(一)破坏期发病机制中自身抗体的作用和免疫复合物的形成

SLE临床期的特征是出现自身免疫反应的协调表达,这在临床上造成显著而明确的免疫损伤。大多数组织损伤是由于自身抗体的相互作用,其结果主要分为5个方面。

首先,一些抗体可以通过阻断靶分子的活性区来削弱其功能,如抗心磷脂族抗体(第74章)。同时,抗淋巴细胞自身抗体借助这种机制也可以影响混合淋巴细胞反应[142,143]。

其次,自身抗体与靶物结合后能够作为代理配基刺激靶物活性。通过这种机制,抗白细胞抗体可以激活循环中的多形核白细胞(中性粒细胞),使之出现细胞间粘连和聚集(称为白细胞团集)。另外,当可溶性免疫复合物、细胞因子、补体片段或其他急性炎症介质与之结合时,也会出现白细胞团集现象[144]。这种现象在SLE中罕见,但后果严重。它与血管炎的不同之处在于,前者缺乏局限性的循环免疫复合物沉积和血管壁的原发性炎性反应,这种损伤最为严重的情况是出现成人呼吸窘迫综合征(ARDS)[144]。SLE患者偶尔发生的血栓形成型血小板减少性紫癜综合征,就是由于某种抗血小板自身抗体激活血小板功能引发的。

再次,另一种组织损伤机制是免疫抗体引发细胞破坏。在血小板减少症和Coombs阳性贫血症中,自身抗体分别与血小板、红细胞的表面抗原相结合,引起FcR巨噬细胞对抗体标记的细胞或分子进行摄取和吞噬[122]。

另外,联合型的自身抗体可以活化补体等效应系统的功能,造成细胞损伤和炎症反应,并通过细胞吞噬和调理作用,引发细胞减少症。SLE的典型特征是患者体内产生针对C1q的IgG抗体,该抗体使C1q活化,从而激发补体系统的经典途径[145]。

最后,自身抗体和与之相对应的抗原相结合,形成免疫复合物。当循环中的自身抗原为可溶性或者抗原附于(如通过电荷吸引方式)细胞表面时,循环中的自身抗体会结合到这些抗原上。自身抗体的出现并由其参与形成的免疫复合物,是狼疮发病机制中的重要环节,也是造成组织损伤的重要因素。这些自身抗体能识别经典核抗原表面的构象决定簇，后者也存在于一些无关的分子上(如肾脏的基底膜)，于是抗体与之相结合，这种交叉反应形成的免疫复合物也可造成一些病例的组织损伤。自身抗体除了与dsDNA特异性结合，还能识别细胞内辅肌动蛋白[146]。交叉反应性自身抗体介导组织损伤的机制在狼疮发病中非常重要，需要进一步地研究。

1.抗淋巴细胞自身抗体和淋巴细胞功能紊乱

SLE的有趣特征是出现抗淋巴细胞自身抗体IgM和IgG，它们主要针对T细胞膜和B细胞膜的抗原决定簇[57,58]。这些抗体在SLE发病早期就可出现。尽管人们还未研究它们在人体内对免疫功能的影响，但众多体外实验已经证实这些抗体能影响免疫应答[143]。在疾病的爆发期，抗淋巴细胞抗体的滴度与淋巴细胞减少症的发生密切相关，说明这些抗体造成淋巴细胞的产生、运输异常或直接导致其破坏[28]。IgM和IgG附于T细胞或B细胞表面引起淋巴细胞功能增强或减弱[57]。这些有趣但难以研究的自身抗体，在疾病的爆发期会以冷凝集物的形式被浓缩，说明它们此时已与受体或其他细胞表面分子相结合[147]。

2.SLE中类风湿因子反应

正如Agnello等经过仔细研究后所言[148]，IgM(而非IgG)是冷反应类风湿因子，它成为SLE的奇异特征。类风湿因子在HLA-DR3、Ro/SS-A抗体阳性的SLE患者中更易见到，可能说明其发病机制与干燥综合征有关。SLE中的类风湿因子反应与其在类风湿性关节炎中不同，它很受限，从寡克隆到单克隆不等，并与种系构型有关，说明它不是在T辅助细胞作用下产生的，而且IgM-IgG免疫复合物的出现与混合性冷沉淀物有关，显示出其冷反应特性。在SLE患者中，冷反应类风湿因子的出现常常预示着肾小球肾炎的发生，是血浆置换的适应证[148]。用抗个体基因染色法已经从一些SLE患者肾小球中检测出IgM类风湿因子[148]。

3.新生儿SLE综合征说明自身抗体直接引起组织损伤的作用机制

人们不禁要问：当细胞内抗原，如核酸或它们的结合蛋白，始终位于完整的细胞内部时，自身抗体还会具有致病作用吗？的确，它除了与释放到血浆中的细胞内抗原结合，形成免疫复合物外，还很难证实自身抗体的直接致病途径。然而，临床上曾观察到SLE新生儿患有先天性心脏传导阻滞(CCHB)。这一惊人的发现使人们意识到，引起这种损伤的针对核抗原的自身抗体具有不同亚型，它们之间是相互交织的。很明显，对于自身抗体引起组织损伤的作用机制还是不完善的[149-151]。这种综合征可出现皮疹，这与亚急性皮肤型狼疮、肝炎、血小板减少症和心肌炎(严重的传导系统受损导致CCHB)相似。它的发生为"自身抗体是SLE的致病因素"提供了强有力的佐证。在CCHB患儿中，针对核内小分子核糖核蛋白SS-A/Ro和SS-B/La的抗体，由母体经胎盘被动转运至胎儿。这些来源于母体的自身抗体，对细胞内自身抗原具有特异性，它们相互交织，成为新生儿SLE综合征的近因。目前，还发现包括胞衬蛋白在内的其他抗体经过胎盘[152]，它们的出现意味着胎儿的母亲可能患有干燥综合征。

然而，这些被动获得性自身免疫抗体能使胎儿致病，却又不表现出免疫复合物损伤，这种机制目前还不清楚。除了"免疫复合物能够引起组织损伤"早有定论外，CCHB的生物学变化要求人们以更为开明的态度去探索自身抗体引起组织损伤的作用机制。一项有趣的研究已发现，一种不同于52 kd Ro/SSA的同种分子在新生儿心脏中有表达，这种分子与基因外显子的选择性剪接有关[153]。在细胞凋亡过程中存在着自身抗原颗粒的显著变化[100]，或胎儿由于母体缺氧出现代谢性应激反应，这种凋亡或应激是引起自身抗原耐受的另一机制，并且在凋亡过程中，胞衬蛋白与SS-A/Ro、SS-B/La抗原再次分布到细胞膜上[154]。

(二)SLE中的免疫复合物

尽管SLE中免疫复合物的本质仍是目前研究的重点，但它在引发组织损伤过程中的中心作用已早有定论，Kunkel等为此作出了巨大贡献[155,156]。最早的研究发现，狼疮细胞的形成是由于血清中存在着针对核物质的自身抗体，该实验室的工作人员通过确定自身抗原的分子结构来界定自身抗体的特异性，并在临床工作中得到证实[26]。自身抗体可以与血浆蛋白结合形成循环免疫复合物，或与结缔组织表面抗原结合形成固定的免疫复合物。肾小球基底膜、皮肤或血管壁上的氨基葡聚糖硫酸根支链带有负电荷，而包括组蛋白在内的阳离子抗原或自身抗体带有正电荷，二者相互吸引并结合，但相等大小的中性分子并不参与这一过程[157]。而且已有证据表明，这两种免疫复合物至少部分地参与到SLE系统性损害的过程中，包括肾脏在内的器官和小血管炎性损伤。

1.免疫复合物介导的组织损伤

Dixon[158]在对实验性血清病的研究中，观察到免疫复合物的病理生理作用和免疫损伤结果，如血管炎和肾小球肾炎。含有高滴度抗体的实验动物体内存在巨大肾小球增生性和浸润性病变，但在低滴度抗体动物体内肾小球系膜的病变占大多数，这说明肾小球肾炎的临床分类标准在很大程度上反映了免疫复合物损伤的慢性病程和损害强度，而不是依据病变发展的不同本质进行的分类。Mannik等依据病理生理结果，研究了循环免疫复合物形成过程中抗原和抗体的化学计量学[159,160]。大于3个抗体分子大小的免疫复合物，首先被肝脏和包括脾脏、淋巴结在内的其他巨噬细胞系统所清除，而小的免疫复合物仍处于循环中，最终沉积于组织上。正如“免疫复合物的清除”一节中所述，这些小的免疫复合物很可能躲过C3b参与的补体激活和调理作用，而与FcR相互作用并结合。含有孔毛细血管网的器官，如皮肤、滑膜、脉络丛和肾小球，是免疫复合物沉积的常见部位。

免疫复合物损伤的发病机制很复杂，其经典途径是实验性阿蒂斯反应(Arthus反应，过敏反应Ⅲ型)。其结果主要涉及以下两个方面。

补体成分的固定与激活，伴随C3a和C5a等趋化活性因子的释放。由于中性粒细胞吞噬免疫复合物，引起趋化因子、中性粒细胞和单核细胞进一步损伤组织。同时，正常吞噬空泡内酶的释放和中性粒细胞分泌的多种生物活性产物(如超氧游离基)，以及包括白三烯类(如LTB4)、化学增活素等在内的炎症介质的释放，都能引起组织损伤。

补体成分经固定、活化后对免疫复合物进行调理作用，并与单核细胞、中性粒细胞表面的补体受体家族相结合，引发细胞吞噬。

另外，免疫复合物与中性粒细胞、巨噬细胞表面的FcR片段的直接接触，导致吞噬作用和细胞活化。只有当可溶性免疫复合物沉积到组织上时，吞噬作用才可能发生。这是一个从理论上推测可能发生的有趣事件：免疫复合物内的自身抗原被吞噬后，经胞内体途径(指MHC Ⅱ分子进行的肽-抗原呈递过程)处理，并被高浓度地呈递给同一组织内的自身反应性T细胞。因此，自身免疫反应可以器官特异性的方式级联放大。

(三)狼疮性肾小球肾炎的发病机制

1.肾小球肾炎的多相性：分类方案和分类标准

SLE最严重的并发症之一是肾小球肾炎，对其研究的重点是免疫复合物的本质和它引起的损伤。多年以来，阿蒂斯反应一直被认为是肾小球肾炎的经典发病机制：肾小球基底膜上的免疫复合物固定并活化补体，中性粒细胞吞噬该复合物后得到活化，引起组织损伤。然而，随着研究的深入，这项经典机制逐渐受到置疑。

狼疮性肾炎具有多形性，经过重新评定，其组织病理表现可以分为明确的5种类型。对这些病理学特征有文献已做了全面总结[161]。由WHO制定的SLE肾炎分类标准完全是根据肾小球变化制定的，反映了免疫复合物介导的组织损伤情况。其中，最普遍、最为严重的是局灶性(III型)和弥漫性(IV型)增生型肾小球肾炎。它们大都具有下列特征：广泛的内皮下免疫复合物沉积，肾小球细胞成分增生，肾小球内粒细胞浸润、坏死，基质紊乱且进行性沉着和纤维化(图72.6)。这两种类型的区别是受累的肾小球的比例不同。V型为膜型狼疮肾小球肾炎，其特征为广泛的上皮下免疫复合物沉积和不同程度的肾小球系膜细胞增生。V型狼疮肾炎可与Ⅲ型、Ⅳ型并发，但很少与Ⅱ型肾炎并发。Ⅱ型肾炎有肾小球系膜细胞增生，而在光学显微镜下肾小球基底膜无明显病变。免疫复合物主要沉积于肾小球系膜，也可见于内皮下。Ⅰ型狼疮肾炎的肾小球在光学显微镜、免疫荧光显微镜和电镜下均显示正常[161]。

除了肾小球受累，狼疮性肾炎还不同程度地影响到肾小管、肾间质和脉管系统[161]。肾小管间质性损害反映出急性炎症的变化，包括间质水肿、细胞浸润和不同程度的免疫复合物沉积。浸润细胞主要包括单核细胞、T淋巴细胞、NK细胞和B细胞[162,163]。也有证据显示小管上皮细胞出现基因程序重排、HLA-DR表达和CD40上调[162,164]。细胞浸润之后出现的病理改变是不同程度的间质纤维化和小管萎缩，这些也有可能与细胞浸润同时出现。

肾间质炎症的严重程度与肾小球增生情况关系不大，但它是肾功能减退的前兆[162,165]。虽然小管间质有免疫球蛋白沉积，但它与肾间质的炎性改变无关[165]。在狼疮肾中，人们还不能充分理解对于间质的病理发生机制及其与肾小球病变的关系。有越来越多的证据

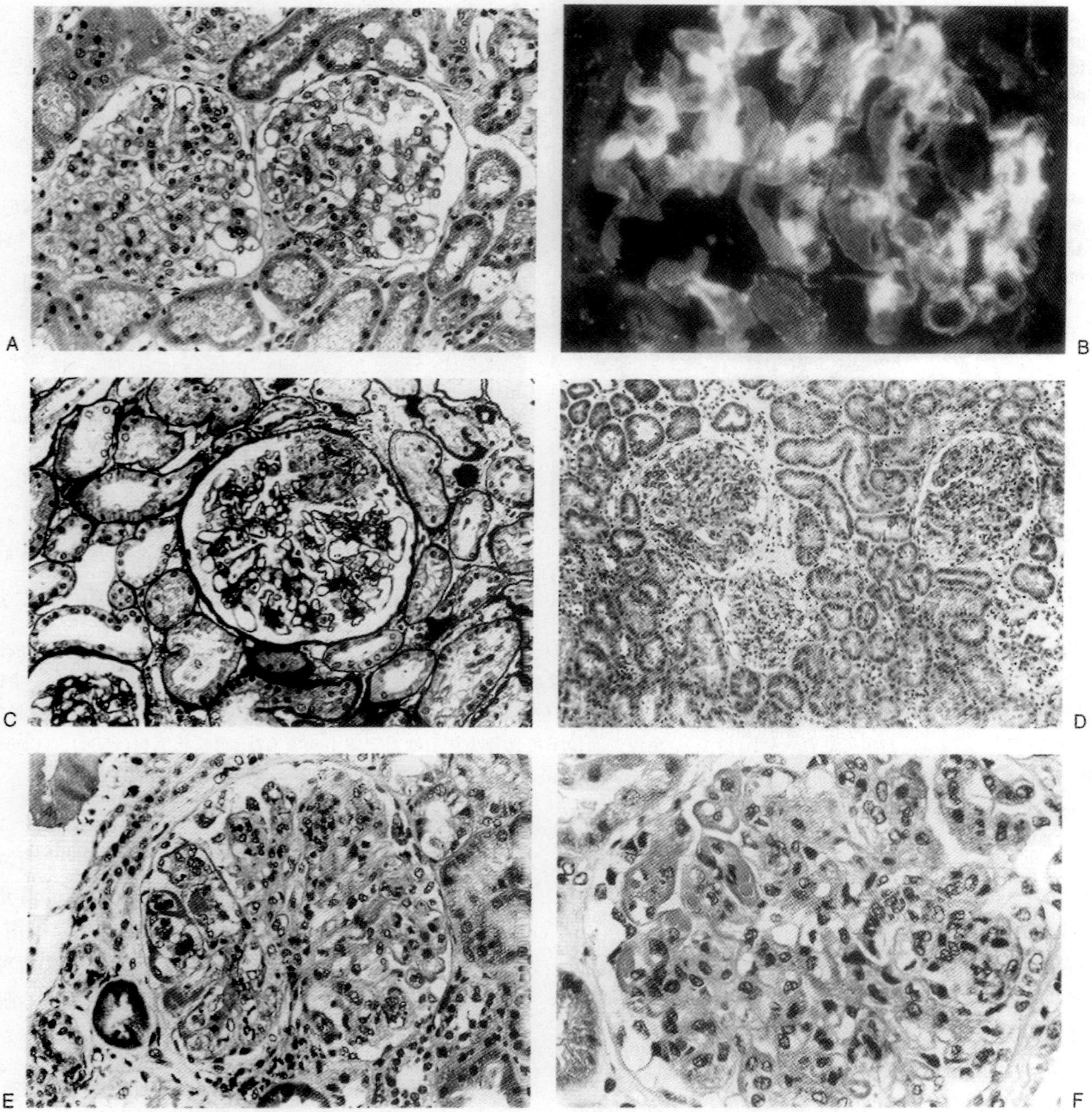

图72.6a　(A)狼疮性肾炎Ⅱ型(肾小球系膜增生)。轻度节段性肾小球系膜细胞增生;肾小球毛细血管腔通畅,肾小球基底膜厚度正常(HE染色,×325)。(B)狼疮性肾炎Ⅱ型(肾小球系膜增生)。免疫荧光镜下可见IgG仅沉积于肾小球系膜,肾小球外周毛细血管壁减少(×600)。(C)狼疮性肾炎Ⅲ型(局灶性增生)。典型的肾小球病变显示节段性毛细血管内皮增生、坏死,早期细胞新月体形成(Jones嗜银染色,×320)。(D)狼疮性肾炎Ⅳ型(弥漫性增生)。肾小球毛细血管内皮细胞弥漫增生,引起毛细血管腔狭窄或阻塞,周围间质轻度炎性反应(HE染色,×125)。(E)狼疮性肾炎Ⅳ型(弥漫性增生)。典型的肾小球病变显示广泛性毛细血管内皮增生,粒细胞浸润,肾小球毛细血管壁节段性增厚,内皮下环状沉积物(HE染色,×320)。(F)狼疮性肾炎Ⅳ型(弥漫性增生)。毛细血管内皮增生和白细胞浸润,肾小球毛细血管腔阻塞,大量沉积物形成阶段性环状增厚,管腔内"透明血栓"形成(HE染色,×500)。

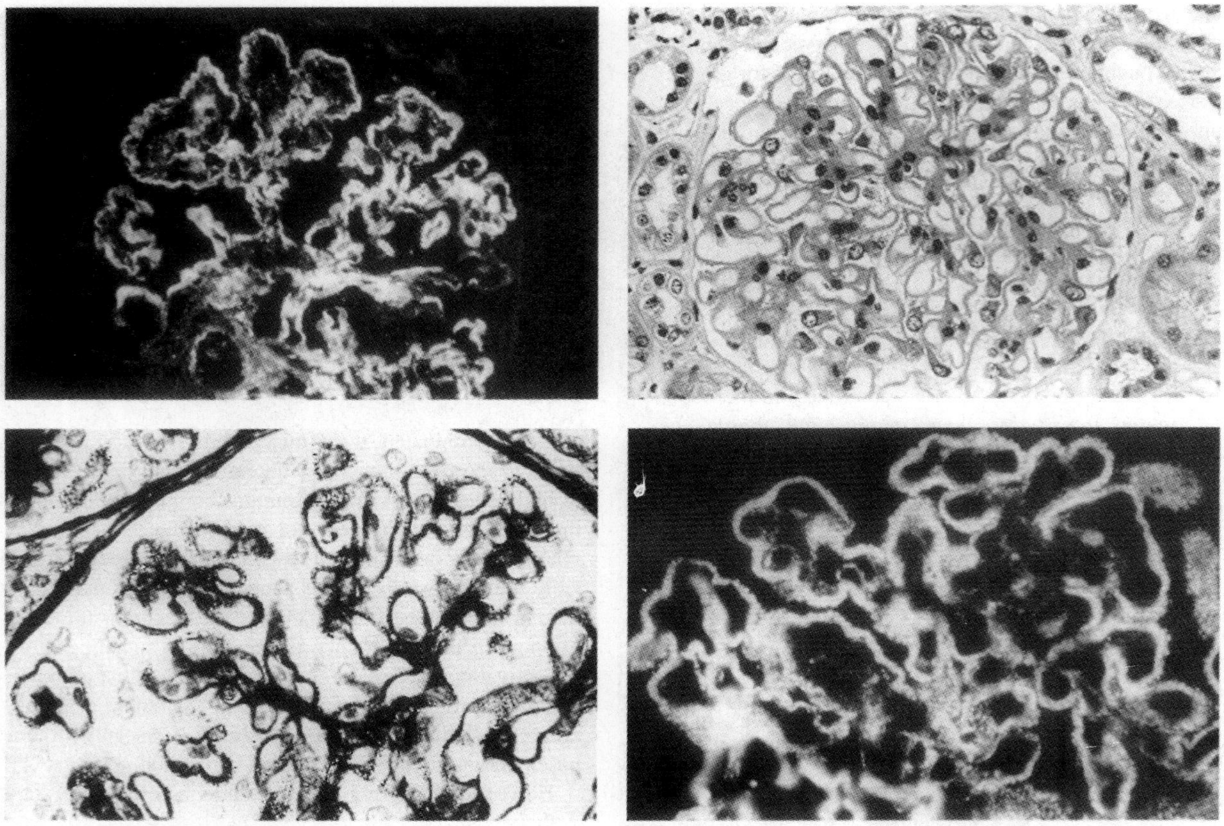

图72.6b (G)狼疮性肾炎Ⅳ型(弥漫性增生)。免疫荧光镜下可见IgG弥漫性颗粒状沉积于肾小球系膜和内皮下(×400)。(H)狼疮性肾炎Ⅴ型(膜型)。肾小球毛细血管壁弥漫性增厚,轻度节段性肾小球系膜细胞增生(HE染色,×500)。(I)狼疮性肾炎Ⅴ型(膜型)。嗜银染色可见肾小球基底膜明显的钉状突起,基底位于肾小球毛细血管壁,宛如鸡冠;非嗜银免疫复合物沉积于上皮下,位于钉状突起之间(Jones嗜银染色,×500)。(J)狼疮性肾炎Ⅴ型(膜型)。免疫荧光镜下可见肾小球毛细血管壁上皮下有IgG颗粒状沉积(×500)。(Courtesy of Dr. Vivette D'Agati,Columbia University,College of Physicians and Surgeons.)

显示,小管间质性疾病是一种与自身免疫因素有关的炎性病变,其机制可能与广泛的肾小球病变有关,但更为可能的是与肾小球病变无关的免疫损伤。

WHO关于狼疮的分类标准只是依据肾小球的病理改变制定的,它并未考虑肾脏其他区域的变化。不同类型的肾脏损伤,其病程、对治疗的反应和预后都不同。例如,约1/3患有增殖性肾小球肾炎的患者,即使经免疫抑制治疗,难免也会进展为肾小球硬化症和尿毒症[161]。为了更好地了解预后和选择治疗方案,Austin等根据肾活组织检查结果,提出了"活性指数"和"慢性指数"的概念[166](表72.5)。慢性指数越高,进展为慢性肾功能不全的可能性就越大。但缺乏明确的阈值、敏感性较低和实验重复性等问题,稍稍限制了这一纯形态学指数在预测疾病转归方面的应用[167]。光镜和免疫荧光镜下的活检组织内,如见到肾小球和小管巨噬细胞浸润和肾小球半月体形成,常提示预后不良;细胞半月体和肾间质纤维化同时出现,常预示着肾功能减退[168]。Ⅲ型和Ⅳ型肾炎的病理学诊断标准着重强调中性粒细胞(它反映出Arthus损伤机制在起作用)和肾小球、间质内单核细胞的存在,二者都是这两种类型肾炎的镜下特征。间质内如出现巨噬细胞和T细胞,常提示预后极差[169,170]。

2.狼疮大鼠肾小球肾炎形成机制的多相性

Ravetch 等进行了关于"肾脏免疫复合物的清除"方面的研究,详细阐述了"FcR 途径"这一理论[171,172]。他们选用的实验动物是已敲除 C3 补体基因或 FcRγc(FcRI 和 FcRIII 之间已活化的 γ 链)基因的狼疮模型大鼠 NZB/W。狼疮大鼠敲除 C3 基因后,并不能防止发生严重免疫复合物介导的肾小球肾炎,说明此型狼疮的肾小球损害并不是由补体活化和中性粒细胞浸润等 Arthus 反应引起的。相反,FcRγc 基因被敲除后,这些

表72.5 活性指数和慢性指数

活性标志	
	毛细血管内皮细胞增生
	白细胞浸润
	内皮下透明沉积物
	纤维素样坏死/核破裂
	细胞半月体
	间质性炎症
慢性标志	
	肾小球硬化
	纤维半月体
	小管萎缩
	间质纤维化

活性指数(0~24)是每个病情活跃标志的总和,分值为半月体和坏死的两倍权重。慢性指数(0~12)是每个病情慢性标志的总和。Modified from Austin HAD, Muenz LR, Joyce KM, et al. Diffuse proliferative lupus nephritis: identification of specific pathologic features affecting renal outcome. *Kidney Int* 1984;25:689–695.

大鼠即使在高滴度循环免疫复合物的情况下，仍能有效抵御发生肾炎。这清楚地说明:巨噬细胞或树突状细胞经FcR介导,结合免疫复合物并活化,可能再将其摄入,经过这些有序步骤,就会发生肾脏的免疫复合物损伤。FcRγc基因敲除后,能够防止免疫复合物沉积于肾小球基底膜引起的致命性肾炎,因此,活化的FcRI和FcRIII信号途径也很重要[173]。

与NZB/W狼疮大鼠不同,MRL lpr/lpr大鼠患严重的免疫复合物性肾炎时,并不依赖于FcR途径,这反映出肾炎发病机制的多相性[174]。FcRγc(–/–)MRL lpr/lpr大鼠是经过八代回交繁殖产生。FcRγc(–/–)和FcRγc(+)MRL/lpr大鼠都会发生有IgG和C3沉积的弥漫性增生性肾小球肾炎。野生型和FcRγc敲除型MRL lpr/lpr大鼠在蛋白尿严重程度和生存率方面没有明显区别,说明FcR途径并未参与形成肾小球肾炎。而且,姑且不论FcR表达方面,这两型大鼠在血清IgG、抗DNA抗体和循环免疫复合物水平方面没有明显差别。在FcRγc(+)和FcRγc(–/–)MRL lpr/lpr大鼠中,都可见到肾脏和肺中等动脉的坏死性血管炎和皮肤的小血管炎。如果假设自身免疫性肾炎的发病机制是由基因决定的,那么其多相性更值得人们去探索。

3.SLE肾小球肾炎发生机制多样性的证据

微阵列技术使得从正常和病理组织中获取细胞大规模表达的情况成为可能，而且有可能成为从分子水平解释疾病发病机制的潜在工具。在一项对人类狼疮肾的研究中发现,部分活组织检查中FcRγc的表达增强,提示在一些狼疮患者体内存在类似于前述NZB/W狼疮模型的信号激活途径。

狼疮性肾炎的分子非特异性，已经通过激光俘获显微镜检查法分离组织、并经微阵列技术研究证实[175]。在初期研究中,进行了12例世界卫生组织Ⅲ/Ⅳ级的活组织检查,在狼疮肾和对照组的对比中,认定了4个表达增强的主要基因簇(图72.7),狼疮活组织检查可以按照这4个基因簇表达情况的不同分成2组。对于每一个基因簇功能特征的分析揭示了一个复杂的免疫激活模式,并伴有先天和适应性免疫应答转录物表达增强。几乎所有的活检组织中都能发现一个具有骨髓细胞浸润和免疫激活功能特点的大基因簇的表达(图72.7的簇2)。这个基因簇中的基因是一些与吞噬作用和抗原递呈细胞内途径相关的转录物，其中包括前面已经讨论过的FcRγc。

另一个小基因簇(图72.7的簇3)包含有B细胞的特征,具有编码IgG重链和轻链的转录物,提示在部分SLE肾炎中有浆细胞的参与。在NZB/W鼠类中,浆细胞可以积聚并持续存在于炎症肾脏中，在那些已经完全发病的NZB/W鼠的肾脏中，发现浆细胞的数量可以接近于脾脏和骨髓。在用卵白蛋白免疫的NZB/W鼠的骨髓中发现，受累肾脏中浆细胞的特异性不仅仅限于自身抗体,还有大量卵白蛋白反应细胞的出现[176]。这些浆细胞在原位产生自身抗体，有可能是狼疮肾炎中免疫复合物介导损伤的原因。

大约在半数患者的活检中表达出一个有趣的基因簇,它包含有可被I型免疫反应性纤维结合素(图72.7的簇4)诱导的转录物。在狼疮患者的外周血内,已证实I型免疫反应性纤维结合素诱导的转录物增强表达。这些转录物的功能在SLE患者中的意义仍然待定，但是它们的存在或缺如，在那些研究其表达情况的活组织检查中是一个决定性因素。

另一个由微阵列确定的基因簇(图72.7的簇1),主要包括与细胞外基质产生、上皮增生和成纤维细胞增殖有关的基因。完全性肾小球硬化症或纤维化是终末期肾脏疾病的特征,与病因无关。在非SLE引起的肾小球硬化症的损伤组织中,会检测到这个簇的转录物,如MCP-1[177]。MCP-1是主要由单核细胞分泌的趋化因子，它也可由受到机械或炎性刺激的肾小球膜细胞产生，它可吸引炎症细胞进入受损组织，是一种引起狼疮肾小球硬化

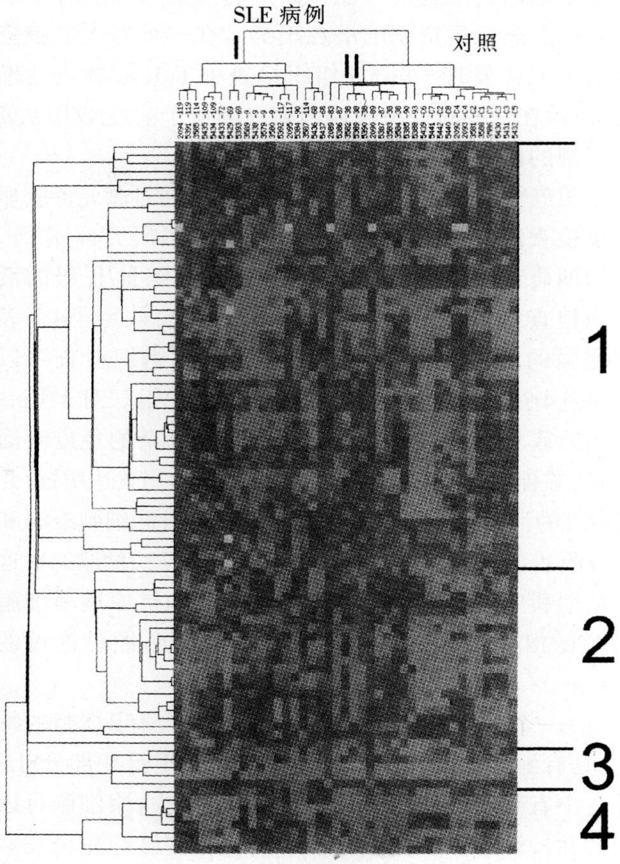

图72.7 在机体内通过激光俘获显微解剖法微阵列原理分离出的基因表达模式。显示了12例SLE患者肾小球活检的分层基因簇分析(纵列)。图表中的每一行代表一个和所有样本都有交叉的基因表达。样本和对照组均值之间表达的线性强度标度范围可高达4倍或4倍以上,低至1/4或1/4以下。所有SLE患者肾小球的活检组织聚在一起,通过鉴定可以分成2组。在图表中分别被指定为SLE病例I组和II组。"C"组为对照组。4个被鉴定的主要基因簇:1. 纤维变性相关簇;2. 髓样细胞簇;3. B细胞簇;4. I型免疫反应性纤维结合素诱导簇。

症的潜在因子。活动性狼疮性肾炎患者的外周血和尿中,可检测到MCP-1水平升高[178]。

对于肾脏中免疫复合物损伤的复杂机制及肾小球变化情况的分子水平研究,结果发现它与简单的Arthus反应机制明显不符。基因表达图谱显示,可诱导I型IFN转录物阳性的狼疮性肾炎占肾活检病例的一半。微阵列分析方法是研究狼疮性肾炎发病机制的新手段,在不久的将来,这种方法也必将为探索SLE的发病机制作出贡献。

4.T细胞在狼疮性肾炎中的作用

大多数研究认为,狼疮患者外周血中的T细胞数量虽降低,但其活性增强或功能异常。T细胞数量与浸润性骨髓单核细胞有关,现已发现肾脏,尤其是肾小球中有T细胞浸润。这些研究结论认为,传统的T细胞表面标志为CD3,它并不能反应狼疮肾中T细胞的总数量。SLE肾炎患者大部分的浸润性淋巴细胞表达CD40L,这种细胞表面激活标志在正常情况下短暂存在于抗原活化的T细胞表面,但在SLE患者中,T细胞表面的CD40L数量增加,B细胞表面也有其表达[164]。CD40L表现型与SLE病情活跃程度有关,说明它的表达过程中存在Th1细胞作用机制。

Massengill等[179]在5例SLE患者肾脏组织中,发现T细胞表面抗原的寡克隆表达,这有力地说明在狼疮肾中存在着抗原特异性T细胞免疫识别过程。总之,这些观点强调狼疮性肾炎中CD4 T细胞的重要性,它的大部分功能与Th1细胞相同。因此,在组织损伤机制中,除了经典的免疫复合物介导途径外,有越来越多的证据说明自身抗原反应性CD4 T细胞具有潜在危害,它可以直接释放包括IFN-γ在内的细胞因子或调节肾实质的基因表达,或间接活化巨噬细胞功能,造成损伤组织的后果。

运用"T细胞是SLE重要致病因素"的理论,可以解释2个有趣的试验现象(该试验主要研究MRL lpr/lpr大鼠狼疮肾的发病机制)。起初,Shlomchik等证实B细胞能促进SLE的发生,但这与产生循环抗体无关[83]:当在基因学上易患狼疮的MRL lpr/lpr大鼠缺乏B细胞时,不会发生肾炎;当这些大鼠经基因修饰,体内含有B细胞并表达细胞表面免疫球蛋白分子但不释放免疫抗体时,也不会发生肾炎。这说明自身抗原肽向T细胞的呈递是狼疮发病的重要环节,与B细胞产生自身抗体无关。另一项研究是MRL lpr/lpr大鼠经基因敲除后,抗体缺乏FcRγc片段,结果发生了肾小球肾炎[174]。由此,Matsumoto等认为,狼疮模型鼠发生的肾炎与FcR片段介导的细胞内在化作用无关。

十一、SLE易感体质的遗传学基础

(一)女性优势和种族区别

性别、初始发病年龄和种族等流行病学信息的影响与SLE发病的危险因素相关,这暗示了疾病可能的表型和基因的复杂度。在美国Baltimore市进行的一项研究中，SLE的发病率在女性有明显的优势，每10万人中有0.4个男性和3.9个女性发病[180]；而在美国黑人中每10万人中分别有2.5个男性和11.4个女性发病；但是在年龄大于65岁的人群中，SLE女性与男性发病的比率降为了3:1。种族不同也是初始发病年龄的一个很重要的影响因素。在美国黑人女性年龄统计的最大发病率为每10万人有20人发病，此数据采用的年龄段为25~34岁的女性。但是居住在与Baltimore具有相同地理特征地区的高加索人，其SLE更容易在中年阶段发病，在45~64岁年龄段组其发病率为每10万人有15.9个人发病[180]。另外经过了相关的治疗过程后，美国黑人的SLE患者的高发病率，与其肾脏的存活率较低相一致。尽管还没有流行病学资料的支持，但这种SLE发病率和流行率的种族差别，很可能与社会经济等外部环境因素有关。基因易感性在不同种族中的变异相当大，这为SLE的遗传异质性提供了额外的证据，同时也支持了临床和病理学存在的异质性[181,182]。对SLE发病率和流行率的种族差别最可能的解释是，美国黑人和高加索人的多种易感基因出现的频率不同，从而影响了他们的免疫应答。美国黑人的白人和非洲人的种族混合基因可能也是一个影响因素，特别是因为在非洲人其SLE的发病率比美国黑人低得多。尽管这些数据并不十分可靠，但这可能暗示不同种族人群会进化成不同的自身免疫易感基因复合体，以此来避免发生自身免疫疾病。种族的混合、新的基因复合体的形成，可能会有助于自身免疫疾病的进展。

造成大多数女性发生SLE的因素仍不明确。有2种假说，一种假说是基于性别决定和雌性激素在免疫应答中的作用而提出的；另一种假说提出了一种X染色体上并不确定的基因，这个基因可以通过在双倍剂量中出现或通过隐性-显性效应来发挥它的作用[183]。

（二）从SLE的双生一致性和基因型外显率研究中得到的启示

在SLE发病时，散在个体发生的紊乱并不能直接说明遗传病因的相关性，但是对SLE在家族和单卵双生儿发病的一致性的正式的遗传学研究（同时进行的研究还有易感性与某些基因的关系）显示，SLE是一种可遗传的功能紊乱。这种多基因性或易感的复杂性和遗传性，以及与传代有关的遗传缺陷，说明了疾病看来具有散发的特性[184]（表72.6）。

对单卵双生儿的研究为遗传易感性特别是复杂性疾病提供了重要的启示。如果疾病受周围环境因素的影响较明显，那么在单卵双生和异卵双生儿患同一种疾病的频率，即同病率相对来说是非常相似的；反之，如果一种疾病具有遗传性，那么只有单卵双生儿的同病率较高。这种同病率的差别说明，单卵双生儿获得两个个体的基因生殖种系水平是相同的；相反，异卵双生儿大约有50%的基因信息不同，并且个体的每个基因座就有50%的机会遗传不同的等位基因。在Block及其同事所做的一项早期的研究中，单卵双生儿的同病率为57%，而异卵双生儿仅有大约5%。这种同病率接近10倍的差异说明SLE的遗传率为95%甚至更高[185-187]，同时也说明了SLE是一种遗传性疾病，受周围环境因素的影响非常小。在大多数研究中，单卵双生儿实测同病率保持在20%~50%，同病率能对SLE基因表型提供粗略的评估。

表72.6　SLE的形态遗传学：双胞胎和家族聚集性研究中的发现

遗传率>0.95，提示遗传影响较大，环境影响较小
寡基因遗传：最少由3~4个主要基因决定易感性
非孟德尔法则遗传，可能为累加式的
外显率随时间增加，超过60%
系谱调查法和诊断标准影响数量估计

单卵双生儿和异卵双生儿在同病率上的不同，可为家族里SLE易感性决定基因的数目和特性提供大体的估计。如果SLE的疾病特性是源于单个的显性基因，那么这种同病性就只有单卵双生儿同病率的1/2；如果是源于2个独立的基因，那么单卵双生儿SLE的同病率就是异卵双生儿的4倍之多。如果疾病的易感性有若干个特定基因决定，则所增加的基因数是同病率的1/2。两种双生儿中患病率的差别接近10倍，说明在同一家族中，患或不同SLE是由是否带有特定的三四种基因来决定的[185-187]。

（三）从家族聚集性研究中得出的结论

患有SLE的成人，其直系或旁系亲属的患病率在1.7%~12%，在儿童能达到25%[20]，而在对照组SLE的发病率仅为0.18%。其直系或旁系亲属患有SLE的个体发病的相对危险性在9.0~50以上，由此可得出发病危险率λ_R为20~75[9]。

（四）从特发性鼠类自身免疫性疾病的研究中得出的结论

NZB/W和其他鼠的狼疮模型的研究，很好地描述了自身免疫诱导的基因复杂性和组成鼠自身免疫表型免疫因素的基因控制的关系[8]。这些基因方法仅仅在动物实验研究中可行。对这些鼠进行试验性单亲本杂交，已经形成了数百种来源于单个亲代个体的减数分裂体，这些分裂体具有基因异质性（亲代纯系）。通过回交和其他培养途径，已经确定了决定敏感性的基因区数目。在每一株系控制自身免疫过程的几种数量性状基因座（QTL）已经被识别[188,189]，有些在不同杂交种重叠了相同的基因组区域，有些与调节其他自身免疫试验模型的基因组区域相重叠。在自身免疫疾病的发展过程中，基因的上位相互作用是很重要的，除以前提到过的控制自身免疫的MHC-II基因外，这种方法还提供了有趣的鼠染色体的候补基因和识别了大约31个敏感区或抑制区[190]（图72.8）。鼠的一些基因片段同人的含有潜在性SLE候补基因的染色体相联系[9]（表72.7）。

（五）决定SLE易感状态的基因鉴定

在那些决定SLE易感性的基因中，首批是于25年前鉴定出来的基因，包括MHC类别II等位基因、HLA-DR2和HLA-DR3[191-194]。这些等位基因由位于6号染色体短臂上（位于6p21.3）的MHC类别II基因来编码[195]，并且在大多数研究中它们的存在提示，在3~4序位有发展成SLE的相对危险性。HLA-DR2在亚裔和非裔美国患者以及那些有北欧血统的患者身上增长明显[196]，而HLA-DR3则主要与那些有北欧血统的患者的易感性有关。在相关研究中证实了应用DNA分型的方法，并且通过发现在SLE中HLA-DR2（DRB1*1501）或HLA-DR3（DRB1*0301）有增长，而使早期血清学观测方法应用于各个种族[197-201]。

在连锁研究中对小随体行全基因扫描已经证实主

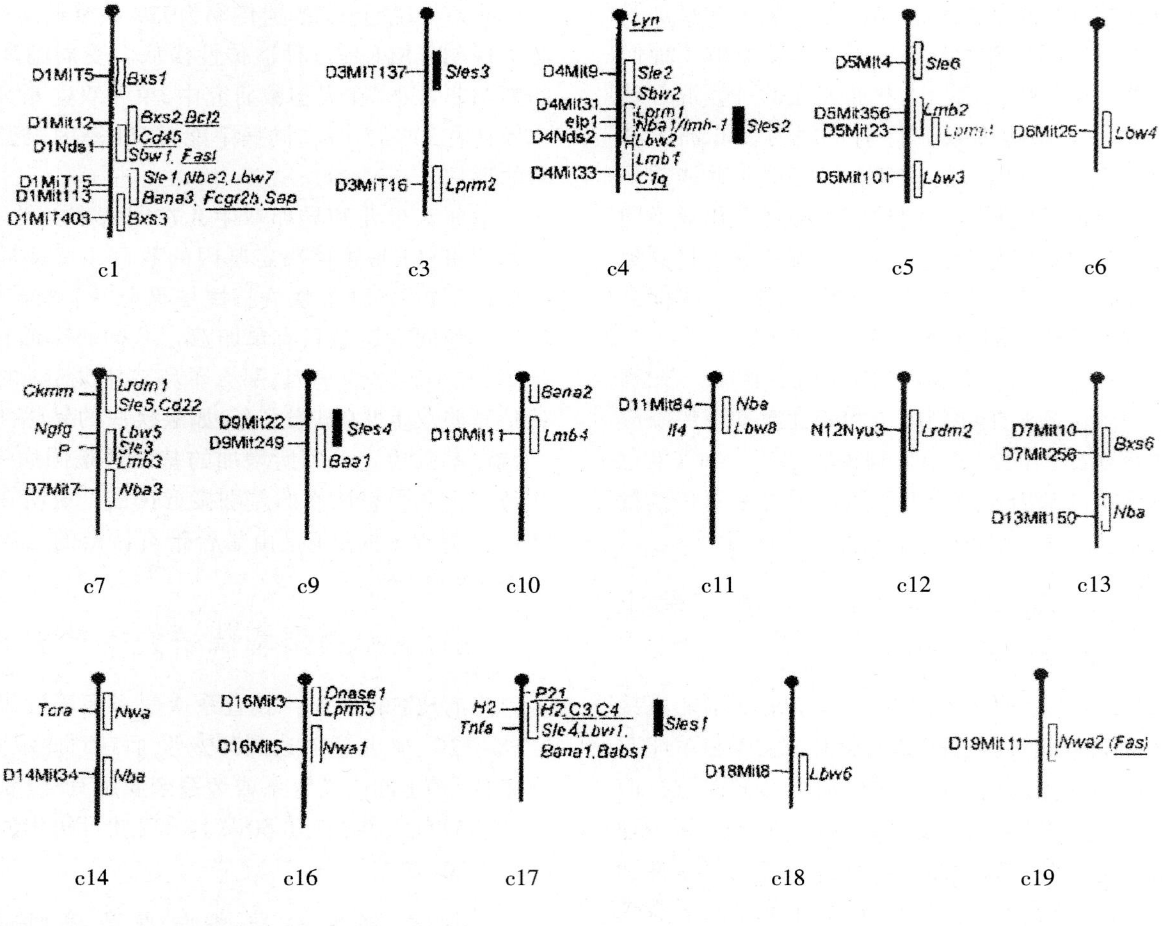

图72.8　鼠染色体的狼疮易感基因图解。狼疮易感位点用小随体和开口的柱状空格标记。抑制因子用黑格表示。带有下划线的地方表示当自身系统免疫断裂时其调节基因的位置。本图示并没有阐述性染色体。（Reprinted with permission from Wakeland EK, Liu K, Graham RR, Behrens TW. Delineating the genetic basis of systemic lupus erythematosus. *Immunity* 2001;15:397–408.）

表72.7 基因组扫描显示与SLE显著相关的区域和包含鼠狼疮易感基因的结合区

人类 染色体部位	研究和优势 对数评分	候选基因	老鼠人类 结合基因 鼠狼疮	其他自身免疫疾病
1q22-24	OK 3.45	Fcγ RIIa	*Sle1a* 和 *Sle1b* (NZM2410) 但不是 FcR	
1q41-42	OK 3.50	ADPRT	*Sle1d*(NZM2410) *Bxs3*(BXSB)	Ⅰ型糖尿病、类风湿性关节炎、多发性硬化
2q37	SW 4.24	INPP5D、PDCD1	*xs1*(BXSB)	
4p15-16	OK 3.84	CD38、BST1、ZNF36	*Sle6*(NZM2410)	
6p11-22	MN 4.19	HLA Class Ⅱ 基因、C4a、TNF	*Sles1*(NZM2410) *Lbw1*(NZB/NZW)	复杂性自身免疫疾病
16p12-13	MN 3.85	NOD2		Crohn 病、银屑病、Ⅰ型糖尿病

Modified with permission from. Wakeland EK, Liuk, Graham RR, Behrens TW. Delineating the genetic basis of systemic lupus erythematosus. *Immunity* 2001;15:397-408.

要组织相容性(抗原)复合物单独(6p11-p21)具有最大的遗传易感性。在D6S257小随体等位基因上发现了连锁,位于6p11-6p12区间,着丝粒到MHC类别II区域,优势的对数值(优势对数)为3.90,概率p为0.000 011[202]。这一结果比这项研究中其他非MHC位置识别要好得多。Graham及其同事鉴别出了3种不同的单倍体,其中包括类别II区域并展示了遗传畸变[203]。马跛病的DRB1以及DQB1分型法显示了3种主要的单倍体,包括HLA-DR2单倍体DRB1*1501/DQB1*0602、HLA-DR3单倍体DRB1*0301/DQB1*0201等位基因,以及一种HLA-DR8单倍体DRB1*0801/DQB1*0402。与SLE相平行的是,在每只自发出现狼疮样自身免疫性疾病的老鼠模型,有特殊等位基因的MHC类别II所在的基因位呈现出主要的遗传效应[6,7](图72.8)。

在HLA-DR2和HLA-DR3等位基因之间,以及和其他位于MHC上的等位基因之间存在连锁不平衡是一个显著的特征。这解释了通过类别I等位基因观测到的更早期的较薄弱的关联,因为2种单倍体显示了极其显著的连锁不平衡:HLA-A3-B7-DR2 (DRB1*1501)和HLA-A1-B8-DR3(DRB1*0301)。

其他并不涉及抗原递呈的MHC基因也已经卷入到SLE的易感性[204]。这些基因与SLE易感性之间的关系是否只是由HLA-DR2或HLA-DR3等位基因驱动的连锁不平衡所引起的简单反应,抑或是由非抗原递呈基因与HLA-DR2或HLA-DR3等位基因之间的上位相互作用所引起,这仍需要做出确切的决断。例如,TNF-α的等位基因TNFB*1在SLE患者群体中过度表达,而这一等位基因是HLA-A1-B8-DR3单倍体的组成元件,后者通过不平衡连锁形成。然而,TNF-α等位基因在其启动子-增强子区域有多型现象,从而导致TNF-α合成增加,这为与HLA-DR3[205]的上位相互作用提供了理论依据。同样,C4的C4Q0(零位)等位基因也与患SLE风险性有关,但因为这一等位基因也是HLA-A1-B8-DRB1*0301-C4AQ0-C4B单倍体的组成元件,所以并不能表现出C4AQ0零位等位基因促进了与这一单倍体发生关系。从一项包括300余欧洲人的大型研究得出的依据显示,HLA-DR3等位基因在决定易感性方面更为重要[206]。SLE分子遗传学第1阶段的复杂发展过程在一些综述里进行过概述[187,207]。

相反,罕见的C2完全性补体缺陷与出现狼疮样自身免疫性症状的风险性大幅增加有相关性。导致C2缺陷的零位基因经常与单倍体HLA-A25-B18-C2(零位)-DR2(DRB1*1501)-DQw1相关。一部分有这种缺陷的个体有狼疮样的疾病,且这些疾病有如下特点:成年时发病,有组织病变,非破坏性多关节炎,心包炎,光过敏和一些不同种类的皮疹[208,209]。抗核抗体和Ro/SS-A抗体有时阳性,不过与典型SLE相比,阳性率以及抗体滴度都相对较低。

考虑到在美国黑人中SLE的患病率逐渐增加,故在这类人群中,分子遗传学占有特殊重要的地位。分别来自华盛顿和芝加哥的2组美国黑人[210,211]，鉴定出有更高比例的HLA-DR3特异性，范围为57%~62%，而作为比较的对照组仅为18%~27%。这种情况支持了这一观点，即高加索人和非洲人基因库的混合成为了一种易感因素，这是由Arnett及其同事观察得到的结论[212]。他们对一亚群SS-A/Ro抗体阳性的个体进行了检测，提出了一个有趣的问题，是关于有血清学特异性的HLA-DR3增加，是否能够解释单倍体所含有的高加索人和DRB1*0301等位基因，或非洲人DRB1*0302等位基因的增加。答案是在这些非洲裔美国SLE患者身上，只有高加索单倍体DRB1*0301等位基因出现的频率有所增加。这支持在高加索单倍体DRB1*0301等位基因和其他背景的非洲基因之间存在的遗传抑制，导致美国黑人SLE发作频率的增加。

因为遗传学普遍认为在多基因疾病中，有更大量更强易感基因的个体比有较少量的个体罹患疾病的时间要早，所以在SLE发病年龄段HLA等位基因的影响问题引起了人们的兴趣。Hochberg[213]发现，将患者按发病年龄分为4个组：在最先发病的一组中，患者均在22岁之前发病，HLA-DR2出现的频率为48%；而在最晚发病的一组中，这组发病年龄均在44岁之后，其中有几乎16%的患者于50岁之后才出现SLE，HLA-DR2出现的频率降到了23%，比健康对照人群的频率24%还要低。

（六）主要组织相容性（抗原）复合物之外的候选基因

1. 与清除免疫复合物和凋亡细胞有关的基因

（1）Fcγ 受体

SLE发病机制的复杂性使得Fcγ受体（FcγR）成为重要的候选基因，其中关联的首要依据是激活的FcγRIIA具有中度亲和力（FCGB2A）。FCGR2A基因部位的FCGR2A-H131等位基因是能够有效识别IgG2的人类唯一的FcγR，并且有报道称与较低亲和力的R131基因型相比，这种等位基因的存在对非洲裔美国人SLE患者的肾脏病变有保护作用[214]。在一项大型元分析中，整体而言R131/R131基因型更常见于SLE患者（OR为1.30，95%CI为1.10~1.52）以及和无疾病对照组相比的有或没有肾炎的SLE患者。基于FCGR2A-R131等位基因的SLE病例的人种归属分数在欧洲人、非洲人和亚洲人中分别为13%、40%和24%。后来的一项关联性研究表明，低亲和度激活型FcγRIIIA（FCGR3）基因位的更低亲和度等位基因出现的频率，在那些SLE患者身上也有增加[216]。因为FcγRII和FcγRIII都是在染色体1，1q22-23相同的小段区间内编码，因此提出了这样一个问题，即这两种基因是否分别与本病易感性有关，或者像连锁不平衡所见的那样，其中一种比另一种更关键。Edberg及其同事在1q22-23的Fc区进行了精确的基因定位来解释这一问题 [217]，FcγRIIA的优势对数评分为3.97。然而，遗传不平衡分析显示SLE与FcγRIIIA基因位的等位基因之间有关联（p=0.0002），但与FcγRIIA基因位（p=0.15）或FcγRIIIB基因位（p=0.50）无相关性。这表明FcγRIIIA和FcγRIIA都是与SLE易感性相关的候选基因，并且显示无效的免疫复合物清除也是罹患SLE的一种危险因素。

（2）补体和补体受体基因

C1q　C1q与C2的作用相似，C1q的缺陷在MHC易感基因部分已经讨论过。Walport和他的同事们发现，C1q同型缺陷可以导致严重的自身免疫疾病，在第1个10年中常常合并肾炎，这与SLE显然不同[218]。老鼠的C1q被敲除后会出现相似的表现。Walport提出，因为C1q参与凋亡细胞的清除，当C1q存在缺陷时，具有表面泡状结构的凋亡细胞积聚，这些表面泡状结构中包含能触发先天免疫应答的自身抗原，最终导致SLE[105]。

补体受体1和2　近来，在NZM2410鼠身上发现了一个狼疮易患基因，它能编码一个结构和功能改变了的CR2（补体受体2）分子[52]。对人类而言，CR1（补体受体1）在红细胞和血小板上表达，但是在鼠身上却未发现。Wilson及其同事[219]通过监测受遗传学调控的红细胞上的C3b受体（CD35、CR1）的数量首次发现了CR1这个分子。然而，随后发现大多数SLE患者红细胞上的CR1表达减少，这可能是由于循环的免疫复合物激活，修复了与红细胞上C3b受体相关的补体成分，并与CD35分子一起被Kupffer细胞清除[121,220]。这种补体水平的降低继发于免疫复合物的出现，而与CR1基因多态现象没有任何关联[221]。这种红细胞CR1表达的缺陷，一方面降低了其清除免疫复合物的能力，另一方面在疾病发病学上也有其重要意义。对于鼠而言，CR1和CR2来自于对单个CR2基因转录mRNA的选择性剪切，并且二者在红细胞或血小板上皆不表达。对于NZB/W鼠来说，CR1/CR2等位基因对于Sle1c易感基因座非常重要（图72.8）[52,190]。这个易感基因座具有可以降低CR1/CR2功能的多态现象，它主要是通过对能够抑制受体二聚体形成的分子活性部分的糖基化位点进行诱导而起作用。这导致了CR2信号传递功能和B细胞凋亡诱导作用降低，后者可能是由于降低了自身反应B细胞负选择的阈值所致。这个基因在决定鼠的特发性自身免疫病易感性方面的重要性，似乎反映出功能性等位基因对耐受性信号应答的失败，而耐受性信号恰好能诱导B细胞凋亡[52]。

甘露糖结合蛋白　能够参与免疫复合物清除作用的另一个基因是甘露糖结合蛋白(MBP)，MBP与糖基化IgG的Fc片段结合并且激活补体。MBP有2个与血清蛋白水平降低相关的多态密码子——Glu57和Asp54，这2个密码子在美国黑人SLE患者中的出现频率要高于正常对照组[222]。研究人员认为，参与单核吞噬细胞系清除免疫复合物的3个经典基因——FcγR、CR1和MBP与SLE易感性有关，并且可能以附加方式发挥它们的作用[223]。

2.基因组扫描

尽管以病例对照形式进行的相关性研究认为，候选基因可能是鉴定SLE易感性相关基因的最有力工具，然而在发现参与疾病发病异常路径的基因方面，相关性研究基本没有什么意义；在疾病发病的异常路径方面，没有发现相关基因本质的线索。运用大量DNA多态性进行的相关研究为无偏差的基因组检测提供了一种潜在的可能，因为在大多数情况下，它不依赖于已知基因。小随体多态性的应用极大地加速了对与自身免疫性相关基因座的搜索，它是以多态核苷酸重复模式在基因组上呈现频发的间歇性分散，从而发挥作用[224]。已经完成4个主要的独立基因组扫描器[225,226,227,228]，并且分别命名为MN、OK、USC和SW(表72.7)。6个可能相关的基因组区域已经通过概率计算(优势对数评分)得到了认定，其概率值足够高，并且采用了多重比较以减少统计学方面的问题。在另外的扫描中也确认了其相关的交叉有效性(表72.7)。基因组扫描的一个有趣的特征就是它们也表现出大量的遗传异质性[229]，这也可以用来解释SLE临床和试验室表现的多样性。随着年龄、性别和发病年龄的不同，SLE呈现不同的特征，其诊断标准的校正速率远不及其相关性证据改变的速率[182]。

在1号染色体上存在2个区域。第1个区域是1q41，最早被Tsao和其同事发现[230]，在几乎所有的扫描中都得到了证实。这个区域最早局限于ADPRT(腺双磷酸核糖转移酶)基因上，但是随后的提纯表明其有2个效应点，一个仅仅着丝于ADPRT上，而另一个位于1q41的在1号染色体的末端附近[231]。然而，ADPRT基因是一个潜在的候选基因，因为它编码了一个与染色质相关的酶——多聚腺双磷酸核糖转移酶，这种酶可以通过多聚腺双磷酸核糖基化作用修饰不同的核内蛋白。这种修饰作用依赖于DNA并且参与了许多重要的细胞过程的调节，例如分化、增殖、肿瘤转化和DNA损伤细胞的修复。有报道称，ADPRT区域与类风湿性关节炎的易感性也存在关联[232]。这个区域与鼠狼疮模型中某些区域相连接，这些区域包括NZB/W和BXSB品系鼠的Sle1d和Bxs3(图72.8)。

经2组(OK和USC)扫描鉴定，1号染色体的第2个区域位于1q23，这一区域包含了先前讨论过的FcR基因。经在NZB/W品系小鼠上鉴定，这一区域与Sle1a和Sle1b相连接。当前的研究表明Sle1a和Sle1b都不能用FcR基因来解释。包含这些位置的遗传区域分析表明：Sle1a在T细胞表达，在不依赖于B细胞的T细胞激活方面起作用；Sle1b在B细胞表达，可以导致产生不依赖于T细胞的IgM自身抗体[233]。

第3个主要区域位于2q37，它是一个在瑞典、冰岛和明尼苏达州SLE患者身上发现的基因座[228]。INPP5D(SHIP)基因是这一区域一个可能的候选基因。INPP5D这种酶包含一个SH2区域，它可以介导膜的靶向作用和IPP5D的激活，而INPP5D可以作为抗体依赖性细胞毒性作用的负向调节器。INPP5D基因具有抗细胞凋亡作用并且有助于T细胞上3，4，5-三磷酸磷脂酰肌醇[PI(3，4，5)P3]的降解，因此，脱离了PI(3，4，5)P3依赖性效应器的信号传递功能，改由3，4-双磷酸磷脂酰肌醇驱动的效应器来完成。这个区域与BASB品系鼠的Bxs1基因座相连接，但是没有发现候选基因。这个区域的另一个基因PDCD1(程序性细胞死亡1)是免疫球蛋白超家族中一个有趣的细胞表面膜蛋白，它在前B细胞中表达，并在其分化过程中起作用。位于PDCD1的内含子SNP被鉴定为与欧洲人SLE关联(SLE患者12%，对照组5%；P=0.000 01，RR=2.6)，也与墨西哥人SLE关联(SLE患者7%，对照组2%；P=0.0009，RR=3.5)。SNP等位基因改变了位于内含子增强子上的RUNX1的结合位点，这提示了其是促进SLE发生的一种机制[234]。

第4个区域位于4p15，这一区域包含了CD38和BST1在内的一些候选基因。BST1(骨髓间充质细胞抗原1)和CD38属于结构同系物，很可能源于同样的遗传基因。CD38编码了一种胞外酶，命名为ADP核糖环化酶或环化ADP核糖水解酶。这种多功能酶在细胞和组织中广泛表达，尤其是在粒细胞上。CD38在细胞黏附方面发挥作用，而且它的表达对于正常T细胞的功能也是必要的。表达于单核细胞的CD38具有信号转导作用和钙信号传递作用。BST1(CD157)是一个糖基磷脂酰肌醇着点的分子，它可以促进前B细胞的生长。BST1在来源于类风湿性关节炎患者的骨髓基质细胞系中表达增强[235]。

第5个区域位于16q12-13[229]，这一区域含有NOD-2基因，即CARD15（胱冬肽酶募集结构域家族成员15）基因。这个基因的有趣之处在于它的移码突变可以导致Crohn病的发生[236]。NOD-2基因产物作为肽聚糖的先天免疫传感器而发挥作用，它在细菌产物的刺激下激活NF-κB路径然后识别胞壁酰二肽（MDP）从而完成传感任务。发生于Crohn病患者的NoD2基因最常见的变异是3020insC的移码突变，这种变异可以导致NOD-2对肽聚糖和MDP丧失识别能力[237]。位于1q23的单倍体成分的增长伴随着位于16q12的单倍体成分的增长，这表明2个基因座之间存在着遗传相互作用，这在非高加索人种中尤其明显[229]。第6个区域的相关基因是MHC，在本章的前面已经详细介绍过，这里不再赘述。

（张永东 李德达 译 李世民 校）

参考文献

1. Dooley MA, Hogan S, Jennette C, Falk R. Cyclophosphamide therapy for lupus nephritis: poor renal survival in black Americans. Glomerular Disease Collaborative Network. *Kidney Int* 1997;51:1188–1195.
2. Ohashi PS, DeFranco AL. Making and breaking tolerance. *Curr Opin Immunol* 2002;14:744–759.
3. Shlomchik MJ, Craft JE., Mamula MJ. From T to B and back again: positive feedback in systemic autoimmune disease. Nature Reviews. *Immunology* 2001;1:147–153.
4. Nishio J, Suzuki M, Miyasaka N, Kohsaka H.. Clonal biases of peripheral CD8 T cell repertoire directly reflect local inflammation in polymyositis. *J Immunol* 2001;167:4051–4058.
5. Farkas L, Beiske K, Lund-Johansen F, Brandtzaeg P, Jahnsen FL. Plasmacytoid dendritic cells (natural interferon-alpha/beta-producing cells) accumulate in cutaneous lupus erythematosus lesions. *Am J Pathol* 2001;159:237–243.
6. Theofilopoulos AN. The basis of autoimmunity: Part I. Mechanisms of aberrant self- recognition. *Immunol Today* 1995;16:90–98.
7. Theofilopoulos AN. The basis of autoimmunity: Part II. Genetic predisposition. [Review]. *Immunol Today* 1995;16:150–159.
8. Wakeland EK, Wandstrat AE, Liu K, Morel L. Genetic dissection of systemic lupus erythematosus. *Curr Opin Immunol* 1999;11:701–707.
9. Gulko P, Winchester R. The genetics of systemic lupus erythematosus. Lupus: molecular and cellular pathogenesis. In Kammer GM, Tosko GC, eds. Totowa, NJ: Humana Press, 1999:101–123.
10. Drappa J, Vaishnaw AK, Sullivan KE, Chu JL, Elkon KB. Fas gene mutations in the Canale-Smith syndrome, an inherited lymphoproliferative disorder associated with autoimmunity. *N Engl J Med* 1996; 335:1643–1649.
11. Kojima T, Horiuchi T, Nishizaka H, et al. Analysis of fas ligand gene mutation in patients with systemic lupus erythematosus. *Arthritis Rheum* 2000;43:135–139.
12. Wu J, Wilson J, He J, et al. Fas ligand mutation in a patient with systemic lupus erythematosus and lymphoproliferative disease. *J Clin Invest* 1996;98:1107–1113.
13. Tan EM, Cohen AS, Fires J, et al. The 1982 revised criteria for the classification of systemic lupus erythematosus (SLE). *Arthritis Rheum* 1982;25:1272–1277.
14. Sharp GC, Irvin WS, Tan EM, et al. Mixed connective tissue disease—an apparently distinct rheumatic disease syndrome associated with a specific antibody to an extractable nuclear antigen (ENA). *Am J Med* 1972;52:148–159.
15. Tan EM. Antinuclear antibodies: diagnostic markers for autoimmune diseases and probes for cell biology. *Adv Immunol* 1989;44:93–151.
16. Nimelstein SH, Brody S, McShane D, Holman HR. Mixed connective tissue disease: a subsequent evaluation of the original 25 patients. *Medicine* 1980;59:239–248.
17. Watanabe T, Tsuchida T, Kanda N, et al. Anti-alpha-fodrin antibodies in Sjogren syndrome and lupus erythematosus. *Arch Dermatol* 1999; 135:535–539.
18. Becker KG, Simon RM, Bailey-Wilson, JE, et al. Clustering of non-major histocompatibility complex susceptibility candidate loci in human autoimmune diseases. *Proc Natl Acad Sci U S A* 1998;95: 9979–9984.
19. Monneaux F, Muller S. Epitope spreading in systemic lupus erythematosus: identification of triggering peptide sequences. *Arthritis Rheum* 2002;46:1430–1438.
20. Arnett FC, Shulman LE. Studies in familial systemic lupus erythematosus. *Medicine* 1976;55:313.
21. Winchester R. The molecular basis of susceptibility to rheumatoid arthritis. *Adv Immunol*1994;56:389–466.
22. Sloan-Lancaster J, Shaw AS, Rothbard JB, Allen PM. Partial T cell signaling: altered phospho-zeta and lack of zap70 recruitment in APL-induced T cell anergy. *Cell* 1994;79:913–922.
23. Tanchot C, Lemonnier FA, Perarnau B, et al. Differential requirements for survival and proliferation of CD8 naive or memory T cells. *Science* 1997;276:2057–2062.
24. Goldrath AW, Bevan, MJ. Selecting and maintaining a diverse T-cell repertoire. *Nature* 1999;402:255–262.
25. Horwitz MS, Bradley LM, Harbertson, J, et al. Diabetes induced by Coxsackie virus: initiation by bystander damage and not molecular mimicry. *Nat Med* 1998;4:781–785.
26. Tan EM. Autoantibodies to nuclear antigens (ANA): their immunobiology and medicine. *Adv Immunol* 1982;33:167–240.
27. Hardin JA. The lupus autoantigens and the pathogenesis of systemic lupus erythematosus. *Arthritis Rheum* 1986;29:457–460.
28. Reeves WH, Satoh M, Wang J, et al. Antibodies to DNA, DNA-binding proteins, and histones. *Rheum Dis Clin North Am* 1994;20:1–17.
29. Deshmukh US, Gaskin F, Lewis JE, et al. Mechanisms of autoantibody diversification to SLE-related autoantigens. *Ann N Y Acad Sci* 2003;987:91–98.
30. James JA, Gross T, Scofield RH, Harley JB. Immunoglobulin epitope spreading and autoimmune disease after peptide immunization: Sm B/B′-derived PPPGMRPP and PPPGIRGP induce spliceosome autoimmunity. *J Exp Med* 1995;181:453–461.
31. Talken BL, Schafermeyer KR, Bailey CW, et al. T cell epitope mapping of the Smith antigen reveals that highly conserved Smith antigen motifs are the dominant target of T cell immunity in systemic lupus erythematosus. *J Immunol* 2001;167:562–568.
32. Yao Z, Seelig HP, Ehrfeld H, et al. HLA class II genes and antibodies against recombinant U1-nRNP proteins in patients with systemic lupus erythematosus. SLE Study Group. *Rheumatol Int* 1994; 14:63–69.
33. Mohan C, Adams S, Stanik V, Datta SK. Nucleosome: a major immunogen for pathogenic autoantibody-inducing T cells of lupus. *J Exp Med* 1993;177:1367–1381.
34. Ben Chetrit E, Chan EK, Sullivan KF, Tan EM. A 52-kD protein is a novel component of the SS-A/Ro antigenic particle. *J Exp Med* 1988;167:1560–1571.
35. Buyon JP, Slade SG, Chan EKL, et al.. Effective separation of the 52 kDa SSA/Ro polypeptide from the 48 kDa SSB/La polypeptide by altering conditions of polyacrylamide gel electrophoresis. *J Immunol Methods* 1990;129(2):207–210.
36. Maddison PJ, Isenberg DA, Goulding NJ, et al.. Anti La(SSB) identifies a distinctive subgroup of systemic lupus erythematosus. *Br J Rheumatol* 1988;27:27–31.
37. Topfer F, Gordon T, McCluskey J. Intra- and intermolecular spreading of autoimmunity involving the nuclear self-antigens La (SS-B) and Ro (SS-A). *Proc Natl Acad Sci U S A* 1995;92:875–879.
38. Davies ML, Taylor EJ, Gordon C, et al. Candidate T cell epitopes of the human La/SSB autoantigen. *Arthritis Rheum* 2002;46:209–214.
39. O'Brien RM, Cram DS, Coppel RL, Harrison LC. T-cell epitopes on the 70-kDa protein of the (U1)RNP complex in autoimmune rheumatologic disorders. *J Autoimmun* 1990;3:747–757.
40. Hoffman RW, Takeda Y, Sharp GC, et al. Human T cell clones reactive against U-small nuclear ribonucleoprotein autoantigens from connective tissue disease patients and healthy individuals. *J Immunol* 1993; 151:6460–6469.
41. Okubo M, Yamamoto K, Kato T, et al. Detection and epitope analysis

of autoantigen-reactive T cells to the U1-small nuclear ribonucleoprotein A protein in autoimmune disease patients. *J Immunol* 1993;151:1108–1115.

42. Pham BN, Prin L, Gosset D, et al. T lymphocyte activation in systemic lupus erythematosus analysed by proliferative response to nucleoplasmic proteins on nitrocellulose immunoblots. *Clin Exp Immunol* 1989;77:168–174.
43. Crow MK, DelGiudice-Asch G, Zehetbauer JB, et al. Autoantigen-specific T cell proliferation induced by the ribosomal P2 protein in patients with systemic lupus erythematosus. *J Clin Invest* 1994;94:345–352.
44. Desai-Mehta A, Mao C, Rajagopalan S, et al. Structure and specificity of receptors expressed by pathogenic anti-DNA autoantibody-inducing T cells in human lupus. *Arthritis Rheum* 1994;37(9):S282.
45. Datta SK. Major peptide autoepitopes for nucleosome-centered T and B cell interaction in human and murine lupus. *Ann N Y Acad Sci* 2003;987:79–90.
46. Karsh J, Scofield RH, Harley JB. Ro reactive T cells in systemic lupus erythematosus. *Arthritis Rheum* 1993;36(5):R34.
47. Mamula MJ, Fatenejad S, Craft J. B cells process and present lupus autoantigens that initiate autoimmune T cell responses. *J Immunol* 1994;152:1453–1461.
48. Radic MZ, Erikson J, Litwin S, Weigert M. B lymphocytes may escape tolerance by revising their antigen receptors. *J Exp Med* 1993;177:1165–1173.
49. Lu L, Kaliyaperumal A, Boumpas DT, Datta SK. Major peptide autoepitopes for nucleosome-specific T cells of human lupus. *J Clin Invest* 1999;104:345–355.
50. Adams S, Leblanc P, Datta SK. Junctional region sequences of T-cell receptor beta-chain genes expressed by pathogenic anti-DNA autoantibody-inducing helper T cells from lupus mice: possible selection by cationic autoantigens. *Proc Natl Acad Sci U S A* 1991;88:11271–11275.
51. Riemekasten G, Langnickel D, Ebling FM, et al. Identification and characterization of SmD183–119-reactive T cells that provide T cell help for pathogenic anti-double-stranded DNA antibodies. *Arthritis Rheum* 2003;48:475–485.
52. Boackle SA, Holers VM. Role of complement in the development of autoimmunity. *Curr Direct Autoimmun* 2003;6:154–168.
53. Hamilton ME, Winfield JB. Tgamma cells in systemic lupus erythematosus. Variation with disease activity. *Arthritis Rheum* 1979;22:1–6.
54. Messner RP, Lindstrom FD, Williams RC Jr. Peripheral blood lymphocyte cell surface markers during the course of systemic lupus erythematosus. *J Clin Invest* 1973;52:3046–3056.
55. Glinski W, Gershwin ME, Steinberg AD. Fractionation of cells on a discontinuous Ficoll gradient. Study of subpopulations of human T cells using anti-T-cell antibodies from patients with systemic lupus erythematosus. *J Clin Invest* 1976;57:604–614.
56. Winfield JB, Winchester RJ, Kunkel HG. Association of cold-reactive antilymphocyte antibodies with lymphopenia in systemic lupus erythematosus. *Arthritis Rheum* 1875;18:587–594.
57. Winchester RJ, Wernet P, Winfield J, et al. Lymphocyte populations in patients with rheumatoid arthritis and systemic lupus erythematosus. Occurrence of cold reactive anti-lymphocyte antibodies that interfere with the determination of surface markers. *J Clin Invest* 1975;54:1082.
58. Winfield JB. Anti-lymphocyte antibodies in systemic lupus erythematosus. [Review]. *Clin Rheum Dis* 1985;11:523–549.
59. Searles RP, Williams RC Jr. Anti-lymphocyte antibodies in the pathogenesis of SLE. [Review]. *Clin Exp Rheumatol* 1986;4:175–182.
60. Kuntz MM, Innes JB, Weksler ME. The cellular basis of the impaired autologous mixed lymphocyte reaction in patients with systemic lupus erythematosus. *J Clin Invest* 1979;63:151–153.
61. Sakane T, Steinberg AD, Green I. Failure of autologous mixed lymphocyte reactions between T and non-T cells in patients with systemic lupus erythematosus. *Proc Natl Acad Sci U S A* 1978;75:3464–3468.
62. Fauci AS, Steinberg AD, Haynes BF, Whalen G. Immunoregulatory aberrations in systemic lupus erythematosus. *J Immunol* 1978;121:1473–1479.
63. Bermas BL, Petri M, Goldman D, et al. T helper cell dysfunction in systemic lupus erythematosus (SLE): relation to disease activity. *J Chem Immunol* 1994;14:169–177.
64. Ko HS, Fu SM, Winchester RJ, et al. Ia determinants on stimulated human T lymphocytes. *J Exp Med* 1979;150:246–255.
65. Desai-Mehta A, Lu L, Ramsey-Goldman R, Datta SK. Hyperexpression of CD40 ligand by B and T cells in human lupus and its role in pathogenic autoantibody production. *J Clin Invest* 1996;97:2063–2073.
66. Mohan C, Shi Y, Laman JD, Datta SK. Interaction between CD40 and its ligand gp39 in the development of murine lupus nephritis. *J Immunol* 1995;154:1470–1480.
67. Tsokos GC, Liossis SN. Immune cell signaling defects in lupus: activation, anergy and death. *Immunol Today* 1999;20:119–124.
68. Pang M, Setoyama Y, Tsuzaka K, et al. Defective expression and tyrosine phosphorylation of the T cell receptor zeta chain in peripheral blood T cells from systemic lupus erythematosus patients. *Clin Exp Immunol* 2002;129:160–168.
69. Liossis SN, Ding XZ, Dennis GJ, Tsokos GC. Altered pattern of TCR/CD3-mediated protein–tyrosyl phosphorylation in T cells from patients with systemic lupus erythematosus. Deficient expression of the T cell receptor zeta chain. *J Clin Invest* 1998;101:1448–1457.
70. Kolowos W, Herrmann M, Ponner BB, et al. Detection of restricted junctional diversity of peripheral T cells in SLE patients by spectratyping. *Lupus* 1997;6:701–707.
71. Singer PA, Theofilopoulos AN. T-cell receptor V beta repertoire expression in murine models of SLE. *Immunol Rev* 1990;118:103–127.
72. Friedman RM, Preble O, Black R, Harrell S. Interferon production in patients with systemic lupus erythematosus. *Arthritis Rheum* 1982;25:802–803.
73. Linker-Israeli M, Deans RJ, Wallace DJ, et al. Elevated levels of endogenous IL-6 in systemic lupus erythematosus. A putative role in pathogenesis. *J Immunol* 1991;147:117–123.
74. Mason D, Fowell D. T-cell subsets in autoimmunity. *Curr Opin Immunol* 1992;4:728–732.
75. Jiang H, Braunstein NS, Yu B, et al. CD8+ T cells control the TH phenotype of MBP-reactive CD4+ T cells in EAE mice. *Proc Natl Acad Sci U S A* 2001;98:6301–6306.
76. Jiang H, Ware R, Stall A, et al. Murine CD8+ T cells that specifically delete autologous CD4+ T cells expressing V beta 8 TCR: a role of the Qa-1 molecule. *Immunity* 1995;2:185–194.
77. Ware R, Jiang H, Braunstein N, et al. Human CD8+ T lymphocyte clones specific for T cell receptor V beta families expressed on autologous CD4+ T cells. *Immunity* 1995;2:177–184.
78. Jiang H, Chess L. The specific regulation of immune responses by CD8+ T cells restricted by the MHC class Ib molecule, Qa-1. *Annu Rev Immunol* 2000;18:185–216.
79. O'Garra A, Murphy K. T-cell subsets in autoimmunity. *Curr Opin Immunol* 1993;5:880–886.
80. Ginsburg WW, Finkelman FD, Lipsky PE. Circulating and pokeweed mitogen-induced immunoglobulin-secreting cells in systemic lupus erythematosus. *Clin Exp Immunol* 1979;35:76–88.
81. Budman DR, Merchant EB, Steinberg AD, et al. Increased spontaneous activity of antibody-forming cells in the peripheral blood of patients with active SLE. *Arthritis Rheum* 1977;20:829–833.
82. Harada Y, Kawano MM, Huang N, et al. Identification of early plasma cells in peripheral blood and their clinical significance. *Br J Haematol* 1996;92:184–191.
83. Chan OT, Hannum LG, Haberman AM, et al. A novel mouse with B cells but lacking serum antibody reveals an antibody-independent role for B cells in murine lupus. *J Exp Med* 1999;189:1639–1648.
84. Huck S, Le Corre R, Youinou P, Zouali M. Expression of B cell receptor-associated signaling molecules in human lupus. *Autoimmunity* 2001;33:213–224.
85. Folzenlogen D, Hofer MF, Leung DY, et al. Analysis of CD80 and CD86 expression on peripheral blood B lymphocytes reveals increased expression of CD86 in lupus patients. *Clin Immunol Immunopathol* 1997;83:199–204.
86. Wither JE, Roy V, Brennan LA. Activated B cells express increased levels of costimulatory molecules in young autoimmune NZB and (NZB x NZW)F(1) mice. *Clin Immunol* 2000;94:51–63.
87. Jozsi M, Prechl J, Bajtay Z, Erdei A. Complement receptor type 1 (CD35) mediates inhibitory signals in human B lymphocytes. *J Immunol* 2002;168:2782–2788.
88. Izui S, Ibnou-Zekri N, Fossati-Jimack L, Iwamoto M. Lessons from BXSB and related mouse models. *Int Rev Immunol* 2000;19:447–472.
89. Leadbetter EA, Rifkin IR, Hohlbaum AM, et al. Chromatin-IgG complexes activate B cells by dual engagement of IgM and Toll-like

receptors. *Nature* 2002;416:603–607.

90. Gommerman JL, Carroll MC. Negative selection of B lymphocytes: a novel role for innate immunity. *Immunol Rev* 2000;173:120–130.
91. Erkeller-Yusel F, Hulstaart F, Hannet I, et al. Lymphocyte subsets in a large cohort of patients with systemic lupus erythematosus. *Lupus* 1993;2:227–231.
92. Riccieri V, Spadaro A, Parisi G, et al. Down-regulation of natural killer cells and of gamma/delta T cells in systemic lupus erythematosus. Does it correlate to autoimmunity and to laboratory indices of disease activity? *Lupus* 2000;9:333–337.
93. Bennett L, Palucka AK, Arce E, et al. Interferon and granulopoiesis signatures in systemic lupus erythematosus blood. *J Exp Med* 2003; 197:711–723.
94. Kojo S, Adachi Y, Keino H, et al. Dysfunction of T cell receptor AV24AJ18+, BV11+ double-negative regulatory natural killer T cells in autoimmune diseases. *Arthritis Rheum* 2001;44:1127–1138.
95. Hammond KJ, Poulton LD, Palmisano LJ, et al. Alpha/beta-T cell receptor (TCR)+CD4-CD8- (NKT) thymocytes prevent insulin-dependent diabetes mellitus in nonobese diabetic (NOD)/Lt mice by the influence of interleukin (IL)-4 and/or IL-10. *J Exp Med* 1998; 187:1047–1056.
96. Takeda K, Dennert G. The development of autoimmunity in C57BL/6 lpr mice correlates with the disappearance of natural killer type 1-positive cells: evidence for their suppressive action on bone marrow stem cell proliferation, B cell immunoglobulin secretion, and autoimmune symptoms. *J Exp Med* 1993;177:155–164.
97. Ohtsuka K, Gray JD, Stimmler MM, et al. Decreased production of TGF-beta by lymphocytes from patients with systemic lupus erythematosus. *J Immunol* 1998;160:2539–2545.
98. Papadaki HA, Marsh JC, Eliopoulos GD. Bone marrow stem cells and stromal cells in autoimmune cytopenias. *Leuk Lymphoma* 2002; 43:753–760.
99. Kiely PD, McGuckin CP, Collins DA, et al. Erythrocyte aplasia and systemic lupus erythematosus. *Lupus* 1995;4:407–411.
100. Casciola-Rosen LA, Anhalt G, Rosen A. Autoantigens targeted in systemic lupus erythematosus are clustered in two populations of surface structures on apoptotic keratinocytes. *J Exp Med* 1994;179:1317–1330.
101. Albert ML, Sauter B, Bhardwaj N. Dendritic cells acquire antigen from apoptotic cells and induce class I-restricted CTLs. *Nature* 1998; 392:86–89.
102. Casciola-Rosen L, Rosen A, Petri M, Schlissel M. Surface blebs on apoptotic cells are sites of enhanced procoagulant activity: implications for coagulation events and antigenic spread in systemic lupus erythematosus. *Proc Natl Acad Sci U S A* 1996;93:1624–1629.
103. Rumore PM, Steinman CR. Endogenous circulating DNA in systemic lupus erythematosus. Occurrence as multimeric complexes bound to histone. *J Clin Invest* 1990;86:69–74.
104. Herrmann M, Zoller OM, Hagenhofer M, et al. What triggers anti-dsDNA antibodies? *Mol Biol Rep* 1996;23:265–267.
105. Botto M, Walport MJ. C1q, autoimmunity and apoptosis. *Immunobiology* 2002;205:395–406.
106. Klemperer P, Pollack AD, Baehr G. Diffuse collagen disease: acute disseminated lupus erythematosus and diffuse scleroderma. *JAMA* 1942;119:331.
107. Medeiros LJ, Kaynor B, Harris NL. Lupus lymphadenitis: report of a case with immunohistologic studies on frozen sections. *Hum Pathol* 1989;20:295–299.
108. Case records of the Massachusetts General Hospital. Weekly clinicopathological exercises. Case 33–1998. A 29-year-old woman with necrotizing lymphadenitis, the nephrotic syndrome, and acute renal failure. *N Engl J Med* 1998;339:1308–1317.
109. Goverman J, Woods A, Larson L, et al. Transgenic mice that express a myelin basic protein-specific T cell receptor develop spontaneous autoimmunity. *Cell* 1993;72:551–560.
110. Palucka AK, Banchereau J, Blanco P, Pascual V. The interplay of dendritic cell subsets in systemic lupus erythematosus. *Immunol Cell Biol* 2002;80:484–488.
111. Vanderlugt CL, Miller SD. Epitope spreading in immune-mediated diseases: implications for immunotherapy. *Nat Rev Immunol* 2002;2: 85–95.
112. Crow MK, Christian CL. Etiologic hypotheses for systemic lupus erythematosus. In: Lahita RG, ed. *Systemic lupus erythematosus*. New York: Churchill Livingstone, 1992:51–64.
113. James JA, Kaufman KM, Farris AD, et al. An increased prevalence of Epstein-Barr virus infection in young patients suggests a possible etiology for systemic lupus erythematosus. *J Clin Invest* 1997;100: 3019–3026.
114. McClain MT, Rapp EC, Harley JB, James JA. Infectious mononucleosis patients temporarily recognize a unique, cross-reactive epitope of Epstein-Barr virus nuclear antigen-1. *J Med Virol* 2003;70:253–257.
115. Gautam AM, Pearson CI, Smilek DE, et al. A polyalanine peptide with only five native myelin basic protein residues induces autoimmune encephalomyelitis. *J Exp Med* 1992;176:605–609.
116. Valli A, Sette A, Kappos L, et al. Binding of myelin basic protein peptides to human histocompatibility leukocyte antigen class II molecules and their recognition by T cells from multiple sclerosis patients. *J Clin Invest* 1993;91:616–628.
117. Misaki Y, Yamamoto K, Yanagi K, et al. B cell epitope on the U1 snRNP-C autoantigen contains a sequence similar to that of the herpes simplex virus protein. *Eur J Immunol* 1993;23:1064–1071.
118. Tan EM, Stoughton RB. Ultraviolet light alteration of cellular deoxyribonucleic acid in vivo. *Proc Natl Acad Sci U S A* 1969;62: 708–714.
119. Yung RL, Richardson BC. Role of T cell DNA methylation in lupus syndromes. *Lupus* 1994;3:487–491.
120. Sanchez-Guerrero J, Schur PH, Sergent JS, Liang MH. Silicone breast implants and rheumatic disease. Clinical, immunologic, and epidemiologic studies. *Arthritis Rheum* 1994;37:158–168.
121. Cornacoff JB, Hebert LA, Smead WL, et al. Primate erythrocyte-immune complex-clearing mechanism. *J Clin Invest* 1983;71:236–247.
122. McKenzie SE. Humanized mouse models of FcR clearance in immune platelet disorders. *Blood Rev* 200216:3–5.
123. Landry M. Phagocyte function and cell-mediated immunity in systemic lupus erythematosus. *Arch Dermatol* 1977;113:147–154.
124. Lockwood CM, Worlledge S, Nicholas A, et al. Reversal of impaired splenic function in patients with nephritis or vasculitis (or both) by plasma exchange. *N Engl J M* 1979;300:524–530.
125. Parris TM, Kimberly RP, Inman RD, et al. Defective Fc receptor-mediated function of the mononuclear phagocyte system in lupus nephritis. *Ann Intern Med* 1982;97:526–532.
126. Kimberly RP, Parris TM, Inman RD, McDougal JS. Dynamics of mononuclear phagocyte system Fc receptor function in systemic lupus erythematosus. Relation to disease activity and circulating immune complexes. *Clin Exp Immunol* 1983;51:261–268.
127. Salmon JE, Kimberly RP, Gibofsky A, Fotino M. Defective mononuclear phagocyte function in systemic lupus erythematosus: dissociation of Fc receptor-ligand binding and internalization. *J Immunol* 1984;133:2525–2531.
128. Frank MM, Hamburger MI, Lawley TJ, et al. Defective reticuloendothelial system Fc-receptor function in systemic lupus erythematosus. I 1979;300:518–523.
129. Frank MM, Lawley TJ, Hamburger MI, Brown EJ. NIH Conference: immunoglobulin G Fc receptor-mediated clearance in autoimmune diseases. *Ann Intern Med* 1983;98:206–218.
130. Miyakawa Y, Yamada A, Kosaka K, et al. Defective immune-adherence (C3b) receptor on erythrocytes from patients with systemic lupus erythematosus. *Lancet* 1981;2:493–497.
131. Hooks JJ, Moutsopoulos HM, Geis SA, et al. Immune interferon in the circulation of patients with autoimmune disease. *N Engl J Med* 1979;301:5–8.
132. Bengtsson AA, Sturfelt G, Truedsson L, et al. Activation of type I interferon system in systemic lupus erythematosus correlates with disease activity but not with antiretroviral antibodies. *Lupus* 2000;9: 664–671.
133. Ronnblom L, Alm GV. An etiopathogenic role for the type I IFN system in SLE. *Trends Immunol* 2001;22:427–431.
134. Baechler EC, Batliwalla FM, Karypis G, et al. Interferon-inducible gene expression signature in peripheral blood cells of patients with severe lupus. *Proc Natl Acad Sci U S A* 2003;100:2610–2615.
135. Theofilopoulos AN, Lawson BR. Tumour necrosis factor and other cytokines in murine lupus. *Ann Rheum Dis* 1999;58(suppl 1):I49–I55.
136. Studnicka-Benke A, Steiner G, Petera P, Smolen JS. Tumour necrosis factor alpha and its soluble receptors parallel clinical disease and autoimmune activity in systemic lupus erythematosus. *Br J Rheumatol* 1996;35:1067–1074.

137. Kirou KA, Crow MK. New pieces to the SLE cytokine puzzle. *Clin Immunol* 1999;91:1–5.
138. Greenwood BM. Autoimmune disease and parasitic infections in Nigerians. *Lancet* 1968;2:380–382.
139. Kono DH, Balomenos D, Park MS, Theofilopoulos AN. Development of lupus in BXSB mice is independent of IL-4. *J Immunol* 2000;164:38–42.
140. Narumi S, Takeuchi T, Kobayashi Y, Konishi K. Serum levels of ifn-inducible Protein-10 relating to the activity of systemic lupus erythematosus. *Cytokine* 2000;12:1561–1565.
141. Theofilopoulos AN, Koundouris S, Kono DH, Lawson BR. The role of IFN-gamma in systemic lupus erythematosus: a challenge to the Th1/Th2 paradigm in autoimmunity. *Arthritis Res* 2001;3:136–141.
142. Winchester RJ, Fu SM, Wernet P, et al. Recognition by pregnancy serums of non-HL-A alloantigens selectively expressed on B lymphocytes. *J Exp Med* 1975;141:924.
143. Wernet P, Kunkel HG. Demonstration of specific T-lymphocyte membrane antigens associated with antibodies inhibiting the mixed leukocyte culture in man. *Transplant Proc* 1973;5:1875–1881.
144. Abramson S, Belmont HM, Hopkins P, et al. Complement activation and vascular injury in systemic lupus erythematosus. *J Rheumatol* 1987;14:43–46.
145. Agnello V, Winchester RJ, Kunkel HG. Precipitin reactions of the C1q component of complement with aggregated gamma-globulin and immune complexes in gel diffusion. *Immunology* 1970;19:909–919.
146. Deocharan B, Qing X, Beger E, Putterman C. Antigenic triggers and molecular targets for anti-double-stranded DNA antibodies. *Lupus* 2002;11:865–871.
147. Winfield JB, Koffler D, Kunkel HG. Specific concentration of polynucleotide immune complexes in the cryoprecipitates of patients with systemic lupus erythematosus. *J Clin Invest* 1975;56:563–570.
148. Agnello V, Koffler D, Kunkel HG. Immune complex systems in the nephritis of systemic lupus erythematosus. *Kidney Int* 1973;3:90–99.
149. Buyon JP, Swersky S, Parke A, et al. Complete congenital heart block: risk of occurrence and therapeutic approach to prevention. *J Rheumatol* 1988;15:1104–1108.
150. Buyon JP, Winchester RJ, Slade SG, et al. Identification of mothers at risk for congenital heart block and other neonatal lupus syndromes in their children. Comparison of enzyme-linked immunosorbent assay and immunoblot for measurement of anti-SS-A/Ro and anti-SS-B/La antibodies. *Arthritis Rheum* 1993;36:1263–1273.
151. Buyon JP, Ben-Chetrit E, Karp S, et al. Acquired congenital heart block. *J Clin Invest* 1989;84:627–634.
152. Miyagawa S, Yanagi K, Yoshioka A, et al. Neonatal lupus erythematosus: maternal IgG antibodies bind to a recombinant NH2-terminal fusion protein encoded by human alpha-fodrin cDNA. *J Invest Dermatol* 1998;111:1189–1192.
153. Buyon JP, Tseng CE, Di Donato F, et al. Cardiac expression of 52beta, an alternative transcript of the congenital heart block-associated 52-kd SS-A/Ro autoantigen, is maximal during fetal development. *Arthritis Rheum* 1997;40:655–660.
154. McArthur C, Wang Y, Veno P, et al. Intracellular trafficking and surface expression of SS-A (Ro), SS-B (La), poly(ADP-ribose) polymerase and alpha-fodrin autoantigens during apoptosis in human salivary gland cells induced by tumour necrosis factor-alpha. *Arch Oral Biol* 2002;47:443–448.
155. Kunkel HG. Mechanisms of renal injury in systemic lupus erythematosus. *Arthritis Rheum* 1966;9:725–727.
156. Koffler D, Agnello, V, et al. Systemic lupus erythematosus: prototype of immune complex nephritis in man. *J Exp Med* 1971;134(suppl): 169s.
157. Joselow SA, Mannik M. Localization of preformed, circulating immune complexes in murine skin. *J Invest Dermatol* 1984;82:335–340.
158. Dixon FJ. The role of antigen-antibody complexes in disease. *Harvey Lect* 1963;58:21.
159. Mannik M, Arend MP, Hall AP, Gilliland BC. Studies on antigen-antibody complexes. I. Elimination of soluble complexes from rabbit circulation. *J Exp Med* 1971;133:713–739.
160. Arend WP, Mannik,M. Studies on antigen-antibody complexes. II. Quantification of tissue uptake of soluble complexes in normal and complement-depleted rabbits. *J Immunol* 1971;107:63–75.
161. D' Agati VD. Renal disease in systemic lupus erythematosus, mixed connective tissue disease, Sjogren's syndrome and rheumatoid arthritis. In: Jennette JC, Olson JL, Schwartz MM, Silva FG, eds. *Heptinstall's pathology of the kidney*. Philadelphia: Lippincott-Raven Publishers, 1998:541–624.
162. Alexopoulos E, Seron D, Hartley RB, Cameron JS. Lupus nephritis: correlation of interstitial cells with glomerular function. *Kidney Int* 1990;37:100–109.
163. D'Agati VD, Appel GB, Estes, et al. Monoclonal antibody identification of infiltrating mononuclear leukocytes in lupus nephritis. *Kidney Int* 1986;30:573–581.
164. Yellin MJ, D'Agati V, Parkinson G, et al.. Immunohistologic analysis of renal CD40 and CD40L expression in lupus nephritis and other glomerulonephritides. *Arthritis Rheum* 1997;40:124–134.
165. Park MH, D'Agati V, Appel GB, Pirani CL. Tubulointerstitial disease in lupus nephritis: relationship to immune deposits, interstitial inflammation, glomerular changes, renal function, and prognosis. *Nephron* 1986;44:309–319.
166. Austin HAD, Muenz LR, Joyce KM, et al. Diffuse proliferative lupus nephritis: identification of specific pathologic features affecting renal outcome. *Kidney Int* 1984;25:689–695.
167. Hill GS, Delahousse M, Nochy D, et al. A new morphologic index for the evaluation of renal biopsies in lupus nephritis. *Kidney Int* 2000; 58:1160–1173.
168. Austin HA III, Boumpas DT, Vaughan EM, Balow JE. High-risk features of lupus nephritis: importance of race and clinical and histological factors in 166 patients. *Nephrol Dial Transplant* 1995;10:1620–1628.
169. Rovin BH, Schreiner GF. Cell-mediated immunity in glomerular disease. *Annu Rev Med* 1991;42:25–33.
170. Kashgarian M. Lupus nephritis: lessons from the path lab. *Kidney Int* 1994;45:928–938.
171. Ravetch JV, Clynes RA. Divergent roles for Fc receptors and complement in vivo. *Annu Rev Immunol* 1998;16:421–432.
172. Clynes, R, Maizes JS, Guinamard R, et al. Modulation of immune complex-induced inflammation in vivo by the coordinate expression of activation and inhibitory Fc receptors. *J Exp Med* 1999;189:179–185.
173. Park SY, Ueda S, Ohno H, et al. Resistance of Fc receptor- deficient mice to fatal glomerulonephritis. *J Clin Invest* 1998;102:1229–1238.
174. Matsumoto K, Watanabe N, Akikusa B, et al. Fc receptor-independent development of autoimmune glomerulonephritis in lupus-prone MRL/lpr mice. *Arthritis Rheum* 2003;48:486–494.
175. Peterson KS, Huang JF, Zhu J, et al. Molecular pathogenesis of lupus nephritis: from transcriptional profiles of laser-captured glomeruli. *J Clin Invest* 2003.
176. Cassese G, Lindenau S, de Boer B, et al. Inflamed kidneys of NZB/W mice are a major site for the homeostasis of plasma cells. *Eur J Immunol* 2001;31:2726–2732.
177. Lloyd CM, Minto AW, Dorf ME , et al. RANTES and monocyte chemoattractant protein-1 (MCP-1) play an important role in the inflammatory phase of crescentic nephritis, but only MCP-1 is involved in crescent formation and interstitial fibrosis. *J Exp Med* 1997;185:1371–1380.
178. Wada T, Yokoyama H, Su SB, et al. Monitoring urinary levels of monocyte chemotactic and activating factor reflects disease activity of lupus nephritis. *Kidney Int* 1996;49:761–767.
179. Massengill SF, Goodenow MM, Sleasman JAW. SLE nephritis is associated with an oligoclonal expansion of intrarenal T cells. *Am J Kidney Dis* 1998;31:418–426.
180. Hochberg MC. Systemic lupus erythematosus. *Rheum Dis Clin North Am* 1990;16:617–639.
181. Kelly JA, Moser KL, Harley JB. The genetics of systemic lupus erythematosus: putting the pieces together. *Genes Immun* 2002;3(suppl 1):S71–S85.
182. Olson JM, Song Y, Dudek DM, et al. A genome screen of systemic lupus erythematosus using affected-relative-pair linkage analysis with covariates demonstrates genetic heterogeneity. *Genes Immun* 2992; 3(suppl 1):S5–S12.
183. Gregersen PK. Discordance for autoimmunity in monozygotic twins. Are "identical" twins really identical? *Arthritis Rheum* 1993;36: 1185–1192.
184. Winchester R. Genetics of autoimmune diseases. *Curr Opin Immunol* 1989;1:199–204.
185. Shen HH, Winchester RJ. Susceptibility genetics of systemic lupus erythematosus. *Springer Semin Immunopathol* 1986;9:143–159.
186. Winchester RJ, Nunez-Roldan A. Some genetic aspects of systemic

lupus erythematosus. *Arthritis Rheum* 1982;25:833–837.
187. Winchester R. Genetic susceptibility to systemic lupus erythematosus. In: Lahita RG, ed. *Systemic lupus erythematosus.* New York: John Wiley and Sons, 1992.
188. Drake CG, Rozzo SJ, Hirschfeld HF, et al. Analysis of the New Zealand Black contribution to lupus-like renal disease. Multiple genes that operate in a threshold manner. *J Immunol* 1995;154: 2441–2447.
189. Vyse TJ, Todd JA. Genetic analysis of autoimmune disease. *Cell* 1996;85:311–318.
190. Wakeland EK, Liu K, Graham RR, Behrens TW. Delineating the genetic basis of systemic lupus erythematosus. *Immunity* 2001;15: 397–408.
191. Gibofsky A, Winchester RJ, Patarroyo M, et al. Disease associations of the Ia-like human alloantigens. Contrasting patterns in rheumatoid arthritis and systemic lupus erythematosus. *J Exp Med* 1978;148: 1728–1732.
192. Gibofsky A, Winchester R, Hansen J, et al. Contrasting patterns of newer histocompatibility determinants in patients with rheumatoid arthritis and systemic lupus erythematosus. *Arthritis Rheum* 1978;21: S134–S138.
193. Reinertsen JL, Klippel JH, Johnson AH, et al. B-lymphocyte alloantigens associated with systemic lupus erythematosus. *N Engl J Med* 1978;299:515.
194. Gladman DD, Terasaki PI, Park MS, et al. Increased frequency of HLA-DRW2 in SLE. *Lancet* 1979;ii:902.
195. Dawkins R, Leelayuwat C, Gaudieri S, et al. Genomics of the major histocompatibility complex: haplotypes, duplication, retroviruses and disease. *Immunol Rev* 1999;167:275–304.
196. Kawai T, Katoh K, Tani K, et al. HLA antigens in Japanese patients with central nervous system lupus. *Tissue Antigens* 1990;35: 45–46.
197. So AK, Fielder AH, Warner CA, et al. DNA polymorphism of major histocompatibility complex class II and class III genes in systemic lupus erythematosus. *Tissue Antigens* 1990;35:144–147.
198. Reveille JD, Anderson KL, Schrohenloher RE, et al. Restriction fragment length polymorphism analysis of HLA-DR, DQ, DP and C4 alleles in Caucasians with systemic lupus erythematosus. *J Rheumatol* 1991;18:14–18.
199. Dunckley H, Gatenby PA, Serjeantson SW. DNA typing of HLA-DR antigens in systemic lupus erythematosus. *Immunogenetics* 1986;24: 158–162.
200. Bettinotti MP, Hartung K, Deicher HR, et al. DR2 haplotypes (DRB1, DQI, DQB1) associated with systemic lupus erythematosus. *Immunogenetics* 1993;38:74–77.
201. Hartung K, Ehrfeld H, Lakomek HJ, et al. The genetic basis of Ro and La antibody formation in systemic lupus erythematosus. Results of a multicenter study. The SLE Study Group. *Rheumatol Int* 1992; 11:243–249.
202. Gaffney PM, Kearns GM, Shark KB, et al. A genome-wide search for susceptibility genes in human systemic lupus erythematosus sib-pair families. *Proc Natl Acad Sci U S A* 1998;95:14875–14879.
203. Graham RR, Ortmann WA, Langefeld CD, et al. Visualizing human leukocyte antigen class II risk haplotypes in human systemic lupus erythematosus. *Am J Hum Genet* 2002;71:543–553.
204. Campbell RD, Milner CM. MHC genes in autoimmunity. [Review]. *Curr Opin Immunol* 1993;5:887–893.
205. Wilson AG, de Vries N, Pociot F, et al. An allelic polymorphism within the human tumor necrosis factor alpha promoter region is strongly associated with HLA A1, B8, and DR3 alleles. *J Exp Med* 1993;177:557–560.
206. Hartung K, Baur MP, Coldewey R, et al. Major histocompatibility complex haplotypes and complement C4 alleles in systemic lupus erythematosus. Results of a multicenter study. *J Clin Invest* 1992;90: 1346–1351.
207. Arnett FC, Reveille JD. Genetics of systemic lupus erythematosus. *Rheum Dis Clin North Am* 1992;18:865–892.
208. Fu SM, Kunkel HG, Brussman HP, et al. Evidence for linkage between HL-A histocompatibility genes and those involved in the synthesis of the second component of complement. *J Exp Med* 1974; 140:1108.
209. Agnello V, Ruddy S, Winchester RJ, et al. Hereditary C2 deficiency in systemic lupus erythematosus and acquired complement abnormalities in an unusual SLE-related syndrome. *Birth Defects* (original article series) 1975;11:312–317.
210. Alarif LI, Ruppert GB, Wilson R Jr, Barth WF. HLA-DR antigens in Blacks with rheumatoid arthritis and systemic lupus erythematosus. *J Rheumatol* 1983;10:297–300.
211. Kachru RB, Sequeira W, Mittal KK, et al. A significant increase of HLA-DR3 and DR2 in systemic lupus erythematosus among blacks. *J Rheumatol* 1984;11:471–474.
212. Arnett FC, Bias WB, Reveille JD. Genetic studies in Sjogren's syndrome and systemic lupus erythematosus. *J Autoimmun* 1989;2:403–413.
213. Hochberg MC, Boyd RE, Ahearn JM, et al. Systemic lupus erythematosus: a review of clinico-laboratory features and immunogenetic markers in 150 patients with emphasis on demographic subsets. *Medicine* 1985;64:285–295.
214. Salmon JE, Millard S, Schachter LA, et al. Fc gamma RIIA alleles are heritable risk factors for lupus nephritis in African Americans. *J Clin Invest* 1996;97:1348–1354.
215. Karassa FB, Trikalinos TA, Ioannidis JP, et al. Role of the Fcgamma receptor IIa polymorphism in susceptibility to systemic lupus erythematosus and lupus nephritis: a meta-analysis. *Arthritis Rheum* 2002; 46:1563–1571.
216. Wu J, Edberg JC, Redecha PB, et al. A novel polymorphism of FcgammaRIIIa (CD16) alters receptor function and predisposes to autoimmune disease. *J Clin Invest* 1997;100:1059–1070.
217. Edberg JC, Langefeld CD, Wu J, et al. Genetic linkage and association of Fcgamma receptor IIIA (CD16A) on chromosome 1q23 with human systemic lupus erythematosus. *Arthritis Rheum* 2002;46: 2132–2140.
218. Bowness P, Davies KA, Norsworthy PJ, et al. Hereditary C1q deficiency and systemic lupus erythematosus. *QJM* 1994;87:455–464.
219. Wilson JG, Wong WW, Schur PH, Fearon DT. Mode of inheritance of decreased C3b receptors on erythrocytes of patients with systemic lupus erythematosus. *N Engl J Med* 1982;307:981–986.
220. Cornillet P, Gredy P, Pennaforte JL, et al. Increased frequency of the long (S) allotype of CR1 (the C3b/C4b receptor, CD35) in patients with systemic lupus erythematosus. *Clin Exp Immunol* 1992; 89:22–25.
221. Cohen JH, Caudwell V, Levi-Strauss M, et al. Genetic analysis of CR1 expression on erythrocytes of patients with systemic lupus erythematosus. *Arthritis Rheum* 1989;32:393–397.
222. Sullivan KE, Wooten C, Goldman D, Petri M. Mannose-binding protein genetic polymorphisms in black patients with systemic lupus erythematosus. *Arthritis Rheum* 1996;39:2046–2051.
223. Sullivan KE, Jawad AF, Piliero LM, et al. Analysis of polymorphisms affecting immune complex handling in systemic lupus erythematosus. *Rheumatology* 2003;42:446–452.
224. Garchon HJ. Non-MHC-linked genes in autoimmune diseases. *Curr Opin Immunol* 1992;4:716–722.
225. Gray-McGuire C, Moser KL, Gaffney PM, et al. Genome scan of human systemic lupus erythematosus by regression modeling: evidence of linkage and epistasis at 4p16–15.2. *Am J Hum Genet* 2000; 67:1460–1469.
226. Gaffney PM, Ortmann WA, Selby SA, et al. Genome screening in human systemic lupus erythematosus: results from a second Minnesota cohort and combined analyses of 187 sib-pair families. *Am J Hum Genet* 2000;66:547–556.
227. Shai R, Quismorio FP Jr, Li L, et al. Genome-wide screen for systemic lupus erythematosus susceptibility genes in multiplex families. *Hum Mol Genet* 1999;8:639–644.
228. Lindqvist AK, Steinsson K, Johanneson B, et al. A susceptibility locus for human systemic lupus erythematosus (hSLE1) on chromosome 2q. *J Autoimmun* 2000;14:169–178.
229. Tsao BP, Cantor RM, Grossman JM, et al. Linkage and interaction of loci on 1q23 and 16q12 may contribute to susceptibility to systemic lupus erythematosus. *Arthritis Rheum* 2002;46:2928–2936.
230. Tsao BP, Cantor RM, Kalunian KC, et al. Evidence for linkage of a candidate chromosome 1 region to human systemic lupus erythematosus. *J Clin Invest* 1997;99:725–731.
231. Graham RR, Langefeld CD, Gaffney PM, et al. Genetic linkage and transmission disequilibrium of marker haplotypes at chromosome 1q41 in human systemic lupus erythematosus. [Comment]. *Arthritis Res* 2001;3:299–305.
232. Pascual M, Lopez-Nevot MA, Caliz R, et al. A poly(ADP-ribose)

polymerase haplotype spanning the promoter region confers susceptibility to rheumatoid arthritis. *Arthritis Rheum* 2003;48:638–641.

233. Sobel ES, Satoh M, Chen Y, et al. The major murine systemic lupus erythematosus susceptibility locus sle1 results in abnormal functions of both B and T cells. *J Immunol* 2002;169:2694–2700.
234. Prokunina L, Castillejo-Lopez C, Oberg F, et al. A regulatory polymorphism in PDCD1 is associated with susceptibility to systemic lupus erythematosus in humans. *Nat Genet* 2002;32:666–669.
235. Kaisho T, Ishikawa J, Oritani K, et al. BST-1, a surface molecule of bone marrow stromal cell lines that facilitates pre-B-cell growth. *Proc Natl Acad Sci U S A* 1994;91:5325–5329.
236. Ogura Y, Bonen DK, Inohara N, et al. A frameshift mutation in NOD2 associated with susceptibility to Crohn's disease. *Nature* 2001;411:603–606.
237. Girardin SE, Boneca IG, Viala J, et al. Nod2 is a general sensor of peptidoglycan through muramyl dipeptide (MDP) detection. J Biol Chem 2003;278:8869–8872.

第73章

系统性红斑狼疮(SLE)的治疗

David Wofsy

治疗慢性疾病的技巧是在治疗的有利方面及不良反应之间获得平衡。由于SLE患者在疾病的本质和严重度上存在着巨大的差异，治疗SLE所带来的挑战很多，也很难使每个患者在治疗上达到这种平衡。面对这种困境，患者和医生必须认识到选择治疗决策上的3个关键因素的重要性。第一，预期要达到什么样的治疗效果，即治疗后的结果如何？第二，治疗的危险度是多少？这个问题的答案在不同的个体中存在差异，甚至对相同的治疗的患者也不同。例如，环磷酰胺产生不孕的危险性在年轻的新婚妇女与其祖母之间存在差异。第三，当前的治疗开始后疾病的状况有何改变？由于疾病具有自发缓解和再次复发的特征，密切监护疾病的活动是确保先前治疗是否有效的关键。

一、治疗的基本原则

美国食品与药品管理局(FDA)仅明确认可3种药品治疗SLE：糖皮质激素（治疗SLE加重或维持的病例），羟氯喹(治疗盘状狼疮和SLE)，阿司匹林(治疗SLE相关的关节炎和胸膜炎)。因此，判断治疗效果通常要考虑到对治疗研究的不充分和(或)不理解，在这种情况下，公认的基本原则和标准是至关重要的（表73.1)。大多数SLE患者必须休息，这是几乎所有治疗方案的基础。医生应对患者进行关于疾病本身以及疾病治疗的教育，其中对慢性疾病患者心理社会方面的关注也十分重要，避免阳光和使用遮光剂是整体治疗中的一部分。SLE患者的皮肤与黏膜病变常首选药物治疗，使用局部皮质类固醇制剂、注射皮质类固醇激素和口服羟氯喹。骨骼肌症状的治疗首选羟氯喹，通常与非类固醇抗炎药和(或)小剂量皮质激素联合应用。皮质激素和非类固醇抗炎药也是胸膜炎和其他形式浆膜炎的一线治疗药物。目前对于控制症状失败的病例或给予大剂量皮质激素和(或)细胞毒素药物而危及生命的病例，暂时仍没有做出采取更大剂量治疗的方案。

表73.1　治疗标准

指导原则：全部患者
休息
患者的教育
社会和心理的支持
避免阳光/遮光剂
密切监护以发现新的或者进展的问题
持续评估治疗风险和益处的比率
与医学治疗相关的攻击性疗法所带来的问题(例如高血压、感染、高脂血症)
皮肤病变
局部/注射糖皮质激素
抗疟药(通常是羟氯喹)
顽固性病例，考虑免疫抑制剂(例如硫唑嘌呤、霉酚酸酯)
关节炎 / 胸膜炎 / 相关症状
NSAID
抗疟药(通常是羟氯喹)
中小剂量皮质激素
严重病例，考虑节制激素制剂(例如甲氨蝶呤、硫唑嘌呤)
危及生命的病变
大剂量皮质激素
细胞毒素制剂
特殊病变应用特殊疗法(例如抗磷脂综合征应用抗凝剂)

除了以上描述的狼疮具体的治疗方法，对于SLE患者仔细全面的医疗保健是非常重要的。包括(这仅是其中一部分）保护性的接种牛痘、冲激治疗肾性高血压、预防性的治疗激素引起的骨质疏松、延缓动脉粥样硬化和对抗免疫抑制引起的感染性并发症。

(一)轻中度病例

很少遇到SLE患者症状表现轻微,实际上就治疗而言,将SLE患者分为2类并非没有道理。近一半的狼疮患者在疾病过程中某些重要生命器官受累，另一半则不会,毫无疑问这种区别决定了治疗的主要方向。本文所涉及的仅限于有皮肤、肌肉骨骼及全身症状,可以认为是疾病处于轻度至中度末期的患者。

1.皮肤表现

(1)遮光剂

光过敏是SLE患者普遍的特征,大约有75%的患者有此症状。狼疮患者大多数对于B型紫外线(UVB)产生光过敏,但是也有的患者对A型紫外线(UVA)产生光过敏。应用玻璃可防护B型紫外线,但仅能防护部分A型紫外线,因此在室内或驾车时一些患者仍需保护。罕见的情况是在一个有防护的环境中，荧光灯的B型紫外线也可引起光过敏。

防护紫外线需要多种方法,包括防护服、彩色玻璃和遮光剂[4]。遮光剂产品的遮光强度可用光防护因子(SPF）表示,SPF是在B型紫外线下应用遮光剂产生红斑的时间与无遮光剂产生相同红斑时间的比值。一般情况下，建议SLE患者用SPF值为30或以上的遮光剂,在接触日光前30~60分钟使用,每隔4~6小时再使用一次。但是必须注意个体差异,有些患者应用SPF值为15的遮光剂可能就可以得到充分防护，而另外一些特别敏感的患者需要使用SPF值超过30的遮光剂。强度是个复杂的因素,因为随紫外线强度的增高,紫外线的辐射会更高。

(2)局部应用皮质类固醇激素

局部和(或)全身应用皮质类固醇激素是治疗狼疮皮肤表现的二线药物。局部应用皮质类固醇激素与全身应用皮质类固醇激素治疗的基本原理相同。也就是说,应用最安全和最小剂量可有效,而冲刺性的治疗将增加风险(表73.2)。所以,可首先试用低效力、非氟化的制剂(如氢化可的松),因为它们可能对皮肤的损害最小,这对于治疗面部损害尤其重要。当躯干、四肢或者头皮也有相应的症状时，通常应用中等效力的氟化制剂(如曲安奈德)。对于严重病例,顽固性皮损需要用高效力氟化制剂(如二丙酸倍他米松)。治疗这些病例应限于2周之内,然后减量维持疗效,以避免皮肤萎缩、色素减退和毛细血管扩张。

(3)抗疟药

尽管应用日光防护和局部皮质类固醇激素治疗,但对大多数狼疮患者的皮肤表现需要加用抗疟药治疗。抗疟药治疗狼疮患者皮肤表现可以追溯到1894年,这是首个报道的应用奎宁治疗有效的病例，但在二战期间抗疟药一直由军人管理，没有认识到它在治疗狼疮方面的作用。抗疟药治疗狼疮的机制不是十分清楚,但它有多种作用。例如,抗疟药沉积在皮肤可以吸收紫外线[9-11];抗疟药也可以抑制抗原递呈[12],减少致炎因子的产生[13-15],抑制前列腺素[16],抑制天然杀伤细胞的活性[17]和阻碍过氧化物的释放[18]。这些作用如果确实存在,哪一种直接对于SLE的疗效起作用仍有待确定。

羟氯喹是最常用的抗疟药，因为它在这类药物中最安全,是治疗SLE皮肤黏膜和关节表现的基本药物,其起效作用缓慢，通常3~6个月起效。对羟氯喹治疗SLE可靠功效的认识，主要来源于加拿大羟氯喹研究小组[19]。在他们的研究中,将服用羟氯喹的SLE患者随机分成中断给药和持续给药两组。根据事先规定的研究标准,发现中断给药6个月的患者(73%)比持续给药的患者(36%)病情有显著恶化,而且中断给药的患者出现了全身、皮肤和关节的症状,并且症状严重的患者出现了生命器官的变化,包括肾炎、横贯性脊髓炎和血管炎。大量对照和非对照的羟氯喹和其他抗疟药的研究资料均支持此类药物的功效[5,20,21]。

SLE患者羟氯喹的用量通常是400 mg/d,可以有良好的耐受。患者常担心药物可能出现的眼毒性,但在谨慎的监控下这种并发症很少发生,并且可以预防。眼部

表 73.2 局部应用糖皮质激素

非氟化激素(低效)	
	氢化可的松(1.0%~2.5%)
	丙缩羟强龙(0.05%)
氟化激素(中效)	
	曲安奈德(0.025%~0.1%)
	戊酸倍他米松(0.1%)
氟化激素(高效)	
	二丙酸倍他米松(0.05%)
	丙酸氯倍他索(0.05%)
	丙酮缩曲安西龙(0.5%)

毒性的两种形式都与药物在眼部的沉积有关，一些患者羟氯喹(和相关的一系列抗疟药)沉积在角膜，引起视力模糊、畏光和视力晕轮，应用氯喹治疗的患者常发生这些并发症，但应用羟氯喹的患者发生率极低[22,23]。一般在治疗的早期出现角膜沉积，持续治疗的过程中可以消退，尤其是在减少药物剂量情况下。

羟氯喹和氯喹的视网膜沉积是更值得注意的潜在并发症。药物可以和色素上皮层结合，在视力有明显改变之前可以在黄斑区发现变化，因此必须进行常规的眼科检查包括视网膜外周区域的检查(留作原始记录，并且至少每年1次)，以便在视力受到影响之前发现。幸运的是，应用羟氯喹出现视网膜异常的病例非常少，至少一部分原因是目前部分患者羟氯喹的用药剂量，比报道的首例应用羟氯喹出现并发症患者的用药剂量要小。据美国食品与药品管理局报道，在1960~1990年羟氯喹引起的视网膜毒性病例仅20例，其中15例患者是超过当前推荐用药剂量引起的[24]。

羟氯喹最常见的并发症是胃肠道功能紊乱，也可出现皮疹和头痛，但最大的问题是治疗的并发症可能与SLE的表现相混淆，如羟氯喹偶尔可引起脱发以及罕见的脑神经麻痹、精神病或癫痫发作。因此，当患者应用羟氯喹出现精神症状或脱发时，可以小心地中断治疗，并可用此作为实验性诊断评价。

孕期应用抗疟药需要特别注意。一例妇女应用氯喹治疗盘状狼疮导致胎儿病变的典型个案报道，引起人们对抗疟药的相当关注[25]。几年来，该妇女怀孕7次，其中有4次正在使用氯喹，3次未使用。在未应用氯喹的3次妊娠后产出的胎儿均健康；相反，在使用氯喹的4次妊娠结果均不好：一个孩子死于Wilms肿瘤，两个孩子有耳聋和其他的神经缺陷，还有一个胎儿死于自发流产。尽管这只是个单独的病例，但多年来，因为这一病例而不断有关于可能为胎儿眼部并发症的相关报道。有1例报道是母亲为了预防疟疾用药，而导致出生的2个孩子发生视网膜变性[26]。这例报道与在小鼠上的研究一致，氯喹通过胎盘沉积在胎鼠的眼内[27]。但是这些病例与非常大量的抗疟药使用经验(包括怀孕妇女预防疟疾应用抗疟药胎儿无眼部并发症)相抵触[28]。最近报道及文献回顾显示，SLE女性患者在怀孕期间应用抗疟药是安全的[29]，同时风湿病专家认为，在该文献里指出的放弃一个治疗狼疮有效药物，远比孕期继续使用羟氯喹对胎儿的危险大得多。因此，关于这个问题要与患者详细地讨论，最后的决定权在患者的手中。

SLE的治疗与其他疾病的治疗一样，不是所有的病例羟氯喹均有效。因此，当遇到这种情况时需改变治疗方法，可先试用另一种抗疟药氯喹(250~500 mg/d)或者喹纳克林(100 mg/d)。有时患者的皮肤症状对一种抗疟药无效而对另一种抗疟药则有效，或者可以联合2种抗疟药。因此，通常对用羟氯喹无效的患者使用氯喹，也可单独使用喹纳克林或者与羟氯喹或氯喹联合使用。喹纳克林与氯喹和(或)羟氯喹联合应用具有协同作用[30-32]，但它不会引起视网膜毒性。

(4)***其他治疗方法***

已知有几种方法可以对耐抗疟药的有严重皮肤表现的狼疮患者进行治疗。这种情况下氨苯砜(50~150 mg/d)可能有效[5,33]，但这种药物有潜在的严重毒性，特别是包括溶血性贫血，因此用药要有一定的限制。类似的药物，如沙利度胺(100~400 mg/d)，对于严重的皮肤狼疮患者有效[34]，但有潜在的致畸性和出现多发性神经病变，也要限制使用；阿维A酯(25 mg/d)对于有些耐抗疟药的病例有效[35]。

2.骨骼肌肉的表现

大多数SLE患者有肌痛、关节痛和(或)关节炎。通常情况下，首先应用非类固醇抗炎药物(NSAID)进行对症治疗。对不同NSAID治疗SLE的疗效没有比较研究。实际上用NSAID治疗SLE有效性也很少研究[36]。因此，NSAID治疗SLE有3个普遍的原则。首先，不能说哪种NSAID比另一种更有效，因此要试用几种NSAID以找到对于该患者最有效的药物；第二，对于有胃肠出血的患者应首选具有选择性环氧化酶2抑制剂；第三，严格监视药物的副作用，辨别是药物的不良反应还是疾病的表现。

NSAID的不良反应容易与SLE的表现相混淆，因为它可以有假性活动性狼疮的表现。NSAID可通过抑制前列腺素的合成损害肾功能，可能没有马上想到狼疮性肾炎患者的肾功能损害会是药物的副作用引起的。在少数病例，NSAID可引起膜性肾炎或者急性间质性肾炎，这两种情况都容易被错误地解释成SLE的表现。NSAID可以引起与SLE相同的中枢神经系统的症状，如头痛和抑郁症。NSAID诱导的无菌性脑膜炎更普遍的存在于SLE的患者[37]。同样，NSAID可以使SLE患者肝毒性的风险性增加，特别是阿司匹林的药物反应[38,39]。需严密监视这些NSAID治疗的所有可能并发症，也要始终考虑药物可能产生的副作用。

NSAID对于SLE骨骼肌肉的表现有效，但有效的程度不同及症状缓解不充分。对这些病例，羟氯喹会有所帮助[19,20]，也可试用轻度镇痛药，如对乙酰氨基酚。在许多病例，中等剂量的泼尼松（例如5~10 mg/d）可以很好地减轻症状。当这些方法未能明显控制滑膜炎时，采用甲氨蝶呤的治疗方案越来越普遍，这些治疗方案在此之前已用于治疗类风湿性关节炎[40,41]。

3.疲乏与纤维肌痛

全身症状，包括疲乏和纤维肌痛样症状，是治疗的特殊挑战[42]。大多数成功的对策是采用多种方法而不是首先依靠药理学的干预。充足的休息是所有狼疮患者治疗的根本，结合患者所有临床症状，适当增加常规体育锻炼。患者通常会问到饮食在减轻或加重症状中所起的作用，但是迄今特别的食谱并没有显示出差异。大多数疲乏与纤维肌痛症治疗成功的病例几乎都与充足的休息、社会强有力的支持以及有效地对患者进行关于疾病的本质和预后教育分不开。在这种背景下，慎重使用NSAID、抗疟药和皮质激素治疗可以有效。

4.浆膜炎

浆膜炎是SLE常见的表现，胸膜炎是最常见的形式。狼疮胸膜炎治疗原则没有对照研究，但通常是首先应用NSAID，无效的患者进行皮质激素治疗。在许多病例中，小量至中等剂量泼尼松有效（10~20 mg/d），但有时需要大剂量。其他形式的浆膜炎，如心包炎和腹膜炎，几乎都需要皮质激素治疗。

（二）严重病例

当SLE出现生命器官病变，例如肾脏、心脏、肺脏、血液系统和神经功能病变时，首选皮质激素治疗，无论应用多少剂量都需以控制疾病的活动与保护生命为目的。在考虑使用大剂量皮质激素时，不可能依赖通过与安慰剂对照实验来验证疗效，而只能依赖于在皮质激素发现后不久进行的研究[43]和几代的临床观察作为参照。

对于严重的狼疮表现，可口服泼尼松至1 mg/(kg·d)。如果每日1次，治疗效果不满意，可以通过每日分次给药来提高疗效。一些专家建议开始治疗时应用静脉内注射甲泼尼龙（1~2 g/d，持续3天）[44,45]，这种治疗方法几乎没有增加风险，但也没有获得决定性的效果。无论激素采取何种精确的用量，大剂量激素疗法通常会带来喜忧参半的结果。因此，不可避免地会提出需要多大剂量泼尼松来维持治疗的有效性的问题。解决这个问题是在不断小心尝试用药剂量的过程中获得的，需将药物的剂量调整到既能够维持药物治疗的效果，还能不引起不可接受的副作用或长期的风险，才是治疗的最佳效果。如果这种效果不能够达到，则必须考虑下面所描述的狼疮肾炎的其他药物。

1.增生性狼疮性肾炎

当前美国对于增生性狼疮性肾炎实行的治疗标准，是由1969~1984年美国国立卫生研究院领导的一项划时代的研究建立的[46]。研究主要集中在一个中心问题：在皮质类固醇激素治疗时增加细胞毒素类药物，能否改善对于狼疮性肾炎的治疗效果？有4种附加疗法与单独应用泼尼松相比较。4种附加疗法包括：泼尼松加口服大剂量硫唑嘌呤［直至4 mg/(kg·d)］；泼尼松加口服大剂量环磷酰胺［直至4 mg/(kg·d)］及硫唑嘌呤；泼尼松加环磷酰胺减量至最小毒性［1 mg/(kg·d)］；以及泼尼松加环磷酰胺静脉注射（0.5~1.0 g/m^2，每3个月）（环磷酰胺冲击）。在这些实验组间相比较，泼尼松加环磷酰胺治疗组效果最好，且明显的比单独应用泼尼松效果好。鉴于这项试验结果，随后10年便选择环磷酰胺冲击治疗狼疮性肾炎。但是一个重要的提示是，在研究中所有的治疗组样本容量相对比较小（18~28例），环磷酰胺冲击疗法与其他细胞毒素疗法相比较的差别无统计学意义。因此，尽管环磷酰胺冲击疗法较其他疗法更有效，但仍存在大量的问题，例如如何最好地应用环磷酰胺，以及下面所描述的各种可能的药物在效益和风险比例上如何达到平衡等。

（1）**环磷酰胺：冲击疗法**

作为治疗狼疮性肾炎最有效的方法，环磷酰胺冲击疗法刚刚被广泛接受时，在最初治疗的前6个月，每个月进行冲击而不是每季度进行冲击，已经成为常规疗法[47]。此后不久，一项对照性的试验证实，经过前6个月的诱导期后，再维持每季度进行冲击治疗18个月，可取得较好的效果[48]。因此，当前的治疗标准如表73.3所示。根据这个标准，狼疮性肾炎开始应用大剂量皮质激素达到最好的效果，此后每月进行环磷酰胺冲击0.5~1.0 g/m^2（体表面积），在治疗10~14天后根据白细胞计数不低于3 000/mm^{3}来确定最终的剂量。经过6个月的冲击疗法，如果症状改善明显，将环磷酰胺的治疗周期由每月改为每季度。

尽管建立了“标准疗法”，但环磷酰胺治疗狼疮肾炎不应该按标准一成不变地使用。相反，针对应用环磷酰胺治疗SLE的每个患者，需要不断地监测和重新评估以确定疗效和风险。利弊比率方面，使用环磷酰胺疗法就因为其可使用时间长，而非其他因素。因此，治疗一旦开始就是一个需要不断调整的动态过程，必须根

表 73.3　细胞毒素治疗的常规用法

静脉注射环磷酰胺(“冲击疗法”)

剂量：0.5~1.0 g/m² (体表面积)(剂量标准根据白细胞计数的最低值约 3 000/mm³)

周期：每月冲击 1 次，维持 6 个月，然后再按每季度进行治疗 18 个月

注释：治疗期间总要受到对治疗效果和药物的不良反应的情况所影响。有时在为了控制疾病和减少药物不良反应的可能性的初始治疗后，在6~24个月的治疗中可用硫唑嘌呤替换环磷酰胺冲击

口服环磷酰胺

剂量：1~3 mg/(kg·d)[通常开始剂量为 2.5 mg/(kg·d)]

周期：治疗持续至希望的效果，或治疗失败，或最大容许毒性

注释：由于口服环磷酰胺的风险，一旦达到希望的疗效即可替换为其他的药物维持(见下文)

硫唑嘌呤

剂量：1~3 mg/(kg·d)[通常开始剂量：2.0~2.5 mg/(kg·d)]

周期：如果有效且可以耐受，在尝试减量之前可持续治疗6~12个月

注释：通常作为节制激素制剂或环磷酰胺治疗(如上)后维持疗法的药物，极少作为危及生命疾病的一线治疗药物

霉酚酸酯

剂量：口服 1~2 g，b.i.d.(通常开始的剂量是0.5 g，b.i.d.连续服2周，如果红细胞计数允许，随后改为1 g，b.i.d.)

周期：如果有效及有良好的耐受性，可以继续作为维持疗法的药物

注释：通常作为节制激素制剂，可能对狼疮肾炎的治疗有作用[75]，但资料不充分，尚不能作为有危及生命表现的疾病的一线治疗药物

据临床上所反映的征象判定出是环磷酰胺当前的还是长期的风险。在大剂量应用皮质激素的患者身上常发生严重感染，这比减少皮质激素用量、同时应用环磷酰胺而发生严重感染更常见[46]。但威胁生命的机会性感染可不时发生在环磷酰胺治疗的患者身上，特别是当白细胞计数达到最低点的时候[49]。带状疱疹是应用环磷酰胺治疗最常见的并发症，约有1/3的患者可发生此并发症[46]。一些研究报道，50%的治疗患者有性功能障碍[46,50-52]，这是首先会对育龄妇女产生明显破坏性的并发症。口服环磷酰胺发生严重的硬化性膀胱炎的概率要大于静脉给药，但仍需要严密观察使危险减到最小(见以下讨论)[46]。最后，应用细胞毒素类药物最严重的并发症是恶性肿瘤。美国国立研究所的研究发现，恶性肿瘤常见于口服大剂量硫唑嘌呤或环磷酰胺的患者，较少见于环磷酰胺冲击疗法的患者[46]。然而大量的病例报道强调，冲击疗法不能排除这种风险[53,54]。

文献没有提供冲击疗法的成功率，有些是因为在不同的研究中所确定的有效率不同。例如，一些研究确定以防止进行性肾衰竭为治疗成功的标准，而其他一些研究则以部分或完全缓解症状为标准。最近的研究明确了缓解的标准需符合下面标准中至少2条（各1个月)：①非活动性尿沉淀，②非肾病性蛋白尿，③蛋白尿程度至少减少30%，④肌酐清除率稳定或改善。根据以上标准，应用环磷酰胺冲击治疗6个月缓解率33%，12个月58%，24个月78%[55]。

鉴于冲击疗法的成功率不理想以及严重的毒性反应，研究者正在寻找最佳疗效和最小危险的方法。这些策略包括改进环磷酰胺的应用方法以提高治疗的效果，和(或)减少冲击疗法药物剂量和治疗周期。其他一些策略包括辅助治疗，防止副作用的发生。这些策略将在下文进行概述。

(2)环磷酰胺：替代疗法

在美国，冲击疗法已经大部分取代了口服环磷酰胺，主要是基于该方法可以明显减少膀胱炎和继发恶变的发生率[46]。近年来，几种常规冲击疗法的替代疗法已经备受重视，力求减少环磷酰胺的剂量而不降低疗效。欧洲的一个研究小组对低剂量的静脉注射环磷酰胺疗法与常规的冲击疗法做了比较[56]。在他们的研究中，将增生性狼疮性肾炎的患者随机分为环磷酰胺大剂量静脉治疗组(标准的每月冲击持续6个月，接2个季度的冲击）和低剂量环磷酰胺静脉治疗组（每2周500 mg，持续3个月)，这2个组在环磷酰胺治疗后都使用硫唑嘌呤维持治疗。在以后近4年的随访中，至少对肾脏而言，低剂量组与大剂量组效果一样，大剂量组发生严重感染是低剂量组的2倍，但两者之间没有统计学意义。因此，这项研究结果提示了有减少冲击疗法强度的可能性，可以减少用药风险而不减低疗效。

当一些研究者在寻找减少环磷酰胺治疗强度的方法的时候，另一些研究者则探寻更强烈的方法是否会产生更好的效果。这些方法在有或没有干细胞救援的情况下，应用非常大剂量的(“免疫阻断”)环磷酰胺治疗[50 mg/(kg·d)，持续4天]。这些实验的早期报道提供了谨慎而乐观的基础[57,58]，但断定这些方法是否利大于弊还为时过早。

美国国立研究所的研究人员尝试一项提高冲击疗法效果的方法，应用环磷酰胺冲击治疗联合每月泼尼松冲击疗法(1 g/m²)[59,60]，对照组则接受单独的环磷酰

胺或甲泼尼龙冲击治疗。这项研究证实单独的环磷酰胺冲击治疗优于单独的泼尼松冲击疗法，但没有明确回答联合疗法是否优于单独环磷酰胺冲击疗法。特别是在完成的课题中，联合治疗组患者血清肌酐可能双倍减少，而在治疗分析中没能反映出其优势。因此，甲泼尼龙冲击疗法能否增进疗效仍不能确定。

(3)环磷酰胺：预防措施

尽管不能完全避免环磷酰胺冲击疗法的风险，但人们可以减少风险。为此，几种附加的治疗成为环磷酰胺整体治疗的一部分(表73.4)。美司钠(每1 mg环磷酰胺静脉注射1 mg美司钠) 常规用于阻止环磷酰胺代谢产物所带来的膀胱毒性。此药通常分次注射，一半剂量在冲击治疗前注射，另一半在冲击治疗2小时后注射。对抗药物引起的不育症也是一个重要的问题，男性在治疗前通常先预存精子冷冻，女性通常在环磷酰胺治疗期间应用亮丙瑞林保护卵巢（每次环磷酰胺冲击治疗前应用亮丙瑞林3.75 mg，持续2周）[61]。通常预防卡氏肺包子虫病采用复方磺胺甲唑(TMP-SMX)[62,63]，如果患者对其有副反应可使用氨苯砜。

(4)硫唑嘌呤

通常认为烷化剂(诸如环磷酰胺)是治疗SLE最有效的细胞毒素药物[45,46]，但由于嘌呤类似物，例如硫唑嘌呤，能够起到辅助治疗作用而且毒性作用更少，也常在治疗中考虑应用(见表73.3)[46,64]。由于狼疮性肾炎患者具有较高的危险性，硫唑嘌呤通常作为环磷酰胺诱导治疗后的维持治疗药物[56]。但是，在一些轻症病例和由于特殊的原因强制避免环磷酰胺用药的患者，硫唑嘌呤和泼尼松联合应用可以作为一线治疗药物[65]。即

表 73.4 环磷酰胺冲击疗法治疗期间的预防措施

美司钠	
目的：	抵抗膀胱毒性
剂量：	每1 mg环磷酰胺静脉注射1mg美司钠，分2次注射(冲击治疗前注射一半，冲击治疗后2小时注射另一半)
亮丙瑞林	
目的：	保护卵巢(仅限女性)
剂量：	3.75 mg，冲击治疗前2周
复方磺胺甲唑(或戊氧苯咪)	
目的：	预防卡氏肺包子虫病
剂量：	复方磺胺甲唑（双倍剂量片剂，1片/3天，1周）或者氨苯砜(50~100 mg/d)

便患者没有狼疮性肾炎，也可以认为硫唑嘌呤是治疗SLE激素节制疗法的替代药物，但是没有确凿的证据可以证明加用硫唑嘌呤可以减少泼尼松的用量。

尽管硫唑嘌呤较环磷酰胺更安全，但硫唑嘌呤也不是完全没有毒性作用，胃肠道的不良反应和骨髓抑制是最常见的问题，有些患者也可见到肝毒性，这些并发症在改变药物剂量和停药后是可逆的。硫唑嘌呤更严重的并发症是诱发恶性肿瘤，特别是恶性淋巴瘤[46,66-68]。因此，尽管硫唑嘌呤较环磷酰胺更安全、更方便，但也不可以随意应用硫唑嘌呤进行治疗。

(5)霉酚酸酯

近年来，罗氏药厂的霉酚酸酯(骁悉)在治疗中度狼疮(包括狼疮性肾炎)中得到广泛应用(表73.3)。霉酚酸酯是麦考酚酸(MPA)的前体药物，它是肌苷一磷酸脱氢酶的可逆性抑制剂。通过这种作用，霉酚酸酯抑制鸟嘌呤核苷酸的合成，进而抑制T淋巴细胞和B淋巴细胞的增殖[69]。

霉酚酸酯最初用于预防同种异体物排斥反应[70,71,72]，现已成为狼疮患者主要的治疗选择，因为它比环磷酰胺更安全可靠，对移植受体的效果比硫唑嘌呤更好[72]。尽管霉酚酸酯有明显的优点，以及有一些非对照性试验关于狼疮治疗的报道[73,74]，但应用霉酚酸酯治疗狼疮仍需谨慎决定。迄今为止，仅有一项相关的小型对照试验[75]。在试验中，42例弥漫增生性狼疮性肾炎的患者，被随机分成泼尼松加霉酚酸酯治疗12个月组和先口服环磷酰胺6个月后应用硫唑嘌呤治疗6个月组。12个月后两组进行比较，霉酚酸酯治疗组的副作用少于另一个组。试验的最初结果表明，霉酚酸酯在治疗狼疮性肾炎中优于环磷酰胺，但试验缺少一个环磷酰胺冲击治疗组的比较。此外，经过随访在霉酚酸酯治疗组中患者出现较高的复发率。当前正在进行大量的多中心实验用以证明霉酚酸酯在治疗狼疮性肾炎中的作用。与此同时，在无对照性试验的情况下，凭经验使用霉酚酸酯于各种中度狼疮性肾炎，使其成为类固醇激素节制作用和(或)硫唑嘌呤的替代药物的希望不断增加。

(6)环孢霉素A

曾经很受重视的环孢霉素A对于增生性狼疮性肾炎治疗的效果并不令人满意，在一些研究中仅有少量的治疗有效的报道[76]。由于环孢霉素A受限于剂量所引起的副作用，包括高血压和肾功能损坏，因此仅能在其他治疗失败的病例中应用。

(7)血浆取出法

因为SLE的发病机制主要是自身抗体，所以长期

以来认为血浆取出法通过清除体内的自身抗体和免疫复合物对疾病治疗起作用。不幸的是,临床试验效果不理想[77]。目前SLE患者进行血浆取出有明确的适应证,包括罕见的血栓形成血小板减少性紫癜和弥漫性泡状出血[78]。

2.膜性狼疮性肾炎

膜性狼疮性肾炎的治疗是特殊的挑战。膜性狼疮性肾炎较增生性狼疮性肾炎的预后更好，但对于治疗不敏感[79,80]。因此,膜性狼疮性肾炎的利弊比率与增生性狼疮性肾炎不同。几种治疗方法已经通过检测,其他方法目前正在研究之中。一个小型回顾性研究建议,每月皮质激素与对苯丁酸氮芥交替使用比单独应用皮质激素效果更好[81]。其他一些研究也提倡应用泼尼松联合口服环磷酰胺[82]或环孢霉素A[83]。迄今为止最大规模的对照性试验仍在进行中[84],该试验把隔日单独应用泼尼松，与泼尼松隔月交替联合应用环磷酰胺或环孢霉素A的治疗效果做了比较。初步结果表明,无论是联合应用环磷酰胺还是环孢霉素A，都要比单独应用泼尼松缓解症状明显,但环磷酰胺比环孢霉素A作用更持久。如果这些发现能被研究所证实,那么泼尼松联合环磷酰胺可以作为膜性狼疮性肾炎治疗方法的选择。

3.狼疮的神经精神疾病

狼疮的神经精神疾病有多种形式，因而治疗不可能一概而论。中风是此种疾病和相关的抗磷脂综合征血栓形成最严重的后果。对于这些患者的治疗,主要是预防性抗凝阻止再次复发(第74章)。其他严重的表现,诸如横断性脊髓炎和有意识改变的弥漫性脑部疾病,通常采用大剂量皮质激素治疗。遇到这些情况,治疗一般从静脉甲泼尼龙冲击开始(1~2 g/d)。目前没有治疗狼疮神经精神疾病的对照试验,但严重的病例,包括环磷酰胺冲击疗法的治疗方法常见[85~87]。

认知障碍是SLE患者另一个较为常见的问题[88,89]。首先要寻找病因，找到适当的治疗方法控制SLE的其他表现。如果其他症状治疗成功而认知障碍持续存在,可以试验性地应用皮质醇激素治疗。一般情况下,要进行一个正规的神经精神方面的检查作为基准，在治疗4~8周后再进行复查,以此来判断治疗是否有效,如果皮质类固醇激素治疗无效就应停用。抗磷脂抗体对认知障碍患者的作用尚未明确，一些研究显示抗磷脂抗体与认知障碍有关[90,91],但是这种关联的机制不明。应用抗凝剂治疗认知障碍的证据不足，目前治疗的风险大于疗效。但是，通常对于各种原因所引起的认知障碍,都采用小剂量阿司匹林的治疗方法。

对于SLE其他神经精神症状的治疗与无SLE的神经精神疾病相同。因此,尽管SLE其他的症状得到了良好的治疗,对于神经精神症状,还需应用抗惊厥药物治疗。同样，精神方面的紊乱可以使用抗抑郁药或安定药,外周神经病变应用皮质激素有时可有效[92],根据经验非免疫抑制剂也有作用。头痛(包括偏头痛)用皮质激素可能有效,但一般常规治疗头痛的方法更好。

4.血细胞减少症

白血细胞减少症、贫血和轻型血小板减少症都是SLE患者常见的表现,极少需要免疫抑制治疗。但是,对一些有严重自身免疫性血小板减少症或溶血性贫血的患者,这可以威胁到生命。对于其中每一种病症的治疗,开始时都需要大剂量皮质激素[93]。血小板计数少于20 000/m^{3}一定需要治疗,但是为了维持一个安全底限,通常更早些就开始治疗 (即当血小板计数低于50000/m^3)。在大多数病例,应用皮质激素治疗3~5天，血小板计数可上升[94]。当治疗后血小板计数没有上升,可以附加静脉内注射丙种球蛋白[10 mg/(kg·d),持续5~10天]会有所帮助[94,95]。最初的应答率接近90%,但许多患者在治疗减量后会复发,这些病例需做脾切除[96,97]。大多数患者在脾切除后,至少在早期会有治疗效果,但多数患者需行免疫抑制疗法来维持疗效，仅有15%患者血小板减少症在脾切除术后可治愈[98]。当证明这些方法对血小板减少症患者无效时,可用细胞毒素剂[99,100]或达那唑来治疗(400~800 mg/d)[101,102]。

治疗自身免疫性溶血性贫血与治疗自身免疫性血小板减少症相同，大剂量的类固醇对大约75%的病例有效[103]。当这种方法失败,加用细胞毒素剂[104,105]、静脉注射丙种球蛋白[105]或达那唑[106]会有帮助。对于用药物治疗无效的顽固病例,也需行脾切除术[97],不过治疗的成功率不如血小板减少症那样高[107]。

(三)支持和预防措施

1.维持健康

多年来,SLE的预后已有显著改善[108]。这种预后的改善,反映了狼疮特效治疗的价值,例如皮质激素和细胞毒性药物;也反映治疗技术的改进,诸如普遍使用的血液透析和可能进行的肾脏移植[109,110];而且SLE预后的改善也反映了整体医疗保健的进步，包括更好的抗生素、更好的抗高血压药物以及密切关注维护健康的各方面问题。因此，无论怎么强调SLE患者全面医疗保健的重要性都不过分。治疗的关键是控制狼疮性肾炎患者恶性高血压。由于女性SLE患者心血管疾病的危险性增加，血脂的水平常需控制。重点是预防免疫抑制药物的不良作用，预防的方法前面已经讨论过，例如在环磷酰胺给药期间应用美司钠、应用醋酸亮丙瑞林保护卵巢，以及预防卡氏肺包子虫病肺炎。同样重要的是防止药物诱导的骨量丢失，绝经后的妇女应用雌激素目前仍有争议，但应用钙剂和维生素D或双磷酸盐已无争议。最后，应定期接种疫苗，包括接种肺炎球菌疫苗[111,112]。

2.妊娠

使狼疮患者能够顺利地通过孕期是治疗的特殊挑战。首先也是最重要的，选择怀孕时间对治疗的结果有很大影响。如果怀孕时正处于疾病的活动期，则取得良好治疗效果的可能性大大降低[113]。因此，在疾病的活动期适当地控制生育特别重要。治疗孕期狼疮很棘手，因孕期许多并发症的表现很像狼疮[114]，这些症状包括疲乏、脱发、网状青斑、关节痛和肌痛、外周性水肿、高血压、血小板减少、蛋白尿和可能发生的惊厥。因此，首先要区分是孕期的反应还是狼疮的症状，如关节痛和肌痛在孕期和狼疮中都可发生，但明显的滑膜炎提示活动性狼疮。同样，在孕期和狼疮中都可发生蛋白尿，但尿沉渣中有红细胞及管型提示狼疮。狼疮的血清学改变对于鉴别也有帮助，例如怀孕患者补体水平明显增高，而补体减少则明显是活动性狼疮的表现。

皮质类固醇对于胎儿没有不良作用，因此孕期SLE的治疗主要依靠皮质类固醇。细胞毒素类药物由于有致畸的危险性应避免使用。对于服用NSAID的患者，至少要在分娩前2周停药，以减少如延长产程、动脉导管早闭、分娩中母亲或胎儿出血的危险。有抗磷脂综合征和流产病史的妇女，在孕期可使用肝素抗凝和使用阿司匹林[115,116]，这种特殊情况将在第74章“抗磷脂抗体综合征”中详细讨论。

二、儿童型狼疮

儿童型SLE的治疗在药物和治疗原则上与成人相同。但是，问题是先要考虑儿童的生长和发育，这常会影响治疗的利弊比例，特别是在采用攻击性疗法的时候，将会影响决策[117]。尽可能在疾病活动后期病情较缓和时避免应用皮质激素，这对儿童十分重要。当疾病进入活动期需要应用皮质激素时，通常应用硫唑嘌呤或者甲氨蝶呤作为激素节制疗法[117,118]。对于严重病例，儿童和成年患者一样应用环磷酰胺冲击治疗[119,120]。关注慢性疾病患者社会心理、精神方面非常重要，这种关注也常对青少年起到较好的治疗作用。

三、新疗法展望

作为类风湿性关节炎治疗的有效药物肿瘤坏死因子α抑制剂的出现，标志着风湿性疾病生物治疗进入了新的时代。人们提出了多种基于生物学的针对SLE的治疗方法，其中一种或更多种方法将会在狼疮治疗上占主导地位，这仅仅是时间问题。同时与这些新疗法相对应，人们又重新关注激素治疗SLE的老方法。这些新老治疗方法令人乐观，这种乐观在引入皮质激素治疗SLE以来尚未有过。

（一）脱氢异雄酮

鼠类SLE模型和人类SLE的大量证据都说明激素在此病中起了重要作用。例如，对狼疮鼠用雌激素治疗加速了疾病发展，而用雄激素刚好相反[121-123]。因此，长期以来一直用雄激素治疗SLE。但是，雄激素产生男性化的负效应是使用这种治疗方法的主要障碍。

具有雄激素同等作用但相对无男性化作用的脱氢异雄酮（DHEA），让人们再一次对这种疗法产生了兴趣。最初，在一项开放试验中提示DHEA在SLE的治疗中可以起到类固醇激素节制的作用[124]，后继的小型安慰剂对照试验进一步证明了DHEA的治疗效果[125]。基于以上的试验，研究者对191例类固醇激素依赖的SLE妇女，进行了一项大型的双盲DHEA与安慰剂的对照试验[126]。试验的结果是混杂的，DHEA在治疗中有减少患者泼尼松用量的趋势，但分析全体受试者的试验结果无统计学意义；而当分析限于活动期的严重SLE受试者的试验结果时，DHEA的作用更明显。另外一项对照性的试验也同样有不确定的结果，观察到一些次要判断指标有效，而主要判断指标无效[127]。目前正在进行另外的实验以力求阐明DHEA在治疗SLE中的潜在作用。

（二）生物制剂

实际上，针对SLE疾病致病链条上每一个层面，涌现出大量新的治疗方法（表73.5）。有些是直接对抗自身免疫T细胞[128-133]，有些是直接对抗提升自身抗体产物的B细胞[134-139]，有些是抑制促疾病发展的细胞因子或增加

表73.5 有希望的生物疗法

靶	参考文献
T细胞靶	[128]
抗CD4	
抗CD40配基	[129-131]
CTLA4Ig(abatacept)	[132,133]
B细胞靶	
抗CD20	[134,135]
抗B7	[136]
抗BlyS	[137]
TACI-Ig	[138]
LJP 394(阿贝莫司钠)	[139]
细胞因子靶	
抗干扰素α	[140]
抗干扰素γ	[141,142]
抗白介素10	[143,144]
补体系统靶	
抗C5	[145]
C3转化酶	[146]

抑制疾病的细胞因子[140-144],还有一些方法是阻断效应器的机制(例如补体)[145,146]。其中每一种疗法都已经在鼠类的SLE动物模型上看到了效果。实际上有2种疗法已经在人类进行了试用,详细讨论如下。

1.Riquent

Riquent (阿贝莫斯钠)(圣地亚哥,La Jolla Pharmaceutical Company),又称为LJP 394。Riquent是包括4个20基体双链脱氧核糖核酸(dsDNA)抗原决定簇连接到1个惰性的三甘醇平台的络合分子。此药的设计基于B细胞表面的交联抗体如果缺少T细胞的辅助,将使B细胞呈无反应状态。如果假说成立,B细胞表面有特异性DNA交联抗体存在,Riquent可以阻断产生抗dsDNA抗体。通过大量的双盲和安慰剂对照试验,已经在狼疮肾炎患者身上验证了这种假说[139]。试验结果Riquent可以成功地减少抗dsDNA抗体的浓度,但主要判断指标无统计学意义,而次要判断指标和筛选的患者组中Riquent有治疗效果。因此,Riquent的潜在治疗效果和最终命运仍不确定。

2.利妥昔单抗

利妥昔单抗(Rixtuxan® ,Genetech)是一种单克隆抗体,直接对抗B细胞上的CD20抗原。它已经准许用于B细胞淋巴瘤患者[147],因此其对于人类的安全性方面已有很多认识。一些研究者已经提示,假定它可以特异地选择性地减少B细胞,利妥昔单抗就有可能有效地减少SLE产生自身抗体[134,135]。迄今为止,已经有了一些应用利妥昔单抗治疗SLE的报道,包括1例治疗成功的明显有溶血性贫血的病例[148]。2个非对照性的试验也显示出利妥昔单抗治疗SLE可能有效[134,149],对照性的试验目前正在进行中。

3.CTLA4Ig

几种新疗法的依据是发现了激活T细胞所需的2个信号[150,151,152]。第1个信号是抗原与抗原特异性的T细胞受体相结合;第2个信号(共同刺激)包括T细胞表面其他成对的受体配基和抗原递呈细胞。在某种情况下,阻断共同刺激能够选择性地使T细胞呈现无反应状态[147]。CTLA4Ig是一种基因工程的融合蛋白,它能够通过阻断抗原递呈细胞上的B7分子和T细胞上的CD28之间的相互作用,来抑制T细胞共同刺激的过程。对鼠狼疮采用CTLA4Ig治疗,以阻断自身抗体的产物、延缓狼疮性肾炎的发展和延长生命[132,133]。CTLA4Ig还没有在SLE上进行试验,但它已经在其他的自身免疫性疾病上显示出潜在的价值,包括银屑病[153,154]和类风湿性关节炎[155-157]。很快将开始进行对照性的试验,以确定这些成果是否能用于SLE患者的治疗。

(吴疆 李德达 译　陆芸 校)

参考文献

1. Wysenbeek AJ, Block DA, Fries JF. Prevalence and expression of photosensitivity in systemic lupus erythematosus. *Ann Rheum Dis* 1989;48:461–463
2. Klein LR, Elmets CA, Callen JP. Photoexacerbation of cutaneous lupus erythematosus due to ultraviolet A emissions from a photocopier. *Arthritis Rheum* 1995;38:1152–1156.
3. Rihner M, McGrath H Jr. Fluorescent light photosensitivity in patients with systemic lupus erythematosus. *Arthritis Rheum* 1992;35:949–952.
4. Ting WW, Sontheimer RD. Local therapy for cutaneous and systemic lupus erythematosus: practical and theoretical considerations. *Lupus* 2001;10:171–184.
5. Callen JP. Treatment of cutaneous lesions in patients with lupus erythematosus. *Dermatol Clin* 1994;12:201–206.
6. Payne JF. A postgraduate lecture on lupus erythematosus. *Clin J* 1894; 4:223–229.
7. Page F. Treatment of lupus erythematosus with mepacrine. *Lancet* 1951:755–758.
8. O'Leary PA, Brunsting LA, Kierland RR. Quinacrine (atabrine) hydrochloride in treatment of discoid lupus erythematosus. *Arch Dermatol* 1953;67:633–634.
9. Shaffer B, Cahn MM, Levy EJ. Absorption of antimalarial drugs in human skin: spectroscopic and chemical analysis in the human skin and corium. *J Invest Dermatol* 1951;30:341–345.
10. McChesney EW, Nachod FC, Tainter ML. Rationale for treatment of lupus erythematosus with antimalarilas. *J Invest Dermatol* 1957;29:

97–104.
11. Sjolin-Forsberg G, Lindstrom B, Berne B. Topical chloroquine applied before irradiation protects against ultraviolet B (UVB)- and UVA-induced erythema but not against immediate pigment darkening. *Photodermatol Photoimmunol Photomed* 1993;9:220–224.
12. Fox RI. Mechanism of action of hydroxychloroquine as an antirheumatic drug. *Semin Arthritis Rheum* 1993;23:82–91.
13. Sperber K, Quraishi H, Kalb TH, et al. Selective regulation of cytokine secretion by hydroxychloroquine: inhibition of interleukin 1 alpha and IL-6 in human monocytes and T cells. *J Rheumatol* 1993; 20:803–808.
14. Wallace DJ, Linker-Israeli M, Hyun S, et al. The effect of hydroxychloroquine therapy on serum level of immunoregulatory molecules in patients with systemic lupus erythematosus. *J Rheumatol* 1994;21: 375–376.
15. Salmeron S, Lipsky PE. Immunosuppressive potential of antimalarials. *Am J Med* 1983;5(suppl):19–24.
16. Manku MS, Horrobin DF. Chloroquine, quinine, procaine, quinidine, tricyclic antidepressants, and methylxanthines as prostaglandin agonists and antagonists. *Lancet* 1976;1115–1117.
17. Pedersen BK, Bygbjerg JC, Theander TG, et al. Effects of chloroquine, mefloquine, and quinine on natural killer cell activity in vitro. An analysis of the inhibitory mechanism. *Allergy* 1986;41:537–542.
18. Hurst NP, French JK, Gorjatschko L, et al. Chloroquine and hydroxychloroquine inhibit multiple sites in metabolic pathways leading to neutrophil superoxide release. *J Rheumatol* 1988;15:23–27.
19. Canadian Hydroxychloroquine Study Group. A randomized study of the effect of withdrawing hydroxychloroquine sulfate in systemic lupus erythematosus. *N Engl J Med* 1991;324:150–154.
20. Williams HJ, Egger MJ, Singer JZ, et al. Comparison of hydroxychloroquine and placebo in the treatment of the arthropathy of mild systemic lupus erythematosus. *J Rheumatol* 1994;21:1457–1462.
21. Wallace DJ. Antimalarial agents and lupus. *Rheum Dis Clin North Am* 1994;20:243–263.
22. Lozier JR, Friedlaender MH. Complications of antimalarial therapy. *Int Ophthalmol Clin* 1989;29:172–178.
23. Easterbrook M. Ocular effects and safety of antimalarial agents. *Am J Med* 1988;85:23–29.
24. Bernstein HN. Ocular safety of hydroxychloroquine sulfate (Plaquenil). *South Med J* 1992;84:274–279.
25. Hart CW, Naunton RF. The ototoxicity of chloroquine phosphate. *Arch Otolaryngol* 1964;80:407–412.
26. Panfique L, Magnard P. Degenerescence retinienne chez deux infants consecutive a un traitement preventif antipaludéen chez la mere pendant la grossesse. *Bull Soc Ophthal Fr* 1969;69:466–467.
27. Ullberg S, Lindquist NG, Sjostrand SE. Accumulation of chorioretinotoxic drugs in the foetal eye. *Nature* 1970;227:1257–1258.
28. Bruce-Chawat LJ. Malaria and pregnancy. *Br Med J* 1983;286:1457–1458.
29. Levy M, Buskila D, Gladman DD, et al. Pregnancy outcome following first trimester exposure to chloroquine. *Am J Perinatol* 1991;8:174–178.
30. Tye MJ, White H, Appel B, et al. Lupus erythematosus treated with a combination of quinacrine, hydroxychloroquine and chloroquine. *N Engl J Med* 1959;260:63–66.
31. Feldmann R, Salomon D, Saurat JH. The association of two antimalarials chloroquine and quinacrine for treatment-resistant chronic and subacute cutaneous lupus erythematosus. *Dermatology* 1994;189: 425–427.
32. Lipsker D, Piette J-C, Cacoub P, et al. Chloroquine-quinacrine association in resistant cutaneous lupus. *Dermatology* 1995;190:257–258.
33. Ruzicka T, Goerz G. Dapsone in the treatment of lupus erythematosus. *Br J Dermatol* 1981;104:53–56.
34. Altra E, Sato EI. Treatment of the cutaneous lesions of systemic lupus erythematosus with thalidomide. *Clin Exp Rheumatol* 1993;11:487–493.
35. Ruzicka T, Meurer M, Braun-Falco O. Treatment of cutaneous lupus erythematosus with etretinate. *Acta Dermatol Venereol* 1985;65:324–329.
36. Karsh J, Kimberly RP, Stahl NI, et al. Comparative effects of aspirin and ibuprofen in the management of systemic lupus erythematosus. *Arthritis Rheum* 1980;23:1401–1404.
37. Bouland DL, Specht NL, Hegstad DR. Ibuprofen and aseptic meningitis. *Ann Intern Med* 1986;104:731.
38. Seaman WE, Ishak KG, Plotz PH. Aspirin-induced hepatotoxicity in patients with systemic lupus erythematosus. *Ann Intern Med* 1974; 80:1–8.
39. Seaman WE, Plotz PH. Effect of aspirin on liver tests in patients with RA and SLE and in normal volunteers. *Arthritis Rheum* 1976;9:155–160.
40. Carneiro JR, Sato EI. Double blind, randomized, placebo controlled clinical trial of methotrexate in systemic lupus erythematosus. *J Rheumatol* 1999;26:1275–1279.
41. Kipen Y, Littlejohn GO, Morand EF. Methotrexate use in systemic lupus erythematosus. *Lupus* 1997;6:385–389.
42. Krupp LB, LaRocca NG, Muir J, et al. A study of fatigue in SLE. *J Rheumatol* 1990;17:1450–1452.
43. Pollak VE, Pirani CL, Kark RM. Effect of large doses of prednisone on the renal lesions and life span of patients with lupus glomerulonephritis. *J Lab Clin Med* 1961;57:495–502.
44. Barron KS, Person DA, Brewer EJ Jr, et al. Pulse methylprednisolone therapy in diffuse proliferative lupus nephritis. *J Pediatr* 1982;101: 137–141.
45. Austin HA, Balow JE. Treatment of lupus nephritis. *Semin Nephrol* 2000;20:265–276.
46. Austin HA III, Klippel JH, Balow JE, et al. Therapy of lupus nephritis. Controlled trial of prednisone and cytotoxic drugs. *N Engl J Med* 1986;314:614–619.
47. McCune WJ, Golbus J, Zeides W, et al. Clinical and immunologic effects of monthly administration of intravenous cyclophosphamide in severe systemic lupus erythematosus. *N Engl J Med* 1988;318:1423–1431.
48. Boumpas DT, Austin HA III, Vaughn EM, et al. Controlled trial of pulse methylprednisolone versus two regimens of pulse cyclophosphamide in severe lupus nephritis. *Lancet* 1992;340:741–745.
49. Pryor BD, Bologna SG, Kahl LE. Risk factors for serious infection during treatment with cyclophosphamide and high-dose corticosteroids for systemic lupus erythematosus. *Arthritis Rhuem* 1996;39:1475–1482.
50. Boumpas DT, Austin HA, Vaughan EM, et al. Risk for sustained amehorrhea in patients with systemic lupus erythematosus receiving intermittent pulse cyclophosphamide therapy. *Ann Intern Med* 1993; 119:366–369.
51. McDermott EM, Powell RJ. Incidence of ovarian failure in systemic lupus erythematosus after treatment with pulse cyclophosphamide. *Ann Rhem Dis* 1996;55:224–229.
52. Mok CC, Lau CS, Wong RWS. Risk factors for ovarian failure in patients with systemic lupus erythematosus receiving cyclophosphamide therapy. *Arthritis Rheum* 1998;41:831–837.
53. Gibbons RB, Westerman E. Acute nonlymphocytic leukemia following short-term, intermittent, intravenous cyclophosphamide treatment of lupus nephritis. *Arthritis Rheum* 1988;31:1552–1554.
54. Vasquez S, Kavanaugh AF, Schneider NR, et al. Acute nonlymphocytic leukemia after treatment of systemic lupus erythematosus with immunosuppressive agents. *J Rheumatol* 1992;19:1625–1627.
55. Ioannidis JPA, Boki KA, Drosos AA, et al. Remission, relapse, and re-remission of proliferative lupus nephritis treated with cyclophosphamide. *Kidney Int* 2000;51:258–264.
56. Houssiau FA, Vasconcelos C, Cruz DD, et al. Immunosuppressive therapy in lupus nephritis. The Euro-Lupus nephritis trial, a randomized trial of low-dose versus high-dose intravenous cyclophosphamide. *Arthritis Rheum* 2002;46:2121–2131.
57. Traynor AE, Barr WG, Rosa RM, et al. Hematopoietic stem cell transplantation for severe and refractory lupus. Analysis after five years and fifteen patients *Arthritis Rheum* 2002;46:2917–2923.
58. Petri M, Jones RJ, Brodsky RA. High-dose cyclophosphamide without stem cell transplantation in systemic lupus erythematosus. *Arthritis Rheum* 2003;48:166–173.
59. Gourley MF, Austin HA III, Scott D, et al. Methylprednisolone and cyclophosphamide, alone or in combination, in patients with lupus nephritis: a randomized controlled trial. *Ann Intern Med* 1996;125: 549–557.
60. Illei GG, Austin HA III, Crane M, et al. Combination therapy with pulse cyclophosphamide plus pulse methylprednisolone improves long-term renal outcome without adding toxicity in patients with lupus nephritis. *Ann Intern Med* 2001;135:248–257.
61. McCune WJ, Somers E, Ognenovski V, et al. Use of leuprolide acetate for ovarian protection during cyclophosphamide therapy of women

with severe SLE: a case control study. *Arthritis Rheum* 2001;44:S387 (abstr).
62. Godeau B, Coutant-Perronne V, Le Thi Huong D, et al. *Pneumocystis carinii* pneumonia in the course of connective tissue disease: report of 34 cases. *J Rheumatol* 1994;21:246–251.
63. Castro M. Treatment and prophylaxis of *Pneumocystis carinii* pneumonia. *Semin Respir Infect* 1998;13:296–303.
64. Felson DT, Anderson J. Evidence for the superiority of immunosuppressive drugs and prednisone over prednisone alone in lupus nephritis. Results of a pooled analysis. *N Engl J Med* 1984;311:1528–1533.
65. de Glas-Vos JW, Krediet RT, Weening JJ, et al. Treatment of proliferative lupus nephritis with methylprednisolone pulse therapy and oral azathioprine. *Neth J Med* 1995;46:4–14.
66. Nyberg G, Eriksson O, Westberg NG. Increased incidence of cervical atypia in women with systemic lupus erythematosus treated with chemotherapy. *Arthritis Rheum* 1981;24:648–650.
67. Woolf AS, Conway G. Systemic lupus erythematosus and primary cerebral lymphoma. *Postgrad Med J* 1987;63:569–572.
68. Donadio JV Jr, Glassock RJ. Immunosuppressive drug therapy in lupus nephritis. *Am J Kidney Dis* 1993;21:239–250.
69. Allison AC, Eugui EM. Purine metabolism and immunosuppressive effects of mycophenolate mofetil (MMF). *Clin Transplant* 1996;10: 77–84.
70. Sollinger HW. Mycophenolate mofetil for the prevention of acute rejection in primary cadaveric renal allograft recipients. *Transplantation* 1995;60:225–232.
71. Tricontinental Mycophenolate Mofetil Renal Transplantation Study Group. A blinded, randomized clnical trial of mycophenolate mofetil for the prevention of acute rejection in cadaveric renal transplantation. *Transplantation* 1996;61:1029–1037.
72. Halloran P, Mathew T, Tomlanovich S, et al. Mycophenolate mofetil in renal allograft recipients: a pooled efficacy analysis of three randomized, double-blind, clinical studies in prevention of rejection. *Transplantation* 1997;63:39–47.
73. Dooley MA, Cosio FG, Nachman PH, et al. Mycophenolate mofetil therapy in lupus nephritis: clinical observations. *J Am Soc Nephrol* 1999;10:833–839.
74. Glicklich D, Acharya A. Mycophenolate mofetil therapy for lupus nephritis refractory to intravenous cyclophosphamide. *Am J Kidney Dis* 1998;32:318–322.
75. Chan TM, Li FK, Tang CSO, et al. Efficacy of mycophenolate mofetil in patients with diffuse proliferative lupus nephritis. *N Engl J Med* 2000;343:1156–1162.
76. Favre H, Miescher PA, Huang YP, et al. Cyclosporin in the treatment of lupus nephritis. *Am J Nephrol* 1989;9:57–60.
77. Lewis EJ, Hunsicker LG, Lan SP, et al. A controlled trial of plasmapheresis therapy in severe lupus nephritis. *N Engl J Med* 1992;326: 1373–1379.
78. Stricker RB, Davis JA, Gershow J, et al. Thrombotic thrombocytopenic purpura complicating systemic lupus erythematosus. Case report and literature review from the plasmapheresis era. *J Rheumatol* 1992;19:1469–1473.
79. Schwartz MM, Lan S-P, Bonsib SM, et al. Clinical outcome of three discrete histologic patterns of injury in severe lupus glomerulonephritis. *Am J Kidney Dis* 1989;13:273–283.
80. Sloan RP, Schwartz MM, Korbet SM, et al. Long-term outcome in systemic lupus erythematosus membranous glomerulonephritis. *J Am Soc Nephrol* 1996;7:299–305.
81. Moroni G, Maccario M, Banfi G, et al. Treatment of membranous lupus nephritis. *Am J Kidney Dis* 1998;31:681–686.
82. Chan TM, Li FK, Hao WK, et al. Treatment of membranous lupus nephritis with nephrotic syndrome by sequential immunosuppression. *Lupus* 1999;8:545–551.
83. Radhakrishnan J, Kunis CL, D'Agati V, et al. Cyclosporine treatment of lupus membranous nephropathy. *Clin Nephrol* 1994;42:147–154.
84. Austin HA III, Vaughan EM, Balow JE. Membranous lupus nephropathy: randomized controlled trial of prednisone, cyclosporin and cyclophosphamide. *J Am Soc Nephrol* 2000;11:81A (abstr).
85. Barile L, Lavalle C. Transverse myelitis in systemic lupus erythematosus. The effect of iv pulse methylprednisolone and cyclophosphamide. *J Rheumatol* 1992;19:370–372.
86. Neuwelt CM, Lakcs S, Kaye BR, et al. Role of intravenous cyclophosphamide in the treatment of severe neuropsychiatric systemic lupus erythematosus. *Am J Med* 1995;98:32–41.
87. Ramos PC, Mendez MJ, Ames PR, et al. Pulse cyclophosphamide in the treatment of neuropsychiatric systemic lupus erythematosus. *Clin Exp Rheumatol* 1996;14:295–299.
88. Kozora E, Thompson LL, West SG, et al. Analysis of cognitive and psycho deficits in SLE patients without overt central nervous system disease. *Arthritis Rheum* 1996;39:2035–2045.
89. Brey RL, Holliday SL, Saklad AR, et al. Neuropsychiatric syndromes in lupus: prevalence using standardized definitions. *Neurology* 2002; 58:1214–1220.
90. Hanly JG, Hong C, Smith S, et al. A prospective analysis of cognitive function and anticardiolipin antibodies in systemic lupus erythematosus. *Arthritis Rheum* 1999;42:728–734.
91. Menon S, Jameson-Shortall E, Newman SP, et al. A longitudinal study of anticardiolipin antibody levels and cognitive functioning in sytemic lupus erythematosus. *Arthritis Rheum* 1999;42:735–741.
92. Omdal R, Loseth S, Torbergsen T, et al. Peripheral neuropathy in systemic lupus erythematosus–a longitudinal study. *Acta Neurol Scand* 2001;103:386–391.
93. George JN, Woolf SH, Raskob GE, et al. Idiopathic thrombocytopenic purpura: a practice guideline developed by explicit methods for the American Society of Hematology. *Blood* 1996;88:3–40.
94. Jacobs P, Wood L. The comparison of gamma globulin to steroids in treating adult immune thrombocytopenia: an interim analysis. *Blut* 1989;59:92–95.
95. Maier WP, Gordon DS, Howard RF, et al. Intravenous gamma globulin therapy in systemic lupus erythematosus-associated thrombocytopenia. *Arthritis Rheum* 1990;33:1233–1239.
96. Gruenberg JC, VanSlyck EJ, Abraham JP. Splenectomy in systemic lupus erythematosus. *Ann Surg* 1986;52:366–370.
97. Coon WW. Splenectomy for cytopenias associated with systemic lupus erythematosus. *Am J Surg* 1988;155:391–394.
98. Hall S, McCormick JL Jr, Greipp PR, et al. Splenectomy does not cure the thrombocytopenia of systemic lupus erythematosus. *Ann Intern Med* 1985;102:325–328.
99. Goebel KM, Gassel WD, Goebel FD. Evaluation of azathioprine in autoimmune thrombocytopenia and lupus erythematosus. *Scand J Haematol* 1973;10:28–34.
100. Boumpas DT, Barez S, Klippel JH, et al. Intermittent cyclophosphamide for the treatment of autoimmune thrombocytopenia in systemic lupus erythematosus. *Ann Intern Med* 1990;122:674–677.
101. West SG, Johnson SC. Danazol for the treatment of refractory autoimmune thrombocytopenia of systemic lupus erythematosus. *Ann Intern Med* 1988;108:703–706.
102. Cervera H, Jara LJ, Pizarrp S, et al. Danazol for SLE with refractory autoimmune thrombocytopenia or Evans' syndrome. *J Rheumatol* 1995;11:1867–1871.
103. Priofsky B. Immune haemolytic disease: the autoimmune haemolytic anemias. *Clin Haematol* 1975;4:167–180.
104. Corley CC Jr, Lessner HE, Larsen WE. Azathioprine therapy of "autoimmune" diseases. *Am J Med* 1966;41:404–412.
105. Murphy S, LoBuglio AF. Drug therapy of autoimmune hemolytic anemia. *Semin Hematol* 1976;13:323–334.
106. Ahn YS, Harrington WJ, Mylvaganam R, et al. Danazol therapy for autoimmune hemolytic anemia. *Ann Intern Med* 1985;102:298–301.
107. Rivero SJ, Alger M, Alarcon-Segovia D. Splenectomy for hemocytopenia in systemic lupus erythematosus: a controlled reappraisal. *Arch Intern Med* 1979;39:773–776.
108. Ginzler EM, Schorn K. Outcome and prognosis in systemic lupus erythematosus. *Rheum Dis Clin North Am* 1988;14:67–78.
109. Nossent HC, Swaak TJ, Berden JH. Systemic lupus erythematosus after renal transplantation: patient and graft survival and disease activity. *Ann Intern Med* 1991;114:183–188.
110. Stone JH, Amend WJ, Criswell LA. Outcome of renal transplantation in ninety-seven cyclosporine-era patients with systemic lupus erythematosus and matched controls. *Arthritis Rheum* 1998;41: 1438–1445.
111. Herron A, Dettleff G, Hixon B, et al. Influenza vaccination in patients with rheumatic diseases: safety and efficacy. *JAMA* 1979;242: 53–56.
112. Klippel JH, Karsh J, Stahl NI, et al. A controlled study of pneumococcal polysaccharide vaccine in systemic lupus erythematosus. *Arthritis Rheum* 1979;22:1321–1325.
113. Urowitz MB, Gladman DD, Farewell VT, et al. Lupus and pregnancy

studies. *Arthritis Rheum* 1993;36:1392–1397.
114. Buyon JP, Kalunian KC, Ramsey-Goldman R, et al. Assessing disease activity in SLE patients during pregnancy. *Lupus* 1999;8:677–684.
115. Kutteh WH. Antiphospholipid antibody-associated recurrent pregnancy loss: treatment with heparin and low-dose aspirin is superior to low-dose aspirin alone. *Am J Obstet Gynecol* 1996;174:1584–1589.
116. Rai R, Cohen H, Dave M, et al: Randomised controlled trial of aspirin and aspirin plus heparin in pregnant women with recurrent miscarriage associated with phospholipid antibodies (or antiphospholipid antibodies). *BMJ* 1997;314:253–257.
117. Lehman TJ. Modern treatment of childhood SLE. *Clin Exp Rheumatol* 2001;19:487–489.
118. Abud-Mendoza C, Sturbaum AK, Vazquez-Compean R, et al. Methotrexate therapy in childhood systemic lupus erythematosus. *J Rheumatol* 1993;20:731–733.
119. Lehman TJ, Sherry DD, Wagner-Weiner L, et al. Intermittent intravenous cyclophosphamide therapy for lupus nephritis. *J Pediatr* 1989;114:1055–1060.
120. Lehman TJ, Onel K. Intermittent intravenous cyclophosphamide arrests progression of the renal chronicity index in childhood systemic lupus erythematosus. *J Pediatr* 2000;136:243–247.
121. Roubinian J, Talal N, Siiteri PK, et al. Sex hormone modulation of autoimmunity in NZB/NZW mice. *Arthritis Rheum* 1979;22:1162–1169.
122. Melez KA, Boegel WA, Steinberg AD. Therapeutic studies in new Zealand mice. VII. Successful androgen treatment of NZB/NZW F1 females of different ages. *Arthritis Rheum* 1980;23:41–47.
123. Lucas JA, Ahmed SA, Casey ML, et al. Prevention of autoantibody formation and prolonged survival in New Zealand black/New Zealand white F1 mice fed dehydroisoandrosterone. *J Clin Invest* 1985;75:2091–2093.
124. Van Vollenhoven RF, Engleman EG, McGuire JL. An open study of dehydroepiandrosterone in systemic lupus erythematosus. *Arthritis Rheum* 1994;37:1305–1310.
125. Van Vollenhoven RF, Engleman EG, McGuire JL. Dehydroepiandrosterone in systemic lupus erythematosus: results of a double-blind, placebo-controlled, randomized clinical trial. *Arthritis Rheum* 1995;38:1826–1831.
126. Petri MA, Lahita RG, van Vollenhoven RF, et al. Effects of prasterone on corticosteroid requirements of women with systemic lupus erythematosus. *Arthritis Rheum* 2002;46:1820–1829.
127. Chang D-H, Lan J-L, Lin H-Y, et al. Dehydroepiandrosterone treatment of women with mild-to-moderate systemic lupus erythematosus. A multicenter randomized, double-blind, placebo-controlled trial. *Arthritis Rheum* 2002;46:2924–2927.
128. Wofsy D. Treatment of murine lupus with anti-CD4 monoclonal antibodies. *Immunol Ser* 1993;59:221–236.
129. Mohan C, Shi Y, Laman JD, et al. Interaction between CD40 and its ligand gp39 in the development of murine lupus nephritis. *J Immunol* 1995;154:1470–1480.
130. Kalunian KC, Davis JC, Merrill JT, et al. Treatment of systemic lupus erythematosus by inhibition of T-cell costimulation with anti-CD154. *Arthritis Rheum* 2002;46:3251–3258.
131. Boumpas DT, Furie R, Manzi S, et al. A short course of BG9588 (anti-CD40 ligand antibody) improves serologic activity and decreases hematuria in patients with proliferative lupus glomerulonephritis. *Arthritis Rheum* 2003;48:719–727
132. Finck BK, Linsley PS, Wofsy D. Treatment of murine lupus with CTLA4Ig. *Science* 1994;265:1225–1227.
133. Daikh DI, Wofsy D. Reversal of murine lupus nephritis with CTLA4Ig and cyclophosphamide. *J Immunol* 2001;166:2913–2916.
134. Leandro MJ, Edwards JC, Cambridge G, et al. An open study of B lymphocyte depletion in systemic lupus erythematosus. *Arthritis Rheum* 2002;46:2673–2677.
135. Anolik JH, Campbell D, Felgar RE, et al. The relationship of Fc?RIIIa genotype to degree of B cell depletion by rituximab in the treatment of systemic lupus erythematosus. *Arthritis Rheum* 2003;48:455–459.
136. Nakajima A, Azuma M, Kodera S, et al. Preferential dependence of autoantibody production in murine lupus on CD86 costimulatory molecule. *Eur J Immunol* 1995;25:3060–3069.
137. Gescuk BD, Davis JC Jr. Novel therapeutic agents for systemic lupus erythematosus. *Curr Opin Rheumatol* 2002;14:515–521.
138. Gross JA, Johnston J, Mudri S, et al. TACI and BCMA are receptors for a TNF homologue implicated in B-cell autoimmune disease. *Nature* 2000;404: 995–999.
139. Alarcon-Segovia D, Tumlin JA, Furie RA, et al. LJP 394 for the prevention of renal flare in patients with systemic lupus erythematosus: results from a randomized, double-blind, placebo-controlled study. *Arthritis Rheum* 2003;48:442–454.
140. Stewart TA. Neutralizing interferon alpha as a therapeutic approach to autoimmune diseases. *Cytokine Growth Factor Rev* 2003;14:139–154.
141. Theofilopoulos AN, Koundouris S, Kono DH, et al. The role of IFN-γ in systemic lupus erythematosus: a challenge to the Th1/Th2 paradigm in autoimmunity. *Arthritis Res* 2001;3:136–141.
142. Chuntharapai A, Lai J, Huang X, et al. Characterization and humanization of a monoclonal antibody that neutralizes human leukocyte interferon: a candidate therapeutic for IDDM and SLE. *Cytokine* 2001;15:250–260.
143. Ishida H, Muchamuel S, Sakaguchi S, et al. Continuous administration of anti-interleukin 10 antibodies delays onset of autoimmunity in NZB/NZW F_1 mice. *J Exp Med* 1994;179:305–310.
144. Llorente L, Richaud-Patin Y, Garcia-Padilla C, et al. Clinical and biologic effects of anti-interleukin-10 monoclonal antibody administration in systemic lupus erythematosus. *Arthritis Rheum* 2000;43:1790–1800.
145. Wang Y, Hu Q, Madri JA, et al. Amelioration of lupus-like autoimmune disease in NZB/WF1 mice after treatment with a blocking monoclonal antibody specific for complement component C5. *Proc Natl Acad Sci U S A* 1996;93:8563–8568.
146. Holers VM, Girardi G, Mo L, et al. Complement C3 activation is required for antiphospholipid antibody-induced fetal loss. *J Exp Med* 2002;195:211–220.
147. Grillo-Lopez AJ. Rituximab: an insider's historical perspective. *Semin Oncol* 2000;27:9–16.
148. Perrotta S, Locatelli F, La Manna A, et al. Anti-CD20 monoclonal antibody (Rituximab) for life-threatening autoimmune haemolytic anaemia in a patient with systemic lupus erythematosus. *Br J Haematol* 2002;116:465–467.
149. Anolik JH, Campbell D, Felgar R, et al. B lymphocyte depletion in the treatment of systemic lupus (SLE): phase I/II trial of Rituximab (Rituxan®) in SLE. *Arthritis Rheum* 2002;46:S289 (abstr).
150. Marrack P, Kappler JW. How the immune system recognizes the body. *Sci Am* 1993;269:80–89.
151. Harding FA, McArthur JG, Gross JA, et al. CD28-mediated signaling co-stimulates T cells and prevents induction of anergy in T cell clones. *Nature* 1992;356:607–610.
152. Daikh DI, Wofsy D, Imboden J. The CD28-B7 costimulatory pathway and its role in autoimmune disease. *J Leukoc Biol* 1997;62:1–7.
153. Abrams JR, Lebwohl MG, Guzzo CA, et al. CTLA4Ig-mediated blockade of T-cell costimulation in patients with psoriasis vulgaris. *J Clin Invest* 1999;103:1243–1252.
154. Abrams JR, Kelley SL, Hayes E, et al. Blockade of T lymphocyte costimulation with cytotoxic T lymphocyte-associated antigen 4-immunoglobulin (CTLA4Ig) reverses the cellular pathology of psoriatic plaques, including the activation of keratinocytes, dendritic cells, and endothelial cells. *J Exp Med* 2000;192:681–694.
155. Moreland LW, Alten R, van den Bosch F, et al. Costimulatory blockade in patients with rheumatoid arthritis: a pilot, dose-finding, double-blind, placebo-controlled clinical trial evaluating CTLA-4Ig and LEA29Y eighty-five days after the first infusion. *Arthritis Rheum* 2002;46:1460–1469.
156. Kremer J, Westhovens R, Leon M, et al. A phase 2B multi-center, randomized, double-blind, placebo controlled study to evaluate the safety and efficacy of two different doses of CTLA4Ig administered intravenously to subjects with active rheumatoid arthritis while receiving methotrexate. *Arthritis Rheum* 2002;46:S203 (abstr).
157. Weinblatt M, Schiff M, Goldman M, et al. A pilot, multi-center, randomized, double-blind, placebo controlled study of a co-stimulation blocker CTLA4Ig (2 mg/kg) given monthly in combination with etanercept in active rheumatoid arthritis. *Arthritis Rheum* 2002;46:S204 (abstr).

第74章

抗磷脂抗体综合征

Robert A. S. Roubey

抗磷脂抗体综合征(APS)被认为是与动静脉血栓形成、习惯性流产和血小板减少症相关的特异性抗阴离子磷脂自身抗体的一种病症[1,2](表74.1)。APS患者通常有系统性红斑狼疮(SLE)或者相关的自身免疫性疾病;而在没有这些疾病时称为原发性APS。一项多中心的研究表明，原发性和继发性的综合征在疾病的机制上无明显的差异[3]。

一、命名

根据传统上常用的临床试验室检测方法，将抗磷脂抗体(APL)分为3种类型。第一,在梅毒非螺旋体筛选试验中,APL可以呈现假阳性反应。VDRL和RPR实验是絮凝反应测定法，应用此法证实阴离子的心肌磷脂是一种抗原混合物。第二,这些抗体在体外可以延长一些磷脂依赖性的凝血反应（如凝血酶原转变成凝血

表74.1　已明确的抗磷脂抗体综合征(APS)的初步分类标准[2]a

临床标准(至少有1条)

1. 血管的血栓形成

在任何组织或器官,有 1 次或者多次的动脉、静脉或小血管血栓形成的病史,经影像学或多普勒或组织病理学所证实(除外浅表的静脉血栓形成);组织病理学证实,血栓形成的血管壁没有炎症的迹象

2. 妊娠死胎频率

(1)有 1 次或多次不明原因的在妊娠超过 9 周后正常形态胎儿死亡的病史,经超声或直接检查证实胎儿形态正常;或

(2)有 1 次或多次因为严重的先兆子痫或者子痫及严重的胎盘闭锁不全引起的,在怀孕第 34 周或之前早产的病史,胎儿形态正常;或

(3)3 次或更多次在怀孕后的前 9 周有不明原因的连续的自发流产,除外母体解剖学、激素异常或亲代染色体异常的病因

检验标准(至少有1条)

1. 抗心磷脂抗体

通过标准的酶联免疫吸附测定法(ELISA)检测 β2GPI 依赖的抗心肌磷脂抗体,至少间隔 6 周,有 2 次或更多次血液中 IgG 和(或)IgM 同型抗体呈现中滴度或高滴度

2. 狼疮抗凝物

根据国际血栓与抗凝标准化学会狼疮抗凝血/磷脂依赖性抗体小组委员会的标准检测,至少间隔 6 周,有 2 次或更多次血浆检测出狼疮抗凝物

[a]此分类标准针对APS的主要特征,符合预期研究条件,便于临床分析研究。它们不是为此类研究以外的常规诊断使用而制定的。

β2GPI:β_2糖蛋白I;Ig:免疫球蛋白。

酶)时间而被检测出来,称为狼疮抗凝物。第三,抗心磷脂抗体可以用酶联免疫吸附法(ELISA)测定,心磷脂可固定在微量滴定板上。

这种分类及命名法繁琐且存在问题,因为实际上在以前的观念中,还不知道大多数抗磷脂抗体综合征的自身抗体是阴离子磷脂。抗磷脂抗体综合征的患者,在狼疮抗凝物中可以检测出大多数的自身抗体,抗心磷脂检测法可以直接检测出一种或更多种的与磷脂结合的血浆蛋白和(或)这些蛋白的磷脂络合物[4,5]。此时,带有抗心磷脂抗体的最具特征的自身抗体和(或)狼疮抗凝物活性作用直接对抗血浆蛋白β_2糖蛋白I(β2GPI)[6-12]和凝血酶原[13-20]。另外,APS也可能有抗其他磷脂结合蛋白(如C蛋白和S蛋白)[17,21,22] 以及内皮细胞的表面分子(如凝血调节蛋白)的自身抗体[23],用标准检测APL的方法检测不出。为了便于讨论,本章将使用"抗磷脂抗体(APL)"和"抗心磷脂"这两个名称,但要知道这两个名称未能准确地描述APS自身抗体的抗原特异性。

二、历史回顾

人们对抗磷脂抗体综合征的认识,起始于梅毒血清学试验的发展,始于1907年的瓦塞尔曼(Wassermann)试验。1941年,Pangborn在实验中鉴别出组织提取物的基本抗原成分,是一种新的磷脂,因为是首先从牛的心脏中分离出来的,所以她将这种磷脂命名为心磷脂[24]。20世纪30年代末开始对梅毒进行的广泛筛查,导致了对个体血清学试验假阳性的鉴别[25,26]。各类感染性疾病可以发生短暂的试验假阳性,而持续的试验假阳性则发展成SLE及相关疾病的危险性很高。20世纪50年代初,人们发现大量狼疮患者有血液凝固抑制因子,其中有些患者梅毒血清学试验呈现假阳性[27-29]。这种循环抑制因子阻止了一些磷脂依赖性的凝血反应,随后将这种抑制因子命名为狼疮抗凝物[30]。虽然狼疮抗凝物在体外延长凝血,但未见到异常的出血,甚至这些患者经受外科手术时也无异常出血 [31]。1963年Bowie[32]首先报道了狼疮抗凝物可增加血栓形成的发生率。1974年Lechner回顾性地描述了有SLE和狼疮抗凝物的患者梅毒慢性血清学假阳性反应、动脉或静脉血栓形成和血小板减少症的临床相关性[33]。尽管Alagille有过早期报道[34],但直到后来才认识到狼疮抗凝物与习惯性流产的关系[35-38]。目前人们对于抗磷脂抗体综合征的了解源于Hughes和其同事在20世纪80年代间的工作[39,40],包括对抗心磷脂抗体固相免疫测定法的发展[41,42]。

大量的早期报道认为,某些血浆蛋白在狼疮抗凝物活性中起了重要作用。Loeliger首先描述了狼疮抗凝物的辅助因子现象,即正常的血浆中包含强化狼疮抗凝活性的辅助因子,从而得出结论辅助因子最有可能是凝血酶原本身[43]。一些低凝血酶原和狼疮抗凝物共存的病例报道提示,狼疮抗凝物有可能直接对抗凝血酶原[44-46]。1965年Yin和Gaston在使用纯化量的实验系统中纯化了狼疮抗凝物,并证明其抗凝血活性需要蛋白辅助因子[47]。尽管特征性还不完全,但存在于正常人和患者血浆中的这种辅助因子不是凝血酶原。

三、免疫学特征

(一)与APS相关的特异性自身抗体

1.磷脂结合血浆蛋白

(1)β 2GPI

1990年3个研究小组报道了来自患者血清中亲和纯化的免疫球蛋白G(IgG)抗心磷脂抗体,在无血清实验系统中不与固相的心磷脂或心磷脂脂质体结合[6,9,48]。增加正常血清可恢复抗体与抗原结合的功能。人们发现,使抗心磷脂自身抗体与心磷脂结合的血清成分是β2GPI(β_2糖蛋白I,一种磷脂结合的血浆蛋白)。

β2GPI是一种50 kd的糖蛋白,是补体调控蛋白家族中的非补体成员[49]。它有5个同源重复序列或所谓的sushi区域,是这种蛋白的特征,第5区域包含一个主要磷脂结合区[50-52]。β2GPI已被命名为载脂蛋白H[53],可以联合脂蛋白循环,但β2GPI与其他的载脂蛋白没有结构上的相似性。β2GPI的血浆水平受遗传控制[54,55]。约94%的人正常等位基因是纯合型,β2GPI的平均血浆浓度近似200 μg/mL;约6%的人是杂合型,β2GPI的平均血浆浓度近似100 μg/mL。纯合型β2GPI缺乏较罕见(<1/1000)。

尽管β2GPI的生理功能不明,但体外的数据表明β2GPI在血液凝固中有作用。β2GPI结合阴离子磷脂[56],并抑制血管内凝血的接触时相[57,58]和ADP依赖的血小板聚集[59],以及血小板上的凝血酶原酶(凝血因子V)的活性[60]。尽管这些数据提示β2GPI在抗凝中有作用,但实际上在生理情况下,β2GPI与磷脂膜的结合相对于凝血因子[61]来说十分虚弱,并且β2GPI基于磷脂结合特性的生理性抗凝血作用的可能性不大。另外,β2GPI的缺乏不是血栓形成的危险因素[62,63],APS的患者β2GPI水平正常或轻度升高[64,65]。

有趣的是，发生在自身免疫性疾病和APS中，与发生在梅毒或其他感染性疾病中，β2GPI的特异性与抗心磷脂抗体有明显的不同[48,66-68]。与梅毒相关的抗心磷脂抗体在缺乏β2GPI的情况下与心磷脂结合。这种抗原特异性的区别可以解释为什么抗心磷脂抗体的自身免疫类型与狼疮抗凝物、血栓形成、流产等相关，而不是与感染相关[69]。

大多数自身免疫的抗心肌磷脂抗体可识别在β2GPI上表达的抗原决定簇，以及在磷脂缺乏的适当情况下结合β2GPI的抗体[6-8,10,11,70-73]。相同的是，某些源自APS患者的人类单克隆抗心磷脂抗体可识别β2GPI[74]。患者血清中大多数抗β2GPI自身抗体可识别自身的β2GPI的抗原决定簇[10,11]。一个或更多的主要自身抗原决定簇位于β2GPI的第1区[7,75]。大多数的抗β2GPI自身抗体具有较低的内在亲和力，与β2GPI高亲和力结合依赖于以多价体附着于固定抗原[10,11]。其他数据表明某些抗β2GPI自身抗体可能对β2GPI上的构象决定簇有特异性，在蛋白质与阴离子磷脂或某些合成物质表面结合时形成[8,76]。最近已经观察到抗β2GPI的抗体特异性和亲和力的情况[73]。

某些抗β2GPI的自身抗体具有狼疮抗凝物的活性[67,77-79]。在体外β2GPI于高浓度时抑制前凝血酶的活性[60]，β2GPI依赖的狼疮抗凝物可增强β2GPI的抗凝效应。许多对于β2GPI的单克隆和多克隆抗体有相同的抗凝活性[67,80,81]。某些抗β2GPI抗体的狼疮抗凝活性是由于表面交联的β2GPI[82-84]，交联可增加β2GPI/磷脂交互作用的强度，因此如要有效地减少磷脂数量需加入前凝血酶复合物。有些抗β2GPI抗体有狼疮抗凝物活性而另外一些却没有，其原因还不完全清楚，但可能与亲和力和（或）抗原决定簇的特异性相关。

（2）**凝血酶原（凝血因子Ⅱ）**

APS患者狼疮抗凝物另一个主要特征是自身抗体直接对抗凝血酶原[13,16,19,20,85]。Bajaj和他的同事首先描述了2例有狼疮抗凝物和获得性低凝血酶原血症患者的抗凝血酶原自身抗体[86]，认为这些患者的低凝血酶原血症是由于凝血酶原免疫复合物清除所引起的。循环血液中的凝血酶原抗体复合物可见于有狼疮抗凝物的患者和正常凝血酶原水平的患者[15,87]。尽管最初人们曾认为凝血酶原自身抗体不同于狼疮抗凝物，但现已经清楚，某些亲和纯化的和单克隆的抗凝血酶原自身抗体确实具有狼疮抗凝物的活性[15,18,85,88]。当凝血酶原与阴离子磷脂（例如磷脂酰丝氨酸）相结合时，抗凝血酶原抗体的亲和力和（或）构象决定簇识别能力较β2GPI自身抗体更低。狼疮抗凝物活动的机制类似于抗β2GPI的机制，与膜结合凝血酶原交联增加了凝血酶原和（或）磷脂之间的相互作用的强度，因此有效地减少磷脂表面与其他凝固因子相结合的数量[89]。偶发的少数有狼疮抗凝物患者发生低凝血酶原血症提示，这类患者对于抗凝血酶原抗体有高度的亲和力并可识别自身凝血酶原。

（3）**其他磷脂结合蛋白**

有限的资料提示，某些APS患者可能有针对其他磷脂结合血浆蛋白的自身抗体。这些蛋白包括C蛋白和S蛋白，即C蛋白通路的成分[17,21,22,90,91]。尽管抑制通路与静脉血栓形成和流产相关[92]，但这些抗体的功能和临床意义仍不清楚[93-95]。针对凝血因子V[96,97]、凝血因子XI[98-100]和凝血因子XII[98,101,102]的自身抗体也有相关报道。抗心磷脂测定法可检测出自身抗体识别的补体因子H、补体4b结合蛋白、限制凝血酶作用的抗凝血酶或脂多糖结合蛋白，不过不清楚这些抗体是否与APS相关[103]。膜联蛋白是依赖于钙调节磷脂结合蛋白家族中的一员，在膜进程（如胞泄作用与膜融合中）中具有重要作用。据报道APS患者的自身抗体直接对抗膜联蛋白A5（以前命名为膜联蛋白V）[22,104-107]。

据报道某些APS的患者有特异性的磷脂酰乙醇胺自身抗体[108-112]。这些抗体本身不能识别磷脂酰乙醇胺，但它可直接对抗磷脂酰乙醇胺结合的血浆蛋白，包括高和（或）低分子量激肽原、前激肽释放酶以及凝血因子XI[100,113,114]。

2.上皮细胞表面蛋白

APS患者的血管上皮细胞的网状表面存在某些分子可成为抗原靶。一种对于凝血酶的上皮细胞受体血栓调节素，在激活C蛋白中起到极其重要的作用，某些患者自身抗体可识别血栓调节素[23,115,116]。上皮细胞表面的硫酸类肝素蛋白多糖对于血管的结构和功能起到重要作用，包括止血作用。重要的是，抗凝血酶的激活需要血管壁的硫酸乙酰肝素的存在。Fillit和他的同事证明了某些SLE患者血清的自身抗体对于硫酸乙酰肝素[117]和血管的硫酸类肝素蛋白多糖核心蛋白[118]的作用。

3.阴离子磷脂

由于以前大多数试验是在有血清或血浆存在的情况下进行的，所以狼疮抗凝物的特异性磷脂和抗心磷脂自身抗体的功能很难解释清楚。因此血浆蛋白和（或）蛋白-磷脂复合物可能的作用还一直没有鉴别出来。另外，现在认识到纯化抗体和其他血浆蛋白制剂的污染很重要（如β2GPI），而当时却没有直接评价在内。例如，狼疮抗凝物对于六角形（Ⅱ）相的磷脂酰乙醇胺的特异性明显，主要因为凝血酶原和磷脂反应物结合[119,120]，阴离子磷脂确实成为与梅毒相关的抗心肌磷脂抗体的靶点[48,66,67]。

活体内阴离子磷脂在自身抗体与磷脂结合血浆蛋白的结合中起重要的作用。正如上文所述，抗体的结合需依靠磷脂膜提供一个高的抗原局部浓度，以促进高亲和力二价体与内在的低亲和力抗体结合。而且当蛋白与磷脂结合时，蛋白构象特异性可能诱导某些抗体。

抗心磷脂检测法可直接检测出对抗氧化脂类的抗体。自身心磷脂的脂肪酸链容易氧化，大多数在使用抗心肌磷脂酶联免疫吸附法的情况下很可能有一定程度的氧化[121]。β2GPI以共价键的形式与氧化的心磷脂结合。抗心磷脂抗体试验中一些报道，提示氧化脂质在抗心磷脂抗体和氧化脂蛋白抗体之间的交叉性反应[122]。在两个方法中我们不清楚是否确实存在交叉反应，或是否检测到β2GPI抗体或其他蛋白。已知β2GPI可与氧化的低密度脂蛋白的特殊脂类成分相结合[123]，与抗血小板和抗上皮细胞抗体相关。

（二）与抗血小板和抗内皮细胞抗体的关系

据报道APS患者存在抗血小板和抗上皮细胞抗体[124-126]。在标准的狼疮抗凝物和用抗心磷脂抗体测定法检测出的自身抗体，与抗血小板和抗上皮细胞抗体之间的确切关系不清楚。在APS的患者，血小板[127]和上皮细胞上[128,129]结合的某些抗体需依靠β2GPI的帮助。血栓调节素和硫酸类肝素蛋白多糖的抗体已述及。

（三）与抗磷脂抗体的传统分类的关系

上述的一些抗原特异性与抗磷脂抗体的传统分类的关系如表74.2所示。目前用于检测抗磷脂抗体的临床实验室方法可检测出一些自身抗体，但并不能全部检测出来。标准的抗心磷脂的酶联免疫吸附法可检测出对β2GPI的自身抗体和与梅毒及某些其他感染相关的真性抗心磷脂抗体。在这些检测中，于封闭的缓冲液内将牛血清和患者血清标本中的β2GPI置于涂有心肌磷脂的微量滴定板上，其后可与抗β2GPI自身抗体结合。在实验中，如测定凝血激酶时间（aPTT）和稀释印度蝰蛇毒时间（DRVVT），某些β2GPI的自身抗体和凝血酶原的自身抗体，显示出狼疮抗凝物的活性。应用抗磷脂抗体的测定方法不能检测出针对C蛋白和S蛋白的自身抗体。因此，目前应用抗磷脂抗体的测定方法去检测对不同抗原特异性的自身抗体的反应性，似乎解释了很多抗心磷脂抗体和狼疮抗凝物的多相性及不合理的重叠。例如，它说明了为什么在某些患者抗心磷脂抗体和狼疮抗凝物是相同的抗体（有抗凝血活性的抗β2GPI抗体），而在其他患者则不同（没有抗血凝活性的抗β2GPI抗体和抗凝血酶原抗体）。

表74.2 标准抗磷脂抗体检测法中特异性的自身抗体与反应性的关系

特异性的自身抗体	反应性	
	抗心磷脂酶联免疫吸附测定法	狼疮抗凝物
抗 β2GPI	阳性	阳性和阴性
抗凝血酶原	阴性	阳性和阴性
抗 C 蛋白	阴性	阴性
抗 S 蛋白	阴性	阴性

四、临床表现

（一）抗磷脂抗体和抗磷脂综合征的发生率

通过横向的研究发现，SLE患者中17%~39%有抗心磷脂抗体[130]，11%~30%有狼疮抗凝物；有这些抗体的患者中30%~50%有抗磷脂综合征的临床表现，而10%~20%有SLE的临床表现。原发性APS的发病率不详。回顾性的研究发现，5%~30%抗磷脂抗体的患者没有SLE和血栓形成病史[130-133]。Ginsburg和他的同事[134]研究了大量40岁或40岁以上、无血栓形成病史的男性医师的库存血清，5年以后有90名受试者发生深部静脉血栓或肺栓塞，其中19人（占21%）的IgG型抗心磷脂水平大于95%（≥33 GPL单位），没有出现缺血性中风的病例，这也许和此研究的设计及受试者的年龄有关。相反，Kittner和Gorelick分析的资料表明，50岁以下的APS患者大约有1/3并发中风[135]。看似健康的妇女发生习惯性自发流产，则10%~20%的妇女很可能是由于APS所导致[136-138]。在正常对照组抗磷脂抗体的发生率大约是2%（范围1%~5%），并可能随着年龄增长而增长[130]。

（二）血栓形成

据报道抗磷脂抗体患者全身任何部位的血管可发生血栓，最常见发生静脉血栓的部位是下肢的深浅静脉[3,139,140]，深部静脉血栓的病例中有半数可并发肺栓塞。有动脉血栓形成的APS患者容易并发中风[140-142]。有血栓形成的APS患者可有大量的潜在疾病，例如流产（胎盘栓塞和梗死）[143-145]、肾功能不全（肾血管栓塞）[146,147]、皮肤溃疡（皮肤的血管栓塞）[148]、某种中枢神经系统疾病（多发性脑梗死性痴呆）[149-151]和肺动脉高压（复发性肺栓子）[152]。

（三）习惯性流产

妊娠妇女若存在APL，则在妊娠3个月末以后很容易出现死胎[136,153]。有APL的患者通常在妊娠的10周以内出现自发性流产的情况并没有很好地被明确，因为一般人群的发病率也较高[154]。除了流产以外，APL的存在还使产前及产后并发症的发病率增加，包括先兆子痫、胎儿窘迫、胎儿生长缺陷和早产，以及母亲在产后的血栓形成[136,155]。胎儿生长缺陷和羊水过少要高于大多数情况下与APL相关的死胎发生率[154]。

（四）血小板减少症

血小板减少症通常发生在SLE合并APL的患者，发生率将近40%，没有APL的患者发生率仅为10%[156]。70%~80%血小板减少症的狼疮患者存在APL，大约30%的患者有自身免疫性血小板减少症[157]。APS患者的血小板减少症通常为中度（血小板计数≥5×10^{10}/L），无出血倾向。有APL的患者即便血小板计数低，但仍有血栓形成的风险[158]。

（五）其他临床特征

1.心脏瓣膜疾病

APL引起的心脏瓣膜疾病，通常发生于SLE[159-161]合并原发性APS的患者[3,162,163]。尤其是报道显示，大量的患者有非感染性疣状赘生物（利–萨疣状心内膜炎）。心内膜栓塞的损害可以解释一些患者出现的局部大脑出血症状[164-166]。

2.神经系统并发症

脑血管栓塞和栓塞性中风是APS患者神经系统主要的并发症，可出现一过性的缺血发作[167]。据报道APL患者除中风以外的神经系统并发症，包括横贯性脊髓炎[168]、吉–巴综合征、舞蹈病[169]、偏头痛[170]和类似于多发性硬化症的并发症[171,172]。最近的一篇持相反意见的回顾文献中，Chapman和他的同事明确地断定除中风以外的神经系统并发症与APL或APS无关[151]。

3.皮肤表现

在一系列的报道中显示，皮肤溃疡常发生在下肢[148,173,174]，APL患者常见的皮肤表现是网状青斑，为蓝色至红色格状皮下色斑[175]。斯内顿综合征是一些同时存在网状青斑和脑血管疾病的患者，被认为兼有APS[176,177]。据报道，皮肤的坏死也与APL相关[178,179]。

4.药物诱发的APL

大量的药物包括氯丙嗪、肼屈嗪、苯妥英和普鲁卡因可诱发APL[180-184]。药物诱发的APL通常是IgM同种型，并与APL自身免疫一样依赖β2GPI[184,185]。血栓形成和血小板减少症可发生于某些药物诱发的APL患者[181,183]。

5.重症APS

据报道至少130例APL患者有急性广泛的和多发性血管闭塞综合征[186,187]。通常的特征包括短期内的多发性血管闭塞（几天至几周），常影响小血管对器官的灌注（如肾脏、肺脏、脑、心脏和肝脏），典型的APS很少发生大血管闭塞。大多数重症患者有SLE病史，类似狼疮疾病或原发性APS，患者一般有既往症状和APS征象。某些明确的诱发因素可使2/3的患者确诊，包括感染、外科手术、创伤、肿瘤和停用抗凝药物。重症APS预后较差，死亡率接近50%，大多数的死亡与心脏病变（心肌梗死、心肌微血栓导致的心力衰竭、心脏传导阻滞）和肺的病变（急性呼吸窘迫综合征、肺栓塞）相关。一项长期的研究（平均随访5~6年）调查了58例重症APS的幸存患者，其中66%的患者预后良好，无任何APS的表现（抗凝治疗）[188]。26%有APS并发症的患者大约1/4可导致死亡，其余的患者不会出现APS进一步的表现，但可因原发疾病或似乎不相关的原因导致死亡。

五、病理生理学

大量的临床观察支持自身抗体在APS发病中起直接作用的假说：①不同于抗核细胞自身抗体，APS的自身抗体攻击的目标是血浆蛋白或进入到循环抗体的细胞膜表面的成分。②大量的抗原与止血过程相关。③从

APS患者提取免疫球蛋白转移到动物,已研制出APS的动物模型[189-192]。④在初次血栓形成之前APL就已存在,而不是血栓形成以后才表现出来[134]。⑤APS的风险性与APL水平直接相关[134,193]。

与磷脂结合的血浆蛋白的自身抗体数量有限,例如β2GPI和凝血素,它们与各自的抗原相互作用。首先,高亲和力的中和型的自身抗体可以通过清除抗原抗体复合物来直接抑制抗原的功能和(或)减少血浆抗原水平。此类型的相互作用以获得性的抗凝血因子抑制剂为特征。除外少数具有狼疮抗凝物和低凝血酶原的患者,APS患者低亲和力的自身抗体不会减少血浆抗原水平。第二种可能是抗原与抗体以复合物的形式沉积在血管壁,导致炎症和组织损伤。此类型可导致血清病和多数的血管炎,但不会导致获得性的抑制因子或APS。

另外两种假说也可能与APS相关。前面提到的低亲和力自身抗体通过二价体或多价体作用于与血浆蛋白结合的高亲和力抗体,再与细胞膜表面的抗原结合。这种针对与膜结合抗原的交联自身抗体可以显著地降低细胞膜上的抗原分离,引起依赖磷脂的反应失调。此种机制是抗β2GPI和抗凝血素的自身抗体在发挥其狼疮抗凝物活性[82-89]。反之,如果靶抗原是细胞表面的受体蛋白,交联抗体可以触发信号转导和某些细胞反应。有充分的理由可以相信抗β2GPI自身抗体可刺激上皮细胞的黏附分子增量[128,129]和激活血小板[194]。

如果自身抗体在APS中有作用,那么特异性抗原的种类为APS临床表现的多重性和病理生理机制的多样性提供了解释。合理的推测是抗体对于不同的磷脂结合蛋白和细胞表面分子产生不同的作用。例如,抗体改变前列腺素和凝血素的水平导致动脉血栓形成,同理抗体抑制C蛋白通路可导致静脉血栓形成[195]。一些特例可能与任何临床表现都不相关,这恰好可以解释许多患者为何无症状。血栓形成的机制与某种自身抗体的关系如表74.3所示。

(一)自身抗体介导的血栓形成:潜在机制

1.止血过程失调

(1)C蛋白通路抑制

遗传性的C蛋白和S蛋白缺乏的血栓形成,以及V_{Leiden}因子(遗传性的抵抗活性C蛋白)在血栓形成中是最常见的遗传原因之一,证明了C蛋白通路在正常的凝血过程中的临床重要性[196]。抗体可抑制C蛋白抗凝通路的磷脂依赖性反应:①C蛋白的激活依靠凝血酶结合血栓调节素。②Va和VIIIa的失活,依靠C蛋白和他的辅助因子S蛋白以及V因子的激活来实现[17,197-205](图74.1)。尽管资料尚不确定,但抗β2GPI自身抗体在反应中也起到作用[202,203,206]。有明显的证据表明自身抗体在直接对抗C蛋白通路的组成成分(即血栓调节素、C蛋白和S蛋白)中可能有作用[17,23,207]。尽管资料尚不确定,但据报道,自身抗体可减少部分APS患者的S蛋白水平[90,94,95,208,209]。

(2)抗凝血酶抑制作用

抗凝血酶(以前称抗凝血酶Ⅲ)是凝血因子IXa、凝血因子Xa和凝血酶的主要血浆抑制物。为了达到最佳的抑制作用,抗凝血酶必须在血管内皮与硫酸类肝素结合。自身抗体通过阻断抗凝血酶的活性,并使乙酰硫酸肝素黏蛋白和(或)肝素活化来促进血栓形成[210-212]。事实是β2GPI与肝素结合,因此抗β2GPI抗体可起到同

表74.3 抗体介导的血栓形成的机制与特异性自身抗体的关系

机制	相关的抗体
C蛋白通路的抑制	
Va和Ⅷa因子的失活	抗 β2GPI、抗 S 蛋白、抗凝血酶原
抗凝血酶的失活抑制	抗 β2GPI、抗硫酸类肝素
锚定蛋白的置换	抗 β2GPI、? 抗凝血因子Ⅱ
纤维蛋白溶解受损	抗 β2GPI、抗 Ⅻ因子、抗 PE/HMWK
增强单核细胞转移因子的表达	抗 β2GPI
增强上皮细胞黏附分子的表达	抗 β2GPI、? 抗凝血因子Ⅱ
增强血小板激活	抗 β2GPI
增强血小板血栓素A_2	抗 β2GPI

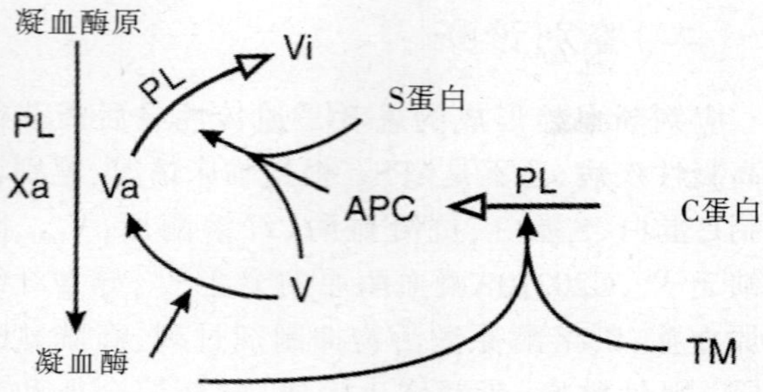

图74.1 显示了促凝血素凝血酶原酶反应与C蛋白通路的抗凝固反应之间的关系。凝血酶原通过有Ca^{2+}存在的磷脂表面(PL),并在Xa因子和其辅助Va因子的作用下被分解成凝血酶。凝血酶与血栓调节素在血管上皮细胞表面结合激活C蛋白。活化的C蛋白(APC)通过与细胞膜结合凝血因子Va(至Vi)和凝血因子VIIIa(没有显示)失活来达到抗凝作用。S蛋白和V因子(但不是Va因子)是激活C蛋白的辅助因子。空心箭头表示C蛋白通路的反应。

样的促凝作用。

(3)**膜联蛋白A5的置换**

膜联蛋白A5与血管内皮细胞网状表面结合来达到生理抗凝作用,不过资料显示这种作用有限。膜联蛋白A5在胎盘循环中起到血栓调节素的作用[213–215]。Rand和他的同事提出β2GPI和抗β2GPI的复合物从细胞表面置换锚定蛋白,可使血液凝固性增高并使APS孕妇流产[213,216,217],而其他资料不支持这种假说[218–221]。

(4)**β2GPI的抑制作用**

某些体外的资料显示β2GPI是天然的抗凝剂,不过正如前文所述,β2GPI与磷脂结合的特性[61] 和对缺乏β2GPI的个体[62,63]的研究显示抗凝功能减弱。一项研究显示β2GPI的作用可起到血小板表面Xa因子抑制物的作用,自身抗体可阻断β2GPI的活性[222]。

(5)**损害纤维蛋白溶解作用**

对APS患者的观察发现有纤维蛋白溶解受损[223–225],并涉及抗β2GPI抗体[226,227]。理论上,对高分子量激肽原或凝血因子XII的自身抗体也可影响这一通路。在静脉闭塞前后,人们对组织纤维蛋白溶酶原激活剂水平的研究尚无确定结果。最一致的表现是SLE患者的纤溶酶原活化因子抑制剂1(PAI-1)的水平升高[228–231],但PAI-1是急性期反应物,而且与PAI-1的增加、APL存在或水平,以及血栓形成病史之间没有极明显的关系。尽管有一项研究报道APS与PAI-1基因多态性有关[232],但这个结果没有被其他研究组所证实[233,234]。

2.对细胞的影响

(1)**单核细胞**

凝血激酶(TF)是正常和病理情况下血液凝固的主要启动因子,细胞在接触血液的情况下通常不会表达。越来越多的证据表明,在循环血内单核细胞上的表达增加是APS高凝状态的重要机制[235–239]。从患者血清提取的抗心磷脂(抗β2GPI抗体)抗体和源于患者的单克隆抗β2GPI抗体,在正常活体的单核细胞上可诱发凝血激酶的表达,具有IgG型抗心磷脂抗体以及有血栓形成史的患者单核细胞上凝血激酶表达增强。

(2)**上皮细胞**

目前存在几种APL增强血管内皮细胞前凝血剂活性的机制[240]。某些患者的血清和IgG成分可增加凝血激酶的表达[241,242]、内皮素1的生成[243],以及黏附分子E选择蛋白、血管细胞黏附分子1(VCAM)和细胞间黏附分子1(ICAM)的表达[128,129,244]。后者的活性依靠β2GPI和抗β2GPI自身抗体的作用。在动物模型中,这些黏附分子对于APL的血栓形成起调节作用[245,246]。

另外一种机制是类花生酸代谢失调。有一些证据表明,APS的自身抗体可抑制上皮细胞前列腺环素(PGI_2)的产生,前列腺环素是一种强烈的血管扩张剂和血小板抑制剂[247,248]。然而,自身抗体对于血小板的类花生酸类物质的影响可能更重要,下面将作讨论。

3.血小板

自身免疫性血小板减少症是APS的组成部分,被认为是由于这些抗体亚群的抗凝血活性所致。潜在的抗原靶包括血小板膜上结合的β2GPI [127]、CD36和血小板膜上一些主要的糖蛋白[249,250,251]。

一些研究显示APL可诱导血小板聚集[194,252,253]。单克隆的抗β2GPI抗体与β2GPI依赖性血小板的结合,在弱激动剂的阈下浓度情况下将血小板激活[254]。有证据表明APL可增加血小板内血栓素A_2的产生[255–258]。血小板衍生的血栓素尿代谢产物的水平增加,与抗β2GPI的自身抗体有关[258]。

(二)流产:可能的机制

APS引起的流产与胎盘血流不足导致的低氧有关[154]。病生理学发现母体螺旋状的动脉血管病变将导致胎盘梗死、慢性绒毛膜炎、动脉粥样硬化、合胞体血管膜数量减少、合胞体结数量增加以及胎儿血栓[143,145,259–262]。尽管也有胎盘的膜联蛋白A5数量正常的报道[221,263],但

APS妇女胎盘绒毛膜表面上的膜联蛋白A5量的减少以及习惯性的流产可能造成胎盘梗死[213,216,217]。

六、诊断和治疗

(一)实验室诊断

患者有以下情况应考虑为APS，如复发的动脉或静脉血栓形成的病史，有血栓形成的家族史，血栓形成的年龄较轻(≤45岁)，静脉血栓形成的部位不是下肢深静脉，缺少其他已知的危险因素的静脉血栓形成，没有动脉粥样硬化的动脉血栓形成，一次或多次死胎或不明原因的血小板减少症。有一次或两次的自发流产病史的妇女需要检查以除外APS。在一些医疗中心，对所有SLE患者均须筛查APL，作为血清学评估的组成部分；均须检查抗心磷脂抗体和狼疮抗凝物，因为35%的APS患者这两项检查不一致[264]。尽管临床大多数患者是IgG型抗心磷脂抗体，但APS的患者也可是单一的IgM或IgA型抗体，需在6~8周时重复检查以确定是否有APL存在。

重要的进展是建立了标准化的ELISA抗心磷脂检查法，包括建立了IgG、IgM和IgA同种型的标准和相应的GPL、MPL和APL单位[265-267]，但是存在实验室间检查结果差异问题[268,269]。因为β2GPI在抗心磷脂自身抗体的抗原特异性上有重要作用，所以研制了抗β2GPI ELISA检查法并且应用于临床治疗[8,10,12,70,71,76,270]。对于APS的患者，抗β2GPI检查比抗心磷脂检查更具特异性和临床价值，它可以检查特异性自身抗体种类，这种自身抗体能够识别出是人类而不是家畜的β2GPI[271]。通过检验标准化的进一步完善，试验室间的相互对比和前瞻性的临床研究，将有助于确定抗β2GPI检查法在临床实践中的作用，及确定抗凝血酶原抗体免疫测定法的价值[14,16,19,20,85,272]。

狼疮抗凝物的筛查包括适度敏感的活化部分凝血酶原时间(aPTT)，拉塞尔蝰蛇毒时间和高岭土凝固时间[273-275]。如果检查中有一项时间延长，则要证实狼疮抗凝物的存在：①确定时间的延长是抑制物的作用而不是凝血因子的缺乏（患者的血浆如果混入正常的血浆，筛查结果失败应予矫正）。②确定磷脂的依赖性(磷脂浓度与凝固试验的延长呈反相关)。可通过检验测定磷脂的依赖性，检测方法可采取减少磷脂以促进抗凝活性(例如稀释磷脂aPTT)或检验测定过量的磷脂以中和抗凝物活性(例如血小板的中和过程、六角相磷脂的中和过程)。

(二)鉴别诊断

应判断血栓形成的患者是遗传性或后天获得性的高凝性疾病，还不是APS。根据临床情况，鉴别诊断包括C蛋白、S蛋白、抗凝血酶、纤溶酶原、V_{Leiden}因子的缺乏[276]，G20210A凝血酶原的突变[277]，异常纤维蛋白原血症，纤溶酶原激活物抑制剂过剩，高胱氨酸血症[278]，恶性肿瘤，骨髓增生疾患，肾病综合征和骨赫切特(Behçet)综合征。试验室的鉴别包括全血细胞计数和涂片，基因学的试验包括V_{Leiden}因子、G20210A凝血酶原突变、C蛋白、S蛋白以及抗凝血酶的活性，高半胱氨酸的水平和凝血酶或爬虫酶时间。如果诊断仍然不明确，可测定纤溶酶原和纤溶酶原激活物抑制剂。同样，患者如果有流产病史要经产科医生鉴别是否为产科相关的高危流产所致。其他一些内科疾病(包括甲状腺疾病和糖尿病)也需除外。重症APS典型的鉴别包括狼疮性血管炎、弥漫性血管内凝血和血小板减少性紫癜。

(三)治疗

中度至重度APL水平的患者有相当的危险性。相对的风险包括深部静脉血栓形成、肺栓塞或者中风(年龄≤50)，形成此类的风险性为7%~8%[134,135]。APS很少有对照性治疗试验，大多数还是凭经验治疗。许多治疗原则来自于回顾性的研究和病历报告，为临床医师提供了一些指导。

1.血栓形成

有动静脉血栓形成的病史和高水平APL的患者有再发血栓的高风险[279-282]。可立即应用肝素，华法林的抗凝作用可以有效防止再发血栓的形成[279-281]。回顾性的研究显示要达到相对较高的抗凝水平，国际的标准定量(INR)必须大于3.0[279,281,282]。但是，最近一个随机的对照试验发现高强度的华法林(INR指标3.1~4.0)所起的作用不会优于中等强度的华法林（INR指标2.0~3.0)[283]。对于此类患者终身抗凝是必要的[280]。由于抗凝治疗的风险性，决定长期治疗应该是个体化的，并需要考虑众多的因素，包括APL的水平、血栓形成的类型、血栓形成的间隔时间和患者的年龄及可信度。在某些患者，自身抗体的存在可以妨碍精确的测定INR用量，需要其他的方法来评估抗凝的水平[284,285]。

2.流产

对于中度至重度水平APL的患者，以及有一次或多次不能解释的死胎(>10周妊娠)或者自发流产的患者,应采取预防流产和死胎的治疗。目前,大多数专家建议应用肝素和小剂量阿司匹林治疗[136,286,287]。泼尼松联合阿司匹林具有相同的治疗效果，但却有许多的副作用,包括感染、先兆子痫、妊娠糖尿病和骨坏死[288]。据报道治疗后,妊娠的成功率可达70%~80%[286,287]。

APS的妇女如果考虑妊娠需提前向产科医生、风湿病专家和(或)血液病专家进行咨询。这时常先服用小剂量的阿司匹林(或者持续服用)。一旦确定怀孕即开始肝素治疗,常在怀孕5~7周开始,可使用低分子量肝素(依诺帕林、达尔珀伦)或普通肝素。对于没有血栓形成病史的女性患者典型的治疗是皮下注射肝素5000~10 000U/12h和阿司匹林81 mg/d。小剂量肝素同样有效[286,289],低分子量肝素(依诺帕林、达尔珀伦)也被广泛应用。建议对于先前有血栓形成病史的患者用较大剂量肝素。目前已经对使用特殊的肝素疗法预防APS相关的流产进行了回顾[136]。分娩时应用肝素,由于产后有血栓形成的风险,故分娩后仍需应用肝素4~6周。尽管一个小型的随机对照试验没有显示出静脉注射免疫球蛋白(IVIG)的效果优于肝素和阿司匹林[293],但如果肝素和泼尼松治疗无效,仍可选用静脉注射免疫球蛋白疗法[290-292]。

低水平的APL和习惯性流产可以不用治疗。在一项大多数患者有低滴度抗体的随机对照试验显示,患者接受小剂量阿司匹林或安慰剂怀孕的成功率可达80% ~85%[294]。

3.血小板减少症

轻度的血小板减少症（血小板计数≥5×10^{10}/L)通常不需要治疗。血小板计数更低可用皮质激素治疗。

4.重度APS

大多数的重度APS患者接受了联合治疗，包括抗凝剂、皮质激素、血浆置换、环磷酰胺和静脉注射免疫球蛋白(IVIG)[186,187]。抗凝有特殊效果,接受抗凝治疗的患者存活率为62%，而没有接受抗凝治疗患者的存活率仅为23%[186]。对于个别顽固性病例,血浆置换[295]和去纤维蛋白多核苷酸[296],这两种方法都有效果。

5.无症状患者

对于非典型的血栓形成的APL患者在以下三种情况下需要预防治疗：①SLE的患者在常规的筛查中没有发现APL。②妇女在妊娠期被诊断出APS。③患者在筛查中被检测出有狼疮抗凝物[297]。在这些情况下通常建议服用小剂量阿司匹林[297-299]。羟氯喹对于有APL的SLE患者也可能有效[299,300]。

6.APS未来治疗的方向

目前,APS的治疗主要是抗凝。在不久的将来,可直接口服凝血酶抑制剂,如西美加群,此药被证明与华法林一样有效,治疗间隔较长而且服药剂量固定,并且不需要监控凝血情况[301]。另外人们也开始研究一些新的方法,对APS病理学和免疫学的进一步了解,可以明确治疗的目的以及新的治疗方法[302,303]。例如,HMG-CoA还原酶抑制剂或他汀类药物对于心血管系统有明显效果,与降低胆固醇水平没有直接的关系。尽管他汀类药物治疗APS还没有临床试验的报道,但氟伐他汀已经在APS的动物模型上看出效果[304]。基于对β2GPI的自身抗体在APS中起关键作用的了解,近来人们已进一步认识了β2GPI特异性的B细胞耐受原[305]。这些新方法对更安全有效治疗APS增加了希望,但有效性尚需要进一步证实。

(吴疆 李德达 译 李世民 校)

参考文献

1. Levine JS, Branch DW, Rauch J. The antiphospholipid syndrome. *N Engl J Med* 2002;346(10):752–763.
2. Wilson WA, Gharavi AE, Koike T, et al. International consensus statement on preliminary classification criteria for definite antiphospholipid syndrome. *Arthritis Rheum* 1999;42(7):1309–1311.
3. Vianna JL, Khamashta MA, Ordi-Ros J, et al. Comparison of the primary and secondary antiphospholipid syndrome: a European multicenter study of 114 patients. *Am J Med* 1994;96:3–9.
4. Roubey RAS. Immunology of the antiphospholipid syndrome: antibodies, antigens, and the autoimmune response. *Thromb Haemost* 1999;82(2):656–661.
5. Roubey RA. Update on antiphospholipid antibodies. *Curr Opin Rheumatol* 2000;12(5):374–378.
6. Galli M, Comfurius P, Maassen C, et al. Anticardiolipin antibodies directed not to cardiolipin but to a plasma protein cofactor. *Lancet* 1990;335:1544–1547.
7. Iverson GM, Victoria EJ, Marquis DM. Anti-β2-glycoprotein I (β2GPI) autoantibodies recognize an epitope on the first domain of β2GPI. *Proc Natl Acad Sci U S A* 1998;95:15542–15546.
8. Matsuura E, Igarashi Y, Yasuda T, et al. Anticardiolipin antibodies recognize β2-glycoprotein I structure altered by interacting with an oxygen modified solid phase surface. *J Exp Med* 1994;179:457–462.
9. McNeil HP, Simpson RJ, Chesterman CN, Krilis SA. Anti-phospholipid antibodies are directed against a complex antigen that includes a lipid-binding inhibitor of coagulation: β2-glycoprotein I (apolipoprotein H). *Proc Natl Acad Sci U S A* 1990;87:4120–4124.
10. Roubey RAS, Eisenberg RA, Harper MF, Winfield JB. "Anticardiolipin" autoantibodies recognize β2-glycoprotein I in the absence of phospholipid. Importance of antigen density and bivalent binding. *J Immunol* 1995;154:954–960.
11. Tincani A, Spatola L, Prati E, et al. The anti-β2-glycoprotein I activity in human anti-phospholipid syndrome sera is due to monoreactive low-affinity autoantibodies directed to epitopes located on native

β2-glycoprotein I and preserved during species evolution. *J Immunol* 1996;157:5732–5738.
12. Inanc M, Radway-Bright EL, Isenberg DA. beta 2-glycoprotein I and anti-beta 2-glycoprotein I antibodies: where are we now? *Br J Rheumatol* 1997;36(12):1247–1257.
13. Bevers EM, Galli M, Barbui T, et al. Lupus anticoagulant IgG's (LA) are not directed to phospholipids only, but to a complex of lipid-bound human prothrombin. *Thromb Haemost* 1991;66:629–632.
14. Atsumi T, Ieko M, Bertolaccini ML, et al. Association of autoantibodies against the phosphatidylserine-prothrombin complex with manifestations of the antiphospholipid syndrome and with the presence of lupus anticoagulant. *Arthritis Rheum* 2000;43(9):19821993.
15. Fleck RA, Rapaport SI, Rao LV. Anti-prothrombin antibodies and the lupus anticoagulant. *Blood* 1988;72:512–519.
16. Galli M, Beretta G, Daldossi M, et al. Different anticoagulant and immunological properties of anti-prothrombin antibodies in patients with antiphospholipid antibodies. *Thromb Haemost* 1997;77(3):486–491.
17. Oosting JD, Derksen RHWM, Bobbink IWG, et al. Antiphospholipid antibodies directed against a combination of phospholipids with prothrombin, protein C, or protein S: an explanation for their pathogenic mechanism? *Blood* 1993;81:2618–2625.
18. Permpikul P, Rao LVM, Rapaport SI. Functional and binding studies of the roles of prothrombin and β2-glycoprotein I in the expression of lupus anticoagulant activity. *Blood* 1994;83:2878–2892.
19. Arvieux J, Darnige L, Caron C, et al. Development of an ELISA for autoantibodies to prothrombin showing their prevalence in patients with lupus anticoagulants. *Thromb Haemost* 1995;74(4):1120–1125.
20. Amengual O, Atsumi T, Koike T. Specificities, properties, and clinical significance of antiprothrombin antibodies. *Arthritis Rheum* 2003;48(4):886–895.
21. Pengo V, Biasiolo A, Brocco T, et al. Autoantibodies to phospholipid-binding plasma proteins in patients with thrombosis and phospholipid-reactive antibodies. *Thromb Haemost* 1996;75(5):721–724.
22. Nojima J, Kuratsune H, Suehisa E, et al. Association between the prevalence of antibodies to beta(2)-glycoprotein I, prothrombin, protein C, protein S, and annexin V in patients with systemic lupus erythematosus and thrombotic and thrombocytopenic complications. *Clin Chem* 2001;47(6):1008–1015.
23. Carson CW, Comp PC, Rezaie AR, et al. Antibodies to thrombomodulin are found in patients with lupus anticoagulant and unexplained thrombosis. *J Rheumatol* 2000;27(2):384–390.
24. Pangborn MC. A new serologically active phospholipid from beef heart. *Proc Soc Exp Biol Med* 1941;48:484–486.
25. Moore JE, Mohr CF. Biologically false positive serologic tests for syphilis. *JAMA* 1952;150:467–473.
26. Moore JE, Lutz WB. The natural history of systemic lupus erythematosus: an approach to its study through chronic biologic false positive reactors. *J Chron Dis* 1955;1:297–316.
27. Conley CL, Hartmann RC. A hemorrhagic disorder caused by circulating anticoagulant in patients with disseminated lupus erythematosus. *J Clin Invest* 1952;31:621–622.
28. Frick PG. Acquired circulating anticoagulants in systemic "collagen disease". *Blood* 1955;10:691–706.
29. Laurell A-B, Nilsson IM. Hypergammaglobulinemia, circulating anticoagulant, and biologic false positive Wassermann reaction. *J Lab Clin Med* 1957;49:694–707.
30. Feinstein DI, Rapaport SI. Acquired inhibitors of blood coagulation. *Prog Hemostas Thromb* 1972;1:75–95.
31. Margolius A Jr, Jackson DP, Ratnoff OD. Circulating anticoagulants: a study of 40 cases and a review of the literature. *Medicine* 1961;40:145–202.
32. Bowie EJW, Thompson JH Jr., Pascuzzi CA, Owen CA Jr. Thrombosis in systemic lupus erythematosus despite circulating anticoagulants. *J Lab Clin Med* 1963;62:416–430.
33. Lechner K. Acquired inhibitors in nonhemophilic patients. *Haemostasis* 1974;3:65–93.
34. Alagille D, Crosnier J, Soulier JP. Anticoagulant circulant á activité antithromboplastique. *Rev Franç Et Clin Biol* 1956;1:335–345.
35. Carreras LO, DeFreyn G, Machin SJ, et al. Arterial thrombosis, intrauterine death and "lupus" anticoagulant: detection of immunoglobulin interfering with prostacyclin formation. *Lancet* 1981;i:244–246.
36. Firkin BG, Howard MA, Radford N. Possible relationship between lupus inhibitor and recurrent abortion in young women. *Lancet* 1980;2:366.
37. Nilsson IM, Åstedt B, Hedner U, Berezin D. Intrauterine death and circulating anticoagulant ("antithromboplastin"). *Acta Med Scand* 1975;197:153–159.
38. Soulier JP, Boffa MC. Avortements à répétition, thrombose et anticoagulant circulant anti-thromboplastine. *Nouv Presse Med* 1980;9:859–864.
39. Boey ML, Colaco CB, Gharavi AE, et al. Thrombosis in systemic lupus erythematosus: striking association with the presence of circulating lupus anticoagulant. *Br Med J* 1983;287:1021–1023.
40. Hughes GRV. Thrombosis, abortion, cerebral disease and the lupus anticoagulant. *Br Med J* 1983;287:1088–1089.
41. Harris EN, Gharavi AE, Boey ML, et al. Anticardiolipin antibodies: detection by radioimmunoassay and association with thrombosis in systemic lupus erythematosus. *Lancet* 1983;ii:1211–1214.
42. Loizou S, McCrea JD, Rudge AC, et al. Measurement of anti-cardiolipin antibodies by an enzyme-linked immunosorbent assay (ELISA): standardization and quantitation of results. *Clin Exp Immunol* 1985;62:738–745.
43. Loeliger A. Prothrombin as co-factor of the circulating anticoagulant in systemic lupus erythematosus? *Thromb Diath Haemorrh* 1959;3:237–256.
44. Bonnin JA, Cohen AK, Hicks ND. Coagulation defects in a case of systemic lupus erythematosus with thrombocytopenia. *Br J Haematol* 1956;2:168–179.
45. Hougie C. Naturally occurring species specific inhibitor of human prothrombin in lupus erythematosus. *Proc Soc Exp Biol Med* 1964;116:359–361.
46. Medal LS, Lisker R. Circulating anticoagulant in disseminated lupus erythematosus. *Br J Haematol* 1959;5:284–293.
47. Yin ET, Gaston LW. Purification and kinetic studies on a circulating anticoagulant in a suspected case of lupus erythematosus. *Thromb Diath Haemorrh* 1965;14:89–115.
48. Matsuura E, Igarashi Y, Fujimoto M, et al. Anticardiolipin cofactor(s) and differential diagnosis of autoimmune disease. *Lancet* 1990;336:177–178.
49. Reid KBM, Bentley DR, Campbell RD, et al. Complement system proteins which interact with C3b or C4b: a superfamily of structurally related proteins. *Immunol Today* 1986;7:230–234.
50. Steinkasserer A, Barlow PN, Willis AC, et al. Activity, disulphide mapping and structural modelling of the fifth domain of human β2-glycoprotein I. *FEBS Lett* 1992;313:193–197.
51. Hunt JE, Simpson RJ, Krilis SA. Identification of a region of β2-glycoprotein I critical for lipid binding and anti-cardiolipin cofactor activity. *Proc Natl Acad Sci U S A* 1993;90:2141–2145.
52. Hagihara Y, Goto Y, Kato H, Yoshimura T. Role of the N- and C-terminal domains of bovine β2-glycoprotein I in its interaction with cardiolipin. *J Biochem* 1995;118:129–136.
53. Lee NS, Brewer HB Jr, Osborne JC Jr. Beta-2-glycoprotein I: molecular properties of an unusual apolipoprotein, apolipoprotein H. *J Biol Chem* 1983;258:4765–4770.
54. Cleve H. Genetic studies on the deficiency of β2-glycoprotein I of human serum. *Humangenetik* 1968;5:294–304.
55. Mehdi H, Manzi S, Desai P, et al. A functional polymorphism at the transcriptional initiation site in beta2-glycoprotein I (apolipoprotein H) associated with reduced gene expression and lower plasma levels of beta2-glycoprotein I. *Eur J Biochem* 2003;270(2):230–238.
56. Wurm H. β2-glycoprotein I (apolipoprotein H) interactions with phospholipid vesicles. *Int J Biochem* 1984;16:511–515.
57. Schousboe I. β2-glycoprotein I: a plasma inhibitor of the contact activation of the intrinsic blood coagulation pathway. *Blood* 1985;66:1086–1091.
58. Henry ML, Everson B, Ratnoff OD. Inhibition of the activation of Hageman factor (factor XII) by β2-glycoprotein I. *J Lab Clin Med* 1988;111:519–523.
59. Nimpf J, Wurm H, Kostner GM. β2-glycoprotein-I (apo H) inhibits the release reaction of human platelets during ADP-induced aggregation. *Atherosclerosis* 1987;63:109–114.
60. Nimpf J, Bevers EM, Bomans PHH, et al. Prothrombinase activity of human platelets is inhibited by β2-glycoprotein I. *Biochim Biophys Acta* 1986;884:142–149.
61. Harper MF, Hayes PM, Lentz BR, Roubey RAS. Characterization of β2-glycoprotein I binding to phospholipid membranes. *Thromb Haemost* 1998;80(4):610–614.

62. Bancsi LF, van der Linden IK, Bertina RM. β2-glycoprotein I deficiency and the risk of thrombosis. *Thromb Haemost* 1992;67:649–653.
63. Takeuchi R, Atsumi T, Ieko M, et al. Coagulation and fibrinolytic activities in 2 siblings with β2-glycoprotein I deficiency. *Blood* 2000; 96(4):1594–1595.
64. De Benedetti E, Reber G, Miescher PA, De Moerloose P. No increase of β2-glycoprotein I levels in patients with antiphospholipid antibodies. *Thromb Haemost* 1992;68:624.
65. Galli M, Cortelazzo S, Daldossi M, Barbui T. Increased levels of beta-2-glycoprotein I (aca-cofactor) in patients with lupus anticoagulant. *Thromb Haemost* 1992;67:386.
66. Matsuura E, Igarashi Y, Fujimoto M, et al. Heterogeneity of anticardiolipin antibodies defined by the anticardiolipin cofactor. *J Immunol* 1992;148:3885–3891.
67. Roubey RAS, Pratt CW, Buyon JP, Winfield JB. Lupus anticoagulant activity of autoimmune antiphospholipid antibodies is dependent upon β2-glycoprotein I. *J Clin Invest* 1992;90:1100–1104.
68. McNally T, Purdy G, Mackie IJ, et al. The use of an anti-β2-glycoprotein-I assay for discrimination between anticardiolipin antibodies associated with infection and increased risk of thrombosis. *Br J Haematol* 1995;91:471–473.
69. Johansson AE, Lassus A. The occurrences of circulating anticoagulants in patients with syphilitic and biologically false positive antilipoidal antibodies. *Ann Clin Res* 1974;6:105–108.
70. Arvieux J, Roussel B, Jacob MC, Colomb MG. Measurement of antiphospholipid antibodies by ELISA using β2-glycoprotein I as an antigen. *J Immunol Methods* 1991;143:223–229.
71. Viard J-P, Amoura Z, Bach J-F. Association of anti-β2 glycoprotein I antibodies with lupus-type circulating anticoagulant and thrombosis in systemic lupus erythematosus. *Am J Med* 1992;93:181–186.
72. Hunt J, Krilis S. The fifth domain of β2-glycoprotein I contains a phospholipid binding site (cys281-cys288), and a region recognised by anticardiolipin antibodies. *J Immunol* 1994;152:653–659.
73. Giles IP, Isenberg DA, Latchman DS, Rahman A. How do antiphospholipid antibodies bind beta2-glycoprotein I? *Arthritis Rheum* 2003; 48(8):2111–2121.
74. Ichikawa K, Khamashta MA, Koike T, et al. β2-glycoprotein I reactivity of monoclonal anticardiolipin antibodies from patients with the antiphospholipid syndrome. *Arthritis Rheum* 1994;37(10):1453–1461.
75. Iverson GM, Reddel S, Victoria EJ, et al. Use of single point mutations in domain I of beta 2-glycoprotein I to determine fine antigenic specificity of antiphospholipid autoantibodies. *J Immunol* 2002;169 (12):7097–7103.
76. Pengo V, Biasiolo A, Fior MG. Autoimmune antiphospholipid antibodies are directed against a cryptic epitope expressed when β2-glycoprotein I is bound to a suitable surface. *Thromb Haemost* 1995;73(1):29–34.
77. Oosting JD, Derksen RHWM, Entjes HTI, et al. Lupus anticoagulant activity is frequently dependent on the presence of β2-glycoprotein I. *Thromb Haemost* 1992;67:499–502.
78. Galli M, Comfurius P, Barbui T, et al. Anticoagulant activity of β2-glycoprotien I is potentiated by a distinct subgroup of anticardiolipin antibodies. *Thromb Haemost* 1992;68:297–300.
79. Keeling DM, Wilson AJG, Mackie IJ, et al. Lupus anticoagulant activity of some antiphospholipid antibodies against phospholipid-bound β2 glycoprotein I. *J Clin Pathol* 1993;46:665–667.
80. Arvieux J, Pouzol P, Roussel B, et al. Lupus-like anticoagulant properties of murine monoclonal antibodies to β2-glycoprotein I. *Br J Haematol* 1992;81:568–573.
81. Arnout J, Vanrusselt M, Wittevrongel C, Vermylen J. Monoclonal antibodies against beta-2-glycoprotein I: use as reference material for lupus anticoagulant tests. *Thromb Haemost* 1998;79(5):955–958.
82. Willems GM, Janssen MP, Pelsers MMAL, et al. Role of divalency in the high-affinity binding of anticardiolipin antibody-β2-glycoprotein I complexes to lipid membranes. *Biochemistry* 1996;35:13833–13842.
83. Arnout J, Wittevrongel C, Vanrusselt M, et al. Beta-2-glycoprotein I dependent lupus anticoagulants form stable bivalent antibody beta-2-glycoprotein I complexes on phospholipid surfaces. *Thromb Haemost* 1998;79(1):79–86.
84. Lutters BC, Meijers JC, Derksen RH, et al. Dimers of beta 2-glycoprotein I mimic the in vitro effects of beta 2-glycoprotein I-anti-beta 2-glycoprotein I antibody complexes. *J Biol Chem* 2001; 276(5):3060–3067.
85. Horbach DA, van Oort E, Derksen RH, De Groot PG. The contribution of anti-prothrombin-antibodies to lupus anticoagulant activity—discrimination between functional and non-functional anti-prothrombin-antibodies. *Thromb Haemost* 1998;79(4):790–795.
86. Bajaj SP, Rapaport SI, Fierer DS, et al. A mechanism for the hypoprothrombinemia of the acquired hypoprothrombinemia-lupus anticoagulant syndrome. *Blood* 1983;61:684–692.
87. Edson JR, Vogt JM, Hasegawa DK. Abnormal prothrombin crossed-immunoelectrophoresis in patients with lupus inhibitors. *Blood* 1984; 64:807–816.
88. Le Querrec A, Arnout J, Arnoux D, et al. Quantification of lupus anticoagulants in clinical samples using anti-beta2GP1 and anti-prothrombin monoclonal antibodies. *Thromb Haemost* 2001;86(2): 584–589.
89. Simmelink MJ, Horbach DA, Derksen RH, et al. Complexes of anti-prothrombin antibodies and prothrombin cause lupus anticoagulant activity by competing with the binding of clotting factors for catalytic phospholipid surfaces. *Br J Haematol* 2001;113(3):621–629.
90. Song KS, Park YS, Kim HK. Prevalence of anti-protein S antibodies in patients with systemic lupus erythematosus. *Arthritis Rheum* 2000;43(3):557–560.
91. Guermazi S, Regnault V, Gorgi Y, et al. Further evidence for the presence of anti-protein S autoantibodies in patients with systemic lupus erythematosus. *Blood Coagul Fibrinolysis* 2000;11(5):491–498.
92. Sanson B-J, Friederich PW, Simioni P, et al. The risk of abortion and stillbirth in antithrombin-, protein C-, and protein S-deficient women. *Thromb Haemost* 1996;75(3):387–388.
93. Ruiz-Argüelles A, Vazquez-Prado J, Deleze M, et al. Presence of serum antibodies to coagulation protein C in patients with systemic lupus erythematosus is not associated with antigenic or functional protein C deficiencies. *Am J Hematol* 1993;44:58–59.
94. Parke AL, Weinstein RE, Bona RD, et al. The thrombotic diathesis associated with the presence of phospholipid antibodies may be due to low levels of free protein S. *Am J Med* 1992;93:49–56.
95. Bertolaccini ML, Sanna G, Ralhan S, et al. Antibodies directed to protein S in patients with systemic lupus erythematosus: prevalence and clinical significance. *Thromb Haemost* 2003;90(4):636–641.
96. Kapur A, Kelsey PR, Isaacs PE. Factor V inhibitor in thrombosis. *Am J Hematol* 1993;42:384–388.
97. Ortel TL. Clinical and laboratory manifestations of anti-factor V antibodies. *J Lab Clin Med* 1999;133(4):326–334.
98. Åberg H, Nilsson IM. Recurrent thrombosis in a young woman with a circulating anticoagulant directed against factors XI and XII. *Acta Med Scand* 1972;192:419–425.
99. Duran-Suarez JR, Bosch-Gil JA, Pigrau-Serrallach C, Ribera-Crusafont A. Anti-factor XI, direct positive Coombs's test and recurrent abortion in a systemic lupus erythematosus. *Haematologica* 1981;66 (3):383–384.
100. Sugi T, McIntyre JA. Certain autoantibodies to phosphatidylethanolamine (aPE) recognize factor XI and prekallikrein independently or in addition to the kininogens. *J Autoimmun* 2001;17(3): 207–214.
101. Jones DW, Gallimore MJ, Mackie IJ, et al. Reduced factor XII levels in patients with the antiphospholipid syndrome are associated with antibodies to factor XII. *Br J Haematol* 2000;110(3):721–726.
102. Jones DW, Mackie IJ, Gallimore MJ, Winter M. Antibodies to factor XII and recurrent fetal loss in patients with the anti-phospholipid syndrome. *Br J Haematol* 2001;113(2):550–552.
103. Arvieux J, Pernod G, Regnault V, et al. Some anticardiolipin antibodies recognize a combination of phospholipids with thrombin-modified antithrombin, complement C4b-binding protein, and lipopolysaccharide binding protein. *Blood* 1999;93(12):4248–4255.
104. Kaburaki J, Kuwana M, Yamamoto M, et al. Clinical significance of anti-annexin V antibodies in patients with systemic lupus erythematosus. *Am J Hematol* 1997;54(3):209–213.
105. Matsuda J, Saitoh N, Gohchi K, et al M. Anti-annexin V antibody in systemic lupus erythematosus patients with lupus anticoagulant and/or anticardiolipin antibody. *Am J Hematol* 1994;47:56–58.
106. Matsuda J, Gotoh M, Saitoh N, et al. Anti-annexin antibody in the sera of patients with habitual fetal loss or preeclampsia. *Thromb Res* 1994;75:105–106.
107. Lakos G, Kiss E, Regeczy N, et al. Antiprothrombin and antiannexin V antibodies imply risk of thrombosis in patients with systemic autoimmune diseases. *J Rheumatol* 2000;27(4):924–929.

108. Falcón CR, Hoffer AM, Carreras LO. Evaluation of the clinical and laboratory associations of antiphosphatidylethanolamine antibodies. *Thromb Res* 1990;59:383–388.
109. Staub HL, Harris EN, Khamashta MA, et al. Antibody to phosphatidylethanolamine in a patient with lupus anticoagulant and thrombosis. *Ann Rheum Dis* 1989;48:166–169.
110. Karmochkine M, Cacoub P, Piette JC, et al. Antiphosphatidylethanolamine antibody as the sole antiphospholipid antibody in systemic lupus erythematosus with thrombosis. *Clin Exp Rheumatol* 1992;10(6):603–605.
111. Berard M, Chantome R, Marcelli A, Boffa MC. Antiphosphatidylethanolamine antibodies as the only antiphospholipid antibodies. I. Association with thrombosis and vascular cutaneous diseases. *J Rheumatol* 1996;23(8):1369–1374.
112. McIntyre JA, Wagenknecht DR. Anti-phosphatidylethanolamine (aPE) antibodies: a survey. *J Autoimmun* 2000;15(2):185–193.
113. Sugi T, McIntyre JA. Autoantibodies to phosphatidylethanolamine (PE) recognize a kininogen-PE complex. *Blood* 1995;86(8):3083–3089.
114. Boffa MC, Berard M, Sugi T, McIntyre JA. Antiphosphatidylethanolamine antibodies as the only antiphospholipid antibodies detected by ELISA. II. Kininogen reactivity. *J Rheumatol* 1996;23 (8):1375–1379.
115. Ruiz-Argüelles GJ, Ruiz-Argüelles A, Deleze M, Alarcón-Segovia D. Acquired protein C deficiency in a patient with primary antiphospholipid syndrome. Relationship to reactivity of anticardiolipin antibody with thrombomodulin. *J Rheumatol* 1989;16:381–383.
116. Oosting JD, Preissner KT, Derksen RHWM, De Groot PG. Autoantibodies directed against the epidermal growth factor-like domains of thrombomodulin inhibit protein C activation in vitro. *Br J Haematol* 1993;85:761–768.
117. Fillit H, Lahita R. Antibodies to vascular heparan sulfate proteoglycan in patients with systemic lupus erythematosus. *Autoimmunity* 1991;9:159–164.
118. Fillit H, Shibata S, Sasaki T, et al. Autoantibodies to the protein core of vascular basement membrane heparan sulfate proteoglycan in systemic lupus erythematosus. *Autoimmunity* 1993;14:243–249.
119. Rauch J, Tannenbaum M, Neville C, Fortin PR. Inhibition of lupus anticoagulant activity by hexagonal phase phosphatidylethanolamine in the presence of prothrombin. *Thromb Haemost* 1998;80(6):936–941.
120. Safa O, Crippa L, Della VP, et al. IgG reactivity to phospholipid-bound beta(2)-glycoprotein I is the main determinant of the fraction of lupus anticoagulant activity quenched by addition of hexagonal (II) phase phospholipid in patients with the clinical suspicion of antiphospholipid-antibody syndrome. *Haematologica* 1999;84(9):829–838.
121. Hörkkö S, Miller E, Branch DW, et al. The epitopes for some antiphospholipid antibodies are adducts of oxidized phospholipid and β2-glycoprotein I (and other proteins). *Proc Natl Acad Sci U S A* 1997;94:10356–10361.
122. Hörkkö S, Miller E, Dudl E, et al. Antiphospholipid antibodies are directed against epitopes of oxidized phospholipids. *J Clin Invest* 1996;98:815–825.
123. Kobayashi K, Matsuura E, Liu Q, et al. A specific ligand for beta(2)-glycoprotein I mediates autoantibody-dependent uptake of oxidized low density lipoprotein by macrophages. *J Lipid Res* 2001;42(5):697–709.
124. Harris EN, Asherson RA, Gharavi AE, et al. Thrombocytopenia in SLE and related autoimmune disorders: association with anticardiolipin autoantibody. *Br J Haematol* 1985;59:227–230.
125. Jouhikainen T, Kekomaki R, Leirisalo Repo M, et al. Platelet autoantibodies detected by immunoblotting in systemic lupus erythematosus: association with the lupus anticoagulant, and with history of thrombosis and thrombocytopenia. *Eur J Haematol* 1990;44:234–239.
126. Walker TS, Triplett DA, Javed N, Musgrave K. Evaluation of lupus anticoagulants: antiphospholipid antibodies, endothelium associated immunoglobulin, endothelial prostacyclin secretion, and antigenic protein S levels. *Thromb Res* 1988;51:267–281.
127. Shi W, Chong BH, Chesterman CN. β2-Glycoprotein I is a requirement for anticardiolipin antibodies binding to activated platelets: differences with lupus anticoagulants. *Blood* 1993;81:1255–1262.
128. Simantov R, LaSala JM, Lo SK, et al. Activation of cultured vascular endothelial cells by antiphospholipid antibodies. *J Clin Invest* 1995; 96:2211–2219.
129. Del Papa N, Guidali L, Spatola L, et al. Relationship between antiphospholipid and anti-endothelial cell antibodies III: β2-glycoprotein I mediates the antibody binding to endothelial membranes and induces the expression of adhesion molecules. *Clin Exp Rheumatol* 1995;13: 179–185.
130. Petri M. Epidemiology of the antiphospholipid antibody syndrome. *J Autoimmun* 2000;15(2):145–151.
131. Kapiotis S, Speiser W, Pabinger Fasching I, et al. Anticardiolipin antibodies in patients with venous thrombosis. *Haemostasis* 1991;21: 19–24.
132. Exner T, Koutts J. Autoimmune cardiolipin-binding antibodies in oral anticoagulant patients. *Aust N Z J Med* 1988;18:669–673.
133. Chu P, Pendry K, Blecher TE. Detection of lupus anticoagulant in patients attending an anticoagulation clinic. *Br Med J* 1988;297:1449.
134. Ginsburg KS, Liang MH, Newcomer L, et al. Anticardiolipin antibodies and the risk for ischemic stroke and venous thrombosis. *Ann Intern Med* 1992;117:997–1002.
135. Kittner SJ, Gorelick PB. Antiphospholipid antibodies and stroke: an epidemiological perspective. *Stroke* 1992;23(suppl. I):I-19–I-22.
136. Branch DW, Khamashta MA. Antiphospholipid syndrome: obstetric diagnosis, management, and controversies. *Obstet Gynecol* 2003; 101(6):1333–1344.
137. Branch DW, Silver R, Pierangeli S, Harris EN. Antiphospholipid antibodies other than lupus anticoagulant and anticardiolipin antibodies in women with recurrent pregnancy loss, fertile controls, and antiphospholipid syndrome. *Obstet Gynecol* 1997;89(4):549–555.
138. Yetman DL, Kutteh WH. Antiphospholipid antibody panels and recurrent pregnancy loss: prevalence of anticardiolipin antibodies compared with other antiphospholipid antibodies. *Fertil Steril* 1996;66(4):540–546.
139. Alarcon-Segovia D, Perez-Vazquez ME, Villa AR, et al. Preliminary classification criteria for the antiphospholipid syndrome within systemic lupus erythematosus. *Semin Arthritis Rheum* 1992;21(5):275–286.
140. Asherson RA, Khamashta MA, Ordi-Ros J, et al. The "primary" antiphospholipid syndrome: major clinical and serological features. *Medicine* 1989;68:366–374.
141. Levine SR, Deegan MJ, Futrell N, Welch KM. Cerebrovascular and neurologic disease associated with antiphospholipid antibodies: 48 cases. *Neurology* 1990;40:1181–1189.
142. Asherson RA, Khamashta MA, Gil A, et al. Cerebrovascular disease and antiphospholipid antibodies in systemic lupus erythematosus, lupus-like disease, and the primary antiphospholipid syndrome. *Am J Med* 1989;86:391–399.
143. De Wolf F, Carreras LO, Moerman P, et al. Decidual vasculopathy and extensive placental infarction in a patient with repeated thromboembolic accidents, recurrent fetal loss and a lupus anticoagulant. *Am J Obstet Gynecol* 1982;142:829–834.
144. Sebire NJ, Backos M, El Gaddal S, et al. Placental pathology, antiphospholipid antibodies, and pregnancy outcome in recurrent miscarriage patients. *Obstet Gynecol* 2003;101(2):258–263.
145. Magid MS, Kaplan C, Sammaritano LR, et al. Placental pathology in systemic lupus erythematosus: a prospective study. *Am J Obstet Gynecol* 1998;179(1):226–234.
146. Asherson RA, Kant KS. Antiphospholipid antibodies and the kidney. *J Rheumatol* 1993;20:1268–1272.
147. Nochy D, Daugas E, Droz D, et al. The intrarenal vascular lesions associated with primary antiphospholipid syndrome. *J Am Soc Nephrol* 1999;10(3):507–518.
148. Grattan CE, Burton JL. Antiphospholipid syndrome and cutaneous vasoocclusive disorders. *Semin Dermatol* 1991;10:152–159.
149. Coull BM, Bourdette DN, Goodnight SHJ, et al. Multiple cerebral infarctions and dementia associated with anticardiolipin antibodies. *Stroke* 1987;18:1107–1112.
150. Asherson RA, Mercey D, Phillips G, et al. Recurrent stroke and multi-infarct dementia in systemic lupus erythematosus: association with antiphospholipid antibodies. *Ann Rheum Dis* 1987;46: 605–611.
151. Chapman J, Rand JH, Brey RL, et al. Non-stroke neurological syndromes associated with antiphospholipid antibodies: evaluation of clinical and experimental studies. *Lupus* 2003;12(7):514–517.
152. Asherson RA, Higenbottam TW, Dinh Xuan AT, et al. Pulmonary hypertension in a lupus clinic: experience with twenty-four patients. *J Rheumatol* 1990;17:1292–1298.

153. Lockshin MD, Druzin ML, Goei S, et al. Antibody to cardiolipin as a predictor of fetal distress or death in pregnant patients with systemic lupus erythematosus. *N Engl J Med* 1985;313:152–156.
154. Branch DW. Thoughts on the mechanism of pregnancy loss associated with the antiphospholipid syndrome. *Lupus* 1994;3:275–280.
155. Lockshin MD. Pregnancy loss and antiphospholipid antibodies. *Lupus* 1998;7(suppl 2):S86–S89.
156. McNeil HP, Chesterman CN, Krilis SA. Immunology and clinical importance of antiphospholipid antibodies. *Adv Immunol* 1991;49: 193–280.
157. Diz-Kucukkaya R, Hacihanefioglu A, Yenerel M, et al. Antiphospholipid antibodies and antiphospholipid syndrome in patients presenting with immune thrombocytopenic purpura: a prospective cohort study. *Blood* 2001;98(6):1760–1764.
158. Alarcón-Segovia D, Sanchez-Guerrero J. Correction of thrombocytopenia with small dose aspirin in the primary antiphospholipid syndrome. *J Rheumatol* 1989;16:1359–1361.
159. Khamashta MA, Cervera R, Asherson RA, et al. Association of antibodies against phospholipids with heart valve disease in systemic lupus erythematosus. *Lancet* 1990;335:1541–1544.
160. Chartash EK, Lans DM, Paget SA, et al. Aortic insufficiency and mitral regurgitation in patients with systemic lupus erythematosus and the antiphospholipid syndrome. *Am J Med* 1989;86:407–412.
161. Leung W-H, Wong K-L, Lau C-P, et al. Association between antiphospholipid antibodies and cardiac abnormalities in patients with systemic lupus erythematosus. *Am J Med* 1990;89:411–419.
162. Galve E, Ordi J, Barquinero J, et al. Valvular heart disease in the primary antiphospholipid syndrome. *Ann Intern Med* 1992;116:293–298.
163. Espinola-Zavaleta N, Vargas-Barron J, Colmenares-Galves T, et al. Echocardiographic evaluation of patients with primary antiphospholipid syndrome. *Am Heart J* 1999;137(5):973–978.
164. Pope JM, Canny CL, Bell DA. Cerebral ischemic events associated with endocarditis, retinal vascular disease, and lupus anticoagulant. *Am J Med* 1991;90:299–309.
165. Barbut D, Borer JS, Gharavi A, et al. Prevalence of anticardiolipin antibody in isolated mitral or aortic regurgitation, or both, and possible relation to cerebral ischemic events. *Am J Cardiol* 1992;70:901–905.
166. Bulckaen HG, Puisieux FL, Bulckaen ED, et al. Antiphospholipid antibodies and the risk of thromboembolic events in valvular heart disease. *Mayo Clin Proc* 2003;78(3):294–298.
167. Tietjen GE, Levine SR, Brown E, et al. Factors that predict antiphospholipid immunoreactivity in young people with transient focal neurological events. *Arch Neurol* 1993;50:833–836.
168. Lavalle C, Pizarro S, Drenkard C, et al. Transverse myelitis: a manifestation of systemic lupus erythematosus strongly associated with antiphospholipid antibodies. *J Rheumatol* 1990;17:34–37.
169. Cervera R, Asherson RA, Font J, et al. Chorea in the antiphospholipid syndrome— clinical, radiologic, and immunologic characteristics of 50 patients from our clinics and the recent literature. *Medicine* 1997;76(3):203–212.
170. Brey RL, Gharavi AE, Lockshin MD. Neurologic complications of antiphospholipid antibodies. *Rheum Dis Clin North Am* 1993;19: 833–850.
171. Ijdo JW, Conti-Kelly AM, Greco P, et al. Anti-phospholipid antibodies in patients with multiple sclerosis and MS-like illnesses: MS or APS? *Lupus* 1999;8(2):109–115.
172. Tourbah A, Clapin A, Gout O, et al. Systemic autoimmune features and multiple sclerosis: a 5-year follow-up study. *Arch Neurol* 1998; 55(4):517–521.
173. Johansson EA, Niemi KM, Mustakallio KK. A peripheral vascular syndrome overlapping with systemic lupus erythematosus. *Dermatologica* 1977;155:257–267.
174. Naldi L, Locati F, Marchesi L, et al. Cutaneous manifestations associated with antiphospholipid antibodies in patients with suspected primary antiphospholipid syndrome: a case-control study. *Ann Rheum Dis* 1993;52:219–222.
175. Englert HJ, Loizou S, Derue GG, et al. Clinical and immunologic features of livedo reticularis in lupus: a case-control study. *Am J Med* 1989;87:408–410.
176. Levine SR, Langer SL, Albers JW, Welch KM. Sneddon's syndrome: an antiphospholipid antibody syndrome? *Neurology* 1988;38:798–800.
177. Frances C, Papo T, Wechsler B, et al. Sneddon syndrome with or without antiphospholipid antibodies. A comparative study in 46 patients. *Medicine* 1999;78(4):209–219.
178. Paira S, Roverano S, Zunino A, et al. Extensive cutaneous necrosis associated with anticardiolipin antibodies. *J Rheumatol* 1999;26(5): 1197–2000.
179. Sharkey MP, Daryanani II, Gillett MB, Jones SK. Localized cutaneous necrosis associated with the antiphospholipid syndrome. *Australas J Dermatol* 2002;43(3):218–220.
180. Harrison RL, Alperin JB, Kumar D. Concurrent lupus anticoagulants and prothrombin deficiency due to phenytoin use. *Arch Pathol Lab Med* 1987;111:719–722.
181. Asherson RA, Zulman J, Hughes GR. Pulmonary thromboembolism associated with procainamide induced lupus syndrome and anticardiolipin antibodies. *Ann Rheum Dis* 1989;48:232–235.
182. Canoso RT, De Oliveira RM. Chlorpromazine-induced anticardiolipin antibodies and lupus anticoagulant: absence of thrombosis. *Am J Hematol* 1988;27:272–275.
183. Morgan M, Chesterman CN, Downs K, Biggs JC. Clinical analysis of 125 patients with the lupus anticoagulant. *Aust N Z J Med* 1993;23: 151–156.
184. Merrill JT, Shen C, Gugnani M, et al. High prevalence of antiphospholipid antibodies in patients taking procainamide. *J Rheumatol* 1997;24(6):1083–1088.
185. Gharavi AE, Sammaritano LR, Wen J, et al. Characteristics of human immunodeficiency virus and chlorpromazine induced antiphospholipid antibodies: Effect of β2 glycoprotein I on binding to phospholipid. *J Rheumatol* 1994;21:94–99.
186. Asherson RA, Cervera R, Piette JC, et al. Catastrophic antiphospholipid syndrome: clues to the pathogenesis from a series of 80 patients. *Medicine* 2001;80(6):355–377.
187. Asherson RA, Cervera R, Piette JC, et al. Catastrophic antiphospholipid syndrome. Clinical and laboratory features of 50 patients. *Medicine* 1998;77(3):195–207.
188. Erkan D, Asherson RA, Espinosa G, et al. Long term outcome of catastrophic antiphospholipid syndrome survivors. *Ann Rheum Dis* 2003;62(6):530–533.
189. Branch DW, Dudley DJ, Mitchell MD. IgG fractions from patients with antiphospholipid antibodies cause fetal death in BALB/c mice: a model for autoimmune fetal loss. *Am J Obstet Gynecol* 1990;163: 210–216.
190. Blank M, Cohen J, Toder V, Shoenfeld Y. Induction of antiphospholipid syndrome in naive mice with mouse lupus monoclonal and human polyclonal anti-cardiolipin antibodies. *Proc Natl Acad Sci U S A* 1991;88:3069–3073.
191. Pierangeli SS, Barker JH, Stikovac D, et al. Effect of human IgG antiphospholipid antibodies on an in vivo thrombosis model in mice. *Thromb Haemost* 1994;71(5):670–674.
192. Radway-Bright EL, Inanc M, Isenberg DA. Animal models of the antiphospholipid syndrome. *Rheumatology* 1999;38(7):591–601.
193. Harris EN, Chan JKH, Asherson RA, et al. Thrombosis, recurrent fetal loss, thrombocytopenia: predictive value of IgG anticardiolipin antibodies. *Arch Intern Med* 1986;146:2153–2156.
194. Lutters BC, Derksen RH, Tekelenburg WL, et al. Dimers of beta 2-glycoprotein I increase platelet deposition to collagen via interaction with phospholipids and the apolipoprotein E receptor 2′. *J Biol Chem* 2003;278(36):33831–33838.
195. Triplett DA. Antiphospholipid antibodies: Proposed mechanisms of action. *Am J Reprod Immunol* 1992;28:211–215.
196. Dahlback B. The discovery of activated protein C resistance. *J Thromb Haemost* 2003;1(1):3–9.
197. Borrell M, Sala N, de Castellarnau C, et alJ. Immunoglobulin fractions isolated from patients with antiphospholipid antibodies prevent the inactivation of factor Va by activated protein C on human endothelial cells. *Thromb Haemost* 1992;68:268–272.
198. Cariou R, Tobelem G, Bellucci S, et al. Effect of lupus anticoagulant on antithrombogenic properties of endothelial cells—inhibition of thrombomodulin-dependent protein C activation. *Thromb Haemost* 1988;60:54–58.
199. Comp PC, DeBault LE, Esmon NL, Esmon CT. Human thrombomodulin is inhibited by IgG from two patients with non-specific anticoagulants. *Blood* 1983;62(suppl 1):299a.
200. Malia RG, Kitchen S, Greaves M, Preston FE. Inhibition of activated protein C and its cofactor protein S by antiphospholipid antibodies. *Br J Haematol* 1990;76:101–107.
201. Marciniak E, Romond EH. Impaired catalytic function of activated protein C: a new in vitro manifestation of lupus anticoagulant. *Blood* 1989;74:2426–2432.

202. Hwang KK, Yang CD, Yan W, et al. A thrombin-cross-reactive anticardiolipin antibody binds to and inhibits the anticoagulant function of activated protein C. *Arthritis Rheum* 2003;48(6):1622–1630.
203. Izumi T, Pound ML, Su Z, et al. Anti-beta(2)-glycoprotein I antibody-mediated inhibition of activated protein C requires binding of beta(2)-glycoprotein I to phospholipids. *Thromb Haemost* 2002; 88(4):620–626.
204. Male C, Mitchell L, Julian J, et al. Acquired activated protein C resistance is associated with lupus anticoagulants and thrombotic events in pediatric patients with systemic lupus erythematosus. *Blood* 2001; 97(4):844–849.
205. Ieko M, Sawada KI, Koike T, et al. The putative mechanism of thrombosis in antiphospholipid syndrome: impairment of the protein C and the fibrinolytic systems by monoclonal anticardiolipin antibodies. *Semin Thromb Hemost* 1999;25(5):503–507.
206. Matsuda J, Gohchi K, Kawasugi K, et al. Inhibitory activity of anti-β2-glycoprotein I antibody on factor Va degradation by activated-protein C and its cofactor protein S. *Am J Hematol* 1995;49:89–91.
207. Nojima J, Kuratsune H, Suehisa E, et al. Acquired activated protein C resistance associated with anti-protein S antibody as a strong risk factor for DVT in non-SLE patients. *Thromb Haemost* 2002;88(5): 716–722.
208. Ruiz-Argüelles GJ, Ruiz-Argüelles A, Alarcón-Segovia D, et al. Natural anticoagulants in systemic lupus erythematosus. Deficiency of protein S bound to C4bp associates with recent history of venous thromboses, antiphospholipid antibodies, and the antiphospholipid syndrome. *J Rheumatol* 1991;18:552–558.
209. Moreb J, Kitchens CS. Acquired functional protein S deficiency, cerebral venous thrombosis, and coumarin skin necrosis in association with antiphospholipid syndrome: report of two cases. *Am J Med* 1989;87:207–210.
210. Shibata S, Sasaki T, Harpel P, Fillit H. Autoantibodies to vascular heparan sulfate proteoglycan in systemic lupus erythematosus react with endothelial cells and inhibit the formation of thrombin-antithrombin III complexes. *Clin Immunol Immunopathol* 1994;70: 114–123.
211. Chamley LW, McKay EJ, Pattison NS. Inhibition of heparin/antithrombin III cofactor activity by anticardiolipin antibodies: a mechanism for thrombosis. *Thromb Res* 1993;71:103–111.
212. Shibata S, Harpel PC, Gharavi A, et al. Autoantibodies to heparin from patients with antiphospholipid antibody syndrome inhibit formation of antithrombin III-thrombin complexes. *Blood* 1994;83: 2532–2540.
213. Rand JH. Molecular pathogenesis of the antiphospholipid syndrome. *Circ Res* 2002;90(1):29–37.
214. Wang X, Campos B, Kaetzel MA, Dedman JR. Annexin V is critical in the maintenance of murine placental integrity. *Am J Obstet Gynecol* 1999;180(4):1008–1016.
215. Krikun G, Lockwood CJ, Wu XX, et al. The expression of the placental anticoagulant protein, annexin V, by villous trophoblasts: immunolocalization and in vitro regulation. *Placenta* 1994;15:601–612.
216. Rand JH, Wu XX, Guller S, et al. Antiphospholipid immunoglobulin G antibodies reduce annexin-V levels on syncytiotrophoblast apical membranes and in culture media of placental villi. *Am J Obstet Gynecol* 1997;177(4):918–923.
217. Rand JH, Wu XX, Guller S, et al. Reduction of annexin-V (placental anticoagulant protein-I) on placental villi of women with antiphospholipid antibodies and recurrent spontaneous abortion. *Am J Obstet Gynecol* 1994;171:1566–1572.
218. Bevers EM, Janssen MP, Willems GM, Zwaal FA. No evidence for enhanced thrombin formation through displacement of annexin V by antiphospholipid antibodies [Letter]. *Thromb Haemost* 2000;83(5): 792–794.
219. Willems GM, Janssen MP, Comfurius P, et al. Competition of annexin V and anticardiolipin antibodies for binding to phosphatidylserine containing membranes. *Biochemistry* 2000;39(8):1982–1989.
220. Lakasing L, Campa JS, Poston R, et al. Normal expression of tissue factor, thrombomodulin, and annexin V in placentas from women with antiphospholipid syndrome. *Am J Obstet Gynecol* 1999;181(1): 180–189.
221. Donohoe S, Kingdom JC, Mackie IJ, et al. Ontogeny of beta 2 glycoprotein I and annexin V in villous placenta of normal and antiphospholipid syndrome pregnancies. *Thromb Haemost* 2000;84(1): 32–38.
222. Shi W, Chong BH, Hogg PJ, Chesterman CN. Anticardiolipin antibodies block the inhibition by β2-glycoprotein I of the factor Xa generating activity of platelets. *Thromb Haemost* 1993;70:342–345.
223. Sanfelippo MJ, Drayna CJ. Prekallikrein inhibition associated with the lupus anticoagulant: a mechanism of thrombosis. *Am J Clin Pathol* 1982;77:275–279.
224. Killeen AA, Meyer KC, Vogt JM, Edson JR. Kallikrein inhibition and C1-esterase inhibitor levels in patients with lupus inhibitor. *Am J Clin Pathol* 1987;88:223–228.
225. Kolev K, Gombas J, Varadi B, et al. Immunoglobulin G from patients with antiphospholipid syndrome impairs the fibrin dissolution with plasmin. *Thromb Haemost* 2002;87(3):502–508.
226. Takeuchi R, Atsumi T, Ieko M, et al. Suppressed intrinsic fibrinolytic activity by monoclonal anti-beta-2 glycoprotein I autoantibodies: possible mechanism for thrombosis in patients with antiphospholipid syndrome. *Br J Haematol* 2002;119(3):781–788.
227. Ieko M, Ichikawa K, Atsumi T, et al. Effects of beta2-glycoprotein I and monoclonal anticardiolipin antibodies on extrinsic fibrinolysis. *Semin Thromb Hemost* 2000;26(1):85–90.
228. Tsakiris DA, Marbet GA, Makris PE, et al. Impaired fibrinolysis as an essential contribution to thrombosis in patients with lupus anticoagulant. *Thromb Haemost* 1989;61:175–177.
229. Violi F, Ferro D, Valesini G, et al. Tissue plasminogen activator inhibitor in patients with systemic lupus erythematosus and thrombosis. *Br Med J* 1990;300:1099–1102.
230. Jurado M, Páramo JA, Gutierrez-Pimentel M, Rocha E. Fibrinolytic potential and antiphospholipid antibodies in systemic lupus erythematosus and other connective tissue disorders. *Thromb Haemost* 1992;68:516–520.
231. Ames PR, Tommasino C, Iannaccone L, et al. Coagulation activation and fibrinolytic imbalance in subjects with idiopathic antiphospholipid antibodies—a crucial role for acquired free protein S deficiency. *Thromb Haemost* 1996;76(2):190–194.
232. Tassies D, Espinosa G, Munoz-Rodriguez FJ, et al. The 4G/5G polymorphism of the type 1 plasminogen activator inhibitor gene and thrombosis in patients with antiphospholipid syndrome. *Arthritis Rheum* 2000;43(10):2349–2358.
233. Yasuda S, Tsutsumi A, Atsumi T, et al. Gene polymorphisms of tissue plasminogen activator and plasminogen activator inhibitor-1 in patients with antiphospholipid antibodies. *J Rheumatol* 2002;29(6): 1192–1197.
234. Forastiero R, Martinuzzo M, Adamczuk Y, et al. The combination of thrombophilic genotypes is associated with definite antiphospholipid syndrome. *Haematologica* 2001;86(7):735–741.
235. Amengual O, Atsumi T, Khamashta MA, Hughes GRV. The role of the tissue factor pathway in the hypercoagulable state in patients with the antiphospholipid syndrome. *Thromb Haemost* 1998;79(2): 276–281.
236. Cuadrado MJ, López-Pedrera C, Khamashta MA, et al. Thrombosis in primary antiphospholipid syndrome: a pivotal role for monocyte tissue factor expression. *Arthritis Rheum* 1997;40(5):834–841.
237. Kornberg A, Blank M, Kaufman S, Shoenfeld Y. Induction of tissue factor-like activity in monocytes by anti-cardiolipin antibodies. *J Immunol* 1994;153:1328–1332.
238. Reverter JC, Tassies D, Font J, et al. Effects of human monoclonal anticardiolipin antibodies on platelet function and on tissue factor expression on monocytes. *Arthritis Rheum* 1998;41(8):1420–1427.
239. Dobado-Berrios PM, López-Pedrera C, Velasco F, et al. Increased levels of tissue factor mRNA in mononuclear blood cells of patients with primary antiphospholipid syndrome. *Thromb Haemost* 1999;82: 1578–1582.
240. Riboldi P, Gerosa M, Raschi E, et al. Endothelium as a target for antiphospholipid antibodies. *Immunobiology* 2003;207(1):29–36.
241. Oosting JD, Derksen RH, Blokzijl L, et al. Antiphospholipid antibody positive sera enhance endothelial cell procoagulant activity—studies in a thrombosis model. *Thromb Haemost* 1992;68:278–284.
242. Tannenbaum SH, Finko R, Cines DB. Antibody and immune complexes induce tissue factor production by human endothelial cells. *J Immunol* 1986;137:1532–1537.
243. Atsumi T, Khamashta MA, Haworth RS, et al. Arterial disease and thrombosis in the antiphospholipid syndrome: a pathogenic role for endothelin 1. *Arthritis Rheum* 1998;41(5):800–807.
244. Pierangeli SS, Colden-Stanfield M, Liu X, et al. Antiphospholipid antibodies from antiphospholipid syndrome patients activate endothelial cells in vitro and in vivo. *Circulation* 1999;99(15):1997–2002.

245. Espinola RG, Liu X, Colden-Stanfield M, et al. E-Selectin mediates pathogenic effects of antiphospholipid antibodies. *J Thromb Haemost* 2003;1(4):843–848.
246. Pierangeli SS, Espinola RG, Liu X, Harris EN. Thrombogenic effects of antiphospholipid antibodies are mediated by intercellular cell adhesion molecule-1, vascular cell adhesion molecule-1, and P-selectin. *Circ Res* 2001;88(2):245–250.
247. Carreras LO, Maclouf J. The lupus anticoagulant and eicosanoids. *Prostaglandins Leukot Essent Fatty Acids* 1993;49:483–488.
248. Carreras LO, Martinuzzo ME, Maclouf J. Antiphospholipid antibodies, eicosanoids and expression of endothelial cyclooxygenase-2. *Lupus* 1996;5(5):494–497.
249. Rock G, Chauhan K, Jamieson GA, Tandon NN. Anti-CD36 antibodies in patients with lupus anticoagulant and thrombotic complications. *Br J Haematol* 1994;88:878–880.
250. Pelegri Y, Cerrato G, Martinuzzo ME, et al. Link between anti-CD36 antibodies and thrombosis in the antiphospholipid syndrome. *Clin Exp Rheumatol* 2003;21(2):221–224.
251. Macchi L, Rispal P, Clofent-Sanchez G, et al. Anti-platelet antibodies in patients with systemic lupus erythematosus and the primary antiphospholipid antibody syndrome: their relationship with the observed thrombocytopenia. *Br J Haematol* 1997;98(2):336–341.
252. Escolar G, Font J, Referter JC, et al. Plasma from systemic lupus erythematosus patients with antiphospholipid antibodies promotes platelet aggregation. *Arterioscler Thromb* 1992;12:196–200.
253. Wiener MH, Burke M, Fried M, Yust I. Thromboagglutination by anticardiolipin antibody complex in the antiphospholipid syndrome: a possible mechanism of immune-mediated thrombosis. *Thromb Res* 2001;103(3):193–199.
254. Arvieux J, Roussel B, Pouzol P, Colomb MG. Platelet activating properties of murine monoclonal antibodies to β2-glycoprotein I. *Thromb Haemost* 1993;70:336–341.
255. Hasselaar P, Derksen RHWM, Blokzijl L, De Groot PG. Thrombosis associated with antiphospholipid antibodies cannot be explained by effects on endothelial and platelet prostanoid synthesis. *Thromb Haemost* 1988;59:80–85.
256. Maclouf J, Lellouche F, Martinuzzo M, et al. Increased production of platelet-derived thromboxane in patients with lupus anticoagulants. *Agents Actions Suppl* 1992;37:27–33.
257. Martinuzzo ME, Maclouf J, Carreras LO, Lévy-Toledano S. Antiphospholipid antibodies enhance thrombin-induced platelet activation and thromboxane formation. *Thromb Haemost* 1993;70:667–671.
258. Forastiero R, Martinuzzo M, Carreras LO, Maclouf J. Anti-β2-glycoprotein I antibodies and platelet activation in patients with antiphospholipid antibodies: association with increased excretion of platelet-derived thromboxane urinary metabolites. *Thromb Haemost* 1998;79(1):42–45.
259. Levy RA, Avvad E, Oliveira J, Porto LC. Placental pathology in antiphospholipid syndrome. *Lupus* 1998;7(suppl 2):S81–S85.
260. Sebire NJ, Regan L, Rai R. Biology and pathology of the placenta in relation to antiphospholipid antibody-associated pregnancy failure. *Lupus* 2002;11(10):641–643.
261. Locatelli A, Patane L, Ghidini A, et al. Pathology findings in preterm placentas of women with autoantibodies: a case-control study. *J Matern Fetal Neonatal Med* 2002;11(5):339–344.
262. Ogishima D, Matsumoto T, Nakamura Y, et al. Placental pathology in systemic lupus erythematosus with antiphospholipid antibodies. *Pathol Int* 2000;50(3):224–229.
263. Lakasing L, Campa JS, Poston R, et al. Normal expression of tissue factor, thrombomodulin, and annexin V in placentas from women with antiphospholipid syndrome. *Am J Obstet Gynecol* 1999;181(1): 180–189.
264. Petri M. Diagnosis of antiphospholipid antibodies. *Rheum Dis Clin North Am* 1994;20:443–469.
265. Harris EN, Gharavi AE, Patel SP, Hughes GRV. Evaluation of the anti-cardiolipin test: report of an international workshop held 4 April 1986. *Clin Exp Immunol* 1987;68:215–222.
266. Harris EN. Special report. The Second International Anti-cardiolipin Standardization Workshop/the Kingston Anti-Phospholipid Antibody Study (KAPS) group. *Am J Clin Pathol* 1990;94:476–484.
267. Tincani A, Allegri F, Sanmarco M, et al. Anticardiolipin antibody assay: a methodological analysis for a better consensus in routine determinations—a cooperative project of the European Antiphospholipid Forum. *Thromb Haemost* 2001;86(2):575–583.
268. Peaceman AM, Silver RK, MacGregor SN, Socol ML. Interlaboratory variation in antiphospholipid antibody testing. *Am J Obstet Gynecol* 1992;166:1780–1787.
269. Reber G, Arvieux J, Comby E, et al. Multicenter evaluation of nine commercial kits for the quantitation of anticardiolipin antibodies. The Working Group on Methodologies in Haemostasis from the GEHT (Groupe d'Etudes sur l'Hemostase et la Thrombose). *Thromb Haemost* 1995;73(3):444–452.
270. Lewis S, Keil LB, Binder WL, DeBari VA. Standardized measurement of major immunoglobulin class (IgG, IgA, and IgM) antibodies to b2-glycoprotein I in patients with antiphospholipid syndrome. *J Clin Lab Anal* 1998;12(5):293–297.
271. Arvieux J, Darnige L, Hachulla E, et al. Species specificity of anti-b2-glycoprotein I autoantibodies and its relevance to anticardiolipin antibody quantitation. *Thromb Haemost* 1996;75(5):725–730.
272. Nojima J, Kuratsune H, Suehisa E, et al. Anti-prothrombin antibodies combined with lupus anti-coagulant activity is an essential risk factor for venous thromboembolism in patients with systemic lupus erythematosus. *Br J Haematol* 2001;114(3):647–654.
273. Triplett DA. Coagulation assays for the lupus anticoagulant: review and critique of current methodology. *Stroke* 1992;23(suppl I):11–14.
274. Brandt JT, Triplett DA, Alving B, Scharrer I. Criteria for the diagnosis of lupus anticoagulants: an update. *Thromb Haemost* 1995;74(4): 1185–1190.
275. Brandt JT, Barna LK, Triplett DA. Laboratory identification of lupus anticoagulants: results of the Second International Workshop for Identification of Lupus Anticoagulants. On behalf of the Subcommittee on Lupus Anticoagulants/Antiphospholipid Antibodies of the ISTH. *Thromb Haemost* 1995;74(6):1597–1603.
276. Dahlback B. The discovery of activated protein C resistance. *J Thromb Haemost* 2003;1(1):3–9.
277. Bertina RM. The prothrombin 20210 G to A variation and thrombosis. *Curr Opin Hematol* 1998;5(5):339–342.
278. Welch GN, Loscalzo J. Mechanisms of disease: homocysteine and atherothrombosis. *N Engl J Med* 1998;338(15):1042–1050.
279. Rosove MH, Brewer PMC. Antiphospholipid thrombosis: clinical course after the first thrombotic event in 70 patients. *Ann Intern Med* 1992;117:303–308.
280. Derksen RHWM, De Groot PG, Kater L, Nieuwenhuis HK. Patients with antiphospholipid antibodies and venous thrombosis should receive long term anticoagulant treatment. *Ann Rheum Dis* 1993;52: 689–692.
281. Khamashta MA, Cuadrado MJ, Mujic F, et al. The management of thrombosis in the antiphospholipid-antibody syndrome. *N Engl J Med* 1995;332:993–997.
282. Ruiz-Irastorza G, Khamashta MA, Hunt BJ, et al. Bleeding and recurrent thrombosis in definite antiphospholipid syndrome: analysis of a series of 66 patients treated with oral anticoagulation to a target international normalized ratio of 3.5. *Arch Intern Med* 2002;162(10): 1164–1169.
283. Crowther MA, Ginsberg JS, Julian J, et al. A comparison of two intensities of warfarin for the prevention of recurrent thrombosis in patients with the antiphospholipid antibody syndrome. *N Engl J Med* 2003;349(12):1133–1138.
284. Della Valle P, Crippa L, Safa O, et al. Potential failure of the international normalized ratio (INR) system in the monitoring of oral anticoagulation in patients with lupus anticoagulants. *Ann Med Interne (Paris)* 1996;147(suppl 1):10–14.
285. Moll S, Ortel TL. Monitoring warfarin therapy in patients with lupus anticoagulants. *Ann Intern Med* 1997;127(3, 1 August):177–185.
286. Rai R, Cohen H, Dave M, Regan L. Randomised controlled trial of aspirin and aspirin plus heparin in pregnant women with recurrent miscarriage associated with phospholipid antibodies. *Br Med J* 1997; 314(7076):253–257.
287. Kutteh WH. Antiphospholipid antibody-associated recurrent pregnancy loss: treatment with heparin and low-dose aspirin is superior to low-dose aspirin alone. *Am J Obstet Gynecol* 1996;174(5):1584–1589.
288. Cowchock FS, Reece EA, Balaban D, et al. Repeated fetal losses associated with antiphospholipid antibodies: a collaborative randomized trial comparing prednisone to low-dose heparin treatment. *Am J Obstet Gynecol* 1992;166:1318–1323.
289. Kutteh WH, Ermel LD. A clinical trial for the treatment of antiphospholipid antibody-associated recurrent pregnancy loss with lower

dose heparin and aspirin. *Am J Reprod Immunol* 1996;35(4):402–407.
290. Scott JR, Branch DW, Kochenour NK, Ward K. Intravenous immunoglobulin treatment of pregnant patients with recurrent pregnancy loss caused by antiphospholipid antibodies and Rh immunization. *Am J Obstet Gynecol* 1988;159:1055–1056.
291. Spinnato JA, Clark AL, Pierangeli SS, Harris EN. Intravenous immunoglobulin therapy for the antiphospholipid syndrome in pregnancy. *Am J Obstet Gynecol* 1995;172:690–694.
292. Clark AL, Branch DW, Silver RM, et al. Pregnancy complicated by the antiphospholipid syndrome: outcomes with intravenous immunoglobulin therapy. *Obstet Gynecol* 1999;93(3):437–441.
293. Branch DW, Peaceman AM, Druzin M, et al. A multicenter, placebo-controlled pilot study of intravenous immune globulin treatment of antiphospholipid syndrome during pregnancy. The Pregnancy Loss Study Group. *Am J Obstet Gynecol* 2000;182(1 Pt 1):122–127.
294. Pattison NS, Chamley LW, Birdsall M, et al. Does aspirin have a role in improving pregnancy outcome for women with the antiphospholipid syndrome? A randomized controlled trial. *Am J Obstet Gynecol* 2000;183(4):1008–1012.
295. Neuwelt CM, Daikh DI, Linfoot JA, et al. Catastrophic antiphospholipid syndrome: response to repeated plasmapheresis over three years [see comments]. *Arthritis Rheum* 1997;40(8):1534–1539.
296. Burcoglu-O'Ral A, Erkan D, Asherson R. Treatment of catastrophic antiphospholipid syndrome with defibrotide, a proposed vascular endothelial cell modulator. *J Rheumatol* 2002;29(9):2006–2011.
297. Alarcon-Segovia D, Boffa MC, Branch W, et al. Prophylaxis of the antiphospholipid syndrome: a consensus report. *Lupus* 2003;12(7): 499–503.
298. Erkan D, Merrill JT, Yazici Y, et al. High thrombosis rate after fetal loss in antiphospholipid syndrome: effective prophylaxis with aspirin. *Arthritis Rheum* 2001;44(6):1466–1467.
299. Erkan D, Yazici Y, Peterson MG, et al. A cross-sectional study of clinical thrombotic risk factors and preventive treatments in antiphospholipid syndrome. *Rheumatology* 2002;41(8):924–929.
300. Petri M, Hellman D, Hochberg M, et al. Arterial thrombotic events in SLE: The Baltimore Lupus Cohort Study. *Arthritis Rheum* 1994; 37:S297.
301. Gustafsson D, Elg M. The pharmacodynamics and pharmacokinetics of the oral direct thrombin inhibitor ximelagatran and its active metabolite melagatran: a mini-review. *Thromb Res* 2003;109(suppl 1):S9–S15.
302. Lockshin MD, Erkan D. Treatment of the antiphospholipid syndrome. *N Engl J Med* 2003;349(12):1177–1179.
303. Roubey RA. New approaches to prevention of thrombosis in the antiphospholipid syndrome: Hopes, trials, and tribulations. *Arthritis Rheum*. 2003;48:3004–3008.
304. Ferrara DE, Liu X, Espinola RG, et al. Inhibition of the thrombogenic and inflammatory properties of antiphospholipid antibodies by flavastatin in an in vivo animal model. *Arthritis Rheum* 2003;48:3272–3279.
305. Cockerill K, Linnik MD, Jones DS, et al. A novel therapeutic approach for treating antiphospholipid syndrome based on tolerizing anti-β2-GPI B cells. *Arthritis Rheum* 2002;46(9, suppl):S230.

第75章

炎性肌病:多肌炎、皮肌炎和相关疾病

Frederick W. Miller

以获得性肌肉炎症为特征的疾病称为炎性肌病。该组疾病包括大量由病毒、真菌和寄生虫引起的肌肉炎症、中毒性肌病和其他原因引起的肌肉损害（表75.1）。罹患这些疾病者通常有非特异性症状和体征，如疲乏、发热和肌痛，这些表现可能导致误诊和延误治疗。不过当已有的临床表现、实验室检查和病理结果排除了已知的肌肉炎症原因，就可以诊断为特发性炎性肌病(IIM)。

表75.1　炎性肌病

- 感染性肌病
  - 细菌
    - 葡萄球菌
    - 链球菌
    - 梭菌属
    - 疏螺旋体属
    - 结核分枝杆菌
    - 肺炎支原体
    - 黏质沙雷菌
    - 弗罗因德枸橼酸杆菌
    - 沙门菌
  - 病毒
    - 流感病毒
    - 腺病毒
    - EB病毒
    - 柯萨奇(肠道)病毒
    - 冠形病毒(严重急性呼吸器官综合征)
    - 埃可病毒
    - 乙型肝炎病毒
    - 丙型肝炎病毒
    - 人类免疫缺陷病毒(HIV)
    - 人T细胞白血病病毒(HTLV-1)
  - 真菌
    - 念珠菌
    - 球孢子菌
  - 原虫
    - 弓形虫
    - 肉孢子虫
    - 锥形虫
    - 微孢子虫,在 AIDS 中有越来越多的描述
    - 疟原虫
  - 绦虫感染
    - 囊虫病
    - 包虫病
  - 线虫感染
    - 旋毛虫病
    - 弓蛔虫病
- 中毒性肌病
  - 掺入次品的菜子油(毒油综合征)
  - 西咪替丁
  - 可卡因-海洛因
  - D-青霉胺
  - 乙醇
  - L-色氨酸(嗜酸细胞增多性肌痛综合征)
- 降脂药伴发肌病
- 移植物抗宿主病性肌炎
- 骨化性肌炎
- 血管炎伴发肌炎
- 巨噬细胞肌筋膜炎
- 炎症性营养不良(颜面、肩胛、上臂型原发性肌营养不良)
- 特发性炎性肌病(见表 75.6 和表 75.8)

特发性炎性肌病最常见形式为患者多处肌肉炎症的多发性肌炎，皮肤和肌肉都有炎症改变的皮肌炎，当然还有其他少见形式的肌炎。因此，这些特发性炎性肌病是一组不同病因所致的少见综合征，它们的临床症状、病理表现、疾病过程、对治疗的反应和预后极不相同[2]。这种差异阻碍了该领域的进展，而且几乎可以肯定它反映了引起最终相同的肌肉炎症过程的多种病因和发病机制[2,3]。

由于特发性炎性肌病患者出现肌肉单核细胞浸润和包括自身抗体在内的常见免疫异常表现，人们认为大部分上述异常是自身免疫性或免疫介导性疾病。这些机制也成为特发性炎性肌病(IIM)主要治疗方法的基础，这些方法主要针对减轻这些疾病可累及的多个器官的炎症过程。

一、历史回顾

尚不知道特发性炎性肌病已存在多长时间，但是100多年前德国医学文献首次公开报道了本病。Wagner在1863年[5]和1887年[6]的文章首次描述了多肌炎，同时期Potein[7]和Hepp[8]也有类似病例报道，不久以后Unverricht[9,10]把它们作为一个整体命名皮肌炎。不过，早期的文献没有考虑是否累及皮肤，不加区分地混淆了多肌炎和皮肌炎。在美国，1887和1888年[11,12]首次报道了该类病例。

肌炎史上重要的里程碑包括：1903年Steiner对当时已知病例的关键综述和精确描述[13]，皮质类固醇治疗的发展[14,15]，Walton和Adams关于多发性肌炎经典论文的发表[16]，儿童皮肌炎病理的认识[17]，使用甲氨蝶呤治疗顽固性病例[18]，Bohan和同事们提出的诊断标准和分型[19,20]，包涵体肌炎(IBM)的临床本质的清楚认识[21-23]，定义了多肌炎和皮肌炎中发生肌浸润的不同单核细胞亚型[24]、血清学检测在鉴别不同组别患者中的意义[25]，以及关于肌学全面和权威论文的发表[26,27]。

二、鉴别诊断和诊断标准

临床上经常可遇到主诉无力或肌痛的患者。由于肌肉疾患的鉴别诊断范围十分广泛，评价这些患者时需要仔细考虑许多疾病(表75.2)。这些评价应包括直接的病史、体格检查和实验室检查，多数病例中这些结果决定诊断和治疗计划。

首先要明确患者的原发病变和伴随症状，一份详

表75.2 肌无力和肌痛的鉴别诊断

炎性肌病(见表75.1)
非炎性肌病
先天性——纤维性骨营养不良、中央核性肌病、中央轴
线粒体性——由于遗传缺陷
代谢性——酸性麦芽糖酶缺陷、麦卡德尔磷酸果糖激酶缺乏、肉毒碱和肉毒碱软脂酰转移酶缺陷、尿毒症
内分泌性——甲状腺功能亢进或低下、肢端肥大症、糖尿病、库欣病、艾迪生病、甲状旁腺功能亢进或低下、低钙血症、低钾血症
中毒性——包括乙醇、皮质激素、可卡因、秋水仙碱、氯苯丁酯、氯喹、洛伐它丁、吐根碱、吐根、叠氮脱氧胸苷(AZT)在内的多种药物
营养性——维生素E缺乏、吸收不良综合征
恶性高热
肌肉萎缩症
迪谢纳
贝克尔
面肩肱型肌营养不良
肢带
埃-德
远侧
眼咽的
肌强直
神经病变
去神经疾病
脊髓性肌萎缩
肌萎缩性(脊髓)侧索硬化
近端神经病变
吉-巴综合征
自身免疫性多发神经病
糖尿病神经丛病
急性间歇性卟啉病
神经肌肉接头异常
伊-兰综合征(肌无力综合征)
重症肌无力症
过度使用综合征
周期性麻痹
副瘤综合征
癌性神经病
恶病质
肌坏死
横纹肌溶解症
风湿性症候群
巨细胞动脉炎/风湿性多肌痛
韦格纳肉芽肿
结节性多动脉炎
纤维肌痛综合征
腱炎筋膜炎综合征
创伤

细的病史可能揭示诊断。重点应询问：①乏力、肌痛或其他肌肉症状的确切性质和部位。②任何加重或缓解因素。③症状进展的时间和速度。④任何伴随的肌外症状进展情况，如疲乏、皮疹、呼吸或吞咽困难、关节痛或关节炎。在弄清楚患者的情况后，医生需要考虑引起这些问题的可能原因。该患者是否接触过任何洋地黄类制剂、合法或违禁的药物、可能导致肌肉疾病的植物类或其他非处方制剂，或任何特殊环境暴露或感染史，或国外回归？是否有症状或检查结果提示甲状腺功能亢进或甲状腺功能低下？是否有提示营养不良性或其他遗传性肌病等类似肌肉疾患的家族史？

当临床资料和症状特征排除了大部分已知肌病病因，则应该进行体格检查和实验室检查以进一步缩小可能诊断的范围，而且决定是否需要行有创操作。需要区分肌无力和易疲性或疼痛引起的功能受限，注意骨骼肌压痛和萎缩的分布，包括心肌、口咽肌、胃肠道或眼部和呼吸道肌肉在内的其他部位的肌肉受累，以及其他非肌肉异常，并应该做好记录。必须仔细鉴别皮疹，有些病例还需进行活检。令人遗憾的是，研究人员还没有很好地区分出多种肌病中的差异特征，而且在许多病例中也没有很好地区分出这些疾病的症状、体征和化验异常。尽管分子遗传学研究每年都鉴定出引起多数营养不良性、代谢性和线粒体性肌病的基因[28-32]，但有些患者，甚至经过最彻底地检查，仍然难以明确诊断而且遗留大量谜团。应该充分告知他们对肌肉疾病认识的局限和可能进行的经验治疗的风险与收益。

20多年前人们就提出了特发性炎性肌病（IIM）的诊断标准和与其他肌病间的鉴别[20]。尽管需要重新评价，但遗传因素、自身抗体和磁共振成像(MRI)在诊断肌病中的作用[33]，至今仍然有价值(表75.3)。排除了肌病的其他原因后，有如下异常表现可以诊断为特发性炎性肌病：近端肌无力、血清肌浆酶水平升高、肌电图(EMG)有肌病改变、肌肉活检显示肌纤维退变和伴慢性炎性浸润再生，且皮肌炎患者有向阳性红斑、戈特龙

表75.3　特发性炎性肌病诊断标准(IIM)[a]

1. 肢带肌肉对称性无力，通常为进行性
2. 肌肉活检证实肌炎
Ⅰ型和Ⅱ型肌纤维坏死
吞噬作用
伴有肌纤维大小改变的肌纤维退变和再生
肌内膜、肌束膜、血管周或间质单核细胞浸润
3. 肌肉相关的血清酶水平升高
肌酸激酶
醛缩酶
乳酸脱氢酶
转氨酶(ALT/SGPT 和 AST/SGOT)
4. 肌病的肌电图三联症
短、小、低幅多相运动单位电势
纤颤电位，甚至在静息时
异常高频重复放电
5. 皮肌炎特征性皮疹
向阳皮疹——位于眼睑和眼周的紫色可褪色区
戈特龙丘疹——位于掌指关节和指间关节或其他关节(膝、肘和内踝)伸侧的脱屑红斑疹
戈特龙征——位于戈特龙丘疹分布区但无丘疹的红斑

[a]排除所有已知肌病的病因。

确诊特发性炎性肌病=标准1~4中的4条；或标准中的4条(包括皮疹)用于皮肌炎诊断。

可能特发性炎性肌病=标准1~4中的3条；或标准中的3条(包括皮疹)用于皮肌炎诊断。

可疑特发性炎性肌病=标准1~4中的2条；或标准中的2条(包括皮疹)用于皮肌炎诊断。

ALT/SGPT：丙氨酸氨基转移酶/血清谷氨酸丙酮酸转氨酶；AST/SGOT：天冬氨酸氨基转移酶/血清谷氨酸草酰乙酸转氨酶。

(Modified from Bohan A, Peter JB. Polymyositis and dermatomyositis (parts 1 and 2). *N Engl J Med* 1975;292:344-347, 403-407, with permission.)

征或丘疹。但是,某些极少数病例,所有肌肉相关的酶都在正常水平,而且没有特发性炎性肌病诊断意义和特征性的活检和肌电图改变。发生这些情况可能是由于技术限制、对研究结果的误解或这些疾病病变部位的病理特征所致[34]。对于这些病例,额外的线索可能有助于诊断特发性炎性肌病,而且作为将来可能的标准需要对它们进行研究,这些线索包括抗核或肌炎特异性自身抗体的出现[35,36]、很明确的自身免疫疾病家族史[37]、磁共振成像近端肌肉的炎性改变[38-42],以及对免疫抑制治疗的临床反应[43](表75.4)。

已建立的标准不能很好地鉴别不同形式的特发性炎性肌病。鉴于最近确定了包涵体肌炎的本质,上下文中采用的特发性炎性肌病诊断标准,如缓慢进展近远侧肢体肌无力、血清肌酸激酶水平低于正常上限12倍、光镜检查发现冰冻肌肉标本染色部分特征性边缘空泡、超微结构分析可见有或没有微丝[44-46],这些足以诊断包涵体肌炎。患者符合特发性炎性肌病(IIM)和其他结缔组织病的诊断标准,可考虑诊断与肌炎相关联的重叠综合征。如下文将讨论的癌症合并肌炎仍然有争议[47],但是基于样本的研究[48,49]和许多其他一系列临床病例和特殊病例,许多研究者认为在2年内出现2种诊断就可考虑为癌症相关性肌炎。

三、临床特征及其评价

考虑一种疾病的基本病理过程可能有助于预测某种疾病的主要临床表现。肌炎综合征中,该种疾病的标志是炎症和随后的肌细胞死亡,并可以确定可能的临床表现。由于特发性炎性肌病是系统性结缔组织病,炎症和其他病理过程可以累及肌肉以外的器官系统(表75.5)。另外,由炎症或其治疗引起的继发改变,包括肌细胞的退化和萎缩、纤维和脂肪组织取代受累及的肌肉和其他组织,以及免疫抑制和继发感染,每一种都可能改变疾病的病程。

(一)骨骼肌症状

多数患者表现为近端急性或亚急性发作肌无力,这往往表现为患者主述髋肌无力,包括从椅子上起身、下车或爬楼梯困难。肩部晚一些出现症状,引起梳头、穿厚重衣服或从高架上拿东西困难。因为特发性炎性肌病容易误诊,治疗效果欠佳的患者必须仔细地重新评价以修正诊断,如营养障碍性或代谢性肌病,它们对免疫抑制剂无效。体格检查可以作为明确以下问题的病史补充,如疾病受累范围、排除肿瘤和感染、肌炎或免疫抑制剂的反应,这些往往使病程和疗效复杂化。必须特别强调使用指南上标准的肌力实验来评价肌力,

表75.4 肌炎疑似病例中肌炎鉴别诊断

可考虑诊断肌炎的特征	排除诊断肌炎的特征
自身免疫疾病家族史	与患者症状和体征相似综合征的家族史
对称、慢性、近侧多于远侧无力 *	与活动、进食或空腹有关的无力,或面部肌肉无力
慢性疾病后肌萎缩	早期肌肉萎缩或持续肥大
肌电图/神经传导速度检查排除神经病变 *	神经病变表现
缺乏肌束震颤和小肌束痉挛	肌束震颤或显著肌肉痉挛
戈特龙征 *、Heliotrope 征 *、V 征、披肩式皮疹分布、伸侧线性红斑、角质过度生长或血管炎	无皮疹或血管炎表现
结缔组织病特性——发热、关节炎、间质性肺炎、雷诺现象等	没有CTD综合征
CK、AST、ALT、LD、醛缩酶是正常水平的 2~100 倍 *	酶水平小于 2 倍正常范围,或大于 100 倍正常范围
ANA、MSA或ENA阳性	自身抗体阴性
肌肉活检显示伴炎症的肌纤维退变-增生,间质碱性磷酸酶强染色	肌纤维空泡、红色纤维不整齐、寄生虫——间质中既无炎症也无碱性磷酸酶
MRI——STIR 肌肉对称区域点状变白	MRI显示正常或仅发现萎缩
免疫抑制剂的临床疗效	免疫抑制剂无临床反应

* 按表75.3公认的特发性炎性肌病诊断标准。

ANA:抗核抗体;MSA:肌炎特异性自身抗体;ENA:可提(取的)核抗原自身抗体(Ro、La、RNP等);STIR:短tau反转重复。

表75.5　特发性肌炎的系统性症状

全身症状
- 疲倦
- 发热
- 体重下降
- 声音改变——鼻音、声嘶
- 雷诺现象和其他血管舒缩不稳定

肌肉骨骼系统
- 肌无力——近侧较远端常见，上下肢、颈部肌肉，面肌无力少见
- 意外摔倒
- 肌痛
- 肌肉压痛
- 肌肉萎缩
- 挛缩
- 关节痛
- 关节炎
- 变形性关节病 *

呼吸系统
- 静息和劳累呼吸困难
- 间质性肺病
- 干咳
- 喘鸣/啰音/鼾音
- 肺不张
- 肺炎继发于免疫抑制和清除分泌物困难
- 气胸 *
- 纵隔积气
- 环咽梗阻

心脏系统
- 心肌炎
- 心律不齐
- 充血性心力衰竭
- 心包炎 *

胃肠系统
- 发音困难——舌推进无力
- 吞咽困难——上或下段食管
- 吞咽痛
- 鼻反流
- 反流性食管炎
- 蠕动协调不良
- 便秘/腹泻
- 溃疡形成(儿童型皮肌炎显著)
- 肠壁囊样积气症 *

皮肤
- 皮肌炎特异性皮疹——戈特龙斑丘疹、戈特龙征、向阳皮疹
- 皮肌炎相关性皮疹——弥漫性皮疹、红皮症、V 形征、披肩征、“技工手”样变、伸侧线样红斑、肢端硬化病

其他皮肤表现
- 血管性萎缩性皮肤异色病
- 光过敏
- 黏蛋白沉积症
- 脂膜炎
- 硬化病
- 皮下钙化
- 血管炎、溃疡形成或坏死
- 甲周毛细血管改变
- 角质生长过度
- 秃顶 *
- 紫癜 *

肾脏
- 膜性肾病 *
- 肌红蛋白尿引起功能不全

* 少见表现。

注意患者从蹲位或坐位起身的动作、患者穿衣和脱衣的速度、行走的步数以及与前段时间相比能或不能进行的动作[50]。一份简单调查表很容易记录下来对日常活动的评分，这对了解上述情况很有帮助[51]。

(二)非骨骼肌症状

当行体格检查时，评价非骨骼肌受累的表现形式和范围很重要(表75.5)。关节炎的位置和性质、皮疹、皮下触痛、血管舒缩功能不稳定，以及肺、心脏和消化道异常都应该记录(图75.1和图75.2)，还必须考虑进一步评价放射学、心电图、活检或其他化验检查的阳性结果(表75.6)。

皮肌炎的皮疹可早于、晚于或与肌无力同时发生。除了戈特龙皮疹外，提及的皮肌炎患者[52,53]的多种皮疹是非病症特异性的。这些在红斑基础上发生的可触及皮损位于手关节、肘、膝或踝的伸面(图75.1)，其他许多皮疹对皮肌炎而言极具特征性，以致认为他们足以符合特发性炎性肌病的皮肤标准。这些皮损包括称

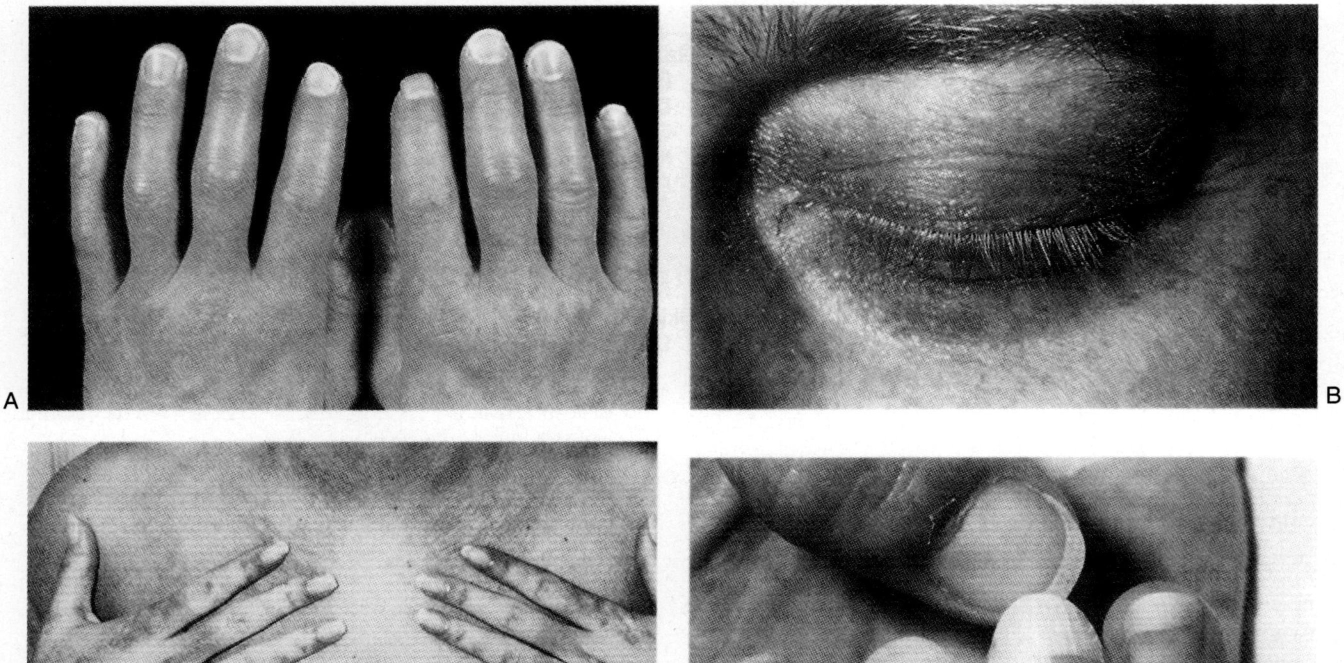

图75.1 皮肌炎的皮肤改变。(A)戈特龙斑丘疹位于手的伸面(该病例位于掌指关节和近侧指间关节),肘、膝或踝部的鳞状丘疹。该患者还有掌指关节和近侧指间关节指端硬化和关节炎。(B)向阳皮疹位于眼周尤其是上睑的紫红色斑。(C)伸侧线形红斑位于双手伸侧,较常见戈特龙丘疹累及部位更靠远端。(D)甲周血管炎改变和角质增生。(E)癌相关皮肌炎患者的光过敏弥散性红斑,主要呈V型分布于颈部(V征)。(F)手指侧面和掌面干燥、开裂,称为“技工手”,常见于氨酰tRNA合成酶自身抗体的患者(抗合成酶综合征)。

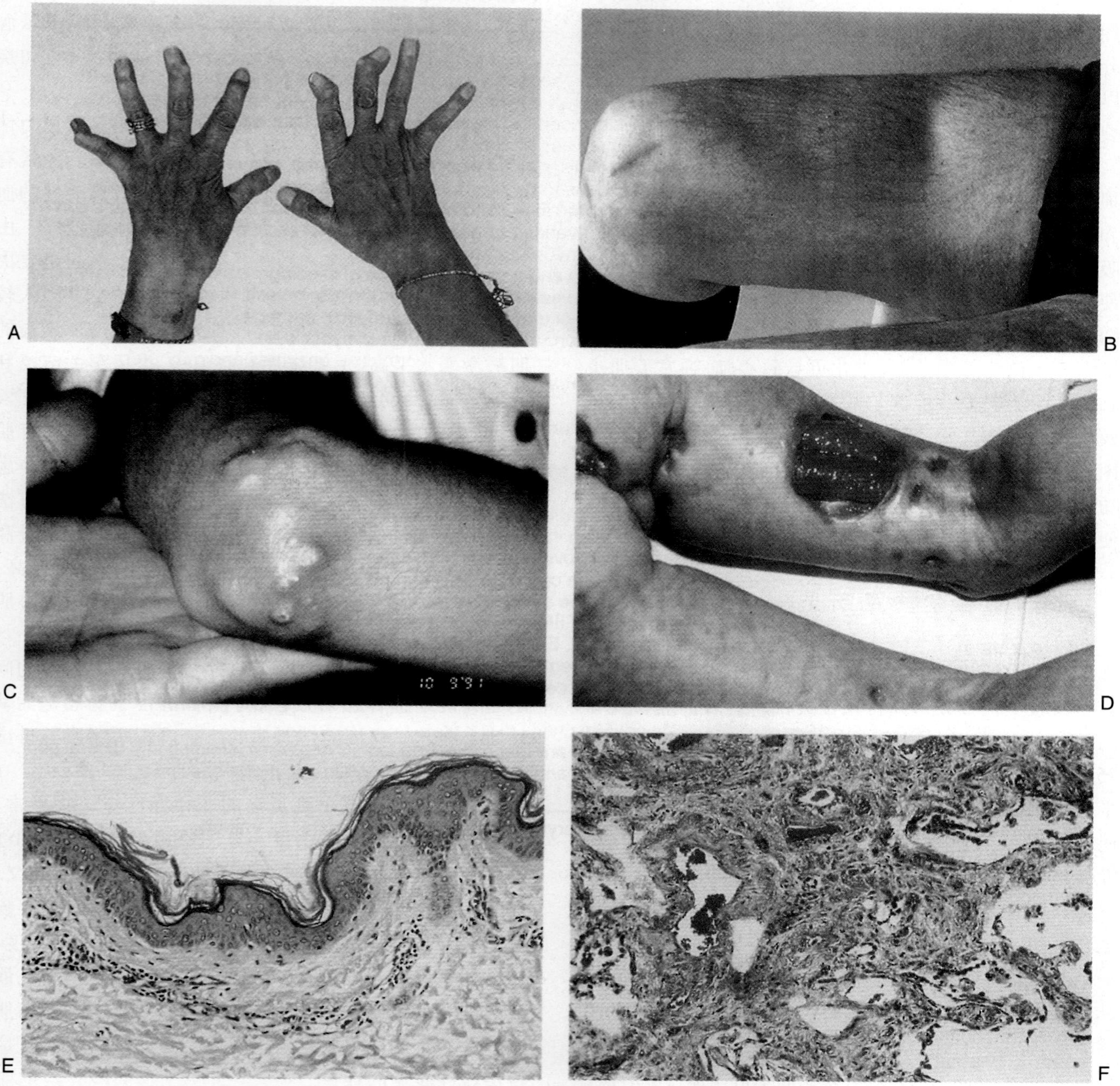

图75.2 特发性炎性肌病(IIM)的表现。(A)偶见于多肌炎患者的变形性关节病，作为抗合成酶综合征的临床表现之一，见于该抗Jo-1自身抗体的患者。(B)不规则和不对称萎缩，常发生于股前肌群，多见于包涵体肌炎的患者。(C)幼年型皮肌炎患儿肘部的广泛骨化(courtesy of Dr. Robert Rennebohm)。(D)发生于皮肌炎患者的严重血管炎侵蚀入肌层(courtesy of Dr. Robert Rennebohm)。(E)病变皮肤活检，显示皮肌炎特征的表面鳞化、空泡化和皮下血管周围单核细胞，但是没有诊断意义(HE染色)(courtesy of Dr. Lori A. Love)。(F) 抗合成酶综合征和间质性肺病患者肺活检表示正常组织破坏，并广泛被炎细胞和纤维组织替代 (HE染色) (Courtesy of Dr. Lori A. Love)。

为向阳皮疹的眼周紫红色斑(图75.1)和戈特龙征,在戈特龙丘疹分布区的无丘疹的鳞状红斑。其他常见皮疹包括:非戈特龙丘疹或戈特龙征常见分布区的双手伸侧的线形红斑,甲周血管炎和角质增生,呈V形集中分布于颈区的红斑的光敏感弥漫性红皮症(V字征),以及被称为"技工手"的手指侧面和掌面皮肤干燥、开裂(图75.1)。

肺、心脏、胃肠道症状表现多样,而且较骨骼肌病损本身对发病率和死亡率影响更大。劳力性呼吸困难和干咳是肋间肌和膈肌无力的常见症状,肌炎患者呼吸肌无力能导致肺膨胀不全和肺部感染,尤其在开始使用免疫抑制剂后。肺纤维化也称为间质性肺病,常伴随肺动脉高压,且由于治疗效果差、预后不良,而在肺部疾病中最为棘手。肺纤维化可导致心肺。通常心肌炎临床症状不明显,但偶尔能导致心力衰竭或顽固的危及生命的心律失常。舌、口咽或食道肌无力引起的吞咽困难是最常见的胃肠道症状,还可有蠕动异常、环咽肌功能障碍。患者也主诉反流性食管炎症状、腹部胀满、便秘,这些可能由于肠道黏膜炎症或血管变化所致。

(三)实验室检查所见

1.临床化学

实验室检查在诊断特发性炎性肌病方面起重要作用[54,55],而且常规血液筛选检查可检测到许多异常(表75.6)。肌病的主要化验表现之一是血清肌浆源性酶水平升高,这些酶中最常检测肌酸激酶,因其灵敏度高,肌肉特异性、与疾病活动性和肌力相关性好。但是,特发性炎性肌病患者的乳酸脱氢酶、谷氨酸草酰乙酸转氨酶(SGOT)/天冬氨酸氨基转换酶、血清谷氨酸丙酮酸转氨酶 (SGPT)/丙氨酸氨基转换酶和醛缩酶血清水平全部与肌酸激酶水平相关联。而且就某些个体而言,其中有些酶类可能比肌酸激酶水平更有临床意义[54]。遗憾的是,肌炎患者血清转氨酶水平升高又没有行肌酸激酶测定,有可能误诊为是肝脏疾病而不恰当地行肝活检。

疾病开始发作时,血清肌酸激酶可能升高至正常上限的10~100倍。95%的成年患者肌炎发作时或病程中有肌酸激酶水平升高,使它成为肌炎患者中最常用到的肌浆酶。尽管肌酸激酶和其他肌源性酶的血清水平升高的程度并不总和疾病活动性相关,但对观察肌炎活动性和疗效常有价值,尤其在儿童。因此,仅依靠酶水平并不能取代对患者的全面评估,这包括功能评价。肌酸激酶水平和疾病活动性相关性差,部分原因是由于肌肉力量改善和肌酸激酶水平变为正常之间相差3~8周,肌酸激酶水平和疾病复发之间相差5~6周[56]。肌酸激酶也不能反应特发性炎性肌病中肺、胃肠道、关节和其他非肌肉部位受累程度,并且目前研究揭示血清乳酸脱氢酶(LDH)水平临床意义可能更大,它和疾病活性总体评估相关性更好[57]。

肌酸激酶水平正常出现于疾病活动期(肌无力伴肌活检或MRI证实的肌肉感染),可能与以下因素有关:皮质激素对肌酸激酶抑制、存在肌酸激酶活性的血清抑制剂[58]或出现慢性疾病导致的广泛性肌萎缩。由于正常静息个体的肌肉数量是肌酸激酶水平的主要决定因素,因此男性较女性的基线水平高,非裔美国人较西班牙后裔肌酸激酶水平高,西班牙裔较高加索裔的肌酸激酶水平高[59]。系统性红斑狼疮、类风湿关节炎和其他结缔组织疾病患者往往肌酸激酶水平异常减低[54],因此这些患者的肌酸激酶水平正常可能表示患有肌炎。由于以上原因,血清肌酸激酶水平应该联系个体患者以前的酶水平,并最好在固定的实验室按相同方法连续监测。对大多数患者而言,血清肌酸激酶水平升高极有可能是由于从骨骼肌释放的MM同工酶部分升高。MB同工酶升高,主要源于心肌,不但可以发生于心肌炎,而且可以提示骨骼肌再生[54]。

内科医师开始皮质激素治疗肌炎患者后遇到的问题是,确定患者肌无力是由于类固醇性肌病还是活动性肌炎引起。类固醇性肌病的一个表现是尿肌酸排出量增加,同时血清肌酶谱正常[54]。

肌炎患者可以出现炎症的非特异性标记物异常,比如白细胞增多及血小板计数、C反应蛋白(CRP)和红细胞沉降率增高。这些通常对评估肌炎活性没有意义,但是往往能反映特发性炎性肌病(IIM)患者的共存疾病。24小时尿肌酐排泄量能反映肌肉总量和损坏程度,在多数肌病患者中升高。实际上对活动性肌炎而言,肌酸尿可能是比血清肌酸激酶更敏感的指标[54]。血清肌酸水平异常偏低可能是由于肌肉总量的缺失,并且应警惕慢性肌炎的存在。

2.免疫学

有时免疫异常是诊断患有特发性炎性肌病的最早线索,而且能帮助诊断复杂病例或不典型病例。最常见的异常是高γ球蛋白血症或出现一种自身抗体。抗核抗体(ANA)是特发性炎性肌病中最常见的自身抗体。尽管也有其他模式,但这些抗核抗体通常呈斑点模式。当然也有其他免疫异常,包括低γ球蛋白血症、高γ球蛋

表75.6　肌炎患者实验室检查异常

实验室检查	注释
肌酶谱	肌酸激酶(CK)、天冬氨酸转氨酶(AST)、丙氨酸转氨酶(ALT)、乳酸脱氢酶(LDH)、醛缩酶(ALD)——一般对评介肌炎的存在和程度有价值,但可能并不总与病情活动相关。5%~10%的肌炎发作患者中可能正常,而且由于肌肉量减少或血循环中存在酶活性抑制剂,尽管疾病活动,但稍后酶水平变为正常。酶水平在疾病临床爆发前数月或数周升高,反之也会在治疗起效前相当的时间内下降。酶水平也与肌肉量有关,故男性比女性更高,同样黑人比白人高。转氨酶水平升高常常导致把肌炎患者误诊为非甲非乙型肝炎
CK MB 部分	与疾病活性有关,而且是误诊为心肌梗死的常见原因。多数肌炎患者酶水平升高源自成肌细胞而非心肌
肌酐尿	尿分泌肌酸增加,提示肌破坏
肌酐	血清水平下降,常常反映长期肌炎和肌肉萎缩
血清/尿肌红蛋白	可能与肌力的相关性比肌酶更好,并可预示临床复发。由于昼夜变异,应该在每天同一时间测肌球蛋白
无红细胞血尿	通常提示肌球蛋白尿
白细胞和血小板计数	活动性肌炎有时升高
高丙球蛋白血症	见于 10%特发性炎性肌病患者,与肌炎活动度有关。IgE 升高见于儿童肌炎
低或无丙球蛋白血症	除埃可病毒相关的儿童皮肌炎外,少见
单克隆丙种球蛋白病	少见,但有时见于肿瘤相关性肌炎
IgA 缺乏	某些亚型肌炎患者出现率增加
血沉	不到一半的患者升高,与疾病活动性无关
C 反应蛋白	多数特发性炎性肌病患者正常,升高常提示细菌感染
Ⅷ因子相关抗原升高	活动性儿童期皮肌炎升高并且与疾病活性有关,但只发生于一些亚型患者
新蝶呤升高	许多儿童期皮肌炎患者与疾病活性相关
抗核抗体	见于 60%~90%的特发性炎性肌病患者,能与其他形式肌病较好鉴别,这些肌炎中 ANA 少见。弥漫性的胞浆染色提示存在另一种自身抗体,常为肌炎特异性自身抗体
其他自身抗体	见表 75.7

(Modified from Rider LG, Miller FW. Laboratory evaluation of the inflammatory myopathies. *Clin Diag Lab Immunol* 1995;2:1-9, with permission.)

白血症、单克隆丙种球蛋白病、冷球蛋白血症和多种自身抗体,其中有些对肌炎而言是特异的(表75.6和表75.7)。

(四)肌电图和其他检查

肌电图和神经传导速度(NCV)检测通常用于鉴别神经病变和肌病变。当出现特异性异常时,这些检查可以使诊断患者患炎性肌病的可能性增加(表75.3)。如前所述,基于症状和体征的性质和严重度,应做影像学、肌电图和其他实验室检查,同时关注肿瘤的存在,它可能伴发特发性炎性肌病,尤其是老年皮肌炎患者。

将来会很有希望的评价肌炎活动性的研究技术,包括不同的淋巴细胞表面标记物、细胞因子、化学增活素和内皮细胞活性标记物[57]。

(五)肌肉活检

尽管内科医生可能不愿意对可以直接诊断肌炎的患者行肌肉活检,但是多数患者在早期评估时应行肌肉活检。肌肉活检可能揭示某种意想不到的疾病,有时对治疗、预后和复发有重要意义(图75.3E和F)。依作者经验,在其他方式诊断为典型多肌炎的患者中,通过肌肉活检分别诊断出营养不良、代谢性异常、淀粉样变性、感染、神经病变特征、中毒性改变、罕见细胞浸润和包涵体肌炎(IBM)。虽然如此,肌肉活检并不总有诊断意义。典型肌炎的炎症由于它的病变局限性和经过治疗而可能被忽略；相反，肌肉炎症可发生于一些营养不良，尤其在面肩臂的营养不良和中毒性肌病患者，临床表现似包涵体肌炎（IBM），首次行活检时并不总能找到包涵体。

优选肌肉活检的部位，重要的是选择无力的、非萎缩的肌肉，这些肌肉近期没有行注射、肌电图检查，或可能出现伪影的其他创伤[34]。自从发现MRI能揭示肌肉炎症和损伤后，用MRI指导活检部位可增加活检诊断率。肌肉活检标本的采集和组化处理过程应由有经验的人完成，使用特殊的染色方法排除以上列出的各种肌病形式。肌炎患者病理检查最好是将肌肉标本浸入液氮冷却的异戊烷中快速冰冻，经过HE和马松三色染色后观察其横切面。图75.3A至D显示特发性炎性肌病肌肉活检标本的一些典型表现。当任何原因引起肌细胞死亡后，继发性炎症过程就会发生。在区别特发性炎性肌病时要确定炎症是原发的和慢性过程。慢性炎症细胞，明显多于淋巴细胞的单核细胞，不仅见于垂死细胞（肌内膜）周围，而且见于未感染的细胞和束膜间（肌束膜），或见于周围间质组织。对诊断原发性炎症肌病最重要的是，正常表现细胞间出现淋巴细胞。多肌炎患者倾向于炎症细胞浸润肌内膜，但皮肌炎患者更多表现为血管周围和肌束膜炎症。中性白细胞为主或神经周围炎症通常不考虑特发性炎性肌病，而另一种典型的肌炎以出现浆细胞、嗜酸粒细胞或肉芽肿为主，表示存在特发性炎性肌病（图75.3F）。

除了活检见到的细胞类型外，空泡、包涵体和特定染色方法表现的个体肌细胞的染色特性，有助于鉴别肌炎和其他疾病[34,62]。马松三色染色显示的肌细胞内不规则红边包涵体，能确定50岁以上特发性炎性肌病的常见形式——包涵体肌炎（图75.3C）。间质内碱性磷酸酶染色强阳性提示特发性炎性肌病，即使炎症表现并不突出（图75.3D）。发现糖原（PAS染色）、脂肪（油红O染色）、异常线粒体（HE染色显示不整齐的红色纤维）或其他包涵体为主，更加提示为类似肌炎的综合征而不是特发性炎性肌病（IIM）。小的成角细胞更常见于神经性的疾病，继发于神经病变的肌病，病变纤维常常聚集在一起。当肌束边缘的肌纤维受损或萎缩严重，也可能反映出位于结缔组织的原发血管病变。皮肌炎患者

表75.7 炎性肌病的血清学分类

血清学分类	相关和注释
肌炎特异性自身抗体[a]	
抗合成酶[b]	频发的对称性非侵蚀性关节炎、间质性肺病、发热、技工手、雷诺现象，常急性发作，严重肌炎春季发作，治疗后减轻，减少治疗则肌炎加重，占全部肌炎病例的20%~25%
抗信号识别微粒蛋白	累及心脏，有心悸和肌痛，严重的多肌炎于秋季突发，最常见于黑人妇女，对治疗不敏感，不足5%的肌炎患者可见
抗Mi-2	典型的皮肌炎伴V征、披肩征，表皮过度生长，对治疗反应好，见于5%~10%肌炎患者
抗Mas[c]	酒精性横纹肌溶解症后多肌炎
抗Fer[c]	不足1%的肌炎患者可见
抗KJ[c]	多肌炎间质性肺病，雷诺现象
无以上抗体（MSA阴性）	一个多种类型患者群组
肌炎相关自身抗体	
抗PM-Scl	硬皮病/肌炎重叠综合征
抗Ku[c]	硬皮病/肌炎重叠综合征
抗U1-U2、U4、U5、U6 RNP[c]	肌炎重叠综合征
抗MJ[c]	可能儿童肌炎更常见
无以上抗体（MAA阴性）	

[a]肌炎特异性自身抗体仅见于肌炎患者，肌炎相关性自身抗体见于肌炎患者和其他自身免疫疾病患者。

[b]包括抗Jo-1自身抗体（直接对抗组氨酰-tRNA合成酶）和针对2-氨基-3-羟基丁酸（PL-7）、丙氨基-（PL-12）、异亮氨酸-（OJ）和甘氨酰（EJ）tRNA合成酶的自身抗体。

[c]比其他种类证明材料少，可能疾病本质不同。

(Modified from Miller FW. Classification and prognosis of inflammatory muscle disease. *Rheum Dis Clin North Am* 1994;20:811–826, with permission.)

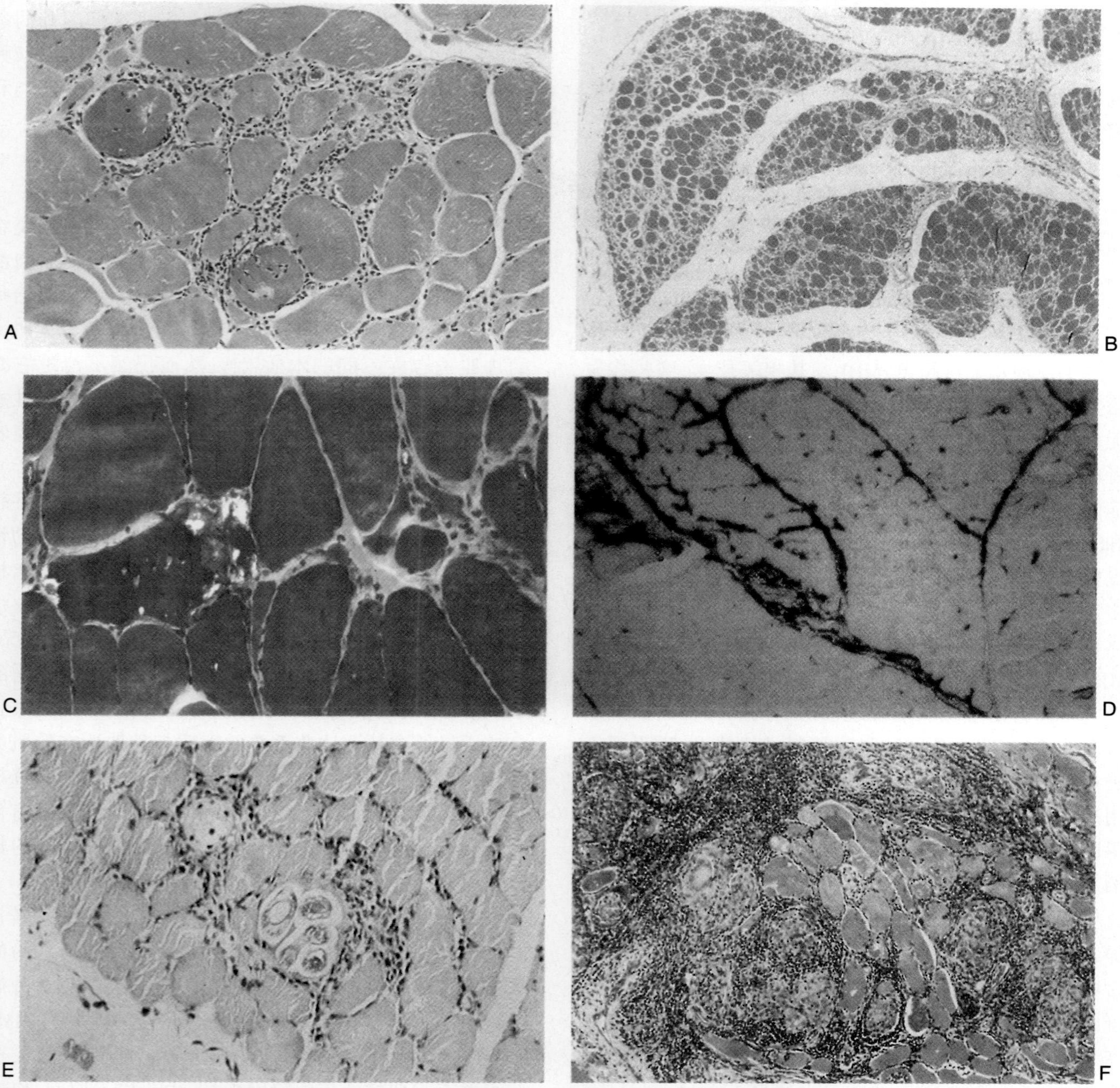

图75.3　炎性肌病组织病理学。(A)、(B)多肌炎患者肌肉活检通常表现为局灶性肌内膜单核细胞浸润(A：HE染色)，皮肌炎患者病理片显示伴肌束周围肌纤维萎缩的广泛的血管周围和间质为炎症(B：改良三色染色)。(C)包涵体肌炎患者新鲜冰冻肌肉标本横切面，显示许多肌纤维中多发内含紫色颗粒样物质的空泡和成角肌纤维(改良三色染色)。(D)特发性炎性肌病(IIM)患者中常见间质中强碱性磷酸酶染色，这有助于和其他肌病鉴别，甚至没有炎症表现时。(E)最初被误诊为多肌炎的患者肌肉中旋毛虫寄生，周围单核炎症细胞(Courtesy Dr. Lori A. Love)。(F)肉样瘤病患者严重炎性肉芽肿肌炎特征性表现，出现肉芽肿和肌内膜炎症(HE染色)。(见彩图)

最常见血管病变和肌束周萎缩，提示原发病理是血管病变(图75.3B)。

没有必要用电镜评估临床肌炎患者，唯一可能的例外是用于评价当光镜未看到特征性边缘空泡的可疑包涵体肌炎(IBM)患者。这些病例出现典型的核改变或胞浆微丝微管型有助于诊断[45]。特殊染色、酶检测及用于代谢和营养不良的分子遗传学试验可用于转诊中心，而且为避免使用免疫抑制剂治疗非炎症性疾病有时是必要的。

(六)影像学研究

常规的影像学检查有利于排除和评估胃肠道、心脏和肺脏疾病，糜烂性关节病或钙化(图 75.4)。人们越来越关注使用 CT、超声、MRI 及其相关技术，这些称为磁共振波谱学(MRS)来评估肌肉疾病，因为这些技术无创而且比肌电图和肌活检取样范围更大。多数研究者认为MRI 优于 CT 或超声扫描，因为它能提供关于炎症的额外信息(图75.5)。研究表明，联合使用 T1 加权像和STIR(短 tau 反转重复)或脂肪抑制成像可提供对特发性炎性肌病患者最全面的肌肉疾病评估[38,62,63]。对大多数患者而言，采用股部多横截面像最有意义，但是具体位置的选择应依赖个体的症状和体征。T1 加权像 MRI 评价肌萎缩以及脂肪取代肌肉的部位和程度最佳，因而对由于疾病慢性过程造成疾病损害的评价最有效。STIR-MRI 是一种脂肪抑制成像技术，适于评价炎症的程度，进而评价疾病目前的活动度。尽管 MRI 费用高，但它可以是诊断和评估所选病例的有价值的辅助手段[64]。使用磁共振波谱分析(MRS)评价肌肉内不同的高能磷酸盐水平，是一种较新的且较少使用的方法。这些高能磷酸盐在特发性炎性肌病和其他肌病患者中异常，并且将来有望获得更敏感的方法检测肌病[65,66]。这些分析方法中，一种潜在的易混淆因素是主动活动可能引起肌肉改变，导致血清肌酸激酶水平一过性升高[67]和 MRI 上的炎症改变[68,69]。因此，患者应避免用力活动并且在行这些检查之前最少休息 1 小时[70]。

四、分类

随着我们对于特发性炎性肌病的逐渐了解，研究人员提出了多种分类方法[71,72]。尽管最简单分为多肌炎、皮肌炎和包涵体肌炎3类[73]，但这种分类方法不能包括所有的有用信息，这些有用信息能分为更特异的临床病理学和血清学分组[74]。然而，当今肌炎研究中，肌病分类颇具争议并且所有的分类方法都有缺陷。需要综合大量患者广泛的临床、实验室、病理和遗传资料，进行大量的前瞻性研究，找出对于这些不断被认识的综合征更好的鉴别方法，并进一步理解病因和病理过程。从科研和治疗患者的角度看，迄今为止以下2种分类系统证明是最有效的：血清学(图75.6和表75.7)和临床病理学(图75.6和表75.8)。

(一)临床病理学分类

成人的原发特发性多肌炎和原发特发性皮肌炎在临床表现[25]、组织病理[1,26]，以及循环中和浸润肌肉的CD4+、CD8+ T细胞和B细胞的数目及分布[75-77]，对治疗的反应[78]等诸多方面不同。有些内科医生认为无肌炎的皮肌炎存在不同的本质[79-81]，然而仍然不清楚它是否是一种独立的疾病，或仅仅是肌炎严重的连续性病程的一个阶段。造成这一困境的因素包括：皮肌炎患者出现皮疹和累及肌肉的滞后时间间隔（可多达10年），皮肌炎患者的肌无力相对轻和肌酸激酶(CK)的水平较低，可理解内科医师不愿意在患者没有肌无力症状的情况下做肌肉活检或肌电图确定肌肉疾病。MRI、光谱检查[63]和组织病理检查[82]显示，某些有典型皮肌炎皮疹但是没有肌无力临床症状的患者，肌肉存在异常状况。

重叠肌炎综合征是指肌炎合并其他结缔组织病的表现，如系统性硬化、类风湿性关节炎、系统性红斑狼疮或干燥综合征。这些重叠的疾病与其他形式的肌炎相比，多有以下表现：雷诺现象、肌痛、关节炎[25]、抗核抗体高发和高滴度、抗Ro、抗La和抗U1核糖核蛋白自身抗体[25]，组织病理可能不同[61]和对治疗反应好的较轻的肌炎[78,83]。

人们认为幼年型肌炎或发生于幼儿的肌炎，是日益增加的一组特异性疾病，而且可能与以前所认为的成人肌炎间没有多少差别[84-87]。多肌炎、皮肌炎、肿瘤相关肌炎、重叠肌炎、局部肌炎甚至包涵体肌炎(IBM)都出现于幼儿。幼儿和成人的血清学肌炎组群相同，这些组群有相似的遗传危险因素[87]。由于以上原因，作者更赞成不把发生于幼儿的肌炎作为单独的类型。但是，幼儿型皮肌炎患者与大多数成年肌炎患者相比，血管炎并发症和软组织钙化更常见(图75.2和图75.4)，对治疗的反应更好[88]。

肌炎随着恶性肿瘤而进行性发展，对单纯切除肿瘤有反应，肌炎再复发则预示肿瘤复发，这些病例支持肿瘤相关性肌炎。尽管这些存在争议，但多种肿瘤伴有某种特发性炎性肌病的危险增加。一项群体普查证实，

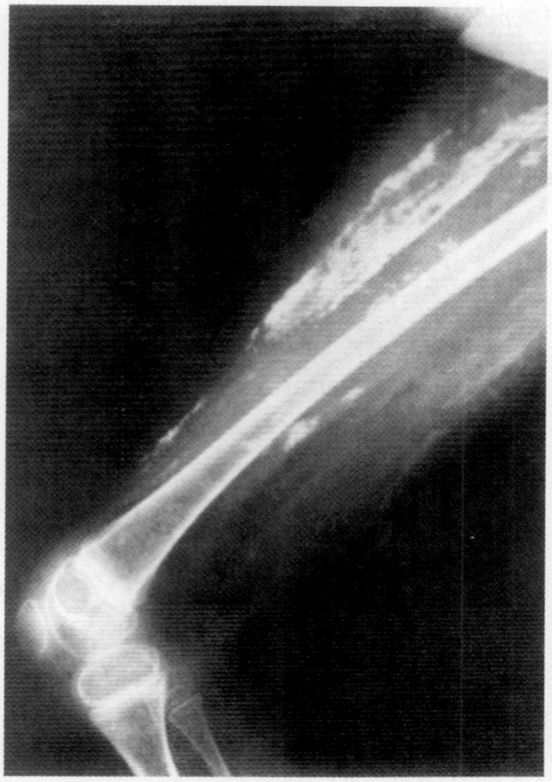

图75.4　青少年型皮肌炎患者的皮下和肌肉周围钙化。

有多肌炎或皮肌炎的患者发生肿瘤的危险显著增加，多数而并非全部在肌炎发生的2年内肿瘤病情进展[89]。与其他肌炎患者相比，肿瘤相关肌炎患者血清学异常较少，但预后不佳[25]。虽然许多肿瘤与肌炎相关，而且分布与一般群组观察到的结果相似，但胃癌和卵巢癌的倾向性更强[89-94]。

种群研究中发现肌炎与肿瘤相关，这一发现增加了如何在特发性炎性肌病患者中筛查肿瘤的困难。一份详尽的病史、体格检查、常规实验室筛查和严格随访可疑肿瘤的任何异常要比无指导意义的连续的影像检查或损伤性检查更重要[1]。对50岁以上伴有肿瘤其他危险因素的肌炎患者，没有自身抗体的特发性炎性肌病患者，伴有严重的或治疗无反应的皮疹、红皮症或血管炎的患者，应增加患肿瘤的警惕性[95]。由于增加了对卵巢癌的关注，作者认为发生皮肌炎的女性，包括骨盆检查和巴氏涂片正常者，应该做CA-125或卵巢CT或MRI检查。

Yunis和Samaha[23]最早将症状类似多肌炎，但肌肉活检发现胞浆包涵体的肌病称为包涵体肌炎。随着数百例类似病例的报道，越来越清楚地显示包涵体肌炎可能是特发性炎性肌病外最常见形式。包涵体肌炎综合征包括2组主要病症：①炎性改变。肌肉活检可见活化淋巴细胞浸润正常肌肉，使该病成为特发性炎性肌病的一种形式(称为包涵体肌炎综合征)。②非炎性改变(非炎性包涵体肌炎综合征)。炎性和非炎性形式既可能散发又可能有家族史。该领域持续存在的混乱，是与许多医生及研究人员不恰当地使用了类似的缩写字“IBM”来表示该类疾病的2种类型有关[23]。

在包涵体肌炎患者，空泡化的肌纤维中识别多种蛋白质方面取得了新进展，包括泛素、b淀粉前体蛋白、朊病毒蛋白、甲基多巴1和磷酸纤维素[96]。因为无论遗传的或散发的包涵体肌炎患者，肌肉中聚集的这些蛋白都与遗传或散发形式的阿尔茨海默病患者的大脑中聚集的蛋白质相同，这点尤其令人感兴趣。因为包涵体肌病和阿耳茨海默病都有主要发生于老年人的靶器官的慢性、进行性损伤，这不由让人推测，这两种越来越清楚且花费昂贵的疾病有相同的病理过程。但令人遗憾的是，在疾病发生机制上，人们仍不清楚这些改变是原发还是继发的。然而，使用多种免疫组化和超微检查方法易于做出关于包涵体肌炎更明确的诊断，并有助于与临床相似肌病鉴别[45,97]。当一位老年白人表现慢性进行性的、通常非对称的近远端肢体无力，突然摔倒、四头肌萎缩、血清肌酸激酶水平低于正常上限12倍，且对皮质类固醇激素反应差时，考虑诊断包涵体肌炎的可能性大[25]。

嗜酸性粒细胞、肉芽肿病和血管炎性肌炎有特殊

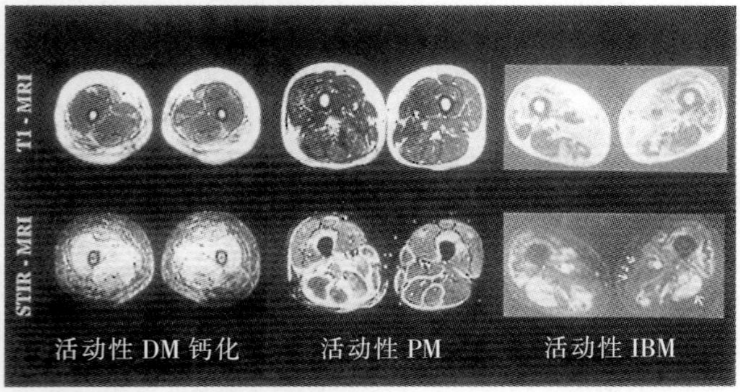

图75.5　股部磁共振成像对于定量估计特发性炎性肌病(IIM)活动性，以及鉴别活动性特发性炎性肌病(IIM)(肌肉感染)与肌肉损伤(肌肉萎缩和纤维化)有价值。3名既有活动性疾病又有肌肉损伤患者的核磁共振影像显示，左侧为皮肌炎伴有皮下钙化(表现为黑色)，中间为多发性肌炎，右侧为包涵体肌炎。T1加权像(上)显示了解剖细节和疾病损害，表现为严重的肌肉萎缩和脂肪取代肌肉。STIR(短tau反转复原)MRI(下)有助于炎症反应定量，表现为不同部位的白色区域肌肉(活动性肌炎)、皮下组织(脂膜炎)和皮肤(皮炎)。(Courtesy of Dr. Elizabeth Adams.)

的肌肉病理特征[26,98]，但由于非常罕见，对它们知之甚少。另一少见的炎症肌病称为眼眶肌炎，累及眶内结构的慢性炎症。这种特发性炎性肌病的患者表现单侧眼眶痛，而且通常影响眼球运动，使眼球前突、复视和眼睑肿胀[99-101]。通常经过眼眶超声检查、高分辨率CT或MRI做出诊断[102]。多数有症状患者眼外肌和周围组织的感染征象明显。诊断之前，应通过适当的实验室和影像学检查排除格雷夫斯病[103]。

有局部疼痛、肿胀或无力等症状，但是活检有特发性炎性肌病的典型表现，分别称为局灶性、结节性或局

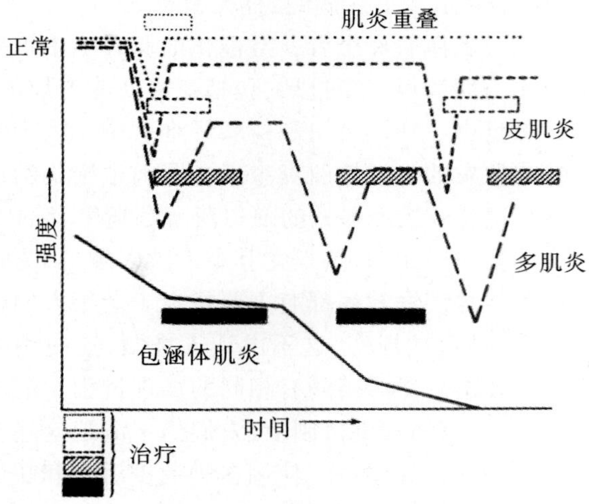

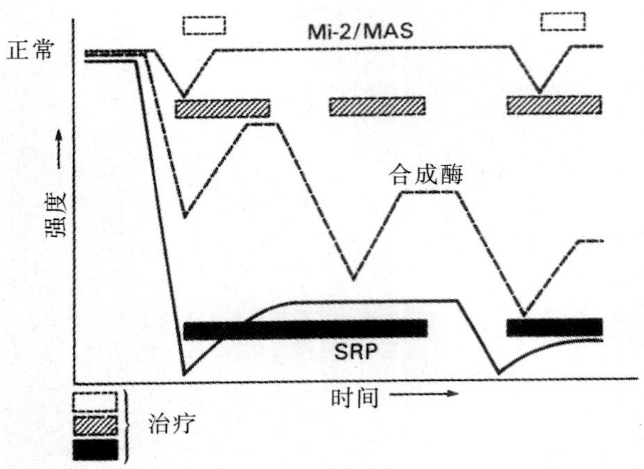

图75.6 不同的特发性炎性肌病的临床（左）和血清学（右）亚群的肌炎过程不同。

表75.8 炎性肌病的临床病理学分类[a]

临床病理学种类	相关及注释
原发特发性多肌炎	诊断须除外下列所有疾病[b]
原发特发性皮肌炎	淡紫色疹，有戈特龙丘疹或戈特龙征，但可以和其他疹共存；肌炎可以临床不活动（无肌炎的皮肌炎）
肌炎伴另一种结缔组织病	轻度肌炎，对治疗反应好；最常见与类风湿性关节炎、系统性硬化症、系统性红斑狼疮重叠
儿童肌炎	钙化和胃肠血管炎较成人更常见，较以前所认为的变异性更多
肌炎伴恶性肿瘤	患癌症后两年内肌炎发作，卵巢癌可能是过度反应
包涵体肌炎	主要发生在年龄较大的白人男性，起病隐袭且呈进行性，对治疗反应差，在肌细胞内有边界
肉芽肿性肌炎	肉芽肿明显，且常在肌肉活组织检查见到，可见于结节病
嗜酸性细胞肌炎	肌肉中嗜酸性细胞明显，可以是嗜酸细胞增多综合征或嗜酸细胞性筋膜炎的一部分
血管炎性肌炎	肌肉中血管炎明显，可以是其他种类血管炎的一部分，包括结节性动脉炎
眼眶或眼的肌炎	仅累及眼外肌，常依靠计算机断层（CT）或磁共振成像诊断
局灶性或结节性肌炎[c]	一个或多个肢体局部受累，可进展为多肌炎，继续独立存在或消退
肌炎骨化[c]	结缔组织有限的出现于局部或更严重更广泛增生，并被骨组织替代

[a]分类并不互相排斥。

[b]符合确诊和可疑肌炎的标准[18]。

[c]比其他种类证明材料少，可能是疾病本质不同。

(Modified from Miller FW. Classification and prognosis of inflammatory muscle disease. *Rheum Dis Clin North AM* 1994;20:811–826, with permission.)

灶结节性肌炎[104,105]。尽管有些病例涉及创伤，但其他病例没有创伤的痕迹。可能这些病症代表不同病因和发病机制的一些疾病，因为它们能进展为系统性多肌炎，维持慢性局灶病变或自发缓解。在诊断和随访这些疾病方面，MRI作用显著[106]。

（二）血清学分类

过去的10年，关于特发性炎性肌病的研究取得了极大的进展，这让我们重新思考特发性炎性肌病。大部分成果在于识别肌炎特异性自身抗体（MSA），这些抗体限定了相对同种类患者，他们有相同的症状和体征、免疫遗传特征、疾病过程和预后。其他肌炎患者常见非特异性的自身抗体，即肌炎相关性自身抗体，也于最近被鉴定出来。因此，人们提出了新的使用肌炎特异性和肌炎相关性自身抗体，进行炎性肌病血清学分类（表75.7）。

最常见的肌炎特异性自身抗体（MSA）是抗合成酶抗体、抗信号识别微粒蛋白（SRP）和抗Mi-2自身抗体。每一个都足以限定一种综合征，它们在流行病学、临床特征、肌炎严重度、免疫遗传学、对治疗的反应和预后方面各不相同，可以认为是不同的综合征[2,25,36,107]。特发性炎性肌病按血清学进行分组，证明对研究这些综合征的病因学和发病机制是有用的。许多检测MSA的方法还处于研究阶段，仅仅在少数研究中心使用。目前，尽管商业实验室用于检测其他MSA的方法不断增加，但仅有奥氏双向免疫扩散技术或酶联免疫吸附测定法测定抗Jo-1自身抗体广泛使用。而且，这些检测方法的敏感性和特异性，较最初用于确定这些抗体特异性的免疫沉淀作用和酶抑制特异性差[108,109]。这些自身抗体靶抗原基因的克隆和表达[110,111]和它们抗原簇的进一步确定[112–114]，将来可以使这些自身抗体的检测标准化并成为常规检测方法。

许多自身抗体在肌炎患者和没有肌炎的患者都可见到，有临床和免疫遗传学联系。这些所谓的肌炎相关自身抗体通常见于肌炎重叠患者。该组自身抗体中最常见的是抗PM-Scl自身抗体，它们与硬皮病肌炎重叠综合征、人类白细胞抗原HLA-DR3和HLA-DQw2相关，而且治疗效果好[115–118]。抗Ku自身抗体也与肌炎硬皮病重叠综合征相关，并且见于原发肺动脉高压症患者[119]。

五、流行病学和可能病因学

（一）流行病学

那些被认定为特发性炎性肌病的共有症状大概已经存在了100多年，现在全球范围仍可见，而且影响每个种族。但是这些症状在最不常见的系统性结缔组织疾病，估计美国每年的发病率为成人$5/10^6$~$10/10^6$和儿童$0.6/10^6$~$3.2/10^6$。然而，这组疾病日益被认识，在过去的几十年里，报道的病例数几乎增加了1倍[120]。轻微增加发生特发性炎性肌病风险的已知因素包括种族、性别和免疫遗传。例如，美国黑人与美国白人的发病率之比为2~4:1。儿童女性和男性发病率之比为2:1，但是在育龄期增至5:1[120]。性激素水平的改变（包括妊娠本身）可能是肌炎发展的危险因素[121–129]。尽管该病可发生于任何年龄，但它呈现双峰分布，5~14岁的童年期为第1个高峰，45~64岁为第2个高峰[130]。成人多肌炎比皮肌炎更常见，而儿童皮肌炎患者远多于多肌炎，比率约为20:1[2]。虽然肌炎综合征在世界范围内发病，但越来越多的证据表明，特发性炎性肌病的显型和遗传型分布存在地域差异[131]。

（二）特发性炎性肌病的遗传危险因素

白色人种中特发性炎性肌病的最强遗传风险因素是HLA单体型A1-B8-DR3(DRB1*0301)-DQA1*0501[132–135]，这些也增加其他系统性结缔组织疾病的风险[136]。这种单体型是所有临床肌炎的风险因素[134]。但是，任一血清型和一些环境触发肌炎的形式，表现出在不同民族、地理组中有不同的HLA风险和保护性等位基因[25,143,137]。假使家族成员的基因和环境暴露相同，家族中有特发性炎性肌病患者，则其他成员的肌炎发生率较高。实际上，已报道了30余个家族谱系发生肌炎，但他们的低发生率提示肌炎的进展需要多基因和多种环境暴露[138,139]。家族特发性炎性肌病最强的基因风险是位于DQA1部位的纯合子，该风险因素未见于散发特发性炎性肌病。有趣的是，经常见到在所涉及的多个家庭中表现出肌炎的临床形式相同[138,139]。

（三）特发性炎性肌病可能的环境触发因素

无对照的群体肌炎发作病例提示，环境对特发性炎性肌病病情进展影响很大。相应的，一份对所有已报道的家族肌炎元分析表明，受累及的家族成员肌炎首次发作时间的差异（平均1.1年）明显小于首次发作年龄的差异（平均7.5年）[138,139]。这些资料与下列假设一致：遗传易感家族成员在相同环境暴露下，可能在短时间内发生特发性炎性肌病。动物模型和病例观察也提示许多感染因素可引起肌炎[140–148]。然而由于缺乏证据证明肌炎患者靶组织中有病毒基因组[149]，研究人员正在研究越来越多非感染因素，这些有可能是疾病的诱因(表75.9)，包括所选的食品和食品添加剂、药物、职业暴露和医疗用具[150]。因此，特发性和环境相关性肌炎的界限模糊，而且有时难以界定。环境相关性疾病可能与特发性风湿疾病在临床表现、病理学、血清学和对免疫抑制剂的反应方面相似，但更多时候他们在遗传风险和表达方面不同[150-152]。尽管假定的环境暴露和肌炎间有短暂的相关性，但炎症的进展与环境暴露之间因果关系的病理生理机制仍不清楚。

表75.9 可能触发IIM的环境因素

传染
病毒
乙型肝炎病毒
丙型肝炎病毒
艾滋病病毒(HIV)
人类T细胞亲淋巴病毒1型(HTLV-1)
埃可病毒
科萨奇(肠道)病毒
寄生虫
莱姆病(Lyme)
弓形虫病
细菌
葡萄球菌/链球菌
非传染性物质
药物
D-青霉胺
降脂剂
西咪替丁
吉非贝齐
硫普罗宁
食物
L-色氨酸
含麻黄碱食品添加剂
掺入次级品的菜子油
肉毒鱼类毒素
生物制剂
人(垂体)生长激素
白细胞介素2治疗
干扰素
疫苗
医疗用品
硅树脂
胶原植入物
职业性暴露
二氧化硅
聚氯乙烯
氰基丙烯酸酯
染料和有机溶剂
紫外线
微嵌合体

人们对任一可疑环境相关的风湿疾病病例应仔细地分析原因，应明确与短期的暴露有关而缺乏其他的解释。生物学可疑且诱因移除后症状改善，如适当地再暴露于环境因素则病情恶化[153]。药物相关性肌炎的病例是环境相关性肌炎综合征的最明确的例证。青霉胺诱导肌炎有潜在致死性就是很好的证明，它与特发性炎性肌病的临床、血清学、实验室和病理学表现相似[151-155]。有趣的是，青霉胺暴露后肌炎发展的免疫遗传风险因素与特发性炎性肌病不同[156,157]，该例表明可能还有其他未明确的因素影响某些特发性炎性肌病患者。近来感兴趣的一项儿童肌炎环境暴露因素是母体的微嵌合体。目前两份独立研究已证明，与对照组相比，肌炎儿童的血液循环和靶组织中的母细胞水平更高[158,159]。

(四)病因学

尽管特发性炎性肌病的明确病因未知，但有证据表明，它可能由一项或多项环境刺激因素作用于遗传易感个体，诱发慢性免疫激活而且随后引起肌炎。近年来的临床[160]和分子学[161]资料显示，共同基因的相同基因组可能诱发许多不同的免疫疾病。这些资料和其他发现提示，基因和(或)环境相互作用可能导致不同的病理生理过程，进而引起独特的综合征——每一种都表现为肌炎，但可依不同的临床症状、体征或实验室异常表现鉴别。其中每一种表现都被认为是一项基础病症[139,152]，而且受到最低限度的必要且足够的环境暴露和基因限制，这些因素引起病理过程导致特定的症状体征复合体(图75.7)。肌炎综合征的表现各异，表示他们像大多数自身免疫疾病那样，由许多基本病症组成，明确这些病症有助于治疗和预防某些肌炎病例的发生。

六、发病机制

无论遗传或环境因素都与特发性炎性肌病综合征及其亚型的发病有关，它们的发病机制集中于免疫系统中细胞和体液部分的活化[61,62]。

(一)细胞免疫

许多直接证据表明细胞免疫作用于肌炎的病理过程(表75.10)。免疫学的活检标本技术评估提示，细胞

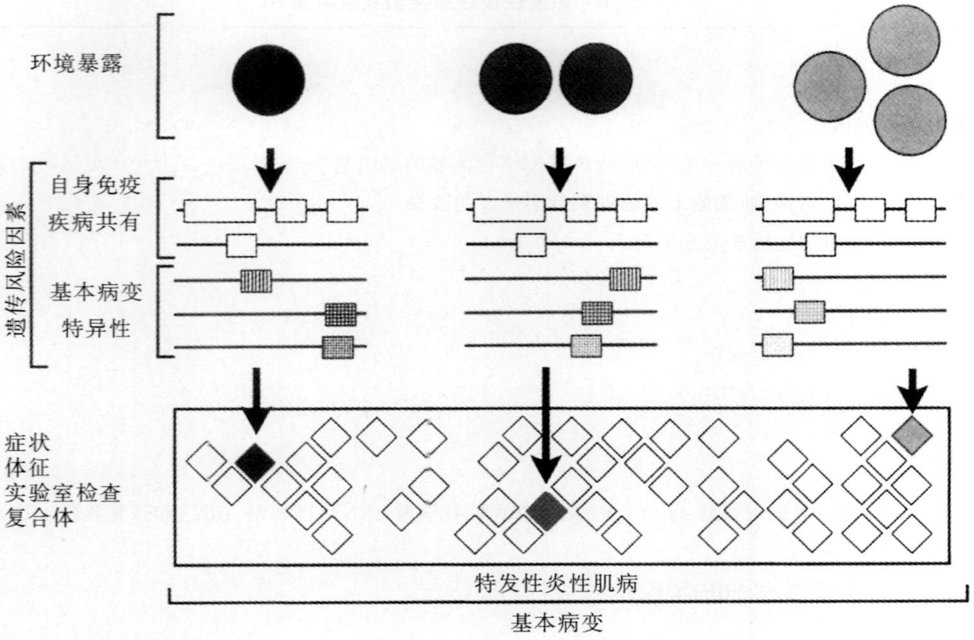

图75.7　特发性炎性肌病亚组(基本病变)的可能机制。基本病变假说认为，现在所分类的每一种自身免疫疾病，是许多基本表现组成的临床症状、体征和实验室发现的不同组合。临床通过特定的主要症状、体征和实验室发现认定基本病变，必须且足够的环境暴露和个体基因的存在，诱发相同的病理过程，导致特定的症状—体征—实验室复合体。构建假说的环境风险因素可能为单纯暴露、多重序列暴露或伴发暴露。自身免疫的遗传风险因素，包括许多自身免疫性疾病共有的和基本病变特异性的两种形式。

和体液免疫都作用于肌肉损伤，而且不同临床亚组中的差异产生不同的病理机制[77,163-166]。例如，皮肌炎患者的B细胞相对较多，尤其在血管周围，而且补体的晚期组分C5-9(MAC，膜攻击复合物)，也见于血管周围和损坏的肌束内的毛细管中。肌内膜T细胞大部分活化并且表现为细胞毒型(DR⁺和CD8⁺)。在肌束膜周和血管周，辅助性T细胞(CD4⁺)比例较大[77]。此外，束内的微血管量减少，甚至早于明显的肌细胞或其他毛细血管损伤[167]。

相反，多肌炎和包涵体肌炎患者的个别表现正常的肌细胞可能被T细胞侵袭，这些T细胞有部分活化(DR⁺)。炎症浸润主要T细胞也是CD8⁺。在肌束膜和血管周围，辅助T细胞的相对比例升高，但与皮肌炎相比，B细胞并不占主要地位。上述疾病中，自然杀伤(NK)细胞并不丰富。利用肌细胞浸润细胞分析T细胞受体，提示皮肌炎患者的多克隆T细胞受体形式更多，而多肌炎和包涵体肌炎患者表现出寡克隆T细胞受体形式更多[168,139]。此外，越来越多的分子水平证据表明，肌肉中的T细胞受体表达受抗原趋化限制[168,170-172]。与上述发现一致，有资料显示不同的特发性炎性肌病亚型患者的循环淋巴细胞亦不同。皮肌炎患者活化的B淋巴细胞数目更多，而多肌炎和包涵体肌炎患者的活化T淋巴细胞数目更多[76]。如果取出循环中的淋巴细胞放射标记后输回肌炎患者，这些淋巴细胞向肌肉回归[173]。研究移植物抗宿主病相关性肌炎也提示，T细胞在这种形式的肌炎中起重要作用[174-176]。

尽管这些资料说明淋巴细胞参与肌炎的发病机制，但所起的确切作用仍不清楚。部分原因是由于难于确定原发或继发免疫过程，部分是因为趋化T细胞反应的抗原或抗原簇未知。

(二)体液免疫

大量的证据表明，肌炎患者中存在体液免疫异常(表75.10)。皮肌炎患者早期的毛细血管损伤和丧失在肌无力发生之前发生，说明血管病变可能是原发病变，并且与晚期的肌肉损害有关。另外，定位于受损血管的MAC提示体液免疫参与该过程。虽然特发性炎性肌病的所有临床亚型患者可能有许多自身抗体，这些抗体在结缔组织相关性疾病患者中最常见，但在包涵体肌炎或肿瘤相关肌炎患者中并不常见。然而，肌炎特异性

表75.10 原发性炎性肌炎的免疫异常

细胞异常	
肌肉内活化的单核细胞	
肌肉内限制性T细胞受体表达	
一些临床和血清学群组的肌肉内见到假定的T细胞受体抗原结合区域的共同基序	
活化标记、细胞活素类、化学增活素、肌细胞上的辅助刺激因子表达改变	
可溶解的CD8、IL-2受体和血清细胞活素类水平升高	
外周单核细胞免疫表型改变	
外周单核细胞向肌肉输送改变	
自身混合淋巴细胞和促有丝分裂反应减少	
外周淋巴细胞到自身肌肉的增殖反应	
体液异常	
自身抗体	
特异性肌炎	抗合成酶[直接对抗组氨酰-(Jo-1)、内氨酰-tRNA、甘氨酰-tRNA、苏氨酰-tRNA和异亮氨酰-tRNA]
	抗Mi-2
	抗信号识别微粒蛋白(SRP)及其他
非特异性肌炎	抗核抗体
	类风湿因子
	抗肌肉
	抗甲状腺
	抗nRNP
	抗 Ro/La
	抗 PM-ScL
	抗 Ku
	抗 MJ 及其他
免疫球蛋白和补体沉积于肌肉内	
高丙种球蛋白血症、低丙种球蛋白血症和无丙种球蛋白血症	
单克隆丙种球蛋白病	
循环免疫复合物	

自身抗体的发现，导致了更专注去分析对疾病各个临床类型的体液自身免疫[35,36]。

肌炎特异性自身抗体有许多重要的可能有效的特性[35,132,177–179]。首先，它们指向细胞组分——常为核糖核蛋白复合体的蛋白——这些是所有细胞共有的。其次，它们指向细胞内，通常是胞浆内的分子，并不是细胞表面的分子。第三，靶分子(自身抗原)常常是蛋白的合成结构，而且作为自身抗体标靶的这些自身抗原在种属间，常在非常远的种属间有保守性。第四，它们直接作用于分子的功能位点，而且在所有检测过的病例中抑制这些分子的已知功能。最后，也可能是最重要的，到目前为止研究的少数病例中，肌炎特异性自身抗体出现早于临床病症，而且它们的水平与表现疾病活性的临床或其他实验室检查有关[177,178,180,181]。这提示任何与这些疾病特异性抗体持续产生有关的过程，都与肌炎本身的致病机制紧密联系。

更重要的是，任意一个肌炎特异性自身抗体都与共有临床特征中的某一特殊症候群有关，如主要的HLA表型、疾病发作的特征、对治疗的反应和预后。患者有任何一个表现肌炎特异性的自身抗体，就可能因此患上某一种独特的综合征，例如抗合成酶综合征[180]，为了实用性而将其看作是一种独立的疾病。与每一种自身抗体强有力的联系，说明每一种肌炎特异性自身抗体MSA综合征，是由一个或多个环境因素与某一特殊个体的遗传背景相作用产生的(图75.7)。尽管更加清晰地确定了遗传风险因素，但除了季节和地域与某些肌炎特异性自身抗体[182,183]相关，以及某些环境暴露对无对照肌炎病例的影响外[150]，没有提示其他可能的环境触发因素。

总之，除了认真地研究外，人们对特发性炎性肌病综合征的发病机制知之甚少。大量线索表明免疫介导在这些疾病发展中起重要作用，但是由于各个亚型之间免疫特征不同，因此可能不同综合征发病机制不同。皮肌炎患者原发的免疫靶组织，是由体液免疫机制引起损伤的肌肉血管内皮细胞。然而，多肌炎和包涵体肌炎患者，原发免疫机制可能为抗体趋化细胞毒性T细胞直接作用肌细胞表面表达的抗原。上面讨论所有的遗传、临床和免疫学研究结果，与其他自身免疫疾病的研究成果结合在一起，提示环境因素可能引起不同遗传背景的个体不同的免疫反应，并导致不同的综合征，这些综合征称为基本病症。尚需解决的关键问题是：哪种环境因素激发哪些个体？哪些患者的何种抗原结构是特异性的标靶？

七、预后

特发性炎性肌病是严重的，甚至有时是威胁生命的疾病。肌炎患者的生存率在过去的几十年里不断升高，在使用皮质类固醇治疗前5年生存率为50%[184]，1947~1968年为65%[185]，到20世纪80年代接近80%[186]。情况的改善大概归功于许多因素，包括更好的广泛的医疗保健、早期诊断和改进了肌炎综合征的治疗手段。肌炎的发病率低和表现多样限制了这些资料的收集，然而许多研究致力于明确预后因素（表75.11）。

某些研究中心曾有不同经验的报道，这些都难以核对。但是，研究显示的不良预后因素包括：相对于皮肌炎的多肌炎[187]、高龄[188,189]、伴有恶性肿瘤或心脏疾病[190]、严重的无力[189]和诊断之前长期的无力[189,190]。在这些研究中，任一个因素如何影响其他因素的结果常不清楚。有些更复杂的研究是将死亡率作为结果，使用多变量分析方法。已确定发热[191]、吞咽困难或误吸[191,192]、美国黑人和女性[193]、肺浸润[185]、累及心脏[186]、延误治疗[78,194,195]、诱导缓解无效、白细胞计数超过10 000/mm³、高龄[191,193]、诊断包涵体肌炎（IBM）、出现抗合成酶或抗信号识别微粒蛋白自身抗体[78]为预后不良的因素。一些症状和体征对治疗反应差，例如肺病或心脏病，可能与肌炎特异性自身抗体（MSA）综合征出现有关，这些都认为是预后不佳的标志[78]。一些血清学所见预示较良性的肌炎过程，这些所见包括抗Mi-2和抗U1RNP自身抗体[4,36]。

发病率比死亡率更难量化，而且关于肌炎发病率的报道也较少。早期关于发病的资料提示，1/3特发性炎性肌病的儿童和近半数特发性炎性肌病的成人受到显著损害[196]，其他研究发现严重功能损害并不多[194]。然而，由于没有衡量疾病损害的有效方法，而且肌炎长期影响患者功能，故难以评估以上报道的可靠性。

所有试图评估炎性肌病发病率和死亡率的研究都受到限制。为了得到足够的病例用于评估，需要把病例数分配到三级治疗中心，这很可能包括更多的伴有严重疾病难治疗的患者，比在社区看到的典型肌炎患者要多[197]。通常用回顾性方法研究预后，因此与前瞻性研究相比数据质量受限，这种方法也限制了使用盲法测试治疗的反应性。尚未确定衡量治疗反应的特异性标准，而且也没有始终如一的应用方法。尽管有诸多限制，所做的研究的确提示了一些预后因素，应在将来更确定性的研究中予以肯定和扩充。

八、处理

（一）综合分析

在讨论特异性治疗之前，须回顾一些一般性的治

表75.11 炎性肌病的不良预后因素

基于人口统计
非裔美国人（相对于高加索人）种族
老年人（相对于年轻人）
女性（相对于男性）
基于症状和体征综合
严重肌炎
吞咽困难
肺部受累
心脏受累
红皮病
延误诊断和治疗
肌酸激酶（CK）正常
基于临床病理学分组
多肌炎相对于皮肌炎
癌瘤-伴发肌炎
成人相对于青少年肌炎
包涵体肌炎
基于血清学分组
抗合成酶自身抗体
抗信号识别微粒蛋白自身抗体

(Modified from Miller FW. Classification and prognosis of inflammatory disease. *Rheum Dis Clin North Am* 1994;20: 811–826, with permission.)

疗。首先,治疗应该个体化、考虑预后因素(表75.11)、疾病的严重度和涉及每一治疗因素不利事件的危险因素。其次,比平常鉴别评价疾病严重度的难度更大,尤其对于慢性患者。这是因为缺乏普遍接受的和有效的方法评估疾病的损害(确定持续病变由先前疾病活动引起)和鉴别肌炎的活动性(确定免疫抑制剂对炎症改变有效)。鉴别这两点很关键,因为最佳治疗方案依赖于表现出的疾病活性和损害(表75.12)。同样,有效评价肌炎的肌外表现的方法不多,并且缺乏评价疾病的"金标准"。其他导致疾病评价复杂的因素包括:许多病症中酶水平与疾病活动性缺乏相关性,既往炎症的不同效应导致瘢痕或萎缩,以及治疗本身可能出现的不良反应[198]。虽然如此,由国际肌炎鉴定和临床研究小组(IMACS)组织的最新的多学科成就,是致力于推广它们的标准化指导和报道肌炎试验的方案,而且也有助于临床实践上对患者进行评估[199,200]。尤其重要的是,发展和确立了系统地评价疾病活动性和多器官系统损害的新方法。这些工具就是肌炎疾病活性评估方法和肌炎损害指数[201](表75.12)。

最佳治疗基于正确的诊断、医师对患者病情全面的掌握和患者对疾病的充分认识。评估不典型病例首先应反复评定诊断,也需反复评估那些进展中的、新的、不寻常的体征或症状。应当告知和教育患者关于肌炎的一般知识和今后他们可能出现的特异表现。过去的十年从传统的阶梯治疗方案——随疾病严重度严格按时间顺序给以一线、二线和三线药的结构体系,到更个体化,通常更强力的治疗模式,该模式考虑不良预后的风险预测[4]。后者集成化方案现在看来更适于治疗肌炎患者(表75.13)。

(二)康复的作用

治疗的目的在于使患者获得最佳的功能水平,如果有可能则恢复正常。也注意到,仍然未充分使用物理和职业治疗,最好是针对患者肌炎的发病阶段和严重度,考虑采用阶段性康复方法[202]。尽管疾病严重期常有必要卧床休息,但疾病早期应开始被动活动度训练和伸展运动,尤其是衰弱患者、住院患者,以防止形成挛缩。肌肉疼痛行按摩和热疗,肌肉极度衰弱用颈圈、夹板和支架支撑,使用自理辅助装置可能有用。当患者肌炎程度减轻后,应该分阶段增加活动度:主动辅助活动度,随后等长活动度,然后等张活动度,最后行有氧锻炼。依照笔者[203]和其他人[204]的经验,这种方法不但不会引起疾病恶化,而且在改善力量和功能的同时不会使CK水平升高。

(三)肌炎的治疗方法

半世纪以来尽管药物在发展,但皮质激素依然是特发性炎性肌病的首选治疗药,而且几乎所有患者都应该尽早使用。决定激素反应的重要因素是足够的起始剂量[最少1 mg/(kg·d)],连续使用泼尼松直到血清肌酸激酶正常,再缓慢减量[205]。当决定泼尼松治疗减量的速度时,应考虑许多个体预后特征和应用激素的危险因素。但是根据笔者的经验,减量的速度应尽可能减少肌炎加重,平均大约减少10 mg/月,或25%现用剂量/月,不必考虑哪种方法减得更少,从开始减量一直到维持剂量。有预后不良因素的患者,作者通常维持泼尼松0.25 mg/kg,隔日服用,在进一步减量之前持续大约6~12个月。在初期治疗中,激素的冲击和隔日疗法的作用仍不明确。有些研究者相信激素大剂量静脉冲击疗法效果更快、副作用更少。如一些小样本无对照试验所示,这可能对青少

表 75.12 从疾病损害的测量鉴别肌炎病变的活动性

测量	肌炎病变活动性	肌炎病变损害
体检	皮疹、关节炎、发热、触痛	色素丢失、挛缩、萎缩
实验室检查	↑CK、LD、ALT、AST、醛缩酶	↓肌酐、酶类正常
活组织检查	炎症、↑主要组织相容抗原复合物(MHC)表达	疤痕、纤维化、无炎症
MRI	↑STIR 或 T2 加权信号显示炎症	↑T1 加权信号显示脂肪或萎缩
EMG	↑肌纤维震颤	正常
免疫学	↑Ig、自身抗体、细胞活素类、炎症的可溶解标记物	正常
肌炎病变活动性评估	高分	低分
肌炎损害指数	低分	高分

表75.13　肌炎治疗方法小结

初始治疗	常用剂量	注释
全身皮质激素	1~2 mg/kg，q.d.，口服，伴或不伴 1 g i.v.推注，每月	如可能维持高剂量直至酶正常。或数月后减量至0.25 mq/kg，q.d.或 q.o.d.
甲氨蝶呤	5~25 mg/wk，口服	适宜剂量，静脉注射，至胃肠(GI)不能耐受——应考虑与类固醇合用，作为对预后不良患者的初始治疗
硫唑嘌呤	50~200 mg，q.d.，口服	常胃肠(GI)不能耐受——应考虑与类固醇合用，作为对预后不良患者的初始治疗
羟氯喹	200~400 mg，q.d.，口服	对皮疹和系统性综合征，其他抗疟药可能也有效
遮光剂、避光、防护服、皮疹局部使用皮质激素和止痒剂	需要时	应使用广谱遮光剂
物理疗法/康复	需要时	无力、关节活动丧失、疲乏，根据每一位患者病情设计康复治疗方案，在此期间全程佩戴辅助装置
顽固病例晚期治疗方法		
静脉注射免疫球蛋白(IVIG)	5~1.0 g/(kg·d)×2 d/月i v.	可能是对严重的、有感染的或免疫不足的皮肌炎患者最有用的过渡治疗，直至使用其他制剂；快速耐受常见，随时间或剂量而逐渐减弱
环磷酰胺	0.5~1.0 g/m², 每月，i.v.或50 mg，q.d.，口服	可能对血管炎特征的和间质性肺病(ILD)特别有用
环孢霉素A	2~4 mg/(kg·d)，口服	根据血清水平和临床反应
他克莫司(FK506)	0.075 mg/(kg·d)，分2次口服	根据血清水平和临床反应，有助于改善严重皮肤病变局部外观
霉酚酸酯	1 000~2 000 mg/d，口服	可见肝毒性和感染的并发症，经验有限
抗TNF制剂		
依那西普	25 mg，每周2次，s.q.(连续)	偶见过敏反应和自身抗体诱导作用
英夫利昔单抗	10 mg/kg，每2周，i.v.	伴有一些感染，尤为结核病
利妥昔单抗(抗CD20)	375 mg/m², 每周4次剂量，i.v.	延长B细胞抑制，可能限制重复给药，经验有限
苯丁酸氮芥	2~4 mg，q.d.，口服	潜在致癌作用
以上制品联合应用		每种制剂可能需要减少剂量，以避免毒性
经验性临床试验		大多数见于www.myositis.org或www.clinicaltrials.gov

年型皮肌炎患者是正确的[206,207]。以作者的经验，强烈推荐对有不良预后因素的患者(表75.11)应当考虑更大剂量的治疗方法，从疾病治疗刚开始时就使用激素联合细胞毒药物。

由于临床和血清学分组在肌炎发作速度、疾病严重度、对治疗反应和临床过程方面不同[25,78]，这对于决定起始治疗的速度和攻击性以及变更后续治疗有用(图75.6)。关于临床分组，笔者倾向于重叠肌炎患者肌肉疾病最轻、治疗反应最好且以后疾病复发最少。依疾病严重度递增的顺序，肌炎重叠综合征之后是皮肌炎，然后是多肌炎。包涵体肌炎的治疗仍有争议，多数包涵体肌炎患者与其他临床组的患者一样，对治疗无反应[45]。但有些活动性特发性炎性肌病(IIM)患者，可用皮质激素和细胞毒疗法减慢病情进展[208,209]。血清分组同样在疾病过程上不同，有抗Mi-2自身抗体的患者肌炎轻、治疗反应好且复发少；但有抗合成酶综合征的患者疾病更严重也更顽固；带有抗信号识别微粒蛋白自身抗体的患者发作最急、肌炎最重、治疗反应最差、病情最顽固[25,210]。

尽管多数患者至少对皮质激素治疗有部分反应，但有些患者反应不明显，更多的经验是在激素减量期间疾病活动性增加，而且大多数最终遭受激素毒性作用的痛苦。抗激素性疾病的最佳治疗知之甚少。口服甲氨蝶呤，剂量为7.5~25 mg/wk和硫唑嘌呤剂量为50~150 mg/d[211]，是抗激素患者的主要治疗选择[78]，主要根据每个患者相关的不良事件危险因素来决定选择这类药物。一项研究表明，一般来说男性尤其是抗合成酶综合征的患者，可能对硫唑嘌呤的反应好于甲氨蝶呤[78]。联合使用甲氨蝶呤和硫唑嘌呤能使一些对单用一种药物反应不佳的患者有改善[212]。静脉注射免疫球蛋白(IVIG)、环磷酰胺、环孢霉素A、他克莫司(FK506)、霉酚酸酯、抗肿瘤坏死因子(抗TNF)制剂、利妥昔单抗、苯丁酸氮芥、大剂量静脉给甲氨蝶呤加用四氢叶酸或联用细胞毒药物可能对有些患者有益，并可保证进一步获得较好的评价[4]。

对于许多不同结果、不同实验终止点及特发性炎性肌病患者分组的无对照试验，提示IVIG治疗有效[176,213-223]。一项双盲、安慰剂对照试验显示，IVIG至少短期内增加肌力、降低血清肌酸激酶、减少皮疹和减轻肌肉炎症[224]。此外，IVIG改变部分皮肌炎患者循环中的补体组分[225]。但是，对IVIG长期效力、安全性，对其他组特发性炎性肌病患者的有效性，以及成本-效益仍存疑问[226-234]。因为IVIG特定的费用、目前使用频率较低和有关的不良事件，笔者倾向于这项治疗用于中度至重度儿童皮肌炎患者，对激素、甲氨蝶呤和硫唑嘌呤无反应的成年患者，有不良预后因素的患者，和有严重疾病、感染或免疫低下的患者。

环磷酰胺在肌炎治疗中的作用不明确，但是许多小样本无对照研究发现，使用静脉冲击疗法治疗抗合成酶综合征可能有特别效果[235-237]，而且儿童患者口服该药可治疗严重的血管并发症。苯丁酸氮芥(4~6 mg/d)可能对治疗某些特发性炎性肌病患者有效，但须考虑这种烷化剂远期致癌率高。对于甲氨蝶呤联合硫唑嘌呤、苯丁酸氮芥或环孢霉素A的兴趣越来越高，尤其在一些十分顽固性病例[209,238,239]。据说环孢霉素A和他克莫司(FK506)治疗少数成人和儿童肌炎患者有效，然而治疗谱窄和肾毒性限制了它的使用。

一项关于血浆分离置换法的随机双盲假性对照试验发现，血浆或白细胞置换对没有使用细胞毒药物的抗激素型肌炎患者效果不明显[240]。过去曾有报道对少数患者有效而现在不再使用的治疗，包括全身放疗、胸腺切除术和光泳治疗[4,241]。目前正研究使用生物抗炎剂和自体干细胞的新治疗方法，而且将来这可能在治疗肌炎方面有重要进展[242]。

包涵体肌炎的治疗存有争议。虽然过去许多著作认为包涵体肌炎不可治愈，而且治疗中的患者会缓慢地、不可阻挡地恶化；但是最近几项研究带来了希望，少数患者可能对治疗有效。激素和细胞毒药物治疗的回顾性调查[209,243]，一项IVIG前瞻性开放试验[219]和一项联合口服甲氨蝶呤和硫唑嘌呤，同时用亚叶酸的大剂量甲氨蝶呤对比的随机试验[209]显示，可减慢包涵体肌炎患者某个亚型的病情恶化，或使其稳定、增加力量。确定很可能是包涵体肌炎(IBM)的特征，包括肌酸激酶水平高于正常上线的5倍、MRI和肌肉活检发现炎症活动和伴随的自身免疫表现。

(四)肌外症状的处理

特发性炎性肌病可累及许多器官系统，导致明显的发病率和死亡率。疲乏、发热和体重下降等全身症状，常对于潜在肌炎的激素和细胞毒药物治疗有反应。雷诺现象可能对防寒或对钙通道阻滞剂有反应。

对患者来说，皮肌炎的皮疹可能是个很大的麻烦，而且在肌炎治愈后还可能存在很长时间。避免日光和光增敏剂，同时局部使用遮光剂和类固醇可能有效，但常需要用羟氯喹[244]或甲氨蝶呤。虽然须考虑致畸，但一些作者成功地使用奎纳克林和异维A酸治疗特发性炎性肌病皮疹[4]。较成人更常见的儿童的皮下钙化可能非常困难，尽管尝试了许多方法，但除了治疗其下方的肌炎外没有办法改善钙化。严重病例的钙化灶撞击重要结构或引起慢性疼痛，必须手术移除。

呼吸肌无力、肺膨胀不全、误吸、继发感染和肺间质纤维化可能导致呼吸困难。肺纤维化是特发性炎性肌病患者棘手的并发症，而且有些患者使用任何治疗都不能改善。对于这种导致高发病率和死亡率的疾病，常试用甲氨蝶呤、皮质激素冲击和环磷酰胺治疗。肺移植在治疗系统性自身免疫性疾病相关肺功能异常中的作用仍不清楚，但无对照的报道指出有些患者获得成功[245,246]。有症状的心脏病应该用利尿药或洋地黄治疗以改善心衰，有时也需要抗心律失常药，如果出现心肌炎则需要皮质激素和细胞毒药物[196]。尽管治疗有攻击性，但心脏病是特发性炎性肌病患者死亡的主要原因，尤其在有抗信号识别微粒蛋白自身抗体组。

一些患者的胃肠道症状可能严重且难于处理。有些患者有严重的吞咽困难和误吸的危险而必须管饲。反流性食管炎常见，可采用抬高床头侧、用抗酸药或H2受体抑制剂等常用方法治疗。环咽功能障碍可能是明显吞咽困难和吞咽痛的原因，行咽肌切开术可能有改善[247]。一种威胁生命的少见的、但较多见于皮肌炎儿童的并发症，是活动性血管炎引起的黏膜溃疡形成或下胃肠道穿孔，亦可引起严重出血。这些症状常需要急诊手术和冲击性疗法——大剂量静脉注射激素和细胞毒药物。

九、目前的问题和将来的发展方向

在上世纪，随着对特发性炎性肌病发病机制的深入了解和相关技术的发展，炎性肌病的诊断、分类和治疗方法都有改进，但临床仍存在许多需解决的问题。目前的标准需做哪些改动，诸如增加遗传学或血清学标志，MRI或放射性核素显示的影像所见，能否增加诊断肌炎的能力，并把特发性肌炎从许多其他疾病中分离出来。什么是原发表现或抗原引发的细胞和体液免疫反应？如果环境因素和遗传因素相互作用引发不同的肌炎综合征，需明确是什么环境因素、什么基因以及不同基本病症的数量；是否能通过遗传易感个体避免确定的环境暴露，或基因治疗阻止某些形式肌炎的发生？我们如何能更准确评价预后因素、疾病活动性和发病率？此外，对不同临床和血清组患者最佳治疗是什么？回答这些问题需要重要的资源，以及患者、医师和调查者在未来几十年致力于许多领域研究工作中的奉献与合作。

在线资源

The Myositis Association：(540) 433-7686；www.myositis.org/. A myositis patient support group with annual meetings, monthly newsletters and updates of recent research and ongoing clinical trials on their website.

Muscular Dystrophy Association：(800) 572-1717；www.mdausa.org. A patient support group with a network of clinics, genetic testing facilities and helpful website.

American Autoimmune Related Disease Association：(800) 598-4668 www.aarda.org/. A patient support group with annual meetings and a useful website.

Myositis Testing Laboratory, Oklahoma Medical Research Foundation：(405) 271-7395；www.omrf.org/OMRF/Core/MyositisLab.asp. Performs validated assays for all myositis autoantibodies.

（徐天睿　李德达　译　李世民　校）

参考文献

1. Plotz PH, Dalakas M, Leff RL, et al. Current concepts in the idiopathic inflammatory myopathies: polymyositis, dermatomyositis, and related disorders. *Ann Intern Med* 1989;111:143–157.
2. Targoff IN. Dermatomyositis and polymyositis. *Curr Probl Dermatol* 1991;3:131–180.
3. Plotz PH, Rider LG, Targoff IN, et al. Myositis: immunologic contributions to understanding cause, pathogenesis, and therapy. *Ann Intern Med* 1995;122:715–724.
4. Oddis CV. Idiopathic inflammatory myopathy: management and prognosis. *Rheum Dis Clin North Am* 2002;28:979–1001
5. Wagner E. Fall einer seltenen Muskelkranheit. *Arch Heilkd* 1863;4:282.
6. Wagner E. Ein Fall von acuter Polymyositis. *Dtsch Arch Klin Med* 1887;40:241–266.
7. Potain R. Morve chronique de forme anormale. *Bull Soc Med Hop* 1895;12:314–320.
8. Hepp P. Ueber einen Fall von acuter parenchymatoser Myositis, welche Geschwulste bildete und Fluctuation, Vortauschte. *Klin Wochenschr* 1887;24:389–398.
9. Unverricht H. Polymyositis acuta progressiva. *Z Klin Med* 1887;12:533.
10. Unverricht H. Dermatomyositis acuta. *Dtsch Med Wochenschr* 1891;17:41–49.
11. Jackson H. Myositis universalis acuta infectiosa, with a case. *Boston Med Surg J* 1887;116–121.
12. Jacoby GW. Subacute progressive polymyositis. *J Nerv Ment Dis* 1888;15:697–711.
13. Steiner WR. Dermatomyositis, with report of a case which presented a rare muscle anomaly but once described in man. *J Exp Med* 1903;6:407–442.
14. Opel TW, Cohen C, Milhorat AT. Effect of pituitary adrenocorticotropin (ACTH) in dermatomyositis. *Ann Intern Med* 1950;32:318–322.
15. Wedgwood RJP, Cook CD, Cohen J. Dermatomyositis. Report of 26 cases in children with a discussion of endocrine therapy in 13. *Pediatrics* 1953;12:447–465.
16. Walton JN, Adams RD. *Polymyositis.* London: E. S. Livingstone, 1958.
17. Banker BO, Victor M. Dermatomyositis (systemic angiopathy) of childhood. *Medicine* 1966;45:261.
18. Sokoloff MC, Goldberg LS, Pearson CM. Treatment of corticosteroid-resistant polymyositis with methotrexate. *Lancet* 1971;1:14–16.
19. Bohan A, Peter JB, Bowman RL, et al. Computer-assisted analysis of 153 patients with polymyositis and dermatomyositis. *Medicine (Baltimore)* 1977;56:255–286.
20. Bohan A, Peter JB. Polymyositis and dermatomyositis (parts 1 and 2). *N Engl J Med* 1975;292:344–347,403–407.
21. Chou SM. Myxovirus-like structures and accompanying nuclear changes in chronic polymyositis. *Arch Pathol* 1968;86:649–658.
22. Sato T, Walker DL, Peters HA, et al. Myxovirus-like inclusion bodies in chronic polymyositis: electron microscopic and viral studies. *Trans Am Neurol Assoc* 1969;94:339–341.
23. Yunis EJ, Samaha FJ. Inclusion body myositis. *Lab Invest* 1971;25:240–248.
24. Engel AG, Arahata K. Mononuclear cells in myopathies: quantitation of functionally distinct subsets, recognition of antigen-specific cell-mediated cytotoxicity in some diseases, and implications for the pathogenesis of the different inflammatory myopathies. *Hum Pathol* 1986;17:704–721.
25. Love LA, Leff RL, Fraser DD, et al. A new approach to the classification of idiopathic inflammatory myopathy: myositis-specific autoantibodies define useful homogeneous patient groups. *Medicine* 1991;70:360–374.
26. Engel AG, Banker BQ. *Myology,* 1st ed. New York: McGraw-Hill, 1986:1385–1524.
27. Engel AG, Franzini-Armstrong C. *Myology,* 2nd ed. New York: McGraw-Hill, 1994:1–1937.
28. Zeviani M, Antozzi C. Defects of mitochondrial DNA. *Brain Pathol* 1992;2:121–132.
29. Sarnat HB. New insights into the pathogenesis of congenital myopathies. *J Child Neurol* 1994;9:193–201.

30. Cooper JM, Mann VM, Krige D, et al. Human mitochondrial complex I dysfunction. *Biochim Biophys Acta* 1992;1101:198–203.
31. Raben N, Sherman J, Miller F, et al. A 58 splice junction mutation leading to exon deletion in an Ashkenazic Jewish family with phosphofructokinase deficiency (Tarui disease). *J Biol Chem* 1993;268: 4963–4967.
32. Sherman JB, Raben N, Nicastri C, et al. Common mutations in the phosphofructokinase-M gene in Ashkenazi Jewish patients with glycogenesis VII—and their population frequency. *Am J Hum Genet* 1994;55:305–313.
33. Targoff IN, Miller FW, Medsger TAJ, et al. Classification criteria for the idiopathic inflammatory myopathies. *Curr Opin Rheumatol* 1997; 9:527–535.
34. Dalakas MC. Muscle biopsy findings in inflammatory myopathies. *Rheum Dis Clin North Am* 2002;28:779–98.
35. Miller FW. Myositis-specific autoantibodies. Touchstones for understanding the inflammatory myopathies. *JAMA* 1993;270:1846–1849.
36. Targoff IN. Immune manifestations of inflammatory muscle disease. *Rheum Dis Clin North Am* 1994;20:857–880.
37. Ginn LR, Lin J, Plotz PH, et al. Familial autoimmunity in pedigrees of idiopathic inflammatory myopathy patients suggests common genetic risk factors for many autoimmune diseases. *Arthritis Rheum* 1998;41: 400–405.
38. Fraser DD, Frank JA, Dalakas M, et al. Magnetic resonance imaging in the idiopathic inflammatory myopathies. *J Rheumatol* 1991;18: 1693–1700.
39. Huppertz HI, Kaiser WA. Serial magnetic resonance imaging in juvenile dermatomyositis—delayed normalization. *Rheumatol Int* 1994; 14:127–129.
40. Stonecipher MR, Jorizzo JL, Monu J, et al. Dermatomyositis with normal muscle enzyme concentrations. A single-blind study of the diagnostic value of magnetic resonance imaging and ultrasound. *Arch Dermatol* 1994;130:1294–1299.
41. Reimers CD, Schedel H, Fleckenstein JL, et al. Magnetic resonance imaging of skeletal muscles in idiopathic inflammatory myopathies of adults. *J Neurol* 1994;241:306–314.
42. Park JH, Olsen NJ, King L Jr, et al. Use of magnetic resonance imaging and P-31 magnetic resonance spectroscopy to detect and quantify muscle dysfunction in the amyopathic and myopathic variants of dermatomyositis. *Arthritis Rheum* 1995;38:68–77.
43. Love LA, Miller FW. Understanding the idiopathic inflammatory myopathies. *Contemp Int Med* 1995;7:29–43.
44. Lotz BP, Engel AG, Nishino H, et al. Inclusion body myositis. Observations in 40 patients. *Brain* 1989;112:727–747.
45. Calabrese LH, Chou SM. Inclusion body myositis. *Rheum Dis Clin North Am* 1994;20:955–972.
46. Griggs RC, Askanas V, DiMauro S, et al. Inclusion body myositis and myopathies. *Ann Neurol* 1995;38:705–713.
47. Callen JP. Relationship of cancer to inflammatory muscle diseases. Dermatomyositis, polymyositis, and inclusion body myositis. *Rheum Dis Clin North Am* 1994;20:943–953.
48. Sigurgeirsson B, Lindelof B, Edhag O, et al. Risk of cancer in patients with dermatomyositis or polymyositis. A population-based study. *N Engl J Med* 1992;326:363–367.
49. Buchbinder R, Hill CL. Malignancy in patients with inflammatory myopathy. *Curr Rheumatol Rep* 2002;4:415–426.
50. Moxley RT. Evaluation of neuromuscular function in inflammatory myopathy. *Rheum Dis Clin North Am* 1994;20:827–843.
51. Kagen LJ. Inflammatory muscle disease. Management. In: Klippel JH, Dieppe PA, eds. *Rheumatology.* Boston: Mosby, 1994;2:14. 1–14. 4.
52. Franks AG. Important cutaneous markers of dermatomyositis. *J Musculoskeletal Med* 1988;5:39–63.
53. Kasteler JS, Callen JP. Scalp involvement in dermatomyositis. Often overlooked or misdiagnosed. *JAMA* 1994;272:1939–1941.
54. Rider LG, Miller FW. Laboratory evaluation of the inflammatory myopathies. *Clin Diagn Lab Immunol* 1995;2:1–9.
55. Targoff IN. Laboratory testing in the diagnosis and management of idiopathic inflammatory myopathies. *Rheum Dis Clin North Am* 2002; 28:859–890.
56. Kroll M, Otis J, Kagen L. Serum enzyme, myoglobin and muscle strength relationships in polymyositis and dermatomyositis. *J Rheumatol* 1986;13:349–355.
57. Rider LG. Outcome assessment in the adult and juvenile idiopathic inflammatory myopathies. *Rheum Dis Clin North Am* 2002;28:935–977.
58. Kagen LJ, Aram S. Creatine kinase activity inhibitor in sera from patients with muscle disease. *Arthritis Rheum* 1987;30:213–217.
59. Black HR, Quallich H, Gareleck CB. Racial differences in serum creatine kinase levels. *Am J Med* 1986;81:479–487.
60. Kalovidouris AE, Horn CA, Plotkin Z. The role of cytokines in polymyositis. III. Recombinant human interferon-gamma enhances T cell adhesion to cultured human muscle cells. *Arthritis Rheum* 1994;37:907–914.
61. Engel AG, Hohlfeld R, Banker BQ. The polymyositis and dermatomyositis syndromes. In: Engel AG, Franzini-Armstrong C, eds. *Myology.* New York: McGraw-Hill, 1994:1335–1383.
62. Park JH, Vital TL, Ryder NM, et al. Magnetic resonance imaging and P-31 magnetic resonance spectroscopy provide unique quantitative data useful in the longitudinal management of patients with dermatomyositis. *Arthritis Rheum* 1994;37:736–746.
63. Park JH, Olsen NJ, King L Jr, et al. Use of magnetic resonance imaging and P-31 magnetic resonance spectroscopy to detect and quantify muscle dysfunction in the amyopathic and myopathic variants of dermatomyositis. *Arthritis Rheum* 1995;38:68–77.
64. Schweitzer ME, Fort J. Cost-effectiveness of MR imaging in evaluating polymyositis. *AJR* 1995;165:1469–1471.
65. Kent-Braun JA, Miller RG, Weiner MW. Magnetic resonance spectroscopy studies of human muscle. *Radiol Clin North Am* 1994;32: 313–335.
66. Slopis JM, Jackson EF, Narayana PA, et al. Proton magnetic resonance imaging and spectroscopic studies of the pathogenesis and treatment of juvenile dermatomyositis. *J Child Neurol* 1993;8:242–249.
67. Nuviala RJ, Roda L, Lapieza MG, et al. Serum enzymes activities at rest and after a marathon race. *J Sports Med Phys Fitness* 1992;32: 180–186.
68. Le Rumeur E, Carre F, Bernard AM, et al. Multiparametric classification of muscle T1 and T2 relaxation times determined by magnetic resonance imaging. The effects of dynamic exercise in trained and untrained subjects. *Br J Radiol* 1994;67:150–156.
69. Jenner G, Foley JM, Cooper TG, et al. Changes in magnetic resonance images of muscle depend on exercise intensity and duration, not work. *J Appl Physiol* 1994;76:2119–2124.
70. Summers RM, Brune AM, Choyke PL, et al. Juvenile idiopathic inflammatory myopathy: exercise-induced changes in muscle at short inversion time inversion-recovery MR imaging. *Radiology* 1998;209: 191–196.
71. Research Group on Neuromuscular Diseases of the World Federation of Neurology. Classification of the neuromuscular disorders. *J Neurol* 1968;19:545–566.
72. Bohan A, Peter JB, Bowman RL, et al. Computer-assisted analysis of 153 patients with polymyositis and dermatomyositis. *Medicine (Baltimore)* 1977;56:255–286.
73. Dalakas MC. Polymyositis, dermatomyositis and inclusion-body myositis. *N Engl J Med* 1991;325:1487–1498.
74. Miller FW. Classification and prognosis of inflammatory muscle disease. *Rheum Dis Clin North Am* 1994;20:811–826.
75. Arahata K, Engel AG. Monoclonal antibody analysis of mononuclear cells in myopathies V: identification and quantitation of $T8^+$ cytotoxic and $T8^+$ suppressor cells. *Ann Neurol* 1988;23:493–499.
76. Miller FW, Love LA, Barbieri SA, et al. Lymphocyte activation markers in idiopathic myositis: changes with disease activity and differences among clinical and autoantibody subgroups. *Clin Exp Immunol* 1990;81:373–379.
77. Engel AG, Arahata K, Emslie-Smith A. Immune effector mechanisms in inflammatory myopathies. *Res Publ Assoc Res Nerv Ment Dis* 1990; 68:141–157.
78. Joffe MM, Love LA, Leff RL, et al. Drug therapy of the idiopathic inflammatory myopathies: predictors of response to prednisone, azathioprine, and methotrexate and a comparison of their efficacy. *Am J Med* 1993;94:379–387.
79. Stonecipher MR, Jorizzo JL, White WL, et al. Cutaneous changes of dermatomyositis in patients with normal muscle enzymes: dermatomyositis sine myositis? *J Am Acad Dermatol* 1993;28:951–956.
80. Euwer RL, Sontheimer RD. Amyopathic dermatomyositis: a review. *J Invest Dermatol* 1993;100:124S-127S.
81. Euwer RL, Sontheimer RD. Amyopathic dermatomyositis (dermatomyositis sine myositis). Presentation of six new cases and review of the literature. *J Am Acad Dermatol* 1991;24:959–966.
82. Emslie-Smith AM, Engel AG. Microvascular changes in early and

advanced dermatomyositis: a quantitative study. *Ann Neurol* 1990; 27:343–356.
83. Tsokos GC, Moutsopoulos HM, Steinberg AD. Muscle involvement in systemic lupus erythematosus. *JAMA* 1981;246:766–768.
84. Serratrice G, Schiano A, Pellissier JF, et al. Anatomoclinical expressions of polymyositis in the child. 23 cases. *Ann Pediatr (Paris)* 1989; 36:237–243.
85. Rider LG, Miller FW, Targoff IN, et al. A broadened spectrum of juvenile myositis. Myositis-specific autoantibodies in children. *Arthritis Rheum* 1994;37:1534–1538.
86. Rider LG, Miller FW. Idiopathic inflammatory muscle disease: clinical aspects. *Baillieres Best Pract Res Clin Rheumatol* 2000;14: 37–54.
87. Rider LG, Miller FW. Classification and treatment of the juvenile idiopathic inflammatory myopathies. *Rheum Dis Clin North Am* 1997; 23:619–655.
88. Pachman LM, Miller FW. Idiopathic inflammatory myopathies: dermatomyositis, polymyositis and related disorders. In: Frank MM, Austin KF, Claman HN, eds. *Samter's immunologic diseases.* Boston: Little, Brown, 1995:791–803.
89. Barnes BE, Mawr B. Dermatomyositis and malignancy. A review of the literature. *Ann Intern Med* 1976;84:68–76.
90. Sakon M, Monden M, Fujimoto Y, et al. Gastric carcinoma associated with dermatomyositis. *Acta Chir Scand* 1989;155:365–366.
91. Whitmore SE, Rosenshein NB, Provost TT. Ovarian cancer in patients with dermatomyositis. *Medicine (Baltimore)* 1994;73:153–160.
92. Cherin P, Piette JC, Herson S, et al. Dermatomyositis and ovarian cancer: a report of 7 cases and literature review. *J Rheumatol* 1993; 20:1897–1899.
93. Zantos D, Zhang Y, Felson D. The overall and temporal association of cancer with polymyositis and dermatomyositis. *J Rheumatol* 1994;21: 1855–1859.
94. Mastaglia FL, Phillips BA. Idiopathic inflammatory myopathies: epidemiology, classification, and diagnostic criteria. *Rheum Dis Clin North Am* 2002;28:723–741.
95. Basset-Seguin N, Roujeau JC, Gherardi R, et al. Prognostic factors and predictive signs of malignancy in adult dermatomyositis. A study of 32 cases. *Arch Dermatol* 1990;126:633–637.
96. Askanas V, Engel WK. Sporadic inclusion-body myositis and hereditary inclusion-body myopathies: current concepts of diagnosis and pathogenesis. *Curr Opin Rheumatol* 1998;10:530–542.
97. Figarella-Branger D, Pellissier JF, Pouget J, et al. Inclusion body myositis and neuromuscular diseases with rimmed vacuoles. *Rev Neurol (Paris)* 1992;148:281–290.
98. Pickering MC, Walport MJ. Eosinophilic myopathic syndromes. *Curr Opin Rheumatol* 1998;10:504–510.
99. Serratrice G, Pellissier JF, Desnuelle C, et al. Mitochondrial and ocular myopathies (62 cases). *Rev Neurol (Paris)* 1991;147:474–475.
100. Yoritaka A, Kogahara K, Yoshino H, et al. Clinical and neuroradiological studies on orbital myositis and Tolosa-Hunt syndrome. *Rinsho Shinkeigaku* 1992;32:593–599.
101. Scott IU, Siatkowski RM. Idiopathic orbital myositis. *Curr Opin Rheumatol* 1997;9:504–512.
102. Casteels I, De Bleecker C, Demaerel P, et al. Orbital myositis following an upper respiratory tract infection: contribution of high resolution CT and MRI. *J Belge Radiol* 1991;74:45–47.
103. George JL, Raspiller A, Lesure P, et al. Oculomotor disorders and enlargement of the extraocular muscles. *Ophtalmologie* 1989;3:167–168.
104. Noel E, Tebib J, Walch G, et al. Focal myositis: a pseudotumoral form of polymyositis. *Clin Rheumatol* 1991;10:333–338.
105. Kransdorf MJ, Temple HT, Sweet DE. Focal myositis. *Skeletal Radiol* 1998;27:283–287.
106. Moreno-Lugris C, Gonzalez-Gay MA, Sanchez-Andrade A, et al. Magnetic resonance imaging: a useful technique in the diagnosis and follow up of focal myositis. *Ann Rheum Dis* 1996;55:856
107. Targoff IN, Arnett FC. Clinical manifestations in patients with antibody to PL-12 antigen (alanyl-tRNA synthetase). *Am J Med* 1990;88: 241–251.
108. Mathews MB, Bernstein RM. Myositis autoantibody inhibits histidyl-tRNA synthetase: a model for autoimmunity. *Nature* 1983;304:177–179.
109. Targoff IN, Reichlin M. Measurement of antibody to Jo-1 by ELISA and comparison to enzyme inhibitory activity. *J Immunol* 1987;138: 2874–2882.
110. Hong TJ, Escribano J, Coca-Prados M. Isolation of cDNA clones encoding the 80-kd subunit protein of the human autoantigen Ku (p70/p80) by antisera raised against ciliary processes of human eye donors. *Invest Ophthalmol Vis Sci* 1994;35:4023–4030.
111. Ge Q, Trieu EP, Targoff IN. Primary structure and functional expression of human Glycyl-tRNA synthetase, an autoantigen in myositis. *J Biol Chem* 1994;269:28790–28797.
112. Raben N, Nichols R, Dohlman J, et al. A motif in human histidyl-tRNA synthetase which is shared among several aminoacyl-tRNA synthetases is a coiled-coil that is essential for enzymatic activity and contains the major autoantigenic epitope. *J Biol Chem* 1994;269: 24277–24283.
113. Ge Q, Wu Y, Trieu EP, et al. Analysis of the specificity of anti-PM-Scl autoantibodies. *Arthritis Rheum* 1994;37:1445–1452.
114. Nilasena DS, Trieu EP, Targoff IN. Analysis of the Mi-2 autoantigen of dermatomyositis. *Arthritis Rheum* 1995;38:123–128.
115. Marguerie C, Bunn CC, Copier J, et al. The clinical and immunogenetic features of patients with autoantibodies to the nucleolar antigen PM-Scl. *Medicine (Baltimore)* 1992;71:327–336.
116. Oddis CV, Okano Y, Rudert WA, et al. Serum autoantibody to the nucleolar antigen PM-Scl. Clinical and immunogenetic associations. *Arthritis Rheum* 1992;35:1211–1217.
117. Blaszczyk M, Jablönska S, Szymanska-Jagiello W, et al. Childhood scleromyositis: an overlap syndrome associated with PM-Scl antibody. *Pediatr Dermatol* 1991;8:1–8.
118. Hausmanowa-Petrusewicz I, Kowalska-Oltedaka E, Miller FW, et al. Clinical, serologic, and immunogenetic features in Polish patients with idiopathic inflammatory myopathies. *Arthritis Rheum* 1997;40: 1257–1266.
119. Isern RA, Yaneva M, Weiner E, et al. Autoantibodies in patients with primary pulmonary hypertension: association with anti-Ku. *Am J Med* 1992;93:307–312.
120. Oddis CV, Conte CG, Steen VD, et al. Incidence of polymyositis-dermatomyositis: a 20-year study of hospital diagnosed cases in Allegheny County, PA 1963–1982. *J Rheumatol* 1990;17:1329–1334.
121. Houck W, Melnyk C, Gast MJ. Polymyositis in pregnancy. A case report and literature review. *J Reprod Med* 1987;32:208–210.
122. England MJ, Perlmann T, Veriava Y. Dermatomyositis in pregnancy. A case report. *J Reprod Med* 1986;31:633–636.
123. King CR, Chow S. Dermatomyositis and pregnancy. *Obstet Gynecol* 1985;66:589–592.
124. Gutierrez G, Dagnino R, Mintz G. Polymyositis/dermatomyositis and pregnancy. *Arthritis Rheum* 1984;27:291–294.
125. Spiera H. The clinical picture of connective tissue diseases in pregnancy. *Prog Clin Biol Res* 1981;70:303–307.
126. Katz AL. Another case of polymyositis in pregnancy [letter]. *Arch Intern Med* 1980;140:1123.
127. Rosenzweig BA, Rotmensch S, Binette SP, et al. Primary idiopathic polymyositis and dermatomyositis complicating pregnancy: diagnosis and management. *Obstet Gynecol Surv* 1989;44:162–170.
128. Ishii N, Ono H, Kawaguchi T, et al. Dermatomyositis and pregnancy. Case report and review of the literature. *Dermatologica* 1991;183: 146–149.
129. Satoh M, Ajmani AK, Hirakata M, et al. Onset of polymyositis with autoantibodies to threonyl-tRNA synthetase during pregnancy. *J Rheumatol* 1994;21:1564–1566.
130. Medsger TA, Dawson WN, Masi AT. The epidemiology of polymyositis. *Am J Med* 1970;48:715–723.
131. Rider LG, Shamim E, Okada S, et al. Genetic risk and protective factors for idiopathic inflammatory myopathy in Caucasians and Koreans: A tale of two loci. *Arthritis Rheum* 1999;42:1285–1290.
132. Miller FW. Humoral immunity and immunogenetics in the idiopathic inflammatory myopathies. *Curr Opin Rheumatol* 1991;3:902–910.
133. Garlepp MJ. Immunogenetics of inflammatory myopathies. *Baillieres Clin Neurol* 1993;2:579–597.
134. Arnett FC, Targoff IN, Mimori T, et al. Interrelationship of major histocompatibility complex class II alleles and autoantibodies in four ethnic groups with various forms of myositis. *Arthritis Rheum* 1996; 39:1507–1518.
135. Garlepp MJ, Laing B, Zilko PJ, et al. HLA associations with inclusion body myositis. *Clin Exp Immunol* 1994;98:40–45.
136. Arnett FC. Histocompatibility typing in the rheumatic diseases. Diagnostic and prognostic implications. *Rheum Dis Clin North Am*

1994;20:371–390.
137. Shamim EA, Rider LG, Pandey JP, et al. Differences in idiopathic inflammatory myopathy phenotypes and genotypes between Mesoamerican Mestizos and North American Caucasians: ethnogeographic influences in the genetics and clinical expression of myositis. *Arthritis Rheum* 2002;46:1885–1893.
138. Rider LG, Gurley RC, Pandey JP, et al. Clinical, serologic, and immunogenetic features of familial idiopathic inflammatory myopathy. *Arthritis Rheum* 1998;41:710–719.
139. Shamim E, Miller FW. Familial autoimmunity and the idiopathic inflammatory myopathies. *Curr Rheum Rep* 2000;2:201–211.
140. Strongwater SL, Dorovini-Zis K, Ball RD, et al. A murine model of polymyositis induced by coxsackievirus B1 (Tucson strain). *Arthritis Rheum* 1984;27:433–442.
141. Miller FW, Love LA, Biswas T, et al. Viral and host genetic factors influence encephalomyocarditis virus-induced polymyositis in adult mice. *Arthritis Rheum* 1987;30:549–556.
142. Cronin ME, Love LA, Miller FW, et al. The natural history of encephalomyocarditis virus-induced myositis and myocarditis in mice. Viral persistence demonstrated by in situ hybridization. *J Exp Med* 1988;168:1639–1648.
143. Ytterberg SR, Mahowald ML, Messner RP. Coxsackievirus B1-induced polymyositis. Lack of disease expression in nu/nu mice. *J Clin Invest* 1987;80:499–506.
144. Neu N, Beisel KW, Traystman MD, et al. Autoantibodies specific for the cardiac myosin isoform are found in mice susceptible to Coxsackievirus B3-induced myocarditis. *J Immunol* 1987;138:2488–2492.
145. Magid SK, Kagen LJ. Serologic evidence for acute toxoplasmosis in polymyositis-dermatomyositis. Increased frequency of specific anti-toxoplasmosis IgM antibodies. *Am J Med* 1983;75:313–320.
146. Plotz PH, Miller FW. Animal models of myositis. *Mt Sinai J Med* 1988;55:501–505.
147. Dalakas MC. Retroviruses and inflammatory myopathies in humans and primates. *Baillieres Clin Neurol* 1993;2:659–691.
148. Ytterberg SR. The relationship of infectious agents to inflammatory myositis. *Rheum Dis Clin North Am* 1994;20:995–1015.
149. Leff RL, Love LA, Miller FW, et al. Viruses in idiopathic inflammatory myopathies: absence of candidate viral genomes in muscle. *Lancet* 1992;339:1192–1195.
150. Love LA, Miller FW. Noninfectious environmental agents associated with myopathies. *Curr Opin Rheumatol* 1993;5:712–718.
151. Takahashi K, Ogita T, Okudaira H, et al. D-penicillamine-induced polymyositis in patients with rheumatoid arthritis. *Arthritis Rheum* 1986;29:560–564.
152. Miller FW. Genetics of environmentally-associated rheumatic disease. In: Kaufman LD, Varga J, eds. *Rheumatic diseases and the environment.* London: Arnold, 1999:33–45.
153. Miller FW, Hess EV, Clauw DJ, et al. Approaches for identifying and defining environmentally associated rheumatic disorders. *Arthritis Rheum* 2000;43:243–249.
154. Halla JT, Fallahi S, Koopman WJ. Penicillamine-induced myositis. Observations and unique features in two patients and review of the literature. *Am J Med* 1984;77:719–722.
155. Christensen PD, Sörensen KE. Penicillamine-induced polymyositis with complete heart block. *Eur Heart J* 1989;10:1041–1044.
156. Taneja V, Mehra N, Singh YN, et al. HLA-D region genes and susceptibility to D-penicillamine-induced myositis [letter]. *Arthritis Rheum* 1990;33:1445–1447.
157. Carroll GJ, Will RK, Peter JB, et al. Penicillamine induced polymyositis and dermatomyositis. *J Rheumatol* 1987;14:995–1001.
158. Artlett CM, Ramos R, Jiminez SA, et al. Chimeric cells of maternal origin in juvenile idiopathic inflammatory myopathies. *Lancet* 2000; 356:2155–2156.
159. Reed AM, Picornell YJ, Harwood A, et al. Chimerism in children with juvenile dermatomyositis. *Lancet* 2000;356:2156–2157.
160. Ginn LR, Lin JP, Plotz PH, et al. Familial autoimmunity in pedigrees of idiopathic inflammatory myopathy patients suggests common genetic risk factors for many autoimmune diseases. *Arthritis Rheum* 1998;41:400–405.
161. Becker KG, Simon RM, Bailey-Wilson JE, et al. Clustering of non-major histocompatibility complex susceptibility candidate loci in human autoimmune diseases. *Proc Natl Acad Sci U S A* 1998;95: 9979–9984.
162. Kalovidouris AE. Mechanisms of inflammation and histopathology in inflammatory myopathy. *Rheum Dis Clin North Am* 1994;20:881–897.
163. Engel AG, Arahata K. Monoclonal antibody analysis of mononuclear cells in myopathies II: phenotypes of autoinvasive cells in polymyositis and inclusion body myositis. *Ann Neurol* 1984;16:209–215.
164. Engel AG, Arahata K. Mononuclear cells in myopathies: quantitation of functionally distinct subsets, recognition of antigen-specific cell-mediated cytotoxicity in some diseases, and implications for the pathogenesis of the different inflammatory myopathies. *Hum Pathol* 1986;17:704–721.
165. Pluschke G, Ruegg D, Hohlfeld R, et al. Autoaggressive myocytotoxic T lymphocytes expressing an unusual gamma/delta T cell receptor. *J Exp Med* 1992;176:1785–1789.
166. Hohlfeld R, Goebels N, Engel AG. Cellular mechanisms in inflammatory myopathies. *Baillieres Clin Neurol* 1993;2:617–635.
167. De Visser M, Emslie-Smith AM, Engel AG. Early ultrastructural alterations in adult dermatomyositis. Capillary abnormalities precede other structural changes in muscle. *J Neurol Sci* 1989;94:181–192.
168. O'Hanlon TP, Dalakas MC, Plotz PH, et al. Predominant TCR-alpha beta variable and joining gene expression by muscle-infiltrating lymphocytes in the idiopathic inflammatory myopathies. *J Immunol* 1994;152:2569–2576.
169. O'Hanlon TP, Dalakas MC, Plotz PH, et al. The alpha beta T-cell receptor repertoire in inclusion body myositis: diverse patterns of gene expression by muscle-infiltrating lymphocytes. *J Autoimmun* 1994;7:321–333.
170. Mantegazza R, Andreetta F, Bernasconi P, et al. Analysis of T cell receptor repertoire of muscle-infiltrating T lymphocytes in polymyositis. Restricted V alpha/beta rearrangements may indicate antigen-driven selection. *J Clin Invest* 1993;91:2880–2886.
171. Pluschke G, Ruegg D, Hohlfeld R, et al. Autoaggressive myocytotoxic T lymphocytes expressing an unusual gamma/delta T cell receptor. *J Exp Med* 1992;176:1785–1789.
172. Lindberg C, Oldfors A, Tarkowski A. Restricted use of T cell receptor V genes in endomysial infiltrates of patients with inflammatory myopathies. *Eur J Immunol* 1994;24:2659–2663.
173. Miller FW, Read EJ, Carrasquillo JA, et al. Abnormal lymphocyte trafficking to muscle in patients with idiopathic inflammatory myopathy. *Arthritis Rheum* 1988;31:S60(abstr).
174. Prussick R, Brain MC, Walker IR, et al. Polymyositis: a manifestation of chronic graft-versus-host disease. *J Am Acad Dermatol* 1991; 25:560–562.
175. Gartner JG, Halliday WC, Merry AC, et al. Inflammatory myopathy in F1 hybrid mice with acute graft-versus-host reactions. *Transplantation* 1989;48:328–331.
176. Hanslik T, Jaccard A, Guillon JM, et al. Polymyositis and chronic graft-versus-host disease: efficacy of intravenous gammaglobulin. *J Am Acad Dermatol* 1993;28:492–493.
177. Miller FW, Twitty SA, Biswas T, et al. Origin and regulation of a disease-specific autoantibody response: antigenic epitopes, spectrotype stability, and isotype restriction of anti-Jo-1 autoantibodies. *J Clin Invest* 1990;85:468–475.
178. Miller FW, Waite KA, Biswas T, et al. The role of an autoantigen, histidyl-tRNA synthetase, in the induction and maintenance of autoimmunity. *Proc Natl Acad Sci U S A* 1990;87:9933–9937.
179. Targoff IN. Humoral immunity in polymyositis/dermatomyositis. *J Invest Dermatol* 1993;100:116S–123S.
180. Targoff IN, Trieu EP, Plotz PH, et al. Antibodies to glycyl-transfer RNA synthetase in patients with myositis and interstitial lung disease. *Arthritis Rheum* 1992;35:821–830.
181. Targoff IN, Trieu EP, Miller FW. Reaction of anti-OJ autoantibodies with components of the multi-enzyme complex of aminoacyl-tRNA synthetases in addition to isoleucyl-tRNA synthetase. *J Clin Invest* 1993;91:2556–2564.
182. Leff RL, Burgess SH, Miller FW, et al. Distinct seasonal patterns in the onset of adult idiopathic inflammatory myopathy in patients with anti-Jo-1 and anti-signal recognition particle autoantibodies. *Arthritis Rheum* 1991;34:1391–1396.
183. Love LA, Burgess SH, Hill PC, et al. Geographical and seasonal clustering in the onset of idiopathic inflammatory myopathy in groups defined by myositis-specific autoantibodies. *Arthritis Rheum* 1992;35(suppl):S22(abstr).
184. O'Leary PA, Waisman M. Dermatomyositis. *Arch Dermatol* 1940; 41:1001–1018.

185. Medsger TA, Robinson H, Masi AT. Factors affecting survivorship in polymyositis. *Arthritis Rheum* 1971;14:249–258.
186. Hochberg MC, Feldman D, Stevens MB. Adult onset polymyositis/dermatomyositis: an analysis of clinical and laboratory features and survival in 76 patients with a review of the literature. *Semin Arthritis Rheum* 1986;15:168–178.
187. Moyer RA, Phillips CA, Torretti D, et al. Clinical features and outcome in inflammatory myopathy. *Arthritis Rheum* 1989;32(suppl):S32(abstr).
188. McKendry RJ. Influence of age at onset on the duration of treatment in idiopathic adult polymyositis and dermatomyositis. *Arch Intern Med* 1987;147:1989–1991.
189. Tymms KE, Webb J. Dermatopolymyositis and other connective tissue diseases: a review of 105 cases. *J Rheumatol* 1985;12:1140–1148.
190. Henriksson KG, Sandstedt P. Polymyositis—treatment and prognosis. A study of 107 patients. *Acta Neurol Scand* 1982;65:280–300.
191. Benbassat J, Gefel D, Larholt K, et al. Prognostic factors in polymyositis/dermatomyositis. A computer-assisted analysis of ninety-two cases. *Arthritis Rheum* 1985;28:249–255.
192. Carpenter JR, Bunch TW, Engel AG, et al. Survival in polymyositis: corticosteroids and risk factors. *J Rheumatol* 1977;4:207–214.
193. Hochberg MC, Lopez-Acuna D, Gittelsohn AM. Mortality from polymyositis and dermatomyositis in the United States, 1968–1978. *Arthritis Rheum* 1983;26:1465–1471.
194. DeVere R, Bradley WG. Polymyositis: its presentation, morbidity and mortality. *Brain* 1975;98:637–666.
195. Fafalak RG, Peterson MG, Kagen LJ. Strength in polymyositis and dermatomyositis: best outcome in patients treated early. *J Rheumatol* 1994;21:643–648.
196. Gottdiener JS, Sherber HS, Hawley RJ, et al. Cardiac manifestations in polymyositis. *Am J Cardiol* 1978;41:1141–1149.
197. Hoffman GS, Franck WA, Raddatz DA, et al. Presentation, treatment, and prognosis of idiopathic inflammatory muscle disease in a rural hospital. *Am J Med* 1983;75:433–438.
198. Rider LG. Assessment of disease activity and its sequelae in children and adults with myositis. *Curr Opin Rheumatol* 1996;8:495–506.
199. Miller FW, Lisa RG, Chung Y, et al. Proposed preliminary core set measures for disease outcome assessment in adult and juvenile idiopathic inflammatory myopathies. *Rheumatology* 2000;40:1262–1273.
200. Rider LG, Giannini E, Harris-Love M, et al. Defining clinical improvement in adult and juvenile myositis. *J Rheumatol* 2003;30:603–617.
201. Isenberg DA, Allen L, Farewell V, et al. International consensus on outcome measures for patients with idiopathic inflammatory myopathies. 1. Development and initial validation of myositis activity and damage indices in patients with adult onset disease. *Rheumatology* 2003. 2004;43(1):49–54.
202. Hicks JE. Rehabilitation of patients with myositis. In: Klippel JH, Dieppe PA, eds. *Rheumatology* Boston: Mosby, 1994:15.4–15.6.
203. Hicks JE, Miller F, Plotz P, et al. Isometric exercise increases strength and does not produce sustained creatinine phosphokinase increases in a patient with polymyositis. *J Rheumatol* 1993;20:1399–1401.
204. Lawson MM. The benefits and limitations of a physical training program in patients with inflammatory myositis. *Curr Rheumatol Rep* 2001;3:317–324.
205. Oddis CV. Therapy for myositis. *Curr Opin Rheumatol* 1993;5:742–748.
206. Laxer RM, Stein LD, Petty RE. Intravenous pulse methylprednisolone treatment of juvenile dermatomyositis. *Arthritis Rheum* 1987;30:328–334.
207. Malleson PN. Controversies in juvenile dermatomyositis [editorial]. *J Rheumatol* 1990;17:731–732.
208. Cohen MR, Sulaiman AR, Garancis JC, et al. Clinical heterogeneity and treatment response in inclusion body myositis. *Arthritis Rheum* 1989;32:734–740.
209. Leff RL, Miller FW, Hicks J, et al. The treatment of inclusion body myositis: a retrospective review and a randomized, prospective trial of immunosuppressive therapy. *Medicine (Baltimore)* 1993;72:225–235.
210. Targoff IN, Johnson AE, Miller FW. Antibody to signal recognition particle in polymyositis. *Arthritis Rheum* 1990;33:1361–1370.
211. Bunch TW, Worthington JW, Combs JJ, et al. Azathioprine with prednisone for polymyositis. A controlled, clinical trial. *Ann Intern Med* 1980;92:365–369.
212. Villalba L, Hicks JE, Adams EM, et al. Treatment of refractory myositis: a randomized crossover study of two new cytotoxic regimens. *Arthritis Rheum* 1998;41:392–399.
213. Cherin P, Herson S, Wechsler B, et al. Intravenous immunoglobulin for polymyositis and dermatomyositis [letter] (published erratum appears in *Lancet* 1990;336:518). *Lancet* 1990;336:116.
214. Dalakas MC. High-dose intravenous immunoglobulin and serum viscosity: risk of precipitating thromboembolic events. *Neurology* 1994;44:223–226.
215. Bussel A, Boulechfar H, Naim R. Immunoglobulins or plasma exchange? Synchronization of plasma exchange and intravenous polyvalent immunoglobulins. A consecutive study of 11 patients. *Ann Med Interne (Paris)* 1993;144:532–538.
216. Cherin P, Herson S. Indications for intravenous gammaglobulin therapy in inflammatory myopathies. *J Neurol Neurosurg Psychiatry* 1994;57(suppl):50–54.
217. Collet E, Dalac S, Maerens B, et al. Juvenile dermatomyositis: treatment with intravenous gammaglobulin. *Br J Dermatol* 1994;130:231–234.
218. Lang BA, Laxer RM, Murphy G, et al. Treatment of dermatomyositis with intravenous gammaglobulin. *Am J Med* 1991;91:169–172.
219. Soueidan SA, Dalakas MC. Treatment of inclusion-body myositis with high-dose intravenous immunoglobulin. *Neurology* 1993;43:876–879.
220. Morita R, Nakano K, Hirano Y, et al. Dramatic effects of high-dose intravenous gammaglobulin in each patient with intractable dermatomyositis and polymyositis. *No To Hattatsu* 1989;21:523–528.
221. Saito Y, Hamamura K, Sugimoto T. A case of dermatomyositis complicated by thrombotic thrombocytopenic purpura (TTP) which responded to combination of gamma globulin and vincristine—clinical analysis on TTP cases in the Japanese literatures. *Rinsho Ketsueki* 1993;34:68–73.
222. Misbah SA, Spickett GP, Ryba PC, et al. Chronic enteroviral meningoencephalitis in agammaglobulinemia: case report and literature review. *J Clin Immunol* 1992;12:266–270.
223. Crennan JM, Van Scoy RE, McKenna CH, et al. Echovirus polymyositis in patients with hypogammaglobulinemia. Failure of high-dose intravenous gammaglobulin therapy and review of the literature. *Am J Med* 1986;81:35–42.
224. Dalakas MC, Illa I, Dambrosia JM, et al. A controlled trial of high-dose intravenous immune globulin infusions as treatment for dermatomyositis. *N Engl J Med* 1993;329:1993–2000.
225. Basta M, Dalakas MC. High-dose intravenous immunoglobulin exerts its beneficial effect in patients with dermatomyositis by blocking endomysial deposition of activated complement fragments. *J Clin Invest* 1994;94:1729–1735.
226. Cherin P, Piette JC, Wechsler B, et al. Intravenous gamma globulin as first line therapy in polymyositis and dermatomyositis: an open study in 11 adult patients. *J Rheumatol* 1994;21:1092–1097.
227. Reimold AM, Weinblatt ME. Tachyphylaxis of intravenous immunoglobulin in refractory inflammatory myopathy. *J Rheumatol* 1994;21:1144–1146.
228. Misbah SA, Chapel HM. Adverse effects of intravenous immunoglobulin. *Drug Saf* 1993;9:254–262.
229. Litzman J, Wiedermannova D, Lokaj J, et al. Side effects of administration of gamma globulin preparations in patients with primary agammaglobulinemia. *Vnitr Lek* 1992;38:490–494.
230. Minchinton RM, Cunningham I, Cole-Sinclair M, et al. Autoreactive platelet antibody in post transfusion purpura. *Aust N Z J Med* 1990;20:111–115.
231. Bussel JB, Fitzgerald-Pedersen J, Feldman C. Alternation of two doses of intravenous gammaglobulin in the maintenance treatment of patients with immune thrombocytopenic purpura: more is not always better. *Am J Hematol* 1990;33:184–188.
232. Nixon RR, Smith SA, Johnson RL, et al. Misleading hepatitis C serology following administration of intravenous immunoglobulin. *Am J Clin Pathol* 1994;101:327–328.
233. Duhem C, Dicato MA, Ries F. Side-effects of intravenous immune globulins. *Clin Exp Immunol* 1994;97(1, suppl):79–83.
234. Sekul EA, Cupler EJ, Dalakas MC. Aseptic meningitis associated with high-dose intravenous immunoglobulin therapy: frequency and

risk factors. *Ann Intern Med* 1994;121:259–262.
235. Cronin ME, Miller FW, Hicks JE, et al. The failure of intravenous cyclophosphamide therapy in refractory idiopathic inflammatory myopathy. *J Rheumatol* 1989;16:1225–1228.
236. Bombardieri S, Hughes GR, Neri R, et al. Cyclophosphamide in severe polymyositis [letter]. *Lancet* 1989;1:1138–1139.
237. Leroy JP, Drosos AA, Yiannopoulos DI, et al. Intravenous pulse cyclophosphamide therapy in myositis and Sjögren's syndrome. *Arthritis Rheum* 1990;33:1579–1581.
238. Wallace DJ, Metzger AL, White KK. Combination immunosuppressive treatment of steroid-resistant dermatomyositis/polymyositis. *Arthritis Rheum* 1985;28:590–592.
239. Cagnoli M, Marchesoni A, Tosi S. Combined steroid, methotrexate and chlorambucil therapy for steroid-resistant dermatomyositis [letter]. *Clin Exp Rheumatol* 1991;9:658–659.
240. Miller FW, Leitman SF, Cronin ME, et al. Controlled trial of plasma exchange and leukapheresis in polymyositis and dermatomyositis. *N Engl J Med* 1992;326:1380–1384.
241. Engel WK, Lichter AS, Galdi AP. Polymyositis: remarkable response to total body irradiation [letter]. *Lancet* 1981;1:658.
242. Brodsky RA, Smith BD. Bone marrow transplantation for autoimmune diseases. *Curr Opin Oncol* 1999;11:83–86.
243. Sayers ME, Chou SM, Calabrese LH. Inclusion body myositis: analysis of 32 cases. *J Rheumatol* 1992;19:1385–1389.
244. Woo TY, Callen JP, Voorhees JJ, et al. Cutaneous lesions of dermatomyositis are improved by hydroxychloroquine. *J Am Acad Dermatol* 1984;10:592–600.
245. Pigula FA, Griffith BP, Zenati MA, et al. Lung transplantation for respiratory failure resulting from systemic disease. *Ann Thorac Surg* 1997;64:1630–1634.
246. Levine SM, Anzueto A, Peters JI, et al. Single lung transplantation in patients with systemic disease. *Chest* 1994;105:837–841.
247. Kagen LJ, Hochman RB, Strong EW. Cricopharyngeal obstruction in inflammatory myopathy (polymyositis/dermatomyositis). Report of three cases and review of the literature. *Arthritis Rheum* 1985;28:630–636.

第76章

系统性硬化症的发病机制

Joseph H. Korn

临床认为，系统性硬化症(SSc)是至少3种发病机制相互作用的结果：免疫激活，血管损伤导致管腔闭塞，以及成纤维细胞合成增加产生大量细胞外基质成分。这一过程中相互作用的具体机制尚不是十分清楚，但在细胞学和分子生物学领域已获得突破性进展。目前，本病的病因学(包括初期免疫细胞的激活、血管的病理改变以及晚期的纤维化)尚未完全阐明。在本章中重点讨论的是可能与硬皮病的发病机制有关的个体遗传因素、感染因素和环境因素。

一、遗传与环境因素

(一)遗传因素

尽管对于家族中SSc多发病例有过相关报道[1,2]，但家族性发生也是极为罕见的。大约有1%的SSc患者其直系亲属罹患本病[3,4]。相比较而言，在同一家族中，多种自身免疫性疾病，包括SSc、系统性红斑狼疮(SLE)和类风湿性关节炎(RA)的混合发病则更为常见。大约有5%的SSc患者的直系亲属罹患不同类型的自身免疫性疾病，例如RA、SLE或自身免疫性肌炎[3,5]。这就表明自身免疫性疾病具有遗传易感性，但是在决定疾病的分化过程中，遗传因素并不是唯一起决定作用的。其他方面，如遗传和(或)环境因素同样影响疾病是否表达和以何种方式表达，也就是说，此类疾病中的每种疾病都要进行研究。此观点可以从家族患者和双胞胎患者的研究中得以证实。与正常人相比，SSc患者的亲属更有可能出现抗核抗体(ANA)[6,7]。在对SSc多发病例家族的遗传学研究中发现，疾病的发生与人白细胞抗原(HLA)密切相关，但并不足以决定疾病的表达方式[8]。单卵双胞胎中，一人患有SSc，另一人的自身抗体100%与其一致。然而异卵双胞胎的一致性仅为6%[5,9]。

Arnett及其同事[10]的研究进一步揭示了遗传学在SSc发病机制中所起的作用。他们发现在俄克拉何马州的印第安部落中，乔克托族人SSc发病率明显升高，至少是正常人发病率的20倍。这一部落发源于密西西比河流域，并在19世纪早期迁移至俄克拉何马州；在密西西比河流域的乔克托族人SSc发病率并没有明显升高，这就奠定了基因效应理论的基础。在受累者中临床表现明显一致，几乎所有人均有弥漫性皮肤病、间质性肺部疾患以及拓扑异构酶I抗体。HLA单体型DQ7、DR2(DRB1 1602)与抗拓扑异构酶抗体及疾病的发生密切相关[11]。然而，自身抗体的发生率要明显高于疾病的发病率。进一步研究表明，乔克托族人SSc患者染色体标记的致病基因与原纤维蛋白15基因密切相关[12]。并非所有携带此标记的人均患病，也不是所有受累者均携带此染色体标记，这表明疾病亦与其他基因或因素有关。进一步研究表明，原纤维蛋白异常也许在非乔克托族硬皮病患者中重要。在非乔克托族硬皮病患者中，原纤维蛋白内微纤维结构异常，代谢研究证实其降解易感性增加[13]。

为了进一步证实原纤维蛋白在SSc发病机制中所起的作用，实验人员对硬皮(Tsk)鼠，一种SSc的动物模型进行了研究。在Tsk鼠中，作为一种常染色体显性特征，表现为皮肤的增厚与致密。原纤维蛋白基因的突变导致了基因某一部分的复制，推测为紧致性皮肤表型所致[14]。因此可以假设，异常的原纤维蛋白可以引起生长因子释放增加，特别是转化生长因子β(TGF-β)，或者是变态蛋白所致形成了异常的细胞外基质框架，从而错误地启动了成纤维细胞。

(二)环境因素

1.传染性病原体

正如前文所提到的双胞胎同时发病与家族性发病的低发病率表明，遗传因素不能完全解释本病的发病机制。尽管以自身抗体为代表的自身免疫性疾病与遗传因素密切相关，但环境因素同样起着重要作用。与对照组相比，SSc患者的配偶中自身抗体的发生率明显增加[2,7]。估计感染因素和化学因素在发病机制中起着一定作用，病毒或其他病原体感染可以改变自身抗原，或者引起组织损伤、免疫细胞的激活，产生炎症反应和免疫应答。已证实对于易感宿主而言，潜伏的病毒感染可以增加疾病的发病率。巨细胞病毒(CMV)，可以通过影响内皮细胞、成纤维细胞和免疫细胞，从而引起该病的血管病变、纤维变性及免疫学改变[15]。在干扰素(IFN)-γ缺陷的大鼠模型，CMV感染可导致血管内膜上皮细胞凋亡，肌成纤维细胞增殖，这些正是SSc的病变特征[16]。因此，内皮细胞的CMV感染可以导致继发的免疫介导损伤，同时CMV可以抑制正常的免疫反应，并通过刺激产生TGF-β来加速纤维变性过程。

Maul及其同事的研究同样揭示了病毒触发机制所起的作用[17]。研究表明，在拓扑异构酶I和某些反转录病毒（如动物中的肿瘤病毒）有着共同的抗原决定簇(即某一段相似的蛋白质序列)，在SSc患者中出现的抗拓扑异构酶反应也许就代表着对病毒抗原的反应，提示早期的反转录病毒感染，而且这也许不是直接的发病机制，而病毒编码与宿主蛋白中的某些共同抗原(分子拟态)则可能导致机体对病原体的免疫应答，出现与宿主蛋白的交叉反应，从而引发了自身免疫反应。这种情况也许仅出现在有遗传易感性的宿主身上，这些人不能清除某些特定的病毒，或对某些特定的免疫反应失衡。近期研究越来越支持上述观点，即在某些人白细胞抗原基因与抗拓扑异构酶抗体中存在着相关性。同样在SSc患者，某些自身抗体与人类白细胞抗原存在着相关性，这些自身抗体包括抗纤维蛋白与抗RNA聚合酶[18,19]。

2.非传染性环境因素

病例汇总分析或正规流行病学调查证实，SSc的病因学中，涉及了许多环境因素。其中一项早期研究是对石匠中SSc患者高发病率的调查[20]。类似的发病群体出现在南非采金工人和美国的采煤工人中，表明对二氧化硅粉尘的职业暴露也许在发病机制中起一定作用[21]。然而，随后在英国和美国密歇根州进行的病例对照流行病学研究，并不支持SSc的发病与二氧化硅粉尘暴露具有相关性[22,23]。这些职业仅仅是因为普遍应用震动器械才会出现高发人群，并已证实应用震动器械与雷诺现象及指端硬化症有关[24]。因为二氧化硅的暴露可以引起间质性肺部疾患(矽肺)，因此对两种疾病的本质鉴别可能存在某种偶然的一致性。硅酮是一种二甲基硅氧烷的聚合体，可用于医疗用具和假肢的润滑剂，最著名的是用于乳腺埋植剂。尽管有人认为乳腺埋植剂可能导致SSc的发生，但一些可信度极高的流行病学研究，包括病例对照研究均不能证实二者在病因学上具有相关性[23,25-28]。毒物暴露所引起的硬皮病样表现与环境因素的相关性则是十分可信的。对大多数病例而言，疾病的流行病学本质或发病症状的相似性，预示着因果关系的必然性。

对于暴露在氯乙烯单体中的人群易出现类硬皮病的研究，受到了其高危人群(主要是男性)的欢迎，同时发现在此类人群中出现的一种罕见肿瘤——肝血管肉瘤[29]。暴露危险发生在氯乙烯聚合物的生产过程中，而与成品接触无关。受累者类似于SSc患者的血管病变，如雷诺现象、毛细血管扩张和甲端毛细血管改变，但是没有特征性的皮肤改变。类硬皮病亦可见于食用被污染的菜子油而引发的急症患者，称为毒油综合征，临床表现为特征性的急性肌痛、发热、神经症状、类硬皮病的皮肤表现，以及肺动脉高压[30]。第三个已证实的毒物接触性疾病是因食用L-色氨酸所引起的嗜酸细胞增多性肌痛综合征，表现为筋膜炎和皮肤硬结[31,32]。这种症候群与前面提到的毒油综合征症状相似。出现此症的原因与摄入1,18-亚乙基双(L-色氨酸)有关，一种面包上由于细菌发酵产生的L-色氨酸污染所致[33]。然而早期报道指出，嗜酸细胞性筋膜炎的发病可能与其他途径产生的L-色氨酸而不是与污染相关，在受累者中可能存在着色氨酸代谢异常。因为雷诺现象不常见，所有这3种症状均被描述成类硬皮病改变，可出现特征性的胃肠道病变，包括食道蠕动减弱。另外，皮肤受累形式不尽相同，躯干多发而双手少见。

目前，尚缺乏有力的证据证实典型SSc的发病与某些化学物品的接触有关。少数文献报道某些工业溶剂可引起SSc发病，多见于三氯乙烷（TCA）、三氯乙烯(TCE)、甲苯和二甲苯。有趣的是，三氯乙烯的化学结构与氯乙烯相似。近期流行病学调查显示,如果有与石油馏出物的接触史,可引发未分化型结缔组织病[34,35]。在对这些病例进行对照研究发现，硬皮病的发病似乎与接触工业设备中的有机溶剂关系更大，其中包括碳氢化合物,例如油漆稀释剂、苯和某些含氯溶剂(TCA和TCE)。接触者与未接触者相比发病率升高1倍,虽然不大,但有显著统计学意义。

某些药物也与类硬皮病发病有关。在动物模型中,抗肿瘤药物(如博来霉素)可引发肺纤维化;亦有报道称，在接受肿瘤化疗的患者中可以引发伴有雷诺现象的硬皮病[36]。博来霉素的毒性机制尚不清楚,但已证实博来霉素可以引起急性组织损伤和暴露的细胞染色体断裂[37]。在对个体病例研究中发现,硬皮病患者中细胞染色体断裂发生率非常高,亦可见于家族中其他未发病者[38,39]。细胞染色体断裂可能由于氧化反应所致，在SSC患者中,这些氧化反应也许首先引起某些独特自身抗原产生和释放[40,41]。因此可以看出,在SSc的发病机制中,病变早期或全程均有遗传因素与环境因素相互作用的影响。

总之,硬皮病的发病可能是遗传因素、感染因素和环境因素共同作用的结果,3种因素相互作用甚至影响到整个病程。所以临床表现的多样性正是上述多因素作用的结果,这一点对于本病的认识至关重要。

二、系统性硬化症中免疫细胞的功能

大量研究表明,免疫系统与免疫应答在SSc的发病机制中起重要作用(表76.1)。对家族或个体发病的SSc患者与其他自身免疫性疾病的临床相关性研究表明,遗传因素是导致疾病易感性的首要因素。早期的研究已经证实,在SSc患者体内存在自身抗体,这种抗体表现为免疫荧光特有模式和独特的抗原特性[42,43],包括弥漫性皮肤损害的SSc患者体内大量存在的抗拓扑异构酶I抗体，和局限性皮肤损害的SSc患者体内大量存在的抗着丝粒蛋白抗体。自身抗体的生成与HLA密切相关,特别是HLA-DQ,证明与免疫应答基因有关。虽然自身抗体在疾病的诊断和提示预后方面有很大帮助，但仍然缺乏有效证据证实自身抗体本身在发病机制中起作用。相反,大量研究证实在SSc患者体内,T细胞被激活,T细胞、巨噬细胞及其分泌物在发病机制中起重要作用。

单核细胞活化的证据

对SSc患者器官进行病理学研究,将免疫细胞置于含有大量结缔组织与纤维组织部位,特别是皮肤和肺。单核细胞对皮肤的浸润非常明显，且常分布于血管周围(图76.1)。疾病早期浸润明显,常见于局灶性硬皮病和局限性硬斑病。皮肤上淋巴细胞浸润的研究结果表明:T细胞活化,表达DR抗原。血液中,白细胞介素2(IL-2)、IFN-γ、IL-4、T细胞表面分子IL-2受体(IL-2R)和CD4、CD8浓度均升高[44,45]。另外,IL-1、肿瘤坏死因子(TNF)-α和IL-6的浓度也升高,表明单核细胞聚集并活化。

T细胞早期是如何被激活尚不清楚。SSc与某些移植物抗宿主病在皮肤与血管特征上极为相似，说明了SSc很可能是对自身抗原的免疫应答。基于这一假说,近年来很多人对SSc的微嵌合体进行研究。一个嵌合体拥有2种独立的细胞基因。例如,骨髓移植的接受者就拥有供体和自身来源的2种细胞。研究证实怀孕并即将生产男孩的妇女,在其体内免疫细胞含有Y染色体[47],来自于胎儿体内。利用组织相容抗原分型证实,这些细胞来源于胎儿(即HLA分型与其子相同)。同样可以证实,女儿的细胞亦可存在于母亲体内。而且,胎儿的细胞可以在其母亲体内存活20年之久。反之,在出生后母亲的细胞亦可出现在其子女体内[48]。患有SSc的妇女较正常女性体内含有更多的胎儿细胞。而且胎儿细胞可见于皮肤和内脏组织[49-51],亦可在循环中见到微嵌合状态的$CD4^+$T细胞[52]。SSc女性患者与对照组相比,母婴之间的组织相容性概率增大,也就是说与对照组相比,女性患者的HLA较其丈夫更易传递给子女[49,53]。这一结果导致母系来源的胎儿细胞在其体内长期存在而且不易清除。母体免疫在决定微嵌合体的存在时也至关重要。携带HLA-DQA1*0501的患者体内持续存在微嵌合体的风险大大增加[54]。

表76.1　系统性硬化症发病机制中免疫系统受累依据

皮肤内 T 细胞浸润
间质性肺炎
T 细胞浸润
支气管肺泡灌洗液的 T 细胞
循环中细胞因子、CD4、IL-2R
自身抗体
与 HLA 结合
患有其他自身免疫性疾病的家族成员
系统性红斑狼疮、皮肌炎重叠综合征
与 GVHD 相似性

HLA:人白细胞抗原;IL-2R:白细胞介素2受体;GVDH:移植物抗宿主病。

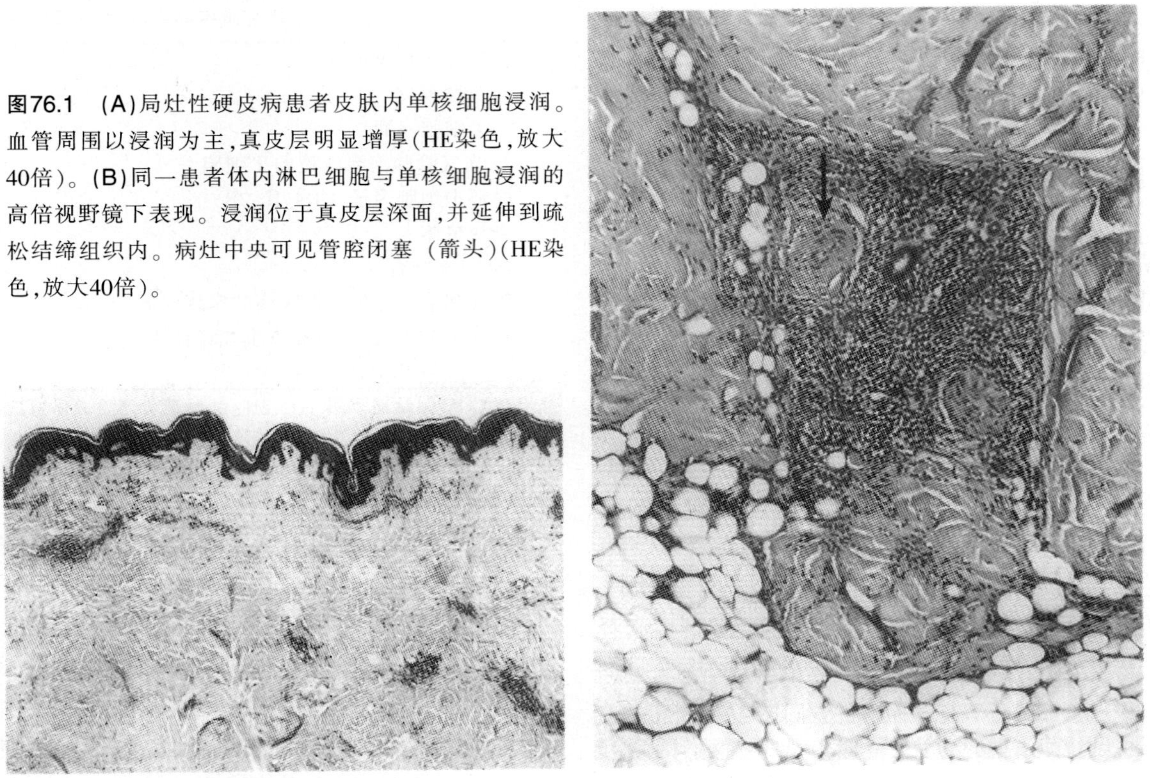

图76.1 (A)局灶性硬皮病患者皮肤内单核细胞浸润。血管周围以浸润为主，真皮层明显增厚(HE染色，放大40倍)。(B)同一患者体内淋巴细胞与单核细胞浸润的高倍视野镜下表现。浸润位于真皮层深面，并延伸到疏松结缔组织内。病灶中央可见管腔闭塞（箭头）(HE染色，放大40倍)。

微嵌合体是如何导致自身免疫性疾病的？首先，胎儿细胞可能直接针对独特的母体抗原引发移植物抗宿主反应；然而，细胞数目的稀少和转化后的幼稚细胞使得这一过程极其困难。也许是母体制约了免疫应答，免疫反应极弱以至最终发展成直接对抗自体（即自身免疫)。事实上，类似于SSc的慢性移植物抗宿主病是由于免疫细胞的转化异常所引起，也就是说，在转化后的主要组织相容性位点上基本一致，而在次要位置上存在小的偏差[46,55]。

在人类疾病中，引发T细胞活化的特定抗原成分尚不可知。已证实针对拓扑异构酶I的抗原决定簇所引发的T细胞反应[56]，但其在发病机制中的作用尚不清楚。有人认为，机体产生特定的自身抗原以回应氧化损伤和凋亡[41]。针对某种抗原所出现的免疫反应，可能是由免疫刺激所引发，遗传背景也许决定了免疫反应的性质和强度。随着疾病的进展，其他新型抗原不断产生并引发新的特异性免疫应答。例如，支气管肺泡灌洗可产生γ/δ T细胞，对其受体分析表明具有克隆形成能力[57]，这种克隆形成能力提示我们，对于特定的抗原刺激T细胞亚群增殖，而这种能激活T细胞反应的抗原尚不清楚。

三、系统性硬化症中内皮细胞的变异

SSc疾病早期，血管变化非常明显，说明在发病机制早期以血管改变为主。血管的最初变化主要是功能性改变，寒冷时反应增强(即雷诺现象)。血管变化不仅见于皮肤，还见于内脏，因为寒冷条件下，肾脏血管会收缩[58]。在多种组织中，当血管出现管腔闭塞伴血管内膜上皮细胞和平滑肌细胞增生、基质沉积，以及血管周纤维化或称为“套袖改变”的时候，SSc疾病就由功能性改变转变为器质性改变(图76.2和图76.3)。管腔闭塞导致局部组织缺血损伤。皮肤溃疡和梗死、肾脏疾病、心脏疾病以及肠管蠕动减弱(局部缺血导致肠肌丛损伤)等均为血管性硬皮病的临床表现。

生物化学和病理学研究表明，上皮细胞的损伤是导致血管功能受损的早期改变。大部分SSc患者体内循环血浆中，因子VIII/冯·维勒布兰德因子浓度升高[59]；在损伤的实验模型中，上皮细胞释放出因子VIII/冯·维勒布兰德因子。血管紧张素转化酶同样被上皮细胞释放，且浓度增加。超微结构研究已证实了上皮细胞受损出现于SSc患者肺部损害早期，这种损害的出现早于纤维变性。光学显微镜下可以看到血管内膜改变、细胞增生

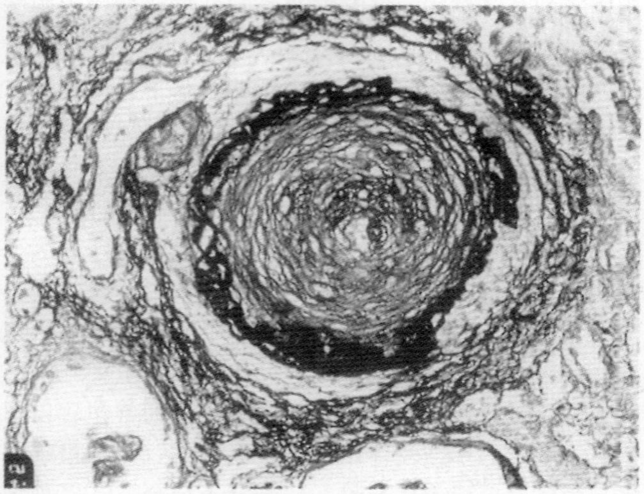

图76.2　系统性硬化症（SSc）患者肾脏中管腔闭塞表现。血管内膜闭塞、基质成分堆积。管腔中膜层变薄，并出现结缔组织血管套袖样改变，此为SSc患者区别于恶性高血压的特征性改变（三色染色，放大400倍）。

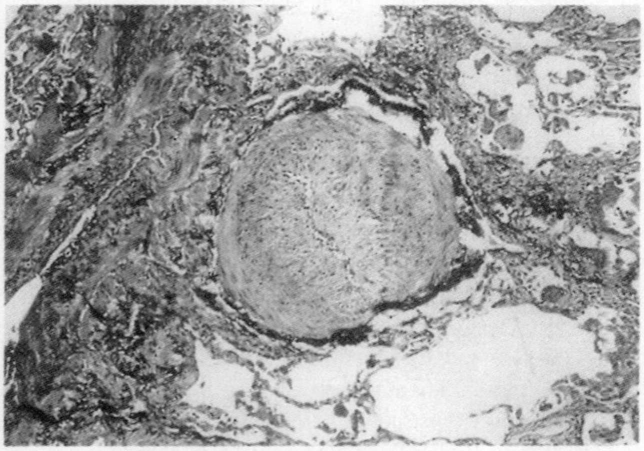

图76.3　间质性肺炎患者肺部血管的管腔闭塞。细胞增生与基质堆积导致内膜增厚，血管腔几乎完全阻塞，呈现出结缔组织血管周围套袖现象（三色染色，放大400倍）。(Courtesy of Dr. James D. Faix, Beth Israel Deaconess Medical Center, Boston.)

与纤维化，这些改变与移植物抗宿主病中出现的机械性或免疫性损伤一致。这些与免疫复合物疾病和其他血管疾病中看到的坏死性血管炎表现不同。

上皮细胞损伤的精确过程尚不十分清楚。可能的原因包括免疫复合物损伤、抗体介导损伤、细胞介导的毒性反应以及感染或非免疫性中毒反应。有报道称，在少数SSc患者体内存在着循环免疫复合物，但是免疫复合物在血管壁的沉积并非本病特征。抗体与上皮细胞部分结合从而引发间接细胞毒性反应同样缺乏证据。虽然已证实血管周围免疫细胞浸润，但这也许是整个免疫应答定位过程的一部分，而不是对内皮或其他血管抗原的免疫反应。已证实细胞对于层粘连蛋白（一种基底膜成分）的免疫性，以及对上皮细胞和基底膜蛋白产生抗体[60]；然而他们在发病机制中的作用，以及可能最终导致血管损伤的机制尚不十分清楚。如前文所述，病毒感染对于SSc易感人群可以看作疾病初期的潜在因素，传达给上皮细胞，并最终造成损伤[15]。在大量硬皮病患者的血清中，发现了内皮细胞毒因子[61]，可能是这种损伤的中间物质。虽然目前尚未阐明，但仍可看出其毒性仅次于粒酶A（一种T细胞丝氨酸蛋白酶），某些T细胞产物及脂类氧化产物[62-64]。在SSc患者血清中粒酶A水平明显升高[63]，被激活的T细胞结合于内皮细胞的黏附分子上，释放出粒酶A，从而引起或加剧内皮细胞的损伤。T细胞介导细胞毒性反应可能起因于T细胞表面Fas配体（FasL）与内皮细胞表面Fas相互作用引起的内皮细胞凋亡。一旦损伤开始出现，就会出现组织缺血、缺氧和再灌注，可导致自由基的释放，从而进一步加重组织损害。组织受损后，内皮细胞表达黏附分子水平增强，加速免疫细胞的黏附与趋化。内皮细胞通过自分泌和旁分泌途径也可以发挥作用，从而导致血管结构与功能的改变，最终引起间质性纤维化（后面将详细讨论）。

四、成纤维细胞的激活与基质沉积

在SSc发病机制中，纤维变性是免疫过程、血管病理及皮肤和内脏生化改变的晚期表现。纤维变性一旦完全发生，器官不仅萎缩（如皮肤或肺纤维化），而且正常组织的结构成分将被替代，从而导致器官功能受损。因此，肺纤维化能导致肺泡结构重建，将不能恢复正常的生理功能（图76.4）。在胃肠道，黏膜下层的平滑肌被替代导致不可逆的动力丧失。虽然在纤维变性的病理过程中，免疫变化与血管变化之间的确切关系尚不清楚，但可以肯定二者起着关键作用。了解疾病早期及晚期的组织纤维化过程，对于本病的预防与治疗有着重要的意义。

对SSc患者检查证实，其皮肤和其他纤维组织中，细胞外基质堆积明显增多，纤维细胞的数量并没有增多。I型胶原由两条α_1(I)链和一条α_2(I)链构成，成为皮肤和纤维组织中细胞外基质蛋白的主要成分，其代谢调节机制已进行广泛研究。在SSc患者中基质代谢增强的重点研究，集中在I型胶原堆积的增多，尽管其他基质蛋白包括其他胶原、纤维结合蛋白和葡萄糖胺聚糖

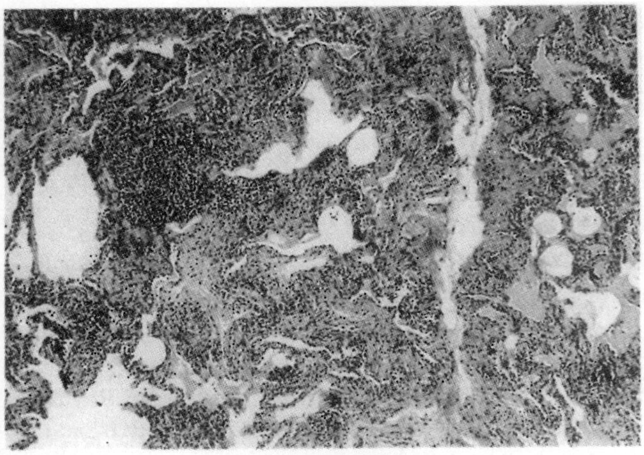

图76.4 SSc患者间质性肺病表现。表现为大面积炎性细胞浸润、间质细胞增生、基质堆积，全部肺结构破坏（HE染色，放大40倍）。

同样增多[65]。除了再生和修复的过程外，正常个体的胶原合成与降解速度变慢并维持平衡。结缔组织的过度沉积可能是由于生物合成或降解紊乱造成的。虽然有证据表明在SSc患者体内胶原酶（引起胶原降解）的活性降低，但是大量证据表明主要缺陷还是胶原和其他基质成分的合成增加。基质合成增加可能是由于成纤维细胞本身异常（即内在的代谢缺陷），或者是因为成纤维细胞微环境调节因子异常所导致的成纤维细胞的激活。上述变化可能是免疫系统或血管上皮细胞所释放因子的影响、氧张力的改变、间质中基质成分的改变，通过成纤维细胞表面整合素的作用，调节成纤维细胞的行为（表76.2）。

五、纤维变性的免疫基础

如前文所述，SSc患者体内的免疫细胞通常存在于靠近有活性基质沉积部位，包括皮肤和肺部（图76.1和图76.4）。这一特征也见于其他纤维变性的疾病，包括慢性活动性肝炎导致的肝硬化、寄生虫病的肉芽肿和异物引起的排异反应。多年来，人们认识到正是由于免疫细胞在瘢痕形成中的关键作用，才使得它在机体受伤后的修复过程中起重要作用[66]。为了证实纤维变性时免疫细胞的作用，人们进行的体外实验结果表明，免疫细胞可以刺激成纤维细胞的修复过程，包括调节增殖与某些基质成分的合成，如间质胶原、葡萄糖胺聚糖和纤维结合蛋白[67]。调节作用主要是通过释放某些被称为细胞因子的特异蛋白进行的，这些因子以旁分泌形式作用于邻近细胞。研究人员已阐明免疫系统中细胞因子的分子结构，及其在修复和纤维变性过程中的调节机制。

胶原合成的调控主要作用于转录水平，即作用在胶原基因的启动子（第1个内含子），以增加胶原信使RNA（mRNA）的转录。目前已知多种细胞内蛋白成分能与胶原启动子的不同部位相结合，以调节其活性，这些蛋白包括Sp1、AP-1、AP-2和NF-1[68-70]。还有一些因子能对基因中某些特定序列进行转录调控，比如cK-ROX，主要作用是调节基质蛋白[71]。通过研究人们认识到，基因启动子中特定DNA序列决定着特定细胞因子的活性，构成了极为复杂的细胞内通路。通常包含以下4步：①细胞因子与受体结合。②受体激活（通常被磷酸化）、受体易位或受体与另一信号分子结合。③多种细胞内信号蛋白沿特定通路被激活。④DNA结合分子与核的易位，以及基因启动子中DNA链的相互作用。这些通路中每种蛋白本身都是其要激活的下一个蛋白的激酶（磷酸化酶）。某些特定情况下，细胞因子受体的结合可导致新蛋白的合成，继而直接与DNA结合或激活了一种新的通路。

在炎症状态下多种介质并存，对于胶原合成和多种信号通路的激活作用是相反的，促纤维变性和抗纤维变性细胞因子的作用不能叠加。但很明显，在活体内最终结果是胶原合成增加。原位杂交法证实，这种增加

表76.2 系统性硬化症患者体内成纤维细胞的激活

外源性因素	内源性因素
免疫细胞的激活	细胞因子易感性增强
T细胞因子	TGF受体功能
巨噬细胞产物	细胞膜/细胞框架信号
细胞因子/生长因子	黏合素、黏着斑激酶、
TGF-β，PDGF	细胞骨架蛋白质
基质信号	克隆选择
微纤维蛋白与其他微纤维状蛋白	免疫因子、凋亡、缺氧
胶原、纤维结合蛋白	
缺氧	自分泌因子
肥大细胞	TGF-β、CTGF
纤维蛋白溶酶	
内皮细胞产物	
内皮素	

TGF：转化生长因子；PDGF：血小板衍生物生长因子；CTGF：结缔组织生长因子。

不仅表现在胶原堆积增多，还表现在皮肤成纤维细胞内溶胶原mRNA信号增强。

在SSc患者体内，免疫系统通过调控胶原基因的转录和其他基质成分的合成，在皮肤和内脏纤维化过程中起重要作用。T细胞穿过内皮移行，并通过受体与组织结合，聚集于炎症部位。T细胞通过$β_1$整合素与基质黏附，并通过淋巴细胞功能抗原1(LFA-1)、a$β_2$整合素结合在胶原、纤维结合蛋白与成纤维细胞上，并将细胞间的细胞黏附分子1、细胞黏附分子2和细胞黏附分子3(ICAM-1、ICAM-2和ICAM-3)结合在成纤维细胞上。上皮细胞的受损和增生活跃(后文详述)可能是淋巴细胞向炎症部位聚集增多所致。SSc成纤维细胞的ICAM-1表达增加[72,73]可能是IL-1和IFN-γ引起的激活所致，最终导致T细胞黏附增多。从SSc患者血液中分离出来的T细胞与成纤维细胞的黏附性明显增强，同时从患者皮肤活组织培养所得的成纤维细胞与正常T细胞的黏附性也明显增强[73]。

一旦定位到组织部位，免疫细胞释放出能够影响成纤维细胞活性的多种细胞因子，包括调控基质成分合成的细胞因子，调控基质金属蛋白酶合成和释放的细胞因子，以及降解胶原和其他间质蛋白的酶。IL-4、IL-1和TGF-β(包括TGF-$β_1$、TGF-$β_2$和TGF-$β_3$)就是免疫细胞释放的主要促纤维化细胞因子的一部分。T辅助细胞2型(Th2)中的$CD4^+$ T细胞释放的IL-4能刺激成纤维细胞增殖、趋化和胶原合成[74]，以及细胞间黏附分子的合成与其在成纤维细胞的表达[75]。IL-1主要由单核细胞产生，同样具有刺激增殖、胶原合成与ICAM-1表达的活性[76]。IL-1和TNF-α能刺激成纤维细胞的增殖，此作用主要是通过刺激合成血小板生长因子AA (PDGF-AA)二聚体[77]和刺激PDGF-ββ受体[78]实现的。TNF-α和IL-1同样刺激胶原的合成，并且TNF-α是其他金属蛋白酶合成的主要刺激物。

TGF-β似乎是促纤维化细胞因子中最重要的一种，它是成纤维细胞胶原合成与某些基质成分合成的强力刺激物[79,80]。TGF-β能通过激活Smad信号通路至少部分刺激胶原基因的转录[81]，并能刺激转录后水平的胶原合成[82]。TGF-β还能刺激PDGF受体的表达，从而加速纤维化进程。TGF-β由血小板、成纤维细胞和免疫细胞分泌，并以潜在的无活性状态存在。它结合在间质中的基质上，构成细胞因子的贮存宿主。除了直接影响基质的生物合成，TGF-β还能诱导抗吞噬作用，并刺激间质中成纤维细胞的成纤维细胞的分化。由α平滑肌肌纤蛋白表达而生成的成纤维细胞，以纤维变性形式出现[83]。硬皮病患者的成纤维细胞，既具有抗吞噬能力又集中在成纤维细胞中[84]。

免疫细胞同样释放出细胞因子，抑制胶原的合成和加速其降解。IFN-γ可能是最主要的胶原合成抑制剂；它是Th1 T细胞的产物。IFN-γ也可以活化单核细胞功能，刺激黏附分子在成纤维细胞和其他细胞的表达，总之，激活免疫系统。TNF-α是胶原和其他基质金属蛋白酶生成的强有力的刺激物，并且在胶原合成中有着广泛的作用。

(一)非免疫因素

肥大细胞在SSc发病机制中起一定的作用，特别是在刺激纤维变性过程中。在SSc患者皮肤中，包括临床上正常人的皮肤，或许在纤维化前期，可发现脱颗粒肥大细胞[85,86]。肥大细胞与成纤维细胞共同培养时，能引起肥大细胞脱颗粒的刺激，可以导致成纤维细胞胶原合成增加[87]。纤维蛋白溶酶，也即肥大细胞脱颗粒后释放出的大量蛋白质，可直接刺激胶原合成。在SSc患者，能引起肥大细胞脱颗粒的刺激目前仍不清楚。

上皮细胞也能生成调控细胞外基质积聚的细胞因子。内皮素1、内皮素2和内皮素3是来源于上皮细胞的21个氨基酸肽链，它们与上皮细胞、成纤维细胞、平滑肌细胞和许多其他种类细胞的相关受体结合[88-91]。最初认为内皮素特别是内皮素1对平滑肌血管有收缩作用，后经研究证实他们还可以刺激成纤维细胞增殖和基质合成。内皮素是由于上皮细胞损伤、缺氧或被激活后释放的产物，它可以刺激成纤维细胞的胶原合成与血管收缩。SSc患者与雷诺现象患者内皮素1水平增高[92-94]，内皮素1在硬皮病患者的皮肤中表达[95]。内皮素可能在SSc患者血管病变与纤维化过程中起重要作用。上皮细胞同时也生成许多未知因子，来刺激成纤维细胞内的胶原合成[96]。上皮细胞损伤或血管收缩后组织灌流量下降所导致的缺氧，可刺激成纤维细胞胶原合成，同时还能刺激成纤维细胞生成内源性TGF-β[97]。

总之，病因可能是血管源性或免疫源性，或二者共同作用影响了成纤维细胞的功能。损伤或细胞因子的释放，干扰上皮细胞的免疫功能，最终导致基质合成增加。

(二)内在的成纤维细胞结构异常

免疫细胞活素、肥大细胞及上皮细胞的作用，并不能完全解释SSc患者体内基质合成增多现象。LeRoy[98]的研究表明，取自SSc患者的成纤维细胞在体外合成基质数量增加，体外持续培养的几代细胞的缺陷，与持续存在的其他种类细胞无关。对从活体内分离出的成纤维细胞进行培养研究表明，胶原mRNA的转录量与信息的稳定性均增加[99,100]。这点表明，疾病的发生或者是由于遗传性的代谢异常引起，或者是疾病某一阶段细胞外信号引起自发性成纤维细胞活性异常，并随着疾病进展持续发挥作用。

成纤维细胞的免疫缺陷也许最初不明显，直到外源性的触发机制(如免疫、血管或其他因素)作用下逐渐显现。这种遗传缺陷包括细胞外基质对于正常减弱和终止纤维变性进程信号的异常反应。细胞表面整合素与胶原和纤维结合蛋白上的特定序列相结合，并调节细胞框架、黏着斑激酶、细胞内信号与基质的生成。$\alpha_1\beta_1$与$\alpha_2\beta_1$整合素与胶原结合，分别起着胶原合成下降调节与增量调节作用[101]。有报道指出，在SSc患者体内两种整合素受体均出现异常的低表达现象，并且SSc患者体内成纤维细胞在胶原凝胶剂中培养时，不能对胶原合成出现正常的下降调节[102-104]。原纤维蛋白结构异常或原纤维蛋白基因表达的量变，导致细胞外基质组成的异常，以及对成纤维细胞的异常信号。即使没有遗传缺陷，基因表达的长期改变也可导致淋巴细胞和(或)上皮细胞活性变化，最终改变成纤维细胞代谢。因此病毒感染、免疫细胞因子、上皮细胞产物或组织缺氧均可开启某一基因，并对基质生物合成起着持续性的正调节作用。这些基因或许以活性状态持续存在，或许导致自分泌环的激活。换言之，自身刺激因子的生成导致了基质生物合成增加。

例如，已证明SSc患者体内成纤维细胞对于TGF-β的2型高亲和性受体的表达增强，可以导致胶原合成增加[105]。因为TGF-β能诱导其自身抗体，自我放大其功能并持续存在。在硬皮病发病机制中，已证实TGF-β诱导的许多基因具有正调节功能[106]。如前所述，Smad在TGF-β的信号中起关键作用。Smad 3与Smad 4对于激活胶原基因转录有重要作用[81]；Smad 7同样由TGF-β诱导产生，起负调节作用，限制TGF-β受体发出信号。硬皮病患者的成纤维细胞中Smad信号发出异常，有证据表明患者皮肤中Smad 7的表达下降[107]。同样，已经证实硬皮病患者体内Smad 2、Smad 3、Smad 4的结构激活和核定位[108]。间接刺激胶原合成的其他因子，包括结缔组织生长因子(CTGF)可调控TGF-β效应，以及蛋白酶联结素和IL-1，这些因子在SSc患者体内成纤维细胞中表达增加，并对胶原合成起正调节作用[109-111]。

一种假说认为，SSc患者体内成纤维细胞被诱导后发生长期性显型改变，这一假说是基于克隆选择的观点提出的。正常的成纤维细胞在胶原合成、增殖能力和其他代谢参数上并不相同[112,113]。由于免疫细胞因子、上皮细胞因子、缺氧或其他刺激，高胶原合成成纤维细胞亚群优先生长，并导致了所有细胞向高胶原显型转化。事实上，当对SSc患者皮肤进行原位杂交或体外培养时，检测出成纤维细胞中高表达的胶原mRNA的比例适中[99](图76.5)。而SSc患者与正常人的区别在于，小部分正常的溶胶原高表达基因细胞数量增加。克隆选择机制认为，低胶原合成细胞的选择性凋亡使得高胶原显型持续存在。这种凋亡是由活化的T细胞表面的Fas配体介导，并与成纤维细胞膜上的Fas互相作用[114]。此后，在初始作用停止之后，选择群落可长时间持续存在。因此可知，肌纤维母细胞可由TGF-β诱导产生，并能对抗Fas诱导的凋亡[84]。因此，即使在持续免疫细胞活性不足的情况下，最初由免疫学进程引起的纤维化可继续进行。

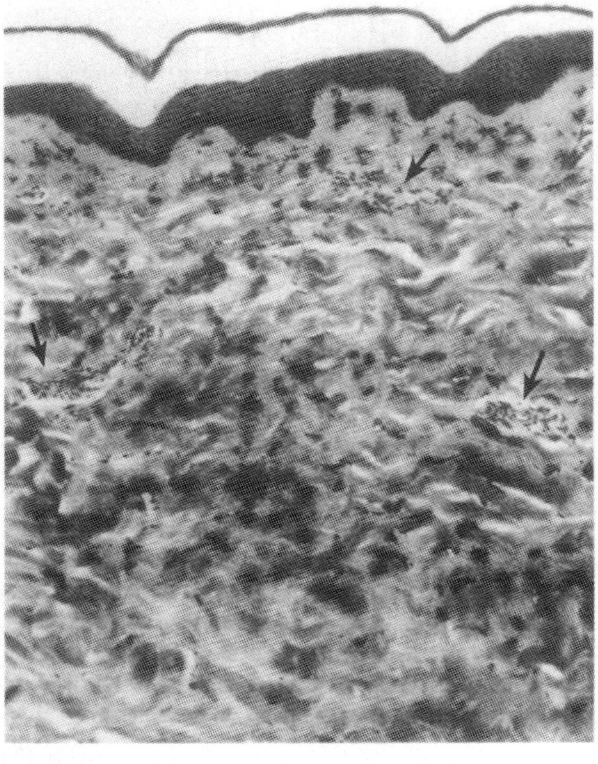

图76.5 硬皮病患者皮肤内胶原信使RNA(mRNA)原位杂交实验。可见真皮层增厚，少量单核细胞浸润(箭头)。黑色区域代表胶原mRNA，通过放射自显影感光乳胶技术探测到，杂交后以Col1A1探针(I型胶原α_1链)放射标记所见。不同成纤维细胞中探测到的信号明显不同(HE染色，放大400倍)。(Courtesy of Dr. A. Jelaska, Boston University School of Medicine.)

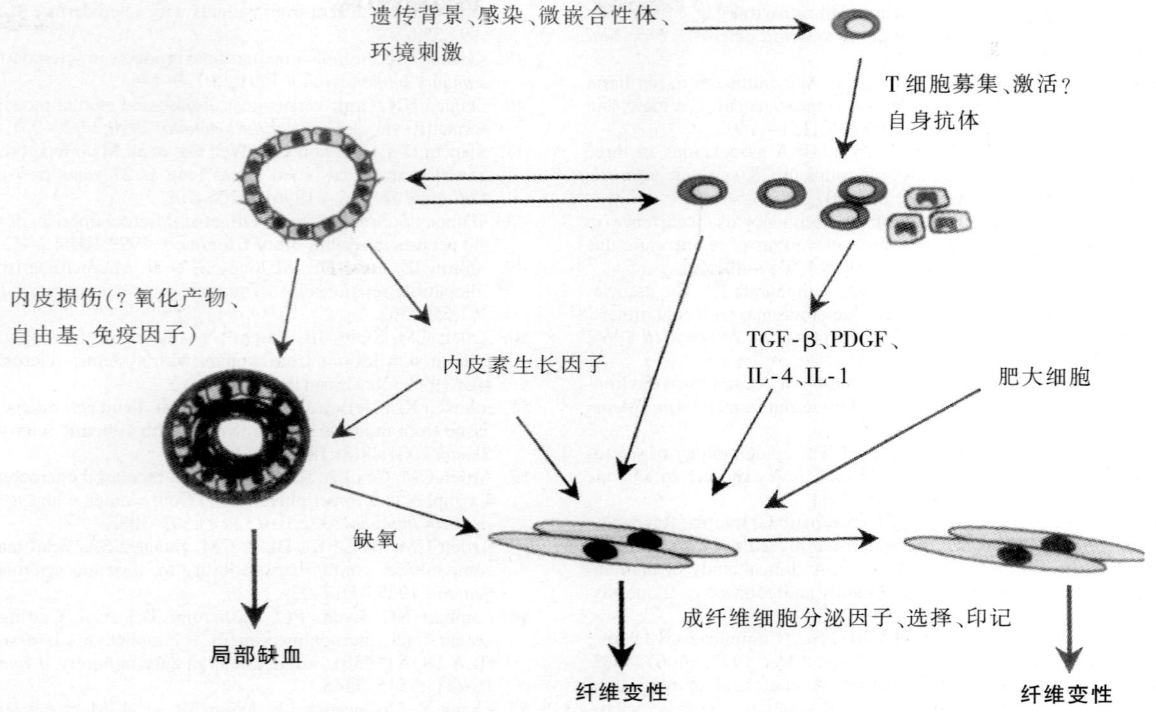

图76.6　系统性硬化病（SSc）的血管损伤和纤维性改变的路径。TGF-β：转移生长因子β；PDGF：血小板（源）生长因子；IL：白介素。

六、结论

SSc患者临床表现，包括血管改变、纤维变性以及免疫学特征；发病机制上的表现，包括上皮细胞损伤、管腔闭塞、皮肤与内脏成纤维细胞内基质聚积增加，以及细胞免疫与体液免疫活性增强。虽然发病机制的3条途径相互作用，但其精确的作用机制与触发机制尚不完全清楚。另外已经明确知道，遗传和（或）环境因素在疾病易感性与触发疾病表达上起一定作用（图76.6）。

（朱波　李德达　李世民　译　李世民　校）

参考文献

1. McGregor AR, Watson A, Yunis E, et al. Familial clustering of scleroderma spectrum disease. *Am J Med* 1988;84:1023–1032.
2. Stephens CO, Briggs DC, Whyte J, et al. Familial scleroderma—evidence for environmental versus genetic trigger. *Br J Rheumatol* 1994;33:1131–1135.
3. Mayes MD. Epidemiology of systemic sclerosis and related diseases. [Review]. *Curr Opin Rheumatol* 1997;9:557–561.
4. Aguilar MB, Cho M, Reveille JD, et al. Prevalences of familial systemic sclerosis and other autoimmune diseases in three U.S. cohorts. *Arthritis Rheum* 1999;42:S186.
5. Englert H, Small-McMahon J, Chambers P, et al. Familial risk estimation in systemic sclerosis. *Aust N Z J Med* 1999;29:36–41.
6. Maddison PJ, Skinner RP, Pereira RS, et al. Antinuclear antibodies in the relatives and spouses of patients with systemic sclerosis. *Ann Rheum Dis* 1986;45:793–799.
7. Maddison PJ, Stephens C, Briggs D, et al. Connective tissue disease and autoantibodies in the kindreds of 63 patients with systemic sclerosis. The United Kingdom Systemic Sclerosis Study Group. *Medicine* 1993;72:103–112.
8. Manolios N, Dunckley H, Chivers T, et al. Immunogenetic analysis of 5 families with multicase occurrence of scleroderma and/or related variants. *J Rheumatol* 1995;22:85–92.
9. Feghali CA, Wright TM. Epidemiologic and clinical study of twins with scleroderma. *Arthritis Rheum*1995;38:S308.
10. Arnett FC, Howard RF, Tan F, et al. Increased prevalence of systemic sclerosis in a Native American tribe in Oklahoma. Association with an Amerindian HLA haplotype. *Arthritis Rheum* 1996;39:1362–1370.
11. Tan FK, Stivers DN, Arnett FC, et al. HLA haplotypes and microsatellite polymorphisms in and around the major histocompatibility complex region in a Native American population with a high prevalence of scleroderma (systemic sclerosis). *Tissue Antigens* 1999;53:74–80.
12. Tan FK, Stivers DN, Foster MW, et al. Association of microsatellite markers near the fibrillin 1 gene on human chromosome 15q with scleroderma in a Native American population. *Arthritis Rheum* 1998; 41:1729–1737.
13. Wallis DD, Tan FK, Kielty CM, et al. Abnormalities in fibrillin 1-containing microfibrils in dermal fibroblast cultures from patients with systemic sclerosis (scleroderma). *Arthritis Rheum* 2001;44(8): 1855–1864.
14. Siracusa LD, McGrath R, Ma Q, et al. A tandem duplication within the fibrillin 1 gene is associated with the mouse tight skin mutation. *Genome Res* 1996;6:300–313.
15. Pandey JP, LeRoy EC. Human cytomegalovirus and the vasculopathies of autoimmune diseases (especially scleroderma), allograft rejection, and coronary restenosis. *Arthritis Rheum* 1998;41:10–15.
16. Hamamdzic D, Harley RA, Hazen-Martin D, LeRoy EC. MCMV induces neointima in IFN-gammaR-/- mice: intimal cell apoptosis and persistent proliferation of myofibroblasts. *BMC Musculoskelet Disord* 2001;2(1):3.
17. Maul GG, Jimenez SA, Riggs E, Ziemnicka-Kotula D. Determination

of an epitope of the diffuse systemic sclerosis marker antigen DNA topoisomerase I: sequence similarity with retroviral gag protein suggests a possible role in autoimmunity in systemic sclerosis. *Proc Natl Acad Sci U S A* 1989;86:8492–8496.
18. Arnett FC, Reveille JD, Goldstein R, et al. Autoantibodies to fibrillarin in systemic sclerosis (scleroderma). An immunogenetic, serologic, and clinical analysis. *Arthritis Rheum* 1996;39:1151–1160.
19. Fanning GC, Welsh KI, Bunn C, et al. HLA associations in three mutually exclusive autoantibody subgroups in UK systemic sclerosis patients. *Br J Rheumatol* 1998;37:201–207.
20. Bramwell B. Diffuse scleroderma: Its frequency;its occurrence in stonemasons;its teatment by fibrolysin-elevations of temperature due to fibrolysin injections. *Edinb Med J* 1914;12:387–401.
21. Rodnan GP, Benedek TG, Medsger TA, Cammarata RJ. The association of progressive systemic sclerosis (scleroderma) with coal miners' pneumoconiosis and other forms of silicosis. *Ann Intern Med* 1966; 66:323–334.
22. Silman AJ, Jones S. What is the contribution of occupational environmental factors to the occurrence of scleroderma in men? *Ann Rheum Dis* 1992;51:1322–1324.
23. Burns CJ, Laing TJ, Gillespie BW, et al. The epidemiology of scleroderma among women: assessment of risk from exposure to silicone and silica. *J Rheumatol* 1996;23:1904–1911.
24. Blair HM, Headington IT, Lynch PJ. Occupational trauma, Raynaud's phenomenon and sclerodactylia. *Arch Environ Health* 1974;28:80–81.
25. Edworthy SM, Martin L, Barr SG, et al. A clinical study of the relationship between silicone breast implants and connective tissue disease. *J Rheumatol* 1998;25:254–260.
26. Gabriel SE, Woods JE, O'Fallon WM, et al. Complications leading to surgery after breast implantation. *N Engl J Med* 1997;336:677–682.
27. Hochberg MC, Perlmutter DL, Medsger TA, et al. Lack of association between augmentation mammoplasty and systemic sclerosis (scleroderma). *Arthritis Rheum* 1996;39:1125–1131.
28. Hennekens CH, Lee IM, Cook NR, et al. Self-reported breast implants and connective-tissue diseases in female health professionals. *JAMA* 1996;275:616–621.
29. Veltman G, Lange CE, Juhe S, et al. Clinical manifestations and course of vinyl chloride disease. *Ann N Y Acad Sci* 1975;246:6–17.
30. Tabuenca JM. Toxic-allergic syndrome caused by ingestion of rapeseed oil denatured with aniline. *Lancet* 1981;2:567–568.
31. Belongia EA, Hedberg CW, Gleich GJ, et al. An investigation of the cause of the eosinophilia-myalgia syndrome associated with tryptophan use. *N Engl J Med* 1990;323:357–365.
32. Silver RM, Heyes MP, Maize JC, et al. Scleroderma, fasciitis, and eosinophilia associated with the ingestion of tryptophan. *N Engl J Med* 1990;322:874–881.
33. Silver RM, Ludwicka A, Hampton M, et al. A murine model of the eosinophilia-myalgia syndrome induced by 1, 1′-ethylidenebis (L-tryptophan). *J Clin Invest* 1994;93:1473–1480.
34. Lacey JVJ, Garabrant DH, Laing TJ, et al. Petroleum distillate solvents as risk factors for undifferentiated connective tissue disease (UCTD). AM J Epidemiol 1999;149:761–770.
35. Garabrant DH, Lacey JV Jr, Laing TJ, et al. Scleroderma and solvent exposure among women. Am J Epidemiol 2003;6:493–500.
36. Kerr LD, Spiera H. Scleroderma in association with the use of bleomycin: a report of 3 cases. *J Rheumatol* 1992;19:294–296.
37. Finch WR, Rodnan GP, Buckingham RB, et al. Bleomycin-induced scleroderma. *J Rheumatol* 1980;7:651–659.
38. Emerit I, Housset E, Feingold J. Chromosomal breakage and scleroderma: studies in family members. *J Lab Clin Med* 1976;88:81–86.
39. Wolff DJ, Needleman BW, Wasserman SS, Schwartz S. Spontaneous and clastogen induced chromosomal breakage in scleroderma. *J Rheumatol* 1991;18:837–840.
40. Emerit I, Filipe P, Meunier P, et al. Clastogenic activity in the plasma of scleroderma patients: a biomarker of oxidative stress. *Dermatology* 1997;194:140–146.
41. Casciola-Rosen L, Wigley F, Rosen A. Scleroderma autoantigens are uniquely fragmented by metal-catalyzed oxidation reactions: implications for pathogenesis. *J Exp Med* 1997;185:71–79.
42. Lee B, Craft JE. Molecular structure and function of autoantigens in systemic sclerosis. [Review]. *Int Rev Immunol* 1995;12:129–144.
43. Vazquez-Abad D, Rothfield NF. Autoantibodies in systemic sclerosis. [Review]. *Int Rev Immunol* 1995;12:145–157.
44. Needleman BW, Wigley FM, Stair RW. Interleukin-1, interleukin-2, interleukin-4, interleukin-6, tumor necrosis factor alpha, and interferon-gamma levels in sera from patients with scleroderma. *Arthritis Rheum* 1992;35:67–72.
45. Kahaleh MB. Soluble immunologic products in scleroderma sera. *Clin Immunol Immunopathol* 1991;58:139–144.
46. Claman HN. Graft-versus-host disease and animal models for scleroderma [Review]. *Curr Opin Rheumatol* 1990;2:929–931.
47. Bianchi DW, Zickwolf GK, Weil GJ, et al. Male fetal progenitor cells persist in maternal blood for as long as 27 years post-partum. *Proc Natl Acad Sci U S A* 1996;93:705–708.
48. Maloney S, Smith A, Furst DE, et al. Microchimerism of maternal origin persists into adult life. *J Clin Invest* 1999;104:41–47.
49. Nelson JL, Furst DE, Maloney S, et al. Microchimerism and HLA-compatible relationships of pregnancy in scleroderma. *Lancet* 1998; 351:559–562.
50. Artlett CM, Smith JB, Jimenez SA. Identification of fetal DNA and cells in skin lesions from women with systemic sclerosis. *N Engl J Med* 1998;338:1186–1191.
51. Johnson KL, Nelson JL, Furst DE, et al. Fetal cell microchimerism in tissue from multiple sites in women with systemic sclerosis. *Arthritis Rheum* 2001;44(8):1848–1854.
52. Artlett CM, Cox LA, Ramos RC, et al. Increased microchimeric CD4+ T lymphocytes in peripheral blood from women with systemic sclerosis. *Clin Immunol*2002;103(3 Pt 1):303–308.
53. Artlett CM, Welsh KI, Black CM, Jimenez SA. Fetal-maternal HLA compatibility confers susceptibility to systemic sclerosis. *Immunogenetics* 1997;47:17–22.
54. Lambert NC, Evans PC, Hashizumi TL, et al. Cutting edge: persistent fetal microchimerism in T lymphocytes is associated with HLA-DQA1*0501: implications in autoimmunity. *J Immunol* 2000; 164(11):5545–5548.
55. Zhang Y, McCormick LL, Desai SR, et al. Murine sclerodermatous graft-versus-host disease, a model for human scleroderma: cutaneous cytokines, chemokines, and immune cell activation. *J Immunol* 2002; 168(6):3088–3098.
56. Kuwana M, Medsger TAJ, Wright TM. Highly restricted TCR-alpha beta usage by autoreactive human T cell clones specific for DNA topoisomerase I: recognition of an immunodominant epitope. *J Immunol* 1997;158:485–491.
57. Yurovsky VV, Sutton PA, Schulze DH, et al. Expansion of selected V delta 1+ gamma delta T cells in systemic sclerosis patients. *J Immunol* 1994;153:881–891.
58. Cannon PJ, Hassar M, Case DB, et al. The relationship of hypertension and renal failure in scleroderma (progressive systemic sclerosis) to structural and functional abnormalities of the renal cortical circulation. *Medicine* 1974;53:1–46.
59. Kahaleh MB, Osborn I, LeRoy EC. Increased factor VIII/von Willebrand factor antigen and von Willebrand factor activity in scleroderma and in Raynaud's phenomenon. *Ann Intern Med* 1981;94:482–484.
60. Huffstutter JE, DeLustro FA, LeRoy EC. Cellular immunity to collagen and laminin in scleroderma. *Arthritis Rheum* 1985;28:775–780.
61. Kahaleh MB, Sherer GK, LeRoy EC. Endothelial injury in scleroderma. *J Exp Med* 1979;149:1326–1335.
62. Kahaleh MB, LeRoy EC. Endothelial injury in scleroderma. A protease mechanism. *J Lab Clin Med* 1983;10:553–560.
63. Kahaleh MB, Fan PS. Mechanism of serum-mediated endothelial injury in scleroderma: identification of a granular enzyme in scleroderma skin and sera. *Clin Immunol Immunopathol* 1997;83:32–40.
64. Bruckdorfer KR, Hillary JB, Bunce T, et al. Increased susceptibility to oxidation of low-density lipoproteins isolated from patients with systemic sclerosis. *Arthritis Rheum* 1995;38:1060–1067.
65. Bashey RI, Millan A, Jimenez SA. Increased biosynthesis of glycosaminoglycans by scleroderma fibroblasts in culture. *Arthritis Rheum* 1984;27:1040–1045.
66. Leibovich SJ, Ross R. A macrophage dependent factor that stimulates the proliferation of fibroblasts in vitro. *Am J Pathol* 1976;84:501–514.
67. Strehlow D, Korn JH. Biology of the scleroderma fibroblast. [Review]. *Curr Opin Rheumatol* 1998;10:572–578.
68. Li L, Artlett CM, Jimenez SA, Hall DJ, Varga J. Positive regulation of human a1(I) collagen promoter activity by transcription factor Sp1. *Gene* 1995;164:229–234.
69. Jimenez SA, Hitraya E, Varga J. Pathogenesis of scleroderma: collagen. *Rheum Dis Clin North Am* 1999;22:647–674.
70. Hitraya EG, Varga J, Artlett CM, Jimenez SA. Identification of ele-

ments in the promoter region of the alpha1(I) procollagen gene involved in its up-regulated expression in systemic sclerosis. *Arthritis Rheum* 1998;41:2048–2058.
71. Widom RL, Culic I, Lee JY, Korn JH. Cloning and characterization of hcKrox, a transcriptional regulator of extracellular matrix gene expression. *Gene* 1997;198(1–2):407–200.
72. Needleman BW. Increased expression of intercellular adhesion molecule 1 on the fibroblasts of scleroderma patients. *Arthritis Rheum* 1990;33:1847–1851.
73. Abraham D, Lupoli S, McWhirter A. Expression and function of surface antigens on scleroderma fibroblasts. *Arthritis Rheum* 1991;34: 1164–1172.
74. Postlethwaite AE, Katai H, Raghow R. Human fibroblasts synthesize elevated levels of extracellular matrix in response to interleukin 4. *J Clin Invest* 1992;90(4):1479–1485.
75. Piela-Smith TH, Broketa G, Hand A, Korn JH. Regulation of ICAM-1 expression and function in human dermal fibroblasts by IL-4. *J Immunol* 1992;148:1375–1381.
76. Postlethwaite AE, Raghow R, Stricklin GP, et al. Modulation of fibroblast functions by interleukin 1: increased steady-state accumulation of type I procollagen messenger RNAs and stimulation of other functions but not chemotaxis by human recombinant interleukin 1alpha and beta. *J Cell Biol* 1988;106:311–318.
77. Raines EW, Dower SK, Ross R. Interleukin 1 mitogenic activity for fibroblasts and smooth muscle cells is due to PDGF-AA. *Science* 1989;243:393–396.
78. Tingstrom A, Reuterdahl C, Lindahl P, et al Expression of platelet-derived growth factor-beta receptors on human fibroblasts. Regulation by recombinant platelet-derived growth factor-BB, IL-1, and tumor necrosis factor-alpha. *J Immunol* 1992;148:546–554.
79. Roberts AB, Sporn MB, Assoian RK, et al. Transforming growth factor-beta: rapid induction of fibrosis and angiogenesis in vivo and stimulation of collagen formation in vitro. *Proc Natl Acad Sci U S A* 1986;83:4167–4171.
80. Varga J, Jimenez SA. Stimulation of normal human fibroblast collagen production and processing by transforming growth factor-beta. *Biochem Biophys Res Commun* 1986;138:974–980.
81. Chen SJ, Yuan W, Mori Y, et al. Stimulation of type I collagen transcription in human skin fibroblasts by TGF-beta: involvement of Smad 3. *J Invest Dermatol* 1999;112:49–57.
82. Raghow R, Postlethwaite AE, Keski-Oja J, et al. Transforming growth factor-beta increases steady state levels of type I procollagen and fibronectin messenger RNAs posttranscriptionally in cultured human dermal fibroblasts. *J Clin Invest* 1987;79:1285–1288.
83. Kissin E, Korn JH. Apoptosis and myofibroblasts in the pathogenesis of systemic sclerosis. *Curr Rheumatol Rep* 2002;4(2):129–135.
84. Jelaska A, Korn JH. Role of apoptosis and TGF-b1 in fibroblast selection and activation in systemic sclerosis. *Arthritis Rheum* 2000;43: 2230–2239.
85. Seibold JR, Giorno RC, Claman HN. Dermal mast cell degranulation in systemic sclerosis. *Arthritis Rheum* 1990;33:1702–1709.
86. Claman HN, Giorno RC, Seibold JR. Endothelial and fibroblastic activation in scleroderma. The myth of the "uninvolved skin". *Arthritis Rheum* 1991;34:1495–1501.
87. Gruber BL, Kew RR, Jelaska A, et al. Human mast cells activate fibroblasts: tryptase is a fibrogenic factor stimulating collagen messenger ribonucleic acid synthesis and fibroblast chemotaxis. *J Immunol* 1997;158:2310–2317.
88. Yanagisawa M, Inoue A, Takuwa Y, et al. The human preproendothelin-1 gene: Possible regulation by endothelial phosphoinositide turnover signaling. *J Cardiovasc Pharmacol* 1989;13(suppl 5):S13–S18.
89. Clozel M, Fischli W, Guilly C. Specific binding of endothelin on human vascular smooth muscle cells in culture. *J Clin Invest* 1989; 83:1758–1761.
90. Brain SD, Crossman DC, Buckley TL, Williams TJ. Endothelin-1: demonstration of potent effects on the microcirculation of humans and other species. *J Cardiovasc Pharmacol* 1989;13(suppl 5):S147–S150.
91. Arai H, Hori S, Aramori I, et al. Cloning and expression of a cDNA encoding an endothelin receptor. *Nature* 1990;348:730–732.
92. Biondi ML, Marasini B, Bassani C, Agostoni A. Increased plasma endothelin levels in patients with Raynaud's phenomenon. *N Engl J Med* 1991;324:1139–1140.
93. Kadono T, Kikuchi K, Sato S, et al. Elevated plasma endothelin levels in systemic sclerosis. *Arch Dermatol Res* 1995;287:439–442.
94. Kahaleh MB. Endothelin, an endothelial dependent vasoconstricter in scleroderma: enhanced production and profibrotic action. *Arthritis Rheum* 1991;34:978–983.
95. Vancheeswaran R, Azam A, Black C, Dashwood MR. Localization of endothelin-1 and its binding sites in scleroderma skin. *J Rheumatol* 1994;21:1268–1276.
96. Denton CP, Shiwen X, Welsh KI, et al. Scleroderma fibroblast phenotype is modulated by co-culture with human endothelial cells. *J Rheumatol* 1996;23:633–638.
97. Falanga V, Qian SW, Danielpour D, et al. Hypoxia upregulates the synthesis of TGF-beta 1 by human dermal fibroblasts. *J Invest Dermatol* 1991;97:634–637.
98. LeRoy EC. Increased collagen synthesis by scleroderma skin fibroblasts in vitro: a possible defect in the regulation or activation of the scleroderma fibroblast. *J Clin Invest* 1974;54:880–889.
99. Jelaska A, Arakawa M, Broketa G, Korn JH. Heterogeneity of collagen synthesis in normal and systemic sclerosis skin fibroblasts. Increased proportion of high collagen-producing cells in systemic sclerosis fibroblasts. *Arthritis Rheum* 1996;39:1338–1346.
100. Jimenez SA, Feldman G, Bashey RI, et al. Co-ordinate increase in the expression of type I and type III collagen genes in progressive systemic sclerosis fibroblasts. *Biochem J* 1986;237:837–844.
101. Langholz O, Rockel D, Mauch C, et al. Collagen and collagenase gene expression in three-dimensional collagen lattices are differentially regulated by alpha 1 beta 1 and alpha 2 beta 1 integrins. *J Cell Biol* 1995;131:1903–1915.
102. Kozlowska E, Sollberg S, Mauch C, et al. Decreased expression of alpha 2 beta 1 integrin in scleroderma fibroblasts. *Exp Dermatol* 1996;5:57–63.
103. Ivarsson M, McWhirter A, Black CM, Rubin K. Impaired regulation of collagen pro-alpha 1(I) mRNA and change in pattern of collagen-binding integrins on scleroderma fibroblasts. *J Invest Dermatol* 1993; 101(2):216–221.
104. Mauch C, Kozlowska E, Eckes B, Krieg T. Altered regulation of collagen metabolism in scleroderma fibroblasts grown within three-dimensional collagen gels. *Exp Dermatol* 1992;1:185–190.
105. Kawakami T, Ihn H, Xu W, et al. Increased expression of TGF-beta receptors by scleroderma fibroblasts: evidence for contribution of autocrine TGF-beta signaling to scleroderma phenotype. *J Invest Dermatol* 1998;110:47–51.
106. Verrecchia F, Chu M-L, Mauviel A. Identification of novel TGF-β Smad gene targets in dermal fibroblasts using a combined cDNA microarray/promoter transactivation approach. *J Biol Chem* 2001; 276:17058–17062.
107. Dong C, Zhu S, Wang T, et al. Deficient Smad7 expression: a putative molecular defect in scleroderma. *Proc Natl Acad Sci U S A* 2002; 99(6):3908–3913.
108. Mori Y, Chen SJ, Varga J. Expression and regulation of intracellular SMAD signaling in scleroderma skin fibroblasts. Arthritis Rheum 2003;48(7):1964–1978.
109. Shi-Wen X, Pennington D, Holmes A, et al. Autocrine overexpression of CTGF maintains fibrosis: RDA analysis of fibrosis genes in systemic sclerosis. Exp Cell Res 2000;259(1):213–224.
110. Strehlow D, Jelaska A, Strehlow K, Korn JH. A potential role for protease nexin 1 overexpression in the pathogenesis of scleroderma. *J Clin Invest* 1999;103(8):1179–1190.
111. Kawaguchi Y, Hara M, Wright TM. Endogenous IL-1alpha from systemic sclerosis fibroblasts induces IL-6 and PDGF-A. *J Clin Invest* 1999;103:1253–1260.
112. Botstein GR, Sherer GK, LeRoy EC. Fibroblast selection in scleroderma: an alternative model of fibrosis. *Arthritis Rheum* 1982;25: 189–195.
113. Goldring SR, Stephenson ML, Downie E, et al. Heterogeneity in hormone responses and patterns of collagen synthesis in cloned dermal fibroblasts. *J Clin Invest* 1990;85:798–803.
114. Jelaska A, Korn JH. Anti-Fas induces apoptosis and proliferation in human dermal fibroblasts: differences between foreskin and adult fibroblasts. *J Cell Physiol* 1998;175:19–29.

第77章

系统性硬化症和硬皮病变异型:临床表现

Richard M.Silver, Thomas A. Medsger, Marcy B. Bolster

按照传统习惯而言,这种表现之所以被称为硬皮病,是指系统性硬化症和一组硬皮病变异型的特殊病变的皮肤改变的统称。系统性硬化症是一种慢性结缔组织病,其特征可表现为炎症和纤维化,以及血管、皮肤、滑膜、骨骼肌及某些内脏器官,特别是胃肠道、肺、心脏和肾脏的退行性改变[1]。早期的炎症表现临床上常被忽略,但这种疾病的特征性表现是由于结缔组织过度增殖导致的皮肤(硬皮病)和其他器官的增生。血管内膜下增厚的变化最显著,可引起雷诺现象及闭塞性小动脉和毛细血管损伤。

对于硬皮病变异型,皮肤纤维化情况更局限,一般说来,血管和内脏器官不会受到影响,也看不到系统性硬化症特征性的血清学异常。患者同时患有这两种病的情况很少见,虽然有些病例报道中提到过局灶性硬皮病可以进展为系统性硬化症,但更有可能是患者相继罹患了两种自身免疫性疾病。其他一些有系统性硬化症特点的疾病,如类硬皮病表现、特征性皮肤改变,以及缺乏系统性硬化症典型内脏改变和血清学异常的一些疾病,将在本章稍后进行讨论。

一、硬皮病的分类

表 77.1 列出了系统性硬化症和硬皮病变异型的主要临床分类。

(一)系统性硬化症

1.临床亚型

系统性硬化症可以分为 2 种主要的临床亚型,根据皮肤受累的程度和范围,分为弥漫性皮肤病变和局限性皮肤病变[2],当合并有其他结缔组织疾病时,称为重叠综合征。

弥漫性皮肤病变是四肢和躯干的远端和近端皮肤均增厚,而局限性皮肤病变,则局限于手指、掌和面部皮肤增厚。大多数情况下,弥漫性皮肤病变患者皮肤增厚以肘关节和膝关节为分界线,可累及上臂、大腿或者躯干(前胸、腹部、背部)。肢端硬皮病(皮肤增厚局限在四肢最远端)和 CREST 综合征(为钙质沉着症、雷诺现象、食管活动障碍、指端硬化和毛细血管扩张的简称),更类似于局限性皮肤硬皮病。有些系统性硬化症的患者在其病程中没有明显的皮肤增厚 (无皮肤表现的系统性硬化症),这样的患者与局限性皮肤病变患者从临床表现、实验室检查、血清学检查以及自然病程方面都不容易鉴别[3]。其余亚型的患者,在缺乏皮肤增厚表现时,依靠内脏器官的病变而做出系统性硬化症的诊断,因为皮肤增厚在疾病的晚期出现[4]。系统性硬化症的定义已扩展到包括有雷诺现象的患者,以及有甲皱毛细血管异常或者有系统性硬化症选择性血清自身抗体阳性的患者[5]。许多人口统计学、临床以及实验室特征,也可以帮助区分弥漫性与局限性皮肤病变(表 77.2)。

疾病亚型的分类对于患者及主治医生都相当重要,因为了解它便能预测以后疾病的自然进展情况、发现潜在的并发症以及它们最可能出现的时间。弥漫性皮肤受累与下列情况相关,包括明显的肌腱摩擦音,致关节挛缩性关节炎,血清抗拓扑异构酶 I(抗 Scl 70)或抗 RNA 聚合酶抗体阳性,以及更早期(在 1~3 年内)、更频繁发生的累及肺、心脏和肾的内脏疾病。与之不同

表 77.1 硬皮病的分类

Ⅰ.系统性硬化症
  弥漫性皮肤受累
  局限性(或无硬皮病)受累
  与其他结缔组织疾病"重叠"
Ⅱ.硬皮病变异型
  局灶性硬皮病
    局限性硬斑病
    线状硬皮病
  伴有筋膜炎和嗜酸性粒细胞增多
  嗜酸细胞性筋膜炎
  毒油综合征
  嗜酸细胞增多性肌痛综合征
  与接触化学品和药品相关
  二氧化硅 * 和硅树脂 *
  博来霉素和其他抗肿瘤药
  氯乙烯
  环氧树脂
  有机溶剂 *
  喷他佐新
  维生素 K(维生素 K_1)
  溴隐亭
  假硬皮病
    皮硬化病
    苔癣性黏液水肿
    肾源性纤维组织性皮肤病
    移植物抗宿主病 *
    代谢相关的疾病
    糖尿病性指状硬化症
    类癌综合征
    苯丙酮尿症
    迟发性皮肤卟啉症
    肢端肥大症
    甲状腺疾病
    POEMS(Crow-Fukase)综合征
    罕见的遗传相关疾病
      维尔纳(Werner)综合征
      吉福德(Gilford)综合征
      罗思蒙德(Rothmund)综合征
      先天性筋膜营养不良(僵硬性皮肤综合征)
    罕见的皮肤疾病
      硬化萎缩苔癣
      慢性萎缩性肢端皮炎
      淀粉样变性病
    神经系统功能紊乱合并皮肤营养不良
      交感反射性营养不良综合征(RSDS)
      偏瘫或截瘫

* 可能合并系统性硬化症。

的是，与局限性皮肤受累相关的情况包括：钙质沉着病、毛细血管扩张、血清抗着丝点自身抗体阳性，以及几十年以后发生的迟发的肺动脉高压或小肠吸收不良。系统性硬化症中的重叠综合征(详见第69章)，是指弥漫性或局限性皮肤病变合并有另外一种结缔组织疾病，例如合并多发性肌炎(肌炎、皮肌炎、皮疹)或系统性红斑狼疮(白细胞减少症、肾小球性肾炎、胸膜心包炎、典型皮疹)，而重叠综合征合并类风湿性关节炎却极其罕见[6]。

2.血清学亚型

自从认识到抗拓扑异构酶Ⅰ和抗着丝点抗体分别与弥漫性和局限性皮肤受累联系紧密，系统性硬化症分类方法中依靠血清学分类的观点便开始流行起来。与硬皮病特异性相关的其他一些血清中的自身抗体也有描述。在7种硬皮病相关自身抗体中，携带一种的患者比例接近85%(图77.1)。患有局限性皮肤受累的患者，最可能带有抗着丝点抗体或者抗Th抗体[7]；而弥漫性皮肤受累患者，则以携带抗拓扑异构酶Ⅰ或抗RNA聚合酶Ⅰ和Ⅲ居多[8]。重叠综合征患者经常含有抗U1RNP[9]、抗PM-Scl[10]或抗U3RNP[11]抗体。与这些自身抗体相关的临床特征和遗传因素，将在后面的血清自身抗体这一节介绍。

(二)分类标准

分类标准是用于描述研究中的一大类患者，而不是为诊断单独某个患者。美国风湿病学会所做的一项前瞻性、多中心的研究表明，邻近指(趾)的皮肤局部硬化性改变是明确系统性硬化症的主要判别标准[12]。这种皮肤增厚的表现，出现在91%系统性硬化症的病例里，而在对照组患者中却不足1%，再加上3个次要标准中的2个，诊断的敏感性可提高到97%，且特异性也可维持在98%(3个次要标准为：指端硬化、指(趾)端腐蚀性疤痕、胸部X线片上表现出来的肺双侧基底部间质纤维化)。

然而依照笔者的经验，仍有几乎10%的系统性硬化症患者的表现与ACR标准不符，他们都有局限性皮肤受累的表现，并且合并有其他诊断系统性硬化症的有力依据，这些依据包括食管或小肠运动减弱，或者是肺动脉高压。对于局限性皮肤受累，附加的表现是显著的甲皱毛细血管异常，能使分类标准的敏感性由33%提高至74%[13]；或修改ACR标准以使其能包括更多局限性皮肤受累的患者，或分别为弥漫性和局限性皮肤受累的分型建立标准，这一问题尚待解决。

(三)硬皮病变异型

硬皮病的变异型包括自发的、毒素相关的或代谢性疾病伴有真皮硬化(表77.1)。某些变异型互相之间

表 77.2　系统性硬化症各型于病变过程中任意时间段表现出的临床和实验室特征的对比分析

(匹兹堡大学,首诊于 1992~2001 年)

	弥散性(n=500)	局限性(n=575)	重叠综合征(n=107)
统计学特征			
发病年龄(<40岁)	34%	45%	60%
种族(不包括高加索人)	13%	7%	15%
性别(女性)	76%	84%	84%
首诊症状持续时间(年)	3%	11%	7%
系统、器官受累情况			
皮肤增厚(大面积皮肤疤痕)	27%	5%	7%
毛细血管扩张	45%	66%	40%
钙质沉着病	9%	31%	32%
雷诺现象	94%	97%	92%
关节痛或关节炎	97%	56%	83%
肌腱摩擦音	50%	4%	10%
关节挛缩	85%	27%	47%
骨骼肌病	14%	2%	66%
食管运动减弱	62%	63%	52%
肺纤维化	41%	34%	35%
心脏受累	13%	4%	17%
硬皮病肾危象	17%	2%	4%
实验室数据			
抗核抗体阳性(>1:40)	98%	98%	96%
抗着丝点抗体阳性	3%	41%	9%
抗Scl70抗体阳性	28%	16%	2%
首次确诊后累积存活率			
5年存活率	75%	84%	83%
10年存活率	56%	68%	67%

表现出了惊人的相似，提示这些变异型可能具有共同的病因或发病机制。例如,嗜酸性粒细胞性筋膜炎(嗜酸细胞性筋膜炎)、毒油综合征以及嗜酸细胞增多性肌痛综合征在很多方面类似，而这 3 种疾病却不同于自发性系统性硬化症(见下文)。

因环境或职业因素而暴露于各种化学药物和毒素,可能会引起硬皮病变异型或者系统性硬化症。随着人们对这些致病因素敏感性的病因学和基本原理的理解，我们也许能更深入理解系统性硬化症和其他类型的异常纤维化的发病机制。

二、系统性硬化症

(一)流行病学

在第 76 章，我们讨论了系统性硬化症的流行病学特征。这种疾病在各个种族中均有报道,在全球均有分布。一项美国公众调查表明,每年每 100 万易感人群中约有 20 例新增医院诊断病例[14]。总体来说,女性发病率大约是男性的 3 倍,并且在妊娠时期这种概率还有所增加,而种族之间的发病率无明显差别。系统性硬化症通常发生于 30~50 岁，在儿童期和在 80 岁以后发病的也有报道,但不常见。对于美国黑人妇女,这种疾病发生得更早、弥漫性常见,且存活率低[15]。系统性硬化症的患病率估计在每 100 万人中有 200 人[16]。

在美国 3 次大型前瞻性人群调查中发现，家族性系统性硬化症的患病率是正常的 6~7 倍[17]。与系统性硬化症患者有亲缘关系的个体常因其他结缔组织疾病受累,提示了这种家族疾病的遗传易感性。在有多人患病的家族中，受累的同胞具有共同的人类淋巴细胞抗原(HLA)单体型,但疾病的发展却不能完全由 HLA 基因来解释,这表明对于疾病的发生,主要组织相容性抗原是重要的但又是不充分的[18]。一项针对双胞胎的研究支持这一结论,在这项研究中,不管是单卵双生还是双卵双生,双胞胎之间疾病的发生均有 4%的一致性[19]。

一些环境因素可诱发系统性硬化症或促使其发生,包括可吸入性二氧化硅粉尘和接触有机溶剂。这些

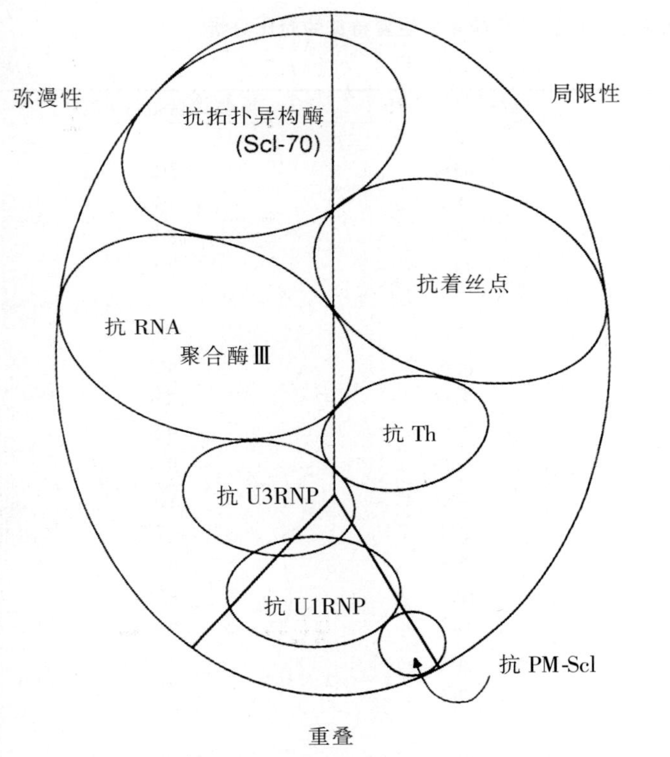

图77.1 系统性硬化症临床亚型和自身抗体的分类。

因素将在本章的硬皮病变异型一节中详细讨论。

(二)临床特征

1.始发症状

对于大多数局限性皮肤受累患者，雷诺现象是始发症状。不同的是，弥漫性患者常始发于双手肿胀、皮肤增厚或关节炎。个别情况下内脏最先受累，如食管症状(吞咽困难、胃灼热)或呼吸困难。

2.皮肤

皮肤病变容易识别的时期出现在皮肤受累阶段。最初，患者常主诉手指紧胀不适，特别是在晨起时(水肿阶段)。指凹或非指凹性水肿(“香肠指”)，也可累及手部，并经常侵及双侧前臂、腿、足部和面部。这种改变不局限于关节周围而是扩展到关节以外的范围，这一特点有助于我们将其和关节炎区分开。水肿可以一直不消退(例如局限性皮肤受累时的手指)，或于几周或数月内逐渐为增厚和紧固的皮肤病变所取代。在局限性皮肤受累这一临床亚型中，上述病变常局限于双侧的手指、手部和面部，而弥漫性皮肤受累除首先累及手指和手外，还以不同的速度扩展至上臂、前臂、大腿、胸部和腹部。受累的皮肤变得越来越光亮、紧张，厚度增加，并牢固地附着于皮下组织。在真皮硬化症的炎症活动期，皮肤瘙痒是一种常见的症状。在此期间，真皮明显增厚但表皮却是薄的，致使皮肤出现皱纹，毛发、汗腺以及油脂分泌减少。面部的改变常会导致一种特征性“憔悴”表现，表情呆板、薄而紧绷的“钱包样”嘴唇、垂直的皱襞环绕在口周以及口腔容积减小（图 77.2)。口径的减少会影响到进食和常规的牙科护理。数年之后，真皮会趋于软化，许多病例会恢复到正常的厚度，甚至比正常的还薄(萎缩期)。在此时期最显著的表现，是指趾远端和面部的毛细血管扩张，包括广泛扩张的毛细血管袢和未扩张的小静脉(图 77.3)。

系统性硬化症 2 种主要的亚型，其皮肤受累的自然进展过程迥然不同(图 77.4)。对于局限性皮肤受累，或者没有皮肤增厚，或者在许多年中一直保持很小的范围，并且与内脏后遗症无关。相反，对于弥漫性皮肤受累，皮肤早期快速增厚是基本规律，并在 1~2 年内达到高峰。一个常见的错误是，将仅有刚出现指端硬化的患者过早分类诊断为局限性皮肤受累，因为如果再密切观察 3~6 个月，许多上述患者的症状会在这段时间内表现为向肢体近端发展，并出现明显的弥漫性的皮肤增厚。皮肤增厚的进程迅速与关节挛缩和内脏器官病变的发展密切相关，内脏病变主要累及胃肠道、肺、心脏和肾脏。因此，虽然短时间内皮肤增厚并不会影响诊断，但与其相关的内脏病变却对生命造成明显的威胁。对于弥漫性皮肤受累，一般在两年内，当最严重的皮肤增厚形成之后，缓慢的但一定发生的退变过程便会接踵而至，而且对于某些患者来说还是很明显的[20]。皮肤状况得到改善的通常模式是，最先发病的区域(通常是前胸个腹部)最先得到改善。

皮肤增厚常伴有令人印象深刻的色素沉着（未累及黏膜)，甚至在某些病例色素沉着会在皮肤增厚之前出现。这种改变在毛囊区域最显著，而其周围常会有色素减退，这样便形成了盐–胡椒现象，颜色深浅不一。色素沉着偶尔沿浅表的血管和肌腱的走行有较明显的分布。

在疾病的早期，皮肤活检对于确立诊断的可靠性不如物理检查。而皮肤增厚“评分”是简单和廉价的，与皮肤活检的厚度密切相关，且可靠性高并能重复操作[21]。也有报道认为高频超声(20 MHz)和皱褶表测试是可行的，观测者之间的差异性很低[22,23]。在皮肤硬化活动期获得的皮肤活检标本，显示了在网状真皮以及

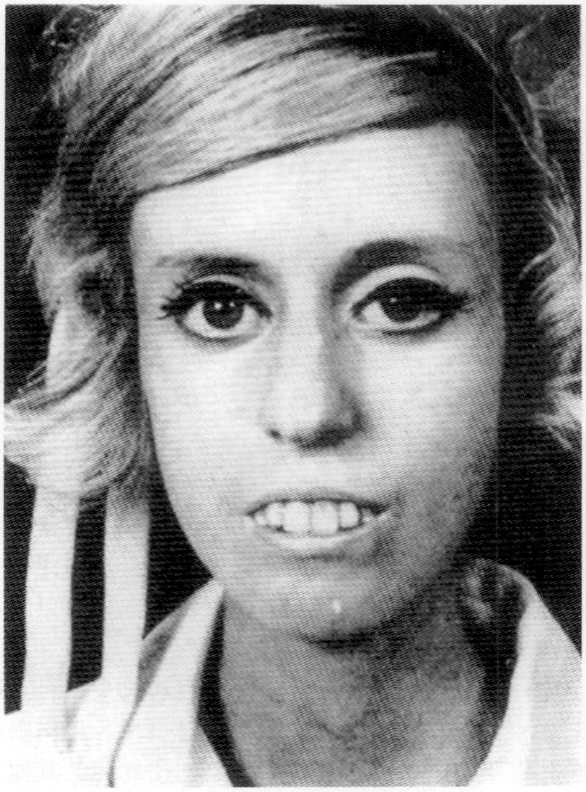

图77.2　一例19岁女性弥漫性皮肤系统性硬化症面部。可见正常皮肤皱褶消失,唇回缩。

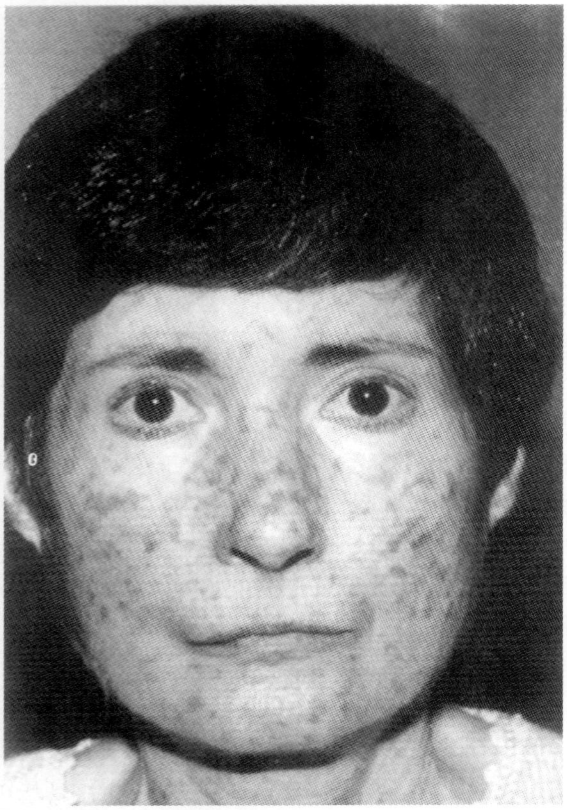

图77.3　一例45岁女性的面部照片，其患有局限性皮肤系统性硬化伴有复杂的毛细血管扩张症,但无皮肤增厚表现。

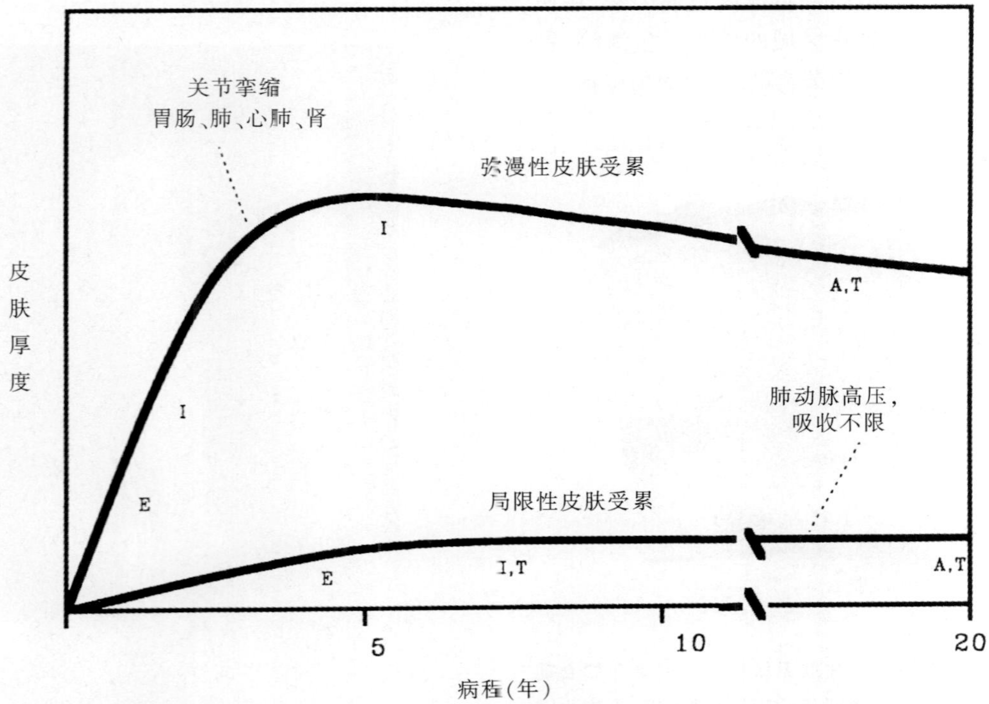

图77.4　系统性硬化症两个主要亚型的皮肤增厚的自然进展过程,以及一些严重并发症出现的时间。E:水肿;I:硬结;A:萎缩;T:毛细血管扩张。

透明化和纤维化的小动脉内，致密胶原纤维惊人的增长情况。同时，由于针状突起的丢失和真皮附属物的萎缩，表皮也开始变薄。大量变形性单核细胞累积，主要是T淋巴细胞大量沉积在真皮下与皮下组织之上的区域内[24](图77.5)。直接免疫荧光方法不能检测出位于真皮-表皮结合部和血管内的免疫球蛋白和补体成分[25]。在早期弥漫性皮肤受累患者有临床症状的皮肤内能发现增多且致密的脱核肥大细胞，其与许多成纤维疾病都有联系[26]。

覆盖在骨性突起，特别是位于指间关节和肘关节近侧伸面的皮肤，由于关节挛缩会变得紧张、伸展、变薄和萎缩，并且极易受损。患者常由于这些位置形成溃疡而忍受痛苦的折磨，但这种情况在覆盖肩和踝关节骨性突起的皮肤比较少见。形成的这些溃疡愈合极慢且常继发感染。其他位置皮肤的愈合，包括指尖溃疡和外科切口的愈合正常。

3.钙质沉着病

局限性或晚期弥漫性皮肤受累患者常会发生皮内或皮下钙化，钙化的主要成分是羟基磷灰石。这些沉积物主要发生部位包括指(趾)垫、关节周围组织、前臂伸侧面、鹰嘴滑液囊、髌前区域以及臀部，且大小不一，小到手指的斑点状损害(图77.6)，大到前臂大面积的岩砾样斑块。创伤和微循环障碍是重要的致病因素。钙质沉着症常伴发如下改变：钙化区域的皮肤发生溃疡、钙化物质的间歇性突出和继发细菌感染(常为葡萄球菌)。

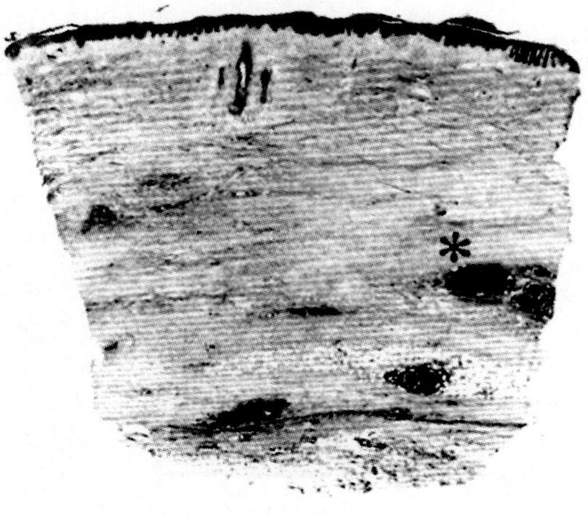

图77.5 从一例53岁患有弥漫性皮肤系统性硬化的老年妇女前臂伸侧钻孔获得的皮肤活检显微照片。皮肤附件萎缩，真皮由于致密胶原结缔组织的沉积而增厚，经鉴定为T淋巴细胞的小圆形细胞(星形)明显聚集。

4.周围血管系统

雷诺现象是指对于寒冷或情绪紧张的反应而引起的发作性血管痉挛，致使指趾苍白、青紫，并感觉冷、麻木和疼痛，在温度恢复过程中常见反应性的充血。脚趾经常受累，而鼻尖、耳垂和舌受累的概率相对较小。在95%以上的系统性硬化症患者的病程中，均会发生雷诺现象，且时间不定。

许多有双侧雷诺现象而无明显症状或潜在结缔组织疾病征兆的患者，应请内科或风湿病专家评估病情，其中有些患者会在雷诺现象发生后的头几年里罹患结缔组织疾病。而在两年以后，很少有患者(不足5%)会发生这种情况，而且他们最终几乎都会患局限性皮肤增厚性硬皮病[27]。一些临床线索预测，伴有雷诺现象的系统性硬化症患者的迟发症状仅包括指端硬化、手指水肿、指端腐蚀性疤痕、毛细血管镜下异常[28]以及与系统性硬化症相关的血清自身抗体阳性[29]。

对于大多数弥漫性皮肤系统性硬化病例，雷诺现象常和皮肤改变或风湿类症状同时出现。患局限性皮肤受累亚型的患者，其雷诺现象则比此病的其他症状出现早许多年。不同的是，多达20%的弥漫性皮肤受累亚型患者的皮肤增厚症状出现早于雷诺现象。已发现可以用这种皮肤增厚出现于雷诺现象之前的顺序

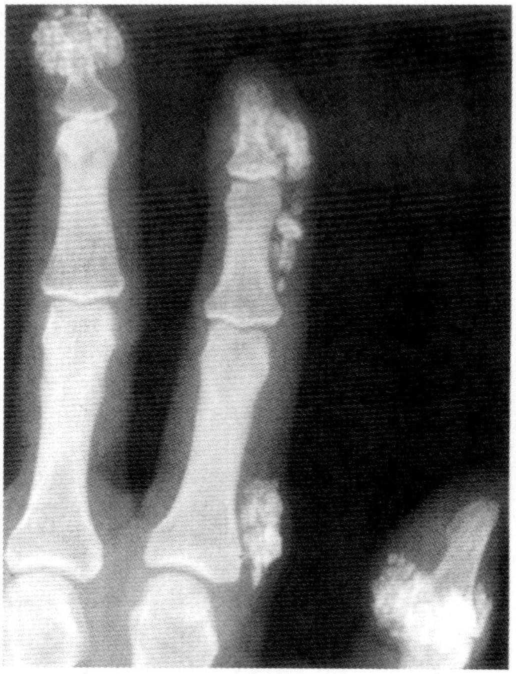

图77.6 一例46岁患有局限性皮肤系统性硬化的妇女手部愈合的X线片，可见皮下广泛的钙质沉着。

“倒置”情况，来预测继发的弥漫性皮肤增厚和肾脏受累等病变[30]。但因为在系统性硬化症中这种情况很普遍，所以雷诺现象的存在与否对预后并不重要。

经常发生指尖小范围的缺血性坏死或溃疡形成，常遗留凹陷性疤痕。一些患者甚至会发生终末节指(趾)骨的坏疽，血管造影和尸检研究揭示了其远端血管的狭窄和阻塞情况[31]。在尸检时，这些血管具有典型的内外膜纤维化表现而无炎症反应的证据(图 77.7)。当病变严重时，这种病理改变会引起严重的管腔狭窄或闭塞，偶尔会发现新鲜或陈旧的血栓，并且 25%的血管有特征性的损害，即脉管壁血管毛细血管扩张[31]。类似的病变也见于较大的动脉(如桡、尺或腘动脉)，且与动脉粥样硬化无关[31-33]。一项多普勒研究表明，与对照组相比，病变组尺动脉有明显狭窄[34]。病例对照研究指出，病变常累及外周血管而非冠状动脉或脑血管[35]。颈动脉双重扫描和踝-腕血管压力指数测量显示，系统性硬化症患者大血管的病变比年龄、性别相匹配的对照组多[36]。这些改变与典型的动脉粥样硬化之间的关系还不清楚。动脉阻塞发生于局限性皮肤硬皮病[32]并伴有抗心磷脂抗体[37]患者。这类患者中的一个亚型，可表现为局限性皮肤增厚，多根指(趾)的局部缺血和离断，抗着丝点抗体、IgM 抗心磷脂抗体阳性，以及指端血管的组织学检查为“血管炎”[38]。

在显微镜下检查甲皱微循环的改变，局限性硬皮病是由于膨大的血管袢(“缓慢”期)，而弥漫性硬皮病是由于甲皱血管的缺乏和退变(“活动”期)造成的(图 77.8)[39]。据观察，当暴露于寒冷环境中时，这些血管中的血液会完全停止流动[40]，且红外功能成像显示在系统性硬化症患者，其恢复的时间较长，这有助于鉴别雷诺现象是继发而非原发的[41]。甲皱活检已经证实了体内显微镜检查方法的准确性[42]。对于仅有雷诺现象的患者，毛细血管的上述这些异常改变是进展为硬皮病的早期预警信号[43]。尽管已经提出在系统性硬化症中，甲皱毛细血管受累时出现的数量减少和体积增大的情况，与内脏器官受累有关[44]，但仍未达成共识[45]。

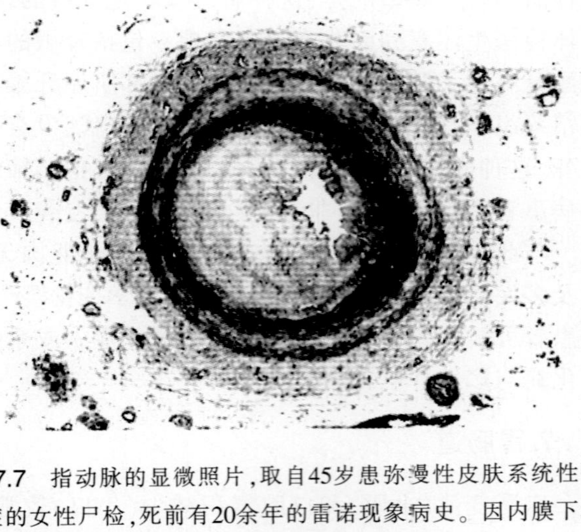

图77.7　指动脉的显微照片，取自45岁患弥漫性皮肤系统性硬化症的女性尸检，死前有20余年的雷诺现象病史。因内膜下增生和明显的外膜内纤维化导致血管腔几乎闭塞。

毛细血管上皮细胞和神经控制机制发生变化，引起大血管和小血管的过度收缩。有或没有硬皮病但有雷诺现象的患者，无论在暖或冷的环境中，其指(趾)垫的温度都会持续降低，手指微循环血流也会不正常，可见手指收缩压降低[46]，阻断交感神经无改变[47]。另外手指受凉后温度恢复迟缓，所有这些表现提示其血管有结构性和功能性狭窄。假定外周感觉神经纤维缺失，会损害神经传导对于血管紧张度的控制，从而引起内皮细胞损害的无拮抗的血管收缩和血小板因子的激活[48]。内皮素 1，是一种由内皮细胞释放的强力血管收缩肽，在硬皮病相关的雷诺现象患者血浆中增多，但原发或与其他结缔组织疾病相关的继发雷诺现象患者却无此改变[49,50]。然而，在硬皮病患者身上诱发雷诺现象，却不会使血液中的内皮素 1 水平增加[50]。

在硬皮病患者内皮细胞产物的血浆活力Ⅷ因子或冯·维勒布兰德因子(vWF)抗原，在基础环境中会增加[51]，并且在受凉后增加得更多[52]。血浆 vWF 抗原水平的提高，与乙二胺四乙酸(EDTA)肌酸酐廓清率及非肺纤维化性肺动脉高压有关[53]。并注意到血小板血清素含量减少[54]表明其释放，增加血清素诱导的血小板聚集[55]，提高循环内血小板聚集物和血浆 β 血小板球蛋白水平，或许可反映血管的损伤和修复[56,57]。检测 β 血小板球蛋白可能有助于区分系统性硬化症与原发性雷诺现象[57]。

5.关节、肌腱和骨

患者常于病变初发或早期阶段，主诉手指、腕、膝和踝等处的对称性多关节疼痛和关节强直，全身肿胀或水肿，也发生在手指。很难确定指间关节活动受限的程度，是由关节、关节周围组织或腱鞘炎疾病所致，或者皮肤的病变引起的。类似于类风湿性关节炎的滑膜炎并不常见，但可能是弥漫性皮肤受累的首发症状。较大的外周关节偶尔会有轻微的发热或肿胀并有少量关节液，其内主要为单核细胞，数量不超过 3 000/mm^3。受累滑膜的病理检查显示了局灶性聚集或弥散分布的、数量不定的慢性炎症细胞，常见滑液表面的纤维沉积。

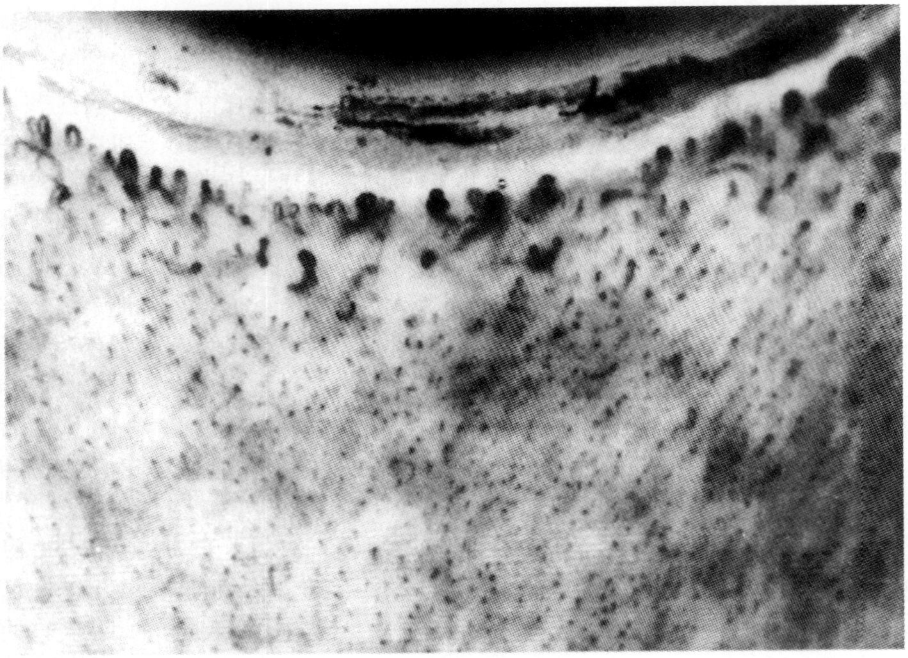

图77.8 一例弥漫性系统性皮肤硬化症患者的甲皱毛细血管图(初始放大率×18)。可见沿甲皱边缘广泛的无血管区以及显著增大的毛细血管袢。(From Maricq HR, LeRoy EC. Capillary blood flow inscleroderma. *Bibl Anat* 1973;11:352-358, with permission.)

有典型皮下钙化的患者,可能会发展成滑膜和腱鞘的广泛钙化[58]。这些患者的关节液呈乳白色或白垩色,并含有大量的羟基磷灰石结晶[59]。

有些患者注意到他们的四肢在活动时会感觉到有"碾轧音",关节活动时在这些区域可能会触及一种独特粗糙的皮革捻发音(肌腱摩擦音),特别是在鹰嘴滑液囊、腕和手指伸屈肌腱处、膝关节上方的股内侧肌腱、踝关节上方的胫骨前肌腱,以及跟腱等部位更加明显。这些摩擦音与纤维素沉积于肌腱、腱鞘和其上的筋膜表面有关,特别与弥漫性皮肤受累关系密切。摩擦音常早于或伴随爆发性的皮肤增厚出现,患者存活率也下降[60],当疾病静止时摩擦音也消失。腕管综合征是由于腕部屈肌腱鞘的炎症所引起。

屈曲性挛缩("弓形指")是源于肌腱和关节周围组织的纤维化和短缩以及真性关节炎,至少有部分是如此。经常发生于手指、腕、肘和踝关节等处的挛缩畸形,常于弥漫性皮肤受累起病后数月内显现出来,并可能迅速导致严重的功能障碍[62]。

最常见的骨骼X线片异常,是手指末节指骨终端的部分吸收,完全融骨少见。终端吸收的原因不明,但推测可能与局部缺血有关。少数患者手指关节常发生严重的侵蚀病变,X线片改变最接近于骨关节炎[63]。在足部也会发生侵蚀和退变、肢端溶骨症及皮下钙化等病变,发生的频率较少[64,65]。这些病变也确实和典型类风湿性关节炎的X线片特点相重叠[66]。其他骨吸收的例子还包括肋骨后侧上缘的"切迹"[67],以及下颌骨髁突、下颌支的溶解[68],这两种改变仅见于弥漫性硬皮病患者。

6.骨骼肌

大多数情况下,骨骼肌的无力和萎缩是失用性的,常继发于关节挛缩或慢性疾病,大约20%的患者有原发性肌病[69]。典型的是,这种肌力减弱是细微的病变,由体检医生注意到而非患者先发现,包括轻微的血清肌酶升高或不升高,肌肉活检显示局部肌原纤维被胶原结缔组织、肌束膜和肌外膜纤维化所取代,没有炎性改变。这种温和的肌病具有特异性,因为其他结缔组织疾病患者很少发生,是非进展性的,也不会侵袭其他组织。与此相反,少数患者会有更明显的近侧肌肉无力,以及多发性肌炎的电生理、生化和病理学依据[69,70]。这类患者可被列入伴有肌炎的系统性硬化症,或系统性硬化症与多发性肌炎重叠。

7.胃肠道

口唇变薄(小唇)和口腔容积减少(小口)较常见,有些患者颞下颌关节受累也可能限制开口[68];在CREST

综合征变异型患者，常见多量的口唇和颊黏膜毛细血管扩张；也有报道舌乳头和黏膜萎缩伴味觉丧失；多达30%的患者因纤维化而出现牙周膜增厚[71]；也见到牙槽骨板丢失伴随牙龈炎和随后的牙齿松动。以上这些问题常与维护良好口腔卫生存在的动力上困难(手指挛缩、张口受限)，以及伴发的干燥综合征混在一起。

几乎 80%的患者最后会有食管功能障碍，因此构成了最常见的内脏症状，而且并未发现这些症状在弥漫性和局限性病变两种亚型上有何侧重。在有些情况下，这一病变常伴随雷诺现象，且常发生于皮肤受累征兆出现之前。

由于食管下段平滑肌推进性蠕动的协调障碍，固态食物(肉、面包)会短暂的“卡”在食管中下段。患者常感到在进食过程中胸骨后有不适感觉，并常需进食流质才能缓解。第二种异常是食道下端括约肌紧张度降低和关闭不全，会导致胃肠反流和食管炎[72]。尽管有些患者无症状，但大部分还是有胸骨后烧灼样疼痛、餐后饱胀和反酸等不适，特别是于临睡前用餐或夜间躺卧，当重力保护作用消失时，症状会变得更加严重。尽管消化性食管炎出现的频率很高，且炎症区域常存在黏膜毛细血管扩张，但食管出血却极其罕见。反流性食管炎若不经正规治疗，数年后便可能出现远段食管狭窄使进食量减少，有时由于食管上段横纹肌的功能障碍导致进食功能丧失，而这种功能障碍可能合并或不合并与其相关的多发性肌炎。这种功能丧失的结果是吞咽起始动作的协调障碍，引起液体反流入鼻腔，偶尔会吸入气管和支气管。有严重反流性食管炎的患者最可能出现这种并发症。

受试者中，3/4 有 X 线片异常，其中也包括一些无食管症状的患者，但与硬皮病分为弥漫性和局限性无关。荧光摄影镜检查是病变评估的标准方法，能显示食管远段蠕动活力的减小或丧失以及胃肠反流症，食管广口憩室也有报道[73]。食管 pH 值监测可能是证明存在无症状性反流的很有用的方法[74]。慢性反流易诱发巴雷特食管组织变形，因此在理论上能诱发食管腺癌，尽管没有文献证明在系统性硬化症中会发生这种情况[75]。用测压计测量可以证实胃食管括约肌收缩力的失调和丧失以及肌张力的减少，这种方法虽更灵敏，但患者耐受性不如标准的消化道钡餐造影检查。放射性核素荧光显像法具有可定量及患者易于耐受完成检查的优点，这种方法与测压计检测方法的检测结果高度相关[76]。在其他结缔组织疾病及正常受试者身上，也有食管放射性核素显像异常的报道[77]。

也有可能出现胃无力症和胃扩张，但相对于消化道其他部位，胃的受累不多见，一般不会影响胃酸分泌。需要输血治疗的严重缺铁性贫血，可能是由于被称做“西瓜形胃”的病变或胃窦部血管扩张(GAVE)所引起。胃窦部血管扩张时，扩张的毛细血管和黏膜下血管非常明显，以至于能在内窥镜检查时发现清晰可见的粗大“条纹”[78]。内窥镜下也曾描述过西瓜样直肠的“条纹”[79]。

食管下 2/3 的组织学改变最明显，黏膜下层可见黏膜变薄和细胞浸润，肌层胶原增多或几乎完全可能被纤维组织所取代。微小动脉的管壁增厚，并常于外膜周围环绕一层胶原沉积物。肠肌层奥尔巴赫(Auerbach)神经丛虽然显著缺乏神经节细胞，但常表现正常。有人认为肠道神经传递障碍可引起肠道受累，在系统性硬化症和干燥综合征患者身上，已检测到血清抗体抑制 M3 毒蕈碱受体介导的胆碱能神经传递[80]。

一小部分患者主诉为中度肠道疾患，包括严重的餐后胃胀和腹部痛性痉挛。这些症状是由于小肠运动不协调所致，并有可能导致功能性肠梗阻（假性肠梗阻)，其表现类似于机械性肠梗阻。

肠道运动协调障碍常引起肠内微生物的过度繁殖，会消耗大量的维生素 B_{12}，并由于牛胆酸钠早期离解而干扰正常的脂肪吸收。尽管能量摄入充足，但随后发生大量水样腹泻、体重丢失和极度消耗可导致吸收不良，这种状态下的其他异常情况还包括缺铁(十二指肠吸收不良)和缺钙。影像学检查可发现十二指肠二、三段张力减弱和扩张，硫酸钡停滞时间延长(肠曲征)，钡剂不规则地絮结或分叶过多，或者空回肠局部扩张等。扩张的空肠黏膜呈显著的横向皱襞状排列（图 77.9)。尽管肠腔扩张显著，这些环形皱襞仍能互相紧靠(“闭合手风琴”征)，推测这种病变可能与黏膜下组织的过度纤维化有关，偶尔在回肠也会发现类似病变。乳糜泻可能很像是系统性硬化症时的吸收不良[81]。也曾观察到极度扩张的小肠发生肠扭转的情况[82]。

肠壁囊样积气症是系统性硬化症偶见的并发症。气体通过一些细小的缺损从肠腔进入到黏膜和黏膜肌层，从而表现出多量可被放射线穿透的囊泡或是肠壁内的一些线状条纹。这些聚集的气体破入腹膜腔，偶尔伴有不完全性肠梗阻或内脏器官穿孔的症状。但大多数情况下，这种积气征只会引起无症状的气腹。

小肠的病理改变与食管的病变类似，较之增加了浆膜的纤维化。经口进行十二指肠活检，可发现增多的胶原围绕和浸润十二指肠腺。类似的腺周纤维化也可见于食管、副唾液腺、鼻黏膜和甲状腺[83-85]。

单独出现便秘或者与腹泻交替存在，常是结肠受累的信号。直肠肛门容积、活动力、顺应性以及括约肌压力的降低都曾有过报道[86]。曾有一项研究指出，发生结肠和食管运动功能障碍的频率相似[87]。应用放射性核素方法可检测到肠内容物通过结肠的时间增加[88]。大便失禁和肛门脱垂虽不常见但却是致残性病变[89]。肠壁肌斑片状萎缩致使产生广口憩室，且常沿横结肠和降结肠的系膜游离缘分布（图 77.10）。通常情况下，这些突出的小囊不会引发什么问题，但有时候这些小囊也可穿孔或被粪便填充而引起梗阻，偶尔也会引发肠穿孔[90]。组织学上的改变包括轴索变性、病灶部位平滑肌细胞的退变、血管腔狭窄以及肥大细胞脱颗粒变性[91]。

8.肺

超过 70%的患者肺部受到累及，并且在过去的 15 年里，肺部受累成为最常见的死亡相关原因。最显著的症状是劳累性呼吸困难，见于几乎半数的患者；其次是慢性咳嗽，除非有重叠感染，否则仅表现为一种干咳。尽管在 X 线片上和功能上均显示肺间质纤维化，但许多患者却完全无症状，有些是因为肌肉骨骼疾病限制了他们的体力活动。偶尔可有胸膜炎性胸痛，但胸膜摩擦音不常见，渗出性胸腔积液则罕见。

超过 2/3 的患者出现肺功能测试异常，并与疾病的分型无关[67]。最常见的症状是一种限制性的换气障碍，表现为最大肺活量减少和肺顺应性降低，且常伴有间质性肺病。一氧化碳弥散力减弱说明有气体交换障

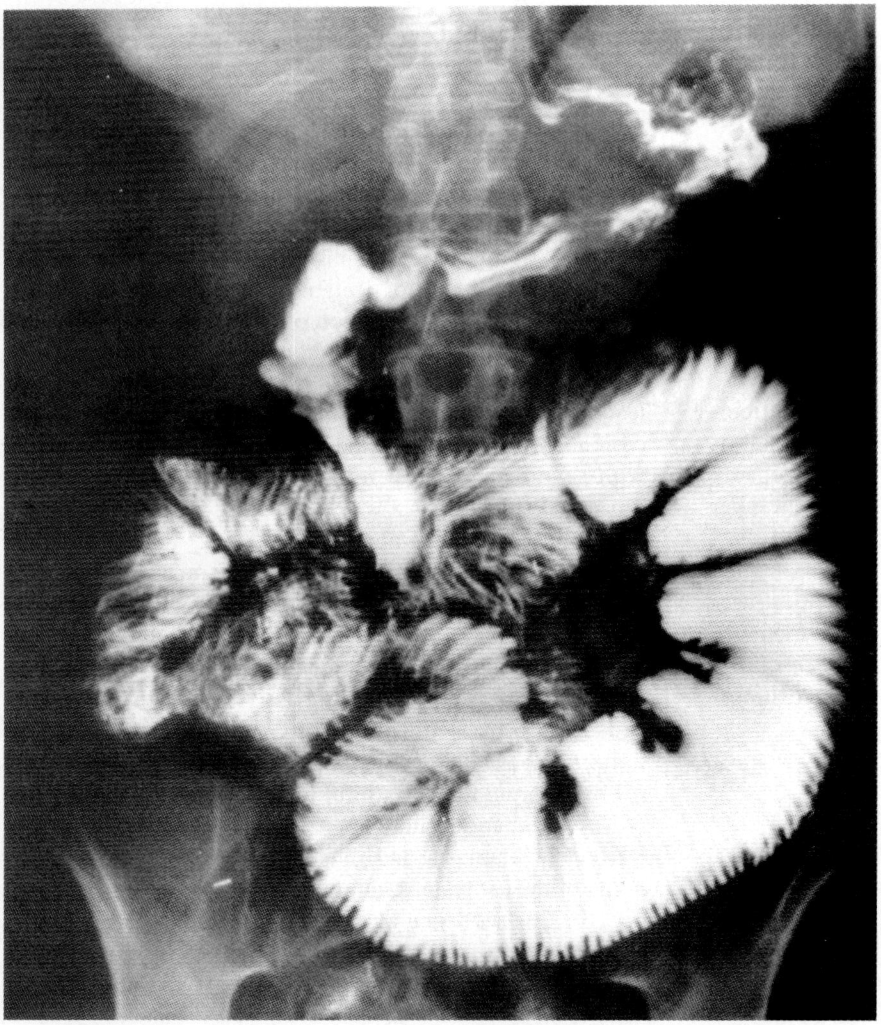

图77.9　一例46岁患有弥漫性皮肤系统性硬化病女性患者的上消化道X线片。尽管空肠扩张明显，但其黏膜皱襞却互相靠得很近（闭合手风琴征）。

碍，也常见于限制性肺疾病患者，并有可能是最初的肺功能测试异常。也可能单独表现出弥散功能受损，而无明显的通气功能改变或 X 线片上纤维化的证据，后者常可引起肺血管疾病。少数患者发生阻塞性肺病，而最常见的原因是吸烟所致。

(1)间质纤维化

超过 1/3 有弥漫性或局限性系统性硬化症的患者，其胸片显示肺间质呈线网、结节和线瘤样密度增厚，常发生于下肺野。X 线片表现为弥漫的条纹或呈“蜂窝状”，表明纤维化累及肺泡。在这些患者的肺部常可听到湿啰音，有些肺间质受累的患者，可发展为呼吸衰竭。最容易罹患终末期肺疾病的人群为年轻患者、美国黑人、男性患者，还包括那些患有弥漫性皮肤病变、最大肺活量低于基线以及血清抗拓扑异构酶 I 抗体阳性的患者[92,93]。间质性肺部疾病的症状最可能于起病后 4 年内表现出来[92]。

高分辨率 CT(HRCT)是检测间质性肺病最敏感的方法，患有系统性硬化症且胸片正常的患者中，75%在 CT 下可表现异常[94]。这项技术可以辨别一种被认为是炎症表现(肺泡炎)的毛玻璃样变化，并在两项研究中得到证实，该研究用 HRCT 下的病变分级与开胸肺活组织检查的病变分级做了比较[95,96]。毛玻璃样改变与肺一氧化碳弥散量的减少相关[97]。支气管肺泡灌洗(BAL)也用于测定肺泡炎症的存在。在极少的情况下，也可施行开胸肺活检来评估硬皮病患者的肺部病变情况。如果肺部表现不典型，例如肺泡出血或其他放射学影像有肺部疾患的可疑表现时，可以考虑施行这种操作。

肺泡炎可由支气管肺泡灌洗的方法来确诊。灌洗液中细胞总数增多，且中性粒细胞或嗜酸性细胞的比例也常增加[98-100]。灌洗液中还包括纤维化的浓集物及炎症因子增多，如白细胞介素 8(IL-8)、肿瘤坏死因子 α(TNF-α)、血小板衍生生长因子(PDGF)、转化生长因子 β(TGF-β)、凝血酶以及白细胞三烯 B4 和 E4，其中每种物质都可以是肺成纤维细胞增生的重要刺激物[101-104]。由 $CD8^+$ T 细胞产生的某些细胞因子在灌洗液中也有增加，如干扰素 γ(IFN-γ)、IL-4 和 IL-5，而且这些细胞因子的增加也和肺功能的日益下降有关[105]。

间质纤维化的主要组织学改变包括弥漫性肺泡炎，以及肺间质、器官周围和胸膜的纤维化，这些改变见于几乎所有尸检的患者(图 77.11)。相对于普通的间质性肺炎(UIP)[106]，非特异性间质性肺炎(NSIP)发生频率更高。继发的中度肺动脉高压进展过程常相对缓慢，发生在广泛的肺间质纤维化之后，这是由于纤维化过程使越来越多的肺血管床遭到破坏。牵拉性支气管扩张症是由于肺组织纤维化后畸变所致的病症。晚期系统性硬化症患者肺癌的发生率也增加，且一般发生于长期肺纤维化并有细支气管上皮细胞过度增殖和细胞异型的基础上，与吸烟无关[107,108]。

(2)肺动脉高压症

当有严重的“内在的”肺动脉高压，而仅有轻度的

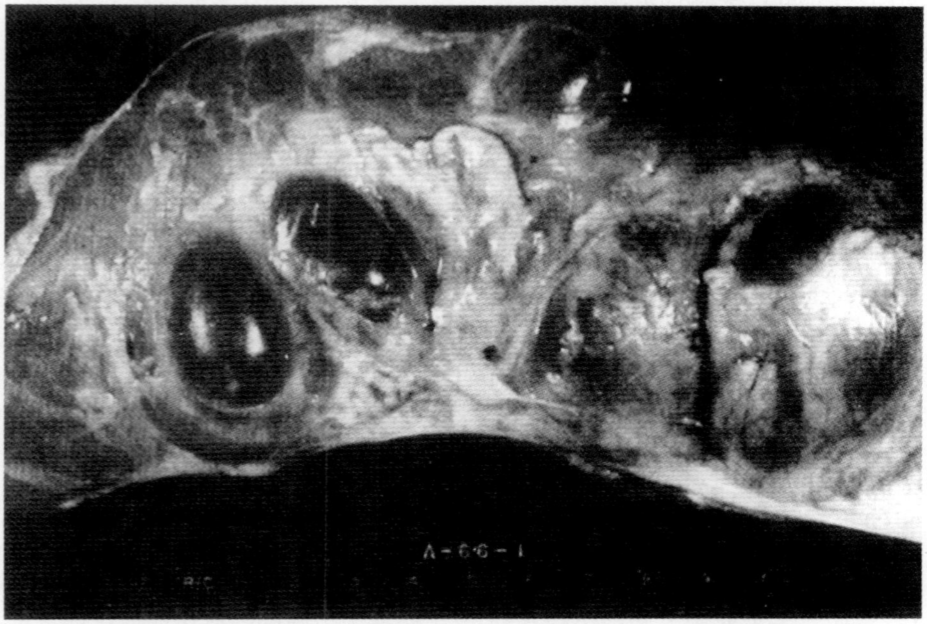

图77.10 一例局限性皮肤系统性硬化症患者横结肠的大体表现，展示了数目众多的广口结肠憩室，在既往钡餐检查时已证实。

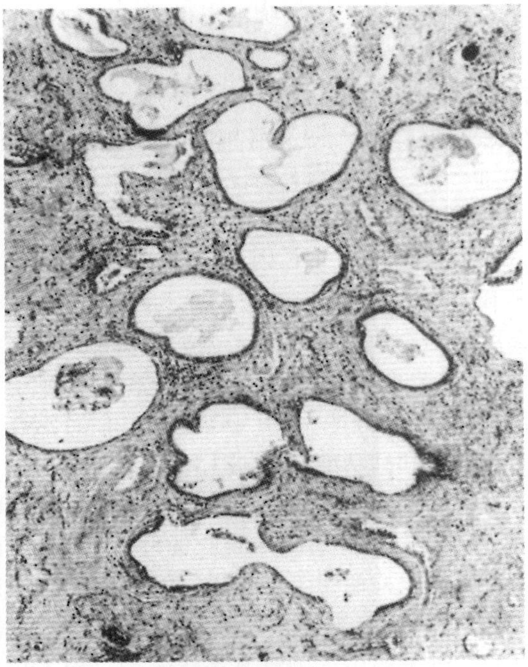

图77.11　一例52岁弥漫性皮肤系统性硬化症女性患者的肺部显微照片，其死于呼吸功能不全。可见显著的间质纤维化和肺泡扩张(蜂窝肺)。

或无肺间质纤维化时，临床本质明显不同。此并发症主要见于局限性皮肤受累亚型并有 10~30 年病史的患者[109]，但偶尔也见于弥漫性皮肤增厚且抗 U3RNP 抗体阳性的患者[110]。呼吸困难的进展速度相当快，患者常在 6~12 个月内由运动耐量正常进展为依赖氧气的状态；而与此不同的是，间质性肺病患者若发展为类似程度的功能障碍，常需 2~10 年的时间。患者常有肺动脉瓣第二心音亢进，并且最终出现右心衰竭的症状，肺一氧化碳弥散量减少或降低，是这一并发症极好的预警信号[111]。当发现肺动脉高压时，肺一氧化碳弥散量已经极其低下，与穿越增厚的肺小血管而导致的气体交换减弱相符合[112]。超声心动图合并多普勒血流分析诊断可疑，用右心插入导管直接测量肺动脉压力则可确诊。自发现这一并发症开始，患者平均存活时间仅为 2 年[109]，其与“原发”肺动脉高压(不伴有结缔组织疾病)相比，存活率要低得多[113]。已经描述的是可同时合并有“内在的”肺动脉高压和“肾危象”[114]，或于肾危象后 10 年内发展为肺动脉高压的系统性硬化症患者的一个小的亚群。

病理学检查可发现中层平滑肌肥大和肺小动脉均匀狭窄或闭塞，这一改变是由血管内膜下增生性病变所引起，且无血管炎存在的证据[109,116](图 77.12)。

9.心脏

心脏受累可分为原发或继发[117]。原发性疾病包括有或无渗出液的心包炎，左心室或双心室充血性心力衰竭，或严重的室上性或室性心率失常。硬皮病患者患冠状动脉粥样硬化和高血压性心脏病的概率与一般人群类似。因此，只有恰当地研究排除了引起心脏疾病的常见病因时，才可假定硬皮病是心脏病的病因。

超声心动图常能检测到少量的心包渗出液和心包增厚。急性有征兆的心包炎不常见，心包填塞则更少见。注意到心包渗出液可早于肾脏受累出现，且渗出量多，发生于患有弥漫性硬皮病且抗拓扑异构酶 I 抗体阳性的患者[118]。仅少数报道称，心包渗液内白细胞计数很低，且无免疫复合物或补体激活迹象。

不足 5%的患者发生继发于心肌纤维化的左侧充血性心力衰竭，而这些患者几乎都有弥漫性皮肤受累。然而，非介入性放射性核素研究显示，心室功能的细微异常，包括舒张功能障碍发生频繁，并可能与心功能储备减少有关[119,120]。这些改变可归咎于细小血管的闭塞以及功能性心肌的弥漫萎缩和纤维化。同样，超过 1/3 的系统性硬化症患者有右室舒张功能障碍，且这种功能障碍与左室舒张功能异常有关[121,122]。在 8 例有硬皮病合并典型的多发性肌炎的患者发现了心肌炎，其中包括 4 例儿童[123-125]。根据异常心肌的镓扫描，更多的老年系统性硬化症患者可有轻微的心肌间质炎症[126]。一篇报道强调了骨骼肌和心肌受累之间的关系，在 25 例患者中发现这些关系很密切，且大部分突然死亡，推测为心律失常所致[127]。

尽管有少数患者有类似于心绞痛的劳累后胸痛，但冠状动脉造影照片大多数情况下是正常的。某些患者，特别是弥漫性硬皮病且有长期雷诺现象的患者，可检测到静息的和可逆运动情况，以及寒冷诱发的心肌灌注损伤和左室功能紊乱[128,129]，使得多血管痉挛性局部缺血发作引起心肌纤维化的可能性增加。这些静息的损伤在口服硝苯地平[130]或静脉输注双嘧达莫[131]后可以逆转，后者是有力的血管扩张剂，也可用来调节冠脉血流和抗潴留，与对照组相比，硬皮病性心肌病患者的这些方面是减少的[132]。然而对于上述研究的解释应持谨慎态度，因为所述的这些改变也许并不能代表心肌灌注的改善；相反，血流可能选择性地重新分布到较健康的心外膜区域[133]。

弥漫性硬皮病患者尸检可见心肌纤维广泛退变，并被不规则纤维斑块所取代，这种改变虽不限于血管周围，但在血管周围区域更为显著(图 77.13)。肥大细

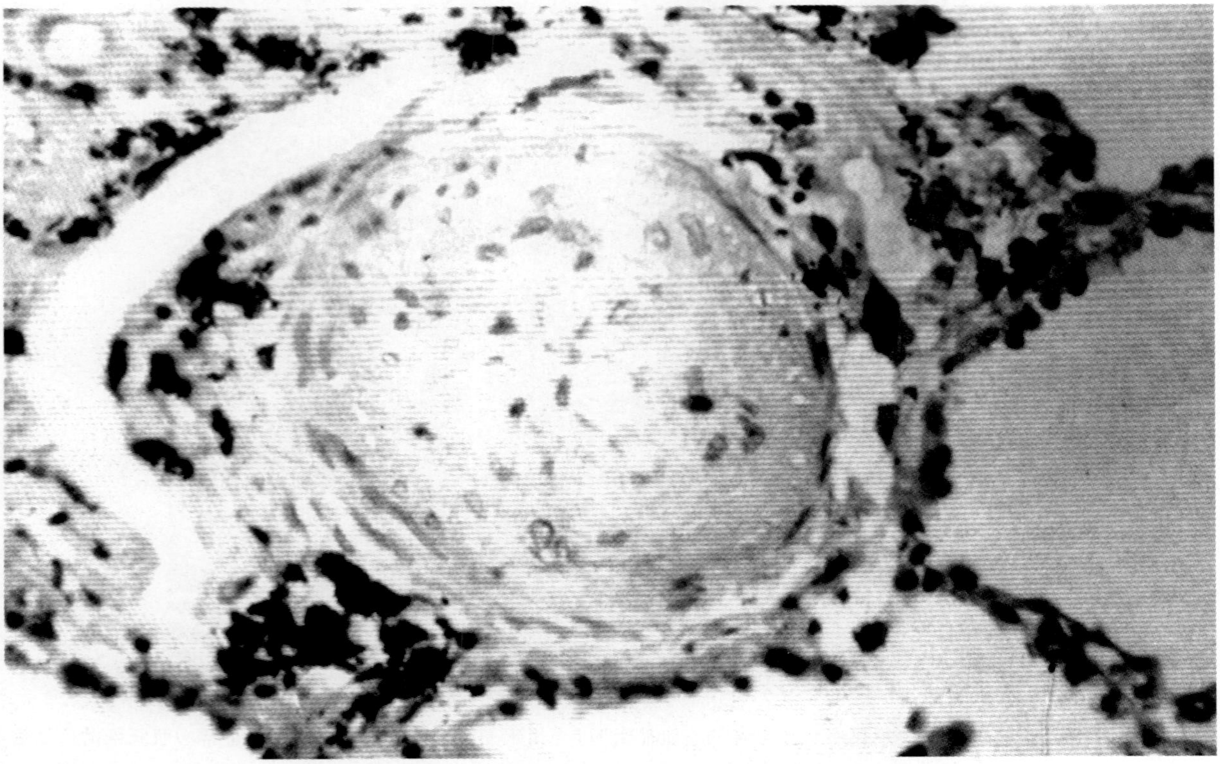

图77.12　一例61岁有系统性硬化症和局限性硬皮病的女性患者肺部显微照片，其死于肺动脉高压合并肺源性心脏病。可见肺小动脉内膜增生和中层肥大而无间质纤维化。

胞常聚集于纤维化的区域，而在3例致死性硬皮病性心脏病例，这种表现更显著[134]。病理学所见的"挛缩带状坏死"与认为心脏受损是由于血管间断性痉挛，或称为"心肌内雷诺现象"的观点相吻合[135]。大部分冠状动脉壁外区域是正常的，但可发生圆形细胞的局部浸润和较小冠状血管的显著增厚[136]。

无论何种原因的心肌病均可发生心律失常，包括完全性心脏传导阻滞和其他心电图异常。多达1/3的患者可因心律失常而活动受限[137]。在一项瞬间患病率调查研究中，行24小时持续心电图描记检查（霍尔特监护仪），硬皮病患者中1/5有传导缺陷[138]。信号平均心电图描记法可显示心室延迟电位的频率增加，这种所见被认为是心肌纤维化区域的传导延迟的表现[139]。对若干个有心律失常，包括完全性传导阻滞患者的传导系统进行仔细地解剖，可见窦房结、房室结，特别是近侧段[140]以及束支[141]为纤维所取代。然而，在大多数情况下，这种特殊的组织并没有特异的形态学变化，并且也常认为心律失常是心肌功能紊乱的结果。

心脏瓣膜疾病并不常见，但一旦患病，则可能伴随有抗磷脂抗体综合征[142]，其与系统性红斑狼疮伴发的利-塞疣状心内膜炎类似。硬皮病引起心脏疾病的次要原因则是肺和全身动脉压增高，肺动脉高压主要发生于局限性皮肤变异型患者身上，前已述及。常伴随"肾危象"的严重的全身血压升高可导致急性心肌功能紊乱，这种紊乱在血压控制后可以逆转。

10.肾脏

肾脏疾病是系统性硬化症中重要的组成部分，在过去的几十年里曾是死亡的主要原因[143]。临床上肾脏明显受累几乎只见于弥漫性皮肤病变患者，特别是在3年内皮肤增厚迅速进展的患者[144,145]，而很少累及局限性皮肤变异型或无硬皮病的系统性硬化症患者[146]；在弥漫性疾病进展的早期阶段，大部分这样的病例都难以分类。然而，一些局限性皮肤病变患者可罹患一种抗嗜中性白细胞胞质抗体（ANCA）阳性的系统性脉管炎，以及与镜下多血管炎相一致的肾脏疾病[147,148]。

在一些人群中，多达20%的弥漫性硬皮病患者会出现被称为"硬皮病性肾危象"的并发症，其会有急进性高血压和微血管病的突然发作，并迅速进展为少尿性肾衰竭。主要症状是多种多样的，包括头痛、高血压性视网膜病所致的视力丧失、癫痫发作，以及由于急性左心衰竭所致的急性呼吸困难。在几天或几周内，即

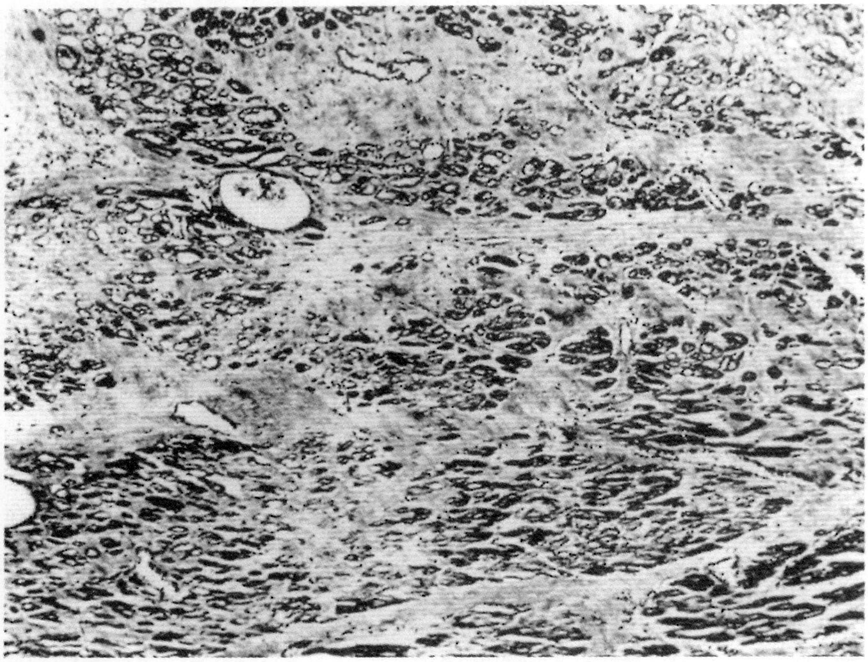

图77.13 一例52岁弥漫性皮肤系统性硬化病女性患者的心肌显微照片，其死于充血性心力衰竭。可见正常心肌纤维的广泛丢失及严重的间质纤维化。

可有镜下血尿和低度蛋白尿，伴有快速进展的氮质血症，并最终发展为少尿或无尿。严重的高血压常与极高的血浆肾素水平有关，但基线水平的肾素不能预测出结果[149]。有时，患者血压可保持在正常范围内，而严重的微血管病性溶血性贫血和血小板减少症成为主要症状[150]。这些患者有时会发生肺出血，这种病症称为血压正常性肾危象[151]和肺肾综合征[152]。

回顾性病例对照研究和前瞻性研究均已证实，若患者曾应用过糖皮质激素进行治疗，则发生肾危象的危险性会增加，特别是当应用泼尼松每天至少15 mg或等效剂量的其他激素时，这种危险性更大[147,150,153]。血压正常性肾危象常发生这种情况。突发的严重血容量不足也可诱导易感患者发生肾危象，临床上这些易感患者常未检测出肾血流量减少。

生前肾血管造影及死后尸检行肾脏注射研究，均已证明患者叶间动脉和入球小动脉有显著的缩窄及肾小球灌注量的急剧降低(图77.14)。当微血管病性溶血是主要临床特征时，并发血栓形成性血小板减少性紫癜的可能性不可避免会有所增加，而发热并不是与硬皮病肾危象伴随的一种临床症状。事实上所有这样的患者，因临床表现可充分解释硬皮病肾危象，提示患者仅罹患一种疾病。

受累肾脏可见很多明显的皮质梗死灶。显微镜下病灶的改变包括小叶内动脉内膜下增生，内膜增厚并有酸性黏多糖沉积，以及小叶内动脉、入球小动脉和肾小球血管丛的血管壁坏死(图77.15)。只有小血管外膜的显著纤维化能将这种病变与非硬皮病性恶性肾损害区分开。在血压正常性肾危象也可见到同样的组织病理学改变，这些改变也表明指端血管受累，这在前面已述及。

免疫组织学检查可显示出免疫球蛋白(主要是IgM型)、补体成分(也见于非系统性硬化症性急进型高血压)和纤维蛋白原在受累的血管壁上规则沉积[154]，但这些改变是非特异性的，也可见于进行性原发性高血压。然而电子显微镜检查不能显示分离的电子致密沉积物或其他特性，提示存在免疫复合物[154]。

20世纪80年代之前，几乎见不到在肾危象起病后患者能存活超过3~6个月，很难或不可能控制住恶性高血压，并且几乎所有患者死于肾脏、心脏衰竭或脑出血。如今，尽管肾功能不全仍可能继续发展并最终需要透析治疗，但大剂量地使用特效新药阻滞肾素-血管紧张素系统，在控制高血压时都取得了成功。多数情况下，患者常在数月后停止透析[155]。同时注意到一些肾危象幸存的患者，其皮肤增厚症状有明显减轻[156]。

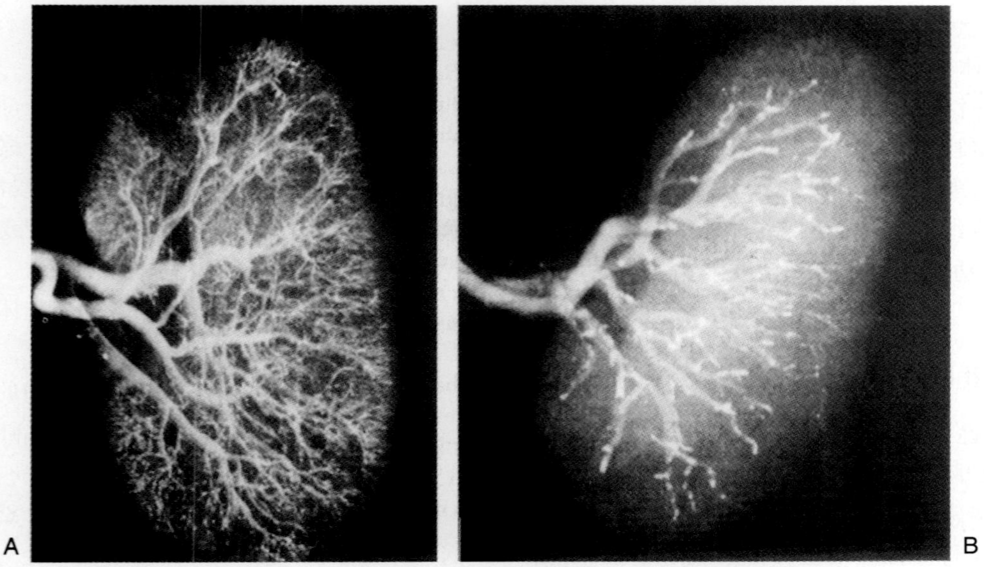

图77.14　两例弥漫性系统性皮肤硬化症患者死后尸检，肾脏灌注后的X线片。(A)一例死于心脏病患者的肾脏，该患者无肾脏受累的临床根据，小叶间动脉和皮质小动脉的灌注正常。(B)一例发展为“硬皮病肾危象”患者的肾脏，该患者有恶性高血压及肾衰竭，小叶间动脉不规则狭窄，供应肾皮质的小血管无充盈。

11.泌尿生殖道

尽管组织学上有证据显示膀胱壁结缔组织沉积增加和增厚的血管病变，但硬皮病累及下泌尿道并出现症状者很少见[157]。阴道症状常见，包括阴道干燥、性交痛并很难达到性高潮[158]。阴道紧缩和狭窄可能是这些问题的原因。也常出现无其他明显原因的阳痿，可能与阴茎血流量减少有关[159]。针对单个患者的详细研究揭示了另外一种发病机制，即静脉闭塞性疾病和阴茎勃起量的减少，均由于细胞外基质蛋白的过度合成所致，这种蛋白由柱状平滑肌细胞产生[160]。

12.肝和胰腺

有些局限性皮肤病变亚型的女性患者可见原发性

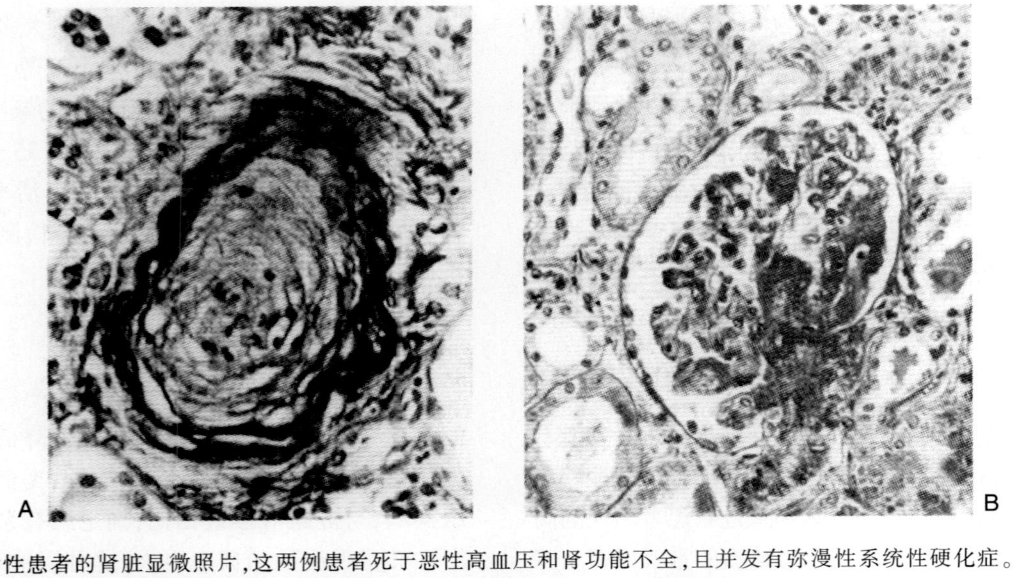

图77.15　两例女性患者的肾脏显微照片，这两例患者死于恶性高血压和肾功能不全，且并发有弥漫性系统性硬化症。(A)显示小叶间动脉内膜增厚及管腔完全阻塞。可见内弹性膜(地衣红染色)的增殖和破坏。(B)显示肾小球血管的纤维素样坏死。

胆汁性肝硬化[161],常伴有干燥综合征。这些患者可有瘙痒症、黄疸和肝大，并伴有血清碱性磷酸酶的显著增高。抗线粒体抗体在几乎所有患者的血清中均阳性,其是最主要的直接对抗 72 kd M2 自身抗原的抗体[162]。也有报道称由于纤维变性的肝门静脉阻塞以及肝内细胞结节状再生,可出现特发性门静脉高压的情况[163,164]。与对照组比较,对系统性硬化症患者行尸检时,并未发现有胰腺内外分泌功能丧失和胰囊性纤维化加重的可靠临床证据[165]。

13.血液学方面

典型的系统性硬化症血液学检查正常，异常情况常提示有特殊的并发症或相关的其他疾病[166]。仅有少数患者有贫血,最常见的原因包括慢性病、胃肠道失血(食管炎或毛细血管扩张性出血)、血细胞严重破坏(微血管病性溶血)或代谢性疾病(小肠吸收不良)。外周血和骨髓的变化反映了这些情况,且骨髓无纤维化改变。当系统性硬化症合并系统性红斑狼疮或混合性结缔组织病时[166],偶尔也会出现白细胞减少。明显的嗜酸性粒细胞增多(>500/mm^3)不常见[167],但出现这种情况常警示医生，正确的诊断可能是局灶性硬皮病中的一种类型,例如嗜酸性粒细胞性筋膜炎(见后述)。

14.神经系统

首发症状为神经系统功能障碍少见。大多数系统性硬化症患者出现神经异常，或者是巧合或者表示有继发的严重病变,如腕管综合征。三叉神经感觉性神经病变很罕见,其与肌炎和血清抗 U1RNP 抗体的相关性最密切[168]。并发的干燥综合征也和感觉运动复合性神经病变及脊髓疾病有关[169,170]。

在 29 例患者中,大多数的体检资料评估和感觉神经传导电生理异常，其中 5 例有轻微的周围感觉神经临床体征[171]。也见到自主功能障碍,尤其是影响胃肠道[172],降低了副交感神经的心率控制[173]和出现交感神经过度活动综合征的特点[174,175]。交感和副交感神经乳突功能受损[176]。

15.眼和耳

除了干燥性角结膜炎外，系统性硬化症患者并发有症状的眼部病变常由于非自身免疫性疾病，系统性硬化症时常见视网膜血管异常[177]。认为肾危象患者出现的高血压性视网膜病变为引起急性视力缺损的重要原因。感觉神经性耳聋可由听力测定法检测出,可见于 25%~50%以上的患者,且与年龄、药物或噪音等无关[178,179]。

16.干燥综合征

系统性硬化症患者常主诉有眼干(眼睛干燥)的症状和口干(口腔干燥)的症状。口腔干燥可能有以下原因:或者是由于小唾液腺内淋巴细胞浸润,这在口唇取活检时可见到(15%~20%的患者)[85];或者是由于腺周或腺内(有相似的比例)的纤维化所致。仅有少数受累患者有血清抗 SSA/Ro 或抗 SSB/La 抗体，这些患者的腺体只有淋巴细胞浸润而无纤维化[85]。在原发性干燥综合征，血管炎可累及皮肤（可触知的紫癜和小腿溃疡)和末梢神经系统(感觉神经病变和多发性单神经炎)[169]。患者有如下情况时有发生这一并发症的危险,包括局限性的皮肤病变、抗 SSA 或抗 SSB 抗体阳性和低补体血症[169]。

17.甲状腺和其他内分泌腺

临床上常被忽略的甲状腺功能减退症出现于 1/4 系统性硬化症患者中,且常伴随有血清抗甲状腺抗体阳性[180]。显著的组织学改变是甲状腺纤维化[84],而淋巴细胞性甲状腺炎典型的淋巴细胞浸润却不常见。越来越多的硬皮病患者有“甲状腺功能正常性疾病”综合征,伴有血清有抑制甲状腺 5’-脱碘酶活性的作用[181]。甲状腺功能亢进也有报道 [182]。系统性硬化症女性患者可出现催乳素基础及受激分泌水平增高，提示这些患者可能有临床症状不明显的性腺功能减退[183,184]。

18.儿童期疾病

儿童期系统性硬化症罕见[14]。大多数报道的患儿为弥漫性皮肤病变[185]或重叠综合征[186]。其临床表现与成人类似,但在儿童期肾危象发生的频率较低[185,187,188]。一项欧洲多国的问卷调查涉及了 135 例患儿,4 年累积存活率为 95%,比成年患者的存活率要高(见疾病的病程部分)[189]。儿童较成人更易检测到血清抗核仁抗体[190]。

19.妊娠

在一项病例对照研究中[191],经产妇和那些曾流产的妇女罹患系统性硬化症的风险性降低。生育力和自发流产[192-194]频率的争论长期存在。类似于其他结缔组织疾病,与健康对照组相比,确定患有系统性硬化症的女性其延迟受孕的概率更大,这种影响还包括不育、围产期流产以及婴儿出生体重偏低，常发生于硬皮病起病之前[195,196],且原因不明。在系统性硬化症,妊娠似乎发挥不一致的作用。而且,本病通常情况下并不影响妊娠或分娩;尽管如此,仍需对患者施行高危产科监护[199]。出现独立、严重和致死性妊娠末 3 个月高血压,或产后肾性高血压以及肾病综合征的病例也有过报道,但较罕见[195]。有早期弥漫性病变的女性患者可建议其暂时不要怀孕,直至皮肤增厚达到顶峰且开始好转后。

20.恶性肿瘤

大型临床调查公布的癌瘤发病率为3%~7%[200-202]。在唯一应用人口基数和对照组进行的研究中,已经检测到了一系列重要的关联。在两项病例起病或接近起病时出现乳腺癌。与年龄和性别相符的一般人群相比,硬皮病患者发生肺癌的概率有明显地增加,且这种增加与吸烟无关[107,108]。虽然许多年来人们都认为肺泡细胞癌是硬皮病的一种独特的并发症,其实它仅是众多已发现的肺部恶性肿瘤中的一种,且并不比想象中更常见[107]。令人惊讶的是,系统性硬化症患者几乎不发生恶性淋巴瘤。然而可以想象,由于应用免疫抑制剂,这些新生物可随之过量生长[204]。

21.放射性治疗

系统性硬化症患者可能对放射治疗的副作用极其敏感。6 例患者在应用标准剂量的放射治疗 2~4 个月后,出现了广泛的局部组织的纤维化[205,206]。因为放射治疗被认为可引发血管损伤,所以有可能疾病本身和放射线联合引起血管闭塞并加剧硬皮病的进程。

22.血清自身抗体

超过 1/5 的患者出现中度丙种球蛋白增多(1.4~2.0 g/dL),更常见于重叠综合征。1/4 患者类风湿因子阳性,通常为低滴度。

由于复合底物的应用,在超过 90%的系统性硬化症患者血清中可检测出抗核抗体(ANA)[207]。大多数情况下,核荧光的图形是细小的或粗大的斑点或螺纹,但也可出现核仁染色以及偶尔弥漫性(同质性的)的核染色。某一自身抗体对于系统性硬化症有高度特异性,这种观点被广泛接受,并因此而定义了临床不同的亚型。总之,7 种自身抗体中有 1 种为阳性的硬皮病患者,几乎占患者总数的 85%。其常规 ANA 检测的免疫荧光类型以及临床和实验室关系,归纳在表 77.2 中。

在 20%~50%以上的患者血清中可以检测到抗拓扑异构酶 I 抗体,但在对照组血清中却很少检测到[208],且常与弥漫性皮肤受累和肺间质纤维化相联系[92]。对于一种抗原决定簇部位(ER4)的反应性可以鉴别有弥漫性皮肤增厚、肺间质纤维化发生率更高,以及长期存活率下降的一种亚群的患者[209]。抗拓扑异构酶 I 抗体的血清水平与皮肤增厚、肺部间质病变,以及硬皮病的严重程度和活动性等均有正相关性[210,211]。

抗着丝点抗体形态学上表现为小的、独立的斑点,且在分裂细胞同源染色体的着丝粒部位可直接针对 3 种不同的抗原[212]。这些抗体可鉴别出局限性皮肤增厚患者,在这些个体患者出现的概率超过 50%,但在弥漫性皮肤病变中却不常见,只见于不足 5%的患者[213,214]。这些抗体也见于仅有雷诺现象的患者,这类患者在随访中发生局限性硬皮病的风险性常增加[215]。仅少数有其他疾病的患者,包括系统性红斑狼疮、类风湿性关节炎、其他风湿性疾病和非风湿性病症,发现抗着丝点抗体阳性[216,217],不过雷诺现象在这些疾病中都很普遍。这其中主要的 IgG 型抗体在血清中存留的时间较长[218]。抗拓扑异构酶 I 和抗着丝点抗体在同一例患者罕见。

一些患者有高滴度核内核糖核蛋白抗体(抗 U1RNP),这些患者比那些无高滴度抗 U1RNP[220]的患者更容易发生肌炎。抗 U1RNA 抗体可识别一种抗 U1RNP 亚型,其可使患者更易发生肺纤维化[221]。少数日本和意大利患者可见直接抗核抗原 Ku,而非抗核糖核蛋白(nRNP)抗体,这些患者大部分患有硬皮病-多发性肌炎重叠综合征[222,223]。抗 Ku 也可见于系统性红斑狼疮、类风湿性关节炎和未分化结缔组织病[224,225]。所有这些自身抗体在常规 ANA 检测中都会产生有斑点的染色。

对于系统性硬化症,核仁荧光免疫检验法具有相对的特异性。已检测出一些相关的核仁抗原,包括认为在信使 RNA(mRNA)加工过程中起重要作用的一族小核糖核蛋白。许多抗拓扑异构酶 I 抗体阳性的患者显示出核仁染色,且抗 RNA 聚合酶 I 抗体是典型的核仁抗体[226]。后者可用来识别一组有其他典型弥漫性皮肤病变的女性患者。抗 PM-Scl(以前称为抗 PM-1),也是一种直接的核仁抗原抗体,其与局限性皮肤增厚和多发性肌炎有关[10],但确实也见于其他疾病患者或正常人[227]。

一系列新近描述过的自身抗体,有助于全面认识在系统性硬化症中发现的抗核仁抗体。直接作用于人类的线粒体 RNA 加工酶和 RNA 酶 P 核糖核蛋白复合体的抗辅助(性)T 淋巴细胞抗体[228],与 10%~20%的局限性皮肤病变发生有关，但在弥漫性病变变异型中出现的频率相对较低[7,229]。与这种抗体相关的病变主要包括肺动脉高压和肺间质纤维化[230]。

抗U3RNP为直接抗核仁纤维蛋白抗体,其可识别弥漫性和局限性皮肤病变患者,而不是其他相关(如美国黑人妇女、骨骼肌病、肾脏疾病,以及弥漫性硬皮病合并肺动脉高压而无肺纤维化等)情况[11,231]。在某种小鼠体内注入二氯化汞可以诱导产生抗U3RNP，且这种抗体阳性的患者其尿汞水平也增高，因此也提出了对于隐蔽的汞暴露的人是否会发展为硬皮病的疑问[232]。

新的数据显示，弥漫性病变患者的一个大群体有抗RNA聚合酶Ⅲ抗体，其中一些人还有抗RNA聚合酶Ⅰ或Ⅱ抗体[8,233,234]。与抗RNA聚合酶Ⅰ阳性的血清相反,那些仅有抗RNA聚合酶Ⅲ抗体活性的血清显示了核染色而不是核仁染色。在弥漫性病变患者中,那些有抗RNA聚合酶Ⅲ抗体的患者皮肤增厚更严重和广泛,出现肾危象的可能性增加;但与抗拓扑异构酶Ⅰ阳性的患者相比，其出现间质性肺部疾病的可能性却有所降低[8]。

人们对着丝点、拓扑异构酶Ⅰ和U1RNP抗体的检测很容易从商业获得。抗拓扑异构酶Ⅰ检测常应用酶联免疫吸附测定方法,但按照我们的经验,这种方法与双向免疫扩散法相比,会出现一些假阳性的结果。对于抗PM-Scl、抗U3RNP、抗Th/To,以及抗RNA聚合酶Ⅲ的检测主要在从事研究的实验室里进行。

多达1/3无血管疾病或其他临床症状的患者检测到低滴度的抗心磷脂抗体[235]。反之,在另外一项研究中发现,抗心磷脂抗体不太多见,见于7%的患者[236],而对照组为4%[236]。很少报道一种"狼疮抗凝物",但在一些病例中提示其与血栓形成有关[37,38]。在系统性硬化症患者体内很少检测到抗蛋白水解酶3抗体(cANCA)和抗髓过氧化物酶抗体(PANCA)[237],但如果发现了这些抗体，则抗髓过氧化物酶抗体可能会导致肾血管炎,而非典型的硬皮病性肾脏受累[238]。当患者无双螺旋脱氧核糖核酸抗体时，抗组蛋白抗体对于系统性硬化症诊断可能更具有特异性[239]。抗组蛋白抗体可用来识别有严重肺纤维化的日本患者的一种亚型[240]。抗内皮细胞抗体在系统性硬化症中常增高，且常与弥漫性皮肤病变、指端坏疽和肺动脉高压相关[241]。在本病中也可见到纤维蛋白原1(一种细胞外基质蛋白)抗体和DNA结合蛋白B抗体，但迄今未发现其临床相关性[242,243]。

系统性硬化症患者自身抗体种类在不同的种族中也有很大的不同[244,245],最可能与种族中潜在的某一人类白细胞抗原基因的多少相关。例如,患有系统性硬化症的日本人其体内缺乏抗PM-Scl抗体[244],这种抗体与人类白细胞抗原DR3[246]密切相关,因此缺乏这种抗体很可能是由于日本人体内罕见人类白细胞抗原DR3所致。

(三)病程

系统性硬化症的病程差异性很大。在专家意见一致的基础上，最恰当的分类方法是按照一种模式将患者分为4个亚群,即早期弥漫性、晚期弥漫性、早期局限性和晚期局限性[247,248]。

1.严重性

许多弥漫性皮肤受累患者经历了手指和手掌逐步硬化的过程,最终导致屈曲性挛缩畸形。而其他亚型的患者，虽然皮肤病变一直进展，但身体活动性得到维持。最可靠的能预测以后严重弥漫性皮肤受累的早期体征是,在雷诺现象出现前有皮肤增厚的表现,硬皮病向四肢近侧部位迅速进展,可触及肌腱摩擦音,以及血清抗拓扑异构酶Ⅰ抗体或抗RNA聚合酶Ⅰ或Ⅲ抗体阳性。通常情况下,在疾病的晚期,皮肤增厚的状况会自发改善,因此"进行性"作为字头(进行性系统性硬化症,PSS)并不一直适用,所以这种说法已逐渐被淘汰[20]。对于弥漫性病变患者,"严重"的器官系统受累常发生于肾脏(19%)、心脏(15%)、肺(16%)以及胃肠道(8%),且在70%的患者中,这些病变的症状于起病后的最初3年内变得明显起来[249]。

最初认为局限性皮肤硬皮病是一种预后相对良性的亚型。单独出现雷诺现象或合并有手指肿胀和水肿,在系统性硬化症诊断明确前可能已经存在了多达10年或更长时间。相对于弥漫性硬化病患者,局限性皮肤受累患者的生存时间明显延长，若如此则部分原因是由于局限性患者很少出现心肌或肾脏病变。抗着丝点抗体本身常预示着预后良好[250]。不过以前曾有记载，在一些年后有些局限性患者常出现严重的肺动脉高压,但这一并发症与抗着丝点抗体阳性无关[109]。

基于组织破坏和功能障碍，研究人员制定出一套验证疾病严重性指标[251]。表77.3显示的是最近的修订版本[252]。这一指标汇集了专家一致意见,任何病程阶段的患者分别从9个器官系统将疾病分类为正常、轻度、中度、重度和终末期5类;但它还未在各种临床试验过程中进行过验证。

2.活动性

疾病处于活动期的临床依据既包括皮肤增厚范围和程度的增加，也包括肌肉骨骼或血管受累的临床或实验室指标的恶化。已经公布了决定疾病活动期的初步标准，包括针对全部系统性硬化症患者的共同标准，以及为弥漫性和局限性皮肤亚型分别制定的标准[253]。这些标准有一些限制[248]，但却代表了常常在炎症迅速消退而纤维化较显著的情况下，我们在对待疾病活动度这一复杂概念时的重要进步。

从疾病病理生理学考虑，一些实验室的指标或许可成为判断疾病活动度的有用参考，微血管破坏的程度与Ⅷ因子或冯·维勒布兰德因子抗原释放入血浆的程度是并行的，这两种物质来自损伤的内皮组织[52,254]。血栓调节蛋白，一种内皮特异性糖蛋白，在系统性硬化症患者的血浆中常见其增高，并且可能是内皮细胞受损的分子学指标[255]。血清 IL-13 水平与甲皱毛细血管异常有关[256]。可溶解黏附分子、细胞内黏附分子 1(ICAM-1)、血管细胞黏附分子 1 (VCAM-1)、E 选择蛋白和 P 选择蛋白的血清水平可增高[257,258]，且常与疾病活动度和发展过程的临床根据相关联，也与这些黏附分子在受损皮肤的原位表达有关[258]。淋巴细胞的活性可由白介素 2(IL-2)[259]和可溶性白介素 2 受体[260]的血清水平反映出来。这些淋巴细胞活性的血清标志物常与内脏器官受累有关[261]，并且一项纵向调查已经证实了可溶性白介素 2 受体与疾病活动度之间的关联性[262]。白细胞介素 6 和白介素 10 的血清水平与皮肤总体病变程度有关[263]。有报道称血清溶胶原Ⅲ缩氨酸聚合物和血清胶原Ⅰ羧基端肽的水平也有提高，并且可成为成纤维细胞活动性的替代参考[264,265]。与对照组相比，系统性硬

表 77.3　系统性硬化症严重度等级标准初步修订版

器官系统	0(正常)	1(轻度)	2(中度)	3(重度)	4(终末期)
1. 全身	Wt 减少<5%，PCV 37.0+%，Hb 12.3+ Gm/dL	Wt 减少 5.0%~9.9%，PCV 33.0~36.9%，Hb11.0~12.2Gm/dL	Wt 减少 10.0%~14.9%，PCV 29.0%~32.9%，Hb 9.7~10.9 Gm/dL	Wt 减少15.0%~19.9%，PCV25.0%~28.9%，Hb 8.3~9.6 Gm/dL	Wt 减少 20+%，PCV <25.0%，Hb <8.3 Gm/dL
2. 外周血管	无雷诺现象，或有但不需血管扩张剂	雷诺现象，需血管扩张剂	有指端腐烂的伤疤	指尖溃疡	指(趾)坏疽
3. 皮肤	TSS 0	TSS 1~14	TSS 15~29	TSS 30~39	TSS 40+
4. 关节 韧带	FTP 0~0.9 cm	FTP 1.0~1.9 cm	FTP 2.0~3.9 cm	FTP 4.0~4.9 cm	FTP 5.0+ cm
5. 肌肉	近心端肌肉力量正常	近心端肌肉力量轻度减弱	近心端肌肉力量中度减弱	近心端肌肉力量重度减弱	需要助步器辅助活动
6. 胃肠道	食管、小肠正常	食管远段蠕动迟缓，小肠严重异常	细菌过度繁殖，需用抗生素	吸收不良综合征，间断性发生假性梗阻	需营养支持
7. 肺	DL_{CO} 80+%，FVC80+%，胸片无纤维化表现，sPAP<35 mmHg	DL_{CO} 70%~79%，FVC 70%~79%，肺基底部啰音，胸片有纤维化，sPAP 35~49 mmHg	DL_{CO} 50%~69%，FVC 50%~69%，sPAP 50~64 mmHg	DL_{CO} <50%，FVC <50%，sPAP 65+mmHg	需氧气吸入
8. 心脏	EKG 正常，LVEF 50+%	EKG 心脏传导阻滞，LVEF 45%~49%	EKG 心律不齐，LVEF 40%~44%	EKG 心律不齐，需要治疗，LVEF <40%	CHF，LVEF<30%
9. 肾脏	无硬皮病肾危象病史，血清肌酸酐<1.3 mg/dL	有硬皮病肾危象病史，血清肌酸酐< 1.5 mg/dL	有硬皮病肾危象病史，血清肌酸酐为 1.5~2.4 mg/dL	有硬皮病肾危象病史，血清肌酸酐为 2.5~5.0 mg/dL	有硬皮病肾危象病史，血清肌酸酐大于 5.0mg/dL或需要透析

Wt：体重；PCV：血细胞压积(血细胞比容)；Hb：血红蛋白；TSS：总体皮肤增厚分数；FTP：屈曲状态下指尖到手掌的距离；DL_{CO}：一氧化碳弥散力，预测%；FVC：最大肺活量，预测%；sPAP：通过多普勒超声评估肺动脉收缩压；EKG：心电图；LVEF：左室射血分数；CHF：充血性心力衰竭。

注意，如果在某个严重等级中含有两项以上选项时，则只选一项作为此患者在该等级上的评分数。

化症患者弹性蛋白和胶原的氨基酸标志物的尿路排泄增加，但其与疾病活动度的临床根据之间的关联却不紧密[266,267]。这些实验室研究也有可能成为临床试验的有益补充。

3.存活率

曾有过一些大型存活率调查研究的报道和总结[268]。在20世纪60年代到20世纪80年代，从医师首次确诊开始或从研究开始的5年累积存活率为34%~73%，且大多数研究者一致认为，男性患者、老年人以及肾脏、心脏和肺受累后果都差。然而采用队列研究，一个研究小组发现女性患者随年龄调整死亡率变化更明显[269]。很可能在近几十年里，由于各种原因，特别是对肾危象[155]的成功诊治，存活率会有提高。一项研究表明，6年累积存活率达到了76%[270]。从1990~1999年，我们首次评估患者的总存活率，从患者首次确诊开始，5年存活率为86%，10年存活率为74%(详见表77.2)。

长期随访研究表明，与一般人群相比[272,273]，本病患者总体来说死亡率仍持续增高[271]，特别是弥漫性皮肤病变患者。在丹麦的一项死亡率研究中有双倍增加的风险，似乎与硬皮病无关，也包括癌症，结果表明增加的死亡率称做与硬皮病[274]"间接相关"这一说法更为恰当。血清自身抗体在预测预后中也很有用，因为他们与严重的内脏疾病有关，这在先前曾提到过[275]。图77.16显示最近几十年里，由匹兹堡大学提供的依照血清自身抗体状态的存活率变化情况。

4.残疾

新近发表的文献均提到了系统性硬化症的致残问题[276]。一种患者自我评定功能状态的健康问卷(HAQ)方法，广泛应用于评价类风湿性关节炎，也应用于硬皮病患者[277]。修订的HAQ通过了验证，且HAQ残疾标准(DI)与皮肤和许多内脏器官的受累直接相关，与随着时间进程皮肤增厚程度的改变相适应，可预测手的功能、医师整体评价及存活率等[278,279]。适合于患者或受过培训的评定者参考的其他残疾评定方法，即英国硬皮病功能评分标准(UKFS)，显示其与HAQ-DI标准联系紧密[280]。现已提出一套有效且可靠的后果评价措施，来评定系统性硬化症中雷诺现象和指尖溃疡的影响[281]。

也调查过心理因素对系统性硬化症病程的影响，与心理调节障碍相关的改变包括抑郁症、HAQ-DI评分较高、教育水平较低、形体不佳及应对机制障碍等[282-285]。

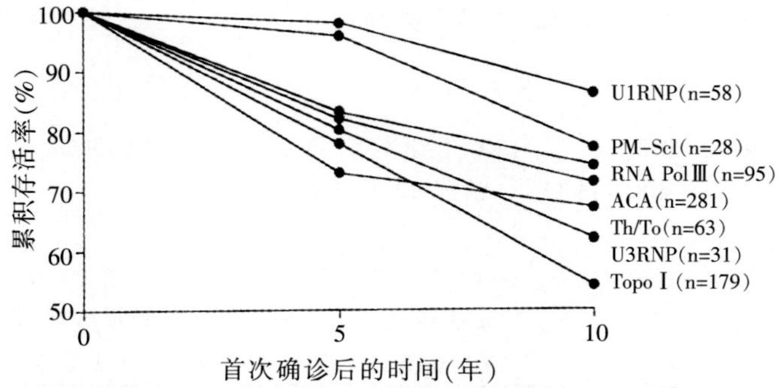

图77.16 显示了依照不同血清抗体类型的系统性硬化症患者从医生首次确诊开始计算的累积存活率。在1972~2001年首次对患者评估，选取的这些患者均居住在匹兹堡市区和郊区，以减少治疗方面的误差。

(四)治疗

医生的首要责任就是和患者以及家属讨论本病的性质，这些患者和家属常有不合理的悲观情绪。弥漫性还是局限性皮肤系统性硬化症的分类，对于了解将来出现内脏并发症的风险性，以及哪些内脏会受累都很有帮助。这样的讨论可以帮助医生建立与患者的良好关系，对于这种慢性、复杂疾病尤为重要。血管、皮肤和食管的图片以及其他恰当的图解，都是对患者有益的指导，适合于一般人阅读的优秀出版物是可以获得的，而且应当推广[286]。最后，由于许多硬皮病患者及其家属参加一些支持团体而获益匪浅，这样的团体现在很常见。

许多维生素、激素和药物制剂以及手术都一直用于治疗系统性硬化症，在经过了初期积极应用和后来受到批评性的评价之后，几乎所有这些治疗措施都废弃不用了。在那些症状显著、注定发展为终末期组织纤维化的患者，几乎不可能缓解症状。大多数情况下，所谓的成功只是单独依靠患者主诉症状减少作为评价的基础(例如，实际上施行任何新的治疗方法时，雷诺现象出现频率有所降低，但皮肤"软化"的依据不足)。

有一些原因表明很难评估治疗效果[287]。理论上讲纤维化只能慢慢好转，如果把纤维化(皮肤、其他部位)作为研究的终点之一，治疗药物至少要应用18~24个月。采用修订的Rodnan皮肤评分法，通过物理检查手段对皮肤增厚进行精确测定的做法一直存在争议，但3项独立的回顾性研究显示，患者的变异性低且重复性好[288]。因为皮肤厚度的自然好转常在数年后发生，所以对照试验是必须的。系统性硬化症的严重性及其进展程度都是可变的，所以患者的分型和病变的阶段对于解释治疗成果都很重要。此病较为罕见，以至于需要多中心的试验来收集充足的数据，才能回答重要的发病率、死亡率等问题。可能需要 3~4 年的随访研究才能确定治疗组与非治疗组之间死亡率的显著差异。在有效的后果评价措施的实用性和应用确定疾病好转(或恶化)的客观标准方面都有许多限制，所以在临床试验中对于治疗效果进行判断相当困难[289,290]，并且还要考虑心理因素对于许多症状的影响。因为存在这些问题，所以已经为系统性硬化症中临床可能的疾病变化因素建立一套指南[291]。

1.药物

系统性硬化症的发病机制在第 76 章已进行了详细地讨论。图 77.17 显示的是那些可以考虑作为治疗介入的位点[292,293]。过去，在充分的前瞻性对照研究中，没有一种药物或联合用药证明有效。抗炎制剂和皮质激素的治疗效果一直令人很失望。尽管顽固性关节炎和皮肤病变的水肿阶段对于皮质激素的反应良好，但有一种观点认为由于高剂量的皮质类固醇疗法可能促成急性肾衰竭[151]，因此要尽一切可能将每日泼尼松的口服剂量限制在 15 mg 以下。大剂量皮质类固醇冲击疗法可能有效且安全[294]。

在过去，注意力一直集中在 D-青霉胺上，这是一种能干扰胶原分子间交联且具免疫抑制活性的化合物。在美国，两项针对早期弥漫性病变的回顾性研究中[295,296]，与未经治疗的对照组相比[295]，使用剂量达到 1000~1500 mg/d 时，能显著改善皮肤增厚的症状，减少继发的肾脏受累发生的频率，并且可增加存活率。最近一项双盲随机多中心研究显示，当应用高剂量

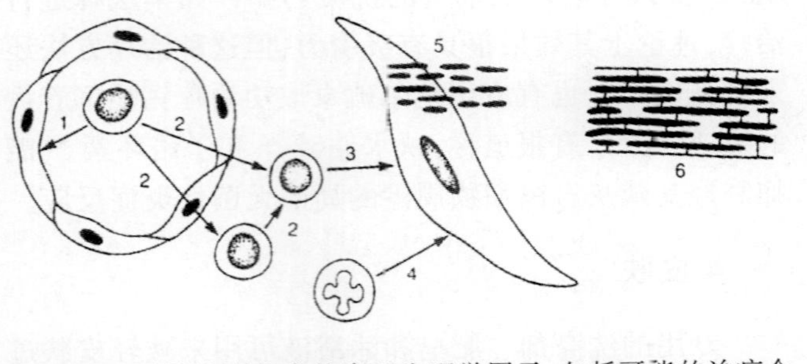

图77.17　系统性硬化症的病理生理学图示，包括可能的治疗介入位点。合理的治疗方法应当包括：(1)阻止内皮细胞受损。(2)改变单核细胞间的沟通。(3)阻止单核细胞刺激成纤维细胞。(4)防止肥大细胞脱颗粒。(5)阻止成纤维细胞产生和释放前胶原蛋白。(6)增加已形成的胶原溶解。

组(平均 822 mg/d)与低剂量组(平均 120 mg/d)比较时可发现[297]，两个组在应用药物两年后皮肤评分均有30%的改善，且出现肾危象的频率以及存活率也类似，但高剂量组出现不良反应(非致命性的)的频率更高。应用 D-青霉胺可出现各种各样的副反应，包括一些实质上是自身免疫的反应，例如肾炎综合征、肾小球肾炎[298]、天疱疮和重症肌无力[299]。高达 1/4 的患者由于药物毒性反应而不得不中断用药[300]。相关化合物，如 N-乙酰半胱氨酸[301]和 S-腺甙蛋氨酸[302]的应用也取得了一定程度的成功。

秋水仙碱通过阻止前胶原转变为胶原而抑制胶原积聚，很可能通过干扰微小管介导的传输或刺激胶原酶的产生来实现。在一项长期开放性试验中(平均随访 39 个月)，19 例接受 10 mg/wk 的秋水仙碱治疗的患者，其中 17 例患者皮肤增厚症状有改善[303]，但此后也有一些负面研究的报道[304,305]。而这些研究中，没有一项研究认为秋水仙碱毒性是一种严重的限制因子。氨苯甲酸钾是一种抗纤维化制剂，发现其不会影响病情长期稳定的患者的皮肤增厚进程[306]。

我们推测使用免疫抑制剂能有许多潜在的益处，包括免疫活性细胞与可溶解的介质抑制成纤维细胞功能的效果之间相互作用的改变。在一项无对照的研究中，认为硫唑嘌呤对疾病有益[307]，并且 5-氟尿嘧啶也有一些改善皮肤症状的作用，但却有难以承受的胃肠道毒性[308]。苯丁酸氮芥的作用一直很混杂，但一项长达 3 年的双盲对照试验证明了其作用是负面的[309]。与类风湿性关节炎一样[310]，晚发的恶性肿瘤是限制使用烷化剂的特征表现[311]。一直有人提倡使用血浆置换法[311-313]，但其疗效并不稳定[316]，并且因常与免疫抑制剂和皮质类固醇的使用相混淆，所以很难评估它的疗效。环孢霉素 A 曾用于有限数量的患者，可以改善皮肤增厚的症状[315-317]。即使剂量低于 5 mg/(kg·d)，但高血压和肾功能不全出现频率增高却难以接受，这些改变或与药物有关，或与硬皮病本身有关[318]。5 项无对照的开放性试验[319-323]显示，免疫反应性纤维结合素 γ(IFN-γ)重组体为一种免疫调节剂，其治疗效果很有希望，但 1 年以后 IFN-γ 并不会改善弥漫性病变的皮肤增厚状况[324]。基于少数病例报告，推荐使用抗胸腺细胞球蛋白(ATG)，其可使大多数患者的症状迅速得到改善，且外周血 $CD4^+$和$CD8^+$ T 淋巴细胞[326]几乎完全消失[325,326]。一个小型无对照的初步研究，先给予 5 天的 ATG，再给 11 个月的麦考酚酸吗乙酯，结果令人鼓舞[327]。一项甲氨蝶呤与安慰剂的随机对照试验表明，在早期弥漫性硬皮病的治疗效果上

两者无显著差异[328]。理论上讲自体干细胞移植(ASCT)术对于迅速进展的弥漫性硬皮病有疗效，这一类型的硬皮病出现内脏受累的风险较高[329]。在应用ASCT一年后,皮肤的状况改善显著[330,331],但这也可能只是应用大剂量环磷酰胺治疗的结果。患者早期死亡可能与肺部射线照射过量有关，这种方法现在并不提倡[331]。对于ASCT疗效做出恰当地评价需要长期的随访观察。迄今为止,对于免疫抑制或免疫调节疗法这两种形式的治疗效果仍未达成一致的意见，因此需要更加丰富的对照治疗学试验。然而现在看来,对于有早期的、进展迅速的、危及生命的或致残的弥漫性皮肤病变患者,证明使用这些治疗措施是正确的,当然还要有治疗同意书和对不良反应进行密切监控等前提条件。

使用的药物应保护受损的内皮细胞，防止血小板聚集,并且释放血小板衍生生长因子(PDGF),这是硬皮病血管假说的一种逻辑延伸。尽管由于双嘧达莫和阿司匹林[332]的治疗作用使血循环中血小板凝集物升高而血浆血小板球蛋白水平降低,但一项为期2年的随机双盲试验显示,与安慰剂相比,使用这些因子并未使治疗组的临床症状有显著改善[333]。后来的研究证明,小剂量的双嘧达莫无效。最近,内皮素受体拮抗剂波生坦的使用,增加了系统性硬化症血管治疗的新思路,并且证明其不仅可用作血管扩张剂,还能发挥抗增殖及抗炎作用[334]。应放弃关注系统性硬化症中凝血机制紊乱的观念。

细胞外调节因子（细胞因子和其他可溶蛋白),产生多种有活性的细胞（如内皮细胞或成纤维细胞),在调节纤维化中起重要作用。将来,直接对抗成纤维细胞因子或增加抗纤维化分子的疗法将是有效的方法[335]。阻断前纤维蛋白溶酶原细胞因子活性，如肿瘤生长因子β(TGF-β)或结缔组织生长因子(CTGF),目前正处于治疗弥漫性硬皮病的早期试验阶段。使用药物如沙利度胺或干扰素α针对Th1来改变两种公认的免疫应答之间的平衡（辅助T细胞亚型1和2，或Th1和Th2),也正处于研究阶段[336]。

2.雷诺现象

避免过度受凉、注意保暖以及戒除烟草等属于自我护理的常识性内容。血管舒张药物一直用来作为治疗药物,但这些化合物的疗效令人失望,出现这种结果很可能是由于继发的雷诺现象造成小动脉的受损主要是以结构破坏和狭窄为主,而非血管的过度痉挛。

一些双盲试验中发现某些具有药理作用的物质也有治疗作用,包括钙通道阻滞剂硝苯地平[337,338]、直接的血管扩张剂哌唑嗪[339]、口服的5-羟色胺拮抗剂凯坦生[340,341]、己酮可可碱[342]、前列腺素E_1(PGE_1)[343]、前列腺环素[344]以及血管紧张素受体拮抗剂氯沙坦[345]。超过12个月的间断静脉内给予前列腺环素，优于每日口服硝苯地平[346]。PGE_1能通过皮肤给药[347]。一种前列腺环素类似物伊洛前列素，静脉输注给药可使雷诺现象症状缓解时间延长,且对指端溃疡有治疗作用[348],但口服给药无效[349]。肾素血管紧张素阻滞剂对肾脏以外其他器官内的血管疾病是否有益尚不可知，不过在一项研究的寒冷激发试验中,卡托普利并不能改善雷诺现象或改变指(趾)的体积描记所见[350]。最近的一些报道指出,通过使用内皮素受体拮抗剂波生坦[351],以及磷酸二酯酶抑制剂枸橼酸西地那非[352],雷诺现象的症状可得到改善。

胸交感神经切除术后可使雷诺现象得到部分改善(通常很短暂),且对于皮肤病变或血管硬化[353]的病程并无显著或持久的影响[353]。指交感神经切除术已成功用于一些难治的病例[354-356],且一项初步研究长期随访显示其疗效是令人鼓舞的[357]。当大血管(如桡动脉或尺动脉)狭窄时,则应考虑施行微小血管手术重建[33,358,359],有时须做指尖离断术，不过离断后形成的组织分界部位更易受累[359,360]。因此如果在离断术时麻醉性镇痛药能够将疼痛控制住,则组织的损失可以降到最低。如果发生“湿性”坏疽且伴发骨髓炎,则要尽早施行手术离断切勿延迟。对于有指趾端溃疡行持续引流的患者,要谨慎判断是否有潜在的骨髓炎。

3.钙质沉着症

不幸的是，没有能够根除钙质沉着症的可靠治疗药物。手术剥除大量的钙质沉积块可能对某些选择性病例有所帮助[359]。软组织内钙质沉积物含有的4-羧基-左旋-谷氨酸(Gla)数量增加[361]。因此,长期抑制Gla的摄入并应用低剂量的抗凝药物，如华法林进行治疗,理论上其效果很具有吸引力,但这种治疗方法还未经证实[362]。也有应用地尔硫卓成功治疗钙质沉着症的报道[363,364]。有报道称,秋水仙碱[365]和米诺环素[366]能抑制羟基磷灰石沉积物周围的局部无菌性炎症反应。

4.皮肤

专用的洗涤剂、肥皂和沐浴液可用来减轻皮肤过度干燥的症状，那些甘油含量较高的物质是最有效的渗透剂。不适当使用沐浴液或使用家用除污剂也许会加重病情。在弥漫性皮肤病变的早期，皮肤瘙痒很常见,且有时会成为主要的不适症状,而这种症状尚无适当的治疗方法；但幸运的是，其在稍后的病变过程中即会消失。一些小型初步性研究显示，已成功应用紫外线 A1 光线疗法治疗皮肤增厚[367,368]。

对密闭敷料有反应的非感染性指（趾）尖溃疡，如双层皮炎，也是一种保护性的反应。如果这些损伤受到感染（通常是葡萄球菌属），则需要半浓度的过氧化氢浸泡和轻柔的局部清创术进行处理，有时也需口服抗生素。更深部的软组织感染、化脓性关节炎和骨髓炎，则须静脉输注抗生素、切除感染和失活的组织、关节融合以及少见的截肢术[369]等积极治疗方法。最近研发的半合成生物聚合物能为自体成纤维细胞向内生长提供支架，从而为治愈较大面积的皮肤溃疡[370]提供了新途径。

5.关节和肌肉

可以使用水杨酸盐或其他非类固醇抗炎药治疗关节症状，但要密切观察其潜在的加重胃食管反流和减少肾血流量等不良反应。很少使用皮质激素，但如果患者有真性滑膜炎时，在疾病的前 6~12 个月，使用泼尼松 5~7.5 mg/d 治疗可能有效。弥漫性皮肤受累患者常出现指（趾）的挛缩和畸形，动力夹板固定并不能阻止这一病变的进展[371]，但应该建议患者每天 2 次做强有力增加屈伸活动范围的锻炼，在每项训练开始前应用大剂量的镇痛药会取得最好的效果。

在疾病的后期施行近侧指间关节置换成形术，可改善手的功能及外观[372]。但当已经出现严重的手指挛缩时，近侧指间关节的过度屈曲（>90°），很容易使这些关节受到损伤，并伴有反复的皮肤破裂和感染，包括化脓性关节炎。在这种情况下行关节置换术无效，而首选方法是近侧指间关节融合术[359]，关节融合术后，依靠掌指关节的活动量来实现手的功能。手术切口愈合都很好。

由系统性硬化症或重叠综合征引起的活动期多发性肌炎伴近侧肌无力，可用中等剂量的皮质激素（泼尼松 15~20 mg/d）治疗，当反应不足时，可加用甲氨蝶呤、硫唑嘌呤或其他免疫抑制剂来增强疗效。反之，当肌炎病变较温和，且伴有血清肌酸激酶无增高，以及肌无力轻度进展或无进展时，则不需药物治疗。

6.胃肠道

患者需要口的牵张训练来保持口腔张开程度[373]，也必须保持良好的口腔卫生以及定期看牙科医生来做预防。对于牙齿缺如且张口过小的患者，已经设计出了一种具有弹性的假体来增加其活动量[374]。

有吞咽困难的患者应该学会细细地咀嚼，并且避免食用那些有可能引起胸骨下吞咽困难的食物，如肉和面包。甲氧氯普胺能提高食管的活动性且对一些患者有效[375]。有报道称，琥乙红霉素作为一种促运动药，能促进胃和胆囊的运动和排空[376]，可能改善硬皮病患者的胃轻瘫症状[377]。奥曲肽是一种生长激素抑制剂类似物，也有促进运动的特性，在短期试验中显示，其能增加胃肠肌的活动性[378]。硝苯地平能够降低食管下段括约肌的压力和食管体部收缩的幅度[379]，可能使食管症状恶化。在这种情况下，地尔硫卓可能是更适合的血管扩张剂[380]。

通过一些常识性的适当方式可减少反流性食管炎发作，例如咀嚼完全、少吃多餐、进食时和进食后坐直、睡前不进食、忌用某些可能加重病情的食物和烟草，以及睡眠时垫高头部防止夜间胃液反流等。虽然组胺（H_2）受体阻滞剂对本病有疗效，但质子泵抑制剂的效果最明显，实际上他们能消除胃液酸度[381]。食管狭窄时可能需要定期行内镜扩张术。有报道称，胃成形术联合胃底反折术能顺利解除食管狭窄及胃食管反流[382]。出血性毛细血管扩张和西瓜形胃血管扩张可分别通过硬化疗法[383]及激光凝固法[78]治疗。

使用四环素或其他广谱抗生素可暂时缓解脂肪泻和其他小肠吸收不良的症状，但并不能解决小肠运动减弱的根本问题。例如，使用四环素、氨苄西林、甲硝唑、磺胺甲基异噁唑和环丙沙星，每使用 2 周轮换一种，其间有 2 周为停用抗生素的休息期，此用药方式对一部分患者有效。少数患者，使用奥美拉唑可引起意外的小肠细菌过度增殖[384]。甲氧氯普胺可显著增加小肠的活动性[385]，但对某些患有严重消化不良的患者无效。普卢卡必利，一种促胃肠动力药，为 5-HT4 受体激动剂，虽有一定的疗效，但在系统性硬化症中还未充分研究过[386]。当有严重的吸收不良时，患者必须更换钙和脂溶性的维生素，服用更容易吸收的中链甘油三酯，并且经常需要肠道外高营养的支持[387]。在后一种情况下，患者通常都能获得适量的营养（体重、血细胞比容和人血白蛋白增加）和提高生活质量[388]。当有严重的消化不良时，导管引起的败血症、严重的细菌感染及其他原因所致早产儿死亡的可能性都很高。

局限性或弥漫性硬皮病患者都可发生小肠或大肠的假性梗阻。患者可能因急腹症和肠梗阻的 X 线片征象来急诊室就诊。重要的是非手术治疗，患者应处于肠道完全休息状态，安放经鼻胃管和直肠管，给予静脉补液，加入促胃肠动力药。因为并没有解剖学上的梗阻病变,不推荐手术干预,且手术常会加重肠梗阻而使这种疾病现象的病程延长。

大便失禁是一种身体上的残疾并使患者失去社会活动能力,而且难以解决。手术修复肛门括约肌组织经常失败或仅有短暂的症状改善[389]。当保守治疗无效时,骶神经刺激可能是一种有效的方法[390,391]。

7.肺

在一项无对照研究中显示,对于有间质性肺病和肺泡炎症表现这些预测以后肺功能降低的患者[392],环磷酰胺是一种有效的短期治疗用药[393-397]。一些开放性试验调查发现,口服环磷酰胺 1.5~2 mg/(kg·d) 持续 12~24 个月的患者,呼吸困难症状及最大肺活量都有所改善。大多数研究允许使用低剂量的皮质激素,然而有一项研究使用了激素冲击合并环磷酰胺的治疗方法[397]。我们需要一种随机的、有安慰剂对照的试验,来评估环磷酰胺对于硬皮病和肺泡炎的真实疗效,目前这类研究正在进行中。当患者出现静息或运动后缺氧症状时,则需要辅助吸氧来治疗。

有肺间质性纤维化的患者出现细菌性支气管炎或肺炎时,需要迅速和有力的抗生素治疗。这些患者应该对肺炎球菌性肺炎及每年流行性感冒行预防性疫苗接种。

无间质纤维化的原发性肺动脉高压,通常是到了疾病的晚期才引起人们的注意。这样的患者有指征时就应给予辅助呼吸。尽管人们一直研究用钙通道阻滞剂作为肺动脉高压的治疗药物,但这种做法仍然比更有力的血管扩张剂应用得少。间断或持续的静脉应用前列腺环素类似物,如伊洛前列素和依前列醇,都会使系统性硬化症患者的肺动脉高压症状得到改善,但一旦停药[398-400],疾病就会复发。内皮素 1 受体拮抗剂波生坦对肺动脉高压也有效且患者耐受性良好,而且有口服给药的优点[401],但其成本高是一个严重的缺陷。由于右心衰竭的患者常对洋地黄反应不佳,并且容易发生洋地黄中毒,因此利尿剂更值得信赖。医生也常根据在肺动脉高压中应用抗凝药物的经验来为患者施行抗凝治疗。有一项或多项抗磷脂抗体综合征试验室指标的患者,也应使用抗凝药物,因为这一病变与静脉或动脉栓塞以及肺动脉高压都有关[402]。

在最近几年里,对有终末期肺疾患的患者施行心肺联合移植或单肺移植的情况日渐增多[403]。针对 29 例患者的一项联合双中心研究显示,2 年的存活率是 60%,与一个大样本特发性肺纤维化患者对照组比较,存活率相似[404]。

8.心脏

患者出现心包炎征象时可给予非类固醇抗炎药或皮质激素。血流动力学表明的显著的心包积液需要行心包穿刺手术,如果积液出现频繁,则需要心包开窗法来治疗。如果临床方法或心内膜心肌活检方法能确诊心肌炎,则需尝试大剂量糖皮质激素疗法。除非患者的某些非硬皮病性疾患可纠正,由于心肌纤维化所致的典型左心衰竭,任何治疗手段都无法阻止其进展,且都是致命的。血管紧张素转换酶(ACE)抑制剂或许也可引起原发的心肌纤维化[405,406],严重的心律失常使心肌纤维化变得更加复杂,并且对抗心律失常药物的反应也不一致。

9.肾脏

肾脏病变治疗最重要的是早期发现,弥漫性皮肤增厚进展迅速的患者较易受累[144]。如果 24 小时肌酐清除率测定小于 60 mL/min,或再次测定时肌酐清除率下降超过 20 mL/min,则患者的患病风险更高。如果患者出现任何一种肾脏受累的征象,例如高血压、镜下血红蛋白尿、氮质血症、微血管病性溶血性贫血以及血小板较少,则应立即对其进行治疗。给肾危象患者应用新型的更有效的抗高血压药物,改进透析治疗方法和细心护理,能显著提高患者的存活率。血管紧张素转换酶抑制剂也是可选择的药物[155],但只有和其他有力的抗高血压药物合用并早期积极治疗才能取得好的疗效。在 ACEI 类药物出现副作用时,可使用血管紧缩素受体阻滞剂(ARB),但是无对照并且患者对其耐受性不一致,疗效也存在个体差异。尽管血压得到了适当地控制,有些患者还需要透析[407]。与其他依赖透析的终末期肾病患者相比,伴有硬皮病的肾病患者的存活率更低[408]。理论上讲,硬皮病患者可能血管通路不充分而致透析失败,但我们还未遇到这类问题。同样的,腹膜清除率也有降低[409],但连续流动式腹膜透析一直在顺利使用[410]。

许多肾衰竭患者应用血管紧张素转换酶抑制剂后,其肾血管损害情况会有缓慢地逆转,且在应用 3~24 个月后可停止透析治疗[155]。现在有许多肾脏移植成功的报道,但与其他疾病(非系统性硬化症)的患者相比,硬皮病患者肾移植后移植物的存活率及患者的存活率都偏低[411]。也有报道称,在一些移植的肾脏内也出现了典型的硬皮病组织学改变[412,413]。

三、硬皮病变异型

（一）以筋膜炎和嗜酸性粒细胞增多为特征的变异型

嗜酸性粒细胞性筋膜炎(DFE)、毒油综合征(TOS)以及嗜酸细胞增多性肌痛综合征(EMS)，分别以筋膜炎症、纤维化和嗜酸性粒细胞增多为特征。因真皮内和皮下组织的纤维化导致的皮肤变硬类似于系统性硬化症，然而临床、血清学和组织病理学特点不同，而将这些病变与系统性硬化症区分开来。例如，上述这些病变缺乏典型的系统性硬化症的症状，包括手指和面部的皮肤增厚、雷诺现象、甲皱毛细血管形态异常、抗核抗体阳性以及典型的内脏疾患。尽管这些疾病也会散在地出现(弥漫性嗜酸细胞增多性筋膜炎)，或像流行病那样有时间和地域上的分隔（毒油综合征和嗜酸细胞增多性肌痛综合征)。但作为一组疾病，三者之间在肌痛、筋膜炎及嗜酸性粒细胞增多等方面都极为相似(表77.4)，提示这些疾病有共同的病因或发病机制。然而，三者在某些特定方面是不同的，特别是在皮肤外的特征方面不同(见表 77.4)。

1.嗜酸性粒细胞性筋膜炎

弥漫性筋膜炎伴嗜酸性粒细胞增多，也称嗜酸性粒细胞性筋膜炎或舒尔曼(Shulman)综合征，于 1974 年首次被发现。这种疾病以突然发作的水肿和四肢强直并伴嗜酸性粒细胞增多为特点[414]。本病的病因不明，有些病例显示与博氏疏螺旋体感染有关[415]，但这一病因学还没有明确的依据，应用抗生素治疗并非无效。大约有 1/3 的患者，是在不寻常的或过度的体力活动之后发病。有报道称一些患者的发病与长期接触有机溶剂三氯乙烯有关[416,417]，这种化学制剂与系统性硬化症也有关联(见表 77.1)。

随后，四肢的皮肤(通常能扩展至指趾)出现紧绷和硬化，常呈橘皮样外观(图 77.18)。皮肤受到深部皮下纤维化组织的约束而出现“皱褶”，特别是在肩部外展时，可见上臂内侧面皮肤病变更为明显。患者常在抬高肢体时出现“凹槽征”，这是由于这些部位浅静脉的塌陷，受到周围膨出的皮下组织的衬托而变得显著所致。这一征象在毒油综合征和嗜酸细胞增多性肌痛综

表 77.4　急性 DFE、TOS 和 EMS 的临床表现

临床特征	DFE	TOS	EMS
性别	女性=男性	女性>男性	女性≥男性
发病中位年龄(岁)	45	47	49
急性突发(% 病例数)	运动(30%)	掺假菜子油(约 100%)	被污染的L-色氨酸(98%)
发生	散发	流行	流行
发病高峰	N/A	1981	1989
发热	+/–	++++	++
肌痛	+	++++	++++
脱发	+/–	++++	++
皮疹	+/–	+++	+++
硬皮病样损害	++++	++	++
关节痛/关节炎	++	++++	+++
呼吸困难/肺浸润	+/–	++++	+++
周围神经病变	+/–	++	++
心脏病	+/–	+	+
肺动脉高压	+/–	+	+/–
肝病	+/–	+	+/–
血栓栓塞	+/–	+	+/–

DFE：嗜酸性粒细胞性筋膜炎；TOS：毒油综合征；EMS：嗜酸细胞增多性肌痛综合征；N/A：不适用；++++：>75%病例；+++：>50%~75%病例；++：>25%~50%病例；+：<25%病例；+/–：<5%或不存在。

合征患者身上也可见到。不同于后者的是，嗜酸性粒细胞性筋膜炎主要累及真皮和皮下组织，较少累及内脏器官(见表 77.4)，且很少需要住院治疗。有些弥漫性嗜酸细胞增多性筋膜炎患者会出现血小板减少症、自身免疫性溶血性贫血或再生障碍性贫血；并且在罕见情况下，此病还可出现瘤外综合征，其与来自骨髓或淋巴的恶性肿瘤[418]或多发性骨髓瘤相关[419]。伴随着外周血嗜酸性粒细胞增多，许多患者会出现高 γ 球蛋白血症。也可检测到 ANA，但它对于系统性硬化症患者并不具有诊断特异性。

在对全层增厚的皮肤行活组织检查时，若发现筋膜由于胶原沉积和炎性细胞(包括淋巴细胞、浆细胞和常见的嗜酸性细胞)[414,420](图 77.19)浸润而显著增厚，则本病的诊断即可确定。可通过磁共振成像(MRI)来证明筋膜的炎症和纤维化改变，这种无创性诊断方法一直受到推崇[421]。在体外实验见到，损伤的成纤维细胞分泌大量异常的胶原；此外，就像在嗜酸细胞增多性肌痛综合征[424,425]中见到的一样，原位杂交法显示出I 型胶原 mRNA 和转化生长因子 β_1 mRNA[422,423]的信号也增强。也有报道称 L-色氨酸代谢的改变，类似于嗜酸细胞增多性肌痛综合征和毒油综合征患者体内 L-色氨酸代谢的变化。这提示弥漫性嗜酸细胞增多性筋膜炎患者和 L-色氨酸摄入不足的患者有共同的发病机制，发病是由细胞因子驱动的并且和 IFN-γ[426]有关。

大多数 DFE 患者对于口服皮质激素，辅以羟氯喹或不用羟氯喹，都有良好的反应[420]。据报道，对于本病治疗有帮助的药物包括西咪替丁[427]、酮替芬[428]、环孢霉素 A[429]和甲氨蝶呤[430]。一例对于大剂量肾上腺皮质激素和氯喹[431]无反应的 DFE 患者，应用补骨脂素和紫外线 A 沐浴，这种光化学疗法可使疾病症状得到缓解，另外 2 例患者也从体外光化学疗法[432]中受益，也有报道称疾病会自行缓解[418,427,433]。当然，所有无对照组治疗成功的报道很难让人信服。在防止患者出现屈曲挛缩和功能障碍的方法中，物理疗法是一项重要的辅助治疗手段。

2.毒油综合征

1981 年，一种经食物传播的称为“毒油综合征”的传染病在西班牙流行[434]，大约 20 000 人受到感染，并且有超过 1 200 人死于此病[435]，幸存者中大部分有最初患病引起的组织破坏的症状和体征。流行病学研究显示，此病与摄入掺假的菜子油密切相关[436]，这些变质油含有苯胺并作为橄榄油装在 5 升塑料容器逐户销售，或在每周 1 次的露天市场上流通[467]。尽管尚未找到确切的致病因素，但事实上所有的研究都认为这种油是毒油综合征致病因子的传播媒介。与发病相关的油脂受到脂肪酰替苯胺和苯胺的污染，在苯胺和酰替

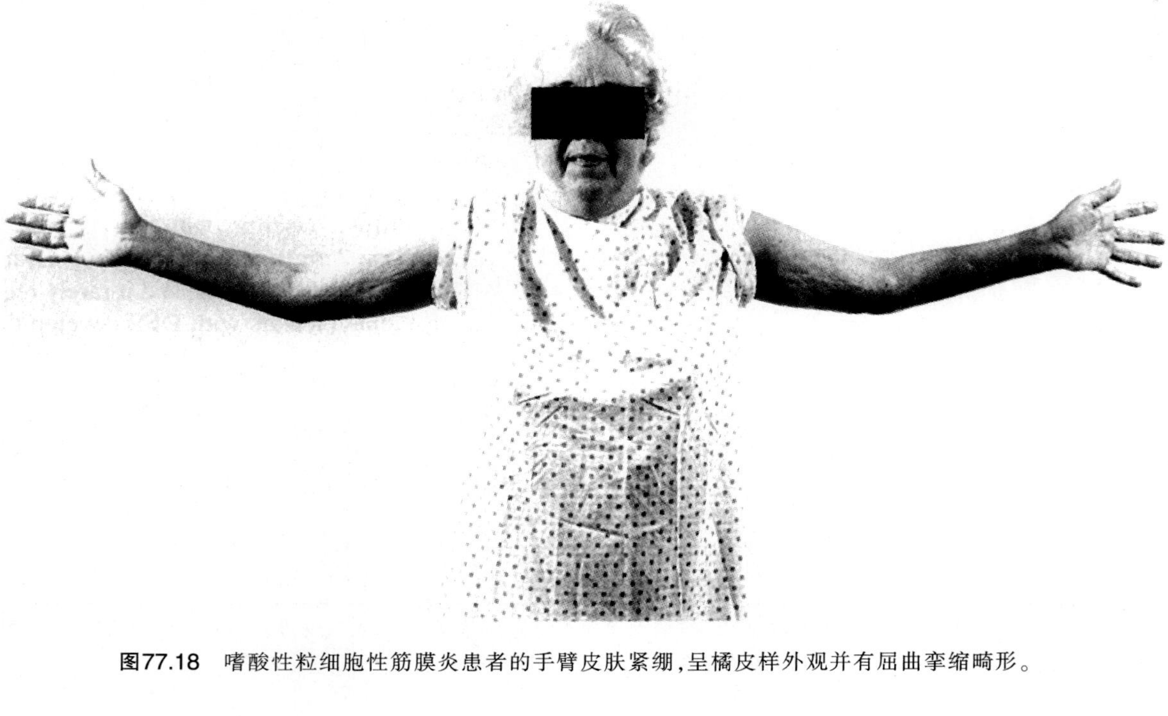

图77.18　嗜酸性粒细胞性筋膜炎患者的手臂皮肤紧绷，呈橘皮样外观并有屈曲挛缩畸形。

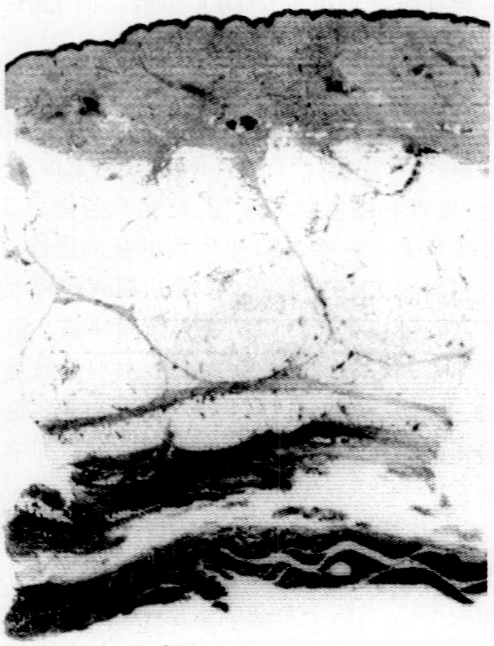

图77.19　显示的是从弥漫性嗜酸细胞增多性筋膜炎患者的下肢远端取得的全层增厚皮肤的活检标本。可见真皮增厚并伴有间隔性脂膜炎和显著的筋膜硬化。

苯胺的污染程度与发生疾病的危险度之间存在着剂量对应关系[438]。事实上，所有关于此种油脂毒力的动物试验研究都是阴性结果[439]。一种可能的致病医素 3-(N-苯氨基)-1,2-丙二醇(PAP)，存在于一些与发病相关的油脂中。我们感兴趣的是，能够识别具有类似结构的化合物丙氨酸(PAA)是构成 L-色氨酸的成分，后者与嗜酸细胞增多性肌痛综合征的流行有关[440](参见下文)。

TOS 的临床过程可分为 3 个阶段：急性期(1~2 个月)、中间期(3~4 个月)和慢性期(至少 5 个月)[441]。急性期以突然发作的干咳、胸部紧迫感和呼吸困难为标志，其他的症状包括发热、不适、头痛、水肿、肌痛、关节炎、瘙痒和皮疹。在这一时期，85%以上的患者嗜酸性粒细胞增多，这种表现给人的印象最为深刻。肺浸润和肺水肿也很显著，这一时期患者死亡的常见原因是呼吸衰竭。

对于那些在急性期幸存下来的患者，疾病常在发病后的 3~4 个月内发展至中间期。这一时期的显著特征是皮肤和皮下组织水肿，常进展为纤维症并伴挛缩畸形，患者常发生严重的肌痛和肌肉痛性痉挛，有些还会出现感觉神经病变，也可发生血栓栓塞并发症，并且对于某些患者是致命的。慢性期以周围神经病变(37%)、肝大(32%)、硬皮病样皮肤改变(22%)和肺动脉高压(10%)最显著[442]。嗜酸性粒细胞增多及皮肤和皮下组织纤维化开始进入萎缩阶段。尽管毒油综合征起病 12 年后进行的一项队列研究显示，患者不会残留严重的神经肌肉后遗症，如硬皮病样皮肤病变及肺动脉高压，但患者中持续存在一些症状，如肌肉痛性痉挛(60%)、疲劳 (55%)、关节痛(43%)、主观认知缺损(44%)、精神病(27%)和软组织触痛(23%)[443]。

本病的经验治疗包括应用抗生素、皮质激素、D-青霉胺、免疫抑制剂、血浆置换、血管扩张剂和抗氧化剂，这些治疗方法的效果都不能令人信服。皮质激素疗法可改善急性肺水肿和嗜酸性粒细胞增多，但不能防止慢性疾病的发生。

3.嗜酸细胞增多性肌痛综合征

一种看上去是新的疾病于 1989 年在美国首次发现，当时新墨西哥州的医生报道了 3 例女性患者出现周身肌痛并伴嗜酸性粒细胞增多，这 3 例患者均有摄入 L-色氨酸的病史[444]。在几个月内此病便发展为流行性疾病，直到含 L-色氨酸的产品被召回之后才逐渐消退[445]。这种疾病，现在称为“嗜酸细胞增多性肌痛综合征”，经常并发有皮肤和皮下组织的硬皮病样硬化，而且与弥漫性嗜酸细胞增多性筋膜炎和毒油综合征有许多共同的特点[414,434,443,446]。为了便于监控，疾病预防控制中心制定了如下疾病诊断标准：①嗜酸细胞计数超过 1×10^9/L。②周身肌痛严重而致活动受限。③除外导致此种症状的新生物或感染等其他原因[447]。已经有报道称 EMS 患者超过 1 500 例，并有 38 例死于神经、心脏和肺部等并发症[448]。

大量流行病学研究显示 EMS 与摄入 L-色氨酸有极为密切的联系，这些 L-色氨酸是单独由日本的一家名为 Showa Denko KK 的制造公司生产的[449-451]。这些以及其他一些研究显示，制造 L-色氨酸时产生的废物可引起疾病的流行，并且此病的患病率还受到一些辅助因素(如年龄)的影响。对 L-色氨酸行高性能液相色谱分析可证明出现一些高峰，包含一个与此综合征密切相关的高峰 (高峰 E)[449]。证实高峰 E 的结构为 1,18-ethylidenebis(L-色氨酸)(EBT)[452]。一项病例对照研究揭示此病的患病率为 2.2%，并且 EMS 与摄入含高浓度 EBT(70 mg/g)[453]的 L-色氨酸有非常密切的联系。在致病的一批 L-色氨酸中还含有其他一些微量的杂质，经鉴定为 PAA，也认为与 EMS 的流行有关。它与公认的毒油综合征的致病因子 PAP[440]的结构类似。已经有报道称，EMS 涉及的化合物的结构类似物可见于5-羟基-L-色氨酸,以及商业上制备的退黑激素(N-乙酰-5-氧基色胺)中,这种退黑激素是非处方药,并一直用于EMS病例[454]。

已经证明,含有L-色氨酸的一批产品和合成的EBT可诱发啮齿类动物皮肤、筋膜和肌束膜炎症及纤维化[455-457]。体外研究指出,EBT刺激人成纤维细胞增生,增加胶原合成[458],并对一些具有特征的功能性躯体综合征患者,可诱导外周血单核细胞释放IL-5和IL-10[459]。

EMS是一种多系统疾病,常伴有流感样发作,急性期有发热、皮疹、关节痛和呼吸困难,以及肌痛和嗜酸粒细胞增多。在EMS流行期,肌痛普遍存在,通常为弥散性的,导致虚弱无力[460,461]。血清肌酸激酶水平常正常,但在有些TOS和DFE患者中,醛缩酶水平轻度升高。

大多数EMS患者有皮疹和硬结[460-462]。在急性期,红斑疹有时搔痒,常见于躯干和四肢。有些人可出现丘疹(丘疹性黏蛋白病)[463]。许多患者发生皮下水肿,有时面积很大,可影响上下肢。水肿可进展为紧绷、木质的硬结并使皮肤呈橘皮样外观,其性质类似于DFE或TOS患者的皮肤病变。与硬皮病不同的是,面部和肢端部位通常不受累及。

许多EMS患者在疾病的早期阶段有呼吸困难和咳嗽症状[464-467],但呼吸系统病变的频率和严重程度都不及TOS。肺部活组织检查时可清楚显示间质性肺炎伴嗜酸性粒细胞增多,以及血管周围性炎症。有些患者可有肺动脉病变,在少数情况下,这种病变是致命的。

许多EMS患者可见周围神经病变伴弥散,局部的感觉异常,感觉过敏[461,468-471],而上行性多发性神经病变少见。已知死于EMS的患者中,2/3与进行性多发性神经病变及肌病的并发症有关,如呼吸衰竭、肺炎和败血症[448]。也有中枢神经系统(CNS)受累的描述,这些EMS患者可有抑郁、健忘、间断思维混乱和疲劳等表现[471],神经影像学检查可发现许多CNS异常[472]。

尽管心脏病变并不是此病的主要临床特征,但它与一些EMS患者的死亡有关。3例患者冠状动脉、神经结构和传导系统的损伤,构成了心脏电活动显著不稳定和猝死[473]的病变基础,在TOS患者也可见到类似的心脏组织的损伤[474]。

病变组织的全层活组织检查,可见真皮和皮下组织的炎症和纤维化。病程发展累及筋膜并扩展至肌束膜时,可伴随有血管周围单核细胞的浸润(有或无嗜酸性细胞),可见内皮细胞肿胀,但真正的血管炎很少见,在TOS患者也有类似的病变。皮下脂肪、膈肌和筋膜的炎症和纤维化也可见于DFE患者,而EMS患者皮肤的病变更为明显[475,476]。

在一些炎症性和风湿性疾病中可有L-色氨酸代谢的改变,包括系统性硬化症和DFE[477,478]。Sternberg及其同事[479]首先报道了患者体内L-色氨酸代谢的改变,这些患者有硬皮病样改变,且病变与摄入5-羟基-L-色氨酸有关。一些类似的病例也有过描述[480,481],且这些病变均与EMS很接近。尽管初期我们将犬尿素水平的升高归因于可能存在的先天代谢缺陷,但后来的一些研究发现,在这些疾病,犬尿酸水平升高是由于吲哚胺-2,3-二氧化酶(IDO)的诱导所致,使L-色氨酸通过犬尿素的途径代谢掉。在疾病的活动期,即嗜酸性粒细胞增多期,未经治疗的EMS患者L-色氨酸血浆水平较低,而犬尿素及其代谢产物吡啶-2-3-二羧酸[462]的水平很高。血浆新蝶呤水平可升高且与吡啶-2-3-二羧酸相关[477]。当给予负荷剂量的L-色氨酸时,这些患者出现犬尿素和吡啶-2,3-二羧酸的合成增强。应用肾上腺皮质激素治疗的EMS患者,其L-色氨酸代谢情况与年龄和性别相匹配的对照组相似。因此,EMS患者L-色氨酸的代谢及其他一些相关疾病,很可能是吲哚胺-2,3-二氧化酶细胞因子诱导的结果,而与先天代谢缺陷无关,在TOS和DFE患者也有同样的发现[426,477]。许多患者合并TOS时,EMS常发展为慢性疾病,在起病后的18~24个月,超过50%的患者可出现肌痛、肌肉痛性痉挛、疲劳、感觉异常以及硬皮病样皮肤改变[479-484]。大多数患者有持续的肌痛和疲劳,仅有26%的患者表示他们能够进行所有一般的日常活动[485]。在疾病的晚期患者常出现认知困难,且上述这些症状并无显著改善[482]。在这类人群中,经过年龄和性别调整的死亡率(19%)比一般人群或摄入L-色氨酸无症状的人群的死亡率高3倍[486]。

在应用糖皮质激素开始治疗后,嗜酸性粒细胞增多、水肿以及肺炎常能迅速消退,但疾病的持续时间并不受到影响,且在激素停用后症状常反复。其他的多种治疗方法,包括非类固醇抗炎药、环磷酰胺、硫唑嘌呤、环孢霉素A、甲氨蝶呤、血浆置换、D-青霉胺、抗疟药以及奥曲肽都曾应用于治疗,但没有一种表现出持续的有效性[487]。

(二)与二氧化硅和硅树脂有关的硬皮病变异型

患者因暴露于元素硅而易发生多种结缔组织疾病,大多数出现显著的硬皮病病变。在1914年,

Bramwell[488]报道了在他的一般医疗实践中，遇到的 27 000 例患者中有 9 例发生了系统性硬化症，其中 6 例的发病和职业原因（5 例为石匠，1 例为挖煤工人）而接触硅尘（二氧化硅）有关。系统性硬化症的典型特征表现为雷诺现象、指（趾）端溃疡、手部皮肤肿胀和紧绷、毛细血管扩张和关节痛。直到 1957 年，Erasmus[489]报道了 17 例南非金矿工人由于暴露于高浓度的二氧化硅而发生硬皮病的情况之后，硬皮病与接触二氧化硅之间的联系才受到重视。后来证实，美国和德国的煤矿工人也遇到这种情况[490,491]。据德国研究者估计，暴露于二氧化硅的人发生系统性硬化症的可能性是正常人的 25 倍，而先前有矽肺放射学依据的患者发生此病的可能性则要高达正常人的 110 倍[492,493]。此病在临床方面与典型的系统性硬化症相同，但有些患者可能会有突发的肺部疾患。在 50%的二氧化硅相关硬皮病患者，可见抗拓扑异构酶丁抗体（抗 Scl 70）[493-494]。抗着丝粒抗体也有报道。二氧化硅粉尘可以活化体内的微血管内皮细胞、单核细胞和皮成纤维细胞，在系统性硬化病患者的这些细胞也可见类似的改变。

硅树脂（二甲基聚硅氧烷）与结缔组织疾病，特别是硬皮病之间的关系一直存在很多争议。硅树脂被广泛应用于内科和外科治疗（例如，硅橡胶和硅胶），但从“医疗设备修正案”到“食品、药品和化妆品法案联盟条例”[495]都将硅树脂从其中剔除，随后人们对长期应用可吸收硅树脂乳房埋植物的安全性也提出质疑。在 1992 年，美国食品与药品管理局责令乳房移植物的制造商提供这些植入假体的安全性证据[496]。

支持乳房增大成形术与结缔组织疾病之间存在联系的最早报道出现于 1964 年，当时 Miyoshi 及其同事[497]报道了 2 例在应用石蜡和硅树脂注射行乳房增大美容术后发生关节炎的病例。“人类佐剂病”这一术语也由这些日本研究者提出。在 20 世纪 70 年代之前，人们都是通过直接注射液状石蜡、硅树脂或处理过的石油胶状物来增大乳房的体积。后来开发了包含硅树脂凝胶或盐水的可植入性硅橡胶封套。据接受过硅树脂注射的日本人回顾，在接受检查的 46 例各种疾病患者中，包含有 24 例结缔组织疾病患者，如系统性硬化症、类风湿性关节炎、系统性红斑狼疮和多发性肌炎患者[498]，估计发生系统性硬化症的相对风险率可增加 3 倍[498]。后来出现了有关妇女在行硅胶乳房植入术后出现结缔组织疾病的大量病例报道和小型的系列报道，发病的平均潜伏期为 10 年。一项涉及几乎 400 000 例女性保健专业的回顾性队列研究显示，在乳房内植入移植物后并无发生结缔组织疾病高风险性的依据，但在自我报告研究中也许有发生系统性硬化症的风险率轻度升高［相对危险度，1.84；95%置信区间（CI），0.98~3.46；p=0.06］[499]。

最近报道的 9 项群组研究、9 项病例对照研究和 2 项横向研究的元分析得出这样的结论：乳房内移植物与发生硬皮病或其他结缔组织疾病的相对危险度之间并无关联[500]。有硅树脂接触史的个人发生的硬皮病类似于自发的硬皮病，都伴有皮肤局限性（肢端硬化）或弥漫性（躯体）的纤维化[501-508]，偶尔也可只发生皮肤硬化而无全身的累及[509,510]，当然也可有雷诺现象、指（趾）端溃疡、关节痛或关节炎及内脏病变等症状。至少2 例系统性硬化症患者发生肾危象[511,512]，其中 1 例患者在将硅树脂内移植物移除之后，病情有明显地改善[511]。总体来说，患者对于硅树脂内植物移除的临床反应并不一致，有些患者皮肤和内脏器官的病变有明显的改善，而其他一些患者的病情则继续进展，有时还会发展为致命性的疾病[508]。

（三）与接触化学物品或药物有关的硬皮病变异型

1.氯乙烯病

被称为“职业性肢端溶骨症”[513]的硬皮病样疾病和接触氯乙烯（CH_2=CHCl）有关。最早于 20 世纪 50 年代中期，人们就见到关于长期职业性接触氯乙烯单体（VCM）这一卫生公害的报道。生产 VCM 的车间工人表现出雷诺现象的症状（“中毒性血管神经病”）[514]。检查发现包括：指（趾）端动脉痉挛，手指肿胀，前臂掌侧皮肤出现硬结和感觉异常，中枢神经系统症状（如头痛、记忆力下降和失眠），轻度溶血和手指末节指骨破坏（肢端溶骨症）。许多氯乙烯病患者的宽视野毛细血管显微镜检查，可见到类似于自发性硬皮病患者的微血管异常[515]。

接触氯乙烯的工人中只有不足 3%发生了肢端溶骨症[516]，长期为反应器作清洁的工人最常出现雷诺现象和肢端溶骨症。HLA-DR5 阳性的患者对氯乙烯病易感，且进行性疾病与 A1、B8、DR3 单体型的存在有关[517,518]。ANA 常呈阴性，在患者体内均不能监测到抗着丝点抗体或抗拓扑异构酶 I 抗体[517]。

皮肤病变容易使人联想起硬皮病，包括手指、手掌和前臂皮肤增厚，有时候还伴有面部水肿和皮肤粗糙，在手部和前臂可见硬结皮肤隆起的小瘤或象牙色的斑块[519],活组织检查可见真皮硬化而无表皮萎缩[520]。与自发性系统性硬化症不同,通常没有指(趾)端腐蚀性结痂、食道运动功能障碍、肾脏以及心脏疾病等病变。有些患者可出现肺部疾患[517],但其与接触氯乙烯之间的关系并不确定,有些患者在疾病的晚期可出现非肝硬化性门静脉高压和肝血管肉瘤等终末症状,在患者停止接触氯乙烯后,皮肤病变也开始消退。严重的氯乙烯病患者要一直做好防护,防止其接触 VCM。

2.有机溶剂

自 1957 年首次报道 1 例有 2 年三氯乙烯接触史的女性发生硬皮病后[521],到目前为止已经有超过 50 例患者出现了类似的情况[522,523]。一项病例对照研究证实,职业性接触有机溶剂是发生硬皮病的一种危险因素,特别是男性患者或抗 Scl 70 抗体阳性的患者,这种危险性更高[524]。接触有机溶剂或许也可增加患硬皮病的风险[525]。最近对 1989~1998 年发表的 7 项病例对照研究和一项队列研究的元分析显示,发生系统性硬化症相对风险性增加有统计学意义,值为 2.91 (95%CI,1.56~6.33)[526]。相关的有机溶剂包括:三氯乙烯、三氯乙烷、苯酚、二甲苯、二氯甲烷、甲苯、四氯乙烯和间苯二胺等。最常见的有机溶剂是三氯乙烯 ($CHCl=CCl_2$),其和四氯乙烯($CCl_2=CCl_2$)一样,都与氯乙烯的结构相似。

接触有机溶剂的硬皮病患者和自发性系统性硬化症患者一般难以区分。每个患者接触有机溶剂的持续时间和强度都不同,大多数都有弥漫性硬皮病的特征、雷诺现象、内脏器官的病变、甲皱毛细血管异常和 ANA 阳性。这种疾病在避免接触有机溶剂后通常不会消退,且已经有患此病后死亡的报道。

3.胺

已有报道称,从事环氧树脂聚合工作的人也会出现硬皮病样的改变。日本的研究人员于 1980 年首先描述了 233 例有短暂接触环氧树脂蒸汽历史的工人中,6 例患者出现的病症[527]。这些患者的皮肤出现红斑和水肿,并可进展为全身性的皮肤硬化和脱发。皮肤的改变常伴有患者身体的虚弱和肌肉萎缩,无雷诺现象,ANA 也为阴性。皮肤活组织检查显示表皮有黑色素沉着,且真皮胶原沉积也增加,还包括可进展为皮下脂肪组织纤维化的脂膜炎,可见筋膜增厚和肌束膜的轻度炎症。避免接触树脂同时应用蛋白酶和皮质类固醇治疗,可使患者皮肤及肌肉的病变逐渐好转。

还未见与环氧树脂接触相关的硬化症或局限性硬皮病更多爆发的报道,但其他胺类却与硬皮病样改变的发生有关,EMS 是最近的例子。与 5-羟基-L-色氨酸相关的类似疾病也有论述。其他与硬斑病或硬皮病样改变相关的胺类包括溴隐亭[528,529]、各种食欲抑制剂[530,531]和类癌瘤综合征[532,533]患者体内的 5-羟色胺(血清素)。纤维化是摄入其他胺类(如二甲麦角新碱)后出现的并发症,且有报道称肺动脉高压发生与某些特定食欲抑制剂有关,例如阿米雷司和芬氟拉明[534-536]。

4.博来霉素和其他抗肿瘤药物

雷诺现象和硬皮病可出现于一些经博来霉素治疗的癌症患者身上[537-539]。博来霉素是一组由轮丝链霉菌中提取出的糖肽类相关的抗生素,区别在于彼此之间的末端胺类不同。皮肤病变在博来霉素相关疾病患者及自发性系统性硬化症患者身上的表现是相同的,并且损伤性成纤维细胞的合成增加了氨基葡聚糖和胶原的数量[538]。接受过博来霉素注射的老鼠可出现体重减轻、脱毛、色素沉着以及皮肤紧缩的症状[540]。组织学所见与系统性硬化症一致,一般不会出现系统性硬化症其他典型的特征,而且 ANA 也不一定是阳性[539]。停用博来霉素后病变会部分消散,并可因加用皮质激素而使病变消散的速度加快[539]。

博来霉素诱发硬皮病的机制尚不清楚,但在博来霉素诱发的肺纤维化[541]试验动物模型上,可观察到内皮损伤是最早出现的病理损伤,由此可推断血管损伤可能是此病的主要病变过程。应用博来霉素合并长春碱治疗睾丸癌的男性患者经常出现血管病变 (如雷诺现象)[542],甚至低剂量博来霉素局部注射也可伴发雷诺现象[543]。

应用各种抗肿瘤药或顺铂[547]化疗的患者也可出现硬皮病样损伤,这些抗肿瘤药属于紫杉烷家族[544-546],在这些患者身上可出现硬皮病典型的临床及皮肤病理学改变,有些患者还可发生甲褶微血管形态异常。一例患者还出现了硬皮病特异性自身抗体[547],但其他患者却无此发现[544-546]。尽管已经将这些抗肿瘤药和硬皮病样病变联系了起来,但我们必须牢记的是,类似的损伤或假性硬皮病也可能是副肿瘤病变。这些病例提示,纤维化是由于赘生细胞产生过量的成纤维因子 (如 TGF-β 或 CTGF)所致[548,549]。

5.喷他佐新

肌肉注射止痛剂喷他佐新发生的皮肤硬化很容易与系统性硬化症区分，其特点是围绕注射部位出现肌性硬结和深度的穿透性溃疡(在距注射部位较远、非注射的部位不会出现)。这些病变也可伴有纤维性肌病、关节挛缩、神经病和软组织钙化[550-552]；面部和手指的皮肤并不受累，且患者也不会出现内脏器官的病变。组织学检查可见真皮纤维化（可蔓延至有不同程度炎症的筋膜)、小血管血栓形成、内膜增殖以及有淋巴细胞浸润的组织血管周围炎症。

四、局灶性硬皮病

局灶性硬皮病以皮肤局部硬化而非全身硬化为特征，皮肤色素改变且弹性减低，可进一步瘢痕化。局灶性硬皮病有 3 个主要的变异型：硬斑病、泛发性硬斑病和线形硬皮病。估计硬斑病的发病率约为 2.7/100 000[553]，线形硬皮病发生于较年轻的患者，大多数在 18 周岁以下。

(一)硬斑病

硬斑病可有下列几种发病形式，包括皮肤出现斑片、斑点、结节(疤痕疙瘩)、深部硬斑病和泛发的硬斑病。最常见的是出现一块或多块斑片，以出现于躯干部位为典型。这一损伤以中心型皮肤硬化并伴有水肿和色素沉着或色素减退为特点，活动性或进行性损伤常有一种紫罗兰色的边界，晚期的改变包括结痂伴白色或黄色的硬结斑片。最后，受累皮肤萎缩和皮下组织迅速衰退，可导致组织变薄和出现凹陷。滴状硬斑病与斑片状硬斑病表现相似，但病变更小、数量更多，可描述为“雪花状”。泛发性硬斑病开始时类似于斑片多发的硬斑病，但硬化广泛，可累及身体的大部分区域，不过典型病变并无指端硬化或面部受累，此病最常影响躯干和四肢。泛发性硬斑病患者缺乏雷诺现象和内脏器官受累的证据，且只有极少数的病例进展为系统性硬化症。鉴别泛发性硬斑病和 DFE 可能会遇到困难，因为二者均累及几乎身体表面全部的皮肤，然而行深部切开活组织检查时却可发现，泛发性硬斑病患者通常无筋膜的炎症和纤维化。

局灶性硬皮病患者与系统性硬化症患者相比，其真皮组织病理学表现一致，可见淋巴细胞、浆细胞、嗜酸性粒细胞和肥大细胞等炎性细胞浸润，且有过量胶原沉积和成纤维细胞的增殖。由于胶原沉积和内皮细胞的破坏，小动脉也可发生闭塞。深部硬斑病与深部狼疮类似，其病理改变涉及皮肤和皮下组织的多层次改变，特别是从真皮到肌肉，因此损伤常累及硬化部位较深的层次。

(二)线形硬皮病

线形硬皮病表现为有色素改变的带状皮肤硬化，常出现于肢体一侧且影响一个肢体的纵向部分，以及一个或多个皮区或布莱施科(Blaschko)线(图 77.20)。局灶性硬皮病的变异型常于患者几岁或 10 岁以内发病，并影响肢体发育而致明显的身体残疾。除了表皮硬化外，肌肉和骨也可受累，从而导致肌肉萎缩、关节挛缩以及相关骨骼的发育障碍。线形硬皮病累及面部时称之为“类军刀伤”，致使单侧面部萎缩，毁容。与硬斑病类似，线形硬皮病患者出现系统性硬化症的报道罕见。有报道称在一些病例，线形硬皮病可累及面部和头皮，并有癫痫发作及其他神经系统并发症[554]。

(三)实验室特点

局限性硬皮病实验室检查异常包括 ANA 或类风湿因子(RF)阳性、外周血嗜酸性粒细胞增多及血清

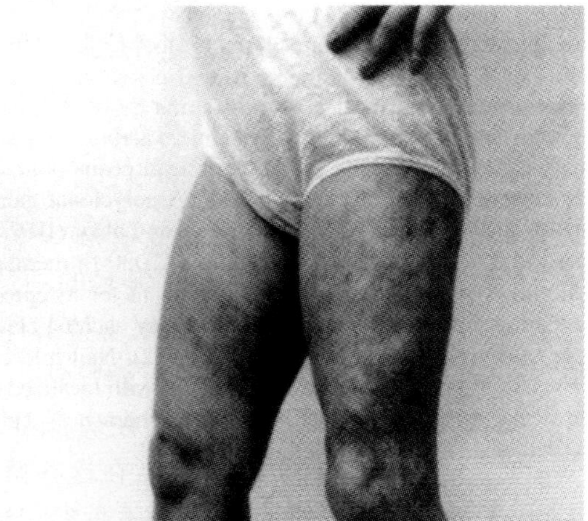

图77.20　一例线形硬皮病儿童，病变累及左下肢并左膝关节挛缩。右大腿有硬斑病的盘片状斑块。

IgG水平升高。在相当多的患者体内可发现高滴度的单链DNA[555,556]及抗组蛋白抗体[557]。尽管极少数患者(<5%)可能会有抗Th/To或抗U1核糖核蛋白抗体,但其他结缔组织疾病特异性血清学检查(如抗拓扑异构酶I抗体或抗DNA抗体)常呈阴性[558,559]。在局灶性硬皮病,外周血嗜酸性粒细胞增高能够反映疾病的活动性[560],而系统性硬化症通常并不能看到这种变化。半数活动性线形硬斑症患者可见外周血嗜酸性粒细胞增高[560],多细胞系丙种球蛋白病可见于几乎50%的患者,也能反映疾病的严重程度。可溶解CD30(为肿瘤坏死因子——神经生长因子受体家族中的一员)、sV-CAM-1及E选择蛋白的血清水平均有提高,并可反映疾病的活动性[561,562]。局灶性硬皮病患者甲皱毛细血管显微镜检查正常,并不像发生在系统性硬化症中的特征性的病变[563]。

(四)病因学

局灶性硬皮病的病因不明。一些群体已经对伯氏疏螺旋体和硬斑病之间可能存在的联系进行了研究,然而过去10年中大量的研究并没有显示有这种联系的明确依据[564]。这一所见可能是误诊的结果,因为疏螺旋体感染与慢性萎缩性肢皮炎的发生有关。在患者因各种类型的恶性肿瘤而接受放射治疗后,可伴发局灶性或泛发性硬斑症[565,566]。

(五)治疗

斑片型硬斑症可无症状,且可在发病3~5年后消失,然而如果出现症状或者化妆品引起的不适,局部激素治疗是有用的。越来越多的证据支持紫外线A光线疗法为治疗局灶性硬皮病[567]的有效疗法。深部硬斑病和泛发性硬斑病可能比斑片型硬斑病症状更明显,常有皮肤瘙痒或肢体屈曲挛缩,在这些情况下患者需要系统的治疗。除了局部的皮质激素疗法,全身也可应用中等(0.25~0.50 mg/kg)或高剂量的皮质激素进行治疗[568]。尽管无系统性的研究,但羟氯喹仍被作为二线药物应用于斑片型硬斑病或泛发型硬斑病。一些开放性的试验表明,泛发型硬斑病患者口服骨化三醇(1,25-二羟维生素D_3)有一定的疗效[569],而相同的研究人员在行对照试验时却发现此药并无疗效[570]。

D-青霉胺[2~5 mg/(kg·d)]可能对线形硬皮病或泛发型硬斑病有效,但这是非对照试验得出的结论[571]。据报道,应用甲氨蝶呤0.3~0.6 mg/(kg·wk),同时联合应用静脉内甲泼尼龙行脉冲式治疗,剂量为30 mg/kg,每月用3天,连用3个月,对于局灶性硬皮病的儿童有疗效[572]。成人局灶性硬皮病患者每周应用低剂量的甲氨蝶呤,在治疗24周后可见肥大细胞数量减少,且组织化学染色发现黏蛋白含量也降低,而系统性硬化症患者不会出现这样的改变[573]。无对照试验报道称,环孢霉素A[574]和血浆置换[575]对此病也有疗效。

五、假硬皮病

(一)硬化病

成人硬化病是一种少见的结缔组织病,以突然出现且快速进展的皮肤硬化为特点。在许多病例,此病发病之前患者常出现发热性疾病(经常是链球菌感染所致),且与糖尿病的存在有关。当此病与感染有关时,大部分患者在6~18个月内可出现皮肤硬化的消退,糖尿病患者的病程会更长一些。硬化病开始时常在颈肩等部位出现无痛性肌性硬结,并可蔓延至头皮、面部和躯干。与自发性硬皮病不同,患者的手和足不受累及。不要将硬化病与幼年发生的糖尿病指状硬化(糖尿病手)混淆[576],后者由于非酶糖基化作用妨碍了正常胶原的转归,使真皮胶原沉积增加。皮肤活组织检查显示真皮内有黏多糖沉积,这种改变具有特异性,但在其他原因引起的弥漫性皮肤黏蛋白病中也可见到,如苔癣性黏液水肿(见下文)、黏液性水肿及网状红斑性黏蛋白沉积症(REM)。有些患者可出现全身性受累。类似于苔癣性黏液水肿,一些病例伴有骨髓瘤和单克隆丙种球蛋白病[577],通常为IgG-κ副蛋白,且已经有应用体外光分离置换法[578]和局部皮肤治疗设备治疗[579]成功的报道。

(二)苔癣性黏液水肿

苔癣性黏液水肿(丘疹性黏蛋白病)很少见,以丘疹样皮肤损害同时合并硬化症和单克隆丙种球蛋白病[580,581]为其特征。这是一种慢性疾病,患者常于20~40岁时发病。丘疹样病变常出现于面部和手臂,病变部位包含大量真皮酸性黏多糖(大部分为玻璃酸酶),以及增生的成纤维细胞并有胶原束的不规则排列[580]。几乎所有苔癣性黏液水肿患者的血清均含有IgG-λ副蛋白。尽管在临床表现上病变常局限于皮肤和骨髓,但一些患者还可能出现肌肉、神经、食管以及肺部的病变,这与系统性硬化症中的病变类似[580]。雷诺现象的缺失以及表皮临床和组织病理学改变的不同,可将此病与系统性硬化症区别开来。免疫抑制疗法对一些患者有效，但反应并不相同。已经有 2 例患者应用高剂量静脉 IgG 出现部分反应的描述[582]。

（三）肾原性皮肤纤维化疾病

肾原性皮肤纤维化疾病（NFD）是最近认识到的皮肤疾病，常发生于肾衰竭的情况下，这与苔癣性黏液水肿类似。急性起病以及皮肤硬化的快速进展是 NFD 的特征性表现。皮肤硬化通常累及肢体远端，有时也会向躯干进展，最终可导致屈曲性挛缩以及明显的功能障碍。斑片状硬结和丘疹（图 77.21）是皮肤病变的特点，类似于在苔癣性黏液水肿中见到的表现，但不产生副蛋白，也无有时候在苔癣性黏液水肿中见到的全身性改变。最初于 1997~2000 年在接受肾移植的患者中发现有这种症状，只在 1 个医院中出现了这样的情况[583]，但后来的报道涉及超过 100 例因各种原因导致肾衰竭的患者，其中大部分需长期肾透析[584-586]。微生物与本病的发生无关，发病原因仍不可知。患者可出现软组织钙化，对 1 例此病患者行尸检可发现许多组织都有广泛的钙化和纤维化[587]。已经有报道称，4例 NFD 患者抗心磷脂抗体阳性，其中 3 例在本病症状出现之前已经有全身水肿[585]。在组织病理学上，NFD 类似于合并有梭状真皮成纤维细胞和树状突细胞增殖、胶原束增厚以及弹性纤维增生（图 77.22）的苔癣样黏液水肿，胶体铁或阿辛蓝（pH 值为 2.5）染色时可清楚

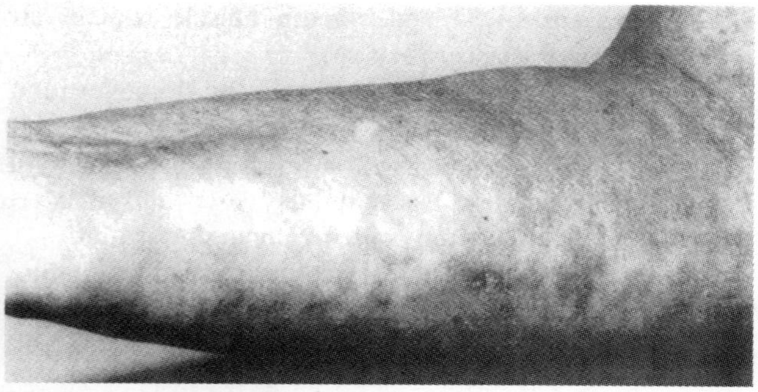

图77.21　显示了一例55岁白人女性NFD患者的前臂。其前臂出现了肌肤色素沉着及深度硬化，并伴有红斑性结节。（From Clements P, Furst D. Systemic sclerosis, 2nd ed. Philadelphia: Lippincott Williams & Wilkins, 2003：126. With permission.）

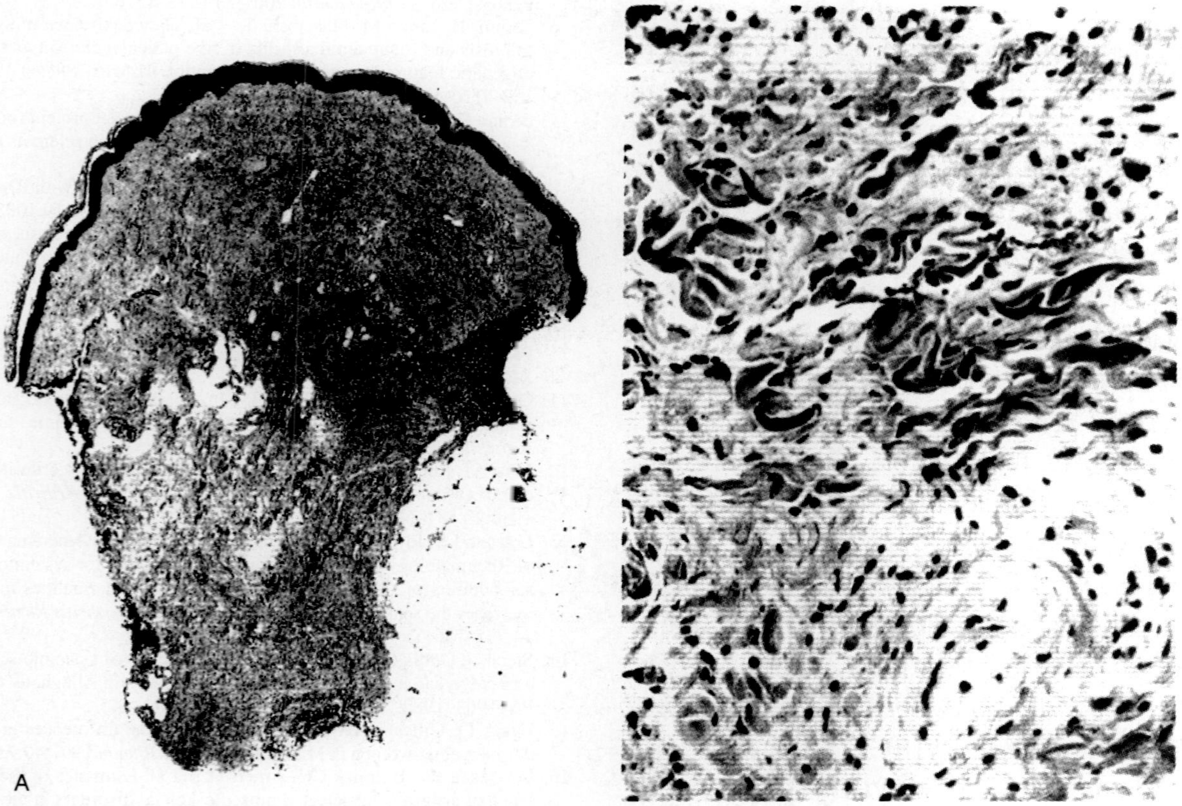

A　B

图77.22　（A）NFD患者前臂皮肤钻孔活检显示在HE染色、2.5×物镜下的真皮增厚情况；（B）在同一部位使用20×物镜可见丰满的呈纺锤形增多的成纤维细胞，过多的胶原沉积可使皮肤裂缝增多。（From Clements P, Furst D. Systemicsclerosis, 2nd ed. Philadelphia：Lippincott Williams & Wilkins, 2003：126.With permission.）

见到黏蛋白的沉积。一般来说病变部位并无炎症细胞浸润，但细胞表达的CD34以及平滑肌α肌动蛋白在真皮中却表达丰富[584,586]。

随着时间的推移，一些患者的皮肤可逐渐软化，但还没有自发完全恢复的报道。NFD的治疗方案还未确定，目前主要基于治疗苔癣性黏液水肿的方法，包括异维A酸、血浆置换、体外光分离置换法、沙利度胺以及免疫抑制疗法[585,588]。一些患者通过治疗潜在的肾脏疾病，其皮肤病变也已经得到了改善。

（四）其他病变

其他一些很少见的病变（见表77.1）也可伴有紧绷的皮肤，因此也是硬皮病样改变[589]。有一些患者的皮肤出现硬结（例如淀粉样病变），而其他患者则皮肤萎缩（例如苔藓样硬化症或神经系统异常）。这些病变通常很容易与系统性硬化症进行区别，因为它们缺乏特征性的微血管形态学变化、典型的ANA抗体阳性以及典型的内脏器官受累。

六、移植物抗宿主病

同种骨髓移植后发生的慢性移植物抗宿主病（GVHD），可出现一些类似于自身免疫性疾病的临床和组织病理学表现，包括干燥综合征及皮肤增厚。在移植后3个月内或更长时间，50%以上的患者可有苔癣样皮疹并以表皮和真皮出现淋巴细胞浸润为特征，一些患者可由苔藓样皮疹进展到硬皮病[590]，从而可出现真皮弥漫性纤维化、基底细胞空泡化、基膜肥厚以及真皮带状淋巴细胞浸润[591]。很罕见的病例，患者可有类似于嗜酸性粒细胞性筋膜炎的筋膜炎症[592]。有些GVHD患者除了皮肤增厚，还会出现肺和心脏的病变，以及雷诺现象、肌炎和干燥综合征。有硬皮病样表现的慢性移植物抗宿主病患者，可出现硬皮病特异性自身抗体，包括抗Scl 70抗体[593]。

行同种骨髓移植[594]或同基因骨髓移植后出现GVHD的动物模型，在停用环孢霉素A后可诱导出类似的皮肤疾病，已假定辅助性T细胞对这些模型[595,596]的发病起一定的作用。类似于在系统性硬化症中见到的微血管疾病，也可见于GVHD[597]实验动物模型上。同样，在慢性移植物抗宿主病GVHD[598]中，ICAM-1的表达也增强。母亲和孩子兼容HLAⅡ，以及女性硬皮病患者有微嵌合体存在的依据，提示移植物抗宿主反应在自发性硬皮病发病机制中起作用[599]。

早期交替服用环孢霉素A与泼尼松治疗慢性GVHD可提高患者的存活率，且显著降低致残性类硬皮病样改变的发生[600]。有硬皮病样特征的慢性GVHD，对标准的免疫抑制剂和抗感染治疗反应不佳。一些患者通过应用依曲替酯[601]治疗获得成功，这是一种人工合成的维生素A类化合物，而另一些患者对联合应用麦考酚酸吗乙酯和低剂量的紫外线A疗法反应良好[602]。

（刘利国 李德达 译 李世民 校）

参考文献

1. Medsger TA Jr. Systemic sclerosis (scleroderma): clinical aspects. In: Koopman WJ, ed. *Arthritis and allied conditions: a textbook of rheumatology*, 14th ed. Philadelphia: Lippincott Williams & Wilkins, 2000: 1590–1624.
2. LeRoy EC, Black C, Fleischmajer R, et al. Scleroderma (systemic sclerosis): classification, subsets, and pathogenesis. *J Rheumatol* 1988;152: 202–205.
3. Poormoghim H, Lucas M, Fertig N, et al. Systemic sclerosis sine scleroderma: demographic, clinical, and serologic features and survival in forty-eight patients. *Arthritis Rheum* 2000;43:444–451.
4. Slobodin G, Rosner I, Rozenbaum M, et al. Systemic sclerosis sine scleroderma: is it always the same disease? Report of three patients and discussion. *Rheumatol Int* 2002;22:170–172.
5. LeRoy EC, Medsger TA Jr. Criteria for the classification of early systemic sclerosis. *J Rheumatol* 2001;28:1573–1576.
6. Terumi H, Junko M, Masatoshi T, et al. The coexistence of systemic sclerosis and rheumatoid arthritis in five patients: clinical and immunogenetic features suggest a distinct entity. *Arthritis Rheum* 1996;39: 152–156.
7. Okano Y, Medsger TA Jr. Antibody to Th ribonucleoprotein (nucleolar 7–2 RNA protein particle) in patients with systemic sclerosis (scleroderma). *Arthritis Rheum* 1990;33:1822–1828.
8. Okano Y, Steen VD, Medsger TA Jr. Antibody reactive with RNA polymerase III in systemic sclerosis. *Ann Intern Med* 1993;119:1005–1013.
9. Sharp GC, Irvin WS, Tan EM, et al. Mixed connective tissue disease. An apparently distinct rheumatic disease syndrome associated with a specific antibody to an extractable nuclear antigen (ENA). *Am J Med* 1972;52:148–159.
10. Treadwell EL, Alspaugh MA, Wolfe JF, et al. Clinical relevance of PM-1 antibody and physiochemical characterization of PM-1 antigen. *J Rheumatol* 1984;11:658–662.
11. Okano Y, Steen VD, Medsger TA Jr. Autoantibody to U3 nucleolar ribonucleoprotein (fibrillarin) in patients with systemic sclerosis. *Arthritis Rheum* 1992;35:95–100.
12. Masi AT, Rodnan GP, Medsger TA Jr, et al. Preliminary criteria for the classification of systemic sclerosis (scleroderma). *Arthritis Rheum* 1980;23:581–590.
13. Lonzetti LS, Joyal F, Raynauld JP, et al. Updating the American College of Rheumatology preliminary classification criteria for systemic sclerosis: addition of severe nailfold capillaroscopy abnormalities markedly increases the sensitivity for limited scleroderma. *Arthritis Rheum* 2001: 44:735–736.
14. Steen V, Oddis CV, Conte CG, et al. Incidence of systemic sclerosis: a twenty year study of hospital diagnosed cases in Allegheny County, PA, 1963–1982. *Arthritis Rheum* 1997;40:441–445.
15. Laing TJ, Gillespie BW, Toth MB, et al. Racial differences in scleroderma among women in Michigan. *Arthritis Rheum* 1997;40:734–742.
16. Lawrence RV, Helmick CG, Arnett FC, et al. Estimates of the prevalence of arthritis and selected musculoskeletal disorders in the United States. *Arthritis Rheum* 1998;41:778–799.
17. Arnett FC, Cho M, Chatterjee S, et al. Familial occurrence frequencies and relative risks for systemic sclerosis (scleroderma) in three United States cohorts. *Arthritis Rheum* 2001;44:1359–1362.

18. Mandios N, Dunckley H, Chivers T, et al. Immunogenetic analysis of 5 families with multicase occurrence of scleroderma and/or related variants. *J Rheumatol* 1995;22:85–92.
19. Feghali-Bostwick C, Medsger TA Jr, Wright TM. Analysis of systemic sclerosis in twins reveal low concordance for disease and high concordance for the presence of antinuclear antibodies. *Arthritis Rheum* 2003;48:1956–1963.
20. Black C, Dieppe PK, Huskisson T, et al. Regressive systemic sclerosis. *Ann Rheum Dis* 1986;45:384–388.
21. Clements P, Lachenbruch P, Seibold J, et al. Inter- and intraobserver variability of total skin thickness score (modified Rodnan TSS) in systemic sclerosis. *J Rheumatol* 1995;22:1281–1285.
22. Scheja A, Akesson A. Comparison of high frequency (20 MHz) ultrasound and palpation for the assessment of skin involvement in systemic sclerosis (scleroderma). *Clin Exp Rheumatol* 1997;15:283–288.
23. Nives Parodi M, Castagneto C, Filaci G, et al. Plicometer skin test: a new technique for the evaluation of cutaneous involvement in systemic sclerosis. *Br J Rheumatol* 1997;36:244–250.
24. Roumm AD, Whiteside TL, Medsger TA Jr, et al. Lymphocytes in the skin of patients with progressive systemic sclerosis: quantification, subtyping and clinical correlations. *Arthritis Rheum* 1984;27:645–653.
25. Connolly SM, Winkelmann RK. Direct immunofluorescent findings in scleroderma syndromes. *Acta Dermatol Venereol* (Stockh) 1981;61 29–36.
26. Hawkins RA, Claman HN, Clark RAF, et al. Increased dermal mast cell populations in progressive systemic sclerosis: a link in chronic fibrosis? *Ann Intern Med* 1985;102:182–186.
27. Gerbracht DD, Steen VD, Ziegler GL, et al. Evolution of primary Raynaud's phenomenon (Raynaud's disease) to connective tissue disease. *Arthritis Rheum* 1985;28:87–92.
28. Fitzgerald O, Hess EV, O'Connor GT, et al. Prospective study of the evolution of Raynaud's phenomenon. *Am J Med* 1988;84:718–726.
29. Kallenberg CGM, Wouda AA, Hoet MH, et al. Development of connective tissue disease in patients presenting with Raynaud's phenomenon: a six year follow-up with emphasis on the predictive value of antinuclear antibodies as detected by immunoblotting. *Ann Rheum Dis* 1988;47:634–641.
30. Young EA, Steen V, Medsger TA Jr. Systemic sclerosis without Raynaud's phenomenon [Abstract]. *Arthritis Rheum* 1986;29[Suppl]:S51.
31. Rodnan GP, Myerowitz RL, Justh GO. Morphologic changes in the digital arteries of patients with progressive systemic sclerosis (scleroderma) and Raynaud's phenomenon. *Medicine* 1980;59:393–408.
32. Merino J, Casanueva B, Piney E, et al. Hemiplegia and peripheral gangrene secondary to large and medium size vessels involvement in C.R.E.S.T. syndrome. *Clin Rheumatol* 1982;1:295–299.
33. Taylor MH, McFadden JA, Bolster MB. Ulnar involvement in systemic sclerosis (scleroderma). *J Rheum* 2002;29:102–106.
34. Stafford L, Englert H, Gover J, et al. Distribution of macrovascular disease in scleroderma. *Ann Rheum Dis* 1998;57:476–479.
35. Youssef P, Brama T, Englert H, et al. Limited scleroderma is associated with increased prevalence of macrovascular disease. *J Rheumatol* 1995;22:469–472.
36. Ho M, Veale D, Eastmond C, Nuki G, et al. Macrovascular disease and systemic sclerosis. *Ann Rheum Dis* 2000;59:39–43.
37. Shapiro LS. Large vessels, arterial thrombosis in systemic sclerosis associated with antiphospholipid antibodies. *J Rheumatol* 1990;17: 685–688.
38. Herrick AL, Oogarah PK, Freemont AJ, et al. Vasculitis in patients with systemic sclerosis and severe digital ischaemia requiring amputation. *Ann Rheum Dis* 1994;53:323–326.
39. Maricq HR, Spencer-Green G, LeRoy EC. Skin capillary abnormalities as indicators of organ involvement in scleroderma (systemic sclerosis). *Am J Med* 1976;61:862–870.
40. Maricq HR, LeRoy EC. Capillary blood flow in scleroderma. *Bibl Anat* 1973;11:352–358.
41. Merla A, Romani GL, Di Luzio S, et al. Raynaud's phenomenon: infrared functional imaging applied to diagnosis and drug effects. *Int J Immunopathol Pharmacol* 2002;15:41–52.
42. Thompson RP, Harper FE, Maize JC, et al. Nailfold biopsy in scleroderma and related disorders. Correlation of histologic, capillaroscopic, and clinical data. *Arthritis Rheum* 1984;27:97–103.
43. Zufferey P, Depairon M, Chamot A-M, et al. Prognostic significance of nailfold capillary microscopy in patients with Raynaud's phenomenon and scleroderma-pattern abnormalities: a six-year follow-up study. *Clin Rheumatol* 1992;11:536–541.
44. Houtman PM, Kallenberg CGM, Wouda AA, et al. Decreased nailfold capillary density in Raynaud's phenomenon: a reflection of immunologically mediated local and systemic vascular disease? *Ann Rheum Dis* 1985;44:603–609.
45. Lovy M, MacCarter D, Steigerwald JC. Relationship between nailfold capillary abnormalities and organ involvement in systemic sclerosis. *Arthritis Rheum* 1985;28:496–501.
46. Maricq HR, Diat F, Weinrich MC, et al. Digital pressure responses to cooling in patients with suspected early vs. definite scleroderma (systemic sclerosis) vs. primary Raynaud's phenomenon. *J Rheumatol* 1994;21:1472–1476.
47. Hendriksen O, Kristensen JK. Reduced systolic blood pressure in fingers of patients with generalized scleroderma (acrosclerosis). *Acta Dermatol Venereol* (Stockh) 1981;61:531–534.
48. Kahaleh B, Matucci-Cerinic M. Raynaud's phenomenon and scleroderma: dysregulated neuroendothelial control of vascular tone. *Arthritis Rheum* 1995;38:1–4.
49. Yamane D, Miyauchi T, Suzuki N, et al. Elevated plasma levels of endothelin-1 in systemic sclerosis [Letter]. *Arthritis Rheum* 1991;34: 243–244.
50. Yamane D, Miyauchi T, Suzuki N, et al. Significance of plasma endothelin-1 levels in patients with systemic sclerosis. *J Rheumatol* 1992;19:1566–1571.
51. Belch JJF, Zoma AA, Richards IM, et al. Vascular damage and factor-VIII-related antigen in the rheumatic diseases. *Rheumatol Int* 1987;7: 107–111.
52. Kahaleh MB, Osborn I, LeRoy EC. Increased factor VIII/von Willebrand factor antigen and von Willebrand factor activity in scleroderma and in Raynaud's phenomenon. *Ann Intern Med* 1981;94: 482–484.
53. Scheja A, Eskilsson J, Akesson A, et al. Inverse relation between plasma concentration of von Willebrand factor and CrEDTA clearance in systemic sclerosis. *J Rheumatol* 1994;21:639–642.
54. Zeiler J, Weissbarth E, Baruth B, et al. Serotonin content of platelets in inflammatory rheumatic diseases. Correlation with clinical activity. *Arthritis Rheum* 1983;26:532–540.
55. Friedhoff LT, Seibold JR, Kim HC, et al. Serotonin induced platelet aggregation in systemic sclerosis. *Clin Exp Rheumatol* 1984;2:119–123.
56. Kahaleh MB, Osborn I, LeRoy EC. Elevated levels of circulating platelet aggregates and beta-thromboglobulin in scleroderma. *Ann Intern Med* 1982;96:610–613.
57. Seibold JR, Harris JN. Plasma b-thromboglobulin in the differential diagnosis of Raynaud's phenomenon. *J Rheumatol* 1985;12:99–103.
58. Devogelaer JP, Huaux JP, Maldague B, et al. Intra-articular calcification in progressive systemic sclerosis. *Clin Rheumatol* 1986;5:262–267.
59. Brandt KD, Krey PR. Chalky joint effusion: the result of massive synovial deposition of calcium apatite in progressive systemic sclerosis. *Arthritis Rheum* 1977;20:792–796.
60. Steen VD, Medsger TA Jr. The palpable tendon friction rub: an important physical examination finding in patients with systemic sclerosis. *Arthritis Rheum* 1997;40:1146–1151.
61. Palmer DG, Hale EM, Grennan DM, et al. Bowed fingers. A helpful sign in the early diagnosis of systemic sclerosis. *J Rheumatol* 1981;8: 266–272.
62. Poole JL, Steen VD. The use of the Health Assessment Questionnaire to determine physical disability in systemic sclerosis. *Arthritis Care Res* 1991;4:27–31.
63. Blocka KLN, Bassett LW, Furst DE, et al. The arthropathy of advanced progressive systemic sclerosis: a radiographic survey. *Arthritis Rheum* 1981;24:874–884.
64. Sari-Kouzel H, Hutchinson CE, Middleton A, et al. Foot problems in patients with systemic sclerosis. *Rheumatology* 2001;40:410–413.
65. La Montagna G, Baruffo A, Tirri R, et al. Foot involvement in systemic sclerosis: a longitudinal study of 100 patients. *Semin Arthritis Rheum* 2002;31:248–255.
66. Armstrong RD, Gibson T. Scleroderma and erosive polyarthritis: a disease entity? *Ann Rheum Dis* 1982;41:141–146.
67. Owens GR, Fino GJ, Herbert DL, et al. Pulmonary function in progressive systemic sclerosis: comparison of CREST syndrome variant with diffuse scleroderma. *Chest* 1983;84:546–550.

68. Osial TA Jr, Avakian A, Sassouni V, et al. Resorption of the mandibular condyles and coronoid processes in progressive systemic sclerosis (scleroderma). *Arthritis Rheum* 1981;24:729–733.
69. Medsger TA Jr. Progressive systemic sclerosis: skeletal muscle involvement. *Clin Rheum Dis* 1979;5:103–113.
70. Clements PJ, Furst DE, Campion DS, et al. Muscle disease in progressive systemic sclerosis: diagnostic and therapeutic considerations. *Arthritis Rheum* 1978;21:62–71.
71. Rowell NR, Hopper FE. The periodontal membrane in systemic sclerosis. *Br J Dermatol* 1977;96:15–20.
72. Martin J, Ferraro P, Duranceau A. Reflux esophagitis and scleroderma. *Chest Surg Clin North Am* 2001;11:619–638.
73. Coggins CA, Levine MS, Kesack CD, et al. Wide-mouthed sacculations in the esophagus: a radiographic finding in scleroderma. *AJR Am J Roentgenol* 2001;176:953–954.
74. Weber P, Ganser G, Frosch M, et al. Twenty-four hour intraesophageal pH monitoring in children and adolescents with scleroderma and mixed connective tissue disease. *J Rheumatol* 2000;27:2692–2695.
75. Segel MC, Campbell WL, Medsger TA Jr, et al. Systemic sclerosis (scleroderma) and esophageal adenocarcinoma: is increased patient screening necessary? *Gastroenterology* 1985;89:485–488.
76. Davidson A, Russell C, Littlejohn GO. Assessment of esophageal abnormalities in progressive systemic sclerosis using radionuclide transit. *J Rheumatol* 1985;12:472–477.
77. Tsianos EB, Drosos AA, Chiras CD, et al. Esophageal manometric findings in autoimmune rheumatic disease: is scleroderma esophagus a specific entity? *Rheumatol Int* 1987;7:23–27.
78. Elkayam O, Oumanski M, Yaron M, et al. Watermelon stomach following and preceding systemic sclerosis. *Semin Arthritis Rheum* 2000; 30:127–131.
79. Singh D, Shill M, Kaur H. The watermelon rectum. *J Clin Gastroenterol* 2001;33:164–166.
80. Goldblatt F, Gordon TP, Waterman SA. Antibody-mediated gastrointestinal dysmotility in scleroderma. *Gastroenterology* 2002;123:1144–1150.
81. Marguerie C, Kaye S, Vyse T, et al. Malabsorption caused by coeliac disease in patients who have scleroderma. *Br J Rheumatol* 1995;34: 858–861.
82. Hendy MS, Torrance HB, Warnes TW. Small-bowel volvulus in association with progressive systemic sclerosis. *Br Med J* 1979;1:1051–1052.
83. Elwany S, Talaat M, Kamel N, et al. Further observations on nasal mucosal changes in scleroderma. *J Laryngol Otol* 1984;98:979–986.
84. Gordon MB, Klein I, Dekker A, et al. Thyroid disease in progressive systemic sclerosis (PSS): increased frequency of glandular fibrosis and hypothyroidism. *Ann Intern Med* 1981;95:431–435.
85. Osial TA Jr, Whiteside TL, Buckingham RB, et al. Clinical and serologic study of Sjögren's syndrome in patients with progressive systemic sclerosis. *Arthritis Rheum* 1983;26:500–508.
86. Leighton JA, Valdovinøs MA, Pemberton JH, et al. Anorectal dysfunction and rectal prolapse in progressive systemic sclerosis. *Dis Colon Rectum* 1993;36:182–185.
87. Hamel-Roy J, Devroede G, Ashan P, et al. Comparative esophageal and anorectal motility in scleroderma. *Gastroenterology* 1985;88: 1–7.
88. Wang S-J, Lan J-L, Chen D-Y, et al. Colonic transit disorders in systemic sclerosis. *Clin Rheumatol* 2001;20:251–254.
89. D'Angelo G, Stern HS, Myers E. Rectal prolapse in scleroderma: case report and review of the colonic complications of scleroderma. *Can J Surg* 1985;28:62–63.
90. Exadaktylos A, Papagrigoriadis S. Chronic constipation—a lethal danger in patients with systemic scleroderma. Eur J Emerg Med 2001; 8:333–335.
91. Malandrini A, Selvi E, Villanova M, et al. Autonomic nervous system and smooth muscle cell involvement in systemic sclerosis: ultrastructural study of 3 cases. *J Rheumatol* 2000;27:1203–1206.
92. Steen VD, Conte C, Owens G, et al. Severe restrictive lung disease in systemic sclerosis. *Arthritis Rheum* 1994;1283–1289.
93. Morgan C, Knight C, Lunt M, et al. Predictors of end stage lung disease in a cohort of patients with scleroderma. *Ann Rheum Dis* 2003; 62:146–150.
94. Warrick JH, Bhalla M, Schabel SI, et al. High resolution computed tomography in early scleroderma lung disease. *J Rheumatol* 1991;18: 1520–1528.
95. Wells AU, Hansell DM, Corrin B, et al. High resolution computed tomography as a predictor of lung histology in systemic sclerosis. Thorax 1992;47:738–742.
96. Wells AU, Hansell DM, Rubens MB, et al. The predictive value of appearances on thin-section computed tomography in fibrosing alveolitis. *Am Rev Respir Dis* 1993;148:1076–1082.
97. Oor GC, Mok MY, Tsang KWT, et al. Interstitial lung disease in systemic sclerosis. An HRCT-clinical study. *Acta Radiol* 2003;44:258–264.
98. Silver RM, Metcalf JF, Stanley JH, et al. Interstitial lung disease in scleroderma: analysis by bronchoalveolar lavage. *Arthritis Rheum* 1984;27:1254–1261.
99. Konig G, Lunderschmidt C, Hammer C, et al. Lung involvement in scleroderma. *Chest* 1984;85:318–324.
100. Edelson JS, Hyland RH, Ramsden M, et al. Lung inflammation in scleroderma: clinical, radiographic, physiologic and cytopathological features. *J Rheumatol* 1985;12:957–963.
101. Silver RM. Scleroderma. Clinical problems. The lungs. *Rheum Dis Clin North Am* 1996;22:825–840.
102. Ohba T, McDonald JK, Silver RM, et al. Scleroderma BAL fluid contains thrombin, a mediator of human lung fibroblast proliferation via induction of the PDGF alpha receptor. *Am J Respir Cell Biol* 1994;10:405–412.
103. Bogatkevich GS, Tourkina E, Abrams CS, et al. Contractile activity and smooth muscle-alpha actin organization in thrombin-induced human lung myofibroblasts. *J Physiol Lung Cell Mol Physiol* 2003; 285:L334–L343.
104. Kowal-Bielecka O, Distler O, Kowal K, et al. Elevated levels of leukotriene B4 and leukotriene E4 in bronchoalveolar lavage fluid from patients with scleroderma lung disease. *Arthritis Rheum* 2003;48: 1639–1646.
105. Atamas SP, Yurovsky VV, Wise R, et al. Production of type 2 cytokines by CD8+ lung cells is associated with greater decline in pulmonary function in patients with systemic sclerosis. *Arthritis Rheum* 1999;42:1168–1178.
106. Kim DS, Yoo B, Lee JS, et al. Sarcoidosis. *Vasc Diffuse Lung Dis* 2002;19:121–127.
107. Roumm AD, Medsger TA Jr. Cancer and systemic sclerosis. *Arthritis Rheum* 1985;28:1336–1340.
108. Abu-Shakra M, Guillemin F, Lee P. Cancer in systemic sclerosis. *Arthritis Rheum* 1993;36:460–464.
109. Stupi A, Steen VD, Medsger TA Jr, et al. Pulmonary hypertension (PHT) in the CREST syndrome variant of progressive systemic sclerosis (PSS). *Arthritis Rheum* 1986;29:515–524.
110. Sacks DG, Okano Y, Steen VD, et al. Isolated pulmonary hypertension in systemic sclerosis with diffuse cutaneous involvement: association with anti-U3RNP antibody. *J Rheumatol* 1996;23:639–642.
111. Steen V, Medsger TA Jr. Predictors of isolated pulmonary hypertension in patients with systemic sclerosis and limited cutaneous involvment. *Arthritis Rheum* 2003;48:516–522.
112. Steen VD, Graham G, Conte C, et al. Isolated diffusing capacity reduction in systemic sclerosis. *Arthritis Rheum* 1992;35:765–770.
113. Kawat SM, Taichman DB, Archer-Chicko CL, et al. Hemodynamics and survival in patients with pulmonary arterial hypertension related to systemic sclerosis. *Chest* 2003;123:344–350.
114. Andersen GN, Vasko J. Scleroderma renal crisis and concurrent isolated pulmonary hypertension in mixed connective tissue disease and overlap syndrome: report of two cases. *Clin Rheumatol* 2002;21: 164–169.
115. Gunduz OH, Fertig N, Lucas M, et al. Systemic sclerosis with renal crisis and pulmonary hypertension. *Arthritis Rheum* 2001;44:1663–1666.
116. Yousem SA. The pulmonary pathologic manifestations of the CREST syndrome. *Hum Pathol* 1990;21:467–474.
117. Deswal A, Follansbee WF. Cardiac involvement in scleroderma. *Rheum Dis North Am* 1996;22:841–860.
118. Satoh M, Tokuhira M, Hama N, et al. Massive pericardial effusion in scleroderma: a review of five cases. *Br J Rheumatol* 1995;34: 564–567.
119. Valentini G, Vitale DF, Giunta A, et al. Diastolic abnormalities in systemic sclerosis: evidence for associated defective cardiac functional reserve. *Ann Rheum Dis* 1996;55:455–460.
120. Armstrong GP, Whalley GA, Doughty RN, et al. Left ventricular function in scleroderma. *Br J Rheumatol* 1996;35:983–988.

121. Giunta A, Tirri E, Maione S, et al. Right ventricular diastolic abnormalities in systemic sclerosis. Relation to left ventricular involvement and pulmonary hypertension. *Ann Rheum Dis* 2000;59:94–98.
122. Nakajima K, Taki J, Kawano M, et al: Diastolic dysfunction in patients with systemic sclerosis detected by gated myocardial perfusion SPECT: an early sign of cardiac involvement. *J Nucl Med* 2001;42:183–188.
123. Quartier P, Bonnet D, Fournet J-C, et al. Severe cardiac involvement in children with systemic sclerosis and myositis. *J Rheumatol* 2002;29:1767–1773.
124. West SG, Killian PJ, Lawless DJ. Association of myositis and myocarditis in progressive systemic sclerosis. *Arthritis Rheum* 1981;24:662–667.
125. Carette S, Turcotte J, Mathon G. Severe myositis and myocarditis in progressive systemic sclerosis. *J Rheumatol* 1985;12:997–999.
126. Gaal J, Hegedus I, Devenyi K, et al. Myocardial gallium-67 citrate scintigraphy in patients with systemic sclerosis. *Ann Rheum Dis* 1995;54:856–858.
127. Follansbee WP, Zerbe TR, Medsger TA Jr. Cardiac and skeletal muscle disease in systemic sclerosis (scleroderma): a high risk association. *Am Heart J* 1993;125:194–203.
128. Ellis WW, Baer AN, Robertson RM, et al. Left ventricular dysfunction induced by cold exposure in patients with systemic sclerosis. *Am J Med* 1986;80:385–392.
129. Lekakis J, Mavrikakis M, Emmanuel M, et al. Cold-induced coronary Raynaud's phenomenon in patients with systemic sclerosis. *Clin Exp Rheumatol* 1998;16:135–140.
130. Kahan A, Devaux J, Amor B, et al. Nifedipine and thallium-201 myocardial perfusion in progressive systemic sclerosis. *N Engl J Med* 1986;314:1397–1402.
131. Kahan A, Devaux J, Amor B, et al. Pharmacodynamic effect of dipyridamole on thallium-201 myocardial perfusion in progressive systemic sclerosis with diffuse scleroderma. *Ann Rheum Dis* 1986;45:718–725.
132. Nitenberg A, Foult J-M, Kahan A, et al. Reduced coronary flow and resistance reserve in primary scleroderma myocardial disease. *Am Heart J* 1986;112:309–315.
133. McCarthy G, Kenny D. Nicardipine in systemic sclerosis [Letter]. *J Rheumatol* 1989;16:415.
134. Lichtbroun AS, Sandhaus LM, Giorno RC, et al. Myocardial mast cell in systemic sclerosis: a report of three fatal cases. *Am J Med* 1990;89:372–376.
135. Follansbee WP, Zerbe TR, Medsger TA Jr: Cardiac and skeletal muscle disease in systemic sclerosis (scleroderma): a high risk association. *Am Heart J* 1993;125:194–203.
136. James TN. De subitaneis mortibus. VIII. Coronary arteries and conduction system in scleroderma heart disease. *Circulation* 1974;50:844–956.
137. Blom-Bulow B, Jonson B, Bauer K. Factors limiting exercise performance in progressive systemic sclerosis. *Semin Arthritis Rheum* 1983;13:174–181.
138. Clements PJ, Furst DE, Cabeen W, et al. The relationship of arrhythmias and conduction disturbances to other manifestations of cardiopulmonary disease in progressive systemic sclerosis (PSS). *Am J Med* 1981;71:38–46.
139. Paradiso M, Di Franco M, Musca A, et al. Ventricular late potentials in systemic sclerosis: relationship with skin involvement. *J Rheumatol* 2002;29:1388–1392.
140. Roberts NK, Cabeen WR. Atrioventricular nodal function in progressive systemic sclerosis. Electrophysiological and morphological findings. *Br Heart J* 1980;44:529–533.
141. Ridolfi RL, Bulkley BH, Hutchins GM. The cardiac conduction system in progressive systemic sclerosis. Clinical and pathologic features of 35 patients. *Am J Med* 1976;61:361–366.
142. Penmetcha M, Rosenbush SW, Harris CA. Cardiac valvular disease in scleroderma and systemic lupus erythematosus/scleroderma overlap associated with antiphospholipid antibodies. *J Rheumatol* 1996;23:2171–2174.
143. Steen VD. Scleroderma renal crisis. *Rheum Dis Clin North Am* 1996;22:861–878.
144. Steen VD. Factors predicting the development of renal involvement in progressive systemic sclerosis. *Am J Med* 1984;76:779–786.
145. DeMarco, PJ, Weisman MD, Seibold JR, et al. Predictors and outcomes of scleroderma renal crisis: the high-dose versus low-dose D-penicillamine in early diffuse systemic sclerosis trial. *Arthritis Rheum* 2002;46:2983–2989.
146. Molina JF, Anaya JM, Cabrera GE, et al. Systemic sclerosis sine scleroderma: an unusual presentation in scleroderma renal crisis. *J Rheumatol* 1995;22:557–560.
147. Endo H, Hosono T, Kondo H. Antineutrophil cytoplasmic autoantibodies in 6 patients with renal failure and systemic sclerosis. *J Rheumatol* 1994;21:864–870.
148. Maes B, Van Mieghem A, Messiaen T, et al. Limited cutaneous systemic sclerosis associated with MPO-ANCA positive renal small vessel vasculitis of the microscopic polyangiitis type. *Am J Kidney Dis* 2000;36:E16.
149. Clements PJ, Lachenbruch PA, Furst DE, et al. Abnormalities of renal physiology in systemic sclerosis: a prospective study with 10-year follow-up. *Arthritis Rheum* 1994;37:67–74.
150. Salyer WR, Salyer DC, Heptinstall RH. Scleroderma and microangiopathic hemolytic anemia. *Ann Intern Med* 1973;78:895–897.
151. Helfrich DJ, Banner B, Steen VD, et al. Normotensive renal failure in systemic sclerosis. *Arthritis Rheum* 1989;32:1128–1134.
152. Bar J, Ehrenfeld M, Rozenman J, et al. Pulmonary-renal syndrome in systemic sclerosis. *Semin Arthritis Rheum* 2001;30:403–410.
153. Steen VD, Medsger TA Jr. Case-control study of corticosteroids and other drugs that either precipitate or protect from the development of scleroderma renal crisis. *Arthritis Rheum* 1998;41:1613–1619.
154. Lapenas D, Rodnan GP, Cavallo T. Immunopathology of the renal vascular lesion of progressive systemic sclerosis (scleroderma). *Am J Pathol* 1978;91:243–258.
155. Steen VD, Costantino JP, Shapiro AP, et al. Outcome of renal crisis in systemic sclerosis: relation to availability to angiotensin converting enzyme (ACE) inhibitors. *Ann Intern Med* 1990;113:352–357.
156. Beckett VL, Donadio JV, Brennan LA, et al. Use of captopril as early therapy for renal scleroderma: a prospective study. *Mayo Clin Proc* 1985;60:763–771.
157. Lally EV, Kaplan SR, Susset JG, et al. Pathologic involvement of the urinary bladder in progressive systemic sclerosis. *J Rheumatol* 1985;12:778–781.
158. Bhadauria S, Moser DK, Clements PJ, et al. Genital tract abnormalities and female sexual function impairment in systemic sclerosis. *Am J Obstet Gynecol* 1995;172:580–587.
159. Nowlin NS, Brick JE, Weaver DJ, et al. Impotence in scleroderma. *Ann Intern Med* 1986;104:794–798.
160. Nehra A, Hall SJ, Basile G, et al. Systemic sclerosis and impotence: a clinicopathological correlation. *J Urol* 1995;153:1140–1146.
161. Culp KS, Fleming CR, Duffy J, et al. Autoimmune association of primary biliary cirrhosis. *Mayo Clin Proc* 1982;57:365–370.
162. Alderuccio F, Toh B-H, Barnett AJ, et al. Identification and characterization of mitochondria autoantigens in progressive systemic sclerosis: identity with the 74,000 dalton autoantigen in primary biliary cirrhosis. *J Immunol* 1986;137:1855–1859.
163. Tsuneyama K, Harada K, Katayanagi K, et al. Overlap of idiopathic portal hypertension and scleroderma: report of two autopsy cases and a review of literature. *J Gastroenterol Hepatol* 2002;17:217–223.
164. Russell ML, Kahn JJ. Nodular regenerative hyperplasia of the liver associated with progressive systemic sclerosis: a case report with ultrastructural observation. *J Rheumatol* 1983;10:748–752.
165. D'Angelo WA, Fries JF, Masi AT, et al. Pathologic observations in systemic sclerosis (scleroderma). Study of 58 autopsy cases and 58 matched controls. *Am J Med* 1969;46:428–440.
166. Frayha RA, Shulman LE, Stevens MB. Hematological abnormalities in scleroderma. A study of 180 cases. *Acta Haematol* 1980;64:25–30.
167. Falanga V, Medsger TA Jr. Frequency, levels and significance of blood eosinophilia in systemic sclerosis, localized scleroderma and eosinophilic fasciitis. *J Am Acad Dermatol* 1987;17:648–656.
168. Farrell DA, Medsger TA Jr. Trigeminal neuropathy in progressive systemic sclerosis. *Am J Med* 1982;73:57–62.
169. Oddis CV, Eisenbeis CH Jr, Reidbord HE, et al. Vasculitis in systemic sclerosis: association with Sjögren's syndrome and the CREST syndrome variant. *J Rheumatol* 1987;14:942–948.
170. Averbuch-Heller L, Steiner I, Abramsky O. Neurologic manifestations of progressive systemic sclerosis. *Arch Neurol* 1992;49:1292–1295.
171. Schady W, Sheard A, Hassell A, et al. Peripheral nerve dysfunction in scleroderma. Q J Med 1991;80:661–675.

172. Cerinic MM, Generini S, Pignone A, et al. The nervous system in systemic sclerosis (scleroderma). Clinical features and pathogenetic mechanisms. *Rheum Dis Clin North Am* 1996;22:879–892.
173. Hermosillo AG, Ortiz R, Dabague J, et al. Autonomic dysfunction in diffuse scleroderma vs. CREST: an assessment by computerized heart rate variability. *J Rheumatol* 1994;21:1849–1854.
174. Sonnex C, Paice E, White AG. Autonomic neuropathy in systemic sclerosis: a case report and evaluation of six patients. *Ann Rheum Dis* 1986;45:957–960.
175. Dessein PH, Joffe BI, Metz RM, et al. Autonomic dysfunction in systemic sclerosis: sympathetic overactivity and instability. *Am J Med* 1992;93:143–150.
176. Bertinotti L, Pietrini U, Del Rosso A, et al. The use of pupillometry in joint and connective tissue diseases. *Ann N Y Acad Sci* 2002;966: 446–455.
177. Ushiyama O, Ushiyama K, Yamada T, et al. Retinal findings in systemic sclerosis: a comparison with nailfold capillaroscopic patterns. *Ann Rheum Dis* 2003;62:204–207.
178. Berrettini S, Ferri C, Pitaro N, et al. Audiovestibular involvment in systemic sclerosis. *ORL J Otorhinolaryngol Relat Spec* 1994;56: 195–8.
179. Kastanioudakis I, Ziavra N, Politi EN, et al. Hearing loss in progressive systemic sclerosis patients: a comparative study. *Otolaryngol Head Neck Surg* 2001;124:522–5.
180. Kahl LE, Medsger TA Jr, Klein I, et al. Prospective evaluation of thyroid function in patients with systemic sclerosis (scleroderma). *J Rheumatol* 1986;12:103–107.
181. Molnar I, Czirjak. Euthyroid sick syndrome and inhibitory effect of sera on the activity of thyroid 5′-deiodinase in systemic sclerosis. *Clin Exp Rheumatol* 2000;18:719–724.
182. Nicholson D, White S, Lipson A, et al. Progressive systemic sclerosis and Graves' disease. Report of 3 cases. *Arch Intern Med* 1986;146: 2350–2352.
183. La Montagna G, Baruffo A, Pasquali D, et al. Assessment of pituitary gonadotropin release to gonadotropin releasing hormone/thyroid-stimulating hormone stimulation in women with systemic sclerosis. *Rheumatology* 2001;40:310–314.
184. Hilty C, Bruhlmann P, Sprott H, et al. Altered diurnal rhythm of prolactin in systemic sclerosis. *J Rheumatol* 2000;27:2160–5.
185. Suarez-Almazor ME, Catoggio LJ, Maldonado-Cocco JA, et al. Juvenile progressive systemic sclerosis: clinical and serologic findings. *Arthritis Rheum* 1985;28:699–702.
186. Blaszczyk M, Jablonska S, Szymanska-Jagiello W, et al. Childhood scleromyositis: an overlap syndrome associated with PM-Scl antibody. *Pediatr Dermatol* 1991;8:1–8.
187. Singsen BH. Scleroderma in childhood. *Pediatr Clin North Am* 1986;33:1119–1139.
188. Ansell BM, Falcini F, Woo P. Scleroderma in childhood. *Clin Dermatol* 1994;12:299–307.
189. Foeldvari I, Zhavania M, Birdi N. Favourable outcome in 135 children with juvenile systemic sclerosis: results of a multi-national survey. *Rheumatology* 2000;39:556–559.
190. Bernstein RM, Pereira RS, Holden AJ, et al. Autoantibodies in childhood scleroderma. *Ann Rheum Dis* 1985;44:503–506.
191. Pisa FE, Bovenzi M, Romeo L, et al. Reproductive factors and the risk of scleroderma. *Arthritis Rheum* 2002;46:451–456.
192. Giordano M, Valentini G, Lupoli S, et al. Pregnancy and systemic sclerosis. *Ann Rheum Dis* 1985;28:237–238.
193. Ballou SP, Morley JJ, Kushner I. Pregnancy and systemic sclerosis. *Arthritis Rheum* 1984;27:295–298.
194. Steen VD, Medsger TA Jr. Fertility and pregnancy outcome in women with systemic sclerosis. *Arthritis Rheum* 1999;42:763–768.
195. Englert H, Brennan P, McNeil P, et al. Reproductive function prior to disease onset in women with scleroderma. *J Rheumatol* 1992;19: 1575–1579.
196. Brown AN, Bolster MB. Scleroderma renal crisis in pregnancy associated with massive proteinuria. *Clin Exp Rheumatol* 2003;21: 114–16.
197. Mor-Yosef S, Navot D, Rabinowitz R, et al. Collagen diseases in pregnancy. *Obstet Gynecol Surg* 1984;39:67–84.
198. Steen VD, Conte C, Day N, et al. Pregnancy in women with systemic sclerosis. *Arthritis Rheum* 1989;32:151–157.
199. Steen VD. Scleroderma and pregnancy. *Rheum Dis Clin North Am* 1997;23:133–147.
200. Duncan SC, Winkelmann RK. Cancer and scleroderma. *Arch Dermatol* 1979;115:950–955.
201. Medsger TA Jr, Masi AT. The epidemiology of systemic sclerosis (scleroderma) among male U.S. veterans. *J Chronic Dis* 1978;31: 73–85.
202. Black KA, Zilko PJ, Dawkins RL, et al. Cancer in connective tissue disease. *Arthritis Rheum* 1982;25:1130–1133.
203. Lee P, Alderdice C, Wilkinson S, et al. Malignancy in progressive systemic sclerosis. Association with breast carcinoma. *J Rheumatol* 1983;10:665–666.
204. Medsger TA Jr. Systemic sclerosis and malignancy: are they related? *J Rheumatol* 1985;12:1041–1043.
205. Varga J, Haustein UF, Creech R, et al. Exaggerated radiation-induced fibrosis in patients with systemic sclerosis. *JAMA* 1991;265:3292–3295.
206. Robertson JM, Clarke DH, Pevzner MM, et al. Breast conservation therapy: severe breast fibrosis after radiation therapy in patients with collagen vascular disease. *Cancer* 1991;68:502–508.
207. Bernstein RM, Steigerwald JC, Tan EM. Association of antinuclear and antinucleolar antibodies in progressive systemic sclerosis. *Clin Exp Immunol* 1982;48:43–51.
208. Catoggio LJ, Bernstein RM, Black CM, et al. Serological markers in progressive systemic sclerosis: clinical correlations. *Ann Rheum Dis* 1983;42:23–27.
209. Kuwana M, Kaburaki J, Mimori T, et al. Autoantigenic epitopes on DNA topoisomerase I: clinical and immunogenetic associations in systemic sclerosis. *Arthritis Rheum* 1993;36:1406–1413.
210. Hu PQ, Fertig N, Medsger TA Jr, et al. Correlation of serum anti-DNA topoisomerase I antibody levels with disease serverity and activity in systemic sclerosis. *Arthritis Rheum* 2003;48:1363–1373.
211. Sato S, Hamaguchi Y, Hasegawa M, et al. Clinical significance of anti-topoisomerase I antibody levels determined by ELISA in systemic sclerosis. *Rheumatology* 2001;40:1135–1140.
212. Weiner ES, Earnshaw WC, Senecal J-L, et al. Clinical associations of anticentromeric antibodies and antibodies to topoisomerase I: a study of 355 patients. *Arthritis Rheum* 1988;31:378–385.
213. Catoggio LJ, Rodrigué S, Laborde H, et al. Autoantibodies in Argentine patients with systemic sclerosis (scleroderma). *Arthritis Rheum* 1985;28:715–717.
214. Steen VD, Ziegler GL, Rodnan GP, et al. Clinical and laboratory associations of anticentromere antibody (ACA) in patients with progressive systemic sclerosis (scleroderma). *Arthritis Rheum* 1984;27: 125–131.
215. Kallenberg CGM, Pastoor GW, Wouda AA, et al. Antinuclear antibodies in patients with Raynaud's phenomenon. Clinical significance of anticentromere antibodies. *Ann Rheum Dis* 1982;41:382–387.
216. Migliaresi S. Infrequency of anticentromere antibody in patients without systemic sclerosis and without Raynaud's phenomenon. *Arthritis Rheum* 1987;30:358–359.
217. Zuber M, Gotzen R, Filler J. Clinical correlation of anticentromere antibodies. *Clin Rheumatol* 1994;13:427–432.
218. McCarty GA, Rice JR, Bembe ML, et al. Anticentromere antibody. Clinical correlations and association with favorable prognosis in patients with scleroderma variants. *Arthritis Rheum* 1983;26:1–7.
219. Dick T, Mierau R, Bartz-Bazzanella P, et al. Coexistence of anti-topoisomerase I and anticentromere antibodies in patients with systemic sclerosis. *Ann Rheum Dis* 2002;61:121–127.
220. Furst DE, Obrodovic M, Barnett EV, et al. Case control study of antibodies to ENA in progressive systemic sclerosis patients. *J Rheumatol* 1984;11:298–305.
221. Asano Y, Ihn H, Yamane K, et al. The prevalence and clinical significance of anti-U1RNA antibodies in patients with systemic sclerosis. *J Invest Dermatol* 2003;120:204–210.
222. Mimori T, Akizuki M, Yamagata H, et al. Characterization of a high molecular weight acidic nuclear protein recognized by autoantibodies in sera from patients with polymyositis-scleroderma overlap. *J Clin Invest* 1981;68:611–620.
223. Franceschini F, Cavazzana I, Generali D, et al. Anti-ku antiobodies in connective tissue diseases: clinical and serological evaluation of 14 patients. *J Rheumatol* 2002;29:1393–1397.
224. Yaneva M, Arnett FC. Antibodies against Ku protein in sera from patients with autoimmune diseases. *Clin Exp Immunol* 1989;76:366–372.
225. Cooley HM, Melny BJ, Gleeson R, et al. Clinical and serological associations of anti-Ku antibody. *J Rheumatol* 1999;26:563–567.

226. Reimer G, Rose KM, Scheer U, et al. Autoantibody to RNA polymerase I in scleroderma sera. *J Clin Invest* 1987;79:65–72.
227. Schnitz W, Taylor-Albert E, Targott IN, et al. Anti-PM/Scl autoantibodies in patients with clinical polymyositis or scleroderma. *J Rheumatol* 1996;23:1729–1733.
228. van Eenennaam H, Vogelzangs JHP, Lugtenberg D,et al. Identify of the RNase MRP- and RNase P-Associated Th/To Autoantigen. *Arthritis Rheum* 2002;46:3266–3272.
229. Kipnis R, Craft J, Hardin J. The analysis of antinuclear and antinucleolar antibodies of scleroderma by radioimmunoprecipitation assays. *Arthritis Rheum* 1990;33:1431–1437.
230. Mitri GM, Lucas M, Fertig N, et al. A comparison between anti-Th/To and anticentromere antibody-positive systemic sclerosis patients with limited cutaneous involvement. *Arthritis Rheum* 2003;48:203–209.
231. Tormey VJ, Bunn CC, Denton CP, et al. Anti-fibrillarin antibodies in systemic sclerosis. *Rheumatology* 2001;40:1157–1162.
232. Arnett FC, Fritzler MJ, Chul A, et al. Urinary mercury levels in patients with autoantibodies to U3-NP (Fibrillarin). *J Rheumatol* 2000;27:405–410.
233. Hirakata M, Okano Y, Pati U, et al. Identification of autoantibodies to RNA polymerase II: occurrence in systemic sclerosis and association with autoantibodies to RNA polymerases I and III. *J Clin Invest* 1993;91:2665–2672.
234. Kuwana M, Kaburaki J, Mimori T, et al. Autoantibody reactive with three classes of RNA polymerases in sera from patients with systemic sclerosis. *J Clin Invest* 1993;91:1399–1404.
235. Seibold JR, Knight PJ, Peter JB. Anticardiolipin antibodies in systemic sclerosis [Letter]. *Arthritis Rheum* 1986;29:1052–1053.
236. Merkel PA, Chang YC, Pierangeli SS, et al. The prevalence and clinical associations of anticardiolipin antibodies in a large inception cohort of patients with connective tissue diseases. *Am J Med* 1996;101:576–583.
237. Merkel PA, Polisson RP, Chang YC, et al. Prevalence of antineutrophil cytoplasmic antibodies in a large inception cohort of patients with connective tissue disease. *Ann Intern Med* 1997;126:866–873
238. Locke JC, Worrall JG, Leaker B, et al. Autoantibodies to myeloperoxidase in systemic sclerosis. *J Rheumatol* 1997;24:86–89.
239. Wallace DJ, Lin HC, Shen GQ, et al. Antibodies to histone (H2A-H2B)-DNA complexes in the absence of antibodies to double-stranded DNA or to (H2A-H2B) complexes are more sensitive and specific for scleroderma-related disorders than for lupus. *Arthritis Rheum* 1994;37:1795–1797.
240. Sato S, Ihn H, Kikuchi K, et al. Antihistone antibodies in systemic sclerosis. Association with pulmonary fibrosis. *Arthritis Rheum* 1994;37:391–394.
241. Negi VS, Tripathy NK, Misra R, et al. Antiendothelial cell antibodies in scleroderma correlate with severe digital ischemia and pulmonary arterial hypertension. *J Rheumatol* 1998;25:462–466.
242. Tan FK, Arnett FC, Reveille JD, et al. *Arthritis Rheum* 2000;43:2464–2471.
243. Jeoung D-I, Lee EB, Lee S, et al. Autoantibody to DNA binding protein B as a novel serologic marker in systemic sclerosis. *Biochem Biophys Res Commun* 2002;299:549–554.
244. Kuwana M, Okano Y, Kuburaki J, et al. Racial differences in distribution of systemic sclerosis-related serum antinuclear antibodies. *Arthritis Rheum* 1994;37:902–906.
245. Reveille JD, Fischbach M, McNearney T, et al. Systemic sclerosis in 3 US ethnic groups: a comparison of clinical, sociodemographic, serologic, and immunogenetic determinants. *Semin Arthritis Rheum* 2001;30:332–346.
246. Oddis CV, Okano Y, Rudert WA, et al. Serum autoantibody to the nucleolar antigen PM-Scl: clinical and immunogenetic associations. *Arthritis Rheum* 1992;35:1211–1217.
247. Clements PJ. Systemic sclerosis (scleroderma) and related disorders: clinical aspects. *Ballieres Clin Rheumatol* 2000;14:1–16.
248. Medsger TA Jr. Natural history of systemic sclerosis and the assessment of disease activity, severity, functional status, and psychologic well-being. *Rheum Dis Clin North Am* 2003;29:255–273.
249. Steen VD, Medsger TA Jr. Severe organ involvement in systemic sclerosis with diffuse scleroderma. *Arthritis Rheum* 2000;43:2437–2444.
250. Miller MH, Littlejohn GO, Davidson A, et al. The clinical significance of the anticentromere antibody. *Br J Rheumatol* 1987;26:17–21.
251. Medsger TA Jr, Silman AJ, Steen VD, et al. Development of a severity index for systemic sclerosis. *Arthritis Rheum* 1994;37[Suppl]:S260.
252. Medsger TA Jr, Bombardieri S, Czirjak L, et al. The assessment of the patient with systemic sclerosis. Assessment of disease severity and prognosis. *Clin Exp Rheumatol* 2003;21:S42–S46.
253. Valentini G, Della Rossa A, Bombardieri S, et al. European multicentre study to define disease activity criteria for systemic sclerosis. II. Identification of disease activity variables and development of preliminary activity indexes. *Ann Rheum Dis* 2001;60:592–8.
254. Greaves M, Malia RG, Ward AM, et al. Elevated von Willebrand factor antigen in systemic sclerosis: relationship to visceral disease. *Br J Rheumatol* 1988;27:281–285.
255. Soma Y, Takahara K, Sato S, et al. Increase in plasma thrombomodulin in patients with systemic sclerosis. *J Rheumatol* 1993;20:1444–1445.
256. Riccieri V, Rinaldi T, Spadaro A, et al. Interleukin-13 in systemic sclerosis: relationship to nailfold capillaroscopy abnormalities. *Clin Rheumatol* 2003;22:102–106.
257. Kiener H, Graninger W, Machold K, et al. Increased levels of circulating intercellular adhesion molecule 1 in patients with systemic sclerosis. *Clin Exp Rheumatol* 1994;12:483–487.
258. Gruschwitz MS, Hornstein OP, von den Driesch P. Correlation of soluble adhesion molecules in the peripheral blood of scleroderma patients with their in situ expression and with disease activity. *Arthritis Rheum* 1995;38:184–189.
259. Kahaleh MB, LeRoy EC. Interleukin-2 in scleroderma: correlation of serum level with extent of skin involvement and disease duration. *Ann Intern Med* 1989;110:446–450.
260. Degiannis D, Seibold JR, Czarnecki M, et al. Soluble interleukin-2 receptors in patients with systemic sclerosis. *Arthritis Rheum* 1990;33:375–380.
261. Chibowska M, Krasowska D, Weglarz J. Pentoxyfilline treatment does not influence the plasma levels of IL-2 and sIL-2R in limited scleroderma patients. *Med Sci Monit* 2001;72:282–288.
262. Steen VD, Charley MS, Medsger TA Jr, et al. Soluble serum interleukin-2 receptors in patients with systemic sclerosis. *J Rheumatol* 1996;23:446–449.
263. Sato S, Hasegawa M, Takehara K. Serum levels of interleukin-6 and interleukin-10 correlate with total skin thickness score in patients with systemic sclerosis. *J Dermatol Sci* 2001;27:140–146.
264. Black CM, McWhirter A, Harrison NK, et al. Serum type III procollagen peptide concentrations in systemic sclerosis and Raynaud's phenomenon: relationship to disease activity and duration. *Br J Rheumatol* 1989;28:98–103.
265. Allanore Y, Borderie D, Lemarechal H, et al. Correlation of serum collagen I carboxyterminal telopeptide concentrations with cutaneous and pulmonary involvement in systemic sclerosis. *J Rheumatol* 2003;30:68–73.
266. Stone PJ, Korn JH, North H, et al. Cross-linked elastin and collagen degradation products in the urine of patients with scleroderma. *Arthritis Rheum* 1995;38:517–524.
267. Istok R, Czirjak L, Lukac J, et al. Increased urinary pyridinoline cross-link compounds of collagen in patients with systemic sclerosis and Raynaud's phenomenon. *Rheumatology* 2001;40:140–146.
268. Medsger TA Jr Classification, Prognosis. In: Clements PJ, Furst DF, eds. *Systemic sclerosis*, 2nd ed. New York: Lippincott Williams & Wilkins, 2003:17–28.
269. Bryan C, Howard Y, Brennan P, et al. Survival following the onset of scleroderma: results from a retrospective inception cohort study of the UK patient population. *Br J Rheumatol* 1996;35:1122–1126.
270. Lee P, Langevitz P, Alderdice CA, et al. Mortality in systemic sclerosis (scleroderma). *Q J Med* 1992;82:139–148.
271. Silman AJ. Scleroderma and survival. *Ann Rheum Dis* 1991;50:267–269.
272. Altman RD, Medsger TA Jr, Bloch D, et al. Predictors of survival in systemic sclerosis (scleroderma). *Arthritis Rheum* 1991;34:403–413.
273. Spooner MS, LeRoy EC. The changing face of severe scleroderma in five patients. *Clin Exp Rheumatol* 1990;8:101–105.
274. Jacobsen S, Halberg P, Ullman S. Mortality and causes of death of 344 Danish patients with systemic sclerosis (scleroderma). Br *J Rheumatol* 1998;37:750–755.
275. Giordano M, Valentini G, Migliaresi S, et al. Different antibody patterns and different prognoses in patients with scleroderma with various extent of skin sclerosis. *J Rheumatol* 1986;13:911–916.

276. Merkel PA. Measurement of functional status, self-assessment and psychological well-being in scleroderma. *Curr Opin Rheumatol* 1998;10:589–594.
277. Poole JL, Williams CA, Bloch DA. Concurrent validity of the Health Assessment Questionnaire Disability Index in scleroderma. *Arthritis Care Res* 1995;8:189–193.
278. Steen VD, Medsger TA Jr. The value of the Health Assessment Questionnaire and special patient-generated scales to demonstrate change in systemic sclerosis patients over time. *Arthritis Rheum* 1997;40:1984–1991.
279. Clements PJ, Wong WK, Hurwitz EL, et al. The disability index of the health assessment questionnaire is a predictor and correlate of outcome in the high-dose versus low-dose penicillamine in systemic sclerosis trial. *Arthritis Rheum* 2001;44:653–661.
280. Smyth AE, MacGregor AJ, Mukerjee D, et al. A cross-sectional comparison of three self-reported functional indices in scleroderma. *Rheumatology* 2003;42:732–738.
281. Merkel PA, Herlyn K, Martin RW, et al. Measuring disease activity and functional status in patients with scleroderma and Raynaud's phenomenon. *Arthritis Rheum* 2002;46:2410–2420.
282. Moser DK, Clements PJ, Brecht ML, et al. Predictors of psychosocial adjustment in systemic sclerosis: the infuence of formal education level, functional ability, hardiness uncertainty, and social support. *Arthritis Rheum* 1993;36:1398–1405.
283. Malcarne VL, Greenbergs HL. Psychological adjustment to systemic sclerosis. *Arthritis Care Res* 1996;9:51–59.
284. Roca RP, Wigley FM, White B. Depressive symptoms associated with scleroderma. *Arthritis Rheum* 1996;39:1035–40.
285. Benrud-Larson L, Heinberg LJ, Boling C, et al. Body image dissatisfaction among women with scleroderma: extent and relationship to psychosocial function. *Health Psychol* 2003;22:130–139.
286. Mayes MD. *The scleroderma book: a guide for patients and families*. New York: Oxford University Press, 1999.
287. Medsger TA, Jr. Progressive systemic sclerosis. *Clin Rheum Dis* 1983;9:655–670.
288. Clements PJ, Lachenbruch PA, Seibold JR, et al. Skin thickness score in systemic sclerosis: an assessment of interobserver variability in 3 independent studies. *J Rheumatol* 1993;20:1892–1896.
289. Pope JE, Bellamy N. Outcome measurement in scleroderma clinical trials. *Semin Arthritis Rheum* 1993;23:22–33.
290. Seibold JR, McCloskey DA. Skin involvement as a relevant outcome measure in clinical trials of systemic sclerosis. *Curr Opin Rheumatol* 1997;9:571–575.
291. White B, Bauer EA, Goldsmith LA, et al. Guidelines for clinical trials in systemic sclerosis (scleroderma). I. Disease-modifying intervention. *Arthritis Rheum* 1995;38:351–360.
292. Medsger TA Jr. Treatment of systemic sclerosis. *Rheum Dis Clin North Am* 1989;15:513–531.
293. Ghersetich I, Matucci-Cerinic M, Lotti T. A pathogenetic approach to the management of systemic sclerosis (scleroderma). *Int J Dermatol* 1990;29:616–622.
294. Sharada B, Kumar A, Kakker R, et al. Intravenous dexamethasone pulse therapy in diffuse systemic sclerosis. A randomized placebo-controlled study. *Rheumatol Int* 1994;14:91–94.
295. Steen VD, Medsger TA Jr, Rodnan GP. D-penicillamine therapy in progressive systemic sclerosis (scleroderma). A retrospective analysis. *Ann Intern Med* 1982;97:652–659.
296. Jimenez SA, Andrews RP, Myers AR. Treatment of rapidly progressive scleroderma (PSS) with D-penicillamine: a prospective study. In: Black CM, Myers AR, eds. *Systemic sclerosis (scleroderma). Current topics in rheumatology*. New York: Gower Medical Publishing, 1985:387–393.
297. Clements PJ, Furst DE, Wong W-K, et al. High-dose versus low-dose D-penicillamine in early diffuse systemic sclerosis: analysis of a two-year, double-blind, randomized, controlled clinical trial. *Arthritis Rheum* 1999;42:1194–1203.
298. Ntoso KA, Tomaszweski JE, Jiminez SA, et al. Penicillamine-induced rapidly progressive glomerulonephritis in patients with progressive systemic sclerosis: successful treatment of two patients and a review of the literature. *Am J Kidney Dis* 1986;8:159–163.
299. Torres CF, Griggs RC, Baum J, et al. Penicillamine-induced myasthenia gravis in progressive systemic sclerosis. *Arthritis Rheum* 1980;23:505–508.
300. Steen VD, Blair S, Medsger TA Jr. The toxicity of D-penicillamine in systemic sclerosis. *Ann Intern Med* 1986;104:699–705.
301. Furst DE, Clements PJ, Harris R, et al. Measurement of clinical change in progressive systemic sclerosis: a 1 year double-blind placebo-controlled trial of N-acetylcysteine. *Ann Rheum Dis* 1979;38:356–361.
302. Oriente P, Scarpa R, Biondi C, et al. Progressive systemic sclerosis and S-adenosylmethionine. *Clin Rheumatol* 1985;4:360–361.
303. Alarcon-Segovia D. Progressive systemic sclerosis: management. Part IV. Colchicine. *Clin Rheum Dis* 1979;5:294–302.
304. Steigerwald JC, Lynch D. Colchicine therapy versus placebo. A double-blind study in progressive systemic sclerosis. Abstract from the XIV International Congress of Rheumatology, San Francisco, 1977:163.
305. Guttadauria M, Diamond H, Kaplan D. Colchicine in the treatment of scleroderma. *J Rheumatol* 1977;4:272–275.
306. Clegg DO, Reading JC, Mayes MD, et al. Comparison of aminobenzoate potassium and placebo in the treatment of scleroderma. *J Rheumatol* 1994;21:105–110.
307. Jansen GT, Baraza DF, Ballard JL, et al. Generalized scleroderma. Treatment with an immunosuppressive agent. *Arch Dermatol* 1968;97:690–698.
308. Casas J, Saway PA, Villarreal I, et al. 5-Fluorouracil in the treatment of scleroderma: a randomised, double-blind, placebo controlled international collaborative study. *Ann Rheum Dis* 1990;49:926–928.
309. Furst DE, Clements PJ, Hillis S, et al. Immunosuppression with chlorambucil vs. placebo for scleroderma. Results of a three-year, parallel, randomized, double-blind study. *Arthritis Rheum* 1989;32:584–593.
310. Baker GL, Kahl LE, Zee BC, et al. Malignancy following treatment of rheumatoid arthritis with cyclophosphamide. *Am J Med* 1987;83:1–9.
311. Dau PC, Kahalen MD, Sagebiel RW. Plasmapheresis and immunosuppressive drug therapy in scleroderma. *Arthritis Rheum* 1981;24:1128–1136.
312. Schmidt C, Schooneman F, Siebert P, et al. Traitement de la sclerodermie generalisee par echanges plasmatiques. *Ann Med Interne* (Paris) 1988;139 [Suppl 1]:20–22.
313. Capodicasa G, DeSanto NG, Galione A, et al. Clinical effectiveness of apheresis in the treatment of progressive systemic sclerosis. *Int J Artif Organs* 1983;6:81–86.
314. Guillevin L, Amoura Z, Merviel PH, et al. Treatment of progressive systemic sclerosis by plasma exchange: long-term results in 40 patients. *Int J Artif Organs* 1990;13:125–128.
315. Zachariae H, Halkier-Sorensen L, Heickendorff L, et al. Cyclosporin A treatment of systemic sclerosis. *Br J Dermatol* 1990;122:677–681.
316. Vayssairat M, Baudot N, Boitard C, et al. Cyclosporin therapy for severe systemic sclerosis associated with anti-Scl-70 autoantibody. *J Am Acad Dermatol* 1990;22:695–696.
317. Clements PJ, Lachenbruch PA, Sterz M, et al. Cyclosporine in systemic sclerosis: results of a forty-eight-week open safety study in ten patients. *Arthritis Rheum* 1993;36:75–83.
318. Denton CP, Sweny P, Abdulla A, et al. Acute renal failure occurring in scleroderma treated with cyclosporin A: a report of three cases. *Br J Rheumatol* 1994;33:90–92.
319. Kahan A, Amor B, Menkes CJ, et al. Recombinant interferon-gamma in the treatment of systemic sclerosis. *Am J Med* 1989;87:237–277.
320. Freundlich B, Jiminez SA, Steen VD, et al. Treatment of systemic sclerosis with recombinant interferon-g. *Arthritis Rheum* 1992;35:1134–1142.
321. Hein R, Behr J, Hundgen M, et al. Treatment of systemic sclerosis with g-interferon. *Br J Dermatol* 1992;126:496–501.
322. Vlachoyiannopoulos PG, Tsifetaki N, Dimitriou I, et al. Safety and efficacy of recombinant gamma interferon in the treatment of systemic sclerosis. *Ann Rheum Dis* 1996;55:761–768.
323. Polisson RP, Gilkeson GS, Pyun EH, et al. A multicenter trial of recombinant human interferon gamma in patients with systemic sclerosis: effects on cutaneous fibrosis and interleukin-2 receptor levels. *J Rheumatol* 1996;23:654–658.
324. Black CM, Silman AJ, Herrick AI, et al. Interferon- [alpha] does not improve outcome at one year in patients with diffuse cutaneous scleroderma: results of a randomized, double-blind, placebo-controlled trial. *Arthritis Rheum* 1999;42:299–305.

325. Tarkowski A, Lindgren I. Beneficial effects of antithymocyte globulin in severe cases of progressive systemic sclerosis. *Transplant Proc* 1994;26:3197–3199.
326. Goronzy JJ, Weyand CM. Long-term immunomodulation effects of T-lymphocyte depletion in patients with systemic sclerosis. *Arthritis Rheum* 1990;33:511–519.
327. Stratton RJ, Wilson H, Black CM. Pilot study of anti-thymocyte globulin plus mycophenolate mofetil in recent-onset diffuse scleroderma. *Rheumatology* 2001;40:84–88.
328. Pope JE, Bellamy N, Seibold JR, et al. A randomized, controlled trial of methotrexate versus placebo in early diffuse scleroderma. *Arthritis Rheum* 2001;44:1351–1358.
329. Braun-Moscovici Y, Furst DE. Stem cell therapy in scleroderma. *Curr Opin Rheumatol* 2002;14:711–716.
330. Binks M, Passweg JR, Furst DE, et al. Phase I/II trial of autologous stem cell transplantation in systemic sclerosis; procedure-related mortality and impact on the skin disease. *Ann Rheum Dis* 2001;60:577–584.
331. Furst DE, McSweeney P, Nash R, et al. One year outcome of autologous stem cell transplantation in 19 patients with severe SSC (abstract). *Arthritis Rheum* 2001;44[Suppl]:S267.
332. Kahaleh MD, Sherer DL, LeRoy EC. Endothelial injury in scleroderma. *J Exp Med* 1979;149:1326–1335.
333. Beckett VL, Conn DL, Fuster V, et al. Trial of platelet-inhibiting drug in scleroderma. Double-blind study with dipyridamole and aspirin. *Arthritis Rheum* 1984;27:1137–1143.
334. Mayes MD. Endothelin and endothelin receptor antagonists in systemic rheumatic disease. *Arthritis Rheum* 2003;48:1190–1199.
335. Simms RW, Korn JH. Cytokine directed therapy in scleroderma: rationale, current status, and the future. *Curr Opin Rheumatol* 2002;14 717–722.
336. Oliver SJ, Moreira A, Kaplan G. Immune stimulation in scleroderma patients treated with thalidomide. *Clin Immunol* 2000;97:109–120.
337. Rodeheffer RJ, Rommer JA, Wigley F, et al. Controlled double-blind trial of nifedipine in the treatment of Raynaud's phenomenon. *N Engl J Med* 1983;308:880–883.
338. Finch MB, Dawson J, Johnston GD. The peripheral vascular effects of nifedipine in Raynaud's syndrome associated with scleroderma: a double-blind crossover study. *Clin Rheumatol* 1986;5:493–498.
339. Surwit RS, Gilgor RS, Allen LM, et al. A double-blind study of prazosin in the treatment of Raynaud's phenomenon in scleroderma. *Arch Dermatol* 1984;120:329–331.
340. Seibold JR, Jageneau AHM. Treatment of Raynaud's phenomenon with ketanserin, a selective antagonist of the serotonin 2 (5-HT2) receptor. *Arthritis Rheum* 1984;27:139–146.
341. Coffman JD, Clement DL, Creager MA, et al. International study of ketanserin in Raynaud's phenomenon. *Am J Med* 1989;87:264–268.
342. Goodfield MJD, Rowell NR. Treatment of peripheral gangrene due to systemic sclerosis with intravenous pentoxifylline. *Clin Exp Dermatol* 1989;14:161–162.
343. Mizushima Y, Shiokawa Y, Homma M, et al. A multicenter double-blind controlled study of lipo-PGE1, PGE1 incorporated in lipid microspheres, in peripheral vascular disease secondary to connective tissue disorders. *J Rheumatol* 1987;14:97–101.
344. Keller J, Kaltenecker A, Schricker KT, et al. Inhibition of platelet aggregation by a new stable prostacyclin introduced in therapy of patients with progressive scleroderma. *Arch Dermatol Res* 1985;277: 323–325.
345. Dziadzio M, Denton CP, Smith R, et al. Losartan therapy for Raynaud's phenomenon and scleroderma. Clinical and biochemical findings in a fifteen-week, randomized, parallel-group, controlled trial. *Arthritis Rheum* 1999;42:2646–2655.
346. Scorza R, Caronni M, Mascagni B,et al. Effects of long-term cyclic iloprost therapy in systemic sclerosis with Raynaud's phenomenon. A randomized, controlled study. *Clin Exp Rheumatol* 2001;19:503–508.
347. Schlez A, Kittel M, Scheurle B, et al. Transdermal application for prostaglandin E_1 ethyl ester for the treatment of trophic acral skin lesions in a patient with systemic scleroderma. *Eur Acad Dermatol Venerol* 2002;16:526–528.
348. Wigley FM, Wise RA, Seibold JR, et al. A multi-center placebo-controlled double-blind study of intravenous iloprost infusion in patients with Raynaud's phenomenon secondary to systemic sclerosis (scleroderma). *Ann Intern Med* 1994;120:199–206.
349. Wigley FM, Korn JH, Csuka ME, et al. Oral iloprost treatment in patients with Raynaud's phenomenon secondary to systemic sclerosis: a multicenter, placebo-controlled, double-blind study. *Arthritis Rheum* 1998;41:670–677.
350. Tosi S, Marchesoni A, Messina K, et al. Treatment of Raynaud's phenomenon with captopril. *Drugs Exp Clin Res* 1987;13:37–42.
351. Black C, Korn J, Mayes M, et al. Prevention of ischemic digital ulcers in systemic sclerosis by endothelin receptor antagonism. *Arthritis Rheum* 2002;3414–3415.
352. Lichtenstein JR. Use of sildenafil citrate in Raynaud's phenomenon. *Arthritis Rheum* 2003;48:282–283.
353. Blunt RJ, Porter JM. Raynaud's syndrome. *Semin Arthritis Rheum* 1981;10:282–308.
354. Flatt AE. Digital artery sympathectomy. *J Hand Surg* 1980;5:550–556.
355. Drake DB, Kesler RW, Morgan RF. Digital sympathectomy for retracting Raynaud's phenomenon in an adolescent. *J Rheumatol* 1992; 18:1286–1288.
356. Stratton R, Howell K, Goddard N, et al. Digital sympathectomy for ischaemia in scleroderma. *Br J Rheumatol* 1997;36:1338–1339.
357. Tomaino MM, Goitz RJ, Medsger TA Jr. Surgery for ischemic pain and Raynaud's phenomenon in scleroderma: a description of treatment protocol and evaluation of results. *J Microsurg* 2001;21(3): 75–79.
358. O'Brien BMC, Kluman PAU, Mellow CG, et al. Radial microarteriolysis in the treatment of vasospastic disorders of the hand, especially scleroderma. *J Hand Surg* 1992;17b:447–452.
359. Jones NF, Raynor SC, Medsger TA Jr. Microsurgical revascularisation of the hand in scleroderma. *Br J Plast Surg* 1987;40:264–269.
360. Gahhos F, Ariyan S, Frazier WH, et al. Management of sclerodermal finger ulcers. *J Hand Surg* 1984;9A:320–327.
361. Lian JB, Skinner M, Glimcher MJ, et al. The presence of g-carboxyglutamic acid in the proteins associated with ectopic calcification. *Biochem Biophys Res Commun* 1976;73:349–355.
362. Berger RG, Featherstone GL, Raasch RH, et al. Treatment of calcinosis universalis with low-dose warfarin. *Am J Med* 1987;83:72–76.
363. Dolan AL, Kassimos D, Gibson T, et al. Diltiazem induces remission of calcinosis in scleroderma. *Br J Rheumatol* 1995;34:576–578.
364. Palmieri GMA, Sebes JI, Aelion JA, et al. Treatment of calcinosis with diltiazem. *Arthritis Rheum* 1995;38:1646–1654.
365. Fuchs D, Fruchter L, Fishel B, et al. Colchicine suppression of local inflammation due to calcinosis in dermatomyositis and progressive systemic sclerosis. *Clin Rheumatol* 1986;5:527–530.
366. Robertson LP, Marshall RW, Hickling P. Treatment of cutaneous calcinosis in limited systemic sclerosis with minocycline. *Ann Rheum Dis* 2003;62:267–269.
367. Oikarinen A, Knuutinen A. Ultraviolet a sunbed used for the treatment of scleroderma. *Acta Dermatol Venereol* 2001;81:432–433.
368. Morita A, Kobayashi K, Isomura I, et al. Ultraviolet A1 (340–400 nm) phototherapy for scleroderma in systemic sclerosis. *J Am Acad Dermatol* 2000;43:670–4
369. Jones NF, Raynor SC, Medsger TA Jr. Surgery for scleroderma of the hand. *J Hand Surg* 1987;12A:391–400.
370. Giuggioli D, Sebastiani M, Cazzato M,et al. Autologous skin grafting in the treatment of severe scleroderma cutaneous ulcers: a case report. *Rheumatology* 2003;42:694–696.
371. Seeger MW, Furst DE. Effects of splinting in the treatment of hand contractures in progressive systemic sclerosis. *Am J Occup Ther* 1987;41:118–121.
372. Norris RW, Brown HG. The proximal interphalangeal joint in systemic sclerosis and its surgical management. *Br J Plast Surg* 1985; 38:526–531.
373. Naylor WP. Oral management of the scleroderma patient. *J Am Dent Assoc* 1982;105:814.
374. Naylor WP, Manor RC. Fabrication of a flexible prosthesis for the edentulous scleroderma patient with microstomia. *J Prosthet Dent* 1983;50:536–538.
375. Ramirez-Mata M, Ibanez G, Alarcon-Segovia D. Stimulatory effect of metaclopramide on the esophagus and lower esophageal sphincter of patients with PSS. *Arthritis Rheum* 1977;20:30–34.
376. Fiorucci S, Distrutti E, Bassotti G, et al. Effect of erythromycin administration on upper gastrointestinal motility in scleroderma patients. *Scand J Gastroenterol* 1994;29:807–813.

377. Dull JS, Raufman J-P, Zakai MD, et al. Successful treatment of gastroparesis with erythromycin in a patient with progressive systemic sclerosis. *Am J Med* 1990;89:528–530.
378. Soudah H, Hasler W, Owyang C. Effect of octreotide on intestinal motility and bacterial overgrowth in scleroderma. *N Engl J Med* 1991;325:1461–1509.
379. Kahan A, Bour B, Couturier D, et al. Nifedipine and esophageal dysfunction in progressive systemic sclerosis. A controlled manometric study. *Arthritis Rheum* 1985;28:490–495.
380. Jean F, Aubert A, Bloch F, et al. Effects of diltiazem versus nifedipine on lower esophageal sphincter pressure in patients with progressive systemic sclerosis. *Arthritis Rheum* 1986;29:1054–1055.
381. Olive A, Maddison PJ, Davis M. Treatment of oesophagitis in scleroderma with omeprazole. *Br J Rheumatol* 1989;28:553.
382. Orringer MB, Orringer JS, Dabich L, et al. Combined collis gastroplasty-fundoplication operations for scleroderma reflux esophagitis. *Surgery* 1981;90:624–630.
383. Gates C, Morand EF, Davis M, et al. Sclerotherapy as treatment of recurrent bleeding from upper gastrointestinal telangiectasia in chest syndrome. *Br J Rheumatol* 1993;32:760–761.
384. Gough A, Andrews D, Bacon PA, et al. Evidence of omeprazole-induced small bowel bacterial overgrowth in patients with scleroderma. *Br J Rheumatol* 1995;34:976–977.
385. Rees WD, Leigh RJ, Christofides ND, et al. Interdigestive motor activity in patients with systemic sclerosis. *Gastroenterology* 1982;83: 575–580.
386. Boeckxstaens GE, Bartelsman JFWM, Lauwers L, et al. Treatment of GI dysmotility in scleroderma with the new enterokinetic agent prucalopride. *Am J Gastroenterol* 2002;97:194–197.
387. Levien DH, Fiallos F, Barone R, et al. The use of cyclic home hyperalimentation for malabsorption in patients with scleroderma involving the small intestines. *J Parenter Enter Nutr* 1985;9:623–625.
388. Cheng S, Clements PJ, Berquist WE, et al. Home central venous hyperalimentation in fifteen patients with severe scleroderma bowel disease. *Arthritis Rheum* 1989;32:212–216.
389. Barisic G, Krivokapic Z, Markovic V, et al. The role of overlapping sphincteroplasty in traumatic faecal incontinence. *Acta Chir Iugosl* 2000;47:37–41.
390. Kenefick NJ, Vaizey CJ, Cohen RCG,et al. Medium-term results of permanent sacral nerve stimulation for faecal incontinence. *Br J Surg* 2002;89:896–901.
391. Ganio E, Ratto C, Masin A, et al. Neuromodulation for fecal incontinence: outcome in 16 patients with definitive implant. *Dis Colon Rectum* 2001;44:965–970.
392. Silver RM, Miller KS, Kinsella MB, et al. Evaluation and management of scleroderma lung disease using bronchoalveolar lavage. *Am J Med* 1990;88:470–476.
393. Kallenberg CGM, Jansen HM, Elema JD, et al. Steroid-responsive interstitial pulmonary disease in systemic sclerosis. Monitoring by bronchoalveolar lavage. *Chest* 1984;86:489–492.
394. Silver RM, Warrick JH, Kinsella MB, et al. Cyclophosphamide and low-dose prednisone therapy in patients with systemic sclerosis (scleroderma) with interstitial lung disease. *J Rheumatol* 1993;20: 838–844.
395. Akesson A, Scheja A, Lundin A, et al. Improved pulmonary function in systemic sclerosis after treatment with cyclophosphamide. *Arthritis Rheum* 1994;37:729–735.
396. White B, Moore WC, Wigley FM, et al. Cyclophosphamide is associated with pulmonary function and survival benefit in patients with scleroderma and alveolitis. *Ann Intern Med* 2000;132:947–954.
397. Griffiths B, Miles S, Moss H, et al. Systemic sclerosis and interstitial lung disease: a pilot study using pulse intravenous methylprednisolone and cyclophosphamide to assess the efect on high resolution computed tomography scan and lung function. *J Rheumatol* 2002; 29:2371–2378.
398. de la Mata J, Gomez-Sanchez MA, Aranzana M, et al. Long-term iloprost infusion therapy for severe pulmonary hypertension in patients with connective tissue diseases. *Arthritis Rheum* 1994;37:1528–1533.
399. Bartosik I, Eskilsson J, Scheja A, et al. Intermittent iloprost infusion therapy of pulmonary hypertension in scleroderma: a pilot study. *Br J Rheumatol* 1996;35:1187–1190.
400. Badesch DB, Tapson VF, McGoon MD, et al. Continuous intravenous epoprostenol for pulmonary hypertension due to the scleroderma spectrum of disease. *Ann Intern Med* 2000;132:425–434.
401. Rubin LJ, Badesch DB, Barst RJ, et al. Bosentan therapy for pulmonary arterial hypertension. *N Engl J Med* 2002;346:896–903.
402. Asherson RA, Khamashta MA, Orti-Ros J, et al. The primary antiphospholipid syndrome: major clinical and serological features. *Medicine* (Baltimore) 1989;68:366–374.
403. Rosas I, Conte J, Yang S, et al. Lung transplantation and systemic sclerosis. *Ann Transplant* 2000;5:38–43.
404. Schachna L, Braunstein NA, Dauber JH, et al. Lung transplantation for systemic sclerosis compared with idiopathic pulmonary fibrosis: increased early mortality but comparable survival at one year. *Arthritis Rheum* 2002;46:S382.
405. Kahan A, Devaux JY, Amor B, et al. The effect of captopril on thallium 201 myocardial perfusion in systemic sclerosis. *Clin Pharmacol Ther* 1990;47:483–489.
406. Kazzam E, Caidahl K, Hallgren R, et al. Non-invasive evaluation of long-term cardiac effects of captopril in systemic sclerosis. *J Intern Med* 1991;230:203–212.
407. Brown EA, MacGregor GA, Maini RN. Failure of captopril to reverse the renal crisis of scleroderma. *Ann Rheum Dis* 1983;42: 52–53.
408. Abbot KC, Trespalacios FC, Welch PG, et al. Scleroderma at end stage renal disease in the United States: patient characteristics and survival. *J Nephrol* 2002;15:236–240.
409. Nolph KD, Stolz ML, Maher JL. Altered peritoneal permeability in patients with systemic vasculitis. *Ann Intern Med* 1971;75:753–755.
410. Copley JB, Smith BJ. Continuous ambulatory peritoneal dialysis and scleroderma. *Nephron* 1985;40:353–356.
411. Bleyer AJ, Donaldson LA, McIntosh M, et al. Relationship between underlying renal disease and renal transplantation outcome. *Am J Kidney Dis* 2001;37;1152–1161.
412. Merino GE, Sutherland DE, Kjellstrand CM, et al. Renal transplantation for progressive systemic sclerosis with renal failure. *Am J Surg* 1977;133:745–749.
413. Woodhall PB, et al. Apparent recurrence of progressive systemic sclerosis in a renal allograft. *JAMA* 1976;236:1032–1034.
414. Shulman LE. Diffuse fasciitis with eosinophilia: a new syndrome? *Trans Assoc Am Phys* 1975;88:70–86.
415. Granter SR, Barnhill RL, Duray PH. Borrelia fasciitis: diffuse fasciitis and peripheral eosinophilia associated with Borrelia infection. *Am J Dermatopathol* 1996;18:465–473.
416. Waller PA, Clauw D, Cupps T, et al. Fasciitis (not scleroderma) following prolonged exposure to an organic solvent (trichlorethylene): a report of two cases. *J Rheumatol* 1994;21:1567–1570.
417. Hayashi N, Igarashi A, Matsuyama T, and Harada S. Eosinophilic fasciitis following exposure to trichloroethylene: successful treatment with cyclosporin. *Br J Dermatol* 2000;142:830–832.
418. Chan LS, Hanson CA, Cooper KD. Concurrent eosinophilic fasciitis and cutaneous T-cell lymphoma. *Arch Dermatol* 1991;127:862–865.
419. Khanna D, Verity A, Grossman JM. Eosinophilic fasciitis with multiple myeloma: a new hematological association. *Ann Rheum Dis* 2002;61:1111–1112.
420. Lakhanpal S, Ginsburg WW, Michet CJ, et al. Eosinophilic fasciitis: clinical spectrum and therapeutic response in 52 cases. *Semin Arthritis Rheum* 1988;17:221–231.
421. Al-Shaikh A, Freeman C, Avruch L, et al. Use of magnetic resonance imaging in diagnosing eosinophilic fasciitis. Report of two cases. *Arthritis Rheum* 1994;11:1602–1608.
422. Peltonen J, Kahari L, Jaakkola S, et al. Evaluation of transforming growth factor beta and type I procollagen gene expression in fibrotic skin diseases by in situ hybridization. *J Invest Dermatol* 1990;94: 365–371.
423. Kahari VM, Heino J, Niskanen L, et al. Eosinophilic fasciitis. Increased collagen production and type I procollagen messenger RNA levels in fibroblasts cultured from involved skin. *Arch Dermatol* 1990;126:613–617.
424. Varga J, Peltonen J, Uitto JM, et al. Development of diffuse fasciitis with eosinophilia during L-tryptophan treatment: demonstration of elevated type I collagen gene expression in affected tissues. A clinicopathologic study of four patients. *Ann Intern Med* 1990;112:344–351.
425. Peltonen J, Varga J, Sollberg S, et al. Elevated expression of the genes for transforming growth factor-1 and type VI collagen in diffuse fasciitis associated with the eosinophilia-myalgia syndrome. *J Invest Dermatol* 1991;96:20–25.

426. Bolster MB, Allen N, Heyes M, et al. Kynurenine pathway of L-tryptophan metabolism in eosinophilic fasciitis. *Arthritis Rheum* 1993; 36[Suppl]:R17.
427. Naschitz JE, Yeshurun D, Zuckerman E, et al. The fasciitis-panniculitis syndrome: clinical spectrum and response to cimetidine. *Semin Arthritis Rheum* 1992;21:211–220.
428. Ching DWT, Leibowitz MR. Ketotifen—a therapeutic agent of eosinophilic fasciitis? *J Intern Med* 1992;231:555–559.
429. Laneuville P. Cyclosporin A induced remission of CD4+ T-CLL associated with eosinophilia and fasciitis. *Br J Haematol* 1992;80: 252–254.
430. Pouplin S, Daragon A, Le Loet X. Treatment of eosinophilic fasciitis with methotrexate. *J Rheumatol* 1998;25:3:606–607.
431. Schiener R, Behrens-Williams S, Gottlober P, et al. Eosinophilic fasciitis treated with psoralen-ultraviolet A bath photochemotherapy. *Br J Dermatol* 2000;142:804–807.
432. Romano C, Rubegni P, De Aloe G, et al. Extracorporeal photochemotherapy in the treatment of eosinophilic fasciitis. *J Eur Acad Dermatol Venereol* 2003;17:10–13.
433. Gaffney K, Kearns G, Moraes D, et al. Eosinophilic fasciitis: a good response with conservative treatment. *Irish J Med Sci* 1993;162: 256–257.
434. Toxic Epidemic Syndrome Study Group. Toxic epidemic syndrome, Spain, 1981. *Lancet* 1982;2:697–702.
435. Posada de la Paz M, Philen RM, Abaitua Borda, I. Toxic oil syndrome: the perspective after 20 years. *Epidemiol Rev* 2001:23:231–247.
436. Tabuenca JM. Toxic-allergic syndrome caused by ingestion of rapeseed oil denatured with aniline. *Lancet* 1981;2:567–568.
437. Kilbourne EM, Posada de la Paz M, Abaitua Borda I. Current knowledge and future perspectives. In: *Toxic oil syndrome*. WHO regional publications, European series, no. 42. Copenhagen: World Health Organization, 1992:5–26.
438. Kilbourne EM, Bernert JT Jr, Posada de la Paz M, et al. Chemical correlates of pathogenicity of oils related to the toxic oil syndrome in Spain. *Am J Epidemiol* 1988;127:1210–1227.
439. Aldridge WN. Current knowledge and future perspectives. In: *Toxic oil syndrome.* WHO regional publications, European series, no. 42. Copenhagen: World Health Organization, 1992:67–98.
440. Mayeno AN, Belongia EA, Lin F, et al. 3-(Phenylamino)alanine, a novel aniline-derived amino acid associated with the eosinophilia-myalgia syndrome: a link to the toxic oil syndrome? *Mayo Clin Proc* 1992;67:1134–1139.
441. Philen RM, Posada M. Toxic oil syndrome and eosinophilia-myalgia syndrome: May 8–10, 1991, World Health Organization meeting report. *Semin Arthritis Rheum* 1993;23:104–124.
442. Abaitua Borda I, Posada de la Paz M. Current knowledge and future perspectives. In: *Toxic oil syndrome*. WHO regional publications, European series, no. 42. Copenhagen: World Health Organization, 1992:27–38.
443. Kaufman LD, Martinez MI, Serrano JM, et al. Twelve year followup study of epidemic Spanish toxic oil syndrome. *J Rheumatol* 1995;22: 282–288.
444. Hertzman PA, Blevins WL, Mayer J, et al. Association of the eosinophilia-myalgia syndrome with the ingestion of L-tryptophan. *N Engl J Med* 1990;322:869–873.
445. Swygert LA, Maes EF, Sewell LE, et al. Eosinophilia-myalgia syndrome. Results of national surveillance. *JAMA* 1990;264:1698–1703.
446. Varga J, Griffin R, Newman JH, et al. Eosinophilic fasciitis is clinically distinguishable from the eosinophilia-myalgia syndrome and is not associated with L-tryptophan use. *J Rheumatol* 1991;18:259–263.
447. Centers for Disease Control. Eosinophilia-myalgia syndrome—New Mexico. *JAMA* 1989;262:3116.
448. Swygert LA, Back EE, Auerbach SB, et al. Eosinophilia-myalgia syndrome: mortality data from the US national surveillance system. *J Rheumatol* 1993;20:1711–1717.
449. Belongia EA, Hedberg CW, Gleich GJ, et al. An investigation of the cause of the eosinophilia-myalgia syndrome associated with tryptophan use. *N Engl J Med* 1990;323:357–365.
450. Slutsker L, Hoesly FC, Miller L, et al. Eosinophilia-myalgia syndrome associated with exposure to tryptophan from a single manufacturer. *JAMA* 1990;264:213–217.
451. Eidson M, Philen RM, Sewell CM, et al. L-tryptophan and eosinophilia-myalgia syndrome in New Mexico. *Lancet* 1990;335: 645–648.
452. Mayeno AN, Lin F, Foote CS, et al. Characterization of "peak E," a novel amino acid associated with eosinophilia-myalgia syndrome. *Science* 1990;250:1707–1708.
453. Henning KJ, Jean-Baptiste E, Singh T, et al. Eosinophilia-myalgia syndrome in patients ingesting a single source of L-tryptophan. *J Rheumatol* 1993;20:273–278.
454. Klarskov K, Johnson KL, Benson LM, et al. Structural characterization of a case-implicated contaminant, "Peak X," in commercial preparations of 5-hydroxytryptophan. *J Rheumatol* 2003;30:89–95.
455. Crofford LJ, Rader JI, Dalakas MC, et al. L-Tryptophan implicated in human eosinophilia-myalgia syndrome causes fasciitis and perimyositis in the Lewis rat. *J Clin Invest* 1990;86:1757–1763.
456. Love LA, Rader JI, Crofford LJ, et al. Pathological and immunological effects of ingesting L-tryptophan and 1,18-ethylidenebis(L-tryptophan) in Lewis rats. *J Clin Invest* 1993;91:804–811.
457. Silver RM, Ludwicka A, Hampton M, et al. A murine model of the eosinophilia-myalgia syndrome induced by 1,18-ethylidenebis (L-tryptophan). *J Clin Invest* 1994;93:1473–1480.
458. Takagi H, Ochoa MS, Zhou L, et al. Enhanced collagen synthesis and transcription by peak E, a contaminant of L-tryptophan preparations associated with the eosinophilia-myalgia syndrome epidemic. *J Clin Invest* 1995;96:2120–2125.
459. Barth H, Klein, R, Berg PA. L-Tryptophan contaminant "peak E" induces release of IL-5 and IL-10 by peripheral blood mononuclear cells from patients with functional somatic syndromes. *Clin Exp Immunol* 2001;126:187–192.
460. Clauw DJ, Nashel DJ, Katz P. Tryptophan-associated eosinophilic connective-tissue disease. A new clinical entity? *JAMA* 1990;263: 1502–1506.
461. Kaufman LD, Seidman RJ, Gruber BL. L-Tryptophan-associated eosinophilic perimyositis, neuritis, and fasciitis. A clinicopathologic and laboratory study of 25 patients. *Medicine* 1990;69:187–199.
462. Silver RM, Heyes MP, Maize JC, et al. Scleroderma, fasciitis, and eosinophilia associated with the ingestion of tryptophan. *N Engl J Med* 1990;322:874–881.
463. Kaufman L, Seidman R, Phillips M, et al. Cutaneous manifestations of the L-tryptophan-associated eosinophilia-myalgia syndrome: a spectrum of sclerodermatous skin disease. *J Am Acad Dermatol* 1990;23:1063–1069.
464. Tazelaar HD, Myers JL, Drage CW, et al. Pulmonary disease associated with L-tryptophan-induced eosinophilic myalgia syndrome. Clinical and pathologic features. *Chest* 1990;97:1032–1036.
465. Strumpf IJ, Drucker RD, Anders KH, et al. Acute eosinophilic pulmonary disease associated with the ingestion of L-tryptophan-containing products. *Chest* 1991;99:8–13.
466. Banner A, Borochovitz D. Acute respiratory failure caused by pulmonary vasculitis after L-tryptophan ingestion. *Am Rev Respir Dis* 1991;143:661–664.
467. Read CA, Clauw D, Weir C, et al. Dyspnea and pulmonary function in the L-tryptophan-associated eosinophilia-myalgia syndrome. *Chest* 1992;101:1282–1286.
468. Smith BE, Dyck PJ. Peripheral neuropathy in the eosinophilia-myalgia syndrome associated with L-tryptophan ingestion. *Neurology* 1990;40:1035–1040.
469. Heiman-Patterson TD, Bird, SJ, Parry GJ, et al. Peripheral neuropathy associated with eosinophilia-myalgia syndrome. *Ann Neurol* 1990;28: 522–528.
470. Donofrio PD, Stanton C, Miller VS, et al. Demyelinating polyneuropathy in eosinophilia-myalgia syndrome. *Muscle Nerve* 1992;15: 796–805.
471. Tolander LM, Bamford CR, Yoshino MT, et al. Neurologic complications of the tryptophan-associated eosinophilia myalgia syndrome. *Arch Neurol* 1991;48:436–438.
472. Haseler LJ, Sibbitt WL Jr, Sibbitt RR, Hart BL. Neurologic, MR imaging, and MR spectroscopic findings in eosinophilia myalgia syndrome. *Am J Neuroradiol* 1998;19:1687–1694.
473. James TN, Kamb ML, Sandberg GA, et al. Postmortem studies of the heart in three fatal cases of the eosinophilia-myalgia syndrome. *Ann Intern Med* 1991;115:102–110.
474. James TN, Gomez-Sanchez MA, Martinez-Tello FJ, et al. Cardiac abnormalities in the toxic oil syndrome, with comparative observations on the eosinophilia-myalgia syndrome. *J Am Coll Cardiol* 1991;18:1367–1379.

475. Feldman SR, Silver RM, Maize JC. A histopathologic comparison of Shulman's syndrome (diffuse fasciitis with eosinophilia) and the fasciitis associated with the eosinophilia-myalgia syndrome. *J Am Acad Dermatol* 1992;26:95–100.
476. Umbert I, Winkelmann RK, Wegener L. Comparison of the pathology of fascia in eosinophilic myalgia syndrome patients and idiopathic eosinophilic fasciitis. *Dermatology* 1993;186:18–22.
477. Silver RM, Sutherland SE, Carreira P, et al. Alterations in tryptophan metabolism in the toxic oil syndrome and in the eosinophilia-myalgia syndrome. *J Rheumatol* 1992;19:69–73.
478. Houpt JB, Ogryzlo MA, Hunt M. Tryptophan metabolism in man (with special reference to rheumatoid arthritis and scleroderma). *Semin Arthritis Rheum* 1973;2:333–353.
479. Sternberg EM, van Woert MH, Young SN, et al. Development of a scleroderma-like illness during therapy with L-5-hydroxy-tryptophan and carbidopa. *N Engl J Med* 1980;303:782–787.
480. Auffranc JC, Berbis P, Fabre JF, et al. Syndrome sclerodermiforme et poikilodermique observe au cours d'un traitement par carbidopa et 5–hydroxy-tryptophanne. *Ann Dermatol Venereol* 1985;112:691–692.
481. Joly P, Lampert A, Thomine E, et al. Development of pseudobullous morphea and scleroderma-like illness during therapy with L-5-hydroxytryptophan and carbidopa. *J Am Acad Dermatol* 1991; 25:332–333.
482. Hertzman P, Clauw D, Kaufman L, et al. Status of 205 patients and results of treatment with eosinophilia-myalgia syndrome (EMS) two years after onset. *Ann Intern Med* 1995;22:161–163.
483. Campbell DS, Morris PD, Silver RM. Eosinophilia-myalgia syndrome: a long-term follow-up study. *South Med J* 1995;88:953–958.
484. Culpepper RC, Williams RG, Mease PJ, et al. Natural history of the eosinophilia-myalgia syndrome. *Ann Intern Med* 1991;115:437–442.
485. Hedberg K, Urbach D, Slutsker L, et al. Eosinophilia-myalgia syndrome. Natural history in a population-based cohort. *Arch Intern Med* 1992;152:1889–1892.
486. Sullivan EA, Kamb ML, Jones JL, et al. The natural history of eosinophilia-myalgia syndrome in a tryptophan-exposed cohort in South Carolina. *Arch Intern Med* 1996;156:973–979.
487. Kaufman LD, Seidman RJ. L-tryptophan-associated eosinophilia-myalgia syndrome: perspective of a new illness. *Rheum Dis Clin North Am* 1991;17:427–441.
488. Bramwell B. Diffuse sclerdermia: its frequency;its occurrence in stone-masons; its treatment by fibrolysin—elevations of temperature due to fibrolysin injections. *Edinb Med J* 1914;12:387–401.
489. Erasmus LD. Scleroderma in gold-miners on the Witwatersrand with particular reference to pulmonary manifestations. *S Afr J Lab Clin Med* 1957;3:209–231.
490. Rodnan GP, Benedek TG, Medsger Jr TA, et al. The association of progressive systemic sclerosis (scleroderma) with coal miners' pneumoconiosis and other forms of silicosis. *Ann Intern Med* 1967;66: 323–334.
491. Anderegg U, Saalbach A, Haustein UF. Chemokine release from activated human dermal microvascular endothelial cells—implications for the pathophysiology of scleroderma? *Arch Dermatol* Res 2000; 292:341–347.
492. Gabay C, Kahn M-Fr. Les sclerodermies masculines: role de l'exposition professionnelle. *Schweiz Med Wochenschr* 1992;122:1746–1752.
493. Haustein U-F, Ziegler V, Herrmann K, et al. Silica-induced scleroderma. *J Am Acad Dermatol* 1990;22:444–448.
494. McHugh NJ, Whyte J, Harvey G, et al. Anti-topoisomerase-1 antibodies are found in the majority of males with silica-associated systemic sclerosis and all inhibit topoisomerase-1 function. *Arthritis Rheum* 1992;35:S67(abst).
495. Spiera RF, Gibofsky A, Spiera H. Silicone gel filled breast implants and connective tissue disease: an overview. *J Rheumatol* 1994;21: 239–245.
496. Galb LN. Panel recommendations on silicone gel-filled breast implants follow moratorium. *FDA Med Bull* 1992;22:3.
497. Miyoshi K, Miyaoka T, Kobayashi Y, et al. Hypergamma-globulinemia by prolonged adjuvanticity in man: disorders developed after augmentation mammoplasty. *Ijishimpo* 1964;2122:9–14.
498. Kumagai Y, Shiokawa Y, Medsger TA Jr, et al. Clinical spectrum of connective tissue disease after cosmetic surgery. Observations on eighteen patients and a review of the Japanese literature. *Arthritis Rheum* 1984;27:1–12.
499. Hennekens CH, I-Min L, Cook NR, et al. Self-reported breast implants and connective-tissue diseases in female health professionals. A retrospective cohort study. *JAMA* 1996;275:616–621.
500. Janowsky EC, Kupper LL, Hulka BS. Meta-analysis of the relation between silicone breast implants and the risk of connective tissue diseases. *N Engl J Med* 2000;342:781–790.
501. Kumagai Y, Abe C, Shiokawa Y. Scleroderma after cosmetic surgery. Four cases of human adjuvant disease. *Arthritis Rheum* 1979;22: 532–537.
502. Kondo H, Kumagai Y, Shiokawa Y. Scleroderma following cosmetic surgery ("adjuvant disease"): a review of nine cases reported in Japan. In: Black C, Myers AR, eds. *Current topics in rheumatology—systemic sclerosis (scleroderma).* New York: Gower, 1985:135–137.
503. Endo LP, Edwards NL, Longley S, et al. Silicone and rheumatic diseases. Semin *Arthritis Rheum* 1987;17:112–118.
504. Brozena SJ, Fenske NA, Cruse CW, et al. Human adjuvant disease following augmentation mammoplasty. *Arch Dermatol* 1988;124: 1383–1386.
505. Spiera H. Scleroderma after silicone augmentation mammoplasty. *JAMA* 1988;260:236–238.
506. Varga J, Schumacher R, Jimenez SA. Systemic sclerosis after augmentation mammoplasty with silicone implants. *Ann Intern Med* 1989;111:377–383.
507. Marik PE, Kark AL, Zambakides A. Scleroderma after silicone augmentation mammoplasty. A report of 2 cases. *S Afr Med J* 1990;77: 212–213.
508. Spiera H, Kerr LD. Scleroderma following silicone implantation: a cumulative experience of 11 cases. *J Rheumatol* 1993;20:958–961.
509. Sahn EE, Garen PD, Silver RM, et al. Scleroderma following augmentation mammoplasty. Report of a case and review of the literature. *Arch Dermatol* 1990;126:1198–1202.
510. Lazar AP, Lazar P. Localized morphea after silicone gel breast implantation: more evidence for a cause and effect relationship. *Arch Dermatol* 1991;127:263.
511. Gutierrez V, Espinoza LR. Progressive systemic sclerosis complicated by severe hypertension: reversal after silicone implant removal. *Am J Med* 1990;89:390–392.
512. Hitoshi S, Ito Y, Takehara K, et al. A case of malignant hypertension and scleroderma after cosmetic surgery. *Jpn J Med* 1991;30:97–100.
513. Straniero NR, Furst DE. Environmentally-induced systemic sclerosis-like illness. *Baillieres Clin Rheumatol* 1989;3:63–79.
514. Kubota J. Occupational diseases in synthetic resin and fibre industries (Japanese text). *J Sci Labour* 1957;33:1–22.
515. Maricq HR, Johnson MN, Whetstone CL, et al. Capillary abnormalities in polyvinyl chloride production workers. Examination by *in vivo* microscopy. *JAMA* 1976;236:1368–1371.
516. Wilson RH, McCormick WE, Tatum CF, et al. Occupational acroosteolysis. Report of 31 cases. *JAMA* 1967;201:577–581.
517. Black CM, Walker AE, Catoggio LJ, et al. Genetic susceptibility to scleroderma-like syndrome induced by vinyl chloride. *Lancet* 1983; 1:53–55.
518. Black C, Pereira S, McWhirter A, et al. Genetic susceptibility to scleroderma-like syndrome in symptomatic and asymptomatic workers exposed to vinyl chloride. *J Rheumatol* 1986;13:1059–1062.
519. Veltman G, Lange CE, Juhe S, et al. Clinical manifestations and course of vinyl chloride disease. *Ann N Y Acad Sci* 1975;246:6–17.
520. Jayson MIV, Bailey AJ, Black C, et al. Collagen studies in acroosteolysis. *Proc R Soc Med* 1976;69:295–297.
521. Reinl W. Scleroderma caused by trichloroethylene? *Bull Hyg* 1957; 32:678–679.
522. Owens GR, Medsger TA Jr. Systemic sclerosis secondary to occupational exposure. *Am J Med* 1988;85:114–116.
523. Nietert PJ, Silver RM. Systemic sclerosis: environmental and occupational risk factors. *Curr Opin Rheumatol* 2000;12:520–526.
524. Nietert PJ, Sutherland SE, Silver RM, et al. Is occupational organic solvent exposure a risk factor for scleroderma? *Arthritis Rheum* 1998;41:1111–1118.
525. Nietert PJ, Sutherland SE, Silver RM, et al. Solvent oriented hobbies and the risk of systemic sclerosis. *J Rheumatol* 1999;26:2369–2372.
526. Aryal BK, Khuder SA, Schaub EA. Meta-analysis of systemic sclerosis and exposure to solvents. *Am J Ind Med* 2001;40:271–274.

527. Yamakage A, Ishikawa H, Saito Y, et al. Occupational scleroderma-like disorder occurring in men engaged in the polymerization of epoxy resins. *Dermatologica* 1980;161:33–44.
528. Dupont E, Olivarius B, Strong MJ. Bromocriptine-induced collagenosis-like symptomatology in Parkinson's disease. *Lancet* 1982;1:850–851.
529. Leshin B, Piette WW, Caplan RM. Morphea after bromocriptine therapy. *Int J Dermatol* 1989;28:177–179.
530. Tomlinson IW, Jayson MIV. Systemic sclerosis after therapy with appetite suppressants. *J Rheumatol* 1984;11:254.
531. Aeschlimann A, de Truchis P, Kahn MF. Scleroderma after therapy with appetite suppressants. Report of four cases. *Scand J Rheumatol* 1990;19:87–90.
532. Zarafonetis CJD, Lorber SH, Hanson SM. Association of functioning carcinoid syndrome and scleroderma. I. Case report. *Am J Med Sci* 1958;236:1–14.
533. Fries JF, Lindgren, JA, Bull JM. Scleroderma-like lesions and the carcinoid syndrome. *Arch Intern Med* 1973;131:550–553.
534. Graham JR, Suby HI, LeCompte PR, et al. Fibrotic disorders associated with methysergide therapy for headaches. N Engl J Med 1966; 274:359–368.
535. Follath F, Burkart F, Schweizer W. Drug-induced pulmonary hypertension? *Br Med J* 1971;1:265–266.
536. Douglas JG, Munro JF, Kitchin AH, et al. Pulmonary hypertension and fenfluramine. *Br Med J* 1981;283:881–883.
537. Cohen IS, Mosher MB, O'Keefe EJ, et al. Cutaneous toxicity of bleomycin therapy. *Arch Dermatol* 1973;107:553–555.
538. Finch WR, Rodnan GP, Buckingham RB, et al. Bleomycin-induced scleroderma. *J Rheumatol* 1980;7:651–659.
539. Kerr LD, Spiera H. Scleroderma in association with the use of bleomycin. A report of 3 cases. *J Rheumatol* 1992;19:294–296.
540. Mountz JD, Downs Minor MB, Turner R, et al. Bleomycin-induced cutaneous toxicity in the rat: analysis of histopathology and ultrastructure compared with progressive systemic sclerosis. *Br J Dermatol* 1983;108:679–686.
541. Fasske E, Morgenroth K. Experimental bleomycin lung in mice. A contribution to the pathogenesis of pulmonary fibrosis. *Lung* 1983; 161:133–146.
542. Vogelzang NJ, Bosl GJ, Johnson K, et al. Raynaud's phenomenon: a common toxicity after combination chemotherapy for testicular cancer. *Ann Intern Med* 1981;95:288–292.
543. Smith EA, Harper FE, LeRoy EC. Raynaud's phenomenon of a single digit following local intradermal bleomycin sulfate injection. *Arthritis Rheum* 1985;28:459–461.
544. Hassett G, Harnett P, Manolios N. Scleroderma in association with the use of docetaxel (taxotere) for breast cancer. *Clin Exp Rheumatol* 2001;19:197–200.
545. De Angelis R, Bugatti L, Cerioni A, et al. Diffuse scleroderma occurring after the use of paclitaxel for ovarian cancer. *Clin Rheumatol* 2003;22:49–52.
546. Kupfer I, Balguerie X, Courville P, et al. Scleroderma-like cutaneous lesions induced by paclitaxel: a case study. *J Am Acad Dermatol* 2003;48:279–281.
547. Karim M, Vaux E, Davies DR, Mason PD. Renal failure due to scleroderma with thrombotic microangiopathy developing in a woman treated with carboplatin for ovarian cancer. *Clin Nephrol* 2002;58 384–388.
548. Querfeld C, Sollberg S, Huerkamp C, et al. Pseudoscleroderma associated with lung cancer: correlation of collagen type I and connective tissue growth factor gene expression. *Br J Dermatol* 2000;142 1228–1233.
549. Fujii T, Mimori T, Kimura N, et al. Pseudoscleroderma associated with transforming growth factor beta-1-producing advanced gastric carcinoma: comment on the article by Varga. *Arthritis Rheum* 2003; 48:1766–1767.
550. Hertzman A, Toone E, Resnik CS. Pentazocine induced myocutaneous sclerosis. *J Rheumatol* 1986;13:210–214.
551. Furner BB. Parenteral pentazocine: cutaneous complications revisited. *J Am Acad Dermatol* 1990;22:694–695.
552. Palestine RF, Millns JL, Spigel GT, et al. Skin manifestations of pentazocine abuse. *J Am Acad Dermatol* 1980;2:47–55.
553. Peterson LS, Nelson AM, Su WP, et al. The epidemiology of morphea (localized scleroderma) in Olmstedt County 1960–1993. *J Rheumatol* 1997;24:73–80.
554. Unterberger I, Trinka E, Engelhardt K, et al. Linear scleroderma "en coup de sabre" coexisting with plaque-morphea: neuroradiological manifestation and response to corticosteroids. *J Neurol Neurosurg Psychiatry* 2003;74:661–664.
555. Falanga V, Medsger TA Jr, Reichlin M. Linear scleroderma. Clinical spectrum, prognosis, and laboratory abnormalities. *Ann Intern Med* 1986;104:849–857.
556. Falanga V, Medsger TA Jr, Reichlin M. Antinuclear and anti-single-stranded DNA antibodies in morphea and generalized morphea. *Arch Dermatol* 1987;123:350–353.
557. Sato S, Ihn H, Soma Y, Igarashi A, et al. Antihistone antibodies in patients with localized scleroderma. *Arthritis Rheum* 1993;36:1137–1141.
558. Yamane K, Ihn H, Kubo M, et al. Antibodies to Th/To ribonucleoprotein in patients with localized scleroderma. *Rheumatology* 2001;40: 683–686.
559. Yamane K, Ihn H, Kubo M, et al. Anti-U1RNP antibodies in patients with localized scleroderma. *Arch Dermatol* Res 2001;293:455–459.
560. Falanga V, Medsger TA Jr. Frequency, levels, and significance of blood eosinophilia in systemic sclerosis, localized scleroderma, and eosinophilic fasciitis. *J Am Acad Dermatol* 1987;17:648–656.
561. Ihn H, Yazawa N, Kubo M, et al. Circulating levels of soluble CD30 are increased in patients with localized scleroderma and correlated with serological and clinical features of the disease. *J Rheumatol* 2000;27:698–702.
562. Yamane K, Ihn H, Kubo M, et al. Increased serum levels of soluble vascular cell adhesion molecule 1 and E-selectin in patients with localized scleroderma. *J Am Acad Dermatol* 2000;42:64–69.
563. Maricq HR. Nailfold capillary abnormalities in patients with connective tissue diseases. In: Manabe H, Zweifach BW, Messmer K, eds. *Microcirculation in circulatory disorders.* New York: Springer-Verlag, 1988:389–394.
564. Weide B, Walz T, Garbe C. Is morphea caused by Borrelia burgdorferi? A review. *Br J Dermatol* 2000;142:636–644.
565. Arden-Jones MR, Black MM. Widespread morphoea following radiotherapy for carcinoma of the breast. *Clin Exp Dermatol* 2003;28: 160–162.
566. Ullen H, Bjorkholm E. Localized scleroderma in a woman irradiated at two sites for endometrial and breast carcinoma: a case history and review of the literature. *Int J Gynecol Cancer* 2003;13:77–82.
567. Fisher GJ and Kang S. Phototherapy for scleroderma: biologic rationale, results, and promise. *Curr Opin Rheumatol* 2002;14:723–726.
568. Joly P, Bamberger N, Crickx B, et al. Treatment of severe forms of localized scleroderma with oral corticosteroids: follow up study on 17 patients. *Arch Dermatol* 1994;130:663–664.
569. Hulshof MM, Pavel S, Breedveld FC, et al. Oral calcitriol as a new therapeutic modality for generalized morphea. *Arch Dermatol* 1994; 130:1290–1293.
570. Hulshof MM, Bouwes Bavinck JN, Bergman W, et a. Double-blind placebo-controlled study of oral calcitriol for the treatment of localized and systemic scleroderma. *J Am Acad Dermatol* 2000;43:1017–1023.
571. Falanga V, Medsger TA. D-penicillamine in the treatment of localized scleroderma. *Arch Dermatol* 1990;126:609–612.
572. Uziel Y, Feldman BM, Krafchik BR, et al. Methotrexate and corticosteroid therapy for pediatric localized scleroderma. *J Pediatr* 2000; 136:91–95.
573. Seyger MMB, van den Hoogen FHJ, van Vlijmen-Willems MJJ, et al. Localized and systemic scleroderma show different histological responses to methotrexate therapy. *J Pathol* 2001;193:511–516.
574. Peter RU, Ruzicka T, Eckert F. Low-dose cyclosporine in the treatment of disabling morphea. *Arch Dermatol* 1991;127:1420–1421.
575. Wach F, Ullrich H, Schmitz G, et al. Treatment of severe localized scleroderma by plasmapheresis: report of three cases. *Br J Dermatol* 1995;133:605–609.
576. Brik R, Berant M, Vardi P. The scleroderma-like syndrome of insulin-dependent diabetes mellitus. *Diabetes Metab Rev* 1991;7: 121–128.
577. Angeli-Besson C, Koeppel MC, Jacquet P, et al. Electron-beam therapy in scleredema adultorum with associated monoclonal hypergammaglobulinaemia. *Br J Dermatol* 1994;130:394–397.
578. Stables GI, Taylor PC, Highet AS. Scleredema associated with paraproteinaemia treated by extracorporeal photopheresis. *Br J Dermatol* 2000;142:781–783.

579. Hager CM, Sobhi HA, Hunzelmann N, et al. Bath-PUVA therapy in three patients with scleredema adultorum. *J Am Acad Dermatol* 1998;38:240–242.
580. Gabriel SE, Perry HO, Oleson GB, et al. Scleromyxedema: a scleroderma-like disorder with systemic manifestations. *Medicine* 1988;67:58–65.
581. Pomann JJ, Rudner EJ. Scleromyxedema revisited. Int J Dermatol 2003;42:31–35.
582. Lister RK, Jolles S, Whittaker S, et al. Scleromyxedema: response to high-dose intravenous immunoglobulin (hdIVIg). *J Am Acad Dermatol* 2000;43:403–408.
583. Cowper SE, Robin HS, Steinberg SM, et al. Scleromyxedema-like cutaneous diseases in renal-dialysis patients. *Lancet* 2000;356:1000–1001.
584. Cowper SE, Su LD, Bhawan J, et al. Nephrogenic fibrosing dermopathy. *Am J Dermatopathol* 2001;23:383–393.
585. Mackay-Wiggan JM, Cohen DJ, Hardy MA, et al. Nephrogenic fibrosing dermopathy (scleromyxedema-like illness of renal disease). *J Am Acad Dermatol* 2003;48:55–60.
586. Swartz RD, Crofford LJ, Phan SH, et al. Nephrogenic fibrosing dermopathy: a novel cutaneous fibrosing disorder in patients with renal failure. *Am J Med* 2003;114:563–572.
587. Ting WW, Stone MS, Madison KC, Kurtz K. Nephrogenic fibrosing dermopathy with systemic involvement. *Arch Dermatol* 2003;139: 903–906.
588. Streams B, Liu V, Liegeois N, et al. Clinical and pathologic features of nephrogenic fibrosing dermopathy: a report of two cases. J Am Acad Dermatol 2003:48:42–7.
589. Rocco VK, Hurd ER. Scleroderma and scleroderma-like disorders. *Semin Arthritis Rheum* 1986;16:22–69.
590. Furst DE, Clements PJ, Graze P, et al. A syndrome resembling progressive systemic sclerosis after bone marrow transplantation. A model for scleroderma? *Arthritis Rheum* 1979;22:904–910.
591. Wick MR, Moore SB, Gastineau DA, et al. Immunologic, clinical, and pathologic aspects of human graft-versus-host disease. *Mayo Clin Proc* 1983;58:603–612.
592. Janin A, Socie G, Devergie A, et al. Fasciitis in chronic graft-versus-host disease. A clinicopathologic study in 14 cases. *Ann Intern Med* 1994;120:993–998.
593. Bell SA, Faust H, Mittermuller J, et al. Specificity of antinuclear antibodies in scleroderma-like chronic graft-versus-host disease. *Br J Dermatol* 1996;134:848–854.
594. Jaffee BD, Claman HN. Chronic graft-versus-host disease (GVHD) as a model for scleroderma. I. Description of model systems. *Cell Immunol* 1983;77:1–12.
595. Bos GMJ, Majoor GD, Willighagen RGJ, et al. Chronic cyclosporine-induced autoimmune disease in the rat: a new experimental model for scleroderma. *J Invest Dermatol* 1989;93: 610–615.
596. Bos GMJ, Majoor GD, van de Gaar MJ, et al. T-Helper lymphocytes and syngeneic graft-versus-host disease. *Transplant Proc* 1989;21: 3016–3017.
597. Bos G, Majoor G, Slaaf D, et al. *In vivo* demonstration of microvascular pathology by intravital microscopy in experimental chronic graft-versus-host disease: analogy with scleroderma. *J Rheumatol* 1988;15:1339–1345.
598. Schiltz PM, Giorno RC, Claman HN. Increased ICAM-1 expression in the early stages of murine chronic graft-versus-host disease. *Clin Immunol Immunopathol* 1994;71:136–141.
599. Nelson JL, Furst DE, Maloney S, et al. Microchimerism and HLA-compatible relationships of pregnancy in scleroderma. *Lancet* 1998; 351:559–562.
600. Siadak M, Sullivan KM. The management of chronic graft-versus-host disease. *Blood Rev* 1994;8:154–160.
601. Marcellus DC, Altomonte VL, Farmer ER, et al. Etretinate therapy for refractory sclerodermatous chronic graft-versus-host disease. *Blood* 1999;93:66–70.
602. Grundmann-Kollmann M, Behrens S, Gruss C, et al. Chronic sclerodermic graft-versus-host disease refractory to immunosuppressive treatment responds to UVA1 phototherapy. *J Am Acad Dermatol* 2000;42:134–136.

第78章

干燥综合征

Roland Jonsson，Simon J. Bowman，Tom P. Gordon

干燥综合征(SS)是一种慢性炎症性和淋巴增生性自身免疫疾病，以外分泌腺的单核细胞渗出物不断增加为其免疫特征，主要侵犯泪腺和唾液腺(自身免疫性外分泌病)。这些淋巴渗出物导致了眼睛干燥(干性角膜结膜炎)、口腔干燥(口干症)，并常有鼻、喉、阴道及皮肤的干燥。干燥综合征与因免疫调节异常导致B细胞激活产生的自身抗体有关。这种疾病可从单器官的功能紊乱扩展到全身(肌肉骨骼、肺、胃、血液、皮肤、肾和神经系统)。SS可单独发病(原发)，也可与任何自身免疫性风湿性疾病同时出现(继发)，其中以类风湿性关节炎(RA)和系统性红斑狼疮(SLE)多见。SS也可增加伴发B淋巴细胞瘤的风险。

一、主要进展：里程碑和历史概述

1882~1924年，大量病例报告描述了有不同程度口干、眼干和慢性关节炎的SS[1-5]。1892年Mikulicz[6]报道了1例男子的双侧腮腺和泪腺随着大圆细胞的浸润而肿大。Gourgerot[7]于1925年描述了3例患者的唾液腺和黏液腺萎缩和功能不全。1927年Mulock Houwe[8]报道了1例丝状角膜炎(干燥综合征的主要眼部表现)合并慢性关节炎的病例。在1933年，一位瑞典眼科医师Henrik Sjögren[9]在他的博士论文中，详细描述了19例有口干燥症和干性角膜结膜炎的女性患者的临床表现和组织学发现，其中13例有慢性关节炎。后来在1953年，Morgan和Castleman [10] 证实SS和米库里奇病(Mikulicz)在本质上是一样的。1964年的一篇经典论文描述了SS与恶性淋巴瘤之间的联系[11]；1965年提出了原发和继发SS的鉴别[12]；1969年发现与SS相关血清中的自身抗体(Ro/SSA)[13]。从诊断的角度看，1968年描述了第一个组织学评价唇腺的分级[14]。1993年欧洲协同行动组织制定了一套初步分级标准，近期做了修改[16]并被广泛接受[15]。

二、流行病学

SS是一种世界范围的疾病，可发生在任何年龄段。然而以30~50岁的人多发，其中男女比为1:9。

大量的患病率研究[17-25]表明，普通人群中广泛存在外分泌腺的功能障碍。在瑞典的一项研究中，年龄在52~72岁的参试者中有35%的人主诉口干、眼干或二者均有[17]。有症状者其外分泌腺功能异常的发生率很高，而且SS相关的抗Ro/SSA和抗La/SSB自身抗体患者，是无症状者的1.54~2.88倍[18]。在另一项来自丹麦的研究中，8%~11%的参试者有干性角膜结膜炎[19]。

依据所用的标准，在60%~65%原发SS患者中发现的抗Ro/Lo抗体，在普通人群中也可找到。在加拿大的一项研究中，来自20~50岁女性献血者的2 500份血清中，抗Ro/SSA自身抗体的检出率为0.44%，在45~50岁的年龄组中检出率最高，为0.72%[20]。

对原发性SS患病率的各项估计结果存在很大程度的差异[17-28]，部分原因是：不同研究用于患者分类的标准不同；并非所有的研究都包括唇腺活检数据；而且被调查的病例中有些病情轻微常无法确诊。

根据圣地亚哥(加利福尼亚)的标准，Fox和他的同事们发现 SS 的患病率低至1/1 250(0.08%)[21],然而以人口为基数对北京 2 060 例个体用相同的标准研究,患病率则为 0.29%[22],用哥本哈根的标准则高达 0.77%[19]。

在一项来自丹麦对年龄在 30~60 岁 504 人的研究中,用哥本哈根标准患病率为 0.2%~0.8%,而用早期的欧洲标准则高达 0.6%~2.1%。后面的数据与来自瑞典的用哥本哈根的标准调查的数据相似[17]。

然而对原发 SS 研究的斯堪的那维亚人受试者主要是中年人,而北京的研究对象是 16 岁及 16 岁以上的人[22]。他们的研究结果受限制,因为没有一个受试者同意做小唾液腺的活检。

在对希腊农村年龄在 18 岁及以上的 837 例女性的研究中,有 5 例女性完全符合早期的欧洲标准,与流行性调查的 0.6%也一致[23]。这 5 例女性有数年轻微眼干及口干的不适,但没有外分泌腺异常,也不知道患有这种疾病。患病率调查数据为 0.6%,与来自斯洛维尼亚的研究结果也一致[24],然而使用相同标准的调查结果在英国的患病率为 3%[25]。

针对中年以上人群的原发 SS 的患病率已经有若干项研究调查。在中年以上人群中,有很多原因可以引起眼干和口干,例如糖尿病和应用影响腺体分泌的药物。已发现口干燥症的患病率随着年龄的增加而升高,特别是女性,而且与唾液腺的分泌减少有关[26]。在对平均年龄为 81 岁的 103 例白人女性的研究中,发现 39%的人有干燥症状,24%的人希尔默泪试验异常,然而只有 2%的人符合原发性 SS 的诊断标准,12%的人被怀疑可能是 SS[27]。在希腊对 65 岁以上住在疗养院者的研究中,4/62(6.5%)的人诊断为原发性的 SS,并且研究者得出的结论是在中年以上的人群中 SS 症状轻微且常见[28]。

以上患病率的研究表明,干燥症和原发性 SS 影响相当一部分人群,并且调查数据受年龄组和诊断标准影响。患病率的调查数据范围在 0.08%~3%,大部分研究为 0.6%。但是,必须牢记分类标准与日常工作中诊断标准的差别,作为原发性 SS 研究的受试者经常症状轻微,而且发现他们中有很多人不知道自己有这种病。

三、临床特点

SS 的临床表现很广泛,可从一个特异性自身免疫器官的病变到多个器官的系统疾病。本病的特点为发病隐匿,成人多以眼干和口干为常见的临床表现,患者常很难详细说出起病的时间[29,30]。SS 很少见于儿童,在发病初期[31]及整个患病过程中,主要以双侧腮喉痈为突出临床表现[32]。在成人,疾病的表现不受年龄[29]及性别[30]的影响,但有若干研究证明,患有原发性 SS 的青年人比中年及老年人的自身抗体高,表明疾病进程更加活跃[29,34-36]。现已证实,符合欧洲诊断标准的原发性 SS 的年轻人的淋巴结病、单克隆免疫球蛋白病和淋巴瘤的患病率比疾病初期高[35]。

目前,开展量化 SS 临床特征的评估方法是一个很热门的领域[37]。已经提出依据疾病的临床意义对其临床表现进行分级的模型[38]。通过这个模型,我们能在特定的、系统的和整体的水平对原发性 SS 的受累器官进行定量和定性的分析,并且能得到对 SS 临床特征的详细分析。已经有了对疾病活动期评价的初始建议[39],而且也提出了原发性 SS 损害指数[40]。对疲劳和干燥症状的评估是很重要的,也有了对它们的评估方法[41,42]。

(一)干燥症状

口腔干燥主要是由唾液分泌减少引起的,但也应该考虑质的改变,因为唾液在咀嚼和口腔软硬组织的保护方面起很重要的作用,唾液减少也可能引起口腔及其功能的改变。这些改变可导致通常在牙颈及牙切面的龋齿发生率增加[43]、吞咽困难[44]、口角炎、味觉和嗅觉异常、舌和口唇龟裂以及咀嚼和发音困难(图78.1)。大约 1/3 的患者,有慢性念珠菌性口角炎[45],这种并发症在服用类固醇和其他免疫抑制药的患者更常见。这些口腔表现引起了严重的功能障碍,也是继干燥角膜炎之后第二位需就医的常见自主症状[30]。

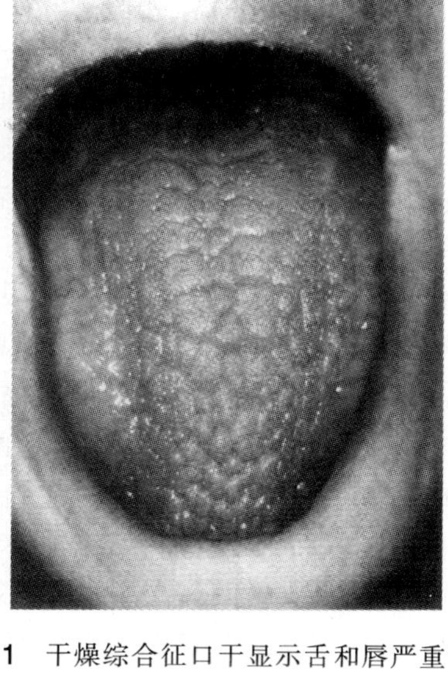

图78.1 干燥综合征口干显示舌和唇严重干燥。

干燥也能影响上呼吸道，引起声音嘶哑、鼻腔干燥、支气管炎和肺炎。皮肤的干燥也能引起皮脂腺和汗腺分泌能力降低。

初次发病的老年人的眼干和口干的症状似乎更加严重[30]，一般情况下他们的自主症状更加突出[46]。眼干症状是由泪液分泌减少和泪液黏蛋白分泌物的本质改变所引起，这些改变可能诱发泪液膜稳定性减弱，加快停止流泪的时间。眼干的并发症通常是非特定性的，例如眼内异物感(沙粒感)、眼睛灼热感、泪液减少、光感降低、眼睛瘙痒感、眼睑炎和眩晕感，这些典型的症状可见于原发性SS的患者，也可见于其他疾病患者和健康人群。长期严重的泪液减少最终能并发角膜溃疡、血管硬化和角膜混浊。

眼泪和唾液减少可以因为年龄增大所引起，也可以发生在服用抗胆碱能药(如抗抑郁药)产生副作用的患者身上。

原发性SS的患者1/3至半数有腮腺（图78.2)和下颌腺增大，通常腺体坚硬无触痛，并且肿胀得能上下移动。唾液腺突然肿大和疼痛加重，应该考虑是口腔和涎石内的正常菌群感染所致。长期肿胀、坚硬且呈结节状，应该考虑为赘生物。在一项大样本的欧洲人原发性SS患者伴发恶性淋巴瘤的研究中，大部分(84%)无何杰金淋巴瘤的原发性SS患者的双侧腮腺增大[47]。除了SS以外，涉及腮腺的疾病有结节病、淀粉样变性病和炎症的伴发感染。

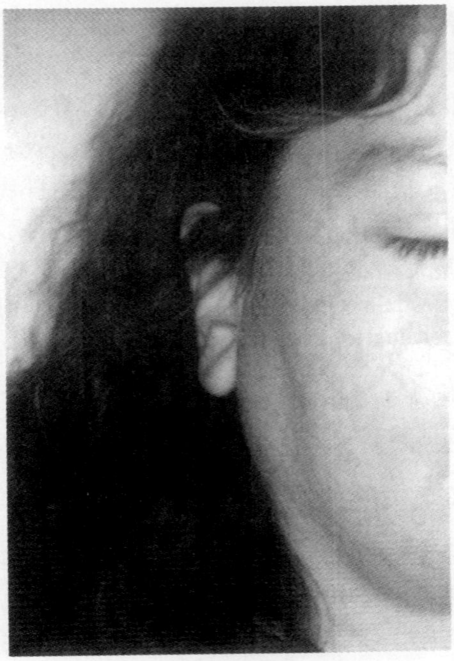

图78.2 干燥综合征腮腺肿大。

半数以上的女性患者主诉阴道干涩并且性生活困难。这些通过抗感染和局部用润滑剂可进行根治的问题，似乎属于内科医生的诊断范围[48]。

(二)全身表现

无论原发性SS患者是什么年龄，都有很明显的疲劳感[25,30,40,41,49-52]。睡眠不良也可使SS的疲劳感加重，因为患者常难以入睡和维持睡眠[53]。白天为了减轻口干症状而大量饮水，使水过剩导致的夜尿症也可能与睡眠不良有关。另外，关节炎和肌痛症也是主要症状，而且在年轻发病人群中表现很严重[30]。关节炎首先出现在手关节，通常呈周期性发作[54]；而18%以上的患者[55]关节炎反映在膝关节、踝关节、掌指关节、肩关节和腕关节。关节炎通常表现轻微和游走性，几乎不会导致关节的残废或腐蚀。

当原发性SS的症状主要表现为疲劳和关节痛或肌痛时，很容易被误诊为纤维肌痛症，而且这两种病可相互重叠，因为有报道称患者中纤维肌痛症的患病率为6.9%~12%[56,57]。

雷诺现象是常见的腺外疾病，根据欧洲标准[29]诊断为SS的患者中54%有雷诺现象[29]，而根据加利福尼亚的修订标准则高达84%[58]。

1.肺部症状

SS的肺部症状一般是器官干燥、支气管炎、毛细支气管炎和间质性肺纤维化。在英国，对原发性SS患者的纵向调查中发现胸部症状常见，而且与SS有关的Ro/SSA和La/SSB的阳性率高达68%[58]。炎症累及支气管淋巴结将导致分泌减少，进而引起支气管炎和干咳，有报道称54%原发性SS的患者有周期性的干咳[55]，但仅有17%的人有肺部的症状[59,60]。干咳也见于肺纤维化和肺部淋巴瘤的患者。大量横向研究表明，SS患者呼吸困难的发生率在25%~40%[61-63]，且与肺功能的异常密切相关。有报道称24%的原发性SS患者的肺功能异常[62]，而大部分研究者报道的多是特定的类型[59,61,64]。

胸膜炎不常见[65]但可与其他肺部疾病并发。据报道，有7%~8%的原发性SS患者有肺纤维化[66,67]，主要症状为呼吸困难。高分辨率的CT能检查出早期肺的纤维化，而标准的胸部X线片通常只能检查出晚期的肺纤维化。

在SS患者的肺中发现许多种淋巴增生性障碍，结节性的淋巴细胞浸润常用来描述假性淋巴瘤，而以浆细胞为主的弥漫性浸润则用于描述淋巴细胞性间质性肺炎。淋巴细胞性间质性肺炎在18例SS患者[68]中有5例，而肺的淋巴瘤在33例SS和淋巴瘤患者[47]中有2例。淋巴瘤和假性淋巴瘤患者可以是无症状的，但呼吸困难和干咳是最常见的症状[69]。

对于SS患者，肺动脉高压症是不常见的并发症[70]。SS和结节病在临床、病理、放射学和生理学上的特点很相似，而且这两种病累及肺的症状可以共存，很难鉴别[71]。

2.肾脏症状

当原发性SS累及肾脏时，肾的组织病理学主要表现为间质性肾炎、淋巴细胞的间质性渗透、肾小管萎缩和纤维化[72,73]。肾小管功能异常的一个重要信号是远侧肾小管性酸中毒(RTA)，在SS患者常见[74-77]。在远侧RTA，由于远端小管的氢离子迁移减少，导致利尿剂缺失和酸中毒。远侧RTA是由于不能将尿的pH值降低至5.5以下，以及低枸橼酸血也不能控制氢离子浓度到有可能引发尿结石的危险系数以下而引起的。远侧RTA特征为近侧肾单位重吸收重碳酸盐异常，而远侧肾单位氢离子运输正常[78]。总之，RTA是以高氯血症性酸中毒和无力排泄强酸尿为临床特点。此外，临床上RTA间质性肾炎可有低渗尿[73,75]和少见的范科尼综合征[79]。有报道称，SS患者的RTA患病率在11.3%~30%[75,75,80]，不过其中有许多是潜在的和仅通过酸负荷试验检测到的。

SS患者肾小球肾炎少见[73,81]。其发病机制可能与免疫复合物的沉积、冷球蛋白血症和巨球蛋白血症有关。

SS的膀胱症状常见但缺乏明确特征，包括尿频、尿急和尿不尽。膀胱活检显示为间质性膀胱炎[82]。

3.神经系统症状

SS患者外周神经病变的发生率为10%~20%[83,84]。最常见的表现是以下肢为主的感觉性多神经病，而运动神经的多发性神经病和多神经根神经病不常见[85]。发病机制不明，但通过活检证实有70%为非特异性神经弓上感染，而血管炎性神经病不常见[85]。

可以有外周性或中枢性的脑神经受累。三叉神经在上下颌骨支配处的单侧或双侧呈片状麻木或感觉异常，是典型的脑神经症候群[83]。这种脑神经综合征能加重干燥症状，增加角膜炎的发生率，并有报道称还可改变味觉感受[86]。在腕骨、尺骨和跗骨即使没有滑膜炎，但卡压综合征十分常见。

成人中枢神经系统受累很罕见，其临床表现为局部功能丧失，例如轻偏瘫、单侧感觉功能障碍、癫痫和运动失调[87]。全身表现为脑病和无菌脑膜炎[88,89]。有报道称，用大剂量泼尼松可以成功治疗(120 mg/d，口服)原发性SS进行性痴呆[90]。另有报道称，SS中枢神经系统疾病、横贯性脊髓炎、神经源性膀胱障碍、慢性进行性脊髓病、布朗-塞卡尔综合征以及多发性硬化症都可累及脊髓和脑脊液[91]。通过MRI对大脑白质进行检查，原发性SS比年龄和性别匹配对照组更有意义，但却与明显的临床表现无关[92]。

原发性SS的迷走神经(副交感神经)可能异常[93]，表现为低呼气-吸气比率(E/I)(深吸气的心率)，这是对迷走神经疾病很敏感的试验。

4.胃肠症状

SS常见吞咽困难，这可能由唾液减少和食道干涩引起[95,96]。通过压力测定法评价发现有食管运动异常，其运动速率减为44%，这可能与副交感神经失调有关[97]。

消化不良和胃灼热也是常见的问题，胃的活检显示有慢性萎缩性胃炎和淋巴细胞浸润[98-101]。无腹痛和CT显示无形态学改变的患者中，有24%的患者血清淀粉酶升高，35%的患者免疫反应性胰蛋白酶高，说明他们处于胰腺病变的亚临床阶段[102,103]。急性胰腺炎和胰腺功能不全在SS很罕见。

原发性SS肝脏受累较以前所认为的更常见，早期的研究报道有5%~10%患者的肝病可以有临床和生物化学上的证据[104,105]。然而最近的一项研究认为，将近1/3的患者肝功能异常，20%的患者有明显的肝病临床表现，而这除了SS外没有其他解释[106]。有些肝病与SS有关，包括原发性胆汁性肝硬化[107]、慢性活动性肝炎[108]和丙型肝炎[109]，并且“干燥复征”可以在多种类型肝硬化的患者身上见到[110]。在原发性SS患者检测到的抗Ro/La抗体和系统症状，在有丙型病毒性肝炎和干燥综合征的患者都缺少。

5.皮肤症状

原发性SS常见过敏性药物性皮炎，有报道称符合欧洲标准的患者中有18%的人对青霉素过敏，而15%的人对硫化物过敏[55]。原发性SS患者中65%的人至少对一种物质过敏，药物过敏和皮肤接触过敏较对照组更普遍[112]。临床上血管炎以高丙种球蛋白血症性紫癜常见，一般出现在下肢，与瓦尔登斯伦良性高丙种球蛋白血症性紫癜难以鉴别[113]。这种紫癜可因身体活动和使用乙醇而出现，而反复出现可以在腿上留下褐色色素沉着。

原发性 SS、低补体血症和丙型病毒性肝炎的患者，其白细胞破裂性脉管炎常伴有血清中的冷球蛋白[114]。

6.内分泌失调

在原发性 SS 中常见甲状腺功能异常或出现抗甲状腺抗体，在一项研究中为 28.9%[115]；而 17.6%的患者有抗微粒抗体，原发性 SS 和 RA 患者都有抗甲状腺球蛋白抗体(分别为 13.4%和 10.9%)。在一项研究中，原发性 SS 有 13.4%的甲状腺功能减退，RA 为 3.1%。另一份研究中，笼统的人口比较，自身免疫性甲状腺炎人群中原发性 SS 的发病率增加 9 倍，而在 SS 人群中自身免疫性甲状腺炎的发病率增加 8 倍[116]。

催乳素是一种垂体免疫调节激素，可能在免疫性疾病中是一个重要致病因素。在一项研究中发现，SS 患者与对照组比较，血清中的催乳素浓度有适度的提高，在诊断明确的年轻患者的自身免疫疾病活动期，这种差别特别明显[117]。在 SS 发生前，高水平的催乳素可保持数年[117]。

四、诊断和发病机制中的自身抗体

原发和继发性 SS 中都发现存在几种自身抗体，它们反应 B 细胞的活性、免疫的失调以及在 B 细胞中免疫耐受的缺失。不管这些抗体是否致病，这种情况都会发生。虽然在鉴别自身抗原、自身抗体产生的细胞基础，以及某些自身抗体与Ⅱ型主要组织相容复合物等位基因之间的联系做了大量工作，但是几乎不知道免疫球蛋白变异(IgV)基因在自身免疫疾病和各自的自身抗体中的作用。有趣的是，异常的 B 细胞的鉴别导致循环记忆 B 细胞百分比降低，以及血清 IgG 浓聚物相关的可溶解 CD27 水平升高[119,120]。

一直认为在基因方法上 IgV 数据是无序选择出来的[121]，然而目前大多数数据表明，在生成 IgV 轻链和重链的所有组分中没有大的异常分子，但是无序选择的结果显然导致 B 细胞 V 基因作用明显不同。相遇自身抗原后的选择性影响，优先改变了这些患者 V_L 基因的用途和 V_H 重排时 CDR3 的长度。

在过去的几年里，在定义抗体的细微特征和靶抗原的特点上有了很大的进步。在一些情况下，自身抗体与 SS 的范围和严重性有关，并且在自身免疫外分泌性致病过程中有可能受到累及。

(一)Ro抗体和La抗体

无器官特异性的抗 SSA 和抗 SSB 自身抗体(第 71 章)，在原发性 SS 的临床中有重要意义，也是最具特征性的自身抗体。Ro 抗原是在 Ouchterlony 试验中作为沉淀素首先被发现的。后来发现 Ro 抗原是 60 kd 的蛋白质，以拥有 4 个小的人类细胞 RNA 分子的核糖核蛋白复合物的形式存在[13,122,123]。含抗 Ro 沉淀素先与天然的 60 kd Ro 分子起反应的血清以及含有与连续表位的 60 kd Ro 反应的血清，共同重组 Ro60 片段[125]。大部分抗 Ro 也与称为 Ro52 的 52 kd 蛋白质发生反应。Ro52 与 Ro60 在结构上不同，而且与 Ro 核蛋白微粒可能无直接联系[126,127]。然而，两个 Ro 蛋白质共同集中在凋亡细胞的表面膜泡上，那里可能就是自身免疫反应的靶目标[128]。人单克隆抗体在 Ro52 的连续活性和依赖于构象的表位，在原发性 SS 的患者身上得到克隆[129]。Ro52 包含有一个对葡萄糖调节蛋白 Grp78 关键结合基序，这是一种集中在膜细胞表面的具有类调理素作用的热激蛋白质[130]。

抗 La/SSB 首先通过与沉淀素抗 Ro60 有关的免疫扩散确定[13]。最近的研究表明，超过 40%的血清抗 La 阳性的患者，只用免疫印迹或者酶联免疫吸附测定(ELISA)检验其免疫扩散为阴性，称为不起沉淀作用的抗 La 抗体[122,131]。47 kd La 分子伴有来自包括 Ro 透明质酸 RAN 和病毒 RNA 的 RNA 聚合酶Ⅲ的各种小 RAN，并且出现 RNA 聚合酶的转录终止因子[132,133]。抗 La 几乎一直伴随抗 Ro，这反映了在 Ro/La 核蛋白微粒上两者的联系，但是抗 Ro 经常在没有抗 La 的情况下出现。B 细胞表位标测试验表明导致沉淀的抗 La 抗体具有多克隆性，在氨基端、分子 RNA 的中间序列和羟基末端上识别有 3 个免疫显性表位[134-136]。相反，不起沉淀作用的抗 La 抗体显示在羟基末端表位的识别有限制[131]。La 在凋亡细胞的表面被经胎盘的抗 La 激活，这有可能导致组织损伤和先天性心传导阻滞[137]。

抗 Ro 和抗 La 出现的频率依赖于检测方法和研究的侧重点。总体而言，在大约 60%~70%的原发性 SS 患者中可以检测到抗 Ro 沉淀素，在继发性 SS 患者中也可发现，不论其伴发疾病是 SLE、进行性系统性硬化症、RA 或者原发性胆汁性肝硬变[138]。最初报道超过 40%的原发性 SS 患者发现抗 La 抗体，当用 ELISA 或者免疫印迹检测时这个概率会更高[139]。La或者Ro抗体伴随眼干症状、口干燥症、孟加拉玫瑰红染色试验或者Schirmer I试验阳性，对于原发性SS的敏感性和特异性为94%[15]。进一步研究表明，抗La(和抗Ro)抗体比单一的抗Ro对于原发性SS的诊断具更高的特异性[140]。SS与SLE在Ro52和Ro60之间的抗原表位识别的不同联系已有报道，但结论仍有争论，对于诊断没有大的价值[141]。偶尔在原发性SS患者中可以检测到抗Ro52抗体，而检测不到Ro60和La。这种单一特异性的抗Ro52在用常规免疫扩散检验，以及用重组Ro52在ELISA或者免疫印迹检测结果为阴性[142,143]。

须考虑抗Ro和抗La在SS发病机制中的作用，包括：①可触知性紫癜、白细胞减少症、淋巴细胞减少症、高丙种球蛋白血症和较严重的唾液腺病高发生率[144-146]。②La在结膜细胞表面的表达和在SS患者唾液腺的异常表达，以及Ro52、Ro60和La在凋亡管状态上皮细胞的表面暴露[147-149]。③SS患者抗Ro和抗La阳性的唾液腺的浓缩，提示唾液腺局限性的分泌[150,151]。④在SS患者的唾液腺活检中发现Ro52、Ro60和La抗体细胞[152,153]。

可以用重组蛋白质碎片或者短链的合成肽来定位在Ro和La抗原上的B细胞抗原决定簇，因为后者像天然蛋白的表面的线性决定因子。这两种方法的荧光探针都要求测定这些自身抗原的主要和次要抗原决定簇[125]，这也许会产生新的诊断工具，而且这种肽对于自身免疫反应的调节是有益的。

最近在一个研究自身免疫的鼠模型实验中表明，Ro52、Ro60和La之间多肽的相互作用发生在单器官的免疫反应之后。这种分子间抗原的散布，提示Ro和La在B细胞区域几乎不能共存，在T细胞区域可以有限地相容[154-157]。其他的研究报道，反应也传到了分子伴侣蛋白、Sm和U1RNP抗原，提示这些分子和Ro60上存在交叉反应决定因子[158,159]。在抗Ro阳性的血清中屏蔽抗La抗体的抗独特型抗体，能被附属抗原决定簇同型物阻止，激活抗La抗体[160]。

在培养细胞中，抗La阳性的血清含有大量混杂的抗细胞核抗体（ANA），然而只有抗Ro60的血清中ANA为阴性，因为Ro60抗原的水平低和表达多样。这个问题可以通过HEp-2细胞克服，它可以作为沉淀素过度表达Ro60[161]。

先天性心脏传导阻滞是新生儿狼疮综合征的最严重症状，是由于经胎盘途径来自母体的抗Ro/La，以及在靶器官胎儿凋亡细胞上的调理素作用引起的。最大的风险来自高滴度的Ro52和La，以及母亲患有原发性SS、SLE和未分化的自身免疫病或者无症状的自身免疫病[162]。

（二）其他自身抗体

大约1/3的原发性和继发性SS的患者有抗甲状腺微粒和胃壁细胞抗体，但是其他器官特异性抗体则少见[163]。抗唾液腺导管抗体(ASDA)在30多年前曾被作为一种器官特异性抗体在SS中描述，但仍然缺乏特征性并且其临床意义也不确定。这些抗体在原发性SS患者少见，而在伴有继发性SS的RA中较常见；然而，在SS中对于ASDA的报道则存在很大的差异，可能是免疫荧光测定唾液腺酶的技术性问题造成的[164,165]。最近有报道称，通过交叉反应血型同种抗体的原始研究存在假阳性[166]，原来的研究可能夸大了ASDA的发生率。

曾有报道在原发性SS患者的血清中有若干其他抗体，包括抗碳酸酐酶抗体[167,168]、蛋白酶体亚基[169]、胞衬蛋白[170]和胰岛细胞抗原ICA 69[171]。这种结果很吸引人，但还需在大量的SS患者中进一步证实。有报道称有20%的原发性SS患者发现有IgA同型的抗磷脂抗体，但这与抗磷脂综合征的临床表现并没有联系[172]。在血清中发现毒蕈碱M3受体（M3R）(在唾液腺和泪腺中表达），对于理解SS腺体功能的破坏有重要的意义[173,174]。对于非肥胖糖尿病鼠的研究表明，抗M3R抑制SS外分泌组织的分泌功能[175]。用平滑肌测定法在原发性和继发性SS患者中发现的抗M3R抑制副交感神经的传递，这有可能解释为在这些患者中有自身功能障碍[176]。这些抗体在SS中的临床意义仍在讨论中。

在60%~80%原发性SS患者的血清和唾液中可以发现类风湿因子(RF)(第58章)[177,178]，与RA患者相比其遗传性并不显著[179]。大量原发性SS患者含有IgM单克隆的RF混有单克隆冷球蛋白[180]。最近常报道的交叉反应独特型个体基因17.109(VkIIIb)和G-6(VH1相关)，可能是原发性SS发展为淋巴瘤的标记基因[181,182]。

五、遗传学

遗传因子在SS发病机理上的作用，是使疾病具有强烈的家族聚集倾向，在家庭成员中自身抗体表现阳性，以及罹患其他自身免疫性疾病[183]。然而，除了MHC在自身抗体生成上的影响外，几乎不知道SS的遗传学原理[184]。尚未进行原发性SS双胞胎的遗传研究，仅有几例关于描述双胞胎的报告发表[185-187]。欧洲协同行动的干燥症组已尽最大努力收集受累家族的数据，连锁分析以及微卫星遗传标记和候补基因的分析有望在不久的将来实现[184]。

原发性 SS 的进展与Ⅱ型 MHC 基因有密切的联系，特别是 HLA-DR 和 HLA-DQ 等位基因。由于这对等位基因存在强烈的连锁不平衡，所以不可能决定疾病与DR 和 DQ 这对等位基因是否有联系。HLA 介导的风险更强的与抗 Ro/La 抗体反应相关联而不与是疾病本身。在白人中，与原发性 SS 有关的 HLAⅡ型分成HLA-DR2、HLA-DR3、HLA-DR5，或者 DQA1*0102 和DQA1*0501 两种之一。有报道称在不同的人群中，HLA-DR3 和 HLA-DR5 与原发性 SS 有密切的联系，因为这些等位基因与 DQA1*0501 的连锁不平衡。这种 DQA1 等位基因是原发性 SS 的常见 HLA 风险因素[188-192]。对于原发性 SS 患者，DR3-DQ2 单体与抗 Ro/La 水平的变化相联系，并与免疫系统的活动性相关[193-196]。

据目前研究，数种非 MHC 基因可共同作用增加SS 的患病概率。Ro52 的内涵子 3 的单核苷酸多态性(SNP)与抗 Ro52 有关[197]。有研究发现在患者与对照组之间 3 种 Fas 等位基因虽然有适度的区别但很重要[198]。有多个研究试图解释包括白介素 10(IL-10)与肿瘤坏死因子(TNF-α)[199]在内的细胞因子与 SS 的关系，但机制仍不清楚[199]。TAP2 抗原加工相关转运因子的突变在 SS 和 SLE 与抗 Ro 抗体的产生有关，同时也可能是SS 致病的遗传因素[200,201]。在少量继发 SS 患者的少数研究提示，HLA 可能与伴发疾病有关，这一问题需要在大量人群中做 DNA 的分型予以澄清[163]。

六、诊断及诊断试验

原发性 SS 发病初期到最后明确诊断可以迁延 11年[55]，这可能反映两个方面问题，其一是本病发病缓慢，另一个是医疗人员对本病认识不足。不能明确诊断的患者通常因一些非特异性的症状去见医生，例如关节痛、疲劳和与此病有关的腺体外并发症，以及一些常被误诊的症状。几乎没有患者对他们的医生说有眼干和口干，而对医生而言这些症状是考虑可能为 SS 的重要表现，并使他们直接询问患者黏膜干燥的症状。

在过去的 15 年里，为了科研目的提出许多对 SS的分类标准，特别是加利福尼亚标准[21]、日本标准[202]、哥本哈根标准[203]、希腊标准[204]，以及最近常被提及的欧洲标准[15](图 78.3)。和其他风湿病相比，这些是分类标准而不是诊断标准。对于患者的诊断则总是依据专科医生所关心的临床表现。

1993 年制定的早期欧洲标准与其他标准不同，在对于眼干和口干症状的认定更多地强调患者的自主症状(表 78.1A)。这个标准包括 6 条，诊断需要满足表78.1B 中的 4 条。早期的标准已用于原发性 SS 和非 SS的对照组，为了对原发性 SS 患者准确的分类，通过精确和特殊的计算，已经证实这套标准的准确性[205]。早期欧洲标准诊断的患者是加利福尼亚标准的 10 倍，因此也指责该标准包括了没有自身免疫疾病的患者[206]。通过对数据进一步的分析和由于合并欧洲与美国的一致意见，在修改欧洲标准的基础上用于诊断原发性 SS的新标准 EU-USA 已得到一致认同[16]。总之，在没有排除 SS 的标准时，诊断至少需要标准中的 4 条，其中必须有第Ⅳ(组织病理学)或第 Ⅵ(血清学)中的 1 条，或者有客观标准 4 条中的 3 条。有其他风湿病的患者符合第Ⅰ或第Ⅱ条，加上第Ⅲ、Ⅳ和Ⅴ中的任意两条应该考虑为继发性的 SS(表 78.1B)。

(一)SS的客观评价

眼干症最常用的检查方法是 Schirmer I 试验（滤纸试验)和角膜染色试验。Schirmer I 试验是患者在无麻醉状态下，用标准的泪试纸放在眼球与下眼睑之间5 分钟。这时患者在休息位，闭目休息但不要将试纸夹得太紧。5 分钟后，测量从相应的湿润区域到下眼睑之间的距离。根据欧洲标准，在每 5 分钟湿润长度≤5mm则 Schirmer I 试验为阳性。Schirmer I 试验阳性的原发性 SS 患者，在一年后复查双眼的 Schirmer I 试验，其阳性率很高(84.2%)，而且其敏感性会因试验不断重复而增加[207]。

另一个诊断眼干燥症的试验是角膜染色试验，它可以检查因干燥而破坏的结膜上皮。此试验是将 25 mL的四氯四碘荧光素滴在眼结膜上，用裂隙灯检查由破坏的上皮细胞形成的红斑个数。红斑的计数和评分：1(稀疏分散)，2(浓厚分散)，3(成片融合)。应对 3 个区域的红斑进行计数，分别是外侧和鼻旁的结膜以及角质层。如果在一侧眼睛中的 3 个区域中的红斑计数超过 4，则试验为阳性[208]。有些人用丽丝胺绿代替四氯四碘荧光素，因为四氯四碘荧光素灌注不好。

唾液分泌试验是简单地筛选 SS 是否累及唾液腺的试验。唾液的分泌由 3 个主要的腺体和多个小腺体来完成，在健康人群中和其他一些疾病中的分泌量很大[209,210]。这个试验要求在早晨或在上午 10 点左右进行，患者要在前一天晚上禁食，在试验开始前要刷牙、漱口或者在开始前 1 小时内禁烟。未经刺激的全部唾

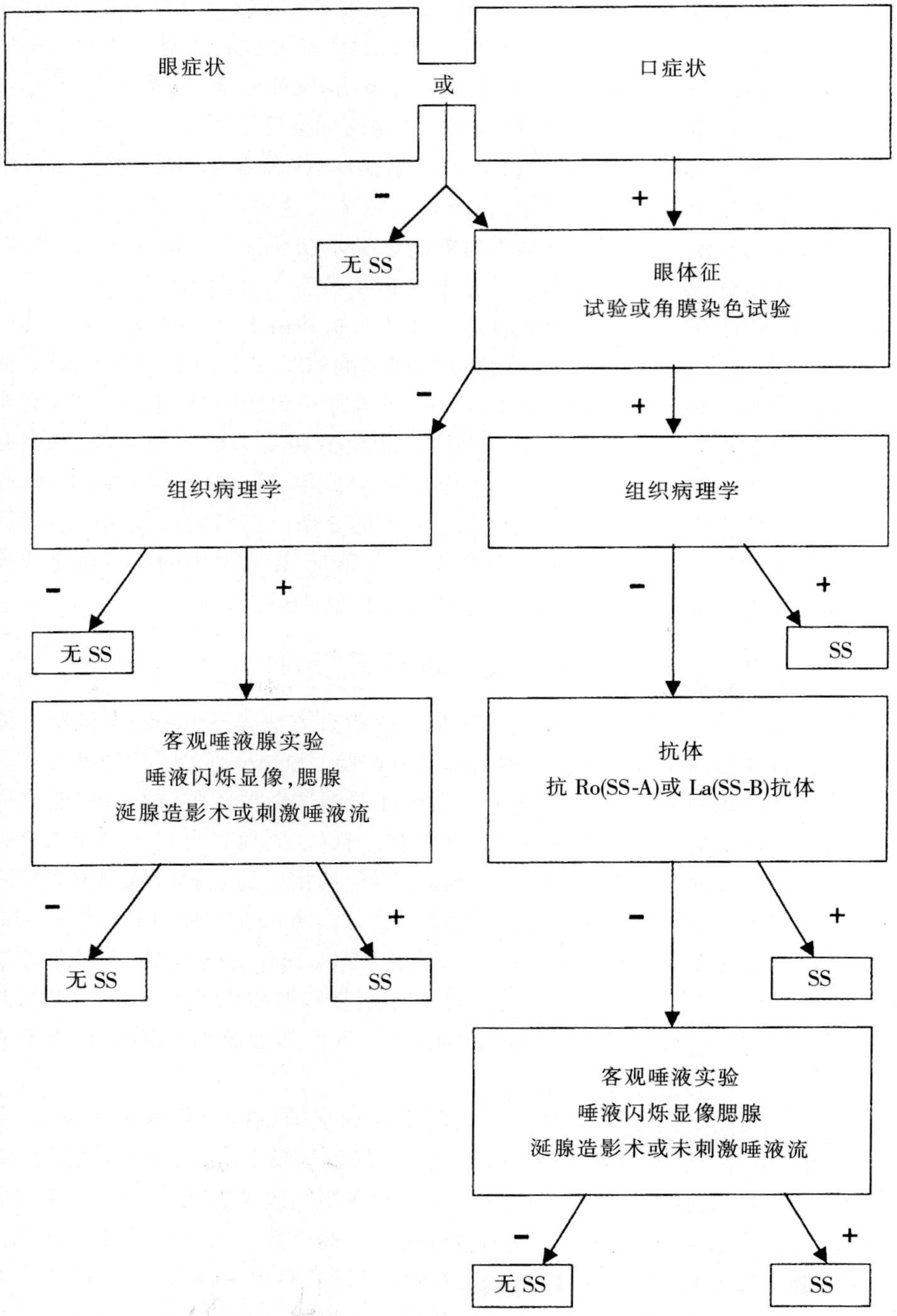

图78.3 根据欧洲标准诊断干燥综合征(SS)流程。(Modified from Vitali C, Bombardieri S, Moutsopoulos H, et al. Preliminary criteria for the classification of Sjögren's syndrome: results of a prospective concerted action supported by the European Community. *Arthritis Rheum* 1993;36:340–347. With permission.)

液收集流量试验要求收集 15 分钟内的唾液,如果小于等于15 mL 即低于正常人的水平,则考虑试验为阳性。原发性 SS 患者间隔 1 年后在相同条件下重复该试验,其阳性率很高(84.2%)[207],而且发现该功能试验对于原发性 SS 患者有很高的特异性(80.7%)[208]。

其他检查唾液腺的试验有腮腺造影术和唾液腺闪烁显像,腮腺造影术显示的 SS 腮腺小管的结构与正常人的树枝状结构很不相同。在唾液腺闪烁显像中,用高锝(^{99m}Tc)酸钠注射液注入原发性 SS 的静脉中,其典型表现是腮腺和下颌腺的吸收和释放减少。此试验对于检查唾液腺功能异常是敏感和有价值的,但操作要熟练[211]。

这两种试验在 SS 患者身上的特异性分别是:唾液腺闪烁显像为 78.9%,腮腺造影术为 100%;然而其敏感性则分别为 87.2%和 78.6%[208]。核磁共振(MRI)腮腺造影术是无创伤性的检查方法,常可为成人腮腺的形

表 78.1A 眼干和口干症状筛选提问的欧洲分类标准

Ⅰ. 眼睛症状,至少以下 3 个问题中有 1 个是阳性反应:
1.是否每天有不可耐受的眼干持续 3 个月以上
2.是否眼睛反复有沙粒或磨砂样感觉
3.是否每天需用人工泪液 3 次以上
Ⅱ .口腔症状,至少以下 3 个问题中有 1 个是阳性反应:
1.是否每天有口干症状持续 3 个月以上
2.是否成年后有反复或持续性的腮腺肿大
3.是否吞咽干性食物时需要水的帮助

表 78.1B 干燥综合征的 EU-USA 分类标准

Ⅰ.口干燥症状>3 个月:EU 标准的 3 条口腔症状中,至少有 1 条为阳性
Ⅱ.眼干燥症状>3 个月:EU 标准的 3 条眼干症状中,至少有 1 条为阳性
Ⅲ.Schirmer I 试验≤5 mm/5min 或者角膜染色试验阳性(或者其他眼染料如丽丝胺绿)
Ⅳ. 下颌腺活检异常(焦痕≥1)
Ⅴ. 未经刺激的唾液流量结果阳性 (在 15 min 内≤15 mL)或者腮腺造影术和唾液腺闪烁显影异常
Ⅵ. 有 Ro(SS-A)或 LaLSS-B 抗体,或两者都有
原发性 SS
符合以上 6 条中的 4 条,其中必须有Ⅳ(组织病理学)或Ⅵ(血清学)阳性。然而为了避免将无症状的患者错误分类,原发性 SS 又增加了诊断标准,即符和 4 条客观标准中原发性 SS(眼焦痕、组织病理学、唾液腺的受累或者血清学)超过 3 条
继发性 SS
有其他的结缔组织病如类风湿性关节炎的患者,符合条目中的Ⅰ或Ⅱ,加上Ⅲ、Ⅳ和Ⅴ中的任 2 条要考虑为继发性的 SS
排除
任何有头颈面部放疗史、丙型病毒性肝炎、AIDS、淋巴瘤、结节病、移植物抗宿主病或应用抗胆碱药的患者,可以排除

态学改变提供确切的信息,而且还能用来确诊 SS[212]。

下颌唾液腺的组织活检对于诊断 SS 有重要作用,根据 Daniels 的描述要先做活检[213,213](图 78.4)。局部麻醉后,在口中线和侧门牙之间,平行于下唇中线做一个 1.5~2 cm 的切口。钝性分离获得至少 5 个小叶唇腺组织。常规组织学固定和制片后,观测活检标本,每 4 mm^2 至少有 50 个炎性细胞浸润则灶数为 1 [214](图 78.5A)。根据欧洲标准,每 4 mm^2 灶等于或大于 1,则说明活检为阳性。而根据加利福尼亚标准,每 4 mm^2 灶等于 1 才定为阳性结果。偶尔,在唇腺的活检标本中也可看到片状散在的凋亡上皮细胞(淋巴上皮病)和慢性炎性细胞

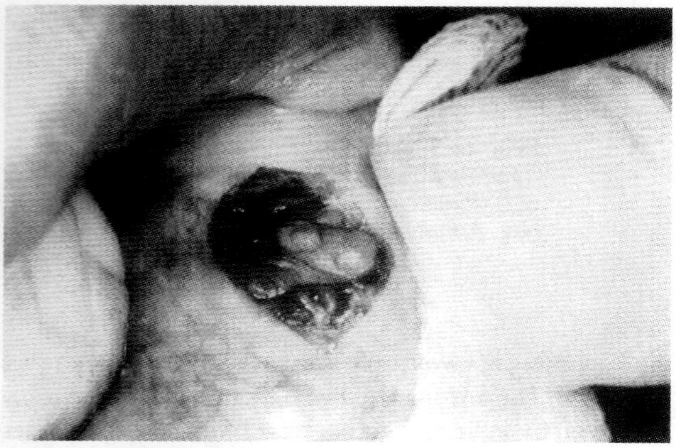

图78.4 唾液腺活检,通过口腔黏膜的外侧切口钝性分离,显示小唾液腺。

(图 78.5B),但这种状况常见于成年人。鉴别诊断特征是有肉芽肿性炎症,见于结节病而不是 SS(图 78.5C)。

依据欧洲标准诊断为原发性 SS 患者,唾液腺活检阳性结果的特异性为 86.2%, 敏感性为 82.4%[208]。SS 唾液腺淋巴细胞的局灶性浸润是一个渐进的过程,而且发现灶数会随着时间的迁移而增加[215]。灶数与干燥性角结膜炎和自身抗体有关[216,217],而与干燥症无明显相关[215]。唾液腺活检的另一个炎性特征是慢性唾液腺炎,可以看到单核细胞的弥漫性浸润,而不见细胞的凋亡和聚集(腺泡萎缩、导管增生、纤维化或脂肪性变,图 78.5D)。此特征不考虑与原发性 SS 有联系,但常导致腺体的萎缩和干燥症。

自身抗体对于诊断 SS 有重要的意义。有研究表明抗 Ro60、抗 Ro52 和抗 La 的滴度显示,多数长期罹患 SS 患者的病情相对稳定[218]。此外,对于 SS 患者间隔 1 年后再测验 ANA、抗 Ro、抗 La 和 RF 的阳性率很高[207]。

常规实验室检查通常几乎提供不出原发性 SS 的诊断信息。在根据早期的欧洲标准诊断的 72 例患者中,发现有 45.7%的人血色素、血沉(ESR)、C 反应蛋白(CRP)和白细胞正常[55](表 78.2),而这些是医疗活动的常规筛选试验。

鉴别新遗传标记和更具特征性的新自身抗体 (例如那些直接对抗外分泌腺的毒蕈碱性受体),可能发展出对于 SS 诊断和预后更好的试验。至于鉴别诊断,要考虑多种疾病(表 78.3)。

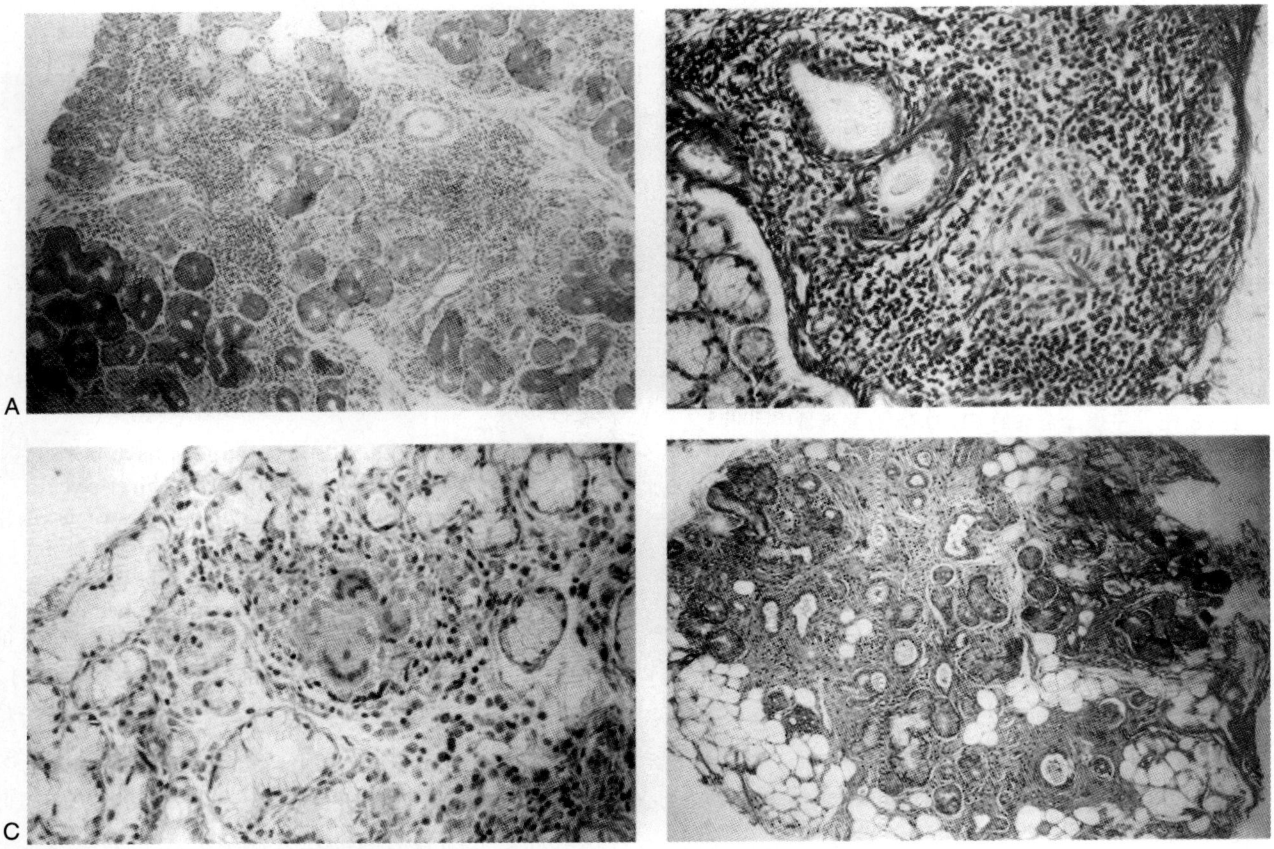

图78.5 唾液腺活检的病理组织学特征。(A)干燥综合征患者的唾液腺有局限性的炎性改变。(B)干燥综合征淋巴上皮性损害。(C)结节病肉芽肿炎症。(D)实质组织的萎缩、纤维化、导管增生和脂肪变。

表 78.2 根据欧洲标准 72 例诊断为 SS 患者的化验和血清学试验的百分比分布表

所见	百分比(%)
贫血 (<13.2 g/100mL 男性,<11.6 g/100mL 女性)	12
白细胞减少(<4×10⁹/L)	20
血沉快(>20 mm/h)	33
C 反应蛋白高(>10 mg/L)	5
ANA	51
RF	44
血清 IgG 升高	44

ANA:抗核抗体;RF:类风湿因子。

From Vitali C, Bombardieri S, Moutsopoulos H, et al. Preliminary criteria for the classification of Sjögren's syndrome: results of a prospective concerned action supported by the European community. *Arthritis Rheum* 1993;36:340–347, with permission.

七、病原学及发病机制

(一)病原学的考虑

关于病毒与自身抗体之间的联系在数十年前就引起人们的兴趣。然而,当解释病毒与疾病间关系的时候,医生也一定要考虑相关病毒的流行病学。SS 的发病机制可能是病毒诱使全部或部分 B 细胞的多克隆激活,及病毒抗原决定簇与自身抗原之间的分子拟态[219]。

关于 SS 中不同病毒的潜在致病作用,可以解释为唾液腺有特定病毒的潜伏性感染。可能对普通病毒异常的免疫应答反应而出现 SS,例如 EB 病毒(EBV)[220]。人类疱疹病毒 6 型(HHV-6)抗体在 SS 患者中比正常人群中高(36%对 10%)[221];反之,有些研究发现HHV-6 抗体的水平正常[222]。难以分析这些病毒的意义,因为正常人群中普遍存在疱疹病毒(EBV 和 HHV-6)。

已知反转录病毒可以感染免疫细胞,引起异常的免疫反应[223]。有报道称,高血清滴度的抗体直接对抗人 T 细胞亲淋巴的病毒 I 型(HTLV-I),以及在 SS 患者

表 78.3 干燥综合征鉴别诊断

传染病	老年性口干症
流行性感冒	口腔呼吸
腮腺炎	神经系统疾病
非洲淋巴细胞瘤病毒	V 和 VII脑神经受累
艾滋病	囊性纤维病
柯萨奇病毒	药品
人类T细胞亲淋巴病毒Ⅰ型	B阻滞剂
细胞巨化病毒	精神疗法制剂
链球菌	副交感神经阻滞药
葡萄球菌	保泰松
结节病	辐射
肿瘤	先天性的
淀粉样变性病	眼睛疾病
代谢/内分泌	慢性结膜炎
慢性胰腺炎	大疱性皮炎
肝硬化	慢性睑炎
肢端肥大症	移植物抗宿主病
糖尿病	
维生素A缺乏症	
慢性涎腺炎	
精神病	
脱水	

中普遍存在唾液腺 IgA 型抗 HTLV-I 抗体[224]。

在有些国家 SS 患者丙型肝炎病毒的感染率为 14%,这些患者都会有肝病的表现[109]。关于慢性淋巴性唾液腺炎和慢性丙型病毒性肝炎关系的研究表明,SS 的组织学特征在感染丙型肝炎病毒的患者 (57%) 较对照组更常见(5%)[225]。

已发现自身抗原 Ro/SSA、La/SSB 和一些病毒蛋白有相似的序列。有研究表明,Ro/SSA 的 60 kd 和水泡性口膜炎病毒的核壳体蛋白有 6 个区域有同源性[226]。在 La/SSB 蛋白的一些起免疫作用的区域发现,与 EBV、HHV-6 以及人类免疫缺陷病毒 1(HIV-1)的蛋白有同源性[227]。这看上去似乎是这些病毒可以通过分子拟态促使产生自身抗体(特别是抗 La/SS-B),但重要的是需要记住,这些同源物只是偶然产生的而与病原学无关。

除了曾认为病毒是候选的病原外,也曾认为抑制幽门螺旋杆菌和其热休克蛋白 60 的抗体是病原[228],因为幽门螺旋杆菌感染可能会触发特定人的广泛的同源 B 细胞紊乱[229]。

另一个潜在的病原因素是激素的作用,但主要是女性患 SS 的确切原因仍不清楚。

(二)免疫病理学特点

SS 在外分泌腺唾液腺淋巴细胞浸润的免疫组织学特点是主要以 T 细胞为主(图 78.6A),及少量的 B 细胞、巨噬细胞和肥大细胞[163]。包括激活的淋巴细胞功能相关抗原-1(LFA-1)在内的黏附分子,促使回归和特异性细胞临时聚集,类似于有抗原驱动的克隆样 B 细胞的淋巴结滤泡结构[230]。认为黏膜淋巴细胞整联蛋白 $\alpha_E\beta_7$ 和它的配基 E 钙黏蛋白的表达,提示部分浸润细胞来自黏膜[231]。HLA-DR/DP/DQ 在腺泡和管型上皮细胞上的异常和不同表达,推测是激活的 T 细胞产生的 γ 干扰素(IFN-γ)的局限性聚集[232]。在淋巴细胞浸润中大部分 T 细胞是 $CD4^+$辅助 T 细胞,CD4/CD8 的比大于 2。这些 T 细胞大部分有显性的 $DC45RO^+$记忆,能表达 α/β T 细胞受体(TCR)和 LFA-1,并且能有效地兴奋 B 细胞。有研究指出,家族表达 TCR Vβ 的淋巴细胞能寡克隆扩增[233]。几乎没有发现自然杀伤细胞在唾液腺的浸润。

HLA 分子的表达紊乱(图 78.6B)和最近在 SS 唾液腺上皮细胞中找到的 B7 辅助刺激因子[234,235],说明它们作为非特异性的抗原递呈细胞影响 $CD4^+$ T 细胞。这种相互影响将导致细胞活素进一步分泌和 B 细胞增殖、分化的活跃。高水平的 IL-lb、IL-6 和 TNF-α 由上皮细胞分泌,而 IL-10 和 IFN-γ 则由浸润性 T 细胞分泌 [163],IL-6 和 IL-10 也可由外周血中的大分子物质分泌[236]。SS 中的低水平 IL-2,可能是由于T 细胞刺激信号异常导致感应 T 细胞族群的诱导因素缺失引起的,但其他的解释好像也合理。虽然有大量的研究涉及SS 发病机制的细胞因子,但是关于细胞因子的多形现象的研究很有限,也没有什么定论[199]。上皮细胞与浸润性 T 细胞之间的相互作用在一些细节上已有了一些发现,但涉及 B 细胞激活的细胞因子仍然很不清楚。

SS 自身免疫的异常和 B 细胞激活是一致的,在外分泌腺的浸润细胞中 B 细胞占大约 20%。B 细胞产生的有抗体活性的免疫球蛋白有 IgG (RF)、Ro 和 La[153](图 78.6C),B 细胞实质上是 $CD5^+$(B1 细胞)[237]。IgG 是浸润性 B 细胞表达的主要抗体[154],与主要来自正常唾液腺的 IgA 相反。

已经证实在 SS 中,属于 TNF 家族的 B 淋巴细胞刺激因子(BlyS)、B 细胞激活因子(BAFF)、B 细胞跨膜因子和钙离子信号调节亲环素配体(TACI)水平的提

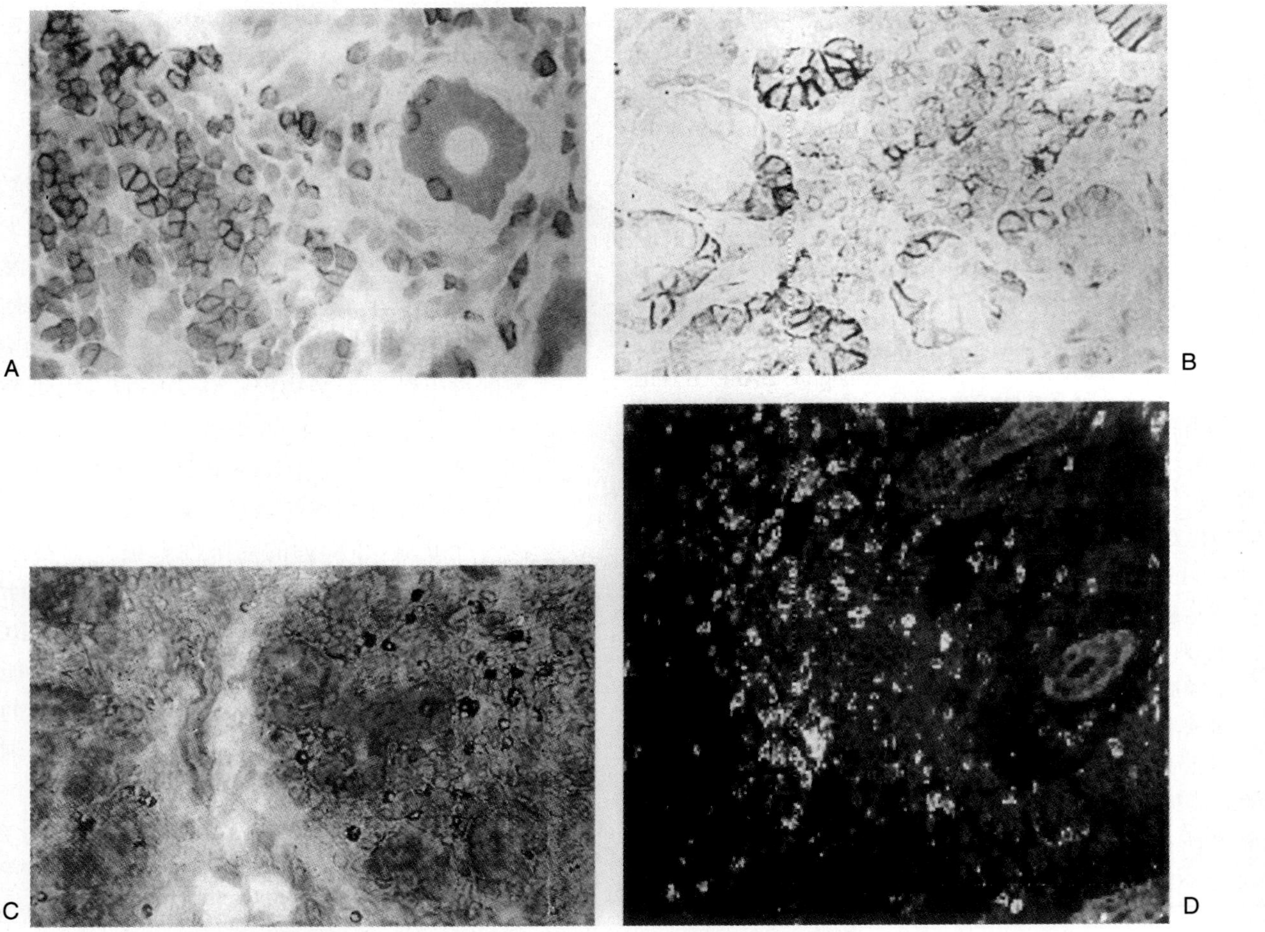

图78.6　干燥综合征唾液腺的免疫组织学特征。(A)唾液腺炎T细胞抗CD3水平高。(B)腺上皮细胞中HLA-DR表达紊乱。(C)个体B细胞中局部产生抗Ro。(D)在三色荧光免疫检验法中趋化因子SDF-1的表达。(Courtesy of Dr. N Amft.)

高有潜在的重要作用[238,239]。发现在炎性唾液腺中BAFF 的表达有明显的提高[238,240],这表明局部发生 B 细胞激活。此外,在 BAFF⁺ B 细胞检测到凋亡细胞减少,这说明 BAFF 决定 B 细胞的平均寿命,并提高了它们的增殖能力和成熟能力[240]。

在浸润性 T 细胞中有一些表达激活标记，例如原癌基因产物 CD25 和 HLA-DR，但根据细胞分裂周期的研究和放射自显影术，几乎没有 T 细胞的增殖。在 SS 中,难以用自身抗体 Ro 和 La 去激活淋巴细胞[241],这表明在浸润细胞中的记忆 T 细胞处在半活化状态,对冷蛋白抗原只能起低强度的反应。

对于原发性 SS 外周血的免疫学研究,发现有和唾液腺相似的产物,不过程度偶尔会有明显的差别。

(三)淋巴细胞增生

淋巴细胞在腺体外的聚集在 SS 的病理组织中有重要的作用。这一过程好像至少部分是由化学增活素及其受体的局部表达所紧密调节的(图 78.6D)。关于趋化因子模型行为的最新研究，进一步指出了上皮细胞在 SS 发病机制上的重要作用[242-245]。这提供了一个关于白细胞吸附机制和次级淋巴组织结构新思路。特别是能驱使具有使胚中心正常极化的趋化因子 CXCL13 的 B 细胞,是淋巴细胞再生的关键调节因素。然而,也在研究能诱使化学增活素及其受体的 T 细胞[245]。IFN-γ 能刺激产生 CXCL10 和 CXCL9,使 T 细胞聚集。

最近的研究证明,在大量唾液腺样本中 17%有类似生发中心的结构[246],但是原发性 SS 和继发性 SS 则没有明显的不同。结果表明在发病机制理中,形成无淋巴器官参与的异位淋巴显微结构。作为异位生发中心结构的受累唾液腺,以及高亲和力自身抗体[246]选择调节这种自身免疫状态，提示将来免疫调节治疗策略的新目标。

(四)细胞破坏和凋亡的作用

虽然 SS 唾液腺具有特征性腺体破坏的真正机制仍然不清楚,但是免疫病理学的发现证明,细胞毒性 T 细胞浸润在这一过程中起了重要的作用。在靶细胞识别 MHC 抗原的复杂过程中,细胞毒性 T 淋巴细胞通过 2 种通路诱导细胞死亡:穿孔素介导或 Fas 介导通路。在 Fas 介导通路中,细胞凋亡信号是由 2 种细胞表面分子间交联键传递给靶细胞,分别是在细胞毒性 T 淋巴细胞上的 Fas 配体和在靶细胞上的 Fas。Fas(APO1 抗原,CD95)属于 TNF-α 受体家族的一员,构成表达或被各种类型细胞激活后诱导,包括上皮细胞。FasL 是一种Ⅱ型跨膜蛋白,能在无淋巴的位置表达,如角膜、睾丸和激活的 T 淋巴细胞。

在 SS 患者中,Fas、Fas-L、Bcl-2 和其他凋亡相关的基因产物的表达,已经做了大量研究[247-249]。特别是管型和腺泡的上皮细胞和其他一些单核细胞异常水平的 Fas 和 FasL 表达,尤其是巨单核细胞的浸润。在对浸润单核细胞的仔细研究中,发现在浸润单核细胞中呈低水平甚至没有凋亡[247],这至少为持续的慢性炎症提供了另一种解释。以上提示,许多细胞为记忆性 T 细胞表现型,或少部分为特异性自身抗原或大部分为无反应状态。在两种情况中,缺少 T 细胞刺激也将阻碍细胞凋亡信号。最近因证实了高水平负调节蛋白分子 PD-1 和 CTLA-4 这种观点获得了支持[250]。

在 SS 唾液腺中的粒酶 A[251],提示细胞毒性 T 淋巴细胞死亡的穿孔素通路也许能引起腺体破坏。细胞凋亡的另一个方面是,通过在上皮细胞表面自身抗原的自身免疫外分泌,对 Ro52、Ro60 和 La 的体液反应的诱导可能有作用[150,252]。

然而,腺体功能的减退并不是单独由腺体的破坏引起的,因为在 SS 的唾液腺中也有正常的腺泡细胞,并且淋巴细胞的浸润并不总是伴随唾液分泌减少。总之,除了自身免疫途径外,其他机制可能与疾病的发病机制有关[253]。

(五)干燥综合征的水孔蛋白

水孔蛋白是为渗透性水通过唾液腺和泪腺上皮细胞提供通路的水通道蛋白。最近提出关于原发性 SS 水孔蛋白的作用,以及它们表达的变化是干燥症状的基础,成为关注的焦点[254]。腺泡细胞的外层薄膜控制水孔蛋白 5,它可以允许液体进入腺泡内。SS 患者唾液腺和泪腺的水孔蛋白 5 异常的细胞路径已有报道[254,255],但唾液腺活检用共聚焦显微镜观察和定量图像分析,这种发现并没有得到确认[256]。需要进一步研究抗体交换和活组织标本,与不同的检查方法做比较,综合起来去解决这些差异。

最近用高分辨率显微镜在对原发性 SS 唾液腺的研究中发现,水孔蛋白 1 下调了 40%,这种水孔蛋白仅存在于腺泡周围的肌上皮细胞,而在疾病中腺泡基底外侧膜上水孔蛋白 3 的表达则没有改变。因为水孔蛋白 1 参与跨越肌上皮细胞的水的传输,并通过维持调节细胞的体积支持细胞作用。水孔蛋白 1 的选择性下调作用和同时出现的肌上皮细胞的功能异常,在 SS 的发病机制中起重要作用[257]。

除了水孔蛋白 1 表达减少外,另 2 种机制也能使 SS 患者的唾液腺和泪腺的功能异常,单独的腺体淋巴细胞的破坏,以及以前所讨论过的抗 M3R 自身抗体可能阻断到腺体的胆碱能的神经传递。原发性 SS 患者即使 M3R 是激活的,其第二信使系统的功能也降低[258,259]。

(六)动物模型

如以前所注意到的,遗传因素,尤其是 MHC 和免疫受体的基因编码产物,可以诱发 SS,但与其他的候选基因也有关。因此,研究人员自然要在更具有遗传特征性、近亲交配的以及可作为研究的对照动物模型方面扩大知识领域[260],尤其是当前流行用免疫激发反应去发现在特定遗传背景与表型表达之间的联系。

任何动物模型都应该完全符合人类疾病的标准和特点,而且 SS 患者临床症状大都在中老年出现,在疾病早期做出诊断很困难。而动物模型将使在疾病早期研究和判别疾病发病机制中免疫反应的潜在重要作用成为可能,并且人们也能在动物身上进行免疫疗法和药物疗效的研究[260]。

早期的研究是通过注射唾液腺提取物制备动物模型,用或不用佐剂,使其产生广泛的短暂炎症。这种方法有自身的局限性,不能反映人类疾病的暂时过程,也不能反映疾病血清学的特点。较好的动物模型是自然激发的有自身免疫病的老鼠,并持续时间长和进行性的外分泌。但即使在这些样本中,这种模型充其量代表继发性的 SS [260]。在自发性老鼠模型中已检测到有抗 Ro[261]和抗 La[262],这一发现对进一步的研究工作有重要意义,因为这些抗体在原发性 SS 患者中是重要的血清学标志。重要的一步是当用来自 Ro 抗原 60 kd 的短肽去免疫接种时，除了发现SS唾液腺的功能异常，还发现了血清学和病理学的证据[263]。

为了研究分析鼠巨细胞病毒(MCMV)感染诱导的炎性唾液腺病中Fas和TNF受体I凋亡途径，应采用不同的菌株感染鼠[264]。虽然被鼠巨细胞病毒感染的小鼠表现为急性唾液腺炎症，但是有一种菌株B6-lpr/lpr表现为慢性炎症。可以在急性炎症而不是慢性炎症中检测到凋亡细胞，发现Fas介导的细胞凋亡和TNF受体I介导的细胞凋亡，都能促进唾液腺中鼠巨细胞病毒感染细胞的清除。然而，由于Fas介导的细胞凋亡对于免疫反应的下行性调节是必须的，所以这一过程发生障碍将会导致与SS类似的传染后慢性炎症。

为了更好地理解白介素10在SS中的作用，要求培养具有遗传转移性的小鼠[265]。白介素10遗传转移的表达诱导腺体组织的凋亡和淋巴细胞的浸润，除了腺体T细胞的FasL增量调节的表达外，还包括$FasL^+$，T细胞的$CD4^+$。总之，这表明在SS的发病中，腺体中白介素10的过度表达和Fas/FasL介导的周围膜组织的破坏都是偶发因素。

在NOD小鼠自身免疫外分泌病之前出现的自身免疫性的糖尿病，提示这是继发性的模型，而不是原发性的，是自身免疫干燥症的并发症。因为在NOD小鼠身上只有MHC I-A(g7)表达，在这些动物身上必然要出现胰腺炎和糖尿病。而MHC同类系的NOD，即NOD.B 10.H2b小鼠的外分泌腺的功能，被当作原发性SS的潜在模型来研究[266]。在NOD.B 10.H2b小鼠中，看到在NOD小鼠中呈现的类似SS典型的外分泌腺的淋巴细胞性浸润，而没有胰腺炎和糖尿病。这表明唯一的MHC I-A(g7)对外分泌腺的自身免疫并非必要。也就是说，这一发现表明鼠干燥综合征的发生独立的自身免疫性糖尿病，而同类系的NOD.B 10.H2b鼠代表了一种新的原发性SS鼠模型。

为了研究无MHC基因NOD的重要性，使用了同类系的菌种[267]。在一个(NOD.Q×B 10.Q)F_2杂交的基因分离实验中，基因作图显示与唾液腺炎有关的基因座(正常大小、形状和位置)在染色体4上(优势对数评分4.7)[267]。发现来自NOD鼠上的等位基因1和3，可以共同影响类似SS的自身免疫性的外分泌腺[268]，它们协同作用于健康小鼠使之发展为SS；这在杂交后的NOD小鼠中也得到了证明[269]。最近有报道指出，染色体1是发生自身免疫性唾液腺炎的易感区域[270]。

总之，虽然有几种流行的假说，但SS的病因仍是一个推测。然而，有大量的证据表明，一个(尚不清楚)针对遗传背景的初始因子组，启动免疫介导的炎性机制，导致慢性外分泌腺的损害。目前认为，在腺体组织中T细胞介导的自身免疫反应和细胞凋亡，在SS的发病机制中最为重要。

八、单克隆增值和淋巴瘤

研究发现，SS患者中有14%~100%的寡克隆或单克隆的B细胞增殖，主要在唾液腺，也出现在内脏组织和淋巴结[271]。SS表现为自身免疫和恶性肿瘤交叉，提示唾液腺有B细胞克隆扩增的患者发展为淋巴瘤的风险很高[272-274]。单克隆表达特定交叉反应独特型的RF与非霍奇金淋巴瘤相关，而来自唾液腺淋巴瘤的B细胞表达RF，说明唾液腺淋巴瘤可能发展自RF阳性的B细胞[275]。有多个研究表明，25%~80%唾液腺淋巴上皮病的SS患者，有低度恶性淋巴瘤的典型形态学和免疫学表现[276]。然而，单克隆性和淋巴瘤的发生并不是绝对的正比关系，虽然很大一部分淋巴上皮病有单克隆免疫球蛋白基因序列，但是单克隆并不一定发展为有明显临床表现的淋巴瘤。在SS唾液腺淋巴瘤临床诊断中，免疫表型分析的实际作用得到肯定[277,278]。最近有研究发现，有唾液腺肿大、淋巴结病和小腿溃疡病史的原发性SS患者，有发展为淋巴瘤的可能[279]。

1963年首次报道SS患者有恶性淋巴瘤，之后的研究发现，SS患者有恶性淋巴瘤的可能性是正常人的44倍[280,281]。最近欧洲一项对大量患者的多中心研究，描述了33例原发性SS患者淋巴瘤的组织学诊断和临床特点[47]。在一项流行性调查中，发现SS患者恶性淋巴瘤的发病率为4.3%，大部分在低度恶性的B细胞淋巴瘤的边缘，特别是黏膜相关的淋巴样组织(MALT)[282]。如果疾病迁延时间过长或在初始部位持续发病，淋巴瘤将表现为无痛性赘生物的特征[283]。在33例患者中有26例的淋巴瘤在局部，大部分是在唾液腺。有淋巴瘤的SS患者的淋巴结病、皮肤脉管炎、周围神经病、低热、贫血和淋巴细胞减少的发病率比普通的SS患者显著增高。有中度淋巴瘤患者的生存率为1.83年，而低度者为6.33年。在低度淋巴瘤中，经过治疗和未经治疗的生存率相似[47]。大量SS模型表明1/5死于淋巴瘤，而有低水平C4的紫癜样皮疹的患者是明显的高危人群[284]。

九、继发性干燥综合征

SS 和其他的炎性风湿性疾病相关，如 RA、SLE、全身性硬化症、多发性肌炎、混合性冷沉淀球蛋白血症和结节性多动脉炎结节。干燥症状常较其他炎性风湿性疾病症状轻微，因此继发性 SS 经常未能做出诊断。

继发性 SS 通常出现在原发性风湿性疾病的晚期，但在儿童也可在原发病之前数年出现[31]。有报道说，大部分的 RA 患者有干燥症状[285]，有干燥症状的RA 患者病情更加活跃，且比没有干燥症的患者的残疾、无力和关节痛的症状更严重[285]。另一项研究表明，有干燥症的 RA 患者的泪液减少 29%，唾液减少 17%[286]。在相同研究中发现，继发性 SS 的发病率很低，为 7%，但小唾液腺的活检不在诊断程序中。其他研究表明，RA 患者继发性 SS 的发病率明显较高，从 31%[287,288]和 55%~62%[289,290]。

SLE 患者在疾病发作时干燥综合征的发病率为 5%，在疾病过程中(平均 8 年)为 12%[291]。干燥综合征最常见于 50 岁以上有 SLE 的老年患者，在疾病发作时发生率为 6%，患病过程中为 33%[291]。年龄较高的 SLE 患者，作为最初症状的面颊疹、关节炎和肾病的发生率较低。因为有大量的症状和检查所见重叠，对有些患者原发 SS 和 SLE 难于鉴别。

十、治疗

向患者讲明原发性 SS 疾病的特点是很重要的，以使患者对这种很少致残但却很痛苦的慢性疾病有治疗准备。如果当地的患者能有自助组织，那么他们应该相互交换疾病信息。患者应该定期去看风湿病医生、眼科医生和口腔科医生，这样就可能治疗和预防功能和体质的恶化、腺体的并发症以及其他的并发症。对抗 Ro/La 抗体阳性且在分娩期妇女应告之其胎儿有这些自身抗体的潜在并发症。

人工泪液可以减轻眼睛的症状，对于预防角膜破坏和结膜炎也有重要的作用[292]。应尽可能经常使用人工泪液，最少要 2~3 小时 1 次，因为随着时间的延长，有规律的正规治疗可以改善角结膜炎的状态[293]。人工泪液常含有能对 SS 患者产生刺激和兴奋的防腐剂、稳定剂和盐，需要不同的制剂[294,295]。如果眼干长时间不能得到有效地缓解，则应尝试使用凝胶人工泪液。应该告知患者烟尘、干燥环境可加重症状，并要求患者经常使用人工泪液和润滑剂。在有些情况下，随身携带黑色、有色眼镜或特殊的眼镜能减少泪液的蒸发，对病情有帮助。人工泪液缓释剂(羟丙基纤维素插入片)适用于有泪液残留的患者，对眼睛完全干燥的则不适合。不推荐局部使用类固醇，因为这样可继发细菌或病毒感染，而长期使用可伴发严重的并发症。

另一种治疗干燥性角结膜炎的方法是“泪点闭塞”，使用各种“栓”插入眼睑内侧面泪点开口处[295]。术后在眼内滴入人工泪液，可保留更长的时间。

口干燥的治疗是为了预防和治疗感染、齿龈疾病和龋齿。应该鼓励患者保持口腔卫生，避免食用甜性食物，可咀嚼无糖口香糖刺激残留的唾液腺分泌，借此减少发病和龋齿。各种人工唾液和特殊的牙膏对某些患者有利[292,294,295]，推荐含氟牙膏。适当治疗口腔念珠菌病可明显改善口干燥症状。应该告知患者大量饮水不但不会减轻口干燥反而会引起夜尿症。在白天小口饮水或口含小方冰块有助于减轻口干燥症状。

某些患者的口干燥可以用针刺法作为刺激唾液腺分泌的辅助治疗[296]。用大剂量的祛痰剂溴己新做系统治疗，可轻度减轻眼干[293]和口干症状，却不能增加唾液腺的分泌量[297,298]。最近有人指出，口服毛果芸香碱是安全的，并能在主客观上改善原发性 SS 伴有眼干和口干的症状[299,300]。这种药物可能有全身性副作用[301]。IFN-α 可能对口干燥的症状有益[302]。西维美林，一种新的乙酰胆碱喹核碱的衍生物，对 M3 受体有很高的亲和力，有长效催涎作用且副作用很少[303]。

阴道干燥可以用润滑凝胶剂治疗，口唇和皮肤的干燥可以用肥皂的替代品增湿洗剂，以及淋浴而不是水浴来对症治疗。

目前，大多数患者的治疗基本上是对症治疗。有些研究小组研究了抗疟药的作用，羟氯喹作为一种免疫调节剂，可以减低免疫活性和淋巴组织增生，用来治疗原发性 SS[304]。在一项连续 2 年的前瞻性安慰剂双盲对照研究中，用羟氯喹 400 mg/d，连服 12 个月，可降低高球蛋白血症，轻度降低血沉和血清 LgM[305]。在另一项对符合加利福尼亚标准原发性 SS 患者的研究中，羟氯喹 6~7 mg/(kg·d)连服 3 年，局部(如口、眼)症状得到持续改善，且关节痛和肌痛等全身症状减轻[306]。在同一个研究中发现，血沉和血清 IgG 水平下降。已证明抗疟药对 SS 的干燥症状没有效果，羟氯喹在减少原发性 SS 腺体外并发症的疗效目前正在研究中。

全身性使用类固醇可以明显改善原发性 SS 的体征和症状[307]，但主要用于有肺和肾等的严重并发症者。在一项6个月的安慰剂双盲对照研究中发现,隔日服用30 mg泼尼松对原发性SS患者的泪腺和涎腺的组织学、功能指标无改善[308];在同一项研究中,每日服用吡罗喜康20 mg没有疗效。

环孢霉素和癸酸诺龙也曾用来作为治疗药物研究,但没有明显的效果[309,310]。环孢霉素仅能改善口干症状。每周0.2 mg/kg甲氨蝶呤,可改善口干、眼干症状,减轻腮腺肿大、干咳和紫癜[311]。然而甲氨蝶呤对口干和眼干的客观指标无改善,需要用双盲试验对它进行进一步的研究。药物疗法增加了胃肠和食管疾病的风险,此问题可通过用不附着于干性黏膜的肠溶片和在坐位服药饮用大量液体的方法解决。

大量研究表明,抗TNF疗法可以治疗原发性SS的干燥症状和疲劳症状。在一项基本的开放性研究中,用英夫利昔单抗治疗16例原发性SS患者,取得了积极的结果[312,312a]。虽然后来的双盲对照试验没有显示出相似的结果[312b],但是确立了用生物制剂治疗SS观察疗效的原则。

十一、预后

人们对于原发性SS的发病过程几乎没有研究,但已经知道它主要是一个从外分泌腺的功能紊乱,到全身的腺体外疾病的逐渐进展过程,最后到淋巴瘤的形成[313]。一般来说,原发性SS的特点是腺体和腺体外的疾病过程稳定而比较和缓,而某些患者恶性淋巴瘤急性发作的风险增加[314-319](表78.4)。

除了高达62%的原发性SS患者出现口腔损害外,与SLE相比,SS很少出现终末器官的损害[40]。然而原发性SS功能残疾的程度对生活质量和健康状况的影响,与SLE和RA一样大[25,40,41,49,52]。

血清学对于预测原发性SS的后果和并发症非常有用。抗Ro/SSA抗体预示患者有更多系统的疾病,且腮腺肿大、淋巴结病和淋巴瘤的发生率高[65]。虽然血清阴性(ANA、RF、Ro/SSA和La/SSB阴性)的患者仍常有多种症状,但是他们通常不会发展为全身的并发症[58]。大约1/3 ANA和RF阳性而Ro/SSA和La/SSB阴性的SS患者,包括RA、SLE、混合性结缔组织病和硬皮病,在随访阶段需要修订诊断[58]。有报道称,Ro/La阳性的患者在随后10年发展为非霍奇金淋巴瘤的风险为49.7%[58]。

只有干性角膜结膜炎而没有自身抗体的患者,患霍奇金病的风险高,但却很少有腺体外的疾病,这也是原发性SS和继发性SS的显著差别[320]。对于原发性SS[58],有些研究并没有确定什么因素诱发腺外病变;但另一些研究却表明,血浆中IgG水平可以预示原发性SS是一个长期的过程[321]。腺外病变好像受多个因素的影响,包括MHC。HLA-B8和HLA-DR3,也都与腺外病变的多发有关[40,322]。

表78.4 原发性SS的系统症状

系统症状	百分比(%)
关节痛	24~94
关节炎	0~17
肌痛	0~54
皮肤脉管炎	3~26
系统性脉管炎	0~13
雷诺现象	20~81
肺部疾病	8~44
肾脏病	0~38
贫血	0~10
血球减少症	6~42
淋巴结病	6~50
脾肿大	4~23
恶性淋巴瘤	2~14
中枢神经系统(CNS)疾病	0~13
周围神经系统疾病	0~15
胃肠疾病	2~24

结果基于对符合不同分类标准的601例患者疾病过程的累计发生频率[38,65,314-319]。

有12%的原发性SS患者的自身症状可以得到改善,包括一些长期慢性患者[65]。这通常发生在老年女性患者中,都在绝经以后,并且有些临床症状与那些有SLE的患者相重叠。最近对于1976~1992年的大范围人群原发性SS患者存活率调查研究表明,作者并没有证明死亡率有增加[323];然而继发性SS患者的死亡率却有增加,其中大部分都患有RA。在另一项研究中,发现有紫癜、低C4和冷球蛋白血症的原发性SS患者死亡率有增加[313]。

(张良 白人骁 李世民 译 李世民 校)

参考文献

1. Leber T. Präparate zu dem vortrag über entstehung der netzhautablösung und über verschiedene hornhautaffektionen. *Ophthalm Ges Heidelb Klin Mbl Augenheilk* 1882;xx:165.
2. Hadden WB. On "dry mouth" or suppression of the salivary and buccal secretions. *Trans Clin Soc Lond* 1888;21:176.
3. Hutchinson J. A case of "dry mouth" (aptyalism). *Trans Clin Soc Lond* 1888;21:180.

4. Fischer E. Über Fädchenkeratitis. *Graefes Arch* 1889;35:201.
5. Stock W. *Die pathologie der tränenorgane:* Graefe-Saemisch Handbdges Augenheilk, *1924*. Vol IX, Berlin. .
6. Mikulicz J. Über eine eigenartige symmetrische erkrankung der tränen- und mundspeicheldrüsen. *Beitr z Chir Festscr f Theodor Billrodt.* Stuttgart, 1892:610–630.
7. Gourgerot H. Insufficance progresive et atrophie des glands salivaires er muqueuses de la bouche, des conjonctives (et parfois des muqueuses nasale, laryngée, vulvaire) sécheresse de la bouche, des conjonctives. *Bull Med (Paris)* 1926;40:360–368.
8. Mulock Houwer AW. Keratitis filamentosa and chronic arthritis. *Trans Ophthal Soc U K* 1927;47:88–95.
9. Sjögren H. Zur kenntnis der keratoconjunctivitis sicca. *Acta Ophthalmol* 1933;11[Suppl II]:1–151.
10. Morgan WS, Castleman B. A clinicopathologic study of Mikulicz's disease. *Am J Pathol* 1953;29:471–503.
11. Talal N, Bunim JJ. Development of malignant lymphoma in the course of Sjögren's syndrome. *Am J Med* 1964;36:529–540.
12. Bloch KJ, Buchanan WW, Wohl MJ, et al. Sjögren's syndrome: a clinical, pathological and serological study of sixty-two cases. *Medicine* 1965;44:187–231.
13. Clark G, Reichlin M, Tomasi TB. Characterization of a soluble cytoplasmic antigen reactive with sera from patients with systemic lupus erythematosus. *J Immunol* 1969;102:117–122.
14. Chrisholm DM, Mason DK. Labial salivary gland biopsy in Sjögren's disease. *J Clin Pathol* 1968;21:656–660.
15. Vitali C, Bombardieri S, Moutsopoulos H, et al. Preliminary criteria for the classification of Sjögren's syndrome: results of a prospective concerted action supported by the European Community. *Arthritis Rheum* 1993;36:340–347.
16. Vitali C, Bombardieri S, Jonsson, R et al. Classification criteria for Sjögren's syndrome: a revised version of the European criteria proposed by the American-European Consensus Group. *Ann Rheum Dis* 2002;61:554–558.
17. Jacobsson LTH, Axell TE, Hansen BU, et al. Dry eyes or mouth: an epidemiological study in Swedish adults, with special reference to primary Sjögren's syndrome. *J Autoimmun* 1989;2:521–527.
18. Jacobsson LTH, Hansen BU, Manthorpe R, et al. Association of dry eyes and dry mouth with anti-Ro/Sjögren's syndrome-A and anti-Sjögren's syndrome-La/Sjögren's syndrome-B autoantibodies in normal adults. *Arthritis Rheum* 1992;35:1492–1501.
19. Bjerrum K. Keratoconjunctivitis sicca and primary Sjögren's syndrome in a Danish population aged 30–60 years. *Acta Ophthalmol Scand* 1997;75:281–286.
20. Fritzler MJ, Pauls JD, Kinsella TD, et al. Antinuclear, anticytoplasmic, and anti-Sjögren's syndrome antigen A (SS-A/Ro) antibodies in female blood donors. *Clin Immunol Immunopathol* 1985;36:120–128.
21. Fox RI, Robinson C, Curd J, et al. Suggested criteria for classification of Sjögren's syndrome. *Scand J Rheumatol* 1986;61:28–30.
22. Zhang NZ. Primary Sjögren's syndrome, a highly misrecognized disease in China. In: Nasution AR, Darmawan J, Isbagio H, eds. *APLAR rheumatology.* Edinburgh: Churchill Livingstone, 1992:199–202.
23. Dafni UG, Tzioufas G, Staikos P, et al. Prevalence of Sjögren's syndrome in a closed rural community. *Ann Rheum Dis* 1997;56:521–525.
24. Tomsic M, Logar D, Grmek M, et al. Prevalence of Sjögren's syndrome in Slovenia. *Rheumatology* 1999;38:164–170.
25. Thomas E, Hay EM, Hajeer A, et al. Sjögren's syndrome: a community-based study of prevalence and impact. *Br J Rheumatol* 1998;37:1069–1076.
26. Hochberg MC, Tielsch J, Munoz B, et al. Prevalence of symptoms of dry mouth and their relationship to saliva production in community dwelling elderly: the SEE project. *J Rheumatol* 1998;25:486–491.
27. Strickland RW, Tesar JT, Berne BH, et al. The frequency of sicca syndrome in an elderly female population. *J Rheumatol* 1987;14:766–771.
28. Drosos AA, Andonopoulos AP, Costopoulos JS, et al. Prevalence of primary Sjögren's syndrome in an elderly population. *Br J Rheumatol* 1988;27:123–127.
29. Haga H-J, Jonsson R. The influence of age on disease manifestations and serological characteristics in primary Sjögren's syndrome. *Scand J Rheumatol* 1999;28:227–232.
30. Bjerrum K, Prause JU. Primary Sjögren's syndrome: a subjective description of the disease. *Clin Exp Rheumatol* 1990;8:283–288.
31. Anaya JM, Ogawa N, Talal N. Sjögren's syndrome in childhood. *J Rheumatol* 1995;22:1152–1158.
32. Ostuni PA, Ianniello A, Sfrisco P, et al. Juvenile onset of primary Sjögren's syndrome: report of 10 cases. *Clin Exp Rheumatol* 1996; 14:689–693.
33. Anaya JM, Talal N. Primary Sjögren's syndrome in men. *Ann Rheum Dis* 1995;54:748–751.
34. Whaley K, Williamson J, Wilson T, et al. Sjögren's syndrome and autoimmunity in a geriatric population. *Age Ageing* 1972;1:197.
35. Ramos-Casals M, Cervera R, Font J, et al. Young onset of primary Sjögren's syndrome: clinical and immunological characteristics. *Lupus* 1998;7:202–206.
36. Manoussakis MN, Tzioufas AG, Pange PJE, et al. Serological profiles in subgroups of patients with Sjögren's syndrome. *Scand J Rheumatol* 1986;15[Suppl 61]:89–92.
37. Asmussen KH, Bowman SJ. Outcome measures in Sjögren's syndrome. *Rheumatology* 2001;40:1085–1088.
38. Assmussen K, Andersen V, Bendixen G, et al. Quantitative assessment of clinical disease status in primary Sjögren's syndrome. *Scand J Rheumatol* 1997;26:197–205.
39. Bowman SJ, Pillemer S, Jonsson R, et al. Revisiting Sjögren's syndrome in the new millenium: perspectives on assessment and outcome measures. Report of a workshop held on 23 March 2000 at Oxford, UK. *Rheumatology* 2001;40:1180–1188.
40. Sutcliffe N, Stoll T, Pyke S, et al. Functional disability and end organ damage in patients with systemic lupus erythematosus (SLE), SLE and Sjögren's syndrome (Sjögren's syndrome) and primary Sjögren's syndrome. *J Rheumatol* 1998;25:63–68.
41. Lwin CT-T, Bishay M, Platts RG, et al. The assessment of fatigue in primary Sjögren's syndrome. *Scand J Rheumatol* 2003;32:33–37.
42. Bowman SJ, Booth DA, Platts RG, et al. Validation of a Sicca Symptoms Index (SSI) for use in clinical trials in Sjögren's syndrome. *J Rheumatol* 2003;30(6):1259–1266.
43. Daniels TE, Silverman S, Michalski JP, et al. The oral component of Sjögren's syndrome. *Oral Surg Oral Med Oral Pathol* 1975;39:875–885.
44. Caruso AJ, Sonies BC, Atkinson JC, et al. Objective measures of swallowing in patients with primary Sjögren's syndrome. *Dysphagia* 1989; 4:101–105.
45. Hernandez YL, Daniels TE. Oral candidiasis in Sjögren's syndrome: prevalence, clinical correlations and treatment. *Oral Surg Oral Med Oral Pathol* 1989;8:324–329.
46. Gannot G, Lancaster HE, Fox PC. Clinical course of primary Sjögren's syndrome: salivary, oral, amd serologic aspects. *J Rheumatol* 2000;27:1905–1909.
47. Voulgarelis M, Dafni UG, Isenberg DA, et al. Malignant lymphoma in primary Sjögren's syndrome: a multicenter, retrospective, clinical study by the European concerted action on Sjögren's syndrome. *Arthritis Rheum* 1999;42:1765–1772.
48. Mulherin DM, Sheeran TP, Kumararatne DS, et al. Sjögren's syndrome in women presenting with chronic dyspareunia. *Br J Obstet Gynaecol* 1997;104:1019–1023.
49. Barendregt PJ, Visser MRM, Smets EMA, et al. Fatigue in primary Sjögren's syndrome. *Ann Rheum Dis* 1998;57:291–295.
50. Andersson SI, Manthorpe R, Theander E. Situational patterns in coping with primary Sjögren's syndrome. *Psychology, Health & Medicine* 2001;6:29–40.
51. Bax HI, Vriesendorp TM, Kallenberg CGM, et al. Fatigue and immune activity in Sjögren's syndrome. *Ann Rheum Dis* 2002;61: 284.
52. Strömbeck B, Ekdahl C, Manthorpe R, et al. Health-related quality of life in primary Sjögren's syndrome, rheumatoid arthritis and fibromyalgia compared to normal population data using SF-36. *Scand J Rheumatol* 2000;29:20–28.
53. Gudbjörnsson B, Broman JE, Hetta J, et al. Sleep disturbances in patients with primary Sjögren's syndrome. *Br J Rheumatol* 1993;32: 1072–1076.
54. Peace CT, Shattles W, Barrett NK, et al. The arthropathy of Sjögren's syndrome. *Br J Rheumatol* 1993;32:609–613.
55. Haga H-J, Rygh T, Jacobsen H, et al. Sjögren's syndrome: new diagnostic aspects. *Tidsskr Nor Laegeforen* 1997;117:2197–2200.
56. Bonafede RP, Downey DC, Bennett RM. An association of fibromyalgia with primary Sjögren's syndrome: a prospective study of 72 patients. *J Rheumatol* 1995;22:133–136.
57. Giles I, Isenberg D. Fatigue in primary Sjögren's syndome: is there a link with the fibromyalgia syndrome? *Ann Rheum Dis* 2000;59:875–878.

58. Davidson KS, Kelly CA, Griffiths ID. Primary Sjögren's syndrome in the north east of England: a long-term follow-up study. *Rheumatology* 1999;38:245–253.
59. Constantopoulos SH, Papadimitriou CS, Moutsopoulos HM. Respiratory manifestations in primary Sjögren's syndrome. *Chest* 1985;88: 226–229.
60. Papiris SA, Maniati M, Constantopoulos SH, et al. Lung involvement in primary Sjögren's syndrome is mainly related to the small airway disease. *Ann Rheum Dis* 1999;58:161–164.
61. Oxholm P, Bundgaard A, Birk Madsen E, et al. Pulmonary function in patients with primary Sjögren's syndrome. *Rheumatol Int* 1982;2: 179–181.
62. Kelly C, Gardiner P, Pál B, et al. Lung function in primary Sjögren's syndrome: a cross-sectional and longitudinal study. *Thorax* 1991;46: 180–183.
63. Davidson BKS, Kelly CA, Griffiths ID. Ten year follow up of pulmonary function in patients with primary Sjögren's syndrome. *Ann Rheum Dis* 2000;59:709–712.
64. Vitali C, Tavoni A, Viegi G, et al. Lung involvement in Sjögren's syndrome: a comparison between patients with primary and with secondary syndrome. *Ann Rheum Dis* 1985;44:455–461.
65. Kelly CA, Foster H, Pal B, et al. Primary Sjögren's syndrome in northeast England: a longitudinal study. *Br J Rheumatol* 1991;30: 437–442.
66. Alarcón-Segovia D, Divertie MB, Brown AL. Pleuropulmonary manifestations associated with Sjögren's syndrome. *Arthritis Rheum* 1965; 8:427–428.
67. Gardiner P, Ward C, Allison A, et al. Pleuropulmonary abnormalities in primary Sjögren's syndrome. *J Rheumatol* 1993;20:831–837.
68. Liebow AA, Carrington CB. Diffuse pulmonary lymphoreticular infiltrations associated with dysproteinaemia. *Med Clin North Am* 1973; 57:809–843.
69. Hansen LA, Prakash UBS, Colby TV. Pulmonary lymphoma in Sjögren's syndrome. *Mayo Clinic Proc* 1989;64:920–931.
70. Sato T, Matsubara O, Tanaka Y, et al. Association of Sjögren's syndrome with pulmonary hypertension: report of two cases and review of the literature. *Hum Pathol* 1993;24:199–205.
71. Lois M, Roman J, Holland W, et al. Coexisting Sjögren's syndrome and sarcoidosis in the lung. *Semin Arthritis Rheum* 1998;28:31–40.
72. Shioji R, Furuyama T, Onodera S, et al. Sjögren's syndrome and renal tubular acidosis. *Am J Med* 1970;48:456–463.
73. Tu WH, Shearn MA, Lee JC, et al. Interstitial nephritis in Sjögren's syndrome. *Ann Intern Med* 1968;69:1163–1170.
74. Pokorny G, Sonkodi S, Ivanyi B, et al. Renal involvement in patients with primary Sjögren's syndrome. *Scand J Rheumatol* 1989;18:231–234.
75. Shearn MA, Tu WH. Latent renal tubular acidosis in Sjögren's syndrome. *Ann Rheum Dis* 1968;27:27–32.
76. Talal N, Zisman E, Shur PH. Renal tubular acidosis, glomerulonephritis and immunologic factors in Sjögren's syndrome. *Arthritis Rheum* 1968;11:774–786.
77. Vitali C, Tavoni A, Sciutyo M, et al. Renal involvement in primary Sjögren's syndrome: a retrospective-prospective study. *Scand J Rheumatol* 1991;20:132–136.
78. Glassock RJ, Feinstein EE, Tannen R, et al. Metabolic acidosis in a young woman. *Am J Nephrol* 1984;4:58–65.
79. Shearn M, Tu W. Nephrogenic diabetes insipidus and other defects of renal tubular function in Sjögren's syndrome. *Am J Med* 1965;39: 312–318.
80. Aasarød K, Haga HJ, Berg KJ, et al. Renal involvement in primary Sjögren's syndrome. *Q J Med* 2000;93:297–304.
81. Goules A, Masouridi S, Tzioufas AG, et al. Clinically significant and biopsy-documented renal involvement in primary Sjögren's syndrome. *Medicine (Baltimore)* 2000;79:241–249.
82. Van de Merwe J, Kamerling R, Arendsen E, et al. Sjögren's syndrome in patients with interstitial cystitis. *J Rheumatol* 1993;20: 962–966.
83. Kaltreider HB, Talal N. The neuropathy in Sjögren's syndrome: trigeminal nerve involvement. *Ann Intern Med* 1969;70:751–762.
84. Alexander EL, Provost TT, Stevens MB, et al. Neurologic complications in primary Sjögren's syndrome. *Medicine* 1982;61:247–257.
85. Grant IA, Hunder GG, Homburger HA, et al. Peripheral neuropathy associated with sicca complex. *Neurology* 1997;48:855–862.
86. Von Bekesy G. Duplicity theory of taste. *Science* 1964;145:834–835.
87. Alexander EL. Neurologic disease in Sjögren's syndrome: mononuclear inflammatory vasculopathy affecting central/peripheral nervous system and muscle. A clinical review and update of immunopathogenesis. *Rheum Dis Clin North Am* 1993;19:869–908.
88. Caselli RJ, Scheithauer BW, O'Duffy JD, et al. Chronic inflammatory meningoencephalitis should not be mistaken for Alzheimer's disease. *Mayo Clin Proc* 1993;68:846–853.
89. Gerraty RP, McKelvie PA, Byrne E. Aseptic meningoencephalitis in primary Sjögren's syndrome: response to plasmapheresis and absence of CNS vasculitis at autopsy. *Acta Neurol Scand* 1993;88:309–311.
90. Caselli RJ, Scheithauer BW, Bowles CA, et al. The treatable dementia of Sjögren's syndrome. *Ann Neurol* 1991;30:98–101.
91. Alexander EL, Malinow K, Lijewski JE, et al. Primary Sjögren's syndrome with central nervous system dysfunction mimicking multiple sclerosis. *Ann Intern Med* 1986;104:323–330.
92. Coates T, Slavotinek JP, Reischmueller M, et al. Cerebral white matter lesions in primary Sjögren's syndrome: a controlled study. *J Rheumatol* 1999;26:1301–1305.
93. Mandl T, Jacobsson L, Lilja B, et al. Disturbances of autonomic nervous function in primary Sjögren's syndrome. *Scand J Rheumatol* 1997;26:401–406.
94. Kjellen G, Fransson SG, Lindström F, et al. Esophageal function, radiography, and dysphagia in Sjögren's syndrome. *Dig Dis Sci* 1986;31:225.
95. Ramirez-Mata M, Pena-Acir F, Alarcon-Segovia D. Abnormal esophageal motility in Sjögren's syndrome. *J Rheumatol* 1976;3:63.
96. Tsianos EB, Chiras CD, Drosos AA, et al. Oesophageal dysfunction in patients with primary Sjögren's syndrome. *Ann Rheum Dis* 1985; 44:610–613.
97. Rosztocy A, Kovacs L, Wittmann T, et al. Manometric assessment of impaired esophageal motor function in primary Sjögren's syndrome. *Clin Exp Rheumatol* 2001;19:147–152.
98. Maury CPJ, Tornroth T, Teppo A-M. Atrophic gastritis in Sjögren's syndrome: morphologic, biochemical and immunologic findings. *Arthritis Rheum* 1985;28:388–389.
99. Buchanan WW, Cox AG, Harden RMcG, et al. Gastric studies in Sjögren's syndrome. *Gut* 1966;7:351–354.
100. Van Jebavy M, Hradsky M, Herout V. Gastric biopsy in patients with Sjögren's syndrome. *Z Med Lab Diagn* 1961;16:930–940.
101. Kilpi A, Bergroth V, Konttinen Y, et al. Lymphocyte infiltrations of the gastric mucosa in Sjögren's syndrome. *Arthritis Rheum* 1983; 26:1196–1200.
102. Tsianosis EB, Tzioufas AG, Kita MD, et al. Serum isoamylases in patients with autoimmune rheumatic diseases. *Clin Exp Rheumatol* 1984;2:235–238.
103. Ostuni PA, Gazzetto G, Chieco-Bianchi F, et al. Pancreatic exocrine involvement in primary Sjögren's syndrome. *Scand J Rheumatol* 1996;25:47–51.
104. Whaley K, Williamson J, Dick W, et al. Liver disease in Sjögren's syndrome. *Lancet* 1970;1:861.
105. Webb J, Whaley K, MacSween R, et al. Liver disease in rheumatoid arthritis and Sjögren's syndrome. *Ann Rheum Dis* 1975;34:70.
106. Kaplan MJ, Ike RW. The liver is a common non-exocrine target in primary Sjögren's syndrome: retrospective review. *BMC Gastroenterol* 2002;2:21.
107. Alarcon-Segovia D, Diaz-Jouanen E, Fishbein E. Features of Sjögren's syndrome in primary biliary cirrhosis. *Ann Intern Med* 1973; 79:31–38.
108. Lindgren S, Manthorpe R, Eriksson S. Autoimmune liver disease in patients with primary Sjögren's syndrome. *J Hepatol* 1994;20:354–358.
109. Garcia-Carrasco M, Ramos M, Cervera R, et al. Hepatitis C virus infection in "primary" Sjögren's syndrome: prevalence and clinical significance in a series of 90 patients. *Ann Rheum Dis* 1997;56:173–175.
110. Golding PL, Brown R, Mason AMS, et al. "Sicca complex" in liver disease. *Br Med J* 1970;4:340–342.
111. Loustaud-Ratti V, Riche A, Liozon E, et al. Prevalence and characteristics of Sjögren's syndrome or sicca syndrome in chronic hepatitis C virus infection: a prospective study. *J Rheumatol* 2001;28:2245–2251.
112. Tishler M, Paran D, Yaron M. Allergic disorders in primary Sjögren's syndrome. *Scand J Rheumatol* 1998;27:166–169.
113. Kyle R, Gleich G, Baynd E, et al. Benign hyperglobulinemic purpura of Waldenström. *Medicine (Baltimore)* 1971;50:113.

114. Ramos-Casals M, Cervera R, Yagüe J, et al. Cryoglobulinemia in primary Sjögren's syndrome: prevalence and clinical characteristics in a series of 115 patients. *Semin Arthritis Rheum* 1998;28:200–205.
115. Punzi L, Ostuni PA, Betterle C, et al. Thyroid gland disorders in primary Sjögren's syndrome. *Rev Rhum* 1996;63:809–814.
116. Hansen BU, Ericsson UB, Henricsson V, et al. Autoimmune thyroiditis and primary Sjögren's syndrome: clinical and laboratory evidence of the coexistence of the two diseases. *Clin Exp Rheumatol* 1991; 9:137–141.
117. Haga H-J, Rygh T. The prevalence of hyperprolactinemia in patients with primary Sjögren's syndrome. *J Rheumatol* 1999;26:1291–1295.
118. Dörner T, Lipksy PE. Immunoglobulin variable-region gene usage in systemic autoimmune diseases. *Arthritis Rheum* 2001;44:2715–2727.
119. Bohnhorst JØ, Bjørgan MB, Thoen JE, et al. Abnormal B cell differentiation in primary Sjögren's syndrome results in a depressed percentage of circulating memory B cells and elevated levels of soluble CD27 that correlate with serum IgG concentration. *Clin Immunol* 2002;103:79–88.
120. Hansen A, Odendahl M, Reiter K, et al Diminished peripheral blood memory B cells and accumulation of memory B cells in the salivary glands of patients with Sjögren's syndrome. *Arthritis Rheum* 2002; 46:2160–2171.
121. Dörner T, Lipsky PE. Abnormalities of B cell phenotype, immunoglobulin gene expression and the emergence of autoimmunity in Sjögren's syndrome. *Arthritis Res* 2002;4:360–371.
122. Alspaugh MA, Tan EM. Antibodies to cellular antigens in Sjögren's syndrome. *J Clin Invest* 1975;55:1067–1073.
123. Wolin SL, Steitz J. The Ro small cytoplasmic ribonucleoproteins: identification of the antigenic protein binding site on the Ro RNAs. *Proc Natl Acad Sci U S A* 1985;81:1990–2000.
124. Boire G, Lopez-Longo FJ, Lapointe S, et al. Sera from patients with autoimmune disease recognise conformational determinants on the 60-kD Ro/SSA protein. *Arthritis Rheum* 1991;34:722–730.
125. Wahren-Herlenius M, Muller S, Isenberg D. Analysis of B-cell epitopes of the Ro/SS-A autoantigen. *Immunol Today* 1999;20:234–240.
126. Ben-Chetrit E, Chan EK, Sullivan KF, et al. A 52-kD protein is a novel component of the SS-A/Ro antigenic particle. *J Exp Med* 1988;167:1560–1571.
127. Boire G, Gendron M, Monast N, et al. Purification of antigenically intact Ro ribonucleoproteins: biochemical and immunological evidence that the 52-kD protein is not a Ro protein. *Clin Exp Immunol* 1995;100:489–498.
128. Casciola-Rosen LA, Anhalt G, Rosen A. Autoantigens targeted in systemic lupus erythematosus are clustered in two populations of surface structures on apoptotic keratinocytes. *J Exp Med* 1994;179: 1317–1330.
129. Elagib KEE, Tengnér P, Levi M, et al. Immunoglobulin variable genes and epitope recognition of human monoclonal anti-Ro 52-kd from primary Sjögren's syndrome. *Arthritis Rheum* 1999;42:2471–2481.
130. Purcell AW, Todd A, Kinoshita G, et al. Association of stress proteins with autoantigens: a possible mechanism for triggering autoimmunity? *Clin Exp Immunol* 2003;132:193–200.
131. Gordon T, Mavrangelos C, McCluskey J. Restricted epitope recognition by precipitin-negative anti-La/SS-B-positive sera. *Arthritis Rheum* 1992;35:663–666.
132. Rinke J, Steitz JA. Precursor molecules of both human SS ribosomal RNA and transfer RNAs are bound by a cellular protein reactive with anti-La lupus antibodies. *Cell* 1982;29:149–159.
133. Gottlieb E, Steitz JA. Function of mammalian La protein: evidence for its action in transcription termination by RNA polymerase III. *EMBO J* 1989;8:851–861.
134. St. Clair EW. Anti-La antibodies. *Rheum Dis Clin North Am* 1992; 18:359–377.
135. McNeilage LJ, Umapathysivam K, Macmillan E, et al. Definition of a discontinuous immunodominant epitope at the NH2 terminus of the La(SS-B) ribonucleoprotein autoantigen. *J Clin Invest* 1992;89: 1652–1656.
136. Rischmueller M, McNeilage LJ, McCluskey J, et al. Human autoantibodies directed against the RNA recognition motif of La(SS-B) bind to a conformational epitope present on the intact La(SS-B) ribonucleoprotein particle. *Clin Exp Immunol* 1995;101:39–44.
137. Tran HB, Macardle PJ, Hiscock J, et al. Anti-La/SSB antibodies transported across the placenta bind apoptotic cells in fetal organs targeted in neonatal lupus. *Arthritis Rheum* 2002;46:1572–1579.
138. Reichlin M, Scofield RH. SS-A(Ro) autoantibodies. In: Peter JB, Schoenfeld Y, eds. *Autoantibodies.* Amsterdam: Elsevier, 1996:783–788.
139. Keech CL, McCluskey J, Gordon TP. SS-B(La) autoantibodies. In: Peter JB, Schoenfeld Y, eds. *Autoantibodies.* Amsterdam: Elsevier, 1996:789–797.
140. Venables PJ, Shattles W, Pease CT, et al. Anti-La(SS-B): a diagnostic criterion for Sjögren's syndrome. *Clin Exp Rheumatol* 1989;7:181–184.
141. Scofield RH, Farris AD, Horsfall AC, et al. Fine specificity of the autoimmune response to the Ro/SSA and La/SSB ribonucleoproteins. *Arthritis Rheum* 1999;42:199–209.
142. McCauliffe DP, Wang L, Satoh M, et al. Recombinant 52kDa Ro(SS-A) ELISA detects autoantibodies in Sjögren's syndrome sera that go undetected by conventional serologic assays. *J Rheumatol* 1997;24:860–866.
143. Beer RG, Rischmueller M, Coates T, et al. Non-precipitating anti-La(SS-B) autoantibodies in primary Sjögren's syndrome. *Clin Immun Immunopathol* 1996;79:314–318.
144. Harley JB. Autoantibodies in Sjögren's syndrome. *J Autoimmun* 1989;2:283–294.
145. Atkinson JC, Travis WD, Slocum L, et al. Serum anti-SS-B/La and IgA rheumatoid factor are markers of salivary gland disease activity in primary Sjögren's syndrome. *Arthritis Rheum* 1992;35:1368–1372.
146. Gerli R, Muscat C, Giansanti M, et al. Quantitative assessment of salivary gland inflammatory infiltration in primary Sjögren's syndrome. *Br J Rheumatol* 1997;36:969–975.
147. Yannopoulos DI, Roncin S, Lamour A, et al. Conjunctival epithelial cells from patients with Sjögren's syndrome inappropriately express major histocompatibility complex molecules, La(SS-B) antigen and heat-shock proteins. *J Clin Immunol* 1992;12:259–265.
148. De Wilde PCM, Kater L, Bodeutsch C, et al. Aberrant expression pattern of the SS-B/La antigen in the labial salivary glands of patients with Sjögren's syndrome. *Arthritis Rheum* 1996;39:783–791.
149. Ohlsson M, Jonsson R, Brokstad KA. Subcellular redistribution and surface exposure of the Ro52, Ro60 and La48 autoantigens during apoptosis in human ductal epithelial cells: a possible mechanism in the pathogenesis of Sjögren's syndrome. *Scand J Immunol* 2002;56: 456–469.
150. Horsfall AC, Rose LM, Maini RN. Autoantibody synthesis in salivary glands of Sjögren's syndrome patients. *J Autoimmun* 1989;2: 559–568.
151. Halse A-K, Marthinussen MC, Wahren-Herlenius, et al. Isotype distribution of anti-Ro/SS-A and anti-La/SS-B antibodies in plasma and saliva of patients with Sjögren's syndrome. *Scand J Rheumatol* 2000; 29:13–19.
152. Tengnér P, Halse A-K, Haga H-J, et al. Detection of anti-Ro/SSA and anti-La/SSB autoantibody-producing cells in salivary glands from patients with Sjögren's syndrome. *Arthritis Rheum* 1998;41:2238–2248.
153. Halse A-K, Harley JB, Kroneld U, et al. Ro/SS-A-reactive B lymphocytes in salivary glands and peripheral blood of patients with Sjögren's syndrome. *Clin Exp Immunol* 1999;115:203–207.
154. Topfer F, Gordon T, McCluskey J. Intra- and intermolecular spreading of autoimmunity involving the nuclear self-antigens La(SS-B) and Ro(SS-A). *Proc Natl Acad Sci U S A* 1995;92:875–879.
155. Keech CL, Gordon TP, McCluskey J. The immune response to 52-kDa Ro and 60-kDa Ro is linked in experimental autoimmunity. *J Immunol* 1996;157:3694–3699.
156. Tseng C-E, Chan EKL, Miranda E, et al. The 52-kd protein as a target of intermolecular spreading of the immune response to components of the SS-A/Ro-SS-B/La complex. *Arthritis Rheum* 1997;49:936–944.
157. Reynolds P, Gordon TP, Purcell AW, et al. Hierarchical self-tolerance to T cell determinants within the ubiquitous nuclear self-antigen La(SS-B) permits induction of systemic autoimmunity in normal mice. *J Exp Med* 1996;184:1857–1870.
158. Kinoshita G, Purcell AW, Keech CL, et al. Molecular chaperones are targets of autoimmunity in Ro(SS-A) immune mice. *Clin Exp Immunol* 1999;115:268–274.

159. Deshmukh BUS, Lewis JE, Gaskin F, et al. Immune responses to Ro60 and its peptides in mice. I. The nature of the immunogen and endogenous autoantigen determine the specificities of the induced autoantibodies. *J Exp Med* 1999;189:531–540.
160. Routsias JG, Touloupi E, Dotsika E, et al. Unmasking the anti-La/SSB response in sera from patients with Sjögren's syndrome by specific blocking of anti-idiotypic antibodies to La/SSB antigenic determinants. *Mol Med* 2002;8:293–305.
161. Keech CL, McCluskey J, Gordon TP. Transfection and overexpression of the human 60-kDa Ro/SS-A autoantigen in HEp-2 cells. *Clin Immun Immunopathol* 1994;73:146–151.
162. Buyon JP. Neonatal lupus syndromes. In: Lahita RG, ed. *Systemic lupus erythematosus,* 3rd ed. San Diego: Academic Press, 1999:337–359.
163. Sjögren's syndrome. In: Morrow J, Nelson L, Watts R, et al., eds. *Autoimmune rheumatic disease.* Oxford: University Press, 1999: 147–169.
164. MacSween RNM, Govidie RB, Anderson JR, et al. Occurrence of antibody to salivary duct epithelium in Sjögren's disease, rheumatoid arthritis and other arthritides: a clinical and laboratory study. *Ann Rheum Dis* 1967;26:402–411.
165. Feltkamp TEW, Van Rossum AL. Antibodies to salivary duct cells and other autoantibodies in patients with Sjögren's syndrome and other idiopathic autoimmune diseases. *Clin Exp Immunol* 1968;3: 1–16.
166. Goldblatt F, Beroukas D, Gillis D, et al. Antibodies to AB blood group antigens mimic anti-salivary duct autoantibodies in patients with limited sicca symptoms. *J Rheumatol* 2000;27:2382–2388.
167. Inagak Y, Jinno-Yoshida Y, Hamasaki Y, et al. A novel autoantibody reactive with carbonic anhydrase in sera from patients with systemic lupus erythematosus and Sjögren's syndrome. *J Dermatol Sci* 1991; 2:147–154.
168. Kino-Ohsaki J, Nishimori I, Morita M, et al. Serum antibodies to carbonic anhydrase I and II in patients with idiopathic chronic pancreatitis and Sjögren's syndrome. *Gastroenterology* 1996;10:1579–1586.
169. Freist E, Kuckelkorn U, Dorner T, et al. Autoantibodies in primary Sjögren's syndrome are directed against proteasomal subunits of the a and b type. *Arthritis Rheum* 1999;42:697–702.
170. Haneji N, Nakamura T, Takio K, et al. Identification of a-fodrin as a candidate autoantigen in primary Sjögren's syndrome. *Science* 1997; 276:604–607.
171. Winer S, Astsaturou I, Cheung R et al. Primary Sjögren's syndrome and deficiency of ICA 69. *Lancet* 2002;360:1063–1069.
172. Asherson RA, Fei H-M, Stab HL, et al. Anti-phospholipid antibodies and HLA associations in primary Sjögren's syndrome. *Ann Rheum Dis* 1992;51:495–498.
173. Bacman S, Sterin-Borda L, Camusso JJ, et al. Circulating antibodies against rat parotid gland M3 muscarinic receptors in primary Sjögren's syndrome. *Clin Exp Immunol* 1996;104:_454–459.
174. Bacman S, Perez Leiros C, Sterin-Borda L, et al. Autoantibodies against lacrimal gland M3 muscarinic acetylcholine receptors in patients with primary Sjögren's syndrome. *Invest Ophthalmol Vis Sci* 1998;39:151–156.
175. Robinson CP, Brayer J, Yamachika S, et al. Transfer of human serum IgG to NOD.Igm^{null} mice reveals a role for autoantibodies in the loss of secretory function of exocrine tissues in Sjögren's syndrome. *Proc Natl Acad Sci U S A* 1998;95:7538–7543.
176. Waterman SA, Gordon TP, Rischmueller M. Inhibitory effects of muscarinic receptor autoantibodies on parasympathetic neurotransmission in Sjögren's syndrome. *Arthritis Rheum* 2000;43:1647–1653.
177. Markusse HM, Otten HG, Vroom TM, et al. Rheumatoid factor isotypes in serum and salivary fluid of patients with primary Sjögren's syndrome. *Clin Immunol Immunopathol* 1993;66:26–32.
178. Atkinson JC, Fox PC, Travis WD, et al. IgA rheumatoid factor and IgA containing immune complexes in primary Sjögren's syndrome. *J Rheumatol* 1989;16:1205–1210.
179. Elagib KEE, Borretzen M, Jonsson R, et al. Rheumatoid factors in primary Sjögren's syndrome (pSS) use diverse VH region genes, the majority of which show no evidence of somatic hypermutation. *Clin Exp Immunol* 1999;117:388–394.
180. Tzioufas AG, Manoussakis MN, Costello R, et al. Cryoglobulinaemia in autoimmune rheumatic diseases. *Arthritis Rheum* 1986;29: 1098–1104.
181. Tzioufas AG, Bouma DS, Skopouli FN, et al. Mixed monoclonal cryoglobulinemia and monoclonal rheumatoid factor cross-reactive epitopes as predictive factors for the development of lymphoma in primary Sjögren's syndrome. *Arthritis Rheum* 1996;39:767–772.
182. Fox RI, Chen P, Carson DA, et al. Expression of a cross-reactive idiotype on rheumatoid factor in patients with Sjögren's syndrome. *J Immunol* 1986;136:477–483.
183. Reveille JD, Arnett FC. The immunogenetics of Sjögren's syndrome. *Rheum Dis Clin North Am* 1992;101:748–756.
184. Bolstad AI, Jonsson R. Genetic aspects of Sjögren´s syndrome. *Arthritis Res* 2002;4:353–359.
185. Besana C, Salmaggi C, Pellegrino C, et al. Chronic bilateral dacryoadenitis in identical twins: a possible incomplete form of Sjögren's syndrome. *Eur J Pediatr* 1991;150:652–655.
186. Scofield RH, Kurien BT, Reichlin M. Immunologically restricted and inhibitory anti-Ro/SSA in monozygotic twins. *Lupus* 1997;6:395–398.
187. Bolstad AT, Haga HJ, Wassmuth R, et al. Monozygotic twins with primary Sjögren's syndrome. *J Rheumatol* 2000;27:2264–2266.
188. Reveille JD. The molecular genetics of systemic lupus erythematosus and Sjögren's syndrome. *Curr Opin Rheumatol* 1992;4:644–656.
189. Roitberg-Tambur A, Friedmann A, Safirman C, et al. Molecular analysis of HLA class II genes in primary Sjögren's syndrome: a study of Israeli Jewish and Greek non-Jewish patients. *Hum Immunol* 1993;36:235–242.
190. Hinzova E, Ivanyi D, Sula K. HLA-Dw3 in Sjögren's syndrome. *Tissue Antigens* 1997;37:10–15.
191. Chused TM, Kassan SS, Opelz G, et al. Sjögren's syndrome associated with Dw3. *N Engl J Med* 1977;296:895–897.
192. Papasteriades C, Skopouli FN, Drosos AA, et al. HLA alloantigen associations in Greek patients with Sjögren's syndrome. *J Autoimmun* 1988;1:85–91.
193. Rischmueller M, Lester S, Chen Z, et al. HLA class II phenotype controls diversification of the autoantibody response in primary Sjögren's syndrome. *Clin Exp Immunol* 1998;111:365–371.
194. Kerttula TO, Collin P, Polvi A, et al. Distinct immunologic features of Finnish Sjögren's syndrome patients with HLA alleles DRB1*0301, DQA1*0501 and DQB1*0201. *Arthritis Rheum* 1996; 39:1733–1739.
195. Bolstad AI, Wassmuth R, Haga H-J, et al. HLA markers and clinical characteristics in Caucasians with primary Sjögren´s syndrome. *J Rheumatol* 2001;28:1554–1562.
196. Nakken B, Jonsson R, Brokstad K, et al. Associations of MHC class II alleles in Norwegian primary Sjögren's syndrome patients: Implications for development of autoantibodies to the Ro52 autoantigen. *Scand J Immunol* 2001;54:428–433.
197. Nakken B, Jonsson R, Bolstad AI. Polymorphism of the Ro52 gene associated with anti-Ro 52-kd autoantibodies in primary Sjögren's syndrome. *Arthritis Rheum* 2001;44:638–646.
198. Bolstad AI, Wargelius A, Nakken B, et al. Fas and Fas ligand gene polymorphisms in primary Sjögren's syndrome. *J Rheumatol* 2000; 27:2397–2405.
199. MagnussonV, Makken B, Bolstad AI et al. Cytokine polymorphisms in systemic lupus erythematosus and Sjögren's syndrome. *Scand J Immunol* 2001;54:55–61.
200. Kumagai S, Kanagawa S, Morinobu A, et al. Association of a new allele of the TAP2 gene, TAP2*Bky2 (Val577), with susceptibility to Sjögren's syndrome. *Arthritis Rheum* 1997;40:1685–1692.
201. Martin-Villa JM, Martinez-Laso J, Moreno-Pelayo MA, et al. Differential contribution of HLA-DR, DQ and TAP2 alleles to systemic lupus erythematosus susceptibility in Spanish patients: role of TAP2*01 alleles in Ro autoantibody production. *Ann Rheum Dis* 1998;57:214–219.
202. Homma M, Tojo T, Akizuki M, et al. Criteria for Sjögren's syndrome in Japan. *Scand J Rheumatol* 1986;61:26–27.
203. Manthorpe R, Oxholm P, Prause JU, et al. The Copenhagen criteria for Sjögren's syndrome. *Scand J Rheumatol* 1986;61:19–21.
204. Skopouli FN, Drosos AA, Papaioannou T, et al. Preliminary diagnostic criteria for Sjögren's syndrome. *Scand J Rheumatol* 1986;61: 22–25.
205. Vitali C, Bombardieri S, Moutsopoulos HM, et al. Assessment of the European classification criteria for Sjögren's syndrome in a series of clinically defined cases: results of a prospective multicentre study. *Ann Rheum Dis* 1996;55:116–121.

206. Daniels TE. Sjögren's syndrome: clinical spectrum and current diagnostic controversies. *Adv Dent Res* 1996;10:3–8.
207. Haga H-J, Hulten B, Bolstad AI, et al. Reliability and sensitivity of diagnostic tests for primary Sjögren's syndrome. *J Rheumatol* 1999; 26:604–608.
208. Vitali C, Moutsopoulos HM, Bombardieri S, et al. The European community study group on diagnostic criteria for Sjögren's syndrome: sensitivity and specificity of tests for ocular and oral involvement in Sjögren's syndrome. *Ann Rheum Dis* 1994;53:637–647.
209. Dawes C. Physiological factors affecting salivary flow rate, oral sugar clearance and the sensation of dry mouth in men. *J Dent Res* 1987;66:648–653.
210. Tishler M, Yaron I, Shirazi I, et al. Saliva: an additional diagnostic tool in Sjögren's syndrome. *Semin Arthritis Rheum* 1997;27:173–179.
211. H[oring]kansson U, Jacobsson L, Lilja B, et al. Salivary gland scintigraphy in subjects with and without symptoms of dry mouth/or eyes, and in patients with primary Sjögren's syndrome. *Scand J Rheumatol* 1994;23:326–333.
212. Niemela RK, Paako E, Suramo I, et al. Magnetic resonance imaging and magnetic resonance sialography of parotid glands in primary Sjögren's syndrome. *Arthritis Rheum* 2001; 45:512–518.
213. Daniels TE. Labial salivary gland biopsy in Sjögren's syndrome: assessment as a diagnostic criterion in 362 suspected cases. *Arthritis Rheum* 1984;27:147–156.
214. Daniels TE. Salivary histopathology in diagnosis of Sjögren's syndrome. *Scand J Rheumatol* 1986;[Suppl 61]:36–43.
215. Jonsson R, Kroneld U, Böckman K, et al. Progression of sialoadenitis in Sjögren's syndrome. *Br J Rheumatol* 1993;32:578–581.
216. Atkinson JC, Travis WD, Slocum L, et al. Serum anti-Sjögren's syndrome-B/La and IgA rheumatoid factor are markers of salivary gland disease activity in primary Sjögren's syndrome. *Arthritis Rheum* 1992;35:1368–1372.
217. Daniels TE, Whitcher JP. Association of patterns of labial salivary gland inflammation with keratoconjunctivitis sicca: analysis of 618 patients with suspected Sjögren's syndrome. *Arthritis Rheum* 1994; 37:869–877.
218. Wahren M, Tengner P, Gunnarsson I, et al. Ro/Sjögren's syndrome-A and La/Sjögren's syndrome-B antibody level variation in patients with Sjögren's syndrome systemic lupus erythematous. *J Autoimmun* 1998;11:29–38.
219. James JA, Harley JB, Scofield RH. Role of viruses in systemic lupus erythematosus and Sjögren's syndrome. *Curr Opin Rheumatol* 2001; 13:370–376.
220. Wen S, Shimizu N, Toshiyama H, et al. Association of Epstein-Barr virus (EBV) with Sjögren's syndrome. *Am J Pathol* 1996;149:1511–1517.
221. Biberfeld P, Petren AL, Eklund A, et al. Human herpesvirus-6 (HHV-6, HBLV) in sarcoidosis and lymphoproliferative disorders. *J Virol Methods* 1988;21:49–59.
222. Baboonian C, Venables PJW, Maini R, et al. Antibodies to human herpesvirus-6 in Sjögren's syndrome [Letter]. *Arthritis Rheum* 1990; 33:1749–1750.
223. Yamano S, Renard JN, Mizuno F, et al. Retrovirus in salivary glands from patients with Sjögren's syndrome. *J Clin Pathol* 1997;50:223–230.
224. Terada K, Katamine S, Egushi K, et al. Prevalence of serum and salivary antibodies to HTLV-1 in Sjögren's syndrome. *Lancet* 1994;344: 1116–1119.
225. Haddad J, Deny P, Munz-Gotheil C, et al. Lymphocytic sialadenitis of Sjögren's syndrome associated with chronic hepatitis C virus liver disease. *Lancet* 1992;339:321–323.
226. Scofield RH, Harley JB. Autoantigenicity of Ro/SSA antigen is related to nucleocapsid protein of vesicular stomatitis virus. *Proc Natl Acad Sci U S A* 1991;88:3343–3347.
227. Haaheim LR, Halse A-K, Kvakestad R, et al. Serum antibodies from patients with primary Sjögren's syndrome and systemic lupus erythematosus recognize multiple epitopes on the La (Sjögren's syndrome-B) autoantigen resembling viral protein sequences. *Scand J Immunol* 1996;43:115–121.
228. Aragona P, Magazzu G, Macchia G, et al. Presence of antibodies against *Helicobacter pylori* and its heat-shock protein 60 in the serum of patients with Sjögren's syndrome. *J Rheumatol* 1999 26: 1306–1311.
229. De Vita S, Ferraccioli G, Avellini C, et al. Widespread clonal B-cell disorder in Sjögren's syndrome predisposing to *Helicobacter pylori*-related gastric lymphoma. *Gastroenterology* 1996;110:1969–1974.
230. Stott DI, Hiepe F, Hummel M, et al. Antigen-driven clonal proliferation of B cells within the target tissue of an autoimmune disease: the salivary glands of patients with Sjögren's syndrome. *J Clin Invest* 1998;102:938–946.
231. Kroneld U, Jonsson R, Carlsten H, et al. Expression of the mucosal lymphocyte integrin a^Eb_7 and its ligand E-cadherin in salivary glands of patients with Sjögren's syndrome. *Scand J Rheumatol* 1998;27: 215–218.
232. Jonsson R, Klareskog L, Bäckman K, et al. Expression of HLA-D locus (DP, DQ, DR) coded antigens, b_2-microglobulin, and the interleukin 2 receptor in Sjögren's syndrome. *Clin Immunol Immunopathol* 1987;45:235–243.
233. Sumida T, Yonaha F, Maeda T, et al. T-cell receptor repertoire of infiltrating T-cells in lips of Sjögren's syndrome patients. *J Clin Invest* 1992;89:681–685.
234. Manoussakis MN, Dimitriou ID, Kapsogeorgou EK, et al. Expression of B7 costimulatory molecules by salivary gland epithelial cells in patients with Sjögren's syndrome. *Arthritis Rheum* 1999;42:229–239.
235. Kapsogeorgou EK, Moutsopoulos HM, Manoussakis MN. Functional expression of a costimulatory B7.2 (CD86) protein on human salivary gland epithelial cells that interacts with the CD28 receptor, but has reduced binding to CTLA4. *J Immunol* 2001;166:3107–3113.
236. Halse A-K, Tengnér P, Wahren-Herlenius M, et al. Increased frequency of IL-6 and IL-10 secreting cells in peripheral blood from patients with primary Sjögren's syndrome. *Scand J Immunol* 1999;49: 533–538.
237. Dauphinee M, Tovar Z, Talal N. B cells expressing CD5 are increased in Sjögren's syndrome. *Arthritis Rheum* 1988;31:642–647.
238. Groom J, Kalled SL, Cutler AH, et al. Association of BAFF/BlyS overexpression and altered B cell differentiation with Sjögren's syndrome. *J Clin Invest* 2002;109:59–68.
239. Mariette X, Roux S, Zhang J, et al. The level of BlyS (BAFF) correlates with the titre of autoantibodies in Sjögren's syndrome. *Ann Rheum Dis* 2003;62:168–171.
240. Szodoray P, Jellestad S, Ohlsson M, et al. Attenuated apoptosis of B cell activating factor (BAFF) expressing cells in Sjögren's syndrome. *Lab Invest* 2003;83:357–365.
241. Halse A-K, Wahren M, Jonsson R. Peripheral blood in Sjögren's syndrome does not contain increased levels of T lymphocytes reactive with the recombinant Ro/SSA 52 kD and La/SSB 48 kD autoantigens. *Autoimmunity* 1996;23:25–34.
242. Amft N, Curnow S, Scheel-Toellner D, et al. Ectopic expression of the B cell-attracting chemokine BCA-1 (CXCL13) on endothelial cells and within lymphoid follicles contributes to the establishment of germinal center-like structures in Sjögren's syndrome. *Arthritis Rheum* 2001;44:2633–2641.
243. Xanthou G, Polihronis M, Tzioufas A, et al. "Lymphoid" chemokine messenger RNA expression by epithelial cells in the chronic inflammatory lesion of the salivary glands of Sjögren's syndrome patients: possible participation in lymphoid structure formation. *Arthritis Rheum* 2001;44:408–418.
244. Salomonsson S, Larsson P, Tengner P, et al. Expression of the B cell-attracting chemokine CXCL13 in the target organ and autoantibody production in ectopic lymphoid tissue in the chronic inflammatory disease Sjögren's syndrome. *Scand J Immunol* 2002;55:336–342.
245. Ogawa N, Ping L, Zhenjun L, et al. Involvement of the interferon-gamma-induced T cell-attracting chemokines, interferon-gamma-inducible 10-kd protein (CXCL10) and monokine induced by interferon-gamma (CXCL9), in the salivary glands of patients with Sjögren's syndrome. *Arthritis Rheum* 2002;46:2730–2741.
246. Salomonsson S, Jonsson MV, Skarstein K, et al. Cellular basis of ectopic germinal center formation and autoantibody production in the target organ of patients with Sjögren's syndrome. *Arthritis Rheum* 2003;48(11):3187–3201.
247. Kong L, Ogawa N, Nakabayashi T, et al. Fas and Fas ligand expression in the salivary glands of patients with primary Sjögren's syndrome. *Arthritis Rheum* 1997;40:87–97.
248. Ohlsson M, Skarstein K, Bolstad AI, et al. Fas-induced apoptosis is a rare event in Sjögren's syndrome. *Lab Invest* 2001;81: 95–105.
249. Ohlsson M, Szodoray P, Lako Loro L, et al. CD40, CD154, bax and bcl-2 expression in Sjögren's syndrome salivary glands: a putative

anti-apoptotic role during its effector phases. *Scand J Immunol* 2002;56: 561–571.
250. Bolstad AI, Eiken HG, Rosenlund B, et al. Increased salivary gland tissue expression of Fas, Fas ligand, cytotoxic T-lymphocyte antigen 4, and programmed cell death 1 protein in primary Sjögren's syndrome. *Arthritis Rheum* 2003;48:174–185.
251. Alpert S, Kang H-I, Weissan I, et al. Expression of granzyme A in salivary gland biopsies from patients with Sjögren's syndrome. *Arthritis Rheum* 1994;37:1046–1054.
252. McArthur C, Wang Y, Veno P, et al. Intracellular trafficking and surface expression of SS-A (Ro), SS-B (La), poly (ADP-ribose) polymerase and α-fodrin autoantigens during apoptosis in human salivary gland cells induced by tumour necrosis factor-α. *Arch Oral Biol* 2002;47:443–448.
253. Humphreys-Beher MG, Brayer J, Yamachika S, et al. An alternative perspective to the immune response in autoimmune exocrinopathy: induction of functional quiescence rather than destructive autoaggression. *Scand J Immunol* 1999;49:7–10.
254. Steinfeld S, Cogan E, King LS, et al. Abnormal distribution of aquaporin-5 water channel protein in salivary glands from Sjögren's syndrome patients. *Lab Invest* 2001;81:143–148.
255. Tsubota K, Hirai S, King LS, et al. Defective cellular trafficking of lacrimal gland aquaporin-5 in Sjögren's syndrome. *Lancet* 2001;357: 688–689.
256. Beroukas D, Hiscock J, Jonsson R, et al. Subcellular distribution of aquaporin 5 in salivary glands in primary Sjögren's syndrome. *Lancet* 2001;358:1875–1876.
257. Beroukas D, Hiscock J, Gannon J, et al. Selective down regulation of aquaporin-1 in salivary glands in primary Sjögren's syndrome. *Lab Invest* 2002;82:1547–1552.
258. Törnwall J, Konttinen YT, Tuominen RK, et al. Protein kinase C expression in salivary gland acinar epithelial cells in Sjögren's syndrome. *Lancet* 1997;349;1814–1815.
259. Dawson LJ, Field EA, Harmer AR, et al. Acetylcholine-evoked calcium mobilisation and ion channel activation in human labial gland acinar cells from patients with primary Sjögren's syndrome. *Clin Exp Immunol* 2001;124:480–485.
260. Jonsson R, Skarstein K. Experimental models of Sjögren's syndrome. In: Theofilopoulos B, ed. *The molecular pathology of autoimmune diseases*, 2nd ed. New York: Taylor & Francis, 2002:437–452.
261. Wahren M, Skarstein K, Blange I, et al. MRL/lpr mice produce anti-Ro 52kD antibodies: detection, analysis of specificity and site of production. *Immunology* 1994;83:9–15.
262. St. Clair EW, Kenan D, Burch JA, et al. Anti-La antibody production by MRL-lpr/lpr mice: analysis of fine specificity. *J Immunol* 1991; 146:1885–1892.
263. Scofield RH, Asfa S, Obeso D, et al. Immunization with short peptides from the Ro 60kD antigen recapitulates the serological and pathological findings as well as the salivary gland dysfunction of Sjögren's syndrome. *J Immunol* in press.
264. Fleck M, Kern ER, Zhou T, et al. Murine cytomegalovirus induces a Sjögren's syndrome-like disease in C57Bl/6-lpr/lpr mice. *Arthritis Rheum* 1998;41:2175–2184.
265. Saito I, Haruta K, Shimuta M, et al. Fas ligand-mediated exocrinopathy resembling Sjögren's syndrome in mice transgenic for IL-10. *J Immunol* 1999;162:2488–2494.
266. Robinson CP, Yamachika S, Bounous DI, et al. A novel NOD-derived murine model for primary Sjögren's syndrome. *Arthritis Rheum* 1998; 41:150–156.
267. Johansson ÅCM, Nakken B, Sundler M, et al. Genetic control of sialadenitis versus arthritis in a NOD.QxB10.Q F2 cross. *Eur J Immunol* 2002;32:243—250.
268. Brayer J, Lowry J, Cha S, et al. Alleles from chromosomes 1 and 3 of NOD mice combine to influence Sjögren's syndrome-like autoimmune exocrinopathy. *J Rheumatol* 2000;27:1896–1904.
269. Cha S, Nagashima H, Brown VB, et al. Two NOD Idd-associated intervals contribute synergistically to the development of autoimmune exocrinopathy (Sjögren's syndrome) on a healthy murine background. *Arthritis Rheum* 2002;46:1390–1398.
270. Boulard O, Fluteau G, Eloy L, et al. Genetic analysis of autoimmune sialadenitis in nonobese diabetic mice: a major susceptibility region on chromosome 1. *J Immunol* 2002;168:4192–4201.
271. Anaya JM, McGuff S, Banks PM, et al. Clinicopathological factors relating malignant lymphoma with Sjögren's syndrome. *Semin Arthritis Rheum* 1996;25:337–346.
272. Hyjek E, Smith WJ, Isaacson PG. Primary B-cell lymphoma of salivary glands and its relationship to myoepithelial sialadenitis. *Hum Pathol* 1988;19:766–776.
273. Jordan R, Diss TC, Lench NJ, et al. Immunoglobulin gene rearrangements in lymphoplasmacyctic infiltrates of labial salivary glands in Sjögren's syndrome: a possible predictor of lymphoma development. *Oral Surg Oral Med Oral Pathol* 1995;79:723–729.
274. Diss TC, Wotherspoon AD, Speight PM, et al. B-cell monoclonality, Epstein Barr virus and t(14;18) translocations in myoepithelial sialadenitis and low grade MALT lymphoma of the parotid gland. *Am J Surg Pathol* 1995;19:531–536.
275. Martin T, Weber J-C, Levallois, et al. Salivary gland lymphomas in patients with Sjögren's syndrome may frequently develop from rheumatoid factor B cells. *Arthritis Rheum* 2000;43:908–916.
276. Harris NL. Lymphoid proliferations of the salivary glands. *Am J Clin Pathol* 1999;111[Suppl 1]:S94–S103.
277. Quintana PG, Kapadia SB, Bahler SW, et al. Salivary gland lymphoid infiltrates associated with lymphoepithelial lesions: a clinicopathologic, immunophenotypic, and genotypic study. *Hum Pathol* 1997;28:850–861.
278. His ED, Siddique J, Schnitzer B, et al. Analysis of immunoglobulin heavy chain gene arrangement in myoepithelial sialadenitis by polymerase chain reaction. *Am J Clin Pathol* 1996;106:498–503.
279. Sutcliffe N, Inanc M, Speight PM, et al. Predictors of lymphoma development in primary Sjögren's syndrome. *Semin Arthritis Rheum* 1998;28:80–87.
280. Bunim JJ, Talal N. Development of malignant lymphoma in the course of Sjögren's syndrome. *Trans Assoc Am Physicians* 1963;76: 45–56.
281. Kassan SS, Thomas TL, Moutsopoulos HM, et al. Increased risk of lymphoma in sicca syndrome. *Ann Intern Med* 1978;89:888–892.
282. Isaacson PG, Spencer J. Malignant lymphoma of mucosa-associated lymphoid tissue. *Histopathology* 1987;11:445–462.
283. Isaacson PG. Lymphomas of mucosa in associated lymphoid tissue (MALT). *Histopathology* 1990;16:617–619.
284. Ioannidis JPA, Vessilion VA, Mountsopoulos HM. Long term risk of mortality and lymphoproliferative disease and predictive classification of primary Sjögren's syndrome. *Arthritis Rheum* 2002;46: 741–747.
285. Jensen JL, Uhlig T, Kvien TK, et al. Characteristics of rheumatoid arthritis patients with self-reported sicca symptoms: evaluation of medical, salivary and oral parameters. *Oral Dis* 1997;3: 254–261.
286. Uhlig T, Kvien TK, Jensen JL, et al. Sicca symptoms, saliva and tear production, and disease variables in 636 patients with rheumatoid arthritis. *Ann Rheum Dis* 1999;58:1–8.
287. Andonopoulcs AP, Drosos AA, Skopouli FN, et al. Sjögren's syndrome in rheumatoid arthritis and progressive systemic sclerosis: a comparative study. *Clin Exp Rheumatol* 1989;7:203–205.
288. Ericson S, Sundmark E. Studies on the sicca syndrome in patients with rheumatoid arthritis. *Acta Rheumatol Scand* 1970;16:60–80.
289. Castro EM, Marques AO, Llorach MB, et al. Rheumatoid arthritis and Sjögren's syndrome, with special reference to the duration of rheumatoid arthritis. *Med Clin (Barc)* 1990;94:655–659.
290. Coll J, Rives A, Grino MC, et al. Prevalence of Sjögren's syndrome in autoimmune diseases. *Ann Rheum Dis* 1987;46:286–289.
291. Cervera R, Munther MA, Font J, et al. Systemic lupus erythematosus: clinical and immunologic patterns of disease expression in a cohort of 1000 patients. *Medicine* 1993;72:113–123.
292. Oxholm P, Prause JU, Schio/dt M. Rational drug therapy recommendations for the treatment of patients with Sjögren's syndrome. *Drugs* 1998;56:345–353.
293. Kriegbaum NJ, von Linstow M, Oxholm P, et al. Keratoconjunctivitis sicca in patients with primary Sjögren's syndrome: a longitudinal study of ocular parameters. *Acta Ophthalmol* 1988;66:481–484.
294. Foster HE, Gilroy JJ, Kelly CA, et al. Treatment of sicca features in Sjögren's syndrome: a clinical review. *Br J Rheumatol* 1994;33: 278–282.
295. Fox RI. Treatment of the patient with Sjögren's syndrome. *Rheum Dis Clin North Am* 1992;18:699–709.
296. Blom M, Dawidson I, Angmar-Mansson B. The effect of acupuncture on salivary flow rates in patients with xerostomia. *Oral Surg Oral Med Oral Pathol* 1992;73;293–298.

297. Frost-Larsen K, Isager H, Manthorpe R. Sjögren's syndrome treated with bromhexine: a randomised clinical study. *Br Med J* 1978;i: 1579–1581.
298. Prause JU, Frost-Larsen K, Ho/j L, et al. Lacrimal and salivary secretion in Sjögren's syndrome: the effect of systemic treatment with bromhexine. *Acta Ophthalmol* 1984;62:489–497.
299. Papas A, Chamey M, Golden H, et al. The effectiveness of oral pilocarpine HCL tablets for the treatment of dry mouth symptoms associated with Sjögren's syndrome. *Arthritis Rheum* 1997;40[Suppl S202]:1026.
300. Nusair S, Rubinow A. The use of oral pilocarpine in xerostomia and Sjögren's syndrome. *Semin Arthritis Rheum* 1999;6:360–367.
301. Fox PC, Van der Ven PF, Baum BJ, et al. Pilocarpine for the treatment of xerostomia associated with salivary gland dysfunction. *Oral Surg* 1986:61:243–248.
302. Shiozawa S, Morimoto I, Tanaka Y, et al. A preliminary study on interferon-alpha treatment for xerostomia of Sjögren's syndrome. *Br J Rheumatol* 1993;32:52–54.
303. Fox RI. Use of cevimeline, a muscarinic M1 and M3 agonist, in the treatment of Sjögren's syndrome. *Adv Exp Med Biol* 2002;506: 1107–1116.
304. Panayi GS, Neill WA, Duthie JJ, et al. Action of chloroquin phosphate in rheumatoid arthritis. I. Immunosuppressive effect. *Ann Rheum Dis* 1973;32:316–318.
305. Kruize AA, Hené RJ, Kallenberg CGM, et al. Hydroxychloroquine treatment for primary Sjögren's syndrome: a two year double blind crossover trial. *Ann Rheum Dis* 1993;52:360–364.
306. Fox RI, Guarrasi V, Krubel S. Treatment of primary Sjögren's syndrome with hydroxychloroquine: a retrospective, open-label study. *Lupus* 1996;5[Suppl 1]:S31–S36.
307. Tabbara KF, Frayha RA. Alternate-day steroid therapy for patients with primary Sjögren's syndrome. *Ann Ophthalmol* 1983;15:358–361.
308. Fox PC, Datiles M, Atkinson JC, et al. Prednisone and piroxicam for treatment of primary Sjögren's syndrome. *Clin Exp Rheumatol* 1993; 11:149–156.
309. Drosos AA, Skopouli FN, Costopoulos JS, et al. Cyclosporin A in primary Sjögren's syndrome: a double blind study. *Ann Rheum Dis* 1986;45:732–735.
310. Drosos AA, Van Vliet-dascalopoulou E, Andonopoulos AP, et al. Nandrolone decanoate in primary Sjögren's syndrome: a double blind pilot study. *Clin Exp Rheumatol* 1988;6:53–57.
311. Skopouli FN, Jagiello P, Tsifetaki N, et al. Methotrexate in primary Sjögren's syndrome. *Clin Exp Rheumatol* 1996;14:555–558.
312. Steinfeld SD, Demols P, Salmon I, et al. Infliximab in patients with primary Sjögren's syndrome: a pilot study. *Arthritis Rheum* 2001;44: 2371–2375.
312a. Steinfeld SD, Demols P, Salmon I, et al. Infliximab in patients with primary Sjögren's syndrome: a pilot study. *Arthritis Rheum* 2001;44: 2371–2375.
312b. Mariette X, Rauaud P, Steinfeld S, et al. Inefficiency of infliximab in primary Sjögren's Syndrome: results of the randomized, controlled trial of remicade in primary Sjögren's Syndrome (TRIPSS) *Arthritis Rheum* 2004;50:1270–1276.
313. Skopouli FN, Dafni U, Ioannidis JP, et al. Clinical evolution, and morbidity and mortality of primary Sjögren's syndrome. *Semin Arthritis Rheum* 2000;29:296–304.
314. Moutsopoulos HM, Webber BI, Vlagopoulos TP, et al. Differences in the clinical manifestations of sicca syndrome and absence of rheumatoid arthritis. *Am J Med* 1979;66:733–736.
315. Pavlidis NA, Karsh J, Moutsopoulos HM. The clinical picture of primary Sjögren's syndrome: a retrospective study. *J Rheumatol* 1982; 9:685–690.
316. Fox RI, Howell FV, Bone RC, et al. Primary Sjögren's syndrome: clinical and immunopathological features. *Semin Arthritis Rheum* 1984;14:77–105.
317. Markusse HM, Oudkerk M, Vroom ThM, et al. Primary Sjögren's syndrome: clinical spectrum and mode of presentation based on analysis of 50 patients selected from a department of rheumatology. *Neth J Med* 1992;40:125–134.
318. Patiente D, Anaya JM, Combe B, et al. Non-Hodgkin's lymphoma associated with primary Sjögren's syndrome. *Eur J Med* 1992;1: 337–342.
319. Tishler M, Aharon A, Ehrenfeld M, et al. Sjögren's syndrome in Israel: primary versus secondary disease. *Clin Rheumatol* 1994;13:438–441.
320. Kruize AA, Henà RJ, van der Heide A, et al. Long-term followup of patients with Sjögren's syndrome. *Arthritis Rheum* 1996;39:297–303.
321. Asmussen K, Andersen V, Bendixen G, et al. Plasma immunoglobulin G predicts the long term course of primary Sjögren's syndrome. In: Homma M, Sugai S, Tojo T, Miyasaka N, Akizuki M, eds. *Sjögren's syndrome:* state of the art. Amsterdam: Kugler Publications, 1994:361–363.
322. Pease CT, Charles PJ, Shattles W, et al. Serological and immunogenetic markers of extraglandular primary Sjögren's syndrome. *Br J Rheumatol* 1993;32:574–577.
323. Martens PB, Pillemer SR, Jacobsson LTH, et al. Survivorship in a population based cohort of patients with Sjögren's syndrome, 1976–1992. *J Rheumatol* 1999;26:1296–1300.

第79章

风湿热及其他链球菌属相关的风湿性疾病

Thomas G. Mason II, Trent H. Smith

随着临床医学的进步，对于风湿热(Rheumatic fever,RF)的认识也在逐步加深。从早先的细菌学水平到后来的分子水平,加之超级抗原概念的提出,使我们对风湿热发病机理有了更进一步的认识。通过对军队新兵和发展中国家儿童的观察研究发现，风湿热的治疗和预防措施已逐步完善。过去曾一度认为该病已经消失了,但是目前看来不仅已经再度出现而且多发。风湿热是一种可发生潜在严重后果的链球菌感染后疾病,可以作为自身免疫性疾病研究的典型。

一、风湿热的临床表现

只有在有明确的特异性临床标准的前提下风湿热诊断才能确立。风湿热的确诊应用修订后的 Jones 诊断标准[1](表 79.1)。根据这个标准(主要标准和次要标准),如具有两项主要标准,或一项主要标准加两项次要标准，并有前期 A 组 β-溶血性链球菌（group A β-hemolytic streptococci,GAS）所致的上呼吸道感染,即可诊断为风湿热。

表79.1　诊断风湿热的主要和次要标准

主要标准	次要标准
心脏炎	曾患风湿热
多关节炎	关节痛
小舞蹈病	发热
边缘性红斑	P-R 间期延长
皮下结节	血沉或 C-反应蛋白升高

美国心脏病协会(AHA)的风湿热、心内膜炎和川崎病委员会周期性对 Jones 诊断标准进行修订。2002 年该委员会发表 Jones 标准研讨会会议纪要，决定不对目前关于急性风湿热(acute rheumatic fever,ARF)的 Jones 诊断标准进行修改[2]。

(一)历史回顾

Cheadle 比较了成人与儿童风湿病的临床表现后，于 1889 年首先对风湿热作了临床描述[3]。他报道的系列“风湿症”临床表现有心内膜炎、心包炎、胸膜炎、扁桃体炎、渗出性红斑、舞蹈病、皮下结节和关节炎,并描述了 10 名儿童患者的各自临床表现。这些疾病特征和多年后 Jones 诊断标准中的描述惊人的相似。Cheadle 进一步指出这些临床表现可以在病程的不同阶段出现,同时说明了各种临床表现出现的频率不同[3]:皮下结节在儿童期常见且有意义，但随着青春期的到来会逐渐消失;舞蹈病在儿童风湿病(风湿热)也较为常见,到成人后也会消失；心内膜炎和心包炎除常见于成年人外,更常见于儿童,出现频率随年龄增加而降低;与上述情况相反，随年龄增加关节症状成为疾病典型的突出表现。

1951 年,Bland 和 Jones 发表了前抗生素时代最大样本的风湿热患者研究报告[4],在其纳入的 1 000 例患者中,确诊的平均年龄为 8 岁。几乎 2/3 的患者有心脏炎,1/2 的患者有舞蹈病,40%的患者有关节炎,大约 9%有结节,7%有典型皮疹。30%患者在随访的 20 年相继死亡,主要死因为心脏病。急性风湿热诊断标准(即后来著名的 Jones 标准)于 1944 年公布[5]。

(二)复燃

1985年Bisno报道了风湿热发病率的上升与下降[6],他的文章发表在纪念Wannamaker等学者[7]提出青霉素治疗链球菌咽炎可以预防风湿热的35周年之际。然而,Bisno的文章发表不久,全美多个中心都报道了急性风湿热的暴发[8-17](详见表79.2)。

(三)成人风湿热

尽管典型风湿热的早期描述大多数见于儿童,但其绝不仅仅是儿科疾病。1959年Friedberg认为"如果以继发心脏瓣膜病为标准来诊断风湿热,那么在25岁以上的成年人中风湿热很少见"[18]。基于这一认识,他将满足风湿热诊断标准但无明显心脏瓣膜病的患者诊断为链球菌感染后关节炎。有关成人风湿热的一系列报道见表79.3[19-23]。

和儿童相比,成人关节炎的发生率非常高(几乎为100%),而且几乎没有边缘性红斑、结节或者舞蹈病。和Cheadle[3]的观察结果一致,成人风湿热患者出现心脏炎的概率远低于儿童。

表79.2 1986~1991年美国有关急性风湿热的部分报道

					伴发各临床表现的病例数(%)					
参考文献	地区	病例数	观察时间	年龄(岁)	心脏炎	关节炎	舞蹈病	皮下结节	边缘红斑(EM)	其他
Veasy 等 1987[8]	犹他州	74	>18个月	3~17	53(72)	34(46)	23(31)	6(8)	2	年发病率较第一年增加8倍
Congeni 等 1987[9]	俄亥俄州	23	>1年	3~16	7(30)	18(78)	2(9)	0	3(13)	大多数病例来自中产阶级
Hosier 等 1987[10]	俄亥俄州	40	>27个月	3~16	20(50)	26(65)	7(18)	1	5(13)	5例(13%)患充血性心力衰竭(CHF),1例死亡
Chun 等 1987[11]	夏威夷	98	>4年	4~18	33(34)	73(74)	10(11)	2	2	萨摩亚人对风湿热和心脏炎有极高相对危险度
Wald 等 1987[12]	宾夕法尼亚州	17	>18个月	6~13	10(59)	8(47)	5(29)	N/A	N/A	主要标准发生率与20世纪60年代和70年代的相似
Sampson 等 1988[13]	密苏里州,林纳伍德堡	14	>1年	年龄未报道	8(57)	12(86)	0	1	1	14例中有13例在5个月内发病
Eckerd 和 McJunkin 1989[14]	西弗吉尼亚	15	>6年	4~48	11(73)	15(100)	0	1	2(13)	3例(20%)发生充血性心力衰竭
Wallace 等 1989[15]	圣地亚哥海军基地	10	>8个月	19~31	3(30)	10(100)	0	1	0	全部病例均发生在一次链球菌导致的上呼吸道感染(URI)暴发期间
Westlake 等 1990[16]	田纳西州	26	>18个月	4~14	19(73)	15(58)	8(31)	0	1	城市人口
Mason等 1991[17]	西弗吉尼亚	23	>9年	4~49	11(48)	19(83)	3(13)	1	2	10例早期风湿热(RF)患者中8例未以青霉素(PCN)预防

N/A:未获得数据。

表79.3　成人风湿热的部分报道

参考文献	病例数	年龄(岁)	伴发临床表现的病例数(%)					其他
			心脏炎	关节炎	舞蹈病	结节	边缘红斑(EM)	
Adatto等 1965[19]	35 (2例死亡)	23~68	8 (23) 4例心包炎	34(97)	0	0	0	半数以上心脏炎患者没有心脏炎史
Gordis等 1969[20]	41	21~53	8 (20)	N/A	N/A	N/A	N/A	早期风湿热患者(12例)均未以抗生素预防
Bamert等 1975[21]	53	中位年龄 24岁	8(15)	53(100)	0	0	2	8例心脏炎患者中6 例有短暂临床表现
McDanald等 1978[22]	6	18~25	2(33) 1 例无早期风湿热	6(100)	0	0	0	滑液白细胞(WBC)计数为 3 100~55 000
Ben-Dov和 Berry1980[23]	23	45~78	8(35) 5 例无早期风湿热	18(78)	0	0	0	9 例初发风湿热(RP)的平均年龄为 56 岁

N/A:未获得数据。

(四)主要标准

1.关节炎

急性风湿热患者受累关节分布呈游走性并可累加,如未加处理,疼痛通常持续 1~2 周。虽然小关节和上肢关节也可受累,但是下肢关节、大关节受累更常见。

风湿热导致的关节炎主要症状为关节疼痛，通常也存在关节发热及肿胀。关节疼痛的程度似乎超过了查体所见,关节液一般呈无菌性炎症表现。风湿热关节病不伴关节腔狭窄或侵蚀,无关节结构破坏。典型患者应用非类固醇抗炎药物效果良好。关节炎的发生率随急性风湿热发病年龄的增加而增加。

2.心脏炎

急性风湿热可以侵害心脏瓣膜、心包和心肌。心脏炎的临床表现包括胸膜炎性胸痛、充血性心力衰竭的症状或者根本没有任何症状。体格检查可发现心包摩擦音、新发的或不断变化的心脏杂音、或者与充血性心力衰竭相一致的体征。风湿热心脏炎胸部 X 线检查通常表现为心脏扩大。急性风湿热心脏杂音一般为反流性杂音或收缩期喷射性杂音。心电图异常包括不同程度的心脏传导阻滞。

急性风湿热最具威胁性的临床综合征是充血性心力衰竭,除治疗炎性过程造成的心功能降低外还应积极治疗心衰。治疗可能使用大剂量糖皮质激素(见后),必要时可给一些严重心脏传导阻滞的患者安装起搏器。

根据 Bland 和 Jones 的报道[4],大约 2/3 的患者存在心脏炎。30%患者在研究期间死亡,主要死因为心脏病。目前存在心脏扩大和充血性心力衰竭的患者很可能在未来 10 年内死亡，大约 16%患者的心脏病症状可能消失。犹他州一项关于风湿热暴发的研究使用一些敏感指标来判断心脏是否受累，结果发现急性发病期大约 90%的患者存在心脏炎[8]。一般说来,在急性风湿热的儿童中,心脏炎更常见。

急性风湿热心脏炎时二尖瓣最易受累[24]。Vasan 等对 108 例急性风湿热患者研究后发现,在 35 位初次发病即患有心脏炎的患者中,33 位在确诊时就有二尖瓣反流性杂音[24]。108 例患者中 28 例始终无心脏炎表现。图 79.1 显示了一位风湿热患者的二尖瓣狭窄,瓣膜(图 A)叶瓣和尖端增厚钙化,腱索也较正常瓣膜的显著增厚(图 B)。

风湿热初次发病是否存在心脏炎将直接影响 10 年后风湿性心脏病的患病率。在一项为期 10 年的纵向调查中，从美国和英国纳入 497 例患急性风湿热的儿童，在风湿热初次发病无心脏炎的患者中,94%在 10 年后依然没有发生心脏炎[25]。

随着当前影像技术敏感性的提高，特别是超声多普勒的使用,在无阳性体征的患者,超声心动图的阳性发现是否应作为确诊风湿热的主要标准引发了广泛的争论。人们发现,所谓非活动性心瓣膜炎可能与早期临床表现明显的心瓣膜病有关。风湿热、心内膜炎、川崎

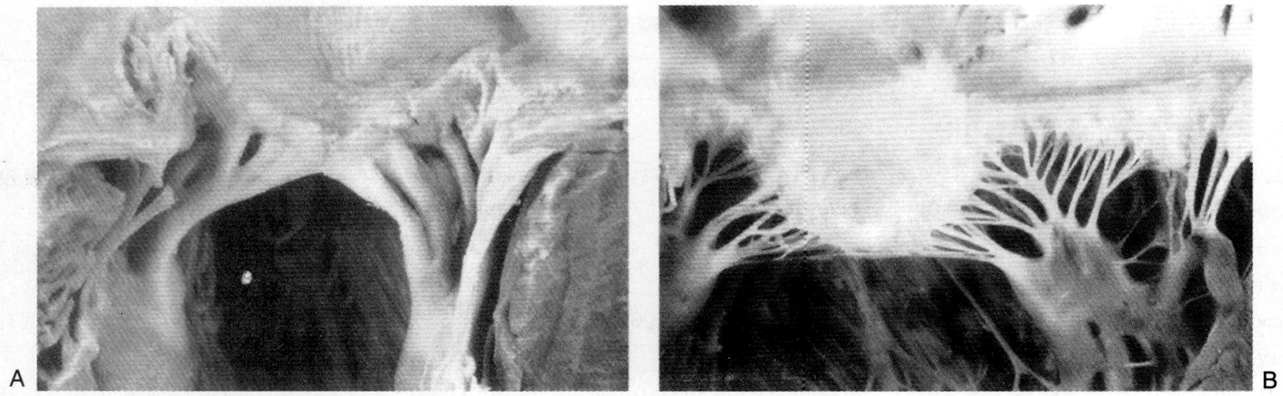

图79.1 (A)风湿热患者狭窄的二尖瓣(心房面观);与正常二尖瓣(B)相比,可见叶瓣增厚钙化,腱索增厚。(Courtesy of W.D.Edwards, M.D., Mayo Clinic.)

病委员会1993年得出结论认为:目前不支持将无听诊发现而仅有超声心动图(包括多普勒)发现的瓣膜性反流作为急性风湿热心瓣膜炎的唯一标准[1]。2002年的Jones标准研讨会再次重申了上述观点,即:目前多普勒超声心动图阳性发现不应该被纳入急性风湿热诊断指南中作为主要或次要标准[2]。

3.舞蹈病

舞蹈病最早记载见于1684年。小舞蹈病(Sydenham chorea,SC),也叫St.Vitus'dance,是另一个诊断风湿热的主要标准[26]。Osler定义小舞蹈病为:一种儿童急性疾病,成人罕见,以无规律动作和不同程度的精神病学障碍为特征,经常伴有关节炎和心内膜炎[27]。他还指出,舞蹈病患者可能有心内膜炎而无相应的心脏杂音,但在将来可能发生心脏疾病。

小舞蹈病以突然的、无目的的、无节律性的运动为特征,有时伴有情绪不稳定。这些运动通常是单侧的,受累的典型部位为面部和四肢,特别是上肢[28]。舞蹈病样运动经常见于病程后期。

Aron等[29]回顾分析了1929~1941年被诊断为小舞蹈病的50位住院患者后发现,小舞蹈病的病程平均为4个月,70%患者出现复发。在随访的29年期间,1/3的小舞蹈病患者发生心脏病(其中2/3无症状)。

既往文献[4]表明,几乎一半的急性风湿热患者在确诊时患有舞蹈病。新近的观察发现成人风湿热患者舞蹈病发生率通常较低(表79.2和表79.3)。这种情况与儿童患者不同:1987年Veasy等报道30%急性风湿热的患者可发生舞蹈病[8]。此外在巴西,10年中每年以舞蹈病就诊的风湿热患者的百分比为7%~60%,以舞蹈病就诊的人数占总数的1/3[30]。在11名患有舞蹈病的儿童中,发现82%有心理障碍,特别是强迫症[31]。

4.边缘性红斑

边缘性红斑是急性风湿热的主要诊断标准,为粉红色、易消散、非瘙痒性皮疹,多见于躯干。在环形红斑,皮损边缘形成一个环形,典型皮疹可以迅速消散,有时经热水淋浴或沐浴可能加重。边缘性红斑通常出现在急性风湿热病程的早期。图79.2显示一例典型边缘性红斑(42岁护士),经检查无心脏炎表现。

5.皮下小结

皮下小结是急性风湿热的另一主要诊断标准。这些坚硬的无痛性结节通常位于伸侧面。结节的大小不等,但直径通常不会超过1~2cm。它们常比其他关节病如类风湿性关节炎的皮下小结易于消散,多见于鹰嘴区。典型皮下小结出现在风湿热病程早期。

(五)次要标准

诊断急性风湿热的次要标准由几项临床表现和实验室检查组成,临床表现包括风湿热或风湿性心脏病(RHD)的既往史、发热和关节痛,实验室检查结果包括急性期反应物如血沉或C反应蛋白的升高。心电图P-R间期延长是其另一次要标准。两项次要标准加一项主要标准,并具备前期链球菌感染导致的上呼吸道感染即可诊断急性风湿热。

(六)前期链球菌感染证据

突然的咽喉痛、吞咽痛、发热、扁桃体充血渗出、前

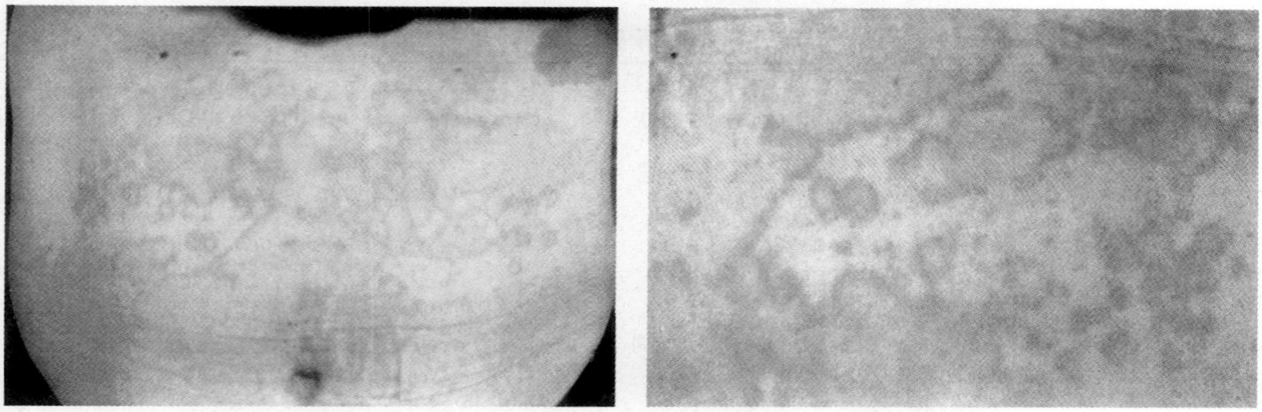

图79.2　(A)发生于成年风湿热患者的边缘性红斑。(B)皮疹近观。(Courtesy of P.Witman,M.D.,Mayo Clinic.)(见彩图)

侧颈淋巴结炎都是 A 组 β-溶血性链球菌上呼吸道感染的特征性表现[32]。在 A 组 β-溶血性链球菌上呼吸道感染流行期间,未经治疗的急性链球菌性咽炎有3%可能发生急性风湿热,而在地方性传染期间,继发急性风湿热的比率可能明显降低[33]。

咽拭子培养和链球菌抗体滴度测定是确诊 A 组 β-溶血性链球菌上呼吸道感染的重要手段。常用的链球菌抗体实验包括抗链球菌溶血素 O(antistreptolysin O,ASO)和抗脱氧核糖核酸酶 B(anti-DNAse B)滴度的测定。A 组 β-溶血性链球菌上呼吸道感染后二者血清水平升高可能持续数周,但是 ASO 比抗脱氧核糖核酸酶 B 下降更加迅速[34]。因为咽拭子培养结果不能鉴别 A 组 β-溶血性链球菌和驻留菌所致的急性感染,因此抗链球菌抗体滴度更有助于 A 组 β-溶血性链球菌引起的上呼吸道感染的判定。

证实风湿热发病前存在 A 组 β-溶血性链球菌上呼吸道感染通常需要经血清学测定抗链球菌抗体滴度升高,这是因为一些患者不能回忆起曾有咽痛史,而且在诊断急性风湿热时咽拭子培养已经不能检测出 A 组 β-溶血性链球菌[35]。在急性风湿热发病的前 2 个月内,约 20%患者血清中 ASO 水平偏低或者正常[35],这是因为在 A 组 β-溶血性链球菌上呼吸道感染数月后可能发生小舞蹈病,在存在舞蹈病的情况下,抗链球菌抗体滴度可能不会升高。

(七)其他的链球菌感染后综合征

1.链球菌感染后反应性关节炎

Friedberg[18]于 1959 年开始用链球菌感染后关节炎这一名词来定义 A 组链球菌感染后伴有发热的非致畸性多关节炎(多见于年轻人),患者通常不伴有心脏炎。在这些患者中,风湿热典型的心脏瓣膜病十分罕见。

链球菌感染后反应性关节炎(PSRA)的特征是链球菌引起的上呼吸道感染后关节炎症状突出而无心脏炎表现,亦不具备急性风湿热诊断的其他主要标准。其关节炎表现通常比典型急性风湿热病例出现得早,对非类固醇抗炎药不敏感。

虽然 PSRA 是一种反应性关节病,但是与肠道细菌性病原体感染所致其他类型的反应性关节炎相同,其与 HLA-B27 基因型无关[36]。然而已证实链球菌感染后反应性关节炎与 DRB1*01 具有相关性(优势比为 2.7)[36]。Goldsmith 和 Long 最早报道一组患有链球菌感染后反应性关节炎的儿童[37],其他一些链球菌感染后反应性关节炎的报道[37-42]见表 79.4。

链球菌感染后反应性关节炎患者主要应用非类固醇抗炎药治疗。预防性使用抗生素是一个更值得关注的问题。现已证实,初期无心脏炎而仅有游走性关节炎的"猩红热性关节炎"患儿,大约一半左右最终出现明显的瓣膜损害[43]。曾有一项研究显示,在 1939~1956 年被诊断为猩红热和关节炎的 18 名患儿中,仅有 8 例(44%)在随访中没有发现心脏瓣膜疾病的临床证据。基于这一结果,患有链球菌感染后反应性关节炎并符合修订后 Jones 风湿热标准的患者,应该像风湿热患者那样接受预防性抗生素治疗。最初不满足风湿热诊断标准的链球菌感染后反应性关节炎患者,其后也有可能发展为心脏炎[44]。当前,建议对于链球菌感染后反应性关节炎患者应像风湿热患者那样应用抗生素预防治疗(见后)1 年,如果没有进展为心脏炎,则预防性抗生素可以停止使用[45]。但如果心脏炎确已发生,则要视为患有风湿热,并给予相应的处理措施。

表79.4　链球菌感染后反应性关节炎病例

参考文献	病例数	年龄	关节炎持续时间	抗链球菌抗体	随访时间	心脏炎
Goldsmith和long 1982[37]	12	3~11岁	10~28天	全部患者ASO或DNAseB(+)		1例伴心包积液
DeCunto等 1988[38]	12	4~17岁		全部患者ASO或咽拭子培养(+)	6~42个月	1例18个月后发展为心脏炎
Arnold和Tyndall 1989[39]	5	3~31岁	5~30天	全部患者ASO或DNAseB(+)	2~12个月	1例滑液白细胞为38 000
Moon等 1995[40]	4	5~12岁	2天~2周	全部患者ASO及咽拭子培养(+)	24~46个月	无1例发展为心脏炎，但2例以抗生素预防时关节症状复发
Gutierrez-Uran等 1995[41]	6	28~66岁	2~6个月	全部患咽喉炎及ASO(+)	?	未见心脏炎，初始血沉（ESR）为70~125
Aviles等 2000[42]	6	25~66岁	1~8个月	全部患者ASO或DNAseB(+)	3~18个月	未见心脏炎

ASO：抗链球菌溶血素O；DNAse B：脱氧核糖核酸酶B。

2. 儿科链球菌相关自身免疫性神经精神性疾病

类似于链球菌感染后反应性关节炎的概念，1998年Swedo等人报道了一种被称为儿科链球菌相关自身免疫性神经精神性疾病(PANDAS)的综合征[46]。有强制性障碍或抽动障碍的青春期前儿童(3岁以上)在有A组β-溶血性链球菌感染症状同时其神经精神疾病恶化。A组β-溶血性链球菌感染伴神经精神疾病表现者28%有咽炎症状，但咽拭子培养结果却为阴性。强调这些患儿不符合急性风湿热诊断标准是很重要的。与急性风湿热相关的B细胞同种抗原——D8/17[47]，在27名PANDAS患儿中的检出率为85%[48]。目前还不清楚PANDAS是否是类似于舞蹈病的另外一种链球菌感染后神经性疾病。

二、风湿热病理学特征

风湿热本质为链球菌感染后综合征。风湿性心脏病的主要病理特征是Aschoff小体。Wagner研究了从尸检和二尖瓣手术获得的87例左心耳标本后，认为Aschoff小体内的细胞是一组织细胞系，其代表一个真性肉芽肿[49]。

风湿热致病特点可以归纳为宿主相关或链球菌相关。早在20世纪40年代，就根据溶血性链球菌细胞壁碳水化合物对其进行了分类[50]。A组链球菌具有致病因子(经鉴定为M蛋白)，使其更具有抗吞噬能力[51]。在美国暴发的急性风湿热多由M型(1、3、5、6、18、19和24)所致[52]，这些类型由于可导致风湿热而被认定为A组β-溶血性链球菌的致病菌株。细菌膜脂酸与M蛋白合为一体，并与宿主黏膜细胞纤维结合蛋白结合，增强了与口或咽部黏膜细胞的黏附能力，从而使这些风湿病致病菌株的毒力得到增强[53]。最近研究证实，A组β-溶血性链球菌表达一种白细胞β_2整合素同源蛋白，它与菌株的临床致病毒力以及抗调理吞噬作用有关[54]。

急性风湿热发生于上呼吸道A组β-溶血性链球菌感染后。许多观察均指出，抗体交叉反应或抗原的分子模拟是风湿热发生心脏损害的重要机制。A组β-溶血性链球菌细胞壁提取物免疫家兔可以使之产生抗体，该抗体可以与风湿性心脏炎患者死后的心脏组织发生反应[55]。A组β-溶血性链球菌细胞壁提取物可以阻断从舞蹈病患者血清中提取的抗神经元抗体的结合活性[56]。M蛋白抗原决定簇特异性抗体可以与心脏、关节以及神经组织发生交叉反应[57]。风湿性二尖瓣关闭不全患者血清中A组β-溶血性链球菌糖类的抗体滴度高于二尖瓣脱垂或先天性心脏病患者[58]。A组β-溶血性链球菌细胞壁糖类成分包含N-乙酰葡糖胺，后者也见于瓣膜组织。N-乙酰葡糖胺抗体在有风湿热和心脏病的患者中比无心脏炎患者中更为常见[59]。A 组 β-溶血性链球菌可以阻断鼠单克隆抗体与肌球蛋白结合，提示肌球蛋白与 A 组 β-溶血性链球菌有相似的免疫决定因子[60]。后来又证实，直接针对 A 组 β-溶血性链球菌 M 蛋白的单克隆抗体对人体心脏肌球蛋白具有细胞毒作用[61]。

在心脏炎病程中，T 细胞亚群参与了风湿性心脏病的心瓣膜炎改变。在急性期风湿热患者的心脏瓣膜，CD4/CD8 比值是升高的，该比值在无急性风湿热临床表现患者的心脏瓣膜中是正常的[62]。A 组 β-溶血性链球菌细胞壁提取物可以激活从风湿热患者心脏瓣膜培养的 T 细胞克隆，而 M 蛋白、肌球蛋白、肌钙蛋白则不能[63]。

超抗原参与了猩红热和毒性链球菌所致综合征的发展过程。这些分子直接与Ⅱ类主要组织相容性复合物(MHC)分子结合，在反应性 T 细胞存在时上调促炎细胞因子的释放[64]。超抗原可能在风湿热的发展过程中起一定的作用。已经证实 A 组 β-溶血性链球菌 M 蛋白的 5、6、18、19 和 24 血清分型是人类 T 细胞的超抗原[65]。最近已有报道发现了影响 A 组 β-溶血性链球菌 M 蛋白中这些超抗原表达的基因[66]。

目前已经着手研究发生急性风湿热的遗传倾向性[67-73]，这些研究多将焦点集中于人类白细胞抗原(HLA)。目前已有报道，在不同急性风湿热患者群体中均已发现Ⅰ类和Ⅱ类人类白细胞抗原分子的组合（表 79.5）。有研究显示，部分风湿热患者存在一种非人类白细胞抗原相关的 B 细胞抗原——D8/17[47,74]。在该项研究中，几乎 1/3 风湿热患者的 B 细胞表达了这种抗原。该抗原在风湿热患者同胞和双亲中存在的概率为 12%~15%，而在正常对照组仅分别为 5%~7%。

另一个增加风湿热发病的危险因素是人口拥挤。军营中暴发经常是风湿热的研究背景。最近孟加拉国的一项研究表明，在家庭收入低、低标准住房、营养状况差的家庭，有明确 A 组 β-溶血性链球菌上呼吸道感染的儿童发展为风湿热具有较高的优势比[75]。然而，最近几起发生在美国的急性风湿热暴发却显示与低社会经济状况无关[8,9,12]。现已阐明一些使个体易患急性风湿热的宿主因素和 A 组 β-溶血性链球菌的某些特征，但是具体的发病机制仍然不清楚。

表79.5　风湿热患者HLA研究

参考文献	人口区域	病例数	HLA 检测	备注
Ayoub 等 1986[67]	佛罗里达	处在风湿热慢性期的 48 例非洲裔美国人及 24 例白种人	白种人 DR4(+)，非洲裔美国人 DR2(+)	这些 HLA 与二尖瓣关闭不全相关
Anastaiou-Nana 等 1986[68]	犹他州	33 例持续性风湿性心脏病患者（超声心动图或心导管证实）	DR4(+)，DR6(-)	DR4 相对危险度为 2.3，DR6为0.19
Maharaj 等 1987[69]	南非	120 例因风湿性心脏病接受心脏外科手术的患者	DR1(+)，DRw6(+)	DR1 相对危险度为 5.2，DRw6为2.6
Guilherme 等 1991[70]	巴西	40例患风湿热或风湿性心脏病的患者	DR7(+)，DRw53(+)	DRw53相对危险度为4.2，DR7为3.8
Taneja 等 1989[71]	印度	54例风湿性心脏病患者	DQw2(+)，DR2(-)	DQw2 相对危险度为 3.8（同时伴有D8/17阳性为5.0），DR2呈负相关
Khosroshahi 等 1992[72]	土耳其	93例风湿热患儿，其中70例伴心脏炎	DR4(+)	这些HLA与心脏病相关，与单纯关节炎无关
Olmez 等 1992[73]	土耳其	100例风湿热患者，其中77例伴风湿性心脏病	A10(+)，B35(+)	与对照组比较A10相对危险度为2.9，B35为2.5。在风湿热（RF）患者，A10与心脏炎相对危险度增加(3.0)相关

HLA：人类白细胞抗原。

三、风湿热的治疗

(一)A组β-溶血性链球菌性咽炎

流行期间，约3%未经治疗的A组β-溶血性链球菌上呼吸道感染患者可发生风湿热，而在地区性传染时,概率明显降低[76]。由于约1/3的风湿热病例发生于隐性A组β-溶血性链球菌[77]感染后,故临床医师必须对A组β-溶血性链球菌咽炎保持高度的警惕性,特别是当患者存在突然发作的咽喉痛、高热、渗出性扁桃体炎及颈前淋巴结肿大时。

多种抗生素对治疗A组β-溶血性链球菌咽炎均是有效的。近期研究显示,在治疗咽炎及减少链球菌感染后遗症方面,其他抗生素与口服10天青霉素取得相同疗效[78,79]。但Shulman及其同事则指出:“在治疗A组β-溶血性链球菌咽炎的推荐药物中,尚无证据显示青霉素的疗效已逐渐降低，或是有其他药物特别是口服头孢菌素类,明显优于并替代青霉素”[80]。根据美国儿科学会传染性疾病委员会的意见,青霉素V仍然是A组β-溶血性链球菌咽炎的选择性用药[81]。如同Dajani及其同事所强调,口服青霉素是A组β-溶血性链球菌咽炎的选择性用药,且必须服用10天[32]。

1/4以上A组β-溶血性链球菌咽炎患者接受足量的青霉素治疗后仍可检出A组β-溶血性链球菌[82]。但A组β-溶血性链球菌咽炎自然恢复后,A组β-溶血性链球菌的M蛋白及毒力迅速降低[83],而持久携带无致病力的A组β-溶血性链球菌是常见的[84]。Stollerman指出,“青霉素预防风湿热的作用不依赖于A组β-溶血性链球菌的总体杀灭，其成功依赖于从人群驱除引起感染后并发症的链球菌菌株，或通过预防仍处于有毒力阶段的菌株在人与人之间迅速传播而使其毒力降低”[84]。

(二)关节炎

水杨酸盐始终是风湿热关节炎的主要治疗药物[85]。萘普生10~20mg/(kg·d)口服,对治疗儿童风湿热的关节炎和发热是有效的[86]。

(三)舞蹈病

建议使用不同的药物治疗小舞蹈病，包括丙戊酸,15~25mg/(kg·d)[87,88]；安定药如氟哌啶醇也是有效的[89,90]。Moore[28]建议初期使用丙戊酸,如症状仍持续则考虑使用一种安定药。

(四)心脏炎

伴心脏炎和心力衰竭的急性风湿热患者是死亡的高危人群。皮质激素全身用药可强化心力衰竭治疗,通常需持续到炎症表现得到控制及心功能得到改善。泼尼松1~2mg/(kg·d),逐渐减量,持续2个月以上,可用于减小炎症导致的心肌损伤[85]。一个为期1年的安慰剂对照研究显示,对59例急性风湿热患者以免疫球蛋白静脉给药，并未使急性期反应物迅速恢复正常或使心脏损伤得以改善[91]。

(五)抗生素预防

在血清学已证实链球菌上呼吸道感染而未接受连续抗生素预防的患者,风湿热的复发率约为5%[92]。如果ASO显著升高,则复发率升高到约占链球菌上呼吸道感染患者的12%[92],这些链球菌上呼吸道感染患者中的大部分并无症状。

一旦急性风湿热的诊断已确立,且A组β-溶血性链球菌导致的急性感染已得到治疗，则需要抗生素预防,以减少发展为心脏瓣膜疾病的可能性。抗生素预防药物选择青霉素，对青霉素过敏的患者可选择磺胺嘧啶和红霉素(表79.6)。

患者个体的抗生素预防应持续,直到A组β-溶血性链球菌的危险性降到最低。在一项对风湿热患者(最近的一次急性风湿热发作后至少3年)的研究中,服用安慰剂的患者风湿热的复发率并未比服用口服青霉素者升高[93]。美国心脏病学会指南[32]建议,对风湿热患者,抗生素预防可遵循下述情况:①无心脏炎的患者,抗生素预防应持续到21岁,或持续到最后一次急性风湿热发作后5年,无论哪一种方式更长。②心脏炎患者但无心脏病后遗症，应持续到最后一次急性风湿热发作后10年,或“健康进入成人”,无论哪一种方式更长。③心脏炎并已遗留心脏病的患者，抗生素预防应持续到最后一次急性风湿热发作后10年，且至少到40岁或持续终生。

抗生素预防不仅可作为心脏瓣膜病的二级预防，而且对已患有心脏瓣膜病的患者可预防亚急性细菌性心内膜炎(subacute bacterial endocarditis,SBE)。

(六)预防

减少风湿热心脏后遗症的对策是以抗生素对风湿热的复发作二级预防。Markowitz和Kaplan记录了这一对策的影响[94],他们综述了以苄星青霉素G作为风

表79.6　风湿热的抗生素预防(二级预防)

药物	剂量	次数
苄星青霉素	120万单位,IM	每4周1次(高危患者每3周1次)
青霉素V	250mg,PO	每天2次
磺胺嘧啶	体重小于27kg,500mg,PO	每天1次
	体重大于27kg,1 000mg,PO	
红霉素	250mg,PO	每天2次

Adapted from Dajani A,Taubet K,Ferrieri P,et al.Treatment of acute streptococcal pharyngitis and prevention of rheumatic fever:a statement for health professionals.*Pediatrics* 1995;96:758-764,with permission.

湿热二级预防的 7 项大型研究，对 797 例患者随访了 2 138 人年,其中仅有 3 例复发。基于风湿热表现出的遗传倾向,看来有可能筛选出高危人群。在最近的一项"成本与效果"研究中,筛选了一个 2 000 例的出生群组,用于研究 HLA 二类等位基因与增加发生风湿热相对危险度的相关性[95],结果显示,对高危 HLA 等位基因人群应用抗生素预防,降低了风湿热病例数,并延长了生存期，每个有质量的生活年费用为 7 900 美元(1999 年)。

减少风湿热病例数的另一对策是研制一种针对风湿病致病 A 组 β-溶血性链球菌的疫苗,将之用于高危人群。为研制这一疫苗,人们对 A 组 β-溶血性链球菌的 M 蛋白做了大量研究[96]。一种重组的多价疫苗正在研制中，该疫苗可针对 26 种与严重 A 组 β-溶血性链球菌感染相关的最常见 M 血清分型[97]。

四、小结

风湿热是一种链球菌感染后导致的自身免疫性疾病，它发生于 A 组 β-溶血性链球菌上呼吸道感染后，流行期及有遗传倾向的个体发病率高。风湿热最常见的表现是关节炎、舞蹈病及心脏炎，以心脏炎最为可怕。为降低潜在心脏病的发病率,风湿热患者必须得到迅速的诊断及治疗,并及时长期使用预防性抗生素。

(任海龙　白人骁　李世民　译　李世民　校)

参考文献

1. Dajani A, Ayoub EM, Bierman FZ, et al. Special report: guidelines for the diagnosis of rheumatic fever. Jones criteria, updated 1992: Special Writing Group of the Committee on Rheumatic Fever, Endocarditis and Kawasaki Disease of the Council on Cardiovascular Disease in the Young, American Heart Association. *Circulation* 1993;87:302–307.
2. Ferrieri P. Proceedings of the Jones Criteria Workshop. *Circulation* 2002;106:2521–2523.
3. Cheadle WB. Various manifestations of the rheumatic state as exemplified in childhood and early life. *Lancet* 1889;1:821–827.
4. Bland EF, Jones TJ. Rheumatic fever and rheumatic heart disease. *Circulation* 1951;4:836–843.
5. Jones TD. Diagnosis of rheumatic fever. *JAMA* 1944;126:481–484.
6. Bisno AL. The rise and fall of rheumatic fever. *JAMA* 1985;254:538–541.
7. Wannamaker LW, Rammelkamp CH, Denny FW, et al. Prophylaxis of acute rheumatic fever. *Am J Med* 1951;10:673–695.
8. Veasy LG, Wiedmeier SE, Orsmond GS, et al. Resurgence of acute rheumatic fever in the intermountain area of the United States. *N Engl J Med* 1987;316:421–427.
9. Congeni B, Rizzo C, Congeni J, et al. Outbreak of acute rheumatic fever in northeast Ohio. *J Pediatr* 1987;111:176–179.
10. Hosier DM, Craenen JM, Teske DW, et al. Resurgence of acute rheumatic fever. *ADJC* 1987;141:730–733.
11. Chun LT, Reddy DV, Yamamoto LG. Rheumatic fever in children and adolescents in Hawaii. *Pediatrics* 1987;79:549–552.
12. Wald ER, Dashefsky B, Feidt C, et al. Acute rheumatic fever in western Pennsylvania and the tristate area. *Pediatrics* 1987;80:371–374.
13. Sampson GL, Williams RG, Wetzel NE, et al. Acute rheumatic fever among army trainees—Fort Leonard Wood Missouri, 1987–1988. *MMWR Morb Mortal Wkly Rep* 1988;37:519–520.
14. Eckerd JM, McJunkin JE. Recent increase in incidence of acute rheumatic fever in southern West Virginia. *W V Med J* 1989;85:323–325.
15. Wallace MR, Garst PD, Papadimos TJ, et al. The return of acute rheumatic fever in young adults. *JAMA* 1989;262:2557–2561.
16. Westlake RM, Graham TP, Edwards KM. An outbreak of acute rheumatic fever in Tennessee. *Pediatr Infect Dis J* 1990;9:97–100.
17. Mason T, Fisher M, Kujala G. Acute rheumatic fever: not just a disease of children. *Arch Intern Med* 1991:151:133–136.
18. Friedberg CK. Rheumatic fever in the adult: criteria and implications, *Circulation* 1959;19:161–164.
19. Adatto IJ, Poske RM, Pouget JM, et al. Rheumatic fever in the adult. *JAMA* 1965;194:141–146.
20. Gordis L, Lilenfeld AM, Rodriguez R. A community-wide study of acute rheumatic fever in adults. *JAMA* 1969;210:862–865.
21. Barnert AL, Terry EE, Persein RH. Acute rheumatic fever in adults. *JAMA* 1975;232:925–928.
22. McDanald EC, Weisman MH. Articular manifestation of rheumatic fever in adults. *Ann Intern Med* 1978;89:917–920.
23. Ben-Dov I, Berry E. Acute rheumatic fever in adults over the age of 45 years: an analysis of 23 patients together with a review of the literature. *Semin Arthritis Rheum* 1980;10:100–110.
24. Vasan RS, Shrivastava S, Vijayakumar M, et al. Echocardiographic evaluation of patients with acute rheumatic fever and rheumatic carditis. *Circulation* 1996;94:73–82.
25. UK US joint report Rheumatic Fever Working Party. The natural history of rheumatic fever and rheumatic heart disease. *Circulation* 1965;

32:457–476.
26. Sydenham T. An essay on the rise of a new fever. *Medical Classics* 1939;4:327–355.
27. Osler W. *On chorea and choreiform affections*. London: HK Lewis & Company, 1894.
28. Moore DP. Neuropsychiatric aspects of Sydenham's chorea: a comprehensive review. *J Clin Psychiatry* 1996;57:407–414.
29. Aron AM, Freeman JM, Carter S. The natural history of Sydenham's chorea. *Am J Med* 1965;38:83–95.
30. Goldenberg J, Ferraz MB, Hilario OE, et al. Increase in incidence of Sydenham's chorea in Sao Paulo, Brazil. *J Trop Pediatr* 1993;39: 192–193.
31. Swedo SE, Leonard HL, Schapiro MB, et al. Sydenham's chorea: physical and psychological symptoms of St. Vitus' dance. *Pediatrics* 1993;91:706–713.
32. Dajani A, Taubert K, Ferrieri P, et al. Treatment of acute streptococcal pharyngitis and prevention of rheumatic fever: a statement for health professionals. *Pediatrics* 1995;96:758–764.
33. Dajani AS, Bisno AL, Chung KJ, et al. Prevention of rheumatic fever: a statement for health professionals by the Committee on Rheumatic Fever, Endocarditis, and Kawasaki Disease of the Council on Cardiovascular Disease in the Young, the American Heart Association. *Pediatr Infect Dis J* 1989;8:263–266.
34. Wallach J. *Interpretation of diagnostic tests*. Philadelphia: Lippincott, Williams & Wilkins, 2000:19.
35. World Health Organization. *Rheumatic fever and rheumatic heart disease*. Report of a WHO Study Group. Geneva: WHO Technical Report Series 764, 1988:5–28.
36. Ahmed S, Ayoub EM, Scornik JC, et al. Poststreptococcal reactive arthritis: clinical characteristics and association with HLA-DR alleles. *Arthritis Rheum* 1998;41:1096–1102.
37. Goldsmith DP, Long SS. Poststreptococcal disease of children—a changing syndrome. *Arthritis Rheum* 1982;25(S18)(abst).
38. DeCunto CL, Giannini EH, Fink CW, et al. Prognosis of children with poststreptococcal reactive arthritis. *Pediatr Infect Dis J* 1988;7:683–686.
39. Arnold MH, Tyndall A. Poststreptococcal reactive arthritis. *Ann Rheum Dis* 1989;48:686–688.
40. Moon RY, Greene MG, Rehe GT, et al. Poststreptococcal reactive arthritis in children: a potential predecessor of rheumatic heart disease. *J Rheumatol* 1995;22:529–532.
41. Gutierrez-Urena S, Milina J, Molina JF, et al. Poststreptococcal reactive arthritis, clinical course, and outcome in 6 adult patients. *J Rheumatol* 1995;22:1710–1713.
42. Aviles RJ, Ramakrishna G, Mohr DN, et al. Poststreptococcal reactive arthritis in adults: a case series. *Mayo Clin Proc* 2000;75:144–147.
43. Crea MA, Mortimer EA. The nature of scarlatinal arthritis. *Pediatrics* 1959;23:879–884.
44. Schaffer FM, Agarwal R, Helm J, et al. Poststreptococcal reactive arthritis and silent carditis: a case report and review of the literature. *Pediatrics* 1994;93:837–839.
45. Shulman ST, Ayoub EM. Poststreptococcal reactive arthritis. *Curr Opin Rheumatol* 2002;14:562–565.
46. Swedo SE, Leonard HL, Garvey M, et al. PANDAS: the search for environmental triggers of pediatric neuropsychiatric disorders. Lessons from rheumatic fever. *Am J Psychiatry* 1998;155:264–271.
47. Patarroyo ME, Winchester A, Vejerano A, et al. Association of a B cell alloantigen with susceptibility to rheumatic fever. *Nature* 1979;278: 173–174.
48. Swedo SE, Leonard HL, Mittleman BB, et al. Identification of children with pediatric autoimmune neuropsychiatric disorders associated with streptococcal infections by a marker of rheumatic fever. *Am J Psychiatry* 1997;154:110–112.
49. Wagner BM. Studies in rheumatic fever: III. Histochemical reactivity of the Aschoff body. *Ann N Y Acad Sci* 1965;86:992–1008.
50. Lancefield RC. Specific relationship of cell composition to biologic activity of hemolytic streptococci. *Harvey Lect* 1941;36:251–260.
51. Lancefield RC. Current knowledge of type-specific M antigens of group A streptococci. *J Immunol* 1962;89:307–313.
52. Bisno AL. Group A streptococcal infections and acute rheumatic fever. *N Engl J Med* 1991;325:783–793.
53. Selinger DS, Julie N, Reed WP, et al. Adherence of group A streptococci to pharyngeal cells: a role in the pathogenesis of rheumatic fever. *Science* 1978;201:455–457.
54. Lei B, Deleo FR, Hoe NP, et al. Evasion of human innate and acquired immunity by a bacterial homolog of CD11b that inhibits opsonophagocytosis. *Nature Med* 2001;1298–1305.
55. Kaplan MH, Meyersian M. An immunological cross-reaction between group A streptococcal cells and human heart tissue. *Lancet* 1962;1: 706–710.
56. Husby G, van de Rijn I, Zabriskie JB, et al. Antibodies reacting with cytoplasm of subthalamic and caudate nuclei neurons in chorea and rheumatic fever. *J Exp Med* 1976;144:1094–1110.
57. Bronze MS, Dale JB. The reemergence of serious group A streptococcal infections and acute rheumatic fever. *Am J Med Sci* 1996;311: 41–51.
58. Appleton RS, Victorica BE, Tamer D, et al. Specificity of persistence of antibody to the streptococcal group A carbohydrate in rheumatic valvular heart disease. *J Lab Clin Med* 1985;105:114–119.
59. Veasy LG, Hill HR. Immunologic and clinical correlations in rheumatic fever and rheumatic heart disease. *Pediatr Infect Dis J* 1997;16: 400–408.
60. Krisher K, Cunningham MW. Myosin: a link between streptococci and heart. *Science* 1985;227:413–415.
61. Cunningham MW, Antone SM, Gulizia JM, et al. Cytotoxic and viral neutralizing antibodies crossreact with streptococcal M protein, Enteroviruses, and human cardiac myosin. *Proc Natl Acad Sci U S A* 1992;89:1320–1324.
62. Kemeny E, Grieve T, Marcus R, et al. Identification of mononuclear cells and T cell subsets in rheumatic valvulitis. *Clin Immunol Immunopathol* 1989;52:225–237.
63. Yoshnaga M, Figueroa F, Wahid MR, et al. Antigenic specificity of lymphocytes isolated from valvular specimens of rheumatic fever patients. *J Autoimmun* 1995;8:601–613.
64. Cunningham MW. Pathogenesis of group A streptococcal infection. *Clin Microbiol Rev* 2000;13:470–511.
65. Watanabe-Ohnishi R, Aelion J, LeGros L, et al. Characterization of unique human TCR VB (beta) specificities for a family of streptococcal superantigens represented by rheumatogenic serotypes of M protein. *J Immunol* 1994;152:2066–2073.
66. Smoot LM, McCormick JK, Smoot JC, et al. Characterization of two novel pyrogenic toxin superantigens made by an acute rheumatic fever clone of *Streptococcus pyogenes* associated with multiple disease outbreaks. *Infect Immun* 2002;70:7095–7104.
67. Ayoub EM, Barrett DJ, Macleran NK, et al. Association of class II human histocompatibility leukocyte antigens with rheumatic fever. *J Clin Invest* 1986;77:2019–2026.
68. Anastaiou-Nana MI, Anderson JL, Carlquist JF, et al. HLA-DR typing and lymphocyte subset evaluation in rheumatic heart disease: a search for immune response factors. *Am Heart J* 1986;112:992–997.
69. Maharaj B, Hammond MG, Appadoo B, et al. HLA-A, B, DR, DQ antigens in black patients with severe chronic rheumatic heart disease. *Circulation* 1987;76:259–261.
70. Guiliherme L, Weidebach W, Kiss MH, et al. Association of human leukocyte class II antigens with rheumatic fever or rheumatic heart disease in a Brazilian population. *Circulation* 1991;83:1995–1998.
71. Taneja V, Mehra NK, Reddy S, et al. HLA-DR/DQ antigens and reactivity to B-cell alloantigen D8/17 in Indian patients with rheumatic heart disease. *Circulation* 1989;80:335–340.
72. Khosroshahi HE, Kahramanyol O, Doganci L. HLA and rheumatic fever in Turkish children. *Pediatr Cardiol* 1992;13:204–207.
73. Olmez U, Turgay M, Ozenirier S, et al. Association of HLA class I and class II antigens with rheumatic fever in a Turkish population. *Scand J Rheumatol* 1993;22:49–52.
74. Khanna AK, Buskirk DR, Williams RC, et al. Presence of a non-HLA B cell antigen in rheumatic fever patients and their families as defined by a monoclonal antibody. *J Clin Invest* 1989;83:1710–1716.
75. Zaman MM, Yoshiike N, Chowdhury AH, et al. Socio-economic deprivation associated with acute rheumatic fever. A hospital-based case-control study in Bangladesh. *Paediatr Perinat Epidemiol* 1997; 11:322–332.
76. Siegel AC, Johnson EE, Stollerman GH. Controlled studies of streptococcal pharyngitis in a pediatric population. I. Factors related to the attack rate of rheumatic fever. *N Engl J Med* 1961;265:559–565.
77. Dajani AS. Current status of nonsuppurative complications of group A streptococci. *Pediatr Infect Dis J* 1991;10:S25–27.
78. Adam D, Scolz H, Helmerking M. Comparison of short-course (5 day) cefuroxime axetil with a standard 10 day oral penicillin V regimen in

the treatment of tonsillopharyngitis. *J Antimicrob Chemother* 2000;45 23–30.
79. Adam D, Scholz H, Helmerking M. Short-course antibiotic treatment in 4782 culture-proven cases of group A streptococcal tonsillopharyngitis and incidence of poststreptococcal sequelae. *J Infect Dis* 2000 182:509–516.
80. Shulman ST, Gerber MA, Tanz, RR, et al. Streptococcal pharyngitis the case for penicillin. *Pediatr Infect Dis J* 1994;13:1–7.
81. Group A streptococcal infections. In Pickering LK, ed. *2000 Red Book: Report of the Committee on Infectious Diseases*, 25th ed. Elk Grove Village. IL: American Academy of Pediatrics, 2000:530.
82. Raz R, Elchanan G, Colodner R, et al. Penicillin V twice daily vs four times daily in the treatment of streptococcal pharyngitis. *Infect Dis Clin Pract* 1995;4:50–54.
83. Rothbard S, Watson RF. Variation occurring in group A streptococci during human infection. *J Exp Med* 1948;87:521–533.
84. Stollerman GH. Changing streptococci and prospects for the global eradication of rheumatic fever. *Perspect Biol Med* 1996;40:165–189
85. da Silva NA, de Faria Pereira BA. Acute rheumatic fever, still a challenge. *Rheum Dis Clin North Am* 1997;23:545–568
86. Uziel Y, Hashkes PJ, Kassem E, et al. The use of naproxen in the treatment of children with rheumatic fever. *J Pediatr* 2000;137:269–271
87. Dhanaraj M, Radhakrishnan AR, Srinivas K, et al. Sodium valproate in Sydenham's chorea. *Neurology* 1985;35:114–115.
88. Daoud AS, Zaki M, Shakir R, et al. Effectiveness of sodium valproate in the treatment of Sydenham's chorea. *Neurology* 1990;40:1140–1141.
89. Axley J. Rheumatic chorea controlled with haloperidol. *J Pediatr* 1972;81:1216–1217.
90. Shenker DM, Grossman HJ, Klawans HL. Treatment of Sydenham's chorea with haloperidol. *Dev Med Child Neurol* 1973;15:19–24.
91. Voss LM, Wilson NJ, Neutze JM, et al. Intravenous immunoglobulins in acute rheumatic fever. *Circulation* 2001;103:401–406.
92. Johnson EE, Stollerman GH, Grossman BJ. Rheumatic recurrences in patients not receiving continuous prophylaxis. *JAMA* 1964;190:407–413.
93. Feinstein AR, Spagnuolo M, Jonas S, et al. Discontinuation of anti-streptococcal prophylaxis. *JAMA* 1966;197:949–952.
94. Markowitz M, Kaplan EL. Reappearance of rheumatic fever. *Adv Pediatr* 1989;36:39–66.
95. King CH, Fischler DF, Gerkin RD. Will genetic testing alter the management of disease caused by infectious agents? A cost-effectiveness analysis of gene-testing strategies for prevention of rheumatic fever. *Clin Infect Dis* 2002;34:1491–1499.
96. Brandt ER, Good MF. Vaccine strategies to prevent rheumatic fever. *Immunol Res* 1999;19:89–103.
97. Hu MC, Walls MA, Stroop SD, et al. Immunogenicity of a 26-valent group A streptococcal vaccine. *Infect Immun* 2002;70:71–77.

第80章

妊娠和风湿性疾病

Michael Dan Lockshin

妊娠常使一些风湿性疾病变复杂，包括系统性红斑狼疮(SLE)、原发性抗磷脂抗体综合征、类风湿性关节炎(RA)、硬皮病、青少年慢性关节炎、多发性肌炎-皮肌炎、血清阴性脊柱关节病、大动脉炎、结节性多动脉炎(PAN)、韦格纳肉芽肿病及复发性多软骨炎等。有遗传性肌肉骨骼系统疾病(如 Ehlers-Danlos 综合征和马方综合征)和局部肌肉骨骼系统疾病(如髋关节置换术后、肌腱炎、椎间盘疾病和腰痛)的患者也有妊娠期加重的问题。表 80.1 列出了常见风湿性疾病妊娠期母亲和胎儿的并发症。

表 80.1 常见风湿性疾病和主要的妊娠期并发症

疾病	孕妇并发症	胎儿并发症	备注
系统性红斑狼疮	突然发作，加重肾功能损害，血小板减少	早产，新生儿狼疮	常常存在抗 Ro、抗 La 抗体和抗磷脂抗体，肾脏炎症、子痫前期难以鉴别
抗磷脂抗体综合征	静脉炎，产后中风	宫内发育迟缓，早产，致死	一些患者有系统性红斑狼疮
混合性结缔组织疾病	与系统性红斑狼疮类似	与系统性红斑狼疮类似	治疗与系统性红斑狼疮类似
未分化结缔组织疾病	与系统性红斑狼疮类似	与系统性红斑狼疮类似	治疗与系统性红斑狼疮类似
类风湿性关节炎	孕期缓解，分娩后发作	无	患者体位受限
干燥综合征	与类风湿性关节炎类似	新生儿狼疮	常常存在 Ro 和 La 抗体
青少年类风湿性关节炎	孕期加重	资料不足	患者体位受限
系统性硬化症(硬皮病)	血容量问题	早产	肾危象可危及生命，与子痫前期难以鉴别
强直性脊柱炎、Reiter 综合征	孕期加重，分娩后较孕前好转	可能没有	常有髋关节受累
银屑病性关节炎	孕期得到改善，分娩后加重	可能没有	母亲体能可能受影响
皮肌炎、多肌炎	呼吸功能障碍	可能没有	–
大动脉炎	心力衰竭，高血压	可能没有	高血压和疾病难以判断
结节性多动脉炎	高血压	资料不足	所知病例少，母体发病率高
韦格纳肉芽肿病	加重	资料不足	所知病例少
复发性多软骨炎	无变化	资料不足	通常可以正常分娩
Ehlers-Danlos 综合征	子宫破裂	可能有影响	–
马方综合征	主动脉破裂	可能有影响	–
全髋关节置换	松弛	资料不足	分娩期使用足够的抗生素，阴道分娩时注意患者体位

抗 La：干燥综合征 B 的抗体；抗 Ro：干燥综合征 A 的抗体。

一、正常妊娠

（一）定义

当受精卵着床在子宫的正常位置或者异位，便意味着妊娠的开始。在停经的初期，和妊娠相关的最早实验室化验指标就是血液或尿液中绒毛膜促性腺激素(hCG)水平的升高。蛋白尿可使尿妊娠试验呈假阳性。超声波检查可在妊娠4周时观察到宫内胎儿的雏形，而在8~10周时则可以检测到胎儿的心跳。自然流产是指在出现胎儿心跳之前的妊娠终止，胎儿死亡是指出现了胎儿心跳之后的妊娠终止，新生儿死亡是指任何孕周的活产儿发生的死亡。分娩后母体的激素水平会在3个月之后降至基础水平，骨骼和韧带的恢复大约需要一年的时间，而胎儿的细胞则可在母体血液中存在数十年[1,2]。

（二）器官系统的变化

在妊娠期，血容量和心输出量增加45%。在妊娠的第3个月，由于血容量增加使血红蛋白稀释至约11g/L，表现为相对性贫血。至孕晚期，肌酐清除率也常常高于150mL/min。雌二醇在孕期会上升100倍，雌三醇上升1 000倍，黄体酮和泌乳素的分泌也会大量增加。体外试验发现雌激素对T细胞的免疫应答、免疫球蛋白的合成、白介素-1、白介素-2、白介素-6以及肿瘤坏死因子-α具有正向调节作用，而雄激素则具负向调节作用，其中细胞因子的变化相对较小。妊娠时期，细胞介导的免疫功能由于异常淋巴细胞的刺激而受到抑制，使T/B细胞比值下降，抑制性T细胞/辅助性T细胞的比值增加，淋巴细胞/单核细胞的比值下降，所有这些都会随着孕期进展而发生相应变化[3,4]。体外试验还发现妊娠特异性α-胎儿蛋白、β_1糖蛋白和β_2巨球蛋白可以抑制淋巴细胞的功能[5,6]。皮肤和体液对某些微生物抗原的免疫反应会受到选择性地抑制，白细胞的趋化能力和黏附能力同样如此。无症状多特异性自身抗体常见于其他一些有妊娠并发症的年轻孕妇。白介素-1、白介素-3、肿瘤坏死因子-α、干扰素-γ和粒细胞集落刺激因子对维持妊娠至关重要[7]。习惯性流产妇女的白介素-3水平降低。尽管正常孕妇补体C3、C4和溶血性补体CH_{50}的水平通常较非孕期略高或基本不变，但经典补体激活途径产物（C3a、C4a和C5a，但不是C1s-C1抑制复合物）的增加，提示孕妇低水平的经典途径激活是正常现象。胎盘对补体激活的抑制可能对胎儿存活很重要[8]，滋养层可能是自身免疫的一个靶器官[9]。血小板存活率、因子Ⅺ和Ⅷ降低，纤维蛋白原和凝血因子Ⅶ、Ⅷ、Ⅸ和Ⅹ升高。无并发症的晚期孕妇大约7%会出现血小板减少、血管内凝血的低水平激活，特别是那些有毒血症或胎盘缺血、前置胎盘或胎盘早剥的患者[10,11]。

孕晚期脊柱前凸和韧带松弛会加重原有的肌肉与骨骼的疼痛，膝关节常会出现少量非炎性渗出液，腕管综合征也是孕晚期常见并发症。由于药物代谢加速，必须对治疗药物如抗惊厥药的剂量进行调整。无论原有疾病是否发病，孕妇都有出现脂肪肝、良性黄疸和毒血症的可能。外源性促排卵激素可能会引起卵巢囊肿形成、卵巢过度刺激综合征以及多胎妊娠。表80.2总结了妊娠正常生理性变化对风湿性疾病的潜在影响。

1.孕期抗风湿药物的治疗

目前已有几项对孕期抗风湿药物治疗的回顾性试验总结，但原始数据较少[12-14]。非类固醇抗炎药(NSAID)可能对胎儿的肾脏有损害，并可能会促使动脉导管提早闭合。泼尼松和甲泼尼龙由于大部分被胎盘的羟化酶灭活，不会进入到胎儿。氟化的皮质激素（地塞米松和倍他米松）不能被灭活，所以仅仅当疾病威胁到胎儿时才能应用。在妊娠期间使用皮质类固醇冲击疗法是否安全尚不知道。尽管缺乏公开发表的相关资料，但羟氯喹可能是安全的。被广泛用于肾移植患者的硫唑嘌呤具有相对的安全性，但是有报道胎儿血细胞减少和畸形的发生。硫唑嘌呤被列为美国FDA妊娠D类药(即已有证据表明对人类胎儿有危险，表80.3)。环孢素在母体中毒剂量时具有胎儿毒性，被列为妊娠C类药(即有动物研究表明对胎儿有不良作用)。环磷酰胺（妊娠D类）、甲氨蝶呤和来氟米特（妊娠X类，即禁忌使用）由于具有致畸和导致流产的副作用，在孕早期禁止使用。少数孕晚期使用过环磷酰胺妇女的婴儿未见异常[15]。肿瘤坏死因子-α抑制剂（依那西普、英夫利昔单抗和阿达木单抗）和白介素-1抑制剂（阿那白滞素）属于妊娠B类药物（即动物研究表明对胎儿无危险性和不良反应），但缺乏对这些药物的远期观察。表80.3提供了一些关于常用抗风湿药的指导意见和FDA分类[16]。

甲基多巴是治疗孕妇高血压的首选药，也可应用肼屈嗪、柳胺心定、硝苯地平和二氮嗪。一般不使用血管紧张素转换酶抑制剂及其受体抑制剂和利尿剂。用于胃保护的药物，如制酸剂、硫糖铝、西咪替丁和雷尼替

表 80.2　孕期常见变化对风湿性疾病诊疗的影响

正常孕期变化	对风湿性疾病的影响
心血管系统	
循环血容量增加	可能引起心力衰竭、高血压
血液系统	
血液稀释性贫血	与疾病加重相似
血小板活性增加	可能加重疾病相关的血小板减少
纤维蛋白原增加	提示炎症
凝血因子Ⅷ、Ⅸ、Ⅹ增加	表明血管内皮被激活或者受损，提示血管炎；凝血酶原时间和凝血活酶时间缩短
免疫系统	
出现免疫复合物	与疾病加重相似
补体增加	重新定义了疾病相关的补体减少症
补体激活	与疾病加重相似
内分泌系统	
皮质醇增加	导致疾病在孕期缓解？减轻分娩后症状？
雌激素增加	加重系统性红斑狼疮？
肾脏	
清除率增加	如果清除率不增高，会发生血容量超负荷
蛋白尿/高血压	使子痫前期与疾病加重难以鉴别
关节	
韧带松弛	类似于活动性关节炎中的关节渗液；类风湿性关节炎中 C1–2 半脱位可能加重

丁是安全的，属于妊娠 B 类药。奥美拉唑和西沙必利属于妊娠 C 类药。米索前列醇能引起流产而禁用。

2.生育能力、口服避孕药和父系关系

系统性红斑狼疮、抗磷脂抗体综合征或血清阴性脊柱关节病的患者有正常的生育能力，类风湿性关节炎和硬皮病患者的生育能力比正常略低。口服避孕药可能不会引起系统性红斑狼疮加重，可能对疾病的发病率有轻微影响[17]。为提高生育能力而促排卵可能不会引起系统性红斑狼疮的发作。除了遗传易感性会传递给子代外，父系的风湿性疾病不会引起不孕，也不会影响子代。

二、几种风湿性疾病

（一）系统性红斑狼疮

系统性红斑狼疮患者内在激素的异常对妊娠的转归没有明显影响[18]，妊娠可能不会引起严重的狼疮发作[19,20]。妊娠期狼疮发作的诊断有些困难，因为常见的妊娠导致的血小板减少症、子痫前期蛋白尿以及手掌和面部红斑都与 SLE 的发作类似。当孕妇出现新的或逐渐增多的特异性皮疹（不仅仅是红斑）、淋巴结病、关节炎、发热或抗双链 DNA(dsDNA)抗体时，可明确诊断为狼疮发作。

1.孕妇并发症

大约 1/4 的系统性红斑狼疮患者在孕期会出现血小板减少，而正常妇女则为 7%[21]。抗磷脂抗体的患者常会出现无症状血小板减少（$>50\times10^9$/L），在孕期会轻度加重。子痫前期血小板减少在妊娠 25 周后出现，并进行性加重，与母婴健康的恶化密切相关，分娩后症状缓解。HELLP 综合征（溶血、肝酶升高和血小板计数减少）是子痫前期严重血小板减少和肝功能衰竭的危重症。孕晚期血小板轻度减少（平均 130×10^9/L），与系统性红斑狼疮无关。突发严重的免疫性血小板减少(ITP)和狼疮相关的轻度慢性血小板减少也可不合并妊娠而发生。没有特异性的检验方法鉴别系统性红斑狼疮妊娠患者血小板减少的类型。系统性红斑狼疮的妊娠患者其血小板减少同样和抗磷脂抗体、活动性狼疮和子痫前期有关。偶尔会发生严重贫血（血细胞比容小于

表 80.3 风湿性疾病常用药物

药物名称	FDA[a]孕期	FDA哺乳期	安全性	备注
阿司匹林[b]	D[c]	S?	取决于药物剂量和使用时间长短	对于抗磷脂抗体综合征胎儿死亡可能有一定的预防作用；接近足月时给药有可能引起母婴出血；高剂量时的安全性不确定
萘普生、布洛芬、优布芬、萘丁美酮和其他类似药物[b]	B/D[c]	S*	取决于药物剂量和使用时间长短	积累资料主要来源于对头疼和痛经的治疗；没有较多致畸的报道；不建议足月时应用
酮咯酸[b]	C	S*	动物试验可引起难产和新生儿死亡	在人体应用的资料不足
塞来昔布、罗非昔布、伐地昔布和其他类似药物	C	S?	资料不足	在人体应用的资料不足，对血栓栓塞性疾病没有防治作用
吲哚美辛[b]	B/D[c]	S*	取决于药物剂量和使用时间长短	在足月(妊娠晚期3个月)时应用会引起胎儿肺动脉高压；羊水过少
泼尼松	B	S	通常是安全的	可轻微穿过胎盘；在哺乳期应用是安全的，但可能会抑制母乳的产生
甲泼尼龙	B	NS	可能是安全的	与泼尼松类似，但可获得的相关资料较少
地塞米松、倍他米松	C	NS	孕晚期使用可能是安全的	可以穿过胎盘，常被用来促使胎儿肺成熟
羟氯喹	C	S	可能是安全的	关于其安全性的资料较少
硫唑嘌呤	D	NS	不确定	大量来源于肾移植患者的资料显示如果母亲的使用剂量小于2mg/(kg·d)，对下一代没有直接的影响；包括免疫缺陷等先天异常的报道罕见
环孢素	C	NS	可能是安全的	资料较少，还没发现对胎儿有高风险
环磷酰胺	D	NS	具有危险性	流产，致畸
甲氨蝶呤	X	NS	具有危险性	流产，致畸
来氟米特	X	NS	具有危险性	流产，致畸
依那西普	B	S?	–	缺乏儿童方面的长期性研究
英夫利昔单抗	B	S?	–	缺乏儿童方面的长期性研究
阿达木单抗	B	S?	–	缺乏儿童方面的长期性研究
阿那白滞素	B	S?	–	缺乏儿童方面的长期性研究
肝素	B	S	似乎是安全的	抗凝血时应用，可引起骨质疏松
低分子量肝素	B	S?	与肝素类似	与肝素类似，资料较少
华法林	X	S	致畸并可能对胎儿有毒性	在妊娠前3个月时应用可导致胎儿华法林综合征；妊娠4~9个月时应用可引起中枢神经系统缺陷；足月时应用会有严重新生儿出血的风险
静脉注射用免疫球蛋白	B	–	–	可以进入胎儿体内

[a] 食品和药品管理局妊娠风险分级：A：对照试验表明对人体没有危险；B：动物研究表明没有危险，对人体还没有肯定性的研究；C：动物研究有危险或没有人体方面的研究或没有相关资料；D：被证实有危险，在某些情况下危险/益处比例可被接受；X：对胎儿有危险，危险/益处比例常常不被接受。哺乳期分级：S：安全；S*：对哺乳期胎儿可能具有潜在的显著影响，仅在密切观察下可以应用；S？：不确定，理论上是安全的，文献资料不足；NS：不安全，禁忌使用，已知有危险。

[b] 所有前列腺素抑制剂均有可能抑制宫缩，延长产程。并有可能会出现宫内胎儿动脉导管闭合，尤其在妊娠第34周以后使用。

[c] 在妊娠末3个月使用时风险为D级。

25%)，即使母亲能够耐受贫血，也应当给予治疗以保护胎儿。

狼疮性肾炎和子痫前期的鉴别诊断：活动性狼疮的临床表现、抗 dsDNA 抗体升高以及尿中红细胞管型支持狼疮性肾炎，几天内病情快速恶化提示为子痫前期。两者均可出现高血压、血小板减少、高尿酸血症和补体减少症，替代途径补体减少更表明为活动性狼疮，补体正常提示为子痫前期。原有肾脏疾病的系统性红斑狼疮孕妇有 2/3 会发展为子痫前期，无原发肾脏病者则低于20%，那些原有肾脏病而出现子痫前期的妇女，其肾功能可能恢复不到孕前的水平。

由于孕期皮肤血流增加，随孕期的进展已有的皮疹会更加明显。那些因为妊娠停用羟氯喹的患者常会出现皮疹复发。

孕晚期韧带松弛，原 SLE 关节炎所累及的关节会出现非炎性渗出。罕见孕期 SLE 神经症状发作。有病例报道由于妊娠而诱发或加重舞蹈病和横断性脊髓炎，妊娠期出现的舞蹈病可发生于非 SLE 的患者。孕晚期癫痫发作的患者常伴随有高血压和肾衰竭，难以区分大脑 SLE 和子痫，通常两者都需治疗。孕期肺动脉高压可能会继续发展或加重。

2.胎儿并发症

如果母体没有发热、严重贫血、尿毒症、高血压或子痫前期的症状，则活动性狼疮对胎儿不会有危害。母体的免疫球蛋白 IgG(及其后的自身抗体)可以进入到胎儿，但若母亲患 SLE 伴有 IgG 介导的血小板减少，其胎儿出生后血小板计数多正常。Coombs 抗体引起的胎儿溶血很少见，未见抗 dsDNA 抗体明显的病理性作用，抗磷脂抗体引起的胎儿血栓形成(与胎盘内不同)罕见。除了新生儿狼疮综合征以外，没有其他和 SLE 相关的先天异常，前者可能是来自母体的抗 Ro/SSA 抗体和抗 La/SSB 抗体直接作用的结果。此综合征包括光敏感性皮疹、血小板减少、肝炎和溶血性贫血，所有这些症状都是一过性的，但先天性完全性心脏传导阻滞不是一过性的[22]。大约 1/3 的 SLE 患者具有抗 Ro 抗体或抗 La 抗体，或两者兼而有之，小部分盘状狼疮的患者、大多数亚急性皮肤型狼疮的患者以及大多数干燥综合征患者亦是如此。许多患新生儿狼疮的婴儿出生时母亲无临床症状(少部分以后发展为 SLE 或干燥综合征)。胎儿先天性心脏传导阻滞可在 18~25 孕周(平均 23 周)时于子宫内通过胎儿心电图、超声波或心率监测早期诊断。具有抗 Ro 抗体的 SLE 患者，其新生儿出现狼疮皮疹的风险是 25%，先天性完全性心脏传导阻滞的风险低于 3%，但是这两者复发的风险分别是25%和 18%。当母亲具有通过酶联免疫吸附鉴定的抗 Ro 和 La 抗体，或者免疫印迹鉴定的抗 48-kd La 和 52-kd Ro 抗体，但没有抗 60-kd Ro 抗体时，其婴儿常有心脏传导阻滞[23]。心脏的损伤可能和继发于心肌凋亡的心脏 52-kd Ro 抗原表达以及心脏传导系统周围促纤维化因子的诱导有关[24,25]。没有特异性的抗体能够预示新生儿狼疮皮疹的发生。新生儿狼疮在一些双卵双胎和至少有一例的单卵双胎中发生率不一致，提示胎儿本身对疾病也有影响。

为了治疗胎儿不完全性心脏传导阻滞、心肌炎、心衰和胎儿水肿，已经应用的方法有地塞米松、母体血浆置换和及早结束分娩，但效果不定[26]。完全性心脏传导阻滞的新生儿必须使用永久心脏起搏器，即使这样，患儿在 5 岁前可能出现心脏传导系统进行性纤维化、心衰和猝死。

(二)抗磷脂抗体综合征

未采取治疗的抗磷脂抗体综合征患者发生孕中期宫内生长迟缓或胎儿死亡的比例较高。高滴度的抗体提示预后不良，狼疮抗凝素与抗心磷脂抗体单独存在或合并存在，对胎儿预后的影响相同。但是，有过胎儿死亡者再次发生胎儿死亡的风险较高。低滴度的 IgM 和 IgG 抗心磷脂抗体与胎儿的预后不良无关，在没有其他标志物的情况下，也不是唯一的梅毒阳性试验。在个别抗心磷脂抗体和狼疮抗凝素均为阴性的患者中，抗 β_2 糖蛋白抗体的出现预示胎儿会死亡。其他促凝血因素(C 蛋白、S 蛋白、抗凝血酶Ⅲ不足、因子Ⅴ和凝血酶原变异)也是胎儿死亡的原因[27]。

很少有抗磷脂抗体患者在孕期出现血栓形成，可能是因为大部分患者都预防性接受了皮下注射肝素的治疗[28]。产后中风和血栓性静脉炎发生的风险增加，特别是在中断抗凝血药物的治疗以后。产后也可能发生心肌缺血和心肌梗死。孕期新发生的血小板减少在分娩后可以缓解。

对抗磷脂抗体缺乏免疫力的孕妇初期无异常表现，之后胎儿生长速度下降。产前胎儿心率监测会发现胎儿无反应性心率、自发性心动过缓、胎动消失、羊水量减少和胎盘变小，如果不终止妊娠胎儿便会死亡。母亲可能没有患病表现或者可能发展为严重的子痫前期或 HELLP 综合征。经过治疗存活率可以达到 80%以上，而未经治疗者存活率不到 20%。如果孕期母亲的检测为强阳性，则胎儿的预后不会因为狼疮抗凝素活性消失或抗心磷脂抗体滴度的下降而得到改善。

无抗磷脂抗体的患者其胎盘表现为局部缺血、缺氧和慢性绒毛组织炎，而那些有抗磷脂抗体的患者表现为蜕膜的血管病变，和由于胎盘血管血栓形成、内皮细胞增殖或者其他的胎盘血管病变导致的广泛梗死[29,30]。抗磷脂抗体与胎盘抗凝血蛋白Ⅰ(PAP-Ⅰ、膜联蛋白Ⅴ)竞争，有可能阻止了生理性的抗凝血功能，导致胎盘原位凝血[31-33]。抗磷脂抗体综合征母体胎盘中同时有抗磷脂抗体、β_2-糖蛋白Ⅰ和PAP-Ⅰ的沉积[34]，还有大量的层黏蛋白和胶原Ⅳ。

对抗磷脂抗体的孕妇进行的孕期监测包括超声波评估胎儿生长速度、胎盘外观和体积大小，在孕25周时就应该进行产前每周胎心监测。在孕25~28周，偶尔的无反应性试验(胎动时心率不增加)比较常见。孕28周以后，无反应性试验应视为异常。胎儿出现自发窦性心动过缓提示应该及时将胎儿娩出、终止妊娠。脐动脉波形测定的重要性还不清楚，但是它有助于及时分娩。表80.4给出了孕期监测的指导意见。分娩途径的选择取决于产科相关标准，其中包括母婴血小板计数。

抗磷脂抗体是不对称性的IgG2，不能穿过胎盘，试验阳性的新生儿很少发生病理性凝血。对那些狼疮患者的存活婴儿的短期随访研究表明，这些孩子与同样是早产的孩子相比发育正常。但是，缺少关于非狼疮性抗磷脂抗体的患者孩子的详细资料。

自身抗体尤其是抗磷脂抗体与体外受精-胚胎移植失败之间的关系还不清楚。抗磷脂抗体综合征老鼠模型显示胚泡发育异常和胚胎植入障碍[35]。动物模型中，胚胎的死亡和补体及黏附分子有关[8]；抗凝或IL-3治疗、β_2-糖蛋白Ⅰ多肽免疫接种和阻止补体激活等可以预防胚胎死亡[36]。

表80.5给出了对有抗磷脂抗体的孕妇的治疗建议。有过两次或更多次流产妇女的对照治疗研究显示，当超声波证实妊娠后即给予低剂量阿司匹林(81mg/d)和皮下注射肝素5 000~12 000单位，每天2次。可以使80%以上的胎儿存活(不一定是足月)[37,38]。低剂量和高剂量肝素的治疗均有效，但对于有过血栓形成史的患者需给予足够的抗凝治疗。低分子量肝素已经应用成功，但还缺少对照性试验研究。一个小样本的对照研究显示，在抗磷脂抗体综合征患者的初期治疗中静脉内注射免疫球蛋白没有益处，但常用于肝素治疗无效的妇女。一些研究表明其对于预防早期流产无效[39]。禁忌使用华法林，因其可以致畸。骨质疏松仍然是肝素治疗的主要潜在副作用[40]。

关于产后血栓形成的一些经验资料显示，之前没有血栓形成史的妇女，产后应继续给予低剂量肝素或华法林治疗3个月。孕期使用阿司匹林者，产后应继续

表80.4 妊娠合并风湿性疾病患者的监测[a]

监测频率	监测项目
首次检查	全血细胞计数，包括血小板
	尿液分析
	肌酐清除率
	抗心磷脂抗体
	狼疮抗凝物
	抗La抗体和抗Ro抗体
	抗双链DNA抗体(系统性红斑狼疮患者)
	补体(C3、C4或CH_{50})(系统性红斑狼疮患者)
每个月	血小板计数[b]
每3个月	肌酐清除率[b]
	如尿液分析有异常需检查24小时尿蛋白[b]
	抗心磷脂抗体
	补体[b]
	抗双链DNA抗体[b]
每周(妊娠后期3个月，母体存在抗心磷脂抗体)	胎儿心率试验(非应激试验)，定期监测生物物理性状[c]
妊娠18~25周(母体存在抗La抗体和/或抗Ro抗体)	胎儿超声心动图或者胎儿心电图

[a]无并发症的孕妇其血沉常表现异常。[b]这些指标如有异常，应缩短其监测频率。[c]测量胎儿大小、活动情况和羊水容量。

表 80.5　对有抗磷脂抗体的孕妇的治疗建议

患者特征	治疗建议
IgG或IgM类抗磷脂抗体滴度高者[a]	
初产妇	可给予阿司匹林81mg/d，或暂不予治疗；如果血小板中度减少（计数>50×10⁹/L），加用阿司匹林[b]
近期妊娠分娩的经产妇	可给予阿司匹林81mg/d，或暂不予治疗；如果血小板中度减少（计数>50×10⁹/L），加用阿司匹林[a]
近期有过一次妊娠不足10周流产的经产妇	阿司匹林
有过多次流产或者近期妊娠超过10周无原因流产的经产妇	计划怀孕时给予阿司匹林；出现胎心搏动时加用肝素5 000U，bid，或小剂量低分子肝素，并维持整个孕期
IgG或IgM类抗磷脂抗体滴度低者	
初产妇	无需治疗
无流产史的经产妇	无需治疗
近期有过一次妊娠不足10周流产的经产妇	阿司匹林
有过多次流产或者近期妊娠超过10周无原因流产的经产妇	计划怀孕时给予阿司匹林；出现胎心搏动时加用肝素5 000U，bid，或小剂量低分子肝素，并维持整个孕期
近期有过妊娠超过10周无原因流产的经产妇	计划怀孕时给予阿司匹林，出现胎心搏动时加用肝素5 000U，bid，或小剂量低分子肝素，并维持整个孕期
有子痫前期、宫内胎儿发育迟缓、高血压或肾脏病的经产妇	妊娠3个月后开始给予阿司匹林，根据肾功能和血压控制情况酌情使用肝素
抗磷脂抗体正常者	
初产妇	无需治疗
有子痫前期、宫内胎儿发育迟缓、高血压或肾脏病的经产妇	妊娠3个月后开始给予阿司匹林
其他经产妇	无需治疗

[a]正常IgG<16GPLU/mL；16~40为弱阳性；>40为强阳性；正常IgM<8MPLU/mL；8~40为弱阳性，>40为强阳性。

[b]血小板减少至计数<50×10⁹/L时，可给予静脉注射免疫球蛋白和/或泼尼松。

维持至少 3 个月。

（三）干燥综合征

继发干燥综合征患者孕期的治疗和伴有混合结缔组织病者相同，原发性干燥综合征患者眼部和口腔症状的治疗与非孕期患者相同。但毛果芸香碱或西维美林（两者均为 FDA 孕期 C 类药）对胎儿的影响尚不清楚。原发性干燥综合征患者流产或子代发生新生儿狼疮的危险性升高[41]，新生儿狼疮的发生原因是抗 Ro 和 La 抗体的患病率较高。干燥综合征患者孕期其他方面和系统性红斑狼疮患者孕期类似。

（四）类风湿性关节炎

在出现类风湿性关节炎之前，妇女是否存在较高的流产率还不确定。有类风湿性关节炎的患者在孕期病情常有所改善，其可能的原因包括内源性皮质醇、妊娠相关血浆蛋白 A，以及近来支持资料最多的母婴人类白细胞抗原 HLA-DQ 和-DR 的差异性[42]。类风湿性关节炎常在分娩后发作，新发的类风湿性关节炎也可出现于分娩后，但后者与父代基因无关[43]。

类风湿性关节炎患者孕期常无异常表现，在孕后期由于生理性韧带松弛和患者体重分布的变化，受累关节可能有所改变。尤其值得关注未诊断出的颈椎关节半脱位。产程中菌血症尽管少见，但细菌有可能停留在受累关节继续繁殖。很少出现抗心磷脂抗体、抗 Ro 和 La 抗体，及其后的新生儿狼疮。高危妊娠监测一般不采用。尽管报道资料很少，但孕期使用金制剂（FDA 孕期 C 类药）、羟氯喹（FDA 孕期 C 类药）、环孢素（FDA

孕期C类药)和硫唑嘌呤(FDA孕期D类药)对胎儿没有明显的影响。环磷酰胺、甲氨蝶呤和来氟米特(均为FDA孕期X类药)在孕早期禁止使用,仅在孕晚期特殊的情况下可以使用。适量的阿司匹林(FDA孕期D类药)和小剂量泼尼松(FDA孕期C类药)是最安全的治疗选择。非类固醇抗炎药用于风湿病治疗还没有发现特殊的危害,但其在孕期的使用经验积累较少。由于抑制环氧化酶-2使肾脏水排泄减少,非类固醇抗炎药物可以造成羊水过少,还可以导致宫内动脉导管闭合和出生后动脉导管未闭[44]。尽管依那西普、英夫利昔单抗、阿达木单抗和阿那白滞素为FDA孕期B类药,但妊娠动物安全性的研究还没有明确对胎儿的长期影响,就个人意见而言,应该尽量不应用这类药物。

分娩之前,治疗小组必须对患者的分娩耐力进行详细的评估。重点是髋、膝和颈部关节炎,以及关节加压活动时可能超出疾病规定参数造成骨折或损伤的风险。应该适时有选择性地做剖宫产。如果想要做气管插管,应该由熟悉颞颌关节炎和颈椎疾病的麻醉医师来执行。

除了与母体治疗相关的影响之外,对胎儿没有其他特殊的危害。

(五)硬皮病

硬皮病患者对妊娠的耐受力可能很好或很差,其问题在于血管床的弹性差及原有的肾脏、心脏和肺功能不足。孕期胃食管反流较常见,即使在那些胃肠动力正常的妇女亦是如此,可能没有好的治疗方法。治疗方法有:减少进食量、抬高床头、组胺-2阻滞剂(FDA孕期B类药)和质子泵抑制剂(FDA孕期C类药),但不能使用前列腺素E1类药物如米索前列醇(FDA孕期X类药)。母体可能发生子痫前期、充血性心力衰竭、肺动脉高压、肺功能不全和肾功能不全。可能硬皮病累及肾脏和子痫前期难以鉴别,但这可能是终止妊娠的指征[45]。在孕期使用血管紧张素转换酶抑制剂及其受体拮抗剂为相对禁忌(妊娠前3个月为FDA孕期C类药,之后为D类药),如果出现肾性高血压危象则可以使用。弛缓性小肠疾病的患者可以通过胃肠外营养支持顺利度过孕期。早产和宫内生长迟缓的风险最高。硬皮病患者会出现持续较高的胎儿细胞经胎盘转移,但是这一发现与疾病的发生机制有何关联还不清楚[46]。妊娠后数年,在母体受累皮肤部位中仍能找到胎儿细胞[47]。

(六)脊柱关节病

强直性脊柱炎的妇女生育能力正常。大多数患者孕期无任何变化或者仅有轻微的症状加重,产后即可恢复原状[48]。银屑病关节炎的患者在孕期可能有改善。除了脊柱关节病的一些结构性的问题(如髋关节和腰部活动受限可能影响分娩)以外,患者在孕期没有其他特殊的情况。但是由于吲哚美辛和其他非类固醇抗炎药对胎儿可能有害,因此对腰背痛的治疗有待商榷。

(七)血管炎

大动脉炎的患者孕期可能无异常,但是肾动脉阻塞性疾病、肺动脉高压和主动脉功能不全仍然是重要的潜在性问题[49]。子痫前期较为常见,孕期干预措施包括密切监测、对高血压(当臂部动脉阻塞时难以测定)的治疗,及围产期血流动力学和药理学的有创监测。由于母体动脉受累、高血压和子痫前期,60%的胎儿会出现宫内生长迟缓。妊娠相关的结节性动脉炎罕见,孕期结节性多动脉炎的出现会使母体的发病率增高,这可能是因为子痫前期和结节性多动脉炎并存,干扰并延误了诊断。处于血管炎临床缓解稳定期的患者,母婴转归良好。母亲和新生儿很少同时发生结节性多动脉炎。白细胞破碎性血管炎患者妊娠时常无异常。一些韦格纳肉芽肿病患者妊娠时病情会恶化甚至死亡,但也有一部分患者转归良好[50]。目前没有关于韦格纳肉芽肿病对儿童影响的资料。由于需要经常性应用环磷酰胺治疗和有潜在的快速进行性肾衰竭的风险,因此不鼓励该病患者妊娠。妊娠可能促发结节性红斑(结节性红斑子痫),但对胎儿没有危害。复发性多软骨炎在妊娠时无明显变化,可能完成足月妊娠[51]。

(八)皮肌炎

炎症性肌病患者妊娠的最大危险是肌肉乏力和呼吸功能障碍。肺动脉纤维化可能影响母体呼吸系统的储备,尤其在孕晚期。围产期应反复监测患者肌肉力量和肺功能。分娩时子宫肌肉的收缩可能正常,但母体体质虚弱可能是一个限制因素。尚不清楚皮肌炎的自身抗体能否引起胎儿患病。对母体治疗和母体妊娠时并发症的风险就是对胎儿的风险。由于本病少见且严重程度不一,因此其干预措施、咨询辅导和母乳喂养应采取个体化方案。

(九)遗传性结缔组织疾病

马方综合征患者妊娠时的干预措施，包括非常严格地控制血压和避免紧张的堵鼻鼓气法（Valsalva maneuvers)以防主动脉破裂。对于心脏瓣膜疾病患者应预防性地给予抗生素,适时地选择剖宫产手术。皮肤弹性过度综合征(Ehlers-Danlos)患者可能出现子宫颈功能不全,妊娠时的风险包括关节脱位和非常罕见的子宫破裂。具有良性家族性关节过度松弛的患者(可能是 Ehlers-Danlos综合征的一种轻微变异)有产前不明原因出血的倾向。

(十)其他并发症

任何髋关节的疾病由于其外展活动可能严重受限均会阻碍阴道分娩。为使患者关节活动而施加的压力如果超出了患者的痛阈或阻力,不仅会引起疼痛,而且有造成骨折、脱位或其他永久性伤害的风险。有人工关节置换史的妇女进行阴道分娩,可以应用抗生素(一种头孢菌素联用庆大霉素,或万古霉素联用庆大霉素)。由于血浆松弛激素水平的升高,耻骨联合与骶髂关节松弛,会引起背部和骨盆部位疼痛。产后偶尔会合并感染性骶髂关节炎和耻骨炎。为了对妊娠患者背部疼痛进行诊断,采用磁共振成像比采用 CT 摄影更为合适。超声波、红外治疗和温水池治疗对胎儿可能造成潜在的损害。

三、妊娠期处理

表 80.4 列出了风湿病患者的监测建议。系统性红斑狼疮和抗磷脂抗体综合征的患者妊娠时，会出现不明原因的胎儿球蛋白和绒毛膜促性腺激素(hCG)的升高(和雌三醇一起时被称为唐氏综合征的三联征)。这些异常表现和抗磷脂抗体、早产、大剂量泼尼松和胎儿死亡有关[52]。在出现心功能障碍的早期,由于地塞米松的干预,心肌炎和心肌梗死有可能逆转,因此存在高滴度抗 Ro 和 La 抗体以及之前分娩过任何类型新生儿狼疮的妇女,应该在易损期(孕 18~25 周)进行每周胎心监护。已知有强阳性狼疮抗凝物和抗磷脂抗体的妇女,在孕期不必反复监测这些抗体,因为抗体滴度下降不会改善预后。低滴度或试验阴性的妇女,每 3 个月至少重复测定一次是有用的，因为总体预后与孕期所测的抗体最高滴度有关。之前有过流产并出现抗磷脂抗体阳性的孕妇,应给予肝素治疗。

关于分娩时间和分娩途径的选择取决于胎儿的状况,但也受母体疾病及其并发症的影响。大约 1/3 的系统性红斑狼疮患者需要手术分娩。剖宫产的常见指征有胎儿窘迫、有过剖宫产史、胎膜破裂时间长、产程无进展以及其他产科原因、血小板减少和严重的母体疾病。

关于合并风湿性疾病孕妇使用产程抑制或刺激类药物的资料很少。利托君、硫酸镁和前列腺素栓剂的应用是安全的。对于近期或正在使用皮质激素类药物的患者,分娩时应给予负荷剂量的皮质激素(通常为从临产至产后 24 小时,每 8 小时 100mg)。阴道分娩时出现无症状菌血症占全部分娩的 3.6%。由于髋关节活动受限或细菌播散的风险，有髋关节骨坏死者采用剖宫产比阴道分娩更为合理。全髋关节置换术后患者的分娩不一定采取手术方式,严格护理并采用恰当体位,可以使患者完成阴道分娩。

四、胎儿转归

一些回顾性资料显示，与性别和孕周相匹配的对照组相比，系统性红斑狼疮母亲的男孩患学习障碍的风险增加[53,54],但智力正常。完全性的先天性心脏传导阻滞患儿还存在心源性死亡的风险。尽管有新生儿狼疮在成人后发展为 SLE 而继续存活的病例报道,但此种情况较为罕见。在其他风湿性疾病孕妇中,除了对胎儿有遗传风险外,尚未发现有其他的风险。

（张永东　白人骁　李世民　译　　李世民　校）

参考文献

1. Nelson JL. Microchimerism in human health and disease. *Autoimmunity* 2003;36:5–9
2. Maloney S, Smith A, Furst DE, et al. Microchimerism of maternal origin persists into adult life. *J Clin Invest* 1999;104:41–47.
3. Piccinni M-P. Role of immune cells in pregnancy. *Autoimmunity* 2003;36:1–4.
4. Munoz-Valle JF, Vazquez-Del Mercado M, Garcia-Iglesias T, et al. T(H)1-T(H)2 cytokine profile, metalloprotease-9 activity and hormonal status in pregnant rheumatoid arthritis and systemic lupus erythematosus patients. *Clin Exp Immunol* 2003;131:377–384.
5. Clark DA. T cells in pregnancy: illusion and reality. *Am J Reprod Immunol* 1999;41:233–238.
6. Austgulen R, Arntzen KJ, Ødegaard R. Circulating levels of cytokines and cytokine receptors in normal human pregnancy. *Scand J Rheumatol* 1998;[Suppl 107]:18.
7. Matthiesen L, Khademi M, Ekerfelt C, et al. In-situ detection of both inflammatory and anti-inflammatory cytokines in resting peripheral blood mononuclear cells during pregnancy. *J Reprod Immunol* 2003; 58:49–59.
8. Girardi G, Salmon JE. The role of complement in pregnancy and fetal loss. *Autoimmunity* 2003;36:19–26.
9. Bulla R, Bossi F, Radillo O, et al. Placental trophoblast and endothelial cells as a target of maternal immune response. *Autoimmunity* 2003;36:11–18.
10. Burrows RF, Kelton JG. Fetal thrombocytopenia and its relation to maternal thrombocytopenia. *N Engl J Med* 1994;329:1463–1466.
11. Hellgren M. Hemostasis during normal pregnancy and puerperium. *Semin Thromb Hemost* 2003;29:125–30.
12. Petri M. Immunosuppressive drug use in pregnancy. *Autoimmunity*

2003;36:51–56.
13. Harris EN. Antirheumatic drugs in pregnancy. *Lupus* 2002;11:683–689.
14. Parke AL. Anti-rheumatic drugs in pregnancy. *Bull Rheum Dis* 2002; 51(9):1–4.
15. Bermas BL, Hill JA. Effects of immunosuppressive drugs during pregnancy. *Arthritis Rheum* 1995;38:722–732.
16. Koren G, Pastuszak A, Ito S. Drugs in pregnancy. *N Engl J Med* 1998;338:1128–1137.
17. Petri M, Robinson C. Oral contraceptives and systemic lupus erythematosus. *Arthritis Rheum* 1997;40:797–803.
18. McMurray RW. Steroid hormones in lupus pregnancy: in control? *Arthritis Rheum* 2002;47:116–117.
19. Ruiz-Irastorza G, Lima F, Alves J, et al. Increased rate of lupus flare during pregnancy and the puerperium: a prospective study of 78 pregnancies. *Br J Rheumatol* 1996;35:133–138.
20. Lockshin MD, Sammaritano LR. Lupus pregnancy. *Autoimmunity* 2003;36:33–40.
21. Burrows RF, Kelton JG. Fetal thrombocytopenia and its relation to maternal thrombocytopenia. N Engl J Med 1993;329:1463–1466.
22. Buyon JP, Clancy RM. Neonatal lupus: review of the proposed pathogenesis and clinical data from the US-based research registry for neonatal lupus. *Autoimmunity* 2003;36:41–50.
23. Buyon JP, Hiebert R, Copel J, et al. Autoimmune-associated congenital heart block: demographics, mortality, morbidity and recurrence rates obtained from a national neonatal lupus registry. *J Am Coll Cardiol* 1998;31:1658–1666.
24. Buyon JP, Tseng C-E, DiDonato F, et al. Cardiac expression of 52b, an alternative transcript of the congenital heart block-associated 52-kd SS-A/Ro autoantigen, is maximal during fetal development. *Arthritis Rheum* 1997;40:655–660.
25. Clancy RM, Askanase AD, Kapur RP, et al. Transdifferentiation of cardiac fibroblasts, a fetal factor in anti-SSA/Ro-SSB/La antibody-mediated congenital heart block. *J Immunol* 2002;169:2156–2163.
26. Rosenthal, D, Druzin M, Chin C, et al. A new therapeutic approach to the fetus with congenital complete heart block: preemptive targeted therapy with dexamethasone. *Obstet Gynecol* 1998;92:689–691.
27. Kupferminc MJ, Eldor A, Steinman N, et al. Increased frequency of genetic thrombophilia in women with complications of pregnancy. *N Engl J* Med 1999;340:9–13.
28. Lima F, Khamashta MA, Buchanan NM, et al. A study of sixty pregnancies in patients with antiphospholipid syndrome. *Clin Exp Rheumatol* 1996;14:131–136.
29. Magid MS, Kaplan C, Sammaritano LR, et al. Placental pathology in systemic lupus erythematosus: a prospective study. *Am J Obstet Gynecol* 1998;179:226–234.
30. Sebire NJ, Regan L, Rai R. Biology and pathology of the placenta in relation to antiphospholipid antibody-associated pregnancy failure. *Lupus* 2002;11:641–643
31. Sammaritano LR, Gharavi AE, Soberano C, et al. Phospholipid binding of antiphospholipid antibodies and placental anticoagulant protein. *J Clin Immunol* 1992;12:27–35.
32. Rand JH, Wu XX, Andree HAM, et al. Pregnancy loss in the antiphospholipid-antibody syndrome—a possible thrombogenic mechanism. *N Engl J Med* 1997;337:154–160.
33. Rand JH. Molecular pathogenesis of the antiphospholipid syndrome. *Circ Res* 2002;90:29–37.
34. La Rosa L, Meroni PL, Tincani A, et al. Beta-2-glycoprotein I and placental anticoagulant protein I in placentae from patients with antiphospholipid antibody syndrome. *J Rheumatol* 1994;21:1684–1693.
35. Sthoeger ZM, Mozes E, Tartakovsky B. Anti-cardiolipin antibodies induce pregnancy failure by impairing embryonic implantation. *Proc Natl Acad Sci U S A* 1993;90:6464–6467.
36. Shoenfeld Y, Ziporen L. Lessons from experimental APS models. *Lupus* 1998;7:s158–s161.
37. Kutteh, WH, Ermel LD. A clinical trial for the treatment of aPL associated recurrent pregnancy loss with lower dose heparin and aspirin. *Am J Reprod Immunol* 1996;35:402–407.
38. Rai R, Cohen H, Dave M, et al. Randomized controlled trial of aspirin and aspirin plus heparin in pregnant women with recurrent miscarriage associated with phospholipid antibodies (or antiphospholipid antibodies). *Br Med J* 1997;314:253–257.
39. Triolo G, Ferrante A, Ciccia F, et al. Randomized study of subcutaneous low molecular weight heparin plus aspirin versus intravenous immunoglobulin in the treatment of recurrent fetal loss associated with antiphospholipid antibodies. *Arthritis Rheum* 2003; 48:728–31.
40. Ruiz-Irastorza G, Khamashta MA, Hughes GRV. Heparin and osteoporosis during pregnancy: 2002 update. *Lupus* 2002;11:680–682.
41. Julkunen H, Kaaja R, Kurki P, et al. Fetal outcome in women with primary Sjögren's syndrome: a retrospective case-control study. *Clin Exp Rheum* 1995;13:65–71.
42. Nelson JL. Microchimerism in human health and disease. *Autoimmunity* 2003;36:5–9.
43. Brennan P, Payton T, Ollier B, et al. Maternal exposure to paternal HLA does not explain the postpartum increase in rheumatoid arthritis. *Genet Epidemiol* 1996;13:411–418.
44. Loftin CD, Trivedi DB, Langenbach R. Cyclooxygenase-1-selective inhibition prolongs gestation in mice without adverse effects on the ductus arteriosus. *J Clin Invest* 2002;110:549–557.
45. Steen VD, Medsger TA Jr. Fertility and pregnancy outcome in women with systemic sclerosis. *Arthritis Rheum* 1999;42:763–768
46. Nelson JL, Furst DE, Maloney S, et al. Microchimerism and HLA-compatible relationships of pregnancy in SSc. *Lancet* 1998;351:559–562.
47. Artlett CM, Smith JB, Jimenez SA. Identification of fetal DNA and cells in skin lesions from women with systemic sclerosis. *N Engl J Med* 1998;338:1186–1191.
48. Gran JT, Östensen M. Spondylarthritides in females. *Baillieres Clin Rheumatol* 1998;12:695–715.
49. Bassa A, Desai DK, Moodley J. Takayasu's disease and pregnancy: three case studies and a review of the literature. *S Afr Med J* 1995; 85:107–112.
50. Luisiri P, Lance NJ, Curran JJ. Wegener's granulomatosis in pregnancy. *Arthritis Rheum* 1997;40:1354–1360.
51. Papo T, Wechsler B, Bletry O, et al. Pregnancy in relapsing polychondritis: twenty-five pregnancies in eleven patients. *Arthritis Rheum* 1997; 40:1245–1249.
52. Petri M, Ho AC, Patel J, et al. Elevation of maternal alpha-fetoprotein in systemic lupus erythematosus: a controlled study. *J Rheum* 1995; 22:1365–1368.
53. McAllister DL, Kaplan BJ, Manzi S, et al. The influence of systemic lupus erythematosus on fetal development: cognitive, behavior and health trends. *J Int Neuropsych Soc* 1997;3:370–376.
54. Ross G, Sammaritano L, Nass R, et al. Effects of mothers' autoimmune disease during pregnancy on learning disabilities and hand preference in their children. *Arch Pediatr Adolesc Med* 2003;157: 397–402.

第81章

复发性多软骨炎

Clement J. Michet

复发性多软骨炎是一种少见的未知病因的疾病，特点是透明弹性软骨结构的炎症反复发作，包括耳、鼻、喉气管、关节软骨及特殊感觉器官。基于这些主要特征，认为它是一种自身免疫疾病，也与其他疾病如血管炎有关，活组织检查可见有软骨的炎症，抗胶原抗体阳性以及皮质类固醇疗法对其有效。

一、历史回顾和诊断标准

复发性多软骨炎最初于 1923 年由 Jaksch-Wartenhorst 在一例年轻男性的病例中作为多软骨病描述过，该患者有发热、炎性关节炎、鼻耳软骨炎和听力丧失等表现[1]。随后的病例报道称为系统性软骨软化或慢性软骨软化。1960 年 Carl Pearson 建议将诊断命名为复发性多软骨炎，突出了该综合征的复发特性[2]。他强调了发生在非软骨结构如中耳、内耳、巩膜和葡萄膜有关的炎症表现，以及复发性多软骨炎与其他风湿性疾病的关系。

随后，McAdam 及其同事[3]建议复发性多软骨炎的初步诊断标准包括：①双侧耳廓的复发性软骨炎；②非侵蚀性的炎性多关节炎；③鼻软骨炎；④视觉器官炎症，包括结膜炎、角膜炎、巩膜炎–巩膜外层炎或葡萄膜炎症；⑤呼吸道软骨炎，包括喉部或气管软骨；⑥耳蜗或者前庭损伤，导致感觉神经性听力丧失、耳鸣或眩晕[3]。作者建议确定诊断至少具备 6 条标准中的 3 条，并且有耳、鼻或呼吸道软骨的活组织检查证实。Damiani 和 Levine[4]建议修正这些诊断标准，有 3 个选项：①至少有 1 条符合 McAdam 标准，并有活组织检查证实。②分别累及 2 处或 2 处以上的软骨部位，糖皮质激素或氨苯砜治疗有效。③至少 3 处软骨部位受累，无需活组织检查证实。尽管这些诊断标准在其他患者群体中尚未进行独立验证，但是复发性多软骨炎的特征性临床表现和有限的鉴别诊断可能性，使这些标准在临床实践中得以采用。现在，大多数有这种综合征的患者不需要活组织检查证实。

二、流行病学、相关疾病及预后

多软骨炎很少见，而且年发病率不确定。对明尼苏达州罗切斯特的高加索人所进行的一项评估，显示其发病率为 3.5/1 000 000[5]。所观察的病例在性别之间和所有种族之间的发病率相等。复发性多软骨炎在各年龄均可发生，但多数常在 40~50 岁时诊断出来。根据患者的年龄和性别不同，疾病表现可能不同。鼻、声门下或喉气管的软骨炎在较年轻的患者中比较常见，尤其是女性患者。大约 40%的病例伴有一种病症，如风湿性、炎性或血液学疾病（表 81.1）。系统性血管炎是最常见伴发的炎性综合征，然后是类风湿性关节炎（RA）、脊椎关节病和结缔组织病等疾病；非风湿性疾病相关疾病包括骨髓增生异常综合征和炎性肠疾病。复发性多软骨炎通常在其他疾病发作以后才发生。虽然综合征的所有主要表现见于一些继发的病例，但耳软骨炎常是唯一的复发性多软骨炎的表现。复发性多软骨炎患者的预期寿命减少，在一个大的治疗组群中，5 年存活率为 74%，但其中仅 45%有系统性血管炎[6]。复发性多软骨炎导致死亡的直接原因是感染相关的免疫抑制或肺炎并发喉气管阻塞，其次是炎症性的动脉

表81.1 伴发多软骨炎的相关疾病

系统性血管炎综合征
类风湿性关节炎
系统性红斑狼疮
干燥综合征
强直性脊柱炎
银屑病和银屑病性关节炎
Reiter综合征
炎症性肠病
贝赫切特综合征
骨髓异常增生综合征
疱疹样皮炎
霍奇金病
脂膜炎
原发性胆汁性肝硬化
腹膜后纤维化
胸腺瘤

瘤破裂或呼吸道塌陷。在伴有其他风湿性综合征的病例中，系统性血管炎和肾小球肾炎的并发症是导致死亡的一个重要原因，伴有骨髓增生异常综合征的患者即死于这些病变[7]。

三、临床表现

复发性多软骨炎呈现出不同的形式，但通常有一个或两个软骨炎症区(表81.2)。决定不同病例受累部位和特定炎症区域的机制,仍然要加以确定。偶尔,长时间发热和全身性炎症的体征早于任何复发性多软骨炎的体征，目前尚不清楚血管炎是否总是这些表现的基础。每位患者的复发症状都是独特的,有的患者总是在同一部位复发，而其他患者则增加新的软骨受累区域。间隔多长时间复发差别很大,经常可能是过几个月就发作,或可能只限于发作一次。虽然进行治疗,但少数患者有持续的炎性损害。

复发性多软骨炎的先驱症状是耳廓软骨炎,85%以上的患者有这种疾病表现。单侧或双侧病变同时或相继发生,炎症时轻时重或加剧发作持续数天至数周。特征性表现包括耳廓呈紫色或红斑,并有触痛和肿胀,耳垂不明显(图81.1)。很少的情况下,只有耳屏和耳廓软骨受累[8]。当外耳道受累时,即发生永久性狭窄。处于严重阶段的患者,耳廓可能软化如菜花样畸形,一段时间后由于受损组织的骨化作用而硬化(图81.2)。在30%的患者,听力丧失可能与耳软骨炎同时发生,甚至

表81.2 复发性多软骨炎的临床表现

表现	就诊时(%)	累积(随访的中位数为6年)(%)
耳软骨炎	39	85
听力丧失	9	26
眩晕	4	13
鼻软骨炎	24	54
鞍状鼻	18	29
喉气管症状	26	48
喉气管狭窄	15	23
炎性关节炎	36	52
瓣膜反流	0	4
动脉瘤	0	4
微量血尿	15	26
肌酐升高	7	13
皮肤受累	7	28

From Michel CJ, McKenna CH, Luthra HS, et al. Relapsing polychondritis. Survival and prediction role of early disease manifestation. *Ann Intern* Med 1986;104:74–78, with permission.

可能在疾病发作几年以后发生。可见到多种病因和听力丧失的类型[9],观察到膜迷路非特异性磁共振成像(MRI)增强[10],还可见到因浆液性中耳炎、单纯咽鼓管软骨炎或合并前庭病变引起的传导性听力丧失。据推测迷路动脉的前庭分支血管炎或抗迷路抗体可能导致了远期的损伤[11]。迷路动脉血管炎突然进展,导致单侧或双侧神经性耳聋，也不可能像浆液性耳炎的听力丧失那样对皮质激素有反应。在复发性多软骨炎中,尚未发现单纯的前庭眩晕和站立不稳而无听觉症状者。

鼻软骨炎可能导致鼻塌陷和鞍状鼻畸形。突然、快速进展的病例已有报道，但有时误诊为感染的反复发作在特征性的畸形出现之前更加常见。

肺部的病变表现为喉气管或支气管软骨炎，是本病最可怕的并发症之一,将近半数病例症状有进展,而且20%以上有临床上确定的解剖性狭窄。呼吸道软骨炎可发生于各年龄的患者,年轻人常伴有鞍状鼻畸形。症状包括咽喉痛、声嘶、咳嗽、吸气性喘鸣、劳累性或躺卧性气哽和呼吸困难，作为现病史常被误诊为难治性哮喘,只有当出现耳或鼻软骨炎时才能辨别出本病。如果再合并传染性支气管炎或肺炎,可使原有症状加剧,这时可做出原来未认定的声门下狭窄的诊断，此并发症可能迅速导致急性呼吸功能不全。

损伤的类型和部位不同，决定了呼吸道软骨炎引起的肺部病变不同。急性者可能由于炎性水肿而使气

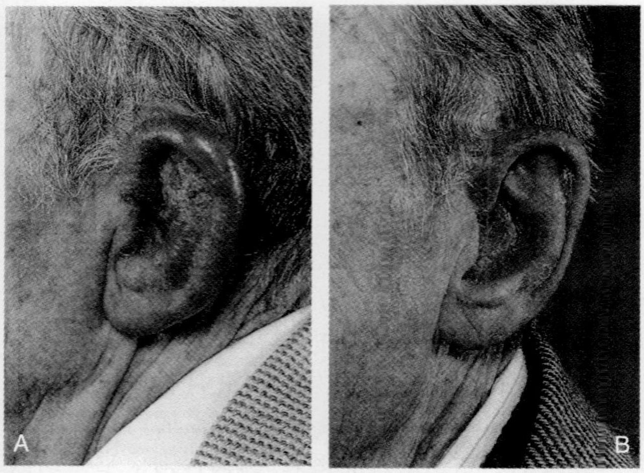

图 81.1(A) 一例老年男性骨髓增生异常综合征患者出现急性耳软骨炎；(B)使用泼尼松治疗1周后炎症消退。

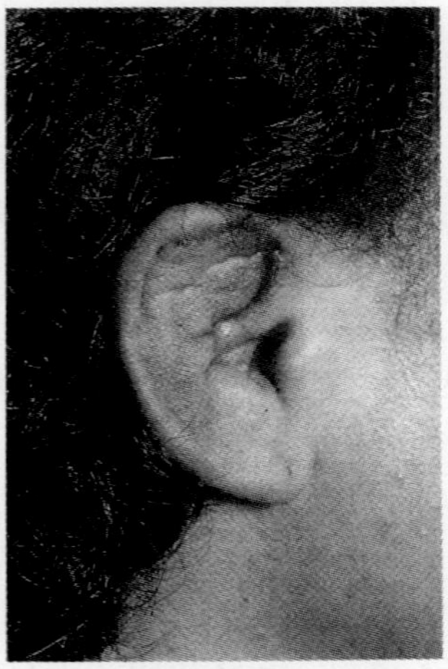

图81.2 一名伴有鼻和气管疾病的年轻女性患者，急性软骨炎发作几次后所致的慢性耳畸性。

道梗阻(图 81.3)；罕见情况下，声带麻痹可进一步导致胸腔外气管阻塞[12]；再晚些时候，可见固定纤维化的声门下狭窄或广泛萎陷、气管树不断塌陷可达肺段支气管水平；可以观察到支气管扩张并发远端病变[13]。气道塌陷导致气管狭窄小至数毫米。胸外和胸内的固定与萎陷的病变，导致混合型吸气与呼气的阻塞性肺疾患[14]。虽然大部分的声门下损伤有症状，但临床上多达 1/3 的患者气管支气管软骨环的丢失不明显，只能通过影像筛查与肺功能检查确定病变。

高达 75%的原发性复发性多软骨炎患者有滑膜炎，且可能 30%的患者因滑膜炎而就诊。表现为多关节痛、肌腱炎或寡关节炎。最常受累的关节包括膝、踝、

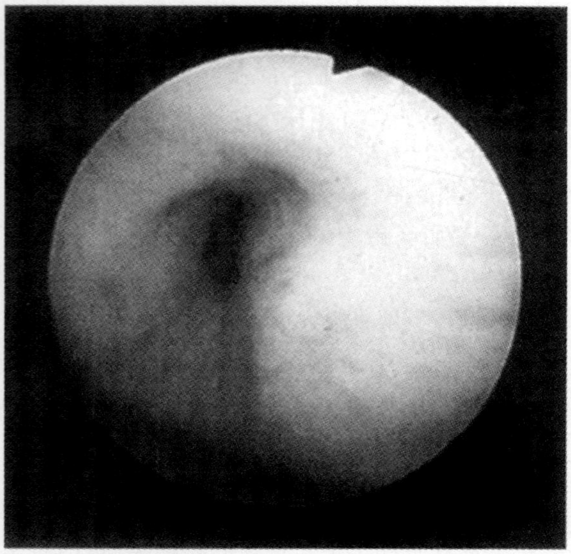

图 81.3 支气管镜显示一例男性患者因急性喉气管疾病致气道萎陷。

近端指间关节和掌指关节、肘关节和前足。胸骨旁的关节炎症程度可能非常类似感染[3]。外周关节炎的特征是间歇性和游走性，并在急性发作期可持续数周[15]。可能短时间内滑膜炎不与复发性多软骨炎的炎症表现同时出现。滑膜炎通常都会消退，可是在大关节如膝关节和髋关节，尽管其他活动性软骨炎的体征已经消退，但滑膜炎可能持续存在，最终导致关节软骨破坏和关节间隙减小。起初曾将其描述为非侵蚀性的关节病，手足小关节受累可能先是关节间隙减少，以后经过多年进展为关节侵蚀性改变[16,17]。尚不确定这些病例是否代表原发性复发性多软骨炎关节病，或是合并血清阴性炎性关节炎的综合征。

约 10%的患者在整个发病过程中有心血管症状。已注意到在疾病发作的几个月内，心瓣膜炎引起心瓣膜尖端破裂和主动脉瓣或二尖瓣反流[18]，这些病变进展缓慢，并可能出现在无其他临床疾病活动征象的患者中。而后，主动脉炎可能导致主动脉环状扩张和主动脉瓣膜漏隙。由于炎症和纤维化累及室间膜传导系统，其引起的完全性心脏传导阻滞，可能进一步加重患者的病情[19]。发生在上行胸主动脉的炎性动脉瘤较发生在腹主动脉或髂动脉者更常见，且在疾病发作数月至数年后才可识别。可能出现多发的动脉瘤[20,21]。临床表现多样，从“无脉病”或锁骨下侧支迂回，到未查出的静息状态的动脉瘤突然严重破裂。主动脉炎患者的其他临床表现，是因为合并有小血管炎，如巩膜炎和皮肤血

管炎，在有些患者中可同时出现。在未患有大动脉或心瓣膜病的患者中，系统性多血管炎是最常见到的血管炎综合征。很少见到大血管的血栓，有些情况下，狼疮抗凝物或抗心肌磷脂抗体促进血栓形成[22]。

至少50%复发性多软骨炎的患者在病程中会累及眼睛，但是大部分不会有眼部的症状[23]。巩膜外层炎和巩膜炎是最普遍的病变，巩膜炎可以发生在前部、弥漫性、两侧面、坏死性，或很少情况下见于后部。葡萄膜炎、角膜炎或角膜溶解使巩膜炎加重，巩膜炎由于反复发作或治疗效果不好，病程可以转为慢性而成为巩膜软化症。眼球突出、疼痛并有结膜水肿，状如"假性肿瘤"，比较少见。有时伴有眼外肌麻痹，此病变很可能与眼外肌的炎性浸润有关。对治疗失败的患者，应考虑恶变为淋巴瘤[24]。也可见到眼睑水肿但无眼球突出，这与睑板软骨的炎症有关。不常见的眼部表现包括视网膜病变、视网膜中央静脉阻塞、脉络膜视网膜炎和视神经炎。多达10%的患者可见到干燥性角膜结膜炎。很少情况下，可见到淋巴过度增生形成的"鲑鱼色斑"状结膜肿块[25]。

在临床实践中，大约1/4的复发性多软骨炎患者出现显微镜下血尿、蛋白尿等肾脏受累表现。常见的病变是肾小球肾炎，偶见于只有原发性复发性多软骨炎特征的患者，但是更多发生于其他有肾外的、显微镜下多血管炎特征的疾病中。在这个背景下，肾脏病变表现为节段性坏死的新月体性肾小球肾炎[26]。其他与复发性多软骨炎有关的肾脏损害已有报道，包括自发性免疫球蛋白A(IgA)肾病、系统性红斑狼疮患者的弥漫增生性肾小球肾炎，以及与药物或干燥综合征相关的间质性肾炎。

复发性多软骨炎的神经综合症状是由血管炎引起，常见于急性期。最常见的病变包括第Ⅱ、Ⅲ、Ⅵ、Ⅶ、Ⅷ颅神经的单一神经病变，多发性单神经炎或弥漫的周围感觉运动神经病变。在单一的颅神经病变患者中，脑脊液检查正常。很少情况下，有脑病或无菌性脑膜炎的中枢神经系统受累[27]。少数情况下可见脑脊液淋巴细胞增多、脑脊液蛋白水平升高，以及脑(脊)膜淋巴细胞浸润伴有中小脑血管的炎症[27,28]。利用造影剂的磁共振扫描显示软脑膜增生或符合血管炎的脑病变。

皮肤病表现不一，最常见的是口疮[29]，口疮病同时伴有生殖器溃疡较少见。许多其他病变可能有潜在的血管炎，临床上会发生紫癜、结节、荨麻疹、血管性水肿、网状青斑、脂膜炎、结节性红斑、游走性血栓性浅静脉炎和多形性红斑。组织学显示白细胞破碎性血管炎、中性粒细胞浸润或脂膜炎。

四、实验室检查

复发性多软骨炎无特异性的实验室检查异常。在疾病急性期，血沉和C-反应蛋白常升高，也可见与炎症相关的血小板增多、轻度白细胞增多、贫血和高丙种球蛋白血症。伴有骨髓增生异常综合征者可能首先表现为巨红细胞性贫血[30]。为了筛查是否伴有肾小球肾炎，所有患者均应做尿液分析。

在复发性多软骨炎伴发结缔组织疾病或类风湿性关节炎患者中，可发现自身抗体，包括抗核抗体和类风湿因子。除非是并发相关疾病，否则很难见到低补体血症；若未合并血管炎也无冷球蛋白血症。在疾病活跃期，有1/4的患者有抗中性粒细胞胞质抗体(ANCA)[31]，也报道有胞质ANCA（c-ANCA）和核周ANCA(p-ANCA)，以及特异性抗髓过氧化物酶抗体。并非所有的c-ANCA阳性者，临床都表现为韦格纳肉芽肿；也不是所有p-ANCA阳性患者都伴有肾小球肾炎或显微镜下多血管炎[31,32]。在复发性多软骨炎中常检测不到抗胶原抗体，其敏感性和特异性不确定，在临床上并不实用。

在所有复发性多软骨炎的患者中，对呼吸道进行评估很重要，因为受累部位可能没有症状，尤其是在气管、支气管部位。最理想的是应进行肺功能测验和X线检查，因为对疾病评估有帮助。例如，X线片或支气管镜检可能看不到喉部区域，而肺流量检查可能显示出明显异常的胸外阻塞[14]。此外，单独的CT可能低估气管动态塌陷的程度。肺功能测验应包括吸气和呼气流量容积曲线。CT最适合喉软骨成像，因为不像常规断层成像那样，CT可以显示呼吸道狭窄和气管壁水肿及纤维化[33]。应做吸气和呼气的CT扫描或动态CT，以显示气管直径的异常变化(图81.4)。序列影像也可用于监测治疗后气管壁是否增厚。然而，这些检查所见有可能无法准确鉴别活动性炎症和瘢痕化。曾有一例报道，镓闪烁成像可能对气管的炎症检测更敏感，这种检测还需在其他患者身上进行验证[34]。磁共振成像的经验有限，不过可以证明其优于CT，因为其可以将纤维化与水肿或炎症鉴别开[35]。对患者先做粗略检查时，用支气管镜判断喉气管病变的检查不作为常规，因为有引发急性呼吸状况恶化的一些风险，这一操作应该保留到诊断有问题或治疗需要放置支架时再进行。

对选择性病例做超声心动图和血管造影以判断心血管并发症。虽然一直建议把超声心动图作为复发性

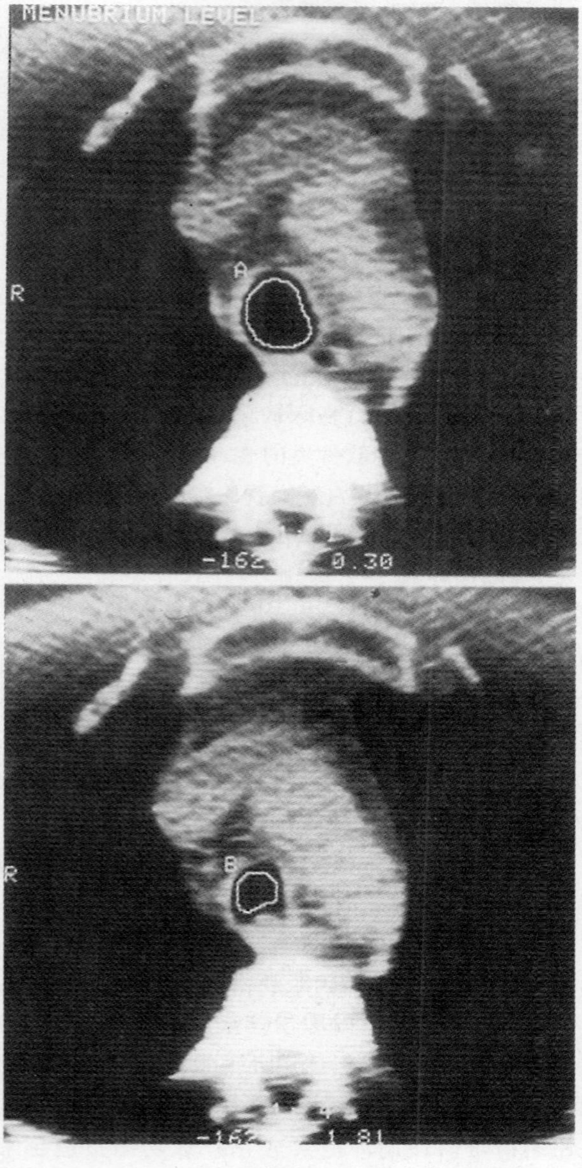

图 81.4 气管萎陷的动态CT影像，呼吸时呼吸道直径减少66%。

多软骨炎复查的常规程序，但与听诊相比，尚不确定其有多大的益处[36]。

迄今为止，没有其他确定的实验室方法可用于随访复发性多软骨炎的疾病活动性。

五、鉴别诊断

复发性多软骨炎多部位的软骨炎症是独特的，当表现充分时，很明显可以做出正确的诊断。然而在疾病初期，患者症状往往更为有限，还需要考虑其他疾病。单侧耳廓软骨炎可以与感染相混淆，经常当对侧耳廓也受累、出现反复发作或者是医生只凭经验使用抗生素治疗失败时，才考虑到正确的诊断。丹毒也可能累及耳朵，而发热、寒战及蜂窝组织炎扩散到耳廓解剖学边界以外，都是诊断丹毒的线索。

绿脓杆菌相关的软骨膜炎与软骨炎相似。在没有其他复发性多软骨炎表现而仅有单侧软骨炎时，有必要做活组织检查协助诊断。耳轮的软骨皮炎特征性地表现为疼痛、触痛、鳞屑和耳轮处硬结，且通常容易与耳软骨膜炎区别。很少情况下，其他浸润性损害如皮肤淋巴瘤可见于外耳，需要活检以确立诊断。

孤立的非创伤性声门下狭窄可能与先前的气管内插管有关，但也见于其他炎性综合征，包括淀粉样变性、结节病和韦格纳肉芽肿[37]。这些疾病与复发性多软骨炎常有共同特点，如鞍状鼻畸形、浆液性耳炎和眼球前突。黏膜溃疡、肺部受累、c-ANCA 阳性支持韦格纳肉芽肿的诊断。复发性多软骨炎和韦格纳肉芽肿可以合并发生而出现耳的症状和肋软骨炎[38]。曾报道一种罕见的印度家族中的儿童遗传性透明软骨疾病[39]，这一缺陷导致鞍状鼻畸形、非炎性退行性变和声门下软骨钙化。其他形式的气管疾病，如慢性阻塞性肺疾病中的剑鞘气管或老年患者的骨质沉着性气管病，由于缺乏其他疾病表现或特征性 CT 扫描表现而与复发性多软骨炎相鉴别[40]。

Cogan 综合征是另一种导致神经性耳聋和角膜炎的炎症性疾病，但是没有软骨受累，因而可与复发性多软骨炎相鉴别。也有报道系统性血管炎综合征伴有肾小球肾炎和巩膜炎或浆液性耳炎。尚不清楚这些限制性疾病是否会出现韦格纳肉芽肿或复发性多软骨炎的表现。

六、发病机制

复发性多软骨炎的病理生理机制尚不完全清楚，引起软骨发炎的因素完全未知，但是一旦触发，则支持免疫介导机制。遗传易感性发挥作用。HLA-DQ6/8 双重转基因小鼠在有Ⅱ型胶原免疫情况下发展为多软骨炎，而亲代菌株则没有软骨炎[41]。对少数复发性多软骨炎患者免疫分析证实，60%有 HLD-DR4 抗原，而对照组为 25.5%[42]。基因分型并未表现出如在 RA 中所见的 DRB1*04 亚型等位基因占优势。已证实在疾病活动期存在对软骨提取物以及Ⅱ型、Ⅸ型和Ⅺ型胶原的细胞介导的免疫[43]。已经在一例复发性多软骨炎 DRB1*010/DRB1*0401 杂合的患者中，识别出直接抑制免疫显性的Ⅱ型胶原肽261-273的T细胞。受累组织的组织化学染色显示，HLA-DR阳性的抗原递呈细胞和CD4+淋巴细胞很多。

体液免疫反应是复发性多软骨炎的炎症过程的一部分，但尚不清楚对胶原的抗体反应是原发现象，还是对在软骨破坏中释放的抗原的免疫反应的继发现象。曾描述过一例患暂时性综合征的新生儿多软骨炎，提示经胎盘的抗胶原抗体是引起疾病的原发性作用。在受累耳软骨的纤维软骨连接处可检测到抗体，并在疾病活动期检测到对Ⅱ型、Ⅸ型和Ⅺ型胶原的循环抗体。最近，在一小群复发性多软骨炎的患者中证实存在非胶原的软骨特异性糖蛋白——基质蛋白-1(matrilin-1)的自身免疫。这种蛋白质在气管组织表达，软骨基质蛋白-1抗体的存在，与呼吸器官症状和喉气管受累有关[44,45]。啮齿动物模型用软骨基质蛋白-1作为抗原，造出有鼻和气管损害的复发性多软骨炎模型，类似于人类的疾病[46]。这种复发性多软骨炎的独特表现可能部分是由于对不同的软骨蛋白质的免疫性所决定的。

软骨没有血管结构并且潜在的抗原没暴露出来，使其不能发挥免疫耐受性。Ⅱ型胶原诱导的软骨炎的啮齿动物模型已证实Ⅱ型胶原抗体的出现与关节炎发作相一致，但以后发生关节外软骨炎。提出缺少滑膜及较厚的软骨膜，妨碍准备沉积的IgG、补体及嗜中性粒细胞聚集，作为对于较晚发生耳软骨炎的一种机制[47]。另外，IgG亚类的数量差异、对免疫抑制次要的胶原抗原决定簇的转换或涉及对非胶原抗原的免疫，可能解释这一发现。

七、病理

复发性多软骨炎最初的病理所见是弹性透明软骨的破坏和丢失，伴有主要为淋巴细胞、浆细胞和少量嗜中性粒细胞的炎性细胞浸润。纤维软骨连接处变得模糊不清，破坏的软骨碎片进入被吞噬性巨噬细胞和巨细胞所围绕的含有蜕变软骨细胞的细胞岛。成纤维细胞增殖导致纤维肉芽组织替代软骨。受累软骨组织化学染色显示，HE嗜碱性染色的特性丧失，和阿尔辛蓝染色较弱伴有葡萄糖胺聚糖的基质丢失[48]。电子显微镜显示不同大小的膜结合小囊泡，可见软骨细胞茸毛芽进入细胞外间隙，提示这些溶酶体颗粒可能促成软骨基质丢失[49]。

复发性多软骨炎伴有关节炎的受累关节的滑膜，表现为以淋巴细胞和浆细胞为主的慢性滑膜炎，也可见到A型滑膜衬里细胞增生。

心血管病理包括心瓣膜炎和主动脉炎。心瓣膜组织表现为新生血管形成及淋巴细胞、浆细胞和巨噬细胞聚集。主动脉炎使得基质新生血管形成增加、血管周围单核细胞浸润、胶原退变以及基质弹性纤维破坏，并被纤维组织替代。

八、治疗

完全根据临床观察经验治疗复发性多软骨炎，由于极少发病，没有进行临床试验。治疗主要依靠口服皮质类固醇，常对急性软骨炎的表现有可靠疗效。泼尼松初始剂量为0.5~1.0mg/kg，视就诊时的病情来决定。轻度至中等程度的耳、鼻软骨炎，低剂量可能有效；而巩膜炎、前庭听觉神经受累、喉气管软骨炎和主动脉炎，则初始即使用高剂量治疗。非类固醇抗炎药可以用来治疗轻度耳、鼻、肋软骨软骨炎或滑膜炎。病例报告提示，可使用氨苯砜(100mg，bid)或秋水仙碱(0.6mg，bid)替代激素治疗耳廓或鼻软骨炎[50-52]。如果可以耐受，则应该在1~2周内可看到药物的治疗效果；因此，较长时间看不到效果，则这些制剂可能不宜再用。

不幸的是，有一小部分复发性多软骨炎患者，对皮质类固醇治疗有耐药性。这往往包括坏死性巩膜炎、进行性气管受累或血管炎的患者，虽然使用了大剂量泼尼松但病情仍然进展。已经观察到使用硫唑嘌呤，或者口服或静脉注射环磷酰胺治疗获得较好疗效。有报道称，当这些制剂无效时，使用环孢素A 3~5mg/(kg·d)可能有效[53]。对于难治性病例，选择适当的二类药物的策略还不清楚。使用环孢素A治疗成功的报道越来越多，表明其可能是对皮质类固醇耐药患者最可耐受和潜在的最可靠的药物。有使用包括抗CD4单克隆抗体、口服免疫耐受疗法、自体干细胞移植术和英夫利昔单抗作为补充治疗的病例报道[54-58]。

当复发性多软骨炎伴有系统性血管炎时，治疗应着重于所患的血管炎，可考虑按系统性血管炎的常规采用环磷酰胺治疗。大部分其他形式的继发性复发性多软骨炎患者，单用皮质类固醇激素常足以治疗软骨炎。使用缓解病情的抗风湿性药物(DMARD)，如羟氯喹、甲氨蝶呤或柳氮磺胺嘧啶治疗复发性多软骨炎的经验有限。甲氨蝶呤对复发性多软骨炎的难治性巩膜炎无效[59]，然而其他研究者发现它可能有助于激素的减量[7]。

当喉气管复发性多软骨炎累及其他组织时，先不选择免疫抑制药物治疗[14]。困难的是，确定一次症状发作是表示潜在疾病的进展还是合并气管炎病变。间接喉镜检查法、CT 或 MRI 可有助于评估。急性发作可先引起呼吸道水肿,并导致严重狭窄。据报道,在进行静脉甲泼尼龙冲击治疗的同时，吸入一种强力血管收缩药——消旋麻黄素有效。完全声门下受累的病例,可能需要做紧急气管切开术。对于有弥漫性呼吸道损害和萎缩塌陷的患者,治疗选择是非常有限的。长期的肺部适当的水化护理和及时治疗气管炎是必要的。有些患者在支气管炎患病期间，连续使用气道正压通气面罩可改善肺部健康状况，并可缓解在躺卧时发生严重呼吸困难的症状。一旦病情静止,有纤维化声门下狭窄或只有节段性气管损害的患者,可用塑料修复。对有更广泛呼吸道塌陷或阻塞的病例，可尝试做硅胶支气管支架内镜置管术;但是这些支架难以管理,有些接受该治疗的患者可出现黏液堵塞、肺不张和肺炎。钕:钇-铝-石榴石(Nd:YAG)激光疗法也成功用于治疗支气管主干局部炎性纤维化狭窄。鉴于复发性多软骨炎患者要使用全身麻醉的方法,需要术前对呼吸道进行评估,并可能要调整气管插管技术[60]。

极少数患者心血管并发症需要做瓣膜置换和动脉瘤修复,一旦纠正,需要强制性长期随访患者,因为有炎症进展的危险。问题包括血管与移植物修复部位的假体瓣膜旁的渗漏和动脉瘤恶化。由于主动脉炎静止但潜在进展的发生率高，有些外科医生建议考虑升主动脉置换，以及在主动脉瓣膜置换术的同时行冠状动脉再植术[61]。

有报道在妊娠期间发生复发性多软骨炎。虽然曾报道有一例经胎盘的复发性多软骨炎的病例，推测是由母体抗体介导的，但通常的结果是婴儿健康而没有炎症迹象。在 11 例患者 25 次妊娠中,有 18 个健康新生儿[62]。30%妊娠患者有复发性多软骨炎发作,但只有少数患者需要改变其抗炎药治疗方案。

长期护理复发性多软骨炎患者,需要定期评估心血管、肺和肾脏系统的功能。治疗无症状患者的困难是处理心脏瓣膜、主动脉、气管和支气管或肾脏病变的潜在进展。有必要定期复查、利用连续流速-流量回路进行肺功能检查和肾功能评估,并可在适当的情况下选择性运用 CT 扫描、血管超声检查和超声心动图检查作为辅助。并不是所有患者都需要连续抗感染治疗，许多患者有时在初次非常猛烈的患病后便没有疾病活动的征象。

(陈啸 白人骁 译 李世民 校)

参考文献

1. Jaksch-Wartenhorst R. Polychondropathia. *Med Klin* 1921;17:93–100.
2. Pearson CM, Kline HM, Newcomer VD. Relapsing polychondritis. *N Engl J Med* 1960;263:51–58.
3. McAdam LP, O'Hanlan MA, Bluestone R, et al. Relapsing polychondritis. Prospective study of 23 patients and a review of the literature. *Medicine* 1976;55:193–215.
4. Damiani JM, Levine HL. Relapsing polychondritis: report of ten cases. *Laryngoscope* 1979;89:929–946.
5. Michet CJ. Personal observation by author.
6. Michet CJ, McKenna CH, Luthra HS. Relapsing polychondritis. Survival and predictive role of early disease manifestations. *Ann Intern Med* 1986;104:74–78.
7. Trentham DE, Le CH. Relapsing polychondritis. *Ann Intern Med* 1998;129:114–122.
8. Khan JH, Ahmed I. A case of relapsing polychondritis involving the tragal and the conchal bowl areas with sparing of the helix and antihelix. *J Am Acad Dermatol* 1999;41:299–302.
9. Cody DT, Sones DA. Relapsing polychondritis: audiovestibular manifestations. *Laryngoscope* 1971;81:1208–1222.
10. Vourtsi A, Papadopoulis A, Xenellis JE, et al. Abnormal enhancement of the membranous labyrinth in a case of relapsing polychondritis. *Ann Otol Rhinol Laryngol* 1998;107:81–82.
11. Issing WJ, Selover D, Schulz P. Anti-labyrinthine antibodies in a patient with relapsing polychondritis. *Eur Arch Otorhinolaryngol* 1999; 256:163–166.
12. Hussain SS. Relapsing polychondritis presenting with stridor from bilateral vocal cord palsy. *J Laryngol Otol* 1991;105:961–964.
13. Davis SD, Berkmen YM, King T. Peripheral bronchial involvement in relapsing polychondritis: demonstration by thin-section CT. *AJR Am J Roentgenol* 1989;153:953–954.
14. Staats BA, Utz JP, Michet CJ. Relapsing polychondritis. *Semin Respir Crit Care Med* 2002;23:145–154.
15. O'Hanlan M, McAdam LP, Bluestone R, et al. The arthropathy of relapsing polychondritis. *Arthritis Rheum* 1976;19:191–194.
16. Booth A, Dieppe PA, Goddard PL, et al. The radiological manifestations of relapsing polychondritis. *Clin Radiol* 1989;40:147–149.
17. Jawad ASM, Burrel M, Lim KL, et al. Erosive arthritis in relapsing polychondritis. *Postgrad Med J* 1990;66:768–770.
18. Marshall DA, Jackson R, Rae AP, et al. Early aortic valve cusp rupture in relapsing polychondritis. *Ann Rheum Dis* 1992;51:413–415.
19. Bowness P, Haley IC, Morris T, et al. Complete heart block and severe aortic incompetence in relapsing polychondritis: clinicopathological findings. *Arthritis Rheum* 1991;34:97–100.
20. Cipriano PR, Alonso DR, Baltaxe HA, et al. Multiple aortic aneurysms in relapsing polychondritis. *Am J Cardiol* 1976;37:1097–1102.
21. Giordano G, Valentini G, Sodano A. Relapsing polychondritis with aortic arch aneurysm and aortic arch syndrome. *Rheum Int* 1984;4:191–193.
22. Zeuener M, Straub RH, Schlosser U, et al. Anti-phospholipid antibodies in patients with relapsing polychondritis. *Lupus* 1998;7:12–14.
23. Isaak BL, Liesegang TJ, Michet CJ. Ocular and systemic findings in relapsing polychondritis. *Ophthalmology* 1986;93:681–689.
24. Lichauco JJ, Lauer S, Shigemitsu HH, et al. Orbital mucosa-associated lymphoid tissue (MALY)-type lymphoma in a patient with relapsing polychondritis. *Arthritis Rheum* 2001;44:1713–1715.
25. Tucker SM, Linberg JV, Doshi HM. Relapsing polychondritis, another cause for a "salmon patch." *Ann Ophthalmol* 1993;25:389–391.
26. Chang-Miller A, Okamura M, Torres VE, et al. Renal involvement in relapsing polychondritis. *Medicine* 1987;66:202–217.
27. Stewart SS, Ashizawa T Jr, et al. Cerebral vasculitis in relapsing polychondritis. *Neurology* 1988;38:150–151.
28. Kothare SV, Chu C, VanLandingham K, et al. Migratory leptomeningeal inflammation with relapsing polychondritis. *Neurology* 1998;51:614–617.
29. Frances C, Rassi RE, Laporte JL, et al. Dermatologic manifestations of relapsing polychondritis. A study of 200 cases at a single center. *Medicine* 2001;80:173–179.
30. Beisen KV, Tricot G, Hoffman R. Relapsing polychondritis: a paraneoplastic syndrome associated with myelodysplastic syndromes. *Am J Hematol* 1992;40:47–50.
31. Papo T, Piette JC, Du LTH, et al. Antineutrophil cytoplasmic antibod-

ies in polychondritis. *Ann Rheum Dis* 1993;52:384–385.
32. Handrock K, Gross WL. Relapsing polychondritis as a secondary phenomenon of primary systemic vasculitis. *Ann Rheum Dis* 1993;52:895–897.
33. Behar JV, Choi Y, Hartman TA, et al. Relapsing polychondritis affecting the lower respiratory tract. *AJR Am J Roentgenol* 2002;178:173–177.
34. Okuyama C, Ushijima Y, Sugihara H, et al. Increased subglottic gallium uptake in relapsing polychondritis. *J Nucl Med* 1998;39.
35. Heman-Ackah YD, Remley KB, Goding J. A new role for magnetic resonance imaging in the diagnosis of relapsing polychondritis. *Head Neck* 1999:484–489.
36. Buckley LM, Ades PA. Progressive aortic valve inflammation occurring despite apparent remission of relapsing polychondritis. *Arthritis Rheum* 1992;35:812–814.
37. McDonald TJ, Devine KD, Weiland LH. Nontraumatic, nonneoplastic subglottic stenosis. *Ann Otol Rhinol Laryngol* 1975;84:757–763.
38. Cauhape P, Aumaitre O, Papo T, et al. A diagnostic dilemma: Wegener's granulomatosis, relapsing polychondritis or both? *Eur J Med* 1993;2:497–498.
39. Kurien M, Seshadri MS, Raman R, et al. Inherited nasal and laryngeal degenerative chondropathy. *Arch Otolaryngol Head Neck Surg* 1989;115:746–748.
40. Case Records of the Massachusetts General Hospital. *N Engl J Med* 1999;341:1292–1299.
41. Bradley DS, Das P, Griffiths MM, et al. HLA-DQ6/8 double transgenic mice develop auricular chondritis following type II collagen immunization: a model for human relapsing polychondritis. *J Immunol* 1998;161:5046–5053.
42. Zeuner M, Straub RH, Rauh G, et al. Relapsing polychondritis: clinical and immunogenetic analysis of 62 patients. *J Rheumatol* 1997;24:96–101.
43. Hansson A, Holmdahl R. Cartilage-specific autoimmunity in animal models and clinical aspects in patients: focus on relapsing polychondritis. *Arthritis Res* 2002;4:296–301.
44. Buckner JH, Wu J, Reife RA, Terato K, Eyre DR. Autoreactivity against matrilin-1 in a patient with relapsing polychondritis. *Arthritis Rheum* 2000;43:939–943.
45. Hansson A, Heinegard D, Piette J, et al. The occurrence of autoantibodies to matrilin-1 reflects a tissue-specific response to cartilage of the respiratory tract in patients with relapsing polychondritis. *Arthritis Rheum* 2001;44:2402–2412.
46. Hansson A, Heinegard D, Holmdahl R. A new animal model for relapsing polychondritis, induced by cartilage matrix protein (matrilin-1). *J Clin Invest* 1999;104:589–598.
47. Cremer MA, Pitcock JA, Stuart JM, et al. Auricular chondritis in rats. An experimental model of relapsing polychondritis induced with Type II collagen. *J Exp Med* 1981;154:535–540.
48. Verity MA, Larson WM, Madden SC. Relapsing polychondritis. *Am J Pathol* 1963;42:251–269.
49. Hashimoto K, Arkin CR, Kang AH. Relapsing polychondritis. An ultrastructural study. *Arthritis Rheum* 1977;20:91–99.
50. Barranco VP, Minor DB, Soloman H. Treatment of relapsing polychondritis with dapsone. *Arch Dermatol* 1976;112:1286–1288.
51. Martin J Jr, Lynch W, Tingwald FR. Treatment of relapsing polychondritis with dapsone. *Arch Dermatol* 1976;112:1272–1274.
52. Askari AD. Colchicine for treatment of relapsing polychondritis. *J Am Acad Dermatol* 1984;10:507–510.
53. Svenson KLG, Holmdahl R, Klareskog L, et al. Cyclosporin A treatment in a case of relapsing polychondritis. *Scand J Rheumatol* 1984;13:329–333.
54. Choy EH, Chikanza IC, Kingsley GH, et al. Chimaeric anti-CD4 monoclonal antibody for relapsing polychondritis. *Lancet* 1991;338:450.
55. Lubbe PA, Miltenburg AM, Breedveld FO. Anti-CD4 monoclonal antibody for relapsing polychondritis. *Lancet* 1991;337:1349.
56. Navarro MJ, Higgins CC, Lohr KM, et al. Amelioration of relapsing polychondritis in a child treated with oral collagen. *Am J Med Sci* 2002;324:101–103.
57. Rosen O, Theil A, Massenkeil G, et al. Autologous stem-cell transplantation in refractory autoimmune diseases after in-vivo immunoablation and ex vivo depletion of mononuclear cells. *Arthritis Res* 2000;2:327–336.
58. Ehresmann GR. Infliximab in the treatment of relapsing polychondritis. *Arthritis Rheum* 2002;46:S160–161.
59. Hoang-Xuan T, Foster CS, Rice BA. Scleritis in relapsing polychondritis. *Ophthalmology* 1990;97:892–898.
60. Burgess FW, Whitlock W, Davis MJ, et al. Anesthetic implications of relapsing polychondritis. *Anesthesiology* 1990;73:570–572.
61. Lang-Lazdunski L, Pansard Y, Hvass U. Aortic valve replacement in relapsing polychondritis. *J Thorac Cardiovasc Surg* 1997;114:131–132.
62. Papo T, Wechsler B, Bletry O, et al. Pregnancy in relapsing polychondritis. Twenty-five pregnancies in eleven patients. *Arthritis Rheum* 1997;40:1245–1249.

第 8 篇

血管炎和相关疾病

第82章

血管炎:分类

Gene V. Ball, S. Louis Bridges

关于血管炎的分类,自Zeek[1]以及Churg和Strauss[2]提出分类方案以来,已经加入了许多有关血管炎共性的知识,这些知识是血管炎分类的基础。有关血管炎的主要的分类系统有美国风湿病学会(ACR)和Chapel Hill会议(CHCC)的分类系统[3],这些方案都注意到作为一个方案应该更加有助于对患者个体的特殊疾病进行诊断。虽然美国风湿病学会的分类标准[4]的制定是以有利于研究为目标的,但是它不可避免的被用于诊断,这就需要在进行实验室评价的同时更仔细地采集病史和症状。这些诊断血管炎的标准的可操作性在198名患者中得到验证:韦格纳肉芽肿(WG),巨细胞动脉炎(GCA),结节性多动脉炎(PAN)和过敏性血管炎等的阳性预测值在17%~29%范围内[5]。其他的方案对诊断特殊的血管炎可能更有效,但是在实际应用时,特别是在诊断和有效的治疗能够减少疾病所造成危害的疾病早期,由于缺乏确立疾病征象的能力,而限制了这些分类方案的应用。

被用来作为分类依据的血管炎的特征包括血管的大小、类型和受累血管的分布,显微镜下血管和血管外损害的表现,临床和实验室特征,患者的年龄以及与其他病症间的联系。在这些特征中,受累血管的大小被作为进行血管炎分类的主要判断标准,因为它是血管炎临床表现的一个主要决定因素[6](表82.1)。在CCHC分类体系中,血管大小作为主要分类标准的价值由于难以获得内脏组织和受累血管大小的重叠而受到了损害。关于受累血管大小重叠的一个极端例子是在一名暴发型蛋白酶-3抗中性粒细胞胞浆抗体(PR3-ANCA)阳性的男性患者中观察到的。(该患者)表现为中等大

表82.1 部分基于优势血管大小的血管炎的全面分类

大血管	**不常见**
巨细胞(颞)动脉炎	热带主动脉炎[a]
Takayasu 动脉炎	结节病[a]
	Cogan 综合征[a]
	Wiskott-Aldrich综合征[a]
中等血管	**不常见**
结节性多动脉炎	麻风结节动脉炎
家族型地中海热	
皮肤结节性多动脉炎	
川崎病	
中小血管	**不常见**
结缔组织病的血管炎	原发性中枢神经系统(CNS)脉管炎
贝赫切特综合征	血栓闭塞性脉管炎
ANCA-相关:	
韦格纳肉芽肿	
变应性肉芽肿性综合征	
显微镜下多血管炎	
小血管	**不常见**
皮肤白细胞破碎性血管炎	副肿瘤性血管炎
过敏性紫癜	荨麻疹性血管炎
冷球蛋白血症性血管炎	Degos病
	骨髓增生异常综合征
	持久性隆起性红斑
	高免疫球蛋白D

[a]可能影响到多种大小不同的血管。ANCA:抗中性粒细胞胞浆抗体。

Adapted from Ball GV, Bridges SL Jr. Classification of vasculitis syndromes. In: Ball GV, Bridges SL Jr., eds. *Vasculitis.* Oxford: Oxford University Press, 2002:1–4, with permission.

小血管的PAN样损害，小血管和毛细血管的白细胞破碎性血管炎，以及心内膜和主动脉内膜炎症。对这样的综合征的分类需要更多的临床资料，然而PR3-ANCA阳性比受累血管的大小在分类上更重要[7]。

患病组织的显微镜下表现可能不适合用来区分血管炎的类型，特别是ANCA相关性的血管炎。例如，肾活检标本的组织学检查可能不能明确区分显微镜下多血管炎(MPA)或WG所导致的肾小球肾炎[8]。

PAN提供了一个血管炎性损害部位在定义一种疾病时的重要性的例子。在PAN中可以有特定大小的动脉受累，Kussmaul和Maier[9]注意到很少累及肺动脉(虽然有文献报出肺动脉疾病的例子，但此类文献罕见[10,11])，并且他们总结出PAN不引起肾小球肾炎。因此，肺泡出血或肾小球肾炎的出现常常有助于PAN和MPA的鉴别。

一种皮肤型的PAN(CPAN)具有独特的特性，从而显著区别于经典的PAN。CPAN是一种慢性复发性小血管和中等大小血管动脉炎，不累及内脏，很少造成系统性疾病[12]。任何年龄段均有CPAN发病的记录，包括婴儿。虽然神经病变并非少见，但该病通常预后良好。Daoud和他的助手们最近记述了24名患者（在79名患者中），他(她)们的动脉炎位于皮肤，病程均达到10年或以上[13]。

对于某些患者，年龄的考虑是与血管炎的分类相关的，例如Takayasu动脉炎、GCA和川崎病。基于年龄的鉴别并不是绝对准确的，例如：虽然过敏性紫癜(HSP)是一个主要发生在年轻人群当中的疾病，但是由于ACR的分类标准未能强调它亦常常发生于老年人群而受到批评[14]。

着眼于病理生理学的研究让我们对血管炎进行更精确地定义和分类，特别是与ANCA相关的综合征，包括MPA、WG和变应性肉芽肿性血管炎(CSS)。这些疾病的临床表现相似，不同点是CSS肾小球肾炎较少引起肾衰竭，并且哮喘和嗜酸粒细胞增多是CSS的基本特征。曾经认为ANCA可能是多克隆B细胞活化的结果，没有独立的致病性。然而，Xiao和他的同事们[15]近来发现，髓过氧化物酶-ANCA(MPO-ANCA)能够不依赖于T或B细胞而导致小鼠的肾小球肾炎和血管炎。并非上述三种疾病的所有患者都是ANCA阳性。大约75%的MPA患者MPO-ANCA阳性，小部分PR3-ANCA阳性。PR3-ANCA在90%的WG患者中出现，MPO-ANCA在一半的CSS患者中出现。如果这些抗体确实对人类致病，那么，目前为止仍不清楚为什么它们并非在所有的病例中出现。这使得有人试图将MPA、WG和CSS与系统性红斑狼疮(SLE)进行类比。个别的患者可能具有SLE的临床特征，但是在病程的特定时期可能检测不到代表SLE的抗核抗体。虽然MPO-ANCA的直接致病性的证据明确并且证实了ANCA相关血管炎的分类，但是在非血管炎患者中常常观察到一些pANCA，这些pANCA针对MPO以外的抗原[16,17]。也曾有报道PAN患者中检测到低滴度的MPO-ANCA[18]。很显然除了显而易见的临床应用外，ANCA不能被用来作为单独的血管炎分类标准。

继发性血管炎难以用传统的方法进行分类[例如：人类免疫缺陷病毒(HIV)血管炎可能与川崎病[19]或白细胞破碎性血管炎相似，丙型肝炎病毒感染的血管炎可能有相似的多型性表现][20]。皮肤血管炎、PAN和冷球蛋白血症性血管炎都与乙型肝炎病毒感染相关。恶性血管炎，包括毛细胞性白血病，并非总是提示恶性疾病，某些患者只是患有PAN或者白细胞破碎性血管炎。

不同于ACR分类（一个以临床研究为目的的标准系统），Chapel Hill分类系统提供了可以用来对疾病进行识别和治疗的定义[3]。血管炎病被列成三组：大血管GCA和Takayasu动脉炎，中等血管包括PAN和川崎病，以及小血管包括WG、CSS、MPA、HSP、特发性冷球蛋白血症血管炎和皮肤白细胞破碎性脉管炎。对每一个亚类都基于定义。最近的一篇文章讨论了血管炎分类系统的重要性，Jennette和Falk举例说明了对一名疑似患者用ACR分类和Chapel Hill命名系统的诊断结果[21]。该患者有上呼吸道和下呼吸道症状、关节痛、腹痛、外周神经炎和紫癜。血清肌酐为3mg/dL，且嗜酸性粒细胞占11%提示CSS，但是患者没有哮喘症状。采用ACR标准，诊断将涵盖PAN、HSP、CSS、WG和过敏性血管炎。而用CHCC标准衡量诊断将是MPA，不除外WG。由Luqmani和Robinson提出的对ACR和CHCC分类的评判在表82.2中列出。

Chapel Hill会议标准的准确性已得到由Sorensen和同事们在血管炎患者中进行的一项临床标准化的、实验室和放射影像的前瞻性研究地检验。替代参数用于评估：肾小球肾炎(蛋白尿、血尿和红细胞管型)，动脉炎(动脉瘤或狭窄的影像证据)，放射影响肺浸润或因肺肉芽肿而致空洞形成，以及鼻腔、鼻窦和受累耳部的表现。研究者们认为，Chapel Hill会议定义不能作为诊断WG和MPA的标准，他们推荐了三条标准诊断WG：①活检或替代参数能够证实呼吸系统肉芽肿性炎症。②活检证实小到中型血管的坏死性血管炎。③活

表82.2 Chapel Hill会议(CHCC)命名和美国风湿病学会(ACR)标准ᵃ对血管炎分类的比较

CHCC定义	ACR标准	评论
巨细胞(颞)动脉炎(GCA)		
大血管血管炎 主动脉和主要分支特别是颈动脉颅外分支的肉芽肿性血管炎 常累及颞动脉 患者年龄常>50 岁 可并发于风湿性多肌痛	1.发病时年龄>50岁 2.新型的头痛 3.下颌/舌痛,运动或吞咽障碍 4.临床检查颞动脉异常 5.头皮触痛或结节 6.颞动脉活检显示血管炎,当不能活检时用第5条代替 标准用于GCA分类的敏感性为95.3%,特异性为90.7%[26]	CHCC的GCA定义包括有锁骨下和肱动脉炎症的患者[27]。这些病例不符合ACR分类中GCA的诊断标准[28]。颞动脉血管炎在WG中可能发生,但应用ACR标准可能被误认为GCA[28]。CHCC和ACR标准都注意到发病年龄>50岁是GCA的一个重要特征。ESR不具有特异性,所以在CHCC定义和ACR标准中都没提及,但是在诊断GCA时ESR显然是有益的
Takayasu动脉炎(TA)		
大血管血管炎 主动脉及其主要分支的肉芽肿性炎症 患者常<50 岁	1.发病年龄<40 岁 2.肢体跛行 3.脉搏减弱 4.两侧上肢血压相差>10mmHg 5.杂音 6.动脉造影异常 满足三个条件即可诊断 TA,其敏感性为95.5%,特异性为 97.8%[29]	TA患者早期症状,如肌肉痛和发热,既不符合CHCC标准也不符合ACR标准。ESR>50mm/h是典型表现,虽然对诊断TA有利,但是并不包括在CHCC定义和ACR诊断标准之中。CHCC和ACR标准都注意到发病年龄<50岁是TA区别于GCA的一个重要特征
结节性多动脉炎(PAN)		
中等血管血管炎 中等或小血管的坏死性炎症,不伴肾小球肾炎(GN)及小动脉、毛细血管或小静脉血管炎	1.体重减轻 2.网状青斑 3.睾丸疼痛或触痛 4.肌肉痛,肌病或压痛 5.神经病变 6.高血压 7.肾功能不全 8.乙肝病毒阳性 9.动脉造影异常 10.动脉活检显示中性粒细胞浸润(PMN) 满足三条标准即可诊断PAN,其敏感性为82.2%,特异性为86.6%[30]	CHCC标准认为PAN诊断应当局限于仅累及中小动脉的疾病,排除那些累及更小血管的疾病。根据这种指导思想,PAN即使存在(甚至于Kussmaul和Maier的最初的患者已被证实小血管受累),其诊断可能性也会非常小[31,32]。应用CHCC标准,具有GN表现或小血管损害的患者将被诊断为MPA而不是PAN[33]。诊断PAN的关键是动脉造影的发现。注意在ACR标准中,HBV相关的PAN也被划分到这组"原发性"血管炎中
川崎病		
中等血管血管炎 大、中型和小型血管动脉炎,伴皮肤黏膜淋巴结综合征	未提及	ACR 并未提出关于本病的诊断标准。CHCC标准指出冠状动脉、主动脉和静脉都可受累,且本病常发生于儿童。
韦格纳肉芽肿(WG)		
小血管血管炎 肉芽肿性炎症累及上、下呼吸道和小至中型血管的坏死性炎症 常见坏死性肾小球肾炎	1.鼻或口腔炎症 2.胸部 X 线照片显示结节,浸润(固定)或空洞 3.镜下血尿或红细胞管型 4.活检示肉芽肿性炎症 满足两条标准即可诊断 WG,其敏感性为88.2%,特异性为 92.0%[34]	鼻腔和口腔的炎症并不只发生于WG,在大约20%的MPA病例中同样存在[35]。由于只需要满足诊断标准中的两条,ACR标准可能将非韦格纳肉芽肿患者误诊为WG,这些患者大部分为肺-肾综合征患者(见MPA部分)

表82.2 （续）

CHCC 定义	ACR 标准	评论
显微镜下多血管炎(显微镜下多动脉炎)		
小血管血管炎 坏死性血管炎，很少或没有免疫沉积，累及小血管 可呈现小动脉和中动脉的坏死性动脉炎，常见坏死性GN，常发生肺毛细血管炎	未提及	表现为肺-肾综合征的患者，即使没有肉芽肿性炎症表现，依照ACR标准将被诊为WG[31,34]。在CHCC定义和ACR标准中都没有包括ANCA。MPA和WG(而不是PAN)与ANCA的相关性，突出了这两种血管炎之间的区别[36]
Churg-Strauss综合征(CSS)(变应性肉芽肿性血管炎)		
小血管血管炎 嗜酸性粒细胞肉芽肿性血管炎累及呼吸道，坏死性血管炎累及小型到中等大小血管，合并哮喘和嗜酸粒细胞增多	1.哮喘 2.嗜酸性粒细胞增多 3.神经病变 4.肺浸润(非固定的) 5.鼻窦炎 6.活检阳性 满足四条标准即可诊断CSS，其敏感性为85%，特异性为99.7%[37]	CHCC和ACR标准一致认为，嗜酸性粒细胞增多和哮喘是CSS区别于其他形式的血管炎的主要特点
过敏性血管炎(HSV)		
小血管血管炎 未提及	1.发病时年龄>16岁 2.发病时可能服用过药物 3.可触及的紫癜 4.皮疹 5.活检阳性 满足三条标准即可诊断HSV，其敏感性为71.0%，特异性为83.9%[38]	ACR诊断标准对HSV的低敏感性和特异性使得CHCC放弃了HSV这一名称，以便于以下的更加确切的小血管炎的定义的制定。与药物暴露的相关性也暗示HSV为继发性血管炎
过敏性紫癜(HSP)		
小血管血管炎 以IgA免疫沉积物为主的血管炎，累及小血管，典型病例累及皮肤、消化道和肾小球，伴随关节炎或关节痛	1.可触及的紫癜 2.发病年龄<20岁 3.肠绞痛 4.活检发现血管壁中性粒细胞浸润 满足两条标准即可诊断HSP，其敏感性为87%，特异性为88%[39]	采用CHCC标准，IgA免疫复合物的沉积是HSP区别于MPA的特点。HSP(根据ACR标准)很容易被误诊为其他皮肤型的血管炎，以及累及胃肠道的小血管炎(例如累及肠道的WG和CSS)
特发性冷球蛋白血症性血管炎		
小血管血管炎 血管炎伴冷球蛋白免疫沉积，累及小血管伴血浆冷球蛋白升高 常累及皮肤和肾小球	未提及	根据ACR标准特发性冷球蛋白血症性血管炎被归入HSV[38]。现在已知，很多特发性冷球蛋白血症性血管炎病例是由于丙型肝炎病毒感染所致[40]
皮肤白细胞碎裂性血管炎		
小血管血管炎 孤立的皮肤白细胞破碎性血管炎不伴系统性血管炎或肾小球肾炎	未提及	采用ACR诊断标准可能将皮肤白细胞破碎性血管炎诊为HSV[38]

ACR：美国风湿病学会；CHCC：Chapel Hill会议。
[a] ACR诊断标准用一种简要的形式描述，是一种传统的格式和分类树的结合，分别在几篇原始文献中有所介绍[3,4]。
From Luqmani RA, Robinson H. Introduction to, and classification of, the systemic vasculitides. *Best Pract Res Clin Rheumatol* 2001;15(2):187-202.

检或替代参数证实肾小球肾炎或PR3-ANCA阳性，且没有嗜酸性粒细胞增多。对于MPA推荐的诊断标准包括：①活检证实存在小血管坏死性血管炎或很少或没有免疫复合物沉积的肾小球肾炎。②活检或肾小球肾炎的替代参数证实累及多个器官系统。③缺少呼吸道肉芽肿性炎症的活检或替代证据。研究者们申明根据这样的标准,他们能够诊断所有的WG患者和12名MPA患者中的9名[22]。

接下来,Sorensen的标准也受到了另一组研究者的评价，他们总结说尽管有WG和嗜酸性粒细胞增多之间存在联系的报道，且这种联系对于同时满足WG和MPA诊断标准的WG患者的确诊是有益的，但是Sorensen的WG诊断标准排除了嗜酸性粒细胞增多，因而它的应用受到限制。他们指出,因为很少有患者能完全符合Sorensen关于MPA的诊断标准,所以MPA的诊断标准毫无价值[23]。对任何一种疾病,对明确的诊断性特征进行定义是困难的,这在应用国际研究小组(ISG)的标准来对302名白塞病患者(BS)和438名其他风湿病对照患者进行诊断时得到了体现。302名贝赫切特综合征患者中有7名患者不能满足ISG诊断标准,而438名对照患者中有5名没有BS的患者符合该标准[24]。

对诊断标准有效性进行评价需要对大样本的具有明确特征的患者群体进行分析，而对于无明确特征的患者应应用分类标准进行诊断。因为尚存在大量的临床表现和病理特征重叠的现象,且同时忽略了病原学，所以所有的分类方案都是暂时的，并且随着新信息的出现而不断修改变化。尽管如此,包括了疾病定义的分类方案有助于鉴别良性的和致死性的疾病，这对治疗疾病来说是必须的。虽然据估计大约有1/3的原发性系统性血管炎患者不能完全符合ACR或CHCC诊断标准，但这两种方案在指导治疗和预后评估方面仍然是有益的[25]。

(吕星 译 李世民 校)

参考文献

1. Zeek PM. Periarteritis nodosa: a critical review. *Am J Clin Pathol* 1952;22:777–790.
2. Churg J, Strauss L. Allergic granulomatosis, allergic angiitis, and periarteritis nodosa. *Am J Pathol* 1951;27:277–294.
3. Jennette JC, Falk RJ, Andrassy K, et al. Nomenclature of systemic vasculitides. Proposal of an international consensus conference. *Arthritis Rheum* 1994;37(2):187–192.
4. Hunder GG, Arend WP, Bloch DA, et al. The American College of Rheumatology 1990 criteria for the classification of vasculitis. Introduction. *Arthritis Rheum* 1990;33(8):1065–1067.
5. Rao JK, Allen NB, Pincus T. Limitations of the 1990 American College of Rheumatology classification criteria in the diagnosis of vasculitis. *Ann Intern Med* 1998;129(5):345–352.
6. Ball GV, Bridges SL Jr. Classification of vasculitis syndromes. In: Ball GV, Bridges SL, Jr., eds. *Vasculitis.* Oxford: Oxford University Press, 2002:1–4.
7. Schildhaus HU, Von Netzer B, Dombrowski F, Pfeifer U. Atypical manifestation of a cytoplasmic antineutrophil cytoplasmic antibody (PR3-ANCA)-associated vasculitis with involvement of aortic intima and parietal endocardium. *Hum Pathol* 2002;33(4):441–445.
8. Hauer HA, Bajema IM, van Houwelingen HC, et al. Renal histology in ANCA-associated vasculitis: differences between diagnostic and serologic subgroups. *Kidney Int* 2002;61(1):80–89.
9. Kussmaul A, Maier R. Ueber eine bisher nicht beschriebenen Eigenthumliche arterienerkranku (periarteritis nodosa), die mit Morbus Brightii und rapid fortschreitender allgemeiner Muskellähmung einhergeht. *Dtsch Arch Klin Med* 1866;1:484–518.
10. Nick J, Tuder R, May R, et al. Polyarteritis nodosa with pulmonary vasculitis. *Am J Respir Crit Care Med* 1996;153(1):450–453.
11. Matsumoto T, Homma S, Okada M, et al. The lung in polyarteritis nodosa: a pathologic study of 10 cases. *Hum Pathol* 1993;24(7):717–724.
12. Borrie P. Cutaneous polyarteritis nodosa. *Br J Dermatol* 1972;87(2):87–95.
13. Daoud MS, Hutton KP, Gibson LE. Cutaneous periarteritis nodosa: a clinicopathological study of 79 cases. *Br J Dermatol* 1997;136(5):706–713.
14. Murali NS, George R, John GT, et al. Problems of classification of Henoch Schönlein purpura: an Indian perspective. *Clin Exp Dermatol* 2002;27(4):260–263.
15. Xiao H, Heeringa P, Hu P, et al. Antineutrophil cytoplasmic autoantibodies specific for myeloperoxidase cause glomerulonephritis and vasculitis in mice. *J Clin Invest* 2002;110(7):955–963.
16. Calvo Romero JM, Romero RJ, Arevalo Lorido JC, et al. [Antineutrophil cytoplasmic antibodies (ANCA): clinico-pathologic correlations in a series of 82 cases]. *An Med Interna* 2002;19(1):7–10.
17. Gal AA, Velasquez A. Antineutrophil cytoplasmic autoantibody in the absence of Wegener's granulomatosis or microscopic polyangiitis: implications for the surgical pathologist. *Mod Pathol* 2002;15(3):197–204.
18. Bohgaki T, Mukai M, Notoya A, et al. [Two cases of classical polyarteritis nodosa associated with a low titre of MPO-ANCA]. *Ryumachi* 2000;40(1):9–15.
19. Blanchard JN, Powell HC, Freeman WR, et al. Recurrent Kawasaki disease-like syndrome in a patient with acquired immunodeficiency syndrome. *Clin Infect Dis* 2003;36(1):105–111.
20. Cacoub P, Maisonobe T, Thibault V, et al. Systemic vasculitis in patients with hepatitis C. *J Rheumatol* 2001;28(1):109–118.
21. Jennette JC, Falk RJ. Do vasculitis categorization systems really matter? *Curr Rheumatol Rep* 2000;2(5):430–438.
22. Sorensen SF, Slot O, Tvede N, et al. A prospective study of vasculitis patients collected in a five year period: evaluation of the Chapel Hill nomenclature. *Ann Rheum Dis* 2000;59(6):478–482.
23. Lane SE, Watts RA, Barker TH, et al. Evaluation of the Sorensen diagnostic criteria in the classification of systemic vasculitis. *Rheumatology (Oxford)* 2002;41(10):1138–1141.
24. Tunc R, Uluhan A, Melikoglu M, et al. A reassessment of the International Study Group criteria for the diagnosis (classification) of Behçet's syndrome. *Clin Exp Rheumatol* 2001;19[5 Suppl 24]:S45–S47.
25. Luqmani RA, Robinson H. Introduction to, and classification of, the systemic vasculitides. *Best Pract Res Clin Rheumatol* 2001;15(2):187–202.
26. Hunder GG, Bloch DA, Michel BA, et al. The American College of Rheumatology 1990 criteria for the classification of giant cell arteritis. *Arthritis Rheum* 1990;33(8):1122–1128.
27. Brack A, Martinez-Taboada V, Stanson A, et al. Disease pattern in cranial and large-vessel giant cell arteritis. *Arthritis Rheum* 1999;42(2):311–317.
28. Nishino H, DeRemee RA, Rubino FA, et al. Wegener's granulomatosis associated with vasculitis of the temporal artery: report of five cases. *Mayo Clin Proc* 1993;68(2):115–121.
29. Arend WP, Michel BA, Bloch DA, et al. The American College of Rheumatology 1990 criteria for the classification of Takayasu arteritis. *Arthritis Rheum* 1990;33(8):1129–1134.
30. Lightfoot RW Jr, Michel BA, Bloch DA, et al. The American College of Rheumatology 1990 criteria for the classification of polyarteritis

nodosa. *Arthritis Rheum* 1990;33(8):1088–1093.
31. Bruce IN, Bell AL. A comparison of two nomenclature systems for primary systemic vasculitis. *Br J Rheumatol* 1997;36(4):453–458.
32. Watts RA, Jolliffe VA, Carruthers DM, et al. Effect of classification on the incidence of polyarteritis nodosa and microscopic polyangiitis. *Arthritis Rheum* 1996;39(7):1208–1212.
33. Guillevin L, Lhote F. Polyarteritis nodosa and microscopic polyangiitis. *Clin Exp Immunol* 1995;101[Suppl 1]:22–23.
34. Leavitt RY, Fauci AS, Bloch DA, et al. The American College of Rheumatology 1990 criteria for the classification of Wegener's granulomatosis. *Arthritis Rheum* 1990;33(8):1101–1107.
35. Savage CO, Winearls CG, Evans DJ, et al. Microscopic polyarteritis: presentation, pathology and prognosis. *Q J Med* 1985;56(220):467–483.
36. European therapeutic trials in ANCA-associated systemic vasculitis: disease scoring, consensus regimens and proposed clinical trials. European Community Study Group on Clinical Trials in Systemic Vasculitis ECSYSVASTRIAL. *Clin Exp Immunol* 1995;101[Suppl 1]: 29–34.
37. Masi AT, Hunder GG, Lie JT, et al. The American College of Rheumatology 1990 criteria for the classification of Churg-Strauss syndrome (allergic granulomatosis and angiitis). *Arthritis Rheum* 1990;33(8): 1094–1100.
38. Calabrese LH, Michel BA, Bloch DA, et al. The American College of Rheumatology 1990 criteria for the classification of hypersensitivity vasculitis. *Arthritis Rheum* 1990;33(8):1108–1113.
39. Mills JA, Michel BA, Bloch DA, et al. The American College of Rheumatology 1990 criteria for the classification of Henoch-Schönlein purpura. *Arthritis Rheum* 1990;33(8):1114–1121.
40. Agnello V, Chung RT, Kaplan LM. A role for hepatitis C virus infection in type II cryoglobulinemia. *N Engl J Med* 1992;327(21):1490–1495.

第83章

韦格纳肉芽肿和抗中性粒细胞胞浆抗体相关性血管炎病

John H. Stone

一、历史回顾

1954年，Godman和Churg注意到三种临床特点完全不同的疾病，即韦格纳肉芽肿（WG）、显微镜下多血管炎（MPA）和Churg-Strauss综合征（CSS）（变应性肉芽肿性血管炎），之间的病理存在相似性[1]。Godman和Churg观察到，这三种疾病“似乎自己组成了一个队列，范围从坏死性和肉芽肿性血管炎……到血管炎不伴肉芽肿”（两者之间也存在混合型）。大约三十多年以后，这些疾病被认为是最主要的，在多数情况下，与抗中性粒细胞胞浆抗体（ANCA）相关的血管炎。这些疾病通常被称为ANCA相关性血管炎病（AAV），虽然并非所有患有这类病症的患者血清内都能检测到ANCA（表83.1）。有两种与AAV相关的抗体，它们分别针对的是蛋白酶-3（PR3）和髓过氧化物酶（MPO）。PR3和MPO都属于丝氨酸蛋白酶，是中性粒细胞和单核细胞主要颗粒的成分。特定的针对这些抗原的抗体分别是PR3-ANCA和MPO-ANCA。

（一）早期的疾病描述

首批有关AAV的临床描述分别出现在1931~1951年的20年中。在每个病例中，研究者将所报告的疾病的新特性与“外周动脉结节”，即今天所称的结节性多动脉炎（PAN）进行了对比（见第82和第84章）。

1.韦格纳肉芽肿

1931年，Heinz Klinger[2]描述了两名患者，其中一名是70岁的内科医师。该患者具有全身症状，关节症状，突眼和广泛的上呼吸道炎症：鼻窦炎、血性鼻腔痂皮和中耳炎。随着病情的进展，患者出现鞍状鼻畸形（图83.1）、肾小球肾炎和肺部损害。患者死于支气管肺炎，这可能是患者疾病的直接的一个并发症。在死后尸检中，Klinger发现新月体肾小球肾炎和坏死性上、下呼吸道肉芽肿性血管炎。Klinger将他的报告命名为“结节性周围动脉炎的变异型”，就这样他没有将他的这名患者的疾患与PAN进行明确地区分。

1936年，一名德国的病理学家，Friedrich Wegener（具有讽刺意义的是，他曾是Klinger的同学并且没有注意到先前的报道）描述了三名患者的临床和尸检的特征，这些患者的疾病最终以他的名字来命名[3]。三名患者（在初期）都表现为无害的普通感冒的症状。在7个月内，所有患者都死于终点为尿毒症的系统性炎性疾病。三年以后，Wegener提供了一份关于这种疾病的更详细的描述，在报告中他观察到，该病在蔓延到其他器官前首先出现在鼻部。他的报告题目为“累及动脉系统和肾脏的一种特殊的鼻源性肉芽肿”[4]。15年以后，Godman和Churg建议将该病命名为“韦格纳肉芽肿”[1]。

2.显微镜下多血管炎

Davson和同事们[5]曾建议以是否出现肾小球肾炎为标准，将PAN分为两组。其中一类患者，即经证实仅

表83.1 原发性ANCA相关性血管炎的临床特点

临床特点	韦格纳肉芽肿	显微镜下多血管炎	变应性肉芽肿性血管炎
ANCA阳性	80%~90%	70%	50%
ANCA抗原特异性	PR3>MPO	MPO>PR3	MPO>PR3
基本组织学变化	白细胞破碎性血管炎，坏死性、肉芽肿性炎症	白细胞破碎性血管炎，无肉芽肿性炎症	嗜酸粒细胞组织浸润和血管炎，肉芽肿有嗜酸性坏死
耳，鼻，喉	鼻中隔穿孔，鞍鼻畸形，传导性或感觉神经性听觉丧失，声门下狭窄	没有或轻微	鼻息肉，过敏性鼻炎，传导性听觉丧失
眼	眼眶假瘤，巩膜炎（有穿通性巩膜软化的风险），巩膜表层炎，葡萄膜炎	偶尔发生眼病：巩膜炎，巩膜表层炎，葡萄膜炎	偶尔发生眼病：巩膜炎，巩膜表层炎，葡萄膜炎
肺	结节、浸润、或空洞形成，肺泡出血	肺泡出血	哮喘，一过性浸润，肺泡出血
肾	节段性坏死性肾小球肾炎，罕见肉芽肿性特征	节段性坏死性肾小球肾炎	节段性坏死性肾小球肾炎
心脏	偶见瓣膜损伤	罕见	充血性心力衰竭
周围神经	血管炎性神经病变(10%)	血管炎性神经病变(58%)	血管炎性神经病变(78%)
嗜酸粒细胞增多	偶有轻度嗜酸性粒细胞增多	无	全部

ANCA：抗中性粒细胞胞浆抗体；MPO：髓过氧化物酶；PR3：蛋白酶3。

在肾脏的中等大小血管存在肾脏血管炎（可累及少量的肾小球）的患者，代表了Kussmaul和Maier所描述的经典的PAN[6]。相比之下，第二组患者具有坏死性肾小球肾炎表现（例如基本的病理表现为肾脏的小血管血管炎，有或没有累及中等大小的血管）。Davson和同事们将后一种病例称为“显微镜下PAN”。由于多种原因，包括两种疾病的不同治疗策略和预后等因素，将MPA同PAN区别开来是很重要的（见表83.2）。然而在数十年里，MPA和PAN常常被混淆。在1994年的关于血管炎命名的国际会议上，这些疾病之间的区别才被清晰地勾画出来。显微镜下PAN被更名为“显微镜下多血管炎”，以便说明该种疾病不仅仅累及动脉，同时也累及毛细血管和静脉[7]。

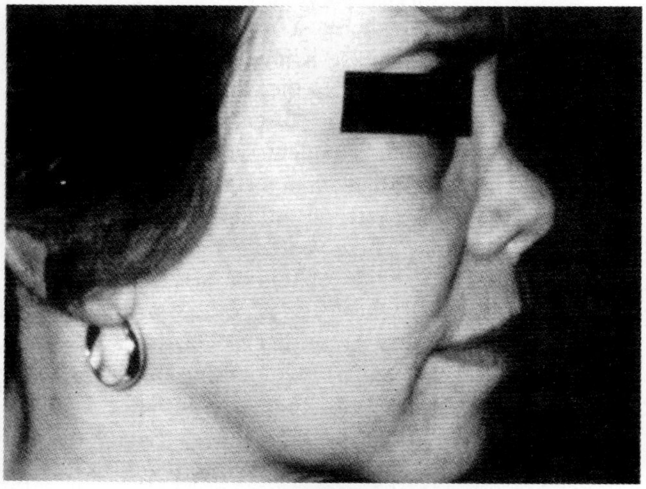

图83.1 韦格纳肉芽肿患者的鞍鼻畸形。

3.变应性肉芽肿性血管炎（Churg-Strauss综合征）

1951年，Churg和Strauss报告了一组13例患者的症状和体征与“结节性外周动脉炎”相近，且合并存在一些不典型的特征，即严重的哮喘、血液和组织中的嗜酸性粒细胞增多、坏死性血管炎和嗜酸性坏死导致的肉芽肿。该病的患者具有“由于多种器官系统的血管狭窄所导致的发热、嗜酸性粒细胞增多症、心功能不全的症状、肾脏损害和周围神经病变等症状”[8]。研究者认识到这是一种新的疾病，他们将这种疾病命名为“过敏性脉管炎和过敏性肉芽肿”。

表83.2　显微镜下多血管炎(MPA)与结节性多动脉炎(PAN)的比较

临床特征	MPA	PAN
血管大小	小(和中型)	中等大小,肌肉动脉/小动脉
血管类型	静脉,小静脉,动脉,小动脉和毛细血管	仅动脉循环
肉芽肿	无	无
ANCA阳性	有,IF法P-ANCA阳性;EIA法MPO-ANCA阳性	无(IF法偶有假阳性)
肾血管性高血压	无	有
快速进展型肾小球肾炎	有	无
肺脏受累	肺泡出血	无
多发性单神经炎	有	有
乙型肝炎病毒相关	无	部分(10%)
血管动脉瘤(微动脉瘤)	无	有

ANCA:抗中性粒细胞胞浆抗体;EIA:酶免疫吸附分析;IF:免疫荧光分析;MPO:髓过氧化物酶。

4.药物诱导的ANCA相关性血管炎

除主要的三种AAV之外,在20世纪90年代,人们又认识到此类疾病中存在其他形式,这些疾病与应用某些药物有关[9-12],被称为药物诱导的AAV。药物诱导的AAV是一种由特定药物(如丙硫氧嘧啶、肼屈嗪)在极少数服用该药的人群中诱导的综合征[13]。多数病例与MPO-ANCA相关,并且多数情况下抗体的滴度非常高。药物诱导的AAV通常症状相对较轻(如全身症状、关节痛或关节炎和紫癜),并且在停止服药后症状通常会缓解。然而,部分病例不能区别于特发性的AAV,特别是MPA和WG,并且需要采用糖皮质激素和细胞毒性药物进行治疗。充分的证据证明丙硫氧嘧啶能够导致药物诱导AAV。其他相关的药物包括肼屈嗪、柳氮磺胺吡啶、米诺环素、D-青霉胺、环丙沙星、苯妥英、氯氮平和别嘌呤醇。

(二)对ANCA的识别

嗜中性粒细胞特异性自身抗体是1960年在特发性白细胞减少症和费尔蒂综合征患者体内发现的[14,15]。应用间接免疫荧光技术,以外周血涂片为底物,检测到了这些抗体。这些抗体被认为是抗核抗体(ANA),并且被命名为"粒细胞特异性的抗核抗体"。在20世纪80年代早期,报道了与节段坏死性肾小球肾炎相关的直接针对中性粒细胞的"抗胞浆抗体"。1985年,van der Woude及合作者们报告了WG患者的体内可以检出ANCA[16]。在27名具有活动性疾病的WG患者中有25名患者(93%)的血清中观察到了中性粒细胞弥漫性胞浆染色(C-ANCA)(图83.2),而相比之下,没有活动性疾病表现的32名患者中仅有4名患者结果呈阳性。正如后来所讨论的那样,ANCA滴度和疾病的活动性之间的关系,以及这种联系的强度和时限性,仍然是存在争议的问题。在开始将弥漫性胞浆染色和WG联系起来后的很多年中,对导致这种现象的特异性的抗原和抗体仍然知之甚少。1990年,几个研究小组同时确认与弥漫性胞浆染色相关的自身抗原是PR3[17-19]。通过对WG、MPA和局限于肾脏的血管炎(即特发性的、新月体性肾小球肾炎,组织学上难以与其他AAV相区别,80%的病例与MPO-ANCA相关)的研究,Falk和同事们[20]确认了在某些患者中存在弥漫性胞浆染色的现象,与此同时,他们还注意到另外一种免疫染色的模式:乙醇固定的中性粒细胞的细胞核周围的荧光(P-ANCA)(图83.2B)。直接针对MPO的抗体是导致这种现象的原因。

(三)目前对本病的定义

1990年美国风湿病学会(ACR)对WG和CSS的诊断标准见图83.3[21,22]。这些标准并非是作为诊断标准而制定的,其目的是区别各种不同的系统性血管炎,并且试图在研究中确保涵盖所有罹患相同疾病的患者[23]。因为ANCA的血清学是全新的,并且在ACR对其进行研究时尚未定型,所以ACR并未以分类诊断为目的来考虑ANCA。另外,ACR的专家小组认为PAN是一种累及小型和中等大小血管的疾病,因此并未单独为MPA

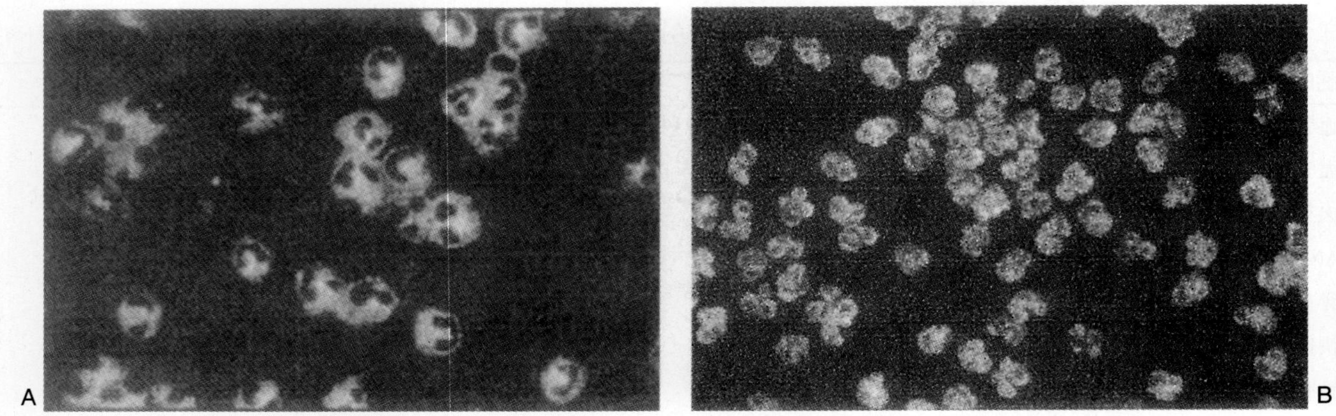

图83.2 ANCA相关性血管炎患者的免疫荧光检测结果。(A)人类中性粒细胞的弥漫性胞浆染色，显示蛋白酶3抗体(PR3-ANCA)。(B)核周型染色，显示髓过氧化酶抗体(MPO-ANCA)。[Courtesy of Drs. Ulrich Specks(Mayo Clinic)and Gary Hoffman(Cleveland Clinic Foundation)]. Reproduced with permission pending from *Arthritis & Rheumatism*(Williams & Wilkins).(见彩图)

韦格纳肉芽肿*	CSS**
鼻或口腔炎症	**哮喘**
疼痛或无痛性口腔溃疡，化脓性或血性鼻腔分泌物	哮鸣音或高调罗音
胸部放射影像检查异常	**嗜酸性粒细胞增多**
结节，固定的浸润或空洞形成	白细胞分类>10%
尿沉渣检测	**单神经病变或多发神经病变**
显微镜下血尿或红细胞管型	单神经病变，可多发 有血管炎所引起的单神经病变或多发神经病变
活检提示肉芽肿性炎症	**肺浸润，非固定性**
动脉壁内和血管周围组织的肉芽肿性炎症	一过性和游走性肺脏浸润
	鼻旁窦异常
	急性或慢性鼻旁窦疼痛、压痛或放射影像检查变浑浊
	血管外嗜酸性粒细胞
	动脉，小动脉，和小静脉活检显示血管外组织嗜酸性粒细胞堆积

*在患有不同系统血管炎的患者人群中，在4条诊断标准中符合至少2条，诊断WG的敏感性是88.2%，特异性为92.0%。

**在患有不同系统血管炎的患者人群中，在6条诊断标准中符合至少4条，诊断CSS的敏感性是85%，特异性为99.7%。

图83.3 1990年美国风湿病学会关于WG和CSS的分类标准。

韦格纳肉芽肿
累及呼吸道的肉芽肿性炎症，常见坏死性肾小球性肾炎。累及小至中等大小血管(例如：毛细血管、小静脉、小动脉和动脉)
显微镜下多血管炎
坏死性血管炎，少量或无免疫复合物沉积，累及小血管(例如：毛细血管、小静脉和小动脉)。可能出现累及小型及中等大小动脉的坏死性动脉炎。坏死性肾小球肾炎很常见，肺毛细血管炎常有发生
变应性肉芽肿性血管炎
累及呼吸道的嗜酸性粒细胞丰富的肉芽肿性炎症，以及与哮喘和嗜酸性粒细胞增多相关的累及小至中型血管的坏死性血管炎

图83.4 ANCA相关性血管炎的Chapel会议的定义。

指定诊断标准。所以，根据ACR的方案大部分MPA患者将被诊断为PAN。相反的，Chapel Hill会议制定了WG、CSS和MPA的定义，见图83.4[7]。迄今为止，除了分类诊断标准或定义，还没有制定出一种能够被广泛接受的针对这些疾病的诊断标准。

二、流行病学

在AAV中，阐述得最清楚的是WG的流行病学。即便如此，对有关这种疾病的基本流行病学特征的理解仍然存在许多空白。在英格兰的Norfolk进行的一项人口普查研究中，估计WG、MPA和CSS的百万人口发病率分别为8.5、3.6和2.4。这些疾病的流行情况在不同前提下曾经很难确定。虽然不同种族背景的人都曾经被诊断过AAV，但对于WG来说北欧后裔的白人存在明显的易感性。例如，美国的两项对WG患者进行的大型队列研究显示，白人患者占到所有病例数的90%以上[25,26]。非洲裔、西班牙裔和亚裔美国患者仅占所有病例数的1%~4%[25,26]。对MPA和CSS的种族分布迄今仍没有详细的描述。

任何年龄的人都可罹患AAV，但已经证实其更倾向在老年人群中发生。儿科病例非常罕见。平均的诊断年龄接近50岁，80~90岁间的老人患该病者并不少见。近来有数据显示WG在不同性别中的表型表达可能存在细微的差别。与那些患有严重疾病的患者相比，在参与到一项大型临床研究的限制性患者中（疾病并不立刻对患者的生命或重要脏器的功能造成威胁），不同性别间的临床表现存在一些明显的差异[25,26]。这种在限制性患者和重症患者之间所存在的性别间的差异，由对另外一组更大数量的患者（n=778）的观察所肯定，这些患者是为进行另一项研究而参与病例筛选，但是并未入组。限制性WG的患者在发病时的年龄要年轻10岁左右（重症患者发病年龄约为50岁，而限制性患者发病年龄为41岁）。在患有重症疾病的患者中有33%是女性，与之相比在限制性的患者中58%是女性。除了发病的年龄较轻外，限制性疾病的患者存在病程较长，更易在缓解期后出现病情恶化，更易出现破坏性的上呼吸道病变（如鞍鼻畸形）等倾向。这些发现与另外一项对WG患者的大型调查结果一致[27]，这项调查的报告中9~40岁年龄段的患者中女性的比例更高，但在45~72岁的患者年龄段中男性患者居多。

限制性WG患者更倾向于ANCA阴性[28]，并且并发（或先发）自身免疫性甲状腺疾病的几率较低[29]，显示出在这两种不同的疾病亚型中，其致病因子可能有所不同。

三、临床特征

在多种AAV的临床表现之间存在大量的重叠现象。在某些病例中，单纯以临床表现为基础从两种或更多种疾病中确定一个诊断是困难的。特别是对于WG和MPA很难加以区分，而区别WG和CSS相对较容易。原发AAV各种类型的主要不同特点在表83.1中已经加以说明。

（一）上呼吸道和耳

在各种AAV中，破坏性上呼吸道的病变（包括耳的受累）基本上仅发生于WG。CSS患者同样表现耳、鼻和鼻窦受累症状，但是这些器官侵蚀性的病变是WG的标志。当对个体患者进行WG和MPA的鉴别诊断时，部分临床医师将上呼吸道受累视为WG的一项标志[30]。鼻、鼻窦、气管和耳的疾患组成了3/4WG患者的最初症状。超过90%的患者最终进展为上呼吸道或耳部疾患[25,26]。WG的鼻部症状包括鼻痛、鼻塞、鼻炎、鼻出血和特征性的褐色或血性鼻痂（图83.5）。鼻部炎症可能导致鼻中隔破坏和鼻中隔穿孔，在许多病例中可出现鼻梁塌陷——鞍鼻畸形（图83.1）。任何骨性窦（乳突窦、上颌窦、筛窦或蝶窦）在WG中都可能受累。随着时间的推移，WG可能导致鼻窦的破坏性疾病，但是这些改变在病程的早期可能并不明显。因为骨窦的破坏导致机体对感染的易感性增强，因此区分活动性WG和继发性感染时是有一定难度的。骨窦的破坏同样增加了金黄色葡萄球菌定植的可能性，而这是一个潜在的导致疾病暴发的因素[31-33]。

两种基本的耳病类型，传导性和感觉神经性耳聋，都是WG的典型表现[34-36]。混合性听觉丧失，即两种病因同时存在也较常见。WG的内耳疾病可能与感觉神经性耳聋和前庭功能失调（表现为恶心、眩晕和耳鸣）相关。与中耳疾病比较，对WG的内耳疾病的发病机制所知甚少[37]。传导性听力丧失（一种更常见的耳病）是中耳腔受累的结果，与浆液性中耳炎有关。中耳内的肉芽肿性炎症可能压迫第七颅神经（该神经的走行经过中耳），从而导致外周面神经麻痹，常被误诊为贝尔麻痹。在较少见的情况下，血管炎性神经病变在神经穿过颞骨的某些部位造成梗死。当外耳的软骨结构发生炎症时，则与复发性多软骨炎的表现相似。

在60%~70%的CSS患者中，过敏性鼻炎是疾病的早期表现，（该症状）通常在疾病充分发展为系统性血管炎前数年左右出现[38,39]。鼻炎可能较严重，需要进行

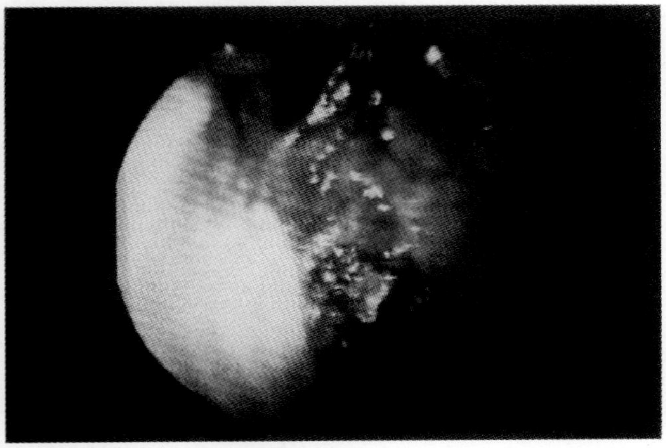

图83.5 韦格纳肉芽肿的褐色和血性的鼻痂。（见彩图）

数次息肉切除术来缓解堵塞和鼻窦炎症状。CSS的鼻息肉在组织学上与其他疾病患者的相似（显示严重的嗜酸性粒细胞浸润）。所以对鼻息肉的活检通常不是将CSS同其他与鼻息肉有关的非血管炎疾病区分开来的有效方法。鼻痂和传导性耳聋（由浆液性中耳炎或肉芽肿性中耳炎症所致）是强烈提示WG的表现，但也可能在CSS中发生。

（二）气管

在AAV中气管的疾病是仅限于WG的专有特征。声带下方的气管炎症和瘢痕形成所造成的声门下狭窄，是WG的一种严重的而且致命的并发症（图83.6）。声门下受累常常是无症状的，但也可能出现明显的声嘶、疼痛、咳嗽或哮鸣。然而，某些患者表现为亚急性起病的呼吸喘鸣。随着时间的推移，将发生气道瘢痕和明显的气管狭窄。其中一些病例需要行气管切开术。在严重的病例中，肺功能检查（流速-容量环）提供了一个衡量胸外的阻塞程度及其对治疗的反应的定量的非侵入性的手段。但是，流速-容量环变扁可能仅在进展性狭窄的病例中才变得明显。薄层计算机断层摄影术（CT）在对疾病进行评估时也有帮助。然而，评价气管狭窄的最精确的方法是在手术室中进行的喉镜检查。

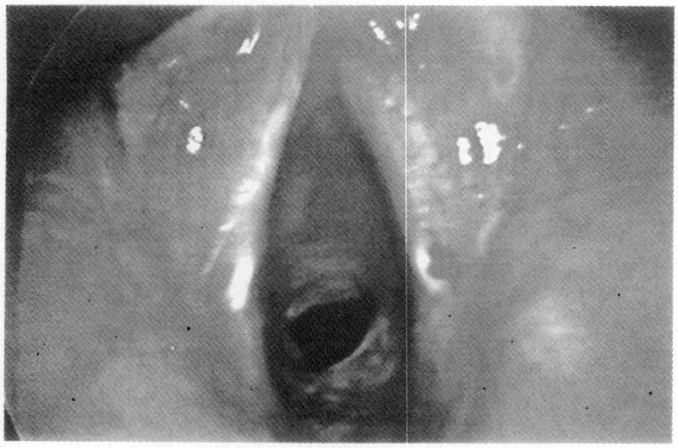

图83.6 韦格纳肉芽肿的声门狭窄。注意声带远端的气道狭窄。（见彩图）

（三）眼

AAV可能发生各种形式的眼部损害。眼眶肿物称为“假瘤”，是WG的特征之一，通常发生在眼球后，导致眼球突出（图83.7A）。严重时眼眶肿物可能导致复视，或因视神经缺血而导致失明。巩膜炎（图83.7B）可能导致巩膜软化穿孔和失明。外周溃疡性角膜炎同样是在WG中（包括其他AAV）可能导致视力损害的原因。WG的其他眼部表现包括：结膜炎，巩膜表层炎，角膜炎，葡萄膜炎和鼻泪管堵塞等。结膜炎和巩膜表层炎常常是疾病的早期表现或者在疾病发作时出现，但是在开始治疗后会迅速缓解。后葡萄膜炎（视网膜血管炎）并非AAV的特点。

（四）肺

三种AAV都具有显著的肺部病变。在WG中，肺部病变从无症状肺内结节和游走性（或固定的）肺部浸润到暴发型肺泡出血都可能出现。最常见的放射影像发现为结节（图83.8A）和非特异性浸润。结节通常是多发的、双侧的，且常常具有空腔，可能与分枝杆菌或真菌感染相混淆（常常是在已经确诊并接受治疗的患者中

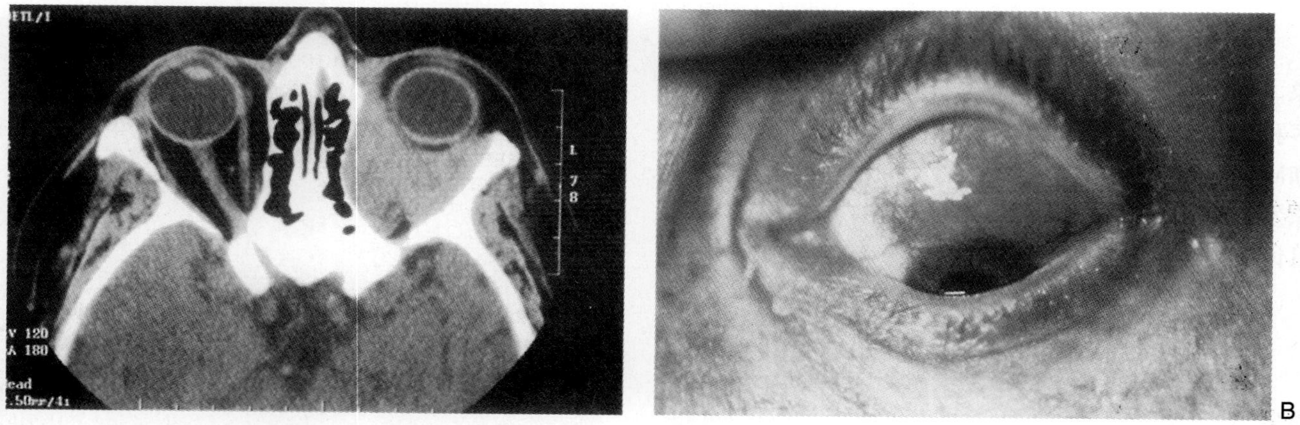

A B

图83.7 ANCA-相关性血管炎的眼部表现。（A）韦格纳肉芽肿眼眶假瘤的CT扫描。（B）一名显微镜下多血管炎的患者的巩膜炎。（B图见彩图）

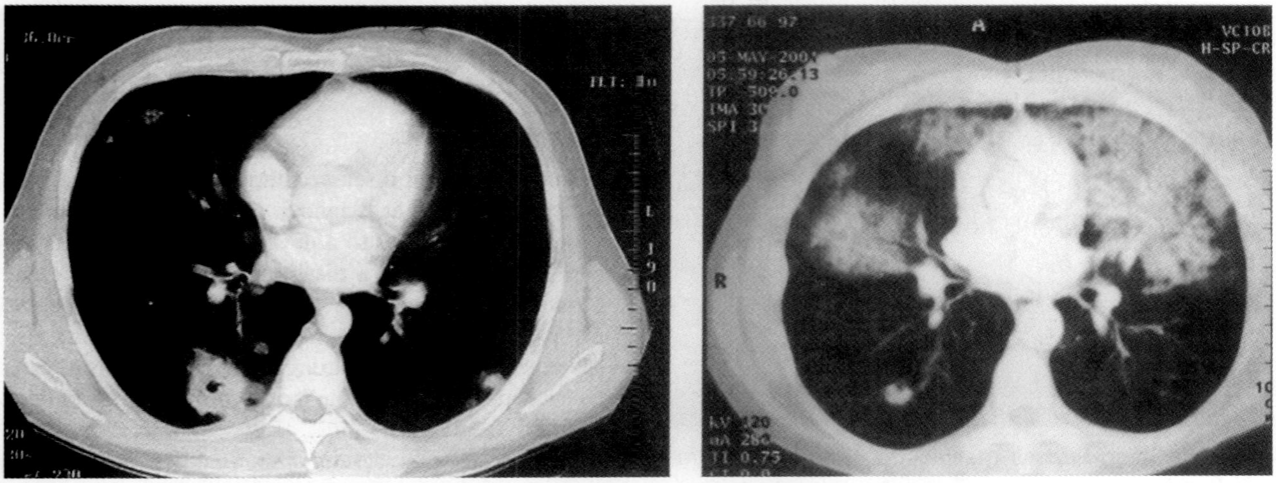

A　B

图83.8　ANCA相关性血管炎的肺脏振害。(A)韦格纳肉芽䏺的多发性空洞性结节。(B)显微镜下多血管炎的肺泡出血。

机会性感染与活动性WG相混淆)。WG的肺部浸润在早期常常会被误诊为肺炎，这种浸润的影像大小可能会发生变化。在1/3的WG患者中，肺部结节和浸润时无症状。在诊断肺部病变时CT扫描远比胸片敏感。虽然曾经有过相关的报道，但是与WG相关的肺门和纵隔淋巴结病变很少见[40]。

肺毛细血管炎在WG和MPA中的发生率基本相等，可能导致肺出血、咯血和快速进展的肺泡浸润（图83.8B)。弥漫的肺泡出血是危及生命的急性并发症。以“肺-肾综合征”为主要临床表现的病例(如肺泡出血和肾小球肾炎）可能与MPO-ANCA或PR3-ANCA相关(据认为与Goodpasture病无关)[41]。对于一名临床医生来说，除了需要了解与AAV相关的肺-肾综合征的发生率以外，还要知道实际上只有一小部分AAV患者会发生肺泡出血[38]。例如，只有12%的MPA患者具有明显的肺出血症状。AAV患者的亚群，特别是MPA患者，可能发生肺间质纤维化[42]。

气道阻塞和游走性肺部浸润是CSS的特征性病变。多数患者会报告在明显的血管炎出现之前数月或数年，出现新发的哮喘（或者先前较轻疾病的明显加重)。“肺炎性”浸润以及肺泡出血可能出现在CSS中，但是仅有1/3患者胸部平片显示异常[38]。CSS的哮喘可能会随着血管炎期的开始而好转，但是很多患者在血管炎得到有效治疗后仍然会受到类固醇依赖性哮喘的困扰。

(五)肾

肾脏疾病是AAV的一种提示预后不良的临床表现。虽然在诊断WG时低于20%的患者肾脏受累，但超过75%的患者在病程中的某一阶段会产生这种并发症[25,26]。在AAV相关的肾脏疾病中，最严重的临床表现是快速进展性肾小球肾炎，其症状包括血尿、红细胞管型、蛋白尿(常常为非肾病性)以及血清肌酐升高，可能在数天或数周内导致不可逆的肾功能损害。所以当WG患者尿沉渣检查显示肾炎活跃或血清肌酐上升时，提示需要对患者给予积极的治疗和严密的监测。无痛的肾脏受累情况多发生于MPA或CSS，但是在WG中也曾有报道[43]。

(六)骨骼肌肉系统

至少60%的AAV患者具有突出的骨骼肌肉系统的症状，同时也经常是最早的主诉(图83.9)。在同时具有

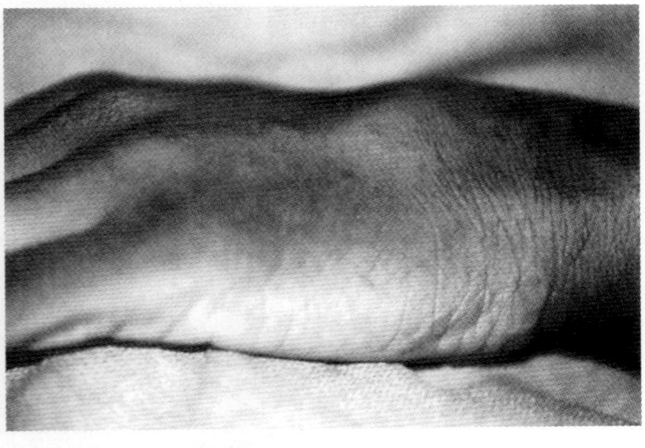

图83.9　一名韦格纳肉芽肿患者的腕关节滑膜炎。患者最初被诊断为罹患类风湿关节炎。

关节症状时，常常将皮下结节误以为是类风湿结节(一种常见的表现，见后述)，还有就是在AAV患者中类风湿因子的阳性率较高(大约1/3患者的类风湿因子为阳性)，这些常常导致在疾病的早期被误诊为类风湿关节炎(RA)。关节痛较关节炎更常见。由于关节症状常常是少关节炎型的、游走性的，并且在给予正规的糖皮质激素治疗后迅速缓解，所以关节炎的发生率常被低估。关节炎的症状可表现为多样形式，从类似RA的多关节炎到明确的膝关节或肩关节的单关节炎。在缓解期的患者再次出现骨骼关节症状常预示着疾病暴发的开始。

(七)皮肤

皮肤结节常出现在类风湿结节常出现的部位(图83.10)，尤其是鹰嘴周围。这种皮肤的损害常被患者和医生所忽略。这种由Churg和Strauss所描述的[8]结节虽然可发生于多种器官系统，但是最常见于皮肤。而且，这种结节不是CSS所特有的，其在WG中的发生率也较高[26]。AAV的皮肤表现同样也包括所有可能出现的皮肤血管炎症状：可触知的紫癜(图83.11A)，大疱性损害，丘疹，溃疡，指(趾)梗死和裂片形出血(图83.11B)。

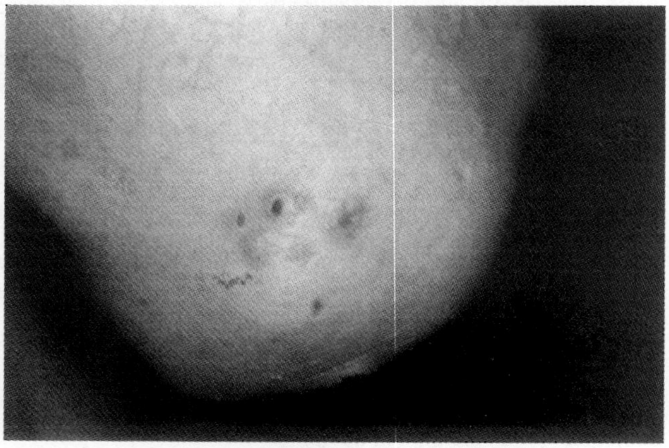

图83.10 Churg-Strauss肉芽肿(皮肤血管外坏死性肉芽肿，CENG)。一种在韦格纳肉芽肿和变应性肉芽肿性血管炎中均会时常发生的结节性损害。这些损害可能与类风湿结节相似。(见彩图)

(八)神经系统

神经系统疾病虽然发生在很少的一部分患者中，但是其表现可能很严重。血管炎性的神经病变可能导致破坏性的多发的单神经炎(图83.12)或失能性感觉神经病。多发的单神经炎在CSS和MPA中(其发生率分别为78%[44]和58%[38])较在WG中多见。血管炎性神经病变所致的长期的残疾是AAV所造成的非常重要的一种损害。

中枢神经系统损害在WG的发生率约为8%，常常表现为颅神经病变、多神经损害或硬脑膜炎(图83.13)。血管炎造成的脑实质损害在AAV患者中虽然少见，但是的确存在[26,45-47]。WG较少见的神经内分泌并发症包括垂体功能减退[48]和尿崩症[25,26,49]。AAV患者的表现还可以与巨细胞动脉炎相似，具有能够让医生想到风湿性多肌痛的突出的头痛症状。所有三种原发性AAV都曾经因为进行颞动脉活检而意外地得到诊断[50-52]。

(九)心脏

CSS是AAV中最倾向于累及心脏的疾病。CSS累及心脏的最常见的表现是充血性心力衰竭[38]。在一个大

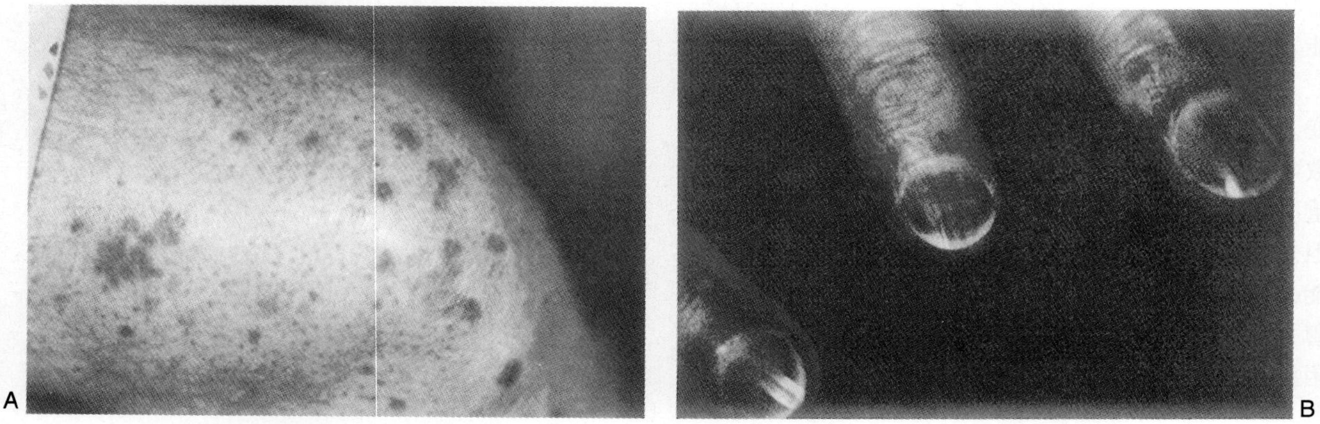

图83.11 ANCA相关性血管炎的皮肤表现。(A)显微镜下多血管炎的紫癜。(B)韦格纳肉芽肿的裂片形出血。(见彩图)

样本的研究中，14%的患者具有心肌损害，表现为急性的左心衰或者伴或不伴有传导异常的全心脏功能不全。充血性心力衰竭是CSS的重要死因之一。与CSS相比，MPA和WG的心脏并发症较少，并且更难将其归因于基础疾病。曾经有文献记述过在WG中发现局灶性心脏瓣膜病变、瓣膜功能不全和冠状动脉炎[53-55]。

（十）胃肠道

嗜酸性粒细胞增多性胃肠炎常常在CSS的血管炎期前出现。在CSS或MPA患者中，有多达1/3的患者出现不明原因的腹痛，且可能导致缺血性肠病。胃肠道受累情况在WG中相对少见。无症状的肝脏转氨酶升高也可能在AAV中出现。

（十一）甲状腺

近来有WG和自身免疫性甲状腺疾病之间相关的报道[26,29]。在严重的WG患者中（与限制性疾病相对而言），患Graves病或桥本甲状腺炎的风险均有所增加。用丙硫氧嘧啶治疗Graves病，和随后发生的药物诱导AAV，及甲状腺疾病和AAV患者中共同具有的自身免疫性风险因素，三者之间的潜在关系仍在探索之中。

（十二）血液

嗜酸性粒细胞增多（治疗前）是CSS的主要诊断因素。嗜酸性粒细胞甚至可以达到白细胞计数总数的60%。嗜酸性粒细胞常常是疾病暴发的一个敏感的标志，但是对大剂量糖皮质激素治疗的反应也很快——24小时以内。虽然在对CSS进行治疗后，外周血嗜酸性粒细胞可能恢复到正常或接近正常，但是嗜酸性粒细胞的组织浸润仍然会存在。轻度的嗜酸性粒细胞增多（例如嗜酸性细胞占到白细胞总数的10%~15%）在WG中亦可能会出现。大多数CSS患者会同时存在血清IgE水平升高。

除ANCA外，非特异性自身抗体如ANA和类风湿因子，在AAV患者中同样有很高的阳性率，血清补体水平正常或升高。据信免疫复合物在AAV的发病中并不占有重要的地位，而且补体蛋白同样是急性期的反应因子，因此在某些炎症条件下血清补体水平升高。

（十三）其他

全身症状是活动性炎症反应的重要表现。常见的AAV全身症状，例如发热和体重减轻，很少孤立发生。AAV很少累及腮腺、肺动脉、乳腺或泌尿生殖器官[25,26,56,57]。当发生这些器官的受累时，必须排除可能同时发生的其他疾病。

A

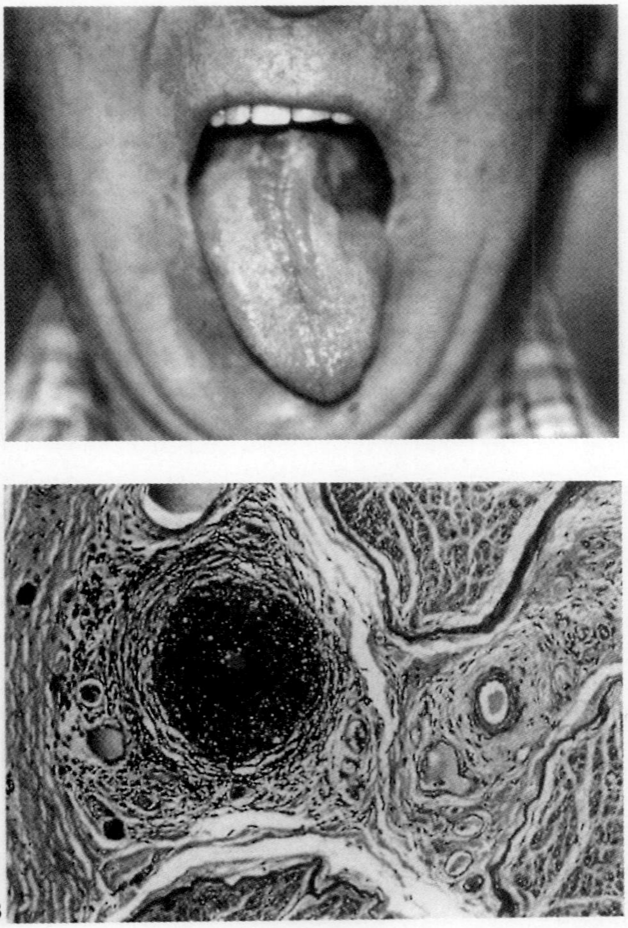

B

图83.12　CSS中的血管炎性神经病变。左侧第12对颅神经梗死导致伸舌向左侧偏斜，伴同侧的舌萎缩。

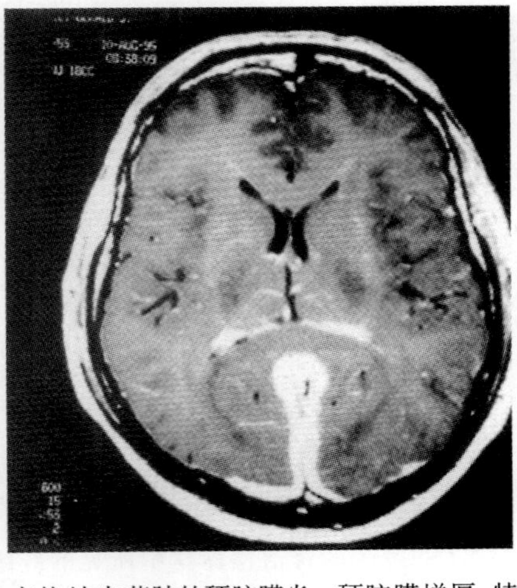

图83.13　韦格纳肉芽肿的硬脑膜炎。硬脑膜增厚，特别是背侧。

最近认识到WG(或在其他AAV中也存在的)常见并发症是静脉血栓形成事件(深静脉血栓形成和肺动脉栓塞)[58]。在一个大型的临床队列研究中,WG患者的静脉栓塞相对风险与Johns Hopkins狼疮队列的患者相比为7.1,与总体人群对照相比为23。这种在WG中明显的高静脉血栓发生率的原因尚不清楚。然而,其中一个可能的原因是AAV同时累及静脉和动脉。而相比之下PAN、巨细胞动脉炎和Takayasu动脉炎都仅累及动脉。

四、病理学

所有各种AAV的一个共同的特点 (虽然不是诊断性的)是纤维蛋白样坏死[48](图83.14)。肾小球的纤维蛋白样坏死是毛细血管丛血管炎的结果。纤维蛋白样坏死曾经被归因为“ANCA-相关性损害”,但是这种损害同样可以在多种血管炎性(和非血管炎性)的疾病中出现,包括硬皮病肾脏危象、SLE和恶性高血压。有关纤维蛋白样坏死的自然特性 (例如这种病理变化的分子基础)尚不清楚。然而目前流行的假设是疾病的发展存在一个时间上的顺序, 即首先出现炎症随后出现坏死。除了发现纤维蛋白样坏死和ANCA阳性等共同特征之外, 不同的AAV可以根据组织病理学的特征从几个方面加以区分。下面将这三种疾病的病理学特点分别加以讨论。

(一)韦格纳肉芽肿

韦格纳强调所有WG的病理特征 “能够在机体的任何部位的单个或多个器官同时且在同一部位发生”[59]。Godman和Churg[1]总结了三个WG的标志性病理变化:①上呼吸道或下呼吸道的坏死性肉芽肿。②累及动脉和静脉的坏死性血管炎。③与毛细血管袢坏死和血栓形成相关的节段性肾小球肾炎,伴或不伴肾小球损伤。

肺WG的组织学特征与其他组织标本的发现相似,但是通过开放或气管镜活检获得的大块组织标本常可以捕捉到较完整的病理变化谱。血管炎和坏死性肉芽肿这两个病理学特征能够在肺活检标本中得到确诊,虽然他们并非总是同时存在的。除这两种病变之外,肺部WG病变常表明机体存在广泛的全身性的非特异性的炎症[60]。肺部的白细胞破碎性血管炎可累及动脉、静脉和毛细血管,伴或不伴肉芽肿性病变。血管坏死开始于血管壁内中性粒细胞浸润灶(微脓肿)变性并被栅栏样组织细胞所包绕。这种中性粒细胞微脓肿的融合造成范围更广的局灶性坏死(图83.15)。在WG中所发现的肉芽肿性炎症可能包括栅栏样肉芽肿、分散的巨细胞和发育不良的肉芽肿。

典型的WG肾脏损害是节段坏死性肾小球肾炎,常常伴有新月体形成。WG(以及AAV)的肾脏疾患通常表现为局灶性的、节段性的肾小球血管簇裂解,基底膜破碎和纤维蛋白样物质堆积(纤维蛋白样坏死)。在坏死的部位可以观察到白细胞破碎性血管炎, 常表现为数量不等的中性粒细胞和单核细胞浸润 (血管炎的中性粒细胞脱颗粒发生在血管壁中)。肾小囊内新月体形成是毛细血管破裂炎症介质溢出、巨噬细胞聚集和上皮细胞增生的结果。

关于在不同的AAV疾病中肾脏病变病理学的细微差别存在相互矛盾的数据。然而对于特定的病例来说,

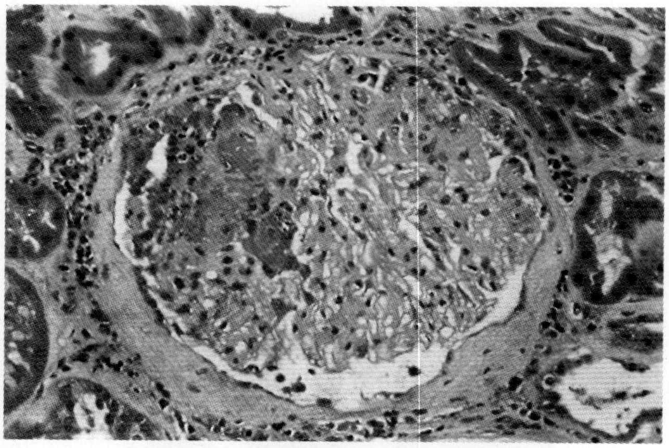

图 83.14 一名CSS患者的肾活检标本中所见的纤维蛋白样坏死。注意阶段性坏死局限于肾小球的一个象限。

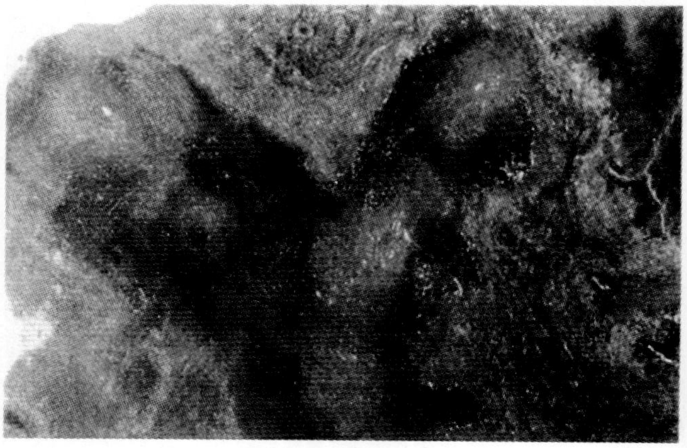

图83.15 一名韦格纳肉芽肿患者的肺活检标本中的区域性坏死。

WG中的肾小球肾炎是不能与CSS、MPA以及其他AAV的肾脏病变区分开来，除非发现CSS特征性的嗜酸性粒细胞的表现。仅在很少部分的WG患者的肾脏活检标本中发现肉芽肿病变。肾小球毛细血管袢的血栓性病变见于早期的组织学病理变化。肾活检标本的免疫荧光检测证实肾脏病变缺乏(或完全没有)免疫球蛋白和补体的沉积,所以被称为微量免疫肾小球肾炎。虽然肾脏活检的发现对于AAV并不具有独立的诊断意义，但当其他的诸如临床、放射和血清学资料都符合时则对WG的确诊具有决定意义。

与肾脏和肺活检相比,上呼吸道受累部位(鼻、鼻窦和声门下区)的组织样本检查常常是非诊断性的,在接近50%的患者中仅能获得非特异性的急性或慢性炎症的检验结果。上呼吸道活检仅在15%的病例中能够发现完整的WG病理学三联征:肉芽肿性炎症、血管炎和坏死[61]。然而,倘若存在非常明确的临床和影像学表现,而且上呼吸道活检发现病理学三联征的表现(如无菌性肉芽肿性炎症或孤立的血管炎),那将是诊断WG的强烈证据。

(二)显微镜下多血管炎

当MPA发生肾脏受累时 (将近80%的病例)[38],肾脏损害的组织病理学特征表现为阶段性的、坏死性肾小球肾炎,常伴新月体形成。肾小球肾炎是小血管血管炎的表现,可能是肾脏内血管炎的唯一证据[5,30]。也有可能发现中等血管血管炎,但是不常见。肾活检标本的直接IF检查可发现小的颗粒状的免疫复合物沉积,但是通常MPA的病理学变化存在一个微量免疫的过程。在肺组织中，要找到毛细血管炎的组织病理学证据可能很难，除非证实存在活动性肺泡出血或发现含铁血黄素沉积的巨噬细胞(后者代表相对慢性的病程)。所有受MPA累及的组织中都可能发现纤维蛋白样坏死。

(三)Churg-Strauss综合征（变应性肉芽肿性血管炎）

CSS一经确诊常可以分成三期。正如在表83.3中所详细列出的,这些分期是根据临床和病理特征划分的,各期之间具有一定关联,且存在一定的重叠。变态反应期(I期)的临床表现主要是过敏性鼻炎和新发的哮喘,通常没有诊断意义的组织病理学改变。嗜酸性粒细胞浸润期(II期),肺的组织学表现可能不能与嗜酸粒细胞肺炎(CEP)相鉴别,可见局灶性嗜酸粒细胞坏死和散在的巨细胞[62]。实际上,CEP可能是CSS的一个表现形式,而血管炎期可能在数年后才会出现。嗜酸性粒细胞胃肠炎在第II期内也可能发生。最后,在CSS的血管炎期(III期)内,出现典型的该病的组织学标志,即①富含嗜酸性粒细胞的坏死性血管炎，累及动脉和静脉系统的小血管。②以坏死性嗜酸性粒细胞为中心的坏死性肉芽肿病变[62]。然而,随着当前越来越多的使用糖皮质激素来治疗“过敏性疾病”,在活检中很难见到CSS的全部的典型病理学特征[63]。另外,即便患者从未接受过治疗,许多CSS病理并不呈现坏死性血管炎,而常常仅显示非破坏性的血管壁的嗜酸性粒细胞浸润。

五、抗中性粒细胞胞浆抗体

(一)抗原

PR3是一个29-kd的丝氨酸蛋白酶，含有大约228个氨基酸残基，存在于中性粒细胞的嗜苯胺蓝颗粒和单核细胞的预氧化酶阳性的溶酶体中[64]。在转录过程中,PR3首先被合成为一种前酶原,然后经过四步处理成为成熟的蛋白。PR3在生理状态下被α_1-抗胰蛋白酶所抑制，这一机制至少在一部分AAV患者中可能具有病理生理学意义(见后)。在体内,内皮细胞是否在细胞表面表达PR3仍然是一个有争议的问题[65-72]。MPO占中性粒细胞总蛋白含量的大约5%,与PR3处于同样的细

表83.3　Churg-Strauss综合征的分期

分期	临床	病理
I	变态反应期	
	过敏性鼻炎,鼻息肉,哮喘	虽然可能出现大量的嗜酸性粒细胞，但没有特征性组织病理学改变
II	嗜酸性粒细胞浸润期	
	由于嗜酸性粒细胞的浸润导致的实质脏器的功能损害(例如:慢性嗜酸性粒细胞肺炎,嗜酸性粒细胞胃肠炎)	血管外组织的嗜酸性粒细胞浸润,可发生在任何器官
III	血管炎期	
	全部的系统血管炎的症状和体征:发热,关节痛/关节炎,皮肤血管炎,血管炎性神经病变，肺浸润/肺泡出血	富含嗜酸性粒细胞的死性血管炎，累及小血管或偶累及中等血管
		以坏死性嗜酸粒细胞为中心的坏死性肉芽肿

胞空间内。这种蛋白是由两个分子量为140kd的蛋白亚基以共价键结合而成的二聚体。血浆铜蓝蛋白是生理状态下可能的MPO抑制剂。

与MPO不同,PR3在许多人的休眠中性粒细胞和单核细胞的表面也有表达。根据这一特征,可以将人群分成不同的亚群:某些个体的中性粒细胞很少或基本不表达PR3;某些具有高PR3表达;某些人具有"双模式"中性粒细胞,即一部分在细胞表面表达PR3,另一部分细胞表面不表达PR3[73]。中性粒细胞表面表达PR3似乎是AAV暴发的危险因素[74,75]。PR3同样在多种急性和慢性骨髓白血病细胞的表面过表达[76]。

直接针对PR3和MPO的自身抗体与多种抗原决定簇起反应,不同患者来源的血清与抗体结合时可检测出其抗原决定簇不同。然而,所有的ANCA所识别的PR3抗原决定簇都涉及它的催化活性部位[77]。

(二)ANCA的临床检测

目前常用的检测这些抗体的方法有两种,IF和酶免疫测定法(EIA)。捕获EIA[78]较目前广泛应用的方法可提供某些优越性,但是目前仅在一些特殊的研究中心开展。

采用IF方法检测,可获得三种基本的荧光模型:细胞质型(C-ANCA)、核周型(P-ANCA)和不典型型。在血管炎患者中,C-ANCA常对应于采用EIA法所检测到的PR3-ANCA。IF法检测的C-ANCA模型和EIA法检测的PR3-ANCA的组合与WG密切相关[79]。在血管炎患者中P-ANCA模型的出现通常对应于MPO-ANCA阳性。在WG患者中有大约10%的患者P-ANCA为阳性,不过P-ANCA更多出现于MPA、CSS和局限于肾脏的血管炎。多数药物诱导的血管炎患者P-ANCA阳性,且MPO-ANCA的滴度常很高。

IF法检测的不典型的ANCA模型可出现于多种疾病中,包括炎性肠病、系统性免疫性疾病和感染性疾病。能够产生这种荧光模型的血浆可针对多种中性粒细胞抗原产生免疫反应。所观察到的免疫荧光模型可以看做是针对细胞核、细胞溶质和自身抗原颗粒的多种免疫反应的总合[80]。这些不典型的荧光模型有时很难与P-ANCA进行区分,因为它可能是多种特异性不同的抗体同时存在的结果,包括对乳铁蛋白、弹性蛋白酶、杀菌渗透性抑制蛋白和其他蛋白具有特异性的抗体。无论出现何种IF模型,阳性的IF检测结果都应当通过EIA检测进行验证,以确定与血管炎相关的特异性抗体。即使是C-ANCA对WG的阳性预测值也只有45%~50%[37,81]。

(三)ANCA血清学的临床应用

尽管ANCA检测技术取得了相当的进展,但是在任何临床条件下,诊断WG的关键仍然需要进行严格的组织病理学检查。当诊断不确定时,应当尽一切可能获得活检标本以便尽可能地确定诊断。然而,适合活检的部位可能并不明显。另外,即使进行了活检也并不能总是获得具有诊断意义的结果。在这种情况下,尽管很多病例中不能提供组织病理学证据,ANCA检验却能够提供一个重要的辅助诊断线索。ANCA检测的临床应用在表83.4中进行了总结。

1.诊断

在适当的临床背景下,ANCA检测阳性(例如:IF法检测为阳性,并且经EIA方法证实为PR3-ANCA或MPO-ANCA者)将大大增加某种AAV存在的可能性。许多的研究显示10%~20%的活动性、未经治疗的WG患者ANCA为阴性[82]。对于患有限制性WG的患者,30%或更多的患者检测不到ANCA。所以ANCA检测阴性并不能排除WG的诊断。同样的情况在MPA和CSS中更多见。大约70%的MPA患者和50%的CSS患者(在某些研

表83.4 ANCA检测的临床应用总结

- 阳性ANCA血清学结果a在一定的临床情况下对提示诊断非常有帮助
- 检测抗-PR3和抗-MPO抗体,IF法阳性,但若没有EIA法确证,其效用有限
- 组织病理学对于大多数病例来说仍然是诊断的金标准
- 阴性的ANCA检测结果不能排除AAV,因为有10%~50%的AAV患者(因特定疾病而有所不同)ANCA可能为阴性
- 持续的ANCA阳性而缺乏疾病活动的临床依据并不能提示患者需要持续的治疗
- 若患者在疾病活动期ANCA阳性,持续的ANCA阴性则强烈提示(但不是保证)疾病不再活跃。若疾病在这些病例中复燃,则多数是有限的
- 若患者在一段时期的临床静止期以及ANCA检测阴性后,再次ANCA检测阳性,则有疾病再燃的风险。然而,对ANCA再次阳性和疾病再燃之间的时间相关性知之甚少

AAV:ANCA-相关性血管炎;ANCA:抗中性粒细胞胞浆抗体;EIA:酶免疫吸附试验;IF:免疫荧光;MPO:髓过氧化物酶;PR3:蛋白酶。

$^{\alpha}$假设由发现的PR3-或MPO-ANCA来证明C或P-ANCA。

究中比例更高)可检测到ANCA。

2.疾病活动性的随访和复发的预测

通常,ANCA的滴度与疾病的活动程度不存在相关性。这些抗体的滴度在接受正规免疫抑制治疗后有下降的倾向,有时也可能转阴,但是这种情况并不总是出现。很多达到临床完全缓解的患者ANCA仍然保持阳性。虽然这些患者中的一部分最终会有疾病复发,但是,其ANCA滴度的升高至疾病再次复发的间期可能会达到1年或更长的时间。然而,在一项前瞻性研究中采用IF法检测ANCA滴度升高的阳性预测值仅为57%,而相比之下采用EIA法的阳性预测值为71%[83]。另外,在EIA法检测的ANCA滴度升高的患者中仅有39%在6个月内出现疾病复发。所以ANCA滴度的升高是一个重要的疾病复发的危险因素,但是它并不意味着疾病会立即复发或必然复发。仅根据ANCA滴度的出现、消失、上升或下降来调整免疫抑制药物的使用是不正确的[80,84-87]。

ANCA的血清学检测在某些情况下可能为判断疾病的活动(或不活动)提供有价值的信息。在一项前瞻性的研究中[83],33名疾病复发的患者中只有2名没有出现前期的ANCA升高(这两名患者的ANCA水平一直很高,即使是在疾病的缓解期)。所以ANCA的消失可能作为疾病不易复发的一个标志。

六、病理生理学

我们以下所讨论的主要是关于WG和MPA,对这两种AAV的病理生理学的研究工作开展得最多。CSS的许多特征在本文中会反复提及,但是对嗜酸性粒细胞在CSS发病中的特殊作用仍然需要进行很多的研究。

AAV是一种由免疫系统介导的复杂的疾病,其组织损伤是由ANCA所造成的针对原本被遮蔽的中性粒细胞颗粒蛋白之间特异性免疫反应以及最初的炎症反应相互作用的结果。免疫反应导致高滴度ANCA的产生。ANCA与激活的中性粒细胞和内皮细胞相互作用产生组织损伤。造成ANCA升高的机制以及这些机制在AAV病因学中的作用尚不清楚。其中一个可能是,这些抗体只是表面现象,仅是一种更加基础的病理过程的副产物。然而,在多数WG或MPA患者中,特别是那些全身多脏器受累的患者,ANCA似乎在疾病特征性的广泛的组织损伤的发病中并未直接发挥主要的作用[88]。

关于ANCA的特殊作用,一般的假说是抗体通过刺激突发性呼吸和白细胞(中性粒细胞和单核细胞)的脱颗粒,从而诱导产生坏死性血管炎,最终导致内皮损伤。这个过程的启动需要细胞因子或其他因素激活白细胞,继而在细胞表面表达PR3和MPO。然而,最终是什么原因导致机体对这些普遍存在的抗原失去耐受(例如:ANCA为什么出现在I期),仍然不为人所知。

(一)ANCA的基本致病机理——小鼠和人类模型

一个AAV的鼠模型揭示了单纯自身抗体的传递就足以导致与人类疾病非常相似的坏死性血管炎。建立这种模型采用的是两种经过基因改造的小鼠:MPO基因敲除的小鼠和重组酶活化基因2(RAG-2)缺陷的小鼠。后者B细胞和T细胞都缺乏。这个模型提供了ANCA致病性的第一个活体证据。

制造这个模型的第一步是,MPO敲除的小鼠接受鼠MPO的免疫,其结果是产生抗-MPO脾细胞和抗-MPO抗体。然后,给RAG-2缺陷小鼠分别注射抗-MPO脾细胞或者不产生抗-MPO抗体的对照脾细胞。接受抗-MPO脾细胞的RAG-2缺陷小鼠随后出现AAV的临床特征,包括新月体性肾小球肾炎和系统性坏死性血管炎。相比之下,那些接受不产生MPO抗体脾细胞注射的RAG-2缺陷小鼠仅表现一种轻型免疫复合物性肾小球肾炎。

最后,给RAG-2缺陷小鼠和野生型小鼠都注射抗-MPO或作为对照的免疫球蛋白。只有接受抗-MPO抗体注射的小鼠产生了微量免疫性肾小球肾炎。

药物诱导性AAV的现象也提示ANCA至少在一部分AAV患者的发病中发挥主要的作用。药物诱导的AAV发病机制仍然完全不为人所知。丙硫氧嘧啶已知能够在中性粒细胞的颗粒中蓄积并改变髓过氧化物酶,这可能导致刺激产生MPO-ANCA。这种ANCA相关疾病的人类模型的存在是ANCA直接导致原发性AAV发病的病理生理学的最有价值的论据。

人类免疫系统的模式较RAG-2缺陷小鼠的要复杂得多。另外,只有一小部分AAV患者具有与血管炎发病相关的药物的接触史,并且在那些具有相关药物接触史并产生ANCA的患者中(最高达到25%[89]),只有少于5%的患者出现药物诱导AAV的综合征。因此,ANCA是人类血管炎的病因这一结论似乎过于简单化了。事实上,AAV是一个炎症的“交响乐”,免疫系统的多种不同的元素在不同的地点参与了疾病的病理生理过程。我们仍然不知道这些炎症发生的先后顺序,当然也包括炎症是如何启动的。

(二)发病因素

因为在他的患者中所表现的突出的呼吸道受累情况，Klinger推测某种吸入的物质可能参与了受累器官的“血管的特殊反应”[2]。导致WG发生的确切原因仍不清楚，感染性的、遗传的和环境危险因素(以及全部三种因素的结合)都曾经被考虑过。因为WG的症状在发病时与感染性疾病几乎一致，研究的努力方向曾经集中于试图找到一种可能在特殊遗传背景的个体中导致WG发病的感染性因子。然而，这种尝试并没有成功。识别基因危险因素的努力同样收获甚微[90-92]。

考虑到呼吸道症状作为WG首发症状的频繁发生，通过吸入方式暴露于非感染性因素或毒素是另外一个可能的刺激因素。这类因素的一个代表就是矽尘。曾经有报道，AAV患者中暴露于矽尘的比率，较另一组由狼疮或其他疾病所致的肾脏疾病的患者高出4.4倍[93]。然而，关于这类环境暴露因素和血管炎之间的关系还很难解释，其原因包括：难以获得可靠的衡量暴露因素的尺度，在诊断为AAV的患者中可能存在回忆的偏倚，以及适当的对照组的选择等。

因为α_1-抗胰蛋白酶(AAT)是PR3主要的体内抑制物，研究表明α_1-抗胰蛋白酶缺陷患者发生WG的风险提高，这些都提示炎症局部PR3清除的障碍可能是WG的一个潜在的发病机制[94,95]。由于基因多态性所致的局部AAT浓度的下降或者由于炎症所致的酶功能的改变，可能导致疾病微环境中蛋白酶–抗蛋白酶的失衡。理论上，这些可能是能够使致免疫反应的PR3在某些患者体内产生的原因。

(三)中性粒细胞的活化和ANCA

因为对于休眠的中性粒细胞ANCA的作用有限，而ANCA的效应取决于中性粒细胞的活化状态。PR3和MPO都位于细胞溶质中，相对来说与抗体结合较难。但是经过肿瘤坏死因子(TNF)处理的中性粒细胞，以及正在发生细胞凋亡的中性粒细胞，在细胞表面表达更多的膜相关的PR3[7,96]，这种过程称为“中性粒细胞的激活”。

当中性粒细胞被激活后，ANCA将与相应的膜结合的抗原结合[75]，通过与MPO或PR3的铰链反应或者与Fc受体的结合导致产生异常的组成性激活[97-99]。持续的ANCA与内皮表面上的中性粒细胞的结合能够增加血管损伤的程度[7]。ANCA还能增加被激活的中性粒细胞的脱颗粒率，增加化学趋化物质和细胞毒性氧自由基向局部组织环境中的释放[100-103]。另外，被激活的中性粒细胞能够吸附和破坏血管内皮细胞，并且趋化更多的中性粒细胞至损伤部位，从而形成一个针对微环境的自我放大的反应环路[96,104,105]。

AAV患者的肾脏活检标本中激活的中性粒细胞数量增加，且与疾病的活动性相平行[101]。另外，在疾病的缓解期持续的在细胞膜上表达PR3，意味着WG患者的疾病复发的风险增加[74]。另有研究发现，与对照组患者相比，这些患者的由循环中性粒细胞产生的活性氧也有所增加[7,106]。

缓解期的WG患者可能在全身性细菌或病毒感染后出现疾病的复燃[7,106]。对这种现象可能的解释之一是感染或其他炎症过程可能在拥有循环ANCA的患者体内导致大量的中性粒细胞(或单核细胞)的活化。活化的中性粒细胞所释放的MPO、PR3、弹性蛋白酶以及其他蛋白酶，也可能在局部的炎症过程中发挥直接的作用。感染在疾病复发中的作用可以用来解释复方磺胺甲唑(TMP-SMX)为什么能够在某些患者中维持疾病的缓解，特别是那些疾病局限于上呼吸道的患者[107]。

(四)ANCA产生的机制

产生ANCA的自身抗体反应可能是针对目标自身抗原新暴露出来的抗原决定簇而产生的(例如隐藏的位点)。在ANCA产生后，抗体反应可能随后扩散到分子的其他部位或者随着抗原决定簇的播散而扩散到大分子蛋白复合物的其他成分。在WG中，这些新抗原决定簇可能出现在最早出现组织损伤的部位。因为这是一种抗原驱动的过程，该病的发病可能严重依赖T细胞的辅助作用。

因为研究发现单核细胞在AAV的发病机制中发挥显著的作用，这种假说得到了支持[108,109]。活动性WG患者的CD4$^+$ T细胞水平和单核细胞活性标记的水平较缓解期患者和健康对照者高出许多[108]。另外，在活动性WG患者中也观察到很高水平的T辅助细胞亚群1(Th1)细胞因子、TNF-α和γ干扰素(INF-γ)，这些患者的单核细胞释放出大量的白细胞介素-12(IL-12，一种主要的Th1细胞因子的诱导剂)。给予来源于活动期WG患者外周血单核细胞的IL-10(单核细胞激活的拮抗剂)，能够减少INF-γ的产生[108]。

另外一项对5名患者进行的研究结果显示，在细胞表面的I类HLA分子的表达非常低(由抗原递呈基因相关的载体表达障碍所致)，同时其临床和病理学发现与

WG相似[110]。对肉芽肿损害的仔细检查发现了很大比例的激活的自然杀伤细胞，这是一种非-MHC-限制性单核细胞的亚群。通过对巨细胞动脉炎患者的研究也有相似的发现，提示Th1淋巴细胞通路和单核细胞在发病中起到重要的作用。

近来，CD28-阴性T细胞的潜在作用变得越来越清楚[111-113]。在外周血、支气管肺泡灌洗液标本以及呼吸道肉芽肿损害的标本中，CD28-阴性T细胞是WG的主要INF-γ和TNF-α来源。CD18（一种黏附分子）在CD28-阴性T细胞表面的表达大大增强，提示这些类型的细胞在肉芽肿性损害中活跃聚集。

B淋巴细胞

关于B细胞的作用直到最近才有所研究。这个事实稍稍有些出人意料，因为B细胞是ANCA的最终来源。下列的研究强烈支持B细胞在AAV的发病机制中发挥重要的作用：①活动性WG患者外周血中活化B细胞（$CD19^{+}/CD38^{bright}$）的比例显著高于缓解期WG患者或健康对照者[113]。②活化B细胞的数目与疾病的程度（全身性或限制性），以及伯明翰血管炎活性指数（BVAS）相关[113]。③相反，虽然T细胞激活的标记在AAV患者中高于对照组，但是它们与疾病的活动性或疾病的程度并不相关[114]。这些发现证实了早先的报道，即环磷酰胺对B细胞具有特殊的效应[115,116]。对早期AAV（WG）鼻部损害患者标本中的CD20阳性B细胞的VH基因的重排分析显示这些B细胞具有PR3抗原特异性。这与B淋巴细胞在高亲和力ANCA的产生过程中发挥了重要作用的假说相一致，其作用的发挥是通过与PR3接触或在炎症鼻腔组织中与微生物抗原决定簇发生交叉反应所致[117]。最后，B淋巴细胞刺激因子（BLyS）水平的升高在AAV患者中也有发现，为B细胞在这些自身免疫性疾病的发病中所发挥的作用提供了进一步的证据[118]。针对抗CD20（一种B细胞特异性标记物）的新的治疗策略将会进一步阐明B细胞在AAV发病中的作用[119]。

（五）内皮细胞的作用

在AAV中，内皮细胞在疾病早期能够主动聚集炎症细胞并且增强这些炎症细胞在血管损伤部位的黏附。随后的PR3和其他中性粒细胞蛋白酶的释放可能诱导内皮细胞的融合和一种潜在的中性粒细胞趋化物质——IL-8的分泌，从而趋化更多的中性粒细胞[65]。

由中性粒细胞释放的PR3同样可能增强聚集的中性粒细胞和单核细胞向内皮细胞表面的黏附，这一过程的诱导由诸如血管细胞黏附分子1（VCAM-1）等黏附分子来进行[71]。通过VCAM-1黏附的重要性得到了以下研究的支持，研究发现AAV患者肾脏损害中这类分子的原位表达有所增强[120]。如上所述，内皮细胞在活化后是否产生和在细胞表面表达PR3仍然不清楚。最后，可溶性内皮细胞蛋白C受体与活化的中性粒细胞通过PR3相互作用。这提供了一个中性粒细胞活化、血管炎症和凝血级联反应之间的一个联系[121]。

（六）肾组织中ANCA抗原的定位

ANCA相关抗原在肾小球肾炎患者肾脏组织中的出现可能意味着存在相关的疾病。PR3、MPO和弹性蛋白酶曾经在有中性粒细胞浸润的肾脏疾病的肾小球、新月体和肾小管内皮细胞内出现，但在正常肾脏中则没有[100,122]。

除了增强ANCA抗中性粒细胞的活性以外，TNF和其他细胞因子（例如IL-6）的促炎症活性可能同样直接导致肾脏的损伤[123]。在ANCA阳性患者活动性肾血管损害中，已证实局部TNF是由浸润的单核细胞和固有的肾脏细胞生成的[123]。这些细胞活化并释放TNF的机制尚不清楚。

（七）ANCA的分型和Fc受体的作用

理论上，对于特定个体来说ANCA的分型具有病理生理学方面的重要性。例如，多数AAV患者会产生分型转换的免疫球蛋白G（IgG）型ANCA，提示存在由T细胞驱动的继发的免疫反应。然而，对IgG亚型和其他类型ANCA（如IgA和IgM）的相对重要性的研究都没有确定结果而且是相互矛盾的。目前，仍然没有明确的证据证实特殊的ANCA的不同类型能够影响AAV的易感性或临床表现。

受ANCA所激活的中性粒细胞的活性强度可能也受到不同的PR3抗原决定簇的抗体的特异性[124,125]、IgG亚类以及所连接的FcgR的类型的影响[126]。FcgRIIIB的多态性等位基因NA1（该基因可以使中性粒细胞的活性更有效地被ANCA激活）在严重的WG患者中呈现过表达[127]。

七、鉴别诊断

由于AAV累及多器官系统的自然特征，因此这组疾病的鉴别诊断是非常复杂的。经常遇到的挑战之一是将这些疾病与其他血管炎相鉴别——特别是这些疾病彼此之间的鉴别。实际上，通常几乎不可能明确地区分WG和MPA：因为将两种疾病区分开来的本质特征——WG的肉芽肿性炎症——并不能在所有WG患者的活检标本中找到。AAV与其他类型的血管炎的鉴别常常更为重要，因为针对不同疾病的特异性治疗常常是有差别的。过敏性紫癜可能表现为紫癜、关节炎和活动的尿沉渣镜检异常（常出现于上呼吸道感染后），但是多数患者不需任何治疗即可缓解。与之相似的，冷球蛋白血症性血管炎可能表现为紫癜、关节炎和与不对称的感觉运动轴突神经病变（如多发单神经炎）相似的症状，而在这些病例中，治疗的关键则可能是抗病毒药物联合短期的泼尼松。相反，AAV患者具有肾小球肾炎和多发单神经炎症状者则需要常规给予大剂量糖皮质激素，并联用细胞毒性药物。

除了其他类型的血管炎之外，AAV必须与其他和炎症及多器官系统损害相关的疾病进行鉴别。有关AAV的鉴别诊断见表83.5，该表根据疾病累及器官的相似性进行分类。主要的疾病包括自身免疫相关的系统性炎性疾病、恶性疾病以及其他的一些疾病。

AAV必须与肺-肾综合征相鉴别，例如Goodpasture病。在Goodpasture病患者的血清中可以检测到抗肾小球基底膜抗体，或者在患者的肺或肾组织中用间接免疫荧光法可观测到线性染色。其他可引起肺-肾综合征的疾病，例如SLE，可以通过其他的临床及血清学特征与AAV相鉴别。

复发性多软骨炎与WG相鉴别可能会比较困难，因为前者的一些特点会出现在WG中（如破坏性的上呼吸道损害，包括声门下狭窄和耳软骨炎）。另外，复发性多软骨炎有时也会出现肾小球肾炎。相似的，结节病的表现常在多个方面与WG重叠，特别是当倾向于导致肺、鼻和鼻窦疾病时。正如所指出的，虽然非常罕见，肺门腺病可出现于WG中。淋巴瘤样肉芽肿病，一种血管中心性免疫增生性疾病，会表现出与WG非常相似的特征，即结节性肺损害和上呼吸道破坏性病变。然而，这种疾病易于通过组织病理学检查与WG进行鉴别，因为除了名称以外，淋巴瘤样肉芽肿病与肉芽肿性炎症无关。淋巴瘤样肉芽肿病与WG相比更倾向于累及大脑，而较少累及肾脏。

在出现上呼吸道破坏性疾病时，许多疾病都可能具有与限制性WG相类似的表现。感染（分枝杆菌、真菌、放线菌病和梅毒）、恶性疾病（鳞状细胞癌和结外淋巴瘤）或吸毒（经鼻吸入可卡因或快克）都可能导致诊断上的困难。由于肉芽肿性肺感染（例如：分枝杆菌或真菌）可能会导致血管炎和坏死，所以不能仅根据肺活检的标本就给出WG的诊断，而必须等到感染病原学特异性染色和培养为阴性时方可做出诊断。

表83.5 ANCA相关性血管炎的鉴别诊断

其他类型的AAV
WG，MPA，CSS，药物诱导的AAV，肾脏局限性血管炎
其他类型的血管炎：典型的血管炎模仿者
结节性多动脉炎，过敏性紫癜，冷球蛋白血症性血管炎，Goodpasture病
自身免疫相关的系统性炎症性疾病
系统性红斑狼疮，结节病，炎性肠病，复发性多软骨炎
感染
心内膜炎，脓毒病，深部真菌感染，分枝杆菌感染（结核分枝杆菌和鸟-胞内分枝杆菌），放线菌病，梅毒
恶性疾病
淋巴瘤样肉芽肿病，淋巴瘤，卡斯尔曼病，肺肿瘤
嗜酸性粒细胞增多性疾病
变应性肺支气管曲菌病，慢性嗜酸细胞性肺炎，嗜酸细胞性胃肠炎，嗜酸细胞增多综合征，嗜酸细胞性白血病
其他
特发性肺泡出血，吸毒（吸入可卡因）

AAV：ANCA相关性血管炎；ANCA：抗中性粒细胞胞浆抗体；CSS：变应性肉芽肿性血管炎；MPA：显微镜下多血管炎；WG：韦格纳肉芽肿。

CSS还有一组重要的需要进行鉴别的疾病，这组疾病与嗜酸粒细胞相关。变应性肺支气管曲菌病、CEP、嗜酸细胞性胃肠炎、嗜酸细胞增多综合征和嗜酸细胞性白血病是首先需要排除的疾病，因为这些疾病能够导致周围神经病变、心功能不全和其他一些能够在CSS中出现的特征。

最后，在AAV患者开始接受治疗后，暗示炎症的进展或复发的症状的反复发作，提示需要仔细考察是否存在条件性感染，包括在某些病例中需要重复进行组织活检。

八、治疗

虽然对AAV的治疗存在相互重叠，但是不同疾病的治疗策略将被分开叙述。

（一）韦格纳肉芽肿

目前WG治疗的选择是根据患者是否属于严重或限制性疾病。这种分类是基于临床医师对疾病是否在短期内(例如数天或数周)能导致重大损害的认知。严重的WG会迅速地危及重要脏器的功能，甚至患者的生命。相反的，限制性WG的疾病表现则不具有这种威胁(至少是在短期内)。严重的和限制性WG的临床表现见表83.6。

如果得不到适当的治疗，严重的WG通常是一种可在短期内致命的疾病。在1958年，Walton[128]报道WG的平均生存期只有5个月，1年的死亡率为82%。采用糖皮质激素治疗可将WG的存活期延长至12.5个月[129]，但是几乎所有患者的最终结局都是死于严重的疾病。直到20世纪70年代，在环磷酰胺用于治疗这种疾病以后，才开始能够做到使疾病得到规律性的缓解[116]。

1.严重的WG

严重的WG需要积极地采用环磷酰胺和大剂量糖皮质激素进行治疗。国立卫生研究所(NIH)进行的一项纵向调查中，治疗方法采用环磷酰胺[2mg/(kg·d)，肾功能不全患者减量]联合糖皮质激素[1mg/(kg·d)，逐渐减量，疗程平均1年][25]。超过90%的患者经过治疗得到充分的改善，75%的患者达到疾病的缓解，其中的许多患者缓解期达到数年。大约1/3的患者通过延长治疗得到“治愈”。NIH治疗方案要求在达到疾病缓解后仍需每日给予环磷酰胺一整年。然而，这种长疗程的治疗可能会导致大量与治疗相关的疾病的发生。

关于每天使用或间断使用（如每个月静脉输注一次）环磷酰胺的临床实践在各个医疗中心之间都有所不同。对于WG，每天使用环磷酰胺似乎更容易使疾病得到长期的缓解[44,130]，但是每天给药同样与大量的毒副反应相关(见后)。因此，细致的监测，特别是对白细胞计数的观察是非常重要的。对每天接受环磷酰胺治疗的患者，每2星期监测全血细胞计数是适当的。粒细胞减低并非是要达到治疗效果所必需的。在采用每天给予环磷酰胺的治疗方案时，预防粒细胞减少对防止条件性感染是必需的。当白细胞计数低于4×10^9/L时，应当暂停环磷酰胺治疗。当粒细胞减少缓解后，治疗应当从小剂量重新开始。

表83.6　严重的和限制性ANCA相关血管炎的表现特点

严重疾病	限制性疾病
巩膜炎	关节痛，关节炎
感觉神经性听觉丧失	发热
深皮肤溃疡	皮肤血管炎
肠系膜缺血	口腔溃疡
肺泡出血	结膜炎，巩膜外层炎，葡萄膜炎
快速进展型肾小球肾炎	眼眶假瘤
脑膜炎	鼻、鼻窦疾病
中枢神经系统血管炎	声门下炎症
血管炎性神经病变	传导性耳聋
充血性心力衰竭	肺结节或空洞

2.限制性WG

甲氨蝶呤(每周最大剂量为25mg)和糖皮质激素的联合治疗可能会对限制性WG有效[25,131,132]。在大约3/4的限制性WG患者中可以达到完全缓解(与严重WG患者接受环磷酰胺治疗后达到缓解的比例相近)。然而，疾病常常在甲氨蝶呤和泼尼松逐渐减量时复发[132]。甲氨蝶呤对于具有严重肾脏、肺、周围神经或其他重要脏器损伤的患者来说并非是一种适当的一线治疗药。另外，由于肾功能不全会显著增加可能的骨髓毒性，甲氨蝶呤不能用于血清肌酐高于2.0mg/dL的患者。

3.当前进展

近年来，出现了新的治疗标准[133]。为了在控制疾病的同时避免长期使用环磷酰胺的副反应，许多医疗机构采用短期(如3~6个月)的环磷酰胺诱导疗法，随后给予长期的硫唑嘌呤[134]或甲氨蝶呤治疗[135]来保持长期的缓解。采用甲氨蝶呤或硫唑嘌呤的最佳期限尚不清楚，但是在缓解后继续服用药物至少1年对于大多数患者是合理的。对于具有疾病复发倾向的患者，长期的(不确定的)使用小剂量细胞毒性药物可能对保持疾病的缓解是有益的。这些药物可能包括甲氨蝶呤和硫唑嘌呤，同时还可能包括小剂量的泼尼松(如5mg/d)。

(二)显微镜下多血管炎

因为MPA具有以一种严重的方式累及重要器官的倾向(如导致肾脏的肾小球肾炎、肺的肺泡出血和周围神经的血管炎性神经病变)，所以为了控制疾病，常常需要在治疗开始时采用糖皮质激素和细胞毒性药物的联合治疗。大剂量的泼尼松[通常是3天的大剂量甲泼尼龙(1g/d)冲击治疗以后]联合环磷酰胺的治疗方案是常用的诱导缓解的治疗方法。环磷酰胺可以每天口服或间断(如每月)给药。环磷酰胺每日给药对于诱导持久缓解可能更有效，但是可能有更多的毒性反应。两种给药方法的效果都没有经过临床实验的检验[136]。如果应用得当，两种环磷酰胺的给药方法都能够成功地诱导缓解。

诱导缓解后，患者可采用硫唑嘌呤（最大剂量为2mg/(kg·d)）或甲氨蝶呤（每周最大剂量为25mg，假设不考虑原有的或新发生的肾功能不全的因素）治疗。这些缓解病情药物的最佳服用期限仍不清楚。通常，在病情缓解后继续服用甲氨蝶呤或硫唑嘌呤至少1年是合理的建议。一旦免疫抑制治疗控制了炎症过程，必须考虑对具有肾脏损害的患者给予保护肾脏的治疗（控制血压、血管紧张素转换酶抑制剂和食盐摄取的限制等）。

（三）变应性肉芽肿性血管炎（CSS）

与WG和MPA相比，许多CSS患者单独使用糖皮质激素治疗有效。泼尼松的初始剂量通常是1mg/(kg·d)。一些本病的并发症，特别是当出现血管炎性神经病变时，作为诱导疾病缓解的治疗策略的一部分，应当使用环磷酰胺治疗［2mg/(kg·d)，肾功能不全或老年患者剂量酌减］。CSS的其他可能迅速损害重要脏器功能（例如心脏）的并发症，也应考虑使用环磷酰胺治疗。在可能的情况下，环磷酰胺的疗程应当限制在6个月或更短。在严密的监测下，轻症病例也可应用硫唑嘌呤［2mg/(kg·d)］或甲氨蝶呤（每周剂量为15~25mg）。对于已经联合使用皮质激素和细胞毒性药物、但疾病仍然活跃的患者，INF-α曾被用于治疗，并且在少数病例中取得了成功。

（四）ANCA相关性血管炎其他可能的治疗

采用SMZ-TMP作为WG的治疗是有争议的。鼻腔慢性携带金黄色葡萄球菌的患者其疾病复发率要高于没有鼻腔慢性细菌定植的患者[31]。在一个旨在预防复发的随机双盲实验中，对81名缓解期的WG患者进行了研究。一组患者长期服用TMP-SMX（倍量剂型1片，每日两次），并与对照组（服用安慰剂）作比较。TMP-SMX组患者的复发率较低（17%，对照组为40%）[31]。然而，复发风险的降低仅仅是上呼吸道疾病发作风险的相对减低，而非累及重要脏器的疾病发作。另外，由于鼻窦的继发性细菌感染和活动性WG之间很难鉴别，所报道的上呼吸道疾病复发的下降可能实际上代表了TMP-SMX所导致的继发细菌性鼻窦炎的减少。然而，正如我们所指出的那样，这种感染很难与WG鉴别。这个研究的结果曾被用来作为使用TMP-SMX来维持具有上呼吸道受累历史患者的疾病缓解的支持证据。然而，单独使用TMP-SMX来治疗活动性WG是不恰当的。

其他的多种治疗，例如血浆置换、静注免疫球蛋白、霉酚酸酯和来氟米特，都曾经被用来对小样本的患者进行治疗，但是，目前为止判断其疗效的数据尚不足。对TNF抑制剂的初步研究已经显示了肯定的疗效[137-139]，但仍然需要进一步的权威性研究[140]。

（五）非药物治疗

WG的某些上呼吸道并发症对免疫抑制剂治疗的反应不完全。这些并发症包括声门下狭窄和鼻窦疾病。在声门下区形成瘢痕和纤维化后，气道狭窄则可能是继发于瘢痕组织不断进展而不是WG相关的炎症的结果。在这些病例中，声门下狭窄对免疫抑制剂治疗的反应很差，而且对这些问题的最有效的治疗方法都是机械性的：手术松解气道或通过在损伤内部注射皮质激素扩张气道[141]。这通常需要一系列的治疗过程。对于严重声门下狭窄患者，如果上述方法不能有效地松解气道，则应该首先通过气管切开来保证气道的有效开放。

WG常常导致慢性的鼻窦疾病。这种疾病是由于WG本身造成的破坏、受损伤组织的反复感染、药物治疗的影响和以诊断或治疗为目的的手术操作所导致的。无论疾病是否活跃，大多数患者需要每天（或经常）进行生理盐水灌洗以减少分泌物和结痂的积聚，从而减少继发性感染的机会。持续的或反复的感染可能需要手术引流。鉴别由于活动性WG或反复感染所引起的鼻窦疾病的加重是困难的。两种情况可能同时存在。在不能对抗生素产生快速反应之时，为获得更加确切的诊断常需要进行手术引流和组织活检。

九、病程和预后

与描述AAV后的最初40年的状况相比，这些疾病目前能够得到很好的治疗。如果能够足够及时地做出诊断，谨慎的应用目前可用的治疗方法会使大多数患者的病情得到控制。在大多数患者中，完全缓解期的长短不同，少数患者的持久缓解期可达数年。有两项针对WG患者的纵向调查，其中一项队列研究来自NIH，对158名患者从20世纪60年代末期跟踪到90年代初[25]，另一项研究来自Lübeck（德国），患者数目与上一组相近，追踪的时间长度相似[142]，这两项研究获得了许多对这些疾病本质的认识。两组患者中的大多数接受每天的环磷酰胺和糖皮质激素治疗。如前所述,NIH的患者队列中约75%获得完全缓解，但是这些患者中有50%最终出现复发（缓解期从3个月到16年）。在Lübeck患者中,54%获得完全缓解,但是这些患者中有60%随后出现复发。所以,虽然多数WG患者获得完全缓解,但是疾病的复发是对患者的主要威胁。MPA和CSS在获得完全缓解后疾病复发的倾向较WG要小得多。这两种疾病在经过适当的治疗并获得完全缓解后，复发患者的比例约为25%~40%。

NIH和Lübeck的两组患者的死亡率和发病率也同样相似。WG及其治疗相关的死亡在NIH组患者中大约占13%,而在Lübeck组患者中大约为12%。NIH组患者中约86%患有持久的WG相关的疾病,包括慢性肾功能不全(42%)、需要透析(10%)、听力丧失(35%)、鼻畸形(28%)、气管狭窄(13%)和失明(8%)。多数患者患有一种以上的永久性疾病。

许多AAV相关的病症延长了免疫抑制剂的治疗,特别是那些多次复发需要重复治疗的患者。在NIH组患者所随访的1 229个患者-年中，只有46%的年份在缓解期中渡过。在两组患者中分别有46%和26%出现严重的感染。其他疾病包括由环磷酰胺所导致的药物诱导的膀胱炎(NIH组患者中为43%),恶性疾病的患病风险增加(特别是膀胱癌、白血病和淋巴瘤),不育症(在NIH组患者中57%的育龄妇女出现不育症)，以及应用糖皮质激素相关的一些副反应。

（吕星 李世民 译 李世民 校）

参考文献

1. Godman G, Churg J. Wegener's granulomatosis: pathology and review of the literature. *Arch Pathol Lab Med* 1954;58:533.
2. Klinger H. Grenzformen der periarteritis nodosa. *Frankfurt Z Pathol* 1931;42:455.
3. Wegener F. Uber generalisierte, septische Gefasserkrankungen. *Verh Dtsch Ges Pathol* 1936;29:202.
4. Wegener F. Uber eine eigenartige rhinogene Granulomatose mit besonderer Beteiligung des Arteriensystems und der Nieren. *Beitr Pathol Anat Allg Pathol* 1939;36:36.
5. Davson J, et al. The kidney in periarteritis nodosa. *Q J Med* 1948; 17:175.
6. Kussmaul A, et al. Ueber eine bisher nicht beschriebene eigenthumliche Arterienerkrankung (periarteritis nodosa), die mit Morbus Brightii und rapid fortschreitender allgemeiner Muskellahmung einhergeht. *Dtsch Arch Klin Med* 1866;1:125.
7. Jennette JC, et al. Pathogenic potential of anti-neutrophil cytoplasmic autoantibodies. *Lab Invest* 1994;70:135.
8. Churg J et al. Allergic granulomatosis, allergic angiitis, and periarteritis nodosa. *Am J Pathol* 1951;27:277.
9. Nassberger L, et al. Autoantibodies against neutrophil cytoplasm components in systemic lupus erythematosus and in hydralazine-induced lupus. *Clin Exp Immunol* 1990;81:380.
10. Nassberger L, et al. Antibodies to neutrophil granulocyte myeloperoxidase and elastase: autoimmune responses in glomerulonephritis due to hydralazine treatment. *J Intern Med* 1991;229:261.
11. Almroth G, et al. Autoantibodies to leucocyte antigens in hydralazine-associated nephritis. *J Intern Med* 1992;231:37.
12. Short A, et al. Antigen specificity in hydralazine associated ANCA positive systemic vasculitis. *Q J Med* 1995;88:775.
13. Choi H, et al. Drug-associated antineutrophil cytoplasmic antibody-positive vasculitis: prevalence among patients with high titers of anti-myeloperoxidase antibodies. *Arthritis Rheum* 2000;43(2):405.
14. Faber V, et al. An antinuclear factor specific for leukocytes. *Lancet* 1964;344–5.
15. Calabrese P, et al. Fluorescent antiglobulin studies in leukopenic and related disorders. *J Clin Invest* 1959;38:2091.
16. van der Woude F, et al. Autoantibodies against neutrophils and monocytes: tools for diagnosis and marker of disease activity in Wegener's granulomatosis. *Lancet* 1985;1:425.
17. Goldschmeding R, et al. Wegener's granulomatosis autoantibodies identify a novel diisopropylfluorophosphate-binding protein in the lysosomes of normal human neutrophils. *J Clin Invest* 1989;84:1577.
18. Jenne DE, et al. Wegener's autoantigen decoded. *Nature* 1990;346 (6284):520.
19. Niles J, et al. Wegener's granulomatosis autoantigen is a novel neutrophil serine protease. *Blood* 1989;74:1888.
20. Falk RJ, et al. Anti-neutrophil cytoplasmic antibodies with specificity for myeloperoxidase in patients with systemic vasculitis and idiopathic necrotizing and crescentic glomerulonephritis. *N Engl J Med* 1988;318(25):1651.
21. Leavitt RY, et al. The American College of Rheumatology 1990 Criteria for the Classification of Wegener's Granulomatosis. *Arthritis Rheum* 1990;33(8):1101.
22. Masi A, et al. The American College of Rheumatology 1990 criteria for the classification of Churg-Strauss Syndrome (Allergic Granulomatosis and Angiitis). *Arthritis Rheum* 1990;33(8):1094.
23. Hunder G, et al. The American College of Rheumatology 1990 Criteria for the Classification of Giant Cell Arteritis. *Arthritis Rheum* 1990; 33(8):1122.
24. Watts R, et al. Epidemiology of systemic vasculitis: changing incidence or definition? *Semin Arthritis Rheum* 1995;25(1):28.
25. Hoffman G, et al. Wegener's granulomatosis: an analysis of 158 patients. *Ann Intern Med* 1992;116: 488.
26. WGET Research Group. Baseline data on patients in the Wegener's granulomatosis etanercept trial (WGET): comparisons of the limited and severe disease subsets. *Arthritis Rheum* 2003;48:2299–2309.
27. Abdou N, et al. Wegener's granulomatosis: survey of 701 patients in North America. Changes in outcome in the 1990s. *J Rheumatol* 2002; 29(2):309.
28. Nolle B, et al. Anticytoplasmic autoantibodies: their immunodiagnostic value. *Ann Intern Med* 1989;111:28.
29. Masor JJ, Gal AA, LiVolsi, VA. Case report: Hashimoto's thyroiditis associated with Wegener's granulomatosis. *Am J Med J* 1994;308:112–114.
30. Savage C, et al. Microscopic polyarteritis: presentation, pathology, and prognosis. *Q J Med* 1985;56:467.
31. Stegeman C, et al. Association of chronic nasal carriage of *Staphylococcus aureus* and higher relapse rates in Wegener granulomatosis. *Ann Intern Med* 1994;120:12.
32. Brons R, et al. Staphylococcal acid phosphatase binds to endothelial cells via charge interaction: a pathogenic role in Wegener's granulomatosis? *Clin Exp Immunol* 2000;119(3):566.
33. Popa E, et al. Staphylococcal superantigens and T cell expansions in Wegener's granulomatosis. *Clin Exp Immunol* 2003;132(3):496.
34. Kornblut A, et al. Ear disease in patients with Wegener's granulomatosis. *Laryngoscope* 1982;92:713.
35. Kempf HG. Ear involvement in Wegener's granulomatosis. *Clin Otolaryngol* 1989;14(5):451.
36. Bennett RW, et al. Wegener's granulomatosis presenting as vertigo. *West J Med* 1987;146(3):359.
37. Stone J, et al. Test characteristics of immunofluorescence and ELISA tests in 856 consecutive patients with possible ANCA-associated conditions. *Arthritis Care Res* 2000;13(6):424.
38. Guillevin L, et al. Microscopic polyangiitis: clinical and laboratory findings in eighty-five patients. *Arthritis Rheum* 1999;42(3):421.
39. Lanham J, et al. Systemic vasculitis with asthma and eosinophilia: a clinical approach to the Churg-Strauss Syndrome. *Medicine* 1984; 63(2):65.
40. George T, et al. Mediastinal mass and hilar adenopathy: rare thoracic

manifestations of Wegener's granulomatosis. *Arthritis Rheum* 1997; 40:1992.
41. Niles J. Antineutrophil cytoplasmic antibodies in the classification of vasculitis. *Ann Rev Med* 1996;47:303.
42. Eschun G, et al. Pulmonary interstitial fibrosis as a presenting manifestation in perinuclear antineutrophilic cytoplasmic antibody microscopic polyangiitis. *Chest* 2003;123(1):297.
43. Franssen C, et al. Anti-proteinase 3- and anti-myeloperoxidase-associated vasculitis. *Kidney Int* 2000;57:2195.
44. Guillevin L, et al. Churg-Strauss syndrome: clinical study and long-term follow-up of 96 patients. *Medicine* 1999;78:26.
45. Riccieri V, et al. Imaging evidence of successful multiple immunosuppressive treatment of cerebral involvement in Wegener's granulomatosis. *Clin Exp Rheumatol* 2002;20(4):578.
46. Beretta L, et al. Churg-Strauss vasculitis with brain involvement following hepatitis B vaccination. *Clin Exp Rheumatol* 2001;19(6): 757.
47. Sasaki A, et al. An autopsy case of P-ANCA-positive microscopic polyangiitis with multiple cerebral hemorrhagic infarction. *No To Shinkei* 1998;50(1):56.
48. Roberts G, et al. Two cases of Wegener's granulomatosis involving the pituitary. *Clin Endocrinol* 1995;323.
49. Nishino H, et al. Neurological involvement in Wegener's granulomatosis: an analysis of 324 consecutive patients at the Mayo Clinic. *Ann Neurol* 1993;33(1):4.
50. Genereau T, et al. Temporal artery biopsy. A diagnostic tool for systemic necrotizing vasculitis. *Arthritis Rheum* 1999;42:2674.
51. Morgan G, et al. Non-giant cell temporal arteritis. *Arthritis Rheum* 1978;21:362.
52. Small P, et al. Wegener's granulomatosis presenting as temporal arteritis. *Arthritis Rheum* 1991;34:220.
53. Greidinger E, et al. Cardiac valve disease in Wegener's granulomatosis. *J Rheumatol* 1996;23:1485.
54. Mishell JT. Cases from the Osler Medical Service at Johns Hopkins University: cardiac valvular lesions in Wegener's granulomatosis. *Am J Med* 2002;113(7):607.
55. Leff R, et al. Acute aortic insufficiency associated with Wegener's granulomatosis. *Mayo Clin Proc* 1999;74(9):897.
56. Huong D, et al. Urogenital manifestations of Wegener's granulomatosis. *Medicine* 1995;74:152.
57. Stone JH, et al. Two unusual genitourinary manifestations of Wegener's granulomatosis. *J Rheumatol* 1997;24(11):1846.
58. Bajema IM, et al. What stuff is this! A historical perspective on fibrinoid necrosis. *J Pathol* 2000;191(3):235.
59. Wegener F. Wegener's granulomatosis: thoughts and observations of a pathologist. *Eur Arch Otorhinolaryngol* 1990;247:133.
60. Colby T, et al. Wegener's granulomatosis in the 1990s: a pulmonary pathologist's perspective [Review]. *Monogr Pathol* 1993;36:195.
61. Devaney K, et al. Interpretation of head and neck biopsies in Wegener's granulomatosis. A pathologic study of 126 biopsies in 70 patients. *Am J Surg Pathol* 1990;14:555.
62. Churg A. Recent advances in the diagnosis of Churg-Strauss syndrome. *Mod Pathol* 2001;14(12):1284.
63. Reid A, et al. Churg-Strauss syndrome in a district hospital. *Q J Med* 1998;91:219.
64. van der Geld YM, et al. Proteinase 3, Wegener's autoantigen: from gene to antigen. *J Leukoc Biol* 2001;69(2):177.
65. Berger S, et al. Proteinase 3, the major autoantigen of Wegener's granulomatosis, enhances IL-8 production by endothelial cells in vitro. *J Am Soc Nephrol* 1996;7:694.
66. Tervaert J. A cofactor for the binding of antineutrophil cytoplasm antibodies (ANCA) to endothelial cells? *Kidney Int* 2000;57:2171.
67. De Bandt M, et al. Anti-proteinase-3 (PR3) antibodies (C-ANCA) recognize various targets on the human umbilical vein endothelial cell (HUVEC) membrane. *Clin Exp Immunol* 1999;115:362.
68. King W, et al. Endothelial cells and renal epithelial cells do not express the Wegener's autoantigen, proteinase 3. *Clin Exp Immunol* 1995;102:98.
69. Mayet W, et al. Human endothelial cells express proteinase, the target antigen of anticytoplasmic antibodies in Wegener's granulomatosis. *Blood* 1993;82:1221.
70. Mayet W, et al. Antibodies to proteinase 3 increase adhesion of neutrophils to human endothelial cells. *Clin Exp Immunol* 1993;94:440.
71. Mayet W, et al. Antibodies to proteinase 3 mediate expression of vascular cell adhesion molecule-1 (VCAM-1). *Clin Exp Immunol* 1996; 103:259.
72. Pendergraft W, et al. ANCA antigens, proteinase 3 and myeloperoxidase, are not expressed in endothelial cells. *Kidney Int* 2000;57: 1981.
73. Halbwachs-Mecarelli L, et al. Bimodal distribution of proteinase 3 (PR3) surface expression reflects a constitutive heterogeneity in the polymorphonuclear neutrophil pool. *FEBS Lett* 1995;374:29.
74. Rarok A, et al. Neutrophil membrane expression of proteinase 3 (PR3) is related to relapse in PR3-ANCA-associated vasculitis. *J Am Soc Nephrol* 2002;13:2232.
75. Yang J, et al. Target antigens for anti-neutrophil cytoplasmic autoantibodies (ANCA) are on the surface of primed and apoptotic but not unstimulated neutrophils. *Clin Exp Immunol* 2000;121(165):4697.
76. Dengler R, et al. Immunocytochemical and flow cytometric detection of proteinase 3 (myeloblastin) in normal and leukaemic myeloid cells. *Br J Haematol* 1995;89(2):250.
77. Griffith ME, et al. Anti-neutrophil cytoplasmic antibodies (ANCA) from patients with systemic vasculitis recognize restricted epitopes of proteinase 3 involving the catalytic site. *Clin Exp Immunol* 2001; 123:170.
78. Westman K, et al. Clinical evaluation of a capture ELISA for detection of proteinase-3 antineutrophil cytoplasmic antibody. *Kidney Int* 1998; 53:1230.
79. Hagen E, et al. Diagnostic value of standardized assays for antineutrophil cytoplasmic antibodies in idiopathic systemic vasculitis. *Kidney Int* 1998;53:743.
80. Wiik A. Rational use of ANCA in the diagnosis of vasculitis. Rheumatology (Oxford) 2002;41(5):481.
81. Rao J, et al. The role of antineutrophil cytoplasmic antibody (c-ANCA) testing in the diagnosis of Wegener's granulomatosis. *Ann Intern Med* 1995;123:925.
82. Hoffman G, et al. Antineutrophil cytoplasmic antibodies. *Arthritis Rheum* 1998;41(9):1521.
83. Boomsma M, et al. Prediction of relapses in Wegener's granulomatosis by measurement of antineutrophil cytoplasmic antibody levels. A prospective study. *Arthritis Rheum* 2000;43:2025.
84. Kerr G, et al. Limited prognostic value of changes in antineutrophil cytoplasmic antibody titer in patients with Wegener's granulomatosis. *Arthritis Rheum* 1993;36(3):365.
85. Han W, et al. Serial ANCA titers: useful tool for prevention of relapses in ANCA-associated vasculitis. *Kidney Int* 2003;63:1079.
86. Stegeman CA. Anti-neutrophil cytoplasmic antibody (ANCA) levels directed against proteinase-3 and myeloperoxidase are helpful in predicting disease relapse in ANCA-associated small-vessel vasculitis. *Nephrol Dial Transplant* 2002;17(12):2077.
87. Girard T, et al. Are antineutrophil cytoplasmic antibodies a marker predictive of relapse in Wegener's granulomatosis? A prospective study. *Rheumatology* (Oxford) 2001;40:147.
88. Savage C, et al. New findings in pathogenesis of antineutrophil cytoplasm antibody-associated vasculitis. Curr Opin Rheumatol 2002; 14:15.
89. Gunton J, et al. Prevalence of positive anti-neutrophil cytoplasmic antibody (ANCA) in patients receiving anti-thyroid medication. *Eur J Endocrinol* 2000;142:587.
90. Huang D, et al. Polymorphisms in CTLA-4 but not TNF-alpha or IL-1 genes are associated with Wegener's granulomatosis. *J Rheumatol* 2000;27:397.
91. Zhang L, et al. Distribution of MHC class II alleles in primary systemic vasculitis. *Kidney Int* 1995;47:294.
92. Cotch M, et al. HLA typing in patients with Wegener's granulomatosis. *Ann Intern Med* 1995;122:635.
93. Hogan S, et al. Silica exposure in anti-neutrophil cytoplasmic autoantibody-associated glomerulonephritis and lupus nephritis. *J Am Soc Nephrol* 2001;12:134.
94. Audrain M, et al. Analysis of anti-neutrophil cytoplasmic antibodies (ANCA): frequency and specificity in a sample of 191 homozygous (PiZZ) alpha 1-antitrypsin-deficient subjects. *Nephrol Dial Transplant* 2001;16:39.
95. Elzouki A, et al. Strong link between the alpha 1-antitrypsin PiZZ allele and Wegener's granulomatosis. *J Intern Med* 1994;236:543.
96. Ewert B, et al. Anti-myeloperoxidase antibodies stimulate neutrophils to damage human endothelial cell. *Kidney Int* 1992;41: 375.
97. Kettritz R, et al. Crosslinking of ANCA-antigens stimulates superoxide release by human neutrophils. *J Am Soc Nephrol* 1997; 8:386.

98. Mulder A, et al. Activation of granulocytes by anti-neutrophil cytoplasmic antibodies (ANCA): a FcgRII-dependent process. *Clin Exp Immunol* 1994;98:270.
99. Porges A, et al. Anti-neutrophil cytoplasmic antibodies engage and activate human neutrophils via FcgR11a. *J Immunol* 1994;153:1271.
100. Cockwell P, et al. Interleukin-8: A pathogenetic role in antineutrophil cytoplasmic autoantibody-associated glomerulonephritis. *Kidney Int* 1999;55: 852.
101. Brouwer E, et al. Neutrophil activation in vitro and in vivo in Wegener's granulomatosis. *Kidney Int* 1994;45:1120.
102. Falk R, et al. Anti-neutrophil cytoplasmic autoantibodies induce neutrophils to degranulate and produce oxygen radicals in vitro. *Proc Natl Acad Sci U S A* 1990;87(11):4115.
103. Kettritz R, et al. Phosphatidylinositol 3-kinase controls antineutrophil cytoplasmic antibodies-induced respiratory burst in human neutrophils. *J Am Soc Nephrol* 2002;13(7):1740.
104. Yang J, et al. Apoptosis of human endothelial cells induced by the neutrophil serine proteases proteinase 3 and elastase. *J Am Soc Nephrol* 1997;8:431(abst).
105. Salant D. Fuel for the fire or the spark that ignites the flame (editorial)? *Kidney Int* 1999;55:1125.
106. Arimura Y, et al. Serum myeloperoxidase and serum cytokines in anti-myeloperoxidase antibody-associated glomerulonephritis. *Clin Nephrol* 1993;40:256.
107. Stegeman CA, et al. Trimethoprim-sulfamethoxazole (co-trimoxazole) for the prevention of relapses of Wegener's granulomatosis. *N Engl J Med* 1996;335(1):16.
108. Kobold A, et al. Pathophysiology of ANCA-associated glomerulonephritis. *Nephrol Dial Transplant* 1999;14:1366.
109. Ludviksson B, et al. Active Wegener's granulomatosis is associated with HLA-DR+ CD4+ T cells exhibiting an unbalanced Th1-Type T cell cytokine pattern: Reversal with IL-10. *J Immunol* 1998;160(7):3602.
110. Moins-Teisserenc HT, et al. Association of a syndrome resembling Wegener's granulomatosis with low surface expression of HLA class-I molecules. *Lancet* 1999;354(9190):1598.
111. Komosci A, et al. Peripheral blood and granuloma CD4(+)CD28(−) T cells are a major source of interferon-gamma and tumor necrosis factor-alpha in Wegener's granulomatosis. *Am J Pathol* 2002;160(5):1717.
112. Lamprecht P, et al. CD28 negative T cells are enriched in granulomatosis lesions of the respiratory tract in Wegener's granulomatosis. *Thorax* 2001;56:751.
113. Lamprecht P. Heterogeneity of CD4 and CD8 memory T cells in localized and generalized Wegener's granulomatosis. *Arthritis Res Ther* 2003;5:R25.
114. Popa E, et al. Differential B- and T-cell activation in Wegener's granulomatosis. *J Allergy Clin Immunol* 1999;103:885.
115. Cupps T, et al. Suppression of human B lymphocyte function by cyclophosphamide. *J Immunol* 1982;128:2453.
116. Fauci A, et al. Cyclophosphamide and lymphocyte subpopulations in Wegener's granulomatosis. *Arthritis Rheum* 1974;17(4):355.
117. Voswinkel J, et al. Does ANCA formation result from an antigen-triggered immune response in Wegener's endonasal inflamed tissue? *CCJM* 2002;69:159.
118. Edberg J, et al. Levels of circulating B lymphocyte stimulator (BlyS) are elevated in patients with Wegener's granulomatosis. *Kidney Blood Press Res* 2003;26:256(p12).
119. Specks U, et al. Response of Wegener's granulomatosis to anti-CD20 chimeric monoclonal antibody therapy. *Arthritis Rheum* 2001;44:2836.
120. Rastaldi M, et al. Intraglomerular and interstitial leukocyte infiltration, adhesion molecules, and interleukin-1 alpha expression in 15 cases of antineutrophil cytoplasmic autoantibody-associated renal vasculitis. *Am J Kidney Dis* 1996;27(1):48.
121. Kurosawa S, et al. The soluble endothelial protein C receptor binds to activated neutrophils: involvement of proteinase 3 and CD11b/CD18. *J Immunol* 2000;165:4697.
122. Mrowka C, et al. Distribution of the granulocyte serine proteinases 3 and elastase in human glomerulonephritis. *Am J Kidney Dis* 1995;25:253.
123. Noronha I, et al. In situ production of TNF-alpha, IL-1 beta and IL-2R in ANCA-positive glomerulonephritis. *Kidney Int* 1993;43(3):682.
124. Sommarin Y, et al. Characterization of monoclonal antibodies to proteinase 3 and application in the study of epitopes for classical anti-neutrophil cytoplasm antibodies. *Exp Nephrol* 1995;3:249.
125. Williams RJ, et al. Epitopes on proteinase-3 recognized by antibodies from patients with Wegener's granulomatosis. *J Immunol* 1994;152:4722.
126. Tse W, et al. Neutrophil Fcgamma-RIIIb allelic polymorphism in anti-neutrophil cytoplasmic antibody (ANCA)-positive systemic vasculitis. *Clin Exp Immunol* 2000;119:574.
127. Kocher M, et al. Antineutrophil cytoplasmic antibodies preferentially engage Fc gammaRIIIb on human neutrophils. *J Immunol* 1998;161:6909.
128. Walton E. Giant-cell granuloma of the respiratory tract (Wegener's granulomatosis). *Br Med J* 1958;2:265.
129. Hollander D, et al. The use of alkylating agents in the treatment of Wegener's granulomatosis. *Ann Intern Med* 1967;67:393.
130. Haubitz M, et al. Intravenous pulse administration of cyclophosphamide versus daily oral treatment in patients with antineutrophil cytoplasmic antibody-associated vasculitis and renal involvement. *Arthritis Rheum* 1998;41(10):1835.
131. Sneller MC, et al. An analysis of forty-two Wegener's granulomatosis patients treated with methotrexate and prednisone. *Arthritis Rheum* 1995;38(5):608.
132. Stone J, et al. Treatment of non-life threatening Wegener's granulomatosis with methotrexate and daily prednisone as the initial therapy of choice. *J Rheumatol* 1999;26(5):1134.
133. Regan M, et al. Treatment of Wegener's granulomatosis. *Rheum Dis Clin North Am* 2001;27(4):863.
134. Jayne D, et al. Azathioprine as a remission maintenance agent in ANCA-associated vasculitis. *N Engl J Med* 2003;349:36–44.
135. Langford C, et al. A staged approach to the treatment of Wegener's granulomatosis: induction of remission with glucocorticoids and daily cyclophosphamide switching to methotrexate for remission maintenance. *Arthritis Rheum* 1999;42(12):2666.
136. de Groot K, et al. The value of pulse cyclophosphamide in ANCA-associated vasculitis: meta-analysis and critical review. *Nephrol Dial Transplant* 2001;16(10):2018.
137. Stone J, et al. Etanercept combined with conventional treatment in Wegener's Granulomatosis: a six month open-label trial to evaluate safety. *Arthritis Rheum* 2001;44(5):1149.
138. Lamprecht P, et al. Effectiveness of TNF-alpha blockade with infliximab in refractory Wegener's granulomatosis. *Rheumatology* (Oxford) 2002;41(11):1303.
139. Bartolucci P, et al. Efficacy of the anti-TNF-alpha antibody infliximab against refractory systemic vasculitides: an open pilot study on 10 patients. *Rheumatology* (Oxford) 2002;41(10):1126.
140. WGET Research Group. Design of the Wegener's granulomatosis Etanercept Trial (WGET). *Contr Clin Trials* 2002;23:450.
141. Hoffman G, et al. Treatment of subglottic stenosis due to Wegener's granulomatosis with intralesional corticosteroids and dilatation. *J Rheumatol* 2003;30:1017.
142. Reinhold-Keller E, et al. An interdisciplinary approach to the care of patients with Wegener's granulomatosis. Long term outcome in 155 patients. *Arthritis Rheum* 2000;43(5): 1021.

第84章

结节性多动脉炎

Gene V. Ball, S. Louis Bridges

1866年Kussmaul和Maier将其描述的局灶性、炎症性动脉结节命名为结节性动脉外膜炎(PAN)[1]。这一定义已经被解剖学上更精确的多动脉炎所取代，它指动脉壁全层炎症。在Kussmaul和Maier认真、详细地描述了PAN的大体和镜下解剖学特点（而这一直是定义该病的基础)后,直至1952年Zeek分类以前,所有类型的血管炎都被视为动脉外膜炎[2]。PAN是系统性血管炎的原型,可累及小、中肌性动脉,累及几乎所有脏器,它一直吸引着临床医师的好奇心并困扰着他们。在任何年龄均可发病,多见于40~60岁。由于PAN较少见,且易与其他血管炎混淆,尤其是显微镜下多血管炎(MPA),所以无法计算精确的发病率。Chapel Hill会议(CHCC)在对系统性血管炎的命名中将PAN定义为累及中、小动脉,无名小动脉,静脉和毛细血管的疾病。这与Kussmaul和Maier的经典定义一致。在欧洲和美国,PAN百万人口的预计年发病率为2~9人,但是这些预计值可能被MPA(在这些国家MPA比PAN更常见)的纳入所干扰。在一些国家,发病率的下降归因于乙肝病毒感染的减少。

一、临床表现

PAN症状和体征的多样性主要是由于弥漫性血管炎症和受累器官的缺血所致[3]。多数情况下,主诉都是非特异性的:发热(可以是高热伴寒战、弛张热或间歇热)、不适、消瘦、食欲下降和腹痛。PAN也可以是个良性的过程,可以自限,累及单一器官如皮肤、骨骼肌[4]、外周神经[5]或脏器。Plaut在88例病例中发现局限于阑尾的无症状动脉炎[6],由此看出,局灶的血管炎是很常见的。

在10年前报道的PAN特异性器官受累多来自于并未将PAN与MPA完全区分的研究，而后者是最近才被看作为一种独立的疾病。从这种综合的角度来看,PAN最常累及的内脏器官有肾、心脏和肝[7]。但是,一个最近的报道总结了62例患者的临床特征发现，周围神经病变占60%,肌肉和关节症状占72%,皮肤损害占40%,肾动脉疾病占42%,高血压占32%,胃肠道疾病占45%,有症状的心脏病仅占8%[8]。有这样一个共识,PAN与MPA不同,很少也可能是从不累及到肺,但是也有报道累及支气管动脉和弥漫性肺泡破坏的病例 [9]。50%~70%的患者有周围神经病变[10,11],而且即使对中枢神经系统受累的认识逐渐增多，周围神经病变仍然比中枢神经系统疾病更常见[12,13]。周围神经病变的临床表现包括多发的单神经病变、广泛的单神经炎、远端感觉运动多神经病变和感觉神经病变[14]。多发的单神经病变指累及一个以上肢体的两个或两个以上的神经,这是PAN周围神经病变的典型表现。感觉和运动多神经和单神经病变不常见。罕见的临床表现包括:与格林巴利综合征相似的急性对称性四肢麻痹[15]和急性感觉运动多神经病伴紧张性瞳孔和眼球外展障碍[16],提示PAN表现的多变性。周围神经病变多在病程的早期出现,分布于上肢和下肢,然而也可能在全身性症状之后多年才出现[17]。症状可以突然出现,如乏力、感觉异常或感觉缺失和疼痛[14]。通常,损害发生在远端而不是近端，是神经滋养管或营养动脉闭塞直接导致的[18]。当神经学或电生理学检查提示周围神经病变,而其他方法不能确诊时,需要做神经活检以助诊断。腓肠神经是神经活检最常用的部位,因为它位置表浅且电生理检查可靠性高[19]。通过适当的治疗,周围神经病变的预后良好[12,20]。

与周围神经病变不同，中枢神经系统损害在PAN发病后2~3年才显现[12,21]。主要症状包括弥漫性脑病、局灶性神经缺陷和癫痫发作[12,22],通常起病隐匿。较其他两者更常见的弥漫性脑病以感知功能障碍和警戒水平下降为特征。临床上还没有神经病变表现时,正式的心理学测试已经可以发现异常[23]。脑病的发病机制不明,但似乎在急性血管炎发作时发生。另一方面,当缺乏系统性疾病的证据时,脑血管意外发生更频繁,且是主要死因。可以发生癫痫局灶发作或大发作,但脑电图可以正常或显示非特异性慢波。蛛网膜下腔出血[24]、急性失明[25]和耳聋[26]都提示神经系统不同部位的损害。未见PAN导致慢性癫痫的报道，因此只有在急性血管炎时抗惊厥治疗才是必要的。

半数以上的患者有关节痛和肌痛，而且在病程的早期出现非对称性、不变形的多关节炎,不累及小关节。骨骼肌动脉炎发生在下肢，与多发性肌炎相似，伴有无力、疼痛和肌酶升高,而且引起骨膜炎[27,28]。核磁共振成像(MRI)对诊断有帮助,而且可以指示活检部位。

40%患者有皮肤受累，通常表现为非特异性斑丘疹、紫癜、网状青斑、荨麻疹和溃疡,少见甲褶和指(趾)的血管炎、继发于破裂动脉瘤的淤斑、坏疽和雷诺现象。系统性PAN发生皮下结节的几率(约15%)少于皮肤多动脉炎[7,29],而且消退过程不同。

在PAN患者中肾小球肾炎并不常见，尽管其临床表现与肾小球肾炎相似,有血尿、中度蛋白尿以及由于肾动脉缺血和梗死所致的肾功能不全。婴幼儿和儿童PAN患者中肾病很常见,可以导致肾衰竭伴肾炎或肾病表现[18]。梗死和动脉瘤破裂造成的肾周血肿可以是双侧的[30],由于压迫可以引起疼痛和高肾素性高血压[31]。自发的肾破裂可以表现为急腹症[32]。在一项研究中，165位患者中只有2人进展为终末期肾病，需要血液透析或肾移植[13]。在47例PAN-MPA患者中,坏死性肾小球肾炎11例,新月体肾炎13例,小、中动脉炎6例。6例发生急进性肾衰竭,18例24小时尿蛋白定量大于2g,这在经典PAN中并不常见[33]。

生殖系动脉炎常引起睾丸炎，这已被美国风湿病学会纳入PAN的分类标准。但是,病变可能局限于两性的生殖器官,而且随访也可能不能发现系统性动脉炎。据报道,42例女性由于出血或其他原因做宫颈或子宫切除后发现宫颈或子宫的PAN,但是只有3例发生系统性疾病[34]。也曾有报道PAN发生在卵巢、附睾、前列腺、输尿管和精索,亦有报道一名30岁男性勃起功能障碍4年后被鉴定为阴部内动脉受累[35]。

PAN伴胃肠道受累者预后不佳。最多见的表现是小肠缺血所致的腹痛。在一组24例伴胃肠道受累的PAN患者中,13例曾接受急症外科手术,其中3例死亡。当PAN表现为消化道出血时,易被误诊为炎性肠病。但是，有胃肠道受累时通常有系统性血管炎的其他临床表现[36]。然而,也有肠坏死作为主要症状的报道[37]。出血、肠坏死和穿孔通常是致命的。出血通常表现为呕吐咖啡样物、黑便或便血,但也有大出血的报道[38]。结肠受累者罕见[39]。其他罕见的临床表现还包括急性或慢性胰腺炎。尸检经常发现有肝脏受累,但除了肝内出血和偶发碱性磷酸酶升高外,通常没有临床表现。虽然胃肠道受累时多伴有系统性表现，但也有报道只累及肠道[40]、胆囊、胰腺[41]、肝脏[42]和阑尾[6]。

多达90%PAN患者在尸检时发现有心脏异常,病变局限于心肌而不是心内膜，但是心脏受累的临床表现并不常见,除了心动过速以外。充血性心力衰竭发生率最高，同时提示冠状动脉炎和高血压，后者发生在40%的患者中[43]。尽管66例尸检的PAN患者中62%有隐匿型冠状动脉炎和心肌梗死，但是临床上心绞痛很少见,同时心肌梗死通常是无症状的[44]。偶尔发生急性心包炎和心律失常[45]。心肌活检可以诊断PAN[46]。

除了主要器官受累,在眼的任何部分的缺血或炎症[47,48]甚至眼球突出症[49]的原因中,PAN不能被遗漏。

二、实验室和病理检查

实验室检查可以有系统性炎性疾病的非特异性异常,如血沉、C反应蛋白的升高,贫血,白细胞增多和血小板增多。免疫学异常包括:低滴度类风湿因子,循环免疫复合物阳性和低血清补体。低血清补体水平通常与类风湿因子和冷球蛋白水平相关，且可以提示血管炎活动[50]。核周型抗中性粒细胞胞浆抗体(pANCA)是髓过氧化物酶(MPO)抗体,有报道认为它不出现在经典PAN中,但是这种说法还存在争议[51],也有经典PAN病例伴低滴度MPO-ANCA的报道[52,53]。在过去10%~54%的PAN患者乙肝病毒表面抗原阳性[10],但是目前其流行趋势正在逐渐减少。

PAN的定义是中小动脉局灶的坏死性炎症，较少累及小动脉。血管壁全层炎症是其特征，可见单核细胞、中性粒细胞、嗜酸性粒细胞浸润和纤维坏死[54]。损伤部位可形成动脉瘤和血栓。病变易发生在血管分叉处,典型病变呈局灶、节段性分布。

三、诊断

PAN的诊断有赖于活检或血管造影。通过文献综述分析法证实单一的活检(必要时可同时做血管造影)敏感性为85%,特异性为96%[55](表84.1)。一项前瞻性PAN血管造影研究显示,局部的临床症状与动脉瘤之间没有相关性。临床诊断PAN的患者中60%有动脉瘤,大多数患者有10个以上动脉瘤,而未发现有单发者。该研究还提示,伴有动脉瘤的患者内脏受累重、病死率高。单纯伴有闭塞性小血管病变的原因更难以解释,但是,如果小肠、肝脏和肾脏的动脉存在狭窄或闭塞,则非常支持PAN的诊断[56]。因此,当怀疑有系统性血管炎时,即使没有肝脏、胃肠道或肾脏受累的表现,也应该做血管造影。血管造影发现实质内多发微动脉瘤被看做PAN的特征性表现[57],但是需鉴别心房黏液瘤栓塞的血管造影表现[58]及静脉毒瘾造成的坏死性血管炎[59]。最近,有人描述了56例PAN患者的血管造影表现[60]。27例有动脉瘤和节段性扩张,22例有闭塞性病变,如腔形态不规则、狭窄或闭塞(图84.1至图84.3)。在所有动脉瘤患者中,除1例外,都伴有闭塞性改变。动脉瘤可以破裂(图84.4)。56例患者中18例伴有骨骼肌损害[60](图84.5)。据报道,小动脉瘤很少出现在其他类型的血管炎中,如MPA、韦格纳肉芽肿(WG)、系统性红斑狼疮、类风湿关节炎、变应性肉芽肿性血管炎、贝赫切特综合征。

在临床工作中,了解PAN和与血管炎表现相似的疾病的相关知识对确定恰当的治疗方案是非常重要的。与PAN有相似表现的疾病包括:败血症、心内膜炎、恶性肿瘤、左房黏液瘤和胆固醇栓塞。这些疾病和其他疾病将在第90章中详细讨论。

四、治疗

在没有治疗方法之前,系统性结节性多动脉炎预后不佳,5年生存率约为10%[61,62]。而且该病预后可能比早期报道的更差,因为报道中包括了皮肤型多动脉炎。糖皮质激素和细胞毒药物,尤其是环磷酰胺,对该病的治疗和预后发挥主要作用。单独使用糖皮质激素可以使5年生存率提升到50%[62,63]。对初始治疗是否使用环磷酰胺还存在争议,在诱导缓解阶段,环磷酰胺并不是必须的。不幸的是,无法判断哪些病例可对单独使用糖皮质激素完全应答。治疗方案必须个体化,要根据内脏受累的程度及疾病进展的速度综合考虑。治疗的强度取决于疾病累及的范围和严重性。

对有系统受累的患者,初始治疗时应使用大剂量糖皮质激素,如泼尼松60mg/d,分次口服。当临床症状好转、血沉正常后,泼尼松开始逐渐减量。尽管组织学可以证明血管炎症被有效控制,但是纤维化会导致血管闭塞[64]。尤其对已经存在动脉硬化的老年人动脉闭塞的几率会增加。因此,仔细的临床评估对区分活动性血管炎还是其他血管疾病造成的缺血是非常必要的。对于后者,血管扩张剂和抗血小板聚集药可能有效。

表84.1　结节性多动脉炎的分类标准

1. 体重下降>4kg(自发病开始,不是节食或其他原因所致)
2. 网状青斑(发生在四肢或躯干皮肤,网状斑驳的图案)
3. 睾丸痛或触痛(不是由感染、创伤或其他原因造成的)
4. 肌痛、乏力或大腿压痛(弥漫性肌痛,不包括肩胛带肌和骨盆带肌,或肌无力或大腿压痛)
5. 单神经病或多神经病(单神经病、多发性单神经病或多神经病)
6. 高血压(舒张压>90mmHg)
7. 肾功能不全(BUN>40mg/dL或肌酐>1.5mg/dL,不是由于脱水或堵塞所致)
8. 乙型肝炎(HBsAg或HBsAb阳性)
9. 血管造影异常(动脉瘤或内脏动脉闭塞,不是由于动脉硬化、纤维肌发育异常或非炎症性因素所致)
10. 小、中动脉活检可见多形核白细胞浸润(组织学活检可见动脉壁有粒细胞或粒细胞和单核细胞浸润)
出于分类研究的目的,一个血管炎患者满足以上10条中的至少3条即可诊断PAN。具备3条或3条以上标准,其敏感性为82.2%,特异性为86.6%

BP:血压;BUN:血尿素;HbsAg:乙肝表面抗原;HbsAb:乙肝表面抗体;PMN:多形核白细胞;PAN:结节性多动脉炎。

From *Arthritis Rheum* 1990;33:1088–1093,with permissor.

尽管在很多例PAN中，糖皮质激素治疗可以获得完全缓解，但是当疾病活动仅部分被抑制时，仍然会进展到终末器官受累。为控制疾病活动，可增加细胞毒药物。环磷酰胺是首选免疫抑制剂，因为它起效快而且已有文献证明对WG有效。Fauci和他的同事[65]已经证明，加用环磷酰胺对激素抵抗的PAN有效。对单独使用糖皮质激素和联合治疗的长期预后的回顾性分析却得到了不同的结果。Leib及其合作者[63]报道，应用糖皮质激素联合一种免疫抑制剂治疗，可以改善5年生存率达到80%。同时，Cohen及其同事[50]报道糖皮质激素和细胞毒药物的联合应用与单用糖皮质激素相比，并不能改善患者的生存率。很难解释这些生存率的数据，因为这些回顾性研究的性质是非对照的，而且所用免疫抑制剂的品种繁多。

在另一项回顾性分析中，Guillevin及其同事[66]得出起病时联合治疗与单用类固醇相比无更多好处。随后这些研究者对环磷酰胺治疗PAN进行随机评价。另一项研究指出，起病时联合应用环磷酰胺和糖皮质激素治疗的患者疾病控制得更好，同时复发率更低，但是10年生存率没有明显改善[67]。口服环磷酰胺起始剂量为2mg/kg，并维持一年。法国多动脉炎联合研究小组[68]评价应用皮质激素伴血浆置换的有效性，研究对象为初治PAN，不加免疫抑制剂。但是该研究由于高复发率而被中止。在该研究中，血浆置换对控制病情和改善生存率几乎没有作用，但是有报道指出其可能

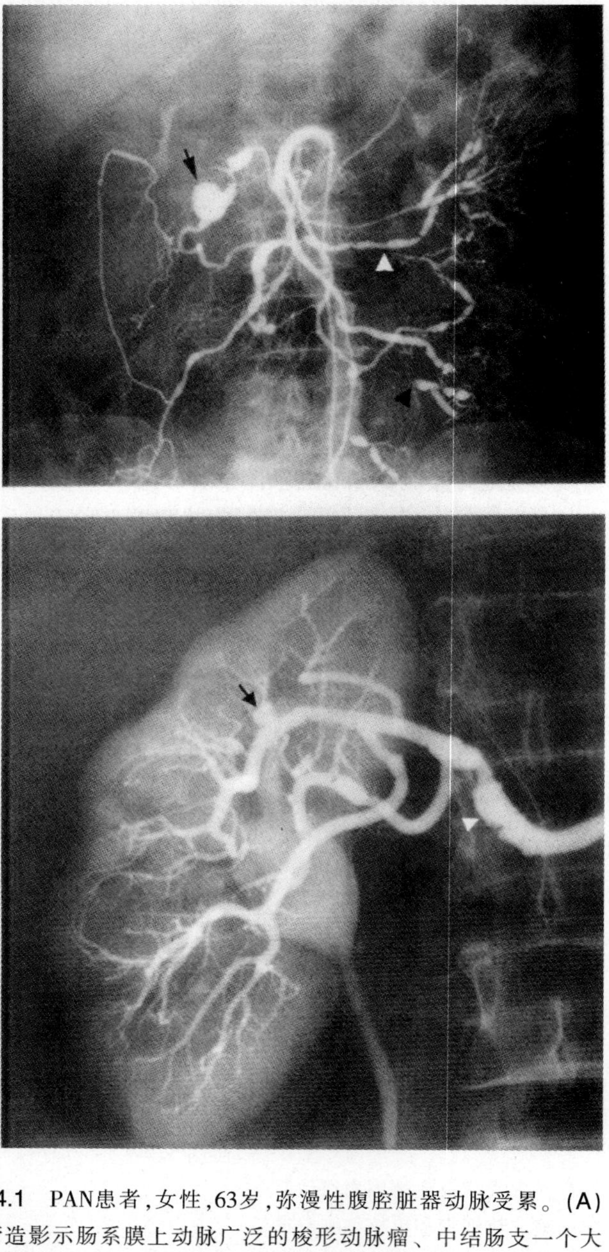

A

B

图84.1 PAN患者，女性，63岁，弥漫性腹腔脏器动脉受累。(A) 血管造影示肠系膜上动脉广泛的梭形动脉瘤、中结肠支一个大的囊状动脉瘤。(B) 血管造影示肝、脾支动脉瘤（箭头所指）。(From Stanson AW, Friese JL, Johnson CM, et al. Polyarteritis nodosa: spectrum of angiographic finding. *Radiographics* 2001; 21: 151–159, with permission.)

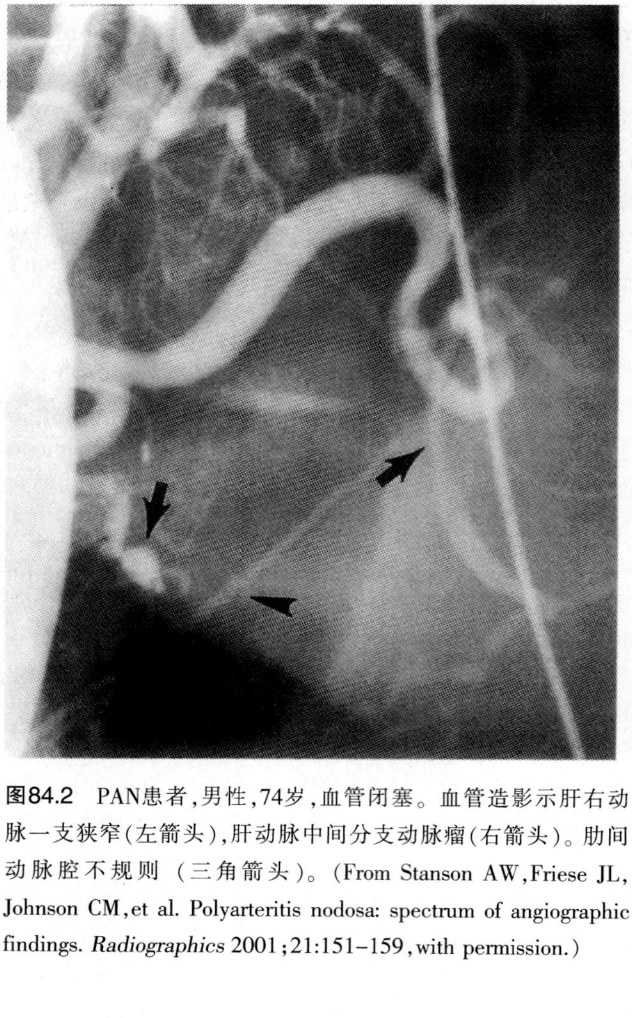

图84.2 PAN患者，男性，74岁，血管闭塞。血管造影示肝右动脉一支狭窄（左箭头），肝动脉中间分支动脉瘤（右箭头）。肋间动脉腔不规则（三角箭头）。(From Stanson AW, Friese JL, Johnson CM, et al. Polyarteritis nodosa: spectrum of angiographic findings. *Radiographics* 2001; 21:151–159, with permission.)

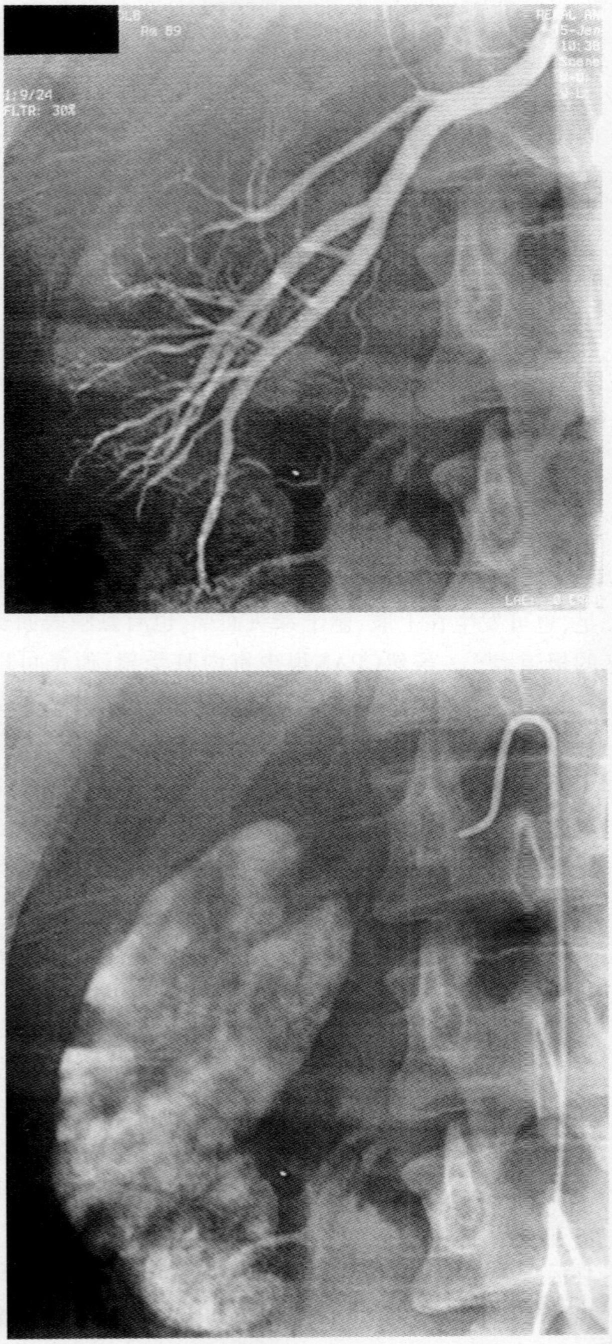

A

B

图84.3　PAN患者，女性，18岁，血管闭塞。(A)血管造影示动脉期右肾动脉严重闭塞。(B)血管造影示实质期广泛梗死。(From Stanson AW, Friese JL, Johnson CM, et al. Polyarteritis nodosa: spectrum of angiographic findings. *Radiographics* 2001;21:151-159, with permission.)

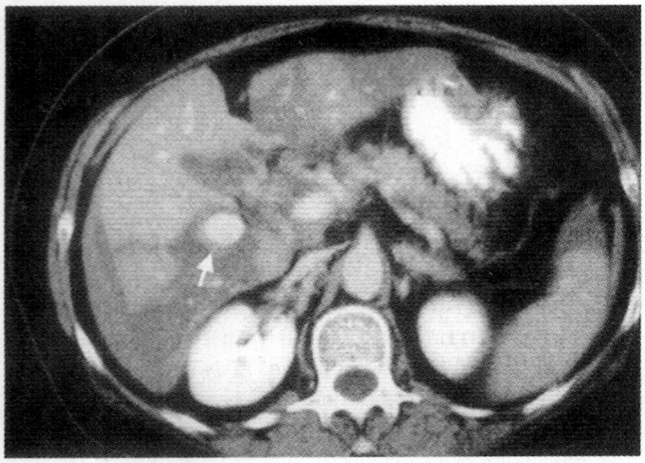

图84.4　PAN患者，女性，81岁，动脉瘤。CT平扫发现肝内动脉瘤破裂。(From Stanson AW, Friese JL, Johnson CM, et al. Polyarteritis nodosa: spectrun of angiographic findings. *Radiographics* 2001;21:151-159, with permission.)

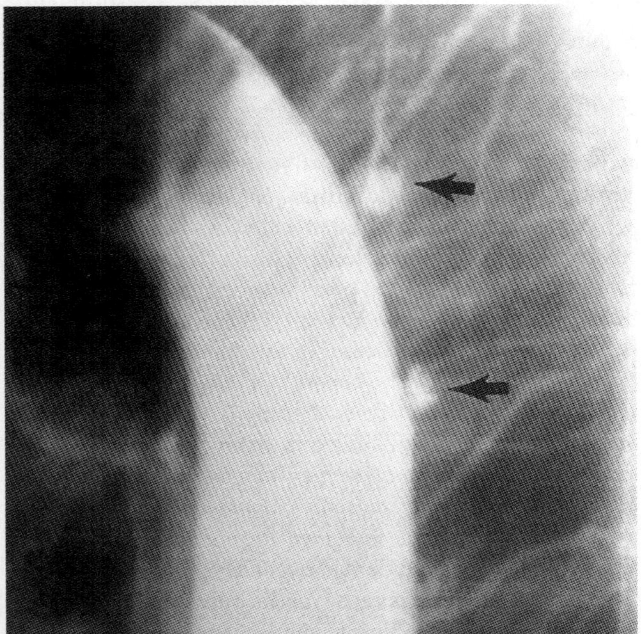

图84.5　伴骨骼肌受累的血管闭塞性病变。PAN患者，男性，74岁，侧位胸主动脉造影示上肋间动脉动脉瘤（箭头）。(From Stanson AW, Friese JL, Johnson CM, et al. Polyarteritis nodosa: spectrum of angiographic findings. *Radiographics* 2001;21:151-159, with permission.)

对伴有严重肾脏疾病的患者有益[69]。有关糖皮质激素和环磷酰胺的用法详见第83章。一例PAN患者使用大剂量静注免疫球蛋白仅部分有效且作用短暂[70]。

五、预后

PAN最常见的即刻导致死亡的原因是消化道出血和穿孔、充血性心力衰竭和感染。影响预后的四大因素包括:年龄超过50岁、心肌病、肾脏和消化道受累[13,50,63]。确诊一年以后常见的死亡原因是心肌梗死或脑血管意外[50]。PAN完全缓解后再复发不常见。HBsAg阳性PAN患者的临床病程和治疗反应与非感染者没有差别[71,72],但是一项回顾性研究显示,HBsAg阳性患者的1年生存率(70%)明显低于非感染者(85%)[73]。病死率增加与消化道并发症(出血和穿孔)有关。对合并慢性肝炎的PAN患者,免疫抑制剂的远期疗效不明确。糖皮质激素和免疫抑制剂虽然对血管炎有效，但是会增加病毒复制和慢性乙型肝炎进展成肝硬化的危险[74,75]。Guillevin及其同事[76]经回顾性分析得出,对伴HBV感染的PAN患者，在短期泼尼松治疗后继续阿糖腺苷和血浆置换治疗较标准的免疫抑制治疗效果好。目前用核苷类似物泛昔洛韦与干扰素-α2b联合治疗以减低病毒复制,并改善症状[77]。Guillevin及其同事[78]声称,HBV相关的PAN可以通过抗病毒药和血浆置换联合治疗而治愈。在法国,PAN患者的HBV感染率从1980~1990年的20%下降到1992年的7.3%,这是由于对高危人群接种HBV疫苗所致[79]。

六、相关疾病

除了与乙肝病毒(HBV)相关外,PAN还与丙型肝炎病毒(HCV)、人免疫缺陷病毒(HIV)、实体肿瘤、白血病和家族性地中海热有关[80]。1997年,Elkon及其同事报道了4例PAN患者伴毛细胞白血病[81]。其中3例PAN起病于脾切除术后一年内。他们推测多种因素的综合作用阻碍了抗原的清除并减弱了免疫复合物的清除,其中包括中性粒细胞减少症、单核细胞减少症、趋化抑制因子、脾切除和网状内皮系统的毛细胞浸润。自此以后，很多学者报道了毛细胞白血病与血管炎——主要是PAN的相关性。白血病治愈后PAN可以痊愈[82]。

七、皮肤型结节性多动脉炎

皮肤型结节性多动脉炎(CPAN)于1931年首次被描述,是累及皮下及深部真皮小动脉的坏死性炎症,在镜下不易与PAN区分[83]。此后发现了数以百计的不伴内脏损害只有皮肤结节性损害的患者。例如,Borrie随访了15例患者,平均随访时间为11.5年,均没有发现散在分布的动脉炎的证据[84]。最近,Daoud及其助手报道79例患者中24例的动脉炎局限于皮肤，随访时间均不少于10年[85]。

诊断CPAN需要排除系统性疾病。很少有CPAN进展为系统性疾病，但是有报道起病19年后发展成系统性疾病者,因此强调长期随访的重要性[86]。

CPAN表现为有压痛的柔软的结节,可以表现为皮疹进展的各个阶段,呈红色或蓝色,多成簇出现,也可单发。青斑也很常见。皮损可以仅持续数天,但易复发,也可表现为慢性溃疡。最常见的好发部位为下肢、踝和足,也可发生在上肢、躯干和头面部,也有黏膜表面受损的报道[84,85]。虽然CPAN很少有内脏受累,但是可以伴有肌痛、关节痛或明显关节炎以及周围神经病变。关节炎很少是侵蚀性的,但是可以持续数年。活检可见深部真皮血管的坏死性炎症,但是滑膜血管未见病变[87]。也有肌肉慢性损害的报道，表现为与结节相关的肌炎[84]。在79例患者中22%伴有感觉运动神经病变，下肢较手和上肢多见。与皮肤损害相似,神经病变多为慢性迁延的[85]。

CPAN主要发生在成人，但有3例新生儿和儿童发病的报道。其中一例为出生后5天出现CPAN,而她24岁的妈妈在6岁时曾被诊断为CPAN。该患儿的母亲的临床表现比较典型:间歇热、不适、结节和青斑,且在12岁和15岁时均接受了活检，表现为皮下和真皮动脉的全层动脉炎。妊娠期间,她的CPAN复发,并需泼尼松治疗。该新生儿表现为青斑和结节,还伴有双足发绀并有三个脚趾坏疽。在以糖皮质激素和肝素治疗6个月后好转,并在随访的28个月内未用药。另外两个母亲患CPAN的新生儿的病情相似。新生儿出现的肢端坏死不是成人CPAN的特点。该病在儿童中很少见,其临床表现与成人相似[88],不同的是链球菌感染发生率很高。在急性炎症发作期,常见发热和血沉增快,这与成人相似。

与PAN一样,CPAN的治疗取决于临床表现的严重程度及是否有内脏疾病。有各种各样的治疗方案被用于临床,但个人的治疗反应是不可预知的。皮损多呈自限性，有时需要非类固醇抗炎药或糖皮质激素治疗，个别需要免疫抑制剂或静脉丙种球蛋白治疗。

（刘永玉 吕星 李世民 译 李世民 校）

参考文献

1. Kussmaul A, Maier R. Ueber eine bisher nicht beschriebenen Eigenthumliche arterienerkranku (periarteritis nodosa), die mit Morbus Brightii und rapid fortschreitender allgemeiner Muskellähmung einhergeht. *Dtsch Arch Klin Med* 1866;1:484–518.
2. Zeek PM. Periarteritis nodosa: a critical review. *Am J Clin Pathol* 1952;22:777–790.
3. Guillevin L. Polyarteritis nodosa and microscopic polyangiitis. In: Ball GV, Bridges SL Jr, eds. *Vasculitis*. Oxford: Oxford University Press, 2002:300–320.
4. Garcia F, Pedrol E, Casademont J, et al. Polyarteritis nodosa confined to calf muscles. *J Rheumatol* 1992;19:303–305.
5. Dyck PJ, Benstead TJ, Conn DL, et al. Nonsystemic vasculitic neuropathy. *Brain* 1987;110(Pt 4):843–853.
6. Plaut A. Asymptomatic focal arteritis of the appendix: eighty-eight cases. *Am J Pathol* 1951;27:247–263.
7. Nuzum JW Jr, Nuzum JW Sr. Polyarteritis nodosa: statistical review of one hundred seventy-five cases from the literature and report of a typical case. *Arch Intern Med* 1954;94:942–955.
8. Guillevin L, Lhote F, Gallais V, et al. Gastrointestinal tract involvement in polyarteritis nodosa and Churg-Strauss syndrome. *Ann Med Interne* (Paris) 1995;146:260–267.
9. Matsumoto T, Homma S, Okada M, et al. The lung in polyarteritis nodosa: a pathologic study of 10 cases. *Hum Pathol* 1993;24:717–724.
10. Conn DL. Polyarteritis. *Rheum Dis Clin North Am* 1990;16:341–362.
11. Kissel JT, Mendell JR. Vasculitic neuropathy. *Neurol Clin* 1992;10:761–781.
12. Moore PM, Fauci AS. Neurologic manifestations of systemic vasculitis. A retrospective and prospective study of the clinicopathologic features and responses to therapy in 25 patients. *Am J Med* 1981;71:517–524.
13. Guillevin L, Le Thi HD, Godeau P, et al. Clinical findings and prognosis of polyarteritis nodosa and Churg-Strauss angiitis: a study in 165 patients. *Br J Rheumatol* 1988;27:258–264.
14. Oh SJ. Vasculitis neuropathy. In: Ball GV, Bridges SL Jr, eds. *Vasculitis*. Oxford: Oxford University Press, 2002:114–138.
15. Bosch X, Navarro M, Lopez-Soto A, et al. Primary polyarteritis nodosa presenting as acute symmetric quadriplegia. *Clin Exp Rheumatol* 1999;17:232–234.
16. Bennett JL, Pelak VA, Mourelatos Z, et al. Acute sensorimotor polyneuropathy with tonic pupils and an abduction deficit: an unusual presentation of polyarteritis nodosa. *Surv Ophthalmol* 1999;43:341–344.
17. Stone JH. Polyarteritis nodosa. *JAMA* 2002;288:1632–1639.
18. Besbas N, Ozen S, Saatci U, et al. Renal involvement in polyarteritis nodosa: evaluation of 26 Turkish children. *Pediatr Nephrol* 2000;14:325–327.
19. Claussen GC, Thomas TD, Goyne C, et al. Diagnostic value of nerve and muscle biopsy in suspected vasculitis cases. *J Clin Neuromusc Dis* 2000;1:117–123.
20. Said G. Necrotizing peripheral nerve vasculitis. *Neurol Clin* 1997;15:835–848.
21. Moore PM, Cupps TR. Neurological complications of vasculitis *Ann Neurol* 1983;14:155–167.
22. Rosenberg MR, Parshley M, Gibson S, et al. Central nervous system polyarteritis nodosa. *West J Med* 1990;153:553–556.
23. Ford RG, Siekert RG. Central nervous system manifestations of periarteritis nodosa. *Neurology* 1965;15:114–122.
24. Simonetti C, Bechini F. [Subarachnoid hemorrhage as initial manifestation of polyarteritis nodosa]. *Riv Neurol* 1988;58:180–182.
25. Long SM, Dolin P. Polyarteritis nodosa presenting as acute blindness. *Ann Emerg Med* 1994;24:523–525.
26. Tsunoda K, Akaogi J, Ohya N, et al. Sensorineural hearing loss as the initial manifestation of polyarteritis nodosa. *J Laryngol Otol* 2001;115:311–312.
27. Hall C, Mongey AB. Unusual presentation of polyarteritis nodosa. *J Rheumatol* 2001;28:871–873.
28. Plumley SG, Rubio R, Alasfar S, et al. Polyarteritis nodosa presenting as polymyositis. *Semin Arthritis Rheum* 2002;31:377–383.
29. Cupps TR, Fauci AS. Systemic necrotizing vasculitis of the polyarteritis nodosa group. In: Smith LHJ, ed. *The vasculitides*. Philadelphia: WB Saunders, 1981:26–49.
30. Yonou H, Miyazato M, Sugaya K, et al. Simultaneous bilateral perirenal hematomas developing spontaneously in a patient with polyarteritis nodosa. *J Urol* 1999;162:483.
31. Pintar TJ, Zimmerman S. Hyperreninemic hypertension secondary to a subcapsular perinephric hematoma in a patient with polyarteritis nodosa. *Am J Kidney Dis* 1998;32:503–507.
32. Tureyen A, Kayacetin E, Saritas U. Spontaneous kidney rupture due to polyarteritis nodosa presenting as acute abdomen. *Clin Rheumatol* 2002;21:539.
33. el Reshaid K, Kapoor MM, el Reshaid W, et al. The spectrum of renal disease associated with microscopic polyangiitis and classic polyarteritis nodosa in Kuwait. *Nephrol Dial Transplant* 1997;12:1874–1882.
34. Ganesan R, Ferryman SR, Meier L, et al. Vasculitis of the female genital tract with clinicopathologic correlation: a study of 46 cases with follow-up. *Int J Gynecol Pathol* 2000;19:258–265.
35. Kitauchi T, Kagebayashi Y, Fujimoto K, et al. [Erectile dysfunction arising from polyarteritis nodosa: a case report]. *Hinyokika Kiyo* 2002;48:663–666.
36. Camilleri M, Pusey CD, Chadwick VS, et al. Gastrointestinal manifestations of systemic vasculitis. *Q J Med* 1983;52:141–149.
37. Becker A, Mader R, Elias M, et al. Duodenal necrosis as the presenting manifestation of polyarteritis nodosa. *Clin Rheumatol* 2002;21:314–316.
38. Perez RA, Silver D, Banerjee B. Polyarteritis nodosa presenting as massive upper gastrointestinal hemorrhage. *Surg Endosc* 2000;14:87.
39. Okada M, Konishi F, Sakuma K, et al. Perforation of the sigmoid colon with ischemic change due to polyarteritis nodosa. *J Gastroenterol* 1999;34:400–404.
40. Freilich BL, Bernstein CN. Vasculitis possibly confined to the small and large intestine. *West J Med* 1995;162:63–65.
41. Ito M, Sano K, Inaba H, et al. Localized necrotizing arteritis. A report of two cases involving the gallbladder and pancreas. *Arch Pathol Lab Med* 1991;115:780–783.
42. Cowan RE, Mallinson CN, Thomas GE, et al. Polyarteritis nodosa of the liver: a report of two cases. *Postgrad Med J* 1977;53(616):89–93.
43. Schrader ML, Hochman JS, Bulkley BH. The heart in polyarteritis nodosa: a clinicopathologic study. *Am Heart J* 1985;109:1353–1359.
44. Holsinger DR, Osmundson PJ, Edwards JE. The heart in periarteritis nodosa. *Circulation* 1965;25:610–618.
45. Hu PJ, Shih IM, Hutchins GM, et al. Polyarteritis nodosa of the pericardium: antemortem diagnosis in a pericardiectomy specimen. *J Rheumatol* 1997;24(10):2042–2044.
46. Miyamae T, Imagawa T, Katakura S, et al.. [A case of classical polyarteritis nodosa diagnosed by myocardial biopsy]. *Nihon Rinsho Meneki Gakkai Kaishi* 2002;25:184–190.
47. Narag RB Jr, Samuels AJ, Orlin SE, et al.. Polyarteritis nodosa complicated by severe progressive scleritis. *J Rheumatol* 1999;26:1213–1214.
48. Schmidt D, Lagreze W, Vaith P. [Ophthalmoscopic findings in 3 patients with panarteritis nodosa and review of the literature]. *Klin Monatsbl Augenheilkd* 2001;218:44–50.
49. Koike R, Yamada M, Matsunaga T, et al. Polyarteritis nodosa (PN) complicated with unilateral exophthalmos. *Intern Med* 1993;32:232–236.
50. Cohen RD, Conn DL, Ilstrup DM. Clinical features, prognosis, and response to treatment in polyarteritis. *Mayo Clin Proc* 1980;55:146–155.
51. Sebbag M, Simon M, Vincent C, et al. The antiperinuclear factor and the so-called antikeratin antibodies are the same rheumatoid arthritis-specific autoantibodies. *J Clin Invest* 1995;95:2672–2679.
52. Bohgaki T, Mukai M, Notoya A, et al. [Two cases of classical polyarteritis nodosa associated with a low titre of MPO-ANCA]. *Ryumachi* 2000;40:9–15.
53. Iwamasa K, Komori H, Niiya Y, et al. [A case of polyarteritis nodosa limited to both calves with a low titer of MPO-ANCA]. *Ryumachi* 2001;41:875–879.
54. Lie JT. Illustrated histopathologic classification criteria for selected vas-

culitis syndromes. American College of Rheumatology Subcommittee on Classification of Vasculitis. *Arthritis Rheum* 1990;33:1074–1087.
55. Albert DA, Rimon D, Silverstein MD. The diagnosis of polyarteritis nodosa. I. A literature-based decision analysis approach. *Arthritis Rheum* 1988;31:1117–1127.
56. Travers RL, Allison DJ, Brettle RP, et al. Polyarteritis nodosa: a clinical and angiographic analysis of 17 cases. *Semin Arthritis Rheum* 1979;8:184–199.
57. Bron KM, Strott CA, Shapiro AP. The diagnostic value of angiographic observations in polyarteritis nodosa. *Arch Intern Med* 1965; 116:450–454.
58. Leonhardt ET, Kullenberg KP. Bilateral atrial myxomas with multiple arterial aneurysms—a syndrome mimicking polyarteritis nodosa. *Am J Med* 1977;62:792–794.
59. Citron BP, Halpern M, McCarron M, et al. Necrotizing angiitis associated with drug abuse. *N Engl J Med* 1970;283(19):1003–1011.
60. Stanson AW, Friese JL, Johnson CM, et al. Polyarteritis nodosa: spectrum of angiographic findings. *Radiographics* 2001;21:151–159.
61. Rose GA, Spencer H. Polyarteritis nodosa. *Q J Med* 1957;101:43–81.
62. Frohnert PP, Sheps SG. Long-term follow-up study of periarteritis nodosa. *Am J Med* 1967;43:8–14.
63. Leib ES, Restivo C, Paulus HE. Immunosuppressive and corticosteroid therapy of polyarteritis nodosa. *Am J Med* 1979;67:941–947.
64. Baggenstoss AH, Shick RM, Polley HF. The effect of cortisone on the lesions of periarteritis nodosa. *Am J Pathol* 1951:27:537–559.
65. Fauci AS, Katz P, Haynes BF, et al. Cyclophosphamide therapy of severe systemic necrotizing vasculitis. *N Engl J Med* 1979;301:235–238.
66. Guillevin L, Fechner J, Godeau P, et al. [Periarteritis nodosa: clinical and therapeutic study of 126 patients followed-up during 23 years]. *Ann Med Interne* (Paris) 1985;136:6–12.
67. Guillevin L, Jarrousse B, Lok C, et al. Longterm followup after treatment of polyarteritis nodosa and Churg-Strauss angiitis with comparison of steroids, plasma exchange and cyclophosphamide to steroids and plasma exchange. A prospective randomized trial of 71 patients. The Cooperative Study Group for Polyarteritis Nodosa. *J Rheumatol* 1991;18:567–574.
68. Guillevin L, Fain O, Lhote F, et al. Lack of superiority of steroids plus plasma exchange to steroids alone in the treatment of polyarteritis nodosa and Churg-Strauss syndrome. A prospective, randomized trial in 78 patients. *Arthritis Rheum* 1992;35:208–215.
69. Pusey CD, Rees AJ, Evans DJ, et al. Plasma exchange in focal necrotizing glomerulonephritis without anti-GBM antibodies. *Kidney Int* 1991;40:757–763.
70. Kroiss M, Hohenleutner U, Gruss C, et al. Transient and partial effect of high-dose intravenous immunoglobulin in polyarteritis nodosa. *Dermatology* 2001;203:188–189.
71. Sergent JS, Lockshin MD, Christian CL, et al. Vasculitis with hepatitis B antigenemia: long-term observation in nine patients. *Medicine* (Baltimore) 1976;55:1–18.
72. Duffy J, Lidsky MD, Sharp JT, et al. Polyarthritis, polyarteritis and hepatitis B. *Medicine* (Baltimore) 1976;55:19–37.
73. Guillevin L, Le THD, Gayraud M. Systemic vasculitis of the polyarteritis nodosa group and infection with hepatitis B: a study in 98 patients. *Eur J Intern Med* 1989;1:97–105.
74. Wood JR, Czaja AJ, Taswell HF, et al. Hepatitis B virus deoxyribonucleic acid in serum during hepatitis B e antigen clearance in corticosteroid-treated severe chronic active hepatitis B. *Gastroenterology* 1987;93:1225–1230.
75. Lam KC, Lai CL, Trepo C, et al. Deleterious effect of prednisolone in HBsAg-positive chronic active hepatitis. *N Engl J Med* 1981;304: 380–386.
76. Guillevin L, Lhote F, Jarrousse B, et al. Polyarteritis nodosa related to hepatitis B virus. A retrospective study of 66 patients. *Ann Med Interne* (Paris) 1992;143[Suppl 1]:63–74.
77. Kruger M, Boker KH, Zeidler H, et al. Treatment of hepatitis B-related polyarteritis nodosa with famciclovir and interferon alfa-2b. *J Hepatol* 1997;26:935–939.
78. Guillevin L, Lhote F, Gherardi R. The spectrum and treatment of virus-associated vasculitides. *Curr Opin Rheumatol* 1997;9:31–36.
79. Mouthon L. [Periarteritis nodosa induced by hepatitis B virus]. *Pathol Biol* (Paris) 1999;47:237–244.
80. Bosacki C, Richard O, Freycon F, et al. [The association of polyarteritis nodosa and familial Mediterranean fever]. *Presse Med* 2003;32: 24–26.
81. Elkon KB, Hughes GR, Catovsky D, et al. Hairy-cell leukaemia with polyarteritis nodosa. *Lancet* 1979;2(8137):280–282.
82. Carpenter MT, West SG. Polyarteritis nodosa in hairy cell leukemia: treatment with interferon-alpha. *J Rheumatol* 1994;21:1150–1152.
83. Lindberg K. Ein beitrag zur kenntnis der periarteritis nodosa. *Acta Med Scand* 1931;76:183–225.
84. Borrie P. Cutaneous polyarteritis nodosa. *Br J Dermatol* 1972;87:87–95.
85. Daoud MS, Hutton KP, Gibson LE. Cutaneous periarteritis nodosa: a clinicopathological study of 79 cases. *Br J Dermatol* 1997;136:706–713.
86. Gushi A, Hashiguchi T, Fukumaru K, et al. Three cases of polyarteritis nodosa cutanea and a review of the literature. *J Dermatol* 2000;27 (12):778–781.
87. Smukler NM, Schumacher HR, Jr. Chronic nondestructive arthritis associated with cutaneous polyarteritis. *Arthritis Rheum* 1977;20:1114–1120.
88. Sheth AP, Olson JC, Esterly NB. Cutaneous polyarteritis nodosa of childhood. *J Am Acad Dermatol* 1994;31:561–566.

第85章

风湿性多肌痛和巨细胞动脉炎

Cornelia M. Weyand，Jörg J. Goronzy

巨细胞(颞)动脉炎(GCA)是一类免疫介导的疾病，多累及中等及大血管，可表现为与血管受损或系统性炎性综合征相关的多种临床表现及症状。风湿性多肌痛(PMR)与GCA本质密切相关，发病人群相似，临床特征和发病机制相互重叠，但是血管炎症反应仍处于亚临床状态。

与巨细胞动脉炎相似的一种古老的疾病在15世纪就已经出现。在上世纪末，相继报道了一种新的伴有全身症状的颞动脉疾病。1932年，Horton与同事[1]认为这类疾病是动脉性的，并提出"巨细胞动脉炎"这一病名。1957年，Barber[2]提出并定义了风湿性多肌痛这一综合征。在过去50年中，在疾病临床表现的定义上，优化诊断方法和治疗策略及探索发病机制上均取得了显著的进步。

一、定义

巨细胞动脉炎，又称肉芽肿性动脉炎、颞动脉炎或颅动脉炎，是一种慢性全动脉炎，多累及中等大小及大血管。典型病例累及患者近端主动脉第二级到第五级分支，这些动脉具有界限清楚的内层和外层弹性动脉层。通常，血管壁炎性浸润形成肉芽肿，并出现多核巨细胞浸润。GCA是北半球居民最常见的一种血管炎。几乎均发生于50岁以上的人群中。美国风湿病协会(ACR)定义了血管炎分类标准[3]。该标准将血管炎综合征分为7种，有助鉴别不同的血管性疾病(表85.1)。如果一名血管炎患者符合GCA五条诊断标准中的3条，即可考虑为GCA。PMR的特征是颈部肌肉、肩带肌和骨盆带肌疼痛和僵硬，持续至少4周(表85.2)。一些学者也要求把血沉(ESR)>40 mm/h作为诊断标准之一[4]。经皮质类固醇治疗后，临床症状和体征均可迅速得到改善[5]。诊断PMR需除外其他疾病，例如血清阴性多关节炎、类风湿关节炎(RA)、肌炎、感染和恶性肿瘤等。患者无血管炎方可诊为PMR。若证实存在血管炎性病损，则不能诊断PMR，而应诊为GCA。

表85.1 美国风湿病学会1990年巨细胞动脉炎分类标准

发病年龄≥50岁
新发头痛或出现新类型头痛
颞动脉压痛或脉搏减弱
血沉增快(≥50mm/h)
具有动脉炎症的组织学改变(为肉芽肿性病变，多伴有多核巨细胞浸润，或是弥漫的单核细胞浸润)

From Hunder GG，Bioch DA，Michel BA, et al. The American College of Rheumatology 1990 Criteria for the Classification of Giant Cell Arteritis. *Arthritis Rheum* 1990；33：1122–1128，with permission.

表85.2 风湿性多肌痛的临床特点

肩带肌、骨盆带肌及颈部肌肉疼痛(多为两侧对称性的疼痛，至少持续4周)
休息后僵硬感
血沉增快(≥40mm/h)
多有全身表现，包括贫血、体重减轻、发热及全身不适
对皮质类固醇治疗临床反应迅速

二、风湿性多肌痛与巨细胞动脉炎之间的联系

PMR与GCA患者拥有重叠的临床特征，出现典型肌痛的患者活检为巨细胞血管炎，说明这两种临床综合征关系密切。诊断GCA必须有明确的活检支持。PMR的诊断依赖于患者的主观症状，而症状皆无疾病特异性。PMR诊断的不确定性使病因学方面的研究变得复杂。只要PMR病因不明且无疾病特异性发现，那么PMR与GCA是相似的疾病还是两种不同的疾病就会仍处于争论中。甚至在PMR被定义为一种综合征之前，就已经发现巨细胞动脉炎的患者与一些“老年性关节炎”的患者具有一些相似的特征。1960年，Paulley和Hughes[6]观察了67名GCA患者，发现肩带肌和骨盆带肌疼痛伴晨僵发生频率高。随后的研究证实，尽管PMR缺乏颅动脉炎的证据，但颞动脉活检可有阳性发现[7,8]。除一些与头部动脉受累相关的症状之外，Fauchald及同事[9]未发现特征性临床症状以区别开颞动脉活检阴性的PMR患者与活检阳性的PMR患者。

有人提出双肩和双髋关节滑囊炎的患者应诊断为PMR[10-12]，它是多关节炎的一种。因为PMR与血清阴性多关节炎相比发生血管并发症的危险性升高，所以鉴别两者是重要的。在鉴别时一定要找到客观的诊断证据。

病因学研究提示GCA和PMR是同一种疾病的不同表现形式。基因学研究证实，这两种病的患者中特定的人类白细胞抗原-DRB1（HLA-DRB1）的等位基因优先表达[13-15]，同时，两者外周血中产生前炎性细胞因子的单核细胞数量升高，而后者将这两种疾病与其他慢性炎症性疾病（如：RA）区别开来[16]。PMR实际是GCA的一种表现形式，最好的证据来自于研究颞动脉活检标本中炎性细胞因子的mRNA的组织表达[17]。PMR患者颞动脉组织学形态上无炎症存在，但局部可发现巨噬细胞源性和T细胞源性的细胞因子的转录本。以上研究说明，尽管缺乏显微镜下炎症浸润证据，PMR存在血管受累。

三、流行病学

GCA在北美及西欧人群中是最常见的一种血管炎，斯堪的那维亚裔白种人的疾病发生率最高，而西班牙裔、非洲裔及亚裔人群的疾病发生率最低。Machado及其同事[18]调查明尼苏达州Olmsted郡（大多数为北欧人后代）GCA的发病率及流行率，发现发病率为17/10万人，而50岁以上人群流行率增至223/10万人。发病率有年龄特异性。50~59岁人群发病率为2.6/10万人，而80岁以上人群发病率则增至44.7/10万人。数个斯堪的那维亚的研究组报告显示GCA的发病率和流行率与明尼苏达州人群的相似。丹麦的一项前瞻性研究显示GCA的发病率为23.3/10万人[19]。一项在瑞典Göteborg进行的为期10年的调查中，收集了284例经活检证实的GCA患者，发现年平均发病率为18.3/10万人[20]。斯堪的那维亚的研究显示GCA的发病率随年龄增加而增加，这证实年龄是GCA的重要危险因素。

一份尸检报告证实，GCA的真正发病率或许是流行病学调查数据的10倍之多，许多病例呈现为良性、自限性的疾病过程而未引起医学重视[21]。在田纳西州的谢尔比郡[22]及得克萨斯州沿海一带[23]进行的研究证实，不同人种之间该病的流行率明显不同，尤其在非洲裔及西班牙裔美国人之间。在田纳西州，每年经活检证实和疑似颞动脉炎的发病率为1.58/10万人。世界各地不同地区的流行病学调查证实人种及环境是发生GCA的影响因素。早期的研究或许夸大了影响因素。在意大利[24]及以色列[25]的研究报告50岁以上人群发病率分别为6.9/10万人和10.2/10万人。在Olmsted的一项随访研究证实GCA发病率近似为周期性变化[26]。这样的波动，或许可以解释在上世纪80年代中期明尼苏达州及瑞典发病率的升高[18,20]，并进一步增加了该病地理分布调查的复杂性。

由于诊断标准的不同及缺乏疾病特异性表现，使得研究PMR的发病率及流行率变得复杂。一般来说，PMR的发病率和流行率与该地区GCA的发病率和流行率相平行，且为后者的2~3倍。在Olmsted一项为期10年的研究中，PMR每年的发病率为53.7/10万人，流行率为500/10万人[4]，而斯堪的那维亚的研究则显示，50岁以上人群每年的发病率为20.4/10万人[27]。在意大利PMR少见，每年平均每10万人中有12.7人被诊为PMR[24]。Kyle及同事[28]调查了656名65岁以上老人，发现在英国PMR的流行率更高（为3 300/10万人）。关于GCA和PMR具有家族聚集性的数个无对照的报道进一步证实了遗传因素的影响，尽管这些资料有限。在对大约500名患者的调查中，10对第一代亲属受到影响，说明家族聚集性比预计的频率要高[29]。学者们试图证实，该病发病率的年或季节性的波动或是疾病在时间和空间上的聚集性与环境因素相关，但该想法仍为假设。感染因

素，包括细小病毒、流感病毒、水痘病毒及肺炎衣原体均被怀疑与PMR相关[30-33]；然而设计良好的随访研究未能在颞动脉标本中发现细小病毒B19、人类疱疹病毒或是肺炎衣原体[34,35]。

四、病理学

GCA的诊断依赖于中等动脉或大动脉血管壁的典型组织学改变[36]。虽然组织学的异常改变是多样的，但是炎症浸润主要集中在动脉壁中层，并向内膜及外膜扩展(图85.1)。浸润的细胞包括淋巴细胞、巨噬细胞、组织细胞、浆细胞和一些中性粒细胞及嗜酸性细胞，B细胞罕见[37]。尽管多形核巨细胞有特异性，但不常见，且不是诊断所必需的。在显微镜下炎症病变表现为两种不同的形式：①局部病灶处的肉芽肿性病变，多存在多形核巨细胞。②弥漫的淋巴单核细胞浸润，呈现为全层动脉炎。临床表现似乎与血管的浸润形式无关。若存在多形核巨细胞，则分布于破碎的内层弹力层附近，并且沿破碎的弹力层环状分布。偶尔可发现血管外膜单核细胞浸润，并在血管周围的滋养血管形成套状结构。纤维素样坏死罕见。内膜增生常见。GCA炎症反应的特征性改变是不连续的病变，引起弹力膜和平滑肌层的斑片状损害[38]。因为愈合的及新生的病损同时存在，使炎性病变复杂难辨。如果有新生血管生成、内膜纤维化及血管壁中层局部斑块形成，即可诊为愈合性血管炎。但是这些变化很难和与年龄相关的动脉改变相区别。

90%的患者的形态组织学改变发生在主动脉中等大小的颅外动脉分支。Wilkinson和Russell[39]通过对死于活动性GCA的患者进行尸检，建立了受累动脉的分布模式。表浅颞动脉、椎动脉、眼动脉及后侧睫状动脉最常受累。颈内动脉、颈外动脉及视网膜中央动脉也可受累。颅内血管缺乏外层弹力膜而很少受累，说明血管壁的结构组成在疾病的发病中起重要作用[40]。

在10%~15%的患者中，炎症发生于大的弹力血管，包括主动脉及其主要分支[41]。炎症很少扩散至其他血管，包括小的肌肉动脉。除了脉管系统，亦有报道炎症改变可累及滑膜和肝脏组织[42,43]。从PMR和GCA患者身上取的肌肉活检示非特异性Ⅱ型肌肉萎缩，但无肌炎。

五、巨细胞动脉炎的临床特点

GCA几乎均发生于50岁以上的人群，平均发病年龄为70岁，70%~80%的患者为女性。该病可引起一系列症状[44,45](表85.3)。大多数患者(70%~80%)可有与近端主动脉的颅外分支受累相关的临床表现。几乎所有的患者都有系统性炎症的临床表现。该病多为急性起病，也可为隐匿起病。全身的或局部的症状多为一过性而非持续存在，除非疾病持续处于活动期则症状持续存在。GCA多在症状出现后2~6个月内被诊断[46]，但不常见的表现可能会延误诊断。由于内科医生对于老年人血管病变所导致全身症状的认识不断提高，使得诊断速度变快。无创影像学检查技术的应用提高了不常见血管受累的GCA患者的诊断。

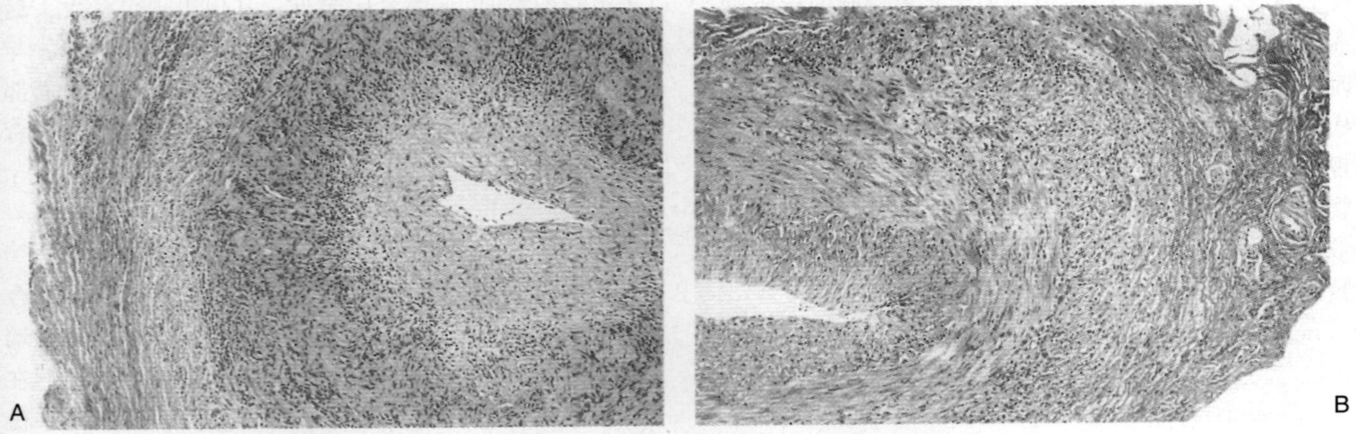

图85.1　巨细胞动脉炎的组织病理学发现。(A)累及颞动脉中膜的肉芽肿性炎症伴有巨细胞形成，主要分布在内膜/中膜的交接处。内膜向心性增生引起管腔狭窄。(B)血管壁三层弥漫性单核细胞浸润，外膜最为明显。无肉芽肿(苏木素和伊红染色，光镜放大100倍)。(Courtesy of Dr. J. Bjornsson, Mayo Clinic.)

表85.3 巨细胞动脉炎的临床特征

与血管受累直接相关的症状
高发症状
头痛
颞动脉异常
常见症状
眼部症状
间歇性下颌运动障碍
少见症状
舌头迟滞
呼吸道症状
失明
间歇跛行
中枢神经系统供血不足
周围神经症状
无脉症
与全身疾病相关的症状
高发症状
急性期反应的实验室证据(血沉升高、贫血、C-反应蛋白升高、白介素-6升高)
常见症状
身体不适、发热、食欲下降、体重减轻、盗汗、风湿性多肌痛
少见症状
关节痛、关节炎

(一)头痛

最常见的症状为头痛,初查时可见于70%~80%的患者中。头痛性质不定,但多较严重。患者多描述为固定在头部同一区域的搏动性疼痛、尖锐性疼痛或钝痛。头痛可伴随头皮的压痛,但即使无头皮动脉的压痛,头痛也可非常严重。患者在戴眼镜、梳头或晚上枕枕头时,常会注意到头皮压痛,尤其是颞部。但是,即使在疾病活动期,头痛也可得到缓解。在仔细检查时,常可发现头部血管异常,包括颞部血管、枕部血管和表浅血管。然而,1/3的患者即使颞动脉受累,颞部仍无压痛。最明显的查体发现为血管增粗、压痛、结节形成以及无脉或脉搏减弱。

(二)非特异性全身症状

常见全身症状,如周身不适、食欲下降、体重减轻、低热、乏力及抑郁等,可见于一半以上的病例中。PMR的症状可出现于40%~60%的患者中。偶尔,不明原因的发热也可归于由GCA引起。这些症状多与大量产生的前炎性因子导致天然免疫系统激活并引起激烈的急性期反应相关[44]。

(三)眼部症状

20%~50%的GCA均可引起眼部症状。眼部表现包括复视、一时性黑矇、盲点、上睑下垂以及部分或全部失明。症状可呈一过性或持续存在。失明常由后睫状动脉的炎性阻塞导致视神经前部缺血引起。视神经的中央动脉或视网膜动脉(两者均只有一层内膜弹力层)很少受累。临床症状因视神经受累的范围不同而变化,包括视力下降、视野缺损、色觉受损和瞳孔反射减弱。眼底镜检查可为正常或视盘苍白水肿、棉絮状斑块渗出及少量出血。视网膜梗死或枕叶皮质梗死所致失明少见。视觉症状也可由眼部肌肉功能紊乱所致。缺血性视神经炎所致的突然失明是一种易于识别且可怕的并发症。视觉症状可在缺乏疾病其他症状时出现,但多出现于其他系统性炎症症状之后。仅小部分患者在永久性失明前出现一过性失明。单眼出现视觉损害后,数天内多会出现另一只眼的视神经损害。因为失明是不可逆的,故而眼科症状是需要作出快速诊断及治疗的一种急症。一开始给予合理的皮质类固醇治疗后,发展成为永久性失明的危险将降低[47]。缺血性视神经炎可使小剂量皮质类固醇治疗的PMR更复杂,尤其是治疗减量或不连续时。

(四)间歇性运动障碍

供应咬肌和颞肌的主动脉的颅外分支血流减少,可引起相对特异的临床症状。大约50%的患者诉咀嚼或长时间说话后疼痛。下颌关节运动障碍最常见于咀嚼肉类时,牙关紧闭罕见。其他表现包括舌头迟滞和由于受累肌肉缺血所致的疼痛性吞咽困难。与Takayasu血管炎相比,GCA很少引起颈部、咽喉及面部疼痛。间歇性上肢运动障碍是腋窝上臂动脉受累患者的特征表现。

(五)大血管动脉炎

大约10%~15%患者大动脉受累[41]。主动脉弓综合征是该病一个严重的并发症,可引起间歇性上肢运动障碍、外周脉搏减弱或消失、感觉异常和雷诺现象。在颈动脉、锁骨下动脉及腋动脉处可听及血管杂音。一份最近的病例对照研究证实大血管受累的GCA患者的临床表现与颅动脉最先受累的患者症状不同[48]。特别是,大血管动脉炎的患者很少出现头痛和间歇性下颌运动障碍。供血不足的表现，尤其是间歇性双臂运动障碍，是大血管受累的GCA的最初症状。PMR患者颅动脉及大血管受累频率相当。40%~50%大血管受累的患者颞动脉活检阴性，这与缺乏脑部症状相一致，说明即使缺乏颞动脉血管损害的证据也应该考虑GCA的诊断。GCA患者有主动脉弓综合征的可通过血管影像学检查证实，可发现腋动脉和近端臂动脉的累及管腔血管病损。

主动脉炎多影响胸主动脉，并可引起致死性动脉瘤。无论伴或不伴主动脉弓疾病，腹主动脉受累罕见。在明尼苏达州Olmsted郡进行的一项GCA的人群队列研究中，96名患者中有11人发现胸主动脉瘤。8名患者是在诊断GCA数年后发现胸主动脉瘤的。据证实，GCA患者发展为胸主动脉瘤的危险性提高了17.3倍[49]。

（六）少数病例中出现的临床特征

呼吸道症状或许与肺动脉分支的炎性病变相关[50]。经常表现为咳嗽、声嘶和胸痛。肺间质浸润罕见。咽喉痛可能与颈部动脉缺血相关。如果呼吸道症状突出，会引起误诊并且延误正确的诊断。

神经症状发生率比想象的高。Caselli和Hunder[51]认为大约20%~30%的患者可出现神经症状。椎基底动脉和颈动脉的狭窄和闭塞可引起一过性缺血或梗死。在14%的病例中，常常表现为单神经炎或多神经炎的外周神经系统症状。

心脏疾病罕见。近端主动脉扩张可引起主动脉反流，伴有主动脉炎的患者必须监测有无此并发症。心肌梗死多与冠状动脉炎相关。

近年来，侧重于GCA引起不常见的临床综合征的病例报道逐渐增多。极少数情况下，疾病呈局限性，在女性胸部、卵巢和子宫可出现血管炎。

六、风湿性多肌痛的临床特征

在40%~60%的病例中，PMR患者可出现于GCA之前或之后，亦可与GCA同时发生，也可独立存在。特征性临床症状是颈部肌肉、肩部、下背、骨盆及腿部肌肉疼痛。常为急性起病，常见的最先受累的肌肉为肩带肌。典型症状为静止一段时间后出现严重的僵硬感。夜间痛常见，患者常诉难以起身。可引起不对称性症状，但较少见。超过50%的患者可出现全身症状：低热、体重减轻、食欲下降、乏力以及抑郁。疾病不表现为发热及寒战。是否由大关节的滑囊炎或滑膜炎引起肌痛尚处于争论中。O'Duffy及同事[52]描述了膝关节和胸锁关节的滑囊炎。通过关节镜行滑膜活检和滑膜液分析证实了关节炎症的存在[42,53,54]。然而，PMR是否应有关节症状尚有争论。Kyle及同事[55]使用放射线检查、温度记录法及同位素扫描仅在56名患者中发现一人出现滑膜炎。而Salvarani及同事则描述近端滑囊炎是PMR的典型特征之一[11]。由于缺乏疾病特异性表现，很难区分开PMR和血清阴性多关节炎。

七、诊断分析

怀疑GCA的患者应寻找血管炎的组织学证据。有提示为颅动脉炎症状的患者，检查应选择异常的血管，通常为颞动脉，枕动脉少见。颅外动脉查体正常并不能除外血管炎症。GCA的特点是病变不连续分布，若活检时未取到病变部位则易漏诊。因此，活检时应取数厘米长，并且行多部位组织检查。

为减少活检的假阴性率，当一侧颞动脉检查正常时建议取对侧颞动脉活检。这种方法可增加15%的血管炎性浸润检出率[56]。颞动脉活检是敏感性高的诊断方法。只有7%~9%双侧颞动脉活检阴性的患者会伴有或出现明确的血管炎的临床表现[57,58]。

具有GCA明确临床表现的患者是否需要活检证实仍处于争议中。在老年人中使用适量皮质类固醇治疗时，副反应发生率高说明存在潜在炎性疾病。大多数的临床表现及实验室检查异常皆无疾病特异性。另一个争议的问题是PMR患者是否应进行颞动脉活检。一部分患者活检发现血管炎，但无颅动脉血管炎的临床表现。根据多项人群研究，10%~50%的PMR患者目前有或将来发展为GCA[4,59,60]。如果PMR患者没有动脉炎的临床证据，或症状轻并且是新发的或是长时间病情稳定的患者，可以不用行动脉活检。有多肌痛症状的患者应仔细进行临床评价，并且在初治后监测有无动脉炎表现。小剂量的皮质类固醇治疗并不能阻止PMR向GCA发展，并且在减药或停药时，患者有发展为血管炎的危险性。如果出现血管炎的临床表现，应进一步寻找组织学证据。

几项研究间接证实在活检前短期给予皮质类固醇不会增加活检的假阴性率[61,62]。因为皮质类固醇治疗组偏向于病情更严重的，并且皮质类固醇的治疗效果依赖于炎症浸润的范围，所以应该谨慎分析结果。但是研究显示，把颞动脉标本移植进有严重免疫缺陷的小鼠中，发现在使用皮质类固醇治疗后，炎症浸润仍持续存在[63]。因此对有血管炎临床证据但无法立即进行颞动脉活检的患者,不应停止皮质类固醇治疗。

有大血管受累的临床症状时，应立即进行血管影像学检查以记录动脉炎变化[41]。甚至在颞动脉活检结果阴性的患者中，主动脉弓及其分支的血管成像亦可成功地诊断出GCA[48]。在血管影像检查中,病变呈典型分布,可于椎动脉、锁骨下动脉、腋动脉及臂动脉近段发现病变(图85.2)。可发现阶段性血管壁狭窄、管壁平滑伴管腔正常或增大,或是大动脉闭塞。若有不规则斑块或溃疡形成应考虑为粥样硬化引起的狭窄。除了使用常规的X线检查和数字减影成像外,MRI和CT,因为无创性检查并且可对血管结构及管腔状态进行快速的评价,而应用于临床。这两种方法对判别主动脉扩张和主动脉瘤的形成皆有帮助(图85.2)。也可检测出主动脉血管壁增厚及不规则[64]。三维核磁共振血管成像(MRA)对于评估颈部和主动脉弓血管疾病也有帮助。有人提出T2-加权的MRI适于观察管壁水肿，提供病情活动的间接证据。这在GCA中还未进行充分研究。在Tso和同事的最近的研究中[65]，使用MRI评价Takayasu血管炎活动性遭到质疑。使用无创性血管检查,包括荧光素血管成像、经颅多普勒血流研究及超声多普勒,来确定活检部位,在一些患者中对确定受累血管有帮助[66]。但是由于上述方法的有效性尚未得到确定,血管炎分布范围不常见或无明显血管炎的患者经常会被误诊[67]。

八、实验室检查的作用

实验室检查不能确诊GCA和PMR。然而,实验室异常常见并可辅助诊断。GCA和PMR均有剧烈急性期反

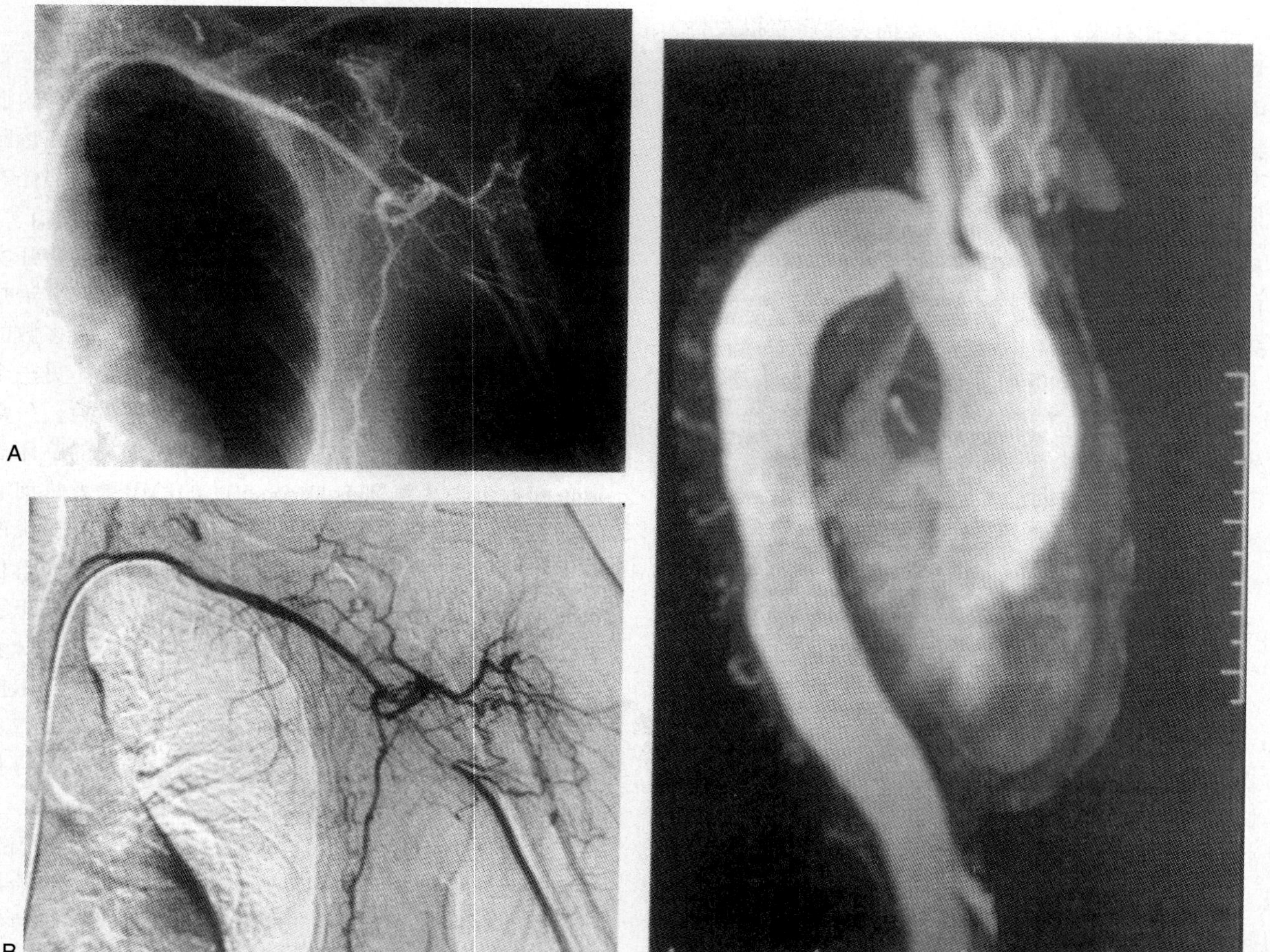

图 85.2 (A)血管成像显示巨细胞动脉炎的典型表现。血管炎引起腋动脉分支交接处的高度节段性狭窄。(B)数字减影成像。(C)三维重建核磁共振血管成像显示胸主动脉全段不规则扩张,升主动脉最常受累。无名动脉和锁骨下动脉的起始段亦有扩张。

应的特点。ESR几乎持续升高，多高于100mm/h。但是血沉正常或降低而颞动脉活检结果阳性的患者比以前估计的多[68,69]。轻度至中度的正色素性或低色素性贫血和血小板升高常见。外周血偶可出现嗜酸细胞增多。与急性期反应相一致的是，C-反应蛋白（CRP）和其他急性期指标升高，蛋白电泳示α_2-球蛋白水平升高。白介素-6（IL-6），一种可诱导急性期蛋白合成的前炎性因子明显升高[70,71]。一项前瞻性研究显示，CRP和IL-6比ESR能更好地反映疾病活动度[68]。实际上，在许多经过完全的皮质类固醇治疗后的患者中CRP和IL-6（特别是后者）均会持续升高，且无临床症状。最近一项研究显示IL-6的血浆浓度也可作为一项检测PMR病情活动度的生物指标[72]。

与其他一些慢性炎性疾病相比，PMR和GCA无特征性自身抗体。抗中性粒细胞胞浆抗体极少阳性。抗核抗体（ANA）和类风湿因子（RF）并不比年龄匹配的正常人群更常见。31%的GCA患者抗心磷脂抗体阳性，颞动脉活检阴性的PMR患者中也可出现此抗体阳性[73]，说明这些自身抗体在血管并发症中不起主要作用。补体和免疫球蛋白的浓度多为正常。

1/3的患者肝功能轻度异常，通常是碱性磷酸酶升高，偶见天冬氨酸转移酶活性升高。血肌酐水平及尿沉渣实验正常。评价肌肉功能的诊断性实验，例如肌酶测定、肌电图和组织学检查，多为正常。GCA患者和PMR患者的内皮源性蛋白，例如因子Ⅷ或von Willebrand因子水平升高[74]。两项纵向研究显示血浆von Willebrand因子浓度最终有降低的趋势，但其水平与炎症活动度无关[75,76]。

九、病因学及发病机制

关于GCA和PMR的发病机制的研究已取得一定的进展[77]。两者皆为强烈的系统性炎症，具有天然免疫反应高度激活的所有特征。在PMR中，天然免疫系统的激活决定了临床特点，而伴随的血管炎症处于亚临床状态。在GCA中，血管炎完全形成并伴有系统性炎症综合征。这种血管炎似乎是由异常的适应性免疫反应引起的（图85.3）。

在不同地域及不同人种间发病率的非随机性提示基因因素与发病机制有关。女性发病为主，发病年龄的限制，及组织的倾向性都与基因危险因素有关。至今，仅取得了一个基因系统可靠的实验数据，即HLA-DR等位基因[13-15,78-80]。HLA基因分布的不均一性是否足以解释世界不同地区发病率的不同尚需进一步确定。

在大多数关于GCA的主要组织相容性复合体的研究中，可发现HLA-DR4单倍体的过度表达[13,14,78]。这种相关性是不完全的，经活检证实的GCA患者中仅50%~60%表达HLA-DR4单倍体。这提示，GCA患者表达的Ⅱ类主要组织相容性复合体基因拥有一个共同的基因序列，该序列在所有HLA-DRB1*04变异体中通用，并且也表达于其他几种HLA-DRB1等位基因中。此基因序列（氨基酸位于29~32）编码HLA-DR分子的抗原结合位点，提示HLA-DR分子与疾病诱导性抗原的选择性结合是发病机制的关键。相似地，PMR亦与HLA-DR4相关[13-15,79,80]。PMR和GCA中HLA-DRB1等位基因的分布是没区别的，因此说明HLA-DR的多态性并不是决定PMR发展为血管炎的基因因素[15]。HLA-DRB1多态性的基因剂量效应是RA发展过程中的一个重要因素[81]，但未能在GCA中得到证实。

HLA-DRB1*04是与RA密切相关的最重要的等位基因。因此，有HLA-DRB1*04的个体发展为RA的危险性增高，随之，患GCA的几率也升高。研究835名经活检证实的GCA的患者来检验该假说[78]。仅一名患者患血清阳性RA，而不是预计的22名，说明这些患者可免予发展为GCA。保护机制尚不明确，但这些数据却提供了对抗发病机制的有趣的视角。

（一）风湿性多肌痛——一种天然免疫系统活化占主导的巨细胞动脉炎的不完全形式

许多证据显示PMR是一种顿挫型GCA。实质上，多肌痛综合征存在疾病的系统症状，但血管炎症仍处于亚临床状态[17]。PMR的许多症状皆是由天然免疫系统过度活化引起[77]（图85.3）。天然免疫系统的细胞（单核细胞、中性粒细胞和树突状细胞）有模式识别受体，通过识别分子模式（典型分子模式是微生物或死亡细胞）而对组织损伤和感染产生反应。天然免疫系统产生的细胞因子可诱导产生急性期蛋白，并激活组织固有细胞，例如内皮细胞，从而影响其他的器官系统。天然免疫反应对类固醇介导的免疫抑制作用反应敏感。

炎症反应部位很难定位准确。无证据显示最初的刺激是在血管树中产生的。病因学研究证实PMR和GCA循环中的单核细胞持续被激活，产生前炎性细胞因子，如IL-6[16]。使用皮质类固醇后，血中IL-6水平迅速下降，与乏力及僵硬感的症状改善相平行[71]。GCA和PMR中全身单核细胞的活化相等，说明单核细胞活化

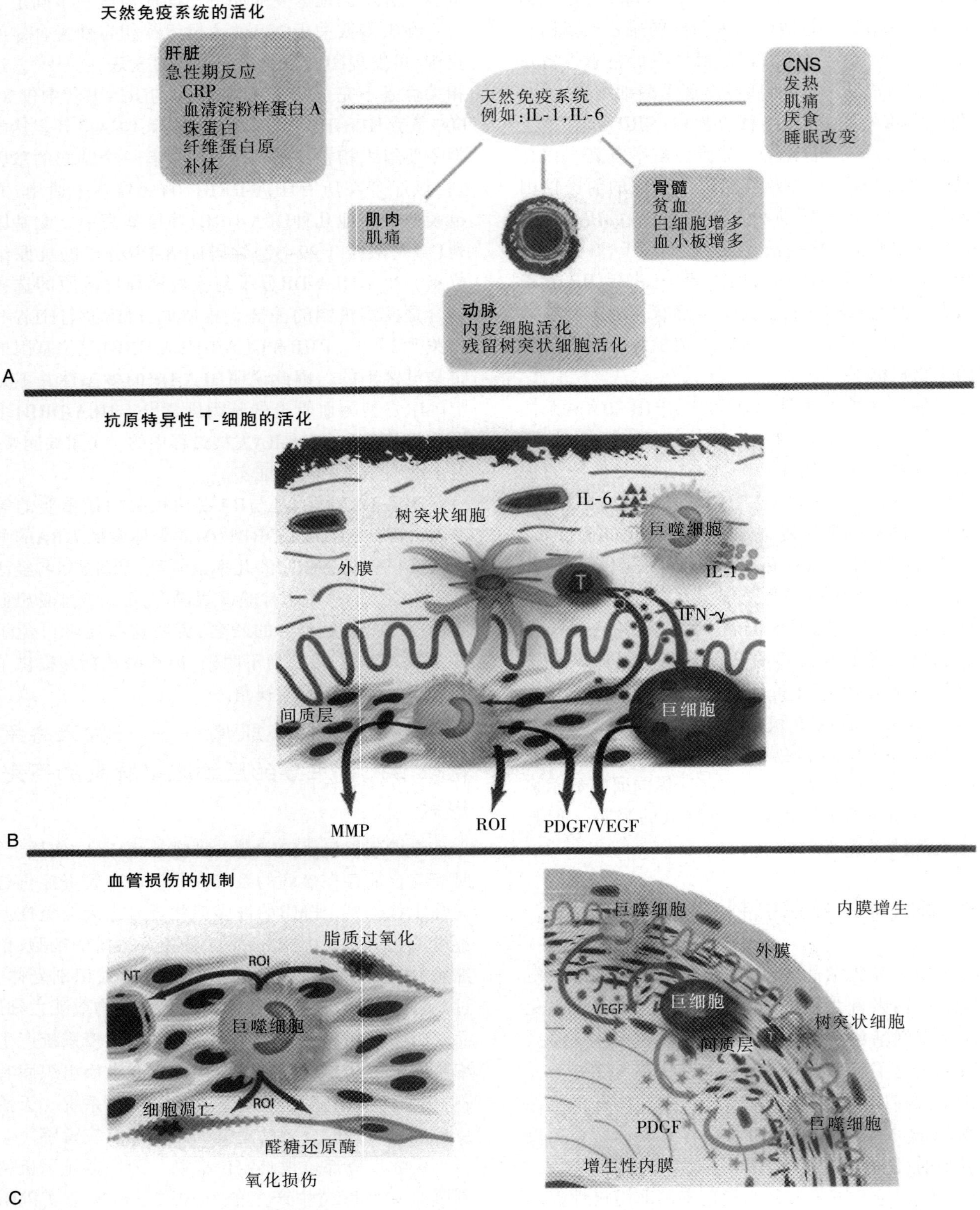

图85.3 巨细胞动脉炎和风湿性多肌痛发病机制的图例。(A)天然免疫系统的激活影响多个器官系统的功能,包括诱导强烈的急性期反应。此机制是PMR的主要发病机制。(B)适应性免疫系统介导的血管炎性反应,尤其是$CD4^+$ T细胞。它们与动脉壁中的树突状细胞相互作用后活化,通过激活巨噬细胞和动脉壁细胞来调节组织损伤。(C)主要的组织损伤途径包括氧化损伤(左图)和内膜增生过程(右图),可导致管腔闭塞。

早于血管病变形成。

天然免疫系统和适应性免疫系统是高度相关的，目前的证据提示过度的天然免疫反应激活适应性免疫，例如在血管病变处可发现T细胞。甚至在PMR患者中，动脉亦有受累。对病理为阴性的颞动脉组织进行分子生物学分析，可在血管壁中发现单核细胞源性的细胞因子IL-1和IL-6[17]。在血管组织中发现T细胞产物IL-2，证实T细胞可激活局部的巨噬细胞。从PMR患者获取的动脉中未发现干扰素-γ(IFN-γ)，一种已分化的抗原特异性T细胞产生的细胞因子。相反，IFN-γ是典型动脉炎的颞动脉标本中主要的T细胞因子。

（二）动脉壁免疫反应的本质

有充分证据证明GCA的血管损害是T细胞依赖的免疫反应的结果[77,83]。尽管未确定促使血管壁T细胞活化的抗原，但是有足够证据说明，在血管损伤部位，与专职抗原呈递细胞相互作用，T细胞抗原特异性活化，从而引起血管炎症[84](图85.3)。

血管浸润包括T细胞（以CD4⁺为主）和巨噬细胞，B细胞少见[37]。IL-2和IFN-γ是在原位产生的主要T细胞介质，IL-4和IL-5缺如[17,85]。为研究T细胞的免疫活化与动脉病理变化之间的关系，而得到一个惊人的发现：外膜是免疫损伤的部位[86]。炎症相关的动脉壁损伤主要在管壁中层，此处肉芽肿形成，平滑肌细胞被破坏，且分界的弹力膜破裂。而产生IFN-γ的CD4⁺T细胞在外膜聚集，这就提出一个有趣的问题：这些细胞是如何参与调控中层炎症反应的。组织浸润的T细胞在颞动脉处克隆样增生，血管壁的不同区域的T细胞具有相同的T细胞受体[87]。对颞动脉组织的提取物，T细胞增生呈克隆样扩增，这说明不同患者有一相同抗原。PMR患者的动脉中也含T细胞的刺激物[88]。形成克隆的能力，产IFN-γ的T细胞在外膜的丛集，及T细胞对组织提取物的反应，均说明抗原在产生免疫反应中的作用。关于GCA的人动脉-鼠嵌合体模型，为该假设提供了直接的证据。在此模型中，将颞动脉移植入有严重免疫缺陷的小鼠中。植入的颞动脉源性的T细胞，而非同一患者的外周血T细胞，增强了颞动脉移植物处细胞因子的产生[89]。

在寻找血管壁中可激活T细胞的潜在的外膜抗原时，发现树突状细胞作为固有群存在于管壁外膜[84]。它们分布于外膜与中膜的分界处，其生理学作用仍不清楚。在GCA患者中，树突状细胞高度活化并产生化学因子，吸引T细胞和巨噬细胞进入病变部位。但它们并不像常见的活化树突状细胞那样离开原来的组织迁移至淋巴器官。理解为何血管壁的树突状细胞会被捕获并且放大移位的T细胞反应，将是揭示GCA发病机制的重要环节。

血管损伤处的巨噬细胞高度分化，并且具有不同的功能，这取决于它们在血管壁中所处的位置[90]。外膜的巨噬细胞在IL-1β和IL-6的作用下分化，与激活的T细胞在该层相互作用。中层的巨噬细胞产生基质金属蛋白酶(MMP)和生长因子。一些研究认为血管中层的巨噬细胞是有潜在组织破坏性的细胞[90-92]。MMP可分解弹力纤维，可能是引起弹力膜裂解的因素[90,92]。一个关于血管壁损伤的新机制提出是局部产生的毒性氧中介物导致血管损害(图85.3)。在中层发现脂质过氧化产物，提供了氧化应激作为GCA的损伤机制的证据[91]。氧化应激也与异常基因的诱导有关，有些基因有保护功能。例如可诱导醛糖还原酶生成，一种可阻止平滑肌细胞凋亡的酮还原酶[93]，可能通过对脂质过氧化产物去毒性而起作用。在血管壁中层，产生氧自由基的巨噬细胞和产生一氧化氮的内皮细胞相互作用可产生活性氮介质。中层新生的毛细血管选择性表达硝基化的酪氨酸残基[94]，从而强调了血管病变发病途径的划分。

分子学研究推翻了因吸收内层弹力膜裂解的片断而致巨细胞形成从而导致颞动脉炎症的组织学推论。多核巨细胞，可出现于大约50%的GCA患者中，似乎是中层巨噬细胞的一种特殊形式。它们可产生MMP，但优先合成生长因子，例如血小板源性生长因子和血管内皮生长因子[95,96]，说明多核巨细胞在组织修复中起一定作用。有证据显示病变部位的巨细胞生成是由IFN-γ调控的，是血管中层与外膜免疫反应相关的证据[97]。

血管内层的巨噬细胞的特点是可产生一氧化氮合成酶2，而后者可使得存在炎症的动脉中的巨噬细胞产生一氧化氮[90]。巨噬细胞是否起到有利影响以及调节血管扩张的问题仍待解决。

十、动脉的损伤反应过程

血管壁的免疫性损害是具有组织破坏性的，但GCA的临床表现和病理表现并不是动脉瘤形成和出血。而且，动脉瘤形成局限于主动脉，颅外血管产生动脉瘤者为不典型表现。GCA一系列血管阻塞的临床表现是由于组织缺血所致。由于GCA患者血管内膜向心性生长而导致管腔闭塞，类似于粥样硬化的内膜增生和血管成形术后新生血管内膜形成。动脉自身促进内膜的增生说明组织试图自我修复。GCA病因学研究认为内膜的增生（GCA发病的潜在机制）是动脉遭受免疫损伤后的不良适应性反应[98]（图85.3）。组织浸润的免疫细胞证明生长因子是组织增生必不可少的，尤其是多核巨细胞产生的一系列生长因子，这一研究证实了不良适应性反应是由免疫系统控制的这一理论[95,96]。

动脉损伤后，动脉壁固有细胞引发了一个损伤反应过程，其中包括平滑肌细胞的动员，即平滑肌细胞直接向管腔面迁移，并在内膜层增生。肌纤维母细胞增生及细胞外基质的大量产生，形成了阻塞管腔的新生物。该过程所需的分子成分包括：MMP，生长因子如血小板源性生长因子，以及可诱使基质产生的介质。颅动脉缺血的临床表现与血小板源性生长因子和MMP的表达相关，它们是由位于炎性动脉壁中层的多核巨细胞和巨噬细胞产生的[95]。因此，动脉闭塞的过程最终是受免疫细胞控制的。动脉对炎症反应的另一途径是新的滋养血管生成。在正常血管中，微毛细血管仅出现于动脉的外膜；但在炎性血管中，新生微血管也可出现在动脉壁的内膜和中膜。血管内皮生长因子，此过程中一个重要的介质，也是由多核巨细胞和活化的中膜巨噬细胞产生的[96]。内膜增生及新生血管生成均与外膜中T细胞产生的IFN-γ有关[96,97]。IFN-γ可诱导调节动脉免疫反应的中膜巨噬细胞和巨细胞的分化和激活[98]。总之，损伤应答过程中的多个途径均起到反作用，使得动脉壁的炎症加重，愈合延迟。适应性T细胞反应的激活发生于损伤应答之前[77]（图85.3）。

动脉对免疫损伤的反应不全是对组织有损害的。对血管炎症诱发的基因进行分析发现保护机制亦被启动。其中一个可改善血管损伤的潜在有利机制是诱导GCA患者颞动脉中的醛糖还原酶的生成。醛糖还原酶是一种二烟酰胺腺嘌呤二核苷酸磷酸（NADPH）依赖的氧化还原酶，可代谢由活性氧自由基生成的毒性乙醛，使细胞膜免于破坏[93]。

十一、与其他疾病的关系

（一）巨细胞动脉炎与其他血管炎

在其他血管炎中也可发现颞动脉血管浸润，但组织病理学及临床特点明显不同[99]。在大血管动脉炎中，很难区分GCA和Takayasu动脉炎。血管受累的模式是区分这两种巨细胞血管炎的关键。在Takayasu动脉炎中，典型的受累部位是主动脉的近端分支，而GCA则主要累及外周动脉（图85.2）。而在主动脉炎病例中，则很难区分两者。GCA和Takayasu动脉炎在病理、临床表现、治疗反应及组织取向性上非常相似，但发病年龄明显不同，这也是鉴别诊断的重要因素。

（二）风湿性多肌痛与类风湿关节炎

尽管PMR有明显的实验室指标异常，但无疾病特异性的实验室检查，所以PMR的诊断依赖于临床表现。因此，鉴别诊断包括一系列不同的疾病（表85.4）。有时，在随访中PMR的诊断会被推翻。因为PMR可发生大关节的滑膜炎而RA也可出现多肌痛，故而鉴别PMR和炎症性关节病非常困难。表现为大关节病的血清阴性RA患者，有时与PMR非常难鉴别。在一项包含287名PMR和GCA患者的前瞻性研究中，24%的PMR患者可出现外周关节炎，而无一例GCA患者会出现外周关节炎表现[100]。诊断为多关节炎的病例均是PMR患者，这充分说明鉴别PMR和血清阴性RA的困难性。PMR患者的典型表现是对每日10~20mg的皮质类固醇反应迅速，而部分起效则支持血清阴性RA的诊断。当关节病变日益明显、累及外周小关节且对皮质类固醇治疗反应不完全时，内科医生应重新考虑PMR诊断，可考虑诊为老年性的炎性关节病。

（三）风湿性多肌痛与其他炎性疾病

炎性肌病表现为肌肉疼痛，有肌肉无力的客观症状，实验室检查及肌电图支持肌炎。肩和骨盆的骨关节炎可类似于多肌痛综合征。通常影像学检查和实验室检查可明确诊断。双侧肩的关节囊炎难与之鉴别，但PMR患者的肩关节被动运动时活动范围正常可帮助鉴别。弥漫性肌痛在感染性疾病中常见，但病毒感染后综

表85.4　风湿性多肌痛的鉴别诊断

关节病
类风湿关节炎
其他老年性的炎性关节病
退行性关节病
肩部疾病
炎性肌病
恶性疾病
感染
甲状腺功能减退
帕金森病
功能性肌痛

合征持续不会超过2个月。PMR患者一般不会出现峰形热和寒战,借此可与慢性败血症相区别。出现峰形热应立即检查病情,找出潜在的感染性疾病。

(四)风湿性多肌痛与恶性疾病

PMR是否会出现副癌综合征尚有争议。弥漫性肌痛、体重下降、食欲减退、贫血及ESR增快可出现在许多恶性疾病中。应进行仔细的临床检查,但无进一步的恶性病临床证据时不推荐有创检查。当对皮质类固醇反应不充分或反应出现延迟时,则提醒内科医生应对患者重新评价。

十二、疾病过程、预后以及治疗措施

GCA和PMR是慢性疾病。若诊断和治疗及时 患者预后好[44],治疗效果满意。一致认为应采用皮质类固醇治疗。但治疗剂量及持续时间尚未达成一致。皮质类固醇治疗的副作用在老年人中常见[101]。皮质类固醇诱发的肌病使对PMR临床活动度的评价变得复杂。白内障可引起视觉改变,使GCA发生眼部并发症。骨质疏松和皮质类固醇诱发的糖耐量减低是可怕的并发症。然而,皮质类固醇引起的副作用必须与疾病相关的发病率进行权衡。PMR的治疗目的是控制肌痛、僵硬感及持续状态。PMR患者使用小剂量皮质类固醇即可有效阻止疾病进展为血管炎,这一现象令人疑惑。GCA患者必须使用适量皮质类固醇以控制血管炎表现。

对于PMR患者应使用多大剂量的皮质类固醇进行了研究。Delecoeuillerie和同事[102]进行了一项回顾性研究,发现泼尼松龙初始剂量为15~30mg并不比初始量为7~12mg的疗效好。但是,Kyle和Hazleman[103]则报道服用初始剂量为10mg/d的患者复发率高。Dasgupta及合作者[104]发现每三周肌肉注射120mg醋酸甲泼尼龙与口服皮质类固醇的效果相同,但累积剂量及骨质减少导致骨折的数量降低。目前,我们推荐的泼尼松初始剂量是15~20mg/d。肌痛可在数小时到数天内迅速缓解。但一部分患者反应不完全,可能需要每日30mg泼尼松来控制症状。这样的患者在治疗4周后肌痛仍持续存在。尽管治疗可使ESR正常,但IL-6水平仍持续升高,这可有助于识别这类患者[72]。应根据临床疗效而逐渐减少皮质类固醇的用量。通常,每隔两周泼尼松日用量可减少2.5mg,直到达到10mg后,推荐每4周可减量1mg。

一部分患者可一年内停用泼尼松,这部分患者的特点是急性期反应较轻,并且初治时对较小剂量的皮质类固醇即可有效[72]。大多数患者治疗需持续1年以上,需要根据临床症状间断地调节泼尼松剂量。病情复发时,每天仅增加数毫克泼尼松就可控制病情活动。ESR对诊断疾病复发价值有限[72]。每一位PMR患者都有可能发展为GCA,应予以恰当的忠告。没有疾病活动的实验室和临床证据的患者也可发生动脉并发症。PMR患者停用皮质类固醇后最初的6~12个月仍需要监测。少数患者使用非类固醇抗炎药也可有效控制病情。这些药物可用于有多种危险因素的患者中,例如高血压、糖尿病及缺血性心脏病。

GCA患者的泼尼松推荐剂量不同,但通常在40~60mg/d之间波动。如果临床疗效不充分,则需加大剂量。通过对人颞动脉–鼠嵌合体模型的治疗研究,发现皮质类固醇可抑制前炎性细胞因子的转录,但标准剂量1mg/kg仅能部分抑制转录[63]。因此,出现眼部症状的患者可用静脉甲泼尼龙冲击治疗。40~60mg的泼尼松应持续用到可逆性症状消失及实验室指标正常。大多数患者初始剂量治疗持续2~4周后,可每1~2周减量10%。对最佳激素用量的问题的研究很少,但是在一项284例的队列研究中发现过快减量与GCA的死亡有关[105]。另一项前瞻性研究发现过快减量与频繁复发有关[103]。通常,服用15~25mg的激素量或者更多,应持续使用几个月后再试着减量。一旦减到10mg/d后,多采取每隔4周日用量减少1mg的方法。隔日治疗的方法不能充分控制疾病活动,故而不推荐使用[106]。

应监测临床症状及急性期指标来指导激素减量。在一项前瞻性研究中比较了ESR、CRP和血浆IL-6的意义[68]。所有患者经大剂量皮质类固醇治疗后,实验室指标和临床症状均恢复正常。当激素减量时,60%的患者出现了疾病复发的临床症状,多表现为PMR、头痛和一些全身症状。与其他的研究一致,无血管并发症发生。疾病复发发生在整个激素减量期,而不仅仅在激素减到10mg以下时出现。疾病复发时58%患者的ESR升高,而几乎所有患者的IL-6均升高。血浆IL-6和CRP持续升高可见于已达临床缓解并且停用皮质类固醇的患者[68]。

患者分组的不同及治疗反应不同可以解释为何不同研究者观察到的病程不同。在明尼苏达州进行的一项病因学研究中,PMR患者平均的病程为11个月,75%的患者在诊断后2年内已停止治疗。大多数GCA患者病程不足2年[18]。欧洲的调查显示,30%~50%的患者可在2年后停用皮质类固醇,但一半的患者需持续治疗2年以上。普遍认为初诊2年后可试着停用皮质类固醇,并在停用皮质类固醇后6~12个月内需进行仔细的临床监测。充分理解PMR和GCA的差异及疾病活动的敏感性指标，对于患者采用个体化的治疗剂量及治疗时间是必不可少的。一些患者疾病复发时可能缺乏临床表现和实验室指标的异常[68]。胸主动脉瘤形成,比预计的多,平均在GCA初诊6年后发生[45]。在选择的一些病例中可发现炎症的存在。

为减少皮质类固醇的副作用,已研究出皮质类固醇的替代治疗及与激素协同的药物。与其他风湿性疾病不同的是,皮质类固醇隔日给药的方法无效[106]。这些临床经验与类固醇介导的细胞因子基因转录的抑制作用相一致,这种作用是一过性的[63]。相应的,在使用单一类固醇剂量的24小时内,IL-6水平反弹升高[71]。一项与硫唑嘌呤的对照研究显示硫唑嘌呤具有一定的皮质类固醇协同作用[107]。数项实验研究了甲氨蝶呤治疗GCA和PMR患者的有效性及类固醇协同作用[108-111]。而四项研究中有三项认为甲氨蝶呤无益[108,109,111]。Hoffman及合作人员[111]进行了一项大型的设计良好的双盲研究，证实甲氨蝶呤在GCA患者中无类固醇协同作用。

在GCA实验模型中,阿司匹林有抗炎活性[112]。尤其是阿司匹林可抑制血管病损处的IFN-γ的产生。相当于人体使用1 000mg阿司匹林后才可见效。应行进一步临床研究来证实阿司匹林是否具有类固醇协同作用。阿司匹林的抗血小板功能有利于管腔闭塞性疾病。

十三、结论

典型的GCA临床表现是全身性表现和血管供血不足的症状。主导PMR疾病过程的全身炎症综合征的特点是天然免疫系统过度激活并伴有急性期反应。血管炎症,大多出现于主动脉的颅外动脉分支,由适应性免疫系统引起并且涉及T细胞及组织固有的树突状细胞。若及时治疗,则病死率低,并可避免永久性失明及脑供血不良等严重并发症。对于临床疑似病例应寻找组织学证据，因为选择大剂量皮质类固醇治疗数月可引起严重的副反应。

分子生物学研究已经极大程度提高了对GCA和PMR的认识，并将会影响对患者的诊断分类及治疗。PMR是GCA的一种不完全的形式，它们具有共同的基因危险因素,过度产生导致急性期反应的介质,及全身的单核细胞被激活。PMR的血管损害处于亚临床状态,而组织形态学无法发现。完全成熟的GCA的血管病损包括活化的T细胞,为抗原反应细胞。T细胞位于管壁外膜，远离位于管壁中膜和中膜–内膜交界处的动脉壁损伤病灶。组织损伤性巨噬细胞释放的消化性酶类和反应性氧中间介质加速动脉壁损伤。血管壁对免疫损伤产生损伤反应程序,试图修复损伤,但却引起内膜增生,从而导致管腔闭塞及组织缺血。内膜增生所需的介质是由侵袭性免疫细胞产生的,引起动脉壁的异常免疫反应,从而引起临床症状,例如缺血性眼神经病变和头部间歇性运动障碍。免疫抑制疗法不能根治疾病,但在临床症状及急性期反应的敏感性指标(如CRP和IL-6)的指导下巧妙应用皮质类固醇,可取得很好的临床疗效。

(张梅 吕星 李世民 译 李世民 校)

参考文献

1. Horton BT, Magath TB, Brown GE. An undescribed form of arteritis of the temporal vessels. *Proc Staff Meet Mayo Clin* 1932;7:700–701.
2. Barber HS. Myalgic syndrome with constitutional effects: polymyalgia rheumatica. *Ann Rheum Dis* 1957;16:230–237.
3. Hunder GG, Bloch DA, Michel BA, et al. The American College of Rheumatology 1990 criteria for the classification of giant cell arteritis. *Arthritis Rheum* 1990;33:1122–1128.
4. Chuang TY, Hunder GG, Ilstrup DM, et al. Polymyalgia rheumatica: a 10-year epidemiologic and clinical study. *Ann Intern Med* 1982;97:672–680.
5. Jones JG, Hazleman BL. Prognosis and management of polymyalgia rheumatica. *Ann Rheum Dis* 1981;40:1–5.
6. Paulley JW, Hughes JP. Giant cell arteritis or arthritis of the aged. *Br Med J* 1960;2:1562–1567.
7. Alestig K, Barr J. Giant cell arteritis: biopsy study of polymyalgia rheumatic, including one case of Takayasu's disease. *Lancet* 1963;1:1228–1230.
8. Hamrin B, Jonsson N, Landberg T. Involvement of large vessels in polymyalgia rheumatica. *Lancet* 1965;1:1193–1196.
9. Fauchald P, Rygvold O, Oystese B. Temporal arteritis and polymyalgia rheumatica. Clinical and biopsy findings. *Ann Intern Med* 1972;77:845–852.
10. Koski JM. Ultrasonographic evidence of synovitis in axial joints in patients with polymyalgia rheumatica. *Br J Rheumatol* 1992;31:201–203.
11. Salvarani C, Cantini F, Olivieri I, et al. Proximal bursitis in active polymyalgia rheumatica. *Ann Intern Med* 1997;127:27–31.
12. Pavlica P, Barozzi L, Salvarani C, et al. Magnetic resonance imaging in the diagnosis of PMR. *Clin Exp Rheumatol* 2000;18:S38–S39.
13. Calamia KT, Moore SB, Elveback LR, et al. HLA-DR locus antigens in polymyalgia rheumatica and giant cell arteritis. *J Rheumatol* 1981;8:993–996.
14. Lowenstein MB, Bridgeford PH, Vasey FB, et al. Increased frequency of HLA-DR3 and DR4 in polymyalgia rheumatica-giant cell arteritis. *Arthritis Rheum* 1983;26:925–927.
15. Weyand CM, Hunder NN, Hicok KC, et al.. HLA-DRB1 alleles in polymyalgia rheumatica, giant cell arteritis, and rheumatoid arthritis. *Arthritis Rheum* 1994;37:514–520.
16. Wagner AD, Goronzy JJ, Weyand CM. Functional profile of tissue-infiltrating and circulating CD68+ cells in giant cell arteritis. Evidence for two components of the disease. *J Clin Invest* 1994;94:1134–1140.
17. Weyand CM, Hicok KC, Hunder GG, et al. Tissue cytokine patterns in patients with polymyalgia rheumatica and giant cell arteritis. *Ann Intern Med* 1994;121:484–491.
18. Machado EB, Michet CJ, Ballard DJ, et al. Trends in incidence and clinical presentation of temporal arteritis in Olmsted County, Minnesota,

1950–1985. *Arthritis Rheum* 1988;31:745–749.
19. Boesen P, Sorensen SF. Giant cell arteritis, temporal arteritis, and polymyalgia rheumatica in a Danish county. A prospective investigation, 1982–1985. *Arthritis Rheum* 1987;30:294–299.
20. Nordborg E, Bengtsson BA. Epidemiology of biopsy-proven giant cell arteritis (GCA). *J Intern Med* 1990;227:233–236.
21. Ostberg G. An arteritis with special reference to polymyalgia arteritica. *Acta Pathol Microbiol Scand* [A] 1973;[Suppl 237]:1–59.
22. Smith CA, Fidler WJ, Pinals RS. The epidemiology of giant cell arteritis. Report of a ten-year study in Shelby County, Tennessee. *Arthritis Rheum* 1983;26:1214–1219.
23. Gonzalez EB, Varner WT, Lisse JR, et al. Giant-cell arteritis in the southern United States. An 11-year retrospective study from the Texas Gulf Coast. *Arch Intern Med* 1989;149:1561–1565.
24. Salvarani C, Macchioni P, Zizzi F, et al. Epidemiologic and immunogenetic aspects of polymyalgia rheumatica and giant cell arteritis in northern Italy. *Arthritis Rheum* 1991;34:351–356.
25. Sonnenblick M, Nesher G, Friedlander Y, et al. Giant cell arteritis in Jerusalem: a 12-year epidemiological study. *Br J Rheumatol* 1994;33:938–941.
26. Salvarani C, Gabriel SE, O'Fallon WM, et al. The incidence of giant cell arteritis in Olmsted County, Minnesota: apparent fluctuations in a cyclic pattern. *Ann Intern Med* 1995;123:192–194.
27. Bengtsson BA, Malmvall BE. Giant cell arteritis. *Acta Med Scand Suppl* 1982;658:1–102.
28. Kyle V, Silverman B, Silman, A, et al. Polymyalgia rheumatica/giant cell arteritis in a Cambridge general practice. *Br Med J* (Clin Res Ed) 1985;291:385–387.
29. Liang GC, Simkin PA, Hunder GG, et al. Familial aggregation of polymyalgia rheumatica and giant cell arteritis. *Arthritis Rheum* 1974;17:19–24.
30. Elling H, Olsson AT, Elling P. Human parvovirus and giant cell arteritis: a selective arteritic impact? *Clin Exp Rheumatol* 2000;18:S12–S14.
31. Elling P, Olsson AT, Elling H. Synchronous variations of the incidence of temporal arteritis and polymyalgia rheumatica in different regions of Denmark: association with epidemics of *Mycoplasma pneumoniae* infection. *J Rheumatol* 1996;23:112–119.
32. Duhaut P, Bosshard S, Calvet A, et al. Giant cell arteritis, polymyalgia rheumatica, and viral hypotheses: a multicenter, prospective case-control study. Groupe de Recherche sur l'Arterite a Cellules Geantes. *J Rheumatol* 1999;26:361–369.
33. Mitchell BM, Font RL. Detection of varicella zoster virus DNA in some patients with giant cell arteritis. *Invest Ophthalmol Vis Sci* 2001;42:2572–2577.
34. Helweg-Larsen J, Tarp B, Obel N, et al. No evidence of parvovirus B19, *Chlamydia pneumoniae* or human herpes virus infection in temporal artery biopsies in patients with giant cell arteritis. *Rheumatology* (Oxford) 2002;41:445–449.
35. Regan MJ, Wood BJ, Hsieh YH, et al. Temporal arteritis and *Chlamydia pneumoniae*: failure to detect the organism by polymerase chain reaction in ninety cases and ninety controls. *Arthritis Rheum* 2002;46:1056–1060.
36. Lie JT. Illustrated histopathologic classification criteria for selected vasculitis syndromes. American College of Rheumatology Subcommittee on Classification of Vasculitis. *Arthritis Rheum* 1990;33:1074–1087.
37. Martinez-Taboada V, Brack A, Hunder GG, et al. The inflammatory infiltrate in giant cell arteritis selects against B lymphocytes. *J Rheumatol* 1996;23:1011–1014.
38. Klein RG, Campbell RJ, Hunder GG, et al. Skip lesions in temporal arteritis. *Mayo Clin Proc* 1976;51:504–510.
39. Wilkinson IM, Russell RW. Arteries of the head and neck in giant cell arteritis. A pathological study to show the pattern of arterial involvement. *Arch Neurol* 1972;27:378–391.
40. Weyand CM. Vasculitis: a dialogue between the artery and the immune system. In: Hoffman GS, Weyand CM, eds. *Inflammatory diseases of blood vessels.* New York: Marcel Dekker, 2002:1–12.
41. Klein RG, Hunder GG, Stanson AW, et al. Large artery involvement in giant cell (temporal) arteritis. *Ann Intern Med* 1975;83:806–812.
42. Chou CT, Schumacher HR Jr. Clinical and pathologic studies of synovitis in polymyalgia rheumatica. *Arthritis Rheum* 1984;27:1107–1117.
43. Long R, James O. Polymyalgia rheumatica and liver disease. *Lancet* 1974;1:77–79.
44. Weyand CM, Goronzy JJ. Giant cell arteritis and polymyalgia rheumatica. *Ann Intern Med* 2003;139:505–515.
45. Calamia KT, Hunder GG. Clinical manifestations of giant cell arteritis. *Clin Rheum Dis* 1980;6:389–403.
46. Hunder GG. Giant cell (temporal) arteritis. *Rheum Dis Clin North Am* 1990;16:399–409.
47. Aiello PD, Trautmann JC, McPhee TJ, et al. Visual prognosis in giant cell arteritis. *Ophthalmology* 1993;100:550–555.
48. Brack A, Martinez-Taboada V, Stanson A, et al. Disease pattern in cranial and large-vessel giant cell arteritis. *Arthritis Rheum* 1999;42:311–317.
49. Evans JM, O'Fallon WM, Hunder GG. Increased incidence of aortic aneurysm and dissection in giant cell (temporal) arteritis. A population-based study. *Ann Intern Med* 1995;122:502–507.
50. Larson TS, Hall S, Hepper NG, et al. Respiratory tract symptoms as a clue to giant cell arteritis. *Ann Intern Med* 1984;101:594–597.
51. Caselli RJ, Hunder GG. Neurologic aspects of giant cell (temporal) arteritis. *Rheum Dis Clin North Am* 1993;19:941–953.
52. O'Duffy JD, Hunder GG, Wahner HW. A follow-up study of polymyalgia rheumatica: evidence of chronic axial synovitis. *J Rheumatol* 1980;7:685–693.
53. Douglas WA, Martin BA, Morris JH. Polymyalgia rheumatica: an arthroscopic study of the shoulder joint. *Ann Rheum Dis* 1983;42:311–316.
54. Meliconi R, Pulsatelli L, Uguccioni M, et al. Leukocyte infiltration in synovial tissue from the shoulder of patients with polymyalgia rheumatica. Quantitative analysis and influence of corticosteroid treatment. *Arthritis Rheum* 1996;39:1199–1207.
55. Kyle V, Tudor J, Wraight EP, et al. Rarity of synovitis in polymyalgia rheumatica. *Ann Rheum Dis* 1990;49:155–157.
56. Hall S, Hunder GG. Is temporal artery biopsy prudent? *Mayo Clin Proc* 1984;59:793–796.
57. Hall S, Persellin S, Lie JT, et al. The therapeutic impact of temporal artery biopsy. *Lancet* 1983;2:1217–1220.
58. Vilaseca J, Gonzalez A, Cid MC, et al. Clinical usefulness of temporal artery biopsy. *Ann Rheum Dis* 1987;46:282–285.
59. Wilske KR, Healey LA. Polymyalgia rheumatica. A manifestation of systemic giant-cell arteritis. *Ann Intern Med* 1967;66:77–86.
60. Malmvall BE, Bengtsson BA. Giant cell arteritis. Clinical features and involvement of different organs. *Scand J Rheumatol* 1978;7:154–158.
61. Cid MC, Campo E, Ercilla G, et al. Immunohistochemical analysis of lymphoid and macrophage cell subsets and their immunologic activation markers in temporal arteritis. Influence of corticosteroid treatment. *Arthritis Rheum* 1989;32:884–893.
62. Achkar AA, Lie JT, Hunder GG, et al. How does previous corticosteroid treatment affect the biopsy findings in giant cell (temporal) arteritis? *Ann Intern Med* 1994;120:987–992.
63. Brack A, Rittner HL, Younge BR, et al. Glucocorticoid-mediated repression of cytokine gene transcription in human arteritis-SCID chimeras. *J Clin Invest* 1997;99:2842–2850.
64. Agard C, Ponge T, Hamidou M, et al. Role for vascular investigations in giant cell arteritis. *Joint Bone Spine* 2002;69:367–372.
65. Tso E, Flamm SD, White RD, et al. Takayasu arteritis: utility and limitations of magnetic resonance imaging in diagnosis and treatment. *Arthritis Rheum* 2002;46:1634–1642.
66. Schmidt WA, Kraft HE, Vorpahl K, et al. Color duplex ultrasonography in the diagnosis of temporal arteritis. *N Engl J Med* 1997;337:1336–1342.
67. Hunder GG, Weyand CM. Sonography in giant-cell arteritis. *N Engl J Med* 1997;337:1385–1386.
68. Weyand CM, Fulbright JW, Hunder GG, et al. Treatment of giant cell arteritis: interleukin-6 as a biologic marker of disease activity. *Arthritis Rheum* 2000;43:1041–1048.
69. Proven A, Gabriel SE, O'Fallon WM, et al. Polymyalgia rheumatica with low erythrocyte sedimentation rate at diagnosis. *J Rheumatol* 1999;26:1333–1337.
70. Dasgupta B, Panayi GS. Interleukin-6 in serum of patients with polymyalgia rheumatica and giant cell arteritis. *Br J Rheumatol* 1990;29:456–458.
71. Roche NE, Fulbright JW, Wagner AD, et al. Correlation of interleukin-6 production and disease activity in polymyalgia rheumatica and giant cell arteritis. *Arthritis Rheum* 1993;36:1286–1294.
72. Weyand CM, Fulbright JW, Evans JM, et al. Corticosteroid requirements in polymyalgia rheumatica. *Arch Intern Med* 1999;159:577–584.

73. Duhaut P, Berruyer M, Pinede L, et al. Anticardiolipin antibodies and giant cell arteritis: a prospective, multicenter case-control study. Groupe de Recherche sur l'Arterite a Cellules Geantes. *Arthritis Rheum* 1998; 41:701–709.
74. Persellin ST, Daniels TM, Rings LJ, et al. Factor VIII-von Willebrand factor in giant cell arteritis and polymyalgia rheumatica. *Mayo Clin Proc* 1985;60:457–462.
75. Nordborg E, Andersson R, Tengborn L, et al. Von Willebrand factor antigen and plasminogen activator inhibitor in giant cell arteritis. *Ann Rheum Dis* 1991;50:316–320.
76. Cid MC, Monteagudo J, Oristrell J, et al. Von Willebrand factor in the outcome of temporal arteritis. *Ann Rheum Dis* 1996;55:927–930.
77. Weyand CM, Goronzy JJ. Medium- and large-vessel vasculitis. *N Engl J Med* 2003;349:158–167.
78. Weyand CM, Hicok KC, Hunder GG, et al. The HLA-DRB1 locus as a genetic component in giant cell arteritis. Mapping of a disease-linked sequence motif to the antigen binding site of the HLA-DR molecule. *J Clin Invest* 1992;90:2355–2361.
79. Richardson JE, Gladman DD, Fam A, et al. HLA-DR4 in giant cell arteritis: association with polymyalgia rheumatica syndrome. *Arthritis Rheum* 1987;30:1293–1297.
80. Sakkas LI, Loqueman N, Panayi GS, et al. Immunogenetics of polymyalgia rheumatica. *Br J Rheumatol* 1990;29:331–334.
81. Weyand CM, Hicok KC, Conn DL, et al. The influence of HLA-DRB1 genes on disease severity in rheumatoid arthritis. *Ann Intern Med* 1992;117:801–806.
82. Medzhitov R, Janeway C Jr. Innate immunity. *N Engl J Med* 2000; 343:338–344.
83. Weyand CM, Goronzy JJ. Giant cell arteritis as an antigen-driven disease. *Rheum Dis Clin North Am* 1995;21:1027–1039.
84. Krupa WM, Dewan M, Jeon MS, et al. Trapping of misdirected dendritic cells in the granulomatous lesions of giant cell arteritis. Am J Pathol 2002;161:1815–1823.
85. Blain H, Abdelmouttaleb I, Belmin J, et al. Arterial wall production of cytokines in giant cell arteritis: results of a pilot study using human temporal artery cultures. *J Gerontol [A] Biol Sci Med Sci* 2002;57: M241–M245.
86. Wagner AD, Bjornsson J, Bartley GB, et al. Interferon-gamma-producing T cells in giant cell vasculitis represent a minority of tissue-infiltrating cells and are located distant from the site of pathology. *Am J Pathol* 1996;148:1925–1933.
87. Weyand CM, Schonberger J, Oppitz U, et al. Distinct vascular lesions in giant cell arteritis share identical T cell clonotypes. *J Exp Med* 1994;179:951–960.
88. Martinez-Taboada V, Hunder NN, Hunder GG, et al. Recognition of tissue residing antigen by T cells in vasculitic lesions of giant cell arteritis. *J Mol Med* 1996;74:695–703.
89. Brack A, Geisler A, Martinez-Taboada VM, et al. Giant cell vasculitis is a T cell-dependent disease. *Mol Med* 1997;3:530–543.
90. Weyand CM, Wagner AD, Bjornsson J, et al. Correlation of the topographical arrangement and the functional pattern of tissue-infiltrating macrophages in giant cell arteritis. *J Clin Invest* 1996;98:1642–1649.
91. Rittner HL, Kaiser M, Brack A, et al. Tissue-destructive macrophages in giant cell arteritis. *Circ Res* 1999;84:1050–1058.
92. Nikkari ST, Hoyhtya M, Isola J, et al. Macrophages contain 92-kd gelatinase (MMP-9) at the site of degenerated internal elastic lamina in temporal arteritis. *Am J Pathol* 1996;149:1427–1433.
93. Rittner HL, Hafner V, Klimiuk PA, et al. Aldose reductase functions as a detoxification system for lipid peroxidation products in vasculitis. *J Clin Invest* 1999;103:1007–1013.
94. Borkowski A, Younge BR, Szweda L, et al. Reactive nitrogen intermediates in giant cell arteritis: selective nitration of neocapillaries. *Am J Pathol* 2002;161:115–123.
95. Kaiser M, Weyand CM, Bjornsson J, et al. Platelet-derived growth factor, intimal hyperplasia, and ischemic complications in giant cell arteritis. *Arthritis Rheum* 1998;41:623–633.
96. Kaiser M, Younge B, Bjornsson J, et al. Formation of new vasa vasorum in vasculitis. Production of angiogenic cytokines by multinucleated giant cells. *Am J Pathol* 1999;155:765–774.
97. Weyand CM, Tetzlaff N, Bjornsson J, et al. Disease patterns and tissue cytokine profiles in giant cell arteritis. *Arthritis Rheum* 1997; 40:19–26.
98. Weyand CM, Goronzy JJ. Arterial wall injury in giant cell arteritis. *Arthritis Rheum* 1999;42:844–853.
99. Lie JT. When is arteritis of the temporal arteries not temporal arteritis? *J Rheumatol* 1994;21:186–189.
100. Myklebust G, Gran JT. A prospective study of 287 patients with polymyalgia rheumatica and temporal arteritis: clinical and laboratory manifestations at onset of disease and at the time of diagnosis. *Br J Rheumatol* 1996;35:1161–1168.
101. Gabriel SE, Sunku J, Salvarani C, et al. Adverse outcomes of antiinflammatory therapy among patients with polymyalgia rheumatica. *Arthritis Rheum* 1997;40:1873–1878.
102. Delecoeuillerie G, Joly P, Cohen dL, et al. Polymyalgia rheumatica and temporal arteritis: a retrospective analysis of prognostic features and different corticosteroid regimens (11 year survey of 210 patients). *Ann Rheum Dis* 1988;47:733–739.
103. Kyle V, Hazleman BL. Treatment of polymyalgia rheumatica and giant cell arteritis. II. Relation between steroid dose and steroid associated side effects. *Ann Rheum Dis* 1989;48:662–666.
104. Dasgupta B, Dolan AL, Panayi GS, et al. An initially double-blind controlled 96 week trial of depot methylprednisolone against oral prednisolone in the treatment of polymyalgia rheumatica. *Br J Rheumatol* 1998;37:189–195.
105. Nordborg E, Bengtsson BA. Death rates and causes of death in 284 consecutive patients with giant cell arteritis confirmed by biopsy. *Br Med J* 1989;299:549–550.
106. Hunder GG, Sheps SG, Allen GL, et al. Daily and alternate-day corticosteroid regimens in treatment of giant cell arteritis: comparison in a prospective study. *Ann Intern Med* 1975;82:613–618.
107. De Silva M, Hazleman BL. Azathioprine in giant cell arteritis/polymyalgia rheumatica: a double-blind study. *Ann Rheum Dis* 1986;45:136–138.
108. van der Veen MJ, Dinant HJ, Booma-Frankfort C, et al. Can methotrexate be used as a steroid sparing agent in the treatment of polymyalgia rheumatica and giant cell arteritis? *Ann Rheum Dis* 1996; 55:218–223.
109. Feinberg HL, Sherman JD, Schrepferman CG, et al. The use of methotrexate in polymyalgia rheumatica. *J Rheumatol* 1996;23:1550–1552.
110. Jover JA, Hernandez-Garcia C, Morado IC, et al. Combined treatment of giant-cell arteritis with methotrexate and prednisone: a randomized, double-blind, placebo-controlled trial. *Ann Intern Med* 2001; 134:106–114.
111. Hoffman GS, Cid MC, Hellmann DB, et al. A multicenter, randomized, double-blind, placebo-controlled trial of adjuvant methotrexate treatment for giant cell arteritis. *Arthritis Rheum* 2002;46:1309–1318.
112. Weyand CM, Kaiser M, Yang H, et al. Therapeutic effects of acetylsalicylic acid in giant cell arteritis. *Arthritis Rheum* 2002;46:457–466.

第86章

白细胞破坏性血管炎和过敏性紫癜

Catherine Lesko Daniel

一、白细胞破坏性血管炎

(一)定义

白细胞破坏性血管炎(LCV)这一术语过去常常与其他的小血管血管炎交互使用,例如药物性血管炎、过敏性血管炎或变应性血管炎(HSV)。不同的命名法导致了在科研和临床实践中对于该综合征分类的混淆。美国风湿病学会(ACR)拓展了HSV的分类标准[1](表86.1)。如果将其应用于诊断中,这些标准的阳性预测值只有29%~32%。另外,ACR的这一标准还有其他局限性,如不能鉴别HSV和过敏性紫癜(HSP)[2]。用符合ACR标准的血管炎患者的相同资料,Michel和他的同事们提出一种不同的分类方法来鉴别HSV和HSP[3](表86.2)。应用这种分类标准,可以使74.2%的患者正确地归入HSV中。可以通过HSV和HSP的不同点来鉴别这两种疾病,如发病年龄、药物治疗、胃肠道以及肾脏受累情况都存在差别。皮肤活检不适合用于鉴别分类。1994年,Chapel Hill会议(CHCC)提出了另外一种血管炎的分类标准,而这次会议并没有对HSV做出明确的定义。相反的,皮肤白细胞破坏性血管炎(CLA)被定义为一种独立的皮肤血管炎,而显微镜下多血管炎(MPA)被定义为系统性血管炎伴或不伴免疫沉积物,并建议用二者代替HSV[4]。

小血管血管炎可以分为原发的或继发于其他疾病的。在一系列原发性皮肤血管炎的患者中,40.7%有HSV,22.7%为HSP,6.4%有原发性冷球蛋白血症,而其余者为系统性血管炎[5]。血管炎的皮肤表现常常带有系统性疾病的特征:多达30%的皮肤血管炎患者患有潜在的结缔组织病、系统性血管炎、感染或恶性肿瘤[5,6]。

表86.1 变应性血管炎的ACR标准

1. 发病时年龄≥16岁
2. 发病时的药物治疗成为诱发因素
3. 可触及的紫癜
4. 斑丘疹
5. 皮肤活检提示在小动脉或小静脉周围有粒细胞浸润

满足≥3个标准:对于变应性血管炎的诊断敏感性为71%,特异性为84%

Adapted from Calabrese LH, Michel BA, Bloch DA. et al. The American College of Rheumatology 1990 Criteria for the Classification of Hypersensitivity Vasculitis. *Arthritis Rheum* 1990;33(8):1108-1113, with permission.

表86.2 Michel 标准

过敏性紫癜(HSP)的诊断需要满足以下至少3个标准:

1. 可触及的紫癜
2. 肠绞痛
3. 消化道出血
4. 血尿
5. 发病年龄≤20 岁
6. 没有先前的药物治疗史

Adapted from Michel BA, Hunder GG, Bloch DA, et al. Hypersensitivity vascuitis and Henoch-Schönlein purpura: a comparison between the 2 disorders. *J Rheum* 1992;19:712-718, with permission.

（二）组织学

白细胞破坏性血管炎最主要的组织学特征是小血管的炎症反应，最常见的受累部位是毛细血管后静脉。其他特征包括血管壁的纤维素样坏死、白细胞破坏和出血[7,8]（图86.1和图86.2）。典型的是中性粒细胞浸润，也有研究表明单核细胞和嗜酸性粒细胞分布于所有血管层中[9]。在疾病初期就接受药物治疗的患者中，33%患者小静脉周围有嗜酸性粒细胞存在[3]。Zax和他的同事们发现皮肤血管炎的炎性浸润是动态变化的，在很短的时间内就可以从以中性粒细胞为主转变为以单核细胞为主[10]。对于LCV的直接免疫荧光发现，在血管损伤的早期阶段，血管壁上可以检测到纤维蛋白原、补体C3和免疫球蛋白M的沉积。在充分显现的损伤中可以发现白蛋白、纤维蛋白原和免疫球蛋白G的沉积，而损伤晚期血管壁上会有纤维蛋白原和补体C3的沉积[11]。

损伤的严重程度和疾病的进程有关。可触及的紫癜与更深的炎性浸润以及自限性的疾病相关[12]。然而，血管壁的炎性反应与是否存在系统性血管炎无关[13]。研究发现循环免疫复合物与疾病的严重程度有关[7]。尽管如前所述，LCV是一种坏死性血管炎，但是对患者标本的评价并没有证实坏死的存在[9]，其他研究发现，坏死往往提示存在系统性疾病[6]。

（三）临床表现

皮肤是白细胞破坏性血管炎最常累及的器官，主要见于下肢[14–16]。然而，将近有1/3的患者累及躯干和上肢，通常不累及手掌、足底和黏膜表面[14,16]。可触及的紫癜是最常见的皮肤表现[3,6,14–17]（图86.3），并且是HSV最敏感的体征[1]。其他的皮肤表现有斑丘疹[14,16]、水疱、丘疹、斑块、结节、溃疡和网状青斑[6,14,16,17]。血管炎性的皮肤溃疡与较长的病程相关[12]。

尽管紫癜是LCV最常见的临床表现，本病还可以出现其他表现如关节症状等[3,14,16]。一些患者有关节痛或关节炎的症状，通常为累及膝关节或踝关节的寡关节炎[16]。尽管全身症状较皮肤表现少见，但LCV也可出现发热等表现[14,16]。LCV患者发生肾损害的不足10%，常见的表现是镜下血尿或血肌酐的轻度升高。HSV患者也可以出现轻度胃肠道症状[16,18]，其他器官受累如心包炎和胸膜炎者很少见[3,18]。

实验室资料对于排除其他类型的血管炎很重要，然而LCV无特异性的实验室检查。在HSV中血沉（ESR）加快较常见[3,16]。补体水平多正常，而且只有一小部分患者出现贫血[16]。大多数LCV患者中抗核抗体（ANA）和类风湿因子（RF）是阴性的，如果出现阳性，通常是低滴度的。在LCV中其他实验室检查，如人免疫缺陷病毒（HIV）抗体、抗中性粒细胞胞浆抗体（ANCA）和冷球蛋白等通常是阴性的。如果出现这些检查的阳性结果常常会提示诊断错误[14,16]。

（四）发病机理和病因学

Sams和他的同事们推测白细胞破坏性血管炎的组

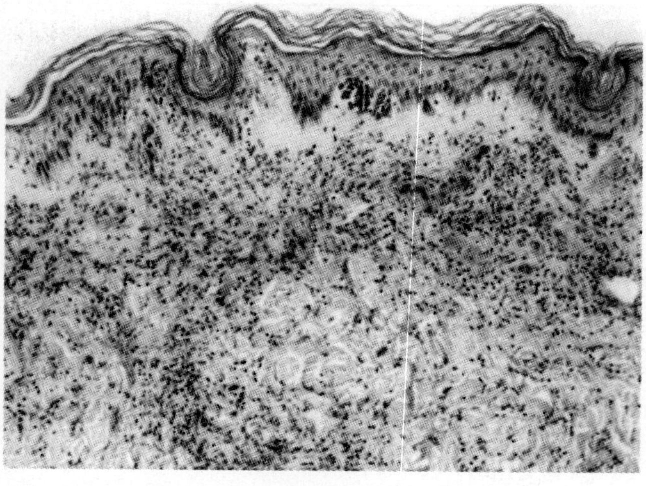

图86.1　白细胞破坏性血管炎。真皮水肿伴血管周围炎症浸润、管壁纤维沉积和周围出血（苏木精和伊红染色，放大100倍）。（Courtesy of Dr. Sate Hazma, dermatopathology fellow, University of Birmingham, Birmingham, Alabama.）

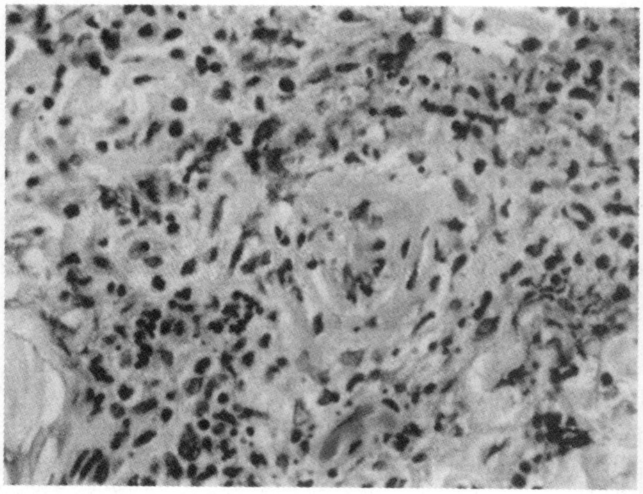

图86.2　白细胞破坏性血管炎。可见纤维素沉积血管壁破坏。破碎的中性粒细胞和淋巴细胞的炎性浸润（苏木精和伊红染色，放大200倍）。（Courtesy of Dr. Sate Hazma, dermatopathology fellow, University of Birmingham, Birmingham, Alabama.）（见彩图）

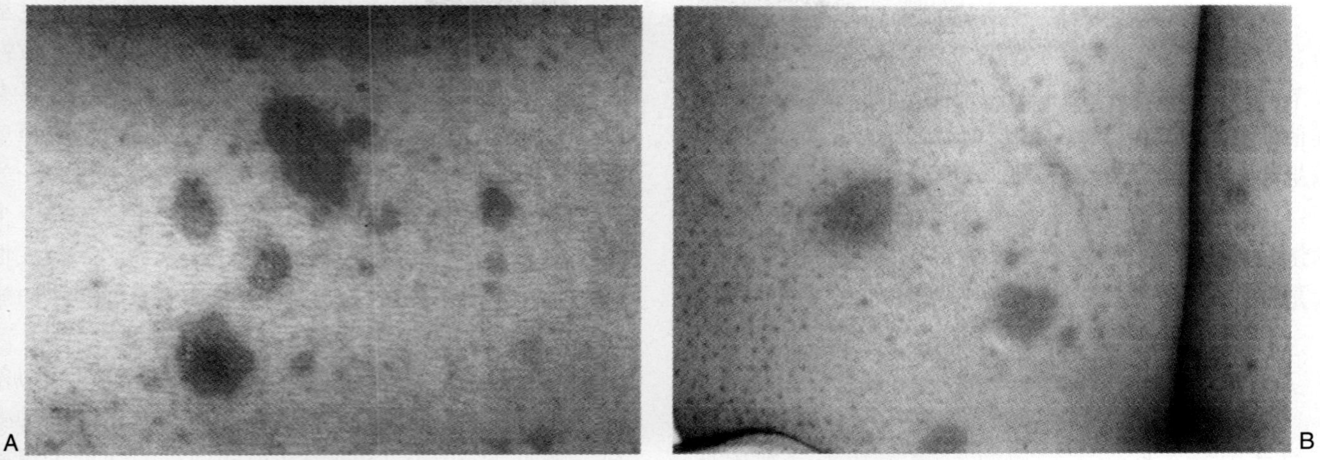

图86.3 (A,B)白细胞破坏性血管炎。下肢可触及的紫癜。(Courtesy of Dr. Bethany Bergamo, Assistant Professor of Dermatology, University of Birmingham, Birmingham, Alabama.)(见彩图)

织损伤机制可能是免疫复合物的沉积[19]。内源的或外源性的可溶性抗原与循环免疫复合物沉积到血管壁上，激活经典补体途径或旁路途径。变应性血管炎可能是通过此机制，且药物作为半抗原激活了免疫反应而发生的[20]。

有研究发现20%的LCV与感染性疾病有关[17]。很多种细菌与小血管血管炎有关，而不同菌株的链球菌是最常见的参与者。一些研究中，诊断为皮肤白细胞破坏性血管炎的患者有35%可以找到近期链球菌感染的证据[21]。与LCV相关的其他感染见表86.3。被动免疫如流感、乙肝、风疹和水痘疫苗都可能导致LCV[22-24]。

大量的研究和病例报道显示某些药物可以诱发LCV[3,16,17]。在经过活检证实的LCV患者中，24%在1周之内有服药史[15]。但是很难确定其因果关系，尤其当应用抗生素来治疗感染时。抗生素，尤其是青霉素，是最常见的诱发药物，但许多其他的抗菌和抗病毒药物都可能与LCV的发生有关[23]。非类固醇抗炎药(NSAID)包括吲哚美辛、阿司匹林和萘普生，与药物相关性血管炎有关[23,25,26]。一些典型的抗风湿药物，例如甲氨蝶呤[27]、硫唑嘌呤[28]、依那西普[29]、环孢素[30]、别嘌呤醇、柳氮磺胺吡啶和金制剂，均被发现可引起药物诱导的皮肤血管炎[23]。美罗华是一种抗CD20的单克隆抗体目前正在评价其治疗类风湿关节炎(RA)和其他风湿性疾病的效果，已有报道发现它能引发LCV[31]。

其他与LCV有关联的药物有很多种，包括常用的抗甲状腺药物、抗惊厥药、抗心律失常药、利尿剂、抗高血压药、磺胺药、抗凝剂、抗肿瘤药、抗代谢药、造血生长因子、白三烯抑制剂、精神药品、拟交感神经剂乃至吸毒[23,25,26,32,33]。从初次使用该药物到出现症状的时间各不相同，从数小时到数月不等，也可以随着加大剂量和重复应用药物而出现LCV[26]。

表86.3 与变应性血管炎有关的感染

细菌	病毒	寄生虫
淋病萘瑟氏菌	甲肝病毒	粪类圆线虫
脑膜炎萘瑟氏菌	乙肝病毒	微丝蚴
金黄色葡萄球菌	丙肝病毒	蛔虫
肺炎克雷白杆菌	巨细胞病毒	棘阿米巴虫
绿脓杆菌	细小病毒B19	
沙门菌	人类免疫缺陷病毒	
耶尔森菌属	EB病毒	
肺炎支原体	单纯疱疹病毒	
流感嗜血杆菌		
厌氧菌		

Adapted from Somer T, Finegold SM. Vasculitides associated with infections, immunizations, and antimicrobial drugs. *Clin infect Dis* 1995;20:1010–1036, with permission.

LCV曾被认为是与骨髓增生异常综合征和淋巴增殖性疾病一样的恶性疾病的表现之一[34-36]。有报道复发性LCV作为急性粒单核细胞白血病的首发表现[37]。大多数癌症相关的小血管血管炎患者都有潜在的造血系统恶性疾患。然而，在Kurzrock的综述中描述了多种实体肿瘤，如前列腺癌、乳腺癌、结肠癌、肾癌和非小细胞肺癌与皮肤LCV有关。在这些患者中，大多数都在恶性肿瘤诊断之前或者病情复发前有血管炎的临床表现[38]。

大约15%~20%的LCV患者有潜在的自身免疫性疾病，例如系统性红斑狼疮(SLE)、干燥综合征、类风湿关节炎、韦格纳肉芽肿、白塞病或结节性多动脉炎[17,39]。其他的相关疾病包括冷球蛋白血症、副蛋白质血症、高球蛋白血症和遗传性补体缺陷症[17]。

约10%~50%的患者可以找到一种药物作为HSV的诱发因素[15,23,25,26,33]，其余的没有明确原因，因而被认为是特发的[12,17,39]。

(五)流行病学

HSV患者的年龄通常在37~59岁之间[1,5,14-16]，多数研究认为男女比例大致相同[3,5,17]。如果分别依据Michel和ACR标准，经活检证实的百万人口的HSV年发病率分别为17.8[6]和29.7[15]。

(六)评价

对于可疑的血管炎患者，首先要获取完整的病例资料，从而发现可能存在的药物或感染因素。必须进行全面的体格检查以记录临床特征和器官受累情况。建议所有成人患者进行皮肤或其他受累器官的活检以明确诊断[5,14]。还应该进行常规的实验室检查，例如全血细胞计数、一般生化检查和尿液分析。ANA、ANCA、HIV、冷球蛋白以及乙肝病毒或丙肝病毒抗体的阳性可能提示其他原因导致的血管炎。在临床许可的情况下，可进行其他评价，包括胸片、血培养、超声心动图、大便潜血、外周血涂片、骨髓活检或者脏器的血管造影[5]。

(七)病程

大多数LCV可以自限，发作持续时间可以为数周到数月不等[17,33]。大多数患者病程短暂，可以在两周内缓解[16]。一系列的研究表明90%HSV患者的症状在1年内缓解[12]。大多数患者得以完全缓解，不留任何后遗症[15]。此外，大多数急性发作的HSV患者不需要治疗。对64名患者随访了37个月后，98%的患者完全缓解[40]。具有可预料突发事件的患者和没有任何已知触发因素者预后相同[16]。在发病初期仅有单纯的皮肤表现的血管炎表现为较轻的、自限性的病程，不会发展为系统性疾病[18]。可触知的紫癜比血管炎性皮肤溃疡的预后好[12]。极少数的LCV患者呈现慢性病程，通常超过3个月。慢性LCV的特点包括可触知的紫癜，缺乏系统表现，病程平均为40个月[12,14,17]。10%患者反复发作，被认为是病情恶化，但每次病程不超过3个月[33]。在复发患者的皮损中，血管炎性皮肤溃疡比可触知的紫癜更常见。复发虽不常见，但常常累及皮肤和关节[40]。随访观察大多数慢性或反复发作的LCV并不发展为系统性血管炎。具有系统并发症的患者，例如有轻度肾损害，多数可以痊愈不遗留任何后遗症。

持久隆起性红斑(EED)被认为是慢性LCV的一个变异种类，为位于四肢伸侧的皮肤斑块。EED与炎症性肠病、RA、SLE、高球蛋白血症以及IgA单克隆球蛋白病有关[41]。

不同患者的异质性导致了临床病程和预后的差别。不同研究之间存在选择偏差，也导致了病程的差别。例如，Martinez-Taboada和他的同事们评价了仅有皮肤表现的HSV，这些患者的生活质量比具有多系统损害的患者好得多[16,42]。一些研究者认为可通过有无关节痛、发热和冷球蛋白血症来预测疾病的慢性程度，但是值得注意的是，某些潜在的状况（如丙肝病毒感染)在这组患者中并未被排除[42]。

(八)治疗

任何可以诱发血管炎的药物都应该停止使用。如果不能明确地证实是某一种药物，就应该停用所有可能的诱发药物。避免再次给药和使用相似的药物是一种明智的做法[23]。大多数LCV患者，无论诱因是否明确，都可以自行缓解，而不需治疗。

NSAID药物可以缓解症状，且已经证明对一些患者是有效的[16]。秋水仙碱建议用于局限性可触知的紫癜且没有溃疡的患者，常用剂量为0.6mg，每天2~3次[43]。秋水仙碱还可以作为节制激素制剂，用于治疗慢性LCV患者。有研究发现，在这组患者中，一些患者在停用秋水仙碱后复发。另外，治疗2年半以上也是安全的[44]。但是，另一个研究发现秋水仙碱对于LCV患者没有任何改善[42]。

研究表明氨苯砜对于低补体性荨麻疹性血管炎可以诱导长期缓解[45]。治疗耐药性皮肤血管炎的剂量为每天75~150mg[46]。同样，氨苯砜100mg/d，服用4~6周，可用于治疗特发性LCV。如果仍不能完全缓解可以增加或改为口服泼尼松龙[12]。

与其他血管炎相比，LCV治疗不常使用皮质类固醇。泼尼松每天15~20mg可以用来治疗复发性皮肤损害或关节炎[40]。此外，有新发的皮肤损害或者系统表现时也应该加用皮质类固醇[16]。大多数骨髓增生异常综合征合并血管炎的患者用类固醇治疗后可以缓解[47]，但是皮质类固醇对于LCV的疗效仍有质疑。Cupps及其同事研究慢性皮肤血管炎患者经泼尼松60mg/d治疗，多数患者病程无改变，有1/3患者症状有所改善，但在减激素过程中疾病复发[14]。这些作者建议如果对LCV使用类固醇，推荐短程疗法。

LCV患者不常规使用细胞毒药物[40]。环磷酰胺与泼尼松联合治疗HSV导致的活动性肾炎[16]。Cupps及其同事评价6例激素耐药的皮肤血管炎患者，发现使用环磷酰胺2mg/(kg·d)不能达到临床缓解，尽管2名患者确实有所改善。在恶性肿瘤相关的LCV中，皮质类固醇和环磷酰胺有效，但是疗效会因肿瘤的治疗和病程受到影响[14]。

硫唑嘌呤对于一部分激素耐药的LCV患者有效，可与皮质类固醇联合应用治疗复发性紫癜[16]。每周小剂量甲氨蝶呤对于一部分患者有效[49]。

对于难治性LCV的其他治疗还包括血浆置换[50,51]和静脉滴泣丙种球蛋白[52]。

二、过敏性紫癜

(一)过敏性紫癜的定义

与LCV相似，过敏性紫癜(HSP)是一种原发皮肤损害的小血管血管炎。HSP是儿童最常见的血管炎，较少见于成人。最初HSP被认为是变应性血管炎的一个亚型[53]，后来根据疾病特点加以命名。根据1990年ACR分类标准(表86.4)，满足至少两条标准即可将HSP与其他血管炎相鉴别，敏感性为87.1%，特异性为87.7%[54]。Michel和同事们提出了鉴别HSP与HSV的标准(表86.2)，发病年龄和前驱用药史可鉴别这两种疾病[3]。但是，与CHCC分类标准不同，这些分类系统没有包含肾脏和关节的症状，以及IgA的组织沉积[4]。

(二)组织学

在HSP中，皮肤病理改变和LCV相似，如血管周围炎症和血管壁中性粒细胞浸润[3,40,54]。如前所述，HSP与其他皮肤血管炎的重要区别是皮肤、小血管和肾小球存在IgA沉积[55]。小肠浆膜的活检标本提示毛细血管和小静脉的LCV[56]。肾脏损害多表现为增生性毛细血管内或毛细血管外肾小球肾炎、炎性浸润和间质纤维化[57]。伴活动性肾损害的HSP患者的肾脏活检主要显示局灶性、节段性的增生性肾小球肾炎，其他损害包括弥漫性增生性肾小球肾炎和系膜增生。在电镜下，系膜、内皮下和上皮下可以见到沉积物，大多数患者有严重的IgA沉积。肾脏病理提示弥漫性增生性肾小球肾炎、广泛的肾小球肾炎或新月体形成的患者预后差[58,59]。60岁以上患者的肾脏病变比30岁以下患者的更严重[57]。

表86.4　过敏性紫癜的ACR分类标准

可触知的紫癜
发病年龄≤20岁
肠绞痛
血管壁粒细胞浸润

Adapted from Mills JA, Michel BA, Bloch DA, et al. The American College of Rheumatology 1990 Criteria for the Classification of Henoch–Schönlein Purpura. *Arthritis Rheum* 1990;33(8):1114–1121.

(三)临床特点

与HSV相似，大多数HSP患者会累及皮肤，而且是最常见的首发症状[54,57,60,61]。可触知的紫癜是最常见的皮肤表现，典型的皮疹主要分布在下肢和臀部[54,57,60,61](图86.4)。据报道，成人患者中有30%~40%出现斑丘疹、水疱和出血性皮损[57,62]。同HSV相比，HSP更常累及消化道、肾脏和骨骼肌肉系统[5]。33%~82%的患者伴消化道受累，主要表现为弥漫性腹痛和血性腹泻[40,54,57,62,63]。30%~40%的患者出现出血，但通常不危及生命[40,60,62]。上、下消化道的内镜检查可见黏膜的瘀点样损害，最常见的损害部位是小肠[56,64,65]。HSP的其他胃肠道表现包括十二指肠溃疡[66]和回–回型肠套叠，后者在儿童HSP的发生率可达13.6%[67]。

50%~80%患者出现关节受累，通常是膝关节和踝关节的对称性关节痛或非侵蚀性关节炎[57,60–63]。30%~50%患者有肾脏损害，通常发生在首发症状后两个月之内[60,62]。肾脏损害的表现包括无症状性血尿、轻度蛋白尿、肾功能不全、高血压、暴发性肾小球肾炎和肾衰竭。轻度蛋白尿(<1g/d)和镜下血尿是最常见的肾脏受累的表现[57]。

在疾病活动期，紫癜几乎无一例外地出现，虽然一些患者可能表现为关节炎或者消化道症状[40,57,60,62,68]。罕见的肾损害出现在皮肤病变之后[60,68]，或可能出现在起病时[63,69]。肾脏病变可以出现在诊断后的数天至数月内不等[70]。

HSP在儿童和成人中具有不同的临床特点。总的来说，肾损害在成人中比在儿童中更常见而且更严重。大于60岁的HSP患者更容易出现关节炎、坏死性紫癜、

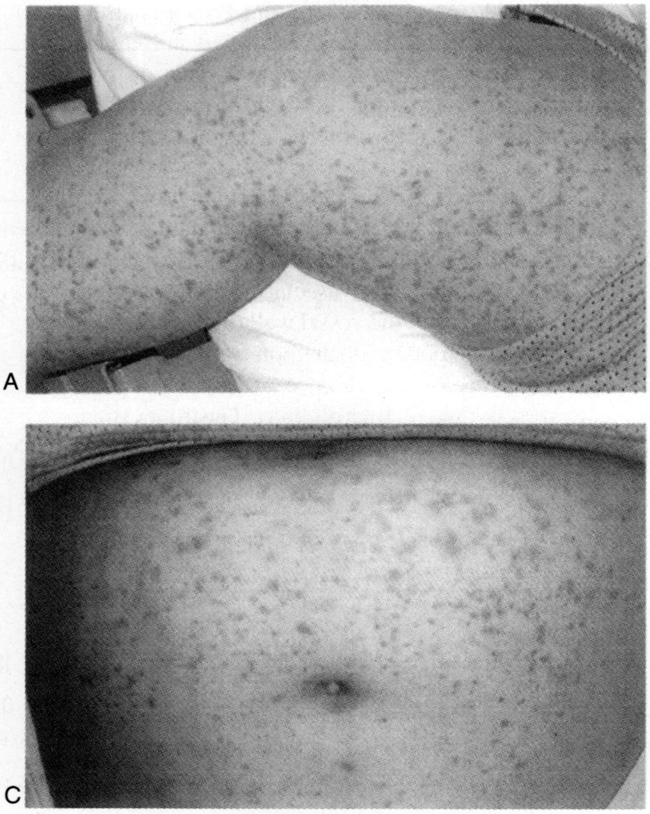

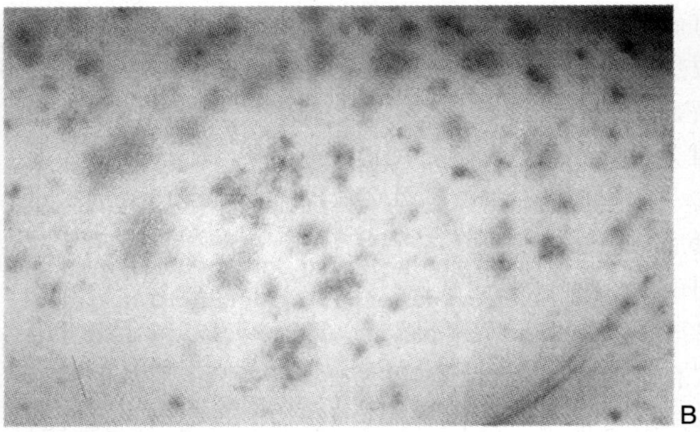

图 86.4 过敏性紫癜(HSP)。16岁男孩经活检证实患HSP,可见下肢和腹部的皮损。活检可见IgA沉积。(Courtesy of Dr. Sate Hazma, dermatopathology fellow, University of Birmingham, and Dr. Amy Theos, Assistant Professor, Department of Dermatology, University of Alabama at Birmingham.)(见彩图)

较高的IgA水平、黑便和血尿[57,61],儿童更容易出现腹痛[61]。

HSP的其他少见症状有胰腺炎[71]、浆膜炎、腹水[56]、血管炎性胆囊炎[72]和蛋白丢失性肠病[73]。此外致命的肌肉坏死和肺出血也有报道[74,75]。神经系统表现也有报道,如头痛、精神改变、周围神经病、共济失调和癫痫[76]。泌尿生殖系统的表现,如睾丸水肿或睾丸炎,在儿童可类似于睾丸扭转的表现[60,77,78]。

HSP的实验室检查可以表现为血沉增快(40%~76%)、白细胞升高(22%~34.5%)和贫血(4%~7%)[5,40,62]。血尿比蛋白尿更常见[60,62]。大多数患者血清IgA升高[40,57,60-62,79]。较少见的有抗核抗体和类风湿因子和ANCA阳性,以及冷球蛋白血症[5,40,57]。血清补体水平通常正常[5,40],但也有一些报道发现补体水平降低[54,60,80]。

(四)发病机理和病因学

尽管对于大多数HSP患者并没有找到确定的诱发因素[61],但推测感染是多数患者的诱因。大约一半的HSP患儿在近期有感染史,多数为咽炎或上呼吸道感染[57,62,,81,82]。儿童比成人更多见有前期的感染[57,61],最常见的病原体是A组β溶血性链球菌[60,62,81]。然而,很多病原体都是可能的诱发因素[83]。大约有15%的HSP患者病情进展是由于应用的药物所致,通常是抗生素[61,81,83,84]。其他的研究都没能够证实前驱药物暴露史或感染与疾病的发生相关[40,54]。有人提出HSP的发生具有一定的遗传学基础[85],与正常对照组相比HLA-DRB1*01和DRB1*11在HSP患者中更常见[86]。

(五)流行病学

大多数报道发现HSP更多见于男性[3,5,57,60,87]。平均发病年龄为4~6岁[60,62,82]。每十万儿童中,每年发病人数达10~22人[62,69,83,87]。在英国每十万4~6岁儿童中每年发病人数达70人。大多数HSP患者小于20岁[54,60]。成人HSP的发病率低得多,估计在每百万人口中有13~14.3人患病,平均发病年龄为46~52岁[6,40,61]。该疾病在亚洲和高加索人群中更常见,而在非洲裔美国人中较少见[87]。有报道疾病发作具有季节性,多见于冬季[54,61]。

(六)评价

大多数HSP患者在出现症状一周内被诊断[62]。对于可疑HSP的患者的评价包括排除其他原因的紫癜性病变,如血小板减少性紫癜[54]。尽管几种HSP的分类标准都把组织活检作为诊断标准之一，但是许多临床医生反对对儿童进行组织活检，尤其当临床特点符合HSP时。超声或者内镜检查可以用来评价胃肠道的损害。对于进展性肾脏功能不全、持续性蛋白尿或血尿的患者建议行肾脏活检。因为该疾病的预后较好，因此通常不需要更加昂贵的检查措施。

（七）病程

与LCV相似，大多数HSP患者呈自限性病程，不再复发，皮损通常在1~2周内消退[61,82]。6%~42%的患者复发[60-62]，紫癜样皮损是最常见的表现。大多数患者只复发一次，而且比前次要轻[57,68]。有肾脏病变的患者更容易复发[60,62]。总的预后是良好的，不足1%的患者发展为终末期肾衰竭，只有1%~2%的患者呈现持续性血尿、蛋白尿或肾功能不全[69]。对于HSP儿童的非选择性队列进行长期随访发现11%~13%有血尿或轻度蛋白尿。在他们中，有一些患儿表现为持续轻度血尿或蛋白尿，但没有人的肾功能出现恶化[62,69]。即使在具有肾脏损害的病例中，随访时间内也能维持正常的肾脏功能而没有恶化[88]。一项对于儿童HSP肾炎的长期调查发现，在疾病开始时就有严重肾脏损害的病例中，35%患者到成人时出现肾功能损害。在发病初期有轻度或没有肾脏损害的病例中，仅7%发生了肾功能损害[89]。曾患儿童HSP肾炎的成年人，发病时44%有肾炎或肾病综合征，出现高血压或肾功能损害。大多数患者一生中只有轻度的血尿或蛋白尿，或肾功能正常[90]。发病时有肾脏损害的患者，5年后85%的成人、83%~95%的儿童肾功能正常，10年后两组都有73%~75%的患者肾功能正常[63,88]。具有严重肾脏病变的患者，20%存在持续损害，高达10%发展为终末期肾病，需要透析或肾移植。这些患者中，从出现紫癜到发展为终末期肾病的平均时间为3.7年，范围为1.2~10.7年[88]。

儿童时患过HSP的女性与男性相比，肾功能预后差的相对危险性更高[89]，在妊娠期更容易合并高血压和蛋白尿，甚至发生肾功能损害[89,90]。因此，建议对于儿童期患HSP的女性，即使病情较轻，在妊娠期亦应密切随访[89]。对所有儿童期曾发生HSP肾炎患者都应该密切随访，而没有肾脏受累的患者的预后很好，且以后发生肾损害的危险性低。

成人发病的HSP肾炎预后较差[91]。一项对250例成人发病的HSP肾炎的回顾性分析发现，只有20%的患者病情缓解，27%有中度到重度肾功能不全，11%发展为终末期肾衰竭。在成人过敏性紫癜中，最常见的死亡原因是肿瘤，其他死亡原因包括感染（16%）和其他HSP并发症（11%）[57]。大多数研究表明起病时肾脏损害程度决定了长期的肾脏情况。其他影响成人肾功能预后的因素包括尿蛋白超过1.5g/d、高血压[63]、7岁以后起病以及持续性紫癜[57,70]。其他研究对起病时临床特征可以预示以后的临床过程存在争议[62,91]。肾脏活检的结果被用来预测临床状态和疾病过程[57,88,90]。有肾脏受累的患者，其新月体的比例、硬化肾小球的数量和间质纤维化的程度都增大[57,88,91,92]。血清白蛋白水平与肾脏活检病变程度呈负相关，但是蛋白尿、血尿和高血压与肾脏病变的严重程度不相关[93]。另一个影响临床状态的指标是高血清IgA水平，有研究已经证明它与好的疾病过程相关[91]。

HSP肾炎患者进行肾移植的预后乐观。一项对于成人HSP肾炎进行肾移植患者的队列研究发现，没有发生移植物的衰竭或排斥[57]。但是，有报道移植的肾脏出现复发[94]。在10例患者的14例肾脏移植研究中5个移植物发生排斥，7例在随访97个月后肾功能正常。肾脏病变复发的风险估计在35%左右，5年移植物失败率为11%。复发和初始病程较短有关[95]。

（八）治疗

大多数HSP患者经过保守治疗可以缓解。休息是必要的[5,68]，1/4的患者不需要治疗[40]。许多具有严重皮疹、肾炎、胃肠道表现和关节痛的患者需要皮质类固醇治疗[5,40,59,60]。皮质类固醇可以快速缓解腹痛和皮疹等症状，多在发病后使用1~2周[60]。和儿童HSP相比，成人HSP需要更进一步的治疗[5]。但是很少有数据来支持皮质类固醇的有效性以及它对于病程的影响[96]。一项研究评价了初治的儿童HSP，应用泼尼松1mg/(kg·d)，没有一例发展为肾病，而未用激素组11.9%发展为肾病[97]。许多人认为皮质类固醇可以降低发展为肾病的危险[70]。一项前瞻性非对照研究发现，甲泼尼龙静脉冲击治疗3天以上，大多数患者达到临床缓解。因此，推荐早期治疗来避免或改善肾损害[92]，但是没有研究表明相较于口服，静脉给予皮质类固醇有任何优势。

其他治疗过敏性紫癜的药物包括环磷酰胺和硫唑嘌呤。观察发现皮质类固醇和硫唑嘌呤联合治疗重症HSP肾炎可以降低血尿、蛋白尿和血肌酐[93,98]。

在某些病例报道中，氨苯砜、秋水仙碱和沙利度胺对于顽固性紫癜有效[99-102]。静脉冲击甲泼尼龙、口服环磷酰胺、口服双嘧达莫、肝素、华法林和口服泼尼松等各种不同联合治疗HSP肾炎，可以缓解临床症状，且治疗后肾脏活检显示病变得到改善[103,104]。XIII因子可以改善消化道症状及内镜可见的损伤[65,105]。在一例对口服泼尼松龙、双嘧达莫和静脉肝素治疗无反应的患者，静脉滴注丙种球蛋白可显著减少蛋白尿[106]。血浆置换已经被用于治疗儿童和成人的HSP肾炎，与激素一样，可以改善肾脏功能，延缓病情进展[88,107]。血浆置换后血清IgA免疫复合物的水平下降，并且与肾功能改善一致[55]。一项9例儿童HSP肾炎的回顾性研究中，血浆置换采取前2周每周3次，此后6周每周1次。所有患者的肾功能、皮疹和腹痛都得到了缓解，但是3例患者的蛋白尿增加，2例进展为终末期肾病[107]。很少有研究可供借鉴来严格评价对重症HSP的最佳治疗，因此治疗方案应在临床经验和个案报道的文献的指导下进行。

（于新立 刘永玉 李世民 译 李世民 校）

参考文献

1. Calabrese LH, Michel BA, Bloch DA, et al. The American College of Rheumatology 1990 Criteria for the classification of hypersensitivity vasculitis. *Arthritis Rheum* 1990;33(8):1108–1113.
2. Rao JK, Allen NB, Pincus T. Limitations of the 1990 American College of Rheumatology classification criteria in the diagnosis of vasculitis. *Ann Intern Med* 1998;129:345–352.
3. Michel B A, Hunder GG, Bloch DA, et al. Hypersensitivity vasculitis and Henoch-Schönlein purpura: a comparison between the 2 disorders. *J Rheumatol* 1992;19:721–728.
4. Jennette JC, Falk RJ, Andrassy K, et al. Nomenclature of systemic vasculitides. Proposal of an International Consensus Conference. *Arthritis Rheum* 1994;37:187–192.
5. Blanco R, Martinez-Taboada VM, Rogriduez-Valverde V, et al. Cutaneous vasculitis in children and adults: associated diseases and etiologic factors in 303 patients. *Medicine* 1998;77:403–418.
6. Watts RA, Jolliffe VA, Grattan CE, et al. Cutaneous vasculitis in a defined population: clinical and epidemiological associations. *J Rheumatol* 1998;25:920–924.
7. Sams WM. Hypersensitivity angiitis. *J Invest Dermatol* 1989;93:78S–81S.
8. Mackel SE, Jordon RE. Leukocytoclastic vasculitis: a cutaneous expression of immune complex disease. *Arch Dermatol* 1982;18:296–301.
9. Mullick FG, McAllister HA Jr, Wagner BM, et al. *Hum Pathol* 1979; 10(3):313–325.
10. Zax RH, Hodge SJ, Callen JP. Cutaneous leukocytoclastic vasculitis: serial histopathologic evaluation demonstrates the dynamic nature of the infiltrate. *Arch Dermatol* 1990;126:69–72.
11. Grunwald MH, Avinoach I, Amichai B, et al. Leukocytoclastic vasculitis: correlation between different histologic stages and direct immunofluorescence results. *Int J Dermatol* 1997;37:349–352.
12. Ratnam KV, Boon YH, Pank BK. Idiopathic hypersensitivity vasculitis: clinicopathologic correlation of 61 cases. *Int J Dermatol* 1995;34: 786–789.
13. Hodge SJ. Cutaneous leukocytoclastic vasculitis: correlation of histopathological changes with clinical severity and course. *J Cutan Pathol* 1987;14(5):279–284.
14. Cupps TR, Springer RM, Fauci AS. Chronic recurrent small vessel cutaneous vasculitis. *JAMA* 1982;247:1994–1998.
15. García-Porrúa C, Gonzalez-Gay MA, et al. Drug associated cutaneous vasculitis in adults in northwestern Spain. *J Rheumatol* 1999;26: 1942–1944.
16. Martinez-Taboada VM, Blanco R, Garcia-Fuentes M, et al. Clinical features and outcome of 95 patients with hypersensitivity vasculitis. *Am J Med* 1997;102:186–191.
17. Ekenstam EA, Callen JP. Cutaneous leukocytoclastic vasculitis: clinical and laboratory features of 82 patients seen in private practice. *Arch Dermatol* 1984;120:484–489.
18. García-Porrúa C. Hypersensitivity vasculitis in adults: a benign disease usually limited to skin. *Clin Exp Rheumatol* 2001;19(1):85–88.
19. Sams WM Jr, Thorne EG, Small P, et al. Leukocytoclastic vasculitis. *Arch Dermatol* 1976;112:219–226.
20. Tosca N, Stratigos JD. Possible pathogenetic mechanisms in allergic cutaneous vasculitis. *Int J Dermatol* 1988;27(5):291–296.
21. Jessop SJ. Cutaneous leukocytoclastic vasculitis: a clinical and aetiological study. *Br J Rheumatol* 1995;34:942–944.
22. Somer T, Finegold SM. Vasculitides associated with infections, immunization and antimicrobial drugs. *Clin Infect Dis* 1995;20:1010–1036.
23. Merkel PA. Drug-Induced vasculitis. *Rheum Dis Clin North Am* 2001; 27(4):849–862.
24. Blumberg S, Bienfang D, Kantrowitz FG. A possible association between influenza vaccination and small-vessel vasculitis. *Arch Intern Med* 1980;130(6):847–848.
25. Crowson AN, Magro CM. Recent advances in the pathology of cutaneous drug eruptions. *Dermatol Clin* 1999;17(3):537–560.
26. ten Holder SM, Joy MS, Falk RF. Cutaneous and systemic manifestations of drug-induced vasculitis. *Ann Pharmacother* 2002;36(1):130–147.
27. Duzova H. Leukocytoclastic vasculitis associated with methotrexate therapy. *J Pediatr* 2000;42(3):267–268.
28. Blanco-Alonso R, Martinez-Taboada VM, Gonzalez-Gay MA. Acute febrile toxic reaction in patients with refractory rheumatoid arthritis on combined therapy with methotrexate and azathioprine. *Arthritis Rheum* 1996;39:1016–1020.
29. Calaria NA. Leukocytoclastic vasculitis due to etanercept. *J Rheumatol* 2000;27(8):2041.
30. Gupta MN. Cutaneous leucocytoclastic vasculitis caused by cyclosporin A (Sandimmune). *Ann Rheum Dis* 2000;59(4):319.
31. Dereure O. Rituximab-induced vasculitis. *Dermatology* 2001;203(1): 83–84.
32. Jain KK. Cutaneous vasculitis associated with granulocyte colony-stimulating factor. *J Am Acad Dermatol* 1994;31:213–215.
33. Jennette JC, Falk RJ. Small vessel vasculitis. *N Engl J Med* 1997; 337:1512–1523.
34. Greer JM, Longley S, Edwards L, et al. Vasculitis associated with malignancy. Experience with 13 patients and literature review. *Medicine* 1988;67(4):220–230.
35. Pirayesh AV, Verbunt RJAM, Kluin M, et al. Myelodysplastic syndrome with vasculitic manifestations. *J Intern Med* 1997:242:425–432.
36. Sanchez-Guerrero J, Gutierrez-Urena S, Vidaller A, et al. Vasculitis as a paraneoplastic syndrome: report of 11 cases and review of the literature. *J Rheumatol* 1990;17:1458–1462.
37. Fernandez AM. Recurrent leukocytoclastic vasculitis as the initial manifestation of acute myelomonocytic leukemia. *J Rheumatol* 1994; 21(10):1972–1974.
38. Kurzrock R. Clinical manifestations of vasculitis in patients with solid tumors. A case report and review of the literature. *Arch Intern Med* 1994;154(3):334–340.
39. Gyselbrecht L. Etiological factors and underlying conditions in patients with leucocytoclastic vasculitis. *Clin Exp Rheumatol* 1996; 14(6):665–668.
40. Garcia-Porrua C, Gonzalez-Gay MA. Comparative clinical and epidemiological study of hypersensitivity vasculitis versus Henoch-Schönlein purpura in adults. *Semin Arthritis Rheum* 1999;28(6): 404–412.
41. Yiannias JA, ElAzhara RA, Gibson LE. Erythema elevatum diutinum: a clinical and histopathologic study of 13 patients. *J Am Acad Dermatol* 1992;26:38–42.
42. Sais G, Vidaller A, Jucgla A, et al. Prognostic factors in leukocytoclastic vasculitis: a clinicopathologic study of 160 patients *Arch Dermatol* 1998;134:309–315.
43. Hazen PG, Michel B. Management of necrotizing vasculitis with colchicine. *Arch Dermatol* 1979;115:1303–1306.
44. Callen JP. Colchicine is effective in controlling chronic cutaneous leukocytoclastic vasculitis. *J Am Acad Dermatol* 1985;13:193–200.
45. Eiser AR, Singh P, Shanies HM. Sustained dapsone-induced remission of hypocomplementemic urticarial vasculitis. *Angiology* 1997;48(11): 1019–1022.
46. Fredenberg MF, Malkinson FD. Sulfone therapy in the treatment of

leukocytoclastic vasculitis: report of three cases. *J Am Acad Dermatol* 1987;16:772–778.
47. Pirayesh AV, Verbunt RJAM, Kluin M, et al. Myelodysplastic syndrome with vasculitic manifestations. *J Intern Med* 1997;242:425–432.
48. Callen JP, Spencer LU, Burruss JB, et al. Azathioprine. An effective corticosteroid-sparing therapy for patients with recalcitrant cutaneous lupus erythematosus or with recalcitrant cutaneous leukocytoclastic vasculitis. *Arch Dermatol* 1991;127:515–522.
49. Jorizzo JL, White CM, Zanolli MD, et al. Low dose weekly methotrexate for unusual neutrophilic vascular reactions: cutaneous polyarteritis nodosa and Behçet's disease. *J Am Acad Dermatol* 1991:24:973.
50. Turner AN, Whittaker S, Banks I, et al. Plasma exchange in refractory cutaneous vasculitis. *Br J Dermatol* 1990;122:411–415.
51. ten Holder SM. Cutaneous and systemic manifestations of drug-induced vasculitis. *Pharmacotherapy* 2002;36(1):130–147.
52. Ong CS. Successful treatment of chronic leucocytoclastic vasculitis and persistent ulceration with intravenous immunoglobulin. *Br J Dermatol* 2000;143(2):447–449.
53. Fauci AS, Haynes BF, Katz P. The spectrum of vasculitis: clinical, pathological, immunologic, and therapeutic considerations. *Ann Intern Med* 1978;89:660–676.
54. Mills JA, Michel BA, Bloch DA, et al. The American College of Rheumatology 1990 criteria for the classification of Henoch-Schönlein purpura. *Arthritis Rheum* 1990:33:1114–1121.
55. Kauffmann RH, Houwert DA. Plasmapheresis in rapidly progressive Henoch-Schönlein glomerulonephritis and the effect on circulating IgA immune complexes. *Clin Nephrol* 1981;16(3):155–160.
56. Santiago J, Blanco R. Gonzalez-Gay M, et al. Henoch-Schönlein purpura with hemorrhagic ascites and intestinal serositis. *Gastrointest Endosc* 1996;44(5):624–625.
57. Pillebout E, Thervet E, Hill G, et al. Henoch-Schönlein purpura in adults: outcome and prognostic factors. *J Am Soc Nephrol* 2002;13(5):1271–1278.
58. Sinniah R, Feng PH, Chen BT. Henoch-Schönlein syndrome: a clinical and morphological study of renal biopsies. *Clin Nephrol* 1978;9(6):219–228.
59. Roth DA, Wilz DR, Theil GB. Schönlein-Henoch syndrome in adults. *Q J Med* 1985;55(217):145–152.
60. Saulsbury FT. Henoch-Schönlein purpura in children: report of 100 patients and review of the literature. *Medicine* 789(6):395–409.
61. Blanco R, Martinez-Taboada VM, Rodriguez-Valverde V, et al. Henoch-Schönlein purpura in adulthood and childhood. *Arthritis Rheum* 1997;40(5):859–64.
62. Calvino MC, Llorca J, Garcia-Porrua C, et al. Henoch-Schönlein purpura in children from northwestern Spain: a 20-year epidemiologic and clinical study. *Medicine* 2001;80:279–290.
63. Coppo R, Amore A, Gianoglio B. Clinical features of Henoch-Schönlein purpura. Italian group of renal immunopathology. *Ann Med Interne* (Paris) 1999;150(2):143–150.
64. Esaki M, Matsumoto T, Nakamura S. GI involvement in Henoch-Schönlein purpura. *Gastrointest Endosc* 2002;56(6);920–923.
65. Yoshikawa N, Yamamura F, Akita Y, et al. Gastrointestinal lesions in an adult patient with Henoch-Schönlein purpura. *Hepatogastroenterology* 1999;46(29):2823–2824.
66. Ebina K, Kato S, Abukawa D, et al. Endoscopic hemostasis of bleeding duodenal ulcer in a child with Henoch-Schönlein purpura. *J Pediatr* 1997;131(6):934–936.
67. Choong CK, Kimble RM, Pease P, et al. Colo-colic intussusception in Henoch-Schönlein purpura. *Pediatr Surg Int* 1998;14(3):173–174.
68. Stone JH Vasculitis: a collection of pearls and myths. *Rheum Dis Clin North Am* 2001;27(4):677–728.
69. Stewart M, Savage JM, Bell B, et al. Long term renal prognosis of Henoch-Schönlein purpura in an unselected childhood population. *Eur J Pediatr* 1988;147:113–115.
70. Kaku Y, Nohara K, Honda S. Renal involvement in Henoch-Schönlein purpura: a multivariate analysis of prognostic factors. *Kidney Int* 1998;53:1755–1759.
71. Branski D, Gross V, Gross-Kieselstein D, et al. Pancreatitis as a complication of Henoch-Schönlein purpura. *J Pediatr Gastroenterol Nutr* 1982;1(2):275–276.
72. Kumon Y, Hisatake K, Chikamori M, et al. A case of vasculitic cholecystitis associated with Schönlein-Henoch purpura in an adult. *Gastroenterol Jpn* 1988;23(1):68–72.
73. Cho CS, Min JK, Park SH, et al. Protein losing enteropathy associated with Henoch-Schönlein purpura in a patient with rheumatoid arthritis. *Scand J Rheumatol* 1996;25(5):334–336.
74. Agraharkar M, Gokhale S, Le L, et al. Cardiopulmonary manifestations of Henoch-Schönlein purpura. *Am J Kidney Dis* 2000;35(2);319–322.
75. Clark WR, Kramer SA. Hemorrhagic complications of Henoch-Schönlein syndrome. *J Pediatr Gastroenterol Nutr* 1985;4:311–315.
76. Bulun A, Topaloglu R, Duzova A, et al. Ataxia and peripheral neuropathy: rare manifestations in Henoch-Schönlein purpura. *Pediatr Nephrol* 2001;16(12):1139–1141.
77. Sharieff GQ, Francis K, Kuppermann N. Atypical presentation of Henoch-Schönlein purpura in two children. *Am J Emerg Med* 1997;15(4):375–377.
78. Gunasekaran TS, Hassall E. The swollen, scarlet scrotum: an uncommon manifestation of a common disorder. *J Pediatr* 1999;134(1):97–98.
79. Levinsky RJ, Barratt TM. IgA immune complexes in Henoch-Schönlein purpura. *Lancet* 1979;2(8152):1100–1103.
80. Krause I, Garty BZ, Davidovits M. Low serum C3, leukopenia, and thrombocytopenia: unusual features of Henoch-Schönlein purpura. *Eur J Pediatr* 1999;158(11):906–909.
81. Farley TA, Gillespie S, Rasoulpour M, et al. Epidemiology of a cluster of Henoch-Schönlein purpura. *Am J Dis Child* 1989;143:798–803.
82. Sundel R, Szer I. Vasculitis in childhood. *Rheum Dis Clin North Am* 2002;28(3):625–654.
83. Nielsen HE. Epidemiology of Schönlein-Henoch purpura. *Acta Paediatr Scand* 1988;77(1):125–131.
84. Goldberg EI. Henoch-Schönlein purpura induced by clarithromycin. *Int J Dermatol* 1999;38(9):706–708.
85. Lofters WS, Pineo GF, Luke KH, et al. Henoch-Schönlein purpura occurring in three members of a family. *Can Med Assoc J* 1973:109:46–48.
86. Amoroso A, Berrino M, Canale L, et al. Immunogenetics of Henoch-Schönlein disease. *Eur J Immunogenet* 1997;24(5):323–333.
87. Gardner-Medwin JMM, Dolezalova P, Cummins C, et al. Incidence of Henoch-Schönlein purpura, Kawasaki disease, and rare vasculitides in children of different ethnic origins. *Lancet* 2002;360:1197–1202.
88. Schärer K, Krmar R, Querfeld U, et al. Clinical outcome of Schönlein-Henoch purpura nephritis in children. *Pediatr Nephrol* 1999;13:816–823.
89. Ronkainen J, Nuutinen M, Koskimies O. The adult kidney 24 years after childhood Henoch-Schönlein purpura: a retrospective cohort study. *Lancet* 2002;360(9334):666.
90. Goldstein AR,White RH, Akuse R, et al. Long-term follow-up of childhood Henoch-Schönlein nephritis. *Lancet* 1992;339(8788):280–282.
91. Fogazzi GB, Pasquali S, Moriggi M, et al. Long-term outcome of Schönlein-Henoch nephritis in the adult. *Clin Nephrol* 1989;31(2):60–66.
92. Niaudet P, Habib R. Methylprednisolone pulse therapy in the treatment of severe forms of Schönlein-Henoch purpura nephritis. *Pediatr Nephrol* 1998;12:238–243.
93. Foster BJ, Bernard C, Drummond KN, et al. Effective therapy for severe Henoch-Schönlein purpura nephritis with prednisone and azathioprine: a clinical and histopathologic study. *J Pediatr* 2000;136(3):370–375.
94. Bunchman TE, Mauer SM, Sibley RK, et al. Anaphylactoid purpura: characteristics of 16 patients who progressed to renal failure. *Pediatr Nephrol* 1988;2:393–397.
95. Meulders Q, Pirson Y, Cosyns JP. Course of Henoch-Schönlein nephritis after renal transplantation. Report on ten patients and review of the literature. *Transplantation* 1994;58(11):1179–1186.
96. Niaudet P, Murcia I, Beaufils H, et al. Primary IgA nephropathies in children: prognosis and treatment. *Adv Nephrol Necker Hosp* 1993;22:121–140.
97. Mollica F, Li Volti S, Garozzo R, et al. Effectiveness of early prednisone treatment in preventing the development of nephropathy in anaphylactoid purpura. *Eur J Pediatr* 1992;151:140–144.
98. Bergstein J, Leiser J, Andreoli SP. Response of crescentic Henoch-Schönlein purpura nephritis to corticosteroid and azathioprine therapy. *Clin Nephrol* 1998;49(1):9–14.

99. Albrecht J, Mempel M, Hein R., et al. Henoch-Schönlein purpura: successful treatment with Dapsone. *Hautarzt* 1999;50(11):809–811.
100. Padeh S. Successful treatment of chronic Henoch-Schönlein purpura with colchicines and aspirin. *Isr Med Assoc J* 2000;2(6):482–483.
101. Pyne D. Colchicine for the treatment of recurrent Henoch-Schönlein purpura in an adult. *Rheumatology* (Oxford) 2001;40(12):1430–1431.
102. Choi SJ, Park SK, Uhm WS, et al. A case of refractory Henoch-Schönlein purpura treated with thalidomide. *Korean J Intern Med* 2002;17(4):270–273.
103. Oner A, Tinaztepe K, Erdogan O. The effect of triple therapy on rapidly progressive type of Henoch-Schönlein nephritis. *Pediatr Nephrol* 1995;9(1):6–10.
104. Iijima K, Ito-Kariya S, Nakamura H, et al. Multiple combined therapy for severe Henoch-Schönlein nephritis in children. *Pediatr Nephrol* 1998;12:244.
105. Fukui H, Kamitsuji H, Nagao T, et al. Clinical evaluation of a pasteurized factor XIII concentrate administration in Henoch-Schönlein purpura. *Thromb Res* 1989;56:667–675.
106. Kusuda A, Migita K, Tsuboi M, et al. Successful treatment of adult-onset Henoch-Schönlein purpura nephritis with high-dose immunoglobulins. *Intern Med* 1999;38(4):376–379.
107. Hattori M, Ito K, Konomoto T, et al. Plasmapheresis as the sole therapy for rapidly progressive Henoch-Schönlein purpura nephritis in children. *Am J Kidney Dis* 1999;33(3):427–433.

第87章

中枢神经系统血管炎

Leonard H. Sigal

中枢神经系统(CNS)损害在血管炎和风湿性综合征中较常见。诊断通常依赖于临床和实验室检查,CNS的表现通常是非特异性或非唯一性的。但在某些少见的情况下,患者没有明显的全身疾病而仅有神经系统症状。在这种情况下,临床医生必须鉴别这是一种全身炎性疾病(处于临床静止期)的独立神经系统表现,还是一种独立的CNS病变(即一种仅累及CNS的血管炎)。有学者综述了系统性坏死性血管炎[1]和他们的CNS表现[2-4]。Siva[5]、Rehman[6]、Rhodes等学者[7]和Scolding及其同事[8,9]均对神经系统的血管炎进行了综述,包括原发性和继发性的。

本章的目的是讨论仅有CNS表现的血管炎的临床特点、实验室检查和病理检查,不同的称谓有孤立性CNS血管炎(ICNSV)、孤立性CNS动脉炎(IACNS)、神经系统肉芽肿性血管炎(GANS)或原发性中枢神经系统血管炎(PACNS)。本章还将提供对可疑CNS血管炎进行正确而有效的评价和治疗的建议。要特别注意容易和PACNS相混淆的良性疾病,例如良性CNS血管病(BACNS)和HaNDL(一种具有头痛、神经缺欠和淋巴细胞增多的综合征)。GANS的命名依据受累组织的组织病理学变化,只适用于经病理证实并具有特异性肉芽肿性改变的CNS血管炎。而IACNS或PACNS是仅累及CNS血管炎的较常用病名,它经过组织学证实,但不需具有肉芽肿(第82章)。ICNSV中"孤立"一词是指临床上没有其他器官或系统血管炎的表现,PACNS中"原发性"一词是指CNS的病变基础是血管炎。

要诊断CNS血管炎的第一步是考虑到该诊断,第二步是慎重考虑其他所有可能的非血管炎疾病。除了活检,没有任何一种临床特点、体格检查或者实验室检查能够毋庸置疑地确诊CNS血管炎,包括判断其为原发/孤立还是继发于系统性血管炎。而且,所有这些改变血流的疾病,即使血管造影显示有血管损伤,也不一定是血管炎。

本章还比较了ICNSV和带状疱疹眼炎(HZO)伴有迟发性对侧性偏瘫(通常称作带状疱疹相关性脑血管炎,HZO-CA),大量证据表明水痘或带状疱疹病毒可引起弥漫性血管炎,该病常发生在免疫低下的人群中。本章还对其他的原发性CNS血管炎、系统性血管炎、能引起CNS症状的风湿性疾病和ICNSV的相似疾病进行了阐述。有关该主题已有相关综述[3,10,11]。

ICNSV是一种少见的血管炎,常常是肉芽肿性的(因此这种综合征曾叫做GANS),可以影响到脑和脊髓的软脑膜和实质中的小动脉。ICNSV常发生在临床症状缺乏或不显著的系统性疾病(即无系统性血管炎性、坏死性、肉芽肿性或其他症状)中。在过去的数十年中,更多的经验使人们认识到ICNSV不是一种特殊的疾病,而是一种受到很多诱发因素影响的病理过程,包括各种感染[12,13]。其常伴有淋巴组织的恶变,提示免疫缺陷状态可能在发病中起到一定作用。

有一种新的共识认为明显的CNS血管炎具有可能较早先原始病例报告和序列研究所提示的更为良性的预后。问题是不同的文献对于ICNSV的定义存在差别:一些病例仅基于临床表现,另一些仅依据血管造影表现,而还有一些是经活检证实。临床上一部分患者表现为自限性,不需要治疗,例如BACNS和HaNDL。某些药物(例如安非他明、麻黄碱等)适用于血管造影类似于ICNSV的单相血管病。过去，人们常认为HZO-CA是ICNSV/GANS的一种类型。疱疹后血管炎类似于后者，但HZO-CA病情更轻，范围局限，与已知致病菌相关，更易自限。根据疱疹感染史、疾病严重程度和损害范围，可以鉴别这两种疾病。从20世纪50年代到70年代的临床经验表明ICNSV预后不良，应给予积极治疗。过去的20年中，积极评价和个体化治疗是治疗的保障，许多ICNSV病例因此获得了较好的预后。近来发现，很多疾病过程可以有和"血管炎"相同的血管造影表现，所以活检是证实血管造影上血管不规则的表现是血管炎所致的唯一诊断工具(第90章)。

一、与系统性血管炎相关的中枢神经系统血管炎

合并其他风湿性疾病的CNS血管炎可以伴有或不伴有系统性血管炎。这些综合征的原发性CNS表现可见于很多情况[14]。通常都有全身性风湿性疾病或系统性血管炎的证据来确定诊断，但是也有一些病例除外，例如系统性红斑狼疮(SLE)、干燥综合征、系统性硬化症(PSS)、贝赫切特综合征，冷球蛋白血症和淋巴瘤样肉芽肿等疾病无脑外表现(即这些疾病仅单独表现为中枢神经系统异常)。这些疾病常要延迟5年，直到出现脑外症状才得以确诊。然而，在多数情况下，进行全面临床评价与正确利用实验室检查应能发现系统性疾病。

直到最近，伴有已知系统性血管炎的CNS血管炎患者通常是依据临床表现而获得诊断的。没有证据证明血管炎是CNS功能障碍的真正原因。CNS功能障碍是由某些药物、代谢异常或其他器官的严重损伤或功能障碍[例如SLE、PSS、类风湿关节炎(RA)或系统性血管炎患者的肺脏或者肾脏损害]所致，而不是CNS血管炎所致。因此，对于有CNS异常的患者必须首先排除酸碱失衡和其他代谢性疾病的影响后，才可考虑是否由血管炎所致。

血管造影术和活检被认为是诊断和正确治疗所必需的[2]。脑动脉炎的血管造影表现包括血管串珠样改变、狭窄和扩张、血流变化以及相关的占位效应改变[2]。血管造影的"血管炎性"改变除了见于原发性血管病外，还可以见于多种炎症性、感染性或其他非炎症性疾病[2]。基底部动脉处血管炎提示为感染性疾病（例如结核或真菌感染)或结节病。单一动脉分支的闭塞提示可能存在栓塞性病变或由于血管周围的局部脑组织病变所致的血管病改变。偶见血管造影下诊断的CNS血管炎可在数天内自行缓解，提示这种改变可能是由血管痉挛而非血管炎所致[2](例如BACNS)。

软脑膜活检是鉴别血管炎和血管痉挛、良性血管病或其他能引起血管造影学改变的疾病所必需的。因此，血管造影检查不再是血管炎的确诊指标。考虑到对确定治疗方案和预后的重要作用，进行活检是必要的。

许多的血管炎性疾病、风湿性疾病和非炎症性疾病都可以损伤神经系统，多见于系统性疾病。表87.1将这些疾病分为四类。原发性CNS血管炎(如Cogan综合征)通常不伴有系统性疾病(表87.2)。

二、原发性中枢神经系统血管炎

Cogan综合征是具有急性间质性角膜炎或巩膜炎/巩膜外层炎，伴有前庭听觉功能异常的疾病，常见于年轻成人[2]。间质性角膜炎和前庭听觉功能异常可见于其他疾病，包括结节性多动脉炎、韦格纳肉芽肿和类风湿关节炎。间质性角膜炎可以由先天性梅毒、结核病和病毒感染引起，因此诊断Cogan综合征应首先除外上述疾病。还有一种由闭塞性非血管炎性血管病变所致的综合征，表现为亚急性脑病、感觉神经性听力丧失和视网膜动脉闭塞，常见于年轻人[2]。这种综合征和Cogan综合征的区别是前者具有视网膜和神经精神异常，而没有间质性角膜炎或眼前半部炎性病变。

Eales病是一种好发于年轻人的特发性外周视网膜血管炎，常可导致失明[2]。它必须与其他综合征引起的视网膜血管炎相鉴别，例如韦格纳肉芽肿、SLE、白塞病、镰状细胞病、结节病和结核病等。视网膜血管炎很少伴随前葡萄膜炎[2]。

脊髓动脉炎可引起脊髓病变，它可以作为系统性疾病的首发表现或者表现为一种孤立的血管炎[2,15]。

(一)孤立性中枢神经系统血管炎

1959年，Cravioto和Feigin最早将ICNSV描述为一种独立的疾病[16]。1922年Harbitz在关于脑动脉炎的综述中所描述的两个病例也符合ICNSV的诊断[3]。1987年一篇对英语文献的综述总结了61例GANS[3]，随后又有55例病例被报道[2]。1987年，有文献对39例HZO-CA进行了综述[3]，之后又有文献收集了11例病例[2,15]。CNS血管炎并不常见，Scolding等人报道在一个240万人口的地区中，每年有3~4个人患该病[8]。孤立性血管炎的欧洲联合调查证实该综合征的少见性，

表 87.1　引起中枢神经系统血管炎的病因

原发性 CNS 血管炎
1. 神经系统肉芽肿性血管炎
2. 带状疱疹眼炎相关性脑血管炎
3. Cogan 综合征
4. Eales 病
5. 孤立性脊髓动脉炎
累及 CNS 的系统性坏死性血管炎
1. 结节性多动脉炎组
a. 经典的结节性多动脉炎
b. 变应性肉芽肿性血管炎
c. 药物相关性血管炎
d. 乙肝病毒相关性血管炎
2. 巨细胞动脉炎
3. Takayasu 主动脉炎
4. 韦格纳肉芽肿
5. 淋巴瘤样肉芽肿
6. 过敏性紫癜
7. 冷球蛋白血症
累及 CNS 的风湿性疾病，通过血管炎或其他机制所致
1. 系统性红斑狼疮
2. 进行性系统性硬化症
3. 混合性结缔组织病
4. 干燥综合征
5. 类风湿疾病
6. 幼年型类风湿关节炎
7. 多发性肌炎或皮肌炎
8. 贝赫切特综合征
9. 莱姆病
10. 强直性脊柱炎
11. Reiter 综合征
非风湿性疾病或血管炎性疾病
1. 结节病
2. 炎性肠病
3. 药物
a. 别嘌呤醇
b. 安非他明
c. 可卡因
d. 海洛因
e. 麻黄碱
4. 局部感染：细菌、病毒、原虫、立克次体或支原体
5. 血管炎的相似疾病：烟雾病、急性高血压、放射性血管病、抗心磷脂抗体综合征、镰状细胞病和血栓性血小板减少性紫癜

CNS：中枢神经系统。

并且在评价和治疗上存在很大的差异。正如 Scolding 等人指出的，应该共同努力进行对照研究来确定该综合征的最佳诊断方法[9]。

中枢神经系统血管炎的症状和表现常常是非特异性的，通常提示全脑的功能异常，并且常伴有渐进性加重的局部改变。急性或亚急性发病的意识混乱、头痛、人格改变、局部麻痹、颅神经病或意识丧失等，提示首次就诊时需进行一系列鉴别诊断。ICNSV 患者曾经被误诊为严重的偏头痛、特发性癫痫、动脉粥样硬化所致的中风、病毒性脑炎、原发性或转移性脑部肿瘤、梅毒、结核病、结节病和多发性硬化等[17,18]。

Calabrese 等人[19]建议把 ICNSV（他们更倾向于用 PACNS 一词）分为 4 个主要的亚类：①GANS。②肿块型，因怀疑恶性肿瘤而经活检证实为血管炎（占 PACNS 的 15%，常常以头痛为首发症状）。③脊髓动脉炎［占 PACNS 的 14%，表现为进行性下肢轻瘫的脊髓病，大多数伴有脑脊液（CSF）蛋白和细胞数的增加］。④CNS 出血（占 PACNS 的 11%，经常由潜在动脉瘤引起脑内、蛛网膜下腔或脊髓硬脑膜下出血，此组中 30% 左右的病例的出血与潜在的淋巴增殖异常有关）。

Scolding 等人根据经验认为将患者分成以下 3 种临床类型更有意义：①不典型的多发性硬化，伴有自行复发与缓解病程。②颅内肿块型。③急性或亚急性脑病[8]。

根据报道的 ICNSV 病例，将其临床特征归纳为表 87.3。男女比例为 4:3，男性多于女性。平均发病年龄为 42 岁，年龄范围为 3~78 岁。症状包括头痛（64%）、无力（38%）和意识混乱或“可能的精神异常”（40%）。失语症或言语障碍症、恶心或呕吐、记忆力障碍、嗜睡、癫痫或意识完全丧失可见于大约 15%~30%的病例中。中风相对少见[20]。

前驱疾病或相关的疾病包括高血压、肾衰竭、糖尿病、回肠炎、上呼吸道感染和霍奇金病或非霍奇金淋巴瘤，其他恶性肿瘤占病例的一小部分。但它们和血管炎之间的因果关系并未确定。据观察，CNS 血管炎和选择性 IgA 缺乏有关[21]，且发生于妊娠期和产后期[22]。

最近，Lanthier 等在对儿童孤立性 CNS 血管炎的综述中描述了 2 个新病例（仅第 2 例经活检证实为血管炎），并总结了另外 8 例，所有患者均不超过 16 岁[23]。在这些儿童和青少年中，5 例累及小血管，其他 5 例累及中动脉或大动脉。在后一组中，2 例发生缺血性脑卒中，1 例发生短暂性脑缺血发作，另外 2 例发生蛛网膜

表 87.2 原发性中枢神经系统血管炎

疾病	发病年龄（岁）	男女比例	有CNS疾病百分率	孤立的或主要的CNS表现	其他的CNS表现	综合征的其他特点	具有诊断意义的检查
ICNSV	30~50	4:3	100%	头痛 脑血管综合征 意识混乱/精神病 失语症/失语性癫痫 共济失调 颅神经病变 横断性脊髓病			血管造影术 软脑膜和脊髓活检
Cogan综合征	15~30	1:1.2	2%~5%	脑膜脑炎 癫痫 共济失调 脑血管综合征 脑神经病 器官精神综合征	下部小脑动脉闭塞 头痛	非梅毒性间质性角膜炎(90%~100%)或巩膜炎/巩膜外层炎 前庭听觉异常(100%) 非典型系统性坏死性血管炎(30%) 主动脉瓣闭锁不全	视觉检查 听觉检查
Eales 综合征	25~45	1.5:1	罕见	视盘血管炎			视觉检查 荧光血管造影术
孤立性脊髓动脉炎	25~60			脊髓病		海洛因成瘾	脊髓影像学检查 血管造影术 活检

下腔出血。Gallagher 等描述了另外 5 例未经活检证实的儿科病例。所有病例都发现了核磁共振(MRI)异常，提示存在脑梗死。脑脊液检查 1 例发现淋巴细胞增多，另 1 例发现了出血，其他 3 例正常。治疗后的连续血管造影和 CT 血管造影提示病情缓解（在这些病例中 CT 检查非常有效）。研究者总结发现 PACNS 儿童患者的后循环障碍和脑出血可能比成人的更加常见，而频发的或严重的头痛或局部神经功能丧失应即时被发现，并采取积极的治疗措施[24]。

大约有 1/6 的 ICNSV 成人患者可以出现发热和血压升高，仅有两例出现了皮肤损害。一半患者在评估神经功能时表现为肌肉无力，大多数下肢运动异常的患者都可出现下肢病理征阳性。眼底镜检查发现 13%患者具有视神经乳头水肿或血管改变。颅神经病变占 25%，常累及面神经和展神经。

血沉（ESR）常常升高，但也有许多病例血沉正常（表 87.4）。Lanthier 等的文章中，影响小血管的儿童 CNS 血管炎患者血沉和脑脊液检查均正常，而那些大血管损伤的患者常有血沉和脑脊液异常[23]。临床上梅毒性脑膜血管病很难和 ICNSV 鉴别，但 ICNSV 的梅毒血清学检查均为阴性[2]。93%的受检测患者脑脊液异常，常可见压力升高、总蛋白升高及淋巴细胞增多，但糖含量正常（表 87.4）。Scolding 等人检测的 6 份脑脊液样本中有 3 份显示出寡克隆带[8]。65%受检患者脑电图异常（表 87.4），常常为弥漫性慢波伴有侧壁或局灶性异常。

抗核抗体（ANA）和抗中性粒细胞胞浆抗体（ANCA）常为阴性，在该综合征诊断中没有意义，检测的唯一目的是鉴别有无潜在的系统性疾病（例如 SLE、PSS 或韦格纳肉芽肿）。Scolding 等人在先前未报道的 8 例患者中发现 3 例 ANCA 阳性（其中 1 例是假阳性），他们认为 ANCA 在他们的病例 2 中是“特别有用的”，该病例是孤立的 CNS 疾病，而且其他抗体血清学检查均为阴性[8]。

脑血管造影、CT 和脑部放射性核扫描可依次被选择用于疾病诊断。在诊断性检查部分我们将谈到可

表 87.3 孤立性中枢神经系统血管炎(ICNSV)和带状疱疹眼炎相关性脑血管炎(HZO-CA)的临床特征

	ICNSV (n=116)	HZO-CA (n=50)		ICNSV (n=116)	HZO-CA (n=50)
年龄(岁)	42.1	61.0	Ⅲ	4	18
性别(男/女)	67/49	31/19	Ⅳ	1	0
临床症状(发生率%)			Ⅴ	1	11
头痛	64	14	Ⅵ	8	11
意识混乱/精神异常	40	40	Ⅶ	13	39
无力	38	70	Ⅷ	3	2
失语症/言语障碍症/构音障碍	28	8	Ⅸ	1	0
恶心/呕吐	23	5	Ⅹ	1	2
癫痫	20	6	Ⅺ	0	4
共济失调	18	6	Ⅻ	0	8
嗜睡	17	14	Horner综合征	0	4
记忆力紊乱	17	4	前驱疾病/相关疾病(报道的病例数)		
意识丧失	13	2	霍奇金病	9	3
麻木	13	6	高血压	8	1
颈/背僵直	10	0	慢性肾衰竭	8	1
查体发现(发生率%)			近期发生的上呼吸道感染	4	0
偏瘫/单侧肢体瘫痪/截瘫	48	70	创伤	4	0
下肢病理反射	30	18	非霍奇金淋巴瘤	2	1
发热	17	6	糖尿病	2	0
高血压	16	4	回肠炎	1	0
眼底镜检查异常	16	0	产后	1	0
脊髓病	8	0	慢性淋巴细胞白血病	0	2
共济失调	6	10	肾移植	0	2
斑丘疹	3	0	结肠癌	0	1
震颤	2	2	乳腺癌	0	1
颅神经异常	29	45	扁桃体癌	0	1
Ⅱ	2	8	结节病	0	1

疑CNS血管炎患者应用MRI和磁共振血管成像(MRA)的意义,但它们对于ICNSV的诊断既不敏感也不特异。

ICNSV尸检或活检检查可以发现小动脉和微小动脉(典型的直径为200~500μm)受累,与皮层下血管相比更多影响实质和软脑脊膜的血管(图87.1和表87.5)。可出现朗汉斯细胞和异体型的多核巨细胞、肉芽肿、巨噬细胞和淋巴细胞,常附着于受损的弹性层。近期的一项研究显示在1例PACNS病例的脑部小血管中存在CD45RO$^+$(记忆性)T细胞[25]。内膜的增殖和纤维化较常见。在GANS中,与其他血管壁层相比,较少累及中层,而巨细胞动脉炎(与GANS在组织学上具有相似性)则相反[3]。有一半概率可累及静脉,但病变通常比动脉轻微。

脊髓、颞动脉、颅神经很少发生血管炎改变,但是颅外显著的血管炎更加少见。通过对11例尸体解剖后,发现神经系统外的病理学改变最常发生在肺脏和肾脏,而这些病例在死亡之前无一例具有明显的临床特征或可疑临床损害(表87.5)。

表 87.4 孤立性中枢神经系统血管炎(ICNSV)和带状疱疹眼炎相关性脑血管炎(HZO-CA)的实验室检查特点

实验室检查(发生率%)	ICNSV (n=93)	HZO-CA (n=47)	实验室检查(发生率%)	ICNSV (n=93)	HZO-CA (n=47)
血沉增快	58	27	弥漫性慢波	43	32
脑脊液			弥漫性慢波,单侧优势	14	2
正常	7	2	单侧慢波	6	37
压力增高	60	33	弥漫性慢波,伴局灶性异常	12	10
淋巴细胞增多	71	95	局灶性异常	10	17
蛋白增高	62	63	其他		
糖降低	27	7	脑部的放射性核扫描异常	54	50
脑电图			脑部的 CT 异常	65	68
正常	33	14	脑血管造影异常	82	96

表 87.5 孤立性中枢神经系统血管炎(ICNSV)和带状疱疹相关性脑血管炎(HZ-CA)的显微镜下组织学检查

	ICNSV		HZ-CA	
	活检(n=16)	尸检(n=43)	活检(n=39)	尸检(n=9)
血管的细胞浸润类型(报道的病例数)				
粒细胞	5	30		4
上皮细胞	6	11	11	0
多核巨细胞	14	40	38	4
淋巴细胞	14	39	37	7
组织细胞	6	14		6
受累血管的类型(报道的病例数)				
微小动脉	9	14	1	1
小动脉	9	17	1	3
中等动脉	1	9		2
大动脉	0	6		2
弹性层断裂	5	15	1	5
静脉	4	20	1	0
动脉受累多于静脉		13/19		
静脉受累多于动脉		1/19		
周围神经受累		0		0
脊髓受累		7		
颅神经受累		3		1
尸检证实的非神经受累病灶		11		0
肺脏		7		
肾脏		7		
冠状动脉		5		
肝脏		3		
淋巴结		2		
脾、胃、前列腺、睾丸或子宫		1		

三、孤立性中枢神经系统血管炎的发病机理

ICNSV 的机制目前尚不明确，已有文献对可能导致中枢神经系统血管炎的感染因素做出总结[12,13]。中枢内血管中层及内膜的相对不易受累提示导致 ICNSV 的始动因素可能来自血管外，而非出血所致。这种始动因素在颅内的游走与 ICNSV 的非系统性和分布是一致的。就如在“巨细胞动脉炎”一章（第 85 章）中提到的，弹力膜的断裂是导致炎症发生的中心环节[3]。经静脉接种由火鸡产生的鸡败血支原体，可产生类似于 GANS 的血管炎，在病变部位的颅动脉壁或其附近发现微生物[2]。在两位诊为 GANS 患者的血管内膜弹力层附近的血管炎病变部位可发现这种类支原菌包涵体，但支原体培养为阴性[2]。Ovetchkine 和他的同事们报道了一例 8 岁的小男孩在肺炎支原体感染后出现孤立性脑血管炎（但证据仅来自血管造影检查，而未进行活检）[26]。

前驱的病毒感染也可能是发病原因。在一例 GANS 患者中，在电子显微镜下看到胶质细胞核内可见一直径为 100nm 的病毒样颗粒聚集物，一部分从细胞膜上以出芽方式溢出，一部分有电子致密核。未发现胞浆颗粒[14]。鞘内的补体消耗说明在 ICNSV 发病中局部免疫反应起一定的作用[2]。人类免疫缺陷病毒（HIV）导致的中枢神经系统的血管炎与 ICNSV 的组织学改变相似（见第 129 章）[2,5]，综合最近的全世界范围内的文献共报道了 23 例 HIV 相关的 ICNSV[27]，发生频率高于偶发事件。HIV 引起血管炎的可能的机制包括内皮细胞的 HIV 感染或是 HIV 感染引起内皮细胞损害，免疫缺陷导致其他病原体的感染，免疫复合物沉积以及细胞因子或细胞黏附分子的调节受损。大脑内病毒或其他感染可刺激局部细胞因子的产生，而细胞因子可能在中枢神经系统血管炎的发生机制中起一定作用。Dawson 和 Starkebaum 报道了两例合并有丙型肝炎病毒感染的 CNS 血管炎，其中一例是活检证实为肉芽肿性血管炎。两个病例均对皮质类固醇和环磷酰胺反应良好[28]。

向小鼠大脑中注射干扰素-γ 与 CNS 血管炎的产生有相关性[29]。肿瘤坏死因子亦可能在神经血管的破坏过程中起作用[30]。在 3 名 CNS 血管炎患者的脑脊液中发现白细胞介素-6 升高（3 例病例分别为结节性多动脉炎、巨细胞动脉炎和贝赫切特综合征），且疗效与

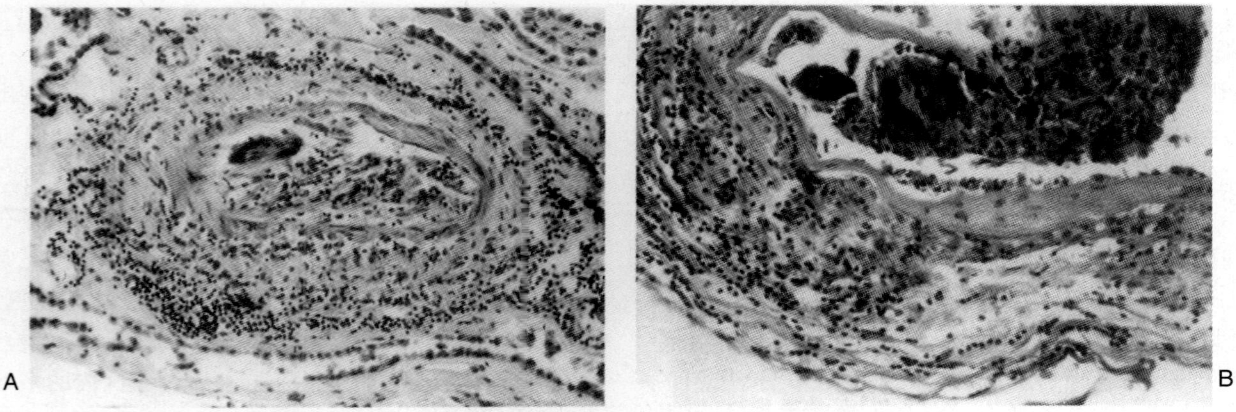

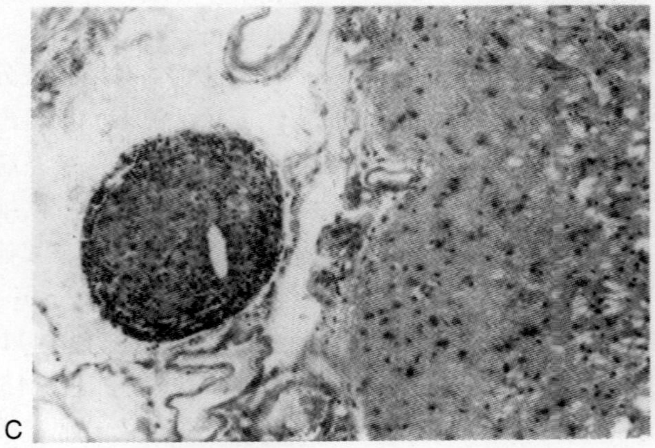

图 87.1　（A）一名 ICNSV 患者的脉络丛尸检标本显微镜下照片。闭塞是继发于血管内膜下反应。在血管中层和外膜可见淋巴细胞和巨细胞的炎性浸润（放大倍数×205）。（B）一名 ICNSV 患者的蛛网膜下腔尸检标本显微镜下照片。同 A 相比，巨细胞伴充分的单核细胞反应引起更多血管壁损伤。可见内膜弹力层损害（放大倍数×256）。（C）一名 ICNSV 患者的脑皮质的尸检标本显微镜下照片。管壁损害严重，管腔消失，可见外层颗粒层损坏伴有皮质分子层的坏死和反应性神经胶质瘤形成（放大倍数×160）。（Reproduced from Sigal LH. The neurologic presentation of vasculitic and rheumatologic syndromes：a review. *Medicine* 1987；66：157–180，with permission.）

其水平下降相平行[31]。

四、对疑似孤立性中枢神经系统血管炎患者的诊断评价

ICNSV 综合征临床表现不一致（可能在病原学上也不一致）。如前所述，诊断 ICNSV 的主要依据是血管造影及软脑膜和皮质的活检。对颈内动脉及其分支的血管造影图像用数字予以标记，离颈内动脉分叉处(即大脑前动脉和大脑中动脉起始处）最近的区域使用最低的数字标记(图 87.2)。ICNSV 的脑血管造影显示弥漫性或局限性的、分布涉及数条大脑动脉的大、中、小血管异常(图 87.3)。这些改变包括动脉串珠样改变、动脉瘤形成、血管环型或偏心型异常和无血管的团块病变。然而，上述发现，无论单独或联合出现，都不能作为诊断血管炎的依据，因为有些表现可能与恶性肿瘤性的、感染性的或药物相关性的血管病变相关，或者可表现为良性或自限性病变过程。总之，这些发现均不是 ICNSV/PACNS 所特有的[32]。相反，活检证实为脑血管炎而血管造影也可为正常，因为血管造影不能检测出直径小于 100~200μm 的血管的改变。因此，活检是诊断炎性病变(即血管炎)所必需的。

在一项对 ICNSV 患者的一系列血管造影分析中发现，未治疗前血管造影显示血管进行性破坏，治疗后血管造影显示进行性好转。越早开始治疗，血管造影图恢复正常的可能性越大[33]。对标准的血管造影和 MRA 进行比较，证实 MRA 检查对诊断 ICNSV 并无充分的敏感性[33]。Schlueter 等人报道了增强敏感性的时间飞跃法 MRA 检查[34]。有报道称标准的 MRI 检查可显示ICNSV 患者的血管异常，但是与血管造影相比，其所显示的病变范围要小[18]。另一项 7 例 ICNSV 患者的研究中，提示 MRI 检查的异常与血管造影的发现存在关联，但是有研究指出一些血管炎患者的 MRI 检查正常[35]。

血管炎在 MRI 上没有特异性发现。病变包括大脑皮质、基底节和脑白质上单个或多发的梗死灶、出血和非特异性 T2 高信号损害[32,36]。Pomper 等人发现 MRI检查对大脑血管炎的敏感性为 100%[37]。相反，Cloft 等人[38]认为 MRI 检查对诊断脑血管炎指导意义不大，不能替代血管造影术。最近 Wasserman 等人进行了进一步研究，一致认为经血管造影证实为脑血管炎者 MRI 表现可为正常，因而建议必须应用一些能够检测梗死的技术[例如液体衰减反转恢复序列(FLAIR)和弥散加权与灌注成像技术]，以增强 MRI 的敏感性[39]。Campi 等人对

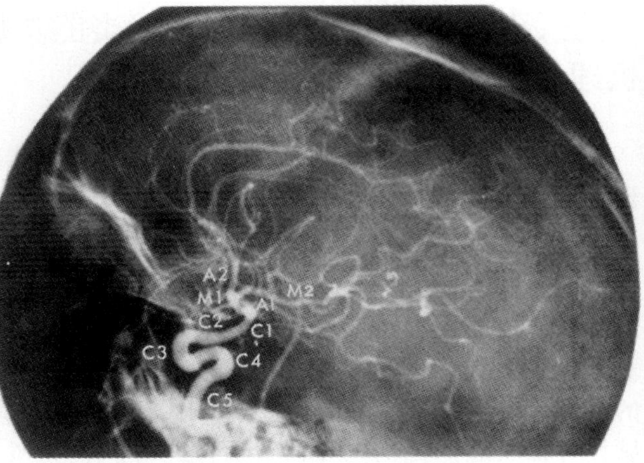

图87.2 颈内动脉及其分支的血管造影图。包括C2、C3和C4的Ω形状的环路被称为颈动脉虹吸部。颈内动脉在颈动脉孔处入颅，沿前内侧前行，然后垂直上升（C5)，沿与蝶鞍相反方向向前(C4)。接着，其在硬膜内上行（C3)，然后抵达前床突内下方(C2)，并发出分支形成眼动脉。半月神经节靠近虹吸部和大脑前动脉及大脑中动脉的分支处。在C1处，颈动脉发出分支形成大脑前动脉和大脑中动脉。大脑前动脉向前内侧(A1)移行至中线，然后上行(A2)与前交通动脉相连。随后形成额极和胼胝体周的动脉，额叶、顶叶及胼胝体的血流由这些血管供应。大脑中动脉向一侧(M1)延伸并分成三支(M2)，分别供应基底节，内囊以及额叶、顶叶和颞叶的外侧。

MRI 的随访研究揭示钆的分辨率可增强 MRI 检测出的病变，在 T2 加权像上部分病变显示较轻或消失[40]。Campi 和其同事发现患者中有很多脊柱 MRI 检查异常[40]。一例有PACNS 的患者使用梯度回波 MRI 检查检测到存在大脑皮质出血[41]。现在可以明确 MRI 或MRA检查正常并不能除外脑血管炎诊断。MRI 检查比 CT 敏感性更高，在怀疑 CNS 血管炎的患者中可作为首选的影像学检查。一系列 MRI 检查可以显示不同血管分布区内的多处缺血灶随时间而变化，这一系列改变增加了将 MRI 检查用于诊断多处中枢神经系统血管炎的可能性[19,36]。

一项中枢神经系统血管炎的研究，对脑脊液分析及 CT、MRI 检查的相对敏感性进行了比较。7 名患者患 ICNSV，8 名患者有潜在的风湿性疾病（4 名系统性红斑狼疮患者，2 名结节性多动脉炎患者，1 名巨细胞动脉炎患者，1 名干燥综合征患者)，4 名患者有其他疾病(2 名恶性肿瘤患者，1 名有感染性疾病患者，另一名患者先前进行了头部放射治疗)。17 名患者中 11 人 CT 检查阳性，16 名患者中 12 人 MRI 检查阳性，15 例经血管造影证实的病例中有 8 人的脑脊液异常，敏感

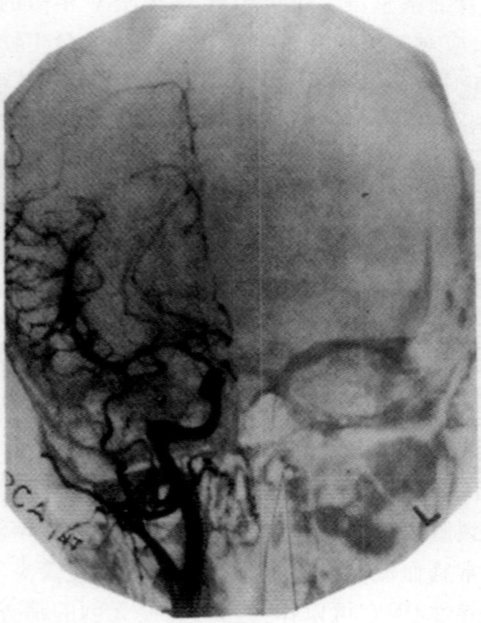

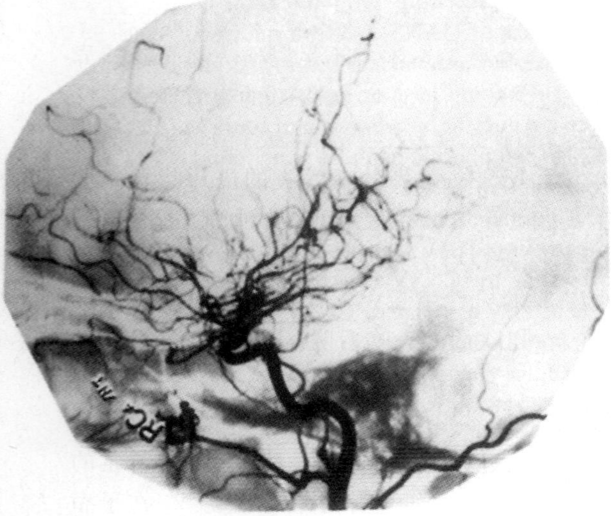

图87.3 (A)一名ICNSV患者的右颈动脉血管造影图(前后立)。在大脑动脉系统的前后动脉有多处血管狭窄。(B)一名ICNSV患者右颈动脉血管造影图(侧位)。血管远端和近端可见串珠样改变及多处不规则改变。(Reproduced from Sigal LH. The neurologic presentation of vasculitic and rheumatologic syndromes: a review. *Medicine* 1987;66:157-180, with permission.)

性为53%(95%置信区间为 27%~79%)。CT 检查的敏感性为 65%(11/17,95%置信区间为 38%~86%),MRI 敏感性为 75%(12/16,95%置信区间为 48%~93%)。脑脊液分析结合 CT 或 MRI 检查比单独脑脊液分析敏感性高:脑脊液分析结合 CT 敏感性为 92%(11/12,95%置信区间为62%~100%),脑脊液分析联合 MRI 检查敏感性为 100%(12/12,95%置信区间为 74%~100%)。以此项研究推测,如果一名怀疑 CNS 血管炎的患者脑脊液检查合并 CT 或 MRI 检查是正常的,那么他的血管造影检查不可能是异常的[42]。Harris 等人[43]发现 MRI 检查正常实际上即可排除血管造影存在异常,很多人对此有争议。Chu 等人[32]发现对于检测软脑膜扩大或者脑室周围白质的病变,MRI 的阳性预测值 (从 43%到 50%~70%)和特异性(从 19%到 75%~81%)得到了显著的提高。ICNSV 脑室周围的病变比系统性硬化症数量少、损害轻。另一项研究发现,16 名中枢神经系统血管炎患者中 9 名血管造影与临床特征相一致,而另外 7 名尽管血管造影异常, 但 CT 检查或大脑放射性核素检查正常[44]。无论是 CT 还是 MRI 检查在诊断上都无足够的敏感性和特异性。影像增强检查在对照研究中不具备特异性。

MRA 在脑血管炎的诊断中不能作为血管造影的有效的替代检查,可能因 MRA 分辨率较低。目前由于单光子发射的计算机体层摄影术(SPECT)和正电子发射的体层照相术(PET)经验的缺乏,不能依靠两者对可疑性ICNSV 进行诊断。尽管SPECT 或 PET 检查对检测大脑血流改变有益, 但两者均不具有良好的效用。这些功能性影像学检查的异常并不一定与特异性临床改变或是血管变化、炎症和其他变化相关。Meusser 等人[45]研究表明 SPECT 可发现早期病变,这些发现则是导致进一步进行确切评价的证据。Scolding 等人发现在 3 名他们诊断为中枢神经系统血管炎的患者中 2 人存在 SPECT 异常。相比之下,8 名患者中的 7 人出现 CT 异常,而 4 名患者均有 MRI 检查异常[8]。他们用铟标记白细胞核显像发现 2 名受检患者中 1 人异常。临床上静息肺脏摄取在这些病例中是有临床用处的[8]。

疑似脑血管炎的患者经常会担心血管造影安全性的问题。在一个对 125 例脑血管炎进行的综述中,16 例具有中枢神经系统血管炎 (8 例为 ICNSV,4 例为 SLE,其他分别为干燥综合征、Takayasu 动脉炎、巨细胞动脉炎和皮肤血管炎),证实为血管炎的患者并发症的发生率并不比阴性组高。按逻辑推理,推测血管造影并发症的出现是由于先前存在中风 (相对危险系数为 3.47)和脑脊液异常(相对危险系数为 3.24)。依此类推, 由脑脊液异常和风湿病疾病史可推测存在血管造影异常。该组中 5 人死亡,无一人与血管造影有关。其中一例发生中风,另外一例发生了颈动脉剥离[46]。

如前所述,血管造影本身不足以作为血管炎特异性诊断标准。曾报道活检证实 ICNSV 的患者血管造影正常[2]。相反,亦有血管造影异常而血管活检正常的报道[2],可能因为 ICNSV 患者的血管炎的斑片状分布所致,或者是"良性血管炎",或可能是可逆的血管痉挛[2]。脑淋巴瘤的活检结果也可能表现为血管炎[47]。Chu 等人[32]报道 1 例 47 岁的男性患者由于局部单相血管炎造成的块状病变,在切除病变大脑后明显治愈,而其他处并无再发。因此,即使活检证实为血管炎,也不一定能预测结局或确定下一步如何治疗。

1 例急性产后高血压患者的一过性血管造影异常的报道强调了解释 CNS 血管造影异常的难度[48]。在子痫患者中亦曾有报道发生一过性脑血管狭窄和扩张[49]。甚至在子痫患者产后 2 天的任意时间,仍有妇女发生脑血管炎而无相伴发的蛋白尿和水肿,一些学者因此提出建议将子痫的定义进行扩展[22]。因此,活检对诊断孤立性中枢神经系统血管炎的患者是重要的检查手段。很多报道认为因软脑膜的血管经常受累,所以进行大脑皮质和软脑膜血管的联合活组织检查对于诊断是最好的选择。通过应用血管造影定位指导活检可增加诊断率[3]。如果没有发现血管造影异常的病灶,通常可在非优势半球的颞极(即非语言皮质区)进行活检[50],基底结的脑膜活检对结节病或慢性脑膜炎(例如结核性的或真菌性的)的诊断有意义。据报道脑组织活检的阳性率低(在一项调查中为 3.3%[23],另一研究为 0.5%~2.0%[51])。对疑诊 ICNSV 的患者并不提倡颞动脉活检,因为颞动脉不常受累并且一定与患者临床表现的发病机制无关。值得注意的是,Rhodes 等人[7]发现男性诊断多依据活检(男:女为 2:1),而女性诊断多仅依据血管造影(男:女为 1:2)。Hankey 发现,与依据组织病理学诊断的病例相比,仅依据血管造影诊断的病例,其脑脊液细胞数和蛋白含量偏低,这也提示了两组人群中的发病过程的不同[52]。尽管很多文献大力指明活检的重要性,但欧洲神经病学专家对诊断中枢神经系统血管炎的研究表明只有一少部分患者有支持诊断的活检证据[9]。

当血管造影异常而活检正常时,则可能是血管痉挛引起或是未取到血管炎症的病灶(称为抽样误差)。在这种情况下,应根据患者的总体临床特点,排除其他与 ICNSV 相似的疾病,同时根据神经系统异常的进展情况来确定治疗方案[47]。很显然,如果存在高血压,降低血压能够加速缓解血管痉挛。假如存在特定病毒、真菌或者细菌感染,也可引起与 ICNSV 相似的综合征,因此,应对脑组织和脑脊液进行正确的微生物学分析。

仅报道过两例 ANCA 阳性的中枢神经系统血管炎:第一名患者 pANCA 阳性,存在中枢神经系统血管炎和 Crohn 病[53]。第二名患者诊为系统性坏死性血管炎,脑 MRI 发现"相应的血管病变",经皮质类固醇和环磷酰胺治疗后缓解[54]。因此,真正的 ICNSV(或 HZO-CA)无 ANCA 阳性,而且 ANCA 不应作为常规检查。但是,在 ANCA 相关性小血管病的队列研究中存在亚临床认知功能的损害,许多患者 MRI 异常提示存在脑损害,这与神经精神检查改变相关。上述发现提示这些血管病变也可以累及中枢神经系统[55]。

Razumovsky 及其同事报道了 1 名产后因脑血管炎导致脑内出血的患者,行经颅多普勒超声波检查发现异常脑血流。虽然这种检测方法对血管炎不一定具有特异性,但它可以作为一种简便无创的筛查工具[56]。

Scolding 等人通过视频显微镜检和经前房注射小剂量荧光素行血管造影术检查发现 5 名受检的患者中有 4 人提示有血管炎改变[8]。如果得到确认,这些结果提示这种技术可能会成为一种操作简易、无创的、诊断孤立性中枢神经系统血管炎的工具。

五、孤立性中枢神经系统血管炎的治疗方法

早期脑血管炎报道显示预后均较差,而且死亡发生于诊断后第 1 天到第 9.5 月期间(平均值 45 天,中位数 16.5 天)。在最近的报道中,通过应用大剂量的皮质类固醇(地塞米松或泼尼松)和细胞毒性药物(环磷酰胺或硫唑嘌呤),在 ICNSV 患者的治疗上取得了成功(表 87.6)。在一病例中,放射疗法和皮质类固醇联合应用在治疗霍奇金病时,脑血管炎得到了缓解[2]。仅有一例病例报告 ICNSV 患者(没有潜在的恶性肿瘤)对放射疗法有反应,一旦患者接受了大剂量的放疗后,皮质类固醇和环磷酰胺则对之无效[17]。1 名合并有 PSS的 CNS 血管炎患者使用环孢霉素治疗取得了成功。根据报道,学者们认为该药对神经及皮肤表现均有疗效[57]。一篇关于 GANS 的综述提到既往的综述所涉及的病例数少,年龄及严重程度不匹配,并且随访不一致,因而认为并无证据证实加用环磷酰胺对治疗有益[58]。

最近越来越多的报道表明多数患者预后良好,多为单相疾病(参照 BACNS 的论述部分),提示并不一定需要立刻进行细胞毒药物治疗。当然,应该根据临床表

表 87.6 ICNSV 患者和 HZ-CA 患者临床结果的比较

	ICNSV(n=103)	HZ-CA(n=50)
未随访	1	4
未治疗		
死亡或病情进展	38	17
病情无进展	1	8
病情改善	2	18
使用类固醇治疗		
死亡或病情进展	5	0
一过性改善	4	1
病情无进展	4	0
病情改善	23	2
类固醇+细胞毒药物治疗		
死亡或病情进展	3	0
病情无进展	3	0
病情改善	20	0
放疗法治疗		
有一过性疗效[a]	1	

[a]早期使用皮质类固醇和环磷酰胺治疗无效，再复发时，不能使用放疗法治疗。

现及发展的严重程度进行个体化治疗。尽管未经证实，但对此类患者建议使用钙通道阻滞剂，避免使用口服避孕剂、拟交感神经药及咖啡因等药物，治疗时应谨慎[19]。

六、带状疱疹眼炎相关性脑血管炎

水痘带状疱疹病毒(VZV)感染可以导致中枢神经系统血管炎。在HZO-CA中，男性发病占优势，男女比率为5:3，但是发病年龄较大(平均年龄61岁，范围在7~96岁间)，可能因为带状疱疹感染更易发生于老年人。据记载，除了第V对颅神经第二分支的支配区以外的其他区域，在VZV感染后，均可出现等同于HZO-CA的中枢神经系统血管炎，这种现象多发生于免疫妥协的宿主。血管病变相关的神经后遗症多发生于带状疱疹眼炎的1周到2年内。五位患者出现后遗症的时间分别为第117天、4个月、5个月、6个月和2年。除他们以外，发生后遗症时间的平均数和中位数都约为31天。1名儿童在水痘感染后的短时间内即出现CNS血管炎[59]。带状疱疹相关性神经系统功能异常包括：带状疱疹性神经根病、带状疱疹脊髓炎、颅神经病变(包括Ramsay Hunt综合征)、带状疱疹脑膜脑炎和远期的白质脑炎。

HZO-CA的临床表现不同于ICNSV。除了无力感发作较频繁及严重外，HZO-CA病情通常较轻（表87.3)。报道的11个病例中仅4例ESR增快(36%)。脑脊液检查多为异常。HZO-CA局部或单侧脑电图异常较ICNSV常见。HZO-CA血管造影具有特异性[2]，呈节段性单病灶，多为大脑中动脉分布区的一侧大血管受累，偶尔累及颈内动脉(图87.4)。16例HZO-CA患者的组织检查结果(5例活检和11例尸检)与ICNSV患者的相类似(图87.5)。HZO-CA亦可有深部病变(如丘脑、脑干和脊髓)，可累及较小血管。

HZO-CA的确切发病机制目前尚不明确。已有别文对综合征的相关理论进行了总结[2]。病毒可通过轴突或神经胶质途径从眼播散到半月神经节，在此引发炎症。邻近的炎症也可直接蔓延到上游的血管，引起组织损伤的瀑布效应[2]。可在受累血管壁的平滑肌细胞内发现类病毒颗粒(图87.6)。

HZO-CA的预后良好(表87.6)，据报道只有2名患者服用皮质类固醇治疗。1例患者经皮质类固醇联合阿昔洛韦治疗后病情改善。第2个病例经皮质类固醇治疗有效，但患者死于血管炎性动脉瘤破裂后所致颅内出血。另有1名患者采用阿司匹林(500mg/d)，加双嘧达莫(75mg，一天三次)治疗，未出现病情进展[2]。

由于免疫缺陷患者存活时间的延长，VZV相关性CNS血管炎病变范围增加。不同于上述免疫缺陷患者，发病多为单一病灶，在免疫活性未受损的个体中可见累及大血管和较小血管的多发性病变[60,61]。CSF与血清的特异性抗VZV抗体比率升高可确定诊断(或血清与CSF的特异性抗VZV抗体水平比率下降)[62,63]。在受累血管中可发现Cowdry A型包涵体细胞、疱疹病毒颗粒、VZV的DAN和抗原。有充分理由认为，由于VZV可致多发性血管病变，此种患者可发生多发性脑炎[63]。

七、值得关注的孤立性中枢神经系统血管炎的相似疾病

静脉[2]或者口服[64]去氧麻黄碱或可卡因(静脉注射[2,65]、鼻吸[2,65]或吸入[65,66])可导致缺乏系统性血管异常表现的CNS血管炎。CNS血管炎也可能是麻黄碱的滥用[2]或是使用苯丙醇胺(一种许多非处方减肥药、缓解充血药和兴奋剂的主要成分)的结果。这些患者中多数按推荐剂量服药，且无血管损伤的系统表现[2]。一些特定的草药制剂(例如麻黄)含有麻黄碱样的化合物，因而对这些病例需调查使用草药的情况。虽然目前麻黄碱的相关化合物与CNS血管病变无关，但推测它可

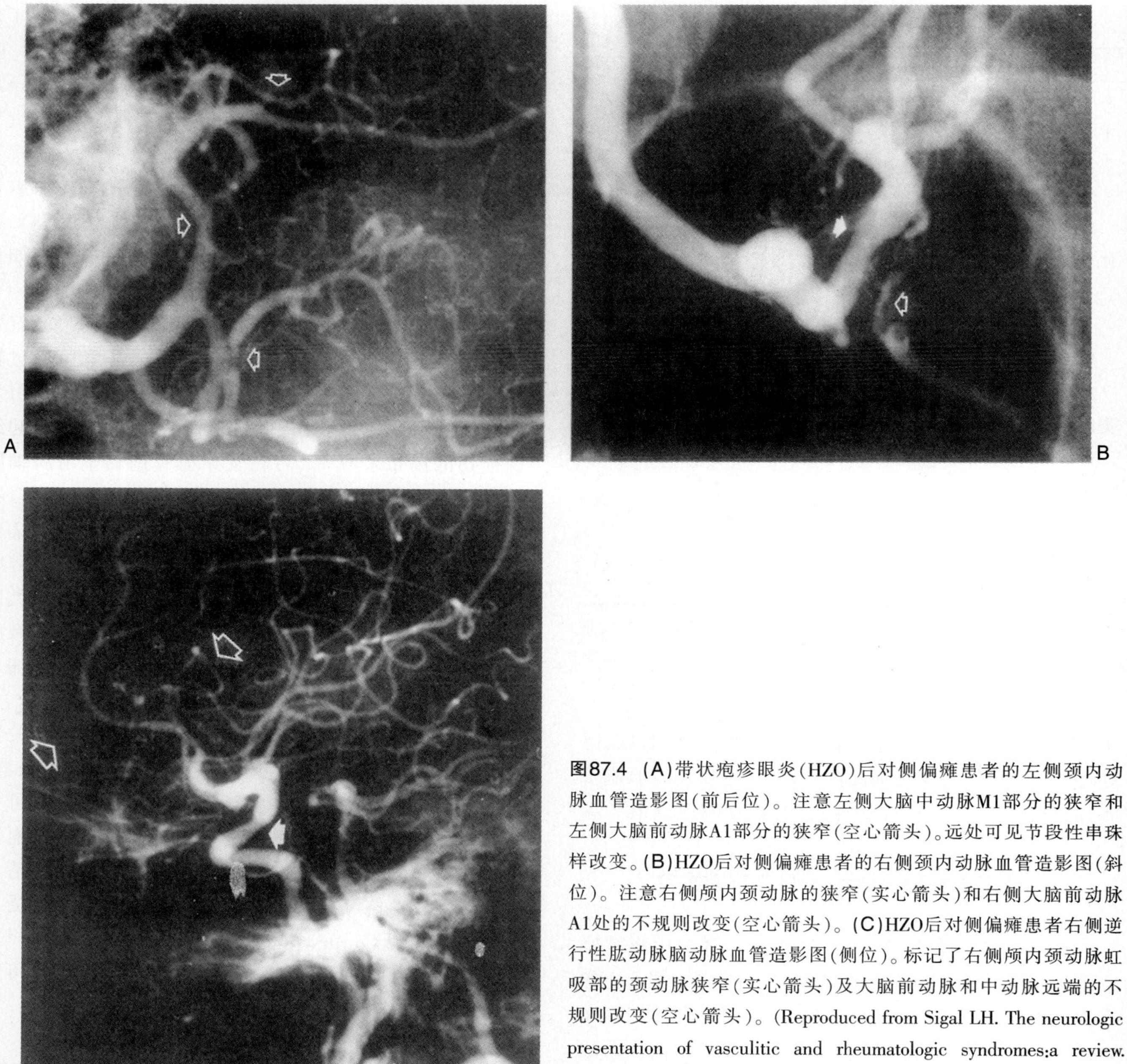

图87.4 （A）带状疱疹眼炎（HZO）后对侧偏瘫患者的左侧颈内动脉血管造影图（前后位）。注意左侧大脑中动脉M1部分的狭窄和左侧大脑前动脉A1部分的狭窄（空心箭头）。远处可见节段性串珠样改变。（B）HZO后对侧偏瘫患者的右侧颈内动脉血管造影图（斜位）。注意右侧颅内颈动脉的狭窄（实心箭头）和右侧大脑前动脉A1处的不规则改变（空心箭头）。（C）HZO后对侧偏瘫患者右侧逆行性肱动脉脑动脉血管造影图（侧位）。标记了右侧颅内颈动脉虹吸部的颈动脉狭窄（实心箭头）及大脑前动脉和中动脉远端的不规则改变（空心箭头）。(Reproduced from Sigal LH. The neurologic presentation of vasculitic and rheumatologic syndromes:a review. *Medicine* 1987;66:157-180,with permission.)

具有极其相似的作用。所导致的 CNS 综合征多表现为严重的 CNS 血管痉挛而非真正的血管炎[2]。

使用经食道超生心动图技术，可发现突出于胸主动脉腔内的粥样硬化斑块，其若未引起系统性栓塞，仅导致脑内栓塞，则可以引起类似于 CNS 血管炎的病变[67-71]。排出栓子物质的可能性比目前估计的更高（如血管造影术后或颈动脉术后）。同以前的认知相比，来源于血管的栓子比来自于颈动脉的更多（特别是主动脉），且栓子易于造成大脑中动脉的梗死[71]。已证实，经食道超声心动术比经胸壁超声波心动探测动脉黏液瘤（另一种血管炎的类似病）的敏感性更高[72]。

血管内大细胞淋巴瘤（ALCL）能导致类似于 ICNSV 的临床综合征，血管造影表现亦类似于 ICNSV。多数 ALCL 是通过尸检确定诊断的，因为这种淋巴瘤甚至对大剂量化疗都无反应，可迅速导致患者死亡[73,74]。

另一种 ICNSV 的类似病变是伴皮质下梗死及脑白质病的常染色体显性遗传脑动脉病变（CADASIL），由染色体 19q12 上的 notch 3 基因缺陷所致。家族遗传

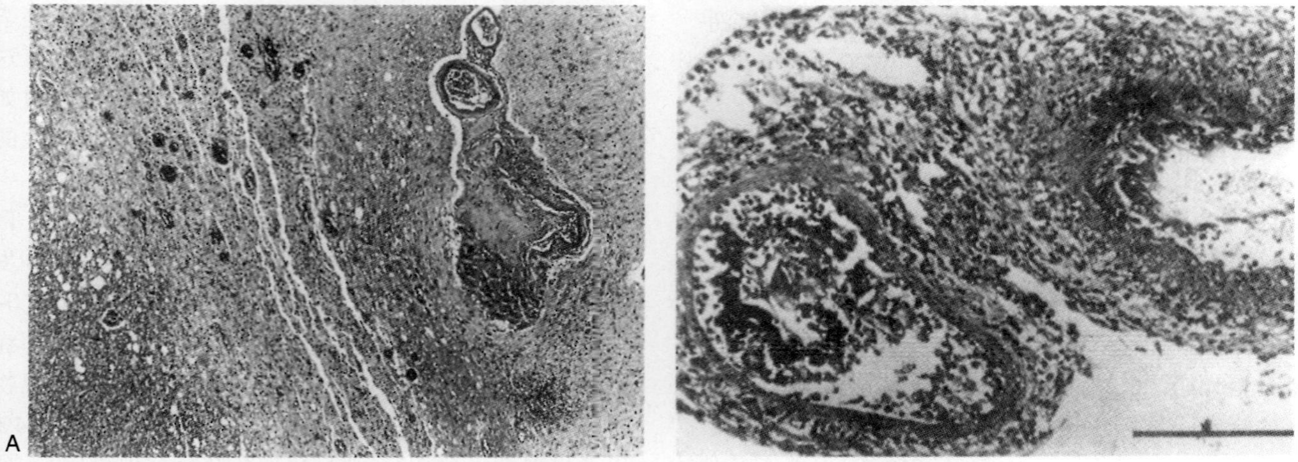

图87.5　(A)HZO后对侧偏瘫患者尸检的光学显微镜图。在右侧血管内可见坏死性组织细胞性血管炎，管壁组织细胞和巨细胞浸润。(B)HZO后对侧偏瘫患者尸检的光学显微镜图。两个小基底节动脉可见严重的单核细胞和组织细胞浸润。肉芽肿性炎症的形成呈节段性，一受累动脉的管壁内可见纤维化样坏死。(Reproduced from Sigal LH. The neurologic presentation of vasculitic and rheumatologic syndromes: a review. *Medicine* 1987;66:157-180, with permission)

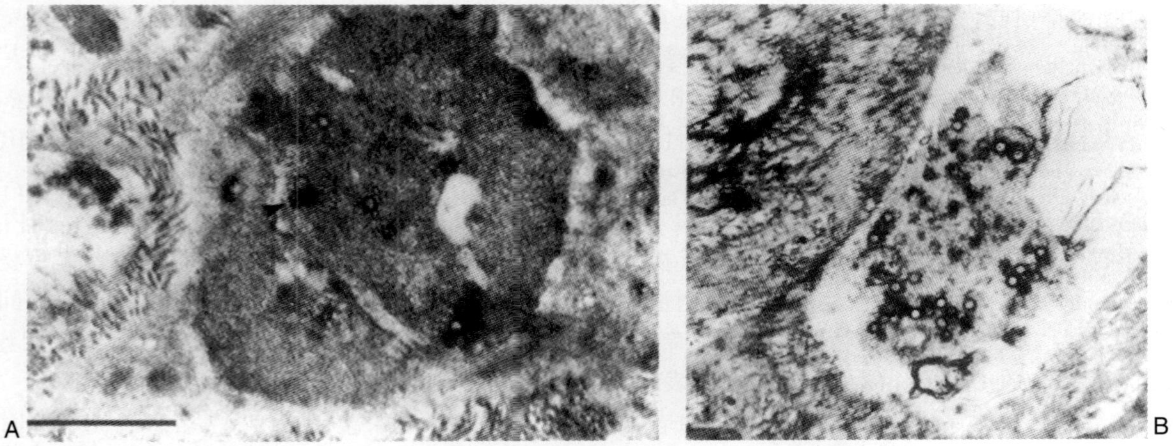

图87.6　(A)带状疱疹眼炎(HZO)后对侧偏瘫患者尸检的电子显微镜图。肉芽肿血管炎区域内的核内颗粒具有带状疱疹病毒核衣壳的特征，存在于平滑肌细胞而不是内皮细胞内。(B)HZO后对侧偏瘫患者尸检的电子显微镜图。平滑肌细胞核在图中展示为清亮的空间，周围环绕着深色胞浆。在含有碎片的包涵体内可见直径115nm、六角形的病毒颗粒(与疱疹病毒的相一致)。(Reproduced from Sigal LH. The neurologic presentation of vasculitic and rheumatologic syndromes: a review. *Medicine* 1987;66:157-180, with permission.)

病史对诊断该病非常重要。有周期性发生脑血管缺血事件并在第 4 个十年内出现痴呆的家族史。许多患者伴有偏头痛和癫痫。在软脑膜的小或中等大小动脉及微动脉中可有病理发现，包括向心性内膜增厚、严重的内层弹力膜增殖伴轻度断裂以及中膜的退化性改变。电子显微镜下发现嗜锇颗粒。CNS 以外的器官也可受累(如外周神经、皮肤和血管平滑肌)，但无临床表现。可通过皮肤活检进行确诊。若能迅速做出诊断就可避免不必要的对身体有伤害的免疫抑制剂治疗[75]。近期研究表明高同型半胱氨酸血症在 CADASIL 血管病发病机制中起一定的作用[76]。

一种表现为头痛、神经缺陷及淋巴细胞增多的综合征(HaNDL)[77,78]，亦被描述为“伴一过性神经症状的假性偏头痛和脑脊液淋巴细胞增多”[79]。诊断 HaNDL 的标准包括有：①严重头痛。②一过性神经症状。③病程自限。④单次或多次发作。⑤CSF 检查(10~760 个细胞，淋巴细胞>90%)。⑥影像学检查正常。发作次数可为单次或多次，持续时间不等但均不超过 12 周，病程呈自限性,神经症状持续时间从数分钟到数天不等。半身感觉障碍、无力和失语常见。头痛可为单侧或是双侧。12%的患者有眼部表现,包括视神经乳头水肿、视野缺损、偏盲、光幻视和颅神经麻痹。CSF分析显示细胞数可达10~760个,且90%以上是淋巴细胞。73%患者脑脊液压力增高,并且91%患者CSF中蛋白增高。72%患者有一过性非癫痫性脑电图改变。50%患者有病毒的前驱感染。

HaNDL的鉴别诊断包括ICNSV和BACNS,以及其他的神经系统综合征:缺乏支持诊断的假性脑膜炎和Mollaret细胞的Mollaret脑膜炎;经适当的脑脊液和血清学检查除外的感染;单纯的偏头痛而无CSF的改变;原发性颅内高压,除第六神经麻痹外,不伴有其他神经病学变化。据记载,通过SPECT扫描发现局部异常提示一些HaNDL患者存在血管病变。

类似于HaNDL的一类综合征是由可逆的大脑局部血管收缩引起的。血管的收缩和舒张影响Willis环周围的动脉,不存在蛛网膜下出血、感染、偏头痛、药物作用或其他潜在的可引起血管收缩的原因。这类患者表现为严重的头痛,波动性或复发性的运动或感觉障碍,多数患者之前有偏头痛性的血管痉挛。有研究报道了4名患者(2名女性,年龄分别为37和48岁;2名男性,分别为19和34岁),临床上均完全缓解,虽然血管造影异常,但活检并未发现动脉炎或者其他炎症[80]。

1979年有学者第一次描述了Susac综合征(视网膜耳蜗脑血管病)。自此,已有少于100例的病例被报道。综合征表现为三联症:多发性脑病、失明及耳聋。其呈急性或亚急性进展,多为单相疾病,偶伴颅外表现,包括肌痛、关节痛及身体症状。Susac综合征的患者常被误诊为下列疾病:多发性硬化、偏头痛、SLE、Ménière病、动脉粥样硬化性中风、精神异常和CNS血管炎。目前无有效的治疗。Susac综合征的自限性和功能结局良好,表明它与CNS血管炎相比预后好[81]。

八、中枢神经系统的良性血管病变

偶尔有病例最初似乎是ICNSV,但可快速而自动缓解。根据以往经验,这类患者多仅依据血管造影术而无活检即被迅速诊为ICNSV。Calabrese及其同事已经反复指出"假设性诊断"有可能是不正确的,而且常常会导致患者接受对身体有伤害的治疗,这点可以通过进一步检查明确诊断而加以避免。这些发作多为急性单相病灶表现,常见于年轻女性。CSF检查多为正常或仅有轻度异常。血管造影术显示变化与血管炎相符。这类患者明显具有良性血管病变模式,可能是由血管痉挛而非血管炎所致,不需治疗,预后良好[82,83]。在所有这类病例中,充分询问既往史应包括调查是否使用过如前所述的可诱导血管痉挛的药物。病情轻和非进展性的疾病特点可将这类患者与ICNSV患者鉴别开来。

克利夫兰医学中心报道了18年来搜集的16例病例[84]。报告中,男女比率为是3:13,平均年龄40岁(年龄范围10~66岁)。患者前驱期平均为25天(0~155天不等)。88%患者出现头痛,63%患者出现局部症状[中风者占43%,癫痫占21%,视觉障碍(复视、视物模糊)占14%,共济失调占14%,言语异常占7%]。44%患者出现弥漫性神经症状(比如认知或意识障碍)。据载,仅有1例出现全身症状。14例患者CSF异常,平均蛋白量为39mg/dL。CSF分析正常的为9例,轻度升高的为3例。脊髓液细胞计数正常者11例,2例分别为6和7个细胞/mm^3,1例为18个细胞/mm^3(蛋白含量升高为410mg/dL)。

最初所有这些患者经血管造影均高度怀疑为血管炎,但对9名患者复查血管造影,其中1人还使用MRA,血管造影结果分别为正常(4例)或改善(5例),且MRA检查亦为正常。对13名患者进行MRI检查,10例异常,其中脑白质改变的占23%(3/13),梗死占31%(4/13),蛛网膜下腔出血占8%,局部颅内出血的占15%(2例)。Hajj-Ali等人[84]认为症状是由受累血管痉挛或收缩产生的,而非真正的血管炎所致。问题是血管造影术并不能区分这两种机制,因此不能鉴别ICNSV和BACNS。

3名患者未接受治疗,13名患者使用类固醇治疗不超过6个月,3名患者被给予环磷酰胺或硫唑嘌呤,14名患者被给予钙通道拮抗剂。1例复发一次,7例恢复后有后遗症,8例完全恢复。Hajj-Ali和她的同事对这些患者的认知进行研究,Barthel指数表明29%(2/7)的患者有轻到中度残废,而"认知指数"显示31%存在小问题而9%存在大问题。根据这些数据,正如Woolfenden等人所提出的一样[85],尽管与ICNSV相比,BACNS明显较轻且不需加强治疗,但是"良性"这一词用来描述临床整体并不恰当。

Hajj-Ali和她的同事认为若患者疑似BACNS(前驱症状持续时间短,局部症状多且CSF异常轻微),应考虑初始给予大剂量泼尼松(1mg/kg),并联合使用钙通道阻滞剂。类固醇应根据临床效果在6~12周内逐渐减量并复查血管造影(而非MRA)。如果血管造影仍不正常,应重新慎重考虑BACNS的诊断。由于报道的病

中枢神经系统异常的患者

↓

寻找先前/现在可能存在的神经病学原因，包括中枢神经系统感染。检查项目应该包括脑脊液检查和脑的 MRI

↓

若找不到病因

寻找有无系统性疾病的存在 *：代谢性疾病

毒物或药物

感染

炎性疾病

风湿性疾病

血管炎

↓

寻找可引起 CNS 异常的器官功能不全的证据，例如：肺脏和肾脏

→ **如果存在，考虑以下可能：**

1）器官或系统存在血管炎的可能性

2）器官衰竭引起中枢神经系统功能障碍

↓

寻找系统性血管炎的证据

如果可能的话，做活组织检查

↓

若患者有符合病变局限的原发性中枢神经系统血管炎的临床表现，则考虑是否存在该病的可能性，比如 Cogan 综合征或 Eales 病 **

↓

若这些都不是可能的诊断

行脑血管造影术——如果脑脊液检查和脑 MRI 异常，则脑血管造影异常的可能性更大

→ 如果显示单一血管异常

考虑栓塞性疾病，例如主动脉、颈动脉或心内来源的栓子

↓

如果存在这种可能

考虑做颅外血管检查和经食道超声心动检查

↓

若异常 ——→［请外科会诊］

↓

如果血管造影显示多条血管异常

↓

进行软脑膜的活组织检查

↓

活检是否显示为肉芽肿性血管炎？

→ 如果不是，重新评价临床和实验室检查

如果是

↓

与孤立性中枢神经系统血管炎（ICNSV）是否相符？

→ 若不相符，重新估计活检和临床资料

若相符，则继续

↓

是否由带状疱疹病毒相关性脑血管炎（HZO-CA）引起？

→ 若是，应用皮质类固醇并进行检测，可考虑使用阿昔洛韦

↓

若不是，则重新评价除外系统性坏死性血管炎。若未用皮质类固醇治疗者，可加用环磷酰胺治疗

* 参考表 83.1 列举的可能的综合征：查找不应仅限于这些综合征。

** 参考表 83.2 中这些综合征的临床特征。

图87.7 评估可能为中枢神经系统血管炎患者所用方法的规则。

例量少而且缺乏治疗的前瞻性随机对照实验，这些措施仅是高度推荐的建议，而不是已被证实的治疗措施。Woolfenden 及其同事建议一开始就进行免疫抑制治疗[85]。

九、小结

虽然组织学相似,但 ICNSV 和 HZO-CA 的临床本质存在明显区别。ICNSV 病变经血管造影和临床表现均证实是弥漫性的,预后差。HZO 相关血管炎是局灶性的,严重度相对轻,甚至不予治疗预后也相对较好。已知带状疱疹病毒的先行感染提示 HZO-CA 的发病机制与之相关,而 ICNSV 的病因学仍不明确[2]。

对疑为 ICNSV 的患者应迅速进行诊断。在系统性治疗前应寻找有无潜在的可逆性现象。未经控制的高血压患者(如嗜铬细胞瘤)、有复杂头痛史的患者、产后阶段或是使用某些药物后,也可出现类似于 ICNSV 的症状。使用拟交感神经药物之前应质疑这些药物,包括麻黄碱和苯丙醇胺及一些违法药物(如安非他明和可卡因)。应立即寻找有无类似 CNS 现象的家族史,并对神经缺陷进行全面的判断。如果神经缺陷病变较轻并呈非进展性,应在除外其他的非血管炎综合征的可能性后考虑 BACNS。在诊断期间可不予以免疫调节治疗。

如果高度怀疑 ICNSV,应进行活检。一旦经活检证实为 ICNSV,应使用大剂量皮质类固醇治疗。加用细胞毒药物或许有效,但在提出确切的观点以前,应具备更进一步的研究经验。26 名患者应用环磷酰胺,其中仅有 3 例恶化。然而,最近一个关于 15 名患者的研究表明,细胞毒性药物并非必需[20]。目前,已有学者提出 CNS 血管炎病的治疗方法[86]。HZO-CA 病变较轻，呈自限性,伴神经后遗症,同时临床结局好,这些特点说明在大多数轻症病例中,治疗是并非必需的。然而在 43 例没有任何治疗的患者中有 17 例死亡。在严重病例中,可能需要皮质类固醇治疗。是否还需给予阿昔洛韦尚在研究中。图 87.7 显示了对本章中所建议的诊疗方法的逻辑性总结。

（张梅 李世民 译 李世民 校）

参考文献

1. Gay RM Jr, Ball GV. Vasculitis. In: Koopman WJ, ed. *Arthritis and allied conditions,* 13th ed. Philadelphia: Lea & Febiger, 1997:1491–1524.
2. Sigal LH. Isolated central nervous system vasculitis. In: Koopman WJ, ed. *Arthritis and allied conditions,* 14th ed. Philadelphia: Lea & Febiger, 1997:1696–1710.
3. Sigal LH. The neurologic presentation of vasculitic and rheumatologic syndromes: a review. *Medicine* 1987;66:157–180.
4. Calabrese LH, Mallek JA. Primary angiitis of the central nervous system: report of 8 new cases, review of the literature, and proposal for diagnostic criteria. *Medicine* 1987;67:20–39.
5. Siva A. Vasculitis of the nervous system. *J Neurol* 2001;248:451–468.
6. Rehman HU. Primary angiitis of the central nervous system. *J R Soc Med* 2000;93:586–568.
7. Rhodes RH, Madelaire NC, Petrelli M, et al. Primary angiitis and angiopathy of the central nervous system and their relationship to systemic giant cell arteritis. *Arch Pathol Lab Med* 1995;119:334–349
8. Scolding NJ, Jayne DRW, Zajicek JP, et al. Cerebral vasculitis—recognition, diagnosis and management. *Q J Med* 1997;90:61–73.
9. Scolding NJ, Wilson H, Hohlfeld R, et al. The EFNS Cerebral Vasculitis Task Force. The recognition, diagnosis and management of cerebral vasculitis: a European survey. *Eur J Neurol* 2002;9:343–347.
10. Ferro JM. Vasculitis of the central nervous system. *J Neurol* 1998; 245:766–776.
11. Fieschi C, Rasura M, Anzini A, et al. Central nervous system vasculitis. *J Neurol Sci* 1998;153:159–171.
12. Somer T, Finegold SM. Vasculitides associated with infectious immunization and antimicrobial drugs. *Clin Infect Dis* 1995;20:1010–1036.
13. Coyle PK, Gerber O, Roque C. Vasculitis owing to infection. *Neurol Clin* 1997;15:903–926.
14. Crane R, Kerr LD, Spiera H. Clinical analysis of isolated angiitis of the central nervous system. *Arch Intern Med* 1991;151:229–294.
15. Lie JT. Primary (granulomatous) angiitis of the central nervous system: a clinicopathologic analysis of 15 new cases and a review of the literature. *Hum Pathol* 1992;23:164–171.
16. Cravioto H, Feigin I. Noninfectious granulomatous angiitis with a predilection for the nervous system. *Neurology* 1959;9:599–609.
17. Sanchez de Toledo Codina J, Rodriguez Galindo C, Moraga Llop F, et al. Response of central nervous system vasculitis to irradiation. *Lancet* 1991;337:1105–1106.
18. Kattah JC, Cupps TR, Di Chiro G, Manz HJ. An unusual case of central nervous system vasculitis. *J Neurol* 1987;234:344–347.
19. Calabrese LH, Duna GF, Lie JT. Vasculitis in the central nervous system. *Arthritis Rheum* 1997;40:1189–1201.
20. Vollmer TL, Guarnaccia J, Harrington W, et al. Idiopathic granulomatous angiitis of the central nervous system. *Arch Neurol* 1993;50: 925–930.
21. Liu M-F, Li J-S, Tsao C-J, et al. Selective IgA deficiency with recurrent vasculitis of the central nervous system. *Clin Exp Rheumatol* 1998;16:77–79.
22. Raps EC, Galetta SL, Broderick M, et al. Delayed perpartum vasculopathy: cerebral eclampsia re-visited. *Ann Neurol* 1993;33:222–225.
23. Lanthier S, Lortie A, Michaud J, et al. Isolated angiitis of the CNS in children. *Neurology* 2001;56:837–842.
24. Gallagher KT, Shaham B, Reiff A, et al. Primary angiitis of the central nervous system in children: 5 cases. *J Rheumatol* 2001;28:616–623.
25. Iwase T, Ojika K, Mitake S, et al. Involvement of CD45RO+ T lymphocyte infiltration in a patient with primary angiitis of the central nervous system restricted to small vessels. *Eur Neurol* 2001;45:184–185.
26. Ovetchkine P, Brugieres P, Seradj A, et al. AN 8-y-old boy with acute stroke and radiological signs of cerebral vasculitis after recent *Mycoplasma pneumoniae* infection. *Scand J Infect Dis* 2002;34(4): 307–309.
27. Nogueras C, Sala M, Sasal M, et al. Recurrent stroke as a manifestation of primary angiitis of the central nervous system in a patient infected with human immunodeficiency virus. *Arch Neurol* 2002;59: 468–473.
28. Dawson TM, Starkebaum G. Isolated central nervous system vasculitis associated with hepatitis C infection. *J Rheumatol* 1999;26:2273–2276.
29. Sethna MP, Lampson LA. Immune modulation within the brain: recruitment of inflammatory cells and increased major histocompatibility antigen expression following intracerebral injection of interferon-gamma. *J Neuroimmunol* 1991;34:121–132.
30. Grau GF, Piguet P-F, Vassalli P, et al. Involvement of tumour necrosis factor and other cytokines in immune-mediated vascular pathology. *Int Arch Allergy Appl Immunol* 1989;88:34–39.
31. Hirohata S, Tanimoto K, Ito K. Elevation of cerebrospinal fluid interleukin 6 activity in patients with vasculitides and central nervous system involvement. *Clin Immunol Immunopathol* 1993;66:225–229.

32. Chu CT, Gray L, Goldstein LB, et al. Diagnosis of intracranial vasculitis: a multi-disciplinary approach. J Neuropathol Exp Neurol 1998;57: 30–38.
33. Alhalabi M, Moore PM. Serial angiography in isolated angiitis of the central nervous system. *Neurology* 1994;44:1221–1226.
34. Schlueter A, Hirsch W, Jassoy A, et al. [MR angiography in diagnosis of vasculitis and benign angiopathies of the central nervous system] [in German]. *Rofo Fortschr Geb Rontgenstr Neuen Bildgeb Verfahr* 2001;173:522–527.
35. Greenan TJ, Grossman RI, Goldberg HI. Cerebral vasculitis: MR imaging and angiographic correlation. *Radiology* 1992;182:65–72.
36. Wynne PJ, Younger DS, Khandji A, et al. Radiographic features of central nervous system vasculitis. *Neurol Clin* 1997;15:779–804.
37. Pomper MG, Miller TJ, Stone JH, et al. CNS vasculitis in autoimmune disease: MR imaging and findings—correlation with angiography. *Am J Neuroradiol* 1999;20:75–85.
38. Cloft HJ, Phillips CD, Dix JE, et al. Correlation of angiography and MR imaging in cerebral vasculitis. *Acta Radiol* 1999;40:83–87.
39. Wasserman BA, Stone JH, Hellmann DB, et al. Reliability of normal findings on MR imaging for excluding the diagnosis of vasculitis of the central nervous system. *AJR* 2001;177:455–459.
40. Campi A, Benndorf G, Filippi M, et al. Primary angiitis of the central nervous system: serial MRI of brain and spinal cord. *Neuroradiology* 2001;43:599–607.
41. Ay H, Sahin G, Saatci I, et al. Primary angiitis of the central nervous system and silent cortical hemorrhages. *AJNR* 2002;23:1561–1563.
42. Stone JH, Pomper MG, Roubenoff R, et al. Sensitivities of noninvasive tests for central nervous system vasculitis: a comparison of lumbar puncture, computed tomography, and magnetic resonance imaging. *J Rheumatol* 1994;21:1277–1282.
43. Harris KG, Tran DD, Sickels WJ, et al. Diagnosing intracranial vasculitis: the roles of MR and angiography. *AJNR* 1994;15:317–330.
44. Bryant GL, Weinblatt ME, Rumbaugh C, et al. Cerebral vasculopathy: an analysis of sixteen cases. *Semin Arthritis Rheum* 1986;15:297–302.
45. Meusser S, Rubbert A, Manger B, et al. 99m-Tc-HMPAO-SPECT in diagnosis of early cerebral vasculitis. *Rheumatol Int* 1996;16:37–42.
46. Hellmann DB, Roubenoff R, Healy RA, et al. Central nervous system angiography: safety and predictors of a positive result in 125 consecutive patients evaluated for possible vasculitis. *J Rheumatol* 1992;19: 568–572.
47. Duna GF, Calabrese LH. Limitations of invasive modalities in the diagnosis of primary angiitis of the central nervous system. *J Rheumatol* 1995;22:662–667.
48. Garner BF, Burns P, Bunning RD, et al. Acute blood pressure elevation can mimic arteriographic appearance of cerebral vasculitis (a postpartum case with relative hypertension). *J Rheumatol* 1990;17:93–97.
49. Trommer BL, Homer D, Mikhael MA. Cerebral vasospasm and eclampsia. *Stroke* 1988;3:326–329.
50. Nadeau SE. Diagnostic approach to central and peripheral nervous system vasculitis. *Neurol Clin* 1997;15:759–778.
51. Barza M, Pauker SG. The decision to biopsy, treat or wait in suspected herpes encephalitis. *Ann Intern Med* 1980;92:641–649.
52. Hankey GJ. Isolated angiitis/angiopathy of the central nervous system. *Cerebrovasc Dis* 1991;1:2–15.
53. Adamek RJ, Wegener M, Wedmann B, et al. Cerebral vasculitis in Crohn's disease. *Leber Magen Darm* 1993;23:91–93.
54. Stumvoll M, Schnauder G, Overkamp D, et al. Systemic vasculitis positive for circulating anti-neutrophil cytoplasmic antibodies and with predominantly neurological presentation. *Clin Invest* 1993;71: 613–615.
55. Mattioli F, Campra R, Rovaris M, et al. Frequency and patterns of subclinical cognitive impairment in patients with ANCA-associated small vessel vasculitides. *J Neurol Sci* 2002;195:161–166
56. Razumovsky AY, Wityk RJ, Geocadin RG, et al. Cerebral vasculitis: diagnosis and follow-up with transcranial Doppler ultrasonography. *J Neuroimaging* 2001;11:333–335.
57. Ishida K, Kamata T, Tsukagoshi H, et al. Progressive systemic sclerosis with CNS vasculitis and cyclosporin A therapy. *J Neurol Neurosurg Psychiatry* 1992;56:720.
58. Younger DS, Calabrese LH, Hays AP. Granulomatous angiitis of the central nervous system. *Neurol Clin* 1997;15:821–834.
59. Shuper A, Vining EPG, Freeman JM. Central nervous system vasculitis after chickenpox: cause or coincidence? *Arch Dis Child* 1990;65: 1245–1248.
60. Kronenberg A, Schupbach R, Schuknecht B, et al. Multifocal vasculopathy due to varicella-zoster virus (VZV): serial analysis of VZV DNA and intrathecal synthesis of VZV antibody in cerebrospinal fluid. *Clin Infect Dis* 2002;35:330–333.
61. Gilden DH, Lipton HL, Wolf JS, et al. Two patients with unusual forms of varicella-zoster virus vasculopathy. *N Engl J Med* 2002;347: 1500–1503.
62. Kleinschmidt-DeMasters BK, Gilden DH. Varicella-zoster virus infections of the nervous system: clinical and pathologic correlates. *Arch Pathol Lab Med* 2001;125:770–780.
63. Gilden DH. Varicella zoster virus vaculopathy and disseminated encephalomyelitis. *J Neurol Sci* 2002;195:99–101.
64. Matick H, Anderson D, Brumlik J. Cerebral vasculitis associated with oral amphetamine overdose. *Arch Neurol* 1983;40:253–254.
65. Daras M, Tuchman AJ, Marks S. Central nervous system infarction related to cocaine abuse. *Stroke* 1991;22:1320–1325.
66. Krendel DA, Ditter SM, Frankel MR, et al. Biopsy proven cerebral vasculitis associated with cocaine abuse. *Neurology* 1990;40:1092–1094.
67. Karalis DG, Chandrasekharan K, Victor MF, et al. Recognition and embolic potential of intraortic atherosclerotic debris. *J Am Coll Cardiol* 1991;17:73–78.
68. Tunick PA, Perez JL, Kronzon I. Protruding atheromas in the thoracic aorta and systemic embolization. *Ann Intern Med* 1991;115:423–427.
69. Masuda J, Yutani C, Ogata J, et al. Atheromatous embolization in the brain: a clinicopathologic analysis of 15 autopsy cases. *Neurology* 1994;44:1231–1237.
70. Horowitz DR, Tuhrim S, Bud J, et al. Aortic plaque in patients with brain ischemia: diagnosis by transesophageal echocardiography. *Neurology* 1992;42:1602–1604.
71. Caplan LR. Brain embolism revisited. *Neurology* 1993;43:1281–1287.
72. Sigal LH. Pseudovasculitis syndromes. In: McCarty DJ, ed. *Arthritis and allied conditions,* 12th ed. Philadelphia: Lea & Febiger, 1993: 1323.
73. Song DK, Boulis NM, McKeever PE, et al. Angiotropic large cell lymphoma with imaging characteristics of CNS vasculitis. *AJNR* 2002;23: 239–242.
74. Domizio P, Hall PA, Cotter E, et al. Angiotropic large cell lymphoma (ALCL): morphological, immunohistochemical and genotypic studies with analysis of previous reports. *Hematol Oncol* 1989;7:195–206.
75. Williamson EE, Chukwudelunzu FE, Meschia JF, et al. Distinguishing primary angiitis of the central nervous system from cerebral autosomal dominant arteriopathy with subcortical infarcts and leukoencephalopathy—the importance of family history. *Arthritis Rheum* 1999;42:2243–2248.
76. Flemming KD, Nguyen TT, Abu-Lebdeh HS, et al. Hyperhomocysteinemia in patients with cerebral autosomal dominant arteriopathy with subcortical infarcts and leukoencephalopathy (CADASIL). *Mayo Clin Proc* 2001;76:1213–1218.
77. Morrison DG, Phuah HK, Reddy AT, Dure LS, Kline LB. Ophthalmologic involvement in the syndrome of headache, neurologic deficits and cerebrospinal fluid lymphocytosis. *Ophthalmology* 2003;110:115–118.
78. Berg MJ, Williams LS. The transient syndrome of headache with neurologic deficits and CSF lymphocytosis [Review]. *Neurology* 1995; 45:1648–1654.
79. Gomez-Aranda F, Canadillas F, Marti-Masso JF, et al. Pseudomigraine with temporary neurological symptoms and lymphocytic pleocytosis. A report of 50 cases. *Brain* 1997;120:1105–1113.
80. Call GK, Fleming MC, Sealfon S, et al. Reversible cerebral segmental vasoconstriction. *Stroke* 1988;19:1159–1170.
81. Petty GW, Matteson EL, Younge BR, et al. Recurrence of Susac syndrome (retinocochleocerebral vasculopathy) after remission of 18 years. *Mayo Clin Proc* 2001;76:958–960.
82. Calabrese LH, Gragg LA, Furlan AJ. Benign angiopathy: a distinct subset of angiographically defined primary angiitis of the central nervous system. *J Rheumatol* 1993;20:2046–2050.
83. Berger JR, Romano J, Menkin M, et al. Benign focal cerebral vasculitis: case report. *Neurology* 1995;45:1731–1734.
84. Hajj-Ali RA, Furlan A, Abou-Chebel A, et al. Benign angiopathy of the central nervous system: cohort of 16 patients with clinical course and long-term followup. *Arthritis Rheum* 2002;47:662–669.
85. Woolfenden AR, Tong DC, Marks MP, et al. Angiographically defined angiitis of the CNS. Is it really benign? *Neurology* 1998;51:183–188.
86. Kissel JT, Rammohan KW. Review: pathogenesis and therapy of nervous system vasculitis. *Clin Neuropharmacol* 1991;14:28–48.

第88章

其他血管炎综合征

Teresa Kathleen Tarrant, Nancy Bates Allen

在本章中，将讨论以下血管炎：冷球蛋白血症性血管炎，血栓闭塞性血管炎（Buerger病），Takayasu动脉炎（高安病），川崎病和变应性肉芽肿性血管炎（Churg-Strauss综合征）。虽然将这些血管炎均归入到本章中进行讨论，但每一种疾病都有其明确的临床病理特征，并涉及特定的血管炎模式。

一、冷球蛋白血症性血管炎

冷球蛋白是指一类单克隆或多克隆的人类免疫球蛋白，它可在37℃以下离体血清中析出，复温后又重新溶解。一系列疾病可导致血清中冷球蛋白瞬时升高，包括感染、恶性疾病和自身免疫性疾病。单克隆冷球蛋白常和血液系统疾病有关，而混合性冷球蛋白通常与感染性疾病相关[1]。冷球蛋白血症的临床表现范围从静息状态到表现为白细胞破坏性血管炎。当诱发病因不明确时，称之为"原发性"冷球蛋白血症。在发现丙肝病毒（HCV）为多数混合性冷球蛋白血症性血管炎（CV）的病因以前，"原发性"这个词汇更为常用。

1.分类

冷球蛋白血症分为3个亚群[2]（表88.1）。冷球蛋白血症性血管炎具有免疫复合物沉积及小到中等大小血管损伤的临床特点和病理特征[3]。因此，通常将其纳入到小血管炎亚群中。

2.发病机理

CV的发病机理不明，可能与多种因素有关。沉积在CV患者血管系统中的免疫复合物与循环冷球蛋白有相同的结构和成分[3]。在HCV相关性CV中，免疫复合物激活补体，导致白细胞趋化、浸润及组织损伤[4]。人类白细胞抗原（HLA）-DR11、-DR3和-B8与HCV相关性CV易感性的增加有关[5,6]。

肝脏和骨髓中B淋巴细胞的扩增，即意义不明的

表 88.1 冷球蛋白的分类

	Ⅰ型	Ⅱ型	Ⅲ型
免疫球蛋白亚型	IgM	IgM，IgG	IgG
克隆形成能力	单克隆副蛋白	单克隆 IgM RF，多克隆 IgG	多克隆 RF，多克隆 IgG
临床表现	高黏滞综合征	冷球蛋白血症性血管炎，MLUDUS，NHL	冷球蛋白血症性血管炎
相关疾病	Waldenstorm巨球蛋白血症	丙肝	丙肝
	免疫细胞瘤	乙肝	乙肝
	多发性骨髓瘤	感染性心内膜炎	感染性心内膜炎

MLDUS：意义不明的单型淋巴组织增殖性疾病；NHL：非霍奇金淋巴瘤；RF：类风湿因子。

单型淋巴组织增殖性疾病(MLDUS),是 HCV 相关性 2 型冷球蛋白血症的特异性表现。这些患者中大约 10% 会发展为恶性淋巴瘤[1,7,8],且原癌基因的易位与本病的发病机理相关[7,9]。

3.临床特征

CV 患者的诊断标准尚未建立。常见的临床特征包括可扪及的紫癜、乏力和关节痛[10]。常规皮肤活检可见白细胞破坏性血管炎。雷诺现象和类干燥综合征样表现(SSA 阴性)也很常见[10]。该病可累及内脏器官,包括肝炎、膜性增生性肾小球肾炎和外周神经病变,不常见的有脑病以及肝脏或淋巴组织增生性恶性疾病。多元分析表明,女性和年龄的增长可使 HCV 相关性 CV 的患病危险性增加[5,11]。

4.诊断性分析

静脉血在 4℃储存 96 小时后,在室温下测定血清冷球蛋白,可见的沉淀物被称为冷沉淀比容(每升百分比)。洗刷沉淀物后,通过免疫电泳或免疫固定法,对标本克隆进行特殊分型。大约有 2/3 的患者有高滴度的类风湿因子(RF),而 HCV 相关性 2 型 CV 患者具有典型的单克隆冷球蛋白[1,7]。冷球蛋白的水平与临床疾病的严重程度无直接的相关性[1,12]。

56%~90%的患者表现为低补体血症，尤其是 C4 低下[7,10]。冷球蛋白血症突然消失同时 C4 升高可能是获得性 B 细胞淋巴瘤的标志[13]。在入选的患者中其他的自身抗体已经被不同程度地描述过[7]。

5.丙型肝炎病毒和混合性冷球蛋白血症性血管炎

过去 10 年的临床和流行病学数据已经证实 HCV 是以前被称为“原发性”混合性 CV 的发病因素[1,7]。70%~100%的混合性 CV 患者的 HCV 抗体阳性，并发现 2 型或 3 型 CV 患者的冷沉淀物中 HCV RNA 和 HCV 特异性蛋白升高[1,14,15]。随着 HCV 暴露时间的增加,冷球蛋白血症的患病率升高[7,12]。流行病学研究表明 50%以上感染了 HCV 的患者有低水平的循环冷球蛋白，但为什么只有少数患者发展为血管炎目前仍不清楚[1,5,7,12]。HCV 特殊基因型增加 CV 的易感性没有得到证实[8,16,17],也未证实同时合并感染 G 型肝炎病毒或乙型肝炎病毒[7]。

6.治疗和预后

依据导致冷球蛋白血症的原发感染性或恶性病因的不同,治疗和预后有很大的改变。1 型冷球蛋白血症的高黏滞综合征进展时,需要进行血浆置换。治疗原发的血液疾病也可缓解症状。

对继发于 HCV 的 2 型 CV，因病毒可能是一种免疫系统的慢性刺激因素,所以建议去除病毒。一些随机对照研究表明 30%~60%的患者经干扰素-α (IFN-α)治疗后症状被抑制，循环冷球蛋白和 HCV RNA 水平下降,但是停止治疗后 90%以上的患者复发[18-20]。利巴韦林也能提供好的疗效[21-23],但需要随机临床实验进一步证实这些结果。

免疫抑制剂用于治疗非感染性 CV 患者或对 IFN-α 治疗无反应的 HCV 感染患者。类固醇激素[10,18]、硫唑嘌呤[10]、血浆置换[10,24]和环磷酰胺[10,24,25]可用于控制疾病的活动。有学者推荐 IFN-α 用于非-HCV 感染的“原发性”CV 的治疗[19]。一些患者使用氟达拉滨[26]和英夫利昔单抗 [一种嵌合体性的抗–肿瘤坏死因子-α (抗-TNF-α)单克隆抗体][27]治疗,取得了一定的成功。选择性靶标为成熟 B 细胞的单克隆抗-CD20 (利妥昔单抗),在对标准治疗无反应的病例中取得了好的短期疗效[28,29]。由于病例数少和缺乏随机对照实验,关于剂量、疗程和 HCV 感染活动期的特殊免疫抑制治疗的建议仍不确定。

具有 HCV 基因型 1b 的患者,无论有或无 CV 的表现,经 IFN-α 治疗去除病毒后预后仍较差[30]。在HCV-相关性肝硬化的终末期,最终需要原位肝移植的患者中,病毒复活很常见，已有报道 CV 也可发生在移植后的患者中[31]。骨髓活检为单克隆淋巴浸润的 MLDUS 患者,经 IFN-α 治疗后可恢复[9,32],但 10%以上的患者可进展为非霍奇金 B 细胞淋巴瘤[1]。

二、Buerger病

这种血管炎,也称为血栓闭塞性血管炎,主要好发于吸烟的中年人，如果不戒烟病情不会改善。此病以 Leo Buerger 的名字命名,Leo Buerger 是病理学家和外科医生，在 1908 年发表了对 11 例截肢的动静脉的综合研究的报告[33]。

1.病因学

血管闭塞性脉管炎的病因未明。遗传学发现认为

HLA 和 I 类主要组织相容性复合体(MHC)链相关基因的易感性有关,但这只是设想,还未确定[34,35]。研究发现一些患者的抗胶原抗体[36]、抗内皮细胞抗体[37]和抗磷脂抗体[38]的水平升高了。

2.病理学

主要累及臂、手、足和腿的外周组织中小和中等动静脉[33],很少有累及到大血管或内脏器官的报道[39-41]。急性期血管表现为节段性全壁炎症、血栓形成和微脓肿形成,其内可以含有巨细胞,而内层弹力膜保存完好[42,43]。慢性和亚急性疾病的病理学可能很难与动脉硬化或机化的血栓相鉴别[44],故而诊断不能完全依靠活检,还要结合临床表现和血管造影结果[45]。

3.临床特征

两个或更多肢体的上行性末梢缺血进展迅速,伴有跛行,多有雷诺现象或浅表静脉炎的病史,提示 Buerger 病的诊断。缺血起初表现为发绀,随后出现溃疡和坏疽(图 88.1)。体检可见指甲线性出血,一些患者中,亦可出现手指或脚趾的痛性水泡。继发感染不多见。本病以受冷或吸烟后病情急剧恶化为特征。

发病年龄为 20~80 岁,平均年龄为 35 岁。本病在男性中多见。然而,在 20 世纪后半期,虽然整体发病率下降,但女性发病却呈增长的趋势[46,47]。

Buerger 病的实验室检查可能有助于排除其他疾病,例如系统性红斑狼疮、存在血管炎的类风湿关节炎、CV、韦格纳肉芽肿或结节性多动脉炎,但本病无病情特异性的实验结果。在疾病的活动期,血沉(ESR)和 C-反应蛋白(CRP)可呈轻到中度升高。

4.诊断

受累肢体的血管造影可见多发性、局灶性和节段性病变,多为双侧对称的阻塞或狭窄性病变。不会出现近端动脉硬化病变,如果出现,则应考虑到远端血栓栓子(包括胆固醇栓子)病变的可能性的增加。可表现为近端血管的突然中断,而远端脉管的逐渐变细性阻塞更为常见。如果本病为慢性,阻塞周围的侧支循环像树根,被称为螺旋状血管[48,49]。在回顾性研究中脉管影像学专家会非常有帮助。随着技术和图像判读的提高,磁共振血管造影术在不久的将来对该病的诊断也会有帮助。

5.治疗

完全的强制性戒烟有利于本病症状的改善[50,51]。因此,教育和支持是 Buerger 病患者的护理中的关键。钙离子通道阻断剂减轻血管痉挛,小剂量阿司匹林预防凝血,但可能只是部分缓解症状。有数据表明,下肢缺血严重而禁忌手术的患者,静脉给予伊洛前列素可取得一定的临床疗效[52],但需要设计完好的实验来进一步确定结论。交感神经切除术的作用尚有争议[53,54]。一旦溃疡和坏疽形成,则需止痛、局部伤口护理、防止受冻和创伤以及外科清创。如果完全戒掉含有尼古丁的产品,仅 5%~11%的患者需要外科截肢,而即使微量吸入这些产品,42%的患者最终需要截肢[42,46]。

三、Takayasu动脉炎

Takayasu 动脉炎(TA)是原因不明的大血管炎,主要累及主动脉及其分支。临床表现与受累动脉的狭窄、阻

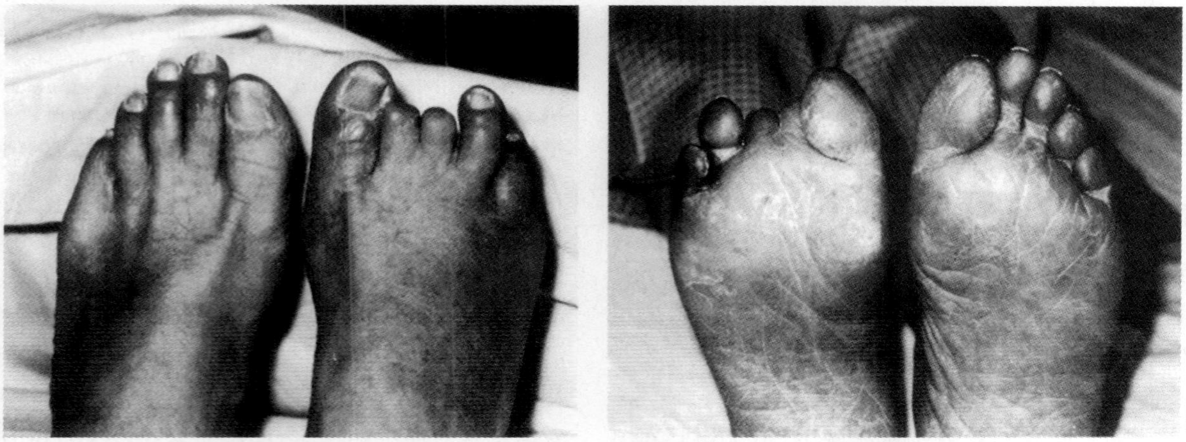

图88.1　一位39岁男性Buerger病患者双足的足背面(A)和足底侧(B)图示。显示进展性缺血,且已有数个足趾经外科手术截肢。

塞或动脉瘤形成而引起的血管功能不全相关。Yamamoto在1830年报道了第一例临床描述:45岁男性患者出现发热和一侧上肢无脉[55,56]。此病以Mikito Takayasu的名字命名,Mikito Takayasu是日本眼科学家，在1905年描述了一位有眼底动静脉吻合和视网膜缺血的21岁女性患者[57]。1951年,Shimizu和Sano用英文总结了该病的临床特征并称之为无脉综合征[58]。

1.流行病学

TA是一种不常见的疾病,在东南亚、印度和拉丁美洲发病率最高[59-61]。在日本,每年大约有150例新发病例[61],在北美洲的一系列调查中发现亚裔美国人发病例数不成比例的升高[62]。发病率从东到西呈下降趋势,北美洲和欧洲每百万人口年发病率估计为1~3[63,64]。患者主要为女性(80%~90%),确诊年龄在10~30岁之间[62-65]。由于本病少见和无特异的临床症状,所以临床医师对本病缺乏认识,而导致延误诊断数月到数年[62,64,65]。

2.发病机理

本病的发病机理不明。可能与感染,尤其是结核感染有关[65],但未证实其是本病表现的必要条件。限制使用T-细胞受体(TCR)和上调患者受累动脉的共刺激分子表明抗原特异性反应在本病的发病机理中发挥作用[66]。假定的抗原至今不明,但是由于分子模拟而引起抗热休克蛋白(HSP)的自身免疫反应这一假说已经被提出[67,68]。

在1995年,日本难治性血管炎综合征研究委员会报道了21例女性TA患者,其中包括3例单卵双生姐妹[69]。日本的基因协会进一步提出HLA-Bw52、HLA-B39.2以及坐落在HLA-B附近的小随体基因和I类MHC链相关性基因A的基因多态性更为常见[70,71]。然而,对北美洲患者进行的基因研究仍无结论[62,64]。

TA多合并其他自身免疫性炎性疾病。TA患者中结节病和炎性肠病的发病率较普通人群高[62]。这说明免疫调节紊乱可能与本病的发病机理相关。

3.病理学

肉眼病理学典型表现为动脉壁增厚、血管狭窄和代偿性侧支循环形成。更严重的损伤包括动脉瘤形成,尤其是近端主动脉。显微镜下表现从炎症活动区有淋巴细胞浸润的全身动脉炎到慢性TA中弹力组织破坏及纤维化不等。浸润的炎症细胞主要为γδ T淋巴细胞、细胞毒性T淋巴细胞、自然杀伤细胞、巨噬细胞和辅助性T细胞[68]。

4.临床特征

临床特征表现多样，从无症状到跛行或严重的神经系统损害不等。临床上通常分为两期。无脉前期具有非常特异性的全身症状,随后进入无脉期,受累血管出现临床和影像学的表现[62,64,65]。临床过程可呈现为单相的、交替变化的或慢性进展性的[62,64]。

最常见的临床症状为血管杂音(80%~94%),且上肢较常受累[56,62,64,65,72]。高达50%的患者出现脉搏减弱或消失,伴有相应的血压改变或跛行[56,62-65]。20%患者出现主动脉根部近端扩张而导致主动脉反流和充血性心力衰竭[56,62]。在对78位患者的前瞻性研究中,23%伴有胸痛的患者经心导管插入证实存在冠状动脉病变,6例中的5例随后出现心肌梗死[72]。高血压(30%~70%)常可见于一侧或双侧肾动脉狭窄患者[56,62,65],而轻度头痛或眩晕(30%)与椎动脉受累相关[65]。出现眼部症状提示病程长,但较少见[57,73]。其他神经系统表现包括头痛或因血管功能不全或高血压引起的中风[62,65]。30%~60%的患者可以出现关节炎、关节痛、肌痛、乏力或低热[62,65,72]。结节性红斑和坏疽性脓皮病[74]不常见[62]。肺动脉高压表现较隐蔽,可出现于多达20%的患者中[72,75]。

5.诊断性分析

实验室指标为无特异的炎性标志，例如ESR增快、CRP升高、血小板增多和正细胞正色素性贫血。它们对于TA无敏感性或特异性，不是疾病活动的可靠标志[62,76]。对ESR、CRP、组织因子、血管性血友病因子、血栓调节蛋白、组织纤溶酶原激活物、细胞间黏附分子-1、血管细胞黏附分子-1、E-选择素和血小板内皮细胞黏附分子-1进行分析,发现它们的表达水平在TA患者和健康人群中无明显区别 [76]。全国健康学会(NIH)的研究显示44%的之前根据临床和实验室指标认为疾病缓解的TA患者，在外科分支切除术中经组织学证实存在疾病活动。在这组推测无病情活动的患者中,血管造影术也可发现新的病变[62]。

典型的TA患者血清中其他的自身抗体,如抗核抗体或抗中性粒细胞胞浆抗体(ANCA),是阴性的。结核菌素试验阳性的发生率较正常人群增高,但抗结核菌素治疗并不能改变疾病进程[72]。内皮素-1和抗内皮抗体在TA患者中升高,而这些结果的意义仍未确定[77,78]。TA患者与正常对照组相比,白细胞介素-6(IL-6)和RANTES(正常T-细胞表达和分泌增强调节因子)升高,疾病缓解期 IL-6 恢复到正常水平[79]。尽管这些分子可能与疾病的活动和炎症有关,但对诊断TA 没有特异性。

血管造影仍被认为是影像学的金标准(图 88.2),为将危险性降到最低,目前正在研究用来判断疾病活动度的侵袭性小的检查措施。分类法可描述血管受累的程度,但血管造影的亚型不能预测临床结果[56,80]。长而狭窄的病变是血管造影最具特征性的发现,约 1/3 的患者发生狭窄后扩张和动脉瘤形成[62]。

核磁共振(MRI)研究已作为监测和诊断 TA 患者的一种工具[81,82]。其与血管造影相比的优点是它具有无创性,可直接显影动脉血管壁的炎症信号,不需使用电离辐射。在早期患者中,在血管造影发现狭窄性病变前,MRI 即可探到血管壁的细微改变。可发现血管壁的向心性增厚、动脉瘤形成和狭窄性病变[81-84]。在 T2 加权像下,血管壁的信号强度增加反应组织水肿[81-84]。前瞻性研究表明 MRI 异常在临床活动性疾病患者中的敏感性为 88%~94%[83,84]。然而,在 24 例 TA 患者中,56%临床缓解的患者的 MRI 可见血管壁水肿[83]。因此,仍不清楚 MRI 是否过高评价疾病的活动度或是否目前的实验室和临床评价落后于已发生的炎症。

其他评估 TA 患者的影像学方法包括双螺旋 CT 血管造影[85,86]、超声[87]和正电子发射断层摄影术[88,89]。

6.诊断

1990 年,美国风湿病学会(ACR)制订了分类标准来区分 TA 患者和其他血管炎患者[63](表 88.2)。当此标准前瞻性地被用于 78 位已经推定诊断为 TA 的平

表 88.2 美国风湿病学会的 TA 的诊断标准

发病年龄≤40 岁[a]
肢体跛行
至少一侧肱动脉脉搏减弱
双侧上臂的血压相差≥10mmHg
锁骨下动脉或腹主动脉杂音
血管造影可见主动脉、巨大血管或大动脉的狭窄、扩张或伴有动脉瘤

具有上表中至少三条诊断标准的患者可诊断为 TA,其敏感性是 90.5%,特异性是 97.8%[8]。

[a]是区分 TA 和 GCA 的最重要的一条标准[36]。

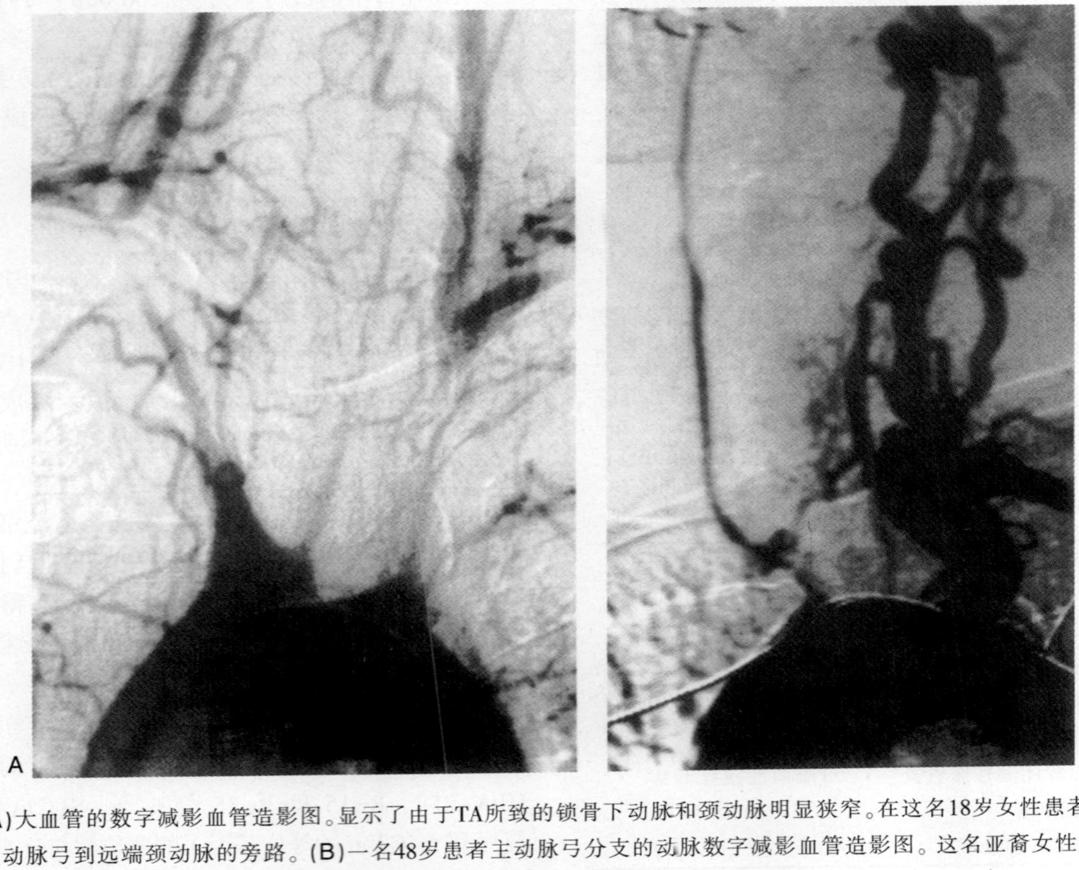

图88.2 (A)大血管的数字减影血管造影图。显示了由于TA所致的锁骨下动脉和颈动脉明显狭窄。在这名18岁女性患者的身体内已经建立了从主动脉弓到远端颈动脉的旁路。(B)一名48岁患者主动脉弓分支的动脉数字减影血管造影图。这名亚裔女性病程虽然很长,但由于Willis环,血液能通过扩大的左侧锥体动脉为大脑提供足够的血供。

均病程为 6(±3.2)年的患者时,其敏感性和特异性分别为 94%和 73%[74]。

TA 的鉴别诊断很广(表 88.3),且和巨细胞动脉炎(GCA)有重叠交叉,故鉴别诊断最困难。为论述这点,Michel 等人对 217 位 GCA 患者和根据 ACR 血管炎标准诊断的 63 位 TA 患者进行比较,他们发现发病年龄是否小于 40 岁是区分这两种诊断的唯一的、最有效的决定性因素[90]。

7.治疗

糖皮质激素是传统的基础治疗。虽然 60%的患者单独应用糖皮质激素后最初可以获得缓解,但是加用细胞毒药物可保持疾病的缓解或减少激素用量[91]。泼尼松的口服起始用量为 1mg/(kg·d)。需要加用免疫抑制剂的患者,可使用环孢霉素[74]、环磷酰胺[80]、甲氨蝶呤[81,91]、霉酚酸酯[92]和来氟米特[93],已有成功使用这些药物的报道。

严重的缺血、中风、肾动脉狭窄引起的高血压或动脉反流者,需要外科手术或经皮介入来控制或缓解症状[62,65]。NIH 报告中,分流术并发症在合成移植物中的发生率为 1/3,自体移植物中为 9%,最常见的并发症为再狭窄(24%)[62]。经皮血管造影导致再狭窄发生率增高(44%)[62]。然而,最近病例报道,使用支架及其周围抗血小板疗法可能比以前的疗法效果更佳[94,95]。在疾病的非活动期,建议行外科手术或经皮介入,以提高长期疗效[62]。

8.预后

在 NIH 报告中,大约 80%的患者会复发并需药物治疗,20%的患者为单相自限性疾病。一半的患者在缓解期会复发,25%的患者在药物治疗后仍不能获得临床缓解[62]。

TA 患者的短期死亡率无增加,尤其是诊断时并发症少的患者[56,60,62,64]。一些调查表明 5 年生存率为 83%~94%[56,60,64,96]。然而,跛行、充血性心力衰竭、中风、失明和高血压的发病率相当高。如果未被认识或未经治疗,这些并发症会导致永久性功能丧失或损坏[56,62]。视网膜病、高血压、主动脉反流和动脉瘤形成预示预后差[56]。

TA 患者对妊娠的耐受性好。该病对生育无负面影响,病情也不会在妊娠期和围产期内加重[56,97]。此时的并发症多继发于顽固性高血压,应延迟药物治疗[97]。

表 88.3 TA 的鉴别诊断

感染	自身免疫性疾病	其他
梅毒	巨细胞动脉炎	Ehlers-Danlos 综合征
结核病	血清阴性脊柱关节病	马方综合征
	系统性红斑狼疮	神经纤维瘤病
	类风湿关节炎	麦角中毒
	白塞病	放射性纤维化
	血栓闭塞性脉管炎	纤维肌性发育不良
	川崎病	
	Cogan 综合征	

四、川崎病

川崎病(KD),或称皮肤黏膜淋巴结综合征,是以最初描述 50 例患儿的日本学者的名字命名的[98]。典型的表现为持续 1~2 周的高热和炎症。如果不治疗,会形成大血管的动脉瘤。虽然多数病例预后良好,但 KD 是血管炎或儿童获得性心脏病的主要原因之一[99]。

1.流行病学

KD 在日本的流行率为 90/100 000[100],而在美国为 6~9/100 000[101]。绝大多数病例发生在 5 岁以下的儿童,发病高峰在 1 岁[100]。男孩较女孩稍易受累[99,100]。虽然 KD 在儿童和青少年中更常见,但成人病例亦有报道[102,103]。

2.发病机理

KD 确切的原发病因学不明。日本及其他国家有 3个流行期(1979 年、1982 年和 1985~1986 年),这点支持了感染在疾病的发病机制中起作用[99,100,104]。约 1%的日本患者的同胞患有 KD,但是,基因易感或家庭成员中感染的播散是否导致患病危险性的增加,至今不明[100]。

因 KD 的临床症状似中毒休克综合征,有人提出了细菌超抗原理论。受累患者皮肤上已经培养出产毒素细菌,受累患者的血清和组织中特异性 Vβ TCRs 亚群升高[99,105]。尽管如此,但这些结果没有得到重复验证,而且,高达 15%的健康人群可携带产毒素细菌[99]。

一些基因危险因素已经被提出,但每一基因都对应其唯一的特定种族。白人中易感性增加与 HLA-B5、-B44、-Bw51、-DR2 及-DRB3*0301 有关,而日本人中 HLA-B54、-Bw15 和-Bw35 增加[106]。SLC11A1 基因重复序列 5′(GT)n 的等位基因 1 的遗传性与日本患者患病危险性增加有关[107],而在白人儿童中则发现了TNF-α

产物的基因多态性[108]。由于这些研究的样本量小且种族人群间存在异质性，所以根据这些数据仍不能明确基因的影响。

自身免疫可能在疾病的发病机理中发挥作用。研究表明 KD 患者恢复期血清中针对分枝杆菌 65-kd HSP(hsp65)及其人体中的同系物的抗体增加[109,110]。在急性发热性疾病的对照组中未发现 HSP 抗体，并且HSP 抗体与先前注射卡介苗(BCG)的疫苗无关[109]。

KD 的炎性反应可能是由辅助 T 细胞亚群 1 介导的。受累患者的动脉中可发现血管内皮细胞的活化以及 CD4+和 CD8+细胞浸润[99]，同时前炎症因子例如 TNF-α、IFN-γ、IL-1、IL-6 和 IL-15 增多[108-111]。与对照组相比，KD 患者的基质金属蛋白酶(MMP)升高，在静脉给予免疫球蛋白治疗后其水平下降[112]。一些 MMP 可降解弹性蛋白和胶原，因而 MMP 可能是动脉壁破坏和疾病发病机理中的重要分子[112]。

3.病理学

KD 的并发症主要是由于冠状动脉瘤的形成所导致的。它们通常为多发，且发生在分支处，伴有机化的血栓[104]。外周动脉瘤可发生于腋动脉、髂动脉(常见)，而少发于肾动脉、肠系膜动脉和肋间动脉。

病理改变常发生在弹性动脉转变为肌动脉的分支处[104]。冠状动脉瘤最初 10 天无肉眼病理变化，但早期即可见显微镜下的炎性改变[104]。组织病理学可见中性粒细胞浸润，继之单核细胞浸润以及内弹力层的破坏。最终会导致纤维弹性组织增生和肉芽肿性动脉炎形成，病程大约为 8 周[104]。冠状动脉瘤的重塑与动脉粥样硬化性疾病的病理学改变相似[104]。

4.临床特征

疾病急性期典型的长期发热通常在 38.5℃以上。解热药疗效差，发热可持续 1~2 周[99,113]。急性期的另一个常见症状(90%)是双侧非渗出性结膜炎，边缘不受累。典型表现于第一周产生，给予静脉丙种球蛋白治疗数天后缓解[112]。虽然前葡萄膜炎或虹膜睫状体炎不在诊断标准中，但一系列报道提示它们可出现在 60%~80%的患者中[114]。

黏膜炎是最具特征的症状之一，包括草莓舌或唇红干裂。草莓舌发生在第一周，是因为丝状乳头、蕈状突起及轮廓状乳头萎缩所致[115]。通常见不到黏膜溃疡。

皮疹常见，但表现各异。可为会阴部的脱屑性红斑(67%)[99]，但更为常见的是非脓疱性猩红热样皮疹。也可表现为躯干和四肢上类似于多形红斑的靶样病变的瘀点，以及卡介苗疫苗注射部位的硬结和红斑[115,116]。在亚急性期，手掌和足底上可出现水肿和红斑。10~18 天后这些部位出现脱屑，常伴有 Beau 线或横跨指甲的深横沟[99]。

其他不常见的症状和体征包括动脉炎[99]、无菌性脑膜炎、肺浸润、肝功能不全、心肌炎、胆囊水肿[116]和肾脏的并发症[117-119]。虽然颈部局限性淋巴结病是诊断标准之一，但仅一半患者出现此表现[115]。

并不是所有疑似 KD 的患儿都符合诊断标准，可表现为“非典型性”或“不完全性”的 KD。这些患儿的表现不能满足 5 条诊断标准中的 4 条，但具有发热及经胸超声心动图发现的冠状动脉疾病的证据。在这些病例中，估计有 10%的患者不会出现淋巴结病和皮疹[120]。尽管此类患者数据有限，但通常认为 KD 的标准治疗对其有效。

如未经治疗，大约 20%的患者会发展成冠状动脉瘤[100]。并发症包括栓塞所导致的心肌梗死、心律失常、充血性心力衰竭或猝死。大约 30%的患者可出见心包积液[116]，冠状动脉瘤的破裂可导致心脏压塞[104]。外周动脉瘤亦有报道，在极少数病例中可导致肢体跛行和坏疽[121]。所有存在此并发症的患儿年龄均在 7 个月以下，具有典型的诊断和治疗延误史[121]。

大多数患儿为单相疾病。仅有 3%的病例复发，通常发病的第一年内复发，0.2%的病例复发次数多于一次[100]。患者年龄越大，复发的危险性越大[100]。

5.诊断性分析

KD 没有特异性的或敏感性的实验室指标。患者常有异常的非特异性的炎性标记，例如 ESR 或 CRP 升高、白细胞增多、正细胞正色素性贫血或反应性血小板增多症。也可出现无菌性脓尿、血清转氨酶水平升高和高胆红素血症。脑脊液检查可见脑脊液细胞增多，主要为单核细胞增多[122]。受累关节的穿刺通常为炎性表现。血脂异常，例如总胆固醇和高密度脂蛋白水平低，通常为急性出现[123]。亦可见 IgG 和 IgM 型 ANCA[124]。

在急性 KD 中，心电图(ECG)可正常或轻度异常。因无症状的儿童可出现急性心肌梗死，所以应检测 ECG[125,126]。最后，若怀疑存在急性心肌梗死，应行冠状动脉造影来进一步明确诊断[125]。

在疾病的急性期和恢复期，可行经胸超声心动图(TTE)来监测心脏受累情况。它是一种安全无创的影像学检查，可以连续操作而不增加射线照射的蓄积量，已被用于监测心室和瓣膜的功能、监测有无心包积液及评估有无近端冠状动脉瘤[99]。在第一周建议使用基线 TTE[99]。怀疑有心肌梗死时可行负荷性超声心动、负荷性心肌闪烁显像或冠脉造影检查。

虽然 TTE 是经典的影像学研究的方法，但一些数据表明当超声心动成像质量欠佳时，冠状动脉核磁共振血管造影可安全、有效地显示冠状动脉[127]。有限的数据表明，在输注三磷腺苷或冷压试验后，使用 ^{15}O-水正电子发射断层摄影术可发现退行性动脉瘤病变处的心肌血流减少[128]。

6.诊断

KD 的临床诊断与一些系统性疾病相似（表 88.4）。诊断的标准包括排除其他疾病后的发热持续 5 天以上，并且至少具有以下 5 项中的 4 项：①双侧结膜炎。②黏膜炎，包括唇部充血或唇裂、咽部红斑或草莓舌。③非泡状皮疹。④颈部淋巴结肿大。⑤四肢的改变，包括甲周脱屑或手掌和足底的皮疹或水肿[113]。

7.治疗

静脉滴注丙种球蛋白（IVIG）辅助阿司匹林治疗KD患者显著减少了并发症冠状动脉瘤的发病率[129–132]。目前推荐的治疗方案为 IVIG（2g/kg）一次性滴注[133]，阿司匹林 80~100mg/(kg·d)分 4 次服用，直到患者退热。然后减少阿司匹林的剂量至 3~5mg/(kg·d)，一次服用，持续 6~8 周以取得保护性抗凝效果[113,132]。治疗持续性发热患者时重复使用一疗程的 IVIG 是否能成功，目前仍无定论[134]。如果冠状动脉持续异常超过发热期，建议患者终身每日服用阿司匹林，且长期随诊于儿科心脏学专家[116]。为了减少 Reye 综合征的危险性，建议使用阿司匹林期间注射流感疫苗[116]。

类固醇治疗仍有争议。类固醇在大多数血管炎的治疗中起重要作用。然而，在 Kato 等人进行的病例研究中发现，17 名单用泼尼松龙 2~3mg/(kg·d)治疗的患者中，有 11 名患者发展为冠状动脉瘤[135]。随后进行的研究表明糖皮质激素在 KD 中使用疗效不一（范围从未取得疗效到改善了对 IVIG 耐药的患者的病情）[136]，仍需进行大量的随机对照实验来探寻这种差异。

一些研究不充分的药物已用于 KD 的治疗。研究证实抗血小板药物可以抗血栓形成，并且是动脉瘤患者血管再塑的增强剂[137,138]。抗生素似乎不能改变病程[104,135]。尽管只有小样本实验证实，但与 IVIG 和阿司匹林联合使用时，己酮可可碱似乎具有很好的耐受性。当大剂量使用时[20mg/(kg·d)，分三次服用]，它似乎可减少冠状动脉瘤的形成[139]。

需要冠状动脉旁路移植术（CABG）或经皮冠状动脉腔内成形术（PTCA）进行血管再造的儿童的相关数据有限。一般认为 8 个月以上的儿童具有技术上的可行性[105]，但在更年少的患者中会减少远期通畅率[140,141]。CABG 是经典选择，但许多短期的随访研究表明对于有适应性病变的患者 PTCA 也许是有益的[141–143]。

表 88.4　川崎病的鉴别诊断

感染	免疫紊乱	其他
立克次体	幼年型类风湿关节炎	汞中毒
产毒链球菌	风湿热	
产毒葡萄球菌	Stevens-Johnson 综合征	
EB病毒	全身过敏反应	
肠道病毒		
麻疹		
腺病毒		
钩端螺旋体		
耶尔森菌		

8.预后

大多数病例预后良好，死亡率低（0.08%~2%）[100,130,144]。即使伴有冠状动脉瘤的患者在发病后的头 2 年内也可得到改善，这表明了痊愈占有很大的比率[132,144]。然而，1%~3%的患者被认为治疗失败[134]。男性、年龄在 1 岁以下、全心炎、心律失常、发热持续 10 天以上以及在≥24 小时的无热期后出现再次发热等因素与冠状动脉瘤发展的危险性增加有关[116]。

出现冠状动脉瘤时，超过 8mm 的巨大动脉瘤因为伴随症状如血栓形成和狭窄可导致心肌梗死或猝死，因而预后最差[116,144]。心肌梗死主要发生在疾病的第一年内，但是高达 30%的病例发生在一年后[126]。大约 22%的患者死于第一次心肌梗死，通常没有警示症状[126]

五、变应性肉芽肿性综合征

Churg-Strauss 综合征（CSS）是脉管炎的变应性肉芽肿病，可根据临床表现与结节性多动脉炎相区分[63]。本病的特征包括气喘（伴或不伴过敏性鼻炎）、嗜酸性粒细胞增多症、抗中性粒细胞胞浆抗体（主要为抗髓过氧化物酶的核周型）、单发性神经炎或多发性神经病、移行性或一过性肺内浸润灶和窦异常。组织活检可见嗜酸性粒细胞浸润和血管外肉芽肿形成，常伴有小和中等血管的坏死性血管炎。

最初的病例是由 Rackemann 和 Greene 在 1939 年描述的，1951 年 Churg 和 Strauss 注意到一组曾诊为结节性多动脉炎的患者表现为哮喘、肺内浸润灶和嗜酸性粒细胞增多，他们描述了该组患者的病理特点，从而该病被命名为 Churg-Strauss 综合征[146]。CSS 是少见病，尚无足够的有效数据来描述其流行病学。受累个体的年龄范围从儿童到 80 岁高龄，诊断该病的平均年龄为 40 岁。

1.发病机理和病理学

CSS 的病因不明。CSS 患者之前可能有过敏性鼻炎和（或）哮喘的病史，常持续多年。该血管炎形成发展的病因学机制尚不明确。

CSS 中的血管可见含有嗜酸性粒细胞的坏死性渗出、纤维蛋白样改变和含上皮样巨细胞的肉芽肿形成[147]（图 88.3）。这些病变是非特异性的，它们可见于其他疾病，如结节性多动脉炎（PAN）或韦格纳肉芽肿[148]。

2.临床特征

CSS 的临床分期包括前驱期、嗜酸性粒细胞期、血管炎期和血管炎后期[149]。前驱期典型表现为 30 多岁时先出现过敏性鼻炎，随后出现哮喘，可持续多年。第二期，即嗜酸性粒细胞期，可能会间断许多年，组织和血液中的嗜酸性粒细胞增多，导致嗜酸性肺炎或胃肠炎，而无血管炎。血管炎期由于器官受累成为最严重的一期，受累器官可包括心脏、肺脏、中枢或外周神经系统、胃肠系统、肾脏、皮肤、关节、肌肉、眼睛和泌尿生殖道。在此期间，哮喘通常较易控制。血管炎后期会发生进展性的但较轻的哮喘和过敏性鼻炎，伴有因肾损害而引起的高血压，及因活动性神经病变所致的永久性神经系统障碍。有时多期可同时发生[150]。

Guillevin 等人进行的一项 96 名患者的回顾性研究表明 CSS 最常见的临床特征是哮喘[151]。大多数活动性 CSS 患者有肺内浸润灶，可为一过性出现，呈现斑片状肺泡浸润灶、结节或间质性改变[152]。胸腔积液较肺门淋巴结病变更常见[150]。有时在肺泡出血的基础上可发生呼吸衰竭[153]。

CSS 的皮肤表现可为可扪及的紫癜、皮下结节、皮肤梗死和网状青斑[154,155]。大约一半患者会出现腹痛、腹泻和出血症状等非特异性表现。进行组织活检，会发现是肠壁的嗜酸性粒细胞浸润或肠系膜血管炎引起这些症状，与 PAN 相一致。

大约 60%~75%的 CSS 患者会出现伴有非对称性足下垂或腕下垂的表现多样的单神经炎，或是任何一种神经病变[149,151]。下肢受累较上肢常见，突发的运动受累会导致跌倒或受伤。颅神经病变和中枢神经系统受累不常见。在 CSS 的血管炎期肌肉骨骼表现包括游走性关节痛或关节炎、肌痛或罕见的肌炎。

大约一半的 CSS 患者会出现心脏症状，包括心包积液、充血性心力衰竭、心电图异常和限制性心肌病。在冠状动脉和心肌层可发现肉芽肿性浸润灶[146]。

肾脏表现不常见，根据报道，其表现各种各样。已有报道，局灶性节段性肾小球肾炎可伴或不伴新月体形成、坏死、血管炎、嗜酸性粒细胞浸润及肉芽肿常与核周型 ANCA 阳性有关。一小部分肾脏受累的 CSS 患者可发展至肾病末期而需要透析或移植治疗。

其他临床特征多样，包括脾大、淋巴结病、生殖泌

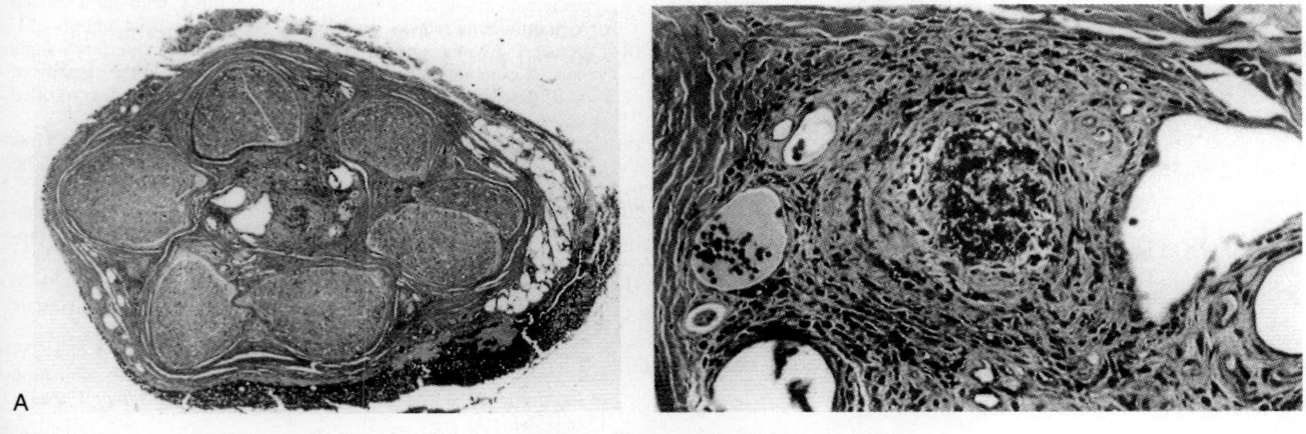

图88.3 （A）一名CSS患者的腓肠神经活检，低倍镜下图像。（B）中心中等血管的放大图示存在血管炎，包括嗜酸性粒细胞在内的多种炎性细胞浸润。

尿道(输尿管、前列腺)受累和眼睛受累(葡萄膜炎、巩膜外层炎、结膜炎、视网膜梗死)。上述病变也可发生在PAN或韦格纳肉芽肿患者中。

3.诊断性分析

典型实验室发现包括外周嗜酸性粒细胞增多、正细胞正色素性贫血以及ESR或CRP升高。IgE的水平可能会异常升高。一些CSS患者的抗髓过氧化物酶的抗体P-ANCA阳性。类风湿因子可为阳性,但通常抗核抗体为阴性,补体水平正常。

胸片和受累部位组织活检有利于诊断。尽管腓神经和胃肠组织在活检时易于获取且利于诊断,但是活检取材最多的部位是皮肤和肾脏。通常患者不必做肺活检。

4.鉴别诊断

CSS的鉴别诊断包括PAN、显微镜下多血管炎、韦格纳肉芽肿、结节病和感染(尤其是寄生虫感染)、高嗜酸性粒细胞综合征、嗜酸性肉芽肿以及药物反应等。必须要仔细考虑患者的所有信息,包括病史、体格检查、实验室检查、影像学检查和活检信息。

5.治疗和预后

CSS的血管炎期,皮质类固醇(例如每天60mg泼尼松或分次静脉给予甲泼尼龙)可快速显著改善疾病的过敏症状,并且降低嗜酸性粒细胞数、ESR及CRP[149,150,151]。根据临床反应可逐渐减量,当有心脏、肾脏或神经系统受累时,减量要缓慢。免疫抑制药如环磷酰胺、硫唑嘌呤、甲氨蝶呤、环孢素-A、来氟米特、霉酚酸酯以及新一代生物制剂也可用于治疗,但这些治疗无充分的随机对照实验加以证实[156,157]。虽然血浆置换已试验性用于治疗PAN或CSS,但仍不清楚除严重病例之外使用这种昂贵的治疗是否恰当[157]。大多数患者的皮质类固醇的疗程≤1年。应该加用小剂量阿司匹林,抗高血压,及补充钙、维生素D和二碳磷酸盐化合物等辅助治疗。

CSS的预后通常比预期的要好得多,一项研究表明CSS患者1年、3年和5年的生存率分别为90%、76%和62%[150]。并发症包括高血压、神经病变的慢性后遗症和罕见的慢性肾功能不全。CSS患者的预后要好于PAN患者。

(杨亚敏 张梅 李世民 译 李世民 校)

参考文献

1. Ferri C, Zignego AL, Pileri SA. Cryoglobulins. *J Clin Pathol* 2002;55:4–13.
2. Brouet JC, Clouvel JP, Danon F, et al. Biologic and clinical significance of cryoglobulins. *Am J Med* 1974;57:775–778.
3. Feiner HD. Relationship of tissue deposits of cryoglobulin to clinical features of mixed cryoglobulinemia. *Hum Pathol* 1983;14:710–705.
4. Wei G, Yano S, Kuroiwa T, et al. Hepatitis C virus (HCV)-induced IgG-IgM rheumatoid factor (RF) complex may be the main causal factor for cold-dependent activation of complement in patients with rheumatic diseases. *Clin Exp Immunol* 1997;107:83–88.
5. Cacoub P, Renou C, Kerr G, et al. Influence of HLA-DR phenotype on the risk of hepatitis C virus–associated mixed cryoglobulinemia. *Arthritis Rheum* 2001;44:2118–2124.
6. Lenzi M, Frisoni M, Mantovani V, et al. Haplotype HLA-B8-DR3 confers susceptibility to hepatitis C virus–related mixed cryoglobulinemia. *Blood* 1998;91:2062–2066.
7. Lamprecht P, Gause A, Gross WL. Cryoglobulinemic vasculitis. *Arthritis Rheum* 1999;42:2507–2516.
8. Zignego AL, Ferri C, Giannini C, et al. Hepatitis C virus genotype analysis in patients with type II mixed cryoglobulinemia. *Ann Intern Med* 1996;124:31–34.
9. Zignego AL, Ferri C, Giannelli F, et al. Prevalence of bcl-2 rearrangement in patients with hepatitis C virus-related mixed cryoglobulinemia with or without B-cell lymphomas. *Ann Intern Med* 2002;137:571–580.
10. Rieu V, Cohen P, Andre MH, et al. Characteristics and outcome of 49 patients with symptomatic cryoglobulinaemia. *Rheumatology* 2002;41:290–300.
11. Cacoub P, Poynard T, Ghillani P, et al., for the MULTIVIRC Group. Extrahepatic manifestations of chronic hepatitis C. *Arthritis Rheum* 1999;42:2204–2212.
12. Mondelli MU, Zorzoli I, Cerino A, et al. Clonality and specificity of cryoglobulins associated with HCV: pathophysiological implications. *J Hepatol* 1998;29:879–886.
13. Vitali C, Ferri C, Nasti P, et al. Hypercomplementemia as a marker of the evolution from benign to malignant B-cell proliferation in patients with type II mixed cryoglobulinemia. *Br J Rheumatol* 1994;33:791–792.
14. Ferri C, Marzo E, Longombardo G, et al. Interferon-alpha in mixed cryoglobulinemia patients: randomized, crossover-controlled trial. *Blood* 1993;81:1132–1136.
15. Agnello V, Chung RT, Kaplan LM, et al. A role for hepatitis C virus infection in type II cryoglobulinemia. *N Engl J Med* 1992;327:1490–1495.
16. Frangeul L, Musset L, Cresta P, et al. Hepatitis C virus genotypes and subtypes in patients with hepatitis C, with and without cryoglobulinemia. *J Hepatol* 1996;25:427–432.
17. Willems M, Sheng L, Roskams T, et al. Hepatitis C virus and its genotypes in patients suffering from chronic hepatitis C with our without a cryoglobulinemia-related syndrome. *J Med Virol* 1994;44:266–271.
18. Dammacco F, Sansonno D, Han JH, et al. Natural interferon-alpha versus its combination with 6-methylprednisolone in the therapy of type II mixed cryoglobulinemia: a long-term, randomized, controlled study. *Blood* 1994;84:3336–3343.
19. Casato M, Lagana B, Pucillo LP, et al. Interferon for hepatitis C virus negative type II mixed cryoglobulinemia. *N Engl J Med* 1998;338:1386–1387.
20. Mazzaro C, Lacchin T, Moretti M, et al. Effects of two different alpha-interferon regimens on clinical and virological findings in mixed cryoglobulinemia. *Clin Exp Rheumatol* 1995;13(suppl):181–185.
21. McHutchinson JG, Gordon SC, Schiff ER, et al. Interferon alpha-2b alone or in combination with ribavirin as initial treatment for chronic hepatitis C. *N Engl J Med* 1998;339:1485–1492.
22. Misiani R, Bellavita P, Baio P, et al. Successful treatment of HCV-associated cryoglobulinaemic glomerulonephritis with a combination of interferon-alpha and ribavirin. *Nephrol Dial Transplant* 1999;14:1558–1560.
23. Zuckerman E, Keren D, Slobodin G, et al. Treatment of refractory, symptomatic hepatitis C related mixed cryoglobulinemia with ribavirin and interferon-alpha. *J Rheumatol* 2000;27:2172–2178.

24. Lamprecht P, Gause A, Gross WL. Cryoglobulinemic vasculitis resistant to intermittent intravenous pulse cyclophosphamide therapy. *Scand J Rheumatol* 2000;29:201–202.
25. Thiel J, Peters T, Mas Marques A, et al. Kinetics of hepatitis C (HCV) viraemia and quasispecies during treatment of HCV associated cryoglobulinemia with pulse cyclophosphamide. *Ann Rheum Dis* 2002;61 838–841.
26. Rosenstock JL, Stern L, Sherman WH, et al. Fludarabine treatment of cryoglobulinemic glomerulonephritis. *Am J Kidney Dis* 2002;40:644–648.
27. Bartolucci P, Ramanoelina P, Cohen A, et al. Efficacy of the anti-TNF-α antibody infliximab against refractory systemic vasculitides: an open pilot study on 10 patients. *Rheumatology* 2002;41:1126–1132.
28. Arzoo K, Sadeghi S, Liebman HA. Treatment of refractory antibody mediated autoimmune disorders with an anti-CD20 monoclonal antibody (rituximab). *Ann Rheum Dis* 2002;61:922–924.
29. Zaja F, DeVita S, Russo D, et al. Rituximab for the treatment of type II mixed cryoglobulinemia. *Arthritis Rheum* 2002;46:2252–2264.
30. Casato M, Agnello G, Pucillo LP, et al. Predictors of long term response to high-dose interferon therapy in type II cryoglobulinemia associated with hepatitis C virus infection. *Blood* 1997;90:3865–3873.
31. Duvoux C, Ngoc AT, Intrator L, et al. Hepatitis C virus (HCV)-related cryoglobulinemia after liver transplantation for HCV cirrhosis. *Transplant Int* 2002;15:3–9.
32. Mazzaro C, Franzin F, Tulissi P, et al. Regression of monoclonal B-cell expansion in patients affected by mixed cryoglobulinemia responsive to α-interferon therapy. *Cancer* 1996;77:2604–2613.
33. Buerger L. Thromboangiitis obliterans. A study of the vascular lesions leading to presenile spontaneous gangrene. *Am J Med Soc* 1908;136: 567.
34. McLoughlin GA, Helsby CR, Evans CC, et al. Association of HLA-A9 and HLA-B5 with Buerger's disease. *BMJ* 1976;2:1165–1166.
35. Kimura A, Kobayashi Y, Takahashi M, et al. MICA gene polymorphism in Takayasu's arteritis and Buerger's disease. *Int J Cardiol* 1998;66 (suppl):107–113.
36. Smolen JS, Weidinger P, Menzel EJ. Sensitivity to collagen in thromboangiitis obliterans. *N Engl J Med* 1983;309:857–858.
37. Eichhorn J, Sima D, Lindschau C, et al. Antiendothelial cell antibodies in thromboangiitis obliterans. *Am J Med Sci* 1998;315:17–23.
38. Maslowski L, McBane R, Alexewicz P, et al. Antiphospholipid antibodies in thromboangiitis obliterans. *Vasc Med* 2002;7:259–264.
39. Wysokinski WE, Kwiatkowska W, Maslowski L, et al. Buerger's disease in two brothers: iliac artery occlusion by thromboangiitis obliterans—case reports. *Angiology* 1998;49:409–414.
40. Mandalam KR, Rao VR, Sandhyamani S, et al. Focal occlusive disease of the common femoral artery: a report of 20 cases. *Cardiovasc Surg* 1994;2:498–502.
41. Cho YP, Kwon YM, Kwon TW, et al. Mesenteric Buerger's disease. *Ann Vasc Surg* 2003;17:221–223.
42. Mills JL, Taylor LM Jr, Porter JM. Buerger's disease: a clinical and pathologic re-examination. *Am J Surg* 1987;154:123–129.
43. Ohta T, Shionoya S. Fate of the ischaemic limb in Buerger's disease. *Br J Surg* 1988;75:259–262.
44. Tanaka K. Pathology and pathogenesis of Buerger's disease. *Int J Cardiol* 1998;66(suppl):237–242.
45. Majewski W, Marszalek A, Staniszewiski R, et al. Clinical and morphological aspects of Buerger's disease. *Int Angiol* 1997;16:239–244.
46. Joyce JW. Buerger's disease (thromboangiitis obliterans). *Rheum Dis Clin North Am* 1990;16:463–470.
47. Olin JW. Thromboangiitis obliterans. *Curr Opin Rheumatol* 1994;6: 44–49.
48. Lambeth JT, Yong NK. Arteriographic findings in thromboangiitis obliterans with emphasis on femoropopliteal improvement. *AJR* 1970; 109:553–562.
49. McKusick VA, Harris WS, Ottesen OE, et al. The Buerger syndrome in the United States: arteriographic observations, with special reference to involvement of the upper extremities and the differentiation from atherosclerosis and embolism. *Bull Johns Hopkins Hosp* 1962; 110:145–176.
50. Gifford RW Jr, Hines EA Jr. Complete clinical remission in thromboangiitis obliterans during abstinence from tobacco: report of case. *Proc Staff Meetings Mayo Clin* 1951;26:241–5.
51. Corelli F. Buerger's disease: cigarette smoker disease may always be cured by medical therapy alone: uselessness of operative treatment. *J Cardiovasc Surg (Torino)* 1973;14:28–36.
52. Fiessinger JN, Schafer M. Trial of iloprost versus aspirin treatment for critical limb ischaemia of thromboangiitis obliterans. The TAO Study. *Lancet* 1990;335:555–557.
53. Olin JW, Young JR, Graor RA, et al. The changing clinical spectrum of thromboangiitis obliterans (Buerger's disease). *Circulation* 1990; 82(suppl IV):3–8.
54. Lau H, Cheng SWK. Buerger's disease in Hong Kong: a review of 89 cases. *Aust N Z J Surg* 1997;67:264–269.
55. Numano F, Okawara M, Inomata H, et al. Takayasu's arteritis. *Lancet* 2000;356:1023–1025.
56. Johnston SL, Lock RJ, Gompels MM. Takayasu arteritis: a review. *J Clin Pathol* 2002;55:481–486.
57. Takayasu M. A case with peculiar changes of the retinal central vessels. *Acta Opthal Soc Jpn* 1908;12:554–555.
58. Shimizu K, Sano K. Pulseless disease. *J Neuropathol Clin Neurol* 1951;1:37–47.
59. Dabague J, Reyes PA. Takayasu arteritis in Mexico: a 38-year clinical perspective through literature review. *Int J Cardiol* 1997;54(suppl): 87–93.
60. Ishikawa K. Natural history and classification of occlusive thromboaortopathy (Takayasu's disease). *Circulation* 1978;57:27–35.
61. Koide K. Takayasu arteritis in Japan. *Heart Vessels* 1992;7:48–54.
62. Kerr GS, Hallahan CW, Giordano J, et al. Takayasu arteritis. *Ann Intern Med* 1994;120:919–929.
63. Arend WP, Michel BA, Bock DA, et al. The American College of Rheumatology 1990 criteria for the classification of Takayasu arteritis. *Arthritis Rheum* 1990;33:1129–1134.
64. Hall S, Barr W, Lic JT, et al. Takayasu's arteritis. A study of 32 North American patients. *Medicine* 1985;64:89–99.
65. Lupi-Herrera E, Sanchez-Torres G, Marcushamer J, et al. Takayasu arteritis. Clinical study of 107 cases. *Am Heart J* 1977;93:94–103.
66. Seko Y, Takahashi N, Tada Y, et al. Restricted usage of T-cell receptor Vγ-Vδ genes and expression of co-stimulatory molecules in Takayasu's arteritis. *Int J Cardiol* 2000;75(suppl):77–83.
67. Hernandez-Pando R, Reyes P, Espitia C, et al. Raised agalactosyl IgG and antimycobacterial humoral immunity in Takayasu's arteritis. *J Rheumatol* 1994;21:1870–1876.
68. Seko Y, Minota S, Kawasaki A, et al. Perforin-secreting killer cell infiltration and expression of a 65-kD heat-shock protein in aortic tissue of patients with Takayasu's arteritis. *J Clin Invest* 1994;93:750–758.
69. Numano F, Kobayashi Y, Maruyama Y, et al. Takayasu arteritis-the role of genetic risk factors on its pathogenesis intractable vasculitis syndromes. In: Nagasawa T, ed. *Report of research committee of intractable vasculitis syndromes.* Tokyo: Ministry of Health and Welfare of Japan, 1995:50–60.
70. Kimura A, Kitamura H, Date Y, et al. Comprehensive analysis of HLA genes in Takayasu arteritis in Japan. *Int J Cardiol* 1996;54(suppl): 61–69.
71. Kimura A, Ota M, Katsuyama Y, et al. Mapping of the HLA-linked genes controlling the susceptibility to Takayasu's arteritis. *Int J Cardiol* 2000;75(suppl):105–110.
72. Sheikhzadeh A, Tettenborn I, Noohi F, et al. Occlusive thromboaortopathy (Takayasu disease): clinical and angiographic features and a brief review. *Angiology* 2002;53:29–40.
73. Spencer R, Tolentino FI, Doyle GJ. Takayasu's arteritis: case report and review emphasizing ocular manifestations. *Ann Ophthalmol* 1980; 12:935–938.
74. Fearfield LA, Ross JR, Farrell AM, et al. Pyoderma gangrenosum associated with Takayasu's arteritis responding to cyclosporin. *Br J Dermatol* 1999;141:339–343.
75. Lupi E, Sanchez G, Horwitz S, et al. Pulmonary artery involvement in Takayasu's arteritis. *Chest* 1975;67:69–74.
76. Hoffman GS, Ahmed AE. Surrogate markers of disease activity in patients with Takayasu arteritis. A preliminary report from The International Network for the Study of the Systemic Vasculitides (INSSYS). *Int J Cardiol* 1998;66(suppl):191–194.
77. Kanno K, Hirata Y, Numano F, et al. Endothelin-1 and vasculitis. *JAMA* 1990;264:2868.
78. Sima D, Thiele B, Turowski A, et al. Anti-endothelial antibodies in Takayasu arteritis. *Arthritis Rheum* 1994;37:441–443.
79. Noris MC, Daina E, Gamba S, et al. Interleukin-6 and RANTES in Takayasu arteritis: a guide for therapeutic decisions? *Circulation*

1999;100:55–60.
80. Moriwaki R, Noda M, Yajima M, et al. Clinical manifestations of Takayasu arteritis in India and Japan-new classification of angiographic findings. *Angiology* 1997;48:369–379.
81. Aluquin VPR, Albano SA, Chan F, et al. Magnetic resonance imaging in the diagnosis and follow up of Takayasu's arteritis in children. *Ann Rheum Dis* 2002;61:526–529.
82. Choe YH, Han B, Koh E, et al. Takayasu's arteritis: assessment of disease activity with contrast-enhanced MR imaging. *AJR* 2000;175: 505–511.
83. Tso E, Flamm RD, White PR, et al. Takayasu arteritis: utility and limitations of magnetic resonance imaging in diagnosis and treatment. *Arthritis Rheum* 2002;46:1634–1642.
84. Choe YH, Lee WR. Magnetic resonance imaging diagnosis of Takayasu arteritis. *Int J Cardiol* 1998;66(suppl):175–179.
85. Park JH, Chung JW, Im J-G, et al. Takayasu arteritis: evaluation of mural changes in the aorta and pulmonary artery with CT angiography. *Radiology* 1995;196:89–93.
86. Yamada I, Nakagawa T, Himeno Y, et al. Takayasu's arteritis; evaluation of the thoracic aorta with CT angiography. *Radiology* 1998; 209:103–109.
87. Raninen RO, Kupari MM, Pamilo MS, et al. Arterial wall thickness measurements by B mode ultrasonography in patients with Takayasu's arteritis. *Ann Rheum Dis* 1996;55:461–465.
88. Wiest R, Gluck T, Schonberger J, et al. Clinical image: occult large vessel vasculitis diagnosed by PET imaging. *Rheumatol Int* 2001; 20:250.
89. Hara M, Goodman PC. Leder RA. FDG-PET finding in early-phase Takayasu arteritis. *J Comput Assist Tomogr* 1999;23:16–18.
90. Michel BA, Arend WP, Hunder GG. Clinical differentiation between giant cell (temporal) arteritis and Takayasu's arteritis. *J Rheumatol* 1996;23:106–111.
91. Hoffman GS, Leavitt RY, Kerr GS, et al. Treatment of glucocorticoid-resistant or relapsing Takayasu arteritis with methotrexate. *Arthritis Rheum* 1994;37:578.
92. Daina E, Schieppati A, Remuzzi G. Mycophenolate mofetil for the treatment of Takayasu arteritis: report of three cases. *Ann Intern Med* 1999;130:422–426.
93. Haberhauer G, Kittl EM, Dunky A, et al. Beneficial effects of leflunomide in glucocorticoid- and methotrexate-resistant Takayasu's arteritis. *Clin Exp Rheumatol* 2001;19:477–478.
94. Takahashi JC, Sakai N, Manaka H, et al. Multiple suptra-aortic stenting for Takayasu arteritis: extensive revascularization and two year follow up. *Am J Neuroradiol* 2002;23:790–793.
95. Bali HK, Jain S, Jain A, et al. Stent supported angioplasty in Takayasu arteritis. *Int J Cardiol* 1998;66(suppl):213–217.
96. Subramanyan R, Joy J, Balakrishnan KG. Natural history of aorto-arteritis (Takayasu's disease). *Circulation* 1989;80:429–437.
97. Sharma BK, Jain S, Vasishta K. Outcome of pregnancy in Takayasu arteritis. *Int J Cardiol* 2000;75(suppl):159–162.
98. Kawasaki T. Acute febrile mucocutaneous syndrome with lymphoid involvement with specific desquamation of the fingers and toes in children. *Arerugi-Japanese J Allergol* 1967;16:178–222.
99. Leung D, Schlievert PM, Meissner HC. The immunopathogenesis and management of Kawasaki syndrome. *Arthritis Rheum* 1998;41: 1538–1547.
100. Yanagawa H, Yashiro M, Nakanura, Y, et al. Epidemiologic pictures of Kawasaki disease in Japan: from the nationwide incidence survey in 1991 and 1992. *Pediatrics* 1995;95:475–479.
101. Taubert KA, Rowley AH, Shulman ST. Seven-year national survey of Kawasaki disease and acute rheumatic fever. *Pediatr Infect Dis* 1994;13:704–708.
102. Glanzer JM, Galbraith WB, Jacobs JP. Kawasaki disease in a 28-year-old man. *JAMA* 1980;244;1604–1606.
103. Milgrom H, Palmer EL, Slovin SF, et al. Kawasaki disease in a healthy young adult. *Ann Intern Med* 1980;92:467–470.
104. Naoe S, Takahashi K, Masuda H, et al. Kawasaki disease with particular emphasis on arterial lesions. *Acta Pathol Jpn* 1991;41:785–797.
105. Barron KS, Shulman ST, ed. Report of the National Institutes of Health Workshop on Kawasaki disease. *J Rheumatol* 1999;26:170–190.
106. Huang Y, Lee YJ, Chen MR, et al. Polymorphism of transmembrane region of MICA gene and Kawasaki disease. *Exp Clin Immunogenet* 2000;17:130–137.
107. Ouchi K, Suzuki Y, Shirakawa T, et al. Polymorphism of SLC11A1 (formerly NRAMP1) gene confers susceptibility to Kawasaki disease. *J Infect Dis* 2003;187:326–329.
108. Quasney MW, Bronstein DE, Cantor RM, et al. Increased frequency of alleles associated with elevated tumor necrosis factor-[alpha] levels in children with Kawasaki disease. *Pediatr Res* 2001;49:686–690.
109. Yokota S, Tsubaki K, Kuriyama T, et al. Presence in Kawasaki disease of antibodies to mycobacterial heat-shock protein HSP65 and autoantibodies to epitopes of human HSP65 cognate antigen. *Clin Immunol Immunopathol* 1993;67:163–170.
110. Takeshita S, Kawase H, Yamamoto M, et al. Increased expression of human 63-kD heat shock protein gene in Kawasaki disease determined by quantitative reverse transcription polymerase chain reaction. *Pediatr Res* 1994;35:179–183.
111. Jang GC, Kim HY, Ahn SY, et al. Raised serum interleukin-15 levels in Kawasaki disease. *Ann Rheum Dis* 2003;62:264–266.
112. Senzaki H, Masutani S, Kobayashi J, et al. Circulating matrix metalloproteinases and their inhibitors in patients with Kawasaki disease. *Circulation* 2001;104:860–863.
113. Centers for Disease Control. Kawasaki disease. *MMWR* 1980;29: 61–63.
114. Smith LB, Newburger JW, Burns JC. Kawasaki syndrome and the eye. *Pediatr Infect Dis J* 1989;8:116–118.
115. April MM, Burns JC, Newburger JW, et al. Kawasaki disease and cervical adenopathy. *Arch Otolaryngol Head Neck Surg* 1989;115:512–514.
116. Dajani AS, Taubert KA, Gerber MA, et al. Diagnosis and therapy of Kawasaki disease in children. *Circulation* 1993;87:1776–1780.
117. Veiga PA, Pieroni D, Baier W, et al. Association of Kawasaki disease and interstitial nephritis. *Pediatr Nephrol* 1992;6:421–423.
118. Ferriero DM, Wolfsdorf JI. Hemolytic uremic syndrome associated with Kawasaki disease. *Pediatrics* 1981;68:405–406.
119. Salcedo JR, Greenberg L, Kapur S. Renal histology of mucocutaneous lymph node syndrome (Kawasaki disease). *Clin Nephrol* 1988; 29:47–51.
120. Fukushige J, Takahashi HN, Ueda Y, et al. Incidence and clinical features of incomplete Kawasaki disease. *Acta Paediatr* 1994;83:1057–1060.
121. Tomita S, Chung K, Mas M, et al. Peripheral gangrene associated with Kawasaki disease. *Clin Infect Dis* 1992;14:121–126.
122. Dengler LD, Capparelli EV, Bastian JF, et al. Cerebrospinal fluid profile in patients with acute Kawasaki disease. *Pediatr Infect Dis* 1998;17:478–481.
123. Salo E, Pesonen I, Viikari J. Serum cholesterol levels during and after Kawasaki disease. *J Pediatr* 1991;119:557–561.
124. Savage CO, Tizard J, Jayne D, et al. Antineutrophil cytoplasm antibodies in Kawasaki disease. *Arch Dis Child* 1989;64:360–363.
125. Nakanishi T, Takao A, Kondoh C, et al. ECG findings after myocardial infarction in children after Kawasaki disease. *Am Heart J* 1988; 116:1028–1032.
126. Kato H, Ichinose E, Kawasaki T. Myocardial infarction in Kawasaki disease: clinical analyses in 195 cases. *J Pediatr* 1986;108:923–927.
127. Greil GF, Stuber M, Botnar RM, et al. Coronary magnetic resonance angiography in adolescents and young adults with Kawasaki disease. *Circulation* 2002;105:908–911.
128. Furuyama H, Odagawa Y, Katoh C, et al. Assessment of coronary function in children with a history of Kawasaki disease using ^{15}O-water positron emission tomography. *Circulation* 2002;105: 2878–2884.
129. Furusho K, Kamiya T, Nakano H, et al. High-dose intravenous gammaglobulin for Kawasaki disease. *Lancet* 1984;2:1055–1058.
130. Newburger JW, Takahashi M, Burns JC, et al. Treatment of Kawasaki syndrome with intravenous gamma globulin. *N Engl J Med* 1986; 315:341–347.
131. Newburger JW, Takahashi M, Beiser AS, et al. A single intravenous infusion of gamma globulin as compared with four infusions in the treatment of acute Kawasaki syndrome. *N Engl J Med* 1991;324: 1633–1639.
132. Durongpisitkul K, Gururaj VJ, Park JM, et al. The prevention of coronary artery aneurysm in Kawasaki disease: a meta-analysis on the efficacy of aspirin and immunoglobulin treatment. *Pediatrics* 1995;96:1057–1061.
133. American Academy of Pediatrics. Kawasaki disease. In: *The red book: report of the Committee on Infectious Diseases*. Elk Grove Village, IL: American Academy of Pediatrics, 2000:360–363.

134. Burns JC, Capparelli EV, Brown JA, et al. Intravenous gammaglobulin treatment and retreatment in Kawasaki disease. *Pediatrics* 1998;17:1144–1148.
135. Kato H, Koike S, Yokoyama T. Kawasaki disease: effect of treatment on coronary artery involvement. *Pediatrics* 1979;63:175–179.
136. Newburger JW. Treatment of Kawasaki disease: corticosteroids revisited. *J Pediatr* 1999;135:411–413.
137. O'Brien M, Parness IA, Neufeld EJ, et al. Ticlopidine plus aspirin for coronary thrombosis in Kawasaki disease. *Pediatrics* 2000;105: 1149.
138. Williams RV, Wilke VM, Tani LY, et al. Does Abciximab enhance regression of coronary aneurysms resulting from Kawasaki disease? *Pediatrics* 2002;109:E4.
139. Furukawa S, Matusubara T, Umezawa Y, et al. Pentoxifylline and intravenous gamma globulin combination therapy for acute Kawasaki disease. *Eur J Pediatr* 1994;153:663–667.
140. Kitamura S, Kamedo Y, Sekit S, et al. Long-term outcome of myocardial revascularization in patients with Kawasaki coronary artery disease. *J Thorac Cardiovasc Surg* 1994;107:663–674.
141. Ino T, Akimoto K, Ohkubo M, et al. Application of percutaneous transluminal coronary angioplasty to coronary arterial stenosis in Kawasaki disease. *Circulation* 1996;93:1709–1715.
142. Ogawa S, Fukazawa R, Ohkubo T, et al. Silent myocardial ischemia in Kawasaki disease: evaluation of percutaneous transluminal coronary angioplasty by dobutamine stress testing. *Circulation* 1997;94: 3384–3389.
143. Ice M, Keno T, Ikea H, et al. Sequential follow-up results of catheter intervention for coronary artery lesions after Kawasaki disease: quantitative coronary artery angiography and intravascular ultrasound imaging study. *Circulation* 2002;105:3004–3010.
144. Kato H, Sugimura T, Akagi T, et al. Heart and vascular disease in the young;long-term consequences of Kawasaki disease. A 10- to 21-year follow-up study of 594 patients. *Circulation* 1996;94:1379–1385.
145. Rackemann FM, Greene EJ. Periarteritis nodosa and asthma. *Trans Assoc Am Phys* 1939;54:112–118.
146. Churg J, Strauss L. Allergic granulomatosis, allergic angiitis and periarteritis nodosa. *Am J Pathol* 1951;27:277–301.
147. Dicken CH, Winkelmann RK. The Churg-Strauss granuloma: cutaneous, necrotizing palisading granuloma in vasculitis syndromes. *Arch Pathol Lab Med* 1978;102:576–580.
148. Yousem SA, Lombard CM. The eosinophilic variant of Wegener's granulomatosis. *Hum Pathol* 1988;19:682–688.
149. Lanham JG, Elkon KB, Pusey CD, et al. Systemic vasculitis with asthma and eosinophilia: a clinical approach to the Churg-Strauss syndrome. *Medicine* 1984;63:65–81.
150. Chumbley LC, Harrison EG Jr, DeRemee RA. Allergic granulomatosis and angiitis (Churg-Strauss syndrome): report and analysis of 30 cases. *Mayo Clin Proc* 1977;52:477–484.
151. Guillevin L, Cohen P, Gayraud M, et al. Churg-Strauss syndrome: clinical study and long-term followup of 96 patients. *Medicine* 1999; 78:26–37.
152. Harkavy J. Vascular allergy. Pathogenesis of bronchial asthma with recurrent pulmonary infiltrations and eosinophilic polyserositis. *Arch Intern Med* 1941;67:709–734.
153. Clutterbuck EJ, Pusey CD. Severe alveolar hemorrhage in Churg-Strauss syndrome. *Eur J Respir Dis* 1987;71:158–63.
154. Crotty CP, DeRemee RA, Winkelmann RK. Cutaneous clinicopathologic correlation of allergic granulomatosis. *J Am Acad Dermatol* 1981;5:571–588.
155. Strauss L, Churg J, Zak FG. Cutaneous lesions of allergic granulomatosis. *J Invest Dermatol* 1951;17:349–359.
156. Chow CC, Li EKM, Lai FM. Allergic granulomatosis and angiitis (Churg-Strauss syndrome): response to pulse intravenous cyclophosphamide. *Ann Rheum Dis* 1989;48:605–608.
157. Guillevin L, Jarrousse B, Lok C, et al. Long-term follow-up after treatment of polyarteritis nodosa and Churg-Strauss angiitis with comparison of steroids, plasma exchange and cyclophosphamide to steroids and plasma exchange: a prospective randomized trial of 71 patients. *J Rheumatol* 1991;18:567–574.

第89章

贝赫切特综合征

Barri J. Fessler

贝赫切特综合征是一种原因不明的多系统受累的血管炎性综合征。该病以 Hulusi Behçet 的名字命名，他于 1937 年描述了贝赫切特综合征的临床三联征 阿弗他溃疡、生殖器溃疡和虹膜炎[1,2]。然而，这一系列症状早在希波克拉底时代就首次被记载[3,4]。1946 年，Adamantiades 将血栓性静脉炎作为此综合征的第四个症状[5]。现在大家公认，贝赫切特综合征不仅包括皮肤黏膜、眼睛和血管的表现，而且还有肌肉骨骼、神经系统、肺脏、胃肠道和泌尿生殖系统的表现。不同种族和地区的人群中此病的临床和遗传表现是有很大差异的。如果缺乏口腔和生殖器溃疡这些典型临床特征，那么多样化的临床表现常会使早期诊断变得很困难。诊断取决于临床特征，缺乏血清学特异性检查。病程中以急性加重(一般强度会随时间推移而逐渐减轻)和缓解期交替出现为特征。

一、诊断标准和病情表现

1990 年，国际贝赫切特病研究小组制定了一套诊断标准(表 89.1)，用以取代其他的 5 种当时已经公布并使用的诊断标准[6-10]。这个标准是建立在 7 个国家 914 例贝赫切特综合征患者的资料之上的[11]。患者的临床表现必须要有反复发作的口腔溃疡以及下列表现中的两项：反复发作的生殖器溃疡，眼部炎症性疾病，皮肤损害和(或)针刺试验阳性。这套标准被证明具有 91%的敏感性和 96%的特异性[11]，并且在随后的其他患者群中得到了证实[12,13]。此诊断标准的目的就是使患者标准化，以利于进行科研。虽然曾经有人提出过几个指标，但目前仍然没有被广泛接受的评价病情活动性的方法[14-16]。贝赫切特综合征的疾病特征性损害指数还有待于制定。

表 89.1 贝赫切特病国际诊断标准

反复发作的口腔溃疡
由医生观察到或由患者诉说的可靠的大的或小的阿弗他溃疡或疱疹样溃疡
一年内至少反复发作三次
加上以下至少两项
反复发作的生殖器溃疡
由医生观察到或由患者诉说的可靠的反复发作的生殖器阿弗他溃疡或瘢痕，尤其是男性
眼病变
前葡萄膜炎
后葡萄膜炎
裂隙灯检查时玻璃体内有细胞出现
或者
由有资历的眼科医生观察到的视网膜血管炎
皮肤病变
由医生观察到或由患者诉说的结节性红斑
假性毛囊炎
丘疹性脓疱
或者
由医生观察到的未服用皮质类固醇的成年患者出现符合白塞病的痤疮样结节
针刺试验阳性
无菌情况下用 20 号或更小的针头斜行刺入，试验后 24~48 小时由医生看结果

From Lnternational Study Group for Behçet's Disease. Criteria for diagnosis of Beh çet′s disease. *Lancet* 1990;335:1078 −1080, with permission.

二、流行病学

尽管大部分病例集中于从亚洲东部到地中海盆地的丝绸之路附近，贝赫切特综合征在全世界范围都有发病[17]。有假说认为某种特定的原因与该疾病沿着欧洲和亚洲之间的这条旅行线路传播有关。该病在土耳其有世界上最高的患病率，达300/100 000[18]。日本、韩国、中国、伊朗和沙特阿拉伯的患病率大约为10~17/100 000[18,19]。相比之下，美国、英国和其他欧洲国家的患病率很低(分别为0.3~6.6、0.64和0.5~3.0/100 000)[20-22]。

虽然贝赫切特综合征在所有种族中均有发生，但在非洲的黑色人种中不多见。贝赫切特综合征常见于18~40岁的成人，平均发病年龄为25岁[20,23,24]。在中东国家，男性比较容易患病，而在日本、巴西和美国，女性是易感人群[25]。总的来说，男性患者的病情会更严重些。有趣的是，不同地域的患者的临床和遗传特征会有所不同。日本和地中海东部患者中葡萄膜炎有很高的发病率[19,26]。皮肤病变和人类白细胞抗原(HLA)-B51的相关性在日本和土耳其患者中较常见，但在北美及北欧患者中较罕见[26,27]。

据报道家族性发病者占患者总数的4%~15%，而且该比例在青少年起病的及中东国家的患者中会有所升高[23,28-30]。在家族性病例中，第二代的发病年龄比父母或散发病例一般要早十年[31]。16岁以下患者占所有患者的1.6%~3%[32]。7%的小儿患者有肛周溃疡，这可能是儿童贝赫切特综合征的特征性表现[33]。虽然血管并发症和眼葡萄膜炎在儿童中(15%)比在成人中(25%~40%)少见，但通常表现得更严重[33]。新生儿病例比较罕见，但亦有报道[34]。

三、发病机理

贝赫切特综合征的病因至今不明。有报道说某些基因和贝赫切特综合征有相关性。在丝绸之路沿线患者中HLA-B51是HLA中最常见的一种类型。日本的贝赫切特综合征患者比未患病者HLA-B51的阳性率要高(前者为55%，后者为15%)[35]。日本HLA-B51携带者相对危险性是6.7，而在美国是1.3[19]，这提示了在西方国家这对等位基因不是必要的易感因素。在罹患后葡萄膜炎或进行性中枢神经系统疾病的患者中HLA-B51阳性者更为常见[17,20,35]。有几个假说被提出来解释这种基因相关性，包括变异的肽链特异性结合及微生物抗原与B51分子的相似性。然而，相对危险性是有地域差异的，包括某些HLA-B51阳性率很高的地区却不发病[36]，提示这种基因相关性可能取决于与其他基因的连锁不均衡。最近研究表明肿瘤坏死因子(TNF)启动子(-1031)的多态性可能与贝赫切特综合征易感性有关[37]。

许多感染因素(包括单纯疱疹病毒、丙肝病毒和血性链球菌)被认为对贝赫切特综合征的触发起了重要作用，因为在某些受累患者的溃疡中可发现病毒基因或者血中抗体水平升高[38-42]。然而这些因素中没有一个被证实能够引起贝赫切特综合征。

四、临床表现

1.黏膜溃疡

贝赫切特综合征特征性的临床表现是口腔溃疡和生殖器溃疡。高达98%的患者在患病的某些时候都会出现口腔阿弗他溃疡(图89.1)。典型的溃疡为圆形、表浅，直径2~10mm，周围有红色的边缘，并且疼痛明显。溃疡多发生在唇、牙龈、颊和舌的黏膜处，而腭和咽部受累相对不多见。它们可能分批出现并有假膜形成[19]。溃疡通常在7~14天后自行消退不留疤痕。约80%~90%的患者出现生殖器溃疡，男性受累部位多在阴囊和阴茎(图89.2)，而女性受累部位多在外阴和阴道。这些溃疡可单发或多发，通常比较深，边缘不规则并常遗留疤痕。月经前期女性更容易发生生殖器溃疡[17,19]。肛周溃疡也可出现。有时做出贝赫切特综合征的诊断需要排除下列的疾病，如单纯疱疹病毒感染、口炎性腹

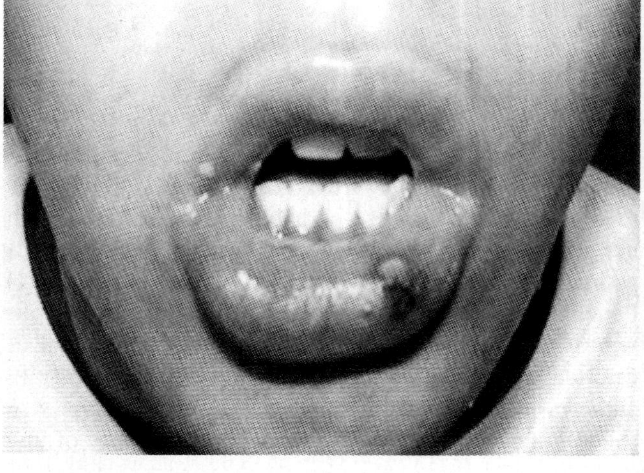

图89.1 青年男性贝赫切特综合征患者，可见下唇溃疡。(Photo courtesy of Gray Hoffman，M.D.)

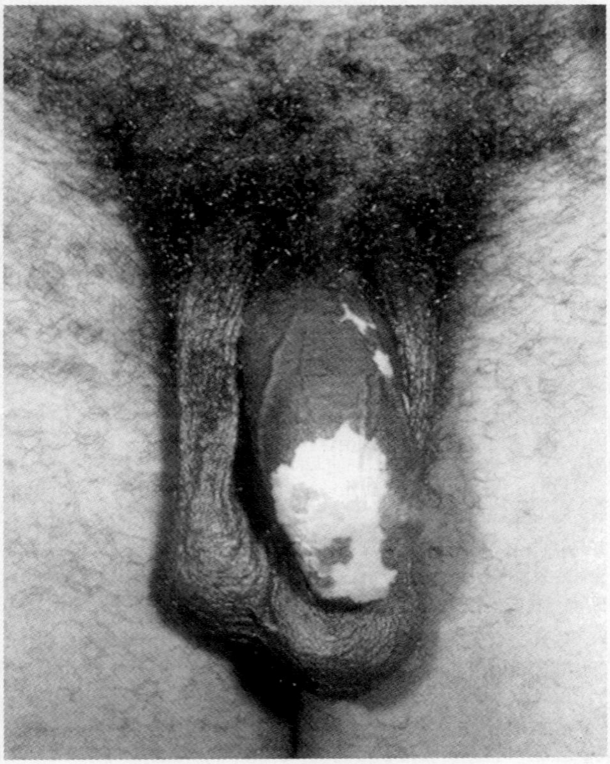

图89.2　阴茎溃疡伴瘢痕形成以及色素脱失。(Photo courtesy of Gray Hoffman, M.D.)

泻、炎性肠病和周期性中性粒细胞减少症等，因为这些疾病可能是溃疡形成的原因。

2.皮肤损害

贝赫切特综合征的皮肤表现是非特异性的。多达50%的患者可观察到结节性红斑，并且通常在女性患者中比较多见。这些疼痛性的皮肤损害发生在小腿前面。常可自行消退并遗留很深的色素沉着性疤痕[19]。将近80%的患者会出现痤疮样皮疹或毛囊炎，常见于后背上部、胸部、颈部或脸部，也可见于四肢[19]。它和非致畸性的少关节炎有密切关系[43]。脓疱性丘疹也可出现且可能发生溃疡。针刺反应是皮肤对创伤的超敏性反应[44]。63%的土耳其和伊朗患者会出现针刺反应阳性。相比之下，仅有18%的欧洲患者和8%的巴西患者针刺反应阳性[17]。然而，针刺试验阳性并不是贝赫切特综合征的特异性表现，有报道它在Sweet综合征、坏疽性脓皮病和用干扰素-α治疗的慢性骨髓性白血病中也会出现[45,46]。本试验是用20号无菌针头在前臂中部斜行刺入约0.5cm。48小时后针刺局部出现直径>2mm的丘疹或脓疱疹样改变为阳性结果，无硬结的红斑被认为是阴性结果[17]。

3.眼部表现

眼部病变是贝赫切特综合征最主要的致残原因。高达70%的男性和30%的女性患者[24]有眼部病变，在年轻男性中眼部病变的预后明显更差。眼部病变常常在病程的早期出现，发病5年后才出现眼部受累者罕见。最常见症状有视物模糊、眼痛或畏光等。虽然前葡萄膜炎可以自行缓解，但常常反复发作。后葡萄膜炎比前葡萄膜炎更常见并且预后更差。双侧非肉芽肿性全葡萄膜炎和视网膜血管炎是贝赫切特综合征的典型表现[47]。少于10%的患者有单侧葡萄膜炎。将近20%的患者会出现前房积脓，这与视网膜血管炎有关联。瘢痕形成常会导致视力丧失。反复发病可能导致虹膜变形、视神经萎缩、继发性青光眼和黄斑变性[19]。即使经过治疗，仍有20%的患者会失明，尤其是年轻男性。在日本，贝赫切特综合征是后天失明的病因之一[48]。

4.骨骼肌肉表现

多达50%的患者以关节痛或关节炎为早期症状。关节炎在女性患者中比较多见。关节炎可以是单关节的或少关节的，很少有破坏性。主要累及膝关节、踝关节、腕关节、肘关节和足[6,49,50]。关节炎发作经常持续几周，并且与累及其他器官系统的疾病活动性无关。根据不同的人口调查骶髂关节炎和脊椎炎的发生率不一，但总体上这种表现不很常见[51-53]。可以出现臀部和肩部的缺血性坏死，该表现取决于潜在的血管病变或者是应用皮质类固醇的治疗情况。局部或全身肌炎的病例报道比较罕见[54-58]。

5.神经系统表现

神经系统的表现在男性患者中比较常见，是贝赫切特综合征比较严重的临床表现，可发生于5%~25%的患者中，一般在病程后期出现[59-61]。其中40%的患者具有发作-缓解交替的临床过程，而30%具有继发性进行性加重的过程，10%有原发性进展，20%有隐性神经系统表现(表现为神经心理学测试、肌电图或者诱发电位异常)[62,63]。大部分症状取决于炎症对于脑实质的影响程度，20%的表现与血管闭塞，如硬脑膜窦血栓有关。也可能出现脊膜脊髓炎、脑干综合征和器官功能紊乱状态等症状[59,64,65]。

最常见的神经贝赫切特病症状是痉挛性轻瘫和语言障碍[66]、头痛、行为改变、单侧轻瘫和大小便失禁。也可出现感觉异常、下肢轻瘫和颈项强直。中枢神经系统血栓常导致头痛、视神经乳头水肿和颅内压增高。脑干是炎症最常累及的部位，其次有脊髓、大脑和小脑。能证实脑干损伤的表现包括颅神经病变、视觉运动障碍、眼球震颤凝视麻痹和延髓肌肉无力。神经损伤的患者大约 50%有记忆力受损[19]。另外，痴呆和抑郁可在多达 40%的患者中出现[17,19]。

对有脑实质损害的患者进行脑脊液分析表明有蛋白升高和脑脊液细胞增多，并以淋巴细胞增多为主。在脑实质无损伤的患者中，除了颅内压增高外，脑脊液分析结果是正常的。磁共振是检测贝赫切特综合征脑实质损害最敏感的方法[67]。在急性神经贝赫切特病中，MRI 的 T2 加权像上会显示在脑干和基底节中有多发的较大的融合性灶性病变[68,69]。在慢性神经贝赫切特病中，脑干和基底节损害仅占 36%，36%患者有大脑半球病变（酷似多发性硬化），27%患者没有脑实质损害[69]。21%的患者出现脑干萎缩，特异性为 96%。如同时缺乏皮质萎缩，则特异性可达 100%[69]。

6.胃肠道表现

在不同国家胃肠道损害发生率不同，在土耳其和以色列发生率低（0%~5%），美国的发生率中等（30%），苏格兰和日本发生率最高（50%~60%）[19,70]。肠道损害取决于黏膜炎症的程度，梗死可导致溃疡或者局部缺血。溃疡可见于口咽部、食管和胃。十二指肠溃疡可能是临床上最难治疗的。胃肠道损害主要累及回盲部和结肠[71,72]。最常见的损害是发生在回肠末端和回盲部的局限性簇集性阿弗他溃疡[72]。直肠和肛门的损害罕见[73]。在外科治疗两年后的肠道损害复发率大约为 50%。病变主要在手术吻合口部位或其附近[71,72]。

食管损害常与上腔静脉阻塞或门静脉栓塞引起的门脉高压有关。最常见的肝损害是 Budd-Chiari 综合征[74]。与贝赫切特综合征有关的胰腺炎极其罕见。

7.肺部表现

肺部受累的发生率估计在 5%左右[19,26]。最主要的临床表现有咯血、呼吸困难、胸膜疼痛、咳嗽和发热。胸部 X 线可显示双侧弥漫性浸润、单侧节段性浸润（主要是在右肺上叶）、圆形高密度、肺门结节影或胸腔积液[75-77]。

肺动脉瘤最常见于轻年男性，是贝赫切特综合征的特征性损害之一。病变最常位于右肺下叶动脉，其次是左右肺动脉[78]。下肢静脉血栓和腔静脉阻塞常发生于有肺动脉瘤的患者中[76,77]。肺动脉瘤的死亡率非常高。诊断肺动脉瘤的方法应选择螺旋 CT 扫描。也可以应用数字减影血管造影和 MRI，但似乎它们的敏感性较低。不推荐进行动脉造影，因为动脉穿刺后有继发动脉瘤的倾向[78,79]。有一种综合征被称为 Hughes 和 Stovin 综合征，其主要表现为年轻男性的大静脉血栓和肺动脉瘤（没有复发性口腔和生殖器溃疡），可能是贝赫切特综合征的一个顿挫型[80]。

肺实质改变是非特异性的，包括局灶性或弥漫性肺泡浸润、楔形边缘的模糊影、胸膜下结节或者网状浸润。肺动脉血栓及周围静脉或腔静脉栓子均会引起肺梗死。上腔静脉血栓症、肺梗死或者胸膜血管炎可以导致胸腔积液。血栓性静脉炎更常见，有肺损害的患者同时有眼睛损害的较少[81]。

8.泌尿生殖系统表现

贝赫切特综合征的肾脏表现是多种多样的，包括肾小球肾炎、淀粉样变、肾血管损害和间质性肾炎。病例报道证明了一系列的肾小球损害，包括局灶性节段性肾小球肾炎、增殖性肾小球肾炎、膜性肾小球肾炎，新月体肾小球肾炎、IgA 肾病、肾小球硬化和微小病变型肾病[82-84]。多达 1/3 的患者可能出现蛋白尿或血尿[85]。肾血管损害可累及小或中等大小的动脉和静脉。最常见的肾血管损害是肾动脉血管瘤[19,79]。继发性高血压常见。肾动脉血管瘤和肾静脉血栓在男性中更容易发生。

有 6%~19%的男性可发生附睾炎[86,87]。膀胱损害罕见，少于 0.1%的患者可受累。神经系统损害或者由血管炎引起的局部缺血所致的膀胱损害，均可能引起排尿功能障碍（例如逼尿肌过度活动症、括约肌功能障碍）[87]。63%神经系统有损害的患者可能出现勃起功能障碍[88]。

9.心脏表现

心脏损害比较少见。心包炎、心肌炎、冠状动脉血管瘤、心肌梗死、心律失常和左心室功能下降也曾见于报道中[89-94]。

10.淀粉样变

在不同的地区，贝赫切特综合征患者淀粉样变的发生率波动在 0.01%~5%之间，大多数病例来自于地中海和中东地区[83]。肾病综合征是典型的表现，肾活检证实为 AA 型淀粉样纤维变性[95]。第二位最常受累的器官是肠道，可致慢性腹泻和吸收不良[96]。贝赫切特综合征的初始症状和诊断淀粉样变性之间的平均间期为8.0~9.6 年[95,96],五年生存率为 46%[83]。

11.血管表现

贝赫切特综合征的血管损害的发生在男性中明显多于在女性中,据观察高达 49%的男性患者有此表现[61]。目前公认的血管损害有三种类型:动脉闭塞,动脉血管瘤和静脉血栓。血管炎被认为与所有这些损害的发病机制有关。贝赫切特综合征发生静脉血栓的风险较常人增加 14 倍。在门诊患者中,88%的血管损害累及到静脉系统，最常见的临床表现是血栓性静脉炎[97]。在一项源自日本的尸检研究中,腹主动脉瘤和下腔静脉阻塞是最常见的动静脉损伤[98]。大动脉的动脉闭塞和动脉瘤（图 89.3）可威胁生命或引起致命性疾病,例如四肢缺血、休克、肾血管性高血压以及肺动脉或大动脉的破裂。

12.妊娠期贝赫切特综合征

有数项研究调查了妊娠期和产后对于贝赫切特综合征疾病活动性的影响。一项对贝赫切特综合征女性患者的调查显示，健康女性和患有复发性口腔溃疡的女性患者相比较,其妊娠的预后没有显著差异[99]。在一项对 44 名孕妇的研究中，其中有 28 名患有贝赫切特综合征,52%的患者在孕期中病情得到缓解,20%的患者疾病活动性没有变化,27%的患者病情加重。最常见的疾病加重的表现是口腔溃疡的强度及严重程度加剧。也可暴发生殖器溃疡、关节炎和眼部炎症[100]。总之,妊娠对贝赫切特综合征的自然病程好像没有影响,且胎儿情况也非常良好。

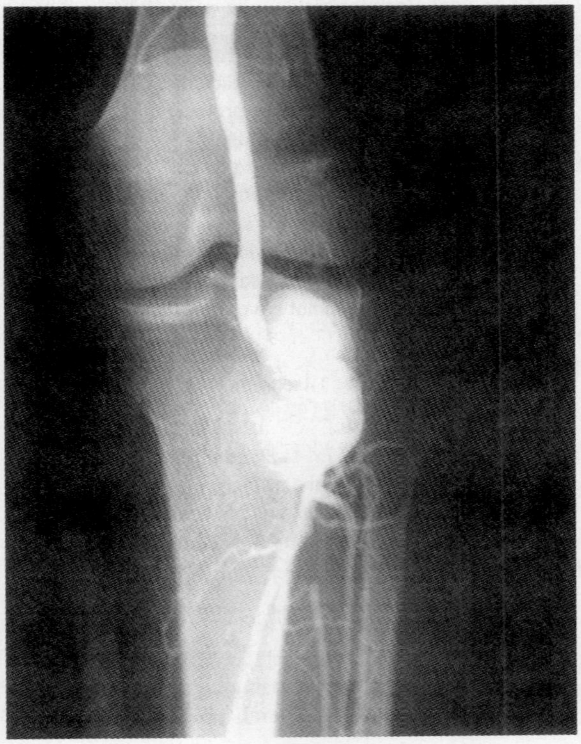

图89.3　动脉造影证实腘动脉动脉瘤及腓动脉近端闭塞。(Photo courtesy of Dimitrios Tsetsi，M.D.)

13.实验室检查的异常表现

目前尚没有公认的能够诊断贝赫切特综合征的实验室检查。在疾病活动期,急性期反应物(如血沉和 C 反应蛋白)可以增高。也可出现白细胞增多、贫血和丙种球蛋白增高症。血清补体水平常是正常的。虽然世界特定地区的贝赫切特综合征患者中 HLA-B51 阳性是比较常见的,但常规 HLA 检查并不被推荐,因为很大一部分贝赫切特综合征患者为 HLA-B51 阴性。

14.与其他疾病的相关性

贝赫切特综合征与复发性多发软骨炎的重叠发生已有记载,被称为 MAGIC(口腔和生殖器溃疡伴软骨发炎)综合征[101,102]。另外,还有发现认为家族性地中海热患者中有高于预期的贝赫切特综合征发病率[103,104]。

五、治疗

尽管很少有新的方法被纳入治疗方案，但是贝赫切特综合征总的预后在过去的 20 年里逐渐得到改善。目前没有在治疗贝赫切特综合征过程中使用皮质类固醇或抗凝药物的对照研究，但它们被广泛用于治疗贝赫切特综合征的多种临床症状。眼部疾患的治疗方案是经过严格地研究的，且明显视力丧失的发生率从 75%下降到 20%[105,106]。早期诊断和治疗对降低失明的发病率有所助益。因为贝赫切特综合征多种不同的临床表现的发病机制(即炎症与血栓形成)不同,以及受累器官损害的广度不同（如单个系统表现与系统性疾病发作),所以治疗方法必须个体化。血管炎被证明是大部分临床表现的基础病因。发热不是贝赫切特综合征的特点,因此应该探寻导致发热的感染性病因。

1.黏膜皮肤表现

对口腔和生殖器阿弗他溃疡的初始治疗可采用局部或病灶内给予皮质类固醇制剂。对于严重的顽固性病例或口咽部受累的病例，大剂量的全身性皮质类固醇治疗则可能是必需的。胃黏膜保护剂如硫糖铝[107]或瑞巴派特[108]的局部应用可以减轻疼痛程度，减少发作频率以及缩短溃疡修复时间。沙利度胺被证实可减少男性口腔和生殖器溃疡的发生率[109]，但是可能发生严重的副反应(如多发性神经病变和致畸性)[110]。矛盾的是，应用沙利度胺治疗的患者结节性红斑和表浅血栓性静脉炎的发生率增高[109,111]。在一个实验中，沙利度胺 100mg/d 和 300mg/d 的临床疗效是相同的[109]。甚至以更低剂量治疗(50mg/d)也被认为可减轻副作用[112]。不幸的是，沙利度胺的疗效持续时间很短，停药后黏膜皮肤损害再次出现[109]。在应用沙利度胺治疗过程中，需要严密监测神经病变的进展：有人提出需进行基线和一年两次的神经传导试验[109,110]。在一个小样本的随机双盲安慰剂对照实验中，氨苯砜(100mg/d)被证实可减少口腔和生殖器溃疡的数量、病程和发生率[113]。左旋咪唑可能对与贝赫切特综合征相关的黏膜皮肤病变有治疗作用[114]。秋水仙碱(1.5mg/d)也可以在减少女性生殖器溃疡中发挥作用[115]。对于严重溃疡，硫唑嘌呤[2.5mg/(kg·d)]可能有效[116]。IFN-α2a 被证实可对黏膜皮肤、眼部和关节表现产生部分或全部治疗作用。副反应包括流感样症状和白细胞减少[117-120]。病例报道提示用生物反应调节剂(例如英夫利昔单抗和依那西普)封闭 TNF-α 可显著改善与贝赫切特综合征相关的黏膜皮肤、胃肠道、眼部和中枢神经系统炎症[121-128]。评价 IFN-α2a 和 TNF-α 阻滞剂的对照研究对贝赫切特综合征来说是有必要的。在一个霉酚酸酯的试验性研究中，未发现其对皮肤黏膜的病变治疗有效[129]。秋水仙碱可能对结节性红斑的治疗有效[130]，特别是女性患者[115]，如果对秋水仙碱治疗没有反应，通常可应用皮质类固醇或氨苯砜。

2.眼部表现

眼部炎症的基本治疗包括使用散瞳剂和皮质类固醇。前葡萄膜炎对于局部治疗疗效较好，而后葡萄膜炎通常需要眼周注射和口服皮质类固醇。硫唑嘌呤[2.5mg/(kg·d)]被证实对贝赫切特综合征眼部损害有治疗作用，并可减缓病程进展。在一个为期两年的双盲安慰剂对照研究中，硫唑嘌呤可保护视力的敏度，并且防止未受累的眼睛发生新的损害[116,131]。环孢素 A 对于治疗后葡萄膜炎的急性发作也有疗效，而且明显减低或阻止这些损害复发。另外，非眼部表现(例如口腔和生殖器溃疡以及关节炎)也可有所好转[132,133]。低剂量的环孢素与皮质类固醇联合应用，可获得比单用环孢素更好的疗效[134]。停止服药后可能出现临床症状的反弹。有观点认为使用环孢素治疗可导致贝赫切特综合征的中枢神经系统病变发作的风险增加，所以对已有明确神经系统损害的患者不推荐使用该药[135,136]。另外，由于高血压、肾损害和多毛症等副作用，环孢素的剂量受到限制。对于急性葡萄膜炎的治疗，环孢素 A 优于间断应用环磷酰胺[137]，然而经长期随访观察在两个治疗方案之间没有显著差异。对环孢素耐药的患者，他克莫司治疗可能有效[138]。苯丁酸氮芥[0.1mg/(kg·d)]对于眼部损害比皮质类固醇更有效，但是它的副反应相当大[139]。资料表明，IFN-α 可能对于治疗贝赫切特综合征的眼部损害有疗效[140]。然而，缺血性视网膜病变和皮肤超敏反应(针刺试验所致)之间可能存在一定的关系[45,142]。

3.肌肉关节表现

非类固醇抗炎药和关节内注射类固醇常是治疗贝赫切特综合征相关性关节炎的一线用药。在一个研究秋水仙碱的小样本短期双盲安慰剂对照实验中，存在一个对关节痛有所助益的倾向[130]。在一个大规模的、为期两年以上的安慰剂对照实验中，显示出秋水仙碱对治疗关节炎有效[115]。在一个随机实验中，在使用秋水仙碱治疗的基础上合用苄星青霉素可减少关节病变发作的次数，并且可以延长缓解期时间[143]。使用硫唑嘌呤治疗的患者比用安慰剂对照的患者关节炎发作的频率低[131]。用 IFN-α2a 治疗也可使关节炎发作频率降低[76]。有局部肌炎的患者可以自发缓解。全身肌病的患者应该用大剂量皮质类固醇治疗[54]。

4.神经系统表现

治疗炎性脑或脊髓损害的一线药物是皮质类固醇。大剂量的口服或脉冲式给予皮质类固醇可以快速抑制神经系统症状。在一个为期 12 个月的小规模开放性实验中，小剂量的甲氨蝶呤被证明可以阻止神经精神病变的进展[144]。虽然没有疾病特异性治疗实验来证明环磷酰胺的疗效，但是它常被用来治疗与贝赫切特综合征相关的大部分神经系统病变。苯丁酸氮芥单用或与皮质类固醇联合使用治疗脑膜脑炎或复发性脑膜炎，其疗效都优于单用皮质类固醇[139]。对于脑静脉血栓，虽然仍然存在争议，目前通常使用皮质类固醇和抗凝药治疗[145]。

5.胃肠道损害

治疗肠道溃疡的一线药物是皮质类固醇和柳氮磺

胺吡啶[17]。沙利度胺[146,147]和硫唑嘌呤[116]也有较好疗效。仅 38%患者的肠道损害可以完全缓解，五年复发率为 49%[71]。除药物治疗外，10%~32%患者可能需要手术治疗[71,148]。用硫唑嘌呤治疗的患者需要再次手术治疗的概率低[71]。

6.肾脏损害

对于治疗贝赫切特综合征相关性肾小球疾病还没有正式的科学研究。对于有活动性肾炎的患者，治疗时可用皮质类固醇，可联合或不联合使用免疫抑制剂(如环磷酰胺、环孢素和硫唑嘌呤)[83,84]。治疗肾动脉疾病的方法包括手术治疗及使用免疫抑制剂和抗凝药，但尚缺乏确切疗效的报道。对于血栓栓塞性静脉疾病，通常使用抗凝药和皮质类固醇。对于有淀粉样变性的患者，则应针对基础病变——炎症，进行控制治疗。

7.肺脏表现

有肺动脉血管瘤和上腔静脉闭塞的患者，习惯上采用大剂量皮质类固醇联合环磷酰胺（每天口服或每月静脉给药）治疗[76,149,150]。可用硫唑嘌呤替代环磷酰胺进行维持治疗。某些患者可能出现肺动脉栓塞，但这个问题需要进一步研究[151]。

8.血管损害

采用皮质类固醇和细胞毒药物的免疫抑制治疗通常被推荐用于治疗大血管动脉炎和大静脉血栓。对抗凝药在治疗贝赫切特综合征引起的深静脉血栓中的作用，现在还没有统一意见[106]。

六、死亡率

有关贝赫切特综合征死亡率的数据是不一致的。许多研究未能证实死亡风险的增高[17,24,152]。相比之下，对 387 名患者将近 20 年的追踪调查表明死亡风险有所增加，特别是年轻男性。主要致死原因是血管事件(如肺动脉血管瘤、腔静脉闭塞和 Budd-Chiari 综合征)和神经系统病变，两者都发生在疾病后期。虽然在疾病早期年轻男性患者的死亡率显著上升，但随着时间推移死亡率会下降[61]。尽管经过治疗，但肺动脉血管瘤仍有较高死亡率(50%~90%)[61,76]。贝赫切特综合征患者发生恶性肿瘤的危险性似乎没有增高[61]。

(刘永玉 吕星 李世民 译 李世民 冯世庆 校)

参考文献

1. Behçet H. Ueber rezivierende aphthose durch ein virus verursachte geschwuere am mund, am auge und an den genitalien. *Dermatol Wochenschr* 1937;105:1152–1157.
2. Behçet H. Some observations on the clinical picture of the so-called triple symptom complex. *Dermatologica* 1940;81:73–78.
3. Feigenbaum A. Description of Behçet's disease in the Hippocratic third book of endemic diseases. *Br J Ophthalmol* 1956;40:355–357.
4. Hippocrates. *Third book on epidemiology. Case 7.* In: Kaktos, ed. 1993:209.
5. Adamantiades B. La thrombophlébite comme quatrième symptome de l'iritis récidivante à hypopyon. *Ann Ocul* 1946;179:143–148.
6. Mason RM, Barnes CG. Behçet's syndrome with arthritis. *Ann Rheum Dis* 1969;28:95–103.
7. Behçet's Disease Research Committee of Japan. Behçet's disease: guide to diagnosis of Behçet's disease. *Jpn J Ophthalmol* 1974;18: 291–294.
8. Dilsen N, Konice M, Aral O. Our diagnostic criteria for Behçet's disease. In: Hamza M, ed. *Behçet's disease: Proceedings of the Third Mediterranean Congress of Rheumatology.* 1986:11–15.
9. O'Duffy JD. Suggested criteria for diagnosis of Behçet's disease. *J Rheumatol* 1974;1:18.
10. Zhang J. *Chin J Int Med* 1980;19:15.
11. International Study Group for Behçet's Disease. Criteria for diagnosis of Behçet's disease. *Lancet* 1990;335:1078–1080.
12. O'Neill TW, Rigby AS, Silman AJ, et al. Validation of the international study group criteria for Behçet's disease. *Br J Rheumatol* 1994; 33:115–117.
13. Tunc R, Uluhan A, Melikoglu M, et al. A reassessment of the international study group criteria for the diagnosis (classification) of Behçet's syndrome. *Clin Exp Rheumatol* 2001;19(suppl):45–47.
14. Chamberlain MA, Noble BA, Behçet's U.K. Study Group. Disease activity in Behçet's disease. In: O'Duffy JD, Kokmen E, eds. *Behçet's disease, basic and clinical aspects.* New York: Marcel Dekker, 1991: 299–302.
15. Bhakta BB, Brennan P, James TE, et al. Behçet's disease: evaluation of a new instrument to measure clinical activity. *Rheumatology* 1999; 38:728–733.
16. Rigby AS, Chamberlain MA, Bhakta BB. Behçet's disease. *Baillieres Best Pract Res Clin Rheumatol* 1995;9:375–395.
17. Kaklamani VG, Vaiopoulos G, Kaklamanis PG. Behçet's disease. *Semin Arthritis Rheum* 1998;27:197–217.
18. Zouboulis CC. Epidemiology of Adamantiades-Behçet's disease. *Ann Med Interne* 1999;150:488–498.
19. Shimizu T, Ehrlich GE, Inaba G, et al. Behçet disease (Behçet syndrome). *Semin Arthritis Rheum* 1979;8:223–260.
20. Zouboulis CC, Kotter I, Djawari D, et al. Epidemiological features of Adamantiades-Behçet's disease in Germany and in Europe. *Yonsei Med J* 1997;38:411–422.
21. Chamberlain MA. Behçet's syndrome in 32 patients in Yorkshire. *Ann Rheum Dis* 1977;36:491–499.
22. O'Duffy JD. Behçet's disease. *Curr Opin Rheumatol* 1994;6:39–43.
23. Gurler A, Boyvat A, Tursen U. Clinical manifestations of Behçet's disease: an analysis of 2147 patients. *Yonsei Med J* 1997;38:423–427.
24. Yazici H, Tuzun Y, Pazarli H, et al. Influence of age of onset and patient's sex on the prevalence and severity of manifestations of Behçet's syndrome. *Ann Rheum Dis* 1984;43:783–789.
25. Assad-Khalil SH. Behçet's disease (BD) in the Middle East. VIIth International Conference of Behçet's Disease. *Revue du Rhumatisme,* English ed. 1996:538.
26. Chajek T, Fainaru M. Behçet's disease. Report of 41 cases and a review of the literature. *Medicine* 1975;54:179–196.
27. Yazici H. Behçet's syndrome, a personal view. *Clin Exp Rheumatol* 1987;5:1–3.
28. Kone-Paut I, Geisler I, Wechsler B, et al. Familial aggregation in Behçet's disease: high frequency in siblings and parent of pediatric probands. *J Pediatr* 1999;135:89–93.
29. Gul A, Inanc M, Ocal L, et al. Familial aggregation of Behçet's disease in Turkey. *Ann Rheum Dis* 2000;59:622–625.
30. Sakane T, Takeno M, Suzuki N, et al. Behçet's disease. *N Engl J Med*

1999;341:1284–1291.
31. Fresko I, Soy M, Hamuryudan V, et al. Genetic anticipation in Behçet's syndrome. *Ann Rheum Dis* 1998;57:45–48.
32. Azizlerli G. Juvenile Behçet's syndrome. In: Ball GV, Bridges SL, Jr, eds. *Vasculitis*. New York: Oxford, 2002:441–444.
33. Kone-Paut I, Yurdakul S, Bababri SA, et al. Clinical features of Behçet's disease in children: an international collaborative study of 86 cases. *J Pediatr* 1998;132:721–725.
34. Fain O, Mathieu E, Lachassinne E, et al. Neonatal Behçet's disease. *Am J Med* 1995;98:310–311.
35. Nakae K, Masaki F, Hashimoto T, et al. Recent epidemiological features of Behçet's disease in Japan. In: Wechsler B, Godeau P, eds. *Behçet's disease*. Amsterdam: Excerpta Medica, 1993:145–151.
36. Verity DH, Marr JE, Ohno S, et al. Behçet's disease, the Silk Road and HLA-B51: historical and geographical perspectives. *Tissue Antigens* 1999;54:213–220.
37. Ahmad T, Wallace GR, James T, et al. Mapping the HLA association in Behçet's disease. A role for tumor necrosis factor polymorphisms? *Arthritis Rheum* 2003;48:807–813.
38. Tojo M, Zheng X, Yanagihori H, et al. Detection of herpes virus genomes in skin lesions from patients with Behçet's disease and other related inflammatory diseases. *Acta Dermatovenereol* 2003;83:124–127.
39. Sohn S, Lee ES, Bang D, et al. Behçet's disease-like symptoms induced by the Herpes simplex virus in ICR mice. *Eur J Dermatol* 1998;8:21–23.
40. Lee KH, Kim HS, Kaneko F, et al. Cytokine production of peripheral blood mononuclear cells stimulated with *Streptococcus sanguis* antigen in patients with Behçet's disease. *Adv Exp Med Biol* 2003;528:255–260.
41. Yokota K, Hayashi S, Araki Y, et al. Characterization of *Streptococcus sanguis* isolated from patients with Behçet's disease. *Microbiol Immunol* 1995;39:729–732.
42. Akaogi J, Yotsuyanagi H, Sugata F, et al. Hepatitis viral infection in Behçet's disease. *Hepatol Res* 2000;17:126–138.
43. Diri E, Mat C, Hamuryudan V, et al. Papulopustular skin lesions are seen more frequently in patients with Behçet's syndrome who have arthritis: a controlled and masked study. *Ann Rheum Dis* 2001;60:1074–1076.
44. Tuzun Y, Altac M, Yazici H, et al. Nonspecific skin hyperreactivity in Behçet's disease. *Haematoligica* 1980;65:395–398.
45. Budak-Alpdogan T, Demircay Z, Alpdogan O, et al. Skin hyperreactivity of Behçet's patients (pathergy reaction) is also positive in interferon alpha treated chronic myeloid leukemia patients, indicating similarly altered neutrophil functions in both disorders. *Br J Rheumatol* 1998;11:1148–1156.
46. Sitjas D, Puig L, Cuatrecasas M, et al. Acute febrile neutrophilic dermatosis (Sweet's syndrome). *Int J Dermatol* 1993;32:261–268.
47. Nussenblatt RB. Uveitis in Behçet's disease. *Intern Rev Immunol* 1997;14:67–79.
48. Mishima S, Masuda K, Izawa Y, et al. The eighth Frederick H. Verhoeff Lecture, presented by Saiichi Mishima, MD. Behçet's disease in Japan: ophthalmologic aspects. *Trans Am Ophthalmol Soc* 1979;77:225–279.
49. Kim HA, Choi KW, Song YW. Arthropathy in Behçet's disease. *Scand J Rheumatol* 1997;26:125–129.
50. Yurdakul S, Yazici H, Tuzun Y, et al. The arthritis of Behçet's disease: a prospective study. *Ann Rheum Dis* 1983;42:505–515.
51. Maghraoui AE, Tabache F, Bezza A, et al. A controlled study of sacroiliitis in Behçet's disease. *Clin Rheumatol* 2001;20:189–191.
52. Chamberlain MA, Robertson RJH. A controlled study of sacroiliitis in Behçet's disease. *Br J Rheumatol* 1993;32:693–698.
53. Olivieri I, Salvarani C, Cantini F. Is Behçet's disease part of the spondyloarthritis complex? *J Rheumatol* 1997;24:1870–1871.
54. Sarui H, Maruyama T, Ito I, et al. Necrotising myositis in Behçet's disease: characteristic features on magnetic resonance imaging and a review of the literature. *Ann Rheum Dis* 2002;61:751–752.
55. Yazici H, Tuzuner N, Tuzun Y, et al. Localized myositis in Behçet's disease. *Arthritis Rheum* 1981;24:636.
56. Di Giacomo V, Carmenini G, Meloni F, et al. Myositis in Behçet's disease. *Arthritis Rheum* 1982;25:1025.
57. Lang BA, Laxer RM, Thorner P, et al. Pediatric onset of Behçet's syndrome with myositis: case report and literature review illustrating unusual features. *Arthritis Rheum* 1990;33:418–425.
58. Worthmann F, Bruns J, Turker T, et al. Muscular involvement in Behçet's disease: case report and review of the literature. *Neuromusc Disord* 1996;6:247–253.
59. Serdaroglu P, Yazici H, Ozdemir C, et al. Neurologic involvement in Behçet's syndrome. *Arch Neurol* 1989;46:265–269.
60. Siva A, Kantarci OH, Saip S, et al. Behçet's disease: diagnostic and prognostic aspects of neurological involvement. *J Neurol* 2001;248:95–103.
61. Kural-Seyahi E, Fresko I, Seyahi N, et al. The long-term mortality and morbidity of Behçet syndrome: a 2-decade outcome survey of 387 patients followed at a dedicated center. *Medicine* 2003;82:60–76.
62. Akman-Demir G, Serdaroglu P, Tasci B, The Neuro- Behçet Study Group. Clinical patterns of neurological involvement in Behçet's disease: evaluation of 200 patients. *Brain* 1999;122:2171–2181.
63. Akman-Demir G, Baykan-Kurt B, Serdaroglu P, et al. Seven-year follow-up of neurologic involvement in Behçet syndrome. *Arch Neurol* 1996;53:691–694.
64. Kidd D, Steuer A, Denman AM, et al. Neurological complications in Behçet's syndrome. *Brain* 1999;122:2183–2194.
65. Al-Fahad SA, Al-Araji AH. Neuro- Behçet's disease in Iraq: a study of 40 patients. *J Neurol Sci* 1999;170:105–111.
66. Hatzinikolaou P, Vaiopoulos G, Mavropoulos S, et al. Adamantiades-Behçet's syndrome: central nervous system involvement. *Acta Neurol Scand* 1993;87:290–293.
67. Gerber S, Biondi A, Dormont D, et al. Long-term MR follow-up of cerebral lesions in neuro-Behçet's disease. *Neuroradiology* 1996;38:761–768.
68. Wechsler B, Dell'Isola B, Vidailhet M, et al. MRI in 31 patients with Behçet's disease and neurological involvement: prospective study with clinical correlation. *J Neurol Neurosurg Psychiatry* 1993;56:793–798.
69. Coban O, Bahar S, Akman-Demir G, et al. Masked assessment of MRI findings: is it possible to differentiate neuro-Behçet's disease from other central nervous system. *Neuroradiology* 1999;41:255–260.
70. Yurdakul S, Tuzuner N, Yurdakul I, et al. Gastrointestinal involvement in Behçet's syndrome: a controlled study. *Ann Rheum Dis* 1996;55:208–210.
71. Choi IJ, Kim JS, Cha SD, et al. Long-term clinical course and prognostic factors in intestinal Behçet's disease. *Dis Colon Rectum* 2000;43:692–700.
72. Kasahara Y, Tanaka S, Nishino M, et al. Intestinal involvement in Behçet's disease. *Dis Colon Rectum* 1981;24:103–106.
73. Hamza M. Proctitis in Behçet disease. Study of 6 cases. *Rev Rhum* 1993;60:925–927.
74. Bayraktar Y, Balkanci F, Bayraktar M, et al. Budd-Chiari syndrome: a common complication of Behçet's disease. *Am J Gastroenterol* 1997;92:858–862.
75. Erkan F, Kiyan E, Tunaci A. Pulmonary complications of Behçet's disease. *Clin Chest Med* 2002;23:493–503.
76. Hamuryudan V, Yurdakul S, Moral F, et al. Pulmonary arterial aneurysms in Behçet's syndrome: a report of 24 cases. *Br J Rheumatol* 1994;33:48–51.
77. Efthimiou J, Johnston C, Spiro SG, et al. Pulmonary diseases in Behçet's syndrome. *Q J Med* 1986;58:259–280.
78. Tunaci A, Berkmen YM, Gokmen E. Thoracic involvement in Behçet's disease: pathologic, clinical and imaging features. *AJR* 1995;164:51–56.
79. Hamza M. Large artery involvement in Behçet's disease. *J Rheumatol* 1987;14:554–559.
80. Hughes JP, Stovin PGI. Segmental pulmonary artery aneurysms with peripheral venous thrombosis. *Br J Dis Chest* 1959;53:19–27.
81. Raz I, Okon E, Chajek-Shaul T. Pulmonary manifestations in Behçet's syndrome. *Chest* 1989;95:585–589.
82. Hemmen T, Perez-Canto A, Distler A, et al. IgA nephropathy in a patient with Behçet's syndrome—case report and review of literature. *Br J Rheumatol* 1997;36:696–699.
83. Akpolat T, Akkoyunlu M, Akpolat I, et al. Renal Behçet's disease: a cumulative analysis. *Semin Arthritis Rheum* 2002;31:317–337.
84. Altiparmak MR, Tanverdi M, Pamuk ON, et al. Glomerulonephritis in Behçet's disease: report of seven cases and review of the literature. *Clin Rheumatol* 2002;21:14–18.
85. Rosenthal T, Weiss P, Gafni J. Renal involvement in Behçet's syndrome. *Arch Intern Med* 1978;138:1122–1124.

86. Kirkali Z, Yigitbasi O, Sasmaz R. Urological aspects of Behçet's disease. *Br J Urol* 1991;67:638–639.
87. Cetinel B, Akpinar H, Tufek I, et al. Bladder involvement in Behçet's syndrome. *J Urol* 1999;161:52–56.
88. Erdogru T, Kocak T, Serdaroglu P, et al. Evaluation and therapeutic approaches of voiding and erectile dysfunction in neurological Behçet's syndrome. *J Urol* 1999;162:147–153.
89. Lewis PD. Behçet's disease and carditis. *BMJ* 1964;5389:1026–1027.
90. Higashihara M, Mori M, Takeuchi A, et al. Myocarditis in Behçet's disease—a case report and review of the literature. *J Rheumatol* 1982;9:630–633.
91. Kaseda S, Koiwaya Y, Tajimi T, et al. Huge false aneurysm due to rupture of the right coronary artery in Behçet's syndrome. *Am Heart J* 1982;103:569–571.
92. Schiff S, Moffatt R, Mandel WJ, et al. Acute myocardial infarction and recurrent ventricular arrhythmias in Behçet's syndrome. *Am Heart J* 1982;103:438–440.
93. Bowles CA, Nelson AM, Hammill SC, et al. Cardiac involvement in Behçet's disease. *Arthritis Rheum* 1985;28:345–348.
94. Ioakimidis D, Georganas C, Panagoulis C, et al. A case of Adamantiades-Behçet's syndrome presenting as myocardial infarction. *Clin Exp Rheumatol* 1993;11:183–186.
95. Melikoglu M, Altiparmak MR, Fresko I, et al. A reappraisal of amyloidosis in Behçet's syndrome. *Rheumatology* 2001;40:212–215.
96. Akpolat I, Akpolat T, Danaci M, et al. Behçet's disease and amyloidosis. *Scand J Rheumatol* 1997;26:477–479.
97. Koc Y, Gullu I, Akpek G, et al. Vascular involvement in Behçet's disease. *J Rheumatol* 1992;19:402–410.
98. Lakhanpal S, Tani K, Lie JT, et al. Pathogenic features of Behçet's syndrome: a review of Japanese autopsy registry data. *Hum Pathol* 1985;16:790–795.
99. Marsal S, Falga C, Simeon CP, et al. Behçet's disease and pregnancy relationship study. *Br J Rheumatol* 1997;36:234–238.
100. Uzun S, Alpsoy E, Durdu M, et al. The clinical course of Behçet's disease in pregnancy: a retrospective analysis and review of the literature. *J Dermatol* 2003;30:499–502.
101. Firestein GS, Gruber HE, Weisman MH, et al. Mouth and genital ulcers with inflamed cartilage: MAGIC syndrome. Five patients with features of relapsing polychondritis and Behçet's disease. *Am J Med* 1985;79:65–72.
102. Imai H, Motegi M, Mizuki N, et al. Mouth and genital ulcers with inflamed cartilage (MAGIC syndrome): a case report and literature review. *Am J Med Sci* 1997;314:330–332.
103. Ben-Chetrit E, Cohen R, Chajek-Shaul T. Familial Mediterranean fever and Behçet's disease—are they associated? *J Rheumatol* 2002;29:530–534.
104. Schwartz T, Langevitz P, Zemer D, et al. Behçet's disease in familial Mediterranean fever: characterization of the association between the two diseases. *Semin Arthritis Rheum* 2000;29:286–295.
105. Benezra D, Cohen E. Treatment and visual prognosis in Behçet's disease. *Br J Ophthalmol* 1986;70:589–592.
106. Yazici H, Yurdakul S, Hamuryudan V. The management of Behçet's syndrome: how are we doing? *Clin Exp Rheumatol* 1999;17:145–147.
107. Alpsoy E, Er H, Durusoy C, et al. The use of sucralfate suspension in the treatment of oral and genital ulceration of Behçet disease. *Arch Dermatol* 1999;135:529–532.
108. Matsuda T, Ohno S, Hirohata S, et al. Efficacy of rebamipide as adjunctive therapy in the treatment of recurrent oral aphthous ulcers in patients with Behçet's disease: a randomised, double-blind, placebo-controlled study. *Drugs R & D* 2003;4:19–28.
109. Hamuryudan V, Mat C, Saip S, et al. Thalidomide in the treatment of the mucocutaneous lesions of the Behçet syndrome. *Ann Intern Med* 1998;128:443–450.
110. Gardner-Medwin JM, Smith NJ, Powell RJ. Clinical experience with thalidomide in the management of severe oral and genital ulceration in conditions such as Behçet's disease: use of neurophysiological studies to detect thalidomide neuropathy. *Ann Rheum Dis* 1994;53:828–832.
111. Viraben R, Dupre A. Erythema nodosum following thalidomide therapy for Behçet's disease. *Dermatologica* 1998;176:107.
112. De Wazieres B, Gil H, Vuitton DA, et al. Treatment of recurrent orogenital ulceration with low doses of thalidomide. *Clin Exp Rheumatol* 1999;17:393.
113. Sharquie KE, Najim RA, Abu-Raghif AR. Dapsone in Behçet's disease: a double-blind, placebo-controlled, cross-over study. *J Dermatol* 2002;29:267–279.
114. de Merieux P, Spitler LE, Paulus HE. Treatment of Behçet's syndrome with levamisole. *Arthritis Rheum* 1981;24:64–70.
115. Yurdakul S, Mat C, Tuzun Y, et al. A double-blind trial of colchicine in Behçet's syndrome. *Arthritis Rheum* 2001;44:2686–2692.
116. Hamuryudan V, Ozyazgan Y, Hizli N, et al. Azathioprine in Behçet's: effects on long-term prognosis. *Arthritis Rheum* 1997;40:769–774.
117. Zouboulis CC, Orfanos CE. Treatment of Adamantiades-Behçet disease with systemic interferon alfa. *Arch Dermatol* 1998;134:1010–1016.
118. O'Duffy JD, Calamia K, Cohen S, et al. Interferon-α treatment of Behçet's disease. *J Rheumatol* 1998;25:1938–1944.
119. Alpsoy E, Durusoy C, Yilmaz E, et al. Interferon alfa-2a in the treatment of Behçet disease: a randomized placebo-controlled and double-blind study. *Arch Dermatol* 2002;138:467–471.
120. Calguneri M, Ozturk M, Ertenli I, et al. Effects of interferon alpha treatment on the clinical course of refractory Behçet's disease: an open study. *Ann Rheum Dis* 2003;62:492–493.
121. Sfikakis PP. Behçet's disease: a new target for anti-tumour necrosis factor treatment. *Ann Rheum Dis* 2002;61:51–53.
122. Robertson LP, Hickling P. Treatment of recalcitrant orogenital ulceration of Behçet's syndrome with infliximab. *Rheumatology* 2001;40:473–474.
123. Travis SP, Czajkowski M, McGovern DP, et al. Treatment of intestinal Behçet's syndrome with chimeric tumour necrosis factor alpha antibody. *Gut* 2001;49:725–728.
124. Hassard PV, Binder SW, Nelson V, Vasiliauskas EA. Anti-tumor necrosis factor monoclonal antibody therapy for gastrointestinal Behçet's disease: a case report. *Gastroenterology* 2001;120:995–999.
125. Goossens PH, Verburg RJ, Breedveld FC. Remission of Behçet's syndrome with tumour necrosis factor alpha blocking therapy. *Ann Rheum Dis* 2001;60:637.
126. Licata G, Pinto A, Tuttolomondo A, et al. Anti-tumour necrosis factor alpha monoclonal antibody therapy for recalcitrant cerebral vasculitis in patient with Behçet's syndrome. *Ann Rheum Dis* 2003;62:280–281.
127. Triolo G, Vadala M, Accardo-Palumbo A, et al. Anti-tumour necrosis factor monoclonal antibody treatment for ocular Behçet's disease. *Ann Rheum Dis* 2002;61:560–561.
128. Morris DS, Gavin MP, Sturrock RD. The effect of anti-tumour necrosis factor alpha (infliximab) on sight-threatening uveitis in a patient with Behçet's disease. *Adv Exp Med Biol* 2003;528:557–559.
129. Adler YD, Mansmann U, Zouboulis CC. Mycophenolate mofetil is ineffective in the treatment of mucocutaneous Adamantiades-Behçet's disease. *Dermatology* 2001;203:322–324.
130. Aktulga E, Altac M, Muftuoglu A, et al. A double blind study of colchicine in Behçet's disease. *Haematoligica* 1980;65:399–402.
131. Yazici H, Pazarli H, Barnes CG, et al. A controlled trial of azathioprine in Behçet's syndrome. *N Engl J Med* 1990;322:281–285.
132. Masuda K, Urayama A, Kogure M, et al. Double-masked trial of cyclosporin versus colchicine and long-term open study of cyclosporin in Behçet's disease. *Lancet* 1989;1:1093–1096.
133. Nussenblatt RB, Palestine AG, Chan C-C, et al. Effectiveness of cyclosporin therapy for Behçet's disease. *Arthritis Rheum* 1985;28:671–679.
134. Whitcup SM, Eugene CSJ, Nussenblatt RB. Combined cyclosporin and corticosteroid therapy for sight threatening uveitis in Behçet's disease. *Am J Ophthalmol* 1994;118:39–45.
135. Kotake S, Higashi K, Yoshikawa K, et al. Central nervous system symptoms in patients with Behçet disease receiving cyclosporine therapy. *Ophthalmology* 1999;106:586–589.
136. Kato Y, Numaga J, Kato S, et al. Central nervous system symptoms in a population of Behçet's disease patients with refractory uveitis treated with cyclosporine A. *Clin Exp Ophthalmol* 2001;29:335–336.
137. Ozyazgan Y, Yurdakul S, Yazici H, et al. Low dose cyclosporin A versus pulsed cyclophosphamide in Behçet's syndrome: a single masked trial. *Br J Rheumatol* 1992;76:241–243.
138. Suzuki N, Kaneko F, Ichino M, et al. *In vivo* mechanisms for the inhibition of T lymphocyte activation by long-term therapy with tacrolimus (FK-506): experience in patients with Behçet's disease. *Arthritis Rheum* 1997;40:1157–1167.
139. O'Duffy JD, Robertson DM, Goldstein NP. Chlorambucil in the

treatment of uveitis and meningoencephalitis of Behçet's disease. *Am J Med* 1984;76:86–84.

140. Demiroglu H, Ozcebe OI, Barista I, et al. Interferon alfa-2b, colchicine and benzathine penicillin versus colchicine and benzathine penicillin in Behçet's disease: a randomised trial. *Lancet* 2000; 355:605–609.
141. Guyer DR, Tiedeman J, Yannuzzi LA, et al. Interferon-associated retinopathy. *Arch Ophthalmol* 1993;111:350–356.
142. Budak-Alpdogan T, Demircay Z, et al. Skin hyperreactivity of Behçet's disease in patients with chronic myelogenous leukemia: possible role of interferon-alpha treatment in the occurrence of Behçet's symptoms. *Ann Hematol* 1997;45–48.
143. Calguneri M, Kiraz S, Ertenli I, et al. The effect of prophylactic penicillin treatment on the course of arthritis episodes in patients with Behçet's disease. *Arthritis Rheum* 1996;39:2062–2065.
144. Hirohata S, Suda H, Hashimoto T. Low-dose weekly methotrexate for progressive neuropsychiatric manifestations in Behçet's disease. *J Neurol Sci* 1998;159:181–185.
145. Wechsler B, Vidailhet M, Piette JC, et al. Cerebral venous thrombosis in Behçet's disease: clinical study and long-term follow-up of 25 cases. *Neurology* 1992;42:614–618.
146. Larsson H. Treatment of severe colitis in Behçet's syndrome with thalidomide (CG-217). *J Intern Med* 1990;228:405–407.
147. Postema PT, den Haan P, van Hagen PM, et al. Treatment of colitis in Behçet's disease with thalidomide. *Eur J Gastroenterol Hepatol* 1996;8:929–931.
148. Bayraktar Y, Ozaslan E, Van Thiel DH. Gastrointestinal manifestations of Behçet's disease. *J Clin Gastroenterol* 2000;30:144–154.
149. Erkan F, Cavdar T. Pulmonary vasculitis in Behçet's disease. *Am Rev Respir Dis* 1992;146:232–239.
150. Tunaci M, Ozkorkmaz B, Tunaci A, et al. CT findings of pulmonary artery aneurysms during treatment for Behçet's disease. *AJR* 1999; 172:729–733.
151. Lacombe P, Qanadli SD, Jondeau G, et al. Treatment of hemoptysis in Behçet syndrome with pulmonary and bronchial embolization. *J Vasc Interv Radiol* 1997;8:1043–1047.
152. Pivetti PP, Gasparri V, De Liso P, et al. Prognosis in Behçet's disease. *Ann Ophthalmol* 1985;17:20–25.

第90章

假性血管炎

Kenneth E. Sack

血管炎从字面上理解就是血管的炎症。然而，在临床上、实验室和医学文献中，血管炎这个术语常被用来解释一组格外异源性的疾病，这组疾病有多种病因和重叠的临床表现(见第 82 章)。此外，不仅仅是因为有许多假性血管炎的存在，而且炎症和非炎症性血管损伤的机制同样多而复杂，这使得人们在试图理解血管炎这个术语时产生很多困惑。在本章里我们分类列举了多种导致血管损伤的途径，可望临床工作者能够对可疑血管炎的患者给予逻辑和全面的评价[1,2]。

一、血管损伤的机制

由于不同的刺激因素可在血管壁中产生同样的反应，因此很难确立血管损伤准确的病因。无论哪种原因损伤血管，受损的血管会使免疫复合物易于沉积而纤维蛋白不易被清除。而且，血管损伤可能不是一个原发性事件，可能只是一个对周围组织炎症的简单反应[3]。

导致血管损伤的途径很多。除了免疫介导的机制外，还包括直接炎症损伤[4-12]、外界创伤损伤[13-15]、内部损伤(如高血压[3])、闭塞过程[16-19]、破坏性物质的沉积[16-18,20]或者暴露于寒冷因素[21-23]、血管滋养管堵塞导致的缺血、原发[24-33]或继发[25,26,34-38]肿瘤以及先天性血管壁缺陷[39-44]。

二、血管大小与临床表现的关系

微动脉或微静脉的受累会导致可扪及的紫癜或荨麻疹，也可以导致丘疹、斑丘疹、水疱或脓疱[45,46]。小动脉疾病会出现结节或网状青斑（皮肤红蓝相间的花斑形成网状的外观）[45,47](图 90.1)。如果是中等大小的动脉受累，损伤可在结节到溃疡之间的范围内变化，也可能出现外周的坏疽或器官的梗死[48]。典型的大血管损伤会导致间歇跛行或主要脏器的损伤[45]。

我们并不能够通过临床征象判断血管异常的病因。例如，网状青斑可发生于自身免疫异常、动脉粥样硬化疾病、高黏质或血栓状态、药物使用后以及暴露于冷或热的环境之后[49-63]。

三、诊断上的缺陷

从大体检查来看，各种各样的血管损伤都可以看做是存在血管炎的表现。这种损伤的例子包括结节红斑(一种隔膜的脂膜炎)[64]、坏疽性脓皮病(一种非特异性的炎症过程)[65,66]、蜘蛛痣[67]、肿瘤[68]、感染[69-72]和 Sweet 综合征(嗜中性皮肤病)[73,74]。

血管炎诊断的金标准为血管组织的组织病理学检查。然而，就像先前所讨论的那样，血管损伤存在多种病因，显微镜下的发现可能会误导诊断。急性动脉性高血压会导致血管壁的纤维蛋白样改变，而通常没有细胞浸润。血液淤积部位如下肢，常见轻度的血管周围细胞浸润和血管增生[3]。不仅免疫因素可以导致血管炎症，感染[4,7,9-12,75-82]、肿瘤[34,83]、栓塞[18,84-87]或冷冻伤[22]也可以导致血管炎症。

组织病理检查的结果不仅取决于损伤的原因，还与发生损伤到活检的时间间隔有关，例如缺氧在两个小时之内就能严重损伤血管平滑肌[3]。相比之下，放射损伤

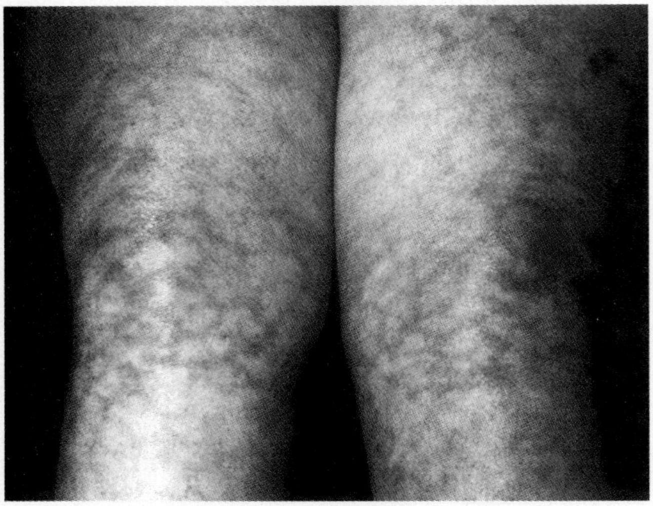

图90.1 网状青斑。(Courtesy of Dr. Kenneth Fye.)

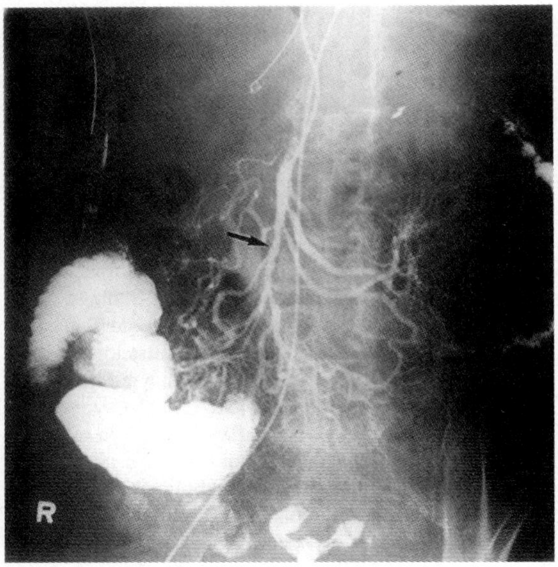

图90.2 良性肿瘤包绕引起肠系膜上动脉的串珠样改变(箭头)。(Courtesy of Dr. Ernest Ring.)

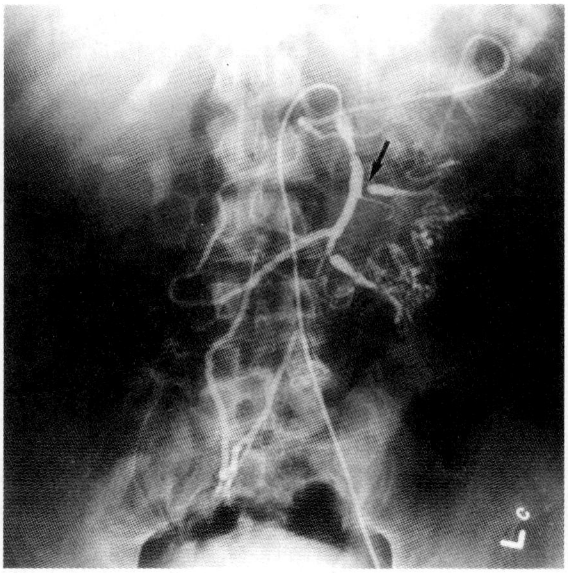

图90.3 滥用安非他明的患者的肠系膜上动脉空肠支狭窄(箭头)。(Courtesy of Dr. Ernest Ring.)

导致的动脉硬化和管周纤维化可潜伏长达 20 年[88]。

血管炎典型的血管造影表现包括血管壁不规则、节段性阻塞以及血管扩张。但是相似的异常也可出现在肿瘤[26,89](图 90.2)、感染[90,91]、神经纤维瘤病[92,93]、纤维肌肉发育不良[94]、弹性假黄瘤[95]、高血压[96]、偏头痛[97,98]、创伤[99-101]、淀粉样变性[102]、心房黏液瘤[103,104]、嗜铬细胞瘤[105]、药物滥用[106](图 90.3)、血栓性血小板减少性紫癜[107]、Ehlers - Danlos 综合征[41]和烟雾病[108,109]中。在注射造影剂、暴露于射线[110]或寒冷环境[111]以及正常血管的再灌注中也可以出现同样的血管影像特征(图 90.4)。

四、可能与血管炎综合征混淆的疾病

(一)动脉粥样硬化栓塞性疾病

动脉粥样硬化斑块主要由充满脂质的平滑肌细胞组成,外周环绕着脂质、胶原、弹性纤维和蛋白聚糖[112]。这些成分加在一起，提供了一个向主要器官开火的真正的“弹药”储存空间。

100 多年前，病理学家就已经意识到动脉粥样化物质能导致栓塞[113]。但是直到 1945 年,Flory[114]描述了尸体解剖中受损血管的特征性发现，他们才意识到这种现象的重要性。他正确地猜测出这种结果是由血栓所引起，并且它的发生率与主动脉粥样硬化的程度有关。他通过给兔注射人主动脉中的粥样硬化物质的悬液复制了这些发现[114]。在接下来的时间里,陆续报道了动脉粥样硬化栓塞可影响肢体[115]、眼睛[116]、皮肤[117,118]、胰腺[119]、肾脏[120-122]和中枢神经系统[123,124]。因此,动脉粥样硬化栓塞性疾病成为公认的系统性血管炎的模仿者[19]。在一个来自荷兰国家病理信息系统的、跨越 20 年的、涉及 824 份病例的回顾中,Moolenaar 和 Lamers[125]估计动脉粥样硬化栓塞性疾病的百万人口年平均发生率为6.2 例。然而,尸体解剖研究[126,127]提示它的发生率为2%~4%。而且，最近的一项报道显示胆固醇栓塞与4%无法解释的肾衰竭有关[57,128]。

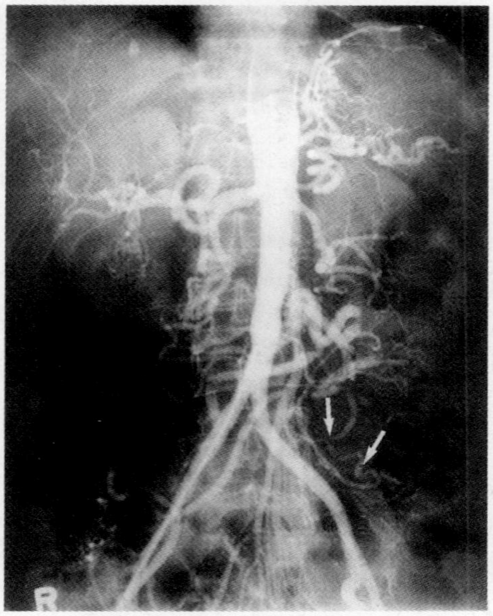

图90.4　闭塞的肠系膜上动脉修复后左结肠动脉的串珠样改变(箭头)。(Courtesy of Dr. Ernest Ring.)

1.病理生理学

动脉粥样硬化斑块能被冲刷成碎片并发生栓塞,或者发生溃疡并释放胆固醇结晶和其他物质[129,130]。有时候,斑块上的血栓组成了栓子的主要成分[131,132]。典型的动脉栓塞发生于直径为 15~20mm 的血管内[130]。

血管因粥样硬化而发生一系列的病理学改变[89,116,126,131]。在胆固醇结晶和无定型动脉粥样物质固定于动脉管腔后不久,就发生急性炎症反应。紧接着出现内膜增生及全动脉炎症,多伴有异物巨细胞的出现。然后,内膜纤维化,胶原组织完全包裹胆固醇结晶。最初有切口的血管管腔最终完全闭塞(图 90.5)。双重血栓并不常见[120,131]。

准备病理标本的常用方法溶解了胆固醇结晶,而留下特征性的裂缝——确诊的征象[130](图 90.5)。在一些病例中,坏死性的血管炎是主要的病理学发现,只有详细的审查一系列部位或其他的血管才能发现上述的裂缝[84,133–135]。许多胆固醇栓塞由于发生于小血管并且因侧支循环而不发生梗死,所以没有被发现[130]。在适当的条件下,皮损[118]或肾活检[61,136]通常可以提示诊断。有时,肌肉[133]和骨髓活检[137]也可提示诊断。

胆固醇结晶与动脉粥样硬化中的脂质一样能固定补体[138,139]。这个过程不仅可以出现低补体血症[140,141],还可以导致 C5a 的产生[138,142],C5a 是强有力的嗜酸性粒细胞和嗜中性粒细胞趋化因子[139]。接着,粥样硬化疾病常常会导致嗜酸性粒细胞增多症[56,139,143,144]。应用 Hansel 代替 Wright 染色分析尿沉渣可用于嗜酸性粒细胞增多症的鉴别[145]。

各种各样的实验室异常将伴随动脉粥样硬化栓塞性疾病(表 90.1)。抗核抗体(ANA)[18,143,146,147]、类风湿因子(RF)[143]或抗中性粒细胞胞浆抗体(ANCA)可能为阳性,血清肌酸磷酸激酶(CPK)[142,143]水平升高,尿中出现蛋白和(或)细胞[141–143,145,148]。因而,很容易将这种疾病误诊为免疫介导的疾病。

2.临床综合征

动脉粥样硬化栓塞性疾病临床表现多样, 经常模拟系统性血管炎的表现[18,19,143,147,149,150]。典型的症状出现于导管插入术或外科动脉手术后,在这些操作过程中斑块裂解并在远处血管形成栓塞[50,52,56,57,59,121,122,129,142,151–153]。有趣的是,血管成形术并没有增加栓塞的风险[154]。抗凝剂的使用可以阻止粥样斑块上“保护性”血栓的形成,从而预防栓塞[113,155–158]。溶栓治疗也可能导致栓塞的

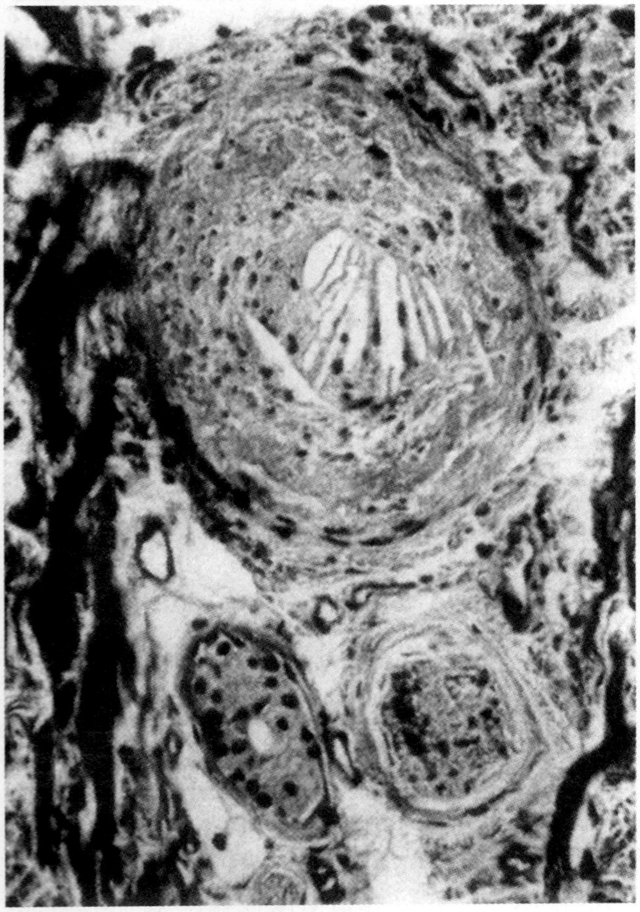

图90.5　肾小动脉的胆固醇裂缝。

表 90.1 与粥样硬化栓塞性疾病相关的实验室异常

常见的
贫血
白细胞增多
嗜酸性粒细胞增多
血栓性血小板减少
血沉增快
氮质血症
血淀粉酶增高
低补体血症
抗核抗体或类风湿因子阳性
蛋白尿
颗粒或透明管型尿
嗜酸细胞尿
不常见的
肌酸磷酸激酶或醛缩酶升高
冷球蛋白血症
糖尿
血尿
脓尿
细胞管型尿

发生[159,160],但是在许多报道的病例中,患者也接受抗凝治疗[136,161-163]。当综合征在没有明显诱因的情况下发生时,通常存在动脉粥样硬化性疾病或主动脉动脉瘤的其他症状和体征[18,54,57,61,142,148,164-166]。

粥样硬化栓塞几乎能够影响人体的任何一个器官[119,125,130,131,143,148,150,167]。尸检提示这种栓子常见,但经常没有症状[119,131,142]。肾脏是最常受累的器官,随后是胰腺和脾脏[117,142]。皮肤、胃肠道和中枢神经系统的受累也较常见[57,84,125,168]。

粥样硬化栓塞最常见的表现就是趾端紫色变(被称做蓝趾综合征),随着时间的推移发展为溃疡或坏疽。在这种情况下,典型的患者可表现为外周脉搏正常和双下肢对称性的网状青斑[54,117,118,134]。许多蓝趾综合征的病例发生于应用抗凝药物之后,此时应考虑诊断为粥样硬化栓塞[86,117,155,156,158]。这种栓子也可以在不典型的部位引发坏疽,但很少见(如阴囊和阴茎[135,169]或者指、趾甲的裂片形出血[170])。

当出现不可解释的急性或者急进性的肾衰竭[56,57,61,121,122,136,151,165,168,171,172]或高血压[18,120,168,169]时,提示粥样硬化栓塞。尿沉渣可能正常,也可能出现或多或少的红细胞、白细胞(包括嗜酸性粒细胞[134])、管型或蛋白尿[142,145],但很少在肾病范围内[148,173-175]。有时肾血管造影会提示中等大小的动脉和小动脉的狭窄或扩张[143]。然而,肾活检发现特征性的粥样硬化物质堵塞肾弓形动脉或小叶间动脉[61,136]。有时可以发现肾小球局灶性节段性硬化[175]。尽管有的肾功能不全会自行恢复[61],但大部分的报道都将其描述为一种每况愈下的过程[56,136,169]。

动脉粥样硬化栓塞性疾病还可以导致其他一些临床表现,包括急性胰腺炎[119,153]、黑矇[147,168,176]、短暂性脑缺血发作[143,147,148]、中风综合征[84,123,124,143,147]、腹痛(伴或不伴有胃肠道出血)[19,52,176,177]、隐匿型胃肠道出血[177,178]、心绞痛[143]和心肌梗死[176]。有时还可以出现如发热、体重下降或肌痛等非特异性的症状。关节炎和复合性单神经炎少见[131,142]。粥样硬化栓塞导致的弥漫性血管内凝血(DIC)罕见[179]。

3.治疗

治疗粥样硬化栓塞的方法主要是支持治疗。使用低分子右旋糖酐、抗血小板聚集药物或血管扩张剂并不能从根本上改变病程[52,54,143]。因为抗凝药物能促进这种综合征,一些患者在停用抗凝药物后症状得以改善[180]。皮质类固醇可暂时缓解粥样硬化性栓塞的临床症状,但是它的使用不能够影响预后[52]。用降脂药物治疗有时能暂时中止或逆转粥样硬化病变过程[181-183],并且一些报道提示这种治疗有临床疗效[164,167,172]。有报道己酮可可碱可以改善临床症状[184]。如此推测,有潜在稳定粥样硬化斑块作用的药物[185]也有相似的疗效。

动脉粥样硬化栓塞性疾病的预后差。一些研究显示其病死率为70%~90%[52,118,142,177],且需要长期透析的患者常见[56]。结局可能与病因和疾病的进展有关[61]。因此,来源于散在病灶(如动脉瘤或局灶粥样硬化斑块)的局限栓塞的患者预后较好,特别是在去除损害因素之后[176,186]。如果我们能够阻止或减少动脉粥样硬化的形成、通过非侵入性的方式发现斑块并且小心谨慎地进行血管内导管的操作[187],就会减少这种致死性疾病的发生。

(二)心脏黏液瘤

早在100多年前已有人描述了心房黏液瘤[188]。然而,最近人们才能确定其瘤的特性[104,189-192],并在死亡前确定诊断[193-196]。心脏黏液瘤占心脏肿瘤的50%以上。多数黏液瘤发生于心房,尤其是左房[196,197],仅有5%发生于心室[196]。典型的肿瘤通常有蒂,连接于卵圆窝附近的房间隔上[194,196,198,199],但是它也可以发生在任意部位(如瓣膜或腱索)[196]。发病年龄为 30~60 岁,通常女性发病率高于男性。黏液瘤在非洲裔美国人中不常见[196],并且几乎没有家族性的病例[200,201]。

1.病理生理

典型心脏黏液瘤为单发的,但是有时也有多发的。通常有带、柔软且易碎,直径可从几毫米到十厘米以上不等[195,196]。黏液瘤很少钙化[194,199]。显微镜下检查发现数目不等的血管存在较少的多角形和星状细胞聚集在无定型的黏多糖基质周围[196,197,199]。尽管这些细胞几乎没有有丝分裂像,事实上心房黏液瘤有时可以在局部或者其周围复发,这也证实了瘤的本质[104,189-192]。通过对免疫组化和超微结构的分析,黏液瘤细胞表现出内皮细胞、上皮细胞、平滑肌细胞、成纤维细胞和组织细胞的特征,这提示它们来源于多重分化潜能的间质细胞[198,202,203]。黏液瘤细胞的密度和分化程度可能决定了它的复发率[199]。

心房隔膜上的带蒂肿瘤可以解释其为何能阻断房室瓣的血流。更罕见的不带蒂的肿瘤(相对稳定)只有体积很大时才会产生瓣膜的梗阻[196]。心房黏液瘤除可阻断或损坏心脏瓣膜外,还可破裂并栓塞外周血管床,或者产生细胞因子如白介素-6(IL-6,即强有力的B淋巴细胞刺激因子和肝细胞刺激因子)[198,204-206]。黏液瘤内血栓[196]或肿瘤的感染[207-210]能改变其临床表现。

2.临床表现

尽管有时黏液瘤没有症状[196,211,212],但通常它们会出现系统性梗阻和栓塞的表现[194,196,198,199,213-215]。患者主诉有发热、体重下降、关节痛、肌肉疼痛或雷诺现象等症状[103,194-196,198,199,213-220]。有时候会出现皮疹,从红斑(或青斑)、斑点或丘疹到溃疡甚至毛细血管扩张[85,198,204,221-223]。也可能发生杵状指(趾)[194,198]。二尖瓣梗阻会导致气短(斜卧位时症状得到改善)、疲劳、虚弱或晕厥[196,198,199,213-216,218,224-227]。

在对 24 例心房黏液瘤的随访观察中,新发的充血性心力衰竭、胸痛和间断性肺水肿是最常见的心脏相关症状[211]。当仰卧位时气短缓解或半卧位时发生晕厥,要高度考虑心房黏液瘤[196]。1/4~1/2 的患者会发生至少一次栓塞事件[194,195,198,211,213,215],多数会影响中枢神经系统[196,199,228],导致局部神经功能异常[104,229-231]。栓塞可以发生在任何动脉血管床,导致一系列的临床症状,包括多发性单神经炎[222]。典型的右心房黏液瘤会产生急性肺栓塞的症状,有时它们会表现出心包缩窄的症状[198]。反复栓塞会导致肺动脉高压[189,195,196,213]。很少有心房黏液瘤与点状皮肤的色素沉着或其他器官的肿瘤有关(如肾上腺、乳腺和睾丸)[232],这与非肿瘤性内皮细胞功能异常一样[233]。

心脏查体可能没有异常[211,222],但是一些患者会有第一心音亢进、肺动脉瓣第二心音增强和舒张期隆隆样杂音,提示二尖瓣狭窄[194,196,199,213,215,224,226]。在这些病例中,左心房增大和心房纤颤少见[196]。一个独特而罕见的发现就是在第二心音之后 0.08~0.15 秒存在一个低频的声音(肿瘤扑落音),有时候被误以为是第三心音或开瓣音[194,196,215,224]。心脏摩擦音罕见[194]。右侧的黏液瘤可产生三尖瓣狭窄或反流的杂音、颈静脉怒张、肝大、水肿或腹水[196]。心室黏液瘤会出现心室流出道梗阻的症状[195,196]。

3.实验室检查

在 1952 年以前,尸检是诊断心房黏液瘤的唯一方法[234]。现在超声心动图能 100%的提示诊断[196,210,235]。二维超声心动图不仅可以发现肿瘤的大小、形状和位置,也可以估计肿瘤的活动性[196,236,237]。如果肿瘤的直径至少在 0.5~1cm,那么计算机 X 线断层扫描(CT)和磁共振成像(MRI)也能发现肿瘤[198]。

有时候在组织标本中可见血栓[194,196,220],但在其他时候只能看到“血管炎”表现[238]。血管造影发现管壁不规则、扩张或存在动脉瘤[103,104,196,220,229,230,238],这使诊断更加混淆。

黏液瘤的免疫刺激特征(如 IL-6 的产生)无疑会产生常见的表现,如贫血、白细胞增多、血栓性血小板减少、低补体血症、血沉增快、急性期反应物和自身抗体的形成[194,195,198,204,215,216,222,226,239,240]。红细胞增多症可伴发于右心房黏液瘤,其原因不明[194-196,215]。血培养阳性的感染性黏液瘤可能被误诊为感染性心内膜炎[207,210]。

4.治疗

20 世纪 50 年代,人类成功地进行了第一例心房黏液瘤切除术[241]。从那以后,黏液瘤的存活预后得到了大大的改观[194,196,198,199,211,214,215,227,242]。从蒂的底部切除厚壁肿瘤通常可以得到治愈。手术的病死率很低,复发率低于 15%[196,198,199,215,227,242]。大部分复发的肿瘤位于局部,并且在 1~2 年内发生。然而也有一些病例,复发间期较长[192,196,215,243]。肿瘤也可以复发于心脏以外的部位[192,243],推测这是由于黏液瘤栓子的缓慢生长所致。

(三)闭塞性疾病

1.血栓形成性疾病

多条血管的血栓形成能导致广泛的器官损伤和假性血管炎。然而,因为血管壁的炎症能损伤内皮细胞,并且有利于血栓的形成[244],所以很难决定炎症和血栓哪一个在先。

在多于25种"高凝状态"中[245,246],抗磷脂抗体综合征(见第74章)与血管炎最相像。抗磷脂抗体综合征中的抗体有时会诱导广泛血栓的形成,导致单个[247-250]或多个[251]器官缺血。可出现各种各样的皮肤表现[53,251-255],最具特征性的为网状青斑[53,58,60,63,252,254,256-261],经常伴有手足发绀[58]。其他的皮肤的表现包括手足的小的、不转白的红斑或发绀,局部或散在的出血、溃疡或坏疽[252,254,255,258,259,261,262]。尽管皮肤的组织病理学检查会显示小血管炎症[58,263,264],但是血栓形成可能是最初的事件[53,247,257,259-261,265-267]。血管造影有时可以证明受累血管的狭窄或多个部位阻塞[268]。在急性凝固期,检测抗磷脂抗体会产生令人误解的正常值[255]。

血凝集蛋白Ⅷ因子的蛋白降解作用的减少导致血栓性血小板减少性紫癜(TTP),并形成特征性的五联征:微血管病性溶血性贫血、血小板减少性紫癜、神经系统异常、肾功能不全和发热[269-271]。受累组织(如齿龈或肾)的组织学检查显示小动脉及微动脉的透明血栓、微动脉瘤形成及内皮细胞增殖[107,269,270]。

当血管内皮损伤导致弥散性的血管内凝血时,也可表现为与TTP相似的改变[272]。在没有动脉疾病时,血小板减少也可导致指端坏疽和网状青斑[273]。一些镰状细胞贫血的患者也可以有血管狭窄的影像学证据[274,275]。

恶性萎缩性丘疹病(Kohlmeier-Degos综合征)是一种血栓形成性血管病[276-279],典型的血栓形成性血管病表现为粉红或灰黄色的小丘疹,这些丘疹迅速凹陷,最终形成一个白色的象瓷的中心和一个狭窄的红色或紫蓝色的边缘,这些丘疹与扩张的毛细血管相交叉。丘疹呈暴发出现,可遍布于躯干和上肢,并且不会完全消散[280]。这些发现事实上对Kohlmeier-Degos综合征具有诊断意义,但是相似的皮疹也可以出现于系统性红斑狼疮[281]和硬皮病[282]中。组织学检查显示在萎缩的过度角化的皮肤下面可见皮肤血管血栓形成(几乎没有炎症反应)[277,280,283]。一些研究指出在微动脉和微静脉内及其周围存在淋巴细胞浸润[284],但这只反映了损伤的时期或样本的部位。在数月或数年内,血栓性微血管病也可以发生在其他脏器[227,280,283,285,286](如胃肠道和中枢神经系统)。内脏器官损害先于皮肤病变出现者很少见[279,283,286,287]。

Kohlmeier-Degos综合征的病因不明。无补体或免疫球蛋白沉积的固定模式发生于受累血管的管壁中[286],关于病毒病因学的理论[288]仍然没有被证实。该病与抗心磷脂抗体相关[278],提示抗凝剂或血小板抑制剂会有益于治疗[276]。然而,不幸的是,这些抗体并不总是存在[289]。用各种免疫抑制剂治疗[280,287]并不能改变它致命的结局,典型的致命原因为继发于腹膜炎的败血症[279]。

2.血栓栓塞

血栓栓塞通过堵塞多个动脉血管床来模拟血管炎的表现[290]。栓子常来源于心脏(如原位血栓或消耗性瓣膜损害)或大动脉[51],但是静脉血栓能"反常地"通过卵圆孔而发生栓塞[291]。栓子还包括空气栓子、脂肪栓子或瘤栓[292]。

栓塞是导致蓝趾综合征众多病因中的一种(一个或多个不连续的足趾突然发生痛性、发蓝或发紫的变色)。其他已报道的病因包括血栓症、真正的血管炎、感染、发绀型心脏病、高黏质血症、钙化防御和嗜铬细胞瘤[89,155,293,294]。

3.其他血管闭塞性疾病

除了血栓和动脉粥样硬化的碎片外还有其他物质能闭塞血管并模拟系统性血管炎的表现。在一些病例中,体温发挥着重要的作用。例如,冷球蛋白和冷纤维蛋白原可在低温下沉淀并能堵塞血管[295,296],导致皮肤溃疡和肢端紫癜[297,298]。冷纤维蛋白原最常见于肿瘤或糖尿病患者中[55,297,299]。特征性组织病理学表现为皮肤血管内嗜酸细胞性血栓及极微的炎症征象[297,300]。因为凝集过程消耗纤维蛋白原,所以检测冷纤维蛋白原需要草酸盐、柠檬酸盐或乙二胺四乙酸盐抗凝[297,299]。免疫球蛋白或轻链在低温条件下很少形成闭塞性的晶体[298,301-303]。临床表现包括多关节痛、可扪及的紫癜、坏死性皮肤溃疡、手指梗死和神经瘫痪[298,301-303]。

非晶体可沉淀性异常蛋白也可以导致闭塞性血管病。这种血管病有时伴有多发性骨髓瘤[304],但是它也可以出现于POEMS(多神经病变、器官肥大、内分泌病变、单克隆蛋白和皮肤改变)中[305-313]。浆细胞恶性增生的主要特征是严重、进展性的感觉运动神经多神经病变。其他常见的表现为硬化性骨损害、肝脾肿大、淋巴结病、皮肤变厚和色素沉着、杵状指以及内分泌功能障碍(如糖尿病、甲状腺功能低下、肾上腺功能不全、无月经、男子女性型乳房和阳痿)。

(四)感染

直接或由临近部位感染导致的血管壁损伤与感染介导的免疫损伤或毒素产生都能破坏血管的完整性且模拟血管炎[7,9,12,78,314-316]。许多微生物可导致血管损伤(表 90.2)。临床表现多样化,包括非特异性的系统症状、各种各样的皮肤损害和主要器官的梗死。此外,细菌性心内膜炎[317]、病毒感染[9,318]、脑脓肿和基底部脑膜炎[91,274,317,319-328]患者的脑血管造影可出现类似血管炎的改变。

硬性红斑表现为下肢慢性、触痛、溃疡性结节,多见于青年或中年女性。结核分枝杆菌是它的病因[329-332]。

微生物如粪类圆线虫[333]、旋毛虫[334]、棘阿米巴[70,72,335]、人类免疫缺陷病毒[9,90,314,336-338]和狂犬病毒的感染有时会产生与血管炎相同的症状和体征。

(五)创伤

1.外部创伤

"小鱼际震荡综合征"可作为外界创伤如何损伤血管的例子[14,99,339-342]。患有这种综合征的患者手部小鱼际肌表面惊人的坚硬。在这种环境下,手就是锤子,钩骨的钩为砧板,无保护表面的尺动脉手掌分支就成为"马蹄铁"。由此产生的典型结果是间断的刺痛,紧接着是小鱼际肌隆起处的钝痛。接下来的缺血症状常误诊为雷诺现象,但是详细询问病史后,并没有典型的三种颜色的改变和拇指的累及[14]。血管造影会提示尺动脉的不规则、动脉瘤或者闭塞,有时候会有更多的末梢动脉的闭塞[14,99,340]。受累血管的组织病理学检查常证实存在内膜表面血栓和中层纤维化[340]。相似的组织病理改变可以解释在严重头部外伤后脑血管造影下可见的血管狭窄的原因,然而,脑血管出血后随之发生的血管痉挛可能是引发这些病例的一个因素[100]。

表 90.2 导致血管炎的感染因素

细菌[12,76,314-316,536-539]
分枝杆菌[8,316,329,540]
螺旋体[12,316,541-543]
立克次体[12,316,544]
真菌[12,77,316,531,545-548]
病毒[4,6,10,12,75,80,81,90,315,316,549-561]
寄生虫[12,79,316,562-567]
原虫[79,316]

颈动脉的创伤通过血管壁的损伤[1,343]或形成血栓导致远端栓塞[344]来模拟血管炎的表现。同样,如果寰枢椎半脱位会造成椎动脉的损伤,紧接着会发生多发小脑梗死[2]。

2.内部创伤

血管造影发现血压的短暂升高能引起脑血管的收缩或扩张[96]。这些血管的节段性狭窄可发生于偏头痛发作之前、过程中或在发作之后[97,98,345-348],也可发生于产后[347,348]。颅内或颅外动脉的损伤,有时候甚至内脏动脉的损伤能导致血管造影下血管狭窄(长期病灶),致使误诊为动脉炎。

(六)暴露于有害物质

1.淀粉样蛋白

淀粉样血管病变可以是中枢神经系统的单一的病变[20,349-352],也可以是与异常蛋白相关的系统性淀粉样变性的一种表现[353,354]。临床表现可以从暂时性动脉炎[102,355,356]到进展性痴呆或多发脑梗死[349-352,357]。颅内出血常见,当出血发生于痴呆患者,淀粉样脑血管病是一个重要的考虑对象[352]。淀粉样变也能影响外周血管并导致器官缺血性损伤或紫癜[353,354]。肾衰竭或血尿,伴或不伴蛋白尿,可以反映淀粉样变性[358]。血管造影偶见血管狭窄或闭塞[355]。在这些病例中,受累血管的组织病理学检查证明有淀粉样物的浸润,同时伴有闭塞性内膜改变、动脉瘤的形成、管周或透壁炎性细胞浸润和纤维素样坏死[350,353,354,357]。

2.α_1-抗胰蛋白酶缺乏

α_1-抗胰蛋白酶是人血浆中最丰富的蛋白酶抑制因子,它在保护组织(包括血管),防止内源性毒素损伤中发挥着重要的作用[359]。因而,当该蛋白酶抑制因子缺乏时,纤维肌肉发育不良[360]、颅内动脉瘤[361]、颈部或外周动脉的自发性损伤[362]、脂膜炎[361]和 ANCA 相关血管炎的发生率就会增加[363]。然而,这之间的关联仍然没有得到完全的证实[364]。

3.钙化防御

1962 年,Selye[365]在动物身上发现一定的条件可使组织对钙化非常敏感,这种现象被他称做为钙化防御。在他的动物模型中，没有发生血管钙化。然而多年后，在肾衰竭患者中可见钙化性血管病被称作钙化防御[366-368]。这种肾病终末期的钙化性小血管病多发生于血清钙磷乘积高的患者[366,368-375]。女性和肥胖可能也是危险因素[370,371,376,377]。病变患者常发展为网状青斑样皮疹，可变成斑块样、结节或大疱，并可进展为坏死性溃疡[366,368,373-375]（图 90.6A）。有时候钙化发生于肺脏，常被误认为是间质纤维化[374]。重要脏器的梗死少见[371,378]。受累肢体的 X 线检查可见钙沉积在小血管和大血管[371,372,375,379]（图 90.6B）。皮肤穿刺活检可能没有异常，但是深部组织的组织学检查通常显示皮下小血管中层钙化[371,374,375]。有时甲状旁腺切除术可中断这个过程[380,381]，并且高压氧也同样有效[382]。尽管如此，通常情况下病程仍然不断地恶化[366-370,374,379]。

4.Anderson-Fabry病（弥漫性躯体血管角质瘤）

Anderson-Fabry 病是一种独特的神经鞘脂类存储疾病，它是 X 连锁隐性遗传病，并且女性携带者会出现症状[383,384]。溶菌体酶[α-半乳糖苷酶 A（α- Gal A）]缺乏，导致未分解的鞘糖脂，主要是神经酰胺三己糖苷，大范围沉积[383-386]。临床表现变化多端并且没有特异性。特征性的皮损为血管角质瘤（图 90.7），一种紫红色的丘疹，未形成血栓时压之褪色。在儿童或青少年时期，典型的皮损呈“游泳衣”样分布（如生殖器、臀部和下腹部）。它们也可以影响肘部、股部、手指、嘴唇和黏膜[149,383,386-388]。

成年男性中该病可以累及任何一个器官。疼痛性自发神经病是常见的早期病变。强烈的感觉异常会加重劳累或发热并伴少汗[383,388,389]。热感觉异常常见，甚至在无症状的携带者中亦可出现[390]。裂隙灯检查角膜可以发现螺旋状损伤，这与使用吩噻嗪、氯喹或吲哚美辛药物后偶发的损伤相似。其他眼科表现有白内障、角膜浑浊、结膜和视网膜小血管动脉瘤扩张[388,391]。其他相关临床表现还有脑血管梗死[383,388]、心肌或心脏瓣膜功能不全[392-394]、气道阻塞性疾病[395]、非破坏性关节病[396]、雷诺现象[387]、骨骼无血管坏死[397]、肠功能不全[398]、眩晕[390]、感觉神经性听力丧失[383,390]以及很少见的淋巴结病[386]。有低水平 α-半乳糖苷酶 A 的患者可能症状较轻，并且疾病发生延迟[384,385]。然而，大多数的患者在 50 岁左右会死于肾衰竭，除非他们接受透析或肾移植治疗[384,386,399]。

血清中的神经酰胺三己糖水平升高有助于确定诊断[383-385]。在血浆、泪液、白细胞或培养的成纤维细胞中发现 α-半乳糖苷酶 A 缺乏能确定携带者[383,385,389]。一些固有杂合子患者 α-半乳糖苷酶 A 水平正常[383]。因而，对携带这种疾病危险因素的女性应该进行分子水平的分析，以确定家族性基因突变[383]。典型的血管角质瘤活检表现为扩张的皮肤毛细血管突入过度角化的表皮内[383,388]。相似的皮肤损害也可出现于其他遗传性的溶酶体疾病中[400,401]，并且这种皮肤损害很少单独出现[402]。

直到最近，治疗手段仍为对症治疗。尽管有时肾移植有暂时的疗效[403]，但它并不能阻断疾病的进程。用人源性的 α- 半乳糖苷酶 A 进行酶替代治疗可减少神经酰胺三己糖的聚集，并改善器官功能，同时提高生活质量[385,399,404,405]。然而，通常这种治疗的费用极其昂贵[385]。

5.高胱氨酸尿症

同型半胱氨酸可通过各种途径影响血管：损伤血管内皮，增强低密度脂蛋白胆固醇氧化，及促进血栓形成[406-411]。胱硫醚β-合成酶缺乏的纯合子患者有高同型半胱氨酸血症（和高胱氨酸尿），易患有早期的动脉粥样硬化和血栓栓塞[410]。杂合子患者（不到总人口的 2%）的同型半胱氨酸水平轻度升高，但仍然容易发生血管闭塞性疾病[407-409,412-414]。高同型半胱氨酸血症常伴有血清中叶酸、维生素B_6和维生素B_{12}水平的降低[414,415]。而且，补充叶酸和维生素B_{12}能降低血清中同型半胱氨酸水平，并明显改善相关的血管病变[406,408,411,415]。

6.高草酸尿症

高草酸尿症是一种常染色体隐性遗传病，可以导致草酸的集聚，草酸为氨基乙酸的终末代谢产物[49]。患者的典型表现为在 5 岁前就会发生肾钙质沉着症[49,416,416]。在肾以外的组织如心脏、皮肤、骨、关节、血管和眼睛发生草酸钙聚集后，肾衰竭最终也会接踵而来。血管并发症常见[49,416,417]，包括手足发绀、雷诺现象、网状青斑、脉搏减弱和外周坏疽。草酸结晶会沉积在小血管的中层或本身堵塞更小的血管。因为草酸钙可活化补体，所以它可驱动中性粒细胞介导的内皮细胞损伤[418]。24 小时尿中总草酸盐水平升高可确定高草酸尿症的诊断，受累组织的活检可发现草酸过多沉积。在肾衰竭的开始阶段，很难解释血清中草酸的水平[49]。因此，区别原发和继发草酸过多症需要进行特异性的酶学分析。尽管草酸可以通过血液透析和腹膜透析清除，但其合成得更快。所以，为了保护肾脏功能，治疗就必须

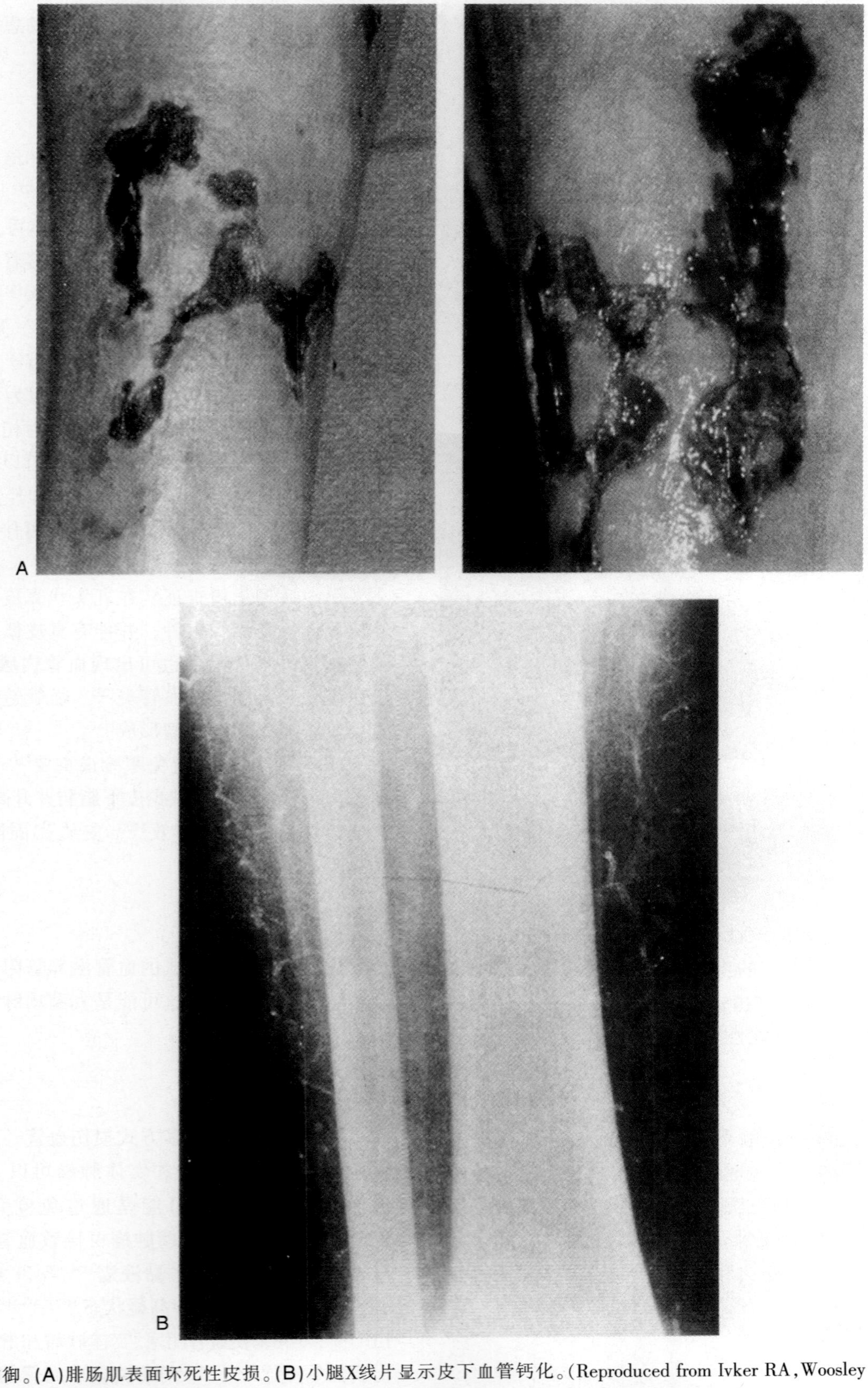

图90.6　钙化防御。(A)腓肠肌表面坏死性皮损。(B)小腿X线片显示皮下血管钙化。(Reproduced from Ivker RA, Woosley J, Briggaman RA. Calciphylaxis in three patients with end-stage renal disease. *Arch Dermatol* 1995;131:63-68, with permission.)

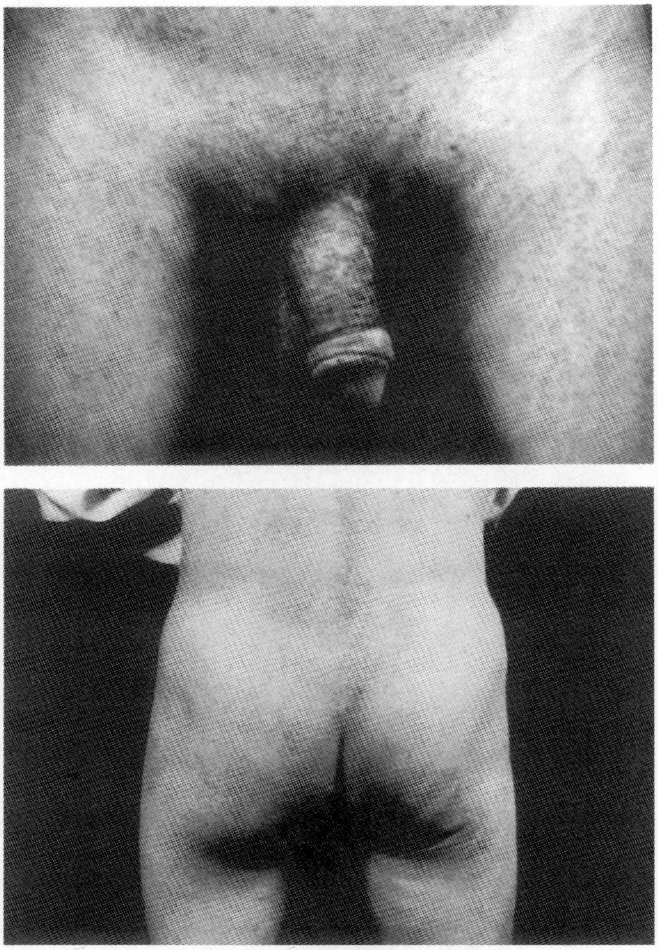

图 90.7　男性Anderson-Fabry病患者，血管角质瘤呈现游泳衣样分布。(Courtesy of Dr. Herbert Fred.)(见彩图)

提高草酸在尿中的溶解性(如磷酸盐、镁氧化物或柠檬酸盐的补充)或降低它的生成(如使用大剂量的维生素 B_6)[416,419]。肝肾联合移植提供了可逆转潜在的代谢缺陷和恢复肾功能的可能性[420]。

7.聚氯乙烯

在血液透析中接触聚氯乙烯管能引起坏死性皮炎。受累皮肤的组织病理学检查显示真皮血管血栓的形成、纤维蛋白沉积于微动脉血管壁及炎症细胞浸润不伴白细胞破碎。免疫球蛋白 G(IgG)和补体沉积于小血管,但血清免疫球蛋白和补体水平正常。当应用聚氨酯管时,不会发生皮疹[421]。

8.放射线

外界放射线在数小时内即可损伤血管内皮细胞[422]。结果导致内膜变厚和不规则，并且中膜可进展为纤维化和坏死。暴露于 3 600~6 800 拉德的患者可在几个星期或几年内出现动脉破裂或闭塞[110]。

9.暴露于寒冷环境

长时期暴露于不会结冻的寒冷环境下，特别是在湿度较高的时候,能导致冻疮[22,23,111,423]。暴露 24 小时后,可发生急性、自限的冻疮,其肢体可发痒或有疼痛的紫色肿大(很少发生在面部)。紧接着出现触痛的蓝色结节,有时为溃疡,并持续 10~14 天[22]。有些患者为慢性冻疮,特征性的皮损在冬季复发。溃疡不易愈合,并且可留下疤痕或炎症后的色素沉着[22]。中年女性更倾向于发生慢性冻疮[22,111],可能是因为她们的动脉循环对寒冷存在高反应性，或者是因为相对较厚的皮下脂肪使温度降低[111, 423]。其他因素也可以发挥病因性的作用,包括系统性疾病、营养缺乏、神经肌肉功能不全和遗传因素[21,22,424,425]。有时候,冻疮可伴随有系统性红斑狼疮或先于红斑狼疮而出现[23]。

组织病理学检查证实在乳头状真皮毛细血管可见非特异性的炎症和水肿，并伴有真皮微动脉周围单核细胞浸润[22,423,426,427]。也可出现血管内膜增殖[423]、纤维蛋白沉积和淋巴细胞血管炎[22]。血管造影有时可显示受累血管闭塞和动脉瘤形成[111]。

冻疮很难治疗。避免寒冷很重要[111,423]。除此之外,理论上减轻体重可以减少皮下脂肪并升高皮肤温度[423]。钙通道阻滞剂有时有效[428],皮质类固醇乳膏能缓解瘙痒[429]。

10.缺血

任何机械因素造成的血管滋养管阻塞都可以导致动脉壁的缺血坏死。这可能是真菌动脉瘤形成的一个机制[40]。

11.肿瘤

肿瘤可以通过很多方式损伤血管。一些类型的白血病、淋巴瘤、骨髓瘤和实体肿瘤可以直接诱导血管炎症的产生[430-440]，可能是通过免疫介导的炎症过程[25,36,433,436,440,441]。某些肿瘤可导致血管闭塞,可通过直接堵塞血管(如心房黏液瘤[194,196,220]、绒毛膜癌[40]和恶性黑素瘤[442])、诱导高凝状态[86,246,443-445]或产生异常蛋白[303,304,443,446]来使血管闭塞。实体肿瘤和淋巴瘤可以直接侵袭血管壁[38,68,89,274,447-452]或供应小血管的微小神经[453]。相比之下,一些淋巴瘤侵犯主要神经,造成多发性单神经炎[454],进而模拟血管炎的表现。嗜铬细胞瘤可能是通过释放儿茶酚胺而导致缺血性损害，血管造影可显示典型的血管炎表现[105,455]。

亲血管的淋巴瘤和相关疾病(淋巴瘤样肉芽肿病)也能模拟血管炎的表现[34,35,37,68,83,456-458]。恶性血管内皮瘤曾经被视为一种起源于内皮细胞的血管肿瘤[459,460],可能也是一种亲血管的淋巴瘤[24,26,27,29-33,461],它更偏向于损害中枢神经系统的血管[28,462]。原发的血管肉瘤可堵塞血管或发生远处栓塞[463],也可以导致动脉瘤的形成[464]。

(七)先天和遗传异常

先天性的动脉壁缺陷可最终导致动脉瘤扩张[40]或破裂[39]。弹力纤维性假黄瘤,一种遗传性的弹力组织病,与一种未成熟的血管疾病相关[465,466]:急剧的动脉粥样硬化、血管脆性高和动脉瘤形成[95]。动脉瘤也可以发生于Ⅳ型 Ehlers-Danlos 综合征,它是一种Ⅲ型胶原合成障碍性疾病[42]。

神经纤维瘤病为一种神经干组织的错构瘤性疾病,它能影响动脉的内膜和外膜,导致动脉狭窄[92,467]或动脉瘤[93]。典型者可累及肾动脉[93,467],其他主要动脉也可受累[92,467]。

肌纤维发育异常能影响血管内膜、中膜或外膜,导致管腔狭窄、扩张和动脉瘤形成[43,94,468-471]。它可以累及任何动脉,而肾动脉是常见的靶器官[468,469,472-475]。最近报道描述的节段性动脉减弱可能是肌纤维发育不良的一种形式[476]。

在年轻时期就发生中枢神经系统疾病并有中风家族史的患者可能在第 19 号染色体上的 Notch3 基因存在突变，这可导致小或中等大小血管的超微结构发生改变[44,477-482]。这种疾病可缩写为 CADASIL(即伴有皮质下梗死和脑白质病的常染色体显性遗传性脑动脉病)。除此之外,线粒体 DNA 的突变通过形成线粒体脑病、乳酸酸中毒和中风(MELAS)的症状,也可以模拟中枢神经系统血管炎的表现[483,484]。

(八)其他因素

1.药物影响

与血管异常有关的药物包括麦角衍生物[485-487]和拟交感神经药物[488-497]。后者中以安非他明和麻黄碱常见,其他与之相关的药物包括可卡因和鸦片剂，同样可造成血管异常[495,497-499]。在这些病例中导致血管病的原因可能是多因素的。血管在暴露于损伤性药物后,在血管造影下可发现短暂的节段性动脉收缩，这就证实了血管痉挛在其中发挥着作用[106,485,486]。有时,组织病理学检查也显示出真正的血管损伤[489,495],血管造影则可发现更持久的改变(如动脉瘤的形成)[491]。血管收缩可能是一个最初的事件,紧接着会发生血管壁的缺血[106,492,498,500,501]。然而,一些药物会刺激毒素调节因子的释放,或引起凝血病[106]。伴随的感染或药物栓塞也同样发挥着作用[106,489]。

α-干扰素为一种具有抗病毒和抗肿瘤活性的蛋白,有时也可以诱导雷诺现象[502]或血栓性微血管病的发生[503]。

有报道显示女性在妊娠期、妊娠后或口服避孕药时可发生血管壁内膜的增生[504]。这就提示女性生殖激素对脉管系统具有毒性作用，凭此可能可以解释一过性“妊娠脑血管病”[505]。

2.烟雾病

烟雾病是一种首先影响 Willis 动脉环的闭塞性血管疾病[109,506]。尽管这种疾病最早在日本被发现[507],但事实上它可以发生于所有的种族[109]。烟雾病的发生存在两个高峰,第一个高峰在 0~10 岁之间,第二个高峰在 30~40 岁之间,并且主要发生于男性[109]。儿童典型的表现为缺血发作,而成人常见的表现为脑出血。在早期阶段，血管造影显示蝶鞍部位双侧颈动脉狭窄。随着这些动脉逐渐变窄,出现烟雾病特征性的血管表现(袅袅炊烟)。Willis 循环中前动脉主干闭塞明显。随着所有 Willis 循环的累及(包括大脑后动脉),烟雾病血管变小，并可以随着颅外侧支循环的建立而完全消失[506]。狭窄血管的组织病理学检查发现含纤维的内膜变厚,扩张的血管中膜变薄,并存有弹力膜碎片[508]。

烟雾病的发病机制尚不明，已证实有多种因素参与其中[509-511]。有病例报道其家族性的发作、Down 综合征中发生率增高[109]以及存在 Ro(SS-A)和 La(SS-B)抗体[108]。

这种疾病通常呈渐进性过程并且病死率高，尤其是成人患者。外科血管吻合治疗可能有效[109,512]。

3.Susac综合征(视网膜耳蜗脑血管病)

1979 年,Susac 描述了一种可影响大脑、视网膜和耳蜗的微血管疾病[513]。这种综合征好发于女性,表现为多灶性脑病的症状和体征,伴视力和听力下降[513-516]。

4.结节病

结节病中血管受累并不常见[517]。然而,有时它可导致血管周围炎症[518]或真正的肉芽肿性血管炎[519-523]。反复血管造影可以显示节段性动脉的狭窄或扩张[518,522]。

5.非血管疾病

这种可能性是不可计数的。除了前面谈到的皮肤假性血管炎外,还有家族性肢端溃疡[524-526]、肿瘤[527]或皮肤感染[69-71,528-531]和坏血病滤泡周围出血[532]。此外,青光眼[533]、耳垢[533]、隐性亚急性甲状腺炎[534]也能模拟巨细胞动脉炎的表现。与ANCA相关的空洞型肺孢子菌病可以模拟韦格纳肉芽肿[535]。

五、结论

表90.3清楚地回顾了众多能引起血管损伤或看起来存在血管损伤的不同过程，它们都可以产生与血管炎相似的临床征象。

表 90.3 假性血管炎

感染因素	有害物质(续)	先天性和遗传缺陷(续)
血管创伤	高胱氨酸尿症	弹力纤维性假黄瘤
外因	高草酸尿症	CADASIL
小鱼际震荡综合征	聚氯乙烯	MELAS 综合征
内因	放射线	其他因素
高血压	暴露于寒冷环境	药物影响
偏头痛	冻疮	烟雾病
夹层	肿瘤	妊娠
闭塞过程	心脏黏液瘤	结节病
粥样硬化栓塞病	白血病	Susac 综合征
血栓栓塞	淋巴瘤(包括恶性血管内皮细胞瘤)	非血管疾病
其他栓子(空气、脂肪、肿瘤)	骨髓瘤	嗜中性皮病
血栓形成异常	实体肿瘤	脓皮病肉芽肿
异常蛋白	原发血管肿瘤	昆虫叮咬
有害物质	嗜铬细胞瘤	结节红斑
α_1-抗胰蛋白酶缺乏	先天性和遗传缺陷	家族性肢端溃疡
淀粉样变性	EhIers-DanLos 综合征	坏血病
Anderson-Fabry 病	肌纤维发育异常	
钙化防御	神经纤维瘤病	

CADASIL:伴有皮质下梗死和脑白质病的常染色体显性遗传性脑动脉病;MELAS综合征:线粒体脑病、乳酸酸中毒和中风样症状。

(李通 刘永玉 吕星 译 李世民 校)

参考文献

1. Nance J, et al. An unfortunate consequence of being tickled. *Lancet* 1997;349:1142.
2. Shim SC, et al. Multiple cerebellar infarction due to vertebral artery obstruction and bulbar symptoms associated with vertical subluxation and atlanto-occipital subluxation in ankylosing spondylitis. *J Rheumatol* 1998;25:2464–2468.
3. Ryan TJ, Wilkinson DS. Cutaneous vascultis; "angiitis." In Rook A, et al., eds. *Textbook of dermatology.* Malden, MA: Blackwell Scientific, 1986:1121–1185.
4. Golden MP, et al. Cytomegalovirus vasculitis. Case reports and review of the literature. *Medicine* 1994;73(5):246–255.
5. Harmon DC, Mark EJ. Case records of the Massachusetts General Hospital. *N Engl J Med* 1999;340:1099–1106.
6. Hogarth MB, et al. A blistering rash and swollen knees. *Lancet* 1999;353:978.
7. Somer T, Finegold SM. Vasculitides associated with infections, immunization, and antimicrobial drugs. *Clin Infect Dis* 1995;20: 1010–1036.
8. Blanco FJ, Blas MS, Gonzalez MF. Histopathologic features of cerebral vasculitis associated with *Mycobacterium tuberculosis. Arthritis*

Rheum 1999;42:383.
9. Lie JT. Vasculitis associated with infectious agents. *Curr Opin Rheumatol* 1996;8:26–29.
10. Pandey JP, LeRoy EC. Human cytomegalovirus and the vasculopathies of autoimmune diseases (especially scleroderma), allograft rejection, and coronary restenosis. *Arthritis Rheum* 1998;41:10–15.
11. Walker DH, Mattern WD. Rickettsial vasculitis. *Am Heart J* 1980; 100(6; part 1):896–906.
12. Mohan N, Kerr G. Infectious etiology of vasculitis: diagnosis and management. *Curr Rheumatol Rep* 2003;5:136–141.
13. Olivero JJ. Case in point. *Hosp Pract* 1997;32:30.
14. Pineda CJ, et al. Hypothenar hammer syndrome. Form of reversible Raynaud's phenomenon. *Am J Med* 1985;79(5):561–570.
15. Martens PB, Levine JA, Hunder GG. Splinter hemorrhages following arterial puncture. *Arthritis Rheum* 1996;39:169–170.
16. Lie JT. Nomenclature and classification of vasculitis: plus ca change plus c'est la même chose [Editorial]. *Arthritis Rheum* 1994;37(2) 181–186.
17. Albert L, et al. Cryocrystalglobulinemia mimicking rheumatoid arthritis and vasculitis. *J Rheumatol* 1996;23:1272–1277.
18. Sack KE. The difficulties of differentiating vasculitis from its mimics *Cleve Clin J Med* 1998;65:550–552.
19. Richards AM, et al. Cholesterol embolism. A multiple-system disease masquerading as polyarteritis nodosa. Am J Cardiol 1965;15:696–707.
20. Case records of the Massachusetts General Hospital. *N Engl J Med* 2000;342:957–965.
21. Millard LG, Rowell NR. Chilblain lupus erythematosus Hutchinson. A clinical and laboratory study of 17 patients. *Br J Dermatol* 1978; 98(5):497–506.
22. Herman EW, Kezis JS, Silvers DN. A distinctive variant of pernio. Clinical and histopathologic study of nine cases. *Arch Dermatol* 1981;117(1):26–28.
23. Viguier M, et al. Clinical and histopathologic features and immunologic variables in patients with severe chilblains. A study of the relationship to lupus erythematosus. *Medicine* 2001;80:180–188.
24. Bhawan J, et al. Malignant lymphoma and malignant angioendotheliomatosis: one disease. *Cancer* 1985;55(3):570–576.
25. Fortin PR. Vasculitides associated with malignancy. *Curr Opin Rheumatol* 1996;8:30–33.
26. Fredericks RK, et al. Angiotropic intravascular large-cell lymphoma (malignant angioendotheliomatosis): report of a case and review of the literature. *Surg Neurol* 1991;35:218–223.
27. Kao NL, Broy S, Tillawi I. Malignant angioendotheliomatosis mimicking systemic necrotizing vasculitis. *J Rheumatol* 1992;19(7):1133–1135.
28. Lie JT. Malignant angioendotheliomatosis intravascular lymphomatosis clinically simulating primary angiitis of the central nervous system [see comments]. *Arthritis Rheum* 1992;35(7):831–834.
29. Otrakji CL, et al. Malignant angioendotheliomatosis—a true lymphoma: a case of intravascular malignant lymphomatosis studied by Southern blot hybridization analysis. *Hum Pathol* 1988;19(4):475–478.
30. Petroff N, et al. Malignant angioendotheliomatosis: an angiotropic lymphoma. *J Am Acad Dermatol* 1989;21(4; part 1):727–733.
31. Sheibani K, et al. Further evidence that "malignant angioendotheliomatosis" is an angiotropic large-cell lymphoma. N Engl J Med 1986;314(15):943–948.
32. Sienknecht CW, Whetsell WO, Pollock P. Intravascular malignant lymphoma ("malignant angioendotheliomatosis") mimicking primary angiitis of the central nervous system. *J Rheumatol* 1995;22:1769–1770.
33. Wick MR, et al. Reassessment of malignant "angioendotheliomatosis." Evidence in favor of its reclassification as "intravascular lymphomatosis." *Am J Surg Pathol* 1986;10(2):112–123.
34. Roux S, et al. Angiotropic large cell lymphoma with mononeuritis multiplex mimicking systemic vasculitis. *J Neurol Neurosurg Psychiatry* 1995;58:363–366.
35. Kleinschmidt-DeMasters BK, Filley CM, Bitter MA. Central nervous system angiocentric, angiodestructive T-cell lymphoma (lymphomatoid granulomatosis). *Surg Neurol* 1992;37:130–137.
36. Hasler P, Kistler H, Gerber H. Vasculitides in hairy cell leukemia. Seminars in Arthritis and Rheumatism, 1995;25:134–142.
37. Glass J, Hochberg FH, Miller DC. Intravascular lymphomatosis. *Cancer* 1993;71:3156–3164.
38. Webster E, Corman LC, Braylan RC. Syndrome of temporal arteritis with perivascular infiltration by malignant cells in a patient with follicular small cleaved cell lymphoma. *J Rheumatol* 1986;13(6):1163–1166.
39. Schievink WI. A surgeon with a nasty taste in his mouth. *Lancet* 1997;350:260.
40. Olmsted WW, McGee TP. The pathogenesis of peripheral aneurysms of the central nervous system: a subject review from the AFIP. *Radiology* 1977;123(3):661–666.
41. Imahori S, et al. Ehlers-Danlos syndrome with multiple arterial lesions. Am J Med 1969;47(6):967–977.
42. Pepin M, et al. Clinical and genetic features of Ehlers-Danlos syndrome type IV, the vascular type. *N Engl J Med* 2000;342:673–680.
43. Rushton AP. The genetics of fibromuscular dysplasia. *Arch Intern Med* 1980;140:233–236.
44. Williamson EE, et al. Distinguishing primary angiitis of the central nervous system from cerebral autosomal dominant arteriopathy with subcortical infarcts and leukoencephalopathy. The importance of family history. *Arthritis Rheum* 1999;42:2243–2248.
45. Fan PT, et al. A clinical approach to systemic vasculitis. *Semin Arthritis Rheum* 1980;9(4):248–304.
46. Soter NA, et al. Two distinct cellular patterns in cutaneous necrotizing angiitis. *J Invest Dermatol* 1976;66(6):344–350.
47. Jennette CJ, Milling DM, Falk RJ. Vasculitis affecting the skin. A review [Editorial]. *Arch Dermatol* 1994;130(7):899–906.
48. Jorizzo JL. Classification of vasculitis. *J Invest Dermatol* 1993;100 (1)(suppl):106–110.
49. Baethge BA, et al. Livedo reticularis and peripheral gangrene associated with primary hyperoxaluria. *Arthritis Rheum* 1988;31(9):1199–1203.
50. Gaines PA, et al. Cholesterol embolisation: a lethal complication of vascular catheterisation. *Lancet* 1988;1(8578):168–170.
51. Halasz CLG, Strauss EB. Unilateral livedo reticularis. *N Engl J Med* 1998;338:1127.
52. Hendel RC, et al. Multiple cholesterol emboli syndrome. Bowel infarction after retrograde angiography. *Arch Int Med* 1989;149(10): 2371–2374.
53. Ingram SB, Goodnight SH Jr, Bennett RM. An unusual syndrome of a devastating noninflammatory vasculopathy associated with anticardiolipin antibodies: report of two cases. *Arthritis Rheum* 1987;30(10): 1167–1172.
54. Kalter DC, Rudolph A, McGavran M. Livedo reticularis due to multiple cholesterol emboli. *J Am Acad Dermatol* 1985;13(2; part 1):235–242.
55. Kirsner RS, et al. Stanozolol causes rapid pain relief and healing of cutaneous ulcers caused by cryofibrinogenemia. *J Am Acad Dermatol* 1993;28(1):71–74.
56. Lye WC, Cheah JS, Sinniah R. Renal cholesterol embolic disease. *Am J Nephrol* 1993;13:489–493.
57. Mayo RR, Swartz RD. Redefining the incidence of clinically detectable atheroembolism. *Am J Med* 1996;100:524–529.
58. Naldi L, et al. Cutaneous manifestations associated with antiphospholipid antibodies in patients with suspected primary antiphospholipid syndrome: a case-control study. *Ann Rheum Dis* 1993;52(3):219–222.
59. Pai RG, Heywood JT. Atheroembolism. *N Engl J Med* 1995;333:852.
60. Sammaritano LR, Gharavi AE, Lockshin MD. Antiphospholipid antibody syndrome: immunologic and clinical aspects. *Semin Arthritis Rheum* 1990;20(2):81–96.
61. Smith MC, Ghose MK, Henry AR. The clinical spectrum of renal cholesterol embolization. *Am J Med* 1981;71(1):174–180.
62. Klahr S. Clinicopathologic conference. Cyanotic feet and renal failure in a 67 year-old man. *Am J Med* 1983;5:509–517.
63. Weinstein C, et al. Livedo reticularis associated with increased titers of anticardiolipin antibodies in systemic lupus erythematosus. *Arch Dermatol* 1987;123(5):596–600.
64. De Almeida Prestes C, Winkelmann RK, Su WP. Septal granulomatous panniculitis: comparison of the pathology of erythema nodosum migrans migratory panniculitis and chronic erythema nodosum. *J Am Acad Dermatol* 1990;22(3):477–483.
65. Callen JP. Pyoderma gangrenosum and related disorders. *Med Clin North Am* 1989;73(5):1247–1261.
66. Shore RN. New look at pyoderma gangrenosum. *Cutis* 1977;20(2): 209–213, 217–219.
67. Rees RS, Fields JP, King LE Jr. Do brown recluse spider bites induce pyoderma gangrenosum? *South Med J* 1985;78(3):283–287.

68. Thomas R, Vuitch F, Lakhanpal S. Angiocentric T cell lymphoma masquerading as cutaneous vasculitis. *J Rheumatol* 1994;21(4):760–762.
69. Supparatpinyo K, et al. *Penicillium marneffei* infection in patients infected with human immunodeficiency virus. *Clin Infect Dis* 1992;14:871–874.
70. Murakawa GJ, et al. Disseminated acanthamebiasis in patients with AIDS. *Arch Dermatol* 1995;131:1291–1296.
71. Greene SL, Su WPD, Muller SA. Ecthyma gangrenosum: report of clinical, histopathologic, and bacteriologic aspects of eight cases. *J Am Acad Dermatol* 1984;11:781–787.
72. Chandrasekar PH, et al. Cutaneous infections due to *Acanthamoeba* in patients with acquired immunodeficiency syndrome. *Arch Intern Med* 1997;157:569–572.
73. Von Den Driesch P. Sweet's syndrome (acute febrile neutrophilic dermatosis). *J Am Acad Dermatol* 1994;31:535–556.
74. Moreland LW, et al. Acute febrile neutrophilic dermatosis Sweet syndrome: a review of the literature with emphasis on musculoskeletal manifestations. *Semin Arthritis Rheum* 1988;17(3):143–153.
75. Calabrese LH. Vasculitis and infection with the human immunodeficiency virus. *Rheum Dis Clin North Am* 1991;17(1):131–147.
76. Torrens JK, McWhinney PHM, Tompkins DS. A deadly thorn: a case of imported melioidosis. *Lancet* 1999;353:1016.
77. Nelson PE, Dignani MC, Anaissie EJ. Taxonomy, biology, and clinical aspects of *Fusarium* species. *Clin Microbiol Rev* 1994;7:479–504.
78. Sundy JS, Haynes BF. Pathogenic mechanisms of vessel damage in vasculitis syndromes. *Rheum Dis Clin North Am* 1995;21:861–881.
79. Huang TE, Chou SM. Occlusive hypertrophic arteritis as the cause of discrete necrosis in CNS toxoplasmosis in the acquired immunodeficiency syndrome. *Hum Pathol* 1988;19:1210–1214.
80. Morgello S, et al. Varicella-zoster virus leukoencephalitis and cerebral vasculopathy. *Arch Pathol Lab Med* 1988;112:173–177.
81. Murakami K, et al. Large-vessel vasculitis associated with chronic active Epstein-Barr virus infection. *Arthritis Rheum* 1998;41:369–373.
82. Weigand DA, Burgdorf WH, Tarpay MM. Vasculitis in cytomegalovirus infection. *Arch Dermatol* 1980;116(10):1174–1176.
83. Walker UA, et al. Intravascular lymphoma simulating vasculitis. *Rheumatol Int* 1994;14:131–133.
84. Sijpkens Y, et al. Vasculitis due to cholesterol embolism. *Am J Med* 1997;102:302–303.
85. Navarro PH, Bravo FP, Beltran GG. Atrial myxoma with livedoid macules as its sole cutaneous manifestation. *J Am Acad Dermatol* 1995;32:881–883.
86. O'Keeffe ST, et al. Blue toe syndrome. Causes and management [Comments]. *Arch Intern Med* 1992;152(11):2197–2202.
87. Snyder HE, Shapiro PL. A correlative study of atheromatous embolism in human beings and experimental animals. *Surgery* 1961;49:195–204.
88. Lie JT. Vasculitis simulators and vasculitis look-alikes. *Curr Opin Rheumatol* 1992;4(1):47–55.
89. Leeds NE, Rosenblatt R. Arterial wall irregularities in intracranial neoplasms. The shaggy vessel brought into focus. *Radiology* 1972;103(1):121–124.
90. Marks C, Kuskov S. Pattern of arterial aneurysms in acquired immunodeficiency disease. *World J Surg* 1995;19:127–132.
91. Ferris EJ, Rudikoff JC, Shapiro JH. Cerebral angiography of bacterial infection. *Radiology* 1968;90(4):727–734.
92. Tomsick TA, et al. Neurofibromatosis and intracranial arterial occlusive disease. *Neuroradiology* 1976;11(5):229–234.
93. Finley JL, Dabbs DJ. Renal vascular smooth muscle proliferation in neurofibromatosis. *Hum Pathol* 1988;19(1):107–110.
94. Meyers DS, Grim CE, Keitzer WF. Fibromuscular dysplasia of the renal artery with medial dissection. A case simulating polyarteritis nodosa. *Am J Med* 1974;56(3):412–416.
95. Travers RL, et al. Polyarteritis nodosa: a clinical and angiographic analysis of 17 cases. *Semin Arthritis Rheum* 1979;8(3):184–199.
96. Garner BF, et al. Acute blood pressure elevation can mimic arteriographic appearance of cerebral vasculitis—a postpartum case with relative hypertension. *J Rheumatol* 1990;17(1):93–97.
97. Serdaru M, et al. Isolated benign cerebral vasculitis or migrainous vasospasm? *J Neurol Neurosurg Psychiatry* 1984;47(1):73–76.
98. Masuzawa T, et al. Cerebral angiographic changes on serial examination of a patient with migraine. *Neuroradiology* 1983;24(5):277–281.
99. Savader SJ, Savader BL, Drewry GR. Hypothenar hammer syndrome with embolic occlusion of digital arteries. *Clin Radiol* 1988;39(3):324–325.
100. Suwanwela C, Suwanwela N. Intracranial arterial narrowing and spasm in acute head injury. *J Neurosurg* 1972;36(3):314–323.
101. Pepe J. A construction worker with a digital eschar. *Hosp Pract (Office Edition)* 1992;27(5A):120.
102. Salvarani C, et al. Primary systemic amyloidosis presenting as giant cell arteritis and polymyalgia rheumatica [Comments]. *Arthritis Rheum* 1994;37(11):1621–1626.
103. Thomas MH. Myxoma masquerading as polyarteritis nodosa. *J Rheumatol* 1981;8(1):133–137.
104. New PF, Price DL, Carter B. Cerebral angiography in cardiac myxoma. Correlation of angiographic and histopathological findings. *Radiology* 1970;96(2):335–345.
105. Armstrong FS, Hayes GJ. Segmental cerebral arterial constriction associated with pheochromocytoma. Report of a case with arteriograms. J Neurosurg 1961;18(18):843–846.
106. Rumbaugh CL, et al. Cerebral angiographic changes in the drug abuse patient. *Radiology* 1971;101(2):335–344.
107. Orbison JL. Morphology of thrombocytopenic purpura with demonstration of aneurysms. *Am J Pathol* 1952;28:129–143.
108. Provost TT, et al. Cerebral vasculopathy associated with collateralization resembling moya moya phenomenon and with anti-Ro/SS-A and anti-La/SS-B antibodies. *Arthritis Rheum* 1991;34(8):1052–1055.
109. Ueki K, Meyer FB, Mellinger JF. Moyamoya disease: the disorder and surgical treatment. *Mayo Clin Proc* 1994;69(8):749–757.
110. McCready RA, et al. Radiation-induced arterial injuries. *Surgery* 1983;93(2):306–312.
111. Jacob JR, et al. Chronic pernio. A historical perspective of cold-induced vascular disease. *Arch Intern Med* 1986;146(8):1589–1592.
112. Ross R, Glomset JA. The pathogenesis of atherosclerosis first of two parts. *N Engl J Med* 1976;295(7):369–377.
113. Panum PL. Experimentelle beitrage zur lehre von der embolie. *Virchows Arch Pathol Anat* 1862;25:308–331.
114. Flory CM. Arterial occlusions produced by emboli from eroded aortic atheromatous plaques. *Am J Pathol* 1945;21:549–565.
115. Hoye SJ, et al. Atheromatous embolization: a factor in peripheral gangrene. N Engl J Med 1959;261:128–131.
116. Hollenhorst RW. Significance of bright plaques in the retinal arterioles. *JAMA* 1961;178:123–129.
117. Fisher ER, Hellstom HR, Myers JD. Disseminated atheromatous emboli. *Am J Med* 1960;29:176–180.
118. Falanga V, Fine MJ, Kapoor WN. The cutaneous manifestations of cholesterol crystal embolization. *Arch Dermatol* 1986;122(10):1194–1198.
119. Probstein JG, Joshi RH, Blumenthal HT. Atheromatous embolization: an etiology of acute pancreatitis. *AMA Arch Surg* 1957;75:566–572.
120. Handler FP. Clinical and pathological significance of atheromatous embolization with emphasis on an etiology of renal hypertension. *Am J Med* 1956;20:366–373.
121. Thurlbeck WM, Castleman B. Atheromatous emboli to the kidneys after aortic surgery. *N Engl J Med* 1957;257:442–447.
122. Harrington JT, Sommers SC, Kassirer JP. Atheromatous emboli with progressive renal failure. Renal arteriography as the probable inciting factor. *Ann Intern Med* 1968;68(1):152–160.
123. Meyer WW. Cholesterinkrystallemboli kleiner organarterien und ihre Folgen. *Virchows Arch Pathol Anat* 1947;314:616–638.
124. Winter WJ. Atheromatous emboli; a cause of cerebral infarction. *AMA Arch Pathol* 1957;64:137–142.
125. Moolenaar W, Lamers BHW. Cholesterol crystal embolization in the Netherlands. A review of 842 cases filed in the Dutch National Pathology Information System from 1973 through 1994. *Arch Intern Med* 1996;156:653–657.
126. Cross SS. How common is cholesterol embolism? *J Clin Pathol* 1991;44(10):859–861.
127. Maurizi CP, Barker AE, Trueheart RE. Atheromatous emboli. A postmortem study with special reference to the lower extremities. *Arch Pathol* 1968;86(5):528–534.
128. Preston RA, et al. Renal biopsy in patients 65 years of age or older. An analysis of the results of 334 biopsies. J Am Geriatr Soc 1990;38(6):669–674.
129. Kennedy A, Cumberland D, Gaines P. The pathology of cholesterol

embolism arising as a complication of intra-aortic catheterization. *Histopathology* 1989;15(5):515–521.
130. Eliot RS, Kanjuh VI, Edwards JE. Atheromatous embolism. *Circulation* 1964;30:611–618.
131. Retan JW, Miller RE. Microembolic complications of atherosclerosis. Literature review and report of a patient. *Arch Intern Med* 1966; 118(6):534–545.
132. Laperche T, et al. Mobile thromboses of the aortic arch without aortic debris. A transesophageal echocardiographic finding associated with unexplained arterial embolism. *Circulation* 1997;96:288–294.
133. Anderson WR. Necrotizing angiitis associated with embolization of cholesterol. Case report, with emphasis on the use of the muscle biopsy as a diagnostic aid. *Am J Clin Pathol* 1965;43:65–71.
134. Anderson WR, Richards AM. Evaluation of lower extremity muscle biopsies in the diagnosis of atheroembolism. *Arch Pathol* 1968;86 (5):535–541.
135. Rosansky SJ. Multiple cholesterol emboli syndrome. *South Med J* 1982;75(6):677–680.
136. Gupta BK, et al. Cholesterol crystal embolization-associated renal failure after therapy with recombinant tissue-type plasminogen activator. *Am J Kidney Dis* 1993;21:659–662.
137. Pierce JR Jr, Wren MV, Cousar JB Jr. Cholesterol embolism: diagnosis antemortem by bone marrow biopsy. *Ann Intern Med* 1978;89(6): 937–938.
138. Hammerschmidt DE, et al. Cholesterol and atheroma lipids activate complement and stimulate granulocytes. A possible mechanism for amplification of ischemic injury in atherosclerotic states. *J Lab Clin Med* 1981;98(1):68–77.
139. Cosio FG, Zager RA, Sharma HM. Atheroembolic renal disease causes hypocomplementaemia. *Lancet* 1985;2(8447):118–121.
140. Kasinath BS, Lewis EJ. Eosinophilia as a clue to the diagnosis of atheroembolic renal disease [Editorial]. *Arch Intern Med* 1987;147 (8):1384–1385.
141. Ebert TH, McCluskey RT. Clinicopathological conference. *N Engl J Med* 1986;315:308–315.
142. Fine MJ, Kapoor W, Falanga V. Cholesterol crystal embolization: a review of 221 cases in the English literature. *Angiology* 1987;38 (10):769–784.
143. Cappiello RA, et al. Cholesterol embolism: a pseudovasculitic syndrome. *Semin Arthritis Rheum* 1989;18(4):240–246.
144. Kay AB, Shin HS, Austen KF. Selective attraction of eosinophils and synergism between eosinophil chemotactic factor of anaphylaxis ECF-A and a fragment cleaved from the fifth component of complement C5a. *Immunology* 1973;24(6):969–976.
145. Wilson DM, Salazer TL, Farkouh ME. Eosinophiluria in atheroembolic renal disease. *Am J Med* 1991;91(2):186–189.
146. Goldman M, et al. Aortic atheromatosis presenting as a cutaneous vasculitis with antinuclear antibody [Letter]. *Arthritis Rheum* 1980; 23(12):1407–1408.
147. Young DK, Burton MF, Herman JH. Multiple cholesterol emboli syndrome simulating systemic necrotizing vasculitis. *J Rheumatol* 1986;13(2):423–426.
148. Stanton RC, Nickeleit V. Case records of the Massachusetts General Hospital. *N Engl J Med* 1996;334:973–979.
149. Sack KE. When vasculitis is not vasculitis. *Hosp Pract (Office Edition)* 1993;28(7):94, 97–100, 103.
150. Peat DS, Mathieson PW. Cholesterol emboli may mimic systemic vasculitis. *BMJ* 1996;313:546–547.
151. Thadhani RI, et al. Atheroembolic renal failure after invasive procedures. Natural history based on 52 histologically proven cases. *Medicine* 1995;74:350–358.
152. Colt HG, et al. Cholesterol emboli after cardiac catheterization. Eight cases and a review of the literature. *Medicine* 1988;67(6):389–400.
153. Orvar K, Johlin FC. Atheromatous embolization resulting in acute pancreatitis after cardiac catheterization and angiographic studies. *Arch Intern Med* 1994;154(15):1755–1761.
154. Sanborn TA, et al. Transluminal angioplasty in experimental atherosclerosis. Analysis for embolization using an *in vivo* perfusion system. *Circulation* 1982;66(5):917–922.
155. Nevelsteen A, et al. Oral anticoagulant therapy: a precipitating factor in the pathogenesis of cholesterol embolization? *Acta Chir Belg* 1992;92:33–36.
156. Moldveen-Geronimus M, Merriam JC Jr. Cholesterol embolization. From pathological curiosity to clinical entity. *Circulation* 1967;35 (5):946–953.
157. Teepe RG, et al. Recurrent coumarin-induced skin necrosis in a patient with an acquired functional protein C deficiency. *Arch Dermatol* 1986;122(12):1408–1412.
158. Hyman BT, et al. Warfarin-related purple toes syndrome and cholesterol microembolization. *Am J Med* 1987;82(6):1233–1237.
159. Queen M, et al. Development of cholesterol embolization syndrome after intravenous streptokinase for acute myocardial infarction. Am J Cardiol 1990;65:1042–1943.
160. Rivera-Manrique E, et al. Cholesterol embolism: a fatal complication after thrombolytic therapy for acute myocardial infarction. *Arch Intern Med* 1998;158:1575.
161. Bhardwaj M, et al. Tissue plasminogen activator and cholesterol crystal embolization [Letter]. *Ann Intern Med* 1989;111(8):687–688.
162. Mendia R, et al. Does thrombolysis produce cholesterol embolisation? [Letter]. *Lancet* 1992;339(8792):562.
163. Case records of the Massachusetts General Hospital. Weekly clinicopathological exercises. Case 38–1993. Renal failure and a painful toe in a 70-year-old man after an acute myocardial infarct. *N Engl J Med* 1993;329(13):948–955.
164. Cabili S, Hochman I, Goor Y. Reversal of gangrenous lesions in the blue toe syndrome with lovastatin—a case report. *Angiology* 1993; 44:821–825.
165. Jones DB, Iannaccone PM. Atheromatous emboli in renal biopsies. An ultrastructural study. *Am J Pathol* 1975;78(2):261–276.
166. Karmody AM, et al. "Blue toe" syndrome. An indication for limb salvage surgery. *Arch Surg* 1976;111(11):1263–1268.
167. Kawakami Y, et al. Management of multiple cholesterol embolization syndrome—a case report. *Angiology* 1990;41:248–252.
168. Bradley M. Spontaneous atheroembolism. *N Engl J Med* 1995;332: 998.
169. Dahlberg PJ, Frecentese DF, Cogbill TH. Cholesterol embolism: experience with 22 histologically proven cases. *Surgery* 1989;105:737–746.
170. Turakhia AK, Khan MA. Splinter hemorrhages as a possible clinical manifestation of cholesterol crystal embolization. *J Rheumatol* 1990; 17(8):1083–1086.
171. Spring MW, et al. A man with diabetes and unexplained renal failure. *Lancet* 1998;352:956.
172. Woolfson RG, Lachmann H. Improvement in renal cholesterol emboli syndrome after simvastatin. *Lancet* 1998;351:1331–1332.
173. Williams HH, Wall BM, Cooke CR. Reversible nephrotic range proteinuria and renal failure in atheroembolic renal disease. *Am J Med Sci* 1990;299(1):58–61.
174. Gress DR, Eichhorn JH. Clinicopathological conference. *N Engl J Med* 1991;324:113–120.
175. Greenberg A, et al. Focal segmental glomerulosclerosis associated with nephrotic syndrome in cholesterol atheroembolis: clinicopathological correlations. *Am J Kidney Dis* 1997;29:334–344.
176. Darsee JR. Cholesterol embolism: the great masquerader. *South Med J* 1979;72(2):174–180.
177. Moolenaar W, Lamers CBHW. Cholesterol crystal embolization to the alimentary tract. *Gut* 1996;38:196–200.
178. Bourdages R, et al. Atheromatous embolization to the stomach: an unusual cause of gastrointestinal bleeding. *Am J Dig Dis* 1976;21 (10):889–894.
179. Thibault GE. Clinical problem-solving. One more hypothesis [Comments]. *N Engl J Med* 1993;329(1):38–42.
180. Bruns FJ, Segel DP, Adler S. Control of cholesterol embolization by discontinuation of anticoagulant therapy. *Am J Med Sci* 1978;275(1): 105–108.
181. Mercuri M, et al. Prevastatin reduces carotid intima-media thickness progression in an asymptomatic hypercholesterolemic Mediterranean population: the carotid atherosclerosis Italian ultrasound study. *Am J Med* 1996;101:627–634.
182. Kane JP, et al. Regression of coronary atherosclerosis during treatment of familial hypercholesterolemia with combined drug regimens. *JAMA* 1990;264:3007–3012.
183. Lee BI. Regression of CAD: a review of the angiographic evidence. *Drug Ther* 1993;23:35–42.
184. Carr ME, Sanders K, Todd WM. Pain relief and clinical improvement temporally related to the use of pentoxifylline in a patient with documented cholesterol emboli—a case report. *Angiology* 1994;45:65–69.
185. Kullo IJ, Edwards WD, Schwartz RS. Vulnerable plaque: pathobiol-

ogy and clinical implications. *Ann Intern Med* 1998;129:1050–1060.
186. Kazimer FJ, et al. Livedo reticularis and digital infarcts: a syndrome due to cholesterol emboli arising from atheromatous abdominal aortic aneurysms. *Vasc Dis* 1966;3:12–24.
187. Celermajer DS. Noninvasive detection of atherosclerosis. *N Engl J Med* 1998;339:2014–2015.
188. King TW. On simple vascular growths in the left auricle of the heart. *Lancet* 1845;5:488–529.
189. Heath D, Mackinnon J. Pulmonary hypertension due to myxoma of the right atrium. With special reference to the behavior of emboli of myoxma in the lung. *Am Heart J* 1964;68:227–235.
190. Price DL, et al. Cardiac myxoma. A clinicopathologic and angiographic study. *Arch Neurol* 1970;23(6):558–567.
191. Read RC, et al. The malignant potentiality of left atrial myxoma. *J Thorac Cardiovasc Surg* 1974;68(6):857–868.
192. Desousa AL, et al. Atrial myxoma: a review of the neurological complications, metastases, and recurrences. *J Neurol Neurosurg Psychiatry* 1978;41(12):1119–1124.
193. Goldberg HP, et al. Myxoma of the left atrium. Diagnosis made during life with operative and postmortem findings. *Circulation* 1952; 6:762–767.
194. Greenwood WF. Profile of atrial myxoma. *Am J Cardiol* 1968;21: 367–375.
195. Wold LE, Lie JT. Cardiac myxomas: a clinicopathologic profile. *Am J Pathol* 1980;101(1):219–240.
196. Markel ML, Waller BF, Armstrong WF. Cardiac myxoma. A review. *Medicine* 1987;66(2):114–125.
197. Tazelaar HD, Locke TJ, McGregor CG. Pathology of surgically excised primary cardiac tumors. *Mayo Clin Proc* 1992;67(10):957–965.
198. Reynen K. Cardiac myxomas. *N Engl J Med* 1995;333:1610–1617.
199. Pinede L, Duhaut P, Loire R. Clinical presentation of left atrial cardiac myxoma. A series of 112 consecutive cases. *Medicine* 2001;80: 159–172.
200. Siltanen P, et al. Atrial myxoma in a family. *Am J Cardiol* 1976; 38(2):252–256.
201. Liebler GA, et al. Familial myxomas in four siblings. *J Thorac Cardiovasc Surg* 1976;71(4):605–608.
202. Landon G, Ordaoanez NG, Guarda LA. Cardiac myxomas. An immunohistochemical study using endothelial, histiocytic, and smooth-muscle cell markers. *Arch Pathol Lab Med* 1986;110(2):116–120.
203. Goldman BI, et al. Glandular cardiac myxomas. Histologic, immunohistochemical, and ultrastructural evidence of epithelial differentiation. *Cancer* 1987;59(10):1767–1775.
204. Gravallese EM, et al. Fever, arthralgias, skin lesions, and ischemic digits in a 59-year old man. Clinicopathologic conference. *Arthritis Rheum* 1995;38:1161–1168.
205. Hirano T, et al. Human B-cell differentiation factor defined by an anti-peptide antibody and its possible role in autoantibody production. *Proc Natl Acad Sci U S A* 1987;84(1):228–231.
206. Jourdan M, et al. Constitutive production of interleukin-6 and immunologic features in cardiac myxomas. *Arthritis Rheum* 1990;33 (3):398–402.
207. Revankar SG, Clark RA. Infected cardiac myxoma. Case report and literature review. *Medicine* 1998;77:337–344.
208. Rogers EW, et al. Left atrial myxoma infected with *Histoplasma capsulatum*. *Am J Med* 1978;64(4):683–690.
209. Graham HV, Von Hartitzsch B, Medina JR. Infected atrial myxoma. *Am J Cardiol* 1976;38(5):658–661.
210. Rajpal RS, et al. Infected left atrial myxoma with bacteremia simulating infective endocarditis. *Arch Intern Med* 1979;139(10):1176–1178.
211. Bulkley BH, Hutchins GM. Atrial myxomas: a fifty year review. *Am Heart J* 1979;97(5):639–643.
212. Le D, Zaas A. Cases from the Osler medical service at Johns Hopkins University. *Am J Med* 2002;113:694–696.
213. Goodwin JF. Diagnosis of left atrial myxoma. *Lancet* 1963;1:464–468.
214. Nasser WK, et al. Atrial myxoma. I. Clinical and pathologic features in nine cases. *Am Heart J* 1972;83(5):694–704.
215. St. John Sutton MG, et al. Atrial myxomas: a review of clinical experience in 40 patients. *Mayo Clin Proc* 1980;55(6):371–376.
216. MacGregor GA, Cullen RA. The syndrome of fever, anemia, and high sedimentation rate with an atrial myxoma. *BMJ* 1959;2:991–997.
217. Fitzpatrick AP, Lanham JG, Doyle DV. Cardiac tumours simulating collagen vascular disease. *Br Heart J* 1986;55(6):592–595.
218. Cohen AI, McIntosh HD, Orgain ES. The mimetic nature of left atrial myxomas. Report of a case presenting as a severe systemic illness and simulating massive mitral insufficiency at cardiac catheterization. *Am J Cardiol* 1963;11:802–807.
219. Kaminsky ME, et al. Atrial myxoma mimicking a collagen disorder. *Chest* 1979;75(1):93–95.
220. Boussen K, et al. Embolization of cardiac myxomas masquerading as polyarteritis nodosa. *J Rheumatol* 1991;18:283–285.
221. Huston KA, et al. Left atrial myxoma simulating peripheral vasculitis. *Mayo Clin Proc* 1978;53(11):752–756.
222. Byrd WE, Matthews OP, Hunt RE. Left atrial myxoma presenting as a systemic vasculitis. *Arthritis Rheum* 1980;23(2):240–243.
223. Bridges BF, Hector DA. Possible association of cutaneous telangiectasia with cardiac myxoma. *Am J Med* 1989;87(4):483–485.
224. Harvey WP. Clinical aspects of cardiac tumors. *Am J Cardiol* 1968; 21(3):328–343.
225. Symbas PN, et al. Atrial myxomas: special emphasis on unusual manifestations. *Chest* 1971;59(5):504–510.
226. Selzer A, Sakai FJ, Popper RW. Protean clinical manifestations of primary tumors of the heart. *Am J Med* 1972;52(1):9–18.
227. Peters MN, et al. The clinical syndrome of atrial myxoma. *JAMA* 1974;230(5):695–701.
228. Schmidley JW. Neurological presentations of atrial myxoma. *Heart Dis Stroke* 1993;2:483–486.
229. Stoane L, Allen JH Jr, Collins HA. Radiologic observations in cerebral embolization from left heart myxomas. *Radiology* 1966;87(2): 262–266.
230. Schwarz GA, Schwartzman RJ, Joyner CR. Atrial myxoma. Cause of embolic stroke. *Neurology* 1972;22(11):1112–1121.
231. Yufe R, Karpati G, Carpenter S. Cardiac myxoma: a diagnostic challenge for the neurologist. *Neurology* 1976;26(11):1060–1065.
232. Carney JA, et al. The complex of myxomas, spotty pigmentation, and endocrine overactivity. *Medicine* 1985;64(4):270–283.
233. Case records of the Massachusetts General Hospital. *N Engl J Med* 2002;346:1152–1158.
234. Prichard RW. Tumors of the heart. Review of the subject and report of one hundred and fifty cases. *AMA Arch Pathol* 1951;51:98–128.
235. Engberding R, et al. Diagnosis of heart tumours by transesophageal echocardiography. *Eur Heart J* 1993;14:1223–1228.
236. DePace NL, et al. Two dimensional echocardiographic detection of intraatrial masses. *Am J Cardiol* 1981;48(5):954–960.
237. Alam M, Sun I. Transesophageal echocardiographic evaluation of left atrial mass lesions. *J Am Soc Echocardiogr* 1991;4(4):323–330.
238. Leonhardt ET, Kullenberg KP. Bilateral atrial myxomas with multiple arterial aneurysms—a syndrome mimicking polyarteritis nodosa. *Am J Med* 1977;62(5):792–794.
239. Goodwin JF. The spectrum of cardiac tumors. *Am J Cardiol* 1968; 21(3):307–314.
240. Savige JA, et al. Anti-neutrophil cytoplasmic antibodies associated with atrial myxoma [Letter]. *Am J Med* 1988;85(5):755–756.
241. Crawford C. Discussion on the late results of mitral commissurotomy. In: *International Symposium on Cardiovascular Surgery*. Philadelphia: WB Saunders, 1955.
242. Richardson JV, et al. Surgical treatment of atrial myxomas: early and late results of 11 operations and review of the literature. *Ann Thorac Surg* 1979;28(4):354–358.
243. Markel ML, et al. Left atrial myxoma with multicentric recurrence and evidence of metastases. *Am Heart J* 1986;111(2):409–413.
244. Jordan JM, Allen NB, Pizzo SV. Defective release of tissue plasminogen activator in systemic and cutaneous vasculitis. *Am J Med* 1987;82(3):397–400.
245. Cervera R, Font J, Asherson RA. Antiphospholipid antibodies: guidelines for determination. *J Clin Rheumatol* 1997;3:368–373.
246. Nachman RL, Silverstein R. Hypercoagulable states [Comments]. *Ann Intern Med* 1993;119(8):819–827.
247. Dessailloud R, et al. Acalculous ischemic gallbladder necrosis in the catastrophic antiphospholipid antibody syndrome. *Arthritis Rheum* 1998;41:1318–1320.
248. Gertner E. Diffuse alveolar hemorrhage in the antiphospholipid syndrome: spectrum of disease and treatment. *J Rheumatol* 1999;26: 805–807.
249. Marie I, et al. Acute adrenal failure secondary to bilateral infarction

of the adrenal glands as the first manifestation of primary antiphospholipid antibody syndrome. *Ann Rheum Dis* 1997;56:567–568.
250. Sneddon IB. Cerebro-vascular lesions and livedo reticularis. *Br J Dermatol* 1965;77:180–185.
251. Asherson RA, et al. Catastrophic antiphospholipid antibody syndrome. Clinical and laboratory features of 50 patients. *Medicine* 1998;77:195–207.
252. Asherson RA. The catastrophic antiphospholipid syndrome [Editorial]. *J Rheumatol* 1992;19(4):508–512.
253. Asherson RA, et al. Skin nodules and macules resembling vasculitis in the antiphospholipid syndrome—a report of two cases. *Clin Exp Dermatol* 1992;17:266–269.
254. Hughes GR. The antiphospholipid syndrome: ten years on [Comments]. *Lancet* 1993;342(8867):341–344.
255. Asherson RA, et al. Catastrophic antiphospholipid antibody syndrome. Proposed guidelines for diagnosis and treatment. *J Clin Rheumatol* 2002;8:157–165.
256. Alarcon-Segovia D, et al. The antiphospholipid/cofactor syndromes. II. A variant in patients with systemic lupus erythematosus with antibodies to beta2-glycoprotein I but no antibodies detectable in standard antiphospholipid assays. *J Rheumatol* 1997;24:1545–1551.
257. Fessler BJ. Thrombotic syndromes and autoimmune diseases. *Rheum Dis Clin North Am* 1997;23:461–479.
258. Alegre VA, Gastineau DA, Winkelmann RK. Skin lesions associated with circulating lupus anticoagulant. *Br J Dermatol* 1989;120(3):419–429.
259. Bowles CA. Vasculopathy associated with the antiphospholipid antibody syndrome. *Rheum Dis Clin North Am* 1990;16(2):471–490.
260. Smith KJ, et al. Cutaneous histopathologic findings in "antiphospholipid syndrome." Correlation with disease, including human immunodeficiency virus disease. *Arch Dermatol* 1990;126(9):1176–1183.
261. Stephens CJ. The antiphospholipid syndrome. Clinical correlations, cutaneous features, mechanism of thrombosis and treatment of patients with the lupus anticoagulant and anticardiolipin antibodies. *Br J Dermatol* 1991;125(3):199–210.
262. Grob JJ, et al. Unfading acral microlivedo. A discrete marker of thrombotic skin disease associated with antiphospholipid antibody syndrome [Comments]. *J Am Acad Dermatol* 1991;24(1):53–58.
263. Grob JJ, Bonerandi JJ. Cutaneous manifestations associated with the presence of the lupus anticoagulant. A report of two cases and a review of the literature. *J Am Acad Dermatol* 1986;15:211–219.
264. Goldberger E, et al. Vasculitis in the antiphospholipid syndrome. A cause of ischemia responding to corticosteroids [Comments]. *Arthritis Rheum* 1992;35(5):569–572.
265. Lie JT. Vasculitis in the antiphospholipid syndrome: culprit or consort? [Editorial; comments]. *J Rheumatol* 1994;21(3):397–399.
266. Gertner E, Lie JT. Systemic therapy with fibrinolytic agents and heparin for recalcitrant nonhealing cutaneous ulcer in the antiphospholipid syndrome. *J Rheumatol* 1994;21(11):2159–2161.
267. Klein KL, Pittelkow MR. Tissue plasminogen activator for treatment of livedoid vasculitis [Comments]. *Mayo Clinic Proc* 1992;67(10):923–933.
268. Roberts WN, De Meo JH, Breitbach SA Well-imaged large vessel vasculitis attributed to anticardiolipin antibody. *Arthritis Rheum* 1994;37:1254–1257.
269. Fox DA, et al. Thrombotic thrombocytopenic purpura and systemic lupus erythematosus. *Ann Rheum Dis* 1986,45(4):319–322.
270. Jain R, et al. Systemic lupus erythematosus complicated by thrombotic microangiopathy. *Semin Arthritis Rheum* 1994;24(3):173–182.
271. Moake JL. Thrombotic microangiopathies. *N Engl J Med* 2002;347:589–600.
272. Gilbert JA Jr, Scalzi RP. Disseminated intravascular coagulation. *Emerg Med Clin North Am* 1993;11(2):465–480.
273. Singh AK, Wetherley-Mein G. Microvascular occlusive lesions in primary thrombocythaemia. *Br J Haematol* 1977;36(4):553–564.
274. Liebeskind A, et al. Unusual segmental cerebrovascular changes. *Radiology* 1973;106(1):119–122.
275. Calabrese LH, et al. Primary angiitis of the central nervous system: diagnostic criteria and clinical approach. *Cleve Clin J Med* 1992;59(3):293–306.
276. Stahl D, Thomsen K, Hou-Jensen K. Malignant atrophic papulosis: treatment with aspirin and dipyridamole. *Arch Dermatol* 1978;114(11):1687–1689.
277. Dastur DK, Singhal BS, Shroff HJ. CNS involvement in malignant atrophic papulosis Kohlmeier-Degos disease: vasculopathy and coagulopathy. *J Neurol Neurosurg Psychiatry* 1981;44(2):156–160.
278. Englert HJ, et al. Degos' disease: association with anticardiolipin antibodies and the lupus anticoagulant. *BMJ* 1984;289(6445):576.
279. Lankisch MR, et al. Acute abdominal pain as a leading symptom for Degos' disease (malignant atrophic papulosis). *Am J Gastroenterol* 1999;94:1098–1099.
280. Degos R. Malignant atrophic papulosis. *Br J Dermatol* 1979;100(1):21–35.
281. Dubin HV, Stawiski MA. Systemic lupus erythematosus resembling malignant atrophic papulosis. *Arch Intern Med* 1974;134(2):321–323.
282. Durie BG, Stroud JD, Kahn JA. Progressive systemic sclerosis with malignant atrophic papulosis. *Arch Dermatol* 1969;100(5):575–581.
283. McFarland HR, et al. Papulosis atrophicans mailgua (Kohlmeier-Degos disease): a disseminated occlusive vasculopathy. *Ann Neurol* 1978;3:388–392.
284. Su WPD, et al. Clinical and histologic findings in Degos' syndrome (malignant atrophic papulosis). *Cutis* 1985;35:131–138.
285. Pierce RN, Smith GJ. Intrathoracic manifestations of Degos' disease malignant atrophic papulosis. *Chest* 1978;73(1):79–84.
286. Case records of the Massachusetts General Hospital. Weekly clinicopathological exercises. Case 44–1980. *N Engl J Med* 1980;303(19):1103–1111.
287. Fruhwirth J, et al. Kohlmeier-Degos' disease with primary intestinal manifestation. *Scand J Gastroenterol* 1997;32:1066–1070.
288. Gajdusek D, et al. Transmission of subacute spongiform encephalopathy to the chimpanzee and squirrel monkey from a patient with papulosis atrophicans maligna of Kohlmeier-Degos. In: *Proceedings of the Tenth International Congress of Neurology.* Amsterdam: Excerpta Medica, 1974.
289. Assier H, et al. Absence of antiphospholipid and anti endothelial antibodies in malignant atrophic papulosis. *J Am Acad Dermatol* 1996;33:831–833.
290. Sprabery AT, Newman K, Lohr KM. Aortic mural thrombus presenting as pseudovasculitis. *Chest* 1994;106(1):282–283.
291. Karl M. Clinicopathologic conference. *Am J Med* 1975;59:837–843.
292. Lee KF, Hodes PJ. Intracranial ischemic lesions. *Radiol Clin North Am* 1967;5:363–393.
293. Abdelmalek MF, Spittel PC. 79-year-old woman with blue toes. *Mayo Clin Proc* 1995;70:292–295.
294. Federman DG, Valdivia M, Kirsner RS. Syphilis presenting as the "blue toe syndrome." *Arch Intern Med* 1994;154(9):1029–1031.
295. Korst DR, Kratochvil CH. "Cryofibrinogen" formation in a cse of lung neoplasm associated with thrombophlebitis migrans. *Blood* 1955;10:945–953.
296. Waxman S, Dove JT. Cryofibrinogenemia aggravated during hypothermia. *N Engl J Med* 1969;281(23):1291–1292.
297. Beightler E, et al. Thrombotic vasculopathy associated with cryofibrinogenemia. *J Am Acad Dermatol* 1991;24(2; part 2):342–345.
298. Grossman J, et al. Crystalglobulinemia. *Ann Intern Med* 1972;77(3):395–400.
299. Smith SB, Arkin C. Cryofibrinogenemia: incidence, clinical correlations, and a review of the literature. *Am J Clin Pathol* 1972;58(5):524–530.
300. Burruss JB, Fabrae VC, Callen JP. Painful acral purpuric nodules. *Arthritis Rheum* 1994;37(12):1812–1815.
301. Von Bonsdorff B, Groth H, Packalen T. On the presence of a high-molecular crystallizable protein in blood serum in myeloma. *Folia Haematol (Leipz)* 1938;59:184–208.
302. Dotten DA, et al. Cryocrystalglobulinemia. *Can Med Assoc J* 1976;114(10):909–912.
303. Stone GC, et al. A vasculopathy with deposition of lambda light chain crystals. *Ann Intern Med* 1989;110(4):275–278.
304. Dornan TL, et al. Widespread crystallisation of paraprotein in myelomatosis. *Q J Med* 1985;57(222):659–667.
305. Lesprit P, et al. Acute arterial obliteration: a new feature of the POEMS syndrome? *Medicine* 1996;75:226–232.
306. Soubrier M, et al. Arterial obliteration in POEMS syndrome: possible role of vascular endothelial growth factor. *J Rheumatol* 1998;25:813–815.
307. Takatsuki K, et al. Plasma cell dyscrasia with polyneuropathy and endocrine disorder: review of 32 patients. In: International Congress Series No. 415, Topic of Haematology. Presented at the Proceedings

of the 16th International Congress of Haemotology, Kyoto, Japan, 1976.
308. Trentham DE, Masi AT, Marker HW. Polyneuropathy and anasarca: evidence for a new connective-tissue syndrome and vasculopathic contribution. *Ann Intern Med* 1976;84(3):271–274.
309. Bardwick PA, et al. Plasma cell dyscrasia with polyneuropathy, organomegaly, endocrinopathy, M protein, and skin changes: the POEMS syndrome. Report on two cases and a review of the literature. *Medicine* 1980;59(4):311–322.
310. Viard JP, et al. POEMS syndrome presenting as systemic sclerosis. Clinical and pathologic study of a case with microangiopathic glomerular lesions. *Am J Med* 1988;84(3; part 1):524–528.
311. Manning WJ, et al. POEMS syndrome with myocardial infarction: observations concerning pathogenesis and review of the literature. *Semin Arthritis Rheum* 1992;22(3):151–161.
312. Soubrier MJ, Dubost JJ, Sauvezie BJ. POEMS syndrome: a study of 25 cases and a review of the literature. French Study Group on POEMS Syndrome. *Am J Med* 1994;97(6):543–553.
313. Lipsker D, et al. The AESOP (adenopathy and extensive skin patch overlying a plasmacytoma) syndrome. Report of 4 cases of a new syndrome revealing POEMS (polyneuropathy, organomegaly, endocrinopathy, monoclonal protein, and skin changes) syndrome at a curable stage. *Medicine* 2003;82:51–59.
314. Mandel BF, Calabrese LH. Infections and systemic vasculitis. *Curr Opin Rheumatol* 1998;10:51–57.
315. Naides SJ. Known infectious causes of vasculitis in man. *Cleve Clin J Med* 2002;69(suppl):15–23.
316. Gerber O, Roque C, Coyle PK. Vasculitis owing to infection. *Neurol Clin* 1997;15(4):903–925.
317. Leeds NE, Goldberg HI. Angiographic manifestations in cerebral inflammatory disease. *Radiology* 1971;98(3):595–604.
318. Victor DI, Green WR. Temporal artery biopsy in herpes zoster ophthalmicus with delayed arteritis. *Am J Ophthalmol* 1976;82(4):628–630.
319. Greitz T. Angiography in tuberculous meningitis. *Acta Radiol* 1964; 2:369–378.
320. Lehrer H. The angiographic triad in tuberculous meningitis. A radiographic and clinicopathologic correlation. *Radiology* 1966;87(5): 829–835.
321. Wickbom GI, Davidson AJ. Angiographic findings in intracranial actinomycosis. A case report and consideration of pathogenesis. *Radiology* 1967;88(3):536–537.
322. El Gammal T. Extra-ventricular communicating hydrocephalus: some observations on the midline ventricles. *AJR* 1969;106(2):308–328.
323. Thomas VH, Hopkins IJ. Arteriographic demonstration of vascular lesions in the study of neurologic deficit in advanced *Haemophilus influenzae* meningitis. *Dev Med Child Neurol* 1972;14(6):783–787.
324. Vatz KA, et al. Neurosyphilis and diffuse cerebral angiopathy: a case report. *Neurology* 1974;24(5):472–476.
325. Tjia TL, Yeow YK, Tan CB. Cryptococcal meningitis. *J Neurol Neurosurg Psychiatry* 1985;48(9):853–858.
326. Veenendaal-Hilbers JA, et al. Basal meningovasculitis and occlusion of the basilar artery in two cases of *Borrelia burgdorferi* infection. *Neurology* 1988;38(8):1317–1319.
327. Wheat LJ, Batteiger BE, Sathapatayavongs B. *Histoplasma capsulatum* infections of the central nervous system. A clinical review. *Medicine* 1990;69(4):244–260.
328. Williams PL, et al. Vasculitic and encephalitic complications associated with *Coccidioides immitis* infection of the central nervous system in humans: report of 10 cases and review. *Clin Infect Dis* 1992; 14(3):673–682.
329. Baselga E, et al. Detection of *Mycobacterium tuberculosis* in lobular granulomatous panniculitis (erythema induratum-nodular vasculitis). *Arch Dermatol* 1997;133:457–462.
330. Lebel M, Lassonde M. Erythema induratum of Bazin. *J Am Acad Dermatol* 1986;14(5; part 1):738–742.
331. Rademaker M, Lowe DG, Munro DD. Erythema induratum Bazin's disease. *J Am Acad Dermatol* 1989;21(4; part 1):740–745.
332. Ollert MW, et al. Erythema induratum of Bazin. Evidence of T-lymphocyte hyperresponsiveness to purified protein derivative of tuberculin: report of two cases and treatment. *Arch Dermatol* 1993; 129(4):469–473.
333. Wachter RM, Burke AM, MacGregor RR. *Strongyloides stercoralis* hyperinfection masquerading as cerebral vasculitis. *Arch Neurol* 1984;41(11):1213–1216.
334. Frayha RA. Trichinosis-related polyarteritis nodosa. *Am J Med* 1981; 71(2):307–312.
335. Slater CA, et al. Brief report: successful treatment of disseminated acanthamoeba infection in an immunocompromised patient [Comments]. *N Engl J Med* 1994;331(2):85–87.
336. Roh SS, Gertner E. Digital necrosis in acquired immune deficiency syndrome vasculopathy treated with recombinant tissue plasminogen activator. *J Rheumatol* 1997;24:2258–2261.
337. Lipton SA, Ma MJ. Case records of the Massachusetts General Hospital. *N Engl J Med* 1996;335:1587–1595.
338. Simpson DM, Tagliati M. Neurologic manifestations of HIV infection [published erratum appears in *Ann Intern Med* 1995;122(4):317] [Comments]. *Ann Intern Med* 1994;121(10):769–785.
339. Laroche GP. Traumatic vasospastic disease in chain-saw operators. *Can Med Assoc J* 1976;115(12):1217–1221.
340. Vayssairat M, et al. Hypothenar hammer syndrome: seventeen cases with long-term follow-up. *J Vasc Surg* 1987;5(6):838–843.
341. Wernick R, Smith DL. Bilateral hypothenar hammer syndrome: an unusual and preventable cause of digital ischemia. *Am J Emerg Med* 1989;7(3):302–306.
342. Birrer M, Baumgartner I. Work-related vascular injuries of the hand—hypothenar hammer syndrome. *N Engl J Med* 2002;347:339.
343. Schievink WI. Spontaneous dissection of the carotid and vertebral arteries. *N Engl J Med* 2001;344:898–906.
344. Thomas P, Lowitt NR. A traumatic experience. *N Engl J Med* 1995; 333:307–310.
345. Dukes HT, Vieth RG. Cerebral arteriography during migraine prodrome and headache. *Neurology* 1964;14:636–639.
346. Ekbom K, Greitz T. Cartoid angiography in cluster headache. *Acta Radiol Diagn* 1970;10:177–186.
347. Call GK, et al. Reversible cerebral segmental vasoconstriction. *Stroke* 1988;19(9):1159–1170.
348. Bogousslavsky J, et al. Postpartum cerebral angiopathy: reversible vasoconstriction assessed by transcranial Doppler ultrasounds. *Eur Neurol* 1989;29(2):102–105.
349. Silbert PL, et al. Cortical petechial hemorrhage, leukoencephalopathy, and subacute dementia associated with seizures due to cerebral amyloid angiopathy. *Mayo Clinic Proc* 1995;70:477–480.
350. Okazaki H, Reagan TJ, Campbell RJ. Clinicopathologic studies of primary cerebral amyloid angiopathy. *Mayo Clin Proc* 1989;54: 22–31.
351. Vanley CT, et al. Cerebral amyloid angiopathy. *Hum Pathol* 1981; 12(7):609–616.
352. Gilbert JJ, Vinters HV. Cerebral amyloid angiopathy: incidence and complications in the aging brain. I. Cerebral hemorrhage. *Stroke* 1983;14(6):915–923.
353. Breathnach SM, Wells GC. Amyloid vascular disease: cord-like thickening of mucocutaneous arteries, intermittent claudication and angina in a case with underlying myelomatosis. *Br J Dermatol* 1980; 102(5):591–595.
354. Jennette JC, Sheps DS, McNeill DD. Exclusively vascular systemic amyloidosis with visceral ischemia. *Arch Pathol Lab Med* 1982;106 (7):323–327.
355. Gertz MA, et al. Jaw claudication in primary systemic amyloidosis. *Medicine* 1986;65(3):173–179.
356. Rao JK, Allen NB. Primary systemic amyloidosis masquerading as giant cell arteritis. Case report and review of the literature. *Arthritis Rheum* 1993;36(3):422–425.
357. Mandybur TI. Cerebral amyloid angiopathy: the vascular pathology and complications. *J Neuropathol Exp Neurol* 1986;45(1):79–90.
358. Friman C, Pettersson T. Amyloidosis. *Curr Opin Rheumatol* 1996;8: 62–71.
359. Cox DW. Alpha 1-antitrypsin: a guardian of vascular tissue [Editorial; comments]. *Mayo Clinic Proc* 1994;69(11):1123–1124.
360. Schievink WI, et al. Arterial fibromuscular dysplasia associated with severe alpha 1-antitrypsin deficiency [Comments]. *Mayo Clinic Proc* 1994;69(11):1040–1043.
361. Schievink WI, et al. Alpha 1-antitrypsin deficiency in intracranial aneurysms and cervical artery dissection [Comments]. *Lancet* 1994; 343(8895):452–453.
362. Cattan S, et al. Iliac artery dissection in alpha 1-antitrypsin deficiency [Letter; comments]. *Lancet* 1994;343(8909):1371–1372.
363. Esnault VL, et al. Alpha 1-antitrypsin genetic polymorphism in

ANCA-positive systemic vasculitis. *Kidney Int* 1993;43(6):1329–1332.
364. Elzouki AN, Eriksson S. Severe alpha 1-antitrypsin deficiency and intracranial aneurysms [Letter; comments]. *Lancet* 1994;343(8904):1037.
365. Seyle H. Calciphylaxis. Chicago: University of Chicago Press 1962:1–16.
366. Roe SM, et al. Calciphylaxis: early recognition and management. *Am Surgeon* 1994;60:81–86.
367. Conn J Jr, et al. Calciphylaxis: etiology of progressive vascular calcification and gangrene? *Ann Surg* 1973;177(2):206–210.
368. Gipstein RM, et al. Calciphylaxis in man. A syndrome of tissue necrosis and vascular calcification in 11 patients with chronic renal failure. *Arch Intern Med* 1976;136(11):1273–1280.
369. Goodman W. Vascular calcification in chronic renal failure. *Lancet* 2001;358:1115–1116.
370. Fine A, Zacharias J. Calciphylaxis is usually non-ulcerating: risk factors, outcome and therapy. *Kidney Int* 2002;61:2210–2217.
371. Janigan DT, et al. Calcified subcutaneous arterioles with infarcts of the subcutis and skin ("calciphylaxis") in chronic renal failure. *Am J Kidney Dis* 2000;35:588–597.
372. Anderson DC, Stewart WK, Piercy DM. Calcifying panniculitis with fat and skin necrosis in a case of uraemia with autonomous hyperparathyroidism. *Lancet* 1986;2:323–325.
373. Mehregan DA, Winkelmann RK. Cutaneous gangrene, vascular calcification, and hyperparathyroidism. *Mayo Clin Proc* 1989;64(2):211–215.
374. Khafif RA, et al. Calciphylaxis and systemic calcinosis. Collective review [published erratum appears in *Arch Intern Med* 1990;150(12):2592]. *Arch Intern Med* 1990;150(5):956–959.
375. Ivker RA, Woosley J, Briggaman RA. Calciphylaxis in three patients with end-stage renal disease. *Arch Dermatol* 1995;131(1):63–68.
376. Ahmed S, et al. Calciphylaxis is associated with hyperphosphatemia and increased osteopontin expression by vascular smooth muscle cells. *Am J Kidney Dis* 2001;37(6):1267–1276.
377. Mazhar AR, et al. Risk factors and mortality associated with calciphylaxis in end-stage renal disease. *Kidney Int* 2001;60:324–332.
378. Adroguae HJ, et al. Systemic calciphylaxis revisited. Am J Nephrol 1981;1(3–4):177–183.
379. Winkelmann RK, Keating FR Jr. Cutaneous vascular calcification, gangrene and hyperparathyroidism. *Br J Dermatol* 1970;83(2):263–268.
380. Blumberg A, Weidmann P. Successful treatment of ischaemic ulceration of the skin in azotaemic hyperparathyroidism with parathyroidectomy. *BMJ* 1977;1(6060):552–553.
381. Angelis M, et al. Calciphylaxis in patients on hemodialysis: a prevalence study. *Surgery* 1997;122:1083–1090.
382. Vassa N, Twardowski ZJ, Campbell JJ. Hyperbaric oxygen therapy in calciphylaxis-induced skin necrosis in a peritoneal dialysis patient. *Am J Kidney Dis* 1994;23:878–881.
383. Peters FPJ, Vermeulen A, Kho TL. Anderson-Fabry's disease: alpha-galactosidase deficiency. *Lancet* 2001;357:138–140.
384. Branton MH, et al. Natural history of Fabry renal disease. Influence of alpha-galactosidase A activity and genetic mutations on clinical course. *Medicine* 2002;81:122–138.
385. Desnick RJ, et al. Fabry disease, an under-recognized multisystem disorder: expert recommendations for diagnosis, management, and enzyme replacement therapy. *Ann Intern Med* 2003;138:338–346.
386. Anderson-Fabry disease [Editorial]. *Lancet* 1990;336(8706):24–25.
387. Usmani Q, et al. Fabry's disease mimicking an undifferentiated connective tissue disease. *J Clin Rheumatol* 2000;6:333–338.
388. Harihan R, Fred HL. Leg pain and kidney disease in a 38-year-old man. *Hosp Pract* 1996(July 15):119–120.
389. Desnick RJ, Astrin KH, Bishop DF. Fabry disease: molecular genetics of the inherited nephropathy. *Adv Nephrol* 1989;18:113–128.
390. Morgan SH, et al. The neurological complications of Anderson-Fabry disease (alpha-galactosidase A deficiency)—investigation of symptomatic and presymptomatic patients. *Q J Med* 1990;75:491–504.
391. Klein P. Ocular manifestations of Fabry's disease. *J Am Optom Assoc* 1986;57(9):672–674.
392. Nakao S, et al. An atypical variant of Fabry's disease in men with left ventricular hypertrophy. *N Engl J Med* 1995;333:288–293.
393. Becker AE, et al. Cardiac manifestations of Fabry's disease. Report of a case with mitral insufficiency and electrocardiographic evidence of myocardial infarction. *Am J Cardiol* 1975;36(6):829–835.
394. Fisher EA, et al. Fabry disease: an unusual cause of severe coronary disease in a young man. *Ann Intern Med* 1992;117(3):221–223.
395. Rosenberg DM, et al. Chronic airflow obstruction in Fabry's disease. *Am J Med* 1980;68(6):898–905.
396. Sheth KJ, Bernhard GC. The arthropathy of Fabry disease. *Arthritis Rheum* 1979;22(7):781–783.
397. Ross G, Kuwamura F, Goral A. Association of Fabry's disease with femoral head avascular necrosis. *Orthopedics* 1993;16(4):471–473.
398. Rowe JW, Gilliam JI, Warthin TA. Intestinal manifestations of Fabry's disease. *Ann Intern Med* 1974;81(5):628–631.
399. Schiffmann R, et al. Enzyme replacement therapy in Fabry's disease. A randomized controlled trial. *JAMA* 2001;285:2743–2749.
400. Kanzaki T, et al. Angiokeratoma corporis diffusum with glycopeptiduria due to deficient lysosomal alpha-*N*-acetylgalactosaminidase activity. Clinical, morphologic, and biochemical studies. *Arch Dermatol* 1993;129(4):460–465.
401. Rodriguez-Serna M, et al. Angiokeratoma corporis diffusum associated with beta-mannosidase deficiency. *Arch Dermatol* 1996;132:1219–1222.
402. Calzavara-Pinton PG, et al. Angiokeratoma corporis diffusum and arteriovenous fistulas with dominant transmission in the absence of metabolic disorders. Arch Dermatol 1995;131(1):57–62.
403. Mosnier JF, et al. Recurrence of Fabry's disease in a renal allograft eleven years after successful renal transplantation. *Transplantation* 1991;51:759–762.
404. Eng CM, et al. Safety and efficacy of recombinant human alpha-galactosidase A replacement therapy in Fabry's disease. *N Engl J Med* 2001;345:9–16.
405. Gahl M. New therapies for Fabry's disease. *N Engl J Med* 2001;345:55–57.
406. Stein JH, McBride PE. Hyperhomocysteinemia and atherosclerotic vascular disease. Pathophysiology, screening, and treatment. *Arch Intern Med* 1998;158:1301–1306.
407. Welch GN, Loscalzo J. Homocysteine and atherothrombosis. *N Engl J Med* 1998;338:1042–1050.
408. Selhub J, et al. Association between plasma homocysteine concentrations and extracranial carotid-artery stenosis [Comments]. *N Engl J Med* 1995;332(5):286–291.
409. Clarke R, et al. Hyperhomocysteinemia: an independent risk factor for vascular disease [Comments]. *N Engl J Med* 1991;324(17):1149–1155.
410. Robinson K, Mayer E, Jacobsen DW. Homocysteine and coronary artery disease. *Cleve Clin J Med* 1994;61:438–450.
411. Mangoni AA, Jackson SHD. Homocysteine and cardiovascular disease: current evidence and future prospects. *Am J Med* 2002;112:556–565.
412. Faszbender K, et al. Homocysteine in cerebral macroangiography and microangiopathy. *Lancet* 1999;353:1586–1587.
413. Graham IM, et al. Plasma homocysteine as a risk factor for vascular disease. The European concerted action project. *JAMA* 1997;277:1775–1781.
414. Boers GH, et al. Heterozygosity for homocystinuria in premature peripheral and cerebral occlusive arterial disease [Comments]. *N Engl J Med* 1985;313(12):709–715.
415. Stampfer MJ, Malinow MR. Can lowering homocysteine levels reduce cardiovascular risk? [Editorial; comment]. *N Engl J Med* 1995;332(5):328–329.
416. Kuiper J. Initial manifestation of primary hyperoxaluria type I in adults. *West J Med* 1996;164:42–53.
417. Blackburn WE, et al. Severe vascular complications in oxalosis after bilateral nephrectomy. *Ann Intern Med* 1975;82(1):44–46.
418. Boogaerts MA, et al. Mechanisms of vascular damage in gout and oxalosis: crystal induced, granulocyte mediated, endothelial injury. *Thromb Haemost* 1983;50(2):576–580.
419. Milliner DS, et al. Results of long-term treatment with orthophosphate and pyridoxine in patients with primary hyperoxaluria. *N Engl J Med* 1994;331(23):1553–1558.
420. Bastani B, Nahass G. Type I primary hyperoxaluria. *N Engl J Med* 1999;341:1979.
421. Bommer J, Ritz E, Andrassy K. Necrotizing dermatitis resulting from hemodialysis with polyvinylchloride tubing. *Ann Intern Med* 1979;91(6):869–870.
422. Fonkalsrud EW, et al. Serial changes in arterial structure following

radiation therapy. *Surg Gynecol Obstet* 1977;145(3):395–400.
423. Page EH, Shear NH. Temperature-dependent skin disorders [Comments]. *J Am Acad Dermatol* 1988;18(5; part 1):1003–1019.
424. Thomas EWP. Chapping and chilblains. *Practitioner* 1964;193:755–760.
425. Kelly JW, Dowling JP. Pernio. A possible association with chronic myelomonocytic leukemia. *Arch Dermatol* 1985;121(8):1048–1052.
426. Wall LM, Smith NP. Perniosis: a histopathological review. *Clin Exp Dermatol* 1981;6(3):263–271.
427. Cribier B, et al. A histologic and immunohistochemical study of chilblains. *J Am Acad Dermatol* 2001;45:924–929.
428. Dowd PM, Rustin MH, Lanigan S. Nifedipine in the treatment of chilblains. *BMJ* 1986;293(6552):923–924.
429. Ganor S. Corticosteroid therapy for pernio [Letter]. *J Am Acad Dermatol* 1983;8(1):136.
430. Greer JM, et al. Vasculitis associated with malignancy. Experience with 13 patients and literature review. *Medicine* 1988;67(4):220–230.
431. Longley S, Caldwell JR, Panush RS. Paraneoplastic vasculitis. Unique syndrome of cutaneous angiitis and arthritis associated with myeloproliferative disorders. *Am J Med* 1986;80(6):1027–1030.
432. Petri M, Fye KH. Digital necrosis: a paraneoplastic syndrome. *J Rheumatol* 1985;12(4):800–802.
433. O'Donnell JR, Keaveny TV, O'Connell LG. Digital arteritis as a presenting feature of malignant disease. *Ir J Med Sci* 1980;149(10):386–390.
434. Fernandez AM, Abeles M, Wong RL. Recurrent leukocytoclastic vasculitis as the initial manifestation of acute myelomonocytic leukemia. *J Rheumatol* 1994;21(10):1972–1974.
435. Stahl RL, Silber R. Vasculitic leg ulcers in chronic myelogenous leukemia. *Am J Med* 1985;78(5):869–872.
436. Farcet JP, et al. Vasculitis in hairy-cell leukemia. *Arch Intern Med* 1987;147(4):660–664.
437. Wright GD, et al. Digital necrosis with Ogilvie's syndrome. *Ann Rheum Dis* 1997;56:224–225.
438. Madiedo JMA, et al. An unusual case of carcinoma polyarthritis with associated vasculitis. *Arthritis Rheum* 1997;40:779–782.
439. Krol T, et al. Hairy cell leukemia and a fatal periarteritis nodosa-like syndrome. *Arch Pathol Lab Med* 1983;107(11):583–585.
440. Tolosa-Vilella C, et al. Raynaud's phenomenon and positive antinuclear antibodies in a malignancy [Comments]. *Ann Rheum Dis* 1990;49(11):935–936.
441. Burnham TK. Antinuclear antibodies in patients with malignancies. *Lancet* 1972;2(7774):436.
442. Primka EJD, King C, O'Keefe EJ. Malignant melanoma of unknown origin presenting as a systemic vasculitis [Letter]. *Arch Dermatol* 1993;129(9):1205–1207.
443. Mertz LE, Conn DL. Vasculitis associated with malignancy. *Curr Opin Rheumatol* 1992;4(1):39–46.
444. Taylor LM, et al. Digital ischemia as a manifestation of malignancy. *Ann Surg* 1987;206:62–68.
445. Fengler SA, Berenberg JL, Lee YT. Disseminated coagulopathies and advanced malignancies. *Am Surgeon* 1990;56(6):335–338.
446. Kois JM, Sexton FM, Lookingbill DP. Cutaneous manifestations of multiple myeloma. *Arch Dermatol* 1991;127(1):69–74.
447. Gabriel SE, et al. Vasculitis in hairy cell leukemia: review of literature and consideration of possible pathogenic mechanisms. *J Rheumatol* 1986;13(6):1167–1172.
448. Leeds NE, Rosenblatt R, Zimmerman HM. Focal angiographic changes of cerebral lymphoma with pathologic correlation. A report of two cases. *Radiology* 1971;99(3):595–599.
449. Lin JP, Siew FP. Glioblatoma multiforme presenting angiographically as intracranial atherosclerotic vascular disease. *Radiology* 1971;101(2):353–354.
450. Kanno J, Takemura T, Kasaga T. Malignant endothelioma of the aorta. *Virchows Arch [A]* 1987;412:183–188.
451. Garces M, Gosink B. Aneurysm of the right iliac artery associated with fibrosarcoma. *Radiology* 1972;102(3):583–584.
452. Krieger C, et al. Intravascular malignant histiocytosis mimicking central nervous system vasculitis: an immunopathological diagnostic approach. *Ann Neurol* 1982;12(5):489–492.
453. O'Connor B. Symmetrical gangrene. *BMJ* 1884;1:460.
454. Jones HR, Edgar MA. Case Records of the Massachusetts General Hospital. *N Engl J Med* 1995;332:730–737.
455. McColl GJ, Fraser K. Pheochromocytoma and pseudovasculitis [Letter]. *J Rheumatol* 1995;22(7):1442–1443.
456. Anders KH, et al. Lymphomatoid granulomatosis and malignant lymphoma of the central nervous system in the acquired immunodeficiency syndrome. *Hum Pathol* 1989;20(4):326–334.
457. Lipford EH Jr, et al. Angiocentric immunoproliferative lesions: a clinicopathologic spectrum of post-thymic T-cell proliferations. *Blood* 1988;72(5):1674–1681.
458. Krauss MD, Jones D, Bartlett NL. Intravascular lymphoma associated with endocrine dysfunction: a report of four cases and a review of the literature. *Am J Med* 1999;107:169–176.
459. Petito CK, et al. Neoplastic angioendotheliosis: ultrastructural study and review of the literature. *Ann Neurol* 1978;3(5):393–399.
460. Braverman IM, Lerner AB. Diffuse malignant proliferation of vascular endothelium. A possible new clinical and pathological entity. *Arch Dermatol* 1961;84:22–30.
461. DiGiuseppe JA, et al. Intravascular lymphomatosis: a clinicopathologic study of 10 cases and assessment of response to chemotherapy. *J Clin Oncol* 1994;12:2573–2579.
462. Kamesaki H, et al. Angiotropic lymphoma with histologic features of neoplastic angioendotheliomatosis presenting with predominant respiratory and hematologic manifestations. Report of a case and review of the literature [corrected] [published erratum appears in *Am J Clin Pathol* 1992;98(6):650] [Comments]. *Am J Clin Pathol* 1990;94(6):768–772.
463. Mason MS, et al. Primary tumors of the aorta: report of a case and review of the literature. *Oncology* 1982;39(3):167–172.
464. Case records of the Massachusetts General Hospital. Weekly clinicopathological exercises. Case 26–1993. A 73-year-old man with an enlarging inguinal mass 10 years after treatment for prostate and colon cancers. *N Engl J Med* 1993;329(1):43–48.
465. Nishida H, et al. Coronary artery bypass in a 15-year-old girl with pseudoxanthoma elasticum. *Ann Thorac Surg* 1990;49(3):483–485.
466. Lebwohl M, Halperin J, Phelps RG. Brief report: occult pseudoxanthoma elasticum in patients with premature cardiovascular disease [Comments]. *N Engl J Med* 1993;329(17):1237–1239.
467. DiPrete DA, et al. Acute renal insufficiency due to renal infarctions in a patient with neurofibromatosis. *Am J Kidney Dis* 1990;15(4):357–360.
468. Jones HJ, Staud R, Williams RC. Rupture of a hepatic artery aneurysm and renal infarction: 2 complications of fibromuscular dysplasia that mimic vasculitis. *J Rheumatol* 1998;25:2015–2018.
469. Chan RJ, et al. Segmental mediolytic arteriopathy of the splenic and hepatic arteries mimicking systemic necrotizing vasculitis. *Arthritis Rheum* 1998;41:935–938.
470. Najafi H. Fibromuscular hyperplasia of the external iliac arteries. An unusual cause of intermittent claudication. *Arch Surg* 1966;92(3):394–396.
471. Den Butter G, Van Bockel JH, Aarts JC. Arterial fibrodysplasia: rapid progression complicated by rupture of a visceral aneurysm into the gastrointestinal tract. *J Vasc Surg* 1988;7(3):449–453.
472. Iwai T, et al. Fibromuscular dysplasia in the extremities. *J Cardiovasc Surg* 1985;26:496–501.
473. Rybka SJ, Novick AC. Concomitant carotid, mesenteric and renal artery stenosis due to primary intimal fibroplasia. *J Urol* 1983;129:798–800.
474. Stokes JB, Bonsib SM, McBride JW. Diffuse intimal fibromuscular dysplasia with multiorgan failure. *Arch Intern Med* 1996;156:2611–2614.
475. Malek AM, et al. A strangled wife. *Lancet* 1999;353:1324.
476. Slavin RE, et al. Segmental arterial mediolysis: a precursor to fibromuscular dysplasia? *Mod Pathol* 1995;8:287–294.
477. Fleming KD, et al. Hyperhomocysteinemia in patients with cerebral autosomal dominant arteriopathy with subcortical infarcts and leukoencephalopathy (CADASIL). *Mayo Clin Proc* 2001;76:1213–1218.
478. Sharma P, et al. Fits and strokes. *Lancet* 2001;358:120.
479. Joutel A, Tournier-Lasserve E. Notch signalling pathway and human diseases. *Cell Dev Biol* 1998;9:619–625.
480. Joutel A, et al. Skin biopsy immunostaining with a Notch 3 monoclonal antibody for CADASIL diagnosis. *Lancet* 2001;358:2049–2051.
481. Joutel A, et al. The ectodomain of the Notch 3 receptor accumulates within the cerebrovasculature of CADASIL patients. *J Clin Invest*

2000;105:597–605.
482. Furby A, et al. Differential diagnosis of a vascular leukoencephalopathy within a CADASIL family: use of skin biopsy electron microscopy study and direct genotypic screening. *J Neurol* 1998; 245:734–740.
483. Pulkes T, Sweeney MG, Hanna MG. Increased risk of stroke in patients with the A12308G polymorphism in mitochondria. *Lancet* 2000;356: 2068–2069.
484. Koga SJ, et al. MELAS syndrome. *West J Med* 1995;163:379–381.
485. Kapoor OP. Iatrogenic ergot vasospastic angiitis. A case report. *Vasc Surg* 1976;10(1):58–60.
486. Henry PY, et al. Reversible cerebral arteriopathy associated with the administration of ergot derivatives. *Cephalalgia* 1984;4(3):171–178.
487. Christopoulos S, Szilagyi A, Kahn SR. Saint-Anthony's fire. *Lancet* 2001;358:1694.
488. Fallis RJ, Fisher M. Cerebral vasculitis and hemorrhage associated with phenylpropanolamine. *Neurology* 1985;35:405–407.
489. Citron BP, et al. Necrotizing angiitis associated with drug abuse. *N Engl J Med* 1970;283(19):1003–1011.
490. Kalant H, Kalant OJ. Death in amphetamine users: causes and rates *Can Med Assoc J* 1975;112(3):299–304.
491. Matick H, Anderson D, Brumlik J. Cerebral vasculitis associated with oral amphetamine overdose. *Arch Neurol* 1983;40(4):253–254.
492. Lake CR, et al. Adverse drug effects attributed to phenylpropanolamine: a review of 142 case reports. Am J Med 1990;89(2):195–208.
493. Sloan MA, et al. Occurrence of stroke associated with use/abuse of drugs. *Neurology* 1991;41(9):1358–1364.
494. Pearlson GD, et al. Correlation of acute cocaine-induced changes in local cerebral blood flow with subjective effects. *Am J Psychiatry* 1993;150(3):495–497.
495. Tapia JF, Schumacher JM. Case records of the Massachusetts General Hospital. *N Engl J Med* 1993;329:117–124.
496. Kaye BR, Fainstat M. Cerebral vasculitis associated with cocaine abuse. *JAMA* 1987;258(15):2104–2106.
497. Kumar PD, Smith HR. Cocaine-related vasculitis causing upper-limb peripheral vascular disease. *Ann Intern Med* 2000;133:923–924.
498. Fredericks RK, et al. Cerebral vasculitis associated with cocaine abuse. *Stroke* 1991;22:1437–1439.
499. Gertner E, Hamlar D. Necrotizing granulomatous vasculitis associated with cocaine use. *J Rheumatol* 2002;29:1795–1797.
500. Rumbaugh CL, et al. Cerebral vascular changes secondary to amphetamine abuse in the experimental animal. *Radiology* 1971;101 (2):345–351.
501. Karch SB, Billingham ME. The pathology and etiology of cocaine-induced heart disease. *Arch Pathol Lab Med* 1988;112(3):225–230.
502. Schapira D, Nahir AM, Hadad N. Interferon-induced Raynaud's syndrome. *Semin Arthritis Rheum* 2002;32:157–162.
503. Zuber J, et al. Alpha-interferon-associated thrombotic microangiopathy. A clinicopathologic study of 8 patients and review of the literature. *Medicine* 2002;81:321–331.
504. Irey NS, Norris HJ. Intimal vascular lesions associated with female reproductive steroids. *Arch Pathol* 1973;96:227–234.
505. Brick JF. Vanishing cerebrovascular disease of pregnancy. *Neurology* 1988;38:804–806.
506. Suzuki J, Takaku A. Cerebrovascular "moyamoya" disease. Disease showing abnormal net-like vessels in base of brain. *Arch Neurol* 1969;20(3):288–299.
507. Takeuchi K, Shimizu K. Hypogenesis of bilateral internal carotid arteries. *No To Shinkei* 1957;9:37–43.
508. Yamashita M, Oka K, Tanaka K. Histopathology of the brain vascular network in moyamoya disease. *Stroke* 1983;14(1):50–58.
509. Hoshimaru M, et al. Possible roles of basic fibroblast growth factor in the pathogenesis of moyamoya disease: an immunohistochemical study. *J Neurosurg* 1991;75:267–270.
510. Yamamoto M, et al. Differences in cellular responses to mitogens in arterial smooth muscle cells derived from patients with moyamoya disease. *Stroke* 1998;29:1188–1193.
511. Masuda J, Ogata J, Yutani C. Smooth muscle cell proliferation and localization of macrophages and T cells in the occlusive intracranial major arteries in moyamoya disease. *Stroke* 1993;24:1960–1967.
512. Kinugasa K, et al. Surgical treatment of moyamoya disease: operative technique for encephalo-duro-arterio-myo-synangiosis, its follow-up, clinical results, and angiograms. *Neurosurgery* 1993;32:527–531.
513. Susac JO, Hardman JM, Selhorst JB. Microangiopathy of the brain and retina. *Neurology* 1979;29:313–316.
514. Petty GW, et al. Retinocochleocerebral vasculopathy. *Medicine* 1998;77:12–40.
515. Petty GW, et al. Recurrence of Susac syndrome (retinocochleocerebral vasculopathy) after remission of 18 years. *Mayo Clin Proc* 2001; 76:958–960.
516. Papo T, et al. Susac syndrome. *Medicine* 1998;77:3–11.
517. Johns CJ, Michele TM. The clinical management of sarcoidosis. A 50-year experience at the Johns Hopkins Hospital. *Medicine* 1999; 78:65–111.
518. Lawrence WP, et al. Radiological manifestations of neurosarcoidosis: report of three cases and review of literature. *Clin Radiol* 1974; 25(3):343–348.
519. Reske-Mielson E, Harmsen A. Periangiitis and panangiitis as manifestation of sarcoidosis of the brain: report of a case. *J Nerv Ment Disord* 1962;135:399–412.
520. Herring AB, Urich H. Sarcoidosis of the central nervous system. *J Neurol Sci* 1969;9(3):405–422.
521. Caplan L, et al. Neuro-ophthalmologic signs in the angiitic form of neurosarcoidosis. *Neurology* 1983;33(9):1130–1135.
522. Maeda S, et al. Generalized sarcoidosis with "sarcoid aortitis." *Acta Pathol Jpn* 1983;33(1):183–188.
523. Stern BJ, et al. Sarcoidosis and its neurological manifestations. *Arch Neurol* 1985;42(9):909–917.
524. Angle B, Burton BK. Familial leg ulcers. *Lancet* 1998;351:1031–1032.
525. Ganor S, Cohen T. Leg ulcers in a family with both beta thalassaemia and glucose-6-phosphate dehydrogenase deficiency. *Br J Dermatol* 1976;95(2):203–206.
526. Winkler E, et al. Familial leg ulcers of juvenile onset [Comments]. *Lancet* 1991;337(8732):15–16.
527. Husak R, Blume-Peytaki U, Orfanos CE. Aleukemic leukemia cutis in an adolescent boy. N Engl J Med 1999;340:893–894.
528. Carson CW, et al. Frequency and significance of antibodies to hepatitis C virus in polyarteritis nodosa. *J Rheumatol* 1993;20(2):304–309.
529. Orth B, et al. Outbreak of invasive mycoses caused by *Paecilomyces lilacinus* from a contaminated skin lotion. *Ann Intern Med* 1996; 125:799–806.
530. Cuende E, et al. Poncet's disease and papulonecrotic tuberculid in a patient infected with the human immunodeficiency virus. *Arthritis Rheum* 1998;41:1884–1888.
531. Benedict LM, et al. Primary cutaneous fungal infection after solid-organ transplantation: report of five cases and review. *Clin Infect Dis* 1992;15:17–21.
532. Case records of the Massachusetts General Hospital. Weekly clinicopathological exercises. Case 33–1986. A 62-year-old alcoholic man with confusion, ataxia, and a rash. *N Engl J Med* 1986;315(8):503–508.
533. Sack KE. Imitators of vasculitis. In: Ball G, Bridges S, eds. *Vasculitis.* Oxford: Oxford University Press, 2002:565–591.
534. Rosenstein ED, Kramer N. Occult subacute thyroiditis mimicking classic giant cell arteritis. *Arthritis Rheum* 1994;37(11):1618–1620.
535. Byrd RP, et al. False-positive antineutrophil cytoplasmic antibodies in a patient with cavitary pulmonary sporotrichosis. *Am J Med* 1998; 104:101–103.
536. Dal Canto AJ, Virgin HW. Animal models of infection-mediated vasculitis. *Curr Opin Rheumatol* 1999;11:17–23.
537. Bronze MS, et al. Infectious aortitis: an uncommon manifestation of infection with *Streptococcus pneumoniae*. *Am J Med* 1999;107: 627–630.
538. Mastrolonardo M, et al. Cutaneous vasculitis as the sole manifestation of disseminated gonococcal infection: case report. *Genitourinary Med* 1994;70:130–131.
539. Perez C, Montes M. Cutaneous leukocytoclastic vasculitis and encephalitis associated with *Mycoplasma pneumoniae* infection. *Arch Intern Med* 2002;162:352–354.
540. Kontigiannis V, Dalziel KL, Powell RJ. Papulonecrotic tuberculide and stenosis of the abdominal aorta. *Rheumatology* 2000;39:205–208.
541. Peters M, et al. Meningovascular neurosyphilis in human immunodeficiency virus infection as a differential diagnosis of focal CNS lesions: a clinicopathological study. *J Infect* 1993;27:57–62.
542. May EF, Jabbari B. Stroke in neuroborreliosis. *Stroke* 1990;21:1232–1235.

543. Johnston YE, et al. Lyme arthritis. Spirochetes found in synovial microangiopathic lesions. *Am J Pathol* 1985;118:26–34.
544. Wenzel RP, et al. Acute febrile cerebrovasculitis: a syndrome of unknown, perhaps rickettsial cause. *Ann Intern Med* 1986;104(5):606–615.
545. Woods GL, Goldsmith JC. *Aspergillus* infection of the central nervous system in patients with acquired immunodeficiency syndrome. *Arch Neurol* 1990;47:181–184.
546. Stone JH, Pomper MG, Hellmann DB. Histoplasmosis mimicking vasculitis of the central nervous system. *J Rheumatol* 1998;25:1644–1648.
547. Aberfeld DC, Gladstone JL. Cryptococcal meningoencephalitis presenting with hemiplegia of sudden onset. *JAMA* 1967;202:90–91.
548. Coury F, et al. Toe ulcers. *Lancet* 2003;361:486.
549. Finkel TH, et al. Chronic parvovirus B19 infection and systemic necrotising vasculitis: opportunistic infection or aetiological agent? [Comments]. *Lancet* 1994;343(8908):1255–1258.
550. Pumarola-Sune T, et al. HIV antigen in the brains of patients with the AIDS dementia complex. *Ann Neurol* 1987;21:490–496.
551. Gruber BL, et al. Isolated pulmonary microangiitis mimicking pneumonia in a patient infected with human immunodeficiency virus. *J Rheumatol* 1997;24:759–762.
552. Berger JR, et al. Cerebrovascular disease in AIDS: a case-control study. *AIDS* 1990;4:239–244.
553. Mizusawa H, et al. Cerebrovascular lesions in acquired immune deficiency syndrome (AIDS). *Acta Neuropathol* 1988;76:451–457.
554. Erhard H, et al. Atypical varicella-zoster virus infection in an immunocompromised patient: result of a virus-induced vasculitis. *J Am Acad Dermatol* 1995;32:908–911.
555. Linnemann CC, Alvira MM. Pathogenesis of varicella-zoster angiitis in the CNS. *Arch Neurol* 1980;37:239–240.
556. Gray F, et al. Varicella-zoster virus infection of the central nervous system in the acquired immune deficiency syndrome. *Brain* 1994; 117:987–999.
557. Esterly JR, Oppenheimer EH. Vascular lesions in infants with congenital rubella. *Circulation* 1967;36:544–550.
558. Zaas A, et al. Large artery vasculitis following recombinant hepatitis B vaccination: 2 cases. *J Rheumatol* 2001;28:1116–1120.
559. Magro CM, et al. Parvoviral infection of endothelial cells and its possible role in vasculitis and autoimmune diseases. *J Rheumatol* 2002;29:1227–1235.
560. Tikhomirov V, et al. Systemic necrotizing vasculitis in a patient co-infected with human immunodeficiency virus and hepatitis C. *J Clin Rheumatol* 1999;5:157–164.
561. Gilden DH, et al. Two patients with unusual forms of varicella-zoster virus vasculopathy. *N Engl J Med* 2002;347:1500–1503.
562. Salgado P, Rojas R, Sotelo J. Cysticercosis. Clinical classification based on imaging studies. *Arch Intern Med* 1997;157:1991–1997.
563. Oddo D, et al. Acute Chagas' disease (*Trypanosomiasis americana*) in acquired immune deficiency syndrome: report of two cases. *Hum Pathol* 1992;23:41–44.
564. Martinez AJ, et al. Granulomatous amebic encephalitis: a review and report of a spontaneous case from Venezuela. *Acta Neuropathol* 1994;87:430–434.
565. Kraus A, et al. Visceral larva migrans mimicking rheumatic diseases. *J Rheumatol* 1995;22:497–500.
566. Peng SL. Rheumatic manifestations of parasitic diseases. *Semin Arthritis Rheum* 2002;31:228–247.
567. Hamidou MA, et al. Systemic vasculitis with lymphocytic temporal arteritis and *Toxocara canis* infection. *Arch Intern Med* 2002;162: 1521–1524.

第 9 篇

其他风湿性疾病

第91章

纤维肌痛症

Laurence A. Bradley, Graciela S. Alarcón

纤维肌痛症是一种慢性骨骼肌紊乱性疾病，临床表现为多个解剖部位的持续性、广泛性疼痛以及非正常的压痛敏感性(即触痛)，美国风湿病学会(ACR)多中心标准委员会确定了这些触痛点[1-10]。纤维肌痛症患者的皮肤对热和电刺激也表现出非正常的疼痛敏感性[11]。其他临床表现还包括易疲劳、睡眠紊乱、注意力和其他认知功能损害、肌肉和关节僵硬、主观的关节肿胀以及关节松弛或运动过度。尽管纤维肌痛症已被认知几十年，但以往多用描述性词语来称呼，如非关节性风湿病、精神性风湿病及纤维组织炎。直到1990年，ACR多中心标准委员会制定并发布了此病的可靠分类标准[10]。

一、定义、临床特征和诊断

自1990年以来，ACR公布的分类标准对纤维肌痛症的流行病学、发病机理和预后研究作出了重大的贡献。但尽管如此，对该病仍然存在相当多的争论，最极端的观点是否认其存在，认为纤维肌痛症仅是一组非相关症状的人为“医疗化”结果，而另一种相反的极端的观点认为纤维肌痛症是一种明确的紊乱性疾病[12-15]。Masi最近提出了一种理性的“中间观点”，将纤维肌痛症命名为一种综合征[16,17]。

另一种选择性观点认为纤维肌痛症是一种躯体功能紊乱，患者认为自己患了一种严重疾病且会导致灾难性后果，从而使症状扩大并持续存在[18]。要认识到纤维肌痛症可以继发于其他诊断明确的疾病，如系统性红斑狼疮(SLE)或类风湿关节炎(RA)，关于此点，虽少见但已有报道[19-21]。此时，我们倾向于命名为纤维肌痛综合征。相反，如果无其他明确的风湿性疾病存在，我们倾向于命名为纤维肌痛症。

纤维肌痛症ACR分类标准

ACR分类标准包括：持续3个月以上的广泛性疼痛以及18个特殊解剖部位中至少11个有触痛[10]。ACR多中心委员会确定的广泛性疼痛标准是：身体的两侧、腰的上下部以及中轴骨骼疼痛(即颈椎、前胸、胸椎和腰背部)。大多纤维肌痛症患者主诉疼痛强度或其他特征的昼夜变化不显著，而且疼痛最严重的部位是中轴骨，或者位于上背部(颈椎旁及斜方肌)或腰背部(腰椎旁和臀肌)。一些患者诉疼痛位于臀部和肩部，而其他一些患者诉疼痛最严重部位是四肢骨(肘、腕、手、膝、踝和足)，并认为是“关节痛”。患者首次到风湿病学诊所就诊时，常诉四肢最先疼痛[22]。

ACR多中心委员会确定触痛定义为：相对低的压力刺激(≤4kg)引起的疼痛。ACR确定了18个解剖部位或触痛点，从而可最准确地区分纤维肌痛症和其他慢性疼痛综合征，尤其是腰背部疼痛、RA和SLE。这18个触痛点是：①左右枕部，位于枕骨下肌附着处。②下颈椎，C5至C7横突间隙的前面。③斜方肌，上缘中点处。④冈上肌起始部，肩胛冈上方近内侧缘。⑤第二肋骨与肋软骨交界处。⑥臀肌，臀部外上象限处。⑦肱骨外上髁远端2cm处。⑧大转子，转子粗隆的后面。⑨膝部，位于关节线近段内侧脂肪垫。上述触痛点位置见图91.1。对纤维肌痛症患者的评估是用拇指(临床)或刻度测痛仪(研究)施加约4kg的压力，患者口述压力刺激引起轻微疼痛即可定义为触痛。Okifuji和他的同事[23]已经出

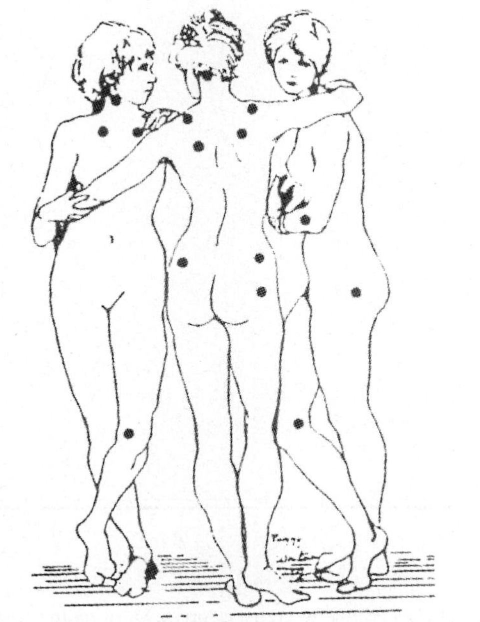

图91.1　1990年美国风湿病学会制定的纤维肌痛症的分类标准中触痛点的位置示意图。(Adapted from Wolfe F, Smythe HA, Yunus MB, et al. The American College of Rheumatology 1990 criteria for the classification of fibromyalgia: report of the multicenter criteria committee. *Arthritis Rheum* 1990;33:160–172, by permission.)

版了关于ACR触痛点和对照点的鉴别标准的手册和光盘,用来评估这些点的疼痛阈值。

要确定触痛点检查反应的标准值用来区分纤维肌痛症患者和健康人群是不可能做到的。不同的实验室根据评估手段和测痛仪的不同制定了不同的标准[24,25]。例如,疼痛的敏感性可以因为每天不同的时间段(即昼夜节律)、月经周期、服用药物或多感觉测试标记认知错误而发生变化。我们已经报道,对符合ACR标准的纤维肌痛症患者使用Chatillon测痛仪（Chatillon仪器厂,邱园,纽约,美国)引起触痛点轻微疼痛的平均压力约为1.9kg,而正常对照为5.4kg[26]。有趣的发现是,我们在符合ACR纤维肌痛症标准但未对症状进行治疗的社区居民中,引发触痛的平均压力为2.4~2.6kg[26-28]。

ACR多中心委员会根据其标准,将293名纤维肌痛症患者与265名有其他各种疼痛疾病的患者（如RA和腰背痛)做鉴别,发现诊断标准敏感性为88.4%,特异性为81.1%[10]。除了触痛点外,该委员会还评价了患者和对照组在其他几个解剖位置对压力刺激的反应,这些“对照位点”是:①前臂,前臂背侧远端1/3处。②中足,第三跖骨背侧。③大拇指指甲。他们发现,与对照组相比,患者在这些部位具有更显著的触痛感。然而,与这些对照位点相比，利用触痛点刺激来区别纤维肌痛症患者与对照组更准确。其他研究者,包括我们的研究小组对对照位点进行了类似的研究[25-28]。对患者各种对照位点，包括ACR委员会确认的对照位点施加相对低水平的压力确实都可以导致疼痛，但引起疼痛的压力水平在对照位点要高于触痛点[26-28]。Wolfe提议将这些解剖部位定义为“高阈值”点(而不是对照位点)[29]，但此术语还有待于人们接受。

二、继发性临床表现

(一)“肌肉骨骼”症状

如前所述,除去ACR标准外,纤维肌痛症患者可能主诉其他肌肉骨骼症状。这些症状包括晨僵（持续时间<1小时),弥漫性关节和肌肉疼痛,以及主要位于手和足的、主观的且无客观体征的关节和软组织肿胀。确实,患者常主诉因为掌指关节、近侧和(或)远侧指(趾)间关节以及手、手指、足与足趾背部“肿胀”而不得不去除戒指或更换鞋子尺码[1,8,9]。但体格检查不能证实关节肿胀。一些患者有腕管综合征存在[30],还有一些患者有体格检查证实的关节活动度增大[31,32]。事实上,活动度增大容易发生创伤，这已经证实是儿童和青年纤维肌痛症患者症状恶化的原因[33,34]。患者常主诉其症状随天气变化而变化,部分患者对高温敏感,而另一部分对低温敏感，还有一部分患者诉其症状随气压的变化而加重[35,36]。有趣的是,Hagglund和其同事报告天气敏感型纤维肌痛症患者比不敏感者功能损害大[35]。

(二)“非肌肉骨骼”症状

纤维肌痛症最主要的“非肌肉骨骼”表现是疲劳和睡眠紊乱[1-4,8-11,30,37,38]。纤维肌痛症患者的疲劳程度因人而异。很少情况下患者以疲劳为原发症状并且影响日常生活,这与慢性疲劳综合征的患者不同,这些患者以疲劳为显著表现并且有确切的能力丧失特征[38]。然而,一些患者同时表现出显著的疲劳和疼痛。事实上,临床基础研究证实,64%的纤维肌痛症患者符合慢性疲劳综合征的诊断标准[39]。因此,一些研究者认为纤维肌痛症和慢性疲劳综合征可能是同一种疾病的不同临床表现[40,41]。

纤维肌痛症患者的睡眠紊乱已被认识几十年了。不管疼痛程度如何,大多数患者有失眠、易惊醒和睡眠不足的表现。这些患者通常主诉入睡困难、夜间易醒或醒后仍感疲劳[37,42]。有两个因素与纤维肌痛症患者的睡眠紊乱有关。第一个因素是患者深睡眠时脑电图(EEG)异常[30]。异常表现的特征是在非快速动眼睡眠(REM)期,EEG有相对的快频α波叠加于慢频δ波上。事实上,在健康人群中通过剥夺慢波睡眠可以诱导这种异常的EEG,并增加疼痛的敏感性[30,43]。

第二个因素是患者频繁出现的睡眠呼吸暂停。事实上,May及其同事已提议纤维肌痛症是睡眠呼吸暂停的一个标志[44]。这些研究者强调了那些能引起睡眠呼吸暂停的因素,包括不安宁睡眠、白天瞌睡、晨起疲劳、早晨头痛、打鼾及可观察到的呼吸异常。研究者指出患者的配偶或床伴提供的信息比患者提供的要可靠。

Alvarez-Lario及其同事的报道与May及其合作者的发现不同,他们发现30例睡眠呼吸暂停患者中,仅有一例符合纤维肌痛症的诊断标准[45]。这种发病率与一般人群中纤维肌痛症的发病率一致。这些研究者由此得出结论:纤维肌痛症与睡眠呼吸暂停无关。但不管怎么说,睡眠呼吸暂停会导致疲劳,并且会增加心血管疾病的致死率,所以对怀疑有纤维肌痛症的患者应进行睡眠方面的实验研究。对有睡眠呼吸暂停的患者应进行有效治疗,如持续气道正压治疗,但尚不知道这些干预是否会提高纤维肌痛症患者的生活质量。

纤维肌痛症患者还常会主诉其他非骨骼肌肉方面的表现,几乎会波及各个器官系统[1-3,6,7,9,10,46-56]。ACR多中心委员会[10]提出的表现有:偏头痛和紧张性头痛,肠易激综合征(IBS),痛经和尿频(即女性尿道或膀胱刺激综合征),感觉异常或感觉迟钝(缺乏神经病变),雷诺现象和干燥症状。患者其他常见表现还包括光敏、皮疹、黏膜溃疡、家族性自主神经功能异常、IBS、慢性盆腔疼痛、颞下颌功能异常、认知损害及对多种化学物质过敏[39,50,55-57]。除了雷诺现象外,其他表现不能通过体格检查被证实[55]。Granges和Littlejohn发现许多纤维肌痛症患者客观存在反应性充血和皮皱处压痛[3]。类似的,40%的纤维肌痛症患者中冷刺激可以诱导出现血管痉挛,而这种情况在正常人中很少发生[58]。

纤维肌痛症与其他风湿性疾病的鉴别很困难。例如,Bonafede和其同事报道了一些干燥综合征患者可被误诊为纤维肌痛症[59]。反之,那些患有纤维肌痛症的患者如果抗核抗体(ANA)阳性,且有光敏病史、口腔溃疡、关节疼痛和"关节肿胀"者,常常被错误诊断为各种结缔组织疾病,或被诊断为“不完全性”或“潜伏”SLE[60]。在我们机构中的一系列转诊的、诊断为或随访的SLE患者中[61],我们发现有一部分患者确实为纤维肌痛症,而这部分患者之前的确被错误地诊断为SLE[62,63]。自从我们首次公布此结果,我们在风湿门诊陆续见到了很多这样的患者[64]。我们和Yunus及其同事的数据均显示,结缔组织的症状和ANA阳性的发生率在纤维肌痛症患者和正常对照组间没有区别[65]。事实上,长期研究显示,一些早期怀疑有结缔组织疾病的患者最终没有或仅有少数发展为SLE或其他结缔组织疾病,这就提出一个问题:将这些患者诊断为早期SLE是否明智[66,67]。不过,Yunus研究中的一些ANA阳性患者表现出其他自身抗体如抗-Sm、抗-SSA或抗-SSB阳性,这说明这些患者确实进展为更弥散的结缔组织疾病[65]。

由于纤维肌痛症患者的症状涉及多个器官系统,所以他们可能去找各种专家就诊,结果是他们常常接受一些不必要甚至是侵袭性的检查或治疗方法。例如,未确诊的纤维肌痛症患者常进行头、胸、腹或盆腔的MRI或CT检查,超声心动图检查,上下胃肠道内镜检查及膀胱镜检查。即使已诊断为纤维肌痛症,患者仍每年平均接受一次X线片检查和2.5次实验室检查[68]。此外,纤维肌痛症患者比其他风湿性疾病患者接受较多的手术治疗(如背部和颈部手术、腹部手术和妇科手术)[69,70]。

表91.1显示了一些表现可促使纤维肌痛症患者去不同专科门诊看病,以及根据其主诉为明确诊断而进行的各种检查。结果,一些医务人员可能将纤维肌痛症患者视为:①对常见不舒服感觉的过分警觉。②疑心病患者寻求“医疗化”处理他们的症状[71]。需要明确指出的是,尽管焦虑和情感困扰会加重症状,但我们很少遇到原发性心理疾病患者或所谓诈病者虚假表现的主诉。然而,一些患者很难接受自身患有纤维肌痛症或与之相关的经内外科治疗不能“治愈”的疾病(如IBS)这一事实[72],尤其是那些对纤维肌痛症认识很少或无认识的患者。因此,我们提倡首次给患者看病时,用未受过医学教育的患者所能理解的语言与患者沟通,探讨影响纤维肌痛症症状的生理和心理因素,以及这些因素对治疗的意义。我们相信,如果内科医生对纤维肌痛症特征的临床表现类型掌握越多,且愿意对患者进行教育,将会减少纤维肌痛症患者高频率四处求医问药的现象。

(三)患者分类

我们通常习惯于根据患者的其他医疗状况与纤维肌痛症症状的相关性对患者进行分类。部分患者可以符合纤维肌痛症的ACR诊断标准,但无其他潜在的或伴随疾病,可将此类患者归入原发性纤维肌痛症。而另

表91.1　纤维肌痛症患者求医过程中的症状、诊断实验/过程及诊断

专科医师	症状	诊断实验/过程	可能诊断[a]
内科医师	不舒服、疲劳、无力	全面的血液学、生化、内分泌及免疫方面的检查	多种疾病
心脏科医师	心悸、胸痛、低血压、昏厥	ECG、运动实验、超声心动图、常规及MR血管造影、铊扫描、心导管插入术、直立倾斜实验	二尖瓣脱垂、不典型心绞痛、家族性自主神经功能异常
呼吸科医师	呼吸困难、打鼾	肺功能实验、动脉血气分析、多导睡眠描记术、胸部CT	哮喘、睡眠呼吸暂停、非心源性胸痛
消化科医师	吞咽困难、消化不良、腹痛、腹胀、便秘、腹泻	上或下消化道内镜、X线检查和(或)活检、腹部CT和(或)超声、腹部血管造影、HIDA扫描	肠易激综合征、胃食管反流、胆囊炎
内分泌医师	虚弱、昏厥	空腹血糖、血清激素水平	低血糖
风湿科医师	肌痛、关节痛、雷诺现象、虚弱、颈部和(或)背部痛	血清化验、电生理检查	"潜伏型"或"变异型"SLE、肋软骨炎、风湿多肌痛、未分化CTD
皮肤科医师	瘙痒、荨麻疹、皮疹、"光敏"	皮肤活检	皮炎、狼疮
变态反应科医师	"变态反应"	皮肤实验、抑制实验	变态反应、多种化学物过敏
神经内科医师	头晕、感觉迟钝、眩晕、头痛、晕厥、癫痫	CT扫描和(或)MRI、MR血管造影、电生理检查、腰穿、活检	头痛、不宁腿综合征、家族性自主神经功能异常、焦虑
妇科医师	多尿、排尿困难、性交困难、"阴道炎"、盆腔痛	膀胱镜检查、阴道镜检查	UTI、膀胱炎、阴道炎、子宫内膜异位症
耳鼻喉科医师	耳鸣、咳嗽、头痛、声嘶、打鼾、眩晕、头晕	听力图、CT或MRI扫描、多导睡眠描记术	鼻炎、窦炎、梅尼埃病、睡眠呼吸暂停
矫形外科医师	颈部和(或)背部痛	X线检查、MRI和(或)CT扫描	关节炎
神经外科医师	头痛、颈部和(或)背部痛、感觉迟钝	CT扫描和(或)MRI检查、电生理检查	椎管狭窄、神经根病、"Chiari"畸形
眼科医师	干眼、视力模糊、复视	Shirmer试验、荧光试验	干燥综合征
心理科医师	焦虑、抑郁、失眠、记忆力减退、性和(或)躯体受虐待	神经认知评估、其他心理检查	焦虑、抑郁、虐待[性和(或)躯体]
口腔科医师	口干	唾液腺活检	干燥综合征

[a]这些诊断中的一部分反映了疾病与症状的真实关系。遗憾的是，其他诊断只是竭力解释患者的症状，而缺乏器质性根据。

CT：电子计算机断层扫描；CTD：结缔组织疾病；ECG：心电图；GI：胃肠的；HIDA：肝-亚氨基二乙酸；MRI：磁共振成像；SLE：系统性红斑狼疮；UTI：尿路感染。

一部分患者可先有一段时间表现为其他疾病(如RA或骨关节炎)，之后，再发展为纤维肌痛症。事实上，与其他疾病的症状相比，纤维肌痛症的症状对这些患者来讲更重要。因此，此类患者属于继发性纤维肌痛症[10]。ACR多中心委员会建议在诊断时取消对原发性和继发性纤维肌痛症的区分[10]。然而，我们认为这一区分对研究和临床治疗都是有道理的。如果进行了区分，可以只对原发性纤维肌痛症患者进行病因学研究，此时，此类患者与对照组的区别是由纤维肌痛症自身而非其他疾病引起的。另外，不区分原发性和继发性纤维肌痛症可能会阻止研究者发现只与原发性纤维肌痛症有关的重要生物学异常指标[如脑脊液(CSF)中神经生长因子(NGF)水平的提高][73]。

对继发性纤维肌痛症与先前存在的风湿病或结缔组织疾病所引起的与纤维肌痛症相关症状的区分在临床上也是很重要的。例如，对RA和继发性纤维肌痛症患者的合理治疗是降低炎性疾病的活动性及RA的关节疼痛，同时改善纤维肌痛症的睡眠紊乱、疲劳及普通疼痛。事实上，在部分患者中，与RA引起的症状相比，需要对继发性纤维肌痛症的症状给予更多的关注[74]。

我们也可以根据起病症状是急性还是隐匿的对纤维肌痛症患者进行分类。急性发病患者的症状通常由一个"促成"事件引发，例如一种确定的感染(如：莱姆病，细小病毒B19、科萨奇病毒和丙肝病毒感染，以及传染性单核细胞增多症)[75-79]、身体或情感创伤(如手术、机动车事故)[80-83]或应激性生活事件(如离婚)[84,85]。另外需注意的是，患者所确认的诱发事件不必是最近所发生的，例如：在脊髓灰质炎麻痹综合征的女性患者中，纤维肌痛症患者占了很大的比例[86]。

有明确的诱发事件的患者被认为是"反应性"纤维肌痛症[82]。然而，对于过去的远期诱发事件（如性或躯体虐待）在多大程度上导致纤维肌痛症的症状仍存在相当大的争议[87-90]。在三级保健中心，与那些健康对照者相比，纤维肌痛症患者有性侵犯、体罚或情绪受挫经历的比较多[91,92]。但在回顾病史时，两者间的联系常在无意中被扩大。近期一项前瞻性研究，将676名具有被忽视或被虐待病史的患儿与520名具有相似人口统计学背景的儿童进行了比较，发现被忽视或被虐待的病史与30年后出现的医学上可以或不可以解释的疼痛症状无关[93]。但在成人患者有一种或多种不能解释的疼痛症状时，向其询问有无被忽视或被虐待的经历，会发现这段经历与疼痛有显著的相关性。关于创伤后疼痛的严重程度和致残程度是否高于隐匿性疼痛，存在着相互矛盾的证据[84,94]。

另一个被用于纤维肌痛症分类的临床变量为是否具有家族聚集性[5,95]。家族聚集性可能代表着：遗传易感性对神经内分泌功能障碍、异常疼痛敏感性或肌肉小创伤的影响，暴露于毒性环境刺激或简单的认知行为[96]。在某种程度上，此种和前面其他描述过的分类方法被认为有助于扩展我们对纤维肌痛症的认知。例如，如果是环境因素促成纤维肌痛症的发病，则应考虑地域簇集性；如果是遗传特性导致该病的发生，则应考虑家族聚集性。目前，已对很多家庭及患病的双胞胎进行了登记。实际上，Yunus已报道了纤维肌痛症与白细胞抗原系统之间有弱相关[97]，但此数据尚未被其他调查者证实（见后文发病机理部分）。

最后，依据对疼痛的社会心理和行为测量的反应，对纤维肌痛症患者进行分类可能是有用的。使用多维疼痛量表的一系列研究[98-100]表明：在三级保健中心，使用一系列经验导出规则，87%的纤维肌痛症患者可以被分为三组[99]。这三组被称做功能障碍（23%）、人际关系困扰（33%）和适应性应对（31%）。功能障碍和人际关系困扰组的功能障碍和抑郁的发生较适应性应对组高[99]。而且，通过对一项标准的交叉学科疼痛治疗计划的自由评估表明：功能障碍和适应性应对组疼痛显著改善，只有功能障碍患者报告情感困扰和功能障碍显著改善[100]。

一种类似的方法可对纤维肌痛症患者进行分类，该方法是基于患者对疼痛相关问题的评价得分来分类的[101]，得分是患者自愿采用自我管理途径（即疼痛阶段变化问卷）取得的。然而，目前在依据此种方法对患者进行分类的可靠程度上，两项研究得出矛盾的结果[102,103]。有必要进一步研究做出决定：是否调整疼痛治疗方法与患者的反应相一致是有利的，患者的反应由多维疼痛量表和疼痛阶段变化问卷得出。

三、流行病学

尽管纤维肌痛症可见于儿童和老年人，但其诊断主要见于中年白人妇女。尽管一项加拿大人群研究表明：相对低水平教育与纤维肌痛症患病风险的增加相关[106]，但大家公认该病主要患病人群是中层和高层社会经济阶层[104-107]。我们一直怀疑纤维肌痛症在非白色人种中发病率低，但证实该论断的信息刚刚涌现出来（见于墨西哥、印度次大陆和以色列）[108-110]。北美和欧洲的人群研究没有认真评价纤维肌痛症在不同民族中的流行性[105,106,111]。但堪萨斯州的威奇塔的一项研究显示：纤维肌痛症患者中"非白色"人种占11%[105]。

纤维肌痛症的发病率未知，但其流行率可以通过人群、初级卫生保健或转诊资料来估计[104-106,112-119]。如Raspe和Baumgartner所提[112]，从各种人群研究中所估计的流行率很难比较，因为患病的定义标准不同。1989年以来所进行的研究采用ACR标准[10]或者早期的分类方案（如Yunus标准）[120]。而另一个原因是研究对象不同，这些研究中有一些包括原发和继发纤维肌痛症，而其他的则仅考虑原发性纤维肌痛症。White和其同事[121]制定了一份调查表用于从普通人群中筛选纤维肌痛症患者。该调查表有6条项目：4项与疼痛有关，2项与疲劳相关。该方法对31名纤维肌痛症患者、30名RA患者和30名健康对照者进行了测试。单就疼痛标准而言，与健康对照组相比，敏感性为100%，特异性为100%，但纤维肌痛症患者与RA患者相比较时则只有53%。对于疼痛和疲劳两个指标而言，与健康对照组相比，敏感性为94%，特异性为100%，但与RA患者相比，仅为80%。研究者强调，使用该调查表的同时需要进行个人评估来确定疼痛部位和持续时间，并进行触痛点检查。不必说，进行这些评估的人应接受足够的培训[23,122,123]来保证触痛点测定的可靠性[24,25]。

流行病学研究中，受试者的年龄不同，一些仅包括青壮年，其他研究则包括整个成人阶段。标准也有变化，一些研究仅调查女性，而其他则包括男性和女性。因此，人群研究提供多变的流行率就不足为奇了。流行率在成年女性为0.7%~13%，成年男性为0.2%~3.9%。最近，堪萨斯州的威奇塔和安大略省的伦敦的人群研究发现：总流行率分别为2%和3%[105,106]。这些研究中女性流行率分别为3.4%和4.9%，男性流行率分别为0.5%和1.6%[105,106]。这两项研究均揭示：所鉴定的纤维肌痛症病例近90%为女性。

初级卫生保健研究证实纤维肌痛症是一种主要影响女性的功能紊乱[124]。初级卫生保健中，纤维肌痛症的发病率在1.9%~3.7%范围内[125,126]。然而，不是所有的纤维肌痛症患者在初级卫生保健中可以被正确地诊断，认识到这一点是重要的。事实上，一些患者可能被诊断为肌痛、关节痛、软组织风湿病、局部疼痛综合征或脂膜炎，或者最终诊断为一些功能紊乱，如SLE、RA、多发肌炎、风湿性多肌痛或干燥综合征。

纤维肌痛症是转诊风湿病诊所最通常的诊断之一。这些诊所中，纤维肌痛症的发生率从3%~20%不等，这可能依赖于风湿病学家对该功能紊乱的注意、患者的医学熟知程度以及转诊源对该情形的识别[1,4,104,127]。

对纤维肌痛症在儿童中的流行率没有进行人群研究[128,129]。然而，临床研究表明：由儿科风湿病学家治疗的25%~40%的慢性骨骼肌肉痛儿童符合Yunus提出的青少年原发纤维肌痛综合征的诊断标准[130,131]。

四、发病机制

大量研究调查了与纤维肌痛症相关的生物学和心理学变化。然而，人们不怎么注重致力于制定该功能紊乱的可测试模式。虽然如此，越来越多的临床和实验室研究提出了涉及纤维肌痛症患者慢性全身性疼痛进展的因素为：遗传因素结合异常周围性或中枢性疼痛机制。

（一）遗传因素

在以社区为基础的样本中，一些研究调查了家族史和疼痛经历的关联[132–134]。所有研究证明：应答者中有疼痛家族史的疼痛主诉增加。这些研究中确实有一项研究显示女性的这种关联性比男性更强[133]。最近，对纤维肌痛症患者的研究中一小部分显示出相类似的结果。

Pellegrino及其同事对纤维肌痛症的家族集聚性进行了首次研究[135]。他们报道：在一组纤维肌痛症患者中，有52%的一级亲属（女性中71%，男性中35%）发现与纤维肌痛症相符。Buskila及其同伴最近报道了类似的发现[136,137]。此外，这些研究者均报道：只有女性亲属表现出明显的比男性低的疼痛阈值，并且女性控制点包括一系列ACR触痛点及一组对照位点[137]。另外报道，纤维肌痛症患者的女性亲属的健康状态确实比男性亲属和对照组差[138]。

这些发现提示疼痛家族史可能是发生纤维肌痛症或疼痛报告增加的危险因素[139]。大多数研究者解释这些数据，表明纤维肌痛症发病机理与环境和行为因素强烈有关[96]。然而，Pellegrino和Buskila均提出，他们的发现表明纤维肌痛症是一种常染色体显性遗传疾病[135–137]。的确，Buskila及其同事提出：遗传因素可能与性别相关，因此男性表现出较低的外显率或较轻的表现度。近期，两个独立实验室报道：在5-羟色胺转运体基因启动子区，纤维肌痛症女性患者比对照组更明显地表现出功能多态性，而该基因区与情感障碍、焦虑相关人格特质和偏头痛相关[140,141]。然而，还不知道是否功能多态性与增强纤维肌痛症患者或他们的女性一级亲属的疼痛敏感性有关。

尽管如此，最近动物和人体试验提出：遗传对疼痛传递和调节有重要的影响，这可能与纤维肌痛症的家族集聚性和女性中异常的疼痛敏感性有关。例如，一些动物研究显示：在遗传背景的受试动物中，疼痛敏感性和疼痛调节有显著的性别依赖性[142–144]。最近这项研究已扩展到人。Mogil及其同事证实：黑皮质素-1受体（Mc1r）基因仅调节雌鼠的κ-阿片痛觉缺失[145]。该发现提示：带有人类Mc1r基因变异体（与人的红头发和白皮肤有关）的个体也可能显示改变的κ-阿片痛觉缺失。的确，已经发现具有两个Mc1r等位基因变异体的女性对κ-阿片喷他佐辛表现出比同等条件男性更显著的痛觉缺失，并且比没有这些等位基因变异体的男性以及女性有更多的痛觉缺失[145]。

也有人体研究是关于遗传影响μ-阿片痛觉缺失的。Zubieta及其同事发现：儿茶酚邻位甲基转移酶（COMT）的等位基因Met158的多态性（Val158Met）显示出是亲和子的男性和女性与是杂合子的相比，对强疼痛刺激局部μ-阿片系统反应减弱[146]。这些结果与较高的疼痛感觉和情感级别以及较多的消极内在情感状态自评有关。

（二）周围机制

患者和医疗人员往往都描述纤维肌痛症的疼痛源自肌肉。那么就并不奇怪大量的研究者企图鉴定纤维肌痛症患者的肌肉组织异常可能是引起疼痛的原因。例如：Bengtsson及其同事报道纤维肌痛症患者在斜方肌压痛区的三磷腺苷（ATP）和磷酸肌酸水平减少，同时出现破碎红纤维[147,148]。这个可能考虑为持续性肌肉微创伤后遗症，该后遗症可能是患者用力后疼痛和其他所经历的疼痛症状的原因[2]。其他研究者提出延长的肌张力和缺血可能引起纤维肌痛症患者的疼痛症状。例如：Lund、Bengtsson和Thorborg[149]发现在纤维肌痛症患者的斜方肌和肱桡肌压痛点氧合作用水平低。相似的，我们最近报道：纤维肌痛症患者与年龄和性别相匹配的对照组相比，其三角肌组织表现出较大的DNA断裂和线粒体数目及大小的异常[150]。

尽管有这些阳性发现，但没有发现纤维肌痛症患者肌紧张水平和疼痛的关联性；而且，与我们的研究相对比[150]，电子显微镜下纤维肌痛症患者和正常对照者的肌肉组织无显著性差别[151]。用免疫组织化学和分子生物学方法研究肌肉组织也产生了矛盾的结果。Sprott及其同事发现纤维肌痛症患者与对照组相比，涉及疼痛传递和疼痛调节的神经化学物质（如P物质和5-羟色胺）没有差别[152]。然而，通过反转录聚合酶链式反应，他们确实在1/3纤维肌痛症患者的皮肤组织里发现3种促炎症反应细胞因子的阳性信号：白介素-1β(IL-1β)、IL-6和肿瘤坏死因子-α(TNF-α)[153]。

与上述研究相似，研究人员用磷31核磁共振波谱法发现了不一致的结果。初始研究人员指出：尽管纤维肌痛症患者表现出工作自主能力下降，但他们对工作和恢复的生物化学反应是正常的[154-157]。相比之下，Park及其同事最近指出：纤维肌痛症患者和对照组相比，股四头肌在休息和活动期间磷酸化电势与总氧化能力明显要低[158]。股四头肌休息时，患者的磷酸肌酸、ATP和磷酸肌酸/无机磷酸盐比值也明显处于较低水平。

总之，肌肉组织异常在纤维肌痛症疼痛症状发展中的作用存在矛盾的证据。因此，目前不可能确切鉴定出引起纤维肌痛症的广泛疼痛和异常疼痛敏感性的伤害刺激传入源来源于肌肉组织。下面的讨论将揭示上述的矛盾性将在对可能与纤维肌痛症发病机制相关的周围和中枢机制间可能的相互作用的理解上设置许多困难。

（三）中枢机制

大量研究显示纤维肌痛症患者表现出广泛性触痛，触痛是对肌肉组织压痛点和各种各样的“对照”位点（如尺骨中段、胫骨中段和大拇指指甲）压力刺激的反应[3,8-10,26-28,159,160]。这些患者也分别对热和皮肤电刺激表现出相对低的疼痛阈和耐受水平[161,162]，对周期性热和机械刺激的“二次疼痛”反应增强[163,164]。的确，Carli及其同事将原发性纤维肌痛症患者与其他四组持续性疼痛综合征患者（例如继发性纤维肌痛症和弥漫性多部位疼痛）和正常对照组比较，对疼痛敏感性使用五种检测方法（例如热和冷疼痛阈、缺血性疼痛耐受力），发现所有这五种检测中，只有原发性纤维肌痛症患者比对照组呈现出更大的疼痛敏感性。

与上述发现相比，有证据显示纤维肌痛症患者的一些中枢介导的疼痛抑制机制是完整的。例如，疼痛敏感性可以被*N*-甲基-D-天门冬氨酸（NMDA）拮抗剂氯胺酮[166]和芬太尼[167]所抑制。另外，在一些实验（如将手浸泡在热水中）中，对抗刺激过程与分散注意力相结合将使女性纤维肌痛症患者的热刺激反应减弱[168]。有关纤维肌痛症患者疼痛敏感性和疼痛抑制的发现提示单纯的肌肉组织异常不能引起该功能紊乱的疼痛症状。因此，已有研究者直接关注鉴定用来区分纤维肌痛症患者和健康人的中枢机制。

1.无恢复精神效果之睡眠

Moldofsky及其同事率先观察到纤维肌痛症患者深睡眠时EEG记录的异常形式。该异常形式命名为异常的非快速眼球运动（NREM）睡眠阶段EEGα波，其特征是相对快频的EEGα波叠加于慢频的EEGδ波上[30]。这些研究者们也证实在健康男性志愿者中通过剥夺慢波睡眠可以诱导异常的NREM睡眠阶段EEGα波，他们对测痛仪刺激显示出触痛反应的增强。

尽管这些研究者已重复了他们的发现，但他们也发现对纤维肌痛症患者来讲这种改变并非特异的[169,170]。而且，一项对22名纤维肌痛症患者的独立研究发现只有36%的人显示出异常的NREM睡眠阶段EEGα波[171]。独立实验室研究没有一贯显示在健康人中剥夺慢波睡眠可能诱导肌肉触痛[172,173]。然而，需要注意的是，在中年妇女中可以成功地复制该研究[173]，而该研究在年轻男性中为阴性结果[172]。妇女被剥夺三个夜晚的慢波睡眠后，报告疲劳和不舒服感增加、疼痛阈降低且对机械刺激突发反应增加[173]。一项较深入的纵向研究也显示：纤维肌痛症患者如果一晚上睡眠不足，则主诉疼痛感增加，并且在第二天会更多地关注疼痛[174]。这些结果提示：尽管睡眠紊乱对纤维肌痛综合征的发生不是必要的，但慢波睡眠的中断可能有助于纤维肌痛症症状的发展。

一些研究者已怀疑是否纤维肌痛症患者高频率的睡眠异常可能导致他们经常抱怨其在记忆力、语言流畅性和其他认知功能上的损害[175]。一项研究提示：异常的EEGαδ波与纤维肌痛症患者的复杂认知任务的慢速度和疲劳有关[176]。然而，纤维肌痛症患者睡眠异常和认知功能障碍的联系需要更进一步研究。

2.神经内分泌异常

一些研究已报道有证据表明纤维肌痛症与神经内分泌紊乱有关，这种内分泌紊乱的特征是下丘脑–垂体–肾上腺(HPA)轴功能异常[177–179]。McCain和Tilbe[177]首先报道了纤维肌痛症患者表现出24小时尿游离皮质醇分泌下降，同时糖皮质激素水平的昼夜节律波动消失。低水平皮质醇可能破坏一些涉及疼痛调节的生物系统的功能，尤其是受到应激时明显。随后，Crofford[178]和Griep[179]领导的两个独立小组发现：纤维肌痛症患者受促肾上腺皮质激素释放激素(CRH)激发，表现出过度释放促肾上腺皮质激素（ACTH）且皮质醇反应迟钝。一项对纤维肌痛症患者HPA轴的最近研究表明24小时尿游离皮质醇水平正常和ACTH输注皮质醇反应正常[180]。然而，与对照组相比，这些患者表现出对血糖突降产生激发的下丘脑–垂体和交感肾上腺反应的损害。

一些研究也报道了纤维肌痛症患者的自主神经系统功能，即24小时心率变异率[181]和立位应激反应[182]的异常。这些损害可能会引起与纤维肌痛症相关的一些临床现象，如体位变化性血压和心率异常、昏厥前发作、平衡困难、不耐受冷刺激和其他的雷诺–类似症状。

除去上述异常外，还有证据显示纤维肌痛症患者的下丘脑–垂体–甲状腺(HPT)轴和生长激素轴失调。例如，已有证据显示纤维肌痛症患者对促甲状腺激素释放激素反应的促甲状腺激素和甲状腺激素分泌减少，提示垂体反应迟钝[183]。纤维肌痛症患者也表现出低基础水平的生长激素（GH）和胰岛素样生长因子1(IGF-1)[184]。生长激素在NREM睡眠的第四期分泌达高峰，它的功能涉及维持肌肉内环境稳定。因此，Bennett及其同事[184]提出，纤维肌痛症患者的睡眠紊乱可以导致GH分泌减少，随之出现肌肉微小创伤愈合差和痛觉传递延长。的确，与安慰剂相比，注射HG后纤维肌痛症患者的触痛点评分和功能能力有显著的改善[185]。

总之，纤维肌痛症患者有神经内分泌轴和自主神经系统失调的特征。随之对环境刺激的激素水平(如皮质醇和IGF-1)和心血管反应异常可能导致这种功能紊乱患者的疼痛、虚弱和疲劳。

3.神经肽异常

对纤维肌痛症患者和对照者神经肽水平的早期研究所得的最早证据表明：中枢神经系统(CNS)功能失调可能促使志愿患者的疼痛敏感性和疼痛抑制异常。随后的研究进一步证实了该早期发现。但是在检查这些研究的含义理解纤维肌痛症患者的疼痛反应之前，有必要简单回顾一下痛觉传递和疼痛感知的基础知识。

(1)伤害感受和疼痛感觉

伤害感受被定义为从神经纤维末梢传入的信号，它是对实际的或潜在的引起组织损害的刺激的反应。有害刺激如热、冷或机械压力(图91.2A，B)激活末梢伤害性感受器后启动伤害感觉传递。这些伤害性感受器激活后，所产生的信号沿上行纤维A-δ和C传递到脊髓背侧角，在该处通过释放几种兴奋性神经递质激活二级神经元。传入纤维末梢释放的主要兴奋性递质是谷氨酸，该递质作用于背侧角神经元的突触后NMDA受体。其他兴奋性分子包括P物质和神经激肽(NK)，以及降钙素基因相关肽(CGRP)、NGF和强啡肽A，前二者均作用于背侧角神经元的突触后NK受体[186]。背侧角神经元所产生的信号接着通过轴突传递到脑部几个部位(如丘脑、躯体感觉皮层和边缘系统)。然而，一些起源于脑干部位下行至脊髓背侧角的纤维，主要通过释放5-羟色胺和去甲肾上腺素，可以抑制伤害性感受输入脑部。而且，复杂的环境的(如有害刺激)、生物学的(如基因型、神经内分泌轴和自主神经系统功能)、认知的(感觉事件的注意力)和情感的(如焦虑和抑郁)因素影响着伤害性传递传输/抑制到脑部。这些因素也影响皮质和皮下功能区对伤害性输入的处理。总之，这些复杂的相互作用产生了我们对疼痛感觉、强度和情感方面的知觉，同时驱使我们对疼痛做出行为表达[187]。

(2)异常的疼痛敏感性

来源于A-δ和C传入纤维的延长的或强烈的伤害性输入可以使背侧角神经元产生一系列的功能变异，这些变异可以导致背侧角神经元高度兴奋，接着，引起广泛疼痛或异常疼痛敏感性的感觉。这种现象被称为中枢致敏[188](图91.2C)。

特别是，中枢致敏动物模型显示：来源于A-δ和C传入纤维的强烈的或延长的伤害性输入可以使背侧角神经元充分去极化，即Mg^{2+}退出NMDA-结合离子通道。随后发生细胞外Ca^{2+}内流并产生一氧化氮，而后者可以从背侧角神经元弥散而出。接着，一氧化氮刺激突触前传入终末端过度释放兴奋性氨基酸和P物质，从而引起背侧角神经元高度兴奋[188]。结果，皮肤或深部肌肉组织的低强度刺激可以产生高度的脑部伤害输入及疼痛感觉。然而,动物模型提示:中枢致敏通常随着从A-δ和C传入纤维的伤害性输入的终止而消失。

最近,Watkins及其同事[189]提出证据显示:背侧角胶质细胞对产生和维持异常疼痛敏感性也起到作用(图91.2D)。CNS内突触由胶质细胞包裹,通常对周围部位输入的伤害性感受无反应。然而,随着中枢致敏的引发,脊髓胶质细胞被各种各样有助于痛觉过敏的因素所激活,例如脊髓内免疫激活物质、P物质、兴奋性氨基酸、一氧化氮和前列腺素(图91.3)。一旦激活,胶质细胞释放一些促炎症反应细胞因子(如TNF-α、IL-6和IL-1)、P物质、一氧化氮、前列腺素、兴奋性氨基酸、ATP和趋化因子fractalkine,接着:①进一步使背侧角A-δ和C传入纤维突触增加释放兴奋性氨基酸和P物质。②增强背侧角神经元的高兴奋能力[189]。

背侧角胶质细胞激活可能导致疼痛感觉部位远离伤害输入处。Milligan和她的同事对鼠一条腿坐骨神经诱导炎症性神经病发现:低强度压力的疼痛敏感性在神经病损部位和对侧腿相应部位均增加[190]。这种镜-像异常性疼痛可以被鞘内(脊髓周围)递送下列物质所逆转:①氟代柠檬酸,一种神经胶质的代谢抑制剂。②

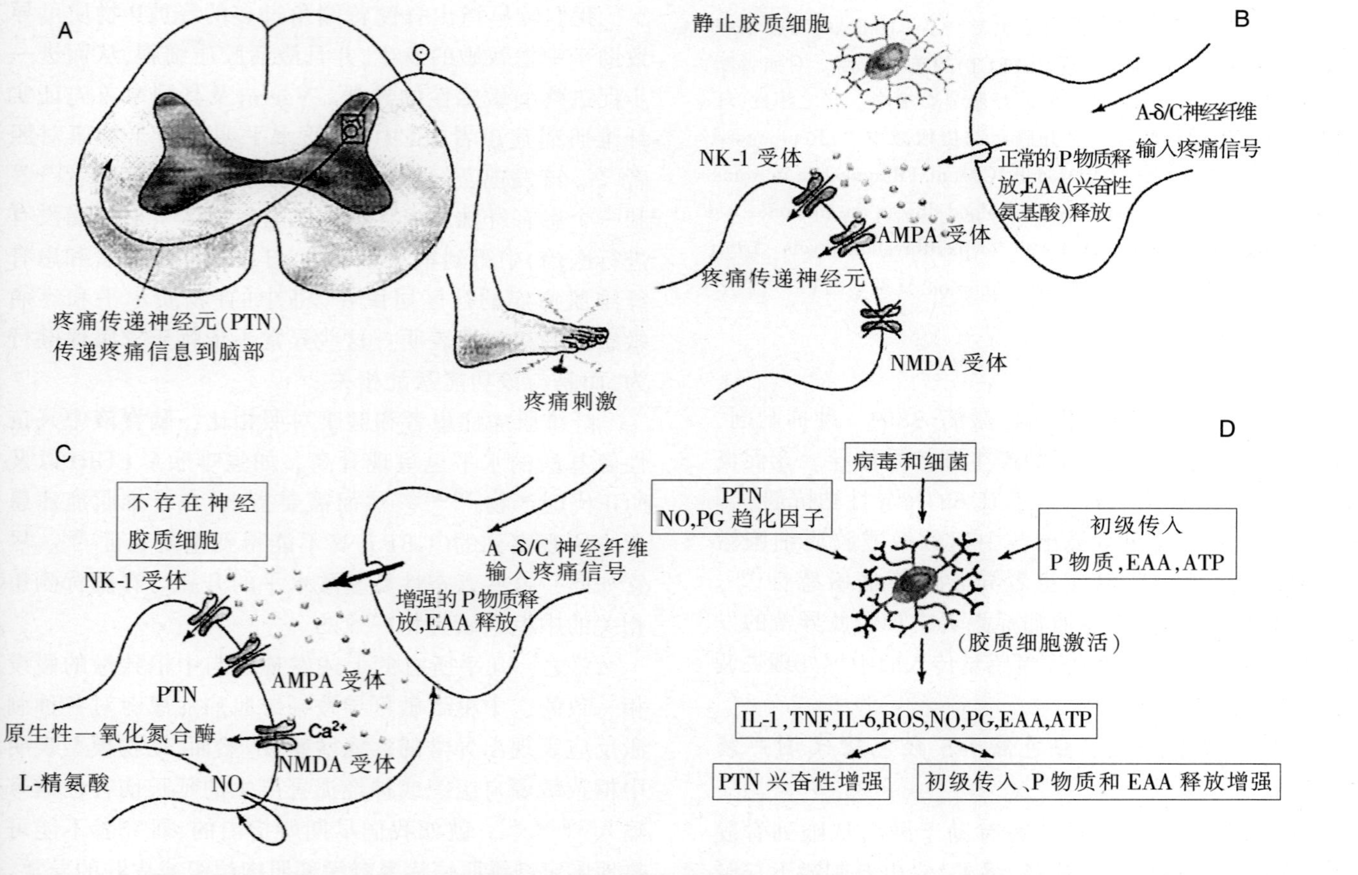

图 91.2 (A,B)经典疼痛信号观点。一种有害刺激激活周围神经纤维 A-δ 和 C,传递动作电位到脊髓背侧角的突触前终末端。P 物质和兴奋性氨基酸被释放,并且结合和激活位于二级疼痛传递神经元(PTN)上的突触后受体[如神经激肽(NK)-1、α-氨基羟甲基恶唑丙酸(AMPA)],携带感觉输入信号上行到脑可以产生疼痛知觉。N-甲基-D-天门冬氨酸(NMDA)结合通道由于被 Mg^{2+}"堵住"而无法工作,胶质细胞未激活。(C)中枢致敏引起病理性疼痛的传统观点。来源于传入纤维 A-δ 和 C 的强烈的或延长的感觉输入充分去极化背侧角神经元,Mg^{2+}脱离 NMDA-结合离子通道。随之细胞外 Ca^{2+}流入,产生的一氧化氮(NO)扩散出背侧角神经元。接着,NO 刺激突触前传入终末过度释放兴奋性氨基酸和 P 物质,从而引起背侧角神经元高度兴奋。相关的中枢致敏引起胶质细胞活化还没有被考虑到。(D)病理性疼痛目前观点。胶质细胞被病毒和细菌,以及从初级神经末梢和 PTN 释放的 NO、前列腺素(PG)、趋化因子 fractalkine、P 物质、三磷腺苷(ATP)和兴奋性氨基酸所激活。这些胶质细胞释放促炎症反应细胞因子、NO、PG、活性氧自由基(ROS)、ATP 以及兴奋性氨基酸(如谷氨酸)、P 物质和降钙素基因相关肽(GGRP)。这些物质增加背侧角 NMDA 受体的去极化,从而维持或进一步驱动病理性疼痛状态。IL:白细胞介素;NOS:一氧化氮合酶;TNF:肿瘤坏死因子。(Reproduced of Watkins LR, Milligan ED, Maier SF. Glial activation: a driving force for pathological pain. *Trends Neurosci* 2001;24:450–455, with permission.)

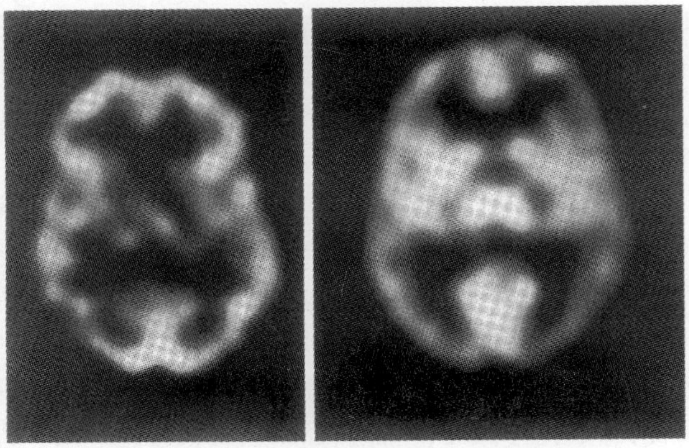

纤维肌痛症患者　　正常对照者

图 91.3　正常对照者和纤维肌痛症患者 ^{99m}Tc- HMPAO 对脑组织行单光子发射计算机体层摄影(SPECT)的单个断面。对照者断面显示正常的脑灌注,尾状核头和丘脑显影清晰。与之相比,纤维肌痛症患者的尾状核头和丘脑示踪摄取减少。(Reproduced from Mountz JM, Bradley LA, Modell JG, et al. Fibromyalgia in women: abnormalities of regional cerebral blood flow in the thalamus and caudate nucleus are associated with lowpainthreshold levels. *Arthritis Rheum* 1995;38:926–938,by permission.)(见彩图)

CNI-1493，促分裂原活化蛋白激酶p38的一种抑制剂，涉及促炎症反应细胞因子的产生和信号传导。③促炎症反应细胞因子IL-1、TNF-α或IL-6的特异性拮抗剂。

Watkins及其同事提出：中枢致敏或胶质细胞激活可能导致纤维肌痛症患者异常的疼痛敏感性[191]。下面的讨论将审查纤维肌痛症患者中神经肽异常的发现,这可能与该功能紊乱患者感觉传入的中枢处理失调是一致的。

(3)纤维肌痛症5-羟色胺和5-羟色胺代谢产物水平

前面我们提到5-羟色胺有助于激活从脑到脊髓背侧角的下行疼痛抑制途径。另外,它也有刺激下丘脑释放CRH的作用[192]。Russell及其同事进行了一系列研究发现:相对于健康对照者,纤维肌痛症患者具有的特征为低水平的血清5-羟色胺和低水平的CSF5-羟色胺代谢产物[5-羟基吲哚乙酸(5-HIAA)][195]。Yunus和他的合作者报道了类似发现[196]。一项报道证实纤维肌痛症患者^{3}H-丙咪嗪结合明显高于对照[193]。而且,患者在用阿普唑仑和布洛芬治疗后，不同的^{3}H-丙咪嗪结合反应消失。纤维肌痛症患者中,^{3}H-丙咪嗪结合的降低明显的与触痛点标准评分和医生评定的患者疾病严重性级别的降低相一致[193]。

纤维肌痛症患者高水平的^{3}H-丙咪嗪结合并没有得到一致性的验证[197]。不管怎样,通常认为血浆中5-羟色胺缺乏和CSF中低水平的5-HIAA可能导致纤维肌痛症患者的疼痛调节异常和睡眠紊乱。事实上,这些早期发现导致了对纤维肌痛症患者的疼痛进行精神性药物治疗效果的最初研究,这些药物可以抑制5-羟色胺的再吸收。然而,这些治疗药物对纤维肌痛症的疼痛疗效有限,这提示单纯改善 5-羟色胺缺乏不能产生充分的疼痛缓解效果(见后面的治疗部分)。

(4)纤维肌痛症P物质水平

我们较早指出脊髓背侧角过多的释放P 物质可导致助于中枢致敏的发生,并且激活胶质细胞,从而进一步促进疼痛敏感性的异常。Vaeroy及其同事首先证实纤维肌痛症患者CSF中P物质水平明显高于健康对照者[198]。该发现已经在独立样本的纤维肌痛症患者[28,199]和一个患有纤维肌痛症的社区居民样本 (对疼痛没有进行医治)中得到重复验证[28]。纤维肌痛症患者和患有纤维肌痛症的社区居民在CSF中的P物质水平和疼痛敏感性的相似性表明：这些异常不依赖于求医保健行为,而是与该功能紊乱相关。

纤维肌痛症患者和健康对照相比，脑脊液中兴奋性氨基酸的水平也呈现升高，如强啡肽A、CGRP以及NGF代谢产物[200–202]。然而需要指出,在纤维肌痛症患者中所观察到的CGRP升高不能得到重复验证[203]。尽管如此，这些兴奋性氨基酸水平的升高与脊髓背侧角相关的中枢致敏是相一致的。

总之，几乎所有的上述发现是与中枢致敏的假设相一致的，中枢致敏可导致纤维肌痛症患者对各种刺激反应表现出异常的疼痛敏感性。然而,动物模型表明中枢致敏源自组织或神经损害产生的延长伤害性信号输入[186,188,191]。就如我们早期所指出的,研究者不能可靠地鉴定纤维肌痛症患者深部肌肉组织或皮肤的异常,该异常可能产生延长的伤害性信号输入，这对启动中枢致敏或脊髓胶质细胞活化的潜在事件是必须的[147–158]。这样，目前不可能断定中枢致敏对产生和维持纤维肌痛症异常疼痛敏感性有作用。尽管如此,上述评论和最近的神经影像学研究表明：对纤维肌痛症患者的低强度刺激可以产生扩大的神经输入信息。下述这些数据提示：尽管我们对纤维肌痛症异常疼痛敏感性的理解与动物模型的中枢致敏不完全一致，但该功能紊乱的特征是中枢调控感觉输入信号的失调。

(四)脑功能异常

我们实验室首先证实纤维肌痛症患者中涉及疼痛感觉的脑结构区功能活性发生异常。我们最初对10名纤维肌痛症患者和7名健康对照者使用单光子发射计算机体层摄影(SPECT)对局部脑血流量(rCBF)成像[159](图91.3)。我们对反应特殊脑结构中突触活力水平的rCBF的进行半定量测量,发现患者与对照相比,其特征是丘脑和尾状核具有显著的较低水平rCBF(表91.2)。众所周知，丘脑对整合疼痛信号和产生调节HPA轴活性的信号有重要作用，而尾状核含有大量的伤害-特异性和广动力范围神经元，这些神经元涉及对有害事件的发生传送信号[205-207]。此外,对尾状核进行电刺激产生止痛效果[208,209]。

我们对丘脑中rCBF减少的发现已被澳大利亚一个独立小组的研究者们所重复验证[210]。在我们实验室，对另一组独立的纤维肌痛症患者的研究也重复验证了该发现[28]。然而,我们发现那些症状以躯体创伤为起始的患者仅在丘脑显示异常rCBF,而那些起病为隐匿症状的患者其特点是丘脑和尾状核异常[28]。需要指出的是,休息状态下脑血流异常不只限于纤维肌痛症。丘脑低rCBF水平也可见于创伤后神经性疼[211]和转移癌性疼[212]。尾状核中异常的低rCBF水平也有报道见于脊髓损伤有关的疼痛[213]和不宁腿综合征[214]。尽管丘脑和尾状核异常rCBF的原因不明,但人们提出丘脑活性抑制的发生可能是对延长的、兴奋性伤害输入的一种反应[211]。因此,如果纤维肌痛症患者建立此种输入来源,我们所发现的丘脑中rCBF下降可能是中枢致敏的一种标记[215]。然而,这时我们仅能提出纤维肌痛症患者所表现的丘脑和尾状核异常可能是中枢处理感觉输入失调的标记。

如果这个前提是有效的，我们期望纤维肌痛症患者受到低强度刺激时，涉及疼痛处理的脑部结构区表现出rCBF的大量增加。Gracely及其同事[216]提供了支持该假设的证据[216]。这些研究者首先对纤维肌痛症患者和健康对照者产生中级疼痛强度(即20-点量表上的11点)所需要的阶段性机械压力刺激数据进行了测量。他们发现患者产生同样级别疼痛强度所需刺激强度是对照者的一半。然而,尽管刺激强度在组间不同,但患者和对照者都在相同的七处脑结构区（如躯体感觉皮层和小脑)表现出脑rCBF的显著增加。

我们最近报道了类似于上述研究的发现[217]。那就是，纤维肌痛症患者所表现的压力疼痛阈比健康对照约低50%。患者和对照者的三个右侧触痛点（即斜方肌、第二肋骨和颈部)对阶段性压力刺激反应产生高度相似的疼痛强度分级，压力刺激超过每个参试者的疼痛阈3kg。并且,患者和对照者在丘脑、躯体感觉皮层和前扣带回皮质都表现出rCBF的显著增加。另外,我们比较了纤维肌痛症患者和对照者与重度抑郁症个体的反应，重度抑郁症标准符合第四版精神疾病诊断与统计手册(DSM-IV)定义。我们发现抑郁症患者和对照者相一致,所产生疼痛阈明显高于纤维肌痛症患者。与纤维肌痛症患者和对照者相同，抑郁症患者接受阶段性压力刺激后,相同脑部结构区表现出rCBF增加。该发现提示纤维肌痛症患者的异常疼痛敏感性不能单单归因于抑郁性疾病，相对低强度压力刺激可引起纤维肌痛症扩大的神经信号输入。

表91.2　纤维肌痛症(FM)患者和健康对照者丘脑和尾状核的局部脑血流量(rCBF)平均值(±标准差)

局部脑血流量测量	FM患者(n=10)	健康对照(n=7)	p值
右丘脑*	0.84±0.04	1.05±0.03	0.003
左丘脑+	0.87±0.05	1.04±0.03	0.01
右尾状核++	0.77±0.03	0.88±0.02	0.02
左尾状核**	0.77±0.04	0.90±0.02	0.01

*t=3.76；+t=3.04；++t=2.60；**t=2.97

From Mountz JM, Bradley LA, Modell JG, et al. Fibromyalgia in women: abnormalities of regional cerebral blood flow in the thalamus and caudate nucleus are associated with low pain threshold levels. *Arthritis Rheum* 1995;38:926-938, with permission.

(五)心理困扰和精神病患病率

我们早就注意到：三级医疗中心或风湿病专科门诊诊治的大量纤维肌痛症患者表现出高水平的心理困扰。该发现和纤维肌痛症的敏感特异性生物学标志的不足导致一些研究者把该疾病看作心理源性疾病[90,218]。人们进行了大量研究试图更好地了解纤维肌痛症和心理困扰的关系。

纤维肌痛症患者心理困扰的早期研究依靠自评方法，如美国明尼苏达州多相人格测试量表(MMPI)。Wolfe及其同事发现正常MMPI测试在纤维肌痛症患者和RA患者中的比率分别是28%和60%[219]。另外,纤维肌痛症患者关节炎影响评定量表(AIMS)的焦虑和抑郁评分明显增高[219]。Ahles及其同事[220]、Payne及其同事[221]均对纤维肌痛症和RA患者进行MMPI研究，报道了相似的发现。

但有可能的是，MMPI的某种独特特点可能导致纤维肌痛症患者的高水平心理困扰。例如，有人指出有3个MMPI评分（疑病症、抑郁症和癔症）的可靠性受到一些项目的影响，这些项目注重于躯体症状[222,223]。另外，有人指出慢性疼痛患者的MMPI精神分裂症评分可能获得高分，因为其中的某些项目涉及无明显根本原因的异常躯体症状[224]。因此，纤维肌痛症患者的MMPI评分可能明显高于RA患者，这是因为他们比RA患者倾向于主诉大量的躯体症状。然而有人指出，纤维肌痛症患者的基本个性调查表和汉密尔顿抑郁量表评分也可能明显高于RA患者[218]。与之形成对比的是，Ahles、Yunus和Masi[226]发现纤维肌痛症患者和RA患者之间的祖恩氏抑郁症自评量表得分没有不同。Birnie及其同事[227]也报道纤维肌痛症患者和其他慢性疼痛综合征患者在修订版症状自评量表-90（SCL-90-R）中的敌视、焦虑和抑郁评分上没有区别。这些研究表明，与RA患者相比，纤维肌痛症患者通常主诉较高水平的心理困扰，然而心理困扰的明显不同可能部分地反映在躯体症状主诉的不同上。

人们建议：对患者的心理评定采取定式精神病面谈要优于自评，因为面谈可以确定明确的精神性疾病，这些疾病可以通过药物有效治疗[228]。精神疾病症状的减少可以改善疼痛和失能。Hudson及其同事进行了两项研究，分别利用诊断用检查提纲（DIS）[229]和DSM-Ⅲ-R定式临床访谈表[230]对纤维肌痛症患者给予评估。前一个研究中，与RA患者相比，纤维肌痛症患者更多符合DIS标准的严重抑郁性和焦虑性障碍的终生诊断，且纤维肌痛症患者的严重情感障碍具有高的家族流行性。有人建议纤维肌痛症可能是严重情感障碍的一种形式或者这种精神疾病使某些人易发展为纤维肌痛症。后一个关于SCID-Ⅲ-R的研究在一个独立组纤维肌痛症患者中进行，也发现有高比率的严重抑郁和惊恐障碍终生精神病诊断和高家族性比率的严重情感障碍。此外，患者表现为偏头痛、IBS和慢性疲劳多发。有人提议纤维肌痛症、严重情感障碍、惊恐障碍和IBS可能代表一种家族性相似的共同病理生理学状态（即情感谱群疾病）[229,330]。

需要指出的是，有两组研究不支持上述发现。关于纤维肌痛症患者对自评测量的反应，有人指出：用日常困扰评定量表评定的环境应激感觉明显与AIMS[231]和SCL-90-R量表[227]报告的心理困扰相关。的确，Uveges及其同事证实：纤维肌痛症和RA患者使用日常困扰评定量表控制组间差别后，SCL-90-R中的焦虑偏执量表差异消除。相似的，Aaron及其同事[27]指出：纤维肌痛症和健康对照在疼痛阈水平和疲劳上控制组间差别后，特质焦虑量表和流行病学研究中心抑郁量表的差别被消除。所以，纤维肌痛症患者对问卷和量表所报道的高水平心理困扰与他们的身体症状和环境应激感觉相关。

我们研究小组使用计算机版本的DIS评定了三组个体的终生精神病诊断比率[27]。这三组分别是：①符合ACR标准的纤维肌痛症患者，来自我们大学的风湿病学门诊。②符合ACR的纤维肌痛症标准，但在10年内未对疼痛寻求治疗的社区居民（非患者）。③无任何疼痛的健康社区居民（对照）。我们发现纤维肌痛症患者符合终生精神病诊断的数目明显大于非患者组或健康对照组（图91.4）。Hudson及其同事研究结果与此类似[218,230]，纤维肌痛症患者的严重情感障碍比率高，例如严重抑郁发作、焦虑症（如恐怖性障碍伴广场恐怖）。并且，我们发现未寻求治疗的纤维肌痛症受试者和对照者间的精神病患病率没有区别。这些发现强烈的表明：高水平的心理困扰和精神病患病率主要见于三级医疗中心的个体，这些个体因为纤维肌痛症的症状寻求医治。因此，心理因素有助于个体决定为他们的纤维肌痛症症状寻求特殊医治，而不是因为纤维肌痛症的发病机理作出决定。这个结论与先前的IBS研究是一致的，该研究表明控制症状的严重性后，心理困扰可以从未寻求医治的IBS个体中区别出三级医疗患者[233,234]。

究竟何种特定范围的困扰可能与纤维肌痛症寻求医治有关呢？我们对79名纤维肌痛症门诊患者[235]和40名以前没有寻求医治的纤维肌痛症个体（即非患者）进行了有关因素的鉴别，我们检查的所有患者都有从基线鉴定到30个月的随访评估[236]。在控制人口统计学的变异、疼痛起始时间和精神性疾病发病率后，在基准线上把纤维肌痛症门诊患者从非患者中区分开来最好的因素是低水平的自我效能感自评和高水平的负性情感、最近的应激事件和可感觉疼痛[235]。

30个月随访期间，我们也发现仅10名纤维肌痛症非患者最终由于该病症状而寻求医治（即成为患者）[236]。与上述横断面研究相似，纵向调查显示有10名个体成为患者，相对于仍然是非患者个体，这些患者在基线水准上更可能主诉高水平的工作压力、情感精神病史、物质滥用病症和使用处方药或其他药物治疗胃肠道紊乱。这些个体寻求医治的最强预测者为基线评估中的终生精神病诊断数目[236]。不超过一种精神病学诊断的个体

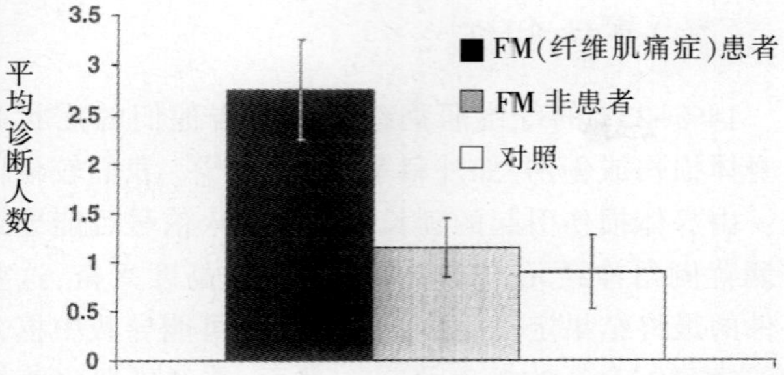

图91.4　平均值(±标准差) 纤维肌痛症(FM)患者中终生精神病诊断数、10年内未对疼痛寻求治疗的FM社区居民(非患者)、和无任何疼痛的健康社区居民(对照)。患者中符合诊断标准的精神病诊断人数明显大于非患者组和对照组。非患者组和对照组间精神病患病率没有区别。(Reproduced from Aaron LA, Bradley LA, Alarcón GS, et al. Psychiatric diagnoses are related to health care seeking behavior rather than illness in fibromyalgia. *Arthritis Rheum* 1996;39:436–445, by permission.)

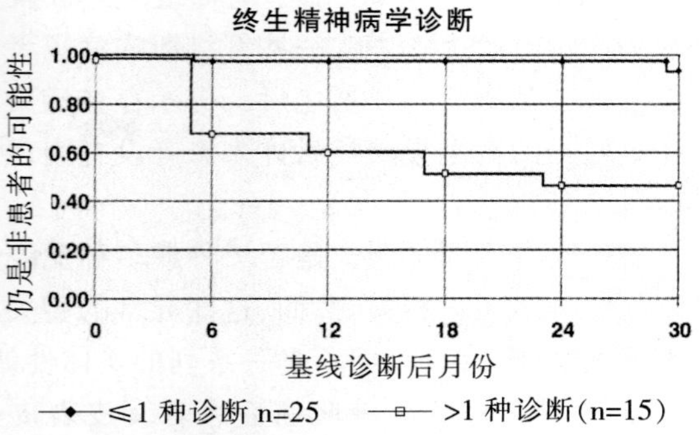

图 91.5　个体从基准线到30个月的随访评估中对纤维肌痛症的症状不寻求医治的可能性(即仍然是非患者),该可能性受终生精神病学诊断基线数目影响。对40名纤维肌痛症患者进行研究，发现不超过一种精神病学诊断的个体有95%可能仍然是非患者,然而,超过一种诊断的个体仅有50%可能仍是非患者。

有95%可能不寻求医治，而多于一种诊断的个体中有50%可能仍是非患者(图91.5)。

英国进行的一系列人群研究表明:在心理困扰、慢性全身性疼痛的发生和求医治疗行为之间存在复杂的联系。例如,Macfarlane及其同事[237]使用一般健康问卷对英国88名男性和164名女性调查了精神病学疾病和医学会诊之间的联系，这些人员具有慢性全身性疼痛和高水平的心理困扰。所有人员,包括寻求医学会诊者和不寻求者之间的精神性疾病风险没有区别。但女性困扰症状和医学会诊之间有明显的联系。该结果与我们对女性纤维肌痛症患者的临床基础研究相一致,我们研究发现精神性疾病的风险在咨询者中比不咨询者大两倍。

同样的研究者对无疼痛和局部疼痛人员通过一年随访预测慢性全身性疼痛的发生，他们也报告了在基准评估的自评中有大量医学上不能解释的躯体症状和高水平的疾病行为[238]。该联系研究与年龄和性别无关，研究者认为慢性全身性疼痛可能是困扰躯体化的一种表现。然而,具有医学上无法解释症状的个体可以准确地说出不愉快的感觉经历，一种可能的解释是这些个体与异常的神经内分泌轴功能或疼痛传递/抑制系统有关。随访期间,大量人员发生全身持续性疼痛，因此，他们的疾病行为可能是由困扰和不确定的有关感觉经历和疼痛原因的来源及结果所引起的。换言之，是神经内分泌功能失调和低劣的感觉处理技巧，而不是躯体，可导致整个随访期全身持续性疼痛和疾病行为的发展。

总之，纤维肌痛症和心理困扰联系的早期研究的患者通常来自三级医疗机构。研究发现困扰和纤维肌痛症患者的状况有强烈的联系，从而导致许多人认为纤维肌痛症是困扰或精神性疾病的一种表现[239]。然而早期观察没有考虑到下面的事实：许多心理困扰测量是将准确的症状陈述看作"病理的",并且心理困扰是大量疾病或紊乱求医行为的一个重要决定因素。具有慢性全身疼、异常的疼痛敏感性和其他症状(如疲劳)的人不易明确为某种疾病时，困扰可能是医学会诊的最有力决定因素。

不管怎样,纤维肌痛症患者中,确实有一亚群遭受精神性疾病或其他心理问题的困扰，且因此可能产生持续性疼痛或高度异常的疾病行为。成功的治疗这些患者可能需要多学科的处理方法,涉及心理学家、精神病学家、社会工作者和其他对患者的精神性疾病和多种身体症状有治疗经验的医学专家。精神性疾病或心理困扰可以增加疼痛强度或不愉快的感觉[90,240]。在情绪创伤和应激部分，我们将讨论关于应激诱导的疼痛增强根据。然而,我们希望强调,大部分患者的异常疼痛敏感性和纤维肌痛症的其他症状不能只归因于精神性疾病[26,27]。

五、症状发病相关因素

(一)感染性疾病

55%纤维肌痛症患者主诉在流感发热性疾病期间或过后,他们的症状突然出现[241]。此外,也有报道纤维肌痛症在感染柯萨奇病毒、细小病毒组[77,242]以及人类免疫缺陷病毒[243,244]后发病。一些纤维肌痛症患者的诊断可能出现在莱姆病的发展之后，提示存在感染。然而，经过适当的抗生素治疗后许多患者没有表现出症状的改善[75,76,239]。

一些研究者企图证明，是否一种或多种免疫性异常可能与纤维肌痛症相关。然而，这些异常的相关文献主要由探索性研究组成，而不是一系列的实体性调查。例如，Caro报道76%的纤维肌痛症患者真皮表皮连接处有免疫球蛋白G(IgG)沉着[246]。纤维肌痛症患者的其他免疫学参数研究，如ANA的出现通常产生不可靠的或不确定的结果[62,247,248]。其他研究者报告：纤维肌痛症患者相对于健康对照，其特征是自然杀伤细胞活性降低[249]和T细胞表达激活标志下降[250]。该发现可能原因是自然杀伤细胞和T细胞活化依赖于足够水平的5-羟色胺[251]。

Sprott及其同事对纤维肌痛症患者肌肉组织或皮肤的异常进行了系统性的一系列研究，这些异常可能引起症状的产生。例如，研究者于皮肤样本神经纤维末梢周围观察到胶原套囊，研究样本取自纤维肌痛症患者的斜方肌区[252]。他们指出，这些胶原套囊可能降低神经发放阈，细胞外基质的局部伤害性感受器受到伤害相关刺激后，可能通过重塑产生胶原套囊，接着，刺激巨噬细胞释放促炎症反应细胞因子(如IL-1、IL-6)。最近，Sprott及其同事对从皮肤样本中分离出的RNA进行了反转录聚合酶链式反应和免疫组织化学检查，样本取自女性纤维肌痛症患者和年龄与性别相匹配的健康对照者[153]。研究者发现女性纤维肌痛症患者的IL-1β、IL-6和TNF-α阳性率为27%~38%。所有对照者的三个促炎症反应细胞因子中没有任何一个出现阳性信号。Sprott及其同事认为：神经源性炎症可能导致纤维肌痛症亚组患者的疼痛和相关症状的发生。然而，没有其他研究者试图验证由Sprott及其同事所提假设的可靠性。总之，目前没有一致的证据表明纤维肌痛症直接与特殊的免疫学异常或感染性"触发"相关。

与上述研究形成对比，Goldenberg[253]提出：若干事件促进适应不良行为模式导致了纤维肌痛症发生，感染可能是其中的一项。例如，高度焦虑的慢性感染个体，如莱姆病，可能经历睡眠紊乱、肌紧张水平增加和避免体力活动。与慢性高水平焦虑相关的应激，结合睡眠紊乱及身体去适应作用一起，可能接着导致在前面章节中所提的神经内分泌异常，这种异常可导致纤维肌痛症的发生。

（二）身体创伤

14%~23%的纤维肌痛症患者报告他们的症状起自身体损伤或创伤，如外科手术[81,82,253-255]。我们较早指出：由身体损伤引起的延长性伤害输入信号可能导致脊髓背侧角神经元的NMDA和NK受体高度兴奋，这些事件的最终结果定义为中枢致敏，其可能导致中枢介导的疼痛综合征的发生[256,257]。然而，在纤维肌痛症患者中，还没有证实损伤和慢性疼痛的直接联系。最近的一项纵向调查表明：损伤和纤维肌痛症的任何因果联系最有可能见于女性。Neumann及其同事[254]检查了102名急性颈椎损伤患者，报道有22名患者符合纤维肌痛症的标准。研究者随后对20名纤维肌痛症患者实施了3年随访评估。随访中，他们发现所有11名女性纤维肌痛症患者仍符合该功能紊乱标准，而9名男性中只有1名仍为纤维肌痛症阳性。女性患者在颈椎损伤后的长期时间内可表现纤维肌痛症的主要症状（如持续性疼痛和异常的疼痛敏感性)，那么，可能的是，有一种或多种性别相关变异增加了这种可能性。

Goldenberg[253]断定：与纤维肌痛症和感染性疾病的联系相类似，作为一种适应不良行为模式，高度焦虑个体中发生身体损伤或创伤可能导致纤维肌痛症的症状发生。的确，通常人们认为：身体损伤后发生纤维肌痛症的患者和没有"反应"的纤维肌痛症的患者相比，其特征表现为明显的较高水平的失能、不活动性或经济补偿[82,84,94]。因此，经济补偿可能通过增强身体不活动和适应不良行为而有助于患者的高水平失能。例如，一项meta分析表明，接受经济补偿的慢性疼痛患者与没有补偿的患者相比，治疗后的功能表现明显较差[258]。这些数据表明：经济补偿可能减少患者改变自身行为的动机，或者是尽管治疗，但仍增加疼痛主诉和适应不良行为。因此，尽管身体损伤可能通过改变脊髓背侧角神经元发放阈直接导致纤维肌痛症的发生，但损伤也可能间接通过与之相关的经济补偿增加疼痛和失能行为的发生[256,258,259]。的确，McBeth及其同事最近证实：即使工作中低水平的机械性创伤也可能导致慢性广泛性疼痛的发生，说明疼痛最重要和公认的因素是在疾病行为量表中的高得分[260]。该研究支持McBeth及其同事的关于心理社会因素在慢性广泛性疼痛的发生中的重要性。

（三）感情创伤和应激

有人指出，如同IBS和慢性疲劳综合征，纤维肌痛症是一种应激相关性功能紊乱，因为其症状可被身体或感情应激所加强[261]。的确，有证据表明，与女性骨关节炎相比，女性纤维肌痛症在讨论30分钟个人相关感情应激事件后，疼痛增加很大[262]。健康个体研究表明，应激可导致释放可以增强疼痛敏感性的促炎症反应细胞因子[263]。此外，应激-诱导的CNS激活可刺激垂体前叶促乳激素细胞分泌促乳素和NGF[264]。考虑到NGF可以调节感觉神经中P物质表达和抑制P物质代谢产物的镇痛效果，那么应激就可能通过其对释放促炎症反应细胞因子和NGF的作用以及其对HPA轴的令人振奋的作用，从而导致增强纤维肌痛症患者的疼痛敏感性。

考虑到上述发现，感情创伤事件后，约14%就诊风湿病专科诊所的患者发生纤维肌痛症的症状，这就一点也不奇怪了[253]。一些研究发现，纤维肌痛症或持续性广泛性疼痛患者，如回忆有性或躯体虐待史，相对于无虐待史的患者，明显表现出较高水平的环境应激、疼痛、疲劳和功能障碍[90,91]。另外，受虐待的纤维肌痛症患者对大范围的机械性压力刺激表现出反应偏差，不管刺激的真实强度如何，都认为疼痛[91]。独立实验室的研究表明，虐待对疼痛和其他身体症状的作用可能是由HPA轴的功能异常调节的[266]。然而，就如我们早期所指出的，前瞻性研究也有证据显示：患者的儿时受虐记忆和目前的疼痛水平的关系不是总能在患者的儿时受虐档案记录中得到证实[93,267]。另外，我们发现在患有纤维肌痛症但未因疼痛寻求医治（即非患者）的社区居民中，他们记忆中性或躯体虐待史的出现频率与健康对照组没有区别[91]。因此，我们的结论是负面的儿童经历可能导致某些个体发生纤维肌痛症，然而，即使患者的童年受虐史不是准确的，与这些记忆有关的痛苦可以增强患者的疼痛和其他疾病行为主诉。

Nahit等人[268]证实，工作环境中负面的心理社会和个人心理因素增加了随后的肌肉骨骼疼痛的发生或主诉。他们对12种不同职业组的1 000多名新雇个体进行了前瞻性研究，发现负面的社会心理因素的优势率为1.7，个体心理因素特质的优势率为2.1[268]。相同组的研究显示，躯体化特征和应对机制异常的发生可导致慢性全身性疼痛的发生[238]。而且，在McBeth研究组中，大约有17%的慢性全身性疼痛受试者通过定式面谈诊断为目前的精神性疾病[269]。

六、纤维肌痛症的发病机制模型

少数研究者以回顾早期的研究为基础提出了纤维肌痛症发病机制的理论模型[40,215,270–272]。所有的模型断定，由于中枢和周围因素复杂的相互作用产生了纤维肌痛症的特征性高水平疼痛和异常的疼痛敏感性。然而，大多数模型都没有描述这些相互作用对产生纤维肌痛症继发症状（如疲劳和睡眠紊乱）的作用。不管如何，目前所有的纤维肌痛症模型与Melzack最新版本的疼痛传导调节门控理论是一致的[187]。该修订理论提出脑通路连接丘脑、皮质和边缘系统，形成一个神经基质，它可以产生神经活动模式。该模式-产生机制依赖于以下认知：正如个体与环境的不同一样，疼痛感觉和疼痛行为也存在不同。图91.6显示神经基质的功能受到多种输入因素的影响，包括：内分泌、免疫和自主神经系统活性，传入信号源（躯体感觉、内脏感觉），脊髓下行性抑制，病理性信号输入（如肌肉骨骼缺陷），CNS适应性（如中枢致敏、胶质细胞活化），注意力，以及心理社会和健康状态因素（如抑郁、焦虑）。另外，疼痛感觉和疼痛行为通过对上面指出的输入信号的作用可以相互影响。例如，心理应对策略可以影响注意力，从而通过对边缘系统活性的影响改变疼痛感觉。而且，我们的模型和神经基质模型中任何一个可以改变疼痛传输功能或疼痛调节通路的因素（如性别相关激素的改变、干预治疗）都可以影响疼痛敏感性。

我们研究组已建立了纤维肌痛症异常疼痛敏感性的发病机制模型，该模型与上述的神经基质模型是一致的[215]（图91.7）。该模型断定，异常疼痛敏感性的发生存在一个遗传易感性，累及神经内分泌轴（包括HPA轴）以及肌肉骨骼系统和CNS的特殊结构缺陷。异常的神经内分泌功能、睡眠紊乱以及肌肉组织损害可以从周围痛觉感受器产生延长的或增强的伤害性信号，接着传输到脊髓背侧角。另外，一些环境因素，例如身体创伤[273]、应激事件和感染因子，可以由于肌肉的微小创伤或NGF的释放（NGF接着调节感觉神经中P物质表达），从而导致高水平的伤害性信号输送到背侧角。然而我们也提出，所有诱发因素最终共同的通路是处理伤害性输入信号的中枢调节失调。尽管我们不能确定中枢处理失调是由中枢致敏或胶质细胞活化产生的，但该章所综述的发现表明兴奋性氨基酸、P物质、CGRP和强啡肽的释放增加。我们断定这些事件导致脊髓背侧角神经元的高度兴奋，从而大量增加伤害性信号传输到脑部。随着时间的推移,增加的伤害性输入在涉及调节或处理伤害性输入的脑部结构区（如丘脑、AC皮质）产生功能性改变。功能性改变可以由以下方面证实:纤维肌痛症患者丘脑中观察到低水平rCBF和相对

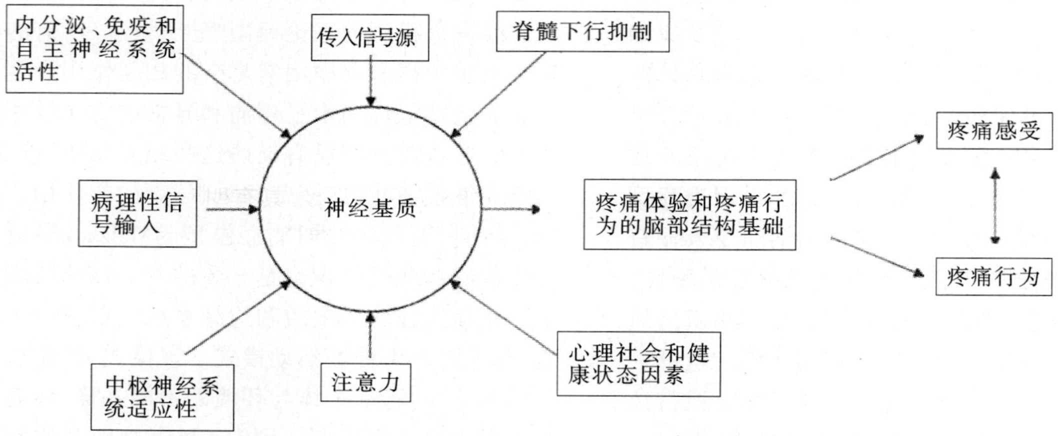

图 91.6 神经基质模型。神经基质是分布广泛的脑部神经元网络,其产生的活性模式对疼痛感觉和反馈复杂的疼痛行为起作用。神经基质可以被多种内源性和外源性因子影响。疼痛感觉和疼痛行为通过改变向神经基质的输入信号可以相互影响。我们提出神经系统和神经基质的病理性改变不能恢复正常功能时可以引起慢性疼痛综合征,如纤维肌痛症。

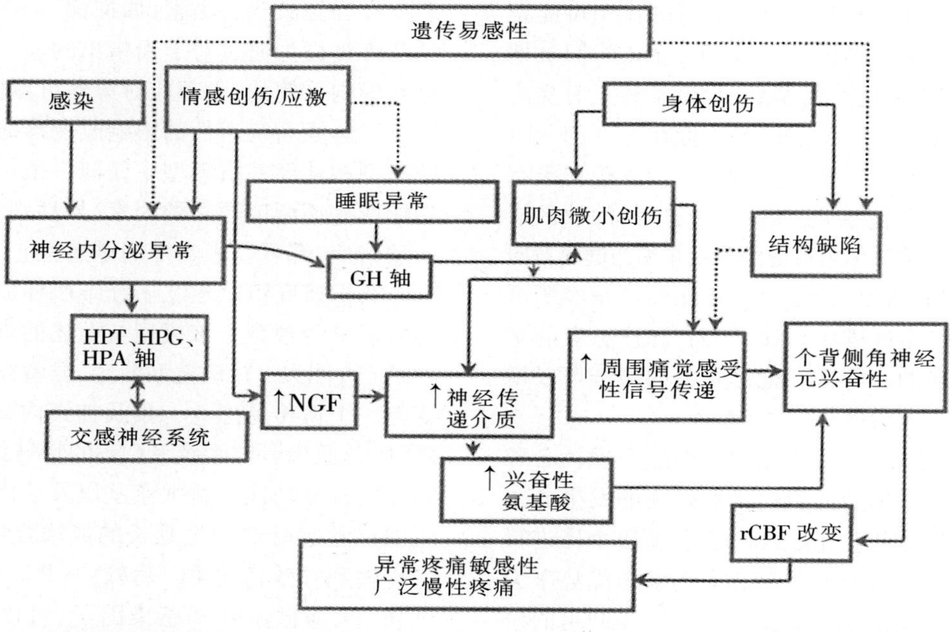

图 91.7 作者的纤维肌痛症发病机制模型图。该模型提出遗传易感性可能引起异常疼痛敏感性的发生,其涉及神经内分泌轴和肌肉骨骼系统的可能性结构缺陷。异常的神经内分泌活性和结构缺陷可能增强从周围痛觉感受器到脊髓背侧角伤害性信号的传导。另外,一些环境因素,例如身体创伤、应激事件和感染因子,可以由于肌肉的微小创伤或神经生长因子(NGF)的释放(NGF 接着调节感觉神经中 P 物质表达),从而导致高水平的伤害性信号输送到背侧角。然而,所有触发因素作用的最终共同通路是中枢致敏过程的发生。神经元 N-甲基-D-天门冬氨酸(NMDA)受体部位由兴奋性氨基酸、P 物质释放、降钙素基因相关肽和强啡肽激活,导致脊髓背侧角神经元功能改变,从而增加到脑部的伤害性信号传输。我们断定,增加的伤害性信号传输最终导致脑结构区的局部脑血流量(rCBF)增加,这些结构区涉及伤害性信号输入的调节和处理。所有进程的终点是纤维肌痛症的特征性异常疼痛敏感性和广泛性慢性疼痛。模式图中的实线代表已确定的联系,虚线代表未很好确定的联系。GH:生长激素;HPA:下丘脑-垂体-肾上腺轴;HPG:下丘脑-垂体-性腺轴;HPT:下丘脑-垂体-甲状腺轴;NS:神经系统。

低强度刺激引起脑部rCBF大量增加。

我们也提出脑部边缘系统(如扣带回皮质前区)和HPA轴之间存在相互作用，这些系统中的每一方功能改变可以影响另一方。因此，纤维肌痛症疼痛症状的高水平伤害感觉，主要是由脑部边缘系统功能处理造成的[274]，这种疼痛可能代表一种情感应激，从而可能有助于HPA轴的维持和导致相关的神经内分泌异常，同时，它又受到二者的影响。所有这些过程的终点是纤维肌痛症的特征表现，即异常疼痛敏感性和广泛性持续性疼痛。而且，即便已经建立这种疼痛处理的异常，由于边缘系统活性增加(这可以改变扣带回皮质前区、额前区皮质和丘脑的功能活性)，环境应激的暴露可以加强疼痛相关影响的感觉。

七、纤维肌痛症的自然史

尽管通常认为纤维肌痛症是一种相对良性的病变，但所进行的少数纵向研究不支持这种观点。例如，Henriksson对56名瑞典纤维肌痛症患者进行了5年的研究，发现约一半患者报告症状恶化，20%报告症状改善，30%症状没有改变[275]。Nørregaard及其同事对91名丹麦纤维肌痛症患者进行了4年的随访研究[276]，将近75%患者报告症状恶化，10%报告症状改善，15%症状没有改变。挪威的Forseth及其同事[277]对一组自诉肌肉骨骼疼痛的214名妇女进行了研究。其中有57名患者表现为慢性全身性疼痛(39名妇女符合纤维肌痛症ACR标准)。5年半后，81名妇女有慢性全身性疼痛(71名妇女符合纤维肌痛症ACR标准)，最初的39名纤维肌痛症患者中有11名不再符合ACR标准。基于这些数据，研究者认为慢性全身性疼痛和纤维肌痛症预示着预后不良。

英格兰Papageorgiou等人对两名全科医师记录的成人受试者实施了研究，报告慢性全身性疼痛的比率约为10%，研究结果是在间隔7年的两个时间点上确定的[111]。尽管一些受试者7年后没有出现疼痛，另一些开始时没有疼痛但在后期评估时主诉疼痛，但大部分受试者在两个时间点主诉疼痛，这增强了疼痛症状的慢性概念[111]。

McBeth及其合作者也试图确定社区居民中持续性慢性全身性疼痛的危险因素。一项研究中，250名以上受试者的持续性疼痛与心理困扰的存在相关联[238]。

美国实施了三项关于纤维肌痛症的自然史研究[81,278,279]。每项研究均发现，大部分患者症状在1~2年内维持稳定。然而，Granges及其同事对澳大利亚社区风湿病学家治疗的44名纤维肌痛症患者进行研究后，报告了相反的结果[280]。通过2年多的研究，许多患者不再符合纤维肌痛症ACR标准，25%患者发生症状缓解。Poyhia及其同事公布了相似的数据，他们对59名女性纤维肌痛症患者随访3年以上，发现1/3患者服用处方药后发生疼痛水平的明显下降[281]。所引用的纵向研究表明纤维肌痛症的慢性疼痛和其他症状可能随着时间而改变。目前，研究人员努力阐明维持疼痛的因素。这些数据对纤维肌痛症的成功治疗具有明显的含义。

只有少数研究者调查了儿童纤维肌痛症的自然史[128,282,283]。例如，Buskila及其同事[128]对15名患有纤维肌痛症的儿童随访了30个月，发现15名患者中有11名在研究的最后不再符合纤维肌痛症标准。芬兰的Mikkelson报道了相似的数据，在一项包含1 756名青春期前人员的人群研究中，他确定了22名儿童患有纤维肌痛症。一年后，能够接受再次检查的16名患者中只有4名符合纤维肌痛症的诊断标准[283]。

另一项儿童纤维肌痛症研究仍然是纵向研究，从诊断时开始，对45名最初诊断为纤维肌痛症的儿童患者中的33名进行了平均2.6年的电话随访[282]。这些儿童中大部分发生症状改善。这三项研究中所涉及的儿童没有就纤维肌痛症的症状接受医治，而且，确定他们患有纤维肌痛症的调查是在学龄儿童中实施的。因此，这些儿童类似于我们研究组及Clark和其同事的研究人群中的成人“非患者”[26,27,125]，他们比我们在三级医疗中心治疗的纤维肌痛症患者的症状要轻得多。

引发儿童和青少年症状维持的因素目前仍在研究中。家族性疼痛史和每日情绪和应激事件的存在似乎是预示这些患者症状呈慢性的重要因素[284,285]。

纤维肌痛症的影响

尽管事实上纤维肌痛症患者没有发生任何明显的身体后遗症，但在不同人群中所进行的研究显示：受纤维肌痛症折磨的受试者的疼痛和身体失能自评水平与RA患者所报告的相同[279,286,287]。结果，可能发生重要的功能丧失(闲暇/个人活动)和劳动能力丧失[105,288]。然而，瑞典Liedberg和Henriksson最近的一项研究指出：女性纤维肌痛症患者在调整工作环境后可以阻止工作能力丧失的发展[289]。另外，就如已经指出的，纤维肌痛症患者倾向于过度使用医疗设施，从而产生相关的费用(自身或第三方付款)[68,235]。实际上，有关纤维肌痛症的经济资料已有报告。White及其同事报告了来自伦敦纤维肌痛症流行病学研究室(安大略省，加拿大)的资料[290]。

对三组受试人群进行研究:无疼痛受试人群、全身性疼痛但不符合纤维肌痛症ACR标准的受试人群和纤维肌痛症患者组。第四组健康对照者研究来自安大略省健康保险计划。纤维肌痛症患者所使用的门诊医疗服务和药物是另两组社区人群和健康对照组的二倍[290]。然而,在另一项人群研究中,因为研究对象已经被确定患有纤维肌痛症,其健康状态、功能和卫生保健的利用均没有改变,所以不能在患者与无纤维肌痛症者之间建立联系[291]。世界上其他研究者也报道了纤维肌痛症的经济负担[68]。

更有趣的研究数据来自英国曼彻斯特研究组,该研究组发现慢性全身性疼痛与早期死亡有关联,相关早期死亡由癌症和其他原因(偶然事故、自杀或暴力)引起。癌症局部疼痛的死亡率是1.55,全身疼痛为2.07[292,293]。乳腺癌和前列腺癌的存活下降最大。

八、治疗

由于关于纤维肌痛症发病机理的可靠资料非常少,阻碍了对该病患者治疗干预的发展。尽管如此,从1986年以来,针对纤维肌痛症患者,已经公布了一些设计合理的治疗研究结果。下面所回顾的这些研究,可以大致分为三类:药物治疗、替代治疗和行为干预[如锻炼、认知-行为疗法(CBT)]。我们还将回顾其他较少使用的治疗策略,如脊柱推拿术、局部治疗和手术治疗。

(一)药物治疗

有关纤维肌痛症的药物治疗,许多研究努力集中于影响5-羟色胺和其他神经肽的药物,这类药物可以影响所有人的心情、睡眠和疼痛。该方法可能归咎于两个因素。首先,焦虑和抑郁往往会加大疼痛感觉和睡眠紊乱[187]。另外,回顾该章前面部分可以发现高度可靠的证据,就是纤维肌痛症患者的几种神经肽水平在血液和CSF中表现异常,例如5-羟色胺和CGRP。

1.抗抑郁药、肌肉松弛药和焦虑缓解药

(1)阿米替林和环苯扎林

纤维肌痛症药物治疗的早期研究集中于阿米替林和环苯扎林的治疗效果上。这些药物的应用根据是它们易于增加NREM的Ⅳ期睡眠和脑5-羟色胺的有效性,同时降低肌肉痉挛[294]。阿米替林在缓解患者的疼痛强度、整体症状严重性以及提高睡眠质量的主诉方面优于安慰剂[295-297](表91.3)。此外,阿米替林的三项研究中有两项显示该药物与改善疼痛阈或触痛点数目有关[296,297]。然而,最近许多研究对阿米替林在纤维肌痛症中的益处产生了怀疑。例如在挪威的Fors及其合作者的研究中,发现对患者使用安慰剂治疗和阿米替林治疗后,两组之间没有区别[298]。同样的,在巴西对118名患者进行的研究中,经安慰剂治疗和阿米替林治疗的患者之间没有区别[299]。

关于阿米替林的长期效果,关注度已经增加。Goldenberg[294]在他的研究[297]结束后1年,对参与研究的每一名患者进行了调查。他报告最初服用阿米替林的患者中有69%仍然服用该药。然而,这一组患者在疼痛强度、疲劳、睡眠困难和整体症状严重性方面从治疗后到调查时表现出级别的大幅度增加。因此,看起来阿米替林的效果随着时间的推移而减弱[300]。

肌肉松弛药环苯扎林的治疗效果与阿米替林相似[301-304](表91.3)。环苯扎林结构与阿米替林类似,但其好像更倾向于引起患者睡眠等级的改善,而不是疼痛强度。Carette及其同事[303]所报告的发现使人们对环苯扎林和阿米替林二者的效能产生了一些怀疑的论点。这些研究者实施了一项大规模的多中心实验,包括208名纤维肌痛症患者,该实验用两种方法进行研究。首先,他们对结果的评估使用Simms及其同事[305]提出的临床改善测评方法,另一个是统计学意义的常规验证方法。如果下述标准中至少有四项符合,则记录为临床效果改善:全体肌痛评分增加1kg和患者的睡眠、疼痛、疲劳、整体评价以及整体评价的医生分级在基准线级别上有50%的改变。研究者还评价了治疗后和3个月随访的结果。治疗1个月后,阿米替林和环苯扎林二者比安慰剂明显有更大的效能,产生的结果有临床意义。阿米替林治疗的患者有21%临床改善,环苯扎林治疗的患者有12%临床改善,而安慰剂组患者没有改善。然而,到3个月随访评估时,每一组患者均表现出进一步的改善。此时,阿米替林组改善了38%,环苯扎林组改善了33%,安慰剂组改善了13%。

需要指出,一些肌肉松弛药,如卡立普多、美他沙酮和替扎尼定经常用于纤维肌痛症患者的长期治疗。然而,有必要进行随机对照研究来评价这些药物的功效。

(2)阿普唑仑

Russell及其同事调查了阿普唑仑和布洛芬单独给药和二者联合给药的作用[306],与Yunus及其同事所实施的早期研究结果相一致[307],单独使用阿普唑仑或布

洛芬对结果测量反应没有影响。然而他们发现,这两种药物制剂结合使用和安慰剂相比,可以更明显地降低患者的触痛点指数和疾病严重性分级(表91.4)。因此,看起来联合使用布洛芬和阿普唑仑对患者病情的改善可以产生协同作用。然而,还没有纵向评估这些药物的作用。

(3)**选择性5-羟色胺再吸收抑制剂**

人们对应用选择性5-羟色胺再吸收抑制剂(SSRI)治疗纤维肌痛症产生了大量的兴趣[308-311]。最初结果发现,尽管氟西汀和西酞普兰与患者抑郁和疲劳级别的某些有效作用相关[308,309],但他们的效果不优于安慰剂。然而,需要指出,最初的西酞普兰研究是混淆的,因为实验期间患者被允许服用别的药物,如可待因和对乙酰氨基酚[312]。此外,最初的氟西汀研究发生大量失访[308]。最近一项氟西汀的研究产生了较多这种化合物的有利的确定性资料,表明其效果超过安慰剂[310]。这项研究中,对60名女性纤维肌痛症患者观察了12周,与使用安慰剂的对照组相比,氟西汀治疗组的功能能力

表 91.3 阿米替林和环苯扎林所产生结果的总结

研究	药物	设计	受试人数	有意义的治疗结果
Carette等,1986[295]	50mg阿米替林对安慰剂	RCT	70	患者的疼痛、晨僵、睡眠质量和疾病严重性级别的改善
Scudds等,1989[296]	50mg阿米替林对安慰剂	交叉实验	36	患者的疼痛和触痛点疼痛阈级别改善
Goldenberg等,1986[297]	25mg阿米替林,1 000mg萘普生对安慰剂	RCT	62	仅阿米替林改善了触痛点数目和患者的疼痛、疲劳、晨起疲劳和整体症状严重性级别
Fors 等,2002[298]	50mg 阿米替林对安慰剂(加悦人的图片,增加注意力的图片或无)	RCT	55	悦人图片是一种有效的干预,阿米替林不是
Heymann等,2001[299]	25mg阿米替林,去甲替林或安慰剂	RCT	118	三组患者均大幅度改善,但阿米替林的优势小
Bennett等,1988[301]	10~40mg环苯扎林对安慰剂	RCT	120	患者的疼痛和睡眠质量级别以及医生治疗反应分级得到改善
Quimby 等,1989[302]	10~40mg环苯扎林对安慰剂	BCT	40	患者睡眠、僵硬、疼痛和医生整体级别的改善
Carette 等,1994[303]	50mg 阿米替林,30mg 环苯扎林对安慰剂	BCT	208	1 个月时,两种药物均优于安慰剂,产生有临床意义的改善。治疗后或随访 3 个月时,所有处理条件的改善没有组间区别
Reynolds 等,1991[304]	20~40mg 环苯扎林对安慰剂	交叉实验	12	患者的夜晚疲劳和总睡眠时间级别改善,对疼痛、情绪、或触痛点数目没有效果

RCT:随机对照研究。

表 91.4 阿普唑仑和选择性 5-羟色胺再吸收抑制剂所产生结果的总结

研究	药物	设计	受试人数	有意义的治疗结果
Russell等,1991[306]	0.5~3.0mg阿普唑仑和2 400mg布洛芬对安慰剂	RCT	78	与安慰剂相比,阿普唑仑和布洛芬合用较大改善了触痛点指数和患者疾病严重性级别
Wolfe等,1994[308]	20mg氟西汀对安慰剂	RCT	42	氟西汀与安慰剂之间没有区别。与基线相比,氟西汀对患者抑郁、疲劳和睡眠质量级别有所改善
Nørregaard等,1995[309]	20~40mg西酞普兰对安慰剂	RCT	22	组间无差别
Arnold等,2002[310]	10~80mg氟西汀对安慰剂	RCT	60	大部分检查的结果测评中,灵活剂量的氟西汀优于安慰剂
Anderberg等,2000[311]	20~40mg西酞普兰对安慰剂	RCT	40	西酞普兰优于安慰剂的效果适中
Alberts等,1998[313]	20mg舍曲林对安慰剂	RCT	14	相对于安慰剂治疗患者,经舍曲林治疗的患者表现出压痛点和对照点疼痛阈的增加以及额区r CBF的增加

rCBF:局部脑血流量;RCT:随机对照研究。

(即纤维肌痛症影响问卷评分)和疼痛自评报告有明显改善。尽管没有统计学意义,接受氟西汀治疗的患者还表现出触痛点数目的大幅度减少。相反的,最近西酞普兰研究表明:对于降低疼痛得分,该活性药物并不优于安慰剂[311]。

我们应用盐酸舍曲林进行了一项小样本治疗的盲法实验[313]。患者接受盐酸舍曲林或安慰剂治疗3个月,治疗前和终止时对患者进行评估,评估使用日常疼痛和情绪自评以及休息状态时脑部rCBF水平的SPECT影像。活性药物组和安慰剂组患者都报告在治疗后疼痛和情绪较基线明显改善。然而,仅是接受舍曲林的患者表现出触痛点和对照点疼痛阈以及左右额区皮质rCBF的明显增加。

(4)**其他抗抑郁药**

大量其他抗抑郁药在专门的实验中被研究,这些实验的方法设计明显多变(表91.5)。例如,文拉法新是一种双重再吸收抑制剂,可以阻断5-羟色胺和去甲肾上腺素的再吸收,而这两种神经肽均可影响中枢疼痛调节通路。最近对15名纤维肌痛症伴抑郁症(对DSM-IV的轴1型诊断通过定式临床面谈确定)的患者使用文拉法新治疗8周以上,并进行了评估[312]。11名完成实验者中,有6名报告纤维肌痛症的症状改善了50%或更多。该研究的结论是患者病情的改善是因为药物对合并存在的抑郁症起作用。仍然需要随机的安慰剂对照实验来确定是否该药对伴或不伴有抑郁症的纤维肌痛症患者都可以产生明显的改善作用。

欧洲的两项对照实验评价了S-腺苷甲硫氨酸(SAMe)治疗纤维肌痛症患者的效果[314,315]。SAMe是一种甲基供体,执行抗抑郁、抗炎和止痛效果[315]。该制剂在欧洲只作为处方药使用,但在美国没有限制。这两项研究证实SAMe在改善情绪[314,315]、触痛点数目[314]、疼痛级别、疾病活性和疲劳[315]上优于安慰剂。Jacobsen及其同事[315]进行的随机对照实验显示:相比安慰剂,SAMe更易于减少疼痛点数目,但效果无统计学意义。而且,还不知道是否这些实验中所发现的SAMe有利作用在随访时仍能维持。另外,SAMe与潜在的严重精神性和心血管发病有关,因此使用时要注意,尤其是纤维肌痛症患者有高水平的精神性紊乱和自主神经功能失调时[316]。

利坦色林是一种长效的、5-羟色胺2(5-HT_2)受体阻断剂,研究者对51名女性纤维肌痛症患者进行16周的双盲实验,进而评价了该药[317]。治疗后在相关的疼痛、疲劳、焦虑、睡眠、晨僵和触痛点上,该活性药物组和安慰剂组没有区别。然而,接受利坦色林的患者,与安慰剂组相比,报告头痛严重性和早晨精力恢复方面有明显的改善。

现在有一些关于5-HT_3受体拮抗剂托比司琼应用于纤维肌痛症患者的研究。该制剂已通过静脉、口服或

表 91.5 其他抗抑郁药物所产生结果的总结

研究	药物	设计	受试人数	有意义的治疗结果
Dwight等,1998[312]	文拉法新从开始时的37.5 增加到最大量 375mg	开放实验	15	11名完成实验者中,6名症状减少≥50%
Tavoni 等,1987[314]	200mgSAMe对安慰剂	交叉研究	17	触痛点数目和患者抑郁主诉改善
Jacobsen 等,1991[315]	800mgSAMe对安慰剂	RCT	44	患者疾病活性、疼痛、疲劳、晨僵和情绪的级别改善,对触痛点评分没有作用
Olin等,1998[317]	10mg利坦色林对安慰剂	RCT	51	经利坦色林治疗的患者感觉更有精神,极少发生头痛。两组间在疼痛、疲劳、睡眠、晨僵、焦虑和触痛点数目上没有差别
Farber等,2001[322]	5、10 或 15mg 托比司琼对安慰剂	RCT	418	10天以后,39%的使用5mg托比司琼的患者和26%服用安慰剂的患者表现出临床反应(疼痛评分≥35%)。5mg托比司琼组在疼痛SAV量表和触痛点数目方面也明显降低,这些效果等于或优于10mg和15mg托比司琼组
Hannonen等,1999[325]	450~600mg吗氯贝胺对25~375mg阿米替林对安慰剂	RCT	130	54%吗氯贝胺治疗患者有效,安慰剂组是49%,阿米替林组是74%

RCT:随机对照研究;SAMe:S-腺苷-L-甲硫氨酸;VAS:视觉类比量表评分。

局部(损伤处)途径给药。然而,该药的研究资料限于小样本初步研究[318-321]或短期双盲研究[322,323]。双盲研究中,托比司琼与安慰剂对比,可以明显降低患者的疼痛级别[322,323]。然而,该化合物在加入纤维肌痛症治疗范畴前,需要进行包含大样本患者的长期实验。另一种$5-HT_3$拮抗剂格雷司琼已在局部应用,效果满意[324]。

最后,应用一种单胺氧化酶(MAO)抑制剂吗氯贝胺与阿米替林进行了比较,研究对象包含130名女性纤维肌痛症患者,时间为12周,结果未发现该化合物有满意的疗效[325]。

(5)小结

上述研究结果的回顾表明:阿米替林和环苯扎林对受试者疼痛、睡眠质量和疲劳的改善优于安慰剂。然而,与环苯扎林相比,有关阿米替林的作用资料的一致性似乎要弱些[298,299]。不管怎样,阿米替林和环苯扎林的有益作用在最初治疗后3个月内可以减小。有必要对这些药物进行另外的实验,随访期至少6个月,以充分评价它们的效果的稳定性。

阿普唑仑、SSRI和其他的精神药物制剂没有像阿米替林或环苯扎林一样集中研究。尽管如此,阿普唑仑制剂结合布洛芬、SAMe制剂看来有利于纤维肌痛症患者的治疗。然而,需要指出的是,只有阿普唑仑和布洛芬制剂一起使用可以降低触痛点指数和患者疾病活性分级。而且,这些药物治疗的长期效果还没有被评价。对于SAMe考虑长期效果尤其重要,因为该药有潜在的精神性损害和心血管副作用。对SSRI(即氟西汀、盐酸舍曲林和西酞普兰)、文拉法新和其他情绪改变药物的研究产生了各种结果。然而,SSRI和文拉法新经常用于临床治疗。最后,2000年进行的两项meta分析表明抗抑郁药物对于治疗纤维肌痛症是有效的[326,327]。然而,两项meta分析均不包括关于阿米替林最近的阴性结果[298,299],因此,对阿米替林效果大小的报道可能是无效的。

2.减轻疼痛的药物制剂

全科医生和专科医生同样的使用大量其他药物治疗纤维肌痛症患者[68]。极大程度上,使用这些药物是为了缓解肌肉骨骼的疼痛和僵硬现象,对一些患者来讲,这些症状可能十分严重。这些药物的主要分类有非类固醇抗炎药(NSAID)、麻醉性镇痛药、肌肉松弛药以及抗惊厥药和NMDA受体拮抗剂。

(1)非类固醇抗炎制剂

Wolfe最近报道,大量的开业医生给纤维肌痛症患者开NSAID来减轻疼痛[68]。同样的,患者宁愿使用NSAID而不是麻醉性镇痛药来治疗与他们疾病有关的肌肉骨骼疼痛[328]。以抗炎剂量给药时,NSAID或许不必用于原发性纤维肌痛症患者,因为这些患者的疼痛的肌肉骨骼结构中没有可证实的炎症化合物。事实上,一项安慰剂对照研究表明:对于降低纤维肌痛症患者的疼痛布洛芬并不好于安慰剂[307]。尽管如此,这些药物对一些特殊亚组患者的抗炎症作用具有应用指征,如:①儿童或青年关节活动过度,可能导致肌肉、关节和肌腱损伤。②成人纤维肌痛症患者并发局部疼痛综合征(如肱二头肌腱炎)。要考虑到一些纤维肌痛症患者的皮肤组织中出现促炎症反应细胞因子的信号[153],其他亚组成人患者的疼痛也可能带有炎症成分。然而,NSAID在青少年和成人患者组中的应用应该是临时的而不是不限时的,这样可以保持药物疗效并降低毒性。

非类固醇抗炎制剂的止痛给药效能或许从上述的阿普唑仑和布洛芬联合应用的研究中得到支持[306]。然而,我们应该记住,即使是相对小的剂量,传统的NSAID[环氧合酶-1(COX-1)抑制剂]可以产生明显的肾脏和胃肠道副作用。新的非类固醇化合物(主要是COX-2抑制剂)已被批准用于急性而不是慢性疼痛功能紊乱,至少目前理论上,他们很少会产生胃肠道副作用(然而,肾脏副作用仍然可以发生)。不管如何,这些化合物现在被用于抗炎和纤维肌痛症患者的止痛给药,尽管没有临床实验数据支持该用药。在开麻醉性镇痛药时要充分考虑费用。目前应用的COX-2抑制剂(在美国使用塞来昔布、罗非昔布和伐地昔布)比普通镇痛药(如对乙酰氨基酚)贵很多。

(2)麻醉性镇痛药

以我们和别人的观点,这类化合物对纤维肌痛症患者的治疗没有明显作用[329]。我们承认其他的开业医生可能有相反的观点。然而,我们的临床经验提示这些药物对纤维肌痛症患者没有益处。而且,一旦开始使用这些化合物,可能很难中断。尽管剂量增大和类别增多不是经常性的发生,但确实有。麻醉类药物如曲马朵已建议用于纤维肌痛症的治疗[330],实际上,很大比例的纤维肌痛症患者使用了曲马朵[270]。最近对300名以上的纤维肌痛症受试者进行了91天研究,发现结合使用曲马朵和对乙酰氨基酚对纤维肌痛症的疼痛缓解优于安慰剂[331]。有意思的是,活性药物组有约20%的患者和安慰剂组约12%的患者因为有害事件而中止用药。仍没有确定这种联合用药的长期效果(表91.6)。

(3)激素类

生长激素[185]和降钙素[332]的作用已在纤维肌痛症患者中得到验证。降钙素实验得到了阴性结果。相反的,生长激素研究显示其对于触痛点评分的改善、整体级别的改善和纤维肌痛症影响问卷表的评分要优于安慰剂[185]。然而,生长激素的高费用极大地降低了其对纤维肌痛症患者的治疗的可行性。

(4)抗惊厥药和NMDA受体拮抗剂

加巴喷丁是一种抗惊厥药,对一些慢性的、难以治疗的、疼痛性疾病如带状疱疹后神经痛有效[333]。普加巴林是一种γ-氨基丁酸(GABA)类似物,结构上与加巴喷丁相似,已被开发用作带状疱疹后神经痛和慢性疼痛综合征的特殊治疗。最近一项包括529名纤维肌痛症患者的随机对照研究对该药进行了评价。实验结果以摘要形式报告[334,335],该研究的全文出版物还没有发行。研究发现,与对照组相比,普加巴林对疼痛、睡眠和整体症状严重性级别产生了明显的改善。而且,普加巴林的一个功能表现为患者的疼痛级别降低超过50%,该作用被认为具有临床以及统计学上的意义。

本章前面已指出中枢致敏可能是纤维肌痛症相关的异常疼痛敏感性和神经肽异常的基础。因此,人们认为NMDA受体拮抗剂可以减轻该功能紊乱患者的疼痛。Graven-Nielsen及其同事[336]对15位鉴定为纤维肌痛症的患者的研究显示:给予NMDA受体拮抗剂氯胺酮后,疼痛明显降低。他们接着给予以下处置来观察患者的反应:胫骨前注入高张生理盐水、双侧三处触痛点施加机械压力和阶段性电刺激产生紧张效果。结果发现,15名患者在涉及由注射生理盐水和压力性疼痛耐受引起的疼痛强度以及紧张反应方面明显降低。他们的结论是:中枢致敏明显导致纤维肌痛症患者的疼痛的发生和维持。然而,氯胺酮产生致幻作用的倾向妨碍其作为一种治疗手段用于纤维肌痛症个体。

(5)实验性药物治疗

有四种其他药物制剂值得进行一些评价。首先,Citera及其同事基于一项小样本先导研究推荐使用褪黑激素治疗与纤维肌痛症相关的睡眠紊乱[337]。一项可能的预期是:睡眠质量的改善可以随之对情绪和疼痛起到有利作用。然而,使用该化合物治疗纤维肌痛症无生理学基础,因为该功能紊乱患者与健康对照者相比,易于有相对高水平的褪黑激素。

Russell及其同事在一项安慰剂对照研究中,检查了纤维肌痛症患者舌下给予干扰素-α的效果[338]。他们发现干扰素-α对晨僵和身体功能级别产生了明显的降低,然而,没有改变主要的疼痛结果。

奥氮平是一种选择性单胺能拮抗剂,与5-羟色胺、多巴胺、毒蕈碱的、组胺和肾上腺素受体有高度的亲和

表 91.6 减轻疼痛药物制剂所产生结果的总结

研究	药物	设计	受试人数	有意义的治疗结果
Bennett等,2003[331]	曲马朵37.5mg/对乙酰氨基酚325mg对安慰剂	RCT	315	经曲马朵/对乙酰氨基酚治疗的患者与安慰剂组相比,研究中较少可能中止治疗(前者中为48%,后者中为62%)。曲马朵/对乙酰氨基酚明显改善疼痛VAS、疼痛缓解级别及纤维肌痛症影响问卷评分
Bennett等,1998[185]	IGF-1注射对安慰剂	RCT	50	每日注射IGF-1取得血液水平250ng/mL,相比安慰剂,可以产生明显的触痛点和纤维肌痛症影响问卷评分的改善
Bessette等,1998[332]	降钙素(100TUs.c.)对安慰剂	交叉研究	11	降钙素对11名患者中的任何一个疼痛测量、疼痛敏感性或功能能力均不优于安慰剂
Crofford等,2002[334]	普加巴林150mg、300mg和450mg对安慰剂	RCT	529	与安慰剂相比,450mg普加巴林对终点疼痛评分、睡眠质量和疲劳级别以及医生和患者对评分改变的整体印象产生明显改善

IGF:胰岛素样生长因子;RCT:随机对照研究;s.c.:皮下;VAS:视觉类比量表评分。

力。该药是治疗精神分裂症和双极性躁狂疾病的典型用药。一项病例研究揭示2名纤维肌痛症患者服用奥氮平后报告疼痛和功能的大幅度改善[339]。也有一名患者停用奥氮平后诉疼痛增加，恢复使用奥氮平后疼痛大幅度减轻。这些联系提示奥氮平对患者症状的改变有因果效应。当然，在实施随机对照研究以前，关于该化合物的作用尚不能得出结论。

同样的，γ-羟基丁酸盐（GHB），一种精神病药物制剂，可以增加5-羟色胺水平和激活GHB与GABA受体。一项包括11名患者的开放式实验对该药进行了研究[340]，发现该化合物能明显从基准线上降低疼痛自评和疲劳，该药也能减轻αδ睡眠异常。因此，GHB似乎很有应用前景，但还没有进行双盲随机对照研究。然而需要指出，使用GHB时必须特别小心，因为药物滥用者使用该药可以产生欣快感。

（6）小结

关于镇痛药和其他用于减轻疼痛的药物制剂效果所进行的随机对照临床实验相当少。因此NSAID经常作为抗炎症和止痛药物开给纤维肌痛症患者，而且大量的患者可能接受麻醉药治疗。十分有必要进行临床实验来提供重要的信息，以了解某一特定亚组纤维肌痛症患者从NSAID药物中的受益程度以及麻醉性止痛药（如曲马朵）对患者疼痛的长期效果。

3.替代治疗

纤维肌痛症患者经常寻找不同于传统医疗人员所提供的治疗。事实上，加拿大的一项调查揭示：就诊于大学附属风湿病学门诊或社区私人风湿病学诊所的患者有91%使用替代治疗[341]。患者最常使用的替代治疗为：使用非处方药物产品如软膏或擦剂（50%）和维生素（35%），进行精神性活动如祷告（41%）和冥想（38%），寻求非医务人员如按摩技师（19%）和按摩治疗学家（10%）的帮助以及控制饮食（26%）。同样的，对60名纤维肌痛症患者所进行的小样本调查发现：患者的回答证实了可以减轻症状的一些有效方法，如教育文献、芳香疗法、支持治疗、热疗和按摩[342]。另一项研究中，所调查患者来自美国三所大学诊所和三所私人诊所，232名研究对象分别患有不同的风湿性疾病，结果2/3的患者报告使用一种或多种替代治疗[343]。绝大多数患者定期使用替代治疗，其中1/4的患者使用3种以上替代治疗方法。尽管这项研究没有对比纤维肌痛症患者和其他风湿病患者使用这些治疗的差别，但疼痛被认为是使用的指证，因此纤维肌痛症患者是这些替代治疗方法的常客。

一些疗效数据对几种替代治疗有用。这些治疗包括：辅酶Q10[344]、胶原水解产物[345]、抗坏血酸原[346]、饮食控制如补充吡喃糖苷绿藻、素食者和绝对素食者饮食[347-349]、消除饮食兴奋性毒素[350]。目前互联网上介绍了这些治疗以及多方面其他治疗的潜在好处。然而，应对此十分警惕，这些声明多来自治疗提供者或制造者，评议机制通常没有用来评价这些信息。事实上，目前已出版的常规科学资料中关于“替代”治疗的资料非常少。例如，Dykman及其同事报道了营养补充疗法（芦荟凝胶提取物、植物糖、冻干水果和蔬菜）的有益效果[351]。然而，Dykman的数据是生产这些补充品的公司通过与使用他们产品中的诊断为纤维肌痛症的患者进行面谈产生的。因此，大多数替代治疗的益处并没有表现出比可靠的安慰剂所产生的更大。

（二）行为干预

1.有氧锻炼

Bennett及其同事[352]报道了80%~84%的纤维肌痛症患者低于美国心脏协会[353]和Cooper临床分析[354]建立的身体健康平均水平，自此纤维肌痛症患者对有氧锻炼的作用产生了兴趣。在纤维肌痛症患者有氧锻炼作用的第一个研究中，McCain及其同事[355]通过对20周的心血管健康训练方案与柔韧性练习的结果的比较（表91.7），发现心血管健康训练在心血管健康指数、疼痛阈和疾病活性主观级别方面的改善优于柔韧性训练。

随后的一些研究者对提出的方案报道了相似的阳性结果，这些方案有：①心血管健康训练[356,357]。②教育和水上运动训练[358-363]，以及身体健康训练教育[364-368]。其中4项研究报道心血管健康测定或身体功能的改善在治疗后维持3~24个月[358,361,362,365]。只有最近的一项研究显示有氧锻炼和健康训练没有产生上面提到的测定结果的改善[364]。1999年之前所进行的一项锻炼研究meta分析显示：有氧锻炼和其他身体干预明显改善了纤维肌痛症患者的症状和身体状态[369]。该meta分析与上面回顾的最近研究均强烈地提示：一项设计好的着重于有氧健康训练的锻炼方案对纤维肌痛症患者可产生明显的持续性的改善。

小结

上述回顾资料提示，有氧锻炼对症状和身体功能可以产生持续的明显的改善，治疗后维持长达2年。然

表 91.7　行为干预所产生结果的总结

研究	干预	设计	受试人数	有意义的治疗结果
McCain等，1988[355]	心血管健康训练对柔韧性锻炼	随机，前后测量设计	42	相对于柔韧性锻炼，心血管健康训练后心血管健康、疼痛阈以及患者和医生疾病严重性评级得以改善
Martin等，1996[356]	有氧锻炼对放松	随机，前后测量设计	60	锻炼在触痛点计数、总肌痛评分和有氧健康方面产生较大改善
Gowans等，1999[358]	锻炼和教育对等候对照	随机，前后测量设计	41	锻炼在6分钟步行距离、舒适感和疲劳方面产生较大改善，在3~6个月的随访期间，步行距离和舒适感的改善仍然维持
Mannerkorp 等，2002[361]	水上锻炼和教育对等候对照	随机，前后测量设计	58	锻炼和教育，相对于对照情况，对FIQ和6分钟步行产生显著改善。对26名患者2年随访显示：从治疗后到随访评估，FIQ或6分钟步行没有明显差别
Jentoft等，2001[362]	水上锻炼对陆上锻炼	随机，前后测量设计	34	两种治疗均对心血管能力、步行时间和日间疲劳产生明显改善。水上锻炼还在疼痛自评、身体损害、焦虑和抑郁方面产生明显改善，6个月随访时改善维持
Verstappen等，1997[365]	有氧锻炼对无辅助治疗	随机，前后测量设计	85	锻炼和无辅助治疗都产生阴性结果：心率和功率输出峰值都下降
Nielson 等，1992[378]及 White 和 Nielson，1995[380]	CBT	单组，前后测量设计	25	相对于基线水平，患者的疼痛强度级别、情感压力、生活障碍、抑郁、焦虑和疼痛行为明显改善，治疗后这些改善平均维持30个月
Turk等，1998[381]	跨学科疼痛治疗方案	单组，前后测量设计	67	治疗后产生明显的临床改善，通过测量可靠改变指数发现42%患者疼痛严重性级别改善，6个月随访时改善维持
Bennett 等，1996[382]和 Bennett 等，1991[383]	行为矫正，压力控制，健康锻炼	单组，前后测量设计	104	70%患者触痛点<11，失能评分降低25%
Williams等，2002[384]	增加身体功能的 CBT 对标准医疗附加有氧锻炼建议(对照)	随机，前后测量设计	145	CBT患者(25%)和对照组(12%)相比在SF-36身体功能评测方面取得明显临床改善，12个月后随访改善维持
Buckelew等，1998[387]	生物反馈/放松训练，锻炼训练，生物反馈/放松/锻炼，或安慰剂治疗	随机，前后测量设计	119	相比活动治疗组，安慰剂治疗患者触痛点敏感性增加。活动治疗对触痛点敏感性或疼痛评测或疼痛行为没有影响
Nicassio等，1997[388]	CBT对安慰剂治疗	随机，前后测量设计	71	活动治疗和安慰剂治疗对疼痛行为、肌痛评分或抑郁级别的作用没有区别
Vlaeyen等，1996[389]	CBT,安慰剂治疗对照，等候组	随机，前后测量设计	131	认知-行为疗法对任何测量结果不优于安慰剂治疗
Ferraccioli等，1987[392]	EMG 生物反馈对假反馈	随机，前后测量设计	12	相对于基线水平，患者的触痛点计数、疼痛分级和晨僵发生改善
Haanen等，1991[393]	催眠疗法对物理治疗	随机，前后测量设计加12周随访	40	相比物理治疗，接受催眠疗法的患者的疼痛分级、疲劳、睡眠紊乱和心理困扰改善，对总肌痛评分没有作用，随访时改善维持

CBT：认知-行为疗法；EMG：肌电；FIQ：纤维肌痛症影响调查表。

而，有效使用有氧锻炼最大的障碍是经常难于劝导患者进行一项锻炼方案和始终坚持锻炼。这种锻炼疗法的非依从性，尤其是在早期训练时，部分原因可以解释为纤维肌痛症相关的疼痛调整异常。那就是，尽管锻炼在健康人中抑制疼痛敏感性，但纤维肌痛症患者锻炼后疼痛敏感性增加[370]。结果，纤维肌痛症患者锻炼后经历的疼痛增加可能成为他们坚持疗法的最大障碍。

这些发现提示物理治疗师对患者和其家庭成员的教育是重要的，即要告知他们锻炼训练的早期患者很可能经历疼痛的增加，如果他们坚持训练很可能也取得有效的结果。家庭成员应提供支持和社会奖赏(如口头表扬、关注)，鼓励患者坚持治疗。此外，物理治疗师如在治疗早期采用低基准锻炼量和逐步增加锻炼量的方法，可以发现患者表现出较强的依从性。随着患者有氧代谢能力的增加，锻炼量的增加可以变得更大[371]。事实上，Oliver和Cronan最近提供证据，即社会支持和高水平自我效能感以及低水平的社会心理应激有助于纤维肌痛症患者坚持锻炼[372]。这些研究者观察了444名患者，发现坚持锻炼疗法的最好预估是方案初始坚持锻炼和实施锻炼时的自我效能感。抑郁、纤维肌痛症的症状控制的自我效能感和社会关系的大小也有助于预见锻炼能否坚持。

2.认知-行为疗法(CBT)

早在20世纪70年代，CBT就被用于各种行为或医学障碍的治疗中。所有干预基于这样的前提：行为受社会环境强化的影响，也受内在认知和情感因素影响，如控制症状和感情状态个人能力信念。那么，这些干预和最近的疼痛模型如Melzack神经基质模型[187]是高度一致的。

由于上述的根本前提，CBT干预有4个必要组成部分，即教育、技能获得、认知和行为预演以及复发预防。为了促使患者参与和遵从治疗，教育是必要的。技能获得通常包括放松训练、健康行为强化、应对技巧训练和重建关于控制疼痛症状个人能力的不适当的信念。另外，患者有必要在治疗场所和家庭或工作环境中练习这些新学到的技术。这也就允许患者和治疗学家识别和纠正可以减低应对技术效能的问题。然而，如果没有预防复发，CBT的效果很可能减小。换句话说，治疗结束后患者应学会预测妨碍应对技术使用的环境或内在因素[373]。

从20世纪80年代至90年代早期，一些研究人员表示：对于减轻RA患者[374]和膝关节骨关节炎患者[375]的疼痛和困扰，CBT优于可信的安慰剂治疗。最近的CBT研究也显示，与安慰剂相比，CBT明显减轻持续性疲劳[376]和IBS[377]。CBT对风湿性疾病或医学上不能解释症状的功能紊乱患者的成功应用鼓励研究者对纤维肌痛症患者实施类似的方法。

自从1990年以来，大量研究报道CBT干预在患者的疼痛评级、其他临床症状、功能障碍和疼痛阈或触痛点数目方面可以产生明显的降低作用[100,378–384]。然而，这些研究都没有使用安慰剂治疗对照组来控制长期或经常接触有关卫生人员的非特异性影响。因此，不能认为这些研究中的治疗效果是CBT干预的结果，尽管5项研究的报告有很好的前景，即报告显示患者的疼痛行为和疼痛评级或功能能力获得改善，并在治疗结束后维持长达30个月[380–384]。

上述CBT研究中有2项确定了患者数目，这些患者对一项或多项结果变量取得明显的临床改善[381,384]。对于每一个变量，临床显著性标准的计算采用可靠改变指数(RCI)[385]。该测量计算方法是患者的治疗后评分减去治疗前评分，再除以两组总体得分差别的标准误。依照此定义，当RCI≥1.96时，其具有统计学和临床意义。Turk及其同事报告42%CBT治疗患者表现出临床和统计学上有意义的疼痛主诉降低[381]。Williams及其同事发现，25%经CBT和标准医疗治疗的纤维肌痛症患者报告临床和统计学上有意义的功能障碍减轻[384]。相反的，有12%仅采用标准医疗和有氧锻炼建议的患者报告出现临床和统计学上有意义的功能障碍减轻。然而，目前不可能确定为什么大量患者在CBT干预后所产生的改善要么是疼痛的，要么是功能的，而两个变量不能同时出现改善。

CBT对持续性疼痛个体的疗效也有阴性结果。最近的一项研究是关于CBT对患有纤维肌痛症类似症状或慢性疲劳综合征的海湾战争退伍军人的作用，结果显示，相比于常规医疗，单用CBT或CBT结合锻炼对疼痛或身体功能没有产生明显改善[386]。然而需要指出，这些阴性结果可能与CBT和CBT结合锻炼的患者对治疗的高比率不依从性(62%~64%)相关。该研究中有很大的可能性绝大多数的参与者没有接受前提，即遵守CBT方法将帮助他们较好的减轻症状。

三组研究者对CBT治疗纤维肌痛症患者进行了安慰剂-对照研究，结果为阴性[387–389]。每组检测CBT干预效果，这些干预包括肌电(EMG)生物反馈训练和(或)放松训练以及疼痛应对策略训练。安慰剂治疗组约束条件主要由纤维肌痛症和相关的健康问题的教育构成。其中的两组研究者发现在减轻疼痛和纤维肌痛症相关症状方面，CBT并不比安慰剂更有效[388,389]。第三组将CBT干预效能与锻炼干预、CBT结合锻炼和安慰剂治疗进行了比较[387]。他们发现所有3组活动治疗的分组产生的触痛点指数评分明显好于安慰剂治疗。然而，该结果的主要产生原因是由于安慰剂治疗患者随着时间的推移疼痛敏感性增加。CBT治疗对疼痛测评或疼痛行为无明显作用。不管如何，随访分析显示：所有的处理条件中，自我效能的增加与触痛点指数和疼痛强度级别的改善明显相关[390]。

小结

上面的回顾发现表明：目前CBT干预对纤维肌痛症的治疗不能认为优于安慰剂。我们已经指出这些阴性结果与CBT干预RA、膝关节骨关节炎和IBS的研究结果很不相同[374-377]。事实上，CBT对这些疾病表现出良好的可以证实的辅助治疗效果[391]。

我们认为，由于CBT干预不能解决纤维肌痛症有关的特有问题，干预治疗对该疾病的效果已被削弱。而且，直到研究者致力于解决这些问题前，该领域不会取得发展。例如，在三级医疗中心的纤维肌痛症患者中发现有高水平的精神病发病率，可能使患者较少注意或愿意采取和练习疼痛锻炼治疗技巧。

另一个重要问题是，目前适用于纤维肌痛症患者的药物干预不能直接影响有关该病疼痛敏感性的中枢-介导改变。那么，这些干预只是对疼痛或疼痛敏感性产生中度降低。我们认为：由于缺乏高度有效的疼痛治疗药物，可能限制患者有效地使用或坚持新学到的认知行为疼痛治疗技巧。相反的，CBT对RA、膝OA、或IBS所产生的高阳性结果可能是由于(部分的)大量药物的出现，这些药物(例如依那西普、COX-2抑制剂、阿洛司琼)对这些患者可以起到缓解疾病活性或增强疼痛控制的作用。CBT干预和经常用于治疗神经源性疼痛的药物制剂(如加巴喷丁)结合使用将可能提高CBT的效能，将来的研究应对此进行评价。

最后，纤维肌痛症患者由于以前接受的许多干预效果甚差，所以经常会对CBT干预的潜在效能产生悲观期望。结果，患者不大情愿积极接受CBT治疗。我们认为CBT干预将直接解决这些负面期望，而且，如果将CBT和有效缓解神经源性疼痛的药物制剂结合使用，可以极大地降低这些负面期望（它们阻止患者的行为改变和决定使用新学到的疼痛缓解技巧进行锻炼的动机)。

3.其他行为疗法

两组研究人员检查了EMG生物反馈训练[392]和催眠疗法[393]在纤维肌痛症患者中的效能。两项研究都发现与干预有关的患者疼痛强度级别明显降低，EMG生物反馈训练还与触痛点计数减少有关。然而需要指出的是，EMG生物反馈研究[392]仅对入选的12名患者进行了评价。患者中一半接受EMG生物反馈和放松训练，另一半不接受放松训练或任何EMG生物反馈信号。因此，生物反馈训练的阳性结果很大程度上是由于放松指导，而不是生物反馈信号本身。同样的，催眠疗法研究[393]检查了自我催眠和放松指导的效能，患者通过录音磁带上的录音于家中练习和面对面诱导催眠。比较治疗包括按摩和肌肉松弛指导，那么催眠干预可能优于比较治疗，因为前者更有效的传授给患者放松技巧。最后，一项研究提示颈托可能是纤维肌痛症患者综合治疗方案中的一个重要成分，但尚缺乏大样本实验数据[394]。

小结

催眠疗法和EMG生物反馈对纤维肌痛症患者可能有用，主要由于其中的放松训练。事实上，将来或可发现规范放松训练的家庭练习同等有效，并且费用少于催眠疗法和生物反馈。

(三)其他治疗方法

1.脊柱推拿术

已听说脊柱整骨推拿对纤维肌痛症患者有效，但只是相对最近，该方法才被进行了有限程度的评价[395,396]。在把该方法推荐到全部纤维肌痛症患者前，还需要进行大量的研究。

2.局部治疗

搽剂和其他局部制剂(如P物质拮抗剂、辣椒碱)已成功用于有限的或局部肌肉骨骼综合征的治疗。然而，纤维肌痛症疼痛的弥散和慢性特征使这些药物的应用出现了问题。同样的，还不清楚(在缺乏确定的肌肉骨骼局部疼痛综合征的情况下）是否对纤维肌痛症患者触痛点区域局部注射麻醉剂或皮质类固醇可以产生长期效果。不管如何，这些注射已用于临床，疗效不确定。它们的有效作用是由于“针刺”(针灸)，还是所给药物化合物的效果，还没有系统性的研究。实际上，针灸也已被使用，依照最近国立卫生研究院共识会议，对该状况针灸是一种已被承认的治疗形式[397]。最后,稳恒磁场也被推荐用于慢性肌肉骨骼疼痛患者,但对此方法只是最近才实施了一项随机对照实验。尽管随机分到有活性磁力垫的患者的改善好于假磁力垫组,但两组的差别无显著统计学意义[398]。

3.外科手术

互联网上宣称颈椎减压术可以成功治疗纤维肌痛症[399],该宣称是基于纤维肌痛症和Chiari畸形或其他能够产生颈椎狭窄状况的联系作出的。我们报道了纤维肌痛症与具有Chiari畸形之间的联系不大(p=0.07)[400],但这是我们研究小组对纤维肌痛症患者和非患者以及对照受试者进行脑磁共振成像和腰椎穿刺术时偶然发现的[28]。与我们研究中碰到的其他异常(如P物质)相比,我们发现正常受试者中只有一例Chiari畸形,在纤维肌痛症非患者中未能鉴定出Chiari畸形。而且,具有Chiari畸形的纤维肌痛症患者和不具有Chiari畸形患者中,关于CSF中的P物质水平或疼痛和疲劳自评没有任何差别[400]。另一方面,在已确定有颈椎损伤的患者中,纤维肌痛症的发现频率增加[254,273]。需要指出的是,该研究是一项独立盲态前瞻性研究,其结果以摘要形式报告[401]。有报道在健康对照者中检出Chiari畸形的比例大于在纤维肌痛症患者中。考虑到Chiari畸形和纤维肌痛症联系之间的微弱证据,我们强烈建议Chiari畸形和颈椎和(或)腰椎管其他狭窄损害患者如果存在脊髓压迫症的明确证据,才可以只给予减压手术,否则不可[402-404]。

九、未来研究介绍

上面回顾的证据表明:一些药物(如阿米替林、环苯扎林、SAMe)和有氧锻炼对纤维肌痛症患者的疼痛报告和其他症状有改善作用。然而,关于这些治疗及CBT和其他的行为干预效能的大量研究未能充分与安慰剂的效能形成对比。Carette及其同事[295]试图解决这个问题,他们把大量受试者随机分配予以药物或安慰剂治疗,通过特殊治疗反应标准评价有意义的临床改善[305]。我们建议将来的纤维肌痛症治疗研究采纳类似方法。我们还认为应该评估更多的变量,如功能能力测量、指示疼痛的行为量化记录[405]、疼痛信念和认知(如自我效能信念)[406]和心理困扰。一些研究者提议,在未来的治疗结果研究中,应该包括各种各样的测量[7,335,407-411]。

研究者也应该考虑用统计学方法评估有意义的临床改变[381]。一种方法是使用先前描述的可靠改变指数[385]。Blanchard及其同事发表了类似的方法,他们提到有意义的改变代表恢复到正常功能[412],因此,患者特异性变量的改变可以定义为:①治疗后评分至少在2个标准差以上或低于患者治疗前平均得分。②治疗后得分在正常或健康人平均得分的2个标准差以内。③相比患者治疗前得分,正常或健康人平均得分更接近治疗后得分。

无论用那种方法评估临床上有意义的改变,研究者必须仔细评价这些所获得的治疗效果的可维持程度。例如,相对较少的研究对患者治疗后8或12周的结果进行效能评价。然而,在临床环境中,药物治疗所产生的最有价值的改善是:①优于安慰剂的效果。②开放随访研究中改善至少持续6个月。类似的,考虑到每位行CBT治疗的患者需要占用行为指导医生大量的时间,那么十分有必要证实CBT治疗所获得的疼痛、功能或困扰改善在治疗后至少维持6个月,随访期间可以做相对低的调整。

十、治疗推荐

对于纤维肌痛症患者的治疗,尚无公认的临床治疗途径。但是,一致的看法是,成功的治疗方案应首先对患者进行教育,保证该病不会威胁到生命,但也不可是虚构的或者与关节畸形发展相关[413,414]。我们已发现在我们诊所的患者经常被告知他们的症状是精神性起源的或者是假的。因此,当患者知道来我们诊所的许多患者有精神性或心理性问题时通常就放心了,但这些问题不是疼痛、疲劳或纤维肌痛症其他相关症状的原因。

一致的共识是,尽管药物治疗不能消除疼痛,但它们可以有助于患者较好的减轻疼痛。我们往往强调使用药物,如阿米替林、环苯扎林或氟西汀。另一方面,我们在高度焦虑的患者中可以使用抗焦虑药物如阿普唑仑。总之,我们倾向于限制抗炎症制剂、麻醉性镇痛药和肌肉松弛药的使用。

需要指出的是,患者经常表现出焦虑和抑郁症状。这些患者通常难以治疗,我们倾向于从同事处获得会诊,他们对具有复杂精神病性功能紊乱和躯体症状的个体有丰富的处理经验。最后,我们偶尔依靠总体经验来短期(<1周)使用小剂量皮质类固醇(按照需要量给予泼尼松1~5mg/d),该方法用于关节松弛患者中的骤发性疼痛,这些患者的疼痛暴发明确地表现出与身体创伤有关,并且不能服用传统的(COX-1抑制剂)或新的(COX-2抑制剂)NSAID。尽管如此,我们注意到纤维肌痛症患者的泼尼松效能研究产生了阴性结果[415]。

纤维肌痛症治疗的另一个关键因素是身体锻炼。与McCain及其同事[416]和其他研究者的方法一致,我们鼓励我们的患者进行物理治疗师指导的逐步有氧锻炼方案,这些物理治疗师可以熟练地使用学到的理论,安排患者相符的每日锻炼配额[371,417]。治疗者有必要根据患者的基线锻炼耐力水平,制定合理的评估和设计符合患者特殊需求的锻炼计划(水有氧锻炼)。细致的基线评估和适合个体的治疗是必要的,这可以使患者避免早期治疗失败和因此丧失改变锻炼行为的动机。一些姑息干预,如按摩治疗,可以作为该方法的辅助治疗。

最后，对CBT干预有经验的人应该把该技术给那些需要疼痛应对技巧训练的患者，让他们能够练习并把这些技巧结合到日常生活中。我们注意到,总体上,CBT训练对纤维肌痛症的效能还没有在安慰剂对照实验中得到验证。然而,我们的经验与Turk是一致的[99],即一些亚组患者确实对CBT训练反应良好。

总之，纤维肌痛症患者的治疗是一种复杂而困难的努力,需要各种学科的大量卫生人员共同努力。很多医疗中心通常不可能建立跨学科治疗团队。因此,有必要从能胜任如此治疗规划的医疗中心得到会诊，或者让患者转诊于这些中心[418]。

十一、研究内容

很明显,我们对纤维肌痛症的理解是有限的。迫切需要倾注巨大的努力来研究该功能紊乱的发病机制。事实上,在更好的理解纤维肌痛症发展的促进因子前,我们这些治疗方法不可能提高效能。尤其迫切需要理解的是，似乎涉及纤维肌痛症的遗传因素和外周与中枢疼痛机制之间的交互影响。

实施于纤维肌痛症的治疗研究有以下局限性:缺乏安慰剂对照,过度注重于短期结果,以及依靠传统统计学意义的检验方法。我们和其他的实验室已评估了纤维肌痛症的大量药物和行为治疗。然而,有必要确定随着时间的推移这些治疗在多大程度上确实产生临床和统计学上均有意义的效能。

虽然疼痛、失能和心理困扰的自评测量是有价值的,但对疼痛行为、疼痛相关信仰和应对策略的改变的评价也是必要的。考虑到纤维肌痛症患者的高水平心理困扰,对疼痛行为的评价是十分重要的,也就是说,众所周知患者的疼痛报告和心理困扰之间有实质性的联系[262]。因此,经常很难确定是否疼痛自评改变主要是由于心理困扰改变引起的。使用可靠、客观的疼痛行为测量(相对独立于心理困扰[405]),将帮助我们更好地评价干预的效能能否用来缓解患者的疼痛。而且,也是众所周知的，疼痛信念和应对策略是适应慢性疼痛的重要决定因素[419]。这些行为的评估将帮助我们更好地理解纤维肌痛症患者调节治疗改善的因素。

较早指出，一些努力不仅用来进行传统统计学显著性水平的检测,同时也测量临床上有意义的结果。我们鼓励研究者对临床改善倾注更多的关注，因为证实纤维肌痛症治疗所产生的改变有意义是重要的，并且这些改变是独立于机会因素外的。

最后,纤维肌痛症患者经历高水平的疼痛和心理困扰,并且随时间改变不大。一些成年患者由于他们的症状而残废,他们难于坚持工作,因而申请残疾人福利[420-426]。很明显,纤维肌痛症患者所报告的失能水平与RA患者所报告的一致或更高[427,428]。然而,所有审批机构对纤维肌痛症被看做残疾补偿的正当理由的范围的看法有很大变化。一个国际工作组鼓励学者们研究与纤维肌痛症残疾相关的法医学内容[429]。我们也鼓励这项工作,这项工作应以目前的发病机制和该功能紊乱的临床特征知识为基础,以便可能作出公正的决定,这将对诉讼当事人是公平的,他们可以避免发生过多的医疗费用。

(魏学磊 译 李世民 校)

参考文献

1. Yunus MB, Masi AT, Calabro JJ, et al. Primary fibromyalgia (fibrositis): clinical study of 50 patients with matched normal controls. *Semin Arthritis Rheum* 1981;11:151–171.
2. Bennett RM. Fibromyalgia and the facts. Sense or nonsense. *Rheum Dis Clin North Am* 1993;19:45–59.
3. Granges G, Littlejohn GO. A comparative study of clinical signs in fibromyalgia/fibrositis syndrome, healthy and exercising subjects. *J Rheumatol* 1993;20:344–351.
4. Powers R. Fibromyalgia: an age-old malady begging for respect. *J Gen Intern Med* 1993;8:93–105.
5. Waylonis GW, Heck W. Fibromyalgia syndrome. New associations. *Am J Phys Med Rehabil* 1992;71:343–348.
6. Veale D, Kavanagh G, Fielding JF, et al. Primary fibromyalgia and the irritable bowel syndrome: different expressions of a common pathogenetic process. *BMJ* 1991;30:220–222.
7. Littlejohn GO. A database for fibromyalgia. *Rheum Dis Clin North Am* 1995;21:527–557.
8. Jacobsen S, Petersen IS, Danneskiold-Samsøe B. Clinical features in patients with chronic muscle pain—with special reference to fibromyalgia. *Scand J Rheumatol* 1993;22:69–76.
9. Yunus MB, Masi AT, Aldag JC. A controlled study of primary fibromyalgia syndrome: clinical features and association with other functional syndromes. *J Rheumatol* 1989;16:62–71.
10. Wolfe F, Smythe HA, Yunus MB, et al. The American College of Rheumatology 1990 criteria for the classification of fibromyalgia. Report of the multicenter criteria committee. *Arthritis Rheum* 1990; 33:160–172.
11. Gibson JJ, Littlejohn GO, et al. Altered heat pain thresholds and cerebral event-related potentials following painful CO_2 laser stimulation in subjects with fibromyalgia syndrome. *Pain* 1994;58:185–193.

12. Solomon D, Liang MH. Fibromyalgia: scourge of humankind or bane of a rheumatologist's existence? *Arthritis Rheum* 1997;40:1553–1555.
13. Winfield JB. Pain in fibromyalgia. *Rheum Dis Clin North Am* 1998; 25:55–79.
14. Yunus MB. Fibromyalgia syndrome: clinical features and spectrum. In: Pillemer SR, ed. *The fibromyalgia syndrome: current research and future directions in epidemiology, pathogenesis, and treatment.* Binghamton, NY: Haworth Medical, 1994:5–21.
15. Hadler NM. Fibromyalgia: la maladie est morte. Vive le malade! *J Rheumatol* 1997;27:1250–1251.
16. Masi AT. Concepts of illness in populations as applied to fibromyalgia syndromes: a biopsychosocial perspective. *Z Rheumatol* 1998;2: 31–35.
17. Wolfe F. The fibromyalgia syndrome: a consensus report on fibromyalgia and disability. *J Rheumatol* 1996;23:534–539.
18. Wolfe F, Hawley DJ. Evidence of disordered symptom appraisal in fibromyalgia: increased rates of reported comorbidity and comorbidity severity. *Clin Exp Rheumatol* 1999;17:297–303.
19. Abu-Shakra M, Mader R, Langevitz P, et al. Quality of life in systemic lupus erythematosus: a controlled study. *J Rheumatol* 1999;26:306–309.
20. Wang B, Gladman DD, Urowitz MB. Fatigue in lupus is not correlated with disease activity. *J Rheumatol* 1998;25:892–895.
21. Grafe A, Wollina U, Tebbe B, et al. Fibromyalgia in systemic lupus erythematosus. *Acta Dermatovenereol* 1999;79:62–64.
22. Reilly PA, Littlejohn GO. Peripheral arthralgic presentation of fibrositis/fibromyalgia syndrome. *J Rheumatol* 1992;19:281–283.
23. Okifuji A, Turk, DC, Sinclair, JD, et al. A standardized manual tender point survey. I. Development of a threshold point for the identification of positive tender points in fibromyalgia syndrome. *J Rheumatol* 1997;24:377–383.
24. Scott A, Parkinson W, Bell MJ, et al. Interrater reliability of the tender point criterion for fibromyalgia. *J Rheumatol* 1992;19:1955–1959.
25. Smythe HA, Gladman A, Dagenais P, et al. Relation between fibrositic and control site tenderness: effects of dolorimeter scale length and footplate size. *J Rheumatol* 1992;19:284–289.
26. Bradley LA, Alarcón GS, Triana M, et al. Health care seeking behavior in fibromyalgia: associations with pain thresholds, symptom severity, and psychiatric morbidity. *J Musculoskel Pain* 1994;2:79–87.
27. Aaron LA, Bradley LA, Alarcón GS, et al. Psychiatric diagnoses are related to health care seeking behavior rather than illness in fibromyalgia. *Arthritis Rheum* 1996;39:436–445.
28. Bradley LA, Sotolongo A, Alberts KR, et al. Abnormal regional cerebral blood flow in the caudate nucleus among fibromyalgia patients and non-patients is associated with insidious symptom onset. *J Musculoskel Pain* 1999;7:285–292.
29. Wolfe F. What use are fibromyalgia control points? *J Rheumatol* 1998;25:546–550.
30. Moldofsky H, Scarisbrick P, England R, et al. Musculoskeletal symptoms and non-REM sleep disturbances in patients with "fibrositis" syndrome and healthy subjects. *Psychosom Med* 1975;37:341–351.
31. Gedalia A, Press J, Klein M, et al. Joint hypermobility and fibromyalgia in school children. *Ann Rheum Dis* 1993;52:494–496.
32. Goldman JA. Hypermobility and deconditioning: important links to fibromyalgia/fibrositis. *South Med J* 1991;84:1192–1196.
33. Hudson N, Fitzcharles MA, Cohen M, et al. The association of soft-tissue rheumatism and hypermobility. *Br J Rheumatol* 1998;37:382–386.
34. Acasuso-Diaz M, Collantes-Estevez E. Joint hypermobility in patients with fibromyalgia syndrome. *Arthritis Care Res* 1998;11:39–42.
35. Hagglund KJ, Deuser WE, Buckelew SP, et al. Weather, beliefs about weather, and disease severity among patients with fibromyalgia. *Arthritis Care Res* 1994;7:130–135.
36. De Blecourt ACE, Knipping AA, de Voogd N, et al. Weather conditions and complains in fibromyalgia. *J Rheumatol* 1993;20:1932–1934.
37. Schaefer KM. Sleep disturbances and fatigue in women with fibromyalgia and chronic fatigue syndrome. *J Obstet Gynecol Neonat Nurs* 1995;24:229–233.
38. Goldenberg DL. Fibromyalgia, chronic fatigue syndrome, and myofascial pain syndrome. *Curr Opin Rheumatol* 1995;7;127–135.
39. Aaron LA, Burke MM, Buchwald D. Overlapping conditions among patients with chronic fatigue syndrome, fibromyalgia, and temporomandibular disorder. *Arch Intern Med* 2000;160:221–227.
40. Clauw DJ, Chrousos GP. Chronic pain and fatigue syndromes: overlapping clinical and neuroendocrine features and potential pathogenic mechanisms. *Neuroimmunomodulation* 1997;4:134–153.
41. Demitrack MA. Chronic fatigue syndrome and fibromyalgia. Dilemmas in diagnosis and clinical management. *Psychiatr Clin North Am* 1999;21:671–692.
42. Branco J, Atalaia A, Paiva T. Sleep cycles and alpha-delta sleep in fibromyalgia syndrome. *J Rheumatol* 1994;21:1113–1117.
43. Lentz MJ, Landis CA, Rathermel J, et al. Effects of selective slow wave sleep disruption on musculoskeletal pain and fatigue in middle aged women. *J Rheumatol* 1999;26:1586–1592.
44. May KP, West SG, Baker MR, et al. Sleep apnea in male patients with the fibromyalgia syndrome. *Am J Med* 1993;94:505–508.
45. Alvarez-Lario B, Teran J, Alonso JL, et al. Lack of association between fibromyalgia and sleep apnoea syndrome. *Ann Rheum Dis* 1992;51: 108–111.
46. White KP, Speechley M, Harth M, et al. The London epidemiology study: comparing the demographic and clinical characteristics in 100 random community cases of fibromyalgia versus controls. *J Rheumatol* 1999;26:1577–1585.
47. Demitrack MA, Crofford LJ. Evidence for and pathophysiologic implications of hypothalamic-pituitary-adrenal axis dysregulation in fibromyalgia and chronic fatigue syndrome. *Ann NY Acad Sci* 1998; 840:684–697.
48. Cleveland CH Jr, Fisher RH, Brestel EP, et al. Chronic rhinitis: an underrecognized association with fibromyalgia. *Allergy Proc* 1992;13: 263–267.
49. Paira SO. Fibromyalgia associated with female urethral syndrome. *Clin Rheumatol* 1994;13:88–89.
50. Chang L. The association of functional gastrointestinal disorders and fibromyalgia. *Eur J Surg* 1998;583:32–36.
51. Chun A, Deasutels S, Slivka A, et al. Visceral algesia in irritable bowel syndrome, fibromyalgia, and sphincter of oddi dysfunction, type III. *Dig Dis Sci* 1999;44:631–636.
52. Buskila D, Odes LR, Neumann L, et al. Fibromyalgia in inflammatory bowel disease. *J Rheumatol* 1999;26:1167–1171.
53. Nicolodi M, Volpe AR, Sicuteri F. Fibromyalgia and headache. Failure of serotonegic analgesia and *N*-methyl-D-aspartate-mediated neuronal plasticity: their common clues. *Cephalalgia* 1999;21:41–44.
54. Weiss DJ, Kreck T, Albert RK. Dyspnea resulting from fibromyalgia. *Chest* 1998;113:246–249.
55. Dinerman H, Goldenberg DL, Felson DT. A prospective evaluation of 118 patients with the fibromyalgia syndrome: prevalence of Raynaud's phenomenon, sicca symptoms, ANA, low complement, and Ig deposition at the dermal-epidermal junction. *J Rheumatol* 1986; 13:368–373.
56. Bennett RM, Clark SR, Campbell SM, et al. Symptoms of Raynaud's syndrome in patients with fibromyalgia. A study utilizing the Nielsen test, digital photoplethysmography, and measurements of platelet alpha 2-adrenergic receptors. *Arthritis Rheum* 1991;34:264–269.
57. Grassi W, Core P, Carlino G, et al. Capillary permeability in fibromyalgia. *J Rheumatol* 1994;21:1328–1331.
58. Lapossy E, Gasser P, Hrycaj P, et al. Cold-induced vasospasm in patients with fibromyalgia and chronic low back pain in comparison to healthy subjects. *Clin Rheumatol* 1994;13:442–445.
59. Bonafede KP, Downey DC, Bennett RM. An association of fibromyalgia with primary Sjögren's syndrome: a prospective study of 72 patients. *J Rheumatol* 1995;22:133–136.
60. Greer JM, Panush RS. Incomplete lupus erythematosus. *Arch Intern Med* 1989;149:2473–2476.
61. Calvo-Alén J, Bastian HM, Burgard SL, et al. Identification of subsets of patients among those presumptively diagnosed with, referred and/or followed up for systemic erythematosus at a large tertiary care center. *Arthritis Rheum* 1995;38:1475–1484.
62. Zonana-Nacach A, Alarcón GS, Reveille JD, et al. Clinical features of ANA-positive and ANA-negative fibromyalgia patients. *J Clin Rheumatol* 1998;4:52–56.
63. Bastian HM, Alarcón GS. A response on the positive ANA in an asymptomatic young woman [Letter]. *J Clin Rheumatol* 1998;4:169–170.
64. Alarcón GS. Is it fibromyalgia? Is it lupus? Too much or not enough: comments related to women referred to a tertiary care academic rheumatology research and treatment center. *Joint Bone Spine* 2002;69: 425–429.

65. Yunus MB, Hussey FX, Aldag JC. Antinuclear antibodies and connective tissue disease features in fibromyalgia syndrome: a controlled study. *J Rheumatol* 1993;20:1557–1560.
66. Williams HJ, Alarcón GS, Joks R, et al. Early undifferentiated connective tissue disease VI. An inception cohort after ten years: disease remissions and changes in diagnosis in well- established and undifferentiated CTD. *J Rheumatol* 1999;26:816–825.
67. Williams HJ, Alarcón GS, Neuner R, et al. Early undifferentiated connective tissue disease. V. An inception cohort five years later: disease remissions and changes in diagnosis in well established and undifferentiated connective tissue diseases. *J Rheumatol* 1998;25:261–268.
68. Wolfe F, Anderson J, Harkness P, et al. A prospective, longitudinal, multicenter study of service utilization and costs in fibromyalgia. *Arthritis Rheum* 1997;40:1560–1570.
69. Ter Borg EJ, Gerards-Rociu E, Hannen HC, et al. High frequency of hysterectomies and appendectomies in fibromyalgia compared with rheumatoid arthritis: a pilot study. *Clin Rheumatol* 1999;18:1–3.
70. Mukerji B, Mukerji V, Alpert MA, et al. The prevalence of rheumatologic disorders in patients with chest pain and angiographically normal coronary arteries. *Angiology* 1995;46:425–430.
71. Barsky AJ, Borus JF. Functional somatic syndromes. *Ann Intern Med* 1999;130:910–921.
72. Hellstrom O, Bullington J, Karlsson G, et al. A phenomenological study of fibromyalgia. Patient perspectives. *Scand J Prim Health Care* 1999;17:11–16.
73. Giovengo SL, Russell IJ, Larson AA. Increased concentrations of nerve growth factor in cerebrospinal fluid of patients with fibromyalgia. *J Rheumatol* 1999;26:1564–1569.
74. Borenstein D. Prevalence and treatment outcome of primary and secondary fibromyalgia in patients with spinal pain. *Spine* 1995;20:796–800.
75. Sigal LH. Persisting symptoms of Lyme disease—possible explanations and implications for treatment. *J Rheumatol* 1994;21:593–595.
76. Dinerman H, Steere AC. Lyme disease associated with fibromyalgia. *Ann Intern Med* 1992;117:281–285.
77. Berg AM, Naides SJ, Simms RW. Established fibromyalgia and parvovirus B19 infection. *J Rheumatol* 1993;20:1941–1943.
78. Buskila D, Shnaider A, Newmann L, et al. Musculoskeletal manifestations and autoantibody profile in 90 hepatitis C virus infected Israeli patients. *Semin Arthritis Rheum* 1998;28:107–113.
79. Rea T, Russo J, Katon W, et al. A prospective study of tender points and fibromyalgia during and after an acute viral infection. *Arch Intern Med* 1999;159:865–870.
80. Wolfe F. Post-traumatic fibromyalgia: a case report narrated by the patient. *Arthritis Care Res* 1994;7:161–165.
81. Waylonis GW, Perkins RH. Post-traumatic fibromyalgia. A long-term follow-up. *Am J Phys Med Rehabil* 1994;73:403–412.
82. Greenfield S, Fitzcharles MA, Esdaile JM. Reactive fibromyalgia syndrome. *Arthritis Rheum* 1992;35:678–681.
83. Culclasure TF, Enzenauer RJ, West SG. Post-traumatic stress disorder presenting as fibromyalgia. *Am J Med* 1993;94:548–549.
84. Aaron LA, Bradley LA, Alarcón GS, et al. Perceived physical and emotional trauma as precipitating events in fibromyalgia: association with health care seeking and disability status but not pain severity. *Arthritis Rheum* 1997;40:453–460.
85. Goldberg RT, Pachas WN, Keith D. Relationship between traumatic events in childhood and chronic pain. *Disabil Rehabil* 1999;21:23–30.
86. Trojan DA, Cashman NR. Fibromyalgia is common in a postpoliomyelitis clinic. *Arch Neurol* 1995;52:620–624.
87. Boisset-Pioro MH, Esdaile JM, Fitzcharles MA. Sexual and physical abuse in women with fibromyalgia syndrome. *Arthritis Rheum* 1995; 38:235–241.
88. Hudson JI, Pope HG Jr. Does childhood sexual abuse cause fibromyalgia? *Arthritis Rheum* 1995;38:161–163.
89. Taylor ML, Trotter DR, Csuka ME. The prevalence of sexual abuse in women with fibromyalgia. *Arthritis Rheum* 1995;38:229–234.
90. McBeth J, Macfarlane GJ, Benjamin J, et al. The association between tender points, psychological distress, and adverse childhood experiences: a community-based study. *Arthritis Rheum* 1999;42:1397–1404.
91. Alexander RW, Bradley LA, Alarcón GS, et al. Sexual and physical abuse in women with fibromyalgia: association with outpatient health care utilization and pain medication usage. *Arthritis Care Res* 1998; 11:102–115.
92. Van Houdenhove, B, Neerinckx E, Lysens R, et al. Victimization in chronic fatigue syndrome and fibromyalgia in tertiary care: a controlled study on prevalence and characteristics. *Psychosomatics* 2001;42:21–28.
93. Raphael KG, Widom CS, Lange G. Childhood victimization and pain in adulthood: a prospective investigation. *Pain* 2001;92:283–293.
94. Turk DC, Okifuji A, Starz TW, et al. Effects of type of symptom onset on psychological distress and disability on fibromyalgia syndrome patients. *Pain* 1996;68:423–430.
95. Stormorken H, Brosstad F. Fibromyalgia: family clustering and sensory urgency with early onset indicate genetic predisposition and thus a "true" disease. *Scand J Rheumatol* 1992;21:207.
96. Schanberg LE, Keefe FJ, Lefebvre JC, et al. Social context of pain in children with juvenile primary fibromyalgia syndrome: parental pain history and family environment. *Clin J Pain* 1999;14:107–115.
97. Yunus MB, Khan MA, Rawlings KK, et al. Genetic linkage analysis of multicase families with fibromyalgia syndrome. *J Rheumatol* 1999;26:408–412.
98. Kerns RD, Turk DC, Audy TE. The West Haven-Yale Multidimensional Pain Inventory (WHYMPI). *Pain* 1985;23:345–356.
99. Turk DC, Okifuji A, Sinclair JD, et al. Pain, disability, and physical functioning in subgroups of patients with fibromyalgia. *J Rheumatol* 1996;23:1255–1262.
100. Turk DC, Okifuji A, Sinclair JD, et al. Differential responses by pssychosocial subgroups of fibromyalgia syndrome patients to an interdisciplinary treatment. *Arthritis Care Res* 1998;11:397–404.
101. Kerns RD, Rosenberg R, Jamison RN, et al. Readiness to adopt a self-management approach to chronic pain: the Pain Stages of Change Questionnaire (PSOCQ). *Pain* 1997;72:227–234
102. Jensen MP, Nielson WR, Romano JM, et al. Further evaluation of the pain stages of change questionnaire: is the transtheoretical model of change useful for patients with chronic pain? *Pain* 2000;86:255–264.
103. Dijkstra A, Vlaeyen JW, Rijnen H, et al. Readiness to adopt the self-management approach to cope with chronic pain in fibromyalgic patients. *Pain* 2001;90:37–45.
104. Masi AT. Review of the epidemiology and criteria of fibromyalgia and myofascial pain syndromes: concepts of illness in populations as applied to dysfunctional syndromes. In: Jacobsen S, Danneskiold-Samsøe B, Lund B, eds. *Musculoskeletal pain, myofascial pain syndrome, and the fibromyalgia syndrome.* New York: Haworth Medical, 1993:113–136.
105. Wolfe F, Ross K, Anderson J, et al. The prevalence and characteristics of fibromyalgia in the general population. *Arthritis Rheum* 1995; 38:19–28.
106. White KC, Speechley M, Harth M, et al. The London fibromyalgia epidemiology study: the prevalence of fibromyalgia syndrome in London, Ontario. *J Rheumatol* 1999;26:1570–1576.
107. Lawrence RC, Helmick CG, Arnett FC, et al. Estimates of the prevalence of arthritis and selected musculoskeletal disorders in the United States. *Arthritis Rheum* 1998;41:778–799.
108. Handa R, Aggarwal P, Wali JP, et al. Fibromyalgia in Indian patients with SLE. *Lupus* 1998;7:475–478.
109. Neumann L, Buskila D. Ethnocultural and educational differences in Isareli women correlate with pain perception in fibromyalgia. *J Rheumatol* 1998;25:1369–1373.
110. Clark P, Burgos-Vargas R, Medina-Palma C, et al. Prevalence of fibromyalgia in children: a clinical study of Mexican children. *J Rheumatol* 1998;25:2009–2014.
111. Papageorgiou AC, Silman AJ, Macfarlane GJ. Chronic widespread pain in the population: a seven year follow up study. *Ann Rheum Dis* 2002;61:1071–1074.
112. Raspe H, Baumgartner C. The epidemiology of the fibromyalgia syndrome: different criteria—different results. In: Jacobsen S, Danneskiold-Samsøe B, Lund B, eds. *Musculoskeletal pain, myofascial pain syndrome, and the fibromyalgia syndrome.* New York: Haworth Medical, 1993:149–152.
113. Prescott E, Jacobsen S, Kjoller M, et al. Preliminary communication on the prevalence of fibromyalgia in the adult Danish population. In: Jacobsen S, Danneskiold-Samsøe B, Lund B, eds. *Musculoskeletal pain, myofascial pain syndrome, and the fibromyalgia syndrome.* New York: Haworth Medical, 1993:153–157.
114. Prescott E, Kjoller M, Jacobsen S, et al. Fibromyalgia in the adult Danish population: I. A prevalence study. *Scand J Rheumatol* 1993; 22:233–237.

115. Harvey CK. Fibromyalgia. Part II. Prevalence in the podiatric patient population. *J Am Podiatr Med Assoc* 1993;83:416–417.
116. Forseth KO, Gran JT. The occurrence of fibromyalgia-like syndromes in a general female population. *Clin Rheumatol* 1993;12: 23–27.
117. de Girolamo G. Epidemiology and social costs of low back pain and fibromyalgia. *Clin J Pain* 1991;7(suppl 1):1–7.
118. Makela M, Heliovaara M. Prevalence of primary fibromyalgia in the Finnish population. *BMJ* 1991;303:216–219.
119. Croft P, Rigby AS, Boswell R, et al. The prevalence of chronic widespread pain in the general population. *J Rheumatol* 1993;20:710–713.
120. Yunus MB, Masi AT, Aldag JC. Preliminary criteria for primary fibromyalgia syndrome (PFS): multivariate analysis of a consecutive series of PFS, other pain patients, and normal subjects. *Clin Exp Rheumatol* 1989;7:63–69.
121. White KP, Harth M, Speechley M, et al. Testing an instrument to screen for fibromyalgia syndrome in general population studies: the London Fibromyalgia Epidemiology Study Screening Questionnaire. *J Rheumatol* 1999;26:880–884.
122. McIntosh MJ, Hewett JE, Buckelew SP, et al. Protocol for verifying expertise in locating fibromyalgia tender points. *Arthritis Care Res* 1998;11:210–216.
123. Ohrbach R, Crow H, Kamer A. Examiner expectancy effects in the measurement of pressure pain thresholds. *Pain* 1998;74:163–170.
124. Buskila D, Neumann L, Odes LR, et al. The prevalence of musculoskeletal pain and fibromyalgia in patients hospitalized on internal medicine wards. *Semin Arthritis Rheum* 2001;30:411–417.
125. Campbell SM, Clark S, Tindall EA, et al. Clinical characteristics of fibrositis: 1. A "blinded," controlled study of symptoms and tender points. *Arthritis Rheum* 1983;26:817–825.
126. Hartz A, Kirchodoerfer E. Undetected fibrositis in primary care practice. *J Family Pract* 1987;25:365–369.
127. Wolfe F, Cathey MA. Prevalence of primary and secondary fibrositis. *J Rheumatol* 1983;10:965–968.
128. Buskila D, Neumann L, Hershman E, et al. Fibromyalgia syndrome in children—an outcome study. *J Rheumatol* 1995;22:525–528.
129. Buskila D, Press J, Gedalia A, et al. Assessment of nonarticular tenderness and prevalence of fibromyalgia in children. *J Rheumatol* 1993;20:368–370.
130. Yunus MB, Masi AT. Juvenile primary fibromyalgia syndrome: a clinical stud of thirty-three patients and matched healthy controls. *Arthritis Rheum* 1985;28:138–145.
131. Schanberg LE, Keefe FJ, Lefebvre JC, et al. Pain coping strategies in children with juvenile primary fibromyalgia syndrome: correlation with pain, physical function, and psychological distress. *Arthritis Care Res* 1996;9:89–96.
132. Sternbach RA. Survey of pain in the United States: the Nuprin Pain Report. *Clin J Pain* 1986;2:49–53.
133. Edwards PW, Zeichner A, Kuczmierczyk AR, Boczowski J. Familial pain models: the relationship between family history of pain and current pain experience. *Pain* 1985;21:379–384.
134. Lester N, Lefebvre JC, Keefe FJ. Pain in young adults: I. Relationship to gender and family pain history. *Clin J Pain* 1994;10:282–289.
135. Pellegrino MJ, Waylonis GW, Sommer A. Familial occurrence of primary fibromyalgia. *Arch Physical Med Rehabil* 1989;70:61–63.
136. Buskila D, Neumann L, Hozanov I, et al. Familial aggregation in the fibromyalgia syndrome. *Semin Arthritis Rheum* 1996;26:605–611.
137. Buskila D, Neumann L. Fibromyalgia syndrome (FM) and nonarticular tenderness in relatives of patients with FM. *J Rheumatol* 1997;24: 941–944.
138. Neumann L, Buskila D. Quality of life and physical functioning of relatives of fibromyalgia patients. *Semin Arthritis Rheum* 1997;26: 834–839.
139. Schanberg LE, Anthony KK, Gil KM, et al. Family pain history predicts child health status in children with chronic rheumatic disease. *Pediatrics* 2001;108:E47.
140. Offenbaecher M, Bondy B, de Jonge S, et al. Possible association of fibromyalgia with a polymorphism in the serotonin transporter gene regulatory region. *Arthritis Rheum* 1999;42:2482–2488.
141. Cohen H, Buskila D, Neumann L, & et al. Confirmation of an association between fibromyalgia and serotonin transporter promoter region (5-HTTLPR) polymorphism, and relationship to anxiety-related personality traits. *Arthritis Rheum* 2002;46:845–847.
142. Mogil JS, Richards SP, O'Toole LA, et al. Genetic sensitivity to hotplate nociception in DBA/2J and C57BL/6J inbred mouse strains: possible sex-specific mediation by delta 2-opioid receptors. *Pain* 1997;70: 267–277.
143. Elmer GI, Peiper JO, Negus SS, et al. Genetic variation in nociception and its relationship to the potency of morphine-induced analgesia in thermal and chemical tests. *Pain* 1998;75:129–140.
144. Mogil JS, Richards SP, O'Toole LA, et al. Identification of a sexspecific quantitative trait locus mediating nonopioid stress-induced analgesia in female mice. *J Neurosci* 1997;17:7995–8002.
145. Mogil JS, Wilson SG, Chesler EJ, et al. The melanocortin-1 receptor gene mediates female-specific mechanisms of analgesia in mice and humans. *Proc Natl Acad Sci U S A* 2003;100:4867–4872.
146. Zubieta J-K, Heitzig MM, Smith YR, et al. COMT *val^{158} met* genotype affects μα-opioid neurotransmitter responses to a pain stressor. *Science* 2003;299:1240–1243.
147. Bengtsson A, Henriksson KG, Larsson J. Muscle biopsy in primary fibromyalgia: light-microscopical and histochemical findings. *Scand J Rheumatol* 1986;15:1–6.
148. Bengtsson A, Henriksson KG, Larsson J. Reduced high-energy phosphate levels in the painful muscles of patients with primary fibromyalgia. *Arthritis Rheum* 1986;29:817–821.
149. Lund N, Bengtsson A, Thorborg P. Muscle tissue oxygen pressure in primary fibromyalgia. *Scand J Rheumatol* 1986;15:165–173.
150. Sprott H, Salemi S, Gay RE, et al. Increased DNA-fragmentation and ultrastructural changes in fibromyalgia muscle fibers. *Ann Rheum Dis* 2003 (in press).
151. Yunus MB, Kalyan-Raman UP, Masi AT. Electron microscopic studies of muscle biopsy in primary fibromyalgia syndrome: a controlled and blinded study. *J Rheumatol* 1992;16:97–101.
152. Sprott H, Bradley LA, Oh JJ, et al. Immunohistochemical and molecular biological detection of serotonin, substance P, galanin, pacap, and secretoneurin in fibromyalgia muscle tissue. *Arthritis Rheum* 1998;41:1689–1694.
153. Salemi S, Rethage J, Wollina U, et al. Detection of interleukin 1beta (IL-1beta), IL-6, and tumor necrosis factor-alpha in skin of patients with fibromyalgia. *J Rheumatol* 2003;30:146–150.
154. Jacobsen S, Jensen KE, Thomsen C, et al. ^{31}P magnetic resonance spectroscopy of skeletal muscle in patients with fibromyalgia. *J Rheumatol* 1992;19:1600–1603.
155. Jubrias SA, Bennett RM, Klug GA. Increased incidence of a resonance in the phosphodiester region of ^{31}P nuclear magnetic resonance spectra in the skeletal muscle of fibromyalgia patients. *Arthritis Rheum* 1994;37:801–807.
156. Sietsema KE, Cooper DM, Caro X, et al. Oxygen uptake during exercise in patients with primary fibromyalgia syndrome. *J Rheumatol* 1993;20:860–865.
157. Simms RW, Roy SH, Hrovat M, et al. Lack of association between fibromyalgia syndrome and abnormalities in muscle energy metabolism. *Arthritis Rheum* 1994;37:794–799.
158. Park JH, Phothimat P, Oates C, et al. Use of P-31 magnetic resonance spectroscopy to detect metabolic abnormalities in muscles of patients with fibromyalgia. *Arthritis Rheum* 1998;41:406–413.
159. Mountz JM, Bradley LA, Modell JG, et al. Fibromyalgia in women. Abnormalities of regional cerebral blood flow in the thalamus and the caudate nucleus are associated with low pain threshold levels. *Arthritis Rheum* 1995;38:926–938.
160. Granges G, Littlejohn G. Pressure pain threshold in pain-free subjects, in patients with chronic regional pain syndromes, and in patients with fibromyalgia syndrome. *Arthritis Rheum* 1993;36:642–646.
161. Gibson JJ, Littlejohn GO, Gorman MM, et al. Altered heat pain thresholds and cerebral event-related potentials following painful CO_2 laser stimulation in subjects with fibromyalgia syndrome. *Pain* 1994;58:185–193.
162. Arroyo JF, Cohen ML. Abnormal responses to electrocutaneous stimulation in fibromyalgia. *J Rheumatol* 1993;20:1925–1931.
163. Staud R, Cannon RC, Mauderli AP, et al. Temporal summation of pain from mechanical stimulation of muscle tissue in normal controls and subjects with fibromyalgia syndrome. *Pain* 2003;102: 87–95.
164. Staud R, Vierck CJ, Cannon RL, et al. Abnormal sensitization and temporal summation of second pain (wind-up) in patients with fibromyalgia syndrome. *Pain* 2001;91:165–175.

165. Carli G, Suman AL, Biasi G, et al. Reactivity to superficial and deep stimuli in patients with chronic musculoskeletal pain. *Pain* 2002; 100:259–269.
166. Graven-Nielsen T, Aspegren Kendall S, Henriksson KG, et al. Ketamine reduces muscle pain, temporal summation, and referred pain in fibromyalgia patients. *Pain* 2000;85:483–491.
167. Price DD, Staud R, Robinson ME, et al. Enhanced temporal summation of second pain and its central modulation in fibromyalgia patients. *Pain* 2002;99:49–59.
168. Staud R, Robinson ME, Vierck CJ, et al. Diffuse noxious inhibitory controls (DNIC) attenuate temporal summation of second pain in normal males but not in normal females or fibromyalgia patients. *Pain* 2003;101:167–174.
169. Moldofsky H, Lue FA, Smythe HA. Alpha EEG sleep and morning symptoms in rheumatoid arthritis. *J Rheumatol* 1983;10:373–379.
170. Moldofsky H, Saskin P, Lue FA. Sleep and symptoms in fibrositis syndrome after a febrile illness. *J Rheumatol* 1988;15:1701–1704.
171. Carette S, Oakson G, Guimont C, et al. Sleep electroencephalography and the clinical response to amitriptyline in patients with fibromyalgia. *Arthritis Rheum* 1995;38:1211–1217.
172. Older S, Battafrano D, Danning C, et al. The effects of delta wave sleep interruption on pain thresholds and fibromyalgia-like symptoms in healthy subjects; correlations with insulin-like growth factor. I. *J Rheumatol* 1998;25:1180–1186.
173. Lentz MJ, Landis CA, Rathermel J, et al. Effects of selective slow wave sleep disruption on musculoskeletal pain and fatigue in middle aged women. *J Rheumatol* 1999;26:1586–1592.
174. Affleck G, Urrows S, Tennen H, et al. Sequential daily relations of sleep, pain intensity, and attention to pain among women with fibromyalgia. *Pain* 1996;68:363–368.
175. Park DC, Glass JM, Minear M, et al. Cognitive function in fibromyalgia patients. *Arthritis Rheum* 2001;44:2125–2133.
176. Cote KA, Moldofsky H. Sleep, daytime symptoms, cognitive performance in patients with fibromyalgia. *J Rheumatol* 1997;24:2014–2023.
177. McCain GA, Tilbe KS. Diurnal hormone variation in fibromyalgia syndrome. A comparison with rheumatoid arthritis. *J Rheumatol* 1989;16:154–157.
178. Crofford LJ, Pillemer SR, Kalogeras KT, et al. Hypothalamic-pituitary-adrenal axis perturbations in patients with fibromyalgia. *Arthritis Rheum* 1994;37:1583–1592.
179. Griep EN, Boersma JW, deKloet ER. Altered reactivity of the hypothalamic-pituitary-adrenal axis in the primary fibromyalgia syndrome. *J Rheumatol* 1993;20:469–474.
180. Adler GK, Kinsley BT, Hurwitz S, et al. Reduced hypothalamic-pituitary and sympathoadrenal responses to hypoglycemia in women with fibromyalgia syndrome. *Am J Med* 1999;106:534–543.
181. Martinez-Lavin M, Hermosillo AG, Rasas M, et al. Circadian studies of autonomic nervous balance in patients with fibromyalgia: a heart rate variability analysis. *Arthritis Rheum* 1998;41:1966–1971.
182. Martinez-Lavin M, Hermosillo AG, Mendoza C, et al. Orthostatic sympathetic derangement in subjects with fibromyalgia. *J Rheumatol* 1997;24:714–718.
183. Neeck G, Riedel W. Thyroid function in patients with fibromyalgia syndrome. *J Rheumatol* 1992;18:1120–1122.
184. Bennett RM, Clark SR, Campbell SM, et al. Low levels of somatomedin C in patients with the fibromyalgia syndrome: a possible link between sleep and muscle pain. *Arthritis Rheum* 1992;35:1113–1116.
185. Bennett RM, Clark SR, Walczyk J. A randomized, double-blind, placebo-controlled study of growth hormone in the treatment of fibromyalgia. *Am J Med* 1998;104:227–231.
186. Pillemer SR, Bradley LA, Crofford LJ, et al. The neuroscience and endocrinology of fibromyalgia. *Arthritis Rheum* 1997;40:1928–1937.
187. Melzack R. Gate control theory: on the evolution of pain concepts. *Pain Forum* 1996;5:125–128.
188. Schaible H-G, Ebersberger A, von Banchet GS. Mechanisms of pain in arthritis. *Ann NY Acad Sci* 2001;966:343–354.
189. Watkins LR, Milligan ED, Maier SF. Glial activation: a driving force for pathological pain. *Trends Neurosci* 2001;24:450–455.
190. Milligan ED, Twining C, Chacur M, et al. Spinal glia and proinflammatory cytokines mediate mirror-image neuropathic pain in rats. *J Neurosci* 2003;23:1026–1040.
191. Watkins LR, Maier SF. The pain of being sick: implications of immune-to-brain communication for understanding pain. *Annu Rev Psychol* 2000;51:29–57.
192. Holmes MC, Di Renzo G, Beckford U, et al. Role of serotonin in the control of secretion of corticotropin releasing factor. *J Endocrinol* 1982;93:151–160.
193. Russell IJ, Michalek JE, Vipario GA, et al. Platelet ^{3}H-imipramine uptake receptor density and serum serotonin levels in patients with fibromyalgia/ fibrositis syndrome. *J Rheumatol* 1992;19:104–109.
194. Wolfe F, Russell IJ, Vipario G, et al. Serotonin levels, pain threshold, and fibromyalgia symptoms in the general population. *J Rheumatol* 1997;24:555–559.
195. Vaerøy H, Helle R, Forre Ø, et al. Cerebrospinal fluid levels of β-endorphin in patients with fibromyalgia (fibrositis syndrome). *J Rheumatol* 1988;15:1804–1806.
196. Yunus MB, Dailey JW, Aldag JC, et al. Plasma tryptophan and other amino acids in primary fibromyalgia: a controlled study. *J Rheumatol* 1992;19:90–94.
197. Kravitz HM, Katz R, Kot E, et al. Biochemical clues to a fibromyalgia-depression link: imipramine binding in patients with fibromyalgia or depression and in healthy controls. *J Rheumatol* 1992;19: 1428–1432.
198. Vaerøy H, Helle R, Forre Ø, et al. Elevated CSF levels of substance P and high incidence of Raynaud phenomenon in patients with fibromyalgia: new features for diagnosis. *Pain* 1988;32:21–26.
199. Russell IJ, Orr MD, Littman B, et al. Elevated cerebrospinal fluid levels of substance P in patients with the fibromyalgia syndrome. *Arthritis Rheum* 1994;37:1593–1601.
200. Vaerøy H, Nyberg F, Terenius L. No evidence for endorphin deficiency in fibromyalgia following investigation of cerebrospinal fluid (CSF) dynorphin A and Met-enkephalin-Arg6-Phe7. *Pain* 1991;46: 139–143.
201. Vaerøy H, Sakurda T, Forre O, et al. Modulation of pain in fibromyalgia (fibrositis syndrome): cerebrospinal fluid (CSF) investigation of pain-related neuropeptides with special reference to calcitonin gene-related peptide (CGRP). *J Rheumatol* 1989;19:94–97.
202. Giovengo SL, Russell IJ, Larson AA. Increased concentrations of nerve growth factor in cerebrospinal fluid of patients with fibromyalgia. *J Rheumatol* 1999;26:1564–1569.
203. Russell IJ. Neurochemical pathogenesis of fibromyalgia syndrome. *J Musculoskel Pain* 1996;4:61–92.
204. Guilbaud G. Central neurophysiological processing of joint pain on the basis of studies performed in normal animals and in models of experimental arthritis. *Can J Physiol Pharm* 1991;69:637–646.
205. Sorkin LS, McAdoo DJ, Willis WD. Stimulation in the ventral posterior lateral nucleus of the primate thalamus leads to release of serotonin in the lumbar spinal cord. *Brain Res* 1992;581:307–310.
206. Chudler EH, Swigiyama K, Dong WK. Nociceptive responses in the neostriatum and globus pallidus of the anesthetized rat. *J Neurophysiol* 1993;69:1890–1903.
207. Diorio D, Viau V, Meaney MJ. The role of the medical prefrontal cortex (cingulate gyrus) in the regulation of hypothalamic-pituitary-adrenal response to stress. *J Neurosci* 1983;13:3839–3847.
208. Lineberry CG, Vierck CJ. Attenuation of pain reactivity by caudate nucleus stimulation in monkeys. *Brain Res* 1975;9:119–134.
209. Acupuncture Anesthesia Coordinating Group. Observations on electrical stimulation of the caudate nucleus of human brain and acupuncture in treatment of intractable pain. *Chin Med J* 1977;3: 117–124.
210. Kwiatek R, Barnden L, Rowe S. Pontine tegmental regional cerebral blood flow is reduced in fibromyalgia. *Arthritis Rheum* 1997;40 (suppl):43.
211. Iadarola MJ, Max MD, Berman KF, et al. Unilateral decrease in thalamic activity observed with position emission tomography in patients with chronic neuropathic pain. *Pain* 1995;63:55–64.
212. Di Piero V, Jones AKP, Iannotti F, et al. Chronic pain: a PET study of the central effects of percutaneous high cervical cordotomy. *Pain* 1991;46:9–12.
213. Ness TJ, San Pedro EC, Richards JS, et al. A case of spinal cord injury-related pain with baseline rCBF brain SPECT imaging and beneficial response to gabapentin. *Pain* 1998;78:139–143.
214. San Pedro EC, Mountz JM, Liu HG, et al. Familial painful restless leg syndrome correlates with a pain-dependent variation of blood

flow to the caudate nucleus, thalamus, and anterior cingulate gyrus. *J Rheumatol* 1998;25:2270–2275.
215. Weigent DA, Bradley LA, Blalock JE, et al. Current concepts in the pathophysiology of abnormal pain perception in fibromyalgia. *Am J Med Sci* 1998;315:405–412.
216. Gracely RH, Petzke F, Wolf JM, et al. Functional magnetic resonance imaging evidence of augmented pain processing in fibromyalgia. *Arthritis Rheum* 2002;46:1333–1343.
217. Cianfrini LR, McKendree-Smith NL, Bradley LA, et al. Pain sensitivity and bilateral activation of brain structures during pressure stimulation of patients with fibromyalgia is not mediated by major depression (DEP). *Arthritis Rheum* 2001;44(suppl):395.
218. Hudson JI, Hudson MS, Pliner LF, et al. Fibromyalgia and major affective disorder: a controlled phenomenology and family history study. *Am J Psychiatry* 1985;142:441–446.
219. Wolfe F, Cathey MA, Kleinheksel SM, et al. Psychological status in primary fibrositis and fibrositis associated with rheumatoid arthritis. *J Rheumatol* 1984;11:500–506.
220. Ahles TA, Yunus MB, Riley SD, et al. Psychological factors associated with primary fibromyalgia syndrome. *Arthritis Rheum* 1984;27: 1101–1106.
221. Payne TC, Leavitt F, Garron DC, et al. Fibrositis and psychological disturbance. *Arthritis Rheum* 1982;25:213–217.
222. Pincus T, Callahan LF, Bradley LA, et al. Elevated MMPI scores for hypochondriasis, depression, and hysteria in patients with rheumatoid arthritis reflect disease rather than psychological status. *Arthritis Rheum* 1986;29:1456–1466.
223. Prokop CK. Hysteria scale elevations in low back pain patients: a risk factor for misdiagnosis? *J Consult Clin Psychol* 1986;54:558–562.
224. Moore JE, McFall ME, Kivlahan DR, et al. Risk of misinterpretation of MMPI Schizophrenia scale elevations in chronic pain patients. *Pain* 1986;32:207–213.
225. Scudds RA, Rollman GB, Harth M, et al. Pain perception and personality measures as discriminators in the classification of fibrositis. *J Rheumatol* 1987;14:563–569.
226. Ahles TA, Yunus MB, Masi AT. Is chronic pain a variant of depressive disease? The case of primary fibromyalgia syndrome. *Pain* 1987;29:105–111.
227. Birnie DJ, Knipping AA, van Rijswijk MH, et al. Psychological aspects of fibromyalgia compared with chronic and nonchronic pain. *J Rheumatol* 1991;18:1845–1848.
228. Clouse R. Psychopharmacologic approaches to therapy for chest pain of presumed esophageal origin. *Am J Med* 1992;92(suppl 5a):106–113.
229. Hudson JI, Goldenberg DL, Pope HG, et al. Comorbidity of fibromyalgia with medical and psychiatric disorders. *Am J Med* 1992;92: 363–367.
230. Hudson JI, Pope HG. Fibromyalgia and psychopathology: is fibromyalgia a form of "affective spectrum disorder." *J Rheumatol* 1989; 16:15–22.
231. Dailey PA, Bishop GD, Russell IJ, et al. Psychological stress and the fibrositis/fibromyalgia syndrome. *J Rheumatol* 1990;17:1380–1385.
232. Uveges JM, Parker JC, Smarr KL, et al. Psychological symptoms in primary fibromyalgia syndrome: relationship to pain, life stress, and sleep disturbance. *Arthritis Rheum* 1990;33:1279–1283.
233. Drossman DA, McKee DC, Sandler RS, et al. Psychosocial factors in the irritable bowel syndrome: a multivariate study of patients and non-patients with irritable bowel syndrome. *Gastroenterology* 1988; 95:701–708.
234. Whitehead WE, Bosmajian L, Zonderman AB, et al. Symptoms of psychologic distress associated with irritable bowel syndrome: comparison of community and medical clinic samples. *Gastroenterology* 1988;95:709–714.
235. Kersh BC, Bradley LA, Alarcón GS, et al. Psychosocial and health status variables independently predict health care seeking in fibromyalgia. *Arthritis Rheum* 2001;45:362–371.
236. Aaron LA, Bradley LA, Alexander MT, et al. Work stress, psychiatric history, and medication usage predict initial use of medical treatment for fibromyalgia symptoms: a prospective analysis. In: Jensen TS, Turner JA, Wiesenfeld-Hallin Z, eds. *Proceedings of the 7th World Congress on Pain.* Vol. 8. Progress in Pain Research and Management. Seattle: IASP, 1999:683–691.
237. Macfarlane GJ, Morris S, Hunt IM, et al. Chronic widespread pain in the community: the influence of psychological symptoms and mental disorder on healthcare seeking behavior. *J Rheumatol* 1999;26:413–419.
238. McBeth J, Macfarlane GJ, Benjamin S, Silman AJ. Features of somatization predict the onset of chronic widespread pain: results of a large population-based study. *Arthritis Rheum* 2001;44:940–946.
239. Winfield JB. Does pain in fibromyalgia reflect somatization? *Arthritis Rheum* 2001;44:751–753.
240. McDermid AJ, Rollman GB, McCain GA. Generalized hypervigilance in fibromyalgia: evidence of perceptual amplification. *Pain* 1996;66:133–144.
241. Buchwald D, Goldenberg DL, Sullivan JL, et al. The "chronic, active Epstein-Barr virus infection" syndrome and primary fibromyalgia. *Arthritis Rheum* 1987;30:1132–1136.
242. Leventhal LJ, Naides SJ, Freundlich B. Fibromyalgia and parvovirus infection. *Arthritis Rheum* 1991;34:1319–1324.
243. Buskila D, Gladman D, Langevitz P, et al. Fibromyalgia in human immunodeficiency virus infection. *J Rheumatol* 1990;17:1202–1206.
244. Simms RW, Zerbini CA, Ferrante N, et al. Fibromyalgia syndrome in patients infected with human immunodeficiency virus. The Boston City Hospital Clinical AIDS Team. *Am J Med* 1992;92:368–374.
245. Hsu VM, Patella SJ, Sigal LH. "Chronic Lyme disease"as the incorrect diagnosis in patients with fibromyalgia. *Arthritis Rheum* 1993; 36:1493–1500.
246. Caro XJ. Immunofluorescent detection of IgG at the dermal-epidermal junction in patients with apparent primary fibrositis syndrome. *Arthritis Rheum* 1984;27:1174–1179.
247. Whelton CL, Salit I, Moldofsky H. Sleep, Epstein-Barr virus infection, musculoskeletal pain, and depressive symptoms in chronic fatigue syndrome. *J Rheumatol* 1992;19:939–943.
248. Romano TJ, Homberger HA. Presence of anticardiolipin antibodies in the fibromyalgia syndrome. *Pain Clin* 1991;4:147–153.
249. Caligiuri M, Murray C, Buchwald D, et al. Phenotypic and functional deficiency of natural killer cells in patients with chronic fatigue syndrome. *J Immunol* 1987;139:3306–3313.
250. Hernanz W, Valenzuela A, Quijada J, et al. Lymphocyte subpopulations in patients with primary fibromyalgia. *J Rheumatol* 1994;21: 2122–2124.
251. Hellstrand K, Hermodsson S. Role of serotonin in the regulation of human natural killer cell cytotoxicity. *J Immunol* 1987;139:869–875.
252. Sprott H, Muller A, Heine H. Collagen crosslinks in fibromyalgia. *Arthritis Rheum* 1997;40:1950–1954.
253. Goldenberg DL. Do infections trigger fibromyalgia? [Editorial]. *Arthritis Rheum* 1993;36:1489–1492.
254. Neumann L, Zeldets V, Bolotin A, et al. Outcome of posttraumatic fibromyalgia: a 3-year follow-up of 78 cases of cervical spine injuries. *Semin Arthritis Rheum* 2003;32:320–325.
255. Wolfe F. The clinical syndrome of fibrositis. *Am J Med* 1986;81:7–14.
256. Coderre TJ, Katz J, Vaccarino AL, et al. Contribution of central neuroplasticity to pathological pain: review of clinical experimental evidence. *Pain* 1993;52:259–285.
257. Gracely RH, Lynch SA, Bennett GJ. Painful neuropathy: altered central processing maintained dynamically by peripheral input. *Pain* 1993;52:251–253.
258. Rohling ML, Binder LM, Langhinrichsen-Rohling J. Money matters: a meta-analytic review of the association between financial compensation and the experience and treatment of chronic pain. *Health Psychol* 1995;14:537–547.
259. Straaton KV, Maisiak R, Wrigley JM, et al. Barriers to return to work among persons unemployed due to arthritis and musculoskeletal disorders. *Arthritis Rheum* 1996;39:101–109.
260. McBeth J, Harkness EF, Silman AJ, et al. The role of workplace low-level mechanical trauma, posture and environment in the onset of chronic widespread pain. *Rheumatology* 2003;42:1–9.
261. Crofford LJ. Neuroendocrine abnormalities in fibromyalgia and related disorders. *Am J Med Sci* 1998;315:359–366.
262. Davis MC, Zautra AJ, Reich JW. Vulnerability to stress among women in chronic pain from fibromyalgia and osteoarthritis. *Ann Behav Med* 2001;23:215–226.
263. Goebel MU, Mills PJ, Irwin MR, et al. Interleukin-6 and tumor necrosis factor-α production after acute psychological stress, exercise, and infused isoproterenol: differential effects and pathways. *Psychosom Med* 2000;62:591–598.
264. Missole C, Toroni F, Sigala S, et al. Nerve growth factor in the anterior pituitary: localization in mammotroph cells and cosecretion with

prolactin by a dopamine-regulated mechanism. *Proc Natl Acad Sci U S A* 1996;93:4240–4245.
265. Lindsay RM, Lockett C, Sternberg J, et al. Neuropeptide expression in cultures of adult sensory neurons: modulation of substance P and calcitonin gene-related peptide levels by nerve growth factor. *Neuroscience* 1989;33:53–65.
266. Heiss C, Ehlert V, Hander JP, et al. Abuse-related posttraumatic stress disorder and alterations of the hypothalamic-pituitary-adrenal axis in women with chronic pelvic pains. *Psychosom Med* 1998;60:309–318.
267. McBeth J, Morris S, Benjamin S, et al. Associations between adverse events in childhood and chronic widespread pain in adulthood: are they explained by differential recall. *J Rheumatol* 2001;28:2305–2309.
268. Nahit ES, Hunt IM, Lunt M, et al. Effects of psychosocial and individual psychological factors on the onset of musculoskeletal pain: common and site-specific effects. *Ann Rheum Dis* 2003;62:755–760.
269. Benjamin S, Morris S, McBeth J, et al. The association between chronic widespread pain and mental disorder: a population-based study. *Arthritis Rheum* 2000;43:561–567.
270. Bennett RM. Emerging concepts in the neurobiology of chronic pain: evidence of abnormal sensory processing in fibromyalgia. *Mayo Clin Proc* 1999;74:385–398.
271. Yunus MB. Towards a model of pathophysiology of fibromyalgia: aberrant central pain mechanisms with peripheral modulation. *J Rheumatol* 1992;19:846–850.
272. Staud R. Evidence of involvement of central neural mechanisms in generating fibromyalgia pain. *Curr Rheumatol Rep* 2002;4:299–305.
273. Buskila D, Neumann L, Vaisberg G, et al. Increased rates of fibromyalgia following cervical spine injury: a controlled study of 161 cases of traumatic injury. *Arthritis Rheum* 1997;40;446–452.
274. Rainville P, Duncan GH, Price DD, et al. Pain affect encoded in human anterior cingulate but not somatosensory cortex. *Science* 1997;277:968–971.
275. Henriksson CM. Longterm effects of fibromyalgia on everyday life. A study of 56 patients. *Scand J Rheumatol* 1994;23:36–41.
276. Nørregaard J, Bülow PM, Prescott E, et al. A four-year follow-up study in fibromyalgia. Relationship to chronic fatigue syndrome. *Scand J Rheumatol* 1993;22:35–38.
277. Forseth DO, Forre O, Gran JT. A 5.5 year prospective study of self-reported musculoskeletal pain and of fibromyalgia in a female population: significance and natural history. *Clin Rheumatol* 1999;18:114–121.
278. Felson DT, Goldenberg DL. The natural history of fibromyalgia. *Arthritis Rheum* 1994;29:1522–1526.
279. Hawley DJ, Wolfe F, Cathey MA. Pain, functional disability, and psychological status: a 12-month study of severity in fibromyalgia. *J Rheumatol* 1988;15:1551–1556.
280. Granges G, Zilko P, Littlejohn GO. Fibromyalgia syndrome: assessment of the severity of the condition 2 years after diagnosis. *J Rheumatol* 1994;21:523–529.
281. Poyhia R, Da Costa D, Fitzcharles MA. Pain and pain relief in fibromyalgia patients followed for three years. *Arthritis Rheum* 2001;45:355–361.
282. Siegel DM, Janeway D, Baum J. Fibromyalgia syndrome in children and adolescents: clinical features at presentation and status at follow-up. *Pediatrics* 1998;101:377–382.
283. Mikkelsson M. One year outcome of preadolescents with fibromyalgia. *J Rheumatol* 1999;26:674–682.
284. Schanberg LE, Anthony KK, Gil KM, et al. Family pain history predicts child health status in children with chronic rheumatic disease. *Pediatrics* 2001;108:E47.
285. Schanberg LE, Sandstrom MJ, Starr K, et al. The relationship of daily mood and stressful events to symptoms in juvenile rheumatic disease. *Arthritis Care Res* 2000;13:33–41.
286. White KP, Speechley M, Harth M, et al. Comparing self-reported function and work disability in 100 community cases of fibromyalgia syndrome versus controls in London, Ontario: the London Fibromyalgia Epidemiology Study. *Arthritis Rheum* 1999;42:76–83.
287. Hawley DJ, Wolfe F. Pain, disability, and pain/disability relationships in seven rheumatic disorders: a study of 1,522 patients. *J Rheumatol* 1991;18:1552–1557.
288. Bernard AL, Prince A, Edsall P. Quality of life issues for fibromyalgia patients. *Arthritis Care Res* 2000;13:42–50.
289. Liedberg GM, Henriksson CM. Factors of importance for work disability in women with fibromyalgia: an interview study. *Arthritis Rheum* 2002;47:266–274.
290. White KP, Speechley M, Harth M, et al. The London fibromyalgia epidemiology study: direct health care cost of fibromyalgia syndrome in London, Canada. *J Rheumatol* 1999;26:885–889.
291. White KP, Nielson WR, Harth M, et al. Does the label "fibromyalgia" alter health status, function, and health service utilization? A prospective, within-group comparison in a community cohort of adults with chronic widespread pain. *Arthritis Rheum* 2002;47:144–145.
292. Macfarlane GJ, McBeth J, Silman AJ. Widespread body pain and mortality: prospective population based study. *BMJ* 2001;323:662–665.
293. McBeth J, Silman AJ, Macfarlane GJ. Association of widespread body pain with an increased risk of cancer and reduced cancer survival: a prospective, population-based study. *Arthritis Rheum* 2003;48:1686–1692.
294. Goldenberg DL. A review of the role of tricyclic medications in the treatment of fibromyalgia syndrome. *J Rheumatol* 1989;16:137–139.
295. Carette S, McCain GA, Bell DA, et al. Evaluation of amitriptyline in primary fibrositis: a double-blind, placebo-controlled study. *Arthritis Rheum* 1986;29:655–659.
296. Scudds RA, McCain GA, Rollman GB, et al. Improvements in pain responsiveness in patients with fibrositis after successful treatment with amitriptyline. *J Rheumatol* 1989;16(suppl 19):98–103.
297. Goldenberg DL, Felson DT, Dinerman H. A randomized, controlled trial of amitriptyline and naproxen in the treatment of patients with fibromyalgia. *Arthritis Rheum* 1986;29:1371–1377.
298. Fors EA, Sexton H, Gotestam KG. The effect of guided imagery and amitriptyline on daily fibromyalgia pain: a prospective, randomized, controlled trial. *J Psychiatr Res* 2002;36:179–187.
299. Heymann RE, Helfenstein M, Feldman D. A double-blinded, randomized, controlled study of amitriptyline, nortriptyline and placebo in patients with fibromyalgia. An analysis of outcome measures. *Clin Exp Rheumatol* 2001;19:697–702.
300. Dessein PH, Shipton EA, Stanwix AE, et al. Neuroendocrine deficiency-mediated development and persistence of pain in fibromyalgia: a promising paradigm? *Pain* 2000;86:213–215.
301. Bennett RM, Gatter RA, Campbell SM, et al. A comparison of cyclobenzaprine and placebo in the management of fibrositis. A double-blind controlled study. *Arthritis Rheum* 1988;31:1535–1542.
302. Quimby LG, Gratwick GM, Whitney CD, et al. A randomized trial of cyclobenzaprine for the treatment of fibromyalgia. *J Rheumatol* 1989;16(suppl 19):140–143.
303. Carette S, Bell MJ, Reynolds WJ, et al. Comparison of amitriptyline, cyclobenzaprine, and placebo in the treatment of fibromyalgia: a randomized, double-blind clinical trial. *Arthritis Rheum* 1994;37:32–40.
304. Reynolds WJ, Moldofsky H, Saskin P, et al. The effects of cyclobenzaprine on sleep physiology and symptoms in patients with fibromyalgia. *J Rheumatol* 1991;18:452–454.
305. Simms RW, Felson DT, Goldenberg DL. Development of preliminary criteria for response to treatment in fibromyalgia syndrome. *J Rheumatol* 1991;18:1558–1563.
306. Russell IJ, Fletcher EM, Michalek JE, et al. Treatment of primary fibrositis/fibromyalgia syndrome with ibuprofen and alprazolam: a double-blind, placebo-controlled study. *Arthritis Rheum* 1991;34:552–560.
307. Yunus MB, Masi AT, Aldag JC. Short term effects of ibuprofen in primary fibromyalgia syndrome: a double-blind, placebo controlled trial. *J Rheumatol* 1989;16:527–532.
308. Wolfe F, Cathey MA, Hawley DJ. A double-blind placebo controlled trial of fluoxetine in fibromyalgia. *Scand J Rheumatol* 1994;23:255–259.
309. Nørregaard J, Volkmann H, Danneskiold-Samsøe B. A randomized controlled trial of citalopram in the treatment of fibromyalgia. *Pain* 1995;61:445–449.
310. Arnold LM, Hess EV, Hudson JI, et al. A randomized, placebo-controlled, double-blind, flexible-dose study of fluoxetine in the treatment of women with fibromyalgia. *Am J Med* 2002;112:191–197.
311. Anderberg UM, Marteinsdottir I, von Knorring L. Citalopram in patients with fibromyalgia—a randomized, double-blind, placebo-controlled study. *Eur J Pain* 2000;4:27–35.

312. Dwight MD, Arnold LM, O'Brien H, et al. An open clinical trial of venlafaxine treatment of fibromyalgia. *Psychosomatics* 1998;39: 14–17.
313. Alberts KR, Bradley LA, Alarcón GS, et al. Sertraline hydrochloride alters pain threshold, sensory discrimination ability, and functional brain activity in patients with fibromyalgia (FM): a randomized, controlled trial (RCT). *Arthritis Rheum* 1998;41(suppl):259.
314. Tavoni A, Vitali C, Bombardieri S, et al. Evaluation of *S*-adenosylmethionine in primary fibromyalgia: a double-blind crossover study. *Am J Med* 1987;83(suppl 5A):107–110.
315. Jacobsen S, Danneskiold-Samsøe B, Andersen RB. Oral *S*-adenosylmethionine in primary fibromyalgia: double-blind clinical evaluation. *Scand J Rheumatol* 1991;20:294–302.
316. Fetrow CW, Avila JR. Efficacy of the dietary supplement *S*-adenosyl-L-methionine. *Ann Pharmacother* 2001;35:1414–1425.
317. Olin R, Klein R, Berg PA. A randomised double-blind 16-week study of ritanserin in fibromyalgia syndrome: clinical outcome and analysis of autoantibodies to serotonin, gangliosides and phospholipids. *Clin Rheumatol* 1998;17:89–94.
318. Stratz T, Muller W. The use of 5-HT_3 receptor antagonists in various rheumatic diseases—a clue to the mechanism of action of these agents in fibromyalgia? *Scand J Rheumatol* 2000;113:66–71.
319. Muller W, Stratz T. Results of the intravenous administration of tropisetron in fibromyalgia patients. *Scand J Rheumatol* 2000;113:59–62.
320. Papadopoulos IA, Georgiou PE, Katsimbri PP, et al. Treatment of fibromyalgia with tropisetron, a $5HT_3$ serotonin antagonist: a pilot study. *Clin Rheumatol* 2000;19:6–8.
321. Haus U, Varga B, Stratz T, et al. Oral treatment of fibromyalgia with tropisetron given over 28 days: influence on functional and vegetative symptoms, psychometric parameters and pain. *Scand J Rheumatol* 2000;113:55–58.
322. Farber L, Stratz T, Bruckle W, et al. Efficacy and tolerability of tropisetron in primary fibromyalgia—a highly selective and competitive 5-HT_3 receptor antagonist. German Fibromyalgia Study Group. *Scand J Rheumatol* 2000;113:49–54.
323. Farber L, Stratz TH, Bruckle W, et al. Short-term treatment of primary fibromyalgia with the 5-HT_3-receptor antagonist tropisetron. Results of a randomized, double-blind, placebo-controlled multicenter trial in 418 patients. *Int J Clin Pharmacol Res* 2001;21:1–13.
324. Ernberg M, Lundeberg T, Kopp S. Effects on muscle pain by intramuscular injection of granisetron in patients with fibromyalgia. *Pain* 2003;101:275–282.
325. Hannonen P, Malminiemi K, Yli-Kerttula U, et al. A randomized, double-blind, placebo-controlled study of moclobemide and amitriptyline in the treatment of fibromyalgia in females without psychiatric disorder. *Br J Rheumatol* 1999;37:1279–1286.
326. O'Malley PG, Balden E, Tomkins G, et al. Treatment of fibromyalgia with antidepressants: a meta-analysis. *J Gen Intern Med* 2000;15: 659–666.
327. Arnold LM, Keck PE Jr, Welge JA. Antidepressant treatment of fibromyalgia. A meta-analysis and review. *Psychosomatics* 2000;41: 104–113.
328. Wolfe F, Zhao S, Lane N. Preference for nonsteroidal antiinflammatory drugs over acetaminophen by rheumatic disease patients: a survey of 1,799 patients with osteoarthritis, rheumatoid arthritis, and fibromyalgia. *Arthritis Rheum* 2000;43:378–385.
329. Wallace DJ, Shapiro S, Panush RS. Update on fibromyalgia syndrome. *Bull Rheum Dis* 1999;48:1–5.
330. Biasi G, Manca S, Maganelli S, et al. Tramadol in the fibromyalgia syndrome: a controlled clinical trial versus placebo. *Int J Clin Pharmacol Res* 1998;18:13–19.
331. Bennett RM, Kamin M, Rosenthal N. Tramadol and acetaminophen combination tablets in the treatment of fibromyalgia pain: a double-blind, randomized, placebo-controlled study. *Am J Med* 2003;114: 537–545.
332. Bessette L, Carette S, Fossel AH, et al. A placebo controlled crossover trial of subcutaneous salmon calcitonin in the treatment of patients with fibromyalgia. *Scand J Rheumatol* 1998;27:112–116.
333. Rowbotham M, Harden N, Stacey B, et al., for the Gabapentin Postherpetic Neuralgia Study Group. Gabapentin of the treatment of postherpetic neuralgia a randomized controlled trial. *JAMA* 1998; 280:1837–1842.
334. Crofford L, Russell IJ, Mease P, et al. Pregabalin improves pain associated with fibromyalgia syndrome in a multi-center, randomized, placebo-controlled monotherapy trial. *Arthritis Rheum* 2002; 46(suppl):613.
335. Farrar JT, Young JP Jr, LaMoreaux L, et al. Clinical importance of changes in chronic pain intensity measured on an 11-point numerical rating scale. *Pain* 2001;94:149–158.
336. Graven-Nielsen T, Kendal SA, Henriksson KG, et al. Ketamine reduces muscle pain, temporal summation, and referred pain in fibromyalgia patients. *Pain* 2000;85:483–491.
337. Citera G, Arias MA, Maldonado-Cocco JA, et al. The effect of melatonin in patients with fibromyalgia: a pilot study. *Clin Rheumatol* 2000;19:9–13.
338. Russell IJ, Michalek JE, Kang YK, et al. Reduction of morning stiffness and improvement in physical function in fibromyalgia syndrome patients treated sublingually with low . . . 1999;19:961–968.
339. Kiser RS, Cohen HM, Freedenfeld RN, et al. Olanzapine for the treatment of fibromyalgia symptoms. *J Pain Symptom Manage* 2001; 22:704–708.
340. Scharf MB, Hauck M, Stover R, et al. Effect of gamma-hydroxybutyrate on pain, fatigue, and the alpha sleep anomaly in patients with fibromyalgia. Preliminary report. *J Rheumatol* 1998;25:1986–1990.
341. Pioro-Boisset M, Esdaile JM, Fitzcharles MA. Alternative medicine use in fibromyalgia syndrome. *Arthritis Care Res* 1996;9:13–17.
342. Barbour C. Use of complementary and alternative treatments by individuals with fibromyalgia syndrome. *J Am Acad Nurse Pract* 2000; 12:311–316.
343. Rao JK, Mihaliak K, Kroenke K, et al. Use of complementary therapies for arthritis among patients of rheumatologists. *Ann Intern Med* 1999;131:409–416.
344. Lister RE. An open, pilot study to evaluate the potential benefits of coenzyme Q10 combined with Ginkgo biloba extract in fibromyalgia syndrome. *J Int Med Res* 2002;30:195–199.
345. Olson GB, Savage S, Olson J. The effects of collagen hydrolysat on symptoms of chronic fibromyalgia and temporomandibular joint pain. *Cranio* 2000;18:135–141.
346. Bramwell B, Ferguson S, Scarlett N, et al. The use of ascorbigen in the treatment of fibromyalgia patients: a preliminary trial. *Altern Med Rev* 2000;5:455–462.
347. Merchant RE, Carmack CA, Wise CM. Nutritional supplementation with chlorella pyrenoidosa for patients with fibromyalgia syndrome: a pilot study. *Phytother Res* 2000;14:167–173.
348. Azad KA, Alam MN, Haq SA, et al. Vegetarian diet in the treatment of fibromyalgia. *Bangladesh Med Res Counc Bull* 2000;26:41–47
349. Kaartinen K, Lammi K, Hypen M, et al. Vegan diet alleviates fibromyalgia symptoms. *Scan J Rheumatol* 2000;29:309–313.
350. Smith JD, Terpening CM, Schmidt SO, et al. Relief of fibromyalgia symptoms following discontinuation of dietary excitotoxins. *Ann Pharmacother* 2001;35:702–706.
351. Dykman KD, Tone C, Ford C, et al. The effects of nutritional supplements on the symptoms of fibromyalgia and chronic fatigue syndrome. *Integ Physiol Behav Sci* 1998;33:61–71.
352. Bennett RM, Clark SR, Goldberg L, et al. Aerobic fitness in patients with fibrositis: a controlled study of respiratory gas exchange and ^{133}xenon clearance from exercising muscle. *Arthritis Rheum* 1989; 32:454–460
353. Anonymous. *Exercise testing on apparently healthy individuals: a handbook for physicians.* Dallas: American Heart Association, 1975.
354. Borg GV, Linderholm H. Perceived exertion and pulse rate during graded exercise in various age groups. *Acta Med Scand* 1967;472 (suppl):194–199.
355. McCain GA, Bell DA, Mai FM, et al. A controlled study of the effects of a supervised cardiovascular fitness training program on the manifestations of primary fibromyalgia. *Arthritis Rheum* 1988; 31:1135–1141.
356. Martin L, Nutking A, McIntosh BR, et al. An exercise program in the treatment of fibromyalgia. *J Rheumatol* 1996;23:1050–1053.
357. Schachter CL, Busch AJ, Peloso PM, et al. Effects of short versus long bouts of aerobic exercise in sedentary women with fibromyalgia: a randomized controlled trial. *Phys Ther* 2003;83:340–358.
358. Gowans SE, deHuerck A, Voss S, et al. A randomized, controlled trial of exercise and education for individuals with fibromyalgia. *Arthritis Care Res* 1999;12:120–128.
359. King SJ, Wessel J, Bhambhani Y, et al. The effects of exercise and education, individually or combined, in women with fibromyalgia. *J Rheumatol* 2002;29:2620–2627.

360. Mannerkorpi K, Nyberg B, Ahlmen M, et al. Pool exercise combined with an education program for patients with fibromyalgia syndrome. A prospective, randomized study. *J Rheumatol* 2000;27:2473–2481.
361. Mannerkorpi K, Ahlmen M, Ekdahl C. Six-and 24-month follow-up of pool exercise therapy and education for patients with fibromyalgia. *Scand J Rheumatol* 2002;31:306–310.
362. Jentoft ES, Kvalvik AG, Mengshoel AM. Effects of pool-based and land-based aerobic exercise on women with fibromyalgia/chronic widespread muscle pain. *Arthritis Rheum* 2001;45:42–47.
363. Rooks DS, Silverman CB, Kantrowitz FG. The effects of progressive strength training and aerobic exercise on muscle strength and cardiovascular fitness in women with fibromyalgia: a pilot study. *Arthritis Rheum* 2002;47:22–28.
364. Burckhardt CS, Mannerkorpi K, Hendenberg L, et al. A randomized, controlled clinical trial of education and physical training for women with fibromyalgia. *J Rheumatol* 1994;21:714–720.
365. Verstappen FTJ, van Santen-Hoeuftt HMS, Bobvjn PH, et al. Effects of a group activity program for fibromyalgia patients on physical fitness and well being. *J Musculoskel Pain* 1997;5:17–28.
366. Meiworm L, Jakob E, Walker UA, et al. Patients with fibromyalgia benefit from aerobic endurance exercise. *Clin Rheumatol* 2000;19: 253–257.
367. van Santen M, Bolwijn P, Landewe R, et al. High or low intensity aerobic fitness training in fibromyalgia: does it matter? *J Rheumatol* 2002;29:582–587.
368. Ramsay C, Moreland J, Ho M, et al. An observer-blinded comparison of supervised and unsupervised aerobic exercise regimens in fibromyalgia. *Rheumatology* 2000;39:501–505.
369. Rossy LA, Buckelew SP, Dorr N, et al. A meta-analysis of fibromyalgia treatment interventions. *Ann Behav Med* 1999;21:180–191.
370. Vierck CJ, Staud S, Price DD, et al. The effect of maximal exercise on temporal summation of second pain (windup) in patients with fibromyalgia syndrome. *J Pain* 2001;6:334–344.
371. Lindstrom I, Ohlund C, Eek C, et al. The effect of graded activity on patients with subacute low back pain: a randomized prospective clinical study with an operant-conditioning behavioral approach. *Phys Ther* 1992;72:279–290.
372. Oliver K, Cronan T. Predictors of exercise behaviors among fibromyalgia patients. *Prev Med* 2002;35:383–389.
373. Bradley LA, Alberts KR. Psychological and behavioral approaches to pain management for patient with rheumatic disease. *Rheum Dis Clin North Am* 1999;25:215–232.
374. Bradley LA, Young LD, Anderson KO, et al. Effects of psychological therapy on pain behavior of rheumatoid arthritis patients: treatment outcome and six-month followup. *Arthritis Rheum* 1987;30:1105–1114.
375. Keefe FJ, Caldwell DS, Baucom D, et al. Spouse-assisted coping skills training in the management of knee pain in osteoarthritis: long-term follow-up results. *Arthritis Care Res* 1999;12:101–111.
376. Deale A, Husain K, Chalder T, et al. Long-term outcome of cognitive behavior therapy versus relaxation therapy for chronic fatigue syndrome: a 5-year follow-up study. *Am J Psychiatry* 2001;158:2038–2042.
377. Drossman DA, Toner BB, Whitehead WE, et al. Cognitive-behavioral therapy versus education and desipramine versus placebo for moderate to severe functional bowel disorders. *Gastroenterology* 2003;125: 249–253.
378. Nielson WR, Walker C, McCain GA. Cognitive behavioral treatment of fibromyalgia syndrome: preliminary findings. *J Rheumatol* 1992; 19:98–103.
379. Goldenberg DL, Kaplan KH, Nadeau MG, et al. A controlled study of a stress-reduction, cognitive-behavioral treatment program in fibromyalgia. *J Musculoskel Pain* 1994;2:53–66.
380. White KP, Nielson WR. Cognitive-behavioral treatment of fibromyalgia syndrome: a follow-up assessment. *J Rheumatol* 1995;22: 717–721.
381. Turk DC, Okifuji A, Sinclair JD, et al. Interdisciplinary treatment for fibromyalgia syndrome: clinical and statistical significance. *Arthritis Care Res* 1998;11:186–195.
382. Bennett RM, Burckhardt CS, Clark SR, et al. Group treatment of fibromyalgia: a 6 month outpatient program. *J Rheumatol* 1996;23: 521–528.
383. Bennett RM, Campbell S, Burckhardt C, et al. Balanced approach provides small but significant gains. A multidisciplinary approach to fibromyalgia management. *J Musculoskel Med* 1991;8:21–32.
384. Williams DA, Cary MA, Groner KH, et al. Improving physical functional status in patients with fibromyalgia: a brief cognitive behavioral intervention. *J Rheumatol* 2002;29:1280–1286.
385. Jacobson NS, Truax P. Clinical significance: a statistical approach to defining meaningful change in psychotherapy research. *J Consult Clin Psychol* 1991;59:12–19.
386. Donta ST, Clauw DJ, Engel CC Jr, et al. Cognitive behavioral therapy and aerobic exercise for Gulf War veterans' illnesses: a randomized controlled trial. *JAMA* 2003;289:1396–1404.
387. Buckelew SP, Conway R, Parker J, et al. Biofeedback/relaxation training and exercise interventions for fibromyalgia: a prospective trial. *Arthritis Care Res* 1998;11:196–209.
388. Nicassio PM, Radojevic V, Weisman MH, et al. A comparison of behavioral and educational interventions with fibromyalgia. *J Rheumatol* 1997;24:2000–2007.
389. Vlaeyen JWS, Teeken-Gruben NJG, Boosens MEJB, et al. Cognitive-educational treatment of fibromyalgia: a randomized clinical trial. I. Clinical affects. *J Rheumatol* 1996;23:1237–1245.
390. Buckelew SP, Huyser B, Hewett JE, et al. Self-efficacy predicts outcome among fibromyalgia subjects. *Arthritis Care Res* 1996;9:97–104.
391. Bradley LA, McKendree-Smith NL, Cianfrini LR. Cognitive-behavioral therapy interventions for pain associated with chronic illnesses. *Semin Pain Med* (in press).
392. Ferraccioli G, Ghirelli L, Scita F, et al. EMG-biofeedback training in fibromyalgia syndrome. *J Rheumatol* 1987;14:820–825.
393. Haanen HCM, Hoenderdos HTW, van Romunde LKJ, et al. Controlled trial of hypnotherapy in the treatment of refractory fibromyalgia. *J Rheumatol* 1991;18:72–75.
394. Ambrogio N, Cuttiford J, Lineker S, et al. A comparison of three types of neck support in fibromyalgia patients. *Arthritis Care Res* 1998;11: 405–410.
395. Hains G, Hains F. A combined ischemic compression and spinal manipulation in the treatment of fibromyalgia: a preliminary estimate of dose and efficacy. *J Manip Physiol Ther* 2000;23:225–230.
396. Gamber RG, Shores JH, Russo DP, et al. Osteopathic manipulative treatment in conjunction with medication relieves pain associated with fibromyalgia syndrome. Results of a randomized clinical pilot project. *J Am Osteopath Assoc* 2002;102:321–325.
397. Anonymous. Acupuncture. *NIH Consensus Statement* 1997;15:1–34.
398. Alfano AP, Taylor AG, Foresman PA, et al. Static magnetic fields for treatment of fibromyalgia: a randomized controlled trial. *J Altern Complement Med* 2001;7:53–64.
399. Hoh D. Spine, skull surgery may help many with CFIDS, FMS: Chiari malformation or cervical stenosis may be common in CFIDS and fibromyalgia. *CFIDS Chronicle* 1999;10:2.
400. Alarcón GS, Bradley LA, Hadley MN, et al. Does Chiari malformation contribute to fibromyalgia symptoms? *Arthritis Rheum* 1997;40 (suppl):190.
401. Clauw DJ, Bennett RM, Petzke F, et al. Prevalence of Chiari malformation and cervical stenosis in fibromyalgia. *Arthritis Rheum* 2000; 43(suppl):173.
402. Alarcón GS, Bradley LA. Frequency of Chiari malformation in patients with fibromyalgia. *Arthritis Rheum* 1999;42:2731–2732.
403. Cheng JS, Nash J, Meyer GA. Chiari type I malformation revisited: diagnosis and treatment. *Neurology* 2002;8:357–362.
404. Thimineur M, Kitaj M, Kravitz E, et al. Functional abnormalities of the cervical cord and lower medulla and their effect on pain: observations in chronic pain patients with incidental mild Chiari I malformation and moderate to severe cervical cord compression. *Clin J Pain* 2002;18:171–179.
405. Baumstark KE, Buckelew SP, Sher KJ, et al. Pain behavior predictors among fibromyalgia patients. *Pain* 1993;55:339–346.
406. Buckelew SP, Parker JC, Keefe FJ, et al. Self-efficacy and pain behavior among subjects with fibromyalgia. *Pain* 1994;59:377–384.
407. Bradley LA. Cognitive-behavioral therapy for primary fibromyalgia. *J Rheumatol* 1989;16(suppl 19):131–136.
408. Hewett JE, Buckelew SP, Johnson JC, et al. Selection of measures suitable for evaluating change in fibromyalgia clinical trials. *J Rheumatol* 1995;22:2307–2312.
409. Goldenberg DL, Mossey CJ, Schmid CH. A model to assess severity and impact of fibromyalgia. *J Rheumatol* 1995;22:2313–2318.
410. King S, Wessel J, Bhambhani Y, et al. Validity and reliability of the 6 minute walk in persons with fibromyalgia. *J Rheumatol* 1999;26: 2233–2237.

411. Dunkl PR, Taylor AG, McConnell CG, et al. Responsiveness of fibromyalgia clinical trial outcome measures. *J Rheumatol* 2000;27: 2683–2691.
412. Blanchard EB, Schwarz SP. Clinically significant changes in behavioral medicine. *Behav Assess* 1988;10:171–188.
413. Goldenberg DL. Treatment of fibromyalgia syndrome. *Rheum Dis Clin North Am* 1989;15:61–71.
414. Buckelew SP. Fibromyalgia: a rehabilitation approach. *Am J Physiol Med Rehabil* 1989;68:37–42.
415. Clark S, Tindall E, Bennett RM. A double blind crossover trial of prednisone versus placebo in the treatment of fibrositis. *J Rheumatol* 1985;12:980–983.
416. McCain GA. Role of physical fitness training in the fibrositis/fibromyalgia syndrome. *Am J Med* 1986;81(suppl 3A):73–77.
417. Fordyce WE. *Behavioral methods for chronic pain and illness.* St Louis: CV Mosby, 1976.
418. Bradley LA. Behavioral interventions for the management of chronic pain. *Bull Rheum Dis* 1994;43:2–5.
419. Keefe FJ, Bonk V. Psychosocial assessment of pain in patients having rheumatic diseases. *Rheum Dis Clin North Am* 1999;25: 81–103.
420. Hawley DJ, Wolfe F. Pain, disability, and pain/disability relationships in seven rheumatic disorders: a study of 1,522 patients. *J Rheumatol* 1991;18:1552–1557.
421. Burckhardt CS, Archenholtz B, Mannerkorpi K, et al. Quality of life of Swedish women with fibromyalgia syndrome, rheumatoid arthritis or systemic lupus erythematosus. In: Jacobsen S, Danneskiold-Samsøe B, Lund B, eds. *Musculoskeletal pain, myofascial pain syndrome, and the fibromyalgia syndrome.* New York: Haworth Medical, 1993:199–207.
422. Bruusgaard D, Evensen AR, Bjerkedal T. Fibromyalgia—a new cause for disability pension. *Scand J Soc Med* 1993;21:116–119.
423. Anonymous. Does fibromyalgia qualify as a work-related illness or injury? *J Occup Med* 1992;34:968.
424. Bennett RM. Disabling fibromyalgia: appearance versus reality. *J Rheumatol* 1993;20:1821–1824.
425. Capen K. The courts, expert witnesses and fibromyalgia. *Can Med Assoc J* 1995;153:206–208.
426. Romano TJ. Fibromyalgia 20 years later: What have we really accomplished? *J Rheumatol* 1996;23:192.
427. Burckhardt CS, Clark SR, Bennett RM. Fibromyalgia and quality of life: a comparative analysis. *J Rheumatol* 1993;20:475–479.
428. Martinez JE, Ferraz MB, Sato EI, et al. Fibromyalgia versus rheumatoid arthritis: a longitudinal comparison of the quality of life. *J Rheumatol* 1995;22:270–274.
429. Wolfe F, Aarflot T, Bruusgaard D, et al. Fibromyalgia and disability. Report of the Moss International Working Group on medico-legal aspects of chronic widespread musculoskeletal pain complaints and fibromyalgia. *Scand J Rheumatol* 1995;24:112–118.

第92章

神经性关节病(Charcot关节)

Michael H. Ellman

神经性关节病是一种进行性退化性关节炎，具有典型的临床和影像学特点。Jean-Martin Charcot[1]在1868年描述了神经性关节病，它发生于“渐进性共济运动失调”或脊髓痨的患者中，现在常见于糖尿病患者的前、中足及踝部(图92.1)。尽管感觉丧失，在持续负重的状态下，这种关节炎会进一步发展，伴随局部血流增加和骨质减少。然而，由于某些不明原因，并非所有符合这些标准的患者都会发生神经性关节病。

Charcot关节作为神经性关节病的同义词使用很合适。Charcot(1825—1893)是一名医学硕士，在神经病学、精神病学和风湿病学方面作出了杰出的贡献[2]。他被认为是神经病学之父，但他对于关节炎有很大的兴趣，且他的著作中有一篇发表于1853年的名为《原发的慢性进行性关节风湿病》的论文[3]。Charcot认为关节炎和神经病是并排的根与根相连的树[4]。

Charcot关于神经性关节病的描述沿用至今。他强调这种关节炎发生的突然性，“通常大多数患者没有任何疼痛或发热反应”。他还强调因关节积液而导致的关节肿胀，“穿刺的时候，通常会从关节内引出一种透明的柠檬色液体”。他还提及关节表面发出破裂声、关节脱位、肌肉的快速消耗、异物的出现以及这种关节炎的病因学(即“产生于或多或少的高能运动，患者有时持续使用受累部分进行这种运动”)。Charcot认为关节的变化从属于脊髓的硬化性变化，这就是众所周知的法国神经性关节病理论，即神经营养损伤理论[1,5,6]。Volkmann和Virchow强烈反对这种观点，他们认同德国的理论，即神经性关节病的发生有种机械起源，由感觉迟钝的关节和重复的临床症状不明显的创伤所造成[5-7]。Charcot还描述了该病的一个超急性表现，水肿和其他严重的以致我们现在怀疑是脓毒症的炎症症状。在1888年，Schultze和Kahler描述了脊髓空洞症和神经性关节病之间的关系。在1932年，Dearborn[9]描述了该病，那名患者先天痛觉迟钝，自称“别针人”。Jordan在1936年记载了糖尿病神经病变中的神经性关节病。到1964年，Robillard及其同事[1]在医学文献中回顾了100例糖尿病神经性关节病。1974年，Clouse及其合作者[12]通过长达13年的调查报道了在一个医疗机构中的90例神经性关节病和糖尿病患者。也有人报道了没有神经病学缺陷的似神经性关节病，这些患者接受过关节内皮质类固醇治疗[13-18]，有的还患有双水焦磷酸钙(CPPD)结晶沉积病[19-30]。在1993年有人写过当前关于神经性关节病的简要历史回顾[31]，在2002年又增加了一些[32]。

神经病性关节病可以出现在多种不同的疾病（如雅司病[33]和脊髓脊膜突出症[34]）中。糖尿病专家、足病医师、足踝外科医师及风湿病专家常在接诊足痛肿胀的糖尿病患者时发现该病[11,12,35-43]。有足踝专科的综合性医学中心也许是治疗这些患者的最好地方。如果该病能早期诊断并得到及时正规的治疗（主要是夹板或石膏固定)，结果通常会好得出人意料[11,35,37-41,43-46]。

一、临床特点

如临床所见，引起神经性关节病的疾病在过去的几十年里发生了变化。新发梅毒病例减少和现有病例使用抗生素治疗成功，均使脊髓痨神经性关节病变得

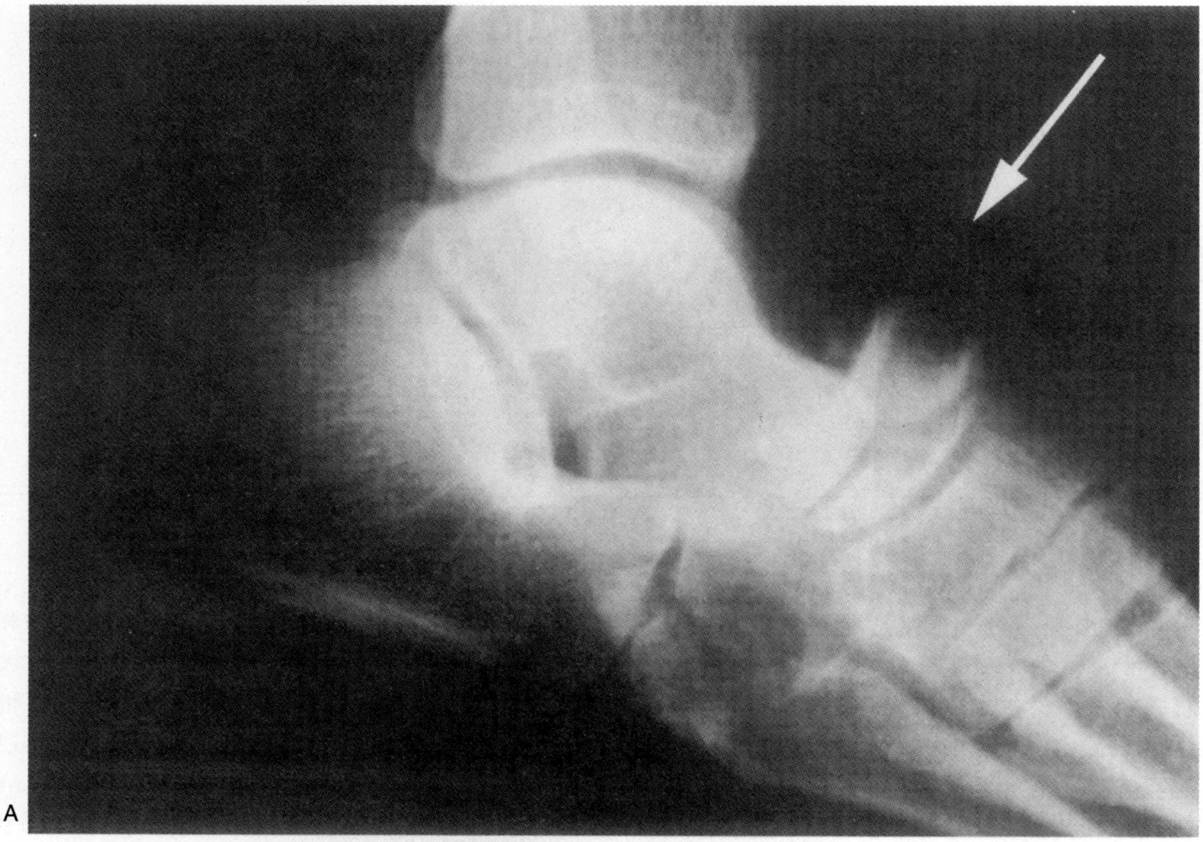

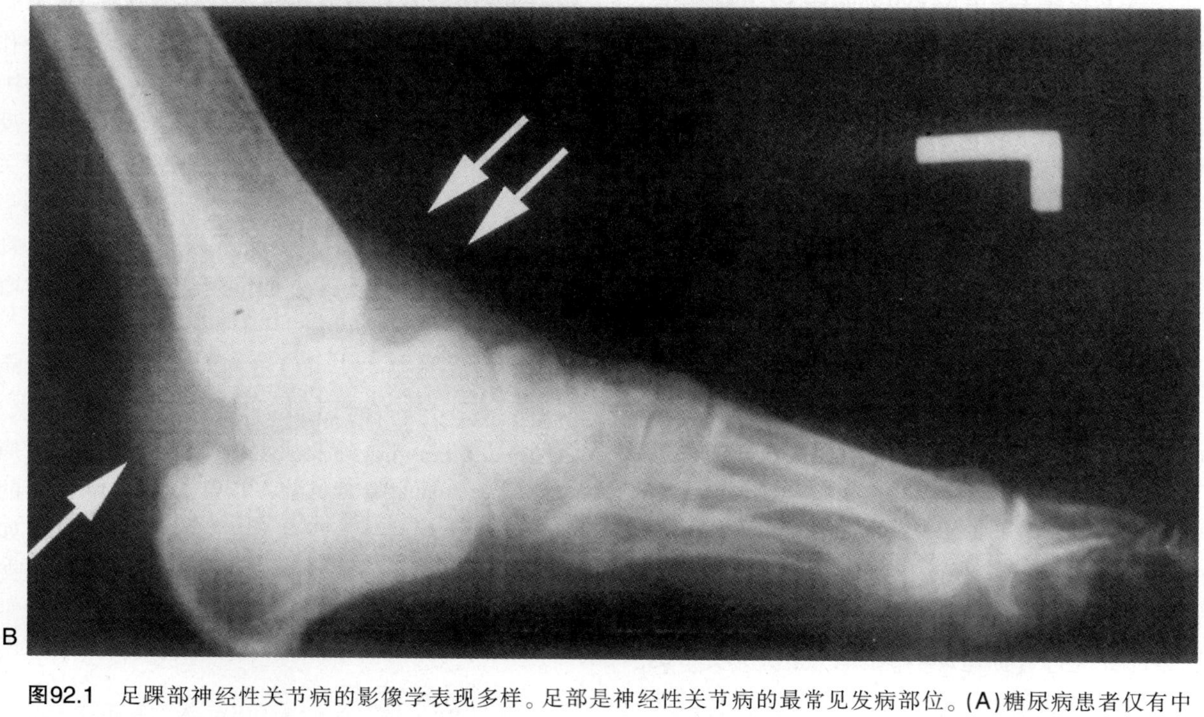

图92.1 足踝部神经性关节病的影像学表现多样。足部是神经性关节病的最常见发病部位。(A)糖尿病患者仅有中度不适伴舟骨脱位(箭头所示),这是神经性关节病的最初表现。(B)关节周围广泛软组织肿胀(箭头所示)是踝关节神经性关节病变的常见表现,并多伴发糖尿病、脊髓痨、先天性痛觉迟钝和脊髓脊膜突出症。(续)

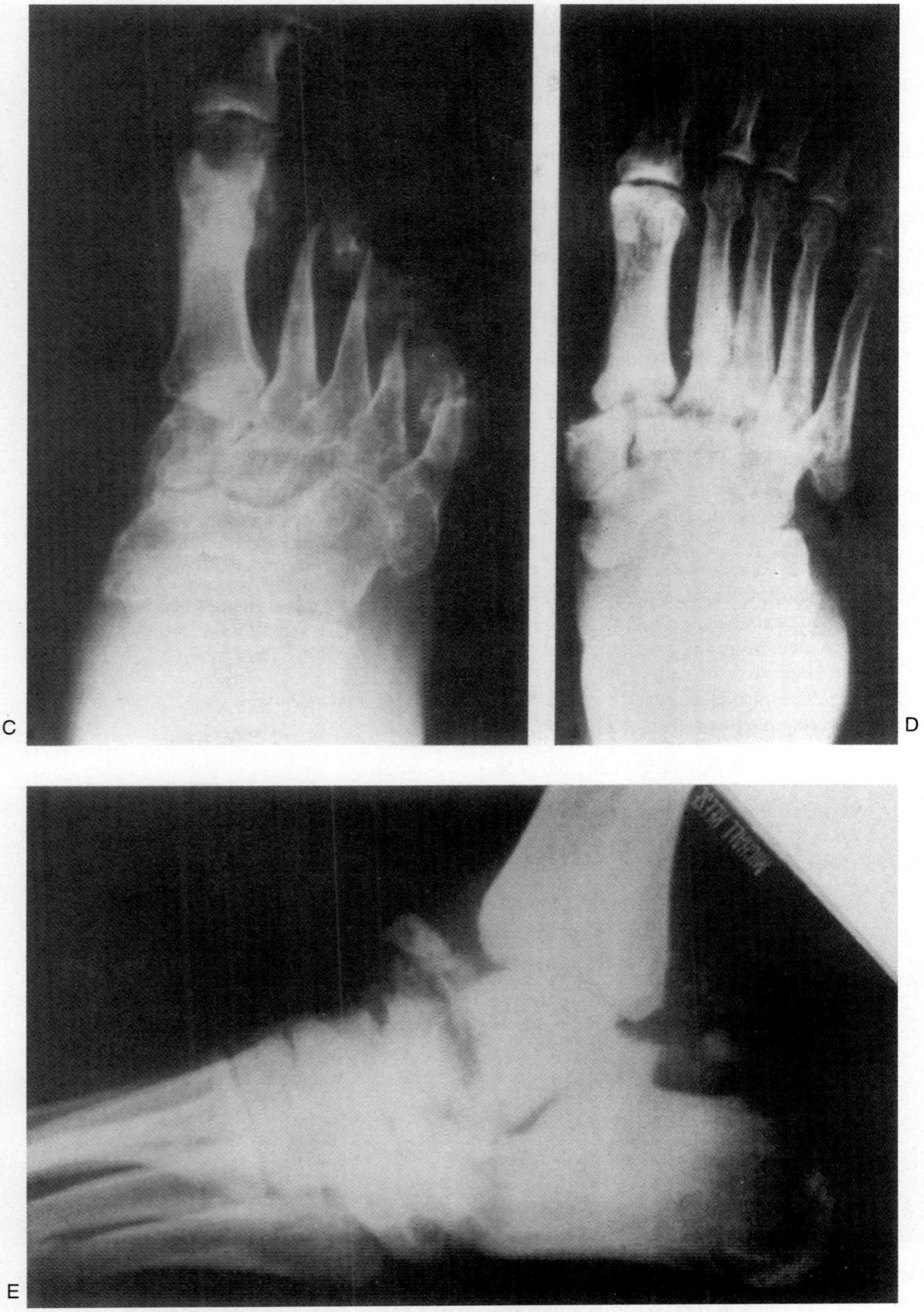

图 92.1(续)　(C)慢性糖尿病患者的跖骨和趾骨有显著的骨质溶解表现(出现“吮糖”征)。(D)糖尿病患者表现出跗趾关节的破坏、碎裂和移位,这有时也被称为 Lisfranc 骨折-脱位(Lisfranc 实际上指出在该部位行截肢术)[40,106]。(E)另一位糖尿病患者伴发典型的软组织肿胀和舟骨碎裂,可见其足踝部背及后侧的骨性碎片。

不常见。这些患者典型表现为单关节受累,通常累及膝关节,髋、踝及低位轴骨较少受累[6,37,47-51](图 92.2)。神经病学缺陷的患者，其下肢无痛性单关节炎常归因于神经梅毒[6,37,48-52]。滑膜炎、进行性关节不稳、骨生长过度及碎裂形成典型的“骨袋”,在触诊受累的关节时可感知[5,37,49,53](图 92.1C 和图 92.3)。

尽管有些患者在发生严重的关节碎裂后依然没有疼痛,但疼痛是常见的症状。通过挤压跟腱检查深痛觉的消失是临床所必要的。

大部分患有神经性关节病的患者,其基础病因是糖尿病,并伴随周围神经病,这些患者通常给糖尿病专家看他们的疼痛的温热肿胀的前中足、踝或是跖趾关节,X 线片显示软组织肿胀和去矿质的异常表现,提示早期感染[12,34-36,43,54-56](图 92.1)。可能发生单独的拇趾受累,似骨髓炎表现[56]。

上肢神经性关节病常由脊髓空洞症引起[37,57-60],常累及近端关节,特别是肩关节(图 92.4A)。关节出现肿、热、痛,病程早期常发生半脱位。有的患者会发生迅速的骨溶解[61,62](图 92.4A)。

非炎性关节液常出现于受累的大关节，尽管大约半数抽取的液体是明显的血性或发黄的[63]。在一些患者的炎性关节液中发现 CPPD 结晶[19,22]。不含CPPD 结晶的炎性关节液会增加发生脓毒血症的可能。尽管感

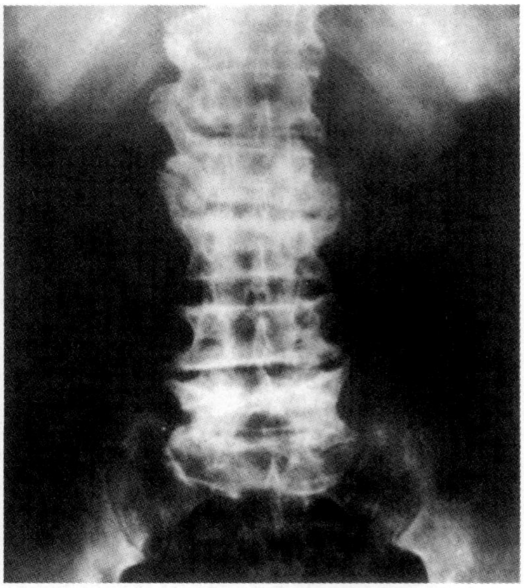

图92.2 中轴性骨骼神经病性关节病,很像骨关节炎或强直性骨肥厚。患者78岁,男性,可见椎间盘间隙不规则变窄、椎骨骨折、软骨下硬化以及巨大的骨赘帽（仿佛是个长尾小鹦鹉的嘴)。[From Rodnan GP. Neuropathic joint disease (Charcot joints). In: McCarty DJ, ed. *Arthritis and allied conditions*, 10th ed. Philadelphia: Lea & Febiger, 1985:1101, with permission.]

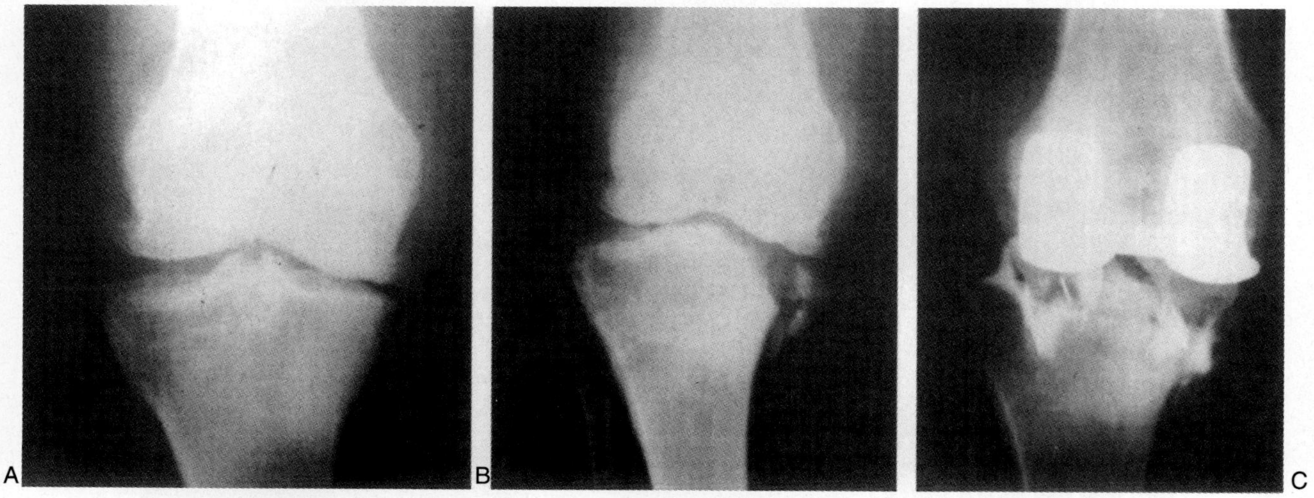

图92.3 脊髓痨患者的膝关节神经性关节病变。(A)虽然存在轻微疼痛及大量关节渗液等原发性骨关节炎的非典型性表现,但是该脊髓痨患者最初仍被诊断为膝关节骨关节炎,并拟行膝关节置换术。(B)术前膝关节X线片显示胫骨内侧关节边缘骨碎裂和大量关节渗液,这可作为神经性关节病的诊断依据,不幸的是,其却被外科医师所忽略。(C)膝关节置换术后两周,假体半脱位,膝关节失稳。患者有膝关节轻微疼痛,但不能负重。神经性关节病通常为全关节置换的禁忌证。

染不常见,但还是会造成诊断困难,因为患者只会抱怨轻微加重的关节疼痛与肿胀[64-67]。大多数报道的发生于患有大关节神经性关节病患者的败血症性关节炎,都是由葡萄球菌引起的,也有由结核菌所致的[64-67]。患有神经性关节病的患者的足部溃疡穿孔,在1818 年被描述为“足底病穿孔”[43,68,69],这种病令人苦恼,并常和感染有关[43,68,69]。

相对缺乏疼痛使得其他并发症的鉴别变得困难。例如:患有脊髓痨和神经性关节病的患者发生髋部骨折后会形成一个创伤性假性动脉瘤,尽管有一个不断变大的血肿,患者仍不会注意到疼痛,诊断动脉瘤将仅仅基于肋膜的瘀斑及伴随的血红蛋白的下降[70]。

自发性骨折和脱位常见于脊髓痨、糖尿病神经病变、先天痛觉迟钝和脊柱神经管闭合不全中,骨折常引起我们对基础疾病的注意[47,55,71-79]。未处理的骨折或脱位会加速神经性关节病的进展[74-80]。

患者患有关节炎并伴随神经病学方面的异常,常被考虑诊断为神经性关节病。大多数患者承受的疼痛将比预期的相对要轻,这使患者可以持续使用关节[6,48,81]。病程的发展是变化多样的[5,37],由于关节内或近关节的骨折,一些患者会发生突然的关节塌陷[74,77]。步行时的足部压力模式分析能够发现 Charcot 足早期的异常。附骨间区域承受体重的大部分压力,并承受这种压力较长时间[82]。影像学表现是典型的,几乎是该病独有的,尽管在早期这种表现与骨关节炎十分相似[3,12,27]。关节病进展缓慢,因此对与临床特点相关的一系列影像进行回顾,对于确定诊断是必要的[26,51]。在其他患者中,一张 X 线片上发现急性骨折、脱位、半脱位以及大的骨质破裂都能明确诊断[27,29]。

二、影像学特点

影像学表现可能是发现神经性关节病的最早线索。关节液渗出、软组织肿胀和骨赘这些早期非诊断性的改变很难将其与骨关节炎相鉴别[27,52,53]。而半脱位、关节旁碎屑和骨碎块则强力地提示神经性关节病的诊断[6,27,53]。

进一步的影像学表现包括大块软组织肿大、明显的关节渗出、骨折、骨皮质塌陷、软骨下骨质吸收以及表现为骨赘和硬化的骨质增生[27,37,52]。骨的碎块可能在远离关节的组织内堆积。骨和软骨病灶破裂,在滑膜和关节旁组织内形成碎片堆积,为大量碎块出现以前的临床诊断提供了影像学依据[27,52]。

Resnick 和 Niwayama[27]指出:“X 线片显示关节破坏,并以同时发生骨质吸收和形成为特点。在这种关节疾病中发生的硬化症、骨赘病和骨质碎裂的程度远高于其他任何疾病。”

关节成角畸形和半脱位会导致骨折。由于骨折和畸形在一些关节表面形成假关节,导致新骨形成[12,27,52,53,79]。

1.骨髓炎并发Charcot关节炎

1948 年,Hodgson 等人[83]注意到很难鉴别神经性

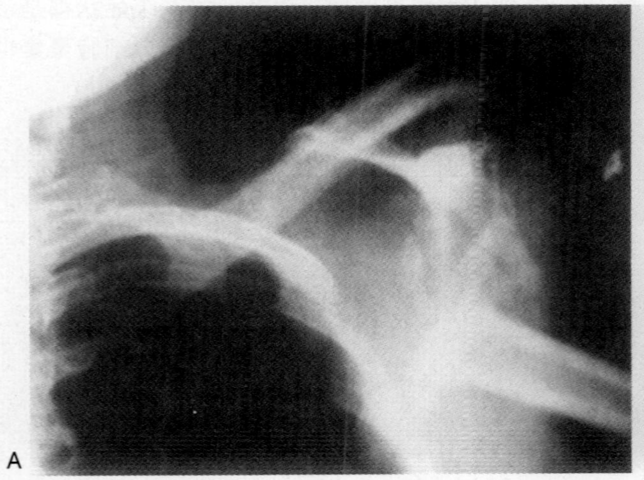

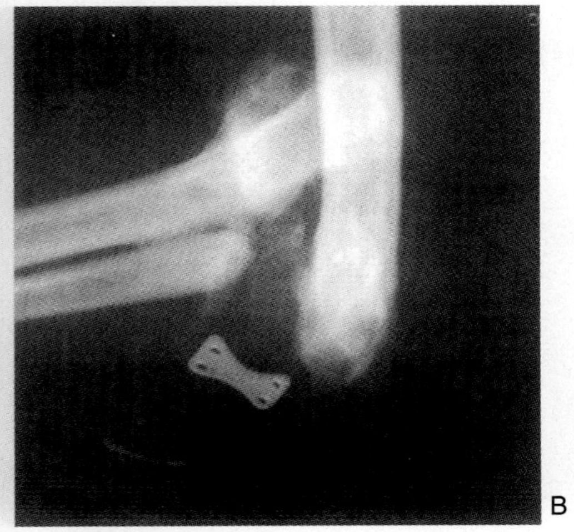

图92.4　(A)肩关节神经性关节病通常由脊髓空洞症所致。可发现有无菌性炎性关节液,该患者表现为持续性疼痛。典型征象为肱骨近端的骨质溶解和软组织云雾状钙化影。有些患者有无痛性关节肿胀,骨质溶解的进展极为迅速。(B)肘部神经性关节病也常由脊髓空洞症所致。肘关节结构破坏,以及伴有良好骨质矿化的钙化碎片的存在是神经性关节病的诊断依据。也见于图92.10和图92.11。(X-ray courtesy of Dr. Larry Dixon.)

关节病与局部感染的影像。研究者发现他们的大部分患有神经营养性骨病的患者邻近的软组织发生感染。因此，他们假定骨髓炎是形成神经性关节病放射影像的原因。Resnick 和 Niwayama[27]强调在神经性关节病中,碎骨块形成的骨质边界清晰、锐利。相反的,模糊的骨质边界在神经性关节病中不典型，且提示感染或其他炎性疾病的诊断。

用 ^{99m} 锝标记的二磷酸盐进行骨扫描显示出明显的异常摄取,即使是在疾病早期[84-86]。放射性药物的摄取在注射后 2 分钟内增加,提示局部血流增加[84]。^{67} 镓(放射性镓)摄取提示炎症,在神经性关节病中 ^{67} 镓聚集明显。与用^{99m} 锝标记的二磷酸盐相比,^{67} 镓的分布较少依赖于血流[87,88]。有 6 例神经性关节病患者做了血管造影检查,3 例做了淋巴管造影[89,90],所有血管造影都显示局部血流增加,而淋巴管造影显示正常。CT 对于评估中轴骨的神经性关节病是有帮助的[91-95]。

^{111} 铟白细胞图被用于研究疑似骨髓炎的多组患者中(图 92.5)。Maurer 及其合作者[96]报道了 13 例糖尿病神经性关节病患者,其中 4 例患骨髓炎。这 4 例感染的患者中 3 例闪烁扫描图阳性，而 9 例无骨髓炎患者中的 8 例呈现阴性结果，后者更有助于排除感染。Seabold 等人[97]比较了患有神经性关节病并疑似骨髓炎患者的 ^{111} 铟白细胞图、用 ^{99m} 锝标记的二磷酸盐图及 MRI 影像。^{111} 铟白细胞图结果阴性提示不支持骨髓炎,但 3 项检查中的任何一个结果阳性均提示神经性关节病感染。还有一项技术不需要白细胞,而是使用 ^{111} 铟标记人非特异性 IgG。与传统骨扫描相比,该技术能改进检测伴足部溃疡、坏疽或 Charcot 关节的糖尿病患者感染的特异性[98]。在 Splittgerber[99]和 Kalen[100]等人(后者研究脊柱神经性关节病)的研究中均使用了 ^{111} 铟白细胞,并得出了相似的结果。白细胞图有一定的缺点,准备期长,空间分辨率低致使放射性核素计数率低,且区分软组织与骨感染有一定难度。Palestro 等人[101]发现对于诊断神经性关节病感染,联合使用 ^{111} 铟白细胞图与 ^{99m} 锝胶体硫闪烁扫描图比联合使用三相骨扫描与白细胞闪烁扫描图更具特异性。标记的白细胞聚集增加而骨髓图上没有相应的活动度,这提示典型的 Charcot 关节病和感染。

最近 Poirer 等人[102]描述了联合使用 ^{99m} 锝 HMPAO白细胞扫描(一项标记白细胞的技术)与 ^{99m} 锝甲烯亚甲基二磷酸盐骨扫描在诊断糖尿病足感染中的有效性,神经性关节病的存在不影响其结果。

MRI 能够分清软组织炎症与骨结构[88],这对于诊断骨髓炎十分有帮助[103],尽管有一项研究认为常规 X 线片可与 MRI 相比[104]。在几乎所有的 Charcot 关节患者中,MRI 显示异常结果,是早期诊断关节炎并测量其病变范围的敏感手段。在一些Charcot 病患者中,Beltran 等人[105]发现在 T1、T2 加权像上，接近受累关节的骨髓腔内有明显的低信号密度区。他们也确定 MRI 有助于区分神经性关节病与骨髓炎。Seabold 等人[97]发现在他们观察的 7 例Charcot 病患者中，所有患者的关节及邻近的骨髓显示 MRI异常,包括 T1 像的信号减低、T2 像及短 T1 反转回复(STIR)像的信号增强(图 92.6 和图 92.7)。

Charcot 关节感染的诊断仍旧比较困难。有时骨髓炎的细微的临床及影像学发现叠加于神经性关节病之上使诊断变得复杂。原来稳定的神经病足突然恶化,没有创伤而红斑增加，以及一些系统症状都是诊断感染的线索。核医学扫描显示标记的白细胞聚集也有助于

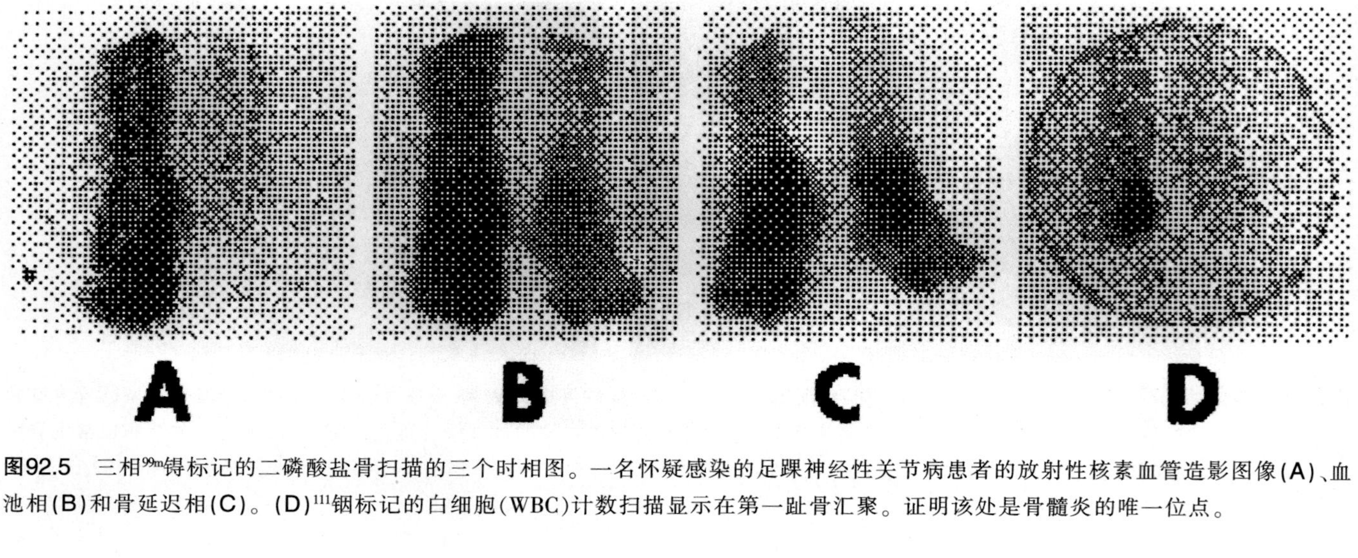

图92.5 三相^{99m}锝标记的二磷酸盐骨扫描的三个时相图。一名怀疑感染的足踝神经性关节病患者的放射性核素血管造影图像(A)、血池相(B)和骨延迟相(C)。(D)^{111}铟标记的白细胞(WBC)计数扫描显示在第一趾骨汇聚。证明该处是骨髓炎的唯一位点。

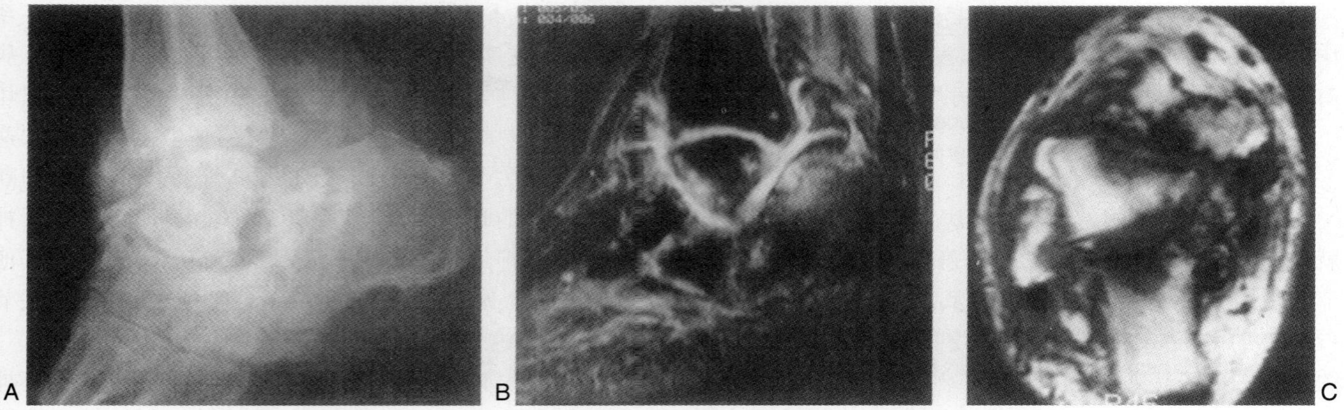

图92.6　(A)侧位X线片显示神经性关节病累及踝关节,并伴骨碎裂、硬化及软组织肿胀。肥大型Charcot关节病被描述为“猛烈型骨关节炎”。(B)同一个踝关节的矢状位STIR核磁影像显示距骨骨髓病灶(高密度区)水肿,这提示感染或骨折。(C)同一个踝关节的冠状面核磁影像(SE 600/20)显示骨碎片位于距骨和跟骨内侧、软组织肿胀、腓骨长短肌腱腱鞘炎以及跟骨低信号影(提示出现硬化骨)。(All photographs courtesy of Dr. Tom Grant.)

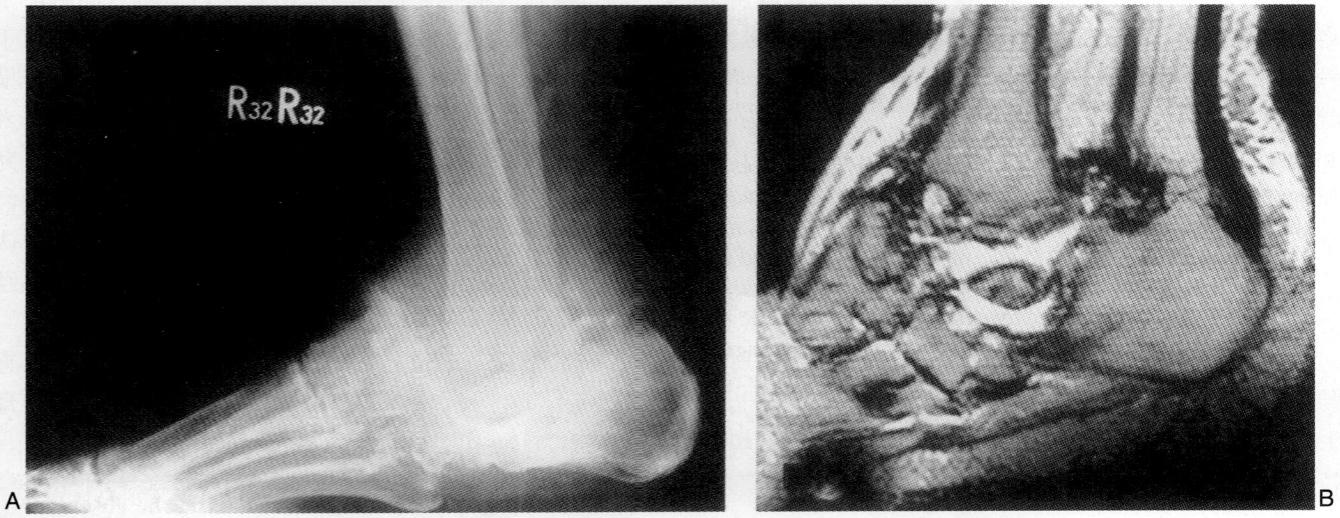

图92.7　一位患糖尿病的老年女性患者,伴发慢性右足踝Charcot关节病,表现为持续性疼痛、肿胀和发烧,建议行右踝截肢术。(A)侧位X线片显示软组织广泛肿胀,距骨破坏及萎缩。(B)MRI显示残留距骨周围积液,伴周围骨破坏(T2加权)。手术证实积液为无菌性。(Photographs courtesy of Dr. Larry Dixon.)

诊断[97-102]。在我们的经验当中,没有慢性皮肤溃疡的骨髓炎是不常见的。血、组织或骨的微生物培养阳性可以使情况变得明了。

2.糖尿病神经性关节病

糖尿病神经性关节病的 X 线图像被分成两型:侵袭跗骨的破坏型和局限于前足的吸收型或残缺型,表现为骨骺端逐渐消失,呈现出“铅笔尖”或“吮糖”样形状[11,27,36,42,43,45,46](图 92.1C)。这两型并不互相排斥。跗跖关节区域的破坏性改变有时被认为是 Lisfranc 骨折脱位[5,106](图 92.1D)。

Forgacs[107]描述了糖尿病神经性关节病的影像学分期,第Ⅰ期(初期发现)仅显示骨质疏松、皮质变薄,第Ⅱ期(进展期)为骨质溶解、骨块形成,第Ⅲ期(治愈期)有畸形、关节强直、皮质缺失的再填充及复原[107]。

54 例神经性患者中的 12 例被发现有未能认出的足部骨折[108]。Cavanagh 等人[108]发现与同龄范围内对照组相比,糖尿病本身不会导致过度的影像学上的足骨异常改变,但是有神经病变且足部溃疡的糖尿病患者中 16%显示Charcot 关节病的典型影像学改变。在一项最近的研究中，研究者发现456例临床糖尿病患者中，1.4%的患者足部X线片可以发现Charcot改变。所有的患者都有中足神经性关节病[109]。

3.脊髓痨

脊髓痨与糖尿病神经性关节病之间唯一的区别可能就是受累关节的定位。尽管在脊髓痨患者中几乎所有的关节都受累，但最常见的是膝关节，其次是髋关节[6,37,51,52,71]（图92.2）。Steindler[50]发现在42例脊髓痨Charcot膝关节中，26例有膝内翻畸形，24例有可自由活动的关节游离体。胫骨髁变平是早期征象[48]。在一些病例中，肌内及韧带骨化在膝关节周围形成骨鞘[50]。

中轴骨神经性关节病在脊髓痨中较常见。6%~21%的脊髓痨神经性关节病发生于脊柱[44,47,92,94,110-118]（图92.3）。脊髓空洞症、截瘫和糖尿病也可能与中轴骨神经性关节病相关，且会发生迅速的骨破坏[94,100,111,115,119,120]。脊髓痨患者发生中轴骨神经性关节病常见于50~70岁的男性。骨质萎缩与肥厚常同时存在，与周围关节病相似[116]。局部骨赘被描述为长尾小鹦鹉嘴[115,116]（图92.2）。Resnick和Niwayama[27]比较了脊髓痨中轴骨关节病和与其相似的病变的影像学特点，后者包括感染、退行性椎间盘病及CPPD结晶沉积病。

4.脊髓空洞症

脊髓空洞症患者的神经性关节病常发生于肩、肘和颈椎。后者很难与普通的颈椎关节强直区别[27,111,121,122]。大片渗出和骨质缺损，特别是肱骨近端受累，是典型的特点[59-62,121,123]（图92.4）。

5.双水焦磷酸钙结晶沉积病

据描述，CPPD结晶沉积病本身发生一种类似于Charcot关节的破坏性关节病[19-21,23-30]（参见第116章）。Jacobelli等人[22]提出脊髓痨与CPPD关节病存在协同作用。软骨钙沉着症及随后的关节塌陷和碎骨块形成，尤其是在膝或髋关节，表明有潜在的CPPD结晶沉积[24-28]（图92.8）。

三、病理生理学

Charcot假定了脊髓病变在神经性关节病的发病机理中起了一定的作用。Volkmann和Virchow认为，因患者受累关节感觉迟钝而使其未能察觉多次的损伤，由此产生的惊人的破坏关节是主要的发病机理[5-7,124]。

Eloesser[125]对单侧神经后根切断的猫进行了一系列研究，在该研究中以对侧作为对照。Charcot关节病仅在去除神经支配的一侧发生。在那些于神经后根切断后利用热烙术诱导形成关节炎的猫中，发生了加速的神经性关节病。在一定的压力负荷下，脊神经根切断侧和对侧的骨成分及强度是相同的。健康猫被切断神经而发生神经性关节病，显然不应归因于梅毒或其他感染。创伤、缺乏痛觉和本体感觉似乎是导致神经性关节病的原因，这表明Charcot的营养学说是站不住脚的[125]。

Corbin和Hinsey[126]观察了完全切断单侧后腿神经（腰交感神经切除术和L4至S3背神经根切断术）的13只猫，观察时间长达2周到3年之久。在行动被限制的时间内，骨及关节没有任何变化。当猫被允许自由跑动后，髋关节炎发生了。研究者认为活动是发生关节炎的关键，神经对于关节没有任何特别的营养功能。

将狗行单侧背根神经节切除术后，再行同侧前十字韧带横断术，产生明显的大体与组织学病变，类似于早期的神经性关节病[127]。相较于同时行前十字韧带横断术和神经节切除术的狗，仅仅行前十字韧带横断术的狗疼痛更剧烈，跛行可以证明此点。同所大学的研究者也报道了3例患有糖尿病与神经病变的患者，他们在微小创伤几周内发生了Charcot关节病。研究者认为神经病变和微小创伤是行前十字韧带横断术和神经节切除术狗模型的临床翻版。

然而，Finsterbush和Friedman[129]发现兔子后腿感觉神经切除导致软骨细胞退变，甚至将其后腿用石膏

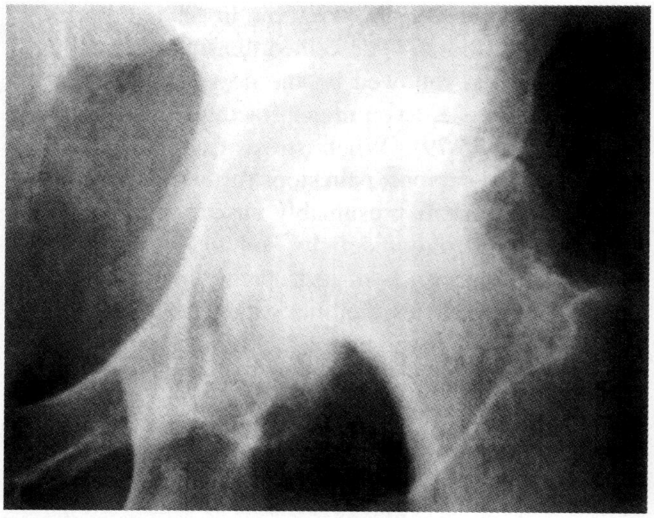

图92.8 一位没有神经症状的双水焦磷酸钙结晶沉积病的老年患者，髋关节快速痛性破坏，提示类神经性或假性神经性关节病。如果患者其他身体状况良好，关节置换并非禁忌。

固定也是如此。这些细胞的变化随时间而进展,不论在脊神经根切断后制动的还是活动的兔子都是如此。研究者假定这些作用是通过神经损伤而不是创伤产生的营养变化来介导的,这样就支持了 Charcot 理论,即神经损伤介导关节的营养变化。

Brower 和 Allman[130]也赞同 Charcot 营养理论及神经系统控制骨和关节的代谢。他们研究了 91 例神经性关节病患者的 X 线片,接近一半的患者患有脊髓痨、脊髓空洞症或者糖尿病,但是 1/3 的患者存在不知情的潜在的神经病变。4 例患者因发生神经性关节病而卧床不起,有时关节炎进展得太快以致重复的创伤不会构成其病因。他们指出显著的骨质吸收也不能被充分地解释,同时认为神经控制的血管反射变化引起骨质吸收活跃、骨血流增加,能最好地解释他们的影像学发现。

事实表明 Charcot 关节的血流是增加的。Kiss[89]和 Rabaiotti[90]等人演示了增加的血供和静脉血流。Rabaiotti 等人指出在一些情况下,神经病变关节的血管状态与某些恶性肿瘤的表现相似。对神经性关节病患者使用骨闪烁扫描法,在注射放射性核素 2 分钟与 4 小时后,关节内显示出扩散及局部摄取增加[84,85]。比较传统 X 线片,骨闪烁扫描图能够显示出更多的异常,有时还先于 X 线片改变[84,85]。尽管神经性关节病的血流增加是在关节炎发生之后,但骨闪烁扫描图与 X 线片之间的区别还是比较明显的[85]。有人假定原发性自主神经受损导致血流增加和破骨活动增加,从而引起微小创伤后的骨质破坏[84]。血管再生致有神经病变的下肢恢复血流之后,3 例糖尿病患者发生了足或踝的神经性关节病。此点强调了充足的血流加上神经病变及创伤是发生 Charcot 关节所必需的[131,132]。

糖尿病患者足部血流的增加可导致局部骨质疏松[108,133]。Childs 等人[134]假定 Charcot 关节病是骨质疏松合并神经病变的继发病。研究者认为 Charcot 关节病在某种程度上是局限的骨代谢紊乱。Shapiro 及其同事[135]发现与无关节病的糖尿病患者相比,糖尿病 Charot 关节病患者通过足部表面血流的增加,从而对高温应激产生更正常的反应。研究者进一步表述,随后的骨质减少是发生关节炎的一个主要危险因素。在糖尿病伴发急性 Charcot 足患者中,测得的血清Ⅰ型胶原蛋白羧基末端终肽水平增加,显示出过度的破骨细胞活动[136]。

局部感觉缺失是否是神经性关节病发展的必要条件仍存在争议。痛觉不敏感的神经性关节病患者病情的不断发展,证明了感觉神经的作用。然而,许多患者仍有明显的疼痛和几乎正常的感觉[6,37]。后者中的大部分患者有神经病变,伴本体感觉减少或保护性反射减少。Armstrong 和Lavery[137]发现患有糖尿病及神经性关节病的患者比较于其他糖尿病患者(即使是那些有神经病变的患者),行走时足底压力峰值更高。足底压力增高见于前足,而关节病大多发生于中足,这表明前足作为一个杠杆压迫致使中足塌陷。

潜在的神经病变可能难以察觉。Dyck 等人[73]研究了没有明显神经病学表现的神经性关节病患者,他们发现了亚临床关节病和其他因素,例如外伤、肥胖症和过度活动。这些患者中的一些人,在检查神经病学病变时需要进行尖端的计算机辅助感觉检查、神经传导速度检查及骨膜疼痛实验。

Johnson[75]彻底地研究了骨折的影响,他回顾了 188 例神经性关节病,其中 84 例是脊髓痨患者。在大部分患者中,骨折对于引起或加速关节炎有重要的影响[75,80]。Clohisy 和 Thompson[138]更进一步地阐述了骨折预后的重要性。18 例少年发病的糖尿病患者发生神经性关节病和骨折,他们被随访了最少 1 年。他们当中的 4 例变得不能行走,14 例依靠支具行走。Charcot[1]在他最初的文章中提醒大家注意脊髓痨患者自发性骨折的发生频率。Elkhoury 和 Kathol[74]描述了 6 例糖尿病患者发生不常见骨折后发生神经性关节病。即使是微小骨折也可以导致关节不稳定[72,75,79]。当正常人发生压力性骨折或扭伤时,疼痛阻止进一步的伤害性活动。这种警告对于有神经病学缺陷的患者大概不存在或减弱。一项研究指出 55 例神经性关节病患者中的 13 例经证明创伤是其病因[46]。视力低下的糖尿病患者会频繁发生或大或小的足部外伤,包括骨折[139]。糖尿病患者骨质量减低,增加了骨折的危险[108]。Newman[79]描述了因糖尿病性神经病变而致神经性关节病的患者发生自发性足踝骨折。一名患者在创伤性坐骨神经切断后发生踝关节神经性关节病[140]。然而,另外一名患者,在因治疗剧烈的疼痛而使踝关节失神经支配时,没有发生神经性关节病[141]。

四、病理学

神经性关节病的组织学发现与骨关节炎相似,只是程度不同[6,52,81,142,143]。Floyd 等人[144]指出这两者之间本质的病理学区别是神经性关节病存在活动的血管翳。显微镜下最常见的是滑膜内骨和软骨碎块[52,142-145](图 92.9)。Horwitz[143]强调神经性关节病早期滑膜碎屑的重要性,在 5 例患者中有 3 例发现软骨和骨质碎屑

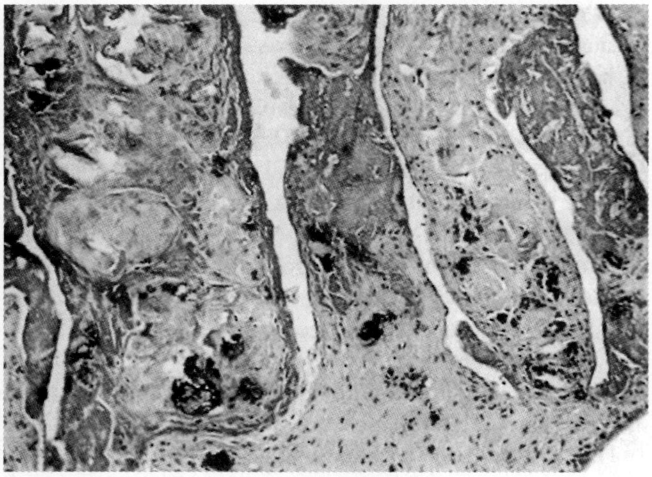

图92.9 继发于梅毒性脊髓痨的髋关节神经性关节病的滑膜显微照片，显示表面透明化、致密纤维化，并有散在钙化区。滑膜增生、骨和软骨碎片是神经性关节病的典型表现(HE和伊红染色)。[From Rodnan GP. Neuropathic joint disease (Charcot joints). In: McCarty DJ, ed. *Arthritis and allied conditions*, 10th ed. Philadelphia: Lea & Febiger, 1985:1098, with permisson.]

沉积于滑膜，从而提示了诊断。极少有学者对早期神经性关节病或潜在神经病变的问题进行研究。

与早期病变不同，很多研究者提供了详细的慢性神经病变关节的描述[6,49,50,52,81,130]。有关节软骨退化、消失，随后出现失去软骨的骨末端骨质象牙化。一些区域软骨增生使新骨形成。十分惊人的是大量的骨质瓦解与丰富的新骨形成同时出现[6,46,50]。关节外骨块及骨膜成骨与侵蚀、骨折及死骨同时存在。关节内外的骨赘和外生骨疣在大体检查时被发现[81]。

一些研究者描述了神经性关节病的肥厚和萎缩的形式[50,52,146]。关节内外外生骨疣形成、骨细胞增多及软组织骨化对于前者来说是主要的，但是关节脱位和骨吸收使后者变得典型。King[81]假设肥厚性变化是由于骨质溶解产物刺激了细胞的增殖。

显微镜下的变化取决于病程分期、病变严重性及所检组织的区域。King[81]评价了本病骨及软骨病变表现的多样性。Steindler[50]描述了软骨的增生，一些软骨被血管翳侵入而导致破坏。有报道描述一个直径5cm的滑膜囊肿，它表现为缓慢变大的团块[147]。O'Connor等人[127]发现狗被行背根交感神经节切断术后再被切断前十字韧带，之后产生的软骨异常是多样的。软骨厚度减低、细胞结构减少及番红精着色是常见的，尽管在其他减少的区域存在多细胞结构和生发囊。

五、糖尿病神经性关节病

糖尿病是与神经性关节病相关的最常见的基本条件，这并不令人惊讶。美国20岁及以上的成人中有5.1%可诊断有糖尿病，在40~70岁年龄组中，流行趋势从8.9%增至12.3%，1980年以来增加了38%[68,148-155]。大部分糖尿病患者有神经病变的临床或电位记录图的证据。随着病程的延长其发生率增加，患糖尿病25年后，超过50%的患者有神经病变[68,150-154]。糖尿病死亡率下降，糖尿病患者存活的时间更长，可能增加了他们发生神经性关节病的危险[32,69,150]。

1936年，Jordan[10]回顾了Joslin糖尿病中心的226例糖尿病患者的神经病学表现。据估计，神经性关节病的发生率为0.1%~0.5%，性别比近似相等[69,107]。诊断为神经性关节病的平均年龄为55岁，从患糖尿病到诊断为神经性关节病的平均时间为18年，范围是8个月到43年[12,43]。在一项对90例患糖尿病并有神经性关节病的患者的研究中，发现所有患者都有外周神经病变[12]。在糖尿病患者中神经性关节病的发生多于在脊髓痨患者中是最近的现象。直到1964年，一项系列研究仍显示52例神经性关节病中有37例为脊髓痨，糖尿病患者仅有4例[156]。

糖尿病患者发生神经病变的最常见的关节是跗骨和跖骨关节，踝关节受累者较少见[11,12,35,36,38,39,146]。一项研究显示101名神经性关节病患者中，12%的患者踝受累，24%的患者双足患病[43]。Frykberg和Kozak[39]发现他们的患者近20%双足患病。Sinha等人[43]报道畸形最常见于跗跖关节，皮肤溃疡见于跖趾关节，软组织肿胀见于踝关节。跖趾关节受累比预期的常见，21例糖尿病神经性关节病患者中发现了15例跖趾关节受累[157]。拇趾可能单独受累[56,158]。跗跖关节受累患者通常能回忆起先前的外伤。糖尿病患者在骨折或脱位后发生神经性关节病很常见[41,55,72,74,80,132]。发生于踝关节以上关节的糖尿病神经性关节病不常见，但曾有关于膝、脊柱甚至上肢关节受累的报道[119,159-161]。有人报道过患有糖尿病及神经病变的患者因依靠腋杖承重行走而致使腕关节受累[162]。有人描述过继发于糖尿病Charcot脊柱的马尾综合征[93]。

1998年，Schon等人[163]回顾了他们经历及讨论的221名患者的处理措施，这些经过挑选的患者患有Charcot关节病长于8年之久(估计所有或几乎所有的患者有糖尿病)。共131名患者中足受累，50名踝关节受累。

糖尿病神经病变最早在1798年被报道[69,152]。远端主要支配感觉的双侧对称的多神经病变是最常见的发现。最长神经的远端部分最先受影响,解释了为何足部易过度的受累[69,151,152]。伤害感受反射的减少归因于感觉疼痛的小营养纤维的缺失，特别是小无髓 C 纤维和薄的有髓 A-δ 纤维[69,151,152,154]。感觉缺失和日常反复损伤,加上正常的活动功能和血流,致使出现异常的关节过度活动,发生足外翻外旋。重力的压迫导致逐渐的、有时是突然的足部塌陷[11,124,152]。Graves 和 Tarquinio[155]建议用 5.07 单丝对所有糖尿病神经病变患者进行常规的足部感觉检查,筛查倾向发生 Charcot 关节炎的患者。检查时踝反射丧失、拇趾感觉减低也是有用的筛查结果[151]。

糖尿病 Charcot 患者通常因为足痛看医生，尽管大家一致认为相较于畸形程度来说疼痛比预期的要轻[38,39,43,57,164–167]。肿胀几乎总是先于疼痛,可能是疾病早期的唯一的表现[40]。踝部软组织肿胀在踝关节神经性关节病中特别典型[12,43](图 92.1B)。大多数患者的跟腱深反射减弱,疼痛、振动觉及本体感觉缺失或者减弱[69,152,154]。被感染区域发红,脉搏明显[38,39]。脚趾活动度增加,特别是伸展运动,触诊时可以有捻发音[43]。跗跖关节受累表现为骨的畸形，即足背突出或足底突出。跗骨向下塌陷产生足底表面的凸出,形成“摇杆”足[12,38,39,43]。承重部位特别是跖趾关节出现老茧,并经常感染。与足部神经病学缺陷及关节炎有关的穿孔性溃疡是很难治疗的[68,167–170]。

六、脊髓痨

Charcot 描述的伴有中枢神经系统病变的关节病变是由脊髓痨所致，他强调肿胀的突然性及没有疼痛或发热。肿胀、关节积水发生在几天后,1~2 周后出现“破裂音”,形成一个伴关节骨质磨损的、过度活动的关节。“除了关节表面磨损以外,你可以发现异物、骨赘以及关节炎畸形的所有惯常表现”[1]。第 3 期末期的梅毒包括心血管病变、神经病变和树胶肿性病变。神经病变可能没有症状(仅有脑脊液异常)或有症状,包括脊髓痨[171]。薄束的脊髓后柱为主要受累部位,但楔束可能也受影响,这可用来解释本体感觉的丧失[58,118]。本体感觉的丧失一般来说可通过完好的视觉通路来代偿[58,118]。

梅毒的性病研究实验室(VDRL)的结果或其他非特异性检测,如快速血浆反应素实验,在神经梅毒中通常是阴性的,这是由于先前的治疗所致。但是特异性检测的阳性结果,如荧光梅毒螺旋体抗体吸收(FTA-abs)和梅毒螺旋体血凝实验,出现在 95%以上神经梅毒患者中。脑脊液检查可能有帮助:脑脊液 VDRL 检测结果阳性提示活动梅毒,而脑脊液 FTA 检测结果阳性提示神经梅毒[171]。

诊断脊髓痨神经病变最好的一条临床标准是深痛觉丧失[122]。Argyll-Robertson 瞳孔可能缺如或瞳孔大小轻度不规则,尽管 Koshino[86]发现在他研究的病例中这是最重要的临床发现[49,50,118,144]。仔细的感觉检查是必要的,膝反射通常消失[49,50,118,144]。神经性关节病可能是脊髓痨的最早征象。关节炎并不总是表现为大而实在的、无痛且不稳定的关节,有时不能明确诊断[48,144,156]。

4%~10%的脊髓痨患者会发生神经性关节病。Key[48]认为脊髓痨少见于 40 岁以下人群。不到一半的患者有梅毒病史[48,144]。从梅毒发病到发生神经性关节病平均间隔为 19 年。在 Key 的系列研究中,64 名患者中共92 个关节受累,18 名患者 2 个关节受累,5 名患者 3 个关节受累。膝关节受累为 39 个,足踝关节 29 个,髋关节 15 个,脊柱5 个,肘关节 2 个,肩及腕关节各 1 个。在另外一系列研究中，膝关节受累的占脊髓痨神经性关节病的 26%，踝占 26%,28%的患者多关节受累[51]。女性患者占 1/3,但大多数系列研究中，男性在数量上远超过女性[5,49,50,71]。Beetham 等人[71]描述了一个广泛的多关节受累的患者。

神经梅毒的关节疾病发病并不总是急性的，关节肿胀在破裂发生前持续达几个月或几年之久[48,51,71]。肿胀是膝、踝和足发病的最突出表现,但在髋关节,病理骨折是其表现。在脊柱,畸形经常是最初的表现[6,10,50,156]。

脊柱的神经性关节病是常见的[92,110–112,114,115,117,118]。直到 1980 年,Wirth 等人[118]描述了从 2 个机构筛选的 18 名脊髓痨神经性脊柱关节病变的患者。Campbell 和 Doyle[112]在 2 年内发现了 8 例。病变通常在腰或背部低位脊椎,椎体破坏导致后方或侧方移位,进而导致脊柱后凸或侧凸畸形。通常没有骨的压痛,但由于神经根受压会产生一定的不适感[110,112,118]。脊柱在屈伸活动时,“砰”一声是比较典型的表现[114]。

七、脊髓空洞症

自从 1888 年 Schultze 和 Kahler 首次描述[8](图 92.10)之后,脊髓空洞症合并神经性关节病经常被描述[5,57,59,61,121,123,172]。接近 25%的脊髓空洞症患者患有神经性关节炎,主要在肩、肘及颈椎,其次是腕关节、腕骨及小的手关节[27,121,123](图 92.4 和图 92.11)。大块肿胀和破坏的胸锁关节受累也有报道[173]。

脊髓空洞症是一种慢性进展的、退化性的椎管病

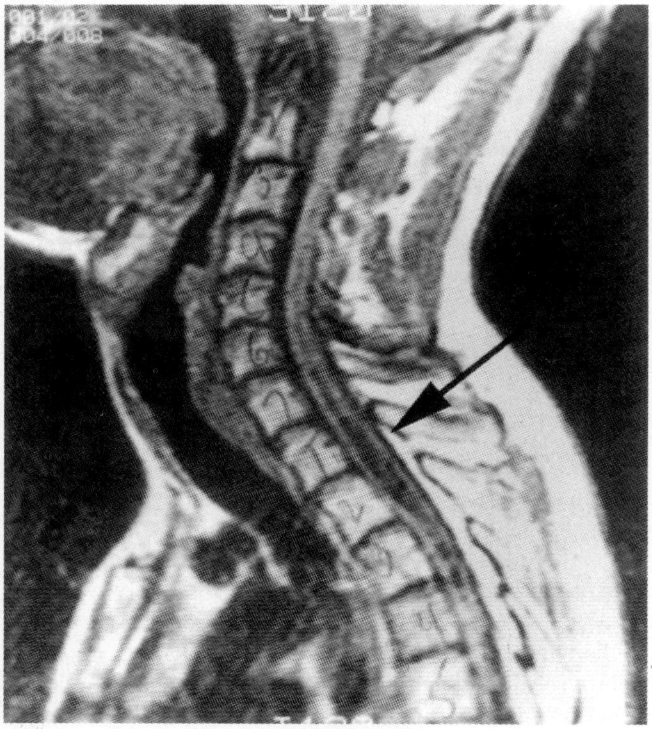

图92.10 一位脊髓空洞症患者颈椎MRI矢状面显示椎管内存在液性空腔(箭头所指)。

变,有典型的临床特征:手及手臂的软弱和萎缩,分离型(痛温觉丧失但触觉存在)的部分感觉麻木,特别是在颈、肩及手臂[58,123]。脊髓中央部分形成空腔,通常在颈部[58](图 92.10)。与脊髓痨和糖尿病相比,脊髓空洞症中神经性关节病的高发生率是由于脊髓空洞症的更多的深感觉丧失所致[5,58]。肌萎缩和上肢反射消失很常见。频发深度的疼痛[58]。在脊髓空洞症病程中,神经性关节病迟早会发生[58,60,116,121]。在 2 名患者中,疼痛的肩关节受累是脊髓空洞症的最初表现[59]。多个关节可能受累,其表现甚至与类风湿关节炎相似[174]。在一系列研究中,3 名患者主诉疼痛,而另外 3 例无疼痛[60]。肿胀明显以至于手臂活动受限[60]。2 名患者在肿胀发生时没有发现影像学改变,但是,逐渐发生了广泛的关节破坏及软组织钙化,随后骨质缓慢吸收[59]。在脊髓空洞症中,颈椎受累比较常见,早期的影像学改变可能很难与颈椎关节强直相区别[27,123]。

当神经性关节病发生在上肢时,应该考虑到脊髓空洞症是最可能的原因。上肢深腱反射消失、痛觉缺失以及温度觉缺失支持该诊断[58]。MRI 发现鸣管可以确诊(图 92.10)。

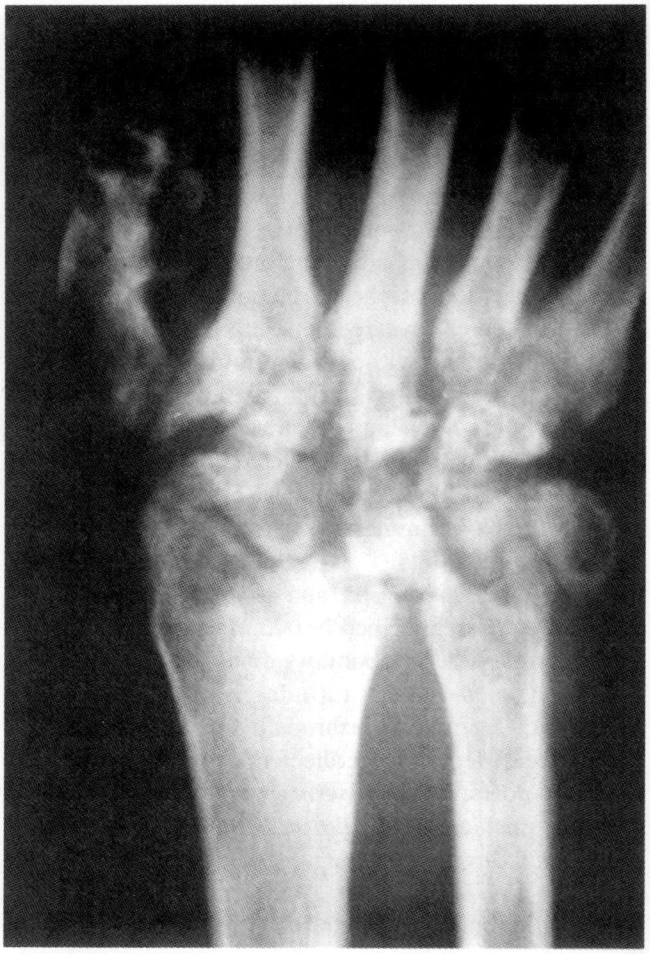

图92.11 脊髓空洞症累及腕关节的表现类似于糖尿病神经性关节病跗跖关节变化。骨破坏与骨修复经常在神经性关节病中同时出现。

八、双水焦磷酸钙结晶沉积病

Jacobelli 等人[22]在 4 名患者中同时发现 CPPD 结晶沉积病和神经性关节病,其中 3 例患有脊髓痨,1 例无神经病学异常但有梅毒病史及 VDRL、FTA-abs 检测结果阳性。4 例患者都有严重的膝关节病变,最初考虑仅为神经性关节病,直至经过仔细的检查发现他们患有无显著特点的 CPPD 结晶沉积病。那名无神经病学缺陷的患者发生急性 Charcot 关节病,即在首次假痛风发作 24 小时后,其内侧胫骨平台塌陷[19]。Bennett 等人[19]认为关节液内出现 CPPD 结晶可以解释在一些神经性关节病患者中观察到的急性炎症发作的部分现象。

有人描述过患有 CPPD 结晶沉积病和疼痛的似神经性关节病的 2 名患者,他们没有神经病学异常或梅毒实验室证据[21]。

通过对 125 例 CPPD 结晶沉积病患者超过 3 年之久的观察,Menkes 等人[26]描述了 15 例似神经性的破坏性关节病。膝、肩、髋和腕关节最常受累。Resnick 等人[28]也描述了严重的破坏性关节病频繁发生于他们研究的 CPPD 结晶沉积病患者中。这种变异称为假性神经性关节病[23]。Fidler 等人[175]描述了一个患有颈脊髓病的患者,病因是大量的 CPPD 结晶沉积以致压迫 C2、C3 节段的脊髓。有的双侧上肢神经性关节病是真性神经病联合晶体诱导的炎症对关节的影响所致。

毋庸置疑,单独的 CPPD 结晶沉积可以和破坏性关节病联系在一起[23]。重要的是区分似神经性或假性神经性关节病与真性神经性关节病,因为前者的患者可能需要进行人工关节手术,而后者一般不用。

九、关节内皮质类固醇

关节内皮质类固醇导致医源性似神经性关节病的可能性仍旧受到关注[13-18,176]。这种关节炎的局部治疗方法由 Hollander 等人推广[177]。截至 1961 年,基于对 100 000 次关节和软组织注射后的结果及副作用的细心观察,他们进行了报道[178]。经反复注射的承重关节中有 0.7%会发生关节不稳。本体感觉或感觉丧失出现于不稳的关节,但是其中仅有 4 个关节发生广泛的骨吸收。Kendall[179]对 2 256 名患者进行了 6 700 次注射后得出甚至更低的不幸事件发生率。

Chandler 等人[14]报道了 1 名骨关节炎患者,其髋关节似神经病变迅速进展并恶化,该患者每月间隔注射,大约共注射 18 次。Sweetnam 等人[17]描述了"类固醇关节病",4 名患者发生快速无痛性髋关节破坏,其中 2 例接受了关节内类固醇注射,2 例接受了口服皮质类固醇治疗。Steinberg 等人[16]描述了一名类风湿关节炎患者的膝关节似神经病改变,他在 2 年多时间内接受了 22 次皮质类固醇注射治疗。Alarcón-Segovia 和 Ward[13]描述了相似的病例,该患者在 6 年多的时间内每年接受了 4~6 次关节内注射。

在局部关节内类固醇使用后发生这样的似神经病改变,被认为是药物对疼痛的临时抑制,使得受损关节过度使用所致[15]。Hollander 等人[178]建议防止外伤,同时治疗后休息承重关节。

早期的似神经性关节病的报道与短效、相对可溶的皮质类固醇制剂在承重关节内重复使用相关。新产品是低水溶性的关节内皮质类固醇,现在已普遍使用,其有毒效应尚不清楚,尽管有少量的发生神经性关节病的报道。明智使用关节内皮质类固醇(见第 35 章),其益处远超过导致关节不稳或破坏的风险。使用关节内皮质类固醇后发生似神经性关节病者一定不常见。尽管报道的发生病例可能仅体现出实际病例数的一部分,这种治疗方法还是被风湿病专家和骨科医师广泛使用,这与报道的神经病变病例的极小数量形成反差。然而,为了避免这种并发症,在选择患者和关节内皮质类固醇的使用频率方面应该谨慎。不推荐在神经病性关节内注射皮质类固醇。

十、先天痛觉迟钝

先天痛觉迟钝,尽管稀有,但常与神经性关节病有关,这种情况在儿童或青年人有不典型的关节炎时应该予以考虑[9,13,180-190]。首位被描述为痛觉迟钝的患者是一名杂耍人,被称为"别针人"[9](图 92.12)。"这名患者回忆不起任何疼痛(除了头疼),并且他的记忆力是好

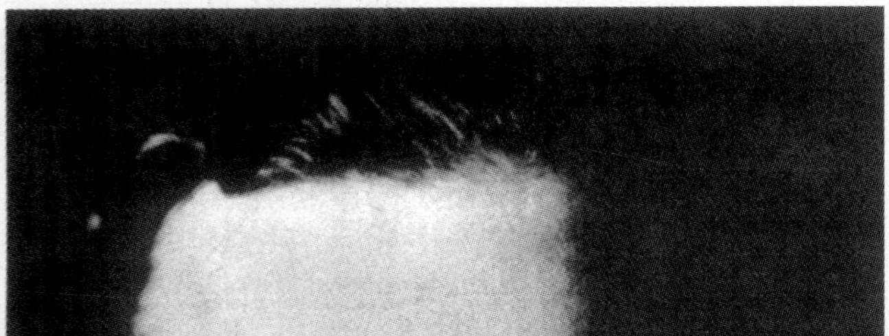

图92.12　图为先天性痛觉迟钝患者,被称为"别针人",可进展为 Charcot关节病。这种患者常为巡回杂技团的成员。(Photo courtesy of Circus World Museum, Baraboo, Wisconsin.)

的。”其诊断标准是：①自出生后痛觉已不存在。②整个身体受影响。③所有其余的感觉完好，或仅仅最低限度的减弱，存有深腱反射[188]。条件细微的变化包括先天痛觉迟钝并有无汗症[181]，先天感觉神经病并有神经性关节病[191]。Feindel[192]描述了一名患者痛觉迟钝，组织学上正常的神经末梢包围着其受累的关节。

有骨骺分离及软组织溃疡的长骨骨干和骨骺骨折发生频繁，通常难以识别[187]。骨损伤(破坏)和修复(增生) 的影像学表现常与由其他病因所致的神经性关节病的表现相似，偶可因感染而变得复杂[181]。踝关节最常受累，足、肘、脊柱关节及髋关节不常受累[193]。一名因先天痛觉迟钝的并发症而双腿截肢的患者，在使用上肢承重后，其手、腕关节也发生了神经性关节病[194]。一名有先天痛觉迟钝的17岁的孕妇发生躯干不对称，导致下肢轻瘫，需要前方减压及脊柱固定[195]。疼痛说示不能，一种后天获得的等同于先天性痛觉迟钝的疾病，没有被报道与神经性关节病相关。

十一、脊柱神经管闭合不全(儿童神经性关节病)

在原始的神经管的背部中线结构融合紊乱(特别是脊髓脊膜突出) 是儿童神经性关节病的最常见原因[34,122,187,196]。很明显出生时神经病学的发现取决于病变的水平[34,58]。神经性关节病最常影响跗骨关节和踝[34,187,196]。下肢长骨骨折常见于脊髓脊膜突出患者，因为患者的不能行动和感觉神经病变导致了其骨质疏松[76,187,196,197]。脊髓脊膜突出的儿童较少患神经性关节病，他们的骨折愈合速度比先天痛觉迟钝的儿童要快，因为他们较少走动[187]。脊髓脊膜突出儿童的关节常早期被支具保护，这可能会降低神经病关节畸形的发生率[187]。儿童患有由沙利度胺诱导的疾病时，可能也会发生神经性关节病[198]。

十二、其他

神经性关节病被报道发生于家族性淀粉样神经病[199,200]、淀粉样神经病透析患者[201](尽管由于使用透析膜可高效地清除分子而使发生率降低，但风湿病专家仍可以看到 β_2 微球蛋白淀粉样变性的患者伴发关节炎和腕管综合征，见第93章)、淀粉样变伴发Waldenström巨球蛋白血症[202]、脊髓病恶性贫血[203]、脊髓损伤[156,204-206]、神经纤维瘤[207]、家族性自主神经功能异常[208]、多发性硬化症[5]、截瘫[100,205]、特发性神经性关节病[209-211]、继发于肺结核的蛛网膜炎[212]、蛛网膜粘连[213]以及与麻风病相关的神经病[5,214](在地方性区域，麻风病可能是神经性关节病的最常见原因[205])中。该病也被报道发生于肢端肥大症[215]、雅司病[33]、青年类风湿关节炎[216]、硬皮病(伴颈椎骨质溶解)[91]、POEMS综合征(多神经病变、器官巨大、内分泌病、M蛋白和皮肤改变)[217]、使用长春新碱[218]以及慢性血液透析患者中。

前足的神经性关节病也见于59例严重酗酒和多神经病变患者，他们在一个机构接受治疗达3年之久[220]。自身疾病和神经性关节病相关的患者被排除在外，包括糖尿病、淀粉样变性和梅毒。纳入的患者是慢性酗酒者(平均年龄46.7岁)，患有无痛性足部溃疡、感染及慢性静脉功能不全。反复发生蜂窝织炎或淋巴管炎。在该报道之前，酒精和神经性关节病的关联性很少被报道[5,37,68]。

其他多种神经病学的紊乱可以和神经性关节病相关。因为这种关节炎的共同特征是感觉丧失和持续负重，任何具有这些特点的疾病都会因神经性关节病而变得复杂。遗传的感觉神经病[221-223]、进展性肥厚性多神经炎[224]及腓骨肌萎缩(Charcot-Marie-Tooth病)[225]都与神经性关节病相关。Bruckner和Kendall[225]描述了7例与后者相关的神经性关节病。与没有神经性关节病的Charcot-Marie-Tooth病患者相比，这些患者有更严重的肌肉消耗和感觉丧失[225]。有报道2名患者发生肩关节神经性关节病，但没有潜在的感觉异常[226]。因此，Charcot关节病可以发生在潜在的神经病学疾病显现之前。上述2名患者分别被随访14年和2年。另一名患者，Charcot肩关节是Arnold-Chiari畸形的最初表现[227]。

十三、治疗

在风湿病专家看来，大部分神经性关节病患者会因为糖尿病性神经病而累及足部。诊断性延搁是比较长的，在一项研究中其平均为29周[218]。关于诊断与治疗的积极性方法能够给予患者一定的帮助。对于大部分接受早期治疗的患者，塑性的鞋子、支具、无负重的病程、对患者的宣教以及足部的抬高等方法均会缓解病情[38,39,41,45,81,124,163,182,228]。一些研究者表明，控制糖尿病将有助于改善关节病[35,85,229]。足底压力的动力学数据可以帮助不同患者设计个体化可调节的垫物及鞋子[82]。Schon和同事们[163]通过对221名Charcot足患者的研究来描述他们的关于管型和手术的治疗经验，而这些患者的治疗方案是取决于足部病变的严重性及受累部位。

Armstrong 和同事们[230]随访了 55 名患有足的Charcot 关节病的糖尿病患者,他们持续接受佩戴管型治疗的时间平均为 18.5 周。他们强调急性神经性关节病需要“即刻的、在承重压力下的坚固的复位”。佩戴管型的持续时间是以临床评估与影像学及测温学评价相结合为基础的。25%的患者需要手术,手术包括足底骨突切除术以及受累关节融合术。一种坚固的、双层的、定做的被称作 Charcot 限制性矫形助步器(CROW)能够提供长期制动,通常应用于初始管型制动之后[231-234]。这种矫形装置的原理为维持足的跖行并且能够使体重在脚上均匀地转移和分布。患者能够使用 CROW 承重和步行。

Sella 和 Barrette[232]所描述的治疗包括有限的承重及密切监测在糖尿病足患者中可能出现的神经性关节病的征兆，这一治疗措施应用于足的内侧面出现皮温增高和红肿而放射学影像为正常表现时（即 0 期神经性关节病)。这些患者尽管其放射学影像为正常表现但其骨扫描结果是异常的。他们把畸形分为五期,0~4 期,第 4 期即为经过治疗达到治愈和稳定的结果。

在稳妥的治疗开始前必须要排除或治疗感染。若强烈的炎症反应未经治疗,则不断恶化的急性 Charcot 关节病会给鉴别诊断造成一定困难。现有报道,影像学研究,特别是 MRI 及核医学诊断研究,能够对此起到一定帮助(见前面的影像学特点)。MRI 是一种有效的工具，它能够提供神经性关节病的诊断依据并且能够帮助除外其他足部疾病[233]。若患者出现不断恶化的神经性关节病,则通常应必须考虑到骨髓炎的发生。

团队合作能够使最佳的治疗更便利。理想的团队包括治疗糖尿病和其他可能存在的疾病并对患者在漫长的康复过程中给予指导的主治医师、风湿病学家、矫形外科医师(现在多为足踝专家)或者足病医生以及那些矫形器修正者(通过他们的反复研究和设计,患者通常能够感觉到舒适)。

应当记住一些能治疗并构成神经病性疾病基础的疾病,如梅毒、雅司病及麻风。即使当这些神经病性疾病未被治疗时,及时准确的关节制动、停止负重、合适的足部穿戴及对患者的教育通常会使神经病变的关节变得稳定[41,77,124]。治疗骨折及扭伤均采用制动[40,75]。减轻水肿、治疗感染和溃疡是成功治疗糖尿病足的必要措施[38,39,41]。顽固的足底溃疡通常能够通过广泛的足底暴露、溃疡的切除以及关于底部弧形骨突的大量的碟形手术而被成功地治疗[170]。脊柱的制动或关节固定术对于轴向的骨骼神经性关节病是有效的[44,113,117,206]。髋关节神经性关节病受累者常需要借助拐杖行走。髌腱负重支具通常能够成功地减轻踝或足部的神经性关节疾病患者的身体负重[36,235]。

神经病性关节的关节固定术有可能因为骨不连合或骨折钉折断而失败[236,237],但是成功的融合术的可能性是比较大的并且经常应用于膝关节的神经性病变的治疗[46,180,236,238-240]。Drennan 和同事[238]在 1971 年记载了其成功地为 8 名患者进行膝关节固定术。融合术的高成功率归功于充分的骨的切除术及清创术、完整的滑膜切除术以及牢固的内固定术（融合的两个骨面均在渗血)。Samilson 和同伴[46]强调需行早期的关节固定术。例如,成功的脊柱关节内固定术在大部分病例中实现了稳定及疼痛的缓解[44,113,118]。Shibata 和同事[241]成功地完成了 26 例髓内钉术后踝关节融合中的 19 例,平均随访期为 9 年。

即便日后会发生假体半脱位和松动，髋关节成形术还是可以缓解疼痛的，但是全髋关节置换术在神经性关节病中是禁忌的[37,242-244]。Charnley[245],全髋关节置换术的发明者,警告该术式不适用于神经性关节病。全盂肱关节置换术也是禁忌的[246]。在神经性关节疾病中全关节假体的快速松动及半脱位表明即使很精细地重建关节，稳定的完整的本体感觉和深部痛觉还是极其重要的(图 92.2)。Sprenger 和 Foley[247]回顾了神经性关节疾病的髋关节置换术，并记载了一例神经梅毒患者的成功的髋关节手术病例。在 7 年的随访中,该患者的状态很好并且假体也很牢固。相比较于其他手术者的经验，研究者将此最佳结果归因于他们的患者无共济失调。

Soudry 和同事[248]报道了对 7 名神经性关节病患者行 9 例全膝关节成形术。平均随访 3 年,最佳结果者为 8 例,良好结果者为 1 例。其组织学和影像学发现对于神经性关节病有诊断性意义，但是有 4 名患者临床上表现出明显的神经性异常但却没有相关的神经性疾病。随后稳定的成分、韧带的平衡、充分的骨切除、可能需要的植骨术或者是使用定做的扩大的假体均被认为是形成这种不寻常成功率的原因[248]。Fullerton 和Browngoehl[249]记载了一名 61 岁女性患有双侧膝关节神经性关节病的糖尿病患者，进行一侧的膝关节固定术及另一侧的全关节成形术,术后成功康复。Lambert 和Close 记载了一位因糖尿病患有 Charcot 关节病患者的成功的全膝关节成形术[161]。

对 2 名糖尿病性神经性关节病伴有循环受损的患者行腰椎交感神经切除术是有益的[250]。有 3 名患者出现了临床治愈，最近另有11名患者经过无负重及脉冲电磁场诱导骨质内微小电流等治疗获得临床治愈[251,252]。21名足部神经性关节病患者采用了磁场刺激骨生长与常规治疗相结合的治疗方法[253]。与对照组常规的治疗相比，经治患者明显出现了快速治愈，残余畸形亦很少见。每天使用这种设备半小时。磁场现已广泛应用于骨折的治疗中[254]。这种治疗方式刺激了类胰岛素生长因子Ⅱ的生长，从而能够增长骨骼细胞的增殖速率。

足切除术偶尔会使用，但却经常应用于高龄的神经性关节病患者，尤其是关节炎并发感染者。截肢术、麻醉、矫形器的及时应用及早期负重等治疗措施的提高使该疗法更可行。骨赘切除术现已表明是有效的[229]。

Selby和同事[135]对6位Charcot足的糖尿病患者应用胃肠外帕米磷酸二钠进行了研究。受累足的温度及血清碱性磷酸酶水平降低，这与临床改善是相关的。在急性期Charcot神经关节病中可见过多的破骨细胞活动，尽管最近尚未进行对照性研究，但应用二碳磷酸盐化合物的治疗应该是较合理的[255,256]。Guis和同伴[257]描述了对一位继发于遗传性感觉神经病的Charcot足的患者使用帕米磷酸二钠治疗的成功经验。该患者拒绝足部制动，治疗仅包括静脉内给予帕米磷酸二钠，每4个月一次，共2年。

Jude等人在2001年对Charcot神经病性足的糖尿病患者进行了双盲随机对照实验，比较了单次注射90mg帕米磷酸二钠或者盐水（安慰剂）的治疗效果[258]。治疗组由39名糖尿病患者组成，他们有“活动的”神经性关节病，表现为足部红肿，温度比对侧足高出2℃或更高。41%的患者患1型糖尿病，该组平均年龄为56.3±10.2岁。治疗组症状明显改善（$p > 0.0001$），骨代谢显著减低，后者经测量血清骨碱性磷酸酶和尿脱氧吡啶诺林交联物可得到证实。帕米磷酸二钠治疗组和盐水治疗组的受累足温度都有相似的减低。研究者总结认为，帕米磷酸二钠治疗足部该病具有真实的效果，建议对重复使用该药进行更深一步、更大规模的研究。增加的血流和后来的骨质减少相似，都是引起Charcot关节或使Charcot关节恶化的原因，因此，关注这项治疗是很重要的。或许甚至口服二碳磷酸盐化合物一周都可能有效。二碳磷酸盐化合物的使用是可行的、安全的，可能成为治疗神经性关节病的非手术或矫形疗法，但是使用时应该结合传统的制动治疗。

（曹沛宏 李世民 译 于建华 李世民 校）

参考文献

1. Charcot JM. Du Cerveau ou de la moelle epiniere. *Arch Physiol Nom Pathol* 1868;1:161–178, 379–399.
2. Owen ARG. *Hysteria, hypnosis and healing: the work of J-M Charcot.* New York: Ganett, 1971.
3. Pemberton R, Osgood RB, eds. *The medical and orthopaedic management of chronic arthritis.* New York: Macmillan, 1934.
4. Charcot JM. *Charcot the clinician. The Tuesday lessons.* Translated with commentary by Christopher Goetz. New York: Raven, 1987.
5. Bruckner FE, Howell A. Neuropathic joints. *Semin Arthritis Rheum* 1972;2:47–69.
6. Delano PJ. The pathogenesis of Charcot's joints. *AJR* 1946;56:189–200.
7. Delano PJ (citing Volkmann R, Virchow R). The pathogenesis of Charcot's joints. *AJR* 1946;56:189–200.
8. Bruckner FE, Howell A (citing Schultze F, Kahler O). Neuropathic joints. *Semin Arthritis Rheum* 1972;2:47–69.
9. Dearborn GVN. A case of congenital general pure analgesia. *J Nerv Ment Dis* 1932;75:612–615.
10. Jordan WR. Neuritic manifestations in diabetes mellitus. *Arch Intern Med* 1936;57:307–366.
11. Robillard R, Gagnon PA, Alarie R. Diabetic neuroarthropathy: report of four cases. *Can Med Assoc J* 1964;91:795–804.
12. Clouse ME, Gramm HF, Legg M, et al. Diabetic osteoarthropathy: clinical and roentgenographic observations in 90 cases. *AJR* 1974;121:22–34.
13. Alarcón-Segovia D, Ward LE. Charcot-like arthropathy in rheumatoid arthritis: consequence of overuse of a joint repeatedly injected with hydrocortisone. *JAMA* 1965;193:136–138.
14. Chandler GN, Jones PT, Wright V, et al. Charcot's arthropathy following intra-articular hydrocortisone. *BMJ* 1959;1:952–953.
15. Chandler GN, Wright V. Deleterious effect of intra-articular hydrocortisone. *Lancet* 1958;2:661–663.
16. Steinberg CL, Duthie RB, Piva AE. Charcot-like arthropathy following intra-articular hydrocortisone. *JAMA* 1962;181:851–854.
17. Sweetnam DR, Mason RM, Murray RO. Steroid arthropathy of the hip. *BMJ* 1960;1:1392–1394.
18. Parikh JR, Houpt JB, Jacobs S, et al. Charcot's arthropathy of the shoulder following intraarticular corticosteroid injections. *J Rheumatol* 1993;20:885–887.
19. Bennett RM, Mall JC, McCarty DJ. Pseudogout in acute neuropathic arthropathy. A clue to pathogenesis? *Ann Rheum Dis* 1974;33:563–567.
20. Genant HK. Roentgenographic aspects of calcium pyrophosphate dihydrate crystal deposition disease (pseudogout). *Arthritis Rheum* 1976;3:307–328.
21. Helms CA, Chapman GS, Wild JH. Charcot-like joints in calcium pyrophosphate dihydrate deposition disease. *Skel Radiol* 1981;7:55–58.
22. Jacobelli S, McCarty DJ, Silcox DC, et al. Calcium pyrophosphate dihydrate crystal deposition in neuropathic joints: four cases of polyarticular involvement. *Ann Intern Med* 1973;79:340–347.
23. McCarty DJ Jr. *Arthritis and allied conditions*, 10th ed. Philadelphia: Lea & Febiger, 1985.
24. McCarty DJ Jr, Haskin ME. The roentgenographic aspects of pseudogout (articular chondrocalcinosis): an analysis of 20 cases. *AJR* 1963;90:1248–1257.
25. Martel W, McCarter DK, Solsky MA, et al. Further observations on the arthropathy of calcium pyrophosphate crystal deposition disease. *Radiology* 1981;141:1–15.
26. Menkes CJ, Decraemere W, Postel M, et al. Destructive arthropathy in chondrocalcinosis articularis. *Arthritis Rheum* 1976;19:329–348.
27. Resnick D, Niwayama G. *Diagnosis of bone and joint disorders with emphasis on articular abnormalities.* Philadelphia: WB Saunders, 1981.
28. Resnick D, Niyama G, Georgen TG, et al. Clinical radiographic and pathologic abnormalities in calcium pyrophosphate dihydrate deposition disease (CPPD): pseudogout. *Radiology* 1977;122:1–15.
29. Richards AJ, Hamilton EBD. Spinal changes in idiopathic chondrocalcinosis articularis. *Rheumatol Rehabil* 1976;15:138–142.
30. Richardson BC, Genant HK. Destructive arthropathy in chondrocalcinosis: a case report. *Orthopedics* 1982;5:1482–1486.
31. Gupta R. A short history of neuropathic arthropathy. *Clin Orthop* 1993;296:43–49.
32. Rajbhandari SM, Jenkins RC, Davies C, et al. Charcot neuroarthropa-

thy in diabetes mellitus. *Diabetologia* 2002;45:1085–1096
33. Smith FH. Charcot-like joints in yaws. *US Naval Med Bull* 1946 46: 1832–1843.
34. Nellhaus G. Neurogenic arthropathies (Charcot's joints) in children. *Clin Pediatr* 1975;14:647–653.
35. Antes EH. Charcot joint in diabetes mellitus. *JAMA* 1954;156:602–603.
36. Bailey CC, Root HF. Neuropathic foot lesions in diabetes mellitus. *N Engl J Med* 1947;236:397–401.
37. Eichenholtz SN. *Charcot joints.* Springfield, IL: Charles C Thomas, 1966.
38. Frykberg RG. Neuropathic arthropathy: the diabetic Charcot foot. *Diabetes Educator* 1984;9:17–20.
39. Frykberg RG, Kozak GP. Neuropathic arthropathy in the diabetic foot. *Am Fam Physician* 1978;5:105–113.
40. Herzwurm PJ, Barja RH. Charcot joints of the foot. *Contemp Orthop* 1987;14:17–22.
41. Jackson WPU, Louw JH. The diabetic foot. *S Afr Med J* 1979;56: 87–92.
42. Pogonowska MJ, Collins LC, Dobson HL. Diabetic osteopathy. *Radiology* 1967;89:265–271.
43. Sinha S, Munichoodappa CS, Kozak GP. Neuroarthropathy (Charcot joints) in diabetes mellitus. *Medicine* 1972;51:191–210.
44. Briggs JR, Freehafer AA. Fusion of the Charcot spine. *Clin Orthop* 1967;53:83–93.
45. Calabro JJ, Garg SL. Neuropathic joint disease. *Am Fam Physician* 1973;2:90–95.
46. Samilson RL, Sankaran B, Bersani FA, et al. Orthopedic management of neuropathic joints. *Arch Surg* 1959;78:115–121.
47. Charcot JM. Arthropathies, inxations et fractures spontanees chez une ataxique. *Bull Mem Soc Anat Paris* 1873;48:744–747.
48. Key JA. Clinical observations on tabetic arthropathies (Charcot joints). *Am J Syphilis* 1932;16:429–447.
49. Soto-Hall R, Haldeman KO. The diagnosis of neuropathic joint disease (Charcot joint). An analysis of 40 cases. *JAMA* 1940;114:2076–2078.
50. Steindler A. The tabetic arthropathies. *JAMA* 1931;96:250–256.
51. Wile UJ, Butler MG. A critical survey of Charcot's arthropathy. Analysis of eighty-eight cases. *JAMA* 1930;94:1053–1055.
52. Potts WJ. The pathology of Charcot joints. *Ann Surg* 1927;86:596–606.
53. Katz I, Rabinowitz JG, Dziadiw R. Early changes in Charcot's joints. *AJR* 1961;86:965–974.
54. Scartozzi G, Kanat IO. Diabetic neuroarthropathy of the foot and ankle. *J Am Podiatr Med Assoc* 1990;80:298–303.
55. Kraft E, Spyropoulos E, Finby N. Neurogenic disorders of the foot in diabetes mellitus. *AJR* 1975;124:17–24.
56. Beals TC, Manoli A 2nd. Great toe neuroarthropathy: a report of two cases. *Foot Ankle Int* 1998;19:631–633.
57. Bhaskaran R, Suresh K, Iyer GV. Charcot's elbow—a case report. *J Postgrad Med* 1981;27:194–196.
58. Rowland LP, ed. *Merritt's textbook of neurology.* Philadelphia: Lea & Febiger, 1984.
59. Sackellares JC, Swift TR. Shoulder enlargement as the presenting sign of syringomyelia: report of two cases and review of the literature. *JAMA* 1976;236:2878–2879.
60. Skall-Jensen J. Osteoarthropathy in syringomyelia: analysis of seven cases. *Acta Radiol* 1952;38:382–388.
61. Meyer GA, Stein J, Poppel MH. Rapid osseous changes in syringomyelia. *Radiology* 1957;69:415–418.
62. Norman A, Robbins H, Milgram JE. The acute neuropathic arthropathy—a rapid, severely disorganizing form of arthritis. *Radiology* 1968;90:1159–1164.
63. Ropes MW, Bauer W. *Synovial fluid changes in joint disease.* Cambridge: Harvard University Press, 1953.
64. Bennet K, Hinricson H. A case of tuberculous infection of the knee with clinical and roentgenographic appearance of Charcot's disease. *J Bone Joint Surg* 1934;16:463–466.
65. Goodman MA, Swartz W. Infection in a Charcot joint: a case report. *J Bone Joint Surg Am* 1985;67:642–643.
66. Martin JR, Root HS, Kim SO, et al. Staphylococcus suppurative arthritis occurring in neuropathic knee joints: a report of four cases with a discussion of the mechanisms involved. *Arthritis Rheum* 1965; 8:389–402.
67. Rubinow A, Spark EC, Canoso JJ. Septic arthritis in a Charcot joint. *Clin Orthop* 1980;147:203–206.
68. Classen JN. Neurotrophic arthropathy with ulceration. *Ann Surg* 1964; 6:891–894.
69. Marble A, Krall LP, Bradley RF, et al., eds. *Joslin's diabetes mellitus,* 12th ed. Philadelphia: Lea & Febiger, 1985.
70. Boynton EL, Paley D, Gross AE, et al. False aneurysm in a Charcot hip. *J Bone Joint Surg Am* 1986;68:462–464.
71. Beetham WP Jr, Kaye RL, Polley HF. Charcot's joints: a case of extensive polyarticular involvement, and discussion of certain clinical and pathologic features. *Ann Intern Med* 1963;58:1002–1012.
72. Coventry MB, Rothacker GW Jr. Bilateral calcaneal fracture in a diabetic patient. *J Bone Joint Surg Am* 1979;61:462–464.
73. Dyck PJ, Stevens JC, O'Brien PC, et al. Neurogenic arthropathy and recurring fractures with subclinical inherited neuropathy. *Neurology* 1983;33:357–367.
74. El-Khoury GY, Kathol MH. Neuropathic fractures in patients with diabetes mellitus. *Radiology* 1980;134:313–316.
75. Johnson JTH. Neuropathic fractures and joint injuries: pathogenesis and rationale of prevention and treatment. *J Bone Joint Surg Am* 1967; 49:1–30.
76. Korhonen BJ. Fractures in myelodysplasia. *Clin Orthop* 1971;79: 145–155.
77. Kristiansen B. Ankle and foot fractures in diabetics provoking neuropathic joint changes. *Acta Orthop Scand* 1980;51:975–979.
78. Muggia FM. Neuropathic fracture: unusual complication in a patient with advanced diabetic neuropathy. *JAMA* 1965;191:336–338.
79. Newman JH. Spontaneous dislocation in diabetic neuropathy. A report of six cases. *J Bone Joint Surg Br* 1979;61B:484–488.
80. Slowman-Kovacs SD, Braunstein EM, Brandt KD. Rapidly progressive charcot arthropathy following minor joint trauma in patients with diabetic neuropathy. *Arthritis Rheum* 1990;33:412–417.
81. King EJS. On some aspects of the pathology of hypertrophic Charcot's joints. *Br J Surg* 1930;18:113–124.
82. Wolfe L, Stess RM, Graf PM. Dynamic pressure analysis of the diabetic Charcot foot. *J Am Podiatr Med Assoc* 1991;81:281–287.
83. Hodgson JR, Pugh DG, Young HH. Roentgenologic aspects of certain lesions of bone: neurotrophic or infectious? *Radiology* 1948;50:65–71.
84. Edmonds ME, Clarke MB, Newton S, et al. Increased uptake of bone radiopharmaceutical in diabetic neuropathy. *Q J Med* 1985;224:843–855.
85. Eymontt MJ, Alavi A, Dalinka MK, et al. Bone scintigraphy in diabetic osteoarthropathy. *Radiology* 1981;140:475–477.
86. Koshino T. Stage classifications, types of joint destruction, and bone scintigraphy in Charcot joint disease. *Bull Hosp Joint Dis Orthop Inst* 1991;51:205–217.
87. Glynn TP Jr. Marked gallium accumulation in neurogenic arthropathy. *J Nucl Med* 1981;22:1016–1017.
88. Mack JM, Spencer RP. Role of radiopharmaceuticals in detection of osteomyelitis. In: Freeman LM, ed. *Nuclear medicine—annual 1990.* New York: Raven, 1990.
89. Kiss J, Martin JR, McConnell F, et al. Angiographic and lymphoangiographic examination of neuropathic knee joints. *J Can Assoc Radiol* 1968;19:19–24.
90. Rabaiotti A, Rossi L, Schittone N, et al. Vascular changes in tabetic arthropathy. *Ann Radiol Diag* 1960;3:115–121.
91. Clement GB, Grizzard K, Vasey FB, et al. Neuropathic arthropathy (Charcot joints) due to cervical osteolysis: a complication of progressive systemic sclerosis. *J Rheumatol* 1984;11:545–548.
92. Moran SM, Mohr JA. Syphilis and axial arthropathy. *South Med J* 1983;76:1032–1035.
93. Race MC, Keppler JP, Grant AE. Diabetic Charcot spine as cauda equina syndrome: an unusual presentation. *Arch Phys Med Rehabil* 1985;66:463–465.
94. Raynor RB. Charcot's spine with neurological deficit: computed tomography as an aid to treatment. *Neurosurgery* 1986;19:108–110.
95. Kapila A, Lines M. Neuropathic spinal arthropathy: CT and MR findings. *J Comput Assist Tomogr* 1987;11:736–739.
96. Maurer AH, Millmond SH, Knight LC, et al. Infection in diabetic osteoarthropathy: use of indium-labelled leukocytes for diagnosis. *Radiology* 1986;161:221–225.
97. Seabold JE, Flickinger FW, Kao SCS, et al. Indium-111–leukocyte/technetium-99m-MDP bone and magnetic resonance imaging: difficulty of diagnosing osteomyelitis in patients with neuropathic osteoarthropathy. *J Nucl Med* 1990;31:569–556.
98. Oyen WJG, Netten PM, Lemmens JAM, et al. Evaluation of infec-

tious diabetic foot complications with indium-111-labeled human nonspecific immunoglobulin G. *J Nucl Med* 1992;33:1330–1336.
99. Splittgerber GF, Spiegelhoff DR, Buggy BP. Combined leukocyte and bone imaging used to evaluate diabetic osteoarthropathy and osteomyelitis. *Clin Nucl Med* 1989;14:156–159.
100. Kalen V, Isono SS, Cho CS, et al. Charcot arthropathy of the spine in longstanding paraplegia. *Spine* 1987;12:42–47.
101. Palestro CJ, Mehta HH, Patel M, et al. Marrow versus infection in the Charcot joint: indium-111 leukocyte and technetium-99m sulfur colloid scintigraphy. *J Nucl Med* 1998;39:346–350.
102. Poirer JY, Garin E, Derrien C, et al. Diagnosis of osteomyelitis in the diabetic foot with a 99m Tc-HMPAO leukocyte scintigraphy combined with a 99m Tc-MDP bone scintigraphy. *Diabetes Metab* 2002; 28:485–490.
103. Meyers SP, Wiener SN. Diagnosis of hematogenous pyogenic vertebral osteomyelitis by magnetic resonance imaging. *Arch Intern Med* 1991;151:683–687.
104. Lipman BT, Collier BD, Carrera GF, et al. Detection of osteomyelitis in the neuropathic foot: nuclear medicine, MRI, and conventional radiography. *Clin Nucl Med* 1998;23:77–82.
105. Beltran J, Campanini DS, Knight C, et al. The diabetic foot: magnetic resonance imaging evaluation. *Skel Radiol* 1990;19:37–41.
106. Giesecke SB, Dalinka MK, Kyle GC. Lisfranc's fracture-dislocation: a manifestation of peripheral neuropathy. *AJR* 1978;131:139–141.
107. Forgacs S. Stages and roentgenological picture of diabetic osteoarthropathy. *Fortschr Rontgenstr* 1977;126:36–42.
108. Cavanagh PR, Vickers KL, Young MJ, et al. Radiographic abnormalities in the feet of patients with diabetic neuropathy. *Diabetes Care* 1994;17:201–209.
109. Smith DG, Barnes BC, Sands AK, et al. Prevalence of radiographic foot abnormalities in patients with diabetes mellitus. *Foot Ankle Int* 1997;18:342–346.
110. Alergant CD. Tabetic spinal arthropathy: two cases with motor symptoms due to root compression. *Br J Venereol Dis* 1960;36:261–265.
111. Brain R, Wilkinson M. Cervical arthropathy in syringomyelia, tabes dorsalis and diabetes. *Brain* 1958;81:275–289.
112. Campbell DJ, Doyle JO. Tabetic Charcot's spine. Report of eight cases. *BMJ* 1954;1:1018–1020.
113. Cleveland M, Wilson HJ Jr. Charcot disease of the spine: a report of two cases treated by spine fusion. *J Bone Joint Surg [Am]* 1959;41A: 336–340.
114. Culling J. Charcot's disease of the spine. *Proc R Soc Med* 1974; 67:1026–1027.
115. Feldman F, Johnson AM, Walter JF. Acute axial neuropathy. *Radiology* 1974;111:1–16.
116. Holland HW. Tabetic spinal arthropathy. *Proc R Soc Med* 1953;46: 747–752.
117. Thomas DF. Vertebral osteoarthropathy of Charcot's disease of the spine. Review of the literature and report of two cases. *J Bone Joint Surg Br* 1952;34:248–255.
118. Wirth CR, Jacobs RL, Rolander SD. Neuropathic spinal arthropathy: a review of the Charcot spine. *Spine* 1980;5:558–567.
119. Zucker G, Marder MJ. Charcot spine due to diabetic neuropathy. *Am J Med* 1952;12:118–124.
120. Crim JR, Bassett LW, Gold RH, et al. Spinal neuroarthropathy after traumatic paraplegia. *AJNR* 1988;9:359–362.
121. Rataj R. Artropatic w jamistorci rdzenia. *Neurol Neurochir Pol* 1964; 14:439–445.
122. Rodnan GP. Neuropathic joint disease (Charcot joints). In: McCarty DJ, ed. *Arthritis and allied conditions,* 10th ed. Philadelphia: Lea & Febiger, 1985:1095–1107.
123. Williams B. Orthopaedic features in the presentation of syringomyelia. *J Bone Joint Surg Br* 1979;61:314–323.
124. Lippmann HI, Perotto A, Farrar R. The neuropathic foot of the diabetic. *Bull NY Acad Med* 1976;52:1159–1178.
125. Eloesser L. On the nature of neuropathic affections of the joints. *Ann Surg* 1917;66:201–207.
126. Corbin KB, Hinsey JC. Influence of the nervous system on bone and joints. *Anat Rec* 1939;75:307–317.
127. O'Connor BL, Palmoski MJ, Brandt KD. Neurogenic acceleration of degenerative joint lesions. *J Bone Joint Surg Am* 1985;67:562–572.
128. Slowman-Kovacs SD, Braunstein EM, Brandt KD. Rapidly progressive Charcot arthropathy following minor joint trauma in patients with diabetic neuropathy. *Arthritis Rheum* 1990;33:412–417.
129. Finsterbush A, Friedman B. The effect of sensory denervation on rabbits' knee joints. *J Bone Joint Surg Am* 1975;57:949–956.
130. Brower AC, Allman RM. Pathogenesis of the neurotropic joint: neurotraumatic vs neurovascular. *Radiology* 1981;139:349–354.
131. Edelman SV, Kosofsky EM, Paul RA, et al. Neuro-osteopathy (Charcot's joint) in diabetes mellitus following revascularization surgery. Three case reports and a review of the literature. *Arch Intern Med* 1987;147:1504–1508.
132. Frykberg RG. Osteoarthropathy. *Clin Podiatr Med Surg* 1987;4:351–359.
133. Selby PL, Young MJ, Boulton AJ. Bisphosphonates: a new treatment for diabetic Charcot neuroarthropathy? *Diabet Med* 1994;11:28–23.
134. Childs M, Armstrong DG, Edelson GW. Is Charcot arthropathy a late sequela of osteoporosis in patients with diabetes mellitus? *J Foot Ankle Surg* 1998;37:437–439.
135. Shapiro SA, Stansberry KB, Hill MA, et al. Normal blood flow response and vasomotion in the diabetic Charcot foot. *J Diabetic Complications* 1998;12:147–153.
136. Gough A, Abraha H, Li F, et al. Measurement of markers of osteoclast and osteoblast activity in patients with acute and chronic diabetic Charcot neuroarthropathy. *Diabet Med* 1997;14:527–531.
137. Armstrong DG, Lavery LA. Elevated peak pressures in patients who have Charcot arthropathy. *J Bone Joint Surg* 1998;80:365–369.
138. Clohisy DR, Thompson RC Jr. Fractures associated with neuropathic arthropathy in adults who have juvenile onset diabetes. *J Bone Joint Surg Am* 1988;70:1192–1200.
139. Shaw JE, Boulton AJ. Poor vision as a contributory factor in diabetic neuro-arthropathy. *Diabetes Res Clin Pract* 1997;38:21–23.
140. Kernwein G, Lyon WF. Neuropathic arthropathy of the ankle joint resulting from complete severance of the sciatic nerve. *Ann Surg* 1942;115:267–279.
141. Casagrande PA, Austin BP, Indeck W. Denervation of the ankle joint. *J Bone Joint Surg Am* 1951;33:723–730.
142. Collins DH. *The pathology of articular and spinal diseases.* Baltimore: Williams & Wilkins, 1949.
143. Horwitz T. Bone and cartilage debris in the synovial membrane: its significance in the early diagnosis of neuroarthropathy. *J Bone Joint Surg Am* 1948;30A:579–588.
144. Floyd W, Lovell W, King RE. The neuropathic joint. *South Med J* 1959;52:563–569.
145. Rodnan GP, Yunis EJ, Totten RS. Experience with punch biopsy of synovium in the study of joint disease. *Ann Intern Med* 1960;53: 319–331.
146. Raju UB, Fine G, Partamian JO. Neuropathic neuroarthropathy (Charcot's joints). *Arch Pathol Lab Med* 1982;106:349–351.
147. Brenner MA, Kalish SR, Lupo PJ, et al. The diabetic foot with synovial cyst. *Cutis* 1990;46:142–144.
148. Barrett-Connor E. The prevalence of diabetes mellitus in an adult community as determined by history or fasting hyperglycemia. *Am J Epidemiol* 1980;111:705–712.
149. Bennett PH, Reevers MJ, Knowles WC. Epidemiology of diabetes mellitus. Porte D Jr, Sherwin RS, Baron A, eds. In: *Ellenby and Rifkin's diabetes mellitus,* 6th ed. New York: McGraw-Hill, 2003: 277–300.
150. Greene DA, Stevens MJ, Feldman EL. Diabetic neuropathy: scope of the syndrome. *Am J Med* 1999;107(suppl):2–8.
151. Feldman E, Stevens MJ, Russell JW, et al. Somatosensory neuropathy. In: Porte D Jr, Sherwin RS, Baron A, eds. *Ellenby and Rifkin's diabetes mellitus,* 6th ed. New York: McGraw-Hill, 2003:771–788.
152. Martin MM. Diabetic neuropathy: a clinical study of 150 cases. *Brain* 1953;76:594–624.
153. Ostrander LD Jr, Lamphiear DE, Block WD. Diabetes among men in a general population: prevalence and associated physiological findings. *Arch Intern Med* 1976;136:415–420.
154. Mulder DW, Lambert EH, Bastron JA, et al. The neuropathies associated with diabetes mellitus: a clinical and electromyographic study of 103 unselected diabetic patients. *Neurology* 1961;11:275–284.
155. Graves M, Tarquinio TA. Diabetic neuroarthropathy (Charcot joints): the importance of recognizing chronic sensory deficits in the treatment of acute foot and ankle fractures in diabetic patients. *Orthopedics* 2003;26:415–418.
156. Storey G. Charcot joint. *Br J Venereol Dis* 1964;40:109–117.

157. Scartozzi G, Kanat IO. Diabetic neuropathy of the foot and ankle. *J Am Podiatr Med Assoc* 1990;80:298–303.
158. Beals TC, Manoli A. Great toe neuroarthropathy: a report of two cases. *Foot Ankle Int* 1998;19:631–633.
159. Campbell WL, Feldman F. Bone and soft tissue abnormalities of the upper extremity in diabetes mellitus. *AJR* 1975;24:7–16.
160. Feldman MJ, Becker KL, Reefe WE, et al. Multiple neuropathic joints, including wrist, in a patient with diabetes mellitus. *JAMA* 1969;209:1690–1692.
161. Lambert AP, Close CF. Charcot neuroarthropathy of the knee in type 1 diabetes: treatment with total knee arthropathy. *Diabet Med* 2002;19:338–341.
162. Bayne O, Lu EJ. Diabetic Charcot's arthropathy of the wrist *Clin Orthop* 1998;357:122–126.
163. Schon LC, Easley ME, Weinfeld SB. Charcot neuroarthropathy of the foot and ankle. *Clin Orthop* 1998;349:116–131.
164. Reiner M, Scurran BL, Karlin JM, et al. The neuropathic joint in diabetes mellitus. *Clin Podiatr Med Surg* 1988;5:421–437.
165. Brooks AP. The neuropathic foot in diabetes: part II. Charcot's neuropathy. *Diabet Med* 1986;3:116–118.
166. Harrelson JM. Management of the diabetic foot. *Orthop Clin North Am* 1989;20:605–619.
167. Mizel MS. Diabetic foot infections. *Orthop Rev* 1989;18:572–577.
168. Hart TJ, Healey K. Diabetic osteoarthropathy versus diabetic osteomyelitis. *J Foot Surg* 1986;25:464–468.
169. Subbarao J, Gratzer M, Pinzur MS, et al. Diabetic neuro-osteoarthropathy. Rehabilitation of a patient with both ankle joints involved and associated skin problems. *Orthop Rev* 1986;15:85–92.
170. Leventen EO. Charcot foot—a technique for treatment of chronic plantar ulcer by saucerization and primary closure. *Foot Ankle* 1986;6:295–299.
171. Mandell GL, Douglas RG Jr, Bennett JE. *Principles and practice of infectious diseases,* 2nd ed. New York: Wiley, 1985.
172. Barber DB, Janus RB, Wade WH. Neuropathy: an overuse injury of the shoulder in quadriplegia. *J Spinal Cord Med* 1996;19:9–11.
173. Chidgey LK. Neuropathic sternoclavicular joint secondary to syringomyelia. A case report. *Orthopedics* 1988;11:1571–1573.
174. Steinberg VL. Clinical reports: syringomyelia with multiple neuropathic joints. *Ann Phys Med* 1956;3:103–104.
175. Fidler WK, Dewar CL, Fenton PV. Cervical spine pseudogout with myelopathy and Charcot joints. *J Rheumatol* 1996;23:1445–1448.
176. Mankin HJ, Congler KA. The acute effects of intra-articular hydrocortisone on articular cartilage in rabbits. *J Bone Joint Surg Am* 1966; 48:1383–1388.
177. Hollander JL, Brown EM Jr, Jessar RA, et al. Hydrocortisone and cortisone injected into arthritis joints. Comparative effects of and use of hydrocortisone as a local antiarthritic agent. *JAMA* 1951;147: 1629–1635.
178. Hollander JL, Jessar RA, Brown EM Jr. Intra-synovial corticosteroid therapy: a decade of use. *Bull Rheum Dis* 1961;11:239–240.
179. Kendall PH. Untoward effects following local hydrocortisone injection. *Ann Phys Med* 1958;4:170–175.
180. Abell JM Jr, Hayes JT. Charcot knee due to congenital insensitivity to pain. *J Bone Joint Surg Am* 1964;46:1287–1291.
181. Drummond RP, Rose GK. A twenty-one year review of a case of congenital indifference to pain. *J Bone Joint Surg Br* 1975;57:241–243.
182. van der Houwen H. A case of neuropathic arthritis caused by indifference to pain. *J Bone Joint Surg Br* 1961;43:314–317.
183. Mooney V, Mankin HJ. A case of congenital insensitivity to pain with neuropathic arthropathy. *Arthritis Rheum* 1966;9:820–829.
184. Murray RO. Congenital indifference to pain with special reference to skeletal changes. *Br J Radiol* 1957;30:2–6.
185. Petrie JG. A case of progressive joint disorders caused by insensitivity to pain. *J Bone Joint Surg Br* 1953;35:399–401.
186. Sandell LL. Congenital indifference to pain. *J Fac Radiol* 1958;9: 50–56.
187. Schneider R, Goldman AB, Bohne WHO. Neuropathic injuries to the lower extremities in children. *Radiology* 1978;128:713–718.
188. Silverman FN, Gilden JJ. Congenital insensitivity to pain: a neurologic syndrome with bizarre skeletal lesions. *Radiology* 1959;72: 176–189.
189. Thrush DC. Congenital insensitivity to pain: a clinical genetic and neurophysiological study of four children from the same family. *Brain* 1973;96:369–386.
190. Swanson AG, Buchan GC, Alvord EC Jr. Anatomic changes in congenital insensitivity to pain. *Arch Neurol* 1965;12:12–18.
191. Johnson RH, Spalding MK. Progressive sensory neuropathy in children. *J Neurol Neurosurg Psychiatry* 1964;27:125–130.
192. Feindel W. Note on the nerve endings in a subject with arthropathy and congenital absence of pain. *J Bone Joint Surg Br* 1953;35:402–407.
193. Piazza MR, Bassett GS, Bunnell WP. Neuropathic spinal arthropathy in congenital insensitivity to pain. *Clin Orthop* 1988;236:175–179.
194. Parker RD, Froimson AI. Neurogenic arthropathy of the hand and wrist. *J Hand Surg Am* 1986;11:709–710.
195. Heggeness MH. Charcot arthropathy of the spine with resulting paraparesis developing during pregnancy in a patient with congenital insensitivity to pain: a case report. *Spine* 1994;19:95–98.
196. Gyepes MT, Newbern DH, Neuhauser EBD. Metaphyseal and physeal injuries in children with spina bifida and meningomyelocele. *AJR* 1965;95:168–177.
197. Handelsman JE. Spontaneous fractures in spina bifida. *J Bone Joint Surg Br* 1972;54:381.
198. McCredie J. Thalidomide and congenital Charcot's joints. *Lancet* 1973;2:1058–1061.
199. Pruzanski W, Baron M, Shupak R. Neuroarthropathy (Charcot joints) in familial amyloid polyneuropathy. *J Rheumatol* 1981;8:477–481.
200. Shiraishi M, Ando Y, Mizuto H, et al. Charcot knee arthropathy with articular amyloid deposition in familial amyloidotic polyneuropathy. *Scand J Rheumatol* 1997;26:61–64.
201. Peitzman SJ, Miller JL, Ortega L, et al. Charcot arthropathy secondary to amyloid neuropathy. *JAMA* 1976;235:1345–1347.
202. Scott RB, Elmore SM, Brackett NC Jr, et al. Neuropathic joint disease (Charcot joints) in Waldenström's macroglobulinemia with amyloidosis. *Am J Med* 1973;54:535–538.
203. Halonen PI, Jarvinen KAJ. On the occurrence of neuropathic arthropathies in pernicious anemia. *Ann Rheum Dis* 1948;7:151–155.
204. Kettunen KO. Neuropathic arthropathy caused by spinal cord trauma. *Ann Chir Gynaecol* 1957;46:95–100.
205. Slabaugh PB, Smith TK. Neuropathic spine after spinal cord injury. *J Bone Joint Surg Am* 1978;60A:1005–1006.
206. Sobel JW, Bohlman HH, Freehafer AA. Charcot's arthropathy of the spine following spinal cord injury. *J Bone Joint Surg Am* 1985;67A: 771–776.
207. Lokiec F, Arbel R, Isakov J et al. Neuropathic arthropathy of the knee associated with an intra-articular neurofibroma in a child. *J Bone Joint Surg Br* 1998;80:468–470.
208. Brunt PW. Unusual cause of Charcot joints in early adolescence (Riley-Day Syndrome). *BMJ* 1967;4:277–278.
209. Blanford AT, Keane SP, McCarty DJ, et al. Idiopathic Charcot joint of the elbow. *Arthritis Rheum* 1978;21:723–726.
210. Chillag KJ, Stevens DB. Idiopathic neurogenic arthropathy. *J Pediatr Orthop* 1985;5:597–600.
211. Meyn M Jr, Yablon IG. Idiopathic arthropathy of the elbow. *Clin Orthop* 1973;97:90–93.
212. Nissenbaum M. Neurotrophic arthropathy of the shoulder secondary to tuberculous arachnoiditis. A case report. *Clin Orthop* 1976;118: 169–172.
213. Wolfgang GL. Neurotrophic arthropathy of the shoulder. A complication of progressive adhesive arachnoiditis. *Clin Orthop* 1972;87: 217–221.
214. Horibe S, Tada K, Nagano J. Neuroarthropathy of the foot in leprosy. *J Bone Joint Surg Br* 1988;70B:481–485.
215. Daughaday WH. Extreme gigantism: analysis of growth velocity and occurrence of severe peripheral neuropathy and neuropathic arthropathy (Charcot joints). *N Engl J Med* 1977;23:1267–1270.
216. Rothschild BM, Hanissian AS. Severe generalized (Charcot-like) joint destruction in juvenile rheumatoid arthritis. *Clin Orthop* 1981; 155:75–80.
217. Maurer M, Sommer C. POEMS-syndrom-ungewohnliche manifestation mit beidseitigem Charcot-Gelenk. *Dtsch Med Wochenschr* 1999; 124:346–350.
218. McKay DJ, Sheehan P, DeLauro TM, et al. Vincristine-induced neuroarthropathy (Charcot's joints). *J Am Podiatr Med Assoc* 2000;90: 478–480.
219. Meneghello A, Bertoli M. Neuropathic (Charcot's) joints in dialysis patients. *Fortschr Rontgenstr* 1984;141:180–184.

220. Thornhill HL, Richter RW, Shelton ML, et al. Neuropathic arthropathic (Charcot forefoot) in alcoholics. *Orthop Clin North Am* 1973; 4:7–20.
221. Heller IH, Robb P. Hereditary sensory neuropathy. *Neurology* 1955; 5:15–29.
222. Murray TJ. Congenital sensory neuropathy. *Brain* 1973;96:387–394.
223. Pallis C, Schneeweiss J. Hereditary sensory radicular neuropathy. *Am J Med* 1962;32:110–118.
224. Russell WR, Garland HG. Progressive hypertrophic polyneuritis with case reports. *Brain* 1930;53:376–384.
225. Bruckner FE, Kendall BE. Neuroarthropathy in Charcot-Marie-Tooth disease. *Ann Rheum Dis* 1969;28:577–583.
226. Kuur E. Two cases of Charcot's shoulder arthropathy. *Acta Orthop Scand* 1987;58:581–583.
227. David RP, Ko KR, Sachdev VP, et al. Charcot shoulder as the initial symptom in Arnold-Chiari malformation with hydromyelia: case report. *Mt Sinai J Med (NY)* 1988;55:406–408.
228. Goldman F. Identification, treatment, and prognosis of Charcot joint in diabetes mellitus. *J Am Podiatry Assoc* 1982;10:485–490.
229. Pakarinen TK, Laine HJ, Honkonen SE, et al. Charcot arthropathy of the diabetic foot. Current concepts and review of 36 cases. *Scand J Surg* 2002;91:195–201.
230. Armstrong DG, Todd WF, Lavery LA, et al. The natural history of acute Charcot's arthropathy in a diabetic foot specialty clinic. *Diabet Med* 1997;14:357–363.
231. Morgan JM, Biehl WC 3rd, Wagner FW Jr. Management of neuropathic arthropathy with the Charcot restraint orthotic walker. *Clin Orthop* 1993;296:58–63.
232. Sella EJ, Barrette C. Staging of Charcot neuroarthropathy along the medial column of the foot in the diabetic patient. *J Foot Ankle Surg* 1999;38:34–40.
233. Yu JS, Tanner JR. Considerations in metatarsalgia and midfoot pain: an MR imaging perspective. *Semin Musculoskel Radiol* 2002;6:91–104.
234. Mehta JA, Brown C, Sargeant N. Charcot restraint orthotic walker. *Foot Ankle Int* 1998;19:619–623.
235. Gristina AG, Nicastro JF, Clippinger F, et al. Neuropathic foot and ankle patellar-tendon-bearing orthosis. As an adjunct to patient management. *Orthop Rev* 1977;6:53–59.
236. Brashear HR. The value of the intramedullary nail for knee fusion particularly for the Charcot joint. *Am J Surg* 1954;87:63–65.
237. Stack JK. Experiences with intramedullary fixation in knee fusion. *Am J Surg* 1952;83:291–299.
238. Drennan DB, Fahey JJ, Maylahn RJ. Important factors in achieving arthrodesis of the Charcot knee. *J Bone Joint Surg Am* 1971;53: 1180–1193.
239. Frymoyer JW, Hoaglund FT. The role of arthrodesis in reconstruction of the knee. *Clin Orthop* 1974;101:82–92.
240. Wiseman LW. Neurogenic arthritis and the problems of arthrodesis of the neurogenic knee. *Clin Orthop* 1956;8:218–226.
241. Shibata T, Tada K, Hashizume K, et al. The results of arthrodesis of the ankle for leprotic neuroarthropathy. *J Bone Joint Surg Am* 1990; 72:749–756.
242. Coventry MB, Upshaw JE, Riley LH, et al. Geometric total knee arthroplasty. II. Patient date and complications. *Clin Orthop* 1973; 94:177–184.
243. Ritter MA, DeRosa GP. Total hip arthroplasty in a Charcot joint: a case with a six-year follow-up. *Orthop Rev* 1977;6:51–53.
244. Robb JE, Rymaszewski LA, Reeves BF, et al. Total hip replacement in a Charcot joint: brief report. *J Bone Joint Surg Br* 1988; 70:489.
245. Charnley J. Present status of total hip replacement. *Ann Rheum Dis* 1971;30:560–564.
246. Fenlin JM Jr. Total glenohumeral joint replacement. *Orthop Clin North Am* 1975;6:565–583.
247. Sprenger TR, Foley CJ. Hip replacement in a Charcot joint: a case report and historical review. *Clin Orthop* 1982;165:191–194.
248. Soudry M, Binazzi R, Johanson NA, et al. Total knee arthroplasty in Charcot and Charcot-like joints. *Clin Orthop* 1986;208:199–204.
249. Fullerton BD, Browngoehl LA. Total knee arthroplasty in a patient with bilateral Charcot knees. *Arch Phys Med Rehabil* 1997;78:780–782.
250. Parsons H, Norton WS II. The management of diabetic neuropathic joints. *N Engl J Med* 1951;244:935–938.
251. Hanft JR, Goggin JP, Landsman A, et al. The role of combined magnetic field bone growth stimulation as an adjunct in the treatment of neuroarthropathy/Charcot joint: an expanded pilot study. *J Foot Ankle Surg* 1998;37:510–515.
252. Grady JF, O'Connor KJ, Axe TM, et al. Use of electrostimulation in the treatment of diabetic neuroarthropathy. *J Am Podiatr Med Assoc* 2000;90:287–294.
253. Bier RR, Estersohn HS. A new treatment for Charcot joint in a diabetic foot. *J Am Podiatry Med Assoc* 1987;77:63–69.
254. Ryaby JT. Clinical effects of electromagnetic and electric fields on fracture healing. *Clin Orthop* 1998;355(suppl):205–215.
255. Gough A, Abraha H, Purewal TS, et al. Measurement of markers of osteoclast and osteoblast activity in patients with acute and chronic diabetic Charcot neuropathy. *Diabet Med* 1997;14:527–531.
256. Frankart L, Nisolle JF, Ayoubi S, et al. Neuroarthropathy of the shoulder of unexpected origin. *Clin Rheumatol* 1997;16:413–416.
257. Guis S, Pellissier J-F, Arniaud D, et al. Healing of Charcot's joint by pamidronate infusion. *J Rheumatol* 1999;26:1843–1845.
258. Jude EB, Selby PL, Burgess J, et al. Bisphosphonates in the treatment of Charcot neuroarthropathy: a double-blind randomised controlled trial. *Diabetologia* 2001;44:2032–2037.

第93章

淀粉样变

Merrill D. Benson

淀粉样变是一组蛋白质沉积样疾病，这类疾病的明显特点是组织沉积物呈纤维样特性和带有颜色。这些所谓淀粉样沉积物是由小纤维组成，这些纤维直径为 800~1 000nm，具有特殊着色特性，包括在组织切片中与刚果红相结合，当在极化显微镜下观察时呈典型的黄色/绿色双折射[1]。现在认为淀粉样物质的形成是在特殊生理条件下通常为可溶性的蛋白质转变成为一种不可溶的蛋白质，并与其他生物物质相聚集组成具有蛋白质水解对抗作用的组织沉积物。由于许多蛋白质具有同一种基本结构，这种结构可满足一种纤维亚单位蛋白质的需求，且具备从可溶性向不可溶性转变的能力，这样可形成许多类型的淀粉样沉积物。因此，可存在许多不同类型的淀粉样变，且以蛋白质特殊分类为特征的每一种类型的淀粉样变都被视为一种独立的疾病。这些疾病具有许多不同的特点，包括所累及系统器官的类型、与其他疾病条件的联系、疾病进展过程的快慢和预后。对医生来说重要的是要确认患者的疾病是由淀粉样变引起，然后确定患者为何种类型的疾病，进而设计合适的医疗评估和治疗。本章将讨论作为独立疾病的主要类型的淀粉样变。在对淀粉样物质的分类和大体的结构特性进行简单阐述后，将对作为独立疾病的淀粉样变的每一种类型的主要形式进行讨论。

一、淀粉样物质的物理特性

所有淀粉样变的一个常见因素是在血管外空间内纤维蛋白的沉积。这些沉积物（淀粉样物质）的组成在不同的疾病内变化很大，但所有淀粉样沉积物的基本构架是一种结构上一致的亚单位蛋白，这种蛋白可聚集形成纤维结构，这种纤维直径为 800~1 000nm，长度不确定[2]（图 93.1）。在沉积物中可发现不同数量的氨基葡聚糖，但对于每一种淀粉样物质没有特异性。淀粉样蛋白 P 成分是一种五边形结构的血浆蛋白（穿透素），它也与所有类型的淀粉样沉积物相关。或许还存在其他淀粉样沉积物的组成成分，虽然学者们还没有认识到它们的特性，但它们可能对维持纤维结构的稳定性有重要作用。每一种淀粉样物质组成成分决定着沉积物的物理化学特性，但亚单位蛋白决定着纤维的基本结构和双折射特点。或许碳水化合物的成分决定着纤维避免被蛋白酶水解的稳定性。一部分碳水化合物还决定着淀粉样沉积物的一些着色的特性，如与高碘的希夫酸的染色及与硫酸和碘的反应，这是造成 Virchow 将其误认为淀粉（淀粉样）的原因[3]。尽管淀粉样蛋白 P 成分或许不是纤维的重要结构成分，但也参与对抗蛋白溶解，同时各种类型的淀粉样沉积物均结合 P 成分，因此其可用作检测淀粉样沉积物的标记。

在光学显微镜下，淀粉样沉积物没有固定形状，呈嗜曙红细胞性（图 93.2）。沉积物位于细胞外，依据疾病的不同阶段，可出现不同程度的组织变形。淀粉样沉积物可仅出现在血管壁内，在这个地方通常的组织学检查很难发现，淀粉样沉积物也可在细胞周围大量聚集，造成细胞和支持结构移位。例如：在肝脏，可见大量淀粉聚集而看不见肝细胞；在心脏，心肌细胞可被环状的淀粉所包绕（图 93.1）；在肾脏，肾小球的正常结构可被无固定形状的淀粉样沉积物所替代（图 93.2）。

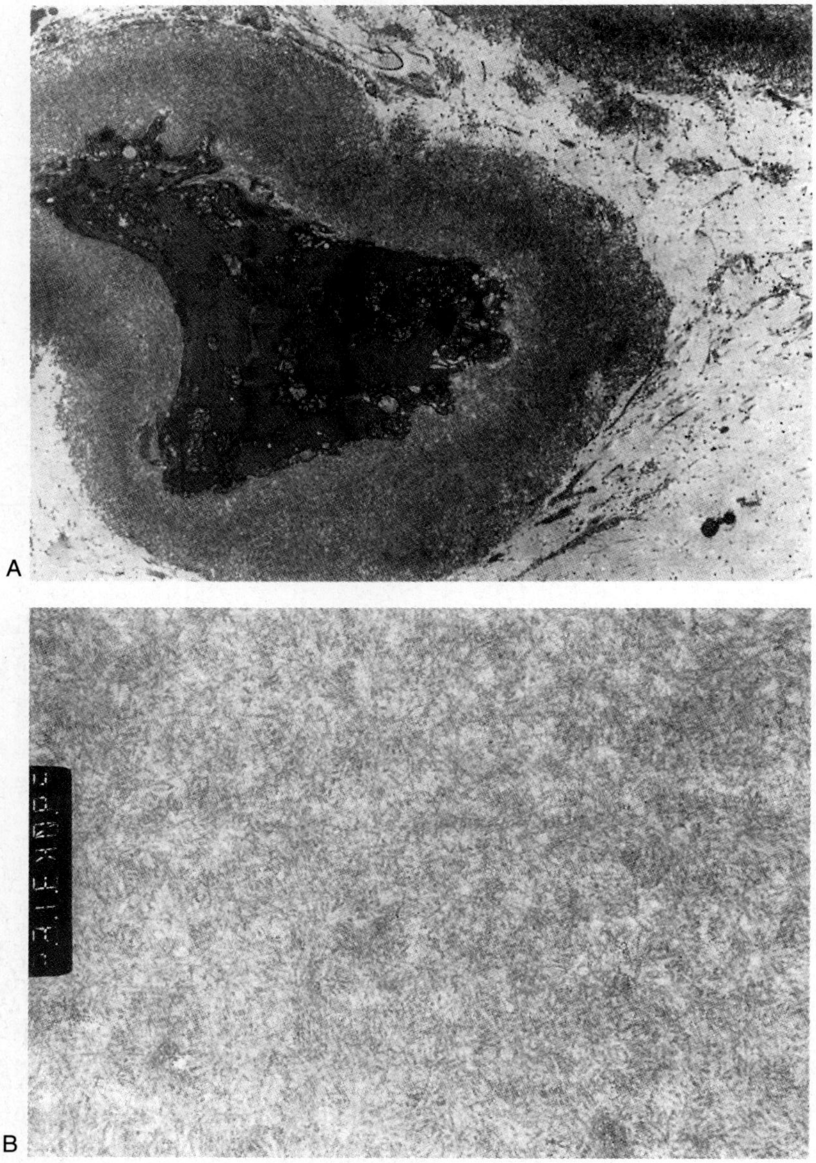

图93.1 (A)电子显微镜下围绕在一个心肌细胞周围的淀粉样物质(×20 125)。(B)高倍镜下显示淀粉样沉积物的典型纤维结构(×68 125)。

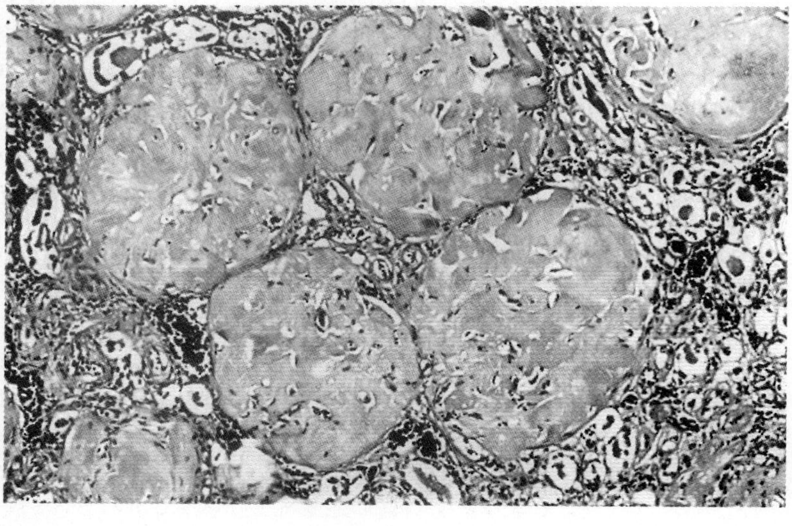

图93.2 肾脏活检显示无定型淀粉样沉积物中肾小球结构的消失。

现在一些组织学技术可用来辨别淀粉样沉积物。异染性染料，甲基紫色染料和晶体紫色染料，可与淀粉发生特异的染色反应。荧光硫黄素染料，尽管不具备特异性，但常用来标记淀粉样沉积物的位置。目前，碱性的刚果红染剂可广泛用来辨别淀粉样物质。刚果红是一种平面的染料，具备与淀粉样纤维沉积物特异的亲和力。用碱性刚果红染色的组织切片中的淀粉样沉积物在极化显微镜下观察是一种粉红色结构，具有黄色/绿色特性。这种特异的现象与淀粉样纤维的双折射特性和它们与刚果红结合有关。很不幸，这种刚果红染色不易标准化，由于组织切片厚度、染色技术及可利用的合适的极化显微镜不同，其结果可发生变化。

电子显微镜下，淀粉样沉积物含有典型的纤维结构，通常是随机排列的(图 93.1)。纤维通常与细胞的细胞质膜紧密连接，有时网状内皮细胞似乎含有纤维包涵体。纤维没有分支，没有固定长度，可由两个或更多平行排列的亚单位细丝组成。尽管从一种纤维到另一种纤维可存在巨大的结构差异，但从超微结构的特性上看无法区分淀粉样物质的各种化学类型。电子显微镜可经常被用来诊断淀粉样变，但它通常要与光学显微镜联合应用。在组织标本中经常将其他纤维结构误认为淀粉样纤维，从而造成不合适的诊断。

淀粉样纤维沉积物的双折射特性与其有顺序的结构有关，这与在晶体中所见到的相似。X 线衍射研究显示在不同来源的淀粉样物质内含有大量 β 结构[4]。这已经成为抗平行 β-折叠淀粉样纤维的主要成分。当然，这与所发现的与淀粉样纤维形成有关的血浆蛋白质存在大量 β 结构相一致。这一点对于免疫球蛋白轻链区(一种免疫球蛋白淀粉样变中亚单位蛋白质)是正确的，对于不同类型的转甲状腺素蛋白(一种在最常见的遗传性淀粉样变疾病中淀粉样纤维前体蛋白）也是正确的。

二、淀粉样变疾病的分类

全身性淀粉样变疾病分为四种主要类型(表 93.1)。

①免疫球蛋白轻链淀粉样变(AL)通常与单克隆浆细胞恶性增生有关。纤维亚单位蛋白包含不同的轻链蛋白的片断，或是 κ，或是 λ。这或许是恶性血浆细胞疾病的结果，如多发性骨髓瘤或 Waldenström 巨球蛋白血症。或许是一种可能的良性单克隆浆细胞恶性增生（良性单克隆丙种球蛋白病或未知的严重的单克隆丙种球蛋白病)的结果。

②反应性淀粉样变(AA)与慢性炎症疾病有关。淀粉样纤维亚单位蛋白是淀粉样蛋白 A，一种急性期血浆蛋白的降解产物，为血清淀粉样蛋白 A(SAA)。

③遗传性淀粉样变包括一定数量的常染色体显性综合征，它们与一些特殊血浆蛋白的变异有关，包括转甲状腺素蛋白、载脂蛋白 A-Ⅰ(ApoAⅠ)、凝胶溶素、纤维蛋白原、半胱氨酸蛋白酶抑制剂 C、溶菌酶和 ApoAⅡ[5]。

④β_2-微球蛋白性淀粉样变与慢性肾衰竭有关，几乎在所有的病例中，发病的个体均已行几年的肾脏透析治疗。淀粉样纤维亚单位蛋白是 β_2-微球蛋白，为主要组织相容性复合体Ⅰ型蛋白分子的轻链部分。

此外，还有几种形式的淀粉样变，可出现在特殊的组织内。它们包括阿尔茨海默病[中枢神经系统(CNS)]、朊病毒病(CNS)、Ⅱ型糖尿病(郎格汉岛)、甲状腺髓样癌以及单独的喉部、尿道和皮肤淀粉样变。

表 93.1 全身性淀粉样病变

类型	临床命名	亚单位蛋白	明显的特点
免疫球蛋白(AL)	原发性	Ig 轻链(κ 或 λ)	单克隆 Ig
反应性(AA)	继发性	淀粉样蛋白 A	炎症疾病
遗传性	家族性	转甲状腺素蛋白	常染色体显性
	家族遗传性的	载脂蛋白 AⅠ	
	FAP	凝胶溶素	
		纤维蛋白原 Aα 链	
		溶菌酶	
		半胱氨酸蛋白酶抑制剂 C	
		载脂蛋白 AⅡ	
β_2-微球蛋白	透析	β_2-微球蛋白	肾脏透析

FAP：家族性淀粉样多发神经病变；Ig：免疫球蛋白。

三、淀粉样综合征的命名

国际淀粉样变协会已经试图提出对淀粉样蛋白和淀粉样变综合征进行标准化命名的问题[6]。过去对各种淀粉样变综合征的临床术语引起了很大的混乱，主要是因为不同的淀粉样变临床症状相似，且对多数的综合征的基础病理发生还不十分明确。这种混乱的一个例子表现在许多遗传性淀粉样变被描述为原发性淀粉样变，尽管这个术语通常用来描述那些没有明显诱因的散发的疾病。对患有慢性炎症疾病[如类风湿关节炎(RA)]的淀粉样变，可适宜地称之为继发性淀粉样变。然而，与多发性骨髓瘤相关的淀粉样变通常被称之为继发于多发性骨髓瘤的淀粉样变。现在已经知道与多发性骨髓瘤相关的淀粉样病变在化学类型上与原发性淀粉样病变相同。随着对各种淀粉样亚单位蛋白质的确定，现在已经应用淀粉样沉积物中的蛋白质组分来对这类疾病进行标准化命名，而不采用临床特点进行命名(表93.2)。现在免疫球蛋白轻链淀粉样物质(AL)通常代表原发性和骨髓瘤相关性淀粉样变，而淀粉样

表93.2 淀粉样物质命名法：人类淀粉样纤维蛋白和它们的前体

淀粉样蛋白[a]	前体	全身性(S)或局部性(L)	综合征或受累组织
AL	免疫球蛋白轻链	S,L	原发性(与骨髓瘤相关的)
AH	免疫球蛋白重链	S,L	原发性(与骨髓瘤相关的)
ATTR	转甲状腺素蛋白	S	家族性(老年全身性)
		L?	腱鞘
Aβ_2M	β_2-微球蛋白	S	血液透析
		L?	关节
AA	(Apo)血清AA	S	继发性(反应性)
AApoAⅠ	载脂蛋白AI	S	家族性
		L	主动脉
AApoAⅡ	载脂蛋白AⅡ	S	家族性
AGel	凝胶溶素	S	家族性
ALys	溶菌酶	S	家族性
AFib	纤维蛋白原Aα链	S	家族性
ACys	半胱氨酸蛋白酶抑制剂C	S	家族性
ABri[b]	ABriPP	L,S?	家族性(痴呆，英国)
ADan[b]	*ADanPP*	*L*	*家族性(痴呆，丹麦)*
Aβ	Aβ蛋白前体(AβPP)	L	阿尔茨海默病(老化)
APrP	朊病毒蛋白	L	海绵状脑病
ACal	(原)降钙素	L	C细胞甲状腺肿瘤
AIAPP	胰岛淀粉样多肽	L	郎格汉胰岛(胰岛素瘤)
AANF	心房排钠因子	L	心脏心房
APro	催乳素	L	老化垂体(催乳素瘤)
AIns	胰岛素	L	医源性
AMed	乳黏素	L	老年性主动脉(中等)
AKer	角膜上皮	L	角膜(家族性)
A(tbn)	*tbn*	*L*	*Pindborg肿瘤*
ALac	*乳铁蛋白*	*L*	*角膜(家族性)*

斜体书写的蛋白质为初级的。

[a]非纤维蛋白质[如AP蛋白质(淀粉样蛋白P成分)]排除在外。

[b]ADan和Abri一样来源于同一基因，有相同的N基-末端序列。现在是否将Adan作为一种独立的蛋白质包括在命名内还需要进一步的讨论。

tbn：有待命名。

Modified from *Amyloid:The Journal of Protein Folding Disorders*, Parthenon Publishing, 2003.

蛋白 A(AA)则代表反应性(继发性)淀粉样变,包括与家族性地中海热、Muckle-Wells 综合征和与周期综合征相关的肿瘤坏死因子-α(TNF-α)相关的淀粉样病变。淀粉样变的不同遗传形式依据它们亚单位纤维蛋白质(转甲状腺素蛋白或 ApoAI 等)给予命名。试图包括所有局部的淀粉样病变的命名遇到困难，因为不是所有亚单位蛋白质的特性均清楚明了。然而,这是一个正在研究的课题，这里所提及的命名为理解专业文献提供了一些参考[7]。

四、免疫球蛋白轻链淀粉样(原发性)淀粉样变

免疫球蛋白(原发性)淀粉样变是全身淀粉样变最常见的类型。尽管认为这种疾病相当罕见,但真正的发病率尚不清楚。它比复发的多发性软骨炎和可能的韦格纳肉芽肿病更常见。在主要的医疗中心每年可见几例病例，但由于 AL 淀粉样变发生时的临床症状多样,这些病例出现在不同专业科室,包括心脏科、肾脏科和风湿科,甚至有时会出现于病理科。最近在一些对免疫球蛋白淀粉样变的患者进行专业化治疗的主要医疗中心的调查中发现，在明尼苏达州罗彻斯特市的 Mayo 临床医院每年新增病例数达 125 例[8],波士顿大学的医学院每年约有 100 例[9],在印第安纳州大学的医学院每年约有 20 例。这些数字主要代表相关的患者,受许多因素影响,如所在地域、社会经济状况、年龄、性别、种族化分、支持的群体和研究中心相关医生的知识水准。对这些患者有三种现象还没有十分明确的解释：①在相应的组别中男性患病的概率比女性高(相对于女性的 35%~40%,男性患者占 60%~65%)。②多数患有免疫球蛋白淀粉样变的患者是由那些与主要研究中心联系不密切或没有联系的医生所诊断的,而由医学教学中心的医生所诊断者要少些。③这些患者指出他们在被告之所患的疾病为少见且没有良好治疗方案后才去那些专业化治疗淀粉样变的医疗中心就诊。这后一种现象可与现在的医学课本对淀粉样变的相关信息缺乏有关。不管怎样,多数研究淀粉样变的学者和研究人员都将承认在一个研究中心很难见到大量患有淀粉样变的患者，且许多患者即使有了明确诊断也没有治疗方法。

(一)临床表现

免疫球蛋白淀粉样变临床表现多样，全身系统均可出现淀粉样变表现。因此病理和临床综合症状直接与淀粉样沉积物沉积的部位和范围相关。除了 CNS 外,基本上身体的每个器官系统均为淀粉沉积的部位。心脏、肾脏和肝脏是主要沉积部位,可出现特异或重叠的症候群。其他经常累及的器官包括胃肠道(CI)、脾脏、甲状腺、肾上腺、淋巴结、骨髓和肺脏。这类的淀粉样物质有时可浸润滑膜结构(图 93.3),是累及骨骼肌、皮肤(图 93.4)和舌部(图 93.5)的唯一主要形式。尽管 CNS 不会出现淀粉样沉积，这可能与血脑屏障阻挡了免疫球蛋白有关,但周围神经系统没有这种保护措施。感觉运动和自主神经病变是免疫球蛋白淀粉样变的常见特点。

(二)肾脏淀粉样变(轻链淀粉)

淀粉样物质在肾脏的沉积通常发生在肾小球,尽管也可观察到不同程度间质内的纤维沉积。肾病综合征是最常见的表现形式，是大量蛋白从尿中丢失的结果。在免疫球蛋白淀粉样变的过程中早期可见少量的蛋白尿(2g/d)。而当患者由于下肢水肿看医生时,24 小时的尿蛋白丢失通常超过 5g,经常在 10~15g 范围内,也可超过 25g/d。由于白蛋白在血浆内是含量最多的蛋白,并且其分子量相对小,因此尿蛋白主要是白蛋白。在疾病发病的早期，淀粉样病变的基底膜的病理变化可致小分子量的蛋白丢失,随着肾小球病变的发展,大分子量的蛋白开始丢失。只有分子量为1 000 000 道尔顿的免疫球蛋白 M(IgM)和与大分子量脂蛋白颗粒相结合的脂蛋白，由于它们大小的原因可不会进入尿液而丢失。据推测,肾病综合征患者血浆中大分子量脂蛋

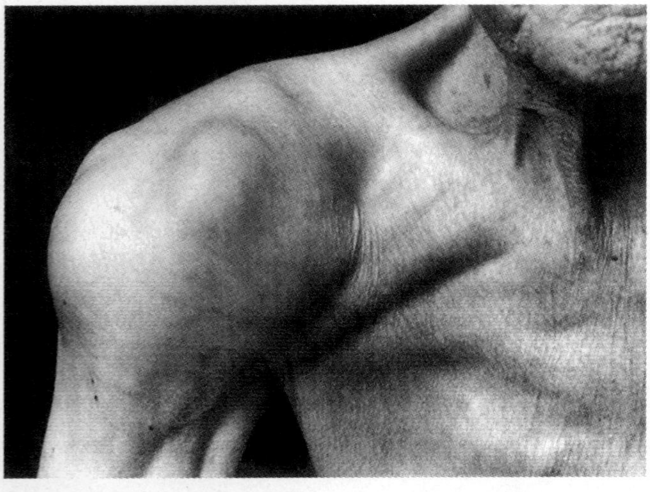

图93.3　一位70岁患免疫球蛋白轻链(AL)淀粉样病变的老人的关节淀粉样浸润。从肩关节淀粉样物质中提取的亚单位蛋白为κⅢ型免疫球蛋白轻链。

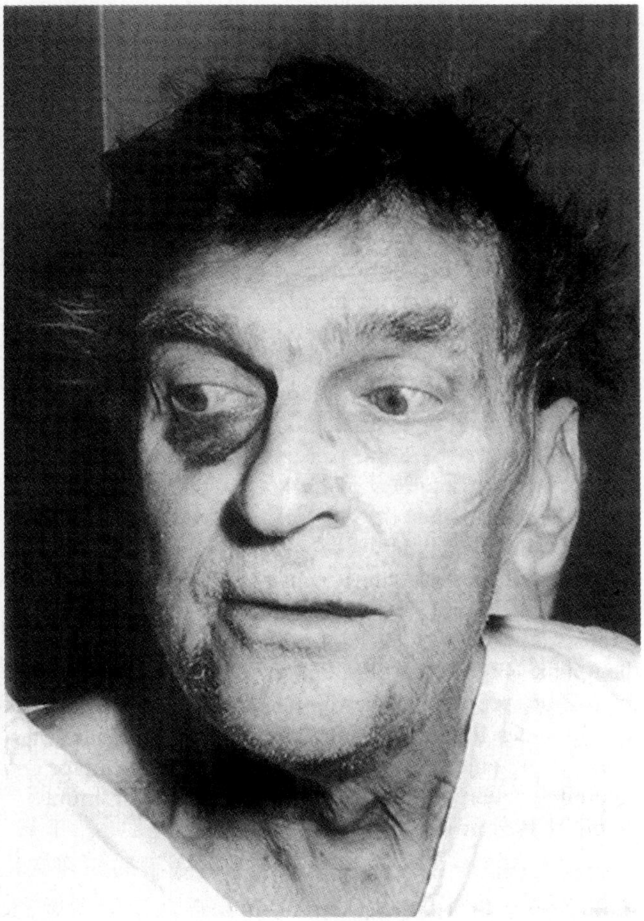

图93.4 患有免疫球蛋白轻链(AL)淀粉样病变患者眼眶周围紫癜病。通常这类患者没有在瘀斑区域受创伤病史。

白浓度的升高可能是尿液蛋白丢失的直接结果。经常发现血浆总胆固醇的浓度可超过 500mg/dL,有时达到 1 000mg/dL。事实上,在普通血液生化检查中发现胆固醇浓度升高时，应检查尿液中是否存在蛋白的过量丢失。无论对原发性淀粉样病变是否进行治疗,肾病综合征在出现肾脏功能衰竭之前可持续 1 或 2 年，血液中的尿素氮和肌酐水平升高可提示肾衰竭。一旦肌酐水平开始升高，肾脏的功能便开始急剧下降。通常情况下,在 6~12 个月内,病情可由轻度血清肌酐为 2mg/dL 的肾脏功能不全发展为血清肌酐浓度为 10mg/dL 或更高的完全肾脏功能衰竭。然而，大量的蛋白尿不会减弱,直到完全的无尿发生。对于那些伴有体液丢失、直立性低血压和同期心脏功能衰竭的患者，这种情况会使得治疗方面变得更复杂。大多数已发表的系列研究认为在患有免疫球蛋白淀粉样变的患者中，累及肾脏是最常见的表现形式[10,11]。这种情况很大程度上是归因于肾病综合征相比较来说很难被患者和医生所忽视,这一点需要在诊断时注意。

(三)心脏淀粉样变(轻链淀粉样变)

心脏淀粉样变更是一种不易察觉的过程。当心脏损害的临床症状比较明显时，心肌通常已经遭受到严重的损害。即使那些因为心律失常来就诊的患者,通常仅表现为心脏肥大，心脏功能储备发生严重下降(图93.6)。限制性心肌病是心肌淀粉样变的典型表现。收缩功能通常可保持正常,这种情况一直维持到疾病后期,问题出现在心室充盈的一个方面。射血分数大致正常,但每搏输出量下降了。这种限制性心室疾病可导致心房扩

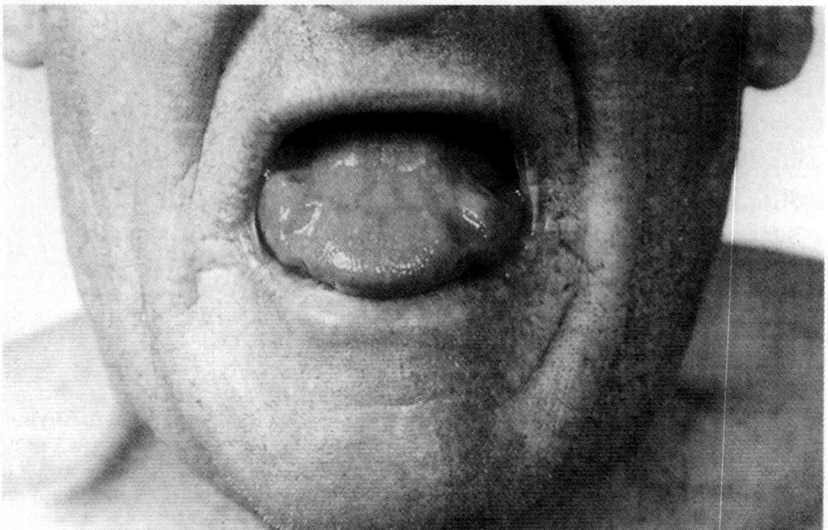

图93.5 AL淀粉样病变患者巨舌症。舌头触摸起来比较硬。注意在舌部有由牙齿引起的深的不可恢复的印迹。

大,经常引发室上性快速性心律失常。对于心脏淀粉样变患者,在发生一次室上性心动过速如心房纤颤后,通常出现明显的充血性心力衰竭。心动过速进一步缩短舒张期灌注时间,严重减少心输出量。成功地治疗快速性心律失常可明显保留心脏功能,但许多常用的治疗心律失常的药物有负变力作用,因此对于淀粉样变的心肌病是禁忌的。当限制性心肌病的血流动力学与不同程度的自主神经病变同时发生时,可引起直立性低血压。患有淀粉样变心肌病的患者很难适应从仰卧位或坐位起立时的血压变化。这种情况在充血性心力衰竭患者服用利尿剂所引起的脱水状态时会更加明显。虽然许多患有淀粉样变的患者不是有肾病综合征就是有限制性心肌病,但有相当数目的患者同时伴有这两种器官系统疾病,明显增加了伤残率。如果肾脏淀粉样变导致终末期肾脏功能衰竭,那么心脏淀粉样变可妨碍用于治疗氮质血症的透析。

(四)胃肠道(轻链淀粉样变)

在免疫球蛋白淀粉样变中,临床上明显累及胃肠道的情况相对常见。通常表现为两种综合征中的一种:动力障碍和出血。

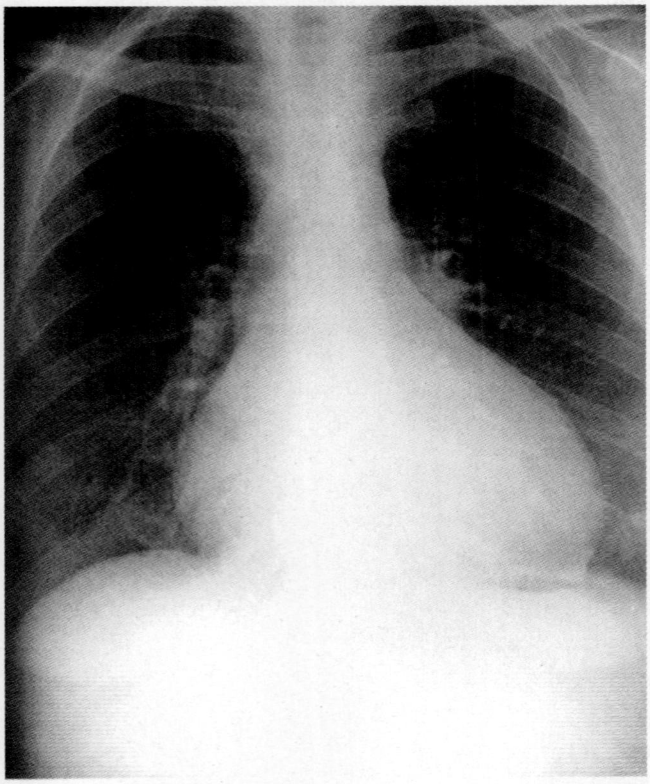

图93.6 胸部X线示一名45岁患有免疫球蛋白轻链(AL)淀粉样变的女性患者心脏肥大。这名患者的心内膜活检情况见图93 1,其两维超声心动图检查见图93.16。

动力障碍可见于胃肠道全部节段,包括食道、胃、小肠和大肠。然而,多数患者出现胃排空延迟,表现为早期饱满感。小肠和大肠累及者可引发交替性便秘和腹泻,但通过标准的实验来测量通过时间通常没有太大的诊断价值。临床上比较难确定胃肠道动力性问题多大程度上是由淀粉样物质浸润肠壁引起的,还是由自主神经病变引起的。在有些病例,小肠内细菌过度生长,可引起吸收方面的问题。这可导致血清维生素 B_{12}、叶酸和胡萝卜素含量的下降。偶尔回肠受到淀粉样变的浸润而发生梗阻。这可表现为肠梗阻的临床症状,但可被误认为小肠扭转。在这些患者中,由于淀粉样物质的浸润小肠壁非常脆,手术时要小心。

出血的情况可在胃肠道的任何节段发生。胃和小肠是易出血的部位。然而,隐匿性出血可是 AL 淀粉样变的最初体征,出血地方不宜过多探查。胃肠道出血可以很严重,经常危及生命。

严重的免疫球蛋白淀粉样病变可造成肝脏受浸润。可出现中度至重度的肝脏肿大,通常没有疼痛,且常被误认为转移性肿瘤。肝脏的淀粉样变通常是通过在第一次就诊过程中的肝脏活检来确诊的[12]。值得注意的是患者的肝脏虽然变得很大,但患者没有明显肝脏功能失代偿现象。血清的碱性磷酸酶的水平升高,在肝脏淀粉样病变后期常出现黄疸。当黄疸发生时,患者通常被轻易行胆囊切除术,但手术治疗通常没有良好的效果。肝脏的淀粉样病变与肾脏或心脏的淀粉样变同时发生时,其通常不会威胁患者的生命。在怀疑患者肝脏发生淀粉样变时,一种有用的测试肝脏浸润的实验是测定吲哚菁绿(ICG)从血浆中的提取量[13]。在静脉注射 ICG(0.5mg/kg)20 分钟后,少于 5%的 ICG 应保留在血清内。超过这个数值则说明肝脏的功能受到损害。这个实验可用来连续监测淀粉样变的进程和治疗情况。用 ^{99m} 锝磺胺胶体行肝脾扫描可利于测量肝脏的大小。肝左叶的增大要高度怀疑淀粉样变,因为这个叶很少发生肿瘤转移。偶尔,摄取缺陷可被误认为肿瘤,但正常的肝脏影像是均匀的。另一方面,当脾脏被淀粉样物质严重浸润时,通常显示对放射性示踪物的摄取减少。这可为功能性无脾提供证据,可与血液学(如 Howell-Jolly 体)发现相关联。被淀粉样物质浸润的脾脏可增大,但在多数尸检中只发现脾脏在重量上有中度增加,且比较坚硬,相对较脆。脾脏较脆的特点偶尔可造成创伤性器官撕裂。

（五）神经病变（轻链淀粉样变）

免疫球蛋白淀粉样变的病例常伴有周围神经的病变，大约有20%的患者发生这种情况。通常从下肢的感觉异常开始，逐渐向近侧发展。感觉神经的症状比较明显，然而，运动神经受累后可造成双侧足下垂引起步态异常。神经干增粗并不明显。这种神经病变可在患有AL淀粉样变的患者表现出内脏器官症状前几个月或几年前便出现了，事实上对于出现周围神经病变的患者通常认为其预后效果良好。然而这些患者易于进展为心脏淀粉样病变，最终由于心力衰竭或心脏心律失常而死亡[14]。在过去对这类患者的检查中经常记录了与神经受到浸润无关的腕管综合征，现在认为这是由于淀粉样物质沉积在腕部的关节结构内导致正中神经受压的结果。腕管综合征可在疾病全身症状出现前数年内发生，可通过手术行正中神经减压来改善症状。不幸的是，在疾病的这个阶段很少行组织活检，这是因为腕管综合征非常常见，只有极少数的患者是由淀粉样物质沉积所引起。腕管综合征也是遗传性淀粉样病变的一种常见表现形式，因此对患有全身性淀粉样病变和腕管综合征的患者要对遗传性疾病进行全面的检查。在AL淀粉样病变中自主神经的病变也是常见的。它可引起胃肠道的动力障碍，在男性经常造成阳痿。这种勃起能力的丧失可先于全身疾病的症状（如体重减轻、心力衰竭或水肿）一年或几年内发生。

（六）肺脏（轻链淀粉样变）

肺部的淀粉样病变可出现两种临床表现[15]。第一种为在肺部实质内出现肿瘤团块样的淀粉样物质，经常伴有肺门和气管周围淋巴结的增大。可通过肺部活检在排除肿瘤同时来诊断淀粉样病变（图93.7）。淀粉样的团块有进行性增大的趋势，但除非同时伴有其他器官系统的淀粉样沉积，否则一般不会危及生命。患者可存活许多年，这些肿瘤样团块可慢慢增大，但没有肺功能下降的表现。建议经常重复对患者情况进行评估来判断疾病的进展情况和其他器官功能不全的情况（如肾病综合征）。

肺部淀粉样变的第二种形式表现为整个肺脏弥散性间质性浸润（图93.8）。这导致“僵硬”肺，肺功能实验为限制性形式，且氧饱和度下降。这种综合征发展比较快，最终导致患者严重缺氧，通过连续的给氧治疗仅能暂时缓解症状。偶尔，可在呼吸道内出现局部的淀粉样物质沉积，多发生在喉部或在气管/支气管部。这可引起声音的改变（声嘶）或上呼吸道明显阻塞引起肺通气不足。应用激光手术行局部切除成为治疗这种相对局限的AL淀粉样沉积的标准方法。

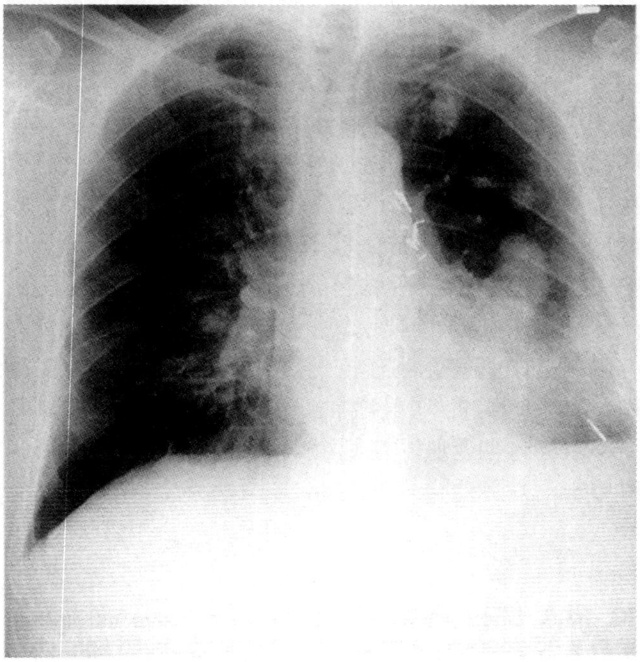

图93.7 一名在肺实质内患有肿瘤样淀粉样变患者的胸片。通过开胸手术和组织活检来诊断。

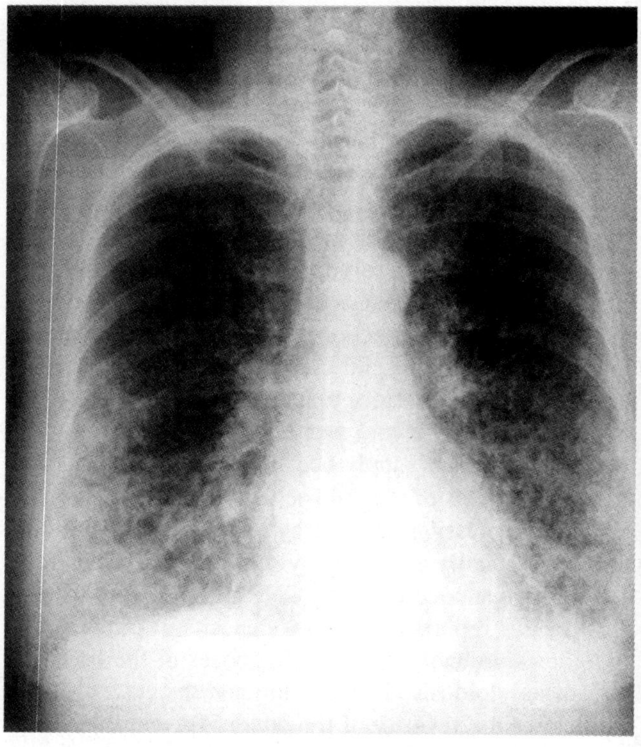

图93.8 患有弥漫性肺淀粉样物质浸润的患者的胸片。

（七）血液系统病变（轻链淀粉病变）

AL 淀粉样变的血液系统表现包括紫癜病，这是由于淀粉样物质浸润血管壁使其变脆所致[16]。在前臂、胸部和眼部周围的紫癜病是由于反复小的创伤引起血液外渗的结果。眼眶周围的紫癜病可在揉擦眼睛后发生，甚至在患者长时间低头后也可发生(图 93.4)。当患者为了拮抗血小板功能而长期口服阿司匹林时这种情况会更糟糕。此外，选择性的凝血因子Ⅹ缺乏，偶尔因子Ⅸ甚或因子Ⅷ缺乏也可发生在 AL 淀粉样变的患者身上[17]。现在理论上认为因子Ⅹ缺乏与由于脾脏处淀粉样物质的沉积引起凝血因子的吸收有关，因为在行脾脏切除后这种综合征出现改善的迹象[18]。另外一种由淀粉样变引起的凝血异常是增高的凝血机制异常，出现深静脉血栓形成，这是血纤维蛋白溶酶原异常的结果，也可发生在肾病综合征存在的情况下。在 AL 淀粉样变伴肾病综合征的患者中常出现肾静脉血栓。

（八）关节病变（轻链淀粉样变）

骨骼肌肉系统和关节部位 AL 淀粉样变的表现形式包括骨骼肌被浸润，这可造成假性肌肉肥大，相对来说比较少见。巨舌情况不多见，只发生在不超过10%的患者身上，但一旦发生，即成为 AL 淀粉样变的诊断性病征。器官不但变大，同时触摸起来比较硬，经常可见持续存在的牙齿压痕(图 93.5)。尽管舌头本身不能伸出以供检查，但是巨舌可比看起来的更严重，因为由于舌头在根部出现肥大可使患者有勒喉感，出现吞咽困难。在特殊情况下，巨舌太大以至于要用胃管进食来维持患者的生命。

AL 淀粉样变对关节的浸润症状最重的是肩关节垫征，这是由于淀粉样物质浸润肩关节周围的韧带和关节囊结构所致(图 93.3)。这种情况也可发生在髋关节，引起明显的骨质异常。这种对关节的侵袭经常造成明显的不适和严重的活动受限。其可伴有腕管综合征，这预示身体的其他关节也可能受到这种疾病侵袭。伴随在 AL 淀粉样变的患者中经常看到的骨骼肌肉容积的丢失，肩关节垫征给人的印象是深刻的。

（九）发病机理

AL 淀粉样变的基本病理过程是单克隆血浆细胞的恶性增生。AL 纤维的亚单位蛋白来源于免疫球蛋白的轻链，这种轻链是单 B-淋巴细胞克隆的产物[19]。多克隆轻链蛋白不会形成淀粉样纤维。这种单克隆轻链蛋白可由两种情况产生，一种是在多发性骨髓瘤或Waldenström 巨球蛋白血症中见到的恶性血浆细胞克隆，另一种是来源于扩大的、缺乏恶变特点的克隆。后一种情况称之为良性单克隆丙种球蛋白病或未知的严重的单克隆丙种球蛋白病。无论何种情况，这种疾病为克隆的免疫球蛋白的产物导致淀粉样病理改变，而不是由细胞本身的增生引起。尽管对 AL 淀粉样变来说，单克隆血浆细胞扩增和蛋白合成是必需的，但并不充分。大多数多发性骨髓瘤的患者不会发展为淀粉样变，这预示着另有因子而不是单克隆基质的产物对纤维的形成有重要作用。这些因子涉及蛋白合成的量、蛋白的结构、蛋白的代谢和其他纤维成分的相对数量。在淀粉样纤维生成中单克隆蛋白的产生数量似乎不是主要因素，因为在含有大量的 Bence-Jones 蛋白的个体中并不形成淀粉样物质，而其他含有少量的单克隆蛋白的个体可发生淀粉样变。只有 80%的患者在初次表现中通过标准的实验室手段可发现在血清中或尿液中有可察觉数量的单克隆蛋白[8]。其他 20%患者在死亡后通过生化检查可发现单克隆轻链是纤维的组成成分。这说明尽管血浆中的单克隆蛋白浓度低，但它可选择性地从循环中移出，组成淀粉样纤维的亚单位。

几种因素说明轻链蛋白的主要结构对淀粉样纤维的产生是重要的。在淀粉样物质中 λ 轻链蛋白比 κ 轻链蛋白常见，这种情况与正常条件下血浆免疫球蛋白中 κ 轻链蛋白与 λ 轻链蛋白的比率(3:2)相反。这说明 λ 轻链蛋白更易形成淀粉样纤维。此外，特定亚型的轻链蛋白更易与淀粉样变有关。在患有淀粉样变的患者体内仅发现 λⅥ 亚型[20]。相反，在一种主要发生在肾脏的非纤维轻链蛋白沉积的免疫球蛋白轻链沉积疾病中，更常见的是 κ 轻链蛋白而不是 λ 轻链蛋白，这说明 κ 轻链蛋白不太可能形成纤维[21,22]。免疫球蛋白轻链单克隆蛋白的代谢无疑在淀粉样纤维形成中是重要的[23,24]。纤维亚单位蛋白经常包含免疫球蛋白轻链的可变节段(VL)，可能包括整个可变节段，也可能是一部分。多数情况下，纤维蛋白代表着整个可变区域和与可变区域相邻的永久区域的一部分（整个团块大小约 16 000 道尔顿）。偶尔情况下整个轻链蛋白(21 000~23 000 道尔顿)可整合入纤维中，但这种情况少见。免疫球蛋白轻链的 VL 和 CL 区有大量的 β 结构，具此认为 VL 区加上 CL 区的 1~3 个 β 链组成纤维中淀粉样生成亚基[25]。淀粉样纤维标本中的蛋白多糖可能是纤维对抗蛋白水解的重要组成成分。蛋白多糖也在淀粉样纤维的组织趋向性上起作用。没有理论可解释为什么一些患者为肾脏淀粉样变，而其他患者则累及心脏或其他器官。这或许是局部因子和在单克隆蛋白特殊时期其他代谢过程影响的结果。淀粉样蛋白P成分的作用还不清楚。这种蛋白质见于所有的淀粉样物质中，但对于它是否是纤维的一个主要部分，是否是一种稳定因子，或是否能抑制蛋白水解目前还不清楚。

目前所知，AL淀粉样病变的病理是由于纤维组织本身的沉积取代了正常的结构。在肾脏，对肾小球基底膜的侵袭可明确导致早期病理改变。在肝脏，大量的淀粉样沉积可造成肝脏增大，但肝脏的功能没有明显的失调。在心脏也有相似的情况，尽管心脏的体积可增大两倍，但心肌纤维可继续保持强有力的收缩期的收缩力。在周围神经，淀粉样沉积或是干扰血液供应，这可能是浸润了血管壁的缘故，或是淀粉样的沉积导致脱髓鞘和卡压性神经病。淀粉样沉积实际上可发生在身体的任何一个器官，不过通常认为CNS不会发生，眼睛也可能不发生。以前报道的在原发性(AL)淀粉样变中的玻璃体沉积可能是对淀粉样病变遗传形式的错误诊断。淀粉样变的部位和范围可说明病变的严重性，这在预测预后和存活方面非常重要。然而，在淀粉样变的形成时间上有很大的变异性。尽管我们经常强调在诊断淀粉样病变后，患者病情恶化非常迅速，但也发现病情的进展需要相当长的时间，正常器官功能的储备也削弱了这种疾病的临床表现。另一方面，也有报道关于AL淀粉样变后患者在几周内完全失去正常健康状态，达到严重功能不全的病例。

(十)预后

从存活率的角度来说，AL淀粉样变被认为是淀粉样病变中最严重的一种类型。因为它是一种多变的疾病，对于任何一名患者来说很难存在特异性。相对大样本的临床研究显示患有AL淀粉样变的患者在经组织学检查诊断后其平均存活的时间为18~24个月[8]。试图想通过回顾性分析(在组织学诊断出来之前)来确定这种疾病发生的日期对于咨询的患者来说没有明显的统计学意义。现在注意到对于存在充血性心力衰竭的患者其存活时间会变短。这或许不是由于疾病本身的快速发展所致，而是由于在意识到充血性心力衰竭时，本类疾病已经发展到严重的程度。另一方面，对于表现为周围神经病变或腕管综合征的患者，其存活时间平均长一些。一组有意思的数字表明在所有病例中大约20%的患者存活5年。AL淀粉样病变是一种严重的疾病。对患有多发性骨髓瘤和淀粉样变的患者，可继发恶性血浆细胞疾病和蛋白沉积疾病，且预后更差。

(十一)治疗

治疗AL淀粉样变的唯一特殊方法是采用化学治疗，应用化学制剂来改变增生的血浆细胞克隆。最常用的化学治疗方法是美法仑联合泼尼松[26]。这种治疗方法在治疗多发性骨髓瘤方面已经应用很多年，似乎对患有AL淀粉样变的个别患者有作用[13]。偶尔，可联用环磷酰胺和泼尼松治疗，患有Waldenström巨球细胞血症和淀粉样变的患者可用苯丁酸氮芥治疗。尽管像治疗多发性骨髓瘤那样采用联合化学药物治疗对减少血浆细胞克隆有效，但这可增加淀粉样变患者的发病率和死亡率。患有心脏淀粉样变的患者用阿霉素治疗效果不好，因为阿霉素有心脏毒性作用，他们也耐受不了可加重神经病变的长春新碱。多数患者仍然应用老的治疗方法，即联用美法仑和泼尼松。大剂量静脉应用美法仑和周围血干细胞救助治疗对那些能够承受有创治疗方法的患者效果不错。由于AL淀粉样变的多变特性，与不采取治疗相比，目前没有研究证明化学药物治疗可明显改变患者的生存情况。然而，很显然一些特定的患者，特别是患肾病综合征的患者对化学治疗有着奇妙的反应[26]。与5年存活率仅占20%相比，这种患者值得采用这种特殊的治疗方法。

静脉大剂量美法仑(200mg/kg)伴自体干细胞救助治疗成为对身体条件可接受治疗的AL患者比较不错的治疗方法[27,28]。在50%的患者中可发现明显的临床状态改善，以及血清和尿液中的单克隆蛋白质消失，对于单克隆疾病持续存在的患者的状态改善虽受限制，但也比较明显。对更加严重的不能耐受骨髓移植时寒战的患者采用中间剂量的静脉美法仑和干细胞救助治疗可能有效。严重的心脏、肾脏或肝脏淀粉样变是大剂量美法仑治疗的相对禁忌证[29]。应用大剂量的地塞米松加上或不应用干扰素-α在一些病例中取得不错的疗效，但可带来过多的难以忍受的副作用。总的来说，心脏和肾脏移植不能达到延长有效时间的结果，因为移植的器官可复发淀粉样变。如果静脉应用美法仑和干细胞救助技术证明对于血浆细胞恶性增生有比较高的治疗效果，一些患严重疾病的患者可得益于器官移植。

非特殊治疗方法对患有AL淀粉样变的患者是重要的。应用强力的利尿剂可延长患有肾病综合征和充血性心力衰竭患者的生存时间。纠正心脏的心律失常可增强心脏的血流动力学，明显延长生存时间。虽然对于肾脏功能衰竭患者通过血液透析或腹膜透析可延长部分患者的生命,但是他们迟早都会因其他器官系统功能衰竭而死亡。在一些病例中,肾脏移植是有效的治疗方法。然而,心脏移植通常不能取得满意的效果。几例由凝血因子X缺乏引起出血体质的患者可通过切除脾脏来纠正出血[18]。患腕管综合征的患者可通过腕管减压治疗缓解症状,对这类患者以早期手术治疗为好。应用甲氧氯普胺可利于胃排空,间歇应用抗生素可缓解由消化道内细菌过度生长引起的腹泻和吸收不良综合征。

在治疗患有 AL 淀粉样变患者中最重要的是对所累及的器官系统进行彻底地评估，然后告之患者病程如何和期望值如何。

五、反应性(继发性)淀粉样变

反应性淀粉样变与慢性炎症疾病有关，如类风湿关节炎。这无疑是所有的淀粉样病变的患者都就诊于风湿科医生的缘故。幸运的是,RA 患者发生反应性淀粉样变的概率不高。然而,风湿病与全身淀粉样变的联系是存在的，风湿科医生正被要求评估和治疗患有原发性淀粉样变(AL)(主要是免疫系统性疾病)的患者，及遗传性淀粉样变的全身形式（迟发性常染色体显性综合征)。即使这样,风湿科医生是最具有治疗这些综合征的资格,这些综合征包括多系统疾病,如系统性红斑狼疮和血管炎。在 20~40 年前对风湿病患者发生淀粉样变的流行率的分析表明在一系列患者中发生的情况变化很大[30,31]。最近更加科学和严谨的研究提示通过活组织检查发现长期患风湿病的人群中大约有 6%~8%发生淀粉样变。然而,这些数据不能够直接推测临床的实际情况，因为临床上淀粉样变的情况只有在患者的病情已经发展到具备明显临床病理时才被认识到。换句话说,不是所有的经胃肠道黏膜或其他组织活检证实淀粉样变的患者都会从淀粉样物质的集聚发展到肾病综合征或肝脏功能紊乱。给大多数风湿科医生的印象是在患有风湿病例的人群中发生反应性淀粉样变者比较少,肯定少于 5%,甚至可能不超过 1%~2%。然而,反应性淀粉样变与许多类型的慢性炎症疾病有关,包括青少年 RA[31]、银屑病性关节炎[32]和强直性脊柱炎[33],甚至偶尔报道与系统性红斑狼疮有关[34]。还有报道这种病症可出现在囊性纤维变性、慢性支气管扩张、肉芽肿性肠道疾病和骨髓炎的患者中。在世界一些地方,它也是麻风的一种常见并发症。在四肢瘫或截瘫患者中发生反复感染的病例发生反应性淀粉样变的概率可增高。也有几例报道静脉用药的患者发生反应性淀粉样变。反应性淀粉样变也可发生在家族性地中海热(即常染色体隐性遗传的暴发性炎症疾病)的患者中[35]。据推测淀粉样变的发生与以腹膜炎和关节炎为代表的反复性炎症发生有关。相似的相关性也可见于反应性淀粉样变与常染色体显性的遗传性 Muckle-Wells 综合征(荨麻疹、耳聋和淀粉样变)和TNF-α受体-相关周期综合征(TRAPS)之间[36,37](见第 68 章)。

(一)临床表现

在反应性淀粉样变中肾病综合征是最常见的临床表现(图 93.9)。这种情况经常发生在患有炎症性关节炎至少 10~20 年的患者中[38]。在许多病例中,炎症性关节炎相对静止，四肢的水肿多被误认为是其他疾病的表现。在长期应用金盐或青霉素治疗的患者中,如果在中断这种治疗后出现超过 6~12 个月的蛋白尿，就应高度怀疑肾脏淀粉样变的可能。蛋白尿的程度通常进展缓慢，但在发生肾脏功能不全前尿中的蛋白量每天可超过 20g。之后,临床病程通常表现为进展性肾脏功能不全,可导致死亡。偶尔,患者可出现氮质血症,而本身并没有肾病综合征病史。这些患者除非行肾透析治疗,否则预后不好。

在反应性淀粉样变的患者中胃肠道出血是比较常见的,可为唯一存在的症状。这可能是因为在整个肠道的血管壁被淀粉样物质所浸润的缘故。与免疫球蛋白淀粉样变或遗传性淀粉样变相比，反应性淀粉样变患者的胃肠动力性紊乱的发生不常见。肝脏的淀粉样变经常见,可导致肝脏肿大,最终出现黄疸。然而,肝脏的功能通常维持较好,只有在疾病后期才恶化。反应性淀粉样变的患者脾脏通常被累及。它通常不超过中等程度的肿大,但比较坚硬和脆。而由于轻微的创伤引起脾脏撕裂的情况不多。尽管有报道,但临床上发生在心脏的反应性淀粉样变的病例不多，且没有发现明显累及舌头(巨舌症)、骨骼肌和神经的情况。这可帮助将淀粉样变中免疫球蛋白性和遗传性的形式与反应性形式区分开。偶尔,患有反应性淀粉样变的患者没有发生炎症疾病的病史和身体表现。这可发生在患有家族性地中海热的家庭成员中，这些成员有完全综合征和反应性淀粉样变。这也可偶尔发生在既没有家族性地中海热,也没有其他炎症情况的患者身上。

(二)发病机理

SAA 是反应性淀粉样变纤维的前体蛋白[39,40]。

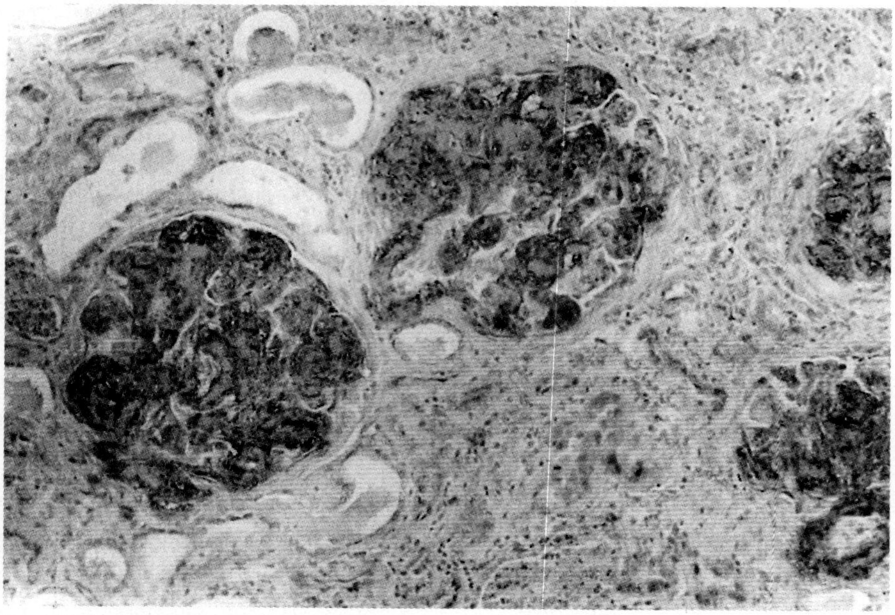

图93.9 伴蛋白质AA特异的单克隆抗体的反应性(继发性)肾小球淀粉样物质的免疫组织化学鉴别图像。

SAA 有许多形式,每种产物都有独立的基因,都由肝脏细胞所表达。SAA 基因家族位于 11 号染色体短臂上的近 100 千碱基(kb)处[41]。反应性淀粉样变纤维蛋白的 SAA 前体是急性期反应物,是在对炎症刺激的反应中合成的[42]。在正常条件下,SAA 的血浆水平为 1~3μg/mL。在急性期时,SAA 的血浆水平可增加到 500~1 000μg/mL,但在解决了炎症刺激后 2~3 天,其可降至正常水平[43,44]。炎症反应可由白细胞介素-1(IL-1)和白细胞介素-6(IL-6)所控制,这些白细胞介素主要由巨噬细胞所产生[45,46]。其他细胞因子,如 TNF,也可刺激产生 SAA 蛋白。

在人类可确定许多类型的 SAA。SAA1 和 SAA2 蛋白是急性期反应物,在所有患炎症疾病的病例中的血浆内其水平均升高[47,48]。它们是急性期现象最敏感的指标之一。SAA 血浆水平可用来监测器官移植排斥和心肌梗死,在炎症刺激 12~18 小时内其血浆水平明显升高。在另一方面,SAA4 是在急性期反应中持续产生的蛋白,其血浆浓度为 20~100μg/mL,基本保持不变[49]。这种形式的 SAA 不是淀粉样纤维的组成成分,它的生理功能还没有被阐明。SAA3 基因在大鼠和兔子体内编码另一种类型的 SAA,在人体内为假基因,不表达[50,51]。所有的 SAA 蛋白为载脂蛋白[52]。在肝脏合成和分泌入血浆后,它们可成为血浆中高密度脂蛋白(HDL)片断的一部分,当 SAA 浓度高时可与 ApoA Ⅰ 竞争与 HDL 结合。反应性淀粉样纤维的亚单位蛋白(AA)是 SAA 的降解产物。SAA1 和 SAA2 是单个多肽链,包含 104 个氨基酸残基。在反应性淀粉样变中,SAA 经过酶的降解,可导致氨基末端的 76 残基整合入淀粉样纤维中[53]。AA 蛋白的准确长度对于淀粉样纤维的形成来说似乎并不重要,因为 AA 产物如残基 1–45、1–54、1–64 或甚至长度超过 76 残基的蛋白在一些特殊病例中均可出现[54,55]。然而,似乎更多的 SAA1 基因产物整合入淀粉样纤维中,而 SAA2 蛋白少见,通常少于 20%。在大鼠的淀粉样变的动物模型中有奇异的发现,在淀粉样纤维中只发现一种基因的产物(鼠 SAA2,现命名为 SAA1.1)[56]。这些数据说明在纤维形成中,SAA 蛋白的一些结构特性起重要作用,但现在还没有预测 SAA 纤维形成的特定模型。从只有少数患有慢性炎症疾病的患者发展为反应性淀粉样变的事实上看,在反应性淀粉样物质形成中除了 SAA 蛋白结构和产生外,还一定存在其他因素。

(三)治疗和预后

尽管理论上控制慢性炎症似乎是合理的,因为这可限制 SAA 产物,但实际上没有特殊的方法可治疗反应性淀粉样变。不幸的是,在淀粉样物质形成过程中,似乎血浆中低浓度的 SAA 已经足够满足纤维的合成。即使这样,学者们还是注意到了反应性淀粉样变的治疗,特别是在控制了全身血管炎和其他相对急性病症(如 Castleman 疾病,一种淋巴组织肿瘤被切除的疾病)之后的治疗。对于类风湿关节炎没有类似治疗的报道。通常，患有类风湿关节炎的患者接受相对大剂量的治疗来控制他们的炎症疾病，如果发生了反应性淀粉样变，则很少继续采用这种治疗方法。用药物的化学治疗如硝基咪唑硫嘌呤、甲氨蝶呤和苯丁酸氮芥可有良好效果，但没有特异的治疗方案可以借鉴。通常应用秋水仙碱，因为它可预防患有家族性地中海热的患者发生反应性淀粉样变[57]，但目前为止，还没有明确的证据证明它可延缓与其他炎症疾病有关的反应性淀粉样变。反应性淀粉样变是一种缓慢的进展性疾病。这种疾病出现临床表现后，患者存活时间多为 5~10 年。支持性的措施可有效延长患者的生存时间，这包括肾脏透析（如血液透析或腹膜透析），外加应用利尿剂、抗生素和治疗原发性炎症疾病的措施。最近理论上抑制纤维合成的治疗药物已经被开发，现正在应用于临床实验。尽管在酪蛋白诱发的鼠科动物模型内此类药物取得良好的效果，但还没有从人类实验中获得的数据。

六、β_2-微球蛋白性淀粉样变

β_2-微球蛋白性淀粉样变主要发生在血液透析的患者中。风湿科医生对此特别感兴趣，因为这个疾病的主要表现形式为关节结构的破坏。尽管弥漫性关节痛（特别是肩关节痛）比较常见，但首先出现的表现为腕管综合征[58,59]。这是一种破坏性疾病，可表现为肩关节、髋关节和腕关节的关节面侵蚀和 X 线可透的囊肿（图 93.10）。可在滑膜、软骨下骨、关节软骨和关节周围结构内见到淀粉样物质的沉积[60]。淀粉样物质在椎体上的沉积是多见的，可导致椎体塌陷和脊髓受压。髋关节处相似的沉积可引起该处病理性骨折。

β_2-微球蛋白性淀粉样变在行长期血液透析的患者中发病率高。在透析达到或超过 7 年的患者中常可看见腕管综合征，而透析达 10 年的患者腕管综合征的发生可达70%。多数病例与血液透析有关，但现在发现长期腹膜透析所引起这类疾病的数目正在增加，因为这种透析方式现在更普遍。

（一）发病机制

与透析相关的淀粉样病变中的淀粉样沉积物中含有 β_2-微球蛋白，它是存在于所有的有核细胞上的人类白细胞抗原 I 类分子的一部分[61,62]。正常情况下，β_2-微球蛋白（11.8 kd）在肾脏可快速从血浆中被移除，在肾脏它可被滤过，在近曲小管处被重吸收和降解。其在血浆中的水平为近 2mg/mL。一些肾脏透析膜不能够将 β_2-微球蛋白从血浆中移除，在血液透析的患者中发现其含量可比正常值高出 60 倍。显而易见，高浓度的 β_2-微球蛋白可整合入淀粉样纤维中，并在关节结构内沉积下来。β_2-微球蛋白的结构与典型的含有大量 β 结构的免疫球蛋白区是相似的。没有明确的证据显示 β_2-微球蛋白需要通过蛋白溶解裂解后才能整合入纤维中，还不清楚为什么这种类型的淀粉样物质具有易于在关节结构内形成的倾向。β_2-微球蛋白性淀粉样物质的某些形成可发生在全身的血管内（如肠道），因

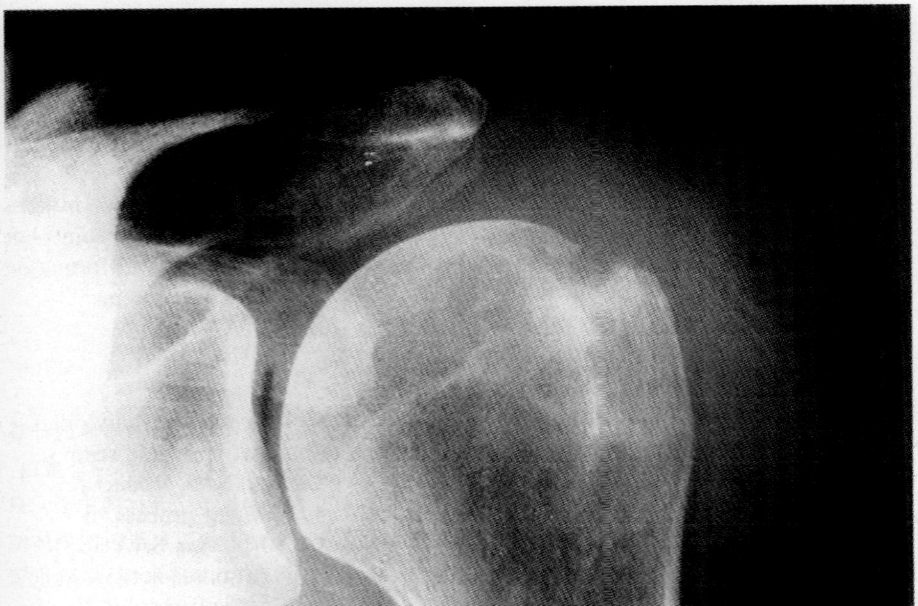

图93.10　β_2-微球蛋白（透析）性淀粉样变的盂肱关节的囊性和侵蚀性变化。肩锁关节也受累及。

此，这似乎是真正的全身性淀粉样变。

（二）治疗和预后

对与透析有关的淀粉样变的特殊治疗方法是从循环中移除形成淀粉样纤维所需的基质[63]。值得庆幸的是，最新的透析膜可更有效地移除 β_2- 微球蛋白，只有很少的患者可发展为这种类型的淀粉样变。可能的情况下，肾脏移植可使 β_2- 微球蛋白的水平恢复到正常，这可改善这种综合征。不幸的是，许多长期行血液透析的患者肾脏移植已失败，或由于某种原因不适合移植。通过免疫吸收柱从血浆中移除 β_2- 微球蛋白的初期报道还没有取得可应用于临床的进展。同时，非特殊性治疗方法包括可缓解腕管综合征的手术。这或许是有效的，但关节疼痛，特别是肩关节疼痛，即使应用有效的止痛药也不能够很好的控制。全髋关节置换可应用于股骨头有破坏的患者。当 β_2- 微球蛋白性淀粉样变引起椎体塌陷时，手术固定脊柱是必需的。

七、遗传性淀粉样变

遗传性淀粉样变是一种异种基因的疾病[5]。大量突变的血浆蛋白参与了淀粉样变。这种疾病均为晚发性常染色体显性综合征，包括不同程度的心肌病变、肾脏病变、神经病变和其他所累及的器官系统病变。它们应被认为分别是一种独立的疾病体系，而不是常见疾病的变异，因为每一种疾病均有影响预后和治疗的独一无二的特性。转甲状腺素蛋白性淀粉样变是全身性遗传性淀粉样变的最常见形式。然而，相似的综合征可由 ApoAⅠ、血浆凝胶溶素、半胱氨酸蛋白酶抑制剂 C、纤维蛋白原Aα 链、溶菌酶、ApoAⅡ和其他目前还不认识的蛋白的突变引起。值得注意的是，遗传性全身性淀粉样变有与免疫球蛋白淀粉样变相似的体征。

（一）转甲状腺素蛋白性淀粉样变

1.发病机制

多数淀粉样变的遗传形式与血浆的转甲状腺素蛋白的变异有关。与全身性淀粉样变有关的转甲状腺素蛋白超过 80 处发生了突变，此外至少还有 7 处突变与淀粉样纤维形成没有关系（表 93.3）。转甲状腺素蛋白是一种正常血浆蛋白[64]。它有两种已知的血浆转运功能。在血浆内它结合大约 20%的甲状腺素，并与视黄醇结合蛋白和视黄醇（维生素 A）合成非共价复合物[65]。视黄醇结合蛋白–维生素 A 与转甲状腺素蛋白相结合可防止低分子量的视黄醇结合蛋白从肾小球丢失。对转甲状腺素蛋白质的真正生物功能还不十分清楚，因为在为转甲状腺素蛋白制作的大鼠模型中，虽然血浆中维生素 A 的水平非常低，但在发育或成熟上没有发现问题[66]。转甲状腺素蛋白主要由肝脏合成，为 127 个氨基酸残基（14 000 道尔顿）的单多肽链[64,67]。在血浆中，转甲状腺素蛋白是一种由 4 个相同的单体（55 000 道尔顿）组成的四聚体[68]。甲状腺素与四聚体中心管道相结合，视黄醇结合蛋白在四聚体外周形成一个非共价的共生体[69]（图 93.11）。正常血浆内转甲状腺素蛋白的浓度为 20~40mg/dL。然而，转甲状腺素蛋白是阴性急性期反应物，在炎症的急性期和慢性期，其血浆的水平明显下降。在转甲状腺素蛋白性淀粉样变的患者中转甲状腺素蛋白血浆水平适度下降[70–72]。这可说明变异的分子代谢率上升。多数患有转甲状腺素蛋白性淀粉样变的患者在第 18 号染色体的转甲状腺素蛋白的

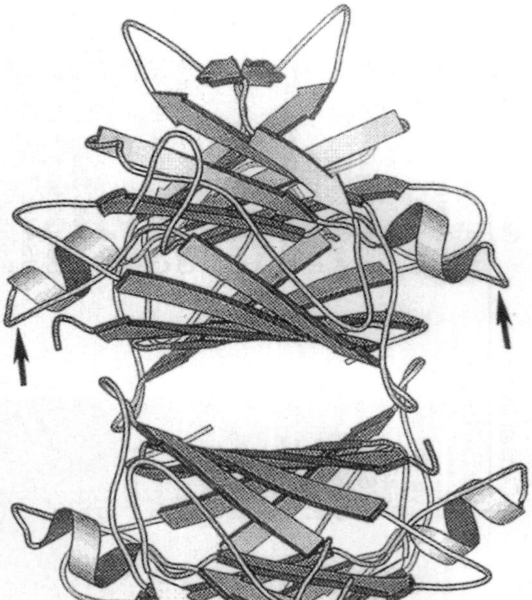

图93.11 依据X线衍射描绘出的转甲状腺素蛋白四聚体的计算机绘图模型。甲状腺素与中心区空腔相结合。视黄醇结合蛋白–维生素A与四聚体外部结合，氨基酸Ile84位于结合体的中心。只有两个分子的视黄醇结合蛋白与一个转甲状腺素蛋白四聚体结合，因为每个分子的视黄醇结合蛋白（21 000道尔顿）均阻止了四聚体那一面的第二个潜在结合位点与其他分子结合。

表 93.3 转甲状腺素蛋白性淀粉样变

突变	密码子改变	临床特点	地域家族
Cys10Arg	TGT-CGT	心脏,眼睛,周围神经病变	美国(PA)
Leu12Pro	CTG-CCG	软脑膜	英国
Asp18Glu	GAT-GAA	周围神经病变	南美洲,美国
Asp18Gly	-GGT	软脑膜	匈牙利
Asp18Asn	-AAT	心脏	美国
Val20Ile	GTC-ATC	心脏,腕管综合征	德国,美国
Ser23Asn	AGT-AAT	心脏,周围神经病变,眼睛	美国
Pro24Ser	CCT-TCT	心脏,腕管综合征,周围神经病变	美国
Ala25Ser	GCC-TCC	心脏,腕管综合征,周围神经病变	美国
Ala25Thr	-ACC	软脑膜	日本
Val28Met	GTG-ATG	周围神经病变,自主神经病变	葡萄牙
Val30Met	GTG-ATG	周围神经病变,自主神经病变,眼睛,软脑膜	葡萄牙,日本,瑞典,美国(FAP Ⅰ)
Val30Ala	-GCG	心脏,自主神经病变	美国
Val30Leu	-CTG	周围神经病变,心脏	日本
Val30Gly	-GGG	软脑膜,眼睛	美国
Phe33Ile	TTC-ATC	周围神经病变,眼睛	以色列
Phe33Leu	-CTC	周围神经病变,心脏	美国
Phe33Val	-GTC	周围神经病变	英国,日本,中国
Phe33Cys	-TGC	腕管综合征,心脏,眼睛,肾脏	美国
Arg34Thr	AGA-ACA	周围神经病变,心脏	意大利
Lys35Asn	AAG-AAC	周围神经病变,自主神经病变,心脏	法国
Ala36Pro	GCT-CCT	眼睛,腕管综合征	美国
Asp38Ala	GAT-GCT	周围神经病变,心脏	日本
Trp41Leu	TGG-TTG	眼睛,周围神经病变	美国
Glu42Gly	GAG-GGG	周围神经病变,自主神经病变,心脏	日本,美国,俄罗斯
Glu42Asp	-GAT	心脏	法国
Phe44Ser	TTT-TCT	周围神经病变,自主神经病变,心脏	美国
Ala45Thr	GCC-ACC	心脏	美国
Ala45Asp	-GAC	心脏,周围神经病变	美国
Ala45Ser	-TCC	心脏	瑞典
Gly47Arg	GGG–CGG	周围神经病变,自主神经病变	日本
Gly47Ala	–GCG	心脏,自主神经病变	意大利,法国
Gly47Val	–GTG	腕管综合征,周围神经病变,自主神经病变,心脏	斯里兰卡
Gly47Glu	–GAG	心脏,周围神经病变,自主神经病变	土耳其,美国,德国
Thr49Ala	ACC–GCC	心脏,腕管综合征	法国,意大利
Thr49Ile	–ATC	周围神经病变,心脏	日本
Ser50Arg	AGT–AGG	自主神经病变,周围神经病变	日本,法国/意大利
Ser50Ile	–ATT	心脏,周围神经病变,自主神经病变	日本
Glu51Gly	GAG–GGG	心脏	美国
Ser52Pro	TCT–CCT	周围神经病变 自主神经病变,心脏,肾脏	英国
Gly53Glu	GGA–GAA	软脑膜,心脏	巴斯克人
Glu54Gly	GAG–GGG	周围神经病变,自主神经病变,眼睛	英国
Glu54Ly	–AAG	周围神经病变,自主神经病变,眼睛,心脏	日本
Leu55Pro	CTG-CCG	心脏,自主神经病变,眼睛	美国,中国台湾地区
Leu55Arg	-CGG	软脑膜	德国

表 93.3 (续)

突变	密码子改变	临床特点	地域家族
Leu55Gln	-CAG	眼睛,周围神经病变	美国
His56Arg	CAT-CGT	心脏	美国
Leu58His	CTC-CAC	腕管综合征,心脏	美国(MD)(FAP Ⅱ)
Leu58Arg	-CGC	腕管综合征,自主神经病变,眼睛	日本
Thr59Lys	ACA-AAA	心脏,周围神经病变,自主神经病变	意大利
Thr60Ala	ACT-GCT	心脏,腕管综合征	美国(阿巴拉契亚山脉)
Glu61Lys	GAG-AAG	周围神经病变	日本
Phe64Leu	TTT-CTT	周围神经病变,腕管综合征,心脏	美国,意大利
Phe64Ser	-TCT	软脑膜,周围神经病变,眼睛	加拿大,英国
Ile68Leu	ATA-TTA	心脏	德国
Tyr69His	TAC-CAC	眼睛,软脑膜	加拿大,美国
Tyr69Ile	-ATC[a]	心脏,腕管综合征,自主神经病变	日本
Lys70Asn	AAA-AAC	眼睛,腕管综合征,周围神经病变	美国
Val71Ala	GTG-GCG	周围神经病变,眼睛,腕管综合征	法国,西班牙
Ile73Val	ATA-TA	周围神经病变,自主神经病变	孟加拉国
Ser77Tyr	TCT-TAT	肾脏	美国(IL,TX),法国
Ser77Phe	-TTT	周围神经病变,自主神经病变,心脏	法国
Tyr78Phe	TAC-TTT	周围神经病变,腕管综合征,皮肤	法国
Ala81Thr	GCA-ACA	心脏	美国
Ile84Ser	ATC-AGC	心脏,腕管综合征,眼睛,软脑膜	美国(IN),匈牙利(FAP Ⅱ)
Ile84Asn	-AAC	心脏,眼睛	美国
Ile84Thr	-ACC	心脏,周围神经病变	德国,英国
Glu89Gln	GAG-CAG	周围神经病变,心脏	意大利
Glu89Lys	-AAG	周围神经病变,心脏	美国
Ala91Ser	GCA-TCA	周围神经病变,腕管综合征,心脏	法国
Glu92Lys	GAG-AAG	心脏	日本
Ala97Gly	GCC-GGC	心脏,周围神经病变	日本
Ala97Ser	-TCC	周围神经病变,心脏	中国台湾地区
Ile107Val	ATT–GTT	心脏,腕管综合征,周围神经病变	美国
Ile107Met	–ATG	周围神经病变,心脏	德国
Ala109Ser	GCC–TCC	周围神经病变,自主神经病变	日本
Leu111Met	CTG–ATG	心脏	丹麦
Ser112Ile	AGC–ATC	周围神经病变,心脏	意大利
Tyr114Cys	TAC–TGC	周围神经病变,自主神经病变,眼睛,软脑膜	日本
Tyr114His	–CAC	腕管综合征,皮肤	日本
Tyr116Ser	TAT–TCT	周围神经病变,腕管综合征,自主神经病变	法国
Ala120Ser	GCT–TCT	心脏	非洲–Carribean
Val122Ile	GTC–ATC	心脏	美国
Val122	–ΔΔΔ	心脏,周围神经病变	美国(Ecuador),西班牙
Val122Ala	–GCC	心脏,眼睛,周围神经病变	美国

[a] 双核苷酸替代。

眼睛:玻璃体沉积物。

基因位点上是杂合的[73]。两个等位基因蛋白产物的表达似乎是平等的，有几篇报道显示正常基因产物与变异的转甲状腺素蛋白一起整合入淀粉样纤维沉积物内。转甲状腺素蛋白含有大量的β结构，这种特性对其易于形成淀粉样纤维的倾向是重要的。现在存在一种假设，转甲状腺素蛋白内的单一的氨基酸替代物易于造成结构性改变，有利于集合和纤维形成。也有研究表明正常的转甲状腺素蛋白也可参与淀粉样物质的形成，这如同在伴有心肌病变的老年性全身淀粉样变中所见的一样[74]。尽管转甲状腺素蛋白的主要合成部位为肝脏，但这种蛋白也可在大脑的脉络膜和眼睛的视网膜色素上皮处合成[75,76]。在脉络丛处合成的转甲状腺素蛋白对甲状腺素转运穿过血脑屏障非常重要。在眼睛合成的转甲状腺素蛋白与玻璃体淀粉样沉积相关，这可通常见于转甲状腺素蛋白性淀粉样综合征。

2.临床综合征

多数转甲状腺素蛋白性淀粉样变的首要表现为周围神经病变[77,78]。这可能是感觉运动神经病变，先从下肢开始，向近端发展，接下来出现上肢神经病变。然而，在一些病例中腕管综合征是首先出现的复杂的临床表现，然后才出现下肢的感觉运动神经病变。自主神经病变的症状可发生得最早，是转甲状腺素蛋白性淀粉样变最需治疗的症状，多数患者胃肠道动力紊乱，男性经常出现阳痿。尽管在出生时突变的转甲状腺素蛋白就存在，但直到30岁后才开始形成淀粉样沉积和出现临床症状，这种情况也可在年老时发生。这种临床疾病发生上的变异经常掩盖了转甲状腺素蛋白性淀粉样变的常染色体显性遗传学[5](图93.12)。这要十分注意，因为这种综合征经常被误诊为免疫球蛋白淀粉样变（其也可经常出现腕管综合征或周围神经病变）。运动神经病变进展可引起严重的行走困难。由于感觉缺失，可出现下肢营养性溃疡和创伤性损伤，包括Charcot膝或踝的发生。由于抗生素的出现，慢性感染如骨髓炎的情况不常见，但胃肠道功能不全可引起严重的恶病质。延迟的胃排空是一个特殊的难题。心肌病变可导致转甲状腺素蛋白性淀粉样变患者的死亡。这是一种限制性心肌病，心室壁非常肥厚，是因为淀粉样物质沉积的结果。舒张期的心室灌注下降，经常出现直立症状。虽然直到疾病的最后阶段收缩期的功能才有所下降，但是减少的心脏灌注和低的心搏排出量可引起不良的组织灌注。病变后期可见肾脏功能衰竭。在转甲状腺素蛋白性淀粉样变中可发生肾脏淀粉样沉积，但比心脏病变少见。当发生这种情况时，初期为蛋白尿，以后可出现氮质血症。玻璃体淀粉样变是转甲状腺素蛋白性淀粉样变的一种常见表现，这可解释为什么大多数病例以前被误认为是原发性淀粉样变。淀粉样沉积可干扰视力，除非手术切除，否则可导致全部失明。

转甲状腺素蛋白性淀粉样变的发病率还不清楚。想要确定精确的发生率很难，其会被转甲状腺素蛋白的许多突变所混淆，这些突变被限制于特殊的亲属关系中，在临床症状上存在不同[5]。表93.3列出了与淀粉样变有关的转甲状腺素蛋白的突变体，它们的一些主要临床症状，以及许多这些同类疾病的地理分布。在美国发现的多数转甲状腺素蛋白突变体与欧洲白人的同源。然而，一种突变体(Val122Ile)可在大约3%的非洲–美洲人群中发现[79]。这种特殊的突变体与晚发的限制性心肌病变有关，可解释为什么非洲美洲人多数为老年心脏淀粉样变。在日本发现几种转甲状腺素蛋白突变体，这种发现多象征生物医学研究先进的水平。

3.转甲状腺素蛋白相关淀粉样变的诊断

编码转甲状腺素蛋白的基因有四个外显子，与淀粉样变相关的突变体分散在外显子2、3和4上[80,81]。外显子1只编码成熟蛋白的头三个氨基酸残基，发现其与淀粉样变相关突变没有关系。对每个转甲状腺素蛋白突变体的特殊实验已经描述过了。多数是基于对转甲状腺素蛋白外显子采用聚合酶链式反应(PCR)扩增，结合限制性片断长度多形性(RFLP)、简单链式构造多形态分析或直接核苷酸序列测定[82,83](图93.13)。通过核苷酸序列测定DNA目前比较全面，且已商业化。然而，当这个诊断受到怀疑时，要从研究淀粉样变的医学中心获得建议。可采用转甲状腺素蛋白特殊的抗体来做神经、腕管组织或胃肠道黏膜活检标本的免疫组织化学检测来达到诊断目的，但这种技术不是一直都得到可靠的结果。对家族史的详细记录，特别是关注患者的种族对诊断有重要的价值。

4.转甲状腺素蛋白相关淀粉样变的治疗

对转甲状腺素蛋白性淀粉样变的特殊治疗方法只有肝脏移植[84]。因为转甲状腺素蛋白基本上是由肝细胞合成的，肝脏移植可快速地从循环中清除变异的转甲状腺素蛋白[85]。尽管还有不少困难，这种治疗方案目前应用在数目逐渐增加的患有转甲状腺素蛋白性淀粉样变的年轻患者中。首先，在肝脏移植手术之前，对疾病已经发展到严重营养不良的患者行手术治疗其伤残

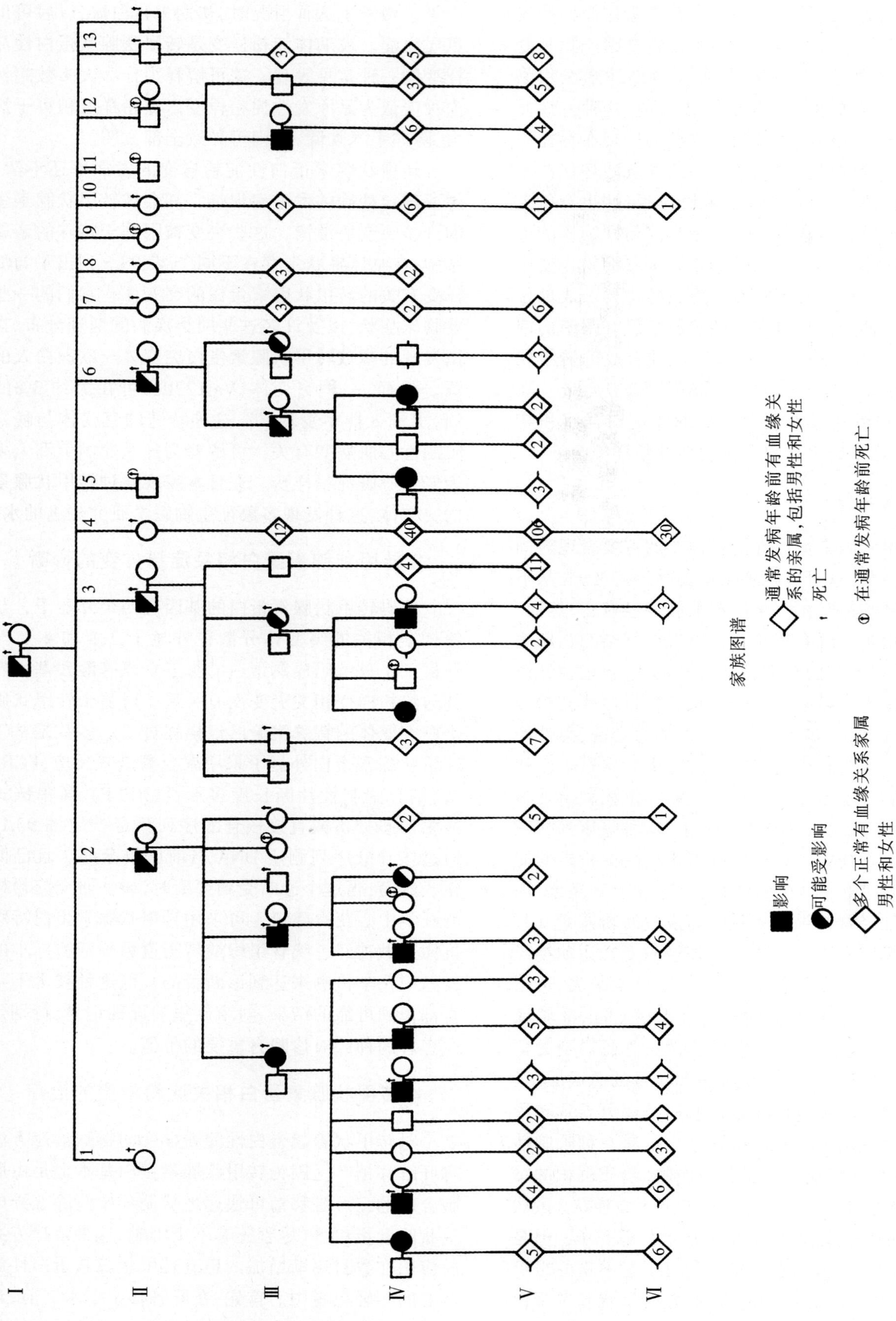

图 93.12 患有常染色体显性的转甲状腺素蛋白性淀粉样的典型家族的家谱。

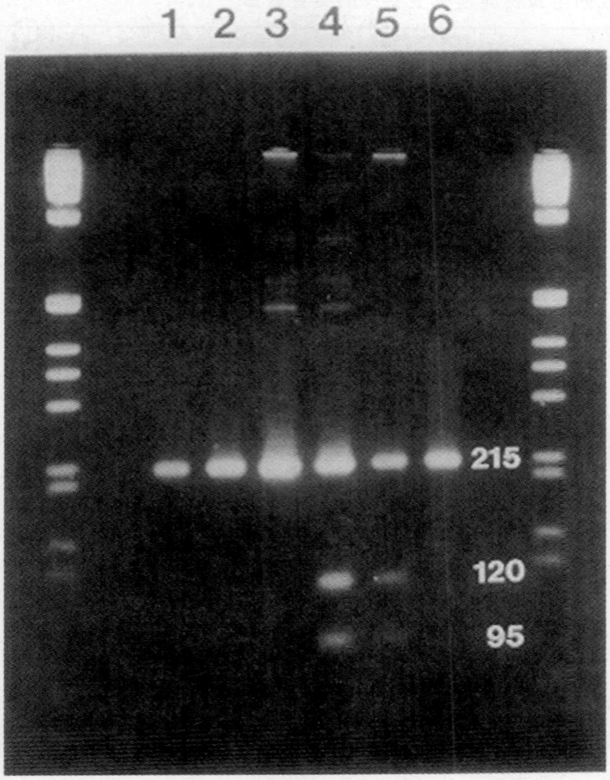

图93.13 转甲状腺素蛋白Met30淀粉样变的诊断实验。从周围血白细胞提取的染色体组DNA通过聚合酶链式反应技术进行扩增，在这个病例中转甲状腺素蛋白的外显子2提供一个215核苷酸产物。用限制酶Nsil消化技术鉴别出样本4和5对于转甲状腺素蛋白Met30突变体来说是杂合的。样本1、2、3和6是正常的。

率和死亡率升高。神经病变的恢复几乎是不可能的，因此，对于这种疾病要尽早行肝脏移植。然而，对于每位患者的治疗方案都要考虑到移植物的排斥反应和预防排斥的药物治疗的风险性。转甲状腺素蛋白性淀粉样变的心肌病变只有在超过 60 岁的患者身上临床症状才特别的明显。因此，许多患者并不被认为适宜行肝脏移植。此外，现在发现一些行肝脏移植治疗的转甲状腺素蛋白性淀粉样变患者的其他不同的器官可继续发生淀粉样沉积，特别是在心脏[86]。现认为当由变异的转甲状腺素蛋白启动了淀粉样组织沉积后，正常的蛋白质可永远维持这种组织沉积。这种现象的发现促成了现在的观点，对于这种疾病应尽早行肝脏移植。肝脏移植对于许多患者均有益处，特别是对患有 Val30Met 转甲状腺素蛋白突变的患者[87]。然而，还有一些非特异的治疗方法可明显延长患者的生命。对患有肾病的患者，肾脏透析是有效的。对窦性停搏或传导异常的患者，应用心脏起搏器是必需的。利尿剂的应用可改善患限制性心肌病变的患者的生活质量，但须保持相对高的中心静脉压以利维持充足的心脏灌注和组织血液注入量。胃肠道功能异常时，可应用药物来刺激胃的排空，服用抗生素来改变肠道内细菌的过度生长，以及用其他药物来治疗造成患者身体虚弱的持续性腹泻。

(二)其他遗传性淀粉样变

1.载脂蛋白AI淀粉样变

现报道与遗传性全身性淀粉样变有关的 ApoA Ⅰ 有十处突变位点(表 93.4)。首先，在美国、加拿大和欧洲的家族中可发现突变蛋白中第 26 位置上的甘氨酸被精氨酸所替代[88]。在第一个来自英格兰北部的同源美国家族，出现从下肢开始的神经病变，伴有蛋白尿，接下来出现肾脏功能不全。第二个美国家族为意大利血统。在这种综合征中发现脾脏和肝脏出现淀粉样沉积，但肾脏的淀粉样变是最突出的表现。发病的年龄不一样，从 20~60 岁。这种疾病为典型的常染色体显性遗传，但外显率的程度仍不能确定。在一个英国家族中描述了载脂蛋白 A Ⅰ (Leu60Arg)的第二种突变，首例患者在 24 岁时发生脾脏和肝脏的淀粉样变[89]。在同一家族的其他成员中发现肾脏淀粉样变，但发病的人群中没有神经病变。第三个 ApoA Ⅰ 变异体(Trp50Arg)在患有肝脏和肾脏淀粉样变的家族中被发现[90]。在患有肝脏和肾脏淀粉样变的家族中报道 ApoA Ⅰ 有两个有缺失的突变体[91,92](表 93.4)。临床上有报道伴有错义突变体（Leu75Pro）的症状不十分严重的肝脏淀粉样变。最近，有报道与蛋白的更多的羧基区域 ApoA Ⅰ 突变相关的少见的皮肤和喉部淀粉样变伴有心肌病变的病例。第一个被描述的(Leu90Pro)出现在纤维沉积中的 ApoA Ⅰ 部分[93]。其他的存在于 ApoA Ⅰ 的远侧 C 末端，在纤维中没有发现此物[94-96]。

有关 ApoA Ⅰ 淀粉样变的发病机制还不清楚。已经发现变异 Gly26Arg ApoA Ⅰ 蛋白在血浆内的更新在加速[97]。这说明代谢过程参与其中。在所有采用生物化学研究的 ApoA Ⅰ 淀粉样变的病例中，包括 C 端 Arg173Pro，淀粉样沉积物只包含 ApoA Ⅰ 分子的氨基末端部分。这也提示在淀粉样纤维产生过程中代谢加入其中。此外，虽然目前所研究的所有患者都是杂合子，但在淀粉样沉积物中只发现了 ApoA Ⅰ 的变异体。这与在转甲状腺素蛋白性淀粉样变中所发现的不同，后者的杂合子的个体中其淀粉样纤维为正常和突变的转甲状腺素蛋白的混合物。

表93.4 除了转甲状腺素蛋白外与常染色体显性的全身性淀粉样变相关的突变蛋白

蛋白质	突变	临床特点	地域家族
载脂蛋白AⅠ	Gly26Arg	PN,肾病	美国
	Leu60Arg	肾病	英国
	Trp50Arg	肾病	英国
	del60~71 insVal/Thr	肝脏	西班牙
	del70~72	肾病	南非
	Leu75Pro	肝脏	意大利,美国
	Leu90Pro	心肌病变,皮肤	法国
	Arg173Pro	心肌病变,皮肤,喉部	美国
	Leu174Ser	心肌病变	意大利
	Leu178His	心肌病变,喉部	法国
凝胶溶素	Asp187Asn	PN,网格状角膜营养不良	芬兰,美国,日本
	Asp187Tyr	PN	丹麦,捷克斯洛伐克
半胱氨酸蛋白酶抑制剂C	Leu68Gln	大脑出血	冰岛
纤维蛋白原Aα	Arg554Leu	肾病	墨西哥
	Glu526Val	肾病	美国
	4904delG	肾病	美国
	4897delT	肾病	法国
溶菌酶	Ile56Thr	肾病,瘀斑	英国
	Asp67His	肾病	英国
	Trp64Arg	肾病	法国
	Phe57Ile	肾病	加拿大
载脂蛋白AⅡ	Stop78Gly	肾病	美国
	Stop78Ser	肾病	美国
	Stop78Arg	肾病	美国,俄罗斯

PN:周围神经病变。

对这种类型的淀粉样变没有特异治疗。几例患者得益于长期的肾脏透析。尽管ApoAⅠ多数为肝脏合成,但也发现其在肠道内大量合成。即使如此,肝脏移植在一些患者中取得良好的效果[98]。

2.凝胶溶素性淀粉样变

网格状角膜营养不良是凝胶溶素性淀粉样变的明显标记,也称作芬兰家族性淀粉样变[99,100]。除了来源于血浆凝胶溶素的淀粉样物质在角膜处沉积外，也可表现为进展性颅内神经病变和皮肤松垂。淀粉样沉积也可发生在内脏器官，其中肾脏和心脏的淀粉样变是多见的。尽管角膜的营养不良可发生在20~30岁,但这仍是相对晚期发病的疾病。许多患有这种疾病的患者寿命不算短。患有这种疾病的患者多在芬兰,在那个地方突变的凝胶溶素基因出现率比较高，可确定为纯合子个体。纯合性意味着疾病发病时间早且进展快。在美国、丹麦、加拿大和日本也报道有患这种类型的淀粉样变的患者。与这种综合征相关的凝胶溶素基因的突变可导致在成熟的凝胶溶素蛋白的187位置的天冬氨酸被天冬酰胺所替代[101,102]。已有报道在这个位置的另一种突变为Asp187Tyr，与和芬兰淀粉样变相似的特性相关,但这种综合征还没有经过仔细地研究[103]。这已经在两个家庭中被报道,一个来自丹麦,一个来自捷克斯洛伐克。

发病机制

凝胶溶素是一种肌动蛋白结合的血浆蛋白，在肌动蛋白的代谢过程中起作用。只有93-kd血浆凝胶溶素的部分片断整合入淀粉样纤维中。这说明,如SAA和ApoAⅠ一样,蛋白分解代谢在淀粉样纤维的产生中起重要作用。位于9号染色体的凝胶溶素基因跨过DNA大约70kb,且至少有14个外显子[104,105]。基于PCR技术的、与RFLP联合使用的诊断性DNA实验是可行的,当在出现网格状角膜营养不良的患者中出现淀粉样变时,要采用这种方法。要注意的是,在淀粉样沉积患者中还有大量其他类型的角膜营养不良，现被证明与凝胶溶素无关。对于凝胶溶素性淀粉样变没有特异治疗方法。与转甲状腺素蛋白样病变的疾病不同，即使器官移植也不是一种良好的选择，因为凝胶溶素在骨骼肌内合成的最多。

3.纤维蛋白原相关的淀粉样变

纤维蛋白原 Aα 链的突变与以肾脏病变为特点的家族性淀粉样变相关[106]。典型的临床症状以高血压和蛋白尿为开端，接下来为氮质血症。肝脏和脾脏可有沉积，心脏累及的表现形式很少发生。诊断可通过肾脏活检来进行。因无神经病变，这种疾病很容易与的原发性淀粉样变相混淆。家族史可不相同，临床发病可从 30~60 岁以上。在纤维蛋白原 Aα 链上现在已经知道有 4 处突变与淀粉样变相关。所有突变均在纤维蛋白原 Aα 链的羧基端部分(Glu526Val、Arg554Leu、4904delG 和 4897delT)[107-109]。

这种类型淀粉样变的发病机理涉及纤维蛋白原 Aα 链蛋白的对蛋白水解酶敏感的羧基端部分的降解[110]。这说明蛋白水解在淀粉样纤维生成中起重要作用。由 4 号染色体的基因编码的纤维蛋白原是一种血浆内含量丰富的蛋白质，为一种较小的急性期蛋白。在纤维蛋白原 Aα 链突变的患者身上其血浆内的纤维蛋白原水平是否随着炎症而发生变化，目前还不清楚。

治疗

肾脏移植可在患有这类疾病的患者中施行。最早在肾脏移植 1 年后，在移植的肾脏上可发生淀粉样沉积，但良好的肾脏功能可维持 8~10 年[106]。由于纤维蛋白原主要在肝脏合成，对这类疾病肝脏移植可能是一种特殊的治疗方法。对 Glu526Val 突变的患者现在采用肝脏和肾脏联合移植，通过这种方法治疗，疾病一般很少再发展[111,112]。

4.溶菌酶相关的淀粉样变

现在发现人类溶菌酶的突变与以肾脏功能衰竭为主要表现的全身性淀粉样变相关[113]。Ile56Thr 处突变与一种疾病有关，这种疾病儿童期表现为瘀点样皮疹，接下来可发生肾脏功能衰竭。其他的突变(Asp71His、Trp64Arg 和 Phe57Ile)与肾脏淀粉样变相关[114,115]。这种类型的淀粉样变的发病机制还不清楚。整个的溶菌酶分子整合入淀粉样沉积中，只有变异的蛋白质存在于纤维中。现在猜测溶菌酶的 β 结构利于这种蛋白质的突变形式组成淀粉样纤维。溶菌酶由多形核白细胞和巨噬细胞产生。现在还没有这种形式疾病的特殊治疗方法，但肾脏移植对一些患者效果比较好[115]。

5.半胱氨酸蛋白酶抑制剂C淀粉样变

半胱氨酸蛋白酶抑制剂 C 是一种半胱氨酸蛋白水解酶抑制剂，许多组织可以合成，如肾脏、肝脏、肠道、胰腺和心脏。半胱氨酸蛋白酶抑制剂 C 的一种突变(Leu68Gln)与这种常染色体显性形式的淀粉样变相关[116]。临床上，疾病可发生在年青人，表现为复发性出血性脑卒中[117]。淀粉样物质在软脑膜血管内的沉积可引起经常性颅内出血。患有这种疾病的家族多在冰岛，但这种疾病在其他的地区也有报道。尽管这种疾病主要位于颅内血管，也可发现有脾脏沉积的某种全身性累及。因此，这种病症可认为是淀粉样变全身形式的一种。半胱氨酸蛋白酶抑制剂 C 淀粉样变的发生机制包括半胱氨酸蛋白酶抑制剂 C 分子的降解，即失去头 10 个氨基酸残基。患者脑脊液中半胱氨酸蛋白酶抑制剂 C 含量明显下降，这可作为诊断指标，也可应用依据 PCR 技术的标准的 DNA 分析方法进行诊断[118,119]。尽管可通过控制血压来减少出血性脑卒中的倾向，但对这种淀粉样变的治疗没有特殊方法。

八、局部淀粉样病变

有许多类型的淀粉样变仅位于一些特殊的组织或器官内，可能是零星发生的，也可能由遗传学所决定的。在泌尿道内可经常发生肿瘤样淀粉样沉积[120]。当淀粉样物质沉积在输尿管或尿道时，临床上可表现为阻塞症状。如果沉积在泌尿系的膀胱内时，可表现为尿道出血症状。在文献中有许多有趣的个案报道，但没有确切的发生率数据的发表。在喉部和气管-支气管树处淀粉样沉积也有零星报道[121]。如果淀粉样物质沉积在喉部可出现声音嘶哑，如果在气管或支气管内有大量淀粉样沉积可出现呼吸阻塞。对喉部和泌尿道内淀粉样物质的氨基酸序列分析显示淀粉样纤维起源于淀粉样免疫球蛋白轻链[122]。如果喉部上皮下沉积物为典型苍黄色时就要怀疑为淀粉样变(图 93.14)。相似的情况为膀胱内的淀粉样物质通常为浅蓝褪色样的黏膜。可通过组织活检明确诊断。治疗上通常采取激光切除沉积物来缓解呼吸道的阻塞或治疗膀胱内的出血。

在下肢可零星发生皮下组织内的淀粉样沉积，但比较少见。初期的研究表明这些沉积物为免疫球蛋白轻链亚单位蛋白。同样的，可通过这些皮下组织团块的

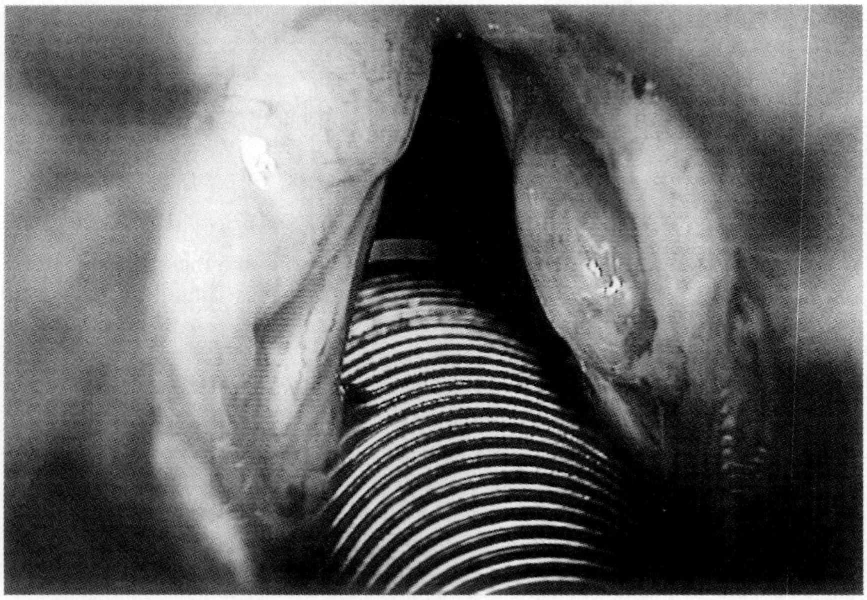

图93.14 由淀粉样沉积引起的假性声带增生。这名患者还由于上皮下淀粉样沉积引起气管通道的狭窄。

活检来明确诊断。没有有效的治疗方法。据报道皮肤淀粉样变也是遗传性疾病，为常染色体显性或与X染色体相联系的遗传病[123,124]。

局部的淀粉样变的遗传形式包括多发内分泌腺瘤病Ⅱ型，这种疾病中甲状腺髓样癌包含源于降钙素原的淀粉样物质[125,126]。晚发性局部淀粉样变的几种形式的遗传学还不十分清楚。阿尔茨海默病为一种发生在中枢神经系统(CNS)的淀粉样变，具有在一些同源家族中可遗传的常染色体显性的性状。在大脑皮质和软脑膜血管内的淀粉样沉积物包含一种亚单位蛋白，即淀粉样β肽或βA4，分子量大约为4 000道尔顿[127]。这种淀粉样亚单位蛋白是一种更大的蛋白——β蛋白前体(βPP)的羧基端的降解产物[128]。在第21号染色体的βPP基因的几处突变与早期发生的家族性阿尔茨海默病有关[129-131]。然而，这些βPP突变仅解释了发生家族性阿尔茨海默病的比较少的原因。家族性阿尔茨海默病的发病原因主要与位于第14号染色体上的基因有关，这个基因编码一种蛋白为膜受体或离子通道[132]。载脂蛋白E(由第19号染色体编码)在晚发性家族性阿尔茨海默病的发生上起作用[133]。伴有荷兰型淀粉样变的遗传性大脑出血与βPP蛋白的突变有关，但在这些同源家族中死于大脑出血的患者没有明显临床痴呆[134]。是否多数的老年阿尔茨海默病是由遗传因素所决定的，目前还没有答案。

成年发生的糖尿病是另一种形式的局部淀粉样变。郎格汉胰岛包含透明沉积物，符合淀粉样物质的标准。亚单位蛋白是一种37-氨基酸肽，称为胰岛淀粉样多肽或淀粉不溶素[135,136]。这种肽由胰腺的β细胞合成，与胰岛素协同分泌。它确切的功能还不清楚，它与葡萄糖耐受性发展的关系还不清楚。它有发展为2型糖尿病的明显遗传倾向，但这种类型的局部的淀粉样变的遗传因素还不清楚。同样的情况也发生在单独的心房淀粉样变，本病中心房钠尿肽28-氨基酸残基羧基末端降解产物在心房壁内沉积[137,138]。长期的充血性心力衰竭是引发这种疾病的一个因素。也存在家族性、症状相似的与淀粉样沉积有关的心房停顿[139]。在老年患者中也常见单独的关节软骨内的淀粉样沉积，这些患者可伴有或不伴有焦磷酸钙沉积病[140]。这种类型的淀粉样物质的化学特性还不清楚。

其他类型的局部淀粉样变包括朊病毒病。Creutz-feldt-Jakob疾病可能是散在的感染性综合征，或是遗传性疾病[141]。Gerstmann-Sträussler-Scheinker疾病是朊病毒病的一种遗传形式[142]。痴呆是这些疾病的临床典型表现形式，伴有认识功能的进行性损害，最终患者死于神经恶化。在CNS中的沉积物包含朊病毒蛋白，符合淀粉样沉积的标准。

九、淀粉样变的诊断

对淀粉样病变的明确诊断依靠对浸润淀粉样物质进行组织学检查(图93.2)。对于淀粉样变的局部形式可采用直接方式进行诊断。局部淀粉样沉积可引起组织结构的紊乱，或干扰其功能。例如局部淀粉样变引起尿道或输尿管阻塞，黏膜内淀粉样沉积所引起的膀胱出血和导致声音嘶哑的喉部淀粉样变。这些异常的组织可直接观察到，或通过活检来检查，淀粉样沉积物可通过恰当的病理检查方法识别出。然而，对于不易进行活检的器官内的局部淀粉样变的诊断相对困难一些，例如阿尔茨海默病和单独的心房淀粉样变。在甲状腺髓样癌中发现淀粉样沉积物是伴随于手术切除原发肿瘤而发生的。在2型糖尿病中临床上没有必要证实郎格汉胰岛内存在淀粉样病变。在对局部病变进行活检时主要关注的是证实淀粉样沉积是否为全身性的。

当超过一个器官系统的功能发生异常时应怀疑全身性淀粉样变。这可能很简单，如在那些有腕管综合征、紫癜或胃肠道出血的患者中出现充血性心力衰竭、伴心脏肥大的心绞痛或心脏心律失常。更突出的但不常见的情况是，在患有心脏疾病或肝脏肥大、巨舌和一定程度的周围神经病变的患者身上出现肾病综合征。患有全身性淀粉样变的患者多因一个器官系统的问题就诊于医疗机构。然而，当出现这种表现的时候，通过仔细检查可明显发现其他器官的异常。出现这些多系统的异常时，应高度怀疑全身性淀粉样变。

一旦怀疑或者证实患者患有全身性淀粉样病变，就必需确定患者所患疾病的类型，是免疫球蛋白淀粉样变(AL)、反应性淀粉样变(AA)，还是遗传性淀粉样变的一种。有许多线索可帮助确定患者患有哪一型的全身性淀粉样变。例如巨舌(图 93.5)和肩关节垫征(图 93.3)是由于淀粉样物质浸润了关节结构，这是 AL 淀粉样变的体征。遗传性淀粉样变和反应性(继发)淀粉样变不可能导致巨舌，它们也不侵袭关节。腕管综合征和周围神经病变可出现在 AL 淀粉样变和遗传性淀粉样变中，但不会出现在反应性淀粉样变中。在患者血清和尿液中通过电泳方式检查出单克隆免疫球蛋白性蛋白，则可十分肯定地诊断为 AL 淀粉样变，因为近 80%的 AL 患者存在已经证实的 M 成分(图 93.15)。患有淀粉样变的患者出现明显的多发性骨髓瘤是 AL 淀粉样变的明确体征。全身性淀粉样变的三种形式均可导致肾病综合征。限制性心肌病变很少发生在反应性淀粉样变中，而在遗传性淀粉样变和 AL 淀粉样变中这种情况多见。由淀粉样浸润所致的肝脏肥大可在 AL 淀粉样变和反应性淀粉样变中出现，但有时也会出现在转甲状腺素蛋白性淀粉样变中。反应(继发)性淀粉样变的发生通常与慢性炎症疾病相关。这些疾病包括 RA、肉芽肿性肠道疾病、骨髓炎、强直性脊柱炎、银屑病性关节炎和家族性地中海热。每一种慢性炎症疾病的病史和体格检查的发现可强烈支持反应性淀粉样变的诊断。

伴有或不伴有腕管综合征的周围神经病变是转甲状腺素蛋白性淀粉样变的标志。发现这种情况要彻底追踪患者的家族史，因为这种遗传性综合征很可能将相似的临床表现遗传给后代。这可将遗传性淀粉样变与原发性淀粉样变区别开来，后者也可出现周围神经病变。玻璃体淀粉样变只可能发生在遗传性转甲状腺素蛋白综合征中。尽管肝脏的淀粉样变不是转甲状腺素蛋白性淀粉样变的特征，但其他遗传类型如 ApoAI、纤维蛋白原性和溶菌酶性淀粉样变均可导致肝脾肿大。

对活检所获得的组织样本进行仔细检查对确定淀粉样变的类型很有帮助。刚果红染色是最常用来证实淀粉样沉积物的，在极化显微镜下淀粉样物质可出现典型的绿色双折射。蛋白 AA 和转甲状腺素蛋白沉积物通常要比 AL 淀粉样沉积物染色效果好。如果 AA 淀粉样物质未染色的部分在用刚果红染色前先用高锰

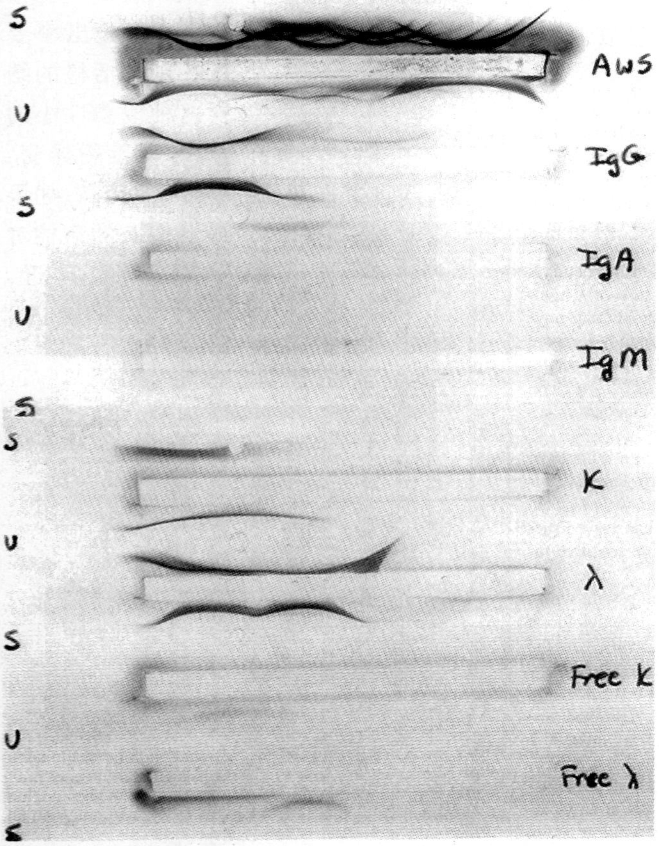

图93.15　免疫球蛋白轻链(AL)淀粉样变患者的血清(S)和尿液(U)的免疫电泳检查。抗λ抗血清所对的海鸥翼表示血清和尿液中存在单克隆(M)免疫球蛋白。在这个病例中，它是免疫球蛋白 G1(IgG1)。

酸钾处理，那么这种染色会消失[143]。另一方面，AL 淀粉样蛋白经过这种处理后可保持刚果红染色阳性。用特殊的抗 AA 抗血清行 AA 淀粉样变的免疫组织化学检查是可靠的（图 93.9）。转甲状腺素蛋白抗血清可用来区分遗传性淀粉样变的这种形式，但它不如抗 AA 染色那样可靠。κ 和 λ 轻链蛋白的抗血清在区分石蜡固定的淀粉样变的组织标本时更不可靠。据报道在冰冻切片中应用它们比较可靠。对纤维蛋白原 Aα 链羧基端特异的抗血清可鉴别这种形式的淀粉样变，但目前这种抗血清不容易得到。

为了明确诊断全身性淀粉样变，要通过活检方式对大量不同的组织进行检查。最无创的方式是腹壁脂肪垫的抽吸，然后用刚果红染色[144]。这种方法在一些实验室中被成功运用，但只对 AL 淀粉样变相对敏感一些，对遗传性淀粉样变差一些。另一种长时间用于诊断的方法是直肠活检，在全身性淀粉样变的所有形式的患者中大约 70%为阳性表现。最近，随着上消化道镜的应用，可施行胃和十二指肠活检，效果良好。有报道在某种程度上十二指肠活检比胃活检的检出率要高。皮肤活检结果的阳性率只有 20%，骨髓活检的结果大约占AL 淀粉样变的 30%。如果这种侵袭性小的组织活检方式不成功，但患者被高度怀疑为淀粉样变，可对有功能异常的器官进行活检，其阳性率最高。如果采用合适的组织化学方法，肾脏、肝脏和心脏的活检对于诊断在这些器官沉积的淀粉样变是最有效的。最近，随着心内膜心肌活检的应用的增多，淀粉样限制性心肌病的诊断越来越多。

微侵袭研究包括超声心动检查的左心室壁增厚和心室内容积可提示淀粉样沉积（图 93.16）。值得注意的是，在患有淀粉样心肌病变的患者中，尽管有心脏功能衰竭的证据，但左心室的收缩功能仍然良好。此外，左心房增大可提示淀粉样限制性心肌病变。有报道，在超声心动检查中心肌结构的“闪烁”表现是遗传性转甲状腺素蛋白性淀粉样变的典型表现，而不是 AL 淀粉样变。缺乏闪烁表现不能排除心脏淀粉样变的诊断。心电图中出现典型的淀粉样特征会更敏感，这些特征包括显示前间隔心肌梗死的间隔 Q 波和在心前区导联的波幅下降（图 93.17）。PR 间期的延长比较少见，但可经常出现心房和心室的额外收缩。用 ^{99m} 锝标记的焦磷酸盐的核素扫描显示在心脏部位吸收特别多，通常在转甲状腺素蛋白性淀粉样变中更多一些，而在免疫球蛋白淀粉样变中要少一些[145]（图 93.18）。

十、小结

当患者出现多系统疾病时，要高度怀疑全身性淀粉样变。特别是患有或不患有肾病综合征和一定程度的感觉运动神经病变的患者出现限制性心肌病变时，淀粉样变的可能性增加。可通过组织活检来明确诊断。

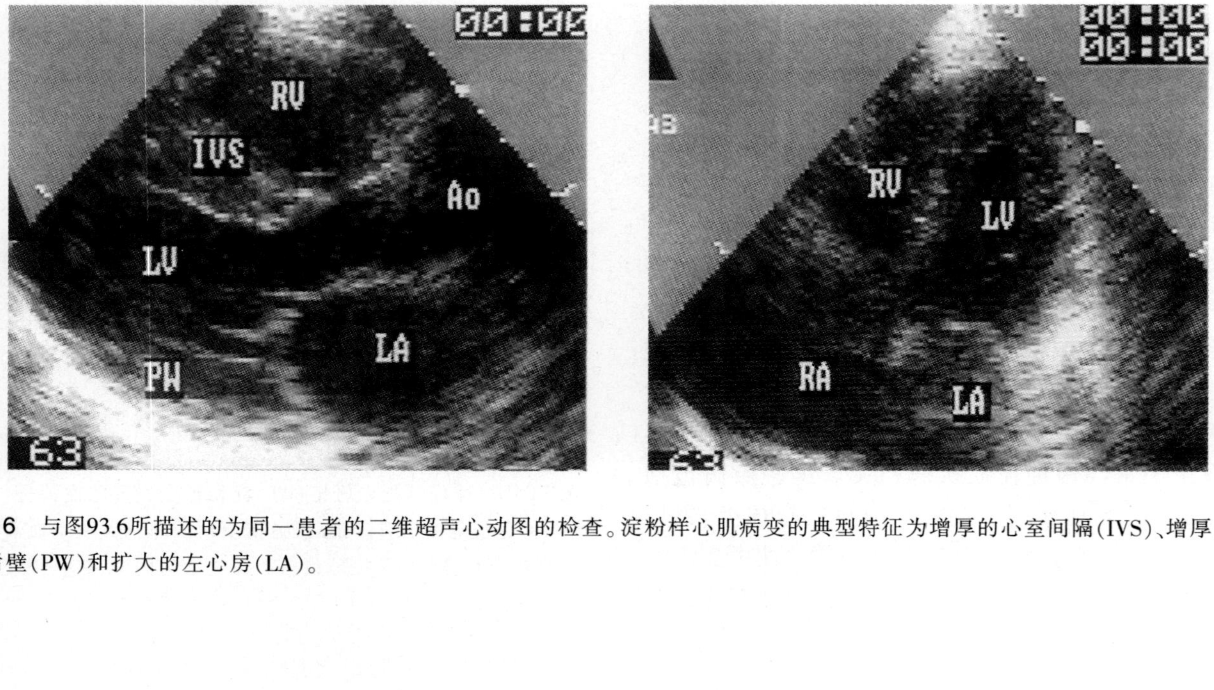

图93.16 与图93.6所描述的为同一患者的二维超声心动图的检查。淀粉样心肌病变的典型特征为增厚的心室间隔（IVS）、增厚的左侧心室后壁（PW）和扩大的左心房（LA）。

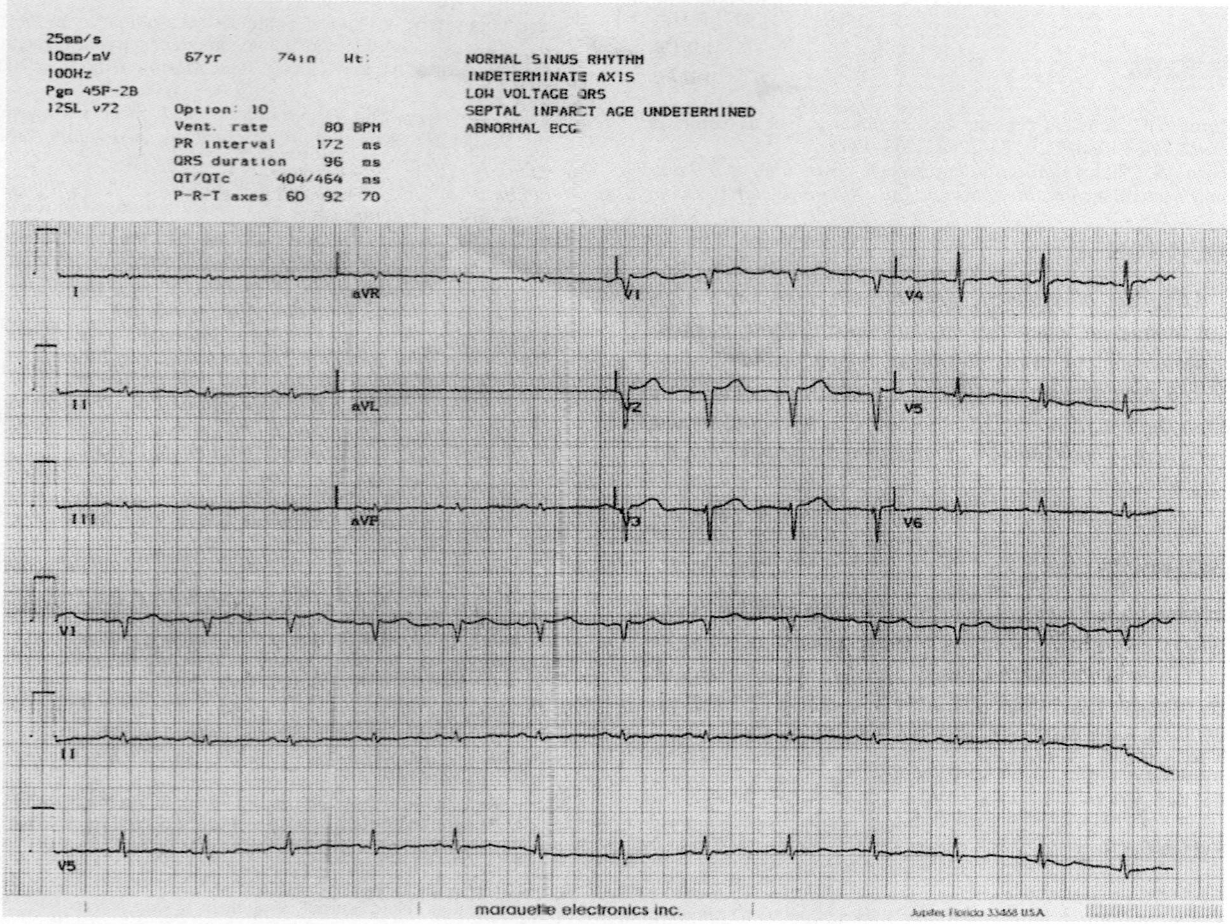

图93.17　患有淀粉样心肌病变的患者的心电图。低波幅是主要的特点,“间隔梗死,年龄待定”经常是标准的但是错误的解释。

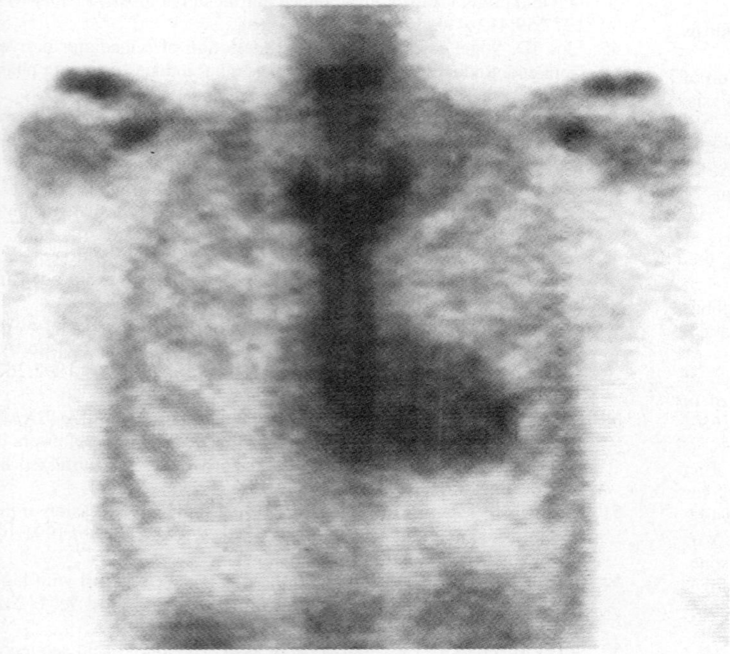

图93.18　患有转甲状腺素蛋白性心肌病变的患者的心肌对^{99m}锝标记的焦磷酸盐的吸收（在注射3小时后行放射核素扫描）。

(王敬博 李宝和 译 李世民 校)

参考文献

1. Glenner GG. Amyloid deposits and amyloidosis. The B-fibrilloses. *N Engl J Med* 1980;302:1283–1292, 1333–1343.
2. Cohen AS, Calkins E. Electron microscopic observation on a fibrous component in amyloid of diverse origins. *Nature (Lond)* 1959;183: 1202–1203.
3. Virchow VR. Ueber eineim Gehirn und Rueckenmark des Menschen aufgefundene Substanz mit der chemischen reaction der Cellulose. *Virchows Arch [A]* 1854;6:135–138.
4. Eanes ED, Glenner GG. X-ray diffraction studies of amyloid filaments. *J Histochem Cytochem* 1968;16:673–677.
5. Benson MD. Amyloidosis. In: Scriver CR, Beaudet AL, Sly WS, et al., eds. The metabolic and molecular bases of inherited disease, 8th ed, Vol. IV. New York: McGraw-Hill, 2000:5345–5378.
6. Westermark P, Benson MD, Buxbaum JN, et al. Editorial B Amyloid fibril protein nomenclature B 2002. *Amyloid J Protein Folding Disord* 2002;9:197–200.
7. Cohen AS. Guidelines for authors (Table III). *Amyloid J Protein Folding Disord* 2003;10(1):iv–vi.
8. Kyle RA, Gertz MA. Systemic amyloidosis. *Crit Rev Oncol Hematol* 1990;10:49–87.
9. Cohen AS, Rubinow A, Anderson JJ, et al. Survival of patients with primary (AL) amyloidosis. *Am J Med* 1987;82:1182–1190.
10. Brandt KD, Cathcart ES, Cohen AS. A clinical analysis of the course and prognosis of 42 patients with amyloidosis. *Am J Med* 1968;44: 955–969.
11. Kyle RA, Greipp PR. Amyloidosis (AL): clinical and laboratory features in 229 cases. *Mayo Clin Proc* 1983;58:665–683.
12. Rubinow A, Koff RS, Cohen AS. Severe intrahepatic cholestasis in primary amyloidosis. A report of 4 cases and a review of the literature. *Am J Med* 1978;64:937–946.
13. Benson MD. Treatment of AL amyloidosis with melphalan, prednisone and colchicine. *Arthritis Rheum* 1986;29:683–687.
14. Kyle R, Bayrd E. Amyloidosis. Review of 236 cases. *Medicine* 1975; 54:271–299.
15. Celli BR, Rubinow A, Cohen AS, et al. Patterns of pulmonary involvement in systemic amyloidosis. *Chest* 1978;74:543–547.
16. Yood RA, Skinner M, Rubinow A, et al. Bleeding and impaired hemostasis in 100 patients with amyloidosis. *JAMA* 1983;49:1322–1324.
17. Furie B, Greene E, Furie BC. Syndrome of acquired factor X deficiency and systemic amyloidosis: *in vivo* studies of the fate of factor X. *N Engl J Med* 1977;297:81–85.
18. Greipp PR, Kyle RA, Bowie WEJ. Factor-X deficiency in amyloidosis in a critical review. *Am J Hematol* 1981;11:443–550.
19. Glenner GG, Terry W, Harada M, et al. Amyloid fibril proteins: proof of homology with immunoglobulin light chains by sequence analysis. *Science* 1971;172:1150–1151.
20. Skinner M, Benson MD, Cohen AS. Amyloid fibril protein related to immunoglobulin lambda-chains. *J Immunol* 1975;114:1433–1435.
21. Randall RE, Williamson WC Jr, Mullinax F, et al. Manifestations of light chain deposition. *Am J Med* 1976;60:293–299.
22. Preud'homme JL, Morel-Maroger L, Brovet JC, et al. Synthesis of abnormal immunoglobulin in lymphoplasmocytic disorders with visceral light chain deposition. *Am J Med* 1980;69:703–710.
23. Eulitz M, Linke RP. The precursor molecule of a Vl immunoglobulin light chain–derived amyloid fibril protein circulates precleaved. *Biochem Biophys Res Commun* 1993;194:1427–1434.
24. Myatt EA, Westholm FA, Weiss DT, et al. Pathogenic potential of human monoclonal immunoglobulin light chains: relationship of *in vitro* aggregation to *in vivo* organ deposition. *Proc Natl Acad Sci U S A* 1994;91:3034–3038.
25. Schormann N, Murrell JR, Liepnieks JJ, et al. Tertiary structure of an amyloid immunoglobulin light chain protein: a proposed model for amyloid fibril formation. *Proc Natl Acad Sci U S A* 1995;92:9490–9494.
26. Kyle RA, Wagoner RD, Holley KE. Primary systemic amyloidosis: resolution of the nephrotic syndrome with melphalan and prednisone. *Arch Intern Med* 1982;142:1445–1447.
27. Dember LM, Sanchorawala V, Seldin DC, et al. Effect of dose-intensive intravenous melphalan and autologous blood stem-cell transplantation on AL amyloidosis-associated renal disease. *Ann Intern Med* 2001;134:746–753.
28. Sanchorawala V, Wright DG, Seldin DC, et al. An overview of the use of high-dose melphalan with autologous stem cell transplantation for the treatment of AL amyloidosis. *Bone Marrow Transplant* 2001;28: 637–642.
29. Gertz MA, Lacy MQ, Dispenzieri A, et al. Stem cell transplantation for the management of primary systemic amyloidosis. *Am J Med* 2002;113:549–555.
30. Laakso M, Mutru O, Isomaki H, et al. Mortality from amyloidosis and renal disease in patients with rheumatoid arthritis. *Ann Rheum Dis* 1986;45:663–667.
31. Dhillon V, Woo P, Isenberg D. Amyloidosis in the rheumatic diseases. *Ann Rheum Dis* 1989;48:696–701.
32. David M, Abraham D, Weinberger A, et al. Generalized pustular psoriasis, psoriatic arthritis and nephrotic syndrome associated with systemic amyloidosis. *Dermatologica* 1982;165:168–171.
33. Lehtinen K. Cause of death in 79 patients with ankylosing spondylitis. *Scand J Rheumatol* 1980;9:145–147.
34. Pettersson T, Tornroth T, Totterman KJ, et al. AA amyloidosis in systemic lupus erythematosus. *J Rheumatol* 1987;14:835–838.
35. Sohar E, Gafni J, Pras M, et al. Familial Mediterranean fever. *Am J Med* 1967;43:227–253.
36. Muckle TJ, Wells M. Urticaria, deafness and amyloidosis: a new heredofamilial syndrome. *Q J Med* 1962;31:235–248.
37. Kastner DL, O'Shea JJ. A fever gene comes in from the cold. *Nat Genet* 2001;29:241–242.
38. Triger DR, Jockes AM. Renal amyloidosisBa fourteen year follow-up. *Q J Med* 1973;42:15–40.
39. Levin M, Pras M, Franklin EC. Immunologic studies of the major nonimmunoglobulin protein of amyloid I. Identification and partial characterization of a related serum component. *J Exp Med* 1973;138: 373–380.
40. Husby G, Natvig JB. A serum component related to immunoglobulin amyloid protein AS, a possible precursor of the fibrils. *J Clin Invest* 1974;53:1054–1061.
41. Kluve-Beckerman B, Naylor SL, Marshal A, et al. Localization of human SAA gene(s) to chromosome 11 and detection of DNA polymorphisms. *Biochem Biophys Res Commun* 1986;137:1196–1204.
42. Rosenthal CJ, Franklin EC. Variation with age and disease of an amyloid A protein-related serum component. *J Clin Invest* 1975;55:746–753.
43. McAdam KPWJ, Sipe JD. Murine model for human secondary amyloidosis. Genetic variability of the acute-phase serum protein SAA response to endotoxins and casein. *J Exp Med* 1976;144:1121–1127.
44. Benson MD, Scheinberg MA, Shirahama T, et al. Kinetics of serum amyloid protein A in casein-induced murine amyloidosis. *J Clin Invest* 1977;59:412–417.
45. Sipe JD, Vogel SN, Ryan JL, et al. Detection of a mediator derived from endotoxin-stimulated macrophages that induces the acute phase serum amyloid A response in mice. *J Exp Med* 1979;150:597–606.
46. Morrow JF, Stearman RS, Peltzman CG, et al. Induction of hepatic synthesis of serum amyloid A protein and actin. *Proc Natl Acad Sci U S A* 1981;78:4718–4722.
47. Dwulet FE, Wallace DK, Benson MD. Amino acid structures of multiple forms of amyloid-related serum protein SAA from a single individual. *Biochemistry* 1988;27:1677–1682.
48. Parmelee DC, Titani K, Ericsson LH, et al. Amino acid sequence of amyloid related apoprotein (apoSAA) from human high-density lipoproteins. *Biochemistry* 1982;21:3298–3303.
49. Whitehead AS, DeBeer MC, Steel DM, et al. Identification of novel members of the serum amyloid A protein superfamily as constitutive apolipoproteins of high density lipoprotein. *J Biol Chem* 1992;267: 3862–3867.
50. Mitchell TI, Coon CI, Brinckerhoff CE. Serum amyloid A (SAA3) produced by rabbit synovial fibroblasts treated with phorbol esters or interleukin 1 induces synthesis of collagenase and is neutralized by specific antiserum. *J Clin Invest* 1991;87:1177–1185.
51. Kluve-Beckerman B, Drumm ML, Benson MD. Nonexpression of the human serum amyloid A three (SAA3) gene. *DNA Cell Biol* 1991;10: 651–661.
52. Benditt EP, Eriksen N. Amyloid protein SAA is associated with high density lipoproteins from human serum. *Proc Natl Acad Sci U S A* 1977;74:4025–4028.
53. Levin M, Franklin EC, Frangione B, et al. The amino acid sequence of a major nonimmunoglobulin component of some amyloid fibrils.

J Clin Invest 1972;51:2773–2776.
54. Prelli F, Pras M, Frangione B. Degradation and deposition of amyloid AA fibrils are tissue specific. *Biochemistry* 1987;26:8251–8256.
55. Liepnieks JJ, Kluve-Beckerman B, Benson MD. Characterization of amyloid A protein in human secondary amyloidosis. The predominant deposition of serum amyloid AI. *Biochim Biophys Acta* 1995;1270:81–86.
56. Hoffman JS, Ericsson LH, Eriksen N, et al. Murine tissue amyloid protein AA NH2-terminal sequence identity with only one or two serum amyloid protein (ApoSAA) gene products. *J Exp Med* 1984; 159:641–646.
57. Zemer D, Pras M, Sohar E, et al. Colchicine in the prevention and treatment of the amyloidosis of familial Mediterranean fever. *N Engl J Med* 1986;314:1001–1005.
58. Assenat H, Calemard E, Charra B, et al. Hemodialyse, syndrome du canal carpien et substance amyloide. *Nouv Presse Med* 1980;9:1715.
59. Clanet M, Mansat M, Durroux R, et al. Syndrome du canal carpien, tenosynovite amyloide et hemodialyse periodique. *Rev Neurol (Paris)* 1981;137:613–624.
60. Bardin T, Kuntz D, Zingraff J, et al. Synovial amyloidosis in patients undergoing long-term hemodialysis. *Arthritis Rheum* 1985;28:1052–1058.
61. Gejyo F, Yamada T, Odani S, et al. A new form of amyloid protein associated with chronic hemodialysis was identified as β_2-microglobulin. *Biochem Biophys Res Commun* 1985;129:701–706.
62. Gorevic PD, Stone TT, Stone WJ, et al. β_2-microglobulin is an amyloidogenic protein in man. *J Clin Invest* 1985;76:2425–2429.
63. Floege J, Bartsch A, Schulze M, et al. Clearance and synthesis rates of β_2-microglobulin in patients undergoing hemodialysis and in normal subjects. *J Lab Clin Med* 1991;118:153–164.
64. Kanda Y, Goodman DS, Canfield RE, et al. The amino acid sequence of human plasma prealbumin. *J Biol Chem* 1974;249:6796–6805.
65. Robbins J. Thyroxine-binding proteins. *Prog Clin Biol Res* 1976;5: 331–355.
66. Episkopou V, Maeda S, Nishiguchi S, et al. Disruption of the transthyretin gene results in mice with depressed levels of plasma retinol and thyroid hormone. *Proc Natl Acad Sci U S A* 1993;90:2375–2379.
67. Costa RH, Lai E, Darnell JE. Transcriptional control of the mouse prealbumin (transthyretin) gene: both promotor sequences and a distinct enhancer are cell specific. *Mol Cell Biol* 1986;6:4697–4708.
68. Blake CCF, Geisow MJ, Swan IDA. Structure of human plasma prealbumin at 2.5 Å resolution. *J Mol Biol* 1974;88:1–12.
69. Monaco HL, Rizzi M, Coda A. Structure of a complex of two plasma proteins: transthyretin and retinol-binding protein. *Science* 1995;268: 1039–1041.
70. Benson MD, Dwulet FE. Prealbumin and retinol binding protein serum concentrations in the Indiana type hereditary amyloidosis. *Arthritis Rheum* 1983;26:1493–1498.
71. Skinner M, Connors LH, Rubinow A, et al. Lowered prealbumin levels in patients with familial amyloid polyneuropathy (FAP) and their non-affected but at risk relatives. *Am J Med Sci* 1985;289:17–21.
72. Westermark P, Pitkanen P, Benson L, et al. Serum prealbumin and retinol-binding protein in the prealbumin-related senile and familial forms of systemic amyloidosis. *Lab Invest* 1985;52:314–318.
73. Wallace MR, Naylor SL, Kluve-Beckerman B, et al. Localization of the human prealbumin gene to chromosome 18. *Biochem Biophys Res Commun* 1985;129:753–758.
74. Westermark P, Sletten K, Johansson B, et al. Fibril in senile systemic amyloidosis is derived from normal transthyretin. *Proc Natl Acad Sci U S A* 1990;87:2843–2845.
75. Stauder AJ, Dickson PW, Aldred AR, et al. Synthesis of transthyretin (prealbumin) mRNA in choroid plexus epithelial cells, localized by *in situ* hybridization in rat brain. *J Histochem Cytochem* 1986;34:949–952.
76. Soprano DR, Herbert J, Soprano KJ, et al. Demonstration of transthyretin mRNA in the brain and other extrahepatic tissues in the rat. *J Biol Chem* 1985;260:11793–11798.
77. Andrade C. A peculiar form of peripheral neuropathy. Familial atypical generalized amyloidosis with special involvement of the peripheral nerves. *Brain* 1952;75:408–427.
78. Andrade A, Araki S, Block WD, et al. Hereditary amyloidosis. *Arthritis Rheum* 1970;13:902–915.
79. Jacobson DR, Reveille JD, Buxbaum JN. Frequency and genetic background of the position 122 (Val-Ile) variant transthyretin gene in the black population. *Am J Hum Genet* 1991;49:192–198.
80. Tsuzuki T, Mita S, Maeda S, et al. Structure of the human prealbumin gene. *J Biol Chem* 1985;260:12224–12227.
81. Sasaki H, Yoshioka N, Takagi Y, et al. Structure of the chromosomal gene for human serum prealbumin. *Gene* 1985;37:191–197.
82. Nichols WC, Benson MD. Hereditary amyloidosis: detection of variant prealbumin genes by restriction enzyme analysis of amplified genomic DNA sequences. *Clin Genet* 1990;37:44–53.
83. Benson MD, Yazaki M, Magy N. Laboratory assessment of transthyretin amyloidosis. *Clin Chem Lab Med* 2002;40:1262–1265.
84. Holmgren G, Ericzon B-G, Grotk C-G, et al. Clinical improvement and amyloid regression after liver transplantation in hereditary transthyretin amyloidosis. *Lancet* 1993;341:1113–1116.
85. Holmgren G, Steen L, Ekstedt J, et al. Biochemical effect of liver transplantation in two Swedish patients with familial amyloidotic polyneuropathy (FAP-met30). *Clin Genet* 1991;40:242–246.
86. Dubrey SW, Davidoff R, Skinner M, et al. Progression of ventricular wall thickening after liver transplantation for familial amyloidosis. *Transplantation* 1997;64:74–80.
87. Adams D, Samuel D, Goulon-Goeau C, et al. The course and prognostic factors of familial amyloid polyneuropathy after liver transplantation. *Brain* 2000;123:1495–1504.
88. Nichols WC, Gregg RE, Brewer HB Jr, et al. A mutation in apolipoprotein A-I in the Iowa type of familial amyloidotic polyneuropathy. *Genomics* 1990;8:318–323.
89. Soutar AK, Hawkins PN, Vigushin DM, et al. Apolipoprotein AI mutation Arg-60 causes autosomal dominant amyloidosis. *Proc Natl Acad Sci U S A* 1992;89:7389–7393.
90. Booth DR, Tan SY, Booth SE, et al. A new apolipoprotein AI variant, Trp50Arg, causes hereditary amyloidosis. *Q J Med* 1995;88:695–702.
91. Booth DR, Tan S-Y, Booth SE, et al. Hereditary hepatic and systemic amyloidosis caused by a new deletion/insertion mutation in the apolipoprotein AI gene. *J Clin Invest* 1996;97:2714–2721.
92. Persey MR, Booth DR, Booth SE, et al. Hereditary nephropathic systemic amyloidosis caused by a novel variant apolipoprotein A-I. *Kidney Int* 1998;53:276–281.
93. Hamidi Asl L, Liepnieks JJ, et al. Hereditary amyloid cardiomyopathy caused by a variant apolipoprotein A1. *Am J Pathol* 1999;154:221–227.
94. Hamidi Asl K, Liepnieks JJ, Nakamura M, et al. A novel apolipoprotein A-1 variant, Arg173Pro, associated with cardiac and cutaneous amyloidosis. *Biochem Biophys Res Commun* 1999;257:584–588.
95. Obici L, Belotti V, Mangione P, et al. The new apolipoprotein A-I variant leu^{174}6Ser causes hereditary cardiac amyloidosis, and the amyloid fibrils are constituted by the 93-residue N-terminal polypeptide. *Am J Pathol* 1999;155:695–702.
96. Sousa M-M, Vital C, Ostler D, et al. Apolipoprotein AI and transthyretin components of amyloid fibrils in a kindred with apoAI Leu178His amyloidosis. *Am J Pathol* 2000;156:911–1917.
97. Rader DJ, Gregg RE, Meng MS, et al. *In vivo* metabolism of a mutant apolipoprotein, apoA-I_{Iowa} associated with hypoalphalipoprotein-emia and hereditary systemic amyloidosis. *J Lipid Res* 1992;33:755–763.
98. Gillmore JD, Stangou AJ, Tennent GA, et al. Clinical and biochemical outcome of hepatorenal transplantation for hereditary systemic amyloidosis associated with apolipoprotein AI Gly26Arg. *Transplantation* 2001;71:986–992.
99. Meretoja J. Familial systemic paramyloidosis with lattice dystrophy of the cornea, progressive cranial neuropathy, skin changes and various internal symptoms. *Ann Clin Res* 1969;1:314–324.
100. Meretoja J. Genetic aspects of familial amyloidosis with corneal lattice dystrophy and cranial neuropathy. *Clin Genet* 1973;4:173–185.
101. Maury CPJ, Kere J, Tolvanen R, et al. Finnish hereditary amyloidosis is caused by a single nucleotide substitution in the gelsolin gene. *FEBS Lett* 1990;276:75–77.
102. Levy E, Haltia M, Fernandez-Madrid I, et al. Mutation in gelsolin gene in Finnish hereditary amyloidosis. *J Exp Med* 1990;172:1865–1867.
103. De La Chapelle A, Tolvanen R, Boysen G, et al. Gelsolin-derived familial amyloidosis caused by asparagine or tyrosine substitution for aspartic acid at residue 187. *Nat Genet* 1992;2:157–160.
104. Kwiatkowski DJ, Mehl R, Yin HL. Genomic organization and biosynthesis of secreted and cytoplasmic forms of gelsolin. *J Cell Biol* 1988;106:375–384.
105. Kwiatkowski DJ, Westbrook CA, Bruns GAP, et al. Localization of gelsolin proximal to ABL on chromosome 9. *Am J Hum Genet* 1988;42:565–572.
106. Benson MD, Liepnieks J, Uemichi T, et al. Hereditary renal amyloidosis associated with a mutant fibrinogen α-chain. *Nat Genet* 1993;3: 252–255.

107. Uemichi T, Liepnieks JJ, Benson MD. Hereditary renal amyloidosis with a novel variant fibrinogen. *J Clin Invest* 1994;93:731–736.
108. Uemichi T, Liepnieks JJ, Yamada T, et al. A frame shift mutation in the fibrinogen Aα-chain gene in a kindred with renal amyloidosis. *Blood* 1996;87:4197–4203.
109. Hamidi Asl L, Liepnieks JJ, Uemichi T, et al. Renal amyloidosis with a frame shift mutation in fibrinogen Aα-chain producing a novel amyloid protein. *Blood* 1997;90:4799–4805.
110. Matsuda M, Yoshida N, Terukina S, et al. Molecular abnormalities of fibrinogen-the present status of structure elucidation. In: Matsuda M, Iwanage S, Takada A, et al., eds. *Fibrinogen 4: current basic and clinical aspects.* Amsterdam: Excerpta Medica, 1990:139–152.
111. Gillmore JD, Booth DR, Rela M, et al. Curative hepatorenal transplantation in systemic amyloidosis caused by the Glu526Val fibrinogen alpha-chain variant in an English family. *Q J Med* 2000;93:269–275.
112. Zeldenrust S, Gertz M, Uemichi T, et al. Orthotopic liver transplantation for hereditary fibrinogen amyloidosis. *Transplantation* 2003;75: 560–561.
113. Pepys MB, Hawkins PN, Booth DR, et al. Human lysozyme gene mutations cause hereditary systemic amyloidosis. *Nature* 1993;362: 553–557.
114. Valleix S, Drunat S, Philit JB, et al. Hereditary renal amyloidosis caused by a new variant lysozyme W64R in a French family. *Kidney Int* 2002;61:907–912.
115. Yazaki M., Farrell SA, Benson MD. A novel lysozyme mutation Phe57Ile associated with hereditary renal amyloidosis. *Kidney Int* 2003;63:1652–1657.
116. Ghiso J, Pons-Estel B, Frangione B. Hereditary cerebral amyloid angiopathy: the amyloid fibrils contain a protein which is a variant of cystatin C, an inhibitor of lysosomal cysteine proteases. *Biochem Biophys Res Commun* 1986;136:548–554.
117. Gudmundsson G, Halgrimsson J, Jonasson TA, et al. Hereditary cerebral hemorrhage with amyloidosis. *Brain* 1972;95:387–404.
118. Abrahamson M, Jonsdottir S, Olafsson I, et al. Hereditary cystatin C amyloid angiopathy: identification of the disease-causing mutation and specific diagnosis by polymerase chain reaction based analysis. *Hum Genet* 1992;89:377–380.
119. Jensson O, Luyendijk W, Pétursdóttir I, et al. Cystatin C values in the cerebrospinal fluid: comparison between the Icelandic and the Dutch type of hereditary central nervous system amyloid angiopathy. *Acta Neurol Scand* 1986;73:313.
120. Fujihara S, Glenner GG. Primary localized amyloidosis of the genitourinary tract: immunohistochemical study on eleven cases. *Lab Invest* 1981;44:55–59.
121. Thompson PJ, Citron KM. Amyloid and the lower respiratory tract. *Thorax* 1983;38:84–87.
122. Hamidi Asl K, Liepnieks JJ, Nakamura M, et al. Organ specific (localized) synthesis of Ig light chain amyloid. *J Immunol* 1999;162: 5556–5560.
123. Sagher F, Shanon J. Amyloid cutis: familial occurrence in three generations. *Arch Dermatol* 1963;87:171–175.
124. Rajacopalan K, Tay CH. Familial lichen amyloidosis: report of 19 cases in 4 generations of a Chinese family in Malaysia. *Br J Dermatol* 1972;87:123–129.
125. Schimke RN, Hartmann WH. Familial amyloid-producing medullary thyroid carcinoma and pheochromocytoma: distinct genetic entity. *Ann Intern Med* 1965;63:1027–1039.
126. Sletten K, Westermark P, Natvig JB. Characterization of amyloid fibril proteins from medullary carcinoma of the thyroid. *J Exp Med* 1976;143:993–998.
127. Glenner GG, Wong CW. Alzheimer's disease: initial report of the purification and characterization of a novel cerebro-vascular amyloid protein. *Biochem Biophys Res Commun* 1984;120:885–890.
128. Kang J, LeMaire H-G, Unterbeck A, et al. The precursor of Alzheimer's disease amyloid A4 protein resembles a cell-surface receptor. *Nature* 1987;325:733–736.
129. Goate A, Chartier-Harlin M-C, Mullan M, et al. Segregation of a missense mutation in the amyloid precursor protein gene with familial Alzheimer's disease. *Nature* 1991;349:704–706.
130. Murrell J, Farlow M, Ghetti B, et al. A mutation in the amyloid precursor protein associated with hereditary Alzheimer's disease. *Science* 1991;254:97–99.
131. Chartier-Harlin M-C, Crawford F, Houlden H, et al. Early-onset Alzheimer's disease caused by mutations at codon 717 of the β-amyloid precursor protein gene. *Nature* 1991;353:844–846.
132. Sherrington R, Rogaev EI, Liang Y, et al. Cloning of a gene bearing missense mutations in early-onset familial Alzheimer's disease. *Nature* 1995;375:754–760.
133. Strittmatter WJ, Saunders AM, Schmechel D, et al. Apolipoprotein E. High-avidity binding to β-amyloid and increased frequency of type 4 allele in late-onset familial Alzheimer disease. *Proc Natl Acad Sci U S A* 1993;90:1977–1981.
134. Levy E, Carman MD, Fernandez-Madrid IJ, et al. Mutation of the Alzheimer's disease amyloid gene in hereditary cerebral hemorrhage, Dutch type. *Science* 1990;248:1124–1126.
135. Westermark P, Wernstedt C, Wilander E, et al. Amyloid fibrils in human insulinoma and islets of Langerhans of the diabetic cat are derived from a neuropeptide-like protein also present in normal islet cells. *Proc Natl Acad Sci U S A* 1987;84:3881–3885.
136. Roberts AN, Leighton B, Todd JA, et al. Molecular and functional characterization of amylin, a peptide associated with type 2 diabetes mellitus. *Proc Natl Acad Sci U S A* 1989;86:9662–9666.
137. Johansson B, Wernstedt C, Westermark P. Atrial natriuretic peptide deposited as atrial amyloid fibrils. *Biochem Biophys Res Commun* 1987;148:1087–1092.
138. Linke RP, Voigt C, Storkel FS, et al. N-terminal amino acid sequence analysis indicates that isolated atrial amyloid is derived from atrial natriuretic peptide. *Virchows Arch [B]* 1988;55:125–127.
139. Allensworth DC, Rice GJ, Lowe GW. Persistent atrial standstill in a family with myocardial disease. *Am J Med* 1969;47:775–784.
140. Athanasou NA, Sallie B. Localized deposition of amyloid in articular cartilage. *Histopathology* 1992;20:41–46.
141. Prusiner SB, De Armond SJ. Prion protein amyloid and neurodegeneration. *Amyloid Int J Exp Clin Invest* 1995;2:39–65.
142. Ghetti B, Dlouhy SR, Giaccone G, et al. Gerstmann-Sträussler-Scheinker disease and the Indiana kindred. *Brain Pathol* 1995;5: 61–75.
143. Wright JR, Calkins E, Humphrey RL. Potassium permanganate reaction in amyloidosis: a histologic method to assist in differentiating forms of the disease. *Lab Invest* 1977;36:274–281.
144. Libbey CA, Skinner M, Cohen AS. The abdominal fat tissue aspirate for the diagnosis of systemic amyloidosis. *Arch Intern Med* 1983; 143:1549–1552.
145. Falk RH, Lee VW, Rubinow A, et al. Sensitivity of technetium-99m-pyrophosphate scintigraphy for the diagnosis of cardiac amyloidosis. *Am J Cardiol* 1983;51:826–830.

第94章

结节病(肉样瘤病)

H. Ralph Schumacher

结节病是一种不明起因的以非干酪性坏死肉芽肿性反应为特征的系统疾病。我们目前对该综合征的概念是从早期 Hutchinson、Besnier 和Boeck [1] 以及 Schaumann[2]对它的描述发展而来的。症状与体征取决于受侵袭的器官。最常见的受累器官是淋巴结、肺、肝、皮肤和眼。肌肉、脾、骨、腮腺、中枢神经系统、外周神经、血管、内分泌腺以及其他所有组织,包括关节都能被侵犯。尽管是一种慢性病,但结节病的发病可以是急性的,以肺门腺病、结节性红斑、发热和关节表现起病。这种急性起病形式通常被称为 Lofgren 综合征[3]。

一、病理学特征

与结核病的损伤相反,结节病的标志是以极小的坏死和非干酪性坏死的上皮样肉芽肿为组织病理学特征[4](图 94.1 和图 94.2)。对皮肤(Kveim 反应)和肺损伤的研究发现上皮细胞周围有大量的T淋巴细胞。至少在肺损伤中,通常可见丰富的 $CD4^+$辅助T细胞[5,6]。在灌洗液的损伤与修复中T细胞显著表达干扰素-γ和肿瘤坏死因子-α [7]。结节肉芽肿含有朗汉巨细胞,由三种常见的胞浆内容物构成:①星状小体,由交叉束样胶原构成。②绍曼小体,为圆形或卵圆形含羟磷灰石的层状钙化(图 94.3)。③不规则的少染的非均质性玻璃样碎片[8]。但是即使发现这种肉芽肿,甚至包含有典型内容物的,仍不能确诊结节病。相同的肉芽肿样组织反应也能够在组织胞浆菌病、球孢子菌病、结核、淋巴瘤、霍奇金病、支气管癌、其他肿瘤、异物性肉芽肿、药物反应、铍中毒、梅毒和麻风中见到。结节病的功能损害取决于肉芽肿疾病的活动性和继发的纤维变性。

病因和流行病学

关于结节病起因的推测有多种。结节病中结核的发病率是 4%,针对结核分枝杆菌或非典型分枝杆菌的异常反应被认为是一种发病机制。在患者体内发现针对大量病毒和其他细菌的高效价抗体,病例的簇集性提示环境因素可能是致病原因[9]。多达 50%的病例中可以见到循环免疫复合物,但他们的功能尚不清楚。肺泡巨噬细胞能增强受体介导的吞噬作用,并能够提高补体受体[10]。尽管无皮肤反应且循环中T淋巴细胞减少,但肺病变中仍有明显细胞介导的免疫反应[11]。具有遗传性人白细胞抗原(HLA)-B8 的患者,结节病的表现多为结节性红斑和急性关节炎[12]。人白细胞抗原 DR3可能预示着结节性关节炎的发生[13]。美国的几项研究表明结节病在非洲裔美国女性中的发病率较在普通人群中的高,疾病可发生于任何年龄,包括婴儿,但是大部分在20~40 岁时确诊,女性较男性易发病。结节病呈全球性分布,在瑞典疾病的发病率估计高达 64/100 000,二战后美国退伍军人的发病率为 11/100 000。

二、一般表现和预后

结节病的表现多种多样,可以从无症状胸片到死亡(4%)。常见的症状和体征是疲劳(27%)、不适(15%)、咳嗽(30%)、气短(28%)和胸疼(15%)。92%患者胸片异常,肺实质受累比肺门腺病预后要差,可发展为限制型肺疾病和肺源性心脏病。肉芽肿性葡萄膜炎是最常

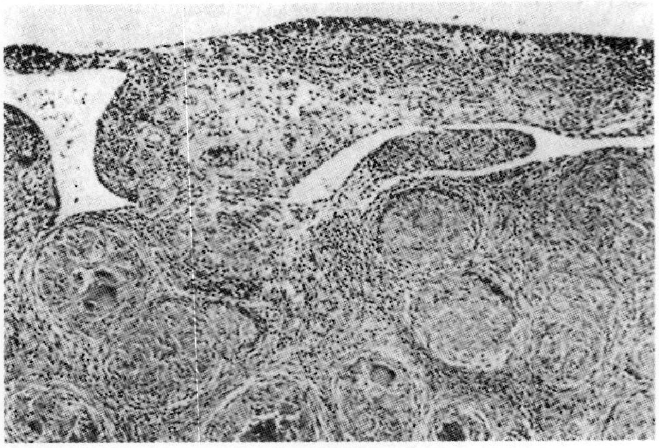

图94.1　慢性结节性肘关节炎的肉芽肿性滑膜炎(HE和伊红染色,放大60倍)。滑膜组织充满散在的非干酪样粟粒状结节。表面出现绒毛肥大伴白细胞及成纤维细胞浸润。关节软骨完整,软骨下骨(鹰嘴及肱骨外髁)无结节。(From Sokoloff L, Bunim JJ. Clinical and pathological studies of joint involvement in sarcoidosis. *N Engl J Med* 1959;260:842–847, with permisson.)

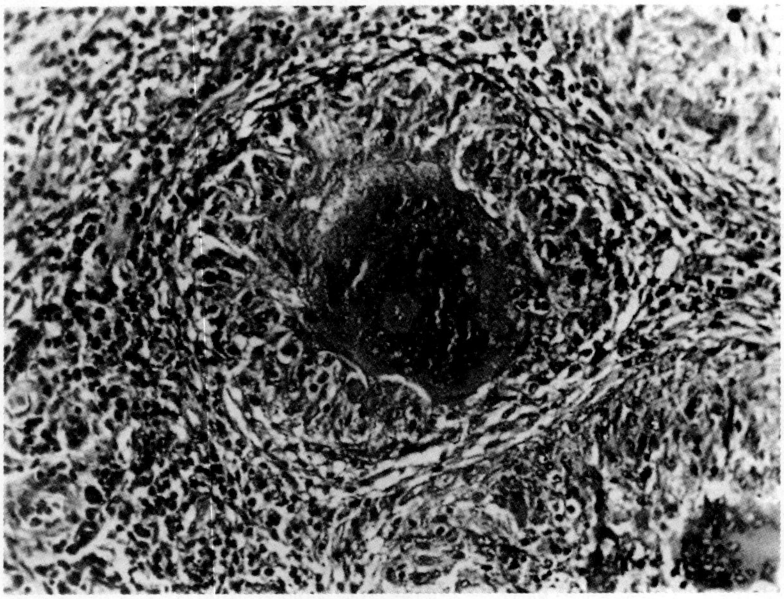

图94.2　上皮细胞结节中心出现多核巨细胞,结节周围是一层成纤维细胞及一层淋巴细胞、浆细胞和单核细胞。该图为图94.1部分区域的放大(×175)。(From Sokoloff L, Bunim JJ. Clinical and pathological studies of joint involvement in sarcoidosis. *N Engl J Med* 1959;260:842–847, with permisson.)

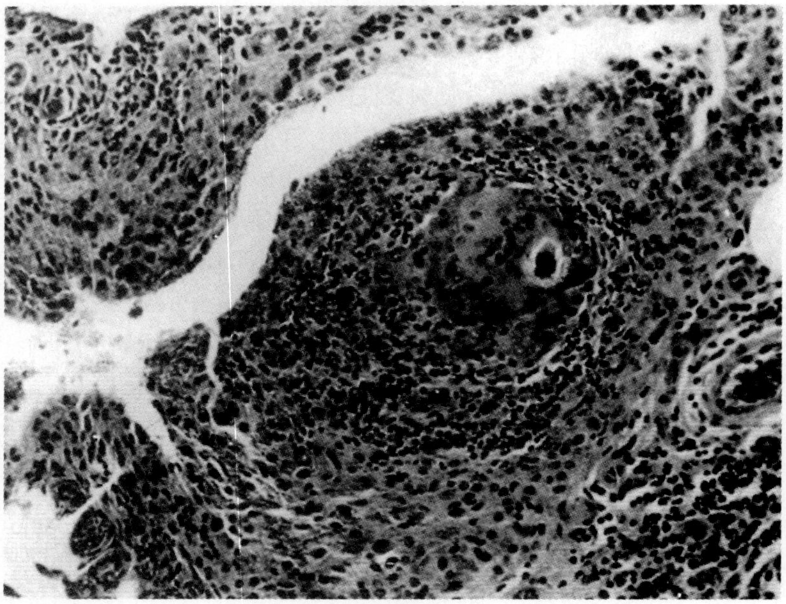

图94.3　33岁患结节性多关节炎6周的非洲裔美籍妇女滑膜切片显示肉芽肿性滑膜炎和绍曼小体。该小体出现在巨细胞胞浆中,周围有环形空白区,由无色双折射的晶体状物质组成。使用Brown-Brenn、Ziehl-Neelsen或高碘酸希夫染色,未发现细菌或真菌。(From Sokoloff L,Bunim JJ. Clinical and pathological studies of joint involvement in sarcoidosis.*N Engl J Med* 1959;260:842–847,with permisson.)

见的眼科症状。病例中 30%有皮肤损害,他们可能因无特征而难以描述,亦可表现出丘疹、结节、红斑和青紫的损害,而这种损害通过组织学检查可见典型的肉芽肿。结节性红斑通常是结节病急性发病的表现。肝脏的受累多为无症状性,多表现为肝大。碱性磷酸酶水平升高可提示肝肉芽肿的存在。

伴有结节性红斑、肺门腺病和关节痛等急性表现的结节病通常预后最好。尽管有相似的结节样组织反应,Truelove[14]竭力主张内科医生区别这种急性综合征和慢性结节病。大部分有这种急性综合征的患者在 2 年内能完全恢复,但多达 16%的患者有一些慢性疾病[15]。

伴血管肉芽肿或无特殊组织学表现的血管炎可以在结节病中见到,偶尔会危及生命[16,17]。有血管炎的患者经常被认为伴有其他风湿性疾病,腮腺受侵犯及干燥表现的特征与干燥综合征相似[18]。

三、诊断

结节病的诊断依赖于患者具有典型的非干酪样肉芽肿并排除其他能造成这种肉芽肿的明确的因素(表 94.1)。皮肤试验的迟发超敏反应损害具有特征性但不是绝对的。接种过卡介苗的结核菌素敏感性损害甚至可在结节病明显恢复以后出现。抗体产生是正常的。免疫球蛋白的升高对鉴别诊断无帮助。可以发现白细胞减少症、贫血、嗜酸性细胞增多、高钙血症和血沉加快。在大部分病例中发现高钙尿症。在活动的肺或关节结节病中血浆中血管紧张素转换酶水平典型升高[19]。肉芽肿在产生血管紧张素转换酶的同时,亦可以分泌1,25-二羟维生素 D_3,而后者是造成吸收性尿钙增多的原因。尽管 80%患者的血管紧张素转换酶水平升高,但其并不是结节病所特有的,在肝炎疾病[20]、戈谢病、麻风、矽肺、石棉沉着症、甲状腺功能亢进和糖尿病中也可出现。血管紧张素转换酶水平下降是治疗成功的表现,

表94.1 结节病诊断特征

活检见非干酪样肉芽肿坏死:必须排除其他致肉芽肿因素
90%患者有肺门和右支气管腺病
皮肤损害、葡萄膜炎或几乎所有组织受累
发病年龄常见于20~40岁,但疾病可发生于任何年龄
85%患者有迟发超敏发应损害
常有高球蛋白血症
80%患者有血管紧张素转换酶水平升高
大部分患者有高尿钙症:一些患者有高钙血症

而且对于后续的治疗也是有益的[21]。对于那些病变程度轻而不需治疗的患者,应跟踪监测这些实验室检查,并结合其他发现,尽早确定有无病情恶化的指征。

皮肤或易取的浅表淋巴结的活检是最迅速的组织诊断。除了这些表面组织的证据,全身性疾病的其他额外证据仍是需要的,因为异物反应很难与结节病区分开来。肝样本也可以表现为肉芽肿,尤其是有肝大时,但肉芽肿性肝反应在其他肝疾病中也常见[22],这种肉芽肿同淋巴结损伤不一样,对诊断帮助不大。有经验的纵隔镜检查在肺门腺病存在时,是一种安全可靠、为进行诊断而采用的获得淋巴结组织的方法。在一系列病例中,用纤维支气管镜进行经支气管的肺活检,诊出率可以上升到 60%[23]。对无症状的肺门和右支气管腺病有典型 Lofgren 综合征时,有时可以不做活检而观察患者[24]。在无症状的肌肉中,连续切片的活检经常可以发现肉芽肿[25]。Israel 和 Sones[26]发现 89%有结节性红斑或关节痛的患者肌肉组织活检阳性。

在结节病组织内皮内注射 0.2mL 的 10%悬浮盐溶液(Kveim 试验)可以作为早期诊断依据。然而要使制剂达到标准很难,而且可信的原料通常难以得到[27]。

镓闪烁图或支气管肺泡的灌洗能够辅助评估肺泡炎的活动性[20],甚至在拥有正常胸片的患者中,它们都可表现异常[28]。

四、特殊肌肉骨骼表现

1.肌肉

结节性肉芽肿在肌肉中经常是无症状的,但是它们仍能伴随局部疼痛和触痛、痉挛、假性肥大以及可触及的结节,偶尔会有筋膜炎。无力的对称的近端肌病也已经被报道描述过,而且在其他组织中没有明显的结节病[29,30]。任何肌肉,包括膈肌都能被侵犯[31],受累的肌肉经常表现出非干酪样坏死性肉芽肿、淋巴细胞浸润、肌肉坏死和再生。肌酸激酶水平可升高。核磁可以确定结节性或肌病性类型[32]。肌肉和其他软组织的钙化偶尔出现在高钙血症的患者中,神经结节病与血管类肉瘤相同,可以产生各种各样的肌肉骨骼症状[17,33]。

2.骨骼

在一项研究中约 14%患者中的趾(指)骨囊肿(图 94.4)为结节病的诊断提供了有效的线索[13]。尽管这些囊肿中一部分可能由结节性肉芽肿而来,但另一部分可能和结节病无关。其他骨骼,包括颅骨和椎骨,也可

以因结节性肉芽肿而形成囊肿，可以看到大面积的溶解性或硬化性锥体损伤[34]。有一篇报道描述了有症状的胫骨头囊肿仅在MRI检查中发现了可以作为结节病的特征表现[35]。MRI还可以发现骨损伤周围软组织受累程度[36]。骨结节病通常是无症状的。虽然大的囊肿可致皮质扇形溶解或肢端骨质溶解和骨折，但典型的表面皮质是完整的[37]。结节病的指(趾)骨损伤也和骨硬化有关[38]，囊性骨损害偶尔侵犯关节导致关节炎[4]。一些破坏性骨损伤与紫红色结节性皮肤肿块、冻疮样狼疮或弥散性指(趾)炎有关[39]。

3.关节

1936年，关节炎被首次认为与结节病有关。从那开始，在各种系列研究中关节炎、关节周炎或关节痛的发生率在2%~38%之间[13,40-42]，相比于急性形式，慢性结节病以关节病变为主诉的少见，表94.2列出了结节性关节病的特征。

在伴有肺门腺病、发热和结节性红斑的急性结节病中，高达89%的患者有关节症状。在Lofgren[3]和James等人[43]的系列研究中，关节或关节周肿胀的发生率分别为69%和43%。踝和膝关节在急性结节病中最常受累。大多数其他关节也偶尔受侵犯，足跟疼痛也很

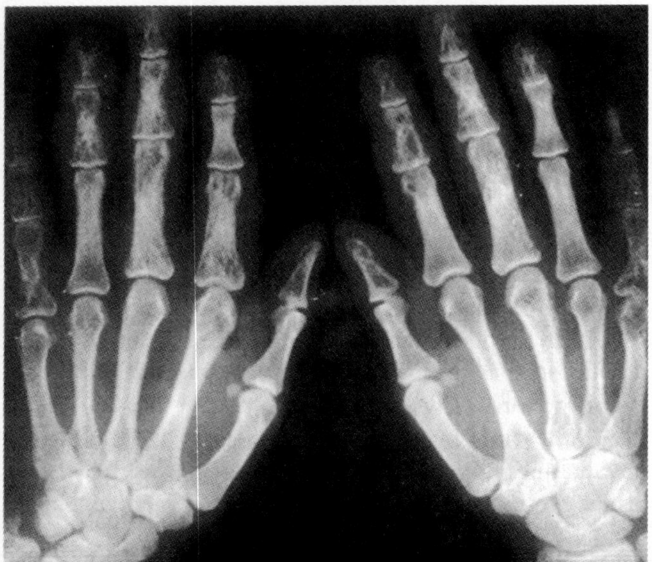

图94.4 结节病伴发罕见的严重骨病变的手部X线表现。骨囊肿尚未突破关节皮质。图94.5的手部存在类似的骨改变，但是病变延伸到远端指间关节。

常见，单关节炎不常见[40]。患者总是有明显的、触痛的、发热的、红斑的肿胀，通常发生于关节周围而不是滑膜。这样的改变偶尔与邻近皮肤结节性红斑很难区别，且二者的损伤的组织学表现是一样的。关节活动时少有疼痛，就炎症体征来看，疼痛比想象的要轻，严重的局部触痛的发生频率被过分强调了[44]。

X线仅显示软组织的肿胀，这样关节改变的发现要先于结节性红斑至少2周，且提示要注意皮肤的损伤。皮肤和关节的损伤都要早于肺门腺病几周。踝和膝关节的受累经常是对称的，关节的侵犯可是渐进性的。急性炎症经常高度怀疑风湿热、淋球菌或其他感染性关节炎和痛风，关节穿刺通常不会抽出滑液。当有渗出液被抽出后，白细胞计数可高达42 500/mm³，中性粒细胞占90%[45]。然而，多数渗出液仅有轻微炎性反应，白细胞计数低于1 000/mm³，淋巴细胞和单核巨细胞占多数。

培养阴性，通过代偿偏振光的结晶不能被确定。包括一个早期由Hutchinson描述过的病例在内的许多有这种综合征的患者，在经确认滑液结晶以证实痛风性关节炎存在之前，已被认为患有痛风[46]。那种急性结节性关节炎的对秋水仙碱的强烈反应使问题更加混乱。一小部分结节病患者的尿酸水平升高[42]，但是近期研究表明高尿酸血症不会过早出现，除非有药物或肾衰竭存在。在急性结节病中针刺滑膜活检样本经常显示轻微非特异性滑液炎和一系列衬细胞增生。虽然多数急性结节病的炎症通过超声显示发生于关节周围[47]，但是滑膜性肉芽肿偶尔也能通过外科活检被发现[4]。在西班牙Maña等人研究的33名患者中的1/3出现结节性红斑伴踝关节周围炎[48]。Caplan等人[49]描述了有肺门腺病的19名患者中的关节周围炎，没有一个人有结节性

表94.2 节结性关节病

急性结节病(Lofgren综合征)
经常有关节周触痛、红斑、湿热和肿胀
踝和膝关节经常受侵犯
关节受累可能为首发临床表现(胸片正常)
关节活动正常，没有疼痛或轻微疼痛
滑液渗出不常见且通常仅有轻微炎性表现
在滑液活检中经常表现为非特异性的轻微滑膜炎
自限性，持续几周或几个月
慢性结节病
关节炎可能是急性的、短暂的、复发的或慢性的
滑膜通常表现为非干酪样肉芽肿坏死
尽管是慢性或复发疾病，但是通常表现为非破坏性病变

红斑。这些研究者在 7 例炎性踝关节的皮下组织中有结节性肉芽肿者超过 3 例，但在开放性关节活检中没有发现肉芽肿。在没有肺实质受侵犯的急性结节病患者中血管紧张素转换酶水平不升高[12]。

急性结节病的关节表现一般在 2 周到 4 个月内消退，少有患者进展成慢性结节性关节炎[50]。结节性红斑和相似的关节病也能在瘤型麻风、溃疡性结肠炎、局限性肠炎、结核、球孢子菌病、组织胞浆菌病、口服避孕或其他药物、妊娠、鹦鹉热和其他感染中见到。其他病例是特发性的。

在一些隐形起病的结节病中，关节表现不常见。在这些病例中，甚至于广泛系统结节病中，关节炎表现可能很轻微和短暂，像在急性结节病中一样。然而关节炎会因多滑膜炎而复发或延长发病。即使在慢性滑膜炎患者中关节破坏仍不常见，大部分 X 线的表现为软组织肿胀。有关节被破坏者偶尔可以在结节病中见到，如图 94.5。这样严重的关节炎在有多系统肉芽肿病的患者中最常见。关节炎可以是首发的临床表现，亦可发生于系统性疾病后数年。因为有如此多种模式，我们就需要更好的疑似标准以促使我们进行活检和其他诊断性研究，从而达到将此种疾病与类风湿或其他类型的关节炎区分开的目的。

对于滑液分析的报告不常见，我们发现在 6 位慢性结节病有关节炎表现的患者的关节液中白细胞计数为 250~6 250/mm^3，且以单核细胞为主[51]。Sokoloff 和Bunim[4]在 5 例患有慢性关节炎的患者的滑膜外科活检标本中发现了 3 例非干酪样肉芽肿坏死。另外，滑膜表现出含有浆细胞的弥漫性慢性炎症。5 名患者中没有一人类风湿因子水平升高，Owen 等人[45]的那些研究显示了仅 3.3%的患者有类风湿因子升高，但其他研究指出在有结节病的患者中 38%可以发现类风湿因子[52]。类风湿因子的存在与关节疾病的存在或严重程度无关。也可出现腕关节和别处的腱鞘炎。肺结节病偶尔伴有杵状指和肥大性骨关节病[53]。

关节炎在儿童结节病中尤其常见[54]。患儿可以有大的、无痛的、似沼泽的滑膜和腱鞘的积液[55]，疾病无痛并且全身症状少[55]。尽管滑膜炎时期很长，但 X 线片看不见侵蚀表现。滑膜活检标本可有肉芽肿表现。有趣的是，在年轻儿童结节病报道中它与潜在的破坏性的葡萄膜炎有关，但是与肺疾患或肺门腺病没有多少相关性，所以此综合征与成人结节病的相关性仍不完全明确。病例中有些被报道有血管炎，还有一名患者出现过早衰老[56]。青少年系统性肉芽肿的名称提示它与成人结节病是有区别的。有肉芽肿性关节炎、葡萄膜炎、发疹和屈状指表现的家族性综合征也被报道过[57]。

五、治疗

许多有轻微症状的患者不需要治疗。目前没有有效的药物。肾上腺皮质类固醇常用来抑制潜在严重的炎症反应，例如眼部疾病、肺实质疾病和中枢神经系统的受累，通常都是有效的。皮质类固醇也能降低持续升高的血清钙水平。泼尼松初始剂量为 20~60mg，而后逐渐减少至最低有效维持剂量。隔日给药看起来在维持治疗中有效。很难证实皮质类固醇是否能长期改善症状[58]，但是一项系列研究显示其能够减轻致命的损害，

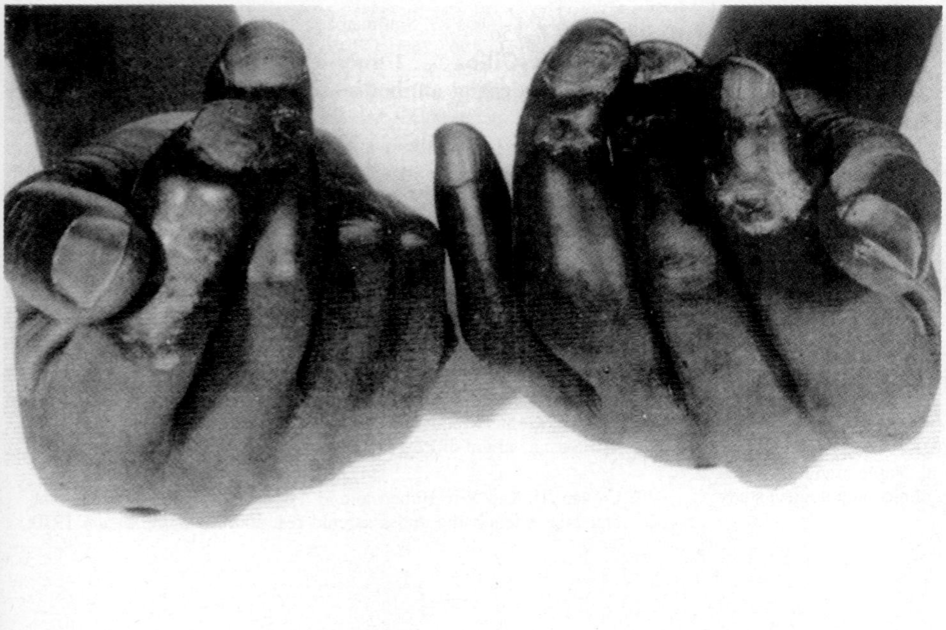

图94.5　33岁患结节病5年的非洲裔美籍男性患者的手的表现。手指背侧出现色素脱失性皮肤病变，左手第四指末节指骨脱位，同时左手第四、五指近端指间关节梭样肿胀（不对称性）。该患者无银屑病。（From Sokoloff L, Bunim JJ. Clinical and pathological studies of joint involvement in sarcoidosis. *N Engl J Med* 1959;260:842–847, with permissoon.）

甚至在严重的疾病中[59]。自行缓解也是可能的。皮质类固醇疗法对于活动的关节疾病几乎总是有效，至少是能够暂时缓解症状。当使用这些药物时，同时也需要使用异烟肼。虽然关节疾病经常有自限性，但是休息、水扬酸类药、非类固醇抗炎药和其他止痛药也经常需要使用。与在风湿热中不同，水扬酸类药作用常不明显。秋水仙碱能够减轻一些患者的急性关节炎的发作[44]，但并不意味着总有效。在几项开放性实验中，给予甲氨蝶呤(作为辅助皮质类固醇减量的药物)7.5~15mg/周，治疗有效[60]。但是有一篇系统回顾发现15%的患者发展成肝炎[61]。氯喹或羟氯喹被报道对皮肤[62]和骨[63]结节病有帮助，另外一些非对照研究报道环孢素和硫唑嘌呤[64]对一些结节病患者有效。肿瘤坏死因子抑制剂的使用正在研究中。

（曹沛宏 李世民 译 李世民 于建华 校）

参考文献

1. Boeck C. Multiple benign sarkoid of the skin. *J Cutan Genitourin Dis* 1899;17:543–550.
2. Schaumann JN. Étude sur le lupus pernio et ses rapports avec les sarcoides et la tuberculose. *Ann Dermatol Syph* 1916;6:357–373.
3. Lofgren S. Primary pulmonary sarcoidosis. I. Early signs and symptoms. *Acta Med Scand* 1953;145:424–431.
4. Sokoloff L, Bunim JJ. Clinical and pathological studies of joint involvement in sarcoidosis. *N Engl J Med* 1959;260:842–847.
5. Hunninghake GW, Crystal RG. Pulmonary sarcoidosis: a disorder mediated by excess helper T-lymphocyte activity at sites of disease activity. *N Engl J Med* 1981;305:429–434.
6. Konttinen YT, Tolvanen E, Visa-Tolvanen K, et al. Inflammatory cells of sarcoid granulomas detected by monoclonal antibodies and an esterase technique. *Clin Immunol Immunopathol* 1983;26:380–389.
7. Milburn HJ, Poulter LW, Dilmec A, et al. Corticosteroids restore the balance between locally produced Th1 and Th2 cytokines and immunoglobulin subtypes to normal in sarcoid lung. *Clin Exp Immunol* 1997;108:105–113.
8. Longcope WT, Freiman DG. A study of sarcoidosis. *Medicine* 1952;31:1–32.
9. Veale D, Fitzgerald O. Acute sarcoid arthropathy—an infective cause? *Br J Rheumatol* 1990;29:158–159.
10. Petterson HB, Johnson E, Osen SS. Phagocytosis of agarose beads by receptors for C3b (CRI) and iC3b (CR3) on alveolar macrophages from patients with sarcoidosis. *Scand J Immunol* 1990;32:669–677.
11. Van Maarsseven ACM, Mullink H, Alons CL, et al. Distribution of T cell subsets in different portions of sarcoid granulomas. *Hum Pathol* 1986;17:493–500.
12. Fitzgerald AA, Davis P. Arthritis, hilar adenopathy, erythema nodosum complex. *J Rheumatol* 1982;9:935–938.
13. Krause A, Goebel KM. Class II MHC antigen (HLA DR3) predisposes to sarcoid arthritis. *J Clin Lab Immunol* 1987;24:25–27.
14. Truelove LH. Articular manifestations of erythema nodosum. *Ann Rheum Dis* 1960;19:174–180.
15. Neville E, Walker AN, James DG. Prognostic factors predicting the outcome of sarcoidosis: an analysis of 818 patients. *Q J Med* 1983;52:525–533.
16. Eld H, O'Connor CR, Catalano E, et al. Life-threatening vasculitis associated with sarcoidosis. *J Clin Rheumatol* 1998;4:338–344.
17. Said G, Lacroix C, Plante-Bordeneuve V, et al. Nerve granulomas and vasculitis in sarcoid peripheral neuropathy: a clinicopathological study of 11 patients. *Brain* 2002;125:264–275.
18. Sack KE, Whitcher JP, Carteron NL, et al. Sarcoidosis mimicking Sjögren's syndrome: histopathologic observations. *J Clin Rheumatol* 1998;4:13–16.
19. Sequeira W, Stinar D. Serum angiotensin converting enzyme levels in sarcoid arthritis. *Arch Intern Med* 1986;146:125–127.
20. Matsuki K, Sakata T. Angiotensin-converting enzyme levels diseases of the liver. *Am J Med* 1982;73:549–551.
21. Lawrence EC, Teague RB, Gottlieb MS, et al. Serial changes in markers of disease activity with corticosteroid treatment in sarcoidosis. *Am J Med* 1983;74:747–756.
22. Fagan EA, Moore-Gillon JC, Turner-Warwick M. Multiorgan granulomas and mitochondrial antibodies. *N Engl J Med* 1983;308:572–575.
23. Koontz CH, Joyner LR, Nelson RA. Transbronchial lung biopsy via the fiberoptic bronchoscope in sarcoidosis. *Ann Intern Med* 1976;85:64–66.
24. Winterbauer RH, Belic N, Moores KD. A clinical interpretation of bilateral hilar adenopathy. *Ann Intern Med* 1973;78:65–71.
25. Stjernberg N, Cajander S, Truedson H, et al. Muscle involvement in sarcoidosis. *Acta Med Scand* 1981;209:213–216.
26. Israel HL, Sones M. Selection of biopsy procedures for sarcoidosis diagnosis. *Arch Intern Med* 1964;113:255–260.
27. James DG. Kveim revisited, reassessed [Editorial]. *N Engl J Med* 1975;292:859–860.
28. Nosal A, Schleissner LA, Mishkin FS, et al. Angiotensin-1-converting enzyme and gallium scan in non-invasive evaluation of sarcoidosis. *Ann Intern Med* 1979;90:328–331.
29. Wolfe SM, Pinals RS, Aelion JA, et al. Myopathy in sarcoidosis. *Semin Arthritis Rheum* 1987;16:300–306.
30. Janssen M, Dijkmans AC, Fulderink F. Muscle cramps in the calf as presenting symptom of sarcoidosis. *Ann Rheum Dis* 1991;50:51–52.
31. Dewberry RG, Schneider BF, Cale WF, et al. Sarcoid myopathy presenting with diaphragm weakness. *Muscle Nerve* 1993;16:832–835.
32. Otake S. Sarcoidosis involving skeletal muscle: imaging findings and relative value of imaging procedures. *AJR* 1994;162:369–375.
33. Chapelon C, Ziza JM, Piette JC, et al. Neurosarcoidosis: signs course and treatment in 35 confirmed cases. *Medicine* 1990;69:261–276.
34. Perlman SG, Damergis J, Witorsch P, et al. Vertebral sarcoidosis with paravertebral ossification. *Arthritis Rheum* 1978;21:271–277.
35. Blank NM, Steininger H, Kalden JR, et al. Symptomatic bone lesion of the tibial head as onset manifestation of sarcoidosis. *J Rheumatol* 1999;26:936–937.
36. Schorr AF, Murphy FT, Kelly WF, et al. Osseous sarcoidosis. Clinical, radiographic and therapeutic observations. *J Clin Rheumatol* 1998;4:186–192.
37. Sartoris DJ, Resnick D, Resnick C, et al. Musculoskeletal manifestations of sarcoidosis. *Semin Roentgenol* 1985;20:376–386.
38. McBrine CS, Fisher MS. Acrosclerosis in sarcoidosis. *Radiology* 1975;115:279–281.
39. Liebowitz MR, Essop AR, Schamroth CL, et al. Sarcoid dactylitis in black South African patients. *Semin Arthritis Rheum* 1985;14:232–237.
40. Gumpel JM, Johns CJ, Shulman LE. The joint disease of sarcoidosis. *Ann Rheum Dis* 1967;26:194–205.
41. Siltzbach LE, Duberstein JL. Arthritis in sarcoidosis. *Clin Orthop* 1968;57:31–50.
42. Spilberg I, Siltzbach LE, McEwen C. The arthritis of sarcoidosis. *Arthritis Rheum* 1969;12:126–137.
43. James DG, Thompson AD, Wilcox A. Erythema nodosum as a manifestation of sarcoidosis. *Lancet* 1956;2:218–221.
44. Kaplan H. Sarcoid arthritis with a response to colchicine. *N Engl J Med* 1960;268:778–781.
45. Owen DS, Waller M, Ray ES, et al. Musculoskeletal sarcoidosis and rheumatoid factor. *Med Coll VA Q* 1972;8:217–220.
46. Kaplan H, Klatskin G. Sarcoidosis, psoriasis, and gout: syndrome or coincidence? *Yale J Biol Med* 1960;32:335–352.
47. Kellner H, Spathling S, Herzer P. Ultrasound findings in Lofgren's syndrome: is ankle swelling caused by arthritis, tenosynovitis or periarthritis? *J Rheumatol* 1992;19:38–41.
48. Maña J, Gomez-Vaquero C, Salazar A, et al. Periarticular ankle sarcoidosis: a variant of Löfgren's syndrome. *J Rheumatol* 1996;23:874–877.
49. Caplan HI, Katz WA, Rubenstein M. Periarticular inflammation, bilateral hilar adenopathy and a sarcoid reaction. *Arthritis Rheum* 1970;

13:101–111.
50. Johard U, Eklund A. Recurrent Lofgren's syndrome in three patients with sarcoidosis. *Sarcoidosis* 1993;10:125–127.
51. Palmer DG, Schumacher HR. Synovitis with non-specific histologic changes in synovium in chronic sarcoidosis. *Ann Rheum Dis* 1984; 43:778–782.
52. Oreskes I, Siltzbach LE. Changes in rheumatoid factor activity during the course of sarcoidosis. *Am J Med* 1968;55:60–67.
53. Rahbar M, Sharma OP. Hypertrophic osteoarthropathy in sarcoidosis. *Sarcoidosis* 1990;7:125–127.
54. Lindsley CB, Petty RE. Overview and report on international registry of sarcoid arthritis in childhood. *Curr Rheum Rep* 2000;2:343–348.
55. North AF, Fink CW, Gibson WM, et al. Sarcoid arthritis in children. *Am J Med* 1970;48:449–455.
56. Umemoto M, Take H, Yamaguchi H, et al. Juvenile systemic granulomatosis manifesting as premature aging syndrome and renal failure. *J Rheumatol* 1997;24:393–395.
57. Raphael SA, Blau EB, Zhang WH, et al. Analysis of a large kindred with Blau syndrome for HLA, autoimmunity, and sarcoidosis. *Am J Dis Child* 1993;147:842–848.
58. Young RL, Harkleroad LE, Lordon RE, et al. Pulmonary sarcoidosis: a prospective evaluation of glucocorticoid therapy. *Ann Intern Med* 1970;73:207–212.
59. Emirgil C, Sobol BJ, Williams MH. Long-term study of pulmonary sarcoidosis. The effect of steroid therapy as evaluated by pulmonary function studies. *J Chronic Dis* 1969;22:69–86.
60. Kaye O, Palazzo E, Grossin M, et al. Low dose methotrexate: an effective corticosteroid sparing agent in the musculoskeletal manifestations of sarcoidosis. *Br J Rheumatol* 1995;34:642–644.
61. Newman LS, Rose CS, Maier LA. Sarcoidosis. *N Engl J Med* 1997; 336:1224–1234.
62. Jones E, Callen JP. Hydroxychloroquine is effective therapy for control of cutaneous sarcoidal granulomas. *J Am Acad Dermatol* 1990;23: 487–489.
63. De Simone DP, Brillant HL, Basile J, et al. Granulomatous infiltration of the talus and abnormal vitamin D metabolism in a patient with sarcoidosis; successful treatment with hydroxychloroquine. *Am J Med* 1989;87:694–696.
64. Krebs P, Abel H, Schonberger W. Behandling der boeckschan sarkoidose mit immunosuppressiven substanzen. Erfahrungen mit Azatioprin (Imurel). *Munchen Med Wochenschr* 1969;111:2307–2311.

第95章

与血液病、贮积病、脂类代谢失调及异常蛋白血症相关的关节炎

Louis W. Heck

风湿科医生通常需要对各个年龄段的患者进行诊断和鉴别，这些患者自述有不明原因的局部疼痛或全身性疼痛、肌肉痛、关节痛和关节炎。在较大型的三级医疗护理中心，上述患者并不少见。此类症状通常反应患者可能存在血液学或脂类代谢失调、贮存病及异常蛋白血症。本章主要叙述上述疾病的诊断及治疗，这些疾病的病因学和分类（肿瘤、感染和遗传的）。详细的病史采集、仔细的查体、恰当合适的实验室及影像学检查有助于准确地诊断并进而指导临床治疗。对于遗传性疾病，医生对患者家庭成员进行筛查和健康宣教至关重要。

目前对本章所述的多数疾病的认识仍依赖于辛苦的临床-病理学相关性研究。治疗虽在一定程度上取得进展，治疗方案也得以改进，但效果却并不理想。要想对上述疾病获得更深层次的理解需要进行深入的分子生物学研究。人们在遗传性疾病主要的遗传缺欠及致癌性机制的研究中所获得的新信息正在以惊人的速度出现[1]。

一、儿童期恶性肿瘤

急性淋巴细胞白血病是儿童最常见的恶性肿瘤，发病率约占所有15岁以下儿童新发肿瘤病例的1/4，常见于3~5岁患儿。急性淋巴细胞白血病肌肉骨骼系统的临床表现多样，多存在骨与关节疼痛，或者以关节炎症状为主。在一组584例儿童急性淋巴细胞白血病病例，27%的患儿表现为骨与关节疼痛[2]。该病主要临床表现包括间歇性或者持续性发热。短暂性或持续性关节痛，以及关节炎和弥散性骨痛。骨痛可以较严重，伴有行动障碍，通常发生在干骺端，但查体阳性体征少见。关节炎好发于手指间关节、膝关节及踝关节，可累及单个或多个关节[3,4]。由于儿童急性淋巴细胞白血病与幼儿型风湿性关节炎（JRA）的发病高峰期相同，儿童急性淋巴细胞白血病可能被误诊为幼儿期类风湿性关节炎的某一种类型，例如全身性JRA或其他类风湿性疾病，如系统性红斑狼疮（SLE）、急性风湿热或脓毒性关节炎等[5]。另外，急性淋巴细胞白血病的全血细胞计数及血小板计数可以正常，实验室检查［例如类风湿因子及抗核抗体（ANA）］可以呈现阳性。如果患儿具有肌肉骨骼疼痛或者幼儿期类风湿性关节炎等症状同时伴有血沉增快、正常红细胞性贫血、网状细胞计数低、血小板减少或是中性粒细胞计数相对性或绝对性减少，应考虑诊断为急性淋巴细胞白血病。血涂片标本应仔细检查淋巴母细胞数。对急性淋巴细胞白血病如有任何怀疑，则可进行骨髓穿刺检查以确定诊断。在某些病例中，为明确诊断需要进行多次骨髓穿刺活检。目前研究发现多种药物的超常规化疗可使急性淋巴细胞白血病的症状长期减轻甚至彻底治愈，因此进行正确的诊断进而选择合适的治疗方案是十分关键的。

神经母细胞瘤起源于交感神经组织，是1~3岁年龄阶段的儿童中最为常见的实体瘤。成神经细胞瘤的症状及体征多种多样，可能由原发性肿瘤、转移性肿瘤或是瘤外综合征引起[6,7]。患有转移性神经母细胞瘤的患

者可能还伴有发热、恶病质、骨骼疼痛、皮下结节、肝肿大、淋巴结病、贫血或是各种血细胞减少等症状，类似急性淋巴系白血病或系统性 JRA。不幸的是，这些症状的出现通常提示转移性神经母细胞瘤已经扩散，目前尚没有有效的治疗方法。

二、成年人血液－淋巴循环系统恶性肿瘤

成年人白血病在肌肉骨骼中伴随有骨骼疼痛以及关节痛和关节炎的明显症状。成年人白血病中关节受累的发生率是各不相同的，但是有 13.5%的患者主诉这种综合征[8]。一些患者可能患有与类风湿性关节炎(RA)相似的累及膝盖、脚踝、肩和手部的综合性关节痛以及关节炎，而其他患者可能患有迁移性的不对称多关节炎。背部疼痛表明神经根病可能与脑膜被淋巴细胞穿透有关。一些患有急性骨髓性粒细胞性白血病的患者可能还伴随有胸骨触痛的症状。对患有白血病相关的关节炎患者的滑液研究显示，滑液中白细胞计数范围在 50~50 000/mm^3[9]。滑膜炎的机制还没有被研究清楚。在尸检和活组织检查中，滑膜炎的研究结果显示为阴性。但是据报道，利用免疫细胞学技术，有 2 例患有淋巴母细胞白血病以及 1 例 T 细胞白血病患者在滑液中发现淋巴细胞[10,11]。

骨髓发育不良综合征(MDS)是一种以无效的红细胞生成作用为特征的多个同源血液细胞失调症状的综合[12]。法国－美国－英国(FAB)对于 MDS 的分类包括：顽固性贫血、带有环状含铁原红细胞的顽固性贫血、带有过度胚细胞的顽固性贫血、慢性骨髓单核细胞白血病以及在移植过程中带有过量胚细胞的顽固性贫血[12]。这些综合症状通常出现在 70 岁以上男性老年人中，表现为单一或是多种细胞减少症状。这些症状与风湿类症状有十分密切的联系。在对 162 例患有骨髓发育不良综合征患者的研究中，Castro 及其合作伙伴[13]发现有 10%患有严重的风湿类疾病，包括皮肤脉管炎，狼疮样综合征，外周神经病变以及包括 RA、Sjögren 综合征和混合结缔组织疾病在内的风湿类疾病[13]。在另一项研究中发现，在 28 名患有急性血清反应阴性炎性关节炎的患者中，有 8 名患者同时发现了特殊的血球细胞减少症[14]。骨髓发育不良综合征患者同时可能还患有例如皮肤脉管炎以及多肌痛风湿样综合征[14,15]。除了在健康人群中再次发生外，MDS 还可能在用烷基化药物如环磷酰胺(癌得星)以及苯丁酸氮芥[16]治疗的患有风湿类疾病的患者中发生。在对患有 MDS 以及风湿类疾病的 8 名患者的研究中（其中 7 名接受平均累积剂量为 118 g 的环磷酰胺，1 名接受累积剂量 6.5 g 苯丁酸氮芥)，6 名患者最终死亡。细胞发生异常包括其中 5 名患者染色体 7 的完全或是部分缺失以及染色体 5 长臂的部分或是完全缺失[16]。

毛细胞白血病(HCL)是一种少见的 B 淋巴细胞肿瘤疾病，主要发生在青年和中年男性，以脾肿大、全血细胞减少症以及出现循环的带有毛状(细胞质)的单核细胞为主要特征。这类异常肿瘤的治疗方法正在不断改进中，包括脾切除、用干扰素 α 进行治疗以及最近用 2-氯脱氧腺苷治疗毛细胞白血病的方法。最近关于 979 名 HCL 患者的研究显示 2-氯脱氧腺苷是治疗这种疾病的一种理想药物[17]。大多数患者接受标准操作步骤治疗（采用连续 7 天每天静脉注射剂量为 0.1 mg/kg 的 2-氯脱氧腺苷，并且持续 4 年治疗)。其中 861 名接受治疗的患者的整体反应速率为 87%；其中 50%显示完全的缓解以及症状减轻现象，13%出现一定程度的良性反应，24%出现一定程度的反应[17]。与 HCL 相关的两种风湿类疾病包括与多关节炎相同的系统性血管炎综合征和与 RA 相似的对称性关节炎[18-24]。另外，发现有几例患者同时患有皮下小血管血管炎以及结节性红斑。还发现毛细胞穿透血管壁以及滑液的现象，但是炎症组织损伤的机制还没有研究清楚[19]。用泼尼松及环磷酰胺进行治疗的报告记载了多种结果。其中用干扰素 α 治疗的患者的尸检报告证明了与 HCL 相关的多关节炎[22]。这些风湿类综合征是否会在接受 2-氯脱氧腺苷治疗的 HCL 患者中出现还需要进一步验证。最后，HCL 患者可能出现骨骼异常，并且可以归咎于放射性治疗[25]。

T 细胞大粒化淋巴细胞白血病可能在 RA 患者中发生，表现为 $CD3^+$、$CD8^+$、$CD16^+$ 和 $CD57^+$ 细胞增生[26,27]。大多数患者同时出现中性粒细胞减少的症状(小于 500/mm^3)，与感染相关，有时还与脾肿大相关，可能被误诊为 Felty 综合征。与 Felty 综合征相比，患有 T 细胞大粒化淋巴细胞白血病的患者常常为老年人，并且可能在关节类疾病征兆出现的几个星期到几个月内出现中性粒细胞减少症状，常常与血液中正常的或是升高的白细胞计数相联系。在外周血液涂片例行检查中的特征为含有丰富白色细胞质以及嗜苯胺蓝颗粒的大粒淋巴细胞数量增加。治疗方案可能包括粒细胞－巨噬细胞克隆刺激因子(GM- CSF)以改变中性粒细胞减少的症状，并且使用一定时间的环磷酰胺或是持续使用甲氨蝶呤[27]。已经有利用 2- 氯脱氧腺苷成功治疗顽固

性大粒淋巴细胞白血病的报道[28]。

恶性淋巴瘤是一种至少包括15种新生肿瘤失调的异源性统称，被广泛定义为霍奇金(Hodgkin)疾病(约占20%)或是非Hodgkin淋巴瘤(约占80%)。骨受累在所有淋巴瘤常见，但是报道的发生率基于用于定义疾病活性的方法的不同而各不相同[29]。例如，患有霍奇金病的患者中，用X线照相术方法确定约有10%~25%的患者有骨骼的变化，但是死后尸体解剖检查得到的结果为50%。所有淋巴瘤中的骨受累包括脊椎、骨盂、肋骨、长骨以及颅骨，可能导致骨骼疼痛，常常伴随有包括骨外膜在内的活性骨组织损伤[29,30]。患者主诉疼痛通常非常严重且持久；在夜晚疼痛更为严重，且休息后无明显缓解。有时，脊椎或是长骨受累的患者站立或是行走时疼痛更加严重。压缩神经的症状在肿瘤穿透脊索时(骨髓病)或是支气管-腰骶骨网状神经组织根部(神经根病)时可能更为严重。淋巴瘤、肿瘤或是白血病患者的特殊疼痛症状(包括穿透性骨骼损伤或是神经损伤)的详细描述不属于本章讨论的范围，但在其他章节有所描述[31,32]。骨骼损伤在X线片中可能显示为溶骨性损伤，长骨以及脊椎的病原性骨折，骨膜炎或是皮层损伤，正如Resnick以及Haghighi所强调的[29]，在Burkitt淋巴瘤中可能发生区域性骨形成(面部骨，包括上颌骨和下颌骨)，在网状细胞肉瘤中可能发生股骨和骨盆的病原性骨折。

单一关节炎或是多关节炎可能是结外非霍奇金滑膜淋巴瘤的表征。在对6名患者的研究中，4名患有膝盖单关节炎，1名患有胸锁单关节炎，1名患有多关节炎。其中2名X线片显示邻近骨质溶解的特征，而1名显示软组织增生[33]。滑液或是骨活组织检查可得到精确的诊断结果。1名淋巴瘤患者骨骼(网状细胞肉瘤)延伸进入滑液。在另一项对14例网状细胞肉瘤患者的连续观察中，4名患者主诉关节疼痛，3名患者没有风湿类疾病[34]。所有患者都有持久性的区域骨骼疼痛、肿胀或是两者均有，并且X线片也证明了骨骼损伤的存在。

带有蛋白异常的血管免疫母细胞淋巴结病是一种以皮疹、全身症状、肝脾大、淋巴结病、自身抗体、血小板减少症以及溶血性贫血为特征的异常外周T细胞(偶尔情况下为B细胞)淋巴瘤[35-38]。淋巴结活组织检查以及特征性的组织学特征可进行诊断。据报道，有几例患者患有对称性血清阴性多关节炎，可能在诊断前后暂时发生[38-40]。在报道的1例病例中，滑膜内的淋巴样浸润与在锁骨淋巴结中发现的相似[39]。还没有已发表的治疗方案，但有报道将2-氯脱氧腺苷用于2例患有顽固性带有蛋白异常的血管免疫母细胞淋巴结病患者的治疗[40]。

表皮T细胞淋巴瘤是一种少见的表皮恶性肿瘤(蕈样肉芽肿病)，包括可能有异常循环淋巴细胞的白血病时期的辅助性T细胞(Sezary综合征)。在2例患有对称性血清阴性关节炎的患者[41,42]中，有1人开始呈现血清阴性，但是随后出现类风湿性因子阳性并且十分顽固，对传统治疗方法无反应，而对抗CD4单克隆抗体显示有一定的反应。

淋巴瘤样肉芽肿病(LYG)是一种起初被定义为肺部脉管炎的少见疾病，并且与Wegener肉芽肿病相似[43]。这种特殊的血管中心以及血管损伤(引起坏死)的浸润过程主要累及肺部，但也包括皮肤、中枢和外周神经系统、肝脏以及脾脏[43,44]。LYG最初被认为是系统性的肉芽肿血管炎疾病，是一种伴随有大量T细胞浸润的艾-巴病毒(EBV)驱动的B细胞增生失调症状[45,46]。反常的是，由于有T细胞功能损伤的证据，其与免疫缺失相关[45]。在对4名LYG患者5年以上的纵向研究中发现，所有活组织检查样品均显示在T细胞积聚的浸润区域散布有中等至巨大的B细胞；而且双标记实验显示EBV序列只存在于B细胞中，而没有在T细胞中发现。在3例接受研究的患者中，有2例患者发现有克隆免疫球蛋白H(IgH)基因的重排。最为常见的主诉症状是咳嗽、呼吸困难以及胸部疼痛，显示了肺部损伤的存在，并且伴随有持续的发热、体重下降以及抑郁症状。在Karzenstein及其合作者对152名患者的研究中，6.3%的患者出现关节痛，2.8%有肌痛[44]，少数几名患者出现对称性血清阴性多关节炎[47]，还没有针对这类异源性疾病的标准治疗方法，但是已经有关于对干扰素α_{26}[45]以及环孢霉素A的报道。

尽管患有RA的患者显示出更高的死亡率，研究人员对这类淋巴瘤进行治疗的潜在危险(包括用甲氨蝶呤)还没有报道[49,50]。最近的一些病例强调了接受每周低剂量的甲氨蝶呤治疗的RA患者(以及一些皮肌炎患者)中淋巴恶性肿瘤发生率的升高[49-58](第32章)。除了1例T细胞淋巴瘤以及2例霍奇金疾病外，这些淋巴恶性肿瘤通常是非霍奇金淋巴瘤，属于扩散性、大细胞以及B细胞来源。其中1名患者有奈瑟菌属症状或是Sjögren综合征。几个病例中的显著特征是淋巴瘤的可逆性。在停止甲氨蝶呤治疗后，淋巴瘤完全消退。这个现象表明甲氨蝶呤可能是一种协同致癌剂，并且可能影响潜在致癌化合物的新陈代谢，从而损伤特异的免疫细胞种类的生长调节，或是损伤免疫系统消除肿瘤的能力。另一个显著特征是大多数淋巴瘤基因组DNA驻留的EBV基因组，恶性肿瘤细胞是EBV潜在膜蛋白1阳性的，表明EBV感染可能是恶性肿瘤细胞增生的诱发原因之一。无论如何，所有接受低剂量甲氨蝶呤治疗的类风湿疾病患者都应该被告知恶性肿瘤发生的微小可能性，并且在每次复诊时都应对淋巴瘤发生进行仔细地检查。

三、多发性骨髓瘤以及淀粉样病变

多发性骨髓瘤是一种常见的以骨髓中单一种类血浆细胞的不可控制性增生为特征的恶性肿瘤。这种疾病可能有多种肌肉骨骼症状，例如由于病原性骨在吸收以及骨质疏松症导致的骨骼疼痛以及关节疼痛。恶性血浆细胞浸润骨髓，通过一系列包括骨骼重吸收细胞因子(如肿瘤坏死因子TNF、IL-1及IL-6)的合成以及分泌在内的级联反应机制导致的扩散性骨骼去矿物质化。破骨细胞在骨髓中有巨噬-粒细胞克隆形成单元生成。这个骨重吸收细胞的形成在正常条件下由间充质细胞-破骨细胞调节。骨髓瘤细胞生成因子(例如IL-6和IL-11)参与了破骨细胞分化途径中的调节步骤，导致了活化的破骨细胞的数量增加[59,60]。

骨骼疼痛可能是骨髓瘤的主要症状[61,62]。这个现象最初表现为暂时的或是轻微的疼痛，间歇发生，或是表现为脊椎、肋骨疼痛感，或是表现为由于骨折或是在一些情况下与脊索或是神经根不相关的轻微损伤后的剧烈疼痛。X线片研究现在仍然为确定骨骼损伤程度的标准方法，但是例如计算机X射线断层摄影术(CT)等新兴的成像技术在描绘脊椎以及长骨损伤中比单纯的射线成像技术优越[63]。更进一步的，磁共振成像(MRI)可以表现脊椎、脊索以及神经根之间的相互关系，特别是能确定神经组织压迫的确切位置[64]。

除了背部疼痛(骨髓瘤中最为常见的风湿性症状)外，关节痛以及关节炎也已经被报道[61,62,65,66]。关节症状可能与骨髓瘤征候同时发生，包括骨骼疼痛、关节僵硬肿胀、腕管综合征[67]。这些风湿性表征是骨髓瘤引起的，或是与原发的淀粉样病变相关[68-72]。更进一步的，患有长期典型性RA的患者可能患骨髓瘤，从而增加了长期炎症疾病诱发的恶性肿瘤样变发生的可能性[66]。

多发性骨髓瘤以及原发性淀粉样病变是以血清中或是尿液中单克隆(M)蛋白的出现为特征的。大量异常蛋白(M带)的临床表现包括：与充血性心力衰竭密切相关的高黏滞性综合征，与外周供血不足相关的冷球蛋白血症，在肾小管中轻链的沉积(骨髓瘤肾)，过度骨骼重吸收导致的高钙血综合征，以及血浆凝聚因子I、II、VIII和IX通过与异常蛋白(M带)的结合而失活。一个快速、高度敏感的确定体液中M蛋白的分析方法是免疫固定电泳分析。将稀释的血清样品或是浓缩的尿液样品放置在缓冲的琼脂糖凝胶孔中，电泳后，每个条带都与IgG、IgM或是IgA重链多肽，κ以及λ轻链多肽特异性的抗血清培养；或是不加抗血清培养。扩散至凝胶中的抗体与抗原特异性结合，形成不可溶的抗原-抗体免疫固定沉淀条带。多余的可溶蛋白通过轻微的洗脱除去。然后将琼脂糖凝胶干燥，用显示M蛋白沉淀条带的染料染色。单克隆γ-球蛋白病的分析诊断常常需要进一步的检查。对851名患有单克隆γ-球蛋白病的患者，在Mayo临床分析后66.9%患者显示未确定显著性的单克隆γ-球蛋白病(MGUS)，这个现象被认做是良性病变，但是一些患者已经表现出多发性骨髓瘤、淀粉样病变、巨球蛋白血症或是其他淋巴网状内皮细胞恶性肿瘤病变[73]。在图95.1中描述了代表性的免疫固定模式，包括正常血清(A)以及尿液(B)；从一个未知显著性的13岁单克隆γ-球蛋白病患者中取得的血清(C)以及尿液(D)；从一个患有多发性骨髓瘤患者中取得的血清(E)以及尿液(F)。

淀粉样病变不是一种实体临床疾病，而是多种结构驱动蛋白沉积疾病的总称，与生化构成有一定的相同特征但也有明显区别[71,72]。例如，蛋白沉积在两种情况下都发生在细胞外，并且这些沉积是嗜曙红性的，并且有标准的组织化学染色；结合刚果红染料，当用极性光显微镜观察时显示苹果绿；与结晶紫显示异染性；用电子显微镜观察时显示100 Å非分支原纤维；用X射线晶体成像时显示扭曲的β褶反平行构象。但是他们的蛋白质沉积的生化特性，与相关疾病的表位(肿瘤、炎症、退化或是遗传性)，蛋白沉积的趋向性，疾病表征的范围都是不同的。通过对多种淀粉样病变组织的研究，利用前面提到的方法，研究者已经验证了多种不同的淀粉样蛋白，并且找到了与临床症状或是特殊疾病相关的前体蛋白。对于淀粉样病变还没有令人满意的临床分类标准。其中一种方法是将其分为3类，包括AL(免疫球蛋白轻链淀粉样蛋白)、AA(A蛋白淀粉样蛋白)和ATTR(甲状腺激素结合蛋白淀粉样蛋白)；两种主要的存在形式为$A\beta_2$ (β_2-巨球蛋白淀粉样蛋白)和Ab(b蛋白淀粉样蛋白)，以及几种混杂形式。淀粉样病变将在第93章中进行详细讨论。人们对AL、AA、

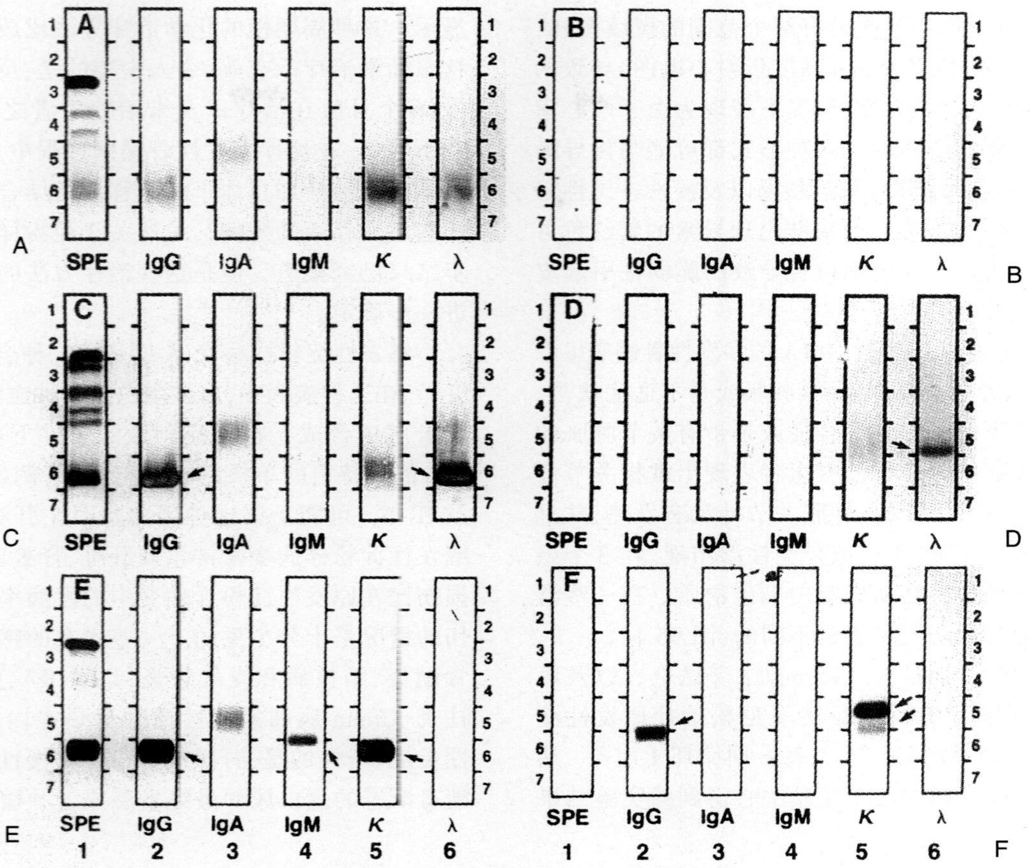

图95.1　正常血清(A)和尿液(B)中免疫固定图像。血清(C)和尿液(D)标本获取自一位72岁男性患者，单克隆免疫球蛋白病史12年。血清(E)和尿液(F)标本取自一位82岁多发性骨髓瘤男性患者。A图中，在SPE电泳道中，上方较明显的带是白蛋白。在血清(A)和尿液(B)标本中未见M蛋白出现。M蛋白见于：C，免疫球蛋白G(IgG)λ；D——游离的λ轻链；E——IgGκ和部分IgM(双克隆丙种球蛋白病)；F——IgGκ和游离的κ轻链。

ATTR 以及 Aβ_2 形式的淀粉样蛋白的考虑与评价风湿类综合征患者有直接的关系。

原发性淀粉样病变(AL)是由生化定义的第一种全身性淀粉样病变。首先将可溶的纯化的淀粉样蛋白水解，然后通过氨基酸序列分析显示其与免疫球蛋白轻链的不同区域的一致性(Bence Jones 蛋白)，从而为这类蛋白提供了免疫球蛋白来源的证据。其是美国最为常见的系统性淀粉样病变，并且与血浆细胞骨髓瘤(20%)或是血浆细胞(包括滑液、皮肤以及皮下组织、神经、肝脏、脾脏、心脏、肾脏以及肺)体液不调(80%)相关。在 AL 患者中，大约 50%曾经有疲劳以及体重下降的症状；还有一些包括外周水肿、呼吸困难、感觉异常、光诱导的头痛以及声嘶在内的不常发生的症状[74]。最初的身体检查显示在 1/3~1/2 的患者中伴随可触及的肝脏以及外周水肿。直立性的低血压、表皮呈现紫红色的异常颜色、巨舌症、可触及的脾脏、皮肤丘疹、淤斑和淋巴结病发生概率则较低。滑液组织的淀粉样蛋白穿透可能表明与 RA 相似的对称性多关节炎或是肩关节周围的异常肿大[68–70]。对一个原发性淀粉样病变患者的免疫固定研究发现在血清中有一个 M 带组分，但并没有在尿液中发现(图 95.2)。同时还有一个刚果红染色脂肪表明由极性光显微镜观察到的染色的淀粉样蛋白的双折射现象。3 个原发性淀粉样病变的患者的免疫固定模式图呈现不同的 M 蛋白条带(图 95.3)。

与 AL 相关的临床症状包括：与神经组织相关的(例如腕管综合征)症状，以及伴随手指、脚趾感觉异常的外周神经病变。由于自主神经系统的损伤，可能发生以直立性低血压、性能力丧失、排汗异常以及胃肠功能异常为代表的副交感神经损伤。充血性心力衰竭的主要表现为右侧心室衰竭，伴有因肌肉僵硬、心室不可调以及心室隔膜过厚(心电图带有两个范围的斑纹图样，多种不同的 3 mm 以及 5 mm 高度折射心电图)导致的限制性心肌病，或是在少数情况下表现为由于两心室衰竭导致的扩张性心肌病。两种形式都可能与传导障碍相关。肾脏损伤以蛋白尿、肾衰竭以及慢性进展性肾衰竭为特征。最终,淤斑以及皮肤出现异常的紫红色可能是由淀粉样蛋白浸润毛细血管导致的脆弱性引起皮肤损伤而造成的。

在对有淀粉样病变刺激的 RA 的多发性骨髓瘤患者研究中,5 名患者可见手部僵硬、肿胀或是不适症状[68]。一些患者有皮下瘤、腕管综合征或是带有关节肿胀的增生性滑膜炎症状，但是没有患者表现出掌指关节疼痛或是肿胀。更进一步的,肿胀关节处没有发热,并且没有类风湿因子、边缘糜烂或是炎性渗出液。在 3 个患者的滑液中发现小的淀粉样蛋白染色物质。在一些滑液组织中的淀粉样病变可能是不同的(图 95.4)。

每天 2 次给予剂量为 0.15 mg/kg 美法仑，以及每天 4 次给予剂量为 0.8 mg/kg 的泼尼松治疗原发性淀粉样病变。每个疗程持续 7 天,每 6 周循环 1 次[75]。从采用不同的治疗方案的两个实验中心得到的实验结果显示，这种周期性的化学治疗方法比放弃治疗或是用秋水仙素治疗[72]有效。令人失望的是,反应速率十分缓慢,6 个月后在治疗以及未治疗患者之间的存活率上升不明显。在治疗多发性骨髓瘤过程中,使用高剂量的化学药物治疗和自体干细胞移植相结合的方法已获得一些成功存活的病例，虽然关于淀粉样病变患者的初步结果已经报道，但是这些治疗方法的副作用还有待进一步确定。

继发性淀粉样病变(AA)是第二种全身性淀粉样病变[72]。在这种疾病中,前体蛋白是一种血清组分(SAA)，在肝脏中合成，在炎症刺激的条件下可能升高 100~200 倍。特定的单核巨噬细胞因子,例如 IL-1、TNF 以及 IL-6，可能上调这种蛋白基因在肝脏中的表达量。继发性淀粉样病变常常累及肝脏、肾脏以及脾脏,心脏损伤比在原发性淀粉样病变中的发病率低，而神经损伤的情况是十分少见的。一些潜在的感染性疾病包括骨髓炎、结核病和支气管炎,以及 RA、JRA、强直性脊柱炎、Crohn 病和家族性地中海热在内的非感染性慢性炎症。奇怪的是,肾脏疾病可能是慢性的、无痛的、伴随有渐进的蛋白尿并最终发展成为肿瘤综合征，并且

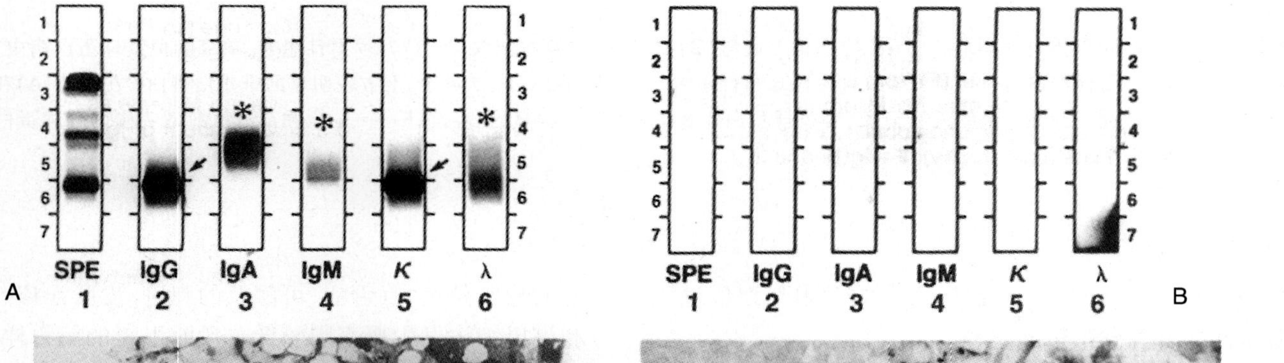

图95.2 血清(A)和尿液(B)中免疫固定图像,腹部脂肪垫抽吸物经刚果红染色图像(C),偏光显微镜镜下观(D)。标本取自一位67岁原发性淀粉样变男性患者。A图中,M蛋白是IgGκ,3、4和6电泳道中条带上方的"*"提示将血清稀释并进行重复免疫电泳后证实结果为假阳性。尿液标本中未发现M蛋白。C图中,箭头所示为在小动脉内及脂肪细胞之间的刚果红染色物。偏光显微镜下刚果红染色物呈现双折射特性(D)。

在最终肾脏疾病发生之前可能持续 5~10 年。在欧洲，肾脏淀粉样病变被报道为导致JRA 患者死亡的首要原因，但是在美国没有发现这样的相关综合征。另一个有意思的发现是在 AA 疾病中淀粉样沉积可能被重新吸收，表现为没有经过任何治疗而发生的肿大的肝脏或是脾脏的减小、或是蛋白尿减少。最终，成功利用秋水仙素降低在家族式地中海发热患者中淀粉样病变的发生频率，并且在某些 AA 疾病患者中改善肾功能的病例表明应该认真对待 AA 疾病患者，并在所有淀粉样患者中除外 AA 疾病[76]。

家族性淀粉样病变(ATTR)被认为是第三种全身性淀粉样病变，与异常血浆前体白蛋白(命名为“转甲状腺素蛋白”)的沉积相关[72]。这个蛋白的正常功能是转运甲状腺素以及视黄醇结合蛋白。ATTR 起初被定义为一种自体显性遗传疾病，在生命中期或是后期发生外周组织的神经病变，在之后的几十年内逐步发展成为自体神经病以及各个器官的损伤，主要在葡萄牙患者中发现。之后，在欧洲和美国患者中发生多种临床症状被认为是由于转甲状腺素蛋白基因的突变，进一步导致了这个转运分子氨基酸替代物。这些突变与多种淀粉样蛋白在心脏、肠以及肾脏中的浸润密切相关。一些其他突变蛋白在家族性淀粉样病变的病例中也有发现(第 93 章)。

透析相关淀粉样病变($A\beta_2M$)是一种与关节病以及腕管综合征相关的局部淀粉样病变，经常发生在持续接受 8 年以上血液透析或是腹膜透析维持的患者中[77]。其是由 β_2 微球蛋白淀粉样蛋白在关节周围、关节连接处、骨以及腕管组织中沉积引起的[78]。β_2 微球蛋白是 I 型人类淋巴细胞抗原(HLA)分子的 β 链非共价连接形成的，在所有有核的人体细胞中均存在。这个小蛋白分子的催化机制依赖于正常的肾脏过滤作用和排泄作用。在透析患者以及晚期肾病患者中，β_2 微球蛋白在血浆中的浓度和组织中的浓度上升，从而增加了纤维形成作用。尽管 β_2 微球蛋白可能在体外形成淀粉样蛋白纤维，但有证据表明在淀粉样蛋白沉淀中的 β_2 微球蛋白可能有几种翻译后修饰。例如，一个研究结果显示酸性的 β_2 微球蛋白是由于终产物的进一步糖基化造成的，其是血液透析相关的淀粉样病变中淀粉蛋白沉

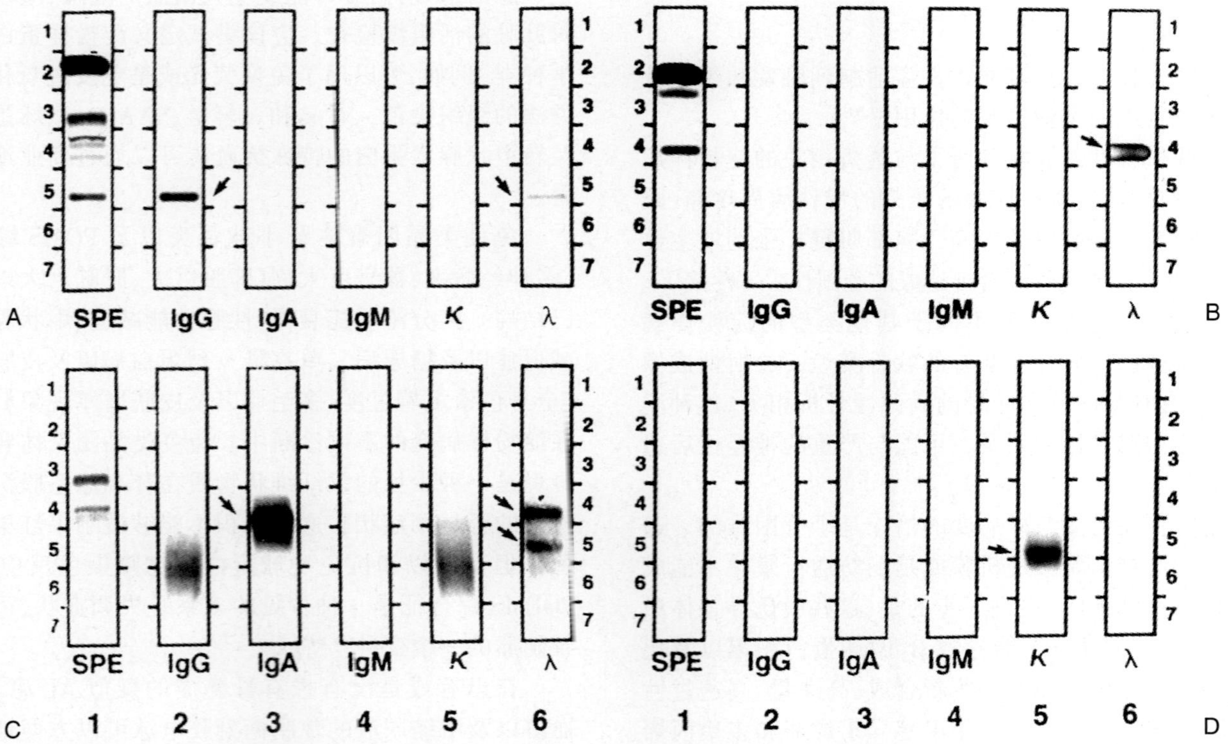

图95.3　3例不伴有多发骨髓瘤的原发性淀粉样变患者的免疫固定图像。血清(A)和尿液(B)标本取自一例67岁女性患者，腕管综合征病史27年；血清(C)取自一例62岁突发充血性心力衰竭女性患考；尿液标本(D)取自一例肝肿大的43岁女性患者。M蛋白可见于：A——IgGλ，B——液离的入轻链，C——IgAλ和游离的λ轻链(尿液标本中亦可见游离的λ轻链，数据未列出)，D——尿液标本中游离的κ轻链(血清中未发现M蛋白)。

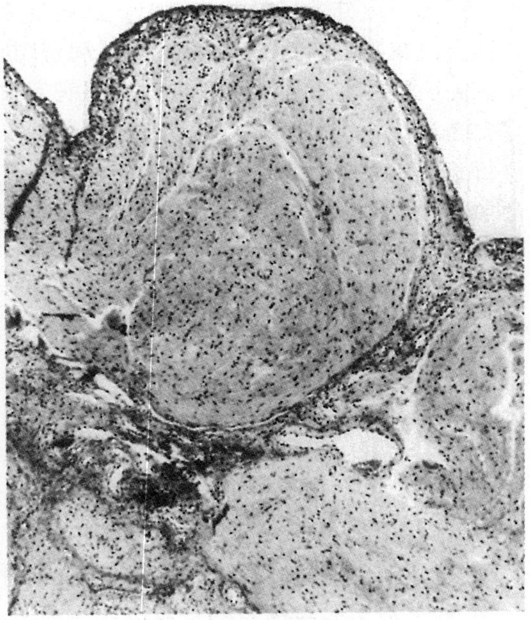

图95.4 右肩关节滑膜组织显微镜下观察。56岁多发性骨髓瘤女性患者，10天前跌倒后发生肩关节进行性疼痛，活动受限。因肩关节脱位行切开复位术。在关节盂窝中发现大块淀粉样物质沉积。可见其表面被薄层滑膜包绕。结节切片以晶体紫异染性染色。

淀的主要成分，并且可能在炎症前起到触发和维持骨以及关节组织的炎症损伤的作用[79,80]。

一些风湿性的症状和所见与透析相关的淀粉样病变有关，包括伴有对肩周囊的压力的慢性肩周疼痛，腕部手指连接的肿胀以及疼痛，腕部肌腱扩张的增生性腱鞘炎，以及由于腕管综合征造成的顽固性手部疼痛[77]。这种关节病的损伤本质不同于其他类型的淀粉样病变，主要以腕骨、股骨和肱骨的软骨糜烂的放射性成像为特征，有时与股骨和肱骨的病源性骨折相关。这种淀粉样病变型对脊柱的累及，可能与严重的神经性后遗症有关[81]。

透析相关的淀粉样病变的治疗是十分困难的。通过传统的纤维素醋酸透析膜或是铜纺透析膜并不能成功地移除这种蛋白。更进一步的是，这些膜诱导补体激活以及IL-1生成，可能导致 β_2 微球蛋白积累以及化学修饰。现在可以使用一些新合成、高通量、高透过性透析膜（多聚碳酸酯、多聚甲基异丁烯酯和多聚丙烯腈），但是他们是否能够阻碍 β_2 微球蛋白淀粉样蛋白的形成还不清楚。尽管吸附柱可以从血液中移除 β_2 微球蛋白，但这个方法现在还不是十分的方便[82]。现在报道对于透析患者而言，通过内窥镜移除手术使腕管减压以及移除淀粉样蛋白的方法是比较有效的[83]。最后，有一篇关于在肾脏移植后对症状的改善的报道[84]。

淀粉样病变的诊断是通过在用刚果红染色的组织样品中发现淀粉样蛋白沉淀（在极性光学显微镜下观察时显示苹果绿环状）而做出的。如果一个患者被怀疑患有这些系统性淀粉样病变中的一种（AL、AA、ATTR），则应该抽取其腹部皮下脂肪组织并且进行染色。这个操作可以在护理过程中快速安全地完成，通过一个固定在20~30 mL注射器的16号针头抽取脂肪组织，轻微拉动注射器重复移动针头可能产生导致脂肪组织破碎的负压[85]。将这种脂肪液体以及碎片放置在经过酒精消毒的玻片上，风干，然后用刚果红进行染色。有报道显示多种假阴性结果的出现，在这些情况下，应该对皮下组织或是另一侧的直肠黏膜重复进行活组织检查。直肠中黏膜的多个褶皱（Houston 阀）可能通过直接观察看到，或是通过钳状骨针镊（包括血管黏膜下层）获得组织，利用烙术控制流血。其他活组织检查位点包括：腕管组织，肾脏，腓肠神经，心脏（右心室、心内膜、心肌的活组织检查），骨骼以及滑膜。已经介绍了AL以及 $A\beta_2$ 微球蛋白患者滑液中淀粉样蛋白沉淀的染色。总的来说，由于可能发生大出血的危险，应该避免对肝脏的活组织检查。应该尝试定义淀粉样蛋白的化学种类。例如，可以用于免疫荧光或是免疫过氧化氢酶方法的组织染色，对 κ 和 λ 轻链、SAA、β_2 微球蛋白以及转甲状腺素蛋白的特殊抗血清可以通过商业途径获得。

免疫类晶团聚体肾小球肾炎以及POMS综合征［多神经病变，器官巨大症（脾脏巨大、肝脏巨大以及淋巴结病）、内分泌功能衰竭（性腺功能减退、甲状腺功能减退症以及糖尿病）、单克隆 γ 球蛋白病以及皮肤改变（全身色素沉着过度、多毛症以及皮肤增厚现象）］包括在淀粉样病变的不同诊断中。免疫类晶团聚体肾小球肾炎是一种少见的以纤维状物质在肾小球系膜沉积为特征的肾失调症状，这种沉积不能够被刚果红染料染色，但是可以和抗免疫球蛋白多克隆染色反应[86,87]。POEMS综合征是一种少见的多系统失调症状，可能是骨髓瘤的一个变种[88,89]。

在患有或是没有患有骨髓瘤的疑似AL患者中，血清以及浓缩尿液的琼脂糖凝胶电泳可以方便地进行检查（如前文所述）。骨髓抽取液以及活组织检查常常用于定量分析血浆细胞的数量以及判断是否患有骨髓瘤。骨髓可以用作染色以确定是否含有淀粉样蛋白。通过闪烁描记法，利用放射性标记的P补体（其可以结合所有淀粉样蛋白)可以进行诊断,但这个方法现在还在实验阶段,还不能用其做例行检查。

四、血红蛋白病

现在已经定义了一百多种血红蛋白疾病，其是镰状贫血症以及其变种（在这种症状中异常血红蛋白趋向结晶或是成为胶状);珠蛋白生成障碍性贫血综合征(地中海贫血)，在这种疾病中血红蛋白链以不均匀的速度合成；或是与显著的肌肉骨骼疼痛以及丧失能力密切相关的这两种疾病症状的结合。

在美国,镰状细胞贫血症(HbSS)通常仅仅发生在带有镰状细胞纯合体基因的美国黑人患者中(大约占美国黑人的0.2%)。相比之下,这些镰状细胞特征(HbSA)中有大约 10%预先有症状。所有主要临床症状都是由于慢性血细胞溶解或是血管阻塞急性间歇性危象而导致的,这可能导致最终器官衰竭[90,91]。促进红细胞镰状变化的局部因素包括氢氧根离子、酸中毒以及红细胞失水[92]。更进一步的,镰状血红细胞表现出与内皮细胞、单核细胞以及巨噬细胞黏着的现象,从而聚集并分离出来,最终导致血管阻塞[92,93]。这个血管阻塞过程导致骨髓以及相邻软骨的不全骨折、骨小梁、皮质骨以及肌肉的病变,从而产生多种风湿性疾病症状[94]。

几种与镰状细胞贫血症明显不同的血红蛋白疾病包括血红蛋白 S,也以肌肉骨骼症状为特征。“镰状细胞疾病”这个术语用于描述包括镰状细胞贫血症(HbSS)、镰状细胞症状(HbSA)、镰状细胞-血红蛋白C 疾病(HbSC)、镰状细胞 α 珠蛋白生成障碍性贫血(HbS-α Thal)、镰状细胞 βE 珠蛋白生成障碍性贫血（纯合体——没有 β 球蛋白产物)(HbS-βEThal)以及镰状细胞 $β^+$珠蛋白生成障碍性贫血(β 球蛋白产物较低)(HbS-$β^+$ Thal)。

据报道，肌肉骨骼症状发生在镰状细胞贫血症80%以上的患者中，临床症状之间的不同常常难以分辨,但是由于治疗方法的不同,必须严格检查。真正的关节损伤,表现为一过性多关节或是单一关节发热、肿胀或是触痛等症状,常常与镰状细胞危象同时发现。在对 70 名镰状细胞疾病患者的研究发现，随访的 6~13 个月,有 32 名患者出现一过性关节炎,经常发生于膝盖,但有时也发生在手以及肘部。患者主诉腰骶部脊柱的疼痛,常常持续 3~10 天[95]。对 13 名患者的滑液分析显示有炎症反应的(8 名患者),也有没有炎症反应的(5 名患者)特征,镰状红细胞在 13 名患者中的 7 名被观察到。没有发现晶体状沉淀或是感染的证据。这些渗出液的病原机制还不清楚，但是伴随有疼痛危象的渗出液的发生、邻近骨骼的 X 线片显示骨折的发生、滑液的活组织检查表明伴随有基底膜变厚以及少量炎症细胞浸润的微血管血栓形成,这些现象都表明关节、骨髓和周围的骨结构发生局部缺血性损伤，是最为可能的病因[96]。

在一些病例中,当关节炎是可迁移的,并且患者表现出发热、白细胞增多以及肿大心脏的血流杂音现象时,必须考虑出现急性风湿性发热的可能性。一般地说,关节炎是自身限制性的(1~2 周),对止痛治疗方法敏感并且不会留下永久残废。有报道显示老年患者中出现的一种严重的导致残疾的关节病,这种疾病伴随膝盖关节附近骨骼的重复骨折,与严重的骨关节炎类似[97]。有报道显示镰状细胞疾病患者出现脓毒性关节炎、痛风以及 RA,由于急性痛风以及脓毒性关节炎的治疗方法不同,这些疾病需要强制抽取肿胀关节。有报道指出有两名镰状细胞贫血症患者出现玻璃样关节软骨的现象与慢性滑膜炎有关[98]。另一名患者被报道出现伴随有严重两侧髋骨缝隙变窄的多关节软骨溶解现象[99]。对两侧髋标本的光学显微镜研究发现严重的软骨溶解、软骨原纤维震颤、显著的软骨细胞缺失,但没有发现软骨下骨骼形成梗死。电子显微镜研究发现血管部分堵塞现象,吞噬细胞中含有红细胞碎片，以及晶体样的血红蛋白类似物质。这些研究表明通过吞噬细胞的炎症调节因子可能释放到了细胞外,从而导致关节损伤。

在腕关节以及跗骨、趾骨出现的局部骨髓梗死现象(镰状细胞趾炎或是手足综合征)可能与手和脚在儿童发育早期出现的严重疼痛性肿胀、红斑以及发热现象有关,通常出现在 6 个月~2 岁的儿童中,但是偶尔也在成年人中发生[100]。这种有特定年龄层次发病的原因是胎儿血红蛋白可防止胎儿和新生儿血红细胞镰状化。在第一年中,血红蛋白 F 水平降低,血红蛋白 S 水平升高,红细胞镰状化开始发生;镰状化实际上不会发生在 2 岁以后的骨骼中，这是由于这些骨骼的红骨髓因持续非对称的骨髓梗死以及之后的骨髓纤维化而发生退化。这个现象仅仅发生在镰状细胞贫血症中但不发生在其他镰状细胞疾病中。Diggs[94]对于镰状细胞趾炎的临床放射学成像特征的描述为：

> 新生儿由于手足出现肿胀、疼痛、局部发热、运动能力受到限制以及高度敏感的症状而被送到医院诊断。皮肤紧致光滑、皮肤褶皱消退。肿胀是非凹陷的,非波动的。这些损伤常常累及身体两侧

的并且在少数情况下可能同时累及手和脚。有发热以及嗜中性白细胞增多的现象。经常发生复发。在腕部小骨、脚踝或是远端长骨骨髓的局部缺血坏死可能与手足骨骼梗死同时发生。在疼痛发生开始几天的X线片显示除了软组织肿胀外没有其他异常发生。在10~14天，当症状消退或是消失时，X线片发生变化。这些损伤包括骨膜突出、骨膜周围形成新骨以及射线可透区域与密度增加区域混合，从而导致虫蛀样形态。在少数情况下，还可能出现可见钙化骨的完全缺失。在大多数情况下，少数管状骨在某一时间段受到影响，而受影响最为严重的是跗骨、腕骨以及近端趾骨。

长骨(骨干)梗死可能与带有肿胀以及类似于软组织缺失或是骨髓炎的发热症状的骨骼不断发生严重疼痛以及触痛症状有关[101]。小梁骨的梗死现象是无症状的，但是他们包括局部皮层的部分可能引发骨膜炎症反应而导致平行于支架的一个不透明的薄层的形成，反映了骨膜周围新骨的形成[102]。大的管状骨骨干梗死可能导致大面积的骨硬化，类似于骨中骨的表现。在一些病例中，骨硬化可能是大面积的，在放射成像中显示与Paget疾病或是成骨细胞转移相似的症状。这个症状常常发生在HbSS疾病中，有时也发生在HbSC、HbS-α Thal，以及少数情况下发生于镰状细胞症状中。典型的是，骨骼梗死发生在局部，不包括皮层的完全周状变厚。

股骨和肱骨头部的骨坏死与网状骨质、小梁骨骼的近端股骨以及肱骨骺部发生血管阻塞直接相关，常常以对称形式出现，但是偶尔发生在其他部位，例如远端肱骨、远端股骨以及距骨[101-105]。这些患者常常在负重或是移动损伤关节时出现隐痛症状；在休息或是运动过程中还可能出现突然疼痛加剧。这种疼痛可能十分严重并且难以治疗，但是随着时间的推移可能有所好转。

髋骨的骨坏死可能是一种难以诊断以及治疗的疾病(第107章)。荧光镜透视检查监控下进行的关节穿刺术被认为可以除外患有急性髋骨疼痛、限制性髋骨屈曲以及向内旋转障碍的发热患者的脓毒性关节炎。X线平片技术在骨坏死早期通常并不明显，直到损伤过程已经改变了骨骼密度(膀胱变化或是骨样硬化)时才有明显的结果[101]。MRI可能检测到早期骨坏死，但是需要通过放射性成像来确定各个阶段的变化[104]。大多数骨坏死的患者都带有明显疼痛以及残疾症状。在对于作为镰状细胞疾病的并发症的股骨头部骨坏死的研究中，研究人员检测到5岁及以上的患者2 590，平均随访5.6年[105]。在研究开始时，9.8%的患者发现有一侧或是两侧股骨头部骨坏死现象。在随访过程中，股骨头部坏死的发生率根据镰状细胞疾病年龄矫正后的比例如下：HbSS-α Thal，4.46；HbS-βE，3.63；HBS-β^+，2.35；HbSS，2.35；以及HbSC，1.91。这些疼痛危象及填充的红细胞容积与骨坏死是正相关的。尽管全髋关节成形术被认为是治疗股骨头部骨坏死疾病的有效方法，但一些证据则显示了不同的结果。在一项研究中，27名接受全髋骨关节成形术治疗的患者中，有5名在首次手术后的11~53个星期内需要再次进行手术[105]。许多患者在负重时出现明显疼痛症状。在另一组接受全髋骨关节形成术治疗的22名患者的序列研究中，有14名患者患有镰状细胞疾病，由于股骨髓内硬化以及骨髓异常增生而导致的骨质疏松症使得手术并发症发生概率显著上升[106]。

骨髓炎在镰状细胞疾病患者中的发生率是在正常个体中发生率的100倍，其中沙门菌是最为常见的致病菌[107-113]。不幸的是，骨髓炎的临床发生现象不能与骨干梗死现象进行区分，由于骨骼疼痛、发热、白细胞增生以及正常骨骼成像对于两种症状都是相似的。但是随着时间的推移，突发性发热，长达4~5天的持续性疼痛，出现阳性血液培养物，以及骨骼放射成像出现骨骼去矿物质化和骨膜凸起现象都提示骨髓炎。骨髓炎可能在多个骨骼位点发生(多骨症)，并且沙门菌骨髓炎和链状球菌软组织感染可能与镰状细胞趾炎相似，但是常常只发生在一只手或脚上。尽管如此，骨髓炎只能在培养抗生素治疗之前从骨外膜取得的物质得到的结果中得以明确诊断。

高尿酸血症在成年镰状细胞疾病中的患病率大约为50%，但是尿酸盐贮积病(痛风)是一种不常见的表现[114]。相似的，脓毒性关节炎在美国镰状细胞疾病患者中是十分少见的。在对600名儿童随访10年的研究中，发现3例脓毒性关节炎，并且是由相邻骨骼的骨髓炎的直接扩张造成的[115]。相比之下，在尼日利亚总共266名镰状细胞疾病患者中，31名患者有50处关节发生脓毒性关节炎，并且大多数是由于相邻骨骼感染扩张进入关节间隙造成的[116]。严重的并发症由于发现较晚以及治疗的推迟而发生在76%的患者中，并且髋骨损伤的发生率显著升高。

肌坏死是一种新发现的镰状细胞疾病的并发症。有报道显示成年患者(HbSS)在危象出现时带有硬化、触痛以及肿胀的肌筋膜疼痛。在一些病例中，类似于疖区域的轻微的疼痛肿胀被认为发生在针穿刺点。从这些位点引流化脓物质以及对多种微生物的阳性培养结果显示脓性肌炎。对称的持续的更大区域、远离针头注射位点的手臂和大腿远端的肌肉肿胀可在随后被观察到。但是,在对 4 例患者的仔细研究中,肌肉活组织检查显示急性肌坏死带有轻微的炎症反应以及偶尔的肌纤维化[117]。没有证据显示出现脓性肌炎。针对这 4 名患者的症状,医生对其临床治疗过程进行了改进。一些患者出现症状的重复发生，以及随后的危象导致了永久的肌肉萎缩、硬化和挛缩后遗症。

镰状细胞疾病的这些肌肉骨骼并发症是由局部组织血栓形成以及梗死现象造成的。骨髓增生也与[如髓腔变宽、梁柱变窄(骨质疏松症)以及脊椎上下表面出现凹窝等]骨骼异常相关[102]。人们正在不断改善镰状细胞疾病的血管阻塞、溶血以及感染并发症的治疗方案,旨在延长生命以及改善生活质量[93]。

珠蛋白生成障碍性贫血综合征是以球蛋白信使RNA的翻译、生成过程中出现突变或损伤,导致正常球蛋白链的合成失去平衡为特征。球蛋白链生成的减少导致红细胞前体细胞形状发生异常，从而使得存活时间变短并在脊髓中死亡或是癌循环系统中被永久破坏。

β 珠蛋白生成障碍性贫血以 β 球蛋白链合成减少为特征,导致过量 α 球蛋白链的聚集结合。β 珠蛋白生成障碍性贫血可能以纯合体形式存在 (Cooley 贫血),这种疾病的特征为在生命第一年中出现伴随有肝脏和脾脏肿大、黄疸以及骨髓增生和骨骼改变的严重贫血现象。在 β 珠蛋白生成障碍性贫血中,最为严重的形式是根本没有 β 球蛋白链的生成。在 β^+珠蛋白生成障碍性贫血中,有少量 β 球蛋白链的生成,以及除了血红蛋白 A2 和 F 外,还有少量血红蛋白 A 的形成,因此显得不那么严重。骨骼异常,如伴或不伴有病源性骨折的骨质疏松症、骨骼生长延缓和身高较低、不严重的关节炎症,都是骨髓增生的直接结果[102]。

骨质疏松症是经常发生的,并且常常比较严重,累及中轴骨和附肢骨骼。骨增生与小梁骨和皮层变薄、膀胱损伤以及相关的骨质减少相关。自发的重复性骨折常见,并且多数发生在股骨、胫骨、前臂以及脊柱[102]。与骺骨过早结合关闭相关的带有骺骨损伤的生长异常,是一种在儿童 β 珠蛋白生成障碍性贫血中常见的现象。正常中央凹陷缺失造成的锥形瓶状形态异常常见于长骨中。以横向不透射线形式出现的骨骼增强线也常常在长骨中出现。其他与脊髓增生直接相关的 X 线成像骨折现象包括：由于背部外侧骨骼增生导致的底部毛发现象，由于鼻部以及太阳穴处骨骼增生导致的鼻窦中空空间减少，以及由于器官距离过远和牙齿位置异常导致的上颌骨变化，最终导致了啮齿类动物样面部形态[102]。

据报道,带有 β 珠蛋白生成障碍性贫血患者可出现一种特殊的关节炎综合征[118]。年龄在 5~23 岁的 50 名患者中有 24 名出现触痛感，这是由于脚踝关节对踝、跟骨以及足中段造成的骨骼压迫所致。其中,2 名患者由于脚踝骨折而必须借助轮椅,18 名患者由于负重以及运动累积造成脚踝疼痛,但不限制行走,4 名患者由于残疾的下肢疼痛，在不借助辅助器械的条件下丧失行走能力。在这些患者中,2 名出现液体渗出,但并没有出现炎症。滑液膜活组织检查显示,滑液细胞增生以及血铁黄蛋白的严重沉积。X 线片变化包括:小梁骨和皮质骨的明显减少，以及与此一致的骨质疏松现象,并且伴随有微小骨折出现。骨组织的组织学研究显示，带有重吸收作用增加的微小骨折在牙骨质基线以及钙化前沿出现铁沉积骨缝。因此,珠蛋白生成障碍性贫血的骨关节疾病是由于关节旁骨疾病造成的，但是铁离子过量在这种疾病中发挥的作用还不清楚。

杂合体 β 珠蛋白生成障碍性贫血(轻微地中海贫血) 可出现一些比严重珠蛋白生成障碍性贫血轻微的临床现象,包括轻微贫血、脾肿大以及黄疸。在轻度珠蛋白生成障碍性贫血症状中有两种关节炎被报道[119-121]。其中一种是慢性少关节非系统性血清阴性关节病,但并没有在腕部、膝盖以及脚踝等好发部位检测到液体渗出[119]。可见没有出现糜烂或是受累关节缝隙变小的关节旁骨质减少的现象。另一种急性非对称性关节炎至少持续 10 天,并且据报道与痛风相似[120]。常规实验室研究(包括 ESR)结果均为正常。这种滑液的白细胞计数在 1 500~8 000/mm^3,并且多数为单核细胞。没有发现一钠尿酸盐或是焦磷酸钙结晶。对 2 名患者的滑液活组织检查结果显示非特异性的、轻微的滑膜炎。影像学研究没有发现十分明显的结果。在另一项对 80 名轻微珠蛋白生成障碍性贫血患者的研究中,有 52%的患者主诉手部、腕部以及肩周的慢性疼痛 (关节痛),4%的患者经历了如前所述的短期关节痛[121]。最后,据报道 1 名 28 岁这种疾病的女性患者出现两侧的股骨头部无血管坏死[122]。

五、血友病以及出血障碍

血友病是由于一种特殊的血浆凝血因子的功能性缺失造成的血液凝固障碍的统称 [123]。典型的血友病

(血友病 A)和克里斯马斯病(血友病 B)分别缺失因子 VIII 和因子 IX。大约 80%的血友病患者都是血友病 A。血友病 A 和血友病 B 都是 X 染色体隐性疾病,与自发性的、外伤造成的关节积血的重复发生有关。血友病流血并发症发生的频率以及严重性与凝血因子的含量有关。例如,有 5%~40%正常活性的患者(轻微血友病)在除了经历外科手术以及严重外伤的情况下都能够保持正常。有 1%~5%正常活性的患者(中度血友病)偶尔有自发性流血,但是通常流血是由于外伤引起的。活性小于正常活性的 1%的患者(严重血友病)经常出现自发性的关节积血以及出血现象[123,124]。血友病有几种肌肉骨骼症状,最为常见的是关节积血和肌肉出血,有些患者出现慢性关节炎以及晚期关节病[124,125]。在图 95.5 和图 95.6 中给出了一些解剖学和影像学改变。

几乎所有患有严重血友病的患者都有关节积血症状。关节积血首先在儿童开始走路和跑步时出现,在 12~24 个月时,出现一些重复发生症状并且一直持续到成年。最常受累的关节是膝盖、脚踝、手肘以及肩部。流血进入手指、腕部、足部以及轴心脊柱是极不常见的。患者可以感受到关节出血伴随四肢僵直、发胀以及麻刺感,之后关节出现疼痛和肿胀现象。患者的膝盖或是脚踝常常不能承受任何重量,并且必须借助拐杖或是轮椅。关节经常出现发热、肿胀触痛现象,而患者常常出现轻微的发热。

关节出血的持续时间与严重程度以及之后的关节

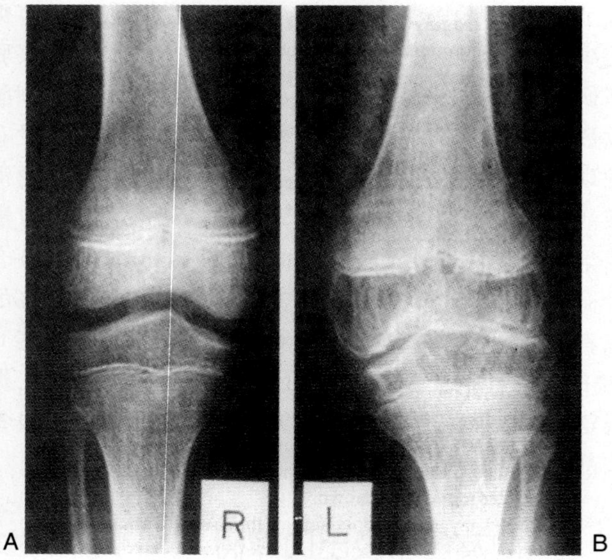

图95.5 9岁血友病患儿膝关节X线片,左膝内反复发作的关节内积血。(A)右膝关节X线显示正常。(B)左膝X线片。关节软骨消失,软骨下骨表面不规则,股骨与胫骨骨骺肥大。

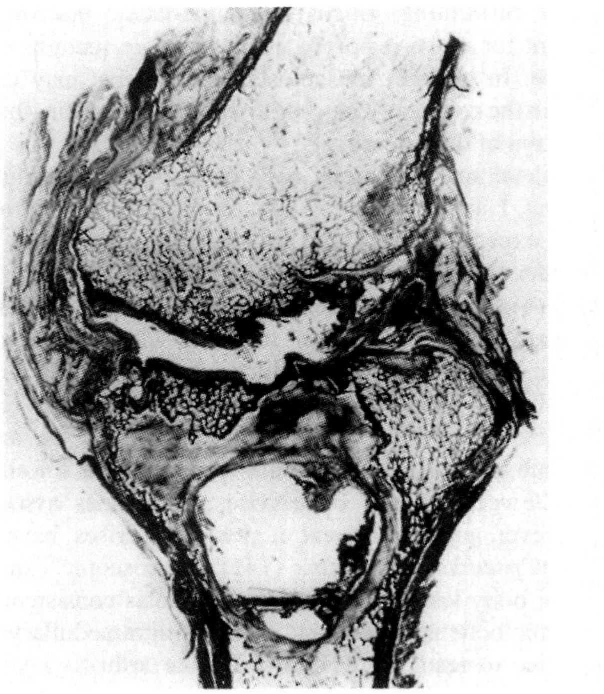

图95.6 49岁男性晚期血友病性关节病患者膝关节矢状面。股骨髁变平,髌骨事实上已消失。胫骨近端部分骨吸收,大部分关节软骨消失。右侧腘窝呈现部分纤维性强直,已被纤维组织替代。胫骨囊性变由疏松结构的纤维组织填充。滑膜和关节囊增厚,内有含铁血黄素多核细胞浸润。

畸形的出现可以通过因子替代疗法在很大程度上得到降低。实际应用中,应该在前驱症状开始时立即治疗,患者在家中注射一定剂量的因子 VIII,浓度应该达到正常 VIII 活性的 50%,并且 3~4 天内不移动关节。因子 VIII 的注射应该持续 2 天,每隔 8 小时注射首次剂量的一半,或是直到出血停止前结束。

不幸的是,许多在 20 世纪 70 年代晚期以及 20 世纪 80 年代接受因子 VIII 冷沉淀物的患者对于人类免疫缺失病毒(HIV)和乙型、丙型肝炎病毒出现血清阳性,并且最终死于这些疾病[125,126]。重组因子 VIII 的注射显示对急性出血障碍是有效的,并且不会有病毒传播的危险,但是不幸的是,这种重组因子十分昂贵因而还没有在日常使用[127]。现在,因子 VIII 浓缩剂注射是大多数严重血友病 A 患者首选的一种治疗方法[126]。筛选捐献人方法的改进、血浆浓缩剂的化学和热处理以及免疫亲和层析技术的使用已经大幅度降低了病毒传播的危险(但是并没有完全消除)。在出血停止后,开始的物理治疗旨在重建关节的运动范围,并且防止挛缩形成。不推荐行关节穿刺术,除非出现持久性发热、关节严重疼痛以及肿胀或是神经血管症状；并且除非在注射后因子缺失在要求范围内，否则也不能够采用这种方法[125]。

Von Willebrand 疾病是一种常染色体显性疾病，以因子 VIII 活性呈现不同程度的降低和出血时间延长为特征。这种疾病并不是再发性关节积血和慢性关节炎[123]。尽管如此，有 3 个报道显示再发性关节积血和慢性关节病与凝血障碍的严重程度有关（因子VIII 活性）[128-130]。2 名患有 Glanzmann 血小板功能不全的同胞患有再发性关节积血，并且其中 1 名肘部出现慢性血友病样关节炎。一名 47 岁在右侧脚踝处患有再发性关节积血的老年男子被报道与因子XIII（血纤维蛋白稳定因子）的缺失相关，另外还有 16 个病例出现相似症状[131]。最后，在获得性出血障碍中，发生关节积血以及慢性关节炎与抗凝血剂的使用有关[133-135]。

再发性关节积血在增生滑液中含有离子的表面衬细胞中可能导致慢性关节炎。这种增生滑液组织通常没有炎症细胞，可能形成一种侵入性血管翳组织，与皮质骨的边缘化糜烂以及玻璃样透明关节软骨变薄有关[124,125]。

晚期关节病是一个或是多个关节发生慢性关节炎的结果，通常包括骨变大、关节缝隙变窄并带有纤维样黏着、关节运动范围受限、明显的屈曲挛缩以及肌肉萎缩症状。疼痛可能是最为显著的症状，但是常常不是最为严重的症状。慢性关节病只累及几个关节，大多数情况下为膝盖和肘关节，但是严重影响肢体的有效使用。其他（例如肩、髋以及脚踝）关节会出现症状，但是程度比较轻[125]。

慢性滑液增生是由于再发性关节积血引起的，并且伴随运动功能受到限制，X 线片显示血友病关节病的进展。开放式滑膜切除术可以减少关节积血出现的数目并改善膝盖的症状，但是不能改善关节活动范围。关节镜外科手术对于治疗滑膜增生常常是有效的，并且手术期间死亡率很低[136]。对于伴随有严重疼痛以及运动功能受限的晚期关节疾病，特别是膝关节，需要考虑使用全膝关节成形术[137,138]。主要的禁忌证是高浓度的因子 VIII 抑制剂的出现。

关节积血进入肌肉、骨以及软组织可能导致一些特殊问题[125]。出血进入大腿、腓骨以及前臂是比较常见的，可能导致肌坏死、瘢痕化以及屈曲挛缩。出血进入腓肠肌-比目鱼肌可能导致畸形马蹄足残疾或是导致间室综合征，当在一个闭合肌肉间室中的血液累积达到足够高压力时，降低毛细血管环流是保证组织运动功能所必需的。在血友病中，最为常见的间室症状是由于流血进入前臂手掌肌肉造成的。如果血压持续升高几个小时，肌肉和神经的正常功能都会损伤，再经过一段时间后，肌肉梗死和神经损伤最终导致了 Volkmann 局部缺血挛缩。迅速识别并且利用筋膜切开术进行减压对于重建局部缺血组织的精确血流控制是十分关键的。髂腰肌出血可能压迫髂耻韧带和腹股沟韧带之间的股骨神经，导致肌肉衰弱和萎缩。血友病患者假肿瘤可能是由于骨膜周围或是骨内出血造成的。腹膜后出血以及舌、口和颈部出血可能损伤呼吸系统从而出现生命危险[125]。

脓毒性关节炎通常被认为是一种少见的血友病并发症。这种观点需要改变，尽管如此，有越来越多的报道指出脓毒性关节炎主要在 HIV 阳性血友病患者中出现[139]。

六、脂类储存疾病

Gaucher 疾病在临床上有 3 种类型，它是常染色体隐性溶酶体糖脂储存疾病，以网状内皮组织细胞中葡萄糖苷酰鞘氨醇的积累为特征[140]。这 3 种类型分别通过缺失（第 1 类）或是存在（第 2 类和第 3 类）以及严重（第2 类）中枢神经系统受累来区分。所有类型的 Gaucher 疾病均伴随有肝脾肿大、骨质疏松、骨骼缺失以及其他器官的不同损伤。第 1 类 Gaucher 疾病占总病例的 95%以上，是一种在德系犹太人中最常见的家族性疾病。这种疾病以缺失中枢神经系统的参与和病症出现的严重程度、时间的不同为特征。例如，10 岁的儿童可能被诊断为患有大面积的肝脾肿大，伴随有血小板减少、脾脏功能亢进和骨骼异常等症状，也有患者在老年时才被确诊。一些患者可能从来没有得到医疗关注。第 2 类（婴儿类型或是神经元病症类型）在所有人种中均可发现，常常发生在 3~6 个月的婴儿，并且在 1~2 岁死亡。第 3 类患者（青年类型或是 Norrbottnian 瑞典人类型）神经症状发生较晚，并且整个过程比第 2 类更慢并且轻微。

身体的所有细胞都缺失溶酶体 β 葡萄糖苷酶活性。在大多数情况下，这种酶存在但是显示处于降低的催化活性。发现编码 β 葡萄糖苷酶的基因的各种突变导致了 Gaucher 疾病。将一些特定类型的突变归为一类，但是在所有基因型中均有不同的表型表达。

浸润性葡萄糖苷酰鞘氨醇的巨噬细胞占大多数，如果不是所有的，则会导致这种疾病没有神经性症状。总体而言，肌肉骨骼症状可能在 Gaucher 疾病早期出现，但是很少是这种疾病的首发症状。

第 1 类以及第 3 类疾病的骨骼症状可能使身体十

分虚弱[140]。大约20%~40%的患者有髋骨、肩和脊柱的间歇性严重骨疼痛。这些症状在20岁前更加常见，但也发生在生命后期。通常，这些症状突然发生于某骨的严重疼痛，并且在之后的2~3天不断加剧，最终变得极其痛苦而不得不采取麻醉治疗手段。在开始几天后，不断加剧的疼痛逐渐消退转为轻微疼痛并持续1~2周。这些骨危象有时还伴随有发热症状，提示镰状细胞疾病，被定义为假骨髓炎[141]。对损伤骨骼的显微观察显示，与局部缺血骨骼梗死相一致的坏死现象以及由于水肿引起的髓内压上升。一名患有第1类疾病的10岁男孩同时含有一种包括邻近的指节间关节的急性关节炎，开始时被误诊为JRA[142]。

在Gaucher疾病中放射性成像骨骼异常是十分常见的，即使在没有骨骼疼痛的患者中也可发现。远端股骨的锥形瓶畸形是最为常见的典型放射性成像特征，但是其表现并不是一成不变的。其可能导致伴随病原性骨折的全身骨缺失以及伴随严重中轴向脊柱残疾的脊椎身体萎缩。脊椎萎缩最常在青春期生长发育的青少年儿童中发生。尽管儿童主诉髋骨疼痛，股骨的无血管坏死可能在此后才发生，并且股骨颈部的病原性骨折通常更多地发生在年龄大于30岁的患者中[143]。图95.7中显示了一个股骨头部无血管坏死的病例。

过去，Gaucher疾病的诊断曾基于在不同组织中是否存在葡萄糖苷酰鞘氨酸富积细胞（Gaucher细胞），但在伴随有多种血球减少症以及肝脏肿大的多种病例中发现一些形态相似的细胞（假Gaucher细胞）。现在，最为准确特异的分析手段是对外周血流中白细胞以及培养的皮肤成纤维细胞中的β葡萄糖苷酶活性进行生化测定，而且从这些细胞中提取的DNA可以用于分析这些酶的突变情况[140]。

利用经过纯化修饰的人肠系膜β葡萄糖苷酶(阿糖脑苷酶）融合蛋白进行酶替代性治疗在临床上十分有效，但是价格也十分昂贵。相似的，重组酶也是十分昂贵的。骨髓移植可以治疗这种疾病，但现在的治疗方法还存在很大风险。利用基因疗法（转移法）治疗Gaucher疾病的简单易行性正在测试阶段。

法布里(Fabry)疾病是一种X染色体鞘糖脂新陈代谢类疾病，以鞘糖脂的阶段性系统性沉积为特征，主要沉积在血管的内皮细胞、外膜细胞和平滑肌细胞的溶酶体中[144]。病原性储存可能也发生在神经节细胞以及包括心脏、眼睛、肾脏、骨髓和其他组织中的各种细胞类型中。α半乳糖苷酶A缺失的半合子的男性受累；大多数杂合体女性携带者有中等水平的酶活性，并且一般没有任何症状。临床研究结果显示这种疾病是由血管糖脂沉积直接造成的[144-149]。例如，淡蓝色甚至深红色血管角质瘤的典型聚集，在膝盖以及臀部更加常见，并且随着年龄的增长发生率上升。这是一种斑点状毛细血管扩张显现，可能是平面或是凸出的，但是不会由于压力变白，并且小静脉血管壁内有多层基底膜。这些皮肤损伤常常没有被注意而导致延误了诊断。一名主诉不明原因的蛋白尿、尿液中红细胞沉淀异常、管型和环状脂滴的异常沉积（可以通过极性光学显微镜观察到）的青少年男性患者的临床照片常常用于参考。肾脏功能逐渐受到损伤。脑血管和心血管损伤可能是由于多处小血管阻塞疾病造成的，可以因肾脏血管疾病导致的高血压进一步加重。年龄超过40岁的患者可因血管疾病并发症导致死亡。

疼痛可能是Fabry疾病造成虚弱的一个严重症状，并且可能是间歇性或是持续性的[144-146]。严重的间歇性危象可能从儿童或是青少年时期开始并且可能预示了这种疾病的发生。一般来说，肢端以及太阳神经丛区域是最先发生疼痛的，但是疼痛也可能扩散到身体的其他区域，包括腹部以及背部。总体而言，间歇性的危象随着年龄增加而减少。许多患者主诉在每天傍晚

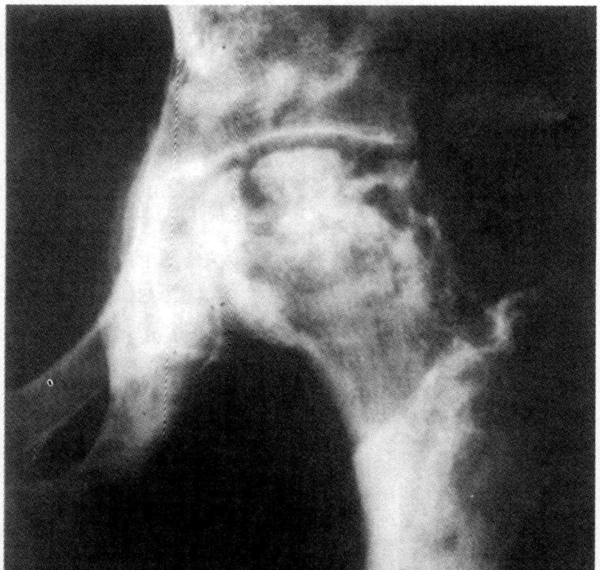

图95.7 22岁Gaucher病男性患者髋关节X线片。可见股骨头坏死。摄于髋关节出现疼痛症状后2年。

手掌以及太阳神经丛区域出现间歇性感觉异常。据推测 10%~20%患者没有严重危象或是肢端感觉异常的病史。少汗是一种早期持续的症状，但是一些患者可能出现无汗症。极端疼痛，肢端感觉异常以及少汗被认为是由于糖脂在自主神经系统的神经节细胞中沉积造成的。

一些患者还发展为多关节炎，包括手指、肘部和膝盖肿胀。尽管如此，最为典型的畸形在远端指节间关节处，并且引起限制性延伸[150]。可能同时发生股骨头部或是距骨的无血管坏死，股骨头部的多处小浊斑。也有报道称累及颞下颌关节、掌骨和跖骨关节。这些关节病的发病机制还不清楚。在一项研究中发现，对邻近指间关节连接处滑液活组织检查显示在滑膜下囊肿以及荚膜毛细血管处“泡沫”细胞并没有炎症发生[150]。由于患者远端潜伏期延长，但是通过神经传导研究发现其传导速率是正常的，作者指出关节疼痛可能与神经局部缺血有关。

Fabry 疾病的临床诊断需要对血浆、淋巴细胞或是眼泪中的 α 半乳糖苷酶的减少，或对血浆、尿液沉淀中的神经酰胺含量升高进行生化定量分析。对剧烈疼痛应考虑采用卡马西平或是苯妥英治疗，对易卒型患者可使用预防性口服抗凝剂，对晚期肾病患者应采用肾脏透析或肾脏移植方案。治疗方法还包括采用重组的人 α 半乳糖苷酶 A 的替代性疗法和胎儿肝脏移植手术等治疗方法[144]。

法伯(Farber)疾病(脂肪肉芽肿)是一种少见的婴儿常染色体隐性基因疾病，伴随由于溶酶体酸性神经酰胺酶缺失造成的组织神经酰胺聚集症状[151]。在对不到 50 名患者的研究中，发现并定义了 7 种亚表现型，大多数患者都属于第 1 种以及第 2 种。患者通常在 6 个月~2 岁死亡。由于基本症状为邻近指节间和掌指处关节、腕部、肘部、膝盖以及脚踝疼痛，伴随有形成严重的屈曲挛缩可能性，这个疾病可能与系统发生或是多关节 JRA 疾病混淆[152]。其他临床症状包括受压处以及关节周围结构出现皮下瘤，由于喉以及会厌损伤造成的呼吸以及吞咽困难，并且可能出现间歇性发热症状。其他器官，例如心脏、肺、淋巴结和神经系统也可能发生损伤。

关节病的发病机制可能与巨噬细胞聚集，在一些病例中滑液组织的泡沫细胞(肉芽肿病渗入症)，以及其他器官出现轻微细胞反应有关[153]。

诊断基于是否检测到培养的皮肤成纤维细胞或是白细胞中神经酰胺酶功能活性降低。目前还没有特异性治疗方案。

脂色素组织细胞增多病是一种极端少见的家族性脂色素贮存疾病，以肺渗入、脾大、多关节炎、高丙种球蛋白血症、组织细胞中脂色素沉积以及易受感染为特征[154,155]。仅有一例报道显示关节炎与这种疾病相关。这个病例中包括三姐妹，其中一名患有间歇性多关节炎，活组织检查显示其有类风湿性结节；另一名有多年暂时性关节炎症病史，并且最终发展成为系统性多关节炎；第三名没有风湿症状。这三姐妹的风湿性因子含量均升高，患有高球蛋白血症和再发性的肺部感染。研究人员对其中两名患有脂色素组织细胞增多病的姐妹，进行了外周血液白细胞的新陈代谢以及功能活性检查研究，发现降低四唑盐染料的能力降低，伴随呼吸困难、一磷酸六碳糖搁置以及杀死葡萄球菌的能力降低。即使在活组织检查和尸体解剖组织检查后仍没有发现肉芽肿反应，这种疾病可能不是一种脂肪贮存疾病，而是一种慢性肉芽肿疾病的临床变种。慢性肉芽肿疾病已在其他章进行了介绍(第 16 章)[156]。

七、脂肪新陈代谢紊乱

脂蛋白失调，此前被称之为高脂蛋白血症，是由于脂蛋白合成或是分解代谢过程中的障碍造成的。家族性高胆固醇血症（之前被称之为 IIa 型高脂蛋白血症)是一种常染色体显性疾病，由于编码低密度脂蛋白(LDL)受体蛋白基因的突变造成的。在家族性高胆固醇血症纯合体中，功能性或是绝对 LDL 受体的缺失导致了结缔组织和动脉血管壁 LDL 浓度升高，并且伴随有黄瘤以及动脉粥样硬化疾病的发生。这种疾病十分常见，每 100 万人中有 1 人患有此疾病。橙色-黄色黄瘤常常在 10 岁之前发生在蹼指处。腱黄瘤一般发生在手伸肌肌腱处和 Achilles 肌腱、骨膜下鹰嘴以及胫骨结节瘤处，并且结节皮下瘤是一种特征性症状。冠状动脉疾病经常发生在 10~20 岁。纯合体家族性高胆固醇血症患者可能偶尔出现寡关节炎或是多关节炎[158]。关节炎常常发生在膝盖或是脚踝处，但也会发生在手和脚趾小关节处。这些受累关节可能出现剧烈触痛、红斑以及肿胀现象。关节炎是自限性的，持续 10~14 天，因此类似于急性痛风。如果关节炎是一种迁移性多关节炎，症状可能还与风湿性发热类似。没有报道永久性的关节损伤。再发性急性腱鞘炎，无论是否伴随有关节炎，都可能是家族性高胆固醇血症的症状之一。

杂合体形式的家族性高胆固醇血症是一种常见的遗传疾病，在 500 人中的约有 1 人患有此疾病。总体而言，在 10~20 岁经常发生腱黄瘤，并且在 20~30 岁常发生冠状动脉疾病[159-161]。在对 73 名杂合体形式的家族性高胆固醇血症患者进行的调查研究中发现，40% 患者有风湿性症状，包括 Achilles 肌腱疼痛（18%）、Achilles 腱炎（11%）、寡关节关节炎（7%）和多关节关节炎或风湿热样关节炎（4%）[159]。

背部、肩、膝盖和臀处发生的爆发性黄瘤在第 I、IV 以及 V 类高脂蛋白血症中均有发生。腱和结节处黄瘤可能发生在第 III 和第 IV 类高脂蛋白血症中[162]。平面或是手掌黄瘤以手掌皱处出现黄色脂沉积为特征，是第 III 类高脂蛋白血症所特有的[163]。

据报道，多关节炎与极低密度脂蛋白（VLDL）和三酰甘油升高相关（之前被称为第 IV 类高脂蛋白血症）[164,165]。这种关节炎通常是持久、双侧以及非对称性的寡关节炎，伴随有轻微的畸形。对两名患者进行了滑液分析和滑膜活组织检查。其中一名的滑液分析显示炎症现象：总白细胞计数达到 8 050/mm^3，其中90%是单核细胞，然而另一名患者的总白细胞计数为 1 400/mm^3，其中60%为单核细胞。两例活组织检查均显示滑膜细胞层增生，但是只有一名患者出现单核细胞浸润现象；在 5 名患者中发现全身骨质疏松症，在这 5 名患者中还同时观察到了位于骺或是干骺端的骨囊肿。没有发现关节缝隙变窄或是关节周围的糜烂现象。图 95.8 给出了两名患有第 IV 类高脂蛋白血症患者的关节旁骨囊肿病例。

对 88 名高脂蛋白血症患者［48 名成年家族性高胆固醇血症患者（年龄在 19~68 岁）；16 名青少年家族性高胆固醇血症患者（年龄在 5~16 岁）；以及 24 名胆固醇和三酰甘油含量上升（混合型高脂血症）患者（年龄在 19~69 岁）］以及 88 名年龄、性别和种族相匹配的脂含量正常的患者进行比较，观察他们的风湿症状和生理状态的差别[166]，发现了以下显著相关性：成年家族性高胆固醇血症与混合型高脂血症患者中腱黄瘤（特别是 Achilles 腱）患病率，成年家族性高胆固醇血症以及混合型高脂血症中 Achilles 腱炎的患病率，以及混合型高脂血症患者中寡关节炎的患病率。青少年家族型高胆固醇血症患者中有 38%患有风湿性疾病，但是和对照组相比并没有显著性差异。作者验证了此前的研究中得到的结果：风湿性症状可能在高脂血症诊断前发生，因此可以通过对患者使用脂含量较低的药物进行治疗来缓解这些症状[160,161,164,165]。

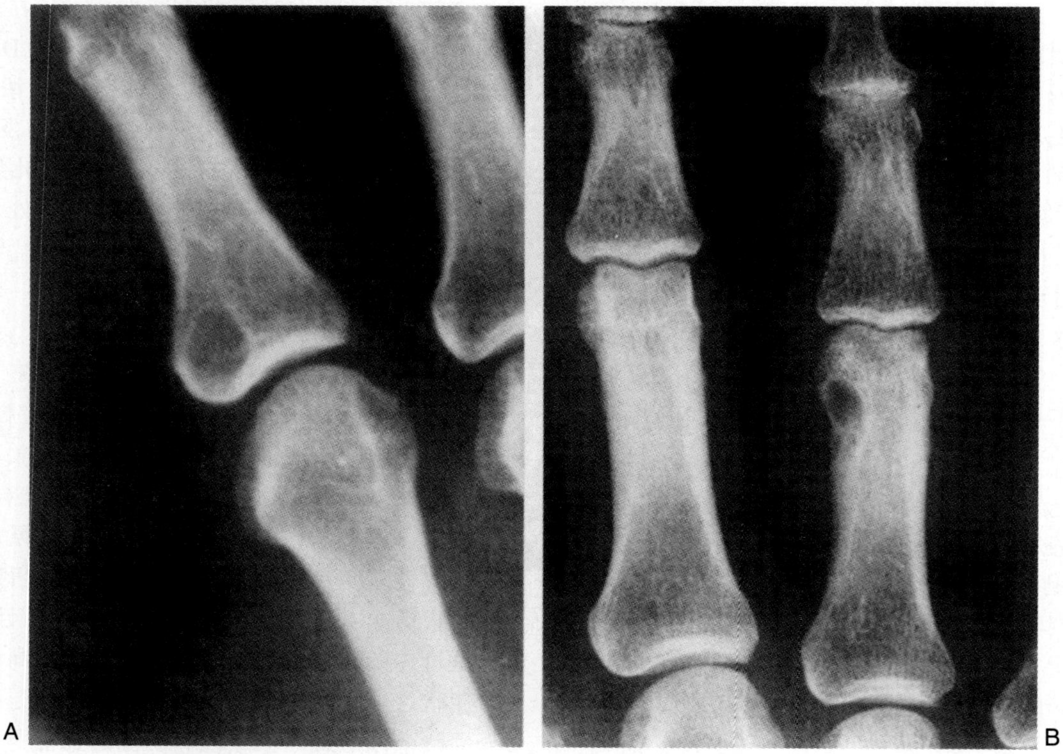

图95.8　图（A）和（B）显示2例关节炎伴有IV型高脂蛋白血症患者的X线片，指骨处可见明显的囊性变。2例患者均有多关节炎性改变。

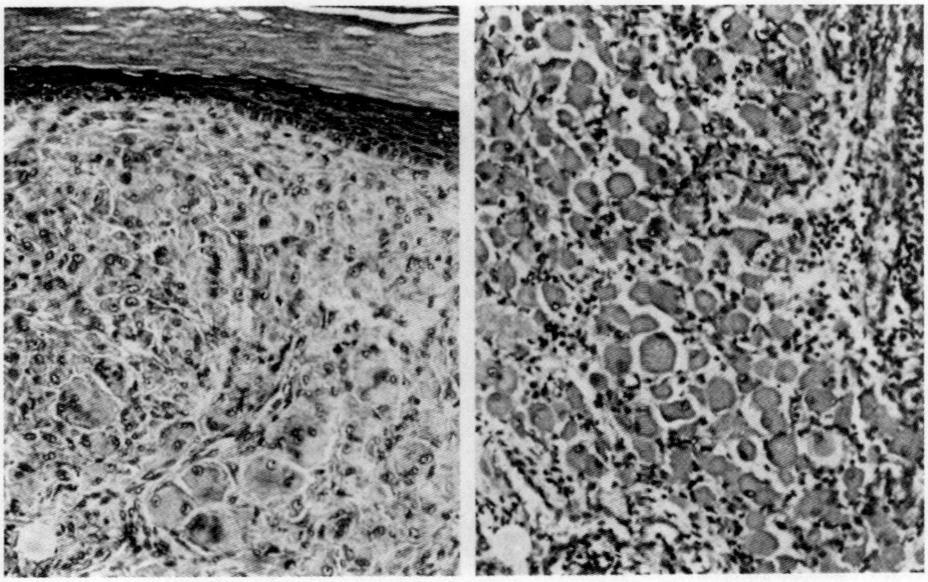

图95.9　患多中心网状组织细胞增殖症的54岁女性患者，皮肤结节(A)和膝关节滑膜(B)的显微照片。许多组织细胞和多核巨细胞含大量的局发性酸性席夫(Schiff)阳性物质。

八、多中心的网状(内皮系统)组织细胞瘤病

多中心的网状(内皮系统)组织细胞瘤病是一种不明病因的系统性疾病，以皮肤、滑液和其他组织出现脂类过多、周期性 Schiff(PAS)过多组织细胞以及多核巨大细胞的浸润为特征[167]。图 95.9 显示了这种疾病的特异组织化学特征。多中心的网状(内皮系统)组织细胞瘤病被认为代表了脂储存疾病，但是没有发现与遗传或是血浆脂蛋白或细胞内脂的持续性异常有联系。描述这种疾病的其他术语还包括“脂类关节炎皮肤病”和“正常胆固醇黄瘤病”。目前尚不清楚这种疾病的病因。

这种疾病的发生过程是多变的。主要的系统性症状包括发热、体重降低以及全身虚弱。多关节炎在60%的病例中发现，并且伴随几年以后出现的结节性皮肤疹。在另外 40%的病例中，皮肤瘤可能伴随关节炎发生，甚至在此之前发生。一般来说，关节炎类似于RA，是一种对称的炎症性多关节炎，最常累及邻近指节间关节，掌指关节、跖趾关节、膝盖、髋骨、肩以及肘部[167,168]也可受累。显著的清晨僵硬、关节肿胀发热、肘部伸展表面的结节性缺失类似于类风湿结节现象以及边缘糜烂的放射性证据使得这个疾病很难与 RA 区分。随着时间的推移，关节炎可能在大约一半患者中加重，导致指骨重吸收，以手指变短、连枷指、晚期关节炎残废为特征。一些患者可能会自发性缓解。

皮肤瘤，可能从几个到几百个不等，大小从几毫米到几厘米不等，通常发生在面部、手掌背部、耳、颈部、前臂以及手肘部位。图 95.10 中显示了指甲中隆处发生的轻微肿大特征，被称之为“珊瑚珠”。这些表皮损伤可能互相分隔或是融合成弥散性斑块。更进一步的，黏膜丘疹可能发生在唇、牙龈、舌、口腔黏膜和鼻腔隔板中。一些不经常发生的并发症包括心包炎、心脏传导异常、胸膜炎、胸腔积液、肌炎和感觉异常。多中心的网状(内皮系统)组织细胞瘤病可能与多种恶性肿瘤有关，并且在这些病例中可能代表一种副瘤形成紊乱[168]。但是，从现在的数据中还不清楚恶性肿瘤患者中这种疾病的发生率是否比正常年龄对照组中高。

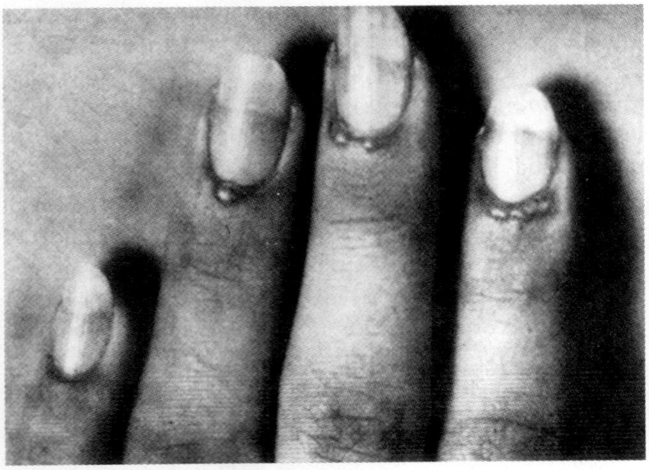

图95.10　患多关节炎已8个月的16岁女孩手指，环绕褶皱指甲长出红棕色“珊瑚珠”有5个月。在皮肤和滑膜两处活检标本上发现典型的多中心网状组织细胞瘤病浸润。

对于多中心的网状(内皮系统)组织细胞瘤病,现在还没有标准治疗方法。在含有轻度关节炎的患者中,首先应该使用非固醇类抗炎药物和物理疗法。对于更加严重的病例,用环磷酰胺或是苯丁酸氮芥治疗6~24个月,6例病例中有5例症状最终完全消退。

(郑得志 李世民 译 李世民 校)

参考文献

1. Scriver CR, Beaudet AL, Sly WS, et al. *The metabolic and molecular bases of inherited disease,* 8th ed. New York: McGraw-Hill, 2001.
2. Crist WM, Pullen DJ, Rivera GK. Acute lymphoid leukemia. In: Fernbach DJ, Vietti TJ, eds. *Clinical pediatric oncology,* 4th ed. St. Louis: CV Mosby, 1991:305–335.
3. Fink CW, Windmiller J, Sartain P. Arthritis as the presenting feature of childhood leukemia. *Arthritis Rheum* 1972;15:347–349.
4. Schaller J. Arthritis as a presenting manifestation of malignancy in children. *J Pediatr* 1972;81:793–797.
5. Cassidy JT, Petty RE. Skeletal malignancies and related disorders. In: Cassidy JT, Petty RE, eds. *Textbook of pediatric rheumatology*, 4th ed. Philadelphia: WB Saunders, 2001:762–778.
6. Aston JW Jr. Pediatric update #16. The orthopaedic presentation of neuroblastoma. *Orthop Rev* 1990;19:929–932.
7. Brodeur GM. Clinical and biological aspects on neuroblastoma. In: Scriver CR, Beaudet AL, Sly WS, et al., eds. *The metabolic and molecular bases of inherited disease,* 8th ed. New York: McGraw-Hill 2001:1167–1188.
8. Spilberg I, Meyer GJ. The arthritis of leukemia. *Arthritis Rheum* 1972;15:630–635.
9. Holdrinet RS, Corstens F, Van Horn JR, et al. Leukemic synovitis. *Am J Med* 1989;86:123–126.
10. Harden EA, Moore JO, Haynes BF. Leukemia associated arthritis: identification of leukemic cells in synovial fluid using monoclonal and polyclonal antibodies. *Arthritis Rheum* 1984;27:1306–1308.
11. Fam AG, Voorneveld C, Robinson JB, et al. Synovial fluid immunocytology in the diagnosis of leukemic synovitis. *J Rheumatol* 1991;18: 293–296.
12. Heaney ML, Golde DW. Myelodysplasia. *N Engl J Med* 1999;340: 1649–1660.
13. Castro M, Conn DL, Su WP, et al. Rheumatic manifestations in myelodysplastic syndrome. *J Rheumatol* 1991;18:721–727.
14. George SW, Newman ED. Seronegative inflammatory arthritis in the myelodysplastic syndromes. *Semin Arthritis Rheum* 1992;21:345–354.
15. Kohli M, Bennett RM. The association of polymyalgia rheumatica with myeloplastic syndromes. *J Rheumatol* 1994;21:1357–1359.
16. McCarthy CJ, Sheldon S, Ross CW, et al. Cytogenetic abnormalities and therapy-related myelodysplastic syndromes in rheumatic disease. *Arthritis Rheum* 1998;41:1493–1496.
17. Cheson BD, Sorensen JM, Vena DA, et al. Treatment of hairy cell leukemia with 2-chlorodeoxyadenosine via the Group C Protocol Mechanism of the National Cancer Institute: a report of 979 patients. *J Clin Oncol* 1998;16:3007–3015.
18. Elkon KB, Hughes GR, Catovsky D, et al. Hairy-cell leukaemia with polyarteritis nodosa. *Lancet* 1979;2:280–282.
19. Gabriel SE, Conn DL, Phyliky RL, et al. Vasculitis in hairy cell leukemia: review of literature and consideration of possible pathogenetic mechanisms. *J Rheumatol* 1986;13:1167–1172.
20. Gomez-Almaguer D, Herrera-Garza JL, Garcia-Guajardo BM, et al. Vasculitis in hairy-cell leukemia: rapid response to interferon alpha. *Am J Hematol* 1989;30:261–262.
21. Westbrook CA, Golde DW. Autoimmune disease in hairy cell leukemia: clinical syndromes and treatment. *Br J Haematol* 1985;61:349–356.
22. Carpenter MT, West SG. Polyarteritis nodosa in hairy cell leukemia: treatment with interferon-a. *J Rheumatol* 1994;21:1150–1152.
23. Zervas J, Vayopoulos G, Kaklamanis PH, et al. Hairy-cell leukemia-associated polyarthritis: a report of two cases. *Br J Rheumatol* 1991; 30:157–158.
24. Taylor HG, Davis MJ, Hothersall TE. Hairy cell leukaemia and rheumatoid arthritis. *Br J Rheumatol* 1991;30:391–192.
25. Demames DJ, Lane N, Beckstead JH. Bone involvement in hairy-cell leukemia. *Cancer* 1982;49:1697–1701.
26. Loughran TP Jr. Clonal diseases of large granular lymphocytes. *Blood* 1993;82:1–14.
27. Barton JC, Prasthofer EF, Egan ML, et al. Rheumatoid arthritis associated with expanded populations of granular lymphocytes. *Ann Intern Med* 1986;104:314–323.
28. Edelman MJ, O'Donnell RT, Meadows I. Treatment of refractory large granular lymphocytic leukemia with 2-chlorodeoxyadenosine. *Am J Hematol* 1997;54:329–331.
29. Resnick D, Haghighi P. Myeloproliferative disorders in diagnosis of bone and joint disorders. In: Resnick D, ed. *Diagnosis of bone and joint disorders,* 3rd ed. Philadelphia: WB Saunders, 1995:2247–2294.
30. VanSlyck EJ. The bony changes in malignant hematologic disease. *Orthop Clin North Am* 1972;3:733–744.
31. Foley KM. Advances in cancer pain. *Arch Neurol* 1999;56:413–417.
32. Cherny NI, Portenoy RK. Cancer pain: principles of assessment and syndromes. In: Wall PD, Melzack R, eds. *Textbook of pain,* 4th ed. Edinburgh: Churchill Livingstone, 1999:1017–1064.
33. Dorfman HD, Siegel HL, Perry MC, et al. Non-Hodgkin's lymphoma of the synovium simulating rheumatoid symptoms. *Arthritis Rheum* 1987;30:155–161.
34. Reimer RR, Chabner BA, Young RC, et al. Lymphoma presenting in bone: results of histopathology, staging, and therapy. *Ann Intern Med* 1977;87:50–55.
35. Steinberg AD, Seldin MF, Jaffe ES, et al. Angioimmunoblastic lymphadenopathy with dysproteinemia. *Ann Intern Med* 1988;108: 575–584.
36. Weiss LM, Strickler JG, Dorfman RF, et al. Clonal T cell populations in angioimmunoblastic lymphadenopathy and angioimmunoblastic lymphadenopathy-like lymphoma. *Am J Pathol* 1986;122:392–397.
37. Bignon YI, Janin-Mercier A, Dubost JJ, et al. Angioimmunoblastic lymphadenopathy with dysproteinaemia (AILD) and sicca syndrome. *Ann Rheum Dis* 1986;45:519–522.
38. McHugh NJ, Campbell GJ, Landreth JT. Polyarthritis and angioimmunoblastic lymphadenopathy. *Ann Rheum Dis* 1987;46:555–558.
39. Boumpas DT, Wheby MS, Jaffe ES, et al. Synovitis in angioimmunoblastic lymphadenopathy with dysproteinemia simulating rheumatoid arthritis. *Arthritis Rheum* 1990;33:578–582.
40. Sallah S, Wehbie R, Lepera R, et al. The role of 2-chlorodeoxyadenosine in the treatment of patients with refractory angioimmunoblastic lymphadenopathy with dysproteinemia. *Br J Haematol* 1999;104: 163–165.
41. Seleznick MJ, Aguilar JL, Rayhack J, et al. Polyarthritis associated with cutaneous T-cell lymphoma. *J Rheumatol* 1989;16:1379–1382.
42. Berger RG, Knox SJ, Levy R, et al. Mycosis fungoides arthropathy. *Ann Intern Med* 1991;114:571–572.
43. Liebow AA, Carrington CR, Friedman PJ. Lymphomatoid granulomatosis. *Hum Pathol* 1972;3:457–558.
44. Katzenstein AL, Carrington CR, Liebow AA. Lymphomatoid granulomatosis: clinicopathological study of 152 cases. *Cancer* 1979;43: 360–373.
45. Wilson WH, Kingsma DW, Raffeld M, et al. Association of lymphomatoid granulomatosis with Epstein-Barr viral infection of B lymphocytes and response to interferon-2b. *Blood* 1996;87:4531–4537.
46. Jaffe ES, Wilson WH. Lymphomatoid granulomatosis: pathogenesis, pathology, and clinical implications. *Cancer Surv* 1997;30:233–248.
47. Clarke F, Crook P, McDonagh J. Lymphomatoid granulomatosis, an unusual cause of inflammatory arthritis. *J Rheumatol* 1994;21:774–775.
48. Raez LE, Temple JD, Saldana M. Successful treatment of lymphomatoid granulomatosis using cyclosporin A after failure of intensive chemotherapy. Am J Hematol 1996;53:192–195.
49. Reilly PA, Cosh JA, Maddison PJ, et al. Mortality and survival in rheumatoid arthritis: a 25-year prospective study of 100 patients. *Ann Rheum Dis* 1990;49:363–369.
50. Moder KG, Tefferi A, Cohen MD, et al. Hematologic malignancies and the use of methotrexate in rheumatoid arthritis: a retrospective study. *Am J Med* 1995;99:276–281.
51. Kingsmore SF, Hall BD, Allen NB, et al. Association of methotrexate, rheumatoid arthritis and lymphoma: report of 2 cases and literature review. *J Rheumatol* 1992;19:1462–1465.
52. Morris CR, Morris AJ. Localized lymphoma in a patient with rheuma-

toid arthritis treated with parenteral methotrexate. *J Rheumatol* 1993 20:2172–2173.
53. Taillan B, Garnier G, Castanet J, et al. Lymphoma developing in a patient with rheumatoid arthritis taking methotrexate. *Clin Rheumatol* 1993;12:93–94.
54. Kamel OW, van de Rijn M, Weiss LM, et al. Brief report: reversible lymphomas associated with Epstein-Barr virus occurring during methotrexate therapy for rheumatoid arthritis and dermatomyositis. *N Engl J Med* 1993;328:1317–1321.
55. Kamel OW, van de Rijn M, LeBrun DR, et al. Lymphoid neoplasms in patients with rheumatoid arthritis and dermatomyositis: frequency of Epstein-Barr virus and other features associated with immunosuppression. *Hum Pathol* 1994;25:638–643.
56. Zimmer-Galler I, Lie JT. Choroidal infiltrates as the initial manifestation of lymphoma in rheumatoid arthritis after treatment with low-dose methotrexate. *Mayo Clin Proc* 1994;69:258–261.
57. Liote F, Pertuiset E, Cochand-Priollet B, et al. Methotrexate related B lymphoproliferative disease in a patient with rheumatoid arthritis. Role of Epstein-Barr virus infection. *J Rheumatol* 1995;22:1174–1178.
58. Georgescu L, Quinn GC, Schwartzman S, et al. Lymphoma in patients with rheumatoid arthritis: association with the disease state or methotrexate treatment. *Semin Arthritis Rheum* 1997;26:798–804.
59. Bataille R, Harousseau J-L. Multiple myeloma. *N Engl J Med* 1997 336:1657–1664.
60. Bataille R, Jourdan M, Zhang X-G, et al. Serum levels of interleukin 6, a potent myeloma cell growth factor, as a reflect of disease severity in plasma cell dyscrasias. *J Clin Invest* 1989;84:2008–2011.
61. Kyle RA. Multiple myeloma. Review of 869 cases. *Mayo Clin Proc* 1975;50:29–40.
62. Hamilton EB, Bywaters EG. Joint symptoms in myelomatosis and similar conditions. *Ann Rheum Dis* 1961;20:353–362.
63. Solomon A, Rahamani R, Seligsohn U, et al. Multiple myeloma: early vertebral involvement assessed by computerised tomography. *Skeletal Radiol* 1984;11:258–261.
64. Ludwig H, Tscholakoff D, Neuhold A, et al. Magnetic resonance imaging of the spine in multiple myeloma. *Lancet* 1987;2:364–366
65. Hickling P, Wilkins M, Newman GR. A study of arthropathy in multiple myeloma. *Q J Med* 1981;50:417–433.
66. Wegelius O, Skrifvars B, Andersson L. Rheumatoid arthritis terminating in plasmacytoma. *Acta Med Scand* 1970;187:133–138.
67. Zawadzki ZA, Benedek TG. Rheumatoid arthritis, dysproteinemic arthropathy and paraproteinemia. *Arthritis Rheum* 1969;12:555–568.
68. Gordon DA, Pruzanski W, Ogryzlo MA, et al. Amyloid arthritis simulating rheumatoid disease in five patients with multiple myeloma. *Am J Med* 1973;55:142–154.
69. Goldenberg GJ, Paraskevas F, Israels LG. The association of rheumatoid arthritis with plasma cell and lymphocytic neoplasms. *Arthritis Rheum* 1969;12:569–579.
70. Wiernik PH. Amyloid joint disease. *Medicine* 1972;51:465–479.
71. Falk RH, Comenzo RL, Skinner M. The systemic amyloidoses. *N Engl J Med* 1997;337:898–909.
72. Merlini G, Belloti V. Molecular mechanisms of amyloidosis. *N Engl J Med* 2003;349:583–596.
73. Kyle RA, Lust JA. Monoclonal gammopathies of undetermined significance. *Semin Hematol* 1989;26:176–200.
74. Kyle RA, Greipp PR. Amyloidosis (AL): clinical laboratory features in 229 cases. *Mayo Clin Proc* 1983;58:665–683.
75. Gertz MA, Kyle RA, Greipp PR. Response rates and survival in primary systemic amyloidosis. *Blood* 1991;77:257–262.
76. Zemer D, Pras M, Soher E, et al. Colchicine in the prevention and treatment of the amyloidosis of familial Mediterranean fever. *N Engl J Med* 1986;314:1001–1005.
77. Bardin T, Kuntz D, Zingraff J, et al. Synovial amyloidosis in patients undergoing longterm hemodialysis. *Arthritis Rheum* 1985;28:1052–1058.
78. Gejyo F, Yamada T, Odani S, et al. A new form of amyloid protein associated with hemodialysis was identified as beta-2 microglobulin. *Biochem Biophys Res Commun* 1985;129:701–706.
79. Miyata T, Oda O, Inagi R, et al. Beta 2-microglobulin modified with advanced glycation end products is a major component of hemodialysis-associated amyloidosis. *J Clin Invest* 1993;92:1242–1252.
80. Miyata T, Inagi R, Ida Y, et al. Involvement of beta 2 microglobulin modified with advanced glycation end products in the pathogenesis of hemodialysis-associated amyloidosis. *J Clin Invest* 1994;93:521–528.
81. Davidson GS, Montanera WJ, Fleming JF. Amyloid destructive spondylarthropathy causing cord compression related to chronic renal failure and dialysis. *Neurosurgery* 1993;33:519–522.
82. Gejyo F, Homma N, Hasegawa S, et al. A new therapeutic approach to dialysis amyloidosis: intensive removal of beta 2 microglobulin with adsorbent column. *Artif Organs* 1993;17:240–243.
83. Okutsu I, Hamanaka J, Ninomiya S, et al. Results of endoscopic management of carpal tunnel syndrome in long-term haemodialysis versus idiopathic patients. *Nephrol Dial Transplant* 1993;8:1110–1114.
84. Nelson SR, Sharpston P, Kingswood JC. Dialysis-associated amyloidosis resolve after transplantation? *Nephrol Dial Transplant* 1993; 8:369–370.
85. Libbey CA, Skinner M, Cohen AS. Use of abdominal fat tissue aspirate in the diagnosis of systemic amyloidosis. *Arch Intern Med* 1983; 143:1549–1552.
86. Sturgill BC, Bolton WK, Griffith KM. Congo red-negative amyloidosis-like glomerulopathy. *Hum Pathol* 1985;16:220–224.
87. Korbet SM, Schwartz MM, Lewis FJ. Immunotactoid glomerulopathy. *Am J Kidney Dis* 1991;17:247–257.
88. Miralles GD, O'Fallon JR, Talley NJ. Plasma-cell dyscrasia with polyneuropathy: the spectrum of POEMS syndrome. *N Engl J Med* 1992;327:1919–1923.
89. Bardwick PA, Zvaifler NJ, Gill GN, et al. Plasma cell dyscrasia with polyneuropathy, organomegaly, endocrinopathy, M protein and skin changes: the POEMS syndrome. *Medicine* 1980;59:311–322.
90. Powars DR. Natural history of disease: the first two decades. In: Embury SH, Hebbel RP, Mohandas N, et al., eds. *Sickle cell disease. Basic principles and clinical practice.* New York: Raven Press, 1994:395–412.
91. Charache S. Natural history of disease: adults in sickle cell disease. In: Embury SH, Hebbel RP, Mohandas N, et al., eds. *Sickle cell disease. Basic principles and clinical practice.* New York: Raven Press, 1994:413–422.
92. Hebbel RP, Mohandas N. Sickle cell adherence. In: Embury SH, Hebbel RP, Mohandas N, et al., eds. *Sickle cell disease. Basic principles and clinical practice.* New York: Raven Press, 1994:217–230.
93. Steinberg MH. Management of sickle cell disease. *N Engl J Med* 1999;340:1021–1030.
94. Diggs LW. Bone and joint lesions in sickle-cell disease. *Clin Orthop* 1967;52:119–143.
95. Espinoza LR, Spilberg I, Osterland CK, et al. Joint manifestations of sickle cell disease. *Medicine* 1971;53:295–305.
96. Schumacher HR, Andrews R, McLaughlin G, et al. Arthropathy in sickle-cell disease. *Ann Intern Med* 1973;78:203–211.
97. Haberman ET, Grayzel AI. Bilateral total knee replacement in a patient with sickle cell disease. *Clin Orthop* 1974;100:211–215.
98. Schumacher HR, Dorwart BB, Bond J, et al. Chronic synovitis with early cartilage destruction in sickle cell disease. *Ann Rheum Dis* 1977;36:413–419.
99. Schumacher HR, van Linthoudt D, Manno CS, et al. Diffuse chondrolytic arthritis in sickle cell disease. *J Rheumatol* 1993;20:385–389.
100. Weinberg AG, Curranino G. Sickle cell dactylitis: histopathologic observations. *Am J Clin Pathol* 1972;58:518–523.
101. Milner PF, Joe C, Burke GJ, et al. Bone and joint disease. In: Embury SH, Hebbel RP, Mohandas N, et al., eds. *Sickle cell disease. Basic principles and clinical practice.* New York: Raven Press, 1994:645–661.
102. Resnick D. Hemoglobinopathies and other anemias. In: Resnick D, ed. *Diagnosis of bone and joint disorders,* 3rd ed. Philadelphia: WB Saunders 1995:2107–2146.
103. Bennett OM, Namnyak SS. Bone and joint manifestations of sickle cell anemia. *J Bone Joint Surg* 1990;72A:494–499.
104. Steinberg ME, Steinberg DR. Evaluation and staging of avascular necrosis. *Semin Arthroplasty* 1991;2:175–181.
105. Milner PF, Kraus AP, Sebes JI, et al. Sickle cell disease as a cause of osteonecrosis of the femoral head. *N Engl J Med* 1991;325:1476–1481.
106. Moran MC, Huo MH, Garvin KL, et al. Total hip arthroplasty in sickle cell hemoglobinopathy. *Clin Orthop* 1993;294:140–148.
107. Barrett-Conner E. Bacterial infection and sickle cell anemia. An analysis of 250 infections in 106 patients and a review of the literature. *Medicine* 1971;50:97–112.
108. Hook EW, Campbell CG, Weens HS, et al. Salmonella osteomyelitis

in patients with sickle cell anemia. *N Engl J Med* 1957;257:403–407.
109. Silver HK, Simon JL, Clement DH. Salmonella osteomyelitis and abnormal hemoglobin disease. *Pediatrics* 1957;20:439–447.
110. Syrogiannopoulos GA, McCracken GH, Nelson JD. Osteoarticular infections in children with sickle cell disease. *Pediatrics* 1986;78:1090–1096.
111. Ebong WW. Acute osteomyelitis in Nigerians with sickle cell disease. *Ann Rheum Dis* 1986;45:911–915.
112. Epps CH, Bryant DD, Coces MJM, et al. Osteomyelitis in patients who have sickle cell disease. *J Bone J Surg* 1991;73A:1281–1294.
113. Piehl FC, Davis RJ, Prugh SI. Osteomyelitis is sickle cell disease. *J Pediatr Orthop* 1993;13:225–227.
114. Reynolds MD. Gout and hyperuricemia associated with sickle cell anemia. *Semin Arthritis Rheum* 1983;12:404–413.
115. Rao SP, Miller S, Solomon N. Acute bone and joint manifestations of sickle cell disease in children. *N Y State J Med* 1986;86:254–260.
116. Ebong WW. Septic arthritis in patients with sickle cell disease. *Br J Rheumatol* 1986;26:99–102.
117. Valeriano-Marcet J, Kerr LD. Myonecrosis and myofibrosis as complications of sickle cell anemia. *Ann Intern Med* 1991;115:99–101.
118. Gratwick GM, Bullough PG, Bohne WHO, et al. Thalassemic osteoarthropathy. *Ann Intern Med* 1978;88:494–501.
119. Schlumph U, Gerber N, Bunzli H, et al. Arthritis in thalassemia minor. *Schweiz Med Wochenschr* 1977;107:1156–1162.
120. Gerster JC, Dardel R, Guggi S. Recurrent episodes of arthritis in thalassemia minor. *J Rheumatol* 1984;11:352–354.
121. Arman MI, Butun B, Doseyen A, et al. Frequency and features of rheumatic findings in thalassemia minor: a blind controlled study. *Br J Rheumatol* 1992;31:197–199.
122. Abou Rizk NN, Nasr FW, Frayha RA. Aseptic necrosis in thalassemia minor. *Arthritis Rheum* 1977;20:1147–1148.
123. Sadler JF, Davie EW. Hemophilia A, hemophilia B, and von Willebrand's disease. In: Stamatoyannopoulos K, Nienhuis AW, Majerus PW, et al., eds. *The molecular basis of blood diseases,* 2nd ed. Philadelphia: WB Saunders, 1994:657–675.
124. Madhok R, York R, Sturrock RD. Hemophiliac arthritis. *Ann Rheum Dis* 1991;50:588–591.
125. Duthie RB, Rizza CR, Giangrande PL, et al. *The management of musculoskeletal problems in the hemophilias.* Oxford: Oxford University Press, 1994.
126. Fricke WA, Lamb MA. Viral safety of clotting factor concentrates. *Semin Thromb Hemost* 1993;19:54–61.
127. Mannucci, PM, Tuddenham, EG. The hemophilias–from royal genes to gene therapy. *N Engl J Med* 2001;344:1773–1779.
128. Ahlberg A, Silwer JP. Arthropathy in von Willebrand's disease. *Acta Orthop Scand* 1970;41:539–544.
129. Sankarankutty M, Evans DI. Chronic arthropathy in von Willebrand's disease. *Clin Lab Haematol* 1983;5:149–156.
130. Macfarlane JD, Kroon HM, Caekebeke-Peerlinck KMJ, et al. Arthropathy in von Willebrand's disease. *Clin Rheumatol* 1989;8:98–102.
131. Klofkorn RW, Lightsey AL. Hemarthrosis associated with Glanzmann's thrombasthenia. *Arthritis Rheum* 1979;22:1390–1393.
132. Thakker S, McGehee W, Quismorio FP. Arthropathy associated with factor XIII deficiency. *Arthritis Rheum* 1986;29:808–811.
133. Katz AL, Alepa FP. Hemarthrosis secondary to heparin therapy. *Arthritis Rheum* 1976;19:996.
134. Wild JH, Zvaifler NJ. Hemarthrosis associated with sodium warfarin therapy. *Arthritis Rheum* 1976;19:98–102.
135. Andes WA, Edmunds JO. Hemarthroses and warfarin: joint destruction with anticoagulation. *Thromb Haemost* 1983;28:187–189.
136. Triantafyllou SJ, Hanks GA, Handal JA, et al. Open and arthroscopic synovectomy in hemophilic arthropathy of the knee. *Clin Orthop* 1992;283:196–204.
137. Karthaus RP, Novakova IR. Total knee replacement in hemophilic arthropathy. *J Bone Joint Surg* 1988;70B:382–385.
138. Teigland JC, Tjonnfjord GE, Evensen SA, et al. Knee arthroplasty in hemophilia. *Acta Orthop Scand* 1993;64:153–156.
139. Gregg-Smith SJ, Pattison RM, Dodd CAF, et al. Septic arthritis in haemophilia. *J Bone Joint Surg* 1993;75B:368–370.
140. Buetler E, Grabowski G. Gaucher disease. In: Scriver CR, Beaudet AL, Sly WS, et al., eds. *The metabolic and molecular bases of inherited disease,* 8th ed. New York: McGraw-Hill, 2001:3635–3668.
141. Schubiner H, Le Tourneau M, Murray DL. Pyogenic osteomelitis versus pseudo-osteomyelitis in Gaucher's disease. *Clin Pediatr* 1981;20:667–669.
142. Weizman Z, Tennenbaum A, Yatziv S. Interphalangeal joint involvement in Gaucher's disease, type 1, resembling juvenile rheumatoid arthritis. *Arthritis Rheum* 1982;25:706–707.
143. Lau MM, Lichtman DM, Hamati YI, et al. Hip arthroplasties in Gaucher's disease. *J Bone Joint Surg* 1981;63:591–601.
144. Desnick RJ, Ioannou YA, Eng C, et al. Galactosidase A deficiency: Fabry disease. In: Scriver CR, Beaudet AL, Sly WS, et al., eds. *The metabolic and molecular bases of inherited disease,* 8th ed. New York: McGraw-Hill, 2001:3733–3774.
145. Wise D, Wallace HJ, Jellinck EH. Angiokeratoma corporis diffusum: a clinical study of eight affected families. *Q J Med* 1962;31:177–206.
146. Lockman LA, Hunninghake DB, Krivit W, et al. Relief of pain of Fabry's disease by diphenylhydantoin. *Neurology* 1973;23:871–875.
147. Pittelkow RB, Kierland RR, Montgomery H. Angiokeratoma corporis diffusum. *Arch Dermatol* 1955;72:556–561.
148. Fone D, King W. Angiokeratoma corporis diffusum. *Aust Ann Med* 1964;13:339–348.
149. Bethune JE, Landrigan PL, Chipman CD. Angiokeratoma corporis diffusum. *N Engl J Med* 1961;264:1280–1285.
150. Sheth KJ, Bernhard GC. The arthropathy of Fabry's disease. *Arthritis Rheum* 1979;22:781–783.
151. Moser HW, Linke, T, Fensom, AH. Acid ceramidase deficiency: Farber lipogranulomatosis. In: Scriver CR, Beaudet AL, Sly WS, et al., eds. *The metabolic and molecular bases of inherited disease,* 8th ed. New York: McGraw-Hill, 2001:3573–3588.
152. Jameson RA, Holt PJL, Keen JH. Farber's disease (lysosomal acid ceramidase deficiency). *Ann Rheum Dis* 1987;46:559–561.
153. Abul-Haj SK, Martz DG, Douglas WF, et al. Farber's disease: report of a case with observations on its histogenesis and notes on the nature of the stored material. *J Pediatr* 1962;61:221–232.
154. Ford DK, Price GE, Culling CFA, et al. Familial lipochrome pigmentation of histocytes with hyperglobulinemia, pulmonary infiltration, splenomegaly, arthritis and susceptibility to infection. *Am J Med* 1962;33:478–489.
155. Rodey GE, Park BH, Ford DK, et al. Defective bactericidal activity of peripheral blood leukocytes in lipochrome histiocytosis. *Am J Med* 1970;49:322–327.
156. Dinauer, MC, Nauseef WM, Newburger PE. Inherited disorders of phagocyte killing. In: Scriver CR, Beaudet AL, Sly WS, et al., eds. *The metabolic and molecular bases of inherited disease,* 8th ed. New York: McGraw-Hill, 2001:4857–4887.
157. Goldstein JL, Hobbs HH, Brown MS. Familial hypercholesterolemia. In: Scriver CR, Beaudet AL, Sly WS, et al., eds. *The metabolic and molecular bases of inherited disease,* 8th ed. New York: McGraw-Hill, 2001:2863–2913.
158. Khachadurian AK. Migratory polyarthritis in familial hypercholesterolemia (type II hyperlipoproteinemia). *Arthritis Rheum* 1968;11:385–393.
159. Rimon D, Cohen L. Hypercholesterolemic (type II hyperlipoproteinemic) arthritis. *J Rheumatol* 1989;16:703–705.
160. Shapiro JR, Fallat RW, Tsang RC, et al. Achilles tendinitis and tenosynovitis: a diagnostic manifestation of family type II hyperlipoproteinemia in children. *Am J Dis Child* 1974;128:486–490.
161. Glueck CJ, Levy RI, Fredrickson DS. Acute tendinitis and arthritis. A presenting symptom of familial type II hyperlipoproteinemia. *JAMA* 1968;13:2895–2897.
162. Kane JP, Havel RJ. Disorders of the biogenesis and secretion of lipoproteins containing the B apolipoproteins. In: Scriver CR, Beaudet AL, Sly WS, et al., eds. *The metabolic and molecular bases of inherited disease,* 8th ed. New York: McGraw-Hill, 2001:2717–2752.
163. Mahley RW, Rall SC. Type III hyperlipoproteinemia (dysbetapolipoprotenemia): the role of apolipoprotein E in normal and abnormal lipoprotein metabolism. In: Scriver CR, Beaudet AL, Sly WS, et al., eds. *The metabolic and molecular bases of inherited disease,* 8th ed. New York: McGraw-Hill, 2001:2835–2862.
164. Goldman JA, Glueck CJ, Abrams NR, et al. Musculoskeletal disorders associated with type IV hyperlipoproteinaemia. *Lancet* 1972;2:449–452.
165. Buckingham RB, Bole GG, Bassett DR, et al. Polyarthritis associated with type IV hyperlipoproteinemia. *Arch Intern Med* 1975;135:289–290.
166. Klemp P, Halland AM, Majoos FL, et al. Musculoskeletal manifesta-

tions in hyperlipidaemia: a controlled study. *Ann Rheum Dis* 1983; 42:519–523.
167. Barrow MV, Holubar K. Multicentric reticulohistiocytosis. *Medicine* 1969;48:287–307.
168. Catterall MD. Multicentric reticulohistiocytosis: a review of eight cases. *Clin Exp Dermatol* 1980;5:267–279.
169. Brandt F, Lipman M, Taylor JR, et al. Topical nitrogen mustard therapy in multicentric reticulohistiocytosis. *J Am Acad Dermatol* 1982; 6:260–262.
170. Ginsburg WW, O'Duffy JD, Morris JL, et al. Multicentric reticulohistiocytosis: response to alkylating agents in six patients. *Ann Intern Med* 1989;111:384–388.

第96章

结缔组织与骨骼的遗传与发育性疾病

Douglas R. Stewart , Reed E. Pyeritz

骨骼系统遗传病是一组多样化的疾病，有的致新生儿死亡，有的仅仅导致成人出现轻度残疾。尽管作为个例很少出现，但作为一个研究群体它们可导致较高的发病率和死亡率。这些疾病大部分在过去的50年里有过报道，但也有一少部分在几百年前就已经被了解。研究者设计了多种方案来对这组疾病进行组织和分类；在疾病分类学方法中，一种比较统一的趋势是越来越依赖以基因为基础的分类方法[1,2]。在该章中，我们将选择性地回顾执业整形外科医生、风湿病医生或初级护理医生可能遇到的较常见的或有意义的症状。

任何一种疾病均可用两种主要的途径进行描述或研究：病因学和发病机制。二者都很实用。了解疾病的发病原因可对疾病进行可靠的分类、诊断和预防，而了解疾病的作用机制可对疾病进行有效的预后和治疗。不幸的是，这两种途径通常被认为是相似的或可进行互换的——这一误解使疾病分类、管理和临床调查相混淆。无论病因学知识多么严密，它都不能增进对疾病临床表现（表型）形成的理解[3]。例如，镰状细胞病的病因已经在最高可能分辨率水平已知，即特异的核苷酸突变，然而它的各种临床特征形成机制仍不明确。相反，人们对大多数急性痛风的发病机制却比其病因了解得更清楚。

遗传因素在特定系统疾病中的作用常被认为是病因学。传统途径将所有疾病划分为非遗传或遗传病，遗传病又可分为孟德尔、染色体和多因子疾病。该方案越来越不适用[4,5]。首先，没有任何疾病是完全由遗传或环境因素导致的。其次，所有疾病都是由环境和基因相互作用而出现异常表型和实现转化的。第三，基因是发病机制的重要调节因素；在一个家系中，修饰基因的遗传，与在疾病中起主要作用的突变基因并不相关，可解释亲属中表型会出现如此大的差异性的原因。最后，主要由单基因导致的疾病在家系中的表现型也不一定遵守孟德尔法则；对于线粒体基因尤其如此，但是印记、单亲二体、遗传早现和体细胞生殖细胞突变均会导致出现偏离孟德尔遗传法则的重要临床差异。最近有大量综述和文章均讨论了这些内容[4-10]。实际上所有疾病的起因和发病机制中均有遗传因素[3-5]。对于常见疾病，如骨关节炎、骨质疏松和本书其他章节（第1章、第27和第28章）中讨论的风湿疾病，其遗传因素正被逐渐识别和讨论。该节主要针对影响骨骼和其他支持成分的疾病进行讨论，单基因突变在这些疾病发生中具有十分重大的意义，尽管它的效应也受其他遗传和环境因素调节（表96.1）。已经证实，这些单基因疾病对于理解病因学和发病机制的关系具有启发意义。例如，继发于远端间隙发育不良的自发性气胸是马方（Marfan）综合征已确定的重要特征，它在组织学上类似于肺气肿。在Marfan综合征的小鼠模型中，原纤维蛋白1缺陷小鼠转化生长因子β（TGF-β）显著失调。这种被认为继发于缺陷原纤维蛋白1基质隔离细胞因子的失调可导致发育中的肺组织的凋亡[11]。围产期拮抗TGF-β可挽救体内肺泡隔膜。随着更多的单基因疾病被鉴别，我们可对正常和异常骨骼生物学有相似的基本理解。

单基因疾病在家系中以单遗传的方式出现，即常染色体显性遗传、常染色体隐性遗传、X连锁遗传或母性（线粒体）遗传。对于个体所有这些性状非常罕见（对普通人群患病率为 $1/10^4$~$1/10^6$），但由于目前所了解的

表 96.1 与已知基因缺陷相关的骨骼疾病的基因表型图谱

基因表型	基因符号	OMIM序列号[a]	基因图谱位点
发育性疾病			
阿斯科格综合征	*FGD1*	305400	Xp11.21
肢端肢中发育不全	*GDF5*	601146	20q11.2
阿佩尔综合征	*FGFR2*	176943	10q26
先天性关节弯曲,远端,Ⅰ型	*TPM2*	190990	9p13.2-p13.1
先天性关节弯曲,远端,Ⅱ型	*TNNI2*	191043	11p15.5
先天性关节弯曲,远端,Ⅱ型	*TNNT3*	600692	11p15.5
巴尔得-别德尔综合征 1	*BBS1*	209901	11q13
巴尔得-别德尔综合征 2	*BBS2*	606151	16q21
巴尔得-别德尔综合征 3	*BBS3*	606151	3p13-p12
巴尔得-别德尔综合征 4	*BBS4*	600374	15q22.3-q23
巴尔得-别德尔综合征 5	*BBS5*	603650	2q31
巴尔得-别德尔综合征 6(见下文中的麦-考综合征)			
巴尔得-别德尔综合征 7	*BBS7*	607590	4q27
短指畸形B1型	*BDB1*	113000	9q22
短指畸形C型	*GDF5*	601146	20q11.2
短指畸形C型	*BDC*	113100	12q24
短指畸形E型	*BDE*	113300	2q37
短指畸形E型	*HOXD13*	142989	2q31-q32
短指畸形-智力低下综合征	*BDMR*	600430	2q37
科凯恩综合征	*CKN1*	216400	5q12.1
科-勒综合征	*RPS6KA3*	300075	Xp22.2-p22.1
颅面-耳聋-手综合征	*PAX3*	606597	2q35
颅腭鼻畸形	*CFNS*	304110	Xp22
颅缝早闭,Adelaide型	*CRSA*	600593	4p16
颅缝早闭,Ⅰ型	*CRS*	123100	7p21.3-p21.2
颅缝早闭,Ⅱ型	*MSX2*	123101	5q34-q35
克鲁宗综合征	*FGFR2*	176943	10q26
克鲁宗综合征伴有黑棘皮病	*FGFR3*	134934	4p16.3
先天性缺指(趾)畸形,外胚层发育不良症,唇腭裂1	*EEC1*	129900	7q11.2-q21.3
先天性缺指(趾)畸形,外胚层发育不良症,唇腭裂2	*EEC2*	602077	19p13.3 19q13.11
先天性缺指(趾)畸形,外胚层发育不良症,唇腭裂3	*TP63*	603273	3q27
Grieg头多趾综合征	*GLI3*	165240	7p13
霍尔特-奥拉姆综合征(心手综合征)	*TBX5*	601620	12q24.1
Jackson-Weiss综合征	*FGFR2*	176943	10q26
Jacobsen 综合征	*JBS*	147791	11q23
克利佩尔-费尔综合征(颈椎融合综合征)(?)	*KFS*	214300	5q11.2
克利佩尔-费尔综合征伴有喉畸形	*SGM1*	148900	8q22.2
兰-吉综合征[毛发-鼻-指(趾)骨综合征]	*LGCR*	150230	8q24.11-q24.13
肢体-乳房综合征	*TP63*	603273	3q27
麦-考综合征	*MKKS*	604896	20p12
肌肝脑眼侏儒症	*MUL*	605073	17q22-q23

表 96.1(续)

基因表型	基因符号	OMIM 序列号[a]	基因图谱位点
指甲-髌骨综合征	*LMX1B*	602575	9q34.1
神经纤维瘤病，Ⅰ型	*NF1*	162200	17q11.2
眼齿指发育不良畸形	*GJA1*	121014	6q21-q23.2
Pallister-Hall 综合征	*GLI3*	165240	7p13
髌骨不发育或发育不全	*PTHLAN*	168860	17q21-q22
普法伊弗综合征	*FGFR2*	176943	10q26
	FGFR1	136350	8p11.2-p11.1
轴后性多指症，A1 型	*GLI3*	165240	7p13
轴后性多指症，A2 型	*PAPA2*	602085	13q21-q32
轴后性多指症，A/B 型	*GLI3*	165240	7p13
轴前性多指症，Ⅳ型	*GLI3*	165240	7p13
罗-汤综合征(白内障-毛细血管扩张-色素沉着综合征)	*RECQL4*	603780	8q24.3
骶骨发育不全综合征(?)	*HLXB9*	142994	7q36
塞-科综合征[尖头并指(趾)畸形综合征Ⅲ型]	*TWIST*	601622	7p21
	FGFR2	176943	10q26
施-詹综合征Ⅰ型	*HSPG2*	142461	1p36.1
Simpson-Golabi-Behmel 综合征	*GPC3*	300037	Xq26
手足裂畸形，1 型	*SHFM1*	183600	7q21.2-q21.3
手足裂畸形，2 型	*SHFM2*	313350	Xq26
手足裂畸形，3 型	*FBWD4*	600095	10q24
手足裂畸形，4 型	*TP63*	603273	3q27
手足裂畸形，5 型	*SHFM5*	606708	2q31
手足裂畸形/感觉神经性耳聋	*SHFM1D*	60561	7q21.2-q21.3
脊椎肋骨发育不全	*DLL3*	277300	19q13.1-q13.3
指(趾)关节粘连，近侧	*NOG*	602991	17q22
并指(趾)畸形，Ⅲ型	*GJA1*	164200	6q22-q24
骨性融合，多发性，1	*NOG*	602991	17q22
并指(趾)畸形，Ⅱ型	*HOXD13*	142989	2q31-q32
四腿畸形多指(趾)对映体	*TMEP*	135750	14q13
汤斯-布罗克 综合征	*SALL1*	602218	16q12.1
下颌骨颜面发育不全	*TCOF1*	606847	5q32-q33.1
拇指三指节畸形-多指(趾)畸形	*TPTPS*	190605	7q36
特纳综合征(先天性卵巢发育不全)	*RPS4X*	312760	Xq13.1
尺骨-乳房综合征	*TBX3*	601621	12q24.1
结缔组织的遗传性疾病			
奥尔布莱特遗传性骨营养不良 2(?)	*AHO2*	103581	15q11-q13
布鲁克综合征	*BREX*	259450	17p12
挛缩性蜘蛛指(趾)综合征，先天性	*FBN2*	121050	5q23-q31
皮肤松弛症	*ELN*	130160	7q11.2
皮肤松弛症，马方综合征样新生儿型(?)	*LAMB1*	150240	7q31.1-q31.3
皮肤松弛症，新生儿型	*ATP7A*	300011	Xq12-q13
皮肤松弛症，隐性Ⅰ型	*LOX*	153455	5q23.3-q31.2
埃勒斯-当洛斯综合征，标准型	*COL5A2*	120190	2q31
	COL5A1	120215	9q34.2-34.3
埃勒斯-当洛斯综合征，运动过度型	*COL3A1*	120180	2q31
	TNXB	600985	6p21.3
埃勒斯-当洛斯综合征，血管型	*COL3A1*	120180	2q31

表 96.1(续)

基因表型	基因符号	OMIM 序列号[a]	基因图谱位点
埃勒斯-当洛斯综合征,脊柱后侧凸型	*PLOD*	153454	1p36.3-p36.2
埃勒斯-当洛斯综合征,关节松弛型	*COL1A1*	120150	17q21,31-q22
	COL1A2	120160	7q22.1
埃勒斯-当洛斯综合征,皮肤脆裂型	*ADAMTS2*	604539	5q23
埃勒斯-当洛斯综合征,X 型(?)	*FN1*	135600	2q34
埃勒斯-当洛斯综合征,牙周变性型(?)	*EDSⅧ*	130080	12p13
结合腕蛋白 X 缺乏导致埃勒斯-当洛斯综合征样病	*TNXB*	600985	6p21.3
进行性骨化性纤维发育不良(?)	*BMP4*	112262	14q22-q23
Keutel 综合征	*MGP*	154870	12p13.1-p12.3
马方综合征	*FBN1*	134797	15q21.1
MASS 基因表型	*FBN1*	134797	15q21.1
骨关节炎,性早熟	*COL2A1*	120140	12q13.11-q13.2
成骨不全,4 种临床类型	*COL1A1*	120150	17q21.31-q22
成骨不全,3 种临床类型	*COL1A2*	120160	7q22.1
骨质溶解,家族扩张性	*TNFRSF11A*	603499	18q22.1
骨硬化症,Ⅱ型	*CLCN7*	602727	16p13
骨硬化症,隐性	*CLCN7*	602727	16p13
骨质疏松	*CALCA*	114130	11p15.2p15.1
骨质疏松,原发性	*COL1A1*	120150	17q21.31-q22
	COL1A2	120160	7q22.1
骨质疏松,退化性(?)	*VDR*	601769	12q12-q14
	IL6	147620	7p21
	CALCR	114131	7p21.3
骨质疏松-假神经胶质瘤综合征	*LRP5*	603506	11q13.4
变形性骨病(?)	*PDB*	167250	6p21.3
变形性骨病 2	*TNFRSF11A*	603499	18q22.1
变形性骨病 3	*SQSTM1*	601530	5q35
变形性骨病 4	*PDB4*	606263	5q31
硬化性骨化病	*SOST*	605740	17q12-q21
硬化胼胝症(?)	*TYS*	181600	4q28-q31
Shprintzen-Goldberg 综合征	*FBN1*	134797	15q21.1
短身材-球状晶体综合征	*WMS*	277600	19p13.3-p13.2
Van Buchem 病	*VBCH*	239100	17q11.2
代谢疾病对结缔组织的次要影响			
加罗德综合征	*HGD*	607474	3q21-q23
关节表皮肉芽肿病	*CARD15*	1605956	16p12
天冬氨酰葡糖胺尿症	*AGA*	208400	4q32-q33
Barth 综合征	*TAZ*	300394	Xq28
岩藻糖苷沉积症	*FUCA1*	230000	1p34
半乳糖唾液酸沉积症	*PPGB*	256540	20q13.1
Gaucher 病	*GBA*	606463	1q21
巨人症(生长激素释放因子分泌过多)	*GHRH*	139190	20q11.2
Gm_1 神经节苷脂贮积症	*GLB1*	230500	3p21.33
腺肌瘤病	*HFE*	235200	6p21.3

表 96.1(续)

基因表型	基因符号	OMIM 序列号[a]	基因图谱位点
高胱氨酸尿症	*CBS*	236200	21q22.3
甲状旁腺功能亢进,家族性	*MEN1*	131100	11q13
甲状旁腺功能亢进,家族性 1	*HRPT2*	607393	1q21-q32
低钙血症	*CASR*	601199	3q21.1
尿钙过少合并高钙血症,Ⅰ型	*CASR*	601199	3q21.1
尿钙过少合并高钙血症,Ⅱ型	*HHC2*	145981	19p13.3
甲状旁腺功能减退	*PTH*	168450	11p15.3-p15.1
甲状旁腺功能减退,家族性	*FIH*	146200	3q13
	CASR	601199	3q21.1
	PTH	168450	11p15.3-p15.1
甲状旁腺功能减退,X-连锁	*HPT*	307700	Xq26-q27
甲状旁腺功能减退-发育迟缓-同质异形综合征	*TBCE*	604934	1q42-q43
低膦酸酯酶症,成人(?)	*ALPL*	171760	1p36.1-p34
低膦酸酯酶症,儿童和婴幼儿	*ALPL*	171760	1p36.1-p34
低磷酸盐血症,遗传性,Ⅱ型	*PHEX*	307800	Xp22.2-p22.1
低磷酸盐血症,Ⅲ型	*CLCN5*	300008	Xp11.22
低磷酸盐血症佝偻病,显性基因	*FGF23*	605380	12p13.3
Laron 侏儒症	*GHR*	600946	5p13-p12
甘露糖苷过多症,α,Ⅰ型和Ⅱ型	*MANB*	248500	19cen-q12
甘露糖苷过多症,β	*MANBA*	248510	4q22-q25
黏多糖症Ⅱ和Ⅲ	*GNPTA*	252500	4q21-q23
黏多糖症ⅢC	*GNPTAG*	607838	16p13.3
黏多糖增多症 IH、IS、IH/S	*IDUA*	252800	4p16.3
黏多糖增多症Ⅱ	*IDS*	309900	Xq28
黏多糖增多症ⅢA	*SGSH*	252900	17q25.3
黏多糖增多症ⅢB	*NAGLU*	252920	17q21
黏多糖增多症ⅢC	*MPS3C*	252930	14
黏多糖增多症ⅢD	*GNS*	252940	12q14
黏多糖增多症ⅣA	*GALNS*	253000	16q24.3
黏多糖增多症ⅣB	*GLB1*	230500	3p21.33
黏多糖增多症Ⅵ	*ARSB*	253200	5q11-q13
黏多糖增多症Ⅶ	*GUSB*	253220	7q21.11
黏多糖增多症Ⅸ	*HYAL1*	601492	3p21.3-p21.2
神经氨(糖)酸苷酶缺乏症	*NEU*	256550	6p21.3
枕骨角综合征	*ATP7A*	300011	Xq12-q13
假维生素 D 缺乏佝偻病 1	*CYP27B1*	264700	12q14
肾小管酸中毒骨硬化症	*CA2*	259730	8q22
抗维生素 D 佝偻病	*VDR*	601769	12q12-q14
坏血病	*GULOP*	240400	8p21.1
肿瘤			
软骨肉瘤	*EXT1*	133700	8q24.11-q24.13
软骨肉瘤,骨外肌瘤	*CSMF*	600542	9q22
恶性纤维组织细胞瘤所致髓腔狭窄	*DMSMFH*	112250	9p22-p21
Gardner 综合征	*APC*	175100	5q21-q22
遗传性骨软骨病	*EXT1*	133700	8q24.11-q24.13
甲状旁腺功能亢进症-下颌肿瘤综合征	*HRPT2*	145001	1q25-q31

表 96.1(续)

基因表型	基因符号	OMIM 序列号[a]	基因图谱位点
多发性内分泌肿瘤 IIB	*RET*	164761	10q11.2
骨肉瘤	*RB1*	180200	13q14.1–q14.2
	LOH18CR1	603045	18q21–q22
神经肌肉疾病对结缔组织的次要影响			
先天性神经原性关节弯曲	*AMCN*	208100	5q35
X 连锁性关节弯曲	*AMCX1*	301830	Xp11.3–q11.2
骨软骨发育不良			
软骨成长不全 Ib	*DTD*	606718	5q32–q33.1
软骨成长不全–软骨形成不足 Ⅱ型	*COL2A1*	120140	12q13.11–q13.2
软骨发育不全	*FGFR3*	134934	4p16.3
Acromesornelic 发育不全	*AMDM*	602875	9q13–p12
骨发育不全症Ⅱ	*DTDST*	606718	5q32–q33.1
躯干发育异常	*SOX9*	114290	17q24.3–q25.1
软骨–毛发发育不全	*RMRP*	157660	9p21–p12
软骨钙质沉着病,家族性关节	*CCALZ*	118600	5p15.2
伴有早发骨关节炎的软骨钙质沉着病	*CCAL1*	600668	8q
软骨发育不全,Grebe 型	*GDF5*	601146	20q11.2
点状软骨发育不全 1,(X 染色体连锁显性遗传)	*ARSE*	300180	Xp22.3
点状软骨发育不全,肢根Ⅰ型	*PEX7*	601757	6q22–q24
点状软骨发育不全,肢根Ⅲ型	*AGPS*	603051	2q31
点状软骨发育不全,X 染色体连锁隐性遗传	*EBP*	302960	Xp11.23–p11.22
锁骨颅骨发育不全	*CBFA1*	600211	6p21
颅骨干骺端发育不良	*ANKH*	605145	5p15.2–p14.1
骨畸形性发育不良	*DTDST*	606718	5q32–q33.1
先天性软骨钙化障碍心脏病	*EVC*	604831	4p16
综合征(埃–范综合征)	*EVC2*	607261	4p16
髋关节发育不良,Beukes 型	*BHD*	142669	4q35
季肋发育不全	*FGFR3*	134934	4p16.3
Kniest 发育不良	*COL2A1*	120140	12q13.11–q13.2
拉尔森综合征	*LRS1*	150250	3p21.1–p14.1
Leri-Weill 软骨骨生成障碍	*SHOX*	312865	Xpter–p22.32
Marshall 综合征	*COL11A1*	120280	1p21
McCune-Albright 多发性骨纤维异常增生症	*GNAS1*	139320	20q13.2
肢中骨发育不良,Kantaputra 型	*MMDK*	156232	2q24–q32
干骺端软骨发育不良,Murk Jansen 型	*PTHR1*	168468	3p22–p21.1
干骺端软骨发育不良,Schmid 型	*COL10A1*	120110	6p21–q22.3
多发性骨骺发育不良 1	*COMP*	600310	19p13.1
多发性骨骺发育不良 2	*COL9A2*	120260	1p33–p32.3
多发性骨骺发育不良 3	*COL9A3*	120270	20q13.3
多发性外生骨疣Ⅰ型	*EXT1*	133700	8q24.11–q24.13
多发性外生骨疣Ⅱ型	*EXT2*	133701	11p12–p11
多发性外生骨疣Ⅲ型	*EXT3*	600209	19p
OSMED 综合征	*COL11A2*	120290	6p21.3
软骨发育不全	*COMP*	600310	19p13.1
假类风湿样发育不良	*WISP3*	208230	6q22–q23
致密性成骨不全症	*CTSK*	601105	1q21
先天性椎体骨骺结构不良	*COL2A1*	120140	12q13.11–q13.2
脊椎骨骺迟缓性发育不良	*SEDL*	300202	Xp22.2–p22.1

表 96.1(续)

基因表型	基因符号	OMIM 序列号 [a]	基因图谱位点
脊椎干骺端发育不良,Pakistani 型	*ATPSK2*	603005	10q22-q24
脊椎干骺端发育不良,Strudwick 型	*COL2A1*	120140	12q13.11-q13.2
Stickler 综合征(遗传性关节-眼病)Ⅰ型	*COL2A1*	120140	12q13.11-q13.2
Stickler 综合征(遗传性关节-眼病)Ⅱ型	*COL11A1*	120280	1p216p21.3
Stickler 综合征(遗传性关节-眼病)Ⅲ型	*COL11A2*	120290	6p21.31p21
致死性骨发育不全Ⅰ型和Ⅱ型	*FGFR3*	134934	4p16.3
Weissenbacher-Zweymuller 综合征	*COL11A2*	120290	6p21.3

[a]一种疾病可由表型、基因或二者共同绘制出疾病图表;(?)之后,一种疾病就由可被遗忘的制作图表的数据表示。

OMIM:人类孟德尔遗传联网查找,*http://www.ncbi.nlm.nih.gov/htbin-post/Omim.*

种类甚多(2003 年中期一项列表显示大于 11 000[12]),它们合起来代表了大量的疾病类型。

染色体疾病是与光镜下可见的染色体异常相关的异常表型。例如,Down 综合征是由出现 3 拷贝的 21 号染色体导致的(21 三体),或患者存在两个拷贝正常的 21 号染色体和额外的、常附着于其他一条染色体上的 21 号染色体长臂关键短片断。随着细胞遗传学技术的进步和分辨率提高,染色体畸变相关症状的数量将继续增加[13,14],并导致孟德尔法则和细胞遗传疾病之间的差异变得模糊。细胞遗传学异常可为致病基因遗传图谱提供重要线索。例如,许多 Greig 头多趾综合征患者 7 号染色体短臂小段缺失(带 7p13 受累)[15]。在一个有启发意义的家系里,该综合征只在 3 号和 7 号染色体出现平衡易位且在 7p13 出现断点的亲属中才出现。最可能的解释是,该罕见疾病由于染色体片断的删除或断裂与重接而发生的基因破坏所致。从而导致检测已定位于该带的基因,鉴定出 GLI3 基因,为可能的致病基因[16]。术语"多因子"常用于描述多基因和环境因子在决定数量性状(如身高或骨密度)时的重要作用。寻找数量性状基因已经成为一个主要的探索领域[17]。就病理特征而言,多因子具有特异性和普遍意义。幽门狭窄、畸形足和特发性脊柱侧凸等疾病的复发与经典预测相一致,同卵双生双胞胎具有一致性,不同性别的发病率不同,在狭义上这类疾病被划分为多因子疾病[18,19]。相反,基因是疾病发生的必要非充分条件,在家族中的分布不符合任何孟德尔方式,可在广义上被描述为多因子疾病,风湿病即为其范例。

一、遗传学趋势

6 个日益重要的遗传学方向对骨骼生物学具有促进作用。这些(即使不是全部)不仅可以帮助我们理解这些疾病的病因学和发病机制,还可以有助于对它们进行诊断、管理、处理和治疗。

(一)人类基因组计划

2001 年经过集体和个人的不断努力,人类基因组 30 亿对碱基序列草图向公众公布[20,21]。2003 年 4 月最终序列被公布,此时恰逢发现 DNA 50 周年纪念日。很难对这项成就的意义做出评价。具有图谱标记、多态变异体、可疑基因和已知基因及假基因、重复元件和无数其他特征的可靠序列使得克隆疾病基因非常容易。其对骨骼生物学的影响才刚刚开始起步。

(二)高通量方法

对大样本便捷快速测序和基因分型技术可以用定位克隆作为常规技术。在疾病病理生理学未知时,该技术利用在染色体组放置匿名标记物,对基因座进行定位并最终鉴定出基因。尽管该技术需要对大量或多个系谱进行研究,但许多疾病基因已经通过这种途径得到克隆。

(三)着床前胚胎遗传学诊断

该技术可利用试管受精技术致孕的胚胎的单个细胞对特定遗传疾病在着床前进行诊断。它可用于诊断Ⅰ型成骨不全,也是具有严重遗传病家族史夫妇的另一可选诊断措施[22]。

(四)研究罕见疾病经验

"研究异常情况"是医学尤其是遗传学的经典方法。罕见单基因疾病可大大增进我们对基本骨与细胞外基质生物学的理解,并为我们探索更普遍的骨骼系统疾病提供途径。例如,在若干具有显著增高的骨密度的家族中克隆出低密度脂蛋白(LDL)受体相关蛋白 5

(LRP5)[23]。对 LRP5 在骨密度中的作用的识别不仅提供了了解骨重塑分子机制的机会，而且是骨质疏松的潜在治疗靶点。

(五)模式小鼠

现在正在进行小鼠基因组测序，并计划将其与人类基因组序列进行方便地比较[24]。在敲除或敲入模式小鼠中可对人和小鼠具有同源性的基因进行更详细地研究(尽管不完美)。马方综合征模式小鼠作为证明存在修饰基因座的首要例证之一极具启发意义[11]。多个小鼠模型已经被发现和建立起来，其中一部分列于表 96.2 中。

(六) 基于基因的分类方法日益受到重视

或许最终难以避免的是：对骨骼疾病的遗传学研究已造成疾病分类学的重新修订。这种不完善但正在努力进行的工作，将以其最好的形式在敏感实用的临床用途和根本的遗传病因学复杂性之间保持平衡[1,2]。由于基因型(某一特定基因的突变或多态性)和临床表现型（突变在个体中的表现方式）之间缺乏明确相关性，该过程变得更加困难。胶原 2α1 链(COL2A1)即代表了对这类疾病进行指标化和组织所面临的挑战。这个编码重要的细胞外结构蛋白的基因突变可导致Ⅱ型软骨成长不全、软骨形成不足、先天性的脊柱骨骺发育不良、Kniest 综合征、Stickler 关节-眼病和家族性骨关节炎(OA)以及其他疾病。咎其根源在于这些临床各异的疾病尚未被怀疑为同一基因所致；识别出他们为 COL2A1 基因的等位变异体的临床用途仍在探索中。

由于这些大的趋势，人们对细胞外基质生物学和病理生物学相关的新基因的发现速度不断加快，研究人员和临床医生必须依靠互动、在线的数据库才能与最新前沿保持同步[12]。尽管涉及骨骼系统主要遗传组件的新疾病的描述速度没有加快，但仍在保持高速增长，因此除了标准的参考文献[6,29,30]外，临床医生应当熟悉几个有用的数据库[12,25-28]。表 96.1 列举了致病原因在遗传水平已知的骨骼系统的孟德尔遗传病；各种疾病的详细情况可参见参考文献[12]。最近发现的一些

表 96.2 人骨骼系统疾病的小白鼠模型

人类疾病	鼠的基因名称	鼠的基因符号	鼠染色体
软骨发育不全	成纤维细胞生长因子受体3	$Fgfr3^{tmiDor}$	5
肢端发育不全、软骨发育不良	生长分化因子5	$Gdf5^{bp}$	2
先天性挛缩的蜘蛛足样指(趾)	微纤维蛋白 2	$Fbn2^{fp}$	18
颅骨干骺端发育不良,AD	进行性关节强直	*Ankh*	15
戈谢病	辅助β葡糖苷酶	*Gba*	3
加德纳综合征(家族性结肠息肉病伴纤维颅结构不良、骨瘤等)	腺瘤病息肉病洗眼液	Apc^{Min}	18
Greig 头多趾综合征	GLI-Kruppel 家族成员 GLI3	$Gli3^{Xt-J}$	13
生长激素缺乏症	生长激素-释放激素受体	$Ghrhr^{lit}$	6
高胱氨酸尿症	胱硫醚 β 合酶	*Cbs*	17
低磷酸盐血症性佝偻病,X连锁	磷酸盐调节的中性肽链内切酶	$Phex^{Hyp}$	X
马方综合征	微纤维蛋白 1	$Fbn1^{Tsk}$	2
门克斯病	三磷腺苷酶,Cu^{2+} 输送	$AtpTa^{Mo}$	X
黏多糖增多症ⅢA	*N*-硫酸葡糖胺硫酸基水解酶	$Sgsh^{mps3a}$	11
黏多糖增多症ⅢB	α-*N*-乙酰葡糖胺酶	$Nag\ lu^{tm1Efn}$	11
黏多糖增多症Ⅶ	β 葡糖苷酸酶	Gus^{mps}	5
神经纤维瘤病Ⅰ	神经纤维瘤病	$Nf1^{tmiFcr}$	11
成骨不全,EDS Ⅶ	α_2(1)前胶原	$Co\ laz^{oim}$	6
骨质疏松症	骨保护素	*Opg*	15
垂体激素缺乏症	垂体转录因子	$Pit1^{dw}$	16
垂体激素缺乏症	成对的同源结构域垂体转录因子1	$Prop1^{df}$	11
并指(趾)多指(趾)畸形Ⅱ型	同源异型框 D13	$Hoxd13^{spdh}$	2

先前未知的、可致罕见疾病的基因突变可帮助我们鉴定出对骨骼发育和骨量至关重要的正常产物[31,32]。

大量细胞外基质成分未发现与人类疾病相关。探索研究病因未知的症候群时，常用编码这些组件的基因作为连锁或突变分析的候选基因。正在进行密切研究的一大类分子是金属蛋白酶（包括组织蛋白酶），它们可能是罕见症候群的发病基础，也可能在常见疾病如类风湿性关节炎（RA）和 OA 发病中起作用[33]。其他类型的细胞外基质成分包括受体（如维生素 D）[34]、细胞因子（如白介素 4）[35]和成骨蛋白（如骨形态形成性蛋白质）[36]。成骨蛋白相关的表型与身高一样常见[37]，并在骨重塑与愈合的临床试验中被用作外源性添加剂。

越来越多关于人类疾病的研究都是来源于对小鼠中同源基因进行定向突变、过表达或删除（敲除）[38,39]。表 96.2 列举了可用于人类疾病研究的部分突变小鼠模型。

该章的剩余部分对一大类仅影响骨骼系统的或对骨或软骨具有重要临床表现的遗传与发育疾病的研究进展进行了回顾。

二、结缔组织与骨骼的遗传性疾病

结缔组织与骨骼的遗传性疾病是由 McKusick 在 1955 年定义的一类人类疾病[40]，最初仅包括 OI、Marfan 综合征、埃勒斯–当洛斯综合征（EDS）、弹性假黄色瘤和软骨代谢障碍病[41]。在过去 30 多年的时间里，陆续报道了 200 多例独特的结缔组织孟德尔遗传性疾病。现在该病已由一家国际委员会进行定期检查，该国际委员会主要负责制定统一的诊断标准和疾病分类[42,43]。尽管分类大多是根据各个病症的表型差别来进行的，但对于它们发病原因的生化物质和核苷酸水平的研究具有越来越多的临床使用价值。

第 7~12 章介绍了结缔组织综合征。结缔组织的可遗传性疾病是天生的代谢紊乱，正如在本世纪之交由加洛德首次研究的氨基酸和碳水化合物代谢的家族性缺陷。经过仔细研究，这些紊乱中的每一种都可以作为了解细胞外基质的正常结构和功能的一扇窗口。本章中所选的几种紊乱在临床风湿病和整形外科学中相对比较普遍或者比较重要。

（一）马方综合征

马方综合征患者的症状有很大差异，特别是在骨骼系统、眼部、心血管系统和肺部[44,45]。人们对该病的诊断只能根据临床特点和常染色体显性遗传方式来进行[46]。尽管已经发现马方综合征患者表达大分子糖蛋白、原纤维蛋白 1 的基因具有缺陷，但目前诊断仍需依赖临床症状及家族遗传史。原纤维蛋白Ⅰ型是细胞外微原纤维的主要构成成分[40,41,47,48]。在马方综合征的不同患者身上发现了原纤维蛋白 1 的 400 多种不同的变异，没有确切的证据证明任何其他基因是该常染色体显性疾病的主要原因[49–51]。有几个问题限制了大多数临床医生用原纤维蛋白Ⅰ型来分析他们的困惑：想确定是否二尖瓣脱垂的高个瘦长的人就为马方综合征。首先，原纤维蛋白Ⅰ型是个大分子基因，其信使 RNA（mRNA）含有约 10 000 个核苷，用各种技术对其顺序进行常规分析都很耗时，而且费用很高，并且不是特别敏感[52]。其次，与马方综合征有关但涉及不同的临床因素的许多疾病也是由于原纤维蛋白Ⅰ型的各种变异造成的，其中包括家族性晶体异位、家族性大动脉瘤和 MASS 表型（表 96.3）。MASS 是下列几种疾病的英文首字母缩写，即二尖瓣脱垂（M）、非渐进式的主动脉根部扩张（A）、萎缩纹（S）和轻微的骨骼症状（S），如关节活动度过大、脊柱侧凸和前胸变形。但是，当在患者身上发现有原纤维蛋白Ⅰ型的变异时，可以通过检测患者家属或其胎儿来进行，这样做相对简单些，并且费用不太高。因为马方综合征具有很高的外显率（即从来不会跳过第二代），病理学上原纤维蛋白Ⅰ型的变异一定会出现一些特征，不过有许多家族内的易变性会混淆诊断。

1.骨骼特征

马方综合征[53]患者特别高，或者至少比没有此病的亲属要高（图 96.1）。身体比例表明瘦长肢体症患者具有长臂（如果脊柱没有变形，比身高大 5%；毫无疑问这是异常的）和长腿。与根据年龄得到的上半身与下半身的比值相比（US/LS），这些患者的数值稍低，从而表明该症患者具有过长的腿。在实践中，用两种方法对患者站立时进行测量：身高和下半身高度（耻骨顶部至地面的高度）。正常时，白种成年人的平均比值约为 0.92；美国黑人的该比值约为 0.87。上下身比值根据年龄、种族、性别和脊柱变形的程度不同而有区别，因此对疑似患者的单一方法的测定必须详细解释。掌骨指数（即掌骨的长度与宽度的比值）据说很有用，但需对患者手部进行 X 光照相。

肋骨也有过度的纵向生长。胸骨过度隆起（鸡胸）、过度凹陷（漏斗胸，图 96.1）或者非对称性结合经常会发生。脊柱经常变形[54]。正常的胸骨向前弯曲度经常减

表 96.3　原纤维蛋白病

疾病	OMIM序列[a]
已经确认的	
家族性主动脉瘤/解剖标本	132900
家族性晶状体异位	129600
家族性巨人症	
马方综合征	154700
MASS表型/家族性二尖瓣脱垂/家族性黏液瘤心瓣膜病	157700
Shprintzen-Goldberg 综合征	182212
挛缩性蜘蛛指(趾)综合征	121050
可能存在的	
高胱氨酸尿症	
二叶式主动脉瓣/狭窄/主动脉瘤	236200
Weil-Marchesani综合征（短身材–球状晶体综合征）	109730 277600
少年型晶状体异位	225200
马方样智力迟钝综合征	248770

[a]OMIM：在线人孟德尔遗传联网，http://www.ncbi.nlm.nih.gov/Omim/searchomim.html.

小，导致直背或彻底的胸骨前凸。脊柱侧凸可能累及多段脊柱，并且进展迅速，特别是在青少年快速发育期。骨骼成熟后的渐进也有可能，30°或更大弯曲度的成人应定期进行检查。硬脊膜扩张通常是在对脊柱的 X 线片、计算机断层扫描或磁共振成像时偶然发现的[55]。背痛在大多数人中常见，在马方综合征中甚至更频繁。如果臀部或腿部出现神经根压迫式疼痛，可能表明（除了一般的解释以外）脑脊从神经系统的小孔中凸出了。也偶尔有患者有脑脊液动力方面的问题（导致头痛）、脑脊麻醉的非正常反应，或者由于前部腰骶脊膜凸出而导致骨盆占位。

马方综合征患者的关节结合变松经常很显著[56]。扁平足[57]、膝反曲、胳膊肘和手指的伸展过度、先天性臀部[58]错位、复发性膝盖骨脱臼是韧带和关节囊松弛的表现。手掌相对过窄、拇指长和手部纵向松弛是拇指征的基础（图 96.2）：与手掌并列的拇指正好延展出手部尺骨边缘。另一个简单但不太灵敏的检查方法是腕部征；如果有马方综合征，第一个手指和第五个手指环绕对侧手腕时有点儿重叠（图 96.3）。髋臼前突的发病率增加，但诊断仍不明确[59]。

关节松弛也非常易变，甚至是在有马方综合征的亲属中，以至于人们在过了一段时间后才怀疑有了明显的疾病。约有 10%的患者一个或多个关节的伸展受到限制，通常为先天性。如果患者仅具有先天性挛缩性蜘蛛指（趾）[44,60]，亦应被初步诊断为马方综合征并进行详细地临床检查，以避免忽视其它系统出现更严重的病变[61,62]。“马方样活动过度综合征”[63]不值得作为一个单独的疾病来进行诊断。

2.其他特征

多数马方综合征患者都患有近视症状，约有一半患者有晶状体异位。升主动脉承担着心室射血的主要压力，导致从主动脉开始逐渐扩张，主动脉关闭不全和夹层是死亡的主要原因[44,45]。20 年前，马方综合征患者的平均寿命较当前减少 2/3。临床疗效确切的手术技术的不断发展和早期应用[64]，以及减少主动脉根部压力的 β 肾上腺素受体阻断剂的广泛使用[65]，可以在很大程度上延长患者的寿命[64,66]。80%的患者有二尖瓣脱垂，可导致约 10%的患者出现严重的二尖瓣关闭不全；这是儿童心血管疾病的最常见的原因[61,67]。疝气是常见的症状[68]，肺脏囊性变可导致气胸发生[69]。在青少年的胸部、三角肌部和股部出现可见的萎缩皮纹通常是最先发现的症状。

3.骨骼症状的治疗

马方综合征与长寿和生命力旺盛并不矛盾。因此，所有患者都应接受对所有存在危险的组织系统的快速预防性治疗。对于没有严重危险的心血管疾病的患者，鼓励进行适度的运动。但是，即使轻微的主动脉减速伤也是很关键的；因此繁重的劳动、身体接触项目运动和等长运动（举重）应避免[70,71]。对骨骼系统的治疗必须在儿童时期就开始，因为随着年龄的增长，大多数疾病是渐进式的。

脊柱变形的最初治疗一般是支撑疗法。如果异常弯曲可以固定，可能需要连续支撑，直到骨骼成熟。不幸的是，马方综合征比较普遍的胸前凸的存在降低了大多数支撑疗法的有效性。如果脊柱侧弯椎度超过 40°~45°，则需要进行手术固定和融合[54]。男性患者中身材高大通常不是问题。相反，女孩会因她们的身材过高而面临社会心理问题。对成长过程的分析表明，女孩的平均身高等于正常女性成长曲线第 95 个百分位数；成人的平均身高接近 1.828 8 m。通常服用适当剂量的性激素而过早进入青春期会导致骨骼加速成熟。正好在生理初潮期前开始治疗可以降低成人后的高度[44]。而且，经过青春期成长加速后，脊柱侧凸进展的时间会缩短，变形也会减轻；但从来没有用对照试验进行过测试。一旦骨髓将要融合，或者一旦女孩到达生理初潮的

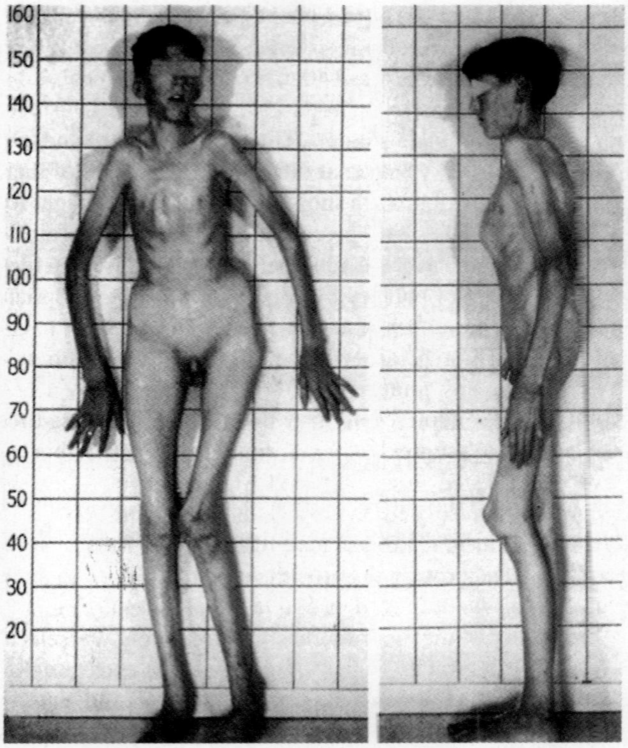

图96.1　14岁马方综合征患儿。照片显示患儿蜘蛛足样指、下肢发育明显长、鸡胸、皮下脂肪少、单侧膝外翻畸形及扁平足。另外患儿同时存在晶状体异位及脊柱侧弯畸形。患儿15岁时死于主动脉破裂。

年龄，激素治疗就可以停止了。已经公布的马方综合征的成长线图和成长速度图表对治疗很有用[72]。

由于肋骨的生长，前胸变形会变得很严重。患者为美容而进行漏斗胸或鸡胸的修复，应延迟到青春期当缺陷不可能再发生时[73]；当然，由于呼吸疾病偶尔也需要在早期进行修复。

其他关节伸展过度造成的疾病在整个年轻成人期不常见，不过经常有患者主诉关节疼痛[56]。最常见的问题是膝盖骨脱臼和第一指指骨与掌骨关节脱臼、严重的足内翻和足外翻。理疗、加强肌肉锻炼以及选择大小舒适的鞋非常重要[57]。如果可能，在尽量避免对这些疾病进行手术。因为对于这种病，存活率已经在逐渐接近大众，因此人们期望关节炎能逐渐退化。

（二）与微原纤维相关的其他疾病

直径为 10~12 nm 的微原纤维，有许多成分（表96.4）。这些成分在各个器官中可能存在很大差异，在人类的细胞外基质中发挥着各种作用。首先，在将来要具有弹性的组织中微原纤维在早期就形成了；然后，原

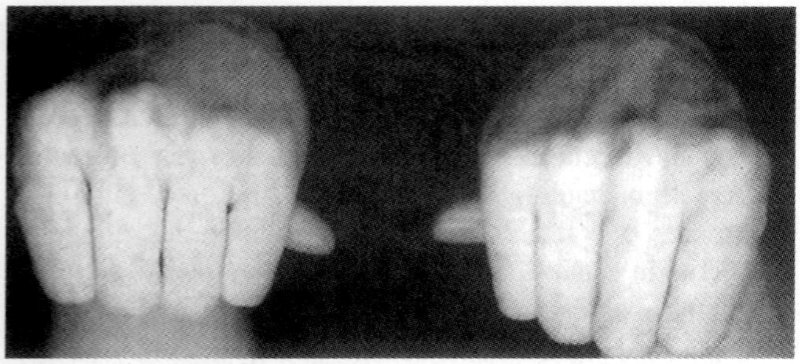

图96.2　马方综合征患者Steinberg征。如图所示，阳性结果为握拳后拇指末节指骨突出于拳尺侧边缘外，表示拇指过长，手关节纵向松弛。

弹性蛋白沉积在微原纤维基质上，这样就形成了弹性纤维。但微原纤维存在于全身各组织，在无弹性蛋白的许多器官和组织区域中也存在。例如，眼悬韧带是微原纤维，常染色体显性晶状体异位是由于原纤维蛋白Ⅰ型变异产生的。这里的变异也引起家族性动脉瘤、家族性主动脉夹层、Shprintzen-Goldberg 综合征以及 MASS 表型（表 96.3）。后者比马方综合征更常见，并从轻微的马方综合征沿着临床的连续统一扩展到正常人群[74]。MASS 在没进行冲击治疗时同样具有非常好的预后，

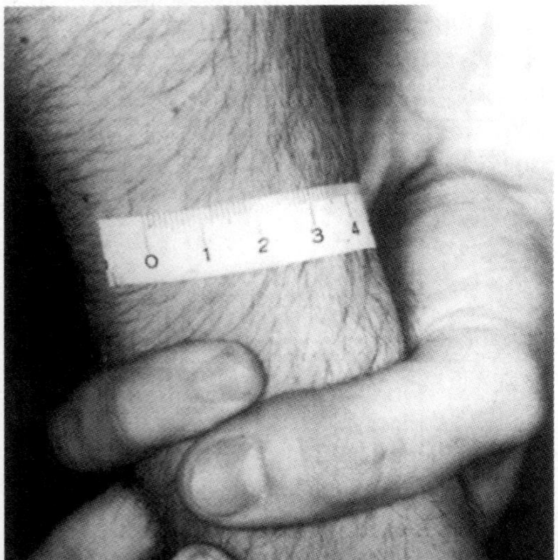

图96.3　马方综合征患者腕关节体征，阳性结果为当握住对侧腕关节时拇指第一指骨可与第五指大体重叠。

并作为常染色体显性疾病而可遗传。

原纤维蛋白的存在有两种已知的变异体，分别由不同的基因编码。FBN2 编码原纤维蛋白 2。原纤维蛋白 2 在除了心血管系统外的大多数组织中比原纤维蛋白 1 先沉积。所以，原纤维蛋白 2 在骨骼肌肉系统的胚胎期细胞外基质中发挥着重要的作用。FBN2 变异导致先天性挛缩性细长指(趾)症[60,75,76]。相对来说，该病是少见的常染色体显性疾病。患者在出生时就有手指、膝盖和胳膊肘挛缩，在儿童早期进行理疗能得以改善。脊柱侧凸有可能会更严重，并且是渐进式的。耳轮变形(变皱)很常见。马方综合征的一个显著的特点就是没有大动脉介入。但是，带有先天性挛缩性细长指(趾)的患者会有严重的二尖瓣脱垂，已经根据同序列测序筛选预测了原纤维蛋白的第三个变异体——原纤维蛋白 3[77]。据目前所知，人类还没有哪种疾病是由于原纤维蛋白 3 的变异导致的。研究者已经对黎巴嫩和沙特阿拉伯两个有血缘关系的马切萨尼综合征大家族的同一染色体区(19p13.3–p13.2)进行了基因绘图[78]。

(三)同型胱氨酸尿症

同型胱氨酸尿症是一种先天的蛋氨酸代谢紊乱。其中，胱硫醚 β 合成酶活性缺失[79-82]。该病的临床症状表面上类似于马方综合征，包括晶体异位、瘦长肢体症、细长指(趾)以及胸部和脊柱变形(图 96.4)。全身性骨质疏松、关节发紧、动脉和静脉血栓、颧骨潮红、精神紊乱和大脑迟钝是同型胱氨酸尿症的特点，而马方综合征通常没有这些症状[83]。动脉瘤和二尖瓣脱垂不是同型胱氨酸尿症的症状。同型胱氨酸尿症是一种常染色体隐性紊乱，与常染色体显性与异常的马方综合征不同。同型胱氨酸尿症患者的手并不像马方综合征那样纵向松弛，而且四肢关节的活动性往往会降低。有些患者由于骨质疏松可能会有背疼。

在这些症状中，3 个主要的症状——精神迟钝，结缔组织紊乱(晶体异位、骨质疏松和关节灵活度降低)，和血栓的发病机制还不清楚。也许聚集在离栓塞处最近的同型胱氨酸或其他物质中的胶原、原纤维蛋白和其他蛋白质的交叉联结，产生了结缔组织症状。长时间服用青霉胺引起的硫化症就是由于这样的机制。青霉胺是一种与同型胱氨酸结构类似的化合物。一种可替代的、但并非独一无二的假说指出，不能使丝氨酸加入同型胱氨酸导致半胱氨酸缺失。半胱氨酸是形成谷胱甘肽的 3 种氨基酸之一；此种氨基酸的缺失会引起自由基的损坏。

约有一半的同型胱氨酸尿症患者对于给予大剂量的维生素 B_6(吡多醇)会有反应，从而从尿中清除掉同型胱氨酸，降低血浆蛋氨酸水平，使半胱氨酸升高至正常水平，并降低发展成临床特征的可能性[79,80]。吡多醇治疗并没有改善症状，表明了用生化物质进行治疗的

表 96.4 微原纤维的构成

蛋白质	基因	基因位点
已经确认的		
微原纤维 1	*FBN1*	15q21.1
微原纤维 2	*FBN2*	5q23.q31
微原纤维 3	*FBN3*	19p13.3–13.2
免疫定位		
微原纤维相关蛋白 1	*MFAP1*	15q15–q12
微原纤维相关蛋白 2	*MFAP2*	1p36.1–p35
微原纤维相关糖蛋白 2	*MFAP5*	12p13.1–p12.3
MAGP-36	*MFAP4*	17p11.2
微原纤维相关蛋白 3	*MFAP3*	5q32–q33.3
赖氨酸氧化酶细胞转化(存在于弹性纤维中但未能从微原纤维中分	*LOX*	5q23.3–q31.2
微原纤维网的构成		
转化生长因子β结合蛋白1	*LTBP1*	2p12–q22
转化生长因子β结合蛋白2	*LTBP2*	14q24
转化生长因子β结合蛋白3	*LTBP3*	11q12
转化生长因子β结合蛋白4	*LTBP4*	19q13.1–q13.2

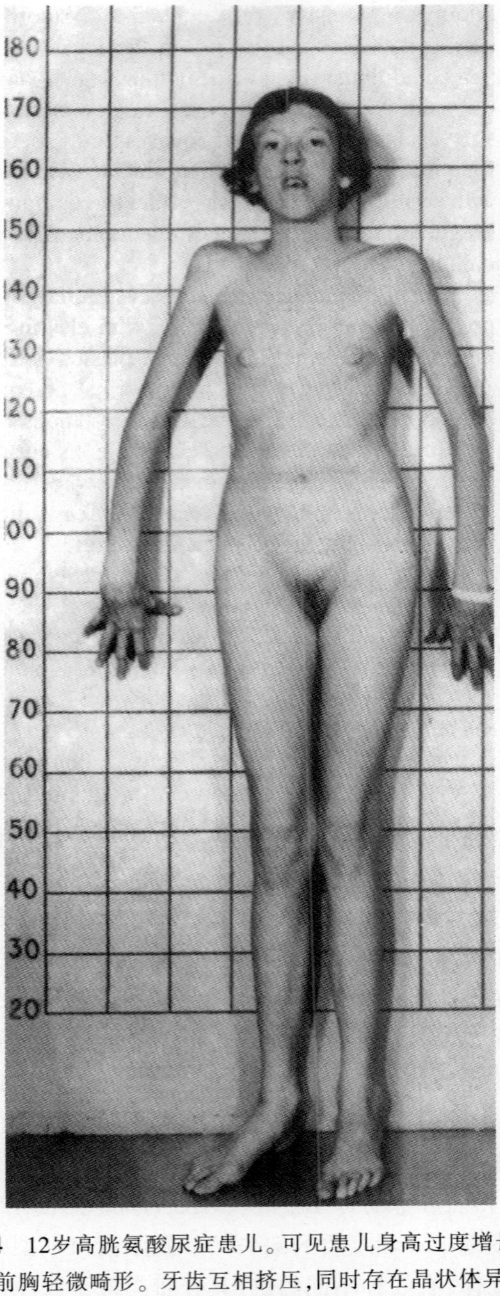

图96.4　12岁高胱氨酸尿症患儿。可见患儿身高过度增长，双足细长，前胸轻微畸形。牙齿互相挤压，同时存在晶状体异位和关节活动中度受陷。尽管曾发生数次肺梗死及血栓性静脉炎，但患者在40岁时仍可活动。

患者原先就存在有大脑迟钝和晶体异位，这强调了需要早期诊断和治疗。因为大多数情况检查都包括检测升高的血中蛋氨酸含量，将其作为新生儿筛查内容之一，因此早期治疗是可能的。对用维生素 B_6 治疗有用而胱硫醚 β 合成酶缺陷的新生儿在生命的第一周可能有足够的来自母体的吡多醇来阻止高蛋氨酸血症的发生，因此可能检测不到。如果同时补充叶酸(1 mg/d)，每天至少 20 mg 的吡多醇就可能很有效了，不过正常的剂量一般要求为 100~300 mg。对于对维生素 B_6 没有反应的患者，低蛋氨酸含量的饮食是主要的治疗方式，不过也应包括吡多醇和叶酸，因为往往是这些辅因子缺乏。由于低蛋氨酸含量的饮食相对来说不好吃，特别是对婴儿期过后开始限蛋白摄入的这些人来说更不舒服，人们正在寻找替代的治疗方法。当每天摄入几克药理剂量的能提供甲基的甜菜碱时，会使血中同型胱氨酸含量降低，并伴随半胱氨酸含量的升高。但是，对用甜菜碱治疗的患者一定要仔细检测其饮食和蛋氨酸水平。有一位对维生素 B_6 无反应的患者，用甜菜碱治疗后产生了渐进式脑水肿(有证据支持)。这表明甜菜碱应作为辅助疗法而不是替代疗法来控制饮食[84]，对此需要进行长期的临床试验。而且，单独或联合使用苯磺唑酮、双嘧达莫或阿司匹林可能对抑制所有同型胱氨酸尿症患者的血栓很有用，尽管大多数患者的血小板存活是正常的[85]。最新研制的血小板凝集抑制剂(如氯吡格雷和噻氯匹定)可提供额外的疗效，但还没有公开发表的研究文献说明它们对同型胱氨酸尿症患者的作用。

(四)韦-马(Weill-Marchesani)综合征

Weill-Marchesani 综合征是另一种全身紊乱性疾病，其显著特点是晶状体异位(图 96.5)。骨骼方面的特点与马方综合征患者的症状正好相反：患者个子矮，手和脚特别短，关节(特别是手关节)僵硬。手部有时有拇短展肌萎缩，同时伴有腕骨通道压缩。Weill-Marchesani 综合征可能是常染色体显性疾病[86]，也可能是常染色体隐性疾病，极有可能是遗传异质的。对具有常染色体隐性遗传的黎巴嫩和沙特阿拉伯的两个大家族的基因组扫描将该疾病的基因位置定在 19p13.3[78]。同样位于这个位置的 COL5α3 没有变异。对具有常染色体显性遗传的另一个家族的基因组扫描将该疾病的基因位置定位在 15q21.1(原纤维蛋白 Ⅰ 型)。在该家族中发现，原纤维蛋白 Ⅰ 型中的 24-核苷缺陷。至少在一个家族中，Weill-Marchesani 综合征是原纤维蛋白病症，并与马方综合征具有等位基因[87]。

(五)埃勒斯-当洛斯综合征(EDS)

埃勒斯-当洛斯综合征代表一大类疾病，这些疾病主要由于大量的遗传异质性引起，它们之间存在很大的不同。关节和皮肤主要一致的特征是皮肤伸展过度、容易擦伤、营养不良性疤痕、关节活动度过大以及组织

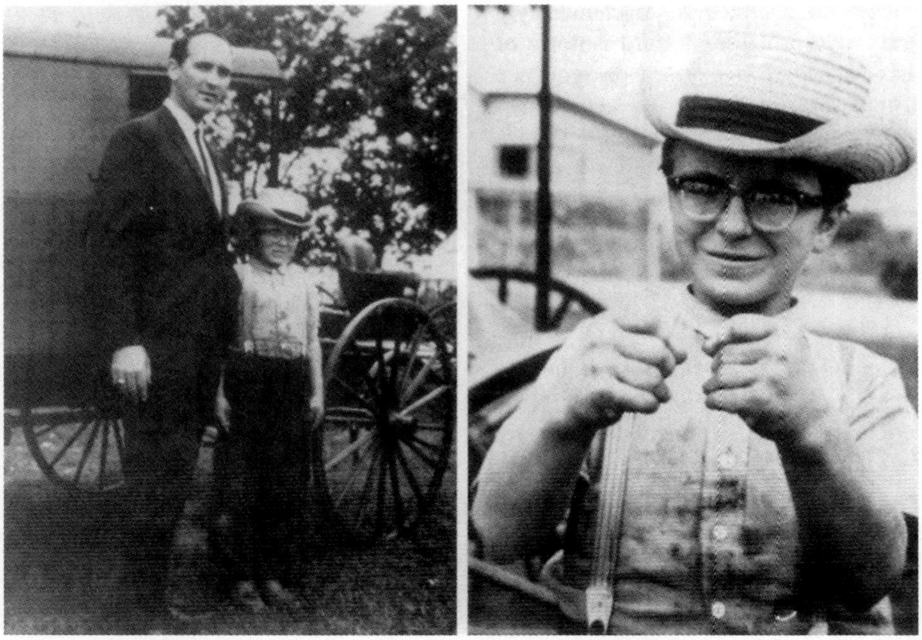

图96.5 15岁(基督教)门诺教派的男孩,患有马切萨尼综合征。(A)与正常成年男性比较。存在晶状体异位,曾有青光眼急性发作史。(B)手指短小,多节状关节,屈曲受限。手鱼际部扁平与腕管压迫相一致。

异常脆弱[29,42,88–91]。关节方面的慢性病很常见,如有时无力,会对日常生活有很大影响[92]。患者易患骨关节炎[90]。内部表现包括大血管破裂、食管裂孔疝、胃肠道和泌尿生殖道堵塞,同时伴有肠破裂、气胸,这些都很容易在某种类型的埃勒斯–当洛斯综合征患者身上发生。

根据表型和遗传特点,埃勒斯–当洛斯综合征分为几个大的类别[89](表 96.5)。埃勒斯–当洛斯综合征的一个主要的临床特点是皮肤疾病,根据这个特点可以对埃勒斯–当洛斯综合征和更常见的家族性活动度过大综合征进行区分(见后文)。人们对它们的生化研究已经表明每种类型之间存在很大的异质性。虽然如此,这种广泛的表型和生化方面的特点没能给临床医生太多的帮助;带有其中至少一种主要症状的患者中,几乎有一半患者与分类不相符。这个事实使人们开始研究胶原蛋白和胶原蛋白–修改因子以外的其他埃勒斯–当洛斯综合征基因[93]。这项努力没白费,人们发现了替拿素 X(TNX),这是大的细胞外基质蛋白类别中的一分子,但其功能还不清楚[94]。

1.埃勒斯–当洛斯综合征,标准型

无显著特点的关节伸展过度(图 96.6)和皮肤伸展度提高是标准型埃勒斯–当洛斯综合征的特点。其他特点包括皮肤擦伤和脆弱,并伴有由于轻微外伤和拙劣的缝合残留而引起的伤口裂开。新生儿臀部先天性异位,后来的关节习惯性错位、关节渗出、畸形足和脊柱前移都是关节松弛造成的结果。也有报道出现关节积血和关节炎性积血,这与皮肤擦伤类似。脊柱前凸有时很严重。休息时不明原因的严重的腿部痉挛对有些患者来说是很麻烦的。骨折率在慢慢升高,骨密度稍微降低[95](图 96.7)。这种类型的埃勒斯–当洛斯综合征是常染色体显性遗传。在编码胶原蛋白Ⅴ型的前胶原分子 α1 链和前胶原分子 α2 链(COL5A1 和 COL5A2)的基因上发现了一项主要的缺失[12]。胶原蛋白Ⅴ型是一种杂三聚体,有 3 种不同的链;其分布类似于胶原蛋白Ⅰ型和胶原蛋白Ⅲ型,但数量非常少。在一位标准型埃勒斯–当洛斯综合征患者身上发现了胶原蛋白Ⅰ型的变异,这个例子可解释遗传异质性,甚至在埃勒斯–当洛斯综合征的次级分类中的遗传异质性[96]。标准型埃勒斯–当洛斯综合征的治疗重点是防止外伤,并精心护理伤口。这种损伤会导致反复出血、看不见的伤痕和不得不缺课,年轻的运动员戴上护胫,以保护小腿避免反复的伤害。这种保护使他们受益匪浅。应劝阻患者为娱乐目的向其朋友展示关节松弛。因为韧带和关节囊是松弛的,只能通过锻炼肌肉来改善关节的稳定性。对于

表 96.5 埃勒斯–当洛斯综合征

既往分型	现分型	临床特征	遗传特性	OMIM序列号[a]	分子缺陷
经典型	埃勒斯–当洛斯综合征Ⅰ和Ⅱ型	关节活动度增大、皮肤伸展过度、瘢痕萎缩、皮肤光滑柔软、皮下触及球型结节	AD	130000 130010	Ⅴ型胶原结构 *COL5A1*、*COL5A2*
运动过度型	埃勒斯–当洛斯综合征Ⅲ型	关节活动度增大、部分患者皮肤伸展过度、±皮肤光滑柔软	AD	130020 600985	部分 *COL3A1* 部分 *TNXB*
血管型	埃勒斯–当洛斯综合征Ⅳ型	皮肤薄,易擦伤,肢皮早老,大中直径的动脉、子宫、大肠断裂	AD	130050 120180	Ⅲ型胶原缺乏 *CDL3A1*
脊柱后凸侧弯型	埃勒斯–当洛斯综合征Ⅵ型	关节活动度增大,先天性、进行性脊柱侧凸,巩膜易破碎,眼球易破裂,组织脆性增加,主动脉膨胀,二尖瓣脱垂	AR	225400	前胶原赖氨酸、2–酮戊二酸 5–二氧化酶缺乏
关节松弛型	埃勒斯–当洛斯综合征ⅦA+B 型	关节活动度明显增大、半脱位,先天性髋关节脱位,皮肤伸展过度,组织脆性增加	AD	130060	在 *COL1A1* 或 *COL1A2* 处发生Ⅰ型前胶原 N 末端不能断裂 2°变异
皮肤脆裂症型	埃勒斯–当洛斯综合征ⅦC型	皮肤严重变脆,皮肤弹性降低、易擦伤,疝形成、胎膜早破	AR	225410 604539	由于缺乏肽酶导致Ⅰ型前胶原 N 末端不能断裂 部分 *ADAMTS-2*
不典型型	埃勒斯–当洛斯综合征Ⅴ型	经典型临床表现	X 染色体连锁	305200	尚不清楚
	埃勒斯–当洛斯综合征Ⅷ型	经典型临床表现及牙周病	AD	130080	尚不清楚,但与 12p13 连锁
	埃勒斯–当洛斯综合征Ⅹ型	经典型临床表现,症状轻微,MVP	?	225310	? 纤连蛋白缺乏
	埃勒斯–当洛斯综合征Ⅺ型	关节失稳	AD	147900	?
	埃勒斯–当洛斯综合征Ⅸ型	经典型临床表现 枕骨角综合征	X染色体连锁	309400	等同于门克斯综合征基因特性
	埃勒斯–当洛斯综合征样综合征,2°替拿素 X 缺乏	皮肤弹性增加,关节活动度增大,组织脆性增加、易擦伤,瘢痕萎缩,伤口愈合慢但不显著	AR	600985	结合腕蛋白X缺乏

[a]人类基因表型孟德尔遗传联网(http://www.ncbi.hlm,nih.gov/Omim/searchomim.html);见表96.1人类孟德尔遗传联网基因缺陷查找序列。
AD:常染色体显性遗传;AR:常染色体隐性遗传;MVP:二尖瓣脱垂。

举重和其它形式的体育锻炼,由于肌腱的脆弱,必须特别小心。报告一小部分埃勒斯–当洛斯综合征患者主动脉根部扩张,这是一些患者应避免剧烈运动的另一个原因[97]。

2.埃勒斯–当洛斯综合征,活动度过大型

活动度过大型埃勒斯–当洛斯综合征患者有轻微的皮肤过度伸展和最小程度的皮肤脆弱。关节伸展度过大在程度上存在很大区别,从伸展非常大到接近正常。特别常见的是,有轻微关节松弛而没有关节不稳定或皮肤症状的患者被分类为具有该种类型或其他类型的埃勒斯–当洛斯综合征,特别是如果该患者的亲属有类似的症状时[98]。这种分类对患者的伤害可能大于其所带来的好处,除非有人能够搞清楚这种类型的病如果可能会发生任何伤残的话,只会带来很小的伤残。事实上,从某种意义上讲,活动度过大可能会是一个优点,例如在弹奏某些乐器时所需要的重复性的活动[99]。尽管病因学是异质的,但没有报道过任何位置。曾报道

有一个家族在胶原蛋白Ⅲ型α1（COL3A1）有错义变异，但没有典型的血管并发症[100]。

3.埃勒斯-当洛斯综合征，血管型

到目前为止，血管型埃勒斯-当洛综合征是最严重的类型，因为该类型病症同时伴有血管和肠破裂的可能[90,91]。但自相矛盾的是，该类型的皮肤和关节症状没有其他类型的埃勒斯-当洛斯综合征的症状严重。关节松弛也是易变的，可能局限在手指。皮肤症状也是易变的，有的患者的皮肤是薄的、几乎透明，而另一些人的皮肤可能只有轻微的过度伸展。容易擦伤这个特点非常显著，因此有人鼓励用"淤斑型"作为血管型的同义词。在一项血管型埃勒斯-当洛斯综合征患者的最大样本研究（生化方法检测胶原蛋白Ⅲ型α1异常的220位患者）中，平均寿命为48岁[101]。儿童时期主要并发症几乎没有，但索引患者中有25%在20岁前有内科或外科并发症；到40岁时，80%的患者有这样的并发症。尽管动脉破裂是该综合征的经典决定性特点，但所有并发症中有25%累及胃肠道。怀孕的受感染女性的死亡率(由于子宫破裂和血管破裂)为11.5%。

遗传通常是常染色体显性的。该类型具有特别的遗传异质性，都具有异常的胶原蛋白Ⅲ型的产生。发现一些患者没有典型的血管表型，有胶原蛋白Ⅲ型α1的变异；因此，生化表型在预测临床症状时不是必需的[102]。这种基因型-表型关系缺乏在医疗遗传中是一种令人沮丧的普遍现象[101]。

4.埃勒斯-当洛斯综合征，脊柱后侧隆凸型

除在标准型埃勒斯-当洛斯综合征中的皮肤和关节症状外，眼球脆性增加和倾向于严重的脊柱侧凸是

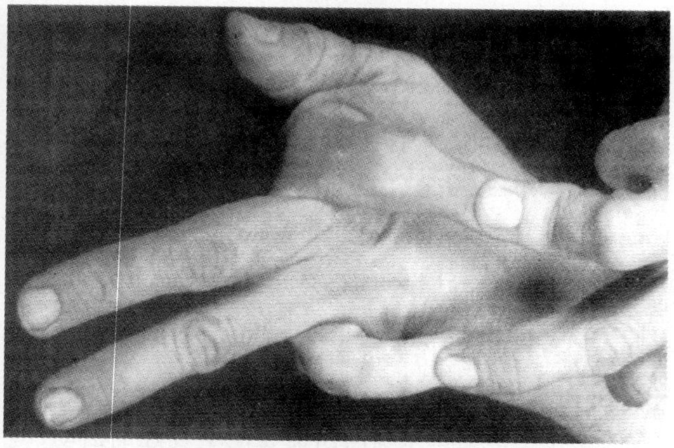

图96.6　埃勒斯-当洛斯综合征经典型：关节过度活动。

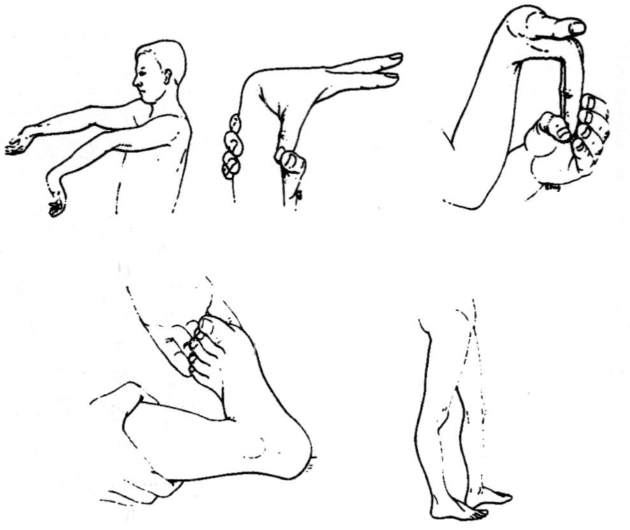

图96.7　评估关节活动度的方法[88]。下述5种症状中至少有3种存在，可判定为关节过度松弛：(a)肘关节和(b)膝关节伸展超过180°；(c)屈腕时拇指可触及前臂；(d)腕关节和掌指关节伸展时手指与前臂平行；(e)踝关节背屈大于45°。

脊柱后侧隆凸型埃勒斯-当洛斯综合征的标志，该型是一种常染色体隐性埃勒斯-当洛斯综合征。这是能明确阐述其基本缺陷的结缔组织遗传性疾病中的第一种病症(由克雷恩和其同事于1972年阐述)[103]。缺少在出生态的胶原蛋白链中选择赖氨酸残基羟基化的酶，因此这种病症的胶原蛋白几乎不含有羟基赖氨酸。因为正常情况下，羟基赖氨酸和赖氨酸一起介入胶原蛋白的交叉连接过程，这种类型的埃勒斯-当洛斯综合征的临床特点很容易解释。维生素C是赖氨酸羟化酶的必需辅因子，大剂量时可能对有些埃勒斯-当洛斯综合征患者有好处[104](与维生素B_6对一些同型胱氨酸尿症的好处类似)。一小组脊柱后侧隆凸型埃勒斯-当洛斯综合征患者的临床表型具有正常的赖氨酸羟化酶活性；他们的生化基础现在还不清楚[105]。

5.埃勒斯-当洛斯综合征，关节松弛型

关节松弛型埃勒斯-当洛斯综合征的临床特点主要为严重的关节松弛和先天的关节松脱。患者的身高有点儿矮，皮肤的症状变化很大，但通常很轻微[91]。已经发现研究的所有患者都不能通过裂解*N*-前肽而使原胶原蛋白Ⅰ型转变为成熟的胶原蛋白[106]。这种类型的埃勒斯-当洛斯综合征的遗传异质性是很有益的。原胶原蛋白*N*-肽酶可以从原胶原蛋白Ⅰ型的氨基酸末

端裂解肽，这种酶的不足在少数患者的纤维原细胞中也是不足的。大多数人的原胶原蛋白分子周围有正常的 N-肽酶活性和氨基酸序列变化，这样裂解可以正常发生。到现在为止，已经记述了两种类型的变异。第一种类型中，Ⅰ型(α1)或者Ⅱ型(α2)原胶原蛋白链裂解位置的氨基酸变异，干扰肽酶发挥作用所需的 α 螺旋的形成。除此之外，N-肽酶裂解位置近端两种原胶原蛋白链中的任何一个的氨基酸缺失（或者理论上讲，插入）会引起 3 种链的错误注册和干扰 α 螺旋。肽酶活性不足极可能是常染色体隐性的。不同的是，引起氨基酸变化的各种变异只受由胶原蛋白Ⅰ型 α1 或者Ⅱ型 α2 中的一个等位基因影响。由于到现在为止，用生化方法检查的病例中，父母都没有被感染，变异有可能出现在父母的性腺中。但是，如果父母选择孕育宝宝，父母的后代应有 50%的感染概率，而且他们的病症应可以很容易地识别为常染色体显性。

6.埃勒斯–当洛斯综合征，皮肤脆裂型

皮肤脆裂型症埃勒斯–当洛斯综合征，一种常染色体隐性酶病，功能上来讲是由于与前一种类型埃勒斯–当洛斯综合征一样的胶原蛋白Ⅰ型的缺失——不能从原胶原蛋白裂解 N-肽酶[107]。为何在皮肤和其他身体覆盖部分更严重的原因还不清楚；也许除了原胶原蛋白Ⅰ型以外，N-肽酶还有其它的分子作为底物。“皮肤脆裂症”这个词意思是皮肤破裂，很恰当地定义了该临床表型。患者感觉软弱、苍白、虚弱、皮肤松弛，并有大量的疤痕形成，关节松弛。也有报道有蓝色巩膜、卤门偏大、额头宽大，并且有纵向纹以及脐疝[108,109]。

7.埃勒斯–当洛斯综合征，无定义类型

无定义类型的埃勒斯–当洛斯综合征是一种少见的、与 X 染色体有关的类型，与轻微的标准类型最接近[110]。尽管有一个家族宣称赖氨酸羟化酶不足，但这没有得到确证，也没有在其他家族中发现。

一种少见的特点是严重的牙齿周围疾病。乳牙和恒牙在早期就开始掉[111]。它是常染色体显性遗传。对瑞典人群的基因组扫描得出该种类型的病症与染色体 12p13 有关，这个位置以前在任何一种埃勒斯–当洛斯综合征或者牙周围疾病中都没有涉及过。此项研究中有几个家族在这个位置没有关联，表明了遗传异质性[112]。由于这种类型的临床表型和血管型埃勒斯–当洛斯综合征有些重叠，所有该类患者都应筛查是否有胶原蛋白说Ⅲ型不足。

据报道，有一个家族的表型为常染色体隐性遗传，特点是轻微的标准型埃勒斯–当洛斯综合征，并与非正常的血小板凝集有关[113]。这种综合征标记为 X 型，通过外源的血小板纤维黏连蛋白来改正血小板缺陷。

8.细胞黏合素X不足

细胞黏合素 X 不足是最近描述的埃勒斯–当洛斯综合征类型，而且是首次没有直接涉及胶原蛋白或胶原蛋白修改因子。细胞黏合素是细胞外基质蛋白中大量表达的一种蛋白质成员，功能不明。研究人员对啮齿动物和猪的研究表明细胞黏合素 X 在结缔组织的发展过程中和在肌腱、韧带和皮肤周围的高度表达[93]。临床表型细胞黏合素 X 不足的识别是根据细胞黏合素 X 与CYP21 在其第三位末端的重叠而获得的，CYP21 基因的变异会引起先天性肾上腺皮质增生(CAH)。细胞黏合素 X 不足的标引患者在去除 CYP21 和功能性细胞黏合素 X 不存在的情况下会患上先天性肾上腺皮质增生[114]。研究发现，到目前为止所有患者都具有超弹性的皮肤、活动度过大的关节以及脆弱并容易擦伤的组织。但是，营养不良型疤痕和缓慢的伤口愈合并不像细胞黏合素 X 不足的患者那样显著。不像标准型、活动度过大型和血管型埃勒斯–当洛斯综合征，细胞黏合素 X 不足是常染色体隐性遗传。

那么，它的诊断应是在无营养不良型疤痕的埃勒斯–当洛斯综合征患者或者只局限于一代的患者中。因为细胞黏合素 X 分泌入血，其诊断可以依靠简单的血清试验来进行[94]。

一小部分诊断为活动度过大型埃勒斯–当洛斯综合征的患者(少于 10%)是细胞黏合素 X 变异杂合的。杂合体的细胞黏合素 X 水平低于平均水平 2.5 个标准差，以关节活动度过大为特征，并伴有关节半脱位以及慢性骨骼肌肉疼痛。他们没有纯合体中所观察到的皮肤过度伸展和皮肤容易擦伤[115]。正是由于杂合体中没有埃勒斯–当洛斯家族中常见的皮肤过度伸展和皮肤脆弱，我们也许应该考虑把这些患者重新分类在家族性活动度过大综合征中。

（六）家族性关节活动度过大综合征

家族性关节活动度过大疾病的分类包括有或无半脱位的全身性关节活动度过大[42]。这种分类的一个最重要的依据是关节活动度过大综合征；这是最常见的结缔组织可遗传性疾病之一。其起源可能是异质的。对许多患者而言，它的诊断是在考虑了关节活动度过大

性骨发育不良(即 Larsen 综合征)和埃勒斯-当洛斯综合征(该征全部患者都有某种程度的皮肤受累)后的排除式诊断。而且特别的是,皮肤的脆弱性和关节活动度过大的程度的诊断(诊断埃勒斯-当洛斯综合征任何类型的必要条件)可能会很困难,而且很有争议[98,116]。关节活动度过大综合征偶尔也被称为"良性关节活动度过大综合征"。但是,不鼓励使用"良性",因为这些患者经常有慢性关节痛。而且,患有关节活动度过大综合征的患者经常主诉与自主神经系统有关的主观症状(头昏眼花、将近眩晕、眩晕以及心悸)。患者对 α 肾上腺素和 β 肾上腺素激动剂的过度敏感以及交感神经调节失常也许可以解释这些症状[117]。

1.家族性关节活动度过大

家族性关节活动度过大是一种相对来说比较常见的常染色体显性疾病,不知是缺少何种生化物质。关节活动度过大是全身性的,但很少会引起脱落或功能丧失[118]。其家族中的臀部先天性错位的出现率可能会升高[119],这也就是熟知的"家族性简单关节松弛症"。

2.家族性关节活动度过大,脱臼型

脱臼型家族性关节活动度过大是常染色体显性疾病,其主要特点是四肢的多处关节不稳定;复发性脱臼是主要的临床症状。关节活动度过大变化很大,但一般是轻微的,很少累及皮肤[120]。这种病也叫做"家族性关节不稳综合征"和"埃勒斯-当洛斯综合征 XI 型",可能会引起大量的功能丧失。家族内的临床表型变化很大,因此需要综合的、全面的家族病史,如果可能也应包括对近亲的检查(图 96.8)。

这是一种特别难治愈的疾病。对大多数患者,只有在经过了多次整形外科手术来阻止复发的肩、膝盖和肘关节脱臼之后,才能做出诊断。同诊断标准型的埃勒斯-当洛斯综合征患者一样,可以首先对受影响的关节进行理疗,以便加强关节周围肌肉的力量。

(七)皮肤松懈症

皮肤松懈症的主要特点是皮肤病学的:皮肤松弛或松懈,没有埃勒斯-当洛斯综合征中的过度伸展[121]。儿童期过后,显著的皮肤褶和过多的皱纹使患者看起来像是过早的成熟。该病症的假定的遗传异质性被常染色体显性和常染色体隐性掩饰了。有报道称,在常染色体隐性患者的赖氨酸氧化酶和锚定素 5 的基因变异[122,123];常染色体显性是由于弹性蛋白和原纤维蛋白5 的变异引起的[124,125]。骨骼系统基本上没有受累,但这种疾病很重要,这是由于风湿病学家可能会在女性患者的后代中不注意地引起表型模拟。表型模拟是一种模拟遗传性疾病的非遗传性原因引起的疾病。由于母亲接受风湿性疾病、肝豆状核变性或胱氨酸尿症治疗,一些暴露于 D 青霉胺的胎儿会有与严重的常染色体隐性皮肤松懈症不同的先天性症状[126]。在怀孕的敏感期和首次用药时都不能确定。

(八)弹力纤维性假黄瘤(PXE)

尽管在弹力纤维性假黄瘤,骨骼没有以任何显见的形式受累,但这种疾病(PXE)被认为是一种结缔组织紊乱。在历史上,医生对该病的诊断是根据片段性的、钙化的弹性纤维的存在来证实的。这种片段性和钙化可以在皮肤和动脉中看到。负载压力的弯曲的地方,

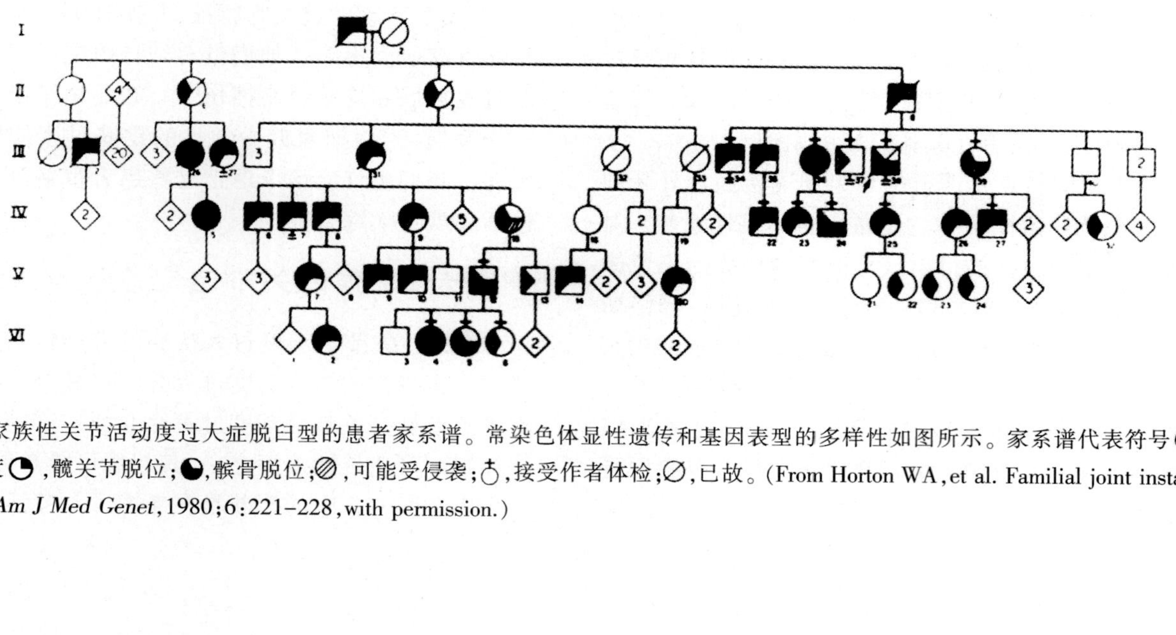

图 96.8 家族性关节活动度过大症脱臼型的患者家系谱。常染色体显性遗传和基因表型的多样性如图所示。家系谱代表符号◐,关节运动过度◔,髋关节脱位;◒,髌骨脱位;⊘,可能受侵袭;♁,接受作者体检;∅,已故。(From Horton WA, et al. Familial joint instability syndrome. *Am J Med Genet*, 1980; 6: 221-228, with permission.)

随着时间的进展，会逐渐出现黄色丘疹，使皮肤看起来像去毛的鸡一样。它还会产生小动脉硬化（这在组织病理学上与门克伯格血管病类似），并导致周围脉搏丢失、心肌梗死以及胃肠道出血。眼睛也会出现类似的症状：眼玻璃膜片段，视网膜血管样条纹；出血导致视力逐渐衰退[121,127]。常染色体隐性（大多情况）和显性形式都会发生。生命早期控制营养性钙质摄入可能会延缓该病的进程[128]。偶然也有优先编码在肝和肾表达的运载分子的 ABCC6 变异后的常染色体显性和隐性的发生。ABCC6 的运载功能的异常与弹力纤维性假黄瘤的发病机制有怎样的关联还不清楚。有学者假设，运载的分子（到现在为止，是什么分子还未识别）在结缔组织沉积和结构中起着重要作用[129,130]。

三、体质性骨病

除了已经讨论的结缔组织疾病外，还有许多遗传性疾病影响着骨骼。根据标准命名，它们从广义上分为：骨软骨发育不良、骨发育不良、特发性溶骨症和原发性代谢紊乱。在此列举出最常见或最具启发意义的实例。

（一）成骨不全（OI）综合征

存在若干表型各异的 OI 综合征和相当多的分类方案[42,134-136]。这些疾病均可累及骨骼、眼睛、牙齿、耳和心血管。目前使用的分类方法是以临床和遗传方式标准为基础（表 96.6）。大多数 OI 病例是由于编码I 型胶原的基因（COL1A1 或 COL1A2）之一发生突变所致[137,138]。所有类型 OI 的发病率约为 1/10 000。I 型 OI 是最常见的类型且家系间变异性很大[138-140]。患者可能极矮小并伴随频繁骨折和重大残疾，然而受累亲属生活健康无障碍。II 型 OI 包括先天型 OI 变异体类，其中大部分导致宫内死亡或婴儿期致死[138-143]。II 型的围产期致死性可能源于成神经细胞迁移缺陷（导致中枢神经系统结构异常），也可源于典型的骨骼畸形（颅骨和肋弓形态异常，肋骨远侧细薄、长骨短而畸形且干骺端较宽骨干较细）[144]。人们对 II 型分子特征在蛋白质和 DNA 分子水平的鉴定已经相当成熟[88,145]。大部分病例是由于在 COL1A1 或 COL1A2 发生新突变（因此如果父母可以存活并有生殖能力，该表型是以显性性状进行传递的）。少数患者同胞兄妹受累但父母正常；并非表明它是按常染色体隐性遗传，其中有些病例证明它是由于胚的镶嵌性导致的。特别是父亲有两种精子，一种 I 型前胶原突变，一种未发生突变。Ⅲ型 OI 包括各种混合表型而不能进行更好的分类[146]。大部分病例以严重的骨骼畸形和身长较短作为显著特征，大部分呈散发性。某些患者 I 型胶原发生突变[147]，但其他患者未发生突变[148]。Ⅳ型 OI 与 I 型相似，只是更罕见，且不伴随出现蓝巩膜。它代表了一组异质性的疾病。最新 OI 亚型是Ⅴ型，与其他亚型一样，它的特征是常染色体显性遗传，形成胼胝状增生结构，长骨和椎体脆性中度增加。它的显著特征包括前臂内转和旋后受限并伴随骨间膜骨化和桡骨头前脱位。所报道的 7 例患者均未出现蓝巩膜。与其他亚型的 OI 不同，Ⅴ型在 I 型胶原两基因编码区或外显子-内含子边界区不存在可影响甘氨酸密码子或剪接位点的突变[149]，它的突变基础仍然未知。

在儿童中区分复发骨折究竟代表脆性骨骼还是儿童癖嗜是个非常普遍的难题[150]，因此进行准确诊断尤为重要。

1.骨骼特征

“脆性骨骼”是所有 OI 变异体常见的、令人注目的特征。有时在子宫内即发生骨折，特别是Ⅱ型，可通过出生前放射学成像的方法进行诊断。这些病例出生时四肢可能弯曲较短。多肋骨骨折在放射线照片上表现为特征性的串珠。有些Ⅰ或Ⅳ型患者尽管出现蓝色巩膜、身材矮小或耳聋，表明存在突变基因，但很少或完全没有出现骨折。脆性和变形性是由骨骼胶原基质缺陷所致。因此 OI 的骨骼表现为一种骨质疏松的遗传病。若对有些患有绝经后严重骨质疏松的妇女进行全面的临床检查和仔细追问个人史和家族史可发现她们患有 1 型 OI。“鳕脊椎”（由于可膨胀的椎间盘压力所致的上下椎体扇状征）或可观察到的扁平椎骨，尤其在老年患者（由于衰老或绝经后变化）更加明显，或在骨折或矫形外科手术固定后的年轻患者中出现。通常Ⅰ、Ⅲ和Ⅳ型患者在青春期骨折频率会下降。由于骨折愈合不良，部分患者可出现假关节（尤其是对于肱骨或股骨）。OI 患者常出现骨骼硬性肥厚，很难与骨肉瘤进行区分。是否任何形式的 OI 都会增加患骨肉瘤的风险仍有争议；尽管风险不大，但无论何时出现无骨折性骨骼疼痛均应引起重视，对于老年患者尤其如此。在某些Ⅰ型 OI 患者关节松弛非常显著；继发于再次骨折、韧带松弛或肌腱断裂（尤其是 Achilles 和髌骨）的畸形可导致关节错位。

2.眼部特征

蓝色或蓝灰色巩膜常出现在Ⅰ、Ⅱ和Ⅲ型 OI 患者，他们是进行诊断的重要线索。如同巩膜一样，角膜也异常薄。眼部的特征通常在功能上不具有非常大的重要性。

3.耳部特征

许多患者在10~20岁即可检测到听力丧失。长期以来都认为OI患者耳聋是早熟性耳硬化的结果；同时，耳硬化在通常人群中是一种如此常见的疾病以至于它可以在很多OI患者中出现。OI患者可出现各种各样的耳疾，且有症状的听力丧失几乎总是多因素疾病。鼓膜可能很薄，耳廓畸形，听小骨断裂，或镫骨足底增厚或变性。患者出现感觉神经成分异常的比例非常高，某种程度上可归因于耳蜗畸形、耳蜗纤毛缺失和顶盖膜扭曲。因此医生需要对每个患者进行相当详细地评价以确定是否存在听力障碍以及它是否为传导性、感觉神经性或混合性耳聋。

4.牙科特征

OI患者特征性的牙科临床表现是由牙本质形态发生缺陷导致的乳光牙[151]。它可很容易地通过直接观察到的可脱落的或永久的蓝色或褐色乳光牙或典型的影像学改变得到确认。由于多效OI患者众多的临床表现中乳光牙趋向于在家系中进行纯一传育，并且可按照是否具有乳光牙而对Ⅰ型和Ⅳ型疾病进行再分，这种异常牙齿具有诊断用途。受累牙齿磨损严重；牙釉质丢失继发于下面牙本质的断裂。

5.其他特征

可能由于结缔组织中小血管壁或支持结缔组织缺陷，某些患者可出现罕见挫伤。已证明凝血机制或血小板功能存在不相容性缺陷。

约有15%的Ⅰ型OI患者出现二尖瓣脱垂，比通常人群高出几倍，偶尔有患者可进展为二尖瓣反流，也可发生主动脉扩张和反流，但较少见[152]。

6.鉴别诊断

OI的鉴别诊断包括特发性青少年骨质疏松，青少年骨质疏松并伴随视觉和精神发育迟缓，Cheney综合征（骨质疏松、多发性沃姆骨、肢端溶骨症），致密性骨发育不全（侏儒症、脆性骨骼、缺乏下颌支、持久性的儿童癖嗜、肢端溶骨症），磷酸酶过少症和儿童癖嗜。

7.治疗

人们在富有经验的实验室进行的生化（对培养皮

表96.6 成骨不全综合征

分型	临床表现	遗传特性	OMIM序列[a]	基本缺陷
Ⅰ型	骨折反复发生，畸形少见，身高正常或接近正常，蓝巩膜，听丧失常见，但并不总会表现出来，DI少见	AD	166200	一个非功能性*COL1A1*等位基因
Ⅱ型	宫内发育延迟，初生后即出现骨折，累及肋骨（可表现为“连珠状”的）及其它长管状骨，颅骨矿化不全，肺动脉高压	AD	166210	*COL1A1*或*COL1A2*，甘氨酰残基典型性替代，偶尔有三联螺旋域部分缺失
		AR		*COL1A2*缺失和非功能性等位基因
Ⅲ型	骨折常见，长管状骨在子宫内既开始进行性发育畸形，身材明显矮小，巩膜呈蓝色，随年龄增长愈加明亮，DI及听力丧失常见	AD AR(少见)	259420	在*COL1A1*和(或)*COL1A2*处发生一个(单个氨基酸替代)或少见的两个点突变
Ⅳ型	骨折常见，身材通常矮小，骨骼轻度畸形，巩膜色泽呈淡灰色，听力丧失有时存在，DI常见	AD	166220	在*COL1A1*或*COL1A2*处发生点突变，在*COL1A2*处发生外显子跳跃突变
Ⅴ型	长管状骨与椎体脆性增加；大量骨痂增生；前臂旋前、旋后功能受限，前臂骨间膜骨化，桡骨小头脱位；巩膜蓝色；无DI	AD	未分配	尚不明确，在Ⅰ型胶原编码区或外显子/内含子界面无突变发生。见参考文献150

AD：常染色体显性遗传；AR：常染色体隐性遗传；DI：牙本质发育不全。

[a]人类基因表型孟德尔遗传联网查找(http://www.ncbi.nlm.nih.gov/Omim.searchomin.html)见表96.1孟德尔联网基因查找缺损序列号。

肤进行活检以检查Ⅰ型胶原的变化)和分子检测(人基因组 DNA 筛选 COLIA1 和 COLIA2 突变)均非常敏感和特异。当在临床和影像学检查的基础上不能明确排除诊断为 OI 时,生化检测具有至关重要的作用。着床前遗传诊断也可用于 OI[22]。治疗的焦点主要是整形外科。推荐青春期后进行常规的听力评价。越来越多的试验已经证明了二碳磷酸盐化合物的安全性和效能。已对其在Ⅰ、Ⅲ和Ⅳ型 OI 患者用途进行了研究。二碳磷酸盐化合物抑制骨骼重吸收,通过静脉给药的化合物氨羟二磷酸二钠可使儿童 OI 患者的骨密度增高而骨折的频率降低[153-157]。在最大样本的研究中,30 例患有严重 OI 儿童(年龄从 3~16 岁)在 4~6 个月的间期内接受静脉内给药的氨羟二磷酸二钠治疗,并对他们进行了 5 年的观察。用双能 X 线骨密度仪(DEXA)检查显示腰椎骨矿质密度和脊柱面积增加。骨折率下降但不明显。很多儿童报告健康状态日渐改善,疼痛减少[153]。另一项研究中 28 例(年龄从 0.6~18 岁)患有严重 OI 或轻度 OI 伴脊柱压缩性骨折的儿童,每月接受氨羟二磷酸二钠静脉内给药治疗。对他们进行为期 2~9 年的观察,用 DEXA 测量腰椎发现骨密度增加,生化标记显示骨周转率下降,未对骨折率进行评价。患者的健康状态显著改善。没有报道出现明显的副作用[155]。尽管发表的关于二碳磷酸盐化合物效应的文献大多是肯定的,但使用仍需警惕。在一项记录良好的报道中,一例 12 岁患有特发性血磷酸酯酶过多的男孩接受高剂量的氨羟二磷酸二钠延长治疗后出现了骨硬化症。增高的骨密度和有缺陷的骨重塑在停止输注氨羟二磷酸二钠后持续存在 18 个月以上[158]。暴露于二碳磷酸盐化合物时间延长可增加骨骼脆性风险的可能性,需要用对照试验进一步研究。临床医生应考虑使用低剂量长间隔疗法。对患有 OI 或其他慢性疾病的患者,需要有更清晰的端点。间歇用药可能是降低暴露的一种方法[159]。

更持久但更具实验性的方法是进行骨髓移植,其目标是:用存在于骨髓中的间质干细胞对骨母细胞进行补充。研究人员对 3 例患有Ⅲ型 OI 的患者进行试验,并取得了令人鼓舞的成就[160]。

(二)骨软骨发育不良

骨软骨发育不良可影响软骨和骨的发育和(或)生长。这种通常被称为“骨骼发育不良”的疾病类型可被细分为管状骨缺陷为主、脊柱缺陷为主和四肢与中轴骨骼缺陷为主 3 类。在某些疾病[如多发性骨骺发育不良(MED)]仅累及骨骼系统。其他疾病[如脊柱骨骺发育不良]则同时累及其他器官。人们也常常按照疾病发生的年龄和严重程度对疾病进行分类。有些疾病只有等到1 或 2 岁甚至更晚才出现明显表型。其他的一些疾病是如此严重以至于在新生儿期即可导致死亡。

1.软骨胶原先天性缺陷

某几组在临床上显著不同的疾病,长期以来具有共同的影像学特征,但在严重程度上差异明显[132]。已发现其中一些疾病在软骨主要胶原成分上有相同的缺陷,特别是Ⅱ、Ⅸ和Ⅺ型。这类疾病的一些表型已被描述,它们在发病时即较严重。

(1)先天性椎体骨骺结构不良

如同名称所示,这类患者在出生时就有明显身长短小和肉眼可见的骨骼畸形,并伴随先天性椎体骨骺结构不良(SED)[131-133]。扁平椎主要导致身高降低而不是四肢的发育不良,它往往会更严重。相关的临床特征为腭裂、鸡胸、脊柱后侧凸、玻璃体视网膜变性、近视和视网膜脱落。颈部脊髓易于发生 C1 对 C2 的不全脱位。人们已经对先天性椎体骨骺结构不良(SED)的生化基础进行了广泛研究[161,162]。患先天性椎体骨骺结构不良(SED)患者的表型由一个连续的临床谱组成,其严重程度与发生改变的氨基酸距离Ⅱ型前胶原分子羧基端的远近呈正相关,它决定了所发生的翻译后过度修饰的程度[163]。大部分先天性椎体骨骺结构不良(SED)病例呈散发性,受累妇女由于腹部尺寸的显著限制作用,繁殖后代的可能性很小。人们对常染色体显性遗传家系进行突变直接分析表明,导致该疾病的突变体大部分为杂合子。

影像学特征包括正常颅骨,扁平椎,延迟齿状发育不良骨化,严重组织破坏和肢体骨化中心延迟,近端较严重,股骨首骺尤其如此;不规则,水平髋臼;腕骨轻度受累;趾骨最小受累。是否可以按照髋内翻严重程度区分两种临床亚群尚未得到证实。

过早的退行性关节炎可致瘸。早期,超常规的腿重排列治疗措施具有至关重要的作用,但仍在进行长期随访。

(2)Kniest发育不良

如同先天性椎体骨骺结构不良(SED),Kniest 发育不良的特征为由扁椎骨和脊柱后侧凸所致的躯干缩短,四肢通常很短,严重近视并具有视网膜脱落易感性,并可见腭裂和畸形足。进展性关节增大并伴随屈曲性挛缩和严重的退化性关节病。与先天性椎体骨骺结构不良(SED)不同,早成性耳聋是很常见的。尽管先天性椎体骨骺结构不良(SED)患者面部通常正常,但对于 Kniest 发育不良患者典型面部特征是圆平脸并且鼻梁塌陷。这两种综合征患者智力均正常。有些患者是由于 COL2A1 基因小段缺失所致[164]。

(3)脊椎骨骺迟缓性发育不良

尽管存在若干型迟发性 SED，但它们大部分发生在男性患者和符合 X 连锁的隐性遗传家系中[165]。该疾病通常在儿童晚期或成人早期形成肩关节或髋关节退行性关节炎后才被诊断。某些患者需要在 40 岁前进行髋关节完全人体成形术。在影像学检查结果上,他的股骨头骨骺和近端肱骨骺很难与 MED 区分。然而,脊柱不仅受累更严重而且更具有特征性(图 96.9)。定位在染色体 Xp22.2-22.1 的基因 SEDL 突变导致编码的蛋白质翻译提前终止,从而便于多种细胞分泌该蛋白[166]。

(4)Stickler 综合征

Stickler 综合征是相对常见(在人群中发病率至少为 1/10 000)的常染色体显性遗传病,其主要特征是严重进展性近视,玻璃体变性,视网膜脱落,进展性感觉神经性听力丧失,腭裂,包括上颌骨和下颌骨发育不良的面部发育不良,精神发育迟缓,关节运动过大和关节运动减弱,骨骺发育不良,和由关节疼痛、错位或造成性 OA 导致的各种残疾[167,168]。在一个大型颅面异常临床诊断中,有 6.6%的 Stickler 综合征患者有腭裂但无唇裂[169]。这种被称为“进展性关节眼病”的疾病常不能做出明确诊断,部分原因是患者通常不具备全部的症状,部分原因是临床医生未能获取详细的可能表明存在某种遗传疾病的家族史。患者出现下列情况时均有充分理由考虑为 Stickler 综合征:任何出现腰部、膝盖、踝部肿胀,Robin 三联征(性腺功能减退症、腭裂和舌下垂),钟形(哑铃形)股骨干骺端的婴儿;任何出现早成性退行性髋关节炎的成人，亲属中有相似症状时尤其如此[170];以及任何出现视网膜脱落的患者。二尖瓣脱垂可能没有先前报道的那样流行[171]。

诊断不足部分源于它的广泛临床可变性（家族内和家族间)和不完全外显率。考虑到 Stickler 综合征中所见的基因型-表型缺乏相关性,医生对受累父母关于孩子的预期表型严重程度提出建议很困难[172]。仅仅突变缺失对预测疾病发生并非必需，因为已有报道称有些个体具有经典 Stickler 表型但其父母很少受累[173]。

Stickler 综合征是第一个被发现的、由软骨主要胶原成分可遗传缺陷导致的人类疾病。COL2A1、COL11A1 和 COL11A2 突变可分别导致Ⅰ型、Ⅱ型和Ⅲ型Stickler 综合征[174-177]。并非所有患有 Stickler 综合征的家系都与这些基因座位有关，且至少累及一个其他的基因座位[175]。通过分子研究,人们在一定程度上澄清了 Stickler 综合征和类似的 Marshall 综合征及 Weissenbacher-Zweymuller 综合征(WZS)在病因分类学上的混淆。

Marshall 综合征作为常染色体显性遗传病，其特征有严重近视、听力丧失、严重中面部发育不良(不仅只出现扁平颧骨)、间距过宽、颅盖增厚、额窦异常和外胚层发育不良[178]。它与 Stickler 综合征具有相同的等位基因。在 COL11A1 基因的外显子 54 拼接突变导致出现 Marshall 综合征；同一基因的无义突变导致Ⅱ型 Stickler 综合征。COL11A1 基因的其他各异的不可预计突变或导致出现 Marshall 表型或导致出现 Stickler 表型[179,180]。

WZS,有时也被称做 OSMED(耳-脊柱-巨大骨骺发育异常)在 1964 年被描述,该类患者的特征是腭裂、中面部发育不良、耳聋和 SED，但是眼部正常。Weissenbacher 和 Zweymüller 描述了对原始家系的研究,表明 COL11A2 基因突变,即 WZS 与Ⅲ型 Stickler 综合征具有相同的等位基因[181]。

(5)全身性骨关节炎

有证据表明 OA 患者软骨Ⅱ型胶原代谢发生改变。在一些具有全身性骨关节炎(即累及多个关节的非炎症性退行性改变）家族史的患者进一步发现COL2A1 基因发生突变[182]。COL2A1 基因发生突变的患者均存在轻度脊柱软骨发育不全的影像学证据。因此他们与人群中的 OA 患者存在两个方面的差异：脊柱受累和家族史。与人群中患有全身性 OA 的患者进行同胞配对分析表明，它与 COL2A1 或其他两个软骨特异性基因无关，它们的编码产物为连接蛋白和基质蛋白[183]。在一个患有早成性 OA 但无骨发育不良的家系中,关联性分析排除了一系列的软骨胶原和其他候选基因座位[184]。因此,COL2A1 突变确实可导致小部分 OA 病例,但通常也可能单独地存在脊柱发育不良的证据[185]。寻找导致 OA 但不伴随脊柱受累和骨发育不良的易感基因座位的工作仍在继续；同胞配对分析表明一个基因座位存在于 11 号染色体长臂[186]。在常染色体显性方式遗传的腰椎间盘疾病患者，另一软骨成分（Ⅸ型胶原)发生突变。这一缺陷发生在 COL9A2 座位上[187]。

用微卫星标记将整个基因组均匀地分成间隔,进行全基因组扫描时依赖于相关个体组成的人群基因分型(通常是同胞配对或具有目的表型的父母-后代三人组)。该策略(以前被称为“反向”或“定向克隆”)可不依赖对疾病已知的病理生理学知识而揭示出基因座与表型间的关联。随着人类基因组测序的完成,对目的基因座内的推定基因进行定向评价是可能的。通过这种途径,冰岛患有手 OA 的家系鉴定出 matrilin-3 的错义突变[188]。其他基因组扫描结果已揭示与 2 号染色体长臂[远端指(趾)间关节 OA],11 号染色体长臂(妇女特发性 OA),4 号长臂和 16 号短臂(妇女髋 OA)和 6 号长臂(髋 OA)上的基因座存在关联性[186,189-191]。

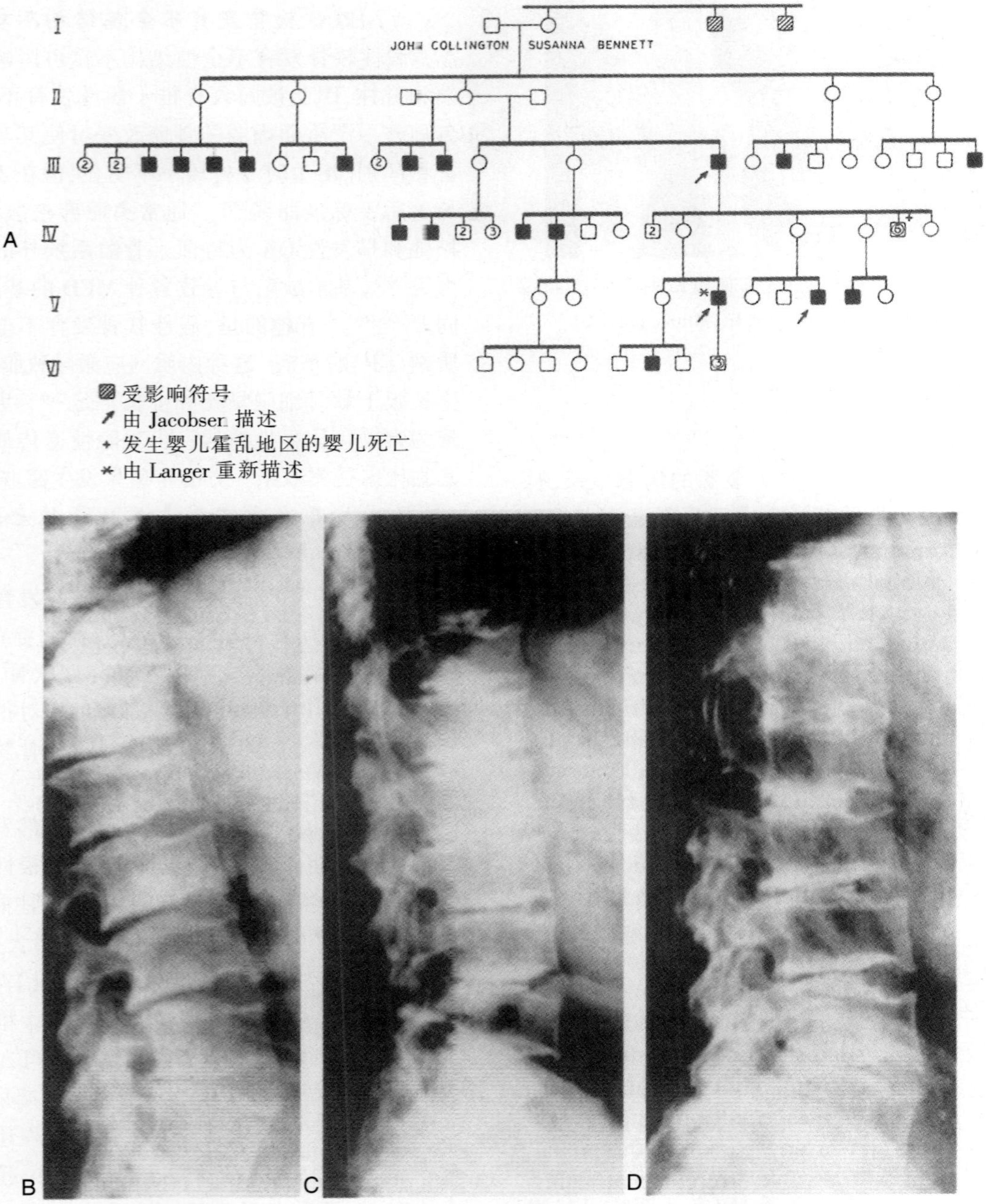

图96.9　伴X染色体连锁的脊椎骨骺发育不良。(A)Jacobsen报告的、更新后的家族谱系部分资料。(B~D)X线片显示脊柱病变渐进性发展;上位脊椎椎板的后半部互相堆积(B)十分明显。乍看上去,晚期改变(D)提示黑尿病。

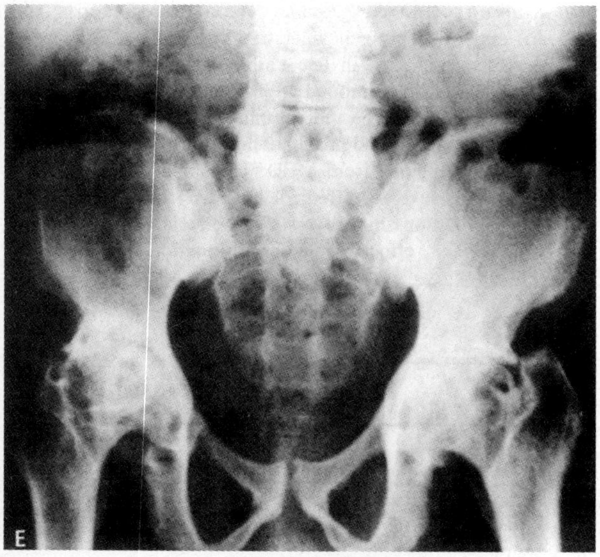

图96.9(续) (E)髋关节晚期改变,可见髋臼加深。(Radiographs courtesy of Dr. Leonard O. Langer, Jr., Minneapolis.)

2.其他的骨软骨发育不良

(1)多发性骨骺发育不良

MED被定义为单个或多对关节骺的病态生长,从而极易导致早期退行性关节炎。由于受累家族中临床表型和遗传方式的多样性,长期以来人们都认为MED具有异源性。最熟悉的形式是常染色体显性,当儿童被评价为身材矮小、步态异常或髋部疼痛时才引起注意。这种疾病以人名被命名为"费尔班克斯型"。有时,在出现退行性髋关节炎或偶发的其他关节炎后三四十年,医生才对这种不太严重并被称为Ribbing型的MED做出诊断。

最主要的影像学特征出现在四肢骨骺,脊柱轻度或无受累,颅骨正常。关节呈对称性受累。骨化出现延迟,骨化中心变得不规则甚至碎裂[131]。掌骨和趾骨骨骺呈椎体形,它可导致出现短指和趾间关节畸形,但令人惊奇的是很少出现疼痛或残疾。髋关节几乎总是受累,股骨头骨骺骨化异常并导致股骨头平整(图96.10)。髋臼通常受累,且前突髋臼很常见。

鉴别诊断包括Legg-Perthes病,区别是Legg-Perthes是非对称的,干骺端受累,髋臼受限,但通常会自发改善;脊柱骨骺发育不良(尤其是男性患者,迟发型),其中脊柱比四肢受累更严重;和未处理的甲状腺功能减退。

在某些费尔班克斯型家系中,MED与染色体带19p13.1中的标记相关[192,193]。随后在一些患有MED的患者的19号染色体该区中发现了编码软骨寡聚基质蛋白(COMP)基因的钙离子结合基序的突变[194,195]。有趣的是,COMP同样也是导致假性软骨发育不全的原因。其他MED家系在COL9A2[196]和COL9A3[197]基因位点发生突变。可能存在第四个基因座与常染色体显性MED相关[198]。研究人员也发现了罕见的常染色体隐性MED病例,它是由于DTDST基因突变导致的,这种突变也会导致畸形的发育异常[199]。

(2)假性软骨发育不全性结构不良

假性软骨发育不全性结构不良可影响骨骺、干骺端和脊柱,因此被归入脊椎干骺端发育不良[131]。除了名称外,严重而虚弱的骨骼改变可使其与软骨发育不全相区别。出生时身材矮小不明显,但在1或2岁时生长落后于标准曲线[200]。通常头面部松散,以全身韧带松弛和早发性OA为特征。骨骼系统外的并发症通常少见[201]。基本缺陷与导致各种MED的基因(COMP)相同[194,202-205]。有趣的是,假性软骨发育不全看起来像内质网(ER)贮积病。这种内质网应激导致胶原纤维紊乱,生长板上软骨细胞早死和生长不足[206]。大部分家系表现为常染色体显性遗传;出现隐性遗传最可能的原因是临床未受累双亲一方的生殖系发生镶嵌现象[207]。

(3)软骨发育不全与其他纤维母细胞生长因子受体疾病

软骨发育不全是最常见的骨软骨发育不良,出生时的发病率为1/50 000,为短肢侏儒症的经典形式。1950年以前的医学文献中,人们对"软骨发育不全"这一诊断持相当怀疑的态度,因为只有对很多肢体受累而非脊柱受累的疾病才做此诊断。软骨发育不全作为常染色体显性性状在出生时即很明显[131,208,209],它对其他器官系统的影响是次要的[210]。中面部发育不良产生了特征性的面部。总体体貌特征是:肢根性(近端)的肢体缩短、肘屈曲性挛缩、弓形腿、腰骶脊柱前凸过度和体重过度。颅颈连接处受压,尤其是在枕骨大孔处狭小[211],可导致四肢轻瘫、睡眠呼吸暂停和婴儿猝死[212]。何时进行外科减压手术尚无定论[213,214]。整个椎管均可能狭窄,并且由于脊索、神经根或马尾受压可在许多患者形成神经系统疾病,发病年龄范围为青春期早期到成人晚期[215,216]。人们对神经系统并发症的全程还只是部分了解[217]。在对193例患者的序列研究中,近80%的受累个体在50岁后出现腿部神经系统体征,有24%的患者由于椎管狭窄需要手术治疗[218]。肩关节和膝关节松弛可以促进不全脱位复发并易于发生退行性关节炎。

基本缺陷是软骨内骨受累并可产生具有诊断意义的影像学特征[131]。颅底很短,与头盖骨相比面部很小;

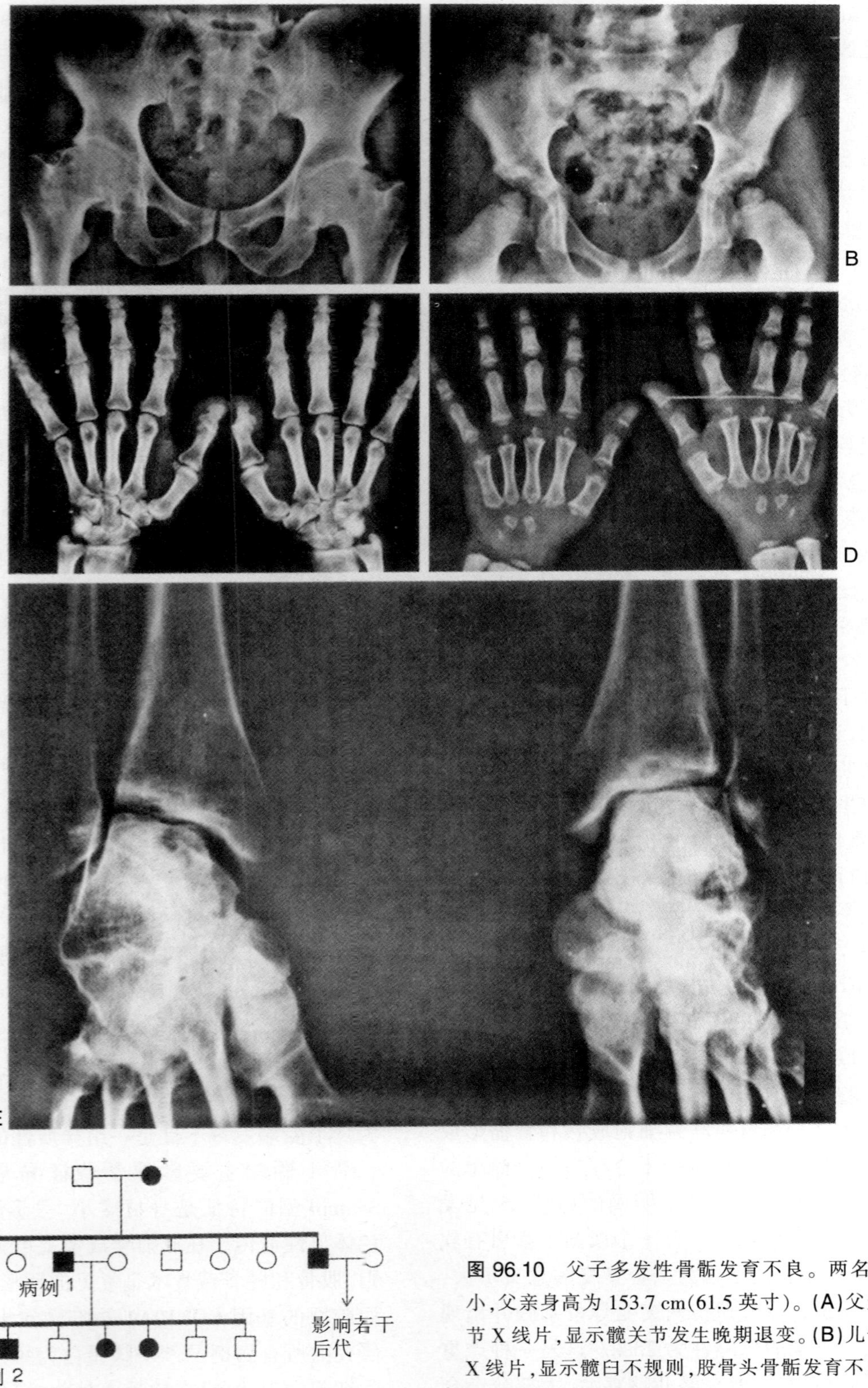

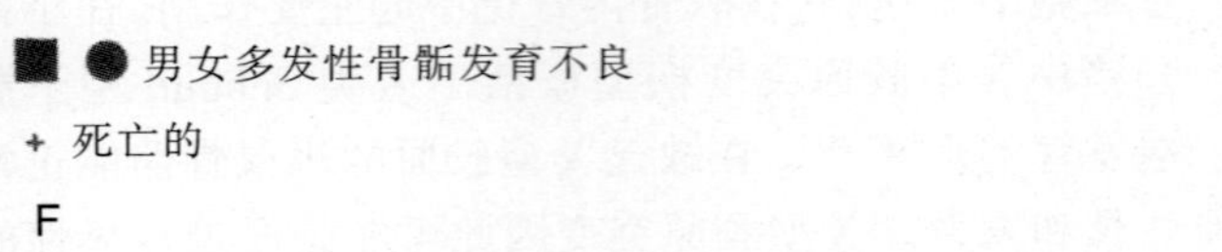

图 96.10　父子多发性骨骺发育不良。两名患者均身材矮小，父亲身高为 153.7 cm(61.5 英寸)。(A)父亲 44 岁时髋关节 X 线片，显示髋关节发生晚期退变。(B)儿子 10 岁时双髋 X 线片，显示髋臼不规则，股骨头骨骺发育不良。(C)父亲双手 X 线片呈短指、拓腕畸形，各关节呈退形性变。(D)儿子 10 岁时 X 线片，显示骨骺发育不良，指骨发育缓慢。(E)成人胫骨远端明显倾斜提示多发性骨骺发育不良。(F)患者家族谱系，如图所示，病例 1 为父亲，病例 2 为儿子，证实多发性骨骺发育不良为典型常染色体显性遗传疾病。

巨脑是症候群的一部分但更重要的是可能存在脑积水[219]。椎骨后缘呈扇形,棘突较短。在腰椎中椎弓根间距尾部狭窄。婴儿普遍脊柱胸腰段驼背；若其持续存在,结果将出现脊椎前部楔入。骨盆的髂骨呈方形,顶部髋臼横位且坐骨切迹很小。四肢的的干骺端增宽。

很多患者从职业性物理疗法中受益匪浅，如背支架、减轻体重和各种手术操作。枕骨下颅骨切除术可挽救婴儿生命[213]。扩大的椎板切除术治疗椎管狭窄,若在神经系统并发症形成早期进行手术可以恢复功能[219]。矫直弓形腿可改善步态和外观[220]。俄罗斯矫形外科医生Ilizarov 率先使用外科手术使四肢增长,对于很多软骨发育不全或实际上为骨骼发育不良的患者，其身长和两臂伸展距离均可增加。随着技术的改进和经验的积累,心血管、神经系统和感染性并发症的发生率已经降低。对于在功能、整容效果和心理方面所获得的益处是否能超过痼疾、潜在的致死性以及心理和经济上的代价仍在进行广泛地讨论。扩大的椎板切除术治疗椎管狭窄，若在神经系统并发症形成早期进行手术可以恢复功能[219]。

软骨发育不全患者不仅与身材高矮有关，其头颅尺寸也会增加,这是由于实际的或静止性脑积水所致。在婴儿期和幼儿期应密切监视头围，软骨发育不全患者的百分位数生长曲线在很大程度上表明需要进行分流术。尽管通常保留了认知能力,但患有软骨发育不全的儿童需要进行细致的随访和个体化的管理[221]。

软骨发育不全患者的基本缺陷是编码成纤维细胞生长因子受体 3(FGFR3)的基因发生突变,该基因定位于染色体 4p16.3[222]。98%以上的突变是同一突变,即在受体跨膜结构域的 380 残基(G380R)处甘氨酸被精氨酸取代。FGER3 是骨生长的负性调节因子,突变的性质是功能的获取。因此,软骨发育不全患者的突变阻碍了受体的活化，并可对软骨细胞成熟和骨骼形成进行抑制[223]。例如对于软骨发育不全存在一个简单的DNA 检测试验,它可用于诊断不明确的患者(罕见发生)或用于产前诊断。若双亲中有一个或两个都患有软骨发育不全,则测定后代是否为杂合突变的意义不大,但如果双亲都受累，后代遗传两突变等位基因并出现纯合型软骨发育不全的风险性为 25%。这是一种严重的疾病,大部分患者常不能在婴儿期存活。大部分杂合软骨发育不全患者为散发型(即双亲均未受累)且是由于父亲 FGFR3 的一个等位基因发生新突变导致的[224]。

严重软骨发育不全伴发育延迟和黑棘皮病(SAD-DAN)是另外一种软骨发育不全疾病。本病为 FGFR3 位点出现另一不同突变所导致(Lys650Met)[225]。在该综合征中，软骨内骨生长出现严重紊乱并与Ⅰ型致死性骨发育不全(参见后文)中同类现象出现重叠,但仍可相容存活到成年期。Muenke 无症状性冠状缝早闭的特征是冠状缝骨性结合,腕骨和跗骨融合,锥形骨骺,与FGFR3 有关的紧密基因型-表型相关性(Pro250Arg)[226]。

季肋发育不全是一种较轻的疾病，伴有轻微的影像学特征，与软骨发育不全相似 [131]，同样也是由于FGFR3 突变所致,但发生在不同的密码子。最常见的突变可导致甘氨酸被赖氨酸取代(N450K)[227]。遗传基因座位的不均一性也已经建立，少数家系与染色体4p16.3 不相关[228]。继承了一个 G380R 等位基因和一个N450K 等位基因的个体病情比软骨发育不全或季肋发育不全更严重,但不如纯合型软骨发育不全严重[229,230]。

致死性骨发育不全是骨骼发育不良之一，它被认为是新生儿致死性疾病；其影像学特征与软骨发育不全相似,不过要严重得多[131]。人们可根据股骨是短而弯曲(Ⅰ型)或是直且相对较长(Ⅱ型)进行区分。立体交叉的颅骨在Ⅱ型中更普遍。这些疾病也是由于FGFR3 突变导致的：Ⅰ型患者典型的变化是在密码子650 处谷氨酸取代了赖氨酸，然而在Ⅱ型患者则在密码子 248 处半胱氨酸替代了精氨酸[231]。在密码子 650处谷氨酸取代了赖氨酸也可导致Ⅱ型[232]。因此,在密码子 650 处的突变可导致 3 种不同的症候群 (SAD-DAN 和Ⅰ,Ⅱ型致死性骨发育不全)[233]。

成纤维细胞生长因子受体是由一个在骨骼发育各个方面有重要作用的蛋白质家族构成的 [234]。因此，FGFR2 突变与 Crouzon 综合征和 Jackson-Weiss 综合征有关[235,236]。在 Pfeiffer 综合征和 Kallman 综合征中发现了 FGFR1 突变[237,238]。

(4)**干骺端发育不良**

干骺端发育不良是一组异质性的疾病，它们由于长骨干骺端主要影像学特征异常而相关联[43,131]。Schmid 型的特征是身材矮小、弓形腿、髋内翻和常染色体显性遗传。在放射学成像上可见骨的干骺端不规则。股骨和胫骨截骨术是常见的矫形外科手术。编码X型胶原的基因 COL10A1 缺陷导致出现了迄今为止已研究的所有病例[239-241]。该蛋白为短链胶原并在肥大软骨细胞中表达;它在软骨内骨化中起主要作用。在小鼠和猪中X型胶原突变模型概括了人类 Schmid 型干骺端发育不良[242,243]。在缺乏X型胶原的小鼠骨骼能正常生长和发育。X型胶原突变因此可能是通过负显性的方式起作用[244]。

Jansen 型的干骺端软骨发育不全与可导致侏儒症的异常生长板成熟相关，而且与甲状旁腺功能亢进难以分辨的实验室检查结果相关，特别是当存在正常水平的甲状旁腺激素(PTH)和 PTH 相关蛋白(PTHrP)但出现高血钙（特发性）综合征和低磷酸盐血症时，更难区分。已在若干患有这种形式侏儒症的患者中检测到 PTH-PTHrP 受体(PTHR1)缺陷[245,246]。PTHR1 突变导致 Blomstrand 软骨发育不全，这是一种罕见的以晚期骨骼突变为特征的新生儿致死性疾病。它被认为是常染色体隐性遗传疾病[247]。

Ellis-van Creveld 综合征是常染色体隐性骨骼系统发育不良，它的特征是短四肢、短肋骨、轴后性多指症和指甲与牙齿发育不良。先天性心脏缺陷(房中隔缺损或单心房)在 60%的受累个体出现。已鉴定出两个基因存在突变，它们是 EVC 和 EVC2，但其功能未知[248,249]。EVC2 与一个可导致小牛出现软骨发育不全侏儒症的基因同源[250]。这两个基因的突变产生的表型难以区分。尽管遗传异质性在很多综合征中很普遍，但两基因相互接近并不常见。除了一短跨膜结构域外，EVC 和EVC2 并不同源，它们位于 4 号染色体短臂的不同的构型上，转录起点间分隔的距离只有 2 646 个碱基对[249]。从鱼类到人类，这种排列都是很保守的。尽管这种构型看起来像人类基因组的一个普遍结构特征，但它对 Ellis-van Creveld 综合征的意义仍有待探索[251]。此外，Weyers 牙齿顶端骨发育不全(一种罕见的常染色体显性遗传综合征，其特征为轴后性多指症、指甲异常、轻度身材矮小和圆锥形牙齿）与 Ellis-van Creveld 综合征在 EVC 具有等位基因[249]。

软骨-头发发育不良（也被称为 Mckusick 型干骺端发育不良）在俄亥俄州的芬兰人和安曼派教徒中特别流行。患者除出现短肢侏儒症、韧带松弛、头发稀少且生长缓慢外，还存在 T 细胞免疫缺陷，造血细胞恶性肿瘤和红细胞生成减少[252]。该综合征的多效性可由受累基因 RMPP 的性质来解释。RMPP 的唯一性在于它不被翻译(即不对蛋白质编码)；其产物是一种可被输出到线粒体的 RNA 序列，在线粒体内它与线粒体编码的核糖核蛋白形成复合体[253]。在芬兰人和安曼派教徒人群中流行可能反应了一个出现在 4 000 年以前的突变[254]。

存在大量的脊柱干骺端发育不良(SMD)患者，他们干骺端发生的改变与 Schmid 型的干骺端发育不良难以分辨，但这种疾病的患者伴随额外的脊柱受累(扁平椎)。一例患 SMD 的日本患者 COL10A1 基因座发生突变，但在其他大量 SMD 患者Ⅹ型胶原中并没有检测到突变[255]。脊椎干骺端发育不良(SEMD)同样也是一组骨骼系统异质性疾病，其特征为脊柱和长骨生长与塑形缺陷。典型病例在脊椎干骺端发育不全并伴随关节松弛(SEMDJL)，特征为严重侏儒症、全身性关节活动过度和进行性脊柱排列错乱。这种疾病最初在南非 Afrikaan 人群中得到描述，特征为常染色体隐性遗传并认为它是继发于胶原加工缺陷[256]。SEMD 与 SMD 和 SED(前面已讨论)的区别在于它可累及骨骺和干骺端。这三类疾病（SEMD、SMD 和SED）的共同特征是脊柱畸形。三例患有 Strudwick 型 SED 的患者Ⅱ型胶原存在突变[257]。

(5)骨畸形性发育不良

骨畸形性发育不良是一种常染色体隐性遗传病，出生时即很明显，主要累及脊柱、足和手。软骨钙化过早可导致“菜花耳”和指(趾)关节粘连(搭顺风车的旅行者拇指，注：美国人搭便车时常翘起大拇指)。严重脊柱后侧凸、椎管狭窄和 C1 至 C2 不全脱位可威胁生命。在患有骨畸形性发育不良的芬兰和非芬兰人群中已鉴定出硫酸根载体 DTDST 基因突变[258,259]。同样也检测到Ⅸ型胶原缺陷[260]。

(6)锁骨颅骨发育不全

锁骨颅骨发育不全(CCD)，是一种常染色体显性遗传病，与软骨内骨和膜状骨异常有关。身材轻度到中度矮小，锁骨发育不全，前囟大而未闭，中脸凹陷，以及包括牙齿数量过多和异位的明显异常的牙齿[261]。该疾病是由骨骼特异性核基质结合转录因子 CBFA1 突变所致[262]。人们在对 CCD 自然史的广泛调查后发现，大量先前未能识别出的并发症，包括膝外翻、脊柱侧凸、扁平足、窦道感染、上呼吸道并发症、复发性中耳炎和听力丧失[263]。患有 CCD 的患者可从多学科方法中受益。

(7)躯干发育异常

躯干发育异常是一种在出生时即可诊断的严重骨骼系统发育不良；特征为先天性长骨弯曲和成角(尤其是胫骨)，小肩胛骨，且经常有 11 对肋骨。头面部异常包括腭裂、小颌畸形、扁平脸和五官间距过宽。大部分患者在新生儿期死于呼吸窘迫。与其他骨骼系统发育不良疾病的区别在于：它的突变基因为 SOX9，可诱导性别逆转[264]。尽管性别比例按染色体分析为 1:1(预期值)，但女性患者表型占优势[265]。SOX9 调控 COL2A1 的生成，而它是主要的软骨基质蛋白，也可作为 SRY 基因产物相关的转录因子，SRY 基因产物诱导睾丸的形成[266]。缺乏适度的 SRY 基因表达导致形成默认的女性结构表型，而与染色体性别无关。

(8)致密性成骨不全症

常染色体隐性遗传病致密性成骨不全症，由于法国后印象派画家亨利·德·图卢兹-罗特列克曾患此疾病而知名，包括肢端溶骨症、骨硬化病、频繁骨折、颅缝闭合延迟(法国艺术家经常戴的帽子可能主要用于保护他的前囟)和身材较小。基本缺陷在于组织蛋白酶K蛋白编码区1q21[267]。组织蛋白酶K是一种重要的溶酶体蛋白酶，在骨骼再吸收中起重要作用。致密性成骨不全症患者破骨细胞能正常对骨骼进行脱矿质，但是不能充分降解有机基质。理解骨质疏松症或骨硬化症患者组织蛋白酶K的功能和它对破骨细胞功能障碍造成的影响，可以很好地表明诸如致密性成骨不全症这类罕见的孟德尔遗传病具有重要的意义[268,269]。患有致密性成骨不全症的儿童可通过及时给予生长激素而获得治疗。

(9)斑点性软骨发育不全

斑点性软骨发育不全代表了一组在软骨内骨发育过程中骨化异常的异质性疾病。他们的身体特征类似于其他两种疾病的特征——华法林胎儿病和维生素K环氧化物还原酶缺陷。有些骨的骨骺为斑点状。肢根型斑点性软骨发育不全被认为是一种过氧化物酶体病，它的特征是多系统受累，包括精神障碍。它的亚群同样是遗传异质性的，有X连锁和常染色体隐性遗传两种类型。经典的X连锁遗传形式可继发于位于带Xp11.23的EBP(固醇代谢有关的基因)突变[270,271]，或是位于带Xp22.3的硫酸酯酶基因突变[272]。

(10)多发性外生骨疣

多发性外生骨疣是一组异质性疾病，有的伴随有其他特征，如在8q24.1区发生邻近基因缺失导致的Langer-Gideon综合征。然而，自身在长骨上独立进行骨骼生长是一种常染色体显性遗传性状[273]。这些结节可导致畸形和关节周围矫形困难。男性患者往往受累更严重，但当用放射学成像进行诊断时为完整结节。大部分家系或与染色体8q23-q24上的EXT1基因相关，或与11p11-p12上的EXT2基因相关[274]。这些基因都具有肿瘤抑制功能。最麻烦的并发症是形成肉瘤变性，它在受累个体发生的概率为0.5%~2%[275]。第三个基因座为被假定的存在于19号染色体短臂[276]。

(11)弥漫性骨皮质增多症(Van Buchem病)

Van Buchem病是一种常染色体隐性遗传病，它的特征是长骨骨干、下巴和颅骨的骨样硬化。这种变化在儿童期即变得明显且不易发生骨折。颅孔被侵蚀后所导致的临床后遗症包括神经麻痹、耳聋和视神经萎缩。这种表型被定位在染色体17q12-q21的一个52 kb的区域[277,278]。功能未知基因SOST即定位在该区域，它与硬化性骨化病相关。硬化性骨化病是一种罕见的常染色体隐性、进行性、硬化性骨发育不良，它的特征是全身骨骼发生骨质硬化和骨质增生，主要累及颅骨和下颌骨。在大多数患者，这可导致面部瘫痪和听力丧失。其他特征为在Van Buchem病从未出现过的巨人症和手畸形[32]。尽管这两种疾病间具有相似性，但在Van Buchem患者中未发现SOST突变[279]。

(三)骨骼发育不良并伴随明显关节松弛

很多骨软骨发育不良患者总体表型中存在着不同程度的关节松弛或不稳。然而，其他一些以明显关节活动过度为主要体征的疾病被划分成一类。

Larsen综合征

Larsen综合征的特征是先天性多脱位和特征性的面容：突出的前额、凹陷的鼻梁和眼间距过宽[280,281]。脱位可发生在膝关节(胫骨在股骨上特征性地向前移动)、髋关节和肘关节。掌骨很短，无常见的尖端变细特点的圆柱指。腭裂、脑积水、脊髓节段异常和中到重度的身材矮小在某些病例出现。除了先天性脊髓节段异常和先天性髋关节脱位外，有助于诊断的影像学特征包括跟骨和腕骨出现多个骨化中心。已知在若干个家庭中有多个兄弟姐妹受累但父母正常或一个血缘性双亲家庭出现该症候群，这表明它是常染色体隐性遗传病。然而，也可发生父母-子代同时患病，这与显性遗传相吻合；因此，至少存在两种临床上难以区分的Larsen综合征。在一个患有常染色体显性Larsen综合征的瑞典大家族中，发现它与3p21.1-p14相关。COL7A1即定位在此区带附近[282]。

(四)骨化不全

骨化不全为个别骨骼的畸形，单独或联合存在。有些只累及头盖和面部(如下颌面骨发育不全[283])，另外为脊柱(如Klippel-Feil畸形)，或肢体末端[如短指、指(趾)关节粘连、多指和并指[284]]。

1.指(趾)关节粘连

Harvey Cushing[285]将“指(趾)关节粘连”这一术语用于近端指(趾)间关节的遗传性关节强直疾病。腕骨和跗骨的融合也出现在这种常染色体显性遗传病中。涉及的基因为NOG，它可对一种被称为noggin的分泌型多肽编码，这种多肽被认为与建立形态发生梯度有关。Nog 敲除小鼠出生时即死于多种缺陷，包括附肢骨骼的骨性融合。在一个患有多发性骨性联合综合征的家族中分离出了 NOG 显性突变，这种综合征的特征为进行性的大小关节骨性结合。因此，多发性骨性联合综合征和近端指(趾)关节粘连是一对等位基因疾病[286]。

2.屈曲指

手指伸展受限在 92 种以上的综合征中都会出现，其中包括马方综合征，但它偶尔也可以作为一种单独的畸形以常染色体显性性状的方式进行遗传[284,287]。永久性屈曲挛缩存在于近端指间关节，这种屈曲不受限制，但通常伴随掌指关节伸展过度，有时发生远端指间关节伸展过度。屈曲指可能仅累及第五指或其他手指。罕见的是大拇指也可受到累及，严重度沿桡侧方向下降。在受累近端指间关节的掌侧皮肤常可感觉到存在一条挛缩带，在该区域皮肤总是缺乏横向皱纹。屈曲指在出生或儿童早期即存在，但往往也不会进展。由于代偿性的掌指关节伸展过度，挛缩几乎不会导致残疾。如同 Archibald Garrod 所指出的：当屈曲指累及到多个指头时，它通常会伴随有指节垫，近端指间关节背面皮肤增厚。屈曲指有时可与 Duputytren 挛缩混淆，后者出现较晚，挛缩的主要位点在手掌。尽管已经发现以屈曲指为显著特征的特定综合征的编码基因，但屈曲指作为单独性状出现时它的编码基因仍然未知。

3.颅内骨质增生

颅内骨质增生是一种仅发生于颅盖和颅底的常染色体显性疾病[288]。患者患有复发性面神经麻痹并进行行发展为平衡、嗅觉、味觉和视觉损害。

(五)特发性骨质溶解症

少数罕见的属于自(特)发性骨质溶解症中的遗传病都发生进行性的骨质溶解，可以预测它们的损毁和破坏性结果[289,290]。基质金属蛋白酶 2(MMP-2)的失活突变可导致在沙特阿拉伯出现的常染色体隐性遗传性的自(特)发性骨质溶解症[291]。MMP-2 作为一种胶原酶起作用，它可以特异性的降解基底膜主要结构成分的Ⅳ型胶原。它也可能与肿瘤的血管生成和转移潜能有关。它的发现表明细胞外基质的调节蛋白水解的重要性，并可将这一发现作为细胞外基质(ECM)稳态疾病的模型[292]。

(六)原发性代谢异常疾病

各种原发性代谢异常疾病都存在一个先天的缺陷，使软骨或骨组分代谢中断。在很多病例中，这种组分也存在于其他器官的结缔组织中，各种综合征的相关特征可原发或继发于骨骼受累。例如，血胱氨酸尿症(参见上文）即代表了一种对 ECM 和骨骼具有继发效应的原发性代谢缺陷。

1.黏多糖贮积症

在患黏多糖贮积症(MPS)的亚群中，造成这种疾病的原因是黏多糖代谢先天缺陷。尽管表型各异，但各个患者都存在黏多糖尿和各组织中黏多糖沉积。联合应用临床、遗传和生化分析的方法可划分出无数种不同类型的 MPS[293]。表 96.7 列举概括了各型的鉴别特征。毫无疑问，其他的生化或临床变异体仍有待进一步描述。所有这些疾病都是隐性遗传病，MPS II 是 X 连锁的，其他的为常染色体连锁。

葡萄糖胺聚糖(酸性黏多糖)是 ECM 中相对无定形部分的主要组分，在过去被称为“基质”。人体内蛋白聚糖的大小、组分和结构差异很大(第 10 章)，但它的透明质酸骨架、侧链核心蛋白和结合葡萄糖胺聚糖部分的连接蛋白是通用的。不考虑结构上的细微差异和组织分布，蛋白聚糖有相同的分解代谢途径；特别地，葡萄糖胺聚糖的降解大部分是由溶酶体水解酶催化的。因此，一种酶的缺陷会影响到各种组织中的不同葡萄糖胺聚糖的代谢，并在很大程度上导致了这些疾病的多效性，即表型特征的多样性与单个基因突变相关。所有的 MPS 疾病的共同特征是尿液排泄葡萄糖胺聚糖——硫酸皮肤素、硫酸肝素和硫酸角质素等黏多糖——它们可用于筛查和特异性诊断。

黏多糖尿症可通过若干标准筛选试验鉴定，当需要进行“代谢筛查”时，它们中至少有一项是标准试验组的组成部分。对尿液中的黏多糖进行分级分离和鉴定在区分一些 MPS 的类型时非常有用。例如，年轻受试者中主要通过化学分析可将 MPS Ⅲ (Sanfilippo 综合征——排泄硫酸肝素)和 MPS Ⅳ(Morquio 综合征——排泄硫酸角质素)与其他类型相区别，尤其是与 MPS IH(Hurler 综合征——排泄硫酸皮肤素)相区别。

用具有放射活性的硫酸进行研究表明，标记物可在培养成纤维细胞中积聚并出现洗出延迟，这与这些由降解缺陷导致的疾病相一致。现在已经清楚各种疾病所缺陷的特异的溶酶体酶(表 96.7)。如同其他溶酶体疾病，MPS有6种具有鉴别意义的特征：①出现细胞内贮积物。②由于降解酶的特异性不高导致贮积物具有异质性（如在MPS IH中神经节苷脂在脑中沉积，黏多糖主要在肝脏中沉积，两种葡萄糖胺聚糖在尿液中排泄）。③沉积物在胞质中呈空泡状（即具有膜边界）。④多个组织受累。⑤疾病呈临床进展性。⑥在临床试验中一种疾病可使用其他疾病的疗法进行替代。

长期以来都在推测对MPS进行替代疗法的可行性。MPS成纤维细胞与正常细胞或它们生长的基质混和，可矫正代谢缺陷[293]。这一发现表明正常细胞可产生一个可弥散的矫正因子，在正常尿液中也可发现该因子。该矫正因子正是特定疾病所缺陷的酶。MPS Ⅰ重组酶临床试验支持这一发现。10例患有Ⅰ型MPS的患者每周均接受重组人α-L-艾杜糖苷酸酶治疗1年并定期接受密切评估。很多症状都出现改善，包括肩部屈曲和肘关节伸展增加，体重和身高生长率增加（对于青春期患者），和纽约心脏协会心功能分级提高。治疗3~4周后尿液葡萄糖胺聚糖排泄降低；平均降低基线值的63%。肝脾大显著缓解。副作用包括输液期间出现短暂性的荨麻疹和非中和性血浆α-L-艾杜糖苷酸酶抗体。神经系统状态的长期改善仍需进一步证明[294]。

骨髓移植已经用于大脑受或未受累的MPS患者（BMT）[293,295]。这些病例中出现了一些躯体特征的改善（如角膜混浊和关节僵硬）；但在老年患者，精神障碍或其他严重的神经系统疾患对血流中存在的酶具有抵抗作用。在患有MPS Ⅰ的年轻患者（<24个月）骨髓移植可作为一项治疗措施[296]。在10例Ⅱ型MPS的患者BMT提供了混合性结果，但它可用于对患者进行选择[297]。然而，目前BMT的并发症限制了这种方法的早期干预，它可以预防这些躯体症状而不能将其逆转。

表96.7 遗传性黏多糖酶

用于疾病OMIM[a]命名	临床表现	基因特性	尿的MPS	酶缺陷	突变位点
MPS I		AR	硫酸皮肤素 硫酸类肝素	α-L-艾杜糖苷酸酶 *IDUA*	4p16.3
MPS IH Hurler	面容粗糙、DM重度、角膜浑浊、进行性MR、常于10岁前死亡				
MPS IS Scheie	关节僵硬、角膜浑浊、主动脉瓣病变、智力正常、可存活至成年				
MPS IH/S Hurler-Scheie	中度的临床表现				
MPS Ⅱ 309900		X染色体连锁	硫酸皮肤素	艾杜糖醛酸硫酸酯酶 *IDS*	Xq28
Hunter重度	除角膜浑浊外，其他症状类似于MPS IH，常于15岁前死亡		硫酸类肝素		
Hunter轻度	关节僵硬、可存活至30~60岁、智力正常				
MPS ⅢA	DM和轻度的阳性体征，重度进行性MR	AR	硫酸类肝素	类肝素*N*-硫酸酯酶（磺酰胺酶）	17q25.3
Sanfilippo A				*SGSH*	
MPS ⅢB 252920	与MPS ⅢA相同	AR	硫酸类肝素	*N*-乙酰基-α-D-氨基葡萄糖苷酶	17q21

表 96.7(续)

用于疾病 OMIM[a] 命名	临床表现	基因特性	尿的 MPS	酶缺陷	突变位点
Sanfilippo B				*NAGLU*	
MPS ⅢC 252930 Sanfilippo C	与 MPS ⅢA 相同	AR	硫酸类肝素	乙酰基-辅酶 A-α-氨基葡萄糖苷 *N*-乙酰转移酶 *MPS3C*	14
MPS ⅢD 252940 Sanfilippo D	与 MPS ⅢA 相同	AR	硫酸类肝素	*N*-乙酰氨基葡萄糖-6 硫酸酯硫酸酯酶 *GNS*	12q14
MPS ⅣA 253000 Morquio A	严重的、独特的骨骼系统改变，角膜浑浊，动脉瓣反流，牙釉质薄	AR	硫酸角质素	半乳糖胺-6-硫酸酯硫酸酯酶 *GALNS*	16q24.3
MPS ⅣB 253010 Morquio B	轻度骨骼改变、角膜浑浊、牙齿发育不全、牙釉质正常	AR	硫酸角质素	β-半乳糖苷酶 β-半乳糖苷酶 1	3p21.33
MPS Ⅴ	已废除				
MPS Ⅵ 253200		AR	硫酸皮肤素	芳香基硫酸酯酶 B（*N*-乙酰半乳糖胺 4-硫酸酯酶） *ARSB*	5q11–q13
Maroteaux-Lamy					
重度	重度 DM 和角膜浑浊，心脏瓣膜病，智力正常，可存活至 20 岁，显著的白细胞包涵体				
中度	与重度光谱表现相同，但程度稍轻				
轻度	与重度光谱表现相同，但程度轻				
MPS Ⅶ 253230 Sly	DM、进行性 MR、白细胞包涵体、肝脾肿大	AR	硫酸皮肤素 硫酸类肝素	β-葡糖醛酸糖苷酶 GUSB	7q21.11
MPS Ⅷ 203230	已废除				
MPS Ⅸ 601492	身材矮小，透明质烷在关节周围和软组织内进行性积聚	AR	透明质酸酶	透明质酸酶 *HYAL1*	3p21.3–p21.2

AD：常染色体显性遗传；AR：常染色体隐性遗传；DM：脂肪软骨营养不良，胡尔勒病综合征；MR：智力低下。

[a]Entry in On–Line Mendelian Inheritance in Man(http://www.ncbi.nlm.nih.gov/Omim/Searchomin.html).

基因治疗是一种新技术，可潜在的长期替代治疗缺陷或缺失基因产物。尽管对 MPS 的治疗现在还没有在任何人体进行试验，但有几个研究小组用不同的病毒载体在不同的Ⅶ型 MPS 动物模型中取得了成功。用逆转录载体处理模型动物狗时，Ⅶ型 MPS 骨和关节畸形出现了明显的功能改善，包括保留了行走的能力[298,299]。

MPS 的差异性特征概括在表 96.7 中，图96.11 至图 96.13 分别显示了 MPS IH、MPS IS 和 MPS Ⅱ的临床特征。这种分类方法的疾病分类学基础是成纤维细胞的共同培养的结果。当对来自 MPS Ⅰ 和 MPS Ⅱ，MPS Ⅰ 和

MPS III 以及其他组合的成纤维细胞进行研究时，它们的代谢缺陷可发生相互矫正。当对两名患者的成纤维细胞进行培养时，他们之间未发生交叉矫正，这表明他们存在同一种缺陷酶并且他们的突变基础如果不是同一基因至少也是等位基因。在 MPS Ⅰ、MPS Ⅱ和 MPS Ⅵ的基因座上的等位基因变异体也会导致出现重度和较轻的该类疾病。

（1）骨骼特征

身材相对矮小是所有 MPS 患者的共同特征且在 MPS IH、MPS Ⅳ(Morquio 综合征是原型“短躯干”型侏儒症)和 MPS Ⅵ中更明显。放射学成像显示，骨骼发育不良具有共同特征，但除外 MPS Ⅳ，它与其他类型的差异主要在严重程度上[131]。使用术语“脂肪软骨营养不良”但它不具有 MPS 特异性，因为在很多贮积病中均可出现类似的改变。主要的影像学特征是颅盖增厚、扩大的 J 形蝶鞍、短而宽的下颌骨、双凸椎体、齿样发育不良、宽肋、短而厚的锁骨、髋外翻、掌骨骨干增宽且近端较尖和短指骨。

对于不出现严重精神发育迟缓可存活到成年期的疾病(MPS IS、轻度 MPS Ⅱ、MPS Ⅳ和 MPS Ⅵ)，继发于 C1 至 C2 不全脱位的进行性关节病和横贯性脊髓病导致了相当多的残疾。无论何时出现上位运动神经元体征都应考虑颈椎融合的可能。关节置换，尤其是髋关节，有利于治疗MPS IS。

关节僵硬是除 MPS Ⅳ外各型大约都会存在的显著体征。像其他躯体症状一样，面容粗糙、关节活动度下降对于Ⅲ型 MPS 并不明显。在 Scheie 综合征，强直手并伴随角膜浑浊可以导致主要的残疾。该疾病与其他疾病一样，腕管综合征导致出现残疾。早期减压术有助于治疗。

（2）累及其他系统

不管是否存在精神障碍、精神障碍的严重程度以及平均寿命的长短，致死的主要原因和它们的发病机制是在软组织累积的葡萄糖胺聚糖。心肌、心瓣膜和冠状动脉是主要的位点，继发于限制性心脏病、严重瓣膜病或心肌梗死的心脏衰竭常可导致 MPS IH 和 MPS Ⅱ A 患者死亡。口咽部和中呼吸道的浸润进展可导致大部分心脏病存活患者的主要临床症状[300]。当对 MPS 患者进行任何需要镇静或麻醉的操作时，应尽可能地使用预防措施以保护他们的呼吸道。如有可能，应在局部麻醉条件下进行手术。只有在仔细评价患者的解剖结构并充分考虑了寰枢椎不稳定性后，才可进行气管插管。

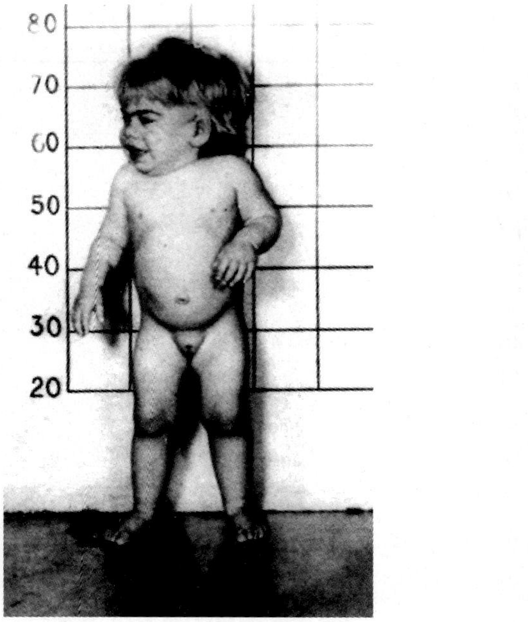

图96.11 2岁赫尔综合征(黏多糖贮积症IH型)患儿。注意患儿面容粗糙，肝脾大导致腹部凸出，爪形手和身材矮小。通常，患者关节运动范围中度受限。12岁时患者死于充血性心力衰竭。

2.磷酸转移酶缺陷

Ⅱ型黏多糖症也被称做Ⅰ型细胞病（由于在培养细胞内存在显著的包涵物)。Ⅲ型黏多糖症也被称为假 Hurler 多处营养不良。尽管证明存在黏多糖降解缺陷和溶酶体内累积现象但它们都没有出现黏多糖尿。它们都是常染色体隐性遗传病，并可能为等位基因。它们基本的生化缺陷在于一种酶，UDP-N-乙酰葡萄糖胺：溶酶体酶 N-乙酰葡萄糖胺-I-磷酸转移酶，负责溶酶体酶的翻译后修饰[301]。这种缺陷可导致多种酶缺陷和黏多糖及黏脂质在组织中积聚。

Ⅱ型黏多糖症是一种严重的 Hurler 样疾病。患者很少能存活超过 10 岁。这是少数可发生宫内骨折的疾病之一[302]。Ⅲ型黏多糖症是一种独特的疾病，可存活到成年期，伴随关节僵硬、角膜浑浊、腕管综合征、身长短和面部粗糙，有时还会伴随轻度精神发育迟缓（图 96.14）。

3.甘露糖苷贮积症

α-甘露糖苷酶是在溶酶体中发现的多种酸性水解酶之一，这的缺陷可导致严重程度不同的表型异常[303]。男女受试者具有相同的患病概率，患者的症状性父母α-甘露糖苷酶水平降低，二者都是常染色体隐性遗传

A

B

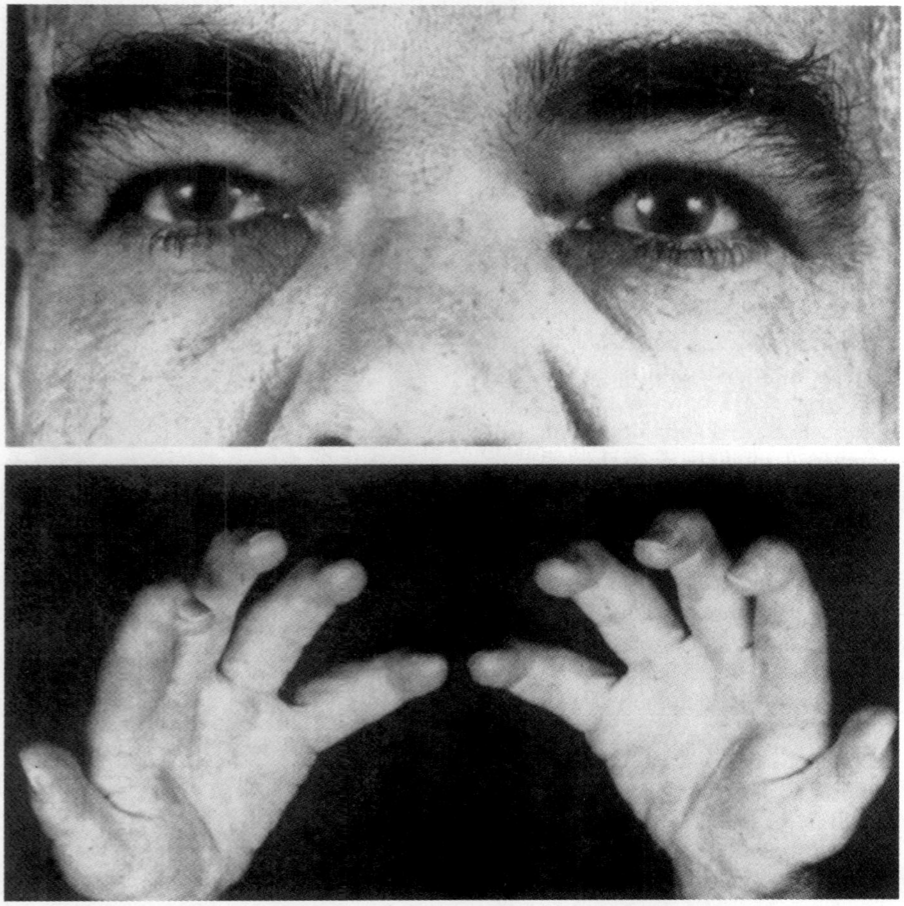

图96.12　54岁患者沙伊综合征(黏多糖病 IS)。(A)角膜浑浊表现为角膜外周密度增高。(B)爪形手畸形,外侧鱼际萎缩提示腕管受压。

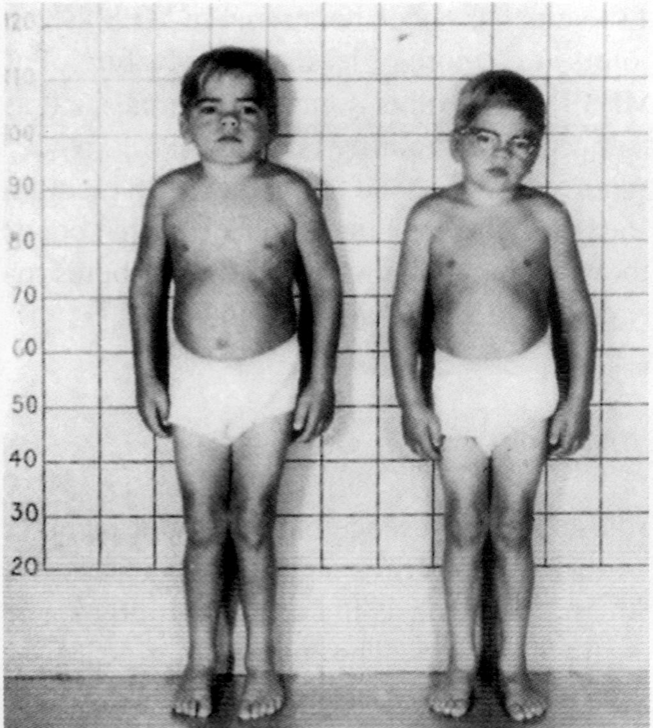

图96.13　Ⅱ型黏多糖病(亨特综合征,轻微变异体),二患儿为兄弟,年龄分别为7岁和6岁。可见二人均表现为身材矮小,面容粗糙,腹部凸出和爪形手,但智力正常。

的特征表现。尽管起初认为临床表现局限于一种严重型和一种轻微型(命名为Ⅰ型和Ⅱ型),但已被描述的足够多的变异表现提示存在一个表型谱，其大概由等位突变所造成。

最严重的表型类似Hurler综合征(MPS IH)表现为粗糙面容,身材短小,精神迟钝,神经发育迟缓,肝脏增大和脂肪软骨发育不良的骨骼改变。严重甘露糖苷贮积症的患者有典型的辐射状后路白内障和能清除胞质空泡的淋巴细胞。呼吸道复发性感染导致婴儿死亡常见。在表型谱的另一端,患者直至成年才能被确诊,他们的面容没那么粗糙，眼角膜清晰,IQ处于正常范围的临界水平,关节活动过度。他们因退变性髋关节炎或类似于MPS的心脏症状而采用药物治疗。

建议诊断方法是尿检低聚糖。在培养的成纤维细胞中,α-甘露糖苷酶活性降低可确诊。

4.加罗德综合征

加罗德综合征,是一种先天性氨基酸代谢异常,由Archibald Garrod在20世纪初开始研究。长期以来,已知这种疾病因酪氨酸代谢异常导致2,5-二羟苯乙酸在结缔组织(尤其在软骨组织)中沉积。退行性关节病(尤其在膝盖和脊柱)发生在成年早期。2,5-二羟苯乙酸也在心脏瓣膜沉积,故患者易患动脉粥样硬化。目前,对最大序列的加罗德综合征患者的分析表明，关节置换的平均年龄是55岁,发生心瓣膜病变是54岁。肾结石和前列腺结石也很常见。这种疾病的基本病因在于2,5-二羟苯乙酸氧化酶的编码基因缺陷。

5.类似于关节炎的其他疾病

(1)血磷酸盐过少和抗维生素D的骨骼疾病

通过补充饮食中的维生素D和晒太阳，营养不良和环境因素所致的佝偻病已经显著减少。因此,如今的病例极可能有遗传基础。在1937,Albright和其同伴第一次描述了只对极高维生素D有反应的佝偻病患者。如今被称为“家族性低磷性佝偻病”或者“维生素D抵抗性佝偻病”,是X显性遗传疾病。男女性患者的肾小管磷的重吸收均减少,出现低磷血症,但其血清钙的浓度正常,且患者不出现肌肉无力或肌肉抽搐。男性患者的骨骼特征更为严重(图96.15),可出现佝偻病和软骨病。在婴儿期和幼儿期,骨骺宽大,出现杯状干骺端;骨

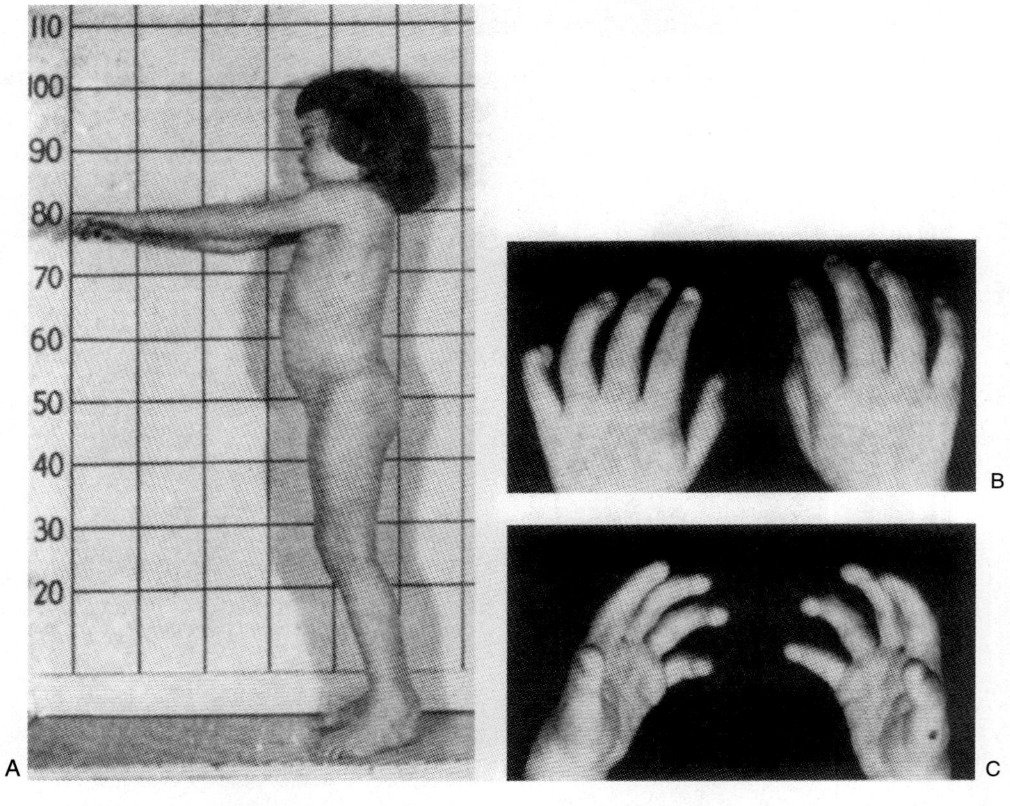

图96.14 6岁女性黏多糖病Ⅲ型患儿。(A)身材矮小,面容粗糙,角膜浑浊,全身各关节运动范围均受限,听诊可闻及主动脉反流杂音,轻度智力发育不全。(B,C)爪形手,鱼际部萎缩提示腕管受压,13岁时行腕管减压术,症状部分改善。

骺闭合早，四肢弯曲，椎骨末端硬化。年纪稍大，患者会出现全身骨质硬化症、脊柱侧弯、侧髋臼和因韧带钙化导致的椎管狭窄症。在成人，周围骨质往往会减少，而中轴骨质量增加，与之一致的、最常见的晚期并发症是腿部退行性关节炎而不是椎体骨折。这种基因缺陷表现在牙齿，会导致异常的继发性牙本质，与低磷酸盐血症完全无关。用口服磷酸钠(4~5 次/天)和维生素 D 的双重治疗可以预防骨骼变化。1,25-二羟维生素 D(骨化三醇) 比维生素 D 更有利于促进最优线性增长[311,312]。用磷酸钠治疗使发生肾钙质沉着和继发性甲状旁腺功能亢进的可能性增加，因此仔细监控儿童的用磷剂量是必须的。肾钙质沉着是一种治疗的并发症，且其发生与年龄无关。在鼠的这种疾病模型(Hyp 小鼠，表 96.2)上移植正常的肾脏并不能纠正血清磷水平和磷酸盐排泄分数，而将 Hyp 鼠的肾脏移植到正常鼠并不会导致磷水平的异常，表明在这种疾病中有体液磷调节因子起作用。人类低磷酸盐血症佝偻病基因是 Hyp，位于 Xp22.1。患者的一个编码一种中性内肽酶的基因发生突变。内肽酶和公认的体液因子暂时命名为“调磷因子”的关系，，是目前研究的主要内容。

维生素 D 抵抗佝偻病在常染色体显性或隐性遗传中均存在。显性遗传类似于较常见的 X 染色体遗传形式，但没有菱角口角炎变化。这种疾病表现多变，且可能至青春期才被检测出(通常基于骨头疼痛和牙异常)。其他的特点有：身材短小、下肢畸形和软骨病。通常需要骨化三醇治疗，但不需要用磷酸盐。对 4 个家族的基因组进行扫描，确定突变基因是 FGF23，该基因是编码成纤维细胞生长因子家族一个成员的基因。这组基因在头盖骨和骨骼形成中有重要作用。如果 FGF23 的产物能降低血清磷的水平并最终导致鼠的软骨病[320-322]，那

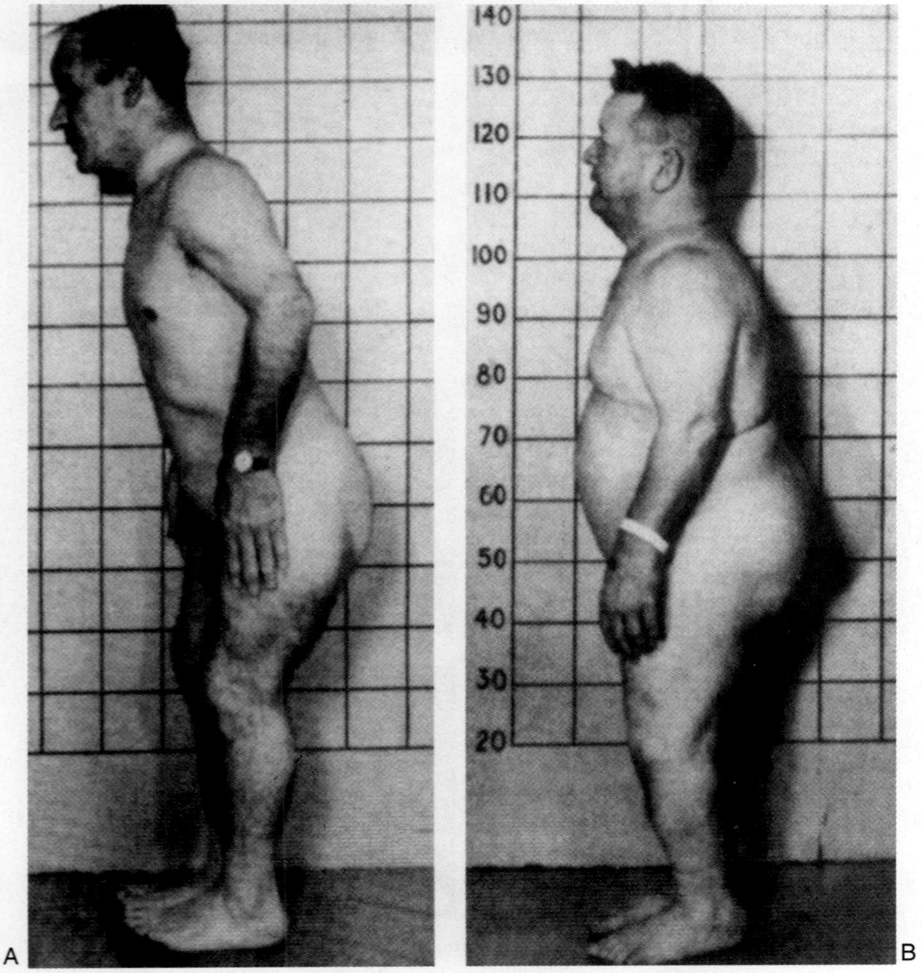

图96.15　2例强直性脊柱炎伴有维生素D抗药性佝偻病患者。(A)41岁男性患者。(B)61岁男性患者。较年轻的患者病情较重，二者均表现为脊柱完全性强直，其他关节受侵犯的程度基本相同。可见患者身材矮小。

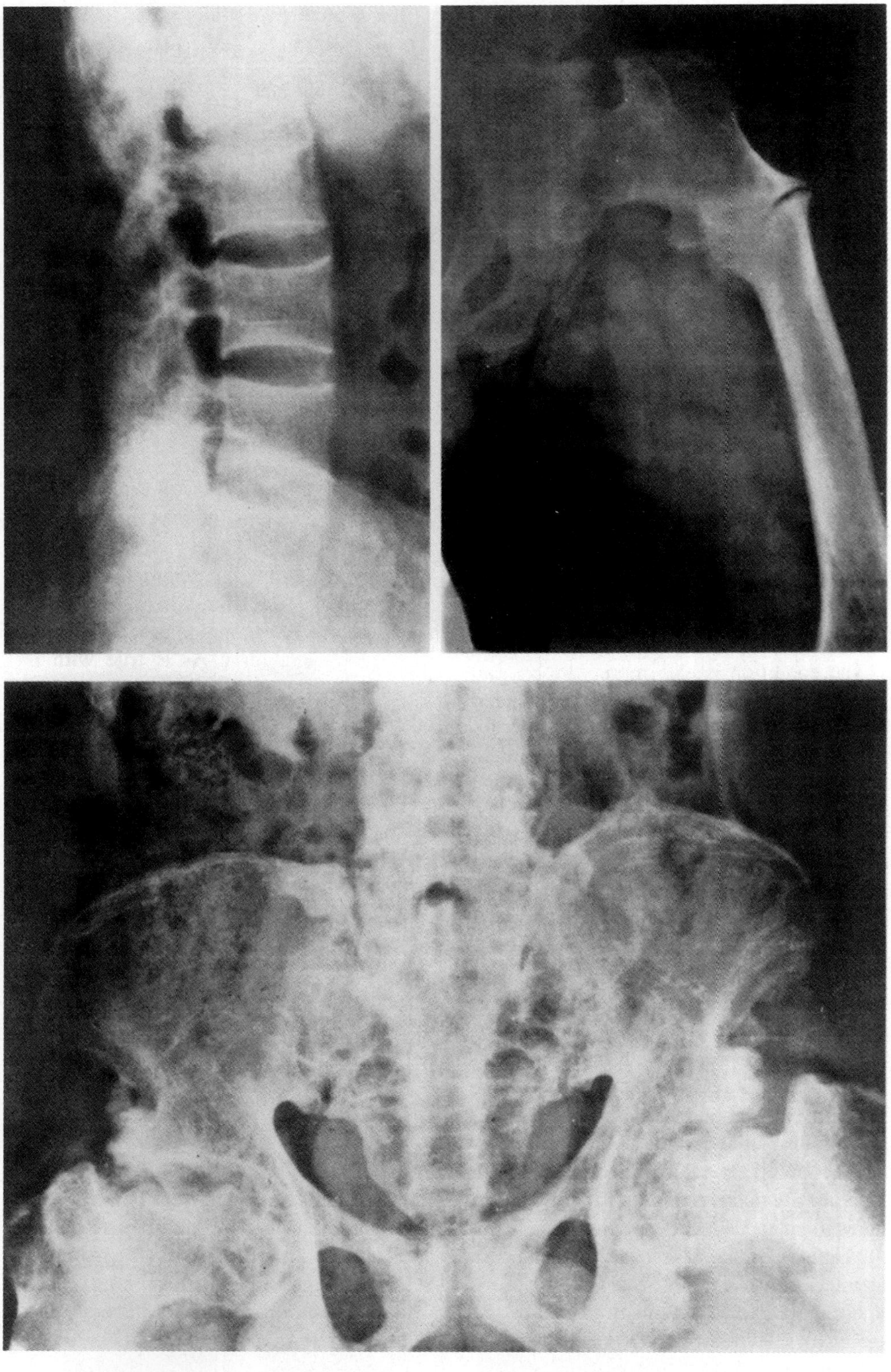

C D E

图96.15(续) (C)较年长患者下腰椎侧位X线片。(D)较年轻患者左侧股骨X线片。患者双侧股骨转子下X线片均显示假骨折征象。(E)41岁患者的骨盆正位X线片。

它可能就是长期寻求的“调磷因子”。

血钙型维生素 D 抵抗佝偻病(HVDRR),是一种常染色体隐性遗传疾病，存在 VDR 基因缺陷，其编码 1,25-二羟维生素 D_3 的细胞受体[323]。在一些家族,脱发比较明显。对外源性的维生素 D 代谢产物的抵抗通常显著，但口服磷酸盐补充剂有很明显的效果。是否 VDR 等位基因的突变对普通人群中骨密度和骨质疏松起作用,现在仍是研究热点且争论得很激烈。信号传导缺陷也能导致一种血钙型的维生素 D 抵抗佝偻病。不均一核糖蛋白(hnRNP)作为激素反应元件结蛋白起作用,并减弱靶基因的转活。据报道,一例患者 hnRNP 过表达，导致靶细胞对维生素 D 产生抵抗和 HVDRR 表型[325]。这个发现提示识别潜在的基因异质性有重要意义，且其在类固醇激素信号传导机制中可能起重要作用。

(2)进行性骨化性纤维发育不良

进行性骨化性纤维发育不良(FOP),以前被称做“进行性骨化性肌炎”,它较少见且通常为散发[326]。特征为韧带、肌腱和腱膜的进行性骨化，在 10 岁之前，FOP 开始持续进行性发展，通常伴随出现类似炎症反应过程和胸背部、颈部或头皮结节形成。在该期可观察到局部发热、白细胞增多和沉降率增加。有时可诊断出急性风湿热。骨形成可自发地发生;即使是很小的创伤(如肌肉注射)也可导致骨形成[327]。因此尝试切除异位骨达不到预期目标，因为它所导致的额外骨化是不可避免的。有助于正确诊断的重要线索是出现短大趾但可有或者没有短拇指。短大趾出现在所有患者;FOP 是先天性拇指外翻的主要原因[328,329]。寿命大幅度降低,并伴随肺功能进行性受限导致呼吸不足和终期肺炎[330,331]。

从少数的遗传家系病例来看,它可能是常染色体显性遗传,尽管大部分病例是新突变的结果。如同很多其他遗传病,它们存在广泛的临床多样性,如异位骨骼开始形成的年龄,甚至在家系内也是如此[332]。在患者淋巴细胞和创伤细胞中发现骨骼形态蛋白-4 过度表达 (在骨化中的重要骨诱导性因子)但在对照组中未发现,这表明基本缺陷可能存在于 14q22–q33 的 BMP4 基因[333]。然而,尚未鉴定出 BMP4 本身的突变,因此 BMP4 过表达可能继发于其他的缺陷。对 4 个家系进行基因组范围的扫描发现 FOP 表型和 4q27–q31 区相关,这个区域包含有 SMAD1,它是一种 BMP 途径的特异性基因[334]。最近在一例 FOP 患者中报道的出现 NOG 突变[牵涉到指(趾)关节粘连的基因]可能只是个错误[329,335,336]。

(3)甲状旁腺功能减退症

低钙血症和它的全身性结果可能由于 PTH 不足或无效所致。两种类型的缺陷都具有多个遗传学病因(表 96.1)。大部分甲状旁腺发育不全的患者与部分 DiGeroge 序列(第三和第四鳃弓综合征)相关,出现染色体 22 间隙性删除(del22q11)[14]。

缺乏有效的 PTH 在出现低钙血症和高磷酸盐血症时可导致激素水平上升。这些表型被称为“Albright 遗传性骨营养不良”(AHO，假性甲状旁腺功能减退症)，出现身材矮小和指头短,各种精神障碍和异位骨化。大部分 AHO 患者对外源性 PTH 表现出磷酸尿反应;IA AHO 型患者同样对 PTH 的反应也出现环一磷酸腺苷(cAMP)水平较低,然而对于 IB 型,cAMP 分泌水平正常或升高[337]。患有常染色体显性遗传的 IA 型患者出现异位骨化,尤其是基底神经节和脊柱旁韧带。特征性的骨骼改变是掌骨和跖骨缩短,对于第四掌骨和跖骨尤其如此。对于 PTH 反应中缺少尿液 cAMP 增加是由于基本缺陷导致的，腺苷环化酶刺激性 G 蛋白 α 亚基的功能下降或合成减少,它是由 GNAS1 基因座位编码的[338]。这种第二信使的缺陷导致了 AHO IA 患者对多种激素抵抗。患假性甲状旁腺功能减退症的患者可与 AHO IA 家系共存,他们有相同的骨骼表型,但不存在内分泌异常。对于 PTH 和其他激素的抵抗是具有印记的,当从受累母亲遗传突变时可出现 AHO IA 表型[339,340]。

在 AHO IB 患者中 G 蛋白正常，患有这种类型的 PTH 抵抗时外表正常;不过他们有 PTH 抵抗的低钙血症和高磷酸盐血症,对其他激素的反应是正常的。有趣的是，该疾病与 AHO IA 患者具有相同的基因座并表现出相同的父母印记依赖性[340,341]。

第三种疾病被称为 “AHO 样表型”，出现身材短小,头发稀疏,短趾(指),特征性面部,如眼睛深陷、球状鼻子、薄上唇,精神缺陷和癫痫。该疾病与 2 号染色体长臂末端缺失有关[342]。

(4)先天性多关节弯曲

关节弯曲并不是指单个症候群或实体，而是具有不同病因学、发病机制和临床表现的一组复杂的先天性多关节僵硬[343,344]。单独的先天性挛缩(如畸形足)在 200~500 例新生儿中就可出现 1 例,然而关节弯曲(先天性多发性挛缩)在新生儿出现的概率为 1/3 000。遗传型罕见,常为零星散发病例。在很多情况下,该疾病是由胎儿发育固定导致的畸形，以至于关节形成缺乏适当的刺激。导致固定的原因可能是出生前的脑部、脊髓、周围神经、脉管系统或肌肉疾病。受累婴儿出生时手臂和腿姿势固定，它是由胎儿或婴儿在发育时的姿势决定的。除了关节僵硬，通常也可以发现髋关节脱位和小颌症。Drachman 胎儿固定理论作为先天性多关节挛缩的致病原因之一，是从在鸡胚中使用神经肌肉阻滞剂的效应的研究中发现的[345]。他的理论来源基于以下观察结果：母亲在怀孕早期由于需要治疗破伤风而接受筒箭毒碱治疗，生出的胎儿患有先天性多关节挛缩。

包括先天性多关节挛缩(AMC)在内的遗传综合征具有高度异质性。在人类孟德尔遗传病在线(OMIM)中搜索"先天性多关节挛缩"可出现 35 种不同的综合征，其中先天性多关节挛缩既有原发性，也有继发性特征[12]。至少已经描述了 3 种主要影响远端关节的 X 连锁遗传病[346]。一种出生前或新生儿致死性先天性挛缩综合征定位在染色体 9q34，它是一种常染色体隐性性状[347]，病理学标记是脊髓运动神经元变性。在以色列-阿拉伯婚配血统观察到大量的定位于 5q35 的神经系统类型的 AMC。家族中受累成员智力正常[48,349]。

第 1 例在远端关节弯曲(DA)(AMC 亚型)中成功鉴定的致病突变基因，是仔细描述和分类复杂表型的很好例证[350]。有 10 例远端关节弯曲，他们的特征是远端关节受累，有限的近端关节受累，常染色体显性遗传且具有高度变异的遗传性。DA1 是由 TPM2 突变导致的，该基因编码 β-原肌球蛋白。TNN12 和 TNNT3 突变导致 DA2B，证实了可疑的遗传异质性。TNN12 编码肌钙蛋白 I，TNNT3 编码肌钙蛋白 T。所有这 3 个基因编码的蛋白都与快缩肌纤维相关。这些长期可疑的相关性很难证实[350,351]。鉴定这些突变依赖于仔细地临床观察、基因组扫描和通过考虑模式生物同源性评价候选基因。这种多途径的基因组方法导致了基因鉴定和对一个临床实体疾病分类学的全新认识，为以后探索提供了良好的范例。

(5)软骨钙质沉着病

草酸钙、磷酸盐晶体或焦磷酸盐晶体(假痛风)沉积可导致早成性 OA(参见第 116 至第 118 章)。这些易感性都是可以遗传的(表 96.1)。

软骨钙质沉着病是一类伴随慢性关节炎的异质性疾病，在关节液出现钙盐晶体和关节软骨钙化。存在 3 个主要类别：由其他代谢疾病导致的病例(如甲状旁腺功能亢进、甲状腺功能减退、威尔逊病、血色素沉着病)，遗传型，和散发病例(至少其中一些可能是遗传病)。软骨钙质沉着病 1 被定义为常染色体显性遗传病并伴随严重早发型退行性关节炎，与人类染色体 8 长臂连锁[352]。该区域未鉴定出任何的致病基因。

软骨钙质沉着病 2 也是常染色体显性遗传，外显率为 100%，但伴随各种不同的表达和缺失或不显著的慢性关节改变。显著临床特征包括在 1 岁之前形成的复发性癫痫。发生的频率是 3~9 次/年，在 6 岁时停止发作。特别的是，癫痫不伴随出现精神发育障碍。在 20~30 岁时，受累个体发生慢性或周期性关节痛并伴随急性发作假痛风，影像学表现为多关节软骨钙质沉着病。未形成慢性炎症性关节炎或畸形；总体功能评分良好。基因组扫描将致病基因定位在 5 号染色体短臂[353]。通过观察继发于小鼠进行性关节强直突变的小鼠全身性关节骨化或关节炎可最终指导鉴定出人类的基因。它编码了一个新的在脊椎动物高度保守的多次跨膜蛋白。人类同源基因，ANKH 定位在 5 号染色体短臂。ANKH 突变可导致更显著的蛋白活性并可解释通常沉积在 CCAL2 家族的不同类型的晶体[354]。

软骨钙质沉着病也是一种 Bartter 综合征的并发症，该综合征是一种常染色体隐性遗传病。在一个家族中有7 名成员患有低钾血症性碱中毒并伴随低镁血症和高肾素-醛甾酮过多症，软骨钙质沉着病是一种镁置换即可改善的显著并发症[355]。

家族性尿钙不足高血钙综合征(FHH)应与家族性多发性内分泌性腺瘤病 I 型相区别，FHH 的特征是甲状旁腺异常增生、高钙血(特发性)综合征，但无高血尿[356]。在某些家系中，FHH 定位在 3q13，与CASR 基因在同一位置，它编码钙敏感受体[357]。表达范围广，部分新生儿可能存在 OI[358]。至少还存在其他两种类型的 FHH，其中一个定位在 19q13[359]。本病极为罕见，估计发病率仅为 1/78 000[360]。

(郑得志 李世民 译 李世民 校)

参考文献

1. Superti-Furga A, Bonafe, L Rimoin, DL. Molecular-pathogenetic classification of genetic disorders of the skeleton. *Am J Med Genet (Semin Med Genet)* 2001;106:282–293.
2. Kornak U Mundlos S. Genetic disorders of the skeleton: a developmental approach. *Am J Hum Genet* 2003;73:447–474.
3. Murphy EA Pyeritz RE. Pathogenetics of disease. In: Rimoin DL, Connor JM, Pyeritz RE, et al., eds. *Principles and practice of medical genetics*, 4th ed. London: Churchill Livingstone, 2002:439–455.
4. Rimoin DL, Connor JM, Pyeritz RE, et al. Nature and frequency of genetic disease. In: Rimoin DL, Connor JM, Pyeritz RE, et al., eds. *Principles and practice of medical genetics*, 4th ed. London: Churchill Livingstone, 2002:55–59.
5. Childs B. *Genetic medicine*. Baltimore: Johns Hopkins University Press, 1999.
6. Rimoin, DL, Connor, JM, Pyeritz, RE, et al. *Principles and practice of medical genetics*. 4th ed. London: Churchill Livingstone, 2002.
7. Wallace DC, Lott MT. Mitochondrial genes in degenerative diseases, cancer and aging. In: Rimoin DL, Connor JM, Pyeritz RE, et al., eds.

Principles and practice of medical genetics, 4th ed. London: Churchill Livingstone, 2002:299–409.

8. Pyeritz RE. Genetic approaches to cardiovascular disease. In: Chien, KR, Breslow, JL Leiden, JM, eds. *Molecular basis of cardiovascular disease*. Philadelphia: WB Saunders, 1999:19–36.
9. Pyeritz RE. Genetics and cardiovascular disease. In: Braunwald E, ed. *Heart disease*, 7th ed. Philadelphia: WB Saunders, in press.
10. Pyeritz RE. *Medical genetics*. In: Tierney JLM, McPhee SJ, Papadakis MA, eds. *Current medical diagnosis and treatment 2003*. New York: Appleton & Lange, 2003.
11. Neptune ER, Frischmeyer PA, Arking DE, et al. Dysregulation of TGF-beta activation contributes to pathogenesis in Marfan syndrome. *Nat Genet* 2003;33:407–411.
12. McKusick VA. Mendelian inheritance in man. [On-line.] Available: www.ncbi.nlm.nih.gov/OMIM (2003).
13. Shaffer LG, Ledbetter DH, Lupski, JR. Molecular cytogenetics of contiguous gene syndromes: mechanisms and consequences of gene dosage imbalance. In: Scriver CR, Beaudet AL, Sly WS, et al., eds. *Metabolic and molecular bases of inherited disease*, 8th ed. New York: McGraw-Hill, 2001:1291–1326.
14. Spinner NB, Emanuel BS. Deletions and other structural abnormalities of the autosomes. In: Rimoin DL, Connor JM, Pyeritz RE, et al., eds. *Principles and practice of medical genetics,* 4th ed. London: Churchill Livingstone, 2002:1202–1238.
15. Pettigrew AL, Greenberg F, Caskey CT, et al. Greig syndrome associated with an interstitial deletion of 7p: confirmation of the localization of Greig syndrome to 7p13. *Hum Genet* 1991;87:452–456.
16. Vortkamp A, Gessler M, Le Paslier D, et al. Isolation of a yeast artificial chromosome contig spanning the Greig cephalopolysyndactyly syndrome (GCPS) gene region. *Genomics* 1994;22:563–568.
17. Uitterlinden AG, Burger H, Huang Q, et al. Relation of alleles of the collagen type I alpha1 gene to bone density and the risk of osteoporotic fractures in postmenopausal women. *N Engl J Med* 1998;338: 1016–1021.
18. Holmes LB. Inborn errors of morphogenesis. A review of localized hereditary malformations. *N Engl J Med* 1974;291:763–773.
19. Anderson NH, Dominiczak AF. Genetic analysis of complex traits. In: Rimoin DL, Connor JM, Pyeritz RE, et al., eds. *Principles and practice of medical genetics*, 4th ed., London: Churchill Livingstone, 2002:410–424.
20. Lander ES, Linton LM, Birren B, et al. Initial sequencing and analysis of the human genome. *Nature* 2001 409:860–921.
21. Venter JC, Adams MD, Myers EW, et al. The sequence of the human genome. *Science* 2001;291: 1304–51.
22. De Vos A, Sermon K, Van de Velde H, et al. Two pregnancies after preimplantation genetic diagnosis for osteogenesis imperfecta type I and type IV. *Hum Genet* 2000;106:605–613.
23. Van Wesenbeeck L, Cleiren E, Gram J, et al. Six novel missense mutations in the LDL receptor-related protein 5 (LRP5) gene in different conditions with an increased bone density. *Am J Hum Genet* 2003;72: 763–71.
24. Waterston RH, Lindblad-Toh K, Birney E, et al. Initial sequencing and comparitive analysis of the mouse genome. *Nature* 2002;420:520–562.
25. POSSUM 5.6 .Murdoch Institute for Research Into Birth Defects. [On-line.] Available: www.possum.net.au. Accessed October 1, 2003.
26. Baraitser M, Winter R. *London dysmorphology database 3.0*. London: Oxford University Press, 2001.
27. The SNP Consortium. [On-line.] Available: www.snp.cshl.org. Accessed October 1, 2003.
28. Human Genome Browser Gateway. [On-line.] Available: genome.cse.ucsc.edu/cgi-bin/hgGateway. Accessed October 1, 2003.
29. Royce PM. Steinmann B. *Connective tissue and its heritable disorders: molecular, genetic, and medical aspects*. 2nd ed. New York: Wiley–Liss, 2002.
30. Scriver CR, Beaudet AL, Sly WS, et al. *Metabolic and molecular bases of inherited disease,* 8th ed. New York: McGraw-Hill, 2001.
31. Beighton P. Sclerosteosis. *J Med Genet* 1988;25:200–2003.
32. Balemans W, Van Den Ende J, Freire Paes-Alves A, et al. Localization of the gene for sclerosteosis to the van Buchem disease—gene region on chromosome 17q12–q21. *Am J Hum Genet* 1999;64:1661–1669.
33. Bryce SD, Lindsay S, Gladstone AJ, et al. A novel family of cathepsin L-like (CTSLL) sequences on human chromosome 10q and related transcripts. *Genomics* 1994;24:568–576.
34. Morrison NA, Qi JC, Tokita A, et al. Prediction of bone density from vitamin D receptor alleles. *Nature* 1994;367:284–287.
35. Lewis DB, Liggitt HD, Effmann EL, et al. Osteoporosis induced in mice by overproduction of interleukin 4. *Proc Natl Acad Sci U S A* 1993;90:11618–11622.
36. Bonadio J, Jepsen KJ, Mansoura MK, et al. A murine skeletal adaptation that significantly increases cortical bone mechanical properties. Implications for human skeletal fragility. *J Clin Invest* 1993;92:1697–1705.
37. Thompson DB, Ossowski V, Janssen RC, et al. Linkage between stature and a region on chromosome 20 and analysis of a candidate gene, bone morphogenetic protein 2. *Am J Med Genet* 1995;59:495–500.
38. Andrikopoulos K, Liu X, Keene DR, et al. Targeted mutation in the col5a2 gene reveals a regulatory role for type V collagen during matrix assembly. *Nat Genet* 1995;9:31–36.
39. Erlebacher A, Filvaroff EH, Gitelman SE, et al. Toward a molecular understanding of skeletal development. Cell 1995;80:371–378.
40. McKusick VA. The cardiovascular aspects of Marfan's syndrome: a heritable disorder of connective tissue. *Circulation* 1955;11:321–342.
41. McKusick VA. *Heritable disorders of connective tissue*. St. Louis: Mosby, 1956.
42. Beighton P, de Paepe A, Danks D, et al. International nosology of heritable disorders of connective tissue, Berlin, 1986. *Am J Med Genet* 1988;29:581–594.
43. Rimoin DL. International nomenclature of constitutional diseases of bone with bibliography. *Birth Defects Orig Artic Ser* 1979;15:30.
44. Pyeritz RE. Marfan syndrome and other disorders of fibrillin. In: Rimoin DL, Connor JM, Pyeritz RE Korf, et al., eds. *Principles and practice of medical genetics*, 4th ed., London: Churchill Livingstone, 2002:3977–4020.
45. Pyeritz RE, Dietz HC. The Marfan syndrome and other microfibrillar disorders. In: Royce PM, Steinmann B, eds. *Connective tissue and its heritable disorders: molecular, genetic, and medical aspects,* 2nd ed. New York: Wiley-Liss, 2002:585–626.
46. De Paepe A, Devereux RB, Dietz HC, et al. Revised diagnostic criteria for the Marfan syndrome. *Am J Med Genet* 1996;62:417–426.
47. Sakai LY, Keene DR, Engvall E. Fibrillin, a new 350-kD glycoprotein, is a component of extracellular microfibrils. *J Cell Biol* 1986;103: 2499–2509.
48. Maron BJ, Moller JH, Seidman CE, et al. Impact of laboratory molecular diagnosis on contemporary diagnostic criteria for genetically transmitted cardiovascular diseases: hypertrophic cardiomyopathy, long-QT syndrome, and Marfan syndrome. A statement for healthcare professionals from the Councils on Clinical Cardiology, Cardiovascular Disease in the Young, and Basic Science, American Heart Association. *Circulation* 1998;98:1460–1471.
49. Dietz, HC, Cutting, GR, Pyeritz, RE, et al. Marfan syndrome caused by a recurrent de novo missense mutation in the fibrillin gene. *Nature* 1991;352:337–339.
50. Dietz HC, Pyeritz, RE. Mutations in the human gene for fibrillin-1 (FBN1) in the Marfan syndrome and related disorders. *Hum Mol Genet* 1995;4:1799–809.
51. Collod-Beroud G, Beroud C, Ades L, et al. Marfan database (third edition): new mutations and new routines for the software. *Nucleic Acids Res* 1998;26:229–223.
52. Yuan B, Thomas JP, von Kodolitsch Y, et al. Comparison of heteroduplex analysis, direct sequencing, and enzyme mismatch cleavage for detecting mutations in a large gene, FBN1. *Hum Mutat* 1999;14:440–446.
53. Magid D, Pyeritz RE, Fishman EK. Musculoskeletal manifestations of the Marfan syndrome: radiologic features. *AJR Am J Roentgenol* 1990;155:99–104.
54. Sponseller PD, Hobbs W, Riley LH 3rd, et al. The thoracolumbar spine in Marfan syndrome. *J Bone Joint Surg Am* 1995;77:867–876.
55. Pyeritz RE, Fishman EK, Bernhardt BA, et al. Dural ectasia is a common feature of the Marfan syndrome. *Am J Hum Genet* 1988;43:726–732.
56. Grahame R, Pyeritz RE. The Marfan syndrome: joint and skin manifestations are prevalent and correlated. *Br J Rheumatol* 1995;34:126–131.
57. Lindsey JM, Michelson JD, MacWilliams BA, et al. The foot in Marfan syndrome: clinical findings and weight-distribution patterns. *J Pediatr Orthop* 1998;18:755–759.

58. Sponseller PD, Tomek IM, Pyertiz RE. Developmental dysplasia of the hip in Marfan syndrome. *J Pediatr Orthop* B 1997;6:255–259.
59. Kuhlman JE, Scott WW Jr., Fishman EK, et al. Acetabular protrusion in the Marfan syndrome. Radiology 1987;164:415–417.
60. Viljoen D. Congenital contractural arachnodactyly (Beals syndrome). *J Med Genet* 1994;31:640–643.
61. Morse RP, Rockenmacher S, Pyeritz RE, et al. Diagnosis and management of infantile marfan syndrome. *Pediatrics* 1990;86:888–895.
62. Health supervision for children with Marfan syndrome. American Academy of Pediatrics Committee on Genetics. *Pediatrics* 1996;98: 978–982.
63. Walker BA, Beighton PH, Murdoch, JL. The marfanoid hypermobility syndrome. *Ann Intern Med* 1969;71:349–352.
64. Gott VL, Greene PS, Alejo DE, et al. Replacement of the aortic root in patients with Marfan's syndrome. *N Engl J Med* 1999;340:1307–1313.
65. Shores J, Berger KR, Murphy EA, et al. Progression of aortic dilatation and the benefit of long-term beta- adrenergic blockade in Marfan's syndrome. *N Engl J Med* 1994;330:1335–1341.
66. Silverman DI, Burton KJ, Gray J, et al. Life expectancy in the Marfan syndrome. *Am J Cardiol* 1995;75:157–160.
67. Sisk HE, Zahka KG, Pyeritz RE. The Marfan syndrome in early childhood: analysis of 15 patients diagnosed at less than 4 years of age. *Am J Cardiol* 1983;52:353–358.
68. Parida SK, Kriss VM, Hall BD. Hiatus/paraesophageal hernias in neonatal Marfan syndrome. *Am J Med Genet* 1997;72:156–158.
69. Hall JR, Pyeritz RE, Dudgeon DL, et al. Pneumothorax in the Marfan syndrome: prevalence and therapy. *Ann Thorac Surg* 1984;37:500–504.
70. de Virgilio C, Nelson RJ, Milliken J, et al. Ascending aortic dissection in weight lifters with cystic medial degeneration. *Ann Thorac Surg* 1990;49:638–642.
71. Baumgartner FJ, Omari BO, Robertson JM. Weight lifting, Marfan's syndrome, and acute aortic dissection. *Ann Thorac Surg* 1997;64: 1871–1872.
72. Erkula G, et al. Growth and maturation in Marfan syndrome. *Am J Med Genet* 2002;109:100–115.
73. Arn PH, Scherer LR, Haller JA Jr., et al. Outcome of pectus excavatum in patients with Marfan syndrome and in the general population. *J Pediatr* 1989;115:954–88.
74. Glesby, MJ Pyeritz, RE. Association of mitral valve prolapse and systemic abnormalities of connective tissue. A phenotypic continuum. *JAMA* 1989;262:523–528.
75. Park ES, Putnam EA, Chitayat D, et al. Clustering of FBN2 mutations in patients with congenital contractural arachnodactyly indicates an important role of the domains encoded by exons 24 through 34 during human development. *Am J Med Genet* 1998;78:350–355.
76. Babcock D, Gasner C, Francke U, et al. A single mutation that results in an Asp to His substitution and partial exon skipping in a family with congenital contractural arachnodactyly. *Hum Genet* 1998;103:22–28.
77. Nagase T, Nakayama M, Nakajima D, et al. Prediction of the coding sequences of unidentified human genes. XX. The complete sequences of 100 new cDNA clones from brain which code for large proteins in vitro. *DNA Res* 2001;8:85–95.
78. Faivre L, Megarbane A, Alswaid A, et al. Homozygosity mapping of a Weill-Marchesani syndrome locus to chromosome 19p13.3-p13.2. *Hum Genet* 2002;110:366–370.
79. Mudd SH, Skovby F, Levy HL, et al. The natural history of homocystinuria due to cystathionine beta- synthase deficiency. *Am J Hum Genet* 1985;37:1–31.
80. Pyeritz RE. Homocystinuria. In: Beighton P, ed. *McKusick's heritable disorders of connective tissue.* St. Louis: C.V. Mosby, 1993:137–178.
81. Mudd SH, Levy HL, Kraus JP. Disorders of transsulfuration. In: Scriver CR, Beaudet AL, Sly WS, et al. *The metabolic and molecular bases of inherited disease,* 8th ed., New York: McGraw-Hill, 2002: 2007–2056.
82. Kluijtmans LA, Boers GH, Kraus JP, et al. The molecular basis of cystathionine beta-synthase deficiency in Dutch patients with homocystinuria: effect of CBS genotype on biochemical and clinical phenotype and on response to treatment. *Am J Hum Genet* 1999;65: 59–67.
83. Abbott MH, Folstein SE, Abbey H, et al. Psychiatric manifestations of homocystinuria due to cystathionine beta- synthase deficiency: prevalence, natural history, and relationship to neurologic impairment and vitamin B6-responsiveness. *Am J Med Genet* 1987;26:959–969.
84. Yaghmai R, Kashani AH, Geraghty MT, et al. Progressive cerebral edema associated with high methionine levels and betaine therapy in a patient with cystathionine beta-synthase (CBS) deficiency. *Am J Med Genet* 2002;108:57–63.
85. Hill-Zobel RL, Pyeritz RE, Scheffel U, et al. Kinetics and distribution of 111Indium-labeled platelets in patients with homocystinuria. *N Engl J Med* 1982;307:781–786.
86. Maumenee IH. The Weill-Marchesani syndrome. In: Beighton P, ed. McKusick's heritable disorders of connective tissue. St. Louis: CV Mosby, 1993:179–188.
87. Faivre L, Gorlin RJ, Wirtz MK, et al. In frame fibrillin-1 gene deletion in autosomal dominant Weill- Marchesani syndrome. *J Med Genet* 2003;40:34–36.
88. Byers PH. Disorders of collagen biosynthesis and structure. In: Scriver CR, Beaudet AL, Sly WS, et al., eds. *The metabolic and molecular bases of inherited disease,* 8th ed. New York: McGraw-Hill, 2001:5241–5286.
89. Beighton P, De Paepe A, Steinmann B, et al. Ehlers-Danlos syndromes: revised nosology, Villefranche, 1997. Ehlers-Danlos National Foundation (USA) and Ehlers-Danlos Support Group (UK). *Am J Med Genet* 1998;77:31–37.
90. Byers PH, Schwarze U. Ehlers-Danlos syndrome. In: Rimoin DL, Connor JM, Pyeritz RE, et al., eds. *Principles and practice of medical genetics*, 4th ed. London: Churchill Livingstone, 2002:4021–4043.
91. Steinmann B, Royce PM, Superti-Furga A. The Ehlers-Danlos syndrome. In: Steinmann B, Royce PM, eds. *Connective tissue and its heritable disorders: molecular, genetic, and medical aspects,* 2nd ed., New York: Wiley-Liss, 2002:431–524.
92. Berglund B, Nordström, G. Symptoms and functional health status of individuals with Ehlers-Danlos syndrome (EDS). *J Clin Rheumatol* 2001;7:308–314.
93. Mao J-R, Bristow J. The Ehlers-Danlos syndrome: on beyond collagens. *J Clin Invest* 2001;107:1063–1069.
94. Schalkwijk J, Zweers MC, Steijlen PM, et al. A recessive form of the Ehlers-Danlos syndrome caused by tenascin-X deficiency. *N Engl J Med* 2001;345:1167–1175.
95. Dolan AL, Arden NK, Grahame R, et al. Assessment of bone in Ehlers-Danlos syndrome by ultrasound and densitometry. *Ann Rheum Dis* 1998;57: 630–3.
96. Nuytinck L, Freund M, Lagae L, et al. Classical Ehlers-Danlos syndrome caused by a mutation in type I collagen. *Am J Hum Genet* 2000;66:1398–1402.
97. Tiller GE, Cassidy SB, Wensel C, et al. Aortic root dilatation in Ehlers-Danlos syndrome types I, II and III. A report of five cases. *Clin Genet* 1998;53:460–465.
98. Beighton PH, Grahame R Bird HA. *Hypermobility of joints*, 3rd ed. New York: Springer-Verlag, 1999.
99. Larsson LG, Baum J, Mudholkar GS, et al. Benefits and disadvantages of joint hypermobility among musicians. *N Engl J Med* 1993; 329:1079–1082.
100. Narcisi P, et al. A family with Ehlers-Danlos syndrome type III/ articular hypermobility syndrome has a glycine 637 to serine substitution in type III collagen. *Hum Mol Genet* 1994;3:1617–1620.
101. Pepin M, Schwarze U, Superti-Furga A, et al. Clinical and genetic features of Ehlers-Danlos syndrome type IV, the vascular type. *N Engl J Med* 2000;342:673–680.
102. Hamel BC, Pals G, Engels CH, et al. Ehlers-Danlos syndrome and type III collagen abnormalities: a variable clinical spectrum. *Clin Genet* 1998;53:440–446.
103. Krane SM, Pinnell SR, Erbe RW. Lysyl-protocollagen hydroxylase deficiency in fibroblasts from siblings with hydroxylysine-deficient collagen. *Proc Natl Acad Sci U S A* 1972;69:2899–2903.
104. Pasquali M, Still MJ, Vales T, et al. Abnormal formation of collagen cross-links in skin fibroblasts cultured from patients with Ehlers-Danlos syndrome type VI. *Proc Assoc Am Physicians* 1997;109:33–41.
105. Yeowell HN, et al. Mutations in the lysyl hydroxylase 1 gene that result in enzyme deficiency and the clincal phenotype of Ehlers-Danlos syndrome type VI. *Mol Genet Metab* 2000;71:212–224.
106. Weil D, D'Alessio M, Ramirez F, et al. Temperature-dependent expression of a collagen splicing defect in the fibroblasts of a patient with Ehlers-Danlos syndrome type VII. *J Biol Chem* 1989;264: 16804–16809.
107. Colige A, Sieron AL, Li SW, et al. Human Ehlers-Danlos syndrome

type VII C and bovine dermatosparaxis are caused by mutations in the procollagen I N-proteinase gene. *Am J Hum Genet* 1999;65: 308–317.
108. Wertelecki W, Smith LT, Byers P. Initial observations of human dermatosparaxis: Ehlers-Danlos syndrome type VIIC. *J Pediatr* 1992; 121:558–564.
109. Petty EM, Seashore MR, Braverman IM, et al. Dermatosparaxis in children. A case report and review of the newly recognized phenotype. *Arch Dermatol* 1993;129:1310–1315.
110. Beighton P, Curtis D. X-linked Ehlers-Danlos syndrome type V; the next generation. *Clin Genet* 1985;27:472–478.
111. Hartsfield JK Jr., Kousseff BG. Phenotypic overlap of Ehlers-Danlos syndrome types IV and VIII. *Am J Med Genet* 1990;37:465–470.
112. Rahman N, Dunstan M, Teare MD, et al. Ehlers-Danlos syndrome with severe early-onset periodontal disease (EDS-VIII) is a distinct, heterogeneous disorder with one pre-disposition gene at chromosome 12p13. *Am J Hum Genet* 2003;73:198–204.
113. Arneson MA, Hammerschmidt DE, Furcht LT, et al. A new form of Ehlers-Danlos syndrome: fibronectin corrects defective platelet function. *JAMA* 1980;244:144–147.
114. Burch GH, Gong Y, Liu W, et al. Tenascin-X deficiency is associated with Ehlers-Danlos syndrome. *Nat Genet* 1997;17:104–108.
115. Zweers MC, Bristow J, Steijlen PM, et al. Haploinsufficiency of TNXB is associated with hypermobility type of Ehlers-Danlos syndrome. *Am J Hum Genet* 2003;73:214–217.
116. Grahame R. Joint hypermobility and genetic collagen disorders: are they related? *Arch Dis Child* 1999;80:188–191.
117. Gazit Y, Nahir AM, Grahame R, et al. Dysautonomia in the joint hypermobility syndrome. *Am J Med* 2003;115:33–40.
118. Kirk JA, Ansell BM, Bywaters EG. The hypermobility syndrome. Musculoskeletal complaints associated with generalized joint hypermobility. *Ann Rheum Dis* 1967;26:419–425.
119. Wynne-Davies R. Acetabular dysplasia and familial joint laxity: two etiologic factors in congenital dislocation of the hip. *J Bone Joint Surg Br* 1970;52:704–716.
120. Horton WA, Collins DL, DeSmet AA, et al. Familial joint instability syndrome. *Am J Med Genet* 1980;6:221–228.
121. Uitto J, Pulkkinen L. Heritable diseases affecting the elastic tissues: cutis laxa, pseudoxanthoma elasticum and related disorders. In: Rimoin DL, Connor JM, Pyeritz RE, et al., eds. *Principles and practice of medical genetics*, 4th ed. London: Churchill Livingstone, 2002:4044–4070.
122. Khakoo A, Thomas R, Trompeter R, et al. Congenital cutis laxa and lysyl oxidase deficiency. *Clin Genet* 1997;51:109–114.
123. Loeys B, Van Maldergem L, Mortier G, et al. Homozygosity for a missense mutation in fibulin-5 (FBLN5) results in a severe form of cutis laxa. *Hum Mol Genet* 2002;11:2113–2118.
124. Tassabehji M, Metcalfe K, Hurst J, et al. An elastin gene mutation producing abnormal tropoelastin and abnormal elastic fibres in a patient with autosomal dominant cutis laxa. *Hum Mol Genet* 1998;7: 1021–1028.
125. Markova D, Zou Y, Ringpfeil F, et al. Genetic heterogeneity of cutis laxa: a heterozygous tandem duplication within the fibulin-5 (FBLN5) gene. *Am J Hum Genet* 2003;72:998–1004.
126. Solomon L, Abrams G, Dinner M, et al. Neonatal abnormal ties associated with D-penicillamine treatment during pregnancy. *N Engl J Med* 1977;296:54–55.
127. Uitto J, Boyd CD, Lebwohl MG, et al. International Centennial Meeting on Pseudoxanthoma Elasticum: progress in PXE research. *J Invest Dermatol* 1998;110: 840–2.
128. Renie WA, Pyeritz RE, Combs J, et al. Pseudoxanthoma elasticum: high calcium intake in early life correlates with severity. *Am J Med Genet* 1984;19:235–244.
129. Bergen AA, Plomp AS, Schuurman EJ, et al. Mutations in ABCC6 cause pseudoxanthoma elasticum. *Nat Genet* 2000;25:228–231.
130. Le Saux O, Beck K, Sachsinger C, et al. A spectrum of *ABCC6* mutations is responsible for pseudoxanthoma elasticum. *Am J Hum Genet* 2001;69:749–764.
131. Wynne-Davies R, Hall CM Apley AG. *Atlas of skeletal dysplasia*. Edinburgh: Churchill-Livingstone. 1985.
132. Spranger J. Radiologic nosology of bone dysplasias. *Am J Med Genet* 1989;34:96–104.
133. Rimoin DL, Lachman R, Unger S. Chondrodysplasias. In Rimoin DL, Connor JM, Pyeritz RE, et al., eds. *Principles and practice of medical genetics*, 4th ed., London: Churchill Livingstone, 2002: 4071–4115.
134. Byers PH, Cole WG. Osteogenesis Imperfecta. In: Royce PM, Steinmann B, eds. *Connective tissue and its heritable disorders: molecular, genetic, and medical aspects*, 2nd ed. New York: Wiley-Liss, 2002:385–430.
135. Sillence DO. Disorders of bone density, volume and mineralization. In: Rimoin DL, Connor JM, Pyeritz RE, et al. *Principles and practice of medical genetics*, 4th ed. London: Churchill Livingstone, 2002:4116–4145.
136. Sillence D. Osteogenesis imperfecta: an expanding panorama of variants. *Clin Orthop* 1981;11–25.
137. Kuivaniemi H, Tromp G, Prockop DJ. Mutations in collagen genes: causes of rare and some common diseases in humans. *FASEB J* 1991; 5:2052–2060.
138. Paterson CR, McAllion S, Miller R. Heterogeneity of osteogenesis imperfecta type I. *J Med Genet* 1983;20: 203–205.
139. Constantinou CD, Pack M, Young SB, et al. Phenotypic heterogeneity in osteogenesis imperfecta: the mildly affected mother of a proband with a lethal variant has the same mutation substituting cysteine for alpha 1-glycine 904 in a type I procollagen gene (COL1A1). *Am J Hum Genet* 1990;47:670–679.
140. Cole WG, Chow CW, Rogers JG, et al. The clinical features of three babies with osteogenesis imperfecta resulting from the substitution of glycine by arginine in the pro alpha 1(I) chain of type I procollagen. *J Med Genet* 1990;27:228–235.
141. Byers PH. Brittle bones—fragile molecules: disorders of collagen gene structure and expression. *Trends Genet* 1990;6:293–300.
142. Sillence DO, Barlow KK, Garber AP, et al. Osteogenesis imperfecta type II delineation of the phenotype with reference to genetic heterogeneity. *Am J Med Genet* 1984;17:407–23.
143. Cohn DH, Byers PH, Steinmann B, et al. Lethal osteogenesis imperfecta resulting from a single nucleotide change in one human pro alpha 1(I) collagen allele. *Proc Natl Acad Sci U S A* 1986;83:6045–6047.
144. Emery SC, Karpinski NC, Hansen L, et al. Abnormalities in central nervous system development in osteogenesis imperfecta type II. *Pediatr Dev Pathol* 1999;2:124–30.
145. Khillan JS, Li SW, Prockop DJ. Partial rescue of a lethal phenotype of fragile bones in transgenic mice with a chimeric antisense gene directed against a mutated collagen gene. *Proc Natl Acad Sci U S A* 1994;91:6298–302.
146. Sillence DO, Barlow KK, Cole WG, et al. Osteogenesis imperfecta type III. Delineation of the phenotype with reference to genetic heterogeneity. *Am J Med Genet* 1986;23:821–832.
147. Rose NJ, Mackay K, Byers PH, et al. A Gly238Ser substitution in the alpha 2 chain of type I collagen results in osteogenesis imperfecta type III. *Hum Genet* 1995;95:215–218.5
148. Wallis GA, Sykes B, Byers PH, et al. Osteogenesis imperfecta type III: mutations in the type I collagen structural genes, COL1A1 and COL1A2, are not necessarily responsible. *J Med Genet* 1993;30: 492–496.
149. Glorieux FH, Rauch F, Plotkin H, et al. Type V osteogenesis imperfecta: a new form of brittle bone disease. *J Bone Min Res* 2000;15: 1650–1658.
150. Paterson CP, Burns J, McAllion SJ. Osteogenesis imperfecta variant vs child abuse: reply. *Am J Med Genet* 1995;56:117–118.
151. Levin, LS. The dentition in the osteogenesis imperfecta syndromes. Clin Orthop 1981;64–74.
152. Hortop J, Tsipouras P, Hanley JA, et al. Cardiovascular involvement in osteogenesis imperfecta. *Circulation* 1986;73:54–61.
153. Glorieux FH, Bishop NJ, Plotkin H, et al. Cyclic administration of pamidronate in children with severe osteogenesis imperfecta. *N Engl J Med* 1998;339:947–952.
154. Lee YS, Low SL, Lim LA, et al. Cyclic pamidronate infusion improves bone mineralisation and reduces fracture incidence in osteogenesis imperfecta. *Eur J Pediatr* 2001;160:641–644.
155. Astrom E, Soderhall S. Beneficial effect of long term intravenous bisphosphonate treatment of osteogenesis imperfecta. *Arch Dis Child* 2002;86:356–364.
156. Rauch F, Travers R, Plotkin H, et al. The effects of intravenous pamidronate on the bone tissue of children and adolescents with osteogenesis imperfecta. *J Clin Invest* 2002;110:1293–1299.
157. Lindsay R. Modeling the benefits of pamidronate in children with os-

teogenesis imperfecta. *J Clin Invest* 2002;110:1239–1241.
158. Whyte MP, Wenkert D, Clements KL, et al. Bisphosphonate-induced osteopetrosis. *N Engl J Med* 2003;349:457–463.
159. Marini JC. Do bisphosphonates make children's bones brittle or better? *N Engl J Med* 2003;349:423–426.
160. Horowitz EM, Prockop DJ, Fitzpatrick LA, et al. Transplantability and therapeutic effects of bone marrow-derived mesenchymal cells in children with osteogenesis imperfecta. *Nat Med* 1999;5:309–313.
161. Lee B, Vissing H, Ramirez F, et al. Identification of the molecular defect in a family with spondyloepiphyseal dysplasia. *Science* 1989; 244:978–980.
162. Tiller GE, Weis MA, Polumbo PA, et al. An RNA-splicing mutation (G+5IVS20) in the type II collagen gene (COL2A1) in a family with spondyloepiphyseal dysplasia congenita. *Am J Hum Genet* 1995;56: 388–395.
163. Murray LW, Bautista J, James PL, et al. Type II collagen defects in the chondrodysplasias. I. Spondyloepiphyseal dysplasias. *Am J Hum Genet* 1989;45:5–15.
164. Wilkin DJ, Artz AS, South S, et al. Small deletions in the type II collagen triple helix produce Kniest dysplasia. *Am J Med Genet* 1999; 85:105–112.
165. Bannerman RM, Ingall GB, Mohn JF. X-linked spondyloepiphyseal dysplasia tarda: clinical and linkage data. *J Med Genet* 1971;8:291–301.
166. Gedeon AK, Colley A, Jamieson R, et al. Identification of the gene (SEDL) causing X-linked spondyloepiphyseal dysplasia tarda. *Nat Genet* 1999;22:400–404.
167. Herrmann J, France TD, Spranger JW, et al. The Stickler syndrome (hereditary arthroophthalmopathy). *Birth Defects Orig Artic Ser* 1975;11:76–103.
168. Liberfarb RM, Hirose T, Holmes LB. The Wagner-Stickler syndrome: a study of 22 families. *J Pediatr* 1981;99:394–399.
169. Shprintzen RJ, Siegel-Sadewitz VL, Amato J, et al. Anomalies associated with cleft lip, cleft palate, or both. *Am J Med Genet* 1985; 20:585–595.
170. Rai A, Wordsworth P, Coppock JS, et al. Hereditary arthro-ophthalmopathy (Stickler syndrome): a diagnosis to consider in familial premature osteoarthritis. *Br J Rheumatol* 1994;33:1175–1180.
171. Ahmad N, Richards AJ, Murfett HC, et al. Prevalence of mitral valve prolapse in Stickler syndrome. *Am J Med Genet* 2003;116A:234–237.
172. Liberfarb RM, Levy HP, Rose PS, et al. The Stickler syndrome: genotype/phenotype correlation in 10 families with Stickler syndrome resulting from seven mutations in the type II collagen gene locus COL2A1. *Genet Med* 2003;5:21–27.
173. Faber J, Winterpacht A, Zabel B, et al. Clinical variability of Stickler syndrome with a COL2A1 haploinsufficiency mutation: implications for genetic counselling. *J Med Genet* 2000;37:318–320.
174. Knowlton RG, Weaver EJ, Struyk AF, et al. Genetic linkage analysis of hereditary arthro-ophthalmopathy (Stickler syndrome) and the type II procollagen gene. *Am J Hum Genet* 1989;45:681–688.
175. Wilkin DJ, Mortier GR, Johnson CL, et al. Correlation of linkage data with phenotype in eight families with Stickler syndrome. *Am J Med Genet* 1998;80:121–127.
176. Korkko J, Ritvaniemi P, Haataja L, et al. Mutation in type II procollagen (COL2A1) that substitutes aspartate for glycine alpha 1–67 and that causes cataracts and retinal detachment: evidence for molecular heterogeneity in the Wagner syndrome and the Stickler syndrome (arthro-ophthalmopathy). *Am J Hum Genet* 1993;53:55–61.
177. Vikkula M, Mariman EC, Lui VC, et al. Autosomal dominant and recessive osteochondrodysplasias associated with the COL11A2 locus. *Cell* 1995;80:431–437.
178. Marshall D. Ectodermal dysplasia: report of kindred with ocular abnormalities and hearing defect. *Am J Ophthalmol* 1958;45:143–156.
179. Griffith AJ, Sprunger LK, Sirko-Osadsa DA, et al. Marshall syndrome associated with a splicing defect at the COL11A1 locus. *Am J Hum Genet* 1998;62:816–823.
180. Annunen S, Korkko J, Czarny M, et al. Splicing mutations of 54-bp exons in the COL11A1 gene cause Marshall syndrome, but other mutations cause overlapping Marshall/Stickler phenotypes. *Am J Hum Genet* 1999;65:974–983.
181. Pihlajamaa T, Prockop DJ, Faber J, et al. Heterozygous glycine substitution in the COL11A2 gene in the original patient with the Weissenbacher-Zweymuller syndrome demonstrates its identity with heterozygous OSMED (nonocular Stickler syndrome). *Am J Med Genet* 1998;80:115–120.
182. Pun YL, Moskowitz RW, Lie S, et al. Clinical correlations of osteoarthritis associated with a single-base mutation (arginine519 to cysteine) in type II procollagen gene. A newly defined pathogenesis. *Arthritis Rheum* 1994;37:264–269.
183. Loughlin J, Irven C, Fergusson C, et al. Sibling pair analysis shows no linkage of generalized osteoarthritis to the loci encoding type II collagen, cartilage link protein or cartilage matrix protein. *Br J Rheumatol* 1994;33:1103–1106.
184. Meulenbelt I, Bijkerk C, Breedveld FC, et al. Genetic linkage analysis of 14 candidate gene loci in a family with autosomal dominant osteoarthritis without dysplasia. *J Med Genet* 1997;34:1024–1027.
185. Ala-Kokko L, Baldwin CT, Moskowitz RW, et al. Single base mutation in the type II procollagen gene (COL2A1) as a cause of primary osteoarthritis associated with a mild chondrodysplasia. *Proc Natl Acad Sci U S A* 1990;87:6565–6568.
186. Chapman K, Mustafa Z, Irven C, et al. Osteoarthritis-susceptibility locus on chromosome 11q, detected by linkage. *Am J Hum Genet* 1999;65:167–174.
187. Annunen S, Paassilta P, Lohiniva J, et al. An allele of COL9A2 associated with intervertebral disc disease. *Science* 1999;285:409–412.
188. Steffansson S, Jonsson H, Ingvarsson T, et al. Genomewide scan for hand osteoarthritis: a novel mutation in matrillin-3. *Am J Hum Genet* 2003;72:1448–1459.
189. Leppavuori J, Kujala U, Kinnunen J, et al. Genome scan for predisposing loci for distal interphalangeal joint osteoarthritis: evidence for a locus on 2q. *Am J Hum Genet* 1999;65:1060–1067.
190. Loughlin J, Mustafa Z, Irven C, et al. Stratification analysis of an osteoarthritis genome screen-suggestive linkage to chromosomes 4, 6, and 16. *Am J Hum Genet* 1999;65:1795–1798.
191. Loughlin J, Mustafa Z, Dowling B, et al. Finer linkage mapping of a primary hip osteoarthritis susceptibility locus on chromosome 6. *Eur J Hum Genet* 2002;10:562–568.
192. Oehlmann R, Summerville GP, Yeh G, et al. Genetic linkage mapping of multiple epiphyseal dysplasia to the pericentromeric region of chromosome 19. *Am J Hum Genet* 1994;54:3–10.
193. Deere M, Blanton SH, Scott CI, et al. Genetic heterogeneity in multiple epiphyseal dysplasia. *Am J Hum Genet* 1995;56:698–704.
194. Briggs MD, Hoffman SM, King LM, et al. Pseudoachondroplasia and multiple epiphyseal dysplasia due to mutations in the cartilage oligomeric matrix protein gene. *Nat Genet* 1995;10:330–336.
195. Deere M, Sanford T, Francomano CA, et al. Identification of nine novel mutations in cartilage oligomeric matrix protein in patients with pseudoachondroplasia and multiple epiphyseal dysplasia. *Am J Med Genet* 1999;85:486–490.
196. van Mourki JBA, Hamel BCJ Mariman, ECM. A large family with multiple epiphyseal dysplasia linked to the *COL9A2* gene. *Am J Med Genet* 1998;77:234–240.
197. Paassilta P, Lohiniva J, Annunen S, et al. COL9A3: a third locus for multiple epiphyseal dysplasia. *Am J Hum Genet* 1999;64:1036–1044.
198. Mortier GR, Chapman K, Leroy JL, et al. Clinical and radiographic features of multiple epiphyseal dysplasia not linked to the COMP or type IX collagen genes. *Eur J Hum Genet* 2001;9:606–612.
199. Superti-Furga A, Neumann L, Riebel T, et al. Recessively inherited multiple epiphyseal dysplasia with normal stature, club foot, and double layered patella caused by a DTDST mutation. *J Med Genet* 1999;36:621–624.
200. Horton WA, Hall JG, Scott CI, et al. Growth curves for height for diastrophic dysplasia, spondyloepiphyseal dysplasia congenita, and pseudoachondroplasia. *Am J Dis Child* 1982;136:316–319.
201. McKeand J, Rotta J Hecht, JT. Natural history study of pseudoachondroplasia. *Am J Med Genet* 1996;63:406–410.
202. Hecht JT, Nelson LD, Crowder E, et al. Mutations in exon 17B of cartilage oligomeric matrix protein (COMP) cause pseudoachondroplasia. *Nat Genet* 1995;10:325–329.
203. Deere M, Sanford T, Ferguson HL, et al. Identification of twelve mutations in cartilage oligomeric matrix protein (COMP) in patients with pseudoachondroplasia. *Am J Med Genet* 1998;80:510–513.
204. Ikegawa S, Ohashi H, Nishimura G, et al. Novel and recurrent COMP (cartilage oligomeric matrix protein) mutations in pseudoachondroplasia and multiple epiphyseal dysplasia. *Hum Genet* 1998; 103:633–638.
205. Briggs MD, Mortier GR, Cole WG, et al. Diverse mutations in the gene

for cartilage oligomeric matrix protein in the pseudoachondroplasia-multiple epiphyseal dysplasia disease spectrum. *Am J Hum Genet* 1998; 62:311–319.
206. Dinser R, Zaucke F, Kreppel F, et al. Pseudoachondroplasia is caused through both intra- and extracellular pathogenic pathways. *J Clin Invest* 2002;110:505–513.
207. Ferguson HL, Deere M, Evans R, et al. Mosaicism in pseudoachondroplasia. *Am J Med Genet* 1997;70:287–291.
208. Horton WA, Rotter JI, Rimoin DL, et al. Standard growth curves for achondroplasia. *J Pediatr* 1978;93:435–438.
209. Hunter AG, Hecht JT Scott, CI Jr. Standard weight for height curves in achondroplasia. *Am J Med Genet* 1996;62:255–261.
210. Nicoletti, B. *Human achondroplasia : a multidisciplinary approach*. New York: Plenum Press, 1988:491.
211. Hecht JT, Horton WA, Reid CS, et al. Growth of the foramen magnum in achondroplasia. *Am J Med Genet* 1989;32:528–535.
212. Reid CS, Pyeritz RE, Kopits SE, et al. Cervicomedullary compression in young patients with achondroplasia: value of comprehensive neurologic and respiratory evaluation. *J Pediatr* 1987;110:522–5230.
213. Pauli RM, Horton VK, Glinski LP, et al. Prospective assessment of risks for cervicomedullary-junction compression in infants with achondroplasia. *Am J Hum Genet* 1995;56:732–744.
214. Rimoin DL. Cervicomedullary junction compression in infants with achondroplasia: when to perform neurosurgical decompression. *Am J Hum Genet* 1995;56:824–827.
215. Pyeritz RE, Sack GH Jr, Udvarhelyi GB. Thoracolumbosacral laminectomy in achondroplasia: long-term results in 22 patients. *Am J Med Genet* 1987;28:433–444.
216. Hurko O, Uematsu S. Neurosurgical considerations in skeletal dysplasias. *Neurosurg Q* 1993;3:192–217.
217. Brinkmann G, Schlitt H, Zorowka P, et al. Cognitive skills in achondroplasia. *Am J Med Genet* 1993;47:800–804.
218. Hunter AG, Bankier A, Rogers JG, et al. Medical complications of achondroplasia: a multicentre patient review. *J Med Genet* 1998; 35:705–712.
219. Hurko O, Pyeritz R, Uematsu S. Neurological considerations in achondroplasia. *Basic Life Sci* 1988;48:153–162.
220. Kopits SE. Genetics clinics of The Johns Hopkins Hospital. Surgical intervention in achondroplasia. Correction of bowleg deformity in achondroplasia. *Johns Hopkins Med J* 1980;146:206–209.
221. Thompson NM, Hecht JT, Bohan TP, et al. Neuroanatomic and neuropsychological outcome in school-age children with achondroplasia. *Am J Med Genet* 1999;88:145–153.
222. Shiang R, Thompson LM, Zhu YZ, et al. Mutations in the transmembrane domain of FGFR3 cause the most common genetic form of dwarfism, achondroplasia. *Cell* 1994;78:335–342.
223. Monsonego-Ornan E, Adar R, Feferman T, et al. The transmembrane mutation G380R in fibroblast growth factor receptor 3 uncouples ligand-mediated receptor activation from down-regulation. *Mol Cell Biol* 2000;20:516–522.
224. Wilkin DJ, Szabo JK, Cameron R, et al. Mutations in fibroblast growth-factor receptor 3 in sporadic cases of achondroplasia occur exclusively on the paternally derived chromosome. *Am J Hum Genet* 1998;63:711–716.
225. Bellus GA, Bamshad MJ, Przylepa KA, et al. Severe achondroplasia with developmental delay and acanthosis nigricans (SADDAN): phenotypic analysis of a new skeletal dysplasia caused by a Lys650Met mutation in fibroblast growth factor receptor 3. *Am J Med Genet* 1999;85:53–65.
226. Muenke M, Gripp KW, McDonald-McGinn DM, et al. A unique point mutation in the fibroblast growth factor receptor 3 gene (FGFR3) defines a new craniosynostosis syndrome. *Am J Hum Genet* 1997;60:555–564.
227. Bellus GA, McIntosh I, Smith EA, et al. A recurrent mutation in the tyrosine kinase domain of fibroblast growth factor receptor 3 causes hypochondroplasia. *Nat Genet* 1995;10:357–359.
228. Rousseau F, Bonaventure J, Legeai-Mallet L, et al. Clinical and genetic heterogeneity of hypochondroplasia. *J Med Genet* 1996;33: 749–752.
229. Huggins MJ, Smith JR, Chun K, et al. Achondroplasia-hypochondroplasia complex in a newborn infant. *Am J Med Genet* 1999;84:396–400.
230. Chitayat D, Fernandez B, Gardner A, et al. Compound heterozygosity for the Achondroplasia-hypochondroplasia FGFR3 mutations: prenatal diagnosis and postnatal outcome. *Am J Med Genet* 1999;84: 401–405.
231. Tavormina PL, Shiang R, Thompson LM, et al. Thanatophoric dysplasia (types I and II) caused by distinct mutations in fibroblast growth factor receptor 3. *Nat Genet* 1995;9:321–328.
232. Tavormina PL, Rimoin DL, Cohn DH, et al. Another mutation that results in the substitution of an unpaired cysteine residue in the extracellular domain of FGFR3 in thanatophoric dysplasia type I. *Hum Mol Genet* 1995;4:2175–2177.
233. Tavormina PL, Bellus GA, Webster MK, et al. A novel skeletal dysplasia with developmental delay and acanthosis nigricans is caused by a Lys650Met mutation in the fibroblast growth factor receptor 3 gene. *Am J Hum Genet* 1999;64:722–731.
234. Mason IJ. The ins and outs of fibroblast growth factors. *Cell* 1994; 78:547–552.
235. Reardon W, Winter RM, Rutland P, et al. Mutations in the fibroblast growth factor receptor 2 gene cause Crouzon syndrome. *Nat Genet* 1994;8:98–103.
236. Jabs EW, Li X, Scott AF, et al. Jackson-Weiss and Crouzon syndromes are allelic with mutations in fibroblast growth factor receptor 2. *Nat Genet* 1994;8:275–279.
237. Muenke M, Schell U, Hehr A, et al. A common mutation in the fibroblast growth factor receptor 1 gene in Pfeiffer syndrome. *Nat Genet* 1994;8:269–274.
238. Dode C, Levilliers J, Dupont JM, et al. Loss-of-function mutations in FGFR1 cause autosomal dominant Kallmann syndrome. *Nat Genet* 2003;33:463–465.
239. Warman ML, Abbott M, Apte SS, et al. A type X collagen mutation causes Schmid metaphyseal chondrodysplasia. *Nat Genet* 1993;5: 79–82.
240. Bonaventure J, Chaminade F, Maroteaux P. Mutations in three subdomains of the carboxy-terminal region of collagen type X account for most of the Schmid metaphyseal dysplasias. *Hum Genet* 1995;96: 58–64.
241. McIntosh I, Abbott MH, Francomano CA. Concentration of mutations causing Schmid metaphyseal chondrodysplasia in the C-terminal noncollagenous domain of type X collagen. *Hum Mutat* 1995;5:121–125.
242. Jacenko O, LuValle PA, Olsen BR. Spondylometaphyseal dysplasia in mice carrying a dominant negative mutation in a matrix protein specific for cartilage-to-bone transition. *Nature* 1993;365: 56–61.
243. Nielsen VH, Bendixen C, Arnbjerg J, et al. Abnormal growth plate function in pigs carrying a dominant mutation in type X collagen. *Mamm Genome* 2000;11:1087–1092.
244. Rosati R, Horan GS, Pinero GJ, et al. Normal long bone growth and development in type X collagen-null mice. *Nat Genet* 1994;8:129–135.
245. Schipani E, Kruse K, Juppner H. A constitutively active mutant PTH-PTHrP receptor in Jansen-type metaphyseal chondrodysplasia. *Science* 1995;268:98–100.
246. Schipani E, Langman C, Hunzelman J, et al. A novel parathyroid hormone (PTH)/PTH-related peptide receptor mutation in Jansen's metaphyseal chondrodysplasia. *J Clin Endocr Metab* 1999;84:3052–3057.
247. Jobert AS, Zhang P, Couvineau A, et al. Absence of functional receptors for parathyroid hormone and parathyroid hormone-related peptide in Blomstrand chondrodysplasia. *J Clin Invest* 1998;102: 34–40.
248. Ruiz-Perez VL, Tompson SW, Blair HJ, et al. Mutations in two nonhomologous genes in a head-to-head configuration cause Ellis-van Creveld syndrome. *Am J Hum Genet* 2003;72:728–732.
249. Ruiz-Perez VL, Ide SE, Strom TM, et al. Mutations in a new gene in Ellis-van Creveld syndrome and Weyers acrodental dysostosis. *Nat Genet* 2000;24:283–286.
250. Takeda H, Takami M, Oguni T, et al. Positional cloning of the gene LIMBIN responsible for bovine chondrodysplastic dwarfism. *Proc Natl Acad Sci U S A* 2003;99:10549–10554.
251. Adachi N, Lieber MR. Bidirectional gene organization: a common architectural feature of the human genome. *Cell* 2002;109:807–809.
252. Makitie O, Sulisalo T, de la Chapelle A, et al. Cartilage-hair hypoplasia. *J Med Genet* 1995;32:39–43.
253. Ridanpaa M, van Eenennaam H, Pelin K, et al. Mutations in the RNA component of RNase MRP cause a pleiotropic human disease, carti-

lage-hair hypoplasia. *Cell* 2001;104:195–203.
254. Ridanpaa M, Sistonen P, Rockas S, et al. Worldwide mutation spectrum in cartilage-hair hypoplasia: ancient founder origin of the major70A—>G mutation of the untranslated RMRP. *Eur J Hum Genet* 2002;10:439–447.
255. Ikegawa S, Nishimura G, Nagai T, et al. Mutation of the type X collagen gene (COL10A1) causes spondylometaphyseal dysplasia. *Am J Hum Genet* 1998;63:1659–1662.
256. Tsirikos AI, Mason DE, Scott CI, et al. Spondyloepimetaphyseal dysplasia with joint laxity (SEMDJL). *Am J Med Genet* 2003;119A: 386–390.
257. Tiller GE, Polumbo PA, Weis MA, et al. Dominant mutations in the type II collagen gene, COL2A1, produce spondyloepimetaphyseal dysplasia, Strudwick type. *Nat Genet* 1995;11:87–89.
258. Hastbacka J, de la Chapelle A, Kaitila I, et al. Linkage disequilibrium mapping in isolated founder populations: diastrophic dysplasia in Finland. *Nat Genet* 1992;2:204–211.
259. Hastbacka J, de la Chapelle A, Mahtani MM, et al. The diastrophic dysplasia gene encodes a novel sulfate transporter: positional cloning by fine-structure linkage disequilibrium mapping. *Cell* 1994;78: 1073–1087.
260. Diab M, Wu JJ, Shapiro F, et al. Abnormality of type IX collagen in a patient with diastrophic dysplasia. *Am J Med Genet* 1994;49:402–409.
261. Mansour S, Hall CM, Pembrey ME, et al. A clinical and genetic study of campomelic dysplasia. *J Med Genet* 1995;32:415–420.
262. Mundlos S, Otto F, Mundlos C, et al. Mutations involving the transcription factor CBFA1 cause cleidocranial dysplasia. *Cell* 1997;89: 773–779.
263. Cooper SC, Flaitz CM, Johnston DA, et al. A natural history of cleidocranial dysplasia. *Am J Med Genet* 2001;104:1–6.
264. Wagner T, Wirth J, Meyer J, et al. Autosomal sex reversal and campomelic dysplasia are caused by mutations in and around the SRY-related gene SOX9. *Cell* 1994;79:1111–1120.
265. Foster JW, Dominguez-Steglich MA, Guioli S, et al. Campomelic dysplasia and autosomal sex reversal caused by mutations in an SRY-related gene. *Nature* 1994;372:525–530.
266. Bell DM, Leung KK, Wheatley SC, et al. SOX9 directly regulates the type-II collagen gene. *Nat Genet* 1997;16:174–178.
267. Hou WS, Bromme D, Zhao Y, et al. Characterization of novel cathepsin K mutations in the pro and mature polypeptide regions causing pycnodysostosis. *J Clin Invest* 1999;103:731–738.
268. Motyckova G, Fisher DE. Pycnodysostosis: role and regulation of cathepsin K in osteoclast function and human disease. *Curr Mol Med* 2002;2:407–421.
269. Motyckova G, Weilbaecher KN, Horstmann M, et al. Linking osteopetrosis and pycnodysostosis: regulation of cathepsin K expression by the microphthalmia transcription factor family. *Proc Natl Acad Sci U S A* 2001;98:5798–5803.
270. Herman GE, Kelley RI, Pureza V, et al. Characterization of mutations in 22 females with X-linked dominant chondrodysplasia punctata (Happle syndrome). *Genet Med* 2002;4:434–438.
271. Ikegawa S, Ohashi H, Ogata T, et al. Novel and recurrent EBP mutations in X-linked dominant chondrodysplasia punctata. *Am J Med Genet* 2000;94:300–305.
272. Franco B, Meroni G, Parenti G, et al. A cluster of sulfatase genes on Xp22.3: mutations in chondrodysplasia punctata (CDPX) and implications for warfarin embryopathy. *Cell* 1995;81:15–25.
273. Wicklund CL, Pauli RM, Johnston D, et al. Natural history study of hereditary multiple exostoses. *Am J Med Genet* 1995;55:43–46.
274. Wuyts W, Van Hul W, De Boulle K, et al. Mutations in the EXT1 and EXT2 genes in hereditary multiple exostoses. *Am J Hum Genet* 1998; 62:346–354.
275. Hennekam RC. Hereditary multiple exostoses. *J Med Genet* 1991;28: 262–266.
276. Le Merrer M, Legeai-Mallet L, Jeannin PM, et al. A gene for hereditary multiple exostoses maps to chromosome 19p. *Hum Mol Genet* 1994;3:717–722.
277. Van Hul W, Balemans W, Van Hul E, et al. Van Buchem disease (hyperostosis corticalis generalisata) maps to chromosome 17q12–q21. *Am J Hum Genet* 1998;62:391–399.
278. Staehling-Hampton K, Proll S, Paeper BW, et al. A 52-kb deletion in the SOST-MEOX1 intergenic region on 17q12-q21 is associated with van Buchem disease in the Dutch population. *Am J Med Genet* 2002;110:144–152.
279. Brunkow ME, Gardner JC, Van Ness J, et al. Bone dysplasia sclerosteosis results from loss of the SOST gene product, a novel cystine knot-containing protein. *Am J Hum Genet* 2001;68:577–589.
280. Laville JM, Lakermance P, Limouzy F. Larsen's syndrome: review of the literature and analysis of thirty-eight cases. *J Pediatr Orthop* 1994;14:63–73.
281. Latta RJ, Graham CB, Aase J, et al. Larsen's syndrome: a skeletal dysplasia with multiple joint dislocations and unusual facies. *J Pediatr* 1971;78:291–298.
282. Vujic M, Hallstensson K, Wahlstrom J, et al. Localization of a gene for autosomal dominant Larsen syndrome to chromosome region 3p21.1–14.1 in the proximity of, but distinct from, the COL7A1 locus. *Am J Hum Genet* 1995;57:1104–1113.
283. Rovin S, Dachi SF, Borenstein DB, et al. Mandibulofacial dysostosis, a familial study of five generations. *J Pediatrics* 1964;65:215–221.
284. Temtamy SA, McKusick VA, Bergsma D, et al. *The genetics of hand malformations*. New York: Liss, 1978:619.
285. Strasburger AK, Hawkins MR, Eldridge R, et al. Symphalangism: genetics and clinical aspects. Bull Johns Hopkins Hosp 1965;117: 108–127.
286. Gong Y, Krakow D, Marcelino J, et al. Heterozygous mutations in the gene encoding noggin affect human joint morphogenesis. *Nat Genet* 1999;21:302–304.
287. Brites MM, Moreno A, Salgado M, et al. Familial camptodactyly. *Eur J Dermatol* 1998;8:355–356.
288. Manni JJ, Scaf JJ, Huygen PL, et al. Hyperostosis cranialis interna. A new hereditary syndrome with cranial- nerve entrapment. *N Engl J Med* 1990;322:450–454.
289. Renie WA, Pyeritz RE. Idiopathic multicentric osteolysis in a 78-year-old woman. *Johns Hopkins Med J* 1981;148:165–171.
290. Carnevale A, Canun S, Mendoza L, et al. Idiopathic multicentric osteolysis with facial anomalies and nephropathy. *Am J Med Genet* 1987;26:877–886.
291. Martignetti JA, Aqeel AA, Sewairi WA, et al. Mutation of the matrix metalloproteinase 2 gene (MMP2) causes a multicentric osteolysis and arthritis syndrome. *Nat Genet* 2001;28:261–265.
292. Vu TH. Don't mess with the matrix. *Nat Genet* 2001;28:202–203.
293. Spranger J. Mucopolysaccharidoses. In: Rimoin DL, Connor JM, Pyeritz RE, eds. *Principles and practice of medical genetics*, 4th ed. New York: Churchill Livingstone, 2002:2666–2676.
294. Kakkis ED, Muenzer J, Tiller GE, et al. Enzyme-replacement therapy in mucopolysaccharidosis I. *N Engl J Med* 2001;344:182–188.
295. Hoogerbrugge PM, Brouwer OF, Bordigoni P, et al. Allogeneic bone marrow transplantation for lysosomal storage diseases. The European Group for Bone Marrow Transplantation. *Lancet* 1995;345: 1398–1402.
296. Peters C, Shapiro EG, Anderson J, et al. Hurler syndrome. II. Outcome of HLA-genotypically identical sibling and HLA-haploidentical related donor bone marrow transplantation in fifty-four children. *Blood* 1998;91:2601–2608.
297. Vellodi A, Young E, Cooper A, et al. Long-term follow-up following bone marrow transplantation for Hunter disease. *J Inherit Metab Dis* 1999;22:638–648.
298. Ponder KP, Melniczek JR, Xu L, et al. Therapeutic neonatal hepatic gene therapy in mucopolysaccharidosis VII dogs. *Proc Natl Acad Sci U S A* 2002;99:13102–13107.
299. Brooks AI, Stein CS, Hughes SM, et al. Functional correction of established central nervous system deficits in an animal model of lysosomal storage disease with feline immunodeficiency virus-based vectors. *Proc Natl Acad Sci U S A* 2002;99:6216–6221.
300. Semenza GL, Pyeritz RE. Respiratory complications of mucopolysaccharide storage disorders. *Medicine* (Baltimore) 1988;67:209–219.
301. Kornfield S, Sly WS. I. Cell disease and pseudo-Hurler polydystrophy disorders of lysosomal enzyme phosphoylation and localization. In: Scriver CR, BA, Sly WS, et al., eds. *The metabolic and molecular bases of inherited disease*, 8th ed. New York: McGraw-Hill, 2001: 3469–3482.
302. Michels VV, Dutton RV, Caskey CT. Mucolipidosis II: unusual presentation with a congenital angulated fracture. *Clin Genet* 1982;21: 225–227.
303. Thomas G, Beaudet AL. Disorders of glycoprotein degradation: a-mannosidosis, b-mannosidosis, fucosidosis, and sialidosis. In: Scriver CR, BA, Sly WS, et al., eds. *The metabolic and molecular*

bases of inherited disease. 8th ed. New York: McGraw-Hill, 2001: 3507–3534.
304. La Du B. Alkaptonuria. In: Scriver CR, BA, Sly WS, et al., eds. *The metabolic and molecular bases of inherited disease*, 8th ed. New York: McGraw-Hill, 2001:2109–2124.
305. Phornphutkul C, Introne WJ, Perry MB, et al. Natural history of alkaptonuria. *N Engl J Med* 2002;347:2111–2121.
306. McKusick VA. Alkaptonuria: tracked down to chromosome 3. *Genomics* 1994;19:3–4.
307. Gehrig A, Schmidt SR, Muller CR, et al. Molecular defects in alkaptonuria. *Cytogenet Cell Genet* 1997;76:14–16.
308. Albright F, Butler AM, Bloomberg E. Rickets resistant to vitamin D therapy. *Am J Dis Child* 1937;54:529–547.
309. Reid IR, Murphy WA, Hardy DC, et al. X-linked hypophosphatemia: skeletal mass in adults assessed by histomorphometry, computed tomography, and absorptiometry. *Am J Med* 1991;90:63–69.
310. Reid IR, Hardy DC, Murphy WA, et al. X-linked hypophosphatemia: a clinical, biochemical, and histopathologic assessment of morbidity in adults. *Medicine* (Baltimore) 1989;68:336–352.
311. Balsan S, Tieder M. Linear growth in patients with hypophosphatemic vitamin D-resistant rickets: influence of treatment regimen and parental height. *J Pediatr* 1990;116:365–371.
312. Verge CF, Lam A, Simpson JM, et al. Effects of therapy in X-linked hypophosphatemic rickets. *N Engl J Med* 1991;325:1843–1848.
313. Glorieux FH, Scriver CR, Reade TM, et al. Use of phosphate and vitamin D to prevent dwarfism and rickets in X- linked hypophosphatemia. *N Engl J Med* 1972;287:481–487.
314. Nesbitt T, Coffman TM, Griffiths R, et al. Crosstransplantation of kidneys in normal and Hyp mice. Evidence that the Hyp mouse phenotype is unrelated to an intrinsic renal defect. *J Clin Invest* 1992; 89:1453–1459.
315. Consortium TH. A gene (PEX) with homologies to endopeptidases is mutated in patients with X-linked hypophosphatemic rickets. *Nat Genet* 1995;11:130–136.
316. Filisetti D, Ostermann G, von Bredow M, et al. Non-random distribution of mutations in the PHEX gene, and under- detected missense mutations at non-conserved residues. *Eur J Hum Genet* 1999;7:615–619.
317. Quarles LD, Drezner MK. Pathophysiology of X-linked hypophosphatemia, tumor-induced osteomalacia, and autosomal dominant hypophosphatemia: a perPHEXing problem. *J Clin Endocrinol Metab* 2001;86:494–496.
318. Econs MJ, McEnery PT, Lennon F, et al. Autosomal dominant hypophosphatemic rickets is linked to chromosome 12p13. *J Clin Invest* 1997;100:2653–2657.
319. Consortium TA. Anonymous. Autosomal dominant hypophosphataemic rickets is associated with mutations in FGF23. *Nat Genet* 2000;26:345–348.
320. Shimada T, Muto T, Urakawa I, et al. Mutant FGF-23: The ADHR Consortium. *Nat Genet* 2000;26:345–348.
321. Strewler GJ. FGF23, hypophosphatemia, and rickets: has phosphatonin been found? *Proc Natl Acad Sci U S A* 2001;98:5945–5946.
322. White KE, Jonsson KB, Carn G, et al. The autosomal dominant hypophosphatemic rickets (ADHR) gene is a secreted polypeptide overexpressed by tumors that cause phosphate wasting. *J Clin Endocr Metab* 2001;86:497–500.
323. Hughes MR, Malloy PJ, Kieback DG, et al. Point mutations in the human vitamin D receptor gene associated with hypocalcemic rickets. *Science* 1988;242:1702–1705.
324. Gunnes M, Berg JP, Halse J, et al. Lack of relationship between vitamin D receptor genotype and forearm bone gain in healthy children, adolescents, and young adults. *J Clin Endocrinol Metab* 1997;82: 851–855.
325. Chen H, Hewison M, Hu B, et al. Heterogeneous nuclear ribonucleoprotein (hnRNP) binding to hormone response elements: A cause of vitamin D resistance. *Proc Natl Acad Sci U S A* 2003;100:6109–6114.
326. Kaplan F, Shore E, Connor J. Fibrodysplasia ossificans progressiva. In: Royce P, Steinmann B. *Connective tissue and its heritable disorders: molecular, genetic, and medical aspects,* 2nd ed., New York Wiley-Liss, 2002.
327. Kaplan FS, McCluskey W, Hahn G, et al. Genetic transmission of fibrodysplasia ossificans progressiva. Report of a family. *J Bone Joint Surg Am* 1993;75:1214–1220.
328. Schroeber JHW, Zasloff M. The hand and foot malformations in fibrodysplasia ossificans progressiva. *Johns Hopkins Med J* 1980;147: 73–78.
329. Cohen MM Jr. Bone morphogenetic proteins with some comments on fibrodysplasia ossificans progressiva and NOGGIN. *Am J Med Genet* 2002;109:87–92.
330. Connor JM, Evans DA. Fibrodysplasia ossificans progressiva. The clinical features and natural history of 34 patients. *J Bone Joint Surg Br* 1982;64:76–83.
331. Smith R, Athanasou NA, Vipond SE. Fibrodysplasia (myositis) ossificans progressiva: clinicopathological features and natural history. *Q J Med* 1996;89:445–446.
332. Connor JM, Skirton H, Lunt PW. A three generation family with fibrodysplasia ossificans progressiva. *J Med Genet* 1993;30:687–689.
333. Shafritz AB, Shore EM, Gannon FH, et al. Overexpression of an osteogenic morphogen in fibrodysplasia ossificans progressiva. *N Engl J Med* 1996;335:555–561.
334. Feldman G, Li M, Martin S, et al. Fibrodysplasia ossificans progressiva, a heritable disorder of severe heterotopic ossification, maps to human chromosome 4q27–31. *Am J Hum Genet* 2000;66:128–135.
335. Lucotte G, Semonin O, Lutz P. A de novo heterozygous deletion of 42 base-pairs in the noggin gene of a fibrodysplasia ossificans progressiva patient. *Clin Genet* 1999;56:469–470.
336. Xu MQ, Feldman G, Le Merrer M, et al. Linkage exclusion and mutational analysis of the noggin gene in patients with fibrodysplasia ossificans progressiva (FOP). *Clin Genet* 2000;58:291–298.
337. Spiegel AM, Weinstein LS. Pseudohypoparathyroidism. In: Scriver CR, BA, Sly WS, et al., eds. *The metabolic and molecular bases of inherited disease*, 8th ed. New York: McGraw-Hill, 2001:4205–4222.
338. Spiegel AM. Albright's hereditary osteodystrophy and defective G proteins. *N Engl J Med* 1990;322:1461–1462.
339. Wilson LC, Oude Luttikhuis ME, Clayton PT, et al. Parental origin of Gs alpha gene mutations in Albright's hereditary osteodystrophy. *J Med Genet* 1994;31:835–839.
340. Aldred MA, Aftimos S, Hall C, et al. Constitutional deletion of chromosome 20q in two patients affected with albright hereditary osteodystrophy. *Am J Med Genet* 2002;113:167–172.
341. Juppner H, Schipani E, Bastepe M, et al. The gene responsible for pseudohypoparathyroidism type Ib is paternally imprinted and maps in four unrelated kindreds to chromosome 20q13.3. *Proc Natl Acad Sci U S A* 1998;95:11798–11803.
342. Bijlsma EK, Aalfs CM, Sluitjer S, et al. Familial cryptic translocation between chromosomes 2qter and 8qter: further delineation of the Albright hereditary osteodystrophy-like phenotype. *J Med Genet* 1999;36:604–609.
343. Staheli LT. *Arthrogryposis: a text atlas*. Cambridge, UK; New York: Cambridge University Press, 1998:178.
344. Stevenson RE, Meyer LC. The limbs. In: Stevenson RE, Hall JL, Goodman RW, eds. *Human malformations and related anomalies*. New York: Oxford, 1993:699–803.
345. Drachman DB. The syndrome of arthrogryposis multiplex congenita. *Birth Defects Orig Artic Ser* 1971;7:90–97.
346. Hall JG, Reed SD, Scott CI, et al. Three distinct types of X-linked arthrogryposis seen in 6 families. *Clin Genet* 1982;21:81–97.
347. Makela-Bengs P, Jarvinen N, Vuopala K, et al. Assignment of the disease locus for lethal congenital contracture syndrome to a restricted region of chromosome 9q34, by genome scan using five affected individuals. *Am J Hum Genet* 1998;63:506–516.
348. Shohat M, Lotan R, Magal N, et al. A gene for arthrogryposis multiplex congenita neuropathic type is linked to D5S394 on chromosome 5qter. *Am J Hum Genet* 1997;61:1139–1143.
349. Tanamy MG, Magal N, Halpern GJ, et al. Fine mapping places the gene for arthrogryposis multiplex congenita neuropathic type between D5S394 and D5S2069 on chromosome 5qter. *Am J Med Genet* 2001;104:152–156.
350. Sung SS, Brassington AM, Grannatt K, et al. Mutations in genes encoding fast-twitch contractile proteins cause distal arthrogryposis syndromes. *Am J Hum Genet* 2003;72:681–690.
351. Sung SS, Brassington A-ME, Krakowiak PA, et al. Mutations in TNNT3 cause multiple congenital contractures: a second locus for distal arthrogryposis type 2 B. *Am J Hum Genet* 2003;73:212–214.
352. Baldwin CT, Farrer LA, Adair R, et al. Linkage of early-onset osteoarthritis and chondrocalcinosis to human chromosome 8q. *Am J Hum Genet* 1995;56:692–697.

353. Hughes AE, McGibbon D, Woodward E, et al. Localisation of a gene for chondrocalcinosis to chromosome 5p. *Hum Mol Genet* 1995;4: 1225–1228.
354. Pendleton A, Johnson MD, Hughes A, et al. Mutations in ANKH cause chondrocalcinosis. *Am J Hum Genet* 2002;71:933–940.
355. Smilde TJ, Haverman JF, Schipper P, et al. Familial hypokalemia/hypomagnesemia and chondrocalcinosis. *J Rheumatol* 1994;21: 1515–1519.
356. Marx SJ, Stock JL, Attie MF, et al. Familial hypocalciuric hypercalcemia: recognition among patients referred after unsuccessful parathyroid exploration. *Ann Intern Med* 1980;92:351–356.
357. Chou YH, Pollak MR, Brandi ML, et al. Mutations in the human Ca(2+)-sensing-receptor gene that cause familial hypocalciuric hypercalcemia. *Am J Hum Genet* 1995;56:1075–1079.
358. Bai M, Janicic N, Trivedi S, et al. Markedly reduced activity of mutant calcium-sensing receptor with an inserted Alu element from a kindred with familial hypocalciuric hypercalcemia and neonatal severe hyperparathyroidism. *J Clin Invest* 1997;99:1917–1925.
359. Trump D, Whyte MP, Wooding C, et al. Linkage studies in a kindred from Oklahoma, with familial benign (hypocalciuric) hypercalcaemia (FBH) and developmental elevations in serum parathyroid hormone levels, indicate a third locus for FBH. *Hum Genet* 1995; 96:183–187.
360. Glendenning P, Stuckey BG. The estimated prevalence of familial hypocalciuric hypercalcemia (FHH). Calcif Tissue Int 2002;70:512; author reply, 512–513.

第97章

肥大性骨关节病变

Roy D. Altman

杵状指在历史上是希波克拉底于公元前约400年首次记载的[1]。肥大性骨关节病变的特点是：①杵状手指和脚趾。②骨膜炎，长骨有新的骨膜下成骨生成。③关节炎。同义词有类似的特发性肥大性骨关节病变、Marie-Bamberger综合征、骨关节肥大和肺炎性继发性肥大性骨关节病变。

肥大性骨关节病变可分为原发性（遗传性）肥大性骨关节病变和继发性肥大性骨关节病变。原发性肥大性骨关节病变通常出现在儿童或年轻成人，而继发性肥大性骨关节病变可能会发生在任何年龄段的人群中，经常与肿瘤或感染性疾病有关。发生继发性肥大性骨关节病变时，相关的疾病通常是在胸腔内的而不是胸腔外的。与感染性疾病有关的肥大性骨关节病变的特点一般是，几个月甚至是几年内不知不觉产生的轻微的风湿性疾病。相反，迅速起病、快速进展的肥大性骨关节病变，并带有显著的关节疼痛，通常与恶性疾病有关。

一、临床特点

（一）杵状指

杵状指通常由内科医生而不是由患者自己发现。尽管杵状指可能很难看，却很少是有症状的。而当症状真的出现时，一般包括指尖不灵活、僵硬、灼烧或热的感觉。杵状指是肥大性骨关节病变最稳定的特点，并不总是伴有骨膜炎或滑膜炎[2]。没有其他症状而只是杵状指的肥大性骨关节病变是另一种疾病还是肥大性骨关节病变的隐性马方综合征，这一点并不清楚[2]。除了没有骨膜炎的杵状指通常没有其他相关的疾病外，单从杵状指本身并不能区分是原发性的还是继发性的肥大性骨关节病变。手指血流升高是各种肥大性骨关节病变的一个不变的特点。

杵状指的第一个症状是甲床软化，导致触及近端指甲时有一种活动的波动的感觉。而后，会有甲周红斑，并伴有毛细血管扩张，局部热，以及出汗。指甲纵断面和横断面在生长过程中凸出，在近端指甲和指骨背表面偏离正常形状约4°[3]（图97.1）。过多的末梢指骨吸收会导致手指和脚趾的软化。

相关的变化还包括出汗过多或者指尖和指甲上皮发热、甲沟炎、指甲断掉或变松、手指头有甲刺，以及指甲或表皮生长过快。晚期杵状指通常与鼓槌体状手指（图97.2）和远端指节间的过度伸展（图97.1）有关。相似的但临床上不太明显的其他变化可能会出现在脚趾

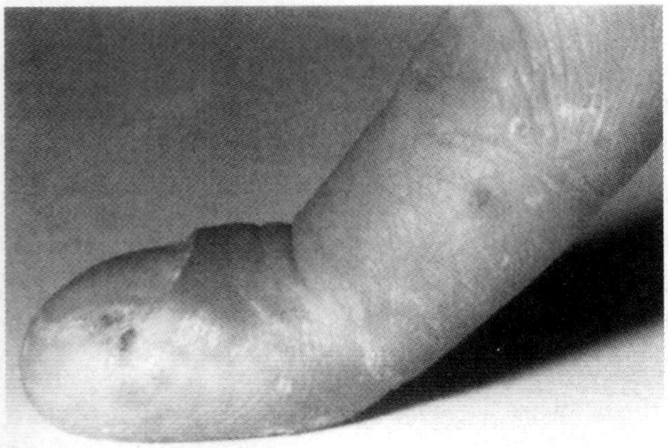

图97.1 杵状指末端侧面观，指甲–甲床结合部15°夹角消失，远侧指间关节过度伸展。

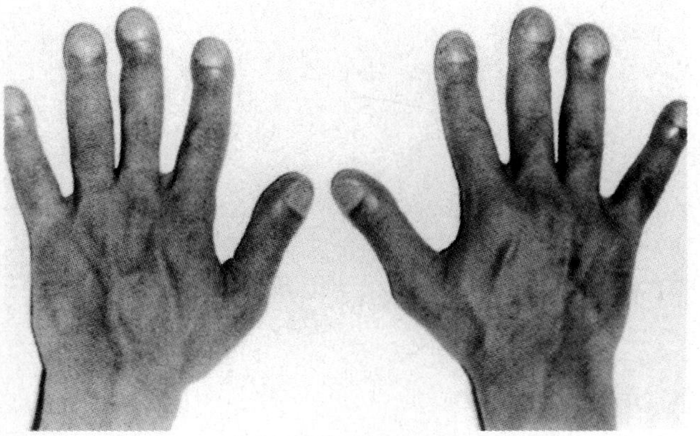

图97.2 “希波克拉底”杵状指显示鼓槌状外观。

上。如果杵状指发展了几个月甚至几年,手和脚可能会变得像铲子一样大。

如果有杵状指,临床上通常很明显。定量的方法包括将对侧第四指的背表面放在一起[4];手指间的缝隙在甲床处消失[3]。已经使用了一种改良的手指投影技术用卡尺来计算远端指节和指节间深度的比率[5];有1/3的肺癌患者该比率大于1.05。用这些测量方法来判定杵状指的存在可以预测肺癌(相对危险系数为3.9)和炎性肠道疾病(相对危险系数为2.8~3.7)[3]。杵状指的测量可以通过计算机对数字化的图片进行分析,以达到最好的标准化[6]。

偶有报道与动脉瘤(大动脉、锁骨下动脉、无名小动脉),腋窝癌,肩膀半脱位,肺尖癌,肱动静脉瘤和半身不遂等有关的单侧杵状指[2]曾经出现过[7]。尽管不常见,在肉状瘤[8]、结石性痛风以及中枢神经损伤时观察到单侧杵状指。贝司小提琴演奏者的手指也偶尔发生过船桨状手指。单侧杵状指经常与外伤有关[2]。单独的杵状脚趾伴有感染性腹部大动脉瘤。

杵状指的程度与囊性纤维化的肺部疾病程度有关[9]。杵状指的存在是肝肺综合征[10],特发性肺部纤维化[11],以及多发性神经病变、脏器肿大、内分泌病变、M蛋白和皮肤改变(POEMS综合征)[12]的一个很弱的预示症状,也许预示着需要进行肺部移植。杵状指在纤维性肺泡炎中比在类风湿性关节炎有关的肺间质疾病中更常见[13]。类似地,特发性间质性肺炎比与间质性肺炎有关的结缔组织疾病更可能与杵状指有关[14]。

(二)骨膜炎

骨膜炎可能没有症状或者长骨可能会有轻微的、深层的疼痛、灼痛以及一触即痛。肥大性骨关节病变的一个独特的特点是依靠四肢的骨骼疼痛会加重,而在四肢抬高时会得到缓解。这个现象表明局部血管淤积在产生疼痛方面有重要作用。骨膜炎的程度是根据肥大性骨关节病变病程的长短,而不是根据该病是原发性的还是继发性的。患者也可能主述脚部和腿部有热和肿的感觉。四肢经常会肿大,有明显的坚硬的轻度凹陷性水肿。不痛时,按压胫骨远端、脚部、桡骨以及尺骨经常有一触即痛和热的感觉。

(三)关节炎

患者可能会有寡关节炎或多关节炎,症状从一过性关节痛到严重的持续性关节痛。疼痛经常是对称的,包括膝关节、掌指关节、腕关节、肘关节以及踝关节。皮肤的局部发热和红斑限制了关节的活动,红肿伴有疼痛。饮酒会加重关节痛和红肿[15]。受影响的关节周围的皮肤着色不足和皮下组织硬化可能表明有硬皮病。渗出通常很缓慢,但可能会是大块的,特别是在与肥大性骨关节病变有关的发绀性先天性心脏病患者。

(四)其他发现

肥大性骨关节病变可能会伴有自律功能紊乱的症状,包括脸部潮红、发烫以及大量出汗,特别是手部和脚部,可能会有面部皮肤变粗和脸部皮肤皱纹变深(狮面)以及脱皮等。患者偶尔也会有男子女性型乳房,通常与升高的尿雌激素有关[16]。

二、临床亚型

(一)骨膜增生厚皮症

原发性肥大性骨关节病变也被称为骨膜增生厚皮症或图-索-戈(Touraine- Solente- Gole)综合征。这种病有两个发病高峰,一个是在1岁左右,一个是在15岁左右。这种病通常在家族中出现,很明显地通过常染色体显性基因传播,并带有变异。库拉里诺(Currarino)病就是一种变异,该病囟门闭合较晚,并且没有皮肤受累[17]。

该病的症状通常在30岁之前[15,18]出现。杵状指的产生是不知不觉的,同时手部和脚部会变得像铲子一样大。症状和体征包括外表难看,灵巧度降低,和手变得笨拙。可能会有不太明显的关节痛、骨痛,或者二者兼有。

有杵状指时,骨骼和软组织增生会使前臂和腿部变得像圆桶状一样厚。可能会发生复发的轻度有症状的关节渗出和包括手和脚的末节指骨的细胞溶化[18]。经常会出过多的汗,特别是在手部和脚部。面部皮肤变厚和起皱并伴有深度鼻唇褶和起皱的脱皮造成了狮子样特征。变厚的皮肤摸起来一般是油腻的。这些面部的特点、油腻的皮肤以及出汗在继发性肥大性骨关节病变中不常见。尽管很少见，但男子女性型乳房、女性缺毛、皱纹、寻常痤疮以及颅缝可能会出现。甲皱毛细管显微镜下可以显示稀释的不规则的波形环状毛细管[18]。

（二）继发性肥大性骨关节病变

肥大性骨关节病变可能伴有其他疾病，最经常伴有的是肺癌和肺部、胸腔纵隔或胸膜感染。

观察到 5%~29%的胸内肿瘤患者有肥大性骨关节病变[5,19,20]，特别是在原发性支气管肺癌和胸膜肿瘤的患者。肥大性骨关节病变可能也会伴有肺气肿、支气管扩张、慢性支气管炎、胸脓和艾滋病[21,22]。通过对慢性感染治疗的改进，肥大性骨关节病变现在一般与慢性肺炎、尘肺、肺结核、胸腔纵隔霍奇金病、结节病、伴有复发性肺炎的免疫缺陷儿童以及囊性纤维化病有关[23,24]。伴有关节痛的肥大性骨关节病通常是间质性肺纤维化的初始症状[25]。已经报道有许多伴有肥大性骨关节病变的肿瘤，其中许多与胸内转移有关。但转移性疾病本身通常与肥大性骨关节病变并不相关。手指的杵状指在小细胞肺癌中比在非小细胞肺癌中少见，在男性中也比在女性中少见[20]，也许与荷尔蒙释放激素的生长之间的区别有关[26]。

带有发绀型先天性心脏病畸形可能会导致杵状指[27]。没有并发症的无发绀型先天性心脏病患者很少有肥大性骨关节病变。31%的发绀型先天性心脏病患者有肥大性骨关节病变，这与右向左分流的程度有关[28]。其他可能与肥大性骨关节病变有关的心脏疾病包括动脉导管未闭[29]和心脏横纹肌肉瘤[30]。细菌性心内膜炎患者的杵状指可能表明有栓塞。

与肥大性骨关节病变有关的肠道疾病包括：溃疡性结肠炎、Crohn 病、阿米巴大肠炎、膈下脓肿、硬化、特发性脂痢、乳糜泻、小肠肿瘤、多种结肠息肉、结肠癌、食道癌或者肝癌。肥大性骨关节病变可能也伴有不太常见的疾病，例如原发性毛细胆管硬化[31]、继发性肝淀粉样病变（也许与感染有关）和胆道闭锁症[2,32]。单腿或双腿的肥大性骨关节病变可能与感染的腹部动脉瘤或移植有关[33]。

虽然不太常见，但肥大性骨关节病变也可能在治疗甲状腺功能亢进的重度突眼（Graves 病）的甲状腺切除术后和甲状腺功能亢进、妊娠、泻剂滥用、结缔组织疾病以及甲状旁腺功能亢进患者中出现[2,19,34]。尽管不常见，肥大性骨关节病变也可能出现在儿童时期的恶性疾病中[35]。

（三）甲状腺肢端病变

甲状腺肢端病变是一种不太常见的疾病，特点是杵状指以及无症状的手部和脚部的骨膜增生[36]。这与甲状腺功能亢进或活性甲状腺功能亢进（甲状腺功能亢进重度突眼病）有关，通常伴有眼球突出和四肢局部非点状红肿或者是胫前黏液性水肿。

三、试验室及X线检查结果

对于肥大性骨关节病变没有检验方法。这与抗核抗体或风湿性因素无关。急性阶段的反应因子，例如红细胞沉降速率（ESR），一般是升高的。在有关节渗出的情况下，其滑液属于第 1 类（非炎症性），很清晰，具有高黏度，全部血细胞数通常少于 2 000/mm^3，其中有少于 50%的多形核白细胞[37,38]。继发性肥大性骨关节病变患者的血清和滑液补体水平正常[38]。

滑膜炎的 X 线征象很有特点。X 线片中可见滑膜下新骨生成，在长骨的远端骨干区域呈对称性，大多存在于腿和前臂，而很少出现在指骨（图 97.3）。没有辐射变化的有症状的疾病很少见[39]。滑膜下新骨可能会沉积在多层中，产生一种洋葱样的皮肤。老年患者的手指簇肥大，而年轻患者会有肢端溶骨症。

用双磷酸锝 99m 骨骼扫描剂进行骨扫描照相，可能会显示明显的病变图像[40]。沿着长骨的外周皮层有放射性示踪剂的线形积聚（图 97.4）。这种核素在外周皮层积聚也会沿着近端指骨出现。关节周围的核素吸收可能也会升高，表明会有滑膜炎。头骨、肩胛骨、锁骨和膝盖骨经常会受累。少于 20%的患者会有非对称的不规则分布。从核素在转移性癌症中的点状分布来区别并不困难，因为肥大性骨关节病变使一种放射性示踪剂呈渗出性分布。尽管骨骼扫描可能表明有肥大性骨关节病变，但对阶段性肺癌却没有用[41]。

磁共振成像表明绵状组织颅骨变厚，而在头骨和侵占髓腔和骨干的蓬松骨膜新骨的颅骨内部脂肪处有减弱的信号[42]。

四、病理学

原发性（遗传性）和继发性肥大性骨关节病变的组织病理学变化是相似的。杵状指指骨的远端手指的软组

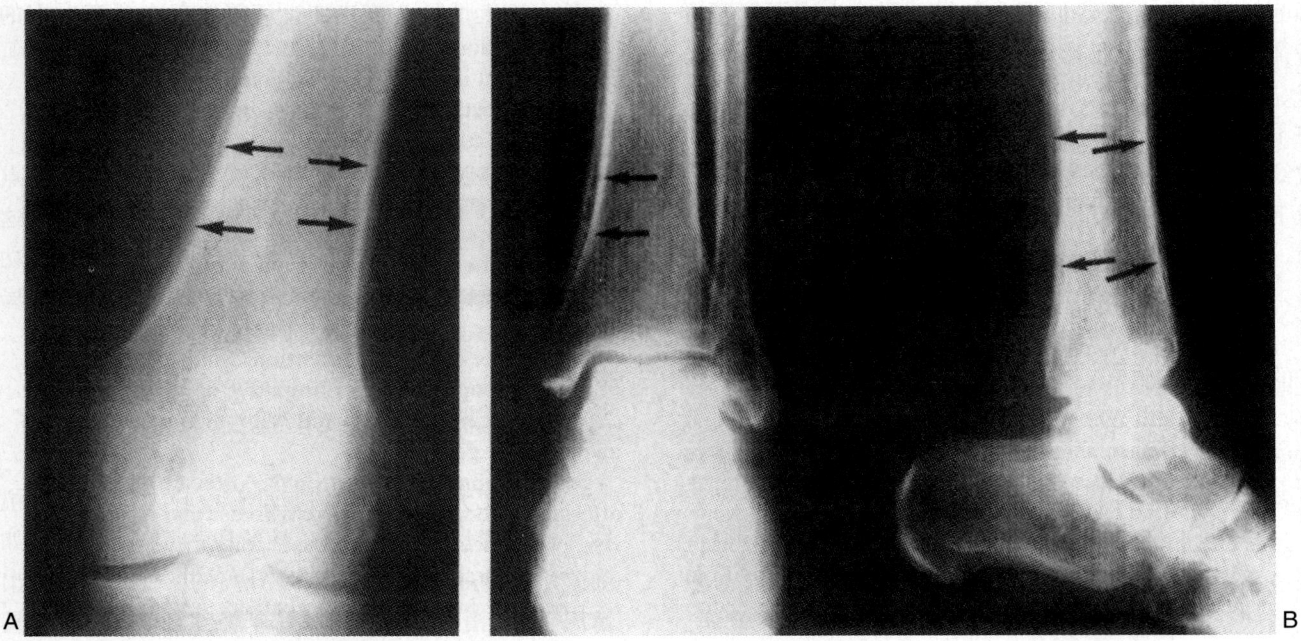

图97.3　肥大性骨关节病。骨干边缘非X线透亮带(箭头)提示在隆起的骨膜下有新骨形成。在股骨远端(A)典型病变的表现与胫骨远端(B)相同。

织有水肿,血管壁变厚,细胞渗出,纤维原细胞增生,新的胶原细胞间质沉积,导致终端部分均匀地增大,杵状指的甲床和指腹肥大细胞计数比正常手指数量要少[43]。

初期的骨膜炎累及掌骨、跖骨和前臂及腿的长骨的远端末梢。严重时骨膜炎累及肋骨、锁骨、肩胛骨、骨盆、颧骨,同时伴有圆细胞渗出和骨膜、滑液膜、关节囊和相邻皮下组织的水肿。这些变化之后会伴有骨膜升高、骨膜下骨样沉积,而后是矿物质化。远端长骨最终变得被周围新骨包围而入鞘(图 97.5)。变厚的同时,也有骨内膜和哈弗斯骨的加速吸收。骨骼结构变弱,有时会出现病理学骨折。随着疾病的进展,这些变化会沿着骨干向近处周围扩展。

受影响的骨骼周围的滑液膜一般是半透明的,并伴有淋巴细胞、血浆以及一些嗜中性粒细胞渗出。关节边界的加深的增生的纤维性组织有时与软骨降解有关。滑液膜的电子显微镜研究表明微循环变化,并伴有毛细血管和小静脉扩大,内皮细胞缝隙扩大,以及小血管基底膜变成多层叠片状[37]。继发性肥大性骨关节病变患者的滑液膜的内皮下电子密度沉积的显著性不清楚[37]。已经报道γ球蛋白和补体的免疫荧光染色法呈阴性[44]。

五、病因学和发病机制

遗传性因子在遗传性肥大性骨关节病变作用的本

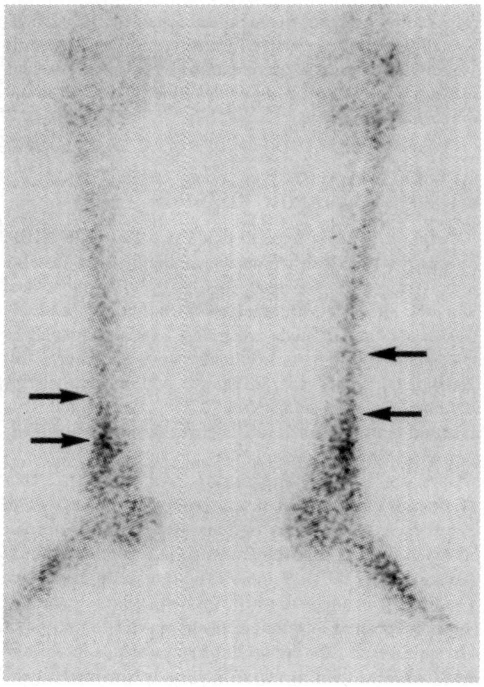

图97.4　应用^{99m}Tc标记的亚甲基双碳磷酸盐进行骨扫描证实在胫骨前侧可见核素聚集区(箭头)。

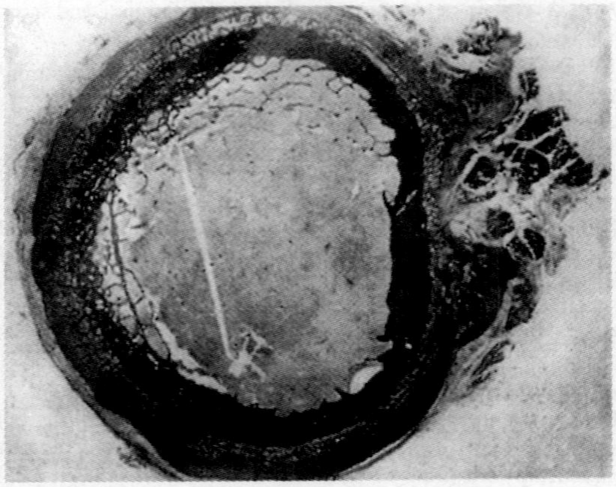

图97.5　显微镜下跖骨肥大性骨关节病患者的横截面图。骨膜变厚,新生骨位于骨皮质上,不规则。(From Bartter FC, Bauer W. In:Cecil R, Loeb J,eds. *Textbook of medicine*. Philadelphia:WB Saunders,1965,with permission.)

质还不清楚。

一个理论表明肺部动静脉吻合分流的发展使正常情况下是灭活的肺部荷尔蒙或者毒素流入全身循环,引起病理变化。一种令人怀疑的作用于血管的物质是降低的铁蛋白。有证据表明肥大性骨关节病变的病因学发病机制可能与来自血小板的血管栓塞[44]或者抗磷脂抗体有关[45]。

在胸腔内疾病,产生肥大性骨关节病变的因子还不清楚,但对局部循环性紊乱有证据支持[2,46]。已表明有些患者有一种作用于局部循环的血管扩张剂[47]。通过测量表皮温度、红外线照相、指甲襞毛细血管镜和死后动脉造影法[48]显示了继发性肥大性骨关节病变患者的杵状指的升高的血管分布。除掉肺部损伤疾病后,已经显示升高的手指脉搏压力和血流回到了正常[2]。也许不规则的血管控制导致血流方式的这种改变[49]。

有人建议说某些血浆生长因子[如生长激素、转移生长因子 β、血管内皮生长因子(VEGF)和肝细胞生长因子等]可能有病理作用,肝癌和杵状指患者的这些因子是升高的[50-54]。激素可能来自于肿瘤(即生长激素-释放激素[26])。也有报道尿中雌激素分泌升高[16]。不同于免疫活性生长因子但与生长因子有关的一种多肽物质,可能是肥大性骨关节病变的一种调节因子[55]。有研究发现内皮细胞激活后与成纤维细胞的释放有关[56,57]。对一位肥大性骨关节病变的患者在渗出过程中用前列地尔治疗充血性心力衰竭,而在剂量减小时该病得到缓解,这表明前列腺素与肥大性骨关节病变有一定关系[58]。

有报道称,各种肿瘤的患者(包括肺癌)有循环性肿瘤抗原-抗体复合体。电子显微镜检查的结果不明确,但是表现与在肥大性骨关节病变所见的(与支气管癌相关的滑膜炎可能是由于免疫复合体介导的可能性)相一致。

六、鉴别诊断

杵状指的存在使诊断变得简单,表明可能存在一种潜在的疾病。如在杵状指出现前有急性多关节炎病史,可能误诊为类风湿性关节炎[59]。X 线片多能显示滑膜下新骨生成,这与局部肿瘤、淋巴管炎、梅毒或外伤出血、坏血病出血的新骨有明显区别。双腿的红肿和触痛感觉可能使人误以为血栓静脉炎,骨痛可能会被错误地解释为是血管神经炎。血清蛋白过少的贫血患者的勺子样的指甲是很容易识别的。肥大性骨关节病变有时简单地表明可能有硬皮病。

在把患者划入病态的遗传性或者特发性肥大性骨关节病变之前应排除相关疾病。强调这点是由于忽略掉感染的危险、可切除的肿瘤,或者其他可治疗的疾病。原发性和继发性肥大性骨关节病变的区分应该不困难,因为遗传性或特发性肥大性骨关节病变的症状可能会在青春期之后开始,随后一二十年内有自我限制性过程,并在其他家族成员中出现。

年轻成人的红润的活性的骨膜炎与杵状指无关,而且这种骨膜炎比肥大性骨关节病变的骨膜炎更疼[60]。

七、治疗

杵状指本身无症状,通常不需要治疗。与骨膜炎、滑囊炎或者二者均有关的丧失能力的症状,一般在除掉原发性肺部损伤或者胸内迷走神经切断术后得到明显改善[61]。

非类固醇抗炎药在减轻不适方面有作用,但并不能改变疾病本身。中等剂量的阿司匹林或者其他非类固醇抗炎药,特别是吲哚美辛,一般是有效的[39,49]。引起血管扩张的各种药物可能证明有用,如钙离子通道阻滞剂。止疼药也可以使用,肾上腺皮质激素衍生物可能也有用[62]。对原发性肿瘤[63]或转移瘤[64]进行放射治疗及化疗[65]能缓解关节症状。已经有研究发现,肝脏移植术后或在对积脓症、肺气肿、支气管扩张、肺炎及细菌性心内膜炎等疾病进行恰当的治疗后,肥大性骨关节病变能够完全消失[66,67]。通过在病灶同侧施行迷走神经切断术发现症状及体征可以消失。而未去神经化的单纯胸廓切开术在上述研究中被证实术后疗效不佳。

静脉内注射帕米膦酸或者皮下注射奥曲肽对控制肺癌[68,69]或其他相关疾病[70]造成的肥大性骨关节病变的疼痛是有用的。为了控制症状,对症治疗可能需要重复进行[71]。

杵状指可以应用器官移植方法治疗[66,72]。

对特发性肥大性骨关节病变可以对症治疗。

(郑得志 译 李世民 校)

参考文献

1. Hippocrates (c. 400 BC). In: Adams F, trans. *The genuine works of Hippocrates*. Vol I. London: Syndenham Society, 1849:249.
2. Mendlowitz M. Clubbing and hypertrophic osteoarthropathy. *Medicine* 1942;21:269–306.
3. Myers KA, Farquhar DR. The rational clinical examination. Does this patient have clubbing? *JAMA* 2001;286:341–347.
4. Schamroth L. Personal experience. *S Afr Med J* 1976;50:297–300.
5. Baughman RP, Gunther KL, Buchsbaur JA, et al. Prevalence of digital clubbing in bronchogenic carcinoma by a new digital index. *Clin Exp Rheumatol* 1998;16:21–26.
6. Husarik D, Vavricka SR, Mark M, et al. Assessment of digital clubbing in medical inpatients by digital photography and computerized analysis. *Swiss Med Wkly* 2002;132:132–138.
7. Denham MJ, Hodkinson HM, Wright BM. Unilateral clubbing in hemiplegia. *Gerontol Clin* 1975;17:7–12.
8. Hashmi S, Kaplan D. Asymmetric clubbing as a manifestation of sarcoid bone disease. *Am J Med* 1992;93:471.
9. Nakamura CT, Ng GY, Paton JY, et al. Correlation between digital clubbing and pulmonary function in cystic fibrosis. *Pediatr Pulmonol* 2002;33:332–338.
10. Martinez GP, Barbera JA, Visa J, et al. Hepatopulmonary syndrome in candidates for lung transplantation. *Hepatology* 2001;34:651–657.
11. King TE, Tooze JA, Schwarz MI, et al. Predicting survival in idiopathic pulmonary fibrosis: scoring system and survival model. *Am J Respir Crit Care Med* 2001;164:1171–1181.
12. Dispenzieri A, Kyle RA, Lacy MQ, et al. POEMS syndrome: definitions and long-term outcome. *Blood* 2003;101:2496–2506.
13. Rajasekaran BA, Shovlin D, Lord P, et al. Interstitial lung disease in patients with rheumatoid arthritis: a comparison with cryptogenic fibrosing alveolitis. *Rheumatology* 2001;40:1022–1025.
14. Ishioka S, Nakamura K, Maeda A, et al. Clinical evaluation of idiopathic interstitial pneumonia and interstitial pneumonia associated with collagen vascular disease using logistic regression analysis. *Intern Med* 2000;39:213–219.
15. Mueller M, Trevarthen D. Pachydermoperiostosis: arthropathy aggravated by episode alcohol abuse. *J Rheumatol* 1981;8:862–864.
16. Jao JY, Barlow JJ, Krant MJ. Pulmonary hypertrophic osteoarthropathy, spider angiomata and estrogen hyperexcretion. *Ann Intern Med* 1969;70:581–584.
17. Gaston-Garrette F, Porteau-Cassard L, Marc V, et al. A case of primary hypertrophic osteoarthropathy without skin involvement (Currarino's disease). *Rev Rhum Engl Ed* 1998;65:591–593.
18. Fam AG, Chin-Sang H, Ramsay CA. Pachydermoperiostosis: scintigraphic, plethysmographic, and capillarscopic observations. *Ann Rheum Dis* 1983;42:98–102.
19. Wierman WJ, Clagett OT, McDonald JR. Articular manifestations in pulmonary diseases: an analysis of their occurrence in 1,024 cases in which pulmonary resection was performed. *JAMA* 1954;155:1459–1463.
20. Sridhar KS, Lobo CF, Altman RD. Digital clubbing and lung cancer. *Chest* 1998;114:1535–1537.
21. Boonen A, Schrey G, Van der Linden S. Clubbing in human immunodeficiency virus infection. *Br J Rheumatol* 1996;35:292–294.
22. Kiwanuka JP. Tuberculosis in children at Mbarara University teaching hospital, Uganda: diagnosis and outcome of treatment. *Afr Health Sci* 2002;2:82–88.
23. West SG, Gilbreath RE, Lawless OJ. Painful clubbing and sarcoidosis. *JAMA* 1981;246:1338–1339.
24. Rush PJ, Gladman DD, Shore A, et al. Absence of an association between HLA typing in cystic fibrosis arthritis and hypertrophic osteoarthropathy. *Ann Rheum Dis* 1991;50:763–764.
25. Kupfer Y, Groopman JE, Aswini Lenora R, et al. Pulmonary hypertrophic osteoarthropathy as the initial manifestation of interstitial fibrosis. *N Y State J Med* 1989;89:234–235.
26. Mito K, Maruyama R, Uenishi Y, et al. Hypertrophic pulmonary osteoarthropathy accociated with non-small cell lung cancer demonstrated growth hormone-reseasing hormone by immunochemical analysis. *Intern Med* 2001;40:532–535.
27. McLaughlin GE, McCarty DJ Jr, Downing DF. Hypertrophic osteoarthropathy associated with cyanotic congenital heart disease. *Ann Intern Med* 1967;67:579–587.
28. Martinez-Lavin M, Bobadilla M, Casanova J, et al. Hypertrophic osteoarthropathy in cyanotic congenital heart disease: its prevalence and relationship to bypass of the lung. *Arthritis Rheum* 1982;25:1186–1192.
29. Martinez-Lavin M, Pineda C, Navarro C, et al. Primary hypertrophic osteoarthropathy: another heritable disorder associated with patent ductus arteriosus. *Pediatr Cardiol* 1993;14:181–182.
30. Pascuzzi CA, Parkin TW, Bruwer AJ, et al. Hypertrophic osteoarthropathy associated with primary rhabdomyosarcoma of the heart. *Mayo Clin Proc* 1957;32:30–41.
31. Kieff ED, McCarty DJ. Hypertrophic osteoarthropathy with arthritis and synovial calcification in a patient with alcoholic cirrhosis. *Arthritis Rheum* 1969;12:261–268.
32. Epstein O, Dick R, Sherlock S. Prospective study of periostitis and finger clubbing in primary biliary cirrhosis and other forms of chronic liver disease. *Gut* 1981;22:203–206.
33. Sorin SB, Askari A, Rhodes RS. Hypertrophic osteoarthropathy of the lower extremities as a manifestation of arterial graft sepsis. *Arthritis Rheum* 1980;23:768–770.
34. Borden EC, Holling HE. Hypertrophic osteoarthropathy and pregnancy. *Ann Intern Med* 1969;71:577–580.
35. Staaziman CR, Umans U. Hypertrophic osteoarthropathy in childhood malignancy. *Med Pediatr Oncol* 1993;21:676–679.
36. Fatourechi V, Ahmed DD, Schwartz KM. Thyroid acropachy: report of 40 patients treated at a single institution in a 26-year period. J Clin Endocrinol Metab 2002;87:5435–5441.
37. Schumacher HR. Articular manifestations of HPO in bronchogenic carcinoma: a clinical and pathologic study. *Arthritis Rheum* 1976;19:629–636.
38. Vidal AF, Altman RD, Pardo V, et al. Structural and immunologic changes of synovium of hypertrophic osteoarthropathy (HPO). *Arthritis Rheum* 1977;20:139(abst).
39. Pineda C, Fonseca C, Martinez-Lavin M. The spectrum of soft tissue and skeletal abnormalities of hypertrophic osteoarthropathy. *J Rheumatol* 1990;17:626–632.
40. Bomanji J, Nagaraj M, Jewkes R, et al. Pachydermoperiostosis: technetium-99m-methylene diphosphonate scintigraphic pattern. *J Nucl Med* 1991;32:1907–1909.
41. Morgan B, Coakley F, Finlay DB, et al. Hypertrophic osteoarthropathy in staging skeletal scintigraphy for lung cancer. *Clin Radiol* 1996;51:694–697.
42. Demirpolat G, Sener RN, Stun EE. MRimaging of pachydermoperiostosis. J Neuroradiol 1999;26:61–63.
43. Marshall R. Observations of the pathology of clubbed fingers with special reference to mast cells. *Am Rev Respir Dis* 1976;113:395–397.
44. Martucci-Cernic M, Martinez-Lavin M, Rojo F, et al. Von Willebrand factor antigen in hypertrophic osteoarthropathy. *J Rheumatol* 1992;19:765–767.
45. Harris AW, Harding TAC, Gaitonde MD, et al. Is clubbing a feature of the anti-phospholipid antibody syndrome? *Postgrad Med J* 1993;69:748–750.
46. Mendlowitz M, Leslie A. Experimental simulation in dogs of cyanosis and hypertrophic osteoarthropathy which are associated with congenital heart disease. *Am Heart J* 1942;24:141–152.
47. Shneerson JM. Digital clubbing and hypertrophic osteoarthropathy: the underlying mechanisms. *Br J Dis Chest* 1981;75:113–131.
48. Matucci-Cerinic M, Cinti S, Morroni M, et al. Pachydermoperiostosis (primary hypertrophic osteoarthropathy): report of a case with evi-

dence of endothelial and connective tissue involvement. *Ann Rheum Dis* 1989;48:240–246.
49. Doyle L. Pathogenesis of secondary hypertrophic osteoarthropathy: a hypothesis. *Eur Respir J* 1989;2:105–106.
50. Goshney MA, Gosney JR, Lye M. Plasma growth hormone and digital clubbing in carcinoma of the bronchus. *Thorax* 1990;45:545–547.
51. Hirakata Y, Kitamura S. Elevated serum transforming growth factor beta 1 level in primary lung cancer patients with finger clubbing. *Eur J Clin Invest* 1996;26:820–823.
52. Hojo S, Fujita J, Yamadori I, et al. Hepatocyte growth factor and digital clubbing. *Intern Med* 1997;36:44–46.
53. Abe Y, Kurita S, Ohkohkubo Y, et al. A case of pulmonary adenocarcinoma associated with hypertrophic osteoarthropathy due to vascular endothelial growth factor. *Anticancer Res* 2002;22:3485–3488.
54. Silveira LH, Martinez-Lavin M, Pineda C, et al. Vascular endothelial growth factor and hypertrophic osteoarthopathy. *Clin Exp Rheumatol* 2000;18:57–62.
55. Audebert AA, Aubriot A, Krulik M, et al. Osteoarthropathie hypertrophiante pneumique associee a une quadruple secretion hormonale paraneoplasique. *Sem Hop Paris* 1982;158:529–530.
56. Martinez-Lavin M. Hypertrophic osteoarthropathy. *Curr Opin Rheumatol* 1997;9:83–86.
57. Silveri F, De Angelis R, Argentati F, et al. Hypertrophic osteoarthropathy: endothelium and platelet function. *Clin Rheumatol* 1996;15:435–439.
58. Crevenna R, Quittan M, Hulsmann M, et al. *Wein Klin Wochenschr* 2002;114:115–118.
59. Polley HF, Clagett OT, McDonald JR, et al. Articular reactions with localized fibrous mesothelioma of the pleura. *Ann Rheum Dis* 1952; 11:314.
60. Nance KV, Renner JB, Brashear HR, et al. Massive florid reactive periostitis. *Pediatr Radiol* 1990;20:186–189.
61. LeRoux BT. Bronchial carcinoma with hypertrophic pulmonary osteoarthropathy. *S Afr Med J* 1968;42:1074–1075.
62. Holling HE, Brodey RS. Pulmonary hypertrophic osteoarthropathy. *JAMA* 1961;178:977–982.
63. Kishi K, Nakamura H, Sudo A, et al. Tumor debulking by radiofrequency ablation in hypertophic pulmonary osteoarthropathy associated with pulmonary carcinoma. *Lung Cancer* 2002;38:317–320.
64. Yeo W, Leung SF, Chan AT, et al. Radiotherapy for extreme hypertrophic pulmonary osteoarthropathy associated with malignancy. *Clin Oncol (R Coll Radiol)* 1996;8:195–197.
65. Evans WK. Reversal of hypertrophic osteoarthropathy after chemotherapy for bronchogenic carcinoma. *J Rheumatol* 1980;7:93–97.
66. Taillandier J, Alemanni M, Samuel D, et al. Hepatic hypertrophic osteoarthropathy: the value of liver transplantation. *Clin Exp Rheumatol* 1998;16:80–81.
67. Shapiro CM, Mackinnon J. The resolution of hypertrophic pulmonary osteoarthropathy following treatment of subacute bacterial endocarditis. *Postgrad Med J* 1980;56:513–515.
68. Speden D, Nicklason F, Francis H, et al. The use of pamidronate in hypertrophic pulmonary osteoarthropathy (HPOA). *Aust N Z J Med* 1997;27:307–310.
69. Johnson SA, Spiller PA, Faull CM. Treatment of resistant pain in hypertrophic pulmonary osteoarthropathy with subcutaneous octreotide. *Thorax* 1997;52:298–299.
70. Guyot-Drouot MH, Solau-Gervais E, Cortet B, et al. Rheumatic manifestations of pachydermoperiostosis and preliminary experience with bisphonates.
71. Garske LA, Bell SC. Pamidronate results in symptom control of hypertrophic pulmonary osteoarthropathy in cystic fibrosis. *Chest* 2002; 121:1363–1364.
72. Augarten A, Goldman R, Laufer J, et al. Reversal of digital clubbing after lung transplantation in cystic fibrosis: a clue to the pathogenesis of clubbing. *Pediatr Pulmonol* 2002;34:378–380.

第 10 篇

关节及其相关结构的局部病变

第98章

膝关节力学紊乱

Dennls W. Boulware, James P. Stannard

膝关节的力学紊乱包括一些由机能障碍、创伤或膝部的一个特定结构的退变而引起的临床病变，从而影响膝关节的正常功能。正常膝关节的活动依靠关节内外各种结构的完好功能。膝关节内部紊乱通常是由于关节内结构的病变，例如关节软骨、半月板纤维软骨、十字韧带等。近来对关节镜手术在治疗半月板撕裂及所并发的骨关节炎(OA)中的作用已经存有争议。我们对这一争议将在本章末尾部分进行详细的讨论。膝关节外部结构的病变包括侧副韧带损伤、髌股脱位、股四头肌及腘绳肌群功能障碍，这些也被认为是力学紊乱。

膝关节的力学紊乱如果持续存在，最终将会导致OA。几个OA的动物试验模型均为引发的关节内紊乱[1-9]。最常用的OA实验模型包括犬类及兔子的部分内侧半月板切除[1,2]或者前十字交叉韧带的横断。在关节内结构紊乱被诱导后，实验动物将被迫进行肢体锻炼，最终发展成临床性OA。像天竺鼠[5,6]、老鼠[7]以及绵羊等其他骨关节炎动物的实验模型同样要求通过肢体的使用对多种关节完整性进行实验性的破坏。这个实验证据已经在接受全半月板切除术或由于十字交叉韧带不稳而造成的严重失稳的临床患者身上观察到。随着人口年龄的老化和越来越多的人开始从事娱乐业或运动相关的职业，膝关节力学紊乱的病例将会越来越多，特别是如不能早期诊断，这将会导致膝关节OA的患病率提高。

一、解剖学

(一)关节透明软骨

软骨在健康和疾病情况下的结构和功能已经在第10及第11章中详述。简单地说，关节软骨是一种稳定的、能够吸收冲撞力、传送负荷的弹性组织，并且能承受巨大的垂直方向上的冲击力。在肉眼可见结构及黏蛋白含量上的改变导致了功能和剩余弹力的降低。关节软骨是无血管结构，通过负荷存在(或不存在)时的压缩力吸收滑膜液的营养液。任何影响膝部透明软骨解剖或生物化学完整性的疾病都易造成膝部力学紊乱，从而将导致膝关节OA的高发性。

(二)半月板纤维软骨

纤维软骨的功能与结构已在第7章详述。简而言之，内侧及外侧半月板是新月形的透明软骨，其横断面是三角形的，这一形状在胫骨平台为中央凸起的股骨髁提供了一个凹平面(图98.1)。半月板通过稳定膝关节及为吸收膝部震荡而提供一个弹性垫来发挥功能。半月板纤维软骨的生物化学组成与关节透明软骨不同，其纤维软骨的胶原的干重量比重达到60%~90%[10-12]，而其蛋白多糖的含量不足10%[13]。在成人期，半月板大部分是无血管结构，通过承受负荷的有无而吸收滑膜液中的营养。在半月板邻近关节囊的区域有一个脉管区，从而使其比关节软骨更易修复。由于半月板周围存在血液供应，人们认为位于半月板和关节囊结合部位5 mm之内的半月板撕裂通过手术治疗是可以修复的。而位置比较

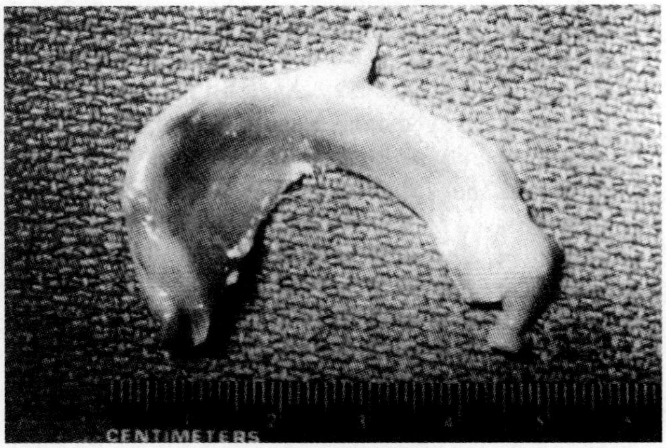

图98.1 正常人的内侧半月板。注意其新月样的形状，游离缘薄，而且周边附着缘相当厚。半月板增加关节的稳定性，为膝关节的承重结构。

靠近中央的撕裂应该给予切除，而不是修复。

（三）韧带

韧带几乎完全由呈致密、平行、规律排列的束状结构的胶原及弹力蛋白构成，其功能是使膝关节完成屈伸、轻度旋转方向的运动(图98.2)。后内侧及后外侧角包括侧副韧带，其功能是限制内翻或外翻移位。并控制旋转。十字韧带限制胫骨平台的向前及向后移位。当其在股骨髁远端转动时，同时有着稳定内翻及外翻移位的次级作用。

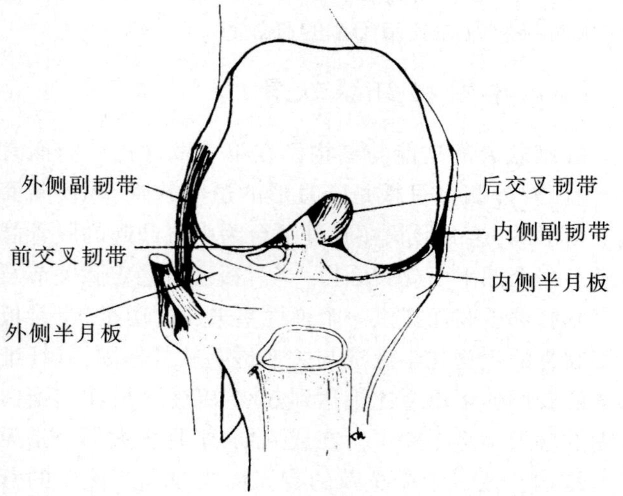

图98.2 人类膝关节示意图。髌骨及关节囊被去掉。注意股骨远端及胫骨近端被透明软骨覆盖。附着在胫骨表面的是内侧副韧带和外侧副韧带，厚实的胶原束，其提供冠状面上的稳定性。交叉韧带控制矢状面上的稳定性。

（四）髌股的排列

在膝关节的屈伸活动过程中，髌骨沿股骨髁间沟进行上下滑动。如果存在股四头肌在髌韧带的力不平衡或严重的内翻及外翻畸形，则可以发生髌骨轨迹的排列错乱。同样的，当髌韧带松弛时继发的显著髌骨半脱位也可表现为髌骨轨迹异常。这些解剖学上的变形中的每一种都能导致膝关节力学紊乱，对髌股关节间室产生严重的影响。

二、半月板的病变

内侧及外侧半月板为新月形结构，这种结构在横断面检查上显示为三角形。这一结构使得膝关节有着较好的稳定性及良好的关节结构，并能够在沿轴负重时传递50%~70%的负荷[14]。半月板异常约占全部膝关节病变的2/3[15-20]。半月板撕裂可以分为急性撕裂、慢性撕裂及退变撕裂。大多数急性撕裂是在(如负重情况下)关节面异常活动时的运动损伤造成外伤后出现的，此时半月板被卡住。一个急性损伤通常包括竖直和纵向的撕裂。慢性或退变撕裂常没有明确的突发事件。慢性撕裂的症状通常不严重，撕裂通常造成半月板(特别是后1/3)的水平方向的撕裂。对于尤其是与OA相关的慢性撕裂伤的治疗，近来有着相当大的争论[21-24]。这些争论将在本章的后面进行详细的讨论。

在一个大样本的半月板损伤症状的关节镜研究中，81%患者是男性，大部分为内侧半月板损伤。约有75%内侧半月板撕裂是竖直撕裂，其余部分为水平撕裂。同样，在外侧半月板损伤，竖直撕裂中也是较常见的损伤类型。

（一）临床特征

1.病史的特征

一般情况下，急性半月板损伤涉及容易确认的突发的事件，常常随之出现由于疼痛所致的关节活动受限。典型的情况下，第二天可见到肿胀。患者在活动时也会发现肿胀和疼痛加剧，而休息后症状好转。当急性损伤造成撕裂半月板的移位，患者通常会主诉膝关节的抓痛或裂开痛的感觉(表98.1)。尽管"打软腿"感觉常常见于半月板撕裂，但是这种情况在十字韧带损伤时更常见，而且其在任何疼痛性膝关节疾病中均可见到。在半月板撕裂的情况下，其是由随之发生错动的屈

表98.1 半月板与韧带撕裂的体征和症状的比较

	半月板	韧带
弹出或交锁的病史	+	++
肿胀	第二天	1~6小时
活动后反复性肿胀	++	0
不稳定性	+(假性)	+++
能立即负重	可以	不行或下降
绞索症状	+++	0

肌松弛所致。

慢性半月板撕裂通常没有急性撕裂那样疼痛,而且常常缺乏明确的突发事件。通常情况下,如果伴有OA,其突发原因可能像下蹲或扭动动作或单纯的错步一样简单。主诉通常包括偶尔的肿胀及膝关节活动时加重的慢性疼痛，疼痛和肿胀将随着关节活动的减少而缓解。与急性移位性撕裂相比,关节活动受限不显著。

2.体格检查

关节渗出积液通常与关节内炎症的严重程度相关。显然，急性损伤通常比慢性退变性撕裂伴有更多的渗出。如果存在伴有半月板压迫性损害的半月板移位撕裂,则会有被动活动的受限。压迫性损害的半月板碎片通常是限制膝关节完全伸展的罪魁祸首。McMurray 实验是诱发撕裂半月板压迫性损害的特定实验。患者取仰卧位,检查者手握患肢,使患者最大限度地屈膝屈髋,达到屈曲最大限度时,用力地内旋或外旋膝关节,试图使撕裂的内侧或外侧半月板弹跳。当膝关节保持在被动屈曲内旋时,一旦膝部伸展,在关节内可察觉出可触及或听到的到弹响，然后再重复地被动屈曲外旋膝关节。疼痛并不总是存在,特别是在陈旧的退变性撕裂。当既有关节弹响又存在关节疼痛时,McMurray 实验为阳性。Apley 研磨实验也用来检测半月板病变。患者取俯卧位,膝关节屈曲 90°,检查者内旋外旋膝关节的同时施加压力，当出现疼痛时此实验为阳性,本实验不仅仅适用于半月板损伤,因为当关节软骨损伤时也会引发疼痛。当有关节弹响及 Apley 研磨实验为阳性表现共同存在时,与半月板撕裂相一致。

因为解剖学上半月板靠近于关节的内侧及外侧缘，关节间隙压痛是半月板损伤的标志。由于半月板紧紧地与富含神经组织的关节囊周相连，所以产生局部疼痛。关节间隙压痛、反复发作的渗出积液、McMurray 实验或 Apley 研磨实验阳性结合在一起临床上可高度提示半月板撕裂。具体的关节间隙压痛、关节交锁或抓痛、丧失运动功能和 McMurray 实验阳性是不稳定性半月板撕裂的全部力学体征和症状。

(二)影像学检查

临床可疑半月板撕裂的确诊通常要应用影像学检查,有创或无创的影像学检查。无创检查包括 X 线平片、CT 扫描或 MRI(图 98.3)。有创成像包括关节镜检查及关节造影,这些检查有着较高的准确性。X 线平片对软组织损伤的诊断价值较有限。OA 伴随半月板撕裂是退变或慢性半月板撕裂的常见特征,X 线平片的唯一功能是评价相伴随 OA 的严重性。MRI 的诊断准确度可达 70%~95%[26-31](第 6 章)。MRI 虽然是一个恰当的软组织损伤评估方法，但是却因为其难以将完整的退变性半月板和退变性或慢性半月板损伤相鉴别，因此其在半月板损伤的诊断中的应用受到一定的限制。由于 MRI 具有很高的阴性预测值,其最大的作用在于检查阴性。目前,CT 扫描在半月板损伤的评价中没有任何作用。

双重对照关节造影是既往半月板撕裂诊断的金标准[32]。然而,它的准确性高度依赖于检查者的经验及损伤的严重程度。此外,它是一项伴有严重疼痛的创伤性检查。当 MRI 和关节镜检查作为一种较受欢迎的诊断方法取代了关节造影之后,关节造影的作用极其有限。关节镜是一种创伤微小的外科手术(图 98.4),目前应该被认为是半月板撕裂诊断的金标准(第 5 章)[33,34]。但是在观察内侧半月板后角方面仍存在困难，而且该项检查受限于操作者的经验和技术。当体格检查全面而且规范、同时进行了 MRI 检查的时候,就没有做关节镜检查的必要了。这一技术应当用于根据体格检查及病史高度怀疑半月板损伤，并且认为手术治疗是必要的病例。

(三)治疗

对于半月板撕裂的患者，选择保守治疗还是选择手术治疗取决于半月板的移位程度。如果半月板撕裂移位，致使压迫性损害及关节活动受限，则应手术治疗。无移位且不会导致压迫性损害的半月板撕裂应行保守治疗,包括应用非类固醇抗炎类药物(NSAID)止痛,以及功能锻炼来维持被动关节活动度及肌肉力量。如果需要行手术治疗半月板撕裂移位，关节镜下半月板部分切除术效果要优于开放式手术，因为部分切除恢复较快。尽量少切除半月板以最大限度地保留其功

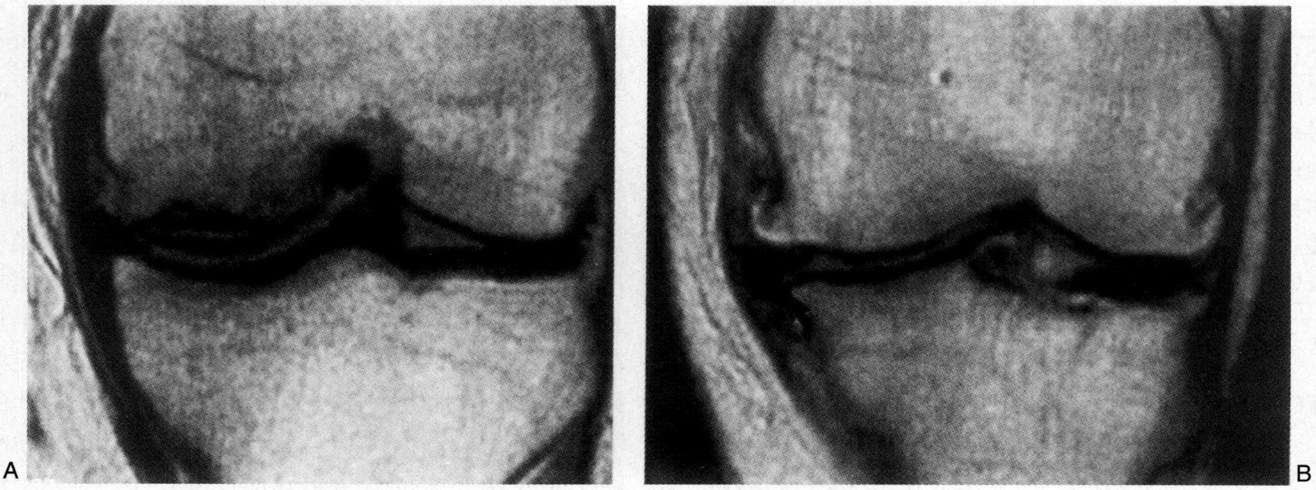

图98.3 (A)一位74岁男性的膝关节MRI,显示伴发的特发性股骨内髁骨坏死。(B)内侧半月板撕裂复杂的退变性水平状裂痕(箭头)。

能。试验模型表明,半月板切除术后继发骨关节炎的概率与术中切除半月板的大小直接相关[35]。这个事实引发了目前修复外周撕裂型半月板损伤的新趋势,尽量减少半月板的切除。关节镜下滑膜切除术后患者同样需要应用非类固醇抗炎类药物以及功能锻炼。

三、韧带病变

正常膝关节的稳定性及活动范围依赖于韧带的完整性。4组主要韧带控制关节的屈伸和伸末期过程中的旋转等基本活动。这4组韧带是内侧副韧带及后内侧角,后外侧角(腘肌、腘腓韧带、外侧副韧带),前交叉韧带和后交叉韧带。后内侧及外侧角位于膝关节内侧和外侧面,而且限制膝关节内翻或外翻成角及控制旋转。内侧副韧带与内侧半月板紧密相连,任一结构的断裂都会导致内侧间室其他结构的损伤。前交叉韧带及后交叉韧带的作用是防止屈伸过程中胫骨相对于股骨髁的前后移位。急性损伤对于交叉韧带,特别是前交叉韧带,通常会导致韧带血管损伤从而引起较多的关节内积血。急性韧带损伤经常出现在易于识别的突发性损伤。

(一)临床特征

1.病史特征

韧带损伤发生在活动中,并且通常发生在跳跃或跑步中突然变换方向。另一种逐渐被重视的膝关节韧

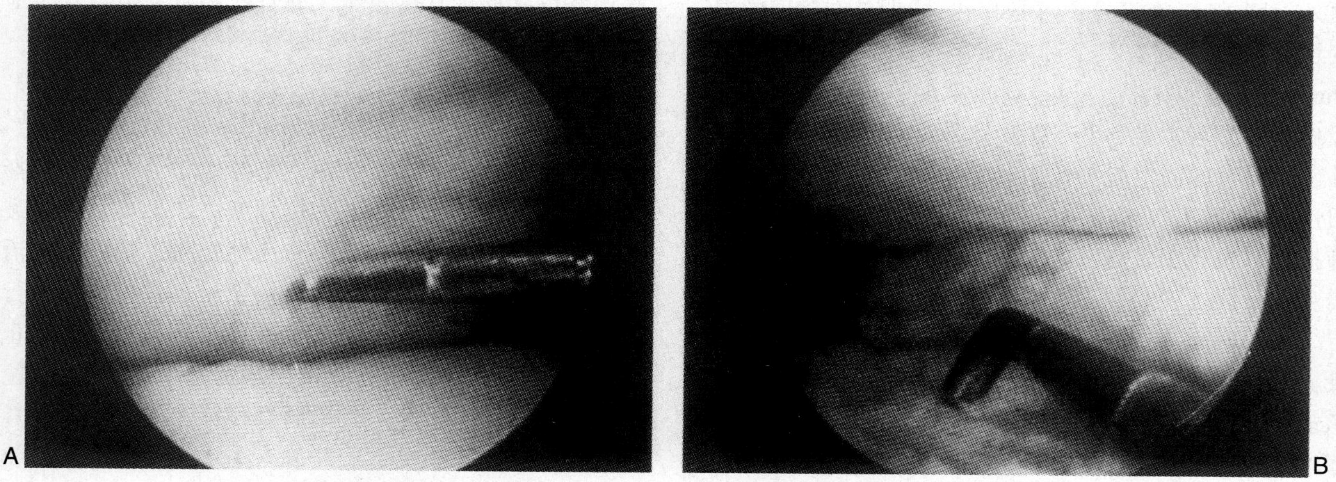

图98.4 (A)关节镜下退变的内侧半月板,探针指示撕裂的体部。(B)软骨损害,暴露软骨下骨。

带损伤的原因是高能性创伤(例如摩托车辆撞伤)。关节疼痛肿胀,通常由于关节积血而产生,在伤后的 1~6 小时内迅速发生。

2.体格检查

大多数韧带损伤通过简单的体格检查就能轻易地被发现。内外侧副韧带损伤最好在将关节被动屈曲 30°的体位进行检查。能使膝关节外翻的被动应力提示内侧副韧带撕裂。不完全性内侧副韧带撕裂常常在此实验中引起膝关节内侧间室压痛而没有膝关节外翻的表现。相反,将膝关节保持在这一体位所施用的内翻力能够用来在外侧间室检查到同样的体征,提示外侧副韧带损伤。解释这项检查时应该谨慎,因为在由于慢性骨关节炎而使整层关节软骨消失的膝关节中,常常见到副韧带的"相对"松弛。副韧带分别是后内侧角和后外侧角组成成分。在内侧,后斜韧带是关键,而在外侧,腘肌和腘腓韧带都很重要。角的功能是不但在内翻及外翻的应力下保持膝关节稳定,而且控制膝关节旋转。一个很好的检测旋转稳定性的试验是转盘试验。患者取俯卧位,屈膝 30°,然后检查者向外旋转患者双足,观察其对称性。如果一足旋转较对侧多 10°或 10°以上,则意味着后外侧角的损伤。在屈曲 90°位重复操作。30°时实验阳性而 90°时实验阴性最常出现在孤立性的后外侧角损伤。30°与 90°时实验均阳性,提示患者可能有多韧带损伤,包括后交叉韧带及后外侧角。

前交叉韧带撕裂最好通过 Lachman 试验检查(图 98.5)。这一检查最好在膝关节被动屈曲 25°进行,在胫骨上施一相对于股骨髁向前的力,如果胫骨平台相对于股骨髁向前移位,则表示前交叉韧带的损伤或松弛。若没有移位而诱发出触痛则提示前交叉韧带不完全断裂。后交叉韧带最好通过后屉形征来检查,这项检查可在膝关节屈曲 90°的情况下进行。在胫骨施以向后的力将胫骨向后推,同时观察胫骨相对股骨髁是否有向后移位。同样,在慢性骨关节炎及由于关节软骨丧失而导致韧带相对松弛的患者,解释这些实验应该注意。

大多数韧带断裂可以通过松弛或移位的程度来定量。通过参照正常的对侧膝关节可作如下定义:Ⅰ级松弛,意味着多活动 5 mm;Ⅱ级为 6~10 mm;Ⅲ级为 11~15 mm;Ⅳ级为大于 15 mm。

(二)影像学检查

MRI 对于确诊韧带的损伤可能很有帮助,它可以详细地描绘出角的哪部分撕裂以及患者是否同时合并

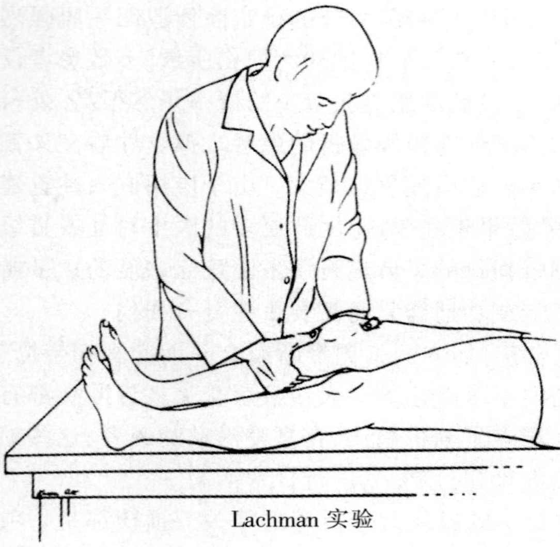

图98.5 用于检验前十字韧带稳定性的Lachman实验,在屈膝25°的体位进行检查。

有半月板的损伤。X 线平片对于排除高能量损伤(如机动车辆撞击)是否合并骨折或评估潜在的骨关节炎的严重程度时十分重要。在怀疑合并有半月板撕裂或骨软骨骨折需要关节镜进行修复的患者,应该考虑应用有创关节镜[36-39]。

(三)治疗

多数韧带损伤的治疗基于损伤的程度或分级以及患者对将来功能的要求[40-44]。对于前交叉韧带损伤的Ⅰ或Ⅱ级损伤的患者在康复治疗及功能锻炼后仍保持稳定的功能。对于Ⅲ级损伤的患者是否行外科手术重建常常取决于患者对于未来关节功能活动的要求。由急性损伤导致Ⅳ级松弛的患者则应行重建手术以维持功能。无论患者手术与否,NSAID 都应用于止痛及监督下的理疗锻炼。

内侧副韧带损伤的治疗与前交叉韧带损伤的治疗类似[45,46]。对于Ⅱ级及以下的损伤通常采用非手术的保守治疗,包括监督下的功能锻炼,使用 NSAID 止痛,以及应用带有铰链的石膏或支具固定 3~6 周。Ⅲ级及以上的损伤,特别是合并有后斜韧带的撕裂,则通常需要手术修补,因为这时可能会引发关节慢性不稳及后期骨关节炎所引起的系列问题。Ⅱ级及以上后外侧角撕裂通常需要外科手术重建。如果角的多个结构撕裂(如腘肌、腘腓韧带或外侧副韧带),重建术的必要性更大。

孤立性后交叉韧带损伤罕见[47],而且可能由于在

屈膝过程中为维持膝关节的稳定而使股四头肌强烈地牵拉髌骨,或膝关节的过伸性损伤所致。多数患者仅轻微受伤,不过后期患骨关节炎的概率仍然很高。外科修复通常用于伴有撕脱骨折的患者。孤立性后交叉韧带损伤的手术适应证争议很大。由于应用嵌入性重建技术,手术效果正在改进,因此更多的医生对Ⅱ或Ⅲ级后交叉韧带损伤的患者施行手术治疗。中度的韧带撕裂通常不能成功地修复而需要重建复合损伤。

复合伤(如内侧副韧带断裂合并前交叉韧带撕裂)通常需要手术重建[46]。大多数后交叉韧带撕裂都有复合损伤或多发韧带损伤。在喜爱活动的患者,这些损伤通常需要重建,以便其进行日常活动。

监督下的康复对于所有的膝关节损伤都是一项重要的治疗措施,而对于韧带损伤更是如此。增强腘绳肌相对于股四头肌的肌力的目标取决于韧带损伤的类型。前交叉韧带损伤后,直接进行物理治疗以达到腘绳肌及股四头肌的平衡力量。这不像正常情况下,股四头肌比腘绳肌强壮约50%。在后交叉韧带的损伤中,股四头肌的肌力要尽可能地增强,以确保膝关节的稳定性。每一个患者都必须依据其受伤类型制定其功能锻炼的方案(第38章)。

四、髌股关节排列紊乱

髌骨在股骨髁间沟中运动轨迹的紊乱是引起膝关节疼痛的最常见的原因之一。以前,所谓的髌骨软化,即伴发的髌骨软骨退变过程,通常继发于髌骨在股骨髁间沟内运行轨迹紊乱。不同于以前所描述的半月板和韧带的病变,髌股关节紊乱常常与损伤没有关系。髌股关节疼痛方面的系列问题通常和异常的髌骨倾斜、力线不良或半脱位的程度有关。

(一)临床特征

1.病史特点

髌股关节紊乱患者最常见的主诉是劳累性膝关节疼痛,特别是涉及负重情况下的膝关节主动伸或屈的活动,如爬楼梯、跑、跳和下蹲。有趣的是,在髌股关节疾病中,下楼梯困难常常比上楼梯困难更具有特征性。长时间的膝关节固定在屈曲位,比如坐在书桌旁或骑摩托车时,则在重新站立时经常会引起疼痛。

2.体格检查

关节渗液并不常见,但是与髌骨关节软骨的炎症及病理组织学程度有关。被动活动度经常存在。捻发音是髌股关节紊乱的常见特征,通常局限于髌股间室。髌股间室作为膝关节疼痛的一个来源,可以通过髌股关节挤压或髌骨抑制重现主诉来证实。常常会伴发髌周肌肉和髂胫束的压痛。

髌骨倾斜或髌骨松弛的异常程度可能与髌股关节排列异常和继发性膝关节力学紊乱有关(图98.6)。应用被动髌骨倾斜试验来测量髌骨的松弛度;与股骨外侧髁相对的髌骨外侧缘倾斜程度检验外侧支持带的松紧度。0或负的倾斜角通常表示外侧支持带过紧。被动髌骨滑移试验可以让检查者估计髌骨向外偏移的程度。在被动伸直位,检查者被动将髌骨外移。如果髌骨能移位超过其本身宽度的1/2,则提示内侧支持带松弛;无论是内侧支持带松弛,还是侧支持带过紧,都会导致髌骨的异常倾斜及排列紊乱。

所有的下肢畸形,尤其是膝关节成角畸形,应该在患者站立的情况下进行评估。Q角的增加(图98.7)会导致髌骨轨迹异常。同样的,股内侧肌萎缩,膝外翻畸形,或任何原因所致前足旋前都会导致髌股排列异常[48]。

(二)影像学检查

临床怀疑髌骨倾斜通常能通过对X线平片上Laurin角的测量来证实。在膝关节屈曲20°时,测量外侧髌股角(图98.8)。在正常的髌股关节间室,Laurin角为正时,表明向外张开。髌骨异常倾斜时,Laurin角为负,而且

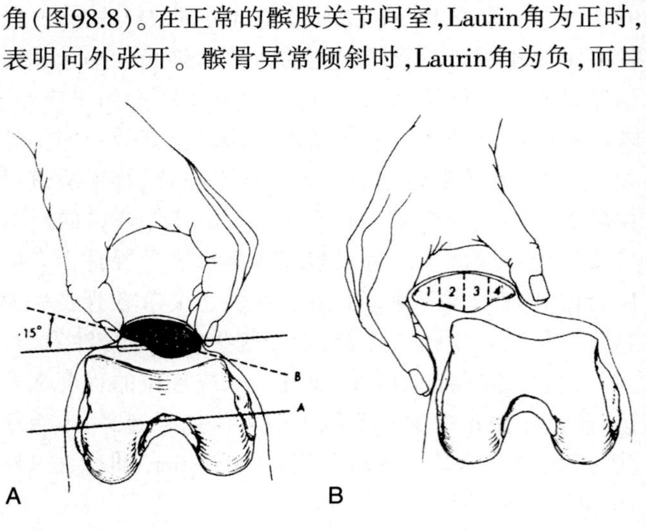

图98.6 (A)被动髌骨倾斜表示外侧副韧带松弛。髌骨倾斜为0°或更小表明外侧支持韧带过紧。(B)被动向外滑动试验显示在完全伸直状态下髌骨向外侧移位的能力。半脱位超过髌骨自身宽度的1/2,表示内侧副韧带的松弛。

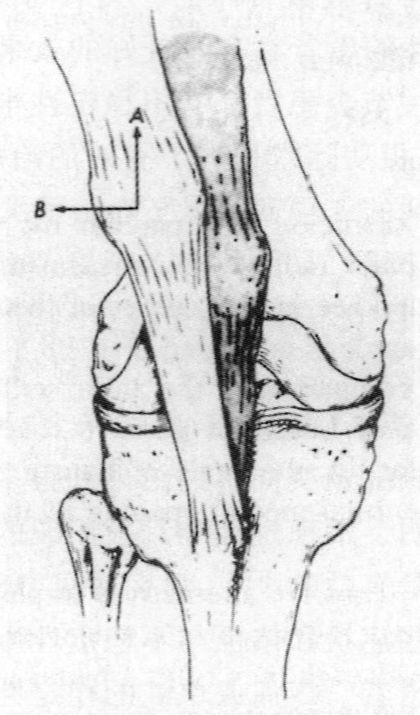

图98.7 如果外侧偏移(B)超过近侧偏移(A),那么表明"功能"Q角增加。

提示间室向内异常张开[49,50]。

在确定髌股关节排列和倾斜问题方面，也可选择CT和MRI扫描来替代X线平片[51,52]。虽然他们能更好地显示膝关节间隙的软组织，但是他们的检查技术-费用比还是不划算的。

对髌骨软骨病变严重程度的分级，关节镜检查是非常有价值的,但在明确临床可疑情况方面,它并不能比体格检查及X线平片提供更多的信息。

(三)治疗

各级髌骨排列异常,都应该首先进行保守治疗[53]。监督下的理疗配合股四头肌肌力锻炼，特别是股内侧肌,用以松解外侧支持带,腘绳肌肌腱及髂胫束。外部支具如弹性膝托和矫形器的应用也是有帮助的。伸膝的最后30°时行股四头肌肌力训练以强化股内侧肌是一项十分重要的措施。应避免全活动度下的大量负重的等张锻炼(如负重时完全下蹲)。非类固醇抗炎类药物不仅对用来止痛有帮助，而且还可用于渗出较多的患者。

对于严重的排列紊乱,偶尔需要外科手术治疗。对于慢性髌骨半脱位的患者，外侧支持带松解可能会有帮助,不过以前研究显示,当仅进行外侧支持带松解时并非都能取得成功。其他术式（包括股内侧肌止点移位)都显示类似的模棱两可的结果[54]。对于大多数髌骨疼痛和排列紊乱,在考虑实行手术治疗以前,应该充分应用非手术治疗方法。

五、特殊考虑及特殊病例

(一)胫骨平台骨折

很多临床医师认为高能量的胫骨平台骨折后,发生严重的骨关节炎几乎是不可避免的。这些创伤最常是由汽车、摩托车撞伤或从相当高的位置摔下所致。近期的资料显示一组长期随访(平均8年)的患者预后良好,关节功能满意度较高,没有形成严重的骨关节炎[55]。很多胫骨平台高能量骨折的患者都合并有软组织损伤,这可以导致严重的疼痛及关节活动度丧失。在笔者未发表的临床观察中，已注意到在一组103名高能量损伤后胫骨平台骨折的病例中,71%患者至少有一个韧带损伤,而49%的患者合并半月板撕裂。对于这些损伤未能及时的检查和治疗通常会导致严重疼痛和继发关节纤维性强直。此导致一个关节功能丧失,而且可能会因为关节纤维性强直和不能在功能弓关节或活动关节导致骨关节炎。症状可能是由于没有得到诊断和治疗的韧带和半月板撕裂，而非高能量关节骨折所导致的不可避免的骨关节炎。如果患者在高能量创伤后出现疼痛,医师应判断其是否有软组织结构的撕裂,而不应推断其有严重的骨关节炎。

(二)滑膜皱襞

根据文献报道，滑囊皱襞是膝关节力学病变的另一个潜在原因，不过它是否是造成严重的膝关节疼痛的原因尚存质疑。随着关节镜技术的发展,此诊断越来越常见(第5章),因为大多数患者膝关节内都有至少1个皱襞。如果说皱襞可能引发症状,那么最常见的是内侧皱襞,该皱襞位于距髌骨内侧约一指宽的部位[56]。但是，因为研究者已经注意到绝大多数患者有对称的皱

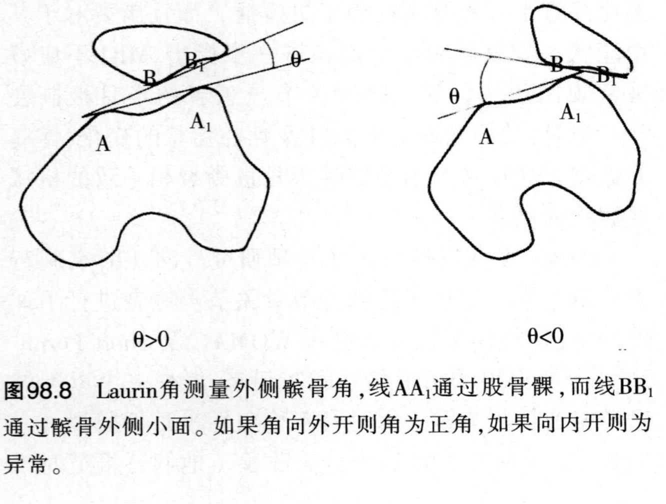

图98.8 Laurin角测量外侧髌骨角,线AA_1通过股骨髁,而线BB_1通过髌骨外侧小面。如果角向外开则角为正角,如果向内开则为异常。

襞[57],但双侧疼痛者罕见,因此皱襞作为疼痛的原因是高度可疑的。显然,滑囊皱襞在很多患者中存在,但很少引起疼痛。如果患者有机械性疼痛,且可触及皱襞而没有其他可知的引起疼痛的原因,则采取休息、冰敷及理疗等非手术治疗是适当的。

六、关节镜的作用

由于近来的大量研究，关节镜在骨关节炎患者中的作用已引起争议[21-23]。因为膝关节骨关节炎患者通常会有严重的疼痛，因此半月板撕裂的手术适应证并不像没有膝关节骨关节炎的患者那样明确。Moseley 及其同事发表了一项随机安慰剂对照实验，结果显示施行关节灌洗或关节清创术的患者的结果并不比安慰剂治疗组患者的效果好。这项研究的缺陷包括没有使用健康状况问卷(Short Form-36)和西安大略省麦马斯特大学骨关节炎指数可视化量表(WOMAC),仅有 59 名行关节镜关节清创术的患者，没有判断患者是机械性还是半月板引起的症状,没有应用 MRI 评价是否存在半月板撕裂,在关节清创术组仅有 31%的患者有轻度的骨关节炎[21]。这项研究提出了很多问题,并明确表明关节镜在没有半月板撕裂和机械性症状时作为对骨关节炎疼痛的治疗是不明显的。

Bhattacharyya 及其同事评估了 MRI 在 154 例有症状的 OA 和 49 例年龄匹配的对照组中的应用[22]。通过使用 MRI,他们发现 91%的有症状的骨关节炎患者有半月板的撕裂,而 76%无症状的对照组也有半月板撕裂。WOMAC 评分和疼痛指数对于伴或不伴半月板撕裂的骨关节炎患者并无显著的不同。这并没有试图明确半月板撕裂是否不稳定或患者是否有机械性症状。他们得出结论：存在半月板撕裂的骨关节炎的患者并不比没有半月板撕裂的患者更疼痛，而且撕裂对于其功能状态没有影响。他们还进一步指出,MRI 不应该被常规用于评价和处理骨关节炎患者的半月板撕裂[22]。但是,他们的研究并未涉及存在症状的变化(疼痛的加重）和存在与不稳定性半月板撕裂相一致的机械性症状的患者。

Dervin 及其同事发表了一项研究，对 126 名施行关节镜下关节清创术的膝关节骨关节炎患者进行了评价[23]。他们将体格检查和应用 WOMAC 及 Short Form-36 评分所得出的结果相互联系起来,发现一半以上的患者在施行关节镜手术时有不稳定性半月板撕裂（占 63%),手术两年后疼痛评分有改善。他们还报道对于有不稳定性半月板撕裂体征、关节间隙压痛或 Steinman 实验阳性的患者都有显著好的效果，发现对于轻至中度的骨关节炎患者和有不稳定性半月板撕裂的患者,部分半月板切除术是一个有效的治疗措施[23]。

以上提到的 3 项研究[21-23]阐明了关节镜在骨关节炎患者中的作用。显然很多老年患者都有退行性半月板撕裂,不论伴或不伴骨关节炎。不管体格检查结果如何,常规应用关节镜治疗这些患者显然是不合适的。单独的 MRI 不能精确地诊断出临床上显著的半月板撕裂。然而,Dervin 及其同事的结果和很多医师及患者的临床经验表明，不稳定性半月板撕裂的患者施行关节镜手术可能是有益的[21-24]。显而易见,MRI 和关节镜都应该用于那些症状和体征与不稳定性半月板撕裂一致的骨关节炎患者。疼痛或单纯的稳定性退变性半月板撕裂都不是施行关节镜手术的适应证。

七、结论

膝关节机械性疾病最终会导致临床上骨关节炎的发生。关节内或关节外膝关节正常功能所必需的任何结构的严重紊乱都能导致骨关节炎。早期识别和诊断、适当的治疗、体型及生活习惯的改善都可以延缓膝关节机械性疾病发展成临床性骨关节炎的进程。

(孙永生 译　娄思权 李世民 校)

参考文献

1. Mehraban F, Kuo SY, Riera H, et al. Prostromelysin and procollagenase genes are differentially up-regulated in chondrocytes from the knees of rabbits with experimental osteoarthritis. *Arthritis Rheum* 1994;37:1189–1197.
2. Elmer RH, Moskowitz RW, Frankel VH. Meniscal regeneration and postmeniscectomy degenerative joint disease. *Clin Orthop* 1977;124:304–310.
3. Guilak F, Ratcliffe A, Lane N, et al. Mechanical and biochemical changes in the superficial zone of articular cartilage in canine experimental osteoarthritis. *J Orthop Res* 1994;12:474–484.
4. Pelletier JP, Mineau F, Raynauld JP, et al. Intra-articular injections with methylprednisolone acetate reduce osteoarthritic lesions in parallel with chondrocyte stromelysin synthesis in experimental osteoarthritis. *Arthritis Rheum* 1994;37:414–423.
5. Dedrick DK, Goulet R, Huston L, et al. Early bone changes in experimental osteoarthritis using microscopic computed tomography. *J Rheumatol* 1991;27[Suppl]:44–45.
6. Meacock SC, Bodmer JL, Billingham WE. Experimental osteoarthritis in guinea pigs. *J Exp Pathol (Oxford)* 1990;71:279–293.
7. van der Kraan PM, Vitters EL, van Beuningen HM, et al. Degenerative knee joint lesions in mice after a single intra-articular collagenase injection: a new model of osteoarthritis. *J Exp Pathol (Oxford)* 1990;71:19–31.
8. Ishimaru J, Handa Y, Kurita K, et al. The effect of occlusal loss on normal and pathological temporomandibular joints: an animal study. *J Craniomaxillofac Surg* 1994;22:95–102.
9. Inerot S, Heinegard D, Olsson SE, et al. Proteoglycan alterations during developing experimental osteoarthritis in a novel hip model.

J Orthop Res 1991;9:658–673.
10. Peters TJ, Smillie IS. Studies on the chemical composition of the menisci of the knee joint with special reference to the horizontal cleavage lesion. *Clin Orthop* 1972;86:245–252.
11. Ghosh P, Taylor TK. The knee joint meniscus: a fibrocartilage of some distinction. *Clin Orthop* 1987;224:52–63.
12. Aspden RM, Yarker YE, Hukins DW. Collagen orientations in the meniscus of the knee joint. *J Anat* 1985;140:371–380.
13. McDevitt CA, Webber RJ. The ultrastructure and biochemistry of meniscal cartilage. *Clin Orthop* 1990;252:8–18.
14. Walker PS, Erkman MJ. The role of the menisci in force transmission across the knee. *Clin Orthop* 1975;109:184–192.
15. Daniel D, Daniels E, Aronson D. The diagnosis of meniscus pathology. *Clin Orthop* 1982;163:218–224.
16. Hamberg P, Gillquist J, Lysholm J. Suture of new and old peripheral meniscus tears. *J Bone Joint Surg Am* 1983;65:193–197.
17. Jones RE, Smith EC, Resich JS. Effects of medial meniscectomy in patients older than forty years. *J Bone Joint Surg Am* 1978;60:783–786.
18. Noble J, Erat K. In defense of the meniscus. *J Bone Joint Surg Br* 1980;62:7–11.
19. Sonne-Holm S, Fledelius I, Ahn N. Results after meniscectomy in 147 athletes. *Acta Orthop Scand* 1980;51:303–309.
20. Hough AJ, Webber RJ. Pathology of the meniscus. *Clin Orthop* 1990; 252:32–40.
21. Moseley JB, O'Malley K, Petersen NJ, et al. A controlled trial of arthroscopic surgery for osteoarthritis of the knee. *N Engl J Med* 2002; 347:81–88.
22. Bhattacharyya T, Gale D, Dewire P, et al. The clinical importance of meniscal tears demonstrated by magnetic resonance imaging in osteoarthritis of the knee. *J Bone Joint Surg Am* 2003;85:4–9.
23. Dervin GF, Stiell IG, Rody K, et al. Effect of arthroscopic debridement for osteoarthritis of the knee on health-related quality of life. *J Bone Joint Surg Am* 2003;85:10–19.
24. Garrett W. Evaluation and treatment of the arthritic knee. *J Bone Joint Surg Am* 2003;85:156–157.
25. Dandy DJ. The arthroscopic anatomy of symptomatic meniscal lesions. *J Bone Joint Surg Br* 1990;72:628–633.
26. Polly DW, Callaghan JJ, Sikes RA, et al. The accuracy of selective magnetic resonance imaging compared with the findings of arthroscopy of the knee. *J Bone Joint Surg Am* 1988;70J:192–198.
27. Watanabe AT, Carter BC, Teitelbaum GP, et al. Common pitfalls in magnetic resonance imaging of the knee. *J Bone Joint Surg Am* 1989;71:857–861.
28. Auge WK, Kaeding CC. Bilateral discoid medial menisci with extensive intra-substance cleavage tears: MRI and arthroscopic correlation. *Arthroscopy* 1994;10:313–318.
29. Mink JH, Deutsch AL. Magnetic resonance imaging of the knee *Clin Orthop* 1989;244:29–47.
30. Raunest J, Oberle K, Lochnert J, et al. The clinical value of magnetic resonance imaging in the evaluation of meniscal disorders. *J Bone Joint Surg Am* 1991;73:11–29.
31. Glashow JL, Katz R, Schneider M, et al. Double-blind assessment of the value of magnetic resonance imaging in the diagnosis of anterior cruciate and meniscal lesions. *J Bone Joint Surg Am* 1989;71:113–119.
32. Freiberger RH, Kaye JJ. *Arthrography* New York: Appleton-Century-Crofts, 1979.
33. Casscells SW. The place of arthroscopy in the diagnosis and treatment of internal derangement of the knee: an analysis of 1000 cases. *Clin Orthop* 1980;151:135–142.
34. Curran WP, Woodward EP. Arthroscopy: its role in diagnosis and treatment of athletic knee injuries. *Am J Sports Med* 1980;8:415–418.
35. Aglietti P, Zaccherotti G, De Biase P, et al. A comparison between medial meniscus repair, partial meniscectomy, and normal meniscus in anterior cruciate ligament reconstructed knees. *Clin Orthop* 1994; 307:165–173.
36. Butler JC, Andrews JR. The role of arthroscopic surgery in the evaluation of acute traumatic hemarthrosis of the knee. *Clin Orthop* 1988; 228:150–152.
37. Bumberg BC, McGinty JB. Acute hemarthrosis of the knee: indications for diagnostic arthroscopy. *J Arthrosc* 1990;6:221–225.
38. Kannus P, Jarvinen M. Long-term prognosis of nonoperatively treated acute knee distortions having primary hemarthrosis without clinical instability. *Am J Sports Med* 1987;15:138–148.
39. Casteleyn PP, Handelberg F, Opdecan P. Traumatic hemarthrosis of the knee. *J Bone Joint Surg Br* 1988;70:404–406.
40. Barrack RL, Buckley SL, Brucknes JD, et al. Partial versus complete acute anterior cruciate ligament tears. *J Bone Joint Surg Br* 1990;72J: 622–627.
41. Noyes FR, Barber SD, Mangine RE. Bone-patellar ligament-bone and fascia latas allografts for reconstruction of the anterior cruciate ligament. *J Bone Joint Surg Am* 1990;72:1125–1136.
42. Noyes FR, Bassett RW, Grood ES, et al. Arthroscopy in acute traumatic hemarthrosis of the knee. *J Bone Joint Surg Am* 1980;62:687–695.
43. Kannus P, Jarvinen M. Conservatively treated tears of the anterior cruciate ligament. *J Bone Joint Surg Am* 1989;71:975–987.
44. Pattee GA, Fox JM, DelPizzo W, et al. Four to ten year followup of unreconstructed anterior cruciate ligament tears. *Am J Sports Med* 1989;17:430–435.
45. Belzer JP, Cannon D. Meniscus tears: treatment in the stable and unstable knee. *J Am Acad Orthop Surg* 1993;1:41–47.
46. Rubman MH, Noyes FR, Barber-Westin SD. Arthroscopic repair of meniscal tears that extend into the avascular zone: a review of 198 simple and complex tears. *Am J Sports Med* 1998;26:87–95.
47. Harner CD, Hoher J. Evaluation and treatment of posterior cruciate ligament injuries. *Am J Sports Med* 1998;26:471–482.
48. American Academy of Orthopaedic Surgery. *American Academy of Orthopaedic Surgery knowledge update*. Vol 2. Park Ridge, IL: American Academy of Orthopaedic Surgery, 1985.
49. Aglietti P, Insall JN, Cerulli G. Patella pain and incongruence. I. Measurements of incongruence. *Clin Orthop* 1983;176:217–224.
50. Laurin CA, Lévesque HP, Dussault R, et al. The abnormal lateral patellofemoral angle: a diagnostic roentgenographic sign of recurrent patellar subluxation. *J Bone Joint Surg Am* 1978;60:55–60.
51. Inoue M, Shino K, Hirose H, et al. Subluxation of the patella, computed tomography analysis of patellofemoral congruence. *J Bone Joint Surg Am* 1988;70:1331–1337.
52. Schutzer SF, Ramsby GR, Fulkerson JP. Computed tomographic classification of patellofemoral pain patients. *Orthop Clin North Am* 1986; 17:235–248.
53. Arroll B, Ellis-Pegler E, Edwards A, et al. Patellofemoral pain syndrome: a critical review of nonoperative therapy. *Am J Sports Med* 1997;25:207–212.
54. Boden BP, Pearsall AW, Garrett WE, et al. Patellofemoral instability: evaluation and management. *J Am Acad Orthop Surg* 1997;5:47–57.
55. Weigel DP, Marsh JL. High-energy fractures of the tibial plateau: knee function after longer follow-up. *J Bone Joint Surg Am* 2002;84:1541–1551.
56. DuPont JY. Synovial plicae of the knee: controversies and review. *Clin Sports Med* 1997;16:87–121.
57. Kim SJ, Choe WS. Arthroscopic findings of the synovial plicae of the knee. *Arthroscopy* 1997;13:33–41.

第99章

颈椎综合征

Joe G. Hardin, James T. Halla

在一般人群中,无论是否存在明确的风湿病,颈疼都是一个常见的疑难问题。有时候,人群中 1/3 或 1/3 以上发病[1,2]。典型的情况下,患者不仅在颈部本身感觉到疼痛,在其他部位(如头的后部、肩胛骨、上臂和前胸)也能感觉到。起源于颈部结构的疼痛可能只在颈部以外的其他部位感觉到。在具有明确的颈部创伤、颈椎退行性间盘和关节病或炎性关节病的患者,颈部疼痛的来源可能容易明确,至少可供参考。而对那些缺乏这些病变的颈疼患者,明确确定其原因通常是不可能的。幸运的是,这些疼痛的症状很多是暂时的。颈是一个带有许多成分的复杂的解剖结构,这些成分增加了其本身的检查困难。

可以假定,来源于颈椎的疼痛其源于多个有限结构中的一个或多个:关节(滑膜性的或软骨性的),韧带,神经组织(尤其是神经根),肌肉和肌腱。一个结构(如关节)的疾病常常导致另一个结构(如神经)的症状。现有的诊断方法能够相对容易地明确关节或神经组织是疼痛的可能来源[3]。肌肉或韧带疾病的鉴别要困难得多,这可以解释对没有基础性风湿性疾病的患者的颈疼起源进行准确鉴别困难的原因。

下文将首先关注颈椎及其相关结构的功能解剖,随后将分别论述其他方面正常的个体中常见的颈椎综合征、与创伤相关的综合征、与退变性间盘和关节病变相关的综合征以及由炎性关节病所导致的综合征。

一、功能解剖

这里强调的是脊柱及其关节以及与神经结构之间的关系。人体的颈椎及其组成如图 99.1 所示。寰椎(C1)(图 99.1A)是一个由前外侧关节面修改成的骨环。上关节面与颅骨相关节,形成一个相对稳定的关节,此关节仅允许伸屈运动。下关节面与枢椎(C2)(图 99.1B)的相对应部分关节。第三寰枢关节在这两个椎骨之间的运动中也发挥着重要的作用。这是一个在 C2 的齿状突和 C1 的前房二者之间形成的关节——寰齿关节。这个关节是通过位于齿状突之后的 C1 的横韧带和齿状突与枕骨之间的韧带进行稳定。在颈部屈曲的过程中,头和 C1 作为一个单位在 C2 上运动。这种运动增强了寰枢关节的稳定性,有向后迫使齿状突进入椎管所占据区域的趋势。这三个寰枢椎关节大约占整个颈椎旋转运动的 50%,这三个关节都是滑膜关节。

枢椎下还有 5 个颈椎(图 99.1C)相对固定;它们的关节承担颈椎允许的剩余运动。在前面,椎体通过椎间盘与其对应部分相关节。在青年期,脊柱的椎间盘在别的其他部位中更典型,其外层为致密的纤维环,中央为髓核。在外侧,椎间孔附近,椎体的两边为钩状突(髓椎体唇)与其上椎体的相应部位相关节,形成所谓的卢施卡(Luschka)关节。成人椎间盘丧失了其髓核,在钩突的部位形成裂缝。随着年龄的增加,这些裂缝向内裂开,将椎间盘对切,但是不形成真正的滑膜关节[4,5]。根据这些观察结果,Luschka 关节是虚构的[4,5]。

C2 的后部结构和其下 5 个颈椎构成神经弓,从两侧和后方包围椎管。在外侧,狭窄的椎弓根为 C2 提供了椭圆形椎间神经孔(图 99.2),横突从椎弓根向前外侧方向伸展,为向外的神经根形成架或沟。除 C7 之外,每一个横突,包括 C1 和 C2 的横突,都为椎动脉穿

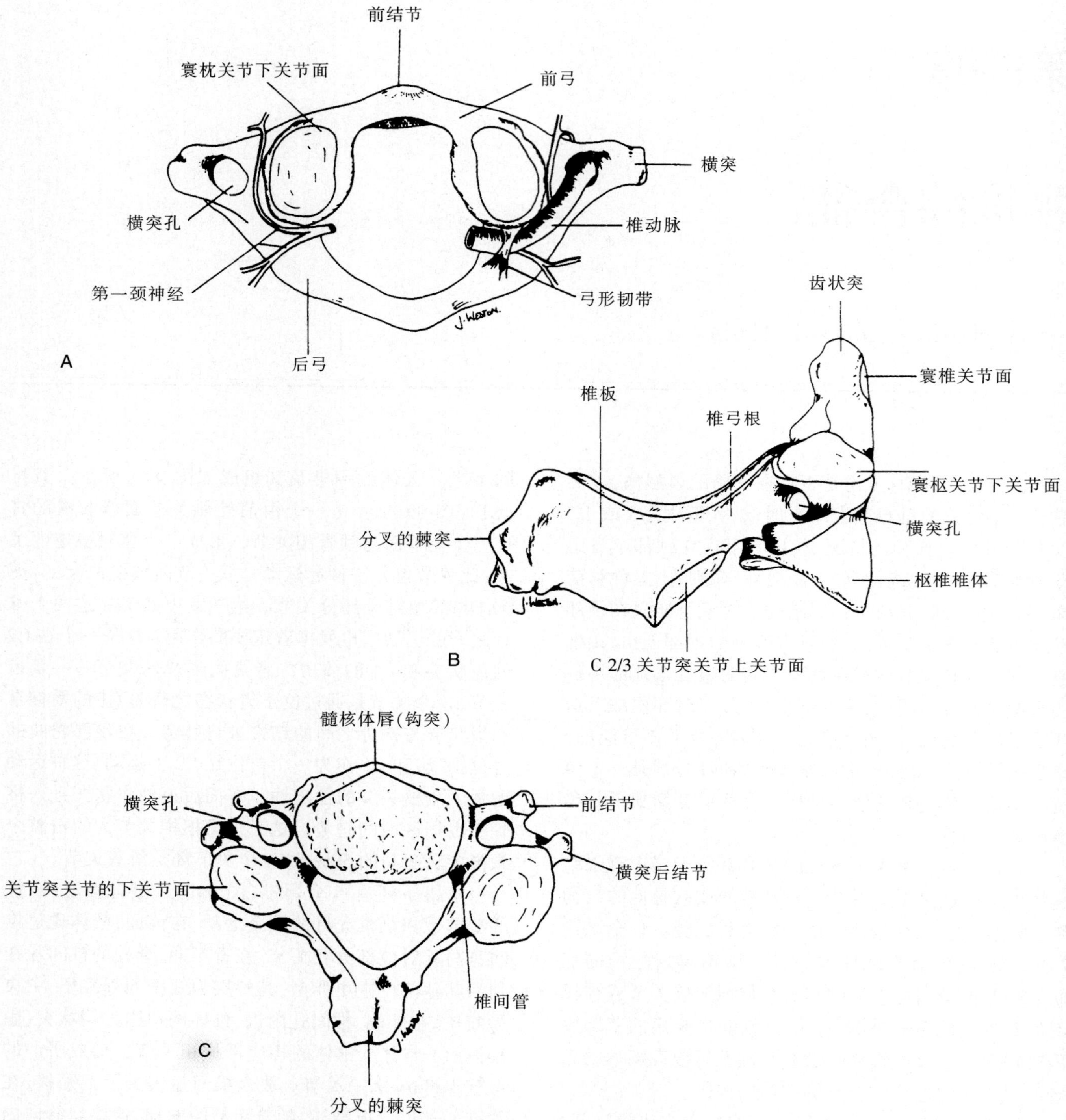

图99.1 寰椎、枢椎和典型的下颈椎。(A)寰椎,上面观。(B)枢椎,侧面观。(C)典型的颈椎,上面观。(From Jeffreys E. Disorders of the cervical spine. London: Butterworths, 1980:3, with permission.)

行的孔所穿破(横突孔)。椎间孔最好在矢状面斜位观察。在椎弓根之后,椎弓向下和向上张开,形成关节面,在C1和C2,椎弓显著位于关节面之后。关节面的表面以大约45°相对。关节面(骨突的)是真正的滑膜关节。椎弓的后部结构(椎弓板)全是椎管。

颈椎关节的活动范围随着年龄、性别和测量者的不同而不同。平均范围如下:屈伸,106°;侧屈或弯,178°;旋转,131°。所有方向上的活动范围均随着年龄

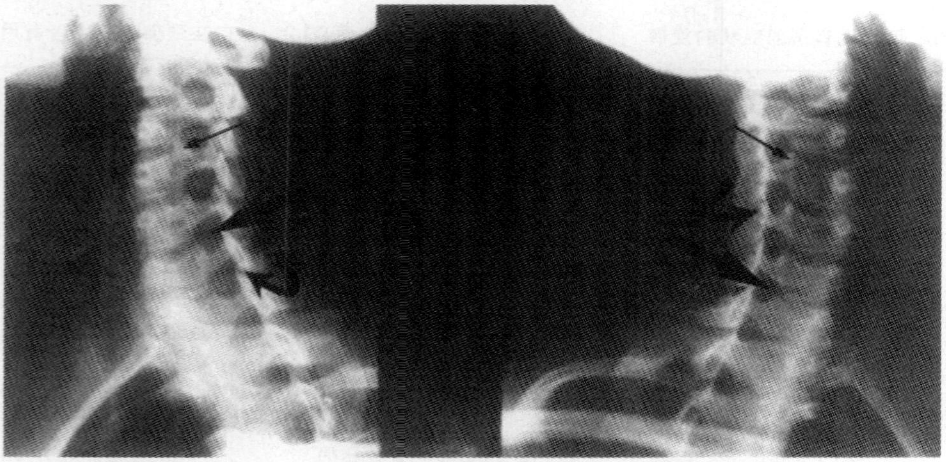

图99.2　颈椎的左右斜位观，显示椎间孔（大箭头）。小箭头显示钩突，弯箭头显示关节突关节。

的增加而显著下降[6,7]。

第一颈神经位于 C1 之上，关节面之后。同样的，第二颈神经位于 C2 上关节面的上方和后方。所有其他的颈神经都从前外侧通过其各自的神经沟，位于椎动脉之后。在离开椎管之后，在神经沟内，于其硬脊膜袖中，前后神经根结合形成颈神经，后根位于前根之上。其在椎间孔和钩突内的位置适合保护神经根免受间盘物质突出或疝出的影响。

重要韧带为 C1 和 C2 关节以下的颈椎增加支持。前纵韧带附着在椎体的前部，当其跨过椎间盘时，其纤维与纤维环纤维疏松地掺合在一起。对后纵韧带，表现恰恰相反，其与椎体的后面疏松地结合，但是与椎间盘附着得更牢固。后纵韧带在颈椎范围内比在胸椎范围内厚得多。椎弓板或椎弓的后面通过强韧、富有弹性的黄韧带连接在一起，黄韧带向前延伸与关节面关节的关节囊掺合在一起。

一大块肌肉占据着颈部的后外侧，这些肌肉的绝大部分附着在颈椎和颅骨，特别是枕部。它们与胸锁乳突肌和颈前侧的肌肉一起使头部和颈部运动，支持和稳定头部和颈部，平衡脊柱上的头部。

二、颈部症状的一般检查方法

颈部感觉到的绝大部分症状是暂时的，而且没有明确的原因。许多症状可能限定在肌筋膜[8]。典型情况下，症状在一开始即进展迅速，伴有颈部和肩带活动受限或活动时疼痛，很少持续 1 周以上。神经学检查正常，其他体格检查表现为非特异性，而且诊断性影像学检查没有帮助。这种综合征常被患者说成“轻度扭伤”。如果出现持续性肌筋膜疼痛（存在或缺乏伴随的纤维肌疼综合征），可能也是颈部慢性症状的一个常见原因[9]。对于这种更顽固的肌筋膜疼痛，患者使用合适颈部轮廓的枕头可能是有效的。

一定要重视持续 1~2 周或伴有其他表现的症状。提示可能为严重或可诊断原因的其他特征包括：身体其他部位疼痛，神经学症状，异常的神经学表现，发热，以及可触及或可听到的颈部捻发音。在颈部，风湿性多发性肌痛、纤维肌痛和一些炎性关节病可能是初始表现或占优势，如表 99.1 所示[10]。身体其他区域的症状或体征可能提示这些疾病之一。颈部损伤可能也引起或促成纤维肌痛综合征；在一项对颈部或下肢刚刚受到损伤患者的调查中发现，纤维肌痛的发病率是颈部损伤的 13 倍[11]。

当诊断不明确，而且症状持续存在，或似乎可能很严重，则需要进一步诊断，如表 99.2 所示。病史和体格检查是常规的，而且很重要。通常需要颈椎 X 线检查，如前后位、侧位、左右斜位和侧位投照的屈伸位。一般情况下，C1 和 C2 之间的关节面借助开口位观察。如果怀疑骨缺损或脊柱排列紊乱，但是通过常规放射检查或放射性同位素闪烁扫描又不明确时，常规断层成像可能有用。电诊断检查可证实或更好地明确可疑的神经学缺损。CT、MRI 和脊髓造影用于明确神经学症状或体征的来源。神经压迫综合征能通过 MRI 得到最好地明确[12,13]；然而，必须注意不要过分诠释正常或年龄相关的改变[3,14]。

表99.1 可表现有颈部症状的疾病

风湿性疾病
纤维肌痛
风湿性多发性肌痛
类风湿性关节炎
青少年型类风湿性关节炎
强直性脊柱炎
周围性脊柱关节病
晶体沉积性病变
退变性间盘和关节病变
广泛性特发性骨质增生
创伤
骨折脱位
软组织损伤
局部性颈部病变
肌筋膜疼
骨髓炎
化脓性关节盘炎
化脓性关节炎
先天性和后天性斜颈综合征
颈椎的其他先天性疾病
颈部淋巴结炎
舌骨综合征
颈舌综合征
颈长肌肌腱炎
关节面滑囊囊肿
甲状腺炎
胸廓出口综合征
骨疾病
Paget 病
骨软化症
骨质疏松症
转移性肿瘤
神经肌肉障碍性病变
脑膜炎
脑瘫和其他痉挛性疾病
任何原因引起的颈部肌肉麻痹

三、与创伤有关的颈疼

在颈部有近期创伤史的患者，必须排除颈椎的骨折和脱位；然而，其他部位的钝伤不必进行颈椎评价[15]。很多术语可相互交换地用于描述典型的软组织损伤综合征，包括“鞭打伤”、“颈扭伤或劳损”和“创伤后颈部综合征”。虽然工业或运动损伤可能导致这一问题，但

表99.2 对存在颈部症状患者有用的诊断策略

病史
病程
创伤
其他部位的疼痛或类似症状
与头-颈活动或姿势有关的疼痛
牵涉性疼痛的性质和牵涉方式
神经学症状
体格检查
异常的头姿势
颈部活动和活动过程中出现的疼痛
脊柱压痛
颈部触疼或触发点
运动或感觉缺损或反射异常，特别是在手臂
诊断性影像学检查
常规 X 线检查(包括斜位观)
放射性同位素扫描
常规 X 线体层摄影
磁共振成像
脊髓造影术
电诊断检查
神经传导检查
肌电图描记法

是在美国这种损伤大部分是由来自受害者后部的交通事故所引起的，这些受害者常常是戴有安全带的[16]。法医学调查能够将这一临床现象复杂化和混乱化，但是可能不会影响对治疗的反应[17]。典型的损伤表现为头部首先被屈曲，继之强力过伸以至于超出了其正常的活动范围。在尸体研究，发现通过低温切片确定的受到影响的组织包括黄韧带、纤维环、前纵韧带和关节突关节[18]。损伤的发病机制涉及伸展和撕裂[18]。通常情况下，疼痛的发作始于撞伤后的数小时内，而且在颈部和肩带骨的内侧面更为明显。头疼常见，而且头痛的程度与颈部的活动度成反比关系[19]。颈椎 X 线检查可以显示继发于颈部肌肉痉挛的颈椎生理前屈消失；然而，这一表现的意义可能已经被夸大[20]。

在一项序列研究中，发现 52%的患者在 8 周时症状消失，87%的患者在 5 个月时症状消失[21]，但是其持续的自然病程变化很大。在老年女性和伴有广泛疼痛和麻木的患者，症状可能持续的时间会显著延长[22]。在最近的观察中发现，心理学因素和法医学因素似乎对这一问题的病程和严重程度影响最大。颈椎关节突关节已经长期被认为是颈椎屈曲过伸性损伤后持续疼痛

的来源，诱发和封闭治疗实验已经被用来支持这一观点[25]；然而，一项对照研究并没能显示受累关节突关节内注射皮质类固醇对慢性鞭打伤疼痛患者有任何作用[26]。围领、牵引、其他物理治疗和镇痛药物能够缓解症状，不过它们可能对该综合征的病程没有影响。通常采取保守的治疗方法，但是积极的干预可能对预后更有效[29]。

四、退变性间盘和关节病变（包括弥散性特发性骨质增生）

虽然弥散性特发性骨质增生（DISH）通常情况下通过 X 线平片即容易做出诊断，而且典型的情况下很少产生颈部症状，但是脊椎关节退行性病变能够导致一系列常常难以做出解释的杂乱症状。造成这些杂乱症状难以解释的原因总结于表 99.3。尽管存在这些难题，但是诊断被持续不断地做出来，而且这些疾病常常被成功地治疗。然而几乎没有病例能确切地明确其发病机制。人们提出的 4 种综合征是疑似髓核突出（HNP），疑似骨赘性神经和血管侵蚀，关节面骨关节炎（OA），以及 DISH。虽然骨赘是关节面骨关节炎的结果，但是二者被分别叙述，因为骨赘意味着神经和血管侵蚀，而 OA 则意味着颈部附近的风湿性疼痛。

（一）髓核突出

椎间盘破裂、突出和压出被作为 HNP 的同义词应用。很多涉及颈椎间盘的文献没有在 HNP 和骨赘侵犯神经结构二者之间进行鉴别，显然就是因为两者似乎常常同时出现。然而，特征性的临床综合征可能是显而易见的。HNP 综合征发生的年龄比骨赘综合征小，而且更常影响男性。突出趋向于在一侧和一个水平的急性发生（最常见于 C6 和 C7），或者发生于背外侧（明显压迫硬膜内神经根）或椎间孔内（明显压迫离开椎管的神经根）。最常见的是，没有任何创伤史足以对此做出解释。症状常常从颈疼开始，进展累及肩胛区域、前胸或手臂，其取决于是哪个神经根受累。颈部过伸或头向 HNP 侧偏斜能够加剧疼痛。经常存在神经学表现和其他体征，此依赖于病灶的具体部位[30-32]。

诊断可以被肌电图支持，也可以通过脊髓造影、MRI 或 CT 来证实。首选哪种方法尚不统一，但目前最普通的经验认为 MRI 最适宜。其治疗方法的选择也是见仁见智。然而，进行性神经学功能缺损、脊髓病体征和顽固性疼痛通常提示需要手术治疗。保守治疗包括间歇性或持续性颈椎牵引、卧床休息、镇痛药物和颈托固定[34]，这些方法通常能够取得成功[35]。

（二）骨赘病（脊椎病）

在椎间盘边缘形成的前部骨赘可能意味着更靠后部的病变，但是一般情况下，其本身不引起症状。随着年龄的增加，钩突逐渐增大，以致在该部位似乎存在骨赘，但在 X 线片上却找不到，但来自该部位的骨性孔侵犯常见，后部关节面骨赘侵犯与此相似。只有关节面骨赘能够影响神经根，而且只是后根易于受到损害[5,28]。来自于椎体椎间盘边缘的后部骨赘常见，可以很大以至于压迫脊髓，不过其往往也无症状。总体而言，下颈椎，尤其是 C5 和 C6，受累显著。脊椎退变性骨赘压迫神经或血管可引起三种重叠综合征：神经根压迫（神经根病）、脊髓压迫（脊髓病）和椎动脉压迫。

即使是在术中，医生对由 HNP 引起的神经根病和

表99.3 难以准确诊断的颈椎退行性病变的有关特征

症状可能来自于关节面或纤维环
在老年人群，放射学异常几乎随处可见，但其中大多数却没有症状
具有诊断价值的影像检查异常可能与症状之间的相关性较差
具有诊断价值的影像检查异常的分布可能与症状的部位之间的相关性较差
神经学物理检查表现常常缺乏
随着年龄的增加，黄韧带变得缺乏弹性，可能突进椎管，从而引发症状的出现
随着年龄的增加，后纵韧带可能进一步变厚，侵蚀椎管，从而导致症状的出现
即便看起来侵蚀了神经结构的病灶（根据具有诊断意义影像学检查）也可能不引起症状
到 40 岁时，髓核似乎不再存在于颈椎间盘（提示其不可能会突出）[5,30]
后纵韧带和钩突为椎间盘的突出提供了强大的屏障[5,30]
下颈椎神经根似乎从椎间盘水平之下离开，显然，在任何情况下都使他们避开了突出的间盘[5,30]
前神经根似乎在椎间孔中位置过低，以致不易受到骨赘的侵犯[5,30]

由骨赘侵犯引起的神经根病进行清楚地鉴别也是不可能的。除了HNP倾向于发生在年轻患者且通常影响一个神经根外，这两种情况所导致的临床综合征相似。其诊断和治疗方法也相似[36]。一个较不引人注意、较不明确的综合征比通常报道的典型综合征更常见。年龄大的患者常常出现颈部、肩部和手臂疼痛，这些症状经常因颈部活动而加剧，偶尔伴有间歇性感觉障碍。尽管有时表99.4所列的实验呈阳性，但却没有神经功能缺损。颈椎斜位X线片通常证实椎间孔骨赘侵蚀，且常常在几个水平。比较昂贵的诊断检查很少有指征。通过保守治疗症状即有缓解的趋势，也许仅随着时间的延长症状即可得到改善。间歇性颈椎牵引常常有效，而且可能很显著。

Bland和Boushey认为脊椎退行性脊髓病变较神经根性病变常见[4]。这种综合征常见于老年男性患者，典型情况下逐渐发病。腿部症状突出，而且痉挛常见。根性症状常常伴随脊髓病。先天性椎管狭窄和后纵韧带增厚或骨化可以造成脊髓压迫。脊髓造影或MRI可明确诊断，而且经常是手术治疗的适应证[37-40]。

很多症状，特别是在上颈椎，是由于椎动脉骨赘压迫所致。这些症状包括自主神经系统症状、短暂性脑缺血发作、头晕、眩晕、头疼；这些症状常和颈部活动有关。然而，颈椎退行性病变和头疼之间的关系已经被提出质疑，而且已经试图制定明确二者关系的临床标准[41-43]。椎动脉压迫的诊断通常是通过血管造影进行的，治疗常常采用手术减压[41-43]。

（三）面关节骨关节炎

尽管普遍认为，但却很难证实老年人颈部不适与面关节骨关节炎的X线片表现有关。在一项205例患者的随访研究中，这种联系没能得到证实[42]。一项来自英国的横断面研究发现，颈椎退行性病变患者和不存在颈椎退行性病变患者在疼痛程度或残疾水平方面没有显著的统计学差别[44]。然而，一些颈椎骨关节炎患者出现主要来自C1和C2面关节骨的症状。出现这一综合征的患者往往是老年女性，其主要主诉为枕部疼痛。上颈椎捻发音、枕部压疼和头部旋转倾斜畸形常见。这些患者通常对保守治疗反应良好，但是对于顽固性头疼来说，手术融合术偶尔是指征[45]。

表99.4 应用于颈神经根压迫检查的临床试验

试验	方法
压颈试验	患者取坐位，检查者向外侧屈曲，轻度旋转，接着用大约7 kg的力量压迫患者头部；在受累神经根分布区域出现疼痛或麻木为阳性
手动轴向牵引试验	患者取仰卧位，检查者对颈部实施手动牵引，牵引力为10~15 kg；阳性结果表明根性症状减轻
肩关节外展试验	患者取坐位，手臂主动外展超过头部；阳性结果表明根性症状缓解

依据脊髓造影或MRI的检查结果，虽然这些实验具有高度的特异性，但合在一起的敏感性仅为50%[31]。

（四）弥散性特发性骨肥厚

在DISH患者，颈椎的前纵韧带出现骨化，偶尔骨化严重（图99.3）。虽然最常见的是没有症状，但是过分骨化可以伴随颈部活动受限、颈前肿块以及因食管压迫而出现的吞咽困难[46]。DISH也伴随后纵韧带骨化，有时导致脊髓病，并伴有四肢瘫痪[47]。

五、炎性关节病

在炎性关节病中，颈椎综合征常见（表99.1），尤其是类风湿性关节炎（RA）。

（一）类风湿性关节炎

半数RA患者会出现颈部疼痛，但是出现这些症状的患者中一半颈椎X线检查是正常的。类风湿性颈椎及其支持结构的异常以3种方式出现：①寰枢椎（C1至C2）伴有或不伴有齿状突侵蚀，前脱位或后半脱位复合受累。②C1至C2侧面关节或环枕关节受累，侧向或旋转半脱位。③枢椎下受累，伴有半脱位或椎间盘炎[48-50]。

在任何患者都可能见到不止一种方式，每种方式都可能伴随一种特有的临床外形。例如，C1至C2侧面关节受累，单侧或双侧，是以与X线片上受累程度相平行的疼痛、颈部活动受限和不可复位性头旋转畸形为特征的（图99.4）。除非存在头颅沉降，否则神经学症状不常见[51,52]。

由C1至C2前后半脱位所引起的颈部症状缺乏特征性（图99.5）。C1至C2前半脱位是最常见的X线片异常。X线检查所示半脱位程度和症状（尤其是神经学症状）之间的相关性不明显[53]。然而存在下列异常的患者出现不可逆瘫痪的危险性最大：①寰枢椎半脱位和后环齿间距≤14 mm。②寰枢椎半脱位和由

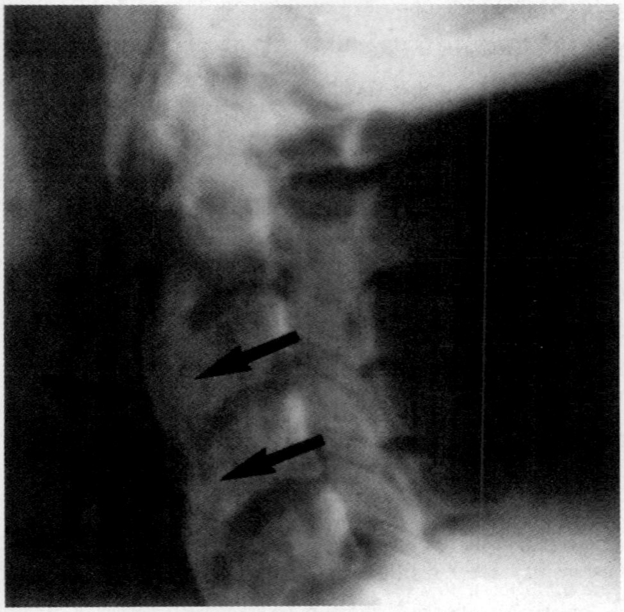

图99.3　颈椎弥散性特发性骨肥厚(DISH)。箭头所示前纵韧带骨化的范围和程度。

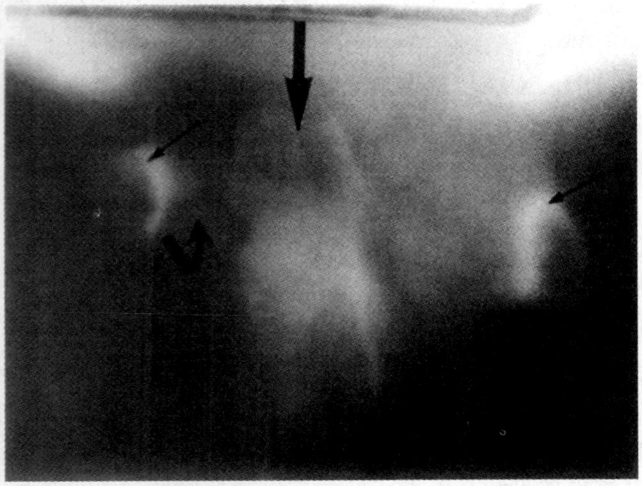

图99.5　一位严重类风湿性关节炎患者的C1至C2常规侧位断层扫描。小箭头指示C1,而大箭头指示齿突。椎管在左侧(弯箭头)。这位患者患有严重C1至C2前半脱位,但却没有任何症状!

于颅沉降导致的齿突尖向头侧移位至少 5 mm。③枢椎下半脱位与椎管矢状径≤14 mm[54]。最近的一项研究借助 MRI 证实了快速的神经学表现恶化与寰枢椎水平脊髓压迫的相关性[55]。前寰枢椎半脱位死亡率显著增加[56],可以通过早期积极的联合药物治疗來预防[57]。

枢椎下受累包括椎体终板侵蚀、椎间隙变窄而

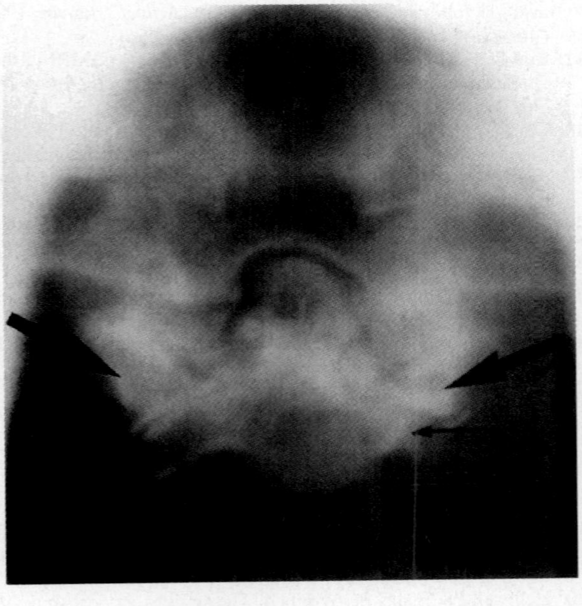

图99.4　一名严重类风湿性关节炎患者C1至C2常规前后位断层摄影。大箭头示C1侧块断裂,小箭头示C2侧块断裂。

无骨赘形成、椎间盘炎和半脱位。半脱位,单水平或多水平,常见,但是引起症状者罕见,除非伴随椎间盘炎[48]。

类风湿性关节炎患者颈疼的治疗应该根据 X 线检查所表现的方式和症状的性质来决定。有时,不需要任何治疗;保守治疗(包括理疗和药物),通常即足够达到要求[58]。如果疼痛顽固,或有神经学并发症,手术融合(枕骨 C2 或枕骨 C3)可能得到显著的缓解[59,60]。

(二)青少年型类风湿性关节炎

在青少年型类风湿性关节炎(JRA)中,颈椎受累率高达 50%,而且常伴随多关节病变,类风湿因子阳性, 或二者同时存在。临床表现包括颈椎生理前屈消失;骨突关节侵蚀和僵硬,特别是上颈椎;椎体生长障碍;C1 至 C2 向前半脱位;以及侧方面关节病变,伴有不可复位性旋转性头部倾斜[61-63]。

颈部疼痛可能要么是现在的特征, 要么是成人发病型 Still 病的后期表现。因为 Still 病的儿童型和成人型在临床表现和病程方面是相似的,所以 X 线检查的相似表现并不意外。与儿童型病变不同,成人型病变倾向于既累计上颈椎又累计下颈椎[64]。

(三)强直性脊柱炎

在强直性脊柱炎(AS)中,颈疼常见。5%~10%的患

者存在颈疼而没有背疼[65]。颈疼通常与X线检查出现改变相关,但是在X线检查没有改变的情况下也能出现。相反,X线检查出现异常而没有颈疼者偶尔也可见到。尽管孤立性颈椎受累在女性中有较高的发病率,但是颈椎受累通常伴随胸椎的病变[66]。

C1至C2复合体的受累不常见;通常向前的半脱位和齿状突侵蚀是其常见的表现[67]。然而,在一项103例患者的序列研究中,22人向前脱位,大约1/3的患者进展超过2年,其中5例需要颈椎融合[68]。在AS,C1至C2侧方面关节可能是严重颈疼最常见的来源[62]。

颈椎骨折,通常是因为微小的创伤所致,是强直性脊柱炎患者颈疼的另一个原因,其易于被忽略;创伤性脊髓损伤可能是由微小的损伤例如摔倒所致[69]。这些患者倾向于为病变进展(平均病程25年)的老年男性(平均年龄55岁)。神经学功能障碍常见,死亡率高达35%[70]。

椎间盘炎是AS患者颈疼的又一个来源。1%~28%的患者X线检查出现异常,通常发生在该病的第一个10年。病灶的破坏性越强,脊椎广泛强直的可能性越大[71]。感染性椎间盘炎必须被排除。

颈椎后纵韧带骨化常见于AS和其他脊椎关节病;其一般与病变的严重程度有关,可能导致或促成脊髓病[72]。

(四)赖特尔(Reiter)综合证

在赖特尔综合征中,颈椎受累不常见;不足6%的患者出现X线表现异常。其表现包括C1至C2半脱位,C1至C2侧方面关节病变(如不可复性旋转性头倾斜、环枕关节受累、前纵韧带骨化和椎间盘炎)[73,74]。所有这些都可能是颈疼的来源。

(五)银屑病关节炎

银屑病关节炎中颈椎受累有2种方式:一种方式与RA相似,而另一种方式与AS相似[75]。颈疼常见,出现神经学并发症,尤其是在RA样发病方式的患者[76]。椎间隙侵蚀可能是其症状和X线检查出现改变的另一个来源[77]。银屑病关节炎的病程和周围关节受累的数目似乎是决定颈椎受累最主要的因素[78]。

(六)晶体病

总体而言,晶体性疾病极少累计颈椎。然而,痛风以多种方式产生颈部症状,包括尿酸盐硬膜内沉积、椎间盘炎和半脱位[79];已经有报道称颈髓病是由椎间盘中的痛风石所造成的[80]。在一组85例焦磷酸钙沉积病患者中,10例出现颈疼[81]。放射学改变包括伴有椎骨硬化和骨赘形成的椎间隙消失、面关节异常以及滑膜和韧带(包括黄韧带)结构晶体沉积。

在脊柱的关节周围,晶体沉积通常以羟基磷灰石的形式发生。颈长肌及其肌腱钙化可能引起伴有或不伴有吞咽困难的急性颈疼和枕部疼痛[82]。也已报道称在枕下区域、棘间隙和黄韧带出现羟基磷灰石晶体沉积,而且伴有颈疼和神经学表现[83]。

(孙永生 译 娄思权 校)

参考文献

1. Bovin G, Schrader H, Sand T. Neck pain in the general population. *Spine* 1994;19:1307–1309.
2. Guez M, Hildingsson, Nilsson M, et al. The prevalence of neck pain: a population-based study from northern Sweden. *Acta Orthop Scand* 2002;73:455–459.
3. Siivola SM, Levoska S, Tervonen O, et al. MRI changes of cervical spine in asymptomatic and symptomatic young adults. *Eur Spine J* 2002;11:358–363.
4. Bland JG, Boushey DR. Anatomy and physiology of the cervical spine. *Semin Arthritis Rheum* 1990;20:1–20.
5. Bland JH. Basic anatomy. In: Bland JH, ed. *Disorders of the cervical spine*, 2nd ed. Philadelphia: WB Saunders, 1994:41–70.
6. O'Driscoll SL, Tomenson J. The cervical spine. In Wright V, ed. *Clinics in rheumatic diseases.* Philadelphia: WB Saunders, 1982:617–630.
7. Kuhlman KA. Cervical range of motion in the elderly. *Arch Phys Med Rehabil* 1993;74:1071–1079.
8. Rachlin ES. History and physical examination for regional myofascial pain syndrome. In: Rachlin ES, ed. *Myofascial pain and fibromyalgia.* St. Louis: Mosby, 1994:159–172.
9. Smythe HA. The C6–7 syndrome: Clinical features and treatment response. *J Rheumatol* 1994;21:1520–1526.
10. Bland JH. Differential diagnosis and specific treatment. In: Bland JH, ed. *Disorders of the cervical spine,* 2nd ed. Philadelphia: WB Saunders 1994:223–270.
11. Buskila D, Neumann L, Vaisberg G, et al. Increased rates of fibromyalgia following cervical spine injury. *Arthritis Rheum* 1997;40:446–452.
12. Kuroki T, Kumano K, Hirabayashi S. Usefulness of MRI in the preoperative diagnosis of cervical disk herniation. *Arch Orthop Trauma Surg* 1993;112:180–184.
13. Goto S, Mochizuki M, Watanabe T, Hiramatu K, et al. Long-term follow-up study of anterior surgery for cervical spondylotic myelopathy with special reference to the magnetic resonance imaging findings in 52 cases. *Clin Orthop Relat Res* 1993;291:142–153.
14. Lehto IJ, Tertti MO, Komu ME, et al. Age-related MRI changes at 0.1 T in cervical discs in asymptomatic subjects. *Neuroradiology* 1994;36:49–53.
15. Roth BJ, Martin RR, Foley K, et al. Roentgenographic evaluation of the cervical spine. *Arch Surg* 1994;129:643–645.
16. Bauer W. Neck pain. In: Weisel SW, Feffer HL, Rothman RH, eds. *Neck pain.* Charlottesville, VA: Michie Company, 1986:1–17.
17. Sapir DA, Gorup JM. Radiofrequency medial branch neurotomy in litigant and nonlitigant patients with cervical whiplash: a prospective study. *Spine* 2001;26:E268–273.
18. Yoganandan N, Cusick JF, Pintar FA, et al. Whiplash injury determination with conventional spine imaging and cryomicrotomy. *Spine* 2001;26:2443–2448.
19. Kasch H, Stengaaard-Pedersen K, Arendt-Nielsen L, et al. Headache, neck pain and neck mobility after acute whiplash injury: a prospective study. *Spine* 2001;26:1246–1251.
20. Helliwell PS, Evans PF, Wright V. The straight cervical spine: does it indicate muscle spasm? *J Bone Joint Surg Br* 1994;76:103–106.
21. Pennie BH, Agambar LJ. Whiplash injuries. *J Bone Joint Surg Br*

1990;72:277–279.
22. Suissa S, Harder S, Veilleux M. The relation between initial symptoms and signs and the prognosis of whiplash. *Eur Spine J* 2001;10:44–49.
23. Ferrari R, Russell AS. The whiplash syndrome-common sense revisited. *J Rheumatol* 1997;24:618–623.
24. Radanov BP. Common whiplash-research findings revisited. *J Rheumatol* 1997;24:623–625.
25. Bogduk N, Aprill C. On the nature of neck pain, discography and cervical zygapophysial joint blocks. *Pain* 1993;54:213–217.
26. Barnsley L, Lord SM, Wallis BJ, et al. Lack of effect of intraarticular corticosteroids for chronic pain in the cervical zygapophyseal joints. *N Engl J Med* 1994;330:1047–1050.
27. Carette S. Whiplash injury and chronic neck pain. *N Engl J Med* 1994;330:1083–1084.
28. Bogduk N, Lord SM. Cervical spine disorders. *Curr Opin Rheumatol* 1998;10:110–115.
29. Peeters GG, Verhagen AP, de Bie RA, et al. The efficacy of conservative treatment in patients with whiplash injury: a systematic review of clinical trials. *Spine* 2001;26:E64–E73.
30. Bland JH. New anatomy and physiology with clinical and historical implications. In: Bland JH, ed. *Disorders of the cervical spine,* 2nd ed. Philadelphia: WB Saunders, 1994:71–91.
31. Viikari-Juntura E, Porras M, Laasonen EM. Validity of clinical tests in the diagnosis of root compression in cervical disc disease. *Spine* 1989;14:253–257.
32. Dubuisson A, Lenelle J, Stevenaert A. Soft cervical disc herniation a retrospective study of 100 cases. *Acta Neurochir* 1993;125:115–119.
33. Van de Kelft E, Van Vyve M. Diagnostic imaging algorithm for cervical soft disc herniation. *J Neurol Neurosurg Psychiatry* 1994;57:724–728.
34. Maigne JY, Deligne L. Computed tomographic follow-up study of 21 cases of nonoperatively treated cervical intervertebral soft disc herniation. *Spine* 1994;19:189–191.
35. Wolff MW, Levine LA. Cervical radiculopathies: conservative approaches to management. *Phys Med Rehabil Clin N Am* 2002;13:589–608.
36. Yu YL, Woo E, Huang CY. Cervical spondylotic myelopathy and radiculopathy. *Acta Neurol Scand* 1987;75:367–373.
37. Bernhardt M, Hynes RA, Blume HW, et al. Current contents review: cervical spondylotic myelopathy. *J Bone Joint Surg Am* 1993;75:119–128.
38. Sadasivan KK, Reed RP, Albright JA. The natural history of cervical spondylotic myelopathy. *Yale J Biol Med* 1993;66:235–242.
39. Law MD Jr, Bernhardt M, White AA. Cervical spondylotic myelopathy: a review of surgical indications and decision making. *Yale J Biol Med* 1993;66:165–177.
40. Houser OW, Onofrio BM, Miller GM, et al. Cervical spondylotic stenosis and myelopathy: evaluation with computed tomographic myelography. *Mayo Clin Proc* 1994;69:557–563.
41. Appenzeller O. The autonomic nervous system in cervical spine disorders. In: Bland JH, ed. *Disorders of the cervical spine*. Philadelphia: WB Saunders, 1994:313–327.
42. Gore DR. Sepic SB, Gardner GM, et al. Neck pain: a long-term follow-up of 205 patients. *Spine* 1987;12:1–5.
43. Antonaci F, Ghirmai S, Bono G, Sandrini G, et al. Cervicogenic headache: evaluation of the original diagnostic criteria. *Cephalalgia* 2001;21:573–583.
44. Peterson C, Bolton J, Wood AR, et al. A cross-sectional study correlating degeneration of the cervical spine with disability and pain in United Kingdom patients. *Spine* 2003;28:129–133.
45. Halla JT, Hardin JG. Atlantoaxial (C1-C2) facet joint osteoarthritis: a distinctive clinical syndrome. *Arthritis Rheum* 1987;30:577–582.
46. Kritzer RO, Rose JE. Diffuse idiopathic skeletal hyperostosis presenting with thoracic outlet syndrome and dysphagia. *Neurosurgery* 1988;22:1072–1074.
47. Pouchot J, Watts CS, Esdaile JM, et al. Sudden quadriplegia complicating ossification of the posterior longitudinal ligament and diffuse idiopathic skeletal hyperostosis. *Arthritis Rheum* 1987;30:1069–1072.
48. Halla JT, Hardin JG, Vitek J, et al. Involvement of the cervical spine in rheumatoid arthritis. *Arthritis Rheum* 1989;32:652–659.
49. Bouchaud-Chabot A, Lioté F. Cervical spine involvement in rheumatoid arthritis. A review. Joint Bone Spine 2002;69:141–154.
50. Neva MH, Kaarela K, Kauppi M. Prevalence of radiological changes in the cervical spine–a cross sectional study after 20 years from presentation of rheumatoid arthritis. *J Rheumatol* 2000;27:90–93.
51. Halla JT, Fallahi S, Hardin JG. Non-reducible rotational head tilt and lateral mass collapse: a prospective study of frequency, radiographic findings, and clinical features in patients with rheumatoid arthritis. *Arthritis Rheum* 1982;25:1316–1324.
52. Halla JT, Hardin JG. The spectrum of atlantoaxial (C1-C2) facet joint involvement in rheumatoid arthritis. *Arthritis Rheum* 1990;33:325–329.
53. Weissman B, Aliabadi P, Weinfeld M, et al. Prognostic features of atlantoaxial subluxation in rheumatoid arthritis patients. *Radiology* 1982;144:745–751.
54. Boden SC, Dodge LD, Bohlman HH, et al. Rheumatoid arthritis of the cervical spine. *J Bone Joint Surg Am* 1993;75:1282–1297.
55. Hamilton JD, Johnston RA, Madhok R, et al. Factors predictive of subsequent deterioration in rheumatoid cervical myelopathy. *Rheumatology* 2001;40:811–815.
56. Riise T, Jacobsen BK, Gran JT. High mortality in patients with rheumatoid arthritis and atlantoaxial subluxation. *J Rheumatol* 2001;28:2425–2429.
57. Neva MH, Kauppi MJ, Kautiainen H, et al. Combination drug therapy retards the development of rheumatoid atlantoaxial subluxations. *Arthritis Rheum* 2000;43:2397–3401.
58. Oostveen JCM, van de Laar MAFJ, Geelen JAG, et al. Successful conservative treatment of rheumatoid subaxial subluxation resulting in improvement of myelopathy, reduction of subluxation, and stabilization of the cervical spine. A report of two cases. *Ann Rheum Dis* 1999;58:126–129.
59. Hamilton JD, Gordon MM, McInnes IB, et al. Improved medical and surgical management of cervical spine disease in patients with rheumatoid arthritis over 10 years. *Ann Rheum Dis* 2000;59:434–438.
60. Matsunaga S, Ijiri K, Koga H. Results of a longer than 10-year follow-up of patients with rheumatoid arthritis treated by occipitocervical fusion. *Spine* 2000;25:1749–1753.
61. Ansell B, Kent P. Radiological changes in juvenile chronic polyarthritis. *Skeletal Radiol* 1977;1:129–144.
62. Halla JT, Fallahi S, Hardin JG. Non-reducible rotational head tilt and atlantoaxial lateral mass collapse. *Arch Intern Med* 1983;143:471–474.
63. Laiho K, Kauppi M, Savolainen A, et al. The cervical spine in mutilant juvenile chronic arthritis. *Joint Bone Spine* 2001;68:425–429.
64. Elkon K, Hughes G, Bywaters E, et al. Adult onset Still's disease: twenty-five year follow-up and further studies of patients with active disease. *Arthritis Rheum* 1982;25:647–654.
65. Hochberg M, Borenstein D, Arnett F. The absence of back pain in classic ankylosing spondylitis. *Johns Hopkins Med J* 1978;143:181–183.
66. Wiesner K, Bryan B. Clinical and radiographic abnormalities in ankylosing spondylitis: a comparison of men and women. *Radiology* 1976;119:293–297.
67. Sorin S, Askari A, Moskowitz R. Atlantoaxial subluxation as a complication of early ankylosing spondylitis. *Arthritis Rheum* 1979;22:273–276.
68. Ramos-Remus C, Gomez-Vargas A, Hernandez-Chavez A, et al. Two year follow-up of anterior and vertical atlantoaxial subluxation in ankylosing spondylitis. *J Rheumatol* 1997;24:507–510.
69. Alaranta H, Luoto S, Konttinen YT. Traumatic spinal cord injury as a complication to ankylosing spondylitis. An extended report. *Clin Exp Rheumatol* 2002;20:66–68.
70. Murray G, Persellin R. Cervical fracture complicating ankylosing spondylitis. *Am J Med* 1981;70:1033–1041.
71. Dihlmann W. Current radiodiagnostic concept of ankylosing spondylitis. *Skeletal Radiol* 1979;4:179–188.
72. Ramos-Remus C, Russell AS, Gomez-Vargas A, et al. Ossification of the posterior longitudinal ligament in three geographically and genetically different populations of ankylosing spondylitis and other spondyloarthropathies. *Ann Rheum Dis* 1998;57:429–433.
73. Melsom R, Benjamin J, Barnes C. Spontaneous atlantoaxial subluxation: an unusual presenting manifestation of Reiter's syndrome. *Ann Rheum Dis* 1989;48:170–172.
74. Halla JT, Bliznak J, Hardin JG. Involvement of the craniocervical junction in Reiter's syndrome. *J Rheumatol* 1988;15:1722–1725.
75. Blau R, Kaufman R. Erosive and subluxing cervical spine disease in patients with psoriatic arthritis. *J Rheumatol* 1987;14:111–117.
76. Fam A, Cruickshank B. Subaxial cervical subluxation and cord compression in psoriatic spondylitis. *Arthritis Rheum* 1982;25:101–106.
77. Scarpa R. Discovertebral erosions and destruction in psoriatic arthritis. *J Rheumatol* 2000;27:975–978.
78. Jenkinson T, Armas J, Evison G, et al. The cervical spine in psoriatic arthritis: a clinical and radiological study. *Br J Rheumatol* 1994;33:255–259.

79. Resnick D, Niwayama G. Gouty arthritis. In: *Diagnosis of bone and joint disorders*. 2nd ed. Philadelphia: WB Saunders, 1988:1618–1671.
80. Yen HL, Cheng CH, Lin JW. Cervical myelopathy due to gouty tophi in the intervertebral disc space. *Acta Neurochir* 2002;144:205–207.
81. Haselwood D, Wiesner K. Clinical, radiographic and pathologic abnormalities in calcium pyrophosphate dihydrate deposition disease: pseudogout. *Radiology* 1977;122:1–15.
82. Resnick D, Niwayama G. Calcium hydroxyapatite crystal deposition disease. In: *Diagnosis of bone and joint disorders*. 2nd ed. Philadelphia: WB Saunders, 1988;1733–1764.
83. Nakajima K, Miyaoka M, Sumie H, et al. Cervical radiculomyelopathy due to calcification of the ligamenta flava. *Surg Neurol* 1984;21:479–488.

第100章

颞颌关节疾患

M. Franklin Dolwick

颞颌关节疼痛和功能障碍是最常发生的疾病问题,约占全部人口的33%[1]。据估计颞颌关节疾患人群中75%有症状,33%有体征。颞颌关节疾患约5%的人需要治疗[2]。有趣的是,寻求治疗的大多数患者是年龄在20~40岁的年轻女性。

典型的颞颌关节疾患患者,主诉口面部痛、关节杂音和下颌运动受限。其他症状,如头痛、颈痛、耳疼、眩晕和耳鸣,也伴随颞颌关节疾患产生。尽管在过去20年进行了大量研究,但大多数病例仍然病因不清。提出的病因有错殆(殆不良)、夜间磨牙症(咬紧牙或磨牙)以及创伤[3]。

由于颞颌关节疾患患者症状的非特异性,所以这种疾病的分类存在困难。因此,文献中出现术语混乱。这些术语有颞颌关节(TMJ)、Costen综合征、颞颌关节综合征(TMJS)、肌筋膜疼痛和功能障碍(MPD)和颅下颌疾患(CMD)。目前,人们大致把这些患者归为颞颌疾患(TMD)。总起来说,"颞颌疾患"一词似乎意味着一些可分为亚类疾患的总称。人们终于认识到,颞颌疾患的主诉表现出的不是一种独立疾病,而是类似于那些累及其他关节的临床疾病的统称[4]。因为人们认为病因是由于存在殆异常而产生的,因此针对牙列矫正治疗,牙科医师则成为主要的治疗医师。近些年来,人们意识到这种疾病的病因是多方面的,错殆并不起主要作用。重要的是,内科医师具有有利于颞颌关节疾患诊断和治疗的知识。虽然还没有统计,但很明显,许多患者因为鉴别诊断时没有经内科医师诊断为颞颌疾患而进行了很多不恰当的诊断检查。

内科医师应对颞颌关节疼痛和功能障碍的患者做出一个合理的评价方案。应根据医疗史、体检、影像诊断和化验检查进行鉴别诊断。鉴别诊断时,内科医师应确定患者的主诉是否由于肌肉骨骼疾患或其他疾病引起,这是最起码要达到的要求。如主诉头痛、颈痛和耳病,全面检查评价是很重要的。

诊断做出后,应进行合理治疗。颞颌关节最常见的疾患是自限性的,极少进展成较严重的疾病。因此,最初治疗应是简单和可恢复性的。治疗升级为不可恢复性治疗,则应当小心慎重。

一、解剖

颞颌关节位于耳屏之前,颅底与下颌骨髁突之间的连接处。颅骨的关节面是颞骨的鳞部。颞骨有一个凹形面关节窝(盂),和一个凸起关节结节。髁突是一个支持压力的凸面。髁突外中部最宽。

颞颌关节(TMJ)的关节面有致密纤维结缔组织覆盖,而不是透明软骨。有时致密纤维结缔组织内发生软骨细胞,此时的关节面称做纤维软骨。纤维软骨面既无血管形成,也无神经支配。

关节囊包绕关节。关节囊外侧增厚,形成颞颌关节外侧韧带,它增强关节。关节囊组织血管致密,支配神经丰富。

颞颌关节是一个滑膜关节。关节间隙被关节盘(半月软骨)分成两个滑膜间隔(图100.1)。关节盘由致密纤维弹力结缔组织构成,包在髁突上面。它前方附着关节囊和翼外肌,中外侧与关节囊相连接,后方附着松动,为血管结缔组织。上方间隔最大,与关节凹相邻。下方间隔最小，由关节盘附着增强。髁突与关节盘连接，在下方间隔的髁突和关节盘之间可发生旋转运动。在上方间隔颞骨和关节盘髁突隆凸之间可发生滑动(平移)。关节盘保持静止和运动过程与关节面接触，起到关节负荷分布和润滑作用。

颞颌关节的主要血供，来自颈外动脉的颞支(上颌动脉和颞浅动脉)。颞颌关节神经支配主要来自耳颞神经。

颞颌关节运动由舌骨上、下肌群的咀嚼作用肌肉产生。在下颌骨闭口运动过程中作用的3个大肌肉是：咬肌、翼内肌和颞肌。翼外肌在开口和离轨性运动过程中起作用(前伸和侧移下颌)，而在下颌骨开口过程中，舌骨上肌群还有提高舌骨作用。在舌骨下降过程中，舌骨下肌群也有升高喉的功能。

二、鉴别诊断

颞颌疼痛和功能障碍患者的评价就是所有的诊断检查[5]。评价应包括完整的病史，咀嚼系统的体检，和普通颞颌位某种体位形式的X线检查。特殊诊断检查，如实验室试验或先进的影像学技术仅当适合使用时进行，不作为常规检查。

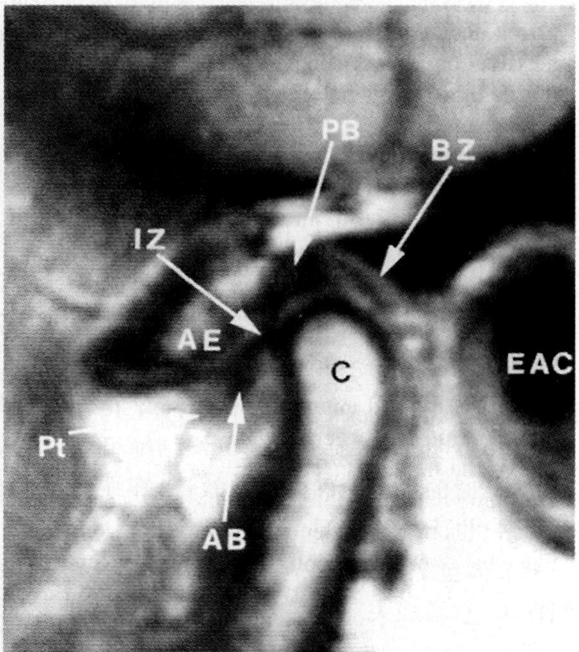

图 100.1 闭口位时左颞颌关节的 MRI。C：髁突；AE：关节结节；EAC：外耳道；BZ：双层带；PB：关节盘的后盘；IZ：中间带；AB：关节盘的前盘；Pt：翼外肌。

(一)病史

患者的病史是检查诊断最重要的部分。病史首先是患者的主诉：病史应全面，包括患者症状的准确描述，症状的先后时间，确定减轻和加重的因素，描述该因素怎样影响患者，以及过去治疗的一些情况。颞颌疾患的患者通常有口面痛的主诉，当颌活动时疼痛加重，如咀嚼和下颌运动。此外，患者还常常主诉下颌运动范围减小。

(二)体检

体检包括全部咀嚼系统的评价。检查颞颌关节的压痛和杂音。关节最常见的杂音形式是咔嗒声(一种特殊的声音)和捻发音(多重的碎裂声音)。关节声音可发生于人群中33%~50%的人，不一定有意义，特别是没有疼痛和功能障碍的人。测定下颌的运动范围，成人下颌骨的正常运动范围，开口约50 mm，前伸10 mm，有侧向运动。正常运动是直线的对称运动。

应当系统检查咀嚼肌。对软组织的不对称和肌肉的明显肥大患者应做头颈检查。应通过观察，发现患者的双颌紧闭体征或其他习惯。触摸肌肉有无压痛、肌肉纤维自发性收缩、肌肉痉挛和扳机点。

牙齿的检查很重要。应排除牙原性疼的来源。对牙的牙面磨耗、牙龈溃疡、牙体松动进行检查，这可能是磨牙症的表现。虽然(咬合)异常的意义尚有争论，但应该对其进行评价。应注意缺失的牙，而且应确定颞颌关节疾患牙和骨骼的分类。

最后，应对主诉的特殊部位进行检查。例如，患者主诉耳症状，则应对耳进行检查；患者主诉颈痛，则应对颈部进行检查。

(三)常规影像学检查

颞颌关节(TMJ)的常规X线拍片检查对于关节内骨性病变的诊断非常重要，建议拍照侧位和前后位X线片评价关节结构。有各种各样的侧位拍照方法，包括：经颅侧位、咽的侧位和全景检查等。前后位拍片，包括：经眶拍照和改良Towne拍照。目前，还没有推荐一种方法作为最好的影像学检查。

(四)特殊影像学检查

特殊影像学检查，如计算机X线体层拍片检查(CT)、关节造影检查、核磁共振(MRI)检查和同位素扫描检查等，仅当存在特殊指征时使用[6]。虽然颞颌关节造影和MRI在发现软骨盘移位是有价值的，但临床症状往往不能与之相关联[7,8]。人们对影像学诊断价值的过度信赖，可导致诊断超出疾病本身的存在，因此治疗超出需要。

CT可提示对骨性疾病的评价。髁侵蚀、骨赘、异位骨和骨瘤在CT上的表现比在X线片表现更详细。CT不能对间盘移位做出评价。

颞颌关节造影就是把造影剂注入滑膜关节腔，继之进行关节X线拍片检查。颞颌关节造影常用于确定软骨盘的位置和形状。关节造影检查是一种侵入性操作方法，而且这种方法在很大程度上已被颞颌关节的MRI检查取代。

颞颌关节的MRI检查是供颞颌关节软骨盘影像检查选择的一种方法。已经表明，MRI对颞颌关节软骨盘和软骨盘后方附着组织的显影是可靠的；不过，临床症状常常与影像所见不一致(图100.1和图100.2)。因此，MRI检查应当谨慎使用，包括MRI辨认的关节积液以及缺血性坏死。

虽然同位素扫描检查指征不多，但该检查有助于骨性病变的评价，如骨囊肿、肿瘤和转移性病变。它还对下颌骨髁突的生长障碍评价有帮助，例如髁突肥大。

三、肌肉筋膜疼痛和功能障碍

肌肉筋膜疼痛和功能障碍(MPD)是咀嚼疼痛和功能障碍患者寻求诊断和治疗的最常见原因[9]。这是一种复合征，包括几种肌肉疾患，为了简便起见，将这组疾患合起来称为“肌肉筋膜疼痛和功能障碍”。肌肉筋膜疼痛和功能障碍的来源是肌肉。咀嚼肌产生压痛和疼痛，是由于肌肉功能异常所致。这种肌肉功能异常，常伴有牙齿夜磨症，但也不尽然。

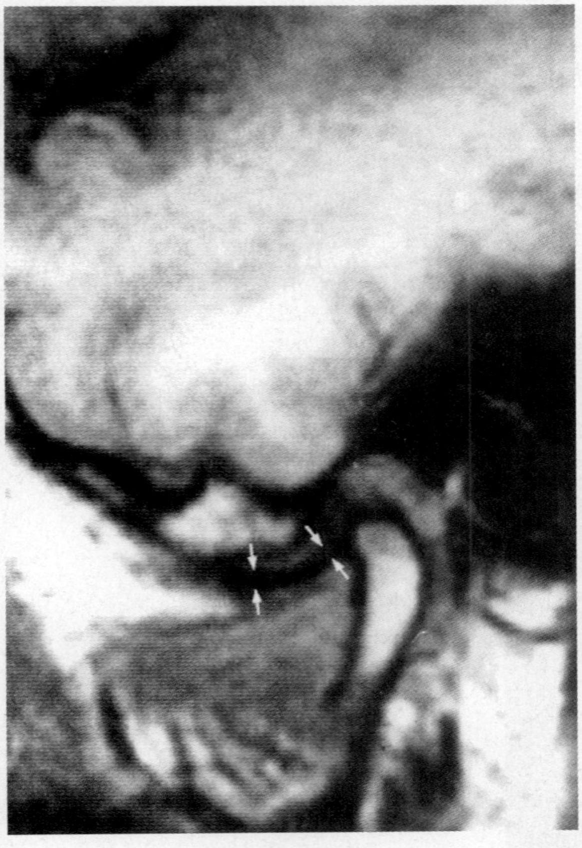

图 100.2 闭口位左颞颌关节的核磁共振检查，显示关节的软骨盘向前移位(箭头)。

肌肉筋膜疼痛和功能障碍的病因，虽然通常认为是多方面的，但目前尚有争论。最为大家接受的病因，是继发于压力和焦虑的牙齿夜磨症。

(一)临床表现

通常肌肉筋膜疼痛和功能障碍的患者主诉弥漫性不局限的耳前和颞肌疼痛，疼痛实际上交替出现(图100.3)。患者常告知入睡困难，于早晨睡醒后疼痛最重。患者还可能诉说牙疼。患者通常称下颌骨开口疼痛和减小，且伴有咀嚼疼痛。通常也发生双侧颞部的头痛。虽然这种病的其他原因尚不清楚，但是许多患者是有意识的磨牙。疼痛最常见，而且在压力和焦虑期加重。

患者检查显示咀嚼肌弥散性压痛。颞颌关节，触诊没有压痛或压痛轻微。可出现关节杂音，但通常没有关节疼痛或下颌骨功能障碍（关节活动受限或关节交锁）。下颌骨运动范围减小和同时产生偏向重患侧。牙齿常常有牙面磨损，特别是前牙的牙面。但是，即使没有牙齿磨损面，也不能排除磨牙症为肌肉筋膜疼痛和功能障碍的病因。

(二)X线片表现

颞颌关节X线片检查往往正常。有些患者关节有明显的退行性改变，包括关节面外形改变、侵蚀和骨赘形成。不过，这些改变可能是继发于肌肉筋膜疼痛和功

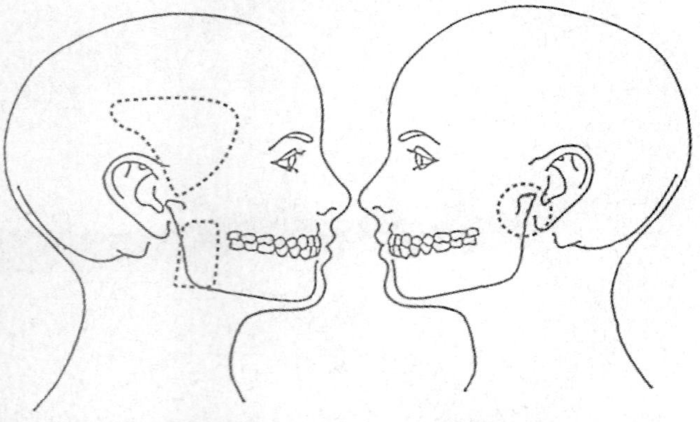

图 100.3 面部疼痛示意图，显示伴有肌肉筋膜疼痛与功能障碍的弥漫性肌肉痛(右)和伴有关节内紊乱和骨关节炎的局限性颞颌关节痛(左)。

能障碍的表现,也可能与MPD无关。

(三)治疗

肌肉筋膜疼痛和功能障碍治疗，最初应采用可逆的非侵入性疗法[10]。不可逆形式疗法,仅在用可逆性疗法不能达到满意疗效时,才逐步提升为不可逆性治疗。治疗包括向患者详细讲解该病的产生与治疗。重要的是让患者放心,这种疾病通常用简单的治疗即可治愈,减少患者对更严重疾病如肿瘤或癌症的担心。家庭护理包括:软食,热敷或冷敷治疗,肌肉按摩,和简单的功能练习(包括下颌骨的开口、闭口、前伸和左右侧方运动)。内科治疗应包括:某型非麻醉性止痛药,通常是一种非类固醇抗炎药，以及如果睡眠不好可用低剂量三环抗抑郁药。三环抗抑郁药,特别是阿米替林,有与抗抑郁药作用无关的止痛药作用，可对疼痛和失眠的慢性疼痛患者使用[11]。这些药物减少清醒时间,增加睡眠的Ⅳ阶段(Δ,delta期),减少眼快动睡眠时间。因此,这些药物对夜发性磨牙症可能有作用。牙治疗,包括采用咬合(𬌗)矫形器(图100.4)。大量资料证明,使用𬌗矫形器,疼痛症状减轻。Clark[12]回顾了𬌗矫形器的设计、原理和疗效发现,临床有效率为70%~90%。虽然治疗作用可以预测，但是治疗作用的生理学基础尚未完全明了。用矫形器疗法最初获得症状减轻的患者,可能受益于𬌗的治疗,包括:调𬌗、恢复牙列和正畸学治疗。有明显行为相关的患者或对治疗反应不好的患者，可受益于心理学的评价和治疗[13]。

重要的是认识到肌肉筋膜疼痛和功能障碍,通常是一种同时存在行为相关病因的慢性疾患，治疗的目标应当是处理疼痛和关节功能障碍，但不一定把它们全部消除。除牙治疗外,肌肉筋膜疼痛和功能障碍处理与紧张性头痛和纤维性肌肉痛相同。肌肉筋膜疼痛和功能障碍治疗,没有手术指征。

四、颞颌关节内紊乱和骨关节炎

颞颌关节内紊乱和骨关节炎(OA)是咀嚼疼痛和功能障碍患者寻求诊断和治疗最常见的原因。这种情况既包含有软骨盘紊乱又存在骨关节炎,为了简便起见,将二者合在一起讨论。在过去20年,软骨盘位置是颞颌关节(TMJ)内紊乱分类、诊断和治疗的焦点[14]。最近的观察对颞颌关节内紊乱提供了新的见解，证据表明颞颌关节内紊乱是一个包括软骨盘移位和畸形、滑膜炎、关节软骨改变、关节压力与滑液改变以及几种可能尚待确定因素的复杂病理学过程[15]。这些病理学过程可能与在其他关节骨关节炎所看到的那些表现相同。颞颌关节的内紊乱的原因尚无很好的解释。最常提到的病因,是继发于磨牙症和创伤性损伤的关节反作用负荷。

(一)临床表现

颞颌关节内紊乱和骨关节炎的患者常常主诉非常限局性疼痛,以颞颌关节上和耳前明显[5](图100.3)。通常疼痛持续不变,随颌骨运动疼痛加剧,特别是咀嚼。患者也常主诉耳病和头痛。常有关节杂音,包括咔嗒声或捻发声;通常伴有疼痛和下颌运动障碍。患者还可感受到间隙性或持续性关节交锁。

检查患者显示颞颌关节上限局性压痛。然而,也可

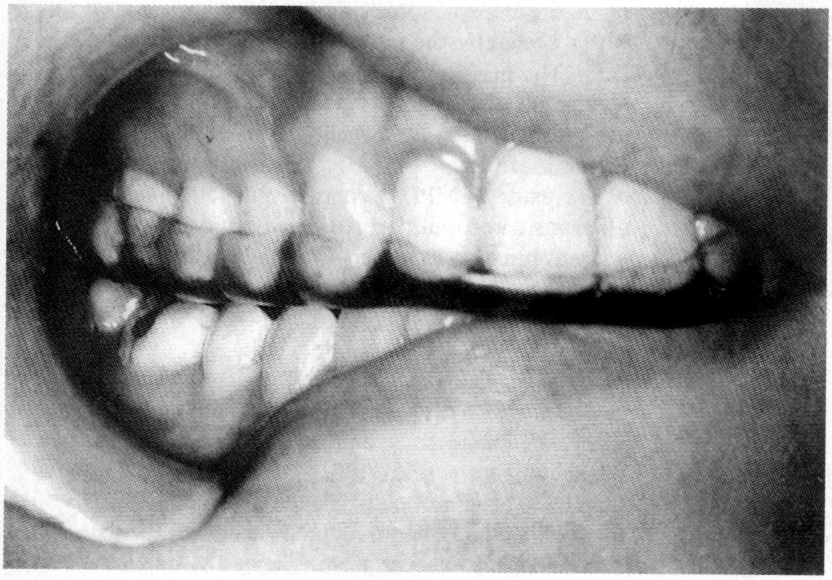

图 100.4 上颌骨𬌗矫形器,用于颞颌关节疾患牙的治疗。

以出现广泛的压痛。常有关节杂音。患者开口受限小于30 mm，通常没有关节杂音。捻发音显示软骨盘穿孔和关节结构进行性退变。典型表现下颌运动减小和疼痛。当患者下颌骨咬合时，感到关节疼痛加重。

（二）X线检查所见

早期病例颞颌关节X线片检查正常，在逐渐加重的病例出现退行性改变（关节面不规则和骨赘形成）。核磁共振是显示关节盘退变优先使用的诊断方法（图100.2）；但是，解剖学的检查所见与存在症状之间关系不大。对没有疼痛的个体，用关节镜检查或MRI检查，常常观察到关节盘紊乱[8]。

（三）治疗

临床经验表明，大多数患者将随着简单的可逆性非侵入治疗而达到症状消失[16,17]。Toller[18]报告，颞颌关节骨关节炎（OA）患者1年后疼痛解除的有51%，2年后为76%，5年后为98%。颞颌关节内紊乱和骨关节炎（OA）的最初治疗与肌肉筋膜相同。应向患者仔细解释本病，强调疾病的自限性质。家庭护理包括：软食、颌的休息和采用湿热敷。内科疗法，目的在于通过非甾类抗炎药物缓解疼痛和减轻炎症。应避免使用麻醉性止痛药。如果患者感到睡眠障碍，小剂量三环抗抑郁药可能有帮助。牙齿治疗，包括应用殆矫正器（图100.4）。而殆矫正器疗效的生理学基础知道不多，不过殆矫正器可使70%~80%的患者减轻疼痛。

颞颌关节手术对病情严重和保守治疗无效的患者治疗作用有限[19]。颞颌关节穿刺冲洗表明对治疗急性开口严重受限的病例有作用[20]。这种方法操作简单，没有明显病态。颞颌关节关节镜检查是对颞颌关节内紊乱和骨关节炎治疗的一种革命性的手术方法[21,22]。关节镜冲洗和粘连松解表明对约80%的治疗患者减轻疼痛和增加关节运动范围有作用。颞颌关节关节镜检查的并发症，通常少于开放性手术[23]。转动的器械、电灼器和激光等先进的关节镜手术技术越来越多，但与简单的关节冲洗和粘连松解相比，这些技术没有显示出更好的作用。颞颌关节的关节切开手术，包括：关节盘复位、关节成形术或关节盘切除术（半月板切除术），用于治疗多年来症状严重患者。疼痛减轻满意，约占患者的80%[24]。颞颌关节关节切开术的指征，是严重的机械性障碍，如间隙性关节交锁患者和以前做过手术的患者。颞颌关节关节切开术伴发的并发症包括：面神经损伤、错殆和持续性疼痛或疼痛加重[23]。过去，颞颌关节应用异质植入体流行；但是，经验表明，这些患者的大多数发生植入体的颗粒和异物体反应。因此，不主张颞颌关节应用异质植入体。总之，颞颌关节手术方法治疗，有效患者约占治疗患者的80%。遗憾的是，进行手术治疗患者的5%症状加重。因此，做出手术治疗决定时必须慎重考虑，由患者和外科医师共同做出决定。

五、类风湿性关节炎

在类风湿性关节炎（RA）中约有1/2患者颞颌关节受累及[25]。女性患者多于男性患者，比例为3:1。在类风湿性关节的疾病过程中，颞颌关节被累及往往发生晚，很可能发生于严重病例。类风湿性关节炎通常侵犯双侧颞下颌关节。该病引起双侧下颌骨髁突破坏，常常导致下颌骨发育不良，开殆性错殆。

（一）临床表现

类风湿性关节炎（RA）有颞颌关节受累及的患者，可感到耳前深钝痛，在下颌咀嚼运动时加重。颞颌关节有压痛、捻发音，有时颞下颌关节还发生肿胀。患者可发现颞下颌关节运动泛围减小，通常于早晨时加重。患青少年类风湿性关节炎或类风湿性关节炎病情严重时，引起下颌骨髁突的大范围吸收，可发生下颌发育不良和开殆性错殆（图100.5和图100.6）。颞颌关节还可以由于纤维性或骨性强直发生活动性降低。

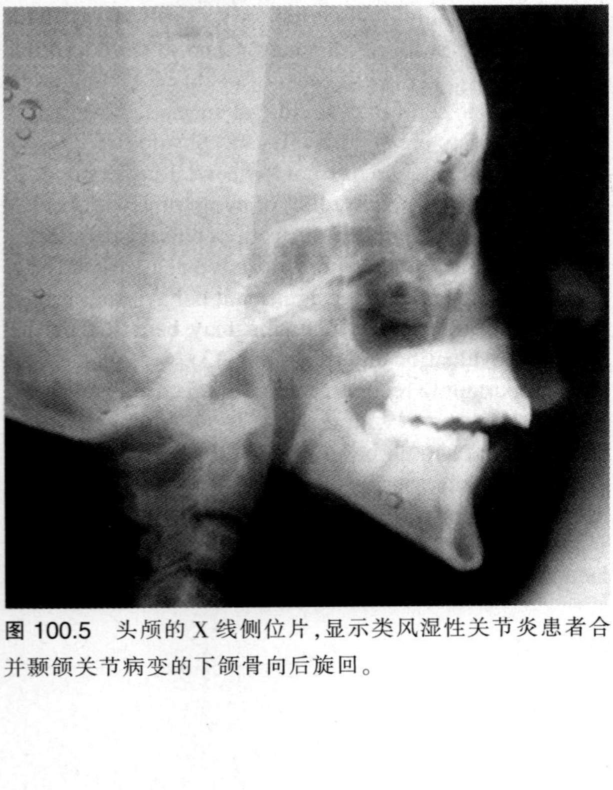

图100.5　头颅的X线侧位片，显示类风湿性关节炎患者合并颞颌关节病变的下颌骨向后旋回。

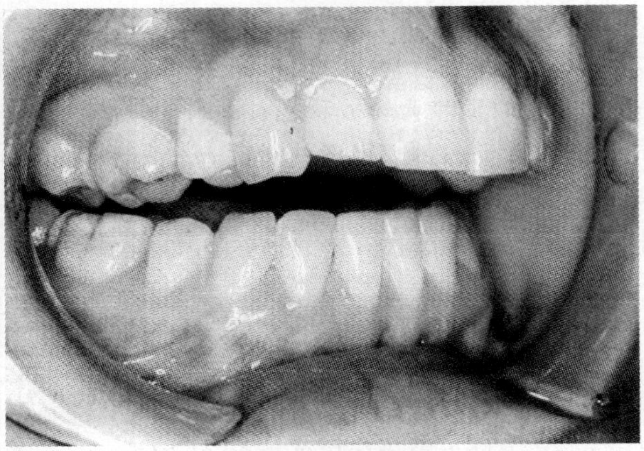

图 100.6 类风湿性关节炎患者继发于髁突吸收的开殆性错殆。

(二)X线检查所见

颞颌关节X线片检查,可显示髁突小头变扁平。在病情逐渐加重的病例,可观察到髁突的钉刺样表现。

(三)治疗

类风湿性关节炎累及颞颌关节，治疗应针对全身性疾病。这包括:对症治疗和为保持关节运动范围而选择的物理疗法。牙齿的治疗是针对建成和维持稳定的(咬合)关系。必须对牙刷和牙线洁牙能力减小的患者采取特殊的口腔卫生方法。

当出现顽固性疼痛或关节活动能力严重降低和发生开 性错 表现运动功能改变时,应考虑手术治疗。通常手术可选择正畸术和全关节置换术。

六、其他疾病

侵犯滑膜关节的任何一种疾病，均可累及颞颌关节。强直性脊柱炎、银屑病关节炎和晶体病累及颞颌关节少见。其他累及颞颌关节的疾病包括:髁突不全脱位或脱位出现的活动度过大,关节纤维性和骨性强直,以及髁突生长障碍(如髁突增生和发育不良)。颞颌关节肿瘤可发生,但少见,在鉴别诊断时一定要考虑。颞颌关节最常见的良性肿瘤是骨软骨瘤，最多见的恶性肿瘤是骨肉瘤和软骨肉瘤。转移瘤也可发生,特别是患乳腺癌的患者。

(李世民 贺俊兰 译 李世民 李鑫鑫校)

参考文献

1. Rugh JD, Solberg WK. Oral health status in the United States: temporomandibular disorders. *J Dent Educ* 1985;49:398–404.
2. Solberg WK, Woo MW, Houston JB. Prevalence of mandibular dysfunction in young adults. *J Am Dent Assoc* 1979;98:25–34.
3. McNeill C. Craniomandibular (TMJ) disorders: the state of the art. II. Accepted diagnosis and treatment and modalities. *J Prosthet Dent* 1983;49:393–397.
4. McNeill C. Diagnostic classification. In: McNeill C, ed. *Temporomandibular disorders, guidelines for classification, assessment and management.* Chicago: Quintessence Publishing, 1993: 19–20.
5. Dolwick MF. Clinical diagnosis of temporomandibular joint internal derangement and myofascial pain and dysfunction. *Oral Maxillofac Surg Clin North Am* 1989;1:1–6.
6. Katzberg RW. Temporomandibular joint imaging. *Radiology* 1989; 170:297–307.
7. Kaplan PA, Tu HK, Sleder PR, et al. Inferior joint space arthrography of normal TMJ: reassessment of diagnostic criteria. *Radiology* 1986; 159:585–589.
8. Kiros LT, Ortendahl DA, Mark AS, et al. Magnetic resonance of the TMJ disc in asymptomatic volunteers. *J Oral Maxillofac Surg* 1987; 45:852–854.
9. Laskin DM. Etiology of pain dysfunction syndrome. *J Am Dent Assoc* 1969;79:147–153.
10. Green CS, Laskin DM. Long-term evaluation of treatment for myofascial pain dysfunction syndrome: a comparative analysis. *J Am Dent Assoc* 1983;108:235–238.
11. Kreisberg MK. Tricyclic antidepressants: analgesic effect and indications in orofacial pain. *J Craniomandib Disord Facial Oral Pain* 1988;1:171–177.
12. Clark GT. A critical evaluation of orthopedic interocclusal appliance therapy: design, theory and overall effectiveness. *J Am Dent Assoc* 1984;108:359–364.
13. Rugh JD. Psychological components of pain. *Dent Clin North Am* 1987;31:579–594.
14. Dolwick MF, Katzberg RW, Helms CA. Internal derangements of the temporomandibular joint: fact or fiction? *J Prosthet Dent* 1983;49: 415–418.
15. Stegenga B, DeBont LGM, Boering G, et al. Tissue responses to degenerative changes in the temporomandibular joint. *J Oral Maxillofac Surg* 1991;49:1079–1088.
16. Boering G. *Temporomandibular joint arthrosis: an analysis of 400 cases.* Leiden: Stafleu, 1966.
17. DeLeeuw R, Boering G, Stengenga B, et al. Clinical signs of TMJ osteoarthrosis and internal derangement 30 years after nonsurgical treatment. *J Orofac Pain* 1994;8:18–24.
18. Toller PA. Osteoarthrosis of the mandibular condyle. *Br Dent J* 1973; 7:47.
19. Dolwick MF, Dimitroulis G. Is there a role for temporomandibular joint surgery? *Br J Oral Maxillofac Surg* 1994;32: 307–313.
20. Nitzan DW, Dolwick MF, Martinez A. Temporomandibular joint arthrocentesis: a simplified treatment for severe, limited mouth opening. *J Oral Maxillofac Surg* 1991;49:1163–1169.
21. Sanders B. Arthroscopic surgery of the temporomandibular joint: treatment of internal derangement with persistent closed lock. *Oral Surg* 1986;62:361–364.
22. McCain JP. Arthroscopy of the human temporomandibular joint. *J Oral Maxillofac Surg* 1988;46:648–652.
23. Vallerand WP, Dolwick MF. Complications of temporomandibular joint surgery. *Oral Maxillofac Surg Clin North Am* 1990;2:481–488.
24. Dolwick MF, Nitzan DW. The role of disc-repositioning surgery for internal derangement of the temporomandibular joint. *Oral Maxillofac Surg Clin North Am* 1994;6:271–275.
25. Ogus H. Rheumatoid arthritis of the temporomandibular joint. *Br J Oral Surg* 1975;12:275–284.

第101章

腰痛

Nortin. M. Hadler

腰痛一直困扰着人类。为解开其中的奥秘，人们跨越了时间和地域的界限，探寻着先辈们留下的足迹——从想象到假设，从构想到误解，从蒙昧到醒悟。这段历史反映了人们认知上的变化。医学总是时代发展的扮演者，但并不一定是最主要的角色，且具有一定的局限性。

医学开始关注腰痛是一种顺应性的过程。1862年出土于底比斯的《埃德温史密斯(Edwin Smith)纸草》是一部写于公元前1500年的著名临床文献，其中有关腰痛的象形文字是这样记载的[1]：

“当你在检查一个脊椎扭伤的患者时，你应该对他说：伸直你的双腿，并一起收回。由于脊椎引起的疼痛，他会立刻收回双腿。这时你应该对他说：你的脊椎扭伤了，我将治疗他。你应令其仰面平卧……”

埃及的医学水平在当时已很先进。从业医生都是博学之人。随着专科化的发展，如今再度受到关注的腰痛，在当时已引起了人们的重视，并认为这种疼痛是由椎体本身引发的。上述记载正是对Lesègue征诊断手法的描述。如果纸草中后面的文字得以保存，应该是古埃及医生在治疗上的认识，也许我们至今尚未达到，但更可能的是一些毫无根据的治疗主张，因为在随后的3 500年中，备受腰痛折磨的人们，更多的倾向于寻求其他治疗方法，而不是听取医生的建议。

如今的腰痛患者仍重复着同样的经历，多数时候就医只不过是他们最后的一种选择。或考虑过其他选择最终又放弃，或尝试后发现无效，意识到去寻求医生的治疗，只是对选择的一种公平对待；通常，选择就医是由于腰痛严重影响了生活，并且如果治疗有效生活必定会得到改善[2]。这是诊断和治疗腰痛的秘诀，但很少在某种医学课本中提及其方法。在过去的上千年时间里，正是这种潜意识的力量驱使腰痛患者寻求各种治疗方法。这一章将摒弃所有理性的选择，从纯直觉的角度去探讨。

一、全身疾病所致的腰痛

多数腰痛患者为局部疼痛（即非全身性疾病所引起的腰痛）。他们无明显的外伤史，且疼痛与腰部活动有关[3]，这也是本章所讨论的重点。但在极少数情况下，腰痛也可是全身性疾病的一种症状，特别是原发性/转移性肿瘤，或感染性疾病，或特发性炎性疾病(特殊治疗方可有效)。现代医学已经能够通过具有高度敏感性和特异性的方法，对上述疾病做出安全而快速地诊断。如果不考虑费用问题，对所有腰痛患者一一甄别，以明确其是否属于常见的局部腰痛，那么医生还有什么可遗漏的呢？

但事实不是如此！任何漫长的诊断过程都会使患者承受焦虑、不适及诊断的不确定性。这还需要患者的主动配合和直接参与；症状固然重要，但并不能推动治疗技术的发展，而只有治疗技术的发展，才能使局部腰痛患者恢复功能并最终康复。当患者完成了一连串的实验室和影像学检查，得到的却是模棱两可或具误导性的检查结果，这样的经历多多少令其感到烦恼，或许只有得到专业而有效的治疗后，这些经历才显得有些价值。即使在基层急救医师所接诊的老年患者中，症状类似于局部腰痛，而实为肿瘤的只有不到1‰[4]。因此，几乎对于所有的腰痛患者,其诊断需进行到何种程度,应完全由接诊医生来决定。病情的突然加重,或手术的可能性增加,势必需要更加明确的诊断[5]。但在初期就诊时,必须完成这一必要的疾病在分类上的鉴别。

这就要求临床医师必须具备敏锐的诊断洞察力。幸运的是，多数全身性疾病引起的腰痛都具有一定的特征性(表 101.1),但这些特征的发现必须结合相应的实验室和影像学检查。对于许多全身性疾病可从对这些患者必要的专科查体中获得一些线索。为此,风湿科医生必须熟练掌握全面的外科检查方法。对于临床上疑似的全身性疾病所致的腰痛,或高度疑似持续存在,多数病例可通过核磁共振成像快速得到证实。如果有必要经病理学证实，可在成像引导下进行相应部位的针吸活检。遗憾的是,在各种有着全身性发病机制的腰痛患者中,大约 50%无任何可发觉的临床线索,并且这种线索的出现还需经历一段时间。这种情况多见于原发性肿瘤、化脓性间盘炎和硬膜外脓肿,甚至脊髓梗死在轻截瘫发生前也可出现数周的腰痛。因此,对于多数尚无全身性发病机制线索的腰痛患者，应保持一定的怀疑。这种怀疑及由此引发的焦虑是治疗医师需要考虑的。有些医生可从患者的红细胞沉降率中得到一些提示,但同时也默认了这种检测结果本身的局限性,无论是阴性还是阳性。在对尚未确诊的局部腰痛患者的处理过程中，所有医生均应对有意义的症状（表 101.1)保持高度的警惕,同时加强对其他症状的治疗。正是由于这种诊断上的不确定性,社会才需要医生。

二、局部腰痛

腰痛是人的一生中不可避免的事情，并且反复发生[6]:在青春期[7],在生命的最后一个 10 年[8,9],以及在其间的每个 10 年[10]。根据电话调查、家庭访问、问卷及对多个国家多个年龄组的纵向日志研究，结果显示腰痛是人类所面临的一个普遍问题。在我们中大约有 50%的人可以回忆，起过去曾经有过的腰痛经历。有 10%~20%的人回忆认为这种腰痛与年龄、种族、性别和生活方式无关。对于许多个体来说,腰痛已到了必须采取措施的程度，所以他们常常反复治疗但并不总是有效的。通过对北卡罗来纳州 4 437 名成人的随机电话调查发现,仅 1 年中就有 3.9%的人受到慢性腰痛的困扰[11]。"慢性"意指 1 年中疼痛持续超过 3 个月,或疼痛发作超过 25 次(表 101.2)。

表101.1 全身性疾病所致腰痛的特征

临床特征	可能的诊断
体重减轻	转移瘤,慢性感染
发热	化脓性间盘炎、硬膜外脓肿
夜间痛引起坐立不安、踱步	肿瘤形成
夜间痛,坐位可缓解	马尾神经瘤
下肢轻瘫	脊髓梗死、肿瘤形成
转体时疼痛	血管畸形、肾结石
马尾综合征	鞘内肿瘤

腰痛是人类普遍存在的一种病态，同时这种病态也是对现代西方医学所热衷的还原论的一种蔑视;腰痛不应简单地视为一种基础疾病的症状，这种基础疾病必须借助诊断学的力量将其定性，随后予以果断地治疗。执迷于这样一种信条肯定会对局部腰痛患者造成危害。同样道理,笔者如果为附和这一信条而编写该章也不会为读者提供真正的帮助。笔者认为对这一题目的探讨必须从正在经历腰痛并且正在寻求救治的个体的前瞻性研究中得到[12]。

(一)腰痛困境中所采取的措施

一度不被重视的活动度和功能在受到腰痛困扰时却成为最大的难题。根据生物力学原理,当前倾20°时腰骶椎所承受的力量急剧增加(图 101.1)。如果伏案写字使疼痛加重，则应避免进行举起重物或其他略显不适的动作。卧床有助于缓解疼痛,但患者必须始终保持完全平卧,尽管这令其感到厌烦和无济于事。即使对于经验再丰富的人,疼痛有时也如恶魔一般。多数人已经晓得病痛的根源,破裂的间盘,"疼痛的背部"和背部手术。每个人都不得不思考着疼痛及由此引发的麻烦，和行之有效的解决办法。通常有 3 种选择(图 101.2):一种是设法坚持使自己保持为一个正常的人，通过调动自身的能量,寄希望于稳步改善。如果这种坚持难以继续下去,则会去选择寻求医生的帮助。还有一种可能是患者发现他不能再继续某个岗位的工作时，多数工业化国家的劳动安置部门会启动工作场所健康保险方案。

很久以来，人们推测对于腰痛这一处境的处理受控于疾病的严重程度及个人日常体力支出情况。这种假设在极端的情况下确实是成立的。例如,当腰痛令人极度痛苦或同时伴有令人恐惧的神经症状时，除了采取医学治疗,没有其他更有意义的方法;或者有时候人们必须透支体力完成一项无法回避的任务，如职业运动员。但对多数局部腰痛的人来说,疼痛并没有剧烈到无法忍受,也无需完成什么不可回避的任务,其处理常

表101.2　北卡罗来纳州3.9%患有慢性腰痛的成人居民特点

人口统计学		临床特征	
平均年龄(岁)	52	健康状况一般或差(%)	53
女性(%)	66	遗留永久性腰痛(%)	34
初次腰痛至今发病年限(平均)	14	腿疼(%)	76
白人比例(%)	81	既往卧床天数(平均)	26
目前从业比例(%)	42	既往停工天数(平均)	21
定额健康保险(%)	33	曾经采取过治疗(%)	73
年家庭收入<$20 000(%)	55	因腰痛曾住院(%)	41
		因腰痛曾手术(%)	22

(Reproduced with permission from Carey TS, Evans A, Hadle- NM, KalsbeekW, Mclaughlin C, Freyer J. Care seeking among individuals with chronic low back.*Spine* 1995;20:312–317.)

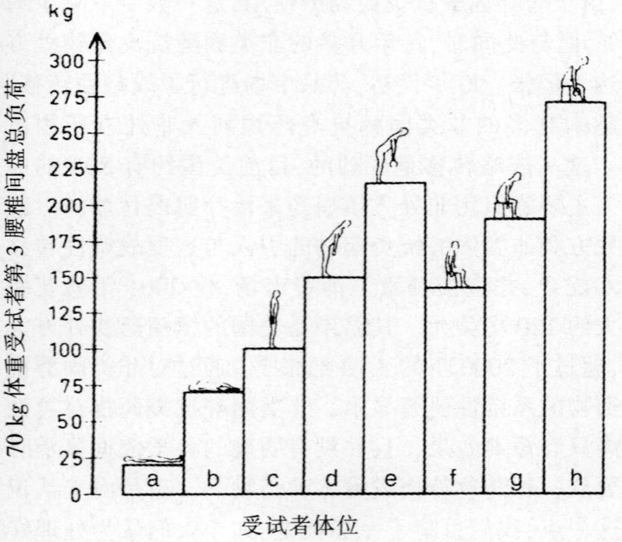

图101.1　体重为70 kg的受试者，不同体位下第3腰椎间盘所承受的总负荷。(a)放松平卧位，(b)侧卧位，(c)垂直站立位，(d)无负重，前倾20°站立位，(e)上臂负重20 kg，前倾20°站立位，(f)垂直坐位，(g)前倾20°坐位，上臂无负重，(h)前倾20°坐位，上臂负重20 kg。(From Nachemson A. In vivo discometry in lum bar disks with irregular nucleograms. Some differences in stress distribution between normal and moderately degenerated discs. *Acta Orthop Scand* 1965;36:426,with permission.)

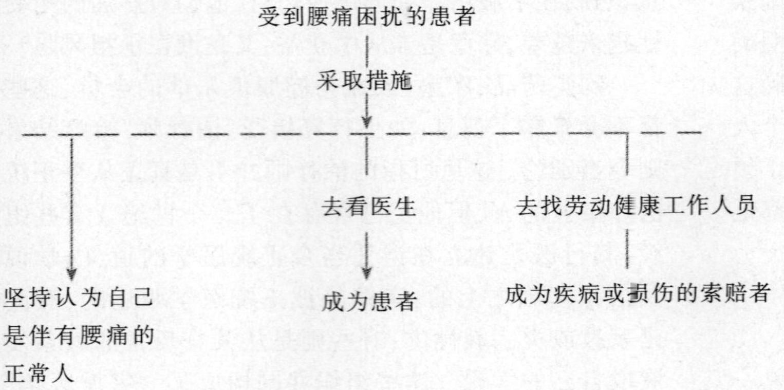

图101.2　对于受到腰痛困扰这一处境所采取的措施。有3种可供选择，每种选择对应于生活中的不同身份，代表了一种完全不同的契约关系。一种选择是坚持和腰痛对抗。还有一种选择是寻求医生的帮助。这幅图片的意图是沙文主义的。应提供给他们更大的选择空间，包括选择具有何种资质或学位的医生(甚至是博士)，选择哪一学科的医生来提供专业性的帮助。但这些选择存在的同时也常常受到试图“保持自己是一个的正常人”这种思想的左右。不过，当你开始与医生交谈的那一刹那，你就不再是一个单纯处于某种处境的正常人，而成为一名腰痛患者。第3种选择是告诉工作单位的有关人员，你现在腰痛。同样的，你也不再是一个单纯处于某种处境的正常人。你随即成为一名索赔者，并且这种腰痛被认为是疾病还是损伤，要根据你在描述时所用到的语言。如果你所使用的语言暗示你“损伤了腰部”，则你可申请工伤赔偿保险。相反，如果你只是突然起身时损伤了腰部或摔倒，而与工作无关，则你可申请健康保险所能提供的一切帮助。

常会受到自身精神社会因素的制约。当生活的某些方面突然发生了变故，人们对于疼痛的耐受程度就会明显减低。这时疼痛就是致命的一击，如果忽视社会心理因素，只单纯进行对症处理，会使患者“夸大自身所处的困境”。这一点在工作场所中可很容易得到证实[13]，但不管如何处理，也要对其局部的肌肉骨骼症状进行治疗[14,15]。

回忆具有极大的不确定性从而影响了面谈调查的可靠性，并且过近距离的观察会干扰被调查者的应对能力，因此偶然获得对背后的原因及“处理”过程中可能做出选择的理解有困难。在1977年对Detroit 589个家庭进行的健康状态抽样调查中，研究人员要求其家庭成员以日记的方式记录下每日的健康状况，这可能是目前笔者所能获得的隐私资料[16]。调查结果显示，在为期6周的调查中，有51%的成年人平均有8天曾记录过肌肉骨骼不适，其中90%以上为腰痛。多数人无其他症状并认为其腰痛“并不严重”。多数人曾向配偶提起或曾口服过非处方镇痛药。只有3%的人认为有必要去看医生；而事实上只有0.3%的人真正看过医生。在被调查的6个星期中，平均每2个家庭就会因腰痛而损失掉1个工作日。但按照这一理论，与上呼吸道症状相比，腰痛显得有些微不足道。此项调查只是某一特定时间段在某一特定人群中对“腰痛困境处理”(图101.2)的一种粗略研究。此类性质的调查还有很多，其不同点在于筛选“阳性人群”的方式、处理细节及被调查人数[17]。但多个国家的调查反映出的对腰痛经历记忆上的差别及就医认知上的不同，不能简单的归于方法学问题[18]。这些调查还显示出有着不同文化背景的人所需的帮助，在数量和性质上也存在着明显差异。如果正如这种文化背景上的差异存在于不同的社会阶层中一样，它也应存在于不同国家之间[19]，那么不同国家之间在所需帮助上也一定存在着不同。医学必须明确其在这种辩证关系中所起的作用，但首先必须明确这种辩证关系本身。对于腰痛这一处境的处理是每个人生活中所必须面对的问题(图101.2)。这种处境的干预可追溯到一千年前。可以肯定的是任何干预措施都是更利于患者，而不是干预的提供者或承办者[20]。

(二)对于腰痛的处理

在任何社会中，腰痛的处理都不是采取某种单一的措施。大多数无需请求，每个人都可给你提供建议。在发达的工业化社会，善于发明创造的经销商会提供各种产品，从床垫到汽车坐垫。有的人往往对患者采取推拿、针刺或浸泡等方式进行治疗。也有人专门制定各种训练计划，提供相关辅导，以及改变患者的生活方式——但均未经证实。每个人都有一套完整的理论来解释其措施的有效性，且价格合理。这种事情在我们的生活中随处可见，并且会一直存在下去。腰痛治疗的可塑性极强，是任何一门学问都无法比拟的。腰痛本身具有一定的自然病程，因此市场上形成了一种约定俗成的说法，即货品一出概不退换。腰痛是一种长期症状，以间歇性和弛张性为特点。几乎每次发作都可在2周内缓解。患者所选择的治疗方法，与随后经历的症状消退，是否有无因果关系呢？

医药业一直是这一市场的参与者。20世纪60年代，美国人每天要消耗40吨以上的阿司匹林。到80年代，由于非类固酸抗炎药物的使用，这一数字下降了约50%，但与此同时，每年开具的非类固醇抗炎药物处方高达1亿张。90年代初，药品市场进行了战略性转移，将越来越多的非类固醇抗炎药物列入非处方药物范畴。这一战略转移是成功的，目前美国约有80%的成年人主要靠服用非处方镇痛药来治疗肌肉骨骼痛。新的处方类非类固醇抗炎药物的引入与这项战略性转移密切配合，并直接刺激了消费市场，仅2001年就花费了大约120亿美元。其结果是美国的镇痛药物处方大增，超过了2000年的3.12亿张[21]。通过对非类固醇抗炎药物的系统性研究显示，非类固醇抗炎药物对急性腰痛只有短期效果，且并没有明确的科学依据显示有必要从一种药物替换成另一种药物[22]。正是由于认识到这一点，我们目睹了一场巨变，如今人们认为处理好腰疼之后的问题才是真正的明智之举。患者根据常识选择非处方药物治疗，而这种常识也使得患者陷入更深的窘境，承受更多的痛苦[23]。越来越多的美国人开始意识到，在不服用非处方镇痛药时，他们对疼痛的耐受性越来越差，究竟是谁从中获益，又是谁在承担风险？

购买药品、床垫，或成为健康俱乐部的会员，这些都不会暴露个信息；如果打算接受“治疗师”治疗结果则令当别论。这里所指的治疗师并不是真正从事正统医疗事业的人，但他们已经存在了几个世纪。有些组织，其行医是建立在诅咒当今正统医学的道义、学说及信条基础之上的；有些是被正统医学驱逐的；有些是宗教或类宗教性的；有些则是从某个反常的教条发展成自己的学说。这些组织共同构成了“宗派医学”[24]，在美国及其他地区活跃着。一个世纪以前在美国建立的教派中，有两个至今仍在各地活跃着，他们将自己视为一个合理的、现成的例子展现给那些面临腰痛困扰的人。一个是整骨术,其已经放弃了很多正统医学认为偏离正规的学说,并开始逐步成为正统医学的一种另类形式,包括将松动术和手法技术应用于患有局部肌肉骨骼疾病的患者身上。另一种是脊柱推拿疗法,继续忠实地拥护着自身的古怪学说[25],在许多从业医生和患者中蓬勃发展,在加拿大和其他一些地区有逐渐壮大的趋势。可以肯定的一点是,对于所有的宗派疗法,他们运用其独特的治疗方法,使参与者对治疗效果满意,否则就不会有人参与进来。姑且不说理论,脊柱推拿术本身是否能够对面临腰痛困扰的个人起作用还存在争议[26]。通过对腰痛患者持续2~4周单一治疗后的跟踪调查,人们可以很容易地观察到其疗效并不明显[27,28](图101.3)。人们很可能赞同将这种操作列入医学治疗的范畴,但除对腰痛这一特殊人群外,并没有科学证据表明推拿疗法适用于任何疾病,更没有理由适用于多重治疗[29]。

(三)选择出局部腰痛患者

为什么有人选择放弃依靠自身力量来对抗腰痛,放弃非处方药物的好处,放弃推拿和浸泡,而是选择听取医学博士的建议?因为疼痛无法忍受吗?没有人能够直截了当地回答。要牢记我们是就一种局部肌肉骨骼痛而言;经证实某些姿势和体位可使腰痛得到缓解。致使一个局部腰痛的人易于成为一名患者的原因是,他不能依靠自身力量与疾病对抗。如果治疗医生的回答是用处方镇痛药及牺牲部分功能来缓解患者的疼痛,那么结果将会使患者在治疗、疾病的认识、功能满意度上大打折扣,且花费较高[30]。如果治疗医师的回答是根据疼痛的原因而定,则结果通常被认为是一种徒劳无功的工作而被禁止。如果治疗医师的回答是力图彻底治愈,那么和这一过程唯一有关的因素就是疾病本身的病程。美国医生和所有其他美国人一定要摒弃彼此间相互对立的观点。成功地切断患者-医生唯一的关系与处理方式有关。有大量资料用于消除已经形成的错误观点。

事实上,关于急性腰痛治疗中各方面问题的论证资料丰富而广泛,且易于理解。随着10年前保健所在加拿大和美国的建立,至少有大约11个国家也相继建立了自己的保健所,并担负着发展循证医学指导原则的任务。他们的命运惊人地相似[31],都没能将这些指导原则变为现实;他们也沉重的折射出价值主宰着专家们的意见[32,33],只在很少的时候科学本身才具有强制性。甚至那时候人们认识到要想设计出一个高质量的

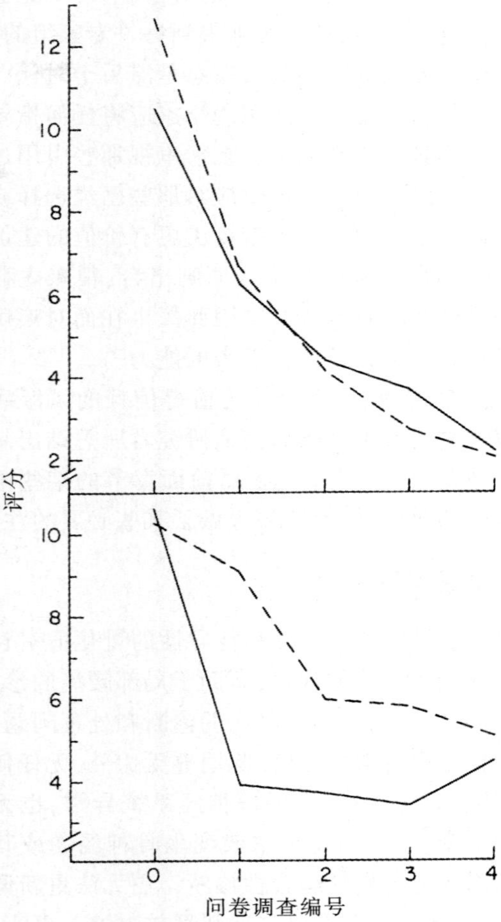

图101.3　美国北卡罗来纳州大学脊柱推拿术试验。在北卡罗来纳州大学脊柱推拿术研究中,通过问卷调查的形式将受试者的急性腰痛程度量化,该图显示的是平均得分。问卷调查在研究开始前进行,并且在治疗后每隔3(±1)天进行一次电话随访。虚线为采用轻柔的被动活动脊柱松动疗法治疗的随机受试者结果;实线为除松动疗法外,还接受单一长力臂脊柱推拿疗法治疗的随机受试者结果。4组受试者在治疗开始时及治疗后的前2个星期无明显差别。**上图**,记录研究开始前,腰痛持续时间小于2周的受试者结果;**下图**,腰痛持续时间为2~4周的受试者结果。只有后一组中在疗效上有所区别(p=0.009)。推拿术治疗组中,评分下降50%所用的时间明显小于单一接受松动疗法的治疗组,虽然后者2个星期后也达到了同样的治疗效果。(From Hadler NM, Curtis P, Gillings DB, etal. A benefit of spinal manipulation as adjunctive therapy for acute low-back pain: a stratified controlled trial. *Spine* 1987;12:703-706, with permission.)

临床试验,必须将问题集中在一点上,因此降低可信度可使实验结果得到更广泛的推广,反之亦然。换句话说,这迫使任何一个研究小组去衡量将"伪临床科学"作用于一群行为怪异的患者身上,与将"真正的临床科

学"作用于一个高选择性人群的价值孰大。不必惊讶于专家组的这种"一致性",无须得到另一专家组的认可,也不必惊讶于指导原则的公布总是滞后于时代[34]。尽管如此,笔者仍然鼓励风湿病学家应将任何指导原则建立在科学理论基础之上,重新审视那些引用过的信息,即使不考虑其他原因,也应给那些已经选择或愿意选择风湿病学家建议的患者提供更有价值的建议。同时,笔者也很担心,一旦指导原则出台,很多内科医生将会把其作为一种替代品,因此医生在面对疾病的各种特异性时必须保持独立思考的能力[35]。

表 101.3 总结了笔者认为值得信赖的风湿病学家的建议。它与其他文献和疾病研究者所总结出来的建议是一致的[36,37]。这些建议对前面章节的某些论调做了根本性的改变,因此审稿人做了某些必要的注解。

1.症状和体征

运用重复性、敏感性和特异性的量化值对长期存在的体征做出正确的评价,有助于局部腰痛的诊断[38]。除马尾综合征外,在面临腰痛的诊断和处理问题上,没有人能提出有价值的见解。除明显无力外,无任何阳性发现,甚至无牵拉征,无局部神经系统异常,也无腰骶部活动受限[39],因而也无法改变坐骨神经痛或其他腿部疼痛综合征这样的综合性诊断,更无法重新调整治疗方案。如果已经存在疼痛向腿部放射这一事实,则说明病变来自同侧腰骶神经根;无论牵拉试验是否为阳性,也无论有无腱反射减弱,从定位和发病机制的角度讲,上述观点基本上是被支持的。笔者总是想发现这些阳性体征,是由于受到了传统观念的束缚。然而,笔者无论是处理还是忽略这些体征总是不自信的。我们也不能将原因都归于放射痛的特殊重要性。坐骨神经痛并不比单纯局部腰痛预后差[40]。对正在接受腿部疼痛治疗的患者,同样可进行适用于不伴放射症状的局部腰痛的治疗。对于腿部疼痛的患者,应在尽可能少的专业帮助下,保持适宜的活动度,直至自然病程结束[41]。

2.成像法

如果你能正确地指出局部腰痛的原因,你已很幸运了。毕竟,腿部疼痛本身所能给你提供的线索并不多。这并不是说要去怀疑当代成像法在解剖学和病理解剖学界定上的巧妙。问题的产生是由于在成年人中普遍存在的"正常"的病理解剖(即,少数成年人先天具有原始的腰骶椎解剖)。有无临床价值并不在于是否存在病理解剖。更确切地说,"腰骶椎可能存在的解剖异常中哪种能够解释局部腰痛或局部坐骨神经痛的发作?"联系上下文,间盘膨出可勉强视为是正常的,甚至间盘脱出,充其量也只能得到一些微不足道的结论。但这并不是说上述这些病理解剖无临床相关性;而是说,这些病理解剖即使发生并且持续存在也只能引起

表101.3　对寻求风湿病学家帮助的局部腰痛患者的循证处理

1. 只询问现有疾病的病史,而回避社会心理的困扰是不充分的。腰痛对工作和生活的影响——反之亦然(工作和生活对腰痛的影响)——是现有疾病的一个重要特点,比疼痛的性质更为重要
2. 现病史的询问,对患者和医生都具有指导性。在询问问题的过程中,语重心长的交流不一定是有效的。医生必须消除患者已经形成的错误结论,包括关于病因、病理生理学及预后的错误观念
3. 身体检查在一定程度上能降低临床上对疾病局部特性的不确定性,它能除外神经系统病变,特别是腿部无力和马尾综合征,对于这样的病例,应及时请外科医生会诊。但从病理生理学的观点看,体格检查可提供的信息很少。局部的神经症状有助于病理学定位,但缺乏特异性,且不能提示预后。通过对体格检查的阳性发现进行的解释会引起患者的焦虑,不利于疾病的缓解
4. 成像法为解剖学的界定提供了依据。然而,腰骶部的退行性变,甚至很明显的退行性变,通常也可无症状;而对于有症状者,症状消退后退行性变也会长期存在。由于缺乏诊断特异性,即使假设被检查的是一种局限性疾病,也不能认为任何成像检查都是正确的
5. 不要让你的态度或要求限制了患者。应鼓励患者积极应对疾病,并建议其中立位体位,但也不应卧床休息
6. 避免使用镇痛类药物对受损部位进行治疗;这样做会进一步掩盖事实的真相,而发展成长期病变。同样地,应避免使用会影响人的感觉中枢的制剂;要灵活应对疾病。只有极少数情况下,必须使用处方类镇痛药。更多的关注患者的体位及社会心理的困扰才是治疗的首要任务
7. 局部腰痛并不是一种外科系统疾病!没有证据表明有创,即使是微创技术,会对疾病有效。充其量,患者手术后"安然无恙",但有时甚至连这一目标都很难达到。顺从于这种具有伤害性的、大刀阔斧的、无根据的治疗方案,是促成了对隐瞒保守疗法衰败原因的绝望
8. 可以建议患者进行器械治疗、物理治疗等。这些疗法至少是没有害处的。他们总是用毫无根据的治疗学理论及发病机制来教导患者。目的是什么?难道没有更适合的建议了吗

暂时性症状。间盘突出可以造成神经损害,可以是既往腰痛的原因,也可以引起现在的腰痛,没有合理的依据能够对这些可能性做出辨别。事实上,对急性腰痛进行的脊柱成像与疼痛突然加重或手术的可能性增加有关。

3.手术及其他有创技术

如果一切治疗手段都可用于局部腰痛或局部坐骨神经痛的患者,那么手术医生可做的几乎所剩无几。换句话说,与狼疮、甚至类风湿性关节炎相比,局部腰痛不再是一种手术疾病。偶尔也会有些患者需采取手术治疗,但他们只是些例外。没有任何实质性的资料表明除了局部腰痛本身的自然病程,任何形式的有创操作能够使其症状减轻,包括各种性质的注射治疗[42]、针灸[43]和各种手术治疗[44]。对于坐骨神经痛,经过几十年的正反试验研究,专家们仍对硬膜外类固醇药物注射治疗存在异议,但对经皮间盘切除术表示认同,这种手术的效果甚至比化学髓核溶解术更令人失望。虽然尚无实质性的科学证据表明切开手术能够对局部腰痛的患者有效果,但仍建议(仅仅是个建议):手术能够帮助某些持续时间为1~2个月的坐骨神经痛患者。在许多早期讨论过的指导原则中曾提汲这一建议,并即将它列入临床专业知识的范畴。然而,由于缺少这方面文献资料及适当的对照研究和经常性的变化,一切变得停滞不前。经典试验也只能提供方法学依据[45],甚至他的提出者,一个真正的外科先驱,也在强调谨慎[46]。笔者在怀疑,如果这个从情理上支持的假对照试验真的被完成,那么我们知道手术对于伴或不伴腿部放射症状的急性腰痛患者是无任何作用的,我们也知道对于运动损害或马尾综合征的手术效果令人失望,但在这样的临床背景下,假试验是不合情理的。我们期待着试验能够检测出这种新的选择是否是更好的。

三、腰痛索赔者

慢性腰痛患者寥寥无几。许多有慢性腰痛的人,他们很少选择就医。受美国(和几乎所有发达国家)医疗保健体制的影响,急性或慢性腰痛的个人总是习惯于选择索赔。他们申请赔偿或申请延长赔偿,为实现这一目的,他们要求对由于腰痛而引起的劳动能力的丧失予以补偿。伤残性腰痛的索赔者越来越多地受到风湿病学家的关注,部分原因是由于这一人群绝对数量的攀升,但更主要的原因是保险公司正在寻求一种新的解决办法,不同于骨科医师和神经外科医师一贯倡导的那样。一些索赔者选择寻求风湿病医生的帮助,但越来越多的人只能按照伤残赔偿方案的要求,由保险公司指派到风湿科医生那里听取他们的建议。风湿科医生一方面要考虑手术或者不手术的进一步治疗是否是患者所期望的,另一方面也要考虑腰痛索赔者是否确实如他们所说的那样丧失了劳动能力。

人们可以想象,伤残性腰痛的索赔者按照损害赔偿方案寻求帮助,这一人群数目的增加反映了社会道德的逐步增强;同时患有慢性伤残性腰痛的个人也因此得到及时的补偿。然而,笔者认为对于局部腰痛的人来说,这只是少数情况。在寻求帮助的过程中,现存的体制不能很好的服务于患有持续腰痛的个人,为更好的理解这一反直觉的观点,首先应深刻认识现有体制。

(一)美国伤残性腰痛赔偿方案源自欧洲

在工业革命以前,上等阶级对那些不能自谋生计的人做出确认并给予救治。随着工业化的发展,“贵人行为理应高尚”的弊端明显地暴露出来。西方城市的街道成为数以万计的人的家——他们被践踏着,无论是失业的、不被雇佣的,还是不愿意寻找工作的[48]。这些“街区居民”没有发言权,也没有拥护者。要改变现状的呼声来自工人本身,对于他们来说,失业的根源与露宿街头的根源是密不可分的。英国的互相组织(Friendly Societies)和德国的健康保险基金(Kranken Kassen)的发展通常以商业贸易为基础,这使得一些技术工人和有一技之长的人可购买那些能够提供“疾病支付金”的保险。如果不能够得到治疗,疾病会迫使他们失业。工人们常常会为支付医药费而欠债,那些应付的账目使看病变得备受折磨。虽然所有的工人都生活在害怕因疾病而失去收入的恐惧之中,但那并不是他们最大的恐惧,死亡正大举逼近。工业革命是一次冒险。到1907年,仅铁路建设业和煤炭开采业两个行业里就有近7 000名美国工人遇难。他们中的幸存者命运如何呢?多数工人购买了保险,以便他们在死后能够有一个像样的葬礼;幸存者毫无利益可言。肢解、失明及其他突发事件,连同死亡一起,时常发生在工人中。伤残者除了加入露宿街头的妇孺队伍中,难道就别无选择了吗?雇主或国家难道不应担负一些责任吗?毫无疑问的回答应该是“不”。不成文的法律总是为统治阶级而制定,以至于成为工人获取赔偿不可逾越的障碍[50,51]。

改革最先发生在德国——政府的社会道德最为沦陷的地方[52]。普鲁士政治家所提出的社会权利是为了避免赋予政治权利更宽的范畴。《工伤事故保险和疾病补助金》作为普鲁士的第一部社会法案，于1884年正式纳入法律。普鲁士的法案随后成为所有社会改革的源泉，这些改革在近一个世纪的轮回中席卷了整个欧洲。

普鲁士的第一部法案经过近30年的发展，于1911年被重新制订成一部更完善的法律，《普鲁士保险条例》，其中包括用于丧失劳动能力赔偿的管理法规（表101.4）。推动普鲁士改革的这部法案，要求对筛选出的受到工伤的工人给予专门的补偿；建立专项基金用于给工人提供更多的保障，使他们不必再担心露宿街头，并尽可能彻底的恢复健康。除此之外，工人可不必因劳动能力的下降而担心其工资待遇受到影响。

在当时的社会道德中，受到工伤的工人，就如同因失明或其他与工作无关的疾病而被迫失业的劳动者。劳工运动出于同情心为生病的工人寻求救济，或出于正义要求支付工人赔偿金。而得到的回应是，法律认为如果生病的工人无法恢复工作能力，则其工作和工资将不在保险范围内，只是对有望在短期内恢复健康的工人提供充分的医疗救治和康复训练。如果工人不是如此幸运的能够恢复到可再次从事先前工作的健康状况，则他的就业机会将大大下降。如果他一直未能就业，则会得到一笔赔偿金，通常称为“伤残抚恤金”，而免于露宿街头。无论怎样，如果一个人不能工作，甚至永远不能工作，并且被认定为丧失就业能力，则社会补助金会为其提供避难场所和生活资料。

这种分级处理的方式在当时的欧洲被广泛采纳，从这一点上看似乎是公平的。尤其值得注意的是，这一分级处理是建立在医学科学基础之上，而显得无可争辩（表101.5）。在那时，普鲁士的医学主宰着全世界的医学思想。在临床上，它征服了法国人的巧妙和英国人的理性，而形成了公平客观的、全新的、科学的还原论[53]。到1911年，普鲁士的科学还原论推动了整个工业国家的医学教育，从美国[54]到日本[55]，并且一直到今天。它奉行只有逐一解析出隐藏在医学问题背后的“基本”原则，才能形成一套行之有效的理念，推广到临床中去。这种思想就是通过研究几棵树木可以了解整片森林，而对森林本身的研究仅是现象的，因此也是无价值的。

正是由于这样的推理，没有人能够想象一种损伤的界定是如此的困难。毕竟，每个人都会将暴力事件与伤害性后果联系在一起，没有人能够想象痊愈会是一个含糊不清的终点，也没有人能够想象伤残的认定会如此的充满争议；它难道不是建立在病理解剖学（如功能障碍）的医学检测基础之上的吗？如果不足以引起功能障碍，你就不能认定为伤残。

如此的天真！临床决策（表101.5）三个要点中的任何一个都没能和还原论者的思想相一致，他们是多变的，以价值为载体的程序。普鲁士法案从开始就注定是失败的。就任于布拉格波希米亚皇家工伤事故保险协会的Franz Kafka[56]，亲眼见证了这一事实，没有谁比他更有发言权。在安置了普鲁士那些露宿街头的人们的两年后，我们发现了这项举措是沉重的，像噩梦一般。既不是公众的强烈抗议，也不是对是否应废除这项法案充满质疑，而是欧洲将其揽入怀中。为什么呢？可以肯定的是，柏林的政治阴谋为其他地区的劳工管理树立了典范，但更可以肯定的是，德国人向世人所提供的建立在相关性决策基础之上的临床推理（表101.5），这一事实压制了存在的争议，但问题似

表101.4　普鲁士伤残赔偿法案的突出特点

相关程度	保险基金	赔偿
由工作相关的损伤而直接引起的伤残	工伤事故保险	1. 赔付全部工资直至恢复先前正常工作 2. 医疗救治和康复 3. 永久性伤残部分的赔偿金
靠工资维生的人，由疾病而引起的伤残	社会养老保险	1. 赔付限定时期内的全部工资（处于治疗中或不能恢复同样工作期间） 2. 医疗救治和康复 3. 对遗留的全身性伤残给予一定的赔偿金
非高收入人群的伤残	社会补助	1. 生活资料 2. 医疗救治

表101.5 普鲁士法案中支持为伤残性疾病提供赔偿的临床决策要点

临床决策要点	标准
确定因果关系	是损伤吗？是在工作过程中产生的吗
确定实变情况	能否采用更多的方法来治愈或康复
伤残认定	根据病理解剖的异常程度(功能损害),能否推断出伤残的情况

乎并没有得到更好的解决。对于许多国家,问题没有得到更好解决,也没有了争辩的空间。从20世纪50年代起,一些国家已开始在探询新的解决途径。对于20世纪的前半叶，伤残者的境遇违背了社会道德却充分迎合了普鲁士法案。在两次世界大战期间,有太多的工作需要完成，而不能放弃任何一个有用的人;或者有太多的惨案发生,连生命都是危在旦夕。在大萧条期间,那些"能够工作的人"的境遇被放到了首位。自从20世纪50年代,伤残者再一次得到了重视,赔偿问题被提议、修改、再提议。原有的普鲁士法案得到了修订,特别是在临床方面;但伤残名单中的人数依然在增加,这个数字及所需的花费成为所有工业化国家普遍面临的问题。

(二)美国对伤残性腰痛的赔偿方案

在20世纪初，美国人并没有急于进行社会改革。但在美国也同样存在着露宿街头的人、养老院及殖民济贫法的痕迹。社会党并不是一个高度集权的政党,并且联盟运动开展得比欧洲要早得多。社会进步人士最先提倡改革,如威廉辛康州立大学的经济学家John和哥伦比亚大学的Henry Seager教授,他们于1906年成立了美国劳工立法协会(AALL)。美国劳工立法协会的目的是发展资本主义,而不是废除它。

美国劳工立法协会的影响是有限的。只有工伤赔偿保险立法幸免于当时的政治，但也并不是轻而易举的[57]。国会不会容忍一项国民议案,他们处心积虑的草拟各种法案。工人们很难负担得起各种保险费用。如果议案能够包括"侵权豁免权",并能免除投保者的费用,管理会更上一步。难道对此就没有抗议吗?1911年,纽约的法案才通过美国最高法院的审议。到1949年,所有独立的州均开始执行这一法案。今天,哥伦比亚、阿拉斯加和夏威夷,联邦雇员、铁路工人也加入了这个行列,共有58个独立的管辖区域执行这项保险法案。其中一些是由政府机构独家负责经营和管理的，一些允许雇主自己投保,但更多的是私人保险业。除了"专项救济"外,其余均忠实于原有的普鲁士法案。换句话说,在接受工伤保险赔偿的同时，美国工人同意放弃其他任何形式的赔偿;特别是,除非常特殊的情况外,工人不再向雇主提出任何诉讼请求（雇主享有侵权豁免权)。

所有工伤保险赔偿方案中最主要的一条原则是针对受到工伤的工人在恢复工作期间所给予的医疗救治问题。今天,美国的工伤赔偿是唯一法定的健康保险。在20世纪初[58],医生和医院并没有对此做好准备,直到今天依然如此。工伤赔偿的索赔者被创伤外科医生视为特殊群体。早期,得到认定的工伤均由暴力引起。随着时间推移,"工伤"界定的范畴变得越来越广泛。这可能是由于工伤赔偿是唯一可提供给工人的健康保险;如果伤残不能被认定为可依法得到赔偿的疾病,那么医疗救治的费用将由工人自己承担。因此,在20世纪30年代[59],腹股沟疝一旦被称为"破裂",即可被认定为工伤,一旦"椎间盘破裂"的概念得到了普遍认同,腰痛也属于工伤范畴。二战以后,索赔金额的增长大部分是由于放宽了对工伤的界定[60]。在美国,工伤赔偿主要负责承保针对损伤性腰痛及近年来常见的臂痛(第104章)的手术风险。美国工人,事实上所有的美国人都开始有意无意地将自己的肌肉骨骼不适与工伤联系在一起。美国工人受到有望治疗的诊断的诱惑,不惜花费全部的薪水甚至更多,同时也被外科医生和律师所怂恿,最终因果关系的权衡因不断膨胀的欲望而丧失了理智。结果并不总是愉快的,鉴于工伤赔偿保险公司同意承担的康复和疼痛治疗设备激增,因此要重新制定一种对未来的判断标准帮助所有那些在因果关系竞争中受到伤害而未获利的人[61]。我们将重新回顾。

早在1911年，当第一部工伤赔偿法规开始实施时，社会进步人士就呼吁美国应像欧洲那样掌握好伤残人定的范畴,然后再开展健康保险等。美国劳工立法协会会员及其他一些有类似想法的人联合起来组成了进步党。1912年,他们吸纳了前总统罗斯福作为他们的首席代表。美国医学会(AMA)站在一个旁观者的立场上,联合了医生、保险精算师、社会党党员、社会保险权威人士I. M. Rubinow共同呼吁健康保险能够打破疾病和贫穷的"恶性循环"[62]。罗斯福患了威尔逊病(豆状核变性),使进一步的社会改革推迟了20多年。

富兰克林·罗斯福执政期间,社会改革的主要进步是1935年的社会保险法案,为工人及其家属提供一笔老年退休金。健康保险和伤残保险由于受到政治事件的影响而被压制。在随后20年中,历届委员会都一致认为伤残保险是合乎民意的,但管理起来十分困难,除非出台一些"保障措施"及某些"严格考查制度"来抵制"不正当"的索赔,否则这样的花费将难以负担。到1948年,社会保险咨询委员会提出建议,伤残的认定应以客观的医学检查或化验为依据,从而避免"装病逃职"。这种由医生来认定伤残再征求议会意见的想法,远远胜过由医生在国会委员会面前出庭作证的想法[63]。国会取得最终的胜利。普鲁士还原论者的疾病决策模式被动摇了,国会决定"真正的"疾病应由医生通过将病变量化的临床技术来科学的认定。当工人们不能再挣得同样的收入时,社会伤残保险(SSDI)被用于补偿这些人的收入。赔偿金的发放以医学上认定的疾病或病变的程度为依据[64]。同时,病变必须足以被确认为不能再继续从事有酬工作,或者换句话说,彻底丧失挣钱能力,甚至是最低工资。同时人们还制定了一本手册专门列举出必须具备的病变程度。一旦社会伤残保险开始实施,医生们对病变等级评估方案的尖锐反对将会因酬金的加入而被默认。美国医学会出版了《永久性病变评估指南》,迅速掀起了病变等级评估的热潮。这本通俗指南还声明病变无须与伤残联系起来。如果注意到这项声明,那么指南的效用将会大大下降。然而指南却被广泛的使用,特别是在一些工伤赔偿被遵照执行的管辖区域内的伤残认定。病变是第一个首要的证据,除了大的灾祸,伤残是第二决定性因素[66]。伤残认定的难点在于,申请索赔的工人必然会发生的一种被称为"纤维性肌痛"的疾病[66]。关于这一点,你可持保留意见。无论如何,用于伤残认定的病变等级评估在美国已经成为一项不容置疑的原则,并得到了那些以这种诡辩为谋生手段的人群的广泛支持。

今天,美国正在使用的(表101.6)标准是不便使用的、无效的、政府机构强制执行的普鲁士法案。该法案明显缺乏对人口工龄的健康保险。缺少健康保险,这些伤残评估方案,对那些已经不能工作的人,或即将不能工作的人,甚至不能从事原有工作的人,是唯一短期或长期的医疗求助对象。有超过1%的美国人在社会伤残保险或收入追加保险的名单中;另外每年还有1%的人被拒保。

四、美国伤残赔偿方案中医生的作用

许多医生,包括越来越多的风湿病学家,发现他们自己正在加入到期待着受到伤残性腰痛的美国人能够从工伤赔偿或社会伤残保险中得到补偿的队伍中。如果你是一个治疗医生,那么你具有一定的特权同时也担负着重要的责任。在医患关系中,你与生俱来具有被信任的优势,你可以向患者解释你所做的治疗而无需考虑到对方的情绪。如果不出意外,这种治疗的结果是可以被预料的。虽然通过向患者解释接下来将会发生的事,并不能消除你们之间的不一致性,但你可以给他们一个保留治疗决定自主权的机会,并且可以给他们一些希望,甚至是憧憬,让他们能够保持镇定。然而,医生也常常是他们自己或其他医生的患者的专业意见的客观提供者。这时,从患者的角度去考虑和从医生的角度去考虑,效果是等同的。如果你以这样的身份服务于你的患者,甚至被发觉你这样做,那么医患关系中与生俱来的信任将出现极大的危险。事实上,遵从普鲁士法案(表101.6),以这样的身份去服务根本就是对一个人道德的考察。

(一)因果关系

无论何时,当一名医生由于为局部腰痛患者进行检查而接受工伤赔偿执行者所给予的酬劳后,事实上这名医生正在证实这名工人是"由于工作引起或在工作过程中"的一种个人伤害。医生在这样一种契约关系中提供医疗服务是充满诱惑的;丰厚的报酬使得受伤的工人有理由相信治疗所用的花费可换回对损伤的治愈。这种契约关系的辩护开始于对是否是没有比在工作中丧失劳动能力更有价值的争论。对这一主张的评价标准是,是否工人可因这种区分而境况好起来。回答是否定的。如果腰痛被认为是可以得到补偿的,那么唯一的事实就是工人的康复被延误,无论在腰痛为慢性时,还是从治疗开始时[67]。

因此,治疗医生理应认为为局部腰痛的患者-索赔者提供治疗,而从工伤赔偿中得到报酬是一个难以预料的结果。按照适合于局部腰痛的概念来理解损伤是一种诡辩,但这种观念却被百年的传统和官僚主义作风保留至今[68]。发生在"工作中"的局部腰痛比感冒更难以预料,并且我们认为感冒时不应该得到补偿。根据对文献的回顾性系统分析[13,69]及纵向观察[70,71],来自家庭及工作场所的社会心理学的挑战远远超越了心理测量学、人类环境改造学的挑战及疾病的性质,这清楚的解释了为什么一个患有腰痛的工人选择索赔[72]。针对这一点对员工进行教育是行之有效的,以便减少选择成为索赔者的诱惑[73]。一旦拒绝选择索赔,无论永久性伤残还是暂时性伤残,诸如赔偿金的多少,工资的缺

表101.6　美国伤残性腰痛的赔偿方案

相关程度	保险基金	赔偿
由于工作相关原因而直接导致劳动能力丧失	工伤赔偿保险	1. 赔付全部工资直至能够恢复先前正常工作 2. 医疗救治和康复 3. 部分永久性赔偿
对于以工资为生的人，由于疾病而导致全部劳动能力丧失 > 12 个月	社会伤残保险	1. 在伤残得到认定前不赔偿任何抚恤金、医疗救治和康复 2. 医疗救治（康复） 3. 如为永久性伤残，则赔偿部分抚恤金
对于并不主要以工资为生的人，全部劳动能力丧失 > 12 个月	收入追加保险	1. 生活资料 2. 医疗救治

临床决策要点	标准
确定因果关系	是否为工伤？常存在争议
确定实变情况	只对受到工伤的工人提供医疗救治及康复吗？患病工人的工伤仅依据持续程度认定
伤残认定	以病变为基础进行伤残认定。对于社会伤残保险和收入追加保险，残余的功能必须除外一切实质性的有偿雇佣工作

从 1910~1947 年，美国方案经过拼合不断改进。它收录了大部分原始的普鲁士方案，但是由于缺少工工龄部分，它并不是一个完整的健康保险，但对于不能从事原有工作或丧失劳动能力的工人，这一方案也是他们唯一的求助对象，可给予他们不同程度的帮助。

乏及诉讼，这些变量都可很容易得到证实，且直接关系到最终的索赔结果[74-76]。

治疗医生理应去考虑患者对腰痛的抱怨是否是对腰疼无力应对的替代品。最初，患者–索赔者能够从医生那里得到很好的治疗，这是由于医生意识到了这种疾病的社会政治复杂性，并且早已准备好选择明智的倾听，而且为其提供一个可以避风的港湾，而不是被怂恿成为一名赔偿法案的履行者。当局部腰痛被视为一种日常生活的挑战，而不是与工作相关的损伤，社会将变得更加美好。

（二）实变情况

员工因对工作不满而要求对腰痛做出赔偿，试图寻求这种帮助是十分危险的。内外科医生均按照约定对损伤做出界定，并对损伤进行处理。然而，由于对工作的不满，及不能从中获得成功处理腰痛所必需的技巧，疼痛成为对腰痛无力应对的一种替代品，随后医生和索赔者相互误解。干预者慷慨的应用其全部的、毫无价值的医疗设备，及未经证实的治疗方法，作为代替抱怨的补偿。可以料到，索赔者并没有得到改善，并被指责“夸大症状”，被质问对治疗毫无反应，最终被诅咒为“失用性背”，因此为受伤工人提供治疗被认为是一种散播经验主义的表现也就不足为奇了，甚至比对社会一般性的危害更加严重[21]。

（三）伤残认定

伤残的认定基于这样一个准则：“伤残”是一种结果，而不是一个过程；否则就是无意义的。正如机械工人 45 年前所指出的[77]：“疾病和伤残各有不同。”从生物医学还原论者的角度看，逐步康复或尽可能的康复，并不意味着能恢复先前的工作，甚至继续成为受雇佣的工人，最主要的是个人需要。如果工作场所对其毫无吸引力，必定会通过医疗介入或成为偏离社会的角色而将自己列入伤残的队伍中[78]，且不失尊严。有些时候，不要想当然的认为，一份待遇丰厚的工作就一定比成为一个丧失劳动能力的人要好！只有当这份工作能给你带来某种自尊，甚至是自我实现时才是这样。否则成为一个丧失劳动能力的人是最好的出路[2]。

社会保险或工伤赔偿法案的管理者常常召集医生参与慢性局部腰痛病变的等级评估[79]。对于医生，他们只能进行“经协定的检查”；而对于管理者，他们可进行“独立的医学检查”。在这一角色中，管理者期望医生认为索赔者的症状或疾病不足以判定为伤残；但只有客观的检查资料才是可信的[80]。然而，客观的检查资料，包括美国医学会指南要求的[81]或性能监测产生的[82]，均不能完成这项工作。社会保险的最终结果是对慢性腰痛的赔偿做出裁定，其几乎总是以整体疾病为依据，而不是单单以局部腰痛为依据。对工伤赔偿方案来说，伤残的认定更加别具一格。

此外，工伤赔偿索赔者的命运都是充满着干涉与争议的错综复杂的过程，而不是恢复健康的过程，他们常常将自己置于伤残认定的漩涡中，不停地走访美国疼痛治疗、冷加工硬化治疗及康复诊所，试图证明他们的索赔与受到的伤害是成正比的。这些以及其他一些压力都是患有局部腰痛的工伤索赔者必须承受的。尽管有越来越多大家普遍认为有效的临床或人类环境改造学的干预，但需要得到帮助的伤残者依然越来越多，这也是不足为奇的。

虽然许多国家已开始逐步废除将病变等级评估作为伤残认定的依据[18]，但却很少有人谴责它。笔者就反对这样做。这简直就是一种幻想，这种幻想支持那种医源性工作的行业。任何想证明自己有病的人都不会得到好处。事实上，他们病得越来越重；而任何其他的选择都将以自己的诚实为代价。

三、小结

对于作为普通人的我们，局部腰痛是一种不可避免的情况，或者将会发生，或者还会反复发作。这是人类的一种疾病。本文将来的版本也许会教育医生以可靠有效的诊断原则为依据，用科学的方法对患者进行治疗。笔者没有期望在有生之年能实现这个目标；但并不认为现实是悲观主义的。生活，应过得有意义，它充满着各种挑战，包括生老病死，并不是所有的病态都能得到科学的解决。局部腰痛，甚至是长期局部背腰痛，如果自身并不是缺乏抵抗力，则是可以忍受的。我们的任务就是消除各种神话、恐惧及适得其反的常识[83]。美国人必须建立一个适宜的工作场所，在我们健康时，它令我们感到轻松，在我们生病时可以用来休息。人们对于一年一度的伤残认定并没有更好的潜在解决方法[84]。

(谷雅 李建江 赵合元 译 李世民 校)

参考文献

1. Breasted JH. *The Edwin Smith surgical papyrus.* Chicago: University of Chicago Press, 1930.
2. Hadler NM. The injured worker and the internist. *Ann Intern Med* 1994;120:163–164.
3. Hadler NM. Regional back pain. *N Engl J Med* 1986;315:1090–1092.
4. Hollingworth W, Gray DT, Martin BI, et al. Rapid magnetic resonance imaging for diagnosing cancer-related low back pain. *J Gen Intern Med* 2003;18:303–312.
5. Hadler NM. MRI for regional back pain. *JAMA* 2003;289:2863–2865.
6. Carey TS, Garrett JM, Jackman A, et al. Recurrence and care seeking after acute back pain. *Med Care* 1999;37:157–164.
7. Hakala P, Rimpelä A, Salminen JJ, et al. Back, neck, and shoulder pain in Finnish adolescents: national cross sectional surveys. *BMJ* 2002;325:743–746.
8. Hadler NM. Back pain in elderly people. In: Evans JG, Williams TF, eds. *Oxford textbook of geriatric medicine.* Oxford: Oxford University Press, 2000:558–565.
9. Edmond SL, Felson DT. Prevalence of back symptoms in elders. *J Rheumatol* 2000;27:220–225.
10. Croft P. Is life becoming more of a pain? *BMJ* 2000;320:1552–1553.
11. Carey TS, Evans A, Hadler NM, et al. Care-seeking among individuals with chronic low back pain. *Spine* 1995;20:312–317.
12. Hadler NM. *Occupational musculoskeletal disorders,* 2nd ed. Philadelphia: Lippincott Williams & Wilkins, 1999.
13. Nahit ES, Pritchard CM, Cherry NM, et al. The influence of work related psychosocial factors and psychological distress on regional musculoskeletal pain: a study of newly employed workers. *J Rheumatol* 2001;28:1378–1384.
14. Hoogendoorn WE, van Popper MNM, Bongers PM, et al. Systematic review of psychosocial factors at work and private life as risk factors for back pain. *Spine* 2000;25:2114–2125.
15. Linton SJ. A review of psychological risk factors in back and neck pain. *Spine* 2000;25:1148–1156.
16. Verbrugge LM, Ascione FJ. Exploring the iceberg: common symptoms and how people care for them. *Med Care* 1987;25:481–486.
17. Linton SJ, Ryberg M. Do epidemiological results replicate? The prevalence and health-economic consequences of neck and back pain in the general population. *Eur J Pain* 2000;4:347–354.
18. Waddell G, Aylward M, Sawney P. *Back pain, incapacity for work and social benefits: an international literature review and analysis.* London: The Royal Society of Medicine Press, 2002.
19. Urwin M, Symmons D, Allison T, et al. Estimating the burden of musculoskeletal disorders in the community: the comparative prevalence of symptoms at different anatomical sites, and the relations to social deprivation. *Ann Rheum Dis* 1998;57:649–655.
20. Hadler NM. *The last well person.* Montreal: McGill-Queens University Press, 2004.
21. Turk D. Clinical effectiveness and cost-effectiveness of treatments for patients with chronic pain. *Clin J Pain* 2002;18:355–365.
22. van Tulder MW, Scholten RJPM, Koes BW, et al. Nonsteroidal anti-inflammatory drugs for low back pain. A systematic review within the framework of the Cochrane Collaboration Back Review Group. *Spine* 2000;25:2501–2513.
23. Croft P. Is life becoming more of a pain? *BMJ* 2000;320:1552–1553.
24. Gevitz N, ed. *Other healers:* unorthodox medicine in America. Baltimore: The Johns Hopkins University Press, 1988:124–156.
25. Meeker WC, Haldeman S. Chiropractic: a profession at the crossroads of mainstream and alternative medicine. *Ann Intern Med* 2002;136:216–227.
26. Assendelft WJJ, Morton SC, Yu EI, et al. Spinal manipulative therapy for low back pain. A meta-analysis of effectiveness relative to other therapies. *Ann Intern Med* 2003;138:871–881.
27. Hadler NM, Curtis P, Gillings DB, et al. A benefit of spinal manipulation as adjunctive therapy for acute low-back pain: a stratified controlled trial. *Spine* 1987;12:703–706.
28. Andersson GBJ, Lucente T, Davis AM, et al. A comparison of osteopathic spinal manipulation with standard care for patients with low back pain. *N Engl J Med* 1999;341:1426–1431.
29. Cherkin DC, Sherman KJ, Deyo RA, et al. A review of the evidence for the effectiveness, safety, and cost of acupuncture, massage therapy and spinal manipulation for back pain. *Ann Intern Med* 2003;138:898–906.
30. Von Korff M, Barlow W, Chrekin D, et al. Effects of practice style in managing back pain. *Ann Intern Med* 1994;121:187–195.
31. Koes BW, van Tulder MW, Ostelo R, et al. Clinical guidelines for the management of low back pain in primary care. *Spine* 2001;26:2504–2514.
32. Sox HC. Practice guidelines. *Am J Med* 1994;97:205–207.
33. Ferreira PH, Ferreira ML, Maher CG, et al. Effect of applying different "levels of evidence" criteria on conclusions of Cochrane re-

views of interventions for low back pain. *J Clin Epidemiol* 2002; 55:1126–1129.
34. Browman GP. Development and aftercare of clinical guidelines. The balance between rigor and pragmatism. *JAMA* 2001;280:1509–1511.
35. Stross JK. Guidelines have their limits. *Ann Intern Med* 1999;131: 304–306.
36. Atlas SJ, Deyo RA. Evaluating and managing acute low back pain in the primary care setting. *J Gen Intern Med* 2001;16:120–131.
37. Hansson TH, Hansson EK. The effects of common medical interventions on pain, back function, and work resumption in patients with chronic low back pain. *Spine* 2000;25:3055–3064.
38. van den Hoogen HMM, Koes BW, van Eijk JTHM, et al. On the accuracy of history, physical examination, and erythrocyte sedimentation rate in diagnosing low back pain in general practice: a criteria-based review of the literature. *Spine* 1995;20:318–327.
39. Hunt DG, Zuberbier DA, Kozlowski AJ, et al. Reliability of the lumbar flexion, lumbar extension, and passive straight leg raise test in normal populations embedded within a complete physical examination. *Spine* 2001;26:2714–2718.
40. Weber H. The natural history of disc herniation and the influence of intervention. *Spine* 1994;19:2234–2238.
41. Hagen KB, Hilde G, Jamtvedt G, et al. The Cochrane review of advice to stay active as a single treatment for low back pain and sciatica. *Spine* 2002;27:1736–1741.
42. Nelemans PJ, deBie RA, DeVet HCW, et al. Injection therapy for subacute and chronic benign low back pain. *Spine* 2001;26: 501–515.
43. van Tulder MW, Cherkin DC, Berman B, et al. The effectiveness of acupuncture in the management of acute and chronic low back pain. A systematic review within the framework of the Cochrane Collaboration Back Review Group. *Spine* 1999;24:1113–1123.
44. Gibson JNA, Grant IC, Waddell G. The Cochrane review of surgery for lumbar disc prolapse and degenerative lumbar spondylosis. *Spine* 1999;24:1820–1832.
45. Weber H. Lumbar disc herniation: a controlled, prospective study with ten years of observation. *Spine* 1983;8:131–140.
46. Weber H. The natural history of disc herniation and the influence of intervention. *Spine* 1994;19:2234–2238.
47. Hadler NM. Options in disability determination. Lessons that pertain to the regional musculoskeletal disorders. *J Rheumatol* 2002;29:407–410.
48. Mayhew H. *London labour and the London poor.* Vol I–IV. New York: Dover Publications, 1968.
49. Berkowitz M, Burton JF. *Permanent disability benefits in workers' compensation.* Kalamazoo: WE Upjohn Institute, 1987:17.
50. Somers HM, Somers AR. *Workmen's compensation.* New York: John Wiley and Sons, 1954:18.
51. Rimlinger GV. *Welfare policy and industrialization in Europe, America and Russia.* New York: John Wiley and Sons, 1971.
52. Beck H. *The origins of the authoritarian welfare state in Prussia.* Ann Arbor: The University of Michigan Press, 1998.
53. Altschule MD. *Essays on the rise and decline of bedside medicine.* Philadelphia: Lea & Febiger, 1989:375–421.
54. Ludmerer KM. *Learning to heal.* New York Basic Books, 1985:93.
55. Hadler NM. Reflections of an American educator at the Japanese bedside. *Pharos* 1994;57:9–13.
56. Brod M. *Franz Kafka:* a biography. New York: Schocken, 1947:84.
57. Bohlen FH. A problem in the drafting of workmen's compensation acts. *Harv Law Rev* 1912;25:328–348.
58. Stevens R. *In sickness and in wealth.* New York: Basic Books, 1989: 84–89.
59. Hadler NM. Workers' compensation and chronic regional musculoskeletal pain. *Br J Rheumatol* 1998;37:815–818.
60. Dembe AE. *Occupation and disease.* New Haven: Yale University Press, 1996.
61. Sullivan T (Ed.). *Injury and the new world of work.* Vancouver: UBC Press, 2000.
62. Kreader JL. Isaac Max Rubinow: pioneering specialist in social insurance. *Soc Serv Rev* 1976;50:402–425.
63. Osterweis M, Kleinman A, Mechanic D, eds. *Pain and disability.* Washington: National Academy Press, 1987:21–36.
64. Hadler NM. The disabled, the disallowed, the disaffected and the disavowed. *J Occup Environ Med* 1996;38:247–251.
65. Hadler NM. *Occupational musculoskeletal disorders.* 2nd ed. Sect 3. Philadelphia: Lippincott Williams & Wilkins, 1999:221–416.
66. Hadler NM, Ehrlich GE. "Fibromyalgia" and the conundrum of disability determination. *J Occup Environ Med* 2003;45:1030–1033.
67. Hadler NM, Carey TS, Garrett J. The influence of indemnification by workers' compensation insurance on recovery from acute backache. *Spine* 1995;20:2710–2715.
68. Hadler NM. Workers with disabling back pain. *N Engl J Med* 1997; 337:341–343.
69. Burton AK. Back injury and work loss: biomechanical and psychosocial influences. *Spine* 1997;22:2575–2580.
70. Papageorgiou AC, Croft PR, Thomas E, et al. Psychosocial risks for low back pain: are these related to work? *Ann Rheum Dis* 1998;57: 500–502.
71. Bigos SJ, Battié MC, Spengler DM, et al. A prospective study of work perceptions and psychosocial factors affecting the report of back injury. *Spine* 1991;17:177–182.
72. Schultz IZ, Crook JM, Berkowitz J, et al. Biopsychosocial multivariate predictive model of occupational low back pain. *Spine* 2002;27: 2720–2725.
73. Buchbinder R, Jolley D, Wyatt M. Population based intervention to change back pain beliefs and disability: three part evaluation. *BMJ* 2001;322:1516–1520.
74. van der Giezen AM, Bouter LM, Nijhuis FJN. Prediction of return-to-work of low back pain patients sicklisted for 3–4 months. *Pain* 2000; 87:285–294.
75. McIntosh G, Frank J, Hogg-Johnson S, et al. Prognostic factors for time receiving Workers' Compensation benefits in a cohort of patients with low back pain. *Spine* 2000;25:147–157.
76. Hagen KB, Tambs K, Bjerkedal T. A prospective cohort study of risk factors for disability retirement because of back pain in the general working population. *Spine* 2002;27:1790–1796.
77. Mechanic D. Illness and social disability: some problems in analysis. *Pac Sociol Rev* 1959;37–41.
78. Freidson E. Disability as social deviance. In: Sussman M, ed. *Sociology and rehabilitation.* Washington: American Sociological Association, 1965:1–99.
79. Carey TS, Hadler NM. The role of the primary physician in disability determination for social security insurance and workers' compensation. *Ann Intern Med* 1986;104:706–710.
80. Carey TS, Hadler NM, Gillings D, et al. Medical disability assessment of the back pain patient for the Social Security Administration: the weighting of presenting clinical features. *J Clin Epidemiol* 1988;41: 691–697.
81. Zuberbier OA, Hunt DG, Kozlowski AJ, et al. Commentary on the American Medical Association Guides' lumbar impairment validity checks. *Spine* 2001;26:2735–2737.
82. Guzmán J, Esmail R, Karjalainen K, et al. Multidisciplinary rehabilitation for chronic low back pain: systematic review. *BMJ* 2001;322: 1511–1516.
83. Hadler NM. A ribe old age. *Arch Intern Med* 2003;163:1261–1262.
84. Hadler NM. Rheumatology and the health of the workforce. *Arthritis Rheum* 2001;44:1971–1974.

第102章

腰椎管狭窄

Zacharia Isaac，Jeffrey N.Katz，Elinor Mody

腰椎管狭窄是引起腰腿痛的主要原因，特别是在老年人中。本章介绍的主要内容包括解剖、症状、体格检查、影像学检查及各种治疗选择，以及保守治疗医生、内科医生和外科医生所面临的挑战。

一、解剖

详尽的了解腰椎解剖特点是正确分析腰椎管狭窄的各种病因及选择适当的治疗方法的关键。脊柱的腰骶部位包括五节腰椎(即L1至L5)、骶椎、椎间盘、黄韧带、脊髓和马尾囊。腰椎管狭窄是由于脊髓、马尾囊或神经根出口处的周围组织压迫所引起的。通常认为，腰椎管狭窄是多种因素造成的，包括：椎管周围的骨性结构增生、黄韧带肥厚和椎间盘突出。

腰椎管狭窄的病因

腰椎管狭窄包括：发育性狭窄和后天性狭窄，或二者兼有。发育性腰椎管狭窄常常是先天的，三叶草形的椎管代替了正常人圆形或椭圆形的椎管，这就导致椎管容纳脊髓或马尾囊的空间变小，并且提供给周围结构压迫的空间也变小，尤其在椎管的背侧更为明显[1]。造成发育性椎管狭窄的另一种原因是肢端肥大症，这种疾病导致滑膜和软骨增生，从而导致椎间关节处的椎管空间变小。一些作者认为腰骶移行椎(LVT)也导致发育性椎管狭窄；然而，通过对椎管矢状径、椎弓间距和侧隐窝直径进行测量发现，伴有移行椎的青年人群与正常人群的测量结果无明显差异[2]。发育性椎管狭窄的患者多在30岁左右开始出现症状，当40或50岁时，随着椎间盘退变的发生，患者椎管狭窄的症状逐渐明显。后天性椎管狭窄最常见于退变性疾病，但创伤或手术后的椎管狭窄也不少见。椎间盘退变的第一个阶段是椎间盘中嗜水蛋白多糖的退变，同时伴有间盘脱水和高度丢失。这就导致负荷集中至椎管的后部结构，特别是关节突的关节面，从而导致关节突发生退变，表现之一就是骨赘的形成[3]。这一病理变化进一步使椎间关节处的椎管空间变小，从而可能导致神经孔的狭窄(椎间孔狭窄)。黄韧带也发生退变，出现增生肥厚，造成椎管进一步狭窄。后天性椎管狭窄的患者通常在50岁左右或更晚出现临床症状。

二、病史特点及体格检查表现

详细询问病史并且进行仔细的体格检查是诊断椎管狭窄的必要条件。仅仅依靠影像学检查做出椎管狭窄诊断是不充分的，因为常常是影像学检查有退变而患者没有症状，特别是在老年人[4,5]。由于缺乏腰椎管狭窄诊断的影像学金标准，医生在进行诊断时要判断患者的临床印象以及各种因素；在做出诊断时需要结合病史特点、体格检查、影像学检查、电生理检查以及除痛结果。由于腰椎管狭窄的类型不同(发育性的或退变性的狭窄)，狭窄的解剖部位不同(中央型、椎间孔型、椎间孔外型、极外侧型)，另外导致下腰痛的病因不同(关节突关节病、间盘源性疼痛、突出的髓核组织)也可引起下肢痛，腰椎管狭窄的临床表现多种多样。一些作者对患者的病史及体格检查进行了详细的分析。表102.1和表102.2列举了腰椎管狭窄相关因素文献回顾

表102.1 文献报道的病史特点总结

病史发现	文献检查记录	荟萃分析	Katz 等
女性	23%~70%	44%	62%
平均年龄(yr)	52~72	54	69
病程(月)	6~360	51	29
神经源性间歇跛行	38%~100%	62%	96%
站立不适感	65%~94%	未提供	未提供
下腰痛	65%~100%	87%	97%
下肢痛	68%~100%	84%	93%
双侧下肢症状	35%~55%	未提供	未提供
单侧神经根症状	35%~40%	未提供	未提供
多神经根症状	47%~53%	未提供	未提供
麻木或感觉异常	10%~100%	51%	76%
肠道或膀胱症状	4%~29%	11%	未提供
平衡障碍	未提供	未提供	66%

研究结果[6-22]、荟萃分析结果[23]以及病史和身体检查的前瞻性研究结果[24]。初始发病年龄根据是否伴有发育性椎管狭窄而不同,发育性椎管狭窄的患者通常在20~40岁逐渐出现临床症状，而退变性椎管狭窄患者通常在50~70岁出现临床症状[25,26]。

腰椎管狭窄症患者典型的临床症状是神经源性间歇跛行。这种症状表现为当行走、站立或腰后伸时臀部、大腿和小腿疼痛加重,坐位、卧位或腰屈曲时症状减轻。虽然小腿疼痛是这一系列临床症状的一部分,但是研究发现仅有56%的有临床症状的腰椎管狭窄患者出现小腿疼痛[27]。患者通常也表现出平衡能力差和麻木感。临床症状可在几个月内隐袭性加重,并且当伴随髓核突出或外伤时临床症状会突然加重。根据椎管狭窄所累及的神经根不同，下肢症状可表现为单侧或双侧,也可表现为单根症状或多根症状。椎间孔狭窄可表现为单根的下肢症状,疼痛超过其轴性痛,并且当后伸或侧屈时症状加重(Kemp症)[28]。腰椎管狭窄能够引起单根刺激症状的其他病因包括:侧隐窝狭窄、极外侧间盘突出、上位突出的髓核和关节突关节囊肿压迫神经根。

有些椎管狭窄的患者也经常主诉有夜间小腿抽筋的表现。患者常常出现因小腿疼痛而夜间惊醒的表现,这可能与下肢得不到充分休息有关。按摩、伸展锻炼以及步行可使症状减轻,平卧可诱发症状出现,这些症状可导致患者出现失眠、脾气暴躁以及抑郁等[29]。但是这些临床表现也可见于椎管狭窄以外的其他疾病,如:周围血管疾病、静脉供血不足、帕金森综合征、贫血、血透、充血性心衰竭、怀孕和近期胃切除等。已经有两位学者报告椎管狭窄和退变性腰椎滑脱患者伴发心肺功能降低[30,31],并认为有可能是椎体周围静脉丛淤血所致。症状可以在充血性心衰竭之前出现或同时发生，对心衰竭的治疗可以减轻症状。

体格检查可以发现下肢反射减弱、振动觉减弱以及肌力降低。直腿抬高试验多为阴性,腰部持续后伸或

表102.2 文献报道的体格检查结果总结

体检结果	文献总结	荟萃分析	Katz 等
腰椎后伸受限	36%~100%	未提供	未提供
直腿抬高试验	10%~90%	49%	未提供
膝腱反射消失	18%~50%	24%	24%
踝反射消失	50%~68%	58%	71%
肌力减弱	18%~52%	51%	29%
感觉障碍	32%~70%	52%	12%
振动觉	未提供	未提供	88%

行走可复制下肢症状,这有助于神经定位,腰部后伸活动受限明显比屈曲旋转及侧屈严重。患者经常出现臀部外展肌群和后伸肌群无力，这既可能是脊神经受压引起的也可能是运动减少、髋骨关节炎或疼痛限制活动造成的。另外,患者也经常出现腘绳肌、股四头肌和髋关节周围肌肉弹性降低。与同龄人对照组相比,腰椎管狭窄患者的步行、由坐到站的姿势改变及负重等功能性运动能力降低[32]。

三、诊断学研究

对疑似的腰椎管狭窄的患者通常要进行影像学检查。腰骶部的平片检查是第一步,平片能排除明显的骨质病变,并且也能显示出关节突退变性病变,如腰椎滑脱、脊柱侧弯等,而以上病变都可引发椎管狭窄。然而,平片不能很好地显示软组织疾病，也不能做出腰椎管狭窄的明确诊断。虽然椎管造影CT是显示椎管狭窄的金标准，但是核磁共振成像被认为有同样的诊断作用并且无创伤性[33]。钆被用于鉴别各种不同软组织病变,如突出的间盘组织与硬膜外疤痕组织[34]。必须注意的是影像学检查只能建立结构上的椎管狭窄诊断，但并不能建立临床意义上的椎管狭窄的诊断。病史以及体格检查在做出临床意义上的椎管狭窄诊断时有着重要的作用,影像学资料对于预后的判断也不一定有帮助。在一项研究中，研究人员对67名无临床症状者进行腰骶部MRI检查。在7年的随访中发现,MRI有无椎管狭窄、狭窄的严重程度与有无腰痛症状、腰痛的严重程度无相关性[35]。

四、有临床症状的腰椎管狭窄的治疗

(一)物理治疗

椎管狭窄的物理治疗有多重目的，并且与身体损伤及功能障碍有关。这包括:对患者的教育、纠正姿势不良、保持躯干和下肢力量、恢复髋及下肢关节的活动范围、避免去适应作用和缓解疼痛。活动和姿势纠正的练习包括:站立时后伸练习、定期休息、步行和坐位时的前屈练习。治疗腰椎管狭窄症的功能锻炼应强调腹部及背部肌肉力量的练习。下肢近端肌肉及肌力降低的肌肉应进行力量练习，腘绳肌和股四头肌的柔韧性以及髋关节的活动度都依靠符合生物力学的适当运动来维持，并且进行健身用的脚踏车、自行车锻炼或游泳运动可以提高心血管的功能。腰椎管狭窄老年患者的功能锻炼可以预防其他一些潜在疾病的发生,如心脏和肺疾病、平衡障碍、认知障碍和骨量减少等。

(二)药物治疗

口服止痛药包括:对乙酰氨基酚、非类固醇抗炎药(NSAID)、曲马朵、抗神经性疼痛药物和缓释麻醉药品。在选择药物治疗腰椎管狭窄症时,药物的疗效与其安全性是同样重要的。由于腰椎管狭窄常见于老年人,一些老年人常见的疾病(如肾功能不全、高血压、冠状动脉疾病、充血性心衰竭、步态不稳、认知障碍)可能会影响药物的选择,并且同时服用多种药物也会影响药物种类及剂量的选择。对乙酰氨基酚有良好的耐受性、较少的反应、价格便宜,是一种有效的止痛剂。缺点是大剂量应用可造成肝脏损伤,并且与肝脏代谢药物有相互作用。NSAID也是一种有效的止痛剂,但是有一定的副作用,如肾脏损伤、液体潴留、胃炎、胃溃疡,与华法林相互作用、抑制血小板功能等。现已证明选择性环氧化酶2(COX-2)抑制剂对胃黏膜更安全。但是最近的研究表明NSAID与质子泵抑制剂联合应用仍可出现同样的胃不良反应[36]。对于有胃溃疡及胃炎病史的老年患者，选择性COX-2或NSAID加质子泵抑制剂联合应用要比长时间应用NSAID更加安全。曲马朵是一种阿片受体拮抗剂,止痛效果良好,不损伤肾脏,不会引起液体潴留,但可引起恶心,降低中风域值,增加服用抗抑郁药患者的镇静作用。加巴喷丁的安全性较高,对神经疼痛有效,药物反应少,但镇静作用限制这种药物的应用，因此在应用这种药物时逐渐增加到治疗剂量是非常必要的。柔和的麻醉剂镇痛效果好,与其他药物反应少。但是其镇静作用、便秘和生理耐药性的产生限制了这类药物的治疗范围。对于椎管狭窄的老年患者，镇定作用能加重已存在的步态不稳或认知障碍,并使摔倒的危险增加。

(三)注射治疗

皮质类固醇注射治疗腰椎管狭窄症的效果还有待进一步研究。不同类型的神经根压迫(如突出的髓核压迫、椎管狭窄)产生的炎症反应程度是不同的。突出的髓核组织显然能引起明显的炎症反应，而腰椎管狭窄引起的炎症较轻,术后硬膜外纤维化引起的炎症更小。理论上，注射治疗的目的是抑制某一特定反应过程中的炎性成分，这就能够解释为什么注射疗法对于不同原因造成椎管狭窄的疗效有很大的不同，炎症反应越轻注射治疗的效果也就越低。药物注射治疗腰椎管狭窄症有多种注射方法，硬膜外注射可以经椎板间隙，经骶管或椎间孔(选择性神经根阻滞)等多种途径。经骶管或椎板间隙途径的优点是能够治疗多神经根引起的症状，并且通常不需要在放射线监测下进行。缺点是缺乏特异性，不能确定疼痛产生的特定病因，缺乏长期疗效，并且大剂量注射还可以使症状加重。经椎间孔注射法的优点是能够确定产生症状的神经根，疗效持久，并证实经椎间孔激素注射的短期效果与手术治疗的成功率呈正相关[37]，且药物的注射剂量较小。缺点包括：需要放射线监测，操作技术复杂，需注射造影剂以确定部位并且有潜在的药物注射入血管的风险。文献表明，药物注射方法治疗腰椎管狭窄症的疗效是有限的。许多文献对经椎板间隙硬膜外注射药物治疗腰椎管狭窄是否能够获得满意的疗效提出疑问[38-41]。在一份前沿综述期刊上曾发表过一篇经椎间孔行硬膜外激素注射治疗与腰椎管狭窄和髓核突出有关的神经根疼痛的随机对照试验研究的文章[42]。这项研究评估了有手术指征患者行注射方法治疗的效果，注射治疗15个月后，只有28.5%的患者选择行手术治疗，而对照组有66%的患者选择行手术治疗。其他一些超过1年的随访结果也证实经椎间孔注射法的疗效为60%~75%[43,44]。

关节突间关节是脊柱产生疼痛的另一个结构[45-49]。如同腰椎管狭窄症一样，关节突综合征也是一种老年人常见的产生疼痛的病因，多数老年人可同时并发这两种综合征，关节突综合征的临床表现特点为站立或行走时疼痛加重，并且主要以腰背部的轴性疼痛和臀部疼痛为主而下肢疼痛不严重。如果影像学检查发现患者既有腰椎管狭窄又伴有关节突关节病，那么在临床上就很难区分是何种病因产生的临床症状。虽然药物治疗和物理治疗方案对于这两种综合征无明显的区别，但是注射疗法和手术的选择则有很大的不同。为了区分这两种病因，在诊断性麻醉下行功能检查是有帮助的：对关节突或支配关节突的神经进行诊断性麻醉能够鉴别关节突综合征；对所怀疑神经根进行诊断性麻醉能够确诊椎管狭窄所引起的根性疼痛[50-61]。对腰椎管狭窄相关的疼痛的注射疗法还包括选择性的神经根阻滞。对关节面综合征的注射疗法包括内侧支的阻滞、关节面关节内注射和射频切除支配产生症状的关节面间关节神经的内侧支。

(四)腰椎管狭窄的手术治疗

1.手术指征和患者的选择

经过保守治疗临床症状仍持续存在的患者应考虑手术治疗，没有绝对的手术指征也没有绝对的手术禁忌证，关键在于选择患者时要确保临床症状来源于神经根的受压。腰痛、下肢疼痛和麻木可由多种原因引起，如：关节面间关节病、椎间盘源性腰痛、压缩骨折、转子滑囊炎、全身性神经病变、血管源性的间歇跛行。医生必须确定患者是否伴发有其他这类病变，如果伴发有这类病变，那么这类病变是否引起了其中一些临床症状。通常，患者的部分临床症状可归于腰椎管狭窄，而其他的临床症状则是由其他一些病变造成的。医师所面临的挑战就是确定腰椎管狭窄所引起的临床症状的大小。医生和患者都要考虑减压手术所能缓解临床症状的可能性和所能缓解临床症状的比例。

手术治疗通常包括椎板切除以及内侧关节突切除。椎板减压术能解除中央管的狭窄，而内侧关节突切除以及沿侧隐窝的减压能解除神经根管的狭窄。在过去的10年，椎板减压术被认为是一种创伤较小且效果好的手术治疗方法。

手术治疗的腰椎管狭窄主要争论点是关节融合(腰椎融合)对治疗效果的作用。如果患者没有腰椎不稳的证据(如腰椎滑脱)或退变性的脊柱侧弯，融合不是指征。研究人员对一组伴有退变性腰椎滑脱的患者进行对照研究表明，减压同时行融合术能更好地解除腰痛[62]。内固定(椎弓根钉系统或钢板系统)辅助融合能提高骨性融合率，但对缓解疼痛和改善功能无帮助[63]。内固定器械费用昂贵，并且比非器械融合并发症出现的风险高。人们对腰椎融合作用的认识以及腰椎融合技术的改善近年来发展迅速。应用重组骨形态蛋白(rBMP)和类似的生物制剂能提高融合的效-价比，并降低融合的并发症。对于以轴性症状为主的患者，关节突诊断性麻醉对判断是否为关节突综合征更有意义。对于那些没有关节突综合征的患者，间盘源性疼痛是可能的原发病因之一，椎间盘造影术有助于确定症状是由哪些间盘病变引起的。对这些患者行病变节段的融合术是非常有意义的。但是对于腰椎间盘造影以及腰椎融合的作用现在还存在一些争议。

2.手术治疗效果

目前除了一个25例患者的单组试验报道，手术治疗腰椎管狭窄临床效果的评估还没有随机对照试验的报道[64]。发表的文献包括病例报告、回顾性分析和前瞻性研究。手术治疗65岁以上腰椎管狭窄患者的死亡率为1%[65]。如果同时行脊椎融合术,则围术期的死亡率更高[66]。

大多数的系列研究报道,腰椎管狭窄经过手术治疗有65%~80%的患者疼痛缓解,功能改善,治疗效果满意[67–69]。实际上,85%以上的椎管狭窄患者行手术治疗后至少在某些时间段内疼痛明显缓解。但是,疼痛可能复发,再手术率(通常由于手术部位或相邻节段狭窄复发)为10%~20%[70,71]。

3.手术效果的预测

手术效果与多种因素相关。对有多种疾病的严重患者[72–75],自身健康状况了解较充分的患者[76],腰背痛重于下肢痛的患者[77],术前有较重的退行性脊柱侧弯的患者[78],手术效果不理想。而对于严重椎管狭窄(椎管横切面面积变小)[79]的患者,手术效果比较好。

五、结论

腰椎管狭窄是根据病史、体格检查和影像学检查得出的临床诊断。因此,医生对腰椎管狭窄的治疗不能只根据MRI的表现,还要考虑患者的临床表现特点和期望,以及患者的精神和身体状况。资料越详尽越能帮助我们做出更好的决定:哪些患者适宜手术治疗(什么术式),哪些患者适宜保守治疗。

(郝永宏 李世民 译 李世民 校)

参考文献

1. Rothman RH, Simeone FA. *The spine.* Philadelphia: WB Saunders, 1991.
2. Oguz HAS, Trhan S, Acikgozoglu S, et al. Measurement of spinal canal diameters in young subjects with lumbosacral transitional vertebra. *Eur Spine J* 2002;11(2):115–118.
3. Yong-Hing K, Kirkaldy-Willis WH. The pathophysiology of degenerative disease of the lumbar spine. *Orthop Clin North Am* 1983;14(3):491–504.
4. Boden SD, Davis DO, Dina TS, et al. Abnormal magnetic resonance scans of the lumbar spine in asymptomatic subjects: a prospective investigation. *J Bone Joint Surg Am* 1990;72:403–408.
5. Wiesel SW, Tsourmas N, Feffer HL, et al. A study of computer assisted tomography. I. The incidence of positive CAT scans in an asymptomatic group of patients. *Spine* 1984;9:549–551.
6. Fast A, Robin GC, Floman Y. Surgical treatment of lumbar spinal stenosis in the elderly. *Arch Phys Med Rehabil* 1985;66:149–151.
7. Getty CJM. Lumbar spinal stenosis: the clinical spectrum and the results of operation. *J Bone Joint Surg Br* 1980;62:481–485.
8. Hall S, Bartleson JD, Onofrio BM, et al. Lumbar spinal stenosis: clinical features, diagnostic procedures, and results of surgical treatment in 68 patients. *Ann Intern Med* 1985;103:271–275.
9. Hawkes CH, Roberts GM. Neurogenic and vascular claudication. *J Neurosurg Sci* 1978;38:337–345.
10. Hood SA, Weigl K. Lumbar spinal stenosis: surgical intervention for the older person. *Isr J Med Sci* 1983;19:169–172.
11. Jallovaara P, Lahde S, Iikko E, et al. The significance of residual stenosis after decompression of lumbar spinal stenosis. *Ann Chir Gynaecol* 1999;78:304–308.
12. Johnsson KE, Rosen I, Uden A. The natural course of lumbar spinal stenosis. *Clin Orthop Relat Res* 1992;279:82–86.
13. Johnsson KE, Uden A, Rosen I. The effect of decompression on the natural course of spinal stenosis: a comparison of surgically treated and untreated patients. *Spine* 1991;16:615–619.
14. Katz JN, Lipson SJ, Larson MG, et al. The outcome of decompressive laminectomy for degenerative lumbar spinal stenosis. *J Bone Joint Surg Am* 1991;73:809–816.
15. Nasca RJ. Surgical management of lumbar spinal stenosis. *Spine* 1987;12:809–816.
16. Sharma S, Sankaran B, Mandal DK. Spinal stenosis: its diagnosis and management. Clinical and radiological study. *Int Surg* 1993;67:565–568.
17. Spengler DM. Degenerative stenosis of the lumbar spine. *J Bone Joint Surg Am* 1987;69:305–308.
18. Surin V, Hedelin E, Smith L. Degenerative lumbar spinal stenosis. *Acta Orthop Scand* 1982;53:79–85.
19. Tile M, McNeil SR, Zarins RK, et al. Spinal stenosis: results of treatment. *Clin Orthop Relat Res* 1976;115:104–108.
20. Verbiest H. A radicular syndrome from developmental narrowing of the lumbar vertebral canal. *J Bone Joint Surg Br* 1977;59:181–188.
21. Amundsen T, Weber H, Lilleas F, et al. Lumbar spinal stenosis: clinical and radiological features. *Spine* 1995;20(10):1178–1186.
22. StielRadu A, Menkes C. Update on lumbar spinal stenosis. Retrospective study of 62 patients and review of the literature. *Rev Rheum* 1998;65(5);337–345.
23. Turner JA, Ersek M, Herron L, et al. Surgery for lumbar spinal stenosis: an attempted meta-analysis of the literature. *Spine* 1992;17:1–8.
24. Katz JN, Dalgas M, Stucki G, et al. Degenerative lumbar spinal stenosis: diagnostic value of the history and physical examination. *Arthritis Rheum* 1995;38(9):1236–1241.
25. Katz JN, Lipson SJ, Larson MG, et al. The outcome of decompressive laminectomy for degenerative lumbar spinal stenosis. *J Bone Joint Surg Am* 1991;73:809–816.
26. Turner JA, Ersek M, Herron L, et al. Surgery for lumbar spinal stenosis: an attempted meta-analysis of the literature. *Spine* 1992;17:1–8.
27. Katz JN. *Arthritis Rheum* 1995;38(9):1236–1241.
28. Jenis LG, An HS. *Spine* update: lumbar foraminal stenosis. *Spine* 2000;25(3):389–394.
29. Ekbom KA. Restless leg syndrome. *Neurology* 1960;10:868–873.
30. LaBan MM, Wesolowski DP. Night pain associated with diminished cardiopulmonary compliance: a concomitant of lumbar spinal stenosis and degenerative spondylolisthesis. *Am J Phys Med Rehabil* 1988;67:155–160.
31. Nathan PW. Painful legs and moving toes: evidence on the site of the lesion. *J Neurol Neurosurg Psychiatry* 1978;41:934–99.
32. Whitehurst M, Brown LE, Eidelson SG, et al. Functional mobility performance in an elderly population with lumbar spinal stenosis. *Arch Phys Med Rehabil* 2001;82:464–467.
33. Jia LS, Shi ZR. MRI and myelography in the diagnosis of lumbar canal stenosis and disc herniation. A comparative study. *Chin Med J (Engl)* 1991;104(4):303–306.
34. Bradley WG. Use of contrast in MR imaging of the lumbar spine. *Magn Reson Imaging Clin N Am* 1999;7(3):439–457.
35. Borenstein DG, O'Mara JW Jr, et al. The value of magnetic resonance imaging of the lumbar spine to predict low-back pain in asymptomatic subjects: a seven-year follow-up study. *J Bone Joint Surg Am* 2001;83(9):1306–1311.
36. Francis KL, Chan MD, Lawrence CT, et al. Celecoxib versus diclofenac and omeprazole in reducing the risk of recurrent ulcer bleeding in patients with arthritis. *N Engl J Med* 2002;347(26):2104–2110.
37. Derby R, Kine G, Saal JA, et al. Response to steroid and duration of radicular pain as predictors of surgical outcome. *Spine* 1992;17[Suppl]:176–183.
38. Rivest C, Katz JN, Ferrante FM, et al. Effects of epidural steroid injection on pain due to lumbar spinal stenosis or herniated disks: a prospective study. *Arthritis Care Res* 1998;11(4):291–297.

39. Fukusaki M, Kobayashi I, Hara T, et al. Symptoms of spinal stenosis do not improve after epidural steroid injection. *Clin J Pain* 1998;14 (2):148–151.
40. Rosen CD, Kahanovitz N, Bernstein R, et al. A retrospective analysis of the efficacy of epidural steroid injections. *Clin Orthop* 1988;228: 270–272.
41. Cuckler JM, Bernini PA, Wiesel SW, et al. The use of epidural steroids in the treatment of lumbar radicular pain. A prospective, randomized, double-blind study. *J Bone Joint Surg Am* 1985;67(1):63–66.
42. Riew KD, Yin Y. The effect of nerve root injections on the need for operative treatment of lumbar radicular pain. *J Bone Joint Surg Am* 2000;82(11):1589–1593.
43. Botwin KP, Gruber RD, Bouchlas CG, et al. Fluoroscopically guided lumbar transformational epidural steroid injections in degenerative lumbar stenosis: an outcome study. *Am J Phys Med Rehabil* 2002;81 (12):898–905.
44. Narozny M, Zanetti M, Boos N. Therapeutic efficacy of selective nerve root blocks in the treatment of lumbar radicular leg pain. *Swiss Med Wkly* 2001;131(5–6):75–80.
45. Giles LGF, Harvey R. Immunohistochemical demonstration of nociceptors in the capsule and synovial folds of human zygapophyseal joint. *Br J Rheum* 1987;26:362–364.
46. Yamashita T, Cavanaugh JM, El-Bohy AA, et al. Mechanosensitive afferent units in the lumbar facet joint. *J Bone Joint Surg Am* 1990; 72:865–870.
47. Beaman DN, Graziano GP, Glover RA, et al. Substance P innervation of lumbar spine facet joints. *Spine* 1993;18:1044–1049.
48. Ashton IK, Ashton BA, Gibson SJ, et al. Morphological basis for back pain: the demonstration of nerve fibers and neuropeptides in the lumbar facet joint capsule but not in ligamentum flavum. *J Orthop Res* 1992;10:72–78.
49. Schwarzer AC, Aprill CN, Derby R, et al. Clinical features of patients with pain stemming from the lumbar zygapophyseal joints. Is the lumbar facet syndrome a clinical entity? *Spine* 1994;19:1132–1137.
50. Macnab I. Negative disc exploration: an analysis of the causes of nerve root involvement in sixty-eight patient. *J Bone Joint Surg Am* 1971;53:5891–5903.
51. Schutz H, Loughweed WM, Wortzman G, et al. Intervertebral nerve-root in the investigation of chronic lumbar disc disease. *Can J Surg* 1973;16:217–221.
52. Tajima T, Furukawa K, Kuramochi E. Selective lumbosacral radiculography and block. *Spine* 1:68–77.
53. Hoppenstein R. A new approach to the failed back syndrome. *Spine* 1980;5:371–379.
54. Kikuci S, Hasue M, Nishiyama K. Anatomic and clinical studies of radicular symptoms. *Spine* 1984;9:23–30.
55. Krempen JF, Smith BS. Nerve root injection: a method for evaluating the etiology of sciatica. *J Bone Joint Surg Am* 1974;56:1435–1444.
56. Haueisen DC, Smith BS, Myers SR, et al. the diagnostic accuracy of spinal nerve injection studies. *Clin Orthop Relat Res* 1985;198:179–183.
57. Van Akkerveeken PF. The diagnostic value of nerve sheath infiltration. *Acta Orthop Scand* 1993;64:61–63.
58. Castro WH, van Akkerveeken PF. der diagn ostische Wert der lumbalen Nervenwurzelblockde. *A Orthop Ihre Grenzgeb* 1991;129:376–379.
59. Stanley D, McLaren MI, Euinton HA, et al. A prospective study of nerve root infiltration in the diagnosis of sciatica: a comparison with radiculography, computed tomography, and operative findings. *Spine* 1990;6:540–543.
60. Herron LD. Selective nerve root block in patient selection for lumbar surgery: surgical results. *J Spinal Disord* 1989;2:75–79.
61. Dooley JF, McBroom RJ, Taguchi T, et al. Nerve root infiltration in the diagnosis of radicular pain. *Spine* 1988;13;79–83.
62. Herkowitz HN, Kurz LT. Degenerative lumbar spondylolisthesis with spinal stenosis. A prospective study comparing decompression with decompression and intertransverse process arthrodesis. *J Bone Joint Surg Am* 1991;73(6):802–808.
63. Fischgrund JS, Mackay M, et al. 1997 Volvo Award winner in clinical studies. Degenerative lumbar spondylolisthesis with spinal stenosis: a prospective, randomized study comparing decompressive laminectomy and arthrodesis with and without spinal instrumentation. *Spine* 1997;22(24):2807–2812.
64. Amundsen T, Weber H, et al. Lumbar spinal stenosis: conservative or surgical management? A prospective 10-year study. *Spine* 2000;25 (11):1424–1435; discussion, 1435–1436.
65. Ciol MA, Deyo RA, et al. An assessment of surgery for spinal stenosis: time trends, geographic variations, complications, and reoperations. *J Am Geriatr Soc* 1996;44(3):285–290.
66. Deyo RA, Cherkin DC, et al. Morbidity and mortality in association with operations on the lumbar spine. The influence of age, diagnosis, and procedure. *J Bone Joint Surg Am* 1992;74(4):536–543.
67. Turner JA, Ersek M, et al. Surgery for lumbar spinal stenosis. Attempted meta-analysis of the literature. *Spine* 1992;17(1):1–8.
68. Katz JN, Lipson SJ, et al. Seven- to 10-year outcome of decompressive surgery for degenerative lumbar spinal stenosis. *Spine* 1996;21 (1):92–98.
69. Katz JN, Lipson SJ, et al. Lumbar laminectomy alone or with instrumented or noninstrumented arthrodesis in degenerative lumbar spinal stenosis. Patient selection, costs, and surgical outcomes. *Spine* 1997; 22(10):1123–1131.
70. Katz JN, Lipson SJ, et al. Seven- to 10-year outcome of decompressive surgery for degenerative lumbar spinal stenosis. *Spine* 1996;21 (1):92–98.
71. Iguchi T, Kurihara A, et al. Minimum 10-year outcome of decompressive laminectomy for degenerative lumbar spinal stenosis. *Spine* 2000; 25(14):1754–1759.
72. Katz JN, Lipson SJ, et al. The outcome of decompressive laminectomy for degenerative lumbar stenosis. *J Bone Joint Surg Am* 1991;73 (6):809–816.
73. Katz JN, Lipson SJ, et al. Clinical correlates of patient satisfaction after laminectomy for degenerative lumbar spinal stenosis. *Spine* 1995;20(10):1155–1160.
74. Jonsson B, Annertz M, et al. A prospective and consecutive study of surgically treated lumbar spinal stenosis. II. Five-year follow-up by an independent observer. *Spine* 1997;22(24):2938–2944.
75. Katz JN, Stucki G, et al. Predictors of surgical outcome in degenerative lumbar spinal stenosis. *Spine* 1999;24(21):2229–2233.
76. Katz JN, Stucki G, et al. Predictors of surgical outcome in degenerative lumbar spinal stenosis. *Spine* 1999;24(21):2229–2233.
77. Katz JN, Lipson SJ, et al. Clinical correlates of patient satisfaction after laminectomy for degenerative lumbar spinal stenosis. *Spine* 1995;20(10):1155–60.
78. Frazier DD, Lipson SJ, et al. Associations between spinal deformity and outcomes after decompression for spinal stenosis. *Spine* 1997; 22(17):2025–2029.
79. Jonsson B, Annertz M, et al. A prospective and consecutive study of surgically treated lumbar spinal stenosis. II. Five-year follow-up by an independent observer. *Spine* 1997;22(24): 2938–2944.

第103章

纤维化疾病

Alan N. Brown, Gary S. Gilkeson

纤维化是一种通常由于炎性刺激正常组织引起的复杂的反映过程。纤维化过程的最后结果是正常的组织结构被涉及细胞外基质（ECM）的大分子增殖所替代。虽然纤维化是对受损组织重要的正常修复机制，但是它可能妨碍正常组织的功能，特别是如果这个过程为过度的增生或不适当时。表103.1列出了以过度和不适当的纤维化为特征的疾病。

一、纤维化的发病机制

正常组织修复由于相同的过程同样会导致纤维化综合征中的病理表现。然而在纤维化综合征，这个过程未受抑制地继续进行，从而导致组织或器官的功能障碍[1-3]。正常的创伤愈合表现为4个不同的进行性阶段：

表103.1　纤维化疾病

皮肤和肌肉骨骼系统	硬化性胆管炎
进展性全身性硬化	食管狭窄
硬斑病	胶原性结肠炎
移植物宿主反应	肠系膜纤维化
糖尿病僵硬手综合征	口腔黏膜纤维化
掌腱膜挛缩	胰腺弥漫性纤维化
跖腱膜纤维化	胃肠道炎性纤维息肉
指节垫	硬化性腹膜炎
跖筋膜炎	泌尿生殖系统
纤维瘤病	肾炎
自发性纤维化子宫颈炎	肾硬化
局灶性肌炎	间质性膀胱炎
肺	阴茎海绵体硬结
肺纤维化	肾的炎性假瘤
慢性胸膜反应	其他
支气管周围纤维化	假瘤

表 103.1(续)

心血管	纤维假瘤钙化
狭窄性心包炎	腹膜后纤维化
动脉粥样斑块	Riedel 甲状腺肿
内膜增生	癌症,尤其是大细胞型淋巴瘤纤维化
炎性腹主动脉瘤	干燥综合征
慢性纤维化主动脉周围炎	全身性自发性纤维化
胃肠	多灶性自发性纤维硬化
慢性活动性肝炎	多发纤维瘤硬化
原发性胆汁性肝硬化	炎性成肌纤维肉瘤

组织损伤,随后为局部的炎性反映,细胞外基质增殖和组织的重新塑造(表103.2)。纤维变性(症)的标志是细胞外基质分子产生的增加或转归的减少。这个过程的中心是成纤维细胞的激活,导致成纤维的增殖、分化和细胞外基质数量的增加。成纤维细胞的激活是重要的调节因素;很多细胞因子、细胞黏附分子和其他炎性介质被牵涉到这个过程之中。中性白细胞衍生的介质包括白细胞介素1α(IL-1α)和IL-1β,干扰素(干涉病毒蛋白素)α(IFN-α)、IFN-β、IFN-γ、转化生长因子β(TGF-β)、血小板衍生的生长因子(PDGF)、基本的成纤维细胞生长因子(BFGF)、白细胞三烯B_4(LTB_4)、单核细胞趋化蛋白1(MCP-1)、肿瘤坏死因子α(TNF-α)和细胞内粘连分子(ICAM-1)[4]。巨噬细胞衍生因子包括游离的氧自由基、H_2O_2、NO、TGF-β、PDGF、纤维结合蛋白、TNF-α、胰岛素样生长因子(IL-GF)和前列腺素E_2(PGE_2)也被证明可调节细胞外基质的结构[5]。肥大细胞介质包括IL-4、IL-13、纤维蛋白溶酶和内皮缩血管肽1等因子,它们在纤维化的过程中起着活化的作用[6]。其他生长因子包括制瘤素M (OSM)、金属蛋白酶组织抑制剂(TIMP)和结缔组织生长因子(CTGF),它们可影响成纤维细胞的功能和胶原的产生[7]。

细胞活素类和生长因子参与了纤维化疾病的发生

表103.2 正常愈合过程

	进展期事件	伤后时间(天)
第1阶段		
组织损伤	隐藏蛋白暴露	0
血小板激活	介质释放	0
凝结	趋化物释放	0~2
第2阶段		
继发炎症反应	单核细胞、巨噬细胞	1~4
	中性粒细胞、嗜酸性粒细胞	2~6
第3阶段		
组织增生	成纤维细胞游走	1~7
	血管向内生长	2~10
	胶原分泌	2~21
	肌成纤维细胞分化	7~72
第4阶段		
组织塑形	蛋白酶修饰	3~21
	胶原交联	7~72
	挛缩	21~72

机制，在这些疾病中，有证据表明TGF-β起到了关键作用。TGF-β，是一种25 kd大小的多肽类细胞活素的同型二聚体，它属于多肽二聚体的超家族，超家族包括骨形态遗传蛋白和激活素，TGF-β管理多种细胞反应。实际上，所有的人都产生TGF-β，并且存在TGF-β的受体。TGF-β的作用表现在细胞增殖、细胞分化、纤维形成，创伤修复等方面；除此之外，TGF-β影响多种生物学过程，如细胞的发育与凋亡。已经知道TGF-β有3种亚型；每一种亚型都高度保守，都被不同的基因编码。每一种亚型和TGF-β受体亲和力、组织表达都不同。在大鼠模型中，个体亚型的基因缺失导致表型的不同。

TGF-β以无活性的前体分子形式被分泌，并且储存在细胞外基质中，与无活性的TGF-β结合蛋白(LTBP)以共价键相结合。LTBP阻止TGF-β与细胞受体相结合。TGF-β的激活是通过细胞外酶类把TGF-β从LTBP上解离下来后达到的，这些细胞外酶类包括：凝血酶敏感素1、纤维溶酶和各种蛋白酶[10]。其次的激活过程是：TGF-β通过刺激胶原产生、血管产生、细胞活素的产生、蛋白水解酶抑制剂的产生、成纤维细胞的趋化与分化，直接影响细胞外基质的产生。活化的TGF-β储存在细胞内血小板颗粒中，在组织损伤修复的起始阶段，血小板源性TGF-β的释放是关键的一步。反过来，TGF-β刺激自身的产生，结果可以维持TGF-β的分泌与活性[11]。为什么组织损伤会造成病理性纤维化，而不是自我愈合的限制，这仍然是不清楚的[12]。

TGF-β的生物学影响是通过它与3个细胞膜受体中的1个结合来介导(Ⅰ型、Ⅱ型和Ⅲ型)。Ⅰ型和Ⅱ型是丝氨酸–苏氨酸蛋白激酶，几乎所有的细胞都有表达。Ⅲ型受体是无信号受体，它连接TGF-β，并且将TGF-β转移至Ⅱ型受体。TGF-β也可直接连接至Ⅲ型受体或Ⅱ型受体。一旦被TGF-β激活，Ⅱ型受体连接并磷酸化Ⅰ型受体，Ⅰ型受体沿着信号传导通路继续向下一站传递。Ⅰ型受体不能单独连接TGF-β，Ⅱ型受体没有Ⅰ型受体的参与，也不能开始信号传导。一般认为，Ⅰ型受体介导对TGF-β的特殊细胞反应，而Ⅱ型受体决定配体的专一性[13]。反过来，Ⅰ型受体的活化，开始进行细胞内信号的传递，通过细胞内转录因子的磷酸化，如Smad，将信号传递至细胞核。Smad包括至少10个蛋白的家族，它对TGF-β的反应就是直接影响细胞特殊基因的转录[14]。他们进一步分为不同种类，可以促进或抑制TGF-β介导信号转导[15]。除了Smad路径，TGF-β也可通过分裂素反应蛋白激酶系统和应激反应蛋白激酶系统传导细胞内信号[16]。

结缔组织生长因子(CTGF)，属于生长因子CCN家族富含半胱氨酸的缩氨酸，CTGF在组织修复和纤维化过程中起着显著的作用[17]。CTGF由TGF-β介导[17]或由凝血酶素[18]介导，而被TGF-α抑制[19]。与胶原、纤维蛋白一样，CTGF刺激成纤维细胞增殖、趋化和分化。受体调节CTGF的效应，CTGF在细胞内的信号传递机制仍不清楚[20]。TGF-β介导CTGF的合成和两种生长因子引出相似的反应提示，TGF-β的效应可以被CTGF调节[21]。

二、掌腱膜挛缩

(一)病理学和生物化学

1614年，Plater在个案报告中首先描述此病；后来在1831年Dupuytren对这种病做出更全面的描述[22]。掌腱膜挛缩是以掌腱膜纤维变性增厚导致手指屈曲挛缩为特征[23]。跖腱膜纤维瘤病的组织学表现与掌腱膜挛缩相同，可以导致下肢相似的畸形[24]。系统的特发的纤维症、多病灶的特发的纤维症和多发纤维瘤病是严重的纤维变性综合征，它可以合并相似的掌腱膜增厚[25]。

掌腱膜挛缩可描述为3个进展期[26]：Ⅰ期，出现1个纤维结节，没有手指挛缩；Ⅱ期，挛缩并有腱膜增厚和结节增大；Ⅲ期，为晚期，合并有关节挛缩，坚硬的筋膜束和结节，肌肉萎缩。

早期组织学特点为成纤维细胞增殖；随着病情进展，挛缩出现，肌纤维母细胞分化显著。另外，疾病过程的活动期是以几种细胞因子的产生明显增加为标志的，包括BFGF、TGF-β、PDGF、IL-1α和IL-1β。虽然正常掌腱膜的胶原类型主要是Ⅰ型，但是几个研究表明掌腱膜挛缩症Ⅲ型胶原的沉积增加[27]。掌腱膜挛缩症纤维母细胞还产生纤维结合蛋白、层黏蛋白、黏蛋白和Ⅳ型胶原[28]。肌纤维母细胞凋亡的出现是疾病Ⅲ期的标志，挛缩病变主要包含Ⅰ型胶原[29]。

(二)病因学

尽管有丰富的观察和实验资料，但是掌腱膜挛缩的病因仍然不清楚。一个强有力的关联存在于遗传素质、共存疾病状态与疾病的发展之间(表103.3)。遗传的影响是通过在不同的种族中疾病的患病率存在明显的地理差异得到证实的：北欧65岁以上的男性高达30%患病；在澳大利亚也见到相似的患病率；然而，在非洲和亚洲该病是不常见的[30]。虽然，中年男性比女性更常受累，但掌腱膜挛缩在75岁以后的女性中越来越多[31]，儿童是很少患此病的[32]。有些研究表明该病为常染色体显性不完全穿透遗传，然而其他的研究赞成常染色体隐性遗传[30]。

很多研究注意到酒精中毒与掌腱膜挛缩的相互关系，但是非酒精性的肝病不出现与该病的紧密联系。癫痫和掌腱膜挛缩间的关联是存在的，且显示与癫痫发作持续时间有关；建议采用抗惊厥疗法而不是单独地治疗癫痫，这可能是最重要的。Ⅰ型和Ⅱ型糖尿病患者，掌腱膜挛缩的发病率增加，与患者的年龄和糖尿病的发病持续时间相关联。吸烟者与不吸烟者相比，进展的掌腱膜挛缩的危险率增加2倍[31]。该病与人类免疫缺陷病毒(HIV)感染的关联已被提出[33]，这可能是抗反转录病毒治疗的结果[34]。人白细胞抗原(HLA)-DR3单体型A1 B8的增高在掌腱膜挛缩的患者也被观察到[30]，从而提高了自身免疫性病因的可能性。虽然反复的震动接触可能与该病有关，但在职业和进展性掌腱膜挛缩风险之间没有出现明显的关联[35]。

表103.3　掌腱膜挛缩相关因素

内在因素
男性
欧洲北部血统
高龄
家族史
染色体畸形
白细胞相关抗原DR3
疾病因素
糖尿病
癫痫
足底筋膜炎
阴茎海绵体硬结
跖纤维化(Ledderhose病)
指节垫
腕管综合征
扳机指
类风湿性关节炎
嗜酸细胞性筋膜炎
高脂血症
人体免疫缺陷病毒
外在因素
掌部损伤
震动损伤(苍白指)
酗酒
吸烟
抗惊厥药物治疗

(三)临床表现

掌腱膜挛缩开始时是在手掌或手指筋膜有1个结节状增厚，伴有其表面皮肤的小凹陷形成，患者可能主诉受累部位表面的压疼或相关手指活动受限。与屈肌腱腱鞘炎所见的小结节不同，掌腱膜挛缩的结节不随着肌腱的屈曲而活动。然后，纤维变性束带形成，并扩延到受累手指的筋膜，导致了进一步的屈曲畸形（图103.1和图103.2）。对优势侧手或非优势侧手的累及没有优先权[36]，发病可以是双侧的。环指是最常受累的，小指、拇指、中指和示指发病依次减少[37]。拇指或示指的受累可以是特殊的病变，并且可以迅速发展，特别是在年轻患者[38]。

掌腱膜挛缩的鉴别诊断包括：职业性皮肤增厚、痉挛性手指畸形和在脑瘫时见到手畸形，主要是由于长期制动或废用引起的关节挛缩。罕见的软组织恶性肿瘤（如上皮样肉瘤）可以与掌腱膜挛缩的临床所见相似。病史和查体所见足以除外其他疾病。临床诊断不确定时，受累结构的磁共振成像(MRI)可能是有价值的诊断方法[37]。

(四)治疗

对掌腱膜挛缩的治疗，并没有证实全身用药总是有效的。夹板和一定范围内的活动锻炼有助于该病早期症状的缓解。采用骨牵引、外固定装置的初步结果显示，临床上挛缩症状得到改善[39]。放射、超声、二甲基亚砜、维生素E和别嘌呤醇没有显示出有疗效[40]。据报道，1例患者用秋水仙碱治疗后症状有改善[41]。病灶内可的松注射可使掌腱膜挛缩的结节退化，虽然多重注射是需要的，但半数患者经历了疾病的再发作[42]。少量初步研究表明病灶内IFN-γ是有益的[43]，病灶内胶原酶的一系列二期试验中见到了有希望的结果[44]。

手术已经是治疗掌腱膜挛缩的最常用的方法，对伴有致残性挛缩的患者通常是考虑手术。据报道，手术治疗掌腱膜挛缩的并发症的发生率高达19%[45]，这些并发症包括神经血管损伤、血肿、皮肤坏死、感染、屈曲挛缩和反应性交感神经营养不良(RSD)。可应用的几种手术方法包括：结节切除术，局部掌腱膜切除术，皮肤、腱膜切除联合游离植皮术。手术治疗掌腱膜挛缩的长期(10年)随访结果显示出高的疾病复发率(47%)和扩散率(79%)[46]。

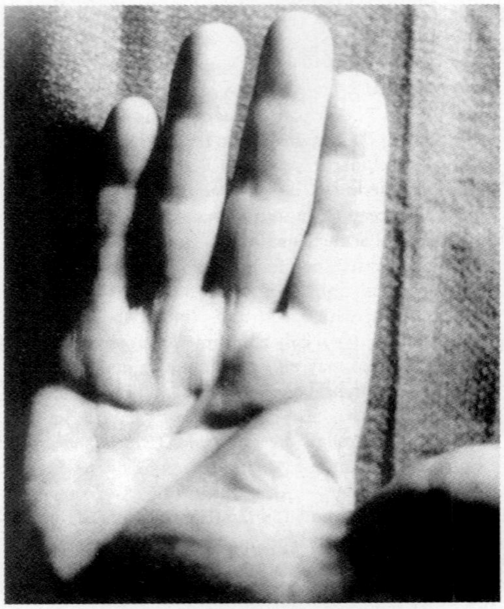

图 103.1 掌腱膜挛缩。这幅图片展示的是掌腱膜挛缩的早期，以皮肤皱褶，掌筋膜增厚成结状为特点。第四掌指关节的挛缩处于早期阶段，但随着时间的推移，病情会进展。跖腱膜也会发生相同的损伤(足底纤维瘤病)。

三、关节活动受限综合征

(一)定义和临床表现

关节活动受限综合征(SLJM)，也被称为糖尿病僵硬手综合征、糖尿病性手关节病或是糖尿病性蜡状皮肤。糖尿病患者的糖尿病性掌指关节(MCP)、指间关节(IP)和腕关节的僵硬，是此病的特点。最初，这种病被描述为Ⅰ型糖尿病的并发症[47]，随后SLJM被认为是Ⅰ型和Ⅱ型糖尿病早期的最为常见的并发症[48]。随着糖尿病的进展，有50%的Ⅰ型糖尿病和75%的Ⅱ型糖尿病患者的某些关节会受到疾病的影响[48]。一些研究还不能揭示SLJM的发生与血糖水平之间的关联，但充满争议的证据表明SLJM与糖尿病的病程有关[49-58]。

SLJM发病通常表现为小指关节僵硬，随后呈放射状进展。关节本身并不直接受累；关节的活动受限是由于关节处周围组织胶原异常增厚造成的[49]。手指不能伸展是较为常见的临床发现；尽管长期的疾病可发生屈曲挛缩，并且可减少手的活动范围，但是通常来说，活动受限是无痛的，仅有轻度功能障碍。一些证据表明SLJM发生关节挛缩主要是手指肌肉肌腱装置受累形成腱鞘炎的结果。手部小关节的挛缩造成掌部不能相互靠近，从而出现了“祈祷征”(图103.3)。大关节(包括肩关节、肘关节和踝关节)也可以受累。颈椎受累常被认为是气管插管的并发症[59]，足部累及可能归因于下肢糖尿病并发症[51]。限制性肺部疾病可合并SLJM，但是，这与胸部关节受限[52]或全身性胶原结构的改变[53]是否有关还不清楚。在孤立性SLJM患者中，没有发现自身抗体，炎性标志物的滴度也没有升高。SLJM是其他一些糖尿病相关并发症的标志，已经证实SLJM与男性微血管疾病(视网膜病变、肾病)以及女性大血管疾病有关[54](表103.4)。

糖尿病患者中，SLJM很容易与其他原因导致的关节挛缩相鉴别。如前文所述，掌腱膜挛缩在糖尿病患者中很常见，但是一般来说手指受累不会是同一种类型；此外，SLJM不会出现手掌结节。在腕管综合征中，手部内在肌的萎缩可以导致关节挛缩，但这不是SLJM的特征[60]。糖尿病患者中可见交感反射性营养不良并发冻结肩病例，但是在交感反射性营养不良患者中会伴有肌肉萎缩、血管、泌汗神经的改变，而这些不会出现在SLJM。

(二)病理

SLJM的皮肤活体标本组织学检查显示：活跃的纤

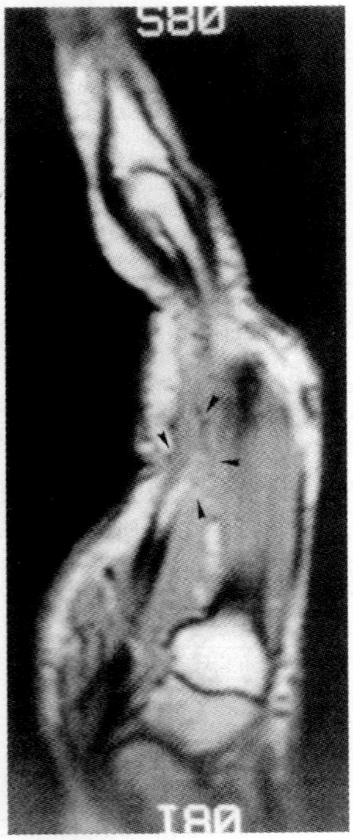

图 103.2 掌腱膜挛缩。如图 103.1 所示病例是用 MRI 扫描显示结缔组织肿块从掌腱膜侵犯到邻近的结构。具有收缩性的肿块把自身网入指浅屈肌腱和指深屈肌腱周围，并施加牵引力，导致的结果是肌腱的成角畸形和产生临床上的挛缩。

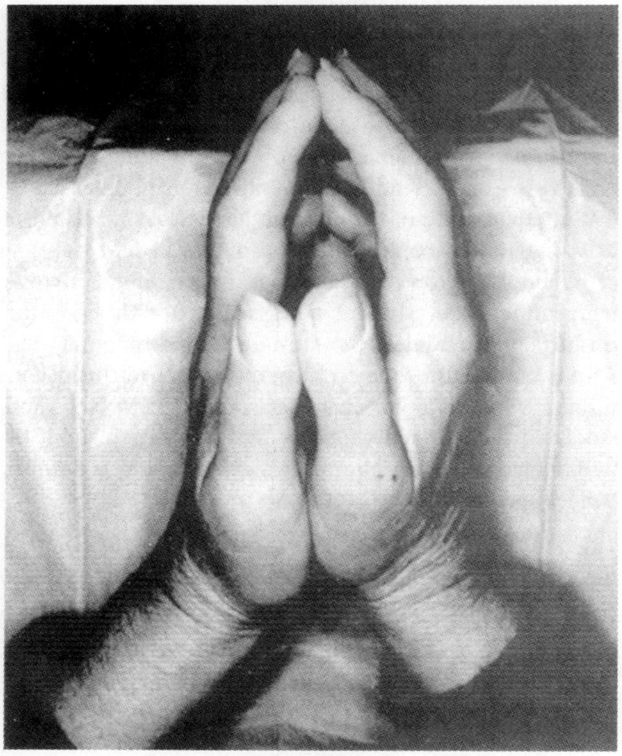

图 103.3 关节活动受限综合征(SLJM)。这是个糖尿病患者,该患者的掌指关节、近指间关节和远指间关节都存在挛缩,导致明显的"祈祷征"。皮肤变厚,失去大部分光滑的纹理,看上去就像真性指端硬化。

维原细胞增生,伴有广泛的纤维化和异常的胶原沉积[48,61]。可发现异常的胶原交联和糖基化,这些变化是非酶催化的糖基化[55],是糖尿病常见的表现。异常的胶原交联阻止了胶原酶诱导胶原降解,从而导致了胶原的进一步聚集[56]。除此之外,胰岛素被认为是胶原产生的生长因子[57]。其他的理论包括:由于微血管疾病[58],局部氧张力的降低造成纤维原细胞诱导的胶原和葡萄糖胺聚糖合成增加,胶原水合作用增加导致多元醇的聚集[59]。

(三)治疗

到目前为止,医生对于SLJM的治疗仍没有特别有效的治疗方案。严格控制血糖可以增加皮肤厚度[62]。关节活动度练习可维持手的灵活性,防止关节挛缩。在受累腱鞘注射皮质类固醇可以缓解症状[60]。资料观察表明,用醛糖还原酶抑制剂治疗后的患者病情都有一定程度的改善,但是这些仍处在试验性阶段[63]。

四、跖筋膜炎

足部跖侧面和足跟处的疼痛是一种常见的肌肉骨骼症状。跖筋膜炎,是一种炎性症候群,累及跖筋膜以及跟骨内侧筋膜附着部,这是足跟痛最常见的原因[64]。跖筋膜是一种纤维性腱膜,它对足弓纵向提供稳定的支持。对足部施加反复的、过度的负荷可以导致炎症、退行性变、筋膜纤维化[65]。跑、跳、穿不合适的鞋和异常负荷(如肥胖或运动员训练突然变化)可能是诱发因素。扁平足、高弓足、踝下的异常活动,不适当的足背屈、跖屈会对跖筋膜产生过度的负荷,从而引起行走力

表103.4 糖尿病累及上肢产生的并发症

疾病	典型的受累关节	注释
关节活动受限综合征	掌指关节、指间关节、腕关节和其他的关节	小关节活动范围的减少,常合并指端硬化
糖尿病性指端硬化	指的远端,但会进展到全手	皮肤增厚呈蜡状
交感反射性营养不良	全手的挛缩和水肿,偶尔累及整个上肢	与其他疾病(5%)相比更常发生于双侧(42%),骨扫描结果阳性
粘连性囊炎	肩关节挛缩	并发交感反射性营养不良、二头肌、冈上肌腱腱鞘炎
掌腱膜挛缩	第 3、第 4、第 5 掌指关节,近指间关节挛缩	触摸掌腱膜增厚,皮肤小凹形成,并发跖腱膜纤维瘤病
屈肌腱腱鞘炎	可发生于任何手指,但尤其以示指、中指和环指常见	出现疼痛性弹响指,腱鞘增厚,滑车处肌腱结节
腕管综合征	掌指关节和近指间关节挛缩	疼痛显著,鱼际肌萎缩,Tinel 征、Phelan 征阳性,神经传导减慢
糖尿病性神经病变	各种挛缩	感觉迟钝、疼痛、本体感觉,精细触觉丧失,神经传导异常
肱骨头的无菌性坏死	肩关节挛缩	疼痛、功能丧失、出现 X 线改变延迟

学的变化[66]。

(一)病理

跖筋膜炎的组织病理学包括胶原变性[67]、慢性炎症[68]、局限性的纤维化和肉芽肿改变[65]。一些研究人员对跖筋膜炎的发病机制提出质疑，认为肌腱胶原纤维的慢性退行性变化更可能是跖筋膜炎发病的原因，而不是慢性的炎症变化[69,70]。然而，波及骨外膜的跖筋膜起始处，慢性炎症已经从三维骨扫描得到证实[66]。X线平片常可以证实跟骨结节处突出的钙化骨刺（图103.4)，但是这一所见对于跖筋膜炎并无特异性，也不能认为是所观察到的症状的原因[71]。

(二)诊断

临床检查常可在跟骨前内侧触及最明显的压痛点。清晨或休息后立即站起一般会出现剧烈疼痛。诊断该病应该排除足跟痛的其他原因(表103.5)，应该考虑全身性的炎症疾病和与跖筋膜炎相关的其他疾病（表103.6)。应该对患者的行走机械力学和鞋进行评估，询问患者是否过度使用脚，是否有其他的原因对脚产生了异常负荷。通常来说，进一步的诊断性检验不是必需的；然而闪烁扫描法[72]、超声检查[73]和磁共振检查[74]也可以作为辅助的诊断检查。

(三)治疗

保守治疗仍是治疗的基础。症状消退的时间可能延长，一般为6~18个月[67]。休息和保证足部不负重被认为是一种最有效的治疗方法[75]。矫正加重因素，包括减少承重负荷、减少活动强度、确保有合适的鞋，是最重要的。

加强伸展练习是有益处的，尤其是注重脚部的内在肌肉和跟腱的练习[76]。脚支架、定制的矫形器和足跟部杯状矫形器对于某些患者是有用的；在商店购买或是预制的矫形器也许比定做的矫形器更合适[77]。某些患者在夜间对足部使用支架使足部被动背屈，是有益处的[78]。

局部冰裹法对病情有一定程度上的缓解，全身应用非类固醇抗炎药(NSAID)已经取得了一些效果[75]。离子电渗疗法在疾病早期可改善症状，但是缺乏长期的疗效[79]。跖筋膜处皮质类固醇药物的注射，用(或不用)超声作为引导可取得较大的成功率[80]，但是这种方法也存在跖筋膜断裂和脂肪垫萎缩的危险。皮质类固醇药物注射治疗的患者中，跖筋膜断裂的发生率达10%[81]，因此建议这种治疗方案应该用于顽固性病例的保守治疗中。跖筋膜炎局部治疗的其他方法包括体外冲击波碎石术和激光治疗，前者在未做对照研究中证明有一些疗效[82,83]，后者在对照研究中没有疗效[84]。

当所有保守治疗方法都失败后，医生可考虑手术干预。开放的跖筋膜切除术[85]、经皮跖筋膜切除术[86]和射频治疗等方法对缓解症状的成功率为83%~92%。然而，跖筋膜切除后，可能损害跖筋膜维持足弓的功能，从而增加了足的不稳定性[87]。

五、腹膜后纤维化

腹膜后纤维化(RF)是一种相对少见的疾病，对于这种病真实的发病率和患病率还不清楚[88-89]。这种病首先由Alberran在1800年的法国文献中描述。在世纪之交后，Ormond在英国文献中也描述了这种病。虽然Ormond不是第一个发现这种病的人，但他较早的描述了这种病，所以RF常被称为Ormond病。以1年所诊断的病例的总数为基准，患病率小于1/10 000[91,92]。然而，这种疾病的表现形式变化多样，故有大量的病例在临床上表现不典型而未被明确诊断。

RF的错误命名导致了这种病的治疗和判断预后的混乱[93]。尽管纤维变性是组成该病的一部分，但是它本身确是病变晚期时才出现的。腹膜后的肿块早期出

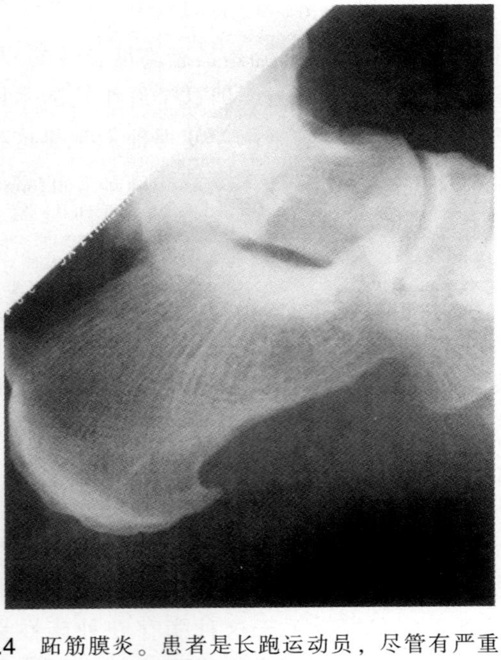

图 103.4 跖筋膜炎。患者是长跑运动员，尽管有严重的足跟痛，仍继续跑步，发生跖筋膜炎。伴随跖筋膜的过度骨化向前延伸，患者做出的反应是节制了8个月的长距离跑步，最终恢复到能穿抗旋前跑鞋、减少了距离的跑步。

表103.5　足跟痛的真正原因

疾病	主诉不适	诊断
跖筋膜炎	跖底部、足跟前部	跟骨结节压痛、骨赘前
跟腱		
腱鞘炎	肌腱、足跟后部	沿肌腱弥漫性疼痛和肿胀
肌腱炎	肌腱	沿肌腱和跟骨抵止部弥漫性疼痛
腱下滑囊炎	肌腱、足跟后部	跟骨后上方疼痛、肿胀
皮下滑囊炎	肌腱、足跟后部	跟骨后下方疼痛、肿胀
断裂	无力、疼痛部位不定	断裂处肌腱缺失
踇长屈肌		
腱炎或腱鞘炎	前部、上部、足跟后部、内侧踝	内踝后部、足底疼痛、肿胀
胫骨后肌		
腱炎或腱鞘炎	同上	同上
跟骨		
骨突炎	跟骨后部	跟腱抵止部压痛点、X线片
骨折	足跟	应力性骨折、X线片
骨膜炎	足跟	压痛点、X线片、全身性的关节炎
糜烂	足跟	同上
骨髓炎	足跟	X线片、骨扫描
骨生成	足跟	非前方的、跟骨骨质增生疼痛
跗管综合征	足跟或足中段	足跟或跖底神经系统的异常

现在前缘部分,而且这部分是具有高度炎性的。尽管纤维化是具有特征性的所见，但这个纤维化的术语常常给予治疗医师不适当的暗示，使得他们觉得这种病是一种难治疗的疾病。相反,大多数患者对于治疗后肿块的缩小表示满意[92]。

(一)流行病学

特发性RF是一种可以发生在任何年龄的疾病。不过好发年龄为40~60岁。病例中有2岁的儿童,也有80岁的老人[94]。发病年龄跨度之大使人们对许多发病机制的理论提出质疑。

男性发病率高于女性(2:1),很可能是由于男性的动脉粥样硬化的高的发病率促使RF的发生[89]。尽管有报道说,同卵双生同时发生RF,双卵双生同时染上疾病[95,96],但是至今还没有报道关于这种病存在种族性易患体质,或者是有明显的遗传成分的参与,也还没有报道此病与人口的地缘分布有关（例如说北方的病例高于南方的病例)[97]。

总体的发病率似乎在增加，这很可能是由于应用CT和MRI技术提高了诊断能力[98,99]。易患RF的主要人群是患有腹主动脉瘤的患者。在对RF患者行外科手术切除时,研究人员发现10%~15%的患者患有腹主动脉瘤。

(二)临床症状和体征

缺乏特征性的症状和体征是诊断RF时面临的挑战之一。绝大多数情况下,患者表现出的体征都不具有特异性[101](表103.7)。背部、肋部游走性疼痛,腹部疼痛是主要的表现症状[102]。疼痛常被描述为持续性隐痛,活动通常并不会加剧疼痛。其他较少见的症状有跛行、血尿、体重减轻、不适、恶心、呕吐、少尿和外周水肿[89,92,101]。这些症状中的一些是由于输尿管梗阻导致尿毒症的发生所引起的。

体格检查通常不能检查出该病。最常见的表现是腹部或直肠肿块(5%~10%)、下肢水肿(继发于外在静脉压力)、肝大、阴囊水肿、腹部杂音和肋椎角处压

表103.6 并发足底筋膜炎的条件

炎性条件	
	德国骑兵综合征
	强直性脊椎炎
	银屑病关节炎
	肠性关节病
	Behcet 病
	类风湿性关节炎
	系统性红斑狼疮
结构畸形	
	足外翻
	内旋的增加
	可屈曲的扁平足
过度使用	
	长跑
	长时间行走、站立
	有氧舞蹈
	其他的耐力运动
其他	
	不合适的鞋
	糖尿病
	痛风
	肥胖
	跟骨刺
	掌腱膜挛缩
	跟腱炎
	代谢性骨病

痛[101,103]。有后几种表现的病例还不足总数的5%。由于缺乏该病的特殊症状和体征，一般来说，从疾病发作到做出诊断平均至少要耽搁3~4个月。而诊断的延迟时间可以达1年[104]。在有症状之前，很有可能病程已有数周至数月。

(三)实验室所见

RF的实验室所见同样也没有特异性。炎症程度通常会增加[例如，红细胞沉降率(ESR)和C反应蛋白(CRP)][92]。在诊断时，几乎有一半的病例由于腹部肿块造成输尿管的梗阻，从而出现肾功能不全的表现(例如血尿素氮和肌苷增加)[105]。血清学检测RF，大多数结果是阴性的，除非RF这种病本身合并胶原性血管性疾病，诸如血管炎、系统性红斑狼疮(SLE)[92,106]。因此，RF患者可见抗核抗体(ANA)、抗中性粒白细胞细胞质抗体(ANCA)结果阳性，这有助于发现血管炎性疾病和其他的结缔组织疾病[107,108]。红细胞沉降率和C反应蛋白的减少常和治疗反应联系在一起。然而，人们要求辐射学的研究能对患者治疗的反应进行充分的评估。

(四)X线片所见

影像学检查几乎是RF诊断中最可靠的方法，而且可以对治疗效果进行评估[98,99]。很多时候，医生对RF患者进行的最初的检查就是肾区超声波。这项测试通常是对急性肾衰竭患者评估的一部分。超声波显示，双侧输尿管梗阻，而且还经常可见腹部肿块的存在[100]。

CT和MRI的应用使得静脉注射肾盂造影和逆行性输尿管造影的应用受到限制。这些检查表明输尿管梗阻且向内侧移位，而这一部分通常发生在输尿管横过髂动脉处。输尿管向内侧移位似乎是反直觉的，因为在正常情况下，肿块最开始出现在大动脉周围，它把输尿管推向外侧面[101]。尽管这没有得到明确的证实，但是有人认为肿块包绕输尿管，随着时间的推移，肿块缩小；但当它由炎性向纤维组织进展时，输尿管就会被牵拉偏向内侧。

CT和MRI现已成为诊断RF优先选择的手段[98,99]。MRI和CT通常用于诊断没有特殊体征的腹部和背部疼痛，并且偶尔可发现腹部肿块。对骨盆处、腹部的不明确的肿块和明显的腹部波动性肿块进行的检查也会意外地发现腹膜后肿块的存在。对于RF，MRI和CT发现的结果都是肾动脉起始处下方，大动脉被同质的腹膜后肿块所包绕(图103.5)。肿块伴随腹主动脉分叉后的髂动脉，很少只包裹一侧髂动脉。它可以向头侧发展，并且可包绕大动脉直到胸部和胸部纵隔处[109]。肿块很少延展至大动脉外侧面超过4~5 cm。尽管有报道称肿块可向前延展至小网膜，向后延展至脊椎，但通常来说它也很少向前或向后延伸。另有报道

表103.7 腹膜后纤维化标志和体征

常见	偶尔见	罕见
背部疼痛	体重下降	跛行
胁腹痛	无力	血尿
不适	恶心	雷诺征
腹痛	少尿	小腿水肿

反指出，单独的纤维化病例可包绕输卵管、输精管、胰腺、脾、心包、胸膜、子宫、子宫颈和肺部等器官[93]。如果肿块包绕或侵入出现在肾脏、肝脏或者以上所述的少见部位，则应考虑其他的诊断[110]。在很大程度上，CT和MRI对区分淋巴瘤、恶性毒瘤、感染性肿块与RF具有足够的敏感性。影像学研究不能单独依靠这些不典型的特点，诸如结节、与淋巴结病相关的症状或者不正常的位置。由于诊断的需要，应对这些病例进行外科活检来确诊。

（五）病理

正如引言中提到的，RF病理表现明显不同于它命名中所含的意思[82,112]。在同一肿块中，镜下所见包括炎性组织和非炎性组织[93,113]。不存在明显炎性组织的肿块很少见[113]，因此一些学者建议将RF改名为炎性主动脉炎。中心区域常是纤维化组织，延长的边缘几乎全是炎性组织。纤维化区域是由束状胶原构成，其中通常混有炎性细胞。炎性浸润由巨噬细胞、淋巴细胞、浆细胞，偶尔有嗜酸性粒细胞参与完成[113-115]。淋巴细胞浸润是由T淋巴细胞系和B淋巴细胞系浸润组成[113,115]。巨噬细胞通常是装满脂类的，和动脉粥样硬化斑块内见到的巨噬细胞所含的物质是相似的。对肿块进行免疫荧光研究，可发现在大动脉周围区域有免疫球蛋白IgG沉积，尤其是在动脉壁和动脉粥样硬化斑块处显著[116]。有证据显示，病例中大约有10%的患者存在中等程度的血管炎和纤维素样坏死[108]。

（六）鉴别诊断

RF的鉴别诊断是有限的。超过75%的病例是特发性的。一旦药物治疗被排除（见后面所述），恶性还是炎性就是主要的鉴别诊断[110]。原发的恶性腹膜后肿块是淋巴瘤和肉瘤。正如X线片断层显示，淋巴瘤和肉瘤在大多数情况下可以与特发性RF相鉴别，主要的鉴别方式是肿块的生长位置、范围和淋巴结病相关的临床表现。

炎症很少会导致RF。最普遍的致炎物质就是放线菌和分枝杆菌[89]。输卵管和卵巢炎症可波及腹膜后区域，导致纤维化的发生。其他病原学因素包括局部的放射线照射、输尿管破裂和腹膜后出血[117]。

不幸的是，对于大多数患者，病原学确诊需要手术取病理才能确定。腹膜后腔对于大多数炎症的反应就是纤维化。因此，对肿块进行细针吸活组织检查也许揭示的仅仅是反应性纤维化。但是，针吸活组织检查揭示的仅仅是纤维化，这不能排除肿瘤和感染[118]。很明显，阳性的活组织检查结果在诊断上是有价值的。针吸活组织检查呈阴性结果，为了彻底排除肿瘤和感染，需要手术切取病理切片进行诊断。尽管手术切取病理更加具有确定性，但是用腹腔镜直视切取病理可以弥补针吸活体组织检查与手术切取病理的不足[119,120]。手术切取肿块常常是为了必须解除梗阻。当遇到这类情况必须做手术时，要从不同的部位上取病理[106]。

还有其他一些罕见的疾病也可导致RF。Erdheim Chester综合征，是一种无Langerhans细胞的组织细胞

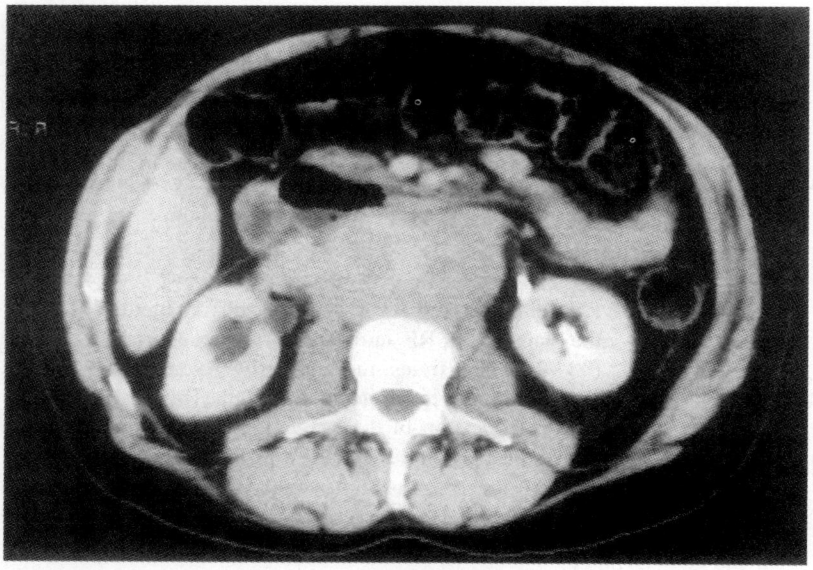

图 103.5　腹膜后纤维化。一例腹膜后纤维化患者，CT 扫描其腹部及腹膜后腔，主动脉周围腹部肿瘤样均匀一致的反应性纤维变性使得输尿管向内侧推移。

病，它的一种临床表现也可存在腹膜后肿块[96,121]。这种综合征是以糖尿病性尿崩症和长骨的骨性硬化为特点[122]。其中，腹膜后肿块的典型表现为侵入性，浸润到肾脏，向上入胆管，进入肝脏。病理学上是以泡沫状组织细胞浸润到纤维组织为特点。

与RF有关的疾病还有特发性纤维硬化。这种疾病是以腹膜后间隙外纤维性肿块为特点。眼眶假瘤、Riedel甲状腺炎、纵隔纤维化和纤维化关节病都有纤维硬化累及的区域[123]。

因为已经很少使用二甲麦角新碱治疗偏头痛，因此药物引起的RF病例并不常见。报道的其他的药物很少引起RF的发生，其中包括β受体阻滞剂、甲基多巴、肼屈嗪，某些镇痛药和麦角生物碱类[92,124]。

RF也可发生于患有其他的一些血管结缔组织病的患者。RF可与硬皮病、系统性红斑狼疮、结节性多动脉炎、韦格纳肉芽肿病、强直性脊柱炎、眼色素层炎和Crohn病一起发生；虽然很少见，但都支持这种理论：至少在某些病例中，RF是一种免疫介导自身免疫性疾病[125-127]。

（七）发病机制

RF的发病机制还不清楚，其原因仍处于推测阶段。如前所述，缺乏发病的家族史提示这种病遗传倾向极小；而缺乏病例的集中分布，又提示其由环境所致的可能性不大。该病的一致特征是分布于动脉周围。较早的研究人员，如Mitchinson[88]提出：RF就是机体对从大动脉或动脉壁通透的物质做出的反应。大部分药物引起RF可能的环节就是这些药物具有血管活性，它们可能提高血管的通透性。其他的一些药物（诸如肼屈嗪）就与自身免疫现象有关，如药物诱导的系统性红斑狼疮。这种现象提示：该病的发生更加符合自身免疫性疾病的发病机制。

对作者来说，更新更使人感兴趣的致病机制是由Parums及其研究团队提出的。迄今为止，他们对RF已经做了最为广泛的致病机制的判定[93]。他们提出：RF是机体对动脉粥样硬化进行免疫反应的连续体。最为根本的就是对动脉粥样硬化斑块内的蜡样质成分产生自身抗体进行的自身免疫反应。蜡样质基本上是蛋白质和氧化的低密度脂蛋白（LDL）。有一篇报道说，RF患者血清中100%存在针对蜡样质产生的抗体。虽然这种100%的联系使人印象深刻，但是年龄相匹配的对照组中50%以上也有抗蜡样质抗体[128]。因此，尽管RF的发病需要抗蜡样质抗体，但是在大多数老年患者中这种抗体的存在并不能诱发该病的发生。

作为动脉粥样硬化、瘢块形成和瘢块破裂进行免疫反应的延续，瘢块内抗蜡样质抗体出现沉积。在进行动脉粥样硬化的病原学研究时，研究人员发现瘢块中常包含沉积的IgG[116]。对于某些个体，这种IgG沉积可以导致浸润的负载脂质的巨噬细胞进行免疫应答。实际上，大多数动脉粥样硬化瘢块都包含负载脂质的巨噬细胞。瘢块的破裂使血清中的抗体更容易接近瘢块中的抗原成分。抗体沉积后，吸引炎性细胞的浸润，包括B细胞和T细胞，在本质上它们都属于多克隆的。主动脉炎在临床表现上是明显的，它发生于小比例的人群。而且，主动脉炎可以对腹主动脉瘤的发生起一定的作用。当手术切除时，大约有10%~15%的腹主动脉瘤已经与主动脉炎或RF相关联[129-131]。主动脉动脉粥样硬化远期结果就是RF，机体对主动脉炎的反应就是活跃的炎症反应和纤维化。

（八）治疗方法

一旦排除药物和创伤病因，那么对于患有腹膜后肿块的患者而言，首先要做的就是决定是否进行肿块的活体组织检查[100,132]。随着泌尿学技术的提高，排尿几乎都可以通过逆行或放置经皮输尿管支架来完成。如果尿的排泄不能完成，则需要手术切开或经腹腔镜游离输尿管。在游离输尿管的过程中，应从肿块的不同区域切取多块组织学检查样本。

如果不通过外科手术就可以获得排尿，那么是否进行组织学检查通常是根据CT和MRI所见的肿块影像学表现来决定的。正如前文所述，对于大多数患者，用改进的CT和MRI技术，还是可以将特发性RF从由于感染或恶性肿瘤的病例中鉴别出来的。当无法确诊的时候，可以用CT或超声引导进行经皮针穿刺活检进行确诊。针穿刺活检可以明确是肿瘤还是感染，然而多数时候都提示非特异性炎性或纤维性改变[118]。由于取样误差，如果活检结果没有特异性，那么肿瘤和炎性都无法排除。因此，除非CT或MRI显示有特别怀疑的区域，若不是这种情况随意应用穿刺活检是不能保证的。尽管通过外科手术取样进行活检是很有用的，但应用这种技术时医生要考虑到患者总的健康状况和承受大手术的能力。如果穿刺活检最初不能做，或患者通过治疗无效，那么这些可作为行手术活检的指征。活检的特点并不能预见治疗的效果，因此不应该将活检的特点作为进行活检的理论基础[93]。

如果输尿管处、腔静脉处或淋巴管处的解剖学梗阻用药物治疗不能缓解，则必须行手术治疗。手术步骤就是输尿管松解术，包括游离输尿管，使输尿管偏向一侧，用网膜包绕它们阻止重新梗阻[119,132,133]。这是一个有难度的手术，有25%严重的发病率和显著的死亡率。严重的并发症之一就是发生输尿管瘘[117]。因为大部分患有RF的患者都存在严重的并发症，包括高血压、糖尿病、动脉粥样硬化等疾病，所以认真评估患者对手术的耐受性是十分必要的。腹腔镜方法是可行的；然而，这种手术是冗长的，每一根输尿管的游离需要4小时以上[120]。基于上述原因，手术切开方法仍是主要的手术途径。一旦输尿管游离完成之后，辅助的药物治疗是否是必须的仍存在一些争论[134]。对此问题的回答，因为病例少获取的并不是真正的随机法研究结果。依照笔者的经验，接受手术治疗而随后不进行药物治疗的患者，存在较高复发率，且需要额外的手术治疗或是药物治疗[92]。术后接受药物治疗的患者出现复发和并发症的概率较小。尽管有一项研究表明，手术联合泼尼松治疗并没有益处，但是大多数研究指出，做输尿管松解手术后行药物治疗是正当的[134]。评估RF的治疗效果的另一个复杂的因素就是有一些患者可不经过治疗而自发缓解[103,105]。由于这类患者的数量较少，这些自发缓解患者的精确数字和百分率无法获得。当回顾这些用药物或手术治疗取得成功的少数病例报道时，我们应该仔细考虑这类自发缓解的病例。

患有腹主动脉瘤和周围包绕腹膜后肿块的患者，如果他们能够承受手术的创伤，如果肿块足够大允许手术介入，都建议做动脉瘤的修复[131,135]。肿块不能够保护动脉瘤使其免于破裂；如果说有什么不同的话，腹主动脉瘤合并RF更容易破裂。腹主动脉瘤的患者中有大约15%的人合并RF。大多数情况，当动脉瘤修复后，RF自然就会消退。在一小部分病例中，术后RF会"爆发"，肿块的大小会增加，全身系统症状的表现也会加剧，诸如高烧、不适、腹部疼痛[93]。这些病例可以应用药物进行治疗。

基于这些病例的报道，RF的治疗仍不清楚。同样由于患者数量少，不能进行对照试验。某些推论是基于那些拒绝治疗或者单独接受外科治疗的患者得到的。这些患者中大部分会经历逐渐加重的不适感，从而起到历史性对照作用。药物治疗一般包括皮质类固醇药物，如泼尼松每天1 mg/kg，或者等剂量的其他药物[136,137]。泼尼松减量几个月后，直到每天减至10 mg，之后再以更慢的速度减量，这种治疗方案类似于治疗巨细胞动脉炎[92]。对巨细胞动脉炎，这种治疗总是持续6~12个月。经过最初治疗后，大多数患者不复发，但经过这样充分治疗后的患者也应在疾病缓解后的若干年监视该疾病复发情况[101]。

对使用他莫昔芬治疗RF，已经有大量治疗获得成功的病例被报道[138,139]。这些报道中许多来自妇产科文献，其中描述了使用他莫昔芬治疗以纤维化为表现型的硬纤维瘤的成功病例[140]。对于某些患者，可以联合应用皮质类固醇。由于出版物存在偏差，究竟有多少患者使用他莫昔芬无效还不清楚。笔者使用他莫昔芬的经验是：单独应用他莫昔芬时，超过6例患者对此疗效是令人失望的，因为他们的病情都有进展[92]。这些成功放置支撑管的患者，不知是出于药物的原因还是出于自身的原因，他们都不想服用泼尼松。每例患者，一旦给予泼尼松，其反应都是发现肿块减小。报道中提到的有效剂量是：他莫昔芬每天40 mg。处于高凝状态的患者不应放置他莫昔芬。他莫昔芬可能的作用机制是阻断了LDL的氧化，这一反应在试管中得以证实。一旦得到其他的制剂可以缓解病情，那么他莫昔芬才有助于保持患者处于病情缓解状态，不过应再次指出这种作用完全是一种推测。

已经报道了大量的免疫抑制药物作为辅助因子或是节制激素疗法应用，或是治疗类固醇抵抗患者。这些药物包括：甲氨蝶呤、硫唑嘌呤、环磷酰胺和霉酚酸酯[92,141,142]。这些报道中没有一个是来自对照试验，所有的报道都是轶文。这些药物主要应用于泼尼松抵抗或者对高剂量泼尼松有反应的患者，当逐渐减量会复发的患者。药物的使用剂量和类风湿性关节炎、系统性红斑狼疮的使用剂量相似。回顾大多数病例，推荐治疗疗程为6个月~1年。然而，治疗的疗程也是经验之谈。没有人对治疗的最佳疗程进行过研究。

由于RF本身的临床症状和体征是千变万化、非特异性的，所以，必须依靠实验室和辐射学研究方法，精确计量机体对治疗的反应。如果肿块是可触及的或是患者有全身症状，那么这些发现就能被解释，表明机体对治疗的反应。然而，对大多数病例，检测血沉（ESR）或C反应蛋白（CRP）对评估炎症的控制情况是十分必要的。尽管这些检测很有用，但是将他们作为机体对疾病的反应指标从总体上来说是不可靠的。因此，对大多数病例，用影像学方法来评估机体的反应是必须的[98,101,143]。对大多数病例，影像学检查包括CT或MRI。如果肿块对治疗有反应，一般在治疗的几周内就会缩小。6周时重新对肿块进行评估，就可合理地评价治疗的效果。经6~8周特殊治疗后，如果没有效果，这时补充或用另一种治疗替代都应谨慎。每3~6个月应进行CT或MRI随访，用来评估远期的治疗效果[99]。在大多数情况，肿块会完全消失或缩小至包绕主动脉周围的一层。

从CT或MRI观察，如果肿块看上去已经释放了输尿管，那么当支架到了该取出的时间时也无须更换支架便是合理的。一般来说，支架是每隔6个月更换一次。有一些情况，支架移走之后输尿管仍没有功能，即使肿块消失了，输尿管梗阻症状似乎还存在[144]。针对这些情况，在6个月后应再次更换支架，然后在没有支架的情况下，输尿管就会试着恢复功能。

（九）预后

根据我们的经验和文献报道，大多数的RF患者都会对治疗有反应。如果患者没有反应，则应考虑其他的诊断。这些诊断包括炎症、恶性肿瘤、纤维硬化和Erdheim Chester病。总体而言，RF患者10年的存活率少于70%。尽管如此，大多数死因是由于动脉粥样硬化伴发的疾病，而不是RF的并发症。这种疾病本身很少是致命的[89,101]。

六、阴茎海绵体硬结

阴茎海绵体硬结是一种后天获得性阴茎畸形。这种畸形在勃起时出现，通常发病年龄为53岁[145]。尽管这种病的发病机制还不清楚，但人们认为大多数患者发病都有阴茎的外伤史。主要的临床表现是勃起疼痛，并伴随显著的畸形。大多数情况，阴茎处可触及斑块。随着纤维性海绵体炎病情的发展，患者常会出现阴茎勃起障碍[146]。

（一）流行病学

这种疾病在男性 30 岁时的临床患病率大约是1.5%，到 70 岁以上时患病率增加到 6.5%[147]。对 100例纤维性海绵体炎都无主诉不适的患者研究表明，其中有 22 例患者可触及阴茎斑块。这种疾病的患病，白种人比黑人更为常见，似乎有家族遗传倾向。纤维性海绵体炎常发病于患有掌腱膜挛缩和足底筋膜炎的患者，提示该病与纤维化体质有关[146,143]。

（二）发病机制

尽管据报道发病前常有严重的阴茎外伤史，但是阴茎海绵体硬结的发病机制仍不清楚。因此，阴茎海绵体硬工了也许与阴茎创伤后的畸形愈合有关。纤维化病变部位在白膜处。阴茎处的创伤可导致出血流入包膜下间隙或包膜分层处，这里是中膈结合成白膜处。出血导致纤维素沉积、纤维化和斑块形成。阴茎海绵体硬结的发病机制多种多样，一些损伤处包含着较重的炎症，而其他却仅仅是纤维化组织[149]。时间上更为长久的创伤处可包含钙化灶，而这些钙化灶可以进展为骨化。像大多数纤维化疾病一样，阴茎海绵体硬结的纤维化组织也表达β型转化生长因子（TGF-β）。据推测，一氧化氮与活性氧簇的比例失调是另一种导致纤维化的机制[149]。

（三）临床特点

人们通常认为，阴茎海绵体硬结的临床表现存在两个三联症，一个发生在早期，另一个发生在晚期。早期的三联症包括阴茎结节或斑块、勃起疼痛和勃起畸形[149]。随着时间的推移，创伤处疼痛会减轻，推测可能的原因是炎症消退了。晚期三联症包括更加坚硬的斑块、勃起后固定的阴茎畸形和勃起功能障碍。查体常可发现患者并没有意识到的坚硬的结节或斑块。大多数情况，斑块生长在阴茎的背侧。超声波检查可证实斑块的存在。若不打算手术，进一步的检查（包括影像学检查和血管评价）一般来说是不需要的[150]。

（四）治疗

阴茎海绵体硬结的治疗可依照病情采取观察治疗、积极的手术清创治疗和血管重建治疗。已经报道的大量的治疗方法有潜在的治疗功效。这些方法包括碎石术、中电压放射治疗、热疗和激光治疗[150,151]。大量的药物疗法都尝试过，但仅仅有极少数的药物证明有疗效：氨基苯甲酸酯钾、他莫昔芬、乙酰卡尼汀、秋水仙碱和维生素E[152]。秋水仙碱可以使24个患者中约50%改善症状。用氨基苯甲酸酯钾治疗是研究得最深、使用最为广泛的治疗方案。分析近期已经治疗的2 500多个患者，57%有改善[152]。大量病例报道，使用他莫昔芬病情改善，这种药物也用于其他纤维化疾病（见“腹膜后纤维化”章节）。乙酰卡尼汀与他莫昔芬相比，病例数48人，时间超过6个月。在这项试验中，和他莫昔芬相比，服用卡尼汀的患者改善更为明显。由于维生素E具有抗氧化作用，它也常用于治疗阴茎海绵体硬结。尽管如此，阴茎海绵体硬结的治疗，采用安慰剂治疗作为维生素E的对照试验，结果发现，安慰剂治疗组与维生素E的治疗组在症状和结果上并不存在明显差异。因此，所有常用药物中，氨基苯甲酸酯钾和乙酰卡尼汀似乎是最具治疗功效的[145,147]。

损伤区注射也常常用于治疗阴茎海绵体硬结；这些药物包括皮质激素、干扰素、胶原酶和钙通道阻断剂。在疾病早期的炎症期，损伤区注射对于缓解疼痛是最有效的。这些药物没有改善阴茎畸形的迹象。损伤区注射钙通道阻断剂，主要是维拉帕米，也常常用于治疗阴茎海绵体硬结的患者[153]。大量的病例报道指出，在治疗畸形和疼痛方面，约50%的患者使用钙通道阻断剂得到缓解；而绝大多数的患者在缓解疾病的进展方面作用显著。注射胶原酶对于较轻的畸形似乎有些功效，而干扰素对损伤区的作用是利大于弊[153]。

手术可用于治疗阴茎严重畸形或性功能已受到影响的勃起功能障碍患者。已试用大量的重建技术进行治疗，是否成功并不确定，并存在显著的，潜在的副作用。仅仅当患者表现出严重的勃起功能紊乱，才须阴茎假体植入[150]。

（阚世廉 王春宇 李世民 译 李世民 校）

参考文献

1. Border WA, Rouslahti E. Transforming growth factor-beta in disease: the dark side of tissue repair. *J Clin Invest* 1992;90:1–7.
2. Mutsaers SE, Bishop JE, McGrouther G, et al. Mechanisms of tissue repair: from wound healing to fibrosis. *Int J Biochem Cell Biol* 1997; 29:5–17.
3. Trojanowska M, LeRoy EC, Eckes B, Krieg T. Pathogenesis of fibrosis: type I collagen and the skin. *J Mol Med* 1998;76:266–274.
4. Haque MF, Harris M, Meghji S, et al. Immunolocalization of cytokines and growth factors in oral submucous fibrosis. *Cytokine* 1998; 10:713–719.
5. Schins RP, Borm PJ. Mechanisms and mediators of coal dust induced toxicity: a review. *Ann Occup Hygiene* 1999;43:7–33.
6. Gruber BL. Mast cells in the pathogenesis of fibrosis. *Curr Rheumatol Rep* 2003;5:147–153.
7. Trojanowska M. Molecular aspects of scleroderma. *Front Biosci* 2002;7:d608–618.
8. Border WA, Noble NA. Transforming growth factor-b in tissue fibrosis. *N Engl J Med* 1994;331:1286–1292.
9. Blobe GC, Schieman WP, Lodish HF. Role of transforming growth factor-b in human disease. *N Engl J Med* 2000;342:1350–1358.
10. Crawford SE, Stellmach V, Murphy-Ullrich JE, et al. Thrombospondin-1 is a major activator of TGF-b1 in vivo. *Cell* 1998;93:1159–1170.
11. Van Obberghen-Schilling E, Roche NS, Flanders KC, et al. Transforming growth factor beta 1 positively regulates its own expression in normal and transformed cells. *J Biol Chem* 1988;263:7741–7746.
12. Mutsaers SE, Bishop JE, McGrouther G, et al. Mechanisms of tissue repair: from wound healing to fibrosis. *Int J Biochem Cell Biol* 1997; 29:5–17.
13. Wrana JL, Attisano L, Weisser R, et al. Mechanism of activation of the TGF-b receptor. *Nature* 1994;370:341–347.
14. Attisano L, Wrana JL. Smads as transcriptional co-modulators. *Curr Opin Cell Biol* 2000;12:235–243.
15. Massague J, Wotton D. Transcriptional control by the TGF-b/Smad signaling system. *EMBO J* 2000;19:1745–1754.
16. Pick E, Helden CH, Ten Dijke P. Specificity, diversity, and regulation in TGF-b superfamily signaling. *FASEB J* 1999;13:2105–2124.
17. Igrashi A, Okochi H, Bradham DM, et al. Regulation of connective tissue growth factor gene expression in human skin fibroblasts and during wound repair. *Mol Biol Cell* 1993;4:637–645.
18. Chambers RC, Leoni P, Blanc-Brude OP, et al. Thrombin is a potent inducer of connective tissue growth factor production via proteolytic activation of protease-activated receptor-1. *J Biol Chem* 2000;10: 35584–35591.
19. Abraham D, Shiwen X, Black CM, et al. Tumor necrosis factor-a suppresses the induction of CTGF by TGF-b in normal and scleroderma fibroblasts. *J Biol Chem* 2000;275:15220–5.
20. Ihn H. Pathogenesis of fibrosis: role of TGF-b and CTGF. *Curr Opin Rheumatol* 2002;14:681–685.
21. Duncan MR, Frazier KS, Abramson S, et al. Connective tissue growth factor mediates transforming growth factor beta-induced collagen synthesis: down-regulation by cAMP. *FASEB J* 1999;13:1774–1786.
22. Elliot D. The early history of Dupuytren's disease. *Hand Clin* 1999; 15:1–19.
23. Tomasek JL, Vaughan MB, Haaksma CJ. Cellular structure and biology of Dupuytren's disease. *Hand Clin* 1999;15:21–34.
24. DePalma L, Santucci A, Gigante A, et al. Plantar fibromatosis: an immunohistochemical and ultrastructural study. *Foot Ankle Int* 1999;20: 253–257.
25. Lee YC, Chan HH, Black MM. Aggressive polyfibromatosis: a 10 year follow-up. *Australas J Dermatol* 1996;37:205–207.
26. Chiu HF, McFarlane RM. Pathogenesis of Dupuytren's contracture: a correlative clinical pathological study. *J Hand Surg* 1978:3:1–10.
27. Badalamente MA, Hurst LC. The biochemistry of Dupuytren's disease. *Hand Clin* 1999;15:35–42.
28. Berndt A, Kosmehyl H, Katenkamp D, et al. Appearance of myofibroblastic phenotype in Dupuytren's disease is associated with fibronectin, laminin, collagen type IV and tenascin extracellular matrix. *Pathobiology* 1994;62:55–58.
29. Wilutzky B, Berndt A, Katenkamp D, et al. Programmed cell death in nodular palmar fibromatosis (morbus Dupuytren). *Histol Histopathol* 1998;13:67–72
30. Burge P. Genetics of Dupuytren's disease. *Hand Clin* 1999;15:63–71.
31. Ross DC. Epidemiology of Dupuytren's disease. *Hand Clin* 1999;15: 53–62.
32. Rhomberg M, Rainer C, Gardetto A, et al. Dupuytren's disease in children: differential diagnosis. *J Pediatr Surg* 2002;37:E7.
33. Bower M, Nelson M, Gazzard BG. Dupuytren's contracture in patients infected with HIV. *Br Med J* 1990;300:165.
34. Medina Rodriguez F. Rheumatic manifestations of human immunodeficiency virus infection. *Rheum Dis Clin North Am* 2003;29:145–161.
35. Liss GM, Stock SR. Can Dupuytren's contracture be work-related? Review of the evidence. *Am J Ind Med* 1996;29:521–532.
36. Yi IS, Johnson G, Monheim MS. Etiology of Dupuytren's disease. *Hand Clin* 1999;15:43–51.
37. Rayan GM. Clinical presentation and types of Dupuytren's disease. *Hand Clin* 1999;15:87–96.
38. Tubiana R. Dupuytren's disease of the radial side of the hand. *Hand Clin* 1999;15:149–159.
39. Citron N, Messina JC. The use of skeletal traction in the treatment of severe primary Dupuytren's disease. *J Bone Joint Surg Br* 1998;80: 126–129.
40. Hurst LC, Badlamente MA. Nonoperative treatment of Dupuytren's disease. *Hand Clin* 1999;15:97–107.
41. Dominguez-Malagon HR, Alfeiran-Ruiz A, Chavarria-Xicotencatl P, et al. Clinical and cellular effects of colchicine in fibromatosis. *Cancer* 1992;69:2478–2483.
42. Ketchum LD, Donahue TK. The injection of nodules in Dupuytren's disease with triamcinolone acetonide. *J Hand Surg [Am]* 2000;25: 1157–1162.
43. Pittet B, Rubbia-Brandt L, Desmouliere A, et al. Effect of gamma-interferon on the clinical and biologic evolution of hypertrophic scars and Dupuytren's disease: an open pilot study. *Plast Reconstr Surg* 1994;93:1224–1235.
44. Badlamente MA, Hurst LC, Hentz VR. Collagen as a clinical target: nonoperative treatment of Dupuytren's disease. *J Hand Surg [Am]* 2002;27:788–798.

45. McFarlane RM, McGrouther DM. Complications and their management. In: McFarlane RM, McGrouther DA, and Flint M, eds. *Dupuytren's disease: biology and treatment.* Edinburgh: Churchill Livingstone, 1990:377–382.
46. Kelly C, Varian J. Dermatofasciectomy: a long term review. *Ann Chir Main Memb Super* 1992;11:381–382.
47. Rosenbloom AL, Frias JL. Diabetes, short stature, and joint stiffness: a new syndrome. *Clin Res* 1974;22:92A.
48. Rosenbloom AL, Silverstein JH. Connective tissue and joint disease in diabetes mellitus. *Endocrinol Metab Clin North Am* 1996;25:473–483.
49. Jeleniak JE. Cutaneous manifestations of diabetes mellitus. *Int J Dermatol* 1994;33:605–617.
50. Fernando DJS, Masson EA, Veves A, et al. Relationship of limited joint mobility to abnormal foot pressures and diabetic foot ulceration. *Diabetes Care* 1991;14:8.
51. Schnapf BM, Banks R, Silverstein JH, et al. Pulmonary function in insulin dependent diabetes mellitus with limited joint mobility. *Am Rev Respir Dis* 1984;130:930.
52. Kapoor A, Sibbitt WL Jr. Diabetic contractures: the syndrome of limited joint mobility. *Semin Arthritis Rheum* 1989;18:168–174.
53. Frost D, Beischer W. Limited joint mobility in type 1 diabetic patients: associations with microangiopathy and subclinical macroangiopathy are different in men and women. *Diabetes Care* 2001;24:95–99.
54. Ferringer T, Miller OF III. Cutaneous manifestations of diabetes mellitus. *Dermatol Clin* 2002;20:483–492.
55. Brik R, Berant M, Vardi P. The scleroderma-like syndrome of insulin-dependent diabetes mellitus. *Diabetes Metab Rev* 1991;7:120–128.
56. Wilson BE, Newark JJ. Severe scleredema diabeticorum and insulin resistance. *J Am Board Fam Pract* 1995;8:55–57.
57. Ikeda Y, Suehiro T, Abe T, et al. Severe diabetic scleredema with extension to the extremities and effective treatment using prostaglandin E1. *Intern Med* 1998;37:861–864.
58. Collier A, Matthews DM, Kelett HA, et al. Changes in skin thickness associated with cheiroarthropathy in insulin dependent diabetes mellitus. *BMJ* 1986;292:936.
59. Salzarulo H, Taylor LA. Diabetic "stiff hand syndrome" as a cause of difficult intubation. *Anaesthesia* 1986;64:366.
60. Rosenbloom AL. Limited joint mobility in insulin dependent childhood diabetes. Eur *J Pediatr* 1992;149:380.
61. Sibbald RG, Landolt SJ, Toth D. Skin and diabetes. *Endocrinol Metab Clin North Am* 1996;25:463–472.
62. Sibbitt WL Jr, Eaton RP. Corticosteroid responsive tenosynovitis is a common pathway for limited joint mobility in the diabetic hand. *J Rheumatol* 1996;35:676–679.
63. Eaton RP, Sibbitt WL Jr, Shah VO, et al. A commentary on 10 years of aldose reductase inhibition for limited joint mobility in diabetics *J Diabetes Complications* 1998;12;34–38.
64. Barrett SJ, O'Malley R. Plantar fasciitis and other causes of heel pain *Am Fam Physician* 1999;59:2200–2206.
65. Schepsis A, Leach R, Gorzyca J. Plantar fasciitis: etiology, treatment surgical results and review of literature. *Clin Orthop* 266;185–196.
66. Karr S. Subcalcaneal heel pain. *Orthop Clin North Am* 1994;25:161–175.
67. Young GC, Rutherford DS, Niedfeldt MW. Treatment of plantar fasciitis. *Am Fam Physician* 2001;63:467–74, 477–478.
68. LeMelle DP, Kisilewicz P, Janis LR. Chronic plantar inflammation and fibrosis. *Clin Podiatr Med Surg* 1990;7:385–389.
69. Khan KM, Cook JL, Bonar F, et al. Histopathology of common tendinopathies. Update and implications for clinical management. *Sports Med* 1999;27:393–408.
70. Khan KM, Cook JL, Taunton JE, et al. Overuse tendinosis, not tendinitis: a new paradigm for a difficult clinical problem (part 1). *Phys Sportsmed* 2000;28:38–48.
71. Singh D, Angel J, Bentley G, et al. Plantar fasciitis. *BMJ* 1997;315: 172–175.
72. O'Duffy EK, Clunie GP, Gacinovic S, et al. Foot pain; specific indications for scintigraphy. *Br J Rheumatol* 1998;37:442–447.
73. Gibbon WW, Long G. Ultrasound of the plantar aponeurosis (fascia). *Skeletal Radiol* 1999;28:21–26.
74. Grasel RP, Schweitzer ME, Kovalovich AM, et al. MR imaging of plantart fasciitis: edema, tears, and occult marrow abnormalities correlated with outcome. *AJR Am J Roentgenol* 1999;173:699–701.
75. Wolgin M, Cook C, Graham C, et al. Conservative treatment of plantar heel pain: long-term follow-up. *Foot Ankle Int* 1994;15:97–102.
76. Martin RL, Irrgang JJ, Conti SF. Outcome study of subjects with insertional plantar fasciitis. *Foot Ankle Int* 1998;19:803–811.
77. Pfeffer G, Bacchetti P, Deland J, et al. Comparison of custom and prefabricated orthoses in the initial treatment of proximal plantar fasciitis. *Foot Ankle Int* 1999;20:214–221.
78. Powell M, Post WR, Keener J, et al. Effective treatment of chronic plantar fasciitis with dorsiflexion night splints: a crossover prospective randomized outcome study. *Foot Ankle Int* 1998;19:10–18.
79. Gudeman SD, Eisele SA, Heidt RS Jr, et al. Treatment of plantar fasciitis by iontophoresis of 0.4% dexamethasone: a randomized, double-blind, placebo controlled study. *Am J Sports Med* 1997;25:312–316.
80. Kane D, Greany T, Bresnihan B, et al. Ultrasound guided injection of recalcitrant plantar fasciitis. *Ann Rheum Dis* 1998;57:383–384.
81. Acevedo JI, Beskin JL. Complications of plantar fascia rupture associated with corticosteroid injection. *Foot Ankle Int* 1998;19:91–97.
82. Perlick L, Boxberg W, Giebel G. High energy shock wave treatment of the painful heel spur. *Unfallchirurg* 1998;101:914–918.
83. Sistermann R, Katthagen BD. 5-years lithotripsy of plantar heel spur: experience and results-a follow-up study after 36.9 months. *Z Orthop Ihre Grenzgeb* 1998;136:402–406.
84. Basford JR, Malanga GA, Krause DA, et al. A randomized controlled evaluation of low-intensity laser therapy: plantar fasciitis. *Arch Phys Med Rehabil* 1998;79:249–254.
85. Sammarco GJ, Helfrey RB. Surgical treatment of recalcitrant plantar fasciitis. *Foot Ankle Int* 1996;17:520–526.
86. Benton-Weil W, Borrelli AH, Weil LS Jr, et al. Percutaneous plantar fasciotomy: a minimally invasive procedure for recalcitrant plantar fasciitis. *J Foot Ankle Surg* 1998;37:269–272.
87. Sollitto RJ, Plotkin EL, Klein PG, et al. Early clinical results of the use of radiofrequency lesioning in the treatment of plantar fasciitis. *J Foot Ankle Surg* 1997;36:215–219, 256.
88. Mitchinson MJ. Retroperitoneal fibrosis revisited. *Arch Pathol Lab Med* 1986;110:784–786.
89. Ahsan N, Choudhury AA, Berger A. Retroperitoneal fibrosis. *Am Fam Physician* 1990;41:1775–1780.
90. Martina FB, Nuech R, Gasser TC. Retroperitoneal fibrosis and chronic periaortitis: a new hypothesis. *Eur Urol* 1993;23:371–374.
91. Gilkeson GS, Christensen CW, Rice JR. Retroperitoneal fibrosis. The forgotten connective tissue disease. *N C Med J* 1989;50:192–194.
92. Gilkeson GS, Allen NB. Retroperitoneal fibrosis. A true connective tissue disease. *Rheum Dis Clin North Am* 1996;22:23–38.
93. Parums DV. The spectrum of chronic periaortitis. *Histopathology* 1990;16:423–431.
94. Chan SL, Johnson HW, McLoughlin MG. Idiopathic retroperitoneal fibrosis in children. *J Urol* 1979;122:103–104.
95. Doolin EJ, et al. Familial retroperitoneal fibrosis. *J Pediatr Surg* 1987;22(12):1092–1094.
96. Comings DE, et al. Familial multifocal fibrosclerosis. Findings suggesting that retroperitoneal fibrosis, mediastinal fibrosis, sclerosing cholangitis, Riedel's thyroiditis, and pseudotumor of the orbit may be different manifestations of a single disease. *Ann Intern Med* 1967;66: 884–892.
97. Baker LR, et al. Idiopathic retroperitoneal fibrosis. A retrospective analysis of 60 cases. *Br J Urol* 1987;60:497–503.
98. Brooks AP. Computed tomography of idiopathic retroperitoneal fibrosis ('periaortitis'): variants, variations, patterns and pitfalls. *Clin Radiol* 1990;42:75–79.
99. Brooks AP, Reznek RH, Webb JA. Magnetic resonance imaging in idiopathic retroperitoneal fibrosis: measurement of T1 relaxation time. *Br J Radiol* 1990;63(755):842–844.
100. Leseche G, et al. Diagnosis and management of 17 consecutive patients with inflammatory abdominal aortic aneurysm. *Am J Surg* 1992;164:39–44.
101. Alexopoulos E, et al. Idiopathic retroperitoneal fibrosis: a long-term follow-up study. *Eur Urol* 1987;13:313–317.
102. Wicks IP, et al. Idiopathic retroperitoneal fibrosis presenting with back pain. *J Rheumatol* 1988;15(10):1572–1574.
103. Faubert PF, et al. Retroperitoneal fibrosis presenting as spontaneously reversible renal failure. *Am J Kidney Dis* 1982;2:264–267.
104. Cooksey G, et al. Idiopathic retroperitoneal fibrosis a long-term review after surgical treatment. *Br J Urol* 1982;54:628–631.
105. Kume H, Kitamura T. Spontaneous regression of bilateral hydronephrosis due to retroperitoneal fibrosis. *Scand J Urol Nephrol* 2001; 35:255–256.

106. Monev S. Idiopathic retroperitoneal fibrosis: prompt diagnosis preserves organ function. *Cleve Clin J Med* 2002;69:160–166.
107. de RS, et al. Periaortitis heralding Wegener's granulomatosis. *J Rheumatol* 2002;29:392–394.
108. Lindell OI, Sariola HV, Lehtonen TA. The occurrence of vasculitis in perianeurysmal fibrosis. *J Urol* 1987;138:727–729.
109. Klisnick A, et al. Combined idiopathic retroperitoneal and mediastinal fibrosis with pericardial involvement. *Clin Nephrol* 1999;52:51–55.
110. Arrive L, et al. Malignant versus nonmalignant retroperitoneal fibrosis: differentiation with MR imaging. *Radiology* 1989;172:139–143.
111. Degesys GE, et al. Retroperitoneal fibrosis: use of CT in distinguishing among possible causes. *AJR Am J Roentgenol* 1986;146:57–60.
112. Mitchinson MJ. The pathology of idiopathic retroperitoneal fibrosis. *J Clin Pathol* 1970;23:681–689.
113. Parums DV, et al. Characterization of inflammatory cells in a patient with chronic periaortitis. *Am J Cardiovasc Pathol* 1990;3:121–129.
114. Dent GA, Baird DB, Ross DW. Systemic idiopathic fibrosis with T-cell receptor gene rearrangement. *Arch Pathol Lab Med* 1991; 115:80–83.
115. Hughes D, Buckley PJ. Idiopathic retroperitoneal fibrosis is a macrophage-rich process. Implications for its pathogenesis and treatment. *Am J Surg Pathol* 1993;17:482–490.
116. Parums DV, Chadwick DR, Mitchinson MJ. The localisation of immunoglobulin in chronic periaortitis. *Atherosclerosis* 1986;61:117–123.
117. York JW, Money SR. Prevention and management of ureteral injuries during aortic surgery. *Semin Vasc Surg* 2001;14:266–274.
118. Dash RC, et al. Fine-needle aspiration findings in idiopathic retroperitoneal fibrosis. *Diagn Cytopathol* 1999;21:22–26.
119. Castilho LN, et al. Laparoscopic treatment of retroperitoneal fibrosis: report of two cases and review of the literature. *Rev Hosp Clin Fac Med Sao Paulo* 2000;55:69–76.
120. Puppo P, et al. Bilateral laparoscopic ureterolysis. *Eur Urol* 1994; 25:82–84.
121. Fischer GO, de Launey WE. Multifocal fibrosclerosis: cutaneous associations. Case report and review of the literature. *Australas J Dermatol* 1986;27:19–26.
122. Shamburek RD, Brewer HB Jr, Gochuico BR. Erdheim-Chester disease: a rare multisystem histiocytic disorder associated with interstitial lung disease. *Am J Med Sci* 2001;321:66–75.
123. Tutuncu NB, et al. Multifocal idiopathic fibrosclerosis manifesting with Riedel's thyroiditis. *Endocr Pract* 2000;6:447–449.
124. Graham JR, et al. Fibrotic disorders associated with methysergide therapy for headache. *N Engl J Med* 1966;274:359–368.
125. Hollingworth P, Denman AM, Gumpel JM. Retroperitoneal fibrosis and polyarteritis nodosa successfully treated by intensive immunosuppression. *J R Soc Med* 1980;73:61–64.
126. De la Iglesia Martinez F, et al. The association of idiopathic retroperitoneal fibrosis and ankylosing spondylitis. *J Rheumatol* 1992;19: 1147–1149.
127. Doi M, Uji Y. A case of uveitis associated with idiopathic retroperitoneal fibrosis. *Am J Ophthalmol* 1994;117:358–362.
128. Parums DV, Brown DL, Mitchinson MJ. Serum antibodies to oxidized low-density lipoprotein and ceroid in chronic periaortitis. *Arch Pathol Lab Med* 1990;114:383–387.
129. Breems DA, Haye H, van der Meulen J. The role of advanced atherosclerosis in idiopathic retroperitoneal fibrosis. Analysis of nine cases. *Neth J Med* 2000;56:38–44.
130. Pistolese GR, et al. Postoperative regression of retroperitoneal fibrosis in patients with inflammatory abdominal aortic aneurysms: evaluation with spiral computed tomography. *Ann Vasc Surg* 2002; 16:201–209.
131. Speziale F, et al. Inflammatory aneurysms of the abdominal aorta involving the ureters: is combined treatment really necessary? *J Urol* 2001;165:27–31.
132. Mikkelsen D, Lepor H. Innovative surgical management of idiopathic retroperitoneal fibrosis. *J Urol* 1989;141:1192–1196.
133. Lindell OI, Lehtonen TA. Surgical treatment of ureteric obstruction in idiopathic retroperitoneal fibrosis. *Scand J Urol Nephrol Suppl* 1988;110:299–302.
134. Ross JC, Goldsmith HJ. The combined surgical and medical treatment of retroperitoneal fibrosis. *Br J Surg* 1971;58:422–427.
135. von Fritschen U, et al. Inflammatory abdominal aortic aneurysm: A postoperative course of retroperitoneal fibrosis. *J Vasc Surg* 1999;30: 1090–1098.
136. Higgins PM, et al. Non-operative management of retroperitoneal fibrosis. *Br J Surg* 1988;75:573–577.
137. Kardar AH, et al. Steroid therapy for idiopathic retroperitoneal fibrosis: dose and duration. *J Urol* 2002;168:550–555.
138. Benson JR, Baum M. Tamoxifen for retroperitoneal fibrosis. *Lancet* 1993;341(8848):836.
139. Clark CP, Vanderpool D, Preskitt J. The response of retroperitoneal fibrosis to tamoxifen. *Surgery* 1991;109:502–506.
140. Chang PH, et al. Synergy between preactivated photofrin-II and tamoxifen in killing retrofibroma, pseudomyxoma and breast cancer cells. *Eur J Cancer* 1991;27:1034–1039.
141. Cogan E, Fastrez R. Azathioprine. An alternative treatment for recurrent idiopathic retroperitoneal fibrosis. *Arch Intern Med* 1985;145: 753–755.
142. McDougal WS, MacDonell RC Jr. Treatment of idiopathic retroperitoneal fibrosis by immunosuppression. *J Urol* 1991;145:112–114.
143. Bonnet C, et al. Idiopathic retroperitoneal fibrosis with systemic manifestations. *J Rheumatol* 1994;21:360–362.
144. Baker LR, et al. Rate of development of ureteric obstruction in idiopathic retroperitoneal fibrosis (peri-aortitis). *Br J Urol* 1992;69:102–105.
145. Gholami SS, Lue TF. Peyronie's disease. *Urol Clin North Am* 2001; 28:377–390.
146. Bivalacqua TJ, Purohit SK, Hellstrom WJ. Peyronie's disease: advances in basic science and pathophysiology. *Curr Urol Rep* 2000;1: 297–301.
147. Kadioglu A, et al. A retrospective review of 307 men with Peyronie's disease. *J Urol* 2002;168:1075–1079.
148. Perimenis P, et al. Peyronie's disease: epidemiology and clinical presentation of 134 cases. *Int Urol Nephrol* 2001;32:691–694.
149. Moreland RB, Nehra A. Pathophysiology of Peyronie's disease. *Int J Impot Res* 2002;14:406–410.
150. Lischer GH, Nehra A. New advances in Peyronie's disease. *Curr Opin Urol* 2001;11:631–636.
151. Manikandan R, et al. Evaluation of extracorporeal shock wave therapy in Peyronie's disease. *Urology* 2002;60:795–800.
152. Mynderse LA, Monga M. Oral therapy for Peyronie's disease. *Int J Impot Res* 2002;14:340–344.
153. Tunuguntla HS. Management of Peyronie's disease—a review. *World J Urol* 2001;19:244–250.

第104章

神经卡压综合征

Nortin M. Hadler

尽管周围神经比较长，有软组织鞘，但健康人体的大部分周围神经能承受压力（极少数例外将在后面讨论）。钝性创伤、骨折和撕裂伤是常见的致伤原因，在创伤外科医生的权限范围内。然而，风湿病学家更习惯于关注系统性风湿病患者，这些患者因滑膜炎、血管炎分别损伤了周围神经的软组织鞘及周围神经本身。周围神经病的症状和体征很难与更常见的炎症性疾病相区别。

最近，风湿病学家面临着这样的抉择，一些人除了有上肢的不适外，其他都很好，但他们及工人补偿保险公司认为这与劳动有关，希望给出卡压性神经病的诊断。然而，这些有上肢痛的人群与风湿病学家熟悉的其他人群不同，做出诊断后是否值得治疗还不确定。

一、临床表现

这一章主要讨论经过上下肢的主要周围神经引起的卡压性神经病，重点是能被风湿病学家看到的那些损伤，少见的和其他部位的卡压性神经病需要更全面的处理。周围压迫性神经病的鉴别诊断包括四肢近端的神经疾病。颈部与腰部的神经根病见第99、第101及第102章，胸廓出口综合征及臂丛神经病见第106章。这一章的重点不是讨论这些易混淆的疾病的诊断标志，而是强调卡压性周围神经病的特征，其中的一些特征是所有的卡压性神经病共有的，将在下面几段讨论。

①感觉迟钝是特异性的，常位于受累神经的感觉分布区域。

②对各种不适的描述，如烧灼感、麻刺感、针刺感或皮肤瘙痒。有时可有肌肉的疼痛，甚至是受累神经支配的近端肌肉。

③不适感与使用无明显的相关性，感觉迟钝区域的触痛不具有特异性，相反，感觉迟钝常出现在夜间和休息时，这使患者倍受折磨，患者会不自觉地摩擦或活动远端肢体，如果同时有炎症性关节炎，患者会更沮丧。

④轻扣神经的卡压部位可引出蒂内尔(Tinel)征。局部的触痛常见，但不具有特异性，尤其是有滑膜炎症时。疼痛和感觉迟钝向受累部位的远端感觉分布区域放射更具有特异性。Tinel征不仅可用于卡压性神经病的诊断，也可用于系统性风湿病患者受压神经的定位。除风湿病学家通常所指的系统性风湿病患者外，这一指征用于其他人群时就显得黯然失色了。尤其，它不能用于分辨工作时的疼痛是否是由于神经受压引起的。

⑤感觉迟钝及相关的症状反映了周围神经的感觉支更易受到压迫，从而造成损伤，然而，这种感觉迟钝很少发展为严重的感觉减退，传统的针刺试验无明显异常。更精确的检测触觉受损试验，如感觉阈值，即使是有经验的医师操作也不可靠。不管怎样，感觉试验正常不能排除卡压性神经病。

⑥由于严重的、长时间的受压，神经的运动功能也会受到损害。隐袭的进行性压迫，如某些类风湿性关节炎(RA)患者，可有运动功能受损，而无明显的感觉迟钝。上肢的运动功能受损表现为笨拙和手功能的减退。下肢的运动功能受损可最终导致步态紊乱。受累神经支配的肌肉明显萎缩、肌肉力量明显下降。

⑦卡压性神经病与RA或其他的炎症性关节炎很

难鉴别。许多特发性的卡压性神经病常累及单侧，尤其是在锐性创伤之后(特发性腕管综合征除外)。然而，增生性滑膜炎呈对称分布，可引起双侧发病。卡压性神经病与更常见的炎症性疾病的鉴别是至关重要的。检查远端的肌肉韧带很重要，出现典型的手足间、双手间和双足间的关节周围肌肉的不对称萎缩，可为卡压性周围神经病的诊断提供线索。

⑧尽管患者会感觉受累肢体远端肿胀，但是客观的水肿和血管舒缩现象在卡压性神经病中少见，如果出现，应考虑其他的诊断。

⑨卡压性神经病应采取保守治疗，除非症状顽固，或伴有肌力下降或肌肉萎缩。滑膜炎症常使肌肉萎缩变得不明确。在考虑行外科减压术之前，医师应通过神经电图明确卡压性神经病的诊断，确定受压部位。这些检测技术对不同的损伤的敏感性不同，对于有或没有系统性疾病的腕管综合征患者，敏感性可接近90%[1]。然而，即使是对腕管综合征，电诊断技术的准确性和可靠性也依赖于严格的操作和使用恰当的标准对照组[2]。

二、上肢的卡压性神经病

贯穿上肢的3条主要神经，除了肱骨骨折或类似的创伤之外，一般不易受压。在肘部，3条神经都有受压的危险，其在肘部位置表浅，甚至是在皮下走行；RA时，3条神经在越过增生的滑膜返折时，易被卡在长骨与肌肉之间。在腕部，如前述原因，3条神经也都有受压的危险，只不过是被卡在骨突与肌腱之间。下面将分别介绍每一条神经。

(一)正中神经

正中神经在肱动脉内侧降至肘前窝，在动脉分支处与肱动脉分离，在旋前圆肌两头之间走行(尺动脉位于旋前圆肌深面)，穿过前臂，位于指浅、深屈肌之间，继而在掌长肌腱深面、腕横韧带下方进入腕管。正中神经支配前臂掌侧的所有浅、深肌群(尺侧腕屈肌除外)，也支配几乎所有的鱼际隆起，包括拇短展肌、拇指对掌肌及拇短屈肌浅头。正中神经的感觉支配区域如图104.1A所示。

正中神经挤压症是最常见的卡压性神经病。事实上，它也是最常见的周围神经病。除去其他的临床因素，正中神经最常见的受压部位是在腕管内。因此，腕管综合征最能够展示前述的卡压性神经病的所有临床特征。鱼际隆起的运动功能受累表现为拇短展肌肌力

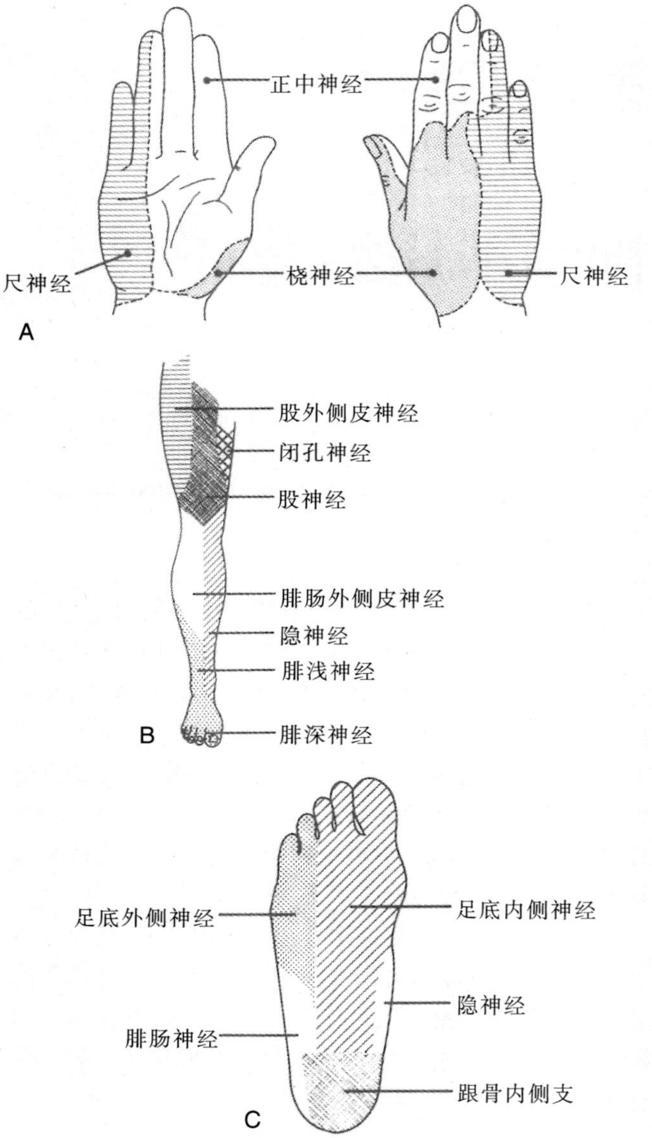

图104.1　肢体皮肤神经的感觉分布。(A)手掌和手背的感觉分布；(B)股前面的感觉分布；(C)足底的感觉分布。

减弱和肌肉萎缩(图104.2)。医生对于激发试验和感觉检查的敏感性有不同的观点。一些临床医生认为Tinel征和费伦(Phalen)征是有用的(腕关节屈曲时出现症状)，而大多数临床医生发现感觉检查很不灵敏，用血压表袖带做的激发试验也没有意义。当用电诊断学实验系统地评估患者上肢痛的病因时，典型症状、体征及正中神经的分布定位图都不能保证诊断无误，用于筛选可能患有腕管综合征的患者[3]。如下所述，在腕管综合征早期的诊断中，典型的症状和体征的手术特征是不匹配的，很大程度上影响了相关试验诊断该疾病的准确度。对RA患者，电诊断学检测是唯一可靠的诊断

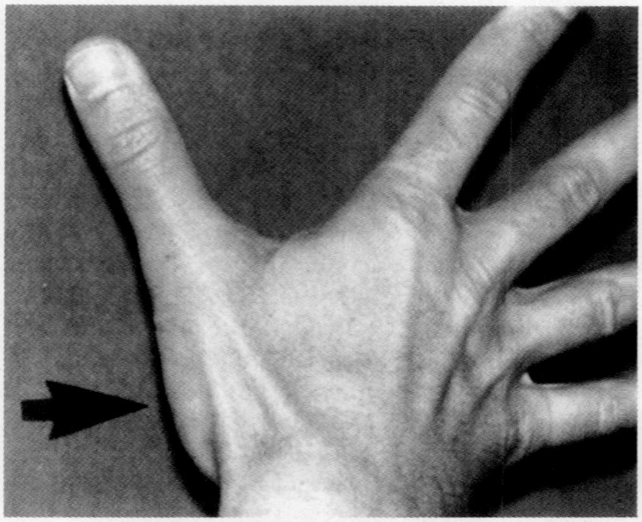

图104.2　鱼际隆起的外轮廓是拇短展肌，外展时抵抗外力可用于评价拇短展肌的肌力及检测其凸出时的体积(箭头)。因为拇短展肌只受正中神经支配，其肌力减弱和肌肉萎缩是正中神经受损的特异体征。

方法。

人们对特发性腕管综合征的治疗已有深入的研究。如后述原因，如果患者的症状与劳动相关，尤其是没有必要用电诊断学实验做出诊断时，临床治疗经验是不同的。对于那些伴有冠状动脉传导异常的特发性腕管综合征患者，治疗首先是用夹板固定，使腕关节处于中立位，尤其是在夜间，几乎一半的患者不需要其他的治疗[4]。对于单纯夹板固定后症状仍持续数月的患者，向腕管内注射一种类固醇类药物，大多数患者可完全缓解[5]，但许多人在 18 个月内又复发。对于那些夹板固定和经一种类固醇类药物注射后症状仍持续的患者，可选择行腕管减压术[6]。电诊断学实验结果越异常的患者，手术成功的可能性越大[7]。对于那些症状严重、需要行腕管减压下特发性腕管综合征患者，尽管腕管内压力增高，其神经也不会再出现解剖变形和组织病理学改变。鱼际萎缩是外科手术的适应证；症状顽固，尤其是症状不典型，需要用神经电图来确诊。必须强调的是，腕管综合征并不常见，其发病率大约为每年 1/1 000[8]。而且，只要以舒适的姿势使用，即使重复运动也不会引起腕管综合征，该疾病也不会流行或群体发病(见下文)。

腕管综合征可能会使 RA 变得复杂，甚至是在病程早期，可累及双侧。具备以下两个条件，也可向腕管内注射类固醇类药物行姑息治疗：首先，关节的炎症使正中神经受压继发的鱼际萎缩不明确，需要严密观察，并做好手术准备；其次，因关节结构破坏导致解剖变形，所以常规的掌侧入路风险较大，有可能导致神经浸润和损伤。背侧入路向近端桡腕关节内注射就没有这些风险，且可以收到同样的效果。

腕管综合征的鉴别诊断有很多，但除妊娠外，其他的都非常少见。鉴于要采取不同的治疗措施，恰当的实验室检查有时可帮助诊断。因黏液性水肿、腕关节结核和痛风导致腕管综合征患者，可给予相应地治疗。由淀粉样变性、多发性骨髓瘤、糖尿病或尿毒症所致者，即使行腕管减压术，效果也不好。

除了腕管，其他部位的正中神经受压很少见。Tinel 征阳性应怀疑正中神经在旋前圆肌两头之间受压，电诊断学实验可确诊，应限制旋前。正中神经近端受压可累及指长屈肌，患者的远端指间关节不能屈曲，临床上可通过食指指尖和中指指尖不能与拇指相对形成环状进行明确诊断。

(二)尺神经

尺神经在臂中部与肱动脉分离，向背侧走行，穿过内侧肌间隔，位于肘部肱骨内上髁后的尺神经沟内，继而向掌侧走行 2 cm 进入前臂，入肘管，肘管的底部是肘关节的内侧韧带，顶部是尺侧腕屈肌腱膜。在前臂的远端，尺神经在尺侧腕屈肌下方走行，位于尺动脉浅层、外侧面。尺神经在豌豆骨与钩状骨的钩之间的屈肌支持带(这里称做豆钩韧带)浅面、居永(Guyon)管内的浅层掌腕韧带的深面进入腕关节。尺神经支配尺侧腕屈肌，与正中神经一起支配前臂深面，尺神经也支配小鱼际，所有的骨间肌，第 3、4 蚓状肌，拇内收肌及部分拇短屈肌。尺神经的感觉分布区域如图 104.1 所示。

尺神经在尺神经沟、肘管和 Guyon 管内有受压的危险。而且，这 3 个部位也是 RA 的增生性滑膜炎易侵犯的部位。尺神经受压可出现卡压性神经病的所有特征，但又有明显的不同。肌肉萎缩呈隐袭性进展，可没有不适感，甚至是无感觉缺失，即所谓的迟发性尺神经麻痹。辨别早期的运动功能受损很困难，尤其是有 RA 时。第 4、5 指并指无力，弗罗芒(Froment)征阳性(图 104.3)及小鱼际肌隆起萎缩对判断早期运动功能受累有帮助。受压部位的定位困难，尤其是电诊断学实验对尺神经病的敏感性不如正中神经病[9]。

尺神经损伤必须与臂丛下干损伤相鉴别。臂丛下干损伤时，症状从上肢近端延伸到肘部，必有潘科斯特(Pancoaso)瘤，也可出现霍纳(Horner)综合征。“胸廓出口综合征”一词常被滥用而且常常是无关紧要的概念。

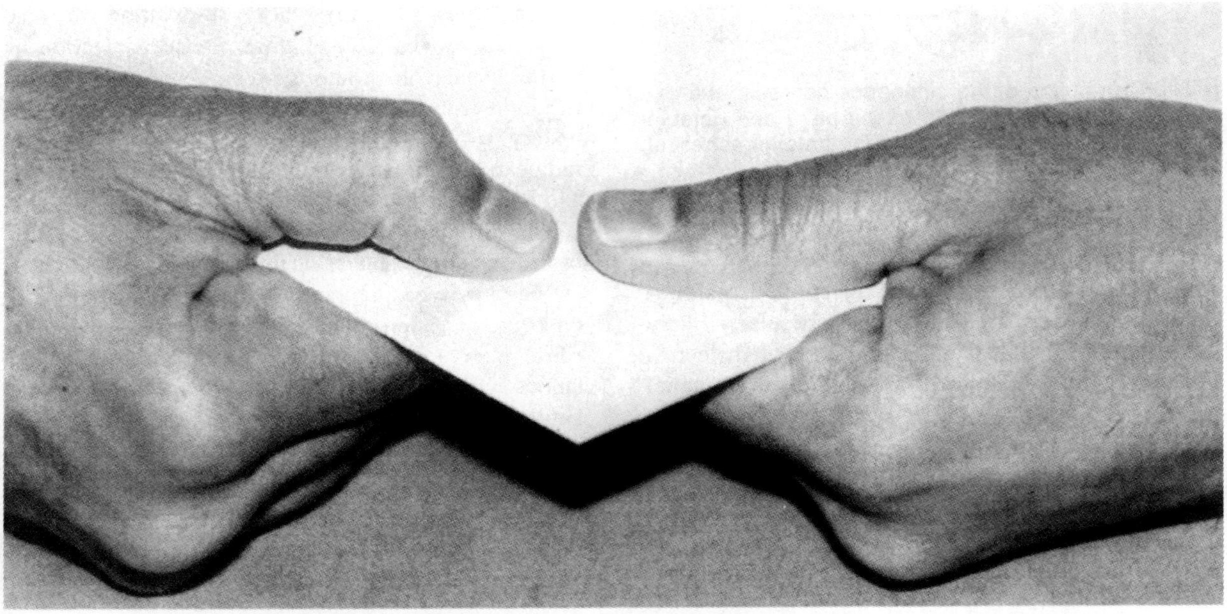

图104.3 Froment征是指用力撕纸时，拇指的指间关节不能屈曲。它是尺神经麻痹的敏感体征。

真正的胸廓出口综合征，正中神经、尺神经支配的手和前臂的肌肉萎缩和肌力减弱，尺神经支配区域的感觉障碍，但无正中神经支配区域的感觉障碍。

RA累及尺神经时，可向肘关节或腕关节内注射皮质类固醇激素以减轻滑膜炎症。然而，对特发性尺神经卡压症，这种治疗是否有益还不清楚。没有关节畸形时，保守治疗主要是通过垫充肘部、限制屈曲以防止尺神经的损伤。尺神经在尺神经沟内受压常需要这样的保守治疗，可使电传导功能得到改善[10]。应由外科医生决定是否施行神经减压术或神经移位术。

（三）桡神经

桡神经出腋窝后，向后走行至肱骨，穿过三角肌止点远端的外侧肌间隔，沿臂外侧浅层走行，继而从肱肌与肱桡肌之间穿过，到达肱骨外上髁前方，在此处附近分为浅、深两支。深支，即后骨间神经，入旋后肌、穿Frohse弓、在旋后肌管内的肌群内走行，在此处融合后支配手指及部分腕关节的伸肌群。浅支越过旋后肌、旋前圆肌，沿前臂外缘下行，桡神经的感觉分布区域如图104.1所示。

桡神经在通过桡神经沟时有被肱骨压迫的危险，通常是在麻醉期间或长时间枕臂而眠时位置不当造成的，也常见于醉酒或镇静（"星期六晚上的瘫痪"）后，常导致腕下垂，可有感觉受累。

RA时的增生性滑膜炎使后骨间神经在肘部有受压的危险，表现为指伸肌、腕伸肌肌力减弱，但指伸肌肌力减弱更明显，必须与腕关节背侧的滑膜炎所致的伸肌腱受压相鉴别，伸肌腱受压不会引起感觉缺失。有人认为后骨间神经在Frohse弓或旋后肌管内受压很常见，即肱骨外上髁炎（"网球肘"），但还不那么有说服力。桡神经浅支受损一般见于外部创伤后，常导致感觉迟钝。类风湿性肘关节炎时的渗出压迫桡神经很少见。

三、下肢的卡压性神经病

除非有外力作用，一般下肢的周围神经受压比上肢少见，且下肢的卡压性神经病在RA中很少见。但是，有一些下肢的卡压性神经病很重要，需要与有关的风湿性疾病相鉴别。

（一）股神经

股神经在腹股沟韧带内侧面下方出骨盆，支配股四头肌及股前面的皮肤（图104.1B）。隐神经是股神经的终支，穿过收肌管（也称为"缝匠肌下隧道"），在膝上方融合为筋膜，支配小腿内侧皮肤（图104.1）。除非有创伤或血肿，股神经或隐神经受压非常少见，隐神经受压偶可见于静脉系统的手术后瘢痕。

（二）股外侧皮神经

股外侧皮神经经腹股沟韧带外侧或在其下方出骨盆，单纯支配感觉（图104.1）。受压后引起股外侧面烧灼样感觉异常和痛觉过敏、感觉异常性股痛综合征或伯恩哈特(Bernhardt)病(股痛,源于希腊,用于指大腿的疼痛)。站立和行走或长时间的股内收或伸展可使症状加重。其发病机制是股外侧皮神经在腹股沟韧带处或穿过筋膜到达皮肤时受压。偶尔是因为神经瘤所致,鉴别诊断包括L3神经根病和近端股神经病,不过两者都可引起前述症状,感觉过敏少见。腹膜后的淋巴瘤或其他肿瘤致腰丛受压引起的感觉异常性股痛很少见。诊断依赖于临床特征,因为电诊断学试验不可靠。因为症状常呈自限性,所以采用保守疗法。应尽力解除压迫,常建议减轻负重。外科的神经松解术效果常不理想,最终需行横断术[11]。

(三)坐骨神经

坐骨神经经坐骨切迹出骨盆,在臀大肌深面、股骨大转子与坐骨结节之间穿过,至腘绳肌腱深面,支配股后肌群。骨盆的肿瘤或感染(如输卵管和卵巢的脓肿)可引起坐骨神经受压。坐骨神经在梨状窝处也可受压,尤其是长时间坐在坚硬表面或轮椅上。"梨状肌综合征"是指梨状肌压迫坐骨神经引起的坐骨神经痛,这一概念尚有争议。一旦坐骨神经出了骨盆,其走行过程中都有垫,除非有明显的创伤,坐骨神经受压很少见。如臀部脓肿可压迫坐骨神经。在腘窝处,坐骨神经分为腓总神经和胫神经。

(四)腓总神经

腓总神经绕近端腓骨外侧面斜行,穿腓管内腓骨长肌浅头,分为腓浅神经(肌皮神经)和腓深神经(胫前神经)。腓浅神经在外侧走行,支配腓骨肌、小腿外侧、小腿远侧及足背的皮肤(图104.1B)。腓深神经在小腿前间隔内、胫骨前肌与踇长伸肌及其肌腱之间走行,穿过踝部伸肌支持带下方,支配踝、趾的大部分及第1、2趾的皮肤。

腓总神经绕腓骨走行时,位置表浅,更易受压。小腿的石膏或支架固定是常见的原因,不过在没有其他更明显的原因时,长时间的压迫、蹲踞,甚至是习惯性地跷二郎腿也可引起腓总神经受压。症状包括足下垂和感觉受损。胫前间隙综合征非常少见,可压迫腓深神经。创伤后或者是过度锻炼后,可使胫前间隙内出现炎症反应,需及时行减压术。

(五)胫神经

胫神经在腘窝内分出腓肠神经,沿小腿中线下走行,经外踝后方,支配外踝及足部皮肤(图104.1C)。胫神经继而穿过腘窝,走行于腓肠肌深面,在跟腱内侧面融合,穿过内踝屈肌支持带深面,入足底。屈肌支持带与胫骨后肌、趾长屈肌、踇长屈肌的肌腱及胫后动静脉一起构成踝管的顶部。胫神经在踝管处分出足底内、外侧神经及跟骨内侧支。胫神经支配踝、趾的屈肌及皮肤(图104.1C)。

胫神经在屈肌支持带下方有受压危险,引起踝管综合征。尽管踝管综合征最常见于创伤后,但类风湿滑膜炎及病灶的损伤也是常见的原因。可出现上述的症状,感觉异常和轻度疼痛常是最先出现的症状,偶尔可出现肌肉萎缩,但类风湿的足部变形,常使肌肉萎缩不明确。感觉异常的分布区域及Tinel征阳性支持诊断,电诊断学实验可明确诊断。支配足底和脚趾的神经也可受压,但不易与踝管综合征相鉴别。初期采用保守治疗,给予全身或局部的抗炎药物及整形装置。外科的减压术有技术的要求,用于少数症状顽固或肌力明显减弱的患者[12]。

四、工厂里可能发生的腕管综合征

对大多数没有创伤和系统性疾病的人,其脖子或上肢每隔几年就会有1个月发病。有时剧烈的疼痛妨碍肢体功能,影响患者的情绪。尽管这些局部的肌肉骨骼疾患症状很常见,但却常被忽视。可根据常识来判断,但常识随时间、地点而改变,有时不必做出判断。

①有疼痛,很难想象几乎所有的局部肌肉骨骼疾患都呈自限性,可持续数月,可有剧烈疼痛,但耐心等待可逐渐缓解。

②受伤部位的使用使局部疼痛加重,但这并不能说明引起疼痛加重的使用起初也引起疼痛。有这样的想法是不可避免的,如网球肘及其他类似的疾病。然而,这些局部的症状可自发地出现和消失,我们在使用时意识到这些症状的存在。虽然病因还不明确,但改变使用的方式可减轻症状。只有存在明确的过失时,病因才是重要的。

③非处方类的药剂可有一定疗效。处方类的非类固醇抗炎药也很容易得到。局部肌肉骨骼疾患的诊断和预后不确定,使得数万亿美元的企业因此而兴旺。

④不仅药片和粉剂疗效可靠,还有许多理疗和其他可供选择的治疗手段,这也是经验性的治疗,一旦货品售出概不退换:在患者的观念中,利大于弊,总好过不适、不便、哭诉或强迫性的残疾。

通常,在现代人的生活中,上肢痛很难解决,如果局部的症状丝毫不影响劳动就更难解决了[13,14]。

(一)在美国对工人上肢痛的医学处理

处理局部的肌肉骨骼疾患有3种选择：依靠自己、求助于社会或求助于工作单位。选择最后一种时，个人可提出健康福利或工人补偿保险金的要求。工人补偿保险可提供更大的帮助，但有限制条件，局部的症状必须在雇佣期间出现，由雇佣劳动引起，且有受损伤的表现。长期以来，下腰痛适用于工人补偿保险(第101章)，但不适用于上肢痛。现在，美国达成了新的共识，认为数以万计的工人的上肢痛应该得到工人补偿保险金。

在20世纪80年代中期，职业安全与健康管理委员会(OSHA)及国家职业安全与健康协会在钱币上印有红色的“累积性创伤疾病”类目。社会对金属疲劳应给予理性的关注，重复使用上肢，即使是以舒适的、习惯性的姿势，最终也会引起损伤。这一假说作为政策而颁布，改变了人们的常识；上肢痛是由劳动引起的，需要治疗，并应予以补偿。告知有上肢痛的工人不应忽视而应立即治疗。下面的观点是无科学根据的：上肢痛是否与劳动有关还没有得到证实，很难发现明显的损伤，只是单凭经验给予治疗[15]。

这里也有医源性的原因。没有明确的病理解剖学依据，工人又必须证明自己持续有症状，以使自己有资格获得工人补偿保险金，这就容易引发争论，这种争论鼓励患者有持续的症状；如果你不得不证明自己有病，那么别人很难发现症状有所改善，更别说是康复了。对于治疗的选择，也很难有自主性和预见性。毕竟，如果患者拒绝指征性的治疗，应该怀疑其是否有症状，而不是治疗是否得当。

(二)所谓的累积性创伤疾病

几乎所有的工人都反映只是有局部的触痛和做某些运动时感觉疼痛，炎症、营养不良、萎缩及明确的神经学体征很少见。因为医学的治疗依赖于诊断，什么是诊断的最佳标志呢？在医学词典中人们查不到“累积性创伤疾病”一词[16]；在美国，有两种主要的诊断，卡压性神经病(即腕管综合征)或软组织疾病(如肌腱炎)，但都没有命名依据。

腕管综合征的认定

每年，有大约1/2 000的人因上肢被诊断患有腕管综合征而寻求医学治疗。这一估计来自于1985年以前的回顾性和前瞻性队列研究的临床经验。这并不表明只有1/2 000的人出现症状，提示为腕管综合征。两份社区调查表明，近20%的人出现典型症状，近5%的人同时出现典型症状和传导异常。几乎所有的人都宁愿等着症状消失，也不寻求治疗[17]。然而，即使更多的人认为应该给予治疗，但诊断的准确性和治疗的有效性都不尽如人意[18]。这种药物疗法导致了累积性创伤疾病的产生及其在社会中的发展。

那么，解决的办法是什么呢？对腕管综合征保持警觉已成为一项国家政策，但症状和体征并不具特异性，金标准也很有限。而且，误将上肢痛诊断为腕管综合征，致使患者接受不必要的、昂贵的、并且常常是有损伤的诊断和治疗。误将上肢痛诊断为腕管综合征以及将症状的出现归因于工作中的使用，是一种预示医源性疾病危险的诡辩。依笔者之见，只是为了放心，因为明知早期的腕管综合征被误诊很少见，但为了减轻疼痛、降低患者的危险，还是采取了措施，所以只能在重新保险上犯错误，别无选择。为了补充一个放心的解释，常建议在晚上夹板固定、减轻劳动强度，但不规定必须这样做。这些患者继而可能会出现鱼际萎缩，但萎缩很少会持续发展，即使出现鱼际萎缩再做手术也不晚。

五、劳动相关的上肢肌肉骨骼疾患

毫无疑问，当上肢的肌肉骨骼疾患出现症状时，越来越多的人向医师求助，其中大部分是工人；当他们描述这些症状时，没有理由怀疑这些人说话的真实性。但需要强调的是，既不应该用仅仅只是推测的标志来做出诊断，也不应该没有根据地认为劳动中的使用导致了发病[16]。还必须强调工作中或在家中对体力强度的需求不会出现难以忍受的症状，可能只是精神和社会的原因。会有上肢痛，但通过组织上的、人与人之间的、财力上的综合处理，这种疼痛就可以忍受[19,20]。

对于那些懂得病残保险计划和治疗的制度化是有害的医师，他们应该向患者-索赔者及社会提供更多的帮助[21]。

(陆芸　王媛媛　译　李世民　校)

参考文献

1. Committee Report. Practice parameters for electrodiagnostic studies in carpal tunnel syndrome. *Muscle Nerve* 1993;16:1390–1414.
2. Radecki P. Variability in the median and ulnar nerve latencies: implications for diagnosing entrapment. *J Occup Environ Med* 1995;37:1293–1299.

3. D'Arcy CA, McGee S. Does this patient have carpal tunnel syndrome? *JAMA* 2000;283:3110–3117.
4. Padua L, Padua R, Aprile I, et al. Multiperspective follow-up of untreated carpal tunnel syndrome. *Neurology* 2001;56:1459–1456.
5. Dammers JW, Veering MM, Vermeulen M. Injection with methylprednisolone proximal to the carpal tunnel: randomised double blind trial. *BMJ* 1999;319:884–886.
6. Gerritsen AAM, de Vet HCW, Scholten RJPM, et al. Splinting vs surgery in the treatment of carpal tunnel syndrome. *JAMA* 2002;288:1245–1251.
7. Dennerlein JT, Soumekh FS, Fossel AH, et al. Longer distal motor latency predicts better outcomes of carpal tunnel release. *J Occup Environ Med* 2002;44:176–183.
8. Stevens JC, Sun S, Beard CM, et al. Carpal tunnel syndrome in Rochester, Minnesota, 1961–1980. *Neurology* 1988;38:134–138.
9. Padua L, Aprile I, Mazza O, et al. Neurophysiological classification of ulnar entrapment across the elbow. *Neurol Sci* 2001;22:11–16.
10. Padua L, Aprile I, Caliandro P, et al. Natural history of ulnar entrapment at the elbow. *Clin Neurophysiol* 2002;113:1980–1984.
11. Grossman MG, Ducey SA, Nadler SS, et al. Meralgia paresthetica: diagnosis and treatment. *J Am Acad Orthop* 2001;9:336–344.
12. Sammarco GJ, Chang L. Outcome of surgical treatment of tarsal tunnel syndrome. *Foot Ankle Int* 2003;24:125–131.
13. Hadler NM. *Occupational musculoskeletal disorders,* 3rd ed. Philadelphia: Lippincott Williams & Wilkins, 2004:1–433.
14. Hadler NM. Arm pain in the workplace. In: McCunney RJ, ed. *A practical approach to occupational and environmental medicine.* Philadelphia, Lippincott Williams & Wilkins, 2003:438–444.
15. Hadler NM. Comments on the "Ergonomics Program Standard" proposed by the Occupational Safety and Health Administration. *J Occup Environ Med* 2000;42:951–969.
16. Hadler NM. The semiotics of upper-limb musculoskeletal disorders in workers. *J Clin Epidemiol* 2003;56:937–939.
17. Nathan PA, Keniston RC, Myers LD, et al. Natural history of median nerve sensory conduction in industry: relationship to symptoms and carpal tunnel syndrome in 558 hands over 11 years. *Muscle Nerve* 1998;21:711–721.
18. Hadler NM. Carpal tunnel syndrome: diagnostic conundrum. *J Rheumatol* 1997;24:417–419.
19. Nahit ES, Pritchard CM, Cherry NM, et al. The influence of work related psychosocial factors and psychological distress on regional musculoskeletal pain: a study of newly employed workers. *J Rheumatol* 2001;28:1378–1384.
20. Bongers PM, Kremer AM, ter Laak J. Are psychosocial factors risk factors for symptoms and signs of the shoulder, elbow, or hand/wrist? A review of the epidemiological literature. *Am J Indust Med* 2002;41:315–342.
21. Hadler NM. Rheumatology and the health of the workforce. *Arthritis Rheum* 2001;44:1971–1974.

第105章

关节及其相关结构的瘤样病变和肿瘤

Tomas S. Winokur, Gene P. Siegal

幸运的是真性关节肿瘤非常少见，而对于恶性关节肿瘤就更加少见。然而本书中包含的内容证实，在语言学意义上“肿物”(即膨胀物)这个词是非常常见的。因此我们尽力限制本章中讨论的内容，不涉及非炎性、自身免疫性、退变性、反应性、遗传性或代谢性病变，从而避免与其他章节重复。我们非常感谢曾在以前版本中发表过关于本章主题文章的Juan J. Canoso教授，他给我们提供了一个模板，我们可以据此进行改进，使本文在一段时间内处于恰当和领先的地位。在现代医学环境中，大多数的风湿病学家和直接负责关节疾病患者的临床医生很少接触在解剖病理试验方面对关节瘤样病变和关节肿瘤诊断的方法论。因此我们先总结一些简单的诊断方法以达到正确诊断的目的。

最后，假如我们无法对于由临床病史中提供的实际临床信息、患者统计数量和影像学家提供的影像资料之间的更关键的联系进行评论的话，我们将是不负责任的。从大的方面说，随着关节镜评估的发展和活组织检查的完善，放射片[常规核磁共振成像(MRI)、计算机断层扫描、正电子发射断层扫描、超声和放射性核素扫描]成为“大体标本”，以帮助病理学家做出诊断。笔者建议有兴趣的读者可以选择性参阅众多的骨与关节著作[1-4]。

一、病理学方法

病理学检查主要包括巨检和用苏木精-伊红染色并由甲醛固定的石蜡组织切片，而其他的技术及程序也是很重要的。

(一)巨检

病变的颜色、尺寸、密度及其边缘特征都是准确巨检的关键。正如前文所述，即使具有这些具体特征，越来越多的穿刺活检、针吸活检和切开活检仍然会给病理学家获得准确的组织特性带来困难。正如骨科病理学检查中，影像学检查可以给病理检查提供一些重要的信息。当对大样本进行取样时，仔细地巨检可以指导对不同区域的组织学检查及对其边缘区进行评估。无论是在外科病理学还是在骨科病理学的相关书籍[7-9]中，理想的巨检技术[5,6]描述得较少。这个主题和相关内容的前瞻性回顾的文献也很少。

(二)细胞学

虽然关节液检查能够对关节及周围软组织是否为感染或肿瘤[10-13]进行区分，但是脱落细胞学在诊断关节肿瘤上是比较局限的。准确的针吸活检在软组织肿瘤[14]的诊断中具有重要作用。细胞病理学家对这些肿瘤的诊断越来越专业，往往能够做出准确的诊断。另一些肿瘤也许仅能诊断为良性还是恶性，但是这也可以给外科医师制定手术方案提供帮助。

(三)组织学

大多数肿瘤的诊断都要依靠用苏木精-伊红染色的5 μm石蜡组织切片，这些切片要在特殊仪器中用甲醛固定一整夜。很多病例需要病理学家给出确切的诊断，至少这些切片能够让病理学家进行特殊的研究。标本中偶尔出现的骨组织成分多为软组织骨化或肿瘤病变基质矿化造成,需要用化学制剂去除矿化离子,由于数量较大可能会将总的分析时间延长数小时至数天[15]。目前修复性植入物经常被植入关节间隙，有时需要手术摘除和评估，尤其是他们伴有肉瘤时经常出现罕见的致死性并发症。评估需要特殊的专家(大多数医院不具备)和未经脱钙处理的骨切片,制作这些切片需要特殊的设备(如超薄切片机)、表面评估及分光镜金属扫描分析[16]。

(四)特殊染色

早期的组织学历史是依靠组织化学染色发展起来的,组织化学染色可被用于区分色素与黏蛋白,还能确认和区分传染性因子[17],而组织结构的辨别不如苏木精-伊红染色迅速。所有这些功能都与关节病理学相关。

(五)免疫组织化学

当前用特异性抗体染色细胞和基质蛋白进行组织病理学诊断无疑是最先进的。抗体能够识别不同的软组织病变的抗原,包括周围的关节。表105.1列举了对关节及周围结构肿瘤研究有重要的诊断价值的抗体。虽然对此技术的深入讨论已超出本章的范围，但是应该注意的是一致的固定性疾病可确保产生出最多的有用的免疫反映表现[18-20]。

(六)电子显微镜

历史上，应用传导电子显微镜对组织超微结构进行检查,是对传统病理学的首次现代化补充。细胞结构(如恶性肿瘤上皮的桥粒、黑色素细胞瘤的黑色素小体、肌动蛋白和肌球蛋白丝)的表现对肿瘤的辨别更加准确[21]。这些研究的经费和技术要求很高，经常给应用特殊染色和免疫组织化学研究肿瘤超微结构带来困难。电子显微镜没有在病理诊断中体现其价值使得在研究中的使用受到限制。

(七)分子学研究

虽然大多数肿瘤未应用分子特征进行诊断,但是分子特征在对一些难以鉴别的肿瘤的新型研究中起到诊断作用。另外,一些单纯靠形态学区分的肿瘤已经被证明具有细胞遗传或分子遗传同源性,说明他们有共同的起源或者为同一实体[22]的变异。典型的细胞遗传信息可以提供诊断信息,但是这需要新鲜的组织标本和资深的专家，它同样也能辨别出突变基因[23]。在一些病例中，细胞遗传基因可能被原位杂交所代替。原位基因杂交可能出现在已固定的组织中,特别是对于以前已确定的特征基因的改变，如基因重组、染色体复制和基因扩增。因为这项技术的关键是特征的改变[24],因此对于确定突变其因比较困难。另外,更先进的技术还不成熟,如基因组杂交和光谱染色体组型分型,他们的价值主要倾向于支持或加强诊断的准确性[25,26]。

二、肿瘤性滑膜炎

正如本书其他章节对滑膜炎进行的深入研究,滑膜炎根据各种理论可以有多种分类。大多数细分类别都是基于病因学和关节间隙中主要的病变成分进行分类。一个简单的分类方案如表105.2所示。在关节内或关节周围软组织中，病变通常表现为疑似的肿瘤样改变,并且表现出典型的红、肿、热和包块症状。因此对于风湿病学家和病理学家来说，这些都成为误诊或过渡诊断的潜在原因。如果不谨慎,这些反应性病变在巨检和显微镜下都会被误认为肿瘤样增生，如肌腱滑液巨细胞瘤(色素绒毛结节样滑膜炎)。通常,小的侵入性技术能够得到准确的诊断,包括针吸活检[27-30]。

表105.1 对肿瘤免疫组织化学有用的抗体

抗体	细胞定位	作用
广谱角蛋白	中间丝	辨别上皮与上皮样肿瘤
上皮膜抗原	膜抗原	辨别上皮与上皮样肿瘤
S-100 蛋白	细胞质和核蛋白	显示神经嵴细胞
CD34	膜抗原	辨别内皮与一些肿瘤细胞
CD45	膜抗原	辨别造血细胞
CD68	细胞质抗原	组织细胞标记
CD99	膜抗原	许多原发肿瘤染色
波形蛋白	中间丝	在很多细胞型中可见,特别是间质器官

表105.2 肿瘤性滑膜炎

急性、亚急性、慢性、肉芽肿
传染性
病毒、细菌、真菌、立克次体
外伤性
慢性关节积血
绒毛状滑膜炎
痛风
假痛风
双水焦磷酸钙沉积(CPPD)疾病
代谢性
α甘露糖苷酶缺乏
特发性滑膜增生
相关的遗传性疾病
镰状细胞性贫血
血友病
相关的系统性疾病
银屑病

血管假瘤继发关节内出血容易与真性肿瘤相混淆,很多患者的病变是通过出血恶病质[28-30]发现的。血友病患者的出血也可发生病理改变(如囊肿)。关节修复重建技术应用的增加已经导致相似的反应性改变称为,它"绒毛状滑膜炎"类似于真性肿瘤,但是通过可注意到良性炎性细胞称为浸润和可极化体外物质的鉴别可做出诊断[32,32]。尽管超出了我们的讨论范围,但对于失败的关节假体,其最可怕的并发症是进展为次级肉瘤。我们和其他学者基于临床经验都报道过类似病例的[16,33,34]。

Weiss和他的同事于20世纪80年代中叶报道了一例罕见的α甘露糖苷酶缺乏累及双侧关节对称性增生性滑膜炎的病例,在关节内绒毛滑膜边缘被组织细胞所充斥,并含有被溶酶体识别分解的寡糖分解产物[35]。

很多典型病例是突然出现晶状物沉积病变,如痛风就是在关节周围间隙有尿酸单钠水化物晶体沉积,或者假性痛风(焦磷酸钙晶体沉积疾病)[36]。在这两种疾病中,滑膜组织最易受累,关节周围其他软组织(例如软骨、关节囊),骨也有可能受累。对假性痛风,半月板和关节周围肌腱容易受累[37]。罕见的临床表现和晶体沉积部位常会增加发生肿瘤[38,39]的概率。目前认为晶体沉积疾病会导致由白介素1(IL-1)、基质金属蛋白酶(MMP)增量调节和MMP抑制剂[40]受到抑制所引起的强烈的炎性反应。另外,晶体沉积疾病有很多外界因素,包括磷灰石晶体沉积和草酸盐沉积症[7,41]。

三、关节囊性病变

关节和它周围的软组织存在有两种囊肿,不带有滑液的是固定的腱鞘囊肿,其余的囊肿则被真正的滑液填充,如膝关节的Baker囊肿。

(一)腱鞘囊肿

腱鞘囊肿出现在关节周围的软组织中;但是它们不会在关节间隙出现,也不会与关节间隙互通。这些病变的好发部位首先是腕关节的背侧面,其次是掌侧面。实际上它们可以出现在全身任何关节,包括椎间关节,甚至是一些不常见的位置(如后交叉韧带)[42]。病变通常较小(小于3 cm)[43],但是也报道有11 cm的巨大囊肿[44,45]。囊肿内容物为清澈的胶状物,这些胶状物的黏性变化不大。当一些囊肿被切开时为空的,而其他一些囊肿中存在可以被舀出的稍硬的胶状物。囊肿本身可以是单房或者多房,镜下为无内皮细胞的囊状结构,周围纤维组织有炎性细胞浸润,包括淋巴细胞和巨噬细胞。

囊肿的发病机制尚不清楚,主要存在两种假说。一些学者认为是胶原蜕变产生囊肿及其胶状内容物。而另一些学者认为囊肿的产生是由于成纤维细胞过度分泌软组织黏蛋白,从而导致胶原从纤维囊[46]上分离。

如果囊肿不产生疼痛或影响关节功能可以不进行治疗,而囊肿也不容易被修复。囊肿的治疗包括外科切除,切除要求仔细地切除整个囊肿,不彻底的切除会导致复发。

(二)滑囊囊肿

滑囊囊肿来源于狭小的滑液腔,它们通常发生于膝关节,但也可出现于其他关节,尤其是大关节。滑囊囊肿可以发生于任何年龄,而两个年龄段最好发,一个是3~8岁,另一个是40~70岁[47]。关节影像学研究显示,约20%~30%的患者为膝关节周围囊肿,而他们中的很多人无症状[48,49]。这或许只是由于关节内暂时的高压引起的一过性囊肿。滑囊囊肿病理机制同其他关节病变病理机制相同,即关节炎和关节内压升高机械性地破坏关节结构(如半月板)。

囊肿可能是由突出于关节腔的滑膜构成,更常见的原因是黏液囊被积聚的滑液不完全阻塞而形成囊肿。膝关节周围囊肿突出可能同解剖结构上存在大量的囊腔结构有关，随着膝关节屈曲，囊内就会出现显著的压力变化。最普遍的膝关节囊肿是腘窝囊肿和Baker囊肿，它们是从腓肠肌和半膜肌交界处挤出。与关节联通的囊肿发展主要与3个因素有关：关节内与囊内的相对压力，关节与囊间相联通的表现，阻塞物在两个间隙之间自由流动[52,53]。

这些囊肿在病理实验室很少见到，因为大部分都被吸走或者注射类固醇治疗。当这些囊肿被切除后，病理学家仅保留一层薄组织，它通常已不含有任何囊肿物质。在镜下，这些组织由滑液膜附着，伴随的软组织可能有慢性炎性浸润[54]。

四、腱滑膜巨细胞瘤

最常见的关节及关节周围软组织肿瘤是腱滑膜巨细胞瘤。令人吃惊的是，自从腱鞘巨细胞瘤被Jaffe经典描述后，人们对它的了解没有什么进展。人们不仅是对这些肿瘤的了解停滞不前，而且对于它的命名仍是混乱的。它有很多别名，包括色素绒毛样滑膜炎、腱鞘纤维组织细胞瘤、腱鞘巨细胞瘤和腱滑膜巨细胞瘤。没有学者组织过统一名称的讨论，本文将应用当今世界卫生组织分类名称。

这些肿瘤具有很多组织学特征，但各种变异型都由形态相似的细胞组成。其中两种细胞形态与正常滑膜细胞A和B形态一致。A型细胞是在超微结构和免疫组织化学上都与组织细胞相似的单核细胞，是许多巨细胞瘤的主要组成部分。B型细胞与成纤维细胞相似，细胞数量很少。第三种细胞是特征性的巨细胞，肿瘤的命名由此而来。多核细胞与破骨细胞无论是在外形还是在免疫组化（包括TRAP表现）上都非常相似。他们由Jaffe在半个多世纪前命名，易从融合的A型细胞中产生。同样来源于A型细胞的是含有脂质和（或）含铁血黄素的吞噬细胞。与病变细胞相混杂的是各种淋巴细胞。细胞成分是进行细胞学诊断的最明显标志[55,56]。

（一）局限性巨细胞瘤（腱鞘巨细胞瘤）

局限性巨细胞瘤是手和足关节最常见的肿瘤，而在周身的大关节的关节内和关节外也可见到。这种肿瘤表现为生长于手指和足趾关节周围的生长缓慢的多结节包块。女性发病多于男性，好发于30~50岁。通常肿瘤小于5 cm，较大的肿瘤可在上肢和下肢的大关节出现。在切面，可见黄色（脂质）至棕色（含铁血黄素），不过有大量的透明样变肿瘤，但其颜色更灰。镜下肿瘤表现为多孔的结节样并带有薄层的纤维囊[57-59]。实际上所有的节结都是由囊腔组成，只是偶有囊位于外部。低压区为杂色，细胞区、透明样变区和泡沫样变区共存，且之间没有明显界限。细胞区与透明样变区的比例能间接反映出肿瘤的生长时间，肿瘤生长时间越长，透明样变区越多。进一步放大后，肿瘤细胞种类包括整个巨细胞家族。大多数细胞与A型细胞相似，巨细胞混杂其中。在肿瘤的不同区域和不同肿瘤之间，巨细胞的数量不尽相同。他们在几个高压力区只有1个。这种细胞的低增生率是与他们的缓慢生长相关的。虽然在肿瘤中有高有丝分裂率，但在每10个高压区有丝分裂明显的低于3~4。这种肿瘤偶尔会通过对皮质表面的压力对骨造成破坏，且很少或不会出现转移，但是会原位复发。原位复发通常是手术切除不完全所致[60]。

特殊研究通常不需要明确这个诊断，但是免疫组织化学CD68可以显示病变细胞与滑膜细胞的相似性。病变细胞同样能够含有平滑肌肌动蛋白和结蛋白[58,61,62]。

这种肿瘤的发病机制仍然不清楚，Jaffe认为这是反应性病变，但是另一些学者认为这是肿瘤[63]。据报道，近50%的病例之前有外伤史和反应性病变史。试图通过基因改变做出解释的理论研究发现，1号和16号染色体改变[64,65]，但是这种改变在滑膜炎的炎性病变中也可见。

（二）色素绒毛结节状滑膜炎（弥漫性腱滑膜巨细胞瘤）

色素绒毛结节样滑膜炎（PVNS）在形态学上与腱鞘巨细胞瘤十分相似，但是二者的临床表现和生长方式不同。PVNS主要出现在大关节及其周围，以膝关节最常见，其次是臀部、踝关节、肘关节和肩关节，也可以累及其他的关节。其主要表现包括关节疼痛、肿胀及功能障碍，血性关节渗液也常出现。这种肿瘤发病年龄较轻，多数患者小于40岁。

色素绒毛结节样滑膜炎的典型表现是关节内肿瘤沿着滑膜表面蔓延，可累及关节囊和关节周围软组织。肿瘤出现在囊内而没有关节内容物。肿瘤沿着滑膜表面无明显界限的蔓延使得送检的肿瘤通常为在镜下呈乳头状的棕色肿瘤碎片。同局限性巨细胞瘤相似，PVNS的颜色随着脂质和含铁血黄素的比例不同而不同。与局限性巨细胞瘤相比，含铁血黄素对于PVNS更具有特征性。显微镜下PVNS与局限性巨细胞瘤也很相似，但是更多的有丝分裂和缺乏界限的特点可将其与

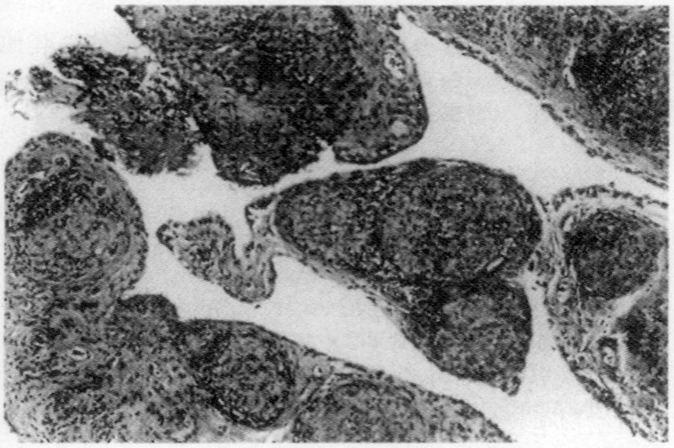

图105.1　色素绒毛结节样滑膜炎在电镜下的多绒毛结构。在绒毛表面可见单层滑膜细胞。在绒毛中心位置可见巨细胞。

局限性巨细胞瘤相鉴别。图105.1为其典型表现的图片。偶尔这些肿瘤中缺乏典型的巨细胞,仅在仔细辨认的情况下才可见。

临床上弥漫性巨细胞瘤更具侵袭性，具有容易原位复发的倾向,根据报道约有50%的肿瘤复发。转移的报道较少,但是确实存在。转移型PVNS在组织学上与良性PVNS无特殊的不同之处,但是较高的有丝分裂率可能是侵袭性的原因。

这种肿块通常被认为是肿瘤,并且是染色体1基因变异所致。染色体16变异同样在肿瘤中有报道。

五、良性肿瘤

(一)关节血管瘤

滑膜血管瘤发病率很低，且几乎只发生于儿童和青少年[66,67]。这种肿瘤通常累及膝关节。肿瘤典型的表现为关节痛或反复关节积血。有时误认为肿瘤是使关节明显肿胀的关节周围软组织包块。传统的影像学无法诊断该肿瘤,而MRI是最佳的影像学诊断方法[68,69]。

肿瘤的巨检无特异性，如果肿瘤被完整切除将会看到肿瘤是覆盖有滑液膜的海绵状出血包块。有一些肿瘤呈现为乳头状外形，容易与弥漫性腱滑膜巨细胞瘤相混淆(色素绒毛结节样滑膜炎)。通过肿瘤的组织学亚型(参见下文)在镜下可见可辨认的充血腔道。

这种肿瘤的显微镜下表现在其他部位也可见,主要的不同之处是其位于滑液膜下。有3种血管瘤:毛细血管瘤,海绵状或静脉血管瘤,动静脉血管瘤。毛细血管瘤是由无数像叶脉一样排列的小血管组成。海绵状血管瘤是由大而薄壁的血管组成，这些充血间隙有时大的在肉眼下就可见。动静脉血管瘤是由大血管组成,有些是单纯由厚壁静脉组成[70]。这些肿瘤都是良性肿瘤,并且能通过完全切除治愈,切除不完全可导致原位复发[67]。

这种肿瘤的发病机制尚不清楚。它们还被认为是错构瘤、真性肿瘤和继发于肿瘤的反应性病变。还没有确凿的证据说明它究竟属于哪一类。

(二)树枝状脂瘤

树枝状脂瘤是一种少见的以间质下滑液腺细胞被成熟的脂肪组织代替为特征的病变[71]。其表现为关节疼痛、反复渗出或关节功能受限。树枝状脂瘤好发于成年男性,易累及膝关节[72-74]。肿瘤可以通过MRI确诊[75]。总的表现为带有典型黄色脂肪组织的乳头状滑膜。镜下滑膜下软组织被成熟的脂肪组织广泛代替。肿瘤伴有退行性关节病变说明这种肿瘤是一种反应性疾病[71]。

(三)腱鞘纤维瘤

腱鞘纤维瘤是一种原发于手周围的多结节肌纤维母细胞瘤,与局限性结节状腱滑膜炎的发病部位相似。同样的发病部位可以推测这是结节状腱滑膜炎衰竭或纤维变性的一种表现[59]。与这种理论相矛盾的是与结节状腱滑膜炎不同,腱鞘纤维瘤好发于男性。另外细胞遗传学显示与局限性腱滑膜巨细胞瘤相比，在细胞时期上相似,但是在细胞核型上不同[76]。总之,这种病变是一种切面均质局限的乳头状或多乳头状病变。组织学上为致密的纤维变性，伴有较少的细胞结构和裂缝样血管间隙。这种病变被描述为起源于关节囊[77]和髌下脂肪[78]。

(四)软骨瘤

在关节周围有两种良性软骨肿瘤:软组织软骨瘤[79]和关节囊内滑膜外软骨瘤[80]。软组织软骨瘤好发于手和足，且与关节缺乏联结。在其他关节偶尔也可见类似肿瘤,包括颞下颌关节。从婴儿到70多岁的老人都可发生软骨瘤。软骨瘤为典型的局限性小叶结节状软骨,有些肿瘤出现骨化。其发病机制尚不清楚。一些学者认为软骨瘤是化生的结果,而在一些病例中发现有遗传学改变[81]。

第二种软骨瘤为关节囊内滑膜外软骨瘤，以位于关节囊内为特点,且与滑膜不相联。这种肿瘤发生在大关节周围,膝关节最易受累,而臀部和肘关节软骨瘤病例也有报道。软骨瘤发病率低,报道不足50例[82]。发病年龄在10~70岁，范围很广。较大的软骨瘤通常发生于髌上和髌下区。肿瘤也可有骨化。这种肿瘤被认为是化生的，但是缺乏严谨的病原学研究。

（五）黏液瘤

黏液瘤的发病率很难确定，公开报道的有65例，这说明这种肿瘤并不罕见[83]，一些病例被报道有半月板或副半月板囊肿。这种肿瘤好发于20~40岁的男性，易累及膝关节，不过其他关节也可受累。

黏液瘤的临床表现为关节疼痛和生长迅速的包块。巨检可见肿瘤为黏度一致，大小为2~6 cm的黏液包块，肿瘤边缘轮廓清晰。

显微镜下，肿瘤与其他软组织黏液瘤相似，在清晰的基质内嵌有松散的成纤维细胞成分。基质通过胶质铁染色可以看到葡萄糖胺聚糖和间质黏蛋白。在镜下肿瘤缺乏微观的边缘轮廓。肿瘤通常显示比较温和，偶尔可见多细胞区。临床上肿瘤有潜在的原位复发可能，但是没有恶性变的证据。本病的发病机制尚不清楚，通过对1例病例的细胞遗传学分析的报道发现，有2个克隆区域出现重组现象[84]。

（六）游离体（关节鼠）

游离体是指在关节囊内独立的骨软骨组织成分[85]。大多数游离体是由于外伤或炎症导致组织从关节骨表面分离所致，其临床特点往往是关节功能受限。游离体经常通过患者主诉关节活动时出现摩擦音而诊断，因此被命名为"关节鼠"。滑膜软骨瘤病的骨软骨小体是游离体的一个亚型。

（七）滑膜软骨瘤病

在滑膜软骨瘤病中，滑膜中布满大量的小软骨瘤，且关节腔内充满大量的软骨样游离体[86]。这是一种少见的错构现象，好发于男性(男女比为1.8:1)，易累及膝关节。发病年龄在10~69岁。其他大关节和极少数小关节可受累，这种疾病可见仅累及一个关节。临床表现包括关节疼痛、肿胀和功能受限[86,87]。这种肿瘤的文献报道是从少数一些膝关节游离体报道开始的，而准确的定义是由Jaffe通过这些有滑膜软骨增生病例提出的[88]。这就排除了由其他原因造成的游离体的病例。随后的一篇文献认为存在孤立游离体，但仅限于那些滑膜疾病患者在组织学上是典型的游离体的病例[89]。这篇文章还确定了此病的3个阶段：单纯滑膜病变、滑膜病变伴有关节内游离体和仅有游离体而无滑膜软骨增生。

病理学家经常能看到软骨或骨软骨游离体，单纯靠这种游离体巨检来区分是滑膜软骨瘤病还是由其他原因导致的游离体是不可能的。滑膜软骨瘤病最好的巨检方法就是关节功能位切开活检，切开后可见无数白色的软骨小体存在。有的游离于关节间隙，而有的则依靠蒂附着于滑膜，并且有些单纯出现在滑膜下。如果外科手术实施滑膜切除术，则病理学家可以获得全部附着于薄纤维组织膜的软骨小体。这些小体本身会相互融合而表现为多节结包块。

与巨检相比，滑膜软骨瘤病的软骨病变在镜下的组织结构更容易区分，软骨具有典型的多结节，而更显著的是前文描述的细胞质中的小区（图105.2A）。多灶性病变的缺乏有力地支持了这种诊断[87]。与典型的组织结构相比，软骨细胞细胞学诊断意义不大。实际上，这种肿瘤的早期描述主要是软骨细胞与分化的软骨肉瘤间显著的相似点。钙化和骨化的表现也是这种肿瘤非特异性的特点。

最近，滑膜软骨瘤的发病机制有所修正。原来的描述将滑膜软骨瘤归因于滑膜下间质细胞化生为软骨的结果，而最近一些学者已经发现细胞遗传学的证据，复发但是染色体6无明显改变，这说明这种肿物确实是肿瘤[90]。只有一个细胞亚型增值和这些细胞带有成纤维生长因子(FGF)，FGF感受器的自分泌生长因子能够解释多灶性软骨细胞生长的属性。

最近这种肿瘤的一种关节外类型，即腱滑膜软骨细胞瘤，被重新认识。这种肿瘤具有滑膜软骨瘤的巨检和组织学特征，并与软组织软骨瘤相似，好发于手和足。其多结节的特点使其完全切除比较困难，这就导致其具有原位复发的倾向，这与软组织软骨瘤不同[92]。

（八）其他罕见的良性病变

脂肪瘤是在成年人中最常见的良性肿瘤，因此关节内脂肪瘤和腱滑膜脂肪瘤偶有文献报道就不足为奇了[93,94]。MRI是对其诊断的最佳影像学方法，因为脂肪瘤在T1加权像上是低信号，而在T2加权像上为高信号[74]。脂肪瘤的巨检和组织学特征与其他软组织脂肪瘤相同，都是黄色小叶状脂肪细胞。其他部位的黏液样改变被认为是伴随这种肿瘤出现的[95]。髌下脂肪垫的瘤样炎症性肿胀为Hoffa疾病或脂肪瘤样综合征[96]。其他偶有报道的常见关节内软组织假瘤包括筋膜炎[97]和良性纤维组织细胞瘤[98]。

弹力纤维瘤是一种罕见的软组织肿瘤，好发于老年女性的肩胛骨区域，近来也发现其亦好发于年轻人

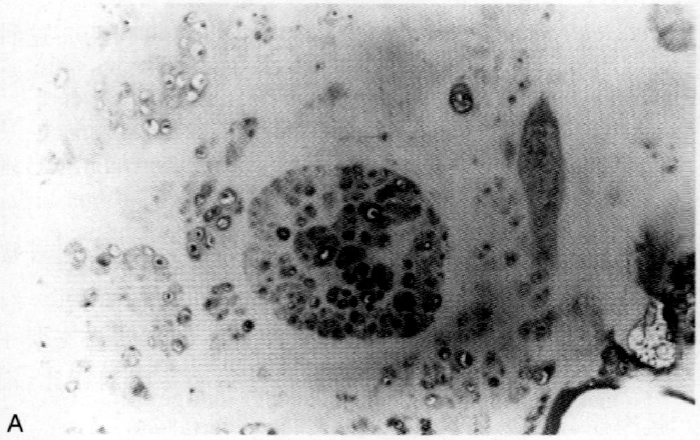
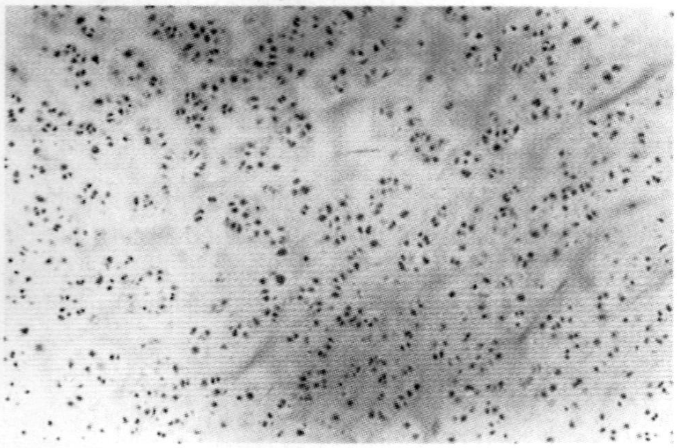

图105.2 (A)滑膜软骨瘤病电镜下可见增生的滑膜细胞的多节结特征。(B)电镜下可见在滑膜软骨瘤病伴有滑膜肉瘤。滑膜细胞呈无中心性片状生长，这就是恶性转移型的鉴别特征。(Slide provided courtesy of Dr. AJ Hough, University of Arkansas for Medical Seiences.)

的关节间隙[99]。正如其名字所示，在镜下肿瘤由胶原纤维束组成，并混有短而厚的串珠状弹力蛋白纤维，这种弹力蛋白纤维常规染色为嗜酸性，而弹力蛋白染色则为黑色。另一个报道病例为伴随盂肱关节炎出现，其作者认为弹力纤维瘤有可能是一种反应性病变，而不是真正的肿瘤[100]。关节囊内和关节周围纤维瘤在文献中都有所描述[101,102]，其在组织学上类似于腱鞘纤维瘤。

促结缔组织增生纤维瘤(胶原纤维瘤)是另一种主长于滑膜和肌腱[103]的外部软组织肿瘤，好发于中年男性的皮下组织。促结缔组织增生纤维瘤的组织病理学表现为松弛、非渗透性星状细胞交替出现在肌胶原蛋白基质和带有薄壁血管[104]的透明间质中。最后侵袭性纤维瘤病(腹外皮样囊肿)好发于邻近关节间隙[105]的关解囊周围组织。这种肿瘤通常不被认为是关节肿瘤，但是由于它们在人群中相对高的发病率和侵袭生长能力，人们将其视为关节肿瘤对待也就不足为奇了，因此当一位患者试图去排除其他的病变（如在一些部位常出现的PVNS)，则应当进行全面的鉴别诊断。

六、副癌综合征

关节经常被多种副癌综合征累及，这种疾病虽然已经超出了本章讨论范围，但是它们已在表105.3中列出，并在本文出版时被重新编辑。

七、恶性肿瘤

(一)滑膜肉瘤

实际上大多数关节恶性肿瘤，除了被耽误的病例外，是很少发生的。这并不是说关节内肿瘤被报道[106]的就少，包括其他邻近关节相关病变(如囊肿)[107]。滑膜肉瘤是一种高侵袭性恶性肿瘤，好发年龄为10~20岁，5年存活率接近70%。其临床表现和侵袭力已经由其较差的预后效果[108]表现出来，但是与其他软组织肿瘤不同，在大量研究中[109]，无论组织学类型、关键的人口统计学特点(年龄、性别)还是部位(中心型与周围型)对于存活率都无影响。其他肿瘤[110,111]无这种表现。一些研究依据细胞学的不同、有无坏死和有丝分裂的数量[112]将其分为良性和恶性组织类型。肿瘤在老年患者常在下肢发病，单相的并且类型单一的肿瘤多于双相性肿瘤，并且像年轻患者，肿瘤不同的尺寸、阶段和有丝分裂指数对于预后都有重要意义[113]。同样增殖标记(如Ki 67)也能对预后进行预测[114]。

肿瘤的巨检被描述为白褐色、较硬和鱼肉样（图105.3A)；镜下卵圆形或梭形细胞，或是与同质(单相型)细胞，或是带有腺状上皮特点的(双相型)[115](图105.3B)混合细胞。特殊的亚型已经明确，包括黏液型[116]、血管外皮细胞型[115]和钙化骨化类型[117]。如果后一种类型发生在关节内就可能为类滑膜软骨瘤病[118]。

斯堪的纳维亚人在引入用适当的针吸活检方法(小的具有条带细胞核弥散的细胞、树枝状血管、细胞集落)进行诊断的定义方面仍居领先地位。然而专家强调超微结构和分子基因分析对诊断[119]的重要性。细胞超微结构特征无特异性，但是当与免疫组化和细胞遗传学相结合的时候就可以协助诊断[106]。

免疫表现，单相型和双相型都与抗体有免疫反映，这些免疫反映抗高分子量细胞角蛋白(图105.3C)和很多Moll分类表中的细胞角蛋白包括CK7、CK8、CK14、

表105.3 风湿病学综合征伴随非血液性恶性疾病

直接侵袭或转移
原发骨肿瘤
癌性(转移性)滑膜炎
小骨转移
非转移性(副癌的)
关节
肥厚性骨关节病
胰腺癌(或胰腺炎)的皮下节结、关节炎和浆膜炎(脂肪坏死)
癌性关节炎
肿瘤感应性骨软化症
高尿酸血症和痛风、血内尿酸不足
类癌关节病
多中心网状组织细胞瘤病
掌腱膜炎和伴有癌的多关节炎
多种关节炎同时发生
肌肉
Ⅱ型肌纤维萎缩
皮肌炎
伊-兰综合征
血磷酸盐过少的肌病
类癌肌病
多种肌病同时发生
皮肤
类癌"硬皮症"
治疗并发症
无菌性骨坏死
脓毒性关节炎
皮质类固醇肌病
化疗诱导纤维变性综合征
白介素2诱导的多关节炎
α干扰素诱导的多关节炎
BCG免疫治疗诱导的多关节炎

CK18和CK19,也包括上皮膜抗原(EMA)、CD99、表皮生长因子受体(EGFR)和bcl-2[106,120]。一种小概率肿瘤可通过抗E钙黏蛋白、S-100蛋白和平滑肌肌动蛋白[121]阳性而做出诊断。这种肿瘤的CD34为阴性,并且只有很少的病例能用CD117、h钙调素结合蛋白或结蛋白染色。近来一种钙结合蛋白免疫反应也被用来对这种肿瘤与其他类似疾病[122]相鉴别,像鉴别金属硫蛋白和MAGE[124]。

滑膜肉瘤的细胞遗传学特征是非常明确的。这种肿瘤有一个明显的t(X;18)(p11;q11)易位。这最终导致4种融合基因被诊断为SYT-SSX或SS18/SSX1~4[125]。含有SYT-SSX1的肿瘤预后[109]较差,并且这种情况的出现与细胞周期蛋白高压力导致增殖[126]加快有关。另外在基因断端连续的基序目前已被证实,这使得对肿瘤的发病机制[127]在分子水平研究上又进一步。

滑膜软骨瘤的治疗方法多样,外科方法为主要手段,其次为放疗或者化疗[128]。与其他小儿肉瘤相比,滑膜肉瘤存活率较长,但是有转移[129]的危险。

(二)软骨肉瘤

累及关节的软骨肉瘤有两种。第一种骨软骨肉瘤可能影响关节或侵入关节。第二种软骨肉瘤即发生在关节本身。常发生在罕见的滑膜软骨肉瘤恶性转移中,大部分这种肿瘤的报道只是病例报道[130-137]。一项连续的53例滑膜软骨肉瘤病例表明,这种肿瘤的转移有3种方式[87]。另一组作者收集10例滑膜软骨肉瘤病例[138]。10例患者中有8例患者诊断为滑膜软骨瘤病。这些肿瘤都是分化型,并且他们的典型诊断特征是缺乏滑膜软骨瘤病的节结样生长中心,由此导致分化较好的恶性软骨细胞(图105.2B)扩散。

直接生长于滑膜[138]的滑膜软骨瘤病例更少见。只有一例发生于滑膜[139]的黏液样滑膜软骨瘤病例。与滑膜软骨瘤病相比,这位作者推测这种肿瘤是发生于滑膜下软组织的化生的软骨细胞。

副脊索瘤是一种极其罕见的软骨肿瘤,它很容易与软骨肉瘤相混淆,图105.4描绘了这种疾病的表现。

(三)透明细胞肉瘤

就像其名字一样透明细胞肉瘤是一种恶性度很高的恶性肿瘤,用常规染色可见是由具有透明细胞质的上皮细胞瘤巢构成。由于它的超微结构、免疫表型和组织遗传学特征与传统的恶性黑素瘤相似,因此它也被认为是的软性恶性黑素瘤。不能将透明细胞肉瘤与肾的透明细胞肉瘤相混淆,肾的透明细胞肉瘤完全是另一种不同的肿瘤[140]。这种肿瘤于20世纪60年代后期被命名后,就一直处于争论之中。透明细胞肉瘤并不是起源于关节的肿瘤,而是起源于腱膜和肌腱的肿瘤。其侵袭性很强,5年存活率仅为60%[141]。

透明细胞肉瘤好发于年轻人,尤其是10~30岁,

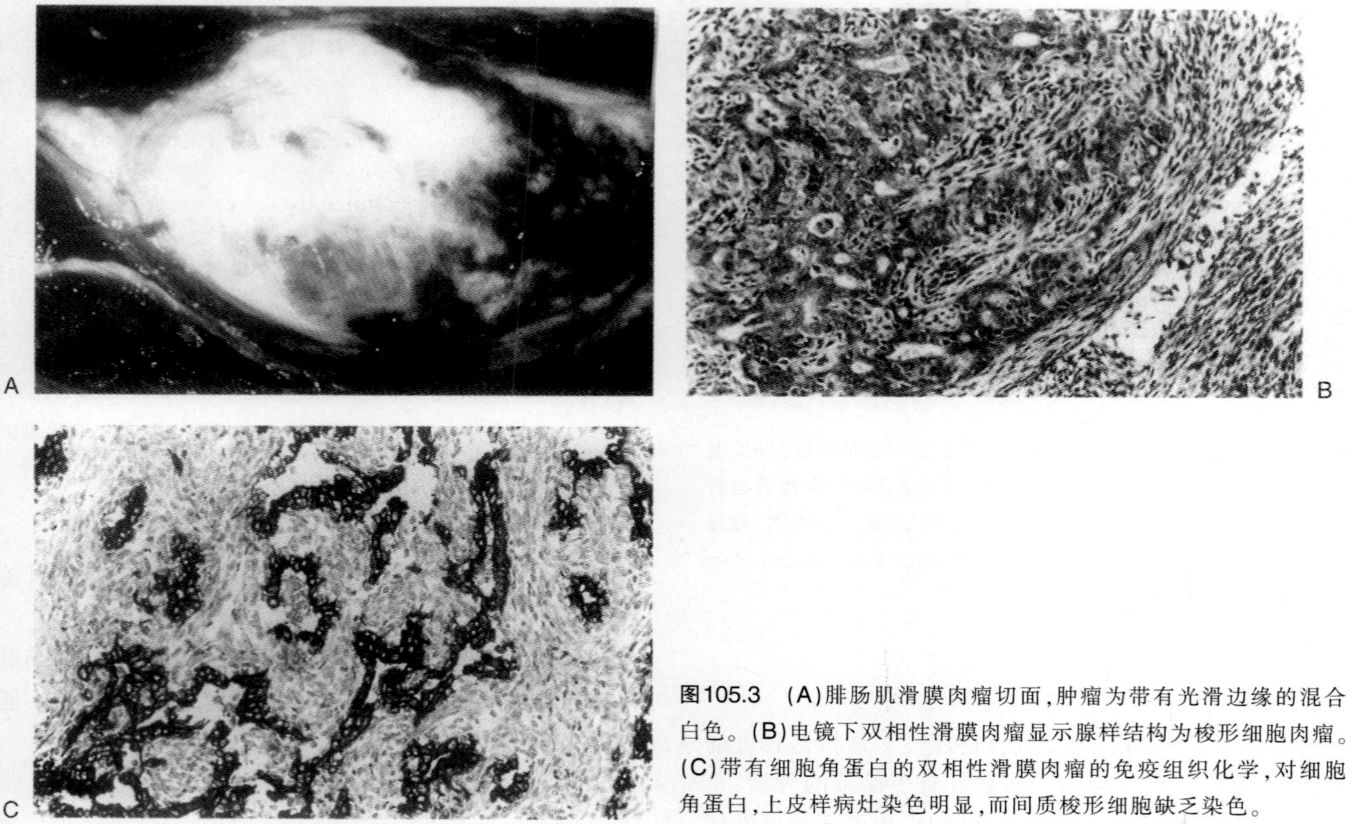

图105.3　(A)腓肠肌滑膜肉瘤切面，肿瘤为带有光滑边缘的混合白色。(B)电镜下双相性滑膜肉瘤显示腺样结构为梭形细胞肉瘤。(C)带有细胞角蛋白的双相性滑膜肉瘤的免疫组织化学，对细胞角蛋白，上皮样病灶染色明显，而间质梭形细胞缺乏染色。

但是其发病年龄的范围要更广。一些研究显示这种肿瘤更好发于女性[142]。肿瘤易累及四肢，包括手和足[143]。

组织学上瘤巢细胞呈小叶状排列。其有丝分裂率很高，并且清晰的轻度嗜碱性的细胞具有大的、环形囊状带有明显的微核仁[143]的细胞核。瘤巢被一些纤维隔[142]分开。通过恰当的临床针吸活检，特别是发现黑色素[144]，诊断就能确立。关键的诊断特征是混合的黏着或非黏着的细胞群落。在细胞学制备中，这些细胞是具有明显核仁[145]的环形细胞核的嗜酸性细胞。与滑膜肉瘤相同，淋巴结[146]转移是最常见的转移部位。

在超微结构中，不连续的基质层、原始的细胞附件、黑素前体和黑色素都可见到[147,148]。在免疫表型中这种肿瘤的特征与具有免疫反映的黑素色瘤相似，这些免疫反映是抗体与波形蛋白、S-100蛋白、HMB45、Melan-A和MITF-M[149,150]之间的反应。肿瘤的一个亚型具有细胞角蛋白、NSE、LN3或Leu-7免疫反应[151,152]。这种肿瘤一般不与抗EMA、CEA、结蛋白、MSA和LCA[152]反应。

透明细胞肉瘤具有特征性的易位（12;22)(q13;q12)，包括嵌合排列[153]的EWS(Ewing肉瘤)和ATF1基因。这种肿瘤在基因描述[154]上与恶性黑色素瘤属统一群落，但它是独立型。嵌合蛋白EWS-ATF1是一种构成转录活化物，并被认为是造成p53[155]构能丢失的原因。

透明细胞肉瘤的预后与其大小、坏死率和有丝分裂率[147]有关。治疗方法有多种，外科治疗是首选方案，有较少的病例报道为在3次化疗[156]后实施完全手术切除肿瘤。

(四)上皮样肉瘤

上皮样肉瘤首先由Enzinger[157]于1971年描述，它是一种好发于四肢末梢的罕见肿瘤。这种肿瘤通常不与关节直接相连，与滑膜肉瘤相同，这种肿瘤表现出上皮样特征。发生上皮样肉瘤的男女比例为2:1，好发年龄为10~30岁。这种肿瘤好发于四肢远端，而最近也有发生在近端部位的报道[158]。这种肿瘤的表现为在手和足(图105.5)及其周围出现的生长缓慢、无痛的皮表结节。肿瘤发生在其他部位时经常更深，也可以表现为硬节区。显微镜下肿瘤通常表现为小的且缺乏边界，但是可能表现为带有可变色中心的多灶或多结节状。皮表肿瘤通常小于5 cm，但是深部的肿瘤体积

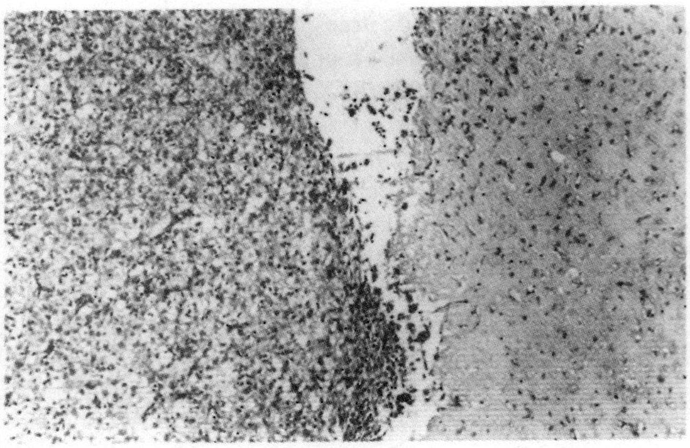

图105.4 电镜下关节副脊索瘤，图片中展示这种肿瘤3种类型中的2个。右边的是软骨型，左边的是脊索瘤和副脊索瘤典型的多空泡细胞。在图中没有显示只有在副脊索瘤可见的第3种梭形细胞。(Slide provided courtesy of Fadi Abdul Karim, Case Western Reserve University.)

可较大。

上皮样肉瘤的组织学具有迷惑性，使得这种肿瘤以容易误诊[159,160]而著称。多数具有多结节的肿瘤，每个病灶都具有一个坏死中心。这种表现类似渐进性坏死肉芽肿，例如在风湿性结节和环形肉芽肿中看到的渐进性坏死肉芽肿。这种表现偶尔也类似于血管中心的病变。最近的研究显示，结节周围的活性细胞是具有囊状细胞核和大小不同核仁的非典型上皮细胞。肿瘤细胞的细胞质特征性的呈现强嗜酸性。肿瘤细胞也可能为混有上皮细胞的梭形细胞。肿瘤通常沿着筋膜平面和腱鞘侵入神经血管周围间隙。

上皮样肉瘤可借助免疫染色[161]加以诊断。肿瘤细胞与抗细胞角蛋白和上皮膜抗原[162,163]的抗体进行免疫反应。这应该排除肉芽肿性过程。其他上皮样软组织肿瘤可能与上皮样肉瘤相混淆。上皮样神经鞘膜肿瘤是少见的角蛋白阳性和几乎都能用S-100染色的肿瘤。上皮样血管肉瘤也能有类似的组织学表现；上皮样肉瘤和血管肉瘤有CD34阳性肿瘤，并且还报道有CD31染色阳性[164]的病例。幸运的是，只有血管肉瘤是VIII因子染色阳性(见后文)。滑膜肉瘤有时很难进行鉴别，但是对于缺乏双相性样式和嗜酸性细胞质的肿瘤应该排除上皮样肉瘤。

无痛性上皮样肉瘤有时被误诊，但是实际上这种肿瘤具有侵袭性，常有高的原位复发率和较高的转移率(分别为77%和45%)[165]。原位复发通常是由于首次切除不彻底。完全切除要求沿着神经和腱膜平面切除。

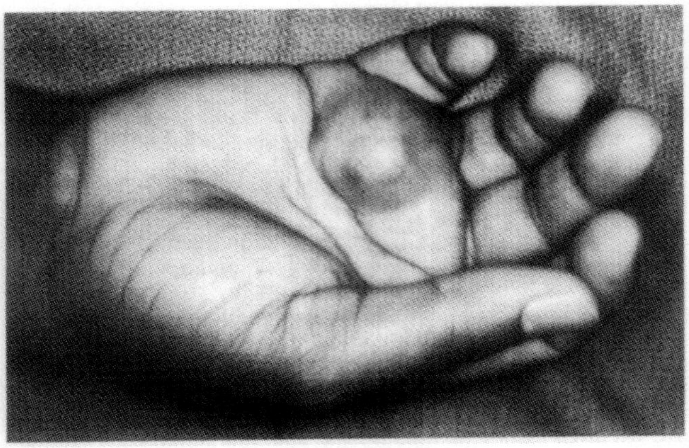

图105.5 手掌外侧的上皮样肉瘤的临床照片。这是一个典型的表面小于5 cm的肢端上皮样肿瘤。

对于大多数肉瘤，肺是最常见的转移部位，但是与其他肉瘤不同，上皮样肉瘤最易转移至淋巴结。

上皮样肉瘤的发病机制尚不清楚。还没有明确的细胞谱系被确定，并且有限的细胞遗传学证据还不能指出特征性的基因变异[166,167]。

(五)淋巴瘤

淋巴瘤通常累及骨和骨髓，其次是关节间隙。通过收集大量的股骨头，样本中有近3%的骨髓中包含小B细胞淋巴瘤[168]，而滑膜样本中包含的要更少一些。在一篇文献中报道有14例病例[169]。在近年来大多数的报道中，虽然B细胞淋巴瘤、霍奇金淋巴瘤和浆细胞瘤也有报道[170,174-177]，但是其中以T细胞淋巴瘤[170-173]较多。T细胞淋巴瘤和白细胞过多症也作为伴有(或不伴有)关节实质损害的关节炎而报道。最后一种伴有假瘤的淋巴瘤是由滑膜中淀粉状蛋白沉积引起[178]。

多中心网状组织细胞瘤是一种组织细胞和巨细胞小叶状增殖淋巴瘤，这些巨细胞在皮肤病变和关节炎中可见；通常认为它是一种增殖性病变而不是炎性病变。这是一种很少见的病变，但是25%~30%以上的多中心网状组织细胞瘤病例伴有恶性肿瘤发生[179]。

(六)血管肉瘤

血管肉瘤是一种内皮组织恶性肿瘤，它可以发生于任何器官和软组织。原发性关节血管肉瘤的报道非常少见，但是这种肿瘤可发生于骨，包括关节[180,181]。正如上文所述，血管肉瘤的上皮变异型很容易与上皮样肉瘤相混淆，两者之间的鉴别诊断应该靠具有抗体与VIII因子之间免疫组织化学来区别，它能够确认是血管肉瘤而不是上皮样肉瘤。

(七)腱滑膜肉瘤

腱滑膜肉瘤曾经在介绍色素绒毛结节状滑膜炎时提到过。在组织学上,有些学者曾怀疑这种肿瘤是否真的存在,但是从收集到的大量病例表明这种肿瘤确实存在[182–186]。据陆海空三军病理学会的报道,26例这种肿瘤病例做出评估[187]。尽管组织学表现为恶性,这包括分子异型、坏死、侵袭性边缘和高的有丝分裂率,但最终只发现了6例患者为明显的恶性型。

(八)转移肿瘤

滑膜转移非常少见。最近明确报道的病例仅有28例,然而涉及的肿瘤讨论范围很广泛[188],癌和肉瘤都有涉及。肺癌是最常见的关节转移灶的原发部位[188–192]。

八、小结

总之,我们在本章中试图强调最重要的发生于关节及其周围结构的肿瘤和与肿瘤相关的病理过程。正如在其他软组织部位,肿物可从轻微不严重的到危及生命的。因此在临床中遇到肿物时,医生应结合患者的主诉、全面的体格检查、针对性的影像学检查、选择性的实验室检查和专业的病理学评估,做出正确的诊断,从而采用适当的治疗方法和准确的预后预测。当碰到一些少见但是具有重要临床意义的病例时,任何方法都不如联合治疗有作用。

(胡永成 纪经涛 译 李世民 校)

参考文献

1. Edeiken J, Dalinka M, Karasick D. *Edeiken's roentgen diagnosis of diseases of bone*, 4th ed. Baltimore: Williams & Wilkins, 1990.
2. Kricun M. *Imaging of bone tumors*. Philadelphia: WB Saunders, 1993.
3. Kransdor M, Murphey M. *Imaging of soft tissue tumors*. Philadelphia: WB Saunders, 1997.
4. Resnick D. *Diagnosis of bone and joint disorders*, 4th ed. Philadelphia: WB Saunders, 2002.
5. Lester S. *Manual of surgical pathology*. New York: Churchill Livingstone, 2001.
6. Rosai J. *Manual of surgical pathology gross room procedures*. Minneapolis: University of Minnesota Press, 1981.
7. Milgram J. *Radiologic and histologic pathology of nontumorous diseases of bones and joints*. Northbrook, IL: Northbrook Publishing, 1990.
8. Dorfman H, Czerniak B. *Bone tumors*. St. Louis: Mosby, 1998.
9. Bullough P. *Atlas of orthopedic pathology with clinical and radiologic correlation*, 2nd ed. New York: Gower Medical, 1992.
10. Recommendations for the reporting of bone tumors. *Am J Surg Pathol* (in press).
11. Khuu H, et al. From the gross bench: examination of tumor and tumor-like conditions of bone. *Ann Diagn Pathol* 1999;3:364–369.
12. Villanueva T, Schumacher HJ. Cytologic examination of synovial fluid. *Diagn Cytopathol* 1987;3:141–147.
13. Eisenberg J, et al. Usefulness of synovial fluid analysis in the evaluation of joint effusions. Use of threshold analysis and likelihood ratios to assess a diagnostic test. *Arch Intern Med* 1984(144):715–719.
14. Layfield L. *Cytopathology of bone and soft tissue tumors*. New York: Oxford University Press, 2002.
15. Kammerman J, Prophet E, Barnes C. *Orthopedic histotechnology. Laboratory methods in histotechnology*. Washington, DC: American Registry of Pathology, 1992:71–80.
16. Adams J, et al. Prosthetic implant associated sarcomas: a case report emphasizing surface evaluation and spectroscopic trace metal analysis. *Ann Diagn Pathol* 2003;7:35–46.
17. Coolidge B, Howard R. *Animal histology procedures. Publication No. 80–275*. Washington, DC: National Institutes of Health, 1979:53–198.
18. Wick M, Siegal G, eds. *Monoclonal antibodies in diagnostic immunohistochemistry*. New York: Marcel Dekker, 1988.
19. Siegal G. Antibodies which recognize basement membrane components: their use in tumor pathology and related conditions. In: Jennette J, ed. *Immunopathology in diagnostic pathology*. Boca Raton, FL: CRC Press, 1988:193–232.
20. Cerilli L,Wick M. Immunohistology of soft tissue and osseous neoplasms. In: Dabbs D, ed. *Diagnostic immunohistochemistry*. New York: Churchill Livingstone, 2000:59–112.
21. Dickersin G. *Diagnostic electron microscopy*, 2nd ed. New York: Springer, 2000.
22. Fletcher CD, et al. Correlation between clinicopathological features and karyotype in spindle cell sarcomas. A report of 130 cases from the CHAMP study group. *Am J Pathol* 1999;154(6):1841–1847.
23. Fletcher C, Unni K, Mertens F, eds. *Pathology and genetics: tumors of soft tissue and bone*. Lyon: IARC Press, 2002.
24. Teixeira M. *Combined classical and molecular cytogenetic analysis of cancer. Eur J Cancer* 2002;38:1580–1584.
25. Sjögren H, et al. Studies on the molecular pathogenesis of extraskeletal myxoid chondrosarcoma-cytogenetic, molecular genetic, and cDNA microarray analyses. *Am J Pathol* 2003;162(3):781–792.
26. Weiss M, Hermsen MAJA, Meijer GA, et al. Comparative genomic hybridization. *J Clin Pathol Mol Pathol* 1999;52:243–251.
27. Dodd LG, Major NM. *Fine-needle aspiration cytology of articular and periarticular lesions. Cancer* 2002;96(3):157–165.
28. van Ommeren JW, et al. Pseudotumor occurring in hemophilia. *Arch Orthop Trauma Surg* 2000;120(7–8):476–478.
29. Magallon M, et al. Hemophilic pseudotumor: multicenter experience over a 25-year period. *Am J Hematol* 1994;45(2):103–108.
30. Jensen PS, Putman CE. Hemophilic pseudotumor. Diagnosis, treatment, and complications. *Am J Dis Child* 1975;129(6):717–719.
31. Gordon M, Bullough PG. Synovial and osseous inflammation in failed silicone-rubber prostheses. *J Bone Joint Surg Am* 1982;64(4):574–580.
32. Yamashina M, Moatamed F. Peri-articular reactions to microscopic erosion of silicone-polymer implants. Light- and scanning electron-microscopic studies with energy-dispersive x-ray analysis. *Am J Surg Pathol* 1985;9(3):215–219.
33. Keel SB, et al. Orthopaedic implant-related sarcoma: a study of twelve cases. *Mod Pathol* 2001;14(10):969–977.
34. Tharani R, Dorey FJ, Schmalzried TP. The risk of cancer following total hip or knee arthroplasty. *J Bone Joint Surg Am* 2001;83(5):774–780.
35. Weiss SW, Kelly WD. Bilateral destructive synovitis associated with alpha mannosidase deficiency. *Am J Surg Pathol* 1983;7(5):487–494.
36. Sherman M. Pathologic changes in gouty arthritis. *Arch Pathol* 1947;42:557.
37. Mann T. Acute calcific synovitis of the knee. *J Bone Joint Dis* 1966;48B:56–63.
38. Chung CB, Mohana-Borges A, Pathria M. Tophaceous gout in an amputation stump in a patient with chronic myelogenous leukemia. *Skeletal Radiol* 2003;32(7):429–431.
39. Moura B, et al. Pseudotumor of the knee in a kidney-pancreas transplant patient. *J Rheumatol* 2000;27(10):2520–2521.
40. Halverson PB. Crystal deposition disease of the shoulder (including calcific tendonitis and Milwaukee shoulder syndrome). *Curr Rheumatol Rep* 2003;5(3):244–247.

41. Bonavita JA, Dalinka MK, Schumacher HR, Jr. Hydroxyapatite deposition disease. *Radiology* 1980;134(3):621–625.
42. Kim RS, et al. Ganglion cysts of the posterior cruciate ligament. *Arthroscopy* 2003;19(6):E58.
43. Tschirch FT, et al. Prevalence and size of meniscal cysts, ganglionic cysts, synovial cysts of the popliteal space, fluid-filled bursae, and other fluid collections in asymptomatic knees on MR imaging. *AJR Am J Roentgenol* 2003;180(5):1431–1436.
44. Vayvada H, et al. Giant ganglion cyst of the quadriceps femoris tendon. *Knee Surg Sports Traumatol Arthrosc* 2003;11(4):260–262.
45. Mine T, et al. A giant ganglion cyst that developed in the infrapatellar fat and partly extended into the knee joint. *Arthroscopy* 2003;19(5): 40E.
46. Weiss S, Goldblum J. Ganglion. *Enzinger and Weiss's soft tissue tumors*. St. Louis: Mosby, 2001:1443–1444.
47. Burleson, R, Bickel, W, Dahlin, D. Popliteal cyst: a clinicopathologic study. *J Bone Joint Surg Am* 1956;38:1265–1274.
48. Wolfe RD, Colloff B. Popliteal cysts. An arthrographic study and review of the literature. *J Bone Joint Surg Am* 1972;54(5):1057–1063.
49. Miller TT, et al. MR imaging of Baker cysts: association with internal derangement, effusion, and degenerative arthropathy. *Radiology* 1996; 201(1):247–250.
50. Handy JR. Popliteal cysts in adults: a review. *Semin Arthritis Rheum* 2001;31(2):108–118.
51. Rupp S, et al. Popliteal cysts in adults. Prevalence, associated intraarticular lesions, and results after arthroscopic treatment. *Am J Sports Med* 2002;30(1):112–115.
52. Rauschning W. Popliteal cysts and their relation to the gastrocnemiosemimembranosus bursa. Studies on the surgical and functional anatomy. *Acta Orthop Scand Suppl* 1979;179:1–43.
53. Taylor AR, Rana NA. A valve. An explanation of the formation of popliteal cysts. *Ann Rheum Dis* 1973;32(5):419–421.
54. Rauschning W, Fredriksson BA, Wilander E. Histomorphology of idiopathic and symptomatic popliteal cysts. *Clin Orthop* 1982(164): 306–311.
55. Iyer VK, Kapila K, Verma K. Fine-needle aspiration cytology of giant cell tumor of tendon sheath. *Diagn Cytopathol* 2003;29(2):105–110.
56. Wakely PE Jr, Frable WJ. Fine-needle aspiration biopsy cytology of giant-cell tumor of tendon sheath. *Am J Clin Pathol* 1994;102(1): 87–90.
57. Galliani I, et al. Giant cell tumor of tendon sheath: a light and electron microscopic study. *J Submicrosc Cytol Pathol* 2000;32(1):69–76.
58. O'Connell JX, Fanburg JC, Rosenberg AE. Giant cell tumor of tendon sheath and pigmented villonodular synovitis: immunophenotype suggests a synovial cell origin. *Hum Pathol* 1995;26(7):771–775.
59. Satti MB. Tendon sheath tumours: a pathological study of the relationship between giant cell tumour and fibroma of tendon sheath. *Histopathology* 1992;20(3):213–220.
60. Martin RC 2nd, et al. Giant cell tumor of tendon sheath, tenosynovial giant cell tumor, and pigmented villonodular synovitis: defining the presentation, surgical therapy and recurrence. *Oncol Rep* 2000;7(2): 413–419.
61. Regezi JA, Zarbo RJ, Lloyd RV. Muramidase, alpha-1 antitrypsin, alpha-1 antichymotrypsin, and S-100 protein immunoreactivity in giant cell lesions. *Cancer* 1987;59(1):64–68.
62. Cavaliere A, Sidoni A, Bucciarelli E. Giant cell tumor of tendon sheath: immunohistochemical study of 20 cases. *Tumori* 1997;83(5): 841–846.
63. Abdul-Karim FW, et al. Diffuse and localized tenosynovial giant cell tumor and pigmented villonodular synovitis: a clinicopathologic and flow cytometric DNA analysis. *Hum Pathol* 1992;23(7):729–735.
64. Nilsson M, et al. Molecular cytogenetic mapping of recurrent chromosomal breakpoints in tenosynovial giant cell tumors. *Virchows Arch* 2002;441(5):475–480.
65. Sciot R, et al. Analysis of 35 cases of localized and diffuse tenosynovial giant cell tumor: a report from the Chromosomes and Morphology (CHAMP) study group. *Mod Pathol* 1999;12(6):576–579.
66. DePalma AF, Mauler GG. Hemangioma of synovial membrane. *Clin Orthop* 1964;32:93–99.
67. Devaney K, Vinh TN, Sweet DE. Synovial hemangioma: a report of 20 cases with differential diagnostic considerations. *Hum Pathol* 1993;24(7):737–745.
68. Price NJ, Cundy PJ. Synovial hemangioma of the knee. *J Pediatr Orthop* 1997;17(1):74–77.
69. Llauger J, et al. Synovial hemangioma of the knee: MRI findings in two cases. *Skeletal Radiol* 1995;24(8):579–581.
70. Abe T, Tomatsu T, Tazaki K. Synovial hemangioma of the knee in young children. *J Pediatr Orthop B* 2002;11(4):293–297.
71. Hallel T, Lew S, Bansal M. Villous lipomatous proliferation of the synovial membrane (lipoma arborescens). *J Bone Joint Surg Am* 1988; 70(2):264–270.
72. Sumen Y, et al. Lipoma arborescens in bilateral knee joints. *Arch Orthop Trauma Surg* 1998;117(1–2):105–107.
73. Narvaez J, et al. Lipoma arborescens of the knee. *Rev Rhum Engl Ed* 1999;66(6):351–353.
74. Marui T, et al. A true intra-articular lipoma of the knee in a girl. *Arthroscopy* 2002;18(5):24E.
75. Vilanova JC, et al. MR imaging of lipoma arborescens and the associated lesions. *Skeletal Radiol* 2003;32:504–509.
76. Dal Cin P, et al. Translocation 2;11 in a fibroma of tendon sheath. *Histopathology* 1998;32(5):433–435.
77. Hitora T, et al. Fibroma of tendon sheath originating from the knee joint capsule. *Clin Imaging* 2002;26(4):280–283.
78. Hur J, et al. Fibroma of tendon sheath of the infrapatellar fat pad. *Skeletal Radiol* 1999;28(7):407–410.
79. Chung EB, Enzinger FM. Chondroma of soft parts. *Cancer* 1978;41 (4):1414–1424.
80. Nuovo MA, et al. Intracapsular paraarticular chondroma of the knee. *Bull Hosp Jt Dis Orthop Inst* 1990;50(2):189–195.
81. Dal Cin P, et al. Involvement of chromosomes 6 and 11 in a soft tissue chondroma. *Cancer Genet Cytogenet* 1997;93(2):177–178.
82. Gonzalez-Lois C, et al. Intracapsular and para-articular chondroma adjacent to large joints: report of three cases and review of the literature. *Skeletal Radiol* 2001;30(12):672–676.
83. Meis JM, Enzinger FM. Juxta-articular myxoma: a clinical and pathologic study of 65 cases. *Hum Pathol* 1992;23(6):639–646.
84. Sciot R, et al. Clonal chromosomal changes in juxta-articular myxoma. *Virchows Arch* 1999;434(2):177–180.
85. Milgram JW. Osteochondral fractures and loose bodies. In: *Radiologic and histologic pathology of nontumorous diseases of bones and joints*. Northbrook, IL: Northbrook Publishing, 1990.
86. Murphy F, Dahlin D, Sullivan R. Articular synovial chondromatosis. *J Bone Joint Surg Am* 1962;44(1):77–86.
87. Davis RI, Hamilton A, Biggart JD. Primary synovial chondromatosis: a clinicopathologic review and assessment of malignant potential. *Hum Pathol* 1998;29(7):683–688.
88. Jaffe H. *Tumors and tumorous conditions of the bones and joints*. Philadelphia: Lea & Febiger, 1958.
89. Milgram JW. Synovial osteochondromatosis: a histopathological study of thirty cases. *J Bone Joint Surg Am* 1977;59(6):792–801.
90. Buddingh EP, et al. Chromosome 6 abnormalities are recurrent in synovial chondromatosis. *Cancer Genet Cytogenet* 2003;140(1):18–22.
91. Robinson D, et al. Synovial chondromatosis: the possible role of FGF 9 and FGF receptor 3 in its pathology. *Int J Exp Pathol* 2000;81 (3):183–189.
92. Fetsch JF, et al. Tenosynovial (extraarticular) chondromatosis: an analysis of 37 cases of an underrecognized clinicopathologic entity with a strong predilection for the hands and feet and a high local recurrence rate. *Am J Surg Pathol* 2003;27(9):1260–1268.
93. Yamaguchi S, et al. Solitary intraarticular lipoma causing sudden locking of the knee: a case report and review of the literature. *Am J Sports Med* 2003;31(2):297–299.
94. Sonoda H, et al. Carpal tunnel syndrome and trigger wrist caused by a lipoma arising from flexor tenosynovium: a case report. *J Hand Surg (Am)* 2002;27(6):1056–1058.
95. Lee F, et al. Intra-articular lipoma with osteochondroid metaplasia in the knee joint. *Skeletal Radiol* 2001;30(4):230–233.
96. Magi M, et al. Hoffa disease. *Ital J Orthop Traumatol* 1991;17(2): 211–216.
97. Yamamoto T, et al. Intra-articular nodular fasciitis. *Arthroscopy* 2001;17(9):E38.
98. Machiels F, et al. Deep benign fibrous histiocytoma of the knee: CT and MR features with pathologic correlation. *Eur Radiol* 1998;8(6): 989–991.
99. Bae SJ, et al. Intra-articular elastofibroma of the shoulder joint. *Skeletal Radiol* 2002;31(3):171–174.
100. Yamamoto T, et al. Elastofibroma in shoulder osteoarthritis: a theoretical concept of the etiology. *Clin Orthop* 2001(387):127–131.

101. Szendroi M, Deodhar A. Synovial neoformations and tumours. *Baillieres Best Pract Res Clin Rheumatol* 2000;14(2):363–383.
102. Misawa A, et al. Fibroma of tendon sheath arising from the radio-ulnar joint. *Pathol Int* 1999;49(12):1089–1092.
103. Beggs I, Salter DS, Dorfman HD. Synovial desmoplastic fibroblastoma of hip joint with bone erosion. *Skeletal Radiol* 1999;28(7):402–406.
104. Miettinen M, Fetsch JF. Collagenous fibroma (desmoplastic fibroblastoma): a clinicopathologic analysis of 63 cases of a distinctive soft tissue lesion with stellate-shaped fibroblasts. *Hum Pathol* 1998;29(7):676–682.
105. Yao L, et al. Case report 818: Pericapsular desmoid tumor of the knee. *Skeletal Radiol* 1994;23(3):217–219.
106. Yamazaki K. An ultrastructural, immunohistochemical, and cytogenetical study of a monophasic pulmonary synovial sarcoma: implications of the frequent ultrastructure of oligocilia and concentric membranous bodies with positive immunostaining for VS38c and MEF2. *Ultrastruct Pathol* 2003;27(4):235–241.
107. Ayoub KS, et al. Synovial sarcoma arising in association with a popliteal cyst. *Skeletal Radiol* 2000;29(12):713–716.
108. Okcu MF, et al. Synovial sarcoma of childhood and adolescence: a multicenter, multivariate analysis of outcome. *J Clin Oncol* 2003;21(8):1602–1611.
109. Ladanyi M, et al. Impact of SYT-SSX fusion type on the clinical behavior of synovial sarcoma: a multi-institutional retrospective study of 243 patients. *Cancer Res* 2002;62(1):135–140.
110. Bergh P, et al. Synovial sarcoma: identification of low and high risk groups. *Cancer* 1999;85(12):2596–2607.
111. Singer S, et al. Synovial sarcoma: prognostic significance of tumor size, margin of resection, and mitotic activity for survival. *J Clin Oncol* 1996;14(4):1201–1208.
112. Skytting B, et al. Synovial sarcoma—identification of favorable and unfavorable histologic types: a Scandinavian sarcoma group study of 104 cases. *Acta Orthop Scand* 1999;70(6):543–554.
113. Chan JA, McMenamin ME, Fletcher CD. Synovial sarcoma in older patients: clinicopathological analysis of 32 cases with emphasis on unusual histological features. *Histopathology* 2003;43(1):72–83.
114. Skytting BT, et al. Ki-67 is strongly prognostic in synovial sarcoma: analysis based on 86 patients from the Scandinavian Sarcoma group register. *Br J Cancer* 1999;80(11):1809–1814.
115. Fisher C. Synovial sarcoma. *Ann Diagn Pathol* 1998;2(6):401–421.
116. Krane JF, Bertoni F, Fletcher CD. Myxoid synovial sarcoma: an underappreciated morphologic subset. *Mod Pathol* 1999;12(5):456–462.
117. Sanchez Reyes JM, et al. Extensively calcified synovial sarcoma. *Skeletal Radiol* 1997;26(11):671–673.
118. Ishida T, et al. Intra-articular calcifying synovial sarcoma mimicking synovial chondromatosis. *Skeletal Radiol* 1996;25(8):766–769.
119. Akerman M, Ryd W, Skytting B. Fine-needle aspiration of synovial sarcoma: criteria for diagnosis. Retrospective reexamination of 37 cases, including ancillary diagnostics. A Scandinavian sarcoma group study. *Diagn Cytopathol* 2003;28(5):232–238.
120. Miettinen M, et al. Patterns of keratin polypeptides in 110 biphasic, monophasic, and poorly differentiated synovial sarcomas. *Virchows Arch* 2000;437(3):275–283.
121. Pelmus M, et al. Monophasic fibrous and poorly differentiated synovial sarcoma: immunohistochemical reassessment of 60 t(X;18)(SYT-SSX)-positive cases. *Am J Surg Pathol* 2002;26(11):1434–1440.
122. Fisher C, Montgomery E, Healy V. Calponin and h-caldesmon expression in synovial sarcoma; the use of calponin in diagnosis. *Histopathology* 2003;42(6):588–593.
123. Dziegiel P, et al. Expression of metallothionein in synovial sarcoma cells. *Appl Immunohistochem Mol Morphol* 2002;10(4):357–362.
124. Antonescu CR, et al. MAGE antigen expression in monophasic and biphasic synovial sarcoma. *Hum Pathol* 2002;33(2):225–229.
125. Storlazzi CT, et al. A novel fusion gene, SS18L1/SSX1, in synovial sarcoma. *Genes Chromosomes Cancer* 2003;37(2):195–200.
126. Xie Y, et al. The SYT-SSX1 fusion type of synovial sarcoma is associated with increased expression of cyclin A and D1. A link between t(X;18)(p11.2;q11.2) and the cell cycle machinery. *Oncogene* 2002;21(37):5791–5796.
127. Wei Y, et al. Characteristic sequence motifs located at the genomic breakpoints of the translocation t(X;18) in synovial sarcomas. *Oncogene* 2003;22(14):2215–2222.
128. Okcu MF, et al. Synovial sarcoma in children and adolescents: thirty three years of experience with multimodal therapy. *Med Pediatr Oncol* 2001;37(2):90–96.
129. Daw NC, et al. Metastatic osteosarcoma to the liver after treatment for synovial sarcoma: a case report. *Pediatr Hematol Oncol* 2001;18(2):123–128.
130. Blokx WA, et al. Late malignant transformation of biopsy proven benign synovial chondromatosis: an unexpected pitfall. *Histopathology* 2000;36(6):564–566.
131. Hallam P, et al. Malignant transformation in synovial chondromatosis of the knee? *Knee* 2001;8(3):239–242.
132. Hamilton A, Davis RI, Nixon JR. Synovial chondrosarcoma complicating synovial chondromatosis. Report of a case and review of the literature. *J Bone Joint Surg Am* 1987;69(7):1084–1088.
133. Hamilton A, et al. Chondrosarcoma developing in synovial chondromatosis. A case report. *J Bone Joint Surg Br* 1987;69(1):137–140.
134. Hermann G, et al. Synovial chondrosarcoma arising in synovial chondromatosis of the right hip. *Skeletal Radiol* 1997;26(6):366–369.
135. Perry BE, McQueen DA, Lin JJ. Synovial chondromatosis with malignant degeneration to chondrosarcoma. Report of a case. *J Bone Joint Surg Am* 1988;70(8):1259–1261.
136. Wenger DE, et al. Acral synovial chondrosarcoma. *Skeletal Radiol* 2002;31(2):125–129.
137. Wuisman PI, Noorda RJ, Jutte PC. Chondrosarcoma secondary to synovial chondromatosis. Report of two cases and a review of the literature. *Arch Orthop Trauma Surg* 1997;116(5):307–311.
138. Bertoni F, et al. Chondrosarcomas of the synovium. *Cancer* 1991;67(1):155–162.
139. Kindblom LG, Angervall L. Myxoid chondrosarcoma of the synovial tissue. A clinicopathologic, histochemical, and ultrastructural analysis. *Cancer* 1983;52(10):1886–1895.
140. Mazzoleni S, et al. Clear cell sarcoma of the kidney in a newborn. *Med Pediatr Oncol* 2003;41(2):153–155.
141. Ferrari A, et al. Clear cell sarcoma of tendons and aponeuroses in pediatric patients: a report from the Italian and German Soft Tissue Sarcoma Cooperative Group. *Cancer* 2002;94(12):3269–3276.
142. Lucas DR, Nascimento AG, Sim FH. Clear cell sarcoma of soft tissues. Mayo Clinic experience with 35 cases. *Am J Surg Pathol* 1992;16(12):1197–1204.
143. Marques B, et al. Clear cell soft tissue sarcoma. Clinical, histopathological and prognostic study of 36 cases. *Ann Pathol* 2000;20(4):298–303.
144. Salem Shabb N, et al. Clear cell sarcoma (malignant melanoma of soft parts): fine-needle aspiration cytology of a highly pigmented tumor. *Diagn Cytopathol* 2003;28(6):313–315.
145. Tong TR, et al. Clear-cell sarcoma diagnosis by fine-needle aspiration: cytologic, histologic, and ultrastructural features; potential pitfalls; and literature review. *Diagn Cytopathol* 2002;26(3):174–180.
146. Deenik W, et al. Clear cell sarcoma (malignant melanoma) of soft parts: a clinicopathologic study of 30 cases. *Cancer* 1999;86(6):969–975.
147. Hicks MJ, et al. Malignant melanoma of soft parts involving the head and neck region: review of literature and case report. *Ultrastruct Pathol* 1995;19(5):395–400.
148. Hasegawa T, et al. Clear cell sarcoma. An immunohistochemical and ultrastructural study. *Acta Pathol Jpn* 1989;39(5):321–327.
149. Antonescu CR, et al. Molecular diagnosis of clear cell sarcoma: detection of EWS-ATF1 and MITF-M transcripts and histopathological and ultrastructural analysis of 12 cases. *J Mol Diagn* 2002;4(1):44–52.
150. Granter SR, et al. Clear cell sarcoma shows immunoreactivity for microphthalmia transcription factor: further evidence for melanocytic differentiation. *Mod Pathol* 2001;14(1):6–9.
151. Mooi WJ, et al. Keratin immunoreactivity in melanoma of soft parts (clear cell sarcoma). *Histopathology* 1995;27(1):61–65.
152. Swanson PE, Wick MR. Clear cell sarcoma. An immunohistochemical analysis of six cases and comparison with other epithelioid neoplasms of soft tissue. *Arch Pathol Lab Med* 1989;113(1):55–60.
153. Panagopoulos I, et al. Molecular genetic characterization of the EWS/ATF1 fusion gene in clear cell sarcoma of tendons and aponeuroses. *Int J Cancer* 2002;99(4):560–567.
154. Segal NH, et al. Classification of clear-cell sarcoma as a subtype of melanoma by genomic profiling. *J Clin Oncol* 2003;21(9):1775–1781.

155. Fujimura Y, et al. EWS-ATF-1 chimeric protein in soft tissue clear cell sarcoma associates with CREB-binding protein and interferes with p53-mediated trans-activation function. *Oncogene* 2001;20(46): 6653–6659.
156. Fujimoto M, et al. Complete remission of metastatic clear cell sarcoma with DAV chemotherapy. *Clin Exp Dermatol* 2003;28(1): 22–24.
157. Enzinger FM. Epithelioid sarcoma: a sarcoma simulating a granuloma or a carcinoma. *Cancer* 1970;26:1029–1041.
158. Guillou L, et al. "Proximal-type" epithelioid sarcoma, a distinctive aggressive neoplasm showing rhabdoid features. Clinicopathologic, immunohistochemical, and ultrastructural study of a series. *Am J Surg Pathol* 1997;21(2):130–146.
159. Dissemond J, et al. Epithelioid sarcoma: a frequently misdiagnosed neoplasm. *Acta Derm Venereol* 2001;81(2):139–140.
160. Tan SH, Ong BH. Spindle cell variant of epithelioid sarcoma: an easily misdiagnosed tumour. *Australas J Dermatol* 2001;42(2):139–141.
161. Miettinen M, et al. Epithelioid sarcoma: an immunohistochemical analysis of 112 classical and variant cases and a discussion of the differential diagnosis. *Hum Pathol* 1999;30(8):934–942.
162. Chase DR, et al. Keratin in epithelioid sarcoma. An immunohistochemical study. *Am J Surg Pathol* 1984;8(6):435–441.
163. Humble SD, Prieto VG, Horenstein MG. Cytokeratin 7 and 20 expression in epithelioid sarcoma. *J Cutan Pathol* 2003;30(4):242–246.
164. Den Bakker MA, Flood SJ, Kliffen M. CD31 staining in epithelioid sarcoma. *Virchows Arch* 2003;433:93–97.
165. Chase DR, Enzinger FM. Epithelioid sarcoma. Diagnosis, prognostic indicators, and treatment. *Am J Surg Pathol* 1985;9(4):241–263.
166. Sonobe H, et al. Involvement of 8q, 22q, and monosomy 21 in an epithelioid sarcoma. *Cancer Genet Cytogenet* 1997;96(2):178–180.
167. Iwasaki H, et al. Epithelioid sarcoma with an 18q aberration. *Cancer Genet Cytogenet* 1996;91(1):46–52.
168. Sugihara S, et al. Histopathology of retrieved allografts of the femoral head. *J Bone Joint Surg Br* 1999;81(2):336–341.
169. Peeva E, Davidson A, Keiser HD. Synovial non-Hodgkin's lymphoma in a human immunodeficiency virus infected patient. *J Rheumatol* 1999;26(3):696–698.
170. Mariette X, et al. Monarthritis revealing non-Hodgkin's T cell lymphoma of the synovium. *Arthritis Rheum* 1988;31(4):571–572.
171. Savin H, et al. Seronegative symmetric polyarthritis in Sézary syndrome. *J Rheumatol* 1991;18(3):464–467.
172. Seleznick MJ, et al. Polyarthritis associated with cutaneous T cell lymphoma. *J Rheumatol* 1989;16(10):1379–1382.
173. Tachibana J, et al. Lymphomatous polyarthritis in patients with peripheral T-cell lymphoma. *Leuk Lymphoma* 1993;11(5–6):459–467.
174. Barton A, Hickling P. Synovial involvement in Hodgkin's disease. *Br J Rheumatol* 1986;25(4):391–392.
175. Gomez-Rodriguez N, et al. An unusual tumour of the knee: an extramedullary plasmacytoma. *Br J Rheumatol* 1998;37(6):701–702.
176. Tiwari I, et al. Non-Hodgkin's lymphoma presenting in synovial membrane. *Br J Clin Pract* 1982;36(9):327–328.
177. Dorfman HD, et al. Non-Hodgkin's lymphoma of the synovium simulating rheumatoid arthritis. *Arthritis Rheum* 1987;30(2):155–161.
178. Otake S, et al. Amyloid arthropathy of the hip joint: MR demonstration of presumed amyloid lesions in 152 patients with long-term hemodialysis. *Eur Radiol* 1998;8(8):1352–1356.
179. Mody GM, Cassim B. Rheumatologic manifestations of malignancy. *Curr Opin Rheumatol* 1997;9(1):75–79.
180. Case records of the Massachusetts General Hospital. Weekly clinicopathological exercises. Case 43–1983. An elderly man with progressive pain and swelling of the knee. *N Engl J Med* 1983;309(17): 1042–1049.
181. Gupta DC, Sankaran B, Waimgankar SM. Angiosarcoma of pelvis presenting clinically as tuberculosis of hip. *J Indian Med Assoc* 1976; 67(2):42–43.
182. Kahn LB. Malignant giant cell tumor of the tendon sheath. Ultrastructural study and review of the literature. *Arch Pathol* 1973;95 (3):203–208.
183. Shinjo K, Miyake N, Takahashi Y. Malignant giant cell tumor of the tendon sheath: an autopsy report and review of the literature. *Jpn J Clin Oncol* 1993;23(5):317–324.
184. Somerhausen NS, Fletcher CD. Diffuse-type giant cell tumor: clinicopathologic and immunohistochemical analysis of 50 cases with extraarticular disease. *Am J Surg Pathol* 2000;24(4):479–492.
185. Ushijima M, et al. Malignant giant cell tumor of tendon sheath. Report of a case. *Acta Pathol Jpn* 1985;35(3):699–709.
186. Bertoni F, et al. Malignant giant cell tumor of the tendon sheaths and joints (malignant pigmented villonodular synovitis). *Am J Surg Pathol* 1997;21(2):153–163.
187. Fanburg-Smith J, Miettinen M. Malignant giant cell tumor of tendon sheath: histological classification with clinical correlation. *Clin Exp Pathol* 1998;46:16A.
188. Younes M, et al. Monoarthritis secondary to joint metastasis. Two case reports and literature review. *Joint Bone Spine* 2002;69(5):495–498.
189. Kaklamanis P, et al. Carcinomatous monoarthritis. *Clin Rheumatol* 1984;3(1):81–84.
190. Moutsopoulos HM, et al. Monarthric arthritis caused by metastatic breast carcinoma. Value of cytologic study of synovial fluid. *JAMA* 1975;234(1):75–76.
191. Tandogan RN, et al. Intra-articular metastatic melanoma of the right knee. *Arthroscopy* 1999;15(1):98–102.
192. Thompson KS, et al. Synovial metastasis: diagnosis by fine-needle aspiration cytologic investigation. *Diagn Cytopathol* 1996;15(4):334–337.

第106章

肩关节疼痛与交感反射性营养不良综合征

Elaine M. Husni, John P. Donohue

肩关节疼痛是临床上最常见的肌肉骨骼系统问题之一。肩关节是非负重关节,灵活性好,但稳定性较差,这也是许多肩部疾病的病因所在,可以累及关节、肌腱、韧带,甚至是关节周围组织。肩部还易出现放射痛,可由颈椎病、胸腔和腹腔内脏疾病、周围神经病变以及全身代谢异常引起(表106.1)。医生需仔细询问病史并查体,才能做出正确的诊断,从而指导治疗。

一、解剖

液体在肩部活动的多个平面上运动是由4个肩袖关节共同进行的。肩关节是由盂肱关节、肩锁关节、胸锁关节及肩胛胸壁关节组成。肩关节的稳定性靠关节囊、韧带及关节周围的韧带和肌肉维持。

盂肱关节由肱骨头和关节盂组成,周围有关节囊包裹(图106.1)。由于盂窝浅而肱骨头较大,该关节的稳定性十分有限。纤维软骨盂唇使盂窝变深,从而产生更大的接触面并提高了关节的稳定性。疏松的关节囊使关节的活动范围扩大。关节囊的前侧变厚形成盂肱韧带,从而提供了额外的支持。二头肌长头腱和喙肱韧带对肱骨头的稳定作用略小。两层肌肉系统为肩关节提供了稳定性及实现运动的功能。与关节囊紧贴的一层称为回旋套,其腱纤维与关节囊交织附着,并止于肱骨(图106.2)。其中,冈上肌稳定肩关节前方并使之外展,冈下肌和小圆肌稳定肩关节下方并使之旋转,肩胛下肌稳定肩关节后方并使之旋转。回旋套下方是肩峰下囊,它将两层肌肉系统隔开。外层肌肉包括三角肌、大圆肌、胸大肌、背阔肌和斜方肌,这些肌肉主要负责肩关节的运动。肩关节外展是通过三角肌和回旋套肌在一对"力偶"中活动来实现的。三角肌使肱骨头向上移位,而回旋套却与之拮抗,以保证肩关节的稳定性,避免发生脱位。背阔肌与回旋套使肩关节内旋,而外旋主要是依靠三角肌和其与回旋套的共同作用。三角肌和胸大肌参与肩关节屈伸运动,而肩关节伸直时还需背阔肌的参与。外展运动则需要涉及胸大肌、背阔肌和三角肌。

胸锁关节由锁骨和胸骨柄关节而成,它将肩关节与躯干相连。关节内的纤维软骨盘使锁骨在肩关节外展和升高时可以旋转。肩锁关节由肩胛骨的肩峰和锁骨远端组成,关节内同样由纤维软骨盘将骨隔开。这两个关节可以使肩关节做耸肩和屈伸运动。在肩关节活动时,喙锁韧带能保证锁骨与肩胛骨的紧密连接。肩胛胸壁关节并不是真正的关节,但它起到连接肩胛骨和胸壁的作用。在正常关节活动中,旋转和外侧运动重要。

二、病史和查体

在评估患者的肩痛和肩功能障碍时,仔细地询问病史和查体十分重要。首先要通过病史判断出肩痛是否源于身体其他部位或由全身代谢异常所引起。然后将重点放在患肢的检查,探究疼痛的性质(如疼痛的特点、部位及规律等),是否与肿瘤相关或隐袭性发病,疼痛加重或减轻的因素。例如,疼痛位于上臂外侧,上举超过60°时疼痛加重,患侧卧位无法睡眠则提示回旋套腱炎。疼痛呈放射性或有烧灼感,上举超过120°时疼痛加重则提示颈神经根病。患者的年龄也相当重要,因为

表106.1 影响肩及肩带的疾病

肌腱袖病征
肩峰下撞击征
肩袖肌腱炎
肩袖撕裂
肩袖撕裂性关节病
钙化性韧带炎
肩峰下滑囊炎
肱二头肌腱病症
撞击性肱二头肌腱炎
原发性肱二头肌腱炎
肱二头肌腱脱位、半脱位
肱二头肌腱断裂
SLAP损伤
肩关节囊病症
冻结肩(粘连性囊炎)
盂肱关节不稳
盂唇病症
盂唇撕裂,包括SLAP损伤
关节盂后上撞击症
盂肱关节病症
骨关节炎
与脱位有关
与关节囊缝合术有关
类风湿性关节炎
晶体性关节炎
脊椎关节病
化脓性关节炎
风湿性多肌病
肩袖撕裂性关节病
米尔沃基肩
自发性破坏性关节炎
骨坏死
缺血性坏死
胸锁关节病症
化脓性关节炎
胸锁关节骨肥大、SAPHO
脱位、半脱位
全身性关节炎
肩锁关节病症
骨关节炎
肩锁关节病症(续)
锁骨远端骨溶解
系统性关节病
软组织疼痛病症
姿势性肩关节疼痛
纤维肌痛
先天异常
弹响肩胛骨
肌肉病症
三角肌挛缩
肌营养不良
多发性肌炎
骨病症
骨折
感染
神经源性肩痛
神经痛性肌萎缩
颈神经根病
臂丛神经损伤
神经麻痹
肩胛上神经卡压综合征
脊髓病或脊髓空洞症
神经性关节病
四肢瘫痪伴肩痛
截瘫
偏瘫伴肩痛
神经血管源性肩痛
胸腔出口综合征
交感反射性营养不良
累及肩带的赘生物
内脏牵涉痛
全身性疾病累及肩部
淀粉样变性病
血液透析性关节病
糖尿病
甲状旁腺功能亢进
黄褐病
威尔逊变性
血色沉着病
尿黑酸尿

SAPHO:滑膜炎、痤疮、脓疱病性骨肥厚、骨髓炎综合征;SLAP:上盂唇前后撕裂。

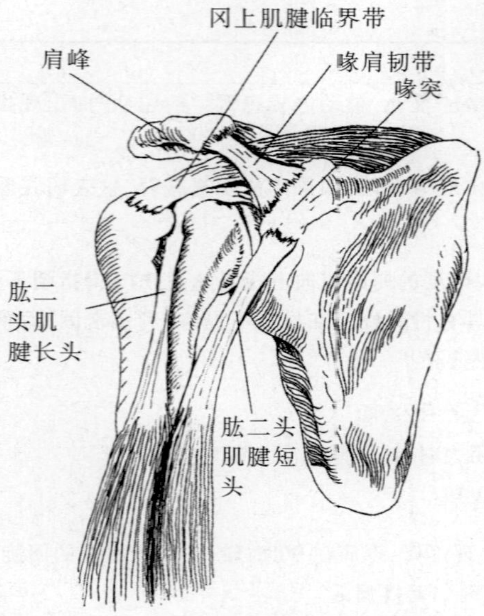

图106.1 盂肱关节，图示肩峰、二头肌腱长短头、喙肩韧带和冈上肌腱的关系。

基于年龄，诊断常常不同。年轻患者出现不稳定性的可能性更大，很少会发生回旋套撕裂伤。肩峰下撞击、回旋套撕裂、粘连性囊炎或关节炎常见于老年患者。

首先是望诊，从前后及外侧观察颈部、肩部和上肢，包括外形、对称性、淤血或红斑的范围。肩带关节是否有畸形、骨突或肿胀。评价肌肉是否萎缩。然后是触诊，对关节是否有触痛、肿胀或失稳做出评价。也应对肩带肌肉进行触痛检查。要求患者做几个动作测量主动活动范围，这些方法有助于判断疼痛是肩部固有的，还是牵涉痛，受累结构和疾病的严重程度。耸肩，观察是否对称。然后，嘱患者做上肢外展和前屈动作并越过头，最大可达180°。嘱患者上肢伸直在身后做内收动作，最大可达60°，上肢于体前交叉，内收最大可达50°。嘱患者将手放于头后或身后做内外旋动作，最大可达90°。

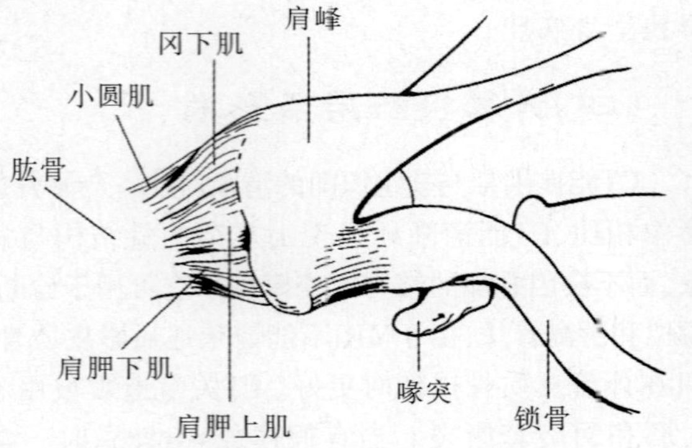

图106.2 肩袖如图所示。(Courtesy of Dr. Franklin Kozin.)

当主动活动范围受限，应测量被动活动范围。用一只手固定肩胛骨并支撑另一只手部分屈曲的肘部，外展肩然后内外旋，外展最大可达120°，内外旋最大可达90°。

如果主动与被动活动范围均受限，提示病变在关节或囊。主动活动范围受限仅提示疼痛起因于软组织结构。抗阻运动有助于诊断具体的肌肉和肌腱。例如，抗外展伴内旋运动提示冈上肌腱炎，抗内旋运动提示冈下肌和小圆肌腱炎，抗前屈运动(Speed试验)或屈肘时抗旋后运动(Yergason试验)提示肱二头肌腱炎(表106.2)。

针对某些特定的病变，还有一些具体相应的检查(表106.2)。Neer撞击试验是指将肩胛骨固定，被动地向前抬起患臂至130°，肩关节如果疼痛，则提示冈上肌腱在肱骨和肩锁弓之间有撞击。同样，Hawkins撞击试验是指被动内旋患臂，前屈90°时出现疼痛，提示冈上肌腱与喙肩韧带产生撞击。肩峰下间隙注射1%利多卡因10 mL，疼痛明显减轻可确诊撞击综合征。

肩关节稳定性同样可以通过相应试验测试（表106.2)。焦虑试验用于诊断肩关节前方失稳，被动地移动手臂，使其外展和外旋，如果引起疼痛和焦虑感，则表明肩关节出现滑脱。凹陷征是指检查者握住患者肘部并向下牵拉，肱骨头可过分下移以致在肩峰下出现明显凹陷，说明肩关节下方失稳。除了肩带骨的结构和功能检查以外，还应仔细检查颈部，并进行神经学检查。

三、肩关节影像学诊断

在经过仔细地询问病史并查体后，影像学诊断将进一步有助于确诊。有多种影像学手段可以对骨及软组织做出诊断，应根据疑似疾病、受累部位及检查费用选择最佳的诊断方法。

(一)X线平片

平片是研究骨与关节病最常用的方法。如果发生创伤，平片有助于诊断骨折、脱位或半脱位。应拍摄肩关节前后位、腋位和肩胛Y位片。在怀疑有肩锁损伤时，应在肩关节负重和非负重两种条件下拍摄肩关节前后位片，以判断是否有半脱位。对于非创伤性肩痛，平片可确诊软组织钙化和关节炎改变，并能提示软组织损伤，如在慢性回旋套撕裂伤时肩肱间距缩短。

(二)关节照相术

软组织在平片上的显影不好，传统的关节成像包括先向关节内注射造影剂，然后再拍平片，从而强化软

表106.2 查体和刺激试验

征象或试验	可疑诊断	说明
撞击征	回旋套撞击	被动性向前抬起患臂可引起肩关节疼痛（Neer 征）；被动内旋患臂，前屈 90°时出现疼痛（Hawkins 征）
撞击试验	回旋套撞击	肩峰下间隙注射 1%利多卡因 10 mL，再次出现撞击征，如果疼痛明显减轻，这表明在肱骨和喙肩之间的回旋套腱撞击
垂臂试验	回旋套撕裂	在冠状面和颌面之间的中位面，将手臂最大限度的屈曲或向上指高超过 90°，拇指朝下；臂腕缓慢下落，则提示回旋套撕脱（这并不具有特异性）；在肩峰下局麻（利多卡因）后重复该试验；如果回旋套撕裂，则手臂仍可突然下落
冈上肌试验	冈上肌腱炎	用力屈曲或外展的某个平面将手臂抬高 90°，产生疼痛
Yergason 试验	肱二头肌腱炎	患者屈肘，前臂外旋，检查者在其前臂加以阻力时，诱发结节间沟部疼痛
Speed 试验	肱二头肌腱炎	前臂旋后，肘部伸直，患臂用力屈曲时产生疼痛
疼痛弧	肩袖撞击、肌腱炎	患肩外展（冠状面），患者在外展 60°~120°出现疼痛，疼痛在 90°时较重，由于发炎的回旋套滑落到喙肩以下；滑落的肩在轻度外展时引起疼痛弧
O'Brien 试验	上盂唇损伤	患者上臂前屈 90°，内收至胸前，肘关节伸直，前臂内旋时焦虑试验呈阳性，二头肌窝疼痛，而且可以触摸到或听见咔响，旋后重复手臂试验无疼痛
肱骨头摩擦试验	盂唇撕裂	受测试者仰卧屈肘，肩关节外展使手位于头部上方；检查者一只手托住受测者肩关节，另一只手抓住其肘关节，转动肩关节并沿上臂方向施加压力，使肱骨头与上肩盂唇的不同位置挤压摩擦，产生疼痛
前方滑动试验	盂唇撕裂	患者站位或坐位，手置于髋关节上方，拇指朝向后方。检查者一只手置于患侧肩关节顶部，另一只手置于患者肘关节的后下方，并沿上臂向上方轻轻施力，患者抵抗，肩关节前部产生疼痛和（或）弹响
推拉试验	盂肱不稳定	患者坐位，检查者一只手稳定肩胛骨，另一只手握住肱骨近端向前、向后推动，肱骨头向后移位其直径的 50%，但不会向前移位
后方稳定性检查	盂肱不稳定	当肩处于松弛状态、屈曲和外展时，检查者向后推动肱骨近端，肱骨头向后移位其直径的 50%，则表明正常
焦虑肩	盂肱前方的稳定性	患者取仰卧位，检查者的一只手放在肩下；使臂部外展、扩展和外旋；慢慢地完成（仰泳运动员翻滚转身手臂的位置）；患者会担心肩部掉下来吗？如果在前肩向后推时，疼痛缓解，表明患者前肩不稳定性的复位试验呈阳性
凹陷征	盂肱下方不稳定	患者坐位，检查者握住患者肘部并向下牵拉，如果邻近肩峰的皮肤下凹，则表明肱骨头向下过度移位

组织显像。该方法可用于诊断粘连性囊炎、肱二头肌腱鞘炎、游离体、回旋套撕裂和盂唇病变等许多疾病。该方法在很多情况下已被MRI和MRA等新的技术取代。

（三）闪烁照相术

由于组织生理学而非解剖学可提供影像对照，闪烁照相术有着独特的作用。放射性核素骨扫描用^{99m}Tc亚甲基双磷酸盐，它可以聚集在骨血运丰富或高转换率的部位而显影。该方法可用于诊断感染、肿瘤、关节炎、代谢性骨病和匿隐性骨折，虽然特异性不高，但可用于寻找全身病灶。

（四）计算机断层摄影术

CT能提供骨与软组织间的清晰对比。与平片的重叠影像相比，CT能清晰地显现出复杂的骨结构与病理征象，而不会因叠加的结构而变模糊。它可用于诊断骨折、脱位和游离骨块，由于MRI不能清楚地显影皮质骨，因此CT在评价皮质骨损伤时更好。CT关节造影被用于评价盂唇和回旋套撕裂。当有假体或MR禁忌时，常采用CT。

（五）磁共振成像

在磁共振成像(MRI)，软组织显影基于其化学组成的不同而各异。它的主要优势是可以区分出非钙化组织，对于炎症、肿瘤、创伤及缺血引起的组织中含量的改变十分敏感[3]。关节周围软组织，如韧带、肌腱、肌肉、滑膜和软骨，可以在MRI上清晰地辨认并评估。肌腱在病变早期就可探查到异常的信号和轮廓，若是晚期则更容易确诊。若在关节内注入造影剂，其对韧带、关节囊或肌腱损伤的诊断能力可加强。静脉造影剂有利于显影邻近血管结构。除此之外，滑膜肥大、腐蚀性疾病、小的软骨下囊性变和关节骨水肿均可在MRI上显影。髓腔的影像学变化可诊断出缺血性坏死、短暂的局限性骨质疏松、早期感染、微创伤、局部缺血和浸润性改变。诊断撞击综合征和回旋套损伤时，MRI是优选的方法，其敏感性和特异性分别为93%和87%。

（六）超声检查

在过去10年，由于超声诊断技术的不断提高，这种方法在骨骼肌肉系统疾病的诊断中得到了更广泛的使用。其费用较低，操作方便，但诊断结果会受到操作者的影响。可用于诊断关节积液以及滑囊炎和肌腱炎等软组织异常。由于肌腱具有强回声性和均质性，如果发生肌腱炎或肌腱断裂则很容易通过回声结构的改变进行确诊[5]。还可以与对侧比较。由于骨使声波发生反射，它对骨的诊断性较差。

四、肩带病变

（一）回旋套肌腱炎

撞击综合征或回旋套肌腱炎是由回旋套(冈上肌)肌腱与肩峰下滑囊间的挤压所引起。肩峰下滑囊位于肱骨头和喙肩弓之间，由喙突、喙肩韧带和肩峰组成。这种损伤常是由反复的越过头的伸、推、拉和抬等动作所致。根据患者的年龄，这可能与运动有关，或合并退行性变。Neer将该病分为3期：1期，以肩峰下滑囊的水肿和出血为特征，主要见于年轻患者；2期，通常是反复撞击的结果，以肩袖的增厚和纤维化为特征，偶见部分撕裂；3期，是长期撞击的结果，通常见于老年患者，可见退行性改变及全层撕裂。

撞击综合征表现为疼痛弧于外展超过60°时出现。向前的运动很少受限，可有夜间痛。据从前的报道，撞击征具有诊断性。X线片表现肩锁关节或肱骨大结节

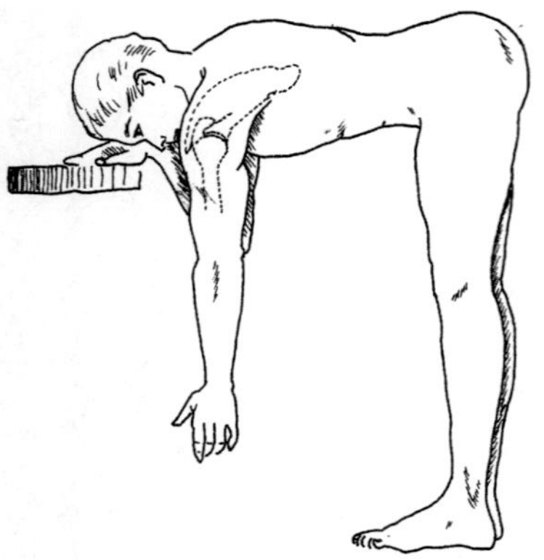

图106.3　科德曼钟摆运动位图。弯曲向前位的原理是手臂在重力的作用下伸展，而不用借助冈上肌或三角肌的收缩。

有退行性变，但在早期大多正常。治疗通常根据病期或症状的严重程度。早期或轻度撞击可经保守治疗缓解，如休息及使用非类固醇抗炎药，接下来的进展恢复期可进行伸展和加强运动。开始时做科德曼摇摆练习(图106.3)，借助于患者主动的身体活动使肩部得到被动地活动。一旦肩部疼痛消失，就可增加回旋套的力量锻炼(表106.3和图106.4)。不应制动，以防止发生粘连性囊

表106.3　回旋套力量锻炼

1. 站立位，后背和足跟靠墙，双臂放在身体两侧，掌心向内。缓慢前屈患臂，像是正在走鹅步。抬高手臂恰好至肩关节下面，停顿后缓慢放下。重复10次。还可以用患侧足踩住一根橡皮带的一端，患侧手握住另一端，体位同前。患侧肘伸直，缓慢抬起上肢，略低于肩关节高度，然后放下。重复
2. 与墙垂直站立，健侧肩贴墙，双手掌心向内。患肩缓慢外展，略低于肩关节高度，停顿后缓慢放下。重复10次。如果于冠状面偏前20°~30°进行该项训练，则主要锻炼冈上肌，但应避免阻力过大，尤其是在使用橡皮带时，以免加重肌腱炎
3. 健侧卧位，患肩在上，屈肘90°紧贴腰部，前臂与身体稍分开。先将手臂跨过胸部，然后上抬前臂，至手与地面平行，停顿后缓慢放下。重复10次。对抗训练，加强冈上肌(外旋)，患者可以与锁紧的门成直角站立，患肩与门保持一定距离。将橡皮带的一端与门把手固定，患侧手在身体外侧握住橡皮带的另一端，然后拉向身体，上臂与胸外侧壁贴紧，屈肘并外旋抵抗阻力(主要训练冈下肌)，然后被动松开。重复
4. 患侧卧位，患肢体位如练习3。先内旋，然后外旋至起始位置。重复10次。患者还可以与锁紧的门成直角站立，患肩靠近门。将橡皮带的一端与门把手固定，患侧手在身体内侧握住橡皮带的另一端，然后向外拉出，此时需要主动内旋抵抗阻力(主要训练肩胛下肌)，然后被动松开。重复

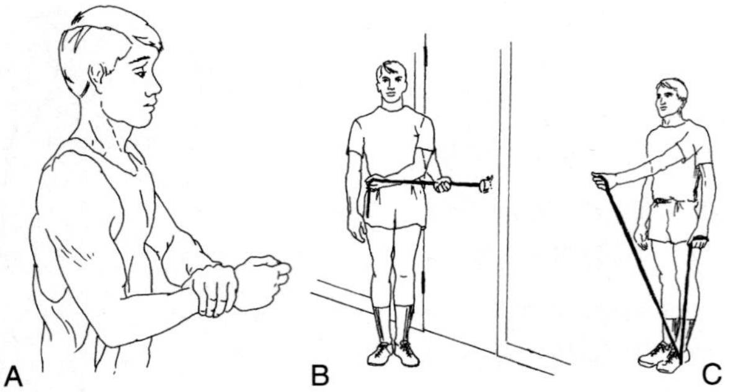

图106.4 回旋套的力量训练。首先进行等长运动。患者尽力旋转受伤的右手臂抵抗正常左手臂旋加的阻力(A)。受伤的左臂内旋(B)和屈曲(C)抵抗管子作用的阻力。

炎。在较严重的病例,可局部注射皮质类固醇激素。外科治疗的适应证包括疼痛、活动受限且经过1年的保守治疗无效。可在关节镜下行肩峰下减压术,效果良好。如果合并肩袖撕裂或肩锁关节异常,应行切开手术。

(二)钙化性肌腱炎

在一般人群中该病的发生率约为2.5%~7%。可无症状,通常不会见于40岁以下的年轻人,女性多见。糖尿病和尿毒症可引发钙化性肌腱炎,可以是双侧受累。患者可主诉急性疼痛,主动与被动活动范围均明显减少。肌腱周围可见红斑。X线片提示肌腱钙化(图106.5)。

有证据显示,这不仅仅是退变的表现。临床表现分3期。1期,也称为钙化前期,在冈上肌腱的临界带或无血管区发生纤维软骨性改变。2期,钙化期,此时有钙质沉积。3期,吸收期,增加的血供及吞噬细胞活动导致钙沉积被吸收,然后通过肉芽组织修复缺损区。

急性钙化性肌腱炎的治疗包括休息、冰敷和使用非类固醇抗炎药。对于慢性病患者,应增加活动量及力量训练。皮质类固醇注射只适用于合并撞击综合征患者的保守治疗,因为皮质类固醇有可能影响钙的吸收。少数情况下,有必要用手术切除钙沉积。

(三)滑囊炎

在肩带处有大量滑囊,其中在肩峰下和三角肌下的滑囊最大,且最常见受累。它们位于回旋套上面,三角肌和小圆肌的下面。滑囊有薄壁的滑囊袋,滑膜组织在里面排列成行。这些组织可在活动时起到减小阻力的作用。肩峰下滑囊炎,除了继发于全身风湿性疾病以外,通常是由上覆的回旋套肌炎引起。肩峰下滑囊炎的症状也与回旋套肌腱炎的症状相似。在滑囊周围可感到疼痛或触痛,并向远端放射。活动范围减少。X线片可见钙化,软骨下骨的改变或滑囊肿胀。如果合并回旋套破裂,关节造影可显示与盂肱关节相通。

治疗旨在缓解疼痛及恢复功能。经保守治疗通常就能缓解,包括休息、使用非类固醇抗炎药和功能锻炼。顽固性的病例,可使用皮质类固醇注射(图106.6),很少需要手术切除。

(四)肱二头肌腱炎及肌腱断裂

肱二头肌长头腱起于盂上结节和关节盂上缘,穿过关节囊和结节间沟止于桡骨粗隆。在关节囊内,肌腱

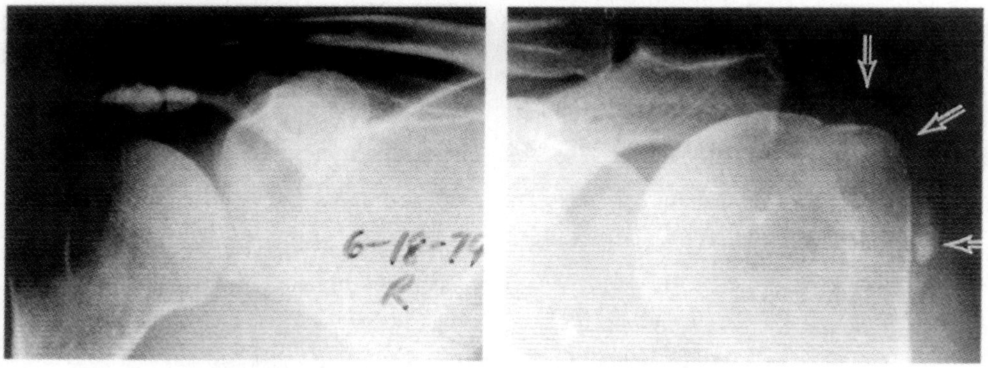

图106.5 X线片示冈上肌腱钙化。(A)累及肩峰下囊。(B)可见钙化延伸至三角肌下的区域(箭头)。(Courtesy of Dr. Franklin Kozin.)

起到稳定肱骨头的作用。结节间沟以外有滑膜包裹。肱二头肌的作用是在肘部屈曲时使前臂屈曲、旋后，并能协助上肢外展。

肱二头肌腱的病症有肱二头肌腱炎、肱二头肌腱脱位或半脱位以及断裂。肱二头肌腱炎通常是由于反复的抬举动作，导致肌腱在结节间沟内摩擦，从而继发炎症[8]。肱二头肌腱脱位或半脱位则与先天性结节间沟较浅，创伤性结节间韧带断裂和回旋套撕裂有关[8]。若存在慢性炎症，则微小的作用力就可能发生断裂。危险因素包括复发性肌腱炎、既往的回旋套撕裂或对侧二头肌撕裂、年龄超过50岁、肩部一般状况不佳及类风湿性关节炎。肱二头肌腱断裂常见于老年患者，但也可见于从事抬举重物工作的年轻患者。

肱二头肌腱炎表现为肩前部疼痛，并向前臂放射，疼痛可因抬举动作而加重。在结节间沟处有压痛点. 在抗阻力屈肘的情况下可诱发疼痛。如前文所述，Yergason试验和Speed试验阳性提示肱二头肌腱炎。症状与回旋套肌腱病相似，通过结节间沟注射局麻药并观察疼痛是否缓解可鉴别。在结节间沟触诊肌腱是否有弹响或滑动可诊断脱位或半脱位。若发生急性二头肌长头腱断裂，患者往往主述在弹响后有急性疼痛。收缩的肌腹表现出在肘前出现膨隆，有时也称为Popeye征。因为肱二头肌短头和肱桡肌腱主要负责屈肘，所以即使肱二头肌长头腱断裂，也不会对功能造成明显的影响。

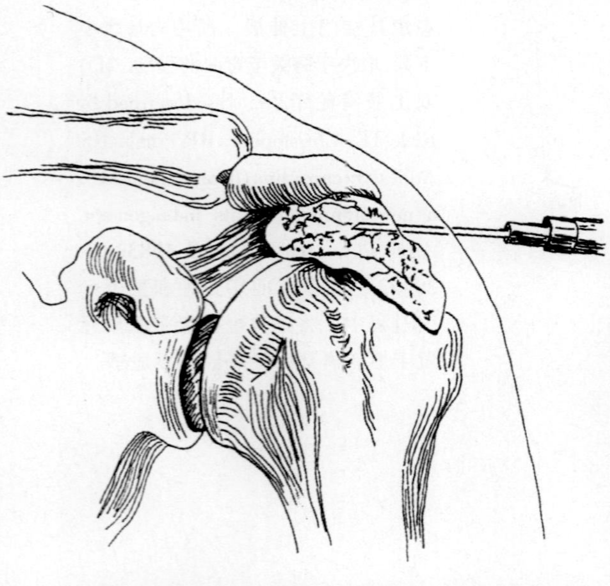

图106.6 肩峰下注射。将25号针插入肩峰下1.5英寸，约在外肩峰边缘的前后之间。针头从后向前进入肩峰下滑囊。

由于肱二头肌腱炎临床表现较为典型，所以通常不需要肩部X线片。但如果合并肱二头肌腱断裂或疑似撞击，则需要普通X线片检查。超声检查可用于诊断肱二头肌腱炎、半脱位以及部分或完全断裂[10]。

肱二头肌腱炎的治疗旨在减轻炎症、加强二头肌力量并防止断裂。通过休息、使用非类固醇抗炎药和渐进性康复治疗，大多数患者的症状都能缓解。经保守治疗而症状未见好转的患者，可使用皮质类固醇注射，但要注意避免对肌腱直接注射。肱二头肌腱炎很少需要手术治疗。如果发生急性断裂，手术通常适用于年轻患者或有特殊职业需要的患者，因为这仅仅稍微减小屈曲力量。

(五)粘连性关节囊炎

粘连性关节囊炎又称为冻结肩，以盂肱关节明显的疼痛和僵硬为特征，由关节囊膨胀能力减退和轮廓消失所致。在疾病晚期也可发生肱骨和关节囊之间的粘连。粘连性关节囊炎还可称为关节周围炎、Duplay病或缰栓肩。

该病在40岁之前罕见，有许多透因(表106.4)。有10%的回旋套疾病可发展为冻结肩，其他因素还包括肩峰下滑囊炎、骨折、使用悬吊带、中风、糖尿病、肺部疾病、帕金森病、甲状腺疾病和采用蛋白酶抑制剂做抗反转录病毒治疗[11]。

表106.4 粘连性关节囊炎的诱因

创伤
制动
脑血管意外
冠状动脉疾病或心肌梗死
心导管术
颈椎病
其他原发性肩部疾病
帕金森病
肺部疾病
胸壁或肺内增生物
胸、胸壁或乳房手术
肾上腺功能衰退
甲状腺疾病
糖尿病
交感反射性营养不良
抗反转录病毒治疗

粘连性关节囊炎的主述是肩部疼痛伴僵硬。没有可鉴别的诱因。可累及双侧,尤其是在糖尿病患者,患者经常失眠。盂肱关节周围弥散性触痛,主动和被动活动范围至少减少50%。局麻注射可减轻疼痛,但关节活动度未见改善。冻结肩的病理过程包括3期。1期为疼痛期,以渐进性的关节疼痛和僵硬为特征,可持续2~9个月。2期为僵硬期,可持续4~6个月。3期为融冻期,可持续1~2年。随着肩关节活动度的增加,疼痛将减轻,但可能永远也无法恢复到完全正常的状态[12]。

除了除外钙化性肌腱炎、退行性关节炎或肿瘤,冻结肩患者的X线片表现是正常的。关节造影片可特征性显示关节间隙的减小,以及不规则的边缘。使用钆造影剂进行核磁共振检查可强化关节囊及滑囊影像,测量厚度可超过4 mm,其诊断的敏感性和特异性可分别达到70%和90%[12]。

粘连性滑囊炎的治疗目的是缓解疼痛,恢复正常的活动范围。大多数病例都有自限性,且经保守治疗有效,但病程可超过1年。初始治疗包括避免剧烈活动、使用非类固醇抗炎药控制疼痛和功能锻炼(图106.7)。若症状持续,可在肩峰下或关节内注射皮质类固醇激素。

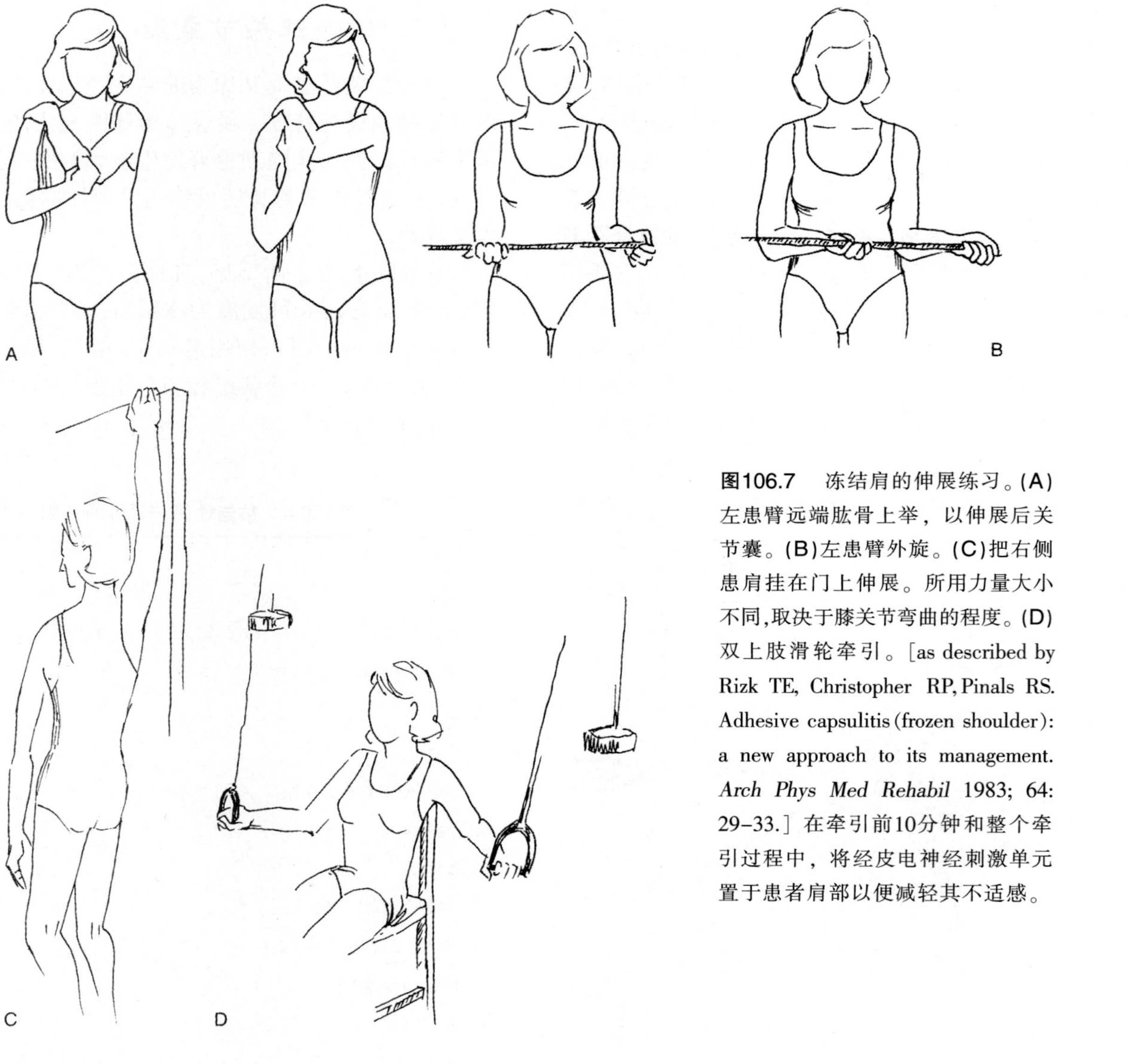

图106.7　冻结肩的伸展练习。(A)左患臂远端肱骨上举,以伸展后关节囊。(B)左患臂外旋。(C)把右侧患肩挂在门上伸展。所用力量大小不同,取决于膝关节弯曲的程度。(D)双上肢滑轮牵引。[as described by Rizk TE, Christopher RP, Pinals RS. Adhesive capsulitis (frozen shoulder): a new approach to its management. *Arch Phys Med Rehabil* 1983; 64: 29-33.] 在牵引前10分钟和整个牵引过程中,将经皮电神经刺激单元置于患者肩部以便减轻其不适感。

有报道称，关节内扩张术有时也称为液体成形术，可用于治疗粘连性囊炎[13]，它是指在盂肱关节内注入15 mL的生理盐水和皮质类固醇激素，21例患者连续55个月的观察表明，这种治疗方法对一半以上患者的疼痛和活动有持久改善[14]。外科治疗包括在麻醉下手术和行关节镜下扩张术，由于可避免手术操作带来的损伤，关节镜下扩张术目前较为常用。早期发现并处理潜在的肩部疾病和避免制动是预防该病的关键。

（六）回旋套撕裂

回旋套撕裂常分为部分或完全撕裂，最常见于冈上肌腱。年轻患者很少发生完全断裂，通常是因为直接暴力或过度外展损伤。老年患者多发完全断裂，可能与肌腱退变、弹性缺失有关[15]。自发性断裂很少见。

肩袖急性完全断裂的临床表现有急性疼痛、肩关节活动度及功能减弱或缺失。夜间痛常见，若患侧卧位则入睡困难。若患者持续症状超过6周，可诊断为回旋套撕裂。冈上肌或冈下肌受累可分别导致外展或外旋受限。垂臂试验常为阳性。利多卡因注射可减轻疼痛。肩峰下触痛同样常见，在慢性病例还可见肌肉萎缩。部分断裂较难诊断，其临床表现与回旋套肌腱炎相似。

影像学评价始于平片对肱骨头移位的诊断。肩肱距离缩短提示肩袖撕裂。如果怀疑有撕裂建议行MRI关节造影检查，但对部分撕裂的敏感性较低。超声检查正在逐步得到认可。

回旋套撕裂的治疗目的是恢复力量、缓解疼痛及改善功能。对于年轻患者应及时手术，尤其是优势肢体受累。伤后6周内治疗，效果最好。对于老年患者，如果经保守治疗无效，包括使用非类固醇抗炎药、物理治疗和局部注射皮质类固醇激素，则应考虑手术治疗。切开修复和关节镜下手术的效果相似。

五、关节炎

（一）盂肱关节

盂肱关节骨关节炎通常是既往创伤的结果，包括肱骨头或颈骨折、脱位和肩袖撕裂。其他病因尚有神经源性疾病和代谢性疾病。盂肱关节疼痛的炎症性原因应当除外。盂肱关节骨关节炎相对来说并不常见。疼痛和活动通常是渐近起病，且通常与使用相关。疼痛以及外展、外旋活动受限为常见临床表现，其他体征还有关节线压痛和辗轧音。若关节积液量不多则鉴别困难。平

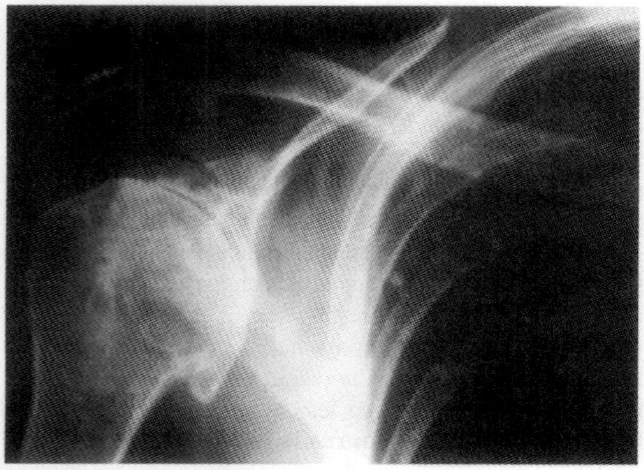

图106.8 图示87岁女性盂肱关节炎。关节间隙狭窄，肱骨头和关节盂软骨下硬化，下方形成大的骨赘。

片（图106.8）示关节间隙变窄、骨赘形成、硬化及囊性变。治疗可首先采取保守治疗，如选用对乙酰氨基酚或非类固醇抗炎药等镇痛药，物理治疗也有助于提高肌肉力量。如果上述方法无效，可注射皮质类固醇激素。当患者因严重的关节炎而对药物治疗无效时，还可考虑行关节成形术来控制疼痛[16]。

（二）肩锁关节

肩锁关节骨关节炎通常是既往创伤引起的，但它也可作为全身骨关节炎的一部分。关节表面有局限性压痛，但压痛范围也因骨赘形成而扩大。其他体征还有外展及内收疼痛和辗轧音。平片容易显示关节退变表现。治疗也是先从使用镇痛药的保守治疗开始，部分病例对注射皮质类固醇激素有效。对保守治疗无效的患者，可行关节切开术。还应注意对肩袖进行检查，因为肩锁关节退变往往是回旋套肌腱病的病因。

六、肩关节疼痛的外部原因

多种全身性疾病均可导致肩关节疼痛。疼痛并不是由外因引起的，而是由肩部内的创伤造成的。

（一）类风湿性关节炎

大多数全身性关节炎可累及肩关节，其中类风湿性关节炎又可通过多种途径侵袭肩关节（见第52和第53章）。滑膜炎可腐蚀盂肱关节、肩锁关节和胸锁关节。软组织（包括关节囊）也可受累（图106.9），经常合并肩

袖或肱二头肌断裂(图106.9)。关节囊常有炎症。

(二)风湿性多发性肌痛

风湿性多发性肌痛(PMR)(第85章)是一种不明原因的全身性炎症性疾病,以肩胛带肌、骨盆带肌的疼痛及僵直为特征,发病年龄在50岁以上。常突然发病,可有发热、体重减轻及不适感。血清急性反应标记物可升高。皮质类固醇激素治疗通常有效。

(三)肌肉疾病

肌肉疾病(第75章),包括肌病、肌肉萎缩症,可影响上肢近端肌肉群。最常见的临床表现是肌力减弱,而不是疼痛。

(四)骨坏死

肱骨头坏死很少是引起肩部疼痛的孤立原因,往往合并全身性疾病(如全身性红斑狼疮),或是使用糖皮质激素治疗的结果。

(五)代谢性疾病

肩关节疼痛和功能障碍常是潜在的代谢性疾病的临床表现。许多内分泌疾病,包括甲状腺疾病、甲状旁腺功能亢进、Cushing综合征、肢端肥大症和糖尿病,都有肌肉骨骼后遗症。在糖尿病患者,更容易发生粘连性关节囊炎及关节周围钙化, 曾有报道前者的发病率可达30%,易发因素包括年龄增加、长期糖尿病、关节活动受限和掌腱膜挛缩。糖尿病患者肩关节周围钙化的发生率是对照组的3倍[17,18]。其他可伴发肩关节疼痛的代谢性疾病包括晶体性关节炎、血色沉着病、黄褐病、Wilson变性、淀粉样变性和尿黑酸尿。

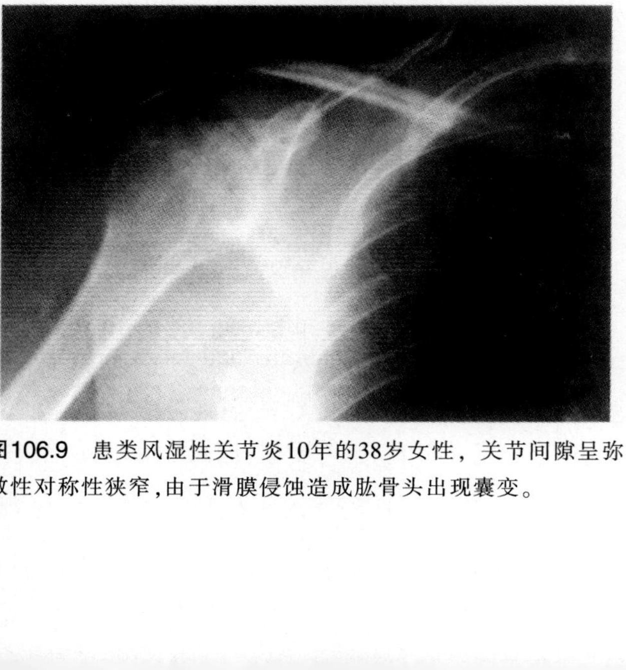

图106.9 患类风湿性关节炎10年的38岁女性，关节间隙呈弥散性对称性狭窄,由于滑膜侵蚀造成肱骨头出现囊变。

(六)神经源性疾病

退行性关节炎和间盘膨出可压迫颈神经根。其他不常见的原因还可包括感染、肿瘤、系统性关节炎、创伤和先天异常。如果损伤发生于第5或第6颈椎,则可出现颈部与肩关节的疼痛与僵硬。疼痛可因活动而加重。查体可发现感觉或运动障碍或反射异常。平片可显示退行性变,椎间孔变窄。MRI可最清楚地显示椎间盘病变及神经根受压。颈椎或脊髓的其他损伤也可引起肩部疼痛,如脊髓灰质炎、脊髓空洞症和血管病变。

涉及肩部的内脏痛是指从较深的躯体和内脏结构经节内传递的,主要是源自膈神经。纵隔、心包、肺、肝和双侧疾病常侵犯膈肌。心肌梗死、肺梗死、食管炎、内脏穿孔和夹层动脉瘤也可引发肩部疼痛。肩部疼痛可以是任何疾病的首发症状。

(七)神经血管综合征

影响上肢的神经血管综合征包括胸腔出口综合征和反射性交感营养不良综合征。这些综合征以同时存在血管与神经系统病变为特征。由于临床表现常不典型,常常给诊断和治疗带来困难。

1.胸腔出口综合征

支配上肢的血管神经束在胸腔出口处梗阻引起的临床症状统称为胸腔出口综合征。在组成胸廓出口的任何狭窄固定通道都可发生臂丛神经下干和锁骨下动静脉受压。受压的主要部位包括:前中斜角肌间隙;由第1肋骨、锁骨和肩胛骨上缘组成的肋锁间隙;和位于胸小肌和喙突下的间隙。先天异常和后天损伤都可导致血管神经束梗阻,包括颈肋、纤维束、第1肋骨异常、锁骨骨折和姿势影响。

胸腔出口综合征的症状常不典型,因血管和(或)神经梗阻的不同而表现各异。神经症状最常见。尺侧的疼痛与麻木感是首发症状, 然后是内源性的肌力减弱和肌萎缩。疼痛常见于肩、颈和手臂。单纯血管受压症状很少见,包括胀感,有时伴有肿胀、发凉、变色和疼痛。缺血和溃疡是晚期并发症。症状常因某些运动而加重,如搬运重物、患侧卧位和长期肩外展以及不良的上背和颈部姿势。

胸腔出口综合征的诊断必须要经过仔细地询问病史并查体。尤其应注意上肢的血管神经检查。若怀疑该病,可结合如下试验。Adson试验要求患者举起上肢外展至90°，最大限度外旋肩关节，而头转向患侧时出现桡动脉搏动消失十分有意义，几分钟后出现上肢麻木更说明有压迫。Roos试验要求患者两肩在同样的姿势(外展至90°，最大限度外旋)，两手连续行有力地伸屈活动时，一侧肢体出现疼痛、麻木和运动困难，则是颈部卡压的最好体征[19]。肋锁手法试验：测量锁骨下动脉在锁骨与第一肋骨间受到压迫所引起的症状，以肩向后外展，手臂伸直，颈部做过度伸展的动作，如同士兵立正姿势后，测量受试侧的桡动脉搏动，若桡动脉搏动消失为阳性反应。最后，还可进行过度外展试验：患者双臂举过头，使血管神经束在胸小肌与喙突间隙中受压而产生症状。这些试验的特异性相对较低，因为有些正常患者在试验中脉动也可消失。若反复出现神经症状，则诊断性增强。

拍摄颈椎、肩及胸部X线平片可发现颈肋、第7颈椎横突过长或锁骨发育异常。虽然没有诊断性，但这些表现在临床度怀疑时，可提供进一步的证据。血管检查，包括动脉造影、静脉造影、多普勒超声检查和MRI，都有助于该病的诊断[20,21]。神经传导检查可帮助排除其他神经压迫性疾病。

大多数保守治疗可改善或完全缓解症状，包括科教、姿势训练、避免诱发因素及物理治疗，物理治疗主要是指加强菱形肌、肩胛提肌和斜方肌的肌肉力量。很少需要行手术治疗，若出现顽固性疼痛、肌肉萎缩或血管卡压，可考虑行颈肋或斜角肌的手术。术中应注意避免损伤臂丛神经[22]。

2.反射性交感神经营养不良综合征

复杂的局部性疼痛综合征(CRPS)I型和II型又分别称为反射性交感神经营养不良(RSD)和灼性神经痛。CRPS是一种多症状群综合征，以慢性、严重的灼痛、感觉过敏、软组织肿胀、血管舒缩不稳定、关节僵硬和斑片状骨质疏松为特征。该病于1864年首次描述，常在创伤、手术或血管疾病(如心肌梗死或中风)后发生。临床表现多样，但常累及一个或多个肢体(上肢较下肢常见)，若未给予治疗则常造成残疾。发病机制尚不清楚，这给诊断带来了困难。目前，该病还没有明确的病因，对其命名仍存在争议。人们为了尽量描述出这种疾病更多的一致性，最近对其名称进行了修订，新的名称可更好地反映出这种综合征。

文献上有关CRPS的其他名称包括：反射性交感神经营养不良(RSD)、灼性神经痛、肩手综合征、Sudeck克萎缩征和痛性营养不良。国际疼痛研究协会按照专家小组的一致意见，将该病分为I型和II型[23-25]。I型常继发于某些诱因，表现不局限于单一周围神经支配区，且发病的程度与诱因的程度明显不成比例。常在某一阶段伴发水肿、皮肤血运改变、疼痛区异常发汗、异常性疼痛或痛觉过敏[25](表106.5)。反射性交感神经营养不良且没有确切的神经损伤则归为CRPS I型，若有确切的神经损伤则归为CRPS II型，以前称为灼性神经痛。本章重点讨论CRPS I型。

表106.5　国际疼痛研究协会(IASP)诊断复杂的局部性疼痛综合征(CRPS)的标准[24,25]

诊断标准
•初始诱发事件或原因造成制动
•慢性疼痛、异常性疼痛或痛觉过敏的程度与初始诱发事件不成比例
•在某一阶段伴发水肿、皮肤血运改变、疼痛区异常发汗
•排除疾病，否则对疼能和功能障碍的程度做出解释。通过肌电图和神经传导检查可鉴别 CRPS I 型和 II 型。这些标准的临床证实仍有争论
归纳于 IASP 分类法但不用于 CRPS 诊断的其它伴发症状
•毛发、指甲和其他软组织萎缩
•毛发生长异常
•关节活动度减少
•运动功能受损，包括肌力减弱、肌颤和肌张力异常
•可能存在交感神经痛

(1)流行病学

CRPS的流行病学特征并不典型。它可累及各个年龄段的人群(包括儿童和老年),且没有人种与地域差异。在成人,有研究证明,女性较易发病[26]。在二战期间,该病的发生率在周围神经损伤中占2%~4%,在越战期间,该病的发生率在伤员中的比例为1.5%[27]。在最近的一次调查中发现在Olmstead县,CRPS I型的发病率为5.46(10万人·年),期间患病率为20.57/10万。

他们得出结论:CRPS I型的患病率不高,较容易影响女性,上肢较下肢容易受累,3/4的病例有自限性。儿童CRPS的流行病学特征与成人不同,女孩和男孩的受累比例可达到2∶1~6∶1,且下肢更容易受累[28]。尽管不是所有的儿童都能完全康复,但与成人相比,儿童预后较好。

该病的自然病程尚未明确,严重程度也不一致。大多数病例在1~3年内症状逐步改善,但疼痛也可以是顽固的,导致远期功能障碍。CRPS的严重程度和病程长短可与初始诱发因素不成比例。在对134位CRPS患者的回顾性研究中发现,CRPS的病程长短与肌筋膜功能障碍明显相关[29]。所有患者在被安排到疼痛治疗中心之前,平均接受过4.8位医师的诊断,在疼痛临床治疗之前和期间平均接受过5种不同的治疗方法。创伤,无论大小,是CRPS最常见的诱发因素,其他因素还包括一些内科疾病,例如中风、心肌梗死、骨折、肾脏移植和药物(如环孢霉素A)[30-32]。CRPS报道的发病率在心肌梗死患者为5%~20%,在偏瘫患者为12%~21%,在科利斯骨折患者为0.2%~35%,在周围神经损伤患者为2%~5%[30,32,33]。还有报道有35%的患者发病可没有诱因[34,35]。有学者认为,某些人格个性可诱发CRPS,或生活压力可增加患CRPS的风险,但另外一些学者认为压抑、焦虑和其他心理不良因素是CRPS的结果,而非原因[36,37]。最近的研究显示除了慢性疼痛,还有睡眠及活动障碍可以影响患者的生活质量。

(2)鉴别诊断

CRPS的早期临床表现可以和许多其他疾病类似,如应力性骨折、感染或炎症性关节炎、颈神经根撞击和失用性萎缩。在晚期,应除外硬皮病、副癌综合征和Munchausen综合征[38,39]。

(3)临床表现

CRPS I型可通过临床确诊。在发病初期,强烈的疼痛与诱发因素的严重程度不成比例是一个重要问题。疼痛常以持续、灼痛或剧烈疼痛并伴发水肿、局部皮肤颜色和温度改变为特征。临床上常描述为异常性疼痛(非疼痛性刺激导致的疼痛)或痛觉过敏(由疼痛刺激引起,比预期要疼)。受累肢体发热变红。晚期,在CRPS I型,受累肢体的指甲及皮肤改变更加明显,包括褪色(黝黑发紫和弥散的斑点),光亮而皱纹变浅,毛发生长的变化,网状青斑以及指甲可出现皱嵴、增厚和变脆[40]。患者还有可能主述睡眠障碍、焦虑和抑郁(表106.6)。绝大多数情况下是单侧发病,双侧的发病率低于25%[35]。受累肢体通常是上臂、小腿或肩,并不总是局限于皮肤或周围神经支配区。若上肢受累通常称为肩手综合征,肩关节运动受限,肘关节不受影响,手部肿胀及疼痛(图106.10)。CRPS还伴发运动障碍,可先于疼痛症状前出现,可突然发作,也可出现在对侧肢体,主要包括5个方面:引发动作困难、肌力减弱、肌肉震颤、肌肉痉挛和肌张力障碍。这一过程可逐步加重,直至导致严重的肢体残疾。如果上肢发生肌张力障碍,首先是屈肌受累,环小指挛缩,然后发展到臂和腕的内收及屈曲障碍。如果在CRPS的早期就出现运动障碍,交感神经阻滞可缓解症状。

从病程上看,CRPS I型可分为3期:急性期或充血期、营养障碍期和萎缩期。这些阶段除病史不同外,其临床意义并不明显[41]。1期的特征是疼痛、红斑、水肿、

表106.6 反射性交感神经营养不良的临床表现

症状及体征
疼痛,如灼痛、搏动的跳痛等
运动功能受损和/或使用患肢困难
患肢活动范围受限
痛觉增敏
异常性疼痛(正常无害刺激的疼痛感,交感介导的疼痛为特征)
痛觉过敏
震颤
肌肉痉挛
张力障碍
营养改变
僵硬和水肿
毛发、指甲和(或)皮肤萎缩
自主功能
异常排汗,排汗过度或障碍
皮温改变
冷热不敏感
肢体颜色变成红色或蓝色

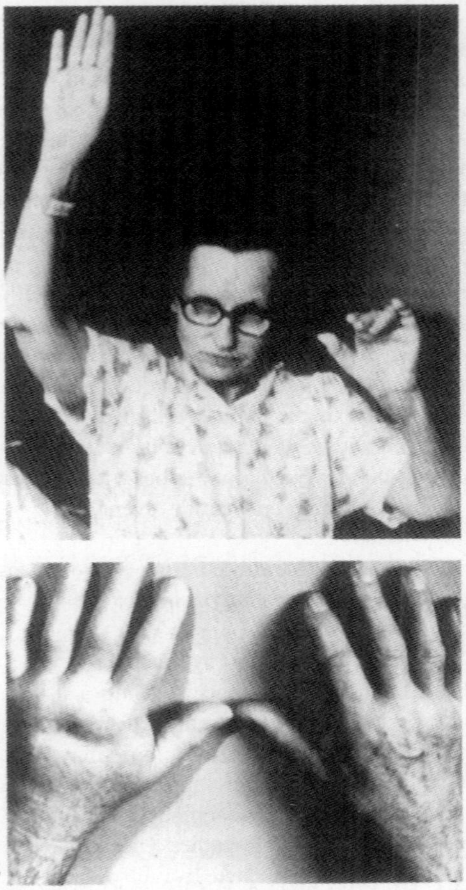

图106.10 (A)肩手综合征患者的肩关节活动受限，手部广泛性肿胀。(B)皮肤光亮，手屈曲挛缩并出现指压性水肿。

皮温升高、出汗增加和早期的斑片状骨质疏松。疼痛从能够耐受到剧烈发作可突然进展，导致功能障碍。受累肢体关节的主动与被动活动均可受限。2期为营养障碍期，可持续3~12个月。有持续性疼痛，一定程度的骨量减少，但1期的症状可部分缓解。皮肤更加缺失营养而表现出光泽增加。出现肌肉萎缩、关节囊增厚和肌肉硬性水肿。3期为萎缩期，常发生在初始症状后的9~12个月，以僵硬和屈曲挛缩为特征。肌肉进一步萎缩、皮肤苍白、肢体发冷、肌力减弱和严重骨质疏松。Steinbrocker和Argyros于1958年首次将该病描述为肩手综合征[42]。症状不总是从一个阶段进展到下一个阶段，可出现两个阶段重叠的症状。但是临床医师仍应注重分期，并可帮助指导治疗。

(4)诊断性试验

由于没有诊断CRPS I型的特异性试验，本文所介绍的试验旨在除外其他引发疼痛的疾病，且某些试验可辅助对CRPS I型的诊断。血清学试验，包括血常规、血沉、C反应蛋白和自身免疫标记物，对CRPS患者常表现正常，若出现异常则提示存在有潜在疾病。电反应诊断性试验可用于除外神经源性疾病，例如周围神经病变或神经损伤。血管检查用于除外由血管异常导致的疼痛症状或血管舒缩不稳定。放射学检查，包括MRI，可用于除外由软组织或骨性异常导致的疼痛[42]。

还有检查可用于诊断CRPS I型，包括平片、三相骨扫描、温度图表法、发汗试验和交感阻滞试验。在初始症状后的2~8周，平片即可显示斑片骨质疏松，晚期可见毛玻璃样改变。在该病的晚期，MRI可显示弥散的毛玻璃样改变，还可出现皮质腐蚀。用^{99}锝标记的二磷酸盐化合物进行三相骨扫描可用于CRPS I型的早期诊断(图106.11)，有研究报道其支持率可达50%~90%。典型的表现是在延迟影像(如第三阶段)通常出现异常，在受累肢体的关节和关节周围结构出现浓集区。骨扫描结果根据患者症状持续时间和年龄的不同而表现各异。在CRPS I型的3期，骨扫描通常正常，因此认为它是没有帮助的。红外线温度计可用于测量受累肢体的皮温，并与正常区域进行比较。1 ℃的变化就认为具有临床意义。还可进行定量发汗试验。在CRPS患者，由于受累肢体疼痛和水肿，其静态发汗量可增加，诊断的特异性可达94%。但所有这些试验的敏感性都较差，因此只要结果是阳性就是有帮助的。已经证明，CRPS的临床指征与定量发汗有关。

若患者出现血管舒缩或发汗障碍或严重疼痛，可通过交感阻滞以辅助诊断CRPS。在过去，人们认为交感阻滞的临床反应具有诊断性。然而基于CRPS的新定义，交感功能障碍尽管常见，但也可能不再是CRPS I型患者的临床特征。下肢症状需行椎旁交感阻滞，上肢症状需行颈胸交感阻滞，又称为星状神经节阻滞术。

(5)病理学

虽然CRPS I型的病因不清、临床表现各异，但仍可表现出累及软组织和骨的病理变化。滑膜活检示充血或肥厚，未见滑膜内炎症细胞浸润。累及肢体的骨侵犯已有报道。骨改变包括破骨细胞造成的骨吸收活跃，然后骨重新塑形，具有正常结构的新骨形成[43]。但新骨形成未能完全填补骨缺损，因此可出现斑片状骨质疏松。

CRPS I型的发病机制尚不十分清楚，但有可能与下列因素有关：自主神经系统功能障碍、中枢神经系统(ANS)功能障碍、长期的炎症及心理学因素。首要问题是急性疼痛与自主神经系统功能障碍不成比例。正如它以前的命名“交感反射性营养不良”所指出的一样，许多学者认为刺激因素沿自主神经系统传导通路造成

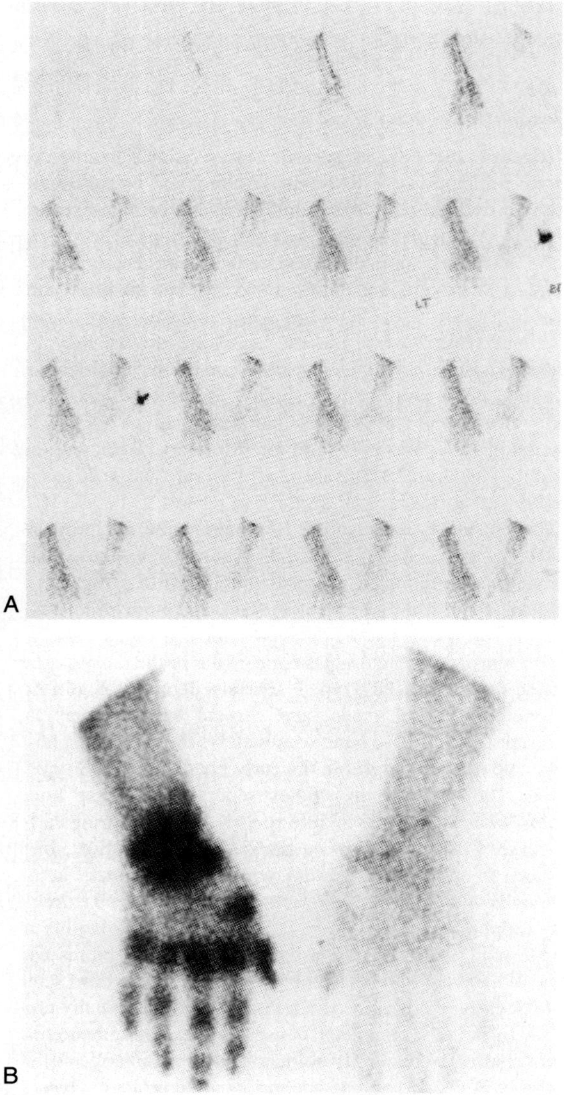

图106.11 对RSD患者行三相骨扫描，特征性改变包括(A)放射性核素快速聚集于患侧手臂，在2.5小时延迟骨扫描中可见(B)关节周围组织放射性核素聚集增加。(Courtesy of Dr. Franklin Kozin.)

了一个反射弧，导致常见的外周血管的功能失调。该理论认为自主神经系统功能障碍导致了患者的交感神经维持性疼痛(SMP)。临床症状包括受累肢体的体温、皮肤颜色和排汗异常。疼痛反应可解释为受损轴突的敏感性增加，使得局部交感神经释放的肾上腺素或其他递质的效能增强。该反应可通过静脉抗交感神经药(如胍乙啶)阻断[44-46]，使患者症状缓解，从而支持了该理论[44,47]。

中枢神经系统导致交感活动抑制的病生理机制也有描述。交感神经维持性疼痛(SMP)的神经机制还有更详尽的假说。CRPS Ⅰ型患者的交感反应呈持续性的原因尚不清楚，可能与中枢失调有关。该理论可用来解释慢性疼痛和异常疼痛。具体的解释是脊髓广动力范围神经元(或称汇聚神经元)的反应性增强，从而导致疼痛致敏。当出现诱发因素时，疼痛反应可被激活[48,49]。这个概念在动物的神经元和治疗合并有感觉障碍的患者交感神经阻滞中进行过研究。另外，中枢敏感化的概念，中枢神经系统疼痛反应的扩大化[50,51]，也与CRPS Ⅰ型患者的疼痛相一致。但是，在对其他交感阻滞的双盲对照研究中发现，试验组较安慰剂组的阻滞效果仅有轻微的改善[52,53]。

其他理论还包括易化的神经源性炎症和可破坏血管内皮并导致血管渗透性增加的局部炎症[54]。神经源性炎症的特异性，支配血管的C类神经纤维可释放血管活性的神经肽，会导致血管渗透性增加和血管舒张[50]，从而启动诸如营养性变化、水肿、血管扩张和疼痛等反应[55]。还有学者证明该病是由P物质和降钙素基因相关肽在交感神经系统的相互作用而引起[51,56]。已有报道，该病可通过使用皮质类固醇激素缓解，这也支持了炎症因素是CRPS Ⅰ型病因一部分的理论。

基因因素可能与CRPS的病因学有关，因此应对治疗无效的病例给予关注。在一项对15位高加索女性CRPS患者的初步研究中发现，人白细胞抗原(HLA)有可能与该病有关。与对照组相比，主要组织相容性复合物HLA-A3、HLA-B7和HLA-DR2[15]是原来的2倍[57]。最近还有报道发现，若CRPS患者的症状向多发或全身的肌张力增高方向发展，则血清中可检出HLADR13[58,59]。尤其是已经发现了易感基因位点在人类位于HLA Ⅰ类基因的着丝粒端，这可能提示创伤的严重程度和传递CRPS易感性的遗传因子之间的相互关系；它与特发性CRPS的发生有明显关联[59]。

(6)***治疗***

CRPS Ⅰ型的治疗目的是缓解疼痛和保留肢体功能。临床表现的不确定性和诊断性试验的缺乏，给治疗带来了困难。由于疼痛和功能受损是主要的临床问题，因此，控制疼痛和康复便成为主要的治疗目标。早期诊断和多种治疗手段结合为康复提供了较大的可能。治疗的远期结果尚不明确。一般来说，对于交感神经功能障碍为主要特征的患者，治疗手段包括物理治疗、药物治疗、局麻技术，对于采取较保守的治疗手段无效的患者可采用一些新的治疗手段，例如脊髓刺激和蛛网膜下腔麻醉。

物理治疗 物理治疗是该病的首选方法，这种方法可以减轻疼痛，改善活动能力，如果患者的不适出现在早期，则这种方法的成功率很高。它包括各种缓慢温

和的脱敏疗法，如使用热、冷、按摩和水疗等手段。有可能需要配合足量的药物治疗，这有助于患者忍受连续的病痛，从而缓解疼痛。患者可逐步进行一定强度的活动锻炼、等张肌力锻炼和有氧锻炼。整个疗程需要数周到数月的时间。

药物治疗　最常见的药物治疗包括三环抗抑郁药、类罂粟碱、加巴喷丁、局部镇痛药和皮质激素。抗抑郁药可起到3重疗效：减轻疼痛、改善抑郁症状和帮助睡眠。最常用的抗抑郁药有阿米替林、去甲替林和多塞平。它们具体的作用机制尚不清楚，但有可能是中枢神经系统对去甲肾上腺素和5-羟色胺递质再摄取的抑制有关。这些递质(去甲肾上腺素和血清素)可引起痛觉，但是更近期的一些抑制作用类的药物的镇痛效果较差。

已证明加巴喷丁对其他一些疼痛综合征有效，如糖尿病性神经病和带状疱疹后神经痛。作用机制尚不清楚，但作为辅助疗法可能最有效。

CRPS患者出现局部持续性炎症，可使用皮质激素治疗。虽然作用机制尚不清楚，但有可能除了抗炎作用外，还有抑制异位神经冲动发放的作用。但CRPS的发病机制很难确定，因此不建议归入常规治疗，更不建议长期使用，以避免副作用的产生[35]。

虽然类罂粟碱在其他类似的疼痛综合征（如神经性疼痛）中缺乏疗效，但它对CRPS患者偶尔有效。当上述药物不能控制疼痛时，它可作为最后的选择。在患者进行物理治疗和职业治疗时，也可配合使用该药。

局部镇痛药也可用于CRPS，包括辣椒碱、利多卡因透皮贴剂和自由基清除剂。辣椒碱在局部应用后会立即产生烧灼感，患者可能会很难承受。已有研究显示，联合使用两种自由基清除剂，50%的二甲亚砜乳胶剂(DMSD)和*N*-乙酰半胱氨酸(NAC)可有效治疗CRPS I型[60,61]。

还有其他一些药物对部分CRPS患者也有效，但缺乏对照组的证明，包括可乐定、氯胺酮、二磷酸盐、巴氯芬和钙通道阻滞剂。在临床应用前还需积累更多的经验。

如果交感神经系统参与发病，则可使用交感神经阻滞的方法进行诊断及缓解症状。这种方法对感觉和运动功能无影响。若方法得当，效果有可能最多持续1~3周。

局麻技术　交感神经阻滞可作为诊断性治疗或用于缓解症状。方法是根据受累肢体或身体某一部分确定相对应的交感椎旁神经节，然后注射局部麻醉剂。丁哌卡因比利多卡因更为常用，因为其半衰期较长。在注射局部麻醉剂之后，会影响到相应肢体的交感性活动，如血管舒张、汗腺分泌减少、肾上腺毛发运动等。最常注射的区域有星状神经节、腋前线及腰部神经根。若上肢发病，建议阻滞星状神经节(颈胸廓)。虽然这些方法可暂时减轻患者的疼痛，但远期疗效不能确定，而且也不是所有的患者都能感到疼痛缓解。

贝尔阻滞(局部静脉麻醉)　该方法是由德国外科医生Arthur Bier发明的一种静脉内局部麻醉方法。于1908年4月在第37届德国外科协会会议上首次报道，于1974年首次引进使用，证明静脉局部注射胍乙啶能使麻醉的效果持续更长的时间。使用溴苄胺或利全平阻滞较胍乙啶阻滞的作用要弱，可维持2~3天。在一组双盲随机对照研究中，三组患者分别给予胍乙啶、利金平和生理盐水进行局部静脉麻醉，三组患者疼痛缓解的疗效表明无明显差异。生理盐水组较高的疼痛缓解率很有可能与止血带的使用有关。若患者的症状仅有暂时的缓解，可考虑行交感神经切除术。对上肢受累的CRPS I型患者，可考虑行镜下星状神经节切除术。

截肢术　在极少数的情况下，若疼痛无法缓解，可行截肢术。Dielissen等对28例因顽固性疼痛、复发感染或为改善残存功能而行截肢术的患者进行了回顾性的研究，发现只有2例患者疼痛得到了缓解。许多患者在残肢仍复发CRPS I型的症状。

神经调节　神经调节技术具有侵入性，一般在保守治疗失败后才尝试。该技术是将电流或药物(鞘内的阿片样物质或巴克洛芬)导入中枢神经轴，以调节中枢疼痛传导通路。一项最新的临床对照试验显示硬膜外脊髓刺激令人满意的结果[63]。在另一项对照试验中，在椎管内和硬膜外使用可乐定可成功减轻患者的疼痛[64]。还有一项对照试验显示，在蛛网膜下腔使用巴氯芬可改善患者的肌张力障碍和功能，偶尔也能减轻患者的疼痛[65]。

虽然最佳的治疗方案仍存在争议，但可以肯定的是早期治疗将会取得良好的疗效。物理治疗的作用仍在讨论。不过患者若能耐受物理治疗，将有可能帮助维持肢体功能。也鼓励使用交感神经阻滞、皮质类固醇、降钙素、β阻滞剂、双磷酸盐等。恰当的早期治疗方法可恢复痊愈，而且防止瘫痪后遗症。

最新的有关慢性疼痛病理生理学进展使我们能更好地理解CRPS I型的治疗目标。虽然该病的病因尚不清楚，但患者如果在创伤后出现CRPS的症状和体征就应及时就诊、早期治疗，以增加完全康复的可能性。若患者症状较轻,应采取物理治疗及早期活动。中度症状的患者应辅助使用抗炎药和止痛药,包括短期使用皮质类固醇、加巴喷丁或阿片样物质。药物治疗无效或以交感功能障碍为主要病状的较严重的病例有可能需要局部麻醉阻滞或神经调节,以便患者有可能进行下一步的物理治疗。

(肖瑜 阚世廉 李世民 译 李世民 校)

参考文献

1. Blanchard TK, Bearcroft PW, Constant CR, et al. Diagnostic and therapeutic impact of MRI and arthrography in the investigation of full-thickness rotator cuff tears. *Eur Radiol* 1999;9:638.
2. Tumeh SS. Scintigraphy in the evaluation of arthropathy. *Radiol Clin North Am* 1996;34:215.
3. Prost R, Czervionke LF. How does an MR scanner operate? *Am J Neuroradiol* 1994;15:1383.
4. Ianotti JP, Zlatkin MB, Esterhai JL, et al. Magnetic resonance imaging of the shoulder. Sensitivity, specificity and predictive value. *J Bone Joint Surg Am* 1991;73:17.
5. Misamore GW, Woodward C. Evaluation of degenerative lesions of the rotator cuff: a comparison of arthrography and ultrasonography. *J Bone Joint Surg Am* 1991;73:704.
6. Neer CS. Impingement lesions. *Clin Orthop* 1983;173:70–77.
7. Nielsen KD, Wester JU, Lorensten A. The shoulder impingement syndrome: the results of surgical decompression. *J Shoulder Elbow Surg* 1994;3:12–16.
8. Peterson CJ. Spontaneous medial dislocation of the tendon of the long biceps brachii: an anatomic study of prevalence and pathomechanics. *Clin Orthop* 1986;211:224.
9. Anderson BC. *Office orthopedics for primary care: diagnosis and treatment,* 2nd ed. Philadelphia: WB Saunders, 1999.
10. Read JW, Perko M. Shoulder ultrasound: diagnostic accuracy for impingement syndrome, rotator cuff tear, and biceps tendon pathology. *J Shoulder Elbow Surg* 1998;7:264.
11. Peyriere H, Mauboussin JM, Rouanet I, et al. Frozen shoulder in HIV patients treated with indinavir: report of three cases. *AIDS* 1999;13:2305.
12. Emig EW, Schweitzer ME, Karasick D, et al. Adhesive capsulitis of the shoulder: MR diagnosis. *AJR Am J Roentgenol* 1995;164:1457.
13. Jacobs LG, Barton MA, Wallace WA, et al. Intra-articular distension and steroids in the management of capsulitis of the shoulder. *BMJ* 1991;302:1498.
14. Halverson L, Maas R. Shoulder joint capsule distention (hydroplasty): a case series of patients with frozen shoulder treated in a primary care office. *J Fam Pract* 2002;51:61.
15. Fukuda H, Hamada K, Yamanaka K. Pathology and pathogenesis of bursal-side rotator cuff tears viewed from en loc histologic sections. *Clin Orthop* 1990;254:75–80.
16. Anderson B. Glenohumeral osteoarthritis. In: UpToDate, Ruse BD (Ed), UpToDate, Wellesley MA, 2003.
17. Balci N, Balci MK, Tuzuner S. Shoulder adhesive capsulitis and shoulder range of motion in type II diabetes mellitus: association with diabetic complications. *J Diabetes Complications* 1999;13:135.
18. Lequesne M, Dang N, Bensasson M, et al. Increased association of diabetes mellitus with capsulitis of the shoulder and shoulder-hand syndrome. *Scand J Rheumatol* 1977;6:53.
19. Tyson RR, Kaplan GF. Modern concepts of diagnosis and treatment of thoracic outlet syndrome. *Orthop Clin North Am* 1975;6:507.
20. Napoli V, Vignalli C, Braccini G, et al. Echography and echo-Doppler in the study of thoracic outlet syndrome. Correlation with angiographic data. *Radiol Med* 1993;85:733.
21. Dymarkowski S, Bosmans H, Marchal G, et al. Three dimensional MR angiography in the evaluation of thoracic outlet syndrome. *AJR Am J Roentgenol* 1999;173:1005.
22. Dale WA. Thoracic outlet compression syndrome. *Arch Surg* 1982;117:1437–1445.
23. Stanton-Hicks M, Janig W, et al. Reflex sympathetic dystrophy: changing concepts and taxonomy. *Pain* 1995;63(1):127–133.
24. Wong GY, Wilson PR. Classification of complex regional pain syndromes. New concepts. *Hand Clin* 1997;13(3):319–325.
25. Wilson PR. Post-traumatic upper extremity reflex sympathetic dystrophy. Clinical course, staging, and classification of clinical forms. *Hand Clin* 1997;13(3):367–372.
26. Pak TJ, Martin GM, et al. Reflex sympathetic dystrophy. Review of 140 cases. *Minn Med* 1970;53(5):507–512.
27. Sandroni P, Benrud-Larson LM, et al. Complex regional pain syndrome type I: incidence and prevalence in Olmsted county, a population-based study. *Pain* 2003;103(1–2):199–207.
28. Wilder RT, Berde CB, et al. Reflex sympathetic dystrophy in children. Clinical characteristics and follow-up of seventy patients. *J Bone Joint Surg Am* 1992;74(6):910–919.
29. Allen G, Galer BS, et al. Epidemiology of complex regional pain syndrome: a retrospective chart review of 134 patients. *Pain* 1999;80(3):539–544.
30. Atkins RM, Duckworth T, et al. Features of algodystrophy after Colles' fracture. *J Bone Joint Surg Br* 1990;2(1):105–110.
31. Munoz-Gomez J, Collado A, et al. Reflex sympathetic dystrophy syndrome of the lower limbs in renal transplant patients treated with cyclosporin A. *Arthritis Rheum* 1991;34(5):625–630.
32. Veldman PH, Reynen HM, et al. Signs and symptoms of reflex sympathetic dystrophy: prospective study of 829 patients. *Lancet* 1993;342(8878):1012–1016.
33. Omer G, Thomas S. Treatment of causalgia. Review of cases at Brooke General Hospital. *Tex Med* 1971;67(1):93–96.
34. van Laere M, Claessens M. The treatment of reflex sympathetic dystrophy syndrome: current concepts. *Acta Orthop Belg* 1992;58[Suppl 1]:259–261.
35. Kozin F, McCarty DJ, et al. The reflex sympathetic dystrophy syndrome. I. Clinical and histologic studies: evidence for bilaterality, response to corticosteroids and articular involvement. *Am J Med* 1976;60(3):321–331.
36. Lynch ME. Psychological aspects of reflex sympathetic dystrophy: a review of the adult and paediatric literature. *Pain* 1992;49:337–347.
37. Dielissen PW, Claassen ATPM, Veldman PHJM, et al. Amputation for reflex sympathetic dystrophy. *J Bone Joint Surg Br* 1995:77:270–273.
38. Chevalier X, Claudepierre P, Larget-Piet B, et al. Münchausen's syndrome simulating reflex sympathetic dystrophy. *J Rheumatol* 1996;23:1111–1112.
39. Michaels RM, Sorber JA. Reflex sympathetic dystrophy as a probable paraneoplastic syndrome: case report and literature review. *Arthritis Rheum* 1984;27:1183–1185.
40. Schwartzman RJ. New treatments for reflex sympathetic dystrophy. *N Engl J Med* 2000;343(9):654–656.
41. Steinbrocker O, Argyros TG. The shoulder-hand syndrome: present status as a diagnostic and therapeutic entity. *Med Clin North Am* 1958;42:1533–1553.
42. Masson C, Audran M, Pascaretti C, et al. Further vascular, bone and autonomic investigations in algodystrophy. *Acta Orthop Belg* 1998;64:77–87.
43. Miller DS, deTakats G. Posttraumatic dystrophy of the extremities. Sudeck's atrophy. *Surg Gynecol Obstet* 1941;125:558–582.
44. Jeandel P, Prigent D, et al. Treatment of reflex algoneurodystrophies by sympathetic blockade with guanethidine. *Ann Med Interne* (Paris) 1989;140(3):166–168.
45. Ramamurthy S, Hoffman J. Intravenous regional guanethidine in the treatment of reflex sympathetic dystrophy/causalgia: a randomized, double-blind study. Guanethidine Study Group. *Anesth Analg* 1995;81(4):718–723.
46. Verre M, De Santis F, et al. Pharmacological sympathetic block in complex regional pain syndrome. *Clin Ter* 2002;153(6):367–372.
47. Driessen JJ, van der Werken C, et al. Clinical effects of regional intravenous guanethidine (Ismelin) in reflex sympathetic dystrophy. *Acta Anaesthesiol Scand* 1983;27(6):505–509.
48. Roberts WJ. A hypothesis on the physiological basis for causalgia and related pains. *Pain* 1986;24(3):297–311.
49. Roberts WJ, Foglesong ME. Identification of afferents contributing to sympathetically evoked activity in wide-dynamic-range neurons. *Pain* 1988;34(3):305–314.

50. Baluk P. Neurogenic inflammation in skin and airways. *J Invest Dermatol* 1997;2(1):76–81.
51. Schwartzman RJ, Kerrigan J. The movement disorder of reflex sympathetic dystrophy. *Neurology* 1990;40(1):57–61.
52. Blanchard JS, Ramamurthy S, et al. Intravenous regional sympatholysis: a double-blind comparison of guanethidine, reserpine, and normal saline. *J Pain Symptom Manage* 1990;5(6):357–361.
53. Jadad AR, Carroll D, et al. Intravenous regional sympathetic blockade for pain relief in reflex sympathetic dystrophy: a systematic review and a randomized, double-blind crossover study. *J Pain Symptom Manage* 1995;10(1):13–20.
54. Oyen WJ, Arntz IE, et al. Reflex sympathetic dystrophy of the hand: an excessive inflammatory response? *Pain* 1993;55(2):151–157.
55. Weber M, Birklein F, et al. Facilitated neurogenic inflammation in complex regional pain syndrome. *Pain* 2001;91(3):251–257.
56. Schott GD. An unsympathetic view of pain. *Lancet* 1995;345(8950): 634–636.
57. Mailis A, Wade J. Profile of Caucasian women with possible genetic predisposition to reflex sympathetic dystrophy: a pilot study. *Clin J Pain* 1994;10(3):210–217.
58. van Hilten JJ, van de Beek WJ, et al. Multifocal or generalized tonic dystonia of complex regional pain syndrome: a distinct clinical entity associated with HLA-DR13. *Ann Neurol* 2000;48(1):113–116.
59. van de Beek WJ, Roep BO, et al. Susceptibility loci for complex regional pain syndrome. *Pain* 2003;103(1–2):93–97.
60. Zuurmond WW, Langendijk PN, et al. Treatment of acute reflex sympathetic dystrophy with DMSO 50% in a fatty cream. *Acta Anaesthesiol Scand* 1996;40(3):364–367.
61. Perez RS, Zuurmond WW, et al. The treatment of complex regional pain syndrome type I with free radical scavengers: a randomized controlled study. *Pain* 2003;102(3):297–307.
61a. Brill S., Middleton W., Brill G, et al. Bier's block; 100 years old and still going strong. *Fisher Acta Anaesthesiol Seanol* 2004;48:117–122.
62. Dielissen PW, Claassen AT, Veldman PH, et al. Amputation for reflex sympathetic dystrophy. *J Bone Joint Surg Br* 1995;77:270–273.
63. Kemler MA, et al. Spinal cord stimulation in patients with CRSD. *N Engl J Med* 2000;343:618–624.
64. Kingery WS. A critical rev of controlled clinical trials for per neuropathic pain and CRPS. *Pain* 1997;73:123–139.
65. van Hilten BJ. Intrathecal baclofen for the tx of dystonia in patients with RSD. *N Engl J Med* 2000;343:625–630.

第107章

骨坏死

Chris T. Derk, Raphael J. DeHoratius

骨坏死来源于希腊语骨(osteo)和坏死(necrosis),是由古希腊学者希波克拉底最早提出的[1]。这个词用来描述骨组织中细胞的死亡，通常是指由于血供障碍以及随后所导致的骨框架结构的破坏。还有许多其他词汇用来描述这种病变,如无血管性坏死、非感染性坏死、缺血性坏死以及骨软骨炎性溶骨坏死,所有这些词汇在医学文献中都可见到。

在1794年,James Russell首次对这种病变进行了现代描述[2]。在那时,感染病因学是主要的病因。直到1888年，非感染性骨坏死才首次用来描述我们现在所说的骨坏死[1]。

多数骨坏死与创伤所致的骨质血供障碍有关。但是，对于无创伤病史而与全身其他系统疾病有关的骨坏死病例的诊断是非常困难的，尤其是确定准确的骨坏死原因更困难(表107.1)。

骨坏死有两种不同类型:①继发形成类型,由多种熟知的危险因素及单纯一致的劳作造成。②特异性的或原发形成类型,由还未认知的危险因素造成。

尽管影像学对早期诊断有很大的帮助，但手术仍是主要的治疗方法。缺乏早期的临床症状使得骨坏死的早期发现变得困难，并且不同的发病机制也限制了治疗方法的选择。更好地描述骨坏死的发病过程和了解每一个患者的发病机制将有助于选择更合适的治疗方案。

一、流行病学

除了系统性红斑狼疮(SLE)所致的骨坏死多累及女性外，其他原因所致的骨坏死在男女以及各年龄段均可发生。据估计,每年因骨坏死而进行全髋置换手术的病例可占美国每年500 000全关节置换病例的10%[5]。

在大宗的全髋关节置换(THR)病例中,5%~12%的病例是骨坏死[6-8]。骨坏死常常发生在20~50岁人群(平均年龄38岁),男性略多,尤其在特发性病例中。骨坏死最多见于股骨头,而股骨髁、肱骨头、手和足部的短管状骨很少发生。但是,骨坏死有发生于全身所有骨骼的潜在可能性，有症状的多病灶骨坏死多见于伴有SLE、肾脏疾病、炎性肠道疾病或凝血异常疾病的患者[9]。本章的目的主要讨论股骨头骨坏死,因为股骨头是骨坏死最常见的部位。

在确诊了股骨头坏死的4年内,至少80%的患者出现股骨头的塌陷以及关节的破坏[10],68%~83%的患者伴有明显的临床症状[11-13]。在确诊了股骨头坏死的3年内,超过50%的患者进行了全髋关节置换术[14]。

二、发病机制

在伴发于髋关节骨折或脱位的股骨头坏死病例中，股骨头血供被破坏与随后发生的股骨头坏死有明确的相关性。另外,与镰状细胞病、高凝状态和骨髓增殖性疾病等相关的骨坏死的机理也比较清楚，这类疾病所造成的骨坏死病例中，因内血管阻塞导致远端动脉的血供障碍是造成骨梗死的原因，这与心肌梗死的原理类似。与此相反,对于大多数的研究者来说,要确切描述SLE、应用皮质激素、肾移植和

表107.1 与骨坏死病理有潜在相关性的其他疾病

创伤	肿瘤
血液性疾病	转移癌
地中海贫血	急性白血病
红细胞增多症	霍奇金病
血友病	骨髓渗透性疾病
血红蛋白病变	栓塞
凝血性疾病	脂肪坏死
骨髓增殖性疾病	怀孕
胃肠疾病	内分泌疾病
克罗恩(Crohn)病	法布里氏病
溃疡性结肠炎	库欣(Cushing)病
胰腺炎	甲状旁腺功能亢进
感染性疾病	痛风
化脓性关节炎	糖尿病
骨髓炎	过敏反应
骨科疾病	实体脏器排斥反应
先天性髋关节脱位	过敏性休克
遗传性骨发育不全	血清病
结缔组织疾病	医源性疾病
系统性红斑狼疮	实体脏器移植
雷诺病	放射治疗
系统性硬化	血液透析
多肌痛风湿病	皮质类固醇
舍格伦综合征	酒精
类风湿性关节炎	细胞毒性制剂
强直性脊柱炎	放疗

放射治疗导致股骨头坏死的发病机制还是一个很大的挑战。另外,在特发性或原发性的骨坏死病例中没有可确定的危险因素，因此这些病例的发病机理还是一个谜。

(一)血管闭塞

创伤是导致血管闭塞而继发骨坏死的最常见原因,而发生骨坏死的概率与下面因素直接相关:

- 骨折移位程度;
- 骨的血供被影响的程度;
- 可得到的受累部位的侧支循环[15]。

为了更好地理解此病理过程,需要详细地了解股骨头部位的血管解剖特点(图107.1)。股骨头的血供丰富且变异较多;干骺端动脉和骺动脉同时存在于股骨头的近端。在骨生长发育过程中,骺板是这两种动脉系统的分界线,不过这两种动脉系统有广泛的互相连接。

关节囊外动脉环位于股骨颈的基底，动脉环前部由旋股外侧动脉的分支形成，后部由旋股内侧动脉分支形成。股骨颈部和韧带的血管分支从此动脉环沿股骨颈外侧、内侧、后侧和前侧表面上升。在股骨头关节边缘部位，这些上升的动脉支形成另一个动脉环即滑膜下关节内动脉环。从这个动脉环,骺动脉发出分支并穿入股骨头[16,17]。这些外侧动脉分支提供80%的股骨骺血供和股骨头前上1/4的血供[18],因此股骨头关节边缘部位最为脆弱,最容易发生骨坏死[19](图107.1)。

髋关节关节囊内骨折导致上升的股骨颈部和韧带的血管血供障碍以及更重要的外侧骺动脉的损伤。这解释了为什么在这类骨折中80%的患者股骨头出现不同形式的骨坏死[20]。类似骨坏死发病机制也可见于股骨髁骨折、肱骨头骨折和距骨骨折。

在手或足部一些小骨头也偶发创伤后骨坏死,其中以月骨和舟状骨最常见，这与这些骨头的血供较差有关。据报道在金伯克病即月骨骨折中,20%病例发生骨坏死[21],3%的舟骨骨折会继发骨坏死[22]。

另外，其他较少见的导致血管阻塞的原因包括镰状细胞病、潜水病、损伤性气压病,以及放射或系统性血管炎所致的血管损伤。

(二)血管内凝血

骨内微循环与其他部位的循环系统一样对凝血因素都比较敏感。以魏尔啸三联征为例,这可能是一种因素或多种因素作用的结果,包括血管内膜损伤、循环淤滞或高凝状态。血管内膜损伤可能与创伤、动脉粥样硬化有关或结缔组织自身免疫反应导致血管内膜层的损伤。例如在硬皮病,内皮细胞分泌一种强烈血管收缩剂(即内皮缩血管肽)，它使本已增生受损的血管内膜阻塞[23]。在SLE和类风湿关节炎患者,这类疾病的炎症反应导致血管壁早期的动脉粥样硬化，从而引发一些缺血性疾病(如骨坏死)[24]。在股骨头骨折尤其是软骨下部位的骨折,因其血供为终末血管很少有侧支循环,因此更容易发生微循环淤滞现象。对这些脆弱的微循环的任何损坏都可诱发血循环淤滞，从而导致血管内血栓形成,最终导致骨坏死。相反,受损的血循环能够增高髓内压力,从而进一步破坏血运[25,26]。高凝状态在某些疾病可导致血管内凝血，从而有可能导致骨坏死的发生。这些疾病包括:①蛋白C和S缺陷病;②抗凝血酶III缺陷病;③因子V_{Leiden}突变;④红细胞增多症;⑤SLE;⑥抗磷脂抗体综合征;⑦怀孕;⑧胰腺炎;⑨恶性肿瘤疾病等。

上面所提及的关于导致骨坏死的各种机制是相互作用而不是彼此孤立的。更确切地说,骨坏死是因为多种因素产生不同的病理机制而最终导致股骨头力学结构的紊乱。早期缺血损伤的结果之一是产生大量的自由基,而后者造成血管通透性增加从而使局部发生水肿和骨坏死区域髓内出血,许多研究者也认为这一理论也是骨坏死的重要病理发生和形成机制之一[27,28]。当骨质发生不可逆的缺血后,骨母细胞逐渐聚集到坏死区,然后分化为破骨细胞,破骨细胞清除死骨,最后成骨细胞形成新骨。但是一些研究者发现,这种骨再生塑形过程不十分理想,并可能直接导致股骨头塌陷[29]。

(三)髓内高压

一层骨皮质壳包裹股骨头,从而限制了股骨头的膨胀。当股骨头某些内在结构出现病变导致占位增加时,股骨头皮质内压力将升高。例如,当股骨头内出血时,因股骨头无法膨胀而导致其皮质内压力增加。皮质内压力的增加导致皮质内血管发生压塞样病理变化,从而破坏血运,最终发生骨坏死[1,26]。

一些作者在研究因接受糖皮质激素治疗而发生骨坏死的病理机制时发现了一些有趣的现象。在对这些患者的股骨头进行活检时发现,导致骨坏死的原因不是由于血管损伤导致骨质缺血,而是由于骨母细胞的直接凋亡导致的[30,31]。同样的病理改变也可在酗酒患者的股骨头标本中发现[32]。

三、发病因素

(一)创伤

最常见的股骨头坏死的原因是导致股骨头血管损伤的股骨近端移位骨折或无移位骨折[33],以及直接导致股骨头远端细动脉损伤的各种病理变化。与创伤相关的骨坏死可发生在全身任何由一组末端血管供血或间接血供很差的骨骼。在一些少见的病例,髋关节后脱位可引起骨坏死,而在另一些更少见的病例,髋关节前脱位也可导致骨坏死[34,35],最近逐渐发现骨坏死也是一种骨折手术固定术的并发症,在手术完成后或康复锻炼后,患者可主诉持续的疼痛。有时,骨坏死也是关节镜下修复半月板损伤手术的并发症[36]。

(二)皮质激素

大约25%接受皮质激素治疗的患者会继发股骨头

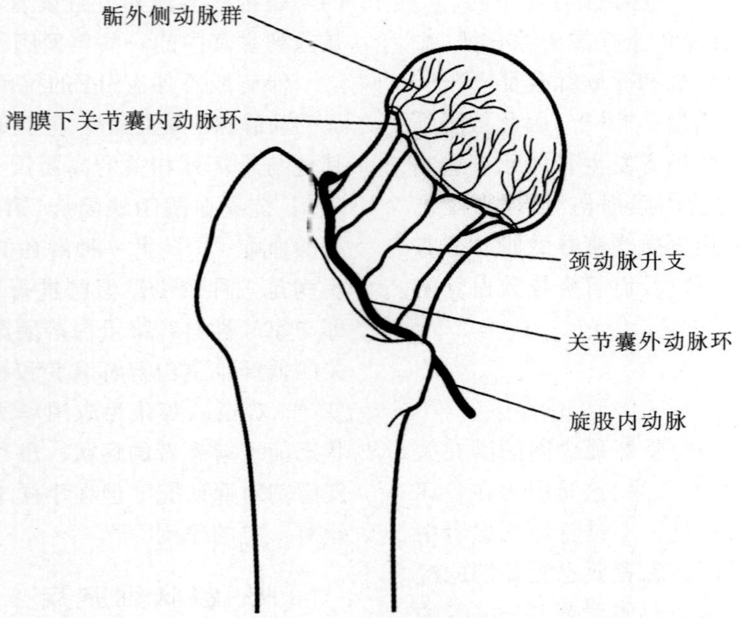

图107.1 股骨头血供图。

坏死[5],其中应用糖皮质激素的患者骨坏死发生率为3%~38%[37], 大量应用激素是导致骨坏死的第二种最常见原因,它仅次于创伤,骨坏死率与激素的应用剂量和应用时间成正比[38,39]。最近的研究结果与上面的结论有些矛盾,因为以往的研究表明最早在应用激素3.6个月时才发现MRI有改变[40],而近期的研究显示一些病例在应用激素16天就可出现骨坏死的迹象[41]。现在很难推测哪些患者应用糖皮质激素后会发生骨坏死,但是应用皮质激素是增加骨坏死发生的重要的危险因素。皮质激素导致骨坏死的最常见部位是股骨头,并且常见于双侧股骨头。

虽然现在认为有很多不同的假设机制在骨坏死的病理发生过程中起重要的作用, 但是还没有一个被大家都认可的病理机制。这些假设包括:脂肪栓子阻塞供应股骨头的末稍血管学说[42],髓内脂肪或水分压塞股骨头末梢血管学说[43],以及最吸引人的糖皮质激素诱发骨母细胞凋亡学说[30]。

(三)系统性红斑狼疮(SLE)

1960年Dubois首次提出了骨坏死与SLE之间的关系[44]。在大宗病例中,SLE并发骨坏死的发生率为5%~37.5%[45-49]。SLE导致的骨坏死常累及双侧股骨头,与其他致病因素相比,SLE导致的骨坏死为多灶性的 [9](图107.2至107.6),并且以女性多见,这可能因为女性多发SLE的缘故。

许多研究对临床表现进行了分析和评估以便推断出哪些SLE患者可能出现骨坏死,但结果各有不同。一些研究表明,SLE和骨坏死患者常伴有雷诺综合征、血管炎、血栓静脉炎、抗磷脂抗体病和库欣综合征[38,50,51],而另一些研究不能肯定这一结果[47,48,52,53]。因此推测是多种因素而不单是皮质激素使患者发生骨坏死。这些因素包括:血液高凝状态、血管内膜损伤、血循环中抗心磷脂抗体的增多、长期应用皮质激素导致脂肪分布不正常、雷诺症导致血管痉挛以及血管炎导致血管阻塞等。

(四)酒精

Ficat最早报道了大量饮酒与骨坏死之间的潜在关系[54]。许多报道也赞成这种潜在关系,这是因为在骨坏死患者中习惯性饮酒者非常多见, 不过骨坏死患者中习惯性饮酒者多见也可能是因为患者要忍受长期的慢性疼痛所致[56,57](图107.7)。最近日本学者Matsuo等的流行病学研究表明, 与其他住院患者相比无皮质激素应用史的骨坏死患者酒精饮入量显著增高[57]。与饮酒相关的骨坏死的发病机制还不十分清楚。可能的原因包括:脂肪栓塞、内源性皮质醇增高、脂质代谢异常和脂肪细胞增大导致骨内压增高随后使血管阻塞等[58-62]。

(五)高空减压症

早在1913年就有报道在高压环境下工作或在水下建造管道及修建桥梁等工作的工人出现骨坏死的病例,因此最早将这种疾病也称为“潜水员病”[63]。随后,在潜水者中[64],尤其在深水潜水者中也有这类病症的描述。最近的研究报道: 在高压下工作的工人中,超过13%的人出现骨坏死病变[65,66];但是如果工作环境压力低于7.584×10^4 Pa,那么骨坏死发生的概率就会减小[67]。目前的假说认为,这些患者发生骨坏死的病理机制与潜水者发生减压病而导致骨坏死的病理机制相似,并认为其病理机制为血管内的氮气泡导致血管内凝血,随后造成供应股骨头血运的远端血管血供障碍,最后导致骨坏死;或者脂肪细胞内的氮气泡造成血管受压,随后出现血管阻塞,最终导致骨内压增高[68,69]。最终的假说认为是增高的压力造成髓内静脉淤滞,从而出现血液高凝状态,最后导致骨缺血[70](图107.8)。

(六)凝血病变

具有潜在激活凝血机制的危险因素很多, 并且有许多关于这些危险因素造成骨坏死的报道。本章的目的不是描述凝血病变继发骨坏死的所有危险因素,而是只列举其中的一些典型例子。

伴有或不伴有SLE的抗磷脂抗体综合征可导致明显的动静脉内凝血病变,并且有时可能导致骨坏死[71,72]。其他与骨坏死相关的高凝因素包括:蛋白C和蛋白S缺陷病,抗凝血酶III缺陷病,第V因子Leiden突变和高胱氨酸血症[73-75]。另一种潜在的导致骨坏死的高凝状态疾病是一种较少见但已进行了深入研究的联合病变,即与家族性血纤维蛋白溶酶原激活物抑制因子增高相关的低纤维蛋白溶解病变和相关的凝血倾向的联合病变[76]。Glueck等认为应用华法林或依诺肝素治疗高凝状态能缓解患者的症状, 虽然现在还没有大样本双盲安慰剂对照研究, 但在小样本初步研究中发现这些治疗有一定的作用[77,78]。

(七)镰状细胞病

血管内镰状细胞病能导致许多麻烦的并发症,这

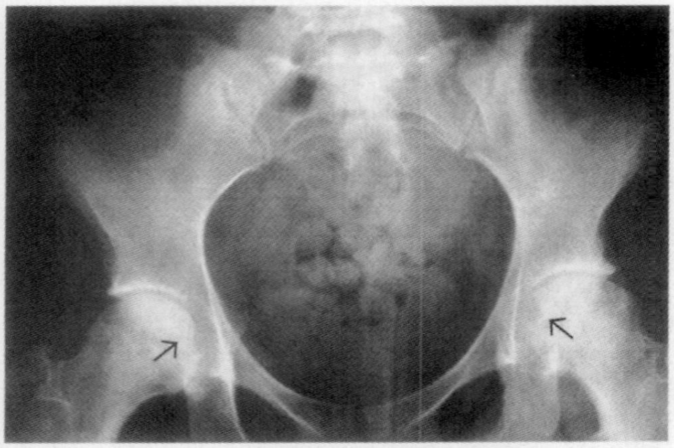

图107.2 23岁SLE女性患者双髋关节正位片，见双侧股骨头坏死(箭头)。

些并发症与镰状细胞病导致血管阻塞，随后出现血栓，最后导致组织进行性缺血相关，当影响到骨组织的血循环时，骨组织可发生坏死。在年轻患者中，趾炎是镰状细胞病的常见病理表现。在Milner等的大样本研究中，对2 590名镰状细胞患者进行了平均5.6年的随访，每隔6个月进行双髋关节X线检查[79]。每年随访的每100例患者中，股骨头坏死的发病为2~4.5例，即发生率大约为10%。虽然大多数作者认为镰状细胞病导致骨坏死的病理机理主要与血细胞镰状病相关，但是也有作者认为弥漫性血管内凝血，一种在急性危象中出现的病理变化，可能也会继发骨坏死[80]。

SS基因型血红素和α地中海贫血患者发生骨坏死的风险很大，而SC基因型血红素患者多在晚年发生骨坏死。在这些患者中，急性危象的发作频率是与骨坏死发生最有相关性的预后指标。许多患者为双侧髋关节

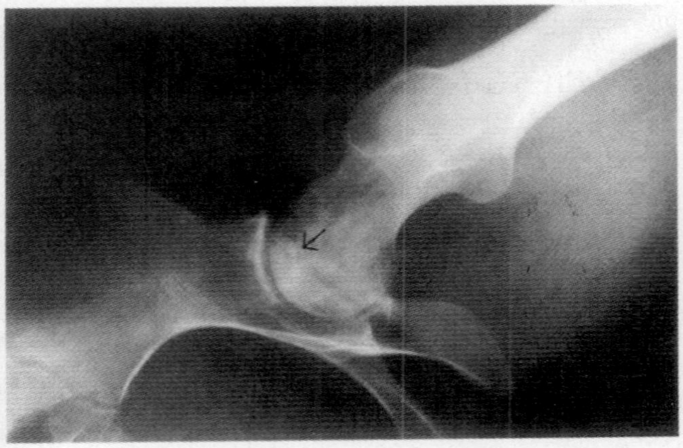

图107.3 SLE患者蛙腿式侧位片，可见骨坏死(箭头)。

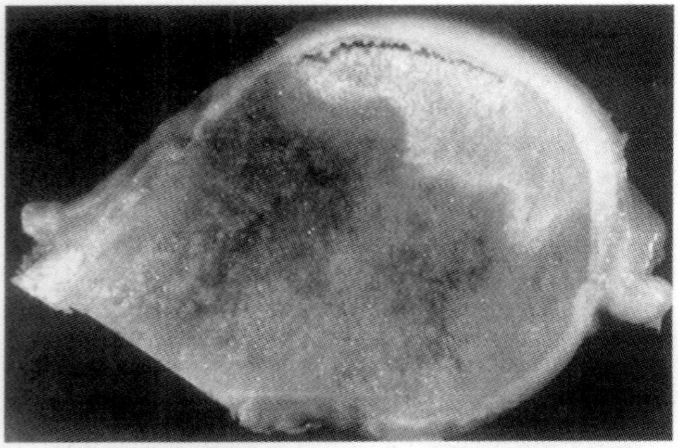

图107.4 右侧股骨头大体矢状位切片，可见III期塌陷后病变，广泛软骨下骨折(新月形放射透明带)以及软骨不完全剥离，再血管化暗区尤其在骺外侧血管区明显。患者有肥胖症、糖尿病、脂肪肝、动脉脂肪栓塞、游离脂肪酸增高以及血管内凝血。

受累，与老年患者相比，年轻患者骨坏死病变愈合的潜在可能性更高。在最终行全髋关节人工置换术的患者中，59%的病例在初次手术5.5年后需要进行翻修手术[81]；因此对于早期的骨坏死病变更适于保守治疗。

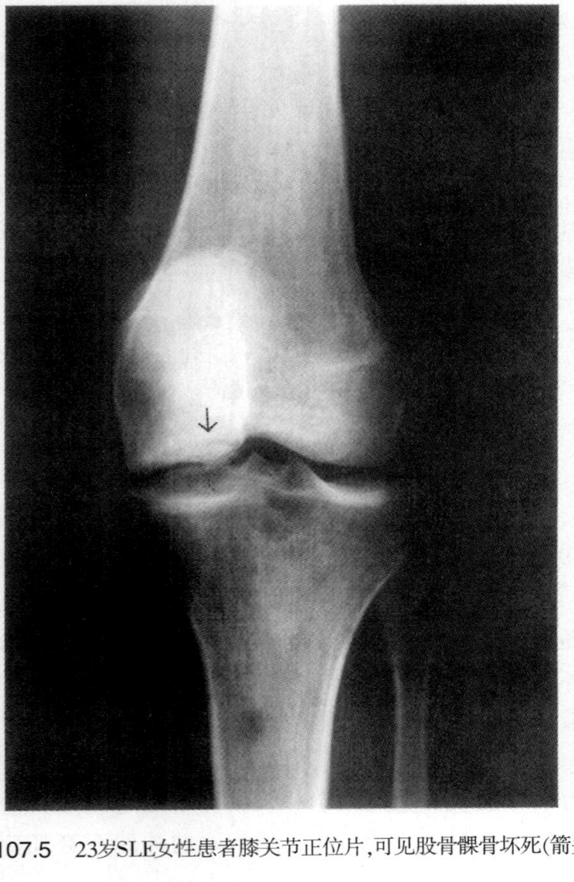

图107.5 23岁SLE女性患者膝关节正位片，可见股骨髁骨坏死(箭头)。

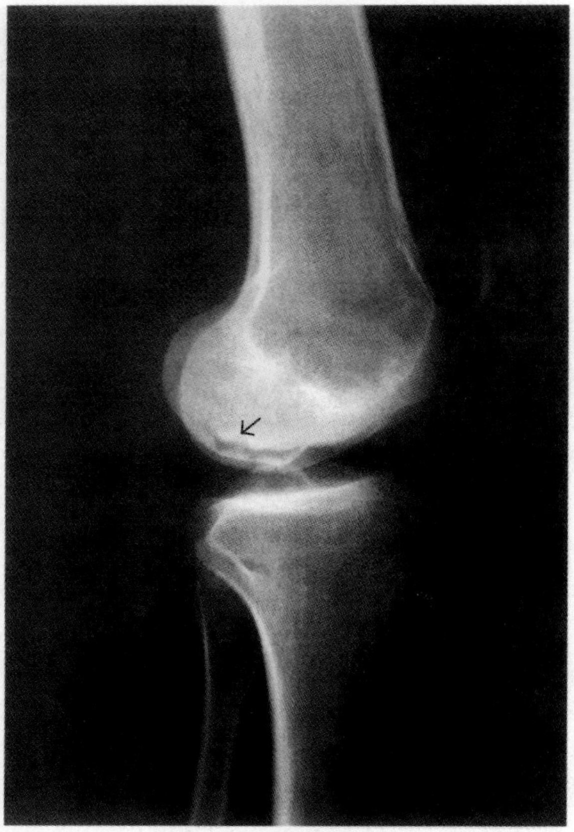

图107.6 23岁女性SLE患者膝关节侧位片，可见股骨髁骨坏死(箭头)。

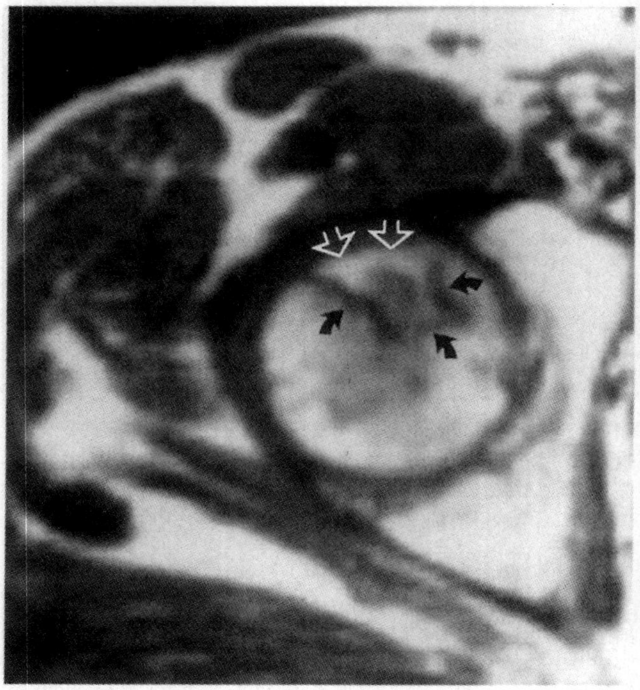

图107.7 股骨头轴位MRI(T1加权)可见典型的无塌陷的修复期病灶(Ⅱ期)被暗带包绕(黑色箭头)，即再血管化带。坏死区异常信号为病灶前1/3残留的坏死组织，未被吸收的脂肪细胞(白箭头)。此患者酗酒并伴有胰腺炎及糖尿病。

由于镰状细胞病危象发生频率与骨坏死的发生率有关，减少危象发生频率的治疗方法是非常有帮助的。要让患者多饮水，并且对于频发危象患者要应用羟基脲，对于血中S型血红素升高的患者需要降低其含量。

(八)莱-卡-佩(Legg-Calvé-Perthes)病

Legg-Calvé-Perthes病多见于2~12岁儿童(平均7岁)，可造成股骨头骨骺坏死。莱格、卡凡和佩尔特斯早在1900年首次对这种疾病进行了描述。此病以男孩多见，其中10%的病例为双侧病变。在美国，通过对儿童的随访评估，此病每年每10万病例患者中有5.7例发生骨坏死[82]，并且其中一部分病例有血栓形成倾向[83-85]。而最近报道认为，这与HIV感染有一定的关系[82]。对于Legg-Calvé-Perthes疾病早期病例，控制疼痛改善髋关节力学异常从而达到限制并保护关节的运动度是治疗本病的主要目的[86-88]。可应用不同的外展石膏管型以及支具使股骨头保持在髋臼内，因为髋臼类似于一个模子可以促进股骨头骨骺再骨化。如果疾病进展到股骨头不能保持在髋臼内时，就需要考虑手术治疗[89,90]。超过50%的患者在没有治疗的情况下，仍能生活良好，但是25%的患者在40~50岁时需要行关节成形术。

(九)股骨头骨骺滑脱

股骨头骨骺滑脱是最常见的青少年髋关节疾病。病因不明，不过手术复位、外伤或血肿压迫可造成韧带血管损伤，从而导致骨坏死。骨坏死的发生率与骨骺滑脱程度以及骨骺出现滑脱到复位的时间长短相关。早期复位通常能降低骨坏死的危险[91-93]。

(十)戈谢(Gaucher)病

Gaucher病是一种β-葡萄糖苷酶缺乏疾病，这是一种最常见的遗传性溶酶体堆积性疾病。β-葡萄糖苷酶缺乏导致葡糖脑苷脂酶堆积，尤其多见于犹太裔儿童。Gaucher病分为3种不同类型。类型I最常见骨坏死，这一类型多见于成年人，常涉及内脏以及骨的病

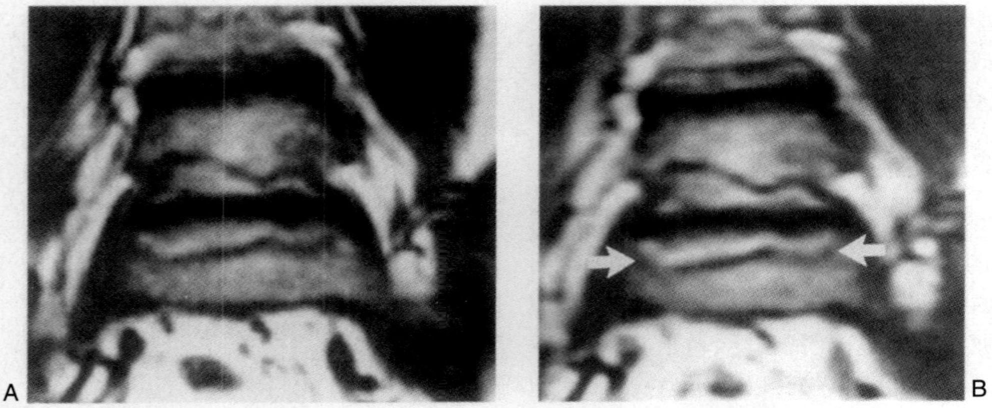

图107.8　(A)腰骶部MRI显示T1加权(TR/TE,600/20)可见L5椎体下缘和S1椎体上缘一横行再血管化带。(B)MRI的T2加权(TR/TE,2000/20)可见S1上缘一条明显的双带(吸收-成骨)结构(箭头)。此终板的坏死可能是因为L5至S1椎间盘退变产生水份扩散屏障而阻碍髓核的水合作用。这位前美国海军潜水员左股骨头有II期坏死灶性病变,右股骨头有IV期塌陷后骨坏死病变。(Courtesy of Paul Swenson,M.D.)

变,而不伴有神经病变,神经病变多见于其他类型的Gaucher病[94]。与镰刀细胞病变所见的情况相似,Gaucher病导致骨危象的发生率为25%~37%[95]。这类患者可继发骨坏死,并以多灶性坏死为特点。这类坏死表现的病理发生机制认为是与葡糖脑苷脂酶堆积导致组织细胞膨大从而使骨内压力增高有关,不过也有其他骨坏死假说存在[96]。现在可应用酶替代疗法治疗这类疾病[97]。

(十一)人免疫缺陷性病毒

自从1990年有文献报道在HIV病例中出现骨坏死[98],随后大量文献报道了这类病例[99-103],最近一项大样本试验对无症状HIV病例进行了研究[104]。应用MRI对339例无症状HIV阳性患者和188例年龄及性别相匹配的HIV阴性对照组患者进行髋关节骨坏死评估:15例(4.4%)HIV阳性患者出现骨坏死,而对照组无骨坏死病例。通过对HIV阳性并伴有骨坏死患者与HIV阳性无骨坏死患者的比较,并对导致骨坏死的危险因素进行评估时发现,骨坏死可能与糖皮质激素、降脂质制剂、睾丸激素等的应用范围增加,健身活动增加,抗双磷脂酰甘油抗体水平增加等因素有关。与以前研究结果一致,蛋白酶抑制剂的应用与骨坏死的发生无明显相关性[104,105]。确切的病理发生机制目前还不十分清楚,但是当对HIV阳性伴发有骨坏死迹象的患者进行评估时要切记:以上的危险因素可能导致骨坏死的发生。

(十二)怀孕

股骨头坏死在孕妇中是一种少见的并发症,尤其是在健康无任何危险因素可导致骨坏死的孕妇[106,107]。在这类患者,导致骨坏死的原因还不明确,但是不同的假说认为可能与羊水栓塞(一种高凝状态),过度的机械牵张,以及内源性类固醇分泌增加有关。Montell等进行了大样本病例系列研究[106],在此研究中,13名孕妇在第2及第3个三月孕期阶段后期(第6月及第9月)出现髋关节疼痛。这类孕妇通常身材较小,在孕期体重增加明显,这些因素揭示在骨坏死过程中起一定的致病作用。这些孕妇的左髋关节都出现疼痛,并且4名孕妇出现双髋关节受累。原则上,临床医生对这类患者要高度警惕以避免误诊或延迟诊断骨坏死。

(十三)高脂血症

高脂血症与血管内高凝血状态有关,在某些患者具有导致骨坏死的潜在可能性[108]。Moskal等对19名患者33个髋关节骨坏死的病例研究中发现:排除其他常见的导致骨坏死的病因,这些患者的血胆固醇水平在统计学上显著增高。这一结果提示机体高胆固醇血症可能参与了骨坏死的病理过程[109](图107.9)。虽然现在还没有确切证据证实高脂血症曾导致骨坏死,但高脂血症很可能是内源性类固醇水平升高的副反应。

在另一项研究中,Palmer等对有遗传性高脂血症家族进行了研究。16名家族成员中,8名家族成员同时有高脂血症以及骨坏死发生[110]。另外更有趣的是,

Pritchett等对284名在开始应用类固醇的同时服用他汀类药物的患者进行回顾性研究时发现：试验组中只有3例（1%）患者出现骨坏死，而在单纯应用皮质类固醇的对照组中超过25%的患者发生骨坏死[5,111]。

（十四）弥漫性血管内凝血

弥漫性血管内凝血（DIC）的特点是产生过度的不受控制的凝血酶，从而激活血小板并诱导其聚集，最后导致血管内凝血，这具有造成骨坏死的潜在可能性[112,113]。多种原因可造成DIC的发生，包括：包膜的革兰阳性菌感染，革兰阴性菌感染，以及水痘病毒、细胞巨化病毒和HIV等病毒感染。其他原因包括：孕期羊水栓塞、烧伤、热休克、恶性病变、死胎滞留综合征以及脂肪肝等原因。

DIC的许多临床表现被认为与最初的低血容量有关。低血容量可导致血管内凝血，不过现在认为骨坏死的主要病理机制是血管内凝血与低血容量性缺血联合作用的结果[114]（图107.10）。

四、诊断

髋部骨折后继发的骨坏死常会表现为在成功的外科手术治疗后疼痛时间的延长。疼痛表现为腹股沟部位的深部疼痛或钻痛，有时沿大腿向下放射至膝关节。在病变早期，X线检查无异常改变，对于高度怀疑骨坏死的患者可行骨扫描或MRI检查进行诊断。对于非创伤性髋关节骨坏死患者，早期阶段多无明显的临床症状。患者通常表现为隐性的腹股沟部位深部疼痛，随后在抬举重物或进行身体锻炼时疼痛加重。特殊体位可缓解疼痛，身体检查时发现患侧髋关节活动范围受限，并伴有疼痛。患侧髋关节可出现非炎性渗出物。在非负重关节尤其是手部关节，骨坏死早期无明显临床表现，只有到一定阶段才出现临床症状。

早期的髋关节X线检查应包括前后位以及侧方蛙腿式位检查（图107.2和图107.3）。如果高度怀疑骨坏死而X线检查无异常时，MRI以及锝99m二甲基二磷酸盐三相骨扫描有助于早期诊断[115-117]。早期病变，骨扫描检查表现为非特异性的冷点，这是由于放射性示踪剂吸收降低所致。随后，由于局部骨修复作用，骨代谢水平升高，从而出现放射性示踪剂吸收增加现象。这些变化是非特异性的，也可见于其他病变（如骨折或肿瘤等）。骨扫描特征性的病理改变是在热点中存在冷点，25%~50%骨坏死患者中可出现以

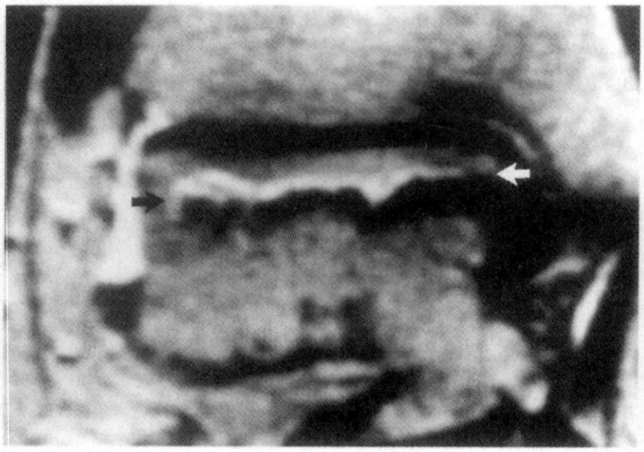

图 107.9 T2加权（TR/TE, 2400/20）MRI可见右侧距骨顶部紧邻踝穴下方横行双带征（箭头）。此患者有肥胖症、糖尿病以及高脂血症。

上表现。这种现象与中心骨质坏死而周围骨质进行修复有关[118]。

MRI检查骨坏死表现为灶性软骨下缺损，伴有或不伴有周围骨髓水肿[119]。水肿的出现可能是由于局部仍有活性的骨组织暂时性的缺血所致。与骨坏死相关的骨组织水肿应与一种被称为暂时性的骨质疏松症相鉴别。暂时性的骨质疏松症的病因还不清楚，多见于无骨坏死危险因素的年轻患者或孕妇。虽然临床症状与

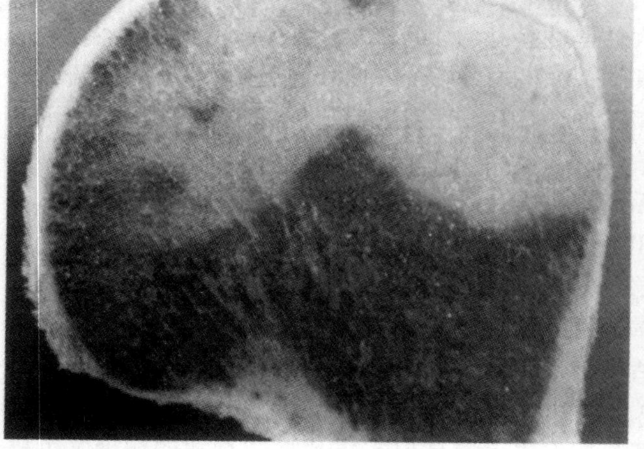

图107.10 过敏性休克死亡后18小时患者的左侧肱骨头冠状位切片。血管纤维蛋白血栓导致DIC，脂肪骨髓组织梗死（无活性亮区）以及继发的纤维蛋白溶酶和邻近骨髓脂肪细胞间出血（有活性暗区）。患者的右侧肱骨头以及双侧股骨头也可见典型的骨坏死分布。

骨坏死类似，但是暂时性的骨质疏松症通常是一种自限性疾病。早期，MRI不能鉴别这两种病变。但是随着病情的发展，与暂时性骨质疏松症不同，骨坏死在MRI上出现软骨下缺损[120-122]。

五、分期

现在还没有一个普遍适用的骨坏死分级方法。Ficat分级方法[123]和Steinberg分级方法[124]是在撰写医学文献和研究工作中最常用的两种骨坏死分级方法。这两种分级方法都是以X线检查为基础同，时考虑到其他影像学检查、骨扫描以及MRI等的检查结果。笔者更倾向于Steinberg分级方法（表107.2），这是因为该分级方法根据股骨头坏死百分比分级后又根据病变程度再分级，并且一些研究证实该分级方法有一定的临床意义[125]。

传统的影像学检查通常不能发现早期病变，只有当高度怀疑骨坏死时才进行MRI检查，MRI检查可发现骨髓水肿以及早期的软骨下病变。对于两种分级方法，I级病变特点都是：骨坏死的诊断根据临床表现，而传统的X线检查为阴性，MRI检查或骨扫描可发现异常病理学改变。对于Steinberg Ⅱ级股骨头坏死，X线片检查可发现透明及硬化改变。对于FicatⅡA级股骨头坏死，X线片检查可发现股骨头囊性变及硬化改变，两种分级方法X线片表现一致。Steinberg Ⅲ级出现软骨下骨折（新月征），但不伴有股骨头扁形样改变。Ficat ⅡB也出现软骨下塌陷，两种分级方法的X线片检查表现均为软骨下新月样改变（图107.4）。Steinberg Ⅳ级除出现软骨下骨折外还伴有股骨头变扁或部分塌陷。Ficat Ⅲ 级，股骨头的正常轮廓发生改变。Steinberg Ⅴ级表现为关节间隙变窄，髋臼也出现病变。Ficat Ⅳ级表现为股骨头的塌陷。最后Steinberg Ⅵ级为除以上病变以外还有其他的严重退变性改变（表107.2）。

六、治疗

（一）保守治疗

骨坏死的治疗要根据病变分级以及患者的年龄制订治疗方案。如果患者骨坏死为Steinberg Ⅰ级应首先采取保守治疗，如控制疼痛减少负重等治疗，不过如果病变部位是股骨头负重部位，则病变本身可能继续发展[126,127]。对于儿童患者，尤其是伴有Legg-Calvé-Perthes疾病患儿，更应采取保守治疗，采用外展夹板或支具将股骨头限制在髋臼内，而避免股骨或骨盆截骨等手术治疗。物理治疗对于保持关节活动度非常重要。许多年轻患者由于其骨再塑形能力明显强于成年患者，因此这些人的骨坏死病变不再进展[86-88]。

在同样的前提下，一些研究着眼于应用双磷酸盐治疗早期股骨头坏死，在再血管化过程中通过抑制坏死区域破骨细胞活性防止股骨头的塌陷[128]。有观点认为，骨结构的破坏是由于坏死骨早期修复的结果，因为在此阶段还没有足够的时间使新生骨能够承受一定的负荷，从而最终导致股骨头塌陷。在一项研究中，对16名伴有早期股骨头坏死患者用阿伦磷酸钠治疗，研究发现与预期的自然病程相比疼痛症状减轻，残疾情况减少，并且MRI表现稳定[129]。但这一研究的缺点是缺少对照组，不过进一步的研究提示双磷酸盐治疗对股骨头坏死有潜在效果。

伴有高脂血症患者，尤其是服用皮质类固醇患者，有发生骨坏死的危险。对这类患者，已有一项回顾性研究应用他汀类药物作为预防骨坏死的治疗方法，结果表明：以前服用他汀类药物并在服用类固醇激素过程中仍坚持服用他汀类药物的患者发生骨坏死的情况比较少见[111]。

在另一项初步研究中发现：对于继发于高凝状态的骨坏死病例，华法林和依诺肝素有潜在的治疗效果。经观察，华法林和依诺肝素可减轻患者的疼痛以及改善关节功能[77,78]。由于缺乏适当的对照研究，我们不能下此结论：像华法林和依诺肝素这类药物对于骨坏死有潜在的治疗作用。

电刺激有促进成骨和血管化作用，并能通过改变坏死区成骨细胞和坏死细胞的平衡促进骨量增加。基于此原理，电刺激已用于骨坏死的治疗。电刺激本身可作为主要的治疗方法，也可与中心减压和植骨手术联合应用。有3种不同的电刺激模式已应用于临床。

① 将发电机线圈置于股骨头处的皮肤上能产生脉冲电磁场。在一项比较单纯中心减压与中心减压联合脉冲电磁场的治疗效果的研究中发现，后一种治疗方法能改善髋关节的存活情况[130]。

② 将电极置于股骨头处的皮肤上能产生电容耦合电流。在比较单纯中心减压植骨术与中心减压植骨术联合应用电刺激模式的治疗效果时发现，后者无明显的优势[131]。

③ 中心减压后将电极直接放到股骨头内可产生直流电刺激。用这种方法治疗后临床功能有所改善且X线表现也有好转，但髋关节存活情况无明显改善[132]。

表107.2 股骨头坏死分级系统

分级	Steinberg标准	分级	Ficat标准
0	X线、MRI、骨扫描正常	0	
Ⅰ	X线正常,骨扫描、MRI异常	Ⅰ	X线正常,骨扫描可疑
	A. 轻度(股骨头病变<15%)		
	B. 中度(股骨头病变 15%~30%)		
	C. 严重(股骨头病变>30%)		
Ⅱ	有囊性变和硬化改变	ⅡA	有囊性变和硬化改变
	A. 轻度(股骨头病变<15%)		
	B. 中度(股骨头病变 15%~30%)		
	C. 严重(股骨头病变>30%)		
Ⅲ	有软骨下塌陷无扁形变	ⅡB	新月征
	A. 轻度(股骨头病变<15%)		
	B. 中度(股骨头病变 15%~30%)		
	C. 严重(股骨头病变>30%)		
Ⅳ	股骨头扁形变	Ⅲ	股骨头轮廓改变
	A. 轻度(股骨头病变<15%)		
	B. 中度(股骨头病变 15%~30%)		
	C. 严重(股骨头病变>30%)		
Ⅴ	关节间隙变窄/髋臼出现病变	Ⅳ	关节间隙变窄,骨股头轮廓变平,股骨头塌陷
	A. 轻度(股骨头病变<15%)		
	B. 中度(股骨头病变 15%~30%)		
	C. 严重(股骨头病变>30%)		
Ⅵ	更严重的退行性改变		

(二)外科治疗

1.中心减压术(核心减压)

中心减压术是治疗股骨头坏死最常用的,也是最有争议的治疗方法之一。此方法是在大转子下方沿股骨颈走行方向经股骨颈进入股骨头坏死部位,并取出部分坏死骨组织从而达到治疗目的。人们认为此种方法能缓解疼痛,并通过降低髓内压力来增加坏死区再血管化的概率。并发症是:如果操作不当,坏死区有潜在塌陷的危险。这种治疗方法的治疗效果的争议在于:多个研究发现单纯采用此方法的治疗效果不一致。在一项评估单纯中心减压术治疗股骨头坏死的无分析试验研究中发现:对于SteinbergⅠ、Ⅱ和Ⅲ期股骨头坏死的治疗效果分别为84%、63%和29%[133]。进一步,对中心减压治疗股骨头坏死的患者经术后2年的随访发现,85%的Steinberg 0、Ⅰ和Ⅱ期的患者不需进一步手术治疗,而只有66%的SteinbergⅢ、Ⅳ和Ⅴ期的患者不需要再次手术治疗[134]。对中心减压术后患者平均随访10年发现,术前骨坏死分级越高,中心减压术的失败率越高[135]。两项独立的前瞻性随机研究在比较中心减压术与非手术保守治疗效果以及随后股骨头塌陷情况时得出了截然相反的结果。其中一项研究认为在骨坏死早期,中心减压术的治疗效果好于保守治疗[136]。而另一项研究表明在骨坏死早期,两种治疗方法疗效无明显差异。在24个月的随访研究中发现,中心减压术组的股骨头塌陷率为78%,而保守治疗的塌陷率为79%[137]。

2.中心减压术联合植骨术

在进行自体或同种异体骨植骨时可行中心减压术,也可不行中心减压术。在对Ⅰ、Ⅱ级甚至Steinberg Ⅲ级骨坏死的患者进行植骨联合中心减压术时,植骨块沿减压通道塞入,可起到对软骨下骨的结构支撑的作用[138]。虽然植骨块通常不能完全血管化,但是有时植骨块还是能与周围的骨质融合。如前所述,应用电刺激疗法能增加股骨头的存活率并提高植骨块的血管化程度。虽然此方法可以缓解疼痛降低股骨头塌陷风险[139],但是2年随访研究表明骨坏死过程仍继续进展[140]。

为了促进血管化,带血管的植骨块移植已经在临床上进行了应用。由于植骨块的血管需要与附近的血管吻合,因此这种方法非常繁琐且难度较大。但是,与无血管植骨块移植相比,该方法术后结果比较理想,股骨头存活率明显提高,疼痛明显缓解[141,142]。

3.截骨术

截骨术是通过截骨改变股骨头负重力线,减低股骨头坏死区域所承受的直接剪切力以利于坏死骨的修复。截骨术的过程是将股骨近端截断,随后将骨坏死区旋转离开垂直于股骨纵轴的髋臼负重部位,还可以将骨坏死区旋转离开股骨的纵轴线。虽然截骨术的成功率有赖于股骨头坏死的百分比,但是医生通常只建议Ⅲ和Ⅳ期的骨坏死患者行截骨术。此种治疗方法的缺点是需要长时间的保护或不能负重,而且当坏死范围较大时手术操作比较困难。对于股骨头坏死小于1/3的患者,截骨术的效果通常比较好[143-145],并能降低股骨颈骨折或截骨不愈合的风险。

4.表面置换关节成形术

在表面置换关节成形术中要将股骨头坏死组织清除,然后将陶瓷或金属壳黏合到股骨头表面。建议将这种手术用于Ⅳ期股骨头坏死的患者以缓解疼痛,改善活动度。关节表面置换术与全髋关节置换术相比,应优先被考虑施行,因为后者通常用于伴有髋臼退变的患者[146,147]。

5.关节置换术

全髋关节置换术通常用于Ⅳ期以上的股骨头坏死的患者,如股骨头塌陷或髋臼已发生退变的患者。股骨头坏死的患者行全髋关节置换术的成功率要比因骨关节炎而行全髋关节置换术的成功率低得多。这是因为骨坏死患者年龄轻,假体需要承受更多的运动及负重功能,骨坏死的病理过程也将首先影响假体周围骨组织的质量。虽然全髋关节置换术能显著的缓解疼痛,改善功能,但是与因其他疾病而行的全髋关节置换术相比,因骨坏死而行全髋置换术的翻修率明显增高[5,148,149]。

七、小结

骨坏死是一种隐性的骨组织疾病,有较高的发病率及致残率。虽然早期发现有助于治疗,但是外科手术治疗仍是主要的治疗方法。在分子水平上理解骨坏死的发生发展能帮助我们设计更加有效的治疗方法,以便阻止血管及骨组织解剖结构的破坏,从而改进骨坏死的治疗。

(郝永宏 李世民 译 李世民 校)

参考文献

1. Chang CC, Greenspan A, Gershwin ME. Osteonecrosis: current perspectives on pathogenesis and treatment. *Semin Arthritis Rheum* 1993; 23:47–69.
2. The Classic. An essay on necrosis. Section 1. General remarks, and description of appearances. Reprinted in: *Clin Orthop* 1978;130:5–7.
3. Springfield DS, Ennecking WJ. Surgery for aseptic necrosis of the femoral head. *Clin Orthop* 1978;130:175–185.
4. Ahlback S, Bauer GCH, Bohne WH. Spontaneous osteonecrosis of the knee. *Arthritis Rheum* 1968;11:705–33.
5. Mankin HJ. Nontraumatic necrosis of bone (osteonecrosis). *N Engl J Med* 1992;326(22):1473–1479.
6. Covetry MB, Beckenbaugh RD, Nolan DR, et al. 2,012 Total hip arthroplasties: a study of postoperative course and early complications. *J Bone Joint Surg* 1993;56-A:273–284.
7. Jacobs B. Epidemiology of traumatic and nontraumatic osteonecrosis. *Clin Orthop* 1978;130:51–67.
8. National Center for Health Statistics. *1990 and 1991 National Hospital Discharge Survey*. Rosemont, IL: The American Academy of Orthopaedic Surgeons Department of Research and Scientific Affairs, 1994.
9. Mont MA, Jones LC, LaPorte DM, et al. Symptomatic multifocal osteonecrosis: a multicenter study. *Clin Orthop* 1999;369:312–326.
10. Ohzono K, Saito M, Sugano N, et al. The fate of nontraumatic avascular necrosis of the femoral head: a radiologic classification to formulate progress. *Clin Orthop* 1992;277:73–78.
11. Patterson RJ, Bickel WH, Dahlin DC. Idiopathic avascular necrosis of the head of the femur: a study of fifty-two cases. *J Bone Joint Surg* 1964;46-A:267–282.
12. Merle d' Aubigne R, Postel M, Mazabraud A, et al. Idiopathic necrosis of the femoral head in adults. *J Bone Joint Surg* 1965;47-B:612–633.
13. Romer U, Wettstein P. Results of 81 Swiss patients with IINFH. In: Zinn WM, ed. *Idiopathic ischemic necrosis of the femoral head in adults*. Stuttgart: Thieme, 1971:205–212.
14. Stulberg BN, Davis AW, Bauer TW, et al. Osteonecrosis of the femoral head: a prospective randomized treatment protocol. *Clin Orthop* 1991; 268:140–151.
15. Hughes LO, Beaty JH. Fractures of the head and neck of the femur in children. *J Bone Joint Surg* 1994;76-A:283–292.
16. Crock HV. An atlas of the arterial supply of the head and neck of the femur in man. *Clin Orthop* 1980;152:17–27.

17. Chung SM. The arterial supply of the developing proximal end of the human femur. *J Bone Joint Surg* 1978;58-A:961–970.
18. Trueta H, Harrison M. The normal vascular anatomy of the femoral head in adult men. *J Bone Joint Surg* 1953;35-A:442–461.
19. Sevvit S, Thompson R. The distribution and anastomosis of arteries supplying the head and neck of the femur. *J Bone Joint Surg* 1965; 47-B:560–573.
20. Arlet J, Laroche M, Soler E, et al. Histopathology of the vessels of the femoral heads in specimens of osteonecrosis, osteoarthritis and algodystrophy. *Clin Rheumatol* 1993;12:162–165.
21. Beckenbaugh RD, Shives TC, Dobyns JH, et al. Kienbock's disease: the natural history of Kienbock's disease and consideration of lunate fractures. *Clin Orthop* 1980;149:98–106.
22. Duppe H, Johnell O, Lundborg G, et al. Long-term results of fracture of the scaphoid. A follow-up study of more than thirty years. *J Bone Joint Surg* 1994;76-A:249–252.
23. LeRoy EC. Systemic sclerosis. A vascular perspective. *Rheum Dis Clin North Am* 1996;22:695–708.
24. Manzi S, Wasko MC. Inflammation-mediated rheumatic diseases and atherosclerosis. *Ann Rheum Dis* 2000;59(5):321–5.
25. Jones JP Jr. Intravascular coagulation and osteonecrosis. *Clin Orthop* 1992;277:41–53.
26. Hungerford DS, Lennox DW. The importance of increased intraosseous pressure in the development of osteonecrosis of the femoral head: implications for treatment. *Orthop Clin North Am* 1985;16: 635–54.
27. Saito S, Ohzono K, Ono K. Early arteriopathy and postulated pathogenesis of osteonecrosis of the femoral head. The intracapital arterioles. *Clin Orthop* 1992;277:98–110.
28. Matsui M, Saito S, Ohzono K, et al. Experimental steroid-induced osteonecrosis in adult rabbits with hypersensitivity vasculitis. *Clin Orthop* 1992;277:61–72.
29. Levin D, Norman D, Zinman C, et al. Osteoarthritis-like disorder in rats with vascular deprivation-induced necrosis of the femoral head. *Pathol Res Pract* 1999;195:637–647.
30. Weinstein RS, Nicholas RW, Manolagas SC. Apoptosis of osteocytes in glucocorticoid-induced osteonecrosis of the hip. *J Clin Endocrinol Metab* 2000;85(8):2907–2912.
31. Kawai K, Tamaki A, Hirohata K. Steroid-induced accumulation of lipid in the osteocytes of rabbit femoral head. A histochemical and electron microscopy study. *J Bone Joint Surg* 1985;67-A:755–763.
32. Boskey AL, Raggio CL, Bullough PG, et al. Changes in the bone tissue lipids in persons with steroid- and alcohol-induced osteonecrosis. *Clin Orthop* 1983;172:289–295.
33. Bachiller FG, Caballer AP, Portal LF. Avascular necrosis of the femoral head after femoral neck fracture. *Clin Orthop* 2002;399:87–109.
34. Rodriguez-Merchan EC. Osteonecrosis of the femoral head after traumatic hip dislocation in the adult. *Clin Orthop* 2000;377:68–77.
35. Brooks RA, Ribbans WJ. Diagnosis and imaging studies of traumatic hip dislocations of the adult. *Clin Orthop* 2000;377:15–23.
36. Johnson TC, Evans JA, Gilley JA, et al. Osteonecrosis of the knee after arthroscopic surgery for meniscal tears and chondral lesions. *Arthroscopy* 2000;16(3):254–261.
37. Assouline-Dayan Y, Chang C, Greenspan A, et al. Pathogenesis and natural history of osteonecrosis. *Semin Arthritis Rheum* 2002;32:94–124.
38. Zizic TM, Marcoux C, Hungerford DS, et al. Corticosteroid therapy associated with ischemic necrosis of bone in systemic lupus erythematosus. *Am J Med* 1985;79:596–604.
39. Felson DT, Anderson JJ. A cross-study evaluation of association between steroid dose and bolus steroids and avascular necrosis of bone. *Lancet* 1987;1:902–905.
40. Sakamoto M, Shimizu K, Iida S, et al. Osteonecrosis of the femoral head: a prospective study with MRI. *J Bone Joint Surg* 1997;79-B:213–219.
41. Good AE. Bilateral aseptic necrosis of femur following a 16-day course of corticotropin. *JAMA* 1974;228:497.
42. Jones JP Jr. Fat embolism and osteonecrosis. *Orthop Clin North Am* 1985;16:595–633.
43. Hungerford DS, Lennox DW. The importance of increased intraosseous pressure in the development of osteonecrosis of the femoral head: implications for treatment. *Orthop Clin North Am* 1985;16:635–654.
44. Dubois E, Cosen L. Avascular necrosis associated with lupus erythematosus. *JAMA* 1960;174:966–971.
45. Weiner ES, Abeles M. Aseptic necrosis and glucocorticoids in systemic lupus erythematosus: a reevaluation. *J Rheumatol* 1989;16:604–608.
46. Mok CC, Lau CS, Wong RW. Risk factors for avascular bone necrosis in systemic lupus erythematosus. *Br J Rheumatol* 1998;37:895–900.
47. Cozen L, Wallace DJ. Avascular necrosis in systemic lupus erythematosus: clinical associations and a 47-year perspective. *Am J Orthop* 1998;27:352–354.
48. Houssiau FA, N'Zeusseu TA, Depresseux G, et al. Magnetic resonance imaging-detected avascular osteonecrosis in systemic lupus erythematosus: lack of correlation with antiphospholipid antibodies. *Br J Rheumatol* 1998;37:448–453.
49. Petri M. Musculoskeletal complications of systemic lupus erythematosus in the Hopkins Lupus Cohort: an update. *Arthritis Care Res* 1995;8:137–145.
50. Kalla AA, Learmonth ID, Kemp P. Early treatment of vascular necrosis in systemic lupus erythematosus. *Ann Rheum Dis* 1986;45:649–652.
51. Mont MA, Glueck CJ, Pacheco IH, et al. Risk factors for osteonecrosis in systemic lupus erythematosus. *J Rheumatol* 1997;24:654–662.
52. Racsu A, Manger K, Kraetsch HG, et al. Osteonecrosis in systemic lupus erythematosus, steroid-induced or a lupus-dependent manifestation? *Lupus* 1996;5:323–327.
53. Migliaresi S, Picillo U, Ambrosone L, et al. Avascular osteonecrosis in patients with SLE: relation to corticosteroid therapy and anticardiolipin antibodies. *Lupus* 1994;3:37–41.
54. Ficat RP, Arlet J. Bone necrosis with probable etiologic relationships. In: Hungerford, DS, ed. *Ischemia and necrosis of bone*. Baltimore: Williams & Wilkins, 1980.
55. Parrerson RJ, Bickel WH, Dahlin DC. Idiopathic avascular necrosis of the head of the femur: a study of fifty-two cases. *J Bone Joint Surg* 1964;46-A:267–282.
56. Malka S. Idiopathic aseptic necrosis of the head of the femur in adults. *Surg Gynecol Obstet* 1966;123:1057–1065.
57. Matsuo K, Hirohata T, Sugioka Y, et al. Influence of alcohol intake, cigarette smoking, and occupational status on idiopathic osteonecrosis of the femoral head. *Clin Orthop* 1988;234:115–123.
58. Lynch MJG, Raphael SS, Dixeon TP. Fat embolism in chronic alcoholism. *Arch Pathol* 1959;67:68–73.
59. Fisher DE. The role of fat embolism in the etiology of corticosteroid-induced avascular necrosis: clinical and experimental results. *Clin Orthop* 1978;130:68–80.
60. Rico H, Gomez-Castresana F, Cabranes JA, et al. Increased blood cortisol in alcoholic patients with aseptic necrosis of the femoral head. *Calcif Tissue Int* 1985;37:585–587.
61. Smals A, Kloppenborg P. Alcohol-induced pseudo-Cushing's syndrome. *Lancet* 1977;1:369–371.
62. Solomon L. Idiopathic necrosis of the femoral head: pathogenesis and treatment. *Can J Surg* 1981;24:573–579.
63. Kawashima M, Torisu T, Hayashi K, et al. Pathological review of osteonecrosis in divers. *Clin Orthop* 1978;130:107–117.
64. Davidson JK. Dysbaric osteonecrosis. In: Davidson JK, ed. *Aseptic necrosis of bone*. Amsterdam: Excerpta Medica, 1976.
65. Zhang LD, Kang JF, Xue HL. Distribution of lesion in the head and neck of the humerus and the femur in dysbaric osteonecrosis. *Undersea Biomed Res* 1990;17:353–358.
66. Lam TH, Yau KP. Dysbaric osteonecrosis in compressed air tunneling project in Hong Kong. *Occup Med* 1992;42:23–29.
67. Jones JP, Behnke AR. Prevention of dysbaric osteonecrosis in compressed-air workers. *Clin Orthop* 1978;130:118–128.
68. Slichter SJ, Stegall P, Smith K, et al. Dysbaric osteonecrosis: a consequence of intravascular bubble formation, endothelial damage, and platelet thrombosis. *J Lab Clin Med* 1981;98:568–590.
69. Jones JP, Ramirez S, Doty SB. The pathophysiologic role of fat in dysbaric osteonecrosis. *Clin Orthop* 1993;296:256–264.
70. Chryssanthou C. Animal model of human disease: dysbaric osteonecrosis. *Am J Pathol* 1981;103:334–336.
71. Vela P, Battle E, Salas E, Marco P. Primary antiphospholipid syndrome and osteonecrosis. *Clin Exp Rheumatol* 1991;9(5):545–546.
72. Migliaresi S, Picillo U, Ambrosone L, et al. Avascular osteonecrosis in patients with SLE: relation to corticosteroid therapy and anticardiolipin antibodies. *Lupus* 1994;3(1):37–41.
73. Elishkewich K, Kaspi D, Shapira I, et al. Idiopathic osteonecrosis in an adult familial protein S deficiency and homocystinemia. *Blood Coagul Fibrinolysis* 2001;12(7):547–550.

74. Kubo T, Tsuji H, Yakamoto T, Nakahara H, Nakagawa M, Hirasawa Y. Antithrombin III deficiency in a patient with multifocal osteonecrosis. *Clin Orthop* 2000;378:306–311.
75. Wermes C, Bergmann F, Reller B, et al. Severe protein C deficiency and aseptic osteonecrosis of the hip joint: a case report. *Eur J Pediatr* 1999;155[Suppl 3]:S159–161.
76. Glueck CJ, Glueck HI, Mieczkowski L, et al. Familial high plasminogen activator inhibitor with hypofibrinolysis, a new pathophysiologic cause of osteonecrosis? *Thromb Haemost* 1993;69(5):460–465.
77. Glueck CJ, McMahon RE, Bouquot JE, et al. A preliminary pilot study of treatment of thrombophilia and hypofibrinolysis and amelioration of the pain of osteonecrosis of the jaws. *Oral Surg Oral Med Oral Pathol Oral Radiol Endod* 1998;85(1):64–73.
78. Glueck CJ, Freiberg RA, Fontaine RN, et al. Hypofibrinolysis, thrombophilia, osteonecrosis. *Clin Orthop* 2001;386:19–33.
79. Milner PF, Kraus AP, Sebes JI, et al. Sickle cell disease as a cause of osteonecrosis of the femoral head. *N Engl J Med* 1991;325(21): 1476–1481.
80. Devine DV, Kinney TR, Thomas PF, et al. Fragment D-dimer levels: an objective marker of vasoocclusive crisis and other complications of sickle cell disease. *Blood* 1986;68:317–319.
81. Clarke HJ, Jinnah RH, Brooker AF, et al. Total replacement of the hip for avascular necrosis in sickle cell disease. *J Bone Joint Surg* 1989; 71-B:465–470.
82. Gaughan DM, Mofenson LM, Hughes MD, et al. Osteonecrosis of the hip (Legg-Calvé-Perthes disease) in human immunodeficiency virus-infected children. *Pediatrics* 2002;109(5):1144–1152.
83. Gallistl S, Reitinger T, Linhart W, et al. The role of inherited thrombotic disorders in the etiology of Legg-Calvé-Perthes disease. *J Pediatr Orthop* 1999;19:82–83.
84. Thomas DP, Morgan G, Tayton K. Perthes disease and the relevance of thrombophilia. *J Bone Joint Surg* 1999;81-B:691–695.
85. Glueck CJ, Glueck HI, Greenfield D, et al. Protein C and S deficiency, thrombophilia, and hypofibrinolysis: pathophysiologic causes of Legg-Perthes disease. *Pediatr Res* 1994;35(4):383–388.
86. Wegner DR, Ward WT, Herring JA. Legg-Calvé-Perthes disease. *J Bone Joint Surg* 1991;73-A:778–788.
87. Stulberg SD, Cooperman DR, Wallensten R. The natural history of Legg-Calvé-Perthes disease. *J Bone Joint Surg* 1981;63-A:1095–1108.
88. Menelaus MB. Lessons learned in the management of Legg-Calvé-Perthes disease. *Clin Orthop* 1986;209:41–48.
89. Salter RB. The present status of surgical treatment for Legg-Calvé-Perthes disease. *J Bone Joint Surg* 1984;66-A:961–966.
90. Raney EM, Grogan DP, Hurley ME, et al. The role of proximal femoral valgus osteotomy in Legg-Calvé-Perthes disease. *Orthopedics* 2002;25(5):513–520.
91. Loder RT, Richards BS, Shapiro PS, et al. Acute slipped capital femoral epiphysis: the importance of physeal stability. *J Bone Joint Surg* 1993;75-A:1134–1140.
92. Lubicky JP. Chondrolysis and avascular necrosis: complications of slipped capital femoral epiphysis. *J Pediatr Orthop* 1996;5-B:162–167.
93. Siegel DB, Kasser JR, Sponseller P, et al. Slipped capital femoral epiphysis: a quantitative analysis of motion, gait, and femoral remodeling after in situ fixation. *J Bone Joint Surg* 1991;73-A:659–666.
94. Goldblatt J, Sacks S, Beighton P. The orthopedic aspects of Gaucher disease. *Clin Orthop* 1978;137:208–214.
95. Israel O, Jerushalmi J, Gront IG, et al. Scintigraphic findings in Gaucher disease. *J Nucl Med* 1986;27:1557–1563.
96. Rodrigue SW, Rosenthal DI, Barton NW, et al. Risk factors for osteonecrosis in patients with type 1 Gaucher's disease. *Clin Orthop* 1999; 362:201–207.
97. Cohen IJ, Kornreich L, Mekhmandarov S, et al. Effective treatment of painful bone crises in type I Gaucher's disease with high dose prednisolone. *Arch Dis Child* 1996;75:218–222.
98. Goorney BP, Lacey H, Thurairajasingam S, et al. Avascular necrosis of the hip in a man with HIV infection. *Genitourin Med* 1990;66:451–452.
99. Chevalier X, Larget-Piet B, Hernigou P, et al. Avascular necrosis of the femoral head in HIV-infected patients. *J Bone Joint Surg* 1993;75-B: 160.
100. Camps MT, De Ramon E. Avascular necrosis of bone in human immunodeficiency virus infection and antiphospholipid antibodies. *J Rheumatol* 1993;20:1425–1428.
101. Gerster JC, Camus JP, Chave JP, et al. Multiple site avascular necrosis in HIV infected patients. *J Rheumatol* 1991;18:300–302.
102. Stovall D Jr, Young TR. Avascular necrosis of the medial femoral condyle in HIV-infected patients. *Am J Orthop* 1995;24:71–73.
103. Blangy H, Loeuille D, Chary-Valckenaere I, et al. Osteonecrosis of the femoral head in HIV-1 patients: four additional cases. *AIDS* 2000;14: 2214–2215.
104. Miller KD, Masur H, Jones EC, et al. High prevalence of osteonecrosis of the femoral head in HIV-infected adults. *Ann Intern Med* 2002; 137:17–24.
105. Scribner AN, Troia-Cancio PV, Cox BA, et al. Osteonecrosis in HIV: a case-control study. *J AIDS* 2000;25:19–25.
106. Montell BJ, Nunley JA, Urbaniak JR. Osteonecrosis of the femoral head associated with pregnancy. A preliminary report. *J Bone Joint Surg* 1999;82-A:1516–1517.
107. Pellicci PM, Zolla-Pazner S, Rabhan WN, et al. Osteonecrosis of the femoral head associated with pregnancy. Report of three cases. *Clin Orthop* 1984;185:59–63.
108. Carvalho AC, Lees RS, Vaillancourt RA, et al. Intravascular coagulation in hyperlipidemia. *Thromb Res* 1976;8:843–857.
109. Moskal JT, Topping RE, Franklin LL. Hypercholesterolemia: an association with osteonecrosis of the femoral head. *Am J Orthop* 1997; 26(9):609–612.
110. Palmer AK, Hensinger RN, Costenbader JM, et al. Osteonecrosis of the femoral head in a family with hyperlipoproteinemia. *Clin Orthop* 1981;155:166–171.
111. Pritchett JW. Statin therapy decreases the risk of osteonecrosis in patients receiving steroids. *Clin Orthop* 2001;386:173–178.
112. Damry N, Schurmans T, Perlmutter N. MRI evaluation and follow-up of bone necrosis after meningococcal infection and disseminated intravascular coagulation. *Pediatr Radiol* 1993;23(6):429–431.
113. Acheson LS. Disturbances of bone growth in a child who survived septic shock. *J Fam Pract* 1986;23:321–329.
114. Grogan DP, Love SM, Ogden JA, et al. Chondroosseous growth abnormalities after meningococcemia. *J Bone Joint Surg* 1989;71-A: 920–928.
115. Mitchell DG, Rao VM, Dalinka MK, et al. Femoral head avascular necrosis: correlation of MR imaging, radiographic staging, radionuclide imaging and clinical findings. *Radiology* 1987;162(3):709–715.
116. Markisz JA, Knowles RJ, Altchek DW, et al. Segmental patterns of avascular necrosis of the femoral heads: early detection with MR imaging. *Radiology* 1987;162(3):717–720.
117. Thickman D, Axel L, Kressler HY, et al. Magnetic resonance imaging of avascular necrosis of the femoral head. *Skeletal Radiol* 1986; 15(2):133–140.
118. Froberg PK, Braunstein EM, Buckwalter KA. Osteonecrosis, transient osteoporosis, and transient bone marrow edema: current concepts. *Radiol Clin North Am* 1996;34:273–291.
119. Koo K, Ahn I, Kim R, et al. Bone marrow edema and associated pain in early stage osteonecrosis of the femoral head: prospective study with serial MR images. *Radiology* 1999;213:715–722.
120. Bloem J. Transient osteoporosis of the hip: MR imaging. *Radiology* 1988;167:753–755.
121. Wilson AJ, Murphy WA, Hardy DC, et al. Transient osteoporosis: transient bone marrow edema? *Radiology* 1988;167:757–760.
122. Hofmann S, Engel A, Neuhold A, et al. Bone marrow edema syndrome and transient osteoporosis of the hip. *J Bone Joint Surg* 1991; 73-A:451–455.
123. Ficat RP. Idiopathic bone necrosis of the femoral head: early diagnosis and treatment. *J Bone Joint Surg* 1985;67-B:3–9.
124. Steinberg ME, Hayken GD, Steinberg DR. A quantitative system for staging avascular necrosis. *J Bone Joint Surg* 1995;77-B:34–41.
125. Steinberg ME, Bands RE, Parry S, et al. Does lesion size affect the outcome in avascular necrosis? *Clin Orthop* 1999;367:262–271.
126. Stulberg BN, Davis AW, Bauer TW, et al. Osteonecrosis of the femoral head. A prospective randomized treatment protocol. *Clin Orthop* 1991;268:140–151.
127. Musso ES, Mitchell SN, Schink-Ascani M, et al. Results of conservative management of osteonecrosis of the femoral head. A retrospective review. *Clin Orthop* 1986;207:209–215.
128. Astrand J, Aspenberg P. Systemic alendronate prevents resorption of necrotic bone during revascularization. A bone chamber study in rats. *BMC Muskuloskelet Disord* 2002;3(1):19.
129. Agarwala S, Sule A, Pai U, et al. Alendronate in the treatment of avascular necrosis of the hip. *Rheumatology* 2002;41:346–347.

130. Aaron RK, Cimobor DM. Electrical stimulation of bone induction and grafting. In: Habal MB, Reddi AH, eds. *Bone grafts and bone substitutes*. Philadelphia: WB Saunders, 1992:192–205.
131. Steinberg ME, Brighton CT, Bands RE, et al. Capacitive coupling as an adjunctive treatment for vascular necrosis. *Clin Orthop* 1990;261: 11–18
132. Steinberg ME, Brighton CT, Corces A, et al. Osteonecrosis of the femoral head: results of core decompression and grafting with or without electrical stimulation. *Clin Orthop* 1989;249:199–208
133. Castro FP Jr, Barrack RL. Core decompression and conservative treatment for avascular necrosis of the femoral head: a metanalysis. *Am J Orthop* 2000;29(3):187–194.
134. Simank HG, Brocai DR, Strauch K, et al. Core decompression in osteonecrosis of the femoral head: risk-factor-dependent outcome evaluation using survivorship analysis. *Int Orthop* 1999;23(3):154–159.
135. Bozic KJ, Zurakowski D, Thornhill TS. Survivorship analysis of hips treated with core decompression for nontraumatic osteonecrosis of the femoral head. *J Bone Joint Surg* 1999;81-A:200–209.
136. Stulberg BN, Davis AW, Baure TW, et al. Osteonecrosis of the femoral head. A prospective randomized treatment protocol. *Clin Orthop* 1991;268:140–151.
137. Koo KH, Kim R, Ko GH, et al. Preventing collapse in early osteonecrosis of the femoral head. A randomized clinical trial of core decompression. *J Bone Joint Surg* 1995;77-B:681–682.
138. Buckley PD, Gearen PF, Petty RW. Structural bone-grafting for early atraumatic avascular necrosis of the femoral head. *J Bone Joint Surg* 1991;73-A:1357–1364.
139. Marcus ND, Enneking WF, Massam RA. The silent hip in idiopathic aseptic necrosis. Treatment by bone-grafting. *J Bone Joint Surg* 1973; 55-A:1351–1366.
140. Nelson LM, Clark CR. Efficacy of Phemister bone grafting in nontraumatic aseptic necrosis of the femoral head. *J Arthroplasty* 1993;8 (3):253–258.
141. Yoo MC, Chung DW, Hahn CS. Free vascularized fibula grafting for the treatment of osteonecrosis of the femoral head. *Clin Orthop* 1992;277:128–138.
142. Urbaniak JR, Coogan PG, Gunneson EB, et al. Treatment of osteonecrosis of the femoral head with free vascularized fibular grafting. A long-term follow-up study of one hundred and three hips. *J Bone Joint Surg* 1995;77-A:681–694.
143. Mont MA, Fairbank AC, Drackow DA, et al. Corrective osteotomy for osteonecrosis of the femoral head. *J Bone Joint Surg* 1996;78-A:1032.
144. Pavlovcic V, Dolinar D. Intertrochanteric osteotomy for osteonecrosis of the femoral head. *Int Orthop* 2002;26(4):238–242.
145. Thornhill TS. Alternatives to total hip arthroplasty in osteonecrosis of the femoral head. *Orthopedics* 2001;24(9):861–863.
146. Hungerford MW, Mont MA, Scott R, et al. Surface replacement hemiarthroplasty for the treatment of osteonecrosis of the femoral head. *J Bone Joint Surg* 1998;80-A:1656–1664.
147. Amstutz HC, Noordin S, Campbell PA, et al. Precision fit surface hemiarthroplasty for femoral head osteonecrosis. In: Jones JP Jr, Urbaniak JR, eds. *Osteonecrosis: etiology, diagnosis, and treatment.* Rosemont, IL: American Academy of Orthopaedic Surgeons, 1997: 373–383.
148. Springfield DS, Enneking WJ. Surgery for aseptic necrosis of the femoral head. *Clin Orthop* 1978;130:175–185.
149. Capello WN, Clyer RA, Gemlick BF, et al. The use of cementless stems in the treatment of osteonecrosis. In: Jones JP Jr, Urbaniak JR, eds. *Osteonecrosis: etiology, diagnosis, and treatment.* Rosemont IL: American Academy of Orthopaedic Surgeons, 1997:397–403.

第 11 篇

骨关节炎

第108章

骨关节炎病理学

Aubrey Johnston Hough

我们学习一种疾病需要了解疾病的病因，尽管骨关节炎(OA)作为成年人群中广泛存在的一种疾病，但明确其病因却始终存在着重重困难。骨关节炎一词本身即是一个误称，因为其暗示了一个炎症反应的过程。这种用法最初是由 John Spender 在 1886 年作为类风湿性关节炎(RA)的一个别名提出来的，并不是我们目前所认识的这种概念 [1]。现代观点的提出应归功于 Archibald E.Garrod(约 1910 年)，不过纽约的 Edward Merrins 也于同时期提出了相近的观点[2]。“骨关节炎”这个词汇在英语国家中已经使用了几代人，病理学上更准备的词汇“退行性关节病”和欧洲使用的“骨关节病”都没有完全取代它，至今为止，OA 仍然没有在定义上达成统一。

根据 OA 可能的力学或生物学病因，出现了多种不同的分类方法。目前公认的概念是将 OA 描述为细胞和基质出现变形，以及生化、分子水平、生物力学的改变，从而导致关节软骨的软化、纤维化、溃疡形成和缺失，软骨下骨硬化，骨赘以及软骨下囊肿的形成[3]。也有少数学者认为，OA 表现为关节软骨的破坏和关节表面新骨的形成(图 108.1)。不过长期以来，软骨改变和骨质变化之间的关系成为争论的焦点。二者关系的本质是解释 OA 病理改变的关键。

一、骨关节炎和重塑

重塑是指骨骼对力学负荷改变的情况下出现的内部结构的逐渐变化[4]。一个部位骨质的减少必将伴随其他部位的新骨形成[5]，骨的重塑过程可以解释老年人或者 OA 患者关节出现的形变。在实验模型中，应力减小的部位会出现钙化软骨的吸收，应力增加会出现软骨细胞的渐进性坏死[4]。OA 患者同样也可以出现以上变化[6,7]。同样的，也有报道描述了与软骨下骨重塑的加速和骨细胞的死亡相关的 OA 病情的快速进展[8,9]。

对 OA 的早期改变的解释认为，关节软骨的纤维化要先于其他病变的发生。OA 早期的关节软骨活检证实纤维化是所观察到的最早的大体病理学改变[10]。一些动物实验如兔行半月板切除术后[11]和狗行前交叉韧带切除术后[12]，也会出现同样的病理学改变。不过软骨的改变并不一定是最先发生的，其周围骨结构的改变可能要更早[13]。软骨改变与骨改变之间的关系比较复杂，Sokoloff[4]对相关的假说进行了总结。一个孤立的观点认为，OA 可以看作关节软骨的退行性变，逐渐进展导致了关节表面的剥脱。如果软骨源性的理论是正确的话，那么伴随的骨的重建应该很少或没有，这种情况确实存在，但相当少见，最常发生于髋关节，通常是由于软骨的炎性溶解而不是过量的机械负荷[4]，通过观察外科手术中切下的股骨头标本发现，OA(髋膨大)伴随的骨的重建要多于 RA[5]。另外，褐黄病关节病也表现为类似的少量的骨重建，这可能归因于这种疾病以软骨的溶解为特征。

第二种假说是关于软骨的纤维化(图 108.2A)，其作为起因导致了瀑布效应，造成了继发的关节骨质的重建[5]。这一观点很难去解释病理上的改变，仅仅因为外形的改变常常同时发生在关节软骨和软骨下骨，并且临床观察发现，病理上的变化通常发生于疾病的晚期。不过，与年龄相关的骨软骨界面上的重建可以与软

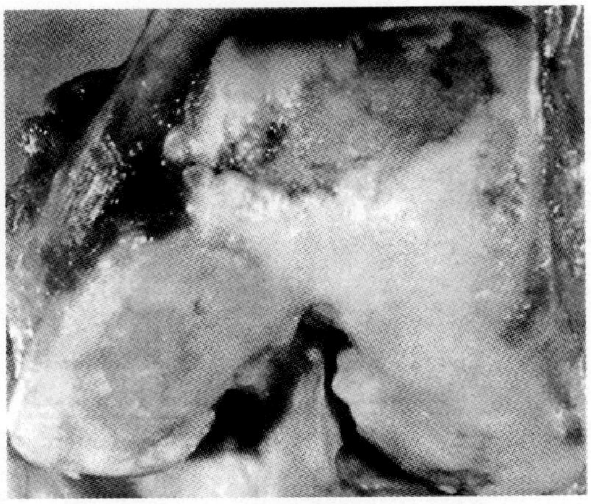

图108.1 膝关节的退变性疾病。髌骨关节面及股骨髁可见到大面积关节软骨的磨损。这些病变主要占据了关节表面的中心部分,周围区域尚有剩余。侵蚀的边缘软骨为纤维化改变。关节面边缘不规则的隆起是骨赘。

骨表面的纤维化共同存在[14-16],并且发生于不同的区域,关节非负重区域软骨基底可见到更明显的钙化[15],而负重区域可见到更明显的纤维化。因此确定两者间的这些早期改变的直接因果关系是困难的，不过钙化软骨的微骨折可以预示后期软骨的退变[16-18],临床上还可见到微骨折刺入到下面的骨髓(图 108.3)。

第三种学说提出 OA 是软骨下骨硬度逐渐增加的结果[5]。Radin 和 Rose[19]认为软骨下骨的改变在软骨损伤之前，因为四肢的大部分负荷被骨吸收而不是被软骨吸收。已有 OA 可伴随有微骨折的报道[20,21]。骨折的修复使骨质的硬度净增加，进而使叠加的软骨吸收了更多的载荷，载荷的改变最终导致了关节软骨的退变。尽管这个假说在生物力学上能够解释,但与前两个假说相比,也有明确的局限性。首先软骨下小梁骨的微骨折实际是保证正常关节功能的一个保护机制，因为对于 OA 患者,其微骨折的数量较正常关节少[22],但这种观点坚持认为软骨下小梁骨的重建是使其结构更加坚硬的主要原因,而不是微骨折导致的。骨形态学的研究也已经证实 OA 中软骨下骨的重建始终存在 [23-26]。另一个困惑来源于这种假说不能区分微骨折是发生于软骨下骨板本身还是其下方的骨小梁。前者显然涉及软骨下骨假性囊肿的形成过程(图 108.3),后者则受到骨骼、老化和重塑程度等因素的影响[5]。研究表明:OA 患者的髂嵴的组织形态学改变可能并不能准确地反映出股骨头软骨下骨的改变[27]。这种现象可能是由于在 OA 患者的髋部，存在有萎缩或者增生的两个明显的亚群,而对髋部萎缩性骨关节炎患者,其骨小梁通常更容易变薄[28]。

这种退行性变和重塑缠结在一起在某种程度上已不可能判别 OA 的最初改变,骨关节的破坏和软骨表面的磨损也导致了软骨表面的及周围的新软骨和骨的增生(图 108.4)。虽然增生的确切原因还不是很明确,但实验证实:在软骨表面的缺损模型中,新生的软骨可以穿透其下方的骨髓当中[5]。在人体,同样的吸收修复过程可以导致软骨骨岛的增生和新生骨病灶的形成,并穿入

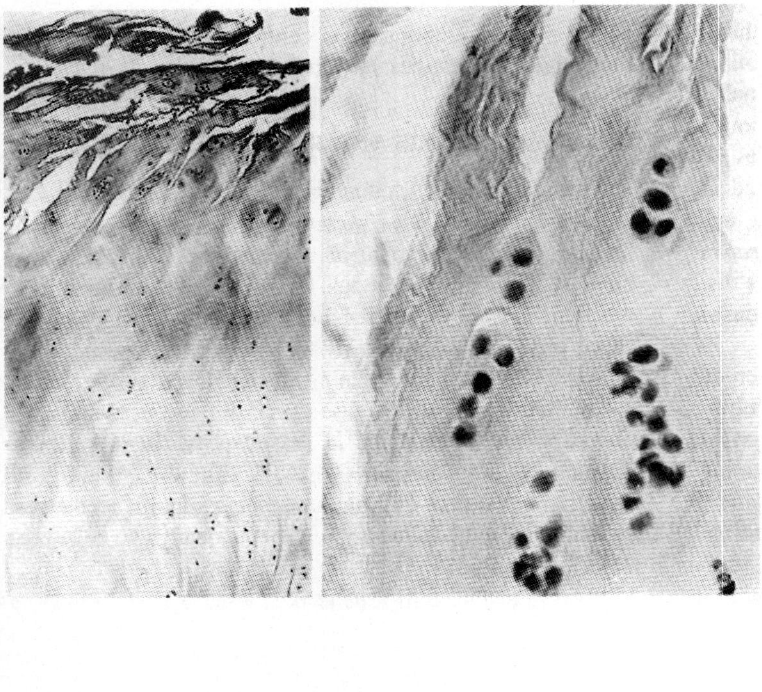

A B

图108.2 关节软骨的纤维化。(A)关节面最表层的裂开方向是平行于关节面的，然后向下弓起为垂直方向这种表现与软骨的纤维面相关联(苏木精-伊红染色,放大40倍)。(B)纤维化边缘的高度放大(240倍)。透明蛋白基质掩盖了表面的胶原纤维化,因此像是磨损的。软骨细胞簇增生为所谓的“育囊”。

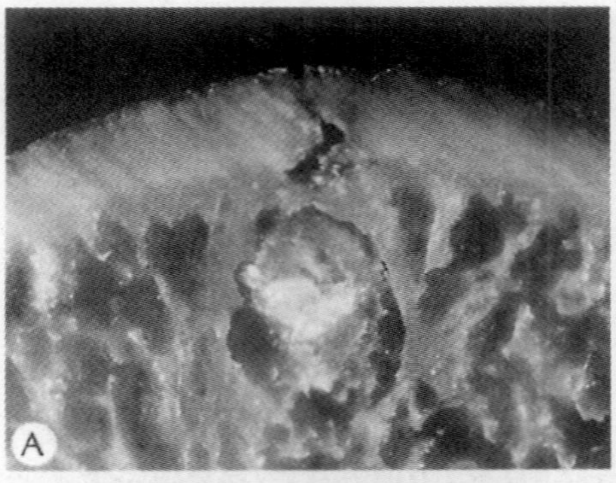

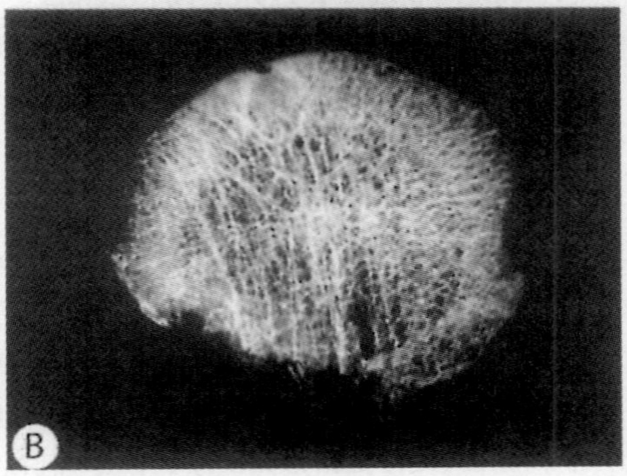

图108.3　假性囊肿与软骨终板微骨折的关系。77岁女性，近期偶然得到的股骨头骨折的标本。虽然软骨表面的其他地方有中度的纤维化，但在那些完整的软骨和软骨下联结处假性囊肿恰位于不连续的软骨的正下方有。(A)大体观(大约4倍)。(B)伦琴照相术显示软骨终板有裂隙，囊肿边缘硬化。

到软骨下骨髓中。利用这个特点，自体软骨细胞移植已经被应用于修复膝关节软骨的全层损伤中[29](第112章)。在灵长类动物模型中，自体软骨移植后与软骨下骨的接触是避免进一步退变的重要条件[30]。

OA重塑的特征性表现是骨赘(图108.4)。尽管骨赘是OA进展的一个明显征象，但并不一定是关节病变晚期表现。在犬OA的模型中发现：关节周围骨质的重塑发生较早[31]，与关节软骨的改变基本同步。因此，不可以将OA认为是丧失功能关节表面的不能修复，而是不能将其修复到恢复功能[4]。

(一)关节软骨

1.早期显微镜下改变

早期OA关节软骨的镜下改变在动物实验与人体中都是始终存在的特征表现[5]，但是对所有发病机制的个体损伤的重要性仍然有一些分歧，各种损伤后的反应的局部差异妨碍了将这些早期的改变与生化或者分子水平变化相关联。举例来讲，修复的软骨通常是纤维软骨，可以覆盖在退变的透明软骨表面或者与之并置(图108.5F)。不过，下面要介绍的是一些特殊的病理学变化。

(1)局灶软骨黏蛋白样变性

Bennett等[32]首先报道了软骨基架局灶样的肿胀，该变化出现在OA的早期，对苏木精染色敏感，其周围软骨细胞数目增多[33]。这种改变在髌股关节的OA中尤其明显(髌骨软化)。

对老年人，软骨软化和进展的OA在组织学上有一些差别[34]。一些学者进一步认为对没有对线不良的髌骨软化症通常确实不会发展成为临床性OA[35]。

(2)局灶异染性缺失

作为由软骨软化导致OA的组织学参照物，除了软骨的最深层，在其他部分关节软骨异染性材料的缺失(例如硫酸软骨素)已经被提出来[5]。关节软骨异染性材料的缺失会伴有对苏木精的亲和性下降，这与Bennett等人的研究形成对比[32]。此时也可检测到多糖蛋白的定性和定量的改变[36]，并且对于人OA[37-40]而言，组织学改变的程度与糖蛋白的活性相关联，改变越明显，循环血浆中的糖蛋白片段越多[41,42]，髌骨软化患者也会出现类似的情况[43]。

(3)软骨细胞增殖

在软骨表面的裂隙边缘常常会见到小的成簇的软骨细胞[44]，这种明显的增生是针对组织裂开的一种反应(图108.2)，已有可靠的证据证实局灶性有丝分裂的增加使细胞质合成增多，从而使硫酸软骨素合成增多[45,46]。在伴有骨关节侵蚀的[47]软骨细胞中也观察到四倍体和不稳定的DNA，以及体细胞的变异，特别是染色体7的变异[48]，这些DNA的改变是否是OA的起因目前还不十分明确，但在最近的一项研究中发现，对中晚期OA的S-G2指数(增殖的标记物)要明显高于早期OA，这为OA进展期的增殖与细胞基质的损伤有关提供了进一步的证据。

(4)Weichselbaum陷窝吸收

软骨细胞陷窝的局部溶解曾一度被认为是OA的一个典型特征(图108.5C)，但目前认为它更是RA的一个特征表现(第53章)。细胞因子[37,38]特别是白介素1(IL-1)可以刺激软骨细胞释放基质破坏蛋白酶[50,51]，从而促进软骨陷窝的吸收，这是软骨破坏的一个典型病理过程。研究还表明OA的软骨细胞具有较多的IL-1受体，因此对IL-1敏感性较高[52]。

(5)软骨细胞缩小

一旦到了成年，仅随年龄的增长而不伴发其他疾

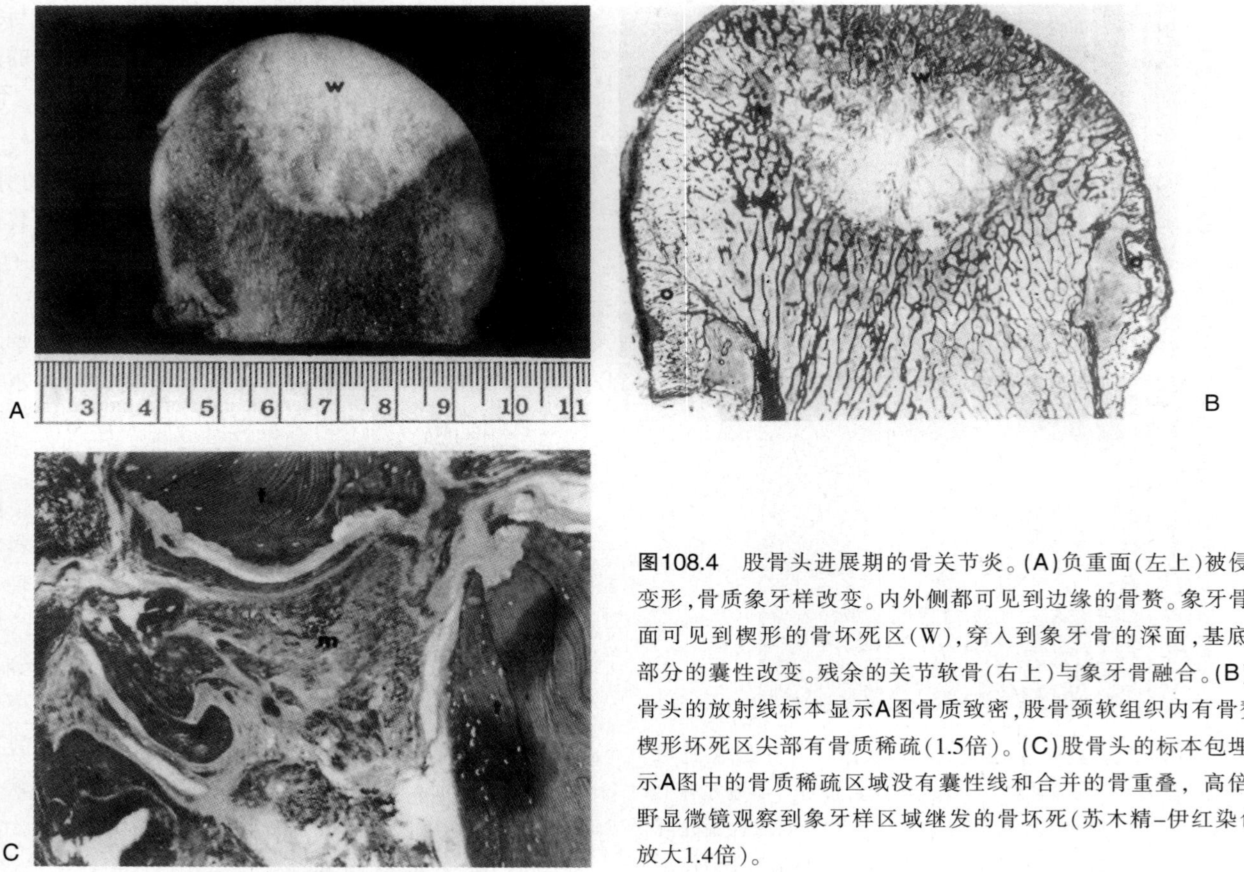

图108.4　股骨头进展期的骨关节炎。(A)负重面(左上)被侵蚀变形,骨质象牙样改变。内外侧都可见到边缘的骨赘。象牙骨表面可见到楔形的骨坏死区(W),穿入到象牙骨的深面,基底有部分的囊性改变。残余的关节软骨(右上)与象牙骨融合。(B)股骨头的放射线标本显示A图骨质致密,股骨颈软组织内有骨赘,楔形坏死区尖部有骨质稀疏(1.5倍)。(C)股骨头的标本包埋显示A图中的骨质稀疏区域没有囊性线和合并的骨重叠, 高倍视野显微镜观察到象牙样区域继发的骨坏死(苏木精-伊红染色,放大1.4倍)。

病时,其关节软骨中软骨细胞的数量很少发生变化[53]。与伴有纤维化的局部关节软骨增生相比, 对于OA患者的关节软骨全层常常可见到空的陷窝中广泛的软骨细胞减少; 可见到分裂的软骨细胞的残留物伴有小的裂隙。一些实验[5]和动物OA模型[54]中也观察到同样的现象。可能的原因是凋亡的软骨细胞增多[6,7,55,56]。软骨细胞的凋亡可以被很多免疫组化技术检测到, 同时可观察到邻近软骨的退行性变[7,57–59]以及关节软骨[60]和软骨下骨[56]的异常钙化。关节软骨的钙化是否是OA的一个特异性标志目前还没有得到肯定[4,14–16]。不过,OA的骨赘软骨中也观察到细胞的凋亡[61]。异常应力导致的软骨坏死与细胞凋亡的关系, 目前还正在实验研究中[4]。

(6)**脂肪退行性变**

基质间的细微的脂肪沉积物是早期关节退变的一个表现,这些沉积物可以增大,在软骨细胞"囊"成为粗糙的颗粒。随着年龄的增长,细胞和软骨基质中的甘油三酯和混合脂质含量增加。文献中也报道了骨关节的关节囊组织中的脂质出现退变, 可以形成结节状软骨样化生[62]。局限在切向面的前列腺素的前体花生四烯酸的含量也在增加[5],关节软骨释放出前列腺素[63],神经节苷脂的数量和形状也出现变化[64]。一些学者认为,全身性OA可能是脂质代谢异常的结果[65],但还没有可靠的依据, 但OA患者的骨髓间充质干细胞脂质形成的能力下降已经得到证实[66]。

(7)**胶原纤维改变**

在老化的关节软骨中, 胶原纤维的大体结构和外观得以保留, 不过其表层有时可以看到松软的结块和偶发的碎裂的变化过程。随着OA的进展,前文涉及的微小的裂隙会增多, 一些碎裂的纤维可能有较大的直径。电镜和X线衍射可以发现辐射状的胶原纤维。虽然基质的石棉状退变是OA晚期的一个特征性改变[67],但是这种变化更多地发生于肋骨和其他关节外软骨,而不是关节软骨中。随着OA的进展,胶原纤维的分解和裂开通常比较明显[68],不过这是基质蛋白多糖变化的继发结果。

2.大体变化

局灶性的软骨软化通常都伴有表面细微的、茸毛状的碎裂改变。在这些区域,可见软骨沿基质胶原纤维

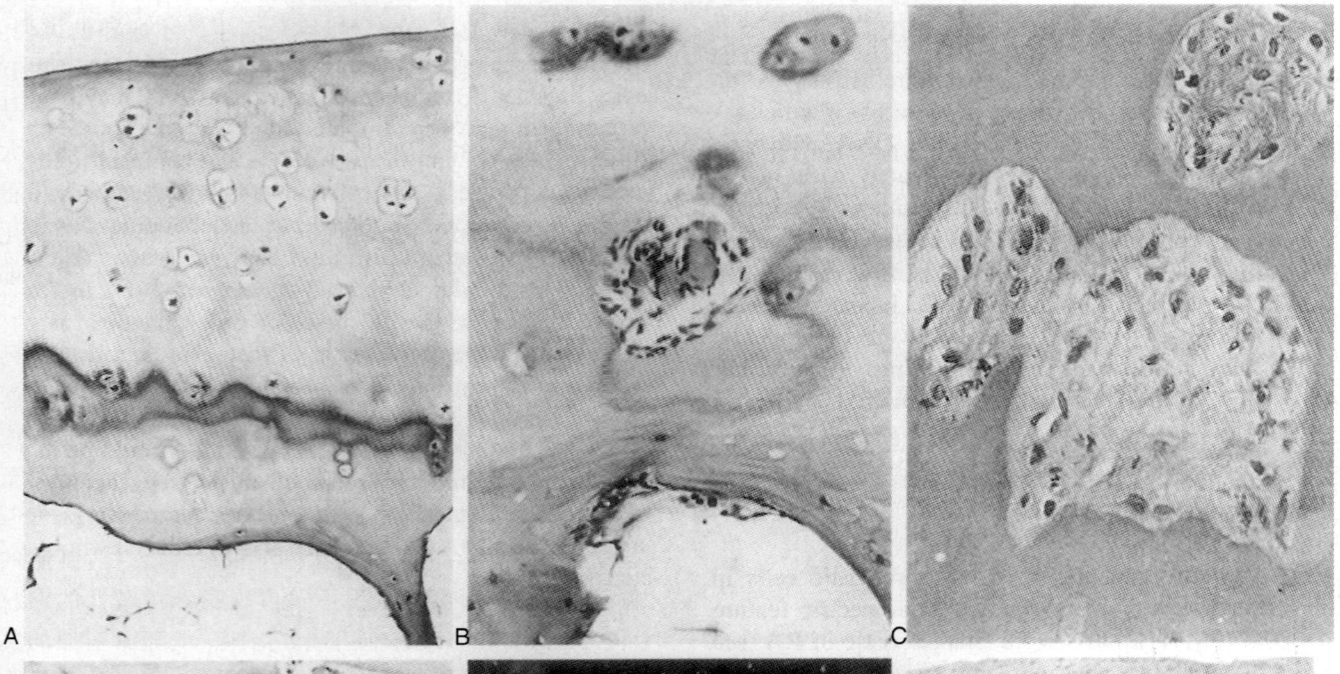

图108.5　松质骨重塑和退变，所有切片均采用苏木精-伊红(HE)染色。(A)钙化的潮线被重新复制(95倍)。(B)关节软骨基底血管化，软骨细胞内呈黑染的物质是钙化块(×183倍)。(C)Weichselbaum 陷窝吸收，小的透明软骨被松散的、纤维化的组织取代(×210倍)。(D)早期的软骨下囊肿形成，一个小的真性囊肿，内有黏液样物质填充，具有纤维化边缘。邻近骨髓可见新骨形成(×90倍)。(E)早期骨关节炎股骨头的软骨下微骨折(箭头)。可见到增生的瘢痕组织(×70倍)。(F)前方被骨化物所闭塞，但残留有原来的关节软骨(箭头)。修复的纤维软骨占据了关节表面(×70倍)。

的轴线裂开。对局限于切向面表面的分裂过程称为“剥脱”，当这一过程进展到软骨的深层径向面时，就被称为纤维化（图 108.2）。软骨表面的微小变化可以通过大体的印度墨染来发现，从而可以进行定量研究。纤维化的关节软骨的不断磨损可以导致软骨下骨皮质的暴露（图108.1）。破坏的关节表面易受损的区域是承受最大压力或剪切应力较大的部位。不过，早期的纤维化常常出现在压力负荷小的区域，比如股骨头的中心凹处。对于髌骨，其中心关节面最容易磨损[5]，尽管髌骨关节不是一个负重关节，但膝关节屈曲时髌骨将承受巨大的压力（比如在爬楼或蹲起活动时），因此成年人的髌骨关节面很少是正常的[69]。修复的纤维软骨，大多是呈瘤状或凹凸不平的外观，随着 OA 的进展，原来的透明软骨很少得以保留。如果出现骨赘，其表面会被纤维软骨和纤维组织的混合物所覆盖。因此，透明软骨半透明的特征此时就不复存在了。

3.晚期组织学变化

在软骨的纤维化区域，关节软骨表面的连续性被破坏了。叶状体的高度在 20~150 mm。基质的异染性减少，呈现一个纤丝样、凌乱的外观，胶原纤维的双折射能力增加。成簇的软骨细胞聚集在软骨裂口的附近（图 108.2B），被称为生发囊。离体的和体内的实验已经广泛证实了这些细胞的增殖和生成糖蛋白的能力[45,46,70]。其产物中很少或没有胶原纤维，这一定可以推测出产生一些软骨活化酶类（包括胶原酶）来移动基质从而为新的细胞提供空间。例如，在这些区域，细胞基质周围的Ⅵ型胶原逐渐消失了[74]。

对这些细胞簇的最终去向研究得还不是很清楚，我们虽然已经观察到一些小面积的坏死现象，但并不一定局限于这些细胞簇。当病变比较严重地影响到周围基质的时候，在较深部区域也可见到软骨细胞的局灶增殖。这些部位的基质呈现出苍白色、黏液样外观。已有实验证实骨关节炎软骨中存在Ⅱ型胶原的代谢产物[75]，同时可见到Ⅱ型胶原的生成增多。一些免疫组化的研究也发现随骨关节炎改变的进展，Ⅱ型胶原可以向Ⅰ和Ⅲ型胶原转换[76,77]。这些胶原大多沉积在细胞周围的基质中[76,77]。在这些增殖的细胞簇中，已明确有Ⅹ型胶原并且其被证实可以导致骨关节软骨细胞的增生性肥厚[78,79]。但在 OA 不同胶原的基因表达定量聚合酶链反应（PCR）测量中，并没有发现疾病进展后细胞表型的明显变化[80]。

在软骨的表层区域已经发现基质蛋白合成的能力受到了抑制[81]。不过，文献中也报道了软骨细胞生物合成能力的增加，即使在远离软骨受损区域，亦是如此[5]。围绕着软骨及 OA 进展还存在很多争论。在软骨损伤的深层区域，大量的软骨细胞是新生的不成熟的类型。因此，修复的软骨由透明软骨和纤维软骨组成，其中有更明显的纤维样胶原和较浅的蛋白聚糖染色。骨赘是由纤维软骨样的表面以及大量的纤维组织所构成。大多数情况下，继发的退变和纤维化与修复的软骨相重叠，使其组织学的外观更加复杂。因此细胞基质的组化和免疫细胞化学特征也是多源性的[5]，反映了这个部位局部的病理学特征。

除了上述提到的病理变化之外，关节软骨基底钙化层的退变也是一个重要的现象。软骨的钙化层与深层关节软骨以被称为“潮线”的波纹状线相分隔。潮线的重叠（图 108.5A）在纤维软骨附近比较明显，而远处可至关节边缘[5]。已有报道描述了钙化层的退变表现[14,82]。当重建开始时，含钙的晶状体沉积在邻近软骨细胞的区基质。去矿化后，电镜下[14]可观察到嗜碱性的颗粒（图 108.5B）在基质囊泡内或其周围。与正常对照的关节软骨相比，骨关节炎的软骨基质小泡酶类的数量及钙盐沉积的活性都是增加的[83]。OA 中钙化和基质小泡软骨细胞的凋亡可能是软骨基底层重建的一个重要因素。OA 中钙化层之上的软骨细胞还可检测到骨连接素（即一种钙化早期的特征性蛋白）的存在，而正常软骨中并不存在[84]。OA 软骨细胞深层中还可检测到骨桥蛋白的存在，这是一种硫酸盐磷蛋白，通常在骺板软骨细胞中表达[85]。钙化层的病理进程有助于关节软骨的再生（图 108.5F），并且这个过程是一个导致关节表面骨质暴露（骨质象牙化）的重要过程。

（二）骨

骨的新生发生于关节表面两个不同的区域：发生在关节软骨边缘的外生性生长和最接近其下方的骨髓（图 108.4）。边缘骨赘生成有两种生长方式。一种由关节间隙里的隆突组成，另一种是位于关节囊内或者关节边缘韧带附着处。每种情况下，骨赘的方向是由关节表面受力的方向决定的，通常与骨赘隆起的关节表面的塑形相关。骨赘的绝大部分是由骨组成的，这种骨与皮质骨和软骨下的松质骨不易察觉的合在一起，骨赘被透明软骨、纤维软骨以及邻近的滑膜所覆盖。随着疾病进展，因为骨赘表面本身就存在退变，因此标志物逐渐消失，纤维组织可以覆盖在骨赘边缘。

股骨头处的增生组织经常占据了梨状窝区域，并沿股骨颈向下延伸，从而形成板状骨赘，这些板状骨赘使股骨头颈的正常界限模糊不清。我们观察的大多数髋关节 OA 所取下的股骨头，可见退变和增生的组织完全破坏了原来的关节软骨表面。

软骨缺失后软骨下骨部位骨的增生比较明显[5]，这些区域的骨质被摩擦得非常平滑，其致密光滑的外观很像象牙，因此被称为象牙骨。新生的软骨通常从象牙骨的小的间隙中生长出来。这些新生的骨质也是象牙骨的一个组成部分[16,86]。关节表面的致密骨质通常伴有明显的软骨下骨的骨质硬化[87]。形态学研究证实了软骨下骨内有致密的骨小梁的组织学表达[25]，双 X 线吸收光度法亦证实其骨密度增加[24]。这些改变会随 OA 严重度的增加而变得越来越明显。

在髋部象牙骨质的下方经常能见到疏松的骨的囊性改变（图 108.5D），这些改变在其他关节则比较少见。囊肿可以发生于股骨侧或者髋臼侧，外上缘负重区域是最常见的，严重时也可以累及到其他区域[5]。在一些病例中，同伦琴照相术可见这些损伤出现于关节间隙狭窄之前，提示了软骨的破坏。损伤很少有黏液样液体填充，因此并非真正的囊肿。囊肿内的骨小梁消失，而且骨髓发生纤维黏液样的退变，一些死骨的碎屑、软骨和无定型残留物充填在其中，并含有大量的巨噬细胞，这与破骨细胞活性增加是有区别的[88]。囊性变的区域周围被新生骨和致密的纤维组织所包裹（图 108.3B）。常常可以发现假性囊肿的顶部微骨折产生的小的裂隙(图 108.3)，这与压力的增加是相关的，而不是滑液造成的。关节内的滑液可以通过这些裂隙进入到软骨下的骨髓中。如果髋关节内的压力超过了 1 000 mmHg，一些渗出液将会进入到邻近的骨髓中，压迫髓内的血管，导致逆流性改变。我们发现髋关节置换时骨内的压力是正常的，此时测量的是整体的压力，而不是病灶局部的压力。骨的重建使其他部位的囊性变减少，OA 中的囊性变在病理上类似于痛风或者血友病性关节炎中的囊性改变，二者的区别是后者在囊性变中有渗出液充填。

在软骨的基底层，新骨的形成可以表现为局部的软骨内骨化[82]。这是骨重塑过程中的一部分，相应的关节软骨的其他区域可能出现骨的吸收。在骨的生长过程中，软骨钙化层下方的骨软骨结合处具有类似于骺端的功能，可以允许新生骨穿过钙化软骨。成人的透明软骨中，钙化和非钙化层之间被一个薄层、波浪形的易于被苏木精着色的线所分隔(即潮线，图 108.5A)。随着个体的老化，潮线可以转变为几条平行的、不连续的线条，其反映了关节软骨钙化层的发展过程[14]。一种假说提到基底钙化层可以生成薄层的关节软骨（如老年性萎缩），病理观察上缺乏新骨的形成，然而这种假说还没有得到证实[5]。

OA 产生过程中的骨坏死的作用已经被广泛地讨论。很多有症状的 OA 出现了畸形，这是源于关节表面的塌陷。在这些区域常常可以见到局灶性的骨坏死(图 108.4)，动脉血管造影也发现有微小的髓内动脉闭塞[5]。不过，对于骨坏死和 OA，通过切除股骨头的软骨下骨血管的研究发现，二者在组织学上是有区别的[89]。

我们在手术切下的股骨头标本中，偶尔也可以看到象牙骨上有小的继发的梗死灶[5,9,90]，这在严重 OA 中更为常见[91]。在一项最近的对 1 007 例 OA 股骨头标本的研究中发现，其中有 38.2%证实存在继发的骨坏死。一小部分表现为深的、楔形的梗死，这与原发性的骨坏死是相似的[9]。以往的大量形态学研究表明：骨坏死可能发生于所有 OA 病例，尤其是髋关节[91]。一些高凝状态的原发 OA 患者因为出现了骨坏死而做了外科手术[92]。不过快速进展的破坏性的 OA 通常伴有软骨下骨的坏死[93]。在一些进展的 OA 患者中，我们发现软骨下骨无菌性的炎症灶，这不同于假性囊肿或者继发的骨坏死[94]。这可能也与关节面的塌陷有关。股骨头的原发或者继发的骨坏死在病理学上与归因于软骨下骨的不全骨折的关节面塌陷不同，后者将在以后进行详细讨论[95,96]。

(三)软骨钙质沉着

对老年人中的钙质沉着的发生率以及与 OA 的关系目前还存在很多的分歧(第 116 章)。事实已经证明，焦磷酸盐钙质沉着疾病(CPPD)可以发生于原发或继发的 OA，也可有多种不同的表现，包括血色素沉着症、褐黄病、肝豆状核变性、甲状腺功能亢进、肢端肥大症和血友病性关节炎。原发的 CPPD 通常多见于 OA 患者，特别是一些老年病患者[97]。有时软骨钙质沉着也可以是老年膝关节患者中一种偶发的现象[98]。Sokoloff 和 Varma[99]的经验表明超过了 68 岁的接受膝关节手术治疗的 OA 患者，其中至少有一半存在半月板的软骨钙质沉着，外科摘除膝关节手术中发现的半月板钙质沉着是尸体解剖发现的 6 倍。在一项膝关节置换的滑液研究中发现，CPPD 或(和)碱性钙磷酸盐(BCP)结晶发生率为 60%[100]；在另一项使用原子发射光谱的研究中发现，半月板的钙质含量与 OA 的退变程度明显相关[101]。相对而言，CPPD 结晶很少见于摘除股骨头的 OA 患者，软骨钙质沉着也很少发生于 85 岁前的髋关节骨折中[5]。为什么半月板会成为主要的受累部位，而关节透明软骨却很少受累，其原因目前还不是十分清楚[102]。CPPD中通常没有炎症性的反应，其中还可以发现脂质的沉着物[5]，并且可见于邻近的软骨细胞中。在CPPD晶状沉积物存在的情况下，半月板的纤维软骨细胞仍然保持着代谢的活性[5]，一些学者也发现在OA标本中伴有软骨钙质沉着的"关节鼠"要比晶状沉积的"关节鼠"多见。

在最近的一项研究中发现，OA的关节中，无论是否存在CPPD晶状物，其血清核苷酸焦磷酸水解酶的活性都是增加的[104]。进一步的研究发现，OA病例中搜集的CPPD结晶太少，以至于无法用传统的偏振显微镜去分辨[105]。这导致在OA的病原学研究中，CPPD结晶的作用可能被忽视了。事实是在膝关节置换前滑液检查中，60%的病例中存在钙化的结晶物[100]。一项研究表明，因为软骨细胞的凋亡会产生焦磷酸盐[60]，因此软骨损伤的一种常见的基本机制是可行的，CPPD结晶是否能被显微镜所证实，它都是软骨损伤的最终结果而产生。

另一种软骨钙质沉着的形式是BCP(磷灰石)结晶(第118章)。研究表明：BCP的含量与膝关节OA的严重程度相关，BCP结晶可能来源于象牙骨表面的磨损[5]，但此推断并没有得到证实。不过BCP结晶也是严重骨关节病和Charcot关节病的特征性表现。与CPPD结晶不同的是，传统的偏振显微镜就可以观察到CPPD结晶，BCP结晶太微小[105]以至于需要特殊的技术，如茜素红染色、关节液离心等，进行检测。因此如果不进行特殊的查找，在严重的OA患者中寻找BCP结晶还是有一定难度的。

(四)软组织

最近几年，OA中的炎症因素又引起了充分的重视。OA定义为一种固有的非炎性的疾病，但在大多数有症状的病例中，可以发现一定程度的滑膜绒毛样增生和纤维化(图108.6)。据报道，手术切下的标本中大约有1/5发现有慢性中度的滑膜炎症[5]，表现为滑膜内衬细胞的增生和肥大，伴有淋巴和单核细胞浸润[106]，渗出液比较少[5]，其中含有多克隆的B型淋巴细胞，细胞外沉积物中可见到C3型补体[5]。渗出性的病灶中可以发现纤维连接蛋白，另外还可见到含铁血黄素沉积、对碎屑的异物反应、脂肪周围黄色瘤样反应等组织改变。在不同的病程阶段，滑膜反应可以从早期的炎症改变发展到晚期的纤维化阶段[107]。一些病例中，滑膜炎症较重，甚至类似于RA，但免疫病理学研究发现OA和RA的渗出液在质上有明显的区别。RA滑膜中的巨噬细胞更多见[5]，细胞质中的平均核密度更高，制造免疫球蛋白的血浆细胞更常见，而在OA的滑膜中则比较少见[5]。OA的滑液中没有免疫母细胞，辅助抑制(CD4/CD8)比率比较一致，而在RA中的比率差异较大[5]。RA滑膜中可见到大量的$CD4^+$的T细胞[109]，其在OA中也有较活跃的表达[110]，这提示病因中可能有免疫的机制。OA中的自然杀伤细胞$CD16/56^+$表型比RA中更多见[111]，其自然杀伤(NK)细胞相关的酶类也相应地增多[112]。肥大细胞的数量在OA比RA中明显增加[113,114]。当伴有其他炎症时，OA患者的主细胞表现为类胰蛋白酶阳性，糜蛋白酶阴性[115]。

以上这些是OA与RA细胞炎症反应的区别。不过，OA中的大部分病例是伴有炎症反应的，流行病学研究表明：膝关节OA早期的放射学表现与血清中炎症标记物C反应蛋白的水平相关联[116]。一些低等的炎性的疾患(如肢端肥大症、褐黄病、神经性关节病)炎症反应轻微。

对关节碎屑的致敏作用是炎症反应产生的一个重要因素。一些需要行关节置换术的严重的骨关节病，可以见到所谓的碎屑性的滑膜炎，但是在早期病变行关节镜手术后则很少见[117]。滑膜对骨关节碎片的反应不仅引起炎症，而且会产生细胞因子，释放降解酶类，如巨噬细胞释放组织蛋白酶K[118]。这种细胞因子与滑膜炎症有关[119]。碎屑性滑膜炎也可能导致对软骨结构蛋白的敏感性增加。事实上，在OA患者的血清中可以发现软骨诱导的分子成分[39,42,43,120]。

自身增敏作用的另一个证据是，在50%的OA软骨提取物中可以发现直接针对自身或者变性II型胶原的抗体[5]；OA滑膜T淋巴细胞的DNA限制酶分析发现，T细胞受体β链基因寡克隆进行了重新排列，这可能是对释放的软骨分子成分的反应。外周血的淋巴细胞对软骨连接蛋白的敏感性增加[122]。关节软骨表面可以发现免疫球蛋白–补体复合物，这也是一个免疫反应的依据[123]。OA中的沉积物到底是最初的起因还是对基质损伤的反应，这还没有得出答案，可以确定的是在全身性、结节性OA中关节表面的沉积物可以和自身抗体同时出现[124]。

正如前文所述，滑膜炎症改变的另一个可能机制包括对CPPD或BCP结晶产生的反应。二者可以出现于滑膜、软骨和滑液中，结晶可能诱导细胞因子的释放，IL-1刺激滑膜和软骨细胞释放蛋白酶，可以分解软

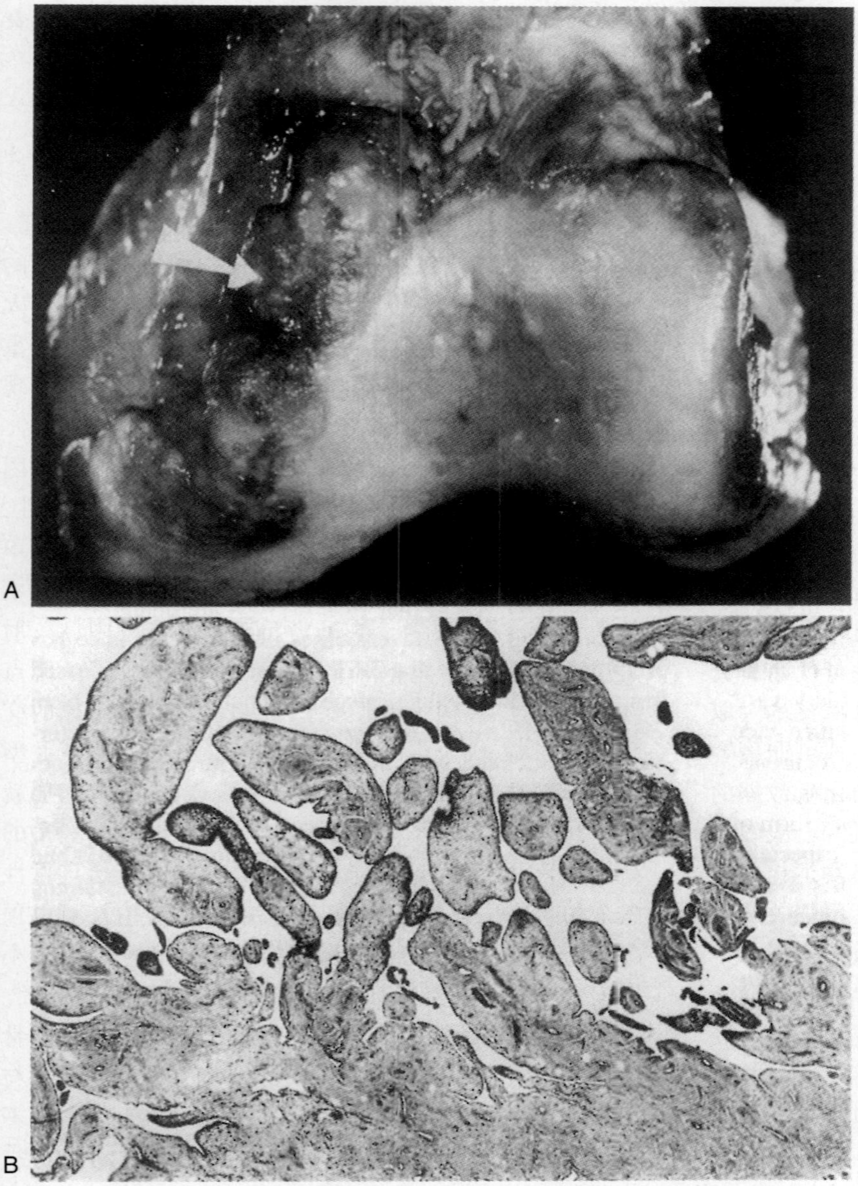

图108.6　严重骨关节炎时的滑膜增生。63岁的男性患者，其23岁时左膝机动车祸伤。(A)关节面内侧边缘可见巨大的骨赘(箭头)，周围的滑膜组织可见明显的乳头样肥厚。(B)组织学观察，绒毛状的突起是由致密组织组成的，其内没有炎症浸润(HE染色，×16倍)。

骨基质[52]。研究还表明这个过程中还要释放肿瘤坏死因子(TNF)[125]。

OA过程中还有其他软组织的参与。关节囊的小的撕裂看上去仿佛纤细的纤维血管缝破坏了胶原簇的主轴。有时也可见继发的软骨骨瘤病变，但其在神经性关节炎更加常见。髋关节中圆韧带常常有损伤，膝关节中的交叉韧带、半月板常常有磨损。临床及实验均证实半月板切除后可以引发OA[126,127,5]，特别是因为退变的撕裂[102]，而不是创伤性撕裂[128]，而且半月板切除后的OA与手部及对侧膝的OA发生了显著的关联[129]。不过，术侧的退变更严重，而与年龄或性别无关。这项研究表明原发性OA的易患性影响了继发退变的产生，因此对OA的这两个亚群之间做出清晰的鉴别是相当困难的。一些学者发现严重的膝[5,130]、髋关节OA的发病率正在增加。尽管半月板切除可以引发OA，但全身性的因素会加重病情。

文献中还提及髌腱表面滑膜的纤维化和软骨的化生。髋关节囊组织中可以见到脂肪颗粒的退变、软骨的结节状化生[62]。OA的关节囊中可见淀粉样沉积物[131]，但这些沉积同时也可以在正常关节软骨、关节囊和老年患者的关节间软骨盘中出现[5]。血清中淀粉酶A激活因子能够增加软骨中基质金属蛋白酶的表达[132]。淀粉样蛋白或淀粉样物质已经在老年人的多种不同组织中被发现[5]。要证实软骨中淀粉样蛋白的特异性必须应用辨别力更强的技术，而通过常规的刚果红染色的绿色双折射扫描不能完成。OA 并不是淀粉样病变的典型疾病，淀粉样变性更多出现在透析相关的关节病当中,这可能是与 β_2 微球蛋白的潴留有关[133]。

随着年龄的增长，我们发现纤维组织增生使得滑膜的毛细血管同关节间隙分开。这不可能会影响到关节软骨的营养供应，但必须从生理上将其与淀粉样蛋白相区别。关节组织中也可见到局灶性的硬化,小的血管出现透明样变性，这个现象甚至可以在年轻人中出现[5]。因此,这不可能与 OA 直接相关。关节周围的肌肉可以萎缩，Ⅱ型的肌纤维首先受到累及[5]。

二、骨关节炎的生化病理学

近些年来对 OA 生化改变的理解不断加深，但对生化数据的解释也涉及同样的问题，是退变的表现为主还是修复性的表现为主。当对活组织进行代谢研究时,我们通常选用手术切下的股骨头。从这些标本中取下修复的样本而不是本身已退变的软骨，这可能更容易解释解和手术切除得到的关节软骨间的化生数据的主要差异[5]。因为股骨头的损伤后有继发性改变,因此通过使用折断的股骨头作为对照，软骨引发了相似的变异。基于这个原因也有一些学者建议使用膝关节切下的骨质进行研究。虽然破坏性的病变通常位于单个间室,但其他髁并没有免受病理过程的影响。在前交叉韧带断裂后[75]，Ⅱ型胶原迅速出现降解,这是 OA 进展链中的一个关键步骤,此时进行关节镜检查发现,关节软骨已经有损伤。最终,非关节面的软骨也出现了生化水平的改变[5],因此很难通过这些数据去推测关节软骨的生化病理学的改变。

软骨胶原的细胞和分子生物学研究已经证实了 OA 中结构蛋白的变化(第 9 章)。Ⅱ型胶原在 OA 早期聚集在基质内[5],分子的合成能力增加[134]。虽然修复的 OA 软骨继续合成Ⅱ型胶原,但随着疾病进展，Ⅰ型和Ⅲ型胶原的含量也在逐渐增加[76,77]。越来越多的证据表明,关节软骨上小的胶原成分(Ⅵ型、Ⅸ型和Ⅺ型)分布的改变,可使Ⅱ型胶原的主要架构受到影响[5]。Ⅵ型胶原通常出现在正常软骨细胞周围区域,含量极少,但在 OA 的区间基质中明显增加[74]。Ⅹ型胶原通常在骺端软骨细胞增生时产生,OA 时也出现于关节软骨内[78]。软骨的表浅区域基质蛋白的合成受到抑制[81]。当我们研究软骨和骨赘时，因为在正常和纤维化的区域其生化改变会有明显的区别，因此可以使用免疫组化的方法去检测特异性的胶原和蛋白。对于检查来源于骨赘的软骨,这种方法也特别有效[135]。

三、骨关节炎的比较病理学

OA 广泛地发生于脊椎动物当中，包括各个种属。OA 病变有时会导致骨性的强直[136],常见于 1 亿年前的巨型恐龙。脊柱的退变性疾病也是大范围的存在[137]。大型和小型的哺乳动物常常会发现 OA，除了四肢负重的陆地动物,水里游的动物(如鲸),以及鸟类都可发现 OA[138],这些都是兽医需要考虑的范畴。

我们可以从小的动物实验中探寻 OA 的发病因素。小鼠的动物实验中已经发现了遗传因素的重要性,并且是隐性的多基因遗传,还没有证实与性别有关,不过雄性小鼠确实比雌性更易患严重的 OA。肥胖并不是一个重要的因素[4]。在啮齿目动物的实验中,膝、肘关节更容易患严重的 OA，而髋关节少见。在斑点(BLD)鼠的实验中,如果其基因出现了突变,胶原的交联受到影响,则会出现骨关节炎的相关表现[139]。Ⅱ型胶原基因缺失的转基因鼠也出现了 OA。学者们还就 STR 和(或)ORT 小鼠进行了广泛的研究,探寻 OA 的易患因素[141-143],一项报道认为膝关节的改变与自发性髌骨的半脱位有关[5]。外科手术纠正了半脱位,可以预防 OA 的进展。一些学者认为雄性 STR 和(或)ORT 小鼠出现 OA 可能和成对关节结构的组织化生有关[144]。对 OA 的易感性归因于力学负荷的异常，而不是软骨代谢的异常。尽管这个理论听起来很有道理，但是与 Sokoloff [4] 的观察并不相符,这位学者观察到 OA 并不局限于膝关节,而是广泛存在。还有人认为 STR 和(或)ORT 小鼠的髌股关节滑膜存在的急慢性的炎症浸润如此显著以至于将其作为人 OA 的动物模型仍应被质疑[141]。还有研究发现珍珠猪也有广泛的软骨退变[145],特别是在 Dunkin-Hartley 种猪中更常见[146]。

OA 的遗传倾向受到不同种族易感性的影响。比如,在大家鼠很少见到 OA,但是另一种啮齿动物多乳鼠属则在 2 岁时就会有严重的全身性 OA 表现；还有一种地中海沙滩鼠类会有严重的退变性脊椎关节强硬,椎间盘变薄以及椎体前方骨质增生肥厚[147]。在牛和猪类也有类似的遗传倾向。对基础的发病机制的问题在于这些遗传因素是局部和关节的，就像德国牧羊犬发育不良的髋部是与关节结构和施加在关节上的应力有关呢,还是关节组织的全身性代谢特征。这些疑问使选择 OA 的动物模型变得很困难。

四、实验引导

Smith 和 Ghosh 总结了曾经用于研究 OA 的多种动物模型[150]。一些直接损伤关节软骨，如手术造成的小的缺损并不能引起 OA，导致关节轮廓变化的大的缺损，可以引发 OA，而且一些由热、低温或其他物理手段引起的软骨损伤也会导致 OA[5]。关节腔内注入刺激性物质诱发的滑膜炎会损伤软骨[5]，不过这些试剂也会对软骨起保护作用。髌骨的半脱位和髋关节的脱位会出现骨的重建，最终形成 OA。狗[12,151]和兔[152,153]的实验证实：前交叉韧带的手术会在短时间内引起 OA，兔的部分半月板切除[11,13,133,154]、鼠的半月板横断[155]、狗的胫骨外翻截骨[156,157]都会导致 OA。数天的关节软骨受压会出现软骨细胞的坏死，可能与关节液渗透障碍有关[5]。虽然关节活动受限会引起类似于 OA 的关节的退变，但是研究中的难点在于很难在限制关节活动的同时，不去改变关节的负荷[158]。其他一些学者认为如果没有负重就不会保持正常的关节压力[4]。人体如果制动一段时间，会出现组织挛缩和纤维性强直而不是 OA[4]。在小儿脑瘫患者会有类似的情况[159]，而小鼠的实验中，膝关节选择性失神经支配会有类似于 OA 的改变[160]。二者结果的不符可能要归因于脑瘫患者常常会有近端股骨的脱位[159]。

在动物实验中，我们对软骨进行重复地打压可以引起 OA 的早期改变[161]。关节内注射磨损性物质（如金刚砂），可以引起关节软骨表面的退变和滑膜的异物反应，这与软骨碎片引起的滑膜炎是相似的[117]。当向鼠的关节内注入细菌胶原酶时，会引起退变和骨赘的形成[162]。大量实验证明只要影响到关节软骨细胞的活力或周围基质的成分，就会出现类似于 OA 的疾病。对关节施加异常的应力，则会引起关节轮廓的重塑[163]。因此在使用动物模型模拟人类疾病时，需要谨慎并考虑相关的因素。

五、脊柱的退变性疾病

脊柱的退行性变会涉及两个不同但有联系的关节系统，微关节（椎间盘）和动关节（椎骨关节突关节或面关节）。椎间盘随年龄增长出现了性状的变化，特征表现为异染性物质和基质水分的丢失，透明软骨终板血管化的增加，以及胶原纤维稀少[5]。在很多个体中，这种退变引起了纤维环的撕裂[165]，椎间盘的突出和伴有脊柱骨软骨病的软骨终板的塌陷[5]。形成的明显的骨软骨骨赘[166]通常用变形性骨软骨病来表示。骨赘最常出现在 T9 至 T10 和 L3 椎间隙[167]。不过颈椎也是很容易受累的[5]。

脊柱动关节的骨关节改变类似于外周关节。两者的病理改变也相似。细胞核、纤维环出现裂隙和变形[165]，软骨终板出现裂解，椎间盘通过此处突出到椎体中去[5]。软骨下骨板呈现象牙样改变。由于纤维环塌陷和髓核突出的延伸，纤维环水平的压力刺激使边缘的骨赘增生。脊柱的肌肉和韧带的牵张力也可引起同样改变。而且椎间盘的病变使大部分的压力、牵张力转移到动关节上[5]，是由于进一步的退变造成的。

脊柱骨软骨骨病的另一个特征是，软骨和纤维组织突入到终板的下方，进入到椎体中（Schmorl 结节）。这些结节通常是髓核组织突入椎体内的移位造成的[5]。这些骨岛被一个骨壳所包围；还有一种情况是内容物为软骨，提示可能是软骨下骨的囊肿。Schmorl 结节不是骨质疏松的特征性表现，因为其常见于退变椎间盘疾病，而不伴有骨量的减少。一些研究表明退变性椎间盘病和骨软骨疾病常合并出现骨性膨大[168-170]，在手部的 OA 中亦有类似的描述[171]。

虽然边缘的骨赘大多出现在椎体的前外侧面，但后侧的骨性增生可能会引起脊髓、神经根的受压。比如在颈椎会出现椎管的狭窄。腰椎会出现骨质的增生、小关节的 OA，Luschka 关节的骨赘可能影响到邻近的椎动脉，在旋转颈部时，血流受到影响，产生颈部的交感症状，又称为 Barre-Lieou 综合征。

OA 并不是特征性地引起关节的强直，不过强直大多出现在脊柱退变、椎体间骨桥形成的情况。这种强直的倾向可能与椎间盘的活动受限有关。对导致关节强直的退行性脊柱疾病的这些具体形式将在后面的章节中详细地进行讨论。

（一）骨肥厚性脊椎关节强直

关于椎体的关节强直性疾患，已经有很多我们熟知的名称，如：骨肥厚性关节强直、福雷斯捷老年性的骨质增生和骨肥厚性脊椎关节强直，在名称上与平常所说的椎间盘退变性脊柱病有所区别[5,172]。下胸段是好发的部位[173]。骨桥位于椎体的前外侧部分，并且扩展至前纵韧带（图 108.7）。这种表现通常与强直性脊柱炎相混淆。骨肥厚性脊椎病并不是一种炎性疾患，伴随着椎体缘的骨质增生，常常会出现与茎突舌骨韧带的骨化相似的后纵韧带的骨化[174-175]。椎体及外周关节常有大量骨赘增生,特别是在骨盆、跟骨、肘部及膝关节[173]。这种病的另外名称来源于它的特征,如弥漫性特发性骨肥厚症(DISH)[176-178]。目前的诊断主要依靠影像学,因为并没有发现组织学或血清学的标志物,但这些患者中常会发现高血糖症[179]。也有人提出与过量的生长激素有关[180]。另有一些研究表明在DISH患者更容易发现手指的结节(如Heberden和Bouchard结节)[181]。已经在地中海沙鼠和骨肥厚型大鼠中成功地制出这种疾病的动物模型[182]。

(二)关节强直

关节强直与骨肥厚型脊椎强直不同,不论在人类还是其他物种,都可以出现严重的脊椎关节强直,关节间隙狭窄,椎体前缘出现破坏性病变[182]。前纵韧带可见致密的新骨形成。这些表现均提示韧带止点是骨赘撕脱和修复的主要部位。

(三)其他节段的疾病

颈椎的间盘突出和骨赘形成可能导致威胁生命的颈脊髓病[183]。韧带的生理性骨化与骨肥厚型脊椎强直的关系还不明确[174]。文献报道日本人中的发病率为7%[184],而美国成年人中的发病率为0.3%[5],对于椎管宽大的个体这些损伤并不会引发症状,而那些椎管狭窄或者已经出现脊髓病症状的患者则需要进行减压手术治疗[5]。女性患者的后纵韧带骨化会伴有雌激素受体和IL-1β基因的多态性改变[185]。

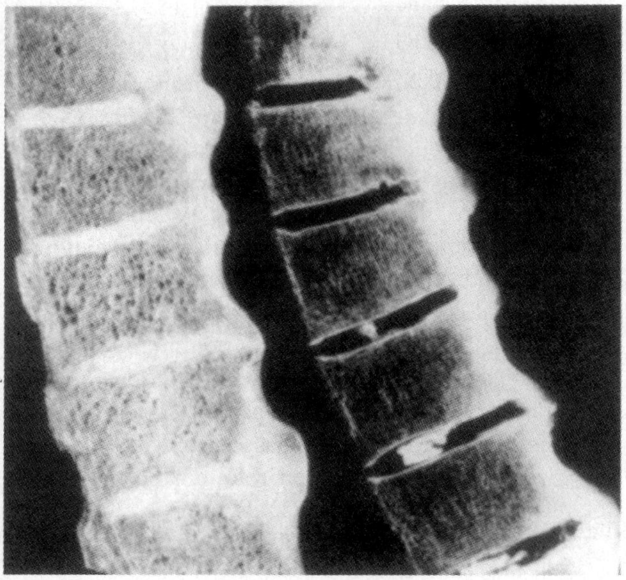

图108.7　老年男性的骨肥厚性脊椎关节强直,与强直性脊柱炎的损伤不同(Marie-Strumpell关节炎),椎体并没有显示"正方形"的外观。椎间盘出现骨化,前方的关节间隙狭窄。前纵韧带骨化形成连续的骨桥(0.5倍)。(Courtesy of Professor W.A. Gardner, M.D, University of South Alabama.)

巴斯特拉普(Baastrup)综合征,即一种像骨关节炎一样由"相吻"腰椎棘突远侧之间的滑囊炎所致的改变[5],通常伴随着严重的脊椎关节强直。

六、骨关节炎的特殊类型

(一)赫伯登(Heberden)结节

尽管我们会见到对Heberden结节及其发病率的相对久远地描述和记载[2],但可能是由于很少得到其早期损伤的描述,因此对其组织病理学并没有太多的资料[186]。Heberden结节通常表现为远端指间关节的边缘骨赘。在更严重的病例,这些损伤与在其他部位的骨的修复重建很难区分(图108.8)。骨化的肌腱穿入关节囊形成骨赘。其他病例,关节周围的纤维脂肪组织出现黏液样变性,大量成纤维细胞增生,囊肿形成。这种Heberden结节在影像上通常表现为远端指间关节的骨赘,但并不是一成不变的[187]。类似于骨赘的囊肿并不是Heberden结节的独特的解剖学特征,这与其他一些情况是类似的,如:腱鞘囊肿、半月板囊性变和OA的软骨下骨假性囊肿形成。文献报道偏瘫患者可以有单侧的Heberden结节[188],这提示神经血管因素可能参与其中,但并没有排除存在生物力学因素。一项研究不同工作量的妇女Heberden结节发病的情况,得出结论:结节的形成与过度使用手部有关[189]。关节周围的黏液囊肿与骨赘相关联,因为我们发现如果骨赘不被切除,则囊肿很容易复发。

(二)侵蚀性骨关节炎

侵蚀性骨关节炎是常常倾向于远节和近节指间关节的类似于OA的一种疾病,但其有炎性因素存在[190]。滑膜中可见到非特异性的、慢性的淋巴细胞、单核细胞浸润。这种疾病在疾病分类学上的地位尚不明确,大多数报道是根据其影像学而不是其病理学表现进行划分的[191]。侵蚀性骨关节炎中可以存在明显的磨损性的滑膜炎。一些病变播散至其他关节,有进展为RA的报道[5]。这些RA患者,血清学检查为阴性,与血清阳性患者相比更倾向于形成骨赘。文献中还报道出现不同变异的OA结节和慢性涎腺炎[192],这与侵蚀性关节炎和血清阳性RA的

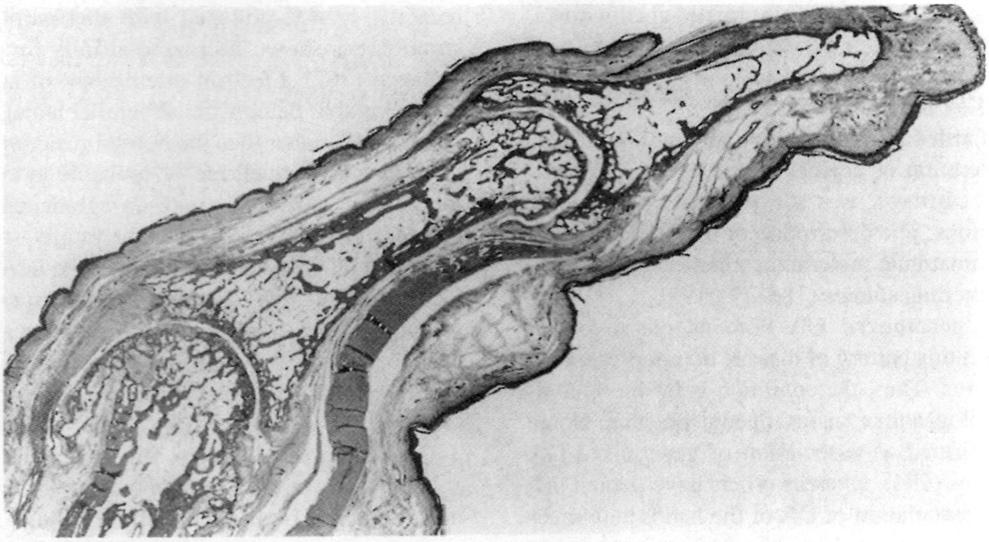

图108.8　Heberden结节。远端指间关节的关节软骨已经完全消失。骨性骨赘指向手指的基底，分布在掌面和背面。近节指间关节的骨关节炎晚期病变可以形成所谓的布夏尔(Bouchard)结节(HE染色，放大20倍)。

关系尚不清楚。手指关节偶尔可以出现 Heberden 结节和骨性强直，特制是在炎症型。因为这些部位很难获得病理资料，因此组织学的研究也很少见[186]。

七、全身性骨关节炎

全身性骨关节炎指具有明显的全身多关节受累倾向。除外了大多数地方性骨关节炎，全部有遗传因素，而且一些与特定的结构调节蛋白缺失相关。

（一）原发性全身性骨关节炎

原发性全身性骨关节炎最初由 Kellgren 等人提出[5]。其明显的特征包括：中年女性多发，Heberden 结节形成，和第一腕掌关节及膝关节受累。髋关节很少发病。这种疾病的主要特征是关节的炎性指征以及周围骨质的增生的 X 线征，关节软骨的侵蚀反而很少。目前对这种疾病的解剖学资料很少，因此我们的认识并不是很深刻[186-191,193]。

目前对全身性骨关节炎的研究仍然存在许多的争论。大多数的患者没有接受手术治疗，他们更多去风湿科就诊而不是骨科。一些研究表明，全身性骨关节炎与髋部 OA 合并发生[194]，还有一些研究反对这种观点。影像学研究认为可以合并有手部和膝部的 OA[195]。笔者同时发现因局部 OA 接受髋部、膝部手术的患者也容易患有全身性骨关节炎。当髋部疾病伴有 Heberden 结节，或者具有炎性改变的特征时，它是同心型，而非常见的致畸形。一些研究者认为髋部的受累仅仅是全身性骨关节炎的局部表现[5]。全身性骨关节炎的遗传易感性取决于一些指标，包括人白细胞抗原（HLA）-DR2[196,197]，雌激素受体的多态性[198]，2q 染色体异常[199]。结合手部、膝部 OA 的影像学研究表明，基因的退变与环境因素密切相关[200]。这个结论也与 Kellgren 和最近其他人的研究[20]相一致。

（二）遗传性胶原缺失导致的骨关节炎

目前我们已经在多个不相关的家系中发现了Ⅱ型胶原突变导致的多关节骨关节炎疾患[202-205]。这些疾病较早地累及负重的关节。在一个家系中，存在轻度的脊椎发育不良，躯干短小[202]。在其他研究中也发现存在严重的脊柱骨骺发育不良的表现[203]。实验证实，在 519 三倍螺旋结构的末端存在一个位点的突变，使半胱氨酸替换为精氨酸，使得基因表达出现变化[204]。笔者从受累家族成员[206]手术切下的股骨头软骨中提取出异常的胶原成分，实验表明其中大约有 1/4 存在 a1(Ⅱ)链的替换。这将导致关节软骨早期的严重溃疡性改变。最近的研究发现，此特殊位点替换后的Ⅱ型胶原对Ⅸ型胶原的亲和力下降[207]。电镜下观察发现，胶原纤维失去原有的排列结构，呈现平行薄片状外观[205]。患病的家系表现出常染色体遗传的特征[202-205]，年龄相关的外显率达到 100%。一些其他的研究也发现Ⅱ型胶原前体基因存在一定内含子或启动子的缺失[208]。Ⅱ型胶原突变的转基因小鼠也发现早期的膝关节退变，并且有其他的骨质发育异常[140,209]。

相反而言，Ⅱ型原胶原基因的缺失会导致骨关节炎的证据并不充分[210]。对这些病例的DNA分析并没有发现Ⅱ型胶原a1(Ⅱ)链末端519位点的突变[204]。同胞的基因分析也没有证实Ⅱ型胶原编码存在联系[211]。一些研究发现在骨关节软骨中Ⅱ型胶原等位基因的表达存在差异，但这可能是体细胞突变的一个表现[212]，即报道发现滑膜、骨赘、软骨中第7对染色体的异常[213]，而且临床上骨关节炎的常见表现并不包括脊椎的关节病(第110章)。

(三)褐黄病性关节病

褐黄病性关节病的病因是3q染色体突变导致尿黑酸氧化酶缺乏[214]，最终导致了类似于OA的全身性关节退变(第120章)。但二者也有一些显著的区别。其外部骨重建的程度轻于原发性OA[5]，而严重的脊椎病变更加常见[215]，表现为椎间盘髓核的钙化或骨化、终板的塌陷，骨赘的增生并不明显；在许多病例中，脊椎病变比较严重，更接近于黏多糖增多症或者强直性脊柱炎[216]。一些学者认为HLA-DR7抗原的阳性率可能增加[217]。这种疾病中，色素沉着的软骨容易碎裂，因此磨损导致的滑膜炎比较明显。滑液和增生的滑膜中可以发现软骨的碎片[218]。包含这些碎片的滑膜反应息肉常见，但影像上有时将其误诊为游离体。关节溃疡周围的区域出现纤维化，超微结构的观察可见到纤维软骨呈现波浪状的外观[219]。褐黄病性关节病的软骨中还可以见到焦磷酸钙和BCP的结晶[5]、尿黑酸的沉积，这些在体外实验中证实对软骨是有害的[220]，可能会造成的DNA的氧化损伤[221]，这些损伤可以使用维生素C、谷胱甘肽和D青霉胺来治疗[220]。

八、痛风

痛风性关节病是因尿酸盐结晶沉积在关节内或关节周围所致(第114章)，可以表现为单关节、少数关节或者多关节发病。病变的特征取决于沉积物的数量、位置和持续时间。急性的炎症性发作是其典型的特征，可以累及到足部的小关节，特别是第一跖趾关节，也可以累及到大的负重关节。

痛风石的沉积可以引起关节内结构的破坏，继而产生炎症后继发的OA。偏振光显微镜检查可以发现尿酸盐的结晶[222]，尤其对于那些没有使用降尿酸药物的患者[223]。通过病理的观察发现，尿酸盐结晶不仅出现在关节软骨内或表面，而且还存在于软骨下骨髓内。结晶体内的软骨细胞表现为坏死或者被嗜酸性的基质包绕。尿酸结晶在4%的甲醛缓冲液(常规的组织固定液)中很容易溶解，如果需要痛风的组织标本，那么就要使用95%的酒精固定[5]。

九、地方性骨关节炎

地方性骨关节炎包含了几种发生在特定地区的非炎性变形性关节病[5]。虽然这些疾病与全身性关节病有类似之处，但是全身性关节病多为年轻人，而且可引起发育迟缓。目前在不同的国家积累了越来越多的发病因素，但对这种疾病的病因仍是一种推测。笔者在这里将探讨以下3种类型。

(一)卡-贝(Kashin-Beck)病

Kashin-Beck病，最初被称为地方性变形性骨关节病，在中国北部和西藏地区[225]、朝鲜、西伯利亚[224]有至少200万人发病。幼年起病，不同的个体进展到不同的程度。早期表现为关节和骺端软骨细胞的带状坏死[5]。大多数人可以出现明显的畸形[226,227]。关于其病因有很多种理论，很多证据都表明这些地区的土壤和水中缺乏硒和碘[228]，这两种因素导致了疾病。虽然早期的研究并没有证实硒缺乏会引起单层软骨细胞短期的生长抑制[5]，但在小鼠的硒缺乏模型中，当在食物中加入霉菌的产物灰黄霉酸时，就会诱发出Kashin-Beck型的关节病[229]。有趣的是，镰孢菌产生的霉菌毒素一直被认为是这种疾病的致病因素[230]。灰黄霉酸作为水中的一种污染剂，可以抑制小鸡关节软骨中II型原胶原的合成[231]。在家兔的模型中发现霉菌的一些产物，如腐殖酸可以引起氧化应激的反应[232]。因此，硒缺乏和霉菌的协同效应可能是这个疾病的发病基础。然而至今为止其确切病因仍然不是很清楚[233]。

(二)Mseleni病和Handigodu病

Mseleni病常见于Zululand北部地区，多关节发病，非炎性改变，髋关节易受累，在手术切除的股骨头中没有见到象牙样改变。关节表面被一层退变的和再生的软骨复合物覆盖[5]。一些学者认为这个疾病是异源性的，例如遗传性脊柱骨骺发育不良[5]。对脊柱骨骺发育不良，可以伴有地方性的矮化病[234]，一些研究认为存在Ⅱ型胶原基因的变异[235]。在Mselen关节病的患者，可以发现骨量减少、骨质软化和破骨细胞功能障碍，但是并没有发现钙代谢的异常[5]。在大多数的欧洲人群中全身性OA的发病比非洲人少见[236]。与Kashin-

Beck 病类似，其病因并不明确。

Handigodu 病是另一种区域性增生性 OA 疾病，局限在印度南部，多关节发病，性别上无差异，可以导致严重的畸形。其与 Mseleni 病有很多相似点。但是，一些 Handigodu 病例表现为常染色体显性遗传[237]。有些还可能与疏螺旋体有关[238]。

十、血友病性关节病

血友病患者反复关节积血可以引起关节病，这与 OA 有很多类似的地方[239]。类似于通常的 OA，对关节软骨的侵蚀较早，可以有骨质象牙化和边缘骨赘形成。与 OA 的软骨下骨假性囊肿不同，血友病性关节病的囊肿中充满了积血。滑膜中含有许多含铁血黄素，呈赤褐色，但关节软骨细胞中检测含量较少[5]。由于在软骨基质中并没有发现超量的铁离子[5]，因此铁离子到达软骨细胞内的机制并不是很清楚。在损伤的晚期，对关节的破坏程度要比 OA 更加严重，最后导致关节分离和纤维强直。尽管血友病性关节病可以侵犯任何关节，但最多的还是外周大关节，特别是膝和肘关节。

软骨破坏的病因并不明确，不过可能与软骨出血有关。目前存在两种假说：一种假说认为滑膜巨噬细胞释放软骨酶造成损伤[240]；另一种学说认为血红蛋白降解产生的毒性物质造成软骨损伤，如自由基等。动物实验中也证实关节内注射血液可以改变蛋白多糖的合成过程[241]。

十一、伴有其他遗传病的骨关节炎

已经报道了多种类型的多发性骨骺发育不良[2-2]。这种罕见的疾病表现为中轴骨和四肢骨生长和发育都存在不同程度的缺陷。一些可以合并出现前文提到过的Ⅱ型原胶原基因的异常[202-208]。大多数患者都在幼儿期死亡[242]，幸存者出现早发 OA 的概率很高。大多数情况下，OA 发生在有邻近骨质变形的基础上。解剖学上与普通的 OA 不好区分，骨质没有象牙样改变，关节表面被粗糙的修复软骨所覆盖[5]。这些患者的股骨头小而扁平。在痉挛性脑瘫的患儿标本中也可以见到同样的改变，不过他们常常会受到髋脱位的困扰[159]。有学者报道 OA 可以发生于指（趾）的遗传性骨软骨病中，即甲髌综合征［遗传性骨甲发育不良、特纳-基泽(Turner-Kieser)综合征］。其他的遗传性疾病如成骨不全、埃-当(Ehlers-Danlos)综合征、拉森(Larsen)综合征可以引起关节的松弛，这些疾病都可以出现于早发的 OA。

髋关节的发育不良（先天性髋发育不良）常常可以继发 OA，可能是因为股骨头的发育障碍使接触压力增加[246]。这种病的发病率约为 1.1×10^{-3}~1.5×10^{-3}[247,248]，女性更为多见，通常在出生时被发现，临床体检可以发现髋关节的脱位。在许多成人中出现的未识别的顿挫型变异导致的局部髋关节 OA 尚有争议。遗传对疾病的影响目前还在讨论中。患者在羊水过少[5]、胎位不正、母亲有糖尿病时发病率会增加[249,250]。另一些研究支持遗传的学说。一项狗的实验发现[253]，特定的物种如德国牧羊犬就容易患病，而美国灰猎犬则很少患病，德国牧羊犬也容易出现发育不良和继发肘部 OA，这种疾病也会严重影响其他类型作业犬的经济利用价值。

十二、局限性骨关节炎

（一）老年性髋关节病

一些儿童时期的髋部发育异常常会导致成年后早发的骨关节炎。这些疾病包括：髋关节发育不良（先天性髋发育不良）[246]、莱-卡-佩(Legg-Calvé-Perthes)病[254]、股骨头骨骺滑脱[255]和先天性髋内翻[256]。有时病因可以很明确，有时却没有什么诱因；这些患者有时会被认为是先天性髋关节发育不良的顿挫型[5]。回顾性的研究发现半脱位仅仅是晚期的症状，早期并没有明显的 OA 表现[257,258]。

Legg-Calvé-Perthes 病是由于儿童时期股骨头的生长中心出现坏死所致，可以是原发的或者是先天性髋关节发育不良的手术并发症[259,260]。晚期表现为股骨头扁平、鸟嘴样骨赘，继发严重的 OA。因为早期表现主要是滑膜炎[261]，因此会出现关节内压力增高，也可出现Ⅴ因子变异导致的高凝状态[262]，而且可造成严重影响[263]。股骨头骨骺滑脱常因有生长骺板骨折，而见于内胚层体型的年龄较大的男孩，部分或者全部要继发出现骨的坏死和严重的早发性 OA[255]，其中 25%~40%为双侧受累[264]。这种疾病有时还伴有肢端肥大症和生长激素治疗所致的疾病[265]（如肾衰竭）。文献表明股骨头骨骺滑脱在人群中的发病率为 8%，而且其可以引起严重的 OA[266]，因此在成人 OA 中并不少见。

（二）髌骨软骨软化症

髌骨软骨软化症是指年轻人的髌骨关节软骨在创

伤后呈现软化的改变,解剖学损伤与早期的OA相似,二者仅有细微的差别[33,34]。病变涉及软骨和软骨下骨[5]。早期表现为软化、肿胀、软骨内含水量增加。少数患者会因为软骨碎片对滑膜的刺激而出现明显的炎性改变(磨损性滑膜炎)。一些研究表明,在老年人很多髌骨软骨软化症并不进展为这种类型的OA[35]。膝关节的过量活动是一个重要的因素[267]。

(三)神经源性关节病

神经源性关节病根据不同的病程及神经损害的类型可以有不同程度的关节退变[268](第93章)。1868年,法国精神学家沙尔科(Jean Martin Charcot,1825–1893年)将其命名为沙尔科(Charcot)关节。病变类似于严重的OA,但损伤程度更加严重,可以存在磨损性的滑膜炎、滑膜骨软骨瘤。其致病的原因比较复杂,可能有神经血管反射受损、失神经改变和代谢因素等。在美国最常见的Charcot关节病变是糖尿病足[269],距骨常常出现融合[5],反应了严重的骨重建过程。一些学者认为轻微的感觉异常会加重原发性骨关节病的病情[270]。文献中也提及Charcot关节与严重的CPPD结晶性关节病在临床和病理上是相似的。

(四)伴发的骨坏死

大量文献都报道了OA晚期可以出现骨的梗死(骨坏死)。骺端容易被累及,因为这里的动脉血供与骨干不同[5]。股骨头和肱骨头易出现骨坏死[5],关节软骨的营养来自于滑液,因此梗死局限在软骨下骨和骨髓,软骨下骨的骨折和塌陷使关节表面失去了正常的轮廓。增生性塑形导致骨赘的形成,但并没有原发性OA那么明显。随着疾病的进展,关节软骨开始脱落,下方骨质暴露。骨坏死首先从一个关节间室开始,但到晚期继发性退变则影响到整个关节表面[271]。虽然外显的OA会接踵而至,但并不出现骨质的象牙化改变。髋关节OA通常发生在其软骨下骨有坏死的部位(图108.4)[9,90]。骨坏死也是继发的改变[9],这种改变将会加速畸形的进展[8,93]。原发的骨坏死通常有骨内微循环的血栓形成[263,272]。目前对此还没有确切的认识,但是可能与高凝状态和静脉闭塞性疾病有关[92]。

老年人的股骨内侧髁坏死可以引发膝关节OA[5],突发的疼痛症状可能是关节骨质的骨折引起的,内侧半月板撕裂后的半月板切除手术也可以引起晚发的OA[273]。如果膝、髋关节OA出现节段性的骨梗死,则可能是一个继发的现象。

十三、关节软骨修复的作用

关节软骨的持续性侵蚀已经引起学者们对限制这种组织生长的能力的兴趣[5]。不论采取什么措施,透明软骨的代谢活力总是很低的。实验证实,如果没有血管穿入到骨髓中去,软骨的裂伤很难自行修复,因此软骨修复的失败将会导致OA不可逆的进展[5]。

当然这种观点值得重新去考虑。在体外实验中,软骨细胞有代谢活性,可以有丝分裂[5]。基质中释放酶类来促进细胞分裂, 图108.2所示的是基质纤维化周围区域的细胞克隆情况。胸苷合并和软骨细胞的生物合成能力在OA中都将增加[36,76]。虽然软骨的修复率比较低,但在一定条件下,可以通过自体软骨细胞来修复[29]。

更明显的软骨修复机制在于软骨下骨髓内多能细胞的增殖及分化。覆盖于骨赘表面的纤维软骨正是用此机制修复的[77]。在金属关节假体下修复的透明及纤维软骨也来源于骨纤维肉芽组织[5]。在髋关节OA患者,为了重新分配髋关节受力的楔形截骨, 可以扩大关节间隙,并且某些时候可以使关节表面的软骨再生。因此,虽然有证据证明骨关节炎患者软骨细胞的凋亡[55,56,58-61]和变异[47]都增加,但是也有大量的在体内的证据说明其可以增生和修复。

十四、发病机制的新观点

骨关节炎的临床及实验病理学提出了一些关于该病机制的新观点。它们应该被用来补充除形态学病变知识以外的分子机制的知识。

(一)原发性及继发性骨关节炎

骨关节炎常发生于已经存在清晰可见的结构异常的关节。这种骨关节炎被定义为继发性骨关节炎。而原发性骨关节炎中,没有确定的外伤或其他致病因素,所以一般归结为先天的关节组织的改变或正常压力的积累。褐黄病引起的关节病变与炎症后的关节病变在形态学的不同提示,先天的软骨损害也是向心性(非肥厚性)骨关节炎的病因,不过过度的机械负荷是更多的骨关节炎的病因,并且关节的重构也更加的明显。髋关节的软骨的丢失及骨赘的形成已经归因于原发的疾病的改变[5]。用外科干预股骨头来支持这种致病解释是很困难的,因为此类病例有进一步的性质的改变。一个学派提出髋部OA以其发生前髋部的结构为基础[5]。这个结论仍在争论中，因为其他的报道证明对髋部OA之前的疾病其出现率较低[257,258,266,274]，并且认为髋关节的骨关节炎为不可干预的疾病[275]。也有证据说明，常见的患者的全身性的骨关节炎需要外科手术来治疗局灶的病变[276]。膝关节骨关节炎的患者也经常表现为多关节炎症[195]。由于全身性骨关节炎存在基因异常的可能性[197,198]，且基因异常可以导致继发的骨关节炎，所以这个问题还远远没有得到解决。

（二）起源于骨或软骨

如果骨关节炎早期进展的原因在于关节软骨[6,7,17,18,36,37,55-61]，那么其骨重构的原因在于吸收了软骨的能量。所以原发性骨关节炎的骨赘可以看作是为了增大关节表面的面积，从而重新分布相对增加的力。如果初期的改变在软骨下骨[16,19-28]或在已经钙化软骨的基底层[14,15,18]，那么该软骨的改变代表对骨重构（包括钙化软骨重构的软骨）修复的失代偿[14,15]。以下为由于软骨的改变造成骨改变的证据：①关节软骨失去了吸收载荷的功能。②软骨的微骨折和软骨下小梁骨的硬化。③软骨对压力的变形作用较剪切力的作用更加敏感。骨赘，作为髋关节骨关节炎的特征性表现，在X线片上的表现同关节间隙的狭窄共同出现[5]。相同的早期的重构改变也发生在实验的兔子[11]和狗的身上[12,151]。骨关节炎的发病机制可能是内源性的异常的软骨代谢机制和外源性的增强因素之间相互作用的结果。他们间的相互作用在不同的关节存在不同的表现。

（三）全身因素对骨关节炎的影响

已经考虑有一些系统因素和骨关节炎有关，其中包括年龄、代谢和基因的易感性、肥胖及锻炼强度。骨关节炎的一个很明显的特点就是与年龄有关[5]。这可能是由于一系列的损害累积，从而造成疾病的发生；或者是由于基因异常而导致的时间依赖性细胞改变独立于环境的改变而发生的。关节面某种程度的恶化与年龄的增长成线性关系，而且某些关节较其他的关节更加的明显[275]。由于外科手术得到的骨关节炎髋或膝的标本与正常年龄的标本相差很大，所以提示必须有其他的局部或者系统因素造成骨关节炎进展[274,275]。

1.代谢因素

一些存在代谢性疾病（如褐黄病或肢端肥大症）的骨关节炎的发病率上升，提示系统因素对关节炎发病是很重要的。CPPD沉积病继发的骨关节炎在血友病[277]和甲状旁腺功能亢进[97]的患者中很常见。糖尿病，最常见的代谢病，其对骨关节炎的作用机制则复杂得多[279]。有些学者把高血糖症的临床及流行病学与症状性OA相联系[281]。糖尿病还和其他几种关节疾病有关，如神经性关节病[269]、强直性骨肥大病[180]、其他弥漫性特发性骨肥厚病和限制关节运动的纤维化综合征[278]。母亲患糖尿病造成患儿先天性髋关节发育不良将在其他部分进行讨论[249,250]，这可能与宫内环境异常有关，但是很难找到糖尿病与原发性骨关节炎在分子及生物化学方面的直接关系。肥胖与Ⅱ型糖尿病及骨关节炎之间也有复杂的关系[282]。其他影响骨关节炎的系统因素包括：骨关节炎的起病在性别上有区别；多关节受累者女性多见[194,195]，而在男性更常见髋关节、腕关节及脊柱关节炎[283]。

2.骨质疏松

虽然骨质疏松和骨关节炎都在老年患者多见，但是他们却很少同时发生。骨质疏松患者很少发生与年龄相关的骨关节炎[28,167,284]；相反的，骨关节炎也会延缓骨质疏松的发生[169,170,285]。骨关节炎的患者骨[287]和软骨[288]中胰岛素样生长因子Ⅰ、Ⅱ[286]和骨钙素[254]浓度升高。由软骨细胞产生的骨连蛋白[84]及骨桥蛋白[85]在骨关节炎患者关节中也被发现。这使得造成骨关节炎的局部因素为骨密度的可能性增加了。由于评价患者状态的方法不同，故这项研究是困难的。另一方面，两者的关系在于骨质疏松患者的骨具有更大的可塑性。骨关节炎产生的物质在局部和远端的作用可能就是增加骨量。

3.遗传因素

遗传因素引发的关节炎是通过系统因素、代谢因素及在发育不良中的局灶因素起作用。根据对Heberden结节的解释笔者认为，OA作为单基因遗传病，女性为显性的，男性为隐性的[5]。其他研究中，有学者提出手和膝的关节炎遵守孟德尔的多因素遗传学说的理论[200]。系统性骨关节炎患者的某些人类白细胞抗原增高提示一种基因异常[196,197]，即雌激素基因的多态性[198]和2q染色体异常[199]。同样的，膝关节早期骨关节炎与维生素D受体基因多态性有关[289]。已经发现一些软骨基质蛋白基因的特殊类型和男性多发性关节炎有关[290]。同样的，骨关节炎在同卵双生中协同率较高，而异卵双生中却较低，从而总结出手和膝关节炎的遗传因素占65%[291]。

Ⅱ型胶原先天性异常对原发骨关节炎的作用还不清楚。由于基因中大量外显子的存在[208]，全身性骨关节炎患者的基因谱是很难得到的。然而,现有的证据并不能证明全身骨关节炎与Ⅱ型胶原编码基因座有关[211]。目前已发现,Ⅸ型胶原的α_2链的缺失与多发的干骺端畸形存在基因上的联系[292],但是对于其他骨关节炎与胶原物质的相关性还不是很清楚。

4.肥胖

肥胖已被确定为骨关节炎的病因之一。显然,过高的体重将带给关节过大的压力负担从而致病,但是有些研究表明,机理并不是如此简单。在实验鼠身上,肥胖本身与骨关节炎无关[5]。然而,流行病学证明人膝关节炎与肥胖有关[275,276,293],特别是女性。但是其相关性在髋关节有所下降,可能是由于和前面所述的局灶因素共同作用的结果[274,282]。尽管肥胖患者的手和腕关节炎的发生率更高[294],但 Heberden 结节与肥胖无关[5]。骨关节炎患者由于运动少从而造成肥胖的解释引起了人们的关注[5]。它可作为下面这项观察的一个因素,观察显示借助于越来越流行的全身 X 线片确定的女性 OA 患者的存活率在下降。肥胖患者脊柱炎发生率也较高[5]。由于这些受累及的关节并非承重关节,故肥胖不仅仅是力学作用。目前还有一种观点认为,肥胖增加了全身的骨密度[171]。

5.韧带的松弛

骨关节炎是韧带结构松弛后的一种改变[242]。许多造成过度活动的疾病都容易发生骨关节炎,如马方综合征及埃洛斯-当洛斯综合征[242,244]。成骨不全的患者关节退变不仅和软骨下骨骨质的异常有关,还和韧带松弛有关[242]。Larsen 综合征可以合并先天性关节脱位和骺端的发育异常[242,245]。其他研究表明 OA 的发生率增加,特别是膝和肩发生特异性关节过度活动[5]。其膝、肩关节的 OA 发生率也增加。一些年轻、活动量大的个体,当其膝关节活动增加,则髌骨软化发生率也增加[267]。

(四)骨关节炎的力学因素

在特定的关节,力学因素可引发 OA。举例来说,铸造工人的肘部 OA 与使用较长的铁钳去夹持热金属有关,矿工长期弯腰工作引起腰部 OA。长期的手、足的振动损伤也可以引起 OA[283]。膝关节 OA 更常见于重体力劳动者[283]。重体力劳动还可以导致髋部 OA[274,296]。大量的手部活动可出现指间关节的 OA[189]。

大量研究表明,跑步者的 OA 发生率并不比对照人群高[283]。但在其他体育活动可能会有较大的影响。例如,退休的足球运动员,其髋关节 OA 发生率比年龄和体重相近的对照组要高,但与其他对照组则无明显区别[5]。不过一些对抗性强的运动可以引发膝关节的 OA[283]。不能排除遗传易发的疑似人群更常见的反复创伤诱发 OA 的可能性[130]。单次创伤很少引起 OA,除非创伤严重导致关节面不平整或稳定结构破坏(图108.6)。

OA 的滑液和滑膜中可以找到软骨的碎片,这是力学磨损的直接证据[117]。对于褐黄病,这些碎片是一个明显的特征,可引起滑膜的免疫炎性和炎性反应[218]。OA 中的力学因素导致的磨损并不是一个可见的改变,但其对外形[117]和生物化学[118]方面的影响是不容忽视的。

关节润滑度的减少或损伤是增加软骨磨损的一个原因[5]。体外实验证实:动物的关节经受振动的刺激会引起磨损性的破坏,注射透明质酸钠有助于关节表面的润滑。透明质酸直接作用于软骨基质,滑液黏蛋白的分解可导致磨损。近几年来,软骨的磨损引起了学术界的重视,透明质酸酶可以降低滑液的黏度,但不能提高润滑能力。在行走时重现关节负重的情况下,滑液中透明质酸酶消耗后,会导致股骨头的摩擦增加[5]。这些实验在一定程度上反映了关节润滑、磨损的过程和机制[297]。

在 OA 中,滑液的容积、透明质酸含量和相对黏度一般是正常的,不过一些研究也提示滑液黏蛋白聚合作用降低,透明质酸盐含量减少[5]。这些相互矛盾的资料部分是由于真正正常的滑液是很难得到的,因此相互的对比就比较困难。在关节疾病中,关节内的滑液量减少,很多关节有轻微的滑膜炎[5],滑液中含有润滑的糖蛋白称为润滑蛋白[297,298],滑膜细胞产生一种表面活性磷脂[299],紧贴在软骨表面,润滑蛋白作为对抗磨损的一个屏障[300]。另一项研究证明:磷脂酶消耗后,滑液的润滑功并没有丧失[301]。对严重 OA 患者切除的股骨头和膝关节的研究表明,表面活性磷脂减少可由于未破损的部位到破损部位逐步恢复。膝、髋部 OA 的手术标本证实表面活性磷脂减少[302],这是一个原发的或者继发的过程,目前还不确定。在以往合成承重试验方法研究中并没有发现 OA 患者滑液中与润滑相关的能力会下降。

我们已知作用于髋、膝、踝关节的力量是间断的,可以有几倍于身体的重量[303],即使在简单的平路行走时亦是如此。对磨损的抵抗包括:润滑剂、软骨的弹性、软骨下骨的形变(见第 7 和第 8 章)。随年龄增长,软骨的弹性测量(硬度、弹性)并没有改变[5]。

OA 的软骨下骨硬度是增加的[19,20,21],其很少发生于骨质疏松的患者[28,284,285]。这可以解释骨质疏松的患者很少患 OA。一些研究也表明骨矿物质的丢失会影响到软骨[5],在甲状旁腺功能亢进的患者可见到力学支撑的丧失[97],从而出现了关节病。相反的,骨硬化症,一种罕见的明显以骨硬度增加为特征的疾病会出现于早发的OA [5]。但由于畸形性骨折也是骨硬化症的特征,这种疾病与OA间的因果关系尚不明确。

Paget病(畸形性骨炎)会出现明显的骨质异常,扩展到软骨下骨,并使关节表面不平整(第123章)。髋关节经常会出现Paget病和OA混合的表现,这种患者有25%会出现髋臼内陷,这一比例远远高于不伴有Paget病的OA患者[5]。

十五、结论

我们要理解OA的发病机制,就要了解生物力学、生物化学方面的概念,大量的实验工作证明机械应力导致了磨损,关节的代谢状态也出现了改变[5],OA的病理研究表明:随年龄增长,这种疾病并不是一定要发生的[283];如果出现了病变,还是有修复的潜能的。不仅如此,OA还会合并一些全身或者局部的病变,如褐黄病性关节病、血友病性关节病、骨坏死。在髋部长期RA后继发的OA中,可见到炎症所致的皮肤红斑,软骨及软骨下骨的侵犯较轻微,很多原发和继发OA的病例可以通过病理检查来区分。在另一种情况下,OA和其他一些疾病同时存在,如软骨钙质沉着病,使区分变得很困难。这种现象表明全身情况对局部OA可以产生影响,特别是在髋关节,因为OA是一个多因素影响的疾病,包括局部的和系统的,因此,笔者希望今后通过使用分子水平的病理研究来扩展我们对OA的理解。

(李锋 孙永生 译 娄思权 校)

参考文献

1. Parish LC. An historical approach to the nomenclature of rheumatoid arthritis. *Arthritis Rheum* 1963;6:138–158.
2. Benedek TG. When did "osteo-arthritis" become osteoarthritis? *J Rheumatol* 1999;26:1374–1376.
3. Keuttner KE, Goldberg V, eds. *Osteoarthritic disorders.* Rosemont, IL: American Academy of Orthopedic Surgeons 1995:21–25.
4. Sokoloff L. Osteoarthritis as a remodeling process. *J Rheumatol* 1987; 14[Suppl 14]:7–10.
5. Hough AJ. Pathology of osteoarthritis. In: Koopman WJ, ed. *Arthritis and allied conditions,* 14th ed. Philadelphia: Lippincott Williams & Wilkins, 2001:2167–2194.
6. Blanco FJ, Guitian R, Vasquez-Martul E, et al. Osteoarthritis chondrocytes die by apoptosis. A possible pathway for osteoarthritis. *Arthritis Rheum* 1998;41:284–289.
7. Hashimoto S, Ochs RL, Komiya S, et al. Linkage of chondrocyte apoptosis and cartilage degradation in human osteoarthritis. *Arthritis Rheum* 1998;41:1632–1638.
8. Rosenberg ZS, Shankman S, Steiner GC, et al. Rapidly destructive osteoarthritis: clinical, radiographic, and pathologic features. *Radiology* 1992;182:213–216.
9. Yamamoto T, Yamaguchi T, Lee KB, et al. A clinicopathologic study of osteonecrosis in the osteoarthritic hip. *Osteoarthritis Cartilage* 2000;8:303–308.
10. Soren A, Cooper NS, Waugh TR. The nature and designation of osteoarthritis determined by its histopathology. *Clin Exp Rheumatol* 1988; 6:41–46.
11. Malemud CJ, Goldberg VM, Moskowitz RW. Pathological, biochemical, and experimental therapeutic studies in meniscectomy models of osteoarthritis in the rabbits: relationship to human joint pathology. *Br J Clin Pract* 1986;43[Suppl]:21–31.
12. Dedrick DK, Goldstein SA, Brandt KD, et al. A longitudinal study of subchondral plate and trabecular bone in cruciate-deficient dogs with osteoarthritis followed up to 54 months. *Arthritis Rheum* 1993; 36:1460–1467.
13. Messner K, Fahlgren A, Ross I, et al. Simultaneous changes in bone mineral density and articular cartilage in a rabbit meniscectomy model of knee osteoarthrosis. *Osteoarthritis Cartilage* 2000;8:197–206.
14. Bullough PG, Jagannath A. The morphology of the calcification front in articular cartilage. *J Bone Joint Surg Br* 1983;65B:72–78.
15. Clark JM, Huber JD. The structure of the human subchondral plate. *J Bone Joint Surg* 1990;72B:866–873.
16. Oegema TR, Carpenter RJ, Hofmeister F, et al. The interaction of the zone of calcified cartilage and subchondral bone in osteoarthritis. *Microsc Res Tech* 1997;37:324–332.
17. Mori S, Haruff R, Burr DB. Microcracks in the articular cartilage of human femoral heads. *Arch Pathol Lab Med* 1993;117:196–198.
18. Sokoloff L. Microcracks in the calcified layer of articular cartilage. *Arch Pathol Lab Med* 1993;117:191–195.
19. Radin EL, Rose RM. Role of subchondral bone in the initiation and progression of cartilage damage. *Clin Orthop* 1986;213:34–40.
20. Koszyca B, Fazzalari NL, Vernon-Roberts B. Microfractures in coxarthrosis. *Acta Orthop Scand* 1990;61:307–310.
21. Fazzalari NL, Parkinson IH. Fractal properties of subchondral cancellous bone in severe osteoarthritis of the hip. *J Bone Miner Res* 1997; 12:632–640.
22. Fazzalari NL, Vernon-Roberts B, Darracott J. Osteoarthritis of the hip. Possible protective and causative roles of trabecular microfractures in the head of the femur. *Clin Orthop* 1987;216:224–233.
23. Moore RJ, Fazzalari NL, Manthey BA, et al. The relationship between head-neck-shaft angle, calcar width, articular cartilage thickness and bone volume in arthrosis of the hip. *Br J Rheumatol* 1994;33:432–436.
24. Arokoski JP, Arokoski MH, Jurvelin JS, et al. Increased bone mineral content and bone size in the femoral neck of men with his osteoarthritis. *Ann Rheum Dis* 2002;61:145–150.
25. Fazzalari NL, Parkinson, IH. Femoral trabecular bone of osteoarthritic and normal subjects in an age and sex matched group. *Osteoarthritis Cartilage* 1998;6:377–382.
26. Fazzalari NL, Kuliwaba JS, Forwood, MR. Cancellous bone microdamage in the proximal femur: influence of age and osteoarthritis on damage morphology and regional distribution. *Bone* 2002;31:697–702.
27. Fazzalari NL, Moore RJ, Manthey BA, et al. Comparative study of iliac crest and subchondral bone in osteoarthritic patients. *Bone* 1992; 13:331–335.
28. Schnitzler CM, Mesquita JM, Wane L. Bone histomorphometry of the iliac crest and spinal fracture prevalence in atrophic and hypertrophic osteoarthritis of the hip. *Osteoporosis Int* 1992;2:186–194.
29. Brittberg M, Lindahl A, Nilsson A, et al. Treatment of deep cartilage defects in the knee with autologous chondrocyte transplantation. *N Engl J Med* 1994;331:889–895.
30. Malinin T, Ouelette EA. Articular cartilage nutrition is mediated by subchondral bone: a long-term autograft study in baboons. *Osteoarthritis Cartilage* 2000;8:483–491.
31. Brandt KD, Myers SL, Burr D, et al. Osteoarthritic changes in canine articular cartilage, subchondral bone, and synovium fifty-four months after transection of the anterior cruciate ligament. *Arthritis Rheum* 1991;34:1560–1570.
32. Bennett GA, Waine H, Bauer W. *Changes in the knee joint at various ages.* New York: Commonwealth Fund, 1942.
33. Ohno O, Naito J, Iguchi T, et al. An electron microscopic study of early pathology in chondromalacia of the patella. *J Bone Joint Surg Am* 1988;70A:883–899.

34. Mori Y, Kubo M, Okumo H, et al. Histological comparison of patellar cartilage degeneration between chondromalacia in youth and osteoarthritis in aging. *Knee Surg Sports Traumatol Arthrosc* 1995;3:167–172.
35. Jensen DB, Albrektsen SB. The natural history of chondromalacia patellae. A 12-year follow-up. *Acta Orthop Belg* 1990;56:503–506.
36. Cs-Szabo G, Melching LI, Rhoughley PJ, et al. Changes in messenger RNA and protein levels of proteoglycans and link protein in human osteoarthritic cartilage samples. *Arthritis Rheum* 1997;40:1037–1045.
37. Walter H, Kawashima A, Nebelung W, et al. Immunohistochemical analysis of several proteolytic enzymes as parameters of cartilage degradation. *Pathol Res Pract* 1998;194:73–81.
38. Tetlow LC, Adlam DJ, Wooley DE. Matrix metalloproteinase and proinflammatory cytokine production by chondrocytes of human osteoarthritic cartilage: associations with degenerative changes. *Arthritis Rheum* 2001;44:585–594.
39. Masuhara K, Nakai T, Yamaguchi K, et al. Significant increases in serum and plasma concentrations of matrix metalloproteinases 3 and 9 in patients with rapidly destructive osteoarthritis of the hip. *Arthritis Rheum* 2002;46:2625–2631.
40. Lohmander LS, Lark MW, Dahlberg L, et al. Cartilage matrix metabolism in osteoarthritis: markers in synovial fluid, serum, and urine. *Clin Biochem* 1992;25:167–174.
41. Pap G, Eberhardt R, Rocken C, et al. Expression of stromelysin and urokinase type plasminogen activator protein in resection specimens and biopsies at different stages of osteoarthritis of the knee. *Pathol Res Pract* 2000;196:219–226.
42. Pitsillides AA, Will RK, Bayliss MT, et al. Circulating and synovial fluid hyaluronan levels. *Arthritis Rheum* 1994;37:1030–1038.
43. Murphy E, FitzGerald O, Saxne T, Bresnihan B. Increased serum cartilage oligomeric matrix protein levels and decreased patellar bone mineral density in patients with chondromalacia patellae. *Ann Rheum Dis* 2002;61:981–985.
44. Lee DA, Bentley G, Archer CW. The control of cell division in articular chondrocytes. *Osteoarthritis Cartilage* 1993;1:137–146.
45. Poole CA, Matsuoka A, Schofield JR. Chondrons from articular cartilage III. Morphologic changes in the cellular microenvironment of chondrons isolated from osteoarthritic cartilage. *Arthritis Rheum* 1991; 34:22–35.
46. Rotzer A, Mohr W. 3H-thymidine incorporation into chondrocytes of arthritic cartilage [in German]. *Z Rheumatol* 1992;51:172–176.
47. Macha N, Older J, Bitensky L, et al. Abnormalities of DNA in human osteoarthritic articular cartilage. *Cell Biochem Funct* 1993;11:63–69.
48. Dahlen A, Broberg K, Domanski HA, et al. Analysis of the distribution and frequency of trisomy 7 in vivo in synovia from patients with osteoarthritis and pigmented villonodular synovitis. *Cancer Genet Cytogenet* 2001;131:19–24.
49. Kusuzaki K, Sugimoto S, Takeshita H, et al. DNA cytofluorometric analysis of chondrocytes in human articular cartilages under normal aging or arthritic conditions. *Osteoarthritis Cartilage* 2001;9:664–670.
50. Alaaedine N, Olee T, Hashimoto S, et al. Production of the chemokine RANTES by articular chondrocytes and role in cartilage degradation. *Arthritis Rheum* 2001;44:1633–1643.
51. Honorati MC, Bovara M, Cattini L, et al. Contribution of interleukin 17 to human cartilage degradation and synovial inflammation in osteoarthritis. *Osteoarthritis Cartilage* 2002;10:799–807.
52. Martel-Pelletier J, McCollum R, DiBattista J, et al. The interleukin-I receptor in normal and osteoarthritic human articular chondrocytes. Identification as the type I receptor and analysis of binding kinetics and biologic function. *Arthritis Rheum* 1992;35:530–540.
53. Aigner T, Hemmel M, Neureiter D, et al. Apoptotic cell death is not a widespread phenomenon in normal aging and osteoarthritis human articular knee cartilage: a study of proliferation, programmed cell death (apoptosis), and viability of chondrocytes in normal and osteoarthritic human knee cartilage. *Arthritis Rheum* 2001;44:1304–1312.
54. Han B, Cole AA, Shen Y, et al. Early alterations in the collagen meshwork and lesions in the ankles are associated with spontaneous osteoarthritis in guinea-pigs. *Osteoarthritis Cartilage* 2002;10:778–784.
55. Kim HA, Lee YJ, Seong SC, et al. Apoptotic chondrocyte death in human osteoarthritis. *J Rheumatol* 2000;27:455–462.
56. Kouri JB, Aguilera JM, Reyes J, et al. Apoptotic chondrocytes from osteoarthrotic human articular cartilage and abnormal calcification of subchondral bone. *J Rheumatol* 2000;27:1005–1019.
57. Matsuo M, Nishida K, Yoshida A, et al. Expression of caspase-3 and -9 relevant to cartilage destruction and chondrocyte apoptosis in human osteoarthritic cartilage. *Acta Med Okayama* 2001;55:333–340.
58. Yatsugi N, Tsukazaki T, Osaki M, et al. Apoptosis of articular chondrocytes in rheumatoid arthritis and osteoarthritis: correlation of apoptosis with degree of cartilage destruction and expression of apoptosis-related proteins of p53 and c-myc. *J Orthop Sci* 2000;5: 150–156.
59. Hashimoto S, Ochs RL, Komiya S, et al. Linkage of chondrocyte apoptosis and cartilage degradation in human osteoarthritis. *Arthritis Rheum* 1998;41:1632–1638.
60. Hashimoto S, Ochs RL, Rosen F, et al. Chondrocyte-derived apoptotic bodies and calcification of articular cartilage. *Proc Natl Acad Sci U S A* 1998;95:3094–3099.
61. Doi T, Nishida K, Matsuo M, et al. Evidence of oncotic cell death and DNA fragmentation in human hypertrophic chondrocytes in chondro-osteophyte. *Osteoarthritis Cartilage* 2002;10:270–276.
62. Sokoloff L, DiFrancesco L. Lipochondral degeneration of capsular tissue in osteoarthritic hips. *Am J Surg Pathol* 1995;19:278–283.
63. Wittenberg RH, Willburger RE, Kleemeyer KS, et al. In vitro release of prostaglandins and leukotrienes from synovial tissue, cartilage, and bone in degenerative joint diseases. *Arthritis Rheum* 1993;36:1444–1450.
64. David MJ, Portoukalian J, Rebbaa A, et al. Characterization of gangliosides from normal and osteoarthritic human articular cartilage. *Arthritis Rheum* 1993;36:938–942.
65. Aspden RM, Scheven BA, Hutchinson JD. Osteoarthritis as a systemic disorder including stromal cell differentiation and lipid metabolism. *Lancet* 2001;357:1118–1120.
66. Murphy JM, Dixon K, Beck S, et al. Reduced chondrogenic and adipogenic activity of mesenchymal stem cells from patients with advanced osteoarthritis. *Arthritis Rheum* 2002;46:704–713.
67. Ghadially FN, Lalonde JM, Yong NK. Ultrastructure of amianthoid fibers in osteoarthritic cartilage. *Virchows Arch [B]* 1979;31: 81–86.
68. Curtin WA, Reville WJ. Ultrastructural observations on fibril profiles in normal and degenerative human articular cartilage. *Clin Orthop* 1995;313:224–230.
69. Gannon FH, Sokoloff L. Histomorphometry of the aging human patella: histologic criteria and controls. *Osteoarthritis Cartilage* 1999;7:173–181.
70. Lafeber FP, Van der Kraan PM, Van Roy HL, et al. Local changes in proteoglycan synthesis during culture are different for normal and osteoarthritic cartilage. *Am J Pathol* 1992;140:1421–1429.
71. Tsuchiya K, Maloney WJ, Vu T, et al. Osteoarthritis: differential expression of matrix metalloproteinase-9 mRNA in nonfibrillated and fibrillated cartilage. *J Orthop Res* 1997;15:94–100.
72. Shlopov BV, Lie WR, Mainard CL, et al. Osteoarthritic lesions: involvement of three different collagenases. *Arthritis Rheum* 1997;40: 2065–2074.
73. Imai K, Ohta S, Matsumoto T, et al. Expression of matrix metalloproteinase and activation of progelatinase A in human osteoarthritic cartilage. *Am J Pathol* 1997;151:245–256.
74. Soder S, Hambach L, Lissner R, et al. Ultrastructural localization of type VI collagen in normal adult and osteoarthritic human articular cartilage. *Osteoarthritis Cartilage* 2002;10:464–70.
75. Price JS, Till SH, Bickerstaff DR, et al. Degradation of cartilage type II collagen precedes the onset of osteoarthritis following anterior cruciate ligament rupture. *Arthritis Rheum* 1999;42:2390–2398.
76. Aigner T, Bertling W, Stoss H, et al. Independent expression of fibril-forming collagens I, II, and III in chondrocytes of human osteoarthritic cartilage. *J Clin Invest* 1993;91:829–837.
77. Misoge N, Waletzko K, Bode C, et al. Light and electron microscopic in situ hybridization of collagen type I and type II mRNA in the fibrocartilaginous tissue of late-stage osteoarthritis. *Osteoarthritis Cartilage* 1998;6:278–285.
78. Walker GD, Fischer M, Gannon J, et al. Expression of type-X collagen in osteoarthritis. *J Orthop Res* 1995;13:4–12.
79. Gibson GJ, Verner JJ, Nelson FR, Lin DL. Degradation of the cartilage collagen matrix associated with changes in chondrocytes in osteoarthrosis. Assessment by loss of background fluorescence and immunodetection of matrix components. *J Orthop Res* 2001;19: 33–42.

80. Gebhard PM, Gehrsitz A, Bau B, et al. Quantification of expression levels of cellular differentiation markers does not support a general shift in the cellular phenotype of osteoarthritic chondrocytes. *J Orthop Res* 2003;21:96–101.
81. Aigner T, Vornehm SI, Zeiler G, et al. Suppression of cartilage matrix gene expression in upper zone chondrocytes of osteoarthritic cartilage. *Arthritis Rheum* 1997;40:562–569.
82. Amir G, Pirie CJ, Rashad S, et al. Remodelling of subchondral bone in osteoarthritis: a histomorphometric study. *J Clin Pathol* 1992;45:990–992.
83. Derfus B, Kranendonk S, Camacho N, et al. Human osteoarthritic cartilage matrix vesicles generate both calcium pyrophosphate dihydrate and apatite in vitro. *Calcif Tissue Int* 1998;63:258–262.
84. Nanba Y, Nishida K, Yoshikawa T, et al. Expression of osteonectin in articular cartilage of osteoarthritic knees. *Acta Med Okayama* 1997;51:239–243.
85. Pullig O, Weseloh G, Gauer S, et al. Osteopontin is expressed by adult human osteoarthritic chondrocytes: protein and mRNA analysis of normal and osteoarthritic cartilage. *Matrix Biol* 2000;19:245–255.
86. Burr DB, Schaffler MB. The involvement of subchondral mineralized tissues in osteoarthrosis: quantitative microscopic evidence. *Microsc Res Tech* 1997;37:343–351.
87. Kamibayashi L, Wyss UP, Cooke TD, et al. Trabecular microstructure in the medial condyle of the proximal tibia of patients with knee osteoarthritis. *Bone* 1995;17:27–35.
88. Sabokbar A, Crawford R, Murray DW, et al. Macrophage-osteoclast differentiation and bone resorption in osteoarthrotic subchondral acetabular cysts. *Acta Orthop Scand* 2000;71:255–261.
89. Arlet J, Laroche M, Soler R, et al. Histopathology of the vessels of the femoral heads in specimens of osteonecrosis, osteoarthritis, and algodystrophy. *Clin Rheumatol* 1993;12:162–165.
90. Franchi A, Bullough PG. Secondary avascular necrosis in coxarthrosis: a morphologic study. *J Rheumatol* 1992;19:1263–1268.
91. Calder JD, Pearse MF, Revell PA. The extent of osteocyte death in the proximal femur of patients with osteonecrosis of the femoral head. *J Bone Joint Surg Br* 2001;83:419–422.
92. Cheras PA, Whitaker AN, Blackwell EA, et al. Hypercoagulability and hypofibrinolysis in primary osteoarthritis. *Clin Orthop* 1997;334:57–67.
93. Ryu KN, Kim EJ, Yoo MC, et al. Ischemic necrosis of the entire femoral head and rapidly destructive hip disease: potential causative relationship. *Skeletal Radiol* 1997;26:143–149.
94. O'Connell JT, Nielsen GP, Rosenberg AE. Subchondral acute inflammation in severe arthritis: a sterile osteomyelitis? *Am J Surg Pathol* 1999;23:192–197.
95. Yamamoto T, Bullough PG. Subchondral insufficiency fracture of the femoral head: a differential diagnosis in acute onset of coxarthrosis in the elderly. *Arthritis Rheum* 1999;42:2719–2723.
96. Yamamoto T, Schneider R, Bullough PG. Insufficiency subchondral fracture of the femoral head. *Am J Surg Pathol* 2000;24:464–468.
97. Pritzker KPH. Articular-skeletal system: muscle, fat, and other connective tissues. In: Kovacs K, Asa SL, eds. *Functional endocrine pathology*, 2nd ed. Oxford: Blackwell, 1998:766–769.
98. Pereira ER, Brown RR, Resnick D. Prevalence and patterns of tendon calcifications in patients with chondrocalcinosis of the knee: radiographic study of 156 patients. *Clin Imaging* 1998;22:371–375.
99. Sokoloff L, Varma AA. Chondrocalcinosis in surgically resected joints. *Arthritis Rheum* 1988:750–756.
100. Derfus BA, Kurian JB, Butler JJ, et al. The high prevalence of pathologic calcium crystals in preoperative knees. *J Rheumatol* 2002;29:570–574.
101. Habata T, Ohgushi H, Takakura Y, et al. Relationship between meniscal degeneration and element contents. *Biol Trace Elem Res* 2001;79:247–256.
102. Hough AJ, Webber RJ. The pathology of the meniscus. *Clin Orthop* 1990;252:32–40.
103. Pritzker KP, Cheng PT, Renlund RC. Calcium pyrophosphate crystal deposition in hyaline cartilage: ultrastructural analysis and implications for pathogenesis. *J Rheumatol* 1988;15:828–835.
104. Cardenal A, Masuda I, Ono W, et al. Serum nucleotide pyrophosphatase activity: elevated levels in osteoarthritis, calcium pyrophosphate crystal deposition disease, scleroderma, and fibromyalgia. *J Rheumatol* 1998;25:2175–2180.
105. Swan A, Chapman B, Heap P, et al. Submicroscopic crystals in osteoarthritic synovial fluids. *Ann Rheum Dis* 1994;53:467–470.
106. Schulte E, Fisseler-Eckhoff A, Muller KM. [Differential diagnosis of synovitis. Correlation of arthroscopic-biopsy to clinical findings]. *Pathologie* 1994;15:22–27.
107. Oehler S, Neureiter D, Meyer-Scholten C, et al. Subtyping of osteoarthritic synoviopathy. *Clin Exp Rheumatol*;2002:20:633–640.
108. Baeten D, Demetter P, Cuvelier C, et al. Comparative study of the synovial histology in rheumatoid arthritis, spondyloarthropathy and osteoarthritis: influence of disease duration and activity. *Ann Rheum Dis* 2000;59:945–953.
109. Ezawa K, Yamamura M, Matsui H, et al. Comparative analysis of CD45RA- and CD45RO-positive CD4+ T cells in peripheral blood, synovial fluid and synovial tissue in patients with rheumatoid arthritis and osteoarthritis. *Acta Med Okayama* 1997;51:25–31.
110. Haynes MK, Hume EL, Smith JB. Phenotypic characterization of inflammatory cells from osteoarthritic synovium and synovial fluids. *Clin Immunol* 2002;105:315–325.
111. Fort JG, Flanigan M, Smith JB. Mononuclear cell (MNC) subtypes in osteoarthritis synovial fluid. *J Rheumatol* 1995;22:1335–1337.
112. Kummer JA, Tak PP, Brinkman BM, et al. Expression of granzymes A and B in synovial tissue from patients with rheumatoid arthritis and osteoarthritis. *Clin Immunol Immunopathol* 1994;73:88–95.
113. Dean G, Hoyland JA, Denton J, et al. Mast cells in the synovium and synovial fluid in osteoarthritis. *Br J Rheumatol* 1993;32:671–675.
114. Pu J, Nishida K, Inoue H, et al. Mast cells in osteoarthritic and rheumatoid arthritic synovial tissues of the human knee. *Acta Med Okayama* 1998;52:35–39.
115. Buckley MG, Gallagher PJ, Walls AF. Mast cell subpopulations in the synovial tissue of patients with osteoarthritis: selective increase in numbers of tryptase-positive, chymase-negative mast cells. *J Pathol* 1998;186:67–74.
116. Spector TD, Hart DJ, Nandra D, et al. Low-level increases in serum C-reactive protein are present in early osteoarthritis of the knee and predict progressive disease. *Arthritis Rheum* 1997;40:723–733.
117. Myers SL, Flusser D, Brandt KD, et al. Prevalence of cartilage shards in synovium and their association with synovitis in patients with early and endstage osteoarthritis. *J Rheumatol* 1992;19:1247–1251.
118. Dodds RA, Connor JR, Drake FH, et al. Expression of cathepsin K messenger RNA in giant cells and their precursors in human osteoarthritic synovial tissues. *Arthritis Rheum* 1999;42:1588–1593.
119. Smith MD, Triantafillou S, Parker A, et al. Synovial membrane inflammation and cytokine production in patients with early osteoarthritis. *J Rheumatol* 1997;24:365–371.
120. Pitsillides AA, Will RK, Bayliss MT, et al. Circulating and synovial fluid hyaluronan levels. Effects of intraarticular corticosteroid on the concentration and the rate of turnover. *Arthritis Rheum* 1994;37:1030–1038.
121. Stamenkovic I, Stegagno M, Wright KA, et al. Clonal dominance among T-lymphocyte infiltrates in arthritis. *Proc Natl Acad Sci U S A* 1988;85:1179–1183.
122. Guerassimov A, Zhang Y, Cartman A, et al. Immune responses to cartilage link protein and the G1 domain of proteoglycan aggrecan in patients with osteoarthritis. *Arthritis Rheum* 1999;42:527–533.
123. Vetto AA, Mannik M, Zatarain-Rios E, et al. Immune deposits in articular cartilage of patients with rheumatoid arthritis have a granular pattern not seen in osteoarthritis. *Rheumatol Int* 1990;10:13–20.
124. Hopkinson ND, Powell RJ, Doherty M. Autoantibodies, immunoglobulins, and Gm allotypes in nodal generalized osteoarthritis. *Br J Rheumatol* 1992;31:605–608.
125. Webb GR, Westacott CI, Elson CJ. Chondrocyte tumor necrosis factor receptors and focal loss of cartilage in osteoarthritis. *Osteoarthritis Cartilage* 1997;5:427–437.
126. Roos EM, Ostenberg A, Roos H, et al. Long-term outcome of meniscectomy: symptoms, function, and performance tests in patients with or without radiographic osteoarthritis compared to matched controls. *Osteoarthritis Cartilage* 2001;9:316–324.
127. Bhattacharyya T, Gale D, Dewire P, et al. The clinical importance of meniscal tears demonstrated by magnetic resonance imaging in osteoarthritis of the knee. *J Bone Joint Surg Am* 2003;85-A:4–9.
128. Englund M, Roos EM, Roos HP, et al. Patient-relevant outcomes fourteen years after meniscectomy: influence of type of meniscal tear and size of resection. *Rheumatology* (*Oxford*) 2001;40:631–639.

129. Doherty M, Watt I, Dieppe PA. Influence of primary generalized osteoarthritis on development of secondary osteoarthritis. *Lancet* 1983; 2:8–11.
130. Croft P, Cooper C, Wickham C, et al. Is the hip involved in generalized osteoarthritis? *Br J Rheumatol* 1992;31:325–328.
131. Ladefoged C, Merrild V, Jorgensen B. Amyloid deposits in surgically removed articular and periarticular tissue. *Histopathology* 1989;15: 289–296.
132. Ray A, Kuroki K, Cook JL, et al. Induction of matrix metalloproteinase 1 gene expression is regulated by inflammation-responsive transcription factor SAF-1 in osteoarthritis. *Arthritis Rheum* 2003; 48:134–145.
133. Wada T, Miyata T, Sakai H, et al. Beta-2-microglobulin and renal bone disease. *Perit Dial Int* 1999;19[Suppl 2]:S413–416.
134. Nelson F, Dahlberg L, Laverty S, et al. Evidence for altered synthesis of type II collagen in patients with osteoarthritis. *J Clin Invest* 1998; 102:2115–2125.
135. Gelse K, Soder S, Eger W, et al. Osteophyte development-molecular characterization of differentiation stages. *Osteoarthritis Cartilage* 2003;11:141–148.
136. Rothschild B, Helbling M, Miles C. Spondyloarthropathy in the Jurassic. *Lancet* 2002;360(9344):1454.
137. Kolmstetter C, Munson L, Ramsay EC. Degenerative spinal disease in large fields. *J Zoo Wildl Med* 2000;31:15–19.
138. Anderson-Mackenzie JM, Hulmes DJ, Thorp BH. Degenerative joint disease in poultry-differences in composition and morphology of articular cartilage are associated with strain susceptibility. *Res Vet Sci* 1997;63:29–33.
139. Glasson SS, Trubetskoy OV, Harlan PM, et al. Blotchy mice: a model of osteoarthritis associated with a metabolic defect. *Osteoarthritis Cartilage* 1996;4:209–212.
140. Saamanen AK, Salminen HJ, Dean PB, et al. Osteoarthritis-like lesions in transgenic mice harboring a small deletion mutation in type II collagen gene. *Osteoarthritis Cartilage* 2000;8:248–257.
141. Das-Gupta EP, Lyons TJ, Hoyland JA, et al. New histological observations in spontaneously developing osteoarthritis in the STR/ORT mouse questioning its acceptability. *Int J Exp Pathol* 1993;74:627–634.
142. Munasinghe JP, Tyler JA, Hodgson RJ, et al. Magnetic resonance imaging, histology, and X-ray of three stages of damage to the knees of STR/ORT mice. *Invest Radiol* 1996;31:630–638.
143. Brewster M, Lewis EJ, Wilson KL, et al. Ro 32–3555, an orally active collagenase selective inhibitor, prevents structural damage in the STR/ORT mouse model of osteoarthritis. *Arthritis Rheum* 1998;41: 1639–1644.
144. Collins C, Evans RG, Ponsford F, et al. Chondro-osseous metaplasia, bone density and patellar cartilage proteoglycan content in the osteoarthritis of STR/ORT mice. *Osteoarthritis Cartilage* 1994;2:111–118.
145. Huebner JL, Hanes MA, Beekman B, et al. A comparative analysis of bone and cartilage metabolism in two strains of guinea-pig with varying degrees of naturally occurring osteoarthritis. *Osteoarthritis Cartilage* 2002;10:758–767.
146. Jimenez PA, Glasson SS, Truketskoy OV, et al. Spontaneous osteoarthritis in Dunkin-Hartley guinea pigs: histologic, radiologic, and biochemical changes. *Lab Anim Sci* 1997;47:598–601.
147. Moskowitz RW, Ziv I, Denko CW, et al. Spondylosis in sand rats: a model of intervertebral disc degeneration and hyperostosis. *J Orthop Res* 1990;8:401–411.
148. Ohlerth S, Busato A, Gaillard C, et al. [Epidemiologic and genetic studies of canine hip dysplasia in a population of Labrador retrievers: a study over 25 years]. *Dtsch Tierarztl Wochenschr* 1998;105:378–383.
149. Lust G. An overview of the pathogenesis of canine hip dysplasia. *J Am Vet Med Assoc* 1997;210:1443–1445.
150. Smith MM, Ghosh P. Experimental models of osteoarthritis. In: Moskowitz RW, Howell DS, Altman RD, et al., eds. *Osteoarthritis: diagnosis and medical/surgical management*, 3rd ed. Philadelphia: WB Saunders, 2001:171–199.
151. Fernandes JC, Jovanovic D, Dehnade F, et al. [Resection of the anterior cruciate ligament of the knee using arthroscopy induces arthrosis in dogs. Validity of the Pond-Nuki model]. *Ann Chir* 1998;52:768–775.
152. Chang DG, Iverson EP, Schinagl RM, et al. Quantitation and localization of cartilage degeneration following the induction of osteoarthritis in the rabbit knee. *Osteoarthritis Cartilage* 1997;5:357–372.
153. Hashimoto S, Takahashi K, Amiel D, et al. Chondrocyte apoptosis and nitric oxide production during experimentally induced osteoarthritis. *Arthritis Rheum* 1998;41:1266–1274.
154. Fernandes J, Tardif G, Martel-Pelletier J, et al. In vivo transfer of interleukin-1 receptor antagonist gene in osteoarthritic rabbit knee joints: prevention of osteoarthritis progression. *Am J Pathol* 1999; 154:1159–1169.
155. Janusz MJ, Bendele AM, Brown KK, et al. Induction of osteoarthritis in the rat by surgical tear of the meniscus: Inhibition of joint damage by a matrix metalloproteinase inhibitor. *Osteoarthritis Cartilage* 2002;10:785–791.
156. Panula HE, Lohmander LS, Ronkko S, et al. Elevated levels of synovial fluid PLA 2, stromelysin (MMP-3) and TIMP in early osteoarthrosis after tibial valgus osteotomy in young beagle dogs. *Acta Orthop Scand* 1998;69:152–158.
157. Panula HE, Hyttinen MM, Arokoshi JP, et al. Articular cartilage superficial zone collagen birefringence reduced and cartilage thickness increased before surface fibrillation in experimental osteoarthritis. *Ann Rheum Dis* 1998;57:237–245.
158. Buckwalter JA. Osteoarthritis and articular cartilage use, disuse, and abuse: experimental studies. *J Rheumatol* 1995;43[Suppl]:13–15.
159. Lundy DW, Ganey TM, Ogden JA, et al. Pathologic morphology of the dislocated proximal femur in children with cerebral palsy. *J Pediatr Orthop* 1998;18:528–534.
160. Salo, PT, Hogervorst T, Seerattan RA, et al. Selective joint denervation promotes knee osteoarthritis in the aging rat. *J Orthop Res* 2002;20:1256–1264.
161. Farquhar T, Xia Y, Mann K, et al. Swelling and fibronectin accumulation in articular cartilage explants after cyclical impact. *J Orthop Res* 1996;14:417–423.
162. Van Osch GJ, van der Kraan PM, van Valburg AA, et al. The relation between cartilage damage and osteophyte size in a murine model for osteoarthritis in the knee. *Rheumatol Int* 1996;16:115–119.
163. Panula HE, Helminen HJ, Kiviranta I. Slowly progressive osteoarthritis after tibial valgus osteotomy in young beagle dogs. *Clin Orthop* 1997;343:192–202.
164. Bishop PB, Pearce RH. The proteoglycans of the cartilaginous endplate of the human intervertebral disc change after maturity. *J Orthop Res* 1993;11:324–331.
165. Vernon-Roberts B, Fazzalari NL, Manthey BA. Pathogenesis of tears of the anulus investigated by multiple-level transaxial analysis of the T12-L1 disc. *Spine* 1997;22:2641–2646.
166. Heggeness MH, Doherty BJ. Morphologic study of lumbar vertebral osteophytes. *South Med J* 1998;91:187–189.
167. O'Neill TW, McCloskey EV, Kanis JA, et al. The distribution, determinants, and clinical correlates of vertebral osteophytosis: population based survey. *J Rheumatol* 1999;26:842–848.
168. von der Recke P, Hansen MA, Overgaard K, et al. The impact of degenerative conditions in the spine on bone mineral density and fracture prediction. *Osteoporos Int* 1996;6:43–49.
169. Miyakoshi N, Itoi E, Murai H, et al. Inverse relationship between osteoporosis and spondylosis in postmenopausal women as evaluated by bone mineral density and semiquantitative scoring of spinal degeneration. *Spine* 2003;28:492–495.
170. Liu G, Peacock M, Eilam O, et al. Effect of osteoarthritis in the lumbar spine and hip on bone mineral density and diagnosis of osteoporosis in elderly men and women. *Osteoporos Int* 1997;7:564–569.
171. Marcelli C, Favier F, Kotzki PO, et al. The relationship between osteoarthritis of the hands, bone mineral density, and osteoporotic fractures in elderly women. *Osteoporos Int* 1995;5:382–388.
172. Tanaka N, Tsuchiya T, Shiokawa A, et al. [Histopathological studies of the osteophytes and ossification of the posterior longitudinal ligament (OPLL) in the cervical spine]. *Nippon Seikeigeka Gakkai Zasshi* 1996;60:323–336.
173. Scutellari PN, Orzincolo C, Princivalle M, et al. [Diffuse idiopathic skeletal hyperostosis. Review of diagnostic criteria and analysis of 915 cases]. *Radiol Med (Torino)* 1992;83:729–736.
174. Ono K, Yonenobu K, Miyamoto S, et al. Pathology of ossification of the posterior longitudinal ligament and ligamentum flavum. *Clin Orthop* 1999;359:18–26.
175. Guo B, Jaovisidha S, Sartoris DJ, et al. Correlation between ossification of the stylohyoid ligament and osteophytes of the cervical spine. *J Rheumatol* 1997;24:1575–1581.

176. Cammisa M, De Serio A, Guglielmi G. Diffuse idiopathic skeletal hyperostosis. *Eur J Radiol* 1998;27[Suppl 1]:S7–S11.
177. Pappone N, Di Girolamo C, Del Puente A, et al. Diffuse idiopathic skeletal hyperostosis (DISH): a retrospective analysis. *Clin Rheumatol* 1996;15:121–124.
178. Resnick D, Niwayama G. Diffuse idiopathic hyperostosis (DISH) (ankylosing hyperostosis of Forestier and Rotes-Querol). In: Resnick D, ed. *Diagnosis of bone and joint disorders,* 3rd ed. Philadelphia: WB Saunders, 1995:1463–1495.
179. Kiss C, Szilagyi M, Paksy A, et al. Risk factors for diffuse idiopathic skeletal hyperostosis: a case-control study. *Rheumatology (Oxford)* 2002;41:27–30.
180. Denko CW, Boja B, Moskowitz RW. Growth promoting peptides in osteoarthritis and diffuse idiopathic skeletal hyperostosis-insulin, insulin-like growth factor I, growth hormone. *J Rheumatol* 1994;21:1725–1730.
181. Schlapbach P, Beyeler C, Gerber NJ, et al. The prevalence of palpable finger joint nodules in diffuse idiopathic skeletal hyperostosis (DISH). A controlled study. *Br J Rheumatol* 1992;31:531–534.
182. Okawa A, Goto S, Moriya H. Calcitonin simultaneously regulates both periosteal hyperostosis and trabecular osteopenia in the spinal hyperostotic mouse (twy/twy) in vivo. *Calcif Tissue Int* 1999;64:239–247.
183. Boushey DR, Bland JH. Pathology. In: Bland JH, ed. *Disorders of the cervical spine.* Philadelphia: WB Saunders,1987:64–73.
184. Tsuyama N. Ossification of the posterior longitudinal ligament of the spine. *Clin Orthop* 1984;184:71–84.
185. Ogata N, Koshizuka Y, Miura T, et al. Association of bone metabolism regulatory factor gene polymorphisms with susceptibility to ossification of the posterior longitudinal ligament of the spine and its severity. *Spine* 2002;27:1765–1771.
186. Irlenbusch V, Dominick G. [Examination of Heberden arthrosis with a histological-histochemical score]. *Z Orthop Ihre Grenzgeb* 1999;137:355–361.
187. Cicuttini FM, Baker J, Hart DJ, et al. Relation between Heberden's nodes and distal interphalangeal joint osteophytes and their role as markers of generalized disease. *Ann Rheum Dis* 1998;57:246–248.
188. Segal R, Avrahami E, Lebdinski E, et al. The impact of hemiparalysis on the expression of osteoarthritis. *Arthritis Rheum* 1998;41:2249–2256.
189. Nakamura R, Ono Y, Horii E, et al. The aetiological significance of workload in the development of osteoarthritis of the distal interphalangeal joint. *J Hand Surg [Br]* 1993;18:540–542.
190. Olejarova M, Kupka K, Pavelka K, et al. Comparison of clinical, laboratory, radiographic, and scintigraphic findings in erosive and nonerosive hand osteoarthritis. Results of a two-year study. *J Bone Spine* 2000;67:107–112.
191. Verbruggen G, Vey EM. Erosive and non-erosive hand osteoarthritis. Use and limitations of two scoring systems. *Osteoarthritis Cartilage* 2000;8[Suppl A]:S45–554.
192. Kassimos DG, Shirlaw PJ, Choy H, et al. Chronic sialadenitis in patients with nodal osteoarthritis. *Br J Rheumatol* 1997;36:1312–1317.
193. Nakamura M, Murakami G, Isogai S, et al. Regional specificity in degenerative changes in finger joints: an anatomical study using cadavers of the elderly. *J Orthop Sci* 2001;6:403–413.
194. Hirsch R, Lethbridge-Cejku M, Hanson R, et al. Familial aggregation of osteoarthritis: data from the Baltimore Longitudinal Study on Aging. *Arthritis Rheum* 1998;41:1227–1232.
195. Hirsch R, Lethbridge-Cejku M, Scott WW, et al. Association of hand and knee osteoarthritis: evidence for a polyarticular disease subset. *Ann Rheum* Dis 1996;55:25–29.
196. Riyazi N, Spee J, Huizinga TW, et al. HLA class II is associated with distal interphalangeal osteoarthritis. *Ann Rheum Dis* 2003;62:227–230.
197. Moos V, Menard J, Sieper J, et al. Association of HLA-DRB1*02 with osteoarthritis in a cohort of 106 patients. *Rheumatology (Oxford)* 2002;41:666–669.
198. Ushiyama T, Ueyama H, Inoue K, et al. Estrogen receptor gene polymorphism and generalized osteoarthritis. *J Rheumatol* 1998;25:134–137.
199. Leppavuori J, Kujala U, Kinnunen J, et al. Genome scan for predisposing loci for distal interphalangeal joint osteoarthritis: evidence for locus on 2q. *Am J Hum Genet* 1999;65:1060–1067.
200. Felson DT, Couropmitree NN, Chaisson CE, et al. Evidence for a mendelian gene in segregation analysis of generalized radiographic osteoarthritis: the Framingham Study. *Arthritis Rheum* 1998;41:1064–1071.
201. Jonsson H, Manolescu J, Stefansson SE, et al. The inheritance of hand osteoarthritis in Iceland. *Arthritis Rheum* 2003;48:391–395.
202. Knowlton RG, Katzenstein PL, Moskowitz RW, et al. Genetic linkage of a polymorphism in the type II procollagen gene (COL2A1) to primary osteoarthritis associated with mild chondrodysplasia. *N Engl J Med* 1990;332:526–530.
203. Reginato AJ, Passano GM, Neumann G, et al. Familial spondyloepiphyseal dysplasia tarda, brachydactyly, and precocious osteoarthritis associated with an arginine T5 cysteine mutation in the procollagen type II gene in a kindred of Chiloe islanders. *Arthritis Rheum* 1994;37:1078–1086.
204. Pun YL, Moskowitz RW, Lie S, et al. Clinical correlations of osteoarthritis associated with a single-base mutation (arginine 519 to cysteine in type II procollagen gene: a newly defined pathogenesis. *Arthritis Rheum* 1994;37:264–269.
205. Bleasel JF, Bisagni-Faure A, Holderbaum D, et al. Type II procollagen gene (COL2A1) mutation in exon II associated with spondyloepiphyseal dysplasia, tall stature, and precocious osteoarthritis. *J Rheumatol* 1995;22:255–261.
206. Eyre DR, Weis MA, Moskowitz RW. Cartilage expression of a type II collagen mutation in an inherited form of osteoarthritis associated with a mild chondrodysplasia. *J Clin Invest* 1991;87:357–361.
207. Fertala A, Sieron AL, Adachi E, et al. Collagen II containing a Cys substitution for Arg-alpha 1–519: abnormal interactions of the mutated molecules with collagen IX. *Biochemistry* 2001;48:14422–14428.
208. Vikkula M, Palotie A, Ritvaniemi P, et al. Early onset osteoarthritis linked to the type II procollagen gene: detailed clinical phenotype and further analyses of the gene. *Arthritis Rheum* 1993;36:401–409.
209. Arita M, Li SW, Kopen G, et al. Skeletal abnormalities and ultrastructural changes of cartilage in transgenic mice expressing a collagen II gene (COL2A1) with Cys for ARg-alpha 1–219 substitution. *Osteoarthritis Cartilage* 2002;10:808–815.
210. Doherty M. Genetics of hand osteoarthritis. *Osteoarthritis Cartilage* 2000;8[Suppl A]:S8–510.
211. Loughlin J, Irven C, Fergusson C, et al. Sibling pair analysis shows no linkage of generalized osteoarthritis to the loci encoding type II collagen, cartilage link protein or cartilage matrix protein. *Br J Rheumatol* 1994;33:1103–1106.
212. Loughlin J, Irven C, Athanasou N, et al. Differential allelic expression of the type II collagen gene (COL2A1) in osteoarthritic cartilage. *Am J Hum Genet* 1995;56:1186–1193.
213. Broberg K, Hoglund M, Lindstrand A, et al. Polyclonal expansion of cells with trisomy 7 in synovia from patients with osteoarthritis. *Cytogenet Cell Genet* 1998;83:30–34.
214. Janocha S, Wolz W, Srsen S, et al. The human gene for alkaptonuria (AKU) maps to chromosome 3q. *Genomics* 1994;19:5–8.
215. Hamdi N, Cooke TD, Hassan B. Ochronotic arthropathy: case report and review of the literature. *Int Orthop* 1999;23:122–125.
216. Kabasakal Y, Kiyici I, Ozmen D, et al. Spinal abnormalities similar to ankylosing spondylitis in a 58-year-old woman with ochronosis. *Clin Rheumatol* 1995;14:355–357.
217. Aliberti G, Proietta M, Pulignano I, et al. HLA antigens in alkaptonuric patients. *Panminerva Med* 2001;43:145–148.
218. Stiehl P, Kluger KM. [Joint effusion findings in alkaptonuric arthropathy]. *Z Rheumatol* 1994;53:150–154.
219. Melis M, Onori P, Aliberti G, et al. Ochronotic arthropathy: structural and ultrastructural features. *Ultrastruct Pathol* 1994;18:467–471.
220. Hegedus ZL, Nayak U. Homogentisic acid and structurally related compounds as intermediates in plasma soluble melanin formation and in tissue toxicities. *Arch Int Physiol Biochim Biophys* 1994;102:175–181.
221. Hiraku Y, Yamasaki M, Kawanishi S. Oxidative DNA damage included by homogentisic acid, a tyrosine metabolite. *FEBS Lett* 1998;432:13–16.
222. Pascual E. Persistence of monosodium urate crystals and low grade inflammation in the synovial fluid of patients with untreated gout. *Arthritis Rheum* 1991;34:141–145.
223. Pascual E, Battle-Gualda E, Martinez A, et al. Synovial fluid analysis for diagnosis of intercritical gout. *Ann Intern Med* 1999;131:756–759.
224. Sokoloff L. The history of Kashin-Beck disease. *N Y State J Med* 1989;89:343–351.

225. Mathieu F, Begaux F, Lan ZY, et al. Clinical manifestations of Kashin-Beck disease in Nyemo Valley, Tibet. *Int Orthop* 1997;21:151–156.
226. Yu W, Wang Y, Jiang Y, et al. Kashin-Beck disease in children: radiographic findings in the wrist. *Skeletal Radiol* 2002;31:222–225.
227. Hinsenkamp M, Ryppens F, Begaux F, et al. The anatomical distribution of radiological abnormalities in Kashin-Beck disease in Tibet. *Int Orthop* 2001;25:142–146.
228. Moreno-Reyes R, Suetens C, Mathieu F, et al. Kashin-Beck osteoarthropathy in rural Tibet in relation to selenium and iodine status. *N Engl J Med* 1998;339:1112–1120.
229. Yang C, Niu C, Bodo M, et al. Fulvic acid supplementation and selenium deficiency disturb the structural integrity of mouse skeletal tissue. An animal model to study the molecular effects of Kashin-Beck disease. *Biochem J* 1993;289:829–835.
230. Zhang WH, Neve J, Xu JP, et al. Selenium, iodine, and fungal contamination in Yulin District (People's Republic of China) endemic for Kashin-Beck disease. *Int Orthop* 2001;25:188–190.
231. Yang C, Bodo M, Holger N, et al. Fulvic acid disturbs processing of procollagen II in articular cartilage of embryonic chicken and may also cause Kashin-Beck disease. *Eur J Biochem* 1991;202:1141–1146.
232. Liang HJ, Tsai CL, Lu FJ. Oxidative stress induced by humic acid solvent extraction fraction in cultured rabbit articular chondrocytes. *J Toxicol Environ Health* 1998;54:477–489.
233. Sudre P, Mathieu F. Kashin-Beck disease: from etiology to prevention or from prevention to etiology? *Int Orthop* 2001;25:175–179.
234. Viljoen D, Fredlund V, Ramesar R, et al. Brachydactylous dwarfs of Mseleni. *Am J Med Genet* 1993;46:636–640.
235. Ballo R, Viljoen D, Machadu M, et al. Mseleni joint disease—a molecular genetic approach to defining the aetiology. *S Afr Med J* 1996;86:956–958
236. Adebajo AO. Pattern of osteoarthritis in a West African teaching hospital. *Ann Rheum Dis* 1991;50:20–22.
237. Agarwal SS, Phadke SR, Fredlund V, et al. Mseleni and Handigodu familial osteoarthropathies. Syndromic identity? *Am J Med Genet* 1997;72:435–439.
238. Dhariwal AC, Bhattacharjee J, Sharma RS. "Handigodu disease: a disease of unknown etiology"–revisited. *J Commun Dis* 1998;30:193–196.
239. Roosendaal G, van Rinsum AC, Vianen ME, et al. Hemophilic arthropathy resembles degenerative rather than inflammatory joint disease. *Histopathology* 1999;34:144–153.
240. Roosendaal G, van den Berg HM, Lafeber FP, et al. [Pathology of synovitis and hemophilic arthropathy]. *Orthopade* 1999;28:323–328.
241. Roosendaal G, Tekoppele JM, Vianen ME, et al. Blood-induced joint damage: a canine in vivo study. *Arthritis Rheum* 1999;42:1033–1039.
242. Yang SS. The skeletal system. In: Wigglesworth JS, Singer DB, eds. *Textbook of fetal and perinatal pathology,* 2nd ed. London: Blackwell, 1998:1039–1068.
243. Kocher MS, Shapiro F. Osteogenesis imperfecta. *J AM Acad Orthop Surg* 1998;6:225–236.
244. Giunta C, Superti-Furga A, Spranger S, et al. Ehlers-Danlos syndrome type VII: clinical features and molecular defects. *J Bone Joint Surg* 1999;81A:225–238.
245. Vujic M, Hallstensson, Wahlstrom J, et al. Localization of a gene for autosomal dominant Larsen syndrome to chromosome region 3 p21.1–14.1 in the proximity of, but distinct from the COL 7A1 locus. *Am J Hum Genet* 1995;57:1104–1113.
246. Hadley NA, Brown TD, Weinstein SL. The effects of contact pressure elevations and aseptic necrosis on the longterm outcome of congenital hip dislocation. *J Orthop Res* 1990;8:504–513.
247. Andersson JE. Neonatal hip instability: results and experiences from ten years of screening with the anterior-dynamic ultrasound method. *Acta Paediatr* 2002;91:929–929.
248. Tredwell SJ. Neonatal screening for hip joint instability. *Clin Orthop* 1992;281:63–68.
249. Lapunzina P, Camelo JS, Rittler M, et al. Risks of congenital anomalies in large for gestational age infants. *J Pediatr* 2002;140:200–204.
250. Hod M, Merlob P, Friedman S, et al. Prevalence of congenital anomalies and neonatal complications in the offspring of diabetic mothers in Israel. *Isr J Med Sci* 1991;27:498–502.
251. Granchi D, Stea S, Sudanese A, et al. Association of two gene polymorphisms with osteoarthritis secondary to hip dysplasia. *Clin Orthop* 2002;403:108–117.
252. Sollazzo V, Bertolani G, Calzolari E, et al. A two-locus model for non-syndromic congenital dysplasia of the hip (CDH). *Ann Hum Genet* 2000;64:51–59.
253. Todhunter RJ, Acland GM, Olivier M, et al. An outcrossed canine pedigree for linkage analysis of hip dysplasia. *J Hered* 1999;90:83–92.
254. Guille JT, Lipton GE, Szoke G, et al. Legg-Calvé-Perthes disease in girls. A comparison of the results with those seen in boys. *J Bone Joint Surg Am* 1998;80A:1256–1263.
255. Weinstein SL. Natural history and treatment outcomes of childhood hip disorders. *Clin Orthop* 1997;344:227–242.
256. Serafin J, Szulc W. Coxa vara infantum, hip growth disturbances, etiopathogenesis, and long-term results of treatment. *Clin Orthop* 1991;272:103–113.
257. Lane WE, Neuitt MC, Cooper C, et al. Acetabular dysplasia and osteoarthritis of the hip in elderly white women. *Ann Rheum Dis* 1997;56:627–630.
258. Smith RW, Egger P, Coggon D, et al. Osteoarthritis of the hip joint and acetabular dysplasia in women. *Ann Rheum Dis* 1995;54:179–181.
259. Koczewski P, Napiontek M. Perthes' disease or late avascular necrosis after developmental dislocation of the hip? 10 Children followed for 6–35 years. *Acta Orthop Scand* 2001;72:331–334
260. Kruczynski J. Avascular necrosis of the proximal femur in developmental dislocation of the hip. Incidence, risk factors, sequelae and MR imaging for diagnosis and prognosis. *Acta Orthop Scand* 1996;268[Suppl]:1–48.
261. Hochbergs P, Eckerwall G, Egund N, et al. Synovitis in Legg-Calvé-Perthes disease. Evaluation with MR imaging in 84 hips. *Acta Radiol* 1998;39:532–537.
262. Arruda VR, Belangero WD, Ozelo MC, et al. Inherited risk factors for thrombophilia among children with Legg-Calvé-Perthes disease. *J Pediatr Orthop* 1999;19:84–87.
263. Posan E, Szepesi K, Gaspar L, et al. Thrombotic and fibrinolytic alterations in the aseptic necrosis of femoral head. *Blood Coagul Fibrinolysis* 2003;14:243–248.
264. Stasikelis PJ, Sullivan CM, Phillips WA, et al. Slipped capital femoral epiphysis. Prediction of contralateral involvement. *J Bone Joint Surg Am* 1996;78A:1149–1155.
265. Maneatis T, Baptista J, Connelly K, et al. Growth hormone safety update from the National Cooperative Growth Study. *J Pediatr Endocrinol Metab* 2000;13[Suppl 2]:1035–1044.
266. Goodman DA, Feighan JE, Smith AD, et al. Subclinical slipped capital femoral epiphysis. Relationship to osteoarthrosis of the hip. *J Bone Joint Surg Am* 1997;79A:1489–1497.
267. al-Rawi Z, Nessan AH. Joint hypermobility in patients with chondromalacia patellae. *Br J Rheumatol* 1997;36:1324–1327.
268. Gupta R. A short history of neuropathic arthropathy. *Clin Orthop* 1993;296:43–49.
269. Squeira W. The neuropathic joint. *Clin Exp Rheumatol* 1994;12:325–327.
270. Sharma L, Pai Y-C, Holtkamp K, et al. Is knee joint proprioception worse in the arthritic knee versus the unaffected knee in unilateral knee osteoarthritis. *Arthritis Rheum* 1997;40:1518–1525.
271. Steinberg ME, Corces A, Fallon M. Acetabular involvement in osteonecrosis of femoral head. *J Bone Joint Surg Am* 1999;81A:60–65.
272. Jones JP. Coagulopathies and osteonecrosis. *Acta Orthop Belg* 1999;65[Suppl 1]:5–8.
273. Muscolo DL, Costa-Paz M, Makino A, et al. Osteonecrosis of the knee following arthroscopic meniscectomy in patients over 50 years old. *Arthroscopy* 1996;12:273–279.
274. Vingard E, Alfredsson L, Malchau H. Osteoarthritis of the hip in women and its relation to physical load at work and in the home. *Ann Rheum Dis* 1997;56:293–298.
275. Felson DT, Zhang Y. An update on the epidemiology of knee and hip osteoarthritis with a view to prevention. *Arthritis Rheum* 1998;41:1343–1355.
276. Gunther KP, Puhl W, Brenner H, et al. [Clinical epidemiology of hip and knee joint arthroses: an overview of the results of the "Ulm Osteoarthrosis Study."] *Z Rheumatol* 2002;61:244–249.
277. Axford JS, Bomford A, Revell P, et al. Hip arthropathy in genetic hemochromatosis. Radiographic and histologic features. *Arthritis Rheum* 1991;34:357–361.

278. Rosenbloom AL, Silverstein JH. Connective tissue and joint disease in diabetes mellitus. *Endocrinol Metab Clin North Am* 1996;25:473–483.
279. Sturmer T, Brenner H, Brenner RE, et al. Non-insulin dependent diabetes mellitus (NIDDM) and patterns of osteoarthritis. The Ulm osteoarthritis study. *Scand J Rheumatol* 2001;30:169–171.
280. Cimmino MA, Cutolo M. Plasma glucose concentration in symptomatic osteoarthritis. A clinical and epidemiological survey. *Clin Exp Rheumatol* 1990;8:251–257.
281. Frey MI, Barrett-Connor E, Sledge PA, et al. The effect of noninsulin dependent diabetes mellitus on the prevalence of clinical osteoarthritis. A population based study. *J Rheumatol* 1996;23:716–722.
282. Lievense AM, Bierma-Zeinstra SM, Verhagen AP, et al. Influence of obesity on the development of osteoarthritis of the hip: a systematic review. *Rheumatology (Oxford)* 2002;41:1155–1162.
283. Sharma L. The epidemiology of osteoarthritis. In: Moskowitz RW, Howell DS, Altman RD, et al. *Osteoarthritis: diagnosis and medical/surgical management,* 3rd ed. Philadelphia: WB Saunders, 2001:3–27.
284. Belmonte-Serrano MA, Block DA, Lane NE, et al. The relationship between spinal and peripheral osteoarthritis and bone density measurements. *J Rheumatol* 1993;20:1005–1013.
285. Ito M, Hayashi K, Yamada M, et al. Relationship of osteophytes to bone mineral density and spinal fracture in men. *Radiology* 1993;189:497–502.
286. Dequeker J, Mohan S, Finkelman RD, et al. Generalized osteoarthritis associated with increased insulin-like growth factor types I and II and transforming growth factor β in cortical bone from iliac crest. *Arthritis Rheum* 1993;36:1702–1708.
287. Raymackers G, Aerssens J, Van der Eynde R, et al. Alterations of the mineralization profile and osteocalcin concentrations in osteoarthritic cortical iliac crest bone. *Calcif Tissue Int* 1992;51:269–275.
288. Pullig O, Weseloh G, Ronneberger D, et al. Chondrocyte differentiation in human osteoarthritis: expression of osteocalcin in normal and osteoarthritic cartilage and bone. *Calcif Tissue Int* 2000;67:230–240.
289. Keen RW, Hart DJ, Lanchbury JS, et al. Association of early osteoarthritis of the knee with a Taq I polymorphism of the vitamin D receptor gene. *Arthritis Rheum* 1997;40:1444–1449.
290. Meulenbelt I, Bijkerk C, de Wildt SC, et al. Investigation of the association of the CRTM and CRTL1 genes with radiographically evident osteoarthritis in subjects from the Rotterdam study. *Arthritis Rheum* 1997;40:1760–1765.
291. Spector TD, Cicuttini F, Baker J, et al. Genetic influences on osteoarthritis in women: a twin study. *Br Med J* 1996;312:940–943.
292. Muragaki Y, Mariman ECM, van Beersum SEC, et al. A mutation in the gene encoding the a2 chain of the fibril-associated collagen IX, COL9A2 causes multiple epiphyseal dysplasia (EDM2). *Nat Genet* 1996;12:103–105.
293. Hart DJ, Doyle DV, Spector TD. Incidence and risk factors for radiographic knee osteoarthritis in middle-aged women: the Chingford Study. *Arthritis Rheum* 1999;42:17–24.
294. Cicuttini FM, Baker JR, Spector TD. The association of obesity with osteoarthritis of the hand and knee in women: a twin study. *J Rheumatol* 1996;23:1221–1226.
295. Cerhan JR, Wallace RB, el-Khoury GY, et al. Decreased survival with increasing prevalence of full-body radiographically defined osteoarthritis in women. *Am J Epidemiol* 1995;141:225–234.
296. Roach KE, Persky V, Miles T, et al. Biomechanical aspects of occupation and osteoarthritis of the hip: a case-control study. *J Rheumatol* 1994;21:2334–2340.
297. Dewire P, Einhorn TA. The joint as an organ. In: Moskowitz RW, Howell DS, Altman RD, et al. *Osteoarthritis: diagnosis and medical/surgical management,* 3rd ed. Philadelphia: WB Saunders, 2001:49–68.
298. Jay GD, Britt DE, Cha CJ. Lubricin is a product of megakaryocyte stimulating factor gene expression by human synovial fibroblasts. *J Rheumatol* 2000;27:594–600.
299. Schwarz IM, Hills BA. Synovial surfactant: lamellar bodies in type B synoviocytes and proteolipid in synovial fluid and the articular lining. *Br J Rheumatol* 1996;35:821–827.
300. Schwarz IM, Hills BA. Surface-active phospholipid as the lubricating component of lubricin. *Br J Rheumatol* 1998;37:21–26.
301. Jay GD, Cha CJ. The effect of phospholipase digestion upon the boundary lubricating ability of synovial fluid. *J Rheumatol* 1999;26:2454–2457.
302. Hills BA, Monds MK. Deficiency of lubricating surfactant lining the articular surfaces of replaced hips and knees. *Br J Rheumatol* 1998;37:143–147.
303. Woo SL-Y, Fenwick JA, Kanamori A, et al. Biomechanical considerations of joint function. In: Moskowitz RW, Howell DS, Altman RD, et al. *Osteoarthritis: diagnosis and medical/surgical management,* 3rd ed. Philadelphia: WB Saunders, 2001:145–169.
304. Helliwell PS. Osteoarthritis and Paget's disease. *Br J Rheumatol* 1995;34:1061–1063.

第109章

骨关节炎的发病机制

Johanne Martel-Pelletier, Daniel Lajeunesse, Jean-Piere Pelletier

骨关节炎是由一系列复杂的生物学进程相互作用导致的疾病，包括退变和修复。目前有一种观点把关节看作一个完整的器官，而原发性骨关节炎是这个器官的一种疾病。骨关节炎可以分为原发性和继发性（表109.1）。继发性骨关节炎大部分发生在有结构或生物力学缺陷的关节中，这些危险因素叠加在一起影响了在关节面上负重的强度和分布。然而，对于大部分骨关节炎患者，炎症在发病中所占的比重是不同的。本章主要探讨骨关节炎发病因素的研究进展，重点是关节组织的细胞生物学、分子结构和生物化学，以及相关的炎性因子和生长因子在发病中的作用。还会涉及新的诊断工具和治疗进展。

一、躯体损伤和遗传因素

（一）危险因素

在某些疾病中肢体的神经肌肉控制能力受到损害，如脊髓痨和脊髓空洞症（表109.1）。也有证据证实老年骨关节炎患者的神经肌肉控制能力受到损害，压力板试验分析已经证实这个问题[1]。股四头肌和其他肌肉群的肌力减退使平稳弱化过度负荷的能力减弱[2]。肥胖是一种重要的危险因素，可导致关节负荷过大，并且和X线片上致密的骨有关[3-5]。关节的位置和软骨基质对化学和机械性损伤的易感性与骨关节炎的发生高度相关[6,7]。理论上讲，自从人类进化为直立行走，人体负荷经过髋关节、膝关节、拇指关节和背部下方进行再分配，手部也发生变化，这都是骨关节炎的危险因素[8]。

人们已经详细研究了与职业和运动有关的过度训练、重伤和轻微伤，并研究了软骨细胞对创伤的力学和基质反应。关节的直接损伤或损伤所致的生长板功能或骨生长异常，使关节易于发生骨关节炎[9]。

骨关节炎也好发于素因性疾病或代谢性疾病中，例如血色素沉着病、褐黄病（尿黑酸尿）、Wilson病或Gaucher病，这些疾病中的软骨细胞可由于暴露于沉积或浸润的软骨基质而导致损伤。另外还有可导致软骨异常的内分泌紊乱，如肢端肥大症（表109.1）。

流行病学再次对骨关节炎的疾病发生的营养因素作用进行了研究[10]。有证据显示低维生素D状态的人群膝关节骨关节炎的发病危险增加，而且服用抗氧化剂抗坏血酸维生素C和β胡萝卜素可以阻止骨关节炎的进展[10,11]。然而，最近一个的关于豚鼠自发性骨关节炎的报道显示，大量摄入抗坏血酸维生素C对关节软骨有害[11a]。实验也证实在饮食中添加维生素和硒可能对防止和治疗骨关节炎比较重要[12]。Kashin-Beck病是发生在亚洲的一种骨关节炎，与饮食中含有当地特有的一种真菌有关。有趣的是，很多患该病的人也由于饮食中缺乏硒导致甲状腺功能减退[13]。一种饮食中缺乏维生素B_6的鸡模型显示关节软骨表面出现裂缝、关节渗出和蛋白多糖丢失[14]。

实验模型研究显示不运动和过度锻炼均可导致关节软骨萎缩，伴随着软骨基质大分子结构的改变[15]和基质金属蛋白酶（MMP）水平的升高[16]。

表109.1 骨关节炎的分类

原发性
外周关节(单个及多个关节)
指(趾)间关节(结节)(例如DIP,PIP)
其他小关节(例如CMC,第一MTP)
大关节(例如髋关节,膝关节)
脊柱
隆突关节
椎间关节
不同亚型
侵蚀性感染性骨关节炎(EOA)
全身性骨关节炎(GOA)
髌骨软骨软化症
弥散性特发性骨肥大(DISH,强直性骨肥大)
继发性
创伤
急性
慢性(职业性,运动,肥胖)
其他关节疾病
局部(骨折,缺血性坏死,感染)
弥漫性(类风湿性关节炎,运动过度综合征,出血性体质)
全身性代谢病
褐黄病(尿黑酸尿)
血色素沉着症
Wilson病
Kashin-Beck病
内分泌疾病
肢端肥大症
甲状旁腺功能亢进
糖尿病
钙结晶沉积病
双水焦磷酸钙
钙磷灰石
神经系统疾病(Charcot关节)(例如脊髓痨、糖尿病、关节内类固醇过度使用)
骨发育不良(多发性骨骺发育不良、脊柱骨骺发育不良)
其他因素
冻伤
长腿关节病

DIP:远侧指(趾)间关节;PIP:近侧指(趾)间关节;CMC:腕掌关节;MTP:跖趾关节。

(二)遗传因素

Ehlers-Danlos综合征中的遗传性胶原纤维弹性增强可引起关节运动过度,这可以增加数个关节患骨关节炎的危险。原发性骨关节炎的过早发作已经在没有血缘关系的不同家庭中研究过,患者在十几岁或二十几岁时就出现多个关节骨关节炎的放射学和临床改变。系谱研究显示一个常染色体显性特性位于12号染色体的Ⅱ型胶原基因(COL2A1)的等位基因位点上。特别是在519位点上的Ⅱ型胶原基因链的三螺旋区域内发生的半胱氨酸代替精氨酸的基因突变,与该病有密切关系。然而,虽然COL2A1基因与许多家族中少见的骨关节炎类型的发生有关系,但最近的资料显示COL2A1基因位点的突变在大量人群骨关节炎的发生中并不起重要作用[17]。Ⅸ型胶原基因(COL9A1)也位于12号染色体上,进一步研究发现这也是女性髋关节骨关节炎的易感位点[18]。

另外有研究通过使用候选基因途径发现,维生素D受体(VDR,它能结合维生素D并在维持体内钙离子平衡和控制骨矿物质密度方面有重要作用)基因单倍体患者发生膝关节骨关节炎的危险比正常人要高2倍[19,20]。然而,不是所有关于VDR作用的研究都能有上述发现[18,21,22]。另外,胰岛素样生长因子1(IGF-1)基因和X线片上的膝关节骨关节炎有关,而多形性聚集蛋白聚糖等位基因与双手骨关节炎有关[24]。

有两项关于OA患者的研究证实,基因对白介素1β(IL-1β)和白介素1受体拮抗剂(IL-1Ra)表达的作用可以影响骨关节炎的发生和严重程度[25,26]。特别是骨关节炎患者的基因分型研究显示,骨关节炎与IL-1β基因第五外显子的等位基因E2和IL-1Ra基因的等位基因A2有关,这些等位基因可导致IL-1β产生增加,IL-1Ra表达降低[25]。另一项研究发现,膝关节骨关节炎也与IL-1Ra位点有关,但等位基因位点不同[26]。进一步研究对调和这些显而易见的矛盾非常必要,可以反映这些研究的对象来自不同的种族。不管如何,这些研究是非常重要的,它们显示了IL-1系统在骨关节炎病理生理中起着主要的作用。

二、矿物质沉积和骨关节炎

在许多患者中,双水焦磷酸钙(CPPD)或碱性磷酸钙(BCP)结晶沉积都发生在骨关节炎的临床或放射学证据出现之前[27]。然而,因为软骨钙质沉着病和骨关节炎在老年人中十分常见，因此需要格外注意有效地区分这两种疾病。约有50%~60%的伴有膝关节渗出的患者可出现这些结晶沉积[28,29]。有趣的是，在由于退行性关节炎而行全膝关节成形术的患者的滑液中也发现了同样比例的结晶沉积。另一研究也证实骨关节炎软骨表面有高浓度的含钙结晶沉积[31]。CPPD结晶沉积发生在与原发性OA不同的关节内，典型的位于肩关节、腕关节和掌指关节。总之，基于目前的研究结果，虽然关节内的结晶沉积十分常见，但这是骨关节炎的原发原因还是继发结果还不清楚。

钙盐结晶造成关节组织损伤的机制可归纳如下[32]。首先，体外实验发现当钙盐结晶接触细胞时，会引起Ca^{2+}内流，激活p44/42有丝分裂原激活蛋白(MAP)酶。然后诱导原癌基因(c-Fos，c-Jun)、核转录因子激活蛋白1(AP-1)和核因子κB(NFκB)，它们依次调节目标基因的表达。目前已确认的下游事件包括：有丝分裂增加和MMP家族上调伴随着MMP组织抑制剂1和2(TIMP-1，TIMP-2)的下调。在滑膜细胞里，钙盐结晶诱导中性白细胞趋化的化学增活素表达，并且使中性白细胞激活和脱粒。

就像在生长板软骨中经常看到的一样，在骨关节炎软骨中也可观察到基质小泡，并能生成CPPD和BCP结晶[33,34,35]。最近有研究证实基质小泡与凋亡细胞颗粒的相似性基于多个因素，包括在体外ATP存在的条件下生成矿物质的能力[36]。在老年人关节软骨中可以发现凋亡细胞和凋亡颗粒增多，特别是在软骨的表层[37,38]。另外，在骨关节炎的关节软骨表面和空陷窝中会出现细胞构成消失。最近几年，骨关节炎关节软骨中一氧化氮(NO)的生成和软骨细胞诱导性程序性细胞死亡之间的关系已经明确[38,39,40]。磷酸枸橼酸盐是一种能防止CPPD和BCP结晶形成的阻滞剂，可能能通过它对结晶表面的作用阻止NO诱导的软骨钙化和凋亡小体钙化[41]。

三、骨关节炎的发病机制

关节软骨、软骨下骨和滑膜是骨关节炎发病过程中的主要病变部位。骨关节炎的特征包括：关节软骨的退变和丢失，骨质增生导致骨赘形成，软骨下骨重塑以及在临床阶段出现的慢性滑膜炎症。

骨关节炎的病因还没有完全明了，好像是由一个机械、生物、生物化学、分子和酶反馈回路相互作用的复杂系统导致的。软骨破坏最后的共同通路是由于软骨细胞不能维持软骨基质合成和降解之间的自身稳态平衡。

随着疾病的进展，软骨的降解最终超过了合成，导致进行性的软骨丢失和骨质象牙化。这是在细胞外基质合成与降解的生理平衡偏向于分解作用时发生的。在疾病的临床阶段，通常会出现滑膜的炎性反应。这会增强炎症介质的合成，通过增强分解代谢、减少合成代谢来改变软骨细胞的新陈代谢，从而影响软骨基质的动态平衡。

(一)软骨

骨关节炎的软骨病变是多种多样的，包括软骨细胞形态和合成能力的改变以及细胞外基质大分子生物化学和结构上的变化。软骨细胞的低增殖能力导致细胞成簇聚集。然而，认为这是一种组织修复的有效方式的说法是可疑的，因为细胞成簇聚集并没有显著增强基质的合成代谢。已有证据指出病变软骨细胞在代谢改变方面的重要作用，它可以通过病理因素引起基质的降解[42]。

关节软骨是由由大量聚集蛋白聚糖分子组成的丰富的细胞外基质构成的，包括硫酸蛋白多糖集合物和胶原。胶原网路之间的蛋白聚糖使软骨具有压缩性和弹性，以满足其生理功能。

软骨中含量最多的胶原是Ⅱ型胶原，它与Ⅸ型、Ⅺ型和其他含量较少的一起构成纤维网络（第9、11章）。人类骨关节炎最显著的特征是Ⅱ型胶原和与之相关联的软骨纤维的丢失。因此，Ⅱ型胶原断裂很长时间以来一直被认为在骨关节炎的发病中起主要作用。蛋白聚糖的丢失也是骨关节炎病理的指标。蛋白聚糖单体是包含3个球形区(G1到G3)的多肽链，其上散布着延长的糖基化和硫酸化多肽的线性区域。第一个球形区(G1)有透明质酸和连接蛋白，可使蛋白多糖单体形成聚集体。这些蛋白多糖复合物陷于胶原纤维网路中，起保存组织水分的作用，从而使软骨能对抗机械压力。

在正常关节中，软骨基质在降解和修复的连续过程之间存在一个平衡。这些功能主要由散在分布于软骨基质陷窝里的软骨细胞独自执行，在正常情况下维持终生。软骨细胞对细胞因子、生长因子信号和直接的物理刺激以复杂的方式相互作用来做出反应。最后的结果是软骨细胞周围和一定距离内软骨基质合成速率及酶裂解速率的改变。研究证实在软骨细胞和滑膜内衬细胞里有自分泌和旁分泌作用。在骨关节炎的大多数病变位置，软骨细胞的分解代谢占优势，因此软骨自身稳态崩溃（图 109.1，第一阶段）。要维持正常软骨基质的完整性，局部修复反应是不够的。当骨关节炎病变出现组织学改变时，软骨基质达到一个临界点，其黏弹性不足以经受住正常关节的负荷，接下来会出现进行性软骨丢失。此后生物力学因素将起到更突出的作用。

（二）滑膜

虽然关节组织破坏是骨关节炎的一个主要特征，但是也经常能观察到滑膜炎症，且被认为在软骨病变的进展中起重要的作用。在大多数骨关节炎患者中都能发现局部或散在的滑膜炎症[43,44,45,46]。在行全膝关节或全髋关节置换的患者中，经常能看到明显的炎症滑膜，在一定程度上类似于类风湿性关节炎的滑膜病变。骨关节炎滑膜在组织学上相当不均质。滑膜内层增生显著，大量细胞浸润，主要包括淋巴细胞和单核细胞。滑膜外层是肥厚的纤维变性组织，只有少量细胞浸润。滑液里的细胞因子来源于增强的滑膜合成能力，但是这肯定不是滑膜炎的原发原因。骨关节炎的滑膜炎症几乎可以肯定是继发的，并与多种因素有关，包括微晶体（见前文）、机械应力和软骨的蛋白裂解，而蛋白裂解可以导致磨损颗粒和来源于基质大分子的可溶性软骨特异性新抗原的释放（图 109.1，第二阶段）。软骨基质成分被释放到关节滑液中，被滑膜内衬细胞吸收或者进入血液中[47]。一方面，随着时间的流逝，蛋白水解酶分解软骨基质释放越来越多的基质碎片到滑液中，刺激并使滑膜炎症长期存在。另一方面，通过各种介质的合成，滑膜炎症将导致一个恶性循环，软骨降解越多，随之产生的炎症也就越多（图 109.1，第三阶段）。

四、关节组织的分解代谢

在骨关节炎的发展过程中，细胞外基质的物理特性受到破坏，软骨中胶原和蛋白聚糖含量减少。然而，即使没有病理性改变，蛋白聚糖分子的大小和硫酸化的形式都随年龄改变。随着年龄增长胶原交联增加，这使得胶原网络更硬且更脆。已经证实软骨胶原交联结构形成在一个被称为非酶糖化的过程中发生，而这个过程又借助更高级的糖化终产物（AGE）发生[48]。AGE 的形成开始于含有赖氨酸或精氨酸残基的还原糖的自发浓集。这种胶原交联形成似乎可以增加胶原

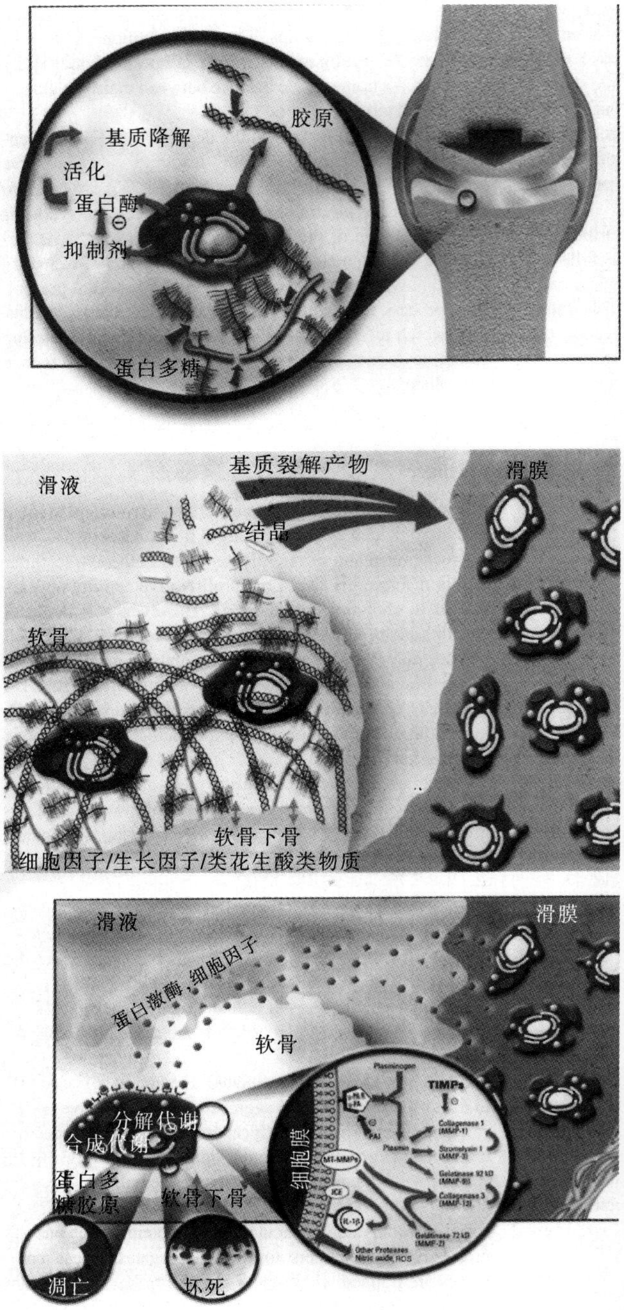

图 109.1 骨关节炎疾病发展过程被人为地分为3个阶段。第一阶段（上）：蛋白酶分解软骨基质。第二阶段（中）：软骨表面纤维化和侵蚀，基质分子降解产物释放到滑液中。第三阶段（下）：滑膜巨噬细胞吞噬软骨基质降解产物和其他物质使滑膜产生慢性炎症，因此促使蛋白酶、促炎症反应细胞因子和分解代谢因子合成。滑膜释放的因子经滑液扩散，渗透入关节软骨内，通过直接的大分子蛋白分解作用和软骨细胞刺激增加蛋白酶的合成，破坏关节软骨。在这个阶段，软骨细胞膜上细胞因子受体水平增高，因此对细胞因子的刺激高度敏感。（Stage Ⅲ insert modified from Amershan Pharmacia Biotech，Inc.）ICE：IL-1β转换酶；IL：白介素；MMP：基质金属蛋白酶；MT-MMP：膜型基质金属蛋白酶；PPAR：过氧化物酶体增生物激活受体；TIMP：MMP组织抑制剂；uPA：尿激酶型纤维蛋白酶原激活剂。

网络的坚硬度并减少胶原的翻转[49]。在软骨蛋白聚糖中也可发现这种糖化[50,51]。因此,随着时间发展,软骨内AGE的聚集可能会损害软骨的性能并改变细胞外基质的结构。Verzijl和同事已经指出AGE是引起老化的分子事件之一,是骨关节炎软骨损伤的主要易患因素[52]。

蛋白聚糖大概是第一个受影响的软骨基质组分,因为它会进行性衰竭并与疾病的严重程度相平行。在骨关节炎发展的特定阶段,即使软骨细胞的合成能力增加,也不能完全补偿蛋白多糖的丢失,最终导致基质含量减少。软骨中残留的蛋白多糖结构以不同的途径发生改变[53-56]。一般来说,聚集物降低了蛋白多糖对酶的易损性。研究已证实,在骨关节炎中特定的蛋白酶能降解蛋白多糖单体,特别是在透明质酸(HA)结合区域[57-61]。降解的碎片很快从软骨中弥散,留下的正常蛋白多糖仍能聚集。这个重要的发现可以解释为什么在骨关节炎软骨中很少发现蛋白多糖分解产物。一旦发生降解,其产物或者被软骨细胞酶进一步降解,或者迅速分散到滑液中。骨关节炎软骨中的透明质酸含量减少,而线状聚合体的易扩散性使蛋白聚糖分子大小变小,有利于蛋白多糖分解产物从软骨内丢失。在骨关节炎患者的滑液里已发现蛋白多糖分解产物[62,63]。从G1和G2之间切断球间区域已得到证实并且似乎在骨关节炎病理生理过程中起特别重要的作用[59,62]。基质蛋白多糖含量减少伴随着胶原结构受损,可导致软骨正常基质生理功能的丢失。在骨关节炎软骨中用抗体检测到了Ⅱ型胶原纤维的胶原酶切割位点附近的抗原决定簇。而且,对Ⅱ型胶原的最初伤害出现在软骨细胞周围的细胞外周位点,直接使胶原中软骨细胞发生变化。

除了机械因素,还有证据显示酶途径在骨关节炎软骨基质降解中也有一定作用[64](图109.2,上部)。在OA中,软骨细胞是负责软骨基质分解代谢的酶的主要来源。在骨关节炎发病中起主要作用的酶是MMP家族。其他属于丝氨酸蛋白酶和硫基蛋白酶家族的酶也有重要的作用。其他酶的作用也不能排除。

五、金属蛋白酶

金属蛋白酶可根据底物特异性和细胞内定位的不同大致分为几类:胶原酶、间质溶解素、明胶酶、膜型金属蛋白酶和金属蛋白酶(ADAM和ADAMTS)(图109.2,上部)。

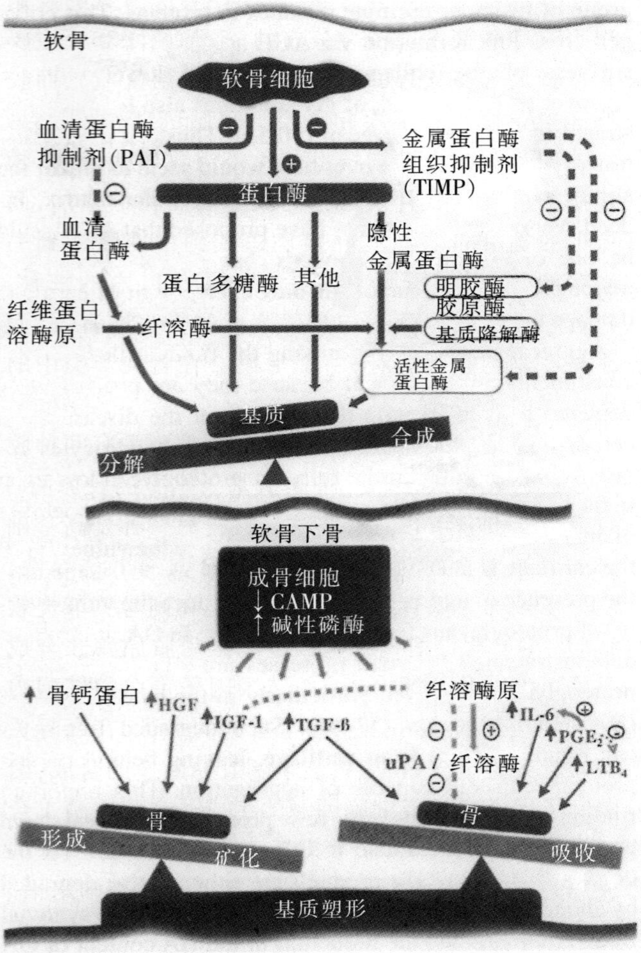

图109.2　图示局部酶或因子调节关节软骨分解代谢和软骨下骨重塑过程。-:抑制;+:刺激;cAMP:环磷酸腺苷;HGF:肝细胞生长因子;IGF:胰岛素样生长因子;IL:白介素;LTβ4:白细胞三烯β4:PGE2:前列腺素E2;TGF:转化生长因子;uPA:尿激酶型纤维蛋白酶原激活剂。

在骨关节炎的发病过程中,胶原酶的作用是降解软骨中起支架作用的Ⅱ型胶原。人类软骨中发现了三种胶原酶:胶原酶1(金属蛋白酶1)、胶原酶2(金属蛋白酶8)和胶原酶3(金属蛋白酶13),在骨关节炎中它们的合成和表达水平增加[65-69]。虽然三种胶原酶都能活化胶原纤维,但它们的生物化学性能存在差异。不同的胶原酶共存于软骨中,骨关节炎发病时含量均升高并发挥各自的作用。这三种胶原酶都可以降解Ⅱ型胶原,胶原酶3比胶原酶1的活性至少强5倍,胶原酶2对Ⅰ型胶原、胶原酶1对Ⅲ型胶原有较高的特异性。人们已经发现,在骨关节炎软骨中三种胶原酶分别位于不同的区域，说明在骨关节炎的发病过程中三种酶都是选择性分布的。胶原酶1和2主要分布在骨关节炎软骨的浅层和上层(表层区域)，而胶原酶3主要位于中下层和深层（深层区域）[70,71]。另外，一项骨关节炎动物模型的免疫组化研究发现，随着疾病的进展，软骨表层中的胶原酶1持续增加，而深层的胶原酶3含量则在疾病进展到中期时达到一个平台期[71]。关节滑膜中主要是胶原酶1。总的来看，这些资料显示胶原酶1与骨关节炎的炎症期有关，而胶原酶3则与重塑期有关。胶原酶2在骨关节炎中的特殊作用尚不清楚。

有趣的是，人类骨关节炎的软骨细胞中有两种胶原酶3的合成模式[72]。一种是低基础水平的胶原酶3但对IL-1β和TGF-β具有高诱导性，另一种是高基础水平的胶原酶3而对IL-1β和TGF-β具有低诱导性，它们分别被称为低骨关节炎软骨细胞和高骨关节炎软骨细胞。OA软骨细胞细胞因子刺激后胶原酶3合成的不同可能与作用于AP-1的转录因子蛋白的细胞内轮廓有关。例如，JunB是AP-1家族的一员，在高骨关节炎软骨细胞中含量丰富，能下调胶原酶3的合成，因此限制了促炎症反应细胞因子的生成[73]。胶原酶1合成中没有相似的发现。在骨关节炎标本中，胶原酶1的合成总是被IL-1β激活，而不依赖于原来的基础水平。另一个有趣的区别是关于这两种胶原酶合成的调节机制，一个位点的胶原酶3启动子(而不是胶原酶1启动子)抑制它的基础转录，这个位点被称为AGRE，即富含AG的元素[74]。

人体内存在三种间质溶解素：间质溶解素-1(MMP-3)、间质溶解素-2(MMP-10)和间质溶解素-3(MMP-11)。他们对很多底物有特异性，包括蛋白聚糖、纤维连接蛋白、弹力蛋白和层粘连蛋白。通过测定骨关节炎不同时期软骨基因的表达，证实在正常软骨中主要表达的是间质溶解素1，它被认为是软骨基质降解的关键因子[75]。通过补体DNA(cDNA)检验技术，Aigner和同事[76]最近发现在早期骨关节炎软骨疾病中间质溶解素1表达上调，而在晚期表达下调[76]。有趣的是，他们还发现间质溶解素3，即一种与器官移植和肿瘤侵袭有关的内肽酶，在骨关节炎晚期的表达上调[76]。然而，间质溶解素3在软骨中的作用仍然不十分明确。间质溶解素1已证实在关节滑膜内衬细胞中的表达增加[77-79]。除了降解蛋白聚糖，间质溶解素1还作用于Ⅸ型胶原，即一种位于胶原区和非胶原区的糖蛋白，它通过连接Ⅱ型胶原和蛋白聚糖对维持软骨基质的稳定性起重要作用[80]。这种酶还参与酶级联反应激活原胶原酶[81]。

关节软骨中含有两种明胶酶，92kd的是明胶酶B或MMP-9，72kd的是明胶酶A或MMP-2[82]，它们常作用于变性的胶原、明胶和Ⅳ型、Ⅴ型胶原的基底。研究发现92kd的明胶酶只在OA而非正常软骨中表达和合成[83]。92kd的明胶酶选择性地在骨关节炎纤维化的软骨中表达的事实说明这种酶可能与软骨的进展性退变有关。72kd的明胶酶在骨关节炎的软骨和滑膜中的表达也增加[76]。

迄今为止，已鉴定了6个MT-MMP亚族，分别定义为MT1-MMP至MT6-MMP[84-86]。这些蛋白酶在羧基端均有一个跨膜区，作用于细胞表面。一些研究明确了MT-MMP在细胞外基质退变中的作用。在人关节软骨、滑膜和骨吸收区的破骨细胞样细胞中有MT1-MMP表达，且呈现出溶解胶原和消化蛋白多糖的活性[87]。MT3-MMP在骨关节炎滑膜中也高度表达，但MT2-MMP和MT4-MMP好像没有参与关节破坏[88]。特别重要的是，一些MT-MMP能激活其他与关节疾病相关的MMP，如MT1-、MT2-、MT5-和MT6-MMP能激活72kd的明胶酶，而MT-1和MT-2MMP能激活胶原酶3。但是，这些酶在骨关节炎发病机制中的关系还不确定。

基质溶解因子(PUMP-1，MMP-7)还没分入任何亚族中。它能高效作用于多种细胞外基质分子，特别是蛋白聚糖。基质溶解因子在人类骨关节炎软骨中过度表达，致炎细胞因子IL-1和TNF-α可提高其表达水平。

通过分析不同分解体系中蛋白聚糖的分解片断，可以发现切断蛋白聚糖G1区和G2区之间的GLu373-Ala374连接带在破坏该分子功能中起关键作用[59,62,63]。在骨关节炎关节滑液中发现这种独特的蛋白聚糖分解片断的含量增加[60,63]，说明这种独特的蛋白酶参与了软骨蛋白聚糖的降解。Sandy和同事[62,89]认为在骨关节炎晚期，伴随着骨关节炎软骨降解的蛋白聚糖含量的变化与蛋白聚糖酶的活性有关[62,89]。蛋白聚糖酶属于ADAM家族的一个亚族(ADAMTS)[61]。ADAM是一族膜相关的多区锌依赖型金属蛋白酶[90,91]。ADAM是指一种解聚素和一个间质金属蛋白酶区域，它的名称反映了这些蛋白的两种关键结构区域。在细胞表面蛋白中，ADAM是唯一包含黏附蛋白和蛋白酶特性，并有细胞与细胞相互作用的蛋白。另外，ADAMTS亚族包括血小板凝血酶敏感蛋白。ADAMTS亚族不包含跨膜区，而且有分泌功能，而ADAM是跨膜蛋白，并集中在细胞膜上。ADAMTS缺乏半胱氨酸丰富的表皮生长因子(EGF)样胞浆区，这也可以与ADAM相区别。ADAMTS-4和ADAMTS-5/ADAMTS-11分别被认定为蛋白聚糖酶1和蛋白聚糖酶2[92-94]。研究已证实外源性硫酸软骨素或肝素能抑制蛋白聚糖酶的活性，说明它们可以与连接蛋白聚糖基质的酶竞争性结合。IL-1可以诱导蛋白聚糖酶。最近的研究发现，虽然这两种蛋白聚糖酶在体内软骨中均有表达，但蛋白聚糖酶2的表达最强烈，蛋白聚糖酶1在正常软骨中仅有低水平表达，并且在骨关节炎中也只有轻微上调[95]。另一种ADAMTS，即ADAMTS-1也能切断蛋白聚糖，并和硫酸氨基葡聚糖结合，因此它可以影响ADAMTS蛋白底物的有效性或特异性[96]。

金属蛋白酶的调节

MMP的合成、激活和抑制在几个层面上紧密地调节，以在关节软骨的合成代谢和分解代谢之间维持良好的平衡，因为MMP的过表达会导致软骨细胞外基质的破坏。研究发现MMP的调节发生在转录水平(mRNA的激活或抑制)和翻译后水平(激活分泌的潜在酶和抑制已激活的MMP)。

在正常关节软骨组织中，MMP基因通常表达水平较低，致炎(炎症前)细胞因子(IL-1β和TNF-α)和一些生长因子[EGF、来源于血小板的生长因子(PDGF)、基础成纤维生长因子(bFGF)和TGF-β]可以诱导其转录。对于绝大多数这些因子，MMP基因转录的激活至少部分依赖于AP-1位点，而72kd的明胶酶和间充质溶解素3基因除外，它们的启动子不需与AP-1位点结合。Jun和Fos家族聚合成二聚体(Jun/Jun或Jun/Fos)活化AP-1位点，并促进基础和诱导的MMP转录。用来结合AP-1的转录因子中的MMP诱导剂之间存在区别。例如，最近有实验证实，虽然致炎因子IL-1β和IL-17均能在启动子水平上调胶原酶3，但它们的刺激信号可导致不同的Fos家族成员活化。IL-17刺激骨关节炎软骨细胞使FosB活化，而IL-1β激活c-Fos[73]。虽然重要，但AP-1不是唯一的转录调节因素，而似乎是和其他顺式作用序列共同起作用。例如，在胶原酶1和胶原酶3启动子中，AP-1和多瘤病毒增强子(PEA3)作为一个转录单元可达到最大的诱导效果。

许多信号途径能使特异的MMP基因表达。致炎细胞因子通过三种不同的MAP激酶途径可诱导MMP表达：ERK 1/2 (p44/42)、应力激活蛋白激酶(SAPK)/JNK和p38，而某些MMP也可通过NFκβ途径。

多种因子能抑制MMP基因转录。对关节组织起生理作用的因子有TGF-β(依赖于细胞类型、细胞状态、亚型和MMP)、维生素A类似物和糖皮质激素。虽然每一种因子有自己的途径来抑制MMP基因的转录，但在MMP基因启动子里的AP-1位点的出现应该是这种抑制效果的关键因素。

MMP的活性由抑制剂和活化剂来控制。金属蛋白酶组织抑制剂(TIMP)是MMP的特殊生理抑制剂，它能与MMP的活性位点结合并抑制它们的催化活性。TIMP由生成MMP的同样的细胞合成。在包括软骨细胞的人类关节细胞中，已经确认了4种TIMP分子(TIMP1~TIMP4)[65,99-103]。TIMP-3只存在于细胞外基质里[104]。TIMP-4负责调节72kd的前明胶酶的细胞表面活化，表明它作为细胞外基质重塑的组织特异性调节剂的重要性。虽然在骨关节炎组织中可发现TIMP-1、-3、-4的水平升高，但TIMP-2不变[65,100,102,103]，已证实在病变组织中TIMP和MMP含量之间出现失衡说明抑制剂相对不足[65,105]。这个发现可以解释骨关节炎软骨中活化的MMP水平增加的原因。所有活化的MMP均能被TIMP以1:1的比例抑制。TIMP抑制MMP是特殊的非共价键通过TIMP与MMP活性位点和72kd明胶酶(TIMP-2、-3、-4)和92kd明胶酶(TIMP-1、-3)的前体结合的结果(图109.2，上部)。这些明胶酶复合物仍然能被激活，但是与非复合的明胶酶相比活性较低。

虽然TIMP能与大多数MMP紧密结合，但已经发现不同的TIMP的抑制特性之间存在差异。例如，TIMP-2和-3是MT-MMP的有效抑制剂，而TIMP-1效果较差。另外，在4种TIMP中，TIMP-3抑制ADAMTS-4活性的能力远高于其他TIMP(比TIMP-1和-2高44倍，比TIMP-4高250倍)[106]。

但是，如果出于治疗目的，TIMP重组蛋白的血浆半衰期太短会使TIMP的应用受到限制。因此需要大剂量和高蛋白浓度给药。而且TIMP的分子大小(21~28kd)也会限制其在组织中的渗透，特别是在软骨中。

MMP的活化途径至少有两条。大多数MMP为细胞外活化，胶原酶3和72kd的明胶酶为细胞表面活化，而有一些MMP为细胞内活化。细胞外活化是一个逐步的过程，激活物刺激生成一种中间产物，然后这种产物或者说部分活化的MMP被完全活化。这个过程需要极精细的酶活性调节。数个酶家族已经被认定为MMP的活化剂。丝氨酸蛋白酶、巯基蛋白酶、纤维蛋白溶酶原激活剂（PA）——血纤维蛋白溶酶系统（图109.1第三阶段和图109.2上部）和组织蛋白酶B可能是MMP的活化剂。潜在活性胶原酶的活化是一个级联事件，从蛋白酶(例如血纤维蛋白溶酶)切割其氨基末端开始，到基质分解素1溶蛋白性裂解其羧基末端为止，完全活化胶原酶[107]。另外，胶原酶和明胶酶也可以被其他活化的MMP激活[107,108]。MT1-MMP激活胶原酶3，而且72kd的明胶酶能加强这种激活作用。MT1-MMP也能激活72kd的明胶酶。胶原酶3自身能激活92kd的明胶酶前体。基质分解素1可以激活胶原酶1和3以及92kd的明胶酶。另外一些MMP，例如MT-MMP和基质分解素3，可被Golgi相关的弗林蛋白酶以细胞内方式激活[109]。这些酶以活化的形式接触细胞表面，允许其他MMP的活化。

六、丝氨酸蛋白酶

尿激酶型(uPA)和组织型(tPA)血浆纤维溶酶原激活剂能使纤维蛋白溶酶原转化成纤维蛋白溶酶。在关节组织中，uPA起到重要作用。血浆纤维溶酶原激活系统有广泛的光谱吸收范围。它们在OA关节中表达的增加及IL-1可刺激其表达的现象表明血浆纤维溶酶原激活系统在此种疾病中起重要作用。尽管它们在软骨代谢方面的作用还不完全清楚，但它们可直接消化结缔组织糖蛋白。而且，血浆纤维蛋白溶酶具有潜在的降解软骨组织蛋白多糖[111]和激活潜在的MMP的作用，因此它很有可能在软骨降解中起到重要作用。血浆纤维蛋白溶酶系统似乎也参与了软骨下骨的重塑（见后文）。

在OA的软骨中，纤维蛋白溶酶水平和激活的胶原酶水平有着直接的正相关联系。多种生理性丝氨酸蛋白酶抑制剂也可见于软骨组织中[110,112,113]。PA抑制剂PAI，尤其是PAI-1的水平在OA的软骨中表达下降[110]。再加上PA水平的增加，至少部分上起到了刺激OA中组织MMP水平上升的作用。

七、硫基蛋白酶

微观和超微结构检测发现，软骨细胞外基层大分子的降解经常会发生在损伤周围的酸性基质环境中。组织蛋白酶是在酸性环境下依靠硫基作为激动剂才具有最大活性的溶酶体酶。许多组织蛋白酶如酶B、K、L和S在OA软骨组织中均有发现[114,115]。组织蛋白酶B和L能分解II、IX和XI型胶原质，并能在酸性环境下破坏交联胶原质基层。组织蛋白酶B在软骨组织的降解中发挥重要作用。此酶除能直接降解细胞外高分子外，还有激活MMP的作用[117]。组织蛋白酶B在pH为6.0时具有最大活性，但在中性环境下，其蛋白水解能力受限[118]。此酶最近被证实是去分化软骨细胞表型的一个标记[119]。尽管组织蛋白酶K在骨胶原质降解中起到重要作用，但其降解I型和II型胶原质要在pH为6.5的环境下才能发挥作用[120]，而且其通常是由滑液成纤维细胞产生的[114,121]。而且组织蛋白酶L和B也参与了骨的重塑和再吸收过程[122,123]。

在人类的多个酶系统中，组织蛋白酶B的水解作用受特殊的抑制剂调控。高分子抑制剂(67kd)和低分子抑制剂(16kd)在关节软骨中均被发现[112,124]。它们分别是高分子量的激肽原[125]和低分子量的半胱氨酸蛋白酶抑制剂[126]。在软骨疾病如OA中，组织蛋白酶B的水平增加，同时半胱氨酸蛋白酶的抑制活性降低[124,127]。这种不平衡可能在OA软骨组织的降解中发挥重要作用。

八、其他蛋白酶

尽管培养的软骨细胞溶酶体酶中所包含的exo-B-n-$_D$/-已糖胺酶和exo-B-n-$_D$-糖胺酸酶能降解低聚糖，但是在成人软骨中没有发现能分解软骨素硫基和释放硫化低糖的酶。虽然透明质酸酶已经从成人关节软骨中分离出来，但其在生理pH值环境下活性不高。阳离子蛋白溶菌酶在软骨中含量较高，它能调控蛋白多糖的聚集物的大小[128]。最近，Gouze和他的同事证实了葡萄糖苷酰基转移酶I在促进黏多糖生物合成中起重要作用，这提示IL-1β对蛋白多糖合成代谢产生的有害作用包含此酶的抑制作用[129]。

九、致炎症细胞因子

关节软骨中酶的改变或许能解释组织的彻底降解，但不能解释蛋白水解酶尤其是MMP合成和表达的增加。一个引人注意的证据表明，分泌性炎症介质包括细胞因子通过改变软骨细胞的代谢影响软骨基质的自身稳态。现存的数据表明，在OA中，滑膜内衬细胞作为促炎症作用因子发挥了主要作用[130,131]。有证据表明,IL-1β 和 TNF-β 在 OA 代谢过程中发挥重要作用。但尚不清楚它们在 OA 的发病机制中是各自发挥作用还是协同发挥作用,或者是分层次发挥作用。人 OA 组织的研究证实,IL-1β 在关节软骨破坏中发挥重要作用,TNF-α 驱动了炎症过程[132-134]。两种细胞因子在 OA 滑膜、滑液和软骨中的含量均增加[130,131,135-137]。细胞因子促进组织损伤的原因在于它们可刺激细胞外基质蛋白的水解并抑制其合成。

IL-1 和 TNF-α 能增加蛋白酶的合成,包括 MMP 和 PA。一些促炎介质,如 PGE_2 和 NO,也会刺激 OA 组织,这反过来成为 OA 患者许多表现的原因。IL-1 通过增加滑液成纤维细胞增加Ⅰ和Ⅲ型胶原质的合成,因此可能也能促进 OA 滑膜的纤维化[138,139]。

(一)IL-1

越来越多的证据表明 IL-1 在 OA 组织降解中起重要作用。已证实软骨细胞中 mRNA 编码 IL-1α 和 IL-1β[130,136,140,141]。软骨的免疫组化研究证实 IL-1β 的表达主要在 OA 软骨的表层。

有证据显示,除诱导 OA 组织蛋白水解酶的合成外,IL-1β 还参与软骨细胞基层高分子合成的调节[142]。OA 软骨微型胶原质的增加证实了 IL-1β 的作用。事实上,细胞因子能刺激软骨Ⅰ型和Ⅲ型胶原质的合成,也能降低Ⅱ型和Ⅸ型胶原质的合成[142]。这样的变化能够导致基层的不合理修复以及软骨的进一步侵蚀。同样,IL-1β 至少在部分程度上会导致蛋白聚糖合成下降而引发 OA 软骨损伤。

在 OA 组织中,这种细胞因子调节着抑制和激活 MMP 的平衡。例如,IL-1β 可以调节 TIMP 和 MMP 水平的失衡,这是因为细胞因子在活体外能降低关节软骨细胞 TIMP-1 的合成,同时在关节软骨细胞中能增加 PA-1 的合成[65,144]。与此类似,PA 系统可由 IL-1β 进行调节。在活体外,IL-1 能在剂量依赖的条件下增加关节软骨的 PA 合成,降低 PAI-1 水平[144]。而且,IL-1 对 PAI-1 的作用及 PA 表达的增加是促进纤维蛋白溶酶产生和激活 MMP 的主要机制。

除此之外,IL-1β 可通过刺激人成骨细胞样细胞的增殖参与如 OA 骨赘形成等增殖现象的发生,最终导致关节周围骨组织形成的增加[145]。

IL-1β 主要由 31kd 的前体(pro-IL-1β)合成,缺乏常规的信号序列,随后以 17.5kd 的活性形式被释放出。包括滑膜、滑液和软骨在内的关节连接组织中都发现存在 IL-1β 的活性形式。某些蛋白酶能将 pro-IL-1β 剪切成生物活性形式,但仅有一种属于半胱氨酸依赖的蛋白酶家族,它被称为 IL-1β 转换酶(ICE 或半胱天冬酶-1),能特异地产生成熟的细胞因子[146]。ICE 是分布于细胞膜的一种 45kd 的酶原多肽。活性 ICE 酶原可经蛋白水解作用产生两个对维系酶活性至关重要的亚单位(p10 和 p20)。

在 OA 滑膜和软骨中活性 ICE 显著增加已经得到证实[141]。ICE 分布在 OA 的全部软骨组织中,尤其在表层分布最多。在滑膜中,ICE 在内衬细胞、单核细胞渗入物和内皮细胞等处均证实存在。在这些病变组织中,ICE 与 IL-1β 的合成密切相关,因为由特异性 ICE 受体抑制剂(YVAD)孵育的人类组织移植物不能产生成熟形式的 IL-β[141]。而且,研究证实 ICE 抑制剂能降低小鼠Ⅱ型胶原质诱导关节炎的发展[147]。

天然 ICE 抑制剂最近已被发现。第一个属于丝氨酸蛋白酶抑制剂家族的被命名为丝氨酸蛋白酶抑制剂 9(PI9)[148,149]。免疫组化证实 PI9 分布于关节软骨[150]。第二个 ICE 抑制剂被称为 ICEBERG,它属于 deathdomain toll超家族[151]。这种蛋白通过与 ICE 相互作用,阻止其与上游配体受体反作用蛋白 2(RIP2)结合而发挥抑制 IL-1β 产生的作用。促炎因子通过负反馈环路诱导 ICEBERG 的产生。

在软骨细胞和滑膜细胞中,IL-1 的生物活性是通过与一种特定的表面受体 IL-1R 结合实现的。已经发现两种类型的 IL-1R,Ⅰ型在信号转导中发挥作用[152],Ⅱ型不转导信导,被称为诱捕受体[153]。研究表明,在 OA 中,软骨细胞和滑液成纤维细胞中Ⅰ型 IL-1R 的高表达可能使这些细胞对 IL-1 刺激更敏感[154,155],因此增加了它们潜在的分泌 MMP 和介导关节破坏的可能性。IL-1 信号转导涉及 IL-1、IL-1 受体和 IL-1 受体附属蛋白(IL-RacP)等异源二聚体的形成。此外,IL-1RI 和 IL-1RacP 胞浆区的 toll domains,对于对接 IL-1R 相关激酶(IRAK)是必须的。

IL-1 的活动能被一种天然的竞争性 IL-1 抑制剂 IL-1Ra 抑制[152]。IL-1Ra 能通过特异性结合 IL-1RI 抑制 IL-1 的活动而不引起生化反应。通过给健康人群静注 IL-1Ra 的研究证实 IL-1Ra 是一种纯受体拮抗剂。给予人类 1 000 000 倍剂量的 IL-1α 或 IL-1β,IL-1Ra 无拮抗作用[156]。IL-1Ra 由多分子家族组成,已经发现了四种 IL-1Ra 形式,包括一个分泌型(sIL-1Ra)和三个细胞内型(icIL-1Ra1、2 和 3)。icIL-1Ra 不能保持引导序列,因此其常在细胞质内合成,通常不被分泌。虽然 IL-1Ra 表现出抗炎作用,但病理情况下产生的 IL-1Ra 不能完全抑制IL-1。虽然IL-1Ra像IL-1一样易于与IL-1R结合，但是要100倍甚至更多的IL-1Ra作用于IL-1才能抑制它的活性。这是因为细胞，尤其是软骨细胞，只需要一小部分IL-1Ra与IL-1结合来介导IL-1效应。在OA中，滑膜所产生IL-1Ra的量不足以抑制其所产生的IL-1[157]。OA实验动物模型的体内研究显示，通过关节腔内注射或使用基因治疗，用IL-1Ra阻止IL-1的活性可显著减缓OA组织结构改变的进程[133,158,159]。临床试验证实，类风湿性关节炎患者通过单独皮下注射人重组IL-1Ra或同时给予甲氨蝶呤，能降低RA影像学进展的比例且安全、有效[160-163a]。

两种类型的IL-1R都可从细胞表面脱落，以截短的形式被释放到细胞周围环境中，它们被称为IL-1可溶性受体(IL-1sR)。对IL-1而言，脱落的受体起到受体拮抗剂的作用，因为配体结合区被保存且因此能够与靶细胞膜相关受体竞争性结合IL-1。而且，脱落的表面受体或许能降低靶细胞对配体的敏感性。Ⅱ型IL-1R是脱落的可溶性受体的主要前体物质。IL-1sR对IL-1同源体和IL-1Ra的结合力是不同的。Ⅱ型IL-1sR与IL-1β的结合比与IL-1Ra的结合更稳定；相反，Ⅰ型I-L-1sR与IL-1Ra有更高的亲和力[164,165]。因此，当IL-1Ra与Ⅰ型IL-1sR同时出现时，它们各自的抑制作用被消除。然而，当Ⅱ型IL-1sR与IL-1Ra结合时，其结果是有益的。

（二）TNF-α

在OA中，TNF-α似乎是潜在的致基层降解的介导剂和促使滑膜炎症反应的重要细胞因子。然而，由于其在OA组织中的研究尚处探索水平，它的作用目前还不确切。TNF-α是以前体蛋白的形式合成的，其氨基末端的延长部分在分泌之前就从成熟的序列上剪切下来了。溶蛋白性裂解发生在细胞表面，通过属于ADAM亚族的TNF-α转换酶TACE来完成[166]。TNF受体脱落时也需要该酶。有报道称人类OA软骨中TACE mRNA上调[167]。

TNF-α也可结合两个根据其分子量大小命名的特殊膜受体——TNF-R55和TNF-R75。在关节组织细胞中，TNF-R55似乎是介导TNF-α活动的主要受体。有报道称在OA软骨细胞和滑液成纤维细胞中TNF-R55呈高表达状态[168,169]。虽然人们一致认为TNF-R55与包括软骨细胞和滑液成纤维细胞在内的多种类型细胞的生物特性相关，但这两类受体均积极参与了信号转导过程[169-171]。而且有报道称TNF-R75也同TNF-R55一同调节TNF-α[172]。细胞内TNF-R55与被称为受体连接蛋白(RIP)的蛋白结合，但需要另一种包含死亡区的蛋白，即TNF受体Ⅰ相关死亡区蛋白(TRADD)的参与，TRADD转而又和TRAF-1和-2两个蛋白相连。在TNF-α激活NF-αB的过程中TRAF-2是中间媒介。

和IL-1R一样，TNF-R55和-R75也可以从软骨细胞和滑液成纤维细胞脱落下来[137,169]。在OA中，TNF-sR75的表达上调已被报道[169]。

（三）其他细胞因子

其他细胞致炎因子如IL-6、白血病抑制因子(LIF)、IL-17、IL-18和某些趋化因子也被认为在OA发病机制中具有潜在的作用。

多项研究报道关节组织中含有IL-6，这种细胞因子在包括OA和RA在内的各种关节疾病患者的滑液中均有发现[173]。在OA中，IL-6的确切作用目前还不清楚。IL-1β和TNF-α诱导滑液成纤维细胞IL-6蛋白和mRNA的能力表明，这种细胞因子在诱导其他细胞与之反应中起到重要的中介信号的作用。IL-6通过作用于可溶性细胞膜表面受体(IL-6sR)而发挥作用。IL-6不能单独合成蛋白酶、前列腺素或基层蛋白，但能刺激TIMP-1的合成[174]。不过，IL-6和IL-6sR结合可上调某些MMP[175,176]。它尚可通过控制急性期蛋白浓度的变化在炎症过程中发挥作用。

LIF是另一种IL-6家族细胞因子，在OA滑膜及滑液中含量增加，作为对促炎因子IL-1β和TNF-α的反应由软骨细胞产生[177-179]。目前人们一致认为，虽然OA上调了IL-1β和TNF-α的含量，但其他的致炎因子对软骨的作用是不依赖于这些细胞因子的。LIF刺激软骨蛋白多糖的降解、促进MMP的合成以及NO的表达。然而，在OA中，LIF的作用还不完全清楚。

IL-17是由激活的$CD4^+$亚型T淋巴细胞产生的，它在炎症的早期发挥重要的作用。IL-17有6种形式，(IL-17和IL-17B至IL-17F)。在结构上，它们有同样的保守半胱氨酸节结构，但同其他已知蛋白没有同源性。IL-17和IL-17F仅在某些活化的T细胞中表达。IL-17B和IL-17E在许多周围组织中表达，而IL-17D在骨骼肌和中枢神经系统中高度表达。

虽然IL-17的活动可归因于多种慢性疾病如RA等，但这种细胞因子也参与OA的发病，这是因为OA滑膜细胞中有T细胞浸润[180]。更具特异性的是，$CD4^+$T

细胞可见于OA滑膜的内衬下层。T细胞在OA滑液中也可发现。另外,人们发现在OA患者中有T细胞与软骨细胞间表面抗原的相互作用。IL-17可上调活化细胞的许多基因产物,包括促炎因子IL-β、TNF-α和IL-6以及PGE_2和目的细胞趋化因子[181]。它也能通过与特异性受体结合上调NO和MMP产物,下调蛋白多糖含量。已证实存在两个同源受体——IL-17R和IL-17BR,而最近又报道了至少三个与IL-17R同源的受体。IL-17R和IL-17BR广泛分布于各组织中。细胞因子信号转导通路可能是通过NFκB在MAP-K作为转激活因子的作用下介导的[182-184]。

最近,研究发现关节软骨也产生和表达另外一种细胞因子IL-18,也称干扰素-γ-介导因子(IGIF)[141,150,185]。和正常情况不同,IL-18在OA的软骨细胞中呈高表达状态[141]。IL-18是由无活性的前体蛋白经ICE降解而成。IL-18通过与IL-18R复合物结合而发挥作用。IL-18R复合物是由IL-1R家族的一个结合链(IL-1RacP)和一个信号转导链(IL-18Rβ)组成的。IL-18R复合物能聚集IRAK和TRAF-6,然后激活NFκB。虽然这种细胞因子能通过IL-1通路发挥作用,但它不依赖于IL-1β启动OA发病过程。该过程包括降低软骨细胞增生、上调可诱导的NO合成和间质溶解素水平以及增加黏多糖的释放。调控IL-8的因子目前尚不清楚。在体外,IL-1β和TNF-α可以上调IL-18的表达,这说明正反馈环路可调节这种因子的产生。天然的IL-18拮抗剂[187]IL-18连接蛋白(IL-18BP)已被提纯[186]。目前有报道称,用IL-18BP进行体内实验能改善胶原质诱导的小鼠关节炎的恶化[188]。

目前认为趋化因子在OA的发病中可能起到一定的作用。这些因子是炎症发生处调控白细胞功能的细胞因子家族的成员。趋化因子的生物活性远远超过了他们的趋化特性。事实上,这些肽类物质可能主要起促炎的作用。目前已证实4个主要的趋化因子家族:CXC(包括IL-8)、CC、C和CX_3C。研究证实,人类软骨细胞主要表达趋化因子,而在OA中趋化因子基因和其受体的表达上调[189]。目前还不清楚哪种趋化因子参与了OA的发生和发展;也不清楚它们的相对作用。它们可能是OA各种不同介质之间重要的联系。例如,IL-1和IL-18可激活趋化因子RANTES(属于CC家族)。反过来,RANTES可以激活iNOS并增加PGE_2产生[190]。另一种CXC家族的趋化因子CSR4可刺激人软骨细胞间质溶解素1表达[191]。在滑膜和软骨细胞中可以探察到一种潜在的趋化性细胞因子,即IL-8。这种细胞因子也能增加氧化产物和5-脂氧化酶产物。在OA滑膜成纤维细胞中,IL-8由于起到增加磷脂酶A2活性的作用而与TNF-α在PGE2生成中起协同作用[169]。

十、抗炎因子

天然的促炎因子抑制剂IL-4、IL-10和IL-13已在关节连接组织处发现。这些细胞因子能监控各种炎症过程,如降低包括IL-1β、TNF-α和一些蛋白酶在内的促炎因子的产生。他们也能上调IL-1Ra和TIMP产生[192-194]。这些抗炎因子功能的发挥更依靠于靶细胞的特性,似乎与不同的细胞结合特性有关。例如,IL-13和IL-4受体由几种链组成,导致受体复合物表达的类型依赖于细胞和可能的受体元件。最终,不同因子对细胞信号途径的影响变化很大[195]。

十一、其他炎症因子

(一)NO

NO是一种无机自由基,在调节OA软骨代谢中发挥一定作用。NO由L-精氨酸经NO合酶(NOS)催化而生成。目前,NOS包括两种形式,结构型(cNOS)和诱导型(iNOS)。后者通常在被细胞因子激活的细胞中表达。与正常软骨相比,OA软骨能自发地或在致炎因子作用下产生大量NO[196,197]。临床上可以通过测定OA患者关节滑液中硝酸盐和亚硝酸盐成分来证实NO的存在[198]。IL-1β和TNF-α等细胞因子以及脂多糖等某些炎症因子能刺激人软骨移植物和软骨细胞产生NO,而滑膜成纤维细胞则不能产生或者仅产生极少量NO[196,199,200]。NO主要通过下调聚集蛋白聚糖和胶原质的生物合成及提高MMP活性来降解OA软骨细胞[201-204](图109.3)和诱导软骨细胞凋亡。其他已知的作用包括降低软骨细胞IL-1Ra的合成及上调软骨原位ICE和IL-18水平[150,197]。有报道称,iNOS抑制剂在体内对实验性关节炎和OA模型有治疗作用[205,206,207]。

(二)类花生酸

前列腺素是花生四烯酸的代谢产物(图109.4)。环氧化酶(cox)启动前列腺素的生物合成。直到最近,环氧化酶在前列腺素合成中的重要地位才得到确认。而其他酶如前列腺E合成酶(PGES)是合成PGE_2的末端酶[107a–d]。目前证实存在三种 PGES 同工酶，致炎性刺激和 COX-2 共同作用上调微粒体 PGES1。PGE_2 介导炎症反应，对结缔组织细胞发挥多种作用。它可调控滑液内衬细胞、巨噬细胞和软骨细胞的合成活性，并可诱导骨吸收。它可能直接影响软骨的重塑，或间接起到自分泌调控因子的作用[208]。PGE_2 可通过结合特异性膜受体激活腺苷酸合酶而发挥作用。IL-1 部分作用的发挥与 PGE_2 产物的刺激有关。除发挥炎症作用外，PGE_2 能促使其他炎症介质产生作用。

环氧化酶有两种同工酶形式：COX-1 和 COX-2。COX-1 是一种构成型蛋白，可促进生理性前列腺素的产生。IL-1 和 TNF-α 等介质能诱导关节连接细胞中 COX-2 的合成。虽然两种 COX 的同工酶与 AA 的亲和力相近，但只有 60%的相同性，而且它们作用于不同底物的不同位点。两种酶的基因编码也不相同，尤其是启动子部位差异显著，与 COX-1 相比，COX-2 启动子有很多调节子的结合位点，包括细胞因子和糖皮质激素。在 OA 关节细胞炎症反应的过程中，COX-2 表达或活性的变化主要由 PGE_2 产物决定[209]。在人类关节软骨中，COX-1 的表达水平较低。虽然通常情况下，COX-2 酶在正常关节组织中几乎不表达，但在 OA 组织中呈高表达状态因而很容易检测到。

有趣的是，虽然诱导 COX-2 和 iNOS 是两个独立的过程，但在这两个系统中可见某些靶细胞之间的相互作用和交流[210](图 109.3)。研究证实，NO 的过氧化产物过氧化亚硝酸盐可直接激活前列腺素内过氧化合酶[211]。而且，IL-1β 诱导的 NO 和 TNF-α 诱导的 COX-2 的表达都是由环鸟苷酸(cGMP)介导的。

其他在关节组织中发现的类花生酸类物质是白细胞三烯(LT)。AA 在 5-脂氧合酶的作用下可产生 LT。LTA_4 是最先合成的，接下来转化成 LTB_4 或 LTC_4，再生成 LTD_4 和 LTE_4[212]，它们都是有效的趋化性和炎性因子。据悉 LT 本身在炎症的发展和持续中起到重要作用。LTB_4 在 OA 患者的滑液和滑膜中表达增加[213,214]。5-LO 也出现在软骨细胞中。在 OA 滑膜中，已证实 LT 可刺激 IL-1β 和 TNF-α 等细胞因子的合成[215]。最近出现的一个让人感兴趣的关于 PG 和 LT 在关节组织相互作用的观点认为，长期环氧化酶抑制会导致 AA 代谢旁路的增加，从而产生过量的 LT。最近有数据表明，人类骨关节病的来自于软骨下骨的成骨细胞可以根据相对 PGE_2 和 LTB_4 水平的不同而被分为两个亚群[216]。在一组患者中发现 PGE_2 呈低水平，LTB_4 呈高水平，而在另一组患者中则发现相反的现象。在成骨细胞中长期给予 COX-2 抑制剂能显著上调 LTB_4 的表达。而反之则不然，长期抑制 LTB_4 不能导致 PGE_2 增加。在人 OA 滑膜中也观察到了同样的现象，同时发现此种现象与 IL-1 合成增加有关[217]。基于这种分流理论，人们假定同时阻止 PGE_2 和 LT 可能发挥抗分解代谢的协同作用。

另一组在 AA 代谢过程中形成的脂质介质是脂氧素(脂肪氧化酶相互作用产物，LX)，它可能也非常重要。它们被认为是具有抗炎作用的中止信号介质。最常见的 LX 是 LXA_4 和 LXB_4，而其他两种形式 15-epi-LXA_4 和 15-epi-LXB_4 是在给予阿司匹林的情

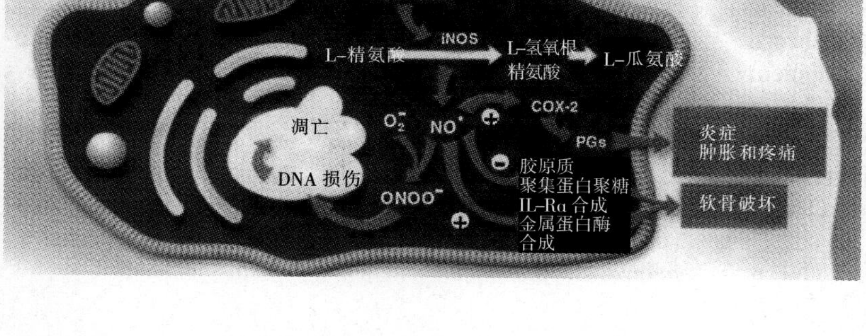

图109.3 NO形成的途径和对关节软骨细胞的作用。-:抑制；+:刺激；COX:环氧合酶；IL-1Ra:白介素1受体拮抗剂；iNOS:诱导一氧化氮合酶；NFκB:核因子κB；PG:前列腺素。

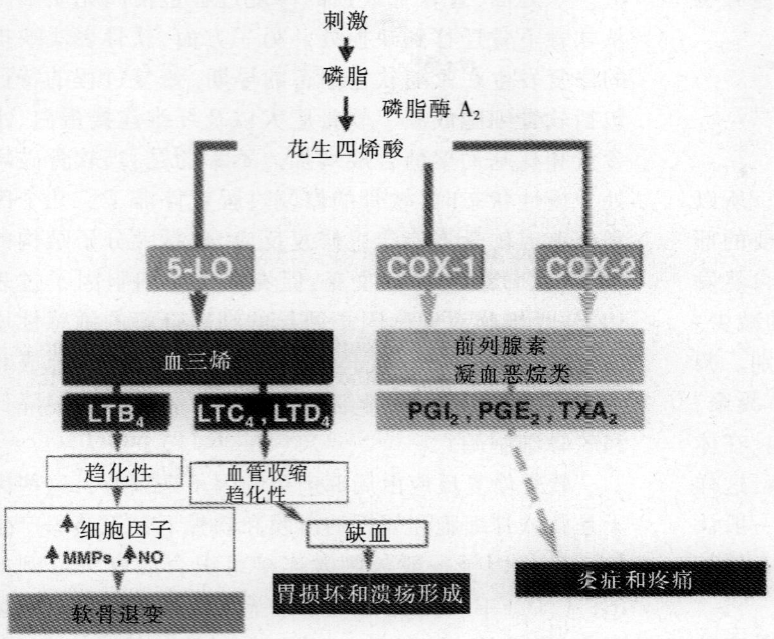

图109.4 图示两种重要的花生四烯酸代谢途径。5-LO:5-脂肪氧化酶;COX: 环氧化酶;LT: 白细胞三烯;MMP:基质金属蛋白酶;NO:一氧化氮;PG:前列腺素;TX: 血栓素。(Modified from Pelletier J-P, Marte-Pelletier J, Abramson S. Osteoarthritis, an inflammatory disease: potential implication for the selection of new therapeutic targets. *Arthritis Rheum* 2001;44:1237-1247, with permission.)

况下形成的。LX 是通过 5-LO、12-LO 和 15-LO 通路合成的[218,219](第 23 章)。

在类花生酸类物质在关节细胞的非分解代谢作用方面，某些前列腺素是一组核转录因子——过氧化物酶体增殖激活受体(PPAR)的配体,发挥抗炎作用。有一种天然的 PPAR 配体是来源于 COX 的前列腺素——PGJ_2。至今为止,已经鉴别并克隆出了三种不同的 PPAR:PPARα、PPARβ 和 PPARγ。PPARγ 作为一种抗炎试剂似乎是种关键因子。PPAR 首先在脂质代谢和细胞分化上扮演关键角色。尽管 PPAR 主要的表达场所是脂肪组织和肝脏细胞，但在其他类型细胞中也有发现。近来,PPAR 在人类的软骨和滑液成纤维细胞中的存在和活动已被证实[220,221]。这些研究表明 PPARγ 的天然配体 15d-PGJ_2(PGD_2 的脱水代谢产物)阻止了促炎细胞因子诱导的分解代谢因子,包括 NO、胶原酶-1 和-3 的产生,也抑制了转录因子 NFκB 和 AP-1 对软骨细胞和滑膜液成纤维细胞的活性。

十二、纤维连接蛋白、纤维连接蛋白片断和整合素

另一个涉及 OA 发病的通路是细胞外基质成分(包括纤维连接蛋白)和跨膜整合素的相互作用。在软骨组织中，细胞周围大量的纤维连接蛋白包绕着软骨细胞。OA 软骨细胞表型的变化可能导致某些基质分子的显著变化，尤其是纤维连接蛋白片断会变得更加丰富。这些变化能导致细胞对刺激反应的改变,其结果将进一步促进 OA 病理变化的发生。刺激 MMP 生成这一潜在的机制是一个负反馈系统，它是由损伤的基质成分如纤维连接蛋白片断引发的。这些片断在关节软骨基质中可以发现[222]。纤维连接蛋白是 $\alpha_5\beta1$ 整合素的主要配体。除了介导软骨细胞附着外,$\alpha_5\beta1$ 还可以介导细胞扩展、转导机械刺激并与纤维连接蛋白或纤维连接蛋白片断相互作用调控软骨细胞信号转导、细胞因子产生和基质的合成和降解[223-225]。在这个问题上,功能性基因组分析显示,$\alpha_5\beta1$ 整合素与纤维连接蛋白片断的结合可促进如 NO、PGE_2、MMP 及 IL-6 和 IL-8 等炎性介质的上调，而 IL-6 和 IL-8 主要是通过诱导 IL-1β 实现的[226]。

十三、神经肽

越来越多的证据指出，一些神经肽如 P 物质也参与了骨关节炎的发病过程。事实上,许多的研究已经证明了，神经肽在炎性细胞因子的产生中扮演了关键的角色[227-230]。两种神经肽,P 和 K 物质,被证明能诱导单核细胞合成 IL-1、IL-6 和 TNF-α 以及滑液的成纤维细胞合成 PGE_2 胶原酶[228,229,231]。另外,P 物质还能增强 IL-1 的作用[232]。在 OA 患者的关节滑膜和滑液里已检测到了 P 物质,这种物质和其他的神经肽一样,也可见

于关节软骨中，并且在人类OA的软骨受损的地方也发现了大量该物质。

十四、凋亡

因为骨关节炎软骨中细胞数量过少很常见，所以软骨细胞死亡在骨关节炎的发病机制中占了重要的部分。凋亡或者程序性细胞死亡是为清除细胞而自然发生的过程，至少部分参与了骨关节炎软骨细胞的减少。这个过程与坏死在形态学上和生理学上均有区别。凋亡的典型形态学特征包括DNA片断化、染色体凝聚、胞膜起泡、细胞皱缩以及分解为膜包围的小囊泡。在体内，凋亡过程以凋亡小体被其他细胞吞食而结束，这样可以防止因细胞内容物释放而导致的并发症。一般认为吞噬细胞没被活化摄取，凋亡过程中通常没有伴随坏死的炎症改变。

从骨关节炎患者新鲜分离的软骨细胞和软骨中已发现了凋亡现象[37]。然而，连接软骨细胞凋亡发生的途径仍不清楚。但软骨细胞凋亡和基质降解程度之间的关系已有报道[234]。总的来说，骨关节炎中凋亡的软骨细胞在软骨表层最突出。人们普遍认为凋亡是骨关节炎炎症过程的结果，而不是骨关节炎的初始特点。的确，在骨关节炎中，关节内的细胞能生成几种诱导软骨细胞经过凋亡而死亡的介质。这些介质包括IL-1、TNF-α、IL-17、Fas配体和氧自由基。另外，据报道体外NO刺激能诱导软骨细胞凋亡[234,235]，而且选择性的iNOS原位抑制可以减少软骨细胞凋亡[38]。NO的作用可通过酪氨酸激酶、过氧化氢或过氧化物实现[40]，诱导细胞凋亡蛋白酶-3和-9的活化。在上游，NO诱导COX-2的表达，导致人类OA软骨细胞的PGE_2释放增加，接下来，PGE_2使软骨细胞对NO诱导的凋亡敏感，而不是直接诱导凋亡[39]。

十五、软骨修复和生长因子

软骨细胞外基质结构在软骨的功能中起整合的作用。基质稳态通过软骨细胞调节合成和降解之间的平衡来维持，新基质合成的速率同基质降解的速率相等。合成和降解都被细胞外信使蛋白控制，这些蛋白被称为生长因子和细胞因子。生长因子和细胞因子净效应的紊乱或改变会危害大分子合成和降解，因此应对软骨病理状态的发展负责。

通过实验模型发现，软骨有两种类型的修复反应。一方面，骨软骨缺损的修复过程包括间充质细胞从软骨下骨迁移到缺损处。另一方面，软骨表浅缺损的修复发生在紧随软骨损害的早期。修复过程的特征包括软骨细胞成簇、软骨肥大以及纤维连接蛋白、水含量和氨基葡聚糖合成增加。不幸的是，当软骨破坏处于慢性状态时，软骨的修复过程就停滞了。几个因素会造成软骨不能产生修复反应，包括大分子结构的改变，软骨细胞表型改变，促炎症反应细胞因子过表达，软骨细胞对细胞因子诱导的细胞降解的敏感性增加，IL-1β和TNF-α受体的过表达，生长因子合成和生物活性的下调，软骨细胞对生长因子敏感性的降低和软骨细胞凋亡。

软骨修复反应由局部产生的因子来调节，这些因子是由软骨细胞和邻近的滑膜和软骨下骨等组织产生的。生长因子一般与刺激连接组织合成有关，例如IGF-1、TGF-β、bFGF；而细胞因子通常与刺激基质降解有关，例如IL-1β、TNF-α。PDGF和骨形态蛋白(BMP)等因子还有重要的调节功能。

TGF-β是TGF超家族的一员，在功能和信号上与BMP有同源性。TGF-β有三种不同的哺乳动物亚型，TGF-β1、TGF-β2和TGF-β3，TGF-β1是含量最多的亚型。TGF-β是促进软骨合成能力最强的生长因子之一，能上调几种类型胶原和蛋白聚糖的表达[236,237]。在骨关节炎中，滑液、滑膜、软骨和软骨下骨中的TGF-β水平显著升高[238,239,240]。在滑膜中，炎症部位的TGF-β、TNF-α和IL-1共表达，而在纤维化区则只有TGF-β表达增加[237,241,242]。TGF-β能对抗IL-1β的作用[243]，其机制可能是通过TGF-β下调IL-1R水平[244,245]。此外，根据细胞类型和细胞的生理状态，TGF-β能促进一些MMP的合成，同时抑制其他MMP的合成。TGF-β也能诱导结缔组织细胞合成TIMP-1和PAI-1[246]。但是这种生长因子也可以诱导骨赘形成[247,248]。腺病毒介导的TGF-β1关节内基因转染未经实验或患关节炎的兔膝关节显示，虽然TGF-β有一定的抗炎特性，但它不能促进损伤软骨的修复，实际上反而刺激软骨降解。而且，有研究发现TGF-β1表达增高也会导致肌肉水肿和纤维形成[249]。一些BMP(BMP-2，-6，-7，-9)也能强烈刺激软骨细胞蛋白多糖合成[250-252]。在OA软骨中BMP-2和BMP-7的原位表达也已发现[253,253a]。有趣的是，最近在人类软骨中发现了BMP的拮抗剂，其中的两种：follistatin和gremlin在骨关节炎中高表达[252b]。

胰岛素样生长因子1(IGF-1)也调节软骨基质分子的合成代谢。通过基因转染的方式诱导IGF-1合成，导致软骨蛋白多糖合成增加[254]。血清和骨骼中IGF-1的水平是平行的,但目前不能很好地解释这个现象,因为IGF-1的合成是由激素和因子调节的,但在肝脏(决定血清的IGF-1水平)和骨骼中的激素和因子是不同的。关于IGF-1的血清水平和OA的发生与程度的关系已经做了很多研究,但得到的结果相互矛盾[255-257]。一项研究显示,血浆IGF-1浓度与AO无关[256],而早期的资料可能由于混淆了年龄的作用而歪曲了这一事实。对血浆IGF-1的观察没有排除关节局部的IGF-1作用。事实上,在OA的滑液、软骨、滑膜和软骨下骨中IGF-1的水平增加[258-261]。虽然OA关节组织中IGF-1 mRNA水平和软骨细胞中IGF-1蛋白产生增加,但软骨细胞对IGF-1刺激的反应性较低[262]。这种现象与I型IGF受体下调无关,但至少部分上与疾病组织IGF连接蛋白(IGFBP)数量的增加有关[260,262]。(IGFBP)对IGF-1有高结合力,而且是IGF活动的重要生物调节因子。虽然目前有7种IGFBP已被克隆和测序,而且发现IGFBP-2到-5存在于人的软骨中,IGFBP-1到-4存在于人的滑膜成纤维细胞中,但异常的IGFBP-3和-4是导致关节疾病的因素。研究发现,在软骨和骨中蛋白水解活性能直接对抗IGFBP,这种活性属于丝氨酸蛋白酶或MMP家族。有趣的是,IGFBP-3可以调控IGF的活动,而且作为独立的配体可促进细胞内信号转导和抑制细胞增殖[263-65]。

IGF-1的低反应性很好地说明OA进展期关节修复能力的下降,也可能解释本病的发展特点。而促炎因子如IL-1β和TFN-α也可能与患病软骨对IGF-1的低反应性有关。虽然这些细胞因子可促进软骨细胞释放IGF-1,但它们也会引起IGFBP的释放[266-268]。而且,IL-1也可能通过激活蛋白酶来参与此过程。像PA血纤维蛋白溶酶系统和包括组织蛋白酶G和γ-谷氨酰基转肽酶在内的其他细胞表面蛋白酶能裂解其他组胞体系的IGF-1。

IGF-1最重要的调控剂之一是生长激素。而研究证实在成人软骨细胞中,IGF-1合成的增加不是通过生长激素及其受体机制实现的[269]。这表明其他因子可以调控OA软骨细胞中局部IGF-1的产生,包括TGF-β和其他脑垂体生长因子。

FGF被证实存在于各种关节炎患者的滑液中[270]。FGF能刺激软骨细胞核分裂能力[271],但不能刺激黏多糖的合成[272]。尽管FGF在OA发病机制中的作用尚存在争议,但值得一提的是,给兔关节炎模型关节腔中注射FGF能促进关节软骨的修复[273]。

合成代谢生长因子和分解代谢细胞因子合成或其生物活性的不平衡可能是软骨修复失败的主要原因。在OA发展过程中,可能存在几种不同的机制控制生长因子和细胞的生物活性。连接蛋白、可溶性受体、基层与生长因子或细胞因子的相互作用可能调控它们对软骨细胞代谢的作用。由于整体组织对于修复的反应,生长因子或协同调节细胞因子与生长因子的协同作用已被人们所接受。例如,FGF和IGF结合能促进软骨细胞的增殖[274,275]。而且,IL-6和TGF已证实能刺激软骨细胞的增殖反应[276]。在正常软骨中也可见IGF-1和许多软骨细胞中蛋白聚糖合成的活动中的生长因子的显著协同作用[277]。

十六、软骨下骨

众所周知,OA患者可出现软骨下骨重塑和骨赘形成,不过在疾病过程中它们的确切作用还不是很清楚。有观点认为骨赘的形成可能在生化力的重新分布中起补偿作用,以保护关节软骨免受损伤。引起骨赘形成的机制尚没有阐明。然而,在小鼠膝关节中,这种机制可能与TGF和IL-1有关[247]。

软骨下骨是OA最重要的结构性成分。事实上,最能确诊膝OA结构变化的方法是骨闪烁扫描法阳性,它可以反应软骨下骨的周转。闪烁扫描法证实骨活性的增高,要先于在X线片上发现骨的改变[278]。

当前人们普遍认为,软骨下骨改变可能与OA的进展密切相关,而不仅仅是此种疾病的结果。然而,现在还不清楚软骨下骨的改变是否诱导或参与了此种疾病的过程。目前有两个学说较为普遍。负重关节的机械应力可能增加骨板和其上软骨的微骨折。随着关节软骨的不断侵蚀,软骨下骨板硬化也不断进展,而骨硬化的增加可能加重软骨的机械力紊乱。另一方面,OA中软骨下骨的改变要先于软骨的损害。OA软骨下骨骨小梁微骨折的修复将会产生硬骨,而这种硬骨将不会再发挥吸收振荡的作用[279]。确实,软骨下硬化能增加胫骨平台[280,281]和胫骨远端[282]松质骨的劳损[280-282],然而没有直接的实验证据证明这种劳损还可以导致软骨损伤。虽然如此,这种劳损还是可以导致后来的软骨损伤,特别是在那些已有软骨缺陷的个体中。因此,软骨下骨中陡峭的硬化梯度可能是OA的初始机制,因为关节软骨的完整性依赖于其骨床的机械特性。有证据显示OA软骨下骨硬化是由骨质僵硬增加,而不是骨矿物质密度增加造成的[283](图109.2,下部)。但是,OA

患者拥有比正常人更好的骨总量[284-286]，原发性OA很少和骨质疏松共存[287,288]。骨赘和股骨矿物质密度之间的联系也指示初期的骨形成是骨关节炎病理生理的基础。

骨重塑是一个紧密控制的机制，涉及骨的Ⅰ型胶原基质矿化、成骨细胞沉积和破骨细胞再吸收基质之间的结合。虽然在OA晚期可出现软骨下骨增厚，但在尸检时发现OA患者股骨头与正常人相比只有低水平的矿化。OA患者中骨重塑的标志也增加了。OA患者中骨形成和骨吸收指数的增加能解释异常的骨重塑和低矿化。在OA中，骨矿物质密度明显增加是由于骨质的增加而不是矿物质密度的增加，这是由于增加的类骨质胶原基质引起的[289-291]。这样的处境会由于不匹配的骨形成和骨吸收而迟延正常的骨重塑。OA中的异常矿化被视为成骨细胞问题。

骨吸收和形成不是随机发生的，而是受激素、局部生长因子和细胞因子精确的重塑计划调节的。最近有报道通过特殊的骨生物标记发现了在OA软骨下骨中的成骨细胞新陈代谢改变[261,292]（图109.2，下部）。的确，这些细胞与正常的成骨细胞相比，对甲状旁腺激素（PTH）和PGE_2的刺激只产生较低水平的3'和5'环磷腺苷（cAMP），对PTH的反应只有正常的50%，对PGE_2没有反应[261]。另外，与正常细胞相比，OA成骨细胞受到维生素D_3刺激时会释放更多的骨钙蛋白，碱性磷酸酶活性增加[261]。胶原和非胶原蛋白产物（例如骨钙蛋白）之间的平衡能导致骨容量的增加，而不伴骨矿化增加。骨钙蛋白基因敲除小鼠的矿化形式增加对骨吸收无显著影响[293]，这表明OA中升高的骨钙蛋白水平会引起这些患者异常的矿化形式。异常胶原含量可能导致异常的矿化作用，因为只有天然胶原Ⅰ型原纤维能矿化，有趣的是，OA患者的股骨头松质骨中Ⅰ型胶原升高，这应该引起矿化作用增加[289,290]。Ⅰ型胶原正常骨由α1和α2链以平均比例2.4:1组成的异质三联体组成，但在OA骨组织中该比例变为在4:1和17:1之间[291]。α2基因敲除的小鼠中，α1同型三聚体的增加使骨强度下降50%[294]。事实上，已观察到α2的减少会导致胶原纤维填塞更紧并伴有OA骨组织中的交联减少和胶原纤维中的赖氨酸过羟化[291]，这些可能能够解释骨矿化程度降低的原因。此外，已经观察到在OA患者髋骨的骨松质间室中，72kd明胶酶和碱性磷酸酶的活性增加，表明胶原周转增加[289]。

在OA软骨下骨质中发现的骨硬化可能与uPA-纤溶酶、IGF-1和IGFBP、TGF-β、IL-6以及PGE_2的异常调节有关[216,240,261,295]。这些都会影响胶原酶和其他蛋白水解通路并最终促进基质重塑降解（图109.2，下部）。在OA软骨下骨的成骨细胞中，可以发现uPA通过正反馈调节自身活性，uPA依赖的纤溶酶原可水解生成纤溶酶，直接刺激uPA活性[295]。有趣的是，在OA成骨细胞中，IGF-1可以阻断这一正反馈环路，对正常细胞却没有这种影响。如果这些体外实验的数据影响到体内的情况，这种机制可能会影响OA中骨的重建，最终有利于骨的硬化。

IGF是最重要的调节骨形成的生长因子。与正常成骨细胞相比，OA软骨下成骨细胞产生的总IGF-1水平可变，IGFBP水平较低，这将导致自由IGF-1水平增高，从而促进骨重建并增加骨坚硬度[261,296,297]。TGF-β由OA成骨细胞大量合成，能在刺激胶原酶合成的同时刺激基质合成[240]。

在骨细胞合成的细胞因子和类二十烷酸类物质中，IL-1β、IL-6、PGE_2和LTB_4是细胞外基质中最重要的调节因子。有趣的是，临床上类似的OA患者可以根据他们软骨下孤立成骨细胞合成的PGE_2和IL-6量分为两组：低合成组和高合成组，但这些细胞不能用细胞标记物的表达来区别[240]。合成高水平PGE_2的成骨细胞只能合成低水平LTB_4，反之亦然。相反水平的PGE_2和LTB_4能促进OA患者的骨生成和新的基质沉积，但这种基质可能会被破坏。低浓度PGE_2刺激骨生成，高浓度时会产生抑制活性[298,299]。相反，LT能刺激成骨细胞分化和骨吸收[300]。

OA患者软骨分解的起始原因仍不清楚，但为何软骨下骨和软骨应被当作相互依赖的功能单位这一观念得到了有力支持。可能是由于软骨下骨组织局部合成的细胞因子、生长因子和类二十烷酸类物质从骨软骨间隙渗出，刺激软骨分解。的确，有证据表明软骨和骨之间存在通道和裂隙，这为骨和软骨间室之间的生物信号提供了通路[301-303]。

在这方面，如果OA成骨细胞体外合成致炎细胞因子、PGE_2和LTB_4异常反映了体内情况，那最好是这些细胞对上方软骨的新陈代谢有显著影响。这种情况与Westacott和他的同事观察到的相同，他们指出OA成骨细胞合成的因子能促进正常软骨分解[292]。最近，肝细胞生长因子（HGF）成为软骨下骨和软骨之间传递信息的候选因子[304]。最初人们发现HGF主要位于OA软骨的深层[305]。然而，因为软骨细胞不表达HGF，这种因子很有可能来自位于软骨下骨的成骨细胞[304,306]。最近有报道指出HGF可以诱导软骨细胞产生胶原酶3，因为这种酶也主要位于OA软骨的深层区域[70]。在他们的研究中，维生素A衍生物能促进软骨下骨增殖，而引起软骨进行性萎缩并刺激Ⅰ型胶原在软骨中异位合成，这是OA的一个特点[308]。软骨修复时植入自体软骨细胞不如移植骨软骨圆柱体有效[309]，这一观察结果也反映了关节软骨和软骨下骨的紧密连接[309]。

动物模型的研究指出软骨下骨的变化可能发生在软骨分解和消失之前[310,311]。越来越明了的是，OA中软骨下骨的变化不仅是疾病的继发表现，而且可能是引起OA发病或进展的一个活跃因素。OA的软骨下骨组织能为叠层软骨提供生长因子、细胞因子和类二十烷酸类物质，并刺激它的异常骨重塑和新陈代谢，导致基质降解。

十七、诊断方法和治疗目标

（一）诊断

许多治疗OA的药物正在研究中。临床前研究的结果前景光明，显示有可能延迟或抑制关节组织结构变化。不过，研究这些药物对人类的疗效所需要的工具仍让人不满意。

早期诊断OA的主要问题是典型的关节组织结构和功能实质性变化发生在引起患者寻求医疗护理的症状出现之前。的确，在OA临床表现出现之前早已发生病理改变已众所周知。原发OA起病和进展均较为隐匿，不仅使早期诊断困难，而且易延误早期治疗，而早期治疗对延缓或阻止OA晚期出现的关节组织退化和关节功能严重障碍很重要。

（二）生物标记

除滑膜外，结缔组织（含关节）与体内其他组织相比，细胞和血管相对较少，代谢率相对低下。举一个极端的例子，成人关节软骨完全没有血管和神经。不过，很清楚的是所有关节组织特别是软骨，都与关节液接触来交换营养物质和代谢产物。因为滑膜加工和重吸收关节液并具有血管和淋巴管，所以它可以作为软骨生物标记进入体循环的主要管道。不过，隔室中体液的（关节液、血液或尿液）标记物浓度与关节组织的质转过程之间的关系很复杂。例如，关节液中软骨基质降解的标记物浓度不仅依赖于基质降解和合成的速度，而且还受其他因素影响，如关节液间室分子片段的清除率[312-314]和关节内软骨基质的剩余量[315]。因为炎症发生时标记物从关节液间室清除增加[312,316]，所以可能会低估对照关节和炎症关节的标记物从关节软骨释放到关节液的速度差异。尽管存在这些混杂因素，但关节液中标记物的浓度通常与关节软骨基质分子的预期代谢率相关[317]。例如，关节损伤后的骨关节炎的形成过程中，聚集蛋白聚糖、软骨低聚基质蛋白(COMP)以及关节滑液[318-320]中的Ⅱ型胶原C-前肽的浓度与动物实验和人骨关节炎的关节软骨体外实验中这几种物质的代谢率变化情况是一致的[321-323]。软骨、滑液及骨的几种标记分子已经被发现，并在OA患者中进行了关于这些分子水平改变的横向研究[324]。比如，一些研究[329]对骨关节疾病的发生和发展的血清C反应性蛋白[325]、软骨低聚基质蛋白[326,327]及透明质酸[328]的预测值进行了报道。近来，Otterness和他的同事提出，这些不同的分子联合起来就能反映关节软骨的合成和分解情况，从而提高诊断的敏感性[330]。人们发现把Ⅱ型胶原代谢的两个分子指标，合成（血清PIIANP）和代谢（尿CTX-Ⅱ），联合起来组成一个解偶联指数，它对膝关节OA的进展具有很高的预测价值[331]。这个指数也对检测出关节软骨损害的高危险骨关节炎患者很有帮助。然而，这个发现需要用更大数量的研究来证实。

（三）评估疾病进展的影像技术

尽管在骨关节炎的进程中，关节其他组织的结构改变也很重要，但是在研究这种疾病的干预性治疗方法时，关节软骨随时间推移而不断出现的退行性改变依旧是一个极其重要的参数。目前，测量软骨损失的金标准依旧是X线片技术[332]，它可以评估一段时间内关节腔间隙的最小值。但是，它只是一个测量指标，并不能提供任何软骨本身的信息，这相当大地限制了这种技术在精确地评估一段时间内软骨退行性变的统计学和临床效力。另外，关节腔间隙是一个对骨与骨之间距离的单点估计，只能得出关节软骨大体厚度的近似测量值，不能指出与疾病进展相关的关节软骨体积或任何其他结构上的改变。

关节镜作为一项新的技术，通过关节腔内的可视镜头，可直接观测和评估关节软骨的损害[333,334]。尽管这项技术可以敏感而可靠地评估关节软骨在一年内的形态学改变，但它仍然是一个半定量而且具有侵入性的检测方法。相比之下，磁共振影像技术(MRI)可以对许多的关节结构（如软骨、骨、滑膜、韧带和半月板）进行精确的可视化测量，并使定量评估关节的病理改变成为可能[335]。近些年来，在用磁共振评估膝骨关节炎患者的关节软骨的体积和厚度上取得了一系列的进展。最近的技术进展显著地改善了这项技术的空间分辨率和对比度，使得对关节结构损害的评价和定量成为了可能[336-341]。同X线片技术相比，磁共振的优势是明显的，因为它的影像获取是非放射性和侵入性的，因此它比关节腔镜和荧光透视显影更具有明确的优势。起初，软骨体积和厚度的定量测量只是在健康受试者[342-344]和动物模型[345]中进行。对骨关节炎患者的软骨测量的早期工作仅限于半定量方法[346-348]和组织学标本[349-350]。近来，对膝关节的骨关节炎患者软骨的厚度和体积进行精确和可靠的定量测量已成为可能[351,352]。Raynaul和他的同事[353,354]应用MRI系统纵向地评估了中度损害的膝骨关节炎患者的软骨两年来的体积变化。这些数据表明，早在基线评估之后的6个月，MRI就可以发现明显的具有显著统计学意义的软骨丢失。有趣的是，发现了两种OA患者群，分别是进程较"快"和进展较"慢"的。另外，还鉴定出了一些关于半月板损伤的危险因子[355]。

(四)治疗

直到目前为止，大部分的骨关节炎患者的治疗策略都集中在阻止关节软骨的损害上。人们一直在努力研究一种具有口服活性的蛋白酶抑制剂，特别是金属蛋白酶，这种酶的主要作用是降解基质。另外，许多研究证明一些促炎的细胞因子(特别是IL-1β)、某些类二十烷酸类物质、NO和其他的活性基团都是有效的软骨代谢调节因子，可用于增强治疗效果。

人们对调节这些细胞因子的活动产生了浓厚的兴趣，并非试图去抑制软骨退化的不同调节因子。IL-1β在骨关节炎的病理生理过程中扮演着关键的角色。本文基于一个预先的临床实验，重点是讲述其天然拮抗剂IL-1Ra。

维持软骨完整性的一个补充方法是应用一些具有刺激基质形成作用的生长因子。其中以IGF-1和BMP最有可能。然而，把IGF-1基因导入兔子的膝关节实验证实，IGF-1具有蛋白多糖的合成促进作用，但是没有明显的抑制炎症和软骨降解的作用[254]。局部的IGF-1基因转入到关节中可能起到刺激新的基质合成的作用。另一个新出现的领域集中在用软骨细胞或软骨前体细胞移植去再生软骨。即使这种治疗方法成为可能，对于大量且越来越多的骨关节炎患者来说，也会因为费用太高而不可能应用。

越来越多的证据表明，组织的交互作用在OA的发病过程中起着重要的作用，这可能推演出治疗OA时关节软骨不是唯一的目标组织。正如前面所提到的，在某种程度上，软骨下骨、半月板和韧带都是不可忽视的重要组成部分。

遗传学研究表明，OA有出人意料的高度遗传性，与OA相关的多种基因及基因的多态性在不久的将来会被阐明。这些新的发现是否会带来新的治疗方法尚不清楚。即使基因治疗在未来的OA患者的治疗中有一定作用，但在目前这种技术仍被认为是基因治疗产品的递药系统，而不是遗传缺陷的补偿方法。

十八、小结

关于生物力学和细胞分子生物学的大量研究使理解OA的发病机制有了很大的进展。尽管导致这种疾病的许多因素正在日渐明了，然而目前许多病原学的因素还有待发现。对这种复杂疾病的成功理解关键在于把这些相关蛋白在亚细胞、细胞、组织、器官及系统结构的大背景下的相互作用联系起来。因此，重大的发现将为突破性的发现开路，而突破性的发现又将导致这种疾病的有效治疗方法形成。

(鞠晓东 孙永生 译 娄思权 校)

参考文献

1. Radin EL, Yang KH, Riegger C, et al. Relationship between lower limb dynamics and knee joint pain. *J Orthop Res* 1991;9:398–405.
2. Yang KH, Riegger CL, Rodgers MM, et al. Diminished lower limb deceleration as a factor in early stage osteoarthritis. *Trans Orthop Res Soc* 1989;14:52(abst).
3. Gelber AC, Hochberg MC, Mead LA, et al. Body mass index in young men and the risk of subsequent knee and hip osteoarthritis. *Am J Med* 1999;107:542–548.
4. Felson DT, Lawrence RC, Dieppe PA, et al. Osteoarthritis: new insights. Part 1: the disease and its risk factors. *Ann Intern Med* 2000; 133:635–646.
5. Gelber AC. Obesity and hip osteoarthritis: the weight of the evidence is increasing. *Am J Med* 2003;114:158–159.
6. Huch K. Knee and ankle: human joints with different susceptibility to osteoarthritis reveal different cartilage cellularity and matrix synthesis in vitro. *Arch Orthop Trauma Surg* 2001;121:301–306.
7. Eger W, Schumacher BL, Mollenhauer J, et al. Human knee and ankle cartilage explants: catabolic differences. *J Orthop Res* 2002;20:526–534.
8. Hutton CW. Generalised osteoarthritis: an evolutionary problem? *Lancet* 1987;1:1463–1465.
9. Gelber AC, Hochberg MC, Mead LA, et al. Joint injury in young adults and risk for subsequent knee and hip osteoarthritis. *Ann Intern Med* 2000;133:321–328.
10. McAlindon T, Felson DT. Nutrition: risk factors for osteoarthritis. *Ann Rheum Dis* 1997;56:397–400.
11. Sowers M, Lachance L. Vitamins and arthritis. The roles of vitamins A, C, D, and E. *Rheum Dis Clin North Am* 1999;25:315–332.
11a. Kraus VB, Huebner JL, Stabler T, et al. Ascorbic acid increases the severity of spontaneous knee osteoarthritis in a guinea pig model. *Arthritis Rheum* 2004;50:1822–1831.

12. Kurz B, Jost B, Schunke M. Dietary vitamins and selenium diminish the development of mechanically induced osteoarthritis and increase the expression of antioxidative enzymes in the knee joint of STR/1N mice. *Osteoarthritis Cartilage* 2002;10:119–126.
13. Utiger RD. Kashin-Beck disease—expanding the spectrum of iodine-deficiency disorders. *N Engl J Med* 1998;339:1156–1158.
14. Masse PG, Carrino DA, Morris N, et al. Loss of decorin from the surface zone of articular cartilage in a chick model of osteoarthritis. *Acta Histochem* 1997;99:431–444.
15. Kiviranta I, Tammi M, Jurvelin J, et al. Articular cartilage thickness and glycosaminoglycan distribution in the young canine knee joint after remobilization of the immobilized limb. *J Orthop Res* 1994;12:161–167.
16. Grumbles RM, Howell DS, Howard GA, et al. Cartilage metalloproteases in disuse atrophy. *J Rheumatol Suppl* 1995;43:146–148.
17. Baldwin CT, Cupples LA, Joost O, et al. Absence of linkage or association for osteoarthritis with the vitamin D receptor/type II collagen locus: the Framingham Osteoarthritis Study. *J Rheumatol* 2002;29:161–165.
18. Mustafa Z, Chapman K, Irven C, et al. Linkage analysis of candidate genes as susceptibility loci for osteoarthritis-suggestive linkage of COL9A1 to female hip osteoarthritis. *Rheumatology* (Oxford) 2000; 39:299–306.
19. Keen RW, Hart DJ, Lanchbury JS, et al. Association of early osteoarthritis of the knee with a Taq I polymorphism of the vitamin D receptor gene. *Arthritis Rheum* 1997;40:1444–1449.
20. Uitterlinden AG, Burger H, Huang Q, et al. Vitamin D receptor genotype is associated with radiographic osteoarthritis at the knee. *J Clin Invest* 1997;100:259–263.
21. Huang J, Ushiyama T, Inoue K, et al. Vitamin D receptor gene polymorphisms and osteoarthritis of the hand, hip, and knee: a case-control study in Japan. *Rheumatology* (Oxford) 2000;39:79–84.
22. Loughlin J, Sinsheimer JS, Mustafa Z, et al. Association analysis of the vitamin D receptor gene, the type I collagen gene COL1A1, and the estrogen receptor gene in idiopathic osteoarthritis. *J Rheumatol* 2000;27:779–784.
23. Meulenbelt I, Bijkerk C, Miedema HS, et al. A genetic association study of the IGF-1 gene and radiological osteoarthritis in a population-based cohort study (the Rotterdam Study). *Ann Rheum Dis* 1998;57: 371–374.
24. Horton WE Jr, Lethbridge-Cejku M, Hochberg MC, et al. An association between an aggrecan polymorphic allele and bilateral hand osteoarthritis in elderly white men: data from the Baltimore Longitudinal Study of Aging (BLSA). *Osteoarthritis Cartilage* 1998;6:245–251.
25. Moos V, Rudwaleit M, Herzog V, et al. Association of genotypes affecting the expression of interleukin-1beta or interleukin-1 receptor antagonist with osteoarthritis. *Arthritis Rheum* 2000;43:2417–2422.
26. Loughlin J, Dowling B, Mustafa Z, et al. Association of the interleukin-1 gene cluster on chromosome 2q13 with knee osteoarthritis. *Arthritis Rheum* 2002;46:1519–1527.
27. Schumacher HR Jr. Osteoarthritis and crystal deposition diseases. *Curr Opin Rheumatol* 1998;10:244–245.
28. Gibilisco PA, Schumacher HR Jr, Hollander JL, et al. Synovial fluid crystals in osteoarthritis. *Arthritis Rheum* 1985;28:511–515.
29. Nalbant S, Martinez JA, Kitumnuaypong T, et al. Synovial fluid features and their relations to osteoarthritis severity: new findings from sequential studies. *Osteoarthritis Cartilage* 2003;11:50–54.
30. Derfus BA, Kurian JB, Butler JJ, et al. The high prevalence of pathologic calcium crystals in pre-operative knees. *J Rheumatol* 2002;29: 570–574.
31. Ali SY, Rees JA, Scotchford CA. Microcrystal deposition in cartilage and in osteoarthritis. *Bone Miner* 1992;17:115–118.
32. Morgan MP, McCarthy GM. Signaling mechanisms involved in crystal-induced tissue damage. *Curr Opin Rheumatol* 2002;14:292–297.
33. Derfus B, Steinberg M, Mandel N, et al. Characterization of an additional articular cartilage vesicle fraction that generates calcium pyrophosphate dihydrate crystals in vitro. *J Rheumatol* 1995;22:1514–1519.
34. Derfus B, Kranendonk S, Camacho N, et al. Human osteoarthritic cartilage matrix vesicles generate both calcium pyrophosphate dihydrate and apatitie crystals in vitro. *Calcif Tissue Int* 1998;163:258–262.
35. Howell DS. Articular cartilage calcification and matrix vesicles. *Curr Rheumatol Rep* 2002;4:265–269.
36. Hashimoto S, Ochs RL, Rosen F, et al. Chondrocyte-derived apoptotic bodies and calcification of articular cartilage. *Proc Natl Acad Sci USA* 1998;95:3094–3099.
37. Blanco FJ, Guitian R, Vazquez-Martul E, et al. Osteoarthritis chondrocytes die by apoptosis. A possible pathway for osteoarthritis pathology. *Arthritis Rheum* 1998;41:284–289.
38. Pelletier JP, Jovanovic DV, Lascau-Coman V, et al. Selective inhibition of inducible nitric oxide synthase reduces progression of experimental osteoarthritis in vivo: possible link with the reduction in chondrocyte apoptosis and caspase 3 level. *Arthritis Rheum* 2000; 43:1290–1299.
39. Notoya K, Jovanovic DV, Reboul P, et al. The induction of cell death in human osteoarthritis chondrocytes by nitric oxide is related to the production of prostaglandin E2 via the induction of cyclooxygenase-2. *J Immunol* 2000;165:3402–3410.
40. Jovanovic DV, Mineau F, Notoya K, et al. Nitric oxide-induced cell death in human osteoarthritc synoviocytes is mediated by tyrosine kinase activation and hydrogen peroxide and/or superoxide formation. *J Rheumatol* 2002;29:2165–2175.
41. Cheung HS, Ryan LM. Phosphocitrate blocks nitric oxide-induced calcification of cartilage and chondrocyte-derived apoptotic bodies. *Osteoarthritis Cartilage* 1999;7:409–412.
42. Martel-Pelletier J, Di Battista JA, Lajeunesse D. Biochemical factors in joint articular tissue degradation in osteoarthritis. In: Reginster JY, Pelletier JP, Martel-Pelletier J, et al., eds. *Osteoarthritis: clinical and experimental aspects*. Berlin: Springer-Verlag, 1999:156–187.
43. Lindblad S, Hedfors E. Arthroscopic and immunohistologic characterization of knee joint synovitis in osteoarthritis. *Arthritis Rheum* 1987;30:1081–1088.
44. Revell PA, Mayston V, Lalor P, et al. The synovial membrane in osteoarthritis: a histological study including the characterisation of the cellular infiltrate present in inflammatory osteoarthritis using monoclonal antibodies. *Ann Rheum Dis* 1988;47:300–307.
45. Haraoui B, Pelletier JP, Cloutier JM, et al. Synovial membrane histology and immunopathology in rheumatoid arthritis and osteoarthritis. In vivo effects of anti-rheumatic drugs. *Arthritis Rheum* 1991;34:153–163.
46. Smith MD, Triantafillou S, Parker A, et al. Synovial membrane inflammation and cytokine production in patients with early osteoarthritis. *J Rheumatol* 1997;24:365–371.
47. Lohmander LS. The role of molecular markers to monitor breakdown and repair. In: Reginster JY, Pelletier JP, Martel-Pelletier J, et al., eds. *Osteoarthritis: clinical and experimental aspects*. Berlin: Springer-Verlag, 1999:296–311.
48. Verzijl N, DeGroot J, Thorpe SR, et al. Effect of collagen turnover on the accumulation of advanced glycation end products. *J Biol Chem* 2000;275:39027–39031.
49. DeGroot J, Verzijl N, Jacobs KM, et al. Accumulation of advanced glycation end products reduces chondrocyte-mediated extracellular matrix turnover in human articular cartilage. *Osteoarthritis Cartilage* 2001;9:720–726.
50. DeGroot J, Verzijl N, Bank RA, et al. Age-related decrease in proteoglycan synthesis of human articular chondrocytes: the role of nonenzymatic glycation. *Arthritis Rheum* 1999;42:1003–1009.
51. Verzijl N, DeGroot J, Bank RA, et al. Age-related accumulation of the advanced glycation endproduct pentosidine in human articular cartilage aggrecan: the use of pentosidine levels as a quantitative measure of protein turnover. *Matrix Biol* 2001;20:409–417.
52. Verzijl N, DeGroot J, Ben ZC, et al. Crosslinking by advanced glycation end products increases the stiffness of the collagen network in human articular cartilage: a possible mechanism through which age is a risk factor for osteoarthritis. *Arthritis Rheum* 2002;46:114–123.
53. Rizkalla G, Reiner A, Bogoch E, et al. Studies of the articular cartilage proteoglycan aggrecan in health and osteoarthritis. Evidence for molecular heterogeneity and extensive molecular changes in disease. *J Clin Invest* 1992;90:2268–2277.
54. Cs-Szabo G, Roughley PJ, Plaas AH, et al. Large and small proteoglycans of osteoarthritic and rheumatoid articular cartilage. *Arthritis Rheum* 1995;38:660–668.
55. Malemud CJ, Papay RS, Hering TM, et al. Phenotypic modulation of newly synthesized proteoglycans in human cartilage and chondrocytes. *Osteoarthritis Cartilage* 1995;3:227–238.
56. Cs-Szabo G, Melching LI, Roughley PJ, et al. Changes in messenger RNA and protein levels of proteoglycans and link protein in human osteoarthritic cartilage samples. *Arthritis Rheum* 1997;40:1037–1045.
57. Campbell IK, Roughley PJ, Mort JS. The action of human articular-

cartilage metalloproteinase on proteoglycan and link protein. Similarities between products of degradation in situ and in vitro. *Biochem J* 1986;237:117–122.
58. Martel-Pelletier J, Pelletier JP, Malemud CJ. Activation of neutral metalloprotease in human osteoarthritic knee cartilage: evidence for degradation in the core protein of sulphated proteoglycan. *Ann Rheum Dis* 1988;47:801–808.
59. Sandy JD, Neame PJ, Boynton RE, et al. Catabolism of aggrecan in cartilage explants. Identification of a major cleavage site within the interglobular domain. *J Biol Chem* 1991;266:8683–8685.
60. Lark MW, Bayne EK, Flanagan J, et al. Aggrecan degradation in human cartilage. Evidence for both matrix metalloproteinase and aggrecanase activity in normal, osteoarthritic, and rheumatoid joints. *J Clin Invest* 1997;100:93–106.
61. Arner EC, Pratta MA, Trzaskos JM, et al. Generation and characterization of aggrecanase. A soluble, cartilage-derived aggrecan-degrading activity. *J Biol Chem* 1999;274:6594–6601.
62. Sandy JD, Flannery CR, Neame PJ, et al. The structure of aggrecan fragments in human synovial fluid. Evidence for the involvement in osteoarthritis of a novel proteinase which cleaves the Glu 373–Ala 374 bond of the interglobular domain. *J Clin Invest* 1992;89:1512–1516.
63. Lohmander LS, Neame PJ, Sandy JD. The structure of aggrecan fragments in human synovial fluid: evidence that aggrecanase mediates cartilage degradation in inflammatory joint disease, joint injury, and osteoarthritis. *Arthritis Rheum* 1993;36:1214–1222.
63a. Schiff MH, di Vittorio G, Tesser J, et al. The safety of anakinra in high-risk patients with active rheumatoid arthritis. *Arthritis Rheum* 2004;50:1752–1760.
64. Martel-Pelletier J, Tardif G, Fernandes JC, et al. Metalloproteases and their modulation as treatment in osteoarthritis. In: Tsokos GC, ed. *Molecular rheumatology*. Totowa, NJ: Humana, 2000:499–514.
65. Martel-Pelletier J, McCollum R, Fujimoto N, et al. Excess of metalloproteases over tissue inhibitor of metalloprotease may contribute to cartilage degradation in osteoarthritis and rheumatoid arthritis. *Lab Invest* 1994;70:807–815.
66. Reboul P, Pelletier JP, Tardif G, et al. The new collagenase, collagenase-3, is expressed and synthesized by human chondrocytes but not by synoviocytes: a role in osteoarthritis. *J Clin Invest* 1996;97:2011–2019.
67. Mitchell PG, Magna HA, Reeves LM, et al. Cloning, expression, and type II collagenolytic activity of matrix metalloproteinase-13 from human osteoarthritic cartilage. *J Clin Invest* 1996;97:761–768.
68. Cole AA, Chubinskaya S, Schumacher BL, et al. Chondrocyte matrix metalloproteinase-8. Human articular chondrocytes express neutrophil collagenase. *J Biol Chem* 1996;271:11023–11026.
69. Shlopov BV, Lie WR, Mainardi CL, et al. Osteoarthritic lesions: involvement of three different collagenases. *Arthritis Rheum* 1997;40: 2065–2074.
70. Moldovan F, Pelletier JP, Hambor J, et al. Collagenase-3 (matrix metalloprotease 13) is preferentially localized in the deep layer of human arthritic cartilage in situ: in vitro mimicking effect by transforming growth factor beta. *Arthritis Rheum* 1997;40:1653–1661.
71. Fernandes JC, Martel-Pelletier J, Lascau-Coman V, et al. Collagenase-1 and collagenase-3 synthesis in early experimental osteoarthritic canine cartilage. An immunohistochemical study. *J Rheumatol* 1998;25: 1585–1594.
72. Tardif G, Pelletier JP, Dupuis M, et al. Collagenase 3 production by human osteoarthritic chondrocytes in response to growth factors and cytokines is a function of the physiological state of the cells. *Arthritis Rheum* 1999;42:1147–1158.
73. Benderdour M, Tardif G, Pelletier J, et al. Interleukin-17 (IL-17) induces collagenase-3 production in human osteoarthritic chondrocytes via an AP-1 dependent activation: differential activation of AP-1 members by IL-17 and IL-1β. *J Rheumatol* 2002;29:1262–1272.
74. Benderdour M, Tardif G, Pelletier J-P, et al. A novel negative regulatory element in the human collagenase-3 proximal promoter region. *Biochem Biophys Res Commun* 2002;291:1151–1159.
75. Cawston T, Billington C, Cleaver C, et al. The regulation of MMPs and TIMPs in cartilage turnover. *Ann N Y Acad Sci* 1999;878:120–129.
76. Aigner T, Zien A, Gehrsitz A, et al. Anabolic and catabolic gene expression pattern analysis in normal versus osteoarthritic cartilage using complementary DNA-array technology. *Arthritis Rheum* 2001; 44:2777–2789.
77. Firestein GS, Paine M, Littman BH. Gene expression (collagenase, tissue inhibitor of metalloproteinases, complement, and HLA-DR) in rheumatoid arthritis and osteoarthritis synovium: quantitative analysis and effect of intra-articular corticosteroids. *Arthritis Rheum* 1991;34: 1094–1105.
78. McCachren SS. Expression of metalloproteinases and metalloproteinase inhibitor in human arthritic synovium. *Arthritis Rheum* 1991; 34:1085–1093.
79. Zafarullah M, Pelletier JP, Cloutier JM, et al. Elevated metalloproteinase and tissue inhibitor of metalloproteinase mRNA in human osteoarthritic synovia. *J Rheumatol* 1993;20:693–697.
80. Okada Y, Konomi H, Yada T, et al. Degradation of type IX collagen by matrix metalloproteinase 3 (stromelysin) from human rheumatoid synovial cells. *FEBS Lett* 1989;244:473–476.
81. Murphy G, Cockett MI, Stephens PE, et al. Stromelysin is an activator of procollagenase. A study with natural and recombinant enzymes. *Biochem J* 1987;248:265–268.
82. Murphy G, Crabbe T. Gelatinases A and B. *Methods Enzymol* 1995; 248:470–484.
83. Mohtai M, Smith RL, Schurman DJ, et al. Expression of 92-kD type IV collagenase/gelatinase (gelatinase B) in osteoarthritic cartilage and its induction in normal human articular cartilage by interleukin-1. *J Clin Invest* 1993;92:179–185.
84. Massova I, Kotra LP, Fridman R, et al. Matrix metalloproteinases: structures, evolution, and diversification. *FASEB J* 1998;12:1075–1095.
85. Pei D. Identification and characterization of the fifth membrane-type matrix metalloproteinase MT5-MMP. *J Biol Chem* 1999;274:8925–8932.
86. Velasco G, Cal S, Merlos-Suarez A, et al. Human MT6-matrix metalloproteinase: identification, progelatinase A activation, and expression in brain tumors. *Cancer Res* 2000;60:877–882.
87. Ohuchi E, Imai K, Fujii Y, et al. Membrane type 1 matrix metalloproteinase digests interstitial collagens and other extracellular matrix macromolecules. *J Biol Chem* 1997;272:2446–2451.
88. Pap T, Shigeyama Y, Kuchen S, et al. Differential expression pattern of membrane-type matrix metalloproteinases in rheumatoid arthritis. *Arthritis Rheum* 2000;43:1226–1232.
89. Sandy JD, Verscharen C. Analysis of aggrecan in human knee cartilage and synovial fluid indicates that aggrecanase (ADAMTS) activity is responsible for the catabolic turnover and loss of whole aggrecan whereas other proteases active for C-terminal processing in vivo. *Biochem J* 2001;358:615–626.
90. Wolfsberg TG, Straight PD, Gerena RL, et al. ADAM, a widely distributed and developmentally regulated gene family encoding membrane proteins with a disintegrin and metalloprotease domain. *Dev Biol* 1995;169:378–383.
91. Blobel CP. Metalloprotease-disintegrins: links to cell adhesion and cleavage of TNF alpha and Notch. *Cell* 1997;90:589–592.
92. Abbaszade I, Liu RQ, Yang F, et al. Cloning and characterization of ADAMTS11, an aggrecanase from the ADAMTS family. *J Biol Chem* 1999;274:23443–23450.
93. Tortorella M, Pratta M, Liu RQ, et al. The thrombospondin motif of aggrecanase-1 (ADAMTS-4) is critical for aggrecan substrate recognition and cleavage. *J Biol Chem* 2000;275:25791–25797.
94. Tortorella MD, Pratta M, Liu RQ, et al. Sites of aggrecan cleavage by recombinant human aggrecanase-1 (ADAMTS- 4). *J Biol Chem* 2000;275:18566–18573.
95. Bau B, Gebhard PM, Haag J, et al. Relative messenger RNA expression profiling of collagenases and aggrecanases in human articular chondrocytes in vivo and in vitro. *Arthritis Rheum* 2002;46:2648–2657.
96. Kuno K, Okada Y, Kawashima H, et al. ADAMTS-1 cleaves a cartilage proteoglycan, aggrecan. *FEBS Lett* 2000;478:241–245.
97. Benbow U, Brinckerhoff CE. The AP-1 site and MMP gene regulation: what is all the fuss about? *Matrix Biol* 1997;15:519–526.
98. Gomez DE, Alonso DF, Yoshiji H, et al. Tissue inhibitors of metalloproteinases: structure, regulation and biological functions. *Eur J Cell Biol* 1997;74:111–122.
99. Hembry RM, Bagga MR, Reynolds JJ, et al. Immunolocalisation studies on six matrix metalloproteinases and their inhibitors, TIMP-1 and TIMP-2, in synovia from patients with osteo- and rheumatoid arthritis. *Ann Rheum Dis* 1995;54:25–32.
100. Zafarullah M, Su S, Martel-Pelletier J, et al. Tissue inhibitor of metalloproteinase-2 (TIMP-2) mRNA is constitutively expressed in bovine, human normal, and osteoarthritic articular chondrocytes.

J Cell Biochem 1996;60:211–217.
101. Su S, Dehnade F, Zafarullah M. Regulation of tissue inhibitor of metalloproteinases-3 gene expression by transforming growth factor-beta and dexamethasone in bovine and human articular chondrocytes. *DNA Cell Biol* 1996;15:1039–1048.
102. Su S, Grover J, Roughley PJ, et al. Expression of the tissue inhibitor of metalloproteinases (TIMPs) gene family in normal and osteoarthritic joints. *Rheumatol Int* 1999;18:183–191.
103. Huang W, Li WQ, Dehnade F, et al. Tissue inhibitor of metalloproteinases-4 (TIMP-4) gene expression is increased in human osteoarthritic femoral head cartilage. *J Cell Biochem* 2002;85:295–303.
104. Apte SS, Mattei M-G, Olsen BR. Cloning of the cDNA encoding human tissue inhibitor of metalloproteinases-3 (TIMP-3) and mapping of the TIMP3 gene to chromosome 22. *Genomics* 1994;19:86–90.
105. Dean DD, Martel-Pelletier J, Pelletier JP, et al. Evidence for metalloproteinase and metalloproteinase inhibitor imbalance in human osteoarthritic cartilage. *J Clin Invest* 1989;84:678–685.
106. Hashimoto G, Aoki T, Nakamura H, et al. Inhibition of ADAMTS4 (aggrecanase-1) by tissue inhibitors of metalloproteinases (TIMP-1, 2, 3 and 4). *FEBS Lett* 2001;494:192–195.
107. Nagase H, Enghild JJ, Suzuki K, et al. Stepwise activation mechanisms of the precursor of matrix metalloproteinase 3 (stromelysin) by proteinases and (4-aminophenyl) mercuric acetate. *Biochemistry* 1990;29:5783–5789.
107a. Jakobsson PJ, Thoren S, Morgenstern R, et al. Identification of human prostaglandin E synthase: a microsomal, glutathione-dependent, inducible enzyme, constituting a potential novel drug target. *Proc Natl Acad Sci USA* 1999;96:7220–7225.
107b. Murakami M, Naraba H, Tanioka T, et al. Regulation of prostaglandin E2 biosynthesis by inducible membrane-associated prostaglandin E2 synthase that acts in concert with cyclooxygenase-2. *J Biol Chem* 2000;275:32783–32792.
107c. Tanioka T, Nakatani Y, Semmyo N, et al. Molecular identification of cytosolic prostaglandin E2 synthase that is functionally coupled with cyclooxygenase-1 in immediate prostaglandin E2 biosynthesis. *J Biol Chem* 2000;275:32775–32782.
107d. Murakami M, Nakashima K, Kamei D, et al. Cellular prostaglandin E2 production by membrane-bound prostaglandin E synthase-2 via both cyclooxygenases-1 and -2. *J Biol Chem* 2003;278:37937–37947.
108. Knauper V, Will H, Lopez-Otin C, et al. Cellular mechanisms for human procollagenase-3 (MMP-13) activation. Evidence that MT1-MMP (MMP-14) and gelatinase a (MMP-2) are able to generate active enzyme. *J Biol Chem* 1996;271:17124–17131.
109. Pei D, Weiss SJ. Furin-dependent intracellular activation of the human stromelysin-3 zymogen. *Nature* 1995;375:244–247.
110. Martel-Pelletier J, Faure MP, McCollum R, et al. Plasmin, plasminogen activators and inhibitor in human osteoarthritic cartilage. *J Rheumatol* 1991;18:1863–1871.
111. Mochan E, Keler T. Plasmin degradation of cartilage proteoglycan. *Biochim Biophys Acta* 1984;800:312–315.
112. Killackey JJ, Roughley PJ, Mort JS. Proteinase inhibitors of human articular cartilage. *Coll Relat Res* 1983;3:419–430.
113. Andrews JL, Ghosh P. Low molecular weight serine proteinase inhibitors of human articular cartilage. Isolation, characterization, and biosynthesis. *Arthritis Rheum* 1990;33:1384–1393.
114. Hou WS, Li W, Keyszer G, et al. Comparison of cathepsins K and S expression within the rheumatoid and osteoarthritic synovium. *Arthritis Rheum* 2002;46:663–674.
115. Konttinen YT, Mandelin J, Li TF, Salo J, Lassus J, Liljestrom M et al. Acidic cysteine endoproteinase cathepsin K in the degeneration of the superficial articular hyaline cartilage in osteoarthritis. *Arthritis Rheum* 2002;46:953–960.
116. Turk V, Turk B, Turk D. Lysosomal cysteine proteases: facts and opportunities. *EMBO J* 2001;20:4629–4633.
117. Eeckhout Y, Vaes G. Further studies on the activation of procollagenase, the latent precursor of bone collagenase. Effects of lysosomal cathepsin B, plasmin and kallikrein, and spontaneous activation. *Biochem J* 1977;166:21–31.
118. Mort JS, Recklies AD, Poole AR. Extracellular presence of the lysosomal proteinase cathepsin B in rheumatoid synovium and its activity at neutral pH. *Arthritis Rheum* 1984;27:509–515.
119. Zwicky R, Baici A. Cytoskeletal architecture and cathepsin B trafficking in human articular chondrocytes. *Histochem Cell Biol* 2000; 114:363–372.
120. Kafienah W, Bromme D, Buttle DJ, et al. Human cathepsin K cleaves native type I and II collagens at the N- terminal end of the triple helix. *Biochem J* 1998;331 (Pt 3):727–732.
121. Hou WS, Li Z, Gordon RE, Chan K, et al. Cathepsin K is a critical protease in synovial fibroblast-mediated collagen degradation. *Am J Pathol* 2001;159:2167–2177.
122. Lang A, Horler D, Baici A. The relative importance of cysteine peptidases in osteoarthritis. *J Rheumatol* 2000;27:1970–1979.
123. Dodds RA, Connor JR, Drake FH, et al. Expression of cathepsin K messenger RNA in giant cells and their precursors in human osteoarthritic synovial tissues. *Arthritis Rheum* 1999;42:1588–1593.
124. Martel-Pelletier J, Cloutier JM, Pelletier JP. Cathepsin B and cysteine protease inhibitors in human OA: effect of intra-articular steroid injections. *J Orthop Res* 1990;8:336–344.
125. Legris F, Martel-Pelletier J, Pelletier JP, et al. An ultrasensitive chemiluminoenzyme immunoassay for the quantification of human tissue kininogens: application to synovial membrane and cartilage. *J Immunol Methods* 1994;168:111–121.
126. Werb Z, Alexander CM. Proteinases and matrix degradation. In: Kelley WN, Harris ED Jr, Ruddy S, et al., eds. *Textbook of rheumatology*. Philadelphia: WB Saunders, 1992:248–268.
127. Berardi S, Lang A, Kostoulas G, et al. Alternative messenger RNA splicing and enzyme forms of cathepsin B in human osteoarthritic cartilage and cultured chondrocytes. *Arthritis Rheum* 2001;44:1819–1831.
128. Woessner JFJ, Howell DS. Hydrolytic enzymes in cartilage. In: Maroudas A, Holborow EJ, eds. *Studies in joint disease,* Vol. 2. Tunbridge Wells: Pitman Medical, 1981:4–152.
129. Gouze JN, Bordji K, Gulberti S, et al. Interleukin-1beta down-regulates the expression of glucuronosyltransferase I, a key enzyme priming glycosaminoglycan biosynthesis: influence of glucosamine on interleukin-1beta-mediated effects in rat chondrocytes. *Arthritis Rheum* 2001;44:351–360.
130. Pelletier JP, Faure MP, Di Battista JA, et al. Coordinate synthesis of stromelysin, interleukin-1, and oncogene proteins in experimental osteoarthritis. An immunohistochemical study. *Am J Pathol* 1993; 142:95–105.
131. Farahat MN, Yanni G, Poston R, et al. Cytokine expression in synovial membranes of patients with rheumatoid arthritis and osteoarthritis. *Ann Rheum Dis* 1993;52:870–875.
132. van de Loo FA, Joosten LA, van Lent PL, et al. Role of interleukin-1, tumor necrosis factor alpha, and interleukin-6 in cartilage proteoglycan metabolism and destruction. Effect of in situ blocking in murine antigen- and zymosan-induced arthritis. *Arthritis Rheum* 1995;38: 164–172.
133. Caron JP, Fernandes JC, Martel-Pelletier J, et al. Chondroprotective effect of intraarticular injections of interleukin-1 receptor antagonist in experimental osteoarthritis: suppression of collagenase-1 expression. *Arthritis Rheum* 1996;39:1535–1544.
134. van den Berg WB. Uncoupling of inflammatory and destructive mechanisms in arthritis. *Semin Arthritis Rheum* 2001;30:7–16.
135. Wood DD, Ihrie EJ, Dinarello CA, et al. Isolation of an interleukin 1 like factor from human joint effusions. *Arthritis Rheum* 1983;26: 975–983.
136. Pelletier JP, Martel-Pelletier J. Evidence for the involvement of interleukin 1 in human osteoarthritic cartilage degradation: protective effect of NSAID. *J Rheumatol* 1989;16:19–27.
137. Chikanza IC, Roux-Lombard P, Dayer JM, et al. Tumour necrosis factor soluble receptors behave as acute phase reactants following surgery in patients with rheumatoid arthritis, chronic osteomyelitis and osteoarthritis. *Clin Exp Immunol* 1993;92:19–22.
138. Krane SM, Dayer JM, Simon LS, et al. Mononuclear cell-conditioned medium containing mononuclear cell factor (MCF), homologous with interleukin 1, stimulates collagen and fibronectin synthesis by adherent rheumatoid synovial cells: effects of prostaglandin E2 and indomethacin. *Coll Relat Res* 1985;5:99–117.
139. Postlethwaite AE, Raghow R, Stricklin GP, et al. Modulation of fibroblast functions by interleukin 1: increased steady-state accumulation of type I procollagen messenger RNAs and stimulation of other functions but not chemotaxis by human recombinant interleukin 1 alpha and beta. *J Cell Biol* 1988;106:311–318.
140. Ollivierre F, Gubler U, Towle CA, et al. Expression of IL-1 genes in human and bovine chondrocytes: a mechanism for autocrine control of cartilage matrix degradation. *Biochem Biophys Res Commun*

trol of cartilage matrix degradation. *Biochem Biophys Res Commun* 1986;141:904–911.
141. Saha N, Moldovan F, Tardif G, et al. Interleukin-1beta-converting enzyme/caspase-1 in human osteoarthritic tissues: localization and role in the maturation of IL-1beta and IL-18. *Arthritis Rheum* 1999; 42:1577–1587.
142. Goldring MB, Birkhead J, Sandell LJ, et al. Interleukin 1 suppresses expression of cartilage-specific types II and IX collagens and increases types I and III collagens in human chondrocytes. *J Clin Invest* 1988;82:2026–2037.
143. Clark IM, Powell LK, Ramsey S, et al. The measurement of collagenase, tissue inhibitor of metalloproteinases (TIMP), and collagenase-TIMP complex in synovial fluids from patients with osteoarthritis and rheumatoid arthritis. *Arthritis Rheum* 1993;36:372–379.
144. Martel-Pelletier J, Zafarullah M, Kodama S, et al. In vitro effects of interleukin 1 on the synthesis of metalloproteases, TIMP, plasminogen activators and inhibitors in human articular cartilage. *J Rheumatol* 1991;18:80–84.
145. Bunning RA, Richardson HJ, Crawford A, et al. The effect of interleukin-1 on connective tissue metabolism and its relevance to arthritis. *Agents Actions Suppl* 1986;18:131–152.
146. Kronheim SR, Mumma A, Greenstreet T, et al. Purification of interleukin-1 beta converting enzyme, the protease that cleaves the interleukin-1 beta precursor. *Arch Biochem Biophys* 1992;296:698–703.
147. Ku G, Faust T, Lauffer LL, et al. Interleukin-1beta converting enzyme inhibition blocks progression of the type II collagen-induced arthritis in mice. *Cytokine* 1996;8:377–386.
148. Annand RR, Dahlen JR, Sprecher CA, et al. Caspase-1 (interleukin-1beta-converting enzyme) is inhibited by the human serpin analogue proteinase inhibitor 9. *Biochem J* 1999;342(Pt 3):655–665.
149. Young JL, Sukhova GK, Foster D, et al. The serpin proteinase inhibitor 9 is an endogenous inhibitor of interleukin 1beta-converting enzyme (caspase-1) activity in human vascular smooth muscle cells. *J Exp Med* 2000;191:1535–1544.
150. Boileau C, Martel-Pelletier J, Moldovan F, et al. The in situ up-regulation of chondrocyte interleukin-1-converting enzyme and interleukin-18 levels in experimental osteoarthritis is mediated by nitric oxide. *Arthritis Rheum* 2002;46:2637–2647.
151. Humke EW, Shriver SK, Starovasnik MA, et al. ICEBERG: a novel inhibitor of interleukin-1beta generation. *Cell* 2000;103:99–111.
152. Arend WP. Interleukin-1 receptor antagonist. [Review]. *Adv Immunol* 1993;54:167–227.
153. Colotta F, Dower SK, Sims JE, et al. The type II "decoy" receptor: a novel regulatory pathway for interleukin 1. *Immunol Today* 1994;15: 562–566.
154. Martel-Pelletier J, McCollum R, Di Battista JA, et al. The interleukin-1 receptor in normal and osteoarthritic human articular chondrocytes. Identification as the type I receptor and analysis of binding kinetics and biologic function. *Arthritis Rheum* 1992;35:530–540.
155. Sadouk M, Pelletier JP, Tardif G, et al. Human synovial fibroblasts coexpress interleukin-1 receptor type I and type II mRNA: the increased level of the interleukin-1 receptor in osteoarthritic cells is related to an increased level of the type I receptor. *Lab Invest* 1995; 73:347–355.
156. Granowitz EV, Porat R, Mier JW, et al. Pharmacokinetics, safety and immunomodulatory effects of human recombinant interleukin-1 receptor antagonist in healthy humans. *Cytokine* 1992;4:353–360.
157. Pelletier JP, McCollum R, Cloutier JM, et al. Synthesis of metalloproteases and interleukin 6 (IL-6) in human osteoarthritic synovial membrane is an IL-1 mediated process. *J Rheumatol* 1995;22:109–114.
158. Pelletier JP, Caron JP, Evans CH, et al. In vivo suppression of early experimental osteoarthritis by IL-Ra using gene therapy. *Arthritis Rheum* 1997;40:1012–1019.
159. Fernandes JC, Tardif G, Martel-Pelletier J, et al. In vivo transfer of interleukin-1 receptor antagonist gene in osteoarthritic rabbit knee joints: prevention of osteoarthritis progression. *Am J Pathol* 1999; 154:1159–1169.
160. Campion GV, Lebsack ME, Lookabaugh J, et al. Dose-range and dose-frequency study of recombinant human interleukin-1 receptor antagonist in patients with rheumatoid arthritis. *Arthritis Rheum* 1996;39:1092–1101.
161. Bresnihan B, Alvaro-Gracia JM, Cobby M, et al. Treatment of rheumatoid arthritis with recombinant human interleukin-1 receptor antagonist. *Arthritis Rheum* 1998;41:2196–2204.
162. Jiang Y, Genant HK, Watt I, et al. A multicenter, double-blind, dose-ranging, randomized, placebo-controlled study of recombinant human interleukin-1 receptor antagonist in patients with rheumatoid arthritis: radiologic progression and correlation of Genant and Larsen scores. *Arthritis Rheum* 2000;43:1001–1009.
163. Cohen S, Hurd E, Cush J, et al. Treatment of rheumatoid arthritis with anakinra, a recombinant human interleukin-1 receptor antagonist, in combination with methotrexate: results of a twenty-four-week, multicenter, randomized, double-blind, placebo-controlled trial. *Arthritis Rheum* 2002;46:614–624.
164. Svenson M, Hansen MB, Heegaard P, et al. Specific binding of interleukin-1 (IL-1)-beta and IL-1 receptor antagonist (IL-1ra) to human serum. High-affinity binding of IL-1ra to soluble IL-1 receptor type I. *Cytokine* 1993;5:427–435.
165. Dinarello CAs Biologic basis for interleukin-1 in disease. *Blood* 1996;87:2095–2147.
166. Black RA, Rauch CT, Kozlosky CJ, et al. A metalloproteinase disintegrin that releases tumour-necrosis factor-alpha from cells. *Nature* 1997;385:729–733.
167. Patel IR, Attur MG, Patel RN, et al. TNF-alpha convertase enzyme from human arthritis-affected cartilage: isolation of cDNA by differential display, expression of the active enzyme, and regulation of TNF-alpha. *J Immunol* 1998;160:4570–4579.
168. Westacott CI, Atkins RM, Dieppe PA, et al. Tumour necrosis factor-alpha receptor expression on chondrocytes isolated from human articular cartilage. *J Rheumatol* 1994;21:1710–1715.
169. Alaaeddine N, Di Battista JA, Pelletier JP, et al. Osteoarthritic synovial fibroblasts possess an increased level of tumor necrosis factor-receptor 55 (TNF-R55) that mediates biological activation by TNF-alpha. *J Rheumatol* 1997;24:1985–1994.
170. Hohmann HP, Brockhaus M, Baeuerle PA, et al. Expression of the types A and B tumor necrosis factor (TNF) receptors is independently regulated, and both receptors mediate activation of the transcription factor NF-kappa B. TNF alpha is not needed for induction of a biological effect via TNF receptors. *J Biol Chem* 1990;265: 22409–22417.
171. Naume B, Shalaby R, Lesslauer W, et al. Involvement of the 55- and 75-kDa tumor necrosis factor receptors in the generation of lymphokine-activated killer cell activity and proliferation of natural killer cells. *J Immunol* 1991;146:3045–3048.
172. Tartaglia LA, Pennica D, Goeddel DV. Ligand passing: the 75-kDa tumor necrosis factor (TNF) receptor recruits TNF for signaling by the 55-kDa TNF receptor. *J Biol Chem* 1993;268:18542–18548.
173. Guerne PA, Zuraw BL, Vaughan JH, et al. Synovium as a source as interleukin-6 in vitro: contribution to local and systemic manifestations of arthritis. *J Clin Invest* 1989;83:585–592.
174. Lotz M, Guerne PA. Interleukin-6 induces the synthesis of tissue inhibitor of metalloproteinases-1/erythroid potentiating activity. *J Biol Chem* 1991;266:2017–2020.
175. Rowan AD, Koshy PJ, Shingleton WD, et al. Synergistic effects of glycoprotein 130 binding cytokines in combination with interleukin-1 on cartilage collagen breakdown. *Arthritis Rheum* 2001;44:1620–1632.
176. Irwin CR, Myrillas TT, Traynor P, et al. The role of soluble interleukin (IL)-6 receptor in mediating the effects of IL-6 on matrix metalloproteinase-1 and tissue inhibitor of metalloproteinase-1 expression by gingival fibroblasts. *J Periodontol* 2002;73:741–747.
177. Lotz M, Moats T, Villiger PM. Leukemia inhibitory factor is expressed in cartilage and synovium and can contribute to the pathogenesis of arthritis. *J Clin Invest* 1992;90:888–896.
178. Hamilton JA, Waring PM, Filonzi EL. Induction of leukemia inhibitory factor in human synovial fibroblasts by IL-1 and tumor necrosis factor-alpha. *J Immunol* 1993;150:1496–1502.
179. Campbell IK, Waring P, Novak U, et al. Production of leukemia inhibitory factor by human articular chondrocytes and cartilage in response to interleukin-1 and tumor necrosis factor alpha. *Arthritis Rheum* 1993;36:790–794.
180. Ishii H, Tanaka H, Katoh K, et al. Characterization of infiltrating T cells and Th1/Th2-type cytokines in the synovium of patients with osteoarthritis. *Osteoarthritis Cartilage* 2002;10:277–281.
181. Jovanovic D, Di Battista JA, Martel-Pelletier J, et al. Interleukin-17 (IL-17) stimulates the production and expression of proinflammatory cytokines, IL-beta and TNF-alpha, by human macrophages. *J Immunol* 1998;160:3513–3521.

182. Attur MG, Patel RN, Abramson SB, et al. Interleukin-17 up-regulation of nitric oxide production in human osteoarthritis cartilage. *Arthritis Rheum* 1997;40:1050–1053.
183. Shalom-Barak T, Quach J, Lotz M. Interleukin-17-induced gene expression in articular chondrocytes is associated with activation of mitogen-activated protein kinases and NF-kappaB. *J Biol Chem* 1998; 273:27467–27473.
184. Martel-Pelletier J, Mineau F, Jovanovic D, et al. Mitogen-activated protein kinase and nuclear factor kappaB together regulate interleukin-17-induced nitric oxide production in human osteoarthritic chondrocytes: possible role of transactivating factor mitogen-activated protein kinase-activated protein kinase (MAPKAPK). *Arthritis Rheum* 1999; 42:2399–2409.
185. Olee T, Hashimoto S, Quach J, et al. IL-18 is produced by articular chondrocytes and induces proinflammatory and catabolic responses. *J Immunol* 1999;162:1096–1100.
186. Novick D, Kim SH, Fantuzzi G, et al. Interleukin-18 binding protein: a novel modulator of the Th1 cytokine response. *Immunity* 1999;10: 127–136.
187. Dinarello CA. Novel targets for interleukin 18 binding protein. *Ann Rheum Dis* 2001;60[Suppl 3]:18–24.
188. Banda NK, Vondracek A, Kraus D, et al. Mechanisms of inhibition of collagen-induced arthritis by murine IL-18 binding protein. *J Immunol* 2003;170:2100–2105.
189. Yuan GH, Masuko-Hongo K, Sakata M, et al. The role of C-C chemokines and their receptors in osteoarthritis. *Arthritis Rheum* 2001;44:1056–1070.
190. Alaaeddine N, Olee T, Hashimoto S, et al. Production of the chemokine RANTES by articular chondrocytes and role in cartilage degradation. *Arthritis Rheum* 2001;44:1633–1643.
191. Kanbe K, Takagishi K, Chen Q. Stimulation of matrix metalloprotease 3 release from human chondrocytes by the interaction of stromal cell-derived factor 1 and CXC chemokine receptor 4. *Arthritis Rheum* 2002;46:130–137.
192. de Waal Malefyt R, Figdor CG, Huijbens R, et al. Effects of IL-13 on phenotype, cytokine production, and cytotoxic function of human monocytes. Comparison with IL-4 and modulation by IFN-gamma or IL-10. *J Immunol* 1993;151:6370–6381.
193. Jenkins JK, Malyak M, Arend WP. The effects of interleukin-10 on interleukin-1 receptor antagonist and interleukin-1beta production in human monocytes and neutrophils. *Lymphokine Cytokine Res* 1994; 13:47–54.
194. Jovanovic D, Pelletier JP, Alaaeddine N, et al. Effect of IL-13 on cytokines, cytokine receptors and inhibitors on human osteoarthritic synovium and synovial fibroblasts. *Osteoarthritis Cart* 1998;6:40–49.
195. Alaaeddine N, Di Battista JA, Pelletier JP, et al. Inhibition of tumor necrosis factor alpha-induced prostaglandin E2 production by the antiinflammatory cytokines interleukin-4, interleukin-10, and interleukin-13 in osteoarthritic synovial fibroblasts: distinct targeting in the signaling pathways. *Arthritis Rheum* 1999;42:710–718.
196. Rediske J, Koehne CF, Zhang B, et al. The inducible production of nitric oxide by articular cell types. *Osteoarthritis Cartilage* 1994;2: 199–206.
197. Pelletier JP, Mineau F, Ranger P, et al. The increased synthesis of inducible nitric oxide inhibits IL-1Ra synthesis by human articular chondrocytes: possible role in osteoarthritic cartilage degradation. *Osteoarthritis Cartilage* 1996;4:77–84.
198. Farrell AJ, Blake DR, Palmer RM, et al. Increased concentrations of nitrite in synovial fluid and serum samples suggest increased nitric oxide synthesis in rheumatic diseases. *Ann Rheum Dis* 1992;51: 1219–1222.
199. Stadler J, Stefanovic-Racic M, Billiar TR, et al. Articular chondrocytes synthesize nitric oxide in response to cytokines and lipopolysaccharide. *J Immunol* 1991;147:3915–3920.
200. Palmer RM, Hickery MS, Charles IG, et al. Induction of nitric oxide synthase in human chondrocytes. *Biochem Biophys Res Commun* 1993;193:398–405.
201. Taskiran D, Stefanovic-Racic M, Georgescu HI, et al. Nitric oxide mediates suppression of cartilage proteoglycan synthesis by interleukin-1. *Biochem Biophys Res Commun* 1994;200:142–148.
202. Hauselmann HJ, Oppliger L, Michel BA, et al. Nitric oxide and proteoglycan biosynthesis by human articular chondrocytes in alginate culture. *FEBS Lett* 1994;352:361–364.
203. Murrell GAC, Jang D, Williams RJ. Nitric oxide activates metalloprotease enzymes in articular cartilage. *Biochem Biophys Res Commun* 1995;206:15–21.
204. Evans CH, Watkins SC, Stefanovic-Racic M. Nitric oxide and cartilage metabolism. *Methods Enzymol* 1996;269:75–88.
205. Stefanovic-Racic M, Meyers K, Meschter C, et al. N-monomethyl arginine, an inhibitor of nitric oxide synthase, suppresses the development of adjuvant arthritis in rats. *Arthritis Rheum* 1994;37:1062–1069.
206. Connor JA, Manning PT, Settle SL, et al. Suppression of adjuvant-induced arthritis by selective inhibition of inducible nitric oxide synthase. *Eur J Pharmacol* 1995;273:15–24.
207. Pelletier JP, Lascau-Coman V, Jovanovic D, et al. Selective inhibition of inducible nitric oxide synthase in experimental osteoarthritis is associated with reduction in tissue levels of catabolic factors. *J Rheumatol* 1999;26:2002–2014.
208. Goldring MB, Suen L-F, Yamin R, et al. Regulation of collagen gene expression by prostaglandins and interleukin-1ß in cultured chondrocytes and fibroblasts. *Am J Ther* 1996;3:301–308.
209. Berenbaum F, Jacques C, Thomas G, et al. Synergistic effect of interleukin-1 beta and tumor necrosis factor alpha on PGE2 production by articular chondrocytes does not involve PLA2 stimulation. *Exp Cell Res* 1996;222:379–384.
210. Tetsuka T, Daphna-Iken D, Miller BW, et al. Nitric oxide amplifies interleukin 1-induced cyclooxygenase-2 expression in rat mesangial cells. *J Clin Invest* 1996;97:2051–2056.
211. Landino LM, Crews BC, Timmons MD, et al. Peroxynitrite, the coupling product of nitric oxide and superoxide, activates prostaglandin biosynthesis. *Proc Natl Acad Sci U S A* 1996;93:15069–15074.
212. Amat M, Diaz C, Vila L. Leukotriene A4 hydrolase and leukotriene C4 synthase activities in human chondrocytes: transcellular biosynthesis of leukotrienes during granulocyte-chondrocyte interaction. *Arthritis Rheum* 1998;41:1645–1651.
213. Atik OS. Leukotriene B4 and prostaglandin E2-like activity in synovial fluid in osteoarthritis. *Prostaglandins Leukot Essent Fatty Acids* 1990;39:253–354.
214. Wittenberg RH, Willburger RE, Kleemeyer KS, et al. In vitro release of prostaglandins and leukotrienes from synovial tissue, cartilage, and bone in degenerative joint diseases. *Arthritis Rheum* 1993;36:1444–1450.
215. He W, Pelletier JP, Martel-Pelletier J, et al. The synthesis of interleukin-1beta, tumour necrosis factor-a and interstitial collagenase (MMP-1) is eicosanoid dependent in human OA synovial membrane explants: Interactions with anti-inflammatory cytokines. *J Rheumatol* 2002;29:546–553.
216. Paredes Y, Massicotte F, Pelletier JP, et al. Study of role of leukotriene B4 in abnormal function of human subchondral osteoarthritis osteoblasts. Effects of cyclooxygenase and/or 5-lipoxygenase inhibition. *Arthritis Rheum* 2002;46:1804–1812.
217. Reboul P, Marcouiller P, Laufer S, et al. Study of cross talking between leukotriene and prostaglandin synthetic pathways in human OA synovial membranes: mechanisms of regulation. *Ann Rheum Dis* 2003(abstract);62(suppl 1):114.
218. Serhan CN. Lipoxins and novel aspirin-triggered 15-epi-lipoxins (ATL): a jungle of cell-cell interactions or a therapeutic opportunity? *Prostaglandins* 1997;53:107–137.
219. Serhan CN, Oliw E. Unorthodox routes to prostanoid formation: new twists in cyclooxygenase-initiated pathways. *J Clin Invest* 2001;107: 1481–1489.
220. Fahmi H, Di Battista JA, Pelletier JP, et al. Peroxisome proliferator-activated receptor gamma activators inhibit interleukin-1beta-induced nitric oxide and matrix metalloproteinase 13 production in human chondrocytes. *Arthritis Rheum* 2001;44:595–607.
221. Fahmi H, Pelletier JP, Di Battista JA, et al. Peroxisome proliferator-activated receptor gamma activators inhibit MMP-1 production in human synovial fibroblasts by reducing the activity of the activator protein 1. *Osteoarthritis Cartilage* 2002;10:100–108.
222. Homandberg GA, Wen C, Hui F. Cartilage damaging activities of fibronectin fragments derived from cartilage and synovial fluid. *Osteoarthritis Cartilage* 1998;6:231–244.
223. Clancy RM, Rediske J, Tang X, et al. Outside-in signaling in the chondrocyte. Nitric oxide disrupts fibronectin-induced assembly of a subplasmalemmal actin/rho A/focal adhesion kinase signaling complex. *J Clin Invest* 1997;100:1789–1796.
224. Homandberg GA, Hui F, Wen C, et al. Fibronectin-fragment-induced cartilage chondrolysis is associated with release of catabolic cytokines. *Biochem J* 1997;321(Pt 3):751–757.

225. Gemba T, Valbracht J, Alsalameh S, et al. Focal adhesion kinase and mitogen-activated protein kinases are involved in chondrocyte activation by the 29-kDa amino-terminal fibronectin fragment. *J Biol Chem* 2002;277:907–911.
226. Attur MG, Dave MN, Clancy RM, et al. Functional genomic analysis in arthritis-affected cartilage: yin-yang regulation of inflammatory mediators by alpha 5 beta 1 and alpha V beta 3 integrins. *J Immunol* 2000;164:2684–2691.
227. Levine JD, Clark R, Devor M, et al. Intraneuronal substance P contributes to the severity of experimental arthritis. *Science* 1984;226: 547–549.
228. Lotz M, Carson DA, Vaughan JH. Substance P activation of rheumatoid synoviocytes: neural pathway in pathogenesis of arthritis. *Science* 1987;235:893–895.
229. Lotz M, Vaughan JH, Carson DA. Effect of neuropeptides on production of inflammatory cytokines by human monocytes. *Science* 1988; 241:1218–1221.
230. Iannone F, Lapadula G: Neuropeptides and human osteoarthritis. *J Rheumatol* 1998;25:386–388.
231. Kimball ES, Persico FJ, Vaught JL. Substance P, neurokinin A, and neurokinin B induce generation of IL-1- like activity in P388D1 cells. Possible relevance to arthritic disease. *J Immunol* 1988;141: 3564–3569.
232. Kimball ES, Fisher MC. Potentiation of IL-1-induced BALB/3T3 fibroblast proliferation by neuropeptides. *J Immunol* 1988;141:4203–4208.
233. Menkes CJ, Renoux M, Laoussadi S, et al. Substance P levels in the synovium and synovial fluid from patients with rheumatoid arthritis and osteoarthritis. *J Rheumatol* 1993;20:714–717.
234. Hashimoto S, Takahashi K, Amiel D, et al. Chondrocyte apoptosis and nitric oxide production during experimentally induced osteoarthritis. *Arthritis Rheum* 1998;41:1266–1274.
235. Blanco FJ, Ochs RL, Schwarz H, et al. Chondrocyte apoptosis induced by nitric oxide. *Am J Pathol* 1995;146:75–85.
236. Roughley PJ, Melching LI, Recklies AD. Changes in the expression of decorin and biglycan in human articular cartilage with age and regulation by TGF-beta. *Matrix* 1994;14:51–59.
237. Shuler FD, Georgescu HI, Niyibizi C, et al. Increased matrix synthesis following adenoviral transfer of a transforming growth factor betal gene into articular chondrocytes. *J Orthop Res* 2000;18:585–592.
238. Schlaak JF, Pfers I, Meyer Zum Buschenfelde KH, et al. Different cytokine profiles in the synovial fluid of patients with osteoarthritis, rheumatoid arthritis and seronegative spondyloarthropathies. *Clin Exp Rheumatol* 1996;14:155–162.
239. Moldovan F, Pelletier JP, Mineau F, et al. Modulation of collagenase-3 in human osteoarthritic cartilage by activation of extracellular transforming growth factor beta: role of furin convertase. *Arthritis Rheum* 2000;43:2100–2109.
240. Massicotte F, Lajeunesse D, Benderdour M, et al. Can altered production of interleukin 1ß, interleukin-6, transforming growth factor-ß and prostaglandin E2 by isolated human subchondral osteoblasts identify two subgroups of osteoarthritic patients. *Osteoarthritis Cartilage* 2002;10:491–500.
241. Chu CQ, Field M, Abney E, et al. Transforming growth factor-beta 1 in rheumatoid synovial membrane and cartilage/pannus junction. *Clin Exp Immunol* 1991;86:380–406.
242. Bakker AC, van de Loo FA, van Beuningen HM, et al. Overexpression of active TGF-beta-1 in the murine knee joint: evidence for synovial-layer-dependent chondro-osteophyte formation. *Osteoarthritis Cartilage* 2001;9:128–136.
243. Smith P, Shuler FD, Georgescu HI, et al. Genetic enhancement of matrix synthesis by articular chondrocytes: comparison of different growth factor genes in the presence and absence of interleukin-1. *Arthritis Rheum* 2000;43:1156–1164.
244. Dubois CM, Ruscetti FW, Palaszynski EW, et al. Transforming growth factor beta is a potent inhibitor of interleukin 1 (IL-1) receptor expression: proposed mechanism of inhibition of IL-1 action. *J Exp Med* 1990;172:737–744.
245. Harvey AK, Hrubey PS, Chandrasekhar S. Transforming growth factor-beta inhibition of interleukin-1 activity involves down-regulation of interleukin-1 receptors on chondrocytes. *Exp Cell Res* 1991;195:376–385.
246. Campbell IK, Wojta J, Novak U, et al. Cytokine modulation of plasminogen activator inhibitor-1 (PAI-1) production by human articular cartilage and chondrocytes. Down-regulation by tumor necrosis factor alpha and up-regulation by transforming growth factor-ß basic fibroblast growth factor. *Biochim Biophys Acta* 1994;1226:277–285.
247. van Beuningen HM, van der Kraan PM, Arntz OJ, et al. Transforming growth factor-beta 1 stimulates articular chondrocyte proteoglycan synthesis and induces osteophyte formation in the murine knee joint. *Lab Invest* 1994;71:279–290.
248. Scharstuhl A, Glansbeek HL, van Beuningen HM, et al. Inhibition of endogenous TGF-beta during experimental osteoarthritis prevents osteophyte formation and impairs cartilage repair. *J Immunol* 2002; 169:507–514.
249. Mi Z, Ghivizzani SC, Lechman E, et al. Adverse effects of adenovirus-mediated gene transfer of human transforming growth factor beta 1 into rabbit knees. *Arthritis Res* 2003;5:R132–R139.
250. Luyten FP, Yu YM, Yanagishita M, et al. Natural bovine osteogenin and recombinant human bone morphogenetic protein-2B are equipotent in the maintenance of proteoglycans in bovine articular cartilage explant cultures. *J Biol Chem* 1992;267:3691–3695.
251. Lietman SA, Yanagishita M, Sampath TK, et al. Stimulation of proteoglycan synthesis in explants of porcine articular cartilage by recombinant osteogenic protein-1 (bone morphogenetic protein-7). *J Bone Joint Surg Am* 1997;79:1132–1137.
252. van Beuningen HM, Glansbeek HL, van der Kraan PM, et al. Differential effects of local application of BMP-2 or TGF-beta 1 on both articular cartilage composition and osteophyte formation. *Osteoarthritis Cartilage* 1998;6:306–317.
253. Chubinskaya S, Merrihew C, Cs-Szabo G, et al. Human articular chondrocytes express osteogenic protein-1. *J Histochem Cytochem* 2000;48:239–250.
253a. Nakase T, Miyaji T, Tomita T, et al. Localization of bone morphogenetic protein-2 in human osteoarthritic cartilage and osteophyte. *Osteoarthritis Cartilage* 2003;11:278–284.
253b. Tardif G, Hum D, Pelletier J-P, et al. Differential gene expression and regulation of the BMP antagonists follistatin and gremlin in normal and osteoarthritic human chondrocytes and synovial fibroblasts. *Arthritis Rheum* (under revision).
254. Mi Z, Ghivizzani SC, Lechman ER, et al. Adenovirus-mediated gene transfer of insulin-like growth factor 1 stimulates proteoglycan synthesis in rabbit joints. *Arthritis Rheum* 2000;43:2563–2570.
255. Schouten JS, Van den Ouweland FA, Valkenburg HA, et al. Insulin-like growth factor-1: a prognostic factor of knee osteoarthritis. *Br J Rheumatol* 1993;32:274–280.
256. Hochberg MC, Lethbridge-Cejku M, Scott WW Jr, et al. Serum levels of insulin-like growth factor I in subjects with osteoarthritis of the knee. Data from the Baltimore Longitudinal Study of Aging. *Arthritis Rheum* 1994;37:1177–1180.
257. Lloyd ME, Hart DJ, Nandra D, et al. Relation between insulin-like growth factor-1 concentrations, osteoarthritis, bone density, and fractures in the general population: the Chingford study. *Ann Rheum Dis* 1996;55:870–874.
258. Schneiderman R, Rosenberg N, Hiss J, et al. Concentration and size distribution of insulin-like growth factor-I in human normal and osteoarthritic synovial fluid and cartilage. *Arch Biochem Biophys* 1995;1:173–188.
259. Tavera C, Abribat T, Reboul P, et al. IGF and IGF-binding protein system in the synovial fluid of osteoarthritic and rheumatoid arthritic patients. *Osteoarthritis Cartilage* 1996;4:263–274.
260. Tardif G, Reboul P, Pelletier JP, et al. Normal expression of type 1 insulin-like growth factor receptor by human osteoarthritic chondrocytes with increased expression and synthesis of insulin-like growth factor binding proteins. *Arthritis Rheum* 1996;39:968–978.
261. Hilal G, Martel-Pelletier J, Pelletier JP, et al. Osteoblast-like cells from human subchondral osteoarthritic bone demonstrate an altered phenotype in vitro: possible role in subchondral bone sclerosis. *Arthritis Rheum* 1998;41:891–899.
262. Doré S, Pelletier JP, Di Battista JA, et al. Human osteoarthritic chondrocytes possess an increased number of insulin-like growth factor 1 binding sites but are unresponsive to its stimulation. Possible role of IGF-1-Binding Proteins. *Arthritis Rheum* 1994;37:253–263.
263. Leal SM, Liu Q, Huang SS, Huang JS: The type V transforming growth factor beta receptor is the putative insulin-like growth factor-binding protein 3 receptor. *J Biol Chem* 1997;272:20572–20576.
264. Yamanaka Y, Fowlkes JL, Wilson EM, et al. Characterization of insulin-like growth factor binding protein-3 (IGFBP- 3) binding to human breast cancer cells: kinetics of IGFBP-3 binding and identification of receptor binding domain on the IGFBP-3 molecule. *En-*

docrinology 1999;140:1319–1328.

265. Spagnoli A, Torello M, Nagalla SR, et al. Identification of STAT-1 as a molecular target of IGFBP-3 in the process of chondrogenesis. *J Biol Chem* 2002;277:18860–18867.
266. Yateman ME, Claffey DC, Cwyfan Hughes SC, et al. Cytokines modulate the sensitivity of human fibroblasts to stimulation with insulin-like growth factor-1 (IGF-1) by altering endogenous IGF-binding protein production. *J Endocrinol* 1993;137:151–159.
267. Scharla SH, Strong DD, Mohan S, et al. Effect of tumor necrosis factor-alpha on the expression of insulin-like growth factor 1 and insulin-like growth factor binding protein 4 in mouse osteoblasts. *Eur J Endocrinol* 1994;131:293–301.
268. Olney RC, Wilson DM, Mohtai M, et al. Interleukin-1 and tumor necrosis factor-alpha increase insulin-like growth factor-binding protein-3 (IGFBP-3) production and IGFBP-3 protease activity in human articular chondrocytes. *J Endocrinol* 1995;146:279–286.
269. Doré S, Abribat T, Rousseau N, et al. Increased insulin-like growth factor 1 production by human osteoarthritic chondrocytes is not dependent on growth hormone action. *Arthritis Rheum* 1995;38:413–419.
270. Hamerman D, Taylor S, Kirschenbaum I, et al. Growth factors with heparin binding affinity in human synovial fluid. *Proc Soc Exp Biol Med* 1987;186:384–389.
271. Sachs BL, Goldberg VM, Moskowitz RW, Malemud CJ: Response of articular chondrocytes to pituitary fibroblast growth factor (FGF). *J Cell Physiol* 1982;112:51–59.
272. Kato Y, Gospodarowicz D. Sulfated proteoglycan synthesis by confluent cultures of rabbit costal chondrocytes grown in the presence of fibroblast growth factor. *J Cell Biol* 1985;100:477–485.
273. Cuevas P, Burgos J, Baird A. Basic fibroblast growth factor (FGF) promotes cartilage repair in vivo. *Biochem Biophys Res Commun* 1988;156:611–618.
274. Kato Y, Hiraki Y, Inoue H, et al. Differential and synergistic actions of somatomedin-like growth factors, fibroblast growth factor and epidermal growth factor in rabbit costal chondrocytes. *Eur J Biochem* 1983;129:685–690.
275. Trippel SB, Wroblewski J, Makower AM, et al. Regulation of growth-plate chondrocytes by insulin-like growth-factor I and basic fibroblast growth factor. *J Bone Joint Surg Am* 1993;75:177–189.
276. Guerne PA, Lotz M. Interleukin-6 and transforming growth factor-beta synergistically stimulate chondrosarcoma cell proliferation. *J Cell Physiol* 1991;149:117–124.
277. Verschure PJ, Joosten LA, van der Kraan PM, et al. Responsiveness of articular cartilage from normal and inflamed mouse knee joints to various growth factors. *Ann Rheum Dis* 1994;53:455–460.
278. Dieppe P, Cushnaghan J, Young P, et al. Prediction of the progression of joint space narrowing in osteoarthritis of the knee by bone scintigraphy. *Ann Rheum Dis* 1993;52:557–563.
279. Radin EL, Rose RM. Role of subchondral bone in the initiation and progression of cartilage damage. *Clin Orthop* 1986;213:34–40.
280. Brown AN, McKinley TO, Bay BK. Trabecular bone strain changes associated with subchondral bone defects of the tibial plateau. *J Orthop Trauma* 2002;16:638–643.
281. McKinley TO, Bay BK. Trabecular bone strain changes associated with subchondral stiffening of the proximal tibia. *J Biomech* 2003;36:155–163.
282. McKinley TO, Callendar PW, Bay BK. Trabecular bone strain changes associated with subchondral comminution of the distal tibia. *J Orthop Trauma* 2002;16:709–716.
283. Li B, Aspden RM. Composition and mechanical properties of cancellous bone from the femoral head of patients with osteoporosis or osteoarthritis. *J Bone Miner* Res 1997;12:641–651.
284. Roh YS, Dequeker J, Muiler JC. Bone mass is osteoarthrosis, measured in vivo by photon absorption. *J Bone Joint Surg Am* 1974;54A:587–591.
285. Carlsson A, Nillson BE, Westlin NE. Bone mass in primary coxarthrosis. *Acta Orthop Scand* 1979;50:187–189.
286. Moore RJ, Fazzalari NL, Manthey BA, et al. The relationship between head-neck-shaft angle, calcar width, articular cartilage thickness and bone volume in arthrosis of the hip. *Br J Rheumatol* 1994;33:432–436.
287. Dequeker J, Goris P, Uytterhoeven R. Osteoporosis and osteoarthritis (osteoarthrosis). *JAMA* 1983;249:1448–1451.
288. Verstraeten A, van Ermen H, Haghebaert G, et al. Osteoarthrosis retards the development of osteoporosis. *Clin Orthop* 1991;264:169–177.
289. Mansell JP, Tarlton JF, Bailey AJ. Biochemical evidence for altered subchondral bone collagen metabolism in osteoarthritis of the hip. *Br J Rheumatol* 1997;36:16–19.
290. Mansell JP, Bailey AJ. Abnormal cancellous bone collagen metabolism in osteoarthritis. *J Clin Invest* 1998;101:1596–1603.
291. Bailey AJ, Sims TJ, Knott L. Phenotypic expression of osteoblast collagen in osteoarthritic bone: production of type I homotrimer. *Int J Biochem Cell Biol* 2002;34:176–182.
292. Westacott CI, Webb GR, Warnock MG, et al. Alteration of cartilage metabolism by cells from osteoarthritic bone. *Arthritis Rheum* 1997;40:1282–1291.
293. Ducy P, Desbois C, Boyce B, et al. Increased bone formation in osteocalcin-deficient mice. *Nature* 1996;382:448–452.
294. Misof K, Landis WJ, Klaushofer K, et al. Collagen from the osteogenesis imperfecta mouse model (oim) shows reduced resistance against tensile stress. *J Clin Invest* 1997;100:40–45.
295. Hilal G, Martel-Pelletier J, Pelletier JP, et al. Abnormal regulation of urokinase plasminogen activator by insulin-like growth factor 1 in human osteoarthritic subchondral osteoblasts. *Arthritis Rheum* 1999;42:2112–2122.
296. Martel-Pelletier J, Di Battista JA, Lajeunesse D, et al. IGF/IGFBP axis in cartilage and bone in osteoarthritis pathogenesis (review). *Inflamm Res* 1998;47:90–100.
297. Massicotte F, Martel-Pelletier J, Pelletier J-P, et al. Abnormal modulation of insulin-like growth factor 1 levels in human osteoarthritic subchondral bone osteoblasts. *Arthritis Rheum* 2000;43:5206.
298. Igarashi K, Hirafuji M, Adachi H, et al. Role of endogenous PGE2 in osteoblastic functions of a clonal osteoblast-like cell, MC3T3-E1. *Prostaglandins Leukot Essent Fatty Acids* 1994;50:169–172.
299. Kaneki H, Takasugi I, Fujieda M, et al. Prostaglandin E2 stimulates the formation of mineralized bone nodules by a cAMP-independent mechanism in the culture of adult rat calvarial osteoblasts. *J Cell Biochem* 1999;73:36–48.
300. Gallwitz WE, Mundy GR, Lee CH, et al. 5-Lipoxygenase metabolites of arachidonic acid stimulate isolated osteoclasts to resorb calcified matrices. *J Biol Chem* 1993;268:10087–10094.
301. Mital MA, Millington PF. Osseous pathway of nutrition to articular cartilage of the human femoral head. *Lancet* 1970;1:842
302. Sokoloff L. Microcracks in the calcified layer of articular cartilage. *Arch Pathol Lab Med* 1993;117:191–195.
303. Milz S, Putz R. Luckenbildung der subchondralen mineralisierungszone des tibia plateaus. *Osteologie* 1994;3:110–118.
304. Guévremont M, Martel-Pelletier J, Massicotte F, et al. Human adult chondrocytes express hepatocyte growth factor (HGF) isoforms but not HGF. Potential implication of osteoblasts on the presence of HGF in cartilage. *J Bone Miner Res* 2003;18:1073–1081.
305. Pfander D, Cramer T, Weseloh G, et al. Hepatocyte growth factor in human osteoarthritic cartilage. *Osteoarthritis Cartilage* 1999;7:548–559.
306. Blanquaert F, Pereira RC, Canalis E. Cortisol inhibits hepatocyte growth factor/scatter factor expression and induces c-met transcripts in osteoblasts. *Am J Physiol Endocrinol Metab* 2000;278:E509–515.
307. Reboul P, Pelletier JP, Tardif G, et al. Hepatocyte growth factor induction of collagenase 3 production in human osteoarthritic cartilage: involvement of the stress-activated protein kinase/c-Jun N-terminal kinase pathway and a sensitive p38 mitogen-activated protein kinase inhibitor cascade. *Arthritis Rheum* 2001;44:73–84.
308. Kubo M, Takase T, Matsusue Y, et al. Articular cartilage degradation and de-differentiation of chondrocytes by the systemic administration of retinyl acetate-ectopic production of osteoblast stimulating factor-1 by chondrocytes in mice. *Osteoarthritis Cartilage* 2002;10:968–976.
309. Horas U, Pelinkovic D, Herr G, et al. Autologous chondrocyte implantation and osteochondral cylinder transplantation in cartilage repair of the knee joint. A prospective, comparative trial. *J Bone Joint Surg Am* 2003;85A:185–192.
310. Carlson CS, Loeser RF, Purser CB, et al. Osteoarthritis in cynomolgus macaques. III. Effects of age, gender, and subchondral bone thickness on the severity of disease. *J Bone Miner Res* 1996;11:1209–1217.
311. Carlson CS, Loeser RF, Jayo MJ, et al. Osteoarthritis in cynomolgus macaques: a primate model of naturally occurring disease. *J Orthop Res* 1994;12:331–339.
312. Wallis WJ, Simkin PA, Nelp WB. Protein traffic in human synovial

effusions. *Arthritis Rheum* 1987;30:57–63.
313. Levick JR. Synovial fluid. Determinants of volume turnover and material concentration. In: Kuettner KE, Schleyerbach R, Peyron JG, et al., eds. *Articular cartilage and osteoarthritis.* New York: Raven, 1992:529–541.
314. Simkin PA, Bassett JE. Cartilage matrix molecules in serum and synovial fluid. *Curr Opin Rheumatol* 1995;7:346–351.
315. Dahlberg L, Ryd L, Heinegard D, et al. Proteoglycan fragments in joint fluid. Influence of arthrosis and inflammation. *Acta Orthop Scand* 1992;63:417–423.
316. Myers SL, O'Connor BL, Brandt KD. Accelerated clearance of albumin from the osteoarthritic knee: implications for interpretation of concentrations of "cartilage markers" in synovial fluid. *J Rheumatol* 1996;23:1744–1748.
317. Lohmander LS. Articular cartilage and osteoarthrosis. The role of molecular markers to monitor breakdown, repair and disease. *J Anat* 1994;184:477–492.
318. Lohmander LS, Saxne T, Heinegard DK. Release of cartilage oligomeric matrix protein (COMP) into joint fluid after knee injury and in osteoarthritis. *Ann Rheum Dis* 1994;53:8–13.
319. Lohmander LS, Yoshihara Y, Roos H, et al. Procollagen II C-propeptide in joint fluid: changes in concentration with age, time after knee injury, and osteoarthritis. *J Rheumatol* 1996;23:1765–1769.
320. Lohmander LS, Ionescu M, Jugessur H, et al. Changes in joint cartilage aggrecan after knee injury and in osteoarthritis. *Arthritis Rheum* 1999;42:534–544.
321. Eyre DR, McDevitt CA, Billingham ME, et al. Biosynthesis of collagen and other matrix proteins by articular cartilage in experimental osteoarthrosis. *Biochem J* 1980;188:823–837.
322. Carney SL, Billingham ME, Muir H, et al. Demonstration of increased proteoglycan turnover in cartilage explants from dogs with experimental osteoarthritis. *J Orthop Res* 1984;2:201–206.
323. Aigner T, Stoss H, Weseloh G, et al. Activation of collagen type II expression in osteoarthritic and rheumatoid cartilage. *Virchows Arch B Cell Pathol Incl Mol Pathol* 1992;62:337–345.
324. Garnero P, Rousseau JC, Delmas PD. Molecular basis and clinical use of biochemical markers of bone, cartilage, and synovium in joint diseases. *Arthritis Rheum* 2000;43:953–968.
325. Spector TD, Hart DJ, Nandra D, et al. Low-level increases in serum C-reactive protein are present in early osteoarthritis of the knee and predict progressive disease. *Arthritis Rheum* 1997;40:723–727.
326. Sharif M, Saxne T, Shepstone L, et al. Relationship between serum cartilage oligomeric matrix protein levels and disease progression in osteoarthritis of the knee joint. *Br J Rheumatol* 1995;34:306–310.
327. Conrozier T, Saxne T, Fan CS, et al. Serum concentrations of cartilage oligomeric matrix protein and bone sialoprotein in hip osteoarthritis: a one year prospective study. *Ann Rheum Dis* 1998;57:527–532.
328. Sharif M, George E, Shepstone L, et al. Serum hyaluronic acid level as a predictor of disease progression in osteoarthritis of the knee. *Arthritis Rheum* 1995;38:760–767.
329. Georges C, Vigneron H, Ayral X, et al. Serum biologic markers as predictors of disease progression in osteoarthritis of the knee. *Arthritis Rheum* 1997;40:590–591.
330. Otterness IG, Swindell AC, Zimmerer RO, et al. An analysis of 14 molecular markers for monitoring osteoarthritis: segregation of the markers into clusters and distinguishing osteoarthritis at baseline. *Osteoarthritis Cartilage* 2000;8:180–185.
331. Garnero P, Ayral X, Rousseau JC, et al. Uncoupling of type II collagen synthesis and degradation predicts progression of joint damage in patients with knee osteoarthritis. *Arthritis Rheum* 2002;46:2613–2624.
332. Buckland-Wright JC, Macfarlane DG, Williams SA, et al. Accuracy and precision of joint space width measurements in standard and macroradiographs of osteoarthritic knees. *Ann Rheum Dis* 1995;54:872–880.
333. Ayral X, Dougados M, Listrat V, et al. Arthroscopic evaluation of chondropathy in osteoarthritis of the knee. *J Rheumatol* 1996;23:698–706.
334. Ayral X, Gueguen A, Ike RW, et al. Inter-observer reliability of the arthroscopic quantification of chondropathy of the knee. *Osteoarthritis Cartilage* 1998;6:160–166.
335. Peterfy CG. Imaging of the disease process. *Curr Opin Rheumatol* 2002;14:590–596.
336. Peterfy CG, Genant HK. Emerging applications of magnetic resonance imaging in the evaluation of articular cartilage. *Radiol Clin North Am* 1996;34:195–213, ix.
337. Sittek H, Eckstein F, Gavazzeni A, et al. Assessment of normal patellar cartilage volume and thickness using MRI: an analysis of currently available pulse sequences. *Skeletal Radiol* 1996;25:55–62.
338. Haubner M, Eckstein F, Schnier M, et al. A non-invasive technique for 3-dimensional assessment of articular cartilage thickness based on MRI. 2. Validation using CT arthrography. *Magn Reson Imaging* 1997;15:805–813.
339. Boegard T, Rudling O, Petersson IF, et al. Correlation between radiographically diagnosed osteophytes and magnetic resonance detected cartilage defects in the tibiofemoral joint. *Ann Rheum Dis* 1998;57:401–407.
340. Hardya PA, Newmark R, Liu YM, et al. The influence of the resolution and contrast on measuring the articular cartilage volume in magnetic resonance images. *Magn Reson Imaging* 2000;18:965–972.
341. Hohe J, Faber S, Stammberger T, et al. A technique for 3D in vivo quantification of proton density and magnetization transfer coefficients of knee joint cartilage. *Osteoarthritis Cartilage* 2000;8:426–433.
342. Eckstein F, Winzheimer M, Westhoff J, et al. Quantitative relationships of normal cartilage volumes of the human knee joint—assessment by magnetic resonance imaging. *Anat Embryol (Berl)* 1998;197:383–390.
343. Kshirsagar AA, Watson PJ, Tyler JA, et al. Measurement of localized cartilage volume and thickness of human knee joints by computer analysis of three-dimensional magnetic resonance images. *Invest Radiol* 1998;33:289–299.
344. Waterton JC, Solloway S, Foster JE, et al. Diurnal variation in the femoral articular cartilage of the knee in young adult humans. *Magn Reson Med* 2000;43:126–132.
345. Calvo E, Palacios I, Delgado E, et al. High-resolution MRI detects cartilage swelling at the early stages of experimental osteoarthritis. *Osteoarthritis Cartilage* 2001;9:463–472.
346. Drape JL, Pessis E, Auleley GR, et al. Quantitative MR imaging evaluation of chondropathy in osteoarthritic knees. *Radiology* 1998; 208:49–55.
347. McNicholas MJ, Brooksbank AJ, Walker CM. Observer agreement analysis of MRI grading of knee osteoarthritis. *J R Coll Surg Edinb* 1999;44:31–33.
348. Bachmann GF, Basad E, Rauber K, et al. Degenerative joint disease on MRI and physical activity: a clinical study of the knee joint in 320 patients. *Eur Radiol* 1999;9:145–152.
349. Kladny B, Bail H, Swoboda B, et al. Cartilage thickness measurement in magnetic resonance imaging. *Osteoarthritis Cartilage* 1996; 4:181–186.
350. Uhl M, Ihling C, Allmann KH, et al. Human articular cartilage: in vitro correlation of MRI and histologic findings. *Eur Radiol* 1998;8:1123–1129.
351. Cicuttini FM, Wluka AE, Stuckey SL. Tibial and femoral cartilage changes in knee osteoarthritis. *Ann Rheum Dis* 2001;60:977–980.
352. Raynauld JP, Kauffmann C, Beaudoin G, et al. Reliability of a quantification imaging system using magnetic resonance images to measure cartilage thickness and volume in human normal and osteoarthritic knees. *Osteoarthritis Cartilage* 2003;11:351–360.
353. Raynauld JP, Martel-Pelletier J, Berthiaume MJ, et al. Quantitative magnetic resonance imaging evaluation of knee osteoarthritis progression over two years and correlation with clinical symptoms and radiological changes. *Arthritis Rheum* 2004;50:476–487.
354. Raynauld JP, Martel-Pelletier J, Berthiaume MJ, et al. A two-year evaluation of disease progression by quantitative magnetic resonance imaging in a large primary osteoarthritic patient population. *Ann Rheum Dis;* 63(suppl 1):71(Abstract).
355. Berthiaume M-J, Raynauld J-P, Martel-Pelletier J, et al. Meniscal tear and extrusion are strongly associated with the progression of knee osteoarthritis as assessed by quantitative magnetic resonance imaging. *Ann Rheum Dis* (Under revision).
356. Goupille P, Giraubeau B, Conrozier T, et al. Safety and efficacy of intra-articular injection of IL-1ra (IL-1 receptor antagonist) in patients with painful osteoarthritis of the knee: a multicenter, double blind study. *Arthritis Rheum* 2003;48(suppl):S696. (Abstract).

第110章

骨关节炎的临床和实验室表现

Michele M.Hooper，Daniel Holderbaum，Ronald W.Moskowitz

骨关节炎是一种以逐渐发展的关节疼痛、僵硬和活动受限为特征的慢性进行性的疾病。临床[1]和实验室[2]研究显示，骨关节炎患者有轻到中度的滑漠炎症，不过早期可能不存在炎症反应[3]。因此，尽管通常可以用OA、骨关节病及退行性关节病来描述定义这种疾患，但OA仍是首选。OA通常是一种良性疾患，但严重的OA也会导致肢体残疾。基于病理学观察的新的观点认为OA并不是衰老的必然结果，将来可能针对OA提出合理的预防和治疗手段。

一、分类

OA的分类较为困难，因为其表现多种多样。它是由多种病因引起的相似的临床和病理改变，而并不是由单一病因引起的。根据有无已知潜在的致病因素，可分为原发性或特发性OA(无已知潜在致病因素)和继发性OA(可确定局部或系统性病因)。但这种简单的分类有时并不客观，比如最新的关于髋关节OA的研究证明，许多以前被认为是原发性的OA事实上是由先天性髋关节发育不良等解剖结构异常引起[4]。

美国风湿协会(ACR)提出了膝[5]、手[6]、髋[7]关节的分类标准，这种分类标准十分有助于流行病学调查、病例对照研究、疾病的自然病程和预后以及药物治疗反应的研究。虽然由于敏感性和特异性并非100%，所以这种分类标准不能作为诊断标准，但其在使报道的病例标准化、开展调查性研究以及增强沟通中的一致性方面都有一定价值。不同的分类适用于不同的情况。例如，不涉及影像学检查的诊断标准适用于病例筛选。可以常规获得X线片和定量测量参数的临床实验中，可以使用基于临床检查、实验室测试和X线片的标准。单纯基于临床检查的诊断标准则适用于人口普查和其他流行病学调查。OA临床分类标准发展中存在的困难与不严密地定义临床症状、病理与临床表现之间的差异、特定的诊断检验的缺乏和涉及不同关节时标准的差异等有关。虽然在原发的变量不可用时人们发明了应用替代的算法，但其复杂性使其在日常中难以应用[5-7]。

许多疾病，比如原发性OA、侵蚀性炎症性OA及髌骨软化症，均有不同的临床、病理学及影像学表现。表110.1列出了基于不同解剖部位及病理机制的OA分类。

二、原发性骨关节炎

(一)流行病学特征

研究OA发病率、患病率和临床特征的流行病学调查对照实验需要密切注意分析技术和研究人群的差异[8](第1章和第3章)。这种差异可能会对所获得的资料和数据产生巨大影响。例如，来自尸检分析的研究所阐述的疾病表现比基于后来发展形成的症状所进行的临床研究阐述的表现要早。在临床调查中，疾病的定义必须明确，必须考虑应用前瞻性或是回顾性方法。来自于X线影像研究的数据和资料依赖于所研究关节的数目和位置[9]。与在一般人群中进行的调查相比，住院患者的调查研究范围相对狭窄，但是其在明确某种疾病的亚型中可能有用。

表110.1　骨关节炎的分类

原发性(特发性)
　周围关节
　脊柱
　　关节突关节
　　椎间关节
　亚型
　　全身性骨关节炎
　　侵蚀性炎性骨关节炎
　　弥散性特发性骨质增生
　　髌骨软骨软化
　遗传性(Ⅱ型胶原基因突变)
继发性
　创伤
　　急性
　　慢性(职业,运动)
　潜在的关节病变
　　局部(骨折,感染)
　　广泛性(类风湿性关节炎)
　全身代谢性或内分泌性疾病
　　褐黄病(尿黑酸尿)
　　Wilson病
　　血色沉着病
　　Kashin-Beck病
　　肢端肥大症
　　甲状旁腺功能亢进
　晶体沉积性疾病
　　双水焦磷酸钙(假性痛风)
　　碱性磷酸钙(羟磷灰石-磷酸八钙-磷酸三钙)
　　尿酸钠一水化合物(痛风)
　神经病性疾病(Charcot关节)
　　脊髓痨
　　糖尿病
　关节内(肾上腺)皮质类固醇过度使用
　其他疾病
　　骨发育不良(多发性骨骺发育异常,软骨发育不全)
　　冻伤

1.发病率、患病率和年龄

尸体研究显示关节退形性改变开始于10~20岁[10]。到40岁时，所有人群中有90%在负重关节都有这种改变,即使一般情况下没有临床症状。在一项研究中显示,OA的严重程度随着年龄的增加而持续加重[11],但是在另外两项研究中显示在60岁[12]和80岁[13]以后,其严重程度处于一平台期,无明显变化。在荷兰的一项大样本研究中,到40岁时,人群中10%患有远侧指(趾)节间关节OA,20%患跖趾关节病变[14]。在NHANES(国家健康和营养检查调查)的Ⅰ期研究中,55~74岁的人群中OA的患病率为70%[15],在NHANESⅢ期研究中,60岁以上的人群中X线表现的膝关节OA患病率为37.1%[16],这与Framingham的数据和其他患病率研究[18-20]相一致。一项手OA的研究发现，在所研究的人群中年龄最大者OA的X线片进展最快[21]。在另一项膝关节OA患者研究中,随访12年以上,发现60岁以上个体关节间隙变窄的发生率比45~49岁者高4倍[22]。就统计学意义而言,其患病率随年龄增加而增高似乎与性别和体重无关。观察发现髋关节OA的发病在老年人中较为普遍[23]。一项针对55~74岁人群的研究发现，发生髋关节OA的危险性随着年龄的增加而增加,随性别、种族、婚姻状况、教育和家庭经济收入而变化。

2.性别

性别在X线型和症状型OA中都发挥着作用。症状型膝关节OA的发病率在女性中比男性中高（分别为11.4%和6.8%),但X线型OA的发病率相似。在66岁以上的人群中,X线型手OA的发病率在女性中为38%,男性为24.5%,而症状型则分别为20%和40%[24]。手OA的女性和男性发病率之比在3.2：1~10：1之间[25]。手OA的严重性随着年龄的增加而增加[22,26]。在大多数研究中,X线型和症状型髋关节OA的患病率均为男性高于女性。然而,在HMO人群研究中,髋关节OA的发病率仅在50岁以下的男性中较高,50岁以上无性别差异[13]。

这些和其他一些研究都强调OA在一般人群中的高发率。据估计,在25~75岁之间的美国人中,大约有21 000 000人患症状型OA,估计到2020年,将有60 000 000美国人受到这种疾病的折磨[27]。

3.种族和遗传

OA的发病率在不同种族之间存在差异。非裔美国人比白种美国人膝关节OA的发病率高，这在女性中最为显著。非裔美国人较美国白种人患髋关节OA的概率高[23,28]。有研究发现非洲人及加勒比黑人OA发病率较低[29],不过非洲南部的Mseleni部落中继发于高发的髋臼前突和髋关节发育不良的髋关节OA的发病率较高[30]。

中国人髋关节OA发病率较美国人低80%~90%[31],而中国女性膝关节OA的发病率则高于同年龄组的美国女性。中国男性膝关节OA的发病率基本等同于美国男性[32]。中国人OA好发于外侧间室而美国人OA好发于内侧间室[33]。中国人由于经常做关节活动度相对较大的蹲等动作而使髋关节得到了相对的保护。相对危险的致病因素如类风湿性关节炎、先天性髋关节发育不良及股骨头骨骺滑脱等在中国人群中的发病率普遍较低也许可以解释这种差异[34]。Framingham 进行的一项跨地区研究显示，日本女性较美国女性有较高的膝关节 OA 发病率和较低的手部关节 OA 发病率[35]。东印度人髋关节 OA 发病率较美国及欧洲白种人低[36]。美国土著人退行性关节病发病率较其他人群高[37]。

相比较而言，日本人由于先天性髋关节发育不良(尤其是脱位或髋臼发育不良)而导致的继发性 OA 发病率相对较高[38]。圣弗朗西斯科的一项研究证实不同种族间因患原发性髋关节 OA 而行全髋置换手术的概率有明显差异，亚洲人、西班牙语系及黑人因原发性髋关节 OA 而行全髋置换的手术概率明显比白种人低[39]。进行过全髋关节置换的患者的原发髋关节 OA 的种族分布似乎与国籍分布是一致的。

遗传因素在 OA 发病中所起的作用已经被证实，最早人们通过临床观察发现女性 OA 患者 Heberden 结节的数量远多于男性患者，并且患者母亲及姐妹患病的概率较普通人群高 2~3 倍[37,40,41]。研究证实 OA 患者人白细胞抗原 AI(HLA-A1)及 HLA-B8 阳性率远低于对照人群[42,43]。日本人中全身性 OA 同 HLA-Cw4 之间的联系已有报道[44]。最近在英国进行的一项调查显示行髋、膝关节置换术的患者中同胞兄弟姐妹患 OA 的概率比普通配偶高，提示遗传因素在预见重度退行性关节退变中较环境因素更为重要[45]。

研究同卵双生和异卵双生双胞胎有助于证明某种疾病是否有遗传学基础。Spector 和其同事[46]通过研究推断遗传因素在手和膝 OA 中的影响为 39%~65%[47,48]。Wright 和同事们[49]发现同卵双胞胎结节型 OA 的 2 号染色体长臂上的两个位点紧密相关。候选基因(可能影响软骨结构或代谢的基因)包括 COL5A2(V 型胶原的 a_2 链)，COL6A3(Ⅵ型胶原的 a_3 链)，FN1(纤维连接蛋白)和 IL-8R(IL-8 受体)。Felson 和他的同事对患有 OA 的父母及其成年子女的手和膝关节 X 线片进行了评价。发现 OA 的发病规律符合孟德尔隐性基因遗传规律[50]。另有研究发现原发性 OA 呈现很强的遗传性规律，但其并不与Ⅱ型胶原基因、软骨基质蛋白或连接蛋白相关联[51]。

目前市场上的等位基因标记物或多或少地平均分布于基因组中使得研究者们可以鉴定出几个可能同 OA 相关联的遗传位点[52]。2 号染体长臂上可能有同 OA 相关的遗传位点[53,54]。但在有些人群中并不是这样[55]。同样有几个其他的位点被认为同手部关节 OA 相关[56]。有报道认为髋关节 OA 与 11 号染色体相关[57]。Loughlin 等发现女性髋关节 OA 可能同 6 号染色体相关[58]。

冰岛的遗传基因相对封闭，而且有很全面的宗谱信息，使之成为基因研究的理想样本。大规模的基因型工程发现了提示髋关节 OA 基因联系的证据[59-61]和手部 OA 遗传性的证据[25]。

有研究发现 OA 合并轻度脊柱骨骺发育不良同 12 号染色体上的Ⅱ型胶原基因突变相关[62-68]。研究发现，伴轻度椎骨骨骺发育不良的全身性 OA 与位于 12 号染色体上的Ⅱ型胶原基因的突变有关[62-65]。患病家族成员中，Ⅱ型原胶原基因(COL2A1)第 31 外显子的单碱基突变与早发性全身性 OA 有关。单碱基替换导致 a_1(Ⅱ)链 519 位上的精氨酸编码变为半胱氨酸编码，而在正常的Ⅱ型胶原三股螺旋区 519 位没有半胱氨酸。随后的研究证实，另外 10 个家族的早发性全身性 OA 在 519 位存在同样的突变。最近有研究报道，儿童的单碱基隐匿性突变具有特殊的 X 线片改变，可以提示这种基因型[66]。目前已证实Ⅱ型原胶原基因(COL2A1)其他位置的突变也可以加速 OA 和椎骨骨骺发育不良的发生，包括外显子11[65,67]和 41[68]的突变。多发性非家族性Ⅱ型原胶原基因(COL2A1)相同突变的发生提出了突变位点易感性这一问题，也就是所谓的“热点”。胶原基因突变引起胶原缺失，胶原的缺失可能引起软骨基质合成不足，最终出现骨关节炎改变，这一机制可能是原发性 OA 确切的发病原因。一些研究证实，原发性 OA 的遗传连锁也可以发生在其他染色体位点。Vikkula 与他的同事证实了两个芬兰家族的 OA 和Ⅱ型胶原的关系[69]。这些芬兰家族成员的症状主要表现在膝关节、髋关节和手部，但在 X 线片上没有软骨发育不全的表现或其他潜在的解剖学异常。研究还发现，Ⅱ型胶原基因(COL2A1)的 54 个外显子没有发生任何氨基酸置换，说明基因缺陷发生在非蛋白质编码区，可能是在Ⅱ型原胶基因(COL2A1)的内含子或不表达为最终蛋白产物的结构性部分的基因调控序列。英国的 Loughlin 和他的同事分析了无发育不良的全身性 OA 患者，发现其Ⅱ型胶原基因(COL2A1)的一种稀有的多态等位基因的差异表达显著增加。由于以前的研究没有检测到蛋白质编码区的突变，说明有可能存在调控区突变[70]。

最近的一些研究证实了其他基因位点也与 OA 的发生有关。通过对荷兰人的种群研究发现，维生素 D 的一个单体型与男女膝关节 OA 的高风险性有关[71]。研究者得出结论，维生素 D 受体的单体型使 OA 的发生率增加2.27倍,并非由于关节间隙狭窄,而是骨赘形成增加造成的。这一研究结果表明软骨退变的影像学指征与维生素D受体的单体型无关。研究人员在随访研究中发现,Ⅱ型原胶原基因(COL2A1)型与关节间隙狭窄有关,而维生素D受体基因型与骨赘形成有关[72]。在日本人种群对照研究中,没有证实维生素D受体与髋关节、膝关节或手部关节OA的相关性,说明这种相关性存在种群特异性[73]。英国研究者在一项研究中也发现维生素D受体与OA的发生无相关性[74]。还有一项研究运用单一基因多态性标记(Taq Ⅰ限制性长度多态性分析)方法,对英国妇女的一种维生素D受体基因型进行分析发现,在一个或两个等位基因上限制性位点的缺失可以使膝关节OA的发生率增加3倍[75]。有趣的是,维生素D受体在染色体12q上的位置与Ⅱ型原胶原基因(COL2A1)非常接近(<1 Mbp)。进一步研究需要证实是维生素D受体基因自身可以导致OA发生,还是维生素D受体基因与相邻基因的连锁不平衡导致疾病的发生。

4.肥胖和生物力学影响

虽然肥胖在OA病因学中所起作用尚不清楚,但多个实验发现肥胖与膝关节OA肯定是相关的[18,76,77]。过高的BMI(体重指数)会增加膝关节OA发病和病情发展的风险[22,78-80]。体重减轻会伴随OA风险下降和症状的减轻[77,81]。有研究认为BMI增加同手部关节OA有关[82],但有学者持相反观点[83]。BMI同髋及踝关节OA并无相关性[23,84]。BMI增加引起的力线不良、活动减少、步态异常和肌肉组织相对倾斜等力学因素可能在膝关节OA的发病过程中起重要作用。肥胖相关的代谢因素也已得到评价。或者其与OA发病无关联[76],或者肥胖引起的高胆固醇血症可能会增加全身性OA而非双侧髋关节或膝关节OA发病的风险[85]。有研究发现富含猪油和饱和脂肪的饮食可增加小鼠骨关节退行性改变的发生率和严重程度。而当给予小鼠不饱和脂肪饮食并达到相同体重时,却没有得到同样的结果[86]。吸烟并不能促进OA的发生与发展[22,87]。膝关节内收时,膝内侧和外侧重力的分布和膝关节X线片上OA的严重程度明显相关[88],膝内翻和外翻畸形可使膝关节OA的病情进展率增加10倍[89]。

5.激素和骨密度

激素因子与OA的病理学有关,特别是生长激素、胰岛素样生长因子1(IGF-1)和性激素(包括雌激素和睾酮)。有研究证实OA患者与同年龄、性别和种族的正常人群相比,血清胰岛素浓度升高而IGF-1水平下降[90]。另有研究证实,膝OA X线片表现与血清IGF-1水平并无相关性[91],但有学者观察到IGF-1浓度与骨赘生长相关而与关节间隙变窄并不相关[92]。OA是肢端肥大症患者的主要临床表现之一。相反,生长激素缺乏的老年患者的OA发病率较低[93]。

由于女性患者在多种形式的OA中都占绝大多数,尤其是围绝经期和绝经后的高发病率,因此有人认为雌激素在OA发病过程中发挥重要作用。Zoetermeer的研究发现,自然绝经和手术绝经妇女中手部关节OA的发病率并无明显差异[94]。激素替代疗法并不能降低OA的发病率[95-97]。Spector和其同事注意到雌激素的应用对膝OA而非手关节OA有保护作用[98]。Vingard和其同事发现雌激素对髋关节OA具有中度保护作用[99]。针对骨关节炎病程中雌激素作用的动物实验结果并不统一,因为实验过程中所采用的动物种类和动物模型不同[100]。

研究发现,骨密度(BMD)的增加与膝关节和髋关节OA具有相关性[101-103],但与手部OA没有相关性[104,105]。骨密度的增加与体重、身体运动以及骨赘等影响因素似乎无关,因为在髋部和附件骨均发生骨密度的增加。然而在无骨赘形成的关节间隙狭窄的OA患者中,骨密度没有发生明显的增加。研究表明,软骨下骨的硬度和密度增加使软骨的应力和量发生改变,从而导致软骨的退变性改变[106]。但也有研究发现,膝关节OA在影像学上发生进展者较OA处于稳定期者骨吸收增加[107]。

6.运动过度

在Chingford人口研究中,局部或全身性关节活动过度不伴有OA发病率增高。的确,膝关节OA在过量活动人群中发病率降低[108]。膝内外侧支持带松弛所致的过度内翻、外翻和膝关节OA有关[109]。拇指基底关节过度会引起OA发病率增加[110]。

7.职业和运动

有调查显示与职业或运动相关的机械应力增加是OA发病的诱因之一。矿工的髋关节、膝关节、肩关节OA发病率比搬运工和职员要高[111];码头工人手指关节、肘关节、膝关节OA的发病率较同年龄国家公务员高[112];农民患髋关节OA的概率较正常人群高[84];公共汽车司机由于反复过度的膝关节活动而导致膝关节OA发病率增加[40]。

膝关节屈曲在不同职业人群膝OA的发病过程中发挥重要作用[113]。55~64岁人群中那些因职业需要经常屈曲膝关节的人患膝关节OA的概率较不需频繁屈曲膝关节的人群要高，但在年轻人群中则没有类似的表现。类似的分析显示膝关节屈曲和膝关节OA的关联在男性木工、铺地板工和画家等不同职业人群中也有体现[114,115]。在那些因工作需要每天做30分钟以上的蹲跪动作或需要上10层楼梯的人群中膝关节OA发病率明显上升[116]。蹲、跪、上楼梯或经常举起超过20kg重量物体的人群的膝关节OA发病率是不需要进行这些活动的人群的5倍。职业相关的暴露(如农民)与OA发病率之间的关系虽呈正相关,但并不密切[117]。另有研究显示中度和重度的工作强度会引起髋关节OA发病率提高[17]。纵向研究发现身体活动水平与膝关节OA之间存在联系[17]。发生膝关节OA的可能性因从事重(而非中度或轻度)体力活动而增加,并且受其他因素调节,如年龄、性别和BMI。

对纺织女工的调查显示使用最频繁的手部关节OA发病率最高[119]。被调查者证实右手受累最为严重,且手和手指病损的形式与工作的类型直接相关,因此运用最频繁的关节也是受累最严重的[119]。繁重的活动会引起掌指关节重度骨关节炎,称之为Missouri掌骨综合征,这种疾病经常是由超过30年的重度连续的握捏动作引起[120]。

数百万的各种类型有氧运动(特别是跑步)爱好者的受累使得人们对OA与业余活动中关节过度使用或损伤的关系产生了浓厚的兴趣。有几项调查显示足球和其他球类运动员患髋关节、膝关节OA的概率增加[21]。跑步者髋关节和膝关节OA的数据却相反。有几项调查显示业余和比赛跑步者的髋膝关节OA发病率并没有明显的提高[121-123]。有研究对比了年龄在50~72岁之间的长跑运动员和同龄组对照人群的膝关节X线片,发现女性患者膝关节骨质硬化产生了具有统计学意义的明显增加,男性患者无此表现且在关节间隙狭窄、捻发音、关节不稳和有症状的OA等方面并没有明显的差别[124]。后经长达9年的随访调查发现,跑步运动员随年龄增加而引起的髋关节、膝关节OA的出现和进展比对照人群严重[125]。Lane等发现早年从事举重等运动的老龄妇女髋关节OA发病率中度升高[126]。

Vingard等认为非职业的运动可能和髋关节OA发病率增高相关。他们通过调查发现各种过量的体育活动,根据其从事年限,都会增加髋关节OA的风险[27]。需要指出的是，在以上OA发病率的回顾性调查研究中,自选个体都具备跑步的能力,这就存在抽样偏差的可能,因为具有OA发病倾向的个体(由于肥胖、生活方式、代谢异常或结缔组织结构异常)可能被排除在外。而且,OA发生较早的个体可能已丧失连续跑步的能力。

(二)症状和体征

OA的症状一般局限于受累关节(表110.2)。如果多个关节患病则提示系统性关节炎。临床症状与病理和影像学检查结果通常情况下并不完全相符。只有约30%有影像学表现的患者有相应关节的疼痛症状[128]。除腰部关节突关节外，有影像学表现的患者比较容易发展成相应症状。膝关节OA的临床症状和影像学表现之间存在明显的关联性[129]。有些认为影像学表现和临床症状不相符的说法可能与对OA影像学诊断定义理解有误相关。例如,单独将骨赘作为一个诊断特征已受到了质疑。长期的髋关节、膝关节OA放射学检查显示骨赘的出现并不意味着其他与OA相关的关节结构发生变化，比如关节间隙变窄、软骨下骨囊肿和骨质象牙化[130]。这些明确的结构异常和临床症状之间或许存在明显的关联性。

OA最主要的症状是疼痛，最初发生在活动后,经过休息减轻。刚开始疼痛并不能准确定位。随着疾病进展,少量活动或休息时也可能出现疼痛。症状严重的患者甚至会在睡眠中唤醒，因为肌肉失去了保护性的张力作用，而这种张力使患者在清醒状态下可限制关节活动[129]。关节软骨并无神经分布,因此OA所引起的疼痛肯定是由关节内或关节周围非软骨结构引起的,如周围骨突生长伴骨膜张应力增高、暴露的软骨下骨受压、髓内高压引起的静脉充血、骨小梁的微骨折、关节内韧带受累、关节周围囊腔的扩大、滑膜绒毛的磨损等。其他相关因素有滑膜炎和关节囊炎。从滑膜和软骨细胞中释放出的前列腺素理论上也会引起疼痛症状，但关节液中前列腺素的浓度和炎症反应程度之间是否相一致尚无文献报道[131]。肌腱和筋膜等关节周围组织富含感觉神经末梢,是疼痛症状的主要来源。关节附近肌肉不自主地收缩或附近神经引力增高所引起的疼痛可比关节源性的疼痛更为严重。与其他类型的关节炎症类似,气候变化通常也会引起OA关节疼痛加重。

OA有时与急性和亚急性炎症有关。这种反应在手部侵蚀性(炎症性)骨关节炎中最为常见,但有时也会出现于其他外周关节。这种炎症在周围关节（而非手部)的“急性潮红”是由各种程度的创伤或由焦磷酸钙或其他晶体引起的滑膜炎导致的[132]。

晨僵和活动后减轻是这类手部关节炎的重要症状。僵硬持续时间通常不超过15分钟。关节胶化和持

表110.2 OA的临床概况

因素	特点及发生率
年龄	老年,40岁之前发病少见,继发性OA除外
受累关节	远端、近端指(趾)间关节、第一腕掌关节、髋关节、膝关节、第一跖趾关节、下腰部及颈椎椎间关节常见,其余跖趾关节、腕关节、肘关节或肩关节少见,创伤后除外
关节渗液	不确定,但是一般情况下较少或无
发病	通常隐匿
全身症状	罕见
真正的骨性强直	不常见
症状	活动时疼痛(早期);静息疼痛(晚期);活动过度时疼痛加重,休息后减轻;短期的局限性僵硬("胶着"),适当活动后可缓解;可有疼痛性关节痉挛;活动受限;"潮红"伴晶体诱导性滑膜炎
体征	局部触痛;活动时关节爆鸣音和捻发音;轻度关节增大,由骨和软骨增生所致;滑膜炎(少见);大体关节畸形(晚期)

续数个曲-伸周期的一过性僵硬非常常见,尤其是在老年患者的下肢关节。这通常发生于无其他OA症状且长时间未活动后。由于关节面不协调、肌肉痉挛收缩、关节囊挛缩及骨赘或疏松体造成的力学阻滞等原因,活动受限通常会随病程进展而加重。在负重关节中,当出现滑膜炎时,可产生局限性的关节触痛。即使没有局部触痛,也会出现明显的被动活动疼痛。关节软骨磨损或关节面不规则时可出现捻发音。不同间室(髌股、内侧胫股、外侧胫股)出现的捻发音具有高度的诊断敏感性和特异性[133]。关节增大可由继发性滑膜炎、滑液增多和软骨或骨(骨赘)边缘增生性改变引起。在受累关节中,有时可触摸到明显的骨赘。晚期OA常伴有软骨缺失,软骨下骨塌陷、骨囊肿形成及骨性过度生长引起的畸形和半脱位。总体上讲,虽然这些症状和体征在OA中较为常见,但具体表现和病程则因所累及关节不同而异。

(三)特定关节受累

1.Heberden结节

Heberden结节是原发性OA最常见的表现[134](图110.1和图110.2),是一种远端指间关节背部外侧和背部内侧软骨和骨性增生,经常会伴有远端指骨的屈曲和外翻畸形。若累及近端指间关节则称之为Bouchard结节(图110.3)。Heberden结节有可能单独出现,但大多数情况下为多发。通常在45岁以后出现,但也可出现于20~30岁。女性发病率是男性的10倍[135]。遗传在此种疾病中发挥重要作用,尤其是家族中的女性易发,如母亲、女儿、姐妹[136]。女性患者母亲和姐妹的Heberden结节发病率分别是普通人群的2倍和3倍[41]。Stecher推测其遗传模式是单一常染色体基因、受性别影响,在女性中为显性而在男性中为隐性且到70岁以后完全外显,因为所有具有此基因的人都患了该病。尽管可以肯定特发性Heberden结节具有遗传背景,但具体的遗传模式并不确定[45,46,49,50,137]。OA患者Ⅱ型胶原基因异常的遗传模式[62-65]可能有助于确定Heberden结节的遗传模式。

Heberden结节的临床表现可以在几个月甚至几年时间内隐匿发展而没有不适或疼痛。但在有些病例中,会迅速出现红、肿、触痛等症状,特别是在使用后。个别患者可出现皮肤感觉异常和丧失灵活性。多个关节可能同时出现症状,也可以一个关节发病后,其余关节相继出现Heberden结节。肿胀关节可能比较柔软、有波动感或较硬。受累关节背侧可以出现凝胶状的小囊肿。这些囊肿一般附着于肌腱表面类似于神经节,有时候可自动消退。囊肿可先于Heberden结节出现,囊肿出现的原因并不确定。有研究发现囊肿同远端指间关节关节腔相通[138]。这种相通随后可能被阻断,随着

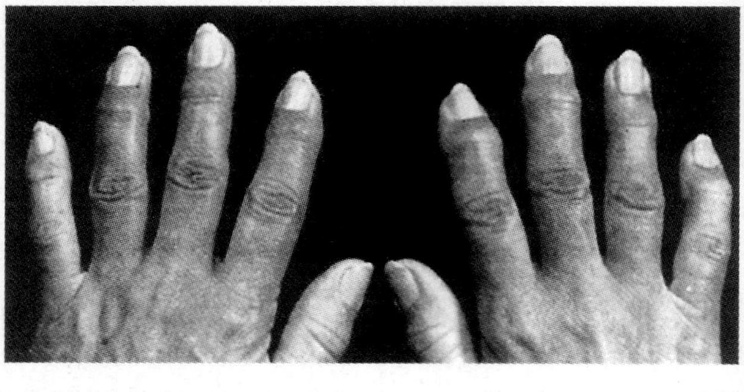

图110.1 典型的Heberden结节,原发性OA的主要体征。注意其特征性部位位于远端指间关节。近端指间关节随后可能受累。

病情的进展,囊肿可能直接与关节间隙相交通。如前所述,近端指间关节也可受累(Bouchard 结节),通常发生在多个远端指间关节受累之后。受累远端及近端指间关节会出现弯曲畸形,使手指呈蛇形。掌指关节极少累及,如果出现,则第二及第三掌指关节较常见。ACR 对手部关节的诊断标准为 10 个受累关节中至少有 2 个出现骨性膨大,至少有 2 个远端指间关节出现骨性膨大,少于 3 个掌指关节出现肿胀[6]。

2.腕掌及大多角骨掌骨关节

第一腕掌关节会经常出现退行性变。局部的疼痛和触痛提示有狭窄性腱鞘炎,患者第一掌骨基底部肌腱出现突起并呈四方形(图 110.4),同时伴有疼痛和活动受限。放射学检查显示第一掌骨基底半脱位并伴有关节间隙变窄和骨赘形成。

腕部大多角骨掌骨关节也可出现 OA 病理学改变[139]。这种改变可伴随第一腕掌关节和远端指间关节 OA,也可单独发生。症状及体征包括腕部和拇指基底部疼痛、桡侧和掌侧肿胀以及舟状骨触痛。

3.跖趾关节

第一跖趾关节是原发性 OA 最常累及的关节,其余跖趾关节发病较少。初期症状不明显,受累关节逐渐出现疼痛肿胀。穿很紧的鞋可能会使症状加重。突然加重的肿胀疼痛通常伴有内侧关节囊炎症(踇囊炎)。受累关节可能出现不规则形状。出现踇僵直时,踇趾保持对线但仅限于屈曲和伸展活动。距下关节和其他跗骨关节的 OA 也可导到足部症状。足的内翻和外翻可加重距下疼痛,其症状可导致行走困难。

4.肩锁关节

肩锁关节 OA 比较常见,但它作为肩关节疼痛和

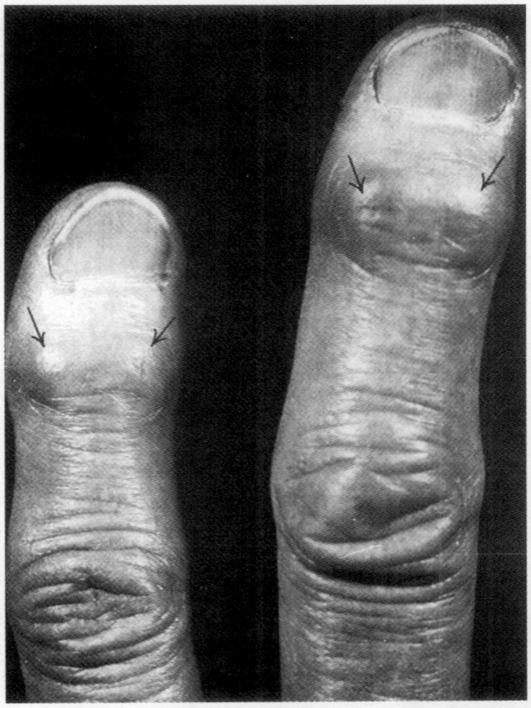

图110.2　食指和中指Heberden结节的特写镜头(箭头)。

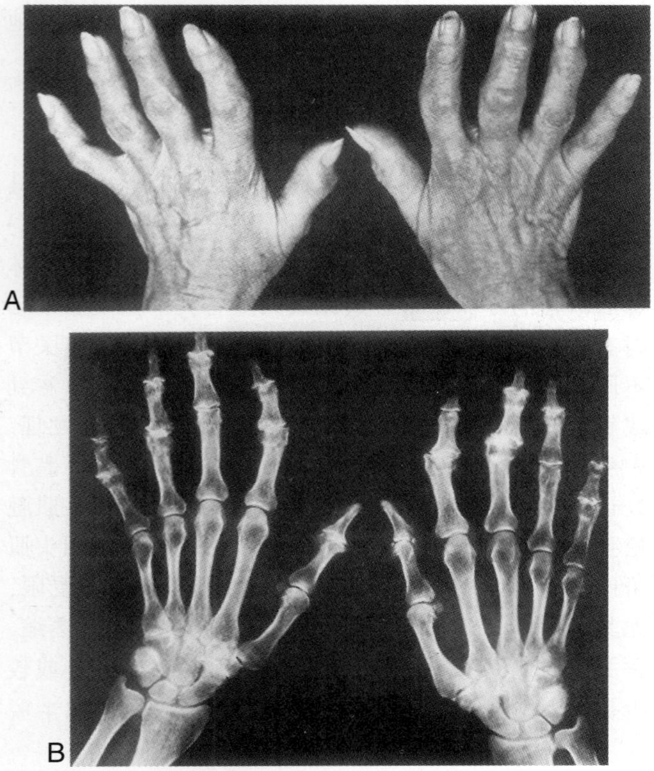

图110.3　(A)手部关节原发性OA的远端指间关节受累(Heberden结节)和近端指间关节受累(Bouchard结节)。(B)同一双手的X线片表现。

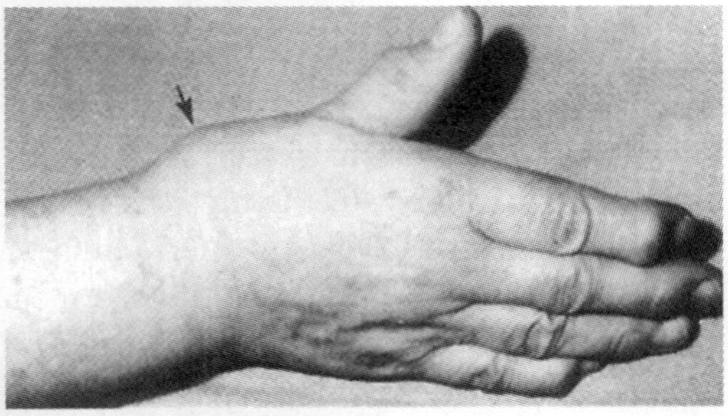

图110.4　腕掌关节重度OA导致拇指基底部(箭头)成明显的四方形突起。也可见Heberden结节。

残疾的原因却常被忽略。症状并不局限于关节本身,虽然会产生疼痛,但肩关节活动度几乎正常。局限于肩关节部位的触痛是重要症状之一。X线片通常并不能提供有意义的发现。胸锁关节OA较为罕见,但会导致胸部疼痛和触痛。

5.颞下颌关节

颞下颌关节OA症状包括捻发音、僵硬及咀嚼疼痛。同样的症状也可以由颞下颌关节紊乱引起(颞下颌功能障碍综合征),而并非结构退变。患者常诉关节活动时有响声和疼痛、咀嚼肌疼痛、活动受限及下颌偏向患侧。OA与其他原因导致的下颌疼痛的区别将在第100章详细讨论。

6.膝关节

膝关节是原发性OA最常累及的关节,可累及其三个间室(内侧股胫间室、外侧股胫间室和髌股间室)中的一个或多个(图110.5)。症状包括活动时加重、休息后减轻的疼痛,早上起床或久坐后关节僵硬及活动时有捻发音。体检时一般无法发现。有时患者会有关节不同部位的疼痛或被动活动时的疼痛。有时可以看到或触及骨赘。这在体检中比X线片检查中更易发现。中度滑膜炎或渗液也可以出现。检查者手掌放在髌骨处让患者屈曲膝关节时可感觉到捻发音。股四头肌腱松弛状态下将髌骨紧贴股骨面后嘱患者收缩股四头肌可诱发疼痛。膝关节主动和被动活动均不同程度受限,尤其是伸展。膝关节周围肌肉会迅速出现失用性萎缩。膝关节内侧间室不对称的退变会导致内翻畸形,或较少见的膝外翻时外侧间室狭窄伴关节不稳定和半脱位。侧副韧带的松弛会加重关节不稳定。单独的髌股间室或三间室受累常会使医生发现潜在的双水焦磷酸钙(CPPD)结晶沉积。Ike等通过关节镜检查发现所有在X线片检查中发现外侧胫股关节间隙狭窄的患者均有外侧间室的关节软骨侵蚀,且均有CPPD结晶沉积[140]。他们还发现所有内侧胫股间室狭窄的患者均有内侧半月板退变。尽管软骨钙化灶和OA有明确关联,但OA和软骨钙化灶沉积也会各自随着年龄的增加而增加[141]。

单膝关节OA的患者另外一侧膝关节患骨关节炎的概率也会增加[142,143]。在英国Chingford的研究发现,34%单膝关节OA患者两年之内另外一侧膝关节也会患病。对63例膝关节OA患者的调查发现,13例单膝关节OA患者中有12例在经11年随访调查后发展成双侧膝关节OA[144]。因此,单膝关节OA和双膝关节OA的患者似乎代表相似的集合。

7.髋关节

髋关节OA,也称髋关节退行性骨关节病,具有致残性(图110.6)。该病好发于老年患者。男性较女性多见,可以单侧或双侧发病。在一项关于髋OA自然病史的调查中发现,经过Erarts 8年的观察,10%的单髋关节OA患者发展成双侧髋关节OA[145]。

右侧或左侧髋关节OA患病率尚无确定性结论。有调查发现在54例特发性OA患者中,左右侧患病概率相等[146]。另一项调查显示,175例病例中有13%的男性和29%的女性患者单侧患病[147]。后者有明显的左右侧倾向性,约有20例右髋和10例左髋受累,比例为2:1。在60岁以后出现症状的患者中,右侧和左侧髋关

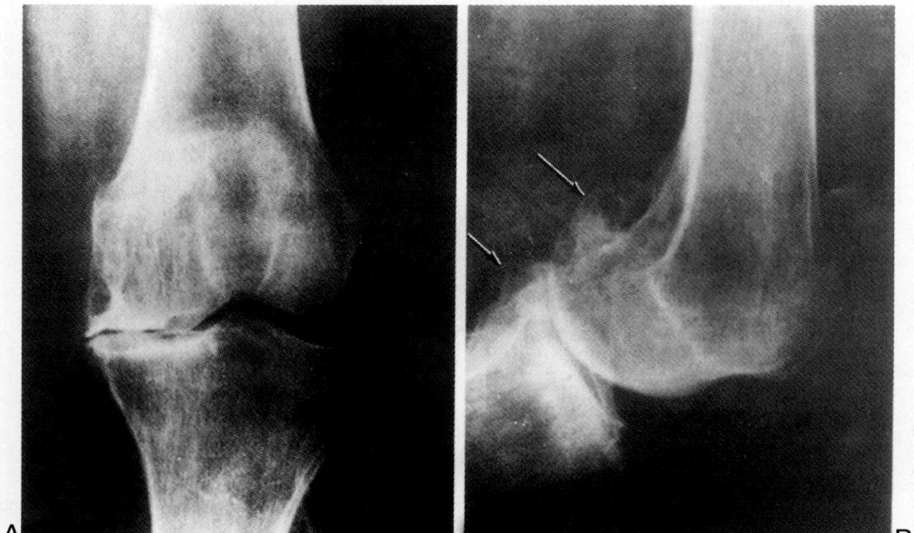

图110.5 (A)膝关节骨关节炎。膝内侧关节间隙狭窄明显并伴有软骨下骨骨质硬化(象牙化)和骨赘形成。(B)患膝侧位片。股骨和胫骨后侧可见较大的骨赘形成(箭头)。

节患病的比例为 7:1。另有研究显示，双髋患病的概率高达 42%[148]。同膝关节 OA 一样，单侧髋关节 OA 也会增加另外一侧髋关节发病的概率[143]。髋关节上部较内侧及中心更易受累[14,149]。上内侧和内侧中轴形式在女性中更常见，而上外侧形式在男性中更常见[148]。

髋关节 OA 的主要症状是隐匿性疼痛后出现跛行步髋关节 OA 的主要症状是隐匿性疼痛后出现跛行步态。疼痛定位并不准确，髋关节本身疾患可引起其他部位的疼痛。真正的髋关节疼痛是腹股沟区和沿大腿内侧的疼痛。疼痛可放射至臀部或坐骨区域并沿闭孔神经放射至膝关节。有时疼痛主要位于膝关节，而使人们忽略了原发病灶。临床疼痛症状各异而且疼痛症状并不一定同软骨及骨退变程度相关联。髋关节肌肉肌力减弱可导致出现 Trendelenburg 征，即由于同侧髋外展肌无力导致用受累肢站立时对侧髋关节陷落。大转子滑囊炎可引起髋外侧疼痛和触痛。症状和体征类似于髋关节 OA 患者的表现。疼痛于负重时加剧，并可出现轻度跛行。然而，与髋关节 OA 一定会出现活动受限相反，此时髋关节活动是正常的。髋关节 OA 与大转子滑囊炎同时发病并不少见。局部注射皮质类固醇和利多卡因后大转子滑囊炎症状迅速缓解有助于诊断。

髋关节僵硬症状比较常见，长时间静止后症状会加重。体格检查显示有不同程度的活动受限。肢体经常处于外旋、屈曲和内收位。伴有肢体屈曲挛缩的代偿性脊柱前凸畸形可导致严重的背部疼痛。也可出现肢体的功能性短缩。患者步态通常很笨拙，常伴有拖步和摇摆。由于关节活动受限，患者通常有蹲坐起立困难。

8.骨关节炎的不常见部位

除上述常见的易受累关节以外，OA 也时常出现于其他部位。有学者报道了 16 例肘关节 OA 并伴有结节或囊肿相关的退行性变的患者[150]，肘关节 OA 通常好发于中年男性，并经常合关有掌指关节 OA。另一项报道发现，手指结节性 OA 同脚趾趾间关节 OA 有不易识别的联系[151]。

9.脊柱

脊柱关节 OA 比较常见(图 110.7)，它通常起源于椎间纤维软骨盘组织的退变、椎体损伤及突起后方小关节自身的退变。椎间隙变窄可引起突起后方小关节的半脱位(第 100 章)。唇形突出和马蹄状突起(骨赘)是椎体退变最常见的表现(图 110.8)。椎体前缘马蹄状突起最为常见。虽然通常没有症状，但较大的颈椎骨赘会导致吞咽困难[152]。同时有可能出现声音嘶哑、咳嗽和异物吸入等呼吸道症状。关节间隙变窄、骨质硬化、骨质增生也常见于骨突关节 OA。有些研究者对累及椎间盘和椎体的退行性变与累及骨突关节的退行性变进行了明确区分，将前者称为脊椎炎而后者归为真正的 OA，因为后者的 X 线片表现更类似于那些其他动关节的表现。

各种退行性变多见于脊柱后凸和脊柱前凸部位(第五颈椎至第七颈椎，第三腰椎至第四腰椎)和活动度最大的阶段。在某些老年患者中，骨赘生长可出现于整个脊柱，胸椎部位最为明显(图 110.9)。骨赘可能很明显并可出现脊柱骨性融合(图 110.10)。Forestier 等将这种严重的病例命名为强直性骨肥厚，这种疾病可同时伴有中度到重度的脊柱活动受限[153]。Forestier 疾病的脊柱外表现常被称为弥漫性特发性骨肥厚(DISH)[154,155]，将在后面章节中讨论。

脊柱 OA 的症状包括局部疼痛、僵硬和放射性疼痛。这种疼痛症状源于脊柱旁韧带、关节囊及骨膜。这种病变可能可以解释持续的或进展性软骨退变和骨刺形成的自发性症状波动的原因。脊柱旁肌肉痉挛是常见的导致脊柱疼痛的原因。放射性疼痛可能是由神经根压迫所致，也可能代表与局部原发灶相关的皮区疼

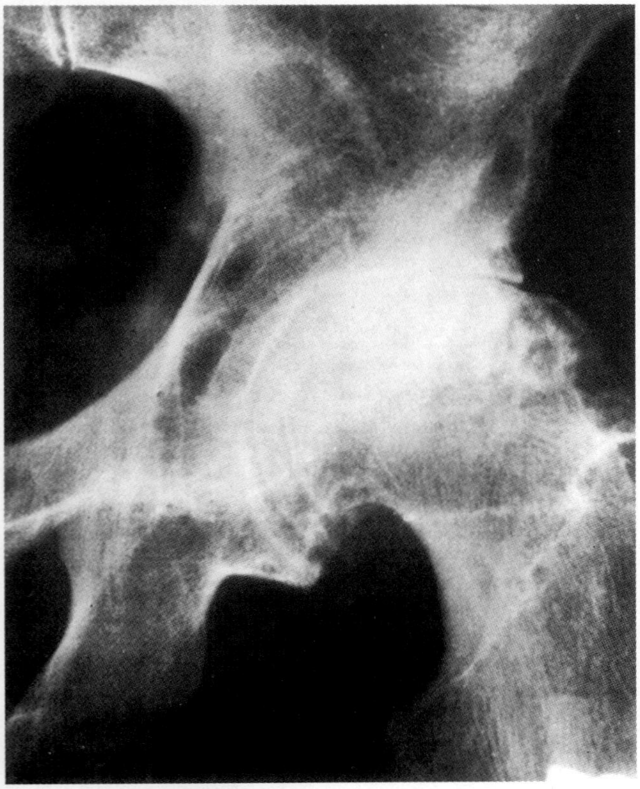

图110.6　髋关节OA。关节软骨几乎全部丢失，股骨头塌陷，股骨头和颈部小囊性变，软骨下骨硬化。

痛。神经根压迫引起的神经病也很常见。这种疾病可能是由累及多孔表面的骨刺挤压神经根（图 110.11）、退化间盘的外侧脱出或骨突关节半脱位所致的多孔性狭窄等引起的。神经根局部压迫可致相应支配区放射痛、皮肤感觉异常、运动及反射异常。由于颈椎椎管和椎间孔相对较窄，因此神经性并发症较为常见，但这些症状也可出现在脊柱其他区域。背侧脊椎神经根压迫可能导致胸壁呈环绕状分布的放射性疼痛。这必须同其他疾病引起的症状相区别。腰骶神经根受累可导致下腰部疼痛及相应节段神经根受压症状。第三和第四腰椎神经根病变可引起髌腱反射减弱或消失，而跟腱反应消失则预示着第一骶椎神经根受压。第四腰椎神经根压迫会引起小腿前内侧感觉减退。第五腰椎神经根压迫会引起小腿前外侧、足背内侧感觉减退和足与　趾背伸肌力减弱。第一骶椎神经根压迫会引起小腿后外侧及足外侧感觉减退。腓肠肌肌力减退明显。

如果大的后方骨刺或间盘突出压迫脊髓，将产生进一步的神经症状并伴随颈部 OA。在这种情况下，可观察到上方运动神经原和其他长期征象。前脊髓动脉受压可引起中央脊髓综合征。如果大的骨刺压迫脊椎

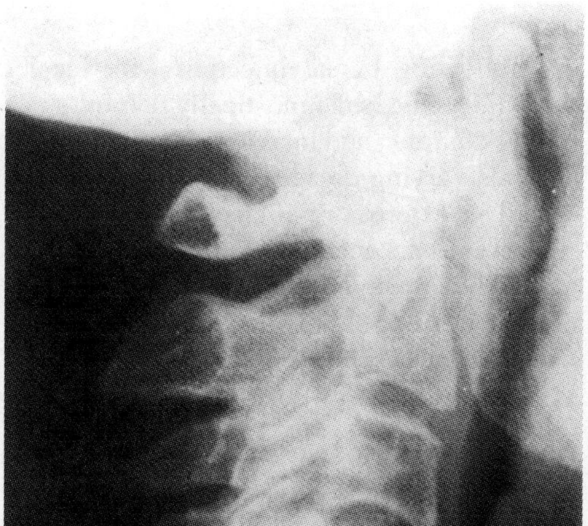

图110.7　颈椎下部骨关节炎改变。骨赘形成明显。第五颈椎至第六颈椎椎间盘变窄（箭头）和第三颈椎至第四颈椎半脱位明显。

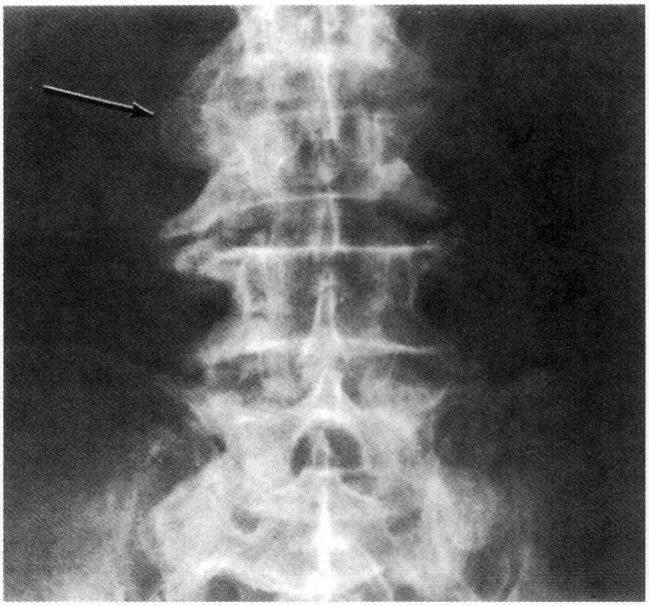

图 110.8　腰椎骨头节炎。注意明显的骨赘和第二腰椎与第三腰椎之间右侧的骨桥。

动脉，将累及脑的血供，这种临床表现和体征类似于基础动脉缺乏。骨突压迫脊椎动脉引起的颈部姿势异常则预示病情加重。颈动脉和脊椎动脉造影有助于诊断。

寰枢椎 OA 也有报道[156]。放射学表现包括关节间隙变窄、皮质边缘增厚、骨赘形成等。受累关节包括寰枢椎外侧关节、寰椎弓齿突关节或双关节。寰枢椎 OA 患者的症状可有枕骨疼痛、肩部僵硬及手指麻木。保守治疗可有效缓解症状，但有的患者需行寰枢融合手术。

OA 导致脊髓背侧受压而引起脊髓损伤的病例较少见。由于脊髓终止于第一腰椎水平，因此腰骶部损伤并不引起脊髓受压，而是出现马尾综合征及括约肌功能异常。

腰椎管狭窄（第 102 章）的主要症状位于腰腿部，疼痛可以持续或间歇性发作。患者站立或锻炼时症状加重并可以引起间歇性跛行。脊柱伸展时症状加重，前屈时症状减轻。患者可能保持膝关节、髋关节和膝椎屈曲体位（猿姿）。可能出现感觉改变和运动能力的下降。正如研究中所发现的，行走通常会加重症状，患者行走一段距离后需要即刻停下进行“强制性休息”。短暂休息后，患者可以重新行走，但行走较短距离后，即又感到疼痛。腰椎管狭窄伴有骨折的体征包括：年龄大于 65 岁、严重下肢痛且坐下休息不能缓解、步态不稳、Romberg 征阳性、腰椎过伸 30 秒后疼痛放射至大腿及神经肌肉病。但患者的神经系统通常正常[157]。腰椎管狭窄的症状容易与髋关节 OA 的症状混淆，并且这两种疾病经常合并发生。

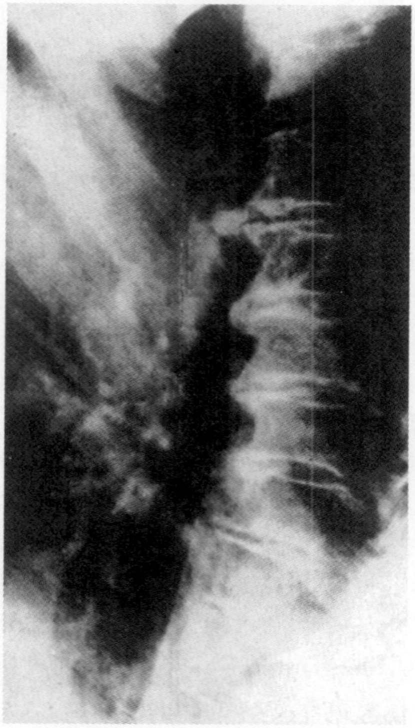

图 110.9　胸椎骨关节炎。椎体前方边缘明显的外生骨赘，椎间隙变窄。

腰椎管狭窄通常由解剖异常引起，因为先天性椎管狭窄大多数情况下是无症状的[158]。常见的病因包括

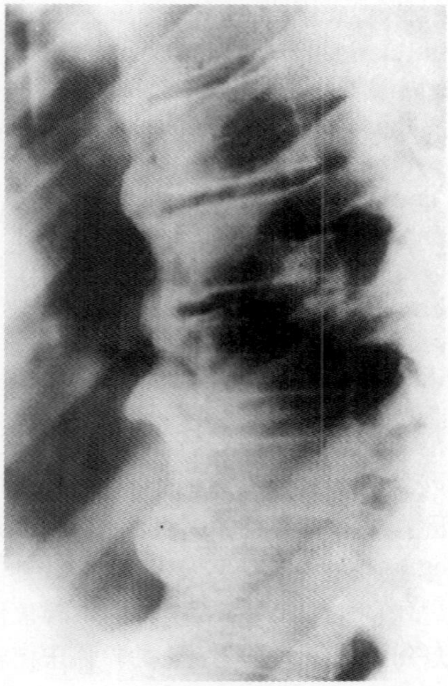

图 110.10　DISH患者的脊柱骨肥大表现。脊柱前侧可见骨赘联合及韧带钙化形成的平滑骨膜。(Courtesy of Dr. Donald Resnick.)

退变性骨刺、间盘突出、韧带增生和椎体前移等。创伤、手术后纤维化、Paget 病、氟中毒等相对少见。

颈椎管狭窄可伴有上肢类似的症状。患者常诉放射性疼痛，颈椎过伸时症状加重、屈曲时减轻。脊柱退变性疾病的症状和影像学检查通常情况下并不相符。重要部位一个很小的骨赘即可引起严重症状。而 X 线片上显示的随年龄增长而增加的骶髂关节边缘呈唇形、关节边缘硬化和狭窄通常不会引起症状。

(四)实验室表现

原发性 OA 没有特异性的实验室诊断指标（表 110.3)。血沉、血常规、尿液检查、血生化一般都是正常的。但这些检查是很重要的，可以用排除其他关节炎并区分与继发性 OA 有关的代谢性疾患。例如，伴随双水焦磷酸钙(CPPD)结晶沉积病的 OA 患者可能有原发性甲状旁腺功能亢进症并伴有血清钙离子和甲状腺激素水平升高(第 123 章)。伴有 Paget 病的 OA 患者会有血清碱性磷酸酶增高和尿羟脯氨酸排泄增加（第 122 章)。伴有褐黄病的关节疾病患者，站立位尿检会因尿黑酸代谢产物而呈深色，或者 Bendict 糖尿实验呈现假阳性结果(第 120 章)。

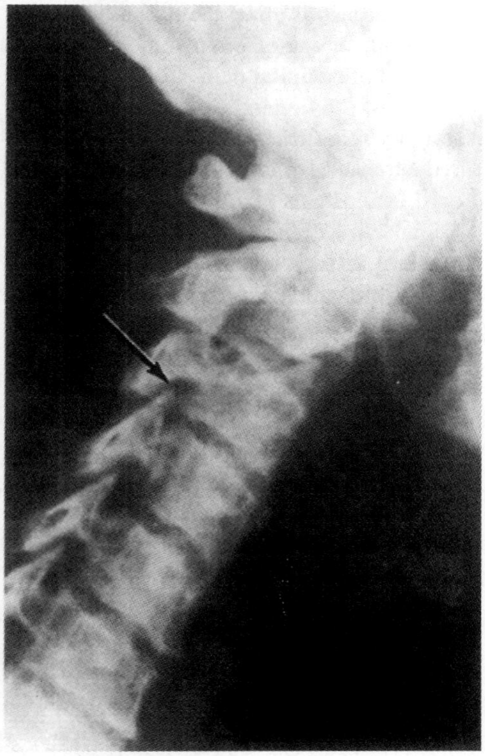

图 110.11　颈椎骨关节炎，斜位片。第三颈椎至第四颈椎间的多孔区域(箭头)可见明显的后方骨赘形成。

原发性 OA 的关节滑液是“非炎性的”(通常白细胞数量少于 2 000/mm^3)，有时白细胞稍有增高。但黏度、凝集反应正常。滑液中常可见液态纤维,其形态同脱落的胶原纤维并无明显差别。OA 关节液中的纤维胶原为Ⅱ型,来源于关节透明软骨[159]。也可见双水合焦磷酸钙及碱性磷酸钙结晶沉积。在复发性渗液的OA 患者的滑液中,显微镜下有时可见胆固醇结晶体[160](第 95 章)。

原发性 OA、尤其是中重度 OA 滑膜组织学检查呈慢性中度炎症反应。

近年来有学者倾向于将关节滑液、血浆或尿中软骨基质成分检查作为诊断软骨退变程度的标记物[161-182]。各种软骨及骨成分大分子的单克隆及多克隆抗体的使用能促进对这种标记物的研究。这些标记物在不同体液中的水平代表了合成与降解的相互作用以及标记物从滑液中通过淋巴和血管系统、肝脏代谢和尿液排泄运输的相关作用，因此使得对这些标记物的研究更加复杂。

关节滑液中各种目的蛋白的沉积通常较其他体液中丰富,因而易于检测。但关节滑液较其他体液相对难于获取。而血浆中软骨相关蛋白则反应了软骨全身相关代谢情况，血浆相对易于获取且不依赖于局部关节腔容量。尿中标记物受限于浓度过低的大分子物质。

硫酸角质素作为一种潜在的标志物已在动物模型及人体实验中进行了广泛的研究[161,163-165,169,175]。OA 和类风湿性关节炎患者血浆硫酸角质素浓度较纤维肌痛综合征患者高[161],但血浆硫酸角质素浓度高低同患者关节评分及病程进展并无关系。另有研究证明关节损伤患者的血浆硫酸角质素浓度升高[167]。OA 患者关节滑液中蛋白多糖相关碎片的总量及浓度比正常人高[165,182]。同样,创伤性或原发性 OA 患者体内基质降解酶、胶原酶及基质金属蛋白酶浓度也会升高[168,176,177,183]。有研究显示重度髋关节 OA 患者中血浆基质降解酶、明胶酶异常升高[184]。软骨寡基质蛋白(COMP)在进展性 OA 患者中异常升高,并可作为反应软骨退变的指标之一[179,185-187]。Jordan 等发现以 COMP 作为判断 OA 出现及进展的指标需考虑种族及性别因素[28]。846 抗体,结合于蛋白多糖硫酸软骨素位点,可以确定是最近合成的分子,因此可作为一种反映多糖合成的指标[188]。这种抗原决定簇在进展性 OA 及创伤性膝关节炎患者的滑液中均有异常升高[188]。有研究认为可将尿吡啶作为 OA 及类风湿性关节炎软骨与骨胶原退变的标志[172,189]。Ⅱ型胶原 C-多肽(CPⅡ)抗体可反映胶原合成情况[173],可作为候选的生物标志物[190-193]。因为Ⅱ型胶原是软骨基质成分之一，因此这种标志物浓度增高可反映Ⅱ型胶原退变程度。这种标记物在尿液中的出现和可测量性促进了其应用。

OA 患者血清透明质酸盐浓度有不同程度升高[166]。但类风湿性关节炎患者透明质酸盐浓度比 OA 患者更高[166]。Sharif 等对膝关节 OA 患者进行了研究,并认为血清透明质酸盐浓度也同 OA 病程、关节间隙狭窄及是否有手术史有关。有血清透明质酸盐浓度升高的患者其影像学表现则更为严重。另有研究认为血清透明质酸盐浓度同 Lequesne 关节功能指数、C 反应蛋白(CRP)以及影像学改变并无关系[195]。这些成分的异常升高可能同滑膜炎症有关。

髋、膝关节 OA 临床严重程度同 C 反应蛋白而非红细胞沉降率相关[196]。C 反应蛋白尤其同残疾程度、关节触痛、疼痛、疲劳、总体严重程度和抑郁等紧密相关。在一项对 Chingford 的 845 例女性进行的研究中发现，那些影像学检查显示有 Kellgren-Lawrence 2 级或更高的关节炎表现的患者血清 CRP 浓度并比 740 例无 OA 的患者明显升高。进一步研究发现,那些在 4 年随访中 OA 进一步发展至少一级的患者 CRP 浓度较 OA 并没有发展的患者更高[197]。研究显示 CRP 可作为判断预后的指标之一。尽管一项关于中年妇女肌肉骨骼改变的研究显示 CRP 同 OA 紧密相关[198],但进一步的研究发现 CRP 水平也同肥胖指数相关,这也限制了其作为特异性标志的应用。

Otterness 等将这些标记物根据骨、软骨代谢等及炎症和细胞因子转化性生长因子 β(TGF-β)将其分为分类[199,200],并建议将各种不同的代谢、炎症及细胞因子标志物综合起来作为判断预后的指标[201]。

总体来说,尽管在过去十年内关于血清学标记物的文献及研究越来越多，但在将血清学指标作为判断OA 严重程度及预后等方面尚需进一步深入研究[202,203]。

(五)放射学表现

OA 的放射学检查标志包括关节间隙变窄、软骨下骨硬化、骨赘及骨囊肿形成等(表 110.3)。放射学检查、临床症状及关节镜检查结果并不一致。有研究显示只有约 37%~68%的放射学检查阳性的病例有疼痛症状[11,204,205]。MRI 检查发现骨髓水肿的患者常伴有膝关节疼痛症状[206]。但脊柱放射学检查和临床症状之间并无太大的关联性。通常膝关节镜检查能显示出比放射学检查更为严重的软骨损害[207]。

软骨下骨硬化(象牙化)表现为骨密度增高。骨与软骨增生会导致关节边缘形成骨赘。骨囊肿的大小从数毫米至数厘米不等，表现为关节周围骨中有半透亮区。晚期病例会有关节畸形与半脱位。

虽然骨赘形成被认为是OA的表现之一,但单独将骨赘作为OA诊断标准仍存在争议。骨赘形成是老年退变的标志之一,而并不一定是早期OA的标志[130,208]。外周关节OA的诊断有赖于放射学检查显示的软骨结构退变(关节间隙变窄)和(或)软骨下骨硬化。

软骨下骨"碎片"囊肿的形成有以下几种解释:①骨重建失败,局部破骨细胞活性高于成骨细胞。②由软骨表面传导至软骨下骨的压力所致(骨小梁微骨折)。囊肿中可包含液体、骨碎屑或纤维化骨髓组织。在X线片中,即使关节间隙充分保持,也可能见到明显的囊肿。

OA患者中关节僵硬并不多见。有时手部关节OA可有晨僵表现,特别是侵蚀性炎症性OA。

脊柱OA骨赘常位于椎体前侧及前外侧，在脊柱侧位片上易观察到骨赘,数量不定。椎体后缘及小关节面边缘骨赘较少见，但由于邻近神经结构而具有重要的临床意义。下颈椎及下腰椎最为常见的退变表现为由于椎间盘退变引起的椎间隙变窄。椎体前缘可见邻近骨质硬化,骨突关节常有关节间隙变窄、骨质硬化和骨赘形成。OA中常发生骨质疏松。

1.常规平片

通常情况下常规前后位片、侧位片即可观察到异常，而颈椎及腰椎常需拍斜位片以了解骨赘及骨突关节退变情况。

手部骨关节炎前后位片可见骨赘形成、关节间隙变窄、骨质硬化及囊肿形成。骨赘形成在前后位片上表现得最为明显,常见于伸屈肌腱在远端指骨的附着处。骨赘可发生在前后方向上或内外方向上，需将手指分开从外侧才能观察到。Heberden及Bouchard结节的X线片表现有时并不明显，因为这些结节可能是软组织或软骨增生引起的。掌指关节OA并不多见,但应注意继发性OA,如血色素沉着病中所见。

在100例结节性OA患者中可见7例有掌骨头桡侧钩状骨突形成[209],常见于65岁以上的老年患者,可能与掌骨头桡侧反复肌肉收缩导致相应关节囊及韧带反复摩擦有关。

怀疑髋关节OA的患者需拍骨盆前后位X线片以观察髋关节、骶髂关节、耻骨联合及骨盆支。如无血管硬化,那么特殊的体位可能有所帮助,如蛙腿位。严重的髋关节OA有时会伴有关节内陷,X线片表现为髋臼底向盆腔内侧突出。

膝关节摄片时的位置对准确测量膝关节OA中胫股关节间隙有重要作用。传统完全伸直的负重前后位片并不能提供可重复的关节间隙的测量值。有研究认为不同程度关节屈曲位X线片可提供良好的观察角度[210,211]。荧光透视片较传统X线片更为准确且具有可重复性[212,213]。地平线观可很好地观察髌股关节面及间隙。双下肢全长位片可测量外翻及内翻角度。通道位片是在膝关节屈曲暴露髁间切迹时拍摄的，可发现疏松游离体,关节间骨赘和胫骨脊椎变化。对侧关节X线片对评价可观察到的改变有帮助。

表110.3 原发性OA的实验室及放射学检查表现

实验室检查	结果
红细胞沉降率	通常正常
常规细胞计数	正常
类风湿因子	阴性
抗核抗体	阴性
血清钙、磷碱性磷酸酶、血清蛋白、电泳	正常
关节滑液分析	小黏蛋白凝块黏度良好、白细胞中度升高,可见纤维丝和碎片(磨损颗粒)存在
放射学表现	**原因**
关节间隙变窄	关节软骨溃烂
软骨下骨硬化(骨质象牙化)	新骨形成
关节边缘骨刺形成	骨软骨增生
骨囊肿形成、骨塌陷	软骨下骨微骨折
畸形合并半脱位	长期应力不均引起的韧带松弛

2.闪烁照相术

^{99m}Tc 闪烁照相术能提供的诊断价值有限，而 ^{99m}Tc 闪烁照相术结合二碳磷酸盐化合物则和手部关节骨的关节炎影像学异常相关[214]。异常预示着X线片征象的发展，闪烁照相术中手部和膝关节异常显示了随后研究中的病情发展[215-217]。

其他异常形式在某些病例中有意义，不断发展的技术将使其具有更重要的临床价值。超声检查可判断关节软骨损伤情况[218]。CT扫描可观察脊椎管狭窄程度、平片脊髓造影、CT脊髓造影及MRI也可提供有价值的诊断。

MRI技术的发展使其成为可疑病例的诊断及预后判断的最有用的手段之一。MRI检查在判断膝关节内扰乱、骨水肿、滑膜炎症、肩袖损伤及OA相关缺血性坏死中有很高的应用价值。MRI在判断关节软骨治疗反应及流行病学调查等方面已经有了越来越多的应用[219-221]。

（六）不同类型的原发性OA

不同类型的OA有各自不同的临床、X线片及病理表现[154,155,222-225]。一型为弥散型的多关节受累，也称全身性OA[224]。二型为骨肥大型强直性脊柱炎，或广泛性特发性骨肥大症[154,155,225]。虽然弥散型特发性骨肥大通常见于脊柱退行性关节疾病的讨论中，但这种疾病在病理生理和临床表现上都与典型的椎间盘疾病和脊柱关节强硬不同。三型以手部指间关节滑膜炎症合并近关节骨侵蚀为特征，被称为侵蚀性炎症性骨关节炎[223,224]。四型为髌骨软化症合并不同程度的骨关节炎病变[226]。

1.原发性全身性OA

这种“结节型”OA多好发于中年妇女[224]。近端及远端指间关节及第一腕掌关节为易受累部位，其余外周关节包括膝、髋关节、跖趾关节及脊柱部位关节也会经常累及。急性炎症期通常先于慢性关节症状出现。ESR一般正常或轻度增高，SRF为阴性。尽管其总体上X线片表现同局部OA，但也有明显区别。脊柱关节面、椎间孔及棘突常有增大，导致X线片上出现上下椎体骨赘相连形成“脊柱接吻”。膝关节X线片能显示明显的关节间隙变窄，并伴熔蜡样骨突形成，并不同于通常较为尖锐的骨刺。病情严重患者的X线片表现常先于临床表现出现。尽管有重度解剖畸形，但关节功能常中度受累。

原发性全身性OA是否为OA的一个亚型尚存在争议。有学者认为这种疾病只是由多个关节受累分化而来。

有的原发性全身性OA多个部位伴有软骨钙盐沉积[132,227]。已有研究证实有弥漫性CPPD结晶存在[228]。一家族性全身性OA软骨钙沉积伴“磷灰石”结晶沉积同其他普遍性全身性OA患者并无明显区别[229]。关节滑液中BCP结晶和X线片上显示的关节退变程度密切相关，CPPD结晶与患者年龄有关而与关节退变程度并无太大关系[230]。

2.侵蚀性炎症型骨关节炎

侵蚀性炎症型[224]骨关节炎为另一类涉及远端及近端指间关节的“结节型”疾病。掌指关节亦可受累，并常具有遗传性。疾病发展最终会导致关节畸形甚至关节僵直。绝经后妇女最常受累。有的患者有急性红肿反应，但受累关节有时也可数年没有明显症状。受累关节可有胶状囊肿形成，伴有不同程度的疼痛和触痛。严重的关节炎症和红肿有可能导致误诊为类风湿性关节炎。X线片检查可见关节软骨损伤、骨刺形成和软骨下骨硬化。骨侵蚀症状比较明显。由于滑膜炎症和血管翳形成、相邻的骨刺生长在一起及裸露的软骨表面修复导致的骨性关节僵硬比较常见。滑膜病理检查常表现为增生性炎症反应，有别于类风湿性关节炎。ESR常为正常或稍有升高。

侵蚀性炎症型骨关节炎患者的类风湿因子及抗核抗体为阴性。但是，受累滑膜中免疫复合物的出现提示了异常的免疫机制[231]。患者受累膝关节的滑液中T淋巴细胞增多，并表达Ⅱ型主要组织相容性复合物(MHC)抗原，类似于类风湿性关节炎患者的标本[232]。这些表现不同于其他类型的OA。有的侵蚀炎症型骨关节炎患者同时伴有干燥综合征提示有免疫异常[233]。这些具有自身免疫功能的病例可能代表了侵蚀性炎症性OA的一个亚型。

3.弥漫性特发性骨肥大(DISH)；强直性骨肥厚

正如前面所看到的，DISH与OA的发病机理和临床表现均不同。虽然DISH与椎间盘疾病有许多相似之处，但是却常常作为变异型OA进行讨论。脊柱特别明显的骨质肥厚表现是本病的特点，有脊椎前方骨嵴形成的巨大骨刺和边缘性骨质增生[154,155,225]。骨脊的融合通常很光滑(图110.10)。脊柱旁结缔组织如椎间盘周边和前纵韧带等也可发生钙化。背侧脊柱最易受累，不过各节段脊柱都可受累。通常脊柱前侧及右侧面病变严重，但脊柱位置颠倒的患者左侧脊柱桥接提示胸主动脉下降段对椎体钙化的好发位置有一定影响。强直性脊柱炎常见于年轻患者，但老年人也并不少见。尽管有广泛的脊柱畸形，但患者疼痛症状常较轻，脊柱活动常轻度受限。

对于这种综合征临床和病理特征的进一步研究证明其常起始于脊柱外症状[154]。同DISH阴性患者相比，伴有DISH患者的手指远端及近端指间关节的OA发生率明显增加[234]。为区别于其他类型的退变性疾病或强直性脊柱炎，Resnick等为DISH患者的脊柱征象制订了特殊标准[235]。其中包括不少于连续四个节段的椎体前外侧骨桥形成、间盘高度保留、无中空现象或椎体边缘硬化、无骨突关节强直或骶髂关节侵蚀、硬化或融合。通常在异常的钙化和下方的椎化之间存在放射线透亮区。脊柱外表现包括不规则新骨形成，尺骨鹰嘴及跟骨的较大骨刺形成(图110.12)。骶骨结节、髂腰部和髌骨韧带可见严重的韧带钙化(图110.13)。通常有明显的关节周围骨赘。

脊柱僵硬是DISH最常见和最明显的症状。如累及颈椎可引起一系列症状，如吞咽困难[236]、颈椎脊髓病[237]、声音嘶哑、喘鸣、吸入性肺炎、睡眠窒息和胸廓出口综合征等[238]，有时由于呼吸道扭曲，从而使外科手术麻醉时插管困难[239]。关节周围症状包括累及肘、骶髂关节、肩关节、膝关节、髋关节、踝关节的疼痛。跟骨疼痛则通常由于骨刺形成所致。这种脊柱及脊柱外弥漫性的放射学检查异常提示该疾病并不是脊柱局部的表现而是一种"钙化体质"。DISH和脊椎关节强硬或同时出现于同一患者[240]。

DISH患者化验检查常见高血糖，经异常葡萄糖承受试验发现发生率是同年龄、同性别和同体重对比人群的2倍。约19%~40%的患者存在糖尿病性尿糖增高[241,242]。生长激素和促生长因子水平一般正常，但生长激素水平在系统性DISH患者中较高[243]。DISH患者血清中胰岛素浓度升高[244,245]，同正常对照人群相比，静脉注射胰岛素30分钟和45分钟时尤其明显[246]。

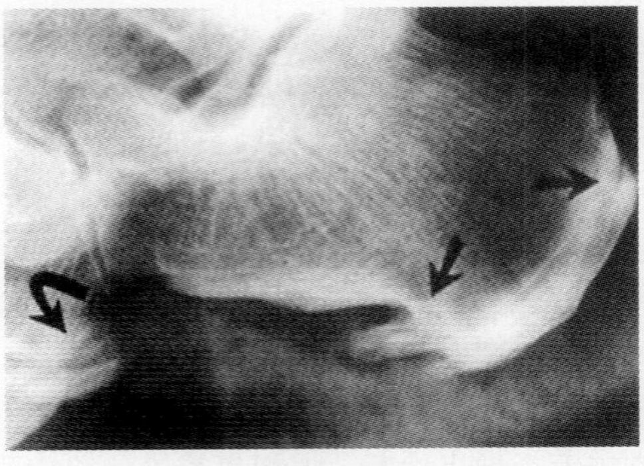

图 110.12　DISH。跟骨后侧和跖侧有大而不规则的骨刺形成(直箭头)。伴有骰骨及第五跖骨亦不规则(弯箭头)。(Courtesy of Dr. Donald Resnick.)

DISH的发病机制尚不清楚。有研究统计了47例DISH患者，发现16例血清HLA-B27为阳性[247]。但也有研究认为DISH患者HLA-B27阳性率并无明显统计学性增高。研究发现Pima印第安人中约有50%患有DISH综合征，其中20%HLA-B27阳性[248]。然而将患有该病的Pima印第安人的HLA-B位点抗原与同年龄对照人群对比发现，两者之间并无太大关联性。DISH患者血清中的维生素A含量升高[249]。当患者服用大量人工合成的维生素A衍化物——类维生素A后，全身多处出现类似于DISH的钙化[250]。X线片表现可类似于DISH综合征的脊柱或脊柱外表现，或仅限于脊柱外肌腱和韧带钙化而无或仅有轻度脊柱受累。生化检验发现DISH患者内源性13-cis-和全反维生素A酸异常增高[251]。有报道发现5例DISH患者血清和尿中氟化物增高[252]。但其他研究并没有得到类似结果[155]。

以脊柱后纵韧带钙化为特征的病变好发于日本

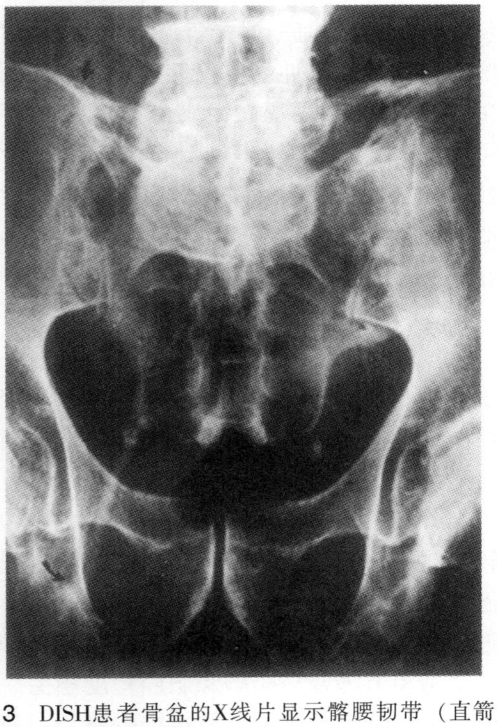

图 110.13　DISH患者骨盆的X线片显示髂腰韧带（直箭头）及骶结节韧带（弯箭头）骨化和骶髂关节周围骨赘形成（空心箭头）。(From Resnick D, Shaul SR, Robins JM Diffnse idiopathic skeletal hyperostosis (DISH); Forestier's disease with extraspinal manifestations, *Radiology* 1975; 115: 513–524, with permisson.)

人[253]。据统计约 4 000 位日本患者有此种疾病。脊柱 X 线片可见跨越一个以上椎间盘间隙的线性的或多块的骨性物质,有时甚至会从上位颈椎一直延伸到胸椎。椎管脊髓受压会引起严重的神经受损症状。

4.髌骨软化症

该病特征为髌软骨退变,属于膝关节 OA 病变(第 98 章)。虽然原先它被视为一种单独的病变,但现在的观点认为髌骨软化症是由多种累及膝关节导致软骨退变的疾病引起的[226]。髌骨关节软骨退变最终会造成软化改变,而这种改变可受多种疾病,如半月板损伤、膝关节松弛、髌骨高位等影响,可能导致类似于该病末期的表现。该病还可伴有反复的髌骨外侧半脱位。髌骨软化患者常伴有髌前疼痛症状,上下楼梯时加重,下楼时尤甚。长时间的屈曲不活动也会引起隐痛,如看电影。髌骨软化常见于年轻患者,女性多见,经常是髌股间室 OA 的先兆。常规 X 线片上的髌骨软化表现并不明显。传统 MRI、MR 关节造影、CT 造影可提供有价值的线索,但 MR 关节造影的灵敏性和特异性高于普通 MRI 和 CT 造影[254,255]。

虽然前面讨论的 OA 的各种表现说明其有多种类型,但 OA 的分型目前仍存在争议。OA 可同时累及多个关节,因此,全身性受累仅反应了一种疾病谱的末期。OA 早期可以出现局限性或全身性炎症,但这不是一种可用来分类的标志。有些患者很难区分 OA 和血清阴性类风湿性关节炎。关节强直性肥厚性骨关节炎同一般类型的 OA 有明显的不同。但在发病早期临床表现并无明显区别。

(七)预后

原发性 OA 患者的预后依患病部位、病变程度等因素而异。远端指间关节 OA 会引起中度疼痛和轻度的功能障碍。脊柱 OA 发病隐匿,但有时 X 线片上轻度的表现会伴有严重的脊髓压迫症状。膝和髋关节 OA 进展较慢,可以长年无明显疼痛症状,一旦出现症状则发展迅速,会在 12 个月内出现疼痛及功能障碍表现。

研究表明并不是所有 OA 病例都会恶化[256,257]。传统的观点认为关节退变与年龄和肥胖程度相关。有严重外伤史但未行矫形手术的关节退变较快。一项膝关节 MRI 研究显示,有半月板及前交叉韧带撕裂的 OA 患者关节软骨丢失加快[220]。多关节受累的 OA 患者关节退变的可能性约为正常患者的3 倍[22,79,258]。双侧关节受累的患者退变速率加快[144]。BMI 值增高预示着膝关节病变加速[82],而体重减轻则可以延缓病情并减轻症状[81,259]。有证据表明,体重减轻和肌肉力量增强可延缓 OA 发展[260]。但对于力线不良和韧带松弛的膝关节,股四头肌功能锻炼则会加重病情[260]。对一侧实行膝、髋关节置换的患者,另一侧关节患病置换的概率增加[261]。

膝外翻和内翻畸形和关节软骨丢失加快紧密相关[22,89]。半月板和其他韧带结构撕裂[220]及股四头肌无力[262]也会加速膝 OA 关节发展。膝关节液异常增多、发热、CPPD 结晶沉积也会增加膝关节 OA 发展的风险[258]。膝关节内外翻活动时应力的增大也会加快膝关节 OA 的发展[88]。膝关节 MRI 检测到的骨水肿也意味着预后不良[33]。

有些髋关节 OA 患者会有严重的髋臼和股骨病变[263]。退变性假性囊肿形成和骨刺缺乏是其特征之一。手术中可见滑膜病变并不严重。这种快速发展的严重病变有可能与服用非类固醇类抗炎药相关(NSAID)[264],但这种说法并未得到证明。早期髋关节放射学改变,尤其是关节间隙狭窄,较 BMI 等临床指标更适合作为判断预后的指标[212]。

有学者比较了男性[21]和女性[20]手部关节 OA 放射学检查阳性的概率和进展情况,发现放射学改变随年龄的增加而增加,而并没有随病情加重而进展。女性 OA 患者更易有掌骨基底部的肥大,不过其病情进展会伴随骨丢失。

临床上应适时地对患者进行安慰,关节 OA 预后并没有想象的可怕,其所引起的关节疼痛和畸形、功能受限等通过服用药物、适当的锻炼和外科手术会有很好的改善。

(八)鉴别诊断

原发性 OA 同其他骨骼肌肉疾病的鉴别诊断有赖于临床表现、实验室和放射学检查。由于这类疾病都有疼痛、僵硬、活动受限等表现,所以 OA 容易与其他关节疾病相混淆。许多人群的 X 线片上会有 OA 表现而患者几乎都没有察觉,因此诊断更加困难。

大多数情况下诊断并不困难,但非典型部位(肩关节)OA、OA 合并有严重的炎症反应、OA 合并 CPPD 结晶沉积、年轻患者、脊柱 OA 合并类似于神经损伤症状的神经表现时则需仔细鉴别。

根据其典型炎症反应及受累关节特点并不难对类风湿性关节炎做出诊断。但如果类风湿性关节炎只累及髋、膝等单个关节,则需较长时间的随访才能做出鉴别。红细胞沉降率升高、类风湿因子试验阳性和关节滑液分析有助于诊断(第 57 章)。类风湿性关节炎与侵蚀性关节炎的鉴别非常困难。类风湿性关节炎好发于掌指关节、腕关节及其他外周关节,而侵蚀性关节炎仅限于近端及远端指间关节,这一点有助于两者的鉴别。血清阳性的类风湿性关节炎极少有骨刺形成。有些合并有 Heberden 结节或侵蚀性 OA 的患者可能在后期发展为类风湿性关节炎,可合并有骨赘形成,这就是所谓的混合性关节炎,但这种患者的骨赘形成先于风湿症状。

类风湿性关节炎发生继发性退变时可以并发 OA,但骨的过度生长仅在伴有"烧灼感"疼痛症状时才出现,且骨赘停止生长。青少年型类风湿性关节炎或银屑病关节炎的近侧或远侧指间关节常伴有结节形成。

风湿性综合征出现手部远侧指间关节症状时容易与结节型 OA 发生混淆,如银屑病关节炎、反应性关节炎和慢性溃疡性结肠炎性关节炎。我们通常可以结合这些疾病的临床表现做出鉴别诊断。假性痛风综合征或软骨钙质沉积性关节炎时,CPPD 结晶在关节滑液中析出可以引起轻度的关节疼痛,易与 OA 混淆。但该病患者的关节炎形式与 OA 有显著不同:其通常累及掌指关节、腕关节、肘关节、肩关节、髋关节和踝关节(第 116 章)。一些关节疾病早期局部性症状在影像学上可以表现为关节退变性改变,容易误诊为 OA,如骨坏死、色素绒毛性滑膜炎和慢性感染性关节炎。脊柱 OA 继发的神经系统症状必须与其他神经系统疾病造成的神经系统症状相鉴别。颈椎 OA 的症状应与多发性硬化、肌萎缩性侧索硬化、渐进性脊髓肌萎缩症和脊髓肿瘤相鉴别。

三、继发性OA

继发性 OA 是指那些由局部或全身性因素引起的疾病,参见表 110.1。患者在较小年龄发病时应考虑继发性 OA 的诊断。

(一) 急性创伤

关节退变可继发于急性损伤。病史包括关节受损后局部发红、软组织肿胀和受累关节疼痛等表现。几个月后炎症改变消失,取而代之的是无痛性关节增大。畸形仅限于受损关节。关节局部的解剖学变化类似于原发性 OA。手部远端指间关节损伤可引起创伤性 Heberden 结节[135]。指间关节的急性创伤可引起棒球指畸形(图 110.14)。

(二)慢性创伤

OA 发病率的上升与因特定职业而引起的慢性损伤有关。虽然有学者认为慢性损伤或微损伤是造成原发性 OA 的病因之一,但创伤和关节改变的关系还是支持将其视为继发表现的分类。

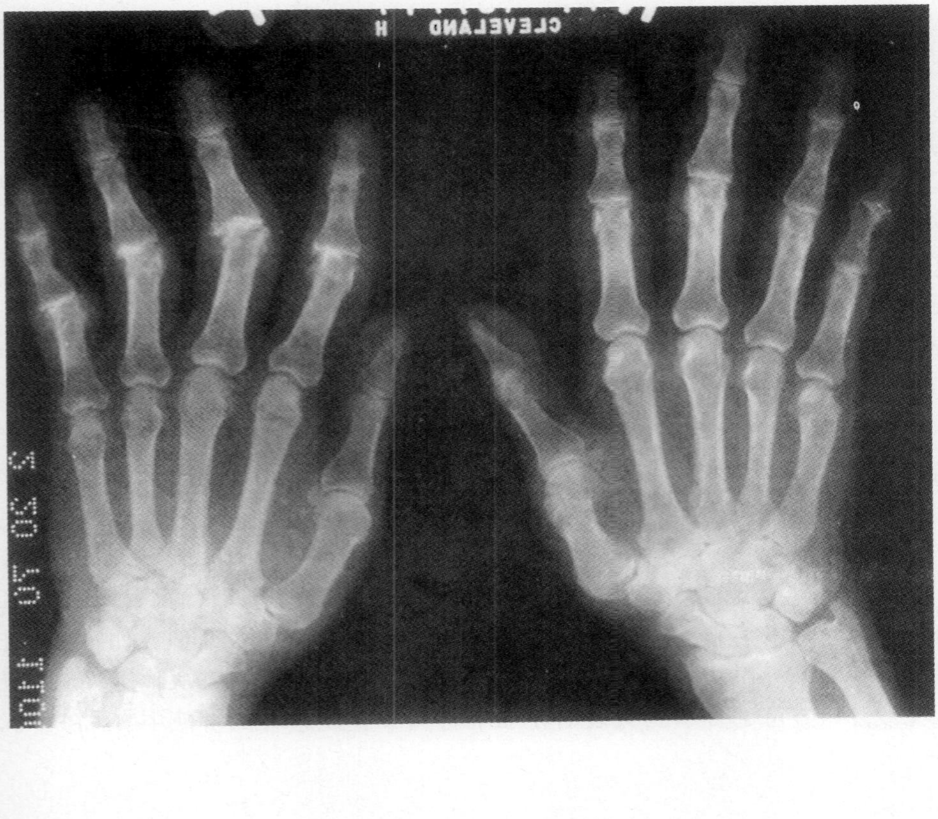

图110.14 半职业棒球运动员的左手第二、三、四、五近节指骨骨间关节的继发性OA("棒球手指")伴反复的急性创伤。

(三)其他关节疾病

这种涉及关节的疾病可以是局部性也可以是弥漫性的。可引起继发性局部OA的局部关节疾病包括骨折、缺血性骨坏死、急性或慢性感染等。年轻患者膝关节OA可继发于半月板撕裂、髌骨脱位、肥胖而引起的压应力增加、膝内翻或胫骨扭转引起的力线不良等。局限性髋关节OA可继发于幼年时期的疾病，如先天性髋关节发育不良、Legg- Calve- Perthes病等。先天性跟舟联合或距跟联合可导致中足或后足OA。

类风湿性关节炎、出血性恶病质、反复性关节出血及软骨发育不良性侏儒患者会并发弥漫性继发性退行性改变。

(四)全身代谢或内分泌性疾病

多种代谢或内分泌疾病可引起骨关节炎病变（第120、123章)。

1.褐黄病(尿黑酸尿)

褐黄病是一种遗传性代谢性疾病，常伴有全身性OA,与尿黑酸尿氧化酶缺乏有关,临床表现为黑尿酸尿,其代谢产物连接于结缔组织[265]。其病因为3号染色体的q位点的突变[266]。多种组织内有褐黄色或黑褐色色素沉积,多见于软骨、皮肤和巩膜。脊柱退变常有发生,多个节段的间盘钙化是其特征之一。髋、膝、肩关节及周围关节较少受累。软骨细胞生长时尿黑酸尿的抑制作用会导致组织损伤。

2.Wilson病

肝豆状核退变,也称Wilsons病,是一种由于位于13染色体的q14.3位点的ATP7B基因突变引起的遗传性疾病[267]。特征为过量的铜贮积,可引起脑及肝组织硬化。早期OA也是其临床表现症状之一[268]。少数患者软骨内可观察到铜沉积[268]。铜沉积也可见于关节滑膜组织,可改变细胞因子和蛋白酶的产生[269]。

3.血色素沉积症

原发(遗传性)和继发(如慢性铁贮积性贫血)性血色素沉积症是由于组织或器官中铁离子异常贮积造成的。约有20%~50%的患者会有OA表现[270]。手部关节、膝关节和髋关节为最常受累部位，但事实上包括足部关节在内的其他关节也可受累。第二和第三掌指关节生成钩状骨刺是其特征之一。滑膜组织铁离子沉积异常增多,尤其是在滑膜内衬细胞中。X线片检查可见关节间隙狭窄且不规则、软骨下骨硬化、囊性侵蚀、骨增生甚至半脱位。60%的患者有CPPD沉积引起的软骨钙盐沉积病。有一项研究对128例软骨钙质沉积病患者进行了检查，发现原发性血色素沉积症与两个C282Y基因的纯合子的多样性相关，提示软骨钙质沉积病患者患这种基因疾病的相对危险度为3.4[271]。

4.Kashin-Beck病

Kashin-Becck病是一种以儿童时期骨生长和成熟障碍为特征的疾病,多见于北西伯利亚、中国北方和朝鲜[272]。软骨内骨畸形生长可导致骨骺和干骺端的营养不良性改变。严重的继发性OA常会累及周围关节及脊柱。过量谷类、铁摄入及硒缺乏被认为是致病原因之一[273]。

5.肢端肥大症

成人前脑下垂体过量分泌生长激素会引起相关软组织、骨、软骨组织的过度生长。外周关节及脊柱均会受累。约60%的患者有外周关节受累症状[274]。其中以膝关节、髋关节、肘关节和肩关节最为常见,有时可有腕管综合征表现。腰痛症状常见,但腰部活动可以正常或增加,因为腰椎间盘厚度增加和肥厚的韧带松弛可以引起活动度加大。早期软骨增厚使X线片上椎间隙增加,而晚期则会有关节间隙变窄、骨赘形成及软骨下硬化形成。新骨形成类似于DISH综合征,而且与生长激素水平呈正相关[275]。在对不伴有肢端肥大症的OA患者的研究中发现,生长激素与IGF之间存在联系[91-93]。

6.甲状旁腺功能亢进症

原发或继发性甲状旁腺素分泌过多会引起风湿类疾病。有学者认为由于CPPD结晶沉积或软骨下骨侵蚀而引起的软骨退变均是由于甲状旁腺激素再吸收作用引起的。X线片显示为骨膜下骨重吸收、骨囊肿和骨质硬化及软骨钙质沉积等。

7.结晶沉积疾病

据报道患有特发性关节软骨钙盐沉积的患者可伴有骨关节炎，而且患者到60岁以后每十年其X线片上软骨钙盐沉积的发病率会增加两倍[276]。大的负重关节较易受累,但肘关节、肩关节、腕关节和掌指关节等非负重关节也会累及。伴有钙盐沉积的骨关节炎患者的预后比无钙盐沉积的患者差[160,258],而且在那些快速进展的OA患者中有晶体沉积的患者占很大比例[277]。有研究表明在30%行关节置换患者的滑液中有CPPD沉积,但是在他们中间只有约31%有影像学阳性表现[278]。CPPD 和 OA 之间的关系有多种解释[279]。骨关节炎病变软骨本身是结晶易于沉积的部位，因为基质病变可导致晶体沉积。而且,钙结晶会导致炎性因子如肿瘤坏死子因子 a 和 IL-1 分泌增加,产生可诱导性一氧化氮和前列腺素，从而加速关节软骨退变并加速骨关节病变[280]。最终,这种联系仅代表了两种疾病的不相关的发病增加。

有学者认为 BCP 沉积和 OA 之间存在一定的联系[229,281]。在49%的行膝关节置换患者的关节滑液中可检测到 BCP 结晶[278],这种结晶可以激活滑膜成纤维细胞及基质金属蛋白酶-3[282]。Halverson 等[283]发现重度肩关节退变患者可伴有 BCP 沉积，并将其称为 Milwaukee 肩[283]。类似的病变也可见于膝关节等其他关节[229]。兔 OA 模型关节中注入 CPPD 可加速 OA 发展病程[284](第 116 和第 117 章)。

Baldmin 等人[285]发现 CPPD 沉积疾病(软骨钙质沉积、假性痛风)和相关骨关节炎与 8q 染色体相关。似乎关节软骨中的焦磷酸钙沉积有多种方式，因为已证实软骨钙质沉积家族的其他谱系疾病与 5p 染色体区域的基因表型有关[285,286,287]。进一步对 5p 号染色体与 CPPD 沉积的基因联系的研究发现，相关基因位于 5p 染色体 1cm 的范围之内[288]。造成小鼠进展性强直的相当于人 5p 染色体区域的基因已成功克隆[289],并促使人们开始对寻找影响焦磷酸盐沉积的相应人类基因突变型进行研究。Williams 等已经发现了造成遗传性 CPPD 沉积的基因的两种突变型[290,291]。

8.神经病性疾病

严重的 OA 常伴有神经病性疾病,Charcot 最先描述了这一疾病[292]。由于丧失了本体感觉和(或)疼痛感觉,从而使膝关节失去了对运动和应力的保护性反应,可致膝关节不稳和对正常应力的过度反应。虽然首次发现是在脊髓痨患者中,但相关疾病还有脊髓空洞症、脊髓脊膜膨出、糖尿病和周围神经节段等。

9.关节内皮质类固醇类药物过度使用

有的局部关节 OA 患者被认为是由于关节内反复注射类固醇类药物所致[293]。尽管注射类固醇类药物可以缓解疼痛症状,但也可引起软骨退行性变。类固醇类药物被认为是这些退行性变的第二个重要原因。最近有一项为期两年的临床随机对照试验认为，关节内注射类固醇类药物与关节内注射安慰剂相比并没有对软骨造成明显的损伤[294]。但临床判断应考虑到关节内注射类固醇类药物的用量和频率。

继发性 OA 的临床症状、体征、实验室表现及 X 线片异常同原发性 OA 并没有明显的区别。其深层病因需通过进一步的检查做出诊断。继发性 OA 的治疗和处理同原发性 OA(第 34 章)。

(靳小兵 娄思权 李世民 译 孙永生 校)

参考文献

1. Moskowitz RW, Goldberg VM, Berman L. Synovitis as a manifestation of degenerative joint disease: an experimental study. *Arthritis Rheum* 1976;19:813(abst).
2. Goldenberg DL, Egan MS, Cohen AS. Inflammatory synovitis in degenerative joint disease. *J Rheumatol* 1982;9:204–209.
3. Myers SL, Brandt KD, Ehrlich JW, et al. Synovial inflammation in patients with early osteoarthritis of the knee. *J Rheumatol* 1990;17:1662–1669.
4. Murray RO. The aetiology of primary osteoarthritis of the hip. *Br J Radiol* 1965;50:81–83.
5. Altman R, Asch E, Bloch D, et al. Development of criteria for the classification and reporting of osteoarthritis. Classification of osteoarthritis of the knee. *Arthritis Rheum* 1986;29:1039–1049.
6. Altman R, Alarcon G, Appelrouth D, et al. Criteria for classification and reporting of osteoarthritis of the hand. *Arthritis Rheum* 1990;33:1601–1610.
7. Altman R, Alarcon GDA, Bloch D, et al. Criteria for classification and reporting of osteoarthritis of the hip. *Arthritis Rheum* 1991;34:505–514.
8. Peyron J. Epidemiologic and etiologic approach of osteoarthritis. *Semin Arthritis Rheum* 1979;8:288–306.
9. Bland JH, Soule AB, Van Buskirk FW, et al. A study of inter- and intra observer error in reading plain roentgenograms of the hands: "to err is human." *Am J Radiol* 1969;105:853–859.
10. Lowman EW. Osteoarthritis. *JAMA* 1955;157:487–488.
11. Felson D, Naimark A, Anderson J, et al. The prevalence of knee osteoarthritis (OA) in the elderly: the Framingham study. *Arthritis Rheum* 1987;30:914–915.
12. Forman M, Malamet R, Kaplan D. A survey of osteoarthritis of the knee in the elderly. *J Rheumatol* 1983;10:283–287.
13. Oliveria SA, Felson DT, Reed JI, et al. Incidence of symptomatic hand, hip, and knee osteoarthritis among patients in a health maintenance organization. *Arthritis Rheum* 1995;38:1134–1141.
14. Van Saase JLCM, Van Romunde LK, Cats A, et al. Epidemiology of osteoarthritis: Zoetermeer survey. Comparison of radiological osteoarthritis in a Dutch population with that in 10 other countries. *Ann Rheum Dis* 1989;48:271–280.
15. Lawrence RC, Helmick CG, Arnett FC, et al. Estimates of the prevalence of arthritis and selected musculoskeletal disorders in the United States. *Arthritis Rheum* 1998;41:778–799.
16. Hirsch R, Cheng X, Grigorian M, et al. Radiographic knee osteoarthritis prevalence in older adults in the United States. *Arthritis Rheum* 2001;44:S1033.
17. Felson DT, Zhang Y, Hannan MT, et al. Risk factors for incident radiographic knee osteoarthritis in the elderly. *Arthritis Rheum* 1997;40:728–733.
18. Sturmer T, Gunther KP, Brenner H. Obesity, overweight and patterns of osteoarthritis: the Ulm Osteoarthritis Study. *J Clin Epidemiol* 2000;53:307–313.
19. Hart D, Spector T, Egger P, et al. Defining osteoarthritis of the hand for epidemiological studies: the Chingford Study. *Ann Rheum Dis* 1994;53:220–223.
20. Sowers M, Zobel D, Weissfeld L, et al. Progression of osteoarthritis of the hand and metacarpal bone loss. A twenty-year followup of incident cases. *Arthritis Rheum* 1991;34:36–42.
21. Kallman DA, Wigley FM, Scott WW, et al. The longitudinal course of hand osteoarthritis in a male population. *Arthritis Rheum* 1990;33:1323–1332.

22. Schouten JSAG, van den Ouweland FA, Valkenburg HA. A 12 year follow up study in the general population on prognostic factors of cartilage loss in osteoarthritis of the knee. *Ann Rheum Dis* 1992;51:932–937.
23. Tepper S, Hochberg MC. Factors associated with hip osteoarthritis: data from the First National Health and Nutrition Examination Survey (NHANES-I). *Am J Epidemiol* 1993;137:1081–1088.
24. Hart DJ, Spector TD. Definition and epidemiology of osteoarthritis of the hand: a review. *Osteoarthritis Cartilage* 2000;8[Suppl A]:S2–7.
25. Jonsson H, Manolescu I, Stefansson SE, et al. The inheritance of hand osteoarthritis in Iceland. *Arthritis Rheum* 2003;48:391–395.
26. Harris PA, Hart DJ, Dacre JE, et al. The progression of radiological hand osteoarthritis over ten years: a clinical follow-up study. *Osteoarthritis Cartilage* 1994;2:247–252.
27. Centers for Disease Control and Prevention. Prevalence of self-reported arthritis or chronic joint symptoms among adults-United States 2001. *MMWR Morb Mortal Wkly Rep* 2002;51:948–950.
28. Jordan JM, Luta G, Stabler T, et al. Ethnic and sex differences in serum levels of cartilage oligomeric matrix protein: the Johnston County Osteoarthritis Project. *Arthritis Rheum* 2003;48:675–681.
29. Brighton SW, de la Harpe AL, Van Staden DA. The prevalence of osteoarthrosis in a rural African community. *Br J Rheumatol* 1985; 24:321–325.
30. Solomon L, Beighton P, Lawrence JS. Distinct types of hip disorder in Mseleni joint disease. *S Afr Med J* 1986;69:15–17.
31. Nevitt MC, Xu L, Zhang Y, et al. Very low prevalence of hip osteoarthritis among Chinese elderly in Beijing, China, compared with whites in the United States: the Beijing osteoarthritis study. *Arthritis Rheum* 2002;46:1773–1779.
32. Zhang Y, Xu L, Nevitt MC, et al. Comparison of the prevalence of knee osteoarthritis between the elderly Chinese population in Beijing and whites in the United States: the Beijing Osteoarthritis Study. *Arthritis Rheum* 2001;44:2065–2071.
33. Felson DT, Nevitt MC, Zhang Y, et al. High prevalence of lateral knee osteoarthritis in Beijing Chinese compared with Framingham Caucasian subjects. *Arthritis Rheum* 2002;46:1217–1222.
34. Hoaglund FT, Yau ACMC, Wong WL. Osteoarthritis of the hip and other joints in Southern Chinese in Hong Kong. *J Bone Joint Surg* 1973;55A:645–657.
35. Yoshida S, Aoyagi K, Felson DT, et al. Comparison of the prevalence of radiographic osteoarthritis of the knee and hand between Japan and the United States. *J Rheumatol* 2002;29:1454–1458.
36. Mukhopadhaya B, Barooah B. Osteoarthritis of hip in Indians: an anatomical and clinical study. *Indian J Orthop* 1967;1:55–62.
37. Roberts J, Burch TA. Prevalence of osteoarthritis in adults by age, sex, race, and geographic area, United States—1960–1962. National Center for Health Statistics: vital and health statistics: data from the national health survey. United States Public Health Service Publication No. 1000, Series 11, No. 15, 1966. Washington, DC: United States Government Printing Office, 1966.
38. Hoaglund FT, Shiba R, Newberg AH, et al. Diseases of the hip. A comparative study of Japanese oriental and American white patients. *J Bone Joint Surg* 1985;67:1376–1383.
39. Hoaglund FT, Oishi CS, Gialamas GG. Extreme variations in racial rates of total hip arthroplasty for primary coxarthrosis: a population-based study in San Francisco. *Ann Rheum Dis* 1995;54:107–110.
40. Lawrence JS. Generalized osteoarthrosis in a population sample. *Am J Epidemiol* 1969;90:381–389.
41. Stecher RM, Hersh AH, Hauser H. Heberden's nodes: family history and radiographic appearance of large family. *Am J Hum Genet* 1953;195:46–60.
42. Doherty M, Pattrick M, Powell R. Nodal generalized osteoarthritis is an autoimmune disease. *Ann Rheum Dis* 1990;49:1017–1020.
43. Pattrick M, Manhire A, Milford-Ward A, et al. HLA-A, B antigens alpha-1-antitrypsin phenotypes in nodal generalized osteoarthritis. *Ann Rheum Dis* 1989;48:470–475.
44. Wakitani S, Imoto K, Mazuka T, et al. Japanese generalised osteoarthritis was associated with HLA class I—a study of HLA-A, B, Cw, DQ, DR in 72 patients. *Clin Rheumatol* 2001;20:417–419.
45. Chitnavis J, Sinsheimer JS, Clipsham K, et al. Genetic influences in end-stage osteoarthritis: sibling risks of hip and knee replacement for idiopathic osteoarthritis. *J Bone Joint Surg* 1997;79B:660–664.
46. Spector TD, Cicuttini F, Baker J, et al. Genetic influences on osteoarthritis in women: a twin study. *BMJ* 1996;312:940–943.
47. MacGregor AJ, Antoniades L, Matson M, et al. The genetic contribution to radiographic hip osteoarthritis in women: results of a classic twin study. *Arthritis Rheum* 2000;43:2410–2416.
48. Page WF, Hoaglund FT, Steinbach LS, et al. Primary osteoarthritis of the hip in monozygotic and dizygotic male twins. *Twin Res* 2003;6: 147–151.
49. Wright G, Hughes AE, Regan M, et al. Association of two loci on chromosome 2q with nodal osteoarthritis. *Ann Rheum Dis* 1996;55:317–319.
50. Felson DT, Couropmitree NN, Chaisson CE, et al. Evidence for a mendelian gene in a segregation analysis of generalized radiographic osteoarthritis. The Framingham Study. *Arthritis Rheum* 1998;41:1064–1071.
51. Loughlin J, Irven C, Fergusson C, et al. Sibling pair analysis shows no linkage of generalized osteoarthritis to the loci encoding type II collagen, cartilage link protein or cartilage matrix protein. *Br J Rheumatol* 1994;33:1103–1106.
52. Loughlin J. Genetic epidemiology of primary osteoarthritis. *Curr Opin Rheumatol* 2001;13:111–116.
53. Loughlin J, Dowling B, Mustafa Z, et al. Association of the interleukin-1 gene cluster on chromosome 2q13 with knee osteoarthritis. *Arthritis Rheum* 2002;46:1519–1527.
54. Loughlin J, Dowling B, Mustafa Z, et al. Refined linkage mapping of a hip osteoarthritis susceptibility locus on chromosome 2q. *Rheumatology* (Oxford) 2002;41:955–956.
55. Stankovich J, Sale MM, Cooley HM, et al. Investigation of chromosome 2q in osteoarthritis of the hand: no significant linkage in a Tasmanian population. *Ann Rheum Dis* 2002;61:1081–1084.
56. Demissie S, Cupples LA, Myers R, et al. Genome scan for quantity of hand osteoarthritis: the Framingham Study. *Arthritis Rheum* 2002;46: 946–952.
57. Chapman K, Mustafa Z, Dowling B, et al. Finer linkage mapping of primary hip osteoarthritis susceptibility on chromosome 11q in a cohort of affected female sibling pairs. *Arthritis Rheum* 2002;46:1780–1783.
58. Loughlin J, Mustafa Z, Dowling B, et al. Finer linkage mapping of a primary hip osteoarthritis susceptibility locus on chromosome 6. *Eur J Hum Genet* 2002;10:562–568.
59. Ingvarsson T. Prevalence and inheritance of hip osteoarthritis in Iceland. *Acta Orthop Scand Suppl* 2000;298:1–46.
60. Ingvarsson T, Stefansson SE, Gulcher JR, et al. A large Icelandic family with early osteoarthritis of the hip associated with a susceptibility locus on chromosome 16p. *Arthritis Rheum* 2001;44:2548–2555.
61. Ingvarsson T, Stefansson SE, Hallgrimsdottir IB, et al. The inheritance of hip osteoarthritis in Iceland. *Arthritis Rheum* 2000;43:2785–2792.
62. Ala-Kokko L, Baldwin CT, Moskowitz RW, et al. Single base mutation in the type II procollagen gene (COL2A1) as a cause of primary osteoarthritis associated with a mild chondrodysplasia. *Proc Natl Acad Sci U S A* 1990;87:6565–6568.
63. Pun YL, Moskowitz RW, Lie S, et al. Clinical correlations of osteoarthritis associated with a single-base mutation (arginine519 to cysteine) in type II procollagen gene, a newly defined pathogenesis. *Arthritis Rheum* 1994;37:264–269.
64. Eyre DR, Weis MA, Moskowitz RW. Cartilage expression of a type II collagen mutation in an inherited form of osteoarthritis associated with a mild chondrodysplasia. *J Clin Invest* 1991;87:357–361.
65. Bleasel JF, Bisagni-Faure A, Holderbaum D, et al. Type II procollagen gene (COL2A1) mutation in exon 11 associated with spondyloepiphyseal dysplasia, tall stature and precocious osteoarthritis. *J Rheumatol* 1995;22:255–261.
66. Mier RJ, Holderbaum D, Ferguson R, et al. Osteoarthritis in children associated with a mutation in the type II procollagen gene (COL2A1). *Mol Genet Metab* 2001;74:338–341.
67. Holderbaum D, Moskowitz RW. Unpublished observation.
68. Chan D, Taylor TKF, Cole WG. Characterization of an arginine 789 to cysteine substitution in a1(II) collagen chains of a patient with spondyloepiphyseal dysplasia. *J Biol Chem* 1993;268:15238–15245.
69. Vikkula M, Palotie A, Ritvaniemi P, et al. Early-onset osteoarthritis linked to the type II procollagen gene. *Arthritis Rheum* 1993;36:401–409.
70. Loughlin J, Irven C, Athanasou N, et al. Differential allelic expression of the type II collagen gene (COL2A1) in osteoarthritic cartilage. *Am J Hum Genet* 1995;56:1186–1193.
71. Uitterlinden AG, Burger H, Huang QJ, et al. Vitamin D receptor genotype is associated with radiographic osteoarthritis at the knee. *J Clin Invest* 1997;100:259–263.

72. Uitterlinden AG, Burger H, van Duijn CM, et al. Adjacent genes, for COL2A1 and the vitamin D receptor, are associated with separate features of radiographic osteoarthritis of the knee. *Arthritis Rheum* 2000;43:1456–1464.
73. Huang J, Ushiyama T, Inoue K, et al. Vitamin D receptor gene polymorphisms and osteoarthritis of the hand, hip, and knee: a case-control study in Japan. *Rheumatology* (Oxford) 2000;39:79–84.
74. Loughlin J, Sinsheimer JS, Mustafa Z, et al. Association analysis of the vitamin D receptor gene, the type I collagen gene COL1A1, and the estrogen receptor gene in idiopathic osteoarthritis. *J Rheumatol* 2000;27:779–784.
75. Keen RW, Hart DJ, Lanchbury JS, et al. Association of early osteoarthritis of the knee with a Taq I polymorphism of the vitamin D receptor gene. *Arthritis Rheum* 1997;40:1444–1449.
76. Davis MA, Ettinger WM, Neuhaus JM. The role of metabolic factors and blood pressure in the association of obesity with osteoarthritis of the knee. *J Rheumatol* 1988;15:1827–1832.
77. Felson DT, Anderson JJ, Naimark A, et al. Obesity and knee osteoarthritis: the Framingham study. *Ann Intern Med* 1988;109:18–24.
78. Altman RD, Fried JF, Bloch DA, et al. Radiographic assessment of progression in osteoarthritis. *Arthritis Rheum* 1987;30:1214–1225.
79. Dougados M, Gueguen A, Nguyen M, et al. Longitudinal radiologic evaluation of osteoarthritis of the knee. *J Rheumatol* 1992;19:378–383.
80. Hart DJ, Doyle DV, Spector TD. Incidence and risk factors for radiographicknee osteoarthritis in middle-aged women, the Chingford Study. *Arthritis Rheum* 1999;42:17–24.
81. McGoey BV, Deitel N, Saplys RJF, et al. Effect of weight loss on musculoskeletal pain in the morbidly obese. *J Bone Joint Surg* 1990;72B:322–323.
82. Hart DJ, Spector TD. The relationship of obesity, fat distribution and osteoarthritis in women in the general population: the Chingford Study. *J Rheumatol* 1993;20:331–335.
83. Caspi D, Flusser G, Farber I, et al. Clinical, radiologic, demographic, and occupational aspects of hand osteoarthritis in the elderly. *Semin Arthritis Rheum* 2001;30:321–331.
84. Croft P, Coggon D, Cruddas M, et al. Osteoarthritis of the hip: an occupational disease in farmers. *BMJ* 1992;304:1269–1272.
85. Sturmer T, Sun Y, Sauerland S, et al. Serum cholesterol and osteoarthritis. The baseline examination of the Ulm Osteoarthritis Study. *J Rheumatol* 1998;25:1827–1832.
86. Silberberg M, Silberberg R. Osteoarthritis in mice fed diets enriched with animal or vegetable fat. *Arch Pathol* 1990;70:385–390.
87. Hart DJ, Spector TD. Cigarette smoking and risk of osteoarthritis in women in the general population: the Chingford study. *Ann Rheum Dis* 1993;52:93–96.
88. Sharma L, Hurwitz D, Thonar E-M, et al. Knee adduction moment, serum hyaluronans level and disease severity in medial tibiofemoral osteoarthritis. *Arthritis Rheum* 1998;41:1233–1240.
89. Cerejo R, Dunlop DD, Cahue S, et al. The influence of alignment on risk of knee osteoarthritis progression according to baseline stage of disease. *Arthritis Rheum* 2002;46:2632–2636.
90. Denko CW, Boja B, Moskowitz RW. Growth promoting peptides in osteoarthritis: insulin, insulin-like growth factor-I, growth hormone. *J Rheumatol* 1990;17:1217–1221.
91. McAlindon RE, Teale JD, Dieppe P. Levels of insulin related growth factor 1 in osteoarthritis of the knee. *Ann Rheum Dis* 1993;52:229–231.
92. Schouten JSAG, van den Ouweland FA, Valkenburg HA, et al. Insulin-like growth factor-1: a prognostic factor of knee osteoarthritis. *Br J Rheumatol* 1993;32:274–280.
93. Bagge E, Eden S, Rosen T, et al. The prevalence of radiographic osteoarthritis is low in elderly patients with growth hormone deficiency. *Acta Endocrinol* 1993;129:296–300.
94. Schouten J, Van den Ouweld F, Valkenburg H. Natural menopause, oophorectomy, hysterectomy and the risk of osteoarthritis of the DIP joints. *Scand J Rheumatol* 1991;21:196—200.
95. Cauley JA, Kwoh CK, Egeland G, et al. Serum sex hormones and severity of osteoarthritis of the hand. *J Rheumatol* 1993;20:1170–1175.
96. Sowers M. Epidemiology of risk factors for osteoarthritis: systemic factors. *Curr Opin Rheumatol* 2001;13:447–451.
97. Hannan MT, Felson DF, Anderson JJ, et al. Estrogen use and radiographic osteoarthritis of the knee in women. *Arthritis Rheum* 1990;33:525–532.
98. Spector TD, Nandra D, Hart DJ, et al. Is hormone replacement protective for hand and knee osteoarthritis in women? The Chingford Study. *Ann Rheum Dis* 1997;56:432–434.
99. Vingård E, Alfredsson L, Malchau H. Lifestyle factors and hip arthrosis. A case referent study of body mass index, smoking and hormone therapy. *Acta Orthop Scand* 1997;68:216–220.
100. Rosner IA, Malemud CJ, Goldberg VM, et al. Pathologic and metabolic responses of experimental osteoarthritis to estradiol and an estradiol antagonist. *Clin Orthop* 1982;171:280–286.
101. Weintroub S, Papo J, Ashkenazi M, et al. Osteoarthritis of the hip and fractures of the proximal end of the femur. *Acta Orthop Scand* 1982;53:261–264.
102. Hannan MT, Anderson JJ, Zhang Y, et al. Bone mineral density and knee osteoarthritis in elderly men and women. The Framingham Study. *Arthritis Rheum* 1993;36:1671–1680.
103. Nevitt MC, Lane NE, Scott JC, et al. Radiographic osteoarthritis of the hip and bone mineral density. The Study of Osteoporotic Fractures Research Group. *Arthritis Rheum* 1995;38:907–916.
104. Hochberg MC, Lethbridge-Cejku M, Scott WW Jr, et al. Appendicular bone mass and osteoarthritis of the hands in women: data from the Baltimore Longitudinal Study of Aging. *J Rheumatol* 1994;21:1532–1536.
105. Schneider U, Schmidt-Rohlfing B, Knopf U, et al. Effects upon bone metabolism following total hip and total knee arthroplasty. *Pathobiology* 2002;70:26–33.
106. Radin EL, Martin BR, Burr DB, et al. Effects of mechanical loading on the tissues of the rabbit knee. *J Orthop Res* 1984;2:221–234.
107. Bettica P, Cline G, Hart DJ, et al. Evidence for increased bone resorption in patients with progressive knee osteoarthritis: longitudinal results from the Chingford study. *Arthritis Rheum* 2002;46:3178–3184.
108. Dolan AL, Hart DJ, Doyle DV, et al. The relationship of joint hypermobility, bone mineral density, and osteoarthritis in the general population: the Chingford Study. *J Rheumatol* 2003;30:799–803.
109. Sharma L, Lou C, Felson DT, et al. Laxity in healthy and osteoarthritic knees. *Arthritis Rheum* 1999;42:861–870.
110. Jonsson H, Valtysdottir ST. Hypermobility features in patients with hand osteoarthritis. *Osteoarthritis Cartilage* 1995;3:1–5.
111. Schlomka G, Schroter G, Ocherwal A. Über der bedeutung der beruflischer Belastung für die entsehung der degenerativen Gelenkleiden. *Z Gesamte Inn Med* 1955;10:993–999.
112. Partridge REH, Duthie JJR. Rheumatism in dockers and civil servants: a comparison of heavy manual and sedentary workers. *Ann Rheum Dis* 1968;27:559–568.
113. Anderson J, Felson DT. Factors associated with knee osteoarthritis (OA) in the HANES I survey; evidence for an association with overweight, race and physical demands of work. *Am J Epidemiol* 1988;128:179–189.
114. Kivimaki J, Riihimake H, Hanninen K. Knee disorders in carpet and floor layers and painters. *Scand J Work Environ Health* 1992;18:310–316.
115. Jensen LK, Mikkelsen S, Loft IP, et al. Radiographic knee osteoarthritis in floorlayers and carpenters. *Scand J Work Environ Health* 2000;26:257–262.
116. Cooper C, McAlindon T, Coggon D, et al. Occupational activity and osteoarthritis of the knee. *Ann Rheum Dis* 1994;53:90–93.
117. Maetzel A, Makela M, Hawker G, et al. Osteoarthritis of the hip and knee and mechanical occupational exposure: a systematic overview of the evidence. *J Rheumatol* 1997;24:1599–1607.
118. Roach KE, Persky V, Miles T, et al. Biomechanical aspects of occupation and osteoarthritis of the hip: a case-control study. *J Rheumatol* 1994;21:2334–2340.
119. Hadler NM, Gillings DB, Imbus HR, et al. Hand structure and function in an industrial setting. Influence of three patterns of stereotyped repetitive usage. *Arthritis Rheum* 1978;21:210–220.
120. Williams WV, Cope R, Gaunt WD, et al. Metacarpophalangeal arthropathy associated with manual labor (Missouri metacarpal syndrome). *Arthritis Rheum* 1987;30:1362–1381.
121. Shepard GJ, Banks AJ, Ryan WG. Ex-professional association footballers have an increased prevalence of osteoarthritis of the hip compared with age matched controls despite not having sustained notable hip injuries. *Br J Sports Med* 2003;37:80–81.
122. Conaghan PG. Update on osteoarthritis. 1. current concepts and the relation to exercise. *Br J Sports Med* 2002;36:330–333.
123. Kettunen JA, Kujala UM, Kaprio J, et al. Lower-limb function among former elite male athletes. *Am J Sports Med* 2001;29:2–8.
124. Lane NE, Bloch DA, Jones HH, et al. Long distance running, bone density, and osteoarthritis. *JAMA* 1986;255:1147–1151.

125. Lane NE, Oehlert JW, Bloch DA, et al. The relationship of running to osteoarthritis of the knee and hip and bone mineral density of the lumbar spine: a 9 year longitudinal study. *J Rheumatol* 1998;25:334–341.
126. Lane NE, Hochberg MC, Pressman A, et al. Recreational physical activity and the risk of osteoarthritis of the hip in elderly women. *J Rheumatol* 1999;26:849–854.
127. Vingård E, Alfredsson L, Goldie I, et al. Sports and osteoarthrosis of the hip. An epidemiologic study. *Am J Sports Med* 1993;21:195–200.
128. Cobb S, Merchant WR, Rubin T. The relation of symptoms to osteoarthritis. *J Chronic Dis* 1957;5:197–204.
129. Gresham GE, Rathey UK. Osteoarthritis in knees of aged persons: relationship between roentgenographic and clinical manifestations. *JAMA* 1975;233:168–170.
130. Hernborg J, Nilsson BE. The relationship between osteophytes in the knee joint, osteoarthritis and aging. *Acta Orthop Scand* 1973;44:69–74.
131. Tokunaga M, Ohuchi K, Yoshizawa S, et al. Change of prostaglandin E level in joint fluids after treatment with flurbiprofen in patients with rheumatoid arthritis and osteoarthritis. *Ann Rheum Dis* 1981;40:462–465.
132. Schumacher HR, Gordon G, Paul H, et al. Osteoarthritis, crystal deposition, and inflammation. *Semin Arthritis Rheum* 1981;11[Suppl]:116–119.
133. Ike RW, O'Rourke KS. Compartment-directed physical examination of the knee can predict articular cartilage abnormalities disclosed by needle arthroscopy. *Arthritis Rheum* 1995;38:917–925.
134. Heberden W. *Commentaries on the history and cure of diseases*, 2nd ed. London: T Payne, 1803.
135. Stecher RM, Hauser H. Heberden's nodes: roentgenological and clinical appearance of degenerative joint disease of fingers. *Am J Radiol* 1948;59:326–327.
136. Stecher RM. Heberden's nodes. Heredity in hypertrophic arthritis of finger joints. *Am J Med Sci* 1941;201:801–809.
137. Horton WE, Lethbridge-Çejku M, Hochberg MC, et al. An association between an aggrecan polymorphic allele and bilateral hand osteoarthritis in elderly white men: data from the Baltimore Longitudinal Study of Aging (BLSA). *Osteoarthritis Cartilage* 1998;6:245–251.
138. Eaton RG, Dobranski AI, Littler JW. Marginal osteophyte excision in treatment of mucous cysts. *J Bone Joint Surg* 1973;55A:570–574.
139. Patterson AC. Osteoarthritis of the trapezioscaphoid joint. *Arthritis Rheum* 1975;18:375–379.
140. Ike RW, Arnold WJ, Simon C. Correlations between radiographic (XR) changes, meniscal chondrocalcinosis and other intra-articular (IA) abnormalities (ABN) in patients (PT) with osteoarthritis of the knee (OAK) undergoing arthroscopy (AR) [Abstract]. *Arthritis Rheum* 1987;30:S131.
141. Felson DT, Anderson JJ, Naimark A, et al. The prevalence of chondrocalcinosis in the elderly and its association with knee osteoarthritis: the Framingham study. *J Rheumatol* 1989;16:1241–1245.
142. Felson DT, Zhang Y, Hannan MT, et al. The incidence and natural history of knee osteoarthritis in the elderly: The Framingham osteoarthritis study. *Arthritis Rheum* 1995;38:1500–1505.
143. Cooper C, Egger P, Coggon D, et al. Generalized osteoarthritis in women: pattern of joint involvement and approaches to definition for epidemiological studies. *J Rheumatol* 1996;23:1938–1942.
144. Spector TD, Dacre JE, Harris PA, et al. Radiological progression of osteoarthritis: an 11 year follow up study of the knee. *Ann Rheum Dis* 1992;51:1107–1110.
145. Evarts CM. Challenge of the aging hip. *Geriatrics* 1969;24:112–119.
146. Meachim G, Whitehouse GH, Pedley RB, et al. An investigation of radiological, clinical and pathological correlations in osteoarthrosis of the hip. *Clin Radiol* 1980;31:565–574.
147. Macys JR, Bullough PG, Wilson PDJ. Coxarthrosis: a study of the natural history based on a correlation of clinical, radiographic, and pathologic findings. *Semin Arthritis Rheum* 1980;10:66–80.
148. Ledingham J, Dawson S, Preston B, et al. Radiographic patterns and associations of osteoarthritis of the hip. *Ann Rheum Dis* 1992;51:1111–1116.
149. Jorring K. Osteoarthritis of the hip: epidemiology and clinical role. *Acta Orthop Scand* 1980;51:523–530.
150. Doherty M, Preston B. Primary osteoarthritis of the elbow. *Ann Rheum Dis* 1989;48:743–747.
151. McKendry RJR. Nodal osteoarthritis of the toes. *Arthritis Rheum* 1986;16:126–134.
152. Prince DS, Luna RF, Cohn MN, et al. Osteophyte-induced dysphagia: occurrence in ankylosing hyperostosis. *JAMA* 1975;234:77–78.
153. Forestier J, Jaqueline F, Rotes-Querol J. *Ankylosing spondylitis: clinical considerations, roentgenology, pathologic anatomy, treatment.* Springfield, IL: Charles C Thomas, 1956.
154. Resnick D, Shaul SR, Robins JM. Diffuse idiopathic skeletal hyperostosis (DISH): Forestier's disease with extraspinal manifestations. *Radiology* 1975;115:513–524.
155. Utzinger PD, Resnick D, Shapiro R. Diffuse skeletal abnormalities in Forestier disease. *Arch Intern Med* 1976;136:763–768.
156. Harata S, Tohno S, Kawagishi T. Osteoarthritis of the atlanto-axial joint. *Int Orthop* 1981;5:277–282.
157. Katz JN, Dalgas M, Stucki G, et al. Degenerative lumbar spinal stenosis: diagnostic value of the history and physical examination. *Arthritis Rheum* 1995;38:1236–1241.
158. Arnoldi CC, Brodsky AE, Cauchoix, J. Lumbar spinal stenosis and nerve root entrapment syndromes: definition and classification. *Clin Orthop* 1976;115:4–5.
159. Cheung HS, Ryan LM, Kozin F, et al. Identification of collagen subtypes in synovial fluid sediments from arthritic patients. *Am J Med* 1980;68:73–79.
160. Fam AG, Pritzker KPH, Cheng P-T, et al. Cholesterol crystals in osteoarthritic joint effusions. *J Rheumatol* 1981;8:273–280.
161. Mehraban F, Finegan CK, Moskowitz RW. Serum keratan sulfate: quantitative and qualitative comparisons in inflammatory arthritides. *Arthritis Rheum* 1991;34:1435–1441.
162. Lohmander LS, Dahlberg L, Ryd L, et al. Increased levels of proteoglycan fragments in the knee joint after injury. *Arthritis Rheum* 1989;32:1434–1442.
163. Thonar EJ-MA, Shinmei M, Lohmander L. Body fluid markers of cartilage changes in osteoarthritis. *Rheum Dis Clin North Am* 1993;19:635–657.
164. Campion GV, McCrae F, Schnitzer TJ, et al. Levels of keratan sulfate in the serum and synovial fluid of patients with osteoarthritis of the knee. *Arthritis Rheum* 1991;34:1254–1259.
165. Carroll GJ, Bell MC, Laing BA, et al. Reduction of the concentrations and total amount of keratan sulphate in synovial fluid from patients with osteoarthritis during treatment with piroxicam. *Ann Rheum Dis* 1992;51:850–854.
166. Goldberg RL, Huff JP, Lenz ME, et al. Elevated plasma levels of hyaluronate in patients with osteoarthritis and rheumatoid arthritis. *Arthritis Rheum* 1991;34:799–807.
167. Lohmander LS. Markers of cartilage metabolism in arthrosis. *Acta Orthop Scand* 1991;62:623–632.
168. Lohmander LS, Hoerrner LA, Lark MW. Metalloproteinases, tissue inhibitor, and proteoglycan fragments in knee synovial fluid in human osteoarthritis. *Arthritis Rheum* 1993;36:181–189.
169. Ratcliffe A, Israel HA, Saed-Nejad F, et al. Keratan sulfate epitope levels are elevated in synovial fluids from joints with arthroscopically diagnosed early osteoarthritis. *Orthop Res Soc Trans* 1991;16:228.
170. Saxne T, Heinegard D. Cartilage oligomeric matrix protein: a novel marker of cartilage turnover detectable in synovial fluid and blood. *Br J Rheumatol* 1992;31:583–591.
171. Saxne T, Heinegard D. Synovial fluid analysis of two groups of proteoglycan epitopes distinguishes early and late cartilage lesions. *Arthritis Rheum* 1992;35:385–390.
172. Siebel MJ, Duncan A, Robins SP. Urinary hydroxypyridinium crosslinks provide indices of cartilage and bone involvement in arthritic diseases. *J Rheumatol* 1989;16:964–970.
173. Shinmei N, Nagaya I, Miyanaga J, et al. Clinical usefulness of type II procollagen carboxypeptide (C-II propeptide, pColl-II-C) in synovial fluid as a marker of collagen metabolism in cartilage. *Ryumachki* 1992;32:453–460.
174. Thompson PW, Spector TD, James IT, et al. Urinary collagen crosslinks reflect the radiographic severity of knee osteoarthritis. *Br J Rheumatol* 1992;31:759–761.
175. Thonar EJ, Glant T. Serum keratan sulfate: a marker of predisposition to polyarticular osteoarthritis. *Clin Biochem* 1992;25:175–180.
176. Walkovits LA, Bhardwaj N, Gallick GS, et al. Detection of high levels of stromelysin and collagenase in synovial fluid from patients with rheumatoid arthritis and post-traumatic knee injury. *Arthritis Rheum* 1992;35:35–42.

177. Shinmei M, Inamori Y, Yoshihara Y, et al. The potential of cartilage markers in joint fluid for drug evaluation. In: Kuettner KE, Schleyerback R, Peyron JG, eds. *Articular cartilage and osteoarthritis*. New York: Raven Press, 1992:597.
178. Manicourt DH, Lenz ME, Druetz-Van Egeren A, et al. Rapid and sustained rise in the serum level of hyaluronan following anterior cruciate ligament transection in the dog knee joint. *J Rheumatol* 1995;22:262–269.
179. Bleasel JF, Poole AR, Heinegård D, et al. Changes in serum cartilage marker levels indicate altered cartilage metabolism in families with osteoarthritis-related type II collagen (COL2A1) mutation. *Arthritis Rheum* 1999;42:39–45.
180. Ishiguro N, Ito T, Ito H, et al. Relationship of matrix metalloproteinases and their inhibitors to cartilage proteoglycan and collagen turnover: analyses of synovial fluid from patients with osteoarthritis. *Arthritis Rheum* 1999;42:129–136.
181. Lohmander LS, Ionescu M, Jugessur H, et al. Changes in joint cartilage aggrecan after knee injury and in osteoarthritis. *Arthritis Rheum* 1999;42:534–544.
182. Carroll GJ. Spectrophotometric measurement of proteoglycans in osteoarthritic synovial fluid. *Ann Rheum Dis* 1987;46:375–379.
183. Lohmander LS, Hoerrner LA, Dahlberg L, et al. Stromelysin, tissue inhibitor of metalloproteinases and proteoglycan fragments in human knee joint fluid after injury. *J Rheumatol* 1993;20:1362–1368.
184. Masuhara K, Nakai T, Yamaguchi K, et al. Significant increases in serum and plasma concentrations of matrix metalloproteinases 3 and 9 in patients with rapidly destructive osteoarthritis of the hip. *Arthritis Rheum* 2002;46:2625–2631.
185. Conrozier T, Saxne T, Fan CS, et al. Serum concentrations of cartilage oligomeric matrix protein and bone sialoprotein in hip osteoarthritis: a one year prospective study. *Ann Rheum Dis* 1998;57:527–532.
186. Vilim V, Olejarova M, Machacek S, et al. Serum levels of cartilage oligomeric matrix protein (COMP) correlate with radiographic progression of knee osteoarthritis. *Osteoarthritis Cartilage* 2002;10:707–713.
187. Vilim V, Vytasek R, Olejarova M, et al. Serum cartilage oligomeric matrix protein reflects the presence of clinically diagnosed synovitis in patients with knee osteoarthritis. *Osteoarthritis Cartilage* 2001;9:612–618.
188. Poole A, Ionescu M, Swan A, et al. Changes in cartilage metabolism in arthritis are reflected by altered serum and synovial fluid levels of the cartilage proteoglycan aggrecan. *J Clin Invest* 1994;94:25–33.
189. Kaufmann J, Mueller A, Voigt A, et al. Hydroxypyridinium collagen crosslinks in serum, urine, synovial fluid and synovial tissue in patients with rheumatoid arthritis compared with osteoarthritis. *Rheumatology* (Oxford) 2003;42:314–320.
190. Moskowitz RW, Holderbaum D, Atley LM, et al. Type II collagen C-telopeptide 2B4 epitope is a marker for cartilage degradation in familial osteoarthritis. *Arthritis Rheum* 1998;41:S352.
191. Christgau S, Garnero P, Fledelius C, et al. Collagen type II C-telopeptide fragments as an index of cartilage degradation. *Bone* 2001;29:209–215.
192. Garnero P, Ayral X, Rousseau JC, et al. Uncoupling of type II collagen synthesis and degradation predicts progression of joint damage in patients with knee osteoarthritis. *Arthritis Rheum* 2002;46:2613–2624.
193. Garnero P, Piperno M, Gineyts E, et al. Cross sectional evaluation of biochemical markers of bone, cartilage, and synovial tissue metabolism in patients with knee osteoarthritis: relations with disease activity and joint damage. *Ann Rheum Dis* 2001;60:619–626.
194. Sharif M, George E, Shepstone L, et al. Serum hyaluronic acid level as a predictor of disease progression in osteoarthritis of the knee. *Arthritis Rheum* 1995;38:760–767.
195. Balblanc JC, Hartmann D, Noyer D, et al. L'acide hyaluronique serique dans l'arthrose. *Rev Rhum Ed Fr* 1993;60:194–202.
196. Wolfe F. The C-reactive protein but not the erythrocyte sedimentation rate is associated with clinical severity in patients with osteoarthritis of the knee or hip. *J Rheumatol* 1997;24:1486–1488.
197. Spector TD, Hart DJ, Nandra D, et al. Low-level increases in serum C-reactive protein are present in early osteoarthritis of the knee and predict progressive disease. *Arthritis Rheum* 1997;40:723–727.
198. Sowers M, Jannausch M, Stein E, et al. C-reactive protein as a biomarker of emergent osteoarthritis. *Osteoarthritis Cartilage* 2002;10:595–601.
199. Otterness I, Weiner E, Swindell A, et al. An analysis of 14 molecular markers for monitoring osteoarthritis. Relationship of the markers to clinical end-points. *Osteoarthritis Cartilage* 2001;9:224–231.
200. Otterness I, Swindell A, Zimmerer R, et al. An analysis of 14 molecular markers for monitoring osteoarthritis: segregation of the markers into clusters and distinguishing osteoarthritis at baseline. *Osteoarthritis Cartilage* 2000;8:180–185.
201. Otterness IG, Swindell AC. Criteria for selection and application of molecular markers for clinical studies of osteoarthritis. *Osteoarthritis Cartilage* 2003;11:153–158.
202. Brandt KD. A pessimistic view of serologic markers for diagnosis and management of osteoarthritis. Biochemical, immunologic and clinicopathologic barriers. *J Rheumatol* 1989;16[Suppl 18]:39–42.
203. Roughley PJ, El-Maadawy S. The use of biochemical markers of bone and cartilage metabolism to monitor osteoarthritis: dreams and reality. *J Rheumatol* 2003;30:910–912.
204. Hannan MT, Felson DT, Pincus T. Analysis of the discordance between radiographic changes and knee pain in osteoarthritis of the knee. *J Rheumatol* 2000;27:1513–1517.
205. Lethbridge-Cejku M, Scott WJ, Reichle R, et al. Association of radiographic features of osteoarthritis of the knee with knee pain: data from the Baltimore Longitudinal Study of the Aging. *Arthritis Care Res* 1995;8:182–188.
206. Felson D, McLaughlin S, Goggins J, et al. Bone marrow edema (BME) and its relation to X-ray progression in knee osteoarthritis (OA). *Arthritis Rheum* 2002;46:S1496.
207. Fife RS, Brandt KD, Braunstein EM, et al. Relationship between arthroscopic evidence of cartilage damage and radiographic evidence of joint space narrowing in early osteoarthritis of the knee. *Arthritis Rheum* 1991;34:377–382.
208. Hernborg JS, Nilsson BE. The natural course of untreated osteoarthritis of the knee. *Clin Orthop* 1977;123:130–137.
209. Swezey RL, Peter JB, Evans PL. Osteoarthritis of the metacarpophalangeal joint: hook-like osteophytes. *Arthritis Rheum* 1969;12:405–410.
210. Buckland-Wright J, Wolfe F, Ward R, et al. Substantial superiority of semiflexed (MTP) views in knee osteoarthritis: a comparative radiographic study, without fluoroscopy, of standing extended, semiflexed (MTP) and Schuss views. *J Rheumatol* 1999;26:2664–2674.
211. Vignon E, Piperno M, Le Graverand MP, et al. Measurement of radiographic joint space width in the tibiofemoral compartment of the osteoarthritic knee: comparison of standing anteroposterior and Lyon schuss views. *Arthritis Rheum* 2003;48:378–384.
212. Wolfe F, Lane NE. The longterm outcome of osteoarthritis: rates and predictors of joint space narrowing in symptomatic patients with knee osteoarthritis. *J Rheumatol* 2002;29:139–146.
213. Mazzuca SA, Brandt KD, Buckwalter KA. Detection of radiographic joint space narrowing in subjects with knee osteoarthritis: longitudinal comparison of the metatarsophalangeal and semiflexed anteroposterior views. *Arthritis Rheum* 2003;48:385–390.
214. Hutton CW, Watt I, Dieppe PA. Technetium-99m HMDP bone scanning in osteoarthritis: a predictor of joint progression. *Br J Radiol* 1986;59:807–808.
215. McCrae F, Shouls J, Dieppe P, et al. Scintigraphic assessment of osteoarthritis of the knee joint. *Ann Rheum Dis* 1992;51:938–942.
216. Dieppe P, Cushnaghan J, Young P, et al. Prediction of the progression of joint space narrowing in osteoarthritis of the knee by bone scintigraphy. *Ann Rheum Dis* 1993;52:557–563.
217. McCarthy C, Cushnaghan J, Dieppe P. The predictive role of scintigraphy in radiographic osteoarthritis of the hand. *Osteoarthritis Cartilage* 1994;2:25–28.
218. Myers SL, Dines K, Brandt DA, et al. Experimental assessment by high frequency ultrasound of articular cartilage thickness and OA changes. *J Rheumatol* 1995;22:109–116.
219. Peterfy CG. Imaging of the disease process. *Curr Opin Rheumatol* 2002;14:590–596.
220. Biswal S, Hastie T, Andriacchi TP, et al. Risk factors for progressive cartilage loss in the knee: a longitudinal magnetic resonance imaging study in forty-three patients. *Arthritis Rheum* 2002;46:2884–2892.
221. Cicuttini FM, Wluka AE, Forbes A, et al. Comparison of tibial cartilage volume and radiologic grade of the tibiofemoral joint. *Arthritis Rheum* 2003;48:682–688.
222. Kellgren JH, Moore R. Generalized osteoarthritis and Heberden's nodes. *BMJ* 1952;1:181–187.

223. Crain DC. Interphalangeal osteoarthritis. *JAMA* 1961;175:1049–1053.
224. Ehrlich GE. Inflammatory osteoarthritis. I. The clinical syndrome. *J Chronic Dis* 1972;25:317–328.
225. Forestier J, Lagier R. Ankylosing hyperostosis of the spine. *Clin Orthop* 1971;74:65–83.
226. DeHaven KE, Dolan WA, Mayer PJ. Chondromalacia patellae in athletes. *Am J Sports Med* 1979;7:1–5.
227. Dieppe PA, Doyle DV, Huskisson EC, et al. Mixed crystal deposition disease in osteoarthritis. *BMJ* 1978;1:150–152.
228. Dieppe PA, Alexander GJM, Jones HE, et al. Pyrophosphate arthropathy: a clinical and radiological study of 105 cases. *Ann Rheum Dis* 1982;41:371–376.
229. Marcos JC, de Banyacar MA, Garcia-Morteo O, et al. Idiopathic familial chondrocalcinosis due to apatite crystal deposition. *Am J Med* 1981;71:557–564.
230. Halverson PB, McCarty DJ. Patterns of radiographic abnormalities associated with basic calcium phosphate and calcium pyrophosphate dihydrate crystal deposition in the knee. *Ann Rheum Dis* 1986;45:603–605.
231. Ohno O, Cooke TD. Electron microscopic morphology of immunoglobulin aggregates and their interaction in rheumatoid articular collagenous tissues. *Arthritis Rheum* 1978;21:516–517.
232. Utzinger PD, Fite FL. Immunologic evidence for inflammation (I) in osteoarthritis (OA): high percentage of Ia+ T lymphocytes (L) in the synovial fluid (SL) and synovium (S) of patients with erosive osteoarthritis (EOA). *Arthritis Rheum* 1982;25:S44(abst).
233. Shuckett R, Russell ML, Gladman DD. Atypical erosive osteoarthritis and Sjögren's syndrome. *Ann Rheum Dis* 1986;45:281–288.
234. Schlapbach P, Beyeler CH, Gerber NJ, et al. The prevalence of palpable finger joint nodules in diffuse idiopathic skeletal hyperostosis (DISH). A controlled study. *Br J Rheumatol* 1992;31:531–534.
235. Resnick D, Shapiro RF, Wiesner KB, et al. Diffuse idiopathic skeletal hyperostosis (DISH) (ankylosing hyperostosis of Forestier and Rotes-Querol). *Semin Arthritis Rheum* 1978;7:153–187.
236. Kmucha ST, Cravens RBJ. DISH syndrome and its role in dysphagia. *Otolaryngol Head Neck Surg* 1994;110:431–436.
237. Stechison MT, Tator CH. Cervical myelopathy in diffuse idiopathic skeletal hyperostosis. Case report. *J Neurosurg* 1990;73:279–282.
238. Mader R. Clinical manifestations of diffuse idiopathic skeletal hyperostosis of the cervical spine. *Semin Arthritis Rheum* 2002;32:130–135.
239. Crosby ET, Grahovac S. Diffuse idiopathic skeletal hyperostosis: an unusual cause of difficult intubation. *Can J Anesth* 1993;40:54–58
240. Maertens M, Mielants H, Verstraete K, et al. Simultaneous occurrence of diffuse idiopathic skeletal hyperostosis and ankylosing spondylitis in the same patient. *J Rheumatol* 1992;19:1978–1982.
241. Kiss C, Szilagyi M, Paksy A, et al. Risk factors for diffuse idiopathic skeletal hyperostosis: a case-control study. *Rheumatology* (Oxford) 2002;41:27–30.
242. Robbes-Ruyn E, Rojo-Mejia A, Harrison-Garcin Calderon J, et al. Diffuse idiopathic skeletal hyperostosis: clinical and radiologic manifestations in 50 patients. *Arthritis Rheum* 1982;25:S101(abst).
243. Denko CW, Boja B, Malemud CJ. Growth hormone and insulin-like growth factor-I in symptomatic and asymptomatic patients with diffuse idiopathic skeletal hyperostosis (DISH). *Front Biosci* 2002;7:a37–43.
244. Littlejohn GO. Insulin and new bone formation in diffuse idiopathic skeletal hyperostosis. *Clin Rheum* 1985;4:294–300.
245. Denko CW, Boja B, Moskowitz RW. Growth-promoting peptides-insulin-like growth factor-1, insulin, growth hormone in diffuse idiopathic skeletal hyperostosis. *Arthritis Rheum* 1989;32[Suppl]:S84.
246. Altomonte L, Zoli A, Mirone L, et al. Growth hormone secretion in diffuse idiopathic skeletal hyperostosis. *Ann Ital Med Interna* 1992;7:30–33.
247. Shapiro R, Utsinger PD, Wiesner KB. The association of HLA-B27 with Forestier's disease (vertebral ankylosing hyperostosis). *J Rheumatol* 1976;3:4–8.
248. Spagnole A, Bennett P, Terasaki P. Vertebral ankylosing hyperostosis (Forestier's disease) and HLA antigens in Pima Indians. *Arthritis Rheum* 1978;21:467–472.
249. Abiteboul M, Mazieres B, Laffont F, et al. Hyperostose vertebral ankylosante et metabolisme de la vitamine A. *Rev Rhum* 1981;9:8–9.
250. DiGiovanni JJ, Helfgott RK, Gerber HL, et al. Extraspinal tendon and ligament calcification associated with long-term therapy with etretinate. *N Engl J Med* 1986;315:1177–1182.
251. Periquet B, Lambert W, Garcia J, et al. Increased concentrations of endogenous 13-cis- and all-trans-retinoic acids in diffuse idiopathic skeletal hyperostosis, as demonstrated by HPLC. *Clin Chim Acta* 1991;203:57–65.
252. Mills DM, Taves DR, Pal DP, et al. Association of diffuse idiopathic spinal hyperostosis and fluorosis. *Arthritis Rheum* 1983;26[Suppl]:511.
253. Ono K, Ota H, Tada K, et al. Ossified posterior longitudinal ligament, a clinicopathologic study. *Spine* 1977;2:126–138.
254. Gagliardi JA, Chung EM, Chandnani VP, et al. Detection and staging of chondromalacia patellae: relative efficacies of conventional MR imaging, MR arthrography, and CT arthrography. *Am J Radiol* 1994;163:629–636.
255. Harman M, Ipeksoy U, Dogan A, et al. MR arthrography in chondromalacia patellae diagnosis on a low-field open magnet system. *Clin Imaging* 2003;27:194–199.
256. Nilsson BE, Danielsson LG, Hernborg SAJ. Clinical feature and natural course of coxarthrosis and gonarthrosis. *Scand J Rheumatol* 1982;43[Suppl]:13–21.
257. Felson DT. The course of osteoarthritis and factors that affect it. *Rheum Dis Clin North Am* 1993;19:607–615.
258. Ledingham J, Regan M, Jones A, et al. Factors affecting radiographic progression of knee osteoarthritis. *Ann Rheum Dis* 1995;54:53–58.
259. Huang M-H, Chen C-H, Chen T-W, et al. The effects of weight reduction on the rehabilitation of patients with knee osteoarthritis and obesity. *Arthritis Care Res* 2000;13:398–405.
260. Sharma L, Dunlop D, Cahue S, et al. Quadriceps strength and osteoarthritis progression in malaligned and lax knees. *Ann Intern Med* 2003;138:613–619.
261. Shakoor N, Block JA, Shott S, et al. Nonrandom evolution of end-stage osteoarthritis of the lower limbs. *Arthritis Rheum* 2002;46:3185–3189.
262. Brandt KD, Heilman DK, Slemenda C, et al. Quadriceps strength in women with radiographically progressive osteoarthritis of the knee and those with stable radiographic changes. *J Rheumatol* 1999;26:2431–2437.
263. Rosenberg ZS, Shankman S, Steiner GC, et al. Rapid destructive osteoarthritis: clinical, radiographic and pathologic features. Radiology 1992;182:213–216.
264. Brandt KD. Should osteoarthritis be treated with nonsteroidal anti-inflammatory drugs? *Rheum Dis Clin North Am* 1993;19:697–712.
265. O'Brien WM, La Du BN, Bunim JJ. Biochemical, pathologic and clinical aspects of alkaptonuria, ochronosis and ochronotic arthropathy: review of world literature (1584–1962). *Am J Med* 1963;34:813–838.
266. Janocha S, Wolz W, Soren S, et al. The human gene for alkaptonuria maps to chromosome 3q. *Genomics* 1994;19:5–8.
267. Maier-Dobersberger T, Ferenci P, Polli C, et al. Detection of the His 1069 Gln mutation in Wilson disease by rapid polymerase chain reaction. *Ann Intern Med* 1997;127:21–26.
268. Menerey KA, Eider W, Brewer GJ, et al. The arthropathy of Wilson's disease: clinical and pathologic features. *J Rheumatol* 1988;15:331–337.
269. Kramer U, Weinberger A, Yarom R, et al. Synovial copper distribution as a possible explanation for arthropathy in Wilson's disease. *Bull Hosp Joint Dis* 1993;52:46–49.
270. Schumacher HR. Articular cartilage in the degenerative arthropathy of hemochromatosis. *Arthritis Rheum* 1982;25:1460–1468.
271. Timms AE, Sathananthan R, Bradbury L, et al. Genetic testing for haemochromatosis in patients with chondrocalcinosis. *Ann Rheum Dis* 2002;61:745–747.
272. Nesterov AI. The clinical course of Kashin-Beck disease. *Arthritis Rheum* 1964;7:29–40.
273. Wei XW, Wright GC, Sokoloff L. The effect of sodium selenite on chondrocytes in monolayer culture. *Arthritis Rheum* 1986;29:660–664.
274. Bluestone R, Bywaters EGL, Hartog M, et al. Acromegalic arthropathy. *Ann Rheum Dis* 1971;30:243–258.
275. Littlejohn GO, Hall S, Brand CA, et al. New bone formation in acromegaly: pathogenic implications for diffuse hyperostosis. *Clin Exp Rheumatol* 1986;4:99–104.
276. Wilkins E, Dieppe P, Maddison P, et al. Osteoarthritis and articular chondrocalcinosis in the elderly. *Ann Rheum Dis* 1983;42:280–284.

277. Bardin T, Bucki B, Lansman M, et al. Calcium crystals and rapidly destructive osteoarthritis. *Osteoarthritis Cartilage* 1993;1:15.
278. Derfus BA, Kurian JB, Butler JJ, et al. The high prevalence of pathologic calcium crystals in pre-operative knees. *J Rheumatol* 2002;29: 570–574.
279. Jaovisidha K, Rosenthal AK. Calcium crystals in osteoarthritis. *Curr Opin Rheumatol* 2002;14:298–302.
280. Goldring MB. Osteoarthritis and cartilage: the role of cytokines. *Curr Rheumatol Rep* 2000;2:459–465.
281. Gerster JC, Vischer TL, Fallet GH. Destructive arthropathy in generalized osteoarthritis with articular chondrocalcinosis. *J Rheumatol* 1975;2:265–269.
282. McCarthy G. Calcium crystals and cartilage damage. *Curr Opin Rheumatol* 1996;8:255–258.
283. Halverson PB, Cheung HS, McCarty DJ. Milwaukee shoulder syndrome (MSS): description of predisposing factors. *Arthritis Rheum* 1987;30:S131.
284. Fam AG, Protzner EM, Carrie P, et al. Acceleration of experimental osteoarthritis by calcium pyrophosphate microcrystalline synovitis. *Arthritis Rheum* 1995;38:201–210.
285. Baldwin C, Farrer LA, Adair R, et al. Linkage of early-onset osteoarthritis and chondrocalcinosis to human chromosome 8q. *Am J Hum Genet* 1995;56:692–697.
286. Hughes AE, McGibbon D, Woodward E, et al. Localisation of a gene for chondrocalcinosis to chromosome 5p. *Hum Mol Genet* 1995;4: 1225–1228.
287. Williams CJ, Hardwick LJ, Butcher S, et al. Linkage of chondrocalcinosis to chromosome 5p15.1-.2 in a large Argentinian pedigree. *Am J Hum Genet* 1996;S59:A242.
288. Andrew LJ, Brancolini V, delaPena L, et al. Refinement of the chromosome 5p locus for familial calcium pyrophosphate dihydrate deposition disease. *Am J Hum Genet* 1999;64:136–145.
289. Ho AM, Johnson MD, Kingsley DM. Role of the mouse ank gene in control of tissue calcification and arthritis. *Science* 2000;289: 265–270.
290. Williams CJ, Zhang Y, Timms A, et al. Autosomal dominant familial calcium pyrophosphate dihydrate deposition disease is caused by mutation in the transmembrane protein ANKH. *Am J Hum Genet* 2002;71:985–991.
291. Pendleton A, Johnson MD, Hughes A, et al. Mutations in ANKH cause chondrocalcinosis. *Am J Hum Genet* 2002;71:933–940.
292. Charcot JM. Sur quelques arthropathies qui paraissent dépendre d'une lésion du cerveau ou de la moelle épinère: arthridited dans l'hémiplégie de cause cérébrale. *Arch Physiol Norm Path* 1868;2:379–400.
293. Gottlieb NL, Risken WG. Complications of local corticosteroid injections. *JAMA* 1980;243:1547–1548.
294. Raynauld JP, Buckland-Wright C, Ward R, et al. Safety and efficacy of long-term intraarticular steroid injections in osteoarthritis of the knee: a randomized, double-blind, placebo-controlled trial. *Arthritis Rheum* 2003;48:370–377.

第111章

骨关节炎的治疗

Carlos J. Lozada，Roy D. Altman

骨关节炎(OA)是最常见的关节风湿性疾病，美国25~74岁人群中有12%的人受累[1]。骨关节炎的表现多种多样，通常发病率较高。骨关节炎除了危害患者，还给社会带来巨大经济负担。造成社会经济负担的相关因素有：骨关节炎的高发病率，骨关节炎造成患者职业和非职业性活动减少，患者自理能力的丧失，以及医疗资源的消耗[2]。随着人们对骨关节炎病因的认识显著加深，对患者的治疗理念和措施都发生了变化，人们确定了新的重点预防措施和更易理解的治疗方法[3]。骨关节炎专业化治疗指南得到了发展和更新[4-6]。骨关节炎临床实验实施指南也同样得到了发展[7]。

在治疗方面，必须认识到骨关节炎已不再被认为是"退变性"或"磨损和撕裂性"关节炎，而是一种涉及动力性生物力学、生物化学和细胞活动的疾病[8]。确实，骨关节炎关节损伤的发生至少一部分是通过全关节结构的主动改变所致[9]。虽然关节软骨始终处于病理变化的中心，但骨关节炎现在被看成是一种全关节疾病，因此，骨关节炎是关节作为一个整体器官表现出的功能障碍。

在制定骨关节炎治疗计划之前，必须对骨关节炎的不同类型做出正确诊断[10-12]。而且，由于骨关节炎治疗的进展，要针对不同的症状、体征和不同的关节功能障碍制定不同的治疗方案[13]。最有效的治疗方案就是预防。创伤、感染和肥胖等因素会促进骨关节炎的形成。有效的预防措施能够直接降低这些风险因素。

目前，大多数治疗是针对症状的。尽管骨关节炎存在不同症状，如"打软腿"、关节不稳、无力、功能受限和畸形，但疼痛仍是最常见的症状，是患者就诊的主要原因。

随着新的治疗方法的出现，目前将骨关节炎治疗的药物分为以下几类[14]：①症状改善药物，包括短效药物[如非类固醇类抗炎药物(NSAID)]和长效药物(如透明质酸盐)。②结构和病情改善药物，目的是预防、抑制或逆转骨关节炎的发病过程。虽然这些药物没有直接控制症状的作用，但从患者愿意接受治疗这一点看，这类药有控制症状作用。

患者需要持续不断地接受治疗，而这些治疗方法一般都可以相互替代[15,16]，因此人们已经致力于通过适当的临床研究对这些方法进行探讨。

一、疼痛

疼痛是患者就诊的最常见原因[17]。疼痛的始发部位一般不明显[18]。相反，人们尚不清楚为什么X线片上表现为严重骨关节炎的患者 (Kellgren-Lawrence分级Ⅲ和Ⅳ级[19])只有40%出现疼痛[20]。关节内的疼痛部位是很难确定的。膝关节骨关节炎患者常将疼痛描述为整个关节疼痛。据报道，膝关节内侧疼痛占膝关节骨关节炎患者的34%，而全膝关节疼痛的患者为52%[21]。确定疼痛部位是关键所在。因此，详细的病史和体格检查可能会揭示疼痛的原因并有助于指导治疗。我们按解剖部位对疼痛进行了分类(表111.1)。

(一)疼痛的间接原因

关节软骨破坏是骨关节炎的典型标志，但由于骨和关节软骨缺乏神经末梢，软骨并不产生疼痛[22,23]。半

表111.1 骨关节炎疼痛

结构	机制
软骨	软骨碎片
	结晶释放
	酶释放
	炎性介质刺激
	软骨下骨应力
	关节不稳
半月板	与关节囊相连处撕裂或退变/牵张
滑膜	滑液增加,能运送软骨代谢产物和炎性细胞
	炎性细胞浸润
软骨下骨	缺血和静脉压增加
	坏死骨的修复
骨赘	骨膜隆起
	神经压挤
关节囊	关节肿胀时的牵张
	对骨膜与骨连接处的压力
韧带	对骨膜与骨连接处的牵张
滑囊	炎症,有或无钙化
肌肉	痉挛
	夜间肌阵挛
	挛缩
中枢神经系统	心理压力/失眠

月板除了外侧1/3部分(远离压应力区)外,似乎并不含有神经纤维,不能直接产生疼痛。从结果学看,因为疼痛会造成运动障碍,导致关节软骨的感觉发生了进化,结果,作用于关节软骨的压应力和剪切力不会产生疼痛。然而,骨关节炎关节软骨、半月板甚至滑液会间接产生疼痛。受损的关节软骨通过结构的破坏、软骨碎片和软骨结构缺失能间接产生疼痛。关节软骨的结构破坏导致关节良好的润滑功能丧失。患者会有关节摩擦和弹响感,检查时会发现关节有摩擦音,一些患者把这些表现均描述成疼痛。

损伤软骨的软骨碎片脱落到滑膜腔,被滑膜组织清除,进而刺激滑膜产生炎症反应。其他从损伤软骨脱落的显微和亚显微颗粒,如胶原、蛋白多糖、晶体蛋白溶解酶和细胞因子均会不同程度地刺激滑膜炎症反应。尽管骨关节炎的炎症程度不如其他炎症性关节炎严重,如类风湿性关节炎(RA)和痛风,但是骨关节炎受累关节总是存在一定程度的炎症反应(支持“骨关节炎”这一命名)[24,25]。

异常的关节软骨含有一组碱性磷酸钙结晶,如双水焦磷酸钙。软骨表面破裂钙盐结晶脱落到关节间隙,刺激形成不同程度的炎症反应[26]。关节软骨撕裂软骨下骨暴露时,尿酸盐结晶会从骨和软骨处脱落或进入滑膜腔隙。尿酸盐结晶具有引起炎症反应的作用已经得到证实[27,28]。关节软骨会导致关节松动和不稳,进而产生后文将要讲述的关节结构变化。

其他关节游离体[29]也是关节疼痛的间接原因。撕裂的半月板能够移位并嵌入到光滑的软骨表面之间,致使关节的正常生物力学发生变化,直接导致关节软骨损伤。垂直断裂的半月板,如半月板的纵形撕裂(与半月板的退行性撕裂不同),不能为关节提供正常的生物力学支持,它会改变关节的机械负荷,促进关节软骨的损伤[30]。查体时,当撕裂半月板的外侧1/3受到挤压有时能诱发疼痛,或者当部分撕裂的半月板卡在关节软骨面之间,挤压双侧副韧带时也会诱发疼痛。半月板的水平撕裂(劈裂)一般不引起症状的出现,但是,变形的半月板碎片会诱导炎症反应,或作为游离体存在于关节腔中。关节镜是治疗半月板撕裂的主要方法,它能够保留或恢复关节的正常解剖结构。

关节滑液作为一种运输介质,能够通过扩张关节囊以及限制关节功能间接引起疼痛。关节滑液除了能够运送营养、废物和气体外,还能在软骨和滑膜之间往返运送炎症介质。关节滑液还是炎性物质、细胞和结晶的储存库。而且,关节滑液扩张关节囊,能够潜在地压迫血管,刺激关节囊压力感受器[31-33]和支配受压血管的神经。关节囊扩张使得从滑液到软骨的营养和氧气运输以及从软骨到滑液的废物运输都会受到限制。这些废物存留在滑膜腔中,会持续不断地刺激炎症反应。滑液渗出扩张关节囊常常会限制关节功能,压迫关节结构。即使在没有其他治疗方法介入的情况下,选择适合的患者去除过多的含有炎性介质的滑液也是一种有效的治疗方法。

(二)疼痛的直接原因

无髓鞘C型纤维和一部分有髓鞘A型δ纤维能将疼痛从外周传送到中枢神经系统[34]。外周机械性、热和毒性刺激都会作用于这些感受器。毒性刺激物包括缓激肽、组织氨、前列腺素和白三烯[35]。

滑膜含有神经纤维,包括A型β大髓鞘机械感受器、A型δ小髓鞘伤害感受器和C型小无髓鞘伤害感受器。它们均为伤害感受器,能够释放P物质和降钙素基因相关肽(CGRP)。P物质能刺激产生疼痛反应和炎症[36]。

骨关节炎通过P物质和降钙素基因相关肽感受器直接产生疼痛[37]。当软骨下骨缺血和动脉压增加时,骨组织中的神经末梢会释放这些肽类物质[38]。缺血性骨的疼痛是持续性的,疼痛位置深。骨坏死发生时(缺血性坏死)有一个疼痛缓解期。随着骨组织的修复和重塑,疼痛会再次出现。骨关节炎软骨下囊肿和硬化的出现是缺血性骨坏死发生的影像学依据。目前尚无关于解除缺血性骨坏死性疼痛方法的特殊研究,止痛剂、NSAID或降钙素可能有治疗价值。还不能肯定是否存在神经源性骨痛,如果存在也许会考虑引入其他的治疗方法。

骨赘是造成疼痛的最常见原因。骨赘引起疼痛的机制不清楚,但它可通过使骨膜膨胀直接引起疼痛,有时骨赘受压也可产生疼痛。骨赘引起的疼痛可能来源于伴随的炎症反应,能够用NSAID或局部注射利多卡因(加或不加去皮质类固醇)治疗。当神经通过椎间孔(如颈椎、腰椎外侧隐窝)或在椎管中受到压迫(如腰椎管狭窄)时,脊柱小关节骨赘常间接引起疼痛和其他症状。

滑膜渗出(见前述)会导致关节囊和关节周围韧带受到牵张或关节不稳,均可通过机械感受器和伤害感受器产生疼痛。作用在韧带起止点的应力刺激伤害感受器。关节周围组织扭伤时,关节韧带会受到异常应力刺激或失去应力刺激(如膝内翻时关节外侧韧带受到应力刺激,内侧韧带完全松弛)。这些现象分别被称为应力增强和应力消除[39],均能导致关节囊和韧带挛缩。关节囊和韧带挛缩会导致关节功能减弱并加重疼痛。在这些情况下,关节功能锻炼对于预防和消除关节挛缩是必要的。NSAID在有炎症反应时使用有价值,在其他方面,应该限制使用。

关节周围滑囊可出现炎症,因此,关节周围滑囊炎是疼痛的一个原因。在查体时常常会发现滑囊炎,滑囊炎对局部注射含有去皮质激素的利多卡因的反应优于NSAID。滑囊炎有时会形成钙化(如钙化性滑囊炎)。抽出滑囊炎性液体和钙盐后,注射去皮质激素和利多卡因(作为麻醉剂)常常十分有效。少数情况下,可以通过外科手术去除滑囊钙盐沉积。

肌肉痉挛是骨关节炎疼痛的一个常见来源,尤其是发生于颈椎和腰椎的骨关节炎。肌肉痉挛可表现为夜间肌阵挛,影响患者睡眠,出现纤维肌痛样症状[40]。下肢肌肉痉挛需与血管性疼痛(如夜间紧束感)或脊柱放射痛相鉴别。骨关节炎肌肉挛缩在肌肉伸张时能产生疼痛。

最后,关节痛与个体对疼痛的感知和个体独特的民族、文化以及个人所处的环境有关。总之,骨关节炎疼痛在夜间、周末和每周工作的开始阶段较为严重[41]。患者在心情不好、各种抑郁症、循环性精神病及有其他继发原因时疼痛更为明显。所以,有必要对患者进行心理学干预,教育患者消除对疼痛反应的心理影响。不强调心理因素的重要性,骨关节炎的治疗就不会成功。

二、预防

目前已经确定了很多有关骨关节炎的危险因素,如年龄和遗传因素。尽管这些因素是不变的,但还有很多潜在的可变因素。流行病学研究揭示,最重要的可变单因素就是肥胖。人们已经将女性肥胖与膝关节骨关节炎联系在一起[42,43],并且,肥胖还可能是男女髋关节和膝关节骨关节炎的危险因素[44]。肥胖也会增加全髋关节置换的可能性。护理健康研究数据表明,女性最高一级体重指数者需要外科手术治疗的可能性是最低一级体重指数者的两倍。最高一级体重指数出现在18岁时,需要行髋关节置换的可能性增加5倍以上[45]。肥胖与手的骨关节炎之间的相关性也已经被提出[46,47]。其机制尚不完全清楚,可能与体重增加、步态的生物力学变化[48]、遗传因素(肥胖鼠更容易得骨关节炎)和代谢改变(如雌激素)有关。

Chingford人口研究调查了代谢与骨关节炎的相关性[49]。在1 003名45~64岁妇女中,患有高血压、高胆固醇血症和高血糖者,即使在调整了年龄和体重指数因素后,仍然有患单侧或双侧膝关节骨关节炎的风险。相反,Baltimore年龄分组纵向研究在调整了年龄和肥胖因素后,并未证实上述代谢因素与骨关节炎的相关性[50]。

减轻体重应当作为体重超重患者的一项治疗目标,症状会随体重减轻而减轻[51],并且还可能会延缓病情在X线片上的进展。其他研究还表明,身体脂肪量的减少比体重减少在减轻膝关节骨关节炎疼痛方面更为重要[52]。

职业创伤对骨关节炎发病的作用并不清楚。但是,经常屈膝的职业与膝关节骨关节炎有关。因此,有必要指出要减少某些重复性运动、严重创伤和屈膝位工作。与体重有关的股四头肌肌力减弱已被列为膝关节骨关节炎的可能危险因素[53]。

三、对症治疗

疼痛原因确定以后，就应当制定个体化治疗方案。几种治疗方法相互结合是最有效的治疗方案。多学科联合治疗会更为有效(例如风湿病专家、物理治疗师、骨科专家、理疗科专家、职业病专家、心理学专家、精神病专家、护士和助理护士、营养学家和社会工作者)。医生的治疗方案应当包括物理疗法、药物治疗、心理治疗和外科治疗。

(一)物理疗法

多种物理疗法都是有效的，能消除骨关节炎的疼痛、缓解骨关节炎关节僵硬和肌肉痉挛。物理疗法能使关节和关节周围组织结构加强，增强对关节的支持能力。对于骨关节炎的任何一个成功的治疗方案都离不开物理疗法物理疗法。它可分为体疗、支具、日常活动方式的改变和热疗(表111.2)。

体疗是最常用的物理疗法，也是疼痛缓解后十分有效的预防方法。对于骨关节炎患者，体疗与减轻疼痛和改善功能密切相关[54,55]。一些患者需要进行专业性教育和指导，而大多数患者在得到适当的指导后可以在家中进行体疗[56]。关节运动范围可主动或被动进行。主动运动能增强肌力，可以是等长运动、等张运动或等动力运动[57]。等长和动力(等张)运动对膝关节骨关节炎减轻疼痛、促进功能恢复具有同样效果[58]。肌张力的改善会减少肌肉痉挛和预防肌肉挛缩。其理论是：关节肌肉支持力增加会延缓骨关节炎的进展，不过这一点很难得到证实。改善肌肉张力需要做等长和等张运动(改善白色“力量”肌纤维功能)以及有氧运动[59]，可能还包括渐进性抵抗运动（改善“红色”耐力肌纤维功能)。一般有氧运动指的是散步、游泳和(静止)骑自行车。制动状态下可使Ⅰ型红色肌纤维发生选择性肌萎缩[60]。

运动可增强关节周围结构，增加关节稳定性和对关节的支持能力，从而减少症状的发生。一项调查表明，步行锻炼和健康教育改善了膝关节功能，并未加重病情[61]。对骨关节炎患者都应当鼓励参加体育锻炼，认为所有运动都会加重关节炎的观点都应当排除。然而，近期的调查显示，膝内翻和膝外翻的患者，股四头肌肌力增强可能会加速膝关节骨关节炎进展[62]。内、外翻畸形本身已经证实是膝关节内、外侧间室骨关节炎进展的危险因素[63]，并与影像学表现进展同步。

实施运动计划时一定要循序渐进。如果运动计划实施过快会加重症状，有出现并发症的危险。要让患者懂得，疼痛加重就是已经达到了所能承受的运动负荷的危险信号。

腰椎锻炼是有效的，它能够改善腰椎功能，减轻疼痛，恢复腰椎的屈曲功能[64]。“腰痛学校”讲授一项运动计划，包括伸展近端髋部肌肉、增强腹肌和椎旁肌肉、姿势训练和一项有氧锻炼计划。在腰痛患者的专业性锻炼方法中，Williams屈曲锻炼是常常教授的方法[65,66]。这些方法的适应证是肌肉骨骼性和机械性下腰痛以及有轻度症状的椎管狭窄。禁忌证是骨质疏松症和髓核突出症。这些患者可用Mckenzie锻炼法。急性和慢性下腰痛患者卧床休息无任何好处[67]。慢性下腰痛患者体育锻炼的效果不应与急性下腰痛患者正常体育活动的效果相混淆[68]。

其他肌肉也需要锻炼。有研究表明，有膝关节骨关节

表111.2 骨关节炎的物理治疗

体疗
被动运动范围
休息周期
主动运动：运动范围，等长，等张，等动力
支具和矫形具
手杖
拐棍
颈托
鞋垫
髌骨中心固定带
膝支具
日常活动方式的改变
坐、睡眠或开车时姿势适当，有靠椅
调整穿衣等活动的动作方式
调整居住和工作周围环境的器具(如升高座椅和便器高度)
热疗
表面热疗(如热包，蜡浴)
深部热疗(如超声)
冷疗(如冷包，雾化冷却喷雾)
其他
脉冲电磁场
经皮电神经刺激(TENS)
针刺
推拿
温泉浴，按摩和瑜伽

炎症状的患者股四头肌肌力减弱，膝关节本体感觉减弱，摇摆步态加重[69]。膝关节骨关节炎患者增强股四头肌肌力能够改善膝关节功能，减轻疼痛达8个月之久[70]。这方面确实还存在一些疑问，就是肌肉减弱是否能加速骨关节炎症状的进展。应当选择既能增加肌肉力量，又能减少关节应力的运动项目。某些特殊的运动或活动应减少或改为其他运动方式。游泳是一项特别有效的运动，能够锻炼多组肌肉，几乎适合于所有类型的骨关节炎患者。不过也有一些例外，某些特殊运动会加重症状，如髌骨软化会因骑自行车而加重，腰椎关节突骨关节炎会因游泳使腰椎过伸而加重。

支具是运动计划实施的一种补充。支具能部分减少关节负荷，改善症状。常用的支具包括手杖、拐杖、步行器、腹带、颈托和矫形鞋，有时需要颈部牵引。恰当使用手杖，能增强身体基本支撑能力，减轻负荷，满足受累下肢和关节的需要[71]。因此，使用这些支具，如手杖、前臂拐杖、拐杖和步行器，能改善身体平衡，减轻疼痛。手杖合适的长度应相当于股骨大转子到鞋跟之间的距离。使用这种长度的手杖可保持肘关节屈曲大约20°。手杖应持于患肢的对侧手，与患侧下肢同步。上楼时健侧肢体应先于患侧行动，下楼梯时手杖和患侧肢体要先行。手杖可减轻受累髋关节负荷达60%[72]。

穿鞋适当和穿矫形鞋都很有效果。下肢缩短会促进腰椎侧凸发生，可通过单侧垫高鞋跟或鞋垫加以矫正。其他支具或矫形鞋垫有助于校正患者跖趾关节半脱位[73]。行走能力和膝关节内侧间室早期疼痛可通过使用外侧楔形鞋垫得到改善[74,75]。运动鞋具有良好的内外侧支持，良好的内侧足弓和足跟垫，对患者有益。

我们提倡膑骨中心固定带用于膝关节膑股间室骨关节炎患者[76]。膝关节支具适用于有胫股关节疾病的患者[77]，特别是那些膝关节外侧不稳定和有膝关节脱位趋势的患者。

所有这些方法都会改善患者的活动能力，有利于其他治疗方案的实施，保留患者的功能独立性。使用支具要经常检查，确保使用安全。例如开始间断使用颈托时，要保证大小和位置适当。手杖和拐杖胶塞磨损后要及时更换，防止在光滑或潮湿的地面上打滑。

患者的一些日常活动习惯需要改变。对患者的活动习惯进行指导有助于减轻症状。例如，告诉有腰痛的患者不要坐在软沙发上或仰椅上，躺在床上时不要在膝下垫枕。患者要坐在有良好支撑的直靠背椅上（可用靠垫）。升高座椅和卫生间便器的高度对患者很有帮助，因为患者从坐位站立的初始阶段髋和膝关节受到的压力最大[78]。然而，升降椅不一定必要。要指导患者睡硬床，可加床板，不要姿势倦怠，尤其在开车时。车座应前置，以便在驾驶中保持膝关节屈曲位。弯腰驼背或坐在沙发或仰椅上，常常在次日晨起时会有明显腰痛。

热疗特别有效。表面热疗并不优于冷疗[79]。热疗、冷疗或二者交替使用要依据患者的表现。一般而言，病程越急，冷疗就可能越有优点[80]。热疗可分为表面热疗和深部热疗，尚未证实哪一种更有效[81-83]。热包、蜡疗、液疗、水疗和热辐射均为表面热疗。超声波是深部热疗，通常用于髋关节等大关节。热疗的作用在于减轻僵硬、消除疼痛、缓解肌肉痉挛及预防关节挛缩。在热疗使用时，对麻醉患者、嗜睡和反应迟钝者要引起注意。在供血不足、出血和癌症组织中应禁止使用热疗。还应避免在接近睾丸和发育中的胎儿部位进行热疗[84]。热疗的温度范围是40℃~45℃[85]3~30分钟。冷疗常用冷包或物化冷却喷雾，目的是消除肌肉痉挛、减轻急性创伤肿胀和解除炎性疼痛。

另外还有一些其他的理疗方法，如按摩、瑜伽[86]、针压法、针刺[87]、磁疗、脉冲电磁场[88]、经皮神经刺激（TENS）[89]和温泉疗法。这些方法中有很多治疗方法的价值尚未被证实，作用机制也不明确。脊椎指压疗法或其他形式的按摩常能明显解除肌肉痉挛疼痛。该手法治疗疗效短，常需重复进行。其他一些理疗方法也得到了应用。一项研究表明，温泉疗法（泥包、矿泉浴）治疗膝关节骨关节炎疗效优于自来水浴[90]。TENS仪器笨重且价格昂贵，对于急性或亚急性疼痛比对于骨关节炎慢性疼痛更为适合。然而，一项有38例患者，为期2周的安慰剂对照研究表明，每天治疗40~60分钟，每周5天，10天后膝关节骨关节炎疼痛得到缓解[91]。

（二）药物对症治疗

控制骨关节炎症状的药物分为抗炎剂、非抗炎止痛剂、抗痉挛剂和去皮质类固醇（表111.3）。

患者常常询问有关饮食、维生素和矿物质的作用。维生素E 500IU已在膝关节骨关节炎患者中进行了研究[92]，经2年观察，并未证实疼痛缓解，经MRI检查，也未表明软骨丢失有所延缓。目前，没有足够证据表明维生素E或任何这类方法能够改善症状或相关疾病。因此，不鼓励摄入超出每日正常需要量的特殊饮食、维生素、锌或铜。

1.抗炎药物

NSAID是治疗骨关节炎疼痛和炎症的最常用的处方药物[93]。有关这类药物的药理学和它们之间差异的深入讨论请参阅第31章和其他文献[94]。与抗炎效果相比,多数NSAID只需较小的剂量就能获得止痛效果[95]。确实,对多数NSAID而言,剂量越大,效果越好(副作用的风险也越大)。因骨关节炎炎症通常不严重,只需小剂量的NSAID。治疗骨关节炎时,要将NSAID控制在最小有效剂量。另外,骨关节炎疼痛常表现为间断性疼痛,因此,NSAID也要相应地间断服用。抗炎作用不显著的止痛剂对很多骨关节炎患者却是有益的[96]。

NSAID的主要副作用表现在胃肠道(消化性溃疡病,胃炎)[97]和肾脏(间质性肾炎,前列腺素抑制相关性肾功能不全)。这些副作用在老年人中更为突出[98],而老年人骨关节炎发病率也最高。

减少NSAID毒性的有效方法是使用小剂量NSAID,非水杨酸药物,合用米索前列醇或胃肠质子泵抑制剂,特异性环氧合酶-2(COX-2)抑制剂,局部使用止痛剂,关节注射去皮质类固醇或透明质酸盐。

NSAID的服药时间很重要。晚8点服用吲哚美辛比早8点服用引起的副作用少[99]。NSAID对关节软骨的作用和对骨关节炎的疗效尚存争议[100,101]。然而,有证据表明吲哚美辛有远期副作用,可影响骨关节炎的疗效[102]。

米索前列醇是一种合成的前列腺素E_1(PGE_1)类药物。可口服,能减少患者服用NSAID时的胃肠道副作用[103]。几项临床研究表明,口服米索前列醇每天2~4次,每次200μg能减少胃十二指肠溃疡的发生[104],但腹痛、腹泻发生率增加[105]。米索前列醇有与二氯苯二磺酰胺的复合产品,二者联合应用(50或75mg二氯苯二磺酰胺和200μg米索前列醇)在减少胃和十二指肠溃疡方面能产生与二氯苯二磺酰胺相同的效应。但二者合用时腹泻和腹胀的发生率会增加[106]。

质子泵抑制剂,如奥美拉唑(每日口服20mg)已证明能减少口服NSAID患者胃和十二指肠的内窥镜下溃疡发病率[107]。研究表明,内窥镜下所见疗效等同于全量米索前列醇(200mg每日4次)[108,109]。针对质子泵抑制剂预防胃肠道副作用的唯一的疗效研究是用阿司匹林进行的。其他称为胃黏膜保护剂的药物,如组织氨-2阻断剂,尽管能减轻症状,但尚未显示出减少副作用的效果[110]。

患者对不同的NSAID的疗效反应不同,副反应也不同。NSAID的半衰期差异影响患者对药物的耐受性和使用剂量。

非乙酰基水杨酸对特定患者可能是有价值的,因为普通剂量的这类药物通常不抑制前列腺素,并能减少对胃黏膜、肾功能的副作用和血小板的黏附。

表111.3 骨关节炎的药物治疗

对症治疗
短效制剂
止痛剂
对乙酰氨基酚
曲马朵
外用辣椒素
类鸦片派生药(如丙氧芬,可待因)
类鸦片类药
非类固醇类抗炎药
COX-2 特异性抑制剂
非选择性COX抑制剂
关节内注射去皮质类固醇
外用非类固醇抗炎药
其他
抗痉挛剂
三环类抗抑郁药
长效制剂
关节内注射透明质酸
S-腺苷甲基硫氨酸(SAM)[α]
硫酸软骨素[α]
硫酸葡糖胺[α]
关节内注射奥古蛋白[α]
双醋瑞因[α]
雌激素[α]
鳄梨/不可皂化大豆[α]
生姜提取物[α]
结构(病情)改善剂
四环素[α]
胶原酶抑制剂[α]
硫酸葡糖胺[α]
聚硫酸黏多糖(GAGPS)[α]
黏多糖肽复合物[α]
聚硫酸戊糖[α]
生长因子(如 TGF-β)和 IL-I 细胞因子抑制剂[α]
基因治疗[α]
软骨细胞移植和干细胞移植[α]

[α]研究性治疗。

COX:环氧合酶;TGF-β:转移生长因子-β。

两种类型COX药物的发现已经迅速运用到了临床。NASID的原始作用机制是非选择性地抑制COX-1和COX-2，不过，已经形成交替使用药物的模式[111]。COX-1在血小板、肾脏和胃肠道组织内表达，而COX-2则在脑、卵巢、肾脏和大小肠内表达，并能在炎症反应区诱导表达。事实上，疼痛和炎症受COX-2控制。相反，NSAID的胃肠道副作用（胃炎、消化性溃疡病）则为COX-1的抑制所致。因此，特异性COX-2抑制剂应能够防止胃肠道副作用的发生。

与NSAID的其他主要作用有关的是，特异性COX-2抑制剂不影响血小板凝血和出血时间，动物实验定位研究发现，COX-2在肾髓质和斑齿线上有表达，引起了人们对肾脏COX-2抑制效应的关注[112,113]。一些优秀的综述文章还就COX同工酶及其作用进行了论述[114,115]。

最初使用的COX-2特异性抑制剂有塞来昔布、罗非昔布和伐地考者。一项双盲安慰剂对照研究显示，对672例有髋、膝关节骨关节炎的患者用罗非昔布治疗6周，效果优于安慰剂。评估标准采用的是西奥塔罗和麦克马斯特大学骨关节炎指数(WOMAC)疼痛尺、患者对药物反应的总体评估和医生对病情的评估[116]。后续研究采用WOMAC可视类疼痛尺(VAS)测定的疼痛程度作为一级终点[117,118]，均表明其疗效与二氯苯二磺酰胺和布络芬相当。一项为期2周的随机双盲研究表明，塞来昔布用于膝关节骨关节炎治疗的疗效显著优于安慰剂对照组。疗效判断采用患者总体评估和骨关节炎严重指数两种方法[119]。另一项为期12周，1004例膝关节骨关节炎患者的更长时间研究显示，塞来昔布优于安慰剂对照组，用关节炎评估法评估，与奈普生之间无统计学差异[120]。研究表明伐地考昔治疗骨关节炎疗效也与NSAID相当[121]。

已经证实COX-2特异性抑制剂与非选择性NSAID相比，胃肠道副作用和内窥镜下溃疡发生率均减少[122,123]。一项为期1周的双盲安慰剂对照的内窥镜研究对塞来昔布和奈普生进行了对比。32名正常志愿者胃镜检查均为阴性，他们随机被分为4组(安慰剂；奈普生500mg每天2次；塞来昔布100mg，每天2次；塞来昔布200mg，每天2次)。用药7天内窥镜检查，安慰剂组或塞来昔布各组均未发现溃疡，奈普生组有6例(19%)出现溃疡[124]。另一项研究用塞来昔布20mg每天2次口服加安慰剂与二氯苯二磺酰胺75mg每天2次口服加奥美拉唑每天20mg口服进行对照，患者均为幽门螺旋杆菌阴性，有消化性溃疡出血愈合病史。7例用塞来昔布和9例用二氯苯二磺酰胺和奥美拉唑的患者在研究期间出现溃疡再出血。通过目的治疗分析发现，塞来昔布加安慰剂治疗6个月期间，再出血的可能性为4.9%，而服用二氯苯二磺酰胺和奥美拉唑的患者再出血的可能性为6.4%。这一结果并未构成统计学显著差异，表明COX-2特异性药物防止胃肠道再出血的保护作用较小[125]。

进一步研究证实了塞来昔布和罗非昔布治疗类风湿性关节炎的临床作用[126]，而且与甲氨蝶呤之间不存在相互作用[127]。然而，塞来昔布和罗非昔布均延长凝血酶原时间(PT)和凝血酶原时间比(PT-INR)达10%。

将美洛昔康和二氯苯二磺酰胺进行对照研究，随机选择336例患者，进行为期6个月的多中心观察。对严重副作用、治疗戒断效应和临床显著实验异常结果均进行统计。结果发现二氯苯二磺酰胺与美洛昔康并无统计学差异[128,129]。

COX-2抑制剂可能通过修饰一氧化氮途径发挥作用。体外活体培养发现PEG_2比正常软骨组织高50倍，并且与局部COX-2上调相一致。加入一氧化氮能抑制前列腺素的产生，而加入一氧化氮抑制剂左旋甲基精氨酸(L-NMMA)则促进前列腺素的产生[130]。提示一氧化氮及其衍生物在骨关节炎中有抗炎作用。

2.非抗炎止痛药

对乙酰氨基酚具有微弱的COX抑制作用，临床研究显示其在膝关节骨关节炎止痛方面的疗效与布洛芬相当。但还有少数研究比较了对乙酰氨基酚与NSAID和安慰剂的疗效差异。最近有一项比较止痛效果的研究，一组用二氯苯二磺酰胺75mg，每天2次口服，另一组用对乙酰氨基酚1000mg或安慰剂，每天4次口服。结果显示对乙酰氨基酚并未优于安慰剂，而二氯苯二磺酰胺止痛效果优于二者[131]。还有证据证明，如果患者按照骨关节炎症状程度分级治疗，对中度和重度症状的患者的效果NSAID优于对乙酰氨基酚[132]。在另一项研究中，对于疼痛严重的患者每天1200mg布洛芬连服6天比每天400mg对乙酰氨基酚连服6天更有效且耐受性相同[133]。尽管对乙酰氨基酚总体上被认为对上部胃肠道比NSAID安全，但是一项回顾性研究表明，服用对乙酰氨基酚的一组患者胃肠道副作用(住院治疗、溃疡、消化不良、胃肠胀气)随剂量增加而增加，具有剂量相关性[134]。对乙酰氨基酚剂量明显大于推荐剂量时会出现肝脏毒性反应。流行病学研究提示，即使是推荐剂量的对乙酰氨基酚也可出现肾脏毒性[135]。然而，在每天不多于4 000 mg的推荐剂量下，对乙酰氨基酚对轻、中度骨关节炎疼痛有治疗价值，并且与其他止痛剂、抗炎剂或两者合用可能效果更好。

3.外用药

外用药是骨关节炎治疗的辅助方法。辣椒素的使用得到双盲法研究的支持[136,137]。辣椒素是从普通辣椒中提取的[138]。辣椒素能在非处方药店中买到,有两种规格(0.025%和0.075%),每天使用2~4次。辣椒素也用于带状疱疹神经痛和糖尿病神经痛的治疗[139]。辣椒素可以局部吸收，并能通过耗竭无髓鞘C-纤维传入神经元中P物质干扰疼痛的传导[140]。在辣椒素使用的头几天，局部始终有热和烧灼感，直至神经末梢P物质耗竭。如果没有连续使用,神经末梢会重新获得P物质和对P物质的感觉。应注意辣椒素禁用于眼睛。

还有其他外用止痛药，包括美国药店有售的薄荷醇和水杨酸类制剂。尽管外用药使用普遍,但尚无有关研究文献支持它在骨关节炎中的治疗价值。NSAID外用药普遍用于世界各地[141,142]。在一项随机安慰剂对照研究中,5%的布洛芬软膏用于原发膝关节骨关节炎的治疗,每天3次,连用7天。通过可视疼痛尺检验,使用布洛芬组有64%运动疼痛缓解，而安慰剂组有30%症状改善[143]。

4.镇静止痛剂

轻度或微弱成瘾性镇静止痛剂，如可待因和丙氧芬,用于骨关节炎的治疗是有效的,特别是与非镇静止痛剂(如对乙酰氨基酚)合用。然而,由于其副作用,可待因和丙氧芬在老年人中要减少应用。

曲马多有微弱的μ阿片受体抑制作用，对去甲肾上腺素和5-羟色胺的摄入也有抑制作用[144]。曲马多的成瘾作用不明显[145],在美国是非处方限定药物。但是,也有一些药物依赖患者出现副反应的报道。癫痫发作和过敏反应也有报道，在美国通常见于大剂量使用的患者[146]。无论怎样,曲马多在骨关节炎的治疗上还有一席之地[147],并且可节省NSAID的用量[148]。曲马多常引起恶心和中枢神经系统副作用，开始使用时每天50mg，每日3次口服,3天后逐渐增加剂量直至最大计量或达到理想的止痛效果,这样可以减少其副作用。曲马多与对乙酰氨基酚的联合应用减小了曲马多的用量,将副作用降低到了微乎其微的程度[149]。曲马多每日一次剂型(150mg和200mg)目前美国还没有使用,但在欧洲已得到验证，并对原发骨关节炎患者发挥了良好的止痛作用[150]。

骨关节炎慢性疼痛特征和强效鸦片和鸦片类药物的潜在成瘾性对于使用这些药物的医生的能力是一个考验。如果能够做到按照用药指南用药并谨慎地判断病情，那么镇静止痛剂对于包括骨关节炎在内的很多慢性疼痛的治疗都有一定的作用[151]。干扰非镇静性中枢神经系统疼痛受体的方法是有限的。

任何止痛方案都可辅助使用三环类抗抑郁药物。这些药物能够增加其他止痛药物的疗效。另外,这些药物也适用于有夜间肌痉挛和肌纤维样疼痛睡眠障碍的患者。

5.抗痉挛药物

抗痉挛药物能够减轻骨关节炎的肌肉疼痛和肌肉痉挛。尽管肌肉痉挛的治疗主要通过前述的物理治疗方法，但肌肉痉挛痛还可以通过注射利多卡因得到缓解。注射利多卡因时可以与去皮质类固醇合用。口服药物对减轻肌肉痉挛性疼痛的作用结果不相同，临床研究没有证实任何口服药优于安慰剂。然而,作用于中枢神经系统的药物有抗焦虑和镇静作用，能够阻断疼痛神经传导,有利于缓解肌肉痉挛疼痛。镇静剂能够改善睡眠,但对多数肌肉痉挛患者(尤其是与下腰痛有关的病人)已不再提倡使用。

6.皮质类固醇

口服皮质类固醇不适合于治疗骨关节炎，但有滑膜炎时关节注射去皮质类固醇有效。注射之前要抽出关节渗出液。出现关节周围软组织并发症时,如鹅足滑囊炎,采用去皮质类固醇局部渗透有助于缓解病情。慢性下腰痛椎间小关节封闭效果不持久[152],但是硬膜外注射有助于缓解椎管狭窄患者的症状。尽管很多医生认为关节内注射去皮质类固醇有助于治疗骨关节炎，但是能够证实这一方法优于关节穿刺抽液的研究文献却很少[153]。一些研究显示其有短期疗效[154]。关节注射去皮质类固醇与注射生理盐水安慰剂相比较，用可视疼痛尺判断疗效,疼痛能缓解4周[155]。在另一项研究中，膝关节骨关节炎患者随机注射安慰剂或去皮质固醇,每3个月一次,持续2年。在研究结束时,用曲线分布面积分析，结果发现两组膝关节疼痛和关节僵硬有统计学差异，注射去皮质类固醇组症状缓解效果优于安慰剂组[156]。重要的是,注射安慰剂和去皮质类固醇两组间关节间隙变窄的进程并无差异。临床印象是,关节有炎症存在时去皮质类固醇有抗炎价值。然而,临床尚未发现关节内注射去皮质类固醇有持久疗效,因此,关节内注射去皮质固醇要选择适应证[157]。

总之，注射去皮质类固醇要有所限制，每年任何单一关节只能注射4次[158]。只要适当注意无菌技术，化脓性关节炎这类并发症是很罕见的。去皮质类固醇能够结晶，诱导滑膜炎或出现红肿。关节红肿能在注射后数小时内发生。这一点与感染不同，感染最常出现在注射后24~72小时。冷敷加压包扎常能减轻疼痛，使关节红肿在数小时内吸收[159]。热敷会使关节红肿加重。怀疑感染时要立即再次关节穿刺抽关节液，并做革兰细菌染色和培养。

（三）心理治疗

疼痛和功能障碍并非完全由生理和机械性损伤所致。心理因素与疼痛的感知及相关的功能障碍表现密切相关。已经明确有几项因素和与骨骼肌肉疾病相关的功能障碍密切相关，这些因素有老年、低教育水平、低收入、未婚和非白色人种[160]。

消除患者的疑虑、对患者提供咨询并进行健康教育是至关重要的，这样能够减小负性心理因素作用。要鼓励患者参与治疗，了解疾病特点，从而使患者能够更好地接受、适应和服从治疗。通过观察发现，定期与患者电话联系是有益的，可以提高骨关节炎患者的自我护理能力[161]。

肥胖患者也需要心理治疗。减肥组织和稳定的社会保障系统有助于帮助患者联合控制体重。病理性肥胖患者可以考虑采用外科新技术减肥。

下肢骨关节炎患者可能伴有性功能障碍[162]。然而，除非医生专门询问，患者常常不愿意谈论性功能问题。这时就需要进行心理干预。

要注意发现和治疗抑郁症，否则任何治疗计划都不会成功。

（四）外科治疗

目前，尚无有效地选择需要外科手术患者的指南。至今为止，选择骨科手术的主要原因依然是患者难以控制的疼痛。另一个选择手术的原因就是功能受限。手术方法包括取出关节游离体、稳定关节、平衡关节应力（如截骨术）、解除神经压迫（如椎管狭窄，间盘突出）以及关节置换（如全膝关节或全髋关节置换）。

全髋和全膝关节置换改善了骨关节炎患者的关节功能，间接提高了患者的生存率。多数报道证实其有良好的长期效果，髋或膝关节置换的长期优良率达90%以上，在Charnley全髋人工假体置换后随访20年，成功率为85%。从提高患者生活质量的角度看，关节置换手术与其他方法相比，花费是值得的。截骨术对年轻的肥胖患者和膝关节单室病变患者是一种可以选择的方法。截骨术能延缓疾病的进展（推迟需要人工关节置换的时间）。一项研究表明，膝关节截骨术后患者10年疗效满意率只有50%[163]。另一项研究总结了1970-1998年的研究结果[164]，胫骨高位截骨术后60个月75%的患者效果优良，术后100个月60%的患者效果优良。术后10年的失败率（指需要关节置换、再次截骨、半月板切除、韧带重建、出现感染或骨不连）为25%。髋关节截骨长期疗效较不肯定。

关节镜检查应限于怀疑伴有其他病变的患者。关节镜手术适用于修复或部分切除损伤的半月板。骨关节炎关节滑膜切除和清理术的价值尚未确定。一项研究对180例有膝关节症状的骨关节炎患者随机进行关节镜清理术、关节镜灌洗术和模拟关节镜手术[165]。经过2年随访，3组中没有任何一组表现出疼痛和功能改善。上述结果促使人们认为关节镜手术在没有骨关节炎特殊结构病变时是无效的。磨损软骨成形术也已列入疗效不佳之列，因为要促进部分软骨修复和症状改善单独通过关节灌洗和关节清理就可实现[166,167]。

关节镜下灌洗对一些患者是成功的。选择有适应证的患者用粗针穿刺生理盐水灌洗是有价值的[168]。已证实关节镜下灌洗能有效解除膝关节骨关节炎疼痛达6个月[169]。如前所述，新近一项研究得出了相反的结果[166]。

四、长效对症治疗

长效症状控制药物开始时效果各有不同，停药后能保持长期疗效（表111.3）。这类药物中的很多在美国被认为是研究性药物，未获准使用。有一些正在作为疾病改善剂进行研究。

关节内注射去皮质类固醇（已前述）可取得长期疗效。有证据表明去皮质类固醇在体外和动物模型中能减慢软骨的分解代谢过程[170]。也有相反的证据证明其可能加速骨关节炎病程[157,171]。

合成和天然透明质酸（HA）提取物均可用于关节注射。制剂中的分子量不同（范围在小于100 000到大于1 000 000 Svedberg 单位）。总体上，透明质酸能长期缓解疼痛，并潜在地改善运动功能[172,173]。透明质酸的作用机制不明。然而，有证据证明透明质酸有抗炎（特别是中等和大分子量成分）、短期润滑和恢复生物力学环境、通过直接缓冲滑膜神经末梢以及可能通过与滑膜细胞CD44H受体结合促进滑膜内衬细胞产生正常透明质酸的作用。中等分子透明质酸能够穿透异常软骨表面，参与软骨修复。

关节内注射3周透明质酸产生的疼痛减轻效果与单独注射去皮质固醇1周疗效相当，随访45天时，透明质酸疗效优于去皮质类固醇[174]。一项研究对透明质酸关节内注射与口服奈普生或安慰剂进行了14周双盲法观察[175]。结果，关节内注射透明质酸组的疼痛缓解时间延长，6个月后，60%以上完成治疗的患者疼痛减轻至少20%（半数患者疼痛消失）。尽管安慰剂组有40%的患者病情改善，但是，透明质酸关节内注射组病情改善更为明显。与奈普生相比，副作用（胃肠道症状）明显减少。另一项研究对关节内注射透明质酸3周与关节内注射透明质酸加口服一种NSAID和单独口服NSAID进行了比较。随访12周以及电话随访26周发现，接受透明质酸组休息痛和关节侧方压痛改善较明显[176]。透明质酸在其他关节，如肩关节和髋关节中的应用是热点研究领域[177]。近来有报道5例患者关节内注射透明质酸后出现肉芽肿性滑膜炎，通常发生在反复注射的患者[178]。对有持续炎症反应患者的滑膜组织进行分析发现，在慢性炎症性滑膜组织中有组织细胞和异物巨细胞反应区。假性化脓性反应也有报道。Supartz和orthoVISE均为透明质酸产品，已进入美国市场。这类透明质酸产品是从鸡冠中提取的，患者使用时应注意对鸡制品的过敏反应。目前已从细菌的副产品中制得新型透明质酸，避免了对鸡制品的过敏反应。

S-腺苷甲基硫氨酸(SAM;SAMe)是一种甲基供体[179]和自由基清除剂，已用于静脉给药和口服维持治疗。在一项研究中，两个研究中心得出了不同的结论。其中，一个中心报道与安慰剂相比，治疗组疼痛总体程度和休息痛减轻；而另一中心的结果显示治疗组与安慰剂组之间没有显著差异，但是，治疗组患者骨关节炎程度更为严重[180]。还没有对单独口服这种制剂进行充分地双盲安慰剂对照研究[181]。

硫酸葡糖胺是黏多糖合成的中间体，已经尝试口服和肌肉注射给药。硫酸葡糖胺400mg每周2次肌肉注射共6周，以安慰剂做对照，用Lequesne指数（一种医生和患者共同完成的疼痛和功能分级调查表）判断，疾病的严重性减轻[182]。另一项为期4周的随机双盲对照分组研究，对硫酸葡糖胺500mg每天3次与布洛芬400mg每天3次用于膝关节骨关节炎治疗的效果进行了对比。结果显示，布洛芬止痛效果较快，但4周后两组间无显著统计学差异（Lequesne指数判断疼痛减轻至少两个指数点）[183]。一项在中国进行的双盲法研究中，178例膝关节骨关节炎患者每天口服硫酸葡糖胺1 500 mg，对照组每天口服布洛芬1 200 mg，观察4周。4周时，硫酸葡糖胺组膝关节疼痛数据优于布洛芬组，但无统计学差异。硫酸葡糖胺组的药物副作用为6%，布洛芬组为16%。硫酸葡糖胺组无中断治疗发生，而布洛芬组有10%中断治疗[184]。

硫酸葡糖胺的作用机制不明。有些体外实验显示硫酸葡糖胺能刺激氨基多糖和蛋白多糖的合成[185,186]。另外一项研究揭示硫酸葡糖胺促进透明质酸的合成是其中的一个作用机制[187]。动物实验中发现了硫酸葡糖胺对组织结构和病情改善的证据，显示硫酸葡糖胺能使软骨侵蚀减少[188]。一项为期3年的双盲随机研究证实硫酸葡糖胺能够改善软骨结构[189,190]。通过系列负重位X线片评估膝关节关节间隙证实硫酸葡糖胺与安慰剂相比关节间隙变窄程度减小。所观察的关节间隙保存很小（小于0.4mm）[191]。上述结果得到一项5年的随访资料的支持。美国国家卫生研究部门正在对水合葡糖胺改善骨关节炎症状及其临床价值进行研究（包括硫酸软骨素）。

口服硫酸软骨素是一种氨基多糖，分子量约14 000，由重复的N-乙酰基半乳糖和葡萄糖醛酸双糖单位组成。一项双盲安慰剂对照研究包括3个月治疗期和随后2个月的无治疗期，以NSAID消耗量为主要比较参数。结果，无论在治疗完成时或是在无治疗期，硫酸软骨素组所需NSAID均少于对照组[192]。另一项研究用硫酸软骨素每天1 200mg连续3个月，与二氯苯磺酰胺每天150mg治疗1个月相比较，以后两组均再用安慰剂6个月，用双盲法观察。采用Lequesne指数、100mm可视疼痛尺、疼痛四分计量尺和扑热息痛（对乙酰氨基酚）的使用评估疗效。结果，二氯苯磺酰胺组显效较快，而硫酸软骨素组病情改善时间较长[193]。四项双盲随机安慰剂或NSAID对照研究进一步显示，硫酸软骨素在Lequesne指数、可视疼痛尺评定和药物消耗方面均优于安慰剂[194]。使用硫酸软骨素60天后，多数患者出现明显疗效。一项实验对130例膝关节骨关节炎患者随机给每天1g硫酸软骨素口服与安慰剂对照进行了比较[195]。治疗周期3个月，继而随访3个月。3个月后，用目的治疗分析法和Lequesne指数作为初期结果评定方法，显示硫酸软骨素治疗更为有效。

另一项对葡糖胺和硫酸软骨素治疗髋关节和膝关节骨关节炎研究的进一步分析和质量评定表明，通常所提供的实验设计和实验过程资料不够充分，需要进一步扩大病例数,研究周期应进一步延长[196]。

在一项对男性有疼痛和X线片表现的膝关节和下腰部骨关节炎患者的双盲法和安慰剂对照研究中,患者每天联合使用盐酸葡糖胺1 500mg,硫酸软骨素1 200mg和抗坏血酸锰228mg[197]。34例患者接受了为期16周的实验观察。通过可视疼痛尺、患者治疗效果评估和疾病评分总和(疼痛问答表、功能问答表、体格检查计分和跑步时间)判断疗效。结果显示膝关节骨关节炎得到改善,脊柱骨关节炎无改善。另一项研究报道,葡糖胺和软骨素合用对治疗颞下颌关节骨关节炎有效[198]。还有一项研究报道,葡糖胺和软骨素的外用药制剂能够改善症状[199]。

美国和英格兰把葡糖胺和硫酸软骨素看成是营养补品(与欧洲大多数国家不同,欧洲将其看成是药品),但未按营养品法规加以规范。营养品法规不如药品严格。保健品商店的商品质量控制各不相同,没有充分证据表明这两种药物单独或联合应用对骨关节炎有"治疗"作用。

一项为期90天的双盲安慰剂对照研究着重观察了葡糖胺对血糖升高的控制作用。每天服用盐酸葡糖胺1 500mg组与每天服用硫酸软骨素1 200mg组或安慰剂组之间,从开始到90天的血红蛋白A1c水平变化无差别[200]。

重组人超氧化歧化酶(rH-SOD)已在动物模型中进行实验[201]。它能促进游离基形成过氧化物,从而限制游离基聚集及其对关节的损伤。现已研制出关节内注射剂奥古蛋白,这是一种金属蛋白酶,有超氧化歧化酶作用[202]。有研究显示奥古蛋白能够使疼痛减轻6个月[203]。另一组研究报道了奥古蛋白减轻疼痛、改善关节功能和膝关节骨关节炎总体评估情况[204]。当然,由于毒性反应,这些研究是不连续的。

铱[205]和锇酸等放射活性药物滑膜切除仍偶尔使用。一项研究报道了该方法与关节清理术加关节注射去皮质类固醇6个月的疗效相同[206]。

双醋瑞因是天然二羟基蒽醌大黄酸的乙酰化产品,与番泻叶成分有关。双醋瑞因抑制体外人骨关节炎滑膜白介素-1β(IL-1β)的合成和软骨细胞IL-1受体的表达[207]。IL-1依赖性基质蛋白酶的产生也下降。尚未观察到其对肿瘤坏死因子(TNF)及其受体的作用。大黄酸的其他作用包括抑制超氧化阴离子的产生和抑制中性粒细胞、巨噬细胞的趋化和吞噬功能。动物模型显示双醋瑞因能减少胶原酶的产生和软骨组织的破坏[208-210]。在临床实验中,每天口服双醋瑞因 2次,每次50mg,与安慰剂比较患者的疼痛分值减少。双醋瑞因和腾诺息卡对髋关节骨关节炎的治疗效果均优于安慰剂[211]。在一项为期3年,涉及507例髋关节骨关节炎患者的研究中,随机用双醋瑞因和安慰剂,观察双醋瑞因对病情和组织结构变化的影响[212]。其中有47%中断治疗。用目的治疗分析发现双醋瑞因组关节间隙丢失0.5mm以上的患者为51%,而安慰剂组为61%(p=0.036)。该项研究的临床观察结果无统计学显著差异。腹泻是双醋瑞因的主要副作用,有30%以上的患者会发生[213]。双醋瑞因引起腹泻的出现和严重程度与药物吸收成反比。新的双醋瑞因制剂对药物的吸收进行了改进。

雌激素是其他疾病的用药,一直不用于治疗骨关节炎。但现在人们也已开始对骨关节中雌激素的应用进行研究。流行病学调查已经揭示,接受雌激素替代治疗(ERT)的妇女骨关节炎发病率比未接受ERT的妇女低[214]。Chingford数据表明,正在使用雌激素与膝关节骨关节炎X线片表现之间反向相关。其在治疗骨刺和膝关节骨关节炎Kellgren-Lawrence分类方面的统计学差异是显著的,但远侧指间关节骨关节炎除外[215]。ERT还与老年白人妇女髋关节骨关节炎低风险有关(优势率0.62)[216]。其他研究结果不支持ERT水平与手的骨关节炎X线片表现严重程度之间存在相关性[217]。另外,雌激素受体基因多形性已被证实是骨关节炎的基因标志。一种特殊基因多形性与优势率1.86有关[218]。雌激素受体α基因与老年患者X线片诊断的膝关节骨关节炎发病率高也可能存在相关性[219]。

鳄梨和大豆非皂化油(ASU)(油脂部分未水解,未形成皂和甘油)有可能成为骨关节炎慢效症状控制药物。前期试验是针对硬皮病进行的[220]。已发现ASU能调节软骨细胞的合成和修复功能[221-223]。在一项为期3个月的前瞻性多中心研究中,162例髋和膝关节骨关节炎患者随机分组,每天1片ASU与安慰剂对照,以双盲法给药,结果显示ASU组需NSAID的有43%,安慰剂组为70%[224]。疼痛分值两者相同,但ASU组Lequensne功能指数明显改善。在一项为期6个月的ASU与安慰剂对照研究中,髋和膝关节骨关节炎采用Lequensne指数和可视疼痛尺精确评估[225],结果,2个月后显效,ASU组症状改善显著优于安慰机组,NSAID用量也减少。在一个为期2年的随机安慰剂对照试验中,对ASU在髋关节OA中的改变结构的功能进行研究[226]。在研究结束时,未证实ASU有改变结构作用。

脉冲电磁场已经在促进骨的愈合方面得到应用[227],现在也开始对其在对骨关节炎中的止痛效果进行研究[228]。一项双盲安慰剂对照研究报道了其对膝关节和颈椎骨关节炎的治疗作用。患者和医生对疼痛和运动时疼痛的总体评估显示,脉冲电磁场效果显著。一次研究将每天2次,每次30分钟脉冲电磁场用于膝关节骨关节炎患者,采用MOMAC骨关节炎指数判断,证实脉冲电磁场有止痛作用[229]。

生姜制品已被看作骨关节炎的症状解除剂[230]。最近一项研究按随机双盲法对261例患者进行了一项为期6周的实验,用一种特殊的生姜提取物与安慰剂进行对照研究[231]。参加研究的是中、重度症状的膝关节骨关节炎患者。用"站立痛"作为初始疼痛参照点。研究结论是,生姜提取物治疗组优于安慰对照组,两组之间有显著统计学差异。胃肠道副作用(如打嗝)在生姜提取物组明显增多,但大多数程度轻微。

"猫爪"[232]和鲨鱼软骨(含硫酸软骨素)[233]这些"营养补品"已为大众所接受,使用频率不断增加,在药店和保健品商店均有出售。

结构和疾病改善剂

结构和疾病改善剂是指期望能够预防或抑制骨关节炎的进展或促进正常修复功能的药物(表111.3)。因为骨关节炎是全关节疾病,所以所谓"软骨保护"的说法是不恰当的。要想在既无确定的临床疾病活动和进展标志又无实验室标志的情况下,确定在一种疾病的进程中结构和疾病改善药物的价值是十分困难的。测量结构和病情改变的方法有测量关节间隙的X线片检查,例如膝关节前后位X线片或MRI[234]。尽管有几种制剂都具有这种作用,但还没有一种制剂能够确定是有效的。前文所讨论的几种制剂具有结构和疾病改善作用,可将这些制剂分为:①生长因子和细胞因子,②硫酸化和非硫酸化糖类,③激素和其他类固醇,④酶抑制剂。

四环素除具有抗菌作用外,还是组织金属蛋白酶的抑制剂。这可能是由于四环素具有螯合钙和锌离子的能力。已经有关于一氧化氮在四环素作用机制中潜在作用的研究[235]。多西环素和作用更小的米诺环素在体外实验中能够阻断和逆转自发性和白介素-1β诱导性骨关节炎软骨一氧化氮的合成(NOS)。最新研究发现,四环素不依赖一氧化氮的任何作用就能上调COX-2和PGE_2的产生[236]。这一结果在四环素与人的骨关节炎的研究过程中有什么重要的临床意义尚不清楚。米诺环素已用于类风湿性关节炎的治疗[237]。多西环素是四环素的另一个派生物,已经发现其有抑制关节软骨胶原酶及其活性的作用[238,239]。

多西环素还能减轻狗模型的骨关节炎严重程度。在一项研究中,与未治疗组相比,治疗组狗的内侧股骨髁软骨被保存下来。其他病变,如内侧滑车软骨损伤、内侧胫骨平台表面纤维化和骨刺未受到治疗影响。然而,与未治疗组狗相比,胶原溶解和凝胶溶解分别减少了1/5和1/4。在一项体外模型实验中,多西环素不仅降低了胶原酶和凝胶酶的活性,还防止了蛋白多糖的丢失、细胞坏死和X型胶原基质的沉积[240]。

在一项研究中,以21例髋关节骨关节炎晚期行人工关节置换时的股骨头为标本,测定软骨提取物中的胶原酶和凝胶酶活性。患者术前口服多西环素,方法是术前5天每次100mg每天2次或每天清晨口服、术前3天每天一次口服200mg或不用多西环素。结果发现,单独口服200mg组无金属蛋白酶抑制作用,而100mg每天口服2次组胶原酶和凝胶酶活性均受抑制。清晨单次口服100mg组抑制凝胶酶,不抑制胶原酶[241]。

在这一领域,需要进一步开展动物和人的研究。一项研究显示,颞下颌骨关节炎患者口服多西环素50mg每天2次共3个月,患者症状改善,胶原酶活性降低[242]。在一项多中心双盲安慰剂对照研究中,将多西环素用于肥胖妇女膝关节骨关节炎治疗,观察多西环素对结构的改善作用,其结果尚未确定。初步结果提示对膝关节症状较重的患者有保护作用。其他具有胶原酶抑制作用的化合物正在开发和研制中,这些化合物也属于结构和疾病改善制剂。它们的研制不仅针对骨关节炎,也针对类风湿性关节炎[243]。

一种化学修饰的四环素已用于抑制豚鼠自发性骨关节炎模型中的基质金属蛋白酶。这种化合物可以口服,被称为CMT-7,预防性给豚鼠服用4~8个月,结果发现除了软骨下骨硬化和骨囊肿形成外,内侧髁中央间室软骨纤维化和破坏均减少[244]。在同一个研究中,服用多西环素组的豚鼠上述变化未见减少。

聚硫酸黏多糖(GAGPS,Arteparon,Adequan)被看成是一种疾病改善制剂,通过对胶原酶的作用抑制胶原分解。它是一种高度硫酸化的黏多糖,分子量为2 000~16 000[245],是从牛气管软骨中提取的,带有某些肝素样性质。在狗的骨关节炎模型治疗中,每周2次关节内注射GAGPS,共4周[246]。在完成实验计划4周后,大体病理和组织学观察均显示治疗组股骨内侧髁病灶比生理盐水治疗组程度减轻。GAGPS治疗组的葡糖醛酸和羟基脯氨酸水平明显升高,活化的和未活化的胶原酶水平降低。另外,治疗组软骨膨胀程度仍然近似于对照水平。而软骨膨胀是表明胶原网络完整性的一个指标。在一项为期5年的人膝关节骨关节炎研究中，多种检查方法均显示病情有改善，也减少了患者不能工作的时间[247]。GAGPS很少有副作用发生，但潜在的过敏反应和肝素样作用使GAGPS应用受到限制，但GAGPS仍然可用于马的治疗。

黏多糖肽复合物（Rumalon）是牛气管软骨和骨髓的另一种提取物，由含肽的高度硫酸化多糖组成，能够肌肉注射[248,249]。黏多糖肽复合物能够提高组织金属蛋白酶抑制物（TIMP）水平[250]。长期观察提示黏多糖肽复合物能够改善髋和膝关节症状。然而，一项为期5年涉及400例髋和膝关节骨关节炎患者的前瞻性研究未能证实黏多糖肽复合物有疾病改善作用[251]。副作用很少发生。进一步研究揭示，黏多糖肽复合物对关节间隙X线片表现较为正常的患者能够阻止其病情进展。目前，黏多糖肽复合物仅限于部分欧洲和南美国家使用。

聚硫酸戊糖（Cartrofen）是榉木半纤维素的纯化提取物，其钙盐制剂可肌肉注射，也可口服。聚硫酸戊糖是粒细胞弹性蛋白酶的抑制剂，多种动物实验模型研究提示，聚硫酸戊糖有助于保存黏多糖蛋白含量，抑制软骨退变[252,253]。聚硫酸戊糖的钠盐制剂可肌肉注射，钙盐制剂可口服或肌肉注射。

有两项临床研究表明，每天应用1 500 mg硫酸葡糖胺对膝关节有结构保护作用（见前述）[190,191]。

多种肽类经研究显示对金属蛋白酶有抑制作用。在兔的动物模型中，关节内注射基质蛋白酶后，口服活性金属蛋白酶抑制剂能够阻止黏多糖蛋白的释放[254]。临床研究提示金属蛋白酶抑制剂可能诱导产生纤维化综合征。

来源于弗雷明汉的研究数据表明，雌激素替代疗法能延缓有X线片表现的膝关节骨关节炎进程。同类前瞻性研究分析揭示，雌激素对骨关节炎有中度保护作用，但统计学差异不显著[255]。

生长因子和细胞因子具有潜在的研究前景[256]。在动物模型中，已经尝试用脂质体间断诱导转移生长因子（TGF-β）释放，以促进非全层软骨病灶的修复。缺损区显示细胞数增加，以滑膜来源的间充质细胞为主。修复的软骨形态类似透明软骨，并且软骨的完整性可保持到手术后1年以上[257]。基因治疗也可能是未来骨关节炎治疗的一个方向。对于诸如TIMP和金属蛋白酶基因的调控在理论上会对疾病的改善提供机会。以腺病毒为载体，在豚鼠的软骨细胞和滑膜细胞上表达TGF-β已经实现[258]。已经证实，同样的载体在人软骨细胞上实现了β-半乳糖水解酶基因的暂时表达[259]。在大体观察和组织学上，转染IL-1受体拮抗剂基因到滑膜成纤维样细胞后，狗的前交叉韧带损伤模型软骨病灶缩小[260]。实验室和动物实验结果证实IL-1抑制剂或IL-1转化酶（caspase）可以作为结构改变剂。一项试点研究表明关节内注射IL-1受体拮抗剂可有症状改善作用。

将来，骨软骨移植技术和效果都会改善。人软骨细胞移植到软骨缺损处已经成为可能[261]，并且在兔的动物模型中已经观察到移植到软骨缺损处的干细胞最终分化形成了骨和软骨[262]。如果这些方法都能用于临床，那么骨关节炎的治疗会发生根本性的改变。那时，不仅保护软骨会成为现实，而且整个关节器官都会得到保护。

关节的修复需要联合治疗。在一项对狗诱导性骨关节炎的研究中，聚硫酸戊糖盐与胰岛素样生长因子-1合用，使基质水解酶活性减弱，TIMP增加[263]。

骨关节炎结构和疾病改善这一目标尚待实现，除非通过严格设计的双盲和安慰剂对照研究，任何有关结构和疾病改善的说法都是不成熟的。当前的研究都应回答这样一个问题，那就是所研究的结果究竟能否成为现实。

目前所研究的改善结构和病情的药物尽管还未取得成功，但有可能解除症状，为人们解决这一问题提供更多的方法。

六、小结

骨关节炎的治疗最终是要解除症状，改善结构和病情。目前的治疗目的是解除症状。最常见的症状是疼痛，临床工作要注意确定症状出现的原因，以制定针对性的治疗方案。有效的治疗方案应把现有的方法结合起来，治疗方案应包括物理治疗、药物治疗、心理治疗和外科手术。图111.1是骨关节炎治疗的流程。

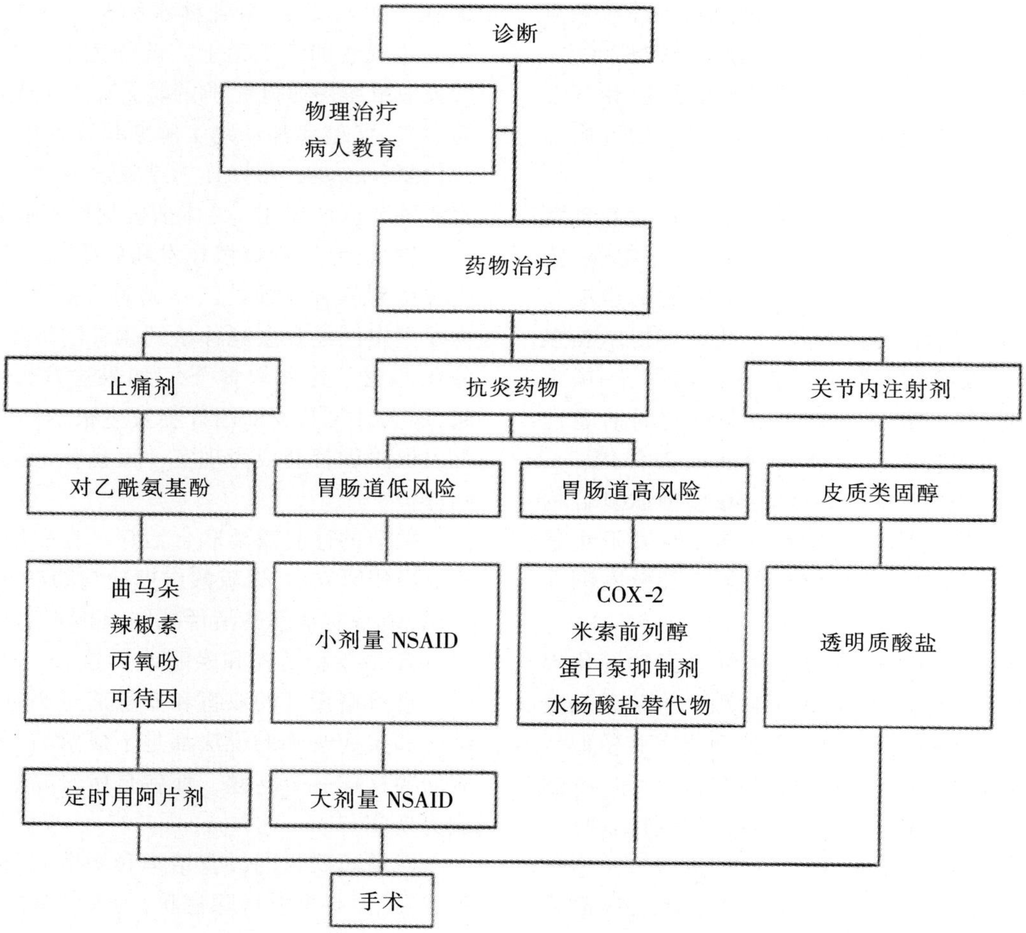

图 111.1 骨关节炎的治疗流程。物理治疗和患者教育是治疗的基础,需要贯穿于整个治疗过程。药物治疗可单独使用或与其他方法联合使用。物理治疗和药物治疗无效时可选手术治疗。NSAID：非类固醇类抗炎药;COX-2：环氧合酶-2 特异性抑制剂。

(王跃庆 孙永生 译 娄思权 校)

参考文献

1. Lawrence RC, Hochberg MC, Kelsey JL, et al. Estimates of the prevalence of selected arthritic and musculoskeletal diseases in the United States. *J Rheumatol* 1989;16:427–441.
2. Levy E, Ferme A, Perocheau D, et al. Socioeconomic costs of osteoarthritis in France. *Rev Rhum* 1993;60:63S–67S.
3. Lozada CJ, Altman RD. Osteoarthritis: A comprehensive approach to management. *J Musculoskeletal Med* 1997;14:26–38.
4. Hochberg MC, Altman RD, Brandt KD, et al. Guidelines for the medical management of osteoarthritis. II. Osteoarthritis of the knee. *Arthritis Rheum* 1995;38:1541–1546.
5. Hochberg MC, Altman RD, Brandt RD, et al. Guidelines for the medical management of osteoarthritis. I. Osteoarthritis of the hip. *Arthritis Rheum* 1995;38:1535–1540.
6. American College of Rheumatology Subcommittee on Osteoarthritis Guidelines. Recommendations for the medical management of osteoarthritis of the hip and knee: 2000 update. *Arthritis Rheum* 2000;43:1905–1915.
7. Altman R., Brandt K, Hochberg M, et al. Design and conduct of clinical trials in patients with osteoarthritis: recommendations from a task force of the Osteoarthritis Research Society. *Osteoarthritis Cartilage* 1996;4:217–243.
8. Hutton CW. Osteoarthritis: the cause not result of joint failure? *Ann Rheum Dis* 1989;48:958–961.
9. Liang MH, Fortin P. Management of osteoarthritis of the hip and knee [Editorial]. *N Engl J Med* 1991;325:125–127.
10. Altman R, Appelrouth D, Asch E, et al. Criteria for classification and reporting of osteoarthritis of the hand. *Arthritis Rheum* 1990;33:1601–1610.
11. Altman R, Alarcon G, Appelrouth KD, et al. Criteria for classification and reporting of osteoarthritis of the hip. *Arthritis Rheum* 1991;34:505–514.
12. Altman R, Appelrouth D, Asch E, et al. Development of criteria for the classification and reporting of osteoarthritis: classification of osteoarthritis of the knee. *Arthritis Rheum* 1986;29:1039–1049.
13. Altman RD, Lozada CJ. Practice guidelines in the management of osteoarthritis. *Osteoarthritis Cartilage* 1998;6[Suppl A]:22–24.
14. Lequesne M, Brandt K, Bellamy N, et al. Guidelines for Testing Slow Acting Drugs in Osteoarthritis. *J Rheumatol* 1994;21[Suppl 41]:65–73.
15. Trock DH, Bollet AJ, Dyer RH Jr, et al. A double-blind trial of the clinical effects of pulsed electromagnetic fields in osteoarthritis. *J Rheumatol* 1993;20:459–460.
16. Lewis D, Lewis B, Sturrock RD. Transcutaneous electrical nerve

stimulation in osteoarthrosis: a therapeutic alternative? *Ann Rheum Dis* 1984;43:47–49.
17. Brandt KD. Pain, synovitis, and articular cartilage changes in osteoarthritis. *Semin Arthritis Rheum* 1989;18[Suppl 2]:77–80.
18. Altman R, Dean D. Introduction and overview: pain in osteoarthritis. *Semin Arthritis Rheum* 1989;[Suppl 2]:1–3.
19. Kellgren JH, Lawrence RC. Radiological assessment of osteoarthrosis. *Ann Rheum Dis* 1957;16:494–501.
20. Hochberg MC, Lawrence RC, Everett DF, et al. Epidemiologic associations of pain in osteoarthritis of the knee: data from the National Health and Nutrition Examination-I Epidemiologic follow-up Survey. *Semin Arthritis Rheum* 1989;18[Suppl 2]:4–9.
21. Creamer P, Lethbridge-Cejku M, Hochberg MC. Where does it hurt? Pain localization in osteoarthritis of the knee. *Osteoarthritis Cartilage* 1998;6:318–323.
22. Harkness IAL, Higgs ER, Dieppe PA. Osteoarthritis. In: Wall PD, Melzadk R (eds). *Textbook of pain*. London, Churchill Livingstone, 1984:215–224.
23. Wyke B. The neurology of joints: a review of general principles. *Clin Rheum Dis* 1981;7:223–239.
24. Lindblad S, Hedfors E. Arthroscopic and immunohistologic characterization of knee joint synovitis in osteoarthritis. *Arthritis Rheum* 1987; 30:1081–1088.
25. Lindblad S, Hedfors E. Arthroscopic and synovial correlates of pain in osteoarthritis. *Semin Arthritis Rheum* 1989;18[Suppl 2]:91–93.
26. Schumacher HR. The role of inflammation and crystals in the pain of osteoarthritis. *Semin Arthritis Rheum* 1989;18[Suppl 2]:81–85.
27. Schumacher HR, Somyo AP, Tse RL, et al. Arthritis associated with apatite crystals. *Ann Intern Med* 1977;87:411–416.
28. Fam AG, Stein J. Hydroxyapatite pseudopodagra in young women. *J Rheumatol* 1992;19:662–664.
29. Evans CH, Mears DC, McKnight JL. A preliminary ferrographic survey of the wear particles in human synovial fluid. *Arthritis Rheum* 1981;24:912–918.
30. Englund M, Roos EM, Lohmander LS. Impact of type of meniscal tear on radiographic and symptomatic knee osteoarthritis. *Arthritis Rheum* 2330;48:2178–2187.
31. Schaible H-G, Schmidt RF. Effects of an experimental arthritis on the sensory properties of fine articular afferent units. *J Neurophysiol* 1985;54:1109–1122.
32. Grigg P, Schaible H-G, Schmidt RF. Mechanical sensitivity of group III and IV afferents from posterior articular nerve in normal and inflamed cat knee. *J Neurophysiol* 1986;55:635–643.
33. Schaible H-G, Neugebauer V, Schmidt RF. Osteoarthritis and pain. *Semin Arthritis Rheum* 1989;18:30–34.
34. Georgepoulos AP. Functional properties of primary afferent units probably related to pain mechanisms in primate glabrous skin. *J Neurophysiol* 1974;39:71–83.
35. Kantor TG. Concepts in pain control. *Semin Arthritis Rheum* 1989;18 [Suppl 2]:94–99.
36. Kolasinski SL, Haines KA, Siegel EL, et al. Neuropeptides and inflammation. A somatostatin analog as a selective antagonist of neutrophil activation by substance P. *Arthritis Rheum* 1992;35:369–375.
37. Badalamente MA, Cherney SB. Periosteal and vascular innervation of the human patella in degenerative joint disease. *Semin Arthritis Rheum* 1989;18[Suppl 2]:61–66.
38. Kiaer T, Gronlund J, Sorensen KH. Intraosseous pressure and partial pressures of oxygen and carbon dioxide in osteoarthritis. *Semin Arthritis Rheum* 1989;18[Suppl 2]:57–60.
39. Akeson WH, Garfin S, Amiel D, et al. Para-articular connective tissue in osteoarthritis. *Semin Arthritis Rheum* 1989;18[Suppl 2]:41–50.
40. Moldofsky H. Sleep influences on regional and diffuse pain syndromes associated with osteoarthritis. *Semin Arthritis Rheum* 1989;18 [Suppl 2]:18–21.
41. Bellamy N, Sothern RB, Campbell J, et al. Circadian and circaseptan variation in pain perception in osteoarthritis of the knee. *J Rheumatol* 1990;17:364–372.
42. Felson DT. The epidemiology of knee osteoarthritis: Results from the Framingham osteoarthritis study. *Semin Arthritis Rheum* 1990;20: 42–50.
43. Hubert HB, Bloch DA, Fries JF. Risk factors for physical disability in an aging cohort: the NHANES 1 epidemiologic followup study. *J Rheumatol* 1993;20:480–488.
44. Hochberg MC, Lethbridge-Cejku M, Scott WW Jr, et al. The association of body weight, body fatness and body fat distribution with osteoarthritis of the knee: data from the Baltimore Longitudinal Study of Aging. *J Rheumatol* 1995;22:488–493.
45. Karlson EW, Mandl LA, Aweh GN, et al. Total hip replacement due to osteoarthritis: the importance of age, obesity, and other modifiable risk factors. *Am J Med* 2003;114:93–98.
46. Oliveira SA, Felson DT, Cirillo PA, et al. Body weight, body mass index, and incident symptomatic osteoarthritis of the hand, hip, and knee. *Epidemiology* 1999;10:161–166.
47. Carman WJ, Sowers M, Hawthorne VM, et al. Obesity as a risk factor for osteoarthritis of the hand and wrist: a prospective study. *Am J Epidemiol* 1994;139:119–129.
48. Leach RE, Baumgard S, Broom J. Obesity: its relationship to osteoarthritis of the knee. *Clin Orthop* 1973;93:271–273.
49. Hart DJ, Doyle DV, Spector TD. Association between metabolic factors and knee osteoarthritis in women: the Chingford Study. *J Rheumatol* 1995;22:1118–1123.
50. Martin K, Lethbridge-Cejku M, Muller DC, et al. Metabolic correlates of obesity and radiographic features of knee osteoarthritis: data from the Baltimore Longitudinal Study of Aging. *J Rheumatol* 1997;24: 702–707.
51. Felson DT, Zhang Y, Anthony JM, et al. Weight loss reduces the risk for symptomatic knee osteoarthritis in women. *Ann Intern Med* 1992; 116:535–539.
52. Toda Y, Toda T, Takemura S, et al. Change in body fat, but not body weight or metabolic correlates of obesity, is related to symptomatic relief of obese patients with knee osteoarthritis after a weight control program. *J Rheumatol* 1998;25:2181–2186.
53. Slemenda C, Heilman DK, Brandt KD, et al. Reduced quadriceps strength relative to body weight: a risk factor for knee osteoarthritis in women? *Arthritis Rheum* 1998;41:1951–1959.
54. Fisher NM, Pendergast DR, Gresham GE, et al. Muscle rehabilitation: its effect on muscular and functional performance of patients with knee osteoarthritis. *Arch Phys Med Rehabil* 1991;72:367–374.
55. van Baar ME, Dekker J, Oostendorp RA, et al. The effectiveness of exercise therapy in patients with osteoarthritis of the hip or knee: a randomized clinical trial. *J Rheumatol* 1998;25:2432–2439.
56. Thomas KS, Muir KR, Doherty M, et al. Home based exercise programme for knee pain and knee osteoarthritis: randomised controlled trial. *BMJ* 2002;325:752.
57. Joynt RL. Therapeutic exercise. In DeLisa JA, et al. (eds): *Rehabilitation medicine: principles and practice*. Philadelphia: JB Lippincott, 1988:346–371.
58. Topp R, Woolley S, Hornyak J 3rd, et al. The effect of dynamic versus isometric resistance training on pain and functioning among adults with osteoarthritis of the knee. *Arch Phys Med Rehabil* 2002;83:1187–1195.
59. Ytterberg SR, Mahowald ML, Krug HE. Exercise for arthritis [Review]. *Baillieres Clin Rheumatol* 1994;8:161–189.
60. Merritt JL. Soft tissue mechanisms of pain in osteoarthritis. *Semin Arthritis Rheum* 1989;18[Suppl 2]:51–56.
61. Kovar PA, Allegrante JP, MacKenzie R, et al. Supervised fitness walking in patients with osteoarthritis of the knee. *Ann Intern Med* 1992; 116:529–534.
62. Sharma L, Dunlop DD, Cahue S, et al. Quadriceps strength and osteoarthritis progression in malaligned and lax knees. *Ann Intern Med* 2003;138:613–619.
63. Cerejo R, Dunlop DD, Cahue S, et al. The influence of alignment on risk of knee osteoarthritis progression according to baseline stage of disease. *Arthritis Rheum* 2002;46:2632–2636.
64. Fast A. Low back disorders: conservative management. *Arch Phys Med Rehabil* 1988;69:880–891.
65. Deyo RA. Conservative therapy for low back pain. *JAMA* 1982;250: 1057–1062.
66. Ponte DJ, Jensen GJ, Kent BE. A preliminary report on the use of the McKenzie protocol versus Williams protocol in the treatment of low back pain. *J Orthop Sports Phys Ther* 1984;6:130–139.
67. Waddell G. A new clinical model for the treatment of low-back pain. *Spine* 1987;12:632–641.
68. Malmivaara A, Hakkinen V, Aro T, et al. The treatment of acute low back pain: bed rest, exercises, or ordinary activity? *N Engl J Med* 1995;332:351–355.
69. Hassan BS, Mockett S, Doherty M. Static postural sway, proprioception, and maximal voluntary quadriceps contraction in patients with knee osteoarthritis and normal control subjects. *Ann Rheum Dis* 2001;

60:612–618.
70. Fisher NM, Pendergast DR, Gresham GE, et al. Muscle rehabilitation: its effects on muscular and functional performance of patients with knee osteoarthritis. *Arch Phys Med* 1991;72:367–374.
71. Blount WP. Don't throw away the cane. *J Bone Joint Surg* 1956;38A: 695–708.
72. Brand SA, Crowninshield RD. The effect of cane use on hip contact force. *Clin Orthop* 1980;147:181–184.
73. Thompson JA, Jennings MB, Hodge W. Orthotic therapy in the management of osteoarthritis. *J Am Podiatr Med Assoc* 1992;82:136–139.
74. Keating EM, Faris PM, Ritter MA, et al. Use of lateral heel and sole wedges in the treatment of medial osteoarthritis of the knee. *Orthop Rev* 1993;22:921–924.
75. Liang MH, Fortin P. Management of osteoarthritis of the hip and knee. *N Engl J Med* 1991;325:125–127.
76. Cushnagan J, McCarthy C, Dieppe PA. Taping the patella medially: a new treatment for osteoarthritis of the knee joint? *BMJ* 1988;308: 753–755.
77. Rubin G, Dixon M, Danisi M. prescription procedures for knee orthosis and knee-ankle-foot orthosis. *Orthotics Prosthetics* 1977;31: 15–25.
78. Kirk JA, Kersley GD. Heat and cold in the physical treatment of rheumatoid arthritis of the knee: a controlled clinical trial. *Ann Phys Med* 1967;9:270–274.
79. Felson DT, Zhang Y, Anthony JM, et al. Weight loss reduces the risk for symptomatic knee osteoarthritis in women. *Ann Intern Med* 1992; 116:535–539.
80. Swezey RL. Essentials of physical management and rehabilitation in arthritis. *Semin Arthritis Rheum* 1974;3:349–368.
81. Fontain P, Gersten J, Sengir O. Decrease in muscle spasm produced by ultrasound, hot packs and infrared radiation. *Arch Phys Med Rehabil* 1960;41:293–298.
82. Cordray YM, Krusen EM. Use of hydrocollator packs in the treatment of neck and shoulder pains. *Arch Phys Med Rehabil* 1959;40:105.
83. Lehman JF, Brunner GD, Stow RW. Pain threshold measurements after therapeutic application of ultrasound, microwaves, and infrared. *Arch Phys Med Rehabil* 1958;39:560–565.
84. Lehman JF, DeLateur BJ. Diathermy and superficial heat, laser, and cold therapy. In: Kottke FJ, Lehman JF (eds): *Krusen's handbook of physical medicine and rehabilitation*, 4th ed. Philadelphia: WB Saunders, 1990:283–367.
85. Basford JR. Physical agents and biofeedback. In: DeLisa JA, et al. (eds): *Rehabilitation medicine: principles and practice*. Philadelphia: JB Lippincott, 1988:257–275.
86. Garfinkel MS, Shumacher HR Jr, Husain A, et al. Evaluation of a yoga based regimen for treatment of osteoarthritis of the hands. *J Rheumatol* 1994;21:2341–2343.
87. Christensen BV, Iuhl IU, Bulow H-H, et al. Acupuncture treatment of severe knee osteoarthrosis. A long-term study. *Acta Anaesthesiol Scand* 1992;36:519–525.
88. Trock DH, Bollet AJ, Dyer RH Jr, et al. A double-blind trial of the clinical effects of pulsed electromagnetic fields in osteoarthritis. *J Rheumatol* 1993;20:456–460.
89. Lewis D, Lewis B, Sturrock RD. Transcutaneous electrical stimulation in osteoarthrosis: a therapeutic alternative? *Ann Rheum Dis* 1984;43: 47–49.
90. Elkayam O, Wigler I, Tishler M, et al. Effect of spa therapy in Tiberias on patients with rheumatoid arthritis and osteoarthritis. *J Rheumatol* 1991;18:1799–1803.
91. Cheing GL, Tsui AY, Lo SK, et al. Optimal stimulation duration of TENS in the management of osteoarthritic knee pain. *J Rehabil Med* 2003;35:62–68.
92. Wluka AE, Stuckey S, Brand C, et al. Supplementary vitamin E does not affect the loss of cartilage volume in knee osteoarthritis: a 2 year double blind randomized placebo controlled study. *J Rheumatol* 2002;29:2585–2591.
93. McAlindon T, Dieppe P. The medical management of osteoarthritis of the knee: an inflammatory issue? *Br J Rheumatol* 1990;29:471–473.
94. Brooks PM, Day PO. Nonsteroidal antiinflammatory drugs: differences and similarities. *N Engl J Med* 1991;324:1716–1725.
95. Mazzuca SA, Brandt KD, Anderson SE, et al. The therapeutic approaches of community based primary care practitioners to osteoarthritis of the hip in an elderly patient. *J Rheumatol* 1991;18:1593–1600.
96. Bradley JD, Brandt KD, Katz BP, et al. Comparison of an antiinflammatory dose of ibuprofen, an analgesic dose of ibuprofen, and acetaminophen in the treatment of patients with osteoarthritis of the knee. *N Engl J Med* 1991;325:87–91.
97. Roth SH. Non-steroidal anti-inflammatory drugs: gastropathy, deaths, and medical practice. *Ann Intern Med* 1988;109:353–354.
98. Griffin MR, Ray WA, Schaffner W. Nonsteroidal anti-inflammatory drug use and death from peptic ulcer in elderly persons. *Ann Intern Med* 1988;109:359–363.
99. Levi F, Le Louran C, Reinberg A. Timing optimizes sustained-release indomethacin treatment of osteoarthritis. *Clin Pharmacol Ther* 1985; 37:77–84.
100. Palmoski MJ, Brandt KD. Effects of some nonsteroidal antiinflammatory drugs on proteoglycan metabolism and organization in canine articular cartilage. *Arthritis Rheum* 1980;23:1010–1020.
101. Herman JH, Appel AM, Hess EV. Modulation of cartilage destruction by select non-steroidal anti-inflammatory drugs. *Arthritis Rheum* 1987;30:257–265.
102. Huskisson EC, Berry H, Geshen P, et al., for the LINK Study Group. Effects of antiinflammatory drugs on the progression of osteoarthritis of the knee. *J Rheumatol* 1995;22:1941–1946.
103. Graham DY, Agrawal NM, Roth SH. Prevention of NSAID-induced gastric ulcer with misoprostol: multicenter, double-blind, placebo-controlled trial. *Lancet* 1988;2:1277–1280.
104. Agrawal NM, Van Kerckhove HE, Erhardt LJ, et al. Misoprostol coadministered with diclofenac for prevention of gastroduodenal ulcers. A one-year study. *Dig Dis Sci* 1995;40:1125–1131.
105. Melo Gomes JA, Roth SH, Zeeh J, et al. Double-blind comparison of efficacy and gastroduodenal safety of diclofenac/misoprostol, piroxicam, and naproxen in the treatment of osteoarthritis. *Ann Rheum Dis* 1993;52:881–885.
106. Bocanegra TS, Weaver AL, Tindall EA, et al. Diclofenac/misoprostol compared with diclofenac in the treatment of osteoarthritis of the knee or hip: a randomized, placebo controlled trial. *J Rheumatol* 1998;25:1602–1611.
107. Cullen D, Bardhan KD, Eisner M, et al. Primary gastroduodenal prophilaxis with omeprazole for non-steroidal anti-inflammatory drug users. *Aliment Pharmacol Ther* 1998;12:135–140.
108. Hawkey CJ, Karrasch JA, Szczepanski L, et al. Omeprazole compared with misoprostol for ulcers associated with nonsteroidal antiinflammatory drugs. Omeprazole versus Misoprostol for NSAID-induced Ulcer Management (OMINUM) Study Group. *N Engl J Med* 1998;338:727–734
109. Graham DY, Agrawal NM, Campbell DR, et al. Ulcer prevention in long-term users of nonsteroidal anti-inflammatory drugs: results of a double-blind, randomized, multicenter, active- and placebo-controlled study of misoprostol vs lansoprazole. *Arch Intern Med* 2002;162:169–175.
110. Yeomans ND, Tulassay Z, Juhasz L, et al. A comparison of omeprazole with ranitidine for ulcers associated with nonsteroidal antiinflammatory drugs. Acid Suppression Trial: Ranitidine versus Omeprazole for NSAID-associated Ulcer Treatment (ASTRONAUT) Study Group. *N Engl J Med* 1998;338:719–726.
111. Abramson SB, Weissmann G. The mechanism of action of nonsteroidal antiinflammatory drugs. *Arthritis Rheum* 1989;32:1–9.
112. Harris RC, McKanna JA, Akai Y, et al. Cyclooxygenase-2 is associated with the macula densa in rat kidney and increases with salt restriction. *J Clin Invest* 1994;94:2504–2510.
113. Guan Y, Chang M, Cho W, et al. Cloning, expression, and regulation of rabbit cyclooxygenase-2 in renal medullary interstitial cells. *Am J Physiol* 1997;273:F18–F26.
114. Dubois RN, Abramson SB, Crofford L, et al. Cyclooxygenase in biology and disease. *FASEB J* 1998;12:1063–1073.
115. Vane JR, Botting RM. Mechanism of action of aspirin-like drugs. *Semin Arthritis Rheum* 1997;26:2–10.
116. Ehrich E, Schnitzer T, Kivitz A, et al. MK-966, a highly selective COX-2 inhibitor, was effective in the treatment of osteoarthritis (OA) of the knee and hip in a 6-week placebo controlled study. *Arthritis Rheum* 1997;40:S85(abst 330).
117. Cannon G, Caldwell J, Holt P, et al. MK-0966, a specific COX-2 inhibitor, has clinical efficacy comparable to diclofenac in the treatment of knee and hip osteoarthritis (OA) in a 26-week controlled clinical trial. *Arthritis Rheum* 1998;41[Suppl]:S196 (#983).

118. Saag K, Fisher C, McKay J, et al. MK-0966, a paecific COX-2 inhibitor, has clinical efficacy comparable to ibuprofen in the treatment of knee and hip osteoarthritis (OA) in a 6-week controlled clinical trial. *Arthritis Rheum* 1998;41[Suppl]:S196 (#984).
119. Hubbard RC, Koepp RJ, Yu S, et al. SC-58635, a novel COX-2 selective inhibitor, is effective as treatment for osteoarthritis (OA) in a short-term pilot study. *Arthritis Rheum* 1996;39[Suppl]:S226.
120. Hubbard R, Geis GS, Woods E, et al. Efficacy, Tolerability and Safety of celecoxib, a specific COX-2 inhibitor in osteoarthritis. *Arthritis Rheum* 1998;41[Suppl]:S196 (#982).
121. Makarowski W, Zhao WW, Bevirt T, et al. Efficacy and safety of the COX-2 specific inhibitor valdecoxib in the management of osteoarthritis of the hip: a randomized, double-blind, placebo-controlled comparison with naproxen. *Osteoarthritis Cartilage* 2002;10:290–296.
122. Silvestein FE, Faich G, Goldstein JL, et al. Gastrointestinal toxicity with celecoxib vs. nonsteroidal antiinflammatory drugs for osteoarthritis and rheumatoid arthritis: the CLASS study. A randomized controlled trial. Celecoxib Long-term Arthritis Safety Study. *JAMA* 2000;284:1247–1255.
123. Bombardier C, Laine L, Reicin A, et al. Comparison of upper gastrointestinal toxicity of rofecoxib and naproxen in patients with rheumatoid arthritis. VIGOR Study Group. *N Engl J Med* 2000;343:1520–1528.
124. Lanza FL, Callison DA, Hubbard RC, et al. A pilot endoscopic study of the gastroduodenal effects of SC-58635, a COX-2 selective inhibitor. *Arthritis Rheum* 1997;40:S93(abst 373).
125. Chan FK, Hung LC, Suen BY, et al. Celecoxib versus diclofenac and omeprazole in reducing the risk of recurrent ulcer bleeding in patients with arthritis. *N Engl J Med* 2002;347:2104–2110.
126. Geis GS, Stead H, Morant S, et al. Efficacy and safety of celecoxib, a specific COX-2 inhibitor, in patients with Rheumatoid Arthritis. *Arthritis Rheum* 1998;41[Suppl]:S316 (#1699).
127. Karin A, Tolbert D, Piergies A, et al. Celecoxib, a specific COX-2 inhibitor, lacks significant drug-drug interactions with methotrexate or warfarin. *Arthritis Rheum* 1998;41[Suppl]:S315 (#1698).
128. Hosie J, Distel M, Bluhmki E. Meloxicam in osteoarthritis: a 6-month, double-blind comparison with diclofenac sodium. *Br J Rheumatol* 1996;35[Suppl 1]:39–43.
129. Linden B, Distel M, Bluhmki E. A double-blind study to compare the efficacy and safety of meloxicam 15mg with piroxicam 20mg in patients with osteoarthritis of the hip. *Br J Rheumatol* 1996 35 [Suppl 1]:35–38.
130. Amin AR, Attur M, Patel RN, et al. Superinduction of cyclooxygenase-2 activity in human osteoarthritis-affected cartilage. Influence of nitric oxide. *J Clin Invest* 1997;99:1231–1237.
131. Case JP, Baliunas AJ, Block JA. Lack of efficacy of acetaminophen in treating symptomatic knee osteoarthritis: a randomized, double-blind, placebo-controlled comparison trial with diclofenac sodium. *Arch Intern Med* 2003;163:169–178.
132. Pincus T, Koch GG, Sokka T, et al. A randomized, double-blind, crossover clinical trial of diclofenac plus misoprostol versus acetaminophen in patients with osteoarthritis of the hip or knee. *Arthritis Rheum* 2001;44:1587–1598.
133. Altman RD, and the IAP Study Group. Ibuprofen, acetaminophen and placebo in osteoarthritis of the knee: a six-day double-blind study. *Arthritis Rheum* 1999;42[Suppl]:S403 (#1995).
134. Rahme E, Pettitt D, LeLorier J. Determinants and sequelae associated with utilization of acetaminophen versus traditional nonsteroidal antiinflammatory drugs in an elderly population. *Arthritis Rheum* 2002; 46:3046–3054.
135. Perneger TV, Whelton PK, Klag MJ. Risk of kidney failure associated with the use of acetaminophen, aspirin, and nonsteroidal antiinflammatory drugs. *N Engl J Med* 1994;331:1675–1679.
136. McCarthy GM, McCarthy DJ. Effect of topical capsaicin in the therapy of painful osteoarthritis of the hands. *J Rheumatol* 1992;19:604–607.
137. Deal CL, Schnitzer TJ, Lipstein E, et al. Treatment of arthritis with topical capsaicin: a double-blind trial. *Clin Ther* 1991;13:383–389.
138. Virus RM, Gebhart GF. Pharmacologic actions of capsaicin: apparent involvement of substance P and serotonin. *Life Sci* 1979;25:1273–1284.
139. Zhang WY, Li Wan Po A. The effectiveness of topically applied capsaicin. A meta-analysis. *Eur J Clin Pharmacol* 1994;46:517–522
140. Rains C, Bryson HM. Topical capsaicin. A review of its pharmacological properties and therapeutic potential in post-herpetic neuralgia, diabetic neuropathy and osteoarthritis. *Drugs Aging* 1995;7: 317–328.
141. Dreiser RL, Tisne-Camus M. DHEP plasters as a topical treatment of knee osteoarthritis-a double-blind placebo-controlled study. *Drugs Exp Clin Res* 1993;19:117–123.
142. Rolf C, Engstrom B, Beauchard C, et al. Intra-articular absorption and distribution of ketoprofen after topical plaster application and oral intake in 100 patients undergoing knee arthroscopy. *Rheumatology* 1999;38:564–567.
143. Rovensky J, Micekova D, Gubzova Z, et al. Treatment of knee osteoarthritis with a topical non-steroidal antiinflammatory drug. Results of a randomized, double-blind, placebo-controlled study on the efficacy and safety of a 5% ibuprofen cream. *Drugs Exp Clin Res* 2001; 27:209–221.
144. Raffa RB, Friederichs E, Reimann W, et al. Opioid and non opioid components independently contribute to the mechanism of action of tramadol, an "atypical" opioid analgestic. *J Pharmacol Exp Ther* 1992;260:275–285.
145. Katz WA. Pharmacology and clinical experience with tramadol in osteoarthritis. *Drugs* 1996;52[Suppl 3]:39–47.
146. Goeringer KE, Logan BK, Christian GD. Identification of tramadol and its metabolites in blood from drug-related deaths and drug-impaired drivers. *J Anal Toxicol* 1997;21:529–537.
147. Roth SH. Efficacy and safety of tramadol HCl in breakthrough musculoskeletal pain attributed to osteoarthritis. *J Rheumatol* 1998;25: 1358–1363.
148. Schnitzer TJ, Kamin M, Olson WH. Tramadol allows reduction of naproxen dose among patients with naproxen-responsive osteoarthritis pain: a randomized, double-blind, placebo-controlled study. *Arthritis Rheum* 1999;42:1370–1377.
149. Silverfield JC, Kamin M, Wu SC, et al., for the CAPSS-105 Study Group. Tramadol/acetaminophen combination tablets for the treatment of osteoarthritis flare pain: a multicenter, outpatient, randomized, double-blind, placebo-controlled, parallel-group, add-on study. *Clin Ther* 2002;24:282–297.
150. Adler L, McDonald C, O'Brien C, et al. A comparison of once-daily tramadol with normal release tramadol in the treatment of pain in osteoarthritis. *J Rheumatol* 2002;29:2196–2199.
151. AGS Panel on Chronic Pain in Older Persons. The management of chronic pain in older persons. *J Am Geriatric Soc* 1998;46:635–651.
152. Carette S, Marcoux S, Truchon R, et al. A controlled trial of corticosteroid injections into facet joints for chronic low back pain. *N Engl J Med* 1991;325:14, 1002–1007.
153. Miller JH, White J, Norton TH. The value of intra-articular injections in osteoarthritis of the knee. *J Bone Joint Surg* 1958;40A:636–643.
154. Dieppe PA, Sathapatayavongs B, Jones HE, et al. Intra-articular corticosteroids in osteoarthritis. *Rheumatol Rehabil* 1980;19:212–217.
155. Ravaud P, Moulinier L, Giraudeau B, et al. Effects of joint lavage and steroid injection in patients with osteoarthritis of the knee: results of a multicenter, randomized, controlled trial. *Arthritis Rheum* 1999;42: 475–482.
156. Raynauld JP, Buckland-Wright C, Ward R, et al. Safety and efficacy of long-term intraarticular steroid injections in osteoarthritis of the knee: a randomized, double-blind, placebo-controlled trial. *Arthritis Rheum* 2003;48:370–377.
157. Jones A, Doherty M. Intra-articular corticosteroids are effective in osteoarthritis but there are no clinical predictors of response. *Ann Rheum Dis* 1996;55:829–832.
158. Schnitzer TJ. Osteoarthritis treatment update. *Postgrad Med* 1993; 93:89–93.
159. Altman RD. Osteoarthritis: aggravating factors and therapeutic measures. *Postgrad Med* 1986;80:150–163.
160. Cunningham LS, Kelsy JL. Epidemiology of musculoskeletal impairments and associated disability. *Am J Public Health* 1984;74: 574–579.
161. Rene J, Weinberger M, Mazzuca SA, et al. Reduction of joint pain in patients with knee osteoarthritis who have received monthly telephone calls from lay personnel and whose medical treatment regimens have remained stable. *Arthritis Rheum* 1992;35:511–515.
162. Currey LF. Osteoarthrosis of the hip joint and sexual activity. *Ann Rheum Dis* 1970;29:488–491.
163. Oldenbring S, Egund N, Knutson K, et al. Revision after osteotomy for gonarthrosis: a 10–19 year follow-up of 314 cases. *Acta Orthop*

Scand 1990;61:128–130.
164. Virolainen P, Aro HT. High tibial osteotomy for the treatment of osteoarthritis of the knee: a review of the literature and a meta-analysis of follow-up studies. *Arch Orthop Trauma Surg* 2004;124:258–261.
165. Moseley JB, O'Malley K, Petersen NJ, et al. A controlled trial of arthroscopic surgery for osteoarthritis of the knee. *N Engl J Med* 2002;347(2):81–88.
166. Gibson JNA, White MD, Chapman VM, et al. Arthroscopic lavage and debridement for osteoarthritis of the knee. *J Bone Joint Surg* 1992;74B:534–537.
167. Chang RW, Falconer J, Stulberg SD, et al. A randomized, controlled trial of arthroscopic surgery versus closed-needle joint lavage for patients with osteoarthritis of the knee. *Arthritis Rheum* 1993;36:289–296.
168. Liveseley PJ, Doherty M, Needoff M, et al. Arthroscopic lavage of osteoarthritic knees. *J Bone Joint Surg* 1991;73B:922–926.
169. Ravaud P, Moulinier L, Giraudeau B, et al. Effects of joint lavage and steroid injection in patients with osteoarthritis of the knee. *Arthritis Rheum* 1999;42:475–482.
170. Pelletier JP, Martell-Pelletier J. Protective effects of corticosteroids on cartilage lesions and osteophyte formation in the Pond-Nuki dog model of osteoarthritis. *Arthritis Rheum* 1989;32:181–193.
171. Wada J, Koshino T, Morii T, et al. Natural course of osteoarthritis of the knee treated with or without intraarticular corticosteroid injections. *Bull Hosp Jt Dis* 1993;53:45–48.
172. Peyron JG. Intraarticular hyaluronan injections in the treatment of osteoarthritis: state-of-the art review. *J Rheumatol* 1993;20[Suppl 39]:10–15.
173. Dougados M, Nguyen M, Listrat V, et al. High molecular weight sodium hyaluronate (hyalectin) in osteoarthritis of the knee: a 1 year placebo-controlled trial. *Osteoarthritis Cartilage* 1993;1:97–103.
174. Leardini G, Mattara L, Franceschini M, et al. Intra-articular treatment of knee osteoarthritis. A comparative study between hyaluronic acid and 6-methyl prednisolone acetate. *Clin Exp Rheumatol* 1991;9:375–381.
175. Altman RD, Moskowitz R. Intraarticular sodium hyaluronate (Hyalgan) in the treatment of osteoarthritis of the knee: a randomized clinical trial. Hyalgan Study Group. *J Rheumatol* 1998;25:2203–2212.
176. Adams MF, Atkinson M, Lussler AJ, et al. Comparison of intra-articular Hyalgan G-F (Synvisc), a viscoelastic derivative of hyaluronan and continuous NSAID therapy in patients with osteoarthritis of the knee. *Arthritis Rheum* 1993;37:S165.
177. Brocq O, Tran G, Breuil V, et al. Hip osteoarthritis: short-term efficacy and safety of viscosupplementation by hylan G-F 20. An open-label study in 22 patients. *Joint Bone Spine* 2002;69:388–391.
178. Chen AL, Desai P, Adler EM, et al. Granulomatous inflammation after Hylan G-F 20 viscosupplementation of the knee: a report of six cases. *J Bone Joint Surg* 2002;84A:1142–1147.
179. McCarty MF. The neglect of glucosamine as a treatment for osteoarthritis: a personal perspective. *Med Hypoth* 1994;42:323–327.
180. Bradley JD, Flusser D, Katz BP, et al. A randomized, double blind, placebo controlled trial of intravenous loading with S-adenosylmethionine (SAM) followed by oral SAM therapy in patients with knee osteoarthritis. *J Rheumatol* 1994;21:905–911.
181. Witte S, Lasek R, Victor N. Meta-analysis of the efficacy of adenosylmethionine and oxaceprol in the treatment of osteoarthritis. *Orthopade* 2002;31:1058–1065.
182. Reichelt A, Forster KK, Fischer M, et al. Efficacy and safety of intramuscular glucosamine sulfate in osteoarthritis of the knee. A randomised, placebo-controlled, double-blind study. *Arzneimittel Forschung Drug Res* 1994;44:75–80.
183. Muller-Fabender H, Bach GL, Haase W, et al. Glucosamine sulfate compared to ibuprofen in osteoarthritis of the knee. *Osteoarthritis Cartilage* 1994;2:61–69.
184. Qiu GX, Gao SN, Giacovelli G, et al. Efficacy and safety of glucosamine sulfate versus ibuprofen in patients with knee osteoarthritis. *Arzneimittelforschung* 1998;48:469–474.
185. Karzel K, Domenjoz R. Effects of hexosamine derivatives and uronic acid derivatives on glycosaminoglycan metabolism of fibroblast cultures. *Pharmacology* 1971;5:337–345.
186. Bassleer C, Reginster JY, Franchimont P. Effects of glucosamine on differentiated human chondrocytes cultivated in clusters. *Rev Esp Reumatol* 1993;20[Suppl 1]:96(abst).
187. McCarty MF. Enhanced synovial production of hyaluronic acid may explain rapid clinical response to high-dose glucosamine in osteoarthritis. *Med Hypoth* 1998;50:507–510.
188. Mathieu M, Piperno S, Annefeld M, et al. Glucosamine sulfate significantly reduced cartilage destruction in a rabbit model of osteoarthritis. *Arthritis Rheum* 1998;41[Suppl]:S147 (#689).
189. Reginster J-Y, Deroisy R, Rovati LC, et al. Long term effects of glucosamine sulphate on osteoarthritis progression: a randomized, placebo-controlled clinical trial. *Lancet* 2001;357:251–256.
190. Pavelka K, Gatterova J, Olejarova M, et al. Glucosamine sulfate use and delay of progression of knee osteoarthritis: a 3-year, randomized, placebo-controlled, double-blind study. *Arch Intern Med* 2002;162:2113–2123.
191. Bruyere O, Compere S, Rovati LC, et al. Five-year follow-up of patients from a previous 3-year randomized, controlled trial of glucosamine sulfate in osteoarthritis. *Arthritis Rheum* 2003;48:S80.
192. Mazieres B, Loyau G, Menkes CJ, et al. Chondroitin sulfate in the treatment of gonarthrosis and coxarthrosis: 5-month results of a multicenter double-blind controlled prospective study using placebo. *Rev Rhum* 1992;59:466–472.
193. Morreale P, Manopulo R, Galati M, et al. Comparison of the antiinflammatory efficacy of chondroitin sulfate and diclofenac sodium in patients with knee osteoarthritis. *J Rheumatol* 1996;23:1385–1391.
194. Leeb BF, Schweitzer H, Montag K, et al. A meta-analysis of chondroitin sulfate in the treatment of osteoarthritis. *Arthritis Rheum* 1998;41[Suppl]:S198 (#993).
195. Mazieres B, Combe B, Phan Van A, et al. Chondroitin sulfate in osteoarthritis of the knee: a prospective, double blind, placebo controlled multicenter clinical study. *J Rheumatol* 2001;28:173–181.
196. McAlindon TE, Gulin J, Felson DT. Glucosamine (GL) and chondroitin (CH) treatment for osteoarthritis (OA) of the knee or hip: meta-analysis and quality assessment of clinical trials. *Arthritis Rheum* 1998;41[Suppl]:S198 (#994).
197. Leffler CT, Philippi AF, Leffler SG, et al. Glucosamine, chondroitin and manganese ascorbate for degenerative joint disease of the knee or low back: a randomized, double-blind, placebo-controlled pilot study. *Milit Med* 1999;164:85–91.
198. Shankland WE 2nd. The effects of glucosamine and chondroitin sulfate on osteoarthritis of the TMJ: a preliminary report of 50 patients. *Cranio* 1998;16:230–235.
199. Cohen M, Wolfe R, Mai T, et al. A randomized, double blind, placebo controlled trial of a topical cream containing glucosamine sulfate, chondroitin sulfate, and camphor for osteoarthritis of the knee. *J Rheumatol* 2003;30:523–528.
200. Scroggie DA, Albright A, Harris MD. The effect of glucosamine-chondroitin supplementation on glycosylated hemoglobin levels in patients with type 2 diabetes mellitus: a placebo-controlled, double-blinded, randomized clinical trial. *Arch Intern Med* 2003;163:1587–1590.
201. Hoedt-Schmidt S, Schneider B, Kahlben DA. Histomorphological studies on the effect of recombinant human superoxide dismutase in biochemically induced osteoarthritis. *Pharmacology* 1993;47:252–260.
202. Mazieres B, Masquelier AM, Capron MH. A French controlled multicenter study of intraarticular orgotein versus intraarticular corticosteroids in the treatment of knee osteoarthritis. *J Rheumatol* 1991;27 [Suppl]:134–137.
203. Gammer W, Broback L-G. Clinical comparison of orgotein and methylprednisolone acetate in the treatment of osteoarthritis of the knee joint. *Scand J Rheumatol* 1984;13:108–112.
204. McIlwain H, Silverfield JC, Cheatum DE, et al. Intra-articular orgotein in osteoarthritis of the knee: a placebo-controlled efficacy, safety, and dosage comparison. *Am J Med* 1989;87:295–300.
205. Stucki G, Bozzone P, Treuer E, et al. Efficacy and safety of radiation synovectomy with yttrium-90: a retrospective long-term analysis of 164 applications in 82 patients. Br *J Rheumatol* 1993;32:383–386.
206. Hilliquin P, Le Devic P, Menkes CJ. Comparison of the efficacy of nonsurgical synovectomy (synoviorthesis) and joint lavage in knee osteoarthritis with effusions. *Rev Rhum Engl Ed* 1996;63:93–102.
207. Martel-Pelletier J, Mineau F, Jolicoeur FC, et al. In vitro effects of diacerhein and rhein on interleukin 1 and tumor necrosis factor-alpha systems in human osteoarthritic synovium and chondrocytes. *J Rheumatol* 1998;25:753–762.

208. Carney SL, Hicks CA, Tree B, et al. An in vivo investigation of the effect of anthraquinones on the turnover of aggrecans in spontaneous osteoarthritis in the guinea pig. *Inflamm Res* 1995;44:182–186.
209. Brun PH. Effect of diacetylrhein on the development of experimental osteoarthritis. A biochemical investigation [Letter]. *Osteoarthritis Cartilage* 1997;5:289–291.
210. Brandt K, Smith G, Kang SY, et al. Effects of diacerhein in an accelerated canine model of osteoarthritis. *Osteoarthritis Cartilage* 1997; 5:438–449.
211. Nguyen M, Dougados M, Berdah L, et al. Diacerhein in the treatment of osteoarthritis of the hip. *Arthritis Rheum* 1994;37:529–537.
212. Dougados M, Nguyen M, Berdah L, et al., for the ECHODIAH Investigators Study Group. Evaluation of the structure-modifying effects of diacerein in hip osteoarthritis: ECHODIAH, a three-year, placebo-controlled trial. Evaluation of the Chondromodulating effect of diacerein in OA of the hip. *Arthritis Rheum* 2001;44:2539–2547.
213. Spencer CM, Wilde MI. Diacerein. *Drugs* 1997;53:98–108.
214. Felson DT, Nevitt MC. The effects of estrogen on osteoarthritis. *Curr Opin Rheumatol* 1998;10:269–272.
215. Spector TD, Nandra D, Hart DJ, et al. Is hormone replacement therapy protective for hand and knee osteoarthritis in women? The Chingford Study. *Ann Rheum Dis* 1997;56:432–434.
216. Nevitt MC, Cummings SR, Lane NE, et al. Association of estrogen replacement therapy with the risk of osteoarthritis of the hip in elderly white women. Study of Osteoporotic Fractures Research Group. *Arch Intern Med* 1996;156:2073–2080.
217. Cauley JA, Kwoh CK, Egeland G, et al. Serum sec hormones and severity of osteoarthritis of the hand. *J Rheumatol* 1993;20:1170–1175.
218. Ushiyama T, Ueyama H, Inoue K, et al. Estrogen receptor gene polymorphism and generalized osteoarthritis. *J Rheumatol* 1998;25:134–137.
219. Bergink AP, van Meurs JB, Loughlin J, et al. Estrogen receptor alpha gene haplotype is associated with radiographic osteoarthritis of the knee in elderly men and women. *Arthritis Rheum* 2003;48:1913–1922.
220. Szczepanski A, Dabrowska H, Moskalewska K. An appraisal of the effect of Piascledine in the treatment of scleroderma. *Przegl Derm* 1975;LXII:4.
221. Harmand MF. Etude de l'action des insaponifiables d'avocat et de soja sur les cultures de chondrocytes articulaires. *Gazette Medicale de France* 1985;92(29).
222. Loyau G, Pujol JP, Mauviel A. Effet des insaponifiables d'avocat/soja aur l'activite collagenolytique de cultures de synoviocytes rhumatoides humains et de chondrocytes articulaires de lapin traites par l'interleukine-1. *Rev Rhum* 1991;58:241–245.
223. Chevalier X, Feng XZ, Groult N, et al. Modulation of fibronectin biosynthesis, elastase activity, cell proliferation and cell phenotype of rabbit chondrocytes by soja and avocado extracts. Communication at the 12th European Congress on Rheumatology, Budapest, July 1991.
224. Blotman F, Maheu E, Wulwik A, et al. Efficacy and safety of avocado/soybean unsaponifiables in the treatment of symptomatic osteoarthritis of the knee and hip. A prospective, multicenter, three-month randomized, double-blind, placebo-controlled trial. *Rev Rhum Engl Ed* 1997;64:825–834
225. Maheu E, Mazieres B, Valat JP, et al. Symptomatic efficacy of avocado/soybean unsaponifiables in the treatment of the knee and hip: a prospective, randomized, double-blind, placebo-controlled, multicenter clinical trial with a six month treatment period and a two-month followup demonstrating a persistent effect. *Arthritis Rheum* 1998;41:81–91.
226. Lequesne M, Maheu E, Cadet C, et al. Structural effect of avocado/soybean unsaponifiables on joint space loss in osteoarthritis of the hip. *Arthritis Rheum* 2002;47:50–58.
227. Mammi GI, Rocchi R, Cadossi R, et al. The electrical stimulation of tibial osteotomies. Double-blind study. *Clin Orthop* 1993;288:246–253.
228. Trock DH, Bollet AJ, Markoll R. The effect of pulsed electromagnetic fields in the treatment of osteoarthritis of the knee and cervical spine. Report of randomized, double blind, placebo controlled trials. *J Rheumatol* 1994;21:1903–1911.
229. Nicolakis P, Kollmitzer J, Crevenna R, et al. Pulsed magnetic field therapy for osteoarthritis of the knee—a double-blind sham-controlled trial. *Wien Klin Wochenschr* 2002;114:678–84.
230. Srivasta KC, Mustafa T. Ginger (Zingiber officinale) in rheumatism and musculoskeletal disorders. *Med Hypoth* 1992;39(4):342–348.
231. Altman RD, Marcussen KC. Effects of a ginger extract on knee pain in patients with osteoarthritis. *Arthritis Rheum* 2001;44:2531–2538.
232. Piscoya J, Rodriguez Z, Bustamante SA, et al. Efficacy and safety of freeze-dried cat's claw in osteoarthritis of the knee: mechanisms of action of the species *Uncaria guianensis*. *Inflamm Res* 2001;50: 442–448.
233. Volpi N. Oral absorption and bioavailability of ichthyic origin chondroitin sulfate in healthy male volunteers. *Osteoarthritis Cartilage* 2003;11:433–441.
234. Lozada CJ, Altman RD. Chondroprotection in Osteoarthritis. *Bull Rheum Dis* 1997;46(7):5–7.
235. Amin AR, Attur MG, Thakker GD, et al. A novel mechanism of action of tetracyclines: effects on nitric oxide synthases. Proc Natl Acad Sci U S A 1996;93:14014–14019.
236. Amin AR, Patel RN, Attur MG, et al. Tetracyclines upregulate COX-2 expression and PGE2 production independently from the inhibition of nitric oxide. *Arthritis Rheum* 1998;41[Suppl]:S342 (#1858).
237. Tilley BC, Alarcon GS, Heyse SP, et al. Minocycline in rheumatoid arthritis: a 48-week, double-blind, placebo-controlled trial. *Ann Intern Med* 1995;122:81–89.
238. Cole AD, Chubinskaya S, Luchene LJ, et al. Doxycycline disrupts chondrocyte differentiation and inhibits cartilage matrix degradation. *Arthritis Rheum* 1994;32:1727–1734.
239. Yu LP Jr, Smith GN Jr, Hasty KA, et al. Doxycycline inhibits type XI collagenolytic activity of extracts from human osteoarthritic cartilage and of gelatinase. *J Rheumatol* 1991;18(10):1450–1452.
240. Brandt KD, Yu LP, Amith G, et al. Therapeutic effect of doxycycline (doxy) in canine osteoarthritis (OA). *Osteoarthritis Cartilage* 1993; 1:14.
241. Smith GN Jr, Yu LP Jr, Brandt KD, et al. Oral administration of doxycycline reduces collagenase and gelatinase activities in extracts of human osteoarthritic cartilage. *J Rheumatol* 1998;25:532–535.
242. Israel HA, Ramamurthy NS, Greenwald R, et al. The potential role of doxycycline in the treatment of osteoarthritis of the temporomandibular joint. *Adv Dent Res* 1998;12:51–55.
243. Lewis EJ, Bishop J, Bottomley D, et al. Ro32–3555, an orally active collagenase inhibitor, prevents cartilage breakdown in vitro and in vivo. *Br J Pharmacol* 1997;121:540–546.
244. de Bri E, Lei W, Svensson O, et al. Effect of an inhibitor of matrix metalloproteinases on spontaneous osteoarthritis in guinea pigs. *Adv Dent Res* 1998;12:82–85.
245. Burkhardt D, Ghosh P. Laboratory evaluation of antiarthritic drugs as potential chondroprotective agents. *Semin Arthritis Rheum* 1987;17 [Suppl 1]3–34.
246. Altman RD, Dean DD, Muniz OE, et al. Prophylactic treatment of canine osteoarthritis with glycosaminoglycan polysulfuric acid ester. *Arthritis Rheum* 1989;32:759–766.
247. Rejholec V. Long-term studies of antiosteoarthritic drugs: an assessment. *Semin Arthritis Rheum* 1987;17[Suppl 1]:35–53.
248. Moskowitz RW, Reese JH, Young RG, et al. The effects of Rumalon, a glycosaminoglycan peptide complex, in a partial meniscectomy model of osteoarthritis in rabbits. *J Rheumatol* 1991;18:205–209.
249. Dean DD, Muniz OE, Rodriguez I, et al. Amelioration of lapine osteoarthritis by treatment with glycosaminoglycan-peptide association complex (Rumalon). *Arthritis Rheum* 1991;34:304–313.
250. Howell DS, Altman RD. Cartilage repair and conservation in osteoarthritis. *Rheum Dis Clin North Am* 1993;19:713–724.
251. Pavelka K, Gatterova J, Gollerova V, et al. A 5-year randomized controlled, double-blind study of glycosaminoglycan polysulphuric acid complex (Rumalon) as a structure modifying therapy in osteoarthritis of the hip and knee. *Osteoarthritis Cartilage* 2000;8:335–342.
252. Golding JC, Ghosh P. Drugs for osteoarthrosis. I. The effects of pentosan polysulphate (SP54) on the degradation and loss of proteoglycans from articular cartilage in a model of osteoarthrosis induced in the rabbit knee joint by immobilization. *Curr Ther Res* 1983;32:173–184.
253. Smith MM, Ghosh P, Numata Y, et al. The effects of orally administered calcium pentosan polysulfide on inflammation and cartilage degradation produced in rabbit joints by intra-articular injection of a hyaluronate-polylysine complex. *Arthritis Rheum* 1994;37:125–136.
254. Doughty J, Spirito S, Ganu V, et al. An orally active metalloproteinase inhibitor blocks proteoglycan release in rabbit knees after injection of stromelysin but not interleukin-1. In: *Transactions of the 41st Annual Meeting of the Orthopedic Research Society*, Vol 20,

Sec 2. 1995:414.
255. Zhang Y, McAlindon TE, Hannan MT, et al. Estrogen replacement therapy and worsening of radiographic knee osteoarthritis: the Framingham study. *Arthritis Rheum* 1998;41:1867–1873.
256. Pelletier JP, Roughley PJ, DiBattista JA, et al. Are cytokines involved in osteoarthritic pathophysiology? *Semin Arthritis Rheum* 1991;20 [Suppl 2]:12–25.
257. Hunziker EB, Rosenberg L. Induction of repair in partial thickness articular cartilage lesions by timed release of TGF-beta. In: *Transactions of the 40th Annual Meeting of the Orthopaedic Research Society*, Vol 19, Sec 1. 1994:236.
258. Ikeda T, Kubo T, Arai Y, et al. Adenovirus mediated gene delivery to the joints of guinea pigs. *J Rheumatol* 1998;25:1666–1673.
259. Doherty PJ, Zhang H, Tramblay L, et al. Resurfacing of articular cartilage explants with genetically-modified human chondrocytes in vitro. *Osteoarthritis Cartilage* 1998;6:153–159.
260. Pelletier JP, Caron JP, Evans C, et al. In vivo suppression of early experimental osteoarthritis by interleukin-1 receptor antagonist using gene therapy. *Arthritis Rheum* 1997;40:1012–1019.
261. Brittberg M, Lindahl A, Nilsson A, et al. Treatment of Deep Cartilage Defect in the knee with autologous chondrocyte transplantation. *N Engl J Med* 1994;331:889–895.
262. Wakitani S, Goto T, Pineda SJ, et al. Mesenchymal cell-based repair of large, full-thickness defects of articular cartilage. *J Bone Joint Surg Am* 1994;76:579–592.
263. Rogachefsky RA, Dean DD, Howell DS, et al. Treatment of canine osteoarthritis with insulin-like growth factor-1 (IGF-1) and sodium pentosan polysulfate. *Osteoarthritis Cartilage* 1993;1:105–114.

第112章

关节软骨修复、再生和替代

Robert L. Sah, Travis J. Klein, Tannin A. Schmidt, Dirk R. Albrecht, Won C. Bae, Gayle E. Nugent, Kevin B. McGowan, Michele M. Temple, Kyle D. Jadin, Barbara L. Schumacher, Albert C. Chen, John D. Sandy

成人关节软骨经受着高强度的生物应力及负荷[1]。许多人大多数解剖部位的软骨可以承受多次反复的负荷。但随着年龄的增长和外伤,特殊位置会出现软骨损伤,如髋关节和膝关节。而且成人的关节软骨即使受到很小的损伤,也不能自我修复[2]。髌骨、股骨、胫骨表面等小的孤立的关节软骨损伤是外科治疗的良好适应证。这种孤立的损伤仅占关节镜手术的1%[3],且常与运动相关[4],也可见于由于前交叉韧带(ACL)撕裂后引起的较为隐蔽的软骨损伤[5]及成熟软骨的剥脱性骨软骨炎[6]。这些损伤通常是骨关节炎的早期阶段[7]。

关节软骨损伤分为以下几类(图112.1)。非全层软骨损伤并未累及软骨下骨,仅限于从软骨表面部分延伸至软骨下骨。而全层损伤也仅限于软骨,但已全部延伸至软骨下骨。骨软骨缺损则是软骨及软骨下骨组织同时损伤。修复策略包括软骨下骨钻孔,适用于软骨和骨软骨的缺损,尤其是在表面受损的软骨上清创时,经常会导致穿通至软骨下骨[8,9]。然而,修复软骨的策略仅适用于软骨损伤。正如接下来将讨论的,软骨损伤后的生物学反应很大程度上取决于损伤是否穿透钙化的软骨而使骨髓腔暴露[2,10]。

成人的关节软骨缺乏有效地进行损伤修复应答的能力,如常见的成人骨折和皮肤损伤,这是由这些组织所具有的特殊性质决定的。关节软骨主要由散布于纤维增强型水合凝胶的软骨细胞组成。纤维主要由Ⅱ、Ⅸ、Ⅺ型胶原组成(第9章)。多凝胶主要由蛋白质和糖胺聚糖(硫酸软骨素和硫酸角质素)组成,其主要结构被称为聚集蛋白聚糖(第10章)。与骨组织和皮肤不同,成熟的软骨无血管,主要从关节表面的滑液摄取营养[11](第8章)。血管无法侵入软骨基质在某种程度上是由于组织中含有抗血管生成因子[12,13]。这实际上就是其与正常损伤修复的主要差异,即软骨损伤修复不是由炎症细胞介导的炎症反应和坏死组织的吸收。不同于皮肤的成纤维细胞及骨组织的成骨细胞,软骨细胞被周围致密的细胞外基质局限于原位而限制了其移动。因此,这些细胞很少表现或不表现内在修复反应,例如增殖或者迁移到损伤部位[14,15]。此外,软骨基质代谢较慢,因此,在软骨组织损伤区域的填补物以及周围修复组织的整合体就成了有效修复和增殖的主要障碍[16]。最后,关节是一个生物力学很复杂的环境,它的机械活动可能改变细胞内外有效修复的进程。

在最近的一篇综述中,Buckwalter和Mankin[2]总结了一套修复受损关节面的多阶段临床方案。其中包括:①对受损关节的结构及功能异常和患者对治疗效果的期望做出分析和评价;②纠正关节力线和稳定性;③清创应包括钻孔至软骨下骨,以使具有修复作用的间质干细胞能自由通过;④植入物应包含天然或人工基质以及生长因子和细胞;⑤术后适当控制负荷和关节活动。

本章主要总结了植入物的设计和应用(上述④)。其中谈到的问题是目前新兴学科组织工程学的核心。目前,

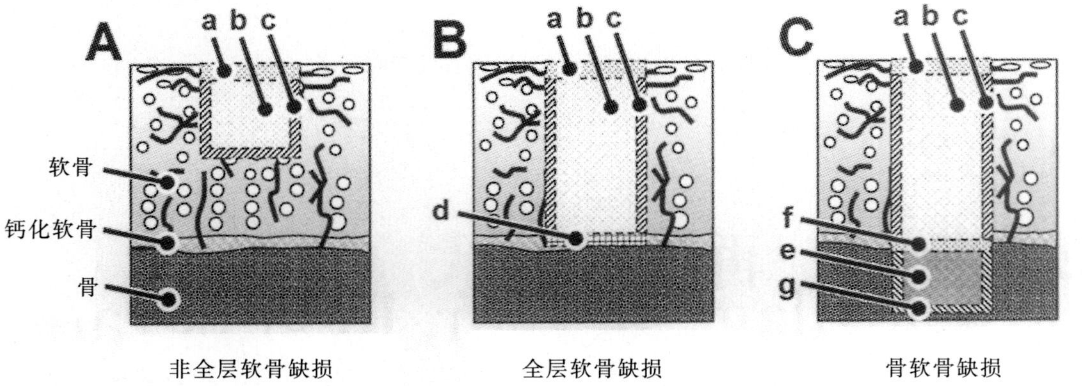

图 112.1 临床上可见的软骨损伤类型示意图。(A)非全层软骨缺损只累及部分关节软骨,需要重新覆盖。(B)全层软骨缺损累及软骨全层,至钙化软骨或软骨下骨,修复方式不一定必须穿透软骨下骨。(C)骨软骨缺损累及软骨及软骨下骨,治疗中两者均需修复。组织和重要分界区示意如下。a:关节面;b:植入的软骨;c:植入物和宿主软骨交界处;d:软骨与骨交界处;e:骨的修复;f:修复软骨与修复骨组织之间的界面;g:修复骨组织和宿主骨之间的交界处。

关节软骨组织工程学在科技文献[17]和大众媒体[18,19]上备受关注。它被认为是"应用工程学和生命科学的原则和方法，能够从根本上理解正常以及病理状态下哺乳动物组织结构和功能的关系，并且有助于开发生物代替物来修复、维持和改善组织功能[20]。"软骨组织工程学与其他处理方法的主要区别在于它应用金属或者塑料假体作为关节替代物，植入物内含活体细胞或者能够调节内源性细胞的功能[21-23]。

植入物的应用能够诱导某些自身修复反应，因此首先回顾这种自身修复反应是很重要的。理想情况下，这种反应应同我们所期望的那样，具有像正常软骨一样的生长和发育的特点。植入物一般来说有一种或多种组成部分，如组织、细胞、天然或人工材料及生长因子，接下来就要谈到这些组成部分的特性。目前许多关于如何增强修复效果的研究正在进行中，这其中包括各种组成部分的特殊用途以及合并使用，本章将会谈到各项研究的理论和结果。应用组织工程学进行软骨修复的临床研究即将完成。最后，我们将探讨目前临床研究的结果、组织工程学方法的应用以及一些未来前景的展望。

一、关节软骨自身修复

大量的实验及临床数据提供了关节软骨自身修复反应的有关信息。这些损伤大致可分为局限于软骨的损伤和穿透软骨至软骨下骨的损伤。多年来，人们一直认为成人关节软骨的损伤所引发的生物学反应很有限，基本上不会自身修复[24]。由于关节软骨仅存在有限的修复反应，所以目前许多临床修复方法都会穿透受损软骨的底部直至软骨下脉管系统。这其中包括软骨下骨钻孔[25]、微裂缝[4,26,27](图112.2)、打磨刨平[28,29]和海绵化[30]。这些方法会引起局部的过度生长而起到修复作用，不同于局限于单纯软骨组织的裂伤[10]。

具体的修复过程取决于许多因素，包括局部损伤的大小、形状、部位[31]以及骨骼的成熟程度[32,33]和实验动物的种类等。然而，这种反应普遍表现为许多细胞和基质的重构过程，这将导致结构、组成和功能特性的特异性变化。

(一)软骨裂伤的自身修复

软骨非全层裂伤后会导致组织中大量细胞产生变化。裂伤后，损伤区附近(距损伤边缘约50~150μm)的细胞发生死亡[34,35]。随后，离损伤区稍远区域的少量细胞也会死亡，而其他的细胞会增殖形成细胞团[36,37]。死亡的形式有凋亡和坏死两种。典型的凋亡抑制因子并不能完全阻止软骨细胞死亡[38]。修复细胞类似于单核细胞-巨噬细胞，很少会黏附于损伤软骨表面[39,40]。类似的细胞修复反应也发生在固定移植物的软骨骨缝附近或被固定于软骨损伤局部的移植物表面[41]。

软骨裂伤后也会导致活化的蛋白酶介导的细胞外基质发生改变，这种蛋白酶在损伤后不同时期通过细胞因子和生长因子的释放和内流而诱导活化。软骨损伤后，细胞外储存的碱性成纤维细胞生长因子(bFGF)会立即释放，刺激基质金属蛋白酶1(MMP-1)、MMP-3及

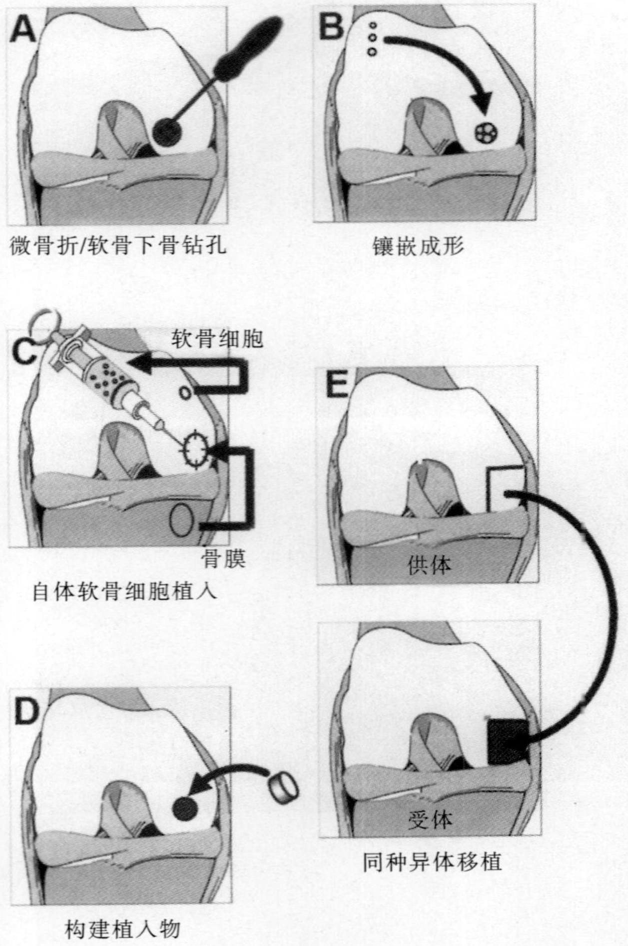

图 112.2　软骨损伤治疗方法示意图。(A)微裂缝和软骨下骨钻孔，从而使血液从软骨下骨流出，引发创口愈合反应。(B)采用镶嵌成形术将自体的骨软骨从非负重区移至缺损区。(C)在自体软骨细胞移植中，从非负重区获取少量软骨组织并进行体外扩增，然后植入缺损区，表面用缝合于周围软骨组织的骨膜瓣覆盖。(D)组织工程软骨可于体外构建并于体内植入缺损区。(E)对于较大面积的缺损，移植物可取自同种异体捐献者。

组织金属蛋白酶抑制剂-1(TIMP-1)的合成[42]。软骨非全层裂伤后几天内，无论动物个体成熟与否，损伤区周围增生的软骨团都会产生MMP-13[32]。在软骨损伤几天到几星期之内，有许多细胞因子[如转化生长因子β1(TGF-β1)、TGF-β3、胰岛素样生长因子(IGF-1)和IGF-2]参与表达[43]。目前仍需确定的是，在关节软骨裂伤后这些分子的数量是否会增长。

从远期效果看，这种裂伤通常比较稳定，但有时也会出现慢性渐进性退变[44-46]。非成年兔关节软骨损伤6个月后，在损伤区表面切线位会出现薄层新生基质，内含细微的胶原纤维[47,48]。但在损伤后18~24个月，这种基质成分会消失，在原来损伤区内外遗留裂隙[24]。

(二)软骨下骨穿透后的软骨自身修复

软骨下骨穿透后的组织过度生长过程已在成年兔动物实验中进行了广泛深入的研究[33,49]。修复早期反应包括细胞的迁移、黏附、增生及细胞分化等[50](图112.3)。

损伤后几天内，缺损区会形成纤维拱形结构，从一边到另一边，这使得间质细胞沿长轴生长。番红精O染色显示，损伤后10天时会形成新生软骨组织。2周时，实际上可以在标本上看到软骨位于富含扁平纤维软骨细胞的胶原组织之下。3周时，所有缺损区均由分界清楚的富有软骨细胞的新生软骨组织所填充。损伤后6、8、10、12周，局部细胞会逐渐分化成成软骨细胞、软骨细胞及成骨细胞。标记^{3}H-胸腺嘧啶和^{3}H-胞嘧啶的放射性自显影显示，损伤区附近的软骨细胞并未参与修复，而全部由骨髓中的间质细胞所介导。

临床观察[4,25,26,51,52]显示，这种钻透软骨下骨的方法在一些患者中可以在多年以后改善其关节功能与疼痛症状。然而，对于其他患者而言，这种方法的长期疗效并不理想。实际上，对于这些患者，晚期动物实验显示修复软骨会导致基质重建和明显退变。软骨边缘交界处的愈合较差也是一大缺陷。兔关节软骨修复实验表明[49,50]，骨软骨缺损在12周时被纤维软骨替代。损伤后12~20周时早期退变比较明显，到24~48周时退变的程度和范围更加明显。偏光显微镜证实，新合成的基质不能黏附或者整合到缺损区附近的软骨上，即使在镜下能够很明显地看到这种组织具有连续性。通常来说，修复组织和残余软骨之间存在裂隙[50]，并且在交界区缺乏活体细胞。此外，软骨下骨板的完全恢复并不一致[33]。到24周时，在损伤区深部形成的潮线和软骨下骨板偶尔会由孔状编织骨重建，被薄层粗糙的网状骨代替[50]。

上述穿透软骨下骨后的自身修复过程有着形态学上的特征，其基质组成成分以及生物力学特性都与正常软骨组织有较大差别。在生化学上，新生组织中蛋白多糖含量较低，胶原成分中Ⅰ型胶原比例较大。损伤后3周时，Ⅰ型胶原成分可占全部(Ⅰ型和Ⅱ型)的70%，而到24~48周时，则占全部的20%[53]。人们把生物力学数据作为衡量修复反应和软骨缺损填补程度的标准，这就使如何描述生物化学组成成分显得至关重要。因为软骨组织既包含液体成分又包含固体成分，密度接近于一致[54]，正常情况下组织化学成分的湿重(大致等同于常态下组织的量)提供了关于缺损填补程度的数

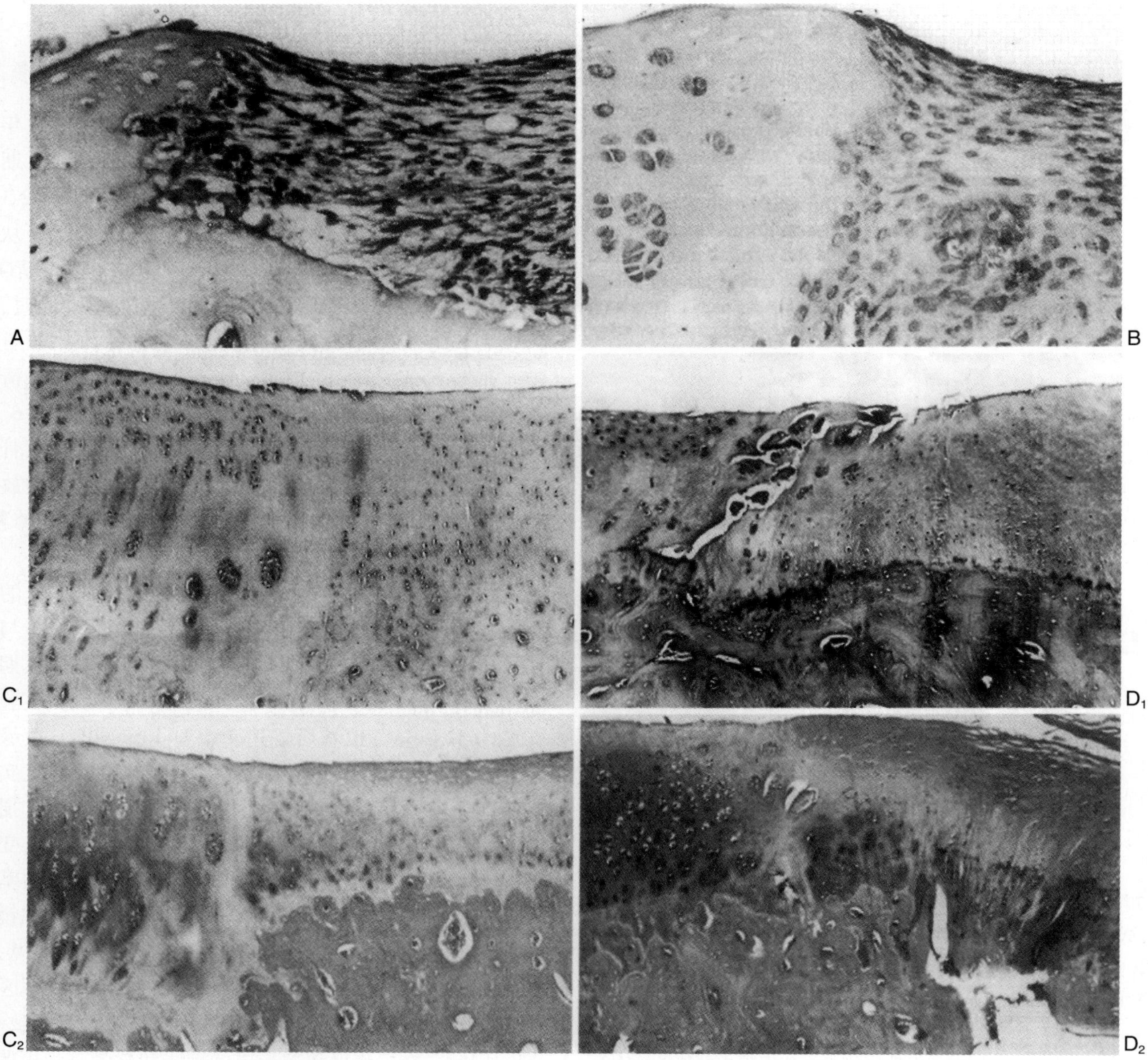

图 112.3 骨软骨缺损 48 周自身修复过程示意图。缺损区位于每幅图的右边。(A)损伤后 1 周:纤维组织填充缺损区,附近残留软骨细胞部分死亡。(B)损伤后 2 周:修复组织和残留软骨之间紧密结合,损伤区周围软骨组织无软骨细胞出现。(C)损伤后 24 周。(C_1)修复组织富含细胞,而紧贴修复组织的无细胞区依然存在。(C_2)修复软骨厚度约为正常软骨厚度的一半。(D)损伤后 48 周。(D_1)修复软骨退变明显可见,出现表层纤维化及纵裂。(D_2)染色缺失表明修复组织蛋白多糖丢失。此外,修复区细胞数量减少。除(C_2)和(D_2)外为番红精 O 染色外，其余均为 HE 染色。(From Shapiro F, Koido S, Glimcher MJ. Cell origin and differentiation in the repair of full-thickness defects of articular cartilage. *J Bone Joint Surg Am* 1993; 75A:532–553, with permission.)

据。相反,正常情况下样本成分的干重基本上不能提供数据来与正常软骨直接比较，因为修复组织的水化作用比正常软骨更强。这种组成成分的变化直接导致纤维软骨修复组织的负重耐磨等生物机械性能较正常软骨组织有较大差距（压痕硬度和压缩模量只有正常组织的50%）[33,55-62]。

以上对于修复软骨形态学、生物化学和生物力学特性的描述是我们所不希望看到的结果。其中包括缺损填补不完全、纤维化、耐久性差、修复组织同周围软骨整合不完全和软骨下骨的不完全恢复[50,63]。这些都可能是最终导致修复组织退变的突发因素。

二、作为再生模板的软骨生长发育

软骨缺损修复的最终目标是在缺损部位恢复正常的关节软骨。为了通过再生达到这一目标，一种方法是应用一种植入物，重现在胎儿和出生后生长的过程中所发生的变化。另一种方法是应用一种植入物，在一特定部位模仿活体软骨的正常发育和生长过程，继而诱导正常的成熟过程。这种植入物的范围可以从幼稚的胚胎样组织到成熟的成体样组织。实际上，胚胎软骨完全修复软骨非全层裂伤[64]及幼年动物骨软骨损伤[33]的能力提示在损伤局部提供一种类似于软骨胚胎发育的环境十分有效。比较关节不同层的组成成分、结构和生物机械功能有助于为软骨缺损修复提供有价值的指导。因为组织的更深部区域最终会钙化，所以许多软骨关节层细胞和基质的特性目前很受关注(图112.4A–L)。

关节软骨发育过程中，细胞密度及结构在不同阶段处于不停的发展变化之中。从胚胎到出生再到最终骨骼成熟，软骨细胞在发育过程中数量递减[65]。这种减少在人类关节软骨发育中尤其明显，因为人类关节软骨细胞普遍较其他物种少[66]。伴随细胞密度变化的是细胞组成结构的变化。包括深层细胞柱状排列及表层细胞的水平排列分布[67]。细胞的高密度以及紧密连接可能对修复和再生至关重要，因为距离越远，细胞改造软骨基质的能力越差[68,69]。成人软骨细胞周围大量的胞外基质是其自身修复再生能力较差的原因之一[70]。大量基质占领贯穿软骨损伤的修复细胞区域可能是修复的特征。

细胞外基质成分在软骨发生发育过程中也有明显的变化。软骨固态成分分数(即干重/湿重)增加明显。例如，小牛膝关节软骨在3个月胚胎期时固态成分所占比例为12%，而发育至成年后则为32%，其增加的主要成分为胶原[71–77]。随着胶原纤维丝的增粗、变厚[78–80]及羟基赖氨酸吡啶酚网的增加[76,77,81]，胶原纤维网趋于成熟。从功能上讲，软骨弹性及其完整性在发育成熟过程中也呈逐渐增加的趋势[76,82]。对于牛科动物，从胚胎晚期到出生这个阶段大约8周，该时期软骨力学特性的发展最为迅速。这也提示我们，8周时间对于从出生前快速生长期到成熟期的转换可能已经足够。这段时间对于术后康复治疗时强化体内植入物的力学特性可能也足够了。

除软骨细胞及胶原纤维成分外，其他基质组织成分也可能在软骨发生发育过程中起主要作用。表层区蛋白(SZP)就是其中一种大分子，之所以命名为SZP是因为它是在软骨表层区薄片培养基中提取到的一类大分子[83]。SZP随后被发现具有润滑剂的结构和功能[84,85]或类似于(分子量不同)滑液[86]，这种分子在滑膜液中能够起到很大的润滑作用[87,88]。关节软骨SZP的分布也随生长发育阶段的不同而变化[89](图112.4 M–P)。在胚胎、婴儿及成人期，关节软骨表层区域细胞表达SZP。但在成人关节软骨表面则出现一薄层无细胞的富含SZP的结构，而在牛胚胎期的前3个月内并没有这种结构的存在。因为关节软骨的主要功能包括减少和耐受摩擦等，所以这种薄层结构对恢复关节功能具有重要作用。

三、促进软骨修复的外源性材料

人们已经尝试了许多用于软骨缺损修复以最大可能地恢复其结构和功能的方法。有多种不同的标准可用于评价某种特定方法的修复效果[90]。理想的修复应该使损伤的局部结构恢复正常并能长期维持。临床上常以关节活动度和疼痛缓解程度为标准。在动物实验中，所有修复组织标本都可以收集并进行组织学检查以评价其效果。当外源性的细胞被移植于损伤局部时，其分布及黏附情况可通过组织学方法得到观察。修复组织的成分、结构、代谢和功能均可在组织水平上与正常组织相比。这种组织水平的对比假定这些参数的恢复会导致整体关节内能的恢复。在器官水平可以直接评价整体关节功能和无恶化出现。本节中我们将介绍不同的用以修复关节软骨的正常结构，组成成分及功能的外源性移植物(图112.5)。

(一)组织

对于不同的组织用于临床软骨损伤修复已有大量的实验进行研究并已应用于临床。组织的选择很大程度上取决于临床影像(如损伤范围、深度、位置和患者年龄等)，但组织的可用性也是一个决定因素。位于末端的组织，像软骨和骨软骨的片段，包含正常软骨组织，因此在植入时具有完全的代谢活性和力学功能。另一个选择是骨膜或软骨膜，可以使它们发展变化成具有生物力学功能的骨和软骨。组织移植也能间接起到帮助修复的作用，例如它能够保持和调节其他修复细胞。因为完整的组织有一个分离的结构，所以这将阻碍植入组织和宿主组织的结合。移植组织的来源也是关键的一点。但是新鲜的异体组织很难获得，且不能携带

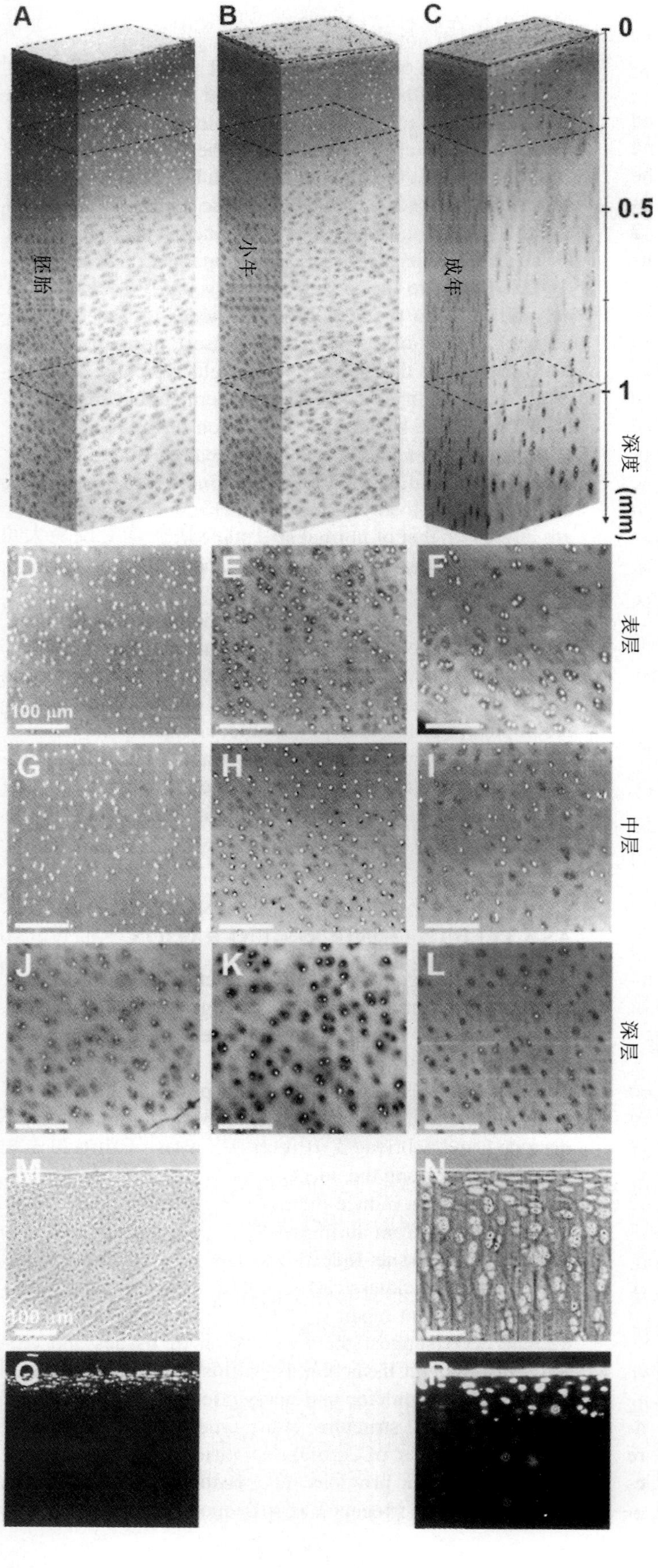

图 112.4 关节软骨的发育。(A–C)胚胎、小牛、成年牛的三维组织示意图。(D–L)A–C 图表层横截面二维示意图。(M–P)二维垂直截面,表层区蛋白免疫荧光染色。A,D,G,J,M:胚胎期软骨富含细胞,但分层结构并不清楚,SZP 只在少量表层软骨细胞中表达,见图 O。B,E,H,K:新生软骨组织细胞数量很多,但已有比较明显的柱状排列结构出现。C,F,I,L,N:成熟软骨细胞稀少,但深层柱状排列结构明显,软骨表面并无细胞,近表层的细胞表达 SZP,见图 P。(A–C, from Jadin KD, Wong BL, Li KW, et al. Depth-associated variation in chondrocyte density in bovine articular cartilage during growth and maturation. *Trans Orthop Res Soc* 2003;28:469, with permission. M–P, from Schumacher BL, Hughes CE, Kuettner KE, et al. Immunodetection and partial cDNA sequence of the proteoglycan, superficial zone protein, synthesized by cells lining synovial joints. *J Orthop Res* 1999;17:110–120. with permission.)

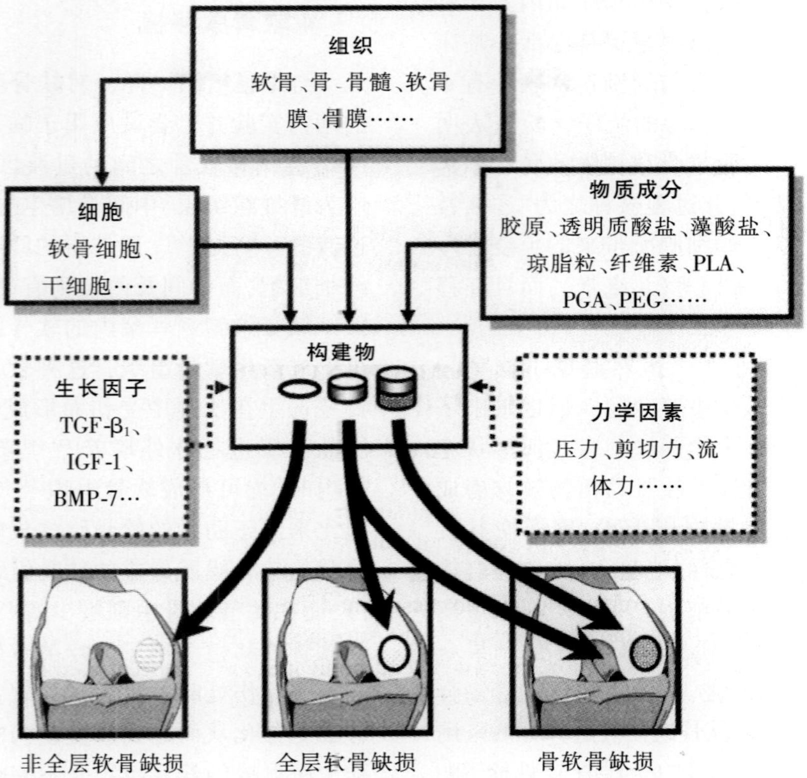

图 112.5　组织工程修复软骨和骨软骨缺损的基本方法。由组织、细胞和材料结合形成的复合生物材料在化学和机械刺激条件下进行分化和塑形，并移植于软骨或骨软骨缺损区。这些构建物可能被剪裁后整合到软骨或骨间室，也可能具有关节表面的润滑功能。BMP：成骨蛋白；IGF：胰岛素样生长因子；PEG：聚乙二醇；PGA：聚羟基酸；PLA：多聚乳酸；TGF：转化生长因子。

病原体，自体组织移植会对供区造成损伤，供区也需要修补愈合。

体外准备好的植入物及组织需要固定于受损软骨。常用的物理方法包括压合、缝钉等措施。对于包含外延的软骨下骨组织，如骨软骨片段的植入物，可以使用可降解钉将其穿过软组织埋入骨组织中[91-96]。软骨下骨部分也可以用螺钉固定。如果植入物本身较软则可用其他方法固定。深部损伤可使用压合法[97-99]。表浅损伤或植入物较薄时则用缝钉法。例如，要将骨膜组织固定在骨软骨缺损处的基底部，就要将缝线穿过钻孔，然后从软骨下骨的外侧穿出[100]。当用骨膜组织作为覆盖物时，可以将其缝在周围正常的软骨组织上[101]。这种缝钉的方法可能有一定的副作用[8,102]。后面章节讲述的生物胶及生物材料为移植物的局部有效固定提供了新的选择。

1.软骨移植

人们对利用关节软骨组织修复软骨局部缺损的方法已进行了许多研究。动物实验表明，可以利用纤维蛋白胶将移植软骨固定。在山羊的关节损伤修复实验中，可以观察到7个月后移植组织出现骨性愈合固定于局部[103]。然而，同种异体软骨移植在12~18个月后出现了退变[104]。兔关节损伤模型中，各种不同的软骨片在40周时仍不能同周围宿主软骨良好整合[105]。在有限的人类临床经验中[106,107]，关节损伤行移植软骨后1年可看到移植软骨同周围软骨及软骨下骨有良好的整合。但有些移植软骨出现了明显的退变迹象，对于同种异体软骨移植物，可见血管翳样物质过度生长，提示可能有免疫排斥反应发生。

2.骨软骨移植物

将骨软骨片段作为移植物修复关节软骨缺损已有大量的实验研究并已应用于临床。骨软骨片段包括全层软骨组织及附带的部分软骨下骨。在过去的几十年里，同种异体的骨软骨片段已成功应用于临床，尤其是较大面积的损伤，长期随访发现，修复效果较好[92,93,95,108-116]。

在一项研究中，研究者试图将待移植物短期内置于营养液中以使移植物中的软骨细胞尽量保持存活。临床研究表明，骨软骨复合物移植后与周围正常软骨有不同程度的整合[109,111,112]，但动物实验的组织学检查表明移植物并不能有效整合[117]。骨软骨移植物的骨组织部分可被宿主骨逐渐改造塑形，此过程被称之为"逐渐替代"。为尽量减少异体组织骨髓细胞所带来的免疫排斥反应，移植物骨组织部分通常较薄（几毫米），而且在移植前需行脉压冲洗[92,93]。

采用自体骨软骨移植物[118-120]虽然避免了同种异体移植物所带来的免疫排斥反应等问题，但也带来了如供区损伤以及难以做到移植物同缺损区几何形状完全相符等新的问题。多种自体骨软骨移植物被修剪成圆筒状[121-123]，被称为骨软骨镶嵌成形术，这样使其有更多的切面，可以同周围组织更好地整合。骨软骨自体移植物已被用于各种不同的关节损伤[124-128]，临床短期随访（平均随访2年）[129-132]及一项长期随访[128]的结果令人鼓舞。作为对这一方法的改进，微骨折和骨软骨复合物结合的方法已被应用于修复软骨缺损。这种方法采用的填充物是从膝关节髁间窝获得的全层骨软骨栓[133]。关节软骨和网状骨的混合物为软骨的形成提供了基质，并且临床评价证实这一过程能够缓解疼痛以及增大活动度。然而，在后来的标本活检中可见透明软骨和纤维组织。

3.骨膜移植

对骨膜移植用于软骨修复已进行了大量的动物实验并已尝试应用于人体[100]。骨膜组织覆盖在骨表面，外层为纤维层，内层为新生组织层。新生组织层含有成体干细胞。体外和体内实验表明，这种干细胞可分化为软骨细胞。来源于骨膜的细胞在正常生长和发育阶段以及骨折时都可以形成骨与软骨。有证据表明，骨膜外植块无论是在试管内培养期间还是植入人体后都能够促进软骨增生[134,135]。兔试验研究表明，软骨缺损区的修复细胞主要来源于所移植的骨膜组织[135,136]。良好的手术技术有助于保证获取到足量存活的干细胞[100]。在临床上，骨膜组织已被应用于修复膝关节较大面积的损伤。骨膜组织与软骨缺损区紧密粘贴固定，骨膜生发层既可朝向关节腔[137-142]，也可朝向软骨下骨[100]。临床短期随访结果显示，有些患者可以有良好的修复效果，但也有些患者表示不满意[100,137,138,140]。在临床治疗及动物试验中，骨膜瓣也被用于覆盖软骨缺损区（新生组织层对着骨组织），而在缺损区则注入软骨细胞（见后文）。

4.软骨膜移植

与骨膜组织一样，对软骨膜移植也已进行了大量的动物实验并已尝试应用于临床。软骨膜是一种介于结缔组织和软骨之间的过渡区[143]，可分为三层，最外层为纤维组织层，中间为增生层，内层则为向附着软骨过渡的移行层[144]。最外层的纤维组织层含有稀疏的成纤维细胞，而中间及内层则有许多圆形的细胞，形状类似于软骨细胞。耳朵内的软骨膜细胞已被证明在体内可形成新生软骨组织，这种软骨膜形成的软骨可造成摔跤选手在比赛中受伤而形成的"花椰菜状耳朵"[145]。当软骨膜进行体外培养[143,146]或移植于实验动物模型体内时，均可形成软骨组织[143,147]。来源于耳朵的软骨膜比来源于肋骨的软骨膜的成软骨能力稍弱，来源于耳朵的软骨膜所形成的软骨组织中可见合成的弹性蛋白，而在关节软骨中则极少有[143,148]。因此，来源于肋骨的软骨膜移植多用于治疗关节软骨损伤。当软骨膜被固定于损伤处时，其富含的软骨样细胞会增殖并向软骨细胞分化从而起到修复损伤的作用[149]。尽管修复过程中所形成的修复组织并不完全一致，但总体来说术后1年时其生物化学构成（胶原和蛋白多糖的含量）和生物力学特性接近于正常软骨[147]。在临床上，软骨膜组织常被应用于手指关节损伤的修复[150-154]，以及其他小关节（足趾关节、掌指关节、肘[151,155]）和膝关节的治疗[156,157]。手部小关节的长期随访结果优于膝关节，膝关节修复部位经常可见钙化点的存在[157,158]。有研究表明，对于40岁以下的膝关节单一病灶的软骨损伤患者，软骨下骨钻孔和软骨膜移植术10年后的长期随访结果并无明显差别[159]。

（二）细胞

前面关于组织移植修复软骨缺损的讨论提示我们，关节软骨病变确实有效的修复策略是需要进行细胞移植。在这方面，供体细胞在修复过程中可能会产生多方面的作用。通常选用已成熟分化的软骨细胞作为细胞移植物，其理论依据是这类细胞可维持稳定的表达特征并可直接合成和构建一个功能成熟的软骨基质。其次，也可选用前体细胞群，这类细胞能分化成软骨细胞，并创造稳定的基质。第三，加入不同表型的细胞群以改善微环境，如促进迁移或前体细胞在宿主组织内稳定分化。

通常，细胞是通过注射或置入充当载体的支架材料而植入损伤部位的。在临床软骨细胞移植术中，细胞浓度为25×10⁶/cm³(需要包含1200万细胞的细胞颗粒和0.4mL的培养基)[160],这种浓度介于关节软骨生长发育到成熟之间[65,70,161]。随着时间的推移,局部细胞的浓度可能被细胞的黏附、迁移、增殖和死亡等过程所调节。并且,细胞的活动也可能被影响细胞代谢的生化和生理因素所调节。尽管特定大小的软骨缺损所需要的最适宜细胞数还不太清楚,但是持续控制一定量细胞的导入技术的发展是关节软骨损伤的治疗中关键的一步。

1.软骨细胞

目前临床及动物实验中常用的移植细胞为自体或同种异体来源的软骨细胞。在兔关节软骨损伤修复实验中,移植细胞来源于不同的软骨组织[57,98,162-165]和肋骨软骨膜[59,166]并结合碳纤维垫或胶原材料以供移植。关节软骨细胞也被用于修复马关节软骨损伤[167-169]、注射于犬关节软骨损伤骨膜下[8,102,170]或添加羊纤维蛋白胶[171,172]。在人类中,临床上利用体外扩增的自体软骨细胞注射于缝合损伤局部的骨膜瓣下以修复膝关节[101]局部软骨损伤已得到了广泛和大量地应用。

软骨细胞移植的成功也有赖于合适的载体材料。大量早期对游离软骨细胞修复骨软骨缺损的研究认为[97,173-176],这种方法并不能保证软骨细胞均匀地黏附和分布[173],反而可导致独立的软骨细胞岛的形成[97,174]。为使移植细胞尽量固定于损伤部位,软骨细胞通常被注射于损伤局部的骨膜瓣下缝合软骨缺损。这种方法已被应用于动物实验[8,102,170,177,178]及人类治疗[9,101,179,180],骨膜瓣与周围组织之间也可以通过纤维蛋白胶固定[8,9,102,170,179,180]。动物实验结果表明,这种治疗在移植后6周[177]即可形成软骨样组织并一直持续到1年[178],而其他实验[8]并没有得到特别好的修复效果。

这种方法也被称为自体软骨细胞移植(ACI),其可以明显地改善关节功能,减少疼痛和肿胀,尤其是对股骨髁软骨损伤的治疗[101,179-185]。细胞移植后3~12个月,缺损区新生组织多糖类成分逐渐从低水平(指细胞和骨膜)增加到中等水平,但并不能够达到正常软骨水平[186,187],尤其是较深的部位[188,189]。在蛋白多糖加工和蓄积之前,软骨基质多糖成分的增加同细胞增殖、分化过程相一致。与正常关节软骨的形成一致,至少在表面下的区域都表达Ⅱ型胶原和多种基质成分以及典型的正常关节软骨的降解产物[188]。移植后1年,注射于人工合成胶原膜下的软骨细胞开始表达各种Ⅱ型胶原的拼接变异体,证明含有各个阶段的成熟和未成熟的软骨细胞[190]。这种变化也预示着新生组织生物机械性能的逐渐成熟[191,192]。伴随着组织的成熟,到24个月时患者关节功能稳步提高[193]。治疗的并发症包括移植物未能与残留组织紧密结合、分层及过度生长等,有些情况需进行外科处理[9]。

临床实施软骨细胞移植手术带来很多科学问题。因为这项技术意味着软骨细胞的传送,所以移植细胞和骨膜瓣的存活时间以及密封剂的有效性都是很重要的参数。在兔和犬关节损伤修复模型的治疗中,术后6周时注射部位只有一小部分细胞具有注射细胞的分子标志[102,177]。造成这种情况的原因有以下几种,包括注射细胞的流失、宿主细胞迁移至损伤区和移植细胞的分子标志的丢失。在羊的关节损伤模型中,骨膜瓣的固定困难较大而且需依靠关节的良好制动[194]。将动物实验的研究推理至人类关节损伤的治疗并不合理,因为人类的关节软骨层较厚,而且术后的康复能够很好地控制。对于人类来说,参数分析也更困难一些,因为无法进行详细的终点分析。目前,仍需证实各种组分(如注射软骨细胞、骨膜垫、缝线、纤维素密封剂)在所处的环境中是独立起作用还是存在互相作用[190,195-197]。对修复机制的进一步探索可能会降低术后并发症,提高整体疗效。

2.间充质干细胞

目前,人们已认识到骨髓和某些其他组织(如骨膜和软骨膜)包含的干细胞可以分化成软骨细胞和造骨细胞。这些可进行孤立、扩展、净化和遗传基因操作的细胞已经被认为可以作为在细胞基础上修复软骨缺损的软骨细胞替代物[198]。另外,生物材料本身也可以起到诱导干细胞侵入、分化和增殖的作用,比如宿主的关节滑膜组织[32,39,199]。动物实验的结果提示这种方法将来可能应用于临床[200-202]。

(三)生长因子

除了细胞和支架材料,另外一项可能对损伤修复起重要作用的是生长因子[203]。它的作用可能是引起并加强前软骨生成细胞的增殖和分化,或者维持软骨细胞表型的稳定性。这种调节因子已作为天然组织成分广泛应用,最近其提纯物也已开始应用。

1.生长因子来源的组织衍生物

多种不同的生物材料可以作为内源性细胞因子的

来源而促进软骨修复。脱钙骨基质(DBM)已被大量应用于刺激骨生成[204]。DBM可促进间充质干细胞形成骨及软骨组织[205],由于DBM诱导成骨需经过软骨阶段,因此,植入DBM也被认为可能用于软骨缺损修复。然而,当DBM被植入骨软骨缺损区时,只可见少量的软骨组织生成[206,207]。这种DBM能否释放细胞因子还没有定论。但DBM可以作为临时的供细胞侵入和生长的支架直至形成软骨组织。另外,DBM可联合软骨细胞[176]或软骨膜组织[206]组成移植物,其可能能通过生物或者物理机制来调节复合植入物的效能。

2.纯化的生长因子

研究表明,许多生长因子(如由DBM纯化得到的TGF-β超家族成员)可刺激软骨在体外合成[203,208],许多实验证明在体内添加纯化的生长因子蛋白可促进软骨修复。例如,在局部使用肝细胞生长因子[209]、骨形成蛋白-7(BMP-7)[210]或碱性成纤维细胞生长因子(FGF-2)[211,212]的情况下,兔关节软骨缺损自我修复的效果明显优于未使用细胞因子时的效果。另外一项类似的研究证明,用一种充满BMP-2的胶原膜修复3 mm的关节软骨缺损时,效果更佳[213]。TGF-β和FGF-2可刺激老年人成软骨细胞产生更好的成软骨能力,有望用于软骨损伤的局部自身修复[214]。TGF-β家族成员也可促进骨膜及软骨膜组织形成软骨组织[100]。有学者利用马为动物模型,研究用富含IGF-1的纤维胶修复关节全层损伤的可行性[215],血小板源性生长因子(PDGF-BB)能否在体内促进软骨修复也在进一步的研究之中[216]。尽管外源性的生长因子在初期很重要,但是因子之间需要精细的相互作用才能实现和维持软骨修复。而且,植入细胞或宿主细胞的活性能维持内环境长期稳定。

(四)基质材料和支架

除组织、细胞和生长因子的支架材料可在软骨修复中用于构建物的形成和运输。理想状态下,生物支架材料应为软骨修复和再生提供合理的生化力学环境,而且其生化和物理性能可在修复不同的阶段进行调整和改变。这种材料可以通过改进单体的结构和化学成分或通过与不同的生物活性材料聚合而形成网络状结构[217-219]。

基质材料或支架既可以提供一定的机械支撑(如作为弹性负重材料)也可以作为细胞载体。其机械及物理性能,比如压缩性、抗拉强度和稳定性、孔隙大小、扩散率等,都可以通过调整单体大小(分子量)、孔径大小、孔隙密度、化学结构等以适应不同的需求。支架材料的降解将引起上述特性的改变,其质量损失动力学取决于可降解成分的性质、浓度和部位[220-224]。支架的物理及化学性能可影响软骨细胞的增殖、生物合成速率以及基质分子的沉积等[222,225,226]。

支架材料已经发展到可影响细胞生长的生化环境,还可充当生物活性分子(如生长因子)的运输工具。另外,生物材料也可以在细胞载体组织构建时作为生长因子等生物活性分子的模板在体外和体内引导细胞黏附、增殖和组织生长,如在细胞载体合成过程中。支架材料可以通过化学修饰进行生物识别和干扰,通过局部基质降解结合单体骨架内的酶切肽而允许细胞生长、迁移、渗透,却不会有任何机械力学性能的丢失[224,227,228]。而且生物材料经常进行表面修饰以使细胞更易于锚定和提供更多的基质信号[224,227-232]。材料表面的生长因子可以在局部以一定的速度释放可溶性信号以加强细胞浸润[224,227]和细胞外基质[233]的合成。

1.生物材料

主要由Ⅰ型胶原制作成的凝胶或固体支架既可以携带软骨细胞用于修复软骨损伤,又能够包裹软骨细胞从而在体外引导植入物的形成。可溶性胶原可在体外诱导形成凝胶,并在形成时加入软骨细胞。将这种凝胶与同种异体软骨细胞混合后即刻植入骨软骨缺损处,其修复效果比单纯用胶原或软骨细胞效果更好[57,176,234]。虽然软骨组织形成良好,但软骨下骨板在6个月至1年后仍不连续。体外培养数周后就可以获得由Ⅰ型胶原凝胶和支架制备的更成熟的组织构建物[98,165,167,168,235,236]。这种构建物中的细胞可维持其软骨表型达6周之久[237-239]。将经体外培养的复合物植入兔子的骨软骨缺损区后6个月的修复结果令人鼓舞[98,165,236]。然而,类似的实验在修复马关节较大的软骨损伤后4~8个月却并未观察到理想的结果[167,168]。

糖胺聚糖、透明质酸及其衍生物也被用于关节软骨损伤修复。透明质酸大量存在于成人关节软骨和胚胎发育期的间质中,起调节细胞迁移的作用[240]。透明质酸胶也被用作兔关节损伤修复模型中软骨细胞的载体[241-243]。实验表明富含细胞的透明质酸胶比单纯支架更为有效,当透明质酸结合碳纤维垫作为复合材料时细胞效应同样明显[244]。作为这一方法的延伸,化学修饰的透明质酸也被用作间充质干细胞的转移工具[245]。其他的衍生物则被制成光聚合型,并在原位包裹细胞[229,246]。

纤维蛋白胶,也被称为纤维蛋白黏合剂,大量应用于骨科临床手术中[247,248]。支架材料的制备是通过混合血液蛋白中纤维蛋白原和凝血酶，使得凝血酶消化纤维蛋白原成为纤维蛋白单体，并凝结形成血凝块。同时，凝血酶也激活XIII因子，将其转化为转谷胺酰胺酶；同时，XIIIα因子反复交联单体通过肽桥接形成α多聚物。通常，纤维蛋白可与纤维蛋白、胶原蛋白或其他基质分子之间形成共价键。纤维蛋白封闭剂的精确构成及其制备和转运方法都可能影响所构建基质的生物学与生物力学性质。纤维蛋白原成分可能源自自体，一般应用低温沉淀保存；也可来自异体血液，一些商业化产品（如Tisseel®、Baxter Hyland Immuno、Deerfield、IL）提供了高质量的特定浓度的纤维蛋白原溶液。此外，蛋白酶抑制剂包裹体可调控已植入的纤维蛋白凝块降解，如血凝块中的抑肽酶[249]。

在软骨修复过程中，纤维蛋白胶有几方面的用途，既可起到支架的作用，也有利于植入物同周围组织的黏合。将组织用纤维蛋白胶黏附，其黏合力同软骨自身的弹性相比更为适中，且XIIIα因子和转谷氨酰胺酶等也可以产生类似于纤维蛋白的黏附力[16,250]。单纯应用商品化的纤维蛋白胶并不能有效增强骨软骨缺损的修复。事实上，这种纤维蛋白胶形成了一个密封的结构，以防止早期细胞的侵入和迁移[178]。这种效果与自发形成的[49,50,178]或应用于骨软骨损伤的[251]内源性纤维蛋白凝块相反。纤维蛋白胶也可以作为载体将细胞移植到缺损部位[169,252]。实验表明将复合有软骨细胞的纤维蛋白胶注射于免疫缺陷的小鼠皮下经一段时间培育后可形成软骨组织[253,254]。纤维蛋白胶也可携带不同的细胞因子作用于损伤局部[215]，同样可以于体外包裹细胞构建移植物[171,249,255-257]。而且，纤维蛋白的衍生物也可以通过整合包含有XIIIα片段、细胞黏性肽或生长因子的双肽获得生物活性[258,259]。

2.非生物类基质材料

多种降解速率较慢的基质材料作为永久性支架已被应用于软骨修复中。这些材料包括碳纤维[260-263]、聚四氟乙烯（Teflon®、Dupont、New Castle、DE）[264-266]和聚酯类（Dacron®、Dupont）[264-268]。临床上使用碳纤素材料治疗软骨损伤效果报道不一[263,269-271]。尽管术后几年内约80%的患者临床效果令人满意[263,269]，但近期的临床观察[271]发现长期效果并不理想。许多近期研究发现，滑膜组织检查常可见碳纤维颗粒，表明材料在体内发生断裂并引起慢性炎症反应。这对关节内环境稳态来说是一个长期的有害因素。

降解率相对较高的其他材料已经被用于提供临时支架而修复细胞[272]。这些材料通常包括聚乳酸（PLA）、聚羟基乙酸（PGA）及两者的聚合物（PLGA）。PGA和PLA在体内都是通过水解反应降解的，PGA降解需要几周时间[273]，而PLA降解则需要几个月[274]，它们的聚合物降解时间居中[275-277]。聚乳酸材料降解产物引起的局部宿主反应较轻微[274,278]，除非移植物块较大且局部降解速度太快[272,279,280]。软骨产生细胞可以体外接种于PGA[99,281-283]和PLA[59,284,285]。其他基质成分也可以通过特定方法与聚乳酸类材料在组织表面[286]或在原位[287]进行交联。此外，这些材料也可以通过化学修饰以一种特定方式与生命系统相整合，其中包含酶的裂解点、黏性因子和生长子链，使其具有更好的促进软骨修复的性能，详见后文。

四、加强软骨损伤修复的方法

制定详细合理的治疗方案对于成功修复软骨及骨软骨损伤至关重要。具体方案的制订需要结合损伤的部位（图112.1）以及特定的修复时期（图112.6）。对于多种类型的损伤，定位应包括软骨表面、与宿主软骨交界处以及大面积的软骨缺损处。对于全层软骨或骨软骨损伤，其他定位还有与钙化的软骨交界处、与软骨下骨交界处以及大面积的骨组织缺损处。损伤早期的细胞迁移聚集至关重要。伤后几天到几个星期内细胞的增殖及死亡则是决定性的因素，伤后数周至数月内可能需要基质重建。

从临床上讲，治疗包括植入物准备、手术植入及术后处理。手术植入物应起到携带或吸引细胞、填充缺损、有效促进再生的作用。如果试图在缺损区植入细胞，则细胞必须在损伤部位较长时间内避免流失。植入的种子细胞应在微环境作用下同时起到修复表层软骨及软骨下骨的作用。为达到此目的，植入细胞应最终分化成具有该处组织细胞特征的稳定的细胞。因此，这就要求位于软骨层的细胞要保持其表型而不能去分化为成纤维细胞或最终分化形成骨组织。尤其具有挑战性的是成熟软骨细胞表型的保持和稳定，能够合成没有细胞克隆和血管化的软骨基质，而这正是骨关节炎的致病原因之一。移植之后就是组装，即移植物与周围软骨组织整合。修复组织应同周围组织牢固结合，不仅是与其下的骨组织，还要与宿主的软骨结合。最后，软骨损伤的有效修复也有赖于术后合理的康复及治疗措施。

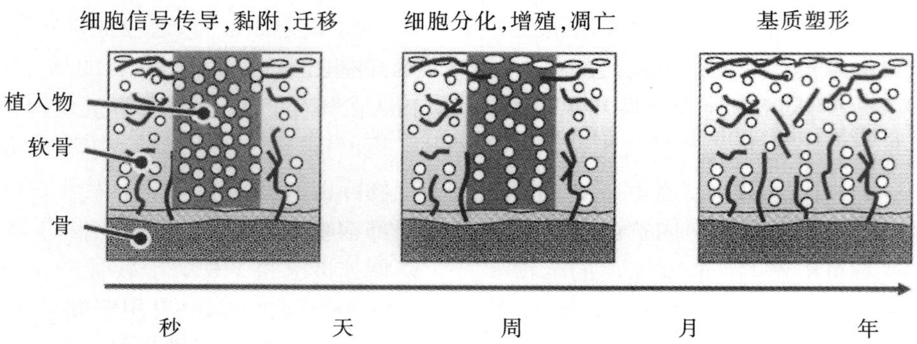

图 112.6 细胞材料复合物用于修复软骨缺损时的进程时间表。在大多数病例中，要经过长期的随访观察才能判断治疗方法是否成功,这段时间会发生基质塑形、组织成熟和与周围组织的整合。

本节将对先前描述的软骨修复策略进行总结。特殊的策略涉及植入物和宿主，这可以帮助实现一个或几个先前提到的目的。软骨损伤治疗措施在应用于临床之前已进行大量可靠的动物实验，但动物实验的结果并不能真正代表临床治疗效果。例如,许多动物关节软骨的厚度远较人类的关节薄[288]。这就给植入物的应用提出了技术上的难题，如多大的损伤比较适宜进行动物试验和怎样衡量动物试验的结果对人类的效果[195]。尽管如此，动物实验可以为观察体内修复过程及植入物的演变等提供有价值的资料。

(一)组织工程移植物

组织工程方法是将细胞和生物材料相结合，在体外化学及机械因子的刺激下于体外构建移植物用于修复软骨缺损(图112.5)。如果软骨细胞可以有效地黏附于材料表面而且材料足够稳定，则避免了操作过程中用骨膜瓣来遮盖损伤处以避免移植细胞大量流失。这种方法也可以使软骨细胞更为均匀地分布于植入区并减少外科操作时间和发病率。

在一端,如果细胞在接种于生物材料后很短时间(几小时)内即被植入软骨缺损区[56,57,59,166,169,234,241,242,244,252,263,285]，则这种移植物有利于植入细胞和宿主细胞的迁移和增殖。另一方面，如果细胞接种和植入手术之间的时间太短,细胞则不能有力地黏附于材料表面并可能在植入后大量丢失[289]。在另一端,细胞材料复合物应在体外培养足够长的时间以形成坚固的组织[97,99,167,168,176,235,281,289–292]。

可植入软骨构建物的生物力学特性构成了修复区软骨功能及将机械应力转化为调节植入物和修复组织代谢的局部信号方法的基础。植入组织与宿主组织的相似性有助于降低两者交界处的微小移动和剪切力，从而使两者的结合更为紧密[293,294]。植入物的高液压渗透性和软骨缺损处的基底部也会对植入物形变的时间和程度产生影响[295]。在软骨受压时,关节软骨表层结构的抗拉特性能够影响局部形变[296],因此植入组织表层的抗拉特性也相当重要。

许多构建物正在进行体外开发和试验，同时也进行了大量的动物试验。少数移植物已进行了临床应用。与骨软骨缺损的自身修复一样，组织工程移植物移植术后早期(兔大约6个月)的修复效果令人鼓舞[98,165,236,297]。而且同组织自身修复一样，后期也出现了破坏和退变[59,99,164,167–169,171,172,285]。组织工程移植物的修复效果总体上取决于移植物细胞及基质的特性，这种特性可在材料组成和培养条件的双重作用下发生改变。

1.植入物的延长培养及载体细胞的稳定和获取

许多种不同的生物材料已作为细胞载体应用于软骨修复。材料和细胞的相容性以及细胞能否有效大量地黏附于材料表面是关键的因素。实际上,一项将细胞在胶原基质内培养7~10天并用分子进行标记的研究发现[289],第1天便有约90%的标记丢失。这是由于移植区细胞丢失还是移植细胞的表达标记丢失尚不清楚。

细胞包涵体可以增强由各种材料制成的用于植入或模型研究的构建物的构成和功能[62,298–302]。细胞和生物材料体外预培养有助于细胞有效黏附于材料表面从而避免大量丢失。有研究表明,细胞接种于PLA1小时后植入,2天后大量细胞快速丢失[303],而细胞与材料预培养3~7天后植入则可有效地将细胞固定于损伤部位[304]。在体外将细胞黏附于支架可能有助于确定特定移植过程的最小阈值[350]。许多临床应用的第二代软骨细胞移植技术是将软骨细胞、透明质酸和胶原等材料体外复合培养2~4周后植入的[306-309]。在这种短期培养阶段，材料的性质(即海绵比非织布网比支架成分百分比)是影响复合物机械性的重要因素[310,311]。在临床治疗中，体外预培养时间的长短以及细胞和材料对修复效果的影响并未完全阐明[308]。

动物试验也证实了细胞复合材料的有效性。在动物实验中,由细胞和生物可降解的支架,如I型胶原[56,57]、PGA[62,202,297]、PLA[59]和PLGA[59,278]材料复合构建的细胞材料复合物植入修复缺损时，形成的新生组织明显优于未植入任何移植物的细胞材料，在有些病例中可以达到正常软骨机械性能的80%左右[202,278]。然而,修复组织的抗压稳定性虽然在术后3~6个月可达到最高峰(高于自体软骨的80%)[62,202,278]，但长期随访发现呈逐渐下降的趋势[59,312]。

2.生长因子对构建物性质的调节

大量的生长因子已被用于调节软骨细胞的代谢从而增强组织工程移植物的特性。特定生长因子的使用在很大程度上由关节软骨发育和代谢的作用来决定。各种生长因子如TGF-β1和IGF-1、BMP-7可以通过外源性加入[214,313-315]、渗透于支架材料[316,317]或转基因的方式作用于细胞[318,319],以促进细胞增殖分化,并促进胞外基质的合成。培养基中外源性生长因子的添加能够使得浓度在体外得到控制，但植入人体后则取决于体内环境。另外，还有两种体内和体外添加生长因子的方法，其剂量和持续时间取决于支架和生长因子的溶解特性以及引导基因的稳定性。虽然添加生长因子能为分离带来好处，但移植物能否有效修复软骨损伤赖于局部内源性和外源性细胞因子和生长因子的作用。

3.生物反应器对构建物性质的调节

软骨细胞代谢和软骨塑形也有赖于局部的机械环境[320,321]。在短期和长期的静态培养过程中,软骨移植物会逐渐积累胞外基质,但培养数周至数月后,胞外基质的含量仍远低于正常软骨,尤其是胶原的含量[283,322,323]。由于组织的机械性能取决于胞外基质中各种大分子的含量和比例[76,82,283,324,325],尤其是当蛋白多糖成分增加时,组织的抗压性能随之增加。抗张力性能培养过程中不常测量但也可缓慢增加,可达到稍低于[326]或等同于[327]胚胎期软骨的程度[76]。体外组织工程软骨构建可能由于缺少调控软骨构成、结构和功能的机械信号而导致其机械性能较差。

生物反应器能够加载机械应力并且控制化学环境从而加速和增强构建物的生长。机械压力[301,328-330]、剪切力[330-332]和液体流速[283,333-337]都可刺激胞外基质合成,造成基质合成、沉积及机械性僵硬和完整。其效应取决于类似于自然软骨所承受的[320,321]压力幅度、频率、负荷循环[301,338,339]。利用这些生物反应器,可使新生软骨组织中多糖成分接近正常软骨[283]。

4.移植物特性的生物调节

多组分的植入物可用于调节关节软骨和软骨下骨的深度依赖性从而增强软骨缺损组织特定区域的修复。关节软骨各层细胞分布及排列并不一致[340],表层区可分泌较多的滑液及SZP[341],深层则有丰富的多糖成分和钙化的软骨[342-345]。有些骨软骨移植复合物底层为骨修复材料而上层则为复合有软骨细胞的软骨修复组织,以利于更好的修复骨软骨缺损[62,98,147,172,176,206,346-355]。

(二)加强移植物同周围组织整合的方法

细胞材料复合物移植过程中的另外一个问题是移植物同周围组织的整合。因此,对于整合修复,植入细胞或细胞载体与周围组织的黏附显得非常重要。

增强细胞与软骨缺损黏附的一个策略是用酶解的方法来去除宿主软骨缺损边缘抗黏附分子。有观点认为,蛋白多糖成分会阻止细胞同基质结合位点相结合。体内实验证明,用软骨素酶ABC[32,39,40,356]或胰酶[198,357]处理宿主缺损的软骨组织可以控制[358]并促进细胞同软骨缺损边缘黏附。软骨细胞同软骨组织之间黏附力的测定证明，软骨素酶ABC处理可显著增强软骨细胞黏附[359,360]。了解植入细胞与周围组织黏附的原理将使得在缺损区域合理地利用操作或基质治疗能增加细胞黏附和保存。最近有研究表明,整合素分子β1是培养软骨细胞与软骨黏附的中介分子[361]。

加强移植物同周围组织整合的另外一个方法是处理移植物表面。有实验表明,体外培养时间中等的移植物较体外培养时间延长的移植物与宿主整合而形成的成熟组织好[99,283,362]。制作未成熟的移植物表面的方法是将细胞种植于复合物表面[363],比如骨软骨中心的垂直面[359],其目的是加强移植组织同宿主软骨的整合[364,365]。用软骨素酶ABC处理柱形骨软骨移植物的垂直表面可加强其同周围宿主软骨的整合[359],但这些措施应用于临床是否有效仍需进一步观察。

(三)术后生物力学环境的调节

有效的治疗方案同样有赖于局部的生物力学环境。已有研究表明,软骨细胞对其经受的压力及剪切力极其敏感,并可影响其合成胞外基质的能力[320,366]。骨软骨缺损区及其周围的生物力学环境可通过实验[367]或理论进行推测[368-370]。不管是质量上还是数量上,在相同的压力作用下,质地相对较软的组织和尚存的宿主软骨与正常关节软骨相比更敏感。宿主软骨和修复组织之间的结合面也要经受相当大的剪切应力[16,371]。植入物和其周围组织的力学环境对植入物与缺损区吻合的紧密程度也很敏感。

术中或术后一定的机械刺激可影响软骨修复及植入物的塑形和改造。在兔实验动物模型中,当骨软骨缺损区有延伸到股骨内侧髁关节面的骨折时,解剖复位后软骨修复效果明显比未复位的好[372]。当用较小的力量复位时,移植物和宿主残余软骨之间可形成纤维修复,而用较大的力量复位后,界面之间则完全整合,电镜检查可见胶原纤维跨过交界区。临床上,自体软骨细胞移植术后,适当的术后康复措施也被用来促进软骨修复并减少术后粘连[179,181]。这些措施包括持续的关节被动活动,Salter等通过基础研究发现,持续关节被动活动有助于提高最大深度的缺损修复[373]。确实,临床研究也证实持续关节被动活动可加强软骨膜移植修复软骨缺损的效果[137]。

从这个方面考虑,最适合自体软骨细胞移植手术的患者是那些生理性生物机械环境可以保持的患者。因此,理想的情况是只有单一软骨损伤病灶,没有对侧面损伤且没有骨关节炎临床征象[181]。Buckwalter和Mankin[2]提倡针对这些问题要使用多阶段多学科的方法(比如说力线不良,不一致等),且这些问题必须在术前得以纠正才能达到理想效果。也有人认为,如果骨切开术后能够稳定固定,那就可以同时进行软骨细胞移植术,而且可以立即开始术后的运动治疗[181]。

五、软骨损伤修复的展望

Hunter于1743年提出“人们普遍认为软骨损伤是令人头痛的问题,一旦损伤发生,则不能修复[374]。”这种关节软骨损伤后无法恢复的观念至今仍很流行,因为大多数人仍然认为一旦软骨退变的程序启动,就没有很好的办法逆转和延缓这一进程。目前,除了可采用金属或塑料假体行全关节置换外,没有其他更适合的方法可治疗整个关节软骨的塌陷。另一方面,局灶性软骨或骨软骨缺损可采用许多外科方法进行治疗,包括通过软骨下骨钻孔、自体或同种异体软骨组织或骨软骨复合物移植,近几年兴起的细胞和生物材料相结合的组织工程方法有望成为治疗软骨损伤的新选择。

各种方法修复效果的对比正在进行中[159,190,375]。近来的一项膝关节镜手术研究提示该方法对对照臂具有安慰剂样作用,强调出这种对比的重要性[376]。对照试验需要阐明和比较这些方法的疗效[377]。由Genzyme Biosurgery(Cambridge,MA)研制的Carticel®与其他临床方法(不包括应用培养的细胞)相比效果仍不清楚,缺乏直接比较并存在许多争议[196,378-381]。最近有研究认为,在软骨修复方面自体软骨移植术较镶嵌成形术效果好[382],但另一方面,患者反应却较一般[193]。可能的改善方法有利用Ⅰ型或Ⅲ型胶原膜作为生物材料代替骨膜瓣[190],但并没有研究将两者的治疗效果进行比较。镶嵌成形术被认为更适合于膝关节的微裂缝[375]。

尽管组织工程移植物应用于局部的软骨损伤具有很好的前景,但临床上很多患者存在大面积的关节软骨缺损。对于这类患者,利用完全的生物工程类软骨替代治疗已经开始了初步的实验。但这种方法面临着巨大的挑战,因为全关节置换需要更多种不同的细胞类型和组织。间充质组织可以向软骨组织及血管化骨组织转化形成髋关节形状的实验证明这种治疗方法仍是可行的[383]。最新的研究已经合成了指关节和其他小关节组织工程类复合物[384]。因为这种植入关节相对于残留的宿主组织来说面积有所增大,所以必须适应在术后康复期不断增加的生物力学负荷。从原则上讲,这种生物合成的关节较人工关节有巨大的优势,因为后者在反复磨损过程中会出现松动而导致手术失败,而生物类替代物则可在应力和局部微环境的诱导和刺激下进一步塑形改造,适应关节功能的需要,当然这种生物类复合物应用于临床尚需时日,但应用前景将极为广泛。

(闫富宏 靳小兵 娄思权 译 孙永生 李世民 校)

参考文献

1. Hodge WA, Fijan RS, Carlson KL, et al. Contact pressures in the human hip joint measured in vivo. *Proc Natl Acad Sci U S A* 1986;83:2879–2883.
2. Buckwalter JA, Mankin HJ. Articular cartilage: degeneration and osteoarthritis, repair, regeneration, and transplantation. *Instr Course Lect* 1998;47:487–504.
3. Curl WW, Krome J, Gordon ES, et al. Cartilage injuries: a review of 31,516 knee arthroscopies. *Arthroscopy* 1997;13:456–460.

4. Blevins FT, Steadman JR, Rodrigo JJ, et al. Treatment of articular cartilage defects in athletes: an analysis of functional outcome and lesion appearance. *Orthopedics* 1998;21:761–768.
5. Faber KJ, Dill JR, Amendola A, et al. Occult osteochondral lesions after anterior cruciate ligament rupture. Six-year magnetic resonance imaging follow-up study. *Am J Sports Med* 1999;27:489–494.
6. Anderson AF, Lipscomb AB, Coulam C. Antegrade curettement, bone grafting and pinning of osteochondritis dissecans in the skeletally mature knee. *Am J Sports Med* 1990;18:254–261.
7. Squires GR, Okouneff S, Ionescu M, et al. The pathobiology of focal lesion development in aging human articular cartilage and molecular matrix changes characteristic of osteoarthritis. *Arthritis Rheum* 2003; 48:1261–1270.
8. Breinan HA, Minas T, Hsu H-P, et al. Effect of cultured autologous chondrocytes on repair of chondral defects in a canine model. *J Bone Joint Surg* 1997;79A:1439–1451.
9. Minas T, Peterson L. Advanced techniques in autologous chondrocyte transplantation. *Clin Sports Med* 1999;18:13–44, v–vi.
10. Mankin HJ. The response of articular cartilage to mechanical injury. *J Bone Joint Surg* 1982;64A:460–466.
11. McKibbin B, Maroudas A. Nutrition and metabolism. In: Freeman MAR (ed). *Adult articular cartilage*, 2nd ed. Tunbridge Wells, UK: Pitman Medical, 1979:461–486.
12. Kostoulas G, Lang A, Nagase H, et al. Stimulation of angiogenesis through cathepsin B inactivation of the tissue inhibitors of matrix metalloproteinases. *FEBS Lett* 1999;455:286–290.
13. Moses MA, Wiederschain D, Wu I, et al. Troponin I is present in human cartilage and inhibits angiogenesis. *Proc Natl Acad Sci U S A* 1999;96:2645–2650.
14. Saadeh PB, Brent B, Mehrara BJ, et al. Human cartilage engineering: chondrocyte extraction, proliferation, and characterization for construct development. *Ann Plast Surg* 1999;42:509–513.
15. Kieswetter K, Schwartz Z, Alderete M, et al. Platelet derived growth factor stimulates chondrocyte proliferation but prevents endochondral maturation. *Endocrine* 1997;6:257–264.
16. Ahsan T, Sah RL. Biomechanics of integrative cartilage repair. *Osteoarthritis Cartilage* 1999;7:29–40.
17. Mankin HJ. Chondrocyte transplantation: one answer to an old question. *N Engl J Med* 1994;331:940–941.
18. Anonymous. The promise of tissue engineering. *Sci Am* 1999;280:59.
19. Thomsen I. High-tech body shop: doctors are now using cartilage cultured in labs to repair injured knees. *Sports Illus* 1999;90:18–19.
20. Skalak R, Fox CF (eds): *Tissue engineering*. Proceedings of a workshop held at Granlibakken, Lake Tahoe, California, February 26–29, 1988. New York: Liss, 1988.
21. Galletti PM. Let's do tissue engineering right: viewpoint. *IEEE Spectrum* 1996;33:94.
22. Langer R, Vacanti JP. Tissue engineering. *Science* 1993;260:920–926.
23. Nerem RM, Sambanis A. Tissue engineering: from biology to biological substitutes. *Tissue Eng* 1995;1:3–13.
24. Ghadially FN, Thomas I, Oryschak AF, et al. Long term results of superficial defects in articular cartilage. A scanning electron microscope study. *J Pathol* 1977;121:213–217.
25. Muller B, Kohn D. Indikation und durchführung der knorpel-knochenanbohrung nach Pridie. *Orthopade* 1999;28:4–10.
26. Steadman JR, Rodkey WG, Rodrigo JJ. Microfracture: surgical technique and rehabilitation to treat chondral defects. *Clin Orthop* 2001: 362–369.
27. Sledge SL. Microfracture techniques in the treatment of osteochondral injuries. *Clin Sports Med* 2001;20:365–377.
28. Friedman MJ, Berasi CC, Fox JM, et al. Preliminary results with abrasion arthroplasty in the osteoarthritic knee. *Clin Orthop* 1984;182: 200–205.
29. Johnson LL. Arthroscopic abrasion arthroplasty: a review. *Clin Orthop* 2001:306–317.
30. Ficat RP, Ficat C, Gedeon P, et al. Spongialization: a new treatment for diseased patellae. *Clin Orthop* 1979;144:74–83.
31. Buckwalter JA. Articular cartilage injuries. *Clin Orthop* 2002;402: 21–37.
32. Hembry RM, Dyce J, Driesang I, et al. Immunolocalization of matrix metalloproteinases in partial-thickness defects in pig articular cartilage. A preliminary report. *J Bone Joint Surg* 2001;83A.
33. Wei X, Messner K. Maturation-dependent durability of spontaneous cartilage repair in rabbit knee joint. *J Biomed Mater Res* 1999;46: 539–548.
34. Stockwell RA. *Biology of cartilage cells*. New York: Cambridge University Press, 1979.
35. Calandruccio RA, Gilmer WS. Proliferation, regeneration and repair of articular cartilage of immature animals. *J Bone Joint Surg* 1962; 44A:431–455.
36. DePalma AF, McKeever CD, Subin DK. Process of repair of articular cartilage demonstrated by histology and autoradiography with tritiated thymidine. *Clin Orthop* 1966;48:229–242.
37. Mankin HJ, Boyle CJ. The acute effects of lacerative injury on DNA and protein synthesis in articular cartilage. In: Bassett CAL (ed). *Cartilage degradation and repair*. Washington, DC: National Research Council—National Academy of Sciences—National Academy of Engineering, 1967:185–199.
38. Tew SR, Kwan AP, Hann A, et al. The reactions of articular cartilage to experimental wounding: role of apoptosis. *Arthritis Rheum* 2000; 43:215–225.
39. Hunziker EB, Rosenberg LC. Repair of partial-thickness defects in articular cartilage: cell recruitment from the synovial membrane. *J Bone Joint Surg* 1996;78A:721–733.
40. Hunziker EB, Kapfinger E. Removal of proteoglycans from the surface of defects in articular cartilage transiently enhances coverage by repair cells. *J Bone Joint Surg* 1998;80B:144–150.
41. Hunziker EB, Driesang IMK. Surgical suturing of adult articular cartilage is associated with a loss of chondrocytes and an absence of wound healing. *Trans Orthop Res Soc* 2003;28:192.
42. Vincent T, Hermansson M, Bolton M, et al. Basic FGF mediates an immediate response of articular cartilage to injury. *Proc Natl Acad Sci U S A* 2002;99:8259–8264.
43. Bos PK, van Osch GJ, Frenz DA, et al. Growth factor expression in cartilage wound healing: temporal and spatial immunolocalization in a rabbit auricular cartilage wound model. *Osteoarthritis Cartilage* 2001;9:382–389.
44. Meachim G. The effects of scarification on articular cartilage of rabbit. *J Bone Joint Surg* 1963;45B:150–161.
45. Meachim G, Roberts C. Repair of the joint surface from subarticular tissue in the rabbit knee. *J Anat* 1971;109:317–327.
46. Thompson RC. An experimental study of surface injury to articular cartilage and enzyme responses within the joint. *Clin Orthop* 1975; 107:239–248.
47. Fuller JA, Ghadially FN. Ultrastructural observations on surgically produced partial-thickness defects in articular cartilage. *Clin Orthop* 1972;86:193–205.
48. Ghadially FN, Ailsby RL, Oryschak AF. Scanning electron microscopy of superficial defects in articular cartilage. *Ann Rheum Dis* 1974; 33:327–332.
49. Hjertquist SO, Lemperg R. Histological, autoradiographic and microchemical studies of spontaneously healing osteochondral articular defects in adult rabbits. *Calcif Tissue Res* 1971;8:54–72.
50. Shapiro F, Koido S, Glimcher MJ. Cell origin and differentiation in the repair of full-thickness defects of articular cartilage. *J Bone Joint Surg* 1993;75A:532–553.
51. Steadman JR, Rodkey WG, Briggs KK, et al. Die technik der mikrofrakturierung zur behandlung von kompletten knorpeldefekten im kniegelenk. *Orthopade* 1999;28:26–32.
52. Takao M, Ochi M, Naito K, et al. Arthroscopic drilling for chondral, subchondral, and combined chondral-subchondral lesions of the talar dome. *Arthroscopy* 2003;19:524–530.
53. Furukawa T, Eyre DR, Koide S, et al. Biochemical studies on repair cartilage resurfacing experimental defects in the rabbit knee. *J Bone Joint Surg* 1980;62A:79–89.
54. Maroudas A. Physico-chemical properties of articular cartilage. In: Freeman MAR (ed). *Adult articular cartilage*, 2nd ed. Tunbridge Wells, UK: Pitman Medical, 1979:215–290.
55. Coletti JM, Akeson WH, Woo SL-Y. A comparison of the physical behavior of normal articular cartilage and the arthroplasty surface. *J Bone Joint Surg* 1972;54A:147–160.
56. Wakitani S, Goto T, Pineda SJ, et al. Mesenchymal cell-based repair of large, full-thickness defects of articular cartilage. *J Bone Joint Surg* 1994;76A:579–592.
57. Wakitani S, Goto T, Young RG, et al. Repair of large full-thickness articular cartilage defects with allograft articular chondrocytes embedded in a collagen gel. *Tissue Eng* 1998;4:429–444.
58. Mow VC, Ratcliffe A, Rosenwasser MP, et al. Experimental studies

on repair of large osteochondral defects at a high weight bearing area of the knee joint: a tissue engineering study. *J Biomech Eng* 1991; 113:198–207.
59. Dounchis J, Harwood FL, Chen AC, et al. Cartilage repair with autogenic perichondrium cell and polylactic acid grafts. *Clin Orthop* 2000; 377:248–264.
60. Wei X, Gao J, Messner K. Maturation-dependent repair of untreated osteochondral defects in the rabbit knee joint. *J Biomed Mater Res* 1997;34:63–72.
61. Athanasiou KA, Fischer R, Niederauer GG, et al. Effects of excimer laser on healing of articular cartilage in rabbits. *J Orthop Res* 1995; 13:483–494.
62. Schaefer D, Martin I, Jundt G, et al. Tissue-engineered composites for the repair of large osteochondral defects. *Arthritis Rheum* 2002;46: 2524–2534.
63. Hjertquist SO, Lemperg R. Transplantation of autologous costal cartilage to an osteochondral defect on the femoral head. Histological and autoradiographical studies in adult rabbits after administration of 35S-sulphate and 3H-thymidine. *Virchows Arch Pathol Anat Physiol Klin Med* 1969;346:345–360.
64. Namba RS, Meuli M, Sullivan KM, et al. Spontaneous repair of superficial defects in articular cartilage in a fetal lamb model. *J Bone Joint Surg* 1998;80A:4–10.
65. Stockwell RA, Meachim G. The chondrocytes. In: Freeman MAR (ed.) *Adult articular cartilage*, 2nd ed. Tunbridge Wells, UK: Pitman Medical, 1979:69–144.
66. Hunziker EB. Articular cartilage structure in humans and experimental animals. In: Kuettner KE, Schleyerbach R, Peyron JG, et al. (eds). *Articular cartilage and osteoarthritis*. New York: Raven, 1992:183–199.
67. Schumacher BL, Su J-L, Lindley KM, et al. Horizontally oriented clusters of multiple chondrons in the superficial zone of ankle, but not knee articular cartilage. *Anat Rec* 2002;266:241–248.
68. Quinn TM, Grodzinsky AJ, Hunziker EB, et al. Effects of injurious compression on matrix turnover around individual cells in calf articular cartilage explants. *J Orthop Res* 1998;16:490–499.
69. Quinn TM, Grodzinsky AJ, Buschmann MD, et al. Mechanical compression alters proteoglycan deposition and matrix deformation around individual cells in cartilage explants. *J Cell Sci* 1998;111:573–583.
70. Hunziker EB, Quinn TM, Hauselmann H. Quantitative structural organization of normal adult human articular cartilage. *Osteoarthritis Cartilage* 2002;10:564–572.
71. Barone-Varelas J, Schnitzer TJ, Meng Q, et al. Age-related differences in the metabolism of proteoglycans in bovine articular cartilage explants maintained in the presence of insulin-like growth factor-1. *Connect Tissue Res* 1991;26:101–120.
72. Pal S, Tang L-H, Choi H, et al. Structural changes during development in bovine fetal epiphyseal cartilage. *Collagen Relat Res* 1981;1:151–176.
73. Sah RL, Chen AC, Grodzinsky AJ, et al. Differential effects of IGF-I and bFGF on matrix metabolism in calf and adult bovine cartilage explants. *Arch Biochem Biophys* 1994;308:137–147.
74. Strider W, Pal S, Rosenberg L. Comparison of proteoglycans from bovine articular cartilage. *Biochim Biophys Acta* 1975;379:271–281.
75. Thonar EJ-M, Sweet MBE. Maturation-related changes in proteoglycans of fetal articular cartilage. *Arch Biochem Biophys* 1981;208:535–547.
76. Williamson AK, Chen AC, Masuda K, et al. Tensile mechanical properties of bovine articular cartilage: variations with growth and relationships to collagen network components. *J Orthop Res* 2003;21: 872–880.
77. Wong M, Ponticiello M, Kovanen V, et al. Volumetric changes of articular cartilage during stress relaxation in unconfined compression. *J Biomech* 2000;33:1049–1054.
78. Cameron D, Robinson R. Electron microscopy of epiphyseal and articular cartilage matrix in the femur of the newborn infant. *J Bone Joint Surg* 1958;40A:163–170.
79. Hedlund H, Mengarelli-Widholm S, et al. Stereologic studies on collagen in bovine articular cartilage. *APMIS* 1993;101:133–140.
80. Muir H, Bullough P, Maroudas A. The distribution of collagen in human articular cartilage with some of its physiological implications. *J Bone Joint Surg* 1970;52B:554–563.
81. Eyre DR, Dickson IR, van Ness K. The collagens of articular cartilage. *Semin Arthritis Rheum* 1991;21,S2:2–11.
82. Williamson AK, Chen AC, Sah RL. Compressive properties and function-composition relationships of developing bovine articular cartilage. *J Orthop Res* 2001;19:1113–1121.
83. Schumacher BL, Block JA, Schmid TM, et al. A novel proteoglycan synthesized and secreted by chondrocytes of the superficial zone of articular cartilage. *Arch Biochem Biophys* 1994;311:144–152.
84. Flannery CR, Hughes CE, Schumacher BL, et al. Articular cartilage superficial zone protein (SZP) is homologous to megakaryocyte stimulating factor precursor and Is a multifunctional proteoglycan with potential growth-promoting, cytoprotective, and lubricating properties in cartilage metabolism. *Biochem Biophys Res Commun* 1999;254: 535–541.
85. Schmid TM, Su J-L, Lindley KM, et al. Superficial zone protein (SZP) is an abundant glycoprotein in human synovial fluid with lubricating properties. In: Kuettner KE, Hascall VC (eds.). *The many faces of osteoarthritis*. New York: Raven, 2002:159–161.
86. Jay GD, Tantravahi U, Britt DE, et al. Homology of lubricin and superficial zone protein (SZP): products of megakaryocyte stimulating factor (MSF) gene expression by human synovial fibroblasts and articular chondrocytes localized to chromosome 1q25. *J Orthop Res* 2001; 19:677–687.
87. Jay GD. Characterization of a bovine synovial fluid lubricating factor. I. Chemical, surface activity and lubricating properties. *Connect Tissue Res* 1992;28:71–88.
88. Jay GD, Haberstroh K, Cha C-J. Comparison of the boundary-lubricating ability of bovine synovial fluid, lubricin, and Healon. *J Biomed Mater Res* 1998;40:414–418.
89. Schumacher BL, Hughes CE, Kuettner KE, et al. Immunodetection and partial cDNA sequence of the proteoglycan, superficial zone protein, synthesized by cells lining synovial joints. *J Orthop Res* 1999;17: 110–120.
90. Buckwalter JA. Evaluating methods of restoring cartilaginous articular surfaces. *Clin Orthop* 1999;367S:224–238.
91. Oates KM, Chen AC, Young EP, et al. Effect of tissue culture storage on the *in vivo* survival of canine osteochondral allografts. *J Orthop Res* 1995;13:562–569.
92. Bugbee WD, Convery FR. Osteochondral allograft transplantation. *Clin Sports Med* 1999;18:67–75.
93. Chu CR, Convery FR, Akeson WH, et al. Articular cartilage transplantation: clinical results in the knee. *Clin Orthop* 1999;360:159–168.
94. Garrett JC. Osteochondral allografts for reconstruction of articular defects of the knee. *Instr Course Lect* 1998;47:517–522.
95. Ghazavi MT, Pritzker KP, Davis AM, et al. Fresh osteochondral allografts for post-traumatic osteochondral defects of the knee. *J Bone Joint Surg* 1997;79B:1008–1013.
96. Plaga BR, Royster RM, Donigian AM, et al. Fixation of osteochondral fractures in rabbit knees. A comparison of Kirschner wires, fibrin sealant, and polydioxanone pins. *J Bone Joint Surg* 1992;74B:292–296.
97. Aston JE, Bentley G. Repair of articular surfaces by allografts of articular and growth-plate cartilage. *J Bone Joint Surg* 1986;68B:29–35.
98. Frenkel SR, Toolan B, Menche D, et al. Chondrocyte transplantation using a collagen bilayer matrix for cartilage repair. *J Bone Joint Surg* 1997;79B:831–836.
99. Schreiber RE, Ilten-Kirby BM, Dunkelman NS, et al. Repair of osteochondral defects with allogeneic tissue engineered cartilage implants. *Clin Orthop* 1999;367S:382–395.
100. O'Driscoll SW. Articular cartilage regeneration using periosteum. *Clin Orthop* 1999;367S:186–203.
101. Brittberg M, Lindahl A, Nilsson A, et al. Treatment of deep cartilage defects in the knee with autologous chondrocyte transplantation. *N Engl J Med* 1994;331:889–95.
102. Breinan HA, Minas T, Barone L, et al. Histological evaluation of the course of healing of canine articular cartilage defects treated with cultured autologous chondrocytes. *Tissue Eng* 1998;4:101–114.
103. Passl R, Plenk H Jr, Sauer G, et al. Die homologe reine gelenkknorpeltransplantation im tierexperiment: vorläufie experimentelle studien am schaf. *Arch Orthop Unfallchir* 1976;86:243–256.
104. Passl R, Plenk H, Sauer G, et al. Fibrinklebung von knorpelflächen. Experimentelle studien und klinische ergebnisse. *Med Sport* 1979; 19:23–28.
105. Albrecht F, Roessner A, Zimmermann E. Closure of osteochondral lesions using chondral fragments and fibrin adhesive. *Arch Orthop*

Trauma Surg 1983;101:213–217.
106. Kaplonyi G, Zimmerman I, Frenyo AD, et al. The use of fibrin adhesive in the repair of chondral and osteochondral injuries. *Injury* 1988; 19:267–272.
107. Passl R, Plenk H Jr. Die fibrinklebung von knorpelflächen *Beitr Orthop Traumatol* 1989;36:503–507.
108. Bakay A, Csonge L, Papp G, et al. Osteochondral resurfacing of the knee joint with allograft. Clinical analysis of 33 cases. *Int Orthop* 1998;22:277–281.
109. Fitzpatrick PL, Morgan DA. Fresh osteochondral allografts: a 6–10 year review. *Aust N Z J Surg* 1998;68:573–579.
110. Garrett JC. Fresh osteochondral allografts for treatment of articular defects in osteochondritis dissecans of the lateral femoral condyle in adults. *Clin Orthop* 1994;303:33–37.
111. McDermott AG, Langer F, Pritzker KP, et al. Fresh small-fragment osteochondral allografts. Long-term follow-up study on first 100 cases. *Clin Orthop* 1985:96–102.
112. Oakeshott RD, Farine I, Pritzker KPH, et al. A clinical and histologic analysis of failed fresh osteochondral allografts. *Clin Orthop* 1988; 233:283–294.
113. Johnson DL, Warner JJ. Osteochondritis dissecans of the humeral head: treatment with a matched osteochondral allograft. *J Shoulder Elbow Surg* 1997;6:160–163.
114. Marco F, Lopez-Oliva F, Fernandez-Arroyo JM, et al. Osteochondral allografts for osteochondritis dissecans and osteonecrosis of the femoral condyles. *Int Orthop* 1993;17:104–108.
115. Aubin PP, Cheah HK, Davis AM, et al. Long-term followup of fresh femoral osteochondral allografts for posttraumatic knee defects. *Clin Orthop* 2001:318–327.
116. Hangody L, Feczko P, Bartha L, et al. Mosaicplasty for the treatment of articular defects of the knee and ankle. *Clin Orthop* 2001:328–336.
117. Lane JG, Tontz WL, Bae WC, et al. A morphological, biochemical, and biomechanical assessment of short term effects of osteochondral autograft plug transfer in an animal model. *Arthroscopy* 2001;17: 856–863.
118. Yamashita F, Sakakida K, Suzu F, et al. The transplantation of an autogeneic osteochondral fragment for osteochondritis dissecans of the knee. *Clin Orthop* 1985;201:43–50.
119. Outerbridge HK, Outerbridge AR, Outerbridge RE. The use of a lateral patellar autologous graft for the repair of a large osteochondral defect in the knee. *J Bone Joint Surg* 1995;77A:65–72.
120. Outerbridge HK, Outerbridge AR, Outerbridge RE, et al. The use of lateral patellar autologous grafts for the repair of large osteochondral defects in the knee. *Acta Orthop Belg* 1999;65:129–135.
121. Matsusue Y, Yamamuro T, Hama H. Arthroscopic multiple osteochondral transplantation to the chondral defect in the knee associated with anterior cruciate ligament disruption. *Arthroscopy* 1993 9:318–321.
122. Bobic V. Arthroscopic osteochondral autograft transplantation in anterior cruciate ligament reconstruction: a preliminary clinical study. *Knee Surg Sports Traumatol Arthrosc* 1996;3:262–264.
123. Hangody L, Kish G, Karpati Z, et al. Treatment of osteochondritis dissecans of the talus: use of the mosaicplasty technique-a preliminary report. *Foot Ankle Int* 1997;18:628–634.
124. Berlet GC, Mascia A, Miniaci A. Treatment of unstable osteochondritis dissecans lesions of the knee using autogenous osteochondral grafts (mosaicplasty). *Arthroscopy* 1999;15:312–316.
125. Ishida O, Ikuta Y, Kuroki H. Ipsilateral osteochondral grafting for finger joint repair. *J Hand Surg Am* 1994;19:372–377.
126. Sandow MJ. Proximal scaphoid costo-osteochondral replacement arthroplasty. *J Hand Surg* 1998;23B:201–208.
127. Al-Shaikh RA, Chou LB, Mann JA, et al. Autologous osteochondral grafting for talar cartilage defects. *Foot Ankle Int* 2002;23:381–389.
128. Hangody L, Kish G, Modis L, et al. Mosaicplasty for the treatment of osteochondritis dissecans of the talus: two to seven year results in 36 patients. *Foot Ankle Int* 2001;22:552–558.
129. Kish G, Modis L, Hangody L. Osteochondral mosaicplasty for the treatment of focal cartilage and osteochondral lesions of the knee and talus in the athlete. Rationale, indications, techniques, and results. *Clin Sports Med* 1999;18:45–66, vi.
130. Gaweda K, Modrzewski K, Godlewski P, et al. [Repair of focal chondral lesions of femoral condyles treated with osteochondral autografts]. *Chir Narzadow Ruchu Ortop Pol* 2002;67:247–253.
131. Jakob RP, Franz T, Gautier E, et al. Autologous osteochondral grafting in the knee: indication, results, and reflections. *Clin Orthop* 2002: 170–184.
132. Delcogliano A, Caporaso A, Menghi A, et al. Results of autologous osteochondral grafts in chondral lesions of the knee. *Minerva Chir* 2002;57:273–281.
133. Stone KR, Walgenbach A. Surgical technique for articular cartilage transplantation to full-thickness cartilage defects in the knee joint. *Operative Tech Orthop* 1997;7:305–311.
134. Rubak JM, Poussa M, Ritsilä V. Chondrogenesis in repair of articular cartilage defects by free periosteal grafts in rabbits. *Acta Orthop Scand* 1982;53:181–186.
135. Zarnett R, Delaney JP, Driscoll SWO, et al. Cellular origin and evolution of neochondrogenesis in major full-thickness defects of a joint surface treated by free autogenous periosteal grafts and subjected to continuous passive motion in rabbits. *Clin Orthop* 1987;222:267–274.
136. Zarnett R, Salter RB. Periosteal neochondrogenesis for biologically resurfacing joints: its cellular origin. Can J Surg 1985;32:171–174.
137. Alfredson H, Lorentzon R. Superior results with continuous passive motion compared to active motion after periosteal transplantation: a retrospective study of human patella cartilage defect treatment. *Knee Surg Sports Traumatol Arthrosc* 1999;7:232–238.
138. Alfredson H, Thorsen K, Lorentzon R. Treatment of tear of the anterior cruciate ligament combined with localised deep cartilage defects in the knee with ligament reconstruction and autologous periosteum transplantation. *Knee Surg Sports Traumatol Arthrosc* 1999;7:69–74.
139. Lorentzon R, Alfredson H, Hildingsson CH. Treatment of deep cartilage defects of the patella with periosteal transplantation. *Knee Surg Sports Traumatol Arthrosc* 1998;6:202–208.
140. Hoikka VEJ, Jaroma HJ, Ritsila VA. Reconstruction of the patellar articulation with periosteal grafts. *Acta Orthop Scand* 1990;61: 36–39.
141. Korkala OL, Kuokkanen HO. Autoarthroplasty of knee cartilage defects by osteoperiosteal grafts. *Arch Orthop Trauma Surg* 1995;114: 253–256.
142. Niedermann B, Boe S, Lauritzen J, et al. Glued periosteal grafts in the knee. *Acta Orthop Scand* 1985;56:457–460.
143. Engkvist O, Skoog V, Pastacaldi P, et al. The cartilaginous potential of the perichondrium in rabbit ear and rib. A comparative study in vivo and in vitro. *Scand J Plast Reconstr Surg* 1979;13:275–280.
144. Bruns J, Meyer-Pannwitt U, Silbermann M. The rib perichondrium. An anatomical study in sheep of a tissue used as transplant in the treatment of hyaline-cartilage defects. *Acta Anat* 1992;144:258–266.
145. Skoog T, Ohlsen L, Sohn SA. Perichondrial potential for cartilaginous regeneration. *Scand J Plast Reconst Surg* 1972;6:123–125.
146. Bulstra SK, Homminga GN, Buurman WA, et al. The potential of adult human perichondrium to form hyalin cartilage in vitro. *J Orthop Res* 1990;8:328–335.
147. Coutts RD, Woo SL-Y, Amiel D, et al. Rib perichondrial autografts in full-thickness articular cartilage defects in rabbits. *Clin Orthop* 1992;275:263–273.
148. Upton J, Sohn SA, Glowacki J. Neocartilage derived from transplanted perichondrium: what is it? *Plast Reconstr Surg* 1981;68:166–174.
149. Engkvist O, Wilander E. Formation of cartilage from rib perichondrium grafted to an articular defect in the femur condyle of the rabbit. *Scand J Plast Reconstr Surg* 1979;13:371–376.
150. Skoog T, Johansson SH. The formation of articular cartilage from free perichondrial grafts. *Scand J Plast Reconstr Surg* 1976;57:1–6.
151. Engkvist O, Johansson SH. Perichondrial arthroplasty. A clinical study in twenty-six patients. *Scand J Plast Reconstr Surg* 1980;14: 71–87.
152. Katsaros J, Milner R, Marshall NJ. Perichondrial arthroplasty incorporating costal cartilage. *J Hand Surg Br* 1995;20:137–142.
153. Sully L, Jackson IT, Sommerlad BC. Perichondrial grafting in rheumatoid metacarpophalangeal joints. *Hand* 1980;12:137–148.
154. Jackson IT, Sully L, Tanner NS, et al. An interpositional elastomeric cap for metacarpophalangeal joint perichondroplasty in rheumatoid arthritis. *Hand* 1981;13:158–163.
155. Tajima S, Aoyagi F, Maruyama Y. Free perichondrial grafting in the treatment of temporomandibular joint ankylosis. Preliminary report. *Plast Reconstr Surg* 1978;61:876–880.
156. Hvid I, Andersen LI. Perichondrial autograft in traumatic chon-

dromalacia patellae. Report of a case. *Acta Orthop Scand* 1981;52: 91–93.
157. Bouwmeester SJ, Beckers JM, Kuijer R, et al. Long-term results of rib perichondrial grafts for repair of cartilage defects in the human knee. *Int Orthop* 1997;21:313–317.
158. Bouwmeester P, Kuijer R, Terwindt-Rouwenhorst E, et al. Histological and biochemical evaluation of perichondrial transplants in human articular cartilage defects. *J Orthop Res* 1999;17:843–849.
159. Bouwmeester PS, Kuijer R, Homminga GN, et al. A retrospective analysis of two independent prospective cartilage repair studies: autogenous perichondrial grafting versus subchondral drilling 10 years post-surgery. *J Orthop Res* 2002;20:267–273.
160. Genzyme Corporation. *(Product Insert) Carticel™, autologous cultured chondrocytes for implantation*. Cambridge, MA: Genzyme Tissue Repair, 1997.
161. McGowan KB, Kurtis MS, Lottman LM, et al. Biochemical quantification of DNA in human articular and septal cartilage using PicoGreen® and Hoechst 33258. *Osteoarthritis Cartilage* 2002; 10:580–587.
162. Grande DA, Singh IJ, Pugh J. Healing of experimentally produced lesions in articular cartilage following chondrocyte transplantation. *Anat Rec* 1987;218:142–148.
163. Brittberg M, Nilsson A, Lindahl A, et al. Rabbit articular cartilage defects treated with autologous cultured chondrocytes. *Clin Orthop* 1996;326:270–283.
164. Rahfoth B, Weisser J, Sternkopf F, et al. Transplantation of allograft chondrocytes embedded in agarose gel into cartilage defects of rabbits. *Osteoarthritis Cartilage* 1998;6:50–65.
165. Kawamura S, Wakitani S, Kimura T, et al. Articular cartilage repair. Rabbit experiments with a collagen gel-biomatrix and chondrocytes cultured in it. *Acta Orthop Scand* 1998;69:56–62.
166. Chu CR, Coutts RD, Yoshioka M, et al. Articular cartilage repair using allogeneic perichondrocyte seeded biodegradable porous polylactic acid (PLA): a tissue engineering study. *J Biomed Mater Res* 1995;29:1147–1154.
167. Sams AE, Nixon AJ. Chondrocyte-laden collagen scaffolds for resurfacing extensive articular cartilage defects. *Osteoarthritis Cartilage* 1995;3:47–59.
168. Sams AE, Minor RR, Wootton JAM, et al. Local and remote matrix responses to chondrocyte-laden collagen scaffold implantation in extensive articular cartilage defects. *Osteoarthritis Cartilage* 1995;3: 61–70.
169. Hendrickson DA, Nixon AJ, Grande DA, et al. Chondrocyte-fibrin matrix transplants for resurfacing extensive articular cartilage defects. *J Orthop Res* 1994;12:485–497.
170. Shortkroff S, Barone L, Hsu HP, et al. Healing of chondral and osteochondral defects in a canine model: the role of cultured chondrocytes in regeneration of articular cartilage. *Biomaterials* 1996;17:147–154.
171. van Susante JL, Buma P, Schuman L, et al. Resurfacing potential of heterologous chondrocytes suspended in fibrin glue in large full-thickness defects of femoral articular cartilage: an experimental study in the goat. *Biomaterials* 1999;20:1167–1175.
172. van Susante JL, Buma P, Homminga GN, et al. Chondrocyte-seeded hydroxyapatite for repair of large articular cartilage defects. A pilot study in the goat. *Biomaterials* 1998;19:2367–2374.
173. Bentley G, Gree RB. Homotransplantation of isolated epiphyseal and articular cartilage chondrocytes into the joint surfaces of rabbits. *Nature* 1971;230:385–388.
174. Bentley G, Smith AU, Mukerhjee R. Isolated epiphyseal chondrocyte allografts into joint surfaces: an experimental study in rabbits. *Ann Rheum Dis* 1978;37:449–458.
175. Chesterman PJ, Smith AU. Homotransplantation of articular cartilage and isolated chondrocytes: an experimental study in rabbits. *J Bone Joint Surg* 1968;50B:184–197.
176. Green WT. Articular cartilage repair: behavior of rabbit chondrocytes during tissue culture and subsequent allografting. *Clin Orthop* 1977; 124:237–250.
177. Grande DA, Pitman MI, Peterson L, et al. The repair of experimentally produced defects in rabbit articular cartilage by autologous chondrocyte transplantation. *J Orthop Res* 1989;7:208–218.
178. Brittberg M, Sjogren-Jansson E, Lindahl A, et al. Influence of fibrin sealant (Tisseel) on osteochondral defect repair in the rabbit knee. *Biomaterials* 1997;18:235–242.
179. Gillogly SD, Voight M, Blackburn T. Treatment of articular cartilage defects of the knee with autologous chondrocyte implantation. *J Orthop Sports Phys Ther* 1998;28:241–251.
180. Genzyme Corporation. *Cartilage repair registry: periodic report*. Cambridge, Massachusetts: Genzyme Tissue Repair, 1999.
181. Minas T, Peterson L. Chondrocyte transplantation. *Operative Tech Orthop* 1997;7:323–333.
182. Micheli LJ, Browne JE, Erggelet C, et al. Autologous chondrocyte implantation of the knee: multicenter experience and minimum 3-year follow-up. *Clin J Sports Med* 2001;11:223–228.
183. Minas T. Autologous chondrocyte transplantation for focal chondral defects of the knee. *Clin Orthop* 2001;391S:349–361.
184. Robinson D, Ash H, Aviezer D, et al. Autologous chondrocyte transplantation for reconstruction of isolated joint defects: the Assaf Harofeh experience. *Isr Med Assoc J* 2000;2:290–295.
185. Brittberg M, Tallheden T, Sjogren-Jansson B, et al. Autologous chondrocytes used for articular cartilage repair: an update. *Clin Orthop* 2001;391S:337–348.
186. Gillis A, Bashir A, McKeon B, et al. Magnetic resonance imaging of relative glycosaminoglycan distribution in patients with autologous chondrocyte transplants. *Invest Radiol* 2001;36:743–748.
187. Henderson IJ, Tuy B, Connell D, et al. Prospective clinical study of autologous chondrocyte implantation and correlation with MRI at three and 12 months. *J Bone Joint Surg* 2003;85B:1060–1066.
188. Roberts S, Hollander AP, Caterson B, et al. Matrix turnover in human cartilage repair tissue in autologous chondrocyte implantation. *Arthritis Rheum* 2001;44:2586–2598.
189. Roberts S, McCall IW, Darby AJ, et al. Autologous chondrocyte implantation for cartilage repair: monitoring its success by magnetic resonance imaging and histology. *Arthritis Res Ther* 2003;5:R60–73.
190. Briggs TW, Mahroof S, David LA, et al. Histological evaluation of chondral defects after autologous chondrocyte implantation of the knee. *J Bone Joint Surg* 2003;85B:1077–1083.
191. Peterson L, Brittberg M, Kiviranta I, et al. Autologous chondrocyte transplantation. Biomechanics and long-term durability. *Am J Sports Med* 2002;30:2–12.
192. Laasanen MS, Toyras J, Vasara AI, et al. Mechano-acoustic diagnosis of cartilage degeneration and repair. *J Bone Joint Surg* 2003;85A [Suppl 2]:78–84.
193. Horas U, Pelinkovic D, Herr G, et al. Autologous chondrocyte implantation and osteochondral cylinder transplantation in cartilage repair of the knee joint. A prospective, comparative trial. *J Bone Joint Surg* 2003;85A:185–192.
194. Driesang IM, Hunziker EB. Delamination rates of tissue flaps used in articular cartilage repair. *J Orthop Res* 2001;18:909–911.
195. Hunziker EB. Biologic repair of articular cartilage. Defect models in experimental animals and matrix requirements. *Clin Orthop* 1999; 367S:135–146.
196. Messner K, Gillquist J. Cartilage repair. A critical review. *Acta Orthop Scand* 1996;67:523–529.
197. O'Driscoll SW. The healing and regeneration of articular cartilage. *J Bone Joint Surg* 1998;80A:1795–1813.
198. Caplan AI, Elyaderani M, Mochizuki Y, et al. Principles of cartilage repair and regeneration. *Clin Orthop* 1997;342:254–269.
199. Hunziker EB. Growth-factor induced healing of partial-thickness defects in adult articular cartilage. *Osteoarthritis Cartilage* 2001;9: 22–32.
200. Johnstone B, Yoo JU. Autologous mesenchymal progenitor cells in articular cartilage repair. *Clin Orthop* 1999;367S:156–162.
201. Yoo JU, Barthel TS, Nishimura K, et al. The chondrogenic potential of human bone-marrow-derived mesenchymal progenitor cells. *J Bone Joint Surg* 1998;80A:1745–1757.
202. Grande DA, Breitbart AS, Mason J, et al. Cartilage tissue engineering: current limitations and solutions. *Clin Orthop* 1999;367S:176–185.
203. Coutts RD, Sah RL, Amiel D. Effect of growth factors on cartilage repair. *Instr Course Lect* 1997;46:487–494.
204. Glowacki J, Mulliken JB. Demineralized bone implants. *Clin Plast Surg* 1985;12:233–241.
205. Urist MR, Nogami H. Morphogenetic substratum for differentiation of cartilage in tissue culture. *Nature* 1970;225:1051–1052.
206. Billings E, von Schroeder HP, Mai MT, et al. Cartilage resurfacing of the rabbit knee: the use of an allogeneic demineralized bone matrix-autogeneic perichondrium composite implant. *Acta Orthop Scand* 1990;61:201–206.

207. Dahlberg L, Kreicbergs A. Demineralized allogeneic bone matrix for cartilage repair. *J Orthop Res* 1991;9:11–19.
208. Dounchis JS, Goomer RS, Harwood FL, et al. Chondrogenic phenotype of perichondrium-derived chondroprogenitor cells is influenced by transforming growth factor-beta 1. *J Orthop Res* 1997;15:803–807.
209. Wakitani S, Imoto K, Kimura T, et al. Hepatocyte growth factor facilitates cartilage repair. Full thickness articular cartilage defect studied in rabbit knees. *Acta Orthop Scand* 1997;68:474–480.
210. Grgic M, Jelic M, Basic V, et al. Regeneration of articular cartilage defects in rabbits by osteogenic protein-1 (bone morphogenetic protein-7). *Acta Med Croatica* 1997;51:23–27.
211. Fujimoto E, Ochi M, Kato Y, et al. Beneficial effect of basic fibroblast growth factor on the repair of full-thickness defects in rabbit articular cartilage. *Arch Orthop Trauma Surg* 1999;119:139–145.
212. Otsuka Y, Mizuta H, Takagi K, et al. Requirement of fibroblast growth factor signaling for regeneration of epiphyseal morphology in rabbit full-thickness defects of articular cartilage. *Dev Growth Differ* 1997;39:143–156.
213. Sellers RS, Peluso D, Morris EA. The effect of recombinant human bone morphogenetic protein-2 (rhBMP-2) on the healing of full-thickness defects of articular cartilage. *J Bone Joint Surg* 1997;79A: 1452–1463.
214. Bradham DM, Horton WE. In vivo cartilage formation from growth factor modulated articular chondrocytes. *Clin Orthop* 1998;352:239–249.
215. Nixon AJ, Fortier LA, Williams J, et al. Enhanced repair of extensive articular defects by insulin-like growth factor-I-laden fibrin composites. *J Orthop Res* 1999;17:475–487.
216. Lohmann CH, Schwartz Z, Niederauer GG, et al. Pretreatment with platelet derived growth factor-BB modulates the ability of costochondral resting zone chondrocytes incorporated into PLA/PGA scaffolds to form new cartilage in vivo. *Biomaterials* 2000;21:49–61.
217. Hubbell JA. Bioactive biomaterials. *Curr Opin Biotechnol* 1999;10: 123–129.
218. Drury JL, Mooney DJ. Hydrogels for tissue engineering: scaffold design variables and applications. *Biomaterials* 2003;24:4337–4351.
219. Nguyen KT, West JL. Photopolymerizable hydrogels for tissue engineering applications. *Biomaterials* 2002;23:4307–4314.
220. Metters AT, Anseth KS, Bowman CN. Fundamental studies of biodegradable hydrogels as cartilage replacement materials. *Biomed Sci Instrum* 1999;35:33–38.
221. Martens PJ, Bryant SJ, Anseth KS. Tailoring the degradation of hydrogels formed from multivinyl poly(ethylene glycol) and poly(vinyl alcohol) macromers for cartilage tissue engineering. *Biomacromolecules* 2003;4:283–292.
222. Bryant SJ, Anseth KS. Controlling the spatial distribution of ECM components in degradable PEG hydrogels for tissue engineering cartilage. *J Biomed Mater Res* 2003;64A:70–79.
223. Anseth KS, Metters AT, Bryant SJ, et al. In situ forming degradable networks and their application in tissue engineering and drug delivery. *J Control Release* 2002;78:199–209.
224. Lutolf MP, Lauer-Fields JL, Schmoekel HG, et al. Synthetic matrix metalloproteinase-sensitive hydrogels for the conduction of tissue regeneration: engineering cell-invasion characteristics. *Proc Natl Acad Sci U S A* 2003;100:5413–5418.
225. Bryant SJ, Nuttelman CR, Anseth KS. The effects of crosslinking density on cartilage formation in photocrosslinkable hydrogels. *Biomed Sci Instrum* 1999;35:309–314.
226. Bryant SJ, Anseth KS. Hydrogel properties influence ECM production by chondrocytes photoencapsulated in poly(ethylene glycol) hydrogels. *J Biomed Mater Res* 2002;59:63–72.
227. Lutolf MP, Weber FE, Schmoekel HG, et al. Repair of bone defects using synthetic mimetics of collagenous extracellular matrices. *Nat Biotechnol* 2003;21:513–518.
228. Halstenberg S, Panitch A, Rizzi S, et al. Biologically engineered protein-graft-poly(ethylene glycol) hydrogels: a cell adhesive and plasmin-*degradable biosynthetic material for tissue repair.* Biomacromolecules 2002;3:710–723.
229. Park YD, Tirelli N, Hubbell JA. Photopolymerized hyaluronic acid-based hydrogels and interpenetrating networks. *Biomaterials* 2003; 24:893–900.
230. Hern DL, Hubbell JA. Incorporation of adhesion peptides into nonadhesive hydrogels useful for tissue resurfacing. *J Biomed Mater Res* 1998;39:266–276.
231. Burdick JA, Anseth KS. Photoencapsulation of osteoblasts in injectable RGD-modified PEG hydrogels for bone tissue engineering. *Biomaterials* 2002;23:4315–4323.
232. Mann BK, Gobin AS, Tsai AT, et al. Smooth muscle cell growth in photopolymerized hydrogels with cell adhesive and proteolytically degradable domains: synthetic ECM analogs for tissue engineering. *Biomaterials* 2001;22:3045–3051.
233. Burdick JA, Mason MN, Hinman AD, et al. Delivery of osteoinductive growth factors from degradable PEG hydrogels influences osteoblast differentiation and mineralization. *J Control Release* 2002;83: 53–63.
234. Wakitani S, Kimura T, Hirooka A, et al. Repair of rabbit articular surfaces with allograft chondrocytes embedded in collagen gel. *J Bone Joint Surg* 1989;71B:74–80.
235. Noguchi T, Oka M, Fujino M, et al. Repair of osteochondral defects with grafts of cultured chondrocytes. *Clin Orthop* 1994;302:251–258.
236. Ben-Yishay A, Grande DA, Schwartz RE, et al. Repair of articular cartilage defects with collagen-chondrocyte allografts. *Tissue Eng* 1995;1:119–133.
237. Nixon AJ, Sams AE, Lust G, et al. Temporal matrix synthesis and histologic features of a chondrocyte-laden porous collagen cartilage analogue. *Am J Vet Res* 1993;54:349–356.
238. Grande DA, Halberstadt C, Naughton G, et al. Evaluation of matrix scaffolds for tissue engineering of articular cartilage grafts. *J Biomed Mater Res* 1997;34:211–220.
239. Kimura T, Yasui N, Ohsawa S, et al. Chondrocytes embedded in collagen gels maintain cartilage phenotype during long-term cultures. *Clin Orthop* 1984;186:231–239.
240. Toole BP. Hyaluronan in morphogenesis. *J Intern Med* 1997;242: 35–40.
241. Robinson D, Halperin N, Nevo Z. Regenerating hyaline cartilage in articular defects of old chickens using implants of embryonal chick chondrocytes embedded in a new natural delivery substance. *Calcif Tissue Int* 1990;46:246–253.
242. Robinson D, Halperin N, Nevo Z. Long-term follow-up of the fate of xenogeneic transplants of chondrocytes implanted into joint surfaces. *Transplantation* 1991;52:380–383.
243. Butnariu-Ephrat M, Robinson D, Mendes DG, et al. Resurfacing of goat articular cartilage by chondrocytes derived from bone marrow. *Clin Orthop* 1996;330:234–243.
244. Robinson D, Efrat M, Mendes DG, et al. Implants composed of carbon fiber mesh and bone-marrow-derived, chondrocyte-enriched cultures for joint surface reconstruction. *Bull Hosp Jt Dis* 1993;53: 75–82.
245. Solchaga LA, Dennis JE, Goldberg VM, et al. Hyaluronic acid-based polymers as cell carriers for tissue-engineered repair of bone and cartilage. *J Orthop Res* 1999;17:205–213.
246. Baier Leach J, Bivens KA, Patrick Jr CW, et al. Photocrosslinked hyaluronic acid hydrogels: natural, biodegradable tissue engineering scaffolds. *Biotechnol Bioeng* 2003;82:578–589.
247. Schlag G, Redl H. Fibrin sealant in orthopedic surgery. *Clin Orthop* 1988;227:269–285.
248. Weber SC, Chapman MW. Adhesives in orthopaedic surgery: a review of the literature and in vitro bonding strengths of bone-bonding agents. *Clin Orthop* 1984;191:249–261.
249. Meinhart J, Fussenegger M, Hobling W. Stabilization of fibrin-chondrocyte constructs for cartilage reconstruction. *Ann Plast Surg* 1999;42:673–678.
250. Jürgensen K, Aeschlimann D, Cavin V, et al. A new biological glue for cartilage-cartilage interfaces: tissue transglutaminase. *J Bone Joint Surg* 1997;79A:185–193.
251. Paletta GA, Arnoczky SP, Warren RF. The repair of osteochondral defects using an exogenous fibrin clot. An experimental study in dogs. *Am J Sports Med* 1992;20:725–731.
252. Itay S, Abramovici A, Nevo Z. Use of cultured embryonal chick epiphyseal chondrocytes as grafts for defects in chick articular cartilage. *Clin Orthop* 1987;220:284–303.
253. Sims CD, Butler PE, Cao YL, et al. Tissue engineered neocartilage using plasma derived polymer substrates and chondrocytes. *Plast Reconstr Surg* 1998;101:1580–1585.
254. Silverman RP, Passaretti D, Huang W, et al. Injectable tissue-engineered cartilage using a fibrin glue polymer. *Plast Reconstr Surg* 1999;103:1809–1818.
255. Homminga GN, Buma P, Koot HW, et al. Chondrocyte behavior in

fibrin glue in vitro. *Acta Orthop Scand* 1993;64:441–445.
256. Ting V, Sims CD, Brecht LE, et al. In vitro prefabrication of human cartilage shapes using fibrin glue and human chondrocytes. *Ann Plast Surg* 1998;40:413–420.
257. Hendrickson DA, Nixon AJ, Erb HN, et al. Phenotype and biological activity of neonatal equine chondrocytes cultured in a three-dimensional fibrin matrix. *Am J Vet Res* 1994;55:410–414.
258. Sakiyama-Elbert SE, Hubbell JA. Development of fibrin derivatives for controlled release of heparin-binding growth factors. *J Control Release* 2000;65:389–402.
259. Schense JC, Hubbell JA. Cross-linking exogenous bifunctional peptides into fibrin gels with factor XIIIa. *Bioconjug Chem* 1999;10:75–81.
260. Minns RJ, Muckle DS, Donkin JE. The repair of osteochondral defects in osteoarthritic rabbit knees by the use of carbon fibre. *Biomaterials* 1982;3:81–86.
261. Minns RJ, Muckle DS. Mechanical and histological response of carbon fibre pads implanted in the rabbit patella. *Biomaterials* 1989;10:273–276.
262. Kaar TK, Fraher JP, Brady MP. A quantitative study of articular repair in the guinea pig. *Clin Orthop* 1998;346:228–243.
263. Brittberg M, Faxen E, Peterson L. Carbon fiber scaffolds in the treatment of early knee osteoarthritis. A prospective 4-year followup of 37 patients. *Clin Orthop* 1994;307:155–164.
264. Messner K. Durability of artificial implants for repair of osteochondral defects of the medial femoral condyle in rabbits. *Biomaterials* 1994;15:657–664.
265. Messner K, Gillquist J. Synthetic implants for the repair of osteochondral defects of the medial femoral condyle: a biomechanical and histological evaluation in the rabbit knee. *Biomaterials* 1993;14:513–521.
266. Messner K, Lohmander LS, Gillquist J. Neocartilage after artificial cartilage repair in the rabbit: histology and proteoglycan fragments in joint fluid. *J Biomed Mater Res* 1993;27:949–954.
267. Messner K. Hydroxylapatite supported Dacron plugs for repair of isolated full-thickness osteochondral defects of the rabbit femoral condyle: mechanical and histological evaluations from 6–48 weeks. *J Biomed Mater Res* 1993;27:1527–1532.
268. Messner K, Gillquist J, Björnsson S, et al. Proteoglycan fragments in rabbit joint fluid correlated to arthrosis stage. *Acta Orthop Scand* 1993;64:312–316.
269. Pongor P, Betts J, Muckle DS, et al. Woven carbon surface replacement in the knee: independent clinical review. *Biomaterials* 1992;13:1070–1076.
270. Muckle DS, Minns RJ. Biological response to woven carbon fibre pads in the knee. *J Bone Joint Surg* 1989;71B:60–62.
271. Meister K, Cobb A, Bentley G. Treatment of painful articular cartilage defects of the patella by carbon-fibre implants. *J Bone Joint Surg* 1998;80B:965–970.
272. Bostman O. Absorbable implants for the fixation of fractures. *J Bone Joint Surg* 1991;73A:148–153.
273. Chu CC, Browning A. The study of thermal and gross morphologic properties of polyglycolic acid upon annealing and degradation treatments. *J Biomed Mater Res* 1988;22:699–712.
274. Matsusue Y, Yamamuro T, Oka M, et al. In vitro and in vivo studies on bioabsorbable ultra-high-strength poly(L-lactide) rods. *J Biomed Mater Res* 1992;26:1553–1567.
275. Athanasiou KA, Schmitz JP, Agrawal CM. The effects of porosity on *in vitro* degradation of polylactic acid-polyglycolic acid implants used in repair of articular cartilage. *Tissue Eng* 1998;4:53–63.
276. Therin M, Christel P, Li S, et al. In vitro degradation of massive poly(a-hydroxy acids): validation of in vitro findings. *Biomaterials* 1992;13:594–600.
277. Spain TL, Agrawal CM, Athanasiou KA. New technique to extend the useful life of a biodegradable cartilage implant. *Tissue Eng* 1998;4:343–352.
278. Athanasiou KA, Korvick D, Schenck RC. Biodegradable implants for the treatment of osteochondral defects in a goat model. *Tissue Eng* 1997;3:363–373.
279. Suganuma J, Alexander H. Biological response of intramedullary bone to poly-L-lactic acid. *J Appl Biomater* 1993;4:13–27.
280. Paivarinta U, Bostman O, Majola A, et al. Intraosseous cellular response to biodegradable fracture fixation screws made of polyglycolide or polylactide. *Arch Orthop Trauma Surg* 1993;112:71–74.
281. Freed LE, Grande DA, Lingbin Z, et al. Joint resurfacing using allograft chondrocytes and synthetic biodegradable polymer scaffolds. *J Biomed Mater Res* 1994;28:891–899.
282. Freed LE, Martin I, Vunjak-Novakovic G. Frontiers in tissue engineering. In vitro modulation of chondrogenesis. *Clin Orthop* 1999;367S:46–58.
283. Vunjak-Novakovic G, Martin I, Obradovic B, et al. Bioreactor cultivation conditions modulate the composition and mechanical properties of tissue-engineered cartilage. *J Orthop Res* 1999;17:130–139.
284. Chu CR, Monosov AZ, Amiel D. In situ assessment of cell viability within biodegradable polymer matrices. *Biomaterials* 1995;16:1381–1384.
285. Chu CR, Dounchis JS, Yoshioka M, et al. Osteochondral repair using perichondrial cells: a one year study in rabbits. *Clin Orthop* 1997;340:220–229.
286. Jackson RW, Judy MM, Matthews JL, et al. Photochemical tissue welding with 1,8 naphthalimide dyes: in vivo meniscal and cartilage welds. *Trans Orthop Res Soc* 1997;22:650.
287. Elisseeff J, Anseth K, Sims D, et al. Transdermal photopolymerization for minimally invasive implantation. *Proc Natl Acad Sci U S A* 1999;96:3104–3107.
288. Simon WH. Scale effects in animal joints. *Arthritis Rheum* 1971;14:493–502.
289. Baragi VM, Renkiewicz RR, Qiu L, et al. Transplantation of adenovirally transduced allogeneic chondrocytes into articular cartilage defects *in vivo*. *Osteoarthritis Cartilage* 1997;5:275–282.
290. Freed LE, Marquis JC, Nohria A, et al. Neocartilage formation in vitro and in vivo using cells cultured on synthetic biodegradable polymers. *J Biomed Mater Res* 1993;27:11–23.
291. Kawabe N, Yoshinao M. The repair of full-thickness articular cartilage defects. *Clin Orthop* 1991;268:279–293.
292. Kandel RA, Chen H, Clark J, et al. Transplantation of cartilaginous tissue generated in vitro into articular joint defects. *Artif Cells Blood Substit Immobil Biotechnol* 1995;23:565–577.
293. Schinagl RM, Gurskis D, Chen AC, et al. Depth-dependent confined compression modulus of full-thickness bovine articular cartilage. *J Orthop Res* 1997;15:499–506.
294. Wayne JS, Woo SL, Kwan MK. Finite element analyses of repaired articular surfaces. *Proc Inst Mech Eng [H]* 1991;205:155–162.
295. Smith CL, Mansour JM. Indentation of an osteochondral repair: sensitivity to experimental variables and boundary conditions. *J Biomech* 2000;33:1507–1511.
296. Korhonen RK, Laasanen MS, Toyras J, et al. Comparison of the equilibrium response of articular cartilage in unconfined compression, confined compression and indentation. *J Biomech* 2002;35:903–909.
297. Liu Y, Chen F, Liu W, et al. Repairing large porcine full-thickness defects of articular cartilage using autologous chondrocyte-engineered cartilage. *Tissue Eng* 2002;8:709–721.
298. Peretti GM, Randolph MA, Zaporojan V, et al. A biomechanical analysis of an engineered cell-scaffold implant for cartilage repair. *Ann Plast Surg* 2001;46:533–537.
299. Elisseeff J, McIntosh W, Anseth K, et al. Photoencapsulation of chondrocytes in poly(ethylene oxide)-based semi-interpenetrating networks. *J Biomed Mater Res* 2000;51:164–171.
300. Buschmann MD, Gluzband YA, Grodzinsky AJ, et al. Chondrocytes in agarose culture synthesize a mechanically functional extracellular matrix. *J Orthop Res* 1992;10:745–758.
301. Mauck RL, Soltz MA, Wang CC, et al. Functional tissue engineering of articular cartilage through dynamic loading of chondrocyte-seeded agarose gels. *J Biomech Eng* 2000;122:252–260.
302. Mauck RL, Seyhan SL, Ateshian GA, et al. Influence of seeding density and dynamic deformational loading on the developing structure/function relationships of chondrocyte-seeded agarose hydrogels. *Ann Biomed Eng* 2002;30:1046–1056.
303. Ostrander RV, Goomer RS, Tontz WL, et al. Donor cell fate in tissue engineering of articular cartilage repair. *Clin Orthop* 2001;389:228–237.
304. Ball ST, Goomer RS, Harwood FL, et al. Pre-incubation of perichondrial cells in a biodegradable scaffold enhances donor cell retention in the repair tissue of osteochondral defects. *Trans Orthop Res Soc* 2002;27:249.
305. Giurea A, Klein TJ, Chen AC, et al. Adhesion of perichondrial cells to a polylactic acid scaffold. *J Orthop Res* 2003;4:584–589.
306. Grigolo B, Roseti L, Fiorini M, et al. Transplantation of chondrocytes seeded on a hyaluronan derivative (Hyaff®-11) into cartilage defects in rabbits. *Biomaterials* 2001;22:2417–2424.

307. Cherubino P, Grassi FA, Bulgheroni P, et al. Autologous chondrocyte implantation using a bilayer collagen membrane: a preliminary report. *J Orthop Surg* (Hong Kong) 2003;11:10–15.
308. Pavesio A, Abatangelo G, Borrione A, et al. Hyaluronan-based scaffolds (Hyalograft C) in the treatment of knee cartilage defects: preliminary clinical findings. *Novartis Found Symp* 2003;249:203–217; discussion, 29–33, 34–38, 39–41.
309. Ochi M, Uchio Y, Tobita M, et al. Current concepts in tissue engineering technique for repair of cartilage defect. *Artif Organs* 2001; 25:172–179.
310. Pei M, Solchanga LA, Seidel J, et al. Bioreactors mediate the effectiveness of tissue engineering scaffolds *FASEB J* 2002;16:1691–1694.
311. Moran JM, Pazzano D, Bonassar LJ. Characterization of polylactic acid-polyglycolic acid composites for cartilage tissue engineering. *Tissue Eng* 2003;9:63–70.
312. Wei X, Reaseanen T, Messner K. Maturation-related compressive properties of rabbit knee articular cartilage and volume fraction of subchondral tissue. *Osteoarthritis Cartilage* 1998;6:400–409.
313. Toolan BC, Frenkel SR, Pachence JM, et al. Effects of growth-factor-enhanced culture on a chondrocyte-collagen implant for cartilage repair. *J Biomed Mater Res* 1996;31:273–280.
314. Blunk T, Sieminski AL, Gooch KJ, et al. Differential effects of growth factors on tissue-engineered cartilage. *Tissue Eng* 2002;8: 73–84.
315. Kisiday J, Jin M, Kurz B, et al. Self-assembling peptide hydrogel fosters chondrocyte extracellular matrix production and cell division: implications for cartilage tissue repair. *Proc Natl Acad Sci U S A* 2002;99:9996–10001.
316. Fujisato T, Sajiki T, Liu Q, et al. Effect of basic fibroblast growth factor on cartilage regeneration in chondrocyte-seeded collagen sponge scaffold. *Biomaterials* 1996;17:155–162.
317. Elisseeff J, McIntosh W, Fu K, et al. Controlled-release of IGF-I and TGF-beta1 in a photopolymerizing hydrogel for cartilage tissue engineering. *J Orthop Res* 2001;19:1098–1104.
318. Smith P, Shuler FD, Georgescu HI, et al. Genetic enhancement of matrix synthesis by articular chondrocytes: comparison of different growth factor genes in the presence and absence of interleukin-1. *Arthritis Rheum* 2000;43:1156–1164.
319. Hidaka C, Goodrich LR, Chen CT, et al. Acceleration of cartilage repair by genetically modified chondrocytes over expressing bone morphogenetic protein-7. *J Orthop Res* 2003;21:573–583.
320. Guilak F, Sah RL, Setton LA. Physical regulation of cartilage metabolism. In: Mow VC, Hayes WC (eds). *Basic orthopaedic biomechanics,* 2nd ed. New York: Raven, 1997:179–207.
321. Grodzinsky AJ, Levenston ME, Jin M, et al. Cartilage tissue remodeling in response to mechanical forces. *Annu Rev Biomed Eng* 2000; 2:691–713.
322. Davisson TH, Chen AC, Sah RL, et al. Composition-function relationships for tissue engineered cartilage. *Trans Orthop Res Soc* 2000; 25:199.
323. Ahsan T, Chen AC, Chin L, et al. Effects of long term growth on tissue engineered cartilage. *Trans Orthop Res Soc* 2003;28:309.
324. Sah RL, Trippel SB, Grodzinsky AJ. Differential effects of serum, IGF-I, and FGF-2 on the maintenance of cartilage physical properties during long-term culture. *J Orthop Res* 1996;14:44–52.
325. Treppo S, Koepp H, Quan EC, et al. Comparison of biomechanical and biochemical properties of cartilage from human knee and ankle pairs. *J Orthop Res* 2000;18:739–748.
326. Davisson TH. Biophysical regulation of metabolic balance in tissue engineered articular cartilage. In: *Bioengineering*. University of California, San Diego: La Jolla, 2001.
327. Chen AC, Pfister BE, Nakagawa K, et al. Effect of long-term culture on tensile properties and collagen network maturation in tissue-engineered cartilage. *Trans Orthop Res Soc* 2004;29:307.
328. Buschmann MD, Gluzband YA, Grodzinsky AJ. Mechanical compression modulates matrix biosynthesis in chondrocyte/agarose culture. *J Cell Sci* 1995;108:1497–1508.
329. Davisson TH, Kunig S, Chen AC, et al. Static and dynamic compression modulate biosynthesis in tissue engineered cartilage. *J Orthop Res* 2002;20:842–848.
330. Waldman SD, Spiteri CG, Grynpas MD, et al. Effect of biomechanical conditioning on cartilaginous tissue formation in vitro. *J Bone Joint Surg* 2003;85A[Suppl 2]:101–105.
331. Jin M, Frank EH, Quinn TM, et al. Tissue shear deformation stimulates proteoglycan and protein biosynthesis in bovine cartilage explants. *Arch Biochem Biophys* 2001;395:41–48.
332. Waldman SD, Spiteri CG, Grynpas MD, et al. Long-term intermittent shear deformation improves the quality of cartilaginous tissue formed in vitro. *J Orthop Res* 2003;21:590–596.
333. Sittinger M, Bujia J, Minuth WW, et al. Engineering of cartilage tissue using bioresorbable polymer carriers in perfusion culture. *Biomaterials* 1994;15:451–456.
334. Vunjak-Novakovic G, Obradovic B, Martin I, et al. Bioreactor studies of native and tissue engineered cartilage. *Biorheology* 2002;39: 259–268.
335. Obradovic B, Meldon JH, Freed LE, et al. Glycosaminoglycan deposition in engineered cartilage: experiments and mathematical model. *AICHE J* 2000;46:1860–1871.
336. Davisson TH, Sah RL, Ratcliffe AR. Perfusion increases cell content and matrix synthesis in chondrocyte three-dimensional cultures. *Tissue Eng* 2002;8:807–816.
337. Pazzano D, Mercier KA, Moran JM, et al. Comparison of chondrogenesis in static and perfused bioreactor culture. *Biotechnol Prog* 2000;16:893–896.
338. Carver SE, Heath CA. Influence of intermittent pressure, fluid flow, and mixing on the regenerative properties of articular chondrocytes. *Biotechnol Bioeng* 1999;65:274–281.
339. Kisiday J, Jin M, Grodzinsky AJ. Effects of dynamic compressive loading duty cycle on in vitro conditioning of chondrocyte-seeded peptide and agarose scaffolds. *Trans Orthop Res Soc* 2002; 27:216.
340. Kim TK, Sharma B, Williams CG, et al. Experimental model for cartilage tissue engineering to regenerate the zonal organization of articular cartilage. *Osteoarthritis Cartilage* 2003;11:653–664.
341. Klein TJ, Schumacher BL, Schmidt TA, et al. Tissue engineering of articular cartilage with stratification using chondrocyte subpopulations. *Osteoarthritis Cartilage* 2003;11:595–602.
342. Yu H, Grynpas M, Kandel RA. Composition of cartilaginous tissue with mineralized and non-mineralized zones formed in vitro. *Biomaterials* 1997;18:1425–1431.
343. Kandel RA, Boyle J, Gibson G, et al. In vitro formation of mineralized cartilaginous tissue by articular chondrocytes. *In Vitro Cell Dev Biol Anim* 1997;33:174–181.
344. Kandel R, Hurtig M, Grynpas M. Characterization of the mineral in calcified articular cartilaginous tissue formed in vitro. *Tissue Eng* 1999;5:25–34.
345. Waldman SD, Brynpas MD, Pilliar RM, et al. The use of specific chondrocyte populations to modulate the properties of tissue-engineered cartilage. *J Orthop Res* 2003;21:132–138.
346. Amiel D, Coutts RD, Abel M, et al. Rib perichondrial grafts for the repair of full-thickness articular-cartilage defects. *J Bone Joint Surg* 1985;67A:911–920.
347. Kreklau B, Sittinger M, Mensing MB, et al. Tissue engineering of biphasic joint cartilage transplants. *Biomaterials* 1999;20:1743–1749.
348. Peel SAF, Chen H, Renlund R, et al. Formation of a SIS-cartilage composite graft *in vitro* and its use in the repair of articular cartilage defects. *Tissue Eng* 1998;4:143–155.
349. Toolan BC, Frenkel SR, Pereira DS, et al. Development of a novel osteochondral graft for cartilage repair. *J Biomed Mater Res* 1998; 41:244–250.
350. van Susante JLC, Burma P, van Osch GJVM, et al. Culture of chondrocytes in alginate and collagen carrier gels. *Acta Orthop Scand* 1995;66:549–556.
351. von Schroeder HP, Kwan M, Amiel D, et al. The use of polylactic acid matrix and periosteal grafts for the reconstruction of rabbit knee articular defects. *J Biomed Mater Res* 1991;25:329–339.
352. Gao J, Dennis JE, Solchaga LA, et al. Tissue-engineered fabrication of an osteochondral composite graft using rat bone marrow-derived mesenchymal stem cells. *Tissue Eng* 2001;7:363–371.
353. Niederauer GG, Slivka MA, Leatherbury NC, et al. Evaluation of multiphase implants for repair of focal osteochondral defects in goats. *Biomaterials* 2000;21:2561–2574.
354. Schaefer D, Martin I, Shastri P, et al. In vitro generation of osteochondral composites. *Biomaterials* 2000;21:2599–2606.
355. Sherwood J, Riley S, Palazzolo R, et al. A three-dimensional osteochondral composite scaffold for articular cartilage repair. *Biomaterials* 2002;23:4739–4751.

356. Rosenberg L, Hunziker EB. Cartilage repair in osteoarthritis: the role of dermatan sulfate proteoglycans. In: Kuettner KE, Goldberg VM (eds). *Osteoarthritic disorders*. Rosemont, IL: American Academy of Orthopaedic Surgeons, 1995:341–356.
357. Mochizuki Y, Goldberg VM, Caplan AI. Enzymatical digestion for the repair of superficial articular cartilage lesions. *Trans Orthop Res Soc* 1993;18:728.
358. Quinn TM, Hunziker EB. Controlled enzymatic matrix degradation for integrative cartilage repair: effects on viable cell density and proteoglycan deposition. *Tissue Eng* 2002;8:799–806.
359. Albrecht DR, Chen AC, Sah RL. Tailoring cylindrical tissue-engineered cartilage constructs by targeted seeding of cells. *Trans Orthop Res Soc* 1999;24:806.
360. Lee MC, Sung K-LP, Kurtis MS, et al. Adhesive force of chondrocytes to cartilage: effects of chondroitinase ABC. *Clin Orthop* 2000; 370:286–294.
361. Kurtis MS, Tu BP, Gaya OA, et al. Mechanisms of chondrocyte adhesion to cartilage: role of ß1 integrins, CD44, and annexin V. *J Orthop Res* 2001;19:1122–1130.
362. Obradovic B, Martin I, Padera RF, et al. Integration of engineered cartilage. *J Orthop Res* 2001;19:1089–1097.
363. Chen AC, Nagrampa JP, Schinagl RM, et al. Chondrocyte transplantation to articular cartilage explants *in vitro*. *J Orthop Res* 1997;15: 791–802.
364. Peretti GM, Randolph MA, Caruso EM, et al. Bonding of cartilage matrices with cultured chondrocytes: an experimental model. *J Orthop Res* 1998;16:89–95.
365. Peretti GM, Bonassar LJ, Caruso EM, et al. Biomechanical analysis of a chondrocyte-based repair model of articular cartilage. *Tissue Eng* 1999;5:317–326.
366. Sah RL, Grodzinsky AJ, Plaas AHK, et al. Effects of static and dynamic compression on matrix metabolism in cartilage explants. In: Kuettner KE, Schleyerbach R, Peyron JG, et al. (eds). *Articular cartilage and osteoarthritis*. New York: Raven, 1992:373–392.
367. Brown TD, Pope DF, Hale JE, et al. Effects of osteochondral defect size on cartilage contact stress. *J Orthop Res* 1991;9:559–567.
368. Hale JE, Rudert MJ, Brown TD. Indentation assessment of biphasic mechanical property deficits in size-dependent osteochondral defect repair. *J Biomech* 1993;26:1319–1325.
369. Mow VC, Bachrach NM, Ateshian GA. The effects of a subchondral bone perforation on the load support mechanism within articular cartilage. *Wear* 1994;175:167–175.
370. Athanasiou KA, Rosenwasser MP, Buckwalter JA, et al. Biomechanical modeling of repair articular cartilage: effects of passive motion on osteochondral defects in monkey knee joints. *Tissue Eng* 1998; 4:185–195.
371. Wayne JS, Woo SLY, Kwan MK. Application of the u-p finite element method to the study of articular cartilage. *J Biomech Eng* 1991; 113:397–403.
372. Mitchell N, Shepard N. Healing of articular cartilage in intra-articular fractures in rabbits. *J Bone Joint Surg* 1980;62A:628–634.
373. Salter RB. The biologic concept of continuous passive motion of synovial joints: the first 18 years of basic research and its clinical application. *Clin Orthop* 1989;242:12–25.
374. Hunter W. On the structure and diseases of articulating cartilage. *Philos Trans R Soc Lond* 1743;42:514–521.
375. Gudas R, Kalesinskas RJ, Monastyreckiene E, et al. [Osteochondral transplantation (mosaicplasty) in the treatment of knee joint cartilage defects]. *Medicina* (Kaunas) 2003;39:469–475.
376. Moseley JB, O'Malley K, Petersen NJ, et al. A controlled trial of arthroscopic surgery for osteoarthritis of the knee. *N Engl J Med* 2002;347:81–88.
377. Lohmander SL. Tissue engineering of cartilage: do we need it, can we do it, is it good and can we prove it? *Novartis Found Symp* 2003; 249:202–210; discussion, 10–16.
378. Jackson DW, Simon TS. Chondrocyte transplantation. *Arthroscopy* 1996;12:732–738.
379. McPherson JM, Tubo R, Barone L. Chondrocyte transplantation. *Arthroscopy* 1997;13:541–547.
380. Brittberg M, Lindahl A, Homminga G, et al. A critical analysis of cartilage repair. *Acta Orthop Scand* 1997;68:186–191.
381. Buckwalter JA. Cartilage researchers tell progress: technologies hold promise, but caution urged. *Am Acad Orthop Surg Bull* 1996;44: 24–26.
382. Bentley G, Biant LC, Carrington RW, et al. A prospective, randomised comparison of autologous chondrocyte implantation versus mosaicplasty for osteochondral defects in the knee. *J Bone Joint Surg* 2003;85B:223–230.
383. Khouri RK, Koudsi B, Reddi H. Tissue transformation into bone in vivo. A potential practical application. *JAMA* 1991;266:1953–1955.
384. Isogai N, Landis W, Kim TH, et al. Formation of phalanges and small joints by tissue-engineering. *J Bone Joint Surg* 1999;81A: 306–316.
385. Jadin KD, Wong BL, Li KW, et al. Depth-associated variation in chondrocyte density in bovine articular cartilage during growth and maturation. *Trans Orthop Res Soc* 2003;28:469.

第 12 篇

代谢性骨与关节病

第113章

痛风与高尿酸血症的发病机制

Michael A. Becker，Meenakshi Jolly

痛风是一组由于尿酸单钠(MSU，人类嘌呤代谢最终产物）在细胞外液中过饱和而引起组织沉积造成的疾病。尿酸结晶沉积的有限的临床表现有反复发作的急性炎症性关节炎(急性痛风)、破坏性结晶的沉积(痛风石，尤其是在结缔组织结构中)、尿酸性结石以及少见的肾功能损伤(痛风肾病)。尿酸结晶沉积和临床痛风的根本发病原因是高尿酸血症（血浆中尿酸含量增高)。虽然高尿酸血症是痛风的潜在特征，但在大多数病例中均不足以表现出来，因而高尿酸血症与痛风的不同点是痛风是一种疾病状态，而高尿酸是一种生化检查的异常。在过去的几十年中，基于以上认识，研究人员推荐用药物来控制高尿酸血症和早期无症状痛风，最差的情况下也仅有慢性肾功能不全的风险。虽然目前持续的药物保守治疗仍然有效，但本章讨论的最近的研究和试验结果更新了人们对于高尿酸血症在高血压、慢性肾功能不全、动脉粥样硬化性心血管疾病及各种明确涉及高尿酸血症的严重代谢疾病中作用的认识。

一、历史回顾

痛风是一种表现典型描述完善的人类疾病。由于高尿酸血症的发病机制在当时不是很明确，因此造成痛风是一个相当广泛的概念[1]。在公元前5世纪，Hippocrates最早识别出了痛风性关节炎的临床特征，这是医学文献上最早的描述。罗马内科医生Galen(最早描述痛风石的医生)和Gelsus注意到痛风与过度纵欲、饮食不良、生活无节制有明显关系。在1909年Archibald Garrod伯爵首先将痛风归纳为“先天性代谢异常”的2000年以前，罗马人就已经怀疑痛风具有遗传性[2]。到了中世纪人们开始注意到痛风是有害物质的积聚，而痛风一词的英文“gout”来源于拉丁文的“一滴”的概念，说明当时人们已经预言了痛风是由尿酸单钠结晶沉积造成的。

关于尿酸与痛风的关系已经争论了很长时间，荷兰显微镜学家Van Leeuwenhoek[3]于1679年从痛风石中找到了针形结晶样物，100年以后，瑞典化学家Scheele发现了尿酸存在于尿酸钙结石中。1797年，英国化学家Wollaston确定尿酸是痛风石主要组成部分。在1859和1863年，Alfred Baringg Garrod通过测定痛风患者血浆中的过量尿酸而明确了痛风的发病机制，同时也为临床化学提供了全新的科学依据[4]。Garrod还描述了无症状高尿酸血症、高尿酸血症与痛风的关系、尿酸沉积与痛风性炎症的因果关系、尿酸形成的作用和痛风合并肾功能不全患者的尿酸分泌。不幸的是，这些研究结果一直未受到重视，直到1961年，McCarry与Hollander从急性痛风关节炎的关节腔滑液中发现并确定了尿酸单钠结晶的成分。

20世纪60年代以来，先进的生化、同位素、细胞生物学和分子基因研究，统一了痛风由尿酸结晶沉积所致的概念。同时，这个时期还见证了基于理性治疗和各种类型药剂的成功治疗方案的发展进步，如急性炎症期的治疗、预防痛风性关节炎和尿道结石的复发及逆转高尿酸血症。这些治疗成绩是建立在中世纪出现的秋水仙碱类药物对痛风持续1000年的治疗经验积累上的[1]。

二、高尿酸血症的定义

高尿酸血症的生物化学及流行病学定义已经提出。在血浆37℃，尿酸单钠浓度高于6.8mg/dL时，这种过饱和状态被称为高尿酸血症(图113.1)。如果高于以上界限，患痛风及泌尿系统结石的危险就会增加[6-8]。在大规模人口调查中发现，正常成年男性血浆尿酸盐水上限(平均值+2个标准偏差)为7mg/dL，绝经前女性的上限为6mg/dL[6]。然而，高尿酸血症是由尿酸盐溶解度决定而非由人群决定，因为血浆尿酸盐水平在平均值两侧的分布是非对称的，大多数在2个标准偏差之外的数值都高于平均值[9]。而且在流行病学上，尿酸盐浓度呈过饱和状态时，尿酸盐沉积病的风险会增加。

目前临床上最常用最方便的检测血尿酸、尿尿酸的方法是自动酶化法，它是通过尿酸酶作用下尿酸氧化作用生成H_2O_2来完成的[10]。虽然检测时偶有误差及干扰，但它们相对于传统的比色测定法要先进许多，因此仍在临床上常规使用。运用生化技术的层析法已经能检测出人唾液中的尿酸含量[11]。虽然这种方法快速而且无创伤，但是没有可靠证据显示其优于自动酶化检测血浆尿酸的方法。

儿童血尿酸值低于正常成人，到青春期时才达到成人的水平[9,12]。由于肾性分泌后尿酸再吸收低的原因，育龄期妇女尿酸水平低于相同年龄组的成年男性，因此怀孕期尿酸清除率提高[12,13]，但是否有雌激素作用尚不清

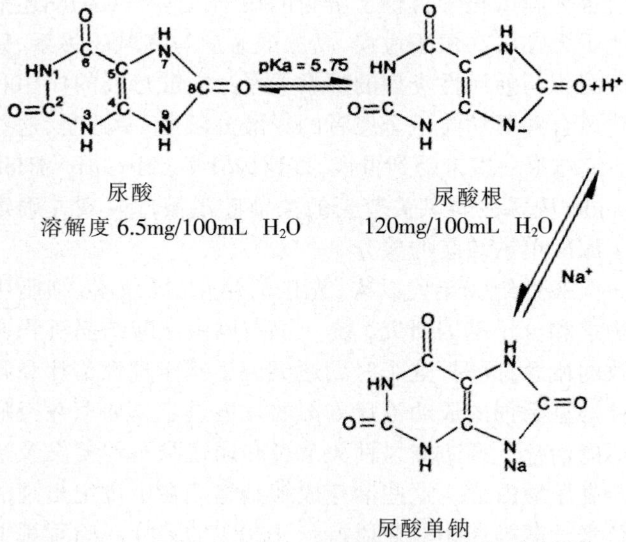

图 113.1　尿酸溶解度。

楚。绝经期开始后，女性尿酸的水平就开始接近于相同年龄的男性，这些生理上的变化使得痛风发病率提高。

无症状性高尿酸血症

无症状性高尿酸血症是指血清中尿酸浓度高于正常，而临床上无尿酸盐结晶沉淀的症状。高尿酸血症在男性中常常从青春期开始发病，而女性常常推迟到更年期。一旦患病，常伴随终生，而痛风只是在这期间间断发作。流行病学调查报道，美国男性发病率为5%~8%，而亚太人群中发病率更高一些[14-16]。由于利尿剂在高血压及慢性充血性心衰患者中的大量使用，使大量人群出现无症状高尿酸血症，尤其是老年女性。

目前多项研究表明无症状高尿酸血症患者常有结晶沉积发生。例如，一项研究对2 046名健康同龄人的血清尿酸浓度进行了约15年的动态监测，结果发现血尿酸的浓度为9mg/dL甚至更高的人群每年痛风发病率为4.9%[7]。相反，血尿酸在7.0~8.9mg/dL时发病率为0.5%，血尿酸低于7mg/dL时发病率为0.1%。这项研究表明，高尿酸血症会导致肾功能的退化是没有根据的。之后，此项研究结果再次被一项3 693人参加的高血压监测随访研究所证实[17]。噻嗪类利尿剂的应用可使血尿酸和血肌酐的浓度增加，然而，降低血尿酸的药物却不影响肌酐值。另外，5年内有痛风发作的患者仅为2.7%。Framingham研究报道了血尿酸为7.0~7.9mg/dL的患者14年内痛风发生率仅为12%[18]。血尿酸值大于9.0mg/dL的仅占痛风人群的20%。因此，Fessel[8]断定高尿酸血症患者血尿酸水平至少在男性中为13mg/dL而在女性中为10mg/dL时才会影响肾脏排出。尿路结石很少发生，在无症状高尿酸血症患者中仅为0.4%，而在痛风者中为0.9%。

最近的研究表明，无症状高尿酸血症似乎不是良性的，事实上，高尿酸血症或单纯尿酸盐结晶沉积可能与高血压、动脉粥样硬化性心血管疾病和慢性肾功能不全有直接关系[19-27]。但它是否为这些疾病的危险因素还不能确定，也无法证明伴发无症状高尿酸血症的患者需使用降血尿酸的药物。然而，高尿酸血症患者确实易患关节痛风和肾石病。因此，高尿酸血症患者一旦出现上述任一并发症，就应开始使用降低血尿酸的药物(第114章)。

三、高尿酸血症和痛风的发病机制

在哺乳动物中，只有人和类人猿的嘌呤代谢终末产物为尿酸，说明尿酸氧化酶基因表达发生了无症状

突变，这种酶可催化尿酸降解为稳定的复合物——尿囊素[28]。人们推测在中新世时期这些尿酸氧化酶基因发生突变的灵长类在当时低盐饮食条件下具有维持血压的优势[29]。尿酸是一种弱有机酸(pK_{a1},5.75)，少量以非游离酸形式溶解在尿中，其他以游离尿酸盐形式存在于细胞外液中(图113.1)。由于尿酸氧化酶活性低，溶解度有限，肾近曲小管对体液过饱和(血尿酸过多)尿酸盐的重吸收可导致尿酸盐结晶沉积，从而产生临床痛风的结果。事实说明，理论上尿酸盐在血清中的溶解度有限，至少正常成年白人男性血尿酸浓度低于1mg/dL。这些因素决定了谁将发展为高尿酸血症，谁将发展为各种类型的痛风，这在了解了嘌呤复合物的正常代谢(图113.2)及维持尿酸内环境稳定的生理机制的情况下更好理解。

(一)人体嘌呤代谢

人体嘌呤复合物来自于外源性摄取食物中的嘌呤及从头合成嘌呤核苷酸的内源途径。后者需经过10种酶促反应来完成[6]，可使小分子尿酸前体合成嘌呤环(图113.3)，它是在由5-磷酸核糖1-焦磷酸(PRPP)提供的核糖磷酸分子上合成的[30](图113.4)。这个途径需要6摩尔的三磷腺苷(ATP)来合成1摩尔次黄苷酸(该途径的第一种嘌呤核苷酸产物)。嘌呤代谢的复杂转化确保了有效的嘌呤成分再利用，使细胞能量在嘌呤重新合成途径中被储存起来。其中最重要的是单一补救合成反应，其中涉及两种酶：腺嘌呤磷酸核糖转移酶(APRT)和次黄嘌呤-鸟嘌呤磷酸核糖转移酶(HG-PRT)，通过与PRPP反应在相应的核苷酸基础上催化各自的嘌呤合成[6]。

总之，嘌呤补救合成和从头合成的途径能调节人体需要的嘌呤核苷酸的合成。这种调节的分子机制已经阐明[30-32]。嘌呤重新合成的控制(图113.4)大部分发生在第一反应的调控区，由酰胺基磷酸核糖基转移酶(AmidoPRT)催化[31]，并在PRPP合成酶作用生成PRPP之前发生[32]。AmPRT催化谷氨酸盐转化为磷酸核糖胺，而后PRPP发生变构并在两种结构酶作用下发生两种反应：第一，谷氨酸盐水解为NH_3；第二，在NH_3参与下焦磷酸盐置换PRPP[33-35]。AmidoPRT这种变构调节现象反映出底物PRPP与途径最终产物之间在酶作用下相互拮抗的关系[31,36,37]。AmidoPRT活性受嘌呤核苷酸抑制，而PRPP可以逆转这种反馈抑制[36]。正常细胞内PRPP的浓度低于AmidoPRT所要亲和的PRPP数量[36,38]，提示这个复合物的利用度是AmidoPRT反应的主要限率。哺乳动物的AmidoPRT可以表现为两种亚单位形式[31,37]。有活性的133kd单体可以在嘌呤核苷酸抑制剂作用下转化为无活性的270kd二聚体，这种反应可以通过提高PRPP的浓度来阻断。在体内[37]和纯性化的酶制剂内[31]，已证实这种分子机制提供了控制AmidoPRT活性的结构基础。而且，在人体AmidoPRT环状DNA(cDNA)的复制[39]、蛋白结构的描述[33]以及枯草杆菌酶催化与异构机制中[33-35]也显示出这种关键酶的表达方式。

嘌呤从头合成调节抑制的第二步是通过PRPP合成酶的活性控制嘌呤核苷酸的合成(图113.4)，但这种酶对核苷酸抑制的敏感性低于AmidoPRT[32,40]。而且PRPP的合成可能也受嘧啶抑制，而嘧啶核苷酸合成途径同样需要PRPP[41]。总之，嘌呤核苷酸合成的双重调节机制对控制反应终产物利用率的变化进行细微或明显的控制，前者通过嘌呤核苷酸浓度的微小变化使AmidoPRT结构和活性发生变化[31,32,34,37-40]，后者通过PRPP合成酶的活性变化引起几种代谢途径合成核苷酸产物浓度发生很大的变化[30,32,40-42]。

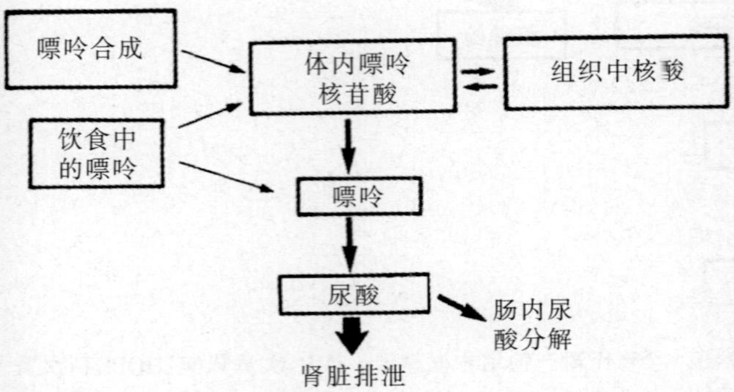

图 113.2　人类嘌呤代谢。(Courtesy of Dr. J. Edwin Seegmiller.)

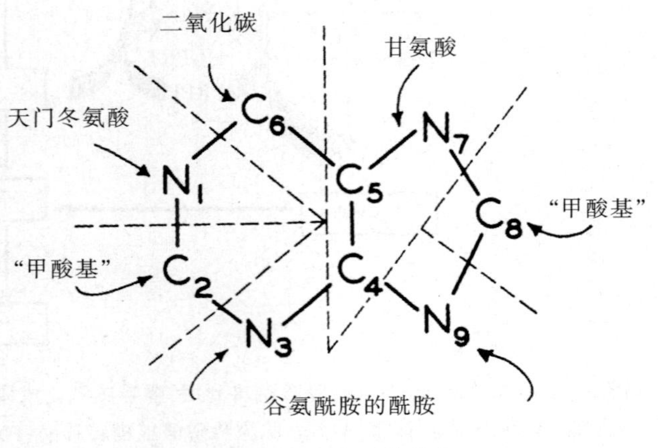

图 113.3　嘌呤环的前体。

腺嘌呤和鸟嘌呤核苷酸能在细胞内阻断RNA和DNA，嘌呤复合物也是能量代谢所必需的。细胞间信号传递包括神经递质转送和心肌保护等。核苷酸相互转化通路可以促进腺苷酸及鸟苷酸的平衡生产，同时以不同核苷酸满足细胞的基本需要和特殊细胞的特殊需要[43]。在嘌呤代谢的催化作用方面(图113.2)，嘌呤核苷酸可以降

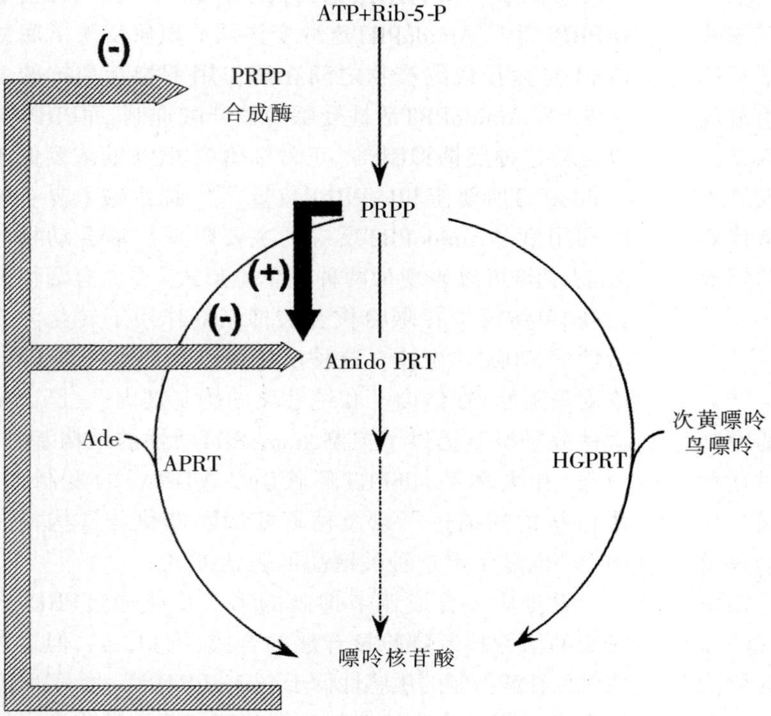

图 113.4　PRPP 和嘌呤核苷酸合成途径以及 PRPP 调节嘌呤从头合成最终产生嘌呤核苷酸。弯曲箭头显示的嘌呤碱补救途径由磷酸核糖转移酶 APRT 和 HGPRT 催化。细的实线箭头显示嘌呤从头合成途径，表示最初的 AmidoPRT 限速反应，虚线箭头显示这一系列反应的最后 9 步。粗阴影箭头表示嘌呤核苷酸抑制 (-)PRPP 合成酶和 AmidoPRT，粗黑箭头显示 PRPP 变构激活 AmidoPRT；Pib-5-P：核糖-5-磷酸盐；Ade：腺嘌呤。

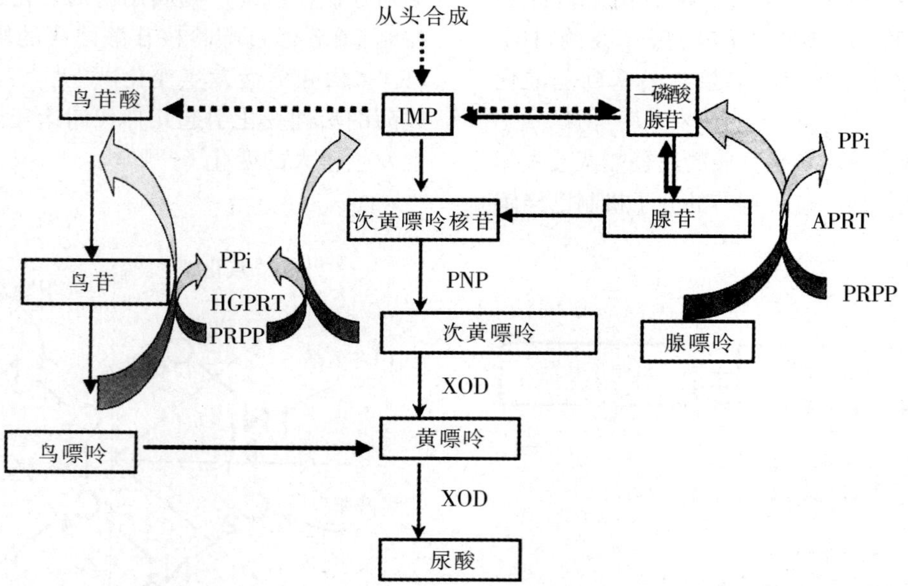

图 113.5　嘌呤核苷酸分解代谢，嘌呤碱再利用，嘌呤碱氧化成尿酸示意图。嘌呤代谢产物用方框显示。IMP：次黄苷酸；HGPRT：次黄嘌呤-鸟嘌呤磷酸核糖转移酶；APRT：腺嘌呤磷酸核糖转移酶；PNP：嘌呤核苷酸磷酸化酶；XOD：黄嘌呤氧化脱氢酶。

解为核苷与嘌呤碱形式，这是通过次黄嘌呤转为黄嘌呤，黄嘌呤转化为尿酸的完全不可逆的氧化作用来实现的，该反应过程由黄嘌呤氧化脱氢酶催化的[18,44]（图113.5）。

（二）健康人与痛风患者的尿酸内平衡

大部分尿酸在肝脏合成，然后释放到血液循环中，但只占很少的比例（生理条件下低于4%）[45]，可与白蛋白或特定的尿酸结合蛋白结合。大部分循环中的尿酸盐通过肾小球过滤到肾小管后参与下面将要讨论的尿酸控制机制。选择从静脉注入同位素标记的示踪尿酸（如^{15}N尿酸）就可以清楚记录尿酸池的形态大小及效量，因而可根据尿中同位素标记的尿酸量估计出肾脏排泄的尿酸总量[6,46]。正常男性混合尿酸盐池平均为1 200mg，每天循环大约60%[6,47]；女性平均尿酸盐池为600mg，而每天循环也是60%；无论男女，每天都只有占总量2/3的肾尿酸参与代谢循环，其余通过肾外途径，即尿酸分泌到肠道被肠道细菌所分解（肠道尿酸分解）[6,46]。

在所有高尿酸血症患者中，尿酸池都是扩大的，这与尿酸分泌量无关[6,46]。不伴痛风石的痛风患者的尿酸池常为2 000~4 000mg，而在有砂砾样痛风结石的患者中可能会更高一些。在高尿酸血症患者及痛风患者中，肾外尿酸量通常正常或升高每日分泌水平的50%，除肠道尿酸分解功能受损造成的高尿酸血症的之外[46]。虽然很多痛风患者的尿酸池转换率与正常范围有重叠[47]，但在放射活性标记的前体分子（如^{14}C甘氨酸）与肾尿酸结合率很高而且每日尿酸分泌量明显高于正常人的患者中，其尿酸池转换率都会升高[6,47]。

以上的发现为说明尿酸沉积、高尿酸血症以及痛风患者尿酸盐结晶沉淀的易感因素提供了基因遗传的第一手证据[47,48]。其他研究也证实了肾排泄尿酸的减少和体内过多尿酸生成，无论是单发还是并发，均是伴有或不伴有痛风的高尿酸血症的最主要异常表现[6,47-49]。

表113.1　人类高尿酸血症的起因

嘌呤生物合成或尿酸产生增加	临床疾病（续）
遗传性酶的缺乏	多囊肾
次黄嘌呤-鸟嘌呤磷酸核糖转移酶缺乏	家族性青少年高尿酸性肾病
磷酸核糖焦磷酸合成酶过度活性	肾髓质囊肿肾病
葡萄糖6磷酸酶缺乏（Ⅰ型糖原贮积病）	高血压
临床疾病导致嘌呤过度生成	脱水
骨髓增生疾病	限盐
淋巴组织增生疾病	饥饿
真性红细胞增多症	糖尿病酮症酸中毒
恶性疾病	乳酸酸中毒
溶血性疾病	肥胖
银屑病	甲状旁腺功能亢进
肥胖	甲状腺功能减退
组织缺氧	尿崩症
Ⅲ、Ⅴ、Ⅶ型糖原贮积病	结节病
药物或饮食习惯	妊娠毒血症
酒精	Bartter综合征
富含嘌呤的饮食	慢性铍病
胰腺提取物	唐氏综合征
果糖	药物或饮食习惯
烟酸	酒精
乙氨基-1,3,4-苯噻氮卓	利尿剂
4-氨基-5-咪唑羧酰胺次黄嘌呤核苷	低剂量水杨酸盐
维生素B_{12}（恶性贫血患者）	乙胺丁醇
细胞毒素药物	吡嗪酰胺
华法林	缓泻药（碱中毒）
肾的尿酸清除率降低	左旋多巴
临床疾病	甲氧氟烷
慢性肾衰	环孢霉素
铅中毒性肾病	他克莫司

高尿酸血症可能伴有其他疾病，可能是一种异常的生理状态(原发高尿酸血症)，或者还可能是表113.1中所列情况的后果(继发高尿酸血症)，这些机制中的任何一种或两种均可导致高尿酸血症。

区分尿酸生成过多和肾功能损伤所致的高尿酸血症患者具有研究和治疗意义，尤其是对多数痛风患者和几乎所有肾功能正常的可疑患者[50]。目前大部分研究正在从测量每日尿酸的排泄量中做区分。为了获得更精确的结论，最好在测量前10天内不服用任何影响尿酸代谢及分泌的药物，在测量前5天开始摄入等热量不含嘌呤的食物，之后连续测量2天。由于吲哚美辛痛和秋水仙碱不影响尿酸的合成与分泌，因此在研究期间可以应用，但放射性对照剂因其有促尿酸分泌的作用故应避免使用[6]。在以上这些稳态条件下，肾脏中尿酸的分泌量即代表达了尿酸合成率的最低值（未矫正肾外尿酸排出）。该值在白种男性组中的平均值为425mg/d，SD为75~80mg/d [6,45]。如果尿液中尿酸分泌量超过600mg/d(平均2个SD)可视为尿酸生产过多。

在此项研究中，严格的饮食控制可保证结果准确，但对于平时能走动的患者来讲是相当困难的。在正常的饮食摄取时测定的每日尿酸的分泌量在一个明显波动的范围内[51]。每日分泌量超过1 000mg可视为过量分泌，每日800~1 000mg视为可疑，需要在严格的饮食控制下重新测定[6,50]。儿童、女人、非白种男人、肥胖及体型很大的人的正常值尚没有参考值，上述人群若按体重计算，超过12mg/kg可视为体内尿酸分泌过量。

(三)尿酸生产过剩

研究证明，痛风与原发性高尿酸血症患者中有10%~15%体内尿酸分泌过多，在很多高尿酸血症反映细胞转换率增加的患者中（例如骨髓增生或淋巴组织增生性疾病），细胞中毒状态或病理学介入可导致尿酸分泌增加[6,47,48](表113.1)。活体内同位素示踪研究适合于已证实存在嘌呤核苷酸与尿酸合成增加的个体[6,47,48]。同位素检查虽然结果准确但过程繁杂且费用昂贵。

然而在一些情况下，一些通过同位素检查发现每日尿酸分泌量正常或减少的患者的尿酸合成率却是升高的[47]。这些不一致常常提示肾外因素对尿酸的影响增加，例如大量砂砾性痛风患者的痛风石内尿酸盐沉积或者肾功能不全患者的肠道尿酸分解的增加。对痛风石和肾功能不全患者测量肾尿酸分泌量法不能证实尿酸生产过多，应考虑通过体内标记物直接测量嘌呤核苷酸合成率，或通过皮肤活检的成纤维细胞培养来测定嘌呤合成率的方法[42]。后一种方法对于检测原发性高尿酸血症患者体内尿酸生产过多是敏感且可靠的[52]。这些测定每日尿酸分泌多的研究对一些怀疑尿酸生产过多的合并肾性尿酸分泌异常的患者也具有一定意义，但不适于肾小球滤过率减低或者痛风石的患者。

痛风患者或原发高尿酸血症患者持续性的尿酸过多提示体内嘌呤从头合成率的增高。在保持包括抑制PRPP之间的拮抗剂反应和嘌呤核苷酸在AmidoPRT的活性在内的调控通路的过程中[31,32](图113.4)，已发现伴有尿酸过多的遗传性或获得性高尿酸血症患者体内的这些小分子效应物的动态平衡改变。例如提高PRPP利用率、减少嘌呤核苷酸的浓度或直接刺激嘌呤核苷酸和尿酸生成。尽管可降低核苷酸抑制的反应或提高对PRPP应答的AmidoPRT也会导致嘌呤生产过多[6,52]，但在痛风者中尚未证实这种酶的缺陷。

1.PRPP利用率提高

大量的生化、药理学及临床资料支持PRPP在控制嘌呤合成和尿酸生成过程中起关键性作用。提高PRPP利用率可迫使嘌呤从头合成过多，最好的例子就是先天嘌呤代谢异常的双X染色体连锁，HGPRT缺乏[53,54]及PRPP合成酶过度活性[55,56](图113.4和图113.6)。这些疾病都有伴随PRPP水平升高的尿酸生成过多、高尿酸血症，和高尿酸尿，但没有嘌呤核苷酸的浓度减少[6,32,42,56,57]。PRPP合成酶利用率提高的独特作用除了使尿酸生成过多外，可能也适用于其他酶缺乏或代谢情况(图113.6)，

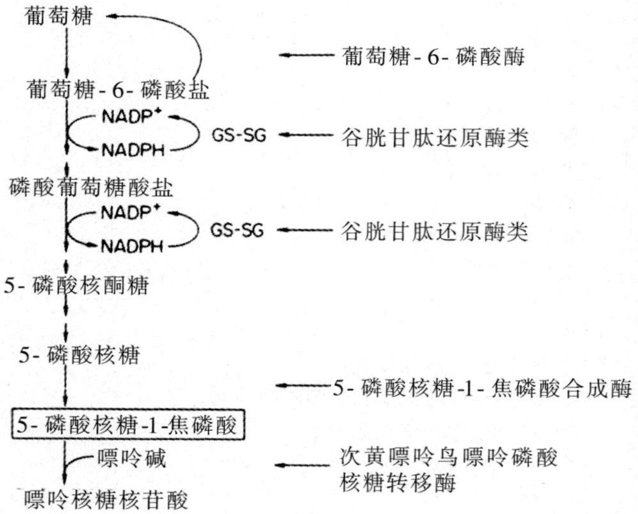

图 113.6 酶的缺乏导致磷酸核糖焦磷酸的利用率提高。NADP：烟酰胺腺嘌呤二核苷酸磷酸；NADPH：还原型烟酰胺腺嘌呤二核苷酸磷酸。

但这种相关性有待进一步证实。

（1）HGPRT 缺乏

HGPRT催化次黄嘌呤碱和鸟嘌呤碱与PRPP的补救反应(图113.4和图113.5)生成各自的单核苷酸,即次黄嘌呤核苷酸(IMP)和鸟嘌呤核苷酸(GMP)[58]。所有细胞都存在HGPRT活性,它具有“家政”功能,不过在有些类型的细胞中它有显著的控制HPRT基因表达的功能[59]。即使嘌呤核苷酸合成途径发生改变,HGPRT功能也不是多余的，这一点在酶遗传性缺乏的后果中得到了证实[58]。

HGPRT的表达缺乏仅限于男性患者,实际上反映的是HPRT（编码HGPRT的基因），位于X染色体长臂(Xq26-q27)[58]的一段45kb的DNA区[60]。HGPRT缺乏表现为几种临床形式，只有一种表现于一个家族中的男性成员[61,62]。一般情况下,这些表现型与HGPRT残留的活性程度相关联。Lesch-Nyhan病[63]发生在婴儿期或幼童早期,与HGPRT活性完全缺乏有关[53](图113.7)。这种引人注目的破坏性极大的疾病导致的高尿酸血症和高尿酸尿(多数情况为尿酸性尿结石)常继发于神经行为表现,如舞蹈徐动症、张力失常、不同程度的智力低下和强迫性自残等[61,62]。这些综合征的神经病学特征与嘌呤代谢中的遗传缺陷之间的关系尚不明确[58]。尸检中发现受损脑组织中没有特异性的可再生的组织损伤。尽管如此,已证实Lesch-Nyhan病患者的大脑多巴胺能神经递质传导途径,即从黑质到壳核、尾状核、额皮质及大脑腹侧面存在异常情况[64],大脑这些区域的功能障碍已经通过正电子体层扫描(PET)研究证实[65]。而且,大脑多巴胺能迷走功能和行为异常已在HGPRT缺陷的动物模型鼠上得到证实[58]。

伴随严重尿酸生成过多、高尿酸血症及高尿酸尿(即痛风性关节炎和尿酸盐性尿石症)造成的代谢异常的HGPRT不完全缺陷[54]即Kelley-Seegmiller综合征。受累男性常为青春期后期和早期成年人[54,57,61,62],常可发现残留酶活性且有时接近正常水平。在HGPRT活性完全缺失的Lesch-Nyhan病和部分酶缺陷的Eelley-Seegmiller综合征患者之间，残留的HGPRT活性水平不同,出现的神经行为障碍表现也不同[61,62]。这些残留的酶活性可低于正常的1%或高于60%,患者可在儿童早期或成人期表现出明显的或轻微的神经行为的缺陷。实际上那些HGPRT残留活性的患者已出现HGPRT活性缺乏者的临床表现,最近通过检测发现HGPRT缺乏是动态的,导致完整细胞中HGPRT功能严重降低[6,56]。

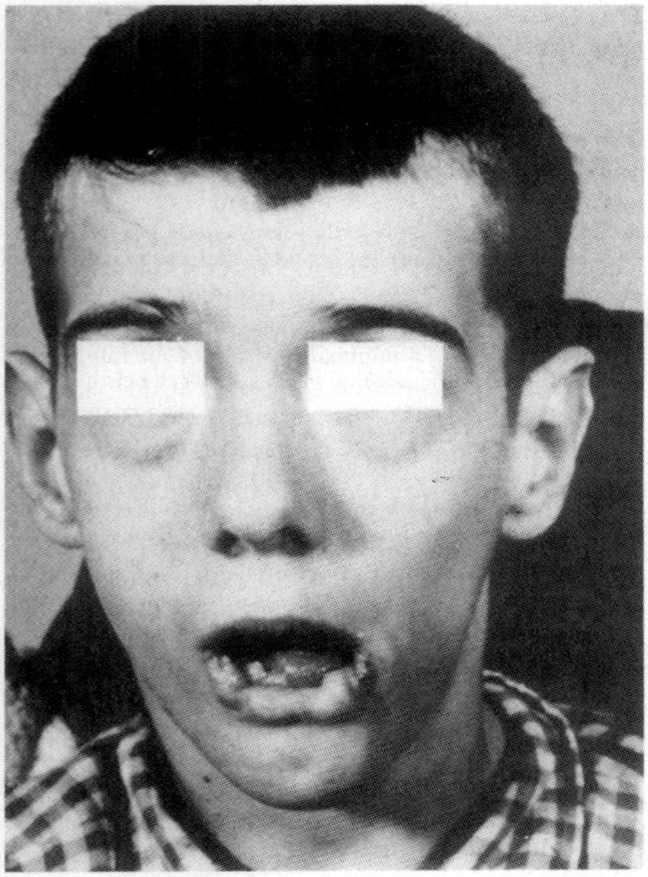

图 113.7　Lesch-Nyhan 综合征患者。下唇残毁。(Courtesy of Dr. J. Edwin Seegmiller.)

对正常和突变人群HPRT基因、HGPRT环状DNA和酶的多方面分析显示，伴有酶缺乏及特定的临床表现的精细结构的缺陷之间存在显著的不一致[58,61,62,67-69]。部分HGPRT缺陷常伴随HGPRT蛋白残留[58,61,66,67],可以通过蛋白分析或者通过克隆技术对严重酶缺乏进行分析鉴定基因突变。从部分酶缺乏(甚至一些伴有Lesch-Nyhan病）的患者细胞中分离出HGPRT蛋白进行化学分析,已经完成了酶的提纯和肽测序[67]。

在大部分Lesch-Nyhan综合征患者的细胞中用酶和免疫化学方法不能探察HGPRT[61,66]。然而,大多数情况下能探测到HGPRT基因转录体［信使RNA(mRNA)],这些家族的大范围基因缺陷特征已通过扩大突变的转录体的直接排序得到鉴定[61,68,69]。另外,研究还显示核苷酸的缺失和更常见的单个碱基替代。Jinnah和同事[61]研究了271名HGPRT缺陷患者的基因缺损情况,他们发现基因突变遍布整个HPRT基因,且至少有两个基因突变热点。然而,当把基因型和表现型联系起来时，又没有迹象表明特别的疾病特点与基因突变部位相对应[58],通过基因突变的本质只能大体预测表现型的严重性。基因突变多个位点的识别可了解酶缺乏的严重性，显示HGPRT基本结构与酶功能的关系[58]，这种关系可更精确地定义为HGPRT蛋白结晶的X线衍射分辨率[70]。近来的科技发展已使得通过寡聚核苷酸分析对携带者进行检测以及对个别家族受累胎儿进行产前诊断成为可能[58]。

HGPRT缺乏的研究已达到了很高水平，尤其在细胞生物学、蛋白组织分解[70]以及分子遗传学方面[58,61]。当前系统模式设计是将人的HGPRT DNA转入到实验动物的神经系统中，以此为基础尝试矫正Lesch-Nyhan病的遗传和生物化学缺陷[58,71]。对那些已证明有尿酸生产过多而又不能解释原因的患者，尤其是家族中在婴儿期或儿童期开始出现神经系统综合征的患者，应进行有效的实验分析及HGPRT活性测定[58,61]。

尽管HGPRT缺乏和嘌呤合成紊乱程度的变化之间存在结构性的差异，但在嘌呤核苷酸和尿酸生产过多的生化机制上是统一的(图113.4)。在次黄嘌呤和鸟嘌呤再利用过程中，这种复合物利用减少的结果是PRPP利用率的增加[6,42]。整体的PRPP合成并不增加，且嘌呤核苷酸浓度不减少[6,42]。PRPP蓄积可活化AmidoPRT，并激活嘌呤从头合成途径的限速反应使其合成加速[37]。一旦此途径合成的过多嘌呤核苷酸转化成次黄嘌呤或鸟嘌呤，嘌呤碱重复利用障碍就意味着这些嘌呤碱直接转成尿酸[42,72,73](图113.5)。次黄嘌呤和鸟嘌呤补救(作用)丧失，不仅可导致高尿酸血症而且还可妨碍嘌呤核苷酸的补救合成途径对嘌呤从头合成途径的反馈抑制作用，这可正常调节该途径的反应速率[42,73](图113.4)。

嘌呤核苷酸磷酸化酶(PNP)缺乏不仅导致遗传性免疫缺陷，还导致嘌呤过多，这是受损的PRPP用于嘌呤碱再利用过程的结果[74]。然而，因为次黄嘌呤和鸟嘌呤合成需要PNP，所以这种失调伴随着高尿酸血症，否则就只有少量的尿酸生成。

(2)PRPP **合成酶过度活性**

PRPP合成从5-磷酸核糖开始，MgATP可被多个同源但独立的活性PRPP合成酶亚型催化，它们分别是PRS1、PRS2和PRS3，反应均需要无机磷(Pi)和Mg^{2+}作为激活物。此反应受嘌呤核苷酸的抑制[30,38,75](图113.4)。和HGPRT缺乏相同，PRPP合成酶过度活性也是X染色体连锁遗传的[76,77]，且临床表现有许多变化，最严重的表型常使婴儿或儿童早期患儿神经发育受损[42,78]，并伴有特别严重的嘌呤核苷酸和尿酸产生过多。PRPP合成酶过度活化的酶机制是异种的，反映出分子病理学差异。动态的异常情况包括①由于正常的PRS1过多使最大反应速度增加(催化剂缺陷)[56,79,80]。②PRS1对嘌呤核苷酸抑制剂和激活剂Pi的变构反应性应答有缺陷[78,81-85]。③催化和调节同时受损[86]。④对5-磷酸核糖底物的亲和力增加[52]。

所有受累个体，嘌呤核苷酸和尿酸过量产生都起因于PRPP利用率增加，继而反过来使PRPP合成增加[42,82]。关于这一点，PRPP合成酶过度活性与HGPRT缺陷不同，PRPP浓度增加是因为在嘌呤碱补救过程中PRPP再利用受损，而PRPP合成率正常。存在PRPP合成酶调节或结合动力缺陷的家族PRPP生成率通常最高，因而嘌呤核苷酸和尿酸合成加速度最大[42]。这个家族中受累的半合子男性成员很可能在婴儿期或儿童早期就出现尿酸过量产生的症状和体征以及相应的神经发育障碍，最常见的是感觉神经性耳聋[78,79,83,86]。这些家族中的杂合子女性携带者可能在生殖期间发生痛风，有时伴有耳聋[78,86]。一个家庭中的一位杂合子女性由于在11岁时检测到的高尿酸尿导致肾损伤，其PRS1基因发生了明显突变[85]。相反，仅仅是正常的PRPP合成酶过多的家族的临床表现仅限于直到成年早期才出现痛风和尿酸性尿石病的男性成员，而且没有神经系统的损伤[56,79,87]。

已描绘出一个至少三人的家族中PRPP合成酶(PRPS)的基因图谱[88-90]，两个PRPP合成酶相关蛋白的基因已完成[91,92]。PRPS基因编码在结构上类似但功能不同的蛋白是两个不同的活性亚型[90,93,94,95]。PRPS1和PRPS2都在X染色体上，但位于不同区域[88,89]。PRPS1(位于X染色体长臂的Xq22-q24)[89]蛋白编码区的点基因突变(单个碱基置换)已经在男性患者的PRPP合成酶1 cDNA上得到证实，这些患者来自7个无亲戚关系的家庭，他们存在由于PRPP合成酶活性变构调节异常所致的酶过度活性[84-85]。通过对病例的研究发现，细菌细胞中PRPP合成酶1 cDNA突变体的表达造成人PRPP合成酶重组体的异常动力性质，很像那些从相应患者身上获取的培养细胞[84,96]。因此，PRPS1的基因突变为遗传性PRPP合成酶过度活性与变构调节缺陷有关的理论提供了根据。尽管尿酸过量产生和伴随基因突变的患者痛风的酶基础已得到清楚的阐述，但是神经系统和发育减退之间的关联尚不能确定[84]。

正常PRPP合成酶1亚型的过量[80]是该病的不十分严重的临床表型患者的细胞特征，且伴随有PRPP合成酶1 mRNA水平同等增加。这些异常情况最终起因于PRPS1基因转录加速[97]，但这种PRPS1基因表达异常的基因缺损尚待研究。

近来枯草杆菌PRPP合成酶催化和变构调节性质的

结构基础已得到描述[98]。细菌和人类PRPP合成酶的高度同源使人们更加关注这种人类酶作用的可能结果[30]。

(3)其他情况下的嘌呤过量产生或痛风时的PRPP利用率

HGPRT缺乏和PRPP合成酶过度活性患者总共仅占原发尿酸产生过量患者的很小比例(10%~15%)[6]。研究发现另外一些存在其他酶缺陷的成员同样有PRPP生成增加(图113.6)。

在6-磷酸葡萄糖缺乏(糖原贮积症，Ⅰ型；von Gierke病)的患者中，婴儿期就可出现高尿酸血症，有报道10岁前就发生痛风的病例。如果不进行有效治疗，那么这种常染色体隐性遗传病患者到成年时可出现痛风石性痛风和痛风肾病[99]。

葡萄糖-6-磷酸酶缺乏患者的高尿酸血症的病理生理学是多因子性的，包括嘌呤核苷酸和尿酸的过度产生，这已通过活体内同位素标记证实[6]，受损肾脏分泌尿酸是由于乳酸性酸中毒和酮症[99]。有人提出PRPP产生增加的双重机制可促使这种病的患者出现高尿酸血症[6,100]。首先，葡萄糖-6-磷酸酶的累积源于遗传性酶缺陷，它可增加肝酶解物和刺激磷酸戊糖氧化途径，最终导致5-磷酸核糖及PRPP合成增加。其次，该疾患者在高尿酸血症再次发作时肝脏的抑制性嘌呤核苷酸浓度减少[100]将导致激活AmidoPRT和PRPP合成酶且从核苷酸反馈抑制中释放一种以上的酶[37]。这些可能的机制在葡萄糖-6-磷酸酶缺陷患者的嘌呤核苷酸过量产生中所起的作用尚不明确，但人和动物实验模型结果表明这两种机制是成立的[37,99,100]。

PRPP产生增加是磷酸戊糖氧化途径产生的5-磷酸核糖增加的结果，这可以解释那些无葡萄糖-6-磷酸酶缺乏的痛风患者所出现的高尿酸血症。从明确存在嘌呤核苷酸和尿酸过量产生的两类患者中提取成纤维细胞[52]，经培养显示5-磷酸核糖和PRPP生成率和浓度增加。有报道认为谷胱甘肽还原酶的电泳变异体是痛风患者血红细胞的溶解产物[6]。谷胱甘肽还原酶活性可促进谷胱甘肽的还原及还原型辅酶Ⅱ (NADPH)氧化成辅酶Ⅱ(烟酰胺腺嘌呤二核苷酸磷酸，NADP)，它是氧化途径中两个反应的首要辅助因子。这个途径的反应速度至少部分依赖于NADPH和NADP比率对葡萄糖-6-磷酸脱氢酶活性的控制，谷胱甘肽还原酶活性增加可为PRPP过度合成以及嘌呤核苷酸和尿酸过度产生提供一个可信的机制。

然而，在各种谷胱甘肽还原酶活性的早期研究报告中没有证实嘌呤过度产生[6]，后来的几项研究也没证明痛风患者的红细胞溶解液中酶活性异常或谷胱甘肽还原酶的电泳改变[101]。加上最终的实验没有证明磷酸戊糖的氧化和非氧化途径与PRPP和嘌呤核苷酸的合成速度在生理条件下有联系[30]。尽管缺乏确定的资料，但碳水化合物代谢加速与PRPP合成比率之间的联系为代谢性疾病如肥胖症、高甘油三酯血症和高尿酸血症之间的关系提供了理论基础。在碳水化合物过剩或脂肪生成增加时，由于磷酸戊糖旁路活性增加使PRPP生成加速，导致5-磷酸核糖和PRPP合成增加。

2. 嘌呤核苷酸浓度降低

尽管HGPRT缺乏可能造成细胞内嘌呤核苷酸浓度降低，但这种降低在HGPRT缺乏的细胞外没有发现[42,73,102]。尽管如此，尿酸生成过多起因于核苷酸衰竭的环境已经得到证明(图113.8)。这些环境有一个共同的ATP消耗增加或ATP再生受损造成的ATP降解网[103]。在此条件下，磷酸盐、氧、葡萄糖或脂肪酸的利用率受到限制，最佳的ATP合成率可能受损，可能导致严重的ATP缺失伴随着高尿酸血症的发生，特别是在ATP消耗需求增加时。ATP降解网来源于二磷酸腺苷(ADP)和一磷酸腺苷(AMP)的蓄积，可通过腺苷、肌酐、次黄嘌呤和黄嘌呤等媒介物快速转化为尿酸。因此，这些媒介物部分或全部增加则伴随着血或尿中尿酸水平过高，这为高尿酸血症的机制提供了理论依据[104~115]。

人体内果糖的快速调节机制为研究嘌呤代谢提供了一个研究模型[104]。肝脏内果糖磷酸化使用ATP，ADP在磷酸果糖的参与下除去磷而转为ATP，而ADP是尿酸形成代谢通路的底物。因此，在果糖参与反应后的几分钟内，血浆(以后的尿)中的肌酐、次黄嘌呤、黄嘌呤和尿酸浓度均升高[104]。嘌呤从头合成反应因嘌呤核苷酸的缺失而加速，因此尿酸的形成也在增强[105]。以上这些研究和给小鼠服用果糖均证实了提高PRPP水平就可以增加尿酸合成，大概是PRPP合成酶抑制剂核苷酸释放的结果[37,105]。另外，分布在肝脏组织中的AmidoPRT向具有活性的单体形式转变可能预示着嘌呤从头合成反应的加快[37]。

与ATP降解网反应和高尿酸血症有关的临床状况[115]有Ⅲ型(脱支酶缺乏)、Ⅴ型(肌磷酸化酶缺乏)和Ⅶ型(肌磷酸果糖激酶缺乏)糖原贮积病，此时肌肉中ADP到ATP再生过程葡萄糖利用率受损的结果是高尿酸尿和轻微的运动激发“肌原性高尿酸血症”[106]。受累患者的日常生活以及不超过无氧代谢域值的轻微运动都可导致持续的高尿酸血症[107]。另外正常个体在激烈的锻

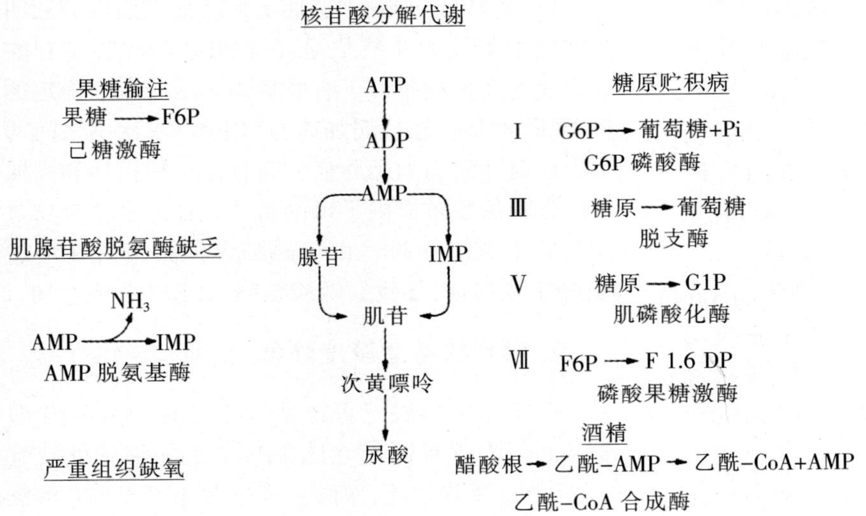

图 113.8 导致腺苷酸分解代谢加速的条件。F6P:6-磷酸甲糖;G6P:6-磷酸葡萄糖;G1P:1-磷酸葡萄糖;F1:6DP:1,6-二磷酸甲糖;ADP:二磷酸腺苷;IMP:次黄苷酸;Pi:无机磷酸盐。

炼超过缺氧[108]域值或持续很长时间的训练后也可导致肌肉缺氧,引起肌肉腺苷酸消耗和次黄嘌呤产生[103]。然后,嘌呤碱被运送到肝脏中转化为尿酸,最终产生高尿酸血症,甚至伴随乳酸性酸中毒和脱水。在葡萄糖-6-磷酸酶缺乏的情况下,低血糖或应用胰高血糖素后肝脏ATP浓度减低而嘌呤代谢增加[100]造成了以前讨论过的多因素的高尿酸血症。

高尿酸血症至少部分是由于ATP降解作用造成的。有两种情况比较常见。第一,在急性病患者如成人呼吸窘迫综合征(ARDS)、心肌梗死、肺栓塞、充血性心衰或癫痫持续状态中,因组织缺氧影响线粒体中ADP合成ATP,导致ADP分解代谢且血和尿中的肌酐、次黄嘌呤、黄嘌呤和尿酸浓度增加[109-112]。实际上,这些发现表明患者预后不良,提示显著缺氧者需要激活嘌呤分解代谢途径。第二,酒精消耗导致ATP向AMP转化加速,而当乙醇代谢通过醋酸盐到乙酰辅酶A过程中ATP使用程度超过ATP再生能力时,尿酸及其化合物产生增加[113,114]。这种机制在高尿酸血症伴随饮酒以及在脱水和代谢性酸中毒过程中的肾尿酸潴留中起主要作用。

四、尿酸的分泌

正常人每日2/3的尿酸由肾脏排泄,1/3在胃肠道清除,少于1%由汗液分泌[6,116]。在痛风患者中,虽然胃肠道分泌有所增加,但是肾脏对尿酸的清除率是降低的,故而导致高尿酸血症。

(一)肾脏对尿酸的调节

最近关于克隆及人尿酸盐运载体特征描述的报道[117,118]使得人们可以从基因和分子水平上认识肾尿酸分泌的调节和血清中尿酸盐水平的调节机制。同样的,代谢产物的复杂现象和药物对肾脏尿酸分泌的影响可以解释为更精细的生理学过程。在这一章节中,我们将回顾人类肾脏调节尿酸的理论发展,通过对四步骤模型的认识和几十年的调查研究,最终形成了当今的实验和临

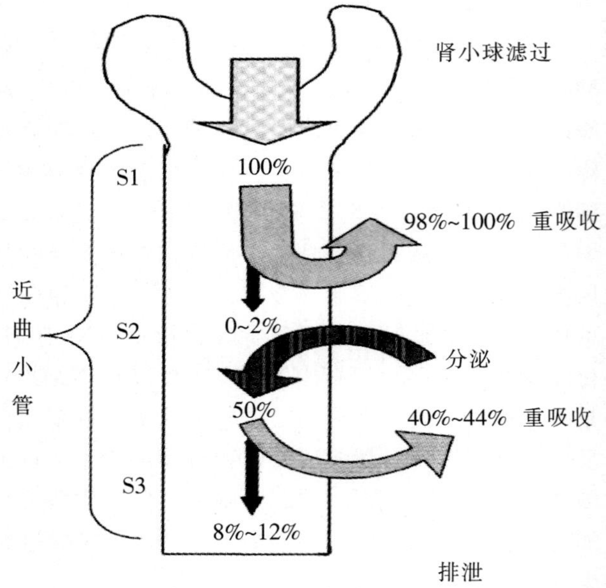

图 113.9 四步模型说明肾脏的双向尿酸盐转运机制。小管重吸收和分泌用滤过的尿酸盐百分数表示。

床研究结果。

肾脏尿酸的分泌是一种复杂的生理功能(图113.9)，通过对实验动物和人体的药理生理学研究最终确定了其明显的组成机制。尽管尿酸在肾小球可以轻易滤过，但在正常人群中肾尿酸清除率仅为肌酐清除率或菊糖清除率的7%~12%[6]。功能($C_{尿酸盐}/C_{肌酐}\times100$)是指尿酸盐排泄分数，或$FE_{尿酸盐}$，用百分数表示。这些偏差意味着滤过的尿酸盐的90%在肾小管重吸收[119]。动物实验表明尿酸重吸收的主要场所是肾近曲小管，是通过非离子自主或被动扩散作用完成的主动运输过程[120,121]。

根据双组分系统即肾小球滤过和近曲小管重吸收，不足以确定肾尿酸盐代谢完全源于这两个途径。首先，伴有尿酸盐清除的有高尿酸血症而其他方面健康的男性的菊糖清除率为146%[120]。这些个体对尿酸的重吸收具有明显的选择性缺陷且肾小管可分泌尿酸盐。这种机制还可解释另一个实验观察的结果：即水杨酸盐和丙磺舒对尿酸分泌的矛盾影响。这些药在小剂量时可减少尿酸分泌而大剂量时反而导致尿酸尿。对这种现象最好的解释就是假设药物小剂量时只抑制肾小管分泌而大剂量时既抑制分泌又抑制重吸收。后来，在尿酸盐负载、甘露醇利尿和给正常人群及动物微穿刺注入大剂量丙磺舒等实验后，证明肾小管分泌尿酸是肾排泄尿酸的第三种机制[120,122]。对人类的研究证明从血清运送尿酸盐到肾小管液是近曲而不是远曲肾单位完成的，因此近侧肾单位是肾小管分泌的主要部位[120]。最终，人类的尿酸盐分泌是通过转运系统传送的，这种转运系统也传送其他有机酸，如水杨酸盐、乙酰乙酸、乳酸盐、羟丁酸盐、支链酮酸和吡嗪酸(吡嗪酰胺的主要代谢产物)[119,120]。

尽管人类肾小管分泌尿酸盐是肾脏尿酸分泌的最重要的机制，但关于重吸收和分泌对这个过程的相关影响仍不确定[123,124]。许多种药物对人的尿酸分泌的矛盾影响，结合对有肾尿酸分泌缺陷的悬猴个体和家族的研究，使得人们对肾脏尿酸盐调解的三组分模式有了重新认识[123,125]。四组分模式扩大了分泌重吸收的范围，将尿酸盐分泌部位延至远由小管[123-125](图113.9)。近来更多的证据表明，近曲小管重吸收发生在S1段，而分泌与再分泌重吸收分别发生在S2和S3段。研究发现，血中缺少尿酸的个体尿酸盐分泌分数增加，对吡嗪酰胺反应正常，但对苯溴马隆或丙磺舒的促尿酸分泌反应减少，这些发现更易解释为反应尿酸分泌后重吸收的缺陷[126-128]。尽管如此，对人体内肾脏处理尿酸的四种组成模式的验证仍然不完善[119]，而尿酸在运送过程中效量似乎超出了体内药理学控制范围。

动物模型研究结果发现两种肾脏中运送尿酸盐的机制：电压敏感的尿酸根运载体和尿酸根阴离子交换体。Lipkowitz和同事们[117]克隆了一个电压敏感的人尿酸根运载体（hUAT1）cDNA并确定了其基因产物半乳凝素9。hUAT1嵌入脂双分子层中，是高选择性的尿酸盐离子通道。hUAT1基因位于17号染色体，已确定至少有3个hUAT亚型。关于hUAT1是体内真正的肾尿酸运载体还是从其广泛的组织表达和结构上讲是一种转运通道(非典型运载体)[118]似乎与前面描述的半乳凝素9的功能不相关[117]。然而，还有可能电压敏感尿酸根通道主要负责肾小管尿酸盐的运送，实际上目前还是缺少对hUAT1亚型的特征描述。

近来，Enomoto和同事[118]确定了URAT1并描述了其特征，它是人类肾脏尿酸根阴离子交换器。URAT1被SLC22A12编码，基因存在于染色体11q13。URAT1蛋白位于肾脏近曲小管腔黏膜上皮细胞上，而在远曲小管中没有发现。尿酸根通过URAT1转运，独立于尿酸钠的直接同向转运，不受黏膜电势影响，可被有机阴离子如乳酸盐、烟酸盐、乙酰乙酸、羟丁酸盐及琥珀酸盐选择性抑制。丙磺舒、保泰松、磺吡酮、非类固醇类抗炎药、氯沙坦以及利尿剂可抑制尿酸盐的吸收。这些有机阴离子在细胞内蓄积，并在URAT1的作用下在肾小管重吸收过程中与尿酸根交换，按照电化梯度下移到小管腔。对URAT1有亲和力的药物或试剂在腔内起作用时是促尿酸排出剂，但在细胞内起作用时可通过调节尿酸流量调节血清尿酸水平[118]。最终，已证明有遗传性肾小管缺陷的家族中受累的成员是在SLC22A12上发生基因突变导致高尿酸血症、$FE_{尿酸盐}$增加及对运动敏感型急性肾衰和慢性肾功能障碍的敏感性[129,130]。

(二)痛风患者尿酸排泄减少

由于尿酸清除减少导致的高尿酸血症占原发痛风患者的90%。尿酸负荷量有很大的范围，大部分痛风患者的$FE_{尿酸盐}$低于非痛风者[131](图113.10)。Simkin[131]发现相同血清尿酸浓度的痛风患者尿酸排泄量平均低于正常者41%。原发性高尿酸血症患者的外源性嘌呤增加时血清尿酸浓度也相应增加，这与尿酸清除率降低有直接关系[132]。痛风患者要比非痛风患者尿酸水平高2~3mg/dL才能维持相同的尿酸排泄率[131,133]。

原发痛风患者尿酸清除率减少可能是由尿酸滤过减少、尿酸重吸收增强或尿酸分泌减少所致。尿酸滤过减少是由于尿酸与血清蛋白结合的增加。这种缺陷在

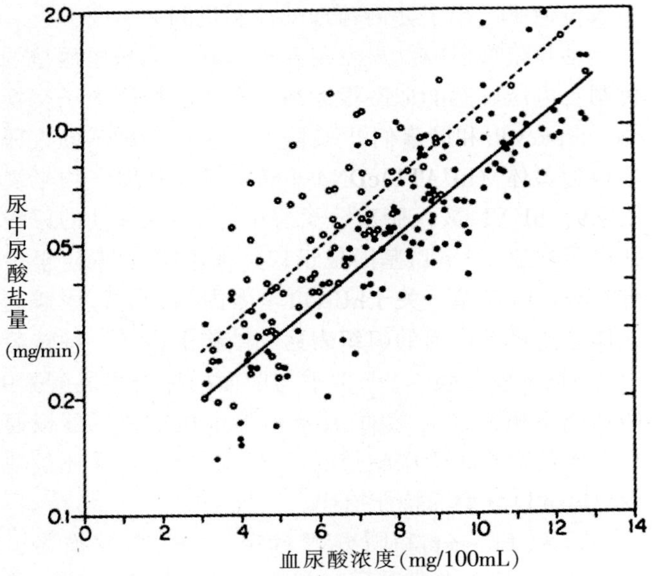

图 113.10 在痛风(实心点)和非痛风(空心点)患者中,不同尿酸浓度时尿中的尿酸盐量。

新西兰土著毛利人[14]高尿酸血症和痛风患者中已经提出,还需要进一步证实。原发痛风患者尿酸清除减少的基本原因是尿酸重吸收增加和尿酸排泄减少。总之,尚没有确切的实验证据肯定肾小管重吸收尿酸增强是原发痛风患者的发病机制之一。相反,原发痛风合并高尿酸血症的患者每个肾单位尿酸排泄减少似乎与尿酸生成过多没有直接关系[134]。研究应用选择性抑制分泌型尿酸重吸收的药物苯溴马隆的促酸分泌反应来测量肾小管最小分泌率发现,这些患者和高尿酸血症伴有尿酸生成过多的痛风患者相比尿酸分泌减少[123]。迄今为止,尚未发现原发痛风患者分泌再吸收功能的改变。

遗传性痛风伴有尿酸清除减低的患者有两种,一种是常染色体遗传的家族性青少年型尿酸肾病(FJHN),另一种是多囊肾病(MCKD)Ⅱ型,这些患者在尿调节素蛋白(从前称Tamm-Horsfall蛋白)编码基因上的缺陷最近已经描述,下面会进一步讨论[135,136]。相对较多的尿蛋白基因突变改变尿酸分泌以及引起这些紊乱的功能和结构特性的机制还不清楚,这也是对尿调节素的正常功能的理解。因而,目前正在研究是否能用尿调节素的微小变异来说明大多痛风患者伴随的尿酸清除减少。

五、原发痛风的发病率和患病率

欧洲(0.30%)与北美(0.27%)的痛风患病率相似[45],不过以前美国自己报道的患病率估计为0.84%[137]。Framingham研究了5 127位(男性2 283,女性2 844)平均年龄44岁的个体,发现其发病率为0.2%。14年以后发病率增加到1.5%(平均年龄58岁),男性为2.8%,女性为0.4%。在4 663名年龄在35~44岁的巴黎男性中,35~39岁个体的发病率为1.1%,40~44岁个体的发病率为2%[138]。而在东南亚人、太平洋岛民和新西兰的毛利人中高尿酸血症和痛风的发病率则更高一些[6,14-16,139-141]。其中男性痛风发病率为10.3%,女性为4.3%[14,140]。

原发痛风患者90%为男性,且男性发病高峰年龄小于女性[142,143],女性在绝经前很少发展为痛风[144-147]。在一项对1 338名内科医生(男性91%)进行的预期研究中,20年痛风累计发病率为8.6%[143]。没有女性发病者,但在肾脏疾病或利尿剂治疗后继发的痛风中女性患者百分比较高[144-147]。痛风在30岁之前是不常见的。Framingham研究中男性累积发病率的高峰出现在58岁,但仅1/3的患者在尿酸盐水平为8mg/dL或以上时发展为痛风。近来的研究证实了痛风发病率与高尿酸血症数量之间的因果关系[45]。此外,经过对不同性别的患者血清尿酸增加的分析发现,男性的痛风发病高峰与女性的高峰平均相差20~30年,多年的高尿酸血症可发展为有症状的痛风。

六、痛风的临床描述

急性痛风性关节炎、亚急性痛风和慢性痛风石性痛风是进行性尿酸盐结晶沉积疾病的三个典型阶段。现代的治疗方式能有效地阻断疾病的进展过程,减少急性痛风性关节炎、尿石病和痛风石的发生。因此,目前痛风患者很少出现典型表现,这就使一些不配合的患者无法沟通治疗计划或不能做出痛风诊断。近来人们注意到,老年妇女伴发轻度肾功能不全、骨关节结节、轻度非典型关节炎及类似于类风湿结节的砂砾样沉积时,痛风的发病率明显升高[144-147]。

(一)急性痛风性关节炎

患者安静入睡至次日凌晨2点左右常因为大脚趾的疼痛而醒过来,有时也有足跟、踝关节和足背痛。疼痛类似于骨的移位……而后很快伴有寒战和轻度发热,疼痛开始较轻,随后逐渐加重,有时似韧带撕裂,有时似狗咬样疼痛,有时像受累部位受压或收缩一样,甚至不能穿衣或者不能忍受同室的人从身旁经过引起的颤动。(From Sydenham, quoted in Copeman[148].)

以上由Sydenham描述的急性痛风发作的症状很生

动，在未经治疗的情况下这些症状可以持续几天至几星期。多次发作后，发作间期越来越短且更易累及多关节。慢性炎症的急性恶化会导致关节功能不全或丧失。各种研究表明，肥胖男性患者急性痛风的发作高峰在30~60岁之间[6,142]，但女性患者常在50~80岁开始发病[144,145]。若女性在30岁之前或绝经期前发病，应考虑有遗传性酶缺乏、遗传性或中毒性肾病或药物及有毒试剂诱发（如乙醇、铅或长期服用利尿药[149]）。

在以往的病史描述中，90%的男性痛风患者急性发作出现在大脚趾（足痛风），50%的患者第一次发病就累及第一趾跖关节[6,142]。由于妇女[144-147]和老年男性患者[150]接受了适当的治疗，因此其关节疾病病史缩短且关节症状不典型。虽然首次发作中单一关节发病占80%，但是对于痛风伴随骨髓增生异常，或服用环孢霉素A或噻嗪类利尿药的老年男性和女性患者而言，首发多关节炎症更常见[151-155]。在92例女性痛风患者中，70%是多关节损伤，且35%的患者先前没有单一关节发病的病史[145]。最初常见累及部位包括足背、踝关节、足跟、膝关节、腕关节、手指和肘关节（鹰嘴滑液囊），很少累及肩关节、胸锁关节、脊柱和骶髂关节。从定义上讲，急性痛风主要是下肢病变，累及部位越在远端，表现越典型。虽然尿酸诱发的少见关节和软组织炎症常晚于常见远端关节的典型表现，但前者的初始表现易引起误诊[150,156,157]。老年患者（男女均可）的近端指（趾）关节和远端关节发生痛风炎症（甚至形成痛风石）已受到重视，尤其是这种疾病的发病率和对共存疾病识别仍困难[150,156]。

这种偶然的轻微疼痛（小发作）只持续几小时，有时可以在第一次痛风发病几年以后才发作。痛风的第一次发作常具有突发性，典型的情况是患者因痛惊醒或把脚放在地板上在站起的过程中发作。病变关节的皮肤变红变热，关节及其周围组织触痛（图113.11），轻微按压即引起剧烈疼痛。常伴随发热、白细胞增多及血沉增快。发作停止后关节周围皮肤有脱屑。

未经治疗的急性痛风的病程是多样的。轻度发作可持续几小时或几天，但不会达到前面Sydenham所描述的程度。多次发作可持续几天或几星期。促使痛风性关节炎发作和消退的一系列生理反应已有描述[158,159]（第115章）。

恢复过程中，患者重现无症状阶段称为发作间期。即使发作时剧烈疼痛和肿胀使人能力丧失，完全消退后患者也能恢复正常。发作间期症状完全消失是诊断急性痛风性关节炎的重要特征。

诱因及病因

急性痛风性关节炎的诱发因素包括创伤、外科手术、饮酒、饥饿、暴食富含嘌呤的食物以及服用引起尿

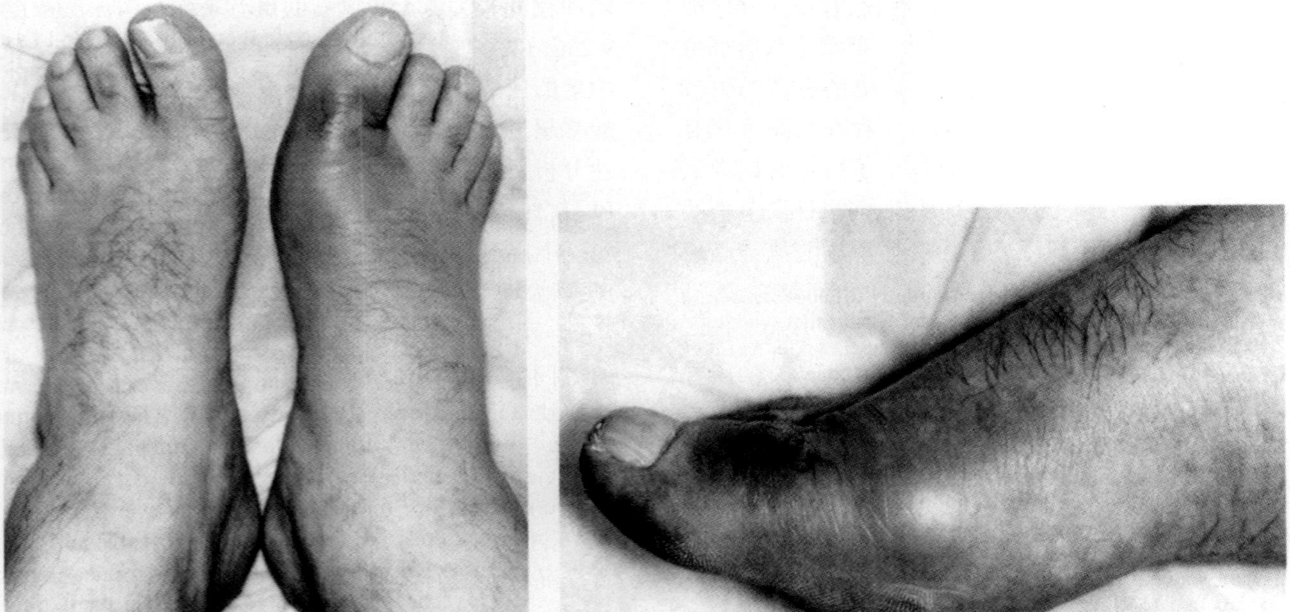

图 113.11　右侧第一跖趾关节的急性痛风性关节炎。注意受累关节的肿胀和充血。

酸浓度改变的药物(表113.1)。这些因素与发作的确切关系尚待确定。例如,第一跖趾关节是主要的承重部位,很容易受伤。Simkin[160]认为踇囊炎导致的关节退化性变化可能与局部尿酸浓度升高有关,并提出这些部位是尿酸盐结晶易沉积的部位。McCarty[161]报道了一例血尿酸正常的砂砾性痛风患者,强调一个局部因素(在血液灌注少的肢端组织体温低)常使尿酸溶解度降低并促进结晶沉积。其他的每一种诱发因素均可影响细胞外的尿酸浓度。酗酒、暴食或者饥饿均可使血中尿酸增加并导致急性发作。服用治疗高血压的噻嗪类利尿剂[155]、抑制免疫反应的环孢霉素A[151-155]以及治疗高尿酸血症[155]的尿酸排除剂或别嘌呤醇等药物均能导致痛风。氯沙坦[162]和非诺贝特[163]有促进尿酸分泌[163]的特性,他克莫司也能诱导高尿酸血症,但还没有急性发作的病例报道与这些药有关。静脉高营养可诱发痛风发作,尤其是对伴发高尿酸血症的患者[164]。最后,外科手术和急性创伤时由于应激反应和并发高尿酸尿和高尿酸血症从而容易诱发痛风[6]。

(二)痛风的发作间期和复发

一个清楚详细的急性关节炎发作加上再次发作前的完全无症状的发作间期的病史,对于痛风有很高的诊断价值。在此期间,先前发炎关节的抽吸术常能确定痛风的诊断。例如,在未经治疗的痛风人群中,所有43例有痛风发作史的患者在发作间期抽吸膝关节和第一趾跖关节的关节液都可见尿酸结晶[165]。与此相比,在服用降尿酸药物的痛风患者中曾发生过炎症的关节液中仅70%可见尿酸结晶[165],在以前无急性发作病史的患者的关节液中仅22%可见[166]。发作间期关节中存在结晶沉积有力地证明了临床痛风的分期只是反应了特殊时期炎症状态和尿酸盐积聚的大小。也就是说,痛风性关节炎的首次发作时间就是大部分痛风患者体内尿酸盐结晶聚集的时间。然而,发作间期持续的时间是可变的,若没有接受治疗,大部分患者在两年之内会再次发病。在一项大样本研究中[45],62%的患者在一年内复发,78%的患者在两年内复发,仅7%的患者十年或以上无复发。

在未经治疗的患者中,急性发作的频率会增加,且常累及多关节,症状严重,持续时间长,有时还伴有发热。尽管受累的关节可以完全恢复功能,但骨的侵蚀在发展。1/3的患者最终可发展为多发关节炎,他们的最初发作就是多关节的[167]。关节部位依次红肿且呈游走性,或者与假性痛风一样,几个相邻部位的关节同时受累,往往关节周围的黏液囊和肌腱也会受累。

最后,患者形成慢性多关节痛风而不再有无疼痛的发作间期。这一阶段的痛风易与类风湿性关节炎(RA)相混淆,特别是容易将痛风石误认为风湿小结。有时,疾病可以从最初的(足)痛风发展为类风湿性关节炎一样的无法缓解的慢性畸形性关节炎,伴有滑液的增稠和痛风石的形成。与RA的多关节炎症反应多是同时发生不同,发炎的痛风关节常没有时限,一个关节红肿可以与另一个关节炎症消退同时发生。相反,"类风湿结节病"患者皮下的风湿小结易与痛风石相混淆[45]。30%的砂砾性痛风患者有低浓度的类风湿因子[168]。通过160名RA患者的研究发现,7.5%有高尿酸血症,这一发现与疾病的活动性呈负相关[169]。然而,痛风和RA的共存很少见,目前恰当的诊断应建立在存在痛风石或受累关节抽吸物中未发现尿酸盐结晶。

(三)慢性痛风石性痛风

慢性痛风石性痛风(图113.12)的特征是固体尿酸盐(痛风石)沉积在结缔组织中(包括关节组织),最终发展成损伤性关节病,常继发退行性改变。以前人们认为原发痛风的早期发作很少伴有痛风石,但近几年的资料证明首次发作经常伴有痛风石[157,170,171]。这种情况在骨髓增生性疾病继发的痛风患者中占0.5%[6],还见于Ⅰ型糖原贮积性疾病[99]和Lesch-Nyhan病患者。在Gutman的研究中搜集了1973年以前40多年的资料[172],发现尿酸盐在关节组织中的沉积率与高尿酸血症的持续时间和程度有关。无痛风石的患者平均血清尿酸浓度为9.2mg/dL,患者血尿酸值在10~11mg/dL时可出现轻到中度的尿酸盐沉积,若患者有严重的痛风石沉积,血尿酸常超过11mg/dL。对1 165名预治疗时期患者的回顾性分析发现,有70%的患者首次发作后5年之内未见痛风石,10年之内只有50%无痛风石生成,到20年时这个比例下降到28%[172]。首次发作20年后患者发生严重痛风石性痛风的比例估计为24%。在未经治疗的患者中,从第一次痛风发作到发展为慢性关节炎或可见痛风石的时间间距有很大差别,范围在3~42年之间,平均为11.6年[6]。目前大量的研究表明,诊断和治疗水平的提高影响了这个自然间期。例如,在4 110名日本痛风患者19年的跟踪随访中,只有9.2%的患者出现痛风石样沉积[173],但在1 079名中国痛风患者中有16.8%出现痛风石样沉积,而且常在发病的最初几年之内[141]。另外,一项研究表明,在罗切斯特的白人居民中,18年内原发痛风发病率增长两倍,在明尼苏达州1995~1996年间,所有发病者中的4.9%发现有痛风石[174]。

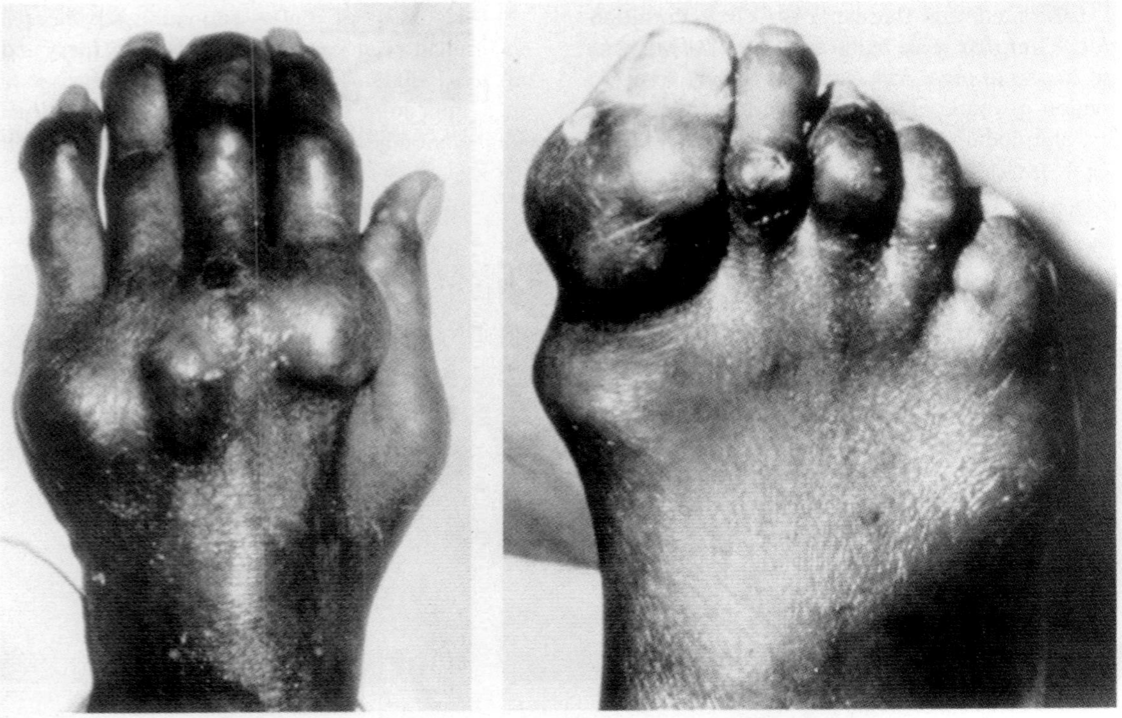

图 113.12　慢性痛风石性痛风表现为手和足多发皮肤和关节畸形。

痛风石性痛风发病年龄较小，由于未经治疗常使活动期持续时间长，频繁发作，血尿酸值高，多累及上肢和多关节[175]。退伍军人管理局(VA)医院对106名男性痛风患者的前瞻性研究证实了上述表现，有40%的患者出现多关节痛风[176]。关节炎的特征为其上关节的不对称性受累，这种受累典型表现为慢性炎症。虽然乙醇和利尿剂的使用与痛风发生有直接关系，但不当的治疗和患者的不配合也是痛风从单一关节发病发展到多关节发病的主要因素。

另一组比较配合的老年患者也容易发展为多关节和痛风石性痛风[144-147]。在一个风湿病科中连续60名痛风患者中有15%为老年女性(平均年龄82岁)，所有患者均在服用利尿剂，且大部分患者在骨关节炎性指(趾)间关节上出现了痛风石[144](图113.13)。在另一组149名痛风患者中，有17%出现结节性骨关节炎(OA)[150]，平均年龄71岁，男女相等，平均尿酸浓度11mg/dL。72%的患

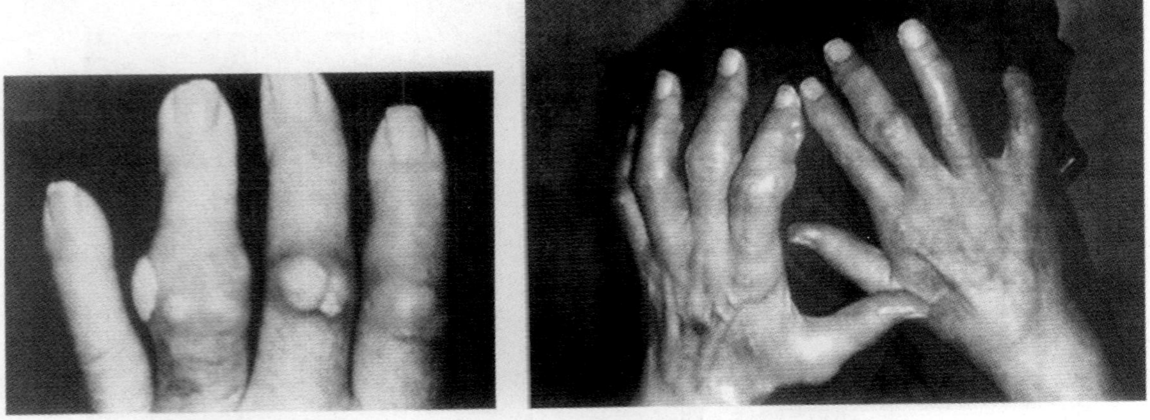

图 113.13　(A)使用利尿剂治疗高血压的老年女性的脓肿性痛风累及骨关节炎性关节。(B)对别嘌呤醇和羟嘌呤醇超敏感性患者双手的痛风石性痛风表现。

者使用了利尿剂,60%的患者有肾功能损害。利尿剂引发的高尿酸血症、肾功能不全和结节性骨关节炎并发的老年患者易在结节组织中形成砂砾性痛风[150,151,177,178]。这组患者的临床特征在女性表现得尤为明显(脓肿性痛风)[179],与中年男性痛风患者组相比,后者多伴有高血压、肥胖和酗酒。

接受器官移植的患者应用环孢霉素A可以加快慢性砂砾性痛风的发展进程[151-155]。由于环孢霉素A可减低肾尿酸清除率,因此可导致心肾移植患者特别是肾功能不全患者出现严重的难治性并发症。

耳轮是典型的关节外砂砾样沉积的部位,表现为一种小的白色赘生物(图113.14A)。其他好发部位有尺骨鹰嘴(图113.14B)、髌前滑囊、前臂的尺骨表面、跟腱和指垫,尿酸结晶可以沉积在这些部位的皮下及真皮内[180,181]。这种病变常引起手或脚不规则的异常肿大,并伴有关节的破坏和畸形(图113.12和图113.13)。痛风石表面皮肤光亮,可以形成小溃疡或挤出白垩色物质,这种物质由针尖样尿酸盐结晶组成(图113.15)。溃疡性痛风石可以二次感染,它是痛风患者并发脓毒性关节炎最常见的起因[182]。受损关节关节强直很少见[183]。

痛风石的形成是隐匿的,患者常感到受累关节进行性僵硬和疼痛。痛风石或继发性退变对关节及其周围组织的机械性破坏限制了关节的活动度。同样,中轴骨也会出现尿酸结晶的沉积,表现类似于肿瘤或椎间盘突出症[184]。砂砾样结石累及骶髂关节和髋关节无菌性坏死都是痛风的表现。虽然在对138名痛风患者进行的系统研究中[185]没有发现股骨头缺血坏死,但已在缺血骨内测出了尿酸钠结晶[185]。

痛风石与肾脏疾病的进展密切相关,在痛风急性发作期,症状轻且不频繁,而在疾病后期,症状可以完全消失或加上无痛性关节炎。实际上除了脑组织以外,所有实质器官都有痛风石报道[186,187]。

尿酸排出剂和别嘌呤醇的广泛应用使看得见的痛风石和慢性痛风关节炎的发生率显著下降。在这些药物应用之前,约有70%的痛风患者有砂砾样痛风石[6],后来的调查发现下降了5%[188]。然而有报道称,在有些人群中砂砾样痛风的发病率仍接近50%[175,176]。其原因有患者不配合长期抗尿酸治疗、医患间缺乏交流、误诊、对高血压患者(尤其是老年患者)长期使用利尿剂和接受器官移植后使用环孢霉素患者的砂砾样痛风发生率减少,对这种患者的治疗存在困难。

(四)尿石病与痛风

在欧美国家所有肾结石的患者中,有5%~10%为尿酸结石,在以色列这个数字高达40%[189-191]。尿酸结石患者占美国总人口数的0.01%,但在1 258名原发痛风和59名继发痛风患者中,肾结石的发病率为22%和42%[191]。14年后,原发痛风人数增至2 038人,尿酸结石患病率为23%[192]。这些痛风患者80%以上的结石完全由尿酸组成,其余的含草酸钙或磷酸钙,常是尿酸的中心部分。痛风患者尿酸石的发病率呈几百倍增长的同时,草酸钙结石的发病率呈10~20倍的增长[193]。40%的原发痛风患者肾脏结石的出现早于关节炎,且在患者40岁以前是比关节炎发作更频繁的首要表现[192]。Kramer

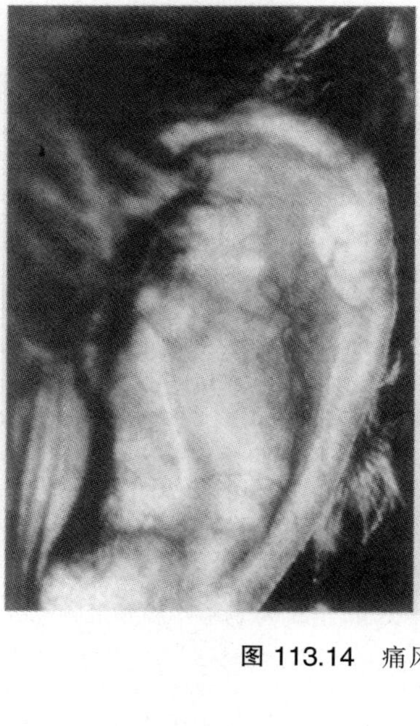

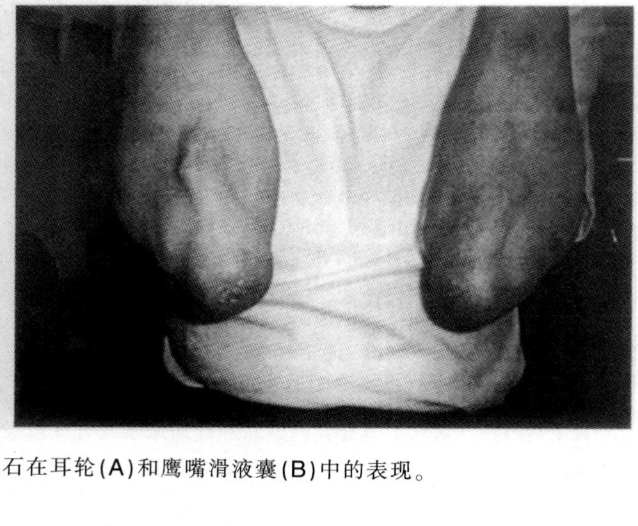

图 113.14　痛风石在耳轮(A)和鹰嘴滑液囊(B)中的表现。

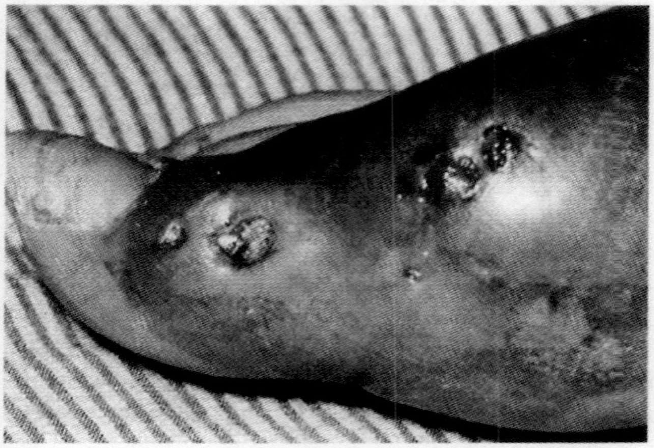

图 113.15 形成溃疡的痛风石。(Courtesy of Dr.Meln:coff.)

和同事[194]从全国健康和营养检查调查(NHANES Ⅱ)资料中发现，痛风人群中肾结石的发生率远比无痛风人群高出97%(优势比1.97;95%可信区间1.37~2.83)。

Framingham研究指出，尿路结石与血尿酸值有直接关系,在有肾结石病史的男性患者中,12.7%的尿酸值为7~7.9mg/dL,40%的尿酸值高于9mg/dL[8]。每年尿结石发病率从血尿酸控制正常组的0.2%和无症状高尿酸血症组的0.3%增长至痛风组的0.9%[18]。大约有1/3的非痛风性高尿酸血症患者尿酸结石的有家族痛风病史[191]。通过对痛风患者的研究发现,尿酸尿结石高患病率与体内尿酸分泌增加有直接关系。痛风患者每日尿酸分泌量多于1 100mg时,结石患病率达50%,高于日分泌量低于300mg的患者4.5倍[191]。许多临床情况可导致高尿酸血症，包括遗传性酶缺乏和导致嘌呤生物合成加速的血液学紊乱,过量摄取富含嘌呤的食物[32]以及使用促尿酸排出药物（仅引起尿酸分泌一过性增加)。摄入大量含嘌呤食物引起尿酸分泌增加的患者易发生草酸钙结石[193]。尿量少和慢性碳酸氢盐过度丢失是回肠或结肠造瘘术后患者发生尿酸结石的重要原因[195],在炎热和干旱地带生活的人们由于尿量减少易引发尿结石[189]。

尿中氢离子浓度决定了尿酸的溶解度，持续的酸性尿排出是造成尿结石的另一个致病因素。例如,尿pH 5.0时尿酸溶解度为15mg/dL,如果尿pH升至7.0,尿酸溶解度则升至200mg/dL,因为95%的尿酸是以可溶的尿酸根离子形式存在的。因此原发痛风患者(尤其是伴有尿酸结石的患者）尿pH低是一个重要特征[189,190,192]。

尿酸结石患者的尿pH值低引起了学者的注意,有些人认为这是一种铵排泄缺陷，还有人猜测是可滴定酸度增加所致[189]。目前不能充分评价这些假设,因为其他因素如年龄、减少的肾单位量和高蛋白高嘌呤饮食都不能充分控制。另一种对痛风患者铵分泌异常的解释认为其是由肾脏的谷氨酰胺酶活性缺乏所致[189],但通过直接测定发现痛风患者的肾脏谷氨酰胺酶活性正常[196]。

影响尿酸溶解度和结晶形成的物质是原发高尿酸血症患者的尿酸和草酸钙结石发病机制中的另一重要因素。从尿酸溶解度方面考虑,尿中存在无滤过性的黏蛋白可以延缓尿酸的沉积[197]。然而,研究发现尿石病患者和健康人的尿黏蛋白无明显差异。草酸盐结晶中的异种成核可见于高尿酸血症患者的尿酸单钠或尿酸小结晶中[198,199]。另外,一种含有羧基谷氨酸(肾钙素)的糖蛋白已经从肾脏和尿中分离出来[200]。这种蛋白和尿调节素(Tamm- Horsfall蛋白)可以抑制草酸钙结晶的增长,对以后的研究有指导意义。

(五)痛风性肾病

除关节炎和痛风石形成外，肾病是临床报道最多的与高尿酸血症相关的疾病[6]。高尿酸血症影响肾脏可能通过以下途径①尿酸结晶在肾间质沉积，指的是尿酸性肾病。②尿酸结晶在肾集合管沉积,指的也是尿酸性肾病。③尿酸性尿石病。前两种机制之间的区别还不清楚,不管痛风患者是否伴随尿酸分泌,至少从病理学标准分析，将这两种尿酸性肾病称为痛风肾的情况不是不常见。相反,尿酸产生和分泌过度的患者常有尿酸性肾病和尿石病。急性尿酸性肾病伴随急性肾小管损伤和尿路阻塞的临床现象是不常见的，除非是恶性肿瘤伴有高尿酸血症的患者经过放疗或化疗，或伴有遗传性酶缺乏导致的尿酸分泌显著增加。除了这些高尿酸血症的直接影响因素外，其他导致肾功能障碍的因素如高血压、糖尿病、酗酒、应用肾毒性药物以及铅中毒性肾病在痛风人群中也普遍存在。因此不能将高尿酸血症或痛风单独看成进展性肾脏疾病的主要危险因素[7,18,20,201-203]。

如果尿酸盐结晶肾病仅仅是缓慢的发展过程,那么就不应放弃对生活质量的追求[18,201]。痛风患者蛋白尿的发生率为15%~20%[204],而高血压更常见。实际上,目前还不清楚是高尿酸血症引发了高血压（是否有结晶沉积在肾脏)，还是高血压导致了高尿酸血症[22,205]。对273名痛风患者的研究证明未控制高血压的患者出现了显著的肾功能损伤[204],其他研究也支持这个结

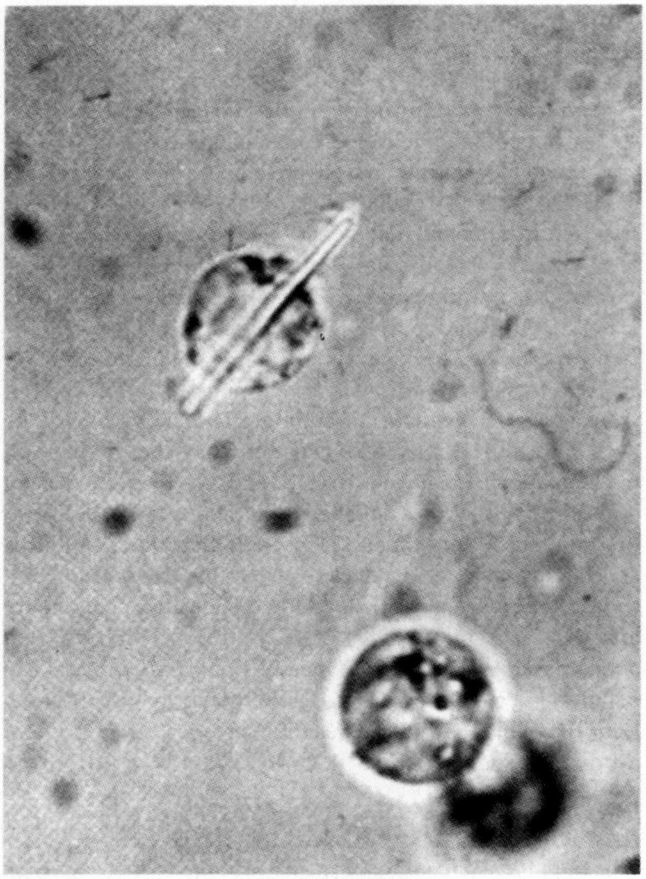

图 113.16 多形核白细胞内被吞噬的尿酸单钠结晶。

论[18,201]。尽管如此,血尿酸增高仍是高血压发展的独立危险因素[19,20,22]。

曾有报道40%以上的老年痛风患者有明显的肾功能受损[6,206],且18%~25%的患者最终死于肾衰竭[206]。然而,在1975—1981年间,连续几项研究都没能证明高尿酸血症或痛风是引发临床慢性肾脏疾病的主要原因[18,201-205]。这些研究指出,痛风患者肾脏疾病的发病率不高于同等年龄组的高血压、肥胖和原发肾疾病患者。最近,许多研究再次提出了高尿酸血症在慢性肾病以及高血压和心血管疾病中的作用的课题[19-27]。这些研究的焦点是溶解性尿酸盐的作用及其与尿酸结晶沉积之间相互关系。另外还有研究[207-210]通过遗传学和药理学向动物模型中导入了相对的或绝对的高尿酸血症。

七、痛风的诊断

痛风应该有严格的诊断标准,以避免非痛风患者使用昂贵而有毒的药物。目前的资料不支持对无症状高尿酸血症患者进行干预治疗(第114章)。痛风确诊要通过使用带偏振补偿的光学显微镜在关节滑液内的中性粒细胞中发现尿酸单钠结晶 (图113.16)(第4章)。美国风湿病学诊断治疗标准委员会的研究指出,这种检测手段对痛风性关节炎患者和急性发炎关节患者的敏感性为84.4%,对痛风的特异性达100%[211]。重要的是能选出痛风性关节炎与另一类型的关节疾病并存的患者,如脓毒性关节炎、双水焦磷酸钙(CPPD)结晶沉积性疾病(假痛风)或磷酸钙结晶沉积性疾病[212,213]。

细胞外尿酸结晶也可见于大多数未经治疗的痛风患者在发作间期时先前曾受累的关节滑液中[165,166,214]。Pascual和助手们[165]经过仔细的准备和标准的抽吸术,在所有痛风患者体内均检测出阳性结晶体。因此,痛风发作间期在滑液中发现细胞外的尿酸单钠结晶是非常敏感的鉴别方法。有项研究证实了这个观点,即19名无症状高尿酸血症患者中的1名及9名有肾衰竭而无急性关节炎病史患者中的2名均证实存在细胞外的尿酸盐结晶[214]。在另一项研究中,31名无症状高尿酸血症患者中有1人检出结晶体,而6名肾功能不全患者中均没有检出[215]。综上所述,通过偏振光显微镜对从炎症关节抽吸出的关节滑液进行检测是一种敏感的方法,不过其对痛风的特异性不如在急性关节炎发作时在细胞内检出尿酸盐结晶。

在痛风石中测出尿酸盐结晶和在滑液中检出结晶一样对诊断痛风具有特异性。然而,因为有痛风石的痛风患者不多,所以诊断试验的灵敏度有限。如果没有发现尿酸盐结晶或偏振显微镜检测呈阴性,那么下面的表现对诊断痛风就很有帮助:①单一关节典型关节炎病史,尤其是发生在第一趾跖关节的更有意义;②随后的完全没有症状的发作间期;③口服秋水仙碱治疗后滑膜炎症迅速缓解;④高尿酸血症。

血尿酸正常不能完全排除痛风的诊断,约有40%的患者在第一次发病时血尿酸水平正常[216]。尿酸性多尿是由与压力相关的皮质醇释放、纠正诱发因素(如酗酒或利尿治疗)或者使用抗血尿酸过多的药物使急性痛风发作时血尿酸值正常造成的。虽然高尿酸血症和痛风有直接关系,但它们被认为是独立的现象。秋水仙碱治疗有效的评价标准应该是48小时内关节炎症反应迅速消退且至少7天内无任何关节症状复发[217]。高尿酸血症的关节症状并不能有效证实痛风的诊断。假性痛风(CPPD)和磷酸钙结晶诱发的炎症与急性痛风的临床表现是不同的。有报道称，绝经前期妇女的第一跖趾关节急性炎症的自限性发作是由非结晶状钙的瞬时沉积造成的[212]。在临床上急性痛风性关节炎需要与脓毒性关节炎、蜂窝组织炎和骨折进行鉴别诊断，因为脓毒性关节炎和急性痛风性关节炎常同时发生。痛风炎症极易与蜂窝组织炎混淆，但痛风性关节炎的关节周围病变与原发性滑膜炎症如RA是不一样的。

八、痛风的影像学表现

对首发痛风患者进行放射学检查是为了排除其他类型的关节炎。在此阶段，痛风的放射学表现不典型，经常只有软组织的肿胀。长期痛风（包括无症状痛风、炎性痛风、侵蚀性关节炎）的放射学表现只有软组织结节，一般不影响正常骨结构和关节周围密度以及关节间隙。

如果在关节边缘区域出现锐利的"凿除状"、圆形或椭圆形缺损，且周围有硬化边界则提示为痛风（图113.17）。骨性（骨内的）砂砾样损害的出现要早于皮下的痛风石，可见于临床无任何炎症表现的关节[175]。大约40%的痛风患者有骨的侵蚀，从骨的边缘至周围软组织均覆盖有砂砾样的结节[218]。这种骨的悬垂边特征可能由增大的痛风石下面骨的重吸收和痛风石透过骨膜侵蚀到骨皮质所造成，它有助于区别类风湿性关节炎（RA）中的"袋"状侵蚀。骨性侵蚀在痛风患者中出现较晚，很多患者痛风反复发作既没有影响骨骼又没有影响局部软组织。痛风与风湿性关节炎的另外一个区别是痛风的关节周围没有明显的骨质减少。

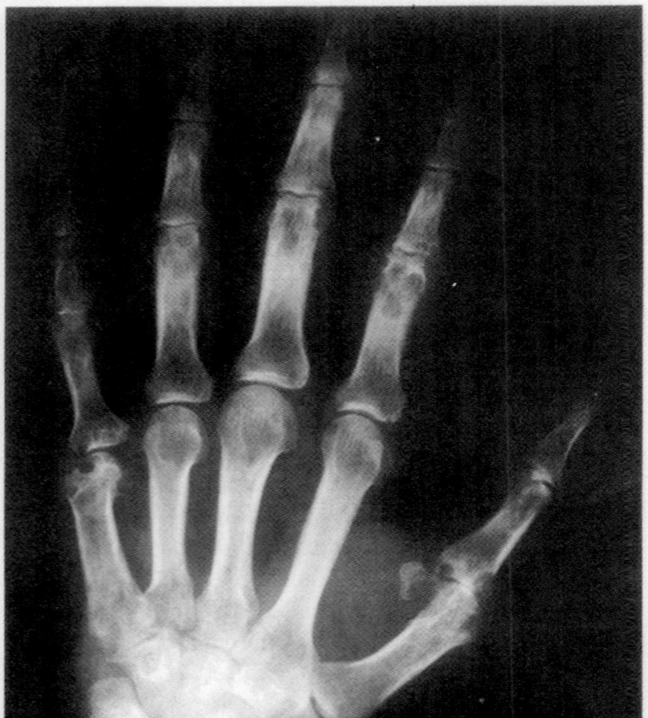

图 113.17　37 岁男性痛风患者左手有明显的放射学表现。在第 2、3、5 近端指间关节周围有软组织肿胀，骨末端被侵蚀并伴有边缘硬化。类似的侵蚀还可见于第 1、5 掌指关节，第 2、3 指间关节出现悬垂边。部分多发骨性囊肿提示骨内痛风石，在第 2、3 指骨近端较为明显。骨矿化普遍存在，但未被侵蚀关节的关节腔保持完整。

尿酸盐结晶沉积引起的骨侵蚀与痛风的持续时间和严重程度有关。对于长期慢性砂砾样痛风患者，关节损害是广泛的。除了手和脚的指间关节和腕骨间的关节之外，其他关节很少出现关节间隙消失所致的骨关节强直[183]。痛风重要的放射学特征是相对正常的关节间隙出现大量的侵蚀。

软组织内痛风石的沉积特征是不均匀分布的，在X线片上呈结节状肿胀，尤其常见于足、手、肘关节、踝关节和膝关节处。在足背部和跟骨周围的软组织隆起也是其临床特征之一。痛风石钙化不常见于肾脏损伤患者（图113.18）。软组织痛风石常有邻近骨的侵蚀伴随悬垂边的特点，有助于鉴别尿酸结晶聚集和伴有其他类型关节病变或代谢异常的结节性损害。有报道称髌骨上外侧的溶骨性病变常与髌骨周围大量软组织钙化有关[219]。痛风石这些损害的特征可以让患者避免一些侵入性的检查过程。脊柱的痛风石可以发生在任一区段，当磁共振成像（MRI）上显示关节周围很低的信号或在计算机体层摄影（CT）检查中显示关节内钙化病变时应考虑有痛风石[220]。

人们已经尝试应用超声、MRI和CT等非侵入性的检

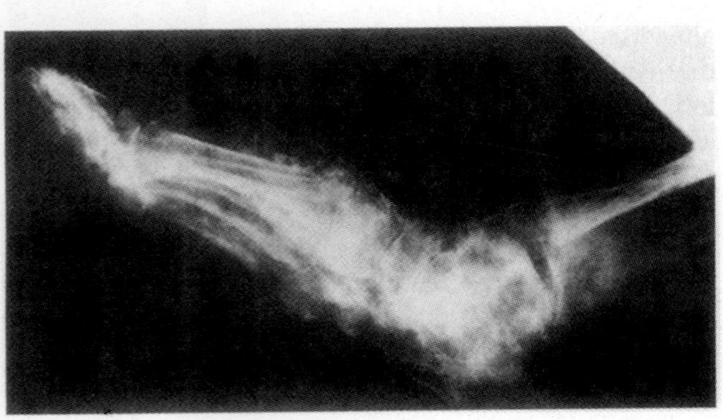

图 113.18　63 岁男性多关节的砂砾性痛风患者足背部钙化的软组织突起和距跟关节破坏。（Courtesy of Dr.David Tartof.）

查来识别关节和器官结构中的尿酸盐痛风石。但超声和MRI显示的痛风石特征不能给我们提供足够特异性的诊断[221-224]。然而，在CT上痛风石可表现为相当于尿酸单钠结晶大小的密度约160HU的团块[224]。含钙结晶CT衰减值是450HU，所以这项技术可以把痛风石和其他软组织肿瘤或皮下结节区分开。一项研究[45]发现，31名痛风患者中有10名存在与CPPD结晶沉积有关的半月板钙化。另一项研究发现43名痛风患者中只有2名(5%)有半月板钙化，老年人群中常有软骨钙质沉着病的报道[45]。由于痛风患者伴有假痛风的发病率很高(5%)且反之亦然，所以痛风患者存在软骨钙化则提示有假痛风。

慢性砂砾样痛风患者的骶髂关节偶尔可出现软骨下损害(图113.19)。骶髂关节的局部骨质损伤常发现于疾病进展期，与肢端砂砾样沉积有关[6]。对143名痛风患者的前瞻性放射学调查发现，24名患者的骶髂关节受到侵犯，其特征包括局部硬化和关节边缘不规则，局部的骨质疏松症和硬化区边缘有囊肿形成[225]。

尿酸石可透过射线，其放射学表现为“充盈缺损”。半胱氨酸、黄嘌呤和2,8-二氢腺嘌呤结石均可透过射线，但大部分射线可透的结石都是尿酸的组合。尿酸石或砂砾呈白色或粉红色(“砖粉”)，至于是否是色素吸收造成的尚不清楚。尿液呈砖粉色的患者常常被认为是血尿。越来越多的痛风患者中出现不透射线的结石，其主要由草酸钙组成。这些结石常含有少量的尿酸，它可能是草酸钙过度沉积向外生长的发源地。

图113.19 慢性砂砾样痛风患者的右骶髂关节显示扇形侵蚀及其周围骨质硬化。左侧骶髂关节病变稍轻。

九、痛风的遗传性

长期以来人们一直对原发痛风不受遗传影响表示怀疑[1,2,6]。英国学者报道，痛风家庭中有38%~81%的成员患有痛风，而在美国痛风家庭成员发病率为6%~18%[1,6]。Smyth研究发现痛风患者家庭成员中有20%有高尿酸血症[226]。在家庭中出现首位痛风患者时，患者家属中则有25%~27%患无症状高尿酸血症[227]。

经过对严格挑选人群(即种族、地区和家庭中有首发痛风患者)的研究发现，血尿酸值呈双峰样改变，这支持存在显性基因遗传的假设[228,229]。然而，大量的资料表明正常人群(男性和女性)的血尿酸浓度都呈连续分布[9]，但也有向更高值的偏移。这一发现是否是原发痛风患者的高尿酸血症由多基因决定的明确证据[6,227]还有争论，和原发痛风主要是显性基因遗传的假设一样[229]。Blackfeet和Pima对印度人的研究显示血浆中尿酸是多基因遗传的，并提示常染色体显性遗传和X连锁转运模式[6]。另外一些研究也赞成多种遗传因素影响高尿酸值的患病率，但没有双模态证据[8,227]。总之，多基因控制对于人口多相性相当重要[227]。因而，在有限的调查群体中，单一基因可能会影响尿酸水平，以致在某种程度上可排除在更广泛人群中以明显的多基因形式表达的其他影响因素。

(一)家族性青少年型高尿酸性肾病

目前的研究集中在一种常染色体显性遗传的疾病上，其高尿酸血症(常常是痛风)与早期的进行性肾脏损伤和高血压有密切关系[230-233]。这类综合征统称为家族性青少年型高尿酸性(或痛风性)肾病[231,232]。Kamatani和同事[234]对一日本患病家族进行了研究，发现FJHN基因位于常染色体16p11-p13上[235]。此后，Stiburkova和助手[236]通过基因组分析确定是在16p11.2。进一步研究后发现，尿调节素(UMOD)的基因突变在具有FJHN或Ⅱ型MCKD基因的家族中表现为不同的疾病形式[135,136]。尿调节素是一种85kd的糖蛋白，可能在调节免疫应答、泌尿上皮细胞保护机制和肾脏结石生成中发挥作用。迄今为止，在UMOD基因中已确定有13位杂合体的异常突变[135,136]。早发高尿酸血症、痛风和肾尿酸清除率减少且伴有糖尿病和肾脏囊肿的家族中受累成员的肝细胞核1β因子基因突变所显示的，具有FJHN表现型的家族基因是异种的[237]。虽然在大多数FJHN患者中，高尿酸血症会明显加快肾功能不全的病理过程，但目前尚无确切证据证明肾脏尿酸沉积应对间质性肾病或小管性肾病负责[232,233]。实际上，长期别嘌呤醇治疗是有争议的[231-233]。研究指出，患病个体的主要临床特征包括高尿酸血症与肾功能不全的程度不成比例和严重尿酸分泌增加反应的$FE_{尿酸}$明显减低。除尿酸以外，次黄嘌呤和黄嘌呤的分泌减少也标志着肾血管张力增高[233]。另外一项关于无高尿酸血症家庭的肾脏病理组织学改变的研究显示[238]，高尿酸血症可能与发病机制不相关，而这种病变可能是原发肾脏血液动力[233]或肾小管功能受损的结果[239]。从这个意义上讲，应该将其称为与高尿酸血症或痛风相关的遗传性肾病[233]。

（二）肾髓质囊肿肾病（MCKD）

MCKD与FJHN类似，都是常染色体显性遗传的肾脏疾病，在青少年期就可出现高尿酸血症、痛风和进行性肾功能不全[240]。Ⅰ型MCKD基因位于1号常染色体的q21区[241,242]。然而，与FJHN相似，Ⅱ型MCKD患者中已发现另一种位于16p11.2染色体的MCKD和尿调节素的突变[135]。FJHN与Ⅰ型MCKD均来自UMOD等位基因上的基因突变[135,239]。

十、痛风的病理特征

尿酸单钠结晶易沉积的部位有软骨、骺骨、关节周围组织和肾脏，不过除了大脑之外的其他器官如肝、脾、随意肌和神经组织有时也有结晶沉积的报道。结晶聚集可以导致局部硬化，除非局部无血管，否则异物反应可使局部纤维组织增生。痛风石由多层尿酸盐结晶、晶粒间的间质及一些异物反应组成。在结晶早期，许多针尖样的尿酸盐结晶以孢子形式（很像水皮球）放射状簇集在滑液衬里细胞内[243,244]。受损关节可以发生软骨退化、滑膜增生和骨边缘区侵蚀，但很少见关节强直（图113.20）。没有关节可以幸免，但更常见于末端关节。痛风石富含黏蛋白基质的重要性还没确定[45]。应强调的是尿酸盐结晶是水溶性的和非水性固定的（例如无水乙醇），酒精嗜伊红染色法[245]可以保护组织中尿酸盐沉积。

尿酸性肾病的唯一组织学特征是有尿酸盐结晶及其周围巨细胞反应（图113.21）。肾脏内结晶沉积可能与间质或血管变化有关，或二者皆有。其中有些血管的变化可能与伴发的高血压有关，这种高血压并非是病理改变的单一原因。对191名痛风患者的临床信息和死后肾组织尸检的研究表明，除3名患者之外，其余均有尿酸盐结晶或肾盂肾或血管变化[206]。这些特征发生在病变部位和严重性不同的患者中，血管损伤包括动脉和小动脉硬化，11例患者发现有典型的恶性高血压。30名患者的肾脏存在进行性血管损坏和广泛肾盂肾病样的高尿酸沉积。

在肾功能不全与病理学的关系方面也有例外。少数重度砂砾样痛风患者仅有轻微肾功能损伤，一些有严重肾病的患者只有轻度血管病变。后者的肾脏疾病可以导致其死亡，例如有痛风肾病而临床无痛风症状的患者[246]。然而，对这类患者尚无血尿酸水平的报道。

许多关于尿酸肾病的不同病理机制已被报道。肾损害来源于尿酸在肾集合管沉积而致的阻塞、近端肾

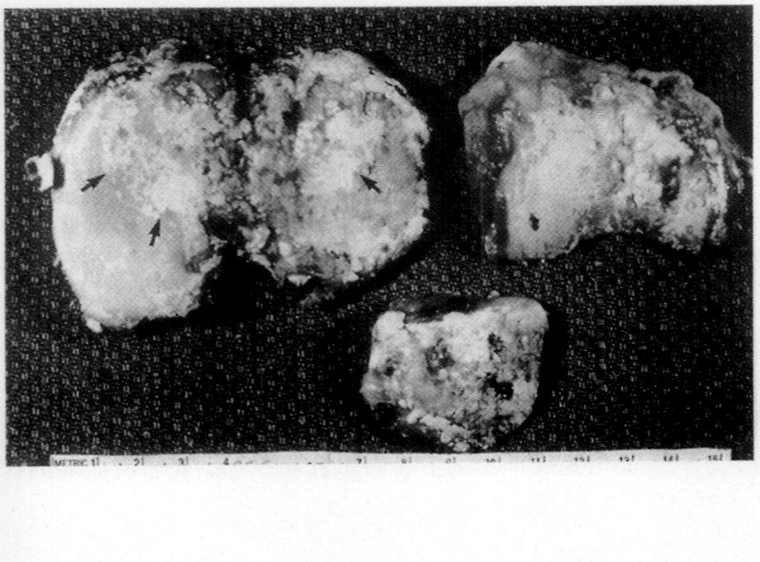

图 113.20 被包裹的尿酸盐沉积在受侵蚀的胫骨平台的关节软骨（上左）和股骨髁碎片上。（Courtesy of Dr. Mitchell Krieger.）

A

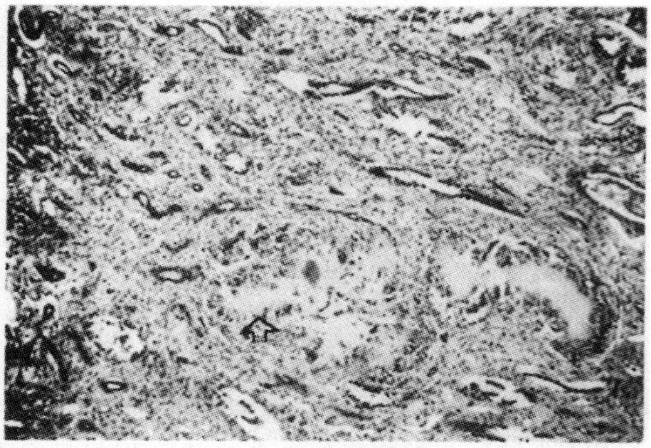

B

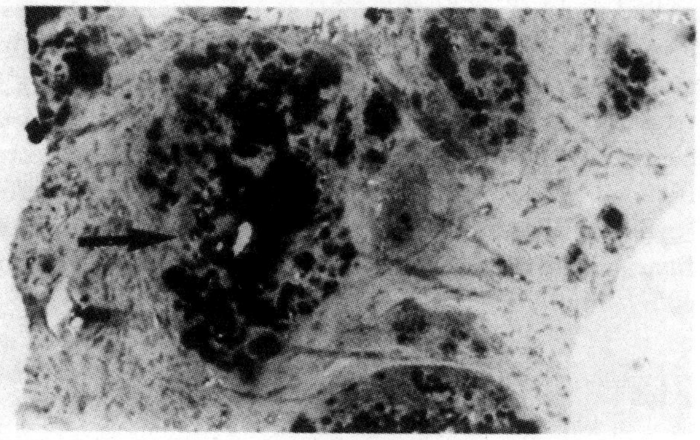

图 113.21 (A)沉积在肾髓质的尿酸盐用乙醇固定(苏木精和伊红染色,放大100倍)。(B)相同的沉积物用乌洛托品银染色(放大375倍)。(Courtesy of Dr. Wellington Jao.)

小管的肥厚和伴发的硬化与纤维化[6]。相关的间质炎症过程可使肾盂肾炎复杂化。其他研究表明,这种早期由于肾小管损伤而致的结构异常与间质性反应有关系,并揭示了小管与间质的关系[247]。例如,对尿酸盐结晶与培养的肾集合管上皮细胞间反应的研究表明,间质的尿酸盐沉积是管内的晶体与小管上皮细胞反应的结果[248]。反应几个小时后,在细胞内和细胞间均可见结晶,引起溶酶体酶的释放。这个过程促进了结晶向体内间隙沉积的进程。

以上的讨论说明了痛风患者的肾脏病变是尿酸盐结晶沉积的必然结果,尿酸肾病的病理学分析也证实了这种关系的存在。然而,啮齿动物的高尿酸血症模型表明,对于缺乏尿酸沉积和相关巨细胞反应的肾脏病理改变,大鼠的血尿酸水平已高于正常2~3倍,但仍然没有尿酸结晶沉积的病理改变[207-210]。例如,将大鼠的血尿酸水平人为地升至3~4mg/dL,使其小管间质性和传入动脉损伤,类似于多年以前人类描述的特发性高血压患者[207,209],这些损伤伴发肾小球性高血压和肥大[208,210]。以上这些病变在发展成为高血压之前均被报道过,支持高尿酸血症从解剖上和功能上对肾脏造成损伤而直接或间接引发高血压的发病机制[22]。

十一、由药物、毒物、异常生理状态或其他疾病引起的高尿酸血症和痛风

相对于原发性高尿酸血症而言,继发性高尿酸血症的机制很明确,不过异常的机制被激活是源于药物治疗或环境因素或者与另外一种疾病发展过程有关。因此尿酸盐结晶沉积继而产生炎症和退行性变的过程为原发性痛风,尽管一些病例中上述临床表现进展很快。

(一)药物

利尿剂治疗是最经常引发继发性高尿酸血症的原因之一。20%的高尿酸血症男性患者应用利尿剂治疗后住进了医院[249]。在Framingham研究中,痛风新患者中有50%服用了噻嗪或利尿酸类药物[8]。后来还发现20%的男性和25%的女性服用降压药后血尿酸浓度比其他未经口服降压药治疗组的患者高出0.8mg/dL[250]。358名轻度高血压患者服用小剂量二氢氯噻治疗后发现相似的结果[251]。其他几项研究报道长期口服噻嗪类的降压药后尿酸增长幅度为1.3~1.8mg/dL[6]。

尿酸盐潴留的原发机制可能是应用利尿治疗的患者血容量即静脉内的生理盐水丢失后尿酸分泌不随之变化,故而肾小管就加强了对血钠和尿酸的重吸收[252,253]。另外,呋塞米和二氮嗪可引起乳酸血症,影响肾小管尿酸的分泌。这些机制表明药物直接影响尿酸盐的双向运输。螺内酯可以降低肾脏尿酸清除率,但不持续影响血尿酸水平[254]。因此,在目前老年人口不断增加的情况下,认识到长期使用利尿剂的老年人易产生砂砾样结石是药物治疗的结果非常重要[144-147]。一项研究表明,除了高尿酸血症和药物诱发的痛风之外,肾功能不全是高尿酸血症的另一个原因[255]。

很多种药物可以引起高尿酸血症。之前讨论过的水杨酸制剂的最低剂量(少于2g/d)即可引起肾尿酸潴留[155]。细胞内水杨酸浓度为0时肾小管尿酸的分泌被抑制。然而,当阿司匹林用量超过3g/d,小管内水杨酸水平超过细胞内的水平时,细胞内的尿酸盐与小管内的水杨酸发生交换从而生成尿酸尿。抗结核药物吡嗪酰胺和乙胺丁醇[155]可以降低肾尿酸清除率,烟酸也有同样的作用[256],但烟酸和华法林也可刺激嘌呤的从头合成过程[257]。高尿酸血症和痛风常发生于器官移植时使用免疫抑制剂治疗的患者[151-159,258]。高尿酸血症的程

度和痛风的严重性与这种药的关系不常见，早期可见多关节侵蚀和砂砾性痛风石的沉积。肾尿酸分泌功能受损是环孢霉素诱发的高尿酸血症的基础，但其病理机制是复杂的。急性环孢霉素中毒性肾损害是肾前过程，可通过增加肾小管的重吸收功能增加尿酸潴留[152,259]。慢性环孢霉素诱发的肾功能不全的特征为肾间质的纤维化和动脉损伤，可导致尿酸滤过量减少和尿酸盐小管调节机制减退。另外，环孢霉素还可能直接影响小管尿酸盐的运输机制，类似于依他尼酸对高尿酸血症的影响[152]。

（二）毒物

正如以前讨论的乙醇可以引起高尿酸血症，其原因在于加快核苷酸的分解代谢产生过多的尿酸，或脱水和乳酸性酸中毒导致肾尿酸排泄减少[113,114]。流行病学调查显示血尿酸水平与习惯性酗酒有直接关系，痛风患者摄入酒精量多于非痛风患者[260]。在大多数肥胖超重的男性痛风患者中，酗酒者达30%~50%[6,142]。

铅中毒性肾病是慢性铅中毒而致的慢性肾间质和肾小管肾病。在慢性铅中毒肾病中，(铅中毒性)痛风发病率呈上升趋势，肾尿酸清除率降低是原发高尿酸血症的发病机制[261]。在澳大利亚，铅制油漆是铅中毒的主要原因，而在美国的东南部，酒精蒸馏或贮存过程中铅的污染(“私酿烈酒”)是其主要原因[261,263]。

在痛风和肾功能不全的患者中已证明铅浓度增高，但没有铅中毒的表现[264,265]，在此类患者中乙二胺四乙酸(EDTA)静脉螯合后铅排泄与肌酐清除率之间存在相互关系。这些发现是假设铅可能会导致痛风患者肾功能降低的基础[264]。然而，一项对照研究没能证明铅作为原发因素对痛风患者肌酐清除率降低的作用[266]。在这项研究中发现，未患痛风的酗酒者体内铅的潴留与患有痛风的酗酒者相当，后者的肾脏损坏不比有痛风但无铅接触史患者严重。而且，螯合疗法使6名痛风伴肾功能不全的患者体内游离铅正常化，既不改变肌酐清除率也不影响血和尿中次黄嘌呤、黄嘌呤和尿酸的浓度[267]。影响铅中毒性肾病的其他因素如肥胖、酗酒和高血压都是使痛风患者肾功能损伤的主要因素，游离铅的增多可能是肾功能受损痛风患者少见的病理学相关因素。

（三）异常生理状态

限制总热量可导致高尿酸血症，这主要归因于肾尿酸清除率减低[6]。尿酸潴留与酮症关系密切，特别是β-羟丁酸和乙酰乙酸的浓度。碳水化合物、蛋白质或嘌呤反流都可引起尿液中尿酸分泌快速增加和已控制的血尿酸值复发[260]，但高脂饮食可导致酮症长期存在。如果饥饿可引发核苷酸消耗，那么过多的尿酸产生可导致高尿酸血症。饥饿引起的痛风发作通常发生于有高尿酸血症或痛风病史的患者。

尿酸尿患者常见高尿酸血症，但痛风性关节炎仅可见于少于1%的尿酸尿患者中。慢性肾功能不全患者很少见血尿酸值极高，部分与尿酸分泌分数增高有关。这是由于肾小管分泌量和肾小球滤过率减低，也可能是由于肾小球滤过率小于10mL/min时肾小管重吸收尿酸量就会减少[268]。另外，在肾功能退化的状态下，尿酸肾外处理对维持尿酸体内平衡起了重要作用，肾外处理尿酸量可达尿酸总量的50%[269]。与尿毒症有关的痛风很少见，一方面是由于患者生命缩短，另一方面是由于对炎症刺激的反应能力降低。关于肾病终末期正在接受透析治疗的患者痛风发病率是否增加还没有报道。

反复发作的急性炎症反应性关节炎或关节周围炎确实发生在慢性肾衰竭经长期透析治疗的患者中。尽管高尿酸血症这些偶发的临床特征常提示有痛风性关节炎[270]，但组织和关节腔液检查显示有磷酸钙结晶或草酸钙结晶[271]，而非尿酸盐结晶。

（四）其他疾病

在113名男性和73名女性如白血病、髓样化生、真性红细胞增多症或多发性骨髓瘤的患者中，有66%的男性和69%的女性出现由细胞和核酸循环增加导致的高尿酸血症[272]。其中有10名患者发生痛风性关节炎，发病率接近于其他报道中骨髓增生性疾病患者3.7%的痛风发病率和淋巴组织增生性疾病患者4.5%的痛风发病率。在髓样化生的患者中，痛风发病率为27%，常合并早期的砂砾样痛风石的沉积，生存期长的患者发病率可能会更高。

27名痛风伴有血液增殖性疾病的患者平均每24小时分泌尿酸634mg，而正常组每24小时分泌量为497mg。在这种情况下，尿酸的溶合池扩大，尿酸循环加快[6]。标记的前体转化为尿酸和尿嘌呤的混合峰值的出现早于正常组，表明最近合成核苷酸的翻转加快。在1~2个星期后出现尿酸第二高峰反映异常的造血细胞线快速翻转。

高尿酸血症也是继发性红细胞增多症[273,274]、血红蛋白尿[275]、恶性贫血(尤其在维生素B_{12}治疗后)和慢性溶血状态[276]的常见表现。有时，伴有快速细胞循环的播散性恶性肿瘤常伴有高尿酸血症。在纯合子型镰状细胞病患者中，高尿酸血症的发病率为26%~39%，特别是肾尿酸分泌功能减低的20~30岁患者[275]。尿性尿酸分泌过多，尿性尿酸前体增加和镰状细胞贫血的年轻患者尿酸排泄分数增加都说明这些人群尿酸产生过多[277]。然而，镰状细胞贫血患者可能因为寿命短而很少发生痛风性关节炎[278]。

甲状旁腺功能亢进的患者常伴有高尿酸血症[279]。大量研究不能证明高血压、肥胖和肾脏疾病有显著提高血尿酸的作用[279]。Shelp和助手们对14名志愿者进行的研究发现，甲状腺激素并不影响肾脏尿酸的分泌。一个大样本原发甲状旁腺功能亢进患者的研究发现，痛风性关节炎的发病率为3%~9%[6]，但这些早期研究用关节液偏振检测方法还不能把尿酸盐和焦磷酸钙（假痛风）结晶区分开。有人提出由于细胞更新加快进而推测银屑病和高尿酸血症有关，但不是所有的研究均能证实这种关系。患病率不同（0%~50%）[6,281]反映了疾病严重程度不同或尿酸的双向运输机制的个体差异[282]。银屑病患者中标记甘氨酸与尿酸合并的形式与可能发生在银屑病斑块的细胞中的核苷酸更新加速一致。一些研究者认为，类肉瘤病、银屑病与痛风并发可能是种综合征，但也可能只是一种巧合。最近一项研究显示，尿酸盐结晶性痛风甲状腺功能减退的发病率增高[283]。

高尿酸血症同样在唐氏综合征、胱氨酸尿症、原发性草酸尿、畸形性骨炎[284]和巴特尔综合征[285]中有所报道，痛风性关节炎在后两种疾病中有报道。胱氨酸尿的患者中已发现尿酸性肾石病。而巴特尔综合征[286]、唐氏综合征和高草酸尿的患者肾尿酸清除率减低[271]。

十二、与高尿酸血症有关的疾病

痛风与高尿酸血症也发生在其他一些疾病中，但无明显的相关关系或因果关系可以确定。与高尿酸血症和痛风相关的因素有肥胖、高脂血症、高血压、心血管疾病（冠状动脉性疾病和中风）、慢性肾脏疾病、胰岛素抵抗和高血糖症[27]。因为考虑到高尿酸血症程度和痛风发作频率等容易控制的问题，所以如高血压等相关疾病要及早治疗和控制，不能延误。

（一）肥胖

已证实肥胖与血尿酸浓度正相关，但是这种关系是复杂和多方面的[286-293]。几项研究均证明体重与高尿酸血症有直接和间接的关系。在一项对73 000名肥胖女性的研究中，粗略计算痛风相关危险指数为2.56，超过标准体重85%的女性[294]患痛风的危险指数是体重在标准范围上下10%内女性的1.56倍。Framingham研究发现，年龄在35~44之间时体重与血尿酸水平相关，而在老年组则较少相关[295]。此外，Harvard Growth研究证实，青春期超重男性患痛风的危险性增加[292]。在NHANES Ⅰ流行病学随访研究中[23]，男性和女性的血尿酸水平均与体重指数正相关。在对男性医生的全面体检中发现，35岁以前体重增加似乎是痛风发病的必然因素[143]。另外一项研究发现52%的痛风患者体重超过标准体重的20%[266]。这些人中有85%患有高尿酸血症，48%的患者糖耐量实验异常并有高血脂，说明这些归因于肥胖和代谢并发症。

肥胖对尿酸代谢有多方面的影响，包括降低肾尿酸清除率和刺激尿酸生成[296]。已报道过毛利族男性[14]高尿酸血症患者肥胖发病率很高且肾排泄尿酸减低。减肥是减少血尿酸浓度和降低嘌呤合成的方法之一[296]。另外，限制热量和减少碳水化合物的摄入，增加蛋白质和不饱和脂肪（推荐用于胰岛素抵抗状态），可降低痛风患者血尿酸水平并改善血脂异常情况[297]。与之相似的是，低热量饮食和降低血尿酸水平在超重的高血压患者中可以改善其胰岛素抵抗的情况[298]。

最近，瘦素在高尿酸血症、肥胖和胰岛素抵抗之间的关系中可能起作用已经引起重视。瘦素是肥胖基因的激素产物，在脂肪细胞内表达，通过下丘脑调节食物摄取和能量消耗。大多数肥胖者有瘦素抵抗，在非糖尿病个体中胰岛素抵抗可能与瘦素水平增加有关[299]。已发现胰岛素反应、甘油三酯水平和体重指数均可独立且明显影响瘦素水平[300]。在健康青春期男性[301]和中度肥胖女性[302]中，血尿酸水平与血瘦素相关。Matsubara[303]和同事通过对822名日本女性的研究发现，血瘦素和尿酸相互独立，并随体重指数和体脂百分比变化。在肥胖儿童中也有类似发现[304]。这些研究表明，瘦素表达至少部分影响了血尿酸、肥胖和胰岛素抵抗之间的关系。

（二）高脂血症

高甘油三酯血症与高尿酸血症之间的相关关系已经确立[305]。超过80%的高脂血症患者存在高尿酸血症，50%~75%的痛风患者有高甘油三酯血症。其他因素相互间也有影响，包括肥胖和酗酒。在一项对40名痛风患者进行的研究中，体重指数与血甘油三酯水平有关[306]。然而，禁食甘油三酯并不意味着能很好地控制肥胖。其中17名有过量饮酒习惯的痛风患者血甘油三酯水平明显高于那些戒酒者。另一研究报道，应用别嘌呤醇或丙磺舒治疗高尿酸血症的肥胖的痛风患者中，饮酒者患高甘油三酯血症的概率增加1.6倍[307]。对108名日本痛风患者的研究发现，高甘油三酯血症者占56%，并且好像与饮酒和肥胖无关[308]。其他观察表明，24小时的尿中尿酸分泌与血甘油三酯有关[309]。

在日本痛风患者中，甘油三酯增高常伴随高密度脂蛋白(HDL-C)和HDL2-C浓度降低。通过逻辑回归分析发现，血甘油三酯水平和饮酒量与痛风有关，但HDL水平和体重指数与痛风无关，甘油三酯水平增高是痛风的内在原因，而HDL水平降低则归因于甘油三酯代谢改变[310]。另一项研究发现[303]，高血尿酸浓度患者组与低浓度患者组相比，血总胆固醇和甘油三酯增高，而HDL与血尿酸水平负相关。有报道痛风患者血中脂蛋白Lp(a)、甘油三酯、载脂蛋白A-Ⅱ、B、C-Ⅱ、C-Ⅲ和载脂蛋白E的浓度增高，HDL-C降低[311]。Lp(a)浓度与体重指数、饮酒量或快速相时的血糖有关。痛风患者中载脂蛋白E_2等位基因更普遍，这与在极低密度脂蛋白和中密度脂蛋白中高水平高甘油三酯有关，也与肾尿酸排泄减少有关[312]。最终，给3名痛风患者静脉内注射英脱利比特后，血甘油三酯急性升高时血尿酸水平或尿酸排泄没有变化[313]。

Emmerson通过观察许多实例后证明高甘油三酯血症与高尿酸血症有关，表现为代谢综合征[314]。实验和流行病学调查支持起因于肾尿酸清除减低的高尿酸血症是高胰岛素血症和胰岛素抵抗的代谢综合征的组成部分[315-317]。此外，这种综合征的特征还有体重指数增加、腹部多脂[318]、高甘油三酯血症[319,320]、载脂蛋白B和极低密度脂蛋白胆固醇增加、HDL胆固醇减低、高血压以及冠状动脉疾病[321]。另外，有报道即使在调整胰岛素抵抗之后，瘦素和甘油三酯水平仍相互独立[300]。这些观察的结果是，高尿酸血症和高脂血症的患者，特别是伴有腹部多脂者，可能是心血管相关的胰岛素抵抗的高危人群。

(三)高血压

高尿酸血症和高血压显然有关。有报道发现未经治疗的高血压患者中22%~38%有高尿酸血症，在治疗后和出现肾脏疾病时增加到47%~67%[6]。高血压人群的痛风患病率在2%~12%之间。尽管随着人们血压的增高，其高尿酸血症的患病率也会增高，但无固定的关系。在Tecumseh研究中发现，血尿酸浓度与年龄、性别、人体测量的资料或血压水平无相关性[322]。同样，在以色列的缺血性心脏病研究中，10 000名年龄40岁或以上的患者仅有1%的血压变化能通过血尿酸水平解释[323]。虽然典型痛风患者有25%~50%存在高血压，但这与痛风持续时间无关，且常见于肥胖患者[142,324]。

即使这些资料可能缺乏因果关系，但已发现发病机制可能与高尿酸血症和高血压有关。在成年和儿童期原发性高血压患者中，肾脏尿酸清除率依赖于肾小管分泌和再分泌后的重吸收率，相对于肾小球滤过率而言过低[6,325]。这个过程确实部分通过肾血流量调节，且另有研究表明原发性高血压和高尿酸血症患者肾血管紧张素和总外周血管阻力增加[205]。但是，这部分患者的肾小球滤过率、心输出量和血管内的容积未受到特异性影响，这与原发性高血压患者的高尿酸血症反映有早期肾硬化相一致[205]。这种相关的重要性不应被痛风治疗者忽视，因为未处理的高血压可以促使这些患者的肾脏发病。

目前很多临床和实验研究都在寻找高血压患者出现高尿酸血症的原因。血尿酸成为原发性高血压的独立预测因素之一[19]。在Sprague-Dawley鼠中，血尿酸水平和血压直接相关(r=0.75)，血压每升高10mmHg，血尿酸就增加0.03mmol/L(0.5mg/dL)[207]。在肾脏病理检查中未见尿酸盐结晶，但肾小球旁肾素含量增高同时伴有致密斑神经元型一氧化氮合成酶含量降低，故部分高血压可用依那普利治疗。另外，在很多动物模型中都可以发现高尿酸血症是高血压成因的证据[207-210]，而后Johnson和同事所做的流行病学调查也支持这个观点[22,27]。

除FJHN和MCKD基因异常疾病外，证明高尿酸血症对肾脏疾病发病机制的作用的证据仅可见于动物试验中。在Sprague-Dawley鼠中，轻度高尿酸血症可诱发肾小球性高血压、肾素依赖性高血压和间质性肾脏疾病[207-210]，并伴有入球小动脉增厚和小动脉中层α平滑肌肌动蛋白染色增加。应用别嘌呤醇除能预防小动脉病之外还能预防系统性肾小球性高血压。通过依那普利或精氨酸进行前期预防治疗可使高尿酸血症和高血压诱发的肾脏损伤减少，但不能完全预防上述疾病的发生，提示肾素血管紧张素系统和一氧化氮具有成因作用[209]。相反，给高尿酸血症鼠服用氢氯噻嗪能预防性治疗高血压不能预防小血管病[209]。另一项研究发现[210]，鼠的高尿酸血症可引发肾小球肥大，长时间的高尿酸血症最终可发展为微白蛋白尿和肾小球硬化症。

(四)心血管疾病

自从年轻的冠心病患者[326]中高尿酸血症发病率

增加以来，高尿酸血症是动脉粥样硬化性心血管疾病的独立危险因素这一结论已有争论[326]。另有报道证实高尿酸血症和动脉粥样硬化有关[6,327,329]，但在Tecumseh研究中，改变年龄、性别和相关的体重也没有发现明确的联系[322]。冠心病患者和全部研究对象的平均血尿酸水平无明显区别。在Framingham第13次（两年一次）评估研究中，通过多变量分析心血管危险因素表明，血尿酸水平并不能独立成为冠心病的致病因素[250]。然而，以利尿剂的应用作为分离标准分析这些患者显示，超过60%的男性痛风患者伴有冠心病且从未应用过利尿剂[330]。痛风患者的饮酒量、收缩压和体重指数比较高。在波利尼西亚人中，高血压、糖尿病和动脉粥样硬化与肥胖而非高尿酸血症相关[331]。因此，对于高尿酸血症患者而言，冠心病的危险因素有很多，如肥胖、高血压和胰岛素抵抗，而高甘油三酯血症似乎在升高的血尿酸和动脉粥样硬化之间的联系中发挥作用。

Framingham后续研究[332]支持这些危险因素（不包括高尿酸血症）是动脉粥样硬化性心脏病的原发诱因。在此项研究中，6 763名患者在1971~1976年间测定血尿酸水平发现，高尿酸血症与男性下述情况的危险性增加无关，如冠心病、心血管疾病而致的死亡或其他原因所致的死亡。对于女性而言，在调整心血管疾病的其他危险因素后，也没有发现其相关性。

然而，其他研究却认为高尿酸血症可直接影响心血管疾病或其发病率[21-27,333]。在NHANES Ⅰ研究中，对5 926名患者进行了平均16.4年的跟踪调查随访发现，在白人和黑人的男女患者中，血尿酸浓度增加提高了心血管疾病的死亡率[23]。因缺血性心脏病致死和全部的心血管死亡率增加与尿酸的四分位数（相对危险因素，男性1.77，女性3.00）有关，即使在修正年龄、种族、体重指数、吸烟、饮酒、胆固醇、高血压和糖尿病之后。最近对1 017名经血管造影证实的冠心病患者的研究显示，血尿酸值超过7.1mg/dL的患者总死亡率是血尿酸值低于5.1mg/dL的患者的5倍[24]。另外，血尿酸作为冠心病患者独立的死亡预知因素是排在12种影响心血管死亡率的相关因素（包括利尿剂的使用）之后的。对于血压控制良好的高血压患者，高尿酸血症组的心血管病死亡率明显高于血尿酸正常组[21]。Johnson和同事们[27]总结实验研究后指出，高尿酸血症预示着心血管疾病有所发展，这不仅适用于普通人群，而且在有高血压或先前就有心血管疾病的患者中也适用。

高尿酸血症的出现说明心脏衰竭的严重程度增加且心输出量降低[112,334]。近来，Anker和助手们[334]研究发现，中重度充血性心衰患者血尿酸水平高意味着预后很差。尿酸也可以通过影响高血压进而影响重度心脏衰竭[335]。因此，在充血性心力衰竭中亦有直接和间接的病理生理学证据显示存在异常的尿酸代谢[336]。Ⅱ期和Ⅲ期临床试验结果显示[335]，通过别嘌呤醇抑制尿酸生成进而估计心血管的结局，可能将会对这种联系提供一些有用的资料。

高血尿酸水平也与中风患者较差的结局和增高的心血管疾病死亡率有关。血尿酸升高被认为是颈动脉粥样硬化的潜在危险因素之一[337]。Lehto和同事[329]发现高尿酸血症对于中年非胰岛素依赖性糖尿病患者是非致命性或致命性中风的预警信号（危害比1.93）。类似的，CASTEL研究[338]也发现，血尿酸是中风死亡率的独立预测因素（相对危险性1.61）。Wong和同事[26]也发现了中风后心源性死亡和血尿酸浓度有关（相对危险性3.5），即使在考虑到常规危险因素的情况下其作用也是持久的（相对危险性3.1），最近，Weir和同事[339]分析了2 498名急性中风的患者入院时和90天以后血尿酸水平的关系后发现，血尿酸高独立预示着结局较差（优势比0.98）和随后的血管病变，尤其是在糖尿病患者中。即使急性缺血性中风后抗氧化剂立即减少，早期结果最差的患者仍会出现高血尿酸作用于血管上皮细胞使高尿酸血症患者中风的危险性增高仍不明确，这些思考和推测正在进一步研究之中[341]。

综上所述，高尿酸血症作为心血管疾病发病和死亡的诱惑因素还没被明确证实[22,25]，但目前已有足够的基础支持这个研究领域中的新的临床和实验研究[27]。

（窦学梅 郑宝忠 译 李世民 校）

参考文献

1. Porter R. Gout: framing and fantasizing disease. *Bull Hist Med* 1994; 68:1–28 and references therein.
2. Garrod AE. *The inborn factors in disease: an essay*. New York: Oxford University Press, 1931:106–111.
3. McCarty DJ. A historical note: Leeuwenhoek's description of crystals from a gouty tophus. *Arthritis Rheum* 1970;13:414–418.
4. Garrod AB. *Treatise on gout and rheumatic gout,* 3rd ed. London: Longmans, Green, 1876.
5. McCarty DJ, Hollander JL. Identification of urate crystals in gouty synovial fluid. *Ann Intern Med* 1961;54:452–460.
6. Wyngaarden JB, Kelley WN. *Gout and hyperuricemia*. New York: Grune & Stratton, 1976, and references therein.
7. Campion EW, Glynn RJ, DeLabry LO. Asymptomatic hyperuricemia: risks and consequences in the normative aging study. *Am J Med* 1987; 82:421–426.
8. Hall AP, Barry PE, Dawber TR, et al. Epidemiology of gout and hyperuricemia: a long-term population study. *Am J Med* 1967;42:27–37.
9. Mikkelsen WM, Dodge HJ, Valkenburg H. The distribution of serum uric acid values in a population unselected as to gout or hyperuricemia:

Tecumseh, Michigan 1959–60. *Am J Med* 1965;39:242–251.
10. Price CP, James DR. Analytical reviews in clinical biochemistry: the measurement of urate. *Ann Clin Biochem* 1988;25:484–498.
11. Inoue K, Tatsuya N, Iwasaki Y,et al. Determination of uric acid in human saliva by high –performance liquid chromatography with amperometric electrochemical detection. *J Chromatogr B* 2003;785:57–63.
12. Munan L, Kelley A, Petitclerc C. Serum urate levels between ages 10 and 14: changes in sex trends. *J Lab Clin Med* 1977;90:990–996.
13. Mateos Anton F, Puig JG, Ramos T, et al. Sex differences in uric acid metabolism in adults: evidence for a lack of influence of estradiol 17b (E_2) on the renal handling of urate. *Metabolism* 1986;35:343–348.
14. Gibson T, Waterworth R, Hatfield P, et al. Hyperuricemia, gout and kidney function in New Zealand Maori men. *Br J Rheumatol* 1984;23: 276–282.
15. Darmavan J, Valkenburg HA, Muirden KD, et al. The epidemiology of gout and hyperuricemia in a rural population of Java. *J Rheumctol* 1992;19:1595–1599.
16. Ko YC, Wang TN, Tsai LY,et al. High prevalence of hyperuricemia in adolescent Taiwan aborigenes. *J Rheumatol* 2002: 29:837–842.
17. Langford HG, Blaufox MD, Borhani NO, et al. Is thiazide-produced uric acid elevation harmful? Analysis of data from the hypertension detection and follow-up program. *Arch Intern Med* 1987;147:645–649.
18. Fessel JW. Renal outcomes of gout and hyperuricemia. *Am J Med* 1979;67:74–82.
19. Selby JV, Friedman GD, Quesenberry CP. Precursors of essential hypertension: Pulmonary function, heart rate, uric acid, serum cholesterol, and other serum chemistries. *Am J Epidemiol* 1990;131:1017–1027.
20. Johnson RJ, Kivlighn SD, Kim YG, et al. Reappraisal of the pathogenesis and consequences of hyperuricemia in hypertension, cardiovascular, and renal disease. *Am J Kidney Dis* 1999;33:225–234.
21. Alderman MH, Cohen H, Madhavan S, et al. Serum uric acid and cardiovascular events in successfully treated hypertensive patients. *Hypertension* 1999;34:144–150.
22. Johnson RJ, Tuttle KR. Much ado about nothing, or much to do about something? The continuing controversy over the role of uric acid in cardiovascular disease. *Hypertension* 2000;35:e8.
23. Fang J, Alderman MH. Serum uric acid and cardiovascular mortality. The NHANES I epidemiologic follow up study, 1971–1992. *JAMA* 2000;283:2404–2410.
24. Bickel C, Rupprecht HJ, Blankenberg S, et al. Serum uric acid as an independent predictor of mortality in patients with angiographically proven coronary artery disease. *Am J Cardiol* 2002;89:12–17.
25. Yusuf S, Bosch J. Urate levels as predictor of cardiac deaths: Causal relation or mere association? *Eur Heart J* 2002;23:760–761.
26. Wong KY, MacWalter RS, Fraser HW, et al. Urate predicts subsequent cardiac death in stroke survivors. *Eur Heart J* 2002;23:788–793.
27. Johnson RJ, DH Kang, Feig D, et al. Is there a pathogenetic role for uric acid in hypertension and cardiovascular and renal disease? *Hypertension* 2003;41:1183–1190.
28. Wu X, Muzny DM, Lee CC, et al. Two independent mutational events in the loss of urate oxidase during hominid evolution. *J Mol Evol* 1992; 34:78–84.
29. Watanabe S, Kang DH, Feng L, et al. Uric acid, hominid evolution and the pathogenesis of salt sensitivity. *Hypertension* 2002;40:355–360.
30. Becker MA. Phosphoribosylpyrophosphate synthetase and the regulation of phosphoribosylpyrophosphate production in human cells. *Prog Nucl Acid Res Mol Biol* 2001;69:115–148.
31. Holmes EW, Wyngaarden JB, Kelley WN. Human glutamine phosphoribosylpyrophosphate amidotransferase: two molecular forms interconvertible by purine nucleotide and phosphoribosylpyrophosphate. *J Biol Chem* 1973;248:6035–6040.
32. Becker MA, Kim M. Regulation of purine synthesis *de novo* in human fibroblasts by purine nucleotides and phosphoribosylpyrophosphate. *J Biol Chem* 1987;262:14531–14537.
33. Smith JL, Zaluzec EJ, Wery J-P, et al. Structure of the allosteric regulatory enzyme of purine biosynthesis. *Science* 1994;264:1427–1433.
34. Chen D, Tomchick, Wolle D, et al. Mechanism of the synergistic end-product regulation of *Bacillus subtilis* glutamine phosphoribosylpyrophosphate amidotransferase by nucleotides. *Biochemistry* 1996; 36:10718–10726.
35. Krahn JM, Kim JH, Burns MR, et al. Coupled formation of an amidotransferase interdomain ammonia channel and a phosphribosyltransferase active site. *Biochemistry* 1996;36:11061–11068.
36. Holmes EW, McDonald JA, McCord JM, et al. Human glutamine phosphoribosylpyrophosphate amidotransferase: kinetic and regulatory properties. *J Biol Chem* 1973;248:144–150.
37. Itakura M, Sabina RL, Heald PW, et al. Basis for the control of purine biosynthesis by purine ribonucleotides. *J Clin Invest* 1981;67:994–1002.
38. Becker MA, Raivio KO, Seegmiller JE. Synthesis of phosphoribosylpyrophosphate in mammalian cells. *Adv Enzymol* 1979;49:281–306.
39. Iwahana H, Oka J, Mizusawa N, et al. Molecular cloning of human amidophosphoribosyltransferase. *Biochem Biophys Res Commun* 1993;190:192–200.
40. Yen RCK, Raivio KO, Becker MA. Inhibition of phosphoribosylpyrophosphate synthesis by 6-methylthioinosinate. *J Biol Chem* 1981; 256:1839–184.
41. Fox IH, Kelley WN. Human phosphoribosylpyrophosphate synthetase: distribution, purification, and properties. *J Biol Chem* 1971; 246:5739–5748.
42. Becker MA, Losman MJ, Kim M. Mechanisms of accelerated purine nucleotide synthesis in human fibroblasts with superactive phosphoribosylpyrophosphate synthetases. *J Biol Chem* 1987;262:5596–5602.
43. Hershfield MS, Seegmiller JE. Regulation of *de novo* purine biosynthesis in human lymphoblasts: coordinate control of proximal (rate-determining) steps and the inosinic acid branch point. *J Biol Chem* 1976;251:7348–7354.
44. Raivio KO, Saksela M, Lapatto R. Xanthine oxidoreductase-role in human pathophysiology and in herediary xanthinuria. In: Scriver CR, Beaudet AL, Sly WS, et al. (eds). *The metabolic and molecular bases of inherited disease*, 8th ed. New York: McGraw-Hill, 2001:2639–2652.
45. Becker MA. Clinical gout and the pathogenesis of hyperuricemia. In: Koopman WJ (ed). *Arthritis and allied conditions*, 14th ed., Philadelphia: Lippincott Williams & Wilkins, 2001:2281–2313 and references therein.
46. Sorensen LB. Degradation of uric acid in man. *Metabolism* 1959;68: 687–703.
47. Seegmiller JE, Grayzel AI, Laster L, et al. Uric acid production in gout. *J Clin Invest* 1961;40:1304–1314.
48. Wyngaarden JB. Overproduction of uric acid as the cause of hyperuricemia in primary gout. *J Clin Invest* 1957;36:1508–1515.
49. Perez-Ruiz F, Calabozo M, Erauskin GG, et al. Renal underexcretion of uric acid is present in patients with apparent high urinary uric acid output. *Arthritis Care Res* 2002;47:610–613.
50. Becker MA. Clinical aspects of monosodium urate monohydrate crystal deposition disease (gout). *Rheum Dis Clin North Am* 1988;14: 377–394.
51. Berger L, Yu T-F. Renal function in gout: an analysis of 524 gouty subjects including long-term follow-up studies. *Am J Med* 1975;59:605–613.
52. Becker MA. Patterns of phosphoribosylpyrophosphate and ribose-5-phosphate concentration and generation in fibroblasts from patients with gout and purine overproduction. *J Clin Invest* 1976;57:308–318.
53. Seegmiller JE, Rosenbloom FM, Kelley WN. Enzyme defect associated with sex linked human neurological disorder and excessive purine synthesis. *Science* 1967;155:1682–1684.
54. Kelley WN, Rosenbloom FM, Henderson JF, et al. A specific enzyme defect in gout associated with overproduction of uric acid. *Proc Natl Acad Sci U S A* 1967;57:1735–1739.
55. Sperling O, Boer P, Persky-Brosh S, et al. Altered kinetic property of erythrocyte phosphoribosylpyrophosphate synthetase in excessive purine production. *Rev Eur Etud Clin Biol* 1972;17:703–706.
56. Becker MA, Meyer LJ, Wood AW, et al. Purine overproduction in man associated with increased phosphoribosylpyrophosphate synthetase activity. *Science* 1973;179:1123–1126.
57. Kelley WN, Greene ML, Rosenbloom FM, et al. Hypoxanthine-guanine phosphoribosyltransferase deficiency in gout. *Ann Intern Med* 1969;70: 155–206.
58. Jinnah HA, Friedmann T. Lesch-Nyhan Disease and its variants. In: Scriver CR, Beaudet AL, Sly WS, et al. (eds). *The metabolic and molecular bases of inherited disease*, 8th ed. New York: McGraw-Hill, 2001:2537–2570.
59. Rincon-Limas DE, Krueger DA, Patel PI. Functional characterization of the human hypoxanthine phosphoribosyltransferase gene promoter: evidence for a negative regulatory element. *Mol Cell Biol* 1991;11:

4157–4164.
60. Patel PI, Framson PE, Caskey CI, et al. Fine structure of the human hypoxanthine phosphoribosyltransferase gene. *Mol Cell Biol* 1986;6: 393–403.
61. Jinnah HA, Gregorio LD, Harris JC, et al. The spectrum of inherited mutations causing HPRT deficiency:75 new cases and a review of 196 previously reported cases. *Mutation Res* 2000;463:309–326.
62. Puig JG, Torres RJ, Mateos FA, et al. The spectrum of hypoxanthine-guanine (HPRT) deficiency: clinical experience based on 22 patients from 18 Spanish families. *Medicine* 2001;80:102–112.
63. Lesch M, Nyhan WL. A familial disorder of uric acid metabolism and central nervous system function. *Am J Med* 1964;36:561–570.
64. Lloyd KG, Hornykiewicz O, Davidson L, et al. Biochemical evidence of dysfunction of brain neurotransmitters in the Lesch-Nyhan syndrome. *N Engl J Med* 1981;305:1106–1111.
65. Visser JE, Bar PR, Jinnah HA. Lesch-Nyhan disease and the basal ganglia. *Brain Res Rev* 2000;32:449–475.
66. Wilson JM, Stout JT, Palella TD, et al. A molecular survey of hypoxanthine-guanine phosphoribosyltransferase deficiency in man. *J Clin Invest* 1986;77:188–195.
67. Wilson JM, Baugher BW, Landa L, et al. Human hypoxanthine-guanine phosphoribosyltransferase: purification and characterization of mutant forms of the enzyme. *J Biol Chem* 1981;256:10306–10312.
68. Davidson BL, Tarle SA, Palella TD, et al. Molecular basis of hypoxanthine-guanine phosphoribosyltransferase deficiency in ten subjects determined by direct sequencing of amplified transcripts. *J Clin Invest* 1989;84:342–346.
69. Davidson BL, Tarle SA, Palella TD, et al. Identification of 17 independent mutations responsible for human hypoxanthine-guanine phosphoribosyltransferase (HPRT) deficiency. *Am J Hum Genet* 1991;49: 951–958.
70. Eads JC, Scapin G, Xu Y, et al. The crystal structure of human hypoxanthine-guanine phosphoribosyltransferase with bound GMP. *Cell* 1994;78:325–334.
71. Palella TD, Silverman LJ, Schroll CT, et al. Herpes simplex virus-mediated human hypoxanthine-guanine phosphoribosyltransferase gene transfer into neuronal cells. *Mol Cell Biol* 1988;8:457–460.
72. Edwards NL, Recker D, Fox IH. Overproduction of uric acid in hypoxanthine-guanine phosphoribosyltransferase deficiency: contribution by impaired purine salvage. *J Clin Invest* 1979;63:922–930.
73. Hershfield MS, Seegmiller JE. Regulation of *de novo* purine synthesis in human lymphoblasts: similar rates during growth by normal cells and mutants deficient in hypoxanthine-guanine phosphoribosyltransferase. *J Biol Chem* 1977;252:6002–6010.
74. Thompson LF, Willis RC, Stoop JW, et al. Purine metabolism in cultured fibroblasts from patients deficient in hypoxanthine phosphoribosyltransferase, purine nucleoside phosphorylase, or adenosine deaminase. *Proc Natl Acad Sci U S A* 1978;75:3722–3736.
75. Fox IH, Kelley WN. Human phosphoribosylpyrophosphate synthetase: kinetic mechanism and end-product inhibition. *J Biol Chem* 1972;247: 2126–2131.
76. Zoref E, deVries A, Sperling O. Metabolic cooperation between human fibroblasts with normal and with superactive phosphoribosylpyrophosphate synthetase. *Nature* 1976;260:786–788.
77. Yen RCK, Adams WB, Lazar C, et al. Evidence for X-linkage of human phosphoribosylpyrophosphate synthetase. *Proc Natl Acad Sci U S A* 1978;75:482–485.
78. Becker MA, Puig JG, Mateos FA, et al. Inherited superactivity of phosphoribosylpyrophosphate synthetase: association of uric acid overproduction and sensorineural deafness. *Am J Med* 1988;85:383–390.
79. Becker MA, Losman MJ, Rosenberg AL, et al. Phosphoribosylpyrophosphate synthetase superactivity: a study of five patients with catalytic defects in the enzyme. *Arthritis Rheum* 1986;29:880–888.
80. Becker MA, Taylor W, Smith PR, et al. Overexpression of the normal phosphoribosylpyrophosphate synthetase 1 isoform underlies catalytic superactivity of human phosphoribosylpyrophosphate synthetase. *J Biol Chem* 1996;271:19894–19899.
81. Sperling O, Persky-Brosh S, Boer P, et al. Human erythrocyte phosphoribosylpyrophosphate synthetase mutationally altered in regulatory properties. *Biochem Med* 1973;7:389–395.
82. Zoref E, deVries A, Sperling O. Mutant feedback resistant phosphoribosylpyrophosphate synthetase associated with purine overproduction and gout. *J Clin Invest* 1975;56:1093–1099.
83. Becker MA, Losman MJ, Wilson J, et al. Superactivity of phosphoribosylpyrophosphate synthetase due to altered regulation by nucleotide inhibition and inorganic phosphate. *Biochem Biophys Acta* 1986;882: 168–176.
84. Becker MA, Smith PR, Taylor W, et al. The genetic and functional basis of purine nucleotide feedback-resistant phosphoribosylpyrophosphate synthetase superactivity. *J Clin Invest* 1995;96:2133–2141.
85. Garcia-Pavia P, Torres RJ, Rivero M, et al. Phosphoribosylpyrophosphate synthetase overactivity as a cause of uric acid overproduction in a young woman. *Arthritis Rheum* 2003;48:2036–2041.
86. Becker MA, Raivio KO, Bakay B, et al. Variant human phosphoribosylpyrophosphate synthetase altered in regulatory and catalytic functions. *J Clin Invest* 1980;65:109–120.
87. Akaoka I, Fujimori S, Kamatani N, et al. A gouty family with increased phosphoribosylpyrophosphate synthetase activity: case reports, family studies, and kinetic studies of the abnormal enzyme. *J Rheumatol* 1981;8:563–574.
88. Taira M, Kudoh J, Minoshima S, et al. Localization of human phosphoribosylpyrophosphate synthetase subunit I and II genes (PRPS 1 and PRPS 2) to different regions of the X chromosome and assignment of two PRPS-related genes to autosomes. *Somat Cell Mol Genet* 1989;15:29–37.
89. Becker MA, Heidler SA, Bell GI, et al. Cloning of cDNAs for human phosphoribosylpyrophosphate synthetases 1 and 2 and X chromosome localization of PRPS 1 and PRPS 2 genes. *Genomics* 1990;8: 555–561.
90. Taira M, Iizasa T, Shimada H, et al. A human testis-specific mRNA for phosphoribosylpyrophosphate synthetase that initiates from a non-AUG codon. *J Biol Chem* 1990;265:16491–16495.
91. Ishizuka T, Kita K, Sonoda T, et al. Cloning and sequencing of human complementary DNA for the phosphoribosylpyrophosphate synthetase-associated protein 39. *Biochem Biophys Acta* 1996;1306: 27–30.
92. Katushima R, Iwahana H, Fujimora M, et al. Molecular cloning of a human cDNA for the 41 kDa phosphoribosylpyrophosphate synthetase-associated protein. *Biochem Biophys Acta* 1998;1396: 245–250.
93. Iizasa T, Taira M, Shimada H, et al. Molecular cloning and sequencing of human cDNA for phosphoribosylpyrophosphate synthetase subunit II. *FEBS Lett* 1989;244:47–50.
94. Sonoda T, Taira M, Ishijima S, et al. Complete nucleotide sequence of human phosphoribosylpyrophosphate synthetase subunit I (PRSI) cDNA and a comparison with human and rat PRPS gene families. *J Biochem* 1991;109:361–364.
95. Nosal JM, Switzer RL, Becker MA. Overexpression, purification, and characterization of recombinant human 5-phosphoribosyl-1-pyrophosphate synthetase isozymes I and II. *J Biol Chem* 1993;268: 10168–10175.
96. Roessler BJ, Nosal, JM, Smith PR, et al. Human X-linked phosphoribosylpyrophosphate synthetase superactivity is associated with distinct point mutations in the PRPS1 gene. *J Biol Chem* 1993;268: 26476–26481.
97. Ahmed M, Taylor W, Smith PR, et al. Accelerated transcription of PRPS1 in X-linked overactivity of normal human phosphoribosylpyrophosphate synthetase. *J Biol Chem* 1999;274:7482–7488.
98. Eriksen TA, Kadziola A, Bentsen AK, et al. Structural basis for the function of Bacillus subtilis phosphoribosyl pyrophosphate synthetase. *Nature Struct Biol* 2000;7:303–308.
99. Chen Y-T. Glycogen storage diseases. In: Scriver CR, Beaudet AL, Sly WS, et al. (eds). *The metabolic and molecular bases of inherited disease*, 8th ed. New York: McGraw-Hill, 2001:1521–1549.
100. Greene HL, Wilson FA, Hefferan P, et al. ATP depletion, a possible role in the pathogenesis of hyperuricemia in glycogen storage disease, type I. *J Clin Invest* 1978;62:321–328.
101. Breven J, Hardwell TR, Hickling P, et al. Effect of treatment erythrocyte phosphoribosylpyrophosphate synthetase and glutathione reductase activity in patients with primary gout. *Ann Rheum Dis* 1986; 45:941–944.
102. Rosenbloom FM, Henderson JF, Caldwell IC, et al. Biochemical bases of accelerated purine biosynthesis *de novo* in human fibroblasts lacking hypoxanthine-guanine phosphoribosyltransferase. *J Biol Chem* 1968; 243:1166–1173.
103. Fox IH, Palella TD, Kelley WN. Hyperuricemia: a marker for cell energy crisis. *N Engl J Med* 1987;317:111–112.

104. Fox IH, Kelley WN. Studies on the mechanism of fructose-induced hyperuricemia in man. *Metabolism* 1972;21:713–721.
105. Raivio KO, Becker MA, Meyer LJ, et al. Stimulation of human purine synthesis *de novo* by fructose infusion. *Metabolism* 1975;24: 861–869.
106. Mineo I, Kono N, Hara N, et al. Myogenic hyperuricemia: a common pathophysiological feature of glycogenesis types III, V, and VII. *N Engl J Med* 1987;317:75–80.
107. Jinnai K, Kono N, Yamamoto Y, et al. Glycogenosis V (McArdle's disease) with hyperuricemia: a case report and clinical investigation. *Eur Neurol* 1993;33:204–207.
108. Yamanaka H, Kawagoe Y, Taniguchi A, et al. Accelerated purine nucleotide degradation by anaerobic but not by aerobic ergometer muscle exercise. *Metabolism* 1992;41:364–369.
109. Woolliscroft JO, Colfter H, Fox IH. Hyperuricemia in acute illness a poor prognostic sign. *Am J Med* 1982;72:58–62.
110. Woolliscroft JO, Fox IH. Increased body fluid purine levels during hypotensive events: evidence for ATP degradation. *Am J Med* 1986; 81:472–478.
111. Shimizu Y, Nagaya N, Satoh T, et al. Serum uric acid level increases in proportion to the severity of pulmonary thromboembolism. *Circ J* 2002;66:571–575.
112. Cicoira M, Zanolla L, Rossi A, et al. Elevated serum uric acid levels are associated with diastolic dysfunction in patients with dilated cardiomyopathy. *Am Heart J* 2002;143:1107–11.
113. Faller J, Fox IH. Ethanol-induced hyperuricemia: evidence for increased urate production by activation of adenine nucleotide turnover. *N Engl J Med* 1982;307:1598–1602.
114. Puig JG, Fox IH. Ethanol-induced activation of adenine nucleotide turnover: evidence for a role of acetate. *J Clin Invest* 1984;74:36–41.
115. Fox IH. Adenosine triphosphate degradation in specific disease. *J Lab Clin Med* 1985;106:101–110.
116. Sorensen LB. The elimination of uric acid in man studied by means of ^{14}C-labelled uric acid. *Scand J Clin Lab Invest* 1960;12[Suppl]: 1–214.
117. Lipkowitz MS, Leal-Pinto E, Rappoprt JZ, et al. Functional reconstitution, membrane targeting, genomic structure, and chromosomal localization of a human urate transporter. *J Clin Invest* 2001;107: 1103–1115.
118. Enomoto A, Kimura H, Chairoungdua C, et al. Molecular identification of a renal urate-anion exchanger that regulates blood urate levels. *Nature* 2002;417:447–452.
119. Roch-Ramel F, Diezi J. Renal transport of organic ions and uric acid. In: Schrier RW, Gottschalk CE (eds). *Diseases of the kidney,* 6th ed. Boston: Little, Brown, 1996:231–249.
120. Steele TH. Urate excretion in man, normal and gouty. In: Weiner IM, Kelley WN (eds). *Uric acid: handbook of experimental pharmacology*, Vol 51. New York: Springer-Verlag, 1978:257–286 and references therein.
121. Roch-Ramel F, Weiner IM. Excretion of urate by the kidneys of Cebus monkeys: a micropuncture study. *Am J Physiol* 1973;224: 1369–1374.
122. Weiner IM, Fanelli GM Jr. Renal urate excretion in animal models. *Nephron* 1975;14:33–47.
123. Levinson DJ, Sorensen LB. Renal handling of uric acid in normal and gouty subjects: evidence for a 4-component system. *Ann Rheum Dis* 1980;39:173–179.
124. Puig GJ, Mateos Anton F, Jimenez ML, et al. Renal handling of uric acid in gout: impaired tubular transport of urate not dependent on serum urate levels. *Metabolism* 1996;35:1147–1153.
125. Diamond HS, Paolino JS. Evidence for a post-secretory reabsorptive site for uric acid in man. *J Clin Invest* 1973;52:1491–1499.
126. Sorensen LB, Levinson DJ. Isolated defect in postsecretory reabsorption of uric acid. *Ann Rheum Dis* 1980;39:180–183.
127. Smetana SS, Bar-Khayim Y. Hypouricemia due to renal tubular defect: a study with the probenecid-pyrazinamide test. *Arch Intern Med* 1985;145:1200–1203.
128. Tofuku Y, Kuroda M, Takeda R. Hypouricemia due to renal urate wasting. *Nephron* 1982;30:39–44.
129. Kikuchi Y, Koga H, Yasutomo Y, et al. Patients with renal hypouricemia with exercise-induced acute renal failure and chronic renal dysfunction. *Clin Nephrol* 2000; 53:467–472.
130. Igarashi T, Sekine T, Suginura H, et al. Acute renal failure after exercise in a child with renal hypouricemia. *Pediatr Nephrol* 1993;7: 292–293.
131. Simkin PA. Urate excretion in normal and gouty men. *Adv Exp Med Biol* 1977;76B:41–45.
132. Zollner N, Griebsch A. Diet and gout. *Adv Exp Med Biol* 1974;41B: 435–442.
133. Levinson DJ, Decker DE, Sorensen LB. Renal handling of uric acid in man. *Ann Clin Lab Sci* 1982;12:73–77.
134. Rieselbach RE, Sorensen LB, Shelp WD, et al. Diminished renal urate secretion per nephron as a basis for primary gout. *Ann Intern Med* 1970;73:359–366.
135. Hart TC, Gorry MC, Hart PS, et al. Mutations of the UMOD gene are responsible for medullary cystic kidney disease 2 and familial juvenile hyperuricaemic nephropathy. *J Med Genet* 2002;39:882–892.
136. Turner JJO, Stacey JM, Harding B, et al. Uromodulin mutations cause familial juvenile hyperuricemic nephropathy. *J Clin Endocrinol Metab* 2003;88:1398–1401.
137. Lawrence RC, Helmick CG, Arnett FC, et al. Estimates of the prevalence of arthritis and selected musculoskeletal disorders in the United States. *Arthritis Rheum* 1998;41:778–799.
138. Zalokar J, Lellouch J, Claude JR. Goutte et uricemie dans une population de 4663 hommes jeunes actifs. *Sem Hop Paris* 1981;57:664–670.
139. Reed D, Labarthe D, Stallones R. Epidemiological studies of serum uric acid levels among Micronesians. *Arthritis Rheum* 1972;15:381–390.
140. Klemp P, Stansfield SA, Castle B, et al. Gout is on the increase in New Zealand Maori men. *Ann Rheum Dis* 1997;56:22–26.
141. Yu KH, Luo SF. Younger age of onset of gout in Taiwan. *Rheumatology* 2003;42:166–170.
142. Grahame R, Scott JT. Clinical survey of 354 patients with gout. *Ann Rheum Dis* 1970;29:461–468.
143. Roubenoff R, Klag MJ, Mead LA, et al. Incidence and risk factors for gout in white men. *JAMA* 1991;266:3004–3007.
144. Macfarlane DG, Dieppe PA. Diuretic-induced gout in elderly women. *Br J Rheumatol* 1985;24:155–157.
145. Meyers OL, Monteagudo FSE. Gout in females: an analysis of 92 patients. *Clin Exp Rheumatol* 1985;3:105–109.
146. Lally EW, Ho G Jr, Kaplan SR. The clinical spectrum of gouty arthritis in women. *Arch Intern Med* 1986;146:2221–2225.
147. Puig JG, Michan AD, Jimenez ML, et al. Female gout: clinical spectrum and uric acid metabolism. *Arch Intern Med* 1991;151:726–732.
148. Copeman WSC. *A short history of the gout and the rheumatic diseases.* Berkeley: University of California Press, 1964:66–79.
149. Hayem G, Delahousse M, Meyer O, et al. Female premenopausal tophaceous gout induced by long term diuretic abuse. *J Rheumatol* 1996;23:2166–2167.
150. Lally EV, Zimmerman B, Ho G Jr, et al. Urate-mediated inflammation in nodal osteoarthritis: clinical and roentgenographic correlations. *Arthritis Rheum* 1989;32:86–90.
151. Kahl LE, Thompson ME, Griffith BP. Gout in the heart transplant recipient: physiologic puzzle and therapeutic challenge. *Am J Med* 1989;87:289–294.
152. Lin HY, Rocher LL, McQuillan MA, et al. Cyclosporine-induced hyperuricemia and gout. *N Engl J Med* 1989;321:287–292.
153. Burack DA, Griffith BP, Thompson ME, et al. Hyperuricemia and gout among heart transplant recipients receiving cyclosporine. *Am J Med* 1992;92:141–146.
154. Baethge BA, Work J, Landreneau MD, et al. Tophaceous gout in patients with renal transplants treated with cyclosporine A. *J Rheumatol* 1993;20:718–720.
155. Scott JT. Drug-induced gout. Balliere's Clin Rheumatol 1991;5: 39–60.
156. Simkin PA, Campbell PM, Larson EB. Gout in Heberden's nodes. *Arthritis Rheum* 1983;26:94–97.
157. Wernick R, Winkler C, Campbell S. Tophi as the initial manifestation of gout: report of six cases and review of the literature. *Arch Intern Med* 1992;152:873–876.
158. Terkeltaub RA, Dyer CA, Martin J, et al. Apolipoprotein (apo) E inhibits the capacity of monosodium urate crystals to stimulate neutrophils: characterization of intraarticular apo E and demonstration of apo E binding to urate crystals in vivo. *J Clin Invest* 1991;87:20–26.
159. Terkeltaub RA. What stops a gouty attack? *J Rheumatol* 1992;19: 8–10.
160. Simkin PA. The pathogenesis of podagra. *Ann Intern Med* 1977;86:

230–233.
161. McCarty DJ. Gout without hyperuricemia. *JAMA* 1994;271:302–303.
162. Sica DA, Schoolwerth AC. Uric acid and losartan. *Curr Opin Nephrol Hypertension* 2002;11:475–482.
163. Feher MD, Hepburn AL, Hogarth MB, et al. Fenofibrate enhances urate reduction in men treated with allopurinol for hyperuricaemia and gout. *Rheumatology* 2003;43:321–325.
164. Derus CL, Levinson DJ, Bowman B, et al. Altered fractional excretion of uric acid during total parenteral nutrition. *J Rheumatol* 1987; 114:978–981.
165. Pascual E, Batlle-Gualda E, Martinez A, et al. Synovial fluid analysis for diagnosis of intercritical gout. *Ann Intern Med* 1999;131:756–759.
166. Pascual E. Persistence of monosodium urate crystals and low-grade inflammation in the synovial fluid of patients with untreated gout. *Arthritis Rheum* 1991;34:141–145.
167. Raddatz DA, Mahowald ML, Bilka PJ. Acute polyarticular gout. *Ann Rheum Dis* 1983;42:117–122.
168. Kozin F, McCarty DJ. Rheumatoid factors in the serum of gouty patients. *Arthritis Rheum* 1977;20:1559–1560.
169. Agudelo CA, Turner RA, Panetti M, et al. Does hyperuricemia protect from rheumatoid inflammation? *Arthritis Rheum* 1984;27:443–448.
170. Iglesias A, Londono JC, Saaibi DL, et al. Gouty nodulosis: widespread subcutaneous deposits without gout. *Arthritis Care Res* 1996; 9:74–77.
171. Liu K, Moffatt EJ, Hudson ER, et al. Gouty tophus presenting as a soft-tissue mass diagnosed by fine needle aspiration: a case report. *Diagn Cytopathy* 1996;15:246–249.
172. Gutman AB. The past four decades of progress in the knowledge of gout with an assessment of the present status. *Arthritis Rheum* 1973;16:431–445.
173. Nishioka N, Mikanagi K. Clinical features of 4,000 gouty subjects in Japan. *Adv Exp Med Biol* 1980;122A:47–54.
174. Arromdee E, Michet CJ, Crowson CS, et al. Epidemiology of gout: is the incidence rising? *J Rheumatol* 2002;29:2403–2406.
175. Nakayama DA, Barthelemy C, Carrera G, et al. Tophaceous gout: a clinical and radiographic assessment. *Arthritis Rheum* 1984;27:468–471.
176. Lawry GV II, Fan PT, Bluestone R. Polyarticular versus monoarticular gout: a prospective comparative analysis of clinical features. *Medicine* 1988;67:335–343.
177. Fam AG, Stein JG, Rubenstein J. Gouty arthritis in nodal osteoarthritis. *J Rheumatol* 1996;23:684–689.
178. Foldes K, Petersilge CA, Weisman MH, et al. Nodal osteoarthritis and gout. *Skeletal Radiol* 1996;25:421–424.
179. Doherty M, Dieppe PA. Crystal deposition disease in the elderly. *Clin Rheum Dis* 1986;12:97–116.
180. Holland NW, Jost D, Beutler A, et al. Finger pad tophi in gout. *J Rheumatol* 1996;23:690–692.
181. Fam AG, Assad D. Intradermal urate tophi. *J Rheumatol* 1997;24: 1126–1131.
182. Yu KH, Luo SF, Liou LB, et al. Concomittant septic and gouty arthritis—an analysis of 30 cases. *Rheumatology* 2003;42.
183. Good AE, Rapp R. Bony ankylosis: a rare manifestation of gout. *J Rheumatol* 1978;5:335–337.
184. Varga J, Giampaola C, Goldenberg DL. Tophaceous gout of the spine in a patient with no peripheral tophi: case report and review of the literature. *Arthritis Rheum* 1985;28:1312–1315.
185. Stockman A, Darlington LG, Scott JT. Frequency of chondrocalcinosis in the knees and avascular necrosis of the femoral head in gout: a controlled study. *Ann Rheum Dis* 1980;39:7–11.
186. Lichtenstein L, Scott HW, Levin MH. Pathologic changes in gout: survey of 11 necropsied cases. *Am J Pathol* 1956;32:871–895.
187. Stark TW, Hirokawa RH. Gout and its manifestations in the head and neck. *Otolaryngol Clin North Am* 1982;15:659–664.
188. O'Duffy JD, Hunder GG, Kelly PJ. Decreasing prevalence of tophaceous gout. *Mayo Clin Proc* 1975;50:227–228.
189. Yü T-F. Uric acid nephrolithiasis. In: Weiner IM, Kelley WN (eds). *Uric acid: handbook of experimental pharmacology*, Vol 51. New York: Springer-Verlag, 1978:397–422.
190. Asplin JR. Uric acid stones. *Semin Nephrol* 1996;16:412–424.
191. Yü T-F, Gutman AB. Uric acid nephrolithiasis in gout: predisposing factors. *Ann Intern Med* 1967;67:1133–1148.
192. Yü T-F. Urolithiasis in hyperuricemia and gout. *J Urol* 1981;126: 424–430.
193. Coe FL, Kavalach AG. Hypercalciuria and hyperuricosuria in patients with calcium nephrolithiasis. *N Engl J Med* 1974;291:1344–1350.
194. Kramer HM, Curhan G. The association between gout and nephrolithiasis: the National Health and Nutrition Examination Survey III, 1988–1994. *Am J Kidney Dis* 2002;40:37–42.
195. Preminger GM. Renal calculi: pathogenesis, diagnosis, and medical therapy. *Semin Nephrol* 1992;12:200–216.
196. Pollak VE, Mattenheimer H. Glutaminase activity in the kidney in gout. *J Lab Clin Med* 1965;66:564–570.
197. Sperling O, De Vries A, Kedem O. Studies on the etiology of uric acid lithiasis. 4. Urinary non-dialyzable substances in idiopathic uric acid lithiasis. *J Urol* 1965;94:286–292.
198. Coe FL, Lawton RL, Goldstein RB, et al. Sodium urate accelerates precipitation of calcium oxalate in vitro. *Proc Soc Exp Biol Med* 1975;149:926–929.
199. Ryall RL, Grover PK, Marshall VR. Urate and calcium stones—picking up a drop of mercury with one's fingers? *Am J Kidney Dis* 1991;17:426–430.
200. Nakagawa Y, Abram V, Coe FL. Isolation of calcium oxalate crystal growth inhibitor from rat kidney and urine. *Am J Physiol* 1984;247: F765–F772.
201. Berger L, Yü T-F. Renal function in gout. 4. An analysis of 524 gouty subjects including long-term follow-up studies. *Am J Med* 1975;59: 605–613.
202. Reif MC, Constantiner A, Levitt MF. Chronic gouty nephropathy: a vanishing syndrome? *N Engl J Med* 1981;304:535–536.
203. Liang MH, Fries JF. Asymptomatic hyperuricemia: the case for conservative management. *Ann Intern Med* 1978;666–670.
204. Yü T-F, Berger L. Renal disease in primary gout: a study of 253 gout patients with proteinuria. *Semin Arthritis Rheum* 1975;4:293–305.
205. Messerli FH, Frohlich ED, Dreslinski GR, et al. Serum uric acid in essential hypertension: an indicator of renal vascular involvement. *Ann Intern Med* 1980;93:817–821.
206. Talbott JH, Terplan KL. The kidney in gout. *Medicine* 1960;39: 405–468.
207. Mazzali M, Hughes J, Kim YG, et al. Elevated uric acid increases blood pressure in the rat by a novel crystal independent mechanism. *Hypertension* 2001;38:1101–1106.
208. Sanchez-Lozada LG, Tapia E, Avila-Casado C, et al. Mild hyperuricemia induces glomerular hypertension in normal rats. *Am J Physiol Renal Physiol* 2002;283:F1105–1110.
209. Mazzali M, Kanellis J, Han L, et al. Hyperuricemia induces a primary renal arteriolopathy in rats by a blood pressure independent mechanism. *Am J Physiol Renal Physiol* 2002;282:F991–F997.
210. Nakagawa T, Mazzali M, Kang DH, et al. Hyperuricemia causes glomerular hypertrophy in the rat. *Am J Nephrol* 2003;23:2–7.
211. Wallace SL, Robinson H, Masi AT, et al. Preliminary criteria for the classification of the acute arthritis of primary gout. *Arthritis Rheum* 1977;20:895–900.
212. Fam AG, Rubenstein J. Hydroxyapatite pseudopodagra: a syndrome of young women. *Arthritis Rheum* 1989;32:741–747.
213. Mines D, Abduhl SB. Hydroxyapatite pseudopodagra: acute calcific periarthritis of the first metatarsophalangeal joint. *Am J Emerg Med* 1996;14:180–182.
214. Rouault T, Caldwell DS, Holmes EW. Aspiration of the asymptomatic metatarsophalangeal joint in gout patients and hyperuricemic controls. *Arthritis Rheum* 1982;25:209–212.
215. Weinberger A, Agudelo CA, Schumacher HR, et al. Frequency of intra-articular monosodium urate (MSU) crystals in asymptomatic hyperuricemic subjects. *Adv Exp Med Biol* 1986;195A:431–434.
216. Logan JA, Morrison E, McGill P. Serum uric acid in acute gout. *Ann Rheum Dis* 1997;56:696–697.
217. Wallace SL, Bernstein D, Diamond H. Diagnostic value of colchicine therapeutic trial. *JAMA* 1967;199:525–528.
218. Martel W. The overhanging margin of bone: a roentgenologic manifestation of gout. *Radiology* 1968;91:755–756.
219. Recht MP, Seragini F, Kramer J, et al. Isolated or dominant lesions of the patella in gout: a report of seven patients. *Skeletal Radiol* 1994; 23:113–116.
220. Hsu CY, Shih TF, Huang KM, et al. Tophaceous gout of the spine: MR imaging features. *Clin Radiol* 2002;57:919–925.
221. Popp JD, Bidgood WD JR, Edwards NL. Magnetic resonance imag-

ing of tophaceous gout in the hands and wrists. *Semin Arthritis Rheum* 1996;25:282–289.
222. Yu JS, Chung C, Recht M, et al. MRI imaging of tophaceous gout. *AJR Am J Roentgenol* 1997;168:523–527.
223. Gerster JC, Landry M, Duvoisin B, et al. Computed tomography of the knee joint as an indicator of intraarticular tophi in gout. *Arthritis Rheum* 1996;39:1406–1409.
224. Gerster JC, Landry M, Dufresne L, et al. Imaging of tophaceous gout: Computed tomography provides specific images compared with magnetic resonance imaging and ultrasonography. *Ann Rheum Dis* 2002; 61:52–54.
225. Alarcon-Segovia DA, Cetina JA, Diaz-Jouanen E. Sacroiliac joints in primary gout: clinical and roentgenographic study of 143 patients. *AJR Am J Roentgenol* 1973;118:438–443.
226. Smyth CJ. Hereditary factors in gout: a review of recent literature. *Metabolism* 1957;6:218–229.
227. Hauge M, Harvald B. Hereditary in gout and hyperuricemia. *Acta Med Scand* 1955;152:247–257.
228. Laskarzewski PM, Khoury P, Morrison JA, et al. Familial hyper- and hypouricemia in random and hyperlipidemic recall cohorts: the Princeton School District Family Study. *Metabolism* 1983;32:230–243.
229. Becker MA. Hyperuricemia and gout. In: King RA, Rotter JI, Motulsky AG (eds). *The genetic basis of common diseases*, 2nd ed. New York: Oxford University Press, 2002:518–536.
230. Calabrese G, Simmonds HA, Cameron JS, et al. Precocious familial gout with reduced fractional urate clearance and normal purine enzymes. *Q J Med* 1990;78:441–445.
231. Moro E, Ogg CS, Simmonds HA, et al. Familial juvenile gouty nephropathy with renal urate hypoexcretion preceding renal disease. *Clin Nephrol* 1991;35:263–269.
232. Cameron JS, Moro F, Simmonds HA. Gout, uric acid and purine metabolism in paediatric nephrology. *Pediatr Nephrol* 1993;7:105–118.
233. Puig JG, Miranda ME, Mateos FA, et al. Hereditary nephropathy associated with hyperuricemia and gout. *Arch Intern Med* 1993;153: 357–365.
234. Kamatani N, Moritani M, Yamanaka H, et al. Localization of a gene for familial juvenile hyperurecemic nephropathy causing underexcretion-type gout to 16p12 by genome wide linkage analysis of a large family. *Arthritis Rheum* 2000;43:925–929.
235. Stacey J, Turner JO, Harding B, et al.Genetic mapping studies of familial juvenile hyperuricemic nephropathy on chromosome 16p11–p13. *J Clin Endocrinol Metab* 2003;88:464–470.
236. Stiburkova B, Majewski J, Sebesta I, et al. Familial juvenile hyperuricemic nephropathy: Localization of the gene on chromosome 16p11.2- and evidence for genetic heterogeneity. *Am J Hum Genet* 2000;66:1989–1994.
237. Bingham C, Ellard S, van't Hoff WG, et al. Atypical familial juvenile hyperuricemic nephropathy associated with a hepatic nuclear factor-1β gene mutation. *Kidney Int* 2003;63:1645–1651.
238. Stabellini N, Storari A, Aleotti A, et al. Familial interstitial nephropathy without hyperuricemia. *Nephron* 1994;66:215–218.
239. Dahan K, Fuchshuber A, Adamis S, et al. Familial juvenile hyperuricemic nephropathy and autosomal dominant medullary cystic kidney disease type 2: two facets of the same disease? *J Am Soc Nephrol* 2001;12:2348–2357.
240. Stavrou C, Koptides M, Tombazos C, et al. Autosomal dominant medullary cystic kidney disease type 1: Clinical and molecular findings in six large Cypriot families. *Kidney Int* 2002;62:1385–1394.
241. Christodoulou K, Tsingis M, Stavrou C, et al. Chromosome 1 localization of a gene for autosomal dominant medullary cystic kidney disease. *Hum Mol Genet* 1998;7:905–911.
242. Auronen M, Ala-Mello S, Turunen JA, et al. Further evidence for linkage of autosomal dominant medullary cystic kidney disease on chromosome 1q21. *Kidney Int* 2001;60:1225–1232.
243. Fiechtner JJ, Simkin PA. Urate spherulites in gouty synovia. *JAMA* 1981;245:1533–1536.
244. Weinberger A. Spherulite crystals in synovial tissue of a patient with recurrent monarthritis. *Clin Exp Rheumatol* 1984;2:63–65.
245. Shidham V, Chivukula M, Basir Z, et al. Evaluation of crystals in formalin fixed, paraffin embedded tissue sections for the diagnosis of pseudogout, gout and tumoral calcinosis. *Mod Pathol* 2001;14: 806–810.
246. Brown J, Mallory GK. Renal changes in gout. *N Engl J Med* 1950; 243:325–329.
247. Gonick HC, Rubini ME, Gleason IO, et al. The renal lesion in gout. *Ann Intern Med* 1965;62:667–674.
248. Emmerson BT, Cross M, Osborne JM, et al. Ultrastructural studies of the reaction of urate crystals with a cultured renal tubular cell line. *Nephron* 1991;59:403–408.
249. Paulus HE, Coutts A, Calabro JJ, et al. Clinical significance of hyperuricemia in routinely screened hospitalized men. *JAMA* 1970;211: 277–281.
250. Brand FN, McGee DL, Kannel WB, et al. Hyperuricemia as a risk factor of coronary heart disease: the Framingham study. *Am J Epidemiol* 1985;121:11–18.
251. Maroko PR, McDevitt JT, Fox MJ, et al. Antihypertensive effectiveness of very low doses of hydrochlorothiazide: results of the PHICOG Trial. *Clin Ther* 1989;11:94–119.
252. Steele TH, Oppenheimer S. Factors affecting urate excretion following diuretic administration in man. *Am J Med* 1969;47:564–574.
253. Steele TH. Evidence for altered renal urate reabsorption during changes in volume of the extracellular fluid. *J Lab Clin Med* 1969; 74:288–299.
254. Roos JC, Boer P, Peuker KH, et al. Changes in intrarenal uric acid handling during chronic spironolactone treatment in patients with essential hypertension. *Nephron* 1982;32:209–213.
255. Scott JT, Higgens CS. Diuretic-induced gout: a multifactorial condition. *Ann Rheum Dis* 1992;51:259–261.
256. Gershon SL, Fox IH. Pharmacologic effects of nicotinic acid on human purine metabolism. *J Lab Clin Med* 1974;84:179–186.
257. Menon RK, Mikhailides BP, Bell JL, et al. Warfarin administration increases uric acid concentration in plasma. *Clin Chem* 1986;32: 1557–1559.
258. Gores PF, Fryd DS, Sutherland DER, et al. Hyperuricemia after renal transplantation. *Am J Surg* 1988;156:397–400.
259. Gupta AK, Rocher LL, Schmaltz SP, et al. Short-term changes in renal function, blood pressure and electrolyte levels in patients receiving cyclosporine for dermatologic disorders. *Arch Intern Med* 1991;151:356–362.
260. MacLachlan MJ, Rodnan GP. Effects of food, fast and alcohol on serum uric acid and acute attacks of gout. *Am J Med* 1967;42: 38–57.
261. Ball GV, Sorensen LB. Pathogenesis of hyperuricemia in saturnine gout. *N Engl J Med* 1969;280:1199–1202.
262. Emmerson BT. Chronic lead nephropathy: the diagnostic use of calcium EDTA and the association with gout. *Aust Ann Med* 1963;12: 310–324.
263. Halla JT, Ball GV. Saturnine gout: a review of 42 patients. *Semin Arthritis Rheum* 1982;11:307–314.
264. Batuman V, Moesaka JK, Haddad B, et al. The role of lead in gout nephropathy. *N Engl J Med* 1981;304:520–523.
265. Crosswell PW, Price J, Boyle PD, et al. Chronic renal failure with gout: a marker of chronic lead poisoning. *Kidney Int* 1984;26:319–323.
266. Reynolds PP, Knapp MJ, Baraf HSB, et al. Moonshine and lead. Relationship to the pathogenesis and hyperuricemia in gout. *Arthritis Rheum* 1983;26:1057–1064.
267. Miranda ME, Puig JG, Mateos FA, et al. The role of lead in gout nephropathy reviewed: pathogenic or associated factor. *Adv Exp Med Biol Am* 1991;309:209–212.
268. Steele TH, Rieselbach RE. The contribution of residual nephrons within the chronically diseased kidney to urate homeostasis in man. *Am J Med* 1967;43:876–886.
269. Sorensen LB, Levinson DJ. Origin and extrarenal elimination of uric acid in man. *Nephron* 1975;14:7–20.
270. Caner JEZ, Decker JL. Recurrent acute (gouty) arthritis in chronic renal failure treated with periodic hemodialysis. *Am J Med* 1964;36: 571–582.
271. Reginato AJ, Ferreiro Seoane JL, Barbazan Alvarez, et al. Arthropathy and cutaneous calcinosis in hemodialysis oxalosis. *Arthritis Rheum* 1986;29:1387–1396.
272. Lynch EC. Uric acid metabolism in proliferative diseases of the marrow. *Arch Intern Med* 1962;109:639–653.
273. Martinez-Lavin M, Amigo M-C, Castillejos G, et al. Coexistent gout and hypertrophic osteoarthropathy in patients with cyanotic heart disease. *J Rheumatol* 1984;11:832–834.
274. Ross EA, Perloff JK, Danovitch GM, et al. Renal function and urate metabolism in late survivors with cyanotic congenital heart disease.

Circulation 1986;73:396–400.
275. Diamond HS, Meisel A, Sharon E, et al. Hyperuricosuria and increased tubular secretion of urate in sickle cell disease. *Am J Med* 1975;59:796–802.
276. Paik CH, Alavi I, Dunea G, et al. Thalassemia and gouty arthritis. *JAMA* 1970;213:296–297.
277. Diamond HS, Meisel AD, Holden D. The natural history of urate overproduction in sickle cell anemia. *Ann Intern Med* 1979;90:752–757.
278. Espinoza LR, Spillberg I, Osterland CK. Joint manifestations of sickle cell disease. *Medicine* 1974;53:295–305.
279. Scott JT, Dixon A StJ, Bywaters EGL. Association of hyperuricemia and gout with hyperparathyroidism. *BMJ* 1964;1:1070–1073.
280. Shelp WD, Steele TH, Rieselbach RE. Comparison of urinary phosphate, urate and magnesium excretion following parathyroid hormone administration to normal man. *Metabolism* 1969;18:63–70.
281. Lambert JR, Wright V. Serum uric acid levels in psoriatic arthritis. *Ann Rheum Dis* 1977;36:264–267.
282. Puig JG, Mateos FA, Jimenez ML, et al. Uric acid metabolism in psoriasis. *Adv Exp Med Biol* 1986;195A:411–416.
283. Erickson AR, Enzenauer RJ, Nordstrom DM, et al. The prevalence of hypothyroidism in gout. *Am J Med* 1994;97:231–234.
284. Altman RD, Collins B. Musculoskeletal manifestations of Paget's disease of bone. *Arthritis Rheum* 1980;23:1121–1127.
285. Meyer WJ III, Gill JR Jr, Bartter FC. Gout as a complication of Bartter's syndrome: a possible role for alkalosis in the decreased clearance of uric acid. *Ann Intern Med* 1975;83:56–59.
286. Brauer GW, Prior IAM. A prospective study of gout in New Zealand Maoris. *Ann Rheum Dis* 1978;37:466–472.
287. Fessel WJ, Bar GD. Uric acid, lean body weight and creatine interactions: results from regression analysis of 78 variables. *Semin Arthritis Rheum* 1977;7:115–121.
288. Glynn RJ, Campion EW, Silbert JE. Trends in serum uric acid levels 1961–1980. *Arthritis Rheum* 1983;26:87–93.
289. Scott JT. Obesity and hyperuricaemia. *Clin Rheum Dis* 1977;3:25–35.
290. Sturge RA, Scott JT, Kennedy AC, et al. Serum uric acid in England and Scotland. *Ann Rheum Dis* 1977;36:420–427.
291. Seidell JC, Bakx KC, Deurenberg P, et al. Overweight and chronic illness: a retrospective cohort study with a follow-up of 6–17 years, in men and women of initially 20–50 years of age. *J Chronic Dis* 1986;39:585–593
292. Must A, Jacques PF, Dallal GE, et al. Long term morbidity and mortality of overweight adolescents. A follow up of the Harvard Growth Study of 1922 to 1935. *N Engl J Med* 1992;327:1379–80
293. Loenen HM,Eshuis H, Lowik MR, et al. Serum uric acid correlates in elderly men and women with special reference to body composition and dietary intake (Dutch Nutrition Surveillance System). *J Clin Epidemiol* 1990;43:1297–303.
294. Bray GA. Complications of obesity. *Ann Intern Med* 1985;103:1052–1062.
295. Kannel WB, Gordon T. Physiological and medical concomitant of obesity: the Framingham study. In: Bray GA (ed). *Obesity in America*. Bethesda: National Institutes of Health, DHEW No. (NIH), 1979:79–359.
296. Emmerson BT. Alteration of urate metabolism by weight reduction. *Aust N Z J Med* 1973;3:410–412.
297. Dessein PH, Shipton EA, Stanwix AE, et al. Beneficial effects of weight loss associated with moderate calorie/carbohydrate restriction, and increased proportional intake of protein and unsaturated fat on serum urate and lipoprotein levels in gout: a pilot study. *Ann Rheum Dis* 2000;59:539–543.
298. Tsunoda S, Kamide K, Minami J, et al. Decreases in serum uric acid by amelioration of insulin resistance in overweight hypertensive patients: Effect of a low energy diet and an insulin sensitizing agent. *Am J Hypertens* 2002;15:697–701.
299. Donahue RP, Prineas R, Donahue DC, et al. Is fasting leptin associated with insulin resistance among nondiabetic individuals? The Miami community health study. *Diabetes Care* 1999;22:1092–1096.
300. Ruige JB, Dekker J, Blum WF, et al. Leptin and variables of body adiposity, energy balance, and insulin resistance in a population based study: the Hoorn study. *Diabetes Care* 1999;22:1097–1104.
301. Ogura T, Matsura K, Otsuka F, et al. Serum leptin correlates with serum uric acid but not with serum testosterone in non obese male adolescents. *Res Commun Mol Pathol Pharmacol* 2000;107:55–63.
302. Garcia-Lorda P, Bullo M, Vila R, et al. Leptin concentrations do not correlate with fat mass nor with metabolic risk factors in morbidly obese females. *Diab Nutr Metab* 2001;14:329–336.
303. Matsubara M, Chiba H, Maruoka S, et al. Elevated serum leptin concentrations in women with hyperurecemia. *J Atheroscler Thromb* 2002;9:28–34.
304. Moreno LA, Pineda I, Rodriguez G, et al. Leptin and metabolic syndrome in obese and non obese children. *Hormone Metab Res* 2002; 34:394–399.
305. Barlow KA. Hyperlipidemia in primary gout. Metabolism 1968;17: 289–299.
306. Gibson JT, Grahame R. Gout, hypertriglyceridemia, and alcohol consumption. *Ann Rheum Dis* 1974;33:109–110.
307. Naito HK, Mackenzie AH. Secondary hypertriglyceridemia and hyperlipoproteinemia in patients with primary asymptomatic gout. *Clin Chem* 1979;25:371–375.
308. Jiao S, Kameda K, Matsuzawa Y, et al. Hyperlipoproteinemia in primary gout: hyperlipoproteinemic phenotype and influence of alcohol intake and obesity in Japan. *Ann Rheum Dis* 1986;45:308–313.
309. Matsubara K, Matsuzawa Y, Jiao S, et al. Relationship between hypertriglyceridemia and uric acid production in primary gout. *Metabolism* 1989;38:698–701.
310. Takahashi S, Yamamoto T, Moriwaki Y, et al. Impaired lipoprotein metabolism in patients with primary gout: influence of alcohol intake and body weight. *Br J Rheumatol* 1994;33:731–734.
311. Takahashi S, Yamamoto T, Moriwaki Y, et al. Increased concentrations of serum Lp(a) lipoprotein in patients with primary gout. *Ann Rheum Dis* 1995;54:90–93.
312. Cardona F, Tinahones FJ, Collantes E, et al. The elevated prevalence of apolipoprotein E2 in patients with gout is associated with reduced renal excretion of urates. *Rheumatology* 2003;42:468–472.
313. Fox IH, John D, DeBruyne S, et al. Hyperuricemia and hypertriglyceridemia: metabolic basis for the association. *Metabolism* 1985;34: 741–746.
314. Emmerson B. Hyperlipidaemia in hyperuricaemia and gout. *Ann Rheum Dis* 1998;58:509–510.
315. Facchini F, Chen Y-D, Hollenbeck CB, et al. Relationship between resistance to insulin-mediated glucose uptake, urinary uric acid clearance, and plasma uric acid concentration. *JAMA* 1991;266: 3008–3011.
316. Vuorin-Markkola H, Yki-Jarvonen H. Hyperuricemia and insulin-resistance. *J Clin Endocrinol Metab* 1994;78:25–29.
317. Reaven GM. Role of insulin-resistance in human disease. *Diabetes* 1988;37:1596–1607.
318. Carey GDP. Abdominal obesity. *Curr Opin Lipidol* 1998;9:35–40.
319. Collantes Estevez E, Pineda Priego M, A-Non Barbudo J, et al. Hyperuricemia-hyperlipidemia association in the absence of obesity and alcohol abuse. *Clin Rheumatol* 1990;9:28–31.
320. Wiedemann E, Rose H, Schwartz E. Plasma lipoproteins, glucose tolerance and insulin response in primary gout. *Am J Med* 1972;53: 299–307.
321. Lee J, Sparrow D, Vokonas PS, et al. Uric acid and coronary heart disease risk: evidence for a role of uric acid in the obesity-insulin resistance syndrome. *Am J Epidemiol* 1995;142:288–294.
322. Myers AR, Epstein FH, Dodge HJ, et al. The relationship of serum uric acid to risk factors in coronary heart disease. *Am J Med* 1968; 45:520–528.
323. Kahn HA, Medalie JH, Neufeld HN, et al. The incidence of hypertension and associated factors: the Israel ischemic heart disease study. *Am Heart J* 1972;84:171–182.
324. Rapado A. Relationship between gout and arterial hypertension. *Adv Exp Med Biol* 1974;41B:451–459.
325. Prebis JW, Gruskin AB, Polinsky MS, et al. Uric acid in childhood essential hypertension. *J Pediatr* 1981;98:702–707.
326. Kagen A, Gordon T, Rhoads GG, et al. Some factors related to coronary heart disease incidence in Honulul Japanese men: the Honolulu Heart study. *Int J Epidemiol* 1975;4:271–279.
327. Freedman DS, Williamson DF, Gunter EW, et al. Relation of serum uric acid to mortality and ischemic heart disease: the NHANES I epidemologic follow-up study. *Am J Epidemiol* 1995;141:637–644.
328. Yano K, Reed DM, McGee DL. Ten year incidence of coronary heart disease in the Honolulu heart program: relationship to biologic and lifestyle characteristics. *Am J Epidemiol* 1984;119:653–666.
329. Lehto S, Niskanen L, Ronnemaa T, et al. Serum uric acid is a strong

predictor of stroke in patients with non-insulin dependent diabetes mellitus. *Stroke* 1998;29:635–639.
330. Abbott RD, Brand FN, Kannel WB, et al. Gout and coronary heart disease: the Framingham study. *J Clin Epidemiol* 1988;41:237–242.
331. Prior IAM, Rose BS, Harvey HP, et al. Hyperuricemia, gout and diabetic abnormality in Polynesian people. *Lancet* 1966;1:333–338.
332. Culleton BF, Larson M, Kannel WB, et al. Serum uric acid and risk for cardiovascular disease and death: the Framingham heart study. *Ann Intern Med* 1999;131:7–13.
333. Tuttle KR, Short RA, Johnson RJ. Sex differences in uric acid and risk factors for coronary artery disease. *Am J Cardiol* 2001;87:1411–1414.
334. Anker SD, Doehner W, Rauchhaus M, et al. Uric acid and survival in chronic heart failure. *Circulation* 2003;107:1991–1997.
335. Hare JM, Johnson RJ. Uric acid predicts clinical outcomes in heart failure. Insights regarding the role of xanthine oxidase and uric acid in disease pathophysiology. *Circulation* 2003;107:1951–1953.
336. Cappola TP, Kass DA, Nelson GS, et al. Allopurinol improves myocardial efficiency in patients with idiopathic dilated cardiomyopathy. *Circulation* 2001;104:2407–2411.
337. Rouse JR, McKinney WM, Dignan MB, et al. Risk factors for extracranial carotid artery atherosclerosis. *Stroke* 1987;18:990–996.
338. Mazza A, Pessina AC, Pavei A, et al. Predictors of stroke mortality in elderly people from the general population. The Cardiovascular Study in the Elderly. *Eur J Epidemiol* 2001;17:1097–1104.
339. Weir CJ, Muir SW, Walters MR, et al. Serum urate as an independent predictor of poor outome and future vascular events after acute stroke. *Stroke* 2003;34.
340. Cherubini A, Polidori MC, Bregnocchi M, et al. Antioxidant profile and early outcome in stroke patients. *Stroke* 2000;31:2295–2300.
341. Kanellis J, Johnson RJ. Elevated uric acid and ischemic stroke: accumulating evidence that it is injurious and not neuroprotective. *Stroke* 2003;34.

第114章

高尿酸血症的治疗

Paulette C. Hahn, N. Lawrence Edwards

高尿酸血症是一种常见的生化异常状态，大多数受累个体并不出现临床疾病状态或组织病理学变化。它经常伴有其他代谢紊乱，如体重增加、高血压、高甘油三酯血症和非胰岛素依赖性糖尿病[1,2]。美国大规模的人口调查发现其患病率为5%[3,4]，对住院人群的调查显示更高的患病率，为17%~28%，因为合并其他疾病和使用药物[5,6]。除了已知的痛风与肾石病之间有典型的临床关系外，近期将观察高尿酸血症对肾脏疾病、冠心病和盐依赖性高血压的发展的病理性作用[7]。

对高尿酸血症的推理性研究将围绕以下几个问题：①患者是否真正存在高尿酸血症？②高尿酸血症的基础病变是什么？③降低血尿酸浓度非常重要吗[8]？

一、高尿酸血症的定义

高尿酸血症可以从生理学或流行病学两方面定义。当血尿酸值超过6.8mg/dL(37℃血清中尿酸单钠的溶解度界限)时理论上认为其升高。在大部分流行病学研究中，男性的上限为7.0mg/dL，女性为6.0mg/dL[9]。然而，许多临床实验指出，只有两个标准均高于正常人群平均值时才认为是血尿酸值升高。从高尿酸血症的机制来定义，其上限范围在8.0~8.5mg/dL。

血尿酸浓度随患者的年龄和性别不同而不同。在儿童期，男性和女性血尿酸正常浓度都是3~4mg/dL[9]。在青春期，男性的血尿酸浓度有1~2mg/dL的升高，可以保持终生不变。女性的血尿酸水平仅在青春期和成年早期时有一点变化。到更年期时血尿酸水平增高接近成年男性水平。

在标准衰老研究中，血尿酸在9.0mg/dL或以上的患者5年内痛风关节炎的发病率为22%，而尿酸水平在7.0~8.9mg/dL之间的患者5年期发病率为3%[10]。痛风的发病率与年龄和高尿酸血症的程度有关，但区分高尿酸血症和痛风很重要。血尿酸的持续增高虽不一定引发痛风但在痛风的发病机制中非常重要。大部分高尿酸血症患者没有发展为与尿酸过多相关的临床症状如痛风、痛风石或肾结石[11]。

二、高尿酸血症的病因

高尿酸血症可以分为原发性和继发性。原发性高尿酸血症是指那些与其他临床病症或使用药物无关的病例，一些原发性痛风患者有遗传因素，另外一些则没有。继发性高尿酸血症是指另外一种疾病发展过程中或使用药物后出现的结果。原发与继发取决于临床表现。有研究报道住院患者的原发性和继发性高尿酸血症的发病率为30%和70%[5]。

高尿酸血症有两个主要原因：尿酸产生增加和尿酸排泄减少。在痛风人群中，尿酸过量产生相对少见，仅占高尿酸血症的5%[9]。

(一)尿酸产生增加

原发性尿酸产生过多的患者中嘌呤代谢存在两种先天的异常因素(表114.1)。细胞内5-磷酸核糖-1-焦磷酸盐是一种高能量的糖，可以激活酰胺基磷酸核糖转移酶，它是嘌呤生物合成的限速酶。次黄嘌呤磷酸核糖转移酶(HPRT)缺乏的患者5-核糖磷酸-1-焦磷酸消耗减少[12]。很少有患者出现磷酸核糖焦磷酸合成酶过度活性，积聚的焦磷酸核糖磷酸可加速嘌呤的生物合成，导致尿酸过度生成[13]。

继发性高尿酸血症是多种原因引发的尿酸产生增加(表114.1)。在不同的疾病过程中，三磷酸腺苷(ATP)消耗加速是尿酸合成增加的原因。在葡萄糖-6-磷酸酶缺乏(von Gierke病)时，低血糖诱发糖原分解导致肝脏ATP池的衰竭。许多急性病患者存在高尿酸血症可能是ATP降解加速的原因[14,15]。重症监护病房中急性心肌梗死、吸烟、呼吸衰竭和癫痫持续状态的患者就属于此类。最后，酗酒可使尿酸合成增加并加速ATP降解[16]。

高尿酸血症也可发生于DNA与RNA循环增加的过程中(表114.1)。很多种疾病，包括骨髓增生性和淋巴增生性障碍、多发性骨髓瘤、继发性红细胞增多症、恶性贫血、血红蛋白病、溶血性贫血、传染性单核细胞增多症、银屑病和一些恶性肿瘤，可能都与骨髓增生异常或细胞转化加快有关。肿瘤溶解综合征是与特发的或化疗诱发的细胞溶解后淋巴组织增生的恶性肿瘤有关的代谢紊乱[17]。高尿酸血症常是肿瘤溶解综合征中最显著的损害表现。

(二)尿酸排泄减少

尿酸是人类嘌呤代谢的最终产物，通常通过肾脏和肾外两条途径排泄。每日尿酸的2/3随尿液排出，另外1/3在肠内分泌排泄(唾液、胃液、胆汁和胰腺分泌物)。细菌可以将这些分泌物中的尿酸降解为尿囊素和二氧化碳，这个过程称为肠内尿酸分解[18]。肠道内丢失尿酸的量直接取决于血尿酸浓度。

肾脏控制尿酸排泄的部位是肾小球和近端旋绕的肾小管(图114.1)。这反映出肾脏排泄尿酸分四步：过滤、肾小管重吸收(早期)、肾小管分泌和小管再分泌后重吸收(晚期)。除了一小部分被蛋白束缚之外(1%~4%)，血中尿酸可自由通过肾小球。滤过的尿酸盐通过近曲肾小管的主动运输系统几乎全部被重吸收。尿酸盐重吸收和肾小球滤过的其他物质的重吸收(如钠、葡萄糖、钙和碳酸氢盐)之间的联系已被证明[19,20]。关于尿酸进入收集系统是与其他弱有机酸类(如乳酸盐、b-羟丁酸盐、乙酰乙酸盐和酮酸)一同分泌还是通过尿酸特殊分泌机制尚有争议。尿酸保留或排泄的量的最终调节发生在再分泌后的重吸收过程。后一种机制在近端肾小管受目前使用的促尿酸排出剂影响。

大部分原发性高尿酸血症的患者 (85%~90%)肾脏处理尿酸的功能有缺陷。痛风和非痛风的个体血尿酸水平与尿酸排泄率均呈S型曲线变化(图114.2)。然而，原发性痛风患者尿液中的尿酸相对于血清中的尿酸浓度要低得多。这种在原发性痛风患者(和非痛风患者相比)体内出现的排泄动力学“偏向右侧”的改变可能是由在近曲肾小管发生尿酸调控中一个或多个环节

表 114.1　高尿酸血症的原因：尿酸产生增加

原发性高尿酸血症
HPRT 缺乏
完全性：Lesch-Nyhan 综合征
部分性：Kelley-Seegmiller 综合征
5-磷酸核糖-1-焦磷酸合成酶过度活性
继发性高尿酸血症
ATP 降解增加
葡萄糖-6-磷酸酶缺乏
组织缺氧
酗酒
核酸循环增加
恶液质
恶性肿瘤
传染性单核细胞增多症
银屑病
肿瘤溶解综合征

HPRT：次黄嘌呤-鸟嘌呤磷酸核糖转移酶；ATP：三磷酸腺苷。

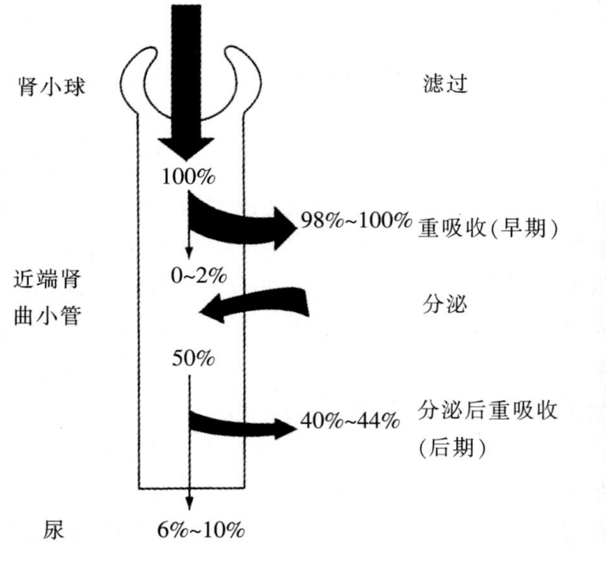

图 114.1　肾脏处理尿酸的四个步骤。尿酸从肾小球滤过，然后在近端肾曲小管双向转运。百分数表示从肾小球滤过的尿酸盐在随后转运的分数。

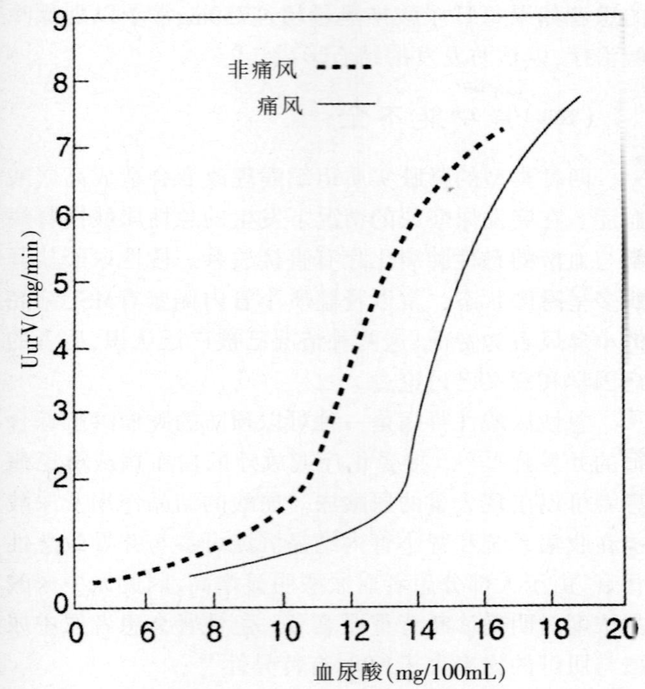

图 114.2　痛风和非痛风患者血尿酸盐浓度与尿中的尿酸排泄之间的相关性。原发痛风患者排泄效力减低导致尿酸潴留增加。(Adapted from Wyngaarden JB. Gout. *Adv Metab Dis* 1965;2:1–78, with permission.)

的紊乱造成的(表114.2)。关于这种缺陷的假设包括再分泌后重吸收增强和尿酸排泄反应的降低[21,22]。

肾尿酸排泄功能减低是继发性高尿酸血症最常见的病因。实际上任何一种肾脏疾病出现功能损伤都可导致高尿酸血症。其他肾脏疾病导致小管重吸收增加或小管排泄减低也可导致高尿酸血症(表114.2)。慢性铅中毒、铍中毒和结节病也是以同样方式影响肾脏导致继发性高尿酸血症的，但其确切机制尚不清楚。慢性铅中毒改变尿酸排泄的机制可能是铅影响肾素血管紧张素系统或内毒素相关因子而引起肾血流下降。直接降低铅浓度的治疗方法可以增加尿酸排泄从而减少高尿酸血症的发生和痛风的恶化[23]。

三、高尿酸血症的并发症

与高尿酸血症相关的组织损害是由尿酸盐结晶在软组织和脏器实质组织的沉积造成的。尿酸盐结晶在痛风性关节炎中呈针样状态。尿酸的形成常在极低pH状态下，如肾脏集合管腔内。这些结晶常是无定形的。影响尿酸沉积的局部因素包括尿酸浓度、温度、周围的pH值和存在成核因子。当前生理学上重要的成核因子种类较少，主要有Ⅰ型胶原和γ球蛋白亚型[11,24]。

表114.2　高尿酸血症的原因：尿酸排泄减少

原发性高尿酸血症
滤过负荷减低
肾小管重吸收增加
肾小管分泌减少
继发性高尿酸血症
肾功能减低
慢性肾脏疾病
肾小管重吸收增加：细胞外容积缩小
脱水
糖尿病
利尿剂
肾小管分泌减少：与有机酸血症有关
饥饿
糖尿病酮症酸中毒
急性酒精中毒
妊娠毒血症
肾小管分泌减少：与应用药物有关
水杨酸盐(<2g/24h)
保泰松(<200mg/24h)
噻嗪类利尿剂
环孢霉素
左旋多巴
乙胺丁醇
烟酸
机制不明
慢性铅中毒
铍中毒
结节病

(一)痛风性关节炎

我们熟知的高尿酸血症并发症是各种与痛风有关的急性或慢性关节炎。关节炎经常在无症状性高尿酸血症数十年之后发生，不过血尿酸升高程度和其他因素使得无症状的期限长短不一。在环孢霉素诱发的高尿酸血症中无症状期可以短至6~12个月[25-27]。

急性间歇的痛风可持续10年或更长时间。在这段时期中，关节和骨结构保持未受损害的状态，但缺乏影像学资料证实(除一过性软组织肿胀外)。在间歇期受累关节恢复正常功能状态是其特征表现。

慢性砂砾样痛风则可导致功能障碍和侵蚀性关节

炎时整个骨结构被尿酸单钠沉积取代。不幸的是，X线片和体格检查对与慢性痛风性关节炎有关的骨损害量估计不足[28]。

老年人的痛风可能与年轻患者不一样。60岁以上患者发生的痛风在性别上无差别。80岁以后女性占多数。老年性痛风的特征表现为以手部小关节为主的多关节的早期痛风石的出现[29]。

(二)结节

皮下痛风石是慢性痛风性关节炎最具特征性的损害。临床上可见与其他风湿性病变如风湿性关节炎(RA)[30]和多中心网状组织细胞增多症[31]中出现的相似的结节，这可引起诊断上的混淆。在RA结节与痛风结节之间做个比较，两种疾病的结节均出现在慢性和重症患者中，但不是疾病发展的普遍结果，可出现在临床隐性关节病患者中。然而，MSU结晶的皮下聚集是痛风的特殊病征。皮下痛风石可出现在全身任意部位，多见于压迫部位。痛风石也可发生在关节内、关节周围和其他部位结缔组织(如肌腱、肾脏锥体、心脏瓣膜和巩膜)。慢性损伤性关节炎常与此有关，痛风石还可导致躯体残疾和疼痛[32]。

(三)肾石病

肾脏集合管是人体内唯一形成尿酸结晶的地方，因为此处pH值较低，可使未结晶的尿酸形成有形的结晶。在pH值为7.4时，98%的尿酸是以尿酸离子单盐的形式存在的。在pH值为5.7或更低时，大多数尿酸离子转变为非离子状态的尿酸。在水中，尿酸盐的溶解度比尿酸高20倍，尿酸的溶解度随pH的降低而降低[33]。在尿中，尿酸结晶作用受尿液的pH值和尿酸的浓度影响。结晶作用的天然抑制剂存在与否(包括柠檬酸盐和氨基葡聚糖)同样是重要因素[34]。

大约20%的痛风患者的尿酸肾结石出现在疾病发展过程中的某一阶段。偶尔可见有症状的尿酸结石早于高尿酸血症的其他并发症，如痛风性关节炎和痛风石的形成。大约75%的尿酸结石患者并不存在高尿酸血症的其他表现[35]。现在还不清楚是除高尿酸血症之外的局部肾脏原因在结石形成过程中发挥了并不相称的重大作用还是治疗干预的结果。

纯尿酸结石是不显影的，因此常规放射线检查很难发现。虽然这仅占所有肾脏结石的10%，但一个尿酸病灶可能位于许多含钙的结石之中而显影[36]。基于这个原因，高尿酸血症伴有草酸钙结石或正常尿酸结石的患者如果每日尿酸排泄量超过750mg常予以别嘌呤醇治疗，以预防复发的结石形成。

(四)肾功能不全

两种类型的肾脏实质组织病理改变会造成高尿酸血症。在突发尿酸尿的情况下发生的急性尿酸性肾病常与血液的恶性肿瘤化疗有直接关系。慢性尿酸盐肾病多呈隐匿状态，常以肾髓质小管内侧壁有MSU结晶的小痛风石为特征。这两种情况已被广泛认识，后者的病因学和意义已讨论过。

急性尿酸性肾病是一种可以预防的肿瘤溶解综合征的并发症[17,37]。接受化疗或放疗的白血病或淋巴瘤患者可以出现大量的尿酸尿。尿酸的结晶作用及尿酸盐在收集系统和肾小管内结晶沉淀可参与并导致急性肾衰。由于大部分患者血尿酸明显增高，因此尿中尿酸盐浓度对明确诊断有重要意义。急性肾衰患者尿中尿酸与肌酐的比率大于1.0时有特异性[38]。

关于高尿酸血症在慢性肾功能不全中的作用已经争论了数十年。肾髓质小管间质出现的MSU微小痛风石在慢性高尿酸血症中普遍存在。目前对于这种病理改变是否是不可逆转性或进行性肾功能不全的原因尚不清楚。高尿酸血症患者总是伴有高血压，Yu和同事们[39]调查了大量痛风人群中的肾功能障碍患者，推测高血压和高尿酸血症是各自独立的事件。他们排除所有高血压患者(总人口的2/3)后得出结论：高尿酸血症和痛风对肾脏并没有直接损害。然而，近来另一种假设认为尿酸盐微小痛风石对小管间质的损害与盐依赖型高血压有直接联系[40]。根据这种假设，有些高血压就是肾结构损伤导致盐排泄受损的结果。高尿酸血症患者的高血压是由于钠和尿酸盐在近曲小管重吸收进一步恶化所致。虽然未经论证，但这种推测提醒无明显肾脏疾病的年轻痛风患者，肾脏可能存在损伤和不可逆的结构变化。

(五)高血压和心血管疾病

高尿酸血症与许多种心血管疾病的高死亡率有关[41]。如果一名患者既有高血压又有高尿酸血症，那么其出现冠状动脉和脑血管疾病的危险性明显高于只有高血压的患者。几项研究表明，血尿酸高的高血压患者发生冠心病和脑血管疾病的概率是血尿酸正常的高血压患者的3~5倍[42,43]。然而，Framingham研究认为，高尿酸血症很少直接影响心血管疾病的发生[44]。高尿酸血症是一组与胰岛素抵抗有关的异常情况中的成员之一，被称为X综合征或代谢综合征[45-47]。这种综合征还包括高胰岛素血症、高血压、高甘油三酯血症和低高密度脂蛋白胆固醇，并常伴有冠心病。在日本，和无痛风男性相比，男性痛风患者中特殊的血脂蛋白Lp(a)升高性血脂障碍更多见。在男性痛风患者中，血Lp(a)浓度与年龄、体重指数、饮酒量、肌苷、禁食葡萄糖或尿酸水平均无关，因此表明有一独立危险因素连接着痛风和动脉粥样硬化[48]。虽然不是直接的危险因素，但高尿酸血症可以被认为是心脏病和其他低氧血症，包括阻塞性肺疾病和新生儿缺氧的一种信号[49,50]。高尿酸血症是青春期男孩患高血压的前兆，但不包括女性[51]。原发性高血压患者中的高尿酸血症可能反映了早期肾血容量（肾硬变病）[52]。没有研究证实降低无症状高尿酸血症或痛风患者的血尿酸浓度可以预防心脏病或降低高血压。

四、高尿酸血症的评估

高尿酸血症对于某个体的意义取决于明确的病史和体格检查以及几种实验室检测方法。评估指的是确定高尿酸血症是原发还是继发的。详尽的病史和体格检查需要通过很长时间才能做出区分。评估不同个体的肾尿酸清除率降低与嘌呤过量产生可进一步明确高尿酸血症。这种评估需要通过实验室检查来完成。评估的最后一步是确定由高尿酸血症所致的损害范围有多大。

继发性高尿酸血症的主要原因见表114.1和表114.2。包括糖尿病、慢性肾功能不全、酗酒（特别是啤酒）及其他可以影响血尿酸浓度的药物的应用。详尽的病史可以排除这些继发原因，之后才可以认为高尿酸血症是“原发”的。虽然可以存在重叠，但血清尿酸盐浓度一般在继发性原因中更高一些（图114.3），所以当血尿酸为11mg/dL或更高时多怀疑是继发性高尿酸血症[53]。

用尿酸酶方法测定血清尿酸是检测高尿酸血症的标准方法。老的比色测定方法缺乏说服力，因为其受多种药物的干扰。最近报道了两种新的测定尿酸的方法，唾液尿酸测定可以用在痛风患者和健康对照者中。相对于标准血样测定法，这种方法敏感、可靠且具有非侵入性[54]。另外一种非侵入性的检测方法是利用头发测定尿酸浓度[55]，通过收集高尿酸血症患者和尿酸正常志愿者的头发标本，从头皮外10~20mm处取材做尿酸测定。这10mm的标本代表头发生长一个月，测得的尿酸盐浓度与一个月前血尿酸值相似。

单一的血尿酸测定不能充分证明高尿酸血症的存在和程度。饮食的变化、运动和药物的使用都会或多或少地影响尿酸盐的浓度。剧烈疼痛的紧张状态有促尿

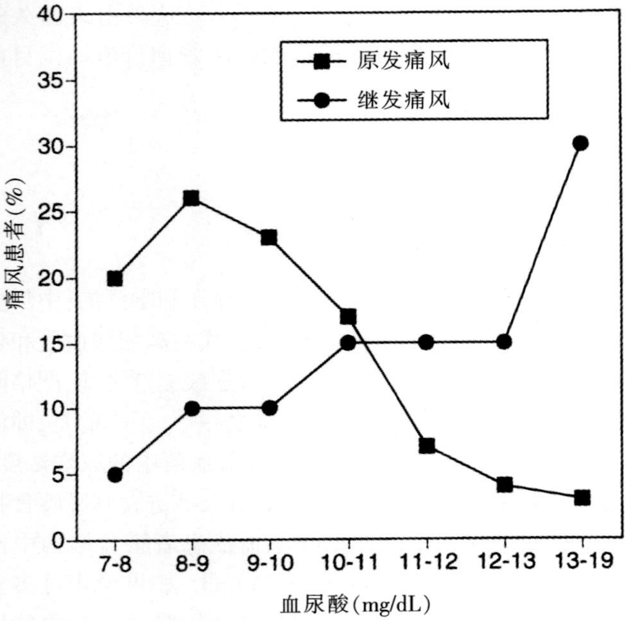

图 114.3　原发和继发痛风患者血尿酸水平的分布。少数原发痛风患者血尿酸高于 11mg/dL，仅 25%的继发痛风患者尿酸水平低于 10mg/dL。(Adapted from Talbott JH, Yu T- F. Secondary gout. In: *Gout and uric acid metabilism*. New York: Stratton Medical Book Co., 1976:191–204, with permission.)

酸排出的作用，大约40%的急性痛风发作患者的血尿酸水平正常[56,57]。急性痛风疼痛消退后高尿酸血症会再次出现[58]。

24小时尿中尿酸测定可作为一项标准以确定高尿酸血症是由于嘌呤过度生成还是尿酸排泄减少引起的。常规标准是男性进食无嘌呤食物后24小时的尿酸量超过600mg为嘌呤生成过剩，低于600mg提示肾性排泄减少为病因机制[59]。在正常临床条件下，让患者进食不含嘌呤的食物3~5天后收集24小时尿样是不现实的。在传统西方饮食环境下，24小时尿中尿酸量超过1 000mg时则明显异常，每日800~1 000mg是临界值。

人们一直在寻找尿酸生成过剩的简单检测方法。被提议的技术包括“一滴尿”测定尿酸与肌酐的比值或尿酸清除率与肌酐清除率的比值[60]。然而，这两种比值和24小时尿酸排泄无明显相关性，主要是因为每日尿酸排泄量明显不同[61]。另外一种简便方法是在使用尿酸排出剂治疗之前估计尿酸排泄量。一滴尿的尿酸与肌酐的比值和血肌酐×尿酸与肌酐比值可以提供对尿酸生成的准确估计，不过有时会受肌酐清除率的限制。

常规来说，收集24小时尿测定尿酸已被认为是一种估计结石危险性、说明潜在危险因素和确定降低尿

酸盐药物使用的有价值的方法[63,64]。这种由来已久的测量法对痛风和高尿酸血症的临床管理价值如何目前还有争论[65]。

五、治疗技术

（一）一般方法

痛风患者常被描述成肥胖、高血压和酗酒的，中年男性常有这些特征，因此改变生活方式在高尿酸血症和痛风的治疗中起重要作用。在使用降尿酸制剂之前，严格限制饮食中的嘌呤是主要治疗方法之一[66]。不幸的是，即使严格控制嘌呤的摄入也很少能降低血清中的尿酸浓度，最多只能降低1mg/dL，除非患者有长期进食高嘌呤食物的生活习惯。注意控制高尿酸血症患者膳食结构中富含嘌呤食物的量很有意义（表114.3）。如果确实过多食用嘌呤，应建议患者注意节制。在使用降尿酸药物的情况下，限制嘌呤摄入对大多数患者而言意义不大。

其他生活方式的改善也可以对高尿酸血症的治疗有所帮助。控制饮食可以帮助肥胖患者减轻体重和高血压患者减少尿酸水平。由于酒精可以刺激嘌呤产生，故应鼓励戒酒。急性中毒也能引发高尿酸血症，这是由于一过性乳酸酸中毒和尿酸排泄的干扰[58,67]。喝啤酒也是不好的习惯，因为啤酒不仅含有对嘌呤产生和排出有影响的酒精而且还是富含嘌呤的食物。

在降低尿酸治疗开始之前，医生应确认患者当前所使用的药物是否对高尿酸血症有影响（表114.2）。有潜在影响的药物（特别是噻嗪类利尿药）应该用替代品替换。多种药物可能对尿酸排泄有双向影响（表114.4），这些药物在小剂量时可以升高血清尿酸水平，更高剂量时可以使血内尿酸不足。这种双向调节机制并不包括所有药物，例如已经讨论过的水杨酸盐，它的机制也适用于表114.4中所列的其他药物。当阿司匹林剂量低至1.5g/d以下时，通过肝源性结合完成代谢和消除作用，形成水杨酸（SU），少数情况下也可形成水杨酸氨基酰化酶1葡糖苷酸（SAG）和水杨酸酚葡糖苷酸（SPG）（图114.4）。SU是尿酸分泌过程中的竞争性抑制剂，可导致高尿酸血症。当阿司匹林用量增至4.8g/d（大约14片）时，水杨酸盐转变为SU的肝脏内代谢已经饱和。血清中水杨酸盐浓度增高时，随SU一起产生的水杨酸盐变成主要的排泄产物。水杨酸盐抑制肾小管的早期重吸收，可能导致尿酸尿和高尿酸血症[68-70]。

表114.3 富含嘌呤的食物

很高	高
啤酒中的酵母	熏肉
凤尾鱼	啤酒
青鱼	肝
沙丁鱼	龙虾
蚌	鲑鱼
蛤	小牛的胰腺
	火鸡
	小牛肉

（二）降低尿酸盐的药物

药理学上，血清尿酸盐浓度降低是通过增加肾性尿酸的排泄或减少尿酸合成实现的。在美国广泛使用的降低尿酸的药物是促尿酸排出剂丙磺舒和尿酸合成抑制剂别嘌呤醇。痛风利仙也是促尿酸排出药物，广泛应用于美国以外的世界其他地区。抗炎药二氟苯水杨酸和血管紧张素Ⅱ受体抑制剂氯沙坦均有促尿酸排出剂的作用，在某些患者中有临床效用。非诺贝特是一种酸根衍生物，可用于治疗高脂血症，也有促尿酸排出剂的作用。

表114.4 对尿酸排泄具有双向作用的药物

水杨酸	利尿酸
丙磺舒	乙酰唑胺
保泰松	吡嗪酰胺

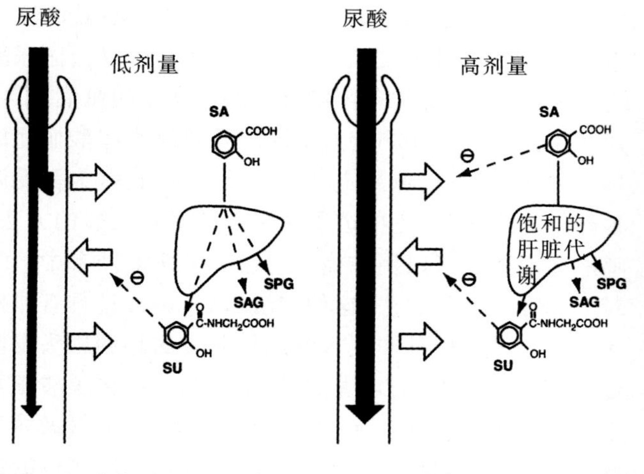

图114.4 水杨酸（SA）对血尿酸水平的双向影响的可能机制。低剂量阿司匹林的情况下，水杨酸盐（SU）是主要的代谢产物且是尿酸在近曲小管中的竞争性抑制剂，可导致高尿酸血症。高剂量阿司匹林时，血水杨酸盐水平增加且抑制早期的尿酸重吸收，其结果是低尿酸血症。

(三)促尿酸排出药物

促尿酸排出剂促使机体达到最佳血尿酸水平的成功率为70%~80%。这些药在肾功能恶化时失去本身的作用，当肾小球滤过率低至30mL/min或更低时完全失效。丙磺舒需要每日调整剂量，可能会干扰患者其他药物的应用。由于以上原因，长期服用促尿酸排出药物的依从性成为问题。可应用促尿酸排出剂的痛风患者的适应证见表114.5。

1.丙磺舒

由于二战后青霉素很少见且很实用，丙磺舒最初是为维持血清中青霉素水平而发展起来的[71]。丙磺舒可以在胃肠道内快速完全吸收，24小时内超过70%可在循环中消除[72]。其生物半衰期为6~12小时，且与剂量有关。丙磺舒促尿酸排出剂活性主要是由于其能在再分泌重吸收位置上阻止肾小管尿酸重吸收(图114.1)。

治疗剂量从500mg每日2次开始，以后根据需要可以增至每日3g。50%的痛风患者使用每日1g或少于1g的剂量就可以达到理想血尿酸水平，85%的患者使用2g或更少的剂量就可以达到理想水平[73]。由于血浆半衰期6~12小时，丙磺舒应每日服用2~3次。

丙磺舒总的来讲耐受性较好，有50%的患者可出现如皮疹、发热、胃肠道刺激、急性痛风加重或肾结石等并发症。急性痛风性关节炎通常可以通过同时服用秋水仙碱或非类固醇类的抗炎药(NSAID)来避免。除缓慢增高丙磺舒剂量之外，保持足够尿量或碱化尿液也可以预防肾结石。胃肠道刺激症状可以通过将药物与食物一同服用来减轻。其他罕见的毒性反应有肾病综合征[74]和肝脏毒性[75]作用。丙磺舒影响其他药物的代谢和排泄方式见表114.6。

2.痛风利仙(苯溴马龙)

痛风利仙是非常有效的促尿酸排出剂，广泛应用于美国以外的广大地区。在动物研究中，其对黄嘌呤氧化酶有轻度抑制作用，不过这对于人类没有明显的临床意义[76,77]。其作用机制与丙磺舒和苯磺唑酮相似[78]，但对肾功能不全患者而言它比其他促尿酸排出剂更有效。然而，若肌酐清除率低于每分钟20mL这种药物将失去作用[79]。780名患者中只有2人因为痛风利仙的副作用而中断服用，服用方法为每日1次，剂量为25~120mg。

3.二氟苯水杨酸

二氟苯水杨酸是一种氟化的水杨酸盐，常作为NSAID应用。从释放时间来看，二氟苯水杨酸在各种剂量研究中都有中度促尿酸排出的作用[80,81]。早期研究表明，二氟苯水杨酸可诱发体内黄嘌呤氧化酶竞争性抑制，对痛风患者的研究表明，复杂的低尿酸尿作用依赖于患者本身尿酸排泄特性[82]。随访调查显示，服用二氟苯水杨酸的患者血清黄嘌呤水平没有增高，因而任何黄嘌呤氧化酶的抑制作用都大打折扣[83]。这个研究还证实了服用二氟苯水杨酸后血清尿酸盐平均下降33%，使用别嘌呤醇后下降48%。每日500~1 000mg的剂量对于止痛和排尿酸均有效。

4.氯沙坦

氯沙坦属于抗高血压制剂的一个新品种：血管紧张素Ⅱ受体拮抗剂。它与血管紧张素转化酶(ACE)抑制剂、钙通道阻滞剂或β阻滞剂一样有降压作用，但氯沙坦还有促尿酸排泄的活性[84]。氯沙坦的活性代谢位点是E-3174，具有长半衰期。E-3174并不具有氯沙坦分子的排尿酸的特性。虽然氯沙坦可能对降低尿酸水平有一定作用，但有证据表明其排尿酸作用只存在两个月，且机制并不清楚。尿酸代谢的稳定状态可能已经被修改[85]。调查者发现这种药对于接受肾脏和心脏移植术者的因使用环孢霉素而诱发的高尿酸血症有治疗作用[86]。另外ACE抑制剂也对减低血尿酸水平有帮助[87]。氯沙坦可以降低氢氯噻嗪致高尿酸血症的作用[88]。同时使用氯沙坦和别嘌呤醇可能有一定的局限性，联合机制并非累加降低血清尿酸，因为氯沙坦抑制羟嘌呤醇的重吸收。羟嘌呤醇是别嘌呤醇的代谢产物，半衰期长，是比别嘌呤醇更强的黄嘌呤氧化酶抑制剂[89]。

表114.5　使用促尿酸排出剂的适应证

普通膳食情况下，高尿酸血症伴有尿酸尿排泄小于 800mg/24h
正常的肾功能(肌苷清除率大于 50mL/min)
无肾结石病史
小于 60 岁
无多种药物治疗

表114.6　受丙磺舒影响的药物间相互作用

氨苄青霉素	水杨酸盐
青霉素	消炎痛
乙氧萘青霉素	肝素
头孢拉定	氨苯砜
头孢噻啶	利福平

5.非诺贝特

非诺贝特具有快速可逆的排尿酸作用。研究发现联合使用别嘌呤醇和非诺贝特治疗可增强降血尿酸的作用，使用别嘌呤醇快速降低血清尿酸可能会引起急性痛风的发作。而非诺贝特不会导致急性发作，尽管也能快速降低血尿酸[90]。其机制尚不清楚。非诺贝特为那些既有高尿酸血症又有高脂血症的患者提供了一种有吸引力的选择。

（四）尿酸合成抑制剂

1.别嘌呤醇

别嘌呤醇是最常用的建议超低剂量（ULD）的药物，因为其给药容易、治疗范围广且使用安全。别嘌呤醇是次黄嘌呤的结构类似物，是由吡唑取代异吡唑（咪唑）环连接嘧啶环（图114.5）。虽然起初它被认为是抗肿瘤的药物，但其基本的生物活性是抑制促尿酸产生的酶——黄嘌呤氧化酶[91]。别嘌呤醇既是酶作用物又是黄嘌呤氧化酶竞争性抑制剂。别嘌呤醇血清半衰期仅1~3个小时，因为它大量分解代谢为羟嘌呤醇，即黄嘌呤结构的类似物（图114.5）。而羟嘌呤醇的半衰期为17~40小时，取决于肾功能，且是黄嘌呤氧化酶的有效抑制剂[92]。羟嘌呤醇的形成为黄嘌呤氧化酶抑制剂和每日一次的母体药物别嘌呤醇提供了更稳定的水平[93]。

在服用别嘌呤醇的1~2天之内，血清尿酸浓度开始下降，在7~14天时达到最低点。这种血尿酸水平的下降标志着总尿酸排泄明显下降。这是其与排尿酸药物的重要区别。次黄嘌呤和黄嘌呤在血和尿中的水平升高是别嘌呤醇治疗的结果。二者与尿酸相比有更好的溶解度且更易排泄。使用别嘌呤醇治疗时总嘌呤排泄下降了10%~60%，这是因为次黄嘌呤再利用转化为嘌呤核苷酸（IMP）增加，同时嘌呤生物合成率下降（别嘌呤醇反馈抑制的结果）[94]（图114.6）。

别嘌呤醇是对所有原因导致的高尿酸血症都有效的ULD，但特别适用于具备以下条件的患者：①痛风伴有肾功能不全或24小时尿的尿酸排泄量超过1 000mg；②不耐受促尿酸排出剂；③对促尿酸排出剂过敏或无效；④有肾结石病史和每24小时尿的尿酸排泄量超过600mg；⑤肿瘤溶解综合征的治疗或预防。

肾衰患者或服用硫唑嘌呤、6-巯基嘌呤（巯嘌呤）、或其他嘌呤碱抗代谢药物的患者开始服用别嘌呤醇时应小心。所有患者服用别嘌呤醇时都应从小剂量开始，

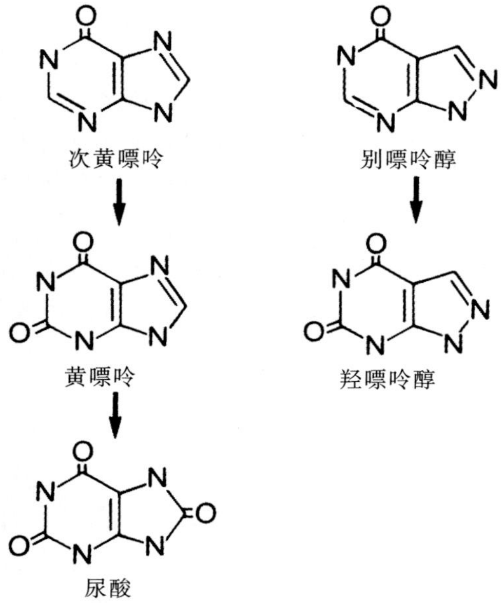

图 114.5 黄嘌呤氧化酶催化次黄嘌呤转变成黄嘌呤，黄嘌呤转化成尿酸，别嘌呤醇转化成羟嘌呤醇。

逐渐增加剂量直到血尿酸达到满意水平为止，这个观念多年来已经被广泛接受。传统的概念是开始时所有痛风患者均以每日300mg作为标准剂量。在这个剂量下，85%的患者尿酸水平达到正常，但有些患者每日仅需100~200mg[95]。如果患者从每日100mg开始每四周逐步增加剂量直至满意控制尿酸水平，就能大大减少急性痛风的发作或严重的超敏反应。当患者肌苷清除率低于20mL/min时，开始剂量应为隔日或隔两日100mg[96]。对于一些肾衰患者，别嘌呤醇的用量也需要逐步增大直到达到血尿酸正常。别嘌呤醇开始使用后，继续观察并纠正高尿酸血症的继发原因是非常重要的。这包括改变生活方式或改变其他药物的使用。

别嘌呤醇干扰的药物代谢与以前讨论的嘌呤衍生物不同。服用别嘌呤醇的患者茶碱和华法林水平增高，可能是肝脏代谢改变的缘故。服用别嘌呤醇可增强环孢霉素的毒性和骨髓抑制作用，但其机制还不清楚[97]。有报道服用别嘌呤醇和氨比西林或阿莫西林时皮疹发病率为20%[98]。其他受别嘌呤醇治疗影响的药物见表114.7。

别嘌呤醇的副作用不常见且一般很轻。最常出现的问题包括皮疹、胃肠道不适、腹泻和头痛。轻度皮疹在服用别嘌呤醇患者中的发病率为2%，大多数患者减少剂量后皮疹消失。如果患者皮疹持续或对别嘌呤醇轻度过敏，则应采取口服或静脉注射方式[99,100]。

对别嘌呤醇的重度超敏反应很少见，但可危及生命。这种免疫介导的综合征的确切发病率尚不清楚，但

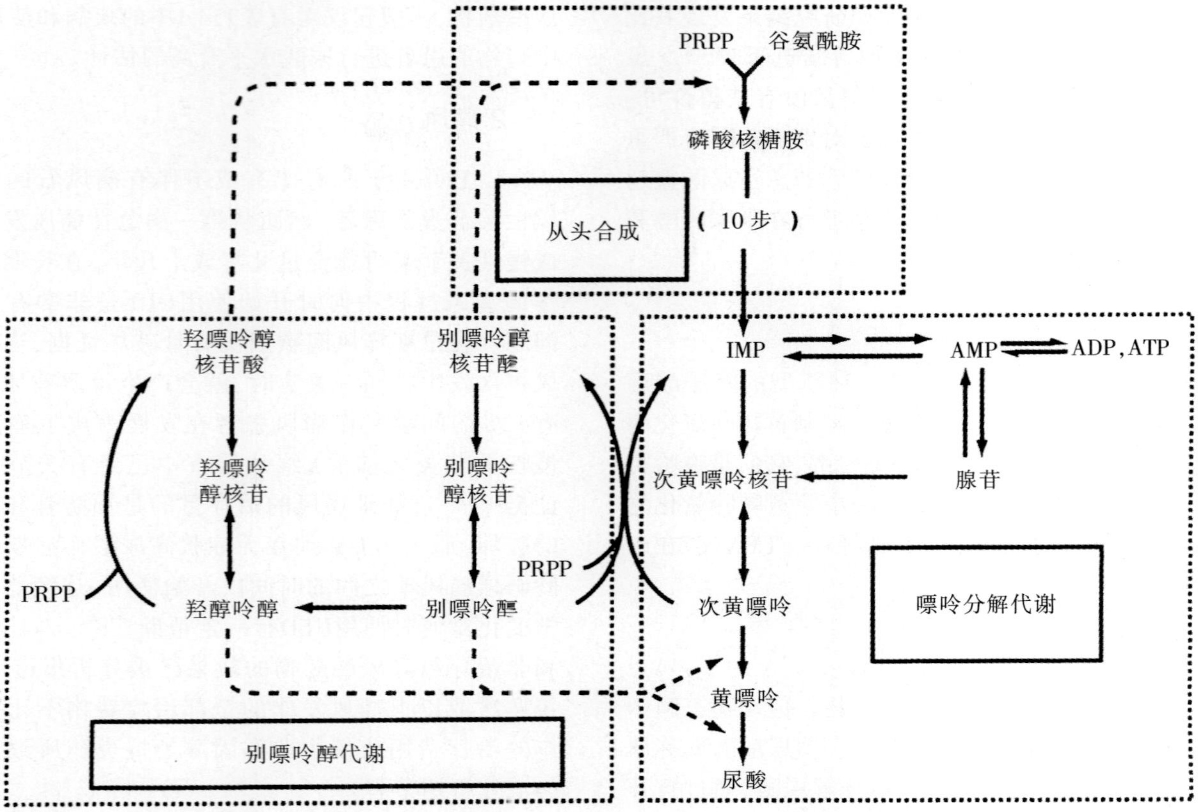

图 114.6　嘌呤和别嘌呤醇相似的代谢途径及其之间的相互关系。虚线代表除了通过羟嘌呤醇和别嘌呤醇形式的核苷酸抑制嘌呤从头合成过程以外，别嘌呤醇和羟嘌呤醇还抑制黄嘌呤氧化酶作用。

有报道估计为0.1%~0.4%[96,101]。超敏反应有特征性表现，有效的预防措施可以避免其发生。别嘌呤醇超敏反应综合征（AHS）的特征表现是发热、皮疹、肝炎、白细胞增多伴嗜酸粒细胞增多症以及肾功能不全恶化[102,103]。据报道这些患者的死亡率为25%~30%，即使已停止使用别嘌呤醇。95%的AHSH患者存在发热和皮疹。发热范围常在39.0℃~39.5℃。皮肤损害包括全身性剥脱性红皮病、明显的掌和足底过度角化病，渗出性多形性红斑（Stevens-Johnson综合征）或中毒性表皮硬化症（"烫伤样皮肤"综合征）。80%~90%的AHS患者血清氨基转移酶水平增高，偶尔可引发肝脏衰竭。40%的患者白细胞增多与嗜酸粒细胞增多症和淋巴细胞减少症有关[104]。75%的AHS患者可见外周血中嗜酸细胞增多症。AHS患者的死因有急性肾脏和肝脏衰竭、消化道出血和皮肤剥脱而致的败血症。

表114.7　受别嘌呤醇影响的药物

氨苄青霉素/阿莫西林	6-巯基嘌呤
硫唑嘌呤	丙磺舒
氯磺丙脲	阿糖腺苷
环磷酰胺	华法令
苯妥英钠	ACE 抑制剂 [α]

ACE：血管紧张素转化酶。

[α] 有可能。

关于AHS临床确定标准在大部分出版物中都是一致的。80%有轻度肾功能损伤，50%的患者服用别嘌呤醇同时服用噻嗪类利尿剂。大多数AHS患者开始服用标准剂量别嘌呤醇（每日300mg）后不久症状进展很快。从治疗开始到症状稳定的平均周期为3周[96]。不幸的是超过一半的患者在使用别嘌呤醇时威胁生命的反应没有明显信号。

如果认识到轻度肾功能损伤与使用噻嗪类利尿剂的危险因素并能慢慢调整别嘌呤醇的剂量，那么很多患者都能预防AHS。AHS的治疗包括早期认识、中断别嘌呤醇和支持疗法。使用皮质类固醇治疗AHS是有争议的。

2.羟嘌呤醇

羟嘌呤醇是别嘌呤醇氧化的活性产物，具有与别嘌呤醇相似的药理作用。直接对照研究结果发现其比别嘌呤醇更有效,因为能更好地被胃肠道吸收[106]。虽然羟嘌呤醇口服和静脉制剂在美国都没有获得许可,但其应用已经许多年了,主要用于对别嘌呤醇有严重超敏反应且有因肿瘤溶解综合征所致的急性尿酸盐超负荷病史的患者。然而,有30%的报道称在别嘌呤醇和羟嘌呤醇之间有交叉活性。

3.TMX-67

TMX-67又称非布索坦,是一种新型的降尿酸药物。它是非嘌呤类药物,具有选择性抑制黄嘌呤氧化酶的作用。这有别于别嘌呤醇和羟嘌呤醇,它们是嘌呤类似物,且在其抑制嘌呤和嘧啶通路中除黄嘌呤氧化酶以外的至少5种酶的过程中具有选择性。TMX-67在未来几年内会在美国上市。

4.尿酸酶

尿酸是人类嘌呤代谢的最终产物,但动物王国中大部分物种有另外一种嘌呤分解酶,即尿酸酶或称尿酸氧化酶[107]。这种酶可以进一步分解尿酸,通过打开环结构使其更易溶解。因此,痛风和尿酸性肾石病是人类特有的疾病。因为尿酸酶是一种异蛋白,将其稳定的活性成分用于治疗人类疾病还很困难。纯化的微生物的尿酸酶在欧洲可以见到,但在美国还没有。这种酶是从几种真菌中提取的,可通过肌肉和静脉注射。纯化的重组微生物性尿酸酶拉布立酶在美国仅用于治疗肿瘤溶解综合征。在重组体尿酸酶氨基组和聚乙二醇(PEG)之间存在共价键使其有长半衰期和较好的溶解性,而蛋白的免疫原性降低[107]。尿酸酶与PEG的连接降低了治疗所需蛋白量[108]。PEG的改良降低了过敏反应和溶血性贫血的危险[109]。

(五)何时开始使用降尿酸的药物

1.无症状的高尿酸血症

大部分慢性高尿酸血症患者不会出现尿酸沉积的临床症状。因此,就个体而言,即使有尿酸水平增高也不建议积极服用降尿酸药物(ULD)。许多专家推荐,当无症状高尿酸血症患者血尿酸非常高(在12mg/dL或13mg/dL或以上)时需要治疗。这样做的理由是若对上述尿酸水平不进行治疗,6~12个月后很可能发展为有症状的痛风和肾石病。这种想法还没有被临床实验所验证,因而每一位患者必须单独考察。不管是否使用降尿酸药物,一般建议对有表114.1中的疾病和使用114.2中药物的患者进行尿酸水平升高的估计。

2.痛风

ULD可用于所有伴有或不伴有痛风石的慢性痛风性关节炎的患者。然而从第一次急性痛风发作到形成慢性关节炎可能经过几年或十几年。在长期间断发作的痛风过程中何时开始使用UDL是非常有争议的问题。在早期痛风间歇期没有骨破坏证据,当急性痛风再次发生在同一关节时,就会产生骨质破坏。大约有42%的间歇发作痛风患者在发展为皮下痛风石或慢性关节炎之前的X线片检查中已经有关节损坏的证据[110,111]。如果痛风的治疗目的是预防骨和骨关节的破坏,那么ULD必须在无症状高尿酸血症期和慢性砂砾样痛风期之间的时间内开始使用。连续监测放射学变化对何时使用ULD有一定帮助[112]。对比治疗组和非治疗组降尿酸药物的效果已被分析报道[113]。每年两次或以上痛风发作的全部治疗费用不比急性发作的治疗费用或使用非类固醇类抗炎药所致并发症的治疗费用节省。

血尿酸减低的最佳目的范围是通过判断而不是对照研究控制的。血尿酸降低至5~6mg/dL可以预防痛风的再次发作[64,114]。皮下痛风石的消散则要求血尿酸控制在5mg/dL以下[64,111]。

第一次使用降尿酸治疗时选用何种类型的药物是由促尿酸排出剂和别嘌呤醇的适应证和禁忌证来决定的。痛风患者每日尿酸排泄量低于800mg时,使用别嘌呤醇或尿酸排出剂都可以把血尿酸降至满意水平。很少需要同时使用两种ULD药物。早期研究显示,使用别嘌呤醇并不比尿酸排出剂效果更好[115],而以后的研究表明长期使用别嘌呤醇的患者效果更好一些[116,117]。最近西班牙的一项研究表明,痛风利仙在达到满意血尿酸水平上优于别嘌呤醇[118,119]。尽管对长期治疗痛风患者的高尿酸血症缺乏令人兴奋的、控制很好的资料,但常倾向于首先使用别嘌呤醇。事实上加拿大安大略省所有的风湿病学家都选择别嘌呤醇作为初始药物[120]。另外一项研究表明,66%的风湿病学家优先使用别嘌呤醇[121],30%的法国风湿病学家表示从来没有使用过促尿酸排出剂[122]。

3.肾石病

尿酸钙结石常常发生在痛风患者中,也可发生在以往从未有过尿酸相关症状的患者中。痛风和痛风石的发展与血尿酸水平有密切关系。尿酸石疾病与尿的尿酸浓度和尿液的pH值有关。尿酸在酸性尿液中是不溶解的，但在pH超过7.0的环境中有10倍以上的溶解度。不管血尿酸浓度高低，肾石病患者都需要检查24小时尿的pH值、尿量和尿酸的排泄量。纠正尿量的不足和酸性pH值。肾石病患者每日尿中尿酸的排泄量超过800mg时应给予别嘌呤醇，无论结石的构成如何。使用柠檬酸钾（每日口服30~80mEq）是一种非常好的矫正持续性尿酸尿的方法，可单独使用也可和别嘌呤醇联合使用[123]。

（六）何时停止服用降尿酸药物

对于已经体验过通过使用ULD使痛风石消退和关节炎完全减轻的慢性砂砾样痛风的患者，传统的方法是无限期继续使用ULD[64]。考虑到药物和检测的费用、可能出现的副作用和每日服药的思想负担，现已开始研究终生服用ULD的替代方法。

关于痛风患者停用ULD后的效果已进行过多个研究[124-126]。50%的患者在停用ULD后2~3年内出现关节炎的复发。一项研究选择性收集了以前有慢性砂砾样痛风关节炎病史的患者，其中81%有过复发关节炎的病史，43%的患者在3年内出现痛风石[126]。

对于已停用ULD药物的痛风患者的高尿酸血症进行周期性控制的效果已在研究。研究对25名每年使用别嘌呤醇2个月的患者与25名持续使用别嘌呤醇的患者进行对比[127]。在观察期的第二年，25名间断治疗组中有7名患者有10次的关节炎发作，而持续治疗组则无发作。在停用ULD后，一些临床因素可以预示早期复发性关节炎和痛风石的出现，这些因素包括：高尿酸血症的严重程度、痛风症状持续时限、ULD治疗时间和肥胖。但并没有对这些因素进行系统性分析。

间歇性ULD治疗不能达到持续性终生用药的效果。

（七）特殊事项

1.移植性痛风

高尿酸血症和痛风在接受脏器移植及使用环孢霉素预防排异反应的患者中经常发生[128]。别嘌呤醇是肾脏或心脏移植后最常用的ULD[27]。然而，重要的是环孢霉素常用的综合疗法中在别嘌呤醇和硫唑嘌呤之间的药物相互作用。在硫唑嘌呤基础上开始使用别嘌呤醇治疗的常规指南已经发表[27]。别嘌呤醇以每日50mg开始，同时硫唑嘌呤剂量减少50%。血尿酸、环孢霉素水平和白细胞计数需每周进行检测。别嘌呤醇的用量从50mg开始每2~3周逐步加量。当血尿酸降至5~6mg/dL的目标范围时，硫唑嘌呤应减少至初始量的25%。排异反应的指标应严密监测。现在麦考酚酸莫酯在排异反应的预防中已逐渐取代硫唑嘌呤。这对那些需要痛风治疗的患者有两个好处。第一，可以抑制嘌呤合成过程并使尿酸的产生减少。第二，当药物合并使用时别嘌呤醇对麦考酚酯代谢无影响。他克莫司（FK-506）的使用并不会对接受移植的痛风患者有任何好处，因为它有引起尿酸增高的作用[129]。

氯沙坦是血管紧张素Ⅱ受体拮抗剂的排尿酸药，可用于代替别嘌呤醇，它可使每日尿中尿酸排泄量不超过800mg，使患者维持好的体液环境[86]。除美国外，苯溴马龙已作为患者的治疗药物。类似的是，尿酸酶可以成功治疗环孢霉素所致的痛风[130,131]，但在美国还没有这种药。

2.肿瘤溶解综合征

肿瘤溶解综合征与是恶性淋巴增殖性疾病有关的在自发或化疗诱导产生的细胞溶解后出现的一组代谢异常[132]。生化异常包括高磷酸盐血症、高钾血症、低钙血症和氮质血症，但临床上最重要的是高尿酸血症。早期预防性措施可以极大减少与肿瘤溶解综合征相关并发症的发生率和严重程度。足量的别嘌呤醇可以预防尿酸的形成。充足的水合作用可以确保肾脏充分的血液供应和尿量，对预防急性肾衰是非常重要的。使用碳酸氢钠碱化尿液对于提高尿酸的溶解度很重要。然而，由于大量的磷酸盐结晶尿的出现，对碱化过程不应过于积极[133]。碱化尿液使其pH值达到6.5~7.0即可。对于严重的肿瘤溶解综合征患者，血液透析可能是重要的治疗手段，因为尿酸会很快地透析出去。尿酸酶也已经应用于肿瘤溶解综合征的实验治疗阶段[134]。

（窦学梅 郑宝忠 译　李世民 校）

参考文献

1. Freedman DS, Williamson DF, Gunter EW, et al. Relation of serum uric acid to mortality and ischemic heart disease: the NHANES I Epidemiologic Follow-up Study. *Am J Epidemiol* 1995;141:637–644.
2. Goldbourt U, Medalie JH, Herman JB, et al. Serum uric acid: correlation with biochemical, anthropometric, clinical and behavioral parameters in 10,000 Israeli men. *J Chronic Dis* 1980;33:435–443.
3. Mikkelsen WM, Dodge HJ, Valkenburg H. The distribution of serum uric acid values in a population unselected as to gout or hyperuricemia: Tecumseh, Michigan 1959–1960. *Am J Med* 1965;39:242–251.
4. Hall AP, Barry PE, Dawber TR, et al. Epidemiology of gout and hype-

ruricemia: a long term population study. *Am J Med* 1967;42:27–37.
5. Paulus HE, Coutts A, Calabro JJ, et al. clinical significance of hyperuricemia in routinely screened hospitalized men. *JAMA* 1970;21:277–281.
6. Saggiani F, Pitati S, Targher G, et al. Serum uric acid and related factors in 500 hospitalized subjects. *Metabolism* 1996;45:1557–1561.
7. Johnson RJ, Kivlighn SD, Kim Y-G, et al. Reappraisal of the pathogenesis and consequences of hyperuricemia in hypertension, cardiovascular disease, and renal disease. *Am J Kidney Dis* 1999;33:225–234.
8. Wortmann RL. Management of hyperuricemia. In: Koopman WJ, ed. *Arthritis and allied conditions,* 13th ed. Philadelphia: Lea & Febiger, 1997:2073–2081.
9. Edwards NL, Fox IH, Disorders Associated with purine and pyrimidine metabolism. In: Cohen MP, Foa PP (eds): *Special topics in endocrinology and metabolism,* Vol 6. New York: Alan R. Liss, 1984:95–140.
10. Campion EW, Glynn RJ, DeLabry LO. Asymptomatic hyperuricemia: risks and consequences in the Normative Aging Study. *Am J Med* 1987;82:421–426.
11. Popp JD, Edwards NL. New insights into gouty arthritis. *Contemp Intern Med* 1995;7:55–64.
12. Edwards NL, Recker D, Fox IH. Overproduction of uric acid in hypoxanthine-guanine phosphoribosyltransferase deficiency: contribution by impaired purine salvage. *J Clin Invest* 1979;63:922–930.
13. Becker MA, Raivio KO, Bakay B, et al. Variant human phosphoribosylpyrophosphate synthetase altered regulatory and catalytic functions. *J Clin Invest* 1980;65:109–120.
14. Wooliscroft JO, Colfer H, Fox IH. Hyperuricemia in acute illness: a poor prognostic sign. *Am J Med* 1982;72:58–62.
15. Leyva F, Chua TP, Anker SD, et al. Uric acid in chronic heart failure: a measure of the anaerobic threshold. *Metabolism* 1998;47:1156–1159.
16. Faller J, Fox IH. Ethanol-induced hyperuricemia: evidence for increased urate production by activation of adenine nucleotide turnover. *N Engl J Med* 1982;307:1598–1602.
17. Jones DP, Mahmoud H, Chesney RW. Tumor lysis syndrome: pathogenesis and management. *Pediatr Nephrol* 1995;9:206–212.
18. Sorensen LB. Degradation of uric acid in man. *Metabolism* 1959;8:687–703.
19. Holmes EW, Kelley WN, Wyn Gaarden JB. The kidney and uric acid excretion in man. *Kidney Int* 1972;2:115–118.
20. Weinman EJ, Eknoyan G, Suki WN. The influence of the extracellular fluid volume on the tubular reabsorption of uric acid. *J Clin Invest* 1975;55:283–291.
21. Puig JG, Mateos FA, Jimenez ML, et al. Renal handling of uric acid in gout: impaired tubular transport of urate not dependent on serum urate levels. *Metabolism* 1986;35:1147–1153.
22. Puig JG, Mateos FA, Jimenez ML, et al. Renal excretion of hypoxanthine and xanthine in primary gout. *Am J Med* 1988;85:533–537.
23. Lin JL, Yu CC, Lin-Tan D, Ho HH. Lead chelation therapy and urate excretion in patients with chronic renal diseases and gout. *Kidney Int* 2001;60:266–271.
24. McGill NW, Dieppe PA. The role of serum and synovial fluid components in the promotion of urate crystal formation. *J Rheumatol* 1991;18:1042–1046.
25. Marcen R, Gallego N, Gamez C, et al. Hyperuricemia after kidney transplantation in patients treated with cyclosporine. *Am J Med* 1992;93:354–355.
26. West C, Carpenter BJ, Hakala TR. The incidence of gout in renal transplant recipients. *Am J Kidney Dis* 1987;10:369–371.
27. Howe S, Edwards NL. Controlling hyperuricemia and gout in cardiac transplant recipients. *J Musculoskeletal Med* 1995;12:15–24.
28. Popp JD, Bidgood WD, Edwards NL. Magnetic resonance imaging of tophaceous gout in the hands and wrists. *Semin Arthritis Rheum* 1996;25:282–289.
29. Agudelo C, Wise C. Crystal-associated arthritis in the elderly. *Rheum Dis Clin North Am* 2000;26:527–546.
30. Ziff M. The rheumatoid nodule. *Arthritis Rheum* 1990;33:761–767.
31. Campbell DA, Edwards NL. Multicentric reticulohistiocytosis: systemic macrophage disorder. *Clin Rheumatol* 1991;5:301–319.
32. Popp JD, Bidgood WD, Edwards NL. The gouty tophus. *Rheumatol Rev* 1993;2:163–168.
33. Wilcox WR, Khalaf A, Weinberger A, et al. The solubility of uric acid and monosodium urate. *Med Biol Eng* 1972;10:522–531.
34. Emmerson BT. Gout and renal disease. In: Smyth CJ, Holers VM, eds. *Gout, hyperuricemia, and other crystal-associated arthropathies.* New York: Marcel Dekker, 1999:241–260.
35. Yu T. Urolithiasis in hyperuricemia and gout. *J Urol* 1981;126:424–430.
36. Coe FL. Uric acid and calcium oxalate nephrolithiasis. *Kidney Int* 1983;24:392–403.
37. Conger ID. Acute uric acid nephropathy. *Med Clin North Am* 1990;74:859–871.
38. Kelton J, Kelley WN, Holmes EW. A rapid method for the diagnosis of acute uric acid nephropathy. *Arch Intern Med* 1978;138:612.
39. Yu T, Berger L, Dorph DJ, et al. Renal function in gout. V. Factors influencing the renal hemodynamics. *Am J Med* 1979;67:766–771.
40. Johnson RJ, Schreiner GF. Hypothesis: the role of acquired tubulointerstitial disease in the pathogenesis of salt-dependent hypertension. *Kidney Int* 1997;52:1169–1179.
41. Levine W, Dyer AR, Shekelle RB, et al. Serum uric acid and 1.5 year mortality of middle-aged women of the Chicago Heart Association detection project in industry. *J Clin Epidemiol* 1989;42:257–267.
42. Breckenridge A. Hypertension and hyperuricemia. *Lancet* 1966;1:15–18.
43. Hiyamuta K, Toshima H, Koga Y, et al. Relationship between coronary risk factor and arteriographic feature of coronary atherosclerosis. *Jpn Circ J* 1990;59:442–447.
44. Brand FEN, McGee DL, Kannel WB, et al. Hyperuricemia as a risk factor of coronary artery disease: the Framingham study. *Am J Epidemiol* 1985;121:11–18.
45. Moller DE, Filer JS. Mechanisms of disease: insulin resistance-mechanisms, syndromes and implications. *N Engl J Med* 1991;325:938–948.
46. Cappuccio FP, Strazzullo P, Farinaro E, et al. Uric acid metabolism and tubular sodium handling: results from a population based study. *JAMA* 1993;270:354–359.
47. Zavaroni I, Mazza S, Fantuzzi M, et al. Changes in insulin and lipid metabolism in males with asymptomatic hyperuricemia. *J Intern Med* 1993;234:25–30.
48. Elsayed NM, Nakashima JM, Postlewait EM. Measurement of uric acid as a marker of oxygen tension in the lung. *Arch Biochem Biophys* 1993;302:228–232.
49. Porter KB, O'Brien WF, Benoit R. Comparison of cord purine metabolites to maternal and neonatal variables of hypoxia. *Obstet Gynecol* 1992;79:394–397.
50. Goldstein HS, Manowitz P. Relation between serum uric acid and blood pressure in adolescents. *Ann Hum Biol* 1993;20:423–431.
51. Messerli FH, Frohlich ED, Dreslinski GR, et al. Serum uric acid in essential hypertension: an indicator of renal vascular involvement. *Ann Intern Med* 1980;93:817–821.
52. Talbott JH, Yu T-F. Secondary gout. In: *Gout and uric acid metabolism.* New York: Stratton Medical Book Co., 1976:191–204.
53. Owen-Smith B, Quiney J, Read J. Salivary urate in gout, exercise and diurnal variation. *Lancet* 1998;351:1932.
54. Kobayashi K, Morioka Y, Esaka Y, et al. Determination of uric acid in scalp hair for non-invasive evaluation of uricemic controls in hyperuricemia. *Biol Pharm Bull* 1998;21:398–400.
55. Schlesinger N, Baker DG, Schumacher HR. Serum uric acid during bouts of acute gouty arthritis. *J Rheumatol* 1997;24:2265–2266.
56. Logan JA, Morrison E, McGill PE. Serum uric acid in acute gout. *Ann Rheum Dis* 1997;56:696–697.
57. Coe FL, Kaualach AG. Hypercalcemia and hyperuricemia in patients with calcium nephrolithiasis. *N Engl J Med* 1976;295:1449–1454.
58. Simkin PA, Hoover PL, Paxson CS, et al. Uric acid excretion: quantitative assessment from spot, midmorning serum and urine samples. *Ann Intern Med* 1979;91:44–47.
59. Wortmann RL, Fox IH. Limited value of uric acid to creatinine ratios in estimating uric acid excretion. *Ann Intern Med* 1980;93:822–825.
60. McDonald E, Marino C. Stopping progression to tophaceous gout: when and how to use urate-lowering therapy. *Postgrad Med* 1998;104:117–127.
61. Emmerson BT. The management of gout. *N Engl J Med* 1996;334:445–451.
62. Yamamoto T, Moriwaki Y, Takahashi S, et al. A simple method of selecting gout patients for treatment with uricosuric agents, using spOt urine and blood samples. *J Rheumatol* 2002;29:937–1941.
63. Schlesinger N, Baker DG, Schumacker HR. How well have diagnostic tests and therapies for gout been evaluated? *Curr Opin Rheumatol*

1999;11:441–445.
64. Talbott JH. Solid and liquid nourishment in gout: selected historical excerpts, largely empiric or fashionable and current scientific concepts in the management of gout and gouty arthritis. *Semin Arthritis Rheum* 1981;11:288–306.
65. MacLachlan MJ, Rodnan GP. Effect of food, fast, and alcohol on serum uric acid and acute attacks of gout. *Am J Med* 1967;42:38–57.
66. Diamond HS, Sterba G, Jayadeven K, et al. On the mechanism of the paradoxical effect of salicylate on urate excretion. *Adv Exp Med Biol Am* 1980;122:221–231.
67. Burnell JM, Kerby WMM. Effectiveness of a new compound, Benemid, in elevating serum penicillin concentrations. *J Clin Invest* 1951; 109:346–353.
68. Dayton PG, Yu T-F, Chen W, et al. The physiological disposition of probenecid, including renal clearance in man, studied by an improved method for its estimation in biological material. *J Pharmacol Exp Ther* 1963;140:278–291.
69. Caspi D, Lubart E, Graff E, et al. The effect of mini-dose aspirin on renal function and uric acid handling in elderly patients *Arthritis Rheum* 2000;43:103–108.
70. Harris M, Bryant LR, Danaher P, et al. Effect of low dose daily aspirin on serum urate levels and urinary excretion in patients receiving probenecid for gouty arthritis. *J Rheumatol* 2000;27:2873–2876.
71. Gutman AB, Yu T-F. Protracted uricosuric therapy in tophaceous gout. *Lancet* 1957;111:1258–1260.
72. Ferris TF, Morgan WS, Levitin H. Nephrotic syndrome caused by probenecid. *N Engl J Med* 1961;265:381–383.
73. Reynolds ES, Schlant RC, Gonick HC, et al. Fatal massive necrosis of the liver as a manifestation of hypersensitivity to probenecid. *N Engl J Med* 1957;265:592.
74. Emmerson BT. A comparison of uricosuric agents in gout with special reference to sulfinpyrazone. *Med J Aust* 1963;1:839–844.
75. Gutman AB. Uricosuric drugs with special reference to probenecid and sulfinpyrazone. *Adv Pharmacol* 1966;4:91–142.
76. Khawaja AT, Diamond HS. Hypouricemic drugs. In: Smyth CV, Holers VM (eds): *Gout, hyperuricemia, and other crystal-associated arthropathies*. New York: Marcel Dekker, 1999:219–240.
77. Deltour G, Broekhuysen J, Ghislain M, et al. Research in the series of benfuranes. XXI. Inhibition of phenoly derivatives of benzfuranes and various analogues of the liver xanthine oxidase of the rat. *Arch Int Pharmacodyn Ther* 1967;265:25–37.
78. Broekhuysen J, Pacco M, Sion R, et al. Metabolism of benzbromarone in man. *Eur J Clin Pharmacol* 1972;4:125–132.
79. Grantham JJ, Chonko AM. Renal handling of organic anions and cations, excretion of uric acid. In: Brenner BM, Rector FC (eds): *The kidney*, 4th ed. Philadelphia: WB Saunders, 1991:483–509.
80. Massbernard A, Guilbaud J, Dronicu J. Clinical experiences with long term treatment of gout with iodine and bromide derivatives of benzofuranes. *Lyon Med* 1971;225:683–691.
81. Dresse A, Fischer P, Gerard MA, et al. Uricosuric properties of diflunisal in man. *Br J Clin Pharmacol* 1979;7:267–272.
82. van Loenhout JWA, van de Putte LBA, Gribnau FWJ, et al. Persistent hypouricemic effect of long-term diflunisal administration. *J Rheumatol* 1981;8:639–642.
83. Ferraccioli G, Spisni A, Ambanelli U. Hypouricemic action of diflunisal in gouty patients: in vitro and in vivo studies. *J Rheumatol* 1984; 11:330–332.
84. Emmerson BT, Hazelton RA, Whyte IM. Comparison of the urate lowering effects of allopurinol and diflunisal. *J Rheumatol* 1987;14: 335–337.
85. Wurzner G, Gerster JC, Chiolero A, et al. Comparative effects of losartan and irbesartan on serum uric acid in hypertensive patients with hyperuricaemia and gout. *J Hypertens* 2001;19:1855–1860.
86. Burnier M, Rutschmann B, Nussberger J, et al. Salt dependent renal effects of an angiotensin II antagonist in healthy subjects. *Hypertension* 1993;22:339–347.
87. Minghelli G, Seydoux C, Goy J-J, et al. Uricosuric effect of the angiotensin II receptor antagonist losartan in heart transplant recipients. *Transplantation* 1998;66:268–271
88. Soffer BA, Wright JT, Pratt JH, et al. Effects of losartan on a background of hydrochlorothiazide in patients with hypertension. *Hypertension* 1995;26:112–117.
89. Yamamoto T, Moriwaki Y, Takahashi S, et al. Effect of losartan potassium, an angiotensin II receptor antagonist, on renal excretion of oxypurinol and purine bases. *J Rheumatol* 2000;27:2232–2236.
90. Feher MD, Hepburn AL, Hogarth MB, et al. Fenofibrate enhances urate reduction in men treated with allopurinol for hyperuricemia and gout. *Rheumatology* 2003;42:321–325.
91. Leary WP, Reyes AJ. Angiotensin I converting enzyme inhibitors and the renal excretion of urate. *Cardiovasc Drugs Ther* 1987;1:29–38.
92. Elion GB, Callahan S, Nathan H, et al. Potentiation by inhibition of drug degradation: 6-substituted purines and xanthine oxidase. *Biochem Pharmacol* 1963;12:85–98.
93. Elion GB, Yu T-F, Gutman AB, et al. Renal clearance of oxypurinol, the chief metabolite of allopurinol. *Am J Med* 1968;45:69–75.
94. Rodnan GP, Robin JA, Tolchin SF, et al. Allopurinol and gouty hyperuricemia: efficacy of a single daily dose. *JAMA* 1975;231:1143–1149.
95. Edwards NL, Recker D, Airozo D, et al. Enhanced purine salvage during allopurinol therapy: an important pharmacologic property in humans. *J Lab Clin Med* 1981;98:673–683.
96. Day RO, Miners JO, Birkett DJ, et al. Allopurinol dosage selection: relationships between dose and plasma oxypurinol and urate concentrations and urinary urate excretion. *Br J Clin Pharmacol* 1988;26: 423–428.
97. Hande KR, Noone RM, Stone WJ. Severe allopurinol toxicity: description and guidelines for prevention in patients with renal insufficiency. *Am J Med* 1984;76:47–56.
98. Fox IH, Kelley WN. Management of gout. *JAMA* 1979;242:361–364.
99. Boston Collaborative Drug Surveillance Program. Excess of ampicillin rashes associated with allopurinol therapy or hyperuricemia. *N Engl J Med* 1972;286:505–507.
100. Fam AG, Lewtas J, Stein J, et al. Desensitization to allopurinol in patients with gout and cutaneous reactions. *Am J Med* 1992;93:299–302.
101. Walz-LeBlanc BAE, Reynolds WJ, MacFadden DK. Allopurinol sensitivity in a patient with chronic tophaceous gout: success of intravenous desensitization after failure of oral desensitization. *Arthritis Rheum* 1991;34:1329–1331.
102. McInnes GT, Lawson DH, Jick H. Acute adverse reactions attributed to allopurinol in hospitalized patients. *Ann Rheum Dis* 1981;40:245–249.
103. Arellano F, Sacristan JA. Allopurinol hypersensitivity syndrome: a review. *Ann Pharmacother* 1993;27:337–343.
104. Edwards NL. Allopurinol hypersensitivity. In: Klippel JH, Dieppe PA (eds): *Rheumatology,* 2nd ed. London: Mosby, 1998:8.19.11–19.12.
105. Lockard O, Harmon C, Nolph K, et al. Allergic reactions to allopurinol with cross-reactivity to oxypurinol. *Ann Intern Med* 1976;85: 333–335.
106. Lang PG. Severe hypersensitivity reactions to allopurinol. *South Med J* 1979;72:1361–1368.
107. Kelly SJ, Delnomdedieu M, Oliverio MI, et al. Diabetes insipidus in uricase-deficient mice: a model for evaluating therapy with polyethylene glycol-modified uricase. *J Am Soc Nephrol* 2001;12:1001–1009.
108. Bomalaski JS, Holtsberg FW, Ensor CM, et al. Uricase formulated with polyethylene glycol (uricase-PEG 20): biochemical rationale and preclinical studies. *J Rheumatol* 2002;29:1942–1949.
109. Chua CC, Greenberg MI, Viau AT, et al. Use of polyethylene glycol-modified uricase (PEG-uricase) to treat hyperuricemia in a patient with non-Hodgkin's lymphoma. *Ann Intern Med* 1988;109:114–117.
110. Nakayama DA, Barthelemy C, Carrera GF, et al. Tophaceous gout: a clinical and radiographic assessment. *Arthritis Rheum* 1984;27:468–471.
111. McCarthy GM, Barthelenay CR, Veum JA, et al. Influence of antihyperuricemic therapy on the clinical and radiographic progression of gout. *Arthritis Rheum* 1991;34:1489–1494.
112. Barthelemy CR, Nakayama DA, Carrera GF, et al. Gouty arthritis: a prospective radiographic evaluation of sixty patients. *Skeletal Radiol* 1984;11:1–8.
113. Ferraz MB, O'Brien B. A cost effectiveness analysis of urate lowering drugs in nontophaceous recurrent gouty arthritis. *J Rheumatol* 1995;22:908–914.
114. Howe S, Edwards NL. Hyperuricemia and gout. In: Rakel RE (ed): *Conn's current therapy*. Philadelphia: WB Saunders, 1995:503–505.
115. Scott JT. Comparison of allopurinol to probenecid. *Ann Rheum Dis* 1966;25:623–626.

116. Weinberger A, Schreiber M, Sperling O, et al. Comparative evaluation of uricosuric and allopurinol treatment in a series of 183 patients. *Int Rev Rheum* 1975;5:681–692.
117. Rundles RW, Metz EN, Silberman HR. Allopurinol in the treatment of gout. *Ann Intern Med* 1966;64:229–258.
118. Perez-Ruiz F, Alonso-Ruiz A, Calaaboza M, et al. Efficacy of allopurinol and benzbromazone for control of hyperuricemia: a pathogenic approach to the treatment of primary chronic gout. *Ann Rheum Dis* 1998;57:545–549.
119. Perez-Ruiz F, Calaabozo M, Fernandez-Lopez J, et al. Treatment of chronic gout in patients with renal impairment: an open, randomized, actively controlled study. *J Clin Rheumatol* 1999;5:49–55.
120. Bellamy N, Gilbert JR, Brooks PR, et al. A survey of current prescribing practices of anti-inflammatory and urate lowering drugs in gouty arthritis in the Province of Ontario. *J Rheumatol* 1988;15:1841–1871.
121. Medellin MV, Erickson AR, Enzenauer RJ. Variability of treatment for gouty arthritis between rheumatologists and primary care physicians. *J Clin Rheumatol* 1997;3:24–27.
122. Pawlotsky Y. What is the optimal treatment for acute crystal induced arthritis? *Rev Rheum* 1996;63:231–233.
123. Pak CYC, Sakhaee K, Fuller C. Successful management of uric acid nephrolithiasis with potassium citrate. *Kidney Int* 1986;30:422–428.
124. Loebl WY, Scott JT. Withdrawal of allopurinol in patients with gout. *Ann Rheum Dis* 1974;33:304–307.
125. Gast LF. Withdrawal of long term antihyperuricemic therapy in tophaceous gout. *Clin Rheumatol* 1987;6:70–73.
126. van Lieshout-Zuidema MF, Breedveld FC. Withdrawal of long term antihyperuricemic therapy in tophaceous gout. *J Rheumatol* 1993;20:1383–1385.
127. Bull PW, Scott JT. Intermittent control of hyperuricemia in the treatment of gout. *J Rheumatol* 1989;16:1246–1248.
128. Lin H, Rocher LL, McQuillan MA, et al. Cyclosporine induced hyperuricemia and gout. *N Engl J Med* 1989;321:287–292.
129. Clive DM. Renal transplant-associated hyperuricemia and gout. *J Am Soc Nephrol* 2000;11:974–979.
130. Rosenberg S, Koeger AC, Bourgeois P. Urate-oxidase for gouty arthritis in cardiac transplant recipients. *J Rheumatol* 1993;20:12–14.
131. Ippoliti G, Negri M, Campana C, et al. Urate oxidase in hyperuricemic heart transplant recipients treated with azathioprine. *Transplantation* 1997;63:1370–1371.
132. Jones DP, Mahmoud H, Chesney RW. Tumor lysis syndrome: pathogenesis and management. *Pediatr Nephrol* 1995;9:206–212.
133. Stapleton FB, Strother DR, Roy S, et al. Acute renal failure at onset of therapy for advanced stage Burkitt lymphoma and B cell acute lymphoblastic leukemia. *Pediatrics* 1988;82:863–869.
134. Masera G, Jankovic M, Zurlo MG, et al. Urate oxicase prophylaxis of uric acid-induced renal damage in childhood leukemia. *J Pediatr* 1982;100:152–155.

第115章

结晶诱发性炎症的发病机制与治疗

Robert A. Terkeltaub

本章将重点讨论人类风湿性疾病中有关微晶体引发的炎症在细胞和分子水平上的发病机制和治疗方法。在第4章和第113章中已经讨论过在临床实践和实验室研究中鉴别结晶的技术。

一、结晶的成核、生长和脱落

尿酸单钠(MSU)的成核和生长将作为范例在本章中讨论。关于软骨钙化的机制已在第11章中讨论过。

(一)尿酸单钠结晶的沉积

尿酸盐结晶是指单钠盐在组织液中成过饱和状态。在急性发作的关节液中发现的MSU来自于已形成的滑液沉积的破溃(图115.1A)或者是从头形成的,正如某些尿酸球晶识别的例子中所说的那样[1](第4章)。

痛风的急性发作常与血清尿酸水平的转变率(或升或降)而非稳定状态有关。最初用别嘌呤醇治疗可使尿酸水平突然下降,使痛风急性发作(第114章)。另外,酗酒的痛风患者体内尿酸浓度会出现特别大的波动[1,2]。血尿酸水平的降低可以促进MSU结晶从包裹痛风石的沉积中释放出来,它是通过缩小结晶大小使其从原来的有机基质中松脱出来的(结晶"脱落")(图115.1A)。

从关节镜检查来看,尿酸结晶最早沉积在关节滑液而不是软骨中。它们最早出现的形式是在红斑上的白色的疖。研究者已经证明,第一次痛风发作时在滑膜上已有痛风石。另外,有些痛风患者(或伴无症状高尿酸血症)的尿酸结晶可见于无症状的跖趾关节,且急性痛风早期不累及膝关节[1,3]。因此像双水焦磷酸钙(CPPD)这样的结晶沉积可以出现在痛风的无症状阶段。

只有少数的高尿酸血症患者(20%)会发展为痛风石和痛风性关节病。而且,痛风可以发生在无高尿酸血症的患者中。虽然很多因素可以影响MSU结晶在组织中的沉积(表115.1),但目前关于痛风石形成的临床选择性的病因尚不清楚[1,5-7]。

(二)温度、pH值和溶质的作用

在周围组织结构为低温状态时尿酸钠溶解度下降,如脚趾和耳,这可以解释MSU为何沉积在这些部位[1]。标志性的MSU结晶容易沉积在第一跖趾关节也与这个地方易反复发生小创伤有关。Simkin[1]证实了尿酸盐分子从滑膜腔到血浆的扩散率仅为水的一半。因此,在独

表115.1 尿酸单钠(MSU)结晶在组织中沉积的影响因素

温度
pH
创伤,组织损伤
葡萄糖胺聚糖和结缔组织更新
退化性关节疾病(如 Heberden 结节中的痛风石)
血浆蛋白(如 IgG, 白蛋白)
其他溶质浓度(如铅,钙,钠)
尿酸盐结晶诱导的肉芽肿性痛风石
由巨噬细胞迁移介导的炎症
抑制因素
巨噬细胞腺泡内尿酸盐排泄和分离
不明因素

MSU:尿酸单钠盐;Ig:免疫球蛋白。

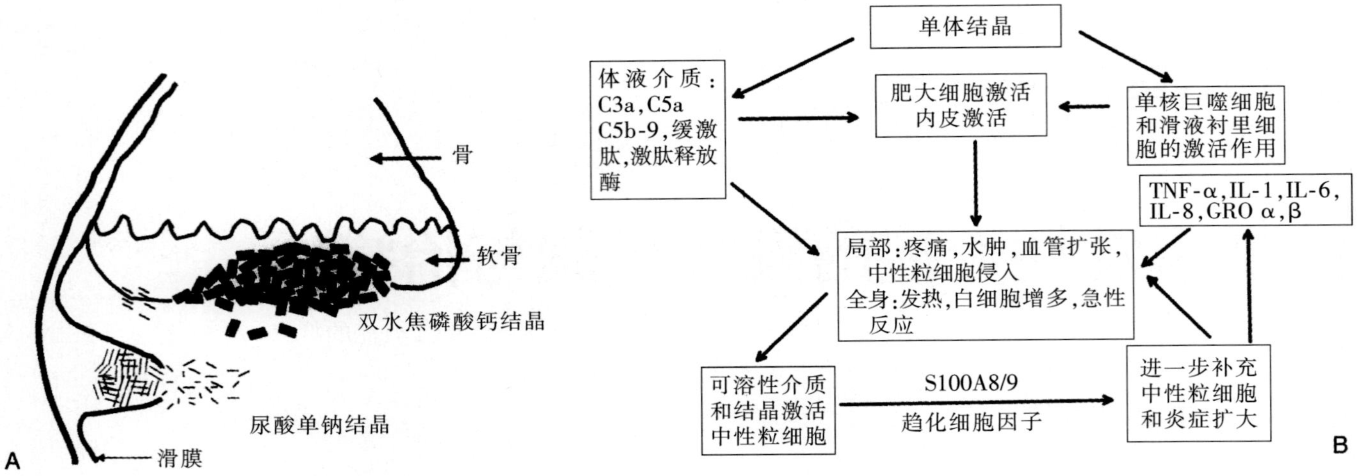

图 115.1　在急性痛风和假痛风中启动急性结晶性滑膜炎的假定机制。(A)尿酸单钠从已形成痛风石沉积的滑膜和软骨表面自主进入关节腔内。滑液中的痛风石常因微创或尿酸水平的快速变化导致物理特性改变和结晶大小的变化，引发关节炎症。即使一个轻微的大小变化使也能使被包裹的结晶从有机基质中释放出来（"结晶脱落"）。双水焦磷酸钙(CPPD)结晶也会因微伤、局部钙水平的变化或其他因素从已形成沉积的软骨表面脱落进入关节腔。假设单体结晶释放是结晶诱发滑膜炎的一个触发因素，那么关节中促炎症反应和抗炎症反应介质之间的平衡变化也是一个因素。(B)假设滑膜炎的炎症机制是 MSU 或 CPPD 结晶单体释放。触发滑膜炎的因素不仅包括在痛风发作或受累关节亚临床状态中发现单体结晶的存在，还有可能因局部炎症（如轻伤）和全身炎症（内科或外科疾病）的影响而启动。详见正文。

立关节（如大脚趾）渗液中的尿酸浓度与血清尿酸浓度是相同的。后来，由于身体斜卧而致渗液吸收增加，可使局部尿酸水平升高。这种现象可以解释为什么急性痛风的关节症状常在夜间发生。另外，这种机制也可解释Schumacher发现的在烧伤创面快速形成痛风石的现象[1]。

酸化作用可以通过质子化固相结构增强体内尿酸盐成核[1]。然而，尿酸钠的溶解性与尿酸相反，当pH从7.4降至5.8时，尿酸钠溶解度增高，而测量痛风性关节的pH值和缓冲能力不能证明存在明显的酸中毒。因此，pH的突然变化好像对MSU的结晶形成没有特殊影响。

严重的尿酸盐过饱和状态可以被体内其他溶质浓度的变化所改变，包括钠和钙。另外，100mg/L的铅，可以有效帮助MSU在含有10mg/dL尿酸盐的生理盐水溶质中成核[1]。然而，这种高水平只出现在急性铅中毒的情况下，使得铅不太可能成为成核因子，即使是在铅中毒的痛风患者中。是否是溶质浓度相关的变化使继发于肾脏疾病中高尿酸血症的痛风缺乏痛风石尚不清楚[1]。

（三）结缔组织间质改变的作用

尿酸盐在聚集的黏蛋白中的溶解度较非聚集的黏蛋白要高[1]，非溶解性的胶原和软骨素硫酸盐的浓度会影响体内尿酸盐结晶的形成[6,7]。这些发现可以作为尿酸盐结晶容易沉积在退化性关节疾病的关节上的理论基础，因此在局部骨关节炎的趾间关节可以见到痛风石和急性痛风的发生[8]。后来发现的偏瘫患者在瘫痪侧出现痛风石和急性痛风，进一步说明了局部关节结缔组织结构和尿酸结晶沉积翻转的潜在重要性。

在痛风石的结晶间基质内可以见到不同的脂肪碎片[1]。关节软骨上沉积的CPPD结晶与脂质的类似联系也已描述，表明膜衍生的软骨基质小泡中存在磷酸酯可以促进钙化过程。脂质是无害的旁观者还是发病因素，或者是尿酸盐结晶沉积的结果目前还不清楚。需要进一步研究的是，痛风患者甲状腺功能减低的高发率是否是导致结晶沉积的因素（如基质代谢作用改变）。

单核吞噬细胞在成熟过程的不同阶段包裹一些小痛风石中沉积的尿酸盐结晶，但不包裹大一些的尿酸盐结晶[1]。鹰嘴滑液囊痛风石中有小的巨噬细胞腺泡包绕着坏死组织，其内部没有尿酸结晶。有趣的是，实验性急性尿酸肾病的肾小管细胞内巨噬细胞移动抑制因子（MIF）大量产生[10]。总而言之，巨噬细胞可能对尿酸盐沉积具有促进作用[1]，这种活性部分是通过其转运（向心性分离）有机离子的能力介导的[11]。

（四）血浆蛋白的作用

血浆蛋白对MSU结晶体内成核和生长过程的作用仍有争论。几项研究已经证明尿酸与血浆蛋白的结合一般是脆弱和可逆的，血浆蛋白对尿酸平衡透析法的分布起的作用很小[12]。在一个家族性痛风患者中尿酸结合性α球蛋白的部分缺乏已证明了血浆蛋白结合尿酸和维持其溶解度的作用[1]。已报道多种血浆蛋白可以提高体内过饱和尿酸溶液中MSU的结晶作用[1,6,13]，但是，由于各个实验室所做实验的蛋白热稳定性和周围的pH值不同导致作用不同[1,6,13]。例如，人类白蛋白在pH值高于7.5时加速MSU成核作用，而白蛋白的作用在pH为7.0时最低，可能是由于需要白蛋白羟基化[13]。有趣的是白蛋白选择性地与尿酸盐结晶的某个亲水基相互作用[13]。

免疫球蛋白G（IgG）已经被认为是痛风患者MSU结晶的成核因素[6,14]。特别是从几名痛风患者的滑液中分离出来的IgG［但不能从骨关节炎（OA）、类风湿性关节炎（RA）或假性痛风的滑液中分离出来］可增加体内MSU结晶成核速率[14]。另外，给兔注射MSU结晶（每星期一次连续8个星期），与血浆IgG诱导作用有关，可使MSU结晶成核速率增加[14]。若没有给兔增加结晶剂量，这种作用就会逐渐消失。每周注射结晶化的别嘌呤醇、尿酸镁八水氢氧化钡或MSU结晶不能诱发可促进MSU结晶作用的血浆IgG。然而，肌注结晶的尿酸镁八水氢氧化钡或别嘌呤醇可以诱导抗体选择性地催化注入的晶状物质各自的结晶过程[15]。然而，MSU微晶必须在特定的情况下，如作为“抗原表面”才能促进尿酸盐的成核作用[14,15]，这在高尿酸血症患者的生理水平上还只是一种推测。

几项研究发现痛风患者的关节液能增强体内MSU结晶的形成[1,6]。这种作用是促进MSU的成核还是通过在痛风患者滑液中作为“种子”参与超微结构提高结晶生长率仍需进一步明确。

（五）尿酸氧化酶基因敲除鼠的研究

通过同源染色体重组清除了尿酸降解酶尿酸氧化酶的小鼠（尿酸氧化酶敲除鼠）血浆中的尿酸（血尿酸平均11mg/dL）和尿中的尿酸增加了10倍，并快速发展为尿酸性肾病，第一周内死亡率和对别嘌呤醇的治疗反应非常高[16]。在这个对人类高尿酸血症有研究价值的动物模型中，前四周内未见皮下痛风石和关节内尿酸盐沉积。另外，这些动物的高死亡率使得判断痛风石和关节病变是否会在以后出现显得非常困难。这个模型提供了确定调节痛风石形成关键因素的唯一方法。

二、结晶诱发性炎症的发病机制

痛风作为下面讨论的范例和其与结晶而非MSU的反应将在第116~118章中讨论。急性发病、程度严重、水肿、骨关节边缘红斑、嗜中性粒细胞聚集和全身表现是痛风发作时关节炎症的特点。这些特征反映出MSU结晶具有激活体液和细胞炎症介质系统的能力。人类急性痛风的关节液包含细胞来源介质的“汤”［包括白介素1（IL-1）、肿瘤坏死因子α（TNF-α）、白介素6（IL-6）和IL-8（图115.1B）］。MSU结晶诱导的细胞激活作用和细胞因子的释放是痛风炎症发病机制中的重要内容。

（一）炎症介质的更新和释放

1.补体和凝固系统的活性

MSU结晶激活了体内经典的补体合成途径[1]。它们可以在免疫球蛋白不足的情况下，结合和诱导纯化的巨大分子C1分裂[1,17]。另外，经典途径的激活作用可被IgG和C反应蛋白增强[1]。当结晶浓度高时，经典的活化途径被抑制，体内会产生替代的活化途径[1]。C5直接分裂成C5a和C5b，C5b也受结晶表面上稳定的C5转化酶的影响。在许多痛风患者的滑囊液中可见补体的激活作用发生[1]。虽然在正常关节液中补体量是低的，但C5和C5a-des-arg可在低浓度中发挥趋化作用（第21章）。而且，最近发现C5b-9具有通过内皮素激活推动急性痛风石性痛风炎症的作用[18]。

MSU结晶激活了体内第十二因子和凝固系统，导致激肽释放酶、缓激肽、纤溶酶和其他炎症介质的产生[1]。急性痛风的关节液中激肽水平升高[1]。然而，第十二因子缺乏情况下的痛风炎症是否对凝固过程起非首要作用尚有争议。

2.尿酸盐结晶诱发的细胞介质产生

MSU结晶可与身体内固有的关节细胞如滑液衬里细胞和单核巨噬细胞（特别是痛风石侵袭软骨处的软骨细胞）及发炎的痛风关节内的吞噬细胞发生相互作用[1]。结晶也刺激炎症前细胞因子（包括IL-1、TNF-α和IL-6）从培养的吞噬细胞和滑膜细胞中转录和加工[19,20]。另外，结晶同样可以诱发活性磷酸酶A2（PLA2）和一种PLA2活性蛋白的释放[21]，刺激炎症前期前列腺素和白三烯[包括前列腺素E_2(PGE_2)和白三烯B_4(LTB_4)]的释放[22,23]并诱导体内基质、成纤维细胞和(或)软骨细胞中的基质金属蛋白酶[1,24,25]。

低分子量多肽的中性粒细胞趋化活性是通过吞噬细胞吞噬MSU和其他一些物质后被转录性激活和分泌的[20,26]。这些属于结晶诱导趋化因子(CCF)的介质组合会以早期描述的钙粒蛋白形式(如S100A8和S100A9)出现,可能是趋化因子族的一员[26],这些会在以后讨论。

(二)尿酸结晶诱导细胞信号转导的基本机制

MSU结晶诱导的信号转导可通过膜干扰和MSU结晶的表面活性调节,后者可以使其结合、交连和聚集移动的膜蛋白,包括整合素和吞噬细胞Fc受体CD16[27,28]。信号通过多价配体(如晶体)经由膜蛋白交联和集结,这与白细胞交联某些膜蛋白的作用是相似的, 如Fc受体CD44和CD45[29,30]。

MSU结晶在中性粒细胞中激活膜异源三聚体的G蛋白[31]。虽然MSU结晶可通过溶解作用来增加膜通透性,但结晶也可以在中性粒细胞中通过磷脂酰肌醇-4,5-二磷酸(PIP_2)的水解和肌醇1,4,5-三磷酸(IP_3)的产生来诱导快速的细胞内钙动员[32]。不像被趋化因子诱发的中性粒细胞激活作用,MSU结晶诱导的PIP_2水解和细胞内钙动员峰值很慢且不直接依赖于G蛋白[31,32]。一连串MSU结晶与浆膜结合后的结晶诱导指令包括结晶参与的膜蛋白与细胞支架的相互作用[33,34],信号通过蛋白和脂质激酶[35-41]、磷酸酯酶[32,42]、环氧化酶和脂氧化酶[22,23]、酶化应激[40]和炎症前期转录因子激活[40]。如图115.2所描述的,MSU结晶诱导的细胞指令结束于一氧化氮[24]和过氧化物产生水平的反应[27]、基因转录[24,40,41,43,44]和细胞介质在炎症前期的释放, 包括关节液和关节软骨中的吞噬细胞和结缔组织(成纤维细胞和软骨细胞)。MSU结晶的调理反应不需要细胞激活[24]。MSU与细胞粘连是否是结晶的特殊性质[45]还有待进一步确定。

Src族酪氨酸激酶(包括c-src和lyn)的激活作用是吞噬细胞和成纤维细胞中MSU结晶诱导转导的中心要素[27,37,40,41]。另外,其他蛋白激酶(包括Sky和Cbl)的激活作用可以调节吞噬细胞中对结晶的几种快速应答(钙动员、脱粒和可能的NADPH氧化酶激活作用)[38,46]。尿酸结晶激活了促分裂原活化的蛋白激酶(MAPK)p38、p44/42和JNK,而p44/42激活作用对结晶诱导的白介素-8在单核细胞中表达的具有关键作用已得到论证[40]。转录因子AP-1的激活作用(由JNK介导)也在单核细胞中IL-8对尿酸结晶转录应答的过程中起重要作用[40]。尿酸结晶诱导的炎症前期基因表达的信号转导已经在软骨细胞使用可诱导的NO合酶(iNOS)和间质金属蛋白酶(MMP-3)作为标记物表达的过程中得到了详细研究[24]。在软骨细胞中,尿酸结晶诱导的激活的首要作用不仅接受Src家族酪氨酸激酶指令还接受局部黏着斑激酶(FAK)家族中富含脯氨酸的酪氨酸激酶2(Pyk2),即一种钙激活型应激激酶的指令[24]。Pyk2和Src家族激酶发出的信号 [而非另一种结晶激活型激酶(Fak)]指挥MSU结晶诱导的NO产生和MMp-3的表达,这是由下游p38MAPK激活作用所介导的[24]。

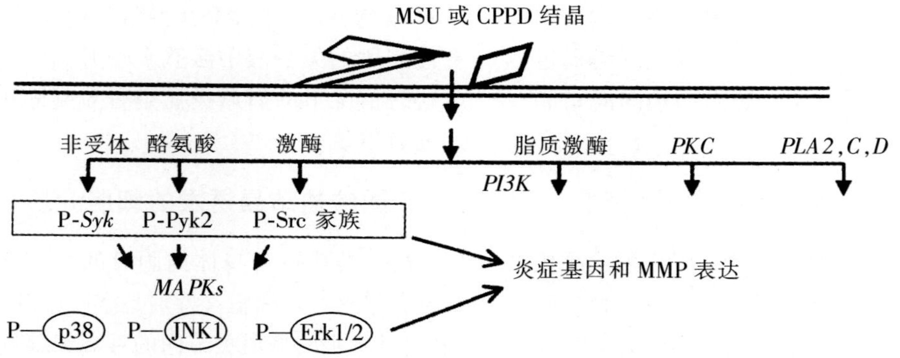

图 115.2　炎症细胞被尿酸盐结晶激活的信号传导模型。非特定的浆膜受体交联浆膜受体和结晶表面干扰浆膜,刺激效应基因应答如细胞因子和间质金属代表酶表达。图中描绘了一些已明确的刺激白细胞、滑液细胞或软骨细胞效应基因应答尿酸单钠(MSU)和双水焦磷酸钙(CPPD)结晶的信号传导机制,包括蛋白和脂质激酶激活,磷酸酯酶 A2、C 和 D 的激活作用。详见正文。PL3K:磷酸肌醇 3 激酶;Pyk2:富含脯氨酸激酶 2;PLA:磷脂酶;PKC:蛋白激酶 C。

结晶诱导的膜干扰和溶解

MSU结晶表面较大的反应度使其具有诱导干扰和延迟浆膜和脂质体原型溶解的能力[1,47]。而且,快速细胞反应不受膜的溶解诱导是显而易见的,包括中性粒细胞过氧化物阴离子和溶酶体的蛋白酶的分泌[1]。膜性胆固醇和MSU结晶诱导膜糖蛋白的交联似乎介导了MSU结晶诱导的膜溶解[1,47]。

(三)急性痛风的起始、发展和缓解过程

1.事件假定顺序

MSU结晶释放自滑液的微小痛风石,有时来自软骨或从头析出,被认为可激活体液和细胞炎性介质并可上调中性粒细胞内皮的附着力(图115.1A和B)。例如在猪的膝关节腔内注射MSU结晶,几小时内可诱导滑液的微血管内皮中E选择蛋白明显上调[48]。在某些患者中,触发因素而非新的结晶作用更大,这些作用包括表面的变化,结晶中细胞活性成分和通过细胞因子启动滑液中炎性细胞(如创伤、手术后、当前的疾病或痛风在其他关节的发作)。在这些情况下,细胞因子的释放启动了其他无症状的关节亚临床炎症反应过程[49],并可以解释为何会逐渐进展为多关节痛风发作。

急性痛风中有滑液的肥大细胞参与是基于实验室痛风性炎症动力学分析[50]。肥大细胞(第17章)存在于关节液中,体内这些细胞被C3a、C5a和IL-1刺激后释放各种炎性介质,包括组织胺(表115.1B)。肥大细胞可以介导几种炎性关节炎[51]。在实验室MSU结晶诱导的炎症中抗组织药可减轻早期关节水肿。而且,大细胞缺失可抑制实验室尿酸结晶诱导的腹膜炎[52]。

早期的血管扩张、提高血管的通透性及痛风性关节炎的疼痛不仅被组织胺介导,而且也被血管活性的前列腺素、激肽(通过膜的花生四烯酸盐的释放来促进前列腺素的合成)、补体分裂肽和组胺介导[1]。使用阿司匹林治疗正常志愿者的MSU结晶诱发的滑膜炎时触痛的完全抑制(与其对肿胀、局部发热和渗出量不成比例)强调了前列腺素介导痛风中疼痛的作用[1]。从理论上讲,疼痛信号也可以通过感觉伤害性传入神经纤维所释放的P物质介导急性痛风,这种物质具有多种促炎症反应功能[53]。NO合成由MSU结晶诱发并受IL-1调节,可能在急性痛风中有促炎症反应和限制炎症的作用[54]。

中性粒细胞的流量和激活可能是急性痛风性关节炎的主要目标。这些细胞在关节腔液和滑膜中积聚,对结晶发挥吞噬作用,在距结晶较远的微血管中聚集并脱粒[1]。Phelps和McCarty[1]进行了一项尿酸结晶诱发滑膜炎的实验,发现其在中性粒细胞减少的动物中被抑制。因而很多具有抑制中性粒细胞炎症功能的药物可有效预防和中止急性痛风性炎症,后文将进行讨论。

2.嗜中性粒细胞性痛风性炎症IL-8和相关C-X-C化学因子中心作用

中性粒细胞在正常骨关节液中是不存在的(见第4章),因此细胞衍生的体液介导必须触发早期中性粒细胞进入关节腔。MSU结晶诱导单核细胞和滑液衬里细胞的IL-1和TNF-α的释放,通过毛细血管后微静脉的内皮细胞的诱导激活作用促进中性粒细胞进入关节腔(图115.1B)(第16章)。MSU结晶、IL-1和TNF-α都可诱导中性粒细胞趋化性化学因子的释放,包括IL-8和例如来自单核巨噬细胞、成纤维细胞、软骨细胞和一些特殊细胞的单核细胞趋化蛋白(MCP-1)等非中性粒细胞化学引诱物的化学因子[20,26,55–57]。在这方面,IL-8是主要的中性粒细胞趋化因子,从MSU结晶激活的单核细胞释放[20]。IL-8在急性痛风(和假痛风)关节液中含量丰富[20,58]。

中性粒细胞趋化性C-X-C化学因子亚家族和IL-8均可在痛风性炎症的部位检测到(包括关节腔和滑液),在啮齿动物急性痛风模型中包括GROα、GROβ和GROγ同系单细胞抑制蛋白-2(MIP-2,比GROα中性粒细胞趋化性更强)[26,55,56]。在人体内有两种IL-8受体(CXCR1和CXCR2),但CXCR2的作用比CXCR1更突出并可与GRO化学因子和其他在关节腔中表达的C-X-C化学因子(包括ENA-78和GCP-2)结合[26]。

鼠表达CXCR2的同系物,但不表达CXCR1和IL-8,这在CXCR2敲除鼠的急性尿酸结晶诱发炎症的研究中得到印证[26]。这些鼠体内的中性粒细胞对趋化因子反应正常,但不对CXCR2配体反应。急性尿酸结晶诱导的炎症(在皮下气囊注入结晶后4小时)完全取决于CXCR2配体[26]。在这些条件下,结晶注射后4小时蛋白质性渗出物出现,提示在炎症应答过程中是介质而非CXCR2配体发挥作用(可能包括花生四烯酸盐代谢产物)。

对使用IL-8抗体治疗的兔尿酸结晶诱导的关节炎症反应的研究显示,早期中性粒细胞的量仅受到抑制而不是丧失,这与关节液来源的GRO化学因子和其他在急性痛风性关节炎早期中有别于IL-8的CXCR2配体的作用是一致的[59]。在给兔注入结晶并用IL-8抗体中和治疗后,24小时之内大约2/3的中性粒细胞流入量被

抑制[59]。因此,IL-8可能不仅来源于滑液衬里细胞,而且还来源于能明显扩大早期结晶诱导性炎症激活的浸润性中性粒细胞（图115.1B）。特别是作为与关节内MSU结晶和液相IL-8及其他CXCR1、CXCR2配体接触反应的来源于中性粒细胞的介质[IL-1、趋化因子、LTB_4和血小板激活因子(PAF)[60]]的释放,似乎对痛风性炎症时建立更多的中性粒细胞进入和中性粒细胞激活作用的自动扩大的循环起重要的作用(图115.1B)。

有关低分子量的钙粒蛋白族多肽成员S100A8和S100A9(异源二聚体形式)在MSU结晶诱导的重要作用近来已证实[61]。这些蛋白在中性粒细胞的细胞液中很丰富，可下调包括炎症反应中IL-8在内的化学吸引物的生物反应介质，该作用是通过调节中性粒细胞与内皮素Mac-1整合素的吸附作用和调节花生四烯酸盐代谢来完成的[62]。在急性痛风性关节炎中具有丰富的S100A8和A9,而且它具有刺激嗜中性粒细胞炎症的作用[61],因此上面提到的化学因子CXCR2在急性痛风炎症时可能部分被S100A8/A9钙粒蛋白的生物效应转导。

结晶/中性粒细胞直接相互作用可以用补偿光学显微镜检测到，它是急性结晶性关节炎的一种重要诊断工具(第4章)。然而,前面讨论过的实验结果显示结晶/中性粒细胞的直接相互作用（与结晶/滑液衬里细胞的相互作用相反）可能对于急性痛风的病理进展不重要(图115.1B)。但这可以解释为什么结晶在所有患者的任何时期都可被检测到。

3.全身性表现和慢性炎症

MSU结晶诱导的IL-1、TNF-α、IL-8和IL-6[19,20]进入血液循环的精确机制(图115.1B)在全身性表现方面有重要作用(包括低热、白细胞增多和急性痛风性关节炎时肝脏的急性蛋白反应)(第113章)。MSU结晶沉积不仅与一过性急性炎症有关,而且与慢性滑膜炎、关节侵蚀、软骨和软骨下的骨破坏有关。MSU结晶诱导以前提到过的细胞因子、蛋白酶和在慢性炎症和结缔组织退变中起燃料作用的生物氧化剂从单核巨噬细胞、滑膜衬里细胞和软骨细胞中释放。因此,适当的快速的测量对于减少高尿酸血症与结晶沉积都是非常必要的。虽然降尿酸治疗能够减轻急性痛风的发作，可一旦显微结构的关节痛风石形成，关节破坏和关节变形就会加重[63]。

(四)尿酸单钠结晶在炎症反应中的调节机制

1.急性痛风炎症的自限性

急性痛风性炎症的自限性从希波格拉底(Hippocrates)时代开始得到认识,并且已得到近代实验室研究的支持[50]。另外,急性痛风短期治疗的显著功效也揭示明显的内源性机制限制了炎症的发展。除了细胞介导的MSU结晶溶解[1]或分离之外,有些因素也对中止发作起作用，如急性痛风发作几星期后在滑囊液中仍可以找到游离的MSU结晶。表115.2简单介绍了几种情况。在这方面,中性粒细胞凋亡是急性组织炎症缓解的基本机制[64,65]。在急性结晶滑膜炎关节液中可见中性粒细胞的凋亡[66],这个过程由TNF-α加速并受其他炎性显效剂调节[65]。这种作用(中性粒细胞最长寿命只有几天）需要持续不断地募集新的中性粒细胞来治疗局限急性炎症反应[67]。

体内分化的巨噬细胞清除尿酸盐结晶的作用受到白细胞和内皮激活的抑制，这可能也是限制痛风性炎症的一个因素[68]。在这一点上,巨噬细胞清除凋亡细胞可以激发不同的抗炎作用机制，包括转移生长因子β_1($TGF-\beta_1$)的分泌[69]和与CD44缺乏或者蛋白酶过量导致的体内局部炎症反应增强有关的缺陷性凋亡细胞清除[70,71]。在一些急性痛风性滑囊液中可见丰富的TGF-β,具有促炎症反应的活性，但也会抑制IL-1受体的表达和IL-1驱动的细胞水平的免疫反应。在皮下注射MSU结晶2小时后TGF-β进入鼠的空气囊中可以抑制白细胞的蓄积[72]。

MSU结晶可以在吞噬细胞中快速诱导产生过氧化

表115.2 急性痛风中自发消退的潜在机制

1. 中性粒细胞凋亡和通过巨噬细胞刺激抗炎症介质导致的凋亡细胞和结晶清除
2. 对炎症介质快速免疫
3. 介质的灭活(如肽酶)
4. 改变抗炎症介质的平衡
IL-1受体拮抗剂
TGF-β
过氧化物酶体增生物激活受体(PPAR)亚型(α,γ)
可溶性TNF和Fc受体
5. 减少继发于与apoB、apoE结合的结晶诱导的炎症

IL:白介素;TGF:转化生长因子;TNF:肿瘤坏死因子;apo:脂蛋白。

酶增生物激活受体(PPAR)γ,也可以限制痛风炎症,因为PPARγ配体在急性痛风炎症的大鼠空气囊模型中抑制细胞蓄积[73]。增强的IL-10表达可以限制实验性MSU结晶诱导的炎症反应,部分通过抑制GRO化学因子的表达来完成[74]。然而,作为痛风炎症的人体自身抑制剂,IL-10的生理性显著性通常较低。

痛风的炎症自动调节机制也包括非活性的介质(如LTB_4 Ω-过氧化物和相关的可以激活IL-1β、P物质、C5a及其他一些介质的肽酶表达的调节)[75]。IL-8和其他化学因子能抵抗蛋白水解作用的灭活。因此,这些介质的快速免疫和白细胞与化学因子交叉脱敏[76]对限制痛风炎症也有明显的作用,因为其可以释放脂氧素(第23章)和IL-1受体拮抗剂(第19章)。有趣的是,化学因子LTB_4本身对于实验性急性痛风性炎症的中性粒细胞流没有重要的作用[77],但可以介导急性炎症反应的自身免疫过程[78]。而且,结晶表面结合蛋白的变化已经在痛风发作进展中描述过[79],它可能会调节炎症反应,下文将详细论述。

2.伴有或不伴有炎症反应的结晶

在尿酸盐结晶沉积量与急性痛风炎症的反应之间缺乏直接相关性[1,3]。例如,大量的尿酸结晶(关节液)可从未见或者只有少量炎症表现的关节腔中抽出[80]。在其他患者中,尽管有足够证据证明痛风性关节炎急性发作,但只有少数可以检测到结晶。尿酸盐结晶皮下沉积处附近缺少明显的炎症证据,一些慢性砂砾样痛风患者没有急性发作的病史[1]。

3.结晶诱导炎症的假定调节因素

MSU结晶体内成核可改变炎症的性质[13],这些细微的变化是可以想象的。MSU结晶表面吸收的蛋白也能相应调整结晶炎症的性质[1,81-86]。例如,与MSU结晶相关的载脂蛋白B和E可抑制结晶诱导细胞活性[81-83]。原子显微镜的发明使我们进一步加深了对结晶结构和表面衣壳如何调节结晶/膜反应和体内、外的炎症这一问题的理解,它还可以用来分析生物学样本中微结晶的表面构成[87,88]。

调节MSU结晶诱发性炎症的主要因素包括肾衰竭和风湿性关节炎。慢性肾功能不全的患者对皮下注射MSU结晶的炎症反应降低[1],在这些患者中痛风发作的概率较小且程度较轻。但使用环孢霉素A的肾功能不全患者中重症痛风性关节炎的发病率很高(第41章),这与上述说法相反。痛风和类风湿性关节炎并存的概率很小[1],可能是因为尿内尿酸过少和类风湿性关节炎常规使用抗炎药物以及类风湿性关节炎活动期关节内的温度增高所致。

4.其他结晶引发的炎症和痛风

伴有关节内结晶而非MSU的急性滑膜炎的强度范围较广,由其他微晶诱发的炎症其发病机制与此相似。另外,与CPPD结晶相关的急性滑膜炎有时存在时间长而且治疗效果差。CPPD结晶(基本上是磷酸钙结晶)[89,90]和MSU结晶相比对于滑液细胞而言是更强的分裂素,CPPD和其他含钙结晶刺激的急性关节炎症的骨膜增生的相关作用更大是可能的。

CPPD和磷酸钙盐晶体诱发的炎症反应

急性假性痛风与滑液中性粒细胞增多和细胞内结晶有关。CPPD结晶激活补体[1]触发了中性粒细胞内细胞因子钙动员和酪氨酸激酶的激活作用[39,91],以及白三烯、IL-1、趋化细胞因子和来自吞噬细胞的PLAP的释放[1,21,40]。然而,一些CPPD结晶的研究表明,它们诱导某些细胞因子(包括IL-1和IL-6)从吞噬细胞释放的能力要弱于MSU结晶[1]。CPPD晶体诱发炎症的能力很大程度上取决于它们的结构。特别是实验性注射单斜晶的CPPD结晶进入啮齿动物的空气囊和胸膜腔引发的炎症本质上强于注射三斜晶的CPPD结晶[92,93]。在临床研究中,单斜和三斜(晶)CPPD结晶的比率在急性假性痛风滑膜液中高于在CPPD结晶沉积疾病和滑液中有CPPD结晶的骨关节炎的无炎症关节中[94]。单斜结晶要大于三斜结晶[92],表面积的扩大对于提高血浆蛋白包括IgG的吸收可能很重要[95]。

结晶表面电荷阴性和表面不规则对于确定炎症结晶本质的区别有重要作用,就是说,更为炎症性的膜样结晶的晶体表面(MSU、CPPD、二氧化硅α形式),形状不规则且有高密度电荷集团,非溶血性非炎症性结晶(如冰晶和超石英和二氧化硅锐钛矿形式)的表面是光滑的[1]。CPPD结晶表面原子排列比膜溶解性较弱的羟磷灰石样结晶更呈阴性[1],这可能可以解释为何CPPD结晶更普遍存在于急性炎症中。ERK1/ERK2、NFκB和AP-1的激活作用也可介导炎性基因对某些细胞(包括中性粒细胞、单核细胞和成纤维细胞)中的CPPD(和羟磷灰石结晶)产生应答[40,90]。

碱性磷酸钙结晶有明显的聚集成团的倾向,体积越大越可能逃脱炎症细胞的吞噬。然而,羟磷灰石和其他结晶碱性磷酸钙直接刺激了体内白细胞、成纤维细胞和软骨细胞,激发促炎症信号转导和MMP的表达[90]

(第117章)。这些结晶在注入动物体内时是炎性的,在人体内有时与重度急性关节炎和关节周围炎症有关。急性关节炎症明显缺乏和白细胞增多伴有人体关节内存在碱性磷酸钙结晶的主要因素包括碱性磷酸钙结晶与MSU相比补体激活强度低，碱性磷酸钙诱发细胞因子(如IL-1)从单核/巨噬细胞中释放及化学因子从中性粒细胞释放的能力减低和羟灰石结晶（不像MSU结晶)不能直接激活中性粒细胞膜G蛋白[31]。

钙盐结晶诱导的炎症反应的天然抑制剂已经确定。要特别指出的是胎球蛋白(α2-HS-糖蛋白)(由肝脏局部骨矿化产生的血浆蛋白）是体内磷酸钙结晶中性粒细胞反应的主要抑制剂[96]。另外,磷酸枸橼酸盐是磷酸钙盐结晶抑制剂,主要出现在线粒体中(这是细胞间室中贮存磷最多的地方)，同时可明显抑制几种碱性磷酸钙和CPPD诱导结晶细胞的激活作用,包括膜的增生、有丝分裂原激活型蛋白激酶激活作用和有丝分裂[89,97]。

三、结晶诱导性关节炎实验室模型

实验室动物模型对于分析宿主对结晶反应的一些特征非常有帮助。这种模型有狗、鸟、猪和兔的关节,还有鼠爪和鼠胸膜腔[1,59]。啮齿动物皮下气囊的细胞组织学与关节腔膜结构很相似，通过重复注入无菌空气可以制造这种模型[26,98]。然而,这种人造关节不会有富含透明质酸的液体。此外,中性粒细胞依赖的MSU结晶诱导的炎症模式还没有确定,在这个模型中,使用吲哚美辛治疗未能抑制MSU结晶诱导的嗜中性粒细胞汇集[98]。

人类实验性结晶诱发的炎症可以用来检测药物治疗效果[1]。如真皮内注射无菌的MSU结晶刺激人体短暂的自限性局部反应和以白细胞增多为例的全身反应及血浆淀粉样A蛋白增加,这在真皮内的损伤消退时达到峰值[99]。

四、结晶诱导性炎症的治疗方法

(一)痛风

痛风的治疗目标是减轻剧烈的疼痛和恢复受损关节以实现自由活动。通过夹板疗法和止痛药,如阿片制剂治疗重度疼痛来保护骨关节，可有效治疗结晶诱发的炎症药物的选择范围很广。在大部分情况下,急性痛风性关节炎初级抗感染治疗(表115.3)的首要选择是非类固醇类抗炎药(NSAID)和选择性环氧合-2(COX-2)抑制剂的替代品(第31章)。推荐的第二种选择是糖皮质类固醇或ACTH或关节腔内注射适量的糖皮质类固醇。大部分情况下的第三种选择是使用秋水仙碱,因为秋水仙碱的剂量按小时增加和静脉使用具有最高的疗效毒性比，所以它是大部分患者初期治疗的首选方法。然而,使用小剂量秋水仙碱作为附加治疗或对急性痛风的预防治疗提供了有用的和广阔的应用范围。

1.NSAID和COX-2抑制剂

很多非选择性的环氧化酶NSAID（包括大众化便宜的药物)都能对急性痛风提供有效的治疗[1,100-102](表115.3)。NSAID(小剂量)还可以用于痛风发作的预防。这些治疗的有效性未经研究证明，老年人和一些亚型患者(如充血性心力衰竭、肝脏疾病或肾功能不全)使用这些药物时应引起注意，这在第31章中已讨论过。NSAID抑制中性粒细胞和抗炎的多种活性的基础在第23章和第31章中也已讨论过。

吲哚美辛、萘普生和舒林酸在痛风治疗时的剂量选择见表115.3。其他非选择性环氧化酶NSAID如布洛芬也非常有效。选择性COX-2抑制剂艾托考昔相对于吲哚美辛治疗急性痛风的副作用小，其有效性支持在有消化性溃疡的患者中更多地使用选择性COX-2抑制剂来治疗结晶诱导的关节炎。

2.皮质类固醇与ACTH

糖皮质类固醇的抗炎效果已在第34章讨论过,包括抑制中性粒细胞的功能和急性结晶性关节炎中几种细胞因子的表达。在关节穿刺术中进行彻底的关节抽吸获取的关节液可用来鉴定结晶，随后可进行微晶性糖皮质固醇酯的局部注射。这种局部治疗适用于单一关节发病者,在治疗后12小时就可以看见炎症的消退,与急性发作的持续时间无关。

临术医生可用ACTH进行治疗[104-107],它特别适用于对NSAID药物抗药的多关节损伤的患者或对于使用NSAID绝对禁忌的患者(如肾衰竭、消化道出血和一些手术后状态)。ACTH可通过皮下和肌肉途径方便地给药[104-107],剂量可以重复(不完全有效者每12小时一次持续1~3天)。人造的ACTH肌注剂量一次为25~40IU,对于早期单关节发病非常有效。

在一项单关节发病的痛风患者的治疗性实验中,ACTH以单一肌肉注射(40IU)方式给药是持续且快速有效的(可以在3个小时内减轻疼痛),且耐受性好[105]。但临床反跳是一个问题[107],可以不时地使用小剂量秋水仙碱来预防。急性多关节痛风发作需要延长ACTH治疗[106]。在我的经验中，越严重的多关节痛风发作，使用一次静脉注射

表115.3 急性痛风性关节炎的全身用药治疗方法

药物	药物举例和用法	临床实践选择
非选择性的环氧化酶 NSAID（使用 7~10 天或直到疼痛或炎症消退）	甲氧萘丙酸每日口服750~1 000mg，连续3天，然后每日口服500~1 000mg连续4~7天 舒林酸每日300~400mg连续7~10天 吲哚美辛（消炎痛）每日口服150~200mg连续3天，然后每日口服100mg连续4~7天	首选
选择性的环氧化酶NSAID	罗非考昔第一天口服50mg，随后每日25mg连续6~10天 塞来考昔第一天口服400mg，随后每日200mg连续6~10天	不能用首选药时可适当选用
全身性糖皮质激素	强的松每日40~60mg连续3天，然后逐渐减量每3天减10~15mg 静脉甲强龙100~150mg连续1~2天 曲安缩松每次肌肉注射60mg	第二选择
ACTH	对急性小关节的单一关节痛风 ACTH 皮下 25 美国药典单位 累及大关节或多关节时，用 ACTH40 美国药典单位肌肉或静脉注射 每种用法必要时可重复 1~2 次	第二选择的候选
秋水仙碱	在开始的几个小时内中止急性痛风：开始时每小时 0.6mg 共 3 小时，总量最大 3~6 片 延长口服治疗时间常没有必要 静脉注射秋水仙碱危险性大，常不支持选用 口服小剂量秋水仙碱常用于急性痛风的预防特别是在抗高尿酸血症治疗之前，注意用量： 1. 肌苷清除率(CrCl)≥50 时，秋水仙碱 0.6mg 口服，每日 2 次 2. CrCl35~49，秋水仙碱 0.6mg 口服，每日 1 次 3. CrCl 为 10~34，每 2~3 天 0.5mg 应用秋水仙碱 4. 血液透析患者，肝或肾功能衰竭患者，合并肝脏或肾脏疾病患者，CrCl<10 时避免使用秋水仙碱 5. 70 岁以上患者以上剂量减半	秋水仙碱常用于急性痛风的预防和辅助治疗

值得注意的是：关节内注射糖皮质激素产生一定效果需在适当的情况下，如痛风性关节炎累计一个或两个大关节时。

ACTH的治疗方法越容易成功（ACTH40IU加入盐水中缓慢滴注）。这个用药方法，对于有些反应不完全的患者应重新（在18~24小时后）静脉滴入40IU的ACTH。人造的ACTH最好从动物中提取，因为其过敏成分会降低。

本人认为，ACTH总的来讲较泼尼松反应速度快（在几个小时之内起效），泼尼松有效治疗痛风患者的初始剂量至少为30~40mg/d（以后逐渐减量，一周后减至每日20mg，继续治疗1~2周）[104]。静脉甲强龙（个体剂量50~100mg）可以用于需要泼尼松的地方。然而，急性痛风包括严重的多关节红斑可见于泼尼松每日药量维持在5~20mg范围的移植患者[108]，说明在急性结晶诱导的炎症中全身性糖皮质激素的效应相对较低。

有些患者虽长期使用小剂量泼尼松治疗其他疾病（可能刺激ACTH来释放更多的肾上腺糖皮质激素），但仍对ACTH的治疗有反应[107]。关于这一点，外周的白细胞能产生ACTH[1]，ACTH和其相关的肽是外周黑皮质素3受体的显效剂，因而具有直接抗炎的治疗效果[109-111]。在痛风患者中，ACTH抗炎效果直接反映出外周的ACTH的作用，而不只限于通过ACTH诱发肾上腺糖皮质激素的产生。

3.秋水仙碱

（1）急性痛风的治疗

秋水仙碱是急性痛风发作24小时之内最有效的初始治疗[112]。药物可以口服。对于中断痛风非常有用的治疗方法不是维持秋水仙碱的剂量而是由患者自己调整药物，在急性痛风发作尤其是第一次刺痛开始后每小时口服0.6mg共3小时(总量为3片)。也可作为治疗急性痛风的附属药物，医生在另一个有较好的耐受性的初始治疗方法(NSAID和ACTH)中加上口服小剂量(每日2次,每次0.6mg口服)的秋水仙碱,特别是如果患者在急性痛风发作缓解以后需降尿酸治疗，且痛风性发作要持续几个月时。

正式开始剂量为0.5mg/h或0.6mg/h直至症状减轻或副作用出现或用药已经达到预定的最大剂量（在正常人中最多是12小时以内达到6mg，若是老年人或肾功能不全的患者,剂量要少一些)。炎症的症状和体征大部分在12~24小时内减轻，如果在痛风发作头24小时之内给药,80%的患者疼痛在24小时以内消失[112]。然而,这个用法可能会导致恶心、呕吐、腹泻和脱水,但大部分急性痛风患者在第一次治疗时不会出现。有报道除痛风以外其他一些情况(包括假性痛风、硬化性关节炎和钙化性肌腱炎[1])也使用秋水仙碱治疗关节炎症，因此只凭借对秋水仙碱治疗的反应来确定急性痛风的诊断是不全面的。

有些患者可能不能口服秋水仙碱（如术后急性痛风)。对于绝大多数受累严重或使用选择性COX-2 NSAID或者ACTH的患者应注意充分止痛和关节内注射类固醇(如果可能的话),此时推荐使用静脉秋水仙碱。实际上,在使用上述药物之后使用静脉秋水仙碱仍有疑问,不支持普遍使用[113,114]。重要的是,已有多于20名患者被报道使用静脉秋水仙碱后死亡[114],所以静脉使用是相当危险的，对老年人和肾功能及肝脏功能异常的患者以及同时存在活动性感染的患者推荐使用口服制剂[115]。

(2)**预防性用药**

每日小剂量使用秋水仙碱可以有效控制急性痛风发作。每日0.5mg或0.6~1.2mg是合适剂量(表115.3)。这样的剂量可以完全预防发作且大大减少发作频率,上述结论是随访大量的痛风患者后得出的[1],只有4%的患者有胃肠道毒性反应。

(3)**毒性反应**

口服秋水仙碱胃肠道毒性反应和死亡率与静注和口服秋水仙碱过量有关[114,115]。因为秋水仙碱通过尿和胆汁排泄,所以患者若有少尿、严重肾功能不全(肌酐清除率<10mL/min)、肾衰透析、明显肝功异常和胆道阻塞都应更换其他药物。患者有肾衰竭、骨髓抑制、神经病变和可逆性多发性肌炎的肌肉病变（典型是肌磷酸酶升高)时,每日服用很小剂量的秋水仙碱也有相当大的危险[116,117]。秋水仙碱肌病可以在首次服用数周后发生[118],秋水仙碱诱发的横纹肌溶解症也已有描述[119]。因此,建议对肾功能不全的患者必须遵守小剂量口服秋水仙碱的治疗原则[120](表115.3)。例如,肌酐清除率小于45mL/min的老年人必须保持每3天口服0.6mg以保持治疗效果。

明显心功能不全患者、骨髓抑制患者或细胞毒性化疗患者及同时有感染的患者都有秋水仙碱毒性增加的风险，使用时必须减少剂量和考虑更换其他治疗方法[116,117]。必须注意有些药物可干扰秋水仙碱的代谢过程,需通过调整细胞色素P450活性来清除(例如红霉素、辛伐他汀、西咪替丁、甲苯磺丁脲)[116,117,121-123]或者通过药物流出泵P-糖蛋白(一种多药物抵抗基因)使肝胆细胞释放秋水仙碱[124],如环孢霉素的图解说明[125]。从这一点看,同时使用环孢霉素而突发秋水仙碱肌病、神经病和多脏器秋水仙碱毒性特别值得注意[125-127]。

秋水仙碱是不能透析出的，但使用秋水仙碱的特定抗体治疗秋水仙碱过量是有治疗意义的[128]。而且，秋水仙碱的类似物在体内有相等的抗炎作用活性且毒性低[1,129]。使用这些复合物和去除秋水仙碱的脂溶成分用于治疗还在研究中[130]。

已经证明秋水仙碱的经胎盘途径并能进入母乳中,但小剂量秋水仙碱流产发生率和先天性畸形(及对胎儿性别)的影响尚不清楚[116,117,131,132]。

(4)**代谢过程**

一次性给予患者2mg静脉秋水仙碱，几天后仍然可以在血清中用放射性免疫法检测到秋水仙碱。其血浆半衰期在58±20分钟之间，血峰值是2.9±1.5mg/dL(10^{-7} M)。给志愿者口服1.0mg秋水仙碱，峰值水平可以达到0.6mg/dL(10^{-8} M)。然而,药物集中在白细胞内,比血浆中高近10倍或更多[1]。在这一点上,中性粒细胞药物输出通道P糖蛋白的缺乏可导致中性粒细胞中药物浓度高于单核细胞[133]。虽然静脉注射秋水仙碱后2小时尿的排泄量达最高,但总体药物排泄量是低的,在注射治疗后10天的尿液中仍可检测到药物。

(5)**激活机制**

有报道在静脉注射标准剂量后外周血白细胞的秋水仙碱浓度峰值达$1\sim2\times10^{-5}$ M，注射后72小时白细胞秋水仙碱浓度为5×10^{-6} M,10天后在外周血分离出来的细胞中仍可检测出[1]。秋水仙碱凝集在白细胞的能力是其发挥作用的核心(表115.4)。秋水仙碱结合不可逆的管性二聚体来预防二聚体进入微小管[1,116,117]。这种作用使秋水仙碱像其他结合微管蛋白的植物生物碱类(如长春碱)一样,是一种致命或潜在致命的抗有丝分裂细胞毒素[1,116,117]。

无症状痛风患者用秋水仙碱预防治疗后，膝关节中的白细胞总数和中性粒细胞的绝对数值明显下降[134]，可以想象“预防性”秋水仙碱确实能够减少亚临床状态下的炎症反应。

由于秋水仙碱广泛作用于中性粒细胞（表115.4)而且作用快速持久(在数小时之内)，所以可用于治疗中性粒细胞介导的炎症过程如急性痛风。秋水仙碱对于中性粒细胞-内皮素附着力发的作用特别重要而且对其疗效也是关键的[117,135]。特别是秋水仙碱在纳摩尔浓度下(在低剂量口服预防性秋水仙碱的区间)改变E选择性蛋白的分布，使中性粒细胞对IL-1和TNF-α的反应性内皮粘连增加[1,117]。高治疗剂量秋水仙碱(300nM或更高)在中性粒细胞(不是淋巴细胞)中减少L选择蛋白的表达并在微管内减少L选择蛋白介导的白细胞的聚集降低[,117]。

高浓度的秋水仙碱可达到治疗效果，秋水仙碱可以抑制其他一些吞噬细胞的功能，包括偶尔机动性、趋化性、PLA2活性、刺激COX-2的表达和PLA及一些趋化因子(如LTB_4)的精确机制[1,44,117]。中性粒细胞对许多可溶性趋化因子显效剂的反应(包括LTB_4、IL-8和其他一些趋化因子)均明显受到秋水仙碱的抑制[1,117]。细胞因子和蛋白酶的产生和排泄会被秋水仙碱以配体形式选择性地抑制[1]。关于这一点，IL-1受体拮抗剂被激活的中性粒细胞释放是不受秋水仙碱抑制的[136]。虽然秋水仙碱抑制活化的中性粒细胞产生IL-1，但对其他细胞中IL-1的产生可能会有不同的影响[1,136]。秋水仙碱也抑制某些微粒的吞噬作用，但这些作用相对很弱，它不抑制中性粒细胞过氧化物的更新[1]。

表115.4 秋水仙碱对急性结晶诱导关节炎的有效机制

抑制炎性中性粒细胞的功能

- 抑制中性粒细胞-内皮素附着力的上调
- 增加中性粒细胞 cAMP
- 抑制结晶诱导酪氨酸激酶的激活作用
- 选择性抑制介质释放(如减少 IL-1 和趋化细胞因子释放，但不减少 IL-1 受体拮抗剂的释放)
- 抑制结晶诱导的 PLA2 活性和 PLAP、类前列腺素和 LTB_4 的释放
- 抑制移动
- 抑制吞噬作用

对炎症开始和进展的其他抑制作用

- 下调巨噬细胞和内皮细胞中(不在中性粒细胞中)TNF 介导的反应
- 抑制组胺从肥大细胞中释放

cAMP：环磷酸腺苷；IL：白介素；PLA2：磷脂酶 A2；PLAP：PLA2 活化蛋白；LT：白三烯；TNF：肿瘤坏死因子。

秋水仙碱与家族性地中海发热蛋白相互作用，部分表现在表达水平和细胞骨架水平上[137,138](第68章)，这也能促进秋水仙碱对急性痛风的治疗效果。秋水仙碱可以直接降低巨噬细胞和内皮细胞中TNF-α受体水平(并启动TNF-α应答)[139]，而对中性粒细胞中的TNF-α受体无影响。秋水仙碱还能抑制肥大细胞组织胺的释放[1]。

秋水仙碱通过异源性机制抑制中性粒细胞。第一，秋水仙碱直接提高环腺苷酸(cAMP)水平，通过刺激微管蛋白的鸟苷三磷酸酶(GTP_{ase})活性[1]使前列腺素E诱导的和β-肾上腺素能诱导的中性粒细胞中cAMP增加。cAMP水平增高能广泛抑制中性粒细胞的功能。第二，完整的微小管功能能促进中性粒细胞5-和-15-脂肪氧化酶的最佳表达[1]。第三，秋水仙碱(浓度10^{-5} M)抑制中性粒细胞中MSU和CPPD结晶诱导的酪氨酸激酶的活性[33]。这种作用是由几种可溶性显效剂[包括趋化性肽甲酰甲硫氨酰-亮氨酰-苯丙氨酸(FMLP)和C5a]诱导的，是不被抑制的，但受微小管调节膜蛋白聚集和移动的影响[1,33]。第四，秋水仙碱可以改变二酰基甘油的产生[140]并因此调节应激下的一系列反应。最后，白细胞能动性所必需的秋水仙碱对微小管的稳定可能抑制趋化性、吞噬作用和粘连性。

秋水仙碱对微管的作用可能不是药物有效性的唯一解释。秋水仙碱还结合白细胞膜蛋白，这里可能是微小管的微管蛋白样附着点[1,140]。而且，有些秋水仙碱类似物不能有效地结合微管蛋白，在人体内不能代谢成秋水仙碱，但在动物模型和痛风患者中也具有抗炎作用[1,129]。而某些秋水仙碱类似物能有效地结合微管蛋白却只有微弱的抗炎激活作用[1,129]。

(二)假性痛风

对假性痛风选择支持疗法效果较好，这在前文中提到过。即使没有在腔内注射类固醇，对大关节的关节腔进行抽吸也能有效控制急性炎症反应，可能是因为祛除了关节内滑液衬里细胞中本应使用药物才能祛除的结晶量，从而症状减轻。与痛风不同，假性痛风[94]的炎症和可治愈的滑囊液结晶负荷之间有明显的剂量依赖。

局部同时应用类固醇脂结晶，对于控制大关节假性痛风有100%的疗效，不过曾经描述过假性痛风注射类固醇后出现的潮红与假性痛风应用透明质烷后的潮红相似，可能是由于软骨中潜在的结晶释放造成的。

我们曾经讨论过NSAID和ACTH同等剂量治疗急性痛风均有疗效。口服秋水仙碱治疗急性假性痛风不

如痛风效果好。应用预防性小剂量的秋水仙碱可使假性痛风的急性发作频率和痛风一样减少[141]。

（窦学梅 郑宝忠 译 李世民 校）

参考文献

1. Terkeltaub R. Pathogenesis and treatment of crystal-induced inflammation. In: Koopman WJ, ed. *Arthritis and allied conditions,* 14th ed. Philadelphia: Lippincott Williams & Wilkins, 2001:2329–2347.
2. Vandenberg MK, Moxley G, Breitbach A, et al. Gout attacks in chronic alcoholics occur at lower serum urate levels than nonalcoholics. *J Rheumatol* 1994;21:700–704.
3. Bomalaski JA, Lluberas G, Schumacher HR Jr. Monosodium urate crystals in the knee joints of patients with asymptomatic nontophaceous gout. *Arthritis Rheum* 1986;39:1480–1484.
4. McCarty DJ. Gout without hyperuricemia. *JAMA* 1994;271:302–303.
5. Pritzker KP. Gout and the gullible. *J Rheumatol* 1994;21:2175–2176.
6. Burt HM, Dutt YC. Growth of monosodium urate monohydrate crystals: effect of cartilage and synovial fluid components on in vitro growth rates. *Ann Rheum Dis* 1986;45:858–864.
7. McGill NW, Dieppe PA. The role of serum and synovial fluid components in the promotion of urate crystal formation. *J Rheumatol* 1991; 18:1042–1045.
8. Lally EV, Zimmerman B, Ho G Jr, et al. Urate-mediated inflammation in nodal osteoarthritis: clinical and roentgenographic correlations. *Arthritis Rheum* 1989;32:86–90.
9. Erickson AR, Enzenauer RJ, Nordstrom DM, et al. The prevalence of hypothyroidism in gout. *Am J Med* 1994;97:231–234.
10. Kim YG, Huang XR, Suga S, et al. Involvement of macrophage migration inhibitory factor (MIF) in experimental uric acid nephropathy. *Mol Med* 2000;6:837–848.
11. Steinberg TH, Newman AS, Swanson JA, Silverstein SC. Macrophages possess probenecid-inhibitable organic anion transporters that remove fluorescent dyes from the cytoplasmic matrix. *J Cell Biol* 1987;105:2695–2702.
12. Hardwell TR, Manley G, Braven J, et al. The binding of urate plasma proteins determined by four different techniques. *Clin Chim Acta* 1983; 133:75–83.
13. Perl-Treves D, Addadi L. A structural approach to pathological crystallizations: gout: the possible role of albumin in sodium urate crystallization. *Proc R Soc Lond* 1988;235:145–159.
14. Kam M, Perl-Treves D, Caspi D, et al. Antibodies against crystals. *FASEB J* 1992;6:2608–2613.
15. Kam M, Perl-Treves D, Sfez R, et al. Specificity in the recognition of crystals by antibodies. *J Mol Recognit* 1994;7:257–264.
16. Wu X, Wakamiya M, Vaishnav S, et al. Hyperuricemia and urate nephropathy in urate oxidase–deficient mice. *Proc Natl Acad Sci U S A* 1994;91:742–746.
17. Terkeltaub R, Tenner AJ, Kozin F, et al. Plasma protein binding by monosodium urate crystals: analysis by two-dimensional gel electrophoresis. *Arthritis Rheum* 1983;26:775–783.
18. Tramontini NL, Kuipers PJ, Huber CM, et al. Modulation of leukocyte recruitment and IL-8 expression by the membrane attack complex of complement (C5b-9) in a rabbit model of antigen-induced arthritis. *Inflammation.* 2002;26:311–319.
19. di Giovine FS, Malawista SE, Thornton E, et al. Urate crystals stimulate production of tumor necrosis factor alpha from human blood monocytes and synovial cells: cytokine mRNA and protein kinetics, and cellular distribution. *J Clin Invest* 1991;87:1375–1381.
20. Terkeltaub R, Zachariae C, Santoro D, et al. Monocyte-derived neutrophil chemotactic factor/IL-8 is a potential mediator of crystal-induced inflammation. *Arthritis Rheum* 1991;34:894–903.
21. Bomalaski JS, Baker DG, Brophy LM, et al. Monosodium urate crystals stimulate phospholipase A2 enzyme activities and the synthesis of a phospholipase A2-activating protein. *J Immunol* 1990;145:3391–3397.
22. Gilbert C, Poubelle PE, Borgeat P, et al. Crystal-induced neutrophil activation: VIII. Immediate production of prostaglandin E2 mediated by constitutive cyclooxygenase 2 in human neutrophils stimulated by urate crystals. *Arthritis Rheum* 2003;48:1137–1148.
23. Serhan CN, Lundberg U, Weissmann G, et al. Formation of leukotrienes and hydroxy acids by human neutrophils and platelets exposed to monosodium urate. *Prostaglandins* 1984;27:563–581.
24. Liu R, Lioté F, Rose DM, et al. Pyk2 and Src Kinase signaling transduce monosodium urate crystal–induced nitric oxide production and matrix metalloproteinase-3 expression in chondrocytes. *Arthritis Rheum* 2004; 50:247–258.
25. Hsieh MS, Ho HC, Chou DT, et al. Expression of matrix metalloproteinase-9 (gelatinase B) in gouty arthritis and stimulation of MMP-9 by urate crystals in macrophages. *J Cell Biochem* 2003;89:791–799.
26. Terkeltaub R, Baird S, Sears P, et al. The murine homolog of the interleukin-8 receptor CXCR-2 is essential for the occurrence of neutrophilic inflammation in the air pouch model of acute urate crystal–induced gouty synovitis. *Arthritis Rheum* 1998;41:900–909.
27. Barabe F, Gilbert C, Liao N, et al. Crystal-induced neutrophil activation VI: involvement of FcgammaRIIIB (CD16) and CD11b in response to inflammatory microcrystals. *FASEB J* 1998;12:209–220.
28. Jaques BC, Ginsberg MH. The role of cell surface proteins in platelet stimulation by monosodium urate crystals. *Arthritis Rheum* 1982;25: 508–521.
29. Webb DS, Shimizu Y, Van Seventer GA, et al. LFA-3, CD44, and CD45: physiologic triggers of human monocyte TNF and IL-1 release. *Science* 1990;249:1295–1297.
30. Rose DM, Winston BW, Chan ED, et al. Interferon-gamma and transforming growth factor-beta modulate the activation of mitogen-activated protein kinases and tumor necrosis factor-alpha production induced by Fc gamma-receptor stimulation in murine macrophages. *Biochem Biophys Res Comm* 1997;238:256–260.
31. Terkeltaub R, Sklar LA, Mueller H. Neutrophil activation by inflammatory microcrystals of monosodium urate monohydrate utilizes pertussis toxin-insensitive and sensitive pathways. *J Immunol* 1990;144: 2719–2724.
32. Onello E, Traynor-Kaplan A, Sklar L, et al. Mechanism of neutrophil activation by an unopsonized inflammatory particulate: monosodium urate crystals induce pertussis toxin–insensitive hydrolysis of phosphatidylinositol 4,5-bisphosphate. *J Immunol* 1991;146:4289–4299.
33. Roberge C, Gaudry M, Medicis R, et al. Crystal-induced neutrophil activation. IV. Specific inhibition of tyrosine phosphorylation by colchicine. *J Clin Invest* 1993;92:1722–1729.
34. Smallwood J, Malawista S. Colchicine, crystals, and neutrophil tyrosine phosphorylation. *J Clin Invest* 1993;92:1602–1603.
35. Gaudry M, Roberge C, Medicis R, et al. Crystal-induced neutrophil activation. III: inflammatory microcrystals induce a distinct pattern of tyrosine phosphorylation in human neutrophils. *J Clin Invest* 1993;91: 1649–1655.
36. Burt H, Jackson J, Salari H. Inhibition of crystal-induced neutrophil activation by a protein tyrosine kinase inhibitor. *J Leukoc Biol* 1994; 55:112–119.
37. Gaudry M, Gilbert C, Barabe F, et al. Activation of *lyn* is a common element of the stimulation of human neutrophils by soluble and particulate agonists. *Blood* 1995;86:3567–3574.
38. Naccache PH, Gilbert C, Barabe F, et al. Agonist-specific tyrosine phosphorylation of Cbl in human neutrophils. *J Leukoc Biol* 1997;2: 901–910.
39. Jackson JK, Lauener R, Duronio V, et al. The involvement of phosphatidylinositol 3-kinase in crystal-induced human neutrophil activation. *J Rheumatol* 1997;24:341–348.
40. Liu R, O'Connell M, Johnson K, et al. Extracellular signal-regulated kinase 1/extracellular signal-regulated kinase 2 mitogen-activated protein kinase signaling and activation of activator protein 1 and nuclear factor kappaB transcription factors play central roles in interleukin-8 expression stimulated by monosodium urate monohydrate and calcium pyrophosphate crystals in monocytic cells. *Arthritis Rheum* 2000;43: 1145–1155.
41. Liu R, Aupperle K, Terkeltaub R. Src family protein tyrosine kinase signaling mediates monosodium urate crystal-induced IL-8 expression by monocytic THP-1 cells. *J Leukoc Biol* 2001;70:961–968.
42. Marcil J, Harbour D, Houle MG, et al. Monosodium urate-crystal-stimulated phospholipase D in human neutrophils. *Biochem J* 1999; 337:185–192.
43. Bouchard L, de Medicis R, Lussier A, et al. Inflammatory microcrystals alter the functional phenotype of human osteoblast-like cells *in vitro:* synergism with IL-1 to overexpress cyclooxygenase-2. *J Im-*

munol 2002;168:5310–5317.
44. Pouliot M, James MJ, McColl SR, et al. Monosodium urate microcrystals induce cyclooxygenase-2 in human monocytes. *Blood* 1998; 91:1769–1776.
45. Hanein D, Geiger B, Addadi L. Differential adhesion of cells to enantiomorphous crystal surfaces. *Science* 1994;263:1413–1416.
46. Desaulniers P, Fernandes M, Gilbert C, et al. Crystal-induced neutrophil activation. VII. Involvement of Syk in the responses to monosodium urate crystals. *J Leukoc Biol* 2001;70:659–668.
47. Burt HM, Jackson JK. Role of membrane proteins in monosodium urate crystal-membrane interactions. II. Effect of pretreatments of erythrocyte membranes with membrane permeable and impermeable protein crosslinking agents. *J Rheumatol* 1990;17:1359–1363.
48. Chapman PT, Jamar F, Harrison AA, et al. Noninvasive imaging of E-selectin expression by activated endothelium in urate crystal-induced arthritis. *Arthritis Rheum* 1994;37:1752–1756.
49. Pascaul E, Castellano JA. Treatment with colchicine decreases white cell counts in synovial fluid asymptomatic knees that contain monosodium urate crystals. *J Rheumatol* 1992;19:600–603.
50. Schiltz C, Liote F, Prudhommeaux F, et al. Monosodium urate monohydrate crystal-induced inflammation *in vivo:* quantitative histomorphometric analysis of cellular events.*Arthritis Rheum* 2002;46:1643–1650.
51. Woolley DE. The mast cell in inflammatory arthritis. *N Engl J Med* 2003;348:1709–1711.
52. Getting SJ, Flower RJ, Parente L, et al. Molecular determinants of monosodium urate crystal–induced murine peritonitis: a role for endogenous mast cells and a distinct requirement for endothelial-derived selections. *J Pharmacol Exp Ther* 1997;283:123–130.
53. Dianzani C, Collino M, Lombardi G, et al. Substance P increases neutrophil adhesion to human umbilical vein endothelial cells. *Br J Pharmacol* 2003;139:1103–1110.
54. Liote F. Hyperuricemia and gout. *Curr Rheumatol Rep* 2003;5:227–234.
55. Tessier PA, Naccache PH, Clark-Lewis I, et al. Chemokine networks *in-vivo*. *J Immunol* 1997;159:3595–3602.
56. Matsukawa A, Miyazaki S, Maeda T, et al. Production and regulation of monocyte chemoattractant protein-1 in lipopolysaccharide- or monosodium urate crystal–induced arthritis in rabbits: roles of tumor necrosis factor a, interleukin-1, and interleukin-8. *Lab Invest* 1998;78: 973–985.
57. Matsukawa A, Yoshimura T, Maeda T, et al. Analysis of the cytokine network among tumor necrosis factor, interleukin-1β, interleukin-8, and interleukin-1 receptor antagonist in monosodium urate crystal-induced rabbit arthritis. *Lab Invest* 1998;78:559–569.
58. Miller EJ, Brelsford WG. Interleukin 8: the major neutrophil chemotaxin in a case of pseudogout. *J Rheumatol* 1993;20:1250–1251.
59. Nishimura A, Akahoshi T, Takahashi M, et al. Attenuation of monosodium urate crystal–induced arthritis in rabbits by a neutralizing antibody against interleukin-8. *J Leukoc Biol* 1997;62:444–449.
60. Miguelez R, Palacios I, Navarro F, et al. Anti-inflammatory effect of a PAF receptor antagonist and a new molecule with antiproteinase activity in an experimental model of acute urate crystal arthritis. *J Lipid Mediat Cell Signal* 1996;12:35–49.
61. Ryckman C, McColl SR, Vandal K, et al. Role of S100A8 and S100A9 in neutrophil recruitment in response to monosodium urate monohydrate crystals in the air-pouch model of acute gouty arthritis. *Arthritis Rheum* 2003;48:2310–2320.
62. Manitz MP, Horst B, Seeliger S, et al. Loss of S100A9 (MRP14) results in reduced interleukin-8-induced CD11b surface expression, a polarized microfilament system, and diminished responsiveness to chemoattractants in vitro. *Mol Cell Biol* 2003;23:1034–1043.
63. McCarthy GM, Barthelemy CR, Veum JA, et al. Influence of antihyperuricemic therapy on the clinical and radiographic progression of gout. *Arthritis Rheum* 1991;34:1489–1494.
64. Jones J, Morgan BP. Apoptosis is associated with reduced expression of complement regulatory molecules, adhesion molecules and other receptors on polymorphonuclear leukocytes: functional relevance and role in inflammation. *Immunology* 1995;86:651–660.
65. Simon HU. Neutrophil apoptosis pathways and their modifications in inflammation. *Immunol Rev* 2003;193:101–110.
66. Jones SM, Denton J, Holt PL, et al. Possible clearance of effete polymorphonuclear leucocytes from synovial fluid by cytophagocytic mononuclear cells: implications for pathogenesis and chronicity in inflammatory arthritis. *Ann Rheum Dis* 1993;52:121–126.
67. Haslett C, Jose PJ, Giclas PC, et al. Cessation of neutrophil influx in C5a-induced acute experimental arthritis is associated with loss of chemoattractant activity from the joint space. *J Immunol* 1989;142: 3510–3517.
68. Landis RC, Yagnik DR, Florey O, et al. Safe disposal of inflammatory monosodium urate monohydrate crystals by differentiated macrophages. *Arthritis Rheum* 2002;46:3026–3033.
69. Huynh ML, Fadok VA, Henson PM. Phosphatidylserine-dependent ingestion of apoptotic cells promotes TGF-beta1 secretion and the resolution of inflammation. *J Clin Invest* 2002;109:41–50.
70. Teder P, Vandivier RW, Jiang D, et al. Resolution of lung inflammation by CD44. *Science* 2002;296:155–158.
71. Vandivier RW, Fadok VA, Hoffmann PR, et al. Elastase-mediated phosphatidylserine receptor cleavage impairs apoptotic cell clearance in cystic fibrosis and bronchiectasis. *J Clin Invest* 2002;109:661–670.
72. Liote F, Prudhommeaux F, Schiltz C, et al. Inhibition and prevention of monosodium urate monohydrate crystal–induced acute inflammation *in vivo* by transforming growth factor beta1. *Arthritis Rheum* 1996;39:1192–1198.
73. Akahoshi T, Namai R, Murakami Y, et al. Rapid induction of peroxisome proliferator-activated receptor γ expression in human monocytes by monosodium urate monohydrate crystals. *Arthritis Rheum* 2003; 48:231–239.
74. Murakami Y, Akahoshi T, Kawai S, et al. Antiinflammatory effect of retrovirally transfected interleukin-10 on monosodium urate monohydrate crystal–induced acute inflammation in murine air pouches. *Arthritis Rheum* 2002; 46:2504–2513.
75. VanHal PW, Hopstaken-Broos JM, Prins A, et al. Potential indirect anti-inflammatory effects of IL-4: stimulation of human monocytes, macrophages, and endothelial cells by IL-4 increases aminopeptidase-N (CD13; EC 3.4.11.2). *J Immunol* 1994;153:2718–2728.
76. Tomhave ED, Richardson RM, Didsbury JR, et al. Cross-desensitization of receptors for peptide chemoattractants: characterization of a new form of leukocyte regulation. *J Immunol* 1994;153:3267–3275.
77. Forrest MJ, Aammit V, Brooks PM. Inhibition of leukotriene B_4 synthesis by BW 755c does not reduce polymorphonuclear leucocyte accumulation induced by monosodium urate crystals. *Ann Rheum Dis* 1988;47:241–246.
78. Devchand PR, Keller H, Peters JM, et al. The PPARalpha-leukotriene B_4 pathway to inflammation control. *Nature* 1996;384:39–43.
79. Ortiz-Bravo E, Sieck M, Schumacher R. Changes in the proteins coating monosodium urate crystals during active and subsiding inflammation. *Arthritis Rheum* 1993;9:1274–1285.
80. Horowitz MD, Abbey L, Sirota DK, et al. Intraarticular noninflammatory free urate suspension (urate milk) in 3 patients with painful joints. *J Rheumatol* 1990;17:712–714.
81. Terkeltaub R, Martin J, Curtiss L, et al. Apolipoprotein B mediates the capacity of low density lipoprotein to suppress neutrophil stimulation by particulates. *J Biol Chem* 1986;261:15662–15667.
82. Terkeltaub R, Smeltzer D, Curtiss LK, et al. Low density lipoprotein inhibits the physical interaction of phlogistic crystals and inflammatory cells. *Arthritis Rheum* 1986;29:363–370.
83. Terkeltaub R, Dyer C, Martin J, et al. Apolipoprotein E (apo E) inhibits the capacity of monosodium urate crystals to stimulate neutrophils: characterization of intraarticular apo E and demonstration of apo E binding to urate crystals in vivo. *J Clin Invest* 1991;87:20–26.
84. Ortiz-Bravo E, Schumacher HR. Components generated locally as well as serum alter the phlogistic effect of monosodium urate crystals *in vivo*. *J Rheumatol* 1993;20:1162–1166.
85. Gordon TP, Roberts-Thompson PJ. Preliminary evidence for the presence of an inhibitor on the surface of natural monosodium urate crystals. *Arthritis Rheum* 1986;29:1172–1173.
86. Stankovic A, Front P, Barbara A, et al. Tophus-derived monosodium urate monohydrate crystals are biologically much more active than synthetic counterpart. *Rheumatol Int* 1991;10:221–226.
87. Hansma H, Weisenhorn A, Edmundson A, et al. Atomic force microscopy: seeing molecules of lipid and immunoglobulin. *Clin Chem* 1991;37:1497–1501.
88. Blair JM, Sorensen LB, Arnsdorf MF, et al. The application of atomic force microscopy for the detection of microcrystals in synovial fluid from patients with recurrent synovitis. *Semin Arthritis Rheum* 1995; 24:359–369.
89. Cooke MM, McCarthy GM, Sallis JD, et al. Phosphocitrate inhibits

calcium hydroxyapatite induced mitogenesis and upregulation of matrix metalloproteinase-1, interleukin-1beta and cyclooxygenase-2 mRNA in human breast cancer cell lines. *Breast Cancer Res Treat* 2003;79:253–263.
90. McCarthy GM, Augustine JA, Baldwin AS, et al. Molecular mechanism of basic calcium phosphate crystal–induced activation of human fibroblasts. Role of nuclear factor kappab, activator protein 1, and protein kinase c. *J Biol Chem* 1998;273:35161–35169.
91. Burt HM, Jackson JK. Cytosolic Ca^{2+} concentration determinations in neutrophils stimulated by monosodium urate and calcium pyrophosphate crystals: effect of protein adsorption. *J Rheumatol* 1994;21:138–144.
92. Roch-Arveiller M, Legros R, Chanaud B, et al. Inflammatory reactions induced by various calcium pyrophosphate crystals. *Biomed Pharmacother* 1990;44:467–474.
93. Watanabe W, Baker DG, Schumacher HR. Comparison of the acute inflammation induced by calcium pyrophosphate dihydrate, apatite and mixed crystals in the rat air pouch model of a synovial space. *J Rheumatol* 1992;19:1453–1457.
94. Swan A, Heywood B, Chapman B, Seward H, Dieppe P. Evidence for a causal relationship between the structure, size, and load of calcium pyrophosphate dihydrate crystals, and attacks of pseudogout. *Ann Rheum Dis* 1995;54:825–830.
95. Burt HM, Jackson JK. Enhancement of crystal induced neutrophil responses by opsonisation of calcium pyrophosphate dihydrate crystals. *Ann Rheum Dis* 1993;52:599–607.
96. Terkeltaub R, Santoro D, Mandel G, et al. Serum and plasma inhibit neutrophil stimulation by hydroxyapatite crystals: evidence that serum alpha 2 HS-glycoprotein is a potent and specific crystal-bound inhibitor. *Arthritis Rheum* 1988;31:1081–1089.
97. Cheung HS. Phosphocitrate as a potential therapeutic strategy for crystal deposition disease. *Curr Rheumatol Rep* 2001;3:24–28.
98. Gordon TP, Kowasko IC, James M, et al. Monosodium urate crystal–induced prostaglandin synthesis in the rat subcutaneous air pouch. *Clin Exp Rheumatol* 1985;3:291–295.
99. Hutton CW, Collins AJ, Chambers RE, et al. Systemic response to local urate crystal induced inflammation in man: a possible model to study the acute phase response. *Ann Rheum Dis* 1985;44:533–536.
100. Wortmann RL. Gout and hyperuricemia. *Curr Opin Rheumatol* 2002;14:281–286.
101. Schlesinger N, Schumacher HR Jr. Gout: can management be improved? *Curr Opin Rheumatol* 2001;13:240–244.
102. Schlesinger N, Baker DG, Schumacher HR Jr. How well have diagnostic tests and therapies for gout been evaluated? *Curr Opin Rheumatol* 1999;11:441–445.
103. Schumacher HR Jr, Boice JA, Daikh DI, et al. Randomised double blind trial of etoricoxib and indometacin in treatment of acute gouty arthritis. *BMJ* 2002;324:1488–1492.
104. Groff GD, Frank WA, Raddatz DA. Systemic steroid therapy for acute gout: a clinical trial and review of the literature. *Semin Arthritis Rheum* 1990;19:329–336.
105. Axelrod D, Preston S. Comparison of parenteral adrenocorticotrophic hormone with oral indomethacin in the treatment of acute gout. *Arthritis Rheum* 1988;31:803–805.
106. Ritter J, Kerr LD, Valeriano-Marcet J, et al. ACTH revisited: effective treatment for acute crystal induced synovitis in patients with multiple medical problems. *J Rheumatol* 1994;21:696–699.
107. Siegel LB, Alloway JA, Nashel DJ. Comparison of adrenocorticotrophic hormone and triamcinolone in the treatment of acute gouty arthritis. *J Rheumatol* 1994;21:1325–1327.
108. Clive DM. Renal transplant-associated hyperuricemia and gout. *J Am Soc Nephrol* 2000;11:974–979.
109. Getting SJ, Gibbs L, Clark AJ, et al. POMC gene-derived peptides activate melanocortin type 3 receptor on murine macrophages, suppress cytokine release, and inhibit neutrophil migration in acute experimental inflammation. *J Immunol* 1999;162:7446–7453.
110. Getting SJ, Allcock GH, Flower R, et al. Natural and synthetic agonists of the melanocortin receptor type 3 possess anti-inflammatory properties. *J Leukoc Biol* 2001;69:98–104.
111. Getting SJ, Christian HC, Flower RJ, et al. Activation of melanocortin type 3 receptor as a molecular mechanism for adrenocorticotropic hormone efficacy in gouty arthritis. *Arthritis Rheum* 2002;46:2765–2775.
112. Ahern MJ, Reid C, Gordon TP, et al. Does colchicine work? The results of the first controlled study in acute gout. *Aust N Z J Med* 1987;17:301–304.
113. Roberts WM, Liang MH, Stern SH. Colchicine in acute gout. *JAMA* 1987;257:1920–1921.
114. Bonnel RA, Villalba ML, Karwoski CB, et al. Deaths associated with inappropriate intravenous colchicine administration. *J Emerg Med* 2002;22:385–387.
115. Wallace SL, Singer JZ. Review: systemic toxicity associated with the intravenous administration of colchicine—guidelines for use. *J Rheumatol* 1988;15:495–499.
116. Ben-Chetrit E, Levy M. Colchicine: 1998 update. *Semin Arthritis Rheum* 1998;28:48–59.
117. Molad Y. Update on colchicine and its mechanism of action. *Curr Rheumatol Rep* 2002;4:252–256.
118. Schiff D, Drislane FW. Rapid-onset colchicine myoneuropathy. *Arthritis Rheum* 1992;35:1535–1536.
119. Dawson TM, Starkebaum G. Colchicine induced rhabdomyolysis. *J Rheumatol* 1997;24:2045–2046.
120. Wallace SL, Singer JZ, Duncan GJ, et al. Renal function predicts colchicine toxicity: guidelines for prophylactic use of colchicine in gout. *J Rheumatol* 1991;18:264–269.
121. Caraco Y, Putterman C, Rahamimov R, et al. Acute colchicine intoxication: possible role of erythromycin administration. *J Rheumatol* 1992;19:494–496.
122. Ben-Chetrit E, Scherrmann J-M, Zylber-Katz E, et al. Colchicine disposition in patients with familial Mediterranean fever with renal impairment. *J Rheumatol* 1994;24:710–713.
123. Putterman C, Ben-Chetrit E, Caraco Y, et al. Colchicine intoxication: clinical pharmacology, risk factors, features, and management. *Semin Arthritis Rheum* 1991;21:143–155.
124. Loo TW, Bartlett MC, Clarke DM. Permanent activation of the human P-glycoprotein by covalent modification of a residue in the drug-binding site. *J Biol Chem* 2003;278:20449–20452.
125. Minetti EE, Minetti L. Multiple organ failure in a kidney transplant patient receiving both colchicine and cyclosporine. *J Nephrol* 2003;16:421–425.
126. Simkin PA, Gardner GC. Colchicine use in cyclosporine treated transplant recipients: how little is too much? *J Rheumatol* 2000;27:1334–1337.
127. Yussim A, Bar-Nathan N, Lustig S, et al. Gastrointestinal, hepatorenal and neuromuscular toxicity caused by cyclosporine-colchicine interaction in renal transplantation. *Transplant Proc* 1994;26:2825–2826.
128. Baud FJ, Sabouraud A, Vicaut E, et al. Brief report: treatment of severe colchicine overdose with colchicine-specific Fab fragments. *N Engl J Med* 1995;332:642–645.
129. Sugio K. Separation of tubulin-binding and anti-inflammatory activity in colchicine analogs and congeners. *Life Sci* 1987;40:35–39.
130. Kulkarni SB, Singh M, Betageri GV. Encapsulation, stability and in-vitro release characteristics of liposomal formulations of colchicine. *J Pharm Pharmacol* 1997;49:491–495.
131. Amoura Z, Schermann J-M, Wecisler B, et al. Transplacental passage of colchicine in familial Mediterranean fever. *J Rheumatol* 1994;21:383.
132. Haimov-Kochman R, Ben-Chetrit E. The effect of colchicine treatment on sperm production and function: a review. *Hum Reprod* 1998;13:360–362.
133. Ben-Chetrit E, Levy M. Does the lack of the P-glycoprotein efflux pump in neutrophils explain the efficacy of colchicine in familial Mediterranean fever and other inflammatory diseases? *Med Hypotheses* 1998;51:377–380.
134. Pascual E, Castellano JA. Treatment with colchicine decreases white cell counts in synovial fluid asymptomatic knees that contain monosodium urate crystals. *J Rheumatol* 1992;19:600–603.
135. Cronstein BN, Molad Y, Reibman J, et al. Colchicine alters the quantitative and qualitative display of selectins on endothelial cells and neutrophils. *J Clin Invest* 1995;96:994–1002.
136. Roberge C, de Medicis R, Dayer J-M, et al. Crystal-induced neutrophil activation. V. Differential production of biologically active IL-1 and IL-1 receptor antagonist. *J Immunol* 1994;152:5485–5494.
137. Centola M, Wood G, Frucht DM, et al. The gene for familial Mediterranean fever, MEFV, is expressed in early leukocyte development and is regulated in response to inflammatory mediators. *Blood* 2000;95:3223–3231.
138. Mansfield E, Chae JJ, Komarow HD, et al. The familial Mediter-

ranean fever protein, pyrin, associates with microtubules and colocalizes with actin filaments. *Blood* 2001;98:851–859.
139. Ding AH, Porteau P, Sanchez F, et al. Downregulation of tumor necrosis factor receptors on macrophages and endothelial cells by microtubule depolymerizing agents. *J Exp Med* 1990;171:715–727.
140. Reibman J, Haines KA, Gude D, et al. Differences in signal transduction between Fc gamma receptors (Fc gamma R II, Fc gamma R 111) and FMLP receptors in neutrophils: effects of colchicine on pertussis toxin sensitivity and diacylglycerol formation. *J Immunol* 1991;146:988–996.
141. Alvarellos A, Spilberg I. Colchicine prophylaxis in pseudogout. *J Rheumatol* 1986;13:804–805.

第116章

焦磷酸钙结晶沉积性疾病、假痛风和关节软骨钙质沉着病

Ann K. Rosenthal, Lawrence M. Ryan

用偏振光学显微镜对滑液进行分析可以发现急性痛风样关节炎中非尿酸炎结晶在滑液中沉积[1,2]。这些结晶被证实是双水焦磷酸钙($Ca_2P_2O_7·2H_2O$或CPPD)结晶，而与其相关的临床综合征被称为假性痛风（图116.1A)。在正常人和犬的关节内注射尿酸单钠或CPPD结晶会引起急性炎症反应，证明了这些结晶的致病性[4,5]。自首次发现至今近40年来，CPPD沉积性疾病一直被认为是一种复杂的临床异源性疾病，与痛风有明显不同。尽管尿酸盐和CPPD结晶均可诱发急性关节炎，但关节CPPD沉积的临床特征，特别是常见严重软骨退化的发生，提示CPPD结晶对关节的生物学影响比痛风结晶复杂。在CPPD沉积、年龄增长和异源代谢疾病之间的联系提示诱发CPPD结晶形成的因素具有相似的复杂性。当明确尿酸性痛风的病因和影响后可有效治疗这种疾病，但目前对CPPD沉积的疾病无特殊治疗方法。

一、命名法

与CPPD结晶沉积有关的急性关节炎最初的名字是假性痛风，因为其与真性痛风有明显的相似之处[2]。然而，许多有症状的关节炎患者没有急性发作，所以这个名称应该是指与关节的CPPD结晶有关的急性发作。软骨钙质沉着病是指CPPD结晶沉积的放射学的特征，这要归功于Zitnan和Sitaj[6]。然而，当软骨钙质沉着病高度提示CPPD结晶沉积时，除CPPD之外的结晶很少见引起类似的放射学改变[7]。因此，这个词不是那些与CPPD结晶有关的临床综合征的特定名称的同义词。焦磷酸盐关节病是1969年由H.L.F.Currey提出的，现在在英国广泛应用[8]。它在美国不被认可，可能因为它不能反映全部CPPD结晶引发这种疾病的重要作用。目前与关节内CPPD结晶有关的临床综合征的名称中，CPPD结晶沉积性疾病更为准确并被广泛接受。

二、早期研究报道

1962年，McCarty和同事描述了7名患有急性关节炎和滑液CPPD结晶的患者(图116.1A，B)。他们注意到纤维关节和透明关节软骨的X线片钙化表现（图116.1C)。对软骨沉积的分析显示CPPD结晶是在关节液中。X线衍射图像可见不止一处的组织沉积，80名患者中有51名在关节液中可见结晶，且均是CPPD结晶[9]。

除假性痛风发作和慢性退化性关节病外，其他一些重要发现都在后续研究中得到确认，并提示这种临床异源性疾病的早期表现。例如，类似于Charcot关节病的侵蚀性关节病、类似于骨软骨瘤的放射学损害、出血性关节液、突出的软骨下囊肿和尿酸盐结晶同时存在都在早期报道中至少出现一次。

分析这组疾病的临床和X线片表现可以发现，文献显示其与多发性软骨钙质沉着病(家族性)具有相似性，正如1958年Zitnan和Sitaj所描述的[6]。他们用这些影像学特征作为统一的诊断标准。他们指出膝关节的半月板是普遍受累的部位(图116.1C)。这些作者后来又报道了27名患者中有21人来自斯洛伐克一个小村庄的五个匈牙利家族[10]。

1903年，Bennett报道了首个CPPD沉积的病例[11]。

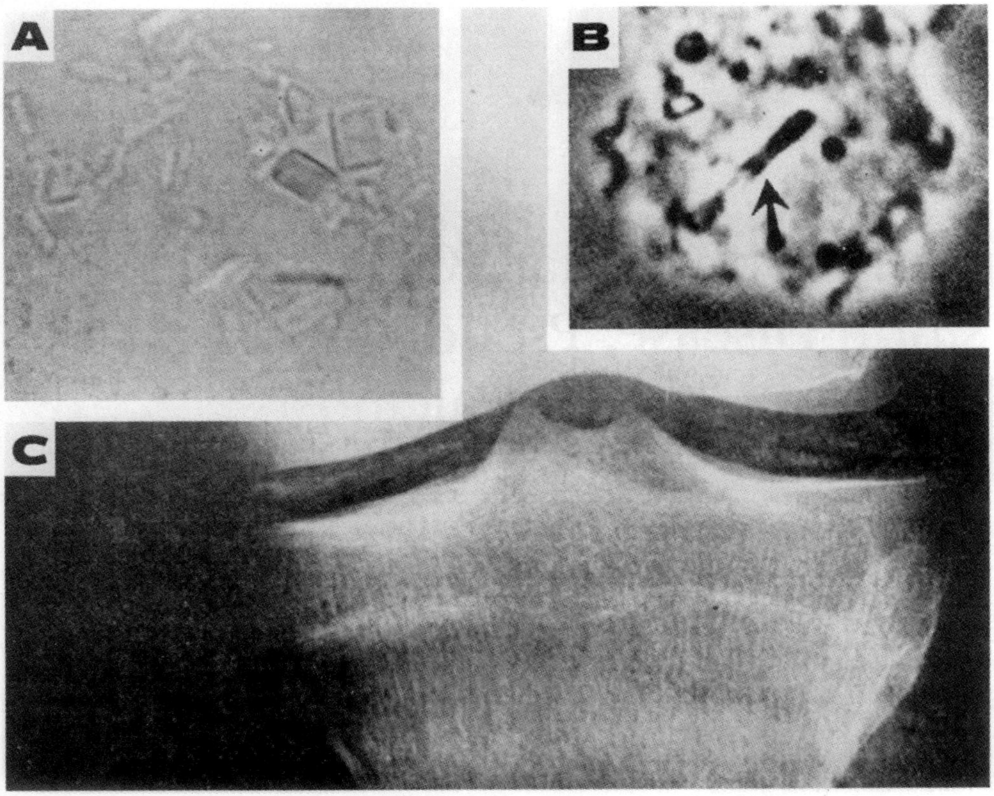

图116.1 (A)弱双折射的单斜晶和三斜晶双水焦磷酸钙(CPPD)微晶在有慢性症状的膝关节滑液中(偏振光,放大1 250倍)。(B)多形核白细胞中被吞噬的结晶(箭头)(相衬,放大1 250倍)。(C) 膝关节的前后位X线照片,显示典型的点状和线状CPPD沉积在半月板和关节透明软骨上。

他描述了对一名老年男性进行尸检时发现其髋关节、肩关节、胸锁关节和颞下颌关节软骨有矿物质沉积。化学分析显示这些结晶中含有钙，紫尿酸铵实验测定尿酸盐呈阴性。在形态学上,这些结晶要小于尿酸盐结晶而且在偏振光学显微镜下呈菱形。其他组织学的报道在前面已经论述过[12]。

三、患病率

临床上很重要的CPPD沉积疾病的发病率和患病率尚不清楚。大部分研究用放射学和解剖学确定的关节钙化作为CPPD沉积疾病的标志[12]。Ellman和Levin进行的老年患者研究特别有趣[13]。约27.6%的能走动的志愿者高分辨率的X线检查显示有钙的沉积。如果这些全部是CPPD沉积,则提示年龄是条件因素之一。后来一项对108名80岁以上妇女膝关节的X线片结果的报道证实了这一结论[14]。55名80~89岁妇女中16%有半月板钙化;53名89~99岁妇女中30%有半月板钙化;25名膝关节软骨钙质沉着病患者中有22名其他关节也有受累。对住老年病房的患者的一项X线片普查发现84岁以上的老年人有44%存在腕关节、骨盆和膝关节软骨钙质沉着病[15]。65~74岁患病率为15%,75~84岁患病率为36%。Framingham研究显示,63岁以上的人口中X线片显示软骨钙质沉着病的患病率为8.1%[16]。

解剖学研究支持CPPD结晶在老年人中的高发病率。从215具尸体[17]中收集超过800个半月板进行的研究提示22%的离体半月板至少有一处M型影像学改变。大多数沉积病变太小不能切割故而无法确认,其中15组半月板中能检验的结晶有待进一步分析。7组半月板 (3.2%的尸体) 显示线形和斑点形的CPPD沉积。Mitrovic和同事[18]发现60岁以上患者膝关节患病率为20%,90岁以上患病率为50%。

四、关节液发现

我们知道CPPD结晶沉积性疾病是以滑液中存在CPPD结晶为定义的临床综合征。与尿酸单钠结晶相似,CPPD结晶显示单斜和三斜的双晶现象。除不能被尿酸酶消化外,CPPD结晶与尿酸盐结晶有多方面的区别。在偏振光下，它们显示弱阳性双折射和倾斜性消光。相反,尿酸盐结晶是阴性双折射和轴式消光。一些CPPD结晶在偏振光下是单向折射的(非折射的)[19]。几乎所有从感染关节抽吸的关节液均显示有吞噬细胞CPPD微晶[2](图116.1B)。在显微镜下,CPPD结晶比尿酸单钠结晶更难发现。我们通使用偏振光1 000倍放大来确切划分结晶的种类。即使使用高敏感性技术,也无法发现超微晶[20,21]。结晶数量与急性炎症有关,因为在急性发作期间从关节液中抽出的晶片经化学分析比非炎症关节液中抽出的晶片含有更多的焦磷酸盐[12]。然而也有例外,从感染性关节中抽出的液体含有少许的CPPD结晶,而从非感染关节中抽出的液体却因为有大量结晶存在而呈牛奶样,这种现象同样出现在真正的痛风中。

关节液的其他特征也支持CPPD结晶沉积疾病的诊断。在急性发作时,平均白细胞浓度与急性痛风发作数目一样,大约20 000/mm³,其中多形核细胞占90%以上。没有炎症活动时,白细胞计数在典型的非炎症范围内。如已经知道的,在假性痛风关节液中可能含有血细胞,特别是在急性发作早期[12]。至少在一个病例中,这样的液体与软骨下骨折有关[22]。滑液中含有的CPPD结晶要多于碱性磷酸钙结晶。一项对30例含CPPD的膝关节液进行的研究发现,22例含有碱性磷酸钙 (BCP)结晶[23](第117章)。

五、诊断标准

在CPPD结晶是疾病的特殊特征的前提下,诊断分类已经根据Resnick等[24]和Martel等[25]的建议改良为包括影像学表现 (表116.1)。如果在组织和关节液中发现有CPPD结晶或者经偏振光显微镜证实结晶中有CPPD或X线片上有典型的钙化表现,则可以确诊。如果只有这些标准中的一项,则有可能是。临床表现或在表116.1中列出的放射学要素提示可能存在CPPD结晶沉积性疾病。

六、临床特征

在1 000例确诊和疑似的CPPD沉积疾病患者中,男性优势比为1.5 : 1[12]。Mayo诊所记录得出相似的结论[26]。与之相反,在其他三组有症状的CPPD沉积疾病的患者中,女性占优势[16,27,28]。患者被诊断时的平均年龄为72岁[12]。

图116.2对临床上可见的各种关节炎的形式进行了总结。CPPD沉积病是一个"模仿高手",因为它不仅与痛风类似,也可以模仿类风湿性关节炎(RA)、骨关节炎(OA)和其他类型的关节病[8,29]。

表 116.1 双水焦磷酸钙结晶沉积性疾病(假性痛风)诊断标准和分类

标准

Ⅰ.通过确定的方法可证实从组织活检、尸检或抽吸滑液中获得的 CPPD 结晶,例如通过 X 线衍射图像中特征性的"指纹"或化学分析

Ⅱ.A.明确单斜的或三斜的结晶显示弱阳性或缺乏,在补偿的偏振光显微镜下显示双折射

B.X 线片上存在典型钙化[a]

Ⅲ.A.急性关节炎,特别是膝关节或其他大关节,伴或不伴高尿酸血症

B.慢性关节炎,特别是膝、髋、腕、肘、肩和掌指关节,尤其在伴有急性加剧时,慢性关节炎表现出下面的特征时可以与骨关节炎区分[23]

1. 在原发性骨关节炎罕见的部位,例如腕关节、掌指关节、肘关节或肩关节
2. X 线片表现,例如桡腕或髌股关节腔狭窄,尤其是孤立的(髌骨"包裹"股骨)[b] 股骨的皮质侵蚀在膝关节侧位片上位于髌骨以上
3. 软骨下囊肿形成
4. 严重进展性退化伴软骨下骨塌陷(微裂)和断裂,同时伴关节内不透射线的小体形成
5. 各种易变的骨赘形成
6. 肌腱钙化,特别是跟腱三头肌腱和闭孔肌腱
7. 中轴骨、骨突的软骨下囊肿和骶髂关节受累,多水平半月板钙化和真空现象,骶尾部真空现象

分类

A.确定——必须满足标准Ⅰ或ⅡA 和ⅡB

B.很可能——必须满足标准ⅡA 或ⅡB

C.可能——标准ⅢA 或ⅢB 提醒医生可能存在潜在的 CPPD 沉积

[a]在纤维软骨、关节软骨和关节囊的严重点状或线形钙化,特别是双侧对称的;模糊或不典型的钙化是由双水磷酸二钙(DCPD)($CaHPO_4·2H_2O$)沉积或血管钙化造成的;二者常呈双侧对称出现。

[b]也是甲状旁腺功能亢进性关节炎的特征。

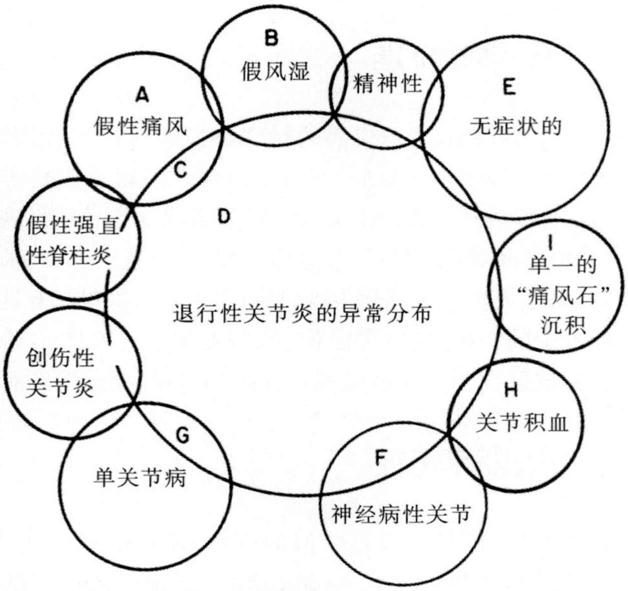

图116.2 与双水焦磷酸钙结晶沉积有关的各种临床显示的关节疾病的图解说明。(From McCarty D. The Heberden oration, 1982 Crystal, joints, and consternation. *Ann Rheum Dis* 1983；42：243–253, with permission.)

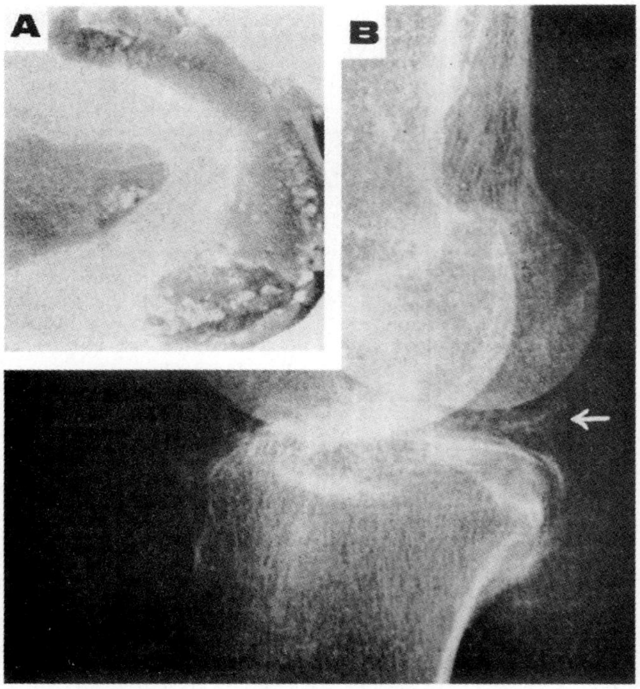

图116.3 (A)尸检中离体的新月形半月板，显示斑点样和线形双水焦磷酸钙微晶。胫骨平台楔形关节软骨有类似的沉积。(B)膝部侧位X线片显示典型的Y形半月板钙化(箭头)。

(一)A型——假性痛风

假性痛风的特征是持续1~4周的急性或亚急性关节炎发作。这些发作可以是自限性的，一般累及一个或几个四肢关节。这种发作可以和真正的痛风一样严重，但常常需要更长时间达到峰值强度而疼痛和功能受损会轻一些。炎症从一个“母”关节开始逐渐影响其他“子”关节，所以被称作结晶沉积性疾病的群发作。也会有轻度发作如在尿酸盐痛风中，这些常多于成熟发作。这种发作会引起局部渗出、关节僵直，但皮肤温暖且没有疼痛。在滑液中可有白细胞增多。给志愿者的关节内注射CPPD结晶证实炎症反应与剂量有关。疼痛是最后出现且最早消失的症状[12]。

大约25%的患者显示A型痛风样形式，以男性为主。和痛风一样，患者常常在急性发作之间无症状。CPPD沉积的放射学证据可见于这类疾病的大部分患者中(图116.3A，B，图116.4和图116.5)。膝关节对于假性痛风就像第一跖趾关节对于痛风一样，是半数以上急性发作发生的部位。而CPPD诱发的第一跖趾关节痛风很少有报道[12]。近20%的CPPD患者有高尿酸血症，约5%的患者同时有尿酸单钠结晶沉积。

由于外科手术或内科疾病刺激诱发的急性发作在痛风和假痛风中都很常见。手术后患者至少有一次急

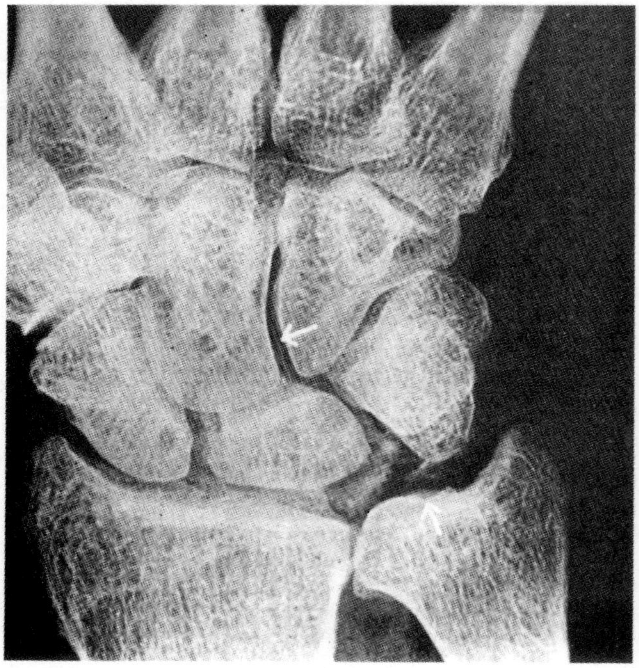

图116.4 腕部前后位X线片显示关节盘纤维软骨钙化和细线状钙化的放射线密度与下面的骨骼相同，提示关节软骨钙化(箭头)。

性发作的百分率在这两种疾病中很接近：168名痛风患

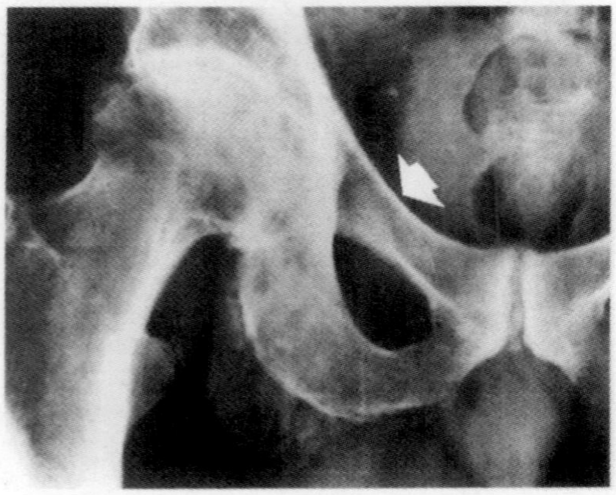

图116.5　石灰质沉积在耻骨联合、透明软骨和髋部髋臼唇上，坐骨和小粗隆内收肌腱的起点及Cooper韧带处（箭头）。

者为8.3%和106名假痛风患者为9.4%[29]。甲状旁腺切除术特别容易诱发假痛风发作[26,30]。与此相似，严重内科疾病特别是血管病变如中风或心肌梗死引起的发作在167名患者中占20.3%，而在104名假性痛风患者中占24%。创伤可以刺激痛风或假性痛风患者急性关节炎发作。因为两种类型的结晶经常在同一患者中发现，而其中任何一种均可在特定临床条件下引起自限性发作且可能对治疗产生相似的反应，因此关节抽吸和特定晶体的确认是鉴别诊断的必要方法。

口服秋水仙碱对于假性痛风虽然不像在痛风中具有可预知的效果，但其缓解作用非常明显。多形核白细胞吞噬尿酸单钠结晶或CPPD结晶后释放趋化因子[31]（第115章）。受体内秋水仙碱浓度抑制，而秋水仙碱在血浆非常容易达到常规治疗剂量。对尿酸盐结晶诱发释放的抑制作用比对CPPD结晶诱发释放的抑制作用可预见性更强，体外结果与患者临床实验相似。Spiberg和助手们[32]发现静脉注射秋水仙碱1~2mg可以控制假性痛风的急性发作。

（二）B型——假性类风湿性关节炎

大约5%的患者在亚急性发作持续4周到几个月之间有多关节的损害。炎症的非特异性表现如晨僵和疲劳较常见，可见如滑液增稠、局部凹陷性水肿，炎症或关节活动受限引起的屈曲性挛缩及红细胞沉降率增高等体征。这样的患者通常被认为患有类风湿性关节炎[33]。另外，约有10%的CPPD相关的关节炎患者类风湿因子（RF）呈阳性[29]，即使是低滴定度，也可能会混淆。风湿因子滴定度高和典型的X线片显示侵蚀影像则支持类风湿性关节炎诊断[34]。有趣的是，尿酸性痛风也有多关节受累，10%的患者有RF，症状也与RA相似[35]。

CPPD沉积已从组织学[36]和影像学[37]描述过，对于怀疑类风湿性关节炎的患者来讲非常必要。至少有1%的CPPD沉积患者被认为可能有RA。这个数字与我们对9名真性RA患者进行的实验结果一致。在RA患者中，关节软骨钙化发病率较低（3%），对照组为14%，对照组平均年龄为64.8岁，其发病率要大于无症状人群[38]。这种差异可能是由于对照组患者因为膝部疼痛而就诊。有结晶的痛风和RA并发很少见[12]。

B型仅出现在①发炎的关节如在痛风中一样呈“异相”，而非在RA中的“同相”。②有骨赘形成。③关节液的白细胞中有CPPD结晶。④没有典型的X线片侵蚀性疾病的患者。当CPPD结晶沉积和RA共存时，后者的X线片表现对于RA是不典型的[38]。在10名患者中有7人发现不对称的疾病、保持的骨密度、明显的骨赘、皮质的囊肿和缺乏侵蚀，这些患者都可能有两种疾病并存。这7名患者可能确实有假性类风湿性型CPPD结晶沉积性疾病。

多种假性类风湿性关节炎（B型）能引起临床混淆。患者常为老年人，有多处急性炎症关节、显著的白细胞增多、发热（39℃~40℃）、意识混乱或定位异常[39]。全身性败血症常被医生所考虑，即使培养结果阴性，也常应用抗生素。抗炎药物治疗可以改变整个疾病的过程。

（三）C型和D型——假性骨关节炎

大约50%的CPPD沉积性疾病患者有进行性多关节退化（图116.6，图116.7和图116.8），其中大部分是女性。膝关节是最常见的受累关节，随后是腕关节、跖趾关节、髋、脊柱、肩、肘和踝关节。普遍呈对称受累，不过退

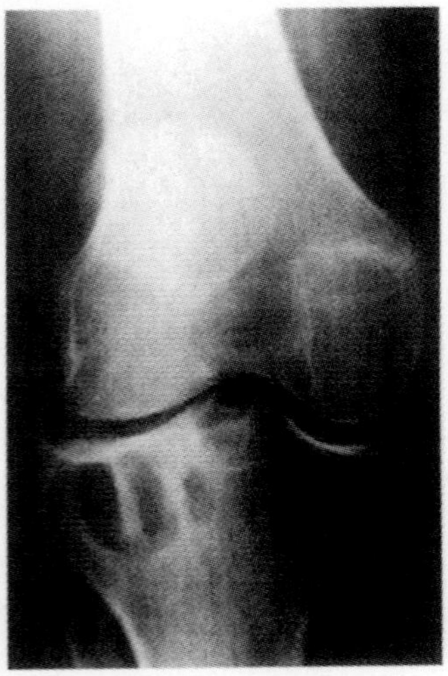

图116.6　一位甲状旁腺功能亢进伴有广泛的双水焦磷酸钙沉着的患者，在胫骨的外侧平台下有软骨下骨囊肿。

化过程可能有一侧会重些，特别是有骨折或创伤的关节。受累关节常见屈曲性挛缩。有以下情况的患者应怀疑是CPPD结晶沉积：单侧或双侧外翻畸形、膝部屈曲性挛缩（特别是伴有骨赘）和原发性OA不常累及的其他关节的屈曲性挛缩，如腕关节，肘关节，肩关节和趾跖关节。

全部患者中大约有25%或50%的C、D型患者有间断急性发作的病史，他们属于C型。若没有明显炎症表现则属于D型。

受累关节在X线片可见或不可见特征性的CPPD结晶沉积。CPPD结晶常见于影像学检查阴性的关节，特别是那些有广泛退行性变的关节。Zitnan和Sitaj[40]通过系列影像学研究收集了疾病早期阶段有明显钙盐沉积的关节标本，但当并发关节重度退行性变时很难辨别。详细的影像学检查对于一些微小的沉积病变的辨别有帮助[41]。

Martel和同事[42]以及Hamilton和同事[43]描述了骨的末端变方。软骨下囊的变化和钩状骨赘，特别是在伴CPPD结晶沉积的跖趾关节。Atkins和助手们[44]对比了伴有血色素沉着的散在CPPD结晶沉积性疾病沉着病患者跖趾关节退化的影像学特征，他们发现在伴有血色素沉着的CPPD患者中发现更严重的变化的占很大比例。

Resnick和同事们[24]使用性别与年龄对比方法研究CPPD沉着病患者。表116.1中列出了诊断标准中一些有用的诊断线索。中轴骨经常受累，其特征为纤维环的钙化，多节段椎间盘退化伴有中空现象和软骨下侵蚀以及骶髂关节的中空现象[24,25]。

C、D型骨关节退化的形式（例如腕、趾跖关节、肘和肩）与原发性OA有明显的不同（例如近端和远端的指趾间关节以及第一腕掌关节）。这两种疾病中膝关节均为常见受累的部位。Heberden和Bouchard结节以及其他原发性OA，常常与CPPD结晶沉积特有的关节受累形式共存。这可能与这两种常见疾病共存于老年患者有关。

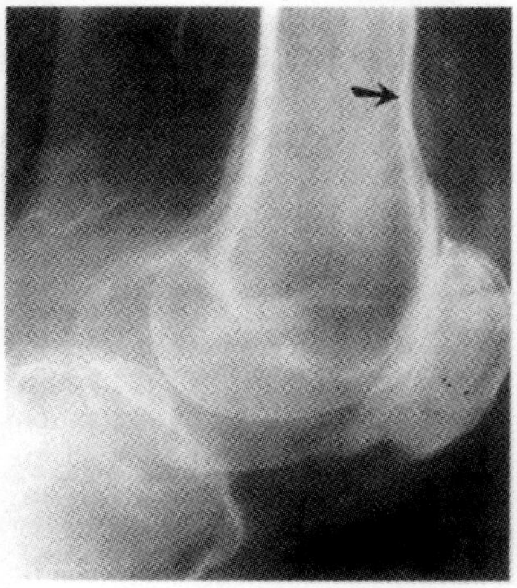

图116.7 膝关节的侧位X线片，显示股骨皮质特有的侵蚀在髌骨上方（箭头）。注意髌骨“包裹”股骨。(Courtesy of Dr.Harry K.Genant.)

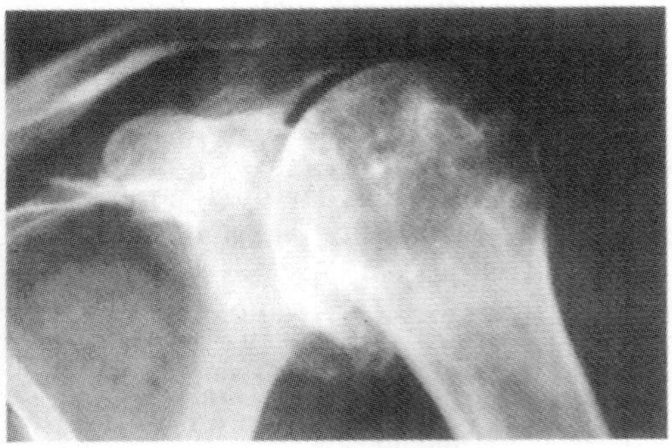

图116.8 肩关节前后位X线片显示，神经营养性的关节出现广泛的囊性骨损害以及滑液隐窝上面粉状的骨碎片。

（四）E型——无症状的CPPD结晶沉积

E型CPPD结晶沉积是所有CPPD沉积性疾病中最常见的临床表现形式。大部分CPPD沉积的关节在X线片上可见但无临床症状，即使患者在其他关节有急性或慢性症状。腕部疾病和膝内翻畸形，而非急性关节炎症，在有CPPD沉积的老年患者中比在相同数量的对照组老年患者要常见的多[13]。

（五）F型——假性神经性关节病

神经病样关节病也与关节CPPD结晶沉积有关（图116.8）。据报道一名早期CPPD沉积性疾病的患者在无神经系统异常的膝关节有Charcot样关节病[2]。此后，4名膝关节神经性关节炎伴随多关节的CPPD沉积的患者中有3名有轻度运动性共济失调；第4名患者有晚期潜伏梅毒，但无神经系统异常[45]。这些患者中有1名患者后来发展为伴有急性出血性关节炎和急性假痛风的Charcot关节病[22]。其他关于破坏性骨关节病的报道与有CPPD沉积的神经性关节病和正常神经系统检查的相似性揭示出这种联系[46-49]。关于颞下颌关节的神经病型骨关节病严重的神经病性退化曾有报道[50]。

（六）其他类型的结晶沉积性疾病

许多其他形式的疾病已有描述[8]。由于假性强直性脊柱炎或弥漫性特发性骨质增生而致脊柱僵硬曾被报道，特别在家族性CPPD沉积病中[10,49]。在智利人家庭中曾经存在真正的骨性僵直，但受累的个体没有HLA-B27[51]。

CPPD结晶沉积的神经病变表现已经被逐步认识。由CPPD和BCP沉积所引起的急性颈痛综合征的X线断层扫描显示被称为"皇冠状齿突综合征"的钙化环绕的齿状突[52]。同时伴随颈强直和发热可类似于假性脑膜炎[53]。其他患者可以有与颈椎棘突CPPD结晶沉积和其邻近的组织肥大有关的多种症状和体征[54-57]。黄韧带是颈部CPPD结晶最常沉积的位置(图116.9)[58]。结晶沉积、韧带肥大和软骨样化生都可导致脊椎侵占。后方纵向韧带和前方关节也已经被报道[59,60]。总的来讲，外科减压术是有效的。腰椎受累可表现为椎管狭窄而致神经性跛行和急性神经根病[61]。在一项研究中发现，CPPD结晶沉积发生于29%的非选择性疾病外科手术治疗椎管狭窄而致韧带肥厚的患者中[62]。

单一关节炎症或者退化可能发生于继发于创伤或手术的CPPD沉积。这种表现最常发生在膝关节，在半月板切除术数年后[63]，在分离性骨软骨炎手术切除骨软骨的碎片后[64]或腰椎外科手术后在纤维软骨的椎间盘发生[65,66]。

英国的系列研究发现，风湿性多发性肌痛的发现频率(8%)提示CPPD沉积可以出现类似于风湿性多发性肌痛近端的强直、疼痛和血沉增快的症状[27]。少见为局部进行性破坏的独有的"砂砾样"CPPD沉积可以发生在合并软骨化生的滑膜组织中[12]。

Zitnan和Sitaj[40]通过对家族性CPPD沉积关节病的长期观察发现，一名患者在疾病过程早期可见一种形式的关节炎，而晚期会出现另一种形式的关节炎。例如，许多A型关节炎患者最终会患上C、D、F型关节炎。

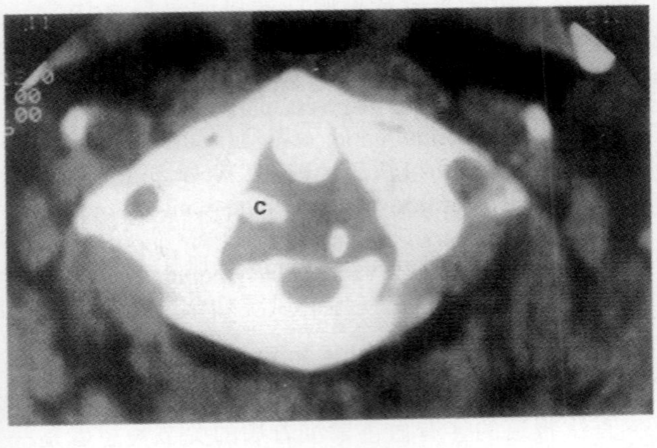

图116.9　软骨钙质沉着病患者在C1和C2水平的过度钙化(C)和长束信号。手术标本显示在化生的纤维软骨上有结晶沉积。

急性发作期间的全身表现常见且多变。其中包括体温升高至37.2℃~39.4℃，白细胞增高达12000~15000/mm^3，伴有核左移、血沉加快及血清急性阶段的改变。IL-6可能介导这些系统性反应[67]。

假痛风的急性发作发生于正常孕期的第二周期和第三周期(三个月为一周期)[68]。年轻患者都有CPPD沉积的明确病因。结晶由软骨释放进入滑液诱发了假痛风的发作，这可能是由沉积松动脱落造成的。胎盘的碱性磷酸酶最初可以进入软骨，继而发生焦磷酸盐水解，导致部分结晶溶解[69]。

(七)动物CPPD沉着

CPPD结晶在北非产无尾猿的软骨上、老年恒河猴和狗的软骨上均有发现[12]。在老年兔子中还发现了钙化，但其成分为BCP而不是CPPD。

七、病因学分类

CPPD沉积性疾病的分类标准见表116.2。基于病因学可分为四种：遗传性CPPD沉积疾病、散发或特发性CPPD沉积疾病、CPPD沉积伴有代谢性异常和创伤后CPPD沉积性疾病。

八、家族性CPPD沉积性疾病

家族性CPPD沉积病所致的遗传性异常很可能是异种的。许多家族显示出常染色体显性疾病的遗传特性，伴有近乎完全的外显率[6,10,70-84]。其他相关代谢疾病，如甲状旁腺功能亢进，罕见于这些家族。疾病的表型表现在一些家族中很严重，在另外一些家族中则很轻，发作年龄多变[6,10,70-84]。在一个英格兰家族中，儿童时期的癫痫可以预示成年时代CPPD沉积疾病的发展[69]。最近Pons-Estel等人描述了一个家庭CPPD结晶沉积和关节BCP结晶[85]。

基因异常导致的家族性CPPD沉着性疾病已被描述。在8号染色体长臂上的CCAL1是在美国家庭中发现

表 116.2　双水焦磷酸钙结晶沉积性疾病的病因学分类

Ⅰ.遗传性
Ⅱ.散发性(特发性)
Ⅲ.伴代谢性疾病(见 116.3)
Ⅳ.与创伤或外科手术有关

的第一个与CPPD沉着相关的基因[86]。而英国种族中与CPPD沉积性疾病和热型癫痫有关的基因确定是在5号染色体短臂上（CCAL2）[87]。至少有两个其他家庭在CCAL2基因位点存在相似的基因突变[88]。这个基因区包含有ANKH基因、ank的人类同族体和与大鼠进行性关节强直有关的基因。ank控制着无机磷酸盐(PPi)的跨膜转运机制[89]和CPPD结晶的阴离子成分，并可以调节许多组织中的矿化作用[90]。三个在CCAL2位点发生突变的家族，在ANKH基因上有异常[91,92]。有意思的是，虽然这些家族中有多种突变形式，但都聚集与ANKH蛋白的氨基末端相对应的基因区[92]。ANKH蛋白羧基末端的突变导致了另外一种表型，即颅骨后发育异常[93,94]。人类ANKH基因的确切功能和如何影响CPPD结晶的形成仍不清楚。

基因因素是否也参与散发性或特发性CPPD沉积性疾病尚待讨论。晚期发作的关节炎表现型向家族型CPPD沉积性疾病研究提出了具有挑战性的问题。当对12个疑似患有散发性CPPD结晶沉积性疾病的家族进行全面研究后发现，3个家族中至少有1名家庭成员患有CPPD沉积性疾病[12]。在西班牙，46名散发患者调查后具有家族性特征的有5名(11%)[80]。这个发现也提示散发性与高龄相关。在西班牙进行的其他调查表明，家族性CPPD沉积性疾病患病率为27%~28%，标准为至少有一名有血缘关系的人有CPPD沉积病的证据[79,81]。这就表明对散发型患者的全面研究会导致许多遗传性或伴代谢疾病的患者的再分类。Pendelton等人提出了ANKH基因突变在散发型CPPD沉积疾病中的可能性。他们发现95名患者中有一名迟发的CPPD沉积病有ANKH基因的突变，而2名未受累的亲属有类似的异常[91]。有关ANKH基因突变与散发的CPPD沉着病的大样本研究是非常必要的。

九、相关疾病

许多代谢性疾病和生理压抑，如衰老和创伤，均与CPPD结晶沉积有关(表116.3)。在统计学上发现，只有衰老和进行过关节手术与CPPD沉积相关。尽管如此，详尽的证据提示许多其他联系也是有根据的，放射影像学检查证明与相同年龄和性别的对照组相比，软骨钙化在有些患者中发作更频繁，如痛风[95]、血色素沉着病[96]和甲状旁腺功能亢进[97]。这些联系似乎很明显，但因果关系还不确定。

有报道称这种联系必须谨慎解释，因为5%的成年人患有CPPD沉积，且可能与许多疾病有关。实际地讲，

表 116.3 与双水焦磷酸钙结晶沉积有关的疾病

衰老
创伤，包括外科手术
甲状旁腺功能亢进
家族性高钙血症
血色病
含铁血黄素沉积病
低磷酸酶症
低镁血症
甲状腺功能减退
痛风
神经性关节病
淀粉样变性

临床医生遇到CPPD沉积病的患者时应想到表116.3所列的疾病。对这些患者进行适当的实验室研究时经常会发现有甲状旁腺功能亢进、甲状腺功能减退或其他代谢性疾病。相反，当这些代谢病患者出现关节炎时，鉴别诊断时应考虑CPPD沉积病的可能性。

（一）甲状旁腺功能亢进

关于CPPD结晶沉积患者伴有甲状旁腺功能亢进有许多报道[97-100]，在多组CPPD沉积病患者中患病率为2%~15%[48,101,102]。相反，20%~30%的甲状旁腺功能亢进患者的X线片存在软骨钙化[79,103]。从历史角度讲，第一例囊性纤维性骨炎伴有甲状旁腺功能亢进的患者在200年以后仍保藏尚好的耻骨进行X线扫描发现有典型的软骨钙化[104]。甲状旁腺功能亢进合并CPPD沉积患者年龄要大于只有甲状旁腺功能亢进的患者。在大多数外科治疗的病例中，可见甲状旁腺腺瘤而非增生。在甲状旁腺切除术后常见假性痛风的急性发作[26,30]。术后长期随访调查证明有石灰质的持续沉积，尽管血清钙水平恢复正常[103,105,106]。

人们一直认为持续性高钙血症与甲状旁腺功能亢进可促进关节内CPPD结晶的形成。关节症状与放射学的软骨钙化之间的关系提示有毕生良性疾病的患者的CPPD结晶沉积，被称作低尿钙性高钙血症[107,108]。所以对这群患者必须要有更详尽的风湿病学分析。

（二）血色素沉着病

首次报道的伴有血色素沉着病的关节炎患者是一例关节软骨钙化的病例[109]。后来许多报道也证实了这种联系[110]。将近一半的血色素沉着病患者有关节炎，

近一半的患者影像学上有软骨钙化[111,112]，老年人占多数[112,113]。CPPD沉积和相关的关节不适常发生在无症状的血色素沉着病患者中。跖趾关节受累在血色素沉着病中较特发性软骨钙化更常见[44]，但骨末端的狭小、关节间隙变窄和软骨下囊形成与Martel和同事们[42]所描述的特发性软骨钙化一致。Adamson等[114]指出CPPD中更明显的跖趾关节狭窄，特别是在第二和第三跖骨，掌骨头桡侧特有的钩状骨赘和少数舟月骨分离。超负荷铁的适当治疗不能阻止新的钙化出现超过10年时间[96]。关于CPPD结晶沉积的影像学证据在18名患者中从7人增多到13人。

有报道输血性含铁血黄素沉着症[110]和血友病患者也有CPPD沉积，这提示铁本身可以直接导致钙的沉积[12]。在体内，也有一些支持铁在CPPD结晶沉积中作用的证据[115]。二价铁离子可以抑制焦磷酸酶对无机焦磷酸盐的降解[116]。滑液的含铁血黄素沉积病使兔的关节中放射标记的CPPD结晶的代谢清除减慢约50%[117]。然而，还有其他一些关于血色病和CPPD沉积的关系的解释。如正常血钙的甲状旁腺亢进症可以发生在50%以上的血色病患者中[118]。Pawlotsky等[119]论证了血色病患者的特殊的甲状旁腺激素(PTH)碎片水平增高。他们指出，这些特殊碎片的水平与关节炎的发生有关。因此，甲状旁腺亢进和血色病可能存在共同的发病因素。

(三)其他少见或可能的与CPPD结晶沉积性疾病相关的疾病

O'Duffy[120]报道过一名低磷酸酶症患者有CPPD沉积，后来又有其他患者被报道[121,122]。无机焦磷酸盐(PPi)是CPPD结晶的阴离子部分，是碱性磷酸盐的天然底物。在尿与血浆中，PPi水平在低磷酸酶症时是升高的[123,124]，所以低磷酸酶症与CPPD结晶沉积是相关的。BCP结晶沉积症在该人群也很普遍[125]。尝试使用Paget患者的血浆注入低磷酸酶症患儿体内，以取代碱性磷酸酶治疗的方法对于尿的PPi的排泄没有任何作用，但是可以改善骨的异常情况[126]。

低镁血症和CPPD结晶沉积有关，首次报道于1974年[127]。随后又报道了至少10名患者[12]。这些相关是有意义的，因为血镁可以提高CPPD结晶的溶解度[128]，而且对于碱性磷酸酶[129]和其他许多无机焦磷酸酶[116]也是重要因素。在大多数患者中，这种缺陷似乎代表肾脏储存血镁的功能衰竭。在两名患者中，血镁替代治疗可减少钙化过程[130,131]。一项口服镁剂治疗CPPD结晶沉积的研究显示患者的关节症状和体征有明显的改善，但对于X线片显示的钙化影响不大[132]。CPPD结晶沉积在Bartter综合征中也有报道[12]，可继发于相关的低镁血症。然而，尿或血镁的异常情况在大多数CPPD结晶沉积的患者中并不存在[127]。

有报道甲状腺功能减退与CPPD沉积也有关，但这种联系仍有争议。使用甲状腺素治疗后才会出现症状[133]。一项外科调查表明，105名随访的CPPD沉积患者中11%有甲状腺功能减退[134]，比在急性药物治疗或风湿性关节炎患者中更多。再分化显示CPPD沉积与甲状腺功能减退有很小但很明显的联系[135]。然而，两项对于甲状腺功能减退患者的研究并不能证明X线片显示的膝关节软骨钙化的患病率与甲状腺功能正常的对照组相比增高[136,137]。

1976年首次报道关节周围和关节内的淀粉样蛋白沉积与CPPD沉积有关[138]。在5名老年患者中就有4名有淀粉样关节病，他们大部分存在腕管综合征、双手指凹陷性水肿和软骨钙化[139]。后续的组织学研究表明，在软骨和滑膜中经常有淀粉样蛋白沉积，常与CPPD结晶类似[110]。因为大部分患者是老年人，因此可能发生与年龄相关的两个病变过程同时出现。众所周知，淀粉状蛋白可与PPi的类似物钙结合[140]，然而局部螯合能够帮助CPPD结晶形成。淀粉状蛋白也见于骨关节炎软骨[141,142]和衰老的大鼠关节中。

高尿酸血症常常伴有轻度氮质血症、高血压或利尿剂的使用，这在老年人群中常见。假性痛风与尿酸盐痛风共存在报道中占2%~8%[110,143]。如果尿酸盐结晶沉积的患病率在成年男性中为2%[17]，那么这种联系可能存在。虽然31名痛风患者中有32%有软骨钙化的影像学依据，但另外一组43名痛风患者中只有5%有沉积的证据，百分率未超过对照组[37]。在一项详尽的前瞻性对照研究中，138名痛风患者中有8名出现软骨钙化，在年龄相当的正常对照组和无症状高尿酸血症的患者中，患病者为0人(142人中)和1人(84人中)[82,144]。这个结果提示CPPD与痛风有关，而与高尿酸血症无关。

已有人推测软骨钙化和脊椎结核骨骺发育异常之间存在联系[145-147]。但这种联系未经过广泛的调查。

强直性脊柱炎在斯洛文尼亚进行的遗传性CPPD沉积的病例研究中被报道[40]。18名日本患者中有1/3存在强直性脊柱炎[148]，在荷兰也有许多遗传性病例被发现[149]。相反，在34名强直性脊柱炎患者中有6%存在CPPD沉积症。

我们建议对于新诊断的CPPD沉积症患者进行的

常规检查包括血钙、镁、磷酸盐、碱性磷酸酶、铁蛋白、铁、总铁结合能力及促甲状腺激素，若有异常情况发现则需做进一步的代谢研究。在60岁以上伴有CPPD沉积的患者中，低镁血症和低磷酸盐血症很少见。

（四）骨关节炎和CPPD沉积性疾病

骨关节炎与CPPD沉积病之间的关系是复杂且难以描述的。毋庸置疑的是，CPPD结晶在有原发性骨关节炎标记的患者中被忽略了。近期一项对膝关节置换术后滑膜液标本的研究说明，53名术前诊断为骨关节炎的患者中有60%存在一种或两种病理性的钙盐结晶[150]。Swan和同事们[151]从12名膝关节有大量渗出的骨关节炎患者中抽取了膝关节滑液进行研究，未发现软骨钙化的X线片证据，通过常规的偏振光学显微镜未在滑液中检测到结晶。其中11例证实有钙盐结晶、3例有CPPD结晶、6例有BCP结晶、2例有两种混合的结晶类型。作者假设骨关节炎患者的大部分滑液中存在CPPD或BCP结晶，但由于太小或太稀少而不能被常规显微镜所发现。还有一些研究支持CPPD结晶与X线片上显示的严重的关节退化有关。Sanmarti和助手[152]通过西班牙人口基础研究证实X线片显示的骨关节炎与软骨钙化有明显的关系。一些回顾性研究显示，滑液CPPD结晶与快速进展的骨关节炎有关 [153,154]。另一方面，Felson和助手们[155]说明了老年人软骨钙化并不是骨关节炎的独立危险因素。确实，结晶是引起了软骨退化还是使以前存在的退化性疾病恶化尚不清楚。

（五）创伤/外科手术和CPPD沉积病

有证据证明CPPD沉积和既往关节外伤或手术史之间存在联系。在1942年，Weaver[156]讨论了创伤后发生的单关节钙化沉积。关节镜在关节中也发现并描述了这点[157]。在过度活动的关节[158]、不稳定关节[159]和神经性关节中[45]也出现了X线片的软骨钙化表现。最令人信服的证据来自于Linden、Nilsson[64]和Doherty及其助手们的研究[63]。在第一个的研究中，42例对股骨髁的分离性骨软骨炎进行过治疗的患者的膝关节中有25例在手术中发现软骨钙化，但对侧的膝关节未受累。在对照组中，41例行半月板切除术的患者的膝关节中有14例发现软骨钙化。在第二个关于半月板切除术后患者的研究中，平均在术后25年进行膝关节的X线片检查，20%的患者膝关节显示软骨钙化，仅4%对侧出现软骨钙化。也有报道一名局部放疗后患者的关节出现软骨钙化[160]。

（六）药物和CPPD沉积病

有报道称使用氨羟二磷酸二钠，粒细胞-巨噬细胞克隆刺激因子和关节内透明质烷制剂与假痛风发作有关[161,163]。

九、影像学特征

CPPD沉积性疾病有明显的放射学特征，但放射学的改变并不具有诊断学意义。软骨钙化并不意味着出现CPPD沉积。相反，Fisseler-Eckhoff和Muller[164]报道放射学软骨钙化仅占经关节镜病理检查证实了的CPPD结晶沉积的少数(39%)。在纤维软骨组织、透明关节软骨、韧带和关节囊上发现严重的CPPD结晶沉积对诊断有帮助。对膝关节半月板纤维软骨的放射学检查常显示点状、线状放射密度，而且常累及双膝的半月板(图116.1C和图116.3B)。在桡尺远侧关节的关节盘经常出现纤维软骨组织呈粟粒样钙化的情况(图116.4)，在耻骨联合(图116.5)、关节窝、髋臼和椎间盘的纤维环等处亦有上述表现。胸锁乳突关节盘也常被累及，但颞下颌关节常常幸免。

透明关节软骨的软骨钙化是常见的，沉积在骨下中层常显示与其下方骨密度一致的不透光的线(图116.3B和图116.4)。这些沉积经常发生在大关节处，但在动关节的附近也可观察到。在磁共振(MRI)检查中，透明关节的CPPD沉积在二维或三维梯度回波顺序中呈低密度灶，因而半月板钙化经常被误诊[165]。关节囊或滑膜的钙化常见于肘、肩、髋和膝，这种沉积呈现出一种比在软骨中更弥散的模糊的不透明线。

在CPPD沉积性疾病中常发生黏液囊、肌腱和韧带的钙化。这种钙化可能代表某些患者的BCP结晶沉积，但CPPD沉积多发生于所有上面提到的部位。滑膜沉积可以非常大以至于类似于滑膜性软骨瘤病[166]，韧带或肌腱的钙化可导致局部压迫症状如腕管综合征或骨髓瘤[167]，前已提及。

软骨下骨囊肿常见且囊肿巨大。图116.6中显示的损害的组织学检查证实是骨囊肿。目前还不清楚有多少损害与CPPD沉积有关，但由于其经常发生所以足够作为诊断性依据[24]。

许多影像学的异常情况均可提示CPPD沉积。有报道发现髌骨上方股骨的骨皮质特有的侵蚀[168，169]。这种损害与髌股间室的骨关节炎有关(图116.7)。腕关节的不稳定性被报道与类似于风湿性关节炎的CPPD沉积有关[170]。桡腕受累的特殊倾向已被发现。舟骨新月体分离被认为是韧带组织退化的结果。中轴骨受累已有描述[25]。在腰椎中常见多发纤维环钙化，椎间盘的真空现象和椎间盘狭窄。急性颈痛综合征与齿状突周围钙化有关，称"皇冠齿突综合征"[52](图116.9)。在周围关节中BCP和CPPD结晶均有发生。骶髂关节的异常情况常包括软骨下损伤、反应性硬化症和双侧真空现象。继发性甲状旁腺功能亢进的尿酸尿患者的突出表现为脊柱受累[103]。

CPPD结晶沉积伴发特征包括关节退化、胫骨应力性骨折以及股骨髁外侧和内侧无血管性坏死。在原发性骨关节炎中骨关节退化是不常见的，如掌指关节、桡腕关节、肘关节和肩关节都提示有CPPD结晶沉积，即使没有影像学软骨钙化的表现。软骨下囊肿、骨和软骨的断裂以及多种骨赘形成是其特征性改变(图116.8)。最好的系列研究是匈牙利家族中的病例[40]。CPPD沉积最早出现在X线片检查正常的软骨，随后不可避免地出现退化。有报道5名有CPPD沉积和严重退化性膝关节疾病的老年患者发生胫骨应力性骨折[171]。由于在骨折前关节经常疼痛，因此疼痛加剧并没能引起注意。有趣的是，在14名有股骨髁中层骨坏死的患者中，有4名有膝关节的CPPD沉积，这种联系后来被证实[173]。

CPPD沉积患者可进行4个部位的X线片检查：双侧膝关节前后位、骨盆前后位和腕关节前后位。这些X线片上能帮助诊断，更昂贵的检查不一定就有帮助。

通过X线片上典型的软骨钙化表现可以确认结晶沉积发生的化学组成。当钙化不清楚或不典型时，一定要引起注意，因为可能有磷酸氢钙二水合物、BCP或草酸钙结晶沉积或血管钙化的可能性[17]。

十、病理特征

研究人员通过7具尸体[12]和X线片对CPPD结晶在受损组织中的分布进行了大量研究。关节囊，特别是在髋关节和肩关节，和透明关节软骨的浅表部位常受累及，但最严重的沉积发生在纤维软骨组织上(图116.10)。所有病例的膝关节半月板均受累(图116.3A)。在肌腱和关节内韧带上常有大量沉积，如膝关节的十字韧带。从纤维镜的发现来看，沉积是由各种大小的CPPD微晶组成的(图116.11)。直径在15mm~0.6cm，较大一些的呈白垩样结晶。用肉眼从真正的痛风的白垩样损害中区分这些沉积物是相当困难的(图116.3A)。

CPPD结晶在软骨中比其他关节组织更常见。然而，CPPD在关节周围的沉积可以发生在韧带、硬脑膜、肌腱和鹰嘴窝以及孤立的痛风石中[12]。使用结晶显影技术对大量病理性非关节钙化进行观察没有发现CP-PD结晶，因此说明其与关节组织的相对特殊性[174]。另外对假性痛风患者进行尸检发现在主动脉斑块、肋软骨、胰腺和松果体只有碳灰石沉积。

急性假性痛风发作时，关节组织的异常情况亦有报道。这些患者软骨部分显示中性粒细胞迁移到基质[175]。可见细胞内CPPD结晶侵入中性粒细胞。软骨的表浅部

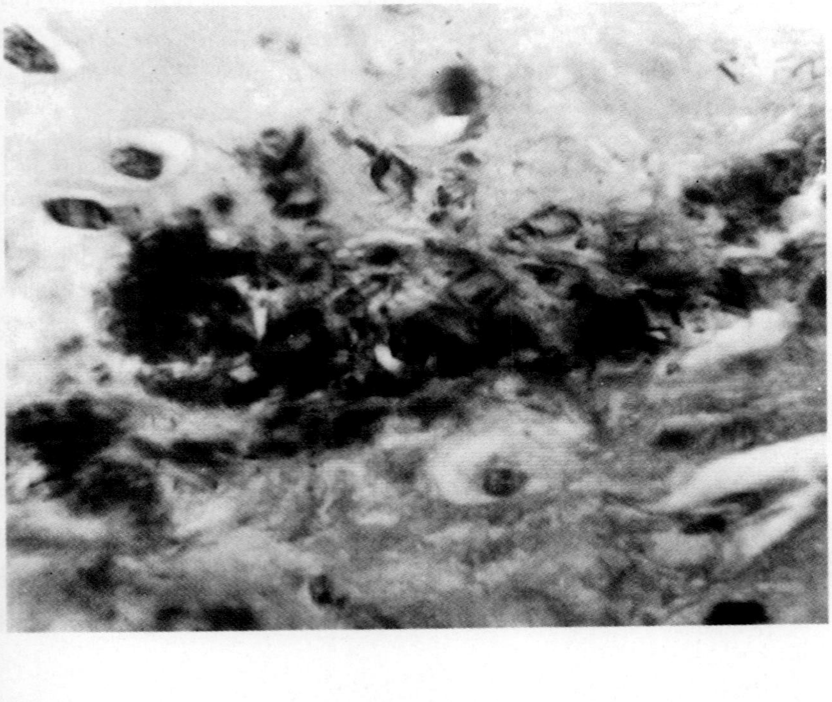

图116.10　图中显示图116.3A中半月板剖面的显微照片。各种大小的钙化聚集物广泛分布(苏木素和伊红染色，放大26倍)。

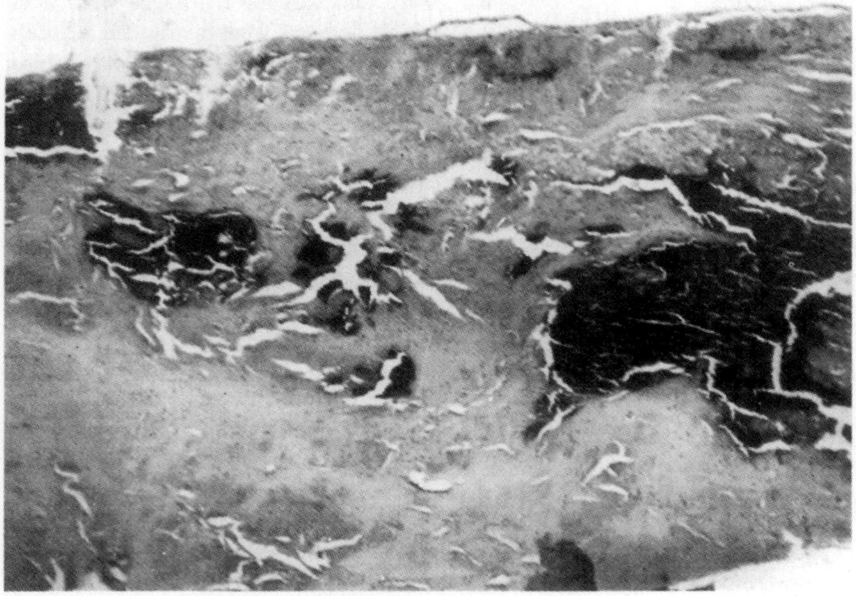

图116.11 最小沉积的显微照片显示其周围的软骨细胞缺损。这个阶段开始关节软骨的中层，代纤维软骨分布更广。可见单独的双水焦磷酸钙结晶（红茜草素，放大800倍；线性放大3倍）。

分被侵蚀，胶原纤维退化。据推测可能是中性粒细胞产生的酶和氧自由基对邻近的基质和细胞造成损害。

CPPD结晶沉积在关节软骨中的组织学表现已有清晰描述。最小的且可能是最早的结晶出现在软骨细胞的空隙边缘。相邻的软骨细胞受损时，来源于软骨细胞的膜包裹的囊泡，即我们所说的基质样囊泡常见于细胞周围。软骨细胞内糖原和粗面内质网均增加[176]。周围基质可以是正常或者呈颗粒状的。CPPD软骨无钙化区域的胶原纤维断裂在家族性病例中已有描述[177]。大量表浅性沉积发生在退化性软骨上，经常位于溃疡表面和缝隙间，常与所谓软骨细胞"复制"有关。

有CPPD沉积的软骨细胞会出现形态学上的异常。Ishikawa和同事们[178]发表了令人信服的证据，在CPPD早期沉积附近的软骨细胞内存在异常的黏蛋白沉积。这些"红色细胞"是被番红O染色所致，若组织首先暴露于番木瓜（蛋白）酶或软骨素酶ABC的环境中则看不到，证实它们具有黏蛋白的性质。红细胞样改变是进化的固定特征，但在成熟期则没有，CPPD结晶沉积在纤维软骨、透明软骨和滑膜中显示软骨样化生[178]。这些表现可见于散发性和家族性病例中。Ishikawa等也发现：①早期结晶沉积部位的基质番红O染色缺乏；②在这些区域裸露的黏蛋白包裹胶原纤维；③存在肥大和红细胞有丝分裂的活性；④在空的软骨细胞腔隙中有CPPD结晶；⑤成熟的沉积周围是致密的无黏蛋白的胶原，但结晶外表覆盖着黏蛋白。光学和电子显微镜均未发现在这些结晶混合物中存在胶原和细胞。周围的基质存在正常的细胞和正常的染色。Ishikawa等人提出细胞相关的黏蛋白合成后从软骨细胞释放或者通过内吞作用进入这些细胞。这些发现确认了进一步研究的可能性，如果得到证实，可能会加入CPPD结晶沉积的病理过程。

Ohira和同事[179]报道了CPPD沉积患者的关节透明软骨、纤维软骨以及滑膜存在过多脂质。结晶沉积的部位被苏丹Ⅲ强染色，邻近的化生的软骨细胞也含有苏丹Ⅲ染色阳性的颗粒物质。这种物质的脂质性质可以经氯仿或乙醇证实。还不能解释脂质的矿化作用，但脂质可与钙结合促进CPPD形成。钙结合蛋白S-100可在含CPPD的关节组织中被免疫定位，但在骨关节炎患者的无CPPD组织中无S-100的存在[180]。然而，在没有结晶的退化性关节中可见S-100蛋白增多[181]。

在3名患者中，表浅性淀粉状蛋白沉积靠近CPPD沉积发生[141]。有报道单独描述了软骨细胞中的CPPD结晶[182-185]，指出软骨细胞可以吞噬结晶及其附带的生物学结果（第115章）。在一个病例中发现下颌关节的软骨细胞或线粒体内含有许多CPPD沉积[186]。推测是线粒体PPi代谢作用的独特异常情况导致了细胞内CPPD沉积。

滑膜活检材料显示炎症和修复性变化与活检时的关节症状是一致的。在急性发作的早期，可观察到水肿的滑膜被多形核白细胞所浸润；后来又发现单核细胞浸润和成纤维细胞增殖。滑膜的增生和慢性炎症细胞浸润在慢性症状的关节中和类风湿性血管翳相似。在偏振光学显微镜和电子显微镜下的浅滑膜内可见结晶出现[184]。膝关节置换术后假痛风性骨关节炎患者的滑膜沉积主要集中在无血管的区域[185]。在滑膜中，CPPD结晶沿胶原纤维和靠近局部软骨样化生处呈线性排列[187]。胶原纤维可能是CPPD最核心的部位，PPi由邻近的化生软骨样组织产生。手术标本显示受累韧带的软骨样化生，偶尔还有基质囊泡和CPPD结晶。

在6名患者中，关节周围骨骼证实有CPPD沉积[188]。骨中高水平的PPi促进这个部位的沉积过程，或者PPi需要的结晶沉积来自于滑膜液中的酶与细胞外ATP的反应，下文中还将说明。

十一、发病机制

CPPD结晶沉积的病因尚不清楚。从概念上讲，CPPD结晶在软骨上的形成可能是钙离子或PPi水平升高的结果，细胞外基质可以促进结晶的形成，或者是这些因素协同的结果。因为CPPD结晶的沉积是临床异源疾病，不同的因素可导致不同的个体表现，例如高尿酸血症之前的尿酸单钠结晶沉积可能会有不同的病因。

Bjelle[177]提出基质的改变先于并促进CPPD结晶形成的假设。对瑞典人家族性CPPD沉积患者的研究发现，一些胶原蛋白含量减少的基质有很弱的染色、一些胶原纤维的断裂和不正常的氨基己糖外形。硫酸角质素和6-硫酸软骨素的比率升高，而4-硫酸软骨素减少。可见黏蛋白样的寡糖减少。因为这些变化不依赖于结晶沉积的数量且电子显微镜发现在中间带软骨有形态学异常的无结晶区域，所以Bjelle假设基质异常情况有促进提高CPPD矿物质水平的作用。Masuda等[180]对基质胶原和黏蛋白的变化的报道是通过研究散发的CPPD沉积疾病得出的。最近发现，转谷氨酰胺酶在CPPD结晶形成中有参与作用。这些酶在钙化组织中交联细胞外基质蛋白[189]。转谷氨酰胺酶活性水平在老年人关节软骨中是升高的[190]。类似于在正常矿化软骨的作用，转谷氨酰胺酶可以改变细胞外基质以促进老年或受损伤的关节组织中矿物质的形成[190,191]。

基质中无机物的组成可能也影响CPPD结晶的形成过程。铁离子能抑制某些焦磷酸酶[116]和降低体内CPPD结晶合成[115]，并能减慢注射入兔关节的CPPD结晶在细胞内的降解[117]。在原发或继发性Bartter综合征中，低镁血症与软骨钙化有关。镁是许多焦磷酸激酶的辅助因子且可以提高CPPD结晶的溶解度[128]。因此，镁的缺乏可以减少PPi的水解并减慢结晶的溶解过程。然而对兔关节所做的实验发现，由于饮食中镁的缺乏而致低镁血症并不能改变CPPD结晶在关节中的清除率[192]。无机磷酸盐水平的升高可促进CPPD结晶核化作用和生长[193]。在水溶液中无机磷酸盐对CPPD结晶形成的作用在溶解度为0.01~1.0mM的范围内最显著[194]。这种偏差提示无机磷酸盐在假性痛风患者的滑液中有所升高[195]。

对凝胶剂中结晶形成的研究为有机基质成分可能是CPPD结晶形成的核心部分提供了间接证据。在水溶液中，CPPD结晶的合成发生在酸性pH或高离子浓度的环境中[4,194]。但在胶原凝胶剂模式中，结晶在中性pH值[196]和PPi的浓度在2~20mM情况下也能形成[197]。非结晶的焦磷酸钙形成和斜方晶的焦磷酸钙四水合物促进单斜晶和三斜晶的CPPD晶体形成[198]。这些研究似乎特别有意义，因为软骨就是一种凝胶。其他有机基质组成的调节作用，如黏蛋白在CPPD结晶形成中的作用还没有仔细研究过。

对CPPD沉积患者的软骨间液中的钙没有进行过系统的研究。很明显，其中一部分患者有甲状旁腺功能亢进，常是腺瘤造成的，与高钙血症有关。CPPD沉积发生在家族性低尿钙高钙血症的患者中，进一步支持了钙水平的增高可以促进CPPD的沉积。

与我们对钙的了解相反，有大量的证据涉及PPi的代谢、CPPD结晶的阴离子成分在CPPD沉积性疾病中是不正常的。大分子合成过程中许多生物合成反应产生PPi[123]。普遍存在的焦磷酸激酶水解PPi成无机正磷酸盐可推进这些反应沿着合成方向进行；但细胞内PPi酶的水解没有进行彻底，在成纤维细胞和软骨细胞内还可检测出[199]。

体内PPi产量是巨大的。在人体肝脏内仅白蛋白每日就合成30g[123]。而尿液中只有少量的合成PPi出现（每日约10~100mmol），但这对结晶成核作用和生长有强大的抑制作用。狗血浆PPi转换率只有2分钟，使血浆容量的解释更加复杂但其来源和转归都不清楚。

许多PPi被矿物质吸收[200-202]，被认为是矿化作用的调节剂。除了能影响结晶的沉积，非结晶性磷酸钙进入结晶的羟磷灰石中还能抑制结晶的聚集，并减慢羟磷灰石结晶的溶解。二磷酸盐的P-C-P键取代了P-O-P键，是未水解的PPi的同型物。这些化合物有相似的生物作用，可作为治疗各种矿物质代谢性疾病的药物，当锡与锝99m结合时可作为骨扫描试剂。

PPi已成为结晶沉积的一部分促使人们对其代谢机制进行研究。由于尿液比血清更容易定量化，因此他们测定的最早且在CPPD沉积性疾病患者中是正常的[202,203]。

而后测定血清中PPi的水平，血清中PPi浓度是血浆中浓度的2~3倍[204]。这是由于在凝血过程中血小板释放PPi造成的。血浆浓度在散发的CPPD沉积中与骨关节炎或正常对照组中的浓度是相似的[205]。在低磷酸酶症患者中(非特异性组织碱性磷酸酶活性缺乏,该病与CPPD沉积有关),血与尿中的PPi水平均升高[124,206],可能是水解作用减弱的结果。

有报道称患者滑液中CPPD结晶沉积的浓度升高提示PPi局部代谢异常,不过在痛风、骨关节炎甚至类风湿性关节炎患者的滑液中也有所升高。在严重退化的关节中关节液浓度最高，这可以通过X线片进行判断[195]。PPi水平在急性发作期减低而在发作消退时增高[195,207],可能因为在急性发病期局部血流增快以平衡血浆中的PPi。升高的滑液水平尚不能通过滑液中结晶溶解来解释。滑液与血浆中浓度的梯度提示局部PPi的来源[195]。即使正常滑液中PPi浓度也超过血浆中浓度[208]。滑液产生的部位可能是在软骨,因为组织学观察发现在软骨细胞附近有最小的或者最早的结晶。后续的研究揭示了有机培养的关节透明软骨和纤维软骨释放PPi至周围的培养基,而滑膜软骨下骨和非关节软骨则不然[209,210]。以此类推,通过培养切片产生的量估计整个膝关节软骨所产生的量与在体内代谢动力实验中估计的量是一致的[209,211]。单一的PPi池包括滑液提示软骨细胞外液和滑液蓄积和处理PPi的比率是相似的。因此,在CPPD沉积病变中,PPi浓度升高的部位多位于软骨上。确实,Hirose和同事证明了受CPPD结晶沉积感染的软骨的软骨细胞比正常软骨细胞产生更多的PPi[212]。

几种调节软骨细胞PPi水平的重要因素已被确认。软骨细胞周围细胞外的PPi的水平被转移生长因子β(TGF-β)[213]和抗坏血酸盐作用[214]增强。PPi的产生受胰岛素样生长因子1(IGF-1)[215]、白介素1(IL-1)[216]、PTH相关肽[217]和肿瘤坏死因子α(TNG-α)[214]抑制。维甲酸和甲状腺激素是生长板的肥大软骨细胞表型的刺激物,同时也提高了关节软骨细胞周围的细胞间PPi水平[218,219]。信号传递系统包括腺苷酸环化酶和蛋白激酶C，分别用阴性和阳性方式调节细胞间PPi水平[220]。

证明软骨细胞的细胞间PPi生成可通过三种途径：①通过细胞外或胞外酶进行细胞外的生成(胞外酶假说);②从含过多PPi的软骨细胞“漏出”或转运(排泄假说);③与指定基质的制品一同释放PPi(图116.12)。每一步是否对所有患者都很重要或不同的患者是否以不同的途径生成异常PPi仍不清楚。与在痛风中一样,结晶表示阴离子蓄积的最后途径。与痛风中的全身性高尿酸血症相反,在CPPD沉积疾病中过多的细胞间阴离子(PPi)浓度主要集中在局部。

有几项观察支持胞外酶假说。相对于骨关节炎或正常软骨,ATP的出现使CPPD沉积患者软骨产生更多PPi[221]。ATP通过ATP焦磷酸水解酶水解为AMP和PPi。类似的活性也出现在绵羊钙化软骨上[222]。后来的报道证明了这种酶在软骨骺的基质小泡中存在[223,224],在这里其能对磷酸钙沉积的过程发挥作用[225,226]。我们将这种活性的特征归纳为软骨细胞三磷酸核苷焦磷酸水解酶(NTPPPH),一种有广泛底物反应性的胞外酶[227]。这种酶位于细胞表面部位已由Howell等[228]、Caswell和Russell证实[229]。

现在有证据证明，三种酶有胞外的NTPPPH的活性。第一种是PC-1(浆细胞糖蛋白),已经被克隆和序列化。它是从浆细胞中分离出来的[230]。PC-1位于血浆中各种细胞膜上,包括成骨细胞、皮肤纤维细胞和软骨细

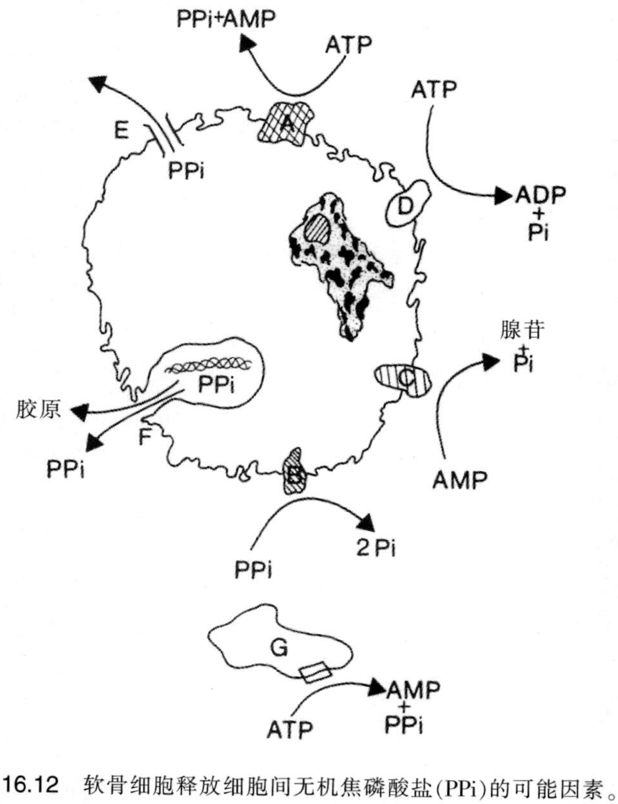

图116.12 软骨细胞释放细胞间无机焦磷酸盐(PPi)的可能因素。PPi由三磷酸腺苷（ATP）通过外核苷三磷酸焦磷酸水解酶产生(A)。胞外PPi通过细胞外PPi酶的作用发生退变(B)。5'-核苷酸酶能使单磷酸腺苷退变,并因此促进A反应(C)。外ATP酶和A反应竞争底物(D)。PPi从细胞质渗漏或分泌(E)。PPi和基质分子一起释放(共同前提)(F)。含三磷酸腺焦磷酸水解酶和其他酶的软骨细胞排出小囊(G)。

胞[231]。PC-1的可溶性形式已经被描述。PC-1转染猿的纤维细胞可提高ATP诱导的细胞间PPi的生成[232]。第二种酶被称为软骨中间层蛋白(CILP)/NTPPPH,主要出现在关节组织如软骨、韧带和肌腱[233,234],是一种更大的蛋白CILP的组成部分[235]。CILP/NTPPPH还没有被证明具有NTPPPH活性。然而,它已能从富含NTPPPH的软骨细胞和软骨细胞来源的小泡中分离出来。CILP/NTPPPH出现在邻近CPPD结晶沉积部位的"肥厚"软骨细胞中[236]。它是小球样的,与从这些组织中释放出的100nm的囊泡有关。127kd的分子和酶活性分裂产物在软骨细胞培养的基质中得到确定。一种61kd的猪蛋白现已被克隆,出现在127kd蛋白的羧基末端[237]。一种58kd的具有NTPPPH活性的蛋白也已经被分离出来。这三种酶在人类的滑液中均可发现[238]。人类血清或血浆样本中NTPPPH活性与127kdCILP/NTPPPH酶的一个100kd的分裂产物一样[239]。调节细胞外PPi生成的因素通过软骨细胞改变CILP/NTPPPH的水平[212]。

因为CPPD结晶首先出现在软骨细胞附近的细胞外液中且因为PPi不能被动通过所有的细胞膜[240],所以这些酶的外部位置可能允许在合适的基质的结晶形成部位进行PPi的生成。在CPPD沉积性疾病和OA患者的滑液中,NTPPPH活性水平比类风湿性关节炎或痛风患者的水平要高[207]。胞外NTPPPH活性在CPPD沉积患者的软骨细胞中是升高的[212]。在有BCP结晶沉积的滑液中其活性也是增高的，这意味着在NTPPPH和矿化作用之间有更广泛的联系[241]。酶的活性与滑膜液中PPi的浓度直接相关。除了在有CPPD沉积的软骨的提取物中NTPPPH活性升高外,Tenenbaum等[221]还描述与骨关节炎的软骨相比,其5'-核苷酸酶活性水平高而碱性磷酸酶和PPi酶活性的水平低。所以这些异常均有利于胞外酶系统的PPi的积累(图116.13)。

对于外NTPPPH参加CPPD结晶形成过程，一定要有合适的细胞外ATP形式的基质。ATP可见于滑液和血小板缺乏的血浆中[242],在有CPPD结晶的关节滑液中的含量要比无结晶OA患者的滑液高2倍[242]。软骨细胞可以将自己的细胞外三磷酸核苷(NTP)作为基质或利用其他来源的基质。

ATP在关节中的代谢支持关节外NTPPPH活性。在生理条件下培养的无细胞的滑囊液中ATP水解率是快的;在OA滑液中半衰期平均为72秒,在CPPD液体中为30秒,在正常体液中为86秒[243]。当ATP进入这样模仿体内稳定水平的液体中，大部分会转化为PPi（60%~83%)。滑囊液从细胞外的ATP生成PPi的效率与整个软骨一样。从滑囊液生成率推断人体膝关节PPi产生的总量为0.3~1.75mmol/h[211]。这种对PPi的产生进行的定量分析采用了其他两种方法。使用放射性标记PPi研究池和周转量发现，人体膝关节有关节炎时，每小时产生PPi的量为0.1~0.8mmol[211],而正常人体膝关节透明软骨的PPi生产量为0.08mmol/h[243]。这些资料说明在关节组织中的PPi大多是由细胞外的ATP通过外NTPPPH产生的[244]。

囊泡来源于关节软骨胶原酶的吸收，其与基质小泡相似,也富含NTPPPH。当特定的介质中和ATP培养后，这些组织结构促进钙无机物的形成。沉淀中包含来自于ATP的PPi和与单斜CPPD结晶相似的双折射结晶。当用酵母无机焦磷酸酶培养时这些就溶解了[245]。傅里叶变换红外线光谱学可确定矿物质的特征性P-O-P峰值。用电子显微镜衍射证实猪的矿化软骨囊泡中有这些CPPD结晶[246]。因此,外酶与细胞衍生的膜微粒和完整的细胞有关,可以促进CPPD结晶的形成。

选择外酶假设学说是必要的，因为兔软骨细胞通过蛋白酶治疗除去外NTPPPH活性后仍有细胞外的PPi生成,尽管量很少[247]。Lust和同事们的研究支持分泌假说[199,248],他们发现细胞内的PPi水平是从家族性CPPD沉积的法国家族身上受感染成员身上获得的皮肤成纤维细胞和淋巴细胞的两倍。一种假说认为一种代谢性异常表型只表现在软骨细胞中。最近,ANK鼠蛋白作为重要的跨膜PPi转运体已被研究[89]。ank/ank基因突变导致鼠的进行性关节强直,这是一种关节钙化、广泛关节损坏和关节强直形式的关节炎[89]。以下几种现象提示这种蛋白在PPi转运时的作用。野生型皮肤成纤维细胞较成纤维细胞突变体产生更多细胞外的PPi和细胞内PPi低水平。野生型ank基因转染进入突变的皮肤成纤维细胞后保持正常细胞内和细胞外的PPi水平。最

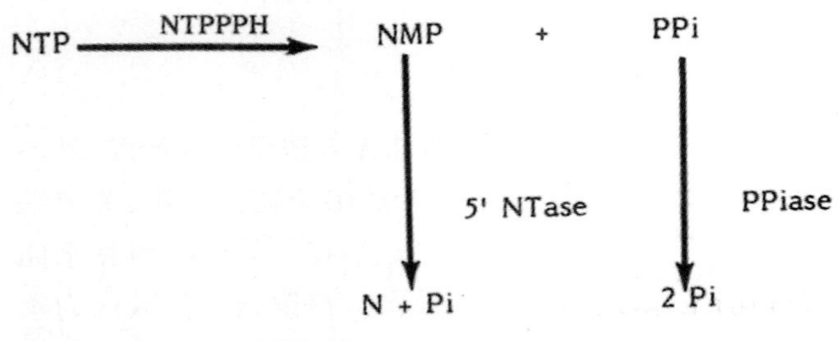

图116.13　无机焦磷酸(PPi)由三磷酸核苷产生的酶级联反应的假设。在软骨钙质沉着病的软骨中,NTP焦磷酸水解酶和5'-核苷酸酶的活性增加和无机焦磷酸酶的活性减低都能促使PPi蓄积。5'-NTase:5'-核苷酸酶;PPiase：无机焦磷酸酶;Pi：无机焦磷酸;N:核苷;NMP:一磷酸核苷。

后，丙磺舒是一种潜在的PPi运输抑制剂[249]，可稀释ank转染的cos-7细胞内PPi滴剂。在这些鼠疾病中，假设ank/ank突变体细胞内PPi水平减低促使羟磷灰石形成，从而引起韧带和肌腱的钙化和关节强直。对人类ank基因的同族体ANKH进行的早期研究提示这种蛋白对人体有类似的作用。CPPD结晶沉积疾病的患者关节软骨中ANKH水平比OA患者软骨中水平要提高得多[212]。软骨细胞ANKH水平通过TGF-β提高并可被IGF-1抑制，反映出这些生长因子对PPi的作用[212]。ank基因突变与家族性CPPD沉积疾病形式有关[92]。然而，与常染色体隐性遗传的鼠类疾病相反，人类疾病与这种基因的突变有关，为常染色体显性遗传。此外，人类变异型基因转染至cos-7细胞不能改变细胞内的PPi水平[91]。因此，ANKH蛋白的准确功能及在CPPD结晶沉积疾病中的作用仍有待进一步明确。

最后，一些证据支持PPi在基质确定的巨大分子合成中形成，并与这些产物同时输出。一项研究发现，PPi释放与糖醛酸释放相关[210]，但软骨细胞内的PPi和氨基葡聚糖同样也是以后被发现的[247,250]。然而，刺激胶原合成的成人关节透明软骨和抗坏血酸盐培养，明显提高了PPi合成。当加入抗坏血酸氧化酶时这种效果被逆转[214]。总蛋白合成抑制剂和更多特殊的胶原生成抑制因子能阻止抗坏血酸促进PPi生成。有趣的是，亚胺环己酮，一种非特异性蛋白合成抑制因子，能破坏抗坏血酸催化的PPi生产过程，而非未受激发的细胞产生基础PPi的过程。这就暗示了至少两种细胞外PPi的合成过程，一种独立于蛋白合成而另一种被亚胺环己酮抑制的，可能是胶原和PPi共同分泌。

虽然生化改变不直接与CPPD结晶沉积的发病机制相关，但他们代表了这种代谢性关节病的最早期生化阶段。

十二、治疗

假性痛风的急性发作有几种方法可进行治疗，其中包括关节抽吸术取出结晶、NSAID药物的使用、关节制动和局部注射微晶化的泼尼松治疗。静脉注射秋水仙碱对痛风和假性痛风均有效[32]。口服秋水仙碱作为预防性用药时可以减少急性发作的次数[251]。在一些常规性治疗不可用的情况下应使用全身性皮质类固醇[252]。

目前还没有终止进行性结晶沉积或移除已经沉积的晶体的方法。矫正伴随的代谢性异常，如甲状旁腺功能亢进和血色素沉着病可使其不出现X线片上的软骨钙化。新的钙化过程已经在一些患者中出现[96]。有人曾经尝试使用氯化镁冲洗受累关节，但没有成功，因为不能去除足够的CPPD结晶来改变影像学变化，且会促进急性发作[253]。也有报道有些钙的沉积自发清除。一名患者的腕关节钙化经过制动后消失，随后发生交感反射性营养不良[254]。两名低血镁患者经过延长的镁制剂治疗后，放射学检查发现半月板钙化减轻[130,131]。一项双盲安慰剂对照的碳酸镁治疗散发CPPD结晶沉积患者的研究发现，虽然六个月后症状明显改善，但影像学检查无任何变化[132]。对12名CPPD结晶沉积患者关节内重复注射多硫酸黏多糖针后发现，与对侧未经治疗的膝关节相比，疼痛减轻且活动度提高[255]。治疗2~7个月后影像学钙化的表现减轻。然而，有病例报道透明质烷制剂可促使急性假性痛风发作[163]。

退化性疾病的治疗与骨关节炎是一样的。治疗方法主要包括镇痛药如对乙酰氨基酚或NSAID、关节内注射皮质类固醇、物理治疗和对某些患者最后可以行关节置换。

即使给予有效的治疗，仍存在两个问题。第一，无生化指标说明这些患者一定会进展为结晶沉积性疾病。所以必须等X线片显示出关节软骨钙化的证据或者确定关节液中有结晶沉积，两者均可以说明疾病的状态。在这个阶段介入治疗的效果较差。第二，虽然结晶沉积的治疗可能改善或预防假性痛风的急性发作，但这对于明显的退化性关节疾病无任何效果。图116.14说明了有关结晶沉积退化性疾病的三个可能的发病顺序。只有顺序3与痛风石性痛风的发病机理相似，移除或预防结晶形成可影响软骨的退化。Doherty和同事们[63]假设CPPD结晶的生物学影响可能起到增强剂的作用，如顺序1和顺序2中阴影线所示的，是结晶

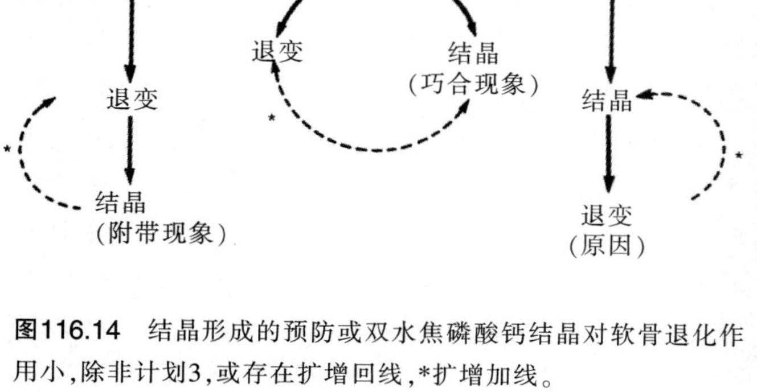

图116.14 结晶形成的预防或双水焦磷酸钙结晶对软骨退化作用小，除非计划3，或存在扩增回线，*扩增加线。

形成附带现象和巧合现象。软骨钙质沉着的影像学证据是X线片上退化率的决定因素支持这种理论[256]。若扩大环线的存在，那么预防结晶形成和移除结晶可能是对双方都有益的作用。可能每一个途径在CPPD结晶沉积的患者中都有发生，不同的患者有不同的顺序。因为CPPD结晶的临床重要性是提高人口的生存年限，所以治疗上的斟酌要远远多于理论性探讨。

（窦学梅　郑宝忠　李世民　译　李世民　校）

参考文献

1. McCarty DJ, Hollander JL. Identification of urate crystals in gouty synovial fluid. *Ann Intern Med* 1961;54:452–460.
2. McCarty DJ, Kohn NN, Faires JS. The significance of calcium phosphate crystals in the synovial fluid of arthritis patients: the "pseudogout syndrome." I. Clinical aspects. *Ann Intern Med* 1962;56:711–737.
3. Kohn NN, Hughes RE, McCarty DJ, et al. The significance of calcium phosphate crystals in the synovial fluid of arthritis patients: the "pseudogout syndrome." II. Identification of crystals. *Ann Intern Med* 1962;56:738–745.
4. Brown EH, Lehr JR, Smith JP, et al. Preparation and characterization of some calcium pyrophosphates. *J Agr Food Chem* 1963;11:214–222.
5. McCarty DJ. Crystal-induced inflammation: syndromes of gout and pseudogout. *Geriatrics* 1963;18:467–478.
6. Zitnan D, Sitaj S. Mnohopocentna familiarna kalcifikacin articularnych chrupiek. *Bratisl Lek Listy* 1958;38:217–228.
7. Uri DS, Martel W. Radiologic manifestations of the crystal-related arthropathies. *Semin Roentgenol* 1996;31:229–238.
8. McCarty DJ. The Heberden oration, 1982. Crystals, joints, and consternation. *Ann Rheum Dis* 1983;42:243–253.
9. McCarty DJ. Calcium pyrophosphate deposition disease. In: Hollander JL, ed. *Arthritis and allied conditions*. Philadelphia: Lea & Febiger, 1966:947–964.
10. Zitnan D, Sitaj S. Chondrocalcinosis articularis. Section I. Clinical and radiological study. *Ann Rheum Dis* 1963;22:142–169.
11. Bennett EH. Abnormal deposits in joints. *Dublin J Med Sci* 1903;65:161–163.
12. Ryan L, McCarty D. Calcium pyrophosphate crystal deposition disease; pseudogout; articular chondrocalcinosis. In: McCarty DJ, ed. *Arthritis and allied conditions,* 11th ed. Philadelphia: Lea & Febiger, 1989:1711–1736.
13. Ellman MH, Levin B. Chondrocalcinosis in elderly persons. *Arthritis Rheum* 1975;18:43–47.
14. Memin Y, Monville C, Ryckewaert A. La chondrocalcinose articulaire apres 80 ans. *Rev Rheum Mal Osteoartic* 1978;45:77–82.
15. Wilkins E, Dieppe P, Maddison P, et al. Osteoarthritis and articular chondrocalcinosis in the elderly. *Ann Rheum Dis* 1983;42:280–284.
16. Felson DT, Anderson JJ, Naimark A, et al. The prevalence of chondrocalcinosis in the elderly and its association with knee osteoarthritis: the Framingham study. *J Rheumatol* 1989;16:1241–1245.
17. McCarty DJ, Hogan JM, Gatter RA, et al. Studies on pathological calcifications in human cartilage. I. Prevalence and types of crystal deposits in the menisci of two hundred fifteen cadavera. *J Bone Joint Surg* 1966;48A:308–325.
18. Mitrovic DR, Stankovic A, Iriarte-Borde O, et al. The prevalence of chondrocalcinosis in the human knee joint. *J Rheumatol* 1988;15:633–641.
19. Ivorra J, Rosas J, Pascual E. Most calcium pyrophosphate crystals appear as non-birefringent. *Ann Rheum Dis* 1999;58:582–584.
20. Bjelle A, Crocker P, Willoughby D. Ultra-microcrystals in pyrophosphate arthropathy. *Acta Med Scand* 1980;207:89–92.
21. Parel H, Reginato A, Schumacher HR. Alizarin red S staining as a screening test to detect calcium compounds in synovial fluid. *Arthritis Rheum* 1983;26:191–200.
22. Bennett RM, Mall JC, McCarty DJ. Pseudogout in acute neuropathic arthropathy: a clue to pathogenesis. *Arthritis Rheum Dis* 1974;33:563–567.
23. Rachow JW, Ryan LM, McCarty DJ, et al. Synovial fluid inorganic pyrophosphate concentration and nucleotide pyrophosphohydrolase activity in basic calcium phosphate deposition arthropathy and Milwaukee shoulder syndrome. *Arthritis Rheum* 1988;31:408–413.
24. Resnick D, Niwayama G, Goergen TG, et al. Clinical, radiographic and pathologic abnormalities in calcium pyrophosphate dihydrate deposition disease (CPPD) pseudogout. *Diagn Radiol* 1977;122:1–15.
25. Martel W, McCarter DK, Solsky MA, et al. Further observations on the arthropathy of calcium pyrophosphate crystal deposition disease. *Radiology* 1981;141:1–15.
26. O'Duffy JD. Clinical studies of acute pseudogout attacks. *Arthritis Rheum* 1976;19(suppl):349–353.
27. Dieppe PA, Alexander GJM, Jones HE, et al. Pyrophosphate arthropathy: a clinical and radiological study of 105 cases. *Ann Rheum Dis* 1982;41:371–376.
28. Fam AG, Topp JR, Stein HB, et al. Clinical and roentgenographic aspects of pseudogout: a study of 50 cases and review. *Can Med Assoc J* 1981;124:545–550.
29. McCarty DJ. Diagnostic mimicry in arthritis: patterns of joint involvement associated with calcium pyrophosphate dihydrate crystal deposits. *Bull Rheum Dis* 1975;25:804–809.
30. Bilezikian JP, Aurbach GD, Connor TB, et al. Pseudogout after parathyroidectomy. *Lancet* 1973;1:445–449.
31. Phelps P. Polymorphonuclear leukocyte motility *in vitro*. IV. Colchicine inhibition of chemotactic activity formation after phagocytosis of urate crystals. *Arthritis Rheum* 1970;13:1–9.
32. Spilberg I, McLain D, Simchowitz L, et al. Colchicine and pseudogout. *Arthritis Rheum* 1980;23:1062–1063.
33. Moskowitz RW, Harris BK, Schwartz A, et al. Chronic synovitis as a manifestation of calcium crystal deposition disease. *Arthritis Rheum* 1971;14:109–116.
34. Resnick D, Williams G, Weisman MH, et al. Rheumatoid arthritis and pseudorheumatoid arthritis in calcium pyrophosphate dihydrate crystal deposition disease. *Radiology* 1981;140:615–621.
35. Wallace SL, Robinson H, Masi AT, et al. Preliminary criteria for the classification of the acute arthritis of primary gout. *Arthritis Rheum* 1977;20:895–900.
36. Bywaters EGL. Calcium pyrophosphate deposits in synovial membrane. *Ann Rheum Dis* 1972;31:219–220.
37. Good AE, Rapp R. Chondrocalcinosis of the knee with gout and rheumatoid arthritis. *N Engl J Med* 1967;277:286–290.
38. Doherty M, Dieppe P, Watt I. Low incidence of calcium pyrophosphate dihydrate crystal deposition in rheumatoid arthritis, with modification of radiographic features in coexistent disease. *Arthritis Rheum* 1984;27:1002–1009.
39. Bong D, Bennett R. Pseudogout mimicking systemic disease. *JAMA* 1981;246:1438–1440.
40. Zitnan D, Sitaj S. Natural course of articular chondrocalcinosis. *Arthritis Rheum* 1976;19(suppl):363–390.
41. Genant HK. Roentgenographic aspects of calcium pyrophosphate dihydrate crystal deposition disease (pseudogout). *Arthritis Rheum* 1976;19:307–328.
42. Martel W, Champion CK, Thompson GR, et al. A roentgenologically distinctive arthropathy in some patients with pseudogout syndrome. *Am J Roentgenol* 1970;109:587–605.
43. Hamilton EBD, Williams R, Barlow K, et al. The arthropathy of idiopathic haemochromatosis. *Q J Med* 1968;37:171–182.
44. Atkins CJ, McIvor J, Smith PM, et al. Chondrocalcinosis and arthropathy: studies in haemochromatosis and in idiopathic chondrocalcinosis. *Q J Med* 1970;39:71–79.
45. Jacobelli SG, McCarty DJ, Silcox DC, et al. Calcium pyrophosphate dihydrate crystal deposition in neuropathic joints: four cases of polyarticular involvement. *Ann Intern Med* 1973;79:340–347.
46. Gerster JC, Vischer TL, Fallet GH. Destructive arthropathy in generalized osteoarthritis with articular chondrocalcinosis. *J Rheumatol* 1975;2:265–269.
47. Hamilton EBD, Richards AJ. Destructive arthropathy in chondrocalcinosis articularis. *Ann Rheum Dis* 1974;33:196–203.
48. Menkes CJ, Simon F, Chourki M. Les arthropathies destructrices de la chondrocalcinose. *Rev Rhum Mal Osteoartic* 1973;40:115–123.
49. Reginato AJ, Valenzuela F, Martinez V, et al. Polyarticular and familial chondrocalcinosis. *Arthritis Rheum* 1970;13:197–213.
50. Pritzker KPH, Philips H, Luc SC, et al. Pseudotumor of temporomandibular joint: destructive calcium pyrophosphate dihydrate ar-

thropathy. *J Rheumatol* 1976;3:70–81.
51. Reginato AJ, Schiapachasse V, Zmijewski CM, et al. HLA antigens in chondrocalcinosis and ankylosing chondrocalcinosis. *Arthritis Rheum* 1979;22:928–932.
52. Bouvet J, le Parc J-M, Michalski B, et al. Acute neck pain due to calcifications surrounding the odontoid process: the crowned dens syndrome. *Arthritis Rheum* 1985;28:1417–1420.
53. LeGoff P, Penunec Y, Youinou P. Signes cervicaux aigus pseudomeninge, relateurs de la chondrocalcinose articulaire. *Sem Hop Paris* 1980;56:1515–1518.
54. Kawano N, Matsuno T, Miyazawa S, et al. Calcium pyrophosphate dihydrate crystal deposition disease in the cervical ligamentum flavum. *J Neurosurg* 1988;68:613–620.
55. Berghausen EJ, Balogh K, Landis WJ, et al. Cervical myelopathy attributable to pseudogout. *Clin Orthop Rel Res* 1987;214:217–221.
56. Gomez H, Chou SM. Myeloradiculopathy secondary to pseudogout in the cervical ligamentum flavum. *Neurosurgery* 1989;25:298–302.
57. Kawano N, Yoshida S, Ohwada T, et al. Cervical radiculomyelopathy caused by deposition of calcium pyrophosphate dihydrate crystals in the ligamenta flava. *J Neurosurg* 1980;52:279–283.
58. Baba H, Maezawa Y, Kawahara N, et al. Calcium crystal deposition in the ligamentum flavum of the cervical spine. *Spine* 1993;18:2174–2181.
59. Parker PD, Jones NR, Scott G. Cervical myelopathy in CPPD deposition disease. *Australas Radiol* 1990;34:82–85.
60. Ciricillo SF, Weinstein PR. Foramen magnum syndrome from pseudogout of the atlanto-occipital ligament. *J Neurosurg* 1989;71:141–143.
61. Sadique T, Bradley JG, Jackson AM. Central spinal stenosis due to pseudogout. *J Bone Joint Surg* 1994;76B:672–673.
62. Markiewitz AD, Boumphrey FR, Bauer TW et al. Calcium pyrophosphate dihydrate crystal deposition disease as a cause of lumbar canal stenosis. *Spine* 1996;21:506–511.
63. Doherty M, Watt I, Dieppe PA. Localised chondrocalcinosis in postmeniscectomy knees. *Lancet* 1982;1:1207–1210.
64. Linden B, Nilsson BE. Chondrocalcinosis following osteochondritis dissecans in the femur condyle. *Clin Orthop* 1978;130:223–227.
65. Andres TL, Trainer TD. Intervertebral chondrocalcinosis: a coincidental finding possibly related to previous surgery. *Arch Pathol Lab Med* 1980;104:269–271.
66. Ellman MH, Vazquez LT, Brown NKL, et al. Calcium pyrophosphate dihydrate deposition in lumbar disc fibrocartilage. *J Rheumatol* 1981; 8:955–958.
67. Guerne PA, Terkeltaub R, Zuraw B, et al. Inflammatory microcrystals stimulate interleukin-6 production and secretion by human monocytes and synoviocytes. *Arthritis Rheum* 1989;32:1443–1452.
68. Regan M, Clarke AK, Doherty MP. Pseudogout provoked by pregnancy. *Br J Rheumatol* 1993;32:245–247.
69. Whyte MP, Landt M, Ryan LM, et al. Alkaline phosphatase: placental and tissue-nonspecific isoenzymes hydrolyze phosphethanolamine, inorganic pyrophosphate, and pyridoxal 58-phosphate. *J Clin Invest* 1995;95:1440–1445.
70. Louyot P, Peterschmidtt J, Bartehlme P. Chondrocalcinose articulaire diffuse familiale. *Rev Rhum* 1964;31:659–663.
71. Moskowitz RW, Katz D. Chondrocalcinosis (pseudogout syndrome): a family study. *JAMA* 1964;188:867–871.
72. van der Korst JK, Geerards J, Driessens FCM. A hereditary type of idiopathic articular chondrocalcinosis. *Am J Med* 1974;56:307–314.
73. Reginato AJ, Hollander JL, Martinez V, et al. Familial chondrocalcinosis in the Chiloe Islands, Chile. *Ann Rheum Dis* 1975;34:260–268.
74. Gaucher A, Faure G, Netter P et al. Hereditary diffuse articular chondrocalcinosis. Dominant manifestation without close linkage with the HLA system in a large pedigree. *Scand J Rheumatol* 1977;6:217–221.
75. Gaudreau A, Camerlain M, Piborot ML, et al. Familial articular chondrocalcinosis in Quebec. *Arthritis Rheum* 1981;24:611–615.
76. Bjelle AO. Pyrophosphate arthropathy in two Swedish families. *Arthritis Rheum* 1982;24:66–74.
77. Sakaguchi M, Ishikawa K, Mizuta H, et al. Familial pseudogout with destructive arthropathy. *Ryumachi* 1982;22:4–13.
78. Richardson BC, Chafetz NI, Ferrell LD, et al. Hereditary chondrocalcinosis in a Mexican-American family. *Arthritis Rheum* 1983;26: 1387–1396.
79. Fernandez Dapica M, Gomez-Reino J. Familial chondrocalcinosis in the Spanish population. *J Rheumatol* 1986;13:631–633.
80. Rodriguez-Valverde V, Zuniga M, Casanueva B, et al. Hereditary articular chondrocalcinosis. *Am J Med* 1988;84:101–106.
81. Balsa A, Martin-Mola E, Gonzalez T, et al. Familial articular chondrocalcinosis in Spain. *Ann Rheum Dis* 1990;49:531–535.
82. Eshel G, Gulik A, Halperin N, et al. Hereditary chondrocalcinosis in an Ashkenazi Jewish family. *Ann Rheum Dis* 1990;49:528–530.
83. Doherty M, Hamilton E, Henderson J, et al. Familial chondrocalcinosis due to calcium pyrophosphate dihydrate crystal deposition in English families. *Br J Rheumatol* 1991;30:10–15.
84. Hamza M, Meddeb N, Bardin T. Hereditary chondrocalcinosis in a Tunisian family. *Clin Exp Rheumatol* 1992;10:43–49.
85. Pons-Estel BA, Gimeniz C, Sacnon M, et al. Familial osteoarthritis and Milwaukee shoulder associated with calcium pyrophosphate and apatite crystal deposition. *J Rheumatol* 2000;27:471–480.
86. Baldwin CT, Farrer LA, Adair R, et al. Linkage of early onset osteoarthritis and chondrocalcinosis to human chromosome 8q. *Am J Hum Genet* 1995;56:692–697.
87. Hughes AE, McGibbon D, Woodward E, et al. Localisation of a gene for chondrocalcinosis to chromosome 5p. *Hum Mol Genet* 1995;4: 1225–1228.
88. Andrew LJ, Brancolini V, de la Pena LS, et al. Refinement of the chromosome 5p locus for familial calcium pyrophosphate dihydrate deposition disease. *Am J Hum Genet* 1999;64:136–145.
89. Ho A, Johnson M, Kingsley DM. Role of the mouse ank gene in tissue calcification and arthritis. *Science* 2000;289:265–270.
90. Sohn P, Crowley M, Slattery E, et al. Developmental and TGFβ-mediated regulation of Ank mRNA expression in cartilage and bone. *Osteoarthritis Cartilage* 2002;10:482–490.
91. Pendelton A, Johnson MD, Hughes A, et al. Mutations in ANKH cause chondrocalcinosis. *Am J Hum Genet* 2002;71:933–940.
92. Williams CJ, Zhang Y, Timms A, et al. Autosomal dominant familial calcium pyrophosphate dihydrate deposition disease is caused by mutation in the transmembrane protein ANKH. *Am J Hum Genet* 2002;71:985–991.
93. Nurnberg P, Thiele H, Chandler D, et al. Heterozygous mutations in ANKH, the human ortholog of the mouse progressive ankylosis gene, result in craniometaphyseal dysplasia. *Nat Genet* 2001;28:37–41.
94. Reichenberger E, Tiziani V, Watanabe S, et al. Autosomal dominant craniometaphyseal dysplasia is caused by mutations in the transmembrane protein ANKH. *Am J Hum Genet* 2001;68:1321–1326.
95. Hollingworth P, Williams PL, Scott JT. Frequency of chondrocalcinosis of the knees in asymptomatic hyperuricemia and rheumatoid arthritis: a controlled study. *Ann Rheum Dis* 1982;41:344–346.
96. Hamilton EBD, Bomford AB, Laws JW, et al. The natural history of arthritis in idiopathic haemochromatosis: progression of the clinical and radiological features over ten years. *Q J Med* 1981;50:321–329.
97. Rynes RI, Merzig EG. Calcium pyrophosphate crystal deposition disease and hyperparathyroidism: a controlled prospective study. *J Rheumatol* 1978;5:460–468.
98. Aitken RE, Kerr JL, Lloyd HM. Primary hyperparathyroidism with osteosclerosis with calcification in articular cartilage. *Am J Med* 1964;37:813–820.
99. Bywaters EGL, Dixon A St J, Scott JT. Joint lesions of hyperparathyroidism. *Ann Rheum Dis* 1963;22:171–187.
100. Zvaifler NJ, Reefe WE, Black RL. Articular manifestations in primary hyperparathyroidism. *Arthritis Rheum* 1962;5:237–249.
101. Currey HLF, Key JJ, Mason RM, et al. Significance of radiological calcification of joint cartilage. *Ann Rheum Dis* 1966;25:295–306.
102. Skinner M, Cohen AS. Calcium pyrophosphate dihydrate crystal deposition disease. *Arch Intern Med* 1969;123:636–644.
103. Van Geertruyden J, Kinnaert P, Frederic N, et al. Effect of parathyroid surgery on cartilage calcification. *World J Surg* 1986;10:111–115.
104. Buchanan WW, Kraag GR, Palmer DG, et al. The first recorded case of osteitis fibrosa cystica. *Can Med Assoc J* 1981;124: 812–815.
105. Glass JS, Grahame R. Chondrocalcinosis after parathyroidectomy. *Ann Rheum Dis* 1976;35:521–525.
106. Pritchard MH, Jessop JD. Chondrocalcinosis in primary hyperparathyroidism. *Ann Rheum Dis* 1977;36:146–151.
107. Marx SJ, Attie MF, Levine MA, et al. The hypocalciuric or benign variant of familial hypercalcemia: clinical and biochemical features in fifteen kindreds. *Medicine* 1981;60:397–412.
108. Marx SJ, Spiegel AM, Levine MA, et al. An association between neonatal severe primary hyperparathyroidism and familial hypocalciuric hypercalcemia in three kindreds. *N Engl J Med* 1982;306: 257–263.

109. Schumacher HR. Hemochromatosis and arthritis. *Arthritis Rheum* 1964;7:41–50.
110. Ryan L, McCarty DJ. Calcium pyrophosphate crystal deposition disease; pseudogout; articular chondrocalcinosis. In: McCarty DJ, ed. *Arthritis and allied conditions,* 10th ed. Philadelphia: Lea & Febiger, 1985:1515–1546.
111. Dorfmann H, Solonia J, DiMenza CL, et al. Les arthropathies des hemochromatoses: resultats d'une enquete prospective portant sur 54 malades. *Sem Hop Paris* 1969;45:416–523.
112. Dymock IW, Hamilton EBD, Laws JW, et al. Arthropathy of hemochromatosis. *Ann Rheum Dis* 1970;29:469–476.
113. Hamilton EBD. Diseases associated with CPPD deposition disease. *Arthritis Rheum* 1976;19(suppl):353–357.
114. Adamson TC, Resnik CS, Guerra J, et al. Hand and wrist arthropathies of hemochromatosis and calcium pyrophosphate deposition disease: distinct radiographic features. *Radiology* 1983;146:377–381.
115. Hearn PR, Russell RGG, Elliott JC. Formation product of calcium pyrophosphate crystals *in vitro* and the effect of iron salts. *Clin Sci Mol Med* 1978;54:29–33.
116. McCarty DJ, Pepe PF. Erythrocyte neutral inorganic pyrophosphatase in pseudogout. *J Lab Clin Med* 1972;79:277–284.
117. McCarty DJ, Palmer DW, Garancis JC. Clearance of calcium pyrophosphate dihydrate crystals *in vivo*. III. Effects of synovial hemosiderosis. *Arthritis Rheum* 1981;24:706–710.
118. Pawlotsky Y, Lancien Y, Roudier G, et al. Histomorphometrie osseuse et manifestations osteo-articulares de l'hemochromatose idiopathique. *Rev Rheum* 1979;46:91–99.
119. Pawlotsky Y, Le Dantec P, Moirand R, et al. Elevated parathyroid hormone 44–68 and osteoarticular changes in patients with genetic hemochromatosis. *Arthritis Rheum* 1999;42:799–805.
120. O'Duffy JD. Hypophosphatasia associated with calcium pyrophosphate dihydrate deposits in cartilage. *Arthritis Rheum* 1970;13:381–388.
121. Earde AW, Swannell AJ, Williamson NR. Pyrophosphate arthropathy in hypophosphatasia. *Ann Rheum Dis* 1981;40:164–170.
122. Whyte MP, Murphy WA, Fallon MD. Adult hypophosphatasia with chondrocalcinosis and arthropathy: variable penetrance of hypophosphatemia in a large Oklahoma kindred. *Am J Med* 1982;72:631–641.
123. Russell RGG. Metabolism of inorganic pyrophosphate (PPi). *Arthritis Rheum* 1976;19(suppl):463–478.
124. Russell RGG, Bisaz S, Donath A, et al. Inorganic pyrophosphate in plasma in normal persons and in patients with hypophosphatasia osteogenesis imperfecta and other disorders of bone. *J Clin Invest* 1971;50:961–969.
125. Chuck AJ, Pattrick MG, Hamilton E, et al. Crystal deposition in hypophosphatasia: a reappraisal. *Ann Rheum Dis* 1989;48:571–576.
126. Whyte MP, Valdes R, Ryan LM, et al. Infantile hypophosphatasia: enzyme replacement therapy by intravenous infusion of alkaline phosphatase–rich plasma from patients with Paget's bone disease. *J Pediatr* 1982;101:379–386.
127. McCarty DJ, Silcox DC, Coe F, et al. Diseases associated with calcium pyrophosphate dihydrate crystal deposition: a controlled study. *Am J Med* 1974;56:704–714.
128. Bennett RM, Lehr JR, McCarty DJ. Factors affecting the solubility of calcium pyrophosphate dihydrate crystals. *J Clin Invest* 1975;56:1571–1579.
129. McCarty DJ, Solomon SD, Warnock M, et al. Inorganic pyrophosphate concentrations in the synovial fluid of arthritis patients. *J Lab Clin Med* 1971;78:216–229.
130. Runeberg L, Collan Y, Jokinen EJ, et al. Hypomagnesemia due to renal disease of unknown etiology. *Am J Med* 1975;59:873–881.
131. Smilde TJ, Haverman JF, Schipper P, et al. Familial hypokalemia/hypomagnesemia and chondrocalcinosis. *J Rheumatol* 1994;21:1515–1519.
132. Doherty M, Dieppe PA. Double blind, placebo controlled trial of magnesium carbonate in chronic pyrophosphate arthropathy. *Ann Rheum Dis* 1983;42(suppl):106–107(abst).
133. Dorwart BB, Schumacher HR. Joint effusions, chondrocalcinosis and other rheumatic manifestations in hypothyroidism. *Am J Med* 1975;59:780–789.
134. Alexander GM, Dieppe PA, Doherty M, et al. Pyrophosphate arthropathy: a study of metabolic associations and laboratory data. *Ann Rheum Dis* 1982;41:377–381.
135. Jones AC, Chuck AJ, Arie EA, et al. Diseases associated with calcium pyrophosphate deposition disease. *Semin Arthritis Rheum* 1992;22:188–202.
136. Komatireddy GR, Ellman MH, Brown NL. Lack of association between hypothyroidism and chondrocalcinosis. *J Rheumatol* 1989;16:807–808.
137. Chaisson CE, McAlindon TE, Felson DT, et al. Lack of association between thyroid status and chondrocalcinosis or osteoarthritis: the Framingham osteoarthritis study. *J Rheumatol* 1996;23:711–715.
138. Kaplinski N, Biran D, Frankl O. Pseudogout and amyloidosis. *Harefuah* 1976;91:59.
139. Ryan LM, Liang G, Kozin F. Amyloid arthropathy: possible association with chondrocalcinosis. *J Rheumatol* 1982;9:273–278.
140. Yood RA, Skinner M, Cohen AS, et al. Soft tissue uptake of bone seeking radionuclide in amyloidosis. *J Rheumatol* 1981;8:760–766.
141. Egan MS, Goldenberg DL, Cohen AS, et al. The association of amyloid deposits and osteoarthritis. *Arthritis Rheum* 1982;25:204–208.
142. Ladefoged C. Amyloid in osteoarthritic hip joints: a pathoanatomical and histological investigation of femoral head cartilage. *Acta Orthop Scand* 1982;53:581–586.
143. Jaccard YB, Gerster JC, Calame L. Mixed monosodium urate and calcium pyrophosphate crystal–induced arthropathy: a review of 17 cases. *Rev Rhum Engl Ed* 1996;63:331–315.
144. Stockman A, Darlington LG, Scott JT. Frequency of chondrocalcinosis of the knees and avascular necrosis of the femoral heads in gout: a controlled study. *Ann Rheum Dis* 1980;39:7–11.
145. Hamza M, Bardin T. Camptodactyly, polyepiphyseal dysplasia and mixed crystal deposition disease. *J Rheumatol* 1989;16:1153–1158.
146. Sambrook PN, de Jager JP, Champion GD, et al. Synovial complications of spondyloepiphyseal dysplasia of late onset. *Arthritis Rheum* 1988;31:282–287.
147. Kahn MF, Corvol MT, Jurmand SH, et al. Le rhumatisme chondrodyplasique. *Sem Hop Paris* 1970;46:1938–1953.
148. Okazaki T, Sato T, Mitomo T, et al. Pseudogout: clinical observations and chemical analyses of deposits. *Arthritis Rheum* 1976;19:293–305.
149. VanderKorst JK, Geerards J, Driessens FCM. A hereditary type of idiopathic articular chondrocalcinosis. *Am J Med* 1974;56:307–314.
150. Derfus BA, Kurian JB, Butler JJ, et al. The high prevalence of pathologic calcium crystals in pre-operative knees. *J Rheumatol* 2002;29:570–574.
151. Swan A, Chapman B, Heap P, et al. Submicroscopic crystals in osteoarthritic synovial fluids. *Ann Rheum Dis* 1994;53:467–470.
152. Sanmarti R, Kanterewicz E, Pladevall M, et al. Analysis of the association between chondrocalcinosis and osteoarthritis: a community based study. *Ann Rheum Dis* 1996;55:30–33.
153. Reuge L, Van Linthoudt D, Gerster JC. Local deposition of calcium pyrophosphate crystals in the evolution of knee osteoarthritis. *Clin Rheumatol* 2001;20:428–431.
154. Nalbant S, Martinez JAM, Kitumnuaypong G, et al. Synovial fluid features and their relations to osteoarthritis severity: new findings from sequential studies. *Osteoarthritis Cartilage* 2003;11:50–54.
155. Felson DT, Zhang Y, Hannan MT, et al. Risk factors for incident radiographic knee osteoarthritis in the elderly: the Framingham study. *Arthritis Rheum* 1997;40:718–733.
156. Weaver JB. Calcification and ossification of the menisci. *J Bone Joint Surg* 1942;24:873–882.
157. Altman RD. Arthroscopic findings of the knee in patients with pseudogout. *Arthritis Rheum* 1976;19:286–292.
158. Bird HA, Tribe CR, Bacon PA. Joint hypermobility leading to osteoarthrosis and chondrocalcinosis. *Ann Rheum Dis* 1978;37:203–211.
159. Settas L, Doherty M, Dieppe P. Localized chondrocalcinosis in unstable joints. *Br Med J* 1982;285:175–176.
160. Collis CH, Dieppe PA, Bullimore JA. Radiation-induced chondrocalcinosis of the knee articular cartilage. *Clin Radiol* 1989;39:450–451.
161. Malnick SD, Ariel-Ronen S, Evron E, et al. Acute pseudogout as a complication of pamidronate. *Ann Pharmacother* 1997;31:499–500.
162. Sandor V, Hassan R, Kohn E. Exacerbation of pseudogout by granulocyte colony-stimulating factor. *Ann Intern Med* 1996;125:781.
163. Luzar MJ, Altawil B. Pseudogout following intraarticular injection of sodium hyaluronate. *Arthritis Rheum* 1998;41:939–940.
164. Fisseler-Eckhoff A, Muller KM. Arthroscopy and chondrocalcinosis. *Arthroscopy* 1992;8:98–104.
165. Beltran J, Marty-Defaut E, Bencardino J, et al. Chondrocalcinosis

of the hyaline cartilage of the knee: MRI manifestations. *Skeletal Radiol* 1998;27:369–374.
166. Ellman M, Krieger MI, Brown N. Pseudogout mimicking synovial chondromatosis. *J Bone Joint Surg* 1975;57A:863–865.
167. Gerster JC, Laiger R, Boivin G, et al. Carpal tunnel syndrome in chondrocalcinosis of the wrist. *Arthritis Rheum* 1980;23:926–931.
168. Ahlgren P. Chondrocalcinois og knogleusurer. *Nord Med* 1965;73: 309–313.
169. Lagier R. Case report: rare femoral erosions and osteoarthritis of the knee associated with chondrocalcinosis. A histological study of this cortical remodeling. *Virchows Arch* 1974;364:215–223 (abst).
170. Resnick D, Niwyama G. Carpal instability in rheumatoid arthritis and calcium pyrophosphate deposition disease. *Ann Rheum Dis* 1977;36: 311–318.
171. Ross DJ, Dieppe PA, Watt I, et al. Tibial stress fracture in pyrophosphate arthropathy. *J Bone Joint Surg* 1983;65B:474–477.
172. Houpt JB, Sinclair DS. Spontaneous osteonecrosis of the medial femoral condyle. *J Rheumatol* 1974;1(suppl):117 (abst).
173. Watt I, Dieppe P. Medial femoral condyle necrosis and chondrocalcinosis: a causal relationship. *Br J Radiol* 1983;56:7–22.
174. Gatter RA, McCarty DJ. Pathological tissue calcification in man. *Arch Pathol* 1967;84:346–353.
175. Ishikawa H, Ueba Y, Isobe T, et al. Interaction of polymorphonuclear leukocytes with calcium pyrophosphate dihydrate crystals deposited in chondrocalcinosis cartilage. *Rheumatol Int* 1987;7:217–221.
176. Ali SY, Griffiths S, Bayliss MT, et al. Ultrastructural studies of pyrophosphate crystal deposition in articular cartilage. *Ann Rheum Dis* 1983;42(suppl):97–98.
177. Bjelle A. Cartilage matrix in hereditary pyrophosphate arthropathy. *J Rheumatol* 1981;8:959–964.
178. Ishikawa K, Masuda I, Ohira T, et al. A histological study of calcium pyrophosphate dihydrate crystal-deposition disease. *J Bone Joint Surg* 1989;71A:875–886.
179. Ohira T, Ishikawa K, Masuda I, et al. Histologic localization of lipid in the articular tissues in calcium pyrophosphate dihydrate crystal deposition disease. *Arthritis Rheum* 1988;31:1057–1062.
180. Masuda I, Ishikawa I, Usuku G. A histologic and immunohistochemical study of calcium pyrophosphate dihydrate crystal deposition disease. *Clin Orthop* 1991;263:272–287.
181. Chen F, Kerner MB, Dorfman HD, et al. The distribution of S-100 protein in articular cartilage from osteoarthritic joints. *J Rheumatol* 1990;17:1676–1681.
182. Boivin G, Lagier R. An ultrastructural study of articular chondrocalcinosis in cases of knee osteoarthritis. *Virchows Arch* 1983;400: 13–29 (abst).
183. Mitrovic D. Pathology of articular deposition of calcium salts and their relationship to osteoarthritis. *Ann Rheum Dis* 1983;42(suppl): 19–26.
184. Schumacher HR. The synovitis of pseudogout: electron microscopic observations. *Arthritis Rheum* 1968;11:426–435.
185. Schumacher HR. Articular cartilage in the degenerative arthropathy of hemochromatosis. *Arthritis Rheum* 1982;25:1460–1468.
186. Dijkgraaf LC, Liem RS, de Bont GM, et al. Calcium pyrophosphate dihydrate crystal deposition disease: a review of the literature and a light and electron microscopic study of a case of the temporomandibular joint with numerous intracellular crystals in the chondrocytes. *Osteoarthritis Cartilage* 1995;3:35–45.
187. Beutler A, Rothfuss S, Clayburne G, et al. Calcium pyrophosphate dihydrate crystal deposition in synovium. *Arthritis Rheum* 1993;36: 704–715.
188. Keen CE, Crocker PR, Brady K, et al. Calcium pyrophosphate dihydrate deposition disease: morphological and microanalytical features. *Histopathology* 1991;19:529–536.
189. Kaartinen MT, El-Maadawy S, Rasanen NH et al. Tissue transglutaminase and its substrates in bone. *J Bone Miner Res* 2002;17:2161–2175.
190. Rosenthal AK, Derfus BA, Henry LA. Transglutaminase activity in aging articular chondrocytes and articular cartilage vesicles. *Arthritis Rheum* 1997;40:966–970.
191. Johnson K, Hashimoto S, Lotz M, et al. Interleukin-1 induces promineralizing activity of cartilage tissue transglutaminase and factor XIIIa. *Am J Pathol* 2001;159:149–163.
192. McCarty DJ, Palmer DW, James C. Clearance of calcium pyrophosphate dihydrate crystals *in vivo:* II. Studies using triclinic crystals doubly labeled with 45Ca and 85Sr. *Arthritis Rheum* 1979;22:1122–1131.
193. Hearn PR, Guilland-Cumming DF, Russell RGG. Effect of orthophosphate and other factors on the crystal growth of calcium pyrophosphate. *Ann Rheum Dis* 1983;42(suppl):101.
194. Cheng PT, Pritzker K. Pyrophosphate, phosphate ion interaction: effects on calcium pyrophosphate and calcium hydroxyapatite crystal formation in aqueous solution. *J Rheumatol* 1983;10:769–777.
195. Silcox DC, McCarty DJ. Elevated inorganic pyrophosphate concentrations in synovial fluid in osteoarthritis and pseudogout. *J Lab Clin Med* 1974;83:518–531.
196. Pritzker KPH, Cheng P-T, Adams ME, et al. Calcium pyrophosphate dihydrate crystal formation in model hydrogels. *J Rheumatol* 1978; 5:469–473.
197. Mandel NS, Mandel GS. Nucleation and growth of CPPD crystals and related species *in vitro*. In: Rubin RP, Weiss G, Putner JW, eds. *Calcium in biological systems.* New York: Plenum Press, 1985:711–717.
198. Mandel N, Mandel G, Carroll D, et al. Calcium pyrophosphate crystal deposition. An *in vitro* study using a gelatin matrix model. *Arthritis Rheum* 1984;27:789–796.
199. Lust G, Faure G, Netter P, et al. Increased pyrophosphate in fibroblasts and lymphoblasts from patients with hereditary diffuse articular chondrocalcinosis. *Science* 1981;214:809–810.
200. Jung A, Bisaz S, Fleisch H. The binding of pyrophosphate and two diphosphonates by hydroxyapatite crystals. *Calcif Tiss Res* 1973;11: 269–280.
201. McGaughey C. Binding of polyphosphates and phosphonates to hydroxyapatite, subsequent hydrolysis, phosphate exchange and effects on demineralization, mineralization, and microcrystal aggregation. *Caries Res* 1983;17:229–241.
202. Russell RGG, Bisaz S, Fleisch H. Inorganic pyrophosphate in plasma, urine and synovial fluid of patients with pyrophosphate arthropathy (chondrocalcinosis or pseudogout). *Lancet* 1970;2:899–902.
203. Pflug M, McCarty DJ, Kawahara F. Basal urinary pyrophosphate excretion in pseudogout. *Arthritis Rheum* 1969;12:228–231.
204. Silcox DC, Jacobelli SG, McCarty DJ. The identification of inorganic pyrophosphate in human platelets and its release on stimulation with thrombin. *J Clin Invest* 1973;52:1595–1600.
205. Ryan LM, Kozin F, McCarty DJ. Quantification of human plasma inorganic pyrophosphate: I. Normal values in osteoarthritis and calcium pyrophosphate dihydrate crystal deposition disease. *Arthritis Rheum* 1979;22:886–891.
206. Sorensen SA, Flodgaard H, Sorensen E. Serum alkaline phosphatase, serum pyrophosphatase, phosphorylethanolamine, and inorganic pyrophosphate in plasma and urine: a genetic and clinical study of hypophosphatasia. *Monogr Hum Genet* 1978;10:66–69.
207. Rachow J, Ryan L. Adenosine triphosphate pyrophosphohydrolase and neutral inorganic pyrophosphatase in pathologic joint fluids. *Arthritis Rheum* 1985;28:1283–1288.
208. Hamilton E, Pattrick M, Doherty M. Inorganic pyrophosphate, nucleoside triphosphate pyrophosphatase, and cartilage fragments in normal human synovial fluid. *Br J Rheumatol* 1991;30:260–264.
209. Howell DS, Muniz O, Pita JC, et al. Extrusion of pyrophosphate into extracellular media by osteoarthritic cartilage incubates. *J Clin Invest* 1975;56:1473–1480.
210. Ryan LM, Cheung HS, McCarty DJ. Release of pyrophosphate by normal mammalian articular hyaline and fibrocartilage in organ culture. *Arthritis Rheum* 1981;24:1522–1527.
211. Camerlain M, McCarty DJ, Silcox DC, et al. Inorganic pyrophosphate pool size and turnover rate in arthritic joints. *J Clin Invest* 1975; 55:1373–1381.
212. Hirose J, Ryan LM, Masuda I. Up-regulated expression of cartilage intermediate-layer protein and ANK in articular hyaline cartilage from patients with calcium pyrophosphate dihydrate crystal deposition disease. *Arthritis Rheum* 2002;46:3218–3229.
213. Rosenthal AK, Cheung HS, Ryan LM. Transforming growth factor β1 stimulates inorganic pyrophosphate elaboration by porcine cartilage. *Arthritis Rheum* 1991;34:904–911.
214. Ryan LM, Kurup I, Cheung HS. Stimulation of cartilage inorganic pyrophosphate elaboration by ascorbate. *Matrix* 1991;11:276–281.
215. Olmez U, Ryan LM, Kurup IV, et al. Insulin-like growth factor-1 suppresses pyrophosphate elaboration by transforming growth factor

b1-stimulated chondrocytes and cartilage. *Osteoarthritis Cartilage* 1994;2:149–154.
216. Lotz M, Rosen F, McCabe G, et al. Interleukin 1 beta suppresses transforming growth factor–induced inorganic pyrophosphate production and expression of the PPi-generating enzyme PC-1 in human chondrocytes. *Proc Natl Acad Sci U S A* 1995;92:10364–10368.
217. Terkeltaub R, Lotz M, Johnson K, et al. Parathyroid hormone–related protein is abundant in osteoarthritic cartilage, and the parathyroid hormone–related protein 1–173 is selectively induced by transforming growth factor beta in articular chondrocytes and suppresses generation of extracellular inorganic pyrophosphate. *Arthritis Rheum* 1998;41:2152–2164.
218. Rosenthal AK, Henry LA. Retinoic acid stimulated pyrophosphate elaboration by cartilage and chondrocytes. *Calcif Tissue Int* 1996;59: 128–133.
219. Rosenthal AK, Henry LA. Thyroid hormones induce features of the hypertrophic phenotype and stimulate correlates of CPPD crystal formation in articular chondrocytes. *J Rheumatol* 1999;26:395–401.
220. Ryan LM, Kurup I, Cheung HS. Transduction mechanisms of porcine chondrocyte inorganic pyrophsphate elaboration. *Arthrits Rheum* 1999;42:555–560.
221. Tenenbaum J, Muniz O, Schumacher HR, et al. Comparison of phosphohydrolase activities from articular cartilage in calcium pyrophosphate deposition disease and primary osteoarthritis. *Arthritis Rheum* 1981;24:492–500.
222. Cartier P, Picard J. La mineralisation du cartilage ossifiable: III. Le mechanisme de la reaction atpasique du cartilage. *Bull Soc Chim Biol* 1955;37:1159–1168.
223. Hsu H. Purification and partial characterization of ATP pyrophosphohydrolase from fetal bovine epiphyseal cartilage. *J Biol Chem* 1983; 258:3463–3468.
224. Siegel SA, Hummel CF, McCarty RP. The role of nucleoside triphosphate pyrophosphohydrolase *in vitro* nucleoside triphosphate–dependent matrix vesicle calcification. *J Biol Chem* 1983 258: 8601–8607.
225. Hsu H, Anderson H. The deposition of calcium pyrophosphate and phosphate by matrix vesicles isolated from fetal bovine epiphyseal cartilage. *Calcif Tiss Int* 1984;36:615–621.
226. Hsu H, Anderson H. The deposition of calcium pyrophosphate by NTP pyrophosphohydrolase of matrix vesicles from fetal bovine epiphyseal cartilage. *Int J Biochem* 1986;18:1141–1146.
227. Ryan LM, Wortmann RL, Karas B, et al. Cartilage nucleoside triphosphate (NTP) pyrophosphohydrolase: I. Identification as an ectoenzyme. *Arthritis Rheum* 1984;27:913–918.
228. Howell D, Martel-Pelletier J, Pelletier J-P, et al. NTP pyrophosphohydrolase in human chondrocalcinotic and osteoarthritic cartilage: II. Further studies on histologic and subcellular distribution. *Arthritis Rheum* 1984;27:193–199.
229. Caswell A, Russell RGG. Identification of ecto-nucleoside triphosphate pyrophosphatase in human articular chondrocytes in monolayer culture. *Biochim Biophys Acta* 1985;847:40–47.
230. Rebbe NF, Tong BD, Hickman S. Expression of nucleotide pyrophosphatase and alkaline phosphodiesterase. I. Activities of PC-1 the murine plasma cell antigen. *Mol Immunol* 1993;30:87–93.
231. Huang R, Rosenbach M, Vaughn R, et al. Expression of the murine plasma cell nucleotide pyrophosphohydrolase PC-1 is shared by human liver, bone, and cartilage cells. *J Clin Invest* 1994;94:560–567.
232. Terkeltaub R, Rosenbach M, Fong F, et al. Causal link between nucleotide pyrophosphohydrolase overactivity and increased intracellular inorganic pyrophosphate generation demonstrated by transfection of cultured fibroblasts and osteoblasts with plasma cell membrane glycoprotein. *Arthritis Rheum* 1994;37:934–941.
233. Masuda I, Hamada J, Haas A, et al. A unique ectonucleotide pyrophosphohydrolase associated with porcine chondrocyte-derived vesicles. *J Clin Invest* 1995;95:699–704.
234. Cardenal A, Masuda I, Haas A, et al. Specificity of an ecto-nucleoside triphosphate pyrophosphohydrolase unique to chondrocyte-derived vesicles. *Arthritis Rheum* 1994;37:S412.
235. Lorenzo P, Bayliss MT, Heinegard D. A novel cartilage protein (CILP) present in the mid-zone of articular cartilage increases with age. *J Biol Chem* 1998;273:23463–23468.
236. Yamakawa K, Iwasaki H, Masuda I, et al. Cartilage intermediate layer protein expression in calcium pyrophosphate dihydrate crystal deposition disease. *J Rheumatol* 2002;29:1746–1753.
237. Masuda I, Halligan BD, Barbieri JT, et al. Molecular cloning and expression of a porcine chondrocyte nucleotide pyrophosphohydrolase. *Gene* 1997;197:277–287.
238. Masuda I, Cardenal A, Ono W, et al. Nucleotide pyrophosphohydrolase in human synovial fluid. *J Rheumatol* 1997;24:1588–1594.
239. Cardenal A, Masuda I, Ono W, et al. Serum nucleotide pyrophosphohydrolase activity: elevated levels in osteoarthritis, calcium pyrophosphate dihydrate deposition disease, scleroderma and fibromyalgia. *J Rheumatol* 1998;25;2175–2180.
240. Felix R, Fleisch H. The effect of pyrophosphate and diphosphonates on calcium transport in red cells. *Experientia* 1977;33:1003–1005.
241. Rachow JW, Ryan LM, McCarty DJ, et al. Synovial fluid inorganic pyrophosphate concentration and nucleotide pyrophosphohydrolase activity in basic calcium phosphate deposition arthropathy and Milwaukee shoulder syndrome. *Arthritis Rheum* 1988;31:408–413.
242. Ryan L, Rachow J, McCarty DJ. Synovial fluid ATP: a possible substrate for generation of inorganic pyrophosphate in calcium pyrophosphate dihydrate (CPPD) crystal deposition disease. *J Rheumatol* 1991;18:716–720.
243. Park W, McCarty DJ. Intraarticular inorganic pyrophosphate genesis in human synovial fluid is driven by extracellular adenosine triphosphate. *Arthritis Rheum* 1994;37:S427.
244. Ryan LM, McCarty DJ. Understanding inorganic pyrophosphate metabolism—toward prevention of calcium pyrophosphate dihydrate crystal deposition. *Ann Rheum Dis* 1995;54:939–941.
245. Derfus BA, Rachow JW, Mandel NS, et al. Articular cartilage vesicles generate calcium pyrophosphate dihydrate-like crystals *in vitro*. *Arthritis Rheum* 1992;35:231–240.
246. Derfus BA, Honari D, Ryan LM, et al. EM diffraction confirms calcium pyrophosphate dihydrate deposition by articular cartilage vesicles. *Arthritis Rheum* 1994;37:S412.
247. Prins APA, Kiljan E, van de Stadt RJ, et al. Inorganic pyrophosphate release by rabbit articular chondrocytes in vitro. *Arthritis Rheum* 1986;29:1485–1492.
248. Lust G, Fare G, Netter P, et al. Evidence of a generalized metabolic defect in patients with hereditary chondrocalcinosis. *Arthritis Rheum* 1981;24:1517–1521.
249. Rosenthal AK, Ryan LM. Probenecid inhibits transforming growth factor b1 induced pyrophosphate elaboration by chondrocytes. *J Rheumatol* 1994;21:896–900.
250. Ryan LM, Kurup I, McCarty DJ, et al. Cartilage inorganic pyrophosphate elaboration is independent of sulfated glycosaminoglycan synthesis. *Arthritis Rheum* 1990;33:235–240.
251. Alvarellos A, Spilberg I. Colchicine prophylaxis in pseudogout. *J Rheumatol* 1986;13:804–805.
252. Ritter J, Kerr LD, Valeriano-Marcet J, et al. ACTH revisited: effective treatment for acute crystal induced synovitis in patients with multiple medical problems. *J Rheumatol* 1994;21:696–699.
253. Bennett RM, Lehr JR, McCarty DJ. Crystal shedding and acute pseudogout: a hypothesis based on a therapeutic failure. *Arthritis Rheum* 1976;19:93–97.
254. Fam AG, Stein G. Disappearance of chondrocalcinosis following reflex sympathetic dystrophy. *Arthritis Rheum* 1981;24:747–749.
255. Sarkozi AM, Nemeth-Csoka M, Bartosiewicz G. Effect of glycosaminoglycan polysulphate in the treatment of chondrocalcinosis. *Clin Exp Rheumatol* 1988;6:3–8.
256. Ledingham J, Regan M, Jones A, et al. Factors affecting radiographic progression of knee osteoarthritis. *Ann Rheum Dis* 1995;54:53–58.

第117章

碱性磷酸钙(磷灰石、磷酸八钙、磷酸三钙)结晶沉积性疾病和钙质沉着病

Paul B. Halverson

关于病理学上磷酸钙以无机物状态沉积于人类的各种组织的报道很多。多数报道以描述为主,并没有阐明疾病的模式。过去通常被认为是羟磷灰石(HA)的碱性磷酸钙(BCP)结晶与钙化的关节周围炎和肌腱炎有长期的相关性[1]。后来在滑膜液中通过扫描电镜术(SEM)或透射电子显微术(TEM)发现了BCP(碱性磷酸钙)结晶[2,3]。

一、结晶鉴别

由于缺乏一个简单而可靠的诊断方法，研究碱性磷酸钙结晶相关性关节炎相对困难(第4章)。Faure等[4]应用CT高分辨率电子计算机X线断层成像TEM(透射电子显微术）直接测定了患者的碳灰石结晶的晶面间间距，首次证实了在肩关节周围关节钙化中存在结晶种类的多相性。这些较大的碳酸盐取代物结晶和其他非碳灰石磷酸钙均被发现。对肩关节液结晶、家兔钙化的滑膜和皮肌炎的皮下钙化进行傅里叶变换红外(线)分析(FTIR)显示,局部均含有取代碳酸盐的HA、磷酸八钙(OCP)和微粒胶原(表117.1)。在一个患者中采集的多个样本均发现磷酸三钙代替了OCP（磷酸八钙)。因此,人们用碱性磷酸钙来代表这些结晶混合物。碱性磷酸钙结晶沉积性疾病的提出最能恰当地反映相关的临床综合征。

(一)X线片

碱性磷酸钙结晶沉积物是圆形的或松散的钙化，其体积从几个毫米到几个厘米或分米。他们以孤立的小结或者多发的沉积物形式存在。有时,骨干周围肌腱钙化可以侵蚀邻近的骨皮质。尽管X线片是一种有用的诊断工具，但在诊断碱性磷酸钙结晶性关节病时仍有其相对的不敏感性和非特异性[7]。偶尔可以看到无症状的关节周围钙化沉积的影像。

(二)滑液

相衬偏振光线显微镜对检测大的尿酸单钠一水化物和双水焦磷酸钙(CPPD)结晶毫无价值,对BPC结晶的价值也不明显，因为BCP结晶的大小小于光学的显

表117.1　人体滑液、软骨或滑膜中发现的含钙结晶物中钙(CA)与磷(P)的化学式和分子量比

结晶体	分子式	钙/磷
碱性磷酸钙(BCP)		
羟磷灰石(HA)	$Ca_5(PO_4)_3OH2H_2O$	1.67
磷酸八钙(OCP)	$Ca_8H_2(PO_4)_65H_2O$	1.33
磷酸三钙(TCP)(白磷钙石)	$Ca_3(PO_4)_2$	1.5
其他		
磷酸二钙二羧化物(磷酸氢钙)	$CaHPO_42H_2O$	1.0
双水焦磷酸钙	$Ca_2P_2O_7H_2O$	1.0
草酸钙	$CaC_2O_4H_2O$	

微镜的分辨能力。虽然这些结晶有聚集的倾向,但它们聚集的方向是随机的,而且是没有双折射的。极少数在同一轴向上的数以千计的超微结晶可以产生双折射[8]。单个的针状或平板状结晶通常小于0.1μm（图117.1）。可以在光学显微镜下观察到BCP结晶聚合物就像是闪光的分层“硬币”。滑液片状沉淀物茜素红S染色是一种BCP结晶的筛查方法[9]。这种方法对羟磷灰石的敏感性达到0.005μg/mL羟磷灰石标准液，但是对磷酸钙化合物的特异性差,假阳性率高[10,11]。另一个研究使用新鲜的酒精混合液进行细胞离心涂片器制备的标本发现,用茜素红染色可以准确地鉴定出细胞内的BCP晶体,但是不能检测出细胞外的BCP晶体[12]。

(¹⁴C)标记的乙烷-1-羟基-1,1-二磷酸盐(EHDP)结合半定量的技术被证明对筛查BCP结晶非常有效。其对羟磷灰石标准液的敏感性大约是2μg/mL[1,13]。有(¹⁴C)标记的EHDP结合的滑液与有骨关节炎(OA)表现的X线片分级有显著的相关性[1,14](图117.2)。通过SEM可常规检测结合(¹⁴C)EHDP的滑液片状沉淀物。一般能找到的微球聚集体直径大约在1~19μg(图117.3A)。X射线能量色散分析发现这些聚集体更有特征[1,13]。方法是使用一台联网计算机计算每一个相关元素的摩尔分子量，分析钙和磷的波谱（图117.3B）。Cherian和Schumacher[15]提出应常规应用TEM,它的优点是可以更好地确定晶体的形态学和位置(例如在细胞中)。偶氮砷Ⅲ可用于对含钙结晶进行定量分析[16]。

X射线衍射对BCP无机物粉末相对不敏感。这种小而低产的结晶原料产生的衍射太小，无法与相对接近的钙磷复合物进行区分。而电子衍射、高分辨率TEM、原子显微镜检查术[17]和FTIR分光光度法都是较有帮助的研究工具,但是并非用于临床常规检查。

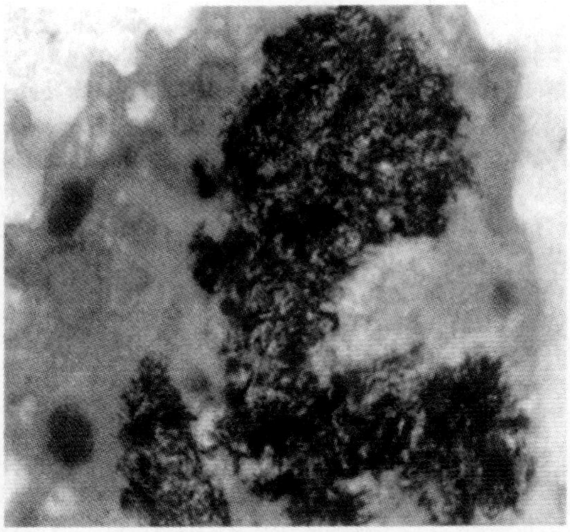

图117.1　滑液纤维细胞内的针状结晶聚集。无细胞膜。（放大43 800倍）。

对一些(¹⁴C)EHDP结合的滑液沉积物进行钙磷水平直接化学分析显示,BCP无机物水平为12~45μg/mL[13]。

二、疾病

下面介绍几种与BCP结晶相关的关节及关节周围疾病(表117.2)。钙化性肌腱炎和滑囊炎分别在第96和第106章中进行过讨论。这类晶体沉积易引起继发性BCP关节病(表117.2)。

(一)肩袖钙化

肩袖钙化发生的位置与发病机制、自然转归和预后有关[22]。Sarkar和Uhthoff[22]发现,附着于肱骨大粗隆肩袖最高点的钙化意味着退化性起止点病伴继发性钙化。这些肩袖末端撕裂引起的继发性钙化都是不可逆的。换句话说,肩袖原发性钙化发生在距离Codman临界区顶端大约1.5cm的化生的纤维软骨中。巨噬细胞、巨细胞的吞噬和基质小泡都能引起这些晶体沉积,这些沉积物最终被再吸收。X线片上可见代表细胞矿物质重吸收的扇边状松散的不透光沉积带[22]。其他研究

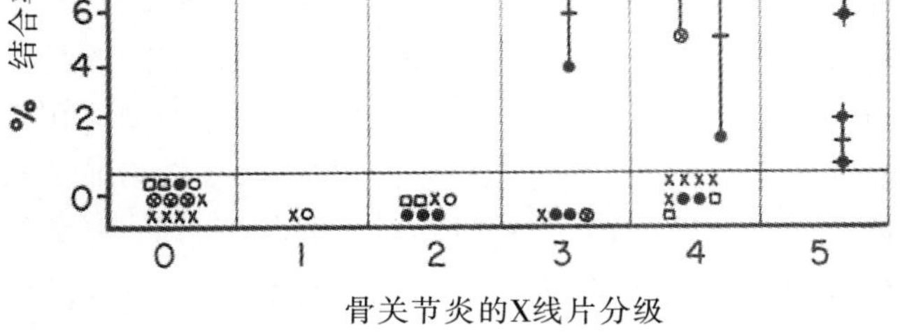

图117.2　伴有退行性变的关节中获得的(¹⁴C)标记的乙烷-1-羟基-1,1-二磷酸盐(EHDP)结合的滑膜液(X线片分级4级和5级)。□:关节内紊乱;●:骨关节炎;+:滑膜液中无焦磷酸钙沉积的骨关节炎;×:感染性关节炎,白细胞计数>3 000mm³;⊗:感染性关节炎,白细胞计数<3 000mm³;○:混合性关节炎。阳性结果用多个符号表示。(From Halverson PB,MC Carty DJ. Identification of hydroxyapatite crystals in synovial fluid. *Arthrits Rheum* 1979; 22: 389–395,with permission.)

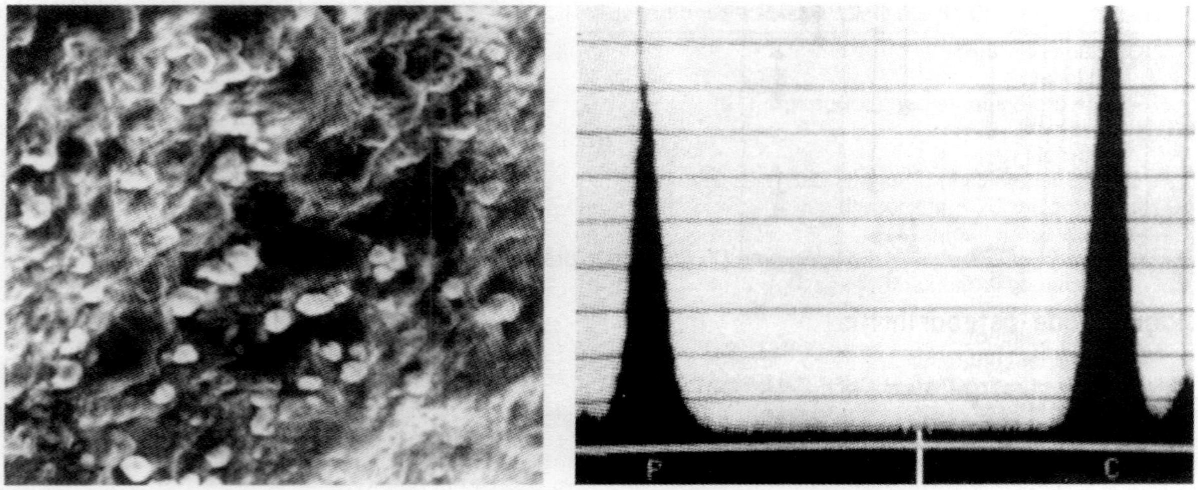

图117.3 (A)电子显微镜扫描显示滑膜液沉淀物中典型的微球结晶聚集(原始放大525倍)。(From Halverson PB, Cheung HS, Mc Carty DJ。"Milwaukee shoulder": association of microspheroids containing hydroxyapatite crystals, active collagenase and neutral protease with rotator cuff defects: Ⅱ.Synovial fluid studies. *Arthritis Rheum* 1981; 24: 474–483, with permission.) (B) 能量色散分摄谱仪显示钙和磷的峰值。

者在钙化的腱鞘炎中没有发现软骨样的化生或基质小泡，而是发现了沙样瘤和坏死细胞钙化[23]。

(二)软骨和滑膜钙化

Ali和Griffiths[24]提出电子显微镜可以观察到在正常关节软骨内细胞周围的基质小泡，被认为是潜在的生长板。所有水平上的软骨都有囊泡，但是在软骨下骨邻近的顶端最多。可见微晶体(直径0.6μm)中无机物形成过程的各个阶段。囊泡和无机物在骨关节炎中增长非常快；在数量上，碱性磷酸酶活性的增强(可到30倍)可以反映出这种增长的快慢。在骨关节炎中能看到三种不同的钙化形式。除了上述无机盐小结节以外，在软骨表面周围的细胞周围基质中可发现呈类似白磷钙石样密度增高，但摩尔钙/磷比值为1.72的立方形晶体。在软骨面无细胞的不定形区域内可观察到细小的针状结晶簇(发亮的薄片)，这些结晶簇的摩尔钙磷比值为1.7，类似滑液中的晶体。

一项对28例早期OA(骨关节炎)患者的关节软骨进行的系统研究显示，浅表的HA型针状结晶占56%；在36%的较深的修复型纤维软骨中发现存在钙化沉积；11%的所有病例中可见CPPD(双水焦磷酸钙)结晶[25]。其中，75%的软骨中可见某种微晶体的沉积。来自同一关节的滑液均显示有斑片状的内衬细胞异常增生及巨细胞伴或不伴钙化沉积。70%的滑液样本存在钙化沉积，均为HA型，但有四个样本也存在CPPD沉积。70%~75%的经病理学诊断的滑膜钙化与膝关节骨关节炎的X线片诊断一致。其中，72%显示关节周围或关节内的钙化[26]。

(三)钙化性关节周围炎

关节周围钙化最常见于肩关节，但是也常在其他关节周围存在。1870年首次描述了肩关节周围炎[1]。1907年X线片检查证实了肩关节周围钙化的放射学证据[1]，1938年发表了一篇包括329例有氧化钙沉积的腱鞘炎的临床综述[1]。在一人寿保险公司的5 061名员工中138人有单侧或双侧的钙盐沉积[1]。70%以上的患者年龄小于40岁，许多人无临床症状。大的沉积可以在某个时间导致急性痛性炎症。有些沉积可自发再吸收，特别是较小的钙化沉积，这些沉积几乎一半是双侧发生的。

多数急性关节炎周围钙化包含某一区域的单独发作，通常伴有局部升温、红斑、肿胀或疼痛，可持续数天到数周。早期症状通常为败血症。关节周围钙化的X线片表现可作为明确的诊断工具。

Fam和Rubenstein[19]将常见于年轻女性的第一跖趾关节急性炎症称为羟磷灰石假性痛风石。X线片显示关节周围钙化沉积，且随后会消失。急性关节周围钙化较少累及手、腕和肘部的小关节，而且同样常见于(80%)女性[27]。

复发性钙化性关节周围炎是多关节受累的，这提示钙化是广泛的状态而非局部的病变引起[1]。许多报道描述了常见的钙化性关节炎和关节周围炎[1,18]。

服用多种非类固醇抗炎药(NSAID)和秋水仙碱治

表117.2 碱性磷酸钙结晶相关性关节病[a]

钙化性关节周围炎
单病灶
羟磷灰石假性痛风足[19]
多病灶
家族性[19]
钙化性肌腱炎和滑囊炎[20]
关节内 BCP 关节病
急性发作(类似于痛风)
密尔沃基肩/膝综合征[7](自发性破坏性关节炎;套囊撕裂关节病)
侵蚀性多关节病
混合性结晶沉积性疾病(BCP 和 CPPD)
肿瘤性钙质沉着症
高磷酸盐
非高磷酸盐
继发性 BCP 结晶关节病/关节周围病[b]
钙质沉着病
转移性
高磷血症阶段:慢性肾功能衰竭、甲状旁腺功能减退、假性甲状旁腺功能减退
高钙血症阶段:原发甲状旁腺功能亢进、维生素 D 过多症、乳碱综合征、赘生物、结节病
营养不良性
原发性结缔组织病[21,22]:散发或局限性硬皮病、皮肌炎、多发性肌炎、Ehlers-Danlos 综合征;弹性(纤维)假黄瘤
代谢性疾病:痛风、糖尿病、尿黑酸尿(褐黄病)、迟发性皮肤卟啉病、假假性甲状旁腺功能减退、Werner 综合征、早衰、进行性骨化性肌炎
由寄生虫引起的感染
神经损伤/瘫痪性关节旁钙化

BCP:碱性磷酸钙;CPPD:双水焦磷酸钙。

[a]参见文献1,相关的老出版物。

[b]无机物沉积也可发生在远离关节的纤维组织内。

疗钙化性关节周围炎急性发作都非常有效[1]。针吸术或加用灌洗对粉末状钙质沉积有效[1]。增加巨噬细胞可作用的表面积可加快沉积物机械性撕裂和弥散的消除[22]。超声是治疗撕裂的新方法,而且可更快速地消除症状性肌腱钙化[28],然而20%的超声治疗患者4年内需要接受手术治疗[29]。

(四)碱性磷酸钙结晶相关的关节炎

BCP结晶可以在关节液中找到,也可以在软骨和滑膜中发现。Schumacher和其同事[3]曾描述了急慢性关节炎的形式。相对年轻的患者发生急性关节炎发作时出现疼痛、肿胀和痛风样的红斑。通过TEM已发现在滑膜液片状沉积物中类似于BCP的结晶,伴有滑液白细胞计数明显升高,X线片检查正常。其他病例有退行性关节病,但是有的病例有侵蚀性关节病变,还有一例伴随肾衰的关节炎。在掌指关节、近端的指间关节和腕关节可发生反复发作的疼痛和肿胀伴逐渐进展的侵蚀和破坏性病变。1976年,Dieppe和同事们[2]报道了来自5位有临床表现的OA患者的滑液,其中包含0.15~0.8μm的结晶物,这些结晶在X光能量色散分析中与磷灰石一致[2]。其他约30%~60%的有关磷灰石的报道来源于膝关节OA患者的滑液[14,30,31]。即便对常规光学显微镜下看不到结晶物的OA患者的滑液进行酶消化和次氯酸盐提取并行电子显微镜检查分析,通常也能看到BCP和CPPD结晶[32,33]。骨关节炎关节滑液的白细胞水平与是否存在结晶无关[30]。膝关节OA患者的关节液中同时存在BCP和CPPD两种结晶;而BPC结晶的出现与关节恶化有关,CPPD结晶的出现与患者的年龄有关[14]。在伴有腕管综合征的软组织中,BCP和CPPD结晶同时出现[34]

(五)密尔沃基肩/膝综合征

Halverson和同事曾研究了30例独特的关节病变,并将其命名为密尔沃基肩综合征(MSS)[7]。1857年都柏林的Robert Adams[35,36]首次报道了这种类似于肩部风湿性关节炎的疾病[37]。主要临床、放射和滑液表现见表117.3。

Adams和Smith描述了肩袖和二头肌长头腱关节内部分的有规律地消失。因为病变常常是双侧的,而且没

表117.3 密尔沃基肩/膝综合征的特征

临床特征
年龄大、尤其是女性
优势关节常受累,通常累及双侧
症状变化大——无症状至严重的静息痛;多数疼痛发生在劳累后或夜间;盂肱关节强直或不稳定
X 线片特征
盂肱关节退变
软组织钙化
肱骨头向上半脱位
滑膜液
白细胞计数低;红细胞极少到许多
碱性磷酸钙结晶聚集
特异性胶原
某些滑液中蛋白酶活性升高

有外伤史，所以Adams和Smith认为这样大块纤维组织的消失归因于关节内疾病的进程而非创伤性关节囊撕裂。他们观察到肱骨头向上半脱位伴有其上方骨质象牙化，形成一个拱形喙突肩峰的假关节。滑膜肥大经常形成带蒂的游离体，并沿着肩峰的骨骺平面分为两部分。

1.临床特征

MSS(密尔沃基肩综合征)的基本特点是好发于女性(80%)，全部或大多数累及优势侧，盂肱关节退化和肩袖松解。其他学者以不同形式描述了类似的患者。这些研究报道总结可见表117.4。患者的平均年龄是72岁(50岁~90岁)，确诊时的平均病程是3.8年，但是范围广（1年~10年），而有些病例不能确定确切的发病时间。大多数患者的病情进展慢，可跨越数年。症状也是多种多样。有3例双侧肩关节受累患者的单侧非优势关节无症状。多数患者有轻中度疼痛史，特别是劳累后。但是有一例患者有严重的静息痛。其他的症状包括活动受限、僵硬强直和夜间痛。检查显示所有受累肩关节活动范围缩小，有时伴受累关节的不稳定。当肱骨对抗关节盂被动摩擦时常引起疼痛和捻发音。不常见的症状有肩锁关节囊肿，肩峰的压力性骨折和窦道形成并引流到前胸壁的组织中[38-40]。

受累肩关节抽吸常规可得到3~40mL淡血色的滑膜液。偶尔可碰到肩关节水肿产生130mL或更多的滑膜液(图117.4)。在两例病例中，水肿合并关节破裂和关节液流到前胸壁。这种事件在关节内出血时可突然发生，并伴有上臂和躯干的皮下淤斑，被称为“后侧板”征[41]。

表117.4　72例肩关节严重退变病例的报道总结

例数	男/女	平均年龄(岁)	年龄范围	双侧(%)
72	13/59	72	50~90	46(64)

见参考文献1和7。

2.相关因素

现已鉴定出几种易罹患MSS的因素[7]。我们观察到30个病例中有9例有创伤史或过度使用史，4例曾发生伸展的手臂的骨折；1例是摩托车交通意外；2例男性从事“创伤性”专业(操作手提钻和职业摔跤选手)；而其他2位男性经历了反复的肩脱臼。复发的脱臼被确定为肩关节病的易患原因[42]，2例下肢偏瘫患者拄拐行走和坐轮椅均以其肩关节作为体重支撑关节，这种情况称为“截瘫夹挤综合征”[18]。另1例患者有先天左侧肩发育不良，对侧发展成为MSS。8例患者发现同时存在BCP和CPPD结晶，但只有1例同时伴有膝关节受累；3例患者存在严重的神经系统疾病(1例是脊髓空洞症，2例有颈神经根病)。因此，肩部疾病部分是去神经造成的神经性关节病的结果。1例患者有慢性肾衰竭，需要血液透析治疗。剩下的1/3患者均为女性，没有找到确切的病因。

上述几种情况的最终共同表现是密尔沃基肩/膝

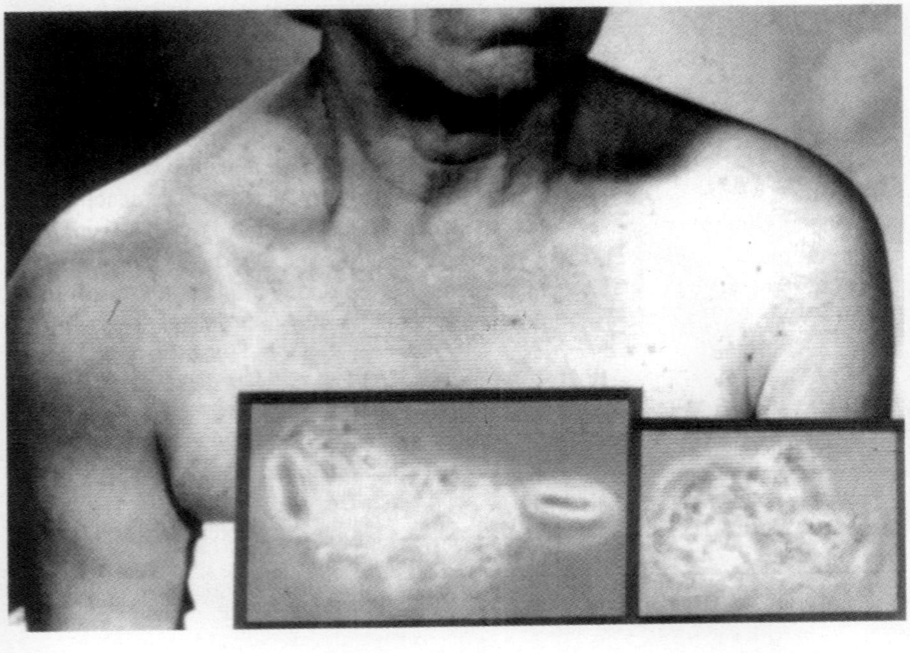

图117.4　62岁女性右肩形状怪异的水肿。插图显示在新鲜的关节液湿标本中可见两个结晶块。注意与之比较大小的红细胞(分相，原始放大1 000倍)。

综合征，但是一定涉及其他的因素，因为这些状况并非总发展成为如此严重的关节破坏。

3.X线片特点

在这组30个病例中，我们注意到被检查的55个肩中49个有盂肱关节退变。55%的肩关节存在软组织钙化。55个肩关节中46个存在明显的肱骨头向上半脱位或放射学的肩袖缺损的证据（图117.5）。测量发现这组患者常规立位X线片的肱骨头上缘到肩峰的距离缩短了约2mm左右，但Neer等[1]报道一组26例患者中类似的情况仅出现3例。常见肩峰前1/3下表面、喙突和肩锁关节侵蚀（图117.6和图117.7）。在许多病例中，肱骨解剖颈分界消失伴有大粗隆被磨圆。肩袖在大粗隆止点处的侵蚀、软骨下囊肿和骨皮质粗糙不平也很常见。

Neer等的研究提供了所有26位患者的关节相片和关节囊相片[1]。其中10例显示肩关节和肩锁关节交通处肩袖严重缺损。26例中有11例做了对侧肩关节的关节像，均显示肩袖完全撕裂，但是仅5例有典型的肩关节X线片改变。常见肱骨头和肩峰及锁骨之间假关节形成（图117.6）。肱骨头骨质破坏也常见，常形成中等大小的骨赘[1]。Neer研究的所有患者均出现需要诊断的肱骨关节面近端塌陷，而这些变化与肩关节骨关节炎不同，OA的肩袖完整并以骨赘形成和骨硬化为特征性病变。

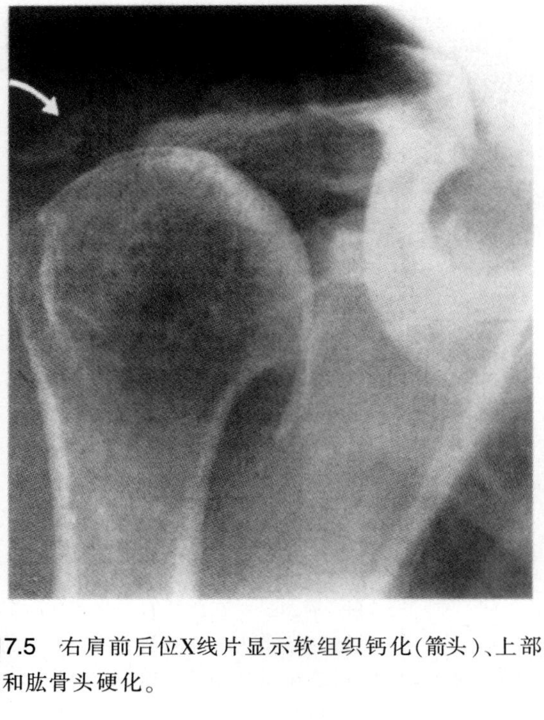

图117.5 右肩前后位X线片显示软组织钙化（箭头）、上部的半脱位和肱骨头硬化。

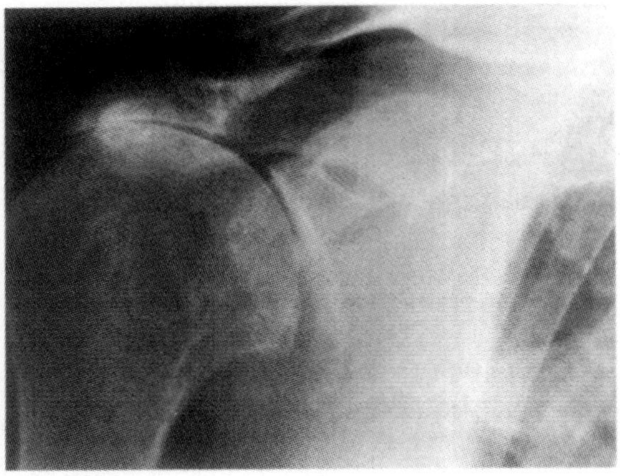

图117.6 同一位患者右肩前后位X线片显示进一步的变化。出现肩峰假关节和肱骨头位移。还可见硬化、囊性变和肱骨头凹凸不平。

4.滑液特征

滑液白细胞计数常少于1 000/mm^3（76/78例滑液）。用前面提到的（^{14}C）标记二磷酸盐结合半定量法测定滑液的BCP结晶发现，78例中73例呈阳性，8例同时检测到CPPD结晶。对两例肩关节滑液中的结晶进行连续测定发现，近一年中的数值是恒定的，提示结晶形成受内环境稳态的调节。46例已进行（^{14}C）二磷酸盐结合半定量法测定的滑液中33例通过SEM发现微球形凝聚物。其X

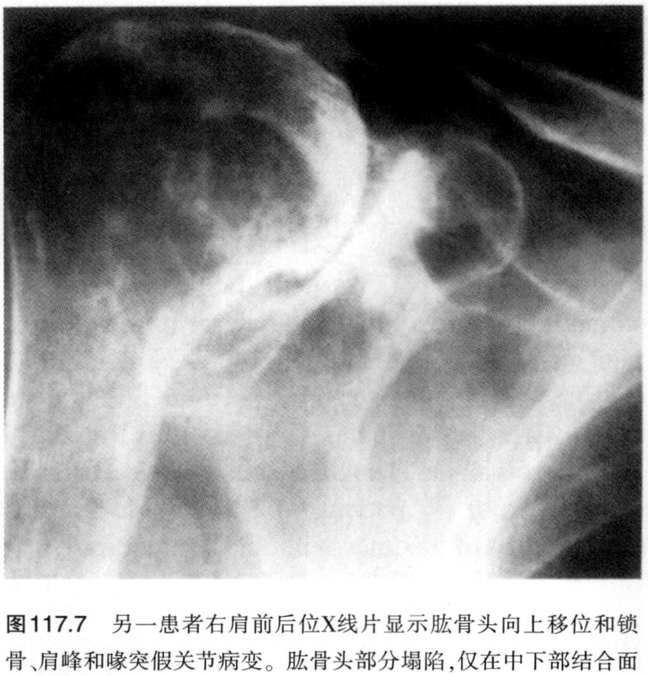

图117.7 另一患者右肩前后位X线片显示肱骨头向上移位和锁骨、肩峰和喙突假关节病变。肱骨头部分塌陷，仅在中下部结合面上出现骨质象牙化，未发现骨赘。

线能量色散分析钙/磷分子比在1.4~1.7内[7]。

在半数患者中至少有一例滑膜上清液的溶胶原有效或潜在的活性水平低。总蛋白浓度是3~4g/dL,多数是白蛋白。天然溶胶原酶抑制剂α_2-球蛋白水平低,同时存在α_1-抗胰蛋白酶。滑液中也证实存在Ⅰ、Ⅱ、Ⅲ型微粒胶原和中性蛋白酶活性升高[13]。FTIR分析显示胶原是这类关节液片状沉积物稳定的特征性标志。

5.膝关节受累

在我们研究的30例肩关节病患者中,16例合并膝关节受累的表现。其中14例(39%)发生外侧胫股间室狭窄(图117.8和图117.9),类似于CPPD结晶沉积病中常见的(第116章),超过了11例内侧间隙狭窄的患者数(31%)。这与对56例OA伴有膝关节表现(评估了62个膝关节)但无肩关节受累患者的观察结果存在显著差异($p<0.01$)[7]。7例患者的滑膜液或X线片中检测出CPPD结晶沉积。1例存在骨软骨瘤,另1例有股骨外侧髁骨坏死,这两例患者也同时合并CPPD结晶沉积。Dieppe还观察到主要累及髋关节和膝关节外侧间室的病例[1]。综上所述,肩关节病变患者伴有膝关节退变的模式与以内侧胫股病变为主的原发性膝关节骨关节炎明显不同。

6.其他关节受累

在我们研究的患者中有2例在经历假关节置换术后仍存在严重的髋关节退化性关节炎。还有1例男性双侧肘关节退变以及滑液表现符合MSS。最近,有报道认为其他关节有表现的OA和MSS间存在一种同源性[43]。

7.病理学

从4例患者肩关节手术中获得的滑膜活检显示有大量增长的长绒毛和局灶性衬细胞异常增生,还有少量的巨细胞、纤维素和BCP结晶沉积物[44](图117.10和表117.5)。电子显微镜下看到滑膜衬细胞和巨噬细胞在吞噬结晶(图117.11)。滑膜微绒毛上的钙化性沉积物看上去已经通过滑膜衬细胞裸露区进入关节腔内(图117.12)。

Neer和同事们研究的那组患者在手术中均发现大块的肩袖完全撕裂[1,42]。14个病例可以肱骨头脱位,其他12个肩关节固定在脱位状态。另外,所有患者的冈上

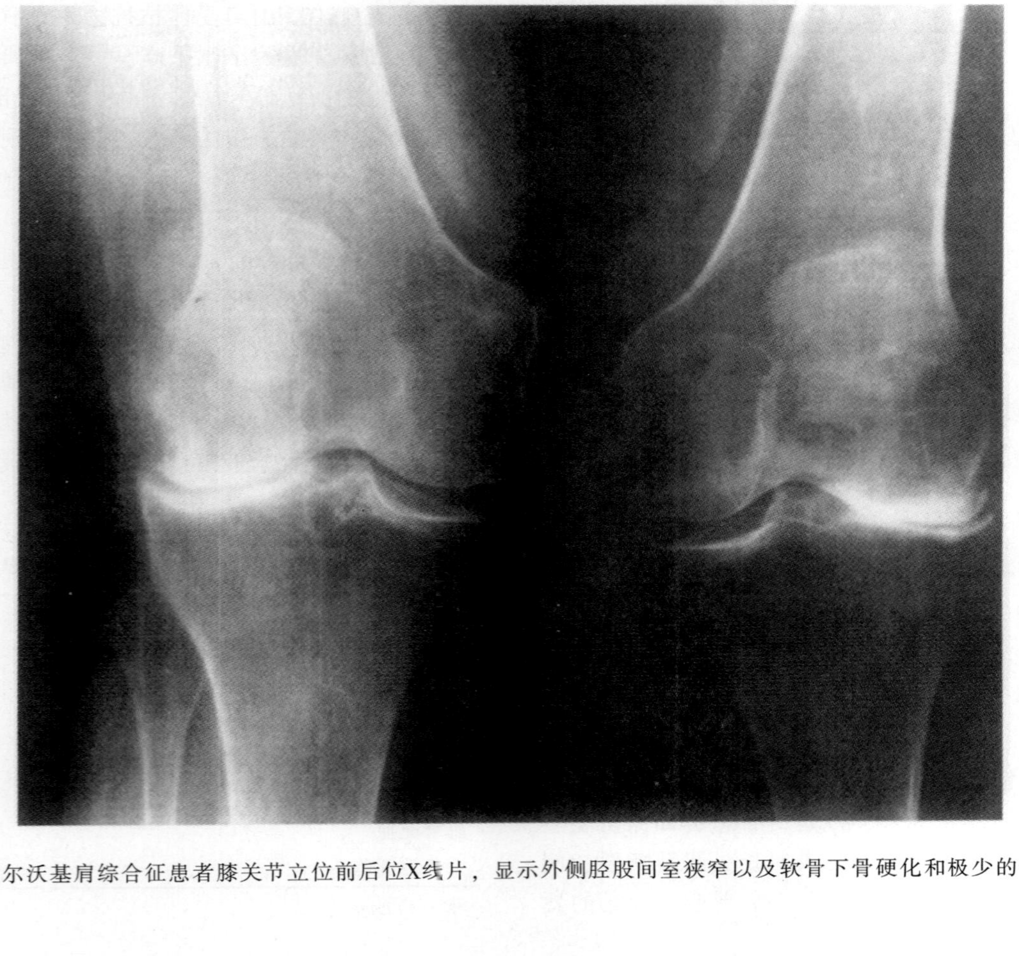

图117.8　1例密尔沃基肩综合征患者膝关节立位前后位X线片,显示外侧胫股间室狭窄以及软骨下骨硬化和极少的骨赘形成之间的不一致。

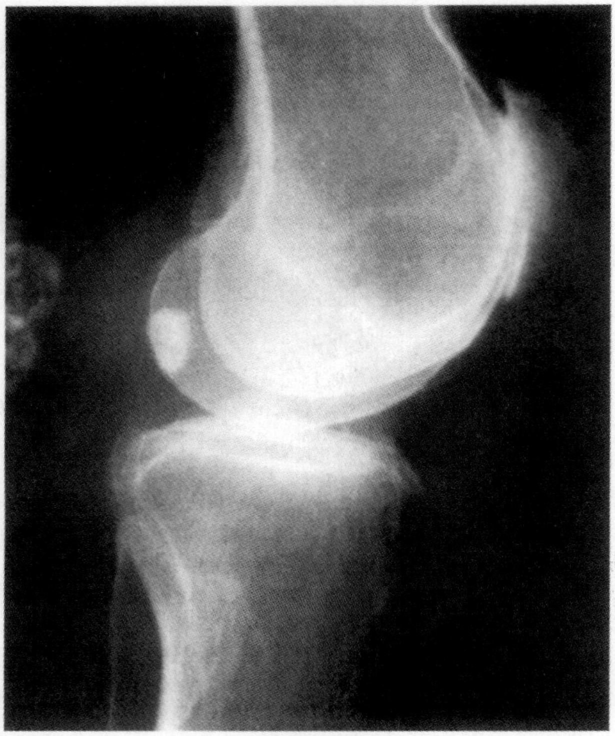

图117.9 另一位患者右膝的侧位X线片，显示孤立的髌股骨关节炎（髌骨“包裹”股骨）、股骨皮质缺损和股骨关节软骨的软骨钙质沉着病。在关节后隐窝可见骨软骨瘤病。

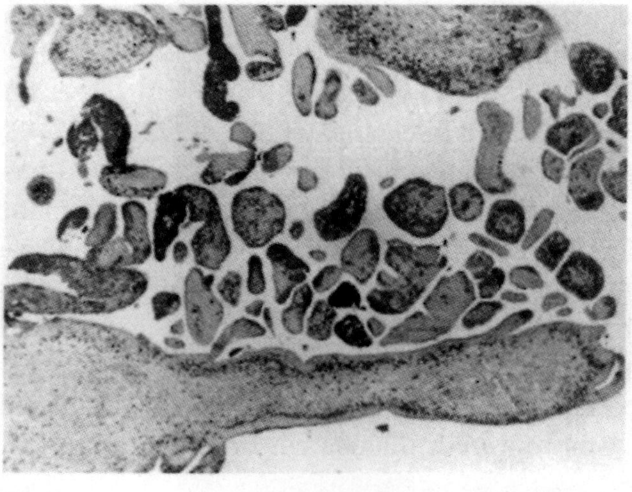

图117.10 光学显微镜下滑膜显示许多绒毛和局灶性滑膜细胞异常增生。横断面可见分支绒毛类似于游离体。有些绒毛局部覆盖纤维素或不同阶段的组织纤维素（原始放大110倍）。

肌肌腱均完全断裂，冈下肌肌腱除1例外也都断裂。小圆肌和肩胛下肌腱常受累，但是所有患者都保留了一部分残迹。而且分别有18例二头肌长头肌腱断裂、3例脱位和5例磨损。三角肌下滑囊增厚，形成大而松的囊围绕着二头肌长头，囊内常含有大量血性滑液。关节软骨呈小鹅卵石状，关节面塌陷，与肩峰接触的主要位点出现骨质象牙化和软骨裸露伴有边缘上小的骨赘形成。肱骨头的残余部分覆盖着退化的软骨和纤维组织，软骨下骨成锯齿形。3例患者肩峰骨骺端不能融合，这可能是肩峰下夹挤引起的。

从组织学上讲，肱骨头上萎缩的关节软骨覆盖着不同程度的纤维膜（血管翳）。在这些区域，邻近骨出现骨质疏松和血管过度形成，用以修复骨塌陷。在肩胛骨和肱骨头间接触点上的软骨完全裸露并出现骨硬化。关节软骨的片段可在滑膜下找到，类似于神经病性关节病，只是不那么广泛而已。

骨关节炎的盂肱关节表现是整个肱骨头硬化，无大面积软化[42]，并且边缘有骨赘形成，肱骨头扩大且无塌陷[1]。通常肩袖几乎是完整的[42]。

8.发病机制

最近的研究提示肩袖破裂，特别是完全或部分撕裂与肩袖和腱鞘周围组织以及盂肱关节滑膜液中的生化改变有关。在一组肩袖手术患者提取的滑膜样本中发现含有IL-1β和IL-1受体拮抗物[45]。肩袖完全撕裂比部分撕裂的炎性因子水平高。另一项研究检测了肩关节关节液的酶活性和酶抑制物，发现在部分肩袖撕裂、局部撕裂和大块撕裂的患者中分别出现基质金属蛋白酶-1、基质金属蛋白酶-3和氨基葡聚糖（而非金属蛋白酶-1组织抑制物）水平的升高[46]。

只有一小部分肩袖病变的患者发展为严重的肩关节病。MSS的发病机制尚不完全清楚。一种假说如图117.13所示，滑膜细胞通过胞吞作用吞噬BCP结晶也许还包括微粒胶原。这些细胞刺激产生基质金属蛋白酶系列（如胶原蛋白酶，基质降解酶等）以及前列腺素E_2（PGE_2）。虽然胶原蛋白酶并不是滑膜液中恒定的标志

表117.5 密尔沃基肩/膝综合征滑膜的显微镜下特征

绒毛异常增生
局灶性滑膜衬细胞异常增生
碱性磷酸钙结晶沉积（细胞外，细胞内）[a]
纤维素沉积
巨细胞
纤维化
血管充血
无炎性细胞

[a] 唯一的独特特征。

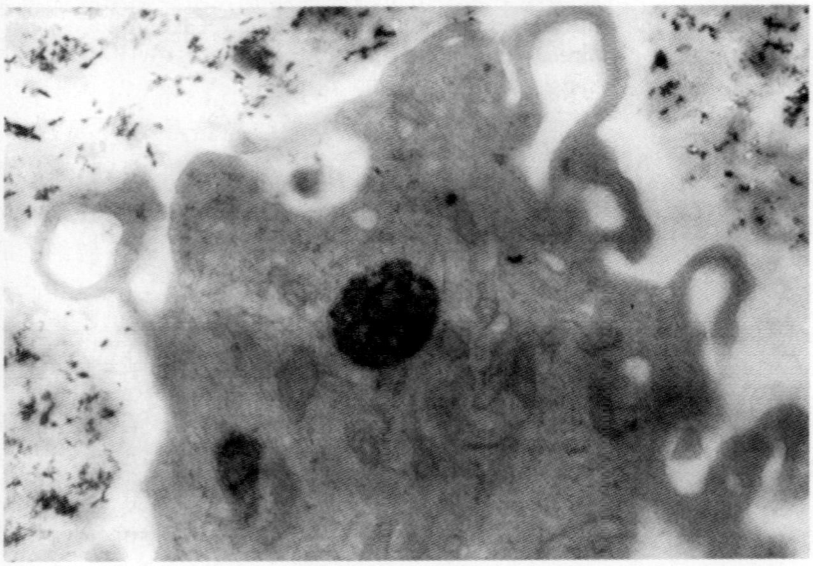

图117.11　电子显微镜显示增生的滑膜细胞。不同的界膜结合吞噬溶酶体内的结晶体。可见许多细胞外结晶体(原始放大率26 400倍)。

物，而且Dieppe等[47]也没有证明其研究的任何一个肩关节液中检测到胶原蛋白酶，但是这在其他有关OA滑膜液的研究中已经得到证实[48]。若没有这种酶的参与，则很难解释二头肌肌腱长头的滑膜腔内部分和肩袖的大块的细胞破裂与溶解。滑膜衬细胞在酸性的吞噬溶酶体中代谢BCP结晶。细胞内钙质释放[49]是由滑膜细胞增殖造成的，在增殖的滑膜细胞中来自骨质象牙化的骨、化生的滑膜以及可能还有软骨的BCP结晶通过机械力以及潜在的酶通道“露天”开采不停地释放，正如前面章节提到的有关尿酸钠和CPPD结晶释放的假设(第115和第116章)。

在家兔滑膜细胞培养中加入的微粒(如橡胶珠)的吞噬作用可刺激蛋白酶分泌，包括胶原蛋白酶[42]。这些酶的分泌持续升高，直到摄取的微粒活性降低才下降，并回到基线。在人皮肤成纤维细胞培养中，胶原也刺激胶原蛋白酶释放[50]，滑膜液“佩带”来自培养的滑膜细胞的释放中性蛋白酶的微粒[51]。

在人或实验狗的滑膜细胞培养中加入天然的或合成的BCP、CPPD和其他结晶体可验证这一假说[52]。中性蛋白酶(基质降解酶)和胶原蛋白酶的分泌成剂量正相关性升高，约比无结晶孵化的对照组高出5~8倍。同样用Northern印迹法分析原始培养物中的软骨细胞发现，结晶能诱导胶原蛋白酶和基质降解酶的mRNA[18]。在体外，在钙化的滑膜组织中提纯哺乳动物的胶原蛋白酶可释放BCP结晶微球凝聚物[53]。测定同一患者肩关节滑膜切除术中滑液释放的凝聚物的平均直径和大小。等到该患者术后几周再提取关节液，看不到(^{14}C)EHDP结合的矿物质，蛋白酶活性也显著降低[13]。

除了酶类分泌的刺激外，BCP或CPPD结晶的胞吞作用还与大量前列腺素生成有关，尤其是PGE_2[54]。在揭示了巨噬细胞或滑膜细胞和尿酸钠结晶的机制后又证实了PGE_2和胶原蛋白酶的释放，而且发现其与引起痛风的组织破坏有关(第115章)。在我们研究的患者的

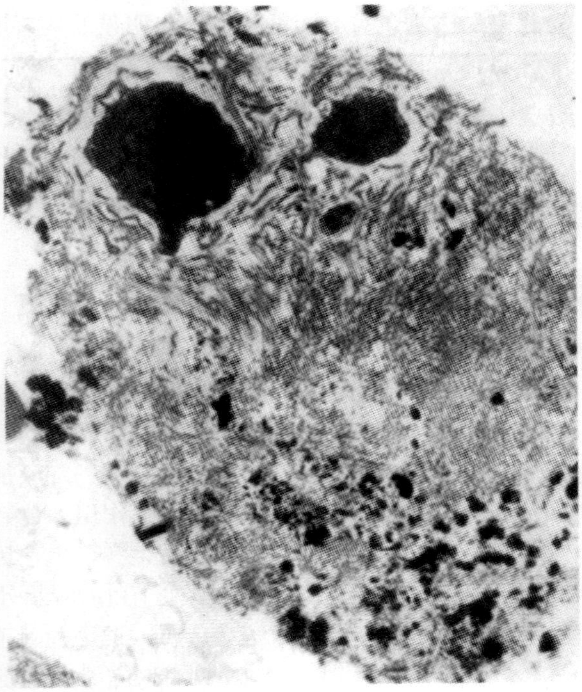

图117.12　电子显微镜显示一个小绒毛的横断面。未见滑膜衬细胞。结晶小颗粒凝聚物沉积在胶原纤维周围，散在于滑膜表面和关节腔。可见少量纤维细胞(原始放大6 400倍)。

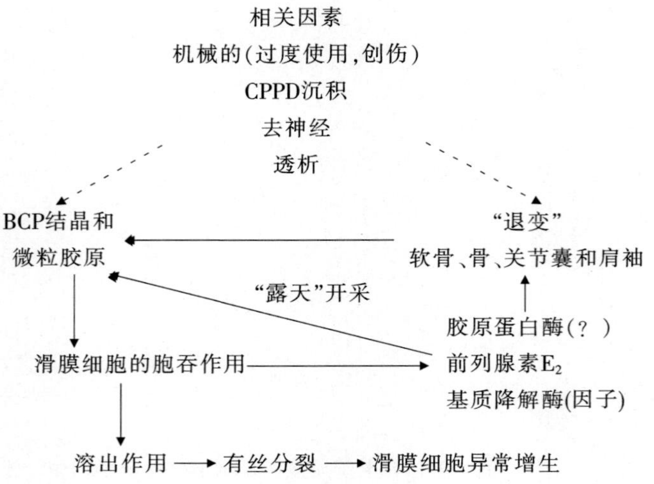

图117.13 密尔沃基肩/膝综合征的相关多因素假说图解。

关节液中发现了PGE_2[13]。

这一假说与"结晶体运输"的概念一致,这个概念源于向滑膜腔内注射放射示踪的BCP或CPPD结晶的研究。人类关节清除CPPD结晶的半衰期是30~90天,家兔是16~20天[1]。清除率与结晶的大小成反比。注射的结晶体被滑膜细胞吞噬,实际上这里发生了所有的溶解作用。通过对滑膜组织进行核素定位,电子显微镜下可见细胞中所有的结晶体,饮食造成的细胞外缺镁可使清除率受影响,关节灌洗不能冲走明显的核素以及因输注自体血诱发滑膜细胞含铁血黄素沉着病时,这种清除率下降65%等均可证实这种现象[1]。通过TEM和X光能量色散分析可在同一细胞中既看到CPPD结晶又看到含铁血黄素。而用^{85}Sr标记的BCP结晶从家兔关节内清除的半衰期仅需6天,比CPPD结晶的清除快3倍[55]。

Doyle[25]描述了我们检查的4例患者的结果[44],提出滑膜中有局灶性细胞异常增生是滑膜中包含结晶的恒定特征。这种表现可能与其促有丝分裂的性质有关。在某一特定的细胞系统中,BCP、CPPD、尿酸钙、磷酸钙和碳酸钙有能力替代血清生长因子,但非钙结晶或微粒(如尿酸钠、金刚石、二氧化硅或橡胶粒)却不能替代[18,56]。细胞必须进行胞吞作用和溶解作用才能致有丝分裂发生[18]。含钙的结晶能在血清中替代生长因子(血小板源性生长因子,PDGF);类似于PDGF(血小板源性生长因子),而且含钙的结晶需要一个进展因子如胰岛素样生长因子-1(促生长因子C)来完全表达促有丝分裂的作用[57]。将^{45}Ca-BCP结晶加入到滑膜细胞、皮肤成纤维细胞或外周血单核细胞的培养基中,结晶被吞噬降解,可能是通过三磷酸腺苷酶(ATPase)驱动的溶酶体质子泵作用机制实现的[18]。弱碱如氯喹或氨水($NH4^+$)能抑制BCP结晶的增溶作用和结晶诱导的致有丝分裂作用[18]。

目前已部分阐明了BCP结晶信号的转导系统。BCP结晶通过p44/42促分裂原活化蛋白(MAP)激酶激活蛋白激酶C。钙依赖蛋白激酶C,特别是蛋白激酶C α同工酶也参与其中,两条通路双重作用于下游细胞的活化[58]。诱导基质金属蛋白酶-1至少通过激活蛋白-1和多瘤病毒属增强子A结合蛋白3元件。

有关BCP结晶对细胞因子的刺激作用还不完全清楚。HA结晶诱导肿瘤坏死因子-α(TNF-α)在单核细胞家族中的表达[59]。在OA患者滑液的研究中发现,与类风湿性关节炎相比,是TNF-α而非IL-1水平升高[60]。

虽然BCP结晶和HA伪足一样能诱发严重的急性炎症性反应[19],但是在OA滑液中极少刺激嗜中性粒细胞反应。这可能与炎症的可能性较小或与调节结晶/细胞相互作用的表面蛋白吸收有关。BCP结晶使嗜中性粒细胞中大量趋化因子减少,有研究显示相对尿酸单钠结晶而言,这些趋化因子更多的与BCP结晶表面结合[61]。另外BCP结晶表面也吸收其他的蛋白,如抑制超氧化物产生和化学发光的α_2-HS糖蛋白[62]。

间接证据提示BCP结晶能造成轻度的关节炎症。OA引起的关节症状严重性与滑液白细胞计数和HA结晶及其他微粒的存在有关[63]。膝关节骨关节炎的患者当同时存在BCP结晶时,滑液渗出量较大[64]。Gerster发现远端指(趾)节间关节中HA结晶与侵蚀性OA的进展相关[65]。

Neer和同事们支持失用性骨质疏松和机械性不稳定机制[1]。优势侧肩关节的症状更重,X线片发现破坏性的骨关节表现,关节液中结晶和酶水平更高以及频繁的过度使用或创伤史均支持发病机制的一个环节是运动。然而,在同样的患者中,膝关节和其他关节的破坏性关节炎表现提示全身性代谢作用可能是有效的。生物力学因子在发病机制上可能起着重要的作用。发病机制的图解见图117.13。

9.治疗

总体上讲,MSS治疗效果并不理想。保守治疗包括服用NSAID、肩关节吸引术和尽量减少关节活动,有时疗效尚可。有1例患者口服秋水仙碱和含镁的NSAID有效[66]。有2例患者通过1年的潮汐式冲洗治疗症状改善,渗出消退[67]。有的患者对注射一组3个玻璃酸酶g-f 20有反应(个体观察)。外科完全关节成形术对缓解疼痛和修复某些功能通常效果较好(第46章)。

早期的破坏性改变通常在诊断时就已经存在了,但可能无症状。因此,无法早期预测本病的进展。

(六)继发性碱性磷酸钙关节病

有些疾病包括慢性肾衰竭、结缔组织病和神经系统损伤也可发生组织钙化,并且可以出现在任何组织(表117.2)。BCP结晶在关节周围软组织、滑囊和关节内均有沉积,并伴有临床症状。

结缔组织病的软组织钙化累及皮肤或肌肉中的纤维组织[1]。罕有硬皮病患者关节内钙化的报道,曾有1例病例伴白垩样关节渗出[1],钙化也很少发生在多发性肌炎[18,68]和联合结缔组织病[21]的患者中。有几例硬皮病的患者合并急性钙化性关节周围炎表现为偶发的剧烈疼痛、水肿和红斑[69]。与特发性钙化性关节周围炎相反,这类患者的关节周围炎有复发性,钙化不会消失。

神经系统严重破坏后可出现异位骨化性关节炎[1]。这类骨化趋向于发生在关节周围组织,机制不清。滑膜液白细胞计数低,蛋白含量高。

关节内注射已曲安奈德与沿注射部位形成的关节周围钙化有关,这种情况可以在注射后的几个月内出现[1,70,71]。这种钙化会在数月到数年内逐渐再吸收。一位年轻女性在局部注射对氟米松3次后,进展成为肩关节周围大面积的钙化[72]。

(七)慢性肾衰竭性关节病

虽然实际上慢性肾衰竭的患者易感所有类型的关节炎,但是尿毒症和血液透析易造成骨发育不良、肌腱炎、肌腱断裂[73]、腕管综合征和其他几种形式的关节炎和关节周围炎(表117.6)。

57%~82%长时间透析的患者会出现骨骼肌肉症状[74-76]。一份涉及80例患者的研究报告显示,最常见的主诉是关节痛(74%),X线片可见手指(8%)和脊柱(9%)的侵蚀性关节病,手腕(10%)、肱骨头(9%)和髋关节(11%)的骨囊肿,颈椎前移(5%)和多发骨干缺损(1%)[74]。

手部小关节的侵蚀性关节病是继发性甲状旁腺功能亢进症的表现[77]。在中轴骨关节和大关节,尤其是肩关节也有侵蚀性关节病的表现[78-80]。"侵蚀性氮血症性关节病"是呈侵蚀性关节变化的一个亚型,可累及大小关节,伴"非炎症性"滑膜液和肾性骨发育不良[81]。对骨囊肿采集的样本物质进行组织学分析发现由β_2-微球蛋白构成的淀粉状蛋白[82](第93章)。糖基化最终产物修饰的β_2-微球蛋白可引起人类单核细胞趋化和巨噬细胞分泌TNF、IL-1增高,而未经修饰的形式没有此功能[83]。腕管综合征的患者同样始终存在β_2淀粉状蛋白[84]。淀粉状蛋白已经在滑膜、腱鞘、关节囊和关节外等处被检测到[85]。"透析脊髓病"是指硬膜外淀粉样沉积物引起的四肢轻瘫[86]。

表117.6　慢性肾衰竭相关的关节病和关节周围病

关节周围炎/肌腱炎
肌腱断裂
侵蚀性关节病
双手(继发甲状旁腺功能亢进症)
大关节(尤其是肩)
中轴骨骼
"侵蚀性氮血症性关节病"(累及大、小关节并伴肾性骨发育不良)
结晶沉积
尿酸单钠一水化物
双水焦磷酸钙
碱性磷酸钙
草酸钙
磷酸铝
淀粉样 β_2-微球蛋白
腕管综合征
骨囊肿

在尿毒症患者中常见结晶诱发的关节炎(表117.6)。高尿酸血症可引起急性痛风,但比预期出现的要少。即使非常小心地控制血浆磷水平并尽量减少并发症的出现,但是当环境中的钙或磷过多时,BCP结晶仍可在关节和其他组织内或周围形成,并诱发关节炎和关节周围炎急性发作[87]。CPPD结晶沉积与甲状旁腺功能亢进症相关[1]。长期血液透析患者的滑膜液中存在草酸钙[88],特别是接受维生素C补充治疗的患者[89]。Worcester等[90]的研究显示,尿毒症患者的血清中草酸钙呈过饱和状态。草酸钙沉积与软骨钙质沉着病,感染性滑囊炎、腱鞘炎,急性、亚急性和慢性关节炎有关。最后,已经证实口服铝制剂和肠腔中的磷结合会造成磷酸铝在滑膜的沉积[91,92]。

虽然在3例透析患者的感染性肩关节炎的滑膜液活检中发现2例存在白细胞及BCP结晶[1],但是滑膜液白细胞计数不高。

钙化防御是一种少见的闭塞性血管病,通常合并出现在肾病晚期和甲状旁腺功能亢进症患者中。病变主要在表皮,包括局部缺血的皮肤坏死和指端坏疽,容易与血管炎混淆[93]。曾有报道用肠道外皮质类固醇治疗后引起内脏钙化[94]。通过皮肤活检诊断可以看到中层动脉钙化和血管内纤维化导致的血管闭塞[95,96]。危险因素有女性、高加索人种、肥胖和糖尿病[97]。甚至蛋白性营养不良、华法林治疗和某些特定的高凝状态都是易患因素。

三、钙质沉着病

钙质沉着病或称软组织病理性钙化是一种多系统的局限性疾病(表117.2)。异位钙化可分为两种：转移性钙化指持续高钙血症或高磷血症导致的钙化性疾病；营养不良性钙化指组织局部的代谢或退变性异常导致的钙化性疾病。

(一)转移性钙化

通常在高钙血症阶段，含钙的沉积物含沉积在肾脏(肾钙沉着症)、胃、肺脏、脑、眼(带状角膜病)、皮肤、皮下和关节周围及动脉壁等处。对风湿病患者来说，乳碱综合征和维生素D中毒这两种疾病是在预防十二指肠溃疡或骨质疏松的过度治疗中引起的高钙血症[98,99]。原位肝移植后5%的病例出现肺钙化[100]。与未受累的患者比较，出现钙化的患者血清钙磷水平都有所升高。关节软骨和半月板(软骨钙质沉着病)及关节囊的钙化是甲状旁腺功能亢进症的特征性改变。在软组织中罕见CPPD结晶的肿瘤标本[101]。

继发于肾功能不全的血钙正常的高磷(酸盐)血症性甲状旁腺功能亢进症可导致软组织钙化，但很少累及皮肤[102]和眼睛的结构。钙质沉着病也出现在肾移植后甲状旁腺功能亢进的患者中，其钙磷水平正常[103]。形成肾结石的概率少于高钙血症阶段，这主要是因为钙化的生理性抑制剂焦磷酸盐的迁移现象[42]。治疗上选用结合磷的制剂可显著降低血磷水平，消除皮内钙质沉着，缓解关节损伤[92]。存在的问题是磷制剂吸收不良[104]。使用低钙透析液常规每日血透治疗对逆转尿毒症的瘤性钙质沉着有效[105]。

甲状旁腺功能减退症、假性甲状旁腺功能减退症和假假性甲状旁腺功能减退症的患者的钙化可出现在脑组织，特别是基底神经节和皮下组织。曾有报道甲状旁腺功能减退症患者的钙化性关节周围炎在血钙降低时急性发作[106]，类似于外科治疗原发性甲状旁腺功能亢进症[42]和痛风后的症状。

骨扫描(锝99m标记的亚甲基二磷酸盐)可以发现经X线片和活检证实的包括肺、胃壁、心脏和肾脏在内的许多区域的转移性钙化[42]。由于示踪剂对HA结晶表面有亲和力，因此在皮肤和皮下的钙化也能显示出来[42]。

肿瘤性钙质沉着病

肿瘤性钙质沉着病与其他原因引起的转移性钙化不同。这种少见疾病的钙化不累及内脏，又称为脂质钙质沉着肉芽肿病，以皮下组织和髋、肩、肘、手、指周围肌肉中大量多腔的钙化块迅速生长为特征[107]，也可以出现在健康年轻人的胸壁。较小的肿瘤出现在邻近的脊柱、腕、足、下肋、骶骨和坐骨。该病没有性别差异，好发于非洲美国人和非洲人[108]。肿块硬、无触痛，在几个月到几年时间内可生长到直径20cm甚至更大。其不受关节的限制，除非体积过大或由于感染或外科引流而并发窦道形成。可能导致神经根夹挤(尤其是坐骨神经痛)。有的患者有视网膜血管样条纹。

多数肿瘤性钙质沉着病患者血钙和碱磷酶水平正常，但是有几例患者出现高磷血症[109]和1,25-二羟维生素D水平升高[42]。连同每日肠道吸收的钙，钙在血清和沉积块间快速相互交换，骨骼肌钙循环不受影响[109]。有一种假设认为肾脏近曲小管功能障碍导致磷重吸收增强。磷消耗后，1,25-二羟维生素D水平升高，提示其合成或代谢或迄今未知的诱因导致产物生成失调[110]。有数据报道显示大约一半的肿瘤性钙质沉着病患者影响到同胞。连同对高磷酸血症的观察发现，磷代谢紊乱有遗传性[109]。虽然人们一直认为该病是常染色体隐性遗传，但是来自一个家庭四代的报道发现独特的牙齿病变(短球状牙根，牙髓腔几乎闭塞)，提示本病是多样化表达的常染色体显性遗传[111]。某些患者的早期诊断是依据头颈部异常，包括黏膜的斑点、牙龈炎和声嘶等症状[112]。从切片看，多房的囊肿封闭着的乳状液体或糊状的微晶状钙化物构成了钙化沉积。组织内层囊壁上有单核细胞，其富含碱性磷酸酶，可以确定这是由局部钙磷蓄积造成的。还可见到异物巨细胞[108]。组织细胞聚集后，局部出血导致的损伤最后转运到囊腔，伴有一些外来的黏液囊[113]。在破骨细胞样巨细胞和单核衬细胞以及细胞外包含细胞碎片的小囊腔的大的细胞质囊泡碎片中可发生钙化。其中含有碳酸钙、磷酸钙和两个盐类的混合物或HA结晶[114]。

目前，治疗上以早期手术切除钙质包块为主，很少发生原位复发，预后较好，但是其他关节会出现新的沉积。在一些病例中，继发感染形成多腔引流窦道、恶液质和淀粉样变。临床上注意低钙低磷饮食，口服大剂量含氢氧化铝的抗酸药以达到钙磷负平衡，改善临床症状[42]。

(二)营养不良性钙化

许多研究者限定钙质沉着病只能定义为没有钙磷代谢失调的软组织钙盐沉积。

1.进行性骨化性(纤维发育不良)肌炎

这是一种少见疾病,具有广泛的异位钙化和骨化,可出现在与肌肉相连的筋膜、腱膜和其他纤维结构中。最初的症状出现在儿童早期,之前常有局部外伤史(图117.14)。这种疾病具有家族性,呈常染色体显性遗传,以无规律外显为特征。该病常合并先天指(趾)异常,包括小形指(趾)或无拇指和巨大踇趾。

患者发病时通常主诉为颈部或脊柱旁局部的红、肿、热、痛。几天后炎症消退,病灶处残留苍白坚硬的区域,看上去似纤维瘤样,几周后逐渐骨化。^{99m}锝焦磷酸盐扫描的方法可比X线片检查更早发现骨化区[116]。骨取代了肌肉和肌腱导致特有的肌肉挛缩和变形。一旦骨化已经形成,就不再发生大的变化。炎症复发一次,骨化导致的横纹肌系统的损害就进展一步。当累及胸壁和背部的肌群时,将导致限制性肺病[117]。死因往往是胸部肌肉骨化引起的肺功能衰竭和(或)肺感染以及咀嚼肌损伤引起的咀嚼无力。

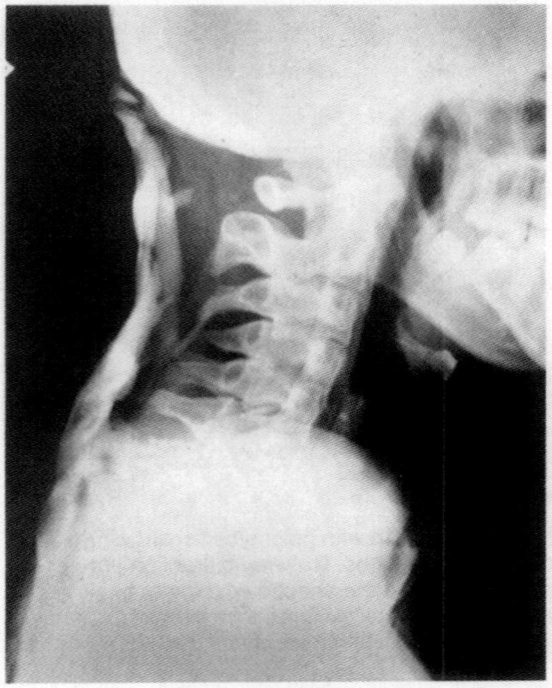

图117.14　17岁女孩的进行性骨化性肌炎,X线片上可见颈部新骨形成。该患者在10年前外伤后出现局部的疼痛、肿胀和活动受限。

在手术切除异位骨后服用二磷酸盐可抑制(至少是暂时的)矿物质形成新的骨化区,但目前药效还不确定[42]。(肾上腺)皮质类固醇可用于缓解急性炎症症状并能延缓某些患者的疾病进展[42]。

2.结缔组织疾病相关的钙质沉着病

系统性硬化患者的钙质沉积常限于肢体远端,而且通常是在末端指(趾)骨的屈肌表面,环绕着关节,邻近其他骨的隆突处(局限性钙质沉着病)(图117.15)。硬皮病患者颈椎旁钙化局限在颈部的滑膜液关节处,伴有疼痛和神经根病[118]。CREST综合征患者的心包钙化是由缩窄性心包炎造成的[119]。大多数患者有表皮收缩变形(CREST综合征)的症状。相反的,多发性肌炎—皮肌炎(普遍的钙质沉着病)的患者会出现广泛的皮肤和皮下及关节周围组织的钙化罩,并累及深层结构。病变包括肌腱、肌腱小半鞘翅和淋巴结,经常合并侵蚀性关节病,严重的可导致关节挛缩或关节强直[120]。钙质沉着病更多使儿童时期的皮肌炎(占病例数的40%~74%)复杂化,与适量的类固醇激素或对类固醇无反应的严重肌病病例的治疗相关[121]。后者常表现为线性网状钙化[122]。有1例系统性红斑狼疮并接受血液透析治疗患者的皮内钙质沉着病与环绕指节间关节的假性囊肿有关[123]。

诊断营养障碍性钙化的标准方法是X线片。而计算机体层摄影可确诊X线片表现正常但具有症状的钙质沉着病[124]。皮肤中的钙沉淀物在结缔组织弹性纤维中表现为针状的和大的平板状的多形性结晶[125]。尽管它们属于BCP结晶家族的一部分,但经X线衍射和电子显微镜检查这些结晶是HA[126]。

患者的血钙、血磷和碱性磷酸酶活性正常,但是钙平衡研究得到相反的数据。真皮钙质沉着病患者的钙吸收增多并可见钙储存。自相矛盾的是,皮内注射放射性示踪钙时消失更快[42]。硬皮病合并钙质沉着病的妇女应给予限钙饮食,使其骨重吸收率升高,尿钙降到正常,但净钙增长率(包括骨外的钙沉积)保持恒定[127]。

3.碱性磷酸钙结晶沉积的动物模型

系统性结缔组织病和其他营养不良性钙化患者的钙盐在组织中沉积的基础不清。狗的特发性关节周围钙质沉着病已有报道[128,129],而且可能是家族性的。狗的肾衰竭和肿瘤性钙化可导致高磷血症[130]。在OA的犬类模型中,已检测到关节炎早期滑膜液中的HA结晶[131]。通过钙化防御已经在鼠类身上实验性地做出了

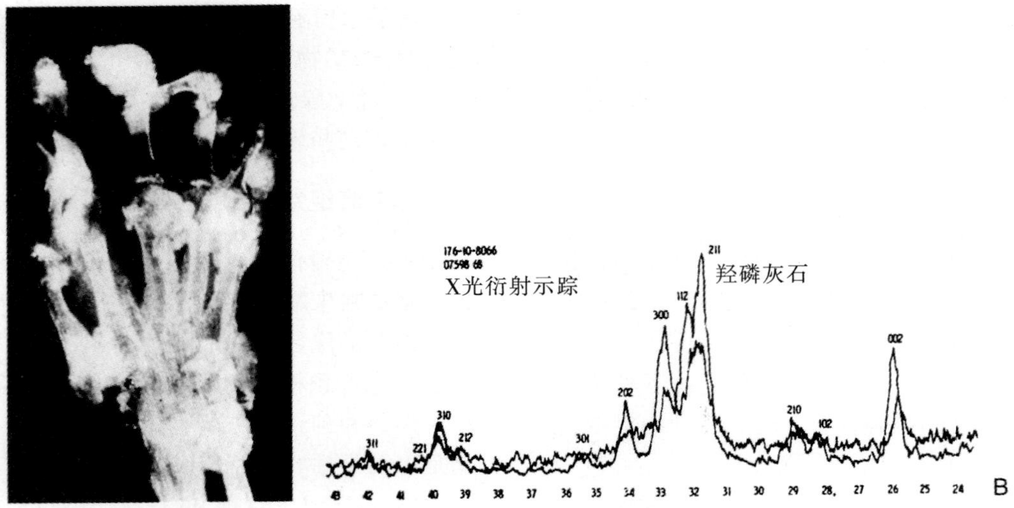

图117.15 营养不良性钙质沉着病。(**A**)多发性肌炎女性患者手部的X线片显示广泛的钙质沉着累及双侧皮下组织和肌腱外皮。(**B**)X线衍射图形。羟磷灰石对照组示踪光谱和峰值较低患者的光谱，对应峰值的位置提示羟磷灰石的存在(第116章)。

几种不同形式的表皮、皮下、关节周围和内脏的钙化模型，但是尚没有适合人类钙质沉着病的模型。实验室鼠的表皮钙质沉着病的钙盐早期沉积在蛋白多糖丰富的局部，有的在胶原纤维里，发挥钙化基质的作用。Reginato等[132]用维生素D钙化了家兔滑膜，沉积物的成分是BCP结晶，与患者的滑膜液成分相同[6]。猪心脏瓣膜假体的钙化出现在衰弱的结缔组织细胞和胶原纤维上，这个过程中还暗示有异常的胶原交联[42]。

(三)治疗

许多药物、激素及非特异性措施对钙质沉着的疗效均不理想[42]。羟苯磺丙胺和氢氧化铝可用于治疗皮肌炎患者的钙质沉着病，但是没有病例对照研究[133,134]。有报道服用地尔硫卓和米诺环素可控制限制性硬皮病的钙质沉着病[135,136]。可以有选择地施行手术切除含钙包块[42,137]。青少年型皮肌炎的钙质沉着溶解常伴严重的高钙血症[138]。秋水仙素对减轻钙沉积周围的软组织炎症有效[139]。泼尼松和吲哚美辛加上低剂量放疗可预防动物髋关节手术或截瘫后的异位钙化[140]。早先有报道称无对照研究提示，华法林可能对异位钙化有效[57,141]；维生素K依赖的γ-羧基谷氨酸蛋白可能是钙化的抑制剂[97,142]。

四、其他局部钙化性综合征

风湿性疾病可以合并多种局部钙化。除了常见的肩和髋关节综合征外，腕管综合征产生的自发性钙化性肌腱炎和腱鞘炎[143]及腕关节和手指屈肌腱鞘炎[144]已经证实是由反复轻微创伤造成的。这可能也是累及膝关节的皮内钙质沉着的原因[42]，并可以解释阴茎[145]和阴囊[57]钙化、肌电图描记发现的皮内钙质沉着[146]甚至吸拇癖[147]。曾有1例Down综合征患者有粟丘疹样钙质沉着(和结缔组织痣)的报道[148]。人工合成维甲酸治疗与脊柱骨质增生、广泛的特发性骨质增生(DISH)和脊柱外肌腱及韧带的钙化有关[149]。DISH[150]和黄韧带钙化[151]可引起脊髓型颈椎病。非创伤性颈椎疼痛的原因包括颈长肌钙化性肌腱炎[152]和咽后钙化性肌腱炎[153]。某些器官移植的患者口服含铝或硫糖铝的抗酸药可造成钙化的磷酸铝沉积在胃黏膜，出现胃黏膜的钙质沉着病[154]。有报道1例多发性肌炎患者的肺钙化导致其最终进展为进行性呼吸衰竭[155]。

五、存在的疑问

对于BCP结晶性关节病和关节周围病还存在许多疑问。这种结晶可出现在许多不同类型的关节疾病的滑膜液中，BCP结晶是参与OA和其他关节病的炎症或退化反应还是只代表一种附带现象尚不明确[42]。

归根结底，钙化的病理机制还不清楚。最近的研究使这个令人困惑的难题开始显现一丝光明。研究人员在体外ATP-依赖的钙化系统对佝偻病鼠的软骨基质囊泡进行了研究。用低浓度的Triton X或阴离子脱氧胆酸改造囊泡膜可促进钙化，而用10%的丁醇破坏囊泡膜可阻止钙化发生[156]。在家兔主动脉小囊泡中加入ATP较加入同浓度的磷钙化程度高[157]。最近的研究发现体内骨桥蛋白在正常和异位钙化局部可抑制钙化，并促进结晶的溶解作用。实验小鼠模型中，缺乏骨桥蛋白和基质γ-羧基谷氨酸蛋白是造成动脉钙化的附加因素[142]。

大多数无高钙血症或高磷酸血症出现的病理性钙化的机制仍不清楚。

（王英姿　李世民　译　李世民　校）

参考文献

1. Halverson PB, McCarty DJ. Basic calcium phosphate (apatite octacalcium phosphate) crystal deposition disease. In: McCarty DJ, ed. *Arthritis and allied conditions,* 11th ed. Philadelphia: Lea and Febiger, 1999:1737–1755.
2. Dieppe PA, Crocker P, Huskisson EC, et al. Apatite deposition disease. A new arthropathy. *Lancet* 1976;1:266–269.
3. Schumacher HR, Smolyo AP, Tse RL, et al. Arthritis associated with apatite crystals. *Ann Intern Med* 1977;87:411–416.
4. Faure G, Daculsi G, Netter P, et al. Apatites in heterotopic calcifications. *Scan Electron Microsc* 1982;4:1624–1634.
5. McCarty DJ, Lehr JR, Halverson PB. Crystal populations in human synovial fluid. Identification of apatite, octacalcium phosphate, tricalcium phosphate. *Arthritis Rheum* 1983;26:1220–1224.
6. Fritz P, Bardin T, Laredo J-D, et al. Paradiaphyseal calcific tendinitis with cortical bone erosion. *Arthritis Rheum* 1994;37:718–723.
7. Halverson PB, Carrera GF, McCarty DJ. Milwaukee shoulder syndrome: fifteen additional cases and a description of contributing factors. *Arch Intern Med* 1990;150:677–682.
8. Schumacher HR, Rothfuss S, Bertken R, et al. Unusual laminated birefringent arrays of apatite crystals in inflammatory arthritis. *Arthritis Rheum* 1987;30:S106.
9. Paul H, Reginato AJ, Schumacher HR. Alizarin red S staining as a screening test to detect calcium compounds in synovial fluid. *Arthritis Rheum* 1983;26:191–200.
10. Bardin T, Bucki B, Lansaman J, et al. Coloration par le rouge alizarine des liquides articulaires. *Rev Rhum Mal Osteoartic* 1987;54:149–154.
11. Gordon C, Swan A, Dieppe P. Detection of crystals in synovial fluids by light microscopy: sensitivity and reliability. *Ann Rheum Dis* 1989;48:737–742.
12. Lazcano O, Li CY, Pierre RV, et al. Clinical utility of the alizarin red S stain on permanent preparations to detect calcium-containing compounds in synovial fluid. *Am J Clin Pathol* 1993;99:90–96.
13. Halverson PB, Cheung HS, McCarty DJ. "Milwaukee shoulder": association of microspheroids containing hydroxyapatite crystals, active collagenase and neutral protease with rotator cuff defects: II. Synovial fluid studies. *Arthritis Rheum* 1981;24:474–483.
14. Halverson PB, McCarty DJ. Patterns of radiographic abnormalities associated with basic calcium phosphate and calcium pyrophosphate dihydrate crystal deposition in the knee. *Ann Rheum Dis* 1986;45:603–605.
15. Cherian PV, Schumacher HR. Diagnostic potential of rapid electron microscopic analysis of joint effusions. *Arthritis Rheum* 1982;25:98–100.
16. Fernandez-Dupica MP, Reginato AJ, Ramachandrula A. Quantitative analysis of BCP crystals in synovial fluid using Arsenazo III. *Arthritis Rheum* 1994;37:S413.
17. Blair JM, Sorenson LB, Arnsdorf MF, et al. The application of atomic force microscopy for the detection of microcrystals in synovial fluid from patients with recurrent synovitis. *Semin Arthritis Rheum* 1995;24:359–369.
18. Halverson PB. Basic calcium phosphate (apatite, octacalcium phosphate, tricalcium phosphate) crystal deposition diseases; calcinosis. In: Koopman WJ, ed. *Arthritis and allied conditions,* 13th ed. Baltimore: Williams & Wilkins, 1997:2127–2146.
19. Fam AG, Rubenstein J. Hydroxyapatite pseudopodagra. *Arthritis Rheum* 1989;32:741–747.
20. Uhthoff HK, Sarkar K, Maynard JA. Calcifying tendinitis. *Clin Orthop Rel Res* 1976;118:164–168.
21. Hutton CW, Maddison PJ, Collins AJ, et al. Intra-articular apatite deposition in mixed connective tissue disease: crystallographic and technetium scanning characteristics. *Ann Rheum Dis* 1988;47:1027–1030.
22. Sarkar K, Uhthoff HK. Rotator cuff tendinopathies with calcification. In: Rubin RP, Weiss G, Putney JW, eds. *Calcium in biological systems.* New York: Plenum Press, 1984:725–730.
23. Gravanis MG, Gaffney EF. Idiopathic calcifying tenosynovitis. Histopathologic features and possible pathogenesis. *Am J Surg Pathol* 1983;7:359–361.
24. Ali SY, Griffiths S. New types of calcium phosphate crystals in arthritis cartilage. *Sem Arthritis Rheum* 1981;11:124–126.
25. Doyle DV. Tissue calcification and inflammation in osteoarthritis. *J Pathol* 1982;136:199–216.
26. Huskisson EC, Dieppe PA, Tucher AC, et al. Another look at osteoarthritis. *Ann Rheum Dis* 1979;38:423–428.
27. Yosipovitch G, Yosipovitch Z. Acute calcific periarthritis of the hand and elbows in women. *J Rheumatol* 1993;20:1533–1538.
28. Ebenbichler GR, Derdogmus CB, Resch KL, et al. Ultrasound therapy for calcific tendinitis of the shoulder. *N Engl J Med* 1999;340:1533–1538.
29. Daecke W, Kusnierczak D, Loew M. Long-term effects of extracorporeal shockwave therapy in chronic calcific tendinitis of the shoulder. *J Shoulder Elbow Surg* 2002;11:476–480.
30. Dieppe PA, Crocker PR, Corke CF, et al. Synovial fluid crystals. *Q J Med* 1979;192:533–553.
31. Gibilisco PA, Schumacher HR, Hollander JL, et al. Synovial fluid crystals in osteoarthritis. *Arthritis Rheum* 1985;28:511–515.
32. Swan A, Chapman B, Heap P, et al. Submicroscopic crystals in osteoarthritic synovial fluids. *Ann Rheum Dis* 1994;53:467–470.
33. Swan AJ, Heywood BR, Dieppe PA. Extraction of calcium containing crystals from synovial fluids and articular cartilage. *J Rheumatol* 1992;19:1764–1773.
34. Lagier R, Boivin G, Gerster JC. Carpal tunnel syndrome associated with mixed calcium pyrophosphate dihydrate and apatite crystal deposition in tendon synovial sheath. *Arthritis Rheum* 1984;27:1190–1195.
35. Adams R. *A treatise on rheumatic gout or chronic rheumatic arthritis of all the joints,* 2nd ed. Dublin: Fannin, 1873.
36. Adams R. *Illustration of the effects of rheumatic joint in chronic rheumatic arthritis of all the articulations; with descriptive and explanatory statements.* London: John Churchill, 1857:1–31.
37. McCarty DJ. Robert Adams' rheumatic arthritis of the shoulder: Milwaukee shoulder revisited. *J Rheumatol* 1989;16:668–670.
38. Craig EV. The acromioclavicular joint cyst. *Clin Orthop Rel Res* 1986;202:189–192.
39. Dennis DA, Ferlic DC, Clayton MD. Acromial stress fracture associated with cuff-tear arthropathy. *J Bone Joint Surg* 1986;68A:937–940.
40. Klimaitis A, Carroll G, Owen E. Rapidly progressive destructive arthropathy of the shoulder—a viewpoint on pathogenesis. *J Rheumatol* 1988;15:1859–1862.
41. McCarty DJ, Swanson AB, Elihart RH. Hemorrhagic rupture of the shoulder. *J Rheumatol* 1994;21:1134–1137.
42. Halverson PB, McCarty DJ. Basic calcium phosphate (apatite, octacalcium phosphate, tricalcium phosphate) crystal deposition diseases. In: McCarty DJ, ed. *Arthritis and allied conditions,* 12th ed. Philadelphia: Lea & Febiger, 1993:1857–1872.
43. Pons-Estel BA, Gimenez C, Sacnum M, et al. Familial osteoarthritis and Milwaukee shoulder syndrome assodiated with CPPD and apatite crystaql deposition. *J Rheumatol* 2000;27:471–480.
44. Halverson PB, Garancis JC, McCarty DJ. Histopathologic and ultrastructural studies of Milwaukee shoulder syndrome—a basic calcium phosphate crystal arthropathy. *Ann Rheum Dis* 1984;43:734–741.
45. Gotoh M, Hamada K, Yamakawa H, et al. Interleukin-1-induced subacromial synovitis and pain in rotator cuff diseases. *Rheumatol* 2001;40:995–1001.
46. Yoshihara Y, Hamada K, Nakajima T, et al. Biochemical markers in the synovial fluid of glenohumeral joints from patients with rotator cuff tear. *J Orthop Res* 2001;19:573–579.
47. Dieppe PA, Cawston T, Mercer E, et al. Synovial fluid collagenase in patients with destructive arthritis of the elbow joint. *Arthritis Rheum*

1988;31:882–890.
48. Vignon E, Balblance JC, Mathieu P, et al. Metalloprotease activity, phospholipase A2 activity and cytokine concentration in osteoarthritis synovial fluids. *Osteoarthritis Cartilage* 1993;1:115–120.
49. Halverson PB, Greene AS, Cheung HS. Intracellular calcium responses to basic calcium phosphate crystals in fibroblasts. *Osteoarthritis Cartilage* 1998;6:324–329.
50. Biswas C, Dayer J. Stimulation of collagenase production by collagen in mammalian cell cultures. *Cell* 1979;18:1035–1041.
51. Evans CH, Means DC, Cosgrove JR. Release of neutral proteinase from mononuclear phagocytes and synovial cells in response to cartilaginous wear particles *in vitro*. *Biochim Biophys Acta* 1981;677: 287–294.
52. Cheung HS, Halverson PB, McCarty DJ. Release of collagenase, neutral protease and prostaglandins from cultured synovial cells by hydroxyapatite and calcium pyrophosphate dihydrate. *Arthritis Rheum* 1981;24:1338–1344.
53. Halverson PB, Cheung HS, McCarty DJ. Enzymatic release of microspheroids containing hydroxyapatite crystals from synovium and of calcium pyrophosphate dihydrate crystals from cartilage. *Ann Rheum Dis* 1982;41:527–531.
54. McCarty DJ, Cheung HS. Prostaglandin (PG)E2 generation by cultured synovial fibroblasts exposed to microcrystals containing calcium. *Ann Rheum Dis* 1985;44:316–320.
55. Palmer DW, McCarty DJ. Clearance of 85Sr labelled calcium phosphate (CP) crystals from normal rabbit joints. *Arthritis Rheum* 1984; 27:427–432.
56. Cheung HS, Ryan LM. Role of crystal deposition in matrix degradation. In: Woessner JF Jr, Howell DS, eds. *Joint cartilage degradation—basic and clinical aspects*. New York: Marcel Dekker, 1993:209–223.
57. Halverson PB. Basic calcium phosphate (apatite, octacalcium phosphate, tricalcium phosphate) crystal deposition diseases and calcinosis. In: Koopman WJ, ed. *Arthritis and allied conditions*, 14th ed. Baltimore: Williams & Wilkins, 2001:2372–2392.
58. Reuben PM, Wenger L, Cruz M, et al. Molecular mechanism of the induction of metalloproteinases 1 and 3 in human fibroblasts by basic calcium phosphate crystals: role of calcium-dependent protein kinase C. *J Biol Chem* 2002;277:11590–11598.
59. Meng ZH, Hudson AP, Schumacher HR Jr, et al. Monosodium urate, hydroxyapatite, and calcium pyrophosphate crystals induce tumor necrosis factor-a expression in a mononuclear cell line. *J Rheumatol* 1997;24:2385–2388.
60. Westacott CI, Whicher JT, Barnes IC, et al. Synovial fluid concentrations of five different cytokines in rheumatic diseases. *Ann Rheum Dis* 1990;49:676–681.
61. Swan A, Dularay B, Dieppe P. A comparison of the effects of urate, hydroxyapatite and diamond crystals on polymorphonuclear cells: relationship of mediator release to the surface area and adsorptive capacity of different particles. *J Rheumatol* 1990;17:1346–1352.
62. Terkeltaub RA, Santoro DA, Mandel G, et al. Serum and plasma inhibit neutrophil stimulation by hydroxyapatite crystals: evidence that serum a2-HS glycoprotein is a potent and specific crystal-bound inhibitor. *Arthritis Rheum* 1988;31:1081–1089.
63. Schumacher HR Jr, Stineman M, Rahman M, et al. The relationship between clinical and synovial fluid findings and treatment response in osteoarthritis (OA) of the knee. *Arthritis Rheum* 1990;33:S92.
64. Carroll GJ, Stuart RA, Armstrong JA, et al. Hydroxyapatite crystals are a frequent finding in osteoarthritic synovial fluid, but are not related to increased concentrations of keratan sulfate or interleukin-1 beta. *J Rheumatol* 1991;18:861–865.
65. Gerster JC. Intraarticular apatite crystal deposition as a predictor of erosive osteoarthritis of the fingers. *J Rheumatol* 1994;21:2164–2165.
66. Patel KJ, Weidensaul D, Palma C, et al. Milwaukee shoulder with massive bilateral cysts: effective therapy for hydrops of the shoulder. *J Rheumatol* 1997;24:2479–2483.
67. Caporali R. Tidal irrigation in Milwaukee shoulder syndrome. *J Rheumatol* 1994;21:1781–1782.
68. Citera G, Lazaro MA, Maldonado Cocco JA, et al. Apatite deposition in polymyositis subluxing arthropathy. *J Rheumatol* 1996;23:22551–22553.
69. Fam AG, Pritzker KPH. Acute calcific periarthritis in scleroderma. *J Rheumatol* 1992;19:1580–1585.
70. Gilsanz V, Bernstein BH. Joint calcification following intraarticular corticosteroid therapy. *Radiology* 1984;151:647–649.
71. Dalinka MK, Stewart V, Bomalski JS, et al. Periarticular calcifications in association with intra-articular corticosteroid injections. *Radiology* 1984;153:615–618.
72. Toussirot E, Kremer P, Benmansour A, et al. Giant calcification in soft tissue after shoulder corticosteroid injection. *J Rheumatol* 1996:23: 181–182.
73. Lauerman WC, Smith BG, Kenmore PI. Spontaneous bilateral rupture of the extensor mechanism of the knee in two patients on chronic ambulatory peritoneal dialysis. *Orthopedics* 1987;10:589–591.
74. Brown EA, Arnold IR, Gower PE. Dialysis arthropathy: complication of long term hemodialysis. *Br Med J* 1986;292:163–166.
75. Hardouin P, Flipo R-M, Foissac-Gegoux P, et al. Current aspects of osteoarticular pathology in patients undergoing hemodialysis: study of 80 patients: 1. Clinical and radiological analysis. *J Rheumatol* 1987; 14:780–783.
76. Menery K, Braunstein E, Brown M, et al. Musculoskeletal symptoms related to arthropathy in patients receiving dialysis. *J Rheumatol* 1988; 15:1848–1854.
77. Resnick DL. Erosive arthritis of the hand and wrist in hyperparathyroidism. *Radiology* 1974;110:263–269.
78. Kuntz D, Naveau B, Bardin T, et al. Destructive spondyloarthropathy in hemodialyzed patients: a new syndrome. *Arthritis Rheum* 1984;27: 369–375.
79. Goldstein S, Winston E, Chung TJ, et al. Chronic arthropathy in long-term hemodialysis. *Am J Med* 1985;78:82–86.
80. McCarthy JT, Dahlberg PJ, Krieghauser JS, et al. Erosive spondyloarthropathy in long-term dialysis patients: relationship to severe hyperparathyroidism. *Mayo Clin Proc* 1988;63:446–452.
81. Rubin LA, Fam AG, Rubenstein J, et al. Erosive azotemic arthropathy. *Arthritis Rheum* 1984;27:1086–1094.
82. Huaux J, Noel H, Malghem J, et al. Erosive azotemic osteoarthropathy: possible role of amyloidosis. *Arthritis Rheum* 1985;28:1075–1076.
83. Miyata T, Inagi R, Iida Y, et al. Involvement of (beta)-2-microglobulin modified with advanced glycation end products in the pathogenesis of hemodialysis-associated amyloidosis. *J Clin Invest* 1994;93:521–528.
84. Bardin T, Kuntz D, Zingraff J, et al. Synovial amyloidosis in patients undergoing long-term hemodialysis. *Arthritis Rheum* 1985;28:1052–1058.
85. Bardin T, Zingraff J, Shirahama T, et al. Hemodialysis-associated amyloidosis and beta-2 microglobulin. *Am J Med* 1987;83:419–424.
86. Allain TJ, Stevens PE, Bridges LR, et al. Dialysis myelopathy: quadriparesis due to extradural amyloid of a_2 microglobulin origin. *Br Med J* 1988;296:752–753.
87. Moskowitz RW, Vertes V, Schwartz A, et al. Crystal-induced inflammation associated with chronic renal failure treated with periodic hemodialysis. *Am J Med* 1969;47:450–460.
88. Hoffman GS, Schumacher HR, Paul H, et al. Calcium oxalate microcrystalline-associated arthritis in end-stage renal disease. *Ann Intern Med* 1982;97:36–42.
89. Reginato A, Seoane JLF, Alvarez CB, et al. Arthropathy and cutaneous calcinosis in hemodialysis oxalosis. *Arthritis Rheum* 1986;29:1387–1396.
90. Worcester E, Nakagawa Y, Bushinsky D, et al. Evidence that serum calcium oxalate supersaturation is a consequence of oxalate retention in patients with chronic renal failure. *J Clin Invest* 1986;77:1888–1896.
91. Netter P, Delongeas JL, Faure G, et al. Inflammatory effect of aluminum phosphate. *Ann Rheum Dis* 1983;42(suppl):114.
92. Netter P, Kessler M, Durnel D, et al. Aluminum in joint tissues of chronic renal failure patients treated with regular hemodialysis and aluminum compounds. *J Rheumatol* 1984;11:66–70.
93. Melikoglu M, Apaydin S, Hamuryudan V, et al. Calciphylaxis: a condition mimicking necrotizing vasculitis. *Clin Rheumatol* 1996; 15:498–500.
94. Tamura M, Hiroshige K, Osajima A, et al. A dialysis patient with systemic calciphylaxis exhibiting rapidly progressive visceral ischemia and acral gangrene. *Intern Med* 1995;34:908–912.
95. Fischer AH, Morris DJ. Pathogenesis of calciphylaxis:study of three cases with literature review. *Hum Pathol* 1995;26:1055–1064.
96. Worth RL. Calciphylaxis: pathogenesis and therapy. *J Cutaneous Med Surg* 1998;2:245–248.
97. Wilmer WA, Magro CM. Calciphylaxis: emerging concepts in pre-

vention, diagnosis, and treatment. *Semin Dialysis* 2002;15:172–186.

98. Butler RC, Dieppe PA, Keat ACS. Calcinosis of joints and periarticular tissues associated with vitamin D intoxication. *Ann Rheum Dis* 1985;44:494–498.
99. Duthie JS, Solanki HP, Krishnamurthy M, et al. Milk-alkali syndrome with metastatic calcification. *Am J Med* 1995;99:102–103.
100. Libson E, Wechsler RJ, Steiner RM. Pulmonary calcinosis following orthotopic liver transplantation. *J Thorac Imaging* 1993;8:305–308.
101. Yu SL, Li RZ, Bian ZH. Tumoral calcium pyrophosphate dihydrate deposition disease. Report of a case with a review of the literature. *Chin Med J* 1992;105:780–784.
102. deGraaf P, Ruiter DJ, Scheffer E, et al. Metastatic skin calcifications: a rare phenomenon in dialysis patients. *Dermatologica* 1980;161:28–32.
103. Wenzel-Seifert K, Harwig S, Keller F. Fulminant calcinosis in two patients after kidney transplantation. *Am J Nephrol* 1991;11:497–500.
104. Kovarik J, Frühwald F, Seidl G, et al. Tumorous paraarticular calcifications due to undigested phosphate-binders in a patient undergoing regular hemodialysis [Letter]. *Clin Nephrol* 1984;21:141–142.
105. Fernandez E, Montoliu J. Successful treatment of massive uraemic tumoral calcinosis with daily haemodialysis and very low calcium dialysate. *Nephrol Dial Transplant* 1994;9:1207–1209.
106. Walton K, Swinson DR. Acute calcific periarthritis associated with transient hypocalcaemia secondary to hypoparathyroidism. *Br J Rheumatol* 1983;22:179–180.
107. Malik M, Acharya S. Tumoral calcinosis of the fingers. *Int Orthop* 1993;17:279–281.
108. McKee PH, Liomba NG, Hutt MSR. Tumoral calcinosis: a pathological study of fifty-six cases. *Br J Dermatol* 1982;107:669–674.
109. Zerwekh JE, Sanders LA, Townsend J, et al. Tumoral calcinosis: evidence for concurrent defects in renal tubular phosphorus transport and in 1a,25-dihydrocholecalciferol synthesis. *Calcif Tissue Int* 1980;32:1–6.
110. Lufkin EG, Kumar R, Heath H III. Hyperphosphatemic tumoral calcinosis: effects of phosphate depletion on vitamin D metabolism, and of acute hypocalcemia on parathyroid hormone secretion and action. *J Clin Endocrinol Metab* 1983;56:1319–1322.
111. Lyles KW, Burkes EJ, Ellis GJ, et al. Genetic transmission of tumoral calcinosis: autosomal dominant with variable clinical expressivity. *J Clin Endocrinol Metab* 1985;60:1093–1096.
112. Gal G, Metzker A, Garlick J, et al.elli B, Cimino A, et al. Phosphaturic action of calcitonin in pseudotumoral calcinosis. *Horm Metab Res* 1983;15:260.
113. Slavin RE, Wen J, Kumar D, et al. Familial tumoral calcinosis—a clinical, histopathologic, and ultrastructural study with an analysis of its calcifying process and pathogenesis. *Am J Surg Pathol* 1993;17:788–802.
114. Boskey AL, Vigorita VJ, Sencer D, et al. Chemical, microscopic, and ultrastructural characterization of the mineral deposits in tumoral calcinosis. *Clin Orthop Rel Res* 1983:178:258–269.
115. Salvi A, Cerudelli B, Cimino A, et al. Phosphaturic action of calcitonin in pseudotumoral calcinosis. *Horm Metab Res* 1983;15:260.
116. Suzuki Y, Bisada K, Takeda M. Demonstration of myositis ossificans by 99mTc pyrophosphate bone scanning. *Radiology* 1974;111:663–664.
117. Buhain WJ, Rammohan G, Berger HW. Pulmonary function in myositis ossificans progressiva. *Am Rev Respir Dis* 1974;110:333–337.
118. Schweitzer ME, Cervilla V, Manaster BJ, et al. Cervical paraspinal calcification in collagen vascular diseases. *AJR* 1991;157:523–525.
119. Pancal P, Adams E, Hsieh A. Calcific constrictive pericarditis. *Arthritis Rheum* 1996;39:347–350.
120. Kazmers IS, Scoville CD, Schumacher HR. Polymyositis associated apatite arthritis. *J Rheumatol* 1988;15:1019–1021.
121. Bowyer SL, Blane CE, Sullivan DB, et al. Childhood dermatomyositis: factors predicting functional outcome and development of dystrophic calcification. *J Pediatr* 1983;103:882–888.
122. Blane CE, White SJ, Braunstein EM, et al. Patterns of calcification in childhood dermatomyositis. *AJR* 1984;142:397–400.
123. Kumakiri M, Kokuba J, Tanaka H, et al. Pseudocysts around the interphalangeal joints as a manifestation of calcinosis cutis in a patient with lupus nephritis undergoing hemodialysis. *Arch Dermatol* 1992;128:120–121.
124. Randle HW, Sander HM, Howard K. Early diagnosis of calcinosis cutis in childhood dermatomyositis using computed tomography. *JAMA* 1986;256:1137–1138.
125. Leroux J-L, Pernot F, Fedou P, et al. Ultrastructural and crystallographic study of calcifications from a patient with CREST syndrome. *J Rheumatol* 1983;10:242–246.
126. Kawakami T, Nakamura C, Hasegawa H, et al. Ultrastructural study of calcinosis universalis with dermatomyositis. *J Cutan Pathol* 1986;13:135–143.
127. Kales AN, Phang JM. Dietary calcium perturbation in patients with abnormal calcium deposition. *J Clin Endocrinol Metab* 1970;31:204–212.
128. Ellison GW, Norrdin RW. Multicentric periarticular calcinosis in a pup. *J Am Vet Med Assoc* 1980;177:542–546.
129. Woodard JC, Shields RP, Aldrich HC, et al. Calcium phosphate deposition disease in Great Danes. *Vet Pathol* 1982;19:464–485.
130. Croom AL, Houston DM. Hyperphosphatemic tumoral calcinosis in a young dog with renal failure. *Can Vet J* 1994;35:438–440.
131. Schumacher HR, Rubinow A, Rothfuss S, et al. Apatite crystal clumps in synovial fluid (SF) are an early finding in experimental canine osteoarthritis (OA). *Arthritis Rheum* 1994;37:S346.
132. Reginato AJ, Schumacher HR, Brighton CT. Experimental hydroxyapatite synovial and articular cartilage calcification: light and electron microscopic studies. *Arthritis Rheum* 1982;25:1239–1249.
133. Skuterud E, Sydnes AO, Haavik TK. Calcinosis in dermatomyositis treated with probenecid. *Scand J Rheumatol* 1981;10:92–94.
134. Nakagawa T, Takaiwa T. Calcinosis cutis in juvenile dermatomyositis responsive to aluminum hydroxide treatment. *J Dermatol* 1993;20:558–560.
135. Palmieri GMA, Sebes JI, Aelion JA, et al. Treatment of calcinosis with diltiazem. *Arthritis Rheum* 1995;38:1646–1654.
136. Robertson LP, Marshall RW, Hickling P. Treatment of cutaneous calcinosis in limited systemic sclerosis with minocycline. *Ann Rheum Dis* 2003;62:267–269.
137. Jones NF, Imbriglia JE, Steen VD, et al. Surgery for scleroderma of the hand. *J Hand Surg* 1987;12A:391–400.
138. Wilsher ML, Holdaway IM, North JDK. Hypercalcaemia during resolution of calcinosis in juvenile dermatomyositis. *Br Med J* 1984;288:1345.
139. Fuchs D, Fruchter L, Fishel B, et al. Colchicine suppression of local inflammation due to calcinosis in dermatomyositis and progressive systemic sclerosis. *Clin Rheumatol* 1986;5:527–530.
140. Ahrengart L, Lindgren V, Reinholt EP. Comparative study of the effects of radiation, indomethacin, prednisolone and ethane-1-hydroxy-18, 1-diphosphonate (EHDP) in the prevention of ectopic bone formation. *Clin Orthop Res* 1988;229:265–273.
141. Yoshida S, Torikai K. The effects of warfarin on calcinosis in a patient with systemic sclerosis. *J Rheumatol* 1993;20:1233–1235.
142. Speer MY, McKee MD, Guldberg RE, et. al. Inactivation of the osteopontin gene enhances vascular calcification of matrix Gla protein-deficient mice: evidence for osteopontin as an inducible inhibitor of vascular calcification *in vivo*. *J Exp Med* 2002;196:1047–1055.
143. Edwards AJ, Sill BJ, Macfarlane I. Carpal tunnel syndrome due to dystrophic calcification. *Aust N Z J Surg* 1984;54:491–492.
144. Selby CL. Acute calcific tendinitis of the hand: an infrequently recognized and frequently misdiagnosed form of periarthritis. *Arthritis Rheum* 1984;27:337–340.
145. Katoh N, Okabayashi K, Wakabayashi S, et al. Dystrophic calcinosis of the penis. *J Dermatol* 1993;114:114–117.
146. Johnson RC, Fitzpatrick JE, Hahn DE. Calcinosis cutis following electromyographic examination. *Cutis* 1993;52:161–164.
147. Figueiredo GC, Figueiredo EC. Dystrophic calcinosis in a child with a thumb sucking habit: case report. *Rev Hosp Clin Fac Med Sao Paulo* 2000;55:177–180.
148. Sais G, Jucgla A, Moreno A, et al. Milia-like idiopathic calcinosis cutis and multiple connective tissue nevi in a patient with Down syndrome. *J Am Acad Dermatol* 1995;32:129–130.
149. DiGiovanna JJ, Helfgott RK, Gerber LH, et al. Extraspinal tendon and ligament calcification associated with long-term therapy with etretinate. *N Engl J Med* 1986;315:1177–1182.

146. Johnson RC, Fitzpatrick JE, Hahn DE. Calcinosis cutis following electromyographic examination. *Cutis* 1993;52:161–164.
147. Figueiredo GC, Figueiredo EC. Dystrophic calcinosis in a child with a thumb sucking habit: case report. *Rev Hosp Clin Fac Med Sao Paulo* 2000;55:177–180.
148. Sais G, Jucgla A, Moreno A, et al. Milia-like idiopathic calcinosis cutis and multiple connective tissue nevi in a patient with Down syndrome. *J Am Acad Dermatol* 1995;32:129–130.
149. DiGiovanna JJ, Helfgott RK, Gerber LH, et al. Extraspinal tendon and ligament calcification associated with long-term therapy with etretinate. *N Engl J Med* 1986;315:1177–1182.
150. Sakkas L, Thouas B, Kotsou S, et al. Cervical myelopathy with ankylosing hyperostosis of the spine. *Surg Neurol* 1985;24:43–46.
151. Miyasaka K, Kaneda K, Sato S, et al. Myelopathy due to ossification or calcification of the ligamentum flavum: radiologic and histologic evaluations. *Am J Neurol Radiol* 1983;4:629–632.
152. Widlus DM. Calcific tendinitis of the longus colli muscle: a cause of a traumatic neck pain. *Ann Emerg Med* 1985;14:1014–1017.
153. Benanti JC, Gramling P, Bulat PI, et al. Retropharyngeal calcific tendinitis: report of five cases and review of the literature. *J Emerg Med* 1986;4:15–24.
154. Greenson JK, Trinidad SB, Pfeil SA, et al. Gastric mucosal calcinosis: calcified aluminum phosphate deposits secondary to aluminum-containing antacids or sucralfate therapy in organ transplant patients. *Am J Surg Pathol* 1993;17:45–50.
155. Kaburgi T, Nagai H, Sasaki T, et al. Case report of multiple myeloma with diffuse pulmonary calcinosis. *Jpn J Thorac Dis* 1991;29:1479–1483.
156. Hsu HH, Camacho NP, Anderson HC. Further characterization of ATP-initiated calcification by matrix vesicles isolated from rachitic rat cartilage. Membrane perturbation by detergents and deposition of calcium pyrophosphate by rachitic matrix vesicles. *Biochim Biophys Acta* 1999; 1416:320–332.
157. Hsu HH, Tawfik O, Sun F. Mechanisms of calcification by vesicles isolated from atherosclerotic rabbit aortas. *Biochim Biophys Acta* 2002;1563:18–22.

第118章

草酸钙和其他结晶或微粒相关的关节炎

Juliet Arambulo Coquia，Antonio J. Reginato

关节炎患者的滑液中除了含有尿酸单钠(MSU)、双水焦磷酸钙(CPPD)和碱性磷酸钙(BCP)之外，还发现存在其他结晶[1-3](表118.1)。大量的研究资料描述了与临床表现相关的草酸钙结晶[1-17]、胆固醇结晶[1-3,18-27]、液态脂质结晶[1-3,28-35]、冷球蛋白结晶[1-3,36-46]、Charcot-Leyden结晶（气喘结晶）[1-3,47-51] 和合成类固醇结晶 [1-3](第4章)。还有些结晶例如胱氨酸结晶[1-3,52-61]、次黄嘌呤和黄嘌呤结晶[1-3,62-64]、磷酸铝结晶[1-3,65-71]、血红蛋白结晶[1-3,72-75]、类胆红素[1-3,72,75,76]以及脂肪酸造成的结晶性脂质[2,77,78]可见于滑液、滑膜和肌肉中，还有1例报道结晶出现在骨内。

表118.1　关节、肌肉或骨中少见的结晶和双折射微粒

草酸钙
胆固醇
液态脂质结晶
其他结晶性脂质
合成类固醇
胱氨酸
次黄嘌呤
黄嘌呤
冷球蛋白
Charcot-Leyden(溶血磷脂酶)晶体
铝
血红蛋白
类胆红素
米粒样小体
异物
植物刺
海胆刺(碳酸钙)
聚乙烯聚合物
甲基丙烯酸甲酯聚合物

与异物性滑膜炎相关的外源性微粒常有结晶性的结构[2,3,79-90]。例如海胆刺结晶由碳酸钙结晶构成[2,81]，滑石粉结晶由硅酸镁结晶或淀粉粒组成。同样，其他的异物，如植物刺[78,85,86,91,92]和聚乙烯或甲基丙烯酸甲酯[83]微粒均有类结晶或可结晶的结构[2,73,79]。此外，大量的双折射坏死碎片(米粒样小体)在滑液中呈白垩样外观[2]。

一、草酸钙结晶沉积病

长期行血液透析治疗的尿毒症患者的原发性和继发性草酸盐沉积病的关节表现过去常与痛风和假痛风相混淆(图118.1)。草酸盐沉积病有各种各样的关节表现(图118.2)，甚至出现危及生命的表现，包括网状细胞青斑合并破坏性的外周血管功能不全伴坏疽[1,3,93]、心肌病[1,3,94]、完全性心脏传导阻滞[95]、周围神经病变[1,2]和全血细胞减少症[96]。

(一)原发草酸盐沉积病

原发草酸盐沉积病分三型。1型原发高草酸尿(PH1)较少见，呈常染色体隐性遗传，是肝脏特有的过氧化物酶丙氨酸乙醛酸氨基转换酶(AGT)缺乏造成乙醛酸盐代谢的先天性缺陷[5,97-100](图118.3)。该病的生化特点是乙醛酸盐候补代谢途径的阻断导致草酸盐和乙醛酸盐的合成和排泄增多(图118.3)。临床特点是尿石病、肾钙沉着症和严重病例中可出现的肾衰和系统

性草酸盐沉积病。本病在临床和而言生化上都表现出鲜明的异质性[5,97-104]。从临床角度而言，本病在发病年龄（1~57岁）、临床表现的严重程度、高草酸尿和高羟基乙酸尿症的程度、进展到系统性草酸盐沉积病的快慢、吡哆醇反应和死亡年龄（1~65岁）等方面差别很大。当然，这些患者在酶活性、亚细胞分布和AGT（丙氨酸乙醛酸氨基转换酶）遗传编码序列上也存在显著差异[5,99-102]。编码AGT的基因是AGXT，已经确定在AGXT上的点突变超过30个，与本病相关的等位基因约有30%和9%分别发生G170R和1244T取代[5,99,100,105]（图118.4）。在已经鉴别出的几种多态性中，最常见的是P11L和I40M取代，单从等位基因发生频率看，正常的欧洲和北美人群为20%，PH1（1型原发高草酸尿）患者为50%[99]。PH1患者的AGT酶水平异质性很大。一些患者没有AGT催化活性或免疫反应性，而另一些患者有部分AGT免疫反应性但没有催化活性[99,103]。1/3的高加索PH1患者唯一的病因是过氧化物酶对AGT的定向错误导致线粒体不能正确发挥作用，即使AGT达到正常平均水平的30%~50%，也没有催化活性和免疫反应性[99,103]。AGT定向错误是由P11L基因多态性的作用和PH1特异性G170R突变共同造成的（图118.3）。通过肝组织针吸活检测定AGT活性能够诊断酶缺乏[106]。妊娠三个月时分离绒毛膜绒毛进行DNA连锁和突变分析可以早期筛查AGT突变[107]。

2型原发高草酸尿（PH2）是一种隐性遗传病，是由具有D-甘油酸脱氢酶活性的乙醛酸还原酶（GR）缺乏引起的羟基丙酮酸代谢障碍造成的[97,98]（图118.3）。这种酶具有两种活性，D-甘油酸脱氢酶活性缺乏将导致底物累积，然后羟基丙酮酸通过L-甘油酸脱氢酶转化为L-甘油酸。乙醛酸还原酶缺乏导致从乙醛酸转化为乙醇酸作用削弱。乙醛酸通过L-甘油酸脱氢酶转化为草酸解释了高草酸尿的出现（图118.3）。PH2（2型原发高草酸尿）患者白细胞D-甘油酸脱氢酶活性下降[98]。目前

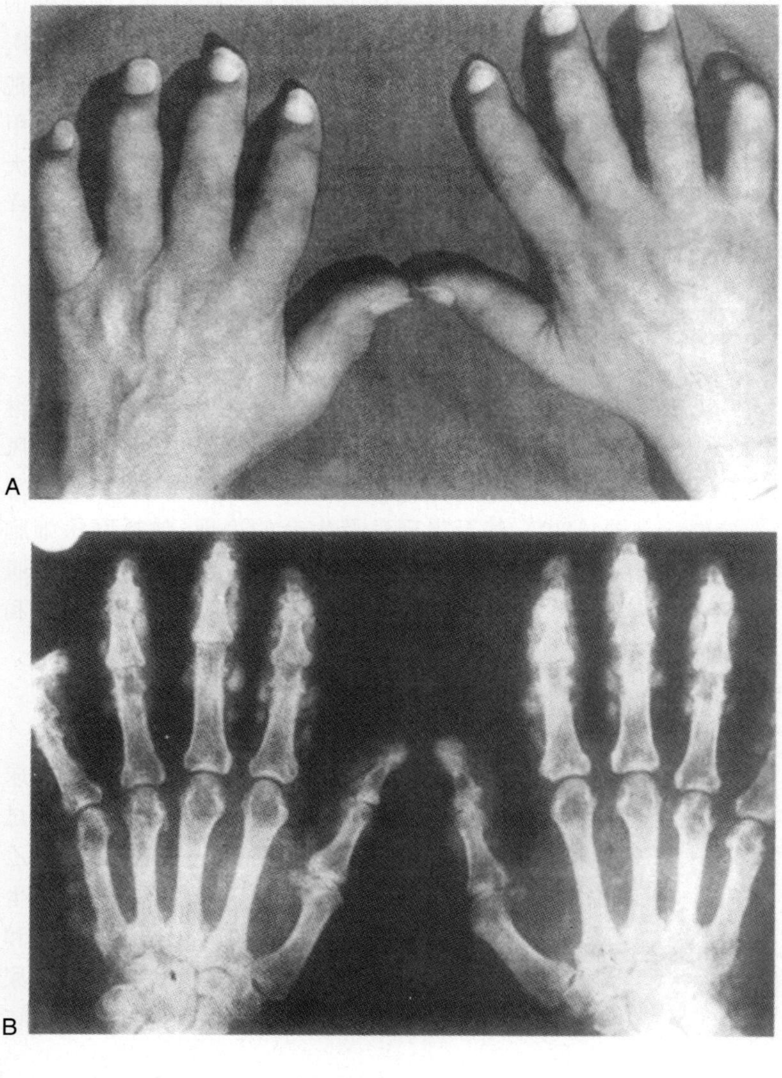

图118.1　（A）原发草酸盐沉积病患者的双手X线片表现类似于痛风或类风湿性关节炎。（B）同一双手的X线片可见关节周围钙化沉积、骨侵蚀和远端指骨重吸收。(From Schmidt KL, Leber HW, Schutterle G. Arthr - opathies bei primarer Oxalose-Krystallsynovitis oder Osteopathie. *Dtsch Med Wochenschr* 1981;106:19, with permission.)

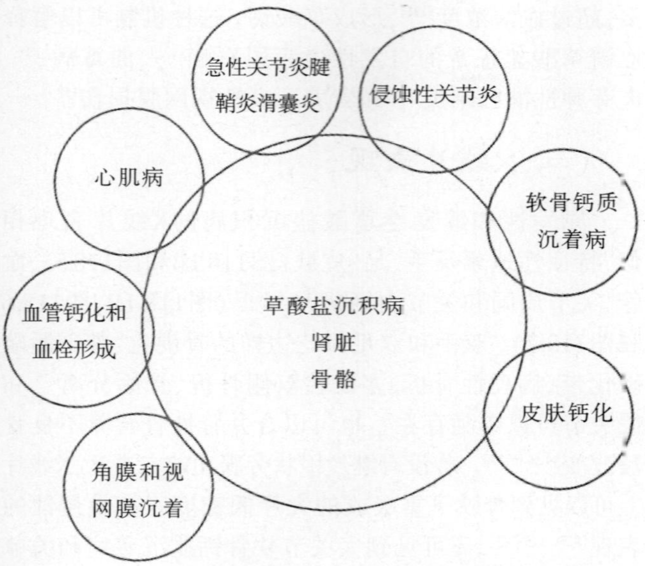

图118.2　急性原发草酸盐沉着病A的临床表现。

已经发现此酶的基因编码位于被称为GRHPR的位点，并确定了13个突变[108-111]。在37名曾报道患2型原发高草酸尿症的患者中，有21例在6个月到24岁间发现肾结石[112-114]。这组患者中有1例只有5位亲属没有表现出症状，仅因其同胞兄弟（姐妹）也有此病而被确诊[112,113]。上述发现说明本型中无症状的患者远多于原来推测的数目。

第三种形式的高草酸尿（PH3）起病于原发性小肠草酸盐吸收过多[97]。在PH1和PH2中，肾功能不全常伴快速进展性草酸钙结晶沉积在肾脏、心肌膜、皮肤、骨骼和血管[98]。有几篇文章详细描述了PH1在临床和X线

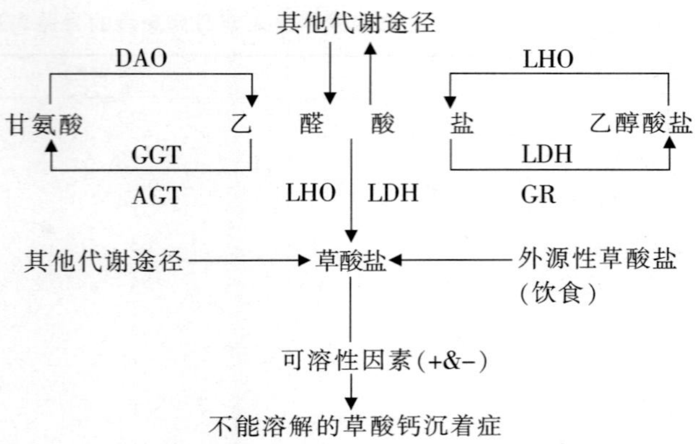

图118.3　可能影响草酸盐代谢的遗传和环境因素。过氧化物酶：丙氨酸：乙醛酸氨基转换酶/丝氨酸；丙酮酸盐氨基转换酶（AGT）（PH1缺乏）；D-氨基酸氧化酶/甘氨酸氧化酶（DAO）；L-a-羟酸氧化酶/葡糖酸氧化酶（LHO）。细胞溶质酶：谷氨酸：乙醛酸氨基转换酶/丙氨酸；2-酮戊二酸氨基转换酶（GGT）；乙醛酸还原酶/D-甘油酸脱氢酶（GR）（PH2缺乏）；乳酸脱氢酶（LDH）。（From Danpure CJ. Molecular clinical heterogeneity in primary hyperoxaluria type I. *Am J Kidney Dis* 1991; 17: 364–369, with permission.）

片上的肌肉骨骼表现[11,13,16,17]（表118.2）。

（二）获得性草酸盐沉积病

草酸是甘氨酸、丝氨酸、色氨酸和抗坏血酸的代谢终产物[1-3,17,98]（图118.3）。某些食品中也含有大量的草酸盐，例如菠菜和大黄[115,116]。草酸盐摄入后被快速吸

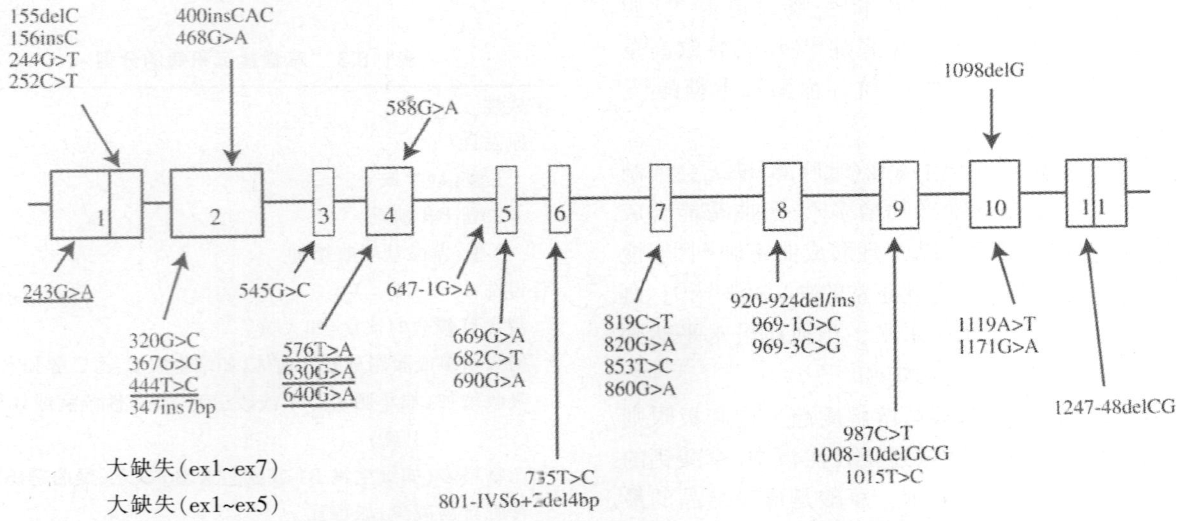

图118.4　原发性草酸盐沉积病相关的AGXT基因突变。图中的方框代表基因的11个外显子。在其上方或下方的箭头标出了点突变。（Data from Pirulli D, Marangella M, Amoroso A. Primary hyperoxaluria: genotype–phenotype correlation. *J Nephrol* 2003; 16: 297–309. Reprinted with permisson from Wichtig Editore.）

表118.2 23例1型原发高草酸尿伴终末期肾病患者的骨骼表现[a]

骨骼表现	患者数
骨痛	22
密质骨	18
纤维性骨炎	14
骨软化症	3
骨折导致骨骺分离[b]	3
脊柱骨折	3
多发骨折	1
关节痛	18
多关节痛	10
急性关节炎	8
慢性关节炎	7
破坏性指关节病[c]	8
软骨钙质沉着病	4
慢性破坏性肩关节病	1
肌腱/滑囊痛	
指屈肌腱鞘钙化	9
鹰嘴滑囊炎钙化	2

[a]透析1.0~7.7年，平均6.7年。
年龄：6~60岁，平均24岁[11,13,16,17]。
[b]仅限儿童。
[c]3例患者为表皮钙质沉着病。

收，几乎完全从肾小球滤过经近曲肾小管分泌而排出体外。草酸代谢受影响会造成高草酸尿、尿草酸盐过多、草酸盐性肾结石和结晶组织沉积。影响草酸代谢的因素有以下几种（表118.3）[1,3,98]。饮食中草酸盐过多[115,116]或患者的慢性炎症性肠病、小肠切除术后、肠改道术[117]、胆汁向体外引流[118]和肠淋巴管扩张症[119]均能导致高草酸盐尿。甲氧氟烷[2]、乙二醇[2]、抗坏血酸和木糖醇[115]都能代谢形成草酸盐。

维生素B_1（硫胺素）和维生素B_6（吡哆醇）缺乏会抑制乙醛酸盐代谢，使得草酸盐产物增多[98]。黑曲霉能合成草酸，可以使感染的组织结晶并且形成曲霉肿[2,120]。慢性肾衰能导致血清草酸盐水平比正常的高4~8倍[98,121]。血清草酸盐水平平行于血肌酐水平，当血肌酐水平达到8~9mg/dL时，草酸盐浓度达到饱和[4,121]。

在体液和组织中，草酸盐溶解度超过饱和极限则形成草酸钙结晶。无论是在尿还是在血清中，草酸钙的饱和度均以钙离子的浓度表示，草酸是形成结晶的最重要的单一因素[98,121]。在滑膜液和其他组织的形成机制中也是一样的[1,2]。有些组织如肾脏、心肌膜和视网膜以及黑曲霉菌能产生草酸，造成局部组织草酸浓度过多，超过血清浓度[121]，形成草酸钙。这种机制可以解释血清草酸盐正常的自发性含钙尿石症[121]、曲霉病[120]、肉芽肿性淋巴结炎[122]和营养不良性视网膜损伤[58]。

（三）X线片表现

原发性和继发性草酸盐沉积病的X线片表现相似，特征性地累及手、足、皮肤（图118.1B和图118.5）、血管、关节周围和关节内钙化[1,4,6,16,17]（图118.1B，图118.6和图118.7）。双手和双足似花边样的骨硬化、骨干骺端硬化带、病理性骨折、多发性双侧骨折、骨骺分离[16]和假关节可以单独存在，也可以合并肾性骨营养不良骨骼改变[4,6,16,17]。若没有继发甲状旁腺功能亢进症，X线片上可以见到骨膜下重吸收的大片低密度区和骨侵蚀的表现[4,11,123-127]。还可见到大关节软骨钙质沉着病和关节周围钙化块[4,7,15]（图118.7）。

（四）病理研究

1.滑膜

慢性滑膜炎患者的滑膜表现为轻度滑膜细胞增生伴充血和位于轻度纤维变性间隙内的多形性草酸钙结晶伴单核细胞缺乏和少量巨细胞（图118.8A，B）。滑膜下可见充满微弱正向双折射的结晶束，无炎症反应（图118.8A，B）。

2.软骨、关节盘和骨

几乎没有涉及关节软骨草酸盐沉积病的研究[1,4,15]。

表118.3 草酸盐沉积病的分型

家族性
原发性
1型：AGT缺乏
2型：GR缺乏
3型：草酸盐吸收增加
获得性
富含草酸盐的饮食（如大黄）
摄入增多或服用草酸盐前体（如维生素C、乙二醇和木糖醇）
吸收增加（如小肠切除术或改道术，炎症性肠病或体外胆汁引流）
产物增多（如维生素B1或维生素B6缺乏，黑曲霉感染）
肾脏排泻减少：尿毒症
营养不良：视网膜损伤

AGT：丙氨酸：丙酮酸盐氨基转换酶（AGT）；GR：乙醛酸还原酶/D-甘油酸脱氢酶。

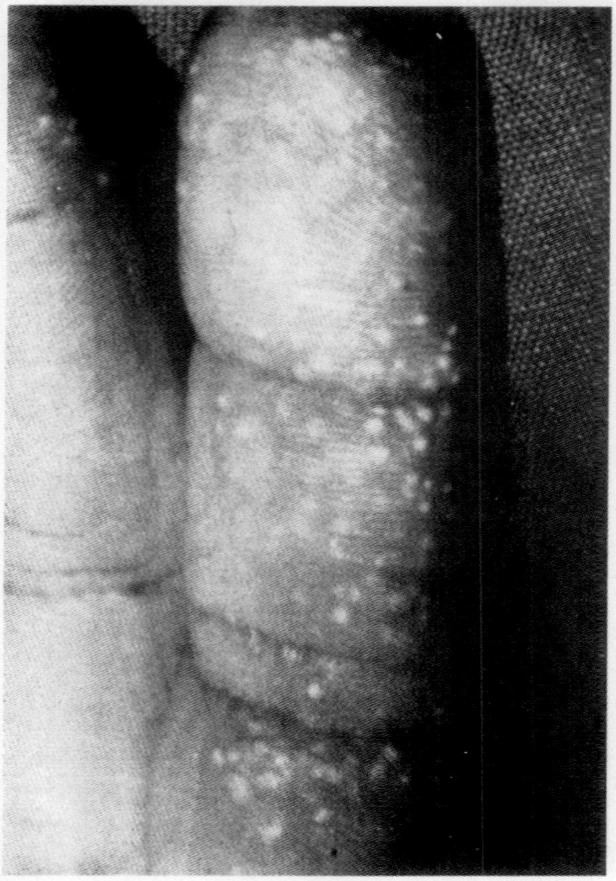

图118.5　进行血液透析的草酸盐沉积病患者皮肤的粟粒状沉积物。(From Reginato AJ, Ferreiro JL, Barbazan C, et al. Arthropathy and cutaneous calcinosis in hemodialysis oxalosis. *Arthritis Rheum* 1986: 29: 1387–1396, with permission.)

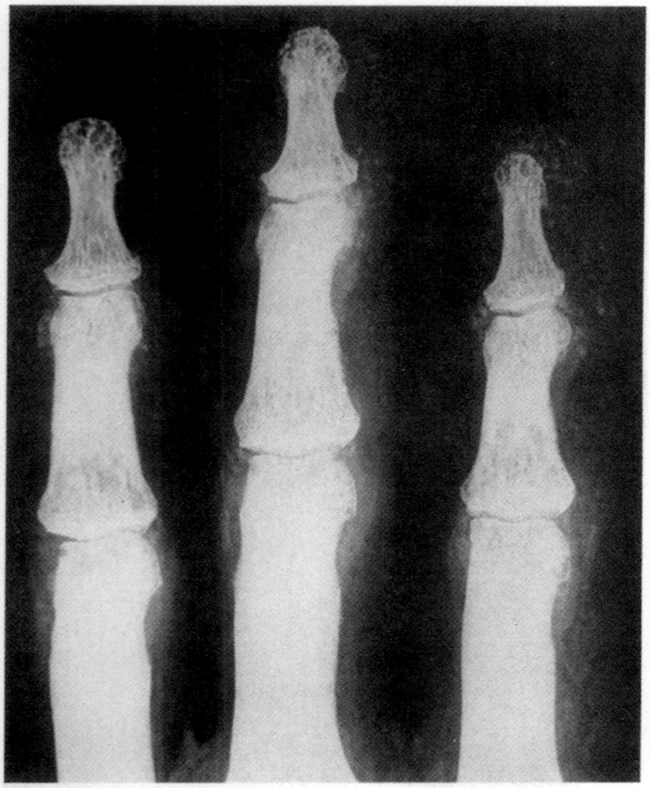

图118.6　1例进行血液透析的草酸盐沉积病患者的X线片表现。可见皮肤、血管和关节周围钙化。(From Reginato AJ, Ferreiro JL, Barbazan C, et al. Arthropathy and cutaneous calcinosis in hemodialysis oxalosis. *Arhritis Rheum* 1986; 29: 1387–1396, with permission.)

Hoffman及其同事[15]在研究血液透析相关的草酸盐沉积病的关节盘的大块结晶体时发现了草酸盐结晶。大多数草酸盐沉积病患者的骨组织学显示，草酸盐结晶多沉积在巨细胞肉芽肿和骨髓纤维化周围[2,4,11,13,126,127]。这些沉积物与放射学显示的骨膜下重吸收、骨膜内侵蚀、假骨折或骨髓内不透X射线的草酸钙结晶沉积造成的局部骨硬化有关[11,13,126,127]。

(五)结晶特征

草酸钙结晶沉积物可出现在骨、肌腱、关节软骨、关节盘和滑膜及滑膜液中[1,2](图118.8A,B,C)。这些位置的结晶都是可观察到的关节液结晶的来源(图118.8C)。现已确定了两种结晶类型:①由草酸钙二水化物形成的双金字塔形结晶(草酸钙石)和②由草酸钙一水化物构成的多形结晶(一水草酸钙)。后者呈不规则的正方形、厚片状、短杆形、可拉伸的椭圆形、哑铃形甚至微球形。大小约5~30μm。有的草酸钙显示出正向延伸的强烈的双折射(双折射和正向延伸的概念见第4章的滑膜液分析),但是多数显示出微弱的正向双折射或者根本不出现(图118.8C)。大多数新鲜的标本可用硫酸茜红素染色[4]。因为草酸钙具有多形性和双折射的强度变化，仅用普通或补偿偏光镜检查滑膜液非常容易与CPPD混淆[2,73]。向实验室狗的膝关节或鼠爪内注射人工合成的制品发现，草酸钙结晶与MSU结晶或者磷酸钙结晶引起的炎性反应类似[2,128]。巨细胞肉芽肿内草酸盐诱导的钙结晶的形成也可刺激滑膜细胞合成、释放潜在的胶原酶和前列腺素[128]。草酸钙结晶激活滑膜细胞、破骨细胞和成纤维细胞，可以诱导骨侵蚀、骨囊肿甚至病理性骨折[11,13]。

(六)生化特征

在研究长期透析后关节草酸盐沉积的五篇文章中

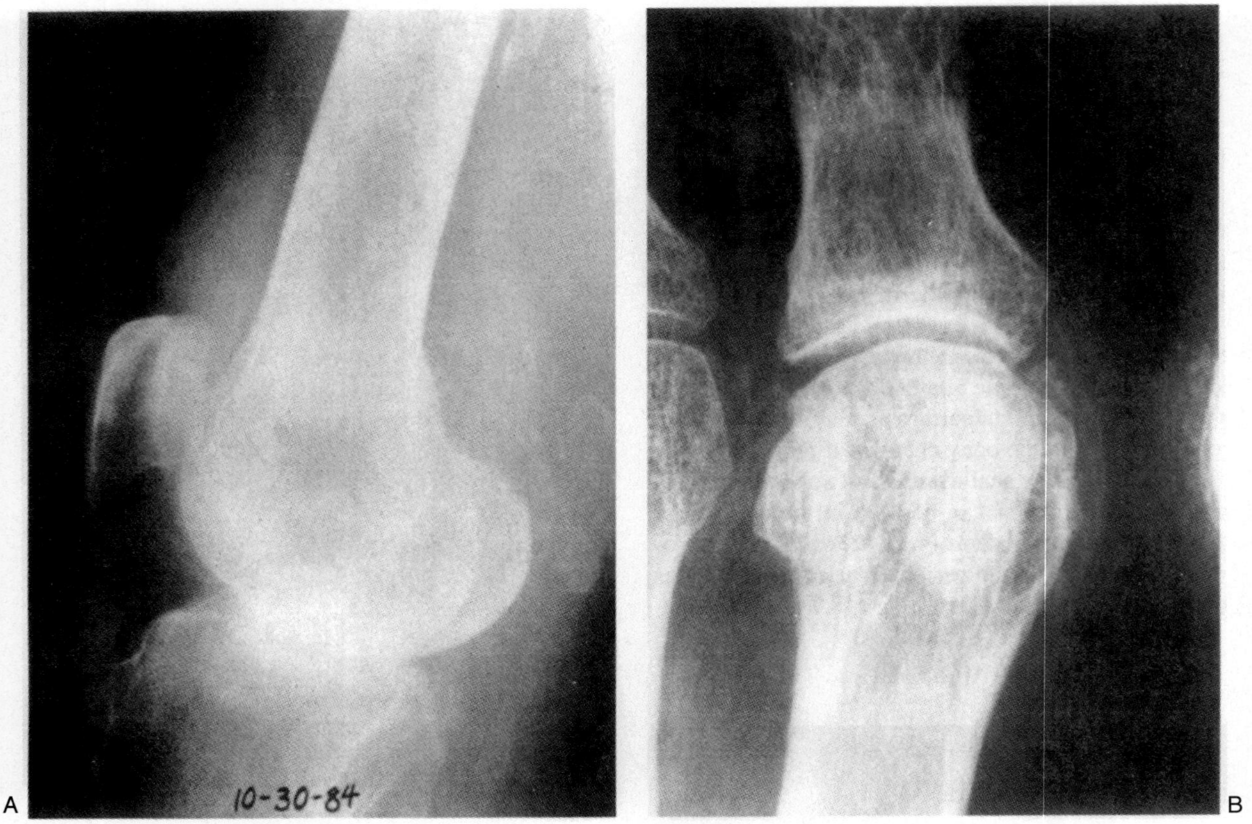

图118.7 终末期肾病造成的继发性草酸盐沉积病的X线片表现。(A)伴随动脉钙化的腘窝和髌下肌腱钙化块。(From Schumacher HR, Reginato AJ, Pullman S.Synovial fluid oxalate deposition complicating rheumatoid arthritis with amyloidosis and renal failure: demonstration of intracellular oxalate crystals. *J Rheumatol* 1987; 4:361–366.) (B)第一跖趾关节、滑膜钙化和软骨钙质沉着病。(From Reginato AJ, Kurnik B. Calcium oxalate and other crystals associated with kidney diseases and arthritis. *Semin Arthritis Rheum* 1989;18:198–224, with permission.)

有两篇测定了血清草酸盐水平[4,7,8,10,15]。其范围在168~204mg/L^2,大约比正常水平高出8倍。比类风湿性关节炎(RA)、骨关节炎(OA)或假性痛风滑膜液中的草酸盐水平高[15]。大多数终末期肾病合并草酸盐沉积病的患者血钙水平低，少数继发甲状旁腺功能亢进症的患者会出现高钙血症[1,123,126]。另一种高钙血症可能的机制是在草酸盐沉积处破骨性骨重吸收增加[2,4,11,13,126]。

通过血液透析和腹膜透析都能清除草酸盐，但是对草酸盐沉积病或终末期肾病的患者来说，这两种方法都不能诱导草酸盐的负平衡，从而有效消除组织内的草酸盐[1,98,129]。表118.4总结了12例行透析治疗的终末期肾病患者草酸盐沉积病的临床表现。尸检显示，90%的终末期肾病进行血液透析的患者发生骨骼和肾脏的草酸盐沉积病[1,126]。几篇关于肾衰伴随关节草酸盐沉积病的报道提示，服用维生素C会加重草酸盐沉积[1,4,15,130-132]。而过去,大多数患有终末期肾病和关节草酸盐沉积病的患者每次透析后都服用500~1 000mg的维生素C[4,15]。

(七)临床表现

弥漫性骨痛,压缩性骨折,急性、对称性近端指(趾)节间关节和掌指关节的关节炎(伴或不伴屈肌腱鞘炎),指、趾粟粒状钙化沉积物和指(趾)间血管钙化是最具有特征性的临床表现[4,5,12,14,15](图118.1和图118.5至图118.7;表118.2和表118.4)。包括膝、肘或踝在内的大关节可出现急性或慢性渗出[5-7,133]。个别的患者表现为痛风、阿基里斯腱鞘炎和滑囊炎[2,4](图118.7B)。大多数患者在急性滑膜炎发作之前已经出现慢性关节炎的表现,病程长,对秋水仙素、非类固醇抗炎药(NSAID)、关节内注射皮质类固醇或者是增加透析次数的反应较差[4,14,15]。急、慢性渗出的滑膜液呈清亮或血性,黏度正常[3,4,15]。白细胞计数低,范围在150~2 100/mL,有些样本有60%~

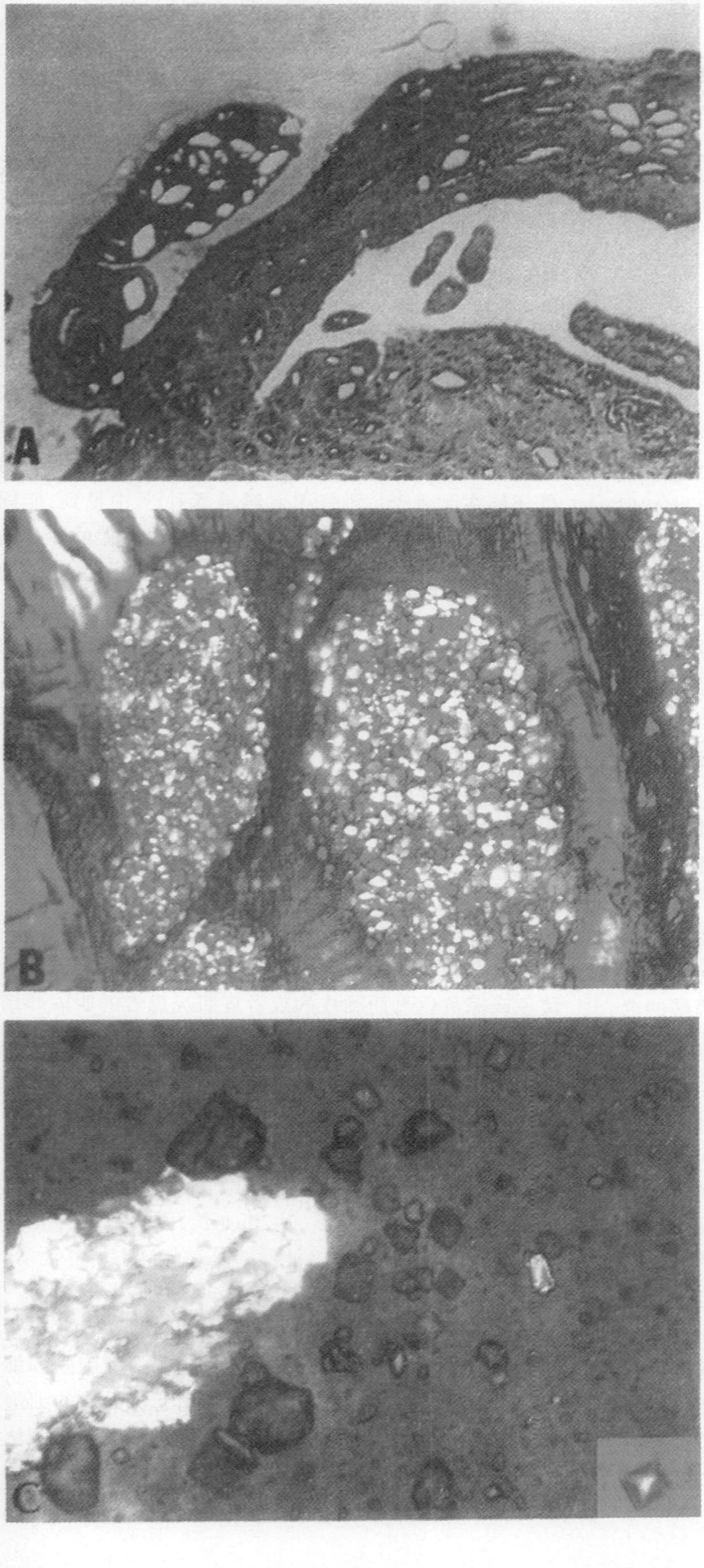

图118.8　(A)第一掌指关节滑膜内的草酸钙结晶(苏木素和伊红染色,×180)。(B)同一关节双折射结晶的痛风石沉积物。补偿偏光显微观察(×180)。(C)滑膜液草酸钙结晶。大量多形和少量双金字塔形结晶分布在假痛风石样沉积物周围,没有双折射和微弱或强烈的双折射伴正向延伸。补偿偏光(×400)。(From Reginato AJ, Ferreiro JL, Barbazan C et al. Arthropathy and cutaneous calcinosis in hemodialysis oxalosis. *Arthritis Rheum* 1986; 29: 1387–1396, with permission.)(见彩图)

表118.4 12例终末期肾病并且行透析治疗患者的继发性草酸盐沉积病的临床表现

表现	患者数
骨痛	11
关节痛	12
关节炎	11
急性	3
慢性	11
皮肤草酸盐沉积	7
心肌病	2
闭塞性血管病	3
牙周炎	1

摘自参考文献1,4,8,10,和14。

90%是多形核白细胞,其余的样本较多的是大单核细胞[4,15]。在细胞外常可见到大量草酸盐结晶簇(图118.8C),但是也有滑液细胞内结晶的病例报道[7,8]。

(八)治疗

对原发性草酸盐沉积病的患者而言，早期诊断很关键[134,135]。肾衰发生前,肾脏和肾外的草酸盐结晶可以通过某些药物来进行有效的限制和预防[98,134]。这些措施包括多排尿,约每天3L左右,尽量少吃含高草酸盐的食物,如茶、巧克力、菠菜和大黄。控制饮食,摄入最低必需量的维生素C和维生素D[134]。结晶作用和晶体凝聚的非特异性抑制剂,如中性磷酸盐、焦磷酸盐、氧化镁和枸橼酸钾可用来增加草酸钙的溶解度[136]。药物剂量的维生素B_6对于某些PH1患者有效[137],维生素B_6即吡哆醇,是AGT的一个辅酶,可刺激乙醛酸向甘氨酸转化(图118.3)。在一份研究报道中描述了乙醛酸的合成途径,L-氧化噻唑烷-4羧化物(OTZ)可能是草酸盐合成的抑制物,并表现出潜在的药理作用。但是,在Ⅱ期临床试验中,OTZ没有明显改变尿中的草酸盐排泄[111]。理想的药物可能是一个可阻断羟乙酸盐表达的反义寡聚核苷酸,即一种阻断肝脏草酸盐合成的关键酶。

有三种不同类型的移植术曾用来治疗本病：分离肾、先取肝和肝肾联合移植[138-141]。理想的选择是在出现系统性表现前实施肝移植术。在积极的术前血液透析前进行早期肾移植并使用活着的有亲缘关系的供体已用来尝试改善肾移植的预后。但是,草酸盐沉积病的出现使肾移植的结果并不理想。PH1合并肾衰和系统性草酸盐沉着症的患儿可选择肝肾联合移植术来治疗。肝脏可提供足够的酶使草酸盐产物减少到正常范围,而且可缓解威胁生命的心肌病和草酸盐骨病[100,138-141]。随着基因工程技术的进步，基因治疗将对这种先天性代谢病发挥作用。

使用NSAID、关节内注射皮质类固醇和秋水仙素对草酸盐结晶造成的急、慢性关节病疗效欠佳[4,15]。

二、胆固醇结晶和其他结晶性脂质相关的综合征

(一)胆固醇结晶

胆固醇结晶偶尔出现在RA关节液[18,27]、类风湿结节[2,142]或者关节囊的渗液[1-3,18,24,25]中。很少在OA[20]、慢性砂砾性痛风[2,143,144]、系统性红斑狼疮(SLE)[3,18]、皮肌炎联合肿瘤性钙质沉积病[145]、硬皮病[22]和多种其他慢性渗出包括心包炎[2,18,146,147]的患者的滑膜液中看到。另外还能在颅骨[148]、乳房[149]和精液囊肿[150]中见到,胆固醇结晶的裂缝还能在黄瘤和伴有副蛋白血症的坏死的黄肉芽肿中看到。表118.5总结了与胆固醇结晶相关的疾病。

少数研究者观察了高脂蛋白血症合并关节炎患者的滑膜液，但是没有看到胆固醇结晶或者其他脂质结晶[1-3]。家族性高胆固醇血症患者的双手伸肌腱鞘和跟腱常生长黄瘤[19]。曾有1例高β-脂蛋血症伴跟腱炎的患者形态学诊断为不完全典型的杆样结晶[19]。多发胆固醇栓子的临床表现类似于坏死性血管炎的一组复杂的综合征[151-153](第90章)。

结晶学特征

含有胆固醇结晶的滑膜液常常呈现出蜂蜜样的金黄色或棕黄色[1],而硬皮病或者皮肌炎患者的胆固醇结晶是呈白垩状的钙化渗出物[22,145]。滑膜液中的胆固醇结晶存在于细胞外液中，但是也常常伴有细胞内和细胞外结晶双折射的“马尔他十字”[1-3](图118.9)。胆固醇结晶表现为两种分子形式[1-3]:①高度双折射,大而平,大小为8~100μm，有一个或多个切迹的矩形板状(图118.10)。②杆形或针形,2~20μm长,强双折射伴正向或负向延伸(图118.10)。针形结晶易与MSU结晶混淆,而短小板形结晶与CPPD结晶难以区分[1-3]。

多种因素可能导致炎症组织中形成胆固醇结晶,包括胆固醇合成的增加、原位出血、损伤的细胞膜和细胞器释放的脂质、慢性炎症或感染引起的异常的细胞内脂质转运[1,18,27]。已经有几篇研究报道阐明了在家兔皮肤、皮下组织和膝关节内合成胆固醇结晶可以诱发急性或者慢性炎症[1,23]。虽然已经发现吞噬细胞中含有

表118.5　与胆固醇结晶沉积相关的疾病

皮肤
黄瘤[1,3]
副蛋白血症伴坏死性黄肉芽肿[3]
胆固醇痛风石[21,22]
尿酸单钠痛风石[1,3]
钙化性渗出(硬皮病[22],皮肌炎[3])
类风湿小结[3];类风湿结节[3]
关节,关节囊,肌腱
类风湿性关节炎[1,2,18,24,25,27]
系统性红斑狼疮[1,3]
强直性脊柱炎[1,3]
退变性关节病[20]
慢性砂砾样痛风[1,3]
高 β-脂蛋白血症[3]
骨
单房性骨囊肿[3]
骨肉芽肿病(Erdhein Chester 病)[3]
胸膜/心包渗出液
类风湿性关节炎[25]
恶性肿瘤[1,3]
结核[1]
动脉
粥样斑块[1]
胆固醇栓子[151~153]

MSU、CPPD和BCP结晶，但是尚未在人类吞噬细胞中发现胆固醇结晶。因为不能排除致热原的影响,并且在上述研究中均未观察到与天然胆固醇结晶有相似性的结晶结构,所以胆固醇结晶的致病性只是推测的。虽然胆固醇结晶能够激活血清补体,补体本身可以引起RA和OA的潜在炎症反应并聚集到关节引起关节结构破坏,但是目前尚没有临床证据来支持这个观点[1~3]。

(二)液态脂质结晶

液态脂质结晶具有液体和固体两种性质[28]。它由磷脂或其他极化分子形成,而且还能排列成液晶状态[1~3](图118.9)。

正如先前提到的,偶尔在RA患者的滑膜液或者黏液囊液中可以发现双折射马尔他十字[1~3]。同时它还能从急性单关节炎[28~33],急性鹰嘴滑囊炎、色素沉着绒毛结节性滑膜炎[32]和急性RA潮红[33]的滑膜液中识别出,另外还见于1例是无法解释原因的慢性对称性多关节炎患者[30]和1例单关节炎患者[29]。

1.结晶学特征

在补偿性偏光显微镜下，这些微球体表现出强烈的双折射伴正向延伸(图118.9)。大小约2~8μm。这些液态的脂质微球体在动脉粥样硬化斑块、胆汁和滑膜液中的形成早于胆固醇结晶的形成[2]。它们常见于细胞内,可被苏丹黑B染色,在1:1的醇-醚中可完全溶解[3]。较小的微球体可表现出非均质性(非双折射)(图118.9B)。这些双折射马尔他十字伴正向延伸的结晶必须与双折射负向延伸的结晶相鉴别,如MSU微球体(极少见于痛风患者);还要与关节穿刺术时手套污染造成的滑膜液中正向双折射的滑石粉相鉴别[1~3]。后者是硅酸镁或者淀粉粒产生的正向延伸，外形轮廓比MSU和脂质结晶微球体更不规则。

2.临床特征

急性关节炎

所有患者都经历过急性发作的单关节滑膜炎,与其他常见的结晶相关性关节炎一样[1~3]。最常累及膝关节,有1例患者累及腕关节[28]。炎症性的滑膜炎中,白细胞计数升高,大约在10 000~45 000/mL(75%~90%是中性粒细胞)。中性粒细胞中大约20%可能是双折射的微球体。服用NSAID后1周,关节炎症状完全消退。只有2例患者出现急性滑膜炎[1,30]。可见轻度炎症改变伴淋巴细胞减少及单核或多形核细胞浸润,其中1例活检发现在单核细胞中出现细胞内双折射微球体[30]。

将合成的液态脂质结晶注射入家兔的膝关节可诱发家兔急性或亚急性滑膜炎[33]。这些关节组织中微球体的来源尚不清楚。将自体血注射入家兔的膝关节可以导致马尔他十字的形成[35]。人类关节内的类似微球体可能来源于崩解的血小板、红细胞或白细胞的细胞膜,甚至来源于血脂。

(三)其他结晶性脂质

其他结晶性的脂质多指在新生儿皮肤脂肪坏死中发现的脂肪酸[1]。在OA合并骨囊肿、关节积血和关节穿刺术后几天患者的滑膜液中已经观察到典型结构[1~3]。这种结晶在组织学上表现为针形、平板形或杆形,正向或负向延伸,有的成簇或丛生[1~3,72,73]。应注意将杆形和针形结晶与MSU或CPPD结晶相鉴别(图118.11)。

(四)Fabry病(磷脂沉着综合征)

Fabry病是一种罕见的性连锁先天鞘糖脂代谢失

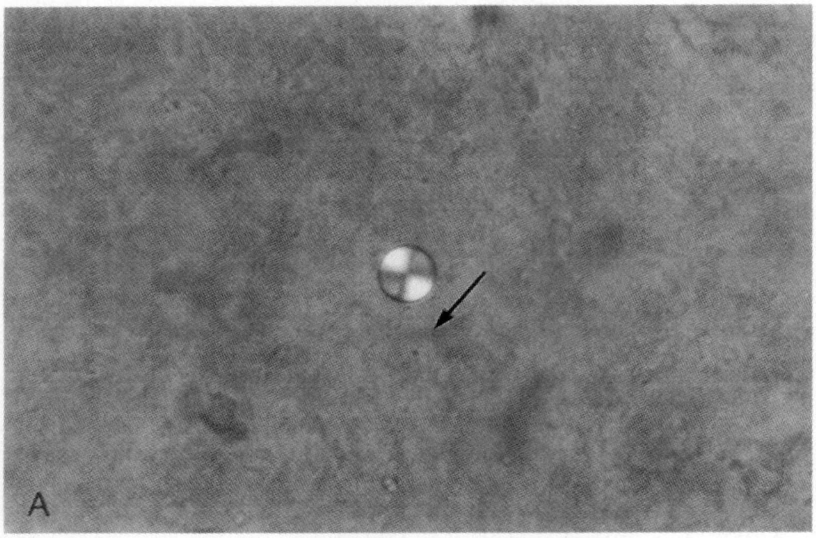

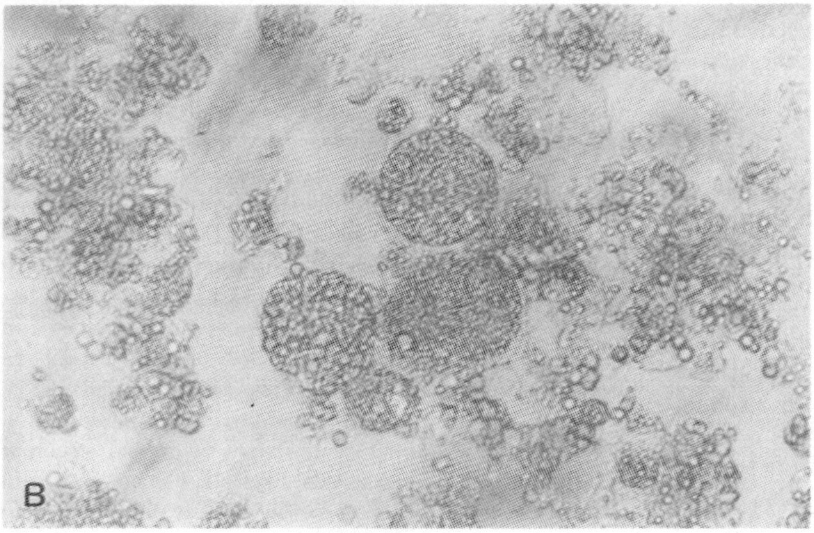

图118.9 液态脂质结晶。(A)单个大的双重正向双折射微球体显示正向延伸。箭头标出补偿器的确定方向线。(B)同时位于细胞内和细胞外的大量小的双折射微球体。补偿偏光显微镜(×200)。(见彩图)

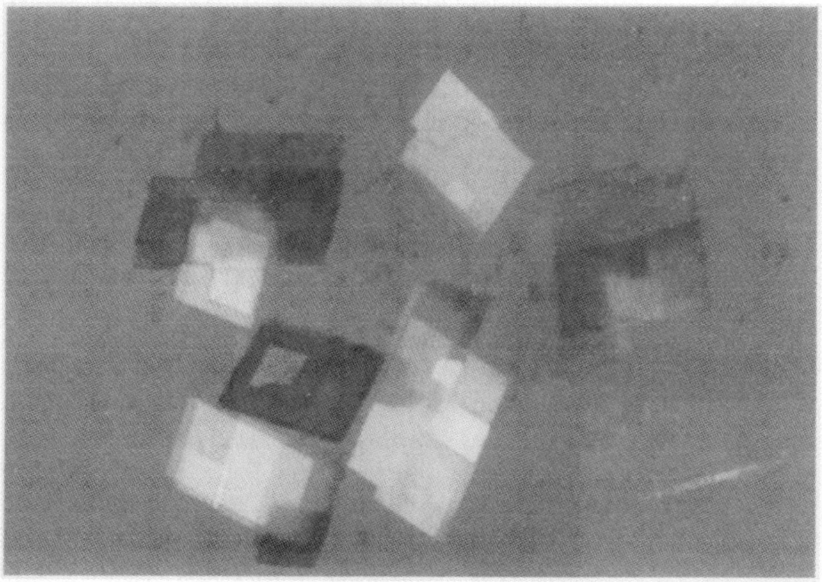

图118.10 特征性的高度双折射平板样胆固醇结晶。插图:针形胆固醇结晶显示负向延伸。补偿性偏光(×200)。(见彩图)

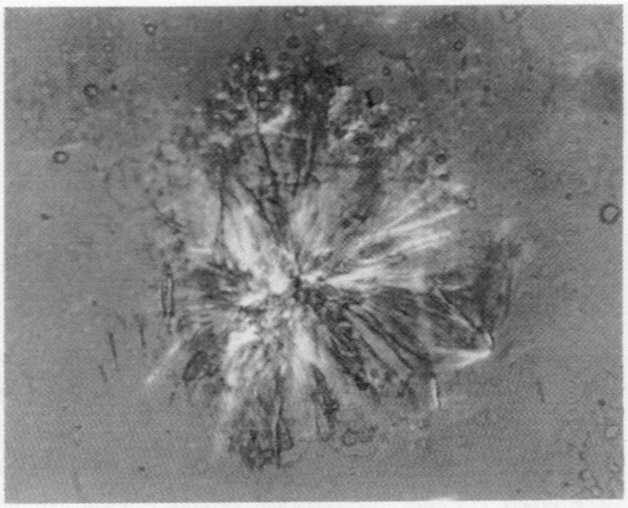

图118.11　关节积血患者的强双折射伴正向延伸的针形脂质结晶。补偿偏光(×200)。(From Reginato AJ, Kurnik B. Calcium oxalate and other crystals associated with kidney diseases and arthritis. *Semin Arthritis Rheum* 1989; 18: 198–224, with permission.)(见彩图)

调性疾病,由溶酶体α-半乳糖苷酶缺乏引起[154]。鞘糖脂可堆积在内皮细胞和多种组织中,包括心脏、肾脏、神经、角膜和滑膜中[154]。表达此酶的基因位于人X染色体长臂上的Xq22位点[154,155]。女性杂合子患者临床表现轻微，但是男性杂合子患者可通过裂隙灯检查看到特征性的角膜浑浊斑（角膜上呈现奶油色上皮细胞营养不良)[154]。

皮肤表现的特征为在臀部、大腿、阴茎、阴囊或下腹部出现蓝色或者红色的血管角质瘤或毛细血管扩张,并伴有少汗症[154–158]。肾脏受累的特征为出现蛋白尿和异常的双折射或马尔他十字脂质结晶。如果肾活检时在肾小管和肾小球细胞内出现脂质空泡，则应怀疑该诊断。血管病变常发生在脑、视网膜、心脏和肠道,可导致中风[157,159]、心肌梗死、心肌病、瓣膜改变、心律失常、猝死以及慢性缺血性肠病[158,160,161]。

许多患者有肌肉骨骼症状表现[160,162–164],包括雷诺现象和淋巴水肿。常见神经性疼痛和少汗症。天气寒冷时疼痛加重,温度感觉降低[165]。危险期常伴高热和血沉加快。主要发生在远端指(趾)节间关节的多关节炎合并屈肌挛缩，不典型的骨痛伴或不伴无菌性骨坏死(股骨头和踝骨梗死)[166],多发的起止点病以及肢端肥大面容等也有报道。本病应与结缔组织病相鉴别,包括系统性红斑狼疮(SLE)、CREST综合征和硬皮病。曾报道过4例合并系统性红斑狼疮的病例[166,167]。确诊方法是测定血浆、血清、白细胞和成纤维细胞中的α-半乳糖苷酶活性[155]。

以前并无特异性治疗方法,只是对症处理。最近,随着基因工程的发展,人重组α-半乳糖苷酶进行酶替代疗法已经成功地用于本病的治疗中，促进了特异性治疗的研究[154,168–171]。目前仍只能服用苯妥英钠或者卡马西平来控制感觉异常，抗血小板药物可降低血管综合征[165,172]。肾移植只能使肾功能出现短暂的改善。

Eng阐明重组的α-半乳糖苷酶A能够清除本病患者皮肤、肾脏和心脏组织微血管上皮沉积的酰基鞘鞍醇三己糖[169]。临床上,α-半乳糖苷酶A已经有效地提高了脑血流速度[159],改善了肾功能及左室肥厚[173]。静脉输注此酶(1mg/kg)每2周1次,观察前一次的疗效后可继续遵医嘱使用。最常见的副作用是输液反应[154,169,171,174,175]。

三、冷球蛋白结晶

冷球蛋白是一种免疫球蛋白，冷却时制备复温后溶解。冷球蛋白一般分为三型。Ⅰ型是单克隆免疫球蛋白,通常在多发性骨髓瘤或者特发性巨球蛋白血病(Waldenstrom巨球蛋白血症)中出现。副蛋白和冷球蛋白可在多发性骨髓瘤患者的血浆细胞中结晶[1–3](图118.12)。Ⅱ型或特发性混合型冷球蛋白血症中的冷球蛋白既有多克隆免疫球蛋白G(IgG),又有直接抑制IgG的类风湿因子单克隆免疫球蛋白(IgM)。一般来讲,80%~95%的Ⅱ型冷球蛋白血症患者会合并丙型肝炎病毒感染[176]。在Ⅲ型冷球蛋白中,IgG和类风湿因子IgM都是多克隆免疫球蛋白并与丙型肝炎病毒感染、自身免疫性疾病和淋巴组织增生有关[176]。在患者的肾小球、肾小管、肺、皮肤、肝脏、脾脏、淋巴结、肾上腺、睾丸和角膜都能见到结晶伴冷球蛋白血症[1,36–40,42]。本型可合并不同程度的器官衰竭[1–3,37]。也可能发生在冠状动脉和肾血管,从而诱发血栓和梗死[37]。相似的结晶还可以沉积在外周血管并伴有特发性冷球蛋白血症、紫癜和皮肤坏死性皮损[2,38,39],此外还能累及滑膜引起滑膜炎[1–3,38,39,46]。

(一)结晶学特征

副蛋白结晶的特点是体积大,一般为3~60μm左右甚至还大，根据其冷却的过程不同表现出多种多样的多态形式[1–3]。结晶通常为六菱形、钻石形或者多边形,还有的类似于方形、矩形、菱形或者针形[36,37]。在补偿偏光显微镜下显示出强双折射伴正向或负向延伸,能被姬姆萨、苏木素和伊红染色。对无定型凝胶状的可结晶冷球蛋白进行透射电子显微技术研究分析显示,这

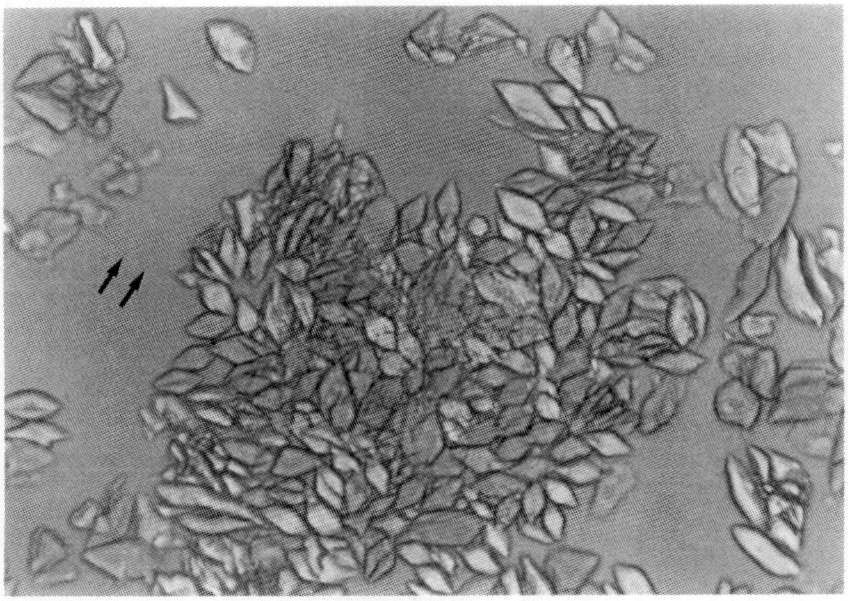

图118.12　冷球蛋白结晶。多发性骨髓瘤患者血清冷沉淀物的多边形双折射结晶伴正向延伸。补偿偏光（×200）。(From Reginato AJ, Kurnik B. Calcium oxalate and other crystals associated with kidney diseases and arthritis. *Semin Arthritis Rheum* 1989; 18: 198–224, with permission.)（见彩图）

些结晶可以形成大分子网状结构用来捕捉细胞[42]。冷球蛋白结晶的形态学性质可以解释其诱发血管闭塞和炎症的能力[36,38,42]。

(二)临床特征

据报道，1例血清中含可冷沉淀的IgG、关节液和滑膜中含冷球蛋白的患者的临床表现为慢性、侵蚀性、对称性的多关节炎后间歇发作关节痛，累及双手和双足及踝部[36]。另1例患者有侵蚀性多关节炎，可见到结晶性的单克隆冷球蛋白。这两例患者都患有多关节炎和类似于类风湿的血管炎[39,44,46]。还有2例多发性骨髓瘤合并角膜副蛋白结晶沉积出现足部关节炎和痛风的报道[2]。也有滑膜液中没有副蛋白结晶的关节炎合并冷球蛋白血症的病例报道[41]。

四、Charcot-Leyden结晶

Charcot-Leyden结晶是在崩解的嗜酸性粒细胞的细胞质内形成的，可见于哮喘患者的痰液、嗜酸粒细胞增多症和嗜酸粒细胞病患者的组织中。例如在嗜酸性粒细胞骨肉芽肿患者的组织中，寄生虫感染患者的粪便中，粒细胞白血病浸润和嗜酸粒细胞滑膜炎的滑膜液中均能见到Charcot-Leyden结晶[48–51]（图118.13）。循环的Charcot-Leyden结晶可出现在嗜酸性粒细胞增多症的患者中，在肾小球和血管血栓中发现结晶沉积物。这些患者的肾小球中还存在免疫类晶团聚体结晶原料[51]。

(一)结晶学特征

Charcot-Leyden结晶在溶血磷脂酶或磷脂酶B作用下形成六棱形双椎体的晶体，大小为17~25μm，呈轻度到很强的双折射伴正向或负向延伸[47,178](图118.13)。荧光显微镜下苏木素和伊红染色呈嗜曙红色，姬姆萨染色呈淡紫色或淡粉色。这些针状结晶呈现明亮的黄绿荧光[47,178]。荧光技术较光学显微镜在检测Charcot-Leyden结晶时更敏感[178]。

(二)临床特征

在7例既往有过敏反应病史而且有皮肤划痕现象的患者中，经新鲜滑膜液标本检查已经证实嗜酸性粒细胞滑膜炎与Charcot-Leyden结晶有关[47–50]。这些患者在经历小外伤而未同时出现过敏症状后，进展为无痛性单关节炎。这7例患者都存在膝关节肿胀，还有1例患者有第一跖趾关节肿胀。疼痛自然缓解需1~2周，3例患者出现反复发作。滑膜液检查发现轻度炎症，白细胞计数为10 850±3 665/mL，嗜酸性粒细胞占46%以上。新鲜标本的细胞中可见到Charcot-Leyden结晶。

五、胱氨酸病

胱氨酸病是一种常染色体隐性遗传的胱氨酸先天性代谢缺陷病，特征为溶酶体膜上的胱氨酸转运载体缺乏造成胱氨酸大量堆积在肝脏、脾脏、淋巴结和骨髓网状内皮细胞内。胱氨酸病的基因是CTNS，编码胱氨

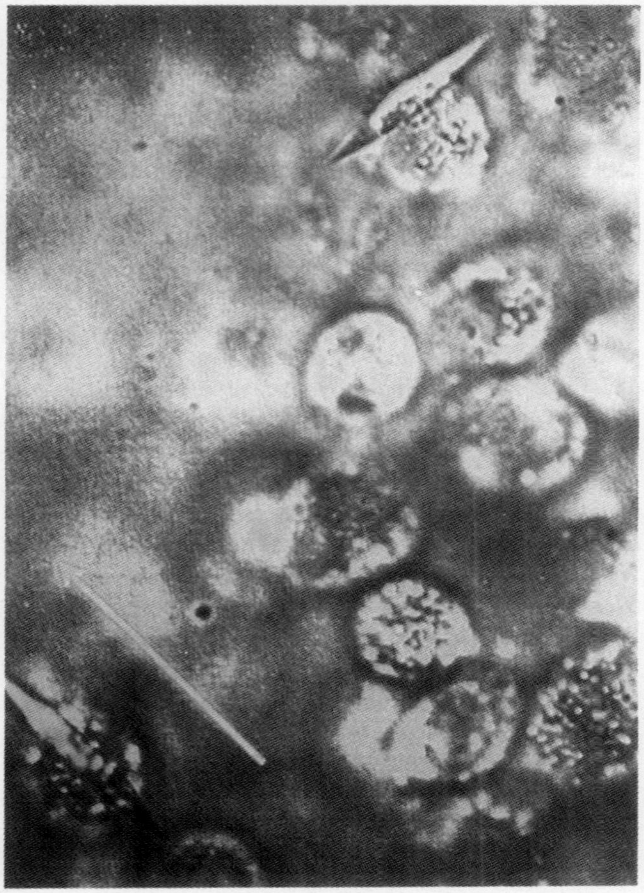

图118.13　嗜酸粒细胞滑膜炎患者滑膜液中的Charcot-Leyden结晶。补偿偏光(×350)。箭头所示为补偿器轴。(Courtesy of Dr. R. DeMedicis.)(见彩图)

酸病蛋白，位于染色体17p13上。大约有50个不同的CTNS突变，最常见的是一段57 257bp的缺失，通过多种聚合酶链反应很容易测定出来[57]。最严重的一型胱氨酸病是婴儿期胱氨酸病(肾原性)，其临床特点是烦渴、多尿、结晶物沉积在肾小管和肾小球、Fanconi综合征和进行性肾衰竭。其他表现还有结膜炎、视网膜炎、维生素D抵抗性佝偻病和肌病[2,57,179,180]。

(一)结晶学特征

胱氨酸结晶体具有特征性的六棱形伴微弱到强烈的双折射[2,3]。在组织中很少见到典型的结晶，只能在细胞内看到多边形、矩形、方形、菱形和针形的结晶物，周围环绕着膜结合结构。这些结晶更趋向于原位形成，而非经吞噬作用形成[1-3,57]。

(二)临床特征

已描述1例胱氨酸结晶沉积伴局部去矿化的患者[3,52]。其胱氨酸病还合并假骨折和骨质减少[59,61]。在其他患者中，骨骼胱氨酸病表现为急性膝、腕关节滑膜炎和较大关节的关节痛[53,61]，但是在滑膜液中找不到胱氨酸结晶。X线片显示粗糙的骨小梁形成伴弥散的去矿化、掌骨头变平和点状关节周围钙化沉积。长期胱氨酸病和全身肌肉无力废用的患者中可见肌肉中的胱氨酸结晶沉积[3,54,179,180]。另外，本病合并Fanconi综合征时可引起血浆和肌肉的肉毒碱缺乏。胱氨酸病导致Fanconi综合征患者的肾小管肉毒碱重吸收降低，同时重吸收不足导致肌肉和血浆中肉毒碱缺乏[179]。肌肉中肉毒碱缺乏的结果是游离脂肪酸不能降解，以脂滴的形式在肌肉内堆积[54,179,180]。肾移植后，胱氨酸继续在非肾组织中堆积，结晶物沉积在眼睛、皮肤、肌肉和甲状腺组织中[55,56,58]。国家健康研究所一直致力于肾移植工作的研究，在其发表的一份36例肾性胱氨酸病的报道中，14%的患者法定地失明了，还有相同比例的患者骨龄延迟，33%的患者有远端肌病的体征，并伴吞咽困难，85%以上的患者需要甲状腺素替代治疗[180]。

(三)诊断与治疗

通过测定白细胞胱氨酸含量或者裂隙灯检查角膜的胱氨酸结晶可以诊断本病。通过检测绒毛膜或者羊水细胞培养标本可进行产前诊断[57]。

早诊断、早治疗是非常必要的，可以延缓终末期疾病以及肾移植。支持治疗包括补充充足的液体和电解质，纠正相关的代谢性酸中毒、低钾血症和佝偻病[180-182]。对血浆肉毒碱水平低的患者要补充肉毒碱，甲状腺功能减低患者应服用左甲状腺素进行替代治疗。终末期肾衰患者可行透析或移植[181]。口服巯乙胺能稳定肾功能，促进生长，改善甲状腺功能低减症[57]。角膜胱氨酸结晶应使用巯乙胺眼药水滴眼治疗。

六、黄嘌呤结晶

黄嘌呤结晶是一种罕见的遗传性疾病，是由黄嘌呤脱氢酶(XDH)缺乏造成的嘌呤代谢紊乱[183]。可分为两型，Ⅰ型为单纯的XDH(黄嘌呤脱氢酶)缺乏，Ⅱ型为XDH和醛氧化酶缺乏。但是，两型的临床表现基本相同。XDH编码基因已经被克隆，位于染色体2p22-23上[184]。黄嘌呤尿的特征是低尿酸尿，尿中尿酸排泄减少，临床表现为黄嘌呤尿、次黄嘌呤尿和黄嘌呤性肾结石。在3例患者的肌肉中发现了黄嘌呤和次黄嘌呤结晶，他们的症状为黄嘌呤尿和肌肉触痛[63,64]。肌痛呈痉挛性，行走时加重。另外2例患者表现为类似于痛风的急性关节炎，未留滑膜液检查[1,62]。在1例Lesch-Nyhan综合征伴痛风的患者和另1例使用别嘌呤醇治疗的淋巴瘤患者的肌肉中发现存在黄嘌呤、次黄嘌呤和别嘌呤二醇结晶[1,2,63,183]。

结晶学特征

黄嘌呤结晶为平板形或长棱形，大小约2.5μm，呈强烈的双折射。次黄嘌呤结晶多为多边形，也可以是大的平板形或长棱形，大小约9.5~50μm，呈较强的负向双折射。电子或X光衍射分析法能明确鉴别以上的结晶物。

七、铝

血液透析患者的铝中毒与骨基质矿化缺陷相关，是骨软化症、无力性骨病、骨痛和骨折的结果[2,67]。透射电子显微术和X光元素显微切割分析显示无定形的磷酸铝沉积物沉积在骨细胞的线粒体中，在矿化前沿还有2 000~10 000nm的细胞外六棱形结晶[67]。长期进行透析的患者的滑膜液、滑膜和关节软骨的铝水平高于正常人[65,66,68,69]。大部分透析患者和继发性甲状旁腺功能亢进症患者的滑膜中还有铁和含淀粉的沉积物[185]。这种沉积铝与铝沉积性关节病的鉴别很困难[66-70]。向家兔关节内注射结晶状的磷酸铝和含淀粉的磷酸铝可诱发急性和慢性滑膜炎[69,186]，但这个结论不能直接推广到人类。慢性透析引起的铝中毒可能是导致软组织钙化和骨质硬化的一个病因[70]。曾有1例服用氢氧化铝抗酸治疗的软骨钙质沉着病患者观察到含铝颗粒的报道[70]。

八、血红蛋白结晶

血红蛋白结晶发生在正常人的储存血，镰状细胞性贫血患者和小鼠、白鹿的血液中[1-3]。血红蛋白和类胆红素结晶偶尔可在关节积血[72,73]和镰状细胞关节病[74,75]患者的滑膜液中发现。将小鼠的血红蛋白结晶注射入小鼠皮肤空气囊可诱发轻度的急性炎症[1]。

结晶学特征

人类血红蛋白结晶呈矩形，长约10~12μm，存在于红细胞内或细胞外（图118.14A）。它具有很微弱的双折射伴正向或负向延伸[1,72,73]。

九、类胆红素结晶

胆红素结晶是血红蛋白在氧张力减少时降解过程中的副产品，血肿和关节积血时能见到胆红素结晶[1,72]。在4例关节积血患者的[72,73]和1例合并镰刀状红细胞病和假隔膜性关节炎患者的滑液中发现的结晶可能为胆红素结晶[74]。在冰箱中放置数周的血样中也可看到胆红素结晶[73]。

结晶学特征

滑膜液中的胆红素样结晶是棱形的，长约8~10μm，在普通光镜下呈明亮的金色或棕色（图118.14B）。在其他的细胞学制剂中呈类似于针状的大小不同的欧龙牙草排列，大小约2~25μm，偶有达到100μm的。补偿偏光显微镜下可见强烈的双折射伴正向和负向延伸[1,72,73,76]。目前还不能肯定这些胆红素衍生的结晶是否诱发了关节炎症[72,73]，重要的是了解如何在滑膜液中鉴别胆红素结晶与磷酸钙结晶和其他病理性结晶[2]。

十、异物结晶

某些颗粒侵入关节、腱鞘或关节周围软组织时，如果这些异物引起感染或无菌性炎性异物反应，就会诱发单关节滑膜炎、腱鞘炎或蜂窝组织炎[79-81,83-85,187-190]。表118.6列出了最常见的引起异物性滑膜炎的物质。与慢性滑膜肉芽肿反应类似，植入关节的耐磨微粒如金属[83,191]、硅树胶[84,88]、聚乙烯[83,189]和异丁烯酸甲酯[189]也可引起慢性滑膜炎。嵌入大关节的弹片可诱发轻度滑膜炎并引起铅中毒的全身表现[188,190]。画笔或黄油枪扎伤手指后可造成迟发的坏死性指炎，这种情况需行急症灌洗术和清创术[2]。

（一）临床特点

临床特点是受伤部位突发疼痛。急性滑膜炎往往在受伤后的几天内发作。病程稳定或反复发作，受伤局部的炎症可以完全消退或转为慢性[79]。通常情况下，最

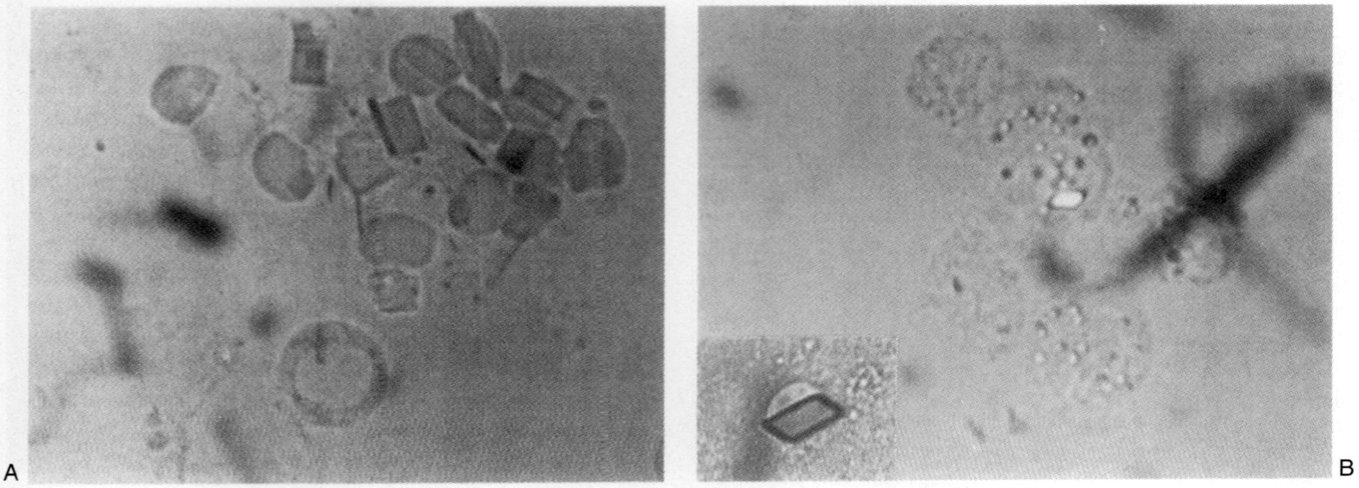

图118.14　(A)痛风和流血患者微弱的双折射性矩形血红蛋白结晶和特征性的尿酸单钠结晶。补偿偏光(×400)。(From Tate G, Schunacher HR, Reginato AJ, et al. Synovial fluid crystals derived from hemoglobin crystals. *J Rheumatol* 1992;19:111-114, with permission.)(B)脓毒性关节炎患者关节积血内观察到的棱形、金棕色结晶(推测为类胆红素结晶)。普通光学显微镜(×400)。(From Reginato AJ. *Manual para el estudio del liquido synovial, bursal identificacion de crystals*. Barcelona: Imprenta Rapida, 1993:87, with permission.)(见彩图)

初的损伤会被患者或检查医生所忽略。最常受累的是手和膝关节，其表现往往是小关节不同程度的关节周围炎症性肿胀和滑膜变厚[79]，而大关节则是持续的大面积关节渗出。由海胆刺引起的滑膜炎报道的主要症状是发热、肌痛、淋巴结肿大和其他未受伤关节的滑膜炎[79,81]。高压注射枪引起损伤的患者最初仅有手指无痛性的穿刺伤。几小时后迅速出现坏死性指炎的体征，而且越来越明显。关节内注射玻璃酸钠(Hylan G-F 20)也会造成肉芽肿性炎症[90]。

我们熟知的危险因素包括潜水和其他海上娱乐活动、耕作和园艺[187]。滥用静脉用药也是危险因素之一。异物性滑膜炎必须与其他病因引起的急性、复发性或慢性单关节滑膜炎进行鉴别，如感染性关节炎、痛风、假痛风和青少年RA性单关节炎[79 187]，还有其他原因造成的指炎。这些疾病包括典型和非典型的分枝杆菌感染[结核性指炎或指(趾)气臌]、类丹毒、海豹指(海豹猎手的葡萄球菌感染性指炎)、脂肉瘤、银屑病、砂砾样痛风和手指屈肌腱鞘的巨细胞瘤。

(二)实验室检查

白细胞计数和红细胞沉降率基本正常[79]。滑膜液呈血性或混浊；含金属的关节松弛修复术后出现磨损性滑膜炎患者的滑膜液呈棕色，其中含有大量黑色金属碎屑[73,79]。滑膜液白细胞计数大约在10 000~60 000/mL，其中以中性粒细胞为主[79]。在新鲜的标本中可观察到植物刺、聚乙烯或者异丁烯酸甲酯呈双折射的碎片[83]，还有可能看到针形玻璃纤维和黑点或黑杆状金属微粒的非双折射颗粒[71]。

(三)放射学特征

X线片检查非常有用，可以看到不透光的金属、鱼骨和海胆棘(图118.15)，但是如果是木屑、玻璃和植物刺的微粒就不容易看到。早期的X线片只能显示出软组织肿胀，当病程转为慢性或复发时，X线片中可显示关节周围去矿化、局部骨质溶解、骨质硬化、骨膜新生骨和病理性骨折[79]。这些病变类似于骨髓炎或原发性骨肿瘤[79]。关节内高密度的鱼骨易与骨软骨瘤病的滑膜相混淆，关节软骨中显示不清的铅沉积物容易与软骨钙质沉着病相混淆，但前者通常密度更高。对于不透射线的小片非金属木屑或玻璃等异物，需行超声波检查[91]、计算机X线体层照相术(CT)[192,193]和核磁共振显影(NMRI)[194~197]，均有助于诊断。从实验室模型来看，超声和核磁共振显影比CT更敏感，并能对肌肉内的木屑定位。但是用这些方法鉴别植物刺都有一定困难，只有超声检查已经被证实是很有效的方法[91,194]。

表118.6 可引起异物性滑膜炎的微粒

蔬菜
植物刺
海枣和有防守能力的植物
黑刺李
玫瑰、丝兰、山楂
豆科灌木、九重葛属
荆豆属铕
燃烧的灌木
木屑
淀粉
海产
海胆棘
甲壳质刺(螃蟹、海毛虫)
海星刺
鱼骨
矿石
石头、砂石、二氧化硅
砖块碎片
金属
合金钒钢
不锈钢
铅
其他混合物
硅树脂
玻璃
玻璃纤维
聚乙烯
异丁烯酸甲酯
塑料制品
橡胶
有花边的织物
Hylan G-F 20
油脂,动物脂 *
涂料 *

* 高压注射枪。

(四)病理特征

滑膜、滑膜液和关节周围组织的切除活组织检查和滑膜切除术及细菌学研究对成功诊断和治疗慢性或反复发作的异物性滑膜炎非常重要[79]。滑膜切片通常显示滑膜细胞的增殖和淋巴细胞、浆细胞浸润以及多形核细胞局部聚集。关节内存在异物时,滑膜中的巨细胞形成活跃,而关节周围组织或皮肤内存在异物时,不形成巨细胞或者只形成最低限度的巨细胞[70]。海胆棘引起的滑膜异物肉芽肿在病理上与结节病的表现相同[79,81]。偏光

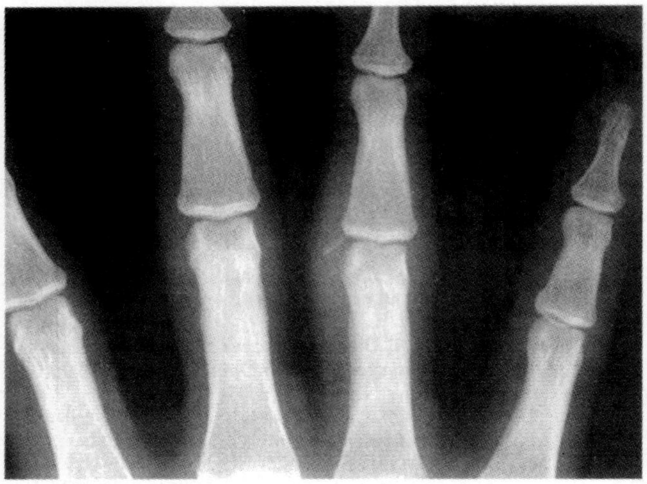

图118.15 异物性滑膜炎患者的X线片显示不透光的海胆棘伴周围软组织肿胀。(From Ferreiro-Seoane JL. *Foreign body synovitis. Primer on the rheumatic diseases*. Atlanta:Arthritis Foundation,1993:294,with permission.)

显微镜有助于检测来自植物刺(图118.16A,B)、聚乙烯、异丁烯酸甲酯、海胆棘(碳酸钙结晶)(图118.16C)和塑料碎片(图118.16D) 的双折射改变。应用微探针元素色散分析可精确地鉴别金属微粒、硅、二氧化硅和玻璃纤维[69]。

(五)炎症机制

异物性滑膜炎的形成机制尚不清楚, 只是有几种假说,包括轻度感染相关学说,毒素、生物碱、促有丝分裂剂或者异物表面的其他蛋白学说以及带负向表面电荷的可结晶或类结晶结构学说[79]。异物在皮肤和滑膜上作用效果的研究已经在少数动物实验中完成。其中一项研究是向家兔的膝关节或者小鼠的滑膜皮肤空气囊模型内注射灭菌的植物刺或海胆棘粉末, 以诱发最低限度的急性炎症[79],1~4周以后,滑膜和皮肤都表现出显著的伴有淋巴细胞、浆细胞和巨细胞的慢性炎症。在另一项研究中, 注射到小鼠爪和人类前臂皮肤内的植物刺诱发的炎症反应与刺的表面电荷有关[79]。

(六)治疗

1/3的异物滑膜炎患者其炎症可自行缓解。若发展成慢性或复发性滑膜炎则需行滑膜全切术或关节灌洗术,切除并活检异物[79]。偶有在剔除异物并行滑膜切除后复发关节肿胀伴骨膜新骨形成。

关节镜手术已经用于治疗少数由植物刺诱发的滑膜炎, 但是从获得的少量滑膜中通过直接显像或者组

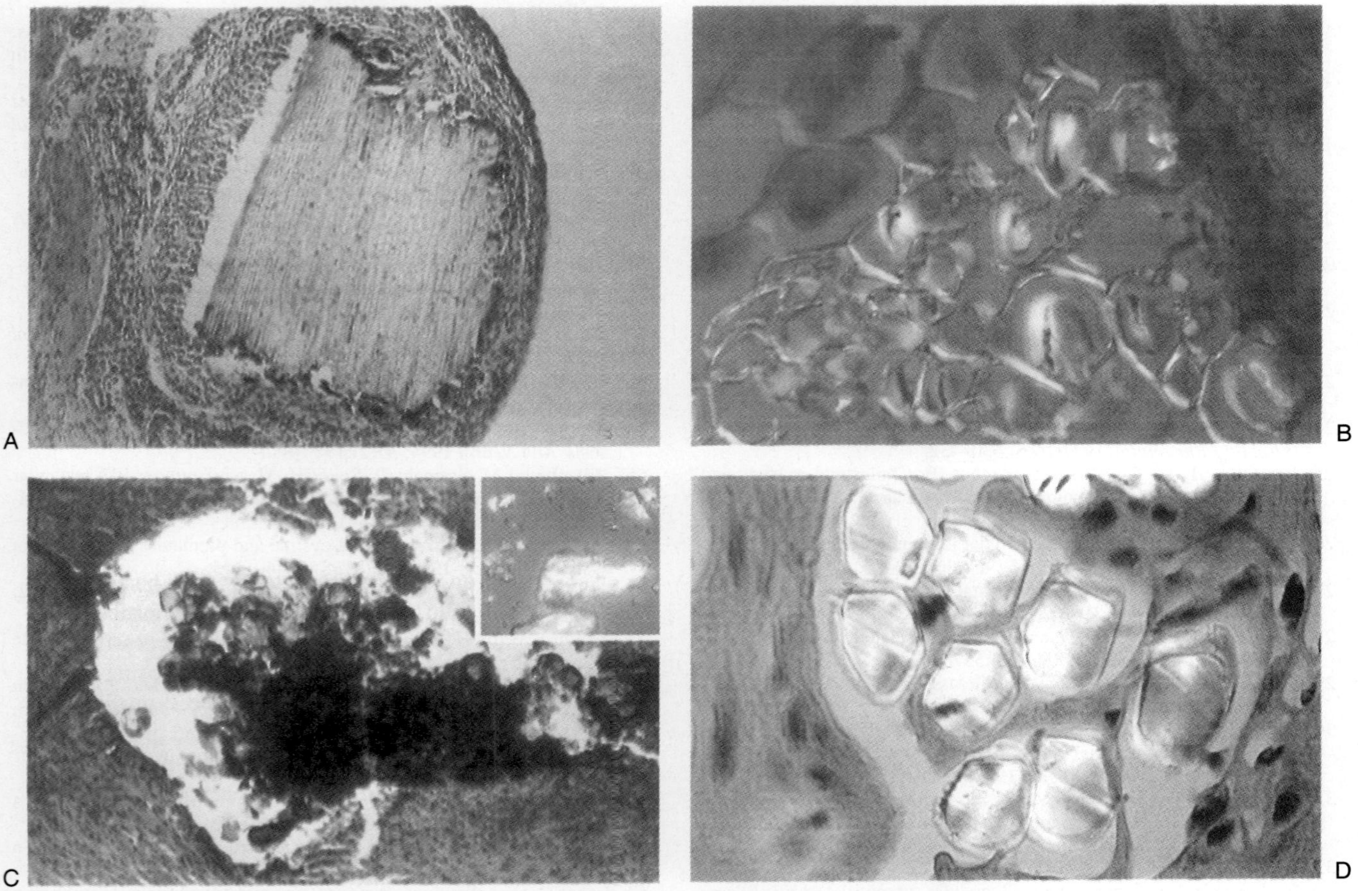

图118.16　异物性滑膜炎的病理表现。(A)植物刺显示薄三角区与大量细胞分开(苏木素和伊红染色,原始放大×10)。(B)同一个植物刺的双折射细胞间隔。补偿偏光(×300)。(C)染色更深的是滑膜内的海胆棘。小插图是海胆棘的双折射碎片。(苏木素和伊红染色,原始放大×200)。(D) 高双折射现象的塑料碎片。补偿偏光 (×200)。(From Reginato AJ, Ferreiro JL, O'Connor CR, et al. Clinical and pathologic studies of twenty-six patients with penetrating foreign body injury to the joints, bursae, and tendon sheaths. *Arthritis Rheum* 1990; 33:1753-1762, with permission.)(见彩图)

织学研究还未能揭示出可疑的异物[79]。

(王英姿 译　万瑜 李世民 校)

参考文献

1. Reginato AJ, Kurnik B, Calcium oxalate and other crystals associated with kidney diseases and arthritis. *Semin Arthritis Rheum* 1989;18 (3):198–224.
2. Reginato AJ, Falasca GF, Usmani Q. Do we really need to pay attention to the less common crystals? *Curr Opin Rheumatol* 1999;11(5): 446–552.
3. Reginato AJ, Falsaca GF. Calcium oxalate and other miscellaneous crystal related arthropathies, in gout, hyperuricemia and other crystal associated arthropathies. In: Smyth CJ, Holers VM, eds. New York: Marcel Dekker,. 1999:369–393.
4. Reginato AJ, Ferreiro-Seoane JL, Barbazan Alvarez C, et al. Arthropathy and cutaneous calcinosis in hemodialysis oxalosis. *Arthritis Rheum* 1986;9(11):1387–1396.
5. Maldonado I, Prasad V, Reginato AJ. Oxalate crystal deposition disease. *Curr Rheumatol Rep* 2002;4(3):257–264.
6. Benhamou CL, et al. [Calcium oxalate microcrystalline arthropathy in primary oxalosis]. *Rev Rhum Mal Osteoartic* 1985;52(4):267–270.
7. Schumacher HR Jr, Reginato AJ, Pullman S. Synovial fluid oxalate deposition complicating rheumatoid arthritis with amyloidosis and renal failure. Demonstration of intracellular oxalate crystals. *J Rheumatol* 1987;14(2):361–366.
8. Rosenthal A, Ryan LM, McCarty DM. Arthritis associated with calcium oxalate crystals in an anephric patient treated with peritoneal dialysis. *JAMA* 1988;260(9):1280–1282.
9. Verbruggen LA, Bourgain C, Verbeelen D. Late presentation and microcrystalline arthropathy in primary hyperoxaluria. *Clin Exp Rheumatol* 1989;7(6):631–633.
10. Coral, A, van Holsbeeck M, Hegg C. Case report 599: secondary oxalosis complicating chronic renal failure (oxalate gout). *Skeletal Radiol* 1990;19(2):147–149.
11. Benhamou CL, et al. [Bone involvement in primary oxalosis. Study of 20 cases]. *Rev Rhum Mal Osteoartic* 1991;58(11):763–769.
12. Voisin , Bueni CL The arthropathy of primary oxalosis. *Arthritis Rheum* 1991;34:S145.
13. Schnitzler CM, et al. Skeletal manifestations of primary oxalosis. *Pediatr Nephrol* 1991;5(2):193–199.
14. Abuelo JG, Schwartz ST, Reginato AJ. Cutaneous oxalosis after long-term hemodialysis. *Arch Intern Med* 1992;152(7):1517–1520.
15. Hoffman GS, et al., Calcium oxalate microcrystalline-associated arthritis in end-stage renal disease. *Ann Intern Med* 1982;97(1): 36–42.
16. Ring E, et al. Bone disease of primary hyperoxaluria in infancy. *Pedi-*

atr Radiol 1989;20(1–2):131–133.
17. Desmond P, Hennessy O. Skeletal abnormalities in primary oxalosis. *Australas Radiol* 1993;37(1):83–85.
18. Wise CM, White RE, Agudelo CA. Synovial fluid lipid abnormalities in various disease states: review and classification. *Semin Arthritis Rheum* 1987;16(3):222–230.
19. Schumacher HR Jr, Michaels R. Recurrent tendinitis and Achilles tendon nodule with positively birefringent crystals in a patient with hyperlipoproteinemia. *J Rheumatol* 1989;16(10):1387–1389.
20. Fam AG, Pritzker KP, Cheng PT, et al. Cholesterol crystals in osteoarthritic joint effusions. *J Rheumatol* 1981;8(2):273–280.
21. Fam AG. Subcutaneous cholesterol crystal deposition and tophus formation. *Arthritis Rheum* 1989; 32(9):1190–1191.
22. Saxe PA, Altman RD. Subcutaneous cholesterol crystals mimicking calcinosis cutis in systemic sclerosis. *J Rheumatol* 1991;18(5):743–745.
23. Pritzker KP, et al. Experimental cholesterol crystal arthropathy. *J Rheumatol* 1981;8(2):281–290.
24. Riordan JW, Dieppe PA. Cholesterol crystals in shoulder synovial fluid. *Br J Rheumatol*. 1987;26(6):430–432.
25. Van Offel JF, De Clerck LS, Kersschot IE. Cholesterol crystals and IgE-containing immune complexes in rheumatoid pericarditis. *Clin Rheumatol* 1991;10(1):78–80.
26. Fishel B, et al. Chylous cyst of shoulder joint in a patient with rheumatoid arthritis. *Clin Exp Rheumatol* 1988;6(1):79–80.
27. Lazarevic MB, et al. Cholesterol crystals in synovial and bursal fluid. *Semin Arthritis Rheum* 1993;23(2):99–103.
28. Reginato AJ, et al. Acute monoarthritis associated with lipid liquid crystals. *Ann Rheum Dis* 1985;44(8):537–543.
29. Trostle DC, et al. Lipid microspherule-associated acute monarticular arthritis. *Arthritis Rheum* 1986;29(9):1166–1169.
30. Schlesinger PA, Stillman MT, Peterson L. Polyarthritis with birefringent lipid within synovial fluid macrophages: case report and ultrastructural study. *Arthritis Rheum* 1982;25(11):1365–1368.
31. Gardner GC, Terkeltaub RA. Acute monoarthritis associated with intracellular positively birefringent Maltese cross appearing spherules. *J Rheumatol* 1989;16(3):394–396.
32. Ugai K, Kurosaka M, Hirohata K. Lipid microspherules in synovial fluid of patients with pigmented villonodular synovitis. *Arthritis Rheum* 1988;31(11):1442–1446.
33. Rivest C, et al. Acute polyarthritis associated with birefringent lipid microspherules occurring in a patient with longstanding rheumatoid arthritis. *J Rheumatol* 1992;19(4):617–620.
34. Choi SJ, et al. Liposome-induced synovitis in rabbits. Light and electron microscopic studies. *Arthritis Rheum* 1986;29(7):889–896.
35. Choi SJ, Schumacher HR Jr, Clayburne G. Experimental haemarthrosis produces mild inflammation associated with intracellular Maltese crosses. *Ann Rheum Dis* 1986;45(12):1025–1028.
36. Langlands DR, et al. Arthritis associated with a crystallizing cryoprecipitable IgG paraprotein. *Am J Med* 1980;68(3):461–465.
37. Dornan TL, et al. Widespread crystallisation of paraprotein in myelomatosis. *Q J Med* 1985;57(222):659–667.
38. Stone GC, et al. A vasculopathy with deposition of lambda light chain crystals. *Ann Intern Med* 1989;110(4):275–278.
39. Papo T, et al. Cryocrystalglobulinemia as a cause of systemic vasculopathy and widespread erosive arthropathy. *Arthritis Rheum* 1996;39(2):335–340.
40. Nishi S, et al. Glomerulonephritis with various crystalline deposits. *Am J Nephrol* 1993;13(4):271–274.
41. An HS, Namey TC, Kim K. Essential cryoglobulinemia associated with intense and persistent synovitis of the knee. *Clin Orthop* 1987;215:173–178.
42. Hasegawa H, et al. Multiple myeloma-associated systemic vasculopathy due to crystalglobulin or polyarteritis nodosa. *Arthritis Rheum* 1996;39(2):330–334.
43. Denko CW. Cryoglobulin-induced inflammation. *Agents Actions* 1985;17(1):92–96.
44. Albert L, et al. Cryocrystalglobulinemia mimicking rheumatoid arthritis and vasculitis. *J Rheumatol* 1996;23(7):1272–1277.
45. Requena L, et al. Follicular spicules of the nose: a peculiar cutaneous manifestation of multiple myeloma with cryoglobulinemia. *J Am Acad Dermatol* 1995;32(5 Pt 2):834–839.
46. Aarset H, et al. Crystal-induced arthritis mimicking rheumatoid arthritis in a patient with monoclonal gammopathy. *Arthritis Rheum* 2002;46(10):2816.
47. Brown JP, Rola-Pleszczynski M, Menard HA. Eosinophilic synovitis: clinical observations on a newly recognized subset of patients with dermatographism. *Arthritis Rheum* 1986;29(9):1147–1151.
48. Weller PF, Bach D, AustenKF. Human eosinophil lysophospholipase: the sole protein component of Charcot-Leyden crystals. *J Immunol* 1982;128(3):1346–1349.
49. Dougados M, Benhamou L, Amor B. Charcot-Leyden crystals in synovial fluid. *Arthritis Rheum* 1983;26(11):1416–1416.
50. Menard HA, et al. Charcot-Leyden crystals in synovial fluid. *Arthritis Rheum* 1981;24(12):1591–1593.
51. Choi YJ, et al. Immunotactoid glomerulopathy associated with idiopathic hypereosinophilic syndrome. *Am J Nephrol* 1998;18(4):337–343.
52. Antoci B, Gherlinzoni G. Cystinosis of bone. *Ital J Orthop Traumatol* 1975;1(1):81–97.
53. Stepan J, Pitrova S, PazderkaV. Cystinosis with crystal-induced synovitis and arthropathy. *Z Rheumatol* 1976;35(9–10):347–355.
54. Charnas LR, et al. Distal vacuolar myopathy in nephropathic cystinosis. *Ann Neurol* 1994; 35(2):181–188.
55. Hillenbrand M, Stropahl G, Seiter H. Massive tumour-like testicular cystine accumulation in a patient with infantile nephropathic cystinosis. *Br J Urol* 1998;81(2):331–332.
56. Guillet G, et al. Skin storage of cystine and premature skin ageing in cystinosis. *Lancet* 1998;352(9138):1444–1445.
57. Gahl WA, Thoene JG, Schneider JG. Cystinosis. *N Engl J Med* 2002;347(2):111–121.
58. Nadim F, Walid H, Adib J. The differential diagnosis of crystals in the retina. *Int Ophthalmol* 2001;24(3):113–121.
59. Zimakas PJ, Sharma AK, Rodd CJ. Osteopenia and fractures in cystinotic children post renal transplantation. *Pediatr Nephrol* 2003;18(4):384–390.
60. Vester U, et al. Distal myopathy in nephropathic cystinosis. *Pediatr Nephrol* 2000;14(1):36–38.
61. Pham T, et al. Bilateral symmetric polyarthralgia revealing Fanconi's syndrome. *Joint Bone Spine* 2002;69(2):209–213.
62. Berman LSL. Xanthine gout, crystal deposition in skeletal muscle in a case of xanthinuria. *Rheumatologie* 1975;5:253–256.
63. Isaacs H, et al. Xanthine, hypoxanthine and muscle pain. Histochemical and biochemical observations. *S Afr Med J* 1975;49(26):1035–1038.
64. Chalmers RA, et al. Microscopic studies on crystals in skeletal muscle from two cases of xanthinuria. *J Pathol* 1969;99(1):45–56.
65. Netter P, et al. Does aluminium have a pathogenic role in dialysis associated arthropathy? *Ann Rheum Dis* 1990;49(8):573–575.
66. Netter P, et al. Aluminum in the joint tissues of chronic renal failure patients treated with regular hemodialysis and aluminum compounds. *J Rheumatol* 1984;11(1):66–70.
67. Plachot JJ, et al. Bone ultrastructure and x-ray microanalysis of aluminum-intoxicated hemodialyzed patients. *Kidney Int* 1984;25(5):796–803.
68. Chaussidon M, et al. Dialysis-associated arthropathy: secondary ion mass spectrometry evidence of aluminum silicate in beta 2-microglobulin amyloid synovial tissue and articular cartilage. *Nephron* 1993;65(4):559–563.
69. Netter P, et al. Amorphous aluminosilicates in synovial fluid in dialysis-associated arthropathy. *Lancet* 1991;337(8740):554–555.
70. Zins B, et al. Tumoral calcifications in hemodialysis patients: possible role of aluminum intoxication. *Nephron* 1992;60(3):260–267.
71. Mora GLA, Benyacar MA, Cayetti LM, Venarotti HO. Aluminum containing particles in synovial fluid of a patient with normal renal function and chondrocalcinosis. *J Clin Rheumatol* 1999;5:83–85.
72. Tate GA, et al. Synovial fluid crystals derived from erythrocyte degradation products. *J Rheumatol* 1992;19(7):1111–1114.
73. Reginato A. *Manual para el estudio del liquido synovial, bursal y identificaion de cristales* (Vol. 87). Barcelona: Imprenta Rapida, 1993.
74. Mann D, Schumacher HR Jr. Pseudoseptic inflammatory knee effusion caused by phagocytosis of sickled erythrocytes after fracture into the knee joint. *Arthritis Rheum* 1995;38(2):284–287.
75. Schumacher HR Jr, et al. Diffuse chondrolytic arthritis in sickle cell disease. *J Rheumatol* 1993;20(2):385–389.
76. Brenner DS, Drachenberg CB, Papadimitriou JC. Structural similarities between hematoidin crystals and asteroid bodies: evidence of lipid composition. *Exp Mol Pathol* 2001;70(1):37–42.

77. Freemont AJ, Denton J. Synovial fluid findings early in traumatic arthritis. *J Rheumatol* 1988;15(5):881–882.
78. Freemont, AJ, What is the significance of synovial fluid lipid crystals in a patient with an isolated monoarthritis? *Br J Rheumatol* 1992;31(3):183.
79. Reginato, AJ, et al. Clinical and pathologic studies of twenty-six patients with penetrating foreign body injury to the joints, bursae, and tendon sheaths. *Arthritis Rheum* 1990;33(12):1753–1762.
80. Wilson, GE, et al. Severe granulomatous arthritis due to spinous injury by a "sea mouse" annelid worm. *J Clin Pathol* 1990;43(4):291–294.
81. Cracchiolo A III, Goldberg L. Local and systemic reactions to puncture injuries by the sea urchin spine and the date palm thorn. *Arthritis Rheum* 1977;20(6):1206–1212.
82. Rosai J. Peritoneum, teroperitoneum and related structures. Foreign body granulomas. In: Rosai J, ed. *Ackerman's surgical pathology.* New York: Mosby,1996:2136–2137.
83. Crugnola A, Schiller A, Radin E. Polymeric debris in synovium after total joint replacement: histological identification. *J Bone Joint Surg Am* 1977;59(7):860–862.
84. Khoo CT. Silicone synovitis. The current role of silicone elastomer implants in joint reconstruction. *J Hand Surg [Br]* 1993;18(6):679–686.
85. Luiz CP, et al. A case of date palm thorn–induced extra articular synovitis with rice grain bodies. *Br J Rheumatol* 1994;33(12):1190–1191.
86. Kchir MM, et al. [Synovitis caused by plant thorn and chronic polyarthritis. Apropos of a case and review of the literature]. *Rev Rhum Ed Fr* 1994; 61(1):53–55.
87. Goupille P, et al. Two cases of plant thorn synovitis. Difficulties in diagnosis and treatment. *J Rheumatol* 1990;17(2):252–254.
88. Christie AJ, Pierret G, Levitan G. Silicone synovitis. *Semin Arthritis Rheum* 1989;19(3):166–171.
89. Adler M, Kaul A, Jawad AS. Foreign body synovitis induced by a crown-of-thorns starfish. *Rheumatology (Oxford)* 2002;41(2):230–231.
90. Chen AL, et al. Granulomatous inflammation after Hylan G-F 20 viscosupplementation of the knee: a report of six cases. *J Bone Joint Surg Am* 2002;84A(7):1142–1147.
91. Adams CD, Timms FJ, Hanlon M. Phoenix date palm injuries: a review of injuries from the Phoenix date palm treated at the Starship Children's Hospital. *Aust N Z J Surg* 2000;70(5):355–357.
92. Kratz A, et al. Pantoea agglomerans as a cause of septic arthritis after palm tree thorn injury; case report and literature review. *Arch Dis Child* 2003;88(6):542–544.
93. Arbus GS, Sniderman S. Oxalosis with peripheral gangrene. *Arch Pathol* 1974;97(2):107–110.
94. Palka P, et al. Primary oxalosis with cardiac involvement: echocardiographic features of an unusual form of cardiomyopathy. *Circulation* 2001;103(24):E122–E23.
95. West RR, Salyer WR, Hutchins GM. Adult-onset primary oxalosis with complete heart block. *Johns Hopkins Med J* 1973;133(4):195–200.
96. Hricik DE, Hussain R. Pancytopenia and hepatosplenomegaly in oxalosis. *Arch Intern Med* 1984;144(1):167–168.
97. Watts RW. Primary hyperoxaluria type I. *Q J Med* 1994;87(10):593–600.
98. Hillman R. Primary hyperoxaluria. In: Scriver C, ed. *The metabolic basis of inherited diseases. Primary hyperoxalurias.* New York: McGraw Hill, 1989:933–944.
99. Lumb MJ, Danpure CJ. Functional synergism between the most common polymorphism in human alanine:glyoxylate aminotransferase and four of the most common disease–causing mutations. *J Biol Chem* 2000;275(46):36415–36422.
100. Pirulli D, Marangella M, Amoroso A. Primary hyperoxaluria: genotype-phenotype correlation. *J Nephrol* 2003;16(2):297–309.
101. Wise PJ, Danpure CJ, Jennings PR. Immunological heterogeneity of hepatic alanine:glyoxylate aminotransferase in primary hyperoxaluria type 1. *FEBS Lett* 1987;222(1):17–20.
102. Danpure CJ. Primary hyperoxaluria type 1 and peroxisome-to-mitochondrion mistargeting of alanine:glyoxylate aminotransferase *Biochimie* 1993;75(3–4):309–315.
103. Danpure CJ. The molecular basis of alanine: glyoxylate aminotransferase mistargeting: the most common single cause of primary hyperoxaluria type 1. *J Nephrol* 1998;11(suppl 1):8–12.
104. Takada Y, et al. Human peroxisomal L-alanine: glyoxylate aminotransferase. Evolutionary loss of a mitochondrial targeting signal by point mutation of the initiation codon. *Biochem J* 1990;268(2):517–520.
105. Basmaison O, et al. Identification of 5 novel mutations in the AGXT gene. *Hum Mutat* 2000;15(6):577.
106. Cochat P. Primary hyperoxaluria type 1. *Kidney Int* 1999;55(6):2533–2547.
107. Danpure CJ, Rumsby G. Strategies for the prenatal diagnosis of primary hyperoxaluria type 1. *Prenat Diagn* 1996;16(7):587–598.
108. Webster KE, et al. Identification of missense, nonsense, and deletion mutations in the GRHPR gene in patients with primary hyperoxaluria type II (PH2). *Hum Genet* 2000;107(2):176–185.
109. Cregeen DP, Rumsby G. Recent developments in our understanding of primary hyperoxaluria type 2. *J Am Soc Nephrol* 1999;10(suppl 14):S348–S350.
110. Webster KE, Cramer SD. Genetic basis of primary hyperoxaluria type II. *Mol Urol* 2000;4(4):355–364.
111. Holmes RP, et al. (L)-2-oxothiazolidine-4-carboxylate in the treatment of primary hyperoxaluria type 1. *BJU Int* 2001;88(9):858–862.
112. Kemper MJ, Conrad S, Muller-Wiefel DE. Primary hyperoxaluria type 2. *Eur J Pediatr* 1997;156(7):509–512.
113. Chlebeck PT, Milliner DS, Smith LH. Long-term prognosis in primary hyperoxaluria type II (L-glyceric aciduria). *Am J Kidney Dis* 1994;23(2):255–259.
114. Johnson SA, et al. Primary hyperoxaluria type 2 in children. *Pediatr Nephrol* 2002;17(8):597–601.
115. Smith LH. Diet and hyperoxaluria in the syndrome of idiopathic calcium oxalate urolithiasis. *Am J Kidney Dis* 1991;17(4):370–375.
116. Sanz P, Reig R. Clinical and pathological findings in fatal plant oxalosis. A review. *Am J Forensic Med Pathol* 1992;13(4):342–345.
117. Chadwick VS, Modha K, Dowling RH. Mechanism for hyperoxaluria in patients with ileal dysfunction. *N Engl J Med* 1973;289(4):172–176.
118. Kaye MC, Streem SB, Hall PM. Enteric hyperoxaluria associated with external biliary drainage. *J Urol* 1994;151(2):396–397.
119. Allen A, et al. Enteric hyperoxaluria and renal failure associated with lymphangiectasia. *Nephrol Dial Transplant* 1997;12(4):802–806.
120. Louthrenoo W, et al. Localized peripheral calcium oxalate crystal deposition caused by *Aspergillus niger* infection. *J Rheumatol* 1990;17(3):407–412.
121. Worcester EM, et al. Evidence that serum calcium oxalate supersaturation is a consequence of oxalate retention in patients with chronic renal failure. *J Clin Invest* 1986;77(6):1888–1896.
122. Symmans PJ, Brady K, Keen CE. Calcium oxalate crystal deposition in epithelioid histiocytes of granulomatous lymphadenitis: analysis by light and electronmicroscopy. *Histopathology* 1995;27(5):423–429.123. Canavese C, et al. Primary oxalosis mimicking hyperparathyroidism diagnosed after long-term hemodialysis. *Am J Nephrol* 1990;10(4):344–349.
124. Brady HR, et al. Oxalate bone disease—an emerging form of renal osteodystrophy. *Int J Artif Organs* 1989;12(11):715–719.
125. Julian BA, Faugere MC, Malluche HH. Oxalosis in bone causing a radiographical mimicry of renal osteodystrophy. *Am J Kidney Dis* 1987;9(5):436–440.
126. Gherardi G, et al. Bone oxalosis and renal osteodystrophy. *Arch Pathol Lab Med* 1980;104(2):105–111.
127. Jahn H, et al. Scanning electron microscopy and x-ray diffraction studies of human bone oxalosis. *Calcif Tissue Int* 1980;30(2):109–119.
128. Hasselbacher P. Stimulation of synovial fibroblasts by calcium oxalate and monosodium urate monohydrate. A mechanism of connective tissue degradation in oxalosis and gout. *J Lab Clin Med* 1982;100(6):977–985.
129. Ramsay AG, Reed RG. Oxalate removal by hemodialysis in end-stage renal disease. *Am J Kidney Dis* 1984;4(2):123–127.
130. Balcke P, et al. Ascorbic acid aggravates secondary hyperoxalemia in patients on chronic hemodialysis. *Ann Intern Med* 1984;101(3):344–345.
131. Ott SM, Andress DL, Sherrard DJ. Bone oxalate in a long-term hemodialysis patient who ingested high doses of vitamin C. *Am J Kidney Dis* 1986;8(6):450–454.
132. Pru C, Eaton J, Kjellstrand C. Vitamin C intoxication and hyperoxalemia in chronic hemodialysis patients. *Nephron* 1985;39(2):112–116.

133. Reginato AJ, Schumacher HR, Martinez VA. The articular cartilage in familial chondrocalcinosis. Light and electron microscopic study. *Arthritis Rheum* 1974;17(6):977–992.
134. Watts RW, et al. Primary hyperoxaluria (type I): attempted treatment by combined hepatic and renal transplantation. *Q J Med* 1985;57 (222):697–703.
135. Danpure CJ, Jennings PR, Watts RW. Enzymological diagnosis of primary hyperoxaluria type 1 by measurement of hepatic alanine: glyoxylate aminotransferase activity. *Lancet* 1987;1(8528):289–291.
136. Leumann E, Hoppe B, Neuhaus T. Management of primary hyperoxaluria: efficacy of oral citrate administration. *Pediatr Nephrol* 1993; 7(2):207–211.
137. Toussaint C. Pyridoxine-responsive PH1: treatment. *J Nephrol* 1998; 11(suppl 1):49–50.
138. Uribarri J, Miller C, Burrows L. Combined liver-kidney transplantation. For the genetic disorder primary hyperoxaluria type I. *Mt Sinai J Med* 1994;61(1):32–36.
139. Kemper MJ, et al. Preemptive liver transplantation in primary hyperoxaluria type 1: timing and preliminary results. *J Nephrol* 1998;11 (suppl 1):46–48.
140. Detry O, et al. Reversal of oxalosis cardiomyopathy after combined liver and kidney transplantation. *Transpl Int* 2002;15(1):50–52.
141. Gagnadoux MF, et al. Long term results of liver-kidney transplantation in children with primary hyperoxaluria. *Pediatr Nephrol* 2001; 16(12):946–950.
142. Maldonado I, et al. Rheumatoid nodulosis: is it a different subset of rheumatoid arthritis? *J Clin Rheum* 2004.
143. Kelley JT III, Agudelo C. Subcutaneous tophaceous nodule formation due to deposition of cholesterol crystals. *J Rheumatol* 2002; 29(8):1798–1799.
144. Fam AG. Cholesterol crystals in gouty bursitis. *J Rheumatol* 2001; 28(8):1928–1929.
145. Corts J, Castellanos J, Reginato AJ, Schaumacher HR. Tumoral calcinosis containing hydroxyapatite and cholesterol crystals associated with dermatomyositis. *Arthritis Rheum* 1992;35:S76.
146. Knobel B, Rosman P. [Cholesterol pericarditis associated with rheumatoid arthritis]. *Harefuah* 2001;140(1):10–12, 87.
147. Jimenez Elorza A, et al. [Cholesterol crystals pericarditis]. *Rev Esp Cardiol* 2001;54(9):1119–1120.
148. Sze CI, et al. Intracalvarial cholesterol granulomas—clinicopathologic correlates of three cases. *Clin Neuropathol* 2003;22(1):41–46.
149. Osada T, Kitayama J, Nagawa H. Cholesterol granuloma of the breast mimicking carcinoma: report of a case. *Surg Today* 2002;32(11): 981–984.
150. Soga N, Sugimura Y. [Spermatocele associated with cholesterol crystals]. *Hinyokika Kiyo* 2003;49(4):229–230.
151. Scolari F, et al. Cholesterol crystal embolism: A recognizable cause of renal disease. *Am J Kidney Dis* 2000;36(6):1089–1109.
152. Fukumoto Y, et al. The incidence and risk factors of cholesterol embolization syndrome, a complication of cardiac catheterization: a prospective study. *J Am Coll Cardiol* 2003;42(2):211–216.
153. Pennington M, et al. Cholesterol embolization syndrome: cutaneous histopathological features and the variable onset of symptoms in patients with different risk factors. *Br J Dermatol* 2002;146(3):511–517.
154. Desnick RJ, et al. Fabry disease, an under-recognized multisystemic disorder: expert recommendations for diagnosis, management, and enzyme replacement therapy. *Ann Intern Med* 2003;138(4):338–346.
155. Kirkilionis AJ, et al. Fabry disease in a large Nova Scotia kindred: carrier detection using leucocyte alpha-galactosidase activity and an NcoI polymorphism detected by an alpha-galactosidase cDNA clone. *J Med Genet* 1991;28(4):232–240.
156. Eng CM, Desnick RJ. Molecular basis of Fabry disease: mutations and polymorphisms in the human alpha-galactosidase A gene. I 1994; 3(2):103–111.
157. Grewal RP. Stroke in Fabry's disease. *J Neurol* 1994;241(3):153–156.
158. Jardine DL, et al. Small bowel ischaemia in Fabry's disease. *J Gastroenterol Hepatol* 1994;9(2):201–204.
159. Moore DF, et al. Elevated cerebral blood flow velocities in Fabry disease with reversal after enzyme replacement. *Stroke* 2002;33(2): 525–531.
160. Wise DWH, Jellick EH. Angiokeratoma corporis diffusum: a clinical study of 8 affected families. *Q J Med* 1962;31:177–206.
161. Senechal M, Germain DP. Fabry disease: a functional and anatomical study of cardiac manifestations in 20 hemizygous male patients. *Clin Genet* 2003;63(1):46–52.
162. Sheth KJ, Bernhard GC. The arthropathy of Fabry disease. *Arthritis Rheum* 1979;22(7):781–783.
163. Paira SO, et al. Joint manifestations of Fabry's disease. *Clin Rheumatol* 1992;11(4):562–565.
164. Dubost JJ, et al. [Fabry's disease. Rare etiology of a long-term inflammatory syndrome. Apropos of a case]. *Rev Rhum Mal Osteoartic* 1986;53(10):525–528.
165. Schiffmann R, Scott LJ. Pathophysiology and assessment of neuropathic pain in Fabry disease. *Acta Paediatr Suppl* 2002;91(439): 48–52.
166. Usmani Q, et al. Fabry's disease mimicking an undifferentiated connective tissue disease. *J Clin Rheum* 2000;6(6):333–338.
167. Rahman P, et al. Coexistence of Fabry's disease and systemic lupus erythematosus. *Clin Exp Rheumatol* 1998;16(4):475–478.
168. Blom D, et al. Recombinant enzyme therapy for Fabry disease: absence of editing of human alpha-galactosidase A mRNA. *Am J Hum Genet* 2003;72(1):23–31.
169. Eng CM, et al. Safety and efficacy of recombinant human alpha-galactosidase A—replacement therapy in Fabry's disease. *N Engl J Med* 2001;345(1):9–16.
170. Breunig F, Knoll A, Wanner C. Enzyme replacement therapy in Fabry disease: clinical implications. *Curr Opin Nephrol Hypertens* 2003;12(5):491–495.
171. Breunig F. Wanner C. Enzyme replacement therapy for Fabry disease: proving the clinical benefit. *Nephrol Dial Transplant* 2003;18 (1):7–9.
172. Lockman LA, et al. Relief of pain of Fabry's disease by diphenylhydantoin. *Neurology* 1973;23(8):871–875.
173. De Schoenmakere G, Chauveau D, Grunfeld JP. Enzyme replacement therapy in Anderson-Fabry's disease: beneficial clinical effect on vital organ function. *Nephrol Dial Transplant* 2003;18(1):33–35.
174. Brady RO, et al. Enzyme replacement therapy in Fabry disease. *J Inherit Metab Dis* 2001;24)suppl 2):18–24; discussion 11–2.
175. Breunig F, et al. Fabry disease: diagnosis and treatment. *Kidney Int Suppl* 2003;(84):S181–S185.
176. Monti G, et al. Cryoglobulinaemias: a multi-centre study of the early clinical and laboratory manifestations of primary and secondary disease. GISC. Italian Group for the Study of Cryoglobulinaemias. *Q J Med* 1995;88(2):115–126.
177. Dincsoy HP, Burton TJ, van der Bel-Kahn JM. Circulating Charcot-Leyden crystals in the hypereosinophilic syndrome. *Am J Clin Pathol* 1981;75(2):236–243.
178. Carson HJ, et al. Identification of Charcot-Leyden crystals by electron microscopy. *Ultrastruct Pathol* 1992;16(4):403–411.
179. Gahl WA, et al. Myopathy and cystine storage in muscles in a patient with nephropathic cystinosis. *N Engl J Med* 1988;319(22):1461–1464.
180. Gahl WA, et al. NIH conference. Cystinosis: progress in a prototypic disease. *Ann Intern Med* 1988;109(7):557–569.
181. Almond PS, et al. Renal transplantation for infantile cystinosis: long-term follow-up. *J Pediatr Surg* 1993;28(2):232–238.
182. Kaiser-Kupfer MI, et al. A randomized placebo-controlled trial of cysteamine eye drops in nephropathic cystinosis. *Arch Ophthalmol* 1990;108(5):689–693.
183. Simmonds A, Reiter S, Nishin O. Hereditary xanthinuria. In: Scriver C, Desnick RJ, Ioannou YA, et al., eds. *The metabolic basis of inheritied diseases.* New York: McGraw Hill, 1995:1781–1797.
184. Ichida K, et al. Cloning of the cDNA encoding human xanthine dehydrogenase (oxidase): structural analysis of the protein and chromosomal location of the gene. *Gene* 1993;133(2):279–284.
185. Kessler M, et al. Dialysis-associated arthropathy: a multicentre survey of 171 patients receiving haemodialysis for over 10 years. The Co-operative Group on Dialysis-associated Arthropathy. *Br J Rheumatol* 1992;31(3):157–162.
186. Netter P, Delongeas JL, Faure G, et al. Inflammatory effect of aluminum phosphate. *Ann Rheum Dis* 1983;42:114–118.
187. O'Connor CR, Reginato AJ, DeLong WG Jr. Foreign body reactions simulating acute septic arthritis. *J Rheumatol* 1988;15(10):1568–1571.
188. Windler EC, et al. Lead intoxication and traumatic arthritis of the hip secondary to retained bullet fragments. A case report. *J Bone Joint Surg Am* 1978;60(2):254–255.

189. Kaufman RL, Tong I, Beardmore TD. Prosthetic synovitis: clinical and histologic characteristics. *J Rheumatol* 1985;12(6):1066–1074.
190. Sclafani SJ, Vuletin JC, Twersky J. Lead arthropathy: arthritis caused by retained intra-articular bullets. *Radiology* 1985;156(2):299–302.
191. Bostman OM. Osteoarthritis of the ankle after foreign-body reaction to absorbable pins and screws: a three- to nine-year follow-up study. *J Bone Joint Surg Br* 1998;80(2):333–338.
192. Bauer AR Jr, Yutani D. Computed tomographic localization of wooden foreign bodies in children's extremities. *Arch Surg* 1983;118(9):1084–1086.
193. Klein B, McGahan JP. Thorn synovitis: CT diagnosis. *J Comput Assist Tomogr* 1985;9(6):1135–1136.
194. Russell RC, et al. Detection of foreign bodies in the hand. *J Hand Surg [Am]* 1991;16(1):2–11.
195. Maillot F, Goupille P, Valat JP. Plant thorn synovitis diagnosed by magnetic resonance imaging. *Scand J Rheumatol* 1994;23(3):154–155.
196. Mizel MS, Steinmetz ND, Trepman E. Detection of wooden foreign bodies in muscle tissue: experimental comparison of computed tomography, magnetic resonance imaging, and ultrasonography. *Foot Ankle Int* 1994;15(8):437–443.
197. Chan M, et al. Silicone synovitis: MR imaging in five patients. Skeletal Radiol 1998;27(1):13–17.

第119章

肌肉组织的代谢性疾病

Robert L. Wortmann

肌肉组织代谢性疾病的分类多种多样。一般指肌肉中的糖、脂质或三磷酸腺苷(ATP)代谢紊乱。这方面的研究刚刚起步。第一种被发现的代谢性肌病是肌磷酸化酶缺陷病，在1951年就被推断出来并于1959年被确定为生物化学缺陷病。后来，人们逐渐认识了肌肉的糖原代谢紊乱及脂质和嘌呤代谢异常。线粒体DNA序列的发现仅是二十年前的事，但它的发现却带来了对大量代谢性疾病认识的飞跃。而其他病因的代谢性疾病仍有待新的发现。

在临床上，必须根据患者的症状和体征具体分析诊断代谢性疾病，如果患者出现近端的肌肉无力，肌红蛋白尿或者因肌疲劳、肌痛或痉挛导致活动能力受限、运动不耐受等症状都要想到有存在肌病的可能。医生只有对肌肉的能量学有更好的认识并学习这一领域的知识，才能为患者提供更有效的治疗。

一、骨骼肌纤维

组成骨骼肌的多核细胞被称为纤维，功能相同的肌纤维组成运动单位。每个个体的一个运动神经元支配一个运动单位内的所有纤维。每个运动单位中的纤维有共同的组织化学和电生理性质，并可依据这些特性进行分类(表119.1)。每条纤维的特性是由遗传决定的。1型(红)纤维对刺激反应慢，相对更耐受疲劳。其富含脂质、线粒

表 119.1　各型肌纤维的特性

肌纤维分型	1	2A	2B
颜色	红	红	白
颤动分型	SO	FOG	FG
运动单位性质			
颤动速度	慢	中等	快
颤动力量	小	大	最大
耐疲劳能力	最高	高	低
组织化学性质			
ATP 酶(pH 4.4)	高	低	低
ATP 酶(pH 10.6)	低	高	高
糖原	低	高	高
脂质	高	变化大	低
肌磷酸化酶	低	高	高
NADH脱氢酶	高	中等	低

SO:慢颤动(肌纤维)氧化型；FOG:快颤动氧化糖酵解型；FG:快颤动糖酵解型；ATP 酶:三磷酸腺苷酶；NADH: 还原型烟酰胺腺嘌呤二核苷酸,还原型辅酶 I。

体和氧化酶。相反，2A型（白色）纤维对刺激反应迅速，收缩力量较大，但产生疲劳快。其糖原成分和肌磷酸酶活性更高。2B型纤维性质介于两者之间，是一种"去适应纤维"，反应慢、易疲劳。通过体育锻炼可以将其转为1型或2A型。

人类肌肉是各型纤维组成的混合体，大约一半是1型纤维，一半是2型纤维。但是在某些个体中可以有变化，经过高度训练的肌肉以1型和2A型为主，肥胖和不活动去适应的人群的肌肉以2B型纤维为主。

（一）收缩与舒张功能

电、化学和机械刺激可产生一个动作电位并沿细胞膜传导，启动肌肉运动。一个动作电位沿运动神经元移动到突触前膜的神经末梢，在这里去极化并引起乙酰胆碱释放，其扩散到肌细胞突触后膜并与特异性受体结合，导致其构象改变，钠–钾通透性通道打开。然后，钠离子移入细胞，钾离子移出细胞，肌纤维去极化，产生一个被称为终板电位的信号。随着去极化波的传导，有活性的钠钾交换剂［钠–钾依赖型三磷酸腺苷酶（ATP酶）］使膜的其他部位被修复和维护。去极化波从肌纤维的内膜穿过连接细胞表面的T小管至肌浆网（图119.1）。当信号传到肌浆网时，钙离子从外侧囊扩散到肌纤维周围，触发收缩。

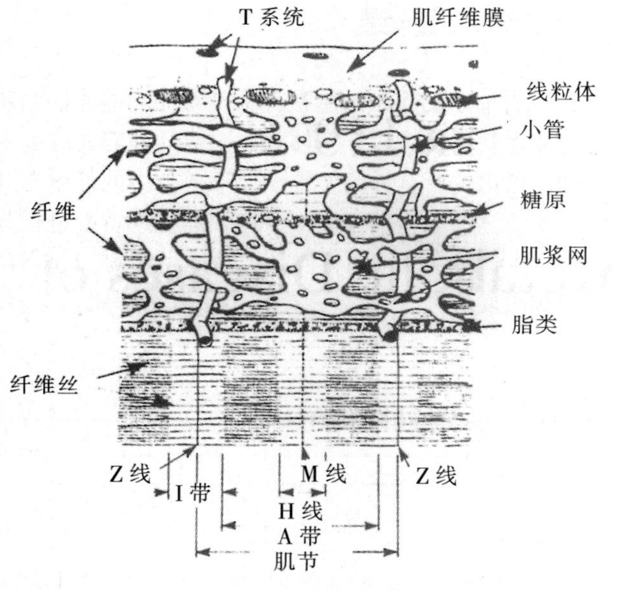

图119.1　骨骼肌纤维的结构。每个肌纤维都是由原纤维组成的多核细胞，内含收缩性蛋白单纤维，外有细胞膜包绕，即肌纤维膜。肌小管的T系统沿着肌小节边缘移动，与包围着原纤维的肌浆网连接，传递细胞膜和原纤维间的信息。电子显微镜下可以观察到骨骼肌由折射指数不同的单纤维组成，有交叉条纹的特征性表现（见图119.8）。在两个Z线之间的区域是一个肌小节，即肌细胞的功能性收缩单位。粗的单纤维（肌球蛋白）组成A带，粗的单纤维中央膨出的区域是M带，其他区域是细的单纤维（肌钙蛋白、原肌球蛋白和肌动蛋白）占据的I带，它与肌球蛋白重叠。肌纤维收缩时，在粗纤维和细纤维之间形成横桥，Z线移动到M线，I带开始变小。

镁依赖的肌动球蛋白ATP酶作用的结果是发生肌肉收缩。在此酶的活性作用下，肌动蛋白和肌球蛋白之间形成横桥结构并产生单纤维滑动。休息时，肌动球蛋白ATP酶被抑制，粗纤维（肌球蛋白）和细纤维（肌钙蛋白、原肌球蛋白和肌动蛋白）间没有横桥结构。肌钙蛋白连同原肌球蛋白一起阻止肌球蛋白和肌动蛋白之间的相互作用，原肌球蛋白是一种连接肌钙蛋白和肌动蛋白的蛋白质。当肌原纤维周围的钙浓度升高时，钙离子结合肌钙蛋白，引起构象改变，肌动球蛋白ATP酶抑制解除，ATP水解，含肌动蛋白的单纤维桥向肌球蛋白滑动，使纤维缩短。

肌纤维舒张松弛也是激活过程的结果。在钙离子释放后很短的时间内，钙离子通过钙依赖的ATP酶被泵回到肌浆网。一旦原纤维周围的钙离子浓度降低，钙就会从肌钙蛋白上转移，肌球蛋白和肌动蛋白之间的相互作用停止，横桥断裂，纤维变回原来的长度。

（二）骨骼肌能量代谢

肌肉收缩所必需的能量来自于ATP的水解作用。ATP在细胞内的浓度通过酶的作用来维持，如肌酸磷酸激酶（CPK）、腺苷酸环化酶和肌腺苷酸脱氨酶。当肌肉收缩消耗ATP时，通过碳水化合物和脂质代谢的中间代谢可以补充ATP，恢复能量。这些途径包括糖酵解、三羧酸循环，β-氧化和氧化磷酸化[3–5]。

目前发现骨骼肌运动能量的直接来源是组织成分中的高能磷酸，如ATP和磷酸肌酸。骨骼肌休息时，ATP的末位磷酸转运给肌酸，通过CPK（肌酸磷酸激酶）催化二磷酸腺苷（ADP）反应形成磷酸肌酸。因此，磷酸肌酸就像高能磷酸的储备库，可及时提供补充ATP，而CPK可以在细胞质中缓冲调节ATP浓度。CPK及其产物——肌酸和磷酸肌酸在从线粒体到肌原纤维的能量转运中起非常重要的作用。后者被称做肌酸–磷酸肌酸穿梭作用（图119.2）。

休息或做不费力的运动时，CPK的活性作用表现在消耗磷酸肌酸而保持细胞内ATP浓度的稳定上。但当像延长收缩和肌肉疲劳时间等代谢需要超过氧化磷酸化恢复再生ATP的能力时，磷酸肌酸习惯上用于补充ATP。当大约50%的磷酸肌酸转化为肌酸时，ATP水

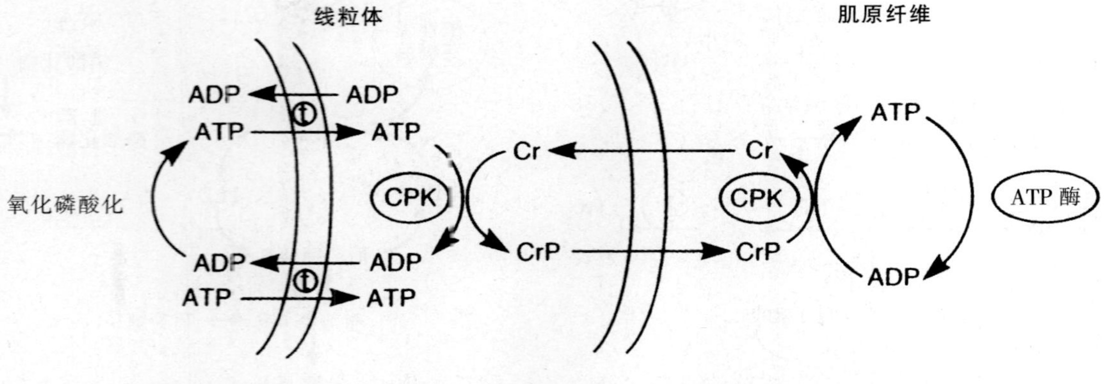

图119.2　肌酸-磷酸肌酸穿梭作用图解。CPK位于肌原纤维线粒体膜内侧的细胞质中。为保持细胞内腺嘌呤核苷酸内的环境稳态提供了缓冲机制，并在线粒体产生ATP后的细胞内的能量转运中扮演重要角色。CPK还能缓冲ADP和无机磷酸水平。细胞溶质中的ADP浓度是糖酵解的一个调节子。Cr：肌酸；CrP：磷酸肌酸；t：腺嘌呤核苷酸移位酶。

平开始下降，同时次黄嘌呤核苷酸(IMP)堆积。ATP水解成为ADP(二磷酸腺苷)，再经腺苷酸激酶水解成为一磷酸腺苷 (AMP)，AMP在肌腺苷酸脱氨酶作用下转化成IMP(次黄嘌呤核苷酸)。当再生ATP的能力恢复以后，IMP经两步转化回AMP。这种由AMP到IMP再回到AMP的转化过程被称为嘌呤核苷酸循环(图119.3)。嘌呤核苷酸循环反应可以①降低AMP水平，减少对ATP生成的抑制；②产生氨水，刺激糖酵解；③释放延胡索酸，转化为苹果酸，苹果酸为三羧酸循环媒介物和氧化磷酸化的启动子。

细胞产生的能量主要来自线粒体，通过三羧酸循环和呼吸(细胞色素)链进行降解代谢。碳水化合物(嘌呤)和脂肪酸的需氧降解产物进入三羧酸循环，产生还原当量。呼吸链是一系列酶和辅酶，其作用是作为氢的载体把还原当量转运给氧(图119.4；表119.2)。氧化磷酸化的过程就是夺获大量释放出来的自由能并以ATP形式保存。影响因素包括血氧浓度和肌肉血流量、储存在肌肉中的线粒体和糖原的数量以及血浆游离脂肪酸水平。

细胞内的糖原储备是骨骼肌能量产物的主要来源。虽然葡萄糖在一定条件下可直接被代谢成丙酮酸，但是大多数葡萄糖能从血液进入肌纤维后转化成糖原。当需要能量时，葡萄糖单位在酶的作用下从糖原形式裂解，并经过一系列的反应降解为丙酮酸(图119.5)。在有氧条件下，丙酮酸进入三羧酸循环，经过氧化磷酸化和三羧酸循环生成二氧化碳和水。整个过程释放大量的能量并形成ATP。一个葡萄糖分子有氧酵解代谢净产生38个ATP分子。

在进行时间短强度高的运动时，大部分能量是糖原而不是葡萄糖提供的。糖原是葡萄糖的一种分支同聚物，是体内主要的碳水化合物储备形式，休息状态时在慢颤动肌纤维和快颤动肌纤维中都有储备。如前所述，糖原产物可以进入有氧代谢途径，它们还能在无氧

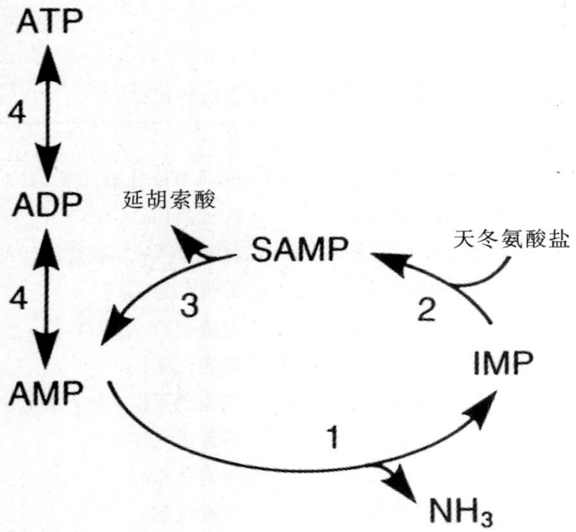

图119.3　嘌呤核苷酸循环。当肌肉充分收缩超过磷酸肌酸的缓冲能力以及在腺苷酸激酶活性的作用下ATP、ADP和AMP生产减少时，糖酵解成为生产ATP的主要途径，嘌呤核苷酸循环中的酶有关键性的调节作用。经肌腺苷酸脱氨酶作用，AMP转化成IMP，导致氨水释放，改变了核苷酸浓度并刺激糖酵解。肌肉活动减少并恢复再生能力时，IMP不再堆积。这时已具备氧化的条件，AMP经两步生成，伴延胡索酸的释放。延胡索酸转化成为三羧酸循环媒介物苹果酸。苹果酸水平升高，启动三羧酸循环，通过氧化磷酸化有效地再生ATP。1：肌腺苷酸脱氨酶；2：腺苷酸琥珀酸合成酶；3：腺苷酸琥珀酸裂解酶；4：腺苷酸激酶；NH_3：氨水；SAMP：腺苷酸琥珀酸。

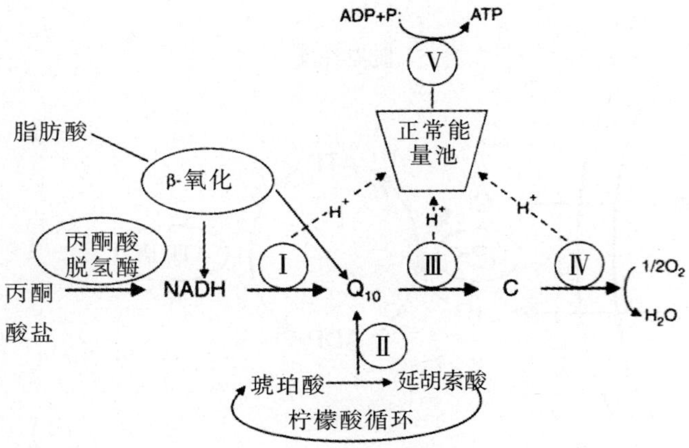

图119.4　呼吸链连锁的氧化磷酸化图解。氧化磷酸化发生在线粒体,借助五种含多个亚单位的酶复合物(Ⅰ–Ⅴ)生成ATP。这些复合物位于线粒体内膜上,复合物Ⅰ氧化还原型烟酰胺腺嘌呤二核苷酸(NADH),复合物Ⅱ氧化琥珀酸,并转运电子给辅酶Q10(也叫泛醌)。电子按顺序地从辅酶Q_{10}再转运到复合物Ⅲ、细胞色素C、复合物Ⅳ和氧。能量释放可以使氢离子通过复合物Ⅰ、Ⅲ和Ⅳ泵出线粒体内膜,产生电子化学梯度,允许复合物Ⅴ(ATP合成酶)凝聚ADP和无机磷酸(Pi)而形成ATP。ATP和ADP均可通过腺苷酸转位分子穿过线粒体内膜进行互换。

表 119.2　呼吸链复合物的成分

复合物	酶活性	辅基
Ⅰ	NADH-CoQ 还原酶	黄素单核苷酸(FMA)
	(NADH脱氢酶)	铁硫蛋白
Ⅱ	琥珀酸-CoQ还原酶	黄素腺嘌呤二核苷酸(FAD)
	(琥珀酸脱氢酶)	细胞色素b_{560}
		铁硫蛋白
Ⅲ	CoQH2-细胞色素还原酶	细胞色素b_{562}
	(细胞色素Q脱氢酶)	细胞色素b_{566}
		铁硫蛋白中心
		细胞色素c_1
Ⅳ	细胞色素c氧化酶	细胞色素a
		细胞色素a_3
		铜
Ⅴ	ATP合成酶	镁

环境下代谢。无氧糖酵解中丙酮酸转化为乳酸而不是进入三羧酸循环。因此与有氧代谢相比,这个途径产生的ATP数量少(2~3分子ATP/分子糖原中的葡萄糖)。肌糖原储备是有限的,做90分钟最大氧摄取率达到70%的运动后就耗尽了。相对来讲,脂质的能量供应是充足的。

肌肉在休息、收缩以及康复状态时,脂质以脂肪酸的

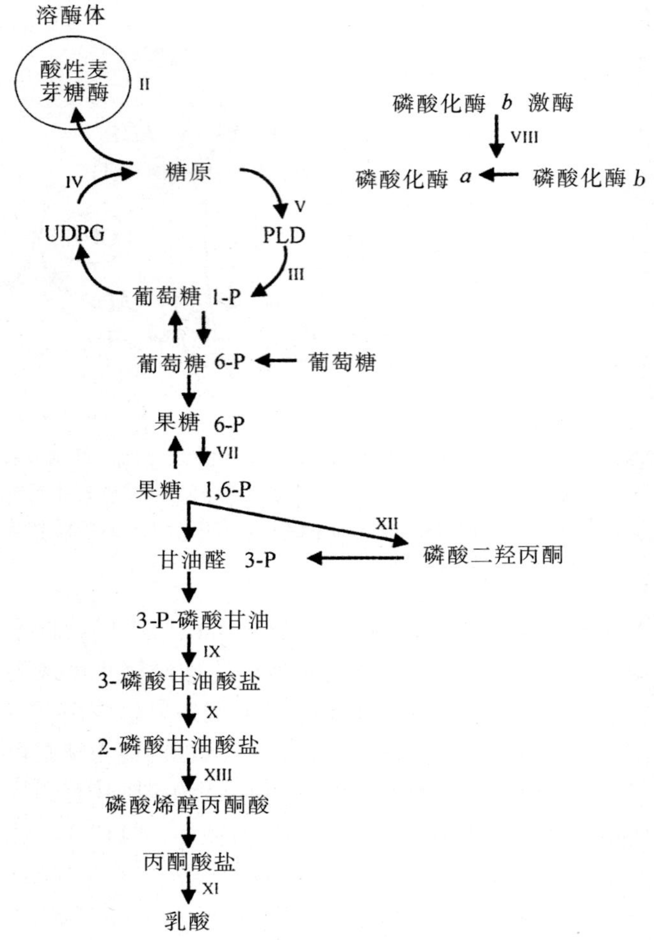

图119.5　糖原代谢和糖酵解途径。葡萄糖穿过肌质膜进入细胞,在己糖激酶作用下磷酸化。产生的葡萄糖-6-磷酸经葡糖磷酸变位酶转化为葡萄糖-1-磷酸,再通过尿核苷二磷酸葡萄糖(UDPG)焦磷酸化酶生成UDPG。然后,糖原合成在糖原合成酶催化的反应复合体中进行,从UDPG中转运葡萄糖分子用于合成其他葡萄糖分子的前体聚合链,并通过α-1,4-糖苷键结合到线性葡萄糖分子上,在分支酶的作用下,通过α-1,6-葡萄糖基结合形式而形成新的外周支链形式。糖原保持储备状态,直到肌磷酸化酶被激活。肌磷酸化酶存在活化(磷酸化酶α)和未活化(磷酸化酶β)两种形式。通过磷酸化酶βb激酶可调节此酶两种形式的转化。肌浆网钙释放或者3′,5′-环磷酸腺苷(cAMP)依赖的蛋白激酶可刺激磷酸化酶βb激酶。活化的磷酸化酶能将35%的糖原分子降解为葡萄糖-1-磷酸。在这个过程中留下磷酸化酶限制的葡聚糖(PLD),它包含4个葡萄糖糖基残基,其中3个是α-1,4-糖苷键结合的葡萄糖糖基残基,只暴露1个α-1,6-糖苷键末端。PLD的进一步降解需要脱支酶(淀粉–1,6-葡萄糖苷酶)。以葡萄糖-1-磷酸的形式可进入糖酵解途径。在有氧条件下,葡萄糖-1-磷酸经过十步转化为乳酸。每分子葡萄糖单位进入有氧酵解,1分子ATP被水解,但是生成4分子ATP和2分子乳酸。有氧条件下糖酵解的终产物是丙酮酸。丙酮酸分子进入三羧酸循环,进行氧化磷酸化。糖酵解的限速步骤是磷酸果糖激酶、磷酸甘油醛脱氢酶和磷酸甘油酸酯激酶催化的步骤。罗马数字指出的是已经发现的有缺陷的特异性酶:Ⅱ:酸性麦芽糖酶;Ⅲ:脱支酶;Ⅳ:分支酶;Ⅴ:肌磷酸化酶;Ⅶ:磷酸果糖激酶;Ⅷ,磷酸化酶b激酶;Ⅸ:磷酸甘油酸酯激酶;Ⅹ:磷酸甘油酸变位酶;Ⅺ:乳酸脱氢酶;XⅢ:β烯醇化酶。

形式构成产生能量的主要底物。与糖原代谢相比,动员游离脂肪酸的速度和它们产生能量的速度都比较慢[6]。血浆游离脂肪酸是脂质的最大来源;细胞内游离脂肪酸储备很少。长链脂肪酸从脂肪组织出来经血液与铝结合,再加上更小的脂肪酸穿过内皮细胞进入肌细胞,并在这里进行能量产生、储备或合成肌细胞膜成分。每一步都需要通过激活酯酰辅酶A(CoA)衍生物来激活脂肪酸。肉毒碱介导的转运作用将激活的脂肪酸带入线粒体,通过肉毒碱棕榈酰基转移酶(CPT)(图119.6)的催化作用继续氧化或酯化,酯化可在细胞溶质中形成甘油三酯,以油滴形式储藏脂质备用。在线粒体中脂肪的酯酰CoA(A酯酰辅酶A)经β氧化转化作用为乙酰CoA后,乙酰CoA可进入三羧酸循环。其他的产物直接集中到呼吸链。

二、糖原代谢紊乱

1959年首次报道了肌肉的肌磷酸化酶缺乏病,这是一种由生物化学异常引起的遗传性肌病[2]。这一发现距McArdle[2]根据一位终生运动不耐受的30岁男性做出的"肌肉内的糖原到乳酸代谢故障引起的严重衰竭"推论约8年时间。这之后,又报道了9例由先天性的糖原代谢缺乏引起的肌肉症状[5,6](表119.3),当然还会有更多的报道描述。伴有糖原累积病的患者休息和做轻微运动时没有困难,因为这种情况下游离脂肪酸是能量的主要来源。当运动达到一定强度水平,开始产生无氧酵解代谢时,酶缺乏干扰了降解碳水化合物生成ATP,失去了补充消耗的高能磷酸储备的能力,因此患者会出现肌肉疼痛、挛缩和肌坏死。

(一)糖原分解缺陷

1.肌磷酸化酶缺乏病(McArdle病)

肌磷酸化酶缺乏病是典型的肌原性糖原缺陷病。该病为常染色体隐性遗传,大约有30个基因突变,最常见的是肌磷酸化酶基因外显子1编码49无义突变[7,8]。纯合子和杂合子的突变不同。

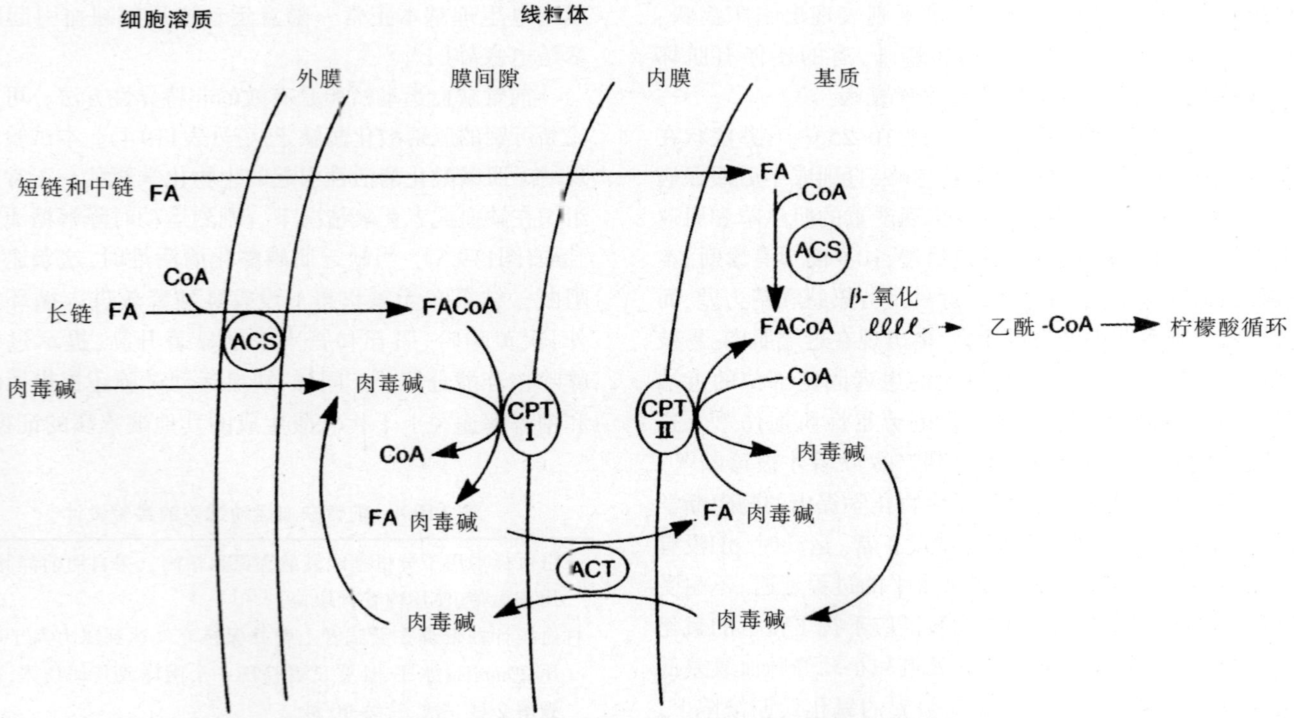

图119.6　线粒体中脂肪酸代谢的图解。中、短链的脂肪酸通过弥散的方式穿过线粒体膜,长链脂肪酸穿过方式相对复杂,需要四步完成。一,在线粒体外膜,酯酰基-CoA合成酶(ACS)催化激活长链脂肪酸。此反应的产物作为第二步的底物,即由肉毒碱棕榈酰基转移酶Ⅰ(CPT-Ⅰ)作用形成的酰基肉毒碱。左旋肉毒碱无处不在,基本作用是通过ACT转运长链脂肪酸穿过线粒体内膜。最后,长链酰基肉毒碱在CPTⅡ作用下转运到位于线粒体内膜的基质一侧相应的酯酰基-CoA结构中。一旦进入线粒体基质,脂肪酸经反复的β氧化作用转化为乙酰CoA。在β氧化过程中,1分子乙酰CoA净得5分子ATP,而且每一分子酯酰基-CoA形式通过三羧酸循环提供燃料。总之,降解1分子棕榈酰-CoA需要经7次β氧化循环,产生8分子酯酰基-CoA,提供131分子ATP。ACT:酰基肉毒碱易位酶;FA:脂肪酸。

表119.3　影响肌肉的先天性糖原代谢紊乱

酶缺乏	病名	症状
酸性麦芽糖酶	Pompe 病	近端肌无力
分支酶	Andersen 病	张力过低，无力
脱支酶	Cori-Forbes 病	近端肌无力
磷酸化酶 b 激酶	–	运动不耐受，痉挛，肌球蛋白尿
肌磷酸化酶	McArdle 病	运动不耐受，痉挛，肌球蛋白尿
磷酸果糖激酶	Tarui 病	运动不耐受，痉挛，肌球蛋白尿
醛缩酶 A	–	运动不耐受，无力
磷酸甘油酸激酶	–	运动不耐受，肌球蛋白尿
磷酸甘油酸变位酶	–	运动不耐受，肌球蛋白尿
β-烯醇化酶	–	运动不耐受
乳酸脱氢酶	–	运动不耐受，痉挛，肌球蛋白尿

肌磷酸化酶缺乏病的主要临床表现是肌肉系统的运动不耐受伴肌痛、疲劳感、僵直或无力。不同患者运动不耐受的程度不同。休息后症状消退，可以再进行剧烈但持续时间短的活动，或间隔时间相对长的不太剧烈的运动。也就是说，肌肉本身的功能完好，能够调节自己的运动使其保持在耐受阈值以下的水平，从而不出现症状。若超过其运动耐受水平则表现出临床症状，除了僵直、无力、疼痛性肌肉痉挛外，有的还伴有肌坏死、肌球蛋白尿和潜在的可逆性肾衰竭。

出现早期典型症状的年龄约为10~25岁，有些症状在儿童时期就已经有表现，但常被忽略，直到成年后回顾病史时才意识到。青春期前很少出现严重的肌痉挛和肌球蛋白尿，原因不清。临床症状进展慢，10岁前罕有诊断。本病存在临床异质性，有的人主诉只是劳累感和精力差，而另一些人则逐渐进展为肌无力，多出现在近端肌肉，易被误诊为多发性肌炎[9]。年龄更大的患者固定部位的近端肌无力会逐渐发展为反复发作的劳累性肌损伤[9a]。这些症状的进展是隐袭的，可以到75岁以后才被诊断[10]。

磁共振波谱学检查证实了生物化学提出的酶阻断学说[11]。休息时，ATP和磷酸肌酸浓度正常。运动时，pH没有降低，而恢复耗能代谢回到正常水平的过程延迟。不耐受有氧运动的原因是有限的丙酮酸供应干扰了正常的氧化代谢[12]。运动研究指出最大耗氧量和小动静脉血氧差低反映了因提供底物利用率受损引起的氧化代谢缺陷[13]。有些患者经历过"恢复正常呼吸"现象；如果他们在肌痛或僵直刚发作时迅速停止活动，立即休息，再回到原运动状态时耐受能力提高。这种逐渐提高工作负荷耐受的能力是增加肌肉血流量和动员脂肪酸两方面的作用结果[14]。

肌磷酸化酶缺乏病的血清CPK水平升高，提示即使每天活动也会发生肌坏死，并有助于与最常见的可导致肌球蛋白尿和CPT(肉毒碱棕榈酰基转移酶)缺乏症的代谢性肌病相鉴别。虽然非特异性异常，包括插入段运动增加和多相电位增加以及肌细胞感应性伴肌纤维震颤和正向尖波(炎性肌病也出现的改变)已被证实，但是肌电图(EMG)研究指出，除非存在肌球蛋白尿，否则肌肉电生理基本正常。随意运动或局部缺血引起肌痉挛是电寂静的[1]。

前臂缺血运动试验是有效的非特异性方法，可用来诊断可疑的肌磷酸化酶缺乏病[15](表119.4)。本试验能发现缺乏肌磷酸化酶活性引起的生物化学紊乱。正常肌肉组织在缺血或者无氧情况下，剧烈运动时降解糖原产生乳酸(图119.5)。当缺乏肌磷酸化酶活性时，这条途径被阻断，结果在无氧状态下没有乳酸释放进入循环。另外，次黄嘌呤、肌苷和氨水浓度显著升高，提示过多的嘌呤核苷酸分解[16]。同样，缺血运动试验还提供了糖原和糖酵解途径上干扰乳酸生成的其他缺陷病的证据。

表 119.4　前臂缺血运动试验的实验设计

一份血标本用于分析基线乳酸和氨水浓度，采自肘前静脉，未用止血带，使用内置针取血
将血压计袖带绑在受试者上臂并保持充气达到压力高于收缩压 20mmHg 水平，让受试者挤压一个网球或其他物体，挤压频率 2 秒一次，持续 90 秒
90 秒后，放气松开袖带，在其后的第 1、3、5、10 分钟取静脉血

在正常个体中，乳酸和氨水的浓度至少从基线水平增加3倍。造成假阳性结果的主要原因是运动时活动不充分[21]。提高氨水水平比提高乳酸水平所需的动动量更大。当出现异常结果时，应通过肌肉活检证实假定诊断。

正常个体在缺血运动试验后静脉乳酸水平升高3~6倍；肌磷酸化酶缺乏病患者则无此变化(表119.5)。正确实施这个试验十分痛苦，有的正常个体在缺血状态下不能坚持运动超过1分钟，他们已经无法充分屈伸手指，当血运恢复后疼痛立刻消失，功能恢复。McArdle病患者则会发生持久的痛性痉挛、挛缩甚至肌球蛋白尿。本试验的局限性在于有的受试者不能或不愿充分地剧烈运动来提高基线乳酸浓度，以致出现假阳性结果[15]。因此，缺血运动试验后，若乳酸浓度升高，可排除肌磷酸化酶缺乏病的诊断，若乳酸浓度无升高，就有可能是本病。

最终确诊方法是肌肉活检分析或血细胞分子分析。光镜下经典的病理改变包括细胞边缘稠密的糖原沉积物和细胞内稀薄的线形沉积物(图119.7)。病变数量变化大，轻者表现为既使用过碘酸–希夫（PAS）染色，沉积物也不明显，而用电镜很容易鉴别沉积物(图119.8)。肌磷酸化酶活性的特异性组织化学染色可以帮助确诊。假阳性结果可出现在残留活性低或者横纹肌溶解症后肌纤维再生的患者中。不成熟肌细胞中的再生肌纤维表达的是再生后消失的胚胎同工酶。

虽然目前没有针对肌磷酸化酶缺乏症的特定方法，但有些人认为需氧运动锻炼和高蛋白饮食可能有效[17,18]。饮食中补充肌酸和维生素B_6也能改善运动能力[19,20]。然而，快速确立诊断对于建立患者症状基础和咨询每日活动及预后情况都有益处。

（二）其他糖原代谢缺陷

分支酶和脱支酶缺乏很少见，但也有病例报道。分支酶缺乏常造成儿童时期致命性肝功能衰竭，合并张力减退、挛缩和运动不耐受以及心肌病[21]。组织学特征表现为异常的PAS染色阳性的多糖沉积物。有报道脱支酶缺乏病发生在成人中，表现为近端肌无力[22]。脱支酶的作用是裂解肌磷酸化酶作用后保留的磷酸化酶限制性葡聚糖残端的葡萄糖末端。脱支酶缺乏病是常染色体隐性遗传病，其基因位于1号染色体上[23]。本病导致磷酸化酶限制性葡聚糖堆积，并沉积在肌肉、肝脏和血细胞中。儿童患者一般出现肝大、空腹低血糖症和生长停滞。20岁开始出现本病则表现为进展较慢的进行性肌无力伴运动不耐受和远端肌消瘦。也可同时合并神经病变。患者的CPK水平升高[24]。

磷酸化酶b激酶可通过激活肌磷酸化酶调节糖原代谢，并被糖原合成酶抑制。其有4个亚单位，受复合调节，有遗传改变和临床表现的异质性，包括X-连锁缺陷引起的肝肿大、空腹低血糖症和生长迟缓，常染色体隐性遗传引起的多种肌病、肝肿大和胎儿期/婴儿期心脏扩大。运动不耐受伴或不伴劳累性肌球蛋白尿可类似于McArdle病[25]。与McArdle病的不同的是，CPK水平不一致性升高，前臂缺血运动试验乳酸反应正常或者仅仅变钝。

三、糖酵解缺陷

（一）磷酸果糖激酶缺乏病（Tarui病）

磷酸果糖激酶缺乏病的临床表现不同于McArdle病。本病是遗传缺陷造成的，可导致溶血性贫血伴或不伴肌病。在亚单位成分上有磷酸果糖激酶同工酶的变化。通常，肌酶包含M亚单位，红细胞酶包含M亚单位和L亚单位。本病是以常染色体隐性遗传为特征的遗传性疾病，M亚单位定位在1号染色体上。L亚单位定位在21号染色体上。L亚单位缺乏仅引起溶血，若累及M亚单位则影响肌肉和红细胞两方面。因此，一般认为其在分子水平和临床上均存在异质性[6,26]。

大多数患者成年以后被诊断为Tarui病的肌肉形式，但是回顾性研究可以发现，运动不耐受或痉挛等问题早在小时候就已经出现了。磷酸果糖激酶缺乏的患者与肌磷酸化酶缺乏的患者不同，其在运动不耐受的同时似乎还合并恶心呕吐且“恢复正常呼吸”现象不常见，因为对氧化代谢的阻断妨碍了脂解作用，从而阻断了游离脂肪酸的释放[27]。实际上，对这些患者来说，由于这种机制，葡萄糖降低了运动和氧化的能力，丧失了能量的主要来源。

表 119.5 前臂缺血运动试验结果分析

样本	正常		肌磷酸化酶缺乏病		肌腺苷酸脱氨酶缺乏病	
	乳酸	氨水	乳酸	氨水	乳酸	氨水
基线	0.8	15	0.9	20	1.2	26
1分钟			0.8	94	3.8	26
3分钟	5.9	106	0.9	82	2.4	29
5分钟	3.8	91	0.9	40	1.6	30
10分钟	1.2	30	0.9	25	1.4	27

乳酸单位 mEa/L；氨水单位 M/L。

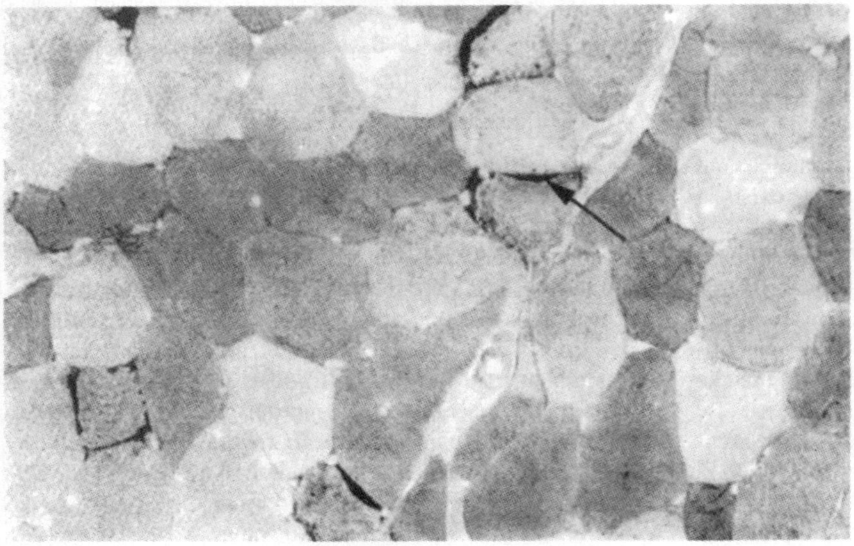

图119.7　肌磷酸化酶病患者的肌肉活检样本。可见过碘酸–希夫染色阳性的物质(箭头)在细胞边缘和细胞内呈线形分布，即过多的糖原。

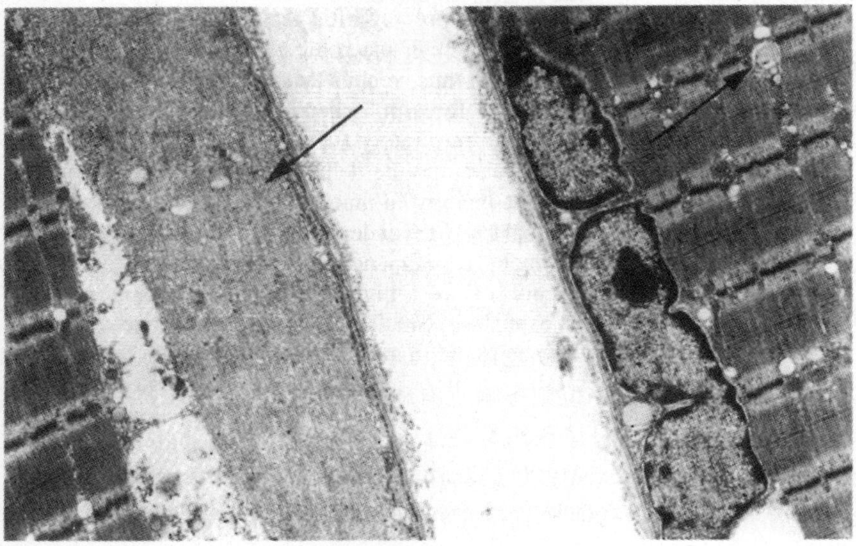

图119.8　电子显微镜下可见过多的糖原沉积物在肌纤维膜下和单纤维之间(箭头)，这些改变可见于所有的糖原累积病。

碳水化合物实际上是诱发了“出局”现象[28]。

大约1/3的患者进展为肌球蛋白尿，大多数在休息时血清CPK水平提高。EMG正常或提示有肌病及炎症的非特异性表现。前臂缺血运动试验后静脉乳酸水平不升高，并且^{31}P磁共振波谱学表明在运动期间有pH改变，并且由于代谢的封闭，己糖磷酸累积，出现代表己糖磷酸的磷酸单脂酶波峰[29]。组织化学分析或肌肉组织的酶测定可证实诊断。由于活检后酶的降解迅速，因此被测组织必须立即冰冻处理。另外，除了糖原沉积和磷酸果糖激酶降低以外，本病患者与分支酶缺乏症一样，肌肉内还含有异常的多糖酶。还有患者表现为亚临床溶血合并肌病，仅网织红细胞计数增多，严重的可造成黄疸和胆石症。常见的表现是高尿酸血症和痛风，因为溶血和运动都可能造成高水平的嘌呤释放[30,31]。治疗上与肌磷酸化酶缺乏病大致相同，注意高碳水化合物餐后及生酮饮食后避免活动[32]。

(二)其他糖酵解缺乏病

有研究表明，醛缩酶A[33]、磷酸甘油酸酯激酶[34]、磷酸甘油酸变位酶[35]、β-烯醇化酶[36]和乳酸脱氢酶(LDH)[37]等缺乏病的患者在青少年或再晚些时候已经开始表现出症状，包括运动不耐受、肌痛、CPK水平升高和运动诱发的肌球蛋白尿。这些病症均属于遗传病，缺血运动试验后乳酸释放衰竭，要靠组织化学研究或者肌肉组织的酶测定来确诊。

（三）酸性麦芽糖酶缺乏病

酸性麦芽糖酶是一种溶酶体内发现的酶，可催化麦芽糖、糖原和低聚糖释放葡萄糖。其在细胞代谢中的精确作用机制不明，此酶的基因位于17号染色体。本病是常染色体隐性遗传病[38]，临床上按不同的发病年龄、累及器官和病程进展可分为三种临床综合征[6]。Pompe病，是一种严重的婴儿期综合征，表现为肌无力、张力减低和充血性心力衰竭，往往在出生后很短时间内就开始，进展快，2岁内死亡。该型的特点是大量糖原沉积在心脏、肝脏、神经和肌肉组织中[39]。第二种形式出现在儿童早期，肌无力尤其是近端肌无力和呼吸肌受累，不累及心脏和肝脏，进展缓慢，患者通常在30岁以前死于呼吸衰竭。第三型是成人形式，20岁以前几乎没有症状，一般到20~40岁临床上开始出现典型的肌无力表现[40]。本型可累及膈肌，有1/3患者的主要临床表现是呼吸衰竭，但大多数患者肌病的进展缓慢，需要和多发性肌炎、肢带型肌营养不良相鉴别。近端肌和躯干的肌无力较常见，个别的肌群或部分肌肉也可受累，但是不累及碎颅钳肌。

CPK几乎都升高。EMG通常有各式各样的异常表现。特征性变化包括对电极针移动的剧烈电感应性和没有肌强直临床表现的患者出现的肌强直性放电。有些患者的肌电图与某些多发性肌炎的表现相同。酸性麦芽糖酶缺乏病的患者糖酵解或者非溶酶体的糖原分解正常。因此，行前臂缺血运动试验后静脉乳酸浓度正常升高。高蛋白饮食、夜间呼吸支持和有阻抗的呼吸肌运动可能有所帮助，目前已经成功地在实验动物身上进行了酶取代治疗，对人的临床试验还在进行中[41]。

酸性麦芽糖酶缺乏病可引起空泡性肌病。空泡内糖原含量高，酸性磷酸酶可染色。在没有空泡的肌纤维内也发现了酸性磷酸酶活性的聚集。电镜下很容易观察到受累肌肉内的糖原，但是过剩的糖原不能确定就在空泡结构内。目前还不清楚为什么非溶酶体糖原会堆积，为什么没有被细胞溶质酶降解，以及在供能的糖原和葡萄糖代谢途径完整的情况下是什么原因引起肌肉症状的。

生物化学研究对证实诊断非常重要。尽管有EMG特征性改变，但是对1例呼吸肌受累的肌无力患者进行活检发现存在典型的空泡改变，却没有特异性。此外，在许多成人病例中这些异常较少播散，也较少有攻击性，而且必须排除其他病因导致的空泡性肌病（表119.6）。可以测定肌肉、淋巴细胞、培养的成纤维细胞或者尿液中的酸性麦芽糖酶，但是若已经明确此酶在白细胞中活性缺乏，则没有必要再测定肌肉组织中的酸性β糖苷酶活性和进行组织病理学分析[42]。

四、线粒体内代谢紊乱

空腹、休息和进行长时间低消耗的运动时所需的能量主要来自血浆游离脂肪酸。脂代谢紊乱应属于线粒体肌病的一种，因为涉及脂代谢的所有步骤都是在这些小器官中进行的[5]。尽管如此，线粒体肌病这一称谓习惯上是用来命名一种特异性的疾病亚型。长链脂肪酸产能异常导致脂质异常储备，主要的病理改变是肌原纤维间大量异常的脂滴堆积（图119.9）。肉毒碱缺乏病是这类肌病的典型代表。CPT或脂肪酸乙酰辅酶A脱氢酶缺乏是另外两种主要的利用脂肪酸供能的生化缺陷病（表119.6）。线粒体肌病是指以线粒体的结构、大小和数量改变为主的形态学异常引起的肌病。这些病变是非特异性的，并可引发多种多样的临床综合征。今天，线粒体肌病仍被认为是由于氧化代谢途径和能量转运过程中断导致的肌肉组织疾病。由于肉毒碱、CPT或β氧化酶缺乏没有相应的线粒体结构的改变，因此通常不包括在线粒体病中。随着人们对线粒体病的不断认识，将会出现更多的分类。

（一）肉毒碱缺乏状态

L-肉毒碱是长链脂肪酸穿过线粒体内膜转运的关键酶，并协助调节线粒体CoA/乙酰-CoA的比例。肉毒碱的来源包括饮食中摄取的红肉，日产量大，同时还可

表 119.6　空泡性肌病

代谢性	酸性麦芽糖酶缺乏病
	肉毒碱缺乏病
营养不良性	Duchenne 病的急性损伤
	眼咽病
炎症性	肌炎包涵体
毒性	酒精
	氯喹
	秋水仙碱
感染性	埃可病毒群
其他原因	远端肌群肌病
	Lafora 病（肌阵挛性癫痫）
	周期性麻痹

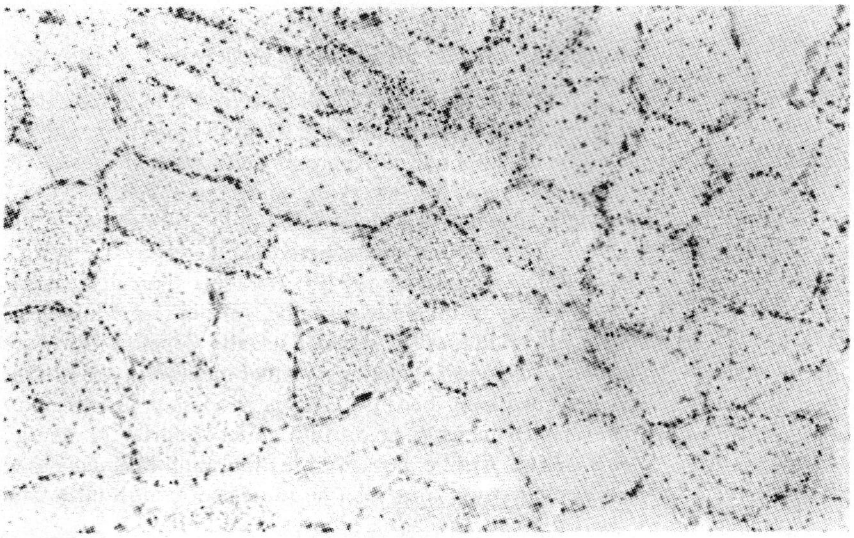

图119.9 油红O染色的肌肉组织。不同大小的脂滴沉积在肌原纤维之间。大量集结呈空泡状。增强的染色是典型的脂质储备性肌病，但其本身无特异性。

在肝脏、脑和肾脏中利用蛋氨酸和赖氨酸重新合成。其通过一种活化的可渗透过程从血液运输到肌肉，贮藏98%的机体能量储备，主要经尿液排出。

1973年，Engel和Angelini[43]研究报道了第一例肌肉的肉毒碱缺乏病例，是一位患有脂质储备性肌病的患者。1975年，Karpati等[44]报道了系统性肉毒碱缺乏病。肉毒碱缺乏病分为原发性和继发性，原发性是遗传性疾病，分为肌病性和系统性两型；继发性是其他疾病引起的或是其他中间代谢途径的遗传性缺陷。

（二）原发性肉毒碱缺乏病

肌病性肉毒碱缺乏综合征的特点是儿童起病的进行性肌无力[45]。可累及肢带肌群、颜面和咽部肌肉。劳累性肌痛、肌球蛋白尿和心肌病相对少见。至少一半患者CPK水平升高，大多数患者的EMG有肌病的表现（小幅短期多相运动单位电位）。血清肉毒碱浓度正常，说明本型在肌细胞的肉毒碱转运上存在缺陷。组织学异常表现仅为非特异性增多的脂质（图119.9）。缺血和肥胖症也有类似的组织学表现。需行肌肉组织的生化分析以便确诊。肉毒碱替代治疗疗效不一。

第一例系统性肉毒碱缺乏病的患者是个11岁的男孩，表现为进行性肌无力，有类似于Reye综合征的反复发作史[44]。发作时先出现恶心，而后出现昏迷、肝脾大、肝功能异常以及低血糖症。系统性肉毒碱缺乏病为常染色体隐性遗传，主要是无功能的高亲和力肉毒碱受体缺陷导致的。几乎都在儿童早期发病，出现肌无力之前，主要表现是各系统症状的发作，肌活检可见脂质储备性肌病[5]。常见心肌受累，表现为充血性心力衰竭。心脏、骨骼肌、肝脏和血清肉毒碱浓度下降，日常饮食补充肉毒碱能明显改善症状。乙酰-CoA脱氢酶缺乏症时也出现类似于Reye综合征的发作，氧化磷酸化缺陷病时可发生运动不耐受（见线粒体肌病，向下）。事实上，许多以前被诊断为原发性肉毒碱缺乏病的患者现已发现是另一种代谢缺陷引起的继发性肉毒碱缺乏病[47]。

（三）继发性肉毒碱缺乏病

中间代谢中其他反应的遗传性缺陷或者其他疾病都可以引起继发性肉毒碱缺乏病。脂质储备性肌病的组织学特征表现为先天性代谢异常。在肾衰竭长期血液透析（腹膜透析除外）、终末期肝硬化的恶病质、丙戊酸治疗癫痫发作、黏液性水肿、肾上腺功能减退、垂体功能减退症等疾病和妊娠时都能出现继发性肉毒碱缺乏病[48,49]。

（四）治疗

在理论上，饮食补充L-肉毒碱对任何一种肉毒碱缺乏症都有效。但实际反应有所不同。尝试性治疗包括富含碳水化合物的饮食和中链脂肪酸，不能禁食或斋戒。在急性发作期，要预防出现低血糖症和电解质及酸碱平衡失调。

饮食中补充L-肉毒碱基本对各型肉毒碱缺乏病都有效。L-肉毒碱的补充剂量是儿童100mg/(kg·d)[50]；成人，2~4g/d，分次服用。不能服用含DL-异构体的剂型，因为它不但没有效果还能引起肌无力[51]。类固醇和普萘洛尔治疗对有些患者也有效。血液透析后静脉点滴L-肉毒碱（20mg/kg）可减轻透析后综合征，改善运动能力和康复感，还可能增加长期血液透析患者的肌肉质量[52]。另外,已经证实单独服用核黄素或联合补充L-肉毒碱对低乙酰-CoA脱氢酶[53]、CPT缺乏症[54]和其他线粒体肌病[55]有效。

(五)肉毒碱棕榈酰基转移酶缺乏病

1973年,DiMauro S和DiMauro P[56]首次报道了两兄弟以反复发作的肌球蛋白尿为表现的肌肉型CPT缺乏病。大约80%出现症状的这种先天性缺陷患者是男性。

这种常染色体隐性遗传病存在分子异质性，不过有些杂合子也可以是临床高危人群[57,58]。典型临床表现为发作性肌痛、痉挛、僵直或触痛伴肌球蛋白尿。由于CPT是长链脂肪酸转运进入线粒体产能的关键酶,不难想象常见的诱发因素是运动、禁食或其他代谢压力。寒冷、感染、高脂摄入和情绪压力也是重要的诱发因素。口服布洛芬或安定、常规麻醉、手术和妊娠也可以成为诱发因素。儿童期发病只表现为轻型发作,青春期后才出现严重的发作。大约25%的患者可进展为可逆性的肾衰竭伴发作性肌球蛋白尿,最终呼吸功能衰竭。

虽然都引起肌球蛋白尿,但CPT与糖原累积病的临床表现不同。CPT缺乏病患者可以间断进行剧烈活动,没有前驱体征或者另一个“局外”现象,休息后仍持续发作。除横纹肌溶解症发作和长时间禁食外,CPT水平一般保持正常，前臂缺血运动试验后乳酸水平升高正常。发作间期电生理和肌组织完全正常,肌细胞内很少见到脂质堆积,通过肌肉CPT活性测定来进行诊断[59]。根据目前已知的生化研究推测:CPT缺乏病和肉毒碱缺乏病可引起相同的异常表现,但是事实并非如此。无变化的肌无力十分少见。成人的特征性临床表现是某些线粒体肌病，包括运动不耐受合并外侧眼肌麻痹和骨骼肌肌纤维桔红染色[60]。本病的临床和组织学表现不同于肉毒碱缺乏病的原因还不清楚。

治疗上,口服补充核黄素和L-肉毒碱有一定疗效[54],但首要的是进行疾病的教育。为了预防症状发作,既要避免长时间的紧张性运动,又要避免禁食状态,更要强调感染期间保持充足的休息。出现肌球蛋白尿必须给予急症处理。肾衰竭的程度与尿中肌红蛋白的数量并不一致，因此肾衰治疗包括水化作用和使用渗透性利尿剂(如甘露醇)被动地大量排尿。碱化尿液时要慎重,其必要性尚未证实。

(六)β-氧化缺陷病

脂肪酸在线粒体通过β-氧化进行代谢。乙酰-CoA脱氢酶是催化第一步酶促反应的黄素蛋白。针对不同链长的乙酰-CoA酯，存在四种特异性的直链乙酰-CoA脱氢酶。这类酶的遗传缺陷类似于原发性系统性肉毒碱缺乏病[46]。典型的临床表现为不能耐受禁食伴肝病、心肌病或肌病。在发作时常有生化异常,包括非酮症性低血糖症、低肉毒碱血症和二羟酸尿症[61]。

短链乙酰-CoA脱氢酶缺乏病引起的肌病的临床表现包括新生儿张力减退、骨骼肌无力和婴儿期(两岁以内)张力过低。曾报道一位16岁女孩出现严重的肌肉消耗伴脊柱侧弯[62]。长链乙酰-CoA脱氢酶缺乏病在临床上分为婴儿型和成人型。婴儿和儿童表现为肌无力和张力减退,肌痛和疲劳发作,血清CPK水平高,伴肌球蛋白尿。成人表现为肢带肌、子宫颈肌群和咀嚼肌无力[63]。脂肪酸三种链长的乙酰-CoA活性联合缺乏被称为线粒体三功能蛋白缺乏症,已报道了多个病例,有1例患者到38岁才被诊断,其表现为近端肌无力、血清CPK升高、肌病性EMG改变和肌活检异常的脂质积累[64]。服用核黄素可以使肌肉组织学正常化并改善肌长度。

(七)肌肉辅酶Q_{10}缺乏病

辅酶Q是脂肪酸β-氧化传递电子的专一受体。曾报道过两个姐妹出现的肌肉辅酶Q_{10}缺乏病。她们在儿童时期发病,易疲劳感越来越重,有进行性的近端肌和躯干肌肉无力[65]。后来二人都进展为共济失调、构音困难和震颤。组织学检查显示异常的脂质累积。另外还有Gomori三色染色为桔红色的1型肌纤维。治疗上以口服辅酶Q_{10}改善症状,但是不能消除所有症状,尚无根治方法。

(八)线粒体肌病

氧化磷酸化和能量转运(图119.4)都在线粒体中进行。线粒体是唯一有自己的DNA的器官。线粒体DNA(mDNA)编码在结构蛋白13上。氧化磷酸化系统包括复合物Ⅰ的七个亚单位,复合物Ⅲ的一个亚单位,复合物Ⅳ的三个亚单位和ATP合成酶的两个亚单位。核DNA编码复合物Ⅱ的成分。与核DNA相比,mDNA(线粒体DNA)完全是卵母细胞来源的环状DNA。每个细胞中都存在多个线粒体,每个线粒体中都包含多个基因组。线粒体DNA经常自发突变，推测可能是因为长期暴露在电子转运链泄露的氧自由基中,而且缺乏DNA修复系统。

正常组织中所有的线粒体DNA分子都是相同的,称为同型异源性。若是遗传性突变，则保留同型异源性;若是自发性突变,则在相同的细胞内会出现不同的突变体和野生型。这种状态被称为异质性。突变体与野生型相应性质的比较决定了致病性突变的表型表达。

由于细胞分裂时的异质性，线粒体基因组突变的性质改变，导致表型改变。所以，线粒体疾病既可以是遗传性的，又可以是后天获得性的[5,66,67]。

线粒体疾病最典型的组织学改变是“桔红染色”的肌纤维，大量扭曲的纤维细胞的边缘和肌原纤维内聚集着异常的线粒体(图119.10)。这些物质在Gomori三色染色中呈桔红色沉积，主要位于1型肌纤维，其次是2A型肌纤维。大多数桔红染色的肌纤维由于细胞色素氧化酶的作用不被染色[68]。偶见桔红色纤维未被诊断为线粒体肌病，但是这些纤维的存在提示有患线粒体肌病的可能性。另一方面，许多线粒体缺陷病没有这种表现。在超微结构水平还可以观察到其他的病变如脂质或者糖原的数量增加，线粒体内包涵体或线粒体大小形态改变。

线粒体病的临床表现多种多样(表119.7)。而且，同样的缺陷在不同患者中表现不同，不同的几种缺陷可出现相同的某种特定的临床表现[68,69]。总之，异常可以分成肢体肌病，伴或不伴眼肌麻痹的综合征和以中枢神经系统症状为主的综合征。前者主要累及肌肉组织，临床上会出现运动不耐受、肢带肌或面肩胛肱骨的肌无力、眼外肌功能失调伴或不伴延髓和肢体受累。在其他病例的报道中还有高代谢、嗜盐和周围神经病变等综合征，这说明了线粒体病有显著的异质性。虽然大多数病例都发生在婴儿中，但是也有些症状在儿童时期被当成呼吸系统疾病，到成人后才被诊断出来[68-74]。

成人起病的线粒体肌病大多表现为运动不耐受、近端肌或全身无力以及少见的肌球蛋白尿等症状。有的患者甚至到70岁才出现症状[71-74]。CPK正常或升高，电生理学无特异性，肌肉活检的特征性改变是桔红染色的肌纤维，伴琥珀酸脱氢酶活性升高和细胞色素C氧化酶活性降低。电子显微镜下可见线粒体的数目增加、线粒体变大或细胞器减少。磁共振波谱学显示磷酸肌酸与无机磷酸的比例下降[75]。

分子水平的各种变异可导致线粒体综合征。线粒体DNA的大段缺失能造成影响所有呼吸链复合物的各种各样的缺陷，从而引起相关的Kearm-Sayre综合征、Pearson综合征以及慢性进行性眼外肌综合征。线粒体基因单一突变可导致线粒体脑病、乳酸酸中毒、中风样(MELAS)综合征、肌阵挛型癫痫和桔红染色的肌纤维(MERRF)病。3例已报道的家族性肌病和中年以上晚发型线粒体肌病都是因为线粒体基因多发性缺失造成的[71,72,75,76]。相比较而言，核基因编码的复合物Ⅰ和Ⅳ的单突变只是引起单纯肢体肌病和爆发性婴儿期乳酸酸中毒的分子基础。最后，线粒体DNA缺失可以导致儿童肌病[77]。

以上描述的是遗传性线粒体病，还有些线粒体综合征是后天获得的。获得性线粒体肌病的病因有治疗人类免疫缺陷病病毒(HIV)[78]的齐多夫定(AZT)和锗(保健品及炼金药中的成分)[79]的毒性作用。降脂引起的肌病时所服用的纤维素[80]和抑制素[81]也可以导致线粒体功能失调。某些他汀类诱发肌病的患者存在可逆的脂质储备异常，但CPK水平正常，而在洛伐他汀诱发肌病的试验性研究中发现，最早的超微结构改变可累及线粒体和肌浆网[82]。线粒体肌病还包括部分在生理老化的过程中发生的线粒体病[83,84]；可见于某些多发性肌炎、全身性肌炎、多肌痛性类风湿、结节病性肌病以及硒和家族性维生素B_1缺乏症患者的肌肉组织中[84-90]。

尽管没有病例对照数据的支持，但在实际工作中可

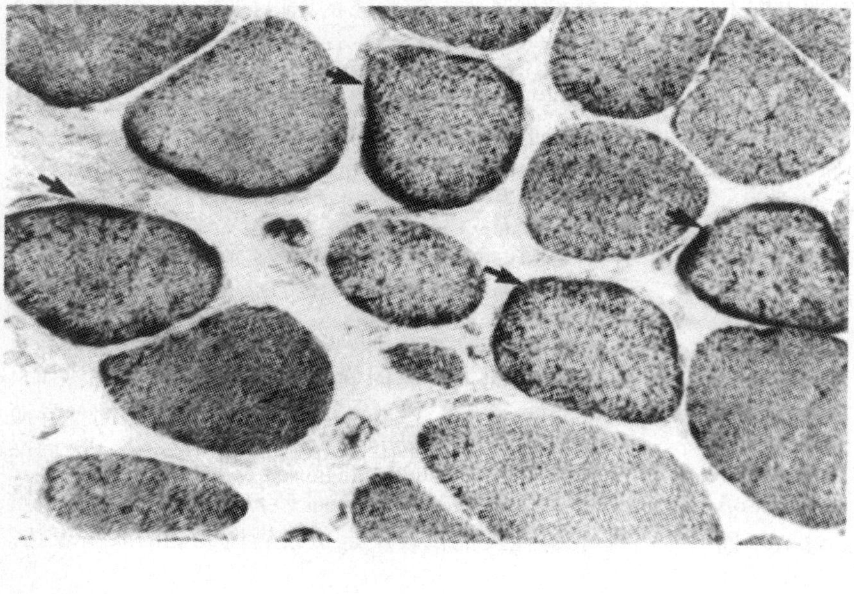

图 119.10 肌纤维的典型表现为染色呈桔红色，高度提示线粒体肌病，但不能据此诊断。

表 119.7　线粒体病

综合征	缺陷
早发病	
Alper(进行性婴儿期大脑灰质营养不良)	Ⅰ,Ⅳ,PDC
Leigh(亚急性坏死性脑脊髓病)	Ⅰ,Ⅳ,PDC
Pearson(骨髓/胰腺综合征)	Ⅰ
儿童或成人发病	
Kearns-Sayre	Ⅰ,Ⅱ,Ⅲ,Ⅳ,Ⅰ+Ⅵ
MELAS(肌病,脑脊髓病,乳酸酸中毒,中风)	Ⅳ
MERRF(肌阵挛型癫痫伴桔红染色的肌纤维)	Ⅰ,Ⅱ,Ⅲ,Ⅳ,Ⅰ+Ⅳ
MNGIE(胃肠肌神经性脑病)	
痴呆,共济失调,耳聋,肌病	Ⅰ,Ⅰ+Ⅳ
NARP(神经原性无力,共流失调,视网膜炎色素沉着)	Ⅳ
近端无力和运动不耐受	Ⅰ,Ⅰ-Ⅲ
运动不耐受和肌球蛋白尿	Ⅲ

Ⅰ:细胞色素复合物Ⅰ;Ⅱ:细胞色素复合物Ⅱ;Ⅲ:细胞色素复合物Ⅲ;Ⅳ:细胞色素复合物Ⅳ;PDC:丙酮酸脱氢酶复合物。

以发现，所有的线粒体肌病患者服用肌苷、L-肉毒碱、维生素、核黄素C、泛醌(辅酶Q_{10})、甲萘醌[65,70,91,92]都有益处,中等强度的有氧运动对某些患者也有帮助[93]。

五、嘌呤代谢紊乱

肌腺苷酸脱氨酶缺乏病

肌腺苷酸脱氨酶是一种腺嘌呤核苷酸脱氨酶的同工酶，只可见于骨骼肌，催化AMP不可逆的脱氨成为IMP,并在嘌呤核苷酸循环中扮演重要角色(图119.3)。1978年首次报道了这种酶缺乏病,到今天,这种病已经成为我们所认识到的最常见的代谢性肌病。在大量的肌肉活检中,大约2%为肌腺苷酸脱氨酶活性缺乏[94]。

肌腺苷酸脱氨酶缺乏病分为原发性(遗传性)和继发性(获得性)两种。继发性肌腺苷酸脱氨酶缺乏病与许多其他神经肌肉性疾病有关,包括周期性麻痹、流行性感冒样疾病、Kugelberg Welander病、肌萎缩侧索硬化、脊髓性肌萎缩、面和肢带肌肌病、多发性肌炎、皮肌炎、系统性红斑狼疮、系统性硬化症、糖尿病、甲状腺功能亢进症和痛风。原发性肌腺苷酸脱氨酶缺乏病患者的血清酶如CPK和醛缩酶通常是正常的，而继发性肌腺苷酸脱氨酶缺乏病患者由于起病的相关疾病的不同,血清酶的表现不同。EMG结果基本正常或没有特异性改变。虽然由于无力、疼痛或合作效果差等影响运动试验的操作可能出现假阳性结果[15],但目前前臂缺血运动试验后测定静脉乳酸和氨水浓度仍是筛查腺苷酸脱氨酶缺乏病的有效方法(表119.5)。然而,除非有充足的数据证明运动后产生氨水不足，否则不能认为是腺苷酸脱氨酶缺乏病[15]。若前臂缺血运动试验异常,则需要进行肌肉活检来证实此酶是否缺乏。肌肉组织的结构通常是正常的。组织化学技术可以确定酶缺乏状态。还有研究发现腺苷酸脱氨酶缺乏病可与肌磷酸化酶、磷酸果糖激酶和CPT缺乏病共同存在[95-97]。

腺苷酸脱氨酶基因(AMPD1)位于1号染色体短臂。导致大部分原发性腺苷酸脱氨酶缺乏病的是一个单突变等位基因[98,99]。2号外显子上发生这个无义突变会造成腺苷酸脱氨酶转录本数量正常,但缺乏酶蛋白(总数约比正常的少2%)。相对来说,继发性肌腺苷酸脱氨酶缺乏病是由于残留免疫反应活性的酶过高,而其他肌酶(如CPK和腺苷酸激酶)减少造成的。此外,结缔组织中的酶减少会伴随肌腺苷酸脱氨酶信使RNA的平行降低。虽然肌坏死是继发性肌腺苷酸脱氨酶缺乏病合并多发性肌炎的一个关键因素,但是目前其分子病因学机制尚不清楚。

虽然大约2%的高加索人和非洲美国人是无义突变纯合子，但是本病与肌肉症状间的确切关系还不清楚。尽管有100多例腺苷酸脱氨酶缺乏病患者出现肌病症状的报道,但是大多数本病患者是无症状的。在频繁的AMPD1等位基因突变和有症状肌病的患病率之间的差异提示，伴有遗传缺陷的这些患者的酶缺乏不是导致其肌病的主要病因，或者这些患者存在某些补偿机制保护他们避免突变引起的机体伤害。

目前提出了关于改善AMPD1基因外显子1上无义密码子突变继发症状的分子假说[100]。AMPD1基因主要的转录子需经交替剪接。在这个过程中,只有外显子2被交替移动。因此,如果患者的AMPD1基因转录子的有遗传性缺陷的片段缺少外显子2,并能编码一个功能肽，这样至少部分纠正了缺陷。

六、内分泌性肌病

许多内分泌疾病可以引起神经肌肉功能失调症状，包括功能亢进或者功能低减的肾上腺、甲状旁腺、脑垂体和甲状腺疾病。引起这些症状的主要机制涉及电解质失衡。其实这也不奇怪，因为肌肉收缩时需要钠、钾和钙的跨膜转移，无机磷酸对维持高能物质起关键作用，镁是ATP酶活性的必要辅助因子。因此，任何激素的变化（或疾病、药物或其他因素）导致这些离子浓度升高或降低，都可以因为改变了膜表面兴奋性、兴奋-收缩偶联或肌动蛋白-肌球蛋白桥而引发肌病。例如，任何药物或内分泌病造成低钾血症，都能诱发出已知三种肌病综合征中的一种：①深部腱反射正常的暂时性或者永久性肌无力，CPK升高，肌组织空泡形成。②周围麻痹综合征。③横纹肌溶解症伴肌球蛋白尿[101]。内分泌疾病在蛋白和碳水化合物代谢上的激素效应还能使骨骼肌功能失调。风湿性外貌和肌病综合征合并内分泌病将在第123章中详述。

七、临床诊断

对怀疑代谢性肌病的患者，首先要仔细询问病史，认真详细查体[102,103]。典型的肌病可引起无力，疲劳性的运动不耐受及劳累后肌痛、痉挛和僵直。无力的进展呈隐袭性，可能到出现真正的活动受限时才被注意到。实际上，刚起病时的症状即使在回顾性调查中也很难明确诊断。每个人都可能在某一项运动后经历痉挛、僵直和疼痛。患者可能否认有症状，检查医生也可能一直忽视患者的主诉。而且很难鉴别是否存在正常和异常的运动不耐受。

诊断代谢性肌病的主要问题是患者休息时常完全没有症状，也毫无体征。最显著且最多的主诉是严重的长时间痉挛和红酒样的尿液，提示有肌球蛋白尿。当然，这些症状不可能被忽视掉，但更要特别注意辨别那些轻微而不引人注意的症状。代谢性肌病往往是近端肌病变，两侧对称分布。初始的主诉包括爬楼梯困难或者够不到上层的搁架。体检完全正常或者仅查出肢带肌无力。神经肌肉性的疾病检查首要的是排除神经系统疾病的可能性。

肌酶的测定和应用电反应诊断法可以表明患者是怀疑患肌病还是已经严重到将影响其终生的生活方式。肌病患者血中的CPK、醛缩酶、血清谷草转氨酶（SOPT）、血清谷丙转氨酶（SGPT）和LDH水平升高。这其中以CPK最为敏感。横纹肌溶解症患者的CPK水平通常是升高的。MB同工酶是常见的心肌酶，由于骨骼肌再生时也表达这种同工酶，因此在横纹肌溶解时此同工酶水平也可能升高。尽管如此，代谢性肌病不伴有横纹肌溶解症的患者，CPK水平升高的表现也不尽相同。糖原累积病患者的CPK水平升高，但是在其他肌病，如CPT或肌腺苷酸脱氨酶缺乏病的患者中，其CPK酶水平正常。

单独CPK水平升高应看做是一个警告。正常人发热、钝伤、肌肉注射、有氧运动、EMG、肌活检和吗啡及巴比妥盐等某些药物作用可延缓酶从尿液中的排泄而出现假性酶升高[104]。实际上，CPK的上限并没有明确的指标。CPK水平的变化看上去与年龄和性别有关。健康无症状黑人的CPK明显高于白人和西班牙人，男性高于女性[105]。在一项临床试验中，9 152名患者服用安慰剂5年，其中16%的患者在研究期间CPK水平升高。最后，随访一组伴CPK升高的“健康患者”8年后发现，酶水平无显著差异而且也没有疾病的进展。因此作者称这种情况为良性高CK血症[106]。

代谢性肌病的神经传导完全正常，若发现患者出现肌肉功能失调的症状而神经传导正常可以明确诊断为肌病。除酸性麦芽糖酶缺乏病、脱支酶缺乏病和肉毒碱缺乏病外，代谢性肌病患者的EMG也是正常的。但是即使是这几种酶缺乏病所发现的异常运动单位电位和纤维性颤动也无特异性。然而，EMG在明确肌病的变化和在身体的对侧选择肌活检的部位方面仍是有帮助的。

在前臂缺血运动试验前后测定静脉乳酸和氨水浓度提供了鉴别肌腺苷酸脱氨酶缺乏病和除酸性麦芽糖酶以外的所有糖原累积病的有效手段。肌腺苷酸脱氨酶缺乏病的患者乳酸浓度正常但几乎没有氨水，而肝糖或糖酵解缺陷病的结果正相反（表119.4和表119.5）。这项试验检查需要恰当的操作才能得到准确合格的结果，而且只有部分患者能达到，如果受试者实验中配合差，会得到假阳性结果[15,107]。最后进行组织分析可进一步验证阳性的结果。

磁共振成像（MRI）提供的是无创性检查，可用来明确病变的分布和严重性，也可用于确定活检的位置[108,109]。磁共振成像和计算机体层摄影术都能显示糖原累积病如酸性麦芽糖酶缺乏病和脱支酶缺乏病，以及某些线粒体肌病的脂肪浸润、肌肉变性或萎缩的区域[109-111]。^{31}P磁共振波谱学可用于测定组织ATP、肌苷和无机磷酸的含量[112]。这一技术能够在运动时随着代谢转换测定组织的pH，既无创又无害。这项技术已经应用于McArdle病和磷酸果糖激酶缺乏病患者的诊断，即在缺血运动试验期间证明了磷酸肌酸的快速下降，而pH几乎无负变化[11,17]。目前已经确定了线粒体肌病患者中至少4种不同形式的代谢性改变[113]。

肌肉活检是诊断代谢性肌病的最重要的检查方法。但是,它是临床诊断的最后一个步骤,而且要到已经做出了所有的预备性诊断后才能进行活检。活检部位的选择很重要，最理想的是不损伤已出现肌无力临床表现的肌肉(通过肌肉注射、EMG电极针或早期活检)。如果是不明显的肌无力，可通过引导在EMG异常区对应的身体对侧区域活检。严重受累的肌肉不能活检,如横纹肌溶解症中看到的急性表现。当组织严重扭曲时,肌细胞再生的生化特征混淆其中,MRI是最好的活检定位方法。

常规肌肉组织学的最大的帮助是排除其他原因导致的肌功能失调症状,比如炎症性肌病和肌营养不良。组织化学研究能提供非常重要的且精密客观的信息。通过PAS染色可以检测出糖原代谢病中增加的糖原堆积(图119.7)。通过苏丹红或油红O染色可发现增加的脂质堆积,提示脂质储备性肌病(图119.9)。线粒体肌病中可见到用特殊的Gomori调制的三色染色呈桔红色的肌纤维(图119.10)。酸性磷酸酶染色表明溶酶体酶活性增高,代表酸性麦芽糖酶缺乏病。还原型烟酰胺腺嘌呤二核苷酸(NADH)脱氢一步酶染色和其他氧化酶染色异常均提示线粒体缺乏病。特异性酶缺乏病可通过肌磷酸化酶、磷酸果糖激酶、LDH、细胞色素氧化酶和肌腺苷酸脱氨酶染色来诊断(图119.11)。目前能认识到的可引发疾病的大多数酶的肉毒碱水平和活性缺乏

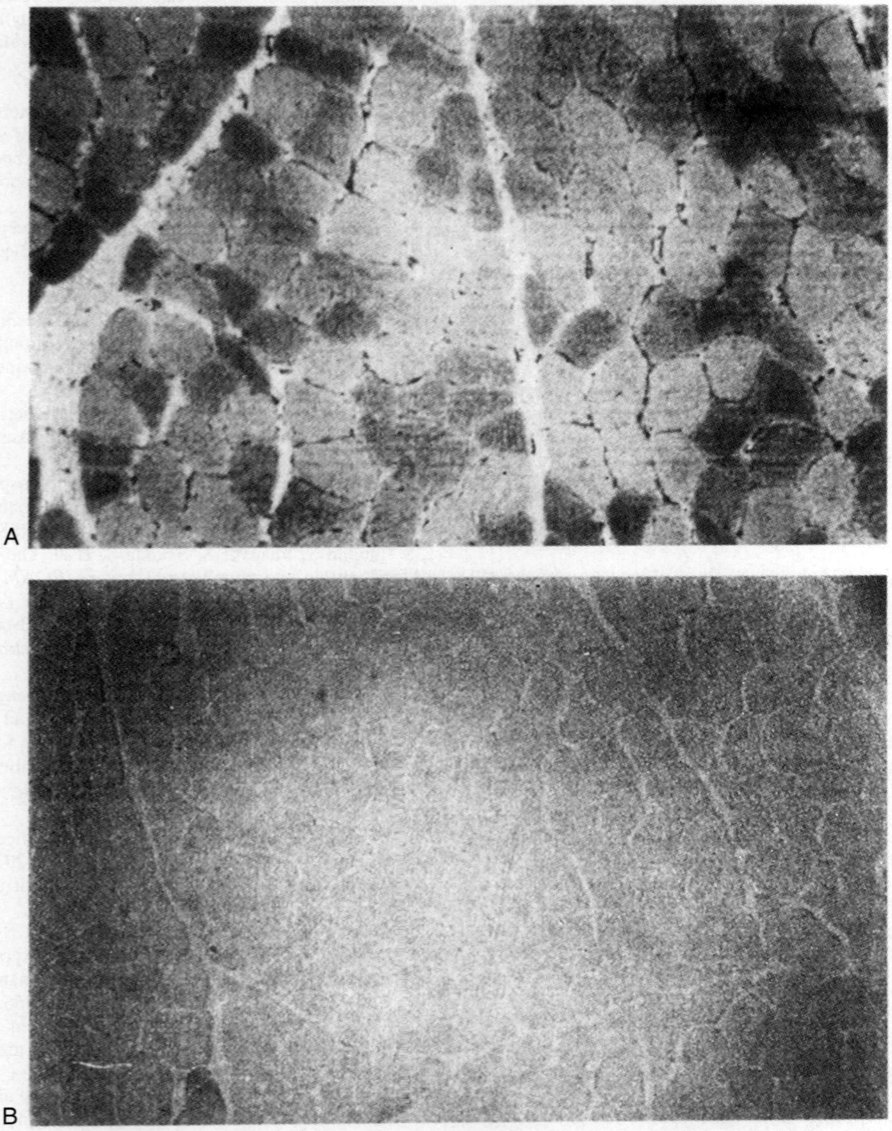

图119.11　(A)正常肌腺苷酸脱氨酶活性的肌肉染色。(B)相同组织、相同染色方法下肌腺苷酸脱氨酶缺乏患者的肌肉。

是在组织匀浆中测定的。

电子显微镜下超微结构分析比光学显微镜对确诊糖原(图119.8)和脂质沉积以及显示线粒体、膜和肌浆网的形态学改变都更加敏感。这种技术将在评价代谢性肌病领域发挥更重要的作用。

也可以有选择性地对某些病例进行分子遗传学试验。已经采用的方法有线粒体DNA分析。肌肉组织鉴定可用来鉴别线粒体DNA基因编码蛋白的体细胞突变或者大量缺失导致的肌病[115]。血液鉴定可用来寻找线粒体DNA的点突变疾病，同样更常见的核DNA突变中的某些突变可造成肌磷酸化酶缺乏病、肌腺苷酸脱氨酶缺乏病或者CPT缺乏病。

(王英姿 译 万瑜 李世民 校)

参考文献

1. McArdle B. Myopathy due to a defect in muscle glycogen breakdown. *Clin Sci* 1951;24:13–35.
2. Mommaerts WFHM, Illingworth B, Pearson CM, et al. A functional disorder of muscle associated with the absence of phosphorylase. *Proc Natl Acad Sci U S A* 1959;45:791–797.
3. Layzer RB. How muscles use fuel. *N Engl J Med* 1991;324:411–412.
4. Wortmann RL. Skeletal muscle biology, physiology, and biochemistry. In: Wortmann RL, ed. *Diseases of skeletal muscle,* 1st ed. Philidelphia: Lippincott Williams & Wilkins, 2000:11–22.
5. Wortmann RL. Metabolic diseases of muscle. In: Wortmann RL, ed. *Diseases of skeletal muscle.* Philadelphia: Lippincott Williams & Wilkins, 2000:157–187.
6. DiMauro S, Lampertic C. Muscle glycogenesis. *Muscle Nerve* 2001; 24:984–999.
7. Bartram C, Edwards R, Clague J, et al. McArdle's disease: a nonsense mutation in exon 1 of the muscle glycogen phosphorylase gene explains some but not all cases. *Hum Mol Genet* 1993;2:1291–1293.
8. Deschauer M, Hertel K, Zierz S. Two novel mutations in the myophosphorylase gene in a patient with McArdle disease. *Muscle Nerve* 2003;27:105–107.
9. Wortmann RL. Myositis or myopathy. *J Rheumatol* 1989;16:1525–1527.

9a. Fleckenstein JL, Peshock RM, Lewis SF, et al. Magnetic resonance imaging of muscle injury and atrophy in glycolytic myopathies. *Muscle Nerve* 1989;12:849–855.

10. Felice KJ, Schneebaum AB, Royden-Jones J Jr. McArdle's disease with late-onset symptoms: case report and review of the literature. *J Neurol Neurosurg Psychiatry* 1992;55:407–408.
11. Bendahan D, Confort-Gouny S, Kozak-Ribbens C, et al. ^{31}P NMR characterization of the metabolic abnormalities associated with the lack of glycogen phosphorylase activity in human forearm muscle. *Biochem Biophys Res Commun* 1992;185:16–21.
12. Sahlin K, Areskoa NH, Haller RG, et al. Impaired oxidative metabolism increases adenine nucleotide breakdown in McArdle's disease. *J Appl Physiol* 1990;69:1231–1235.
13. Haller RG, Lewis SF, Cook JD, et al. Myophosphorylase deficiency impairs muscle oxidative metabolism. *Ann Neurol* 1985;17:196–199.
14. Braakhakke JP, de Bruin MI, Stegeman DF, et al. The second wind phenomenon in McArdle's disease. *Brain* 1986;109:1087–1101.
15. Valen PA, Nakayama DA, Veum J, et al. Myoadenylate deaminase deficiency and forearm ischemic exercise testing. *Arthritis Rheum* 1987;30:661–668.
16. Mineo I, Kono N, Hara N, et al. Myogenic hyperuricemia. A common pathophysiologic feature of glycogenosis types III, V, and VII. *N Engl J Med* 1987;317:75–80.
17. Jensen KE, Jakobsen J, Thomsen C, et al. Improved energy kinetics following high-protein diet in McArdle's syndrome: a ^{31}P magnetic resonance spectroscopy study. *Acta Neurol Scand* 1990;81:499–503.
18. MacLean D, Vissing J, Vissing SF, et al. Oral branched-chain amino acids do not improve exercise capacity in McArdle's disease. *Neurology* 1998;51:1456–1459.
19. Phoenix J, Hopkins P, Bartram C, et al. Effect of vitamin b_6 supplementation in McArdle's disease. A strategic case study. *Neuromuscul Disord* 1998;8:210–212.
20. Vorgerd M, Grehl T, Jager M, et al. Creatine therapy in myophosphorylase deficiency (McArdle disease). *Arch Neurol* 2000;57:856–963.
21. Sernella S, Riepe RE, Langston C, et al. Severe cardiomyopathy in branching enzyme deficiency. *J Pediatr* 1987;111:51–56.
22. Bornermann A, Besser R, Shin YS, et al. A mild adult myopahtic variant of type IV glycogenosis. *Neuromuscul Disord* 1996;6:95–99.
23. Yang-Feng TL, Zhena K, Yu J, et al. Assignment of the human glycogen debrancher gene to chromosome 1P21. *Genomics* 1992;13:931–934.
24. Kiechi S, Kohlandorfer U, Thaler C, et al. Different clinical aspects of debrancher deficiency myopathy. *J Neurol Neurosurg Psychiatry* 1999;67:364–368.
25. Wilkinson D, Tonin P, Shanske S, et al. Clinical and biochemical features of 10 adult patients with muscle phosphorylase kinase deficiency. *Neurology* 1994;44:461–466.
26. Sivakumar J, Vasconeelos O, Goldfarb L, et al. Late-onset muscle weakness in partial phosphofructokinase deficiency: a unique myopathy with vacuolar, abnormal mitochondria, and an absence of the common exon 5/intron 5 junction point mutation. *Neurology* 1996;46:1337–1342.
27. Lewis SF, Vora S, Haller RG. Abnormal oxidative metabolism and O_2 transport in phosphofructokinase deficiency. *J Appl Physiol* 1991;70: 391–398.
28. Haller RG, Lewis SF. Glucose-induced exertional fatigue in muscle phosphofructokinase deficiency. *N Engl J Med* 1991;324:364–369.
29. Bertocci LA, Haller RG, Lewis SF, et al. Abnormal high energy phosphate metabolism in human muscle phosphofructokinase deficiency. *J Appl Physiol* 1991;70:1201–1207.
30. Kono N, Mineo I, Shimizu T, et al. Increased plasma uric acid after exercise in muscle phosphofructokinase deficiency. *Neurology* 1986;36: 106–108.
31. Minco I, Tarui S. Myogenic hyperuricemia: what can we learn from metabolic myopathies? *Muscle Nerve* 1995;3(suppl):S75–S81.
32. Swoboda KJ, Specht L, Jones HR, et al. Infantile phosphofructokinase deficiency with arthrogryposis: clinical benefit of a ketogenic diet. *J Pediatr* 1197;131:932–934.
33. Kreuder J, Borkhardt A, Repp R, et al. Inherited metabolic myopathy and hemolysis due to a mutation in aldolase A. *N Eng J Med* 1996; 334:1100–1104.
34. Tonin P, Shanske S, Miranda AF, et al. Phosphoglycerate kinase deficiency: biochemical and molecular genetic studies in a new myopathic variant (PGK Alberta). *Neurology* 1993;43:387–391.
35. Tsujino S, Shanske S, Sakoda S, et al. The molecular genetic basis of muscle phosphoglycerate mutase (PGAM) deficiency. *Am J Hum Genet* 1993;54:472–477.
36. Comi GP, Fortunato F, Lucchiari S, et al. β-enolase deficiency, a new metabloic myopathy of distal glycosis. *Neurology* 2001;56(suppl 3): A231–A232.
37. Kanno T, Mackawa M. Lactate dehydrogenase M-subunit deficiencies: clinical features, metabolic background, and genetic heterogeneities. *Muscle Nerve* 1995;3(suppl):S54–S60.
38. Martiniuk F, Bodkin M, Tzall S, et al. Isolation and partial characterization of the structural gene for human acid a-glucosidase. *DNA Cell Biol* 1991;10:283–292.
39. Slonim AE, Balone L, Ritz S, et al. Identification of two subtypes of infantile and malfase deficiency. *J Pediatr* 2000;137:283–285.
40. Barohn RJ, McVey AL, DiMauro S. Adult acid maltase deficiency. *Muscle Nerve* 1993;16:672–676.
41. Amalfitano A, McVie-Wylie AJ, Hu H, et al. Systemic correction of the muscle disorder glycogen storage disease type II after hepatic targeting of a modified adenovirus encoding human acid alpha-glucosidase. *Proc Natl Acad Sci U S A* 1999;96:8861–8866.
42. Ausems MGEM, Lochman P, vanDiggelen OP, et al. A diagnostic protocol for adult-onset glycogen storage disease type II. *Neurology* 1999;52:851–853.
43. Engel AG, Angelini C. Carnitine deficiency of skeletal muscle associated with lipid storage myopathy: a new syndrome. *Science* 1973;179: 899–902.

44. Karpati G, Carpenter S, Engel AG, et al. The syndrome of systemic carnitine deficiency: clinical, morphologic, biochemical and pathophysiologic features. *Neurology* 1975;25:16–24.
45. Carrier HM, Berthillier G. Carnitine levels in normal children and adults and in patients with diseased muscle. *Muscle Nerve* 1990;3:326–334.
46. Treem WR, Stanley CA, Finegold DN, et al. Primary carnitine deficiency due to a failure of carnitine transport in kidney, muscle, and fibroblasts. *N Engl J Med* 1988;319:1331–1336.
47. Row PC, Valle D, Brusilow SW. Inborn errors of metabolism referred with Reye's syndrome. A changing pattern. *JAMA* 1988;260:3167–3170.
48. Laub MC, Paetzke-Brunner I, Jaeger G. Serum carnitine during valproic acid therapy. *Epilepsia* 1986;27:559–562.
49. Cederblad G, Fahraeus L, Lindgren K. Plasma carnitine and renal-carnitine clearance during pregnancy. *Am J Clin Nutr* 1986;44 379–383.
50. Strumpf DA, Parker WD, Angelini C. Carnitine deficiency, organic acidemias, and Reye's syndrome. *Neurology* 1985;35:1041–1045.
51. Keith RE. Symptoms of carnitine-like deficiency in a trained runner taking DL-carnitine supplements. *JAMA* 1986;255:1137.
52. Ahmed S, Robertson HT, Golper TA, et al. Multicenter trial of L-carnitine in maintenance hemodialysis patients: II. Clinical and biochemical effects. *Kidney Int* 1990;38:912–918.
53. Turnbull DM, Shepherd IM, Ashworth B, et al. Lipid storage myopathy associated with low acyl-CoA dehydrogenase activities. *Brain* 1988;111:815–828.
54. Lindsley HB, Kepes JJ, Tekkanat KK, et al. Treatment of carnitine palmityltransferase (CPT) deficiency with L-carnitine and riboflavin. *Arthritis Rheum* 1990;33(suppl):S70.
55. Bersen PL, Gabreëls FJM, Ruitenbeck W, et al. Successful treatment of pure myopathy, associated with complex I deficiency, with riboflavin and carnitine. *Arch Neurol* 1991;48:334–338.
56. DiMauro S, DiMauro P. Muscle carnitine palmitoyltransferase deficiency and myoglobinuria. *Science* 1973;182:929–931.
57. Taggart RT, Smail D, Apolito C, et al. Novel mutations associated with carnitine palmitoyltransferase II deficiency. *Hum Mutat* 1999;13:210–220.
58. Vladutiu GD, Bennett MJ, Fisher NM, et al. Phenotypic variability among first-degree relatives with carniting palmitoyltransferase II deficiency. *Muscle Nerve* 2002;26:492–498.
59. Vladutiu GD. Biochemical and molecular correlatives in carnitine palmitoyltransferase II deficiency. *Muscle Nerve* 1999;22:949–951.
60. Carey MP, Poulton K, Hawkins C, et al. Carnitine palmitoyltransferase deficiency with an atypical presentation and ultrastructural mitochondrial abnormalities. *J Neurol Neurosurg Psychiatry* 1987;50:1060–1070.
61. Roe CR, Coates PM. Mitochondrial fatty acid oxidation disorders. In: Scriver CR, Beaudet AL, Sly WS, et al., eds. *The metabolic and molecular bases of inherited disease,* 7th ed. New York: McGraw-Hill, 1995:1501–1533.
62. Ribes A, Riudor, Garavaglia B, et al. Mild or absent clinical signs in twin sisters with short-chain acyl-CoA dehydrogenase deficiency. *Eur J Pediatr* 1998;157:317–320.
63. DiDonato S, Taroni F, Gellera C, et al. Long-chain acyl-CoA dehydrogenase deficiency in muscle in an adult with lipid myopathy. *Neurology* 1988;38:269A–271A.
64. Turnbull DM, Shepherd IM, Ashworth B, et al. Lipid storage myopathy associated with low acyl-CoA dehydrogenase activities. *Brain* 1988;111:815–828.
65. Ogasahara S, Engel AG, Frens D, et al. Muscle coenzyme Q10 deficiency in familial mitochondrial encephalopathy. *Proc Natl Acad Sci U S A* 1989;86:2379–2387.
66. DiMauro S, Schon EA. Mechanisms of disease: mitochondrial respiratory-chain disease. *N Eng J Med* 2003;348:2656–2668.
67. Nardin RA, Johns DR. Mitochondrial dysfunction and neuromuscular disease. *Muscle Nerve* 2001;24:170–191.
68. Morgan-Hughes JA, Cooper JM, Holt IJ, et al. Mitochondrial myopathies: clinical defects. *Biochem Soc Trans* 1990;18:523–526.
69. Campos Y, Garcia A, del Hoyo P, et al. Two pathogenic mutations in the mitochondrial DNA tRNA Leu (UUR) gene (T3258C and A3280G). Moulting in variable clinical phenotypes. *Neuromuscul Disord* 2003;13:416–420.
70. Bouzidi MF, Schagger H, Collombet JM, et al. Decreased expression of ubiquinol-cytochrome C reductase subunits in patients exhibiting mitochondrial myopathy with progressive exercise intolerance. *Neuromusc Disord* 1993;3:599–604.
71. Johnson W, Karpati G, Carpenter S, et al. Late-onset mitochondrial myopathy. *Ann Neurol* 1995;37:16–23.
72. Austin SA, Vriscsendrop FJ, Thandroyen FT, et al. Expanding the phenotype of the 8344 transfer RNAlysine mitochondrial DNA mutation. *Neurology* 1998;51:1447–1450.
73. Vissing J, Salamon MB, Arlien-Sborg P, et al. A new mitochondrial tRNAMet gene mutation in a patient with dystrophic muscle and exercise intolerance. *Neurology* 1998;50:1875–1878.
74. Andreu AL, Brano C, Dunne TC, et al. A nonsense mutation (G15059A) in the cytochrome b gene in a patient with exercise intolerance and myoglobinuria. *Ann Neurol* 1999;45:127–130.
75. Genge A, Karpati G, Arnold D, et al. Familial myopathy with conspicuous depletion of mitochondria in muscle fibers: a morphologically distinct disease. *Neuromuscl Disord* 1995;5:139–144.
76. Kawashima S, Ohta S, Kagawa Y, et al. Widespread tissue distribution of multiple mitochondrial DNA deletions in familial mitochondrial myopathy. *Muscle Nerve* 1994;17:741–746.
77. Vu TH, Sciacco M, Tanji K, et al. Clinical manifestations of mitochondrial DNA depletion. *Neurology* 1998;51:1783–1790.
78. Chariot P, Monnet I, Mouchet M, et al. Determination of the blood lactate: pyruvate ratio as a noninvasive test for the diagnosis of zidovudine myopathy. *Arthritis Rheum* 1994;37:583–586.
79. Tao S-H. Hazard assessment of germanium supplements. *Regul Toxical Pharmacol* 1997;25:211–219.
80. Bardosi A, Scheidt P, Goebel H. Mitochondrial myopathy: a result of clofibrate/etiofibrate treatment? *Acta Neurolopathol* 1985;68:164–168.
81. Wortmann RL. Lipid-lowering agents and myopathy. *Curr Opin Rheumatol* 2002;14:643–647.
82. Waclawik AJ, Linda S, Engel AG. Experimantal lovastatin myopathy. *J Neuropathol Exp Neurol* 1993;52:542–549.
83. Wallace DC. Mitochondrial genetics: a paradigm for aging and degenerative diseases? *Science* 1992;256:628–632.
84. Rifai Z, Welle S, Kamp C, et al. Ragged red fibers in normal aging and inflammatory myopathy. *Ann Neurol* 1995;37:24–29.
85. Blume G, Peesstronk A, Frank B, et al. Polymyositis with cytochrome oxidase negative muscle fibers: early quadriceps weakness and poor response to immunosuppressive therapy. *Brain* 1997;120:39–45.
86. Levine TD, Pestronk A. Inflammatory myopathy with cytochrome oxidase negative fibers: methotrexate treatment. *Muscle Nerve* 1998;21:1724–1728.
87. Harle JR, Pellissier JJ. Polymyalgia rheumatica and mitochondrial myopathy: clinicopathologic and biochemical studies in five cases. *Am J Med* 1992;92:167–172.
88. Reichmann H, Schalke B, Siebel P, et al. Sarcoid myopathy and mitochondrial respiratory chain defects: clinicopathological, biochemistry, and molecular analysis. *Neuromuscul Disord* 1995;5:277–283.
89. Osaki Y, Nichino I, Murakami N, et al. Mitochondrial abnormalities in selenium-deficient myopathy. *Muscle Nerve* 1998;21:637–639.
90. Sato Y, Nakagawa M, Higuchi I, et al. Mitochondrial myopathy and familial thiamine deficiency. *Muscle Nerve* 2000;23:1069–1075.
91. Campos Y, Huertas R, Lorenzo G, et al. Plasma carnitine insufficiency and effectiveness of L-carnitine therapy in patients with mitochondrial myopathy. *Muscle Nerve* 1993;16:150–153.
92. Tarnopolsky M, Martin J. Creatine monohydrate increases strength in patients with neuromuscular disease. *Neurology* 1999;52:854–857.
93. Taivassalo T, DeStefano N, Argon Z. Effects of aerobic training in patients with mitochondrial myopathies. *Neurology* 1998;50:1055–1060.
94. Sabina RL, Holmes EW. Myoadenylate deaminase deficiency. *Neurol Clin* 2000;18:185–194.
95. Tsujino S, Shanske S, Carroll JE, et al. Double trouble: combined myophosphorylase and AMP deaminase deficiency in a child homozygous for nonsense mutations at both loci. *Neuromuscl Disord* 1995;5:263–266.
96. Bruno C, Minnetti C, Shanske S, et al. Combined defects of muscle phosphofructokinase and AMP deaminase in a child with myoglobinuria. *Neurology* 1998;50:296–298.
97. Vladutiu GD. Complex phenotypes in metabolic muscle disease. *Muscle Nerve* 2000;23:1157–1159.
98. Morisaki T, Gross M, Morisaki H, et al. Molecular basis of AMP deaminase deficiency in skeletal muscle. *Proc Natl Acad Sci U S A* 1992;89:6457–6461.

99. Gross M, Rotzer E, Kolle P, et al. A G468-T AMPD1 mutant allele contributes to the high incidence of myoadenylate deaminase deficiency on the Caucasian population. *Neuromuscul Disord* 2002;12: 558–565.
100. Morisaki H, Morisaki T, Newby LK, et al. Alternative splicing: a mechanism for phenotypic rescue of a common inherited defect. *J Clin Invest* 1993;91:2275–2280.
101. Sieb JP, Gillesen TS. Iatrogenic and toxic myopathies. *Muscle Nerve* 2002;27:142–156.
102. Wortmann RL, Vladutiu GD. The clinical laboratory evaluating the patient with noninflammatory myopathy. *Curr Opin Rheumatol* 2001;3:1–7.
103. Wortmann RL, DiMauro S. Differentiating idiopathic inflammatory myopathies from metabolic myopathies. *Rheum Dis Clin North Am* 2002;28:759–778.
104. Hood D, Van Lente F, Estes M. Serum enzyme alterations in chronic muscle disease. A biopsy-based diagnostic assessment. *Am J Clin Pathol* 1991;95:402–407.
105. Worrall JG, Phongasthorn V, Hooper RJL, et al. Racial variation in serum creatine kinase unrelated to lean body mass. *Br J Rheumatol* 1990;29:371–373.
106. Simmons Z, Peterlin Bl, Boyer PJ, et al. Muscle biopsy in the evaluation of patients with modestly elevated creatine kinase levels. *Muscle Nerve* 2003;27:242–246.
107. Sinkeler SPT, Daanen HAM, Wevers RA, et al. The relation between blood lactate and ammonia in ischemic handgrip exercise. *Muscle Nerve* 1985;8:523–527.
108. Lamminen AE. Magnetic resonance imaging of primary skeletal muscle diseases: patterns of distribution and severity of involvement. *Br J Radiol* 1990;63:946–950.
109. Park JH, Olsen NJ. Imaging of skeletal muscle. In: Wortmann RL, ed. *Diseases of skeletal muscle*. Philadelphia: Lippincott Williams & Wilkins, 1999.
110. Fleckenstein JL, Haller RG, Girson MS, et al. Focal muscle lesions in mitochondrial myopathy: MR imaging and evaluation. *J Magn Reson Imaging* 1993;2(suppl):121.
111. De Jager AE, van der Vleit TM, van der Ree TC, et al. Muscle computed tomography in adult-onset acid maltase deficiency. *Muscle Nerve* 1998;21:398–400.
112. Argov Z, Lofberg M, Arnold DL. Insights into muscle diseases gained by phosphorus magnetic resonance spectroscopy. *Muscle Nerve* 2000; 23:1316–1334.
113. Matthews PM, Allaire C, Shoubridge EA, et al. *In vivo* muscle magnetic resonance spectroscopy in the clinical investigation of mitochondrial disease. *Neurology* 1991;41:114.
114. Vladutiu GD. The molecular diagnosis of the metabolic myopathies. *Neurol Clin* 2000;18:53–104.
115. Vu TH, Tanj K, Pallotti F, et al. Analysis of mtDNA deletions in muscle by *in situ* hybridization. *Muscle Nerve* 2000;23:80–85.

第120章

褐黄病、血色素沉着病和Wilson病

H. Ralph Schumacher

一、尿黑酸尿和褐黄病

尿黑酸尿是一种以尿中存在尿黑酸（氧化后尿呈现黑褐色）为特征的遗传性疾病。尿黑酸尿这个词，指碱性溶液对氧的一种亲和力，是在1859年由Boedeker根据阿拉伯语“碱性”和希腊语“贪婪地吸收”两词融合新创的。新鲜尿液碱化后，加速了尿黑酸的聚合作月，尿液变黑了。褐黄病指尿黑酸尿患者的结缔组织呈现黑蓝色色素沉着，通常在耳软骨、皮肤和巩膜处表现明显。该词是1866年Vichow创造的，他描述了这种色素沉着在显微镜下表现为褐黄色或黑黄色。

尿黑酸尿本身并无临床症状。当色素沉积在软骨和其他连接组织（即褐黄病）时才发生临床症状和体征。尿黑酸尿和褐黄病之间的这种关系是在1902年由Albrecht首先提出的，表120.1列出了这些疾病的特征和相关的骨骼肌肉表现。

1584年，Scribonius对一位排黑尿的男孩进行了最早的临床观察。1859年，Boedeker从尿黑酸尿患者的尿中首先分离出了尿黑酸。1891年，Wolkow和Bauman确定了该化合物的化学结构为2,5-双羟苯基乙酸并将其命名为尿黑酸。1958年，Ladu及同事[1]证实尿黑酸尿、褐黄病脊椎关节强硬及周围关节病患者的肝脏缺乏尿黑酸氧化酶。

（一）生化疾病的特点

尿黑酸尿是由芳香族氨基酸酪氨酸代谢途径缺陷所致。正常情况下，尿黑酸的苯环被尿黑酸氧化酶（HGO）所切除，形成马来酸乙酰乙酸。LaDu等[1]测定了褐黄病患者和对照组患者的肝组织匀浆，证实尿黑酸尿患者的酶活性基本类似于对照组患者，只有HGO活性完全缺乏。有趣的是，尽管明显缺乏马来酸乙酰乙酸底物，尿黑酸尿患者的肝脏中仍存在马来酸乙酰乙酸异构酶，它仅来源于尿黑酸的代谢。在缺乏底物的情况下存在该酶证明酶的表达并不依赖于底物的存在。

（二）遗传因素

尿黑酸尿是常染色体隐性遗传病，其基因定位于染色体3q2上[2,3]。各种无义、反义和其他突变已被报道涉及HGO基因的大多外显子[4]。特殊突变和临床疾病之间并无关联[4]。一个家族连续几代发病可能是纯合子和杂合子近亲结婚的结果。关于尿黑酸尿的遗传概念最初是由Garrod提出的，经过对几个有完整家谱的家族进行研究得到补充和完善[5]。在一个患有黑尿酸尿的家族中，十人中有八人携带人类白细胞抗体HLA-B27[6]。

（三）尿黑酸尿的实验室检查

尿黑酸尿患者新鲜的尿液颜色正常，不会马上变黑，除非它是碱性的或含有少于正常浓度的维生素C或其他还原剂。当尿黑酸氧化后，尿就会变成黑褐色[7]。

应用比色法测量时可发现褐黄病患者血清和尿液尿酸呈假阳性升高。但经尿酸酶光谱光度技术测量后发现，该值正常[7]。

（四）尿黑酸尿的诊断实验

关于尿黑酸尿，有几个假设但非特异性的实验。这些实验是基于尿黑酸还原特点的颜色反应。将一滴尿滴

表120.1 尿黑酸尿、褐黄病、褐黄病性脊椎关节强硬及周围关节病的诊断特点

尿黑酸尿
尿变黑
碱化
站立
当用Benedict试剂检测尿糖时，并有桔黄色沉淀
阳性家族史
褐黄病
皮肤和软骨的色素沉着
耳廓、耳膜和耳垢
巩膜
颧骨区、鼻、腋窝和腹股沟皮肤
前列腺结石
褐黄病性脊椎关节强硬
椎间盘钙化和骨化
不相称的小骨赘病
骶髂关节融合和非竹状脊椎
无腰椎脊柱前凸
典型的脊柱僵硬弯曲及膝关节屈曲姿态
褐黄病性周围关节病
膝关节、肩关节和臀最易受累
关节液含少量的非炎性尿黑酸，偶尔伴焦磷酸钙结晶相关的炎症
滑膜中含易碎的软骨片段和色素
骨软骨中常见关节小体常见
手足的小关节通常不受影响

在相纸上，出现的黑点表明被银还原。将NaOH加入新鲜尿液中，尿黑酸立刻被氧化，尿液迅速变黑。已证实可以使用特异的光谱光度法定量测定尿液中的尿黑酸[7]。

（五）褐黄病的病理特征

褐黄病病变源于很多组织的细胞间和细胞内色素沉积。色素的化学组成尚未明确，可能是源于尿黑酸的聚合体。苯醌乙酰乙酸可能是中介物，当其与结缔组织结合时，可以参与聚合过程，导致色素沉着最终形成[8]。尿黑酸优先浓聚于结缔组织，但在聚合前该过程是可逆的[8]。尿黑酸可在体外抑制羟(基)赖氨酸的形成。褐黄病易侵犯富含羟(基)赖氨酸胶原的软骨，可能部分与此相关。已证实尿黑酸对培养的软骨细胞的生长具损害效应[10]。典型的病理改变包括不溶性的黑色素样色素沉着颗粒，通常见于皮肤和皮下组织、关节软骨、椎间盘(包括纤维环和髓核)、气管软骨、肾小管上皮细胞以及胰岛。色素颗粒渗入大、中、微动脉臂，包括主动脉、肺动脉、冠状动脉和肾动脉。

（六）褐黄病的临床特征

尿黑酸尿患者在30~40岁后几乎都会发生褐黄病。目前平均诊断年龄是29岁[11]。耳软骨，特别是外耳和对耳轮经常受累，当其出现不规则增厚和无法弯曲时，呈现暗蓝灰色。透照耳郭时，可见明显的不透明色素沉着区。外耳道的耳垢通常是黑色的，鼓膜周围呈灰黑色。很多长期褐黄病患者听力受损。巩膜的色素沉着通常位于角膜和内或外眼角边缘之间的小块区域。颧骨上皮肤、鼻子、腋窝和腹股沟经常有色素沉着。

色素沉积在椎间盘和大关节的关节软骨导致强直性脊柱炎和周围性关节病。约15%~20%的褐黄病患者存在大的心脏杂音，主要是收缩期杂音[12]。色素沉积在瓣膜和动脉瓣上可能与小叶和尖端畸形有关。临床明显的动脉瓣狭窄可以采用换瓣治疗方法[13]。

大多数男性患者发生前列腺结石，直肠指检时可以摸到。表现为排尿困难和尿频。结石可以自行排出或外科清除。结石呈黑色，包含褐黄病色素沉着和磷酸钙盐。

1.褐黄病性强直性脊柱炎

大多数褐黄病患者30岁以后会发生椎关节强硬。症状通常包括下背部强直和不适。约10%~15%的褐黄病患者的椎关节强硬发作时伴髓核突出[12]。这些病例的症状和体征与无褐黄病的典型椎间盘突出很难区分。椎关节强硬最早侵犯的部位是腰椎，几年以后，背部、颈部脊柱也会受累。下背部强直会逐渐进展成硬化和正常的腰椎生理弯曲消失。很多病例都会出现腰椎脊柱后凸，X线片变化明显，但症状很轻。还可能发生椎管狭窄。

脊柱X线片上最早的变化包括腰椎椎间盘间薄片状钙化，实际上是骨化(图120.1)。结晶学研究显示椎间盘中的钙是羟磷灰石[14]。成人椎间盘钙化的X线片证据是特征性的褐黄病，但不具备诊断意义，因为假痛风、血色素沉着病、慢性呼吸瘫痪型脊髓灰质炎、任何起源的脊柱融合以及偶尔在其他疾病中也可见到类似改变。也可见继发性脊柱狭窄。骨赘通常很小。椎间盘物质的分裂似乎解释了其放射线透射性，称为真空椎间盘[15]。与强直性脊柱炎相反，褐黄病性椎关节强硬的骶髂关节并不融合，但可能表现为退行性变；关节面X线片表现正常，没有“竹节样”环状骨化。多椎体间隙的明显狭窄导致其高度变矮。脊柱畸形和前突引起患者膝关节弯曲和基底增宽。该姿势提示患者患褐黄病性椎关

节强硬，其步态类似于强直性脊柱炎患者(图120.2)。

2.褐黄病性周围关节病

周围关节也可发生退行性关节炎，但会晚于椎关节强硬，而且发生率很低。主要受累的关节是膝、肩、髋关节，且发生率逐渐下降。疼痛、僵硬、爆裂声、挛缩性弯曲和活动受限是其主要特点。周围关节的症状通常先于X线片改变。一半以上病例出现积液。滑膜液通常是清晰的，呈黄色的黏性液体，暴露于碱性液中也不变黑。

虽然可以证实存在尿黑酸，但其浓度比在尿液中低得多。偶尔可以看见褐黄病性软骨的黑色斑点漂浮在液体中[16,17]。Hüttl[18]报道的白细胞计数为112~700/mm^3，主要是单核细胞。有时细胞内有黑色包含物，似乎是吞噬了软骨所含有的褐黄病性色素沉着造成的（图120.3)。滑膜或滑膜液中可能含有无炎性的焦磷酸钙结晶[17-20](第4和第116章)，或患者可能有典型的假痛风急性发作，滑膜液白细胞计数升高[20]。

关节软骨的色素沉着先出现在深层，表面相对较少。主要出现在切线带的基质和软骨细胞。软骨细胞可发生坏死。在电子显微镜下，色素沉着与软骨的胶原纤维表面相关，但与滑膜无关[19,22]。色素沉着的关节软骨易碎，会破裂成微小的碎片，散布在滑膜组织中（图120.4)。碎片可被吞噬[23]，引起外体反应，诱导被称为骨软骨体的新骨组织形成[24](图120.5)。这些小体直径几厘米，在膝关节周围容易摸到。其通常没有压痛并可自由活动，当其影响运动时，必须外科切除。

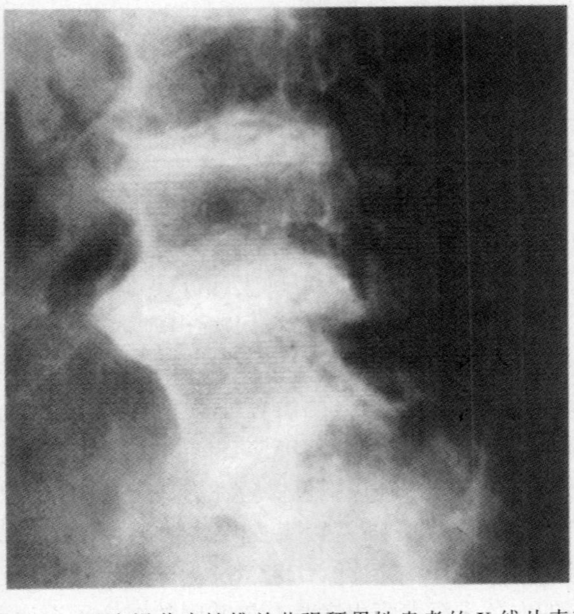

图 120.1 55 岁褐黄病性椎关节强硬男性患者的 X 线片表现。注意椎间盘的钙化，骨赘很小。

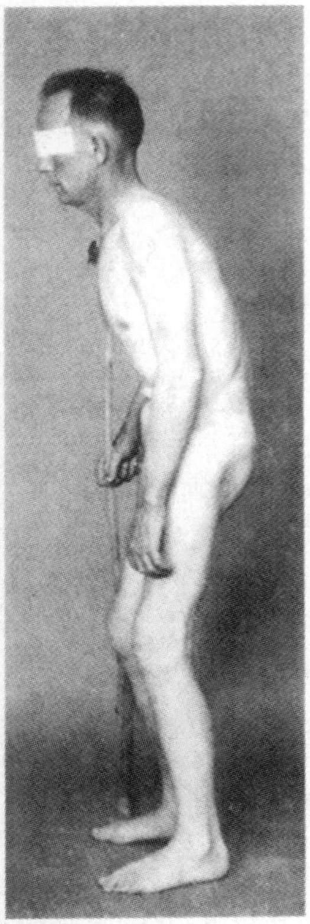

图 120.2 褐黄病性椎关节强硬患者的典型站姿，向前屈身，无腰椎生理弯曲，膝髋弯曲，分腿站立。这位 40 岁男性变矮了 6寸。

褐黄病性关节炎大的周围关节的X线片表现实际上很难与原发性骨关节炎(OA)相区分，主要是关节间隙狭窄、边缘小的骨赘和骨质象牙化。关节镜或外科手术中偶尔会遇到黑色色素沉着[25]，应考虑该诊断。可能出现髋臼前突[19]。关节附近的韧带或肌腱可发生骨化或钙化[26]。已经报道了深层色素破裂和褐黄病性跟腱增厚。50%的患者接受了膝、髋和少见的肩关节替换[11]。

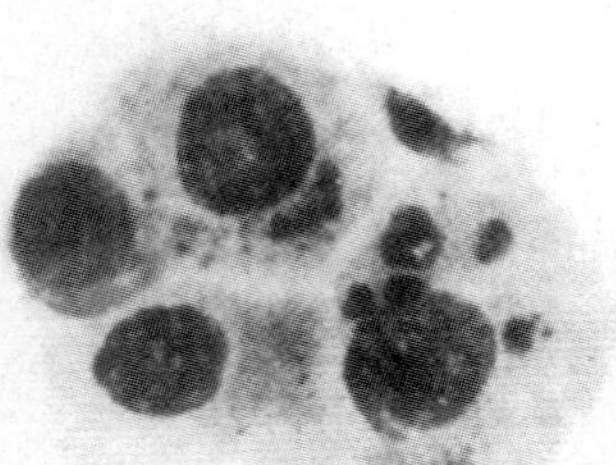

图 120.3 褐黄病性关节病滑膜液中的单核细胞。深色的细胞质包涵物似乎是被吞噬的色素沉着碎片(Giemsa 染色，原始放大 1250 倍)。(From Huttl S. Synovial effusion. A nosographic and diagnostic study. Part I. *Acta Rheum Baln Pistiniana* 1970;5:1–100, with permission.)

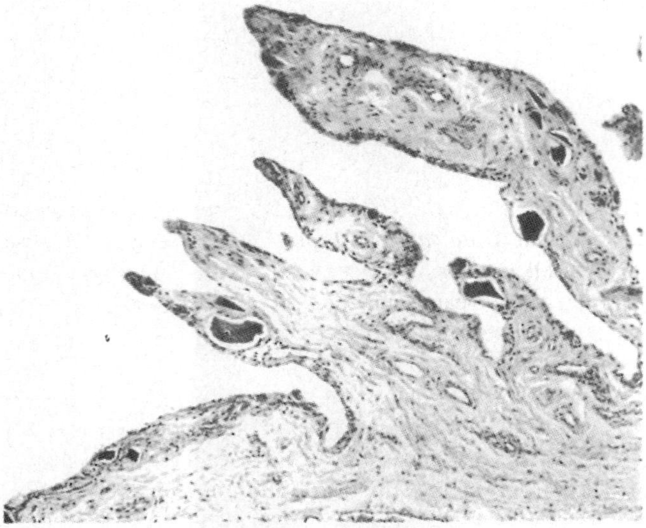

图 120.4 褐黄病性关节病的滑膜组织。黑色色素沉着的软骨位于组织表面之内。碎片边缘锐利是其特征。一些空白区存在伴轻度滑膜反应的异体细胞反应。也存在相关的淋巴细胞和浆细胞浸润(曙红染色,原始放大 90 倍)。

与类风湿性关节炎(RA)和骨关节炎(OA)相反,褐黄病患者手足的小关节很少受累。

(七)褐黄病的实验性尿黑酸尿的产生

大鼠喂养8%的L-酪氨酸18~24个月后,可在关节囊和软骨处产生色素沉积和退行性关节炎,类似于人类自然发生的尿黑酸尿的关节表现[27]。软骨色素沉着类似于黑色素,包括酚衍生物,如尿黑酸或其代谢产物醋酸苯醌。曾报道过突变的小鼠可引起高水平的尿黑酸尿,但并无褐黄病[28]。

长期服用阿的平后可发生与退行性关节炎相关的结

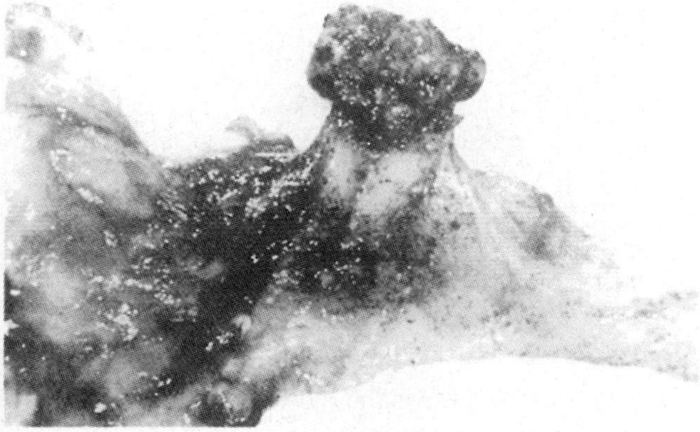

图 120.5 褐黄病性关节病的滑膜组织。其中存在大量色素沉着。代替软骨碎片的骨软骨反应在中央形成息肉样的结节。

缔组织粗大的带蓝黑色色素沉着,而没有尿黑酸尿。非裔美国人使用对苯二酚漂白膏时可发生褐黄病样皮肤色素沉着,主要是由于巨大的纤维发生了弹力纤维病造成的[29]。应用含酚的敷料剂可产生具有尿黑酸尿和关节病的褐黄病。转移性恶性黑色素瘤并不发生软骨色素沉着。据报道甲基多巴治疗后可见黑色色素沉着的肋软骨[30]。

(八)治疗

应用基因治疗或弥补HGO缺陷进行治疗尚不可行。有人曾尝试应用低苯丙氨酸和酪氨酸饮食来治疗患者,但不幸的是味道很差。尿黑酸从尿中的排出可以减少,但晚期关节病患者的临床表现变化很小。尚未尝试在褐黄病发生前的很早期就开始这种饮食。减少蛋白摄入也能减少尿中的尿黑酸水平,但不适用于常规治疗。虽然大剂量的抗坏血酸维生素C并不能降低总的尿黑酸水平,但对实验性尿黑酸尿大鼠可减少其与结缔组织的结合,在体外可逆转尿黑酸诱导的软骨细胞生长抑制[31]。尽管如此,在人类褐黄病的限制试验中长期应用抗坏血酸维生素C仍无效[32]。使用阻断尿黑酸形成的药物,如尼替西农已被推荐为实验性方案。

症状的评估具有重大的实用价值。止痛剂、关节托(一种限制关节过分使用的工具)和减重可提供一些帮助。肾上腺皮质激素、X线照射、酪氨酸酶、胰岛素、各种维生素和保泰松均无效。通常需要进行髋关节和膝关节置换术,并已获得成功[33]。

二、血色素沉着病

血色素沉着病是一种以很多器官和组织发生过量的铁沉积和纤维化为特征的慢性疾病,未经治疗的患者可发生严重功能障碍。该病在1865年由Trousseau首先发现。它以一种临床可发现的形式发生,美国的发生率近1/2 500,在北欧血统的人群中最常见,男性比女性多5倍。常见的临床表现包括肝肿大和肝硬化、皮肤色素沉着(大多源于黑色素增加)、糖尿病、其他内分泌障碍和心衰[34,35]。干燥综合征也有报道,可能与其他风湿性疾病相混淆[36]。20%~40%的患者可发生关节病。血色素沉着病经常是特发性的,1935年Sheldon首先发现其家族发病率增高[35]。以常染色体隐性方式遗传。现已识别6号染色体上的HFE1基因突变导致编码蛋白的282位酪氨酸替换成半胱氨酸(C282Y)。一些研究发现至少80%的血色素沉着病患者具有该基因的纯合子突变[37]。编码蛋白类似于Ⅰ类主要组织相容性复合物(MHC)

蛋白,可修饰β_2-MG的结合。有趣的是,敲除β_2-MG的大鼠可发生铁过载,也可发现其他少见的突变。63位氨基酸天(门)冬氨酸替换组氨酸的纯合子突变(H63D)和杂合子H63D/C282Y突变也与疾病相关。据报道总共有6个位点与血色素沉着病相关。少见的青少年型血色素沉着病的基因突变主要位于1号染色体长臂,称为HFE2[38]。位于7q22染色体的转铁蛋白受体基因突变也与血色素沉着病相关[39]。在所有病例中,铁吸收均过量。很多年后才发生明显的过载,所以初始症状更常见于40~60岁。表120.2和120.3列出了血色素沉着病的诊断特点及其相关的关节病。

(一)病理特点和发病机制

在受累组织以及别处可用组织学方法识别含铁血黄素。铁沉积最多的是肝脏,最常通过肝活检进行确诊。肝脏和其他器官的实质性细胞中可见大量含铁血黄素。铁被限制在网状内皮组织中称为含铁血黄素沉积症,不产生血色素沉着病的临床表现。虽然有人怀疑,但还未证实铁是引起组织损害的原因。单纯的实验性铁过载尚未产生血色素沉着病样的器官纤维化。铁可能以不同于营养缺陷、酒精或其他尚未发现的遗传因素的方式起作用。

(二)诊断

最重要的诊断性实验室检查是血清铁浓度和转铁蛋白饱和度。在血色素沉着病患者中,二者均升高,但在溶血性贫血和其他临床情况时也可能升高。转铁蛋白饱和度大于50%应考虑血色素沉着病;大于62%应进一步进行肝活检[40]。血清铁蛋白浓度经常增高,但在硬化前病变期[41]可以正常,炎症也可导致非特异性增高。HFE1的聚合酶链反应(PCR)检测可识别纯合子或杂合子,后者不可能受累。此外,纯合子也仅有一部分发生临床疾病。MRI显示T1加权像信号减低,表明肝脏铁过载[42]。为了确定组织铁沉积的程度和组织受损的程度,以及为了筛查肝细胞瘤,需要进行肝活检。一例次黄嘌呤鸟嘌呤磷酸核糖基转移酶缺陷的血色素沉着病患者,其血清铁浓度和转铁蛋白饱和度正常[43]。

表120.2 血色素沉着病的诊断特点

铁沉积性肝硬化,主要是在肝细胞中
铁在其他器官中沉积,引起心肌病、糖尿病或其他内分泌障碍
皮肤色素沉着,大部分是黑色素
血清铁浓度增高,铁结合能力饱和

表120.3 血色素沉着病性骨关节病的诊断特点

退行性关节病
掌指关节、近端、远端指间关节、髋骨和膝关节易受累
软骨钙质沉着症
滑膜内衬细胞铁沉积

(三)血色素沉着病的临床特征

1.骨质稀少症

可见骨的弥漫性脱矿化,但很难查明其发生率及其与血色素沉着病的关系。一项研究发现,32名患者中有9名患有骨质疏松,其严重性与铁过载程度相关[44]。不伴有关节周围脱矿化的手的弥漫性骨质稀少症在RA中很常见。性功能低下可能也是一个重要因素[45]。血清钙、磷和碱磷酶水平正常。活检标本显示骨质疏松,而不是软骨病。实验性急性铁过载可能导致铁沉积在成骨细胞和骨小梁中,并伴有成骨细胞数目和活性的减少[46]。因为骨质稀少症也可见于酒精性肝硬化患者,故其与铁代谢缺陷并不总是直接相关。

2.退行性关节病和软骨钙质沉着症

1964年报道了首例与血色素沉着病相关的关节病[47],从那以后又相继报道了300余例[48-53]。关节受累中最常见的类型是退变,在约20%~81%的血色素沉着病患者中可以发生[44,50]。初发年龄从20岁到70岁不等,但60岁左右最常见。关节病的初发时间通常与血色素沉着病其他症状的发生时间接近,但关节症状和表现可提前于血色素沉着病的其他症状,因此可作为诊断的首要线索[49,54-55]。有时,关节症状也可在多年以后才注意到,甚至在放血治疗结束后才发现。

手、膝和髋最常受累,踝和足等其他关节也可能受累[56]。手的特征性表现是固定的,即掌指关节和近端、远端指间关节轻度扩大。第二和第三掌指关节最常受累(图120.6)。这些关节是僵硬的且活动受限,未见皮温升高和红斑。没有尺侧偏斜,通常双侧对称受累。若有疼痛,则会在活动后加重。晨僵通常少于半小时。关节病可逐渐进展。偶尔会发生急性炎症,其是否总是由相关的软骨钙质沉着症和结晶诱发的滑膜炎引起尚不能肯定。类风湿因子检测呈阴性。血沉偶尔增高。血尿酸水平大多正常,偶尔降低[43]。

掌指关节和近端、远端指间关节具有特征性的X线片表现。可见关节间隙变窄且不规则、软骨下囊肿、软骨下硬化、骨质增生和钩样骨赘[47,57](图120.7)。30%~60%的关节病患者,特别是老年患者的X线片也可见软骨钙质沉着症。关节病的其他X线片表现类似于OA和特发性软骨钙质沉着症的手部表现,很难进行区分。特发性软骨钙质沉着症中罕见第四和第五掌指关节受累,如果出现则提示可能有潜在的血色素沉着病。另一项研究显示髋骨X线片中软骨和骨之间存在异常的条纹[58]。

滑液通常无感染性炎症,白细胞计数低(主要是单核细胞),黏稠呈淡黄色。滑膜液中的铁水平与血清铁水平相当[51]。滑膜组织显示明显的铁沉积,主要位于滑膜内衬细胞,深层细胞中也有。苏木素和伊红染色可见金棕色含铁血黄素颗粒,也可被普鲁士蓝染色(图120.8)。在电镜下,可见铁主要沉积在B型或合成的(成

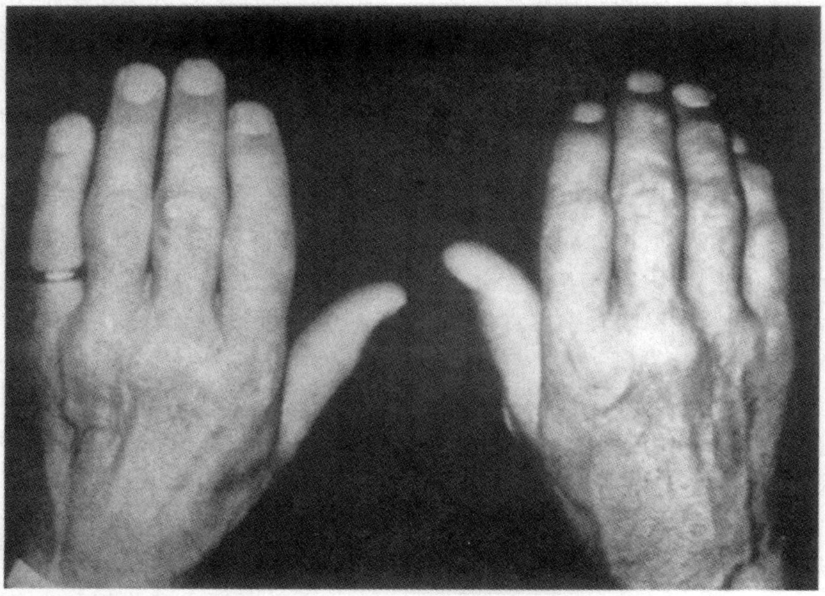

图 120.6 45 岁男性血色素沉着病患者的双手照片。注意其掌指关节和近端、远端指间关节的多节疣状膨大,他不能充分伸展关节。

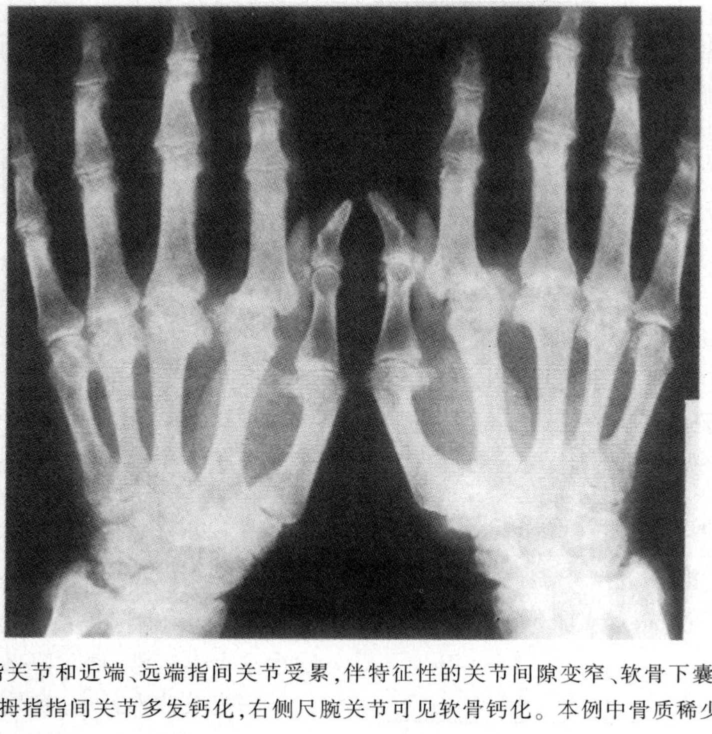

图 120.7 双手 X 线片显示掌指关节和近端、远端指间关节受累,伴特征性的关节间隙变窄、软骨下囊性病变、关节间隙不规则、半脱位、骨赘和骨性硬化区域。左手拇指指间关节多发钙化,右侧尺腕关节可见软骨钙化。本例中骨质稀少症很轻。

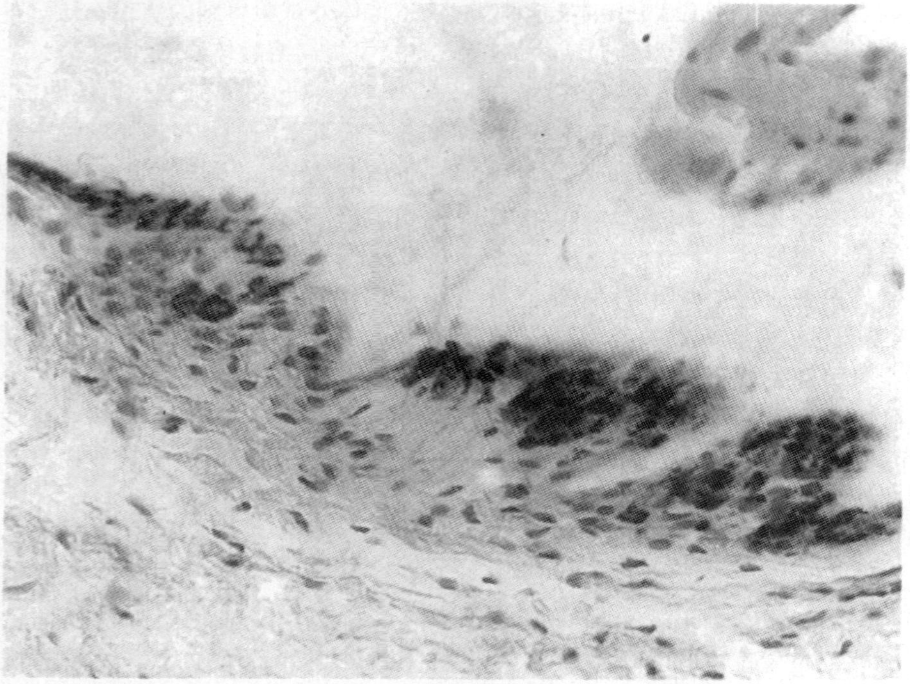

图 120.8　血色素沉着病患者的滑膜内衬细胞内的铁微粒被深普鲁士蓝染色(原始放大 400 倍)。

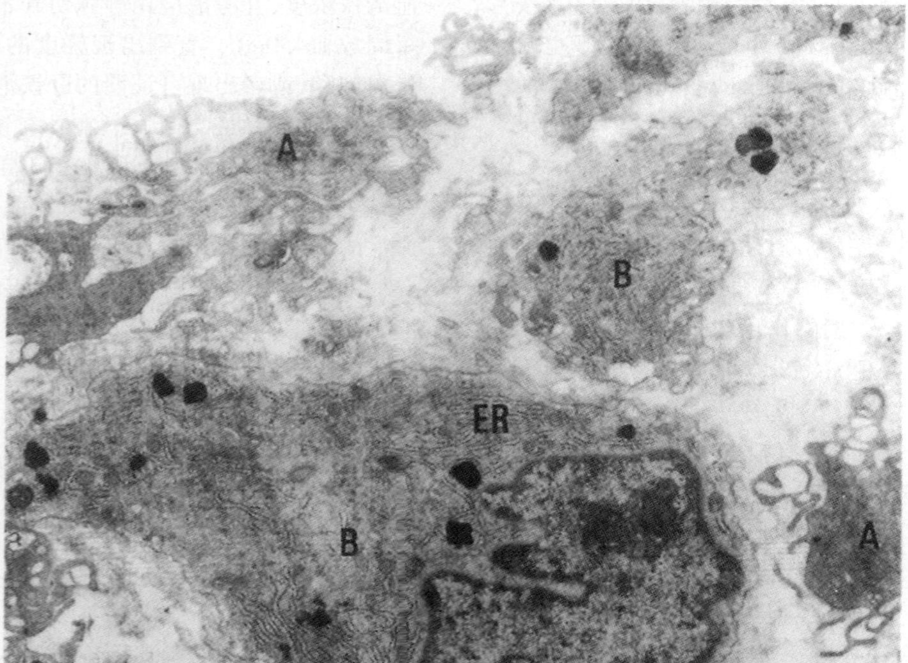

图 120.9　电镜下血色素沉着病患者的 B 型滑膜内衬细胞(B)中电子致密的铁沉积照片。(B)型细胞主要有合成功能并含有丰富的内质网(ER)。A 型细胞(A)内富含丝状伪足和空泡,可以确信其吞噬能力更强。它们不含铁(原始放大 13 000 倍)。

纤维细胞的)滑膜内衬细胞中[59](图120.9)。本病滑膜液中的铁的分布不同于关节积血、RA和其他疾病,这些疾病铁沉积可能是由于肉眼或电镜下可见的关节内出血而导致的,铁大多沉积在深层细胞和巨噬细胞上。此外,血色素沉着病患者滑液的细胞膜上可见轻度内衬细胞增生、纤维化和散在的慢性炎症细胞。尚无急性炎症发作期滑膜液活检的报道。

尽管血色素沉着病患者的软骨钙质沉着病通常合并退行性关节炎,但是也可以是单一的关节表现[54]。常常可以在膝关节的半月板和关节软骨内检查出存在钙化,当然也可发生在腕、指、肘、肩、髋、踝、趾、耻骨联合、椎间盘以及关节周围软组织和黏液囊中。

青少年型血色素沉着病患者中出现的关节病和骨病较少见,临床表现与成人大致相同[60,61]。

软骨的铁染色也已发现,显色在沿骨化线的软骨细胞上,而结晶沉积处无显色[59,62]。同样,X线衍射和化学分析研究在软骨钙化的位置也没有发现铁[50,62]。目前还没有检测关节周围和黏液囊钙化中钙盐类型的研究报道。电镜下观察发现,血色素沉着病软骨和滑膜液中的结晶成分是羟磷灰石(第4章)[59,62]。即使在X线片检查中没有见到钙化,在光学和电子显微镜下也常常可以确诊软骨中含有碳灰石或焦磷酸钙结晶[62]。

(四)关节病的可能机制

有一种推测是铁直接或者间接地导致了骨关节病,这种说法比较有吸引力,但还没有形成定论。输血性肺铁质沉着症患者偶有关节病的报道[63,64],这提示除了铁以外还有其他因素的作用。球形红细胞增多症患者仅在同时也有血色素沉着病基因杂合的情况下才出现进展性的铁过载[65]。许多铁负载的贫血患者尚未进展到组织损害就已死亡。有报道Bantu铁质沉着患者出现无菌性坏死和骨量减少,但无其他关节病。给实验鼠负荷铁剂发现其仅在初生时形成软骨退化变质,这提示铁剂毒性作用早期开始阶段的重要性[66]。铁主要集中在滑膜液或软骨的合成型细胞中,通过改变这些细胞生成的蛋白、多糖或胶原导致关节破坏。体外枸橼酸铁至少是部分通过下调前列腺素E_2(PGE_2)刺激滑膜液的成纤维细胞增生[67]。铁可以通过细胞膜上的脂质过氧化作用损伤软骨细胞或者其他细胞。目前已经发表了铁或者转铁蛋白饱和可以通过几种途径影响免疫系统的综述[68]。三价铁离子能不可逆地氧化抗坏血酸并能损伤脯氨酸羟基化,因此促进了胶原形成的缺乏[66]。铁可以通过结合结缔组织蛋白多糖产生损伤,就像体外试验得到的结果一样。有些铁存在于溶酶体中,可提高溶酶体酶的释放。

在体外,铁可抑制焦磷酸酶,并以这种方式增加软骨钙质沉着病的焦磷酸钙的沉积[69]。在家兔关节试验性的滑膜铁沉着中,还观察到其抑制关节内焦磷酸钙的清除[70]。有些关节病患者[70]甲状旁腺激素水平升高[48-75]。主要的关节破坏位点尚未确定。软骨是最多被推测产生退化变性的结构,但是软骨下骨或者滑膜也是较重要的受累部位,因为软骨依靠这些组织获取营养。在进展型肝病、糖尿病、广泛的骨量减少或者其他内分泌疾病和关节病变之间没有发现相关性。有报道在某些病例中同时存在典型的RA,所以关节病变并非是一种铁致病的类风湿性疾病。

(五)治疗

血色素沉着病通用的治疗方法是直接迅速做静脉切开术,排除过多的铁,这样可能会逆转心功能衰竭,改善肝功能及糖尿病。这种处理的效果更多依赖于受损害的组织数量。应当以预防为主,所以要检查相关的血清铁浓度,并考虑应用静脉切开术。静脉切开术通常每周放血450mL,直到出现轻度的缺铁性贫血及转铁蛋白饱和,或者出现可证明的肝铁消耗为止。静脉切开术一般需要持续2~3个月。在补充铁时,要避免同时饮酒和服用过量维生素C,因为它们能增加铁吸收。患者在铁过载期间禁食生的贝类海产品,以减少弧菌脓毒血症的危险,脓毒血症可以导致感染性关节炎[72]。还需要辅助治疗糖尿病、肝病及心功能衰竭。静脉切开术不能预防关节炎,关节炎和软骨钙质沉着病是不断进展的[50],并且在治疗性静脉切开术后,还能进展为临床关节炎。一项体外进行的研究显示,二价游离铁可抑制新生焦磷酸钙结晶,这提示静脉切开术消耗二价铁离子能够去除焦磷酸钙形成的抑制因子[73]。在出现临床和X线片检查可发现的关节炎以前,不可逆的结缔组织和关节改变已经形成很长时间了。对症治疗关节炎时使用镇痛药、非类固醇消炎药和全身范围的运动锻炼都有一定的帮助。尽管如此,治疗仍不是很顺利。无对照的试验性治疗包括秋水仙碱、抗疟药或四环素都还没有出现理想的效果,还需要更进一步的研究。虽然在假体膝关节成形术后18个月出现了远期功能下降,但是人工合成的假体髋和膝关节成形术已在重病患者中取得了成功。

三、Wilson病

肝豆状核变性(Wilson病),是在1912年由Wilson描述的一种罕见疾病，其特征性的表现为角膜边缘的金棕色色素环,称为Kayser-Fleischer环,有时仅在裂隙灯检查时才可以见到，另外还有基底神经节变性和肝硬化。本病是常染色体遗传性疾病,相关基因为ATP7B并累及铜的转运,已经确定其位于染色体13q14.3上。已发现了多种突变。最常见的突变结果是氨基酸1 069位点上的组氨酸变为谷氨酰胺[75,76]。有一种快速PCR试验的方法可以用来检测这种突变[75]。初始症状出现年龄为4~50岁。神经系统症状经常是最早出现的,包括震颤、强直、构音障碍、共济失调和性格改变。肝脏的病变类似于慢性肝炎,也能导致爆发性肝功能衰竭。许多患者还进展为肾小管疾病，表现为氨基酸尿症、蛋白尿、糖尿、尿石、磷酸盐尿、尿酸化功能缺陷和尿酸尿。尿酸尿常常引起血清尿酸水平低。可出现溶血性贫血，自然病程是致死性的[77]。

本病有特征性的铜代谢障碍[78]。在肝脏、脑和其他组织中,铜浓度升高,尿铜排泄增加,血清铜结合蛋白、血浆铜蓝蛋白以及总血清铜浓度下降。最可靠的检查是测定肝脏的铜浓度。虽然潜在的机理不清,但是目前可以证明铜的吸收增加了。铜过多可引起组织损伤。对许多患者来说,从身体中动员出铜能够使症状得到改善。尽管至少有95%的患者可以见到Kayser-Fleischer环,但是Kayser-Fleischer环并不是特异性体征，在其他疾病中也可以见到[79]。表120.4列举了Wilson病的骨关节改变。

表120.4　Wilson病骨关节改变

骨去矿化
偶发性佝偻病或肾小管病引起的骨软化症
过早的退行性关节炎伴明显的软骨下骨破碎
主要累及腕关节和膝关节,也可累及其他关节
关节周围钙化及骨碎片

(一)Wilson病的临床表现

1.骨量减少

25%~50%的Wilson病患者可出现骨去矿化，并已经得到X线片检查的验证[80,81]。骨量减少可以见于任何年龄，而且是无症状的。偶尔可见病理性骨折。其他患者均被证实存在佝偻病[82]或者肾小管疾病引起的骨软化症。

2.关节病

1957年Boudin等[83]第一次报道了Wilson病的关节病。关节病变罕见于儿童但可累及50%以上的成人患者。这个研究涉及的患者大多数在20~40岁,累及的病变关节范围很广,从有无症状的X线片表现到有明显症状的早期OA[80,81,84-89]。X线片上可以见到散在的软骨下骨破碎,软骨排列不规则及腕、手、肘、肩、髋和膝关节边缘硬化(图120.10)。软骨间隙通常变窄。与常见的OA不同的是,本病发病年龄早,主要累及腕关节。有些患者存在很小的关节周围囊肿[89]、脊椎呈楔形和边缘不规则[89]、分离性骨软骨炎以及髌骨软化[84],这些表现都与Wilson病有关。关节周围钙化是常见的表现,许多这种钙化出现在韧带、肌腱和关节囊处,其他地方的钙化代表有过骨折。偶有软骨钙质沉着病的X线片表现[84,85,89],还不清楚软骨钙质沉着病的原因。虽然通过元素分析

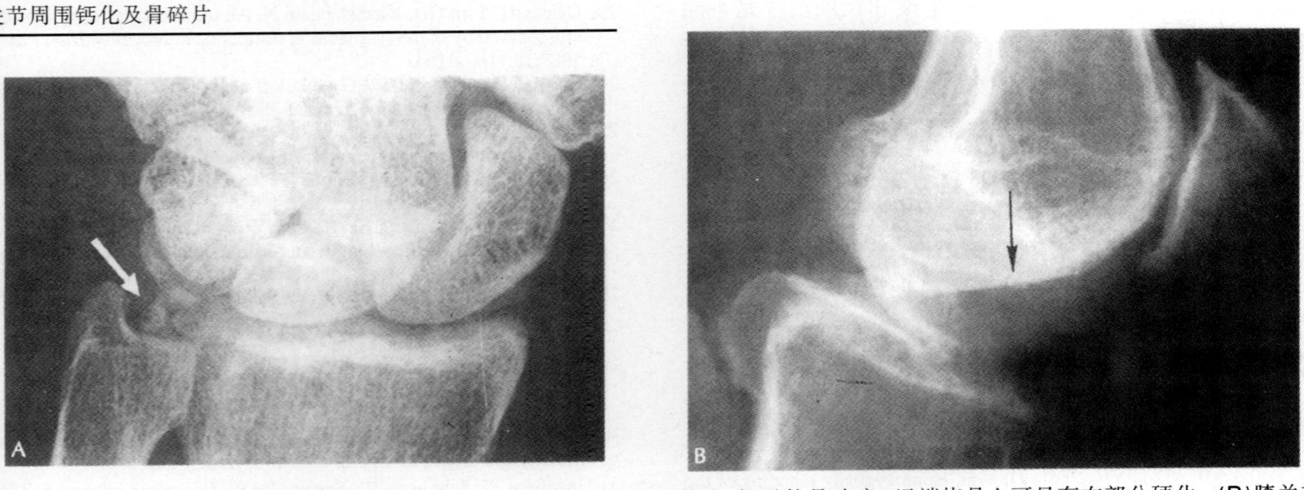

图 120.10　30 岁 Wilson 病妇女的关节病变。(A)腕关节多处小骨片(箭头)提示软骨破碎。远端桡骨上可见存在部分硬化。(B)膝关节小骨片在胫腓关节附近。髌骨后表面可见明显的髌骨软化伴骨刺生成。外侧股骨髁关节骨皮质不规则,提示有骨断裂(箭头)。

已经证实有的软骨中存在铜，但是在光学和电子显微镜下都没有发现铜结晶[81]。较早的报道在椎间盘内发现了焦磷酸钙结晶。常伴有少量清亮、黏稠的关节渗出，细胞个数约200~300/cm^3，主要是单核细胞[84,86]。没有滑膜液铜和铜蓝蛋白水平的研究报道。滑膜活检仅有轻度的内衬细胞和少量的慢性炎症细胞增生[86,87]。有一例病例报道了经元素分析确定滑膜液中存在铜和铁[87]。

目前尚未发现本病的严重性、僵直状态和震颤、骨量减少以及肝脏、肾脏疾病和关节病变之间的相关性。主要的病理表现发生在软骨或软骨下骨，但是没有这些组织的组织学或化学研究指导。尽管 Wilson 病引起的关节病变相对轻微，但有一种推论认为，它仍类似于血色素沉着病的关节病。在这两种疾病中，金属物质过多可能是直接或者间接导致关节病变的机制。短期铜负载试验不引起关节病变。铜对关节软骨细胞效应的体外试验研究已经在进行中，现有一份报道显示，其增加了胶原产量[90]。Mc Carty 和 Pepe [60]观察到二价铜离子在体外条件下可抑制无机焦磷酸酶，这与二价铁离子相同，从而提示这种抑制作用可能是 Wilson 病和血色素沉着病患者焦磷酸钙沉积引起软骨钙质沉着病的一种机制。曾有报道肝脏肥大的骨性关节病合并发生 Wilson 病[91]。

（二）治疗

D-青霉胺，口服1~4g/d，这种螯合药物可以成功地从组织动员铜并明确改善许多患者的精神和神经症状。本病需要终生治疗。低铜饮食和硫化钾也有益于降低铜的吸收。对于仅有生化异常而无症状的患者，早期服用D-青霉胺可以预防症状出现[92]。偶有D-青霉胺治疗中患者仍进展为关节病变的病例。早期和长期治疗是否能减少骨关节病的发生还不清楚。青霉胺引起的多发性肌炎或者狼疮样综合征极少见(第42章)。5例Wilson病合并急性多发性肌炎的患者使用青霉胺进行了治疗[85]。在妊娠期服用青霉胺的安全性还存在争论[93,94]。锌[95]、曲恩汀(一种新型螯合药[94])或者四硫钼酸盐治疗适用于对青霉胺不耐受的患者。肝脏移植已经获得成功。

（崔景秋 译　李世民 校）

参考文献

1. LaDu BN, Zannoni VG, Laster L, et al. The nature of the defect in tyrosine metabolism in alcaptonuria. *J Biol Chem* 1958;230:251–260.
2. Pollak MR, Chou YH, Cerda JJ, et al. Homozygosity mapping of the gene for alkaptonuria to chromosome 3q2. *Nat Genet* 1993;5:201–204.
3. Fernandez-Canon JM, Granadino B, Beltran-Valero de Bernabe D, et al. The molecular basis of alkaptonuria. *Nat Genet* 1996;14:19–24.
4. Phornphutkul C, Introne WJ, Gahl WA. Alkaptonuria. *N Engl J Med* 2003;348:1408.
5. Knox WE. Sir Archibald Garrod's inborn errors of metabolism. II. Alkaptonuria. *Am J Hum Genet* 1958;10:95–124.
6. Gaucher A, Pourel J, Raffoux C, et al. HLA antigens and alkaptonuria. *J Rheumatol* 1977;3(suppl):97–100.
7. Lustberg TJ, Schulman JD, Seegmiller JE. The preparation and identifiaction of various adducts of oxidized homogentisic acid and the development of a new sensitive colorimetric assay for homogentisic acid. *Clin Chem Acta* 1971; 35:325–333.
8. Zannoni VG, Malawista SE, LaDu BN. Studies on ochronosis. II. Studies on benzoquinoneacetic acid, a probable intermediate in the connective tissue pigmentation of alcaptonuria. *Arthritis Rheum* 1962; 5:547–556.
9. Murray JC, Lindberg KA, Pinnell SR. *In vitro* inhibition of chick embryo lysyl hydroxylase by homogentisic acid. *J Clin Invest* 1977;59: 1071–1079.
10. Angeles AP, Badger R, Gruber H, et al. Chondrocyte growth inhibition induced by homogentisic acid and its partial prevention with ascorbic acid. *J Rheumatol* 1989;16:512–517.
11. Phornphutkul C, Intone WJ, Perry MB, et al. Natural history of alkaptonuria. *N Engl J Med* 2002;347:2111–2121.
12. O'Brien WM, LaDu DN, Bunim JJ. Biochemistry pathologic and clinical aspects of alcaptonuria, ochronosis and ochronotic arthropathy. *Am J Med* 1963;34:813–838.
13. Levine HD, Paris AF, Holdworth DE, et al. Aortic valve replacement for ochronosis of the aortic valve. *Chest* 1978;74:466–467.
14. Bywaters EGL, Dorling J, Sutor J. Ochronosis densification. *Arthritis Rheum Dis* 1970;29:563(abst).
15. Deeb Z, Frayha R. Multiple vacuum disks, an early sign of ochronosis: radiologic findings in 2 biopsies. *J Rheumatol* 1976;3:82–87.
16. Hunter T, Gordon DA, Ogryzlo MA. The ground pepper sign of synovial fluid: a new diagnostic feature of ochronosis. *J Rheumatol* 1974; 1:45–53.
17. Reginato AJ, Schumacher HR, Martinez VA. Ochronotic arthropathy with calcium pyrophosphate crystal deposition. *Arthritis Rheum* 1973; 16:705–714.
18. Hüttl S. Synovial effusion. A nosographic and diagnostic study. Part I. *Acta Rheum Baln Pistiniana* 1970;5:1–100.
19. Schumacher HR, Holdsworth DE. Ochronotic arthropathy. 1. Clinicopathologic studies. *Semin Arthritis Rheum* 1977;6:207–246.
20. McClure J, Smith PS, Gramp AA. Calcium pyrophosphate dihydrate (CPPD) deposition in ochronotic arthropathy. *J Clin Pathol* 1983;36: 894–902.
21. Rynes RJ, Sosman JL, Holdsworth DE. Pseudogout in ochronosis: report of a case. *Arthritis Rheum* 1975;18:21–25.
22. Mohr W, Wessinghage D, Lendschaw E. Die Ultrastruktur von Hyalinem Knorpel und Gelenkkapsel-gewebe bei der alkaptonurischen Ochronose. *Z Rheumatol* 1980;39:55–73.
23. Gaines JJ, Tom GD, Khankhaniam N. An ultrastructural and light microscopic study of the synovium in ochronotic arthropathy. *Hum Pathol* 1987;18:1160–1164.
24. O'Brien WM, Banfield WG, Sokoloff L. Studies on the pathogenesis of ochronotic arthropathy. *Arthritis Rheum* 1961;4:137–152.
25. Lurie DP, Musil D. Knee arthropathy in ochronosis: diagnosis by arthroscopy with ultrastructural features. *J Rheumatol* 1984;11:101–103.
26. MacKenzie CR, Major P, Hunter T. Tendon involvement in a case of ochronosis. *J Rheumatol* 1982;9:634–636.
27. Blivaiss BB, Rosenberg EF, Katuzov H, et al. Experimental ochronosis: induction in rats by long-term feeding of L-tyrosine. *Arch Pathol* 1966;82:45–53.
28. Montagutelli X, Laloutette A, Coude M, et al. AKU, a mutation of the mouse homologous to human alkaptonuria, maps to chromosome 16. *Genomics* 1994;19:9–11.
29. Horshaw RA, Zimmerman KG, Menter A. Ochronosis-like pigmentation from hydroquinone bleaching creams in American blacks. *Arch Dermatol* 1985;121:105–108.
30. Rausing A, Rosen U. Black cartilage after therapy with levodopa and methyldopa. *Arch Pathol Lab Med* 1994;118:531–535.
31. Lustberg TJ, Schulman JD, Seegmiller JE. Decreased binding of 14C-homogentisic acid induced by ascorbic acid in connective tissue of rats with experimental alcaptonuria. *Nature* 1970;222:770–771.

32. Forslind K, Wollheim FA, Akkeson B, Ryundholm U. Alkaptonuria and ochronosis in 3 siblings; ascorbic acid treatment monitored by urinary HGA excretion. *Clin Exp Rheumatol* 1988;6:289–292.
33. Carrier DA, Harris CM. Bilateral hip and bilateral knee arthroplasties in a patient with ochronotic arthropathy. *Orthop Rev* 1990;19:1005–1009.
34. Finch SC, Finch CA. Idiopathic hemochromatosis: an iron storage disease. *Medicine* 1955;34:381–430.
35. Sheldon JH. *Haemochromatosis.* London: Oxford University Press, 1935.
36. Blandford RL, Dowdle JR, Stephens MR, et al. Sicca syndrome associated with idiopathic hemochromatosis. *Br Med J* 1979;1(6174):1323.
37. Puéchal X. Genetic hemochromatosis: Why is discovery of the HLA-H gene of interest to rheumatologists. *Rev Rhum (English Edition)* 1997;64:527–529.
38. Roetto A, Totaro A, Cazzola M, et al. Juvenile hemochromatosis locus maps to chromosome 1q. *Am J Hum Genet* 1999;64:1388–1393.
39. Camaschella C, Roetto A, Cali A, et al. The gene TFR2 is mutated in a new type of haemochromatosis mapping to 7q22. *Nat Genet* 2000;25:14–15.
40. Baer DM, Simons JL, Staples RL, et al. Hemochromatosis screening in asymptomatic ambulatory men 30 years of age and older. *Am J Med* 1995;98:464–468.
41. Wands JR, Rowe JA, Mezey SE, et al. Normal serum ferritin concentrations in precirrhotic hemochromatosis. *N Engl J Med* 1976;294:302–305.
42. Murphy FB, Bernardino ME. MR imaging of focal hemochromatosis. *J Comput Assist Tomogr* 1986;10:1044–1046.
43. Rosner IA, Askari AD, McLaren GD, et al. Arthropathy, hypouricemia, and normal serum iron studies in hereditary hemochromatosis. *Am J Med* 1981;70:870–874.
44. Sinigaglia L, Fargian S, Fracanzani AL, et al. Bone and joint involvement in genetic hemochromatosis: role of cirrhosis and iron overload. *J Rheumatol* 1997;24:1809–1813.
45. Diamond T, Stiel D, Posen S. Osteoporosis in hemochromatosis; iron excess, gonadal deficiency or other factors. *Ann Intern Med* 1989;110:430–436.
46. deVernejoul MC, Pointillart A, Golenzer CC, et al. Effects of iron overload on bone remodelling on pigs. *Am J Pathol* 1984;116:377–383.
47. Schumacher HR. Hemochromatosis and arthritis. *Arthritis Rheum* 1964;7:41–50.
48. Delbarre F. Les manifestations ostéo-articulaires de l'hémochromatose. *Presse Med* 1964;72:2973–2978.
49. Dymock IW, Hamilton EB, Laws JW, et al. Arthropathy of hemochromatosis. *Ann Rheum Dis* 1970;29:469–476.
50. Hamilton EB, Bomford AB, Laws JW, et al. The natural history of arthritis in idiopathic hemochromatosis: progression of the clinical and radiological features over 10 years. *Q J Med* 1981;50:321–329.
51. Kra SJ, Hollingsworth JW, Finch SC. Arthritis with synovial iron deposition in a patient with hemochromatosis. *N Engl J Med* 1965;272:1268–1271.
52. Mitrovic D, Mazabraud A, Jaffres R, et al. Etude histologique et histoclinique des lésion articulaires de la chondrocalcinose survenant au cous d'une hémochromatose. *Arch Anat Pathol* 1966;14:264–270.
53. Faraawi R, Harth M, Kertesz A, et al. Arthritis in hemochromatosis. *J Rheumatol* 1993;20:448–452.
54. Gordon DA, Clarke PV, Ogryzlo MA. The chondrocalcific arthropathy of iron overload. *Arch Intern Med* 1974;134:21–28.
55. Tanglao EC, Stern MA, Adudelo CA. Case report: arthropathy as the presenting symptom in hereditary hemochromatosis. *Am J Med Sci* 1996;312:306–309.
56. Jacki SH, Vhi M, Adler CP et al. Predominant ankle arthropathy in hereditary hemochromatosis. *Rheumatology* 1999;38:378–379.
57. Adamson TC, Resnik CS, Guerra J Jr, et al. Hand and wrist arthropathies of hemochromatosis and calcium pyrophosphate deposition disease: distinct radiographic features. *Radiology* 1983;147:377–381.
58. Axford JS, Bomford A, Revell P, et al. Hip arthropathy in genetic hemochromatosis. Radiographic and histologic features. *Arthritis Rheum* 1991;34:357–361.
59. Schumacher HR. Ultrastructural characteristics of the synovial membrane in idiopathic hemochromatosis. *Ann Rheum Dis* 1972;31:465–473.
60. Vaiopoulos G, Papanikolaou G, Politou M, et al. Arthropathy in juvenile hemochromatosis. *Arthritis Rheum* 2003;48:227–230.
61. Goldschmidt H, Spiera H, Schumacher HR Jr, et al. Idiopathic hemochromatosis presenting as arthropathy and amenorrhea in a young woman. *Am J Med* 1987;82:1057–1059.
62. Schumacher HR. Articular cartilage in the degenerative arthropathy of hemochromatosis. *Arthritis Rheum* 1982;25:1460–1468.
63. Abbott DF, Gresham DF. Arthropathy in transfusional hemosiderosis. *Br Med J* 1972;1:418–419.
64. Sella EJ, Goodman AH. Arthropathy secondary to transfusion hemochromatosis. *J Bone Joint Surg* 1973;55A:1077–1081.
65. Mohler DN, Wheby MS. Case report: hemochromatosis heterozygotes may have significant iron overload when they also have hereditary spherocytosis. *Am J Med Sci* 1986;292:320–324.
66. Brighton CT, Bigley EC, Smolenski BI. Iron induced arthritis in immature rabbits. *Arthritis Rheum* 1970;13:849–857.
67. Hisakawa N, Nishiva K, Tahara K, et al. Down regulation by iron of prostaglandin E2 production by human synovial fibroblasts. *Ann Rheum Dis* 1998;57:742–746.
68. DeSousa M, Breedvelt F, Dynesius-Trentham R, et al. Iron, iron binding proteins and immune system cells. *Ann N Y Acad Sci* 1988;526:310–322.
69. McCarty DJ, Pepe PF. Erythrocyte neutral inorganic pyrophosphatase in pseudogout. *J Lab Clin Med* 1972;79:277–284.
70. McCarty DJ, Palmer DW, Garancis JC. Clearance of calcium pyrophosphate dihydrate crystals *in vivo*. III. Effects of synovial hemosiderosis. *Arthritis Rheum* 1981;24:706–710.
71. Pawlotsky Y, Lebantec P, Moirand R, et al. Elevated parathyroid hormone 44–68 and osteoarticular changes in patients with genetic hemochromatosis. *Arthritis Rheum* 1999;42:799–806.
72. Johnson RW, Arnett FC. A fatal case of vibrio vulnificus presenting as septic arthritis. *Arch Intern Med* 2001;161:2616–2618.
73. Cheng PT, Pritzker KP. Ferrous but not ferric ions inhibit de novo formation of calcium pyrophosphate dihydrate crystals: possible relationships to chondrocalcinosis and hemochromatosis. *J Rheumatol* 1988;15:321–324.
74. Wilson SAK. Progressive lenticular degeneration: a familial nervous disease associated with cirrhosis of the liver. *Brain* 1912;34:295–509.
75. Maier-Dobersberger T, Ferenci P, Polli C, et al. Detection of the His 1069 Gln mutation in Wilson's disease by rapid polymerase chain reaction. *Ann Intern Med* 1997;127:21–26.
76. Okada T, Morise T, Takeda Y, Mabuchi H. A new variant of a copper transporting P-type ATPase gene found in patients with Wilson's disease presenting with fulminant hepatic failure. *Gastroenterology* 2000;35:278–283.
77. Dobyns WB, Goldstein NP, Gordon H. Clinical spectrum of Wilson's disease. *Mayo Clin Proc* 1979;54:35–42.
78. Perman JA, Werlin SL, Grand RJ, et al. Laboratory measurements of copper metabolism in the differentiation of chronic active hepatitis and Wilson disease in children. *J Pediatr* 1979;94:564–568.
79. Weinberg LM, Brasitus TA, Leskowitch JH. Fluctuating Kayser-Fleischer-like rings in a jaundiced patient. *Arch Intern Med* 1981;142:246–247.
80. Finby N, Bearn AG. Roentgenographic abnormalities of the skeletal system in Wilson's disease (hepatolenticular degeneration). *AJR* 1958;79:603–611.
81. Mindelzun R, Elkin M, Scheinberg IH, et al. Skeletal changes in Wilson's disease: a radiological study. *Radiology* 1970;94:127–132.
82. Cavallino R, Grossman H. Wilson's disease presenting with rickets. *Radiology* 1968;90:493–494.
83. Boudin G, Pépin B, Barbizet J, et al. Altérations ostéoarticulaires au cours de la dégénérescence hépatolenticulaire. *Bull Soc Med Hop Paris* 1957;73:756–761.
84. Feller E, Schumacher HR. Osteoarticular changes in Wilson's disease. *Arthritis Rheum* 1972;15:259–266.
85. Golding DN, Walshe JM. Arthropathy of Wilson's disease: study of clinical and radiological features in 32 patients. *Ann Rheum Dis* 1977;36:99–111.
86. Kaklamanis P, Spengos M. Osteoarticular change and synovial biopsy findings in Wilson's disease. *Ann Rheum Dis* 1973;32:422–427.
87. Kramer U, Weinberger A, Yarom R, et al. Synovial copper deposition as a possible explanation of arthropathy in Wilson's disease. *Bull Hosp Jt Dis* 1993;52:46–49.

88. Menerey K, Eider W, Brewer GJ, et al. The arthropathy of Wilson's disease. *J Rheumatol* 1988;15:331–337.
89. Zakraoui L, Amara N, Hamza M, et al. Les atteintes articulaires au cours de la maladie de Wilson. *Rev Rhum* 1986;53:345–348.
90. Héraud F, Sanneau C, Harmand M-F. Copper modulation of extracellular matrix synthesis by human articular chondrocytes. *Scand J Rheum* 2002;31:279–284.
91. Pitt P, Mowat A, Williams R, et al. Hepatic hypertrophic osteoarthropathy and liver transplantation. *Ann Rheum Dis* 1994;53:338–390.
92. Sternlieb I, Scheinberg IH. Prevention of Wilson's disease in asymptomatic patients. *N Engl J Med* 1968;278:352–359.
93. Endres W. Penicillamine in pregnancy—to ban or not to ban. *Klin Wochenschr* 1981;59:535–537.
94. Walshe JM. The management of pregnancy in Wilson's disease treated with trientine. *Q J Med* 1986;58:81–87.
95. Brewer GJ, Prasad AS, Cossack Z, et al. Treatment of Wilson's disease with oral zinc. *Clin Res* 1981;29:578A.

第121章

骨骼的健康和疾病

Kenneth G. Saag, Sarah L. Morgan, Xu Cao

本章讨论骨质减少病的病理、流行病学以及诊断和治疗。

一、骨生物学

本篇描述了成骨和破骨的细胞学过程、骨基质重要的物理特性以及主要疾病状态下骨结构的变化。

(一)骨细胞和骨结构

除了骨折和坏死,骨表面均是细胞。暴露的细胞外基质,例如关节软骨,会遭受理化直接损害,而骨的形成与破坏受细胞活动所控制。成骨细胞合成骨与破骨细胞降解骨的平衡决定了骨的质量。狭义或广义的骨骼疾病问题,包括关节炎时骨的侵蚀、肾衰时的骨软化以及骨质疏松症,都是由细胞活动异常所介导。

骨为了适应负荷与修补的需要,会被阶段性替换。血清钙和pH维持了它的矿物质含量,在维持骨矿动态平衡的作用中,骨骼以大大超过其他连接组织替代的速率破坏和再生。反映此平衡的修饰胶原氨基酸-羟基脯氨酸的是骨转换的尿标志物,即使别处胶原充足且饮食摄入影响它的排泌也如此。由于骨参与多种可能彼此矛盾的活动,因此骨细胞活动的控制是复杂的。

(二)骨发育和软骨

骨骼发育依赖于胚胎分裂(体节形成),这在脊柱形成上可以反映出来。主控-调节转录因子家族基因Hox对胚胎骨的早期形成至关重要,包括肢芽诱导。这些主要-调控基因影响下游软骨和骨细胞的反应[1]。原始分裂相关基因,包括Sonic-Hedgehog和增殖促进蛋白纤维母细胞成长因子(FGF),以及螺旋环状的螺旋转录因子Twist,都对肢体生长和骨的间叶细胞前体缩合起调节作用。在基因表达之前,这些分裂、生长和缩合基因即开始发挥功能,包括对骨骼后期分化至关重要的骨形态发生蛋白基因(BMP),它调控骨的复制和连接区的形成,并参与调节进一步的细胞分化。

Hox转录因子代表包含同源区的蛋白家族,其活性对正常骨发育起重要作用。人类和大鼠的Hox基因家族包括39个成员,其同源异形盒序列高度保守。39个基因排成4簇,从HoxA到HoxD,每个分别位于不同的染色体上。在胚胎发育过程中,Hox转录因子对包括躯干和四肢骨骼塑形在内的机体组织起重要作用。Sonic Hedgehog才是激活介导包括分裂和组织分离在内的间叶细胞塑造主要过程的Gli核-转录因子的一种分泌配基。成人骨骼塑形基因与肿瘤发生相关,并认为其可引起严重的遗传性疾病,但是包括EGF、BMP、甲状旁腺激素相关蛋白(PTHrP)及成骨/软骨细胞特异生长因子在内的很多基因会在一生中不断产生,故可能会跟一些疾病(包括关节炎性皮疹)的发生有关。

大多数原始骨骼形成透明软骨;头颅的板状骨和部分锁骨是主要的例外,其形成没有软骨阶段的间叶细胞缩合。在随后的发育中,大多数部位的软骨被骨所替代。从原始的间叶细胞分化而来的软骨形成细胞和软骨细胞,在骨骺和关节软骨的持续生长过程中,仍然能进行细胞分裂。在非矿化的无血管的Ⅱ型胶原基质中软骨细胞以分离的细胞存在,Ⅱ型胶原是一种产生强有力弹性物质的化合物,它能提供力量和抵抗压缩力的亲水糖蛋白(表121.1)。软骨对于钙的平衡并不重要。

软骨是一种模型或脚手架，胚胎发生时软骨有如生长皿，骨在其上形成，成人骨骼中软骨主要存在于减少摩擦的关节内层及特殊结构中。软骨转换成骨是一个多级过程[4-5]，在起始阶段，软骨细胞在尺寸上变大，分泌特殊的蛋白矿化周围的基质。此过程需要1,25(OH)$_2$维生素D，软骨矿化后，破骨细胞降解基质，随后成骨细胞沉积骨(下个小节中描述)。只有矿化的软骨才能被破骨细胞降解，矿化软骨潴留在骨中是石骨症(破骨细胞活性缺陷的一类疾病)的标志。因为软骨没有血管，故代谢迟缓治愈缓慢，软骨细胞包括关节软骨再生缓慢。骨折愈合过程中，形成纤维软骨构成的愈合组织。此种愈合组织形成细胞中的纤维软骨具有类似于透明软骨的特性，含有大量胶原，除Ⅱ型胶原外还有Ⅰ型胶原，这是透明软骨的特点。

软骨转换成骨包含FGF与BMP（维持软骨增殖和表型）间以及Indian hedgehog(ihh)与PTHrP间复杂的相互作用。FGF受体的异常是许多重要生长疾病的发病基础，包括颅骨连接和几种类型手足发育异常。Ihh是保守的最原始信号下游的果蝇基因片断，它可以与调节软骨和骨细胞增殖的许多基因相互作用，包括PTHrP。PTHrP最初称作体液恶性高钙因子，是一种调节成骨细胞和软骨细胞增殖的重要细胞外信号。

在软骨细胞分化过程中有几种重要的转录因子。核转录因子SOX9是软骨细胞分化所必需的，它的缺乏会引起肢体弯曲发育不良。这是一种致命的骨骼发育疾病，表现严重的侏儒，反映出软骨细胞分化是骨骼发育绝对必需的。转录因子cbfal是骨骼发育的关键因子，而且也是骨最特异的转录因子，也是正常的软骨分化所需要的，表明软骨和骨细胞的密切联系[10]。其作用于HOXa2和SOX9[1]。软骨细胞制造很多与成骨细胞所产生的同样的蛋白，在胚胎发育过程中，需要很多同样的因子起调节作用。区分软骨细胞与成骨细胞生长的定性信号大部分依赖于TGF-β和相关的BMP[11]。

(三)骨重塑

骨由成骨细胞产生，破骨细胞降解，二者均是完全分化的细胞类型。具有成骨细胞或破骨细胞特征的骨肿瘤，

表121.1 骨骼细胞的关键特性

软骨细胞
产物：结构：Ⅱ型胶原，聚集聚糠蛋白，Ⅺ型胶原及其他糖蛋白
调节：软骨调节蛋白
发育因子：Hoxa2，Sox9，ihh，转化生长因子β(TGF-β)和相关细胞因子，骨形态发生蛋白
调节信号：系统的：1,25(OH)2维生素D(钙化需要)
局部的：PTHrP，TGF-β，软骨调节蛋白
临床标志物：提出各种糖蛋白标志物，但无一通用
成骨细胞
产物：结构：Ⅰ型胶原，骨钙素(也称骨gla蛋白；它包含转译后修饰氨基酸-τ羧基谷氨酸，其在钙结合时起作用)
调节：RANK配基(RANKL，TRANCE，ODF，OPGL)，osteoprogerin(OPG，OIF)
矿化作用：碱性磷酸酶，缝隙连接(连接蛋白43)
发育因子：Cbfa1(osf 2)和上游软骨-分化信号
调节信号：系统的：PTH；1,25(OH)$_2$维生素D
局部的：无数生理作用不明的细胞因子
临床标志物：碱性磷酸酶的异构体(血清)，骨钙素(组织和体液)
破骨细胞：
产物：酶：Ⅴ型H+依赖的ATP酶，组织蛋白酶K，抗酒石酸磷酸酶
调节：无数非特异性细胞因子
发育因子：集落刺激因子1(CSF1)是前体(单层细胞)形成所必需的，肿瘤坏死因子超家族受体，RANK配基(OPGL)是尤为重要的分化因子，osteoprogerin(OPG)是与RANK配基功能相反的可溶性诱导受体
调节信号：系统的：PTH；1,25(OH)$_2$维生素D
局部的：RANK配基，无数生理作用不明的其它细胞因子
临床标志物：抗酒石酸磷酸酶(组织)，含交叉连接的末端胶原片断(尿或血清)，羟基脯氨酸(尿，特异性差)

分别是骨肉瘤和巨大骨肿瘤。然而,正常情况下,新一代成骨细胞和破骨细胞从前体细胞形成是为了适应成骨或破坏骨的需要。成骨细胞在分化过程中分裂,然后形成被分泌Ⅰ型胶原、骨矿和附属蛋白的缝隙连接相连的薄片层(表121.1)。在成骨细胞用基质包围自身后(随后变为骨细胞),它们仍然具有活性,通过小孔(微管)与骨表面相连。当骨合成下调时,合成的成骨细胞可能发生凋亡。当该部分基质再循环时,骨细胞就被破坏了。类似地,破骨细胞降解了骨表面的一个片断后也经受了凋亡(图121.1)。

矿化骨是不可渗透的,活性骨的表面是以细胞为单位的。此过程是细胞介导的活性过程,经历了骨的病理变化,包括关节周围的骨破坏和骨质疏松。相反,在软骨的退化过程中,毒素的弥散和酶的消化是很重要的。

成骨细胞由多能基质细胞分化而来,多能基质细胞也可以形成成纤维细胞、肌细胞和脂肪细胞[12]。成骨细胞的分化依赖于软骨形成所需要的调节转录因子家族,但成骨细胞的分化主要受cbfal转录因子(也叫osf2,成骨细胞特异因子2)调控[13]。Cbfal缺陷是骨质减少的原因之一[14]。PTH和VitD的转录调控是特色鲜明的,它们是指导成骨细胞终末调控的重要元素[15-16]。PTH刺激成骨细胞增殖和骨合成的程度类似于PTH对骨降解和钙释放的间接刺激作用。PTH对骨降解和骨合成的刺激作用以及随后导致的血清钙增加的差异在于非矿化骨的数量(类骨质)。这是矿化延迟,必须与由于骨的矿化缺陷如VitD缺陷导致的骨软化症相区分。全身均可出现多能成骨形成细胞,但是分化仅限于骨骼,除了遗传性疾病如纤维发育不良逐渐骨化,此病BMP4或fos异位表达[17]。

成骨细胞产生的类骨质主要是Ⅰ型胶原。胶原包括长的甘-脯-x螺旋环重复片断,在合成过程中从Ⅰ型胶原中剪切掉前胶原中的非螺旋状的端肽。前胶原中的端肽,在胶原合成过程中被剪切下来形成成熟的分子,不同于胶原中的端肽,后者是成熟分子的末端肽链,

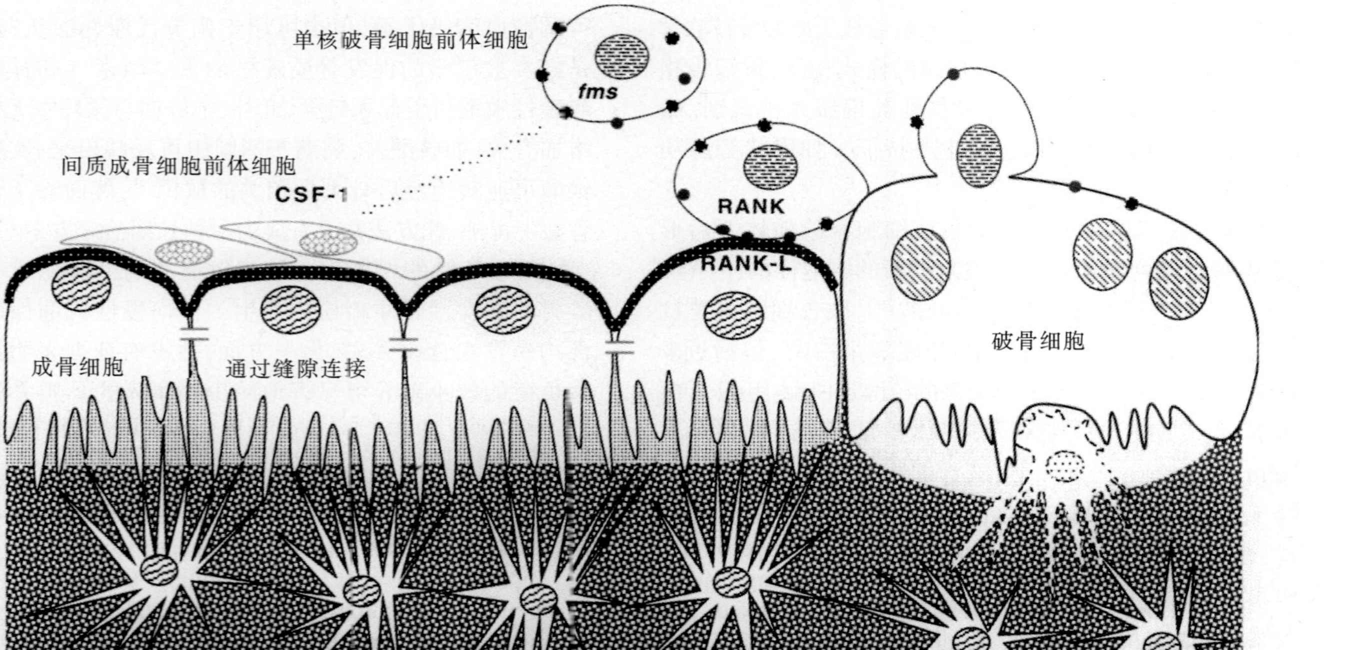

图 121.1　成骨细胞从间叶细胞前体分化而来,产生 CSF-1(fms 的配基,支持巨噬细胞发育)和活化核因子 κB 受体激活剂(RANK)的细胞表面配基,是一种有力的破骨细胞分化信号。在激活骨合成,充当含胞体的过程中,成骨细胞通过缝隙连接;也有未激活状态(大约 80%骨表面通常状况下激活)。成骨细胞分泌包含大量Ⅰ型胶原的基质,产生骨钙素和特征性碱磷酶,均对矿化具有重要作用。然后成骨细胞分泌矿物质埋在基质中,彼此仅靠微管连接。破骨细胞分化于单核细胞前体,在正常转换中,CSF-1 和 RANK 充当主要信号。

包含可作为骨胶原降解标志物的交叉连接(参见下文)。胶原中约一半左右的脯氨酸被翻译后修饰,在脯氨酸羟化酶(一种需要VitC的酶)催化下形成羟脯氨酸。因此,羟脯氨酸(主要经尿排泄)是胶原分解代谢的标志物。然而该方法并不常用,已被胶原降解产物的免疫分析所取代。单个胶原蛋白在赖氨酸氧化酶作用下,以赖氨酸或羟基赖氨酸残端交叉连接,生成了不可溶的纤维。骨胶原是高度交叉连接的,这种交叉连接很难代谢。胶原降解过程中的这些片断(也叫端肽)可循环利用,这些交叉连接是骨再吸收活性的良好标志物(表121.1)。

成骨细胞通过依赖VitD和酶(包括碱性磷酸酶)的过程把以羟磷灰石为基础的矿物质沉积在骨细胞。虽然包括骨钙素在内的附属蛋白可能起一定作用,但是矿物质的沉积过程并未完全明了。骨钙素是一种含γ-羧基谷氨酸的钙结合蛋白[18]。

矿化是一个多步骤的过程,包括一个非特异性的成熟过程,正常情况下可产生均匀一致、定位良好的致密矿化基质。成熟过程的缺陷可导致未成熟编织骨的聚集(通常可看作是原始的骨松质,培养皿上原始骨在软骨模型上形成)。与正常成熟骨规律的模式相比,编织骨相对混乱的胶原束模式,可以轻易地被偏振光所识别。编织骨是骨转换率增高状态的主要特征,如甲状旁腺功能亢进和Paget病。

破骨细胞融合循环中的单核细胞家族前体[19]后形成,特征性地大量表达位于细胞表面的空泡样的H^+-ATP酶[20],该酶可产生降解矿物质的酸[21]。破骨细胞分泌抗酒石酸碱性磷酸酶[22](TRAP)和硫醇蛋白酶,包括近来发现的高效骨胶原降解所需要来的硫醇蛋白酶-组织蛋白酶 K(表121.1)[23-24]。组织蛋白酶K不足可引起Toulouse-Lautrec病。在生理条件下,破骨细胞分化可被各种细胞因子所驱动[26],受体活化的核因子βB配基(RANK配基,也叫ODF或TRANCE,由淋巴细胞和成骨细胞产生)和集落刺激因子CSF-1,fms配基都具有重要作用[27]。天然可溶性RANK受体即OPG也存在,其缺乏可导致动物模型严重的骨质疏松[28]。

破骨细胞和成骨细胞所产生的其他信号和受体,包括IL-1β、IL-6、TNF-α、hep、EGF和fms均在骨中表达,影响破骨细胞的形成和活性,影响骨转换的某些方面,但是它们起重要生理作用的环境却并不清楚。在体外破骨细胞形成时,RANK配基和CSF-1就足够了,在体内它们也很重要,但似乎仅对破骨细胞形成的基本过程起作用,该过程可被许多相关信号修饰。IL-1β和TNF-α可能特别重要,在某些环境中取代或放大RANK配基的作用。酪氨酸激酶受体而非fms也可类似地取代或放大CSF-1信号的作用。骨转换可被很多力量所驱动,包括低钙血症、骨折、酸中毒以及骨骼在负荷作用下屈曲[22]。因此,细胞因子由于局部信号和特殊内环境而在某种程度上划分骨转换,在PTH和VitD调节下,RANK配基和CSF-1是调节全身成骨和破骨活性的平衡的重要因素。

(四)骨转换、骨矿和骨质疏松的起源

骨矿是一种复合钙盐,化学计量接近羟磷灰石,10(Ca^{2+}):6($PO4^{3-}$):2(OH^-)[22]。矿物质的沉积需消耗很多钙和无机碱。相反,溶解矿物质需吸收酸并释放钙。这对造骨和降解骨是很重要的,也就是说骨的形成和溶解需要离子转运过程。羟磷灰石在碱性环境中形成;骨矿形成对碱性磷酸酶的需要是成骨细胞活性转运的一个反映。相反,破骨细胞是分泌活性HCL的细胞,类似于肾脏一样产生酸负荷。

骨的矿物质内容使得它在维持钙及酸碱平衡时成为一个独特的钙和碱当量的来源。长期以来公认骨矿可调控血清钙水平,但也可用于调节代谢性酸负荷,这是经常被忽略的促发骨质疏松的重要因素(如肾病)。实验性喂酸可引起尿钙[29]。此外,绝经期与循环中无机酸增加有关(如硫酸盐,阴离子间隙中可反映出来)实验性饲碱可逆转绝经后骨丢失相关的尿钙[30],然而除了肾小管酸中毒外,此方法并没有成为一种长期治疗方案[31]。很可能随着年龄的增长,肾脏泌H^+能力的下降促成了高龄男性和女性骨质疏松的发生,任何慢性代谢性酸中毒均易发生骨质丢失。另一方面,并没有证据表明饮食酸负荷的较小差异可显著地减少健康人的骨质丢失。

羟磷灰石是很多阴离子(包括具有荧光特性的四环素)的良好亲和底物。因此,通过给患者间隔2周先后服用2次四环素,服用第2次后2~3天行骨活检,可以观察到骨转换的过程。通常取髂嵴进行活检,不脱钙切片以便评估骨矿物质。四环素标记物可以在紫外灯下观察到(图121.2)。

骨矿表面的特性与二磷酸盐的活性相关,它可抑制骨降解。这些化合物聚集在骨表面,主要针对破骨细胞发挥抗代谢功能[31-33]。其他能聚集在羟磷灰石上的物质有肝磷脂,这可能与长期服用肝磷脂对骨量的副作用有关,虽然肝磷脂的具体生化作用尚未明确。

(五)骨结构的区域变异与疾病发生的关系

骨质量大多由皮质骨和骨表面坚固骨的致密板构成,其沿着骨轴方向负重。皮质骨小部分再塑形成小梁

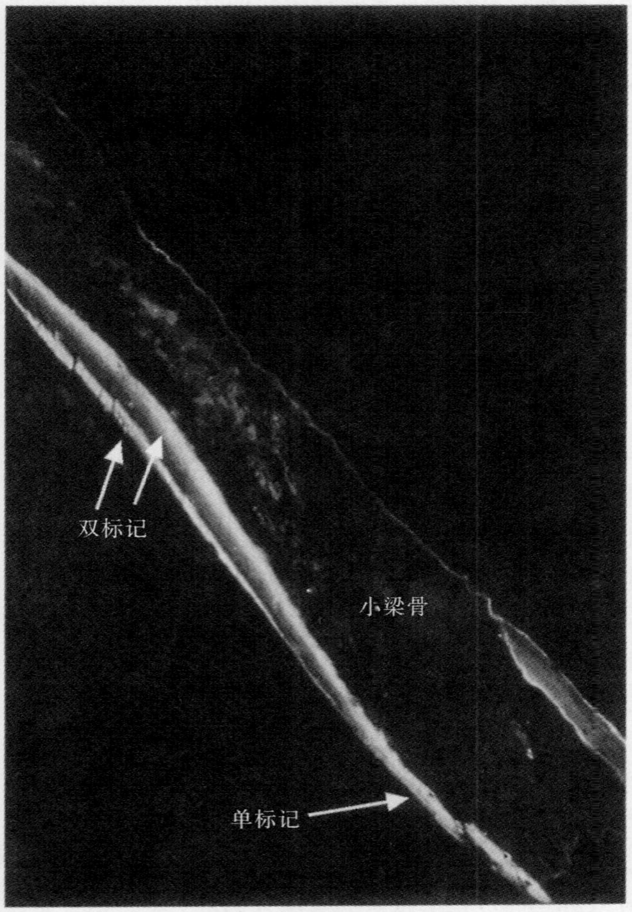

图 121.2　48 岁女性髂嵴活检的双四环素标记的小梁骨，2 周内标记间形成近 10%的小梁骨表面。这表明该位点小梁骨转换间隔是 2 年，该速率相对同性别年龄组正常（原始放大×400）。

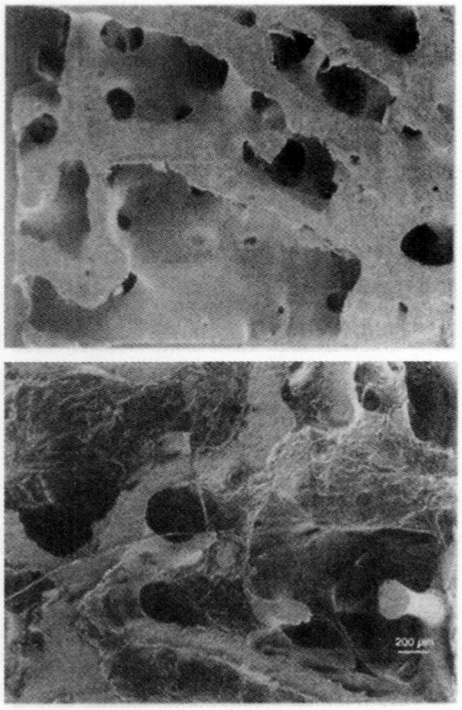

图 121.3　关节下电子显微镜显示小梁骨是薄板骨。左：正常骨，右：骨质疏松患者小梁骨表面易受破骨细胞侵蚀，小梁骨结构可能在某个点减弱，引起断裂。

骨。小梁结构坚实重量轻，在主要沿轴负重时可以起到很好的作用；长骨的轴几乎完全是皮质。相反，关节下的位点和椎体可以从各种角度反方向负重，大多数这种骨是小梁骨。这等于一系列薄板骨将依赖关节位置而发生于各种角度的力均垂直承受。在关节下的位点，小梁骨包含一系列互锁拱形，可将负重指引到皮质骨干。小梁骨的表面积与体积之比率很高，因为只有表面骨具有活性，因此小梁骨主要负责骨的代谢功能，可以快速重塑(图121.2)。高的重塑率和需要维持力量的复杂结构使得小梁骨对代谢性疾病和骨质疏松特别敏感（图 121.3）。负重区小梁骨与皮质骨最高的比率发生在脊柱及长骨和复合关节的连接处，股骨头就是最好的例子。

在成熟的骨骼中只有关节表面保留软骨成分。与传统术语一致，长骨的末端叫做骺。在分泌滑液的关节内衬有骺软骨，坚韧、光滑并具有吸收一定震动的能力。在骨骼的成长过程中，骺通过软骨生长板从杆状骨的膨胀处分离出来，称为干骺端。这种板对骨的纵向生长是必须的，如受伤引起不成熟愈合可导致畸形。长骨的中央轴叫做骨干。

很多病理过程包括肿瘤的发生频率，在不同区域的骨之间发生变异，在很多病例中生理性的压力在特殊区域可被激活。骨细胞可以对作用在特殊环境下满足生长/塑形、抵抗外力及系统钙平衡需要的多种信号发生反应，例如长骨的生长中，干骺端是不断退化的，因为它从宽阔的骨骺转化成较窄的延长骨的轴（图 121.4），并不令人惊奇的是，这是骨巨细胞瘤（构成促破骨细胞的基质细胞）通常发生的位点。

（六）系统因素与细胞活性和骨病理学的关系

骨转换率的生理学影响主要通过PTH和1,25 $(OH)_2VitD$引导。骨对钙磷没有显著的直接反应，对酸中毒的反应大部分也是PTH介导的。

长骨细胞包含足够的PTH受体，其对PTH的反应是依赖于cAMP的[15,34]。PTH刺激后，成骨细胞活性增加了，这与破骨细胞的形成相平行，破骨细胞的效应可能主要是成骨细胞产生的细胞表面的细胞因子所介导的，如OPGL。破骨细胞对PTH的直接反应，而非继发于成骨细胞产物的，可能并不存在。在某些环境中PTH增加可引起骨的净丢失，但是该激素对骨清除并不是特异的，还能增加矿物质（钙）的动员进而增加骨转换。当骨持续暴露在PTH中，尽管传统观点认为它是一种分解代谢因子，但间断应用PTH对晚期骨质疏松是有效的[35-36]。PTHrP与PTH似乎可被遗传复制，因为二者具有相同的N端区域，它们激活1型PTH受体（1型受体，软骨/骨发育中的关健类型[37]），而2型受体是PTH特异的。1型和2型受体是同源的，而且也有相似的功效，不过其特性的描述并不完全。PTHrP是重要的保守发育蛋白，PTH具有调节和发育的双重功效。

因为PTH平行增加骨的形成与降解，矿物质移除的净效应依赖于矿化延迟，PTH刺激的成骨细胞并不能矿化新近形成的骨，导致类骨质增加。肾衰竭患者的甲状旁腺经常可感知低效的钙活性，因为磷酸盐贮留，形成磷酸钙复合物。因此尽管总的血清钙浓度很高，PTH仍能引导骨骼进一步清除矿物质，导致降解循环和矿化不良的快速骨形成（见下文）。该过程也能被驱动到小梁旁纤维样组织形成，即纤维骨炎（图121.5A）。这并不是炎性或纤维组织，当磷酸盐/PTH比例正常化时，该过程可以逆转，例如肾移植后。此外，肾脏执行最终的羟化（1羟化）产生骨化三醇。慢性肾衰患者的骨化三醇经常不足，导致钙吸收和矿化异常，在缺乏足够的替代治疗情况下，易于形成肾性骨软化症。

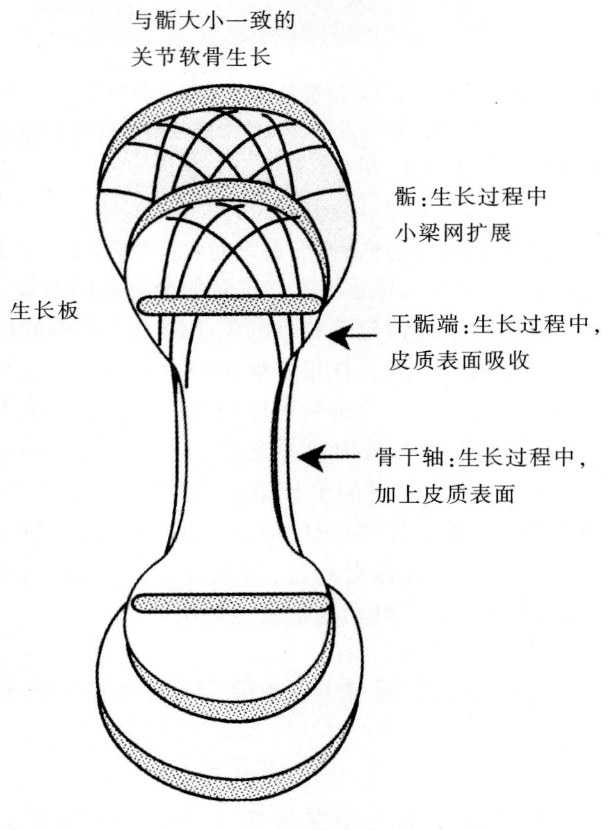

图 121.4　骨代谢的区域变化。在长骨的生长中，干骺端表面退化成延长骨，骨在其内形成。此外，皮质和干骺端反方向生长，基质从内衬细胞移走，小梁骨有复杂的联锁拱型结构，也是系统矿物平衡的主要底物。因此，小梁骨经常再塑重建，易于发生骨质疏松。生长受物理应力和系统激素的调节，虽然整体模式是固定的，但不同部位骨塑建缺陷，就发生肿瘤，反映控制骨形成和吸收的区域差别。调节骨形成和退化的复杂局部调控产生了这些差异。

骨化三醇对成骨细胞和破骨细胞均起作用。软骨和骨的矿化需要维生素D。由于饮食结构的改善和维生素D的补充，儿童营养不良性佝偻病现已不常见，维生素D缺乏可引起成人疾病。除了肾衰时发生的维生素D羟化问题，还有继发于药物的维生素D缺乏，包括某些安定药物和抗生素，消耗维生素D的肿瘤也可引起维生素D缺乏（瘤原性的骨软化症）。在营养不良的老人中饮食缺乏也是常见的原因。维生素D缺乏主要反映在非矿化基质（类骨质）的聚集或骨软化症。如时间较长，则骨软化症可减少骨的转换率，可能导致微骨折、骨痛和严重的骨骼病理学改变，包括股骨骨折（图121.5B）。其他固醇激素对骨的代谢也有很强的作用，包括雌激素、雄激素和皮质类固醇[39-40]。尽管这些固醇激素均很重要，但它们对骨的作用机制却相互矛盾[41-43]。成骨细胞和破骨前体细胞均含雌激素和皮质类固醇激素受体，这些细胞可产生无数固醇反应蛋白。然而此种主要生理作用的详细机制仍需要阐述[44-46]。

负重引起可测量到的骨骼弯曲，正常环境下，对骨形成细胞的功能有积极的作用，反映在体重较重患者和运动员的骨密度上。此种效应的机制有助于成骨细胞的延展反应[47]。然而由于一生中骨骼可转换很多次，故这种获得是可逆的。如截瘫患者的下肢和长期卧床者易发生骨质稀少症就是一个很好的例子。

严重的骨丢失后，骨形成和骨吸收均减少，这称为低转换的骨质疏松（图121.5C）。其中部分可用逃逸机制来解释，骨骼的软弱无力状态某种程度上抑制了细胞活性，可能是负荷作用下过分弯曲所介导的，但精确的机制尚未阐明。在某些病例中，外源性PTH刺激也会起作用。

二、骨质疏松

（一）骨质疏松的定义

2000年NIH骨质疏松论坛定义骨质疏松为“一种

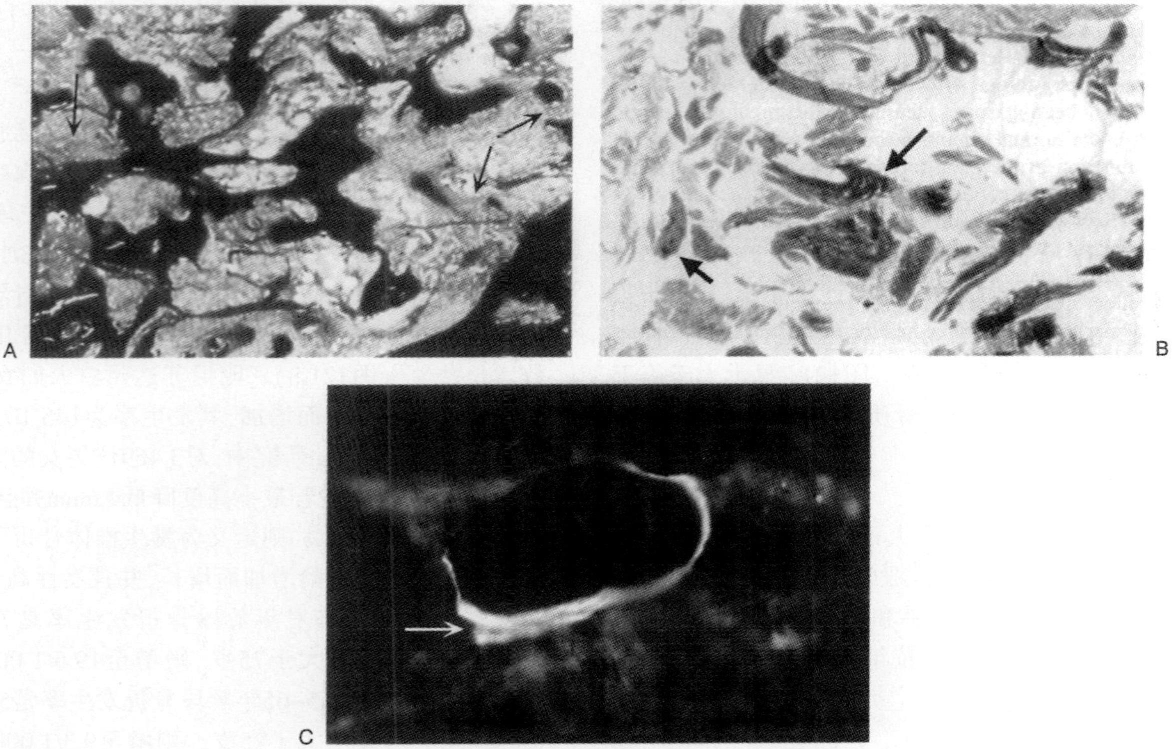

图 121.5　一些主要的代谢性骨病组织学特征。(A)甲状旁腺功能亢进。透析患者的高转换骨病。小梁旁组织增加，由于破骨细胞活性增加，小梁不规则。髓间隙减低，甲状旁腺功能亢进的小梁旁组织传统称纤维骨炎。但其既不是纤维化的，也不是炎性的。由于快速骨转换，基质组织产生成骨细胞增加，当甲状旁腺功能亢进治愈后，这些组织消失。（克塞阿染色原始放大×125）(B)维生素 D 缺乏性软骨病，使用苯妥英获得的双侧股骨头骨折的 40 岁女性的股骨颈刮片，苯妥英干预 25(OH)维生素 D 的合成，严重的软骨病用戈德纳三色染色法表示，箭头表示类骨质(原始放大×250)。(C)由于骨质疏松，骨形成和退化活性减低(低转换性骨质疏松)。双四环素标记的荧光照片，如图 121.2，注意双标记间的紧密薄连接(原始放大×400)。

以骨强度受损进而骨折的危险性增加为特点的骨骼疾病。骨强度主要反映骨密度和骨质量的整合"[48–49]。骨密度是由峰值骨量和骨丢失量所决定的。骨质量指结构、转换率、损伤聚集(如微骨折)和骨矿化。骨尺寸大小也很重要，增加了骨膜附着增强了骨的强度[50]。当骨质疏松的骨受到外伤时易于发生骨折。因此，骨质疏松是骨折的一个显著危险因素，必须明确区分影响骨代谢和导致骨折的危险因素。WHO对骨质疏松的定义是骨矿密度BMD低于性别和种族匹配的30岁健康高加索妇女的峰值BMD的2.5或以上标准差[51–52]；严重骨质疏松定义为BMD小于峰值骨量均数的2.5或以上标准差并且发生骨折。骨质稀少症定义为BMD小于峰值骨量均数的1到2.5标准差。正常骨密度定义为BMD小于峰值骨量均数的1个标准差以内。WHO的标准是基于白人妇女骨折相关BMD的流行病学资料。还有其他种族和性别人群BMD合适切点相矛盾的资料[53–54](见下文)。这些仅是密度测量学标准，并未提供低骨量原因的差异诊断。因为BMD是骨折危险因素的持续性测量指标，选择的切点是任意的；然而其他疾病如高血压和高胆固醇血症也使用任意的诊断治疗切点[51,55–56]。骨质疏松的其他定义限制在非暴力骨折的诊断（如发生在从站立的高度落下来的骨折）[51]。但从预防的角度而言，后一个定义可能太受限制了。

(二)骨质疏松及骨折的发病模式、流行程度、发病率和影响

1.低BMD和骨折的发病率

按照WHO标准的定义、接近15%的年轻非西班牙裔美国成年白人患骨质稀少症，0.6%患骨质疏松[57]。60~70岁年龄段中1/3非西班牙裔美国成年白人患骨质疏松，其余的患骨质稀少症；80岁年龄组则有70%患骨质疏松[57]。基于1988~1994年第三次国民健康和营养普查(NHANES)中股骨密度的检查，约13%~18%的非西

班牙裔美国白人妇女(400万~600万)患骨质疏松,37%~50%(1300万~1700万)患骨质稀少症[54]。使用应用于妇女的T-score切点，估计有1%~4%非西班牙裔美国白人男子（28万~100万）患骨质疏松,15%~33%(400万~900万)患骨质稀少症[54]。国家骨质疏松风险评估研究(NORA)结果表明:200 160例绝经后妇女周围骨密度筛查发现39.6%T-score位于-1~2.49之间,7.2%的T-score低于或等于-2.5[58]。图121.6表明非西班牙裔白人、非西班牙裔黑人和墨西哥裔美国男性和女性中股骨颈骨质疏松和骨质稀少症的流行情况。图121.7显示大于等于50岁的美国男女骨质疏松和骨质稀少症的流行情况。

2.低骨量骨折的模式

骨折是低骨量最终的令人不愉快的临床表现,骨质疏松者骨折经常侵犯腕骨、股骨颈和椎体。跖骨、肱骨、肋骨、足趾、大腿、骨盆、手和锁骨骨折也经常与低BMD相关[59-60]。图121.8显示按年龄与性别分层不同位置常见骨折的发生率[61]。

3.骨质疏松性骨折的发生与流行

人群中骨折的数目不仅依赖于骨折的发生率,而且依赖于人口的数量[62]。亚洲人中髋骨骨折的发生率远低于白人,但由于亚洲人口众多,33%的骨质疏松性骨折发生在亚洲[63]。到2050年,3/4的过了中年的人将居住在亚洲、拉丁美洲和非洲,故超过半数的髋骨骨折将发生在亚洲。此外,世界人口的增长和老龄化将进一步增加骨折的发生和流行[63-64]。疾病控制和预防中心据1996年的34万估测出1990年北美妇女髋骨骨折数约超过20万[65],到2025年将增加到46.9万,2050年将超过50万[63]。由于骨质疏松而发生骨折的比例非白人少于白人,男性少于女性[66]。

髋骨与脊椎骨折者90%与骨质疏松相关[67]。65~69岁白人和非白人女性中髋骨骨折的发生率为接近2/1 000(患者年),80~84年龄段则增加到大约26/1 000（患者年)[68]。在华盛顿州65岁以上年龄组中,有护理家庭标准化年龄和性别调整的髋骨骨折发生率为23/1 000(患者年),高于无护理家庭居民的5.7/1 000(患者年)[69]。

脊椎骨折在50岁以前发生率很低，其后几乎呈指数增长[61,70-72](图121.8)。明尼苏达州白人妇女脊椎骨折的发生率随年龄而增加,其发生率为145/10万(患者年)[73]。在Rotterdam研究中,对3 469位男女的脊柱X线片随访了6.3年[74]。若最小高度降低4.6mm并且序列片上绝对高度下降15%,则定义为发生椎体骨折[75]。椎体骨折的发生率随年龄增加而增长,并且女性高于男性。对女性而言,55~65岁年龄段骨折发生率是7.8/1 000(患者年),若年龄大于75岁,则增至19.6/1 000(患者年)。而对于男性,55~65年龄段骨折发生率是5.2/1 000(患者年)，若年龄大于75岁，则增至9.3/1 000（患者年)。随访期骨折发生模式显示在图121.9中。最常发生骨折的区域位于胸腰接合部（T12和L1）和中胸段脊柱。流行的脊椎骨折发生率男女均有所增加。做年龄和流行骨折存在与否的调整后，任何水平BMD发生脊椎骨折的危险性在男女均是类似的[74]。欧洲前瞻性骨质疏松研究(EPOS)从29个中心招募了14 011位50岁以上的男女患者[76],应用McClosky-Kanis方法发现骨折的发生率随年龄增加而增长[75]。将年龄标准化后,女性骨折发生率为10.7/1 000(人年),男性为5.7/1 000(人年)。

美国女性绝经期腕骨骨折的发生率快速增长,60岁

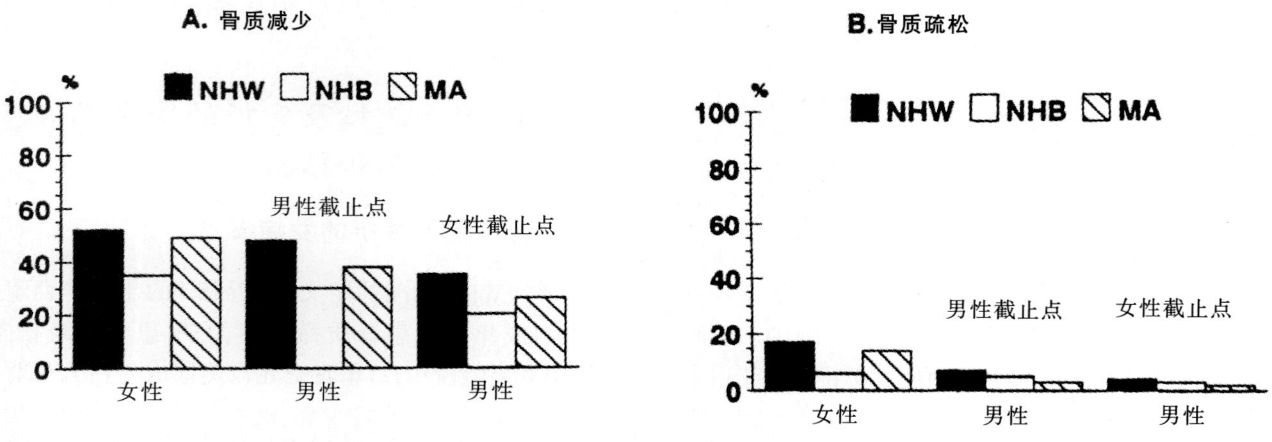

图 121.6　不同种族 50 岁以上的低股骨颈 BMD 的年龄调整发生率。NHW,非西班牙裔白人;NHB 非西班牙裔黑人。MA,墨西哥裔美国人。(From Looker AC, Orwoll ES, Johnston US adults from NHANES Ⅲ. *J Bone Miner Res* 1997;12:1761-1768, with permission.)

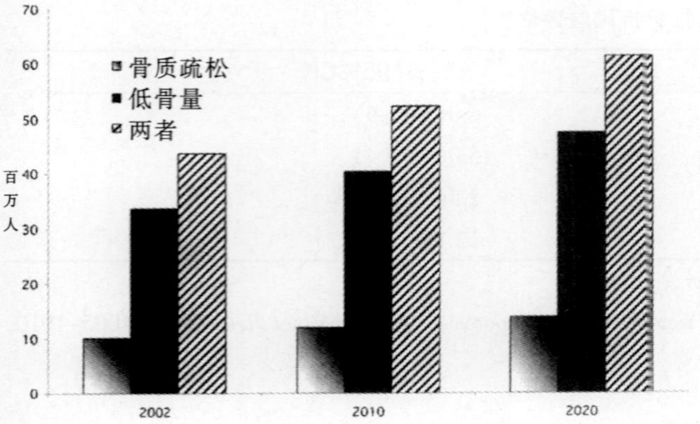

图 121.7　美国 50 岁/以上男女髋骨骨质疏松症和/或低骨量的流行。(Used with permission from America's Bone Health, National Osteoporosis Foundation, 2002.)

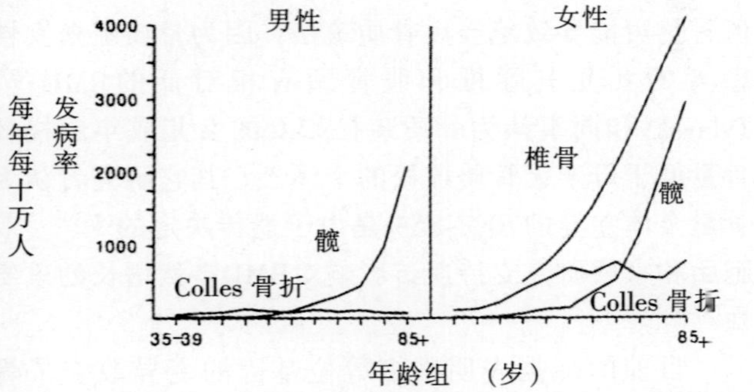

图 121.8　男性和女性三个常见骨质疏松性骨折(Colle、髋骨、和椎体)的发生率按发生骨折时的年龄绘图。(From Riggs BL, Melton LJ Ⅲ. Involutional osteoporosis. *N Engl J Med* 1986;314:1676-1684, with permission.)

后达到大约700/10万(人年)[61,70]。在为期1年的骨质疏松性骨折的随访研究中，桡骨骨折的发生率是7.3/1 000(人年)[77]。桡骨骨折的女性中，更可能在25~50岁之间增重少于1kg，更可能三头肌强度减弱，并且与没骨折的女性相比，绝经后1年以上。

4.骨折的寿命风险

50岁以上的白人女性任何髋骨、脊柱或前臂远端的骨折的寿命风险约40%，而同样年龄的白人男性约13%[55]。表121.2显示了50岁白人男女各种部位骨折的预估寿命风险[55]。

(三)骨质疏松的影响

骨质疏松及随之而来的骨折是美国主要的公共健康问题。骨质疏松性骨折的经济耗费是巨大的，某种程度上也是难于估测的，因为包括外科手术、住院、康复、长期护理、生产力的减少以及药物费用[62,64]。国家计算机数据库显示，1986年住院患者与骨质疏松相关的各种类型骨折和并发症的医药费为28亿美元，家庭护理费用为21亿美元，门诊治疗费为2亿美元[78]。最近研究估测每年花费为140亿美元[79-81]。美国50年内仅髋骨骨折的花费就将超过160亿，按5%的通货膨胀率计算，该数字相当于1984年的2400亿美元[82]。近来估测表明在髋骨骨折的第一年，每年花费达到21000美元，脊椎骨折达到1200美元，腕骨骨折达820美元[83]。其他与骨折相关的负担包括较差的功能状态、疼痛、生活质量的降低、丧失独立性以及恐惧和沮丧[57,64]。

美国每年髋骨骨折导致700万天活动受限和6 000个护理家庭；74%的家庭护理与骨质疏松相关[62,78-80,84]。对髋骨骨折而言，大约一半的费用花在家庭护理上。髋骨骨折的费用类似于中风的花费[85]。髋骨骨折1年内会导致死亡率增加[86-88]，并且50%的生存者永远不会康复[48]。在骨质疏松性骨折的研究中，骨盆或髋骨骨折后的死亡有14%是由骨折直接引起的，17%与慢性潜在的情况相关，69%与骨折无关[87]。研究者认为死亡率的增加大多数与潜在的不良健康状况及同患多病有关。与脊椎骨折相联系的死亡率也大于普通人群[86-88]，与腕骨骨折患者的死亡率类似[86,87,89]。对909例老人的分析表明[91]尽管与脊椎骨折相比，髋骨骨折的死亡率高得多，但脊椎骨折的平均卧床天数[90]及活动受限天数[22]仍远远高于前者。图121.10显示年龄调整后的临床骨折后死亡率的相对风险[88]。

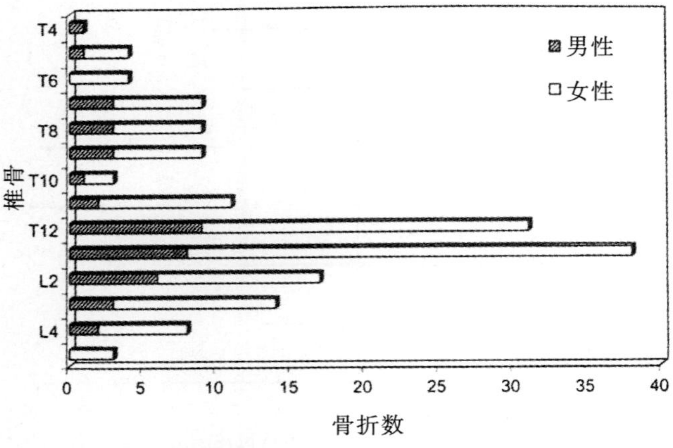

图 121.9　男女脊椎骨折发生率的分布.(From Van der Klif IM, De Laet C, McCloskey E, et al. The incidence of vertebral fractures in men and women: The Rotterdam Study. *J Bone Miner Res* 17:1051,2002, with permission.

表121.2 50岁白人男女性骨折风险评估[a,b]

位置	女性%(95%CI)	男性%(95%CI)
股骨近端	17.5(16.8,18.2)	6.0(5.6,6.5)
椎体骨折	15.6(14.8,16.3)	5.0(4.6,5.4)
前臂原端	16.0(15.2,16.7)	2.5(2.2,3.1)
任何骨折	39.7(38.7,40.6)	13.1(12.4,13.7)

[a]选择 50 岁是由于这是女性绝经的平均年龄。[b]仅使用临床诊断的骨折发生率。

From Melton LJ, Chrichilles EA, Cooper C, et al. Perspective: How many women have osteoporosis? *J Bone Miner Res* 1992;7:1005–1010, with permission.

(四)BMD减少和获得模式

图121.11表明随着年龄增长BMD的减少。峰值BMD是最大可能的正常生长,代表遗传和环境因素决定的尖峰,从该值起发生丢失[92]。一项对8~50岁绝经前女性的交叉研究使用双能X线吸收测量法 (DXA),发现从8岁直到20岁,骨尺寸和重量快速增长[92]。大多数骨密度(小梁骨和皮质骨)积累聚集到18岁止。某些骨如颅骨密度一直增加到绝经期[92]。皮质骨40岁起开始缓慢丢失,男女每年丢失0.3%~0.5%不等[61]。不采用激素替代治疗(HRT)的绝经期妇女,平均每年丢失约1%,但可能达到3%~5%[48]。加速丢失8~10年后,速率会降到一个缓慢期[61]。以澳大利亚60岁以上男女纵向人口为基础的研究表明股骨颈丢失为女性每年0.9%, 男性每年0.82%,该速率男女均随年龄而增长,并且永远不会达到平台。累积的骨丢失量女性达到峰值BMD的30%~40%,男性达20%~30%[48,61]。

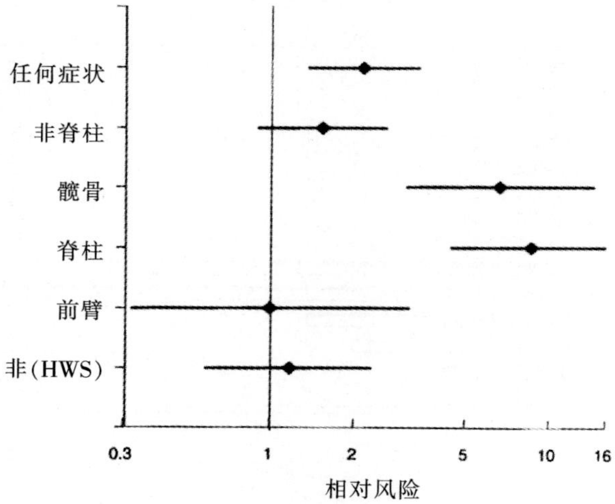

图 121.10 年龄调整的任何临床骨折及特异类型临床骨折死亡率的相对风险:髋(H),腕骨(W),脊柱(S)。(From Cauley J, Thompson D, Enrud K, et al. Risk of Mortality following clinical fractures. *Osteoporosis Int* 11:556, 2000, with permission.)

(五)骨质疏松的遗传学

任何特定年龄的BMD均是内源性因素如遗传和外源性环境因素相互影响的结果[92]。据估测BMD 46%~62%归因于遗传因素[94]。Seeman和同事研究表明低峰值骨量可能导致绝经后骨质疏松, 因为骨质疏松女性患者的女儿其腰椎和股骨颈有相对低的BMD[95]。Tylavsky和同事认为骨质疏松妇女的女儿成年后桡骨骨量低于母亲无骨质疏松的个体[96]。其它研究者认为骨量个体差异的70%~85%是由于遗传决定的[97-99]。双胞胎和家族研究支持遗传影响对BMD自然增长的重要性[94-96,100-101]。

目前的证据表明很多等位基因的变异改变了骨量,可能有助于骨质疏松的产生[97]。候选基因包括维生素D受体(VDR)、雌激素受体、TGF-β、IL-6、Ⅰ型胶原和胶原酶[98]。编码2a型磷酸钠共转体(NPT2a)的基因突变易患骨质疏松和肾结石[102]。脆性X染色体突变的部分形式(1/250)可导致绝经提前,增加骨质疏松的风险[103]。编码低密度脂蛋白受体相关蛋白5(LRP5)的基因功能突变导致骨量的增加[104-105]。

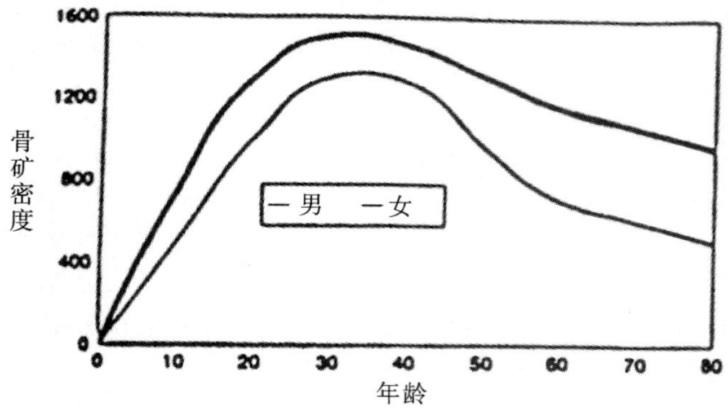

图 121.11 年龄相关的男女 BMD。(From Christenson RH. Biochemical markers of bone metabolism: an overview. Clin *Biochem* 1997;30:573–593, with permission.)

VDR基因多态性与BMD相关，但是其意义却相互矛盾[106-108]。生活方式危险因素调整了基因对BMD的影响。例如在VDR基因型相关的低脊柱BMD（VDR的限制性位点命名为bb）人群中，大量摄入钙和负重体力活动可以改善BMD[108]。在阿屈膦酸盐治疗中bb型比BB或Bsml型VDR基因表型的腰椎BMD升高很多[109]。此外，调节骨量、骨转换和骨丢失的特异基因可能对BMD起重要的决定作用[110]。缺乏雌激素受体（ER-α）的转基因鼠对机械负荷没有正常的适应性反应[111]。研究表明遗传对Ⅰ型胶原合成的重要影响[110]；COL1A1基因多态性与低BMD及骨折风险增加相关[112]。

（六）低骨矿密度和骨折的流行病学危险因素

一些危险因素用于预测BMD和骨折风险。病史危险因素对BMD和骨折的预测引起争论，有人认为缺乏敏感性和特异性[113-114]。在IMPACT试验中评估了危险因素，并完成了DEXA[115]，T评分为骨质疏松的患者48%并没有危险因素，而53%有危险因素者并没有骨质疏松。危险因素对预测骨折比诊断骨质疏松更有力。然而，有些研究发现某些重要的关联。在NORA的研究中，很多病史因素预测T评分≤-2.5[58]。检查了四个危险因素指标来区分低BMD的女性。参与者包括1 102名美国45岁以上的妇女；3 374位来自阿屈膦酸盐研究；4 208来自荷兰；23 833位来自阿屈膦酸盐试验的55~81岁的妇女。股骨颈和腰椎的BMD与一个危险指标混合的年龄、体重相比，其他危险指标如种族、类风湿关节炎（RA）的存在、非创伤性骨折史、雌激素治疗以及吸烟史[116]。使用这些和其他类似工具能更有经济效益地筛查高危评分人群的低BMD[116-117]。除了预测谁具有低BMD，谁应该进行骨量测量的工具以外，用于衡量多重危险因素包括BMD和骨折风险性的手段也得到了发展。一个研究发现仅应用年龄和体重精确预测亚洲女性的骨折就达到了91%的敏感性和45%的特异性[118]。另一个研究评估了第一次髋骨骨折发生时间[119]、年龄、女性、高加索种族、跌倒史、运动少、不经常去教堂（户外活动少的标志）等因素，研究前一年住院史以及低体重指数均是重要的骨折预测因素。其他手段混合了类似的危险因素，并加上如需要借助臂力从椅子上站起来及母亲髋骨骨折史等因素[120]。尽管在预测模型中混入危险因素的兴致逐渐高涨，但股骨颈骨量仍是长期骨折危险的强有力决定因素[121-122]。

1.骨矿密度

如前所述，BMD是骨折最强的预测因素之一，40%~80%骨强度的变异归因于BMD[123]。前面已经讨论了BMD与骨折危险性的强相关性。下面我们综述一下BMD和继往骨折史对未来骨折发生风险的相互影响。人们研究比较了BMD和髋骨骨折的多重危险因素的相关性。图121.12比较了跟骨密度和一些发生髋骨骨折的流行危险因素[53]。对一个具有正常跟骨密度和2个危险因素的妇女而言，骨折发生率是1.1/1 000（人年）。相反，跟骨密度最低并具有5个危险因素，则髋骨骨折的发生率增加到27/1 000（人年）。同样人群非脊柱和腕骨骨折的风险反过来与股骨头和脊柱的骨密度相关[124]。将低BMD与继往骨折史结合起来也可以预测骨折[125-126]。BMD最低有2处骨折史的女性，比BMD最高没有骨折史者，发生骨折的风险增加75%。

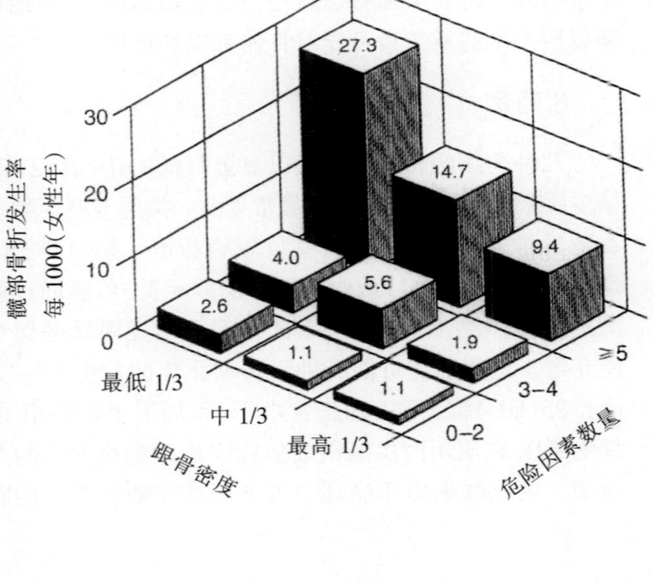

图 121.12　与骨折危险因素和年龄特异的跟骨密度相一致的每年髋部骨折风险，危险因素如下：年龄≥80岁；母亲髋部骨折史；50岁以后的任何骨折（除髋部骨折以外的）；差/很差的健康；过去甲状腺功能亢进史；抗惊厥药；目前长期服用的苯二氮卓类药物；当前体重低于25岁时；身高在25岁时≥168cm；咖啡因摄入多于2杯咖啡/日；没有走步锻炼；每天站立小于4小时；不能自行从椅子上站起来；深知觉四分值最小（标准差SD大于2.44）；对比敏感度较小（≤0.7U）；脉率大于80次/分。（From Cummings S, Nevitt MC, Browner WS, et al. Risk factors for hip fracture in white women. Study of Osteoporotic Fractures Research Group. *N Engl J Med* 1995;332:767–773, with permission.）

2.继往骨折史

无数研究表明继往骨折史是未来骨折最重要的预测因素，粉碎性或楔入性锥体骨折增加额外锥体骨折风险4.1~5.3倍。多于2处粉碎性或楔入性锥体骨折增加12倍风险[125-126]。新西兰对1284名绝经后妇女骨折的交叉研究表明与汽车事故不相关的绝经后骨折是骨折的预测因素[127]。以骨质疏松人群为基础的风险评估研究(O-PRA)通过NOF危险因素(混合了BMD),SOF危险因素(混合了BMD、骨折史和危险因素轮廓)和WHO使用BMD的指南[128],对1986位没有使用HRT的妇女观察了至少12个月。NOF识别的高危妇女骨折率是最低的(9.8%),继往有骨折史的妇女最高(17.1%),满足WHO标准者(12.1%)或SOF准则者(14.3%)位于中间。基于四个大型多国家骨质疏松治疗研究,一个或更多锥体骨折的存在,则未来几年内发生第二次骨折的风险增加5成[129]。

3.性别、年龄和种族

男女BMD均随年龄而降低[48]。女性骨折的寿命风险比男性增加2成多[64]。绝经后尽管前臂远端和锥体骨折的风险增加了，但Colles骨折的发生达到了平台期。髋骨骨折的发生率在晚年增长很快[61](表121.8)。在骨质疏松性骨折的研究中,65岁以上妇女四肢骨量每5年下降约5%[130]，每10年髋骨骨折的风险加倍。(RR=2.0,95%CI=1.3~3.0)[131]。髋骨骨量丢失率随年龄而增长,80岁以上妇女每5年髋骨骨折的风险增加21%[132]。老年女性跟骨丢失率也增加了[132]。

绝经前后非裔美国人轴向骨和跟骨骨量大于白人女性[133-134]。正如NHANESⅢ数据表所显示的那样,西班牙裔白人骨质稀少症和骨质疏松症的发生率高于非西班牙裔白人和墨西哥裔美国人[54]。健康的亚洲人和美国白人在青春期BMD没有显著差异[135]。然而由于骨尺寸较小,亚洲成熟男性BMD较低。北欧血统的白人比非裔美国人或亚洲人骨折发生率增高近2成[64]。40岁以上白人女性比非裔美国人髋骨骨折发生率增加1.5~4倍[68]。

4.体重和成分

体重与BMD呈强正相关[136]。对于不负重的位点，肥胖似乎比体重影响更大[136]。在某些[137]但并非全部研究中[138],瘦素可能部分解释脂肪对骨骼组织的保护作用。此外,由于髋骨BMD较低,故身体尺寸和重量较小也是骨折的预测因素[139]。成年期增重可以减少髋骨骨折[140],不知不觉地减重是包括髋骨等脆性骨折强有力的预测因素。主动减重并不能预测髋骨骨折[141],然而一项对自愿调整生活方式而减重的女性的队列研究表明与体重恒定者相比,前者髋骨和腰椎BMD下降比率较大[142]。

5.生殖因素和性激素

与从没有服用过避孕药者相比,口服6年以上避孕药的绝经后妇女腰椎和股骨颈BMD较高，但顽固末端或桡骨并非如此[143]。服用≧50μg乙炔雌二醇口服避孕药的女性,其髋骨骨折的风险比从未服用者低40%[144]。

输卵管结扎与雌激素缺乏及功能不良性子宫出血相关,但与低BMD及骨折并不相关[145]。使用安宫黄体酮治疗骨盆疼痛或用于年轻女性避孕，与股骨颈和脊柱的低BMD相关，可能由于使用者存在部分雌激素缺陷[146-147]。停药后,BMD的下降可以逆转[148]。

闭经是运动员和神经性厌食症患者的常见症状,与BMD下降相关[144,149-153]。与非运动的、年龄相匹配的对照组相比,退休的女芭蕾舞演员,月经紊乱(月经间隔大于2个月)与桡骨末端和腰椎BMD呈负相关,但与股骨BMD下降无关[154]。

很难发现怀孕次数、BMD和晚年骨折的关系[155]。据说孕期骨量下降是生理变化,大多数女性产后6个月可自行恢复。哺乳或怀孕次数与BMD变化无关[130]。怀孕可能揭示而不是引起低BMD[156]。怀孕似乎是BMD的保护因素,降低了骨折的风险[157-158]。

内源性激素浓度与BMD和骨折相关。老年女性雌二醇浓度在10~25pg/mL者,BMD高于雌二醇浓度≤5pg/ml者[159-160]。雌二醇浓度≤5pg/mL和性激素结合球蛋白≧1.0μg/dL与脊柱和髋骨骨折的高风险相关[159]。高水平的性激素结合球蛋白与髋骨和跟骨骨量丢失较多相关[161]。绝经期每延迟5年,桡骨远端骨量增高1.3%[130]。绝经后卵巢切除术可能增加骨质疏松性骨折的风险,表明绝经卵巢所产生的雄激素可能对骨骼有保护作用[162]。

6.药物

几种药物的长期治疗可以显著降低BMD(表121.3)糖皮质激素是与骨量相连的最常见的一类药,这些药物将在随后章节分别讨论。一些抗癫痫药物（如镇静安眠剂、痛痉宁、苯妥英与无作用的丙戊酸相反)可能通过刺激肝微粒体酶加速维生素D的代谢而诱发甲状旁腺功能亢进。这些药物可能有助于骨软化症的发生[163]。为维持25(OH)维生素D的正常水平,每周需要4 000IU的维生素D。在服用丙戊酸钠或痛痉宁治疗癫痫发作的儿童中，丙戊酸钠而非痛痉宁可显著减少轴状骨和四肢骨的BMD[164]。其他影响骨骼健康的药物将随后讨论。

（1）抗凝剂

延长肝素治疗可引起骨质疏松。用平均剂量19000IU/d的肝素治疗25周的孕妇将有2%发生骨折[165]。另一研究发现每天用12 000~50 000IU肝素治疗的孕妇有1/3股骨头的BMD至少减少10%，并持续到产后6个月[166]。低分子量肝素可能比标准肝素骨骼毒性小些，尽管说法不一[167]。短期静脉注射大剂量肝素治疗急性血栓栓塞则与骨质疏松无关。

关于维生素K拮抗剂华法令对BMD的影响说法不一[164,168,169]。骨质疏松性骨折的研究中，使用华法令与低BMD无关[169]。另一研究将口服华法令的男性与未服华法令而其他条件类似的对照组相匹配，发现华法令组腰椎BMD显著降低[168]。值得注意的是维生素K_2可能对肝硬化患者的骨骼有益[170]。

（2）噻嗪类利尿药

服用噻嗪类利尿药，即使很低的剂量也与BMD相对增高有关[171-176]。对服用噻嗪类利尿药超过10年的女性的交叉研究发现，桡骨骨量增高[173]。服用噻嗪类利尿药与否，跌倒的发生率均类似。

（3）糖皮质激素

应用糖皮质激素与低BMD和骨折相关。强的松治疗可引起类风湿关节炎患者轴状骨BMD的快速丢失[177-179]。下节将详细讨论糖皮质激素相关骨病。

7.吸烟和饮酒

吸烟和长期饮酒的生活习惯可增加骨质疏松的危险。与不吸烟的孪生姐妹相比，每天吸烟至少一包以上

表121.3　与骨质稀少症和骨折相关的疾病和药物治疗

女性独有的	固定不动或微重力
自然绝经	低钙或维生素 D 摄入
性功能低下	吸烟
促进腺激素释放激素激动剂或甲羟孕酮醋酸酯	恶性疾病
生殖腺发育不全（如 Turner 综合征）	淋巴细胞或粒细胞增殖性疾病
子宫内膜异位	（淋巴瘤和白血病）
男性独有的	多发性骨髓瘤
性功能低下	系统性肥大细胞增生病
青春期延迟	分泌 PTHrP 的肿瘤
血色素沉着症（由于高促性腺试验的渗透）或	营养性疾病
垂体的（低促性腺）	进食堂疾病如神经性厌食症
Kallman 综合征（促性腺激素缺陷）	软骨病
Kinefelter 综合征（基因型 XXY）	吸收不良综合征
睾丸炎，病毒	胃肠外营养
男性和女性共有的	恶性盆血
年龄相关的骨丢失	其他疾病
结缔组织疾病	慢性阻塞性肺炎（继发于使用）
强直性脊柱炎	糖皮质激素
成骨不良	慢性肾衰
类风湿关节炎	先天性卟啉症
脊髓损伤	表皮松解性大疱病
内分泌原因	血色素沉着症
肢端肥大症	血友病
肾上腺萎缩和 Addison 病	高胱氨酸尿
Cushing 综合征	碱性磷酸酶过少症
I 型糖尿病	特发性脊柱侧凸
糖皮质激素过量（内源性和外源性）	多发性硬化

表 121.3(续)

促性腺细胞腺瘤	肉状瘤病
甲状旁腺功能亢进(原发和继发)	地中海贫血
高泌乳素血症(性功能减退的原因)	*药物*
甲状腺功能亢进症	铝
低降钙素血症?	某些抗癫痫药
性功能减退(原发、继发和外科切除)	引起化学阉割的化疗药
完全性垂体功能低下	环孢 A 和他克莫司
甲状腺毒症	细胞毒药物
胃肠疾病	糖皮质激素和促肾上腺皮质素
胆源性肝病(特别是原发笥胆汁性肝硬化)	肝素(低分子量化合物肝素可能不严重)
胃切除	
炎症性肠病(特别是区域性肠炎)	锂盐
胃切除术后	氨甲蝶呤
生活方式和遗传因素	他莫昔芬(绝经前使用)
过度饮酒	甲状腺激素(过度地)
过量咖啡因?	华法令?
过量运动(下生脑-垂体轴受损)	
过量蛋白摄入	

女性围绝经期骨量丢失可达5%~10%[180]。骨质疏松性骨折研究中,与从不吸烟者相比,目前吸烟者远端桡骨骨量降低4.3%,过去吸烟者降低1.2%[130]。每天吸烟1包对骨骼有害[181]。吸烟对骨代谢副作用的假定机制包括肝对雌二醇的2羟基化作用增强,导致雌激素生物活性降低,内源性雌激素产生减少[182]。吸烟也减弱了营养钙对骨的保护作用[183]。此外,吸烟也可能逆转口服雌激素对髋骨骨折风险的保护性作用[184]。

长期以来一直认为慢性饮酒与骨丢失和骨折有关。乙醇直接抑制成骨细胞增殖[185],减少骨形成和矿化。骨吸收可能正常或减低[186]。长期应用乙醇可能通过诱发性功能减退而对骨代谢呈间接毒性作用[187]。青春期饮酒可以永久减少青年男性的峰值骨量[188]。戒酒几年可以显著性地增加BMD但并不能达到正常[189]。

8.咖啡和茶消耗

与每天喝10杯咖啡达30年所等量的咖啡因与桡骨远端骨量下降1.1%相关[130]。Rancho Bernardo研究发现相当于每天2杯咖啡因与髋骨和脊柱BMD逆相关[190]。相反,每天喝1杯以上牛奶的女性,BMD与咖啡因摄入无显著关系。与咖啡相反,饮茶10年的男女比不喝茶者腰椎BMD显著增高[191]。作者推测茶叶中的氟化物、类黄酮和植物雌激素均有益。

9.钙和其他矿物质

钙是唯一影响BMD的营养因素。足量钙摄入对峰值BMD是重要的。70对6~14岁的孪生姐妹服用柠檬酸钙或安慰剂3年[192],服钙者BMD较高。Nieves及同事[193]进行的食物调查问卷显示,青春期钙和磷酸盐摄入与30~39岁女性髋骨BMD正相关。十几岁的孩子每天服钙从800mg增到1 200mg,髋骨BMD可增加6%。Rancho Bernardo研究的饮食回顾表明,十几岁时高牛奶摄入与脊柱和桡骨中段BMD水平高相关[194]。成人期多喝牛奶与脊柱、桡骨中段、髋骨和股骨转子BMD水平高相关。蛋白质由于促进钙排泄,故传统意义上认为对骨不利,但如果在钙充足的条件下摄入,则可能有益[195]。除了摄入钙总量的重要性,老年女性低钙吸收也可增加髋骨骨折的风险[196]。乳糖不耐受的患者摄入钙较少,骨量较低[197]。补充钙对骨质疏松患者的防治,特别是老年女性的防治作用将随后讨论。

英国和中国人群研究发现日常饮水中的氟化物似乎并不能增加而是降低骨折风险[198-199]。

10.维生素D和A

维生素D缺乏减低BMD并和骨折相关(见骨软化症节)。在北美和西欧普通人群中,老年人维生素D缺乏很常见,深冬季节近1/3的成年人也会受到影响[200-201]。老年人、黑人、被收容的人和很少日晒的人[202-203]。维生素D缺乏加之低钙摄入可导致继发甲状旁腺功能亢进和随之而来的骨吸收（见下文）。老年女性冬季补钙1000mg/d对抑制PTH增加有用[204]。血清1,25(OH)2维生素D≤23pg/mL者骨折的风险性显著增加(RR=2.1,95%CI=1.2~2.5)[159]。一项研究比较了因髋骨骨折住院或选择髋关节置换的绝经后社区妇女，发现骨折组血清25-OH维生素D浓度降低,而PTH浓度升高。最终,50%的髋骨骨折患者血清25-OH维生素D浓度降低[205]。

维生素D过量也与低BMD水平相关。补充非处方量的维生素D患者中可以发现隐匿的维生素D过量[206]。使用活性维生素D代谢物的患者，特别应小心使用营养补充。如发生维生素D过量则症状应该是恶心、无力、便秘以及嗜睡。其对骨也有毒性[206]。间断补充大量维生素D可将25-OH维生素D浓度降低至正常并增加腰椎和股骨颈BMD[206-207]。过量维生素也有骨毒性,应避免过度补充[208-209]。

11.体力活动和负重运动

不活动可导致骨量丢失。四肢损伤与快速丢失相关,反映出外伤的严重性[210]。接着,慢性骨丢失量与功能不良的程度以及是否持续疼痛有关。推荐早期负重活动可以减少骨丢失。

负重活动与BMD增加相关。前12周每周增加2 000kcal强运动可使桡骨末端骨量增加2%,跟骨增加3.9%[130]。同一队列研究中，更愉快的运动可显著减少髋骨骨折的发生风险[211]。强或中度运动的女性髋骨骨折风险降低36%,与不活动的妇女相比减少42%[211]。轴向和大腿骨负重的高冲击力运动可改善肌肉力量和动态平衡,进而减少因平衡不佳和无力而造成的跌倒和骨折的危险因素[212]。虽然运动对骨的影响通常很短暂,但来自儿童期运动残留的骨益处仍可自然增加[213-214]。

12.跌倒

易于跌倒的因素如下肢功能不佳、神经因素、使用巴比妥、视力不佳等均是重要的骨折危险因素[70,215-222]。某些人群跌倒相关的损伤率与日俱增。对芬兰60岁以上居民的纵向流行病学调查中，姿势不稳和肌肉无力是骨折的预测因素[223]。在前瞻性研究中,步态缓慢、难于一前一后走路及视力下降均是髋部骨折的独立危险因素[224]。比利时的研究中,无跌倒史的T评分为骨质疏松的女性,BMI调整后的骨折风险是2.8（95%CI=0.6~12.8）,有跌倒史的骨质疏松女性,BMI调整后的骨折风险是24.8(95%CI=6.9~88.6)[225]。

虽然BMD是跌倒后是否发生骨折的重要预测因素,但跌倒的方向也影响骨折的位置[226]。跌倒的力量以及可能减弱碰撞点力量的因素也决定是否发生骨折。侧面或髋部着地增加了髋部骨折的风险,伸手着地则增加了腕部骨折的机会。抓住或撞在某物体上可以破坏跌倒的动力,减慢髋部和腕部的受力,而落在坚硬的物体上则增加髋部骨折的风险。三头肌无力是髋部骨折的独立危险因素，表明臂力较弱者在跌倒过程中伸手是无效的防御。防治骨折的有趣的物理学方法是使用髋垫。一项随机对照试验表明50%以上的家庭护理中外臀保护器可以显著降低髋部骨折发生率[227]。其他研究证实了该发现[228-229],但另一研究并没有发现使用不同类型髋部保护器的益处，表明髋部保护器的结构很重要[230-231]。需要在人群中进行长期大规模研究来决定该方法是否通用。

13.骨形态计量因素

骨几何学也可预测骨折风险。髋骨轴长度(从大转子到骨盆边缘的距离)与髋部骨折正相关[232-233]。长度每增加一个标准差,骨折风险加倍。长度越长,股骨颈和股骨大转子越易发生骨折。因此,瘦高型女性髋骨骨折风险最大[140]。四个其他的形态计量学测定也可预测骨折风险:股骨轴皮质变薄,股骨颈皮质变薄,小梁拉力指数减少,大转子区增宽[234]。相反,髋骨骨折与股骨颈宽度或颈/轴角度无明显关系。

（七）骨质疏松的临床评价

骨质疏松的临床评估主要用于分辨生活方式危险因素、骨折危险因素、有关的体检发现以及代谢性骨病的继发原因。表121.3列出了与骨质减少症/骨质疏松症相关的情况。

1.病史

骨质疏松的仔细评估包括查明代谢性骨病的家族史、生活方式危险因素、身高和体重改变史,负重运动史、日光暴露史、继往骨折史、生殖史(性功能下降的证据)、内分泌家族史、饮食因素(包括寿命和目前的钙、维生素D、钠和咖啡因的摄入)、吸烟史、饮酒史、运动史、肝肾衰史、继往及现在的服药史。此外,增加跌倒的因素如神经肌肉疾病和不安全的生活条件,也应予以评估。骨骼疼痛史是有用的,然而除非发生骨折,否则骨质疏松并不痛。此外,还有很多无明显症状的脊柱骨折。

2.体格检查

每次体检测量身高是重要部分[235-237]。将目前身高与驾照上的相比有助于发现身材变矮。变矮5cm是脊柱压缩的相对敏感指标[126]。应检查构成和脊柱与椎旁有无压痛。如果存在驼背,肺可能受损。水牛背、易于擦伤和紫纹表明cushing综合症。蓝色巩膜表明骨生成不良。掉牙数与BMD减少相关[238-240]。关节评估可表明低BMD的风湿病原因。由于肌肉无力或神经受损易于跌倒,并可发现潜在的神经病学问题,故神经病学检查很重要。如进行HRT治疗则妇科或前列腺检查也应包括[241]。

3.实验室评估和骨量测定

实验室评估寻找低BMD可能的继发原因[242]。表121.4列出了可能合适的实验室检查,然而若每个患者均做则不划算。例如,如果钙浓度升高磷浓度降低,或者临床高度怀疑甲状旁腺功能亢进,则需要测完整的PTH浓度。越来越多的证据表明,很多人没有合适的维生素D比例[205,243-244]。在很多肝肾功能正常的美国患者评估维生素D比例时,25-OH维生素D水平有用[205,243-244],25-OH维生素D≤32ng/dL者可能易于治疗[244-245]。

(1)**骨骼分析**

人类骨骼分为2种基本类型,皮质骨约占骨骼的80%。它比较致密,是长骨的主要成分,皮质骨的代谢活性相对较低。小梁骨或网状骨约占20%,小梁骨或具有交织网状结构,代谢活性较高[246]。表121.5显示骨骼皮质骨和小梁骨的组成[247]。骨骼还可分为其他亚类:轴(脊柱)和四肢骨(肢体),负重和非负重,以及(为了DXA目的而分的)中央(股骨头和脊柱)和四周(跟骨和前臂)[247]。几个位点骨量的评估和骨丢失的模式(皮质骨和小梁骨),有助于骨质稀少性骨病的不同诊断。

表121.4 骨量降低的实验室评估

试验	确诊或排除
血清蛋白电泳/全血计数	多发性骨髓瘤
血清钙磷	甲状旁腺功能亢进
血清PTH	甲状旁腺功能亢进
血清肌苷	肾衰
肝酶	肝衰
24小时尿游离皮质醇或地塞米松抑制试验	Cushing综合征
促甲状腺激素	甲状腺功能亢进
卵泡刺激素	绝经
游离睾酮	男性性功能减退
尿钙/肌苷比例	高尿钙
25-OH-维生素D和碱磷酶	维生素D缺陷和软骨病

(2)**常规放射学检查**

X线平片是评估骨量的不精确方法。在X线平片能看到以前骨丢失已超过30%~40%[248]。

将髋骨分成5类不同的小梁骨模式的Singh指数[249],已被证明与髂嵴的组织学分级相关。然而,Singh指数并不能精确地预测股骨头的BMD[250-252],在低BMD特征中,其敏感性很低,但特异性相对较高[250-252]。其他的放射学测量如髋轴长度,有助于预测髋骨骨折[232-233]。股骨轴和颈的皮质变薄,小梁骨的拉力指数减低,大转子区增宽,所有这些结合在一起,也像股骨颈的BMD一样可以预测髋骨骨折[234]。X线平片可识别脊柱骨折。从形态计量学的角度,脊柱骨折可分为椎板末端骨折,楔入骨折和压缩骨折(图121.13)。

(3)**放射线吸收测定**

放射线吸收测定法通过比较手平片与专用单位校准过的标准楔形铝透度计的骨密度来评价BMD[253-254]。计算机图像处理系统改善了精确度,减少了操作误差[253-254]。放射线吸收测定的指/趾骨BMD与桡骨、脊柱和股骨颈的DXA或脊柱的QCT显著相关[225]。放射线吸收测定的指/趾骨密

表121.5 不同位点骨骼皮质骨和小梁骨的相对百分比[a]

检测区	小梁骨(%)	皮质骨(%)
AP脊柱(DPA/DXA)	66	34
AP脊柱(QCT)	100	
双侧脊柱(DXA)[b]	++++	
股骨颈	25	75
Ward区[b]	++++	
大转子区	50	50
OS钙	95	5
桡骨中部	1	99
桡骨远端	20	80
8mm桡骨	25	75
5mm桡骨	40	60
桡骨超末端	66	34
指/趾骨	40	60
总体	20	80

[a] 某些骨骼位点确切的构成并无定论,这些主要是皮质骨和小梁骨的临床构成特点。

[b] 该位点大部分是小梁骨,但确切构成文献尚不肯定

AP,后前位;DPA,双光子吸收测定;DXA,双能X线吸收测定;QCT,定量CT。

From Bonnick SL. *Bone densitometry in clinical practice*. Totawa, NJ: Humana, 1998:34, with permission.

度可以预测非脊柱、椎骨、髋骨以及全面骨折风险[256-257]。

(4)双能 X 线吸收测定

DXA已经替代了大部分双光子吸收测定和单一X线吸收测定,成为美国应用最广泛的骨量测定技术[258-259]。虽然很多现代骨量测定可以预测骨折风险[260],但DXA仍是可靠、持久、精确的放射线曝光有限的骨量测定(表121.6)。它目前是患者治疗和骨质疏松临床研究的金指标[261]。

DXA使用高低不同的X线能量来解决软组织衰减。与双光子吸收测定相比,检查耗时短,更加精确。笔型光束和扇型光束目前均用,新型仪器扫描时间更短[262]。DXA是二维测定BMD。它并没有测定真正的体积密度,而是计算为骨矿容量和面积的面积密度。骨量报告为以g/cm²为单位的绝对值,与年龄和性别匹配的参考范围比较(Z评分),与正常年轻成人的骨量平均值相比较(T评分或年轻人的Z评分)(图121.14)。T评分用于预测骨折风险和疾病分类(见前述讨论)。T或Z评分改变的一个标准差与约0.06g/cm²或10%的BMD变化相关。虽然Z评分的临床价值小于T评分,但其显著异常可指示代谢性骨病的原因。DXA还能提供用于解释扫描质量的以密度为基础的图像(图121.14及随后的讨论)。新型DXA还能产生高清晰度的可辨明脊柱骨折的脊柱侧位像[263]。

标准化的厂家特异数据库用于决定性别和年龄匹配的BMD参数,但大多数主要厂家使用NHANESⅢ数据库,特别是髋部的。大多数临床人群中,厂家NHANESⅢ数据库的改变导致检查股骨颈的骨质疏松诊断减少21%,检查总髋部测量的骨质疏松诊断减少20%[264]。DXA的结果在不同厂家的仪器间变异,人们做了很多努力来标准化DXA数值[232,265-266],使应用不同厂家机器的数值可相互转化[267]。正在进行的一项研究采用非种族调整[268]的统一参考数据库,最终报告10年骨折可能性的骨量而不用T评分[269]。达到该目标的一个挑战是调整不同国家间髋部骨折可能性的15倍差异[270]。对评估男女BMD是否使用相同或独特的数据库存在争论,或使用同一参考值,因为男女可在相同阈值发生骨折[76,271-272]。为了质控,DXA操作者须使用标准人体模型[247],如果采用新技术或仪器有所变化,应在每台机器上对所有扫描类型进行至少一次详细的研究[273]。

DXA可用于测定中央和周围位置骨量[274-275]。扫描位点的选择依赖于该位置骨骼骨量变化的预见率以及测试仪器对不同位置的精确度。髋部和脊柱的中央DXA位点以及桡骨远端和跟骨的周围位点是最期望得到的图像位点。髋部和脊柱的中央型DXA具有极佳的精确度(表121.6)。由于出众的精确度,故中央型DXA

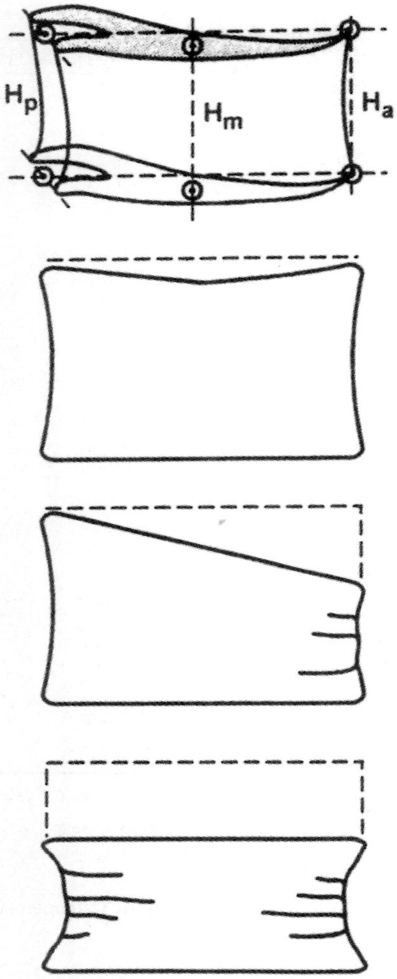

图 121.13　椎体形态测定根据 6 个点的放置,决定了前(Ha),中(Hm),和后位(Hp)椎体的高度。阐述了粉碎性、楔形和终板骨折。

首选,中央位点的小梁骨量可以很好地预示骨质疏松和骨折风险[276]。骨质疏松患者的早期骨梁丢失始于小梁骨。很大比例的早期绝经后妇女的小梁骨BMD低于皮质骨BMD[55]。每年髋部和脊柱的多孔小梁骨约有33%再塑形。与此相反,致密的皮质骨仅有3%的转换率,常发生在周围骨骼。脊柱DXA报告每个锥体的测量值和L1–L4的总BMD(图121.14)。髋部DXA则选择股骨颈、股骨大转子和总体髋部作为三个感兴趣的测量位点。Ward三角是BMD最低的位点,几乎全是小梁骨,与其他位点相比,预测价值和重复性均较低。总体BMD也能测定,用于计算总体骨矿含量。中央DXA测定用于诊断骨质疏松,评估骨折风险,随访抗骨质疏松治疗的效果。

探查DXA明显的系列变化的能力依赖于特殊位点BMD的变化率。达到95%可信区间的统计学显著差异需要2个连续的DXA研究存在2.77%的变化。该改变数

表121.6 目前应用的BMD测定技术

	体内精确性(%)	精确性误差(%)	有效的剂量[a](μSv)
单光子吸收测定			
桡骨远端	1~2	4~6	<1
OS钙化	1~2	4~6	<1
双光子光子吸收测定			
腰椎	2~4	5~10	5
股骨近端	3~5	5~10	3
总体	2~3	1~2	3
双能X线吸收测定			
腰椎			
PA	1	4~8	1
双侧	2~3	5~10	3
股骨近端	1~2	4~8	1
总体	1	1~2	3
QCT			
单能脊柱	2~4	5~15	50
双能脊柱	4~6	3~6	100
周围QCT	0.5~1	2~8	<1
定量超声			
超声传递速度(UTV)	0.2~5	2~4	0
宽带超声衰减(BUA)	1.3~3.8	?	0

[a] 不包括导致局部X线定位(如脊柱片和CT)的剂量。

1977年国际放射保护协会规定的有效剂量,允许评估部分躯体X线照射的放射风险,与整体X线照射相比,为了比较,依赖于技术的,X光照片有效剂量是100~150μSV。

From Lane NE, Jergas M, Genant HK. Osteoporosis and bone mineral assessment. In: Koopman WJ, ed., *Arthritis and Allied Conditions*, 13th ed. With permission.

值乘以测量仪器的精确误差(变异系数)决定了BMD的变化数量，这是在95%可信区间预测BMD显著改善或恶化所必需的。例如,假如仪器有2%的系统精确误差。则必须确信BMD有5.6%的变化不是由于偶然误差或系统精确误差造成的。应用系列DXA监控抗骨质疏松治疗反应的优点存在争论。一些研究组提出间隔最大一年[268,277],另一些人则认为衰退到均数限制了弄清真正变化的能力，并且骨质疏松治疗的益处远超过了BMD的改变也不支持进行系列DXA检查[278]。丹麦骨质疏松预防研究结果推荐,如T评分低于–0.5则1年后重复DXA,但若T评分在该阈值以上,则3年以上不用复查[279]。

前臂的外周DXA能很精确地预测骨折风险[58,280]。跟骨DXA与跟骨其他显像技术相关性很好，足以从正常年轻人中分辨出骨质疏松[281]。专用的外周DXA仪器便携性的增强和低的花费使得其用于社区骨质疏松筛查项目的机会增加。

骨折风险预测 骨质量和骨转换率也很重要,但DXA测定的BMD是已知的髋部和脊柱骨折风险最强的预测指标[131,282-283]。脊柱骨折与骨矿含量成反比[71]。骨量每下降一个标准差，任何位点的骨折风险增加1.3~2.5倍[124,131,284-288]。基于骨质疏松治疗后的分析,BMD增加1%骨折风险下降4%[289]。骨质疏松性骨折的研究发现,髋部骨折的风险与单光子吸收测定法测定的跟骨、股骨颈和桡骨远端的BMD逆相关[290]。股骨颈BMD最低四分位数的女性比最高四分位数者髋部骨折风险高8.5倍[131]。股骨颈BMD每降低一个标准差增加年龄调整的骨折风险2.6倍(95% CI;1.9~3.6)。虽然任何位置的骨折风险均可使用非侵犯性骨量测定方法精确评估[291](表121.7)，但股骨颈的BMD比脊柱、桡骨或跟骨的BMD更佳[131]。桡骨和跟骨骨量降低2个标准差,锥体骨折风险增加4~6倍[285]。年龄增加而桡骨BMD下降预测随后的非脊柱骨折[286]。例如,若桡骨骨量位于10个百分位数,存在19%的骨折寿命风险。若位于90个百分位数，则存在11%的骨折风险[292]。

股骨颈BMD大于1g/cm^{2}的女性髋部骨折不常见[293]。Libanati和同事发现中度外伤后发生髋部骨折，髋部

The Kirklin Clinic

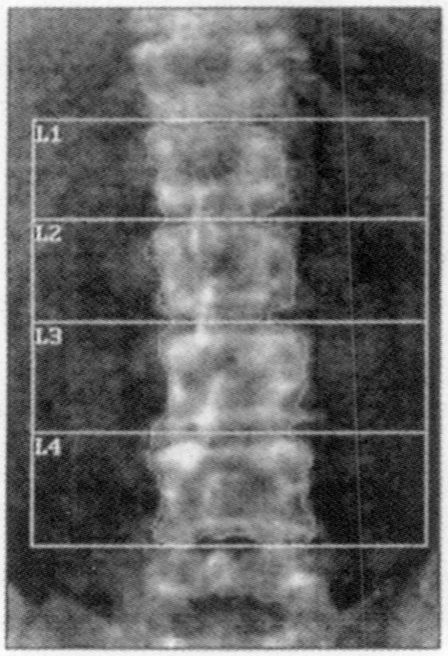

A

011109917 Wed Nov 10 15:28 1999

姓名		PRINT OUT	
Comment:		骨质疏松	
I.D.:		性别	F
S.S.#:	00	民族	W
ZIP Code:	35209	身高	5' 1"
检查者	BA	体重	111
出生日期	12/06/28	年龄	70

区域	Est.Area (cm²)	Est.BMC (grams)	BMD (gms/cm²)
L1	10.32	6.20	0.601
L2	11.46	8.00	0.698
L3	12.91	9.73	0.753
L4	14.39	10.67	0.741
合计	49.08	34.59	0.705

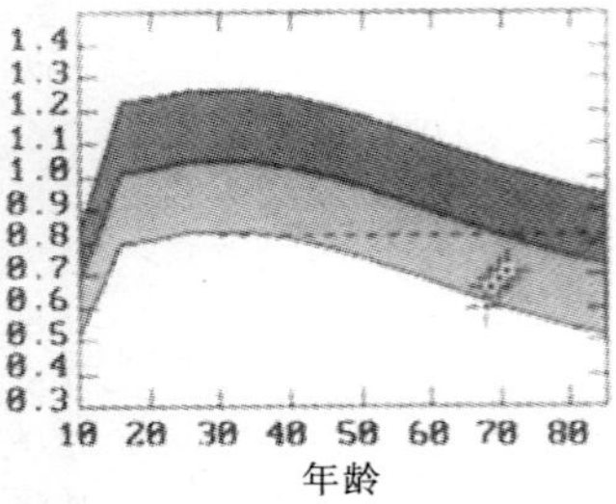

BMD(L1-L4) = 0.705 g/cm²

区域	BMD	T(30.0)		Z	
L1	0.601	-2.94	65%	-1.03	84%
L2	0.698	-3.00	68%	-0.87	88%
L3	0.753	-3.01	69%	-0.77	90%
L4	0.741	-3.41	66%	-1.10	86%
L1-L4	0.705	-3.11	67%	-0.95	87%

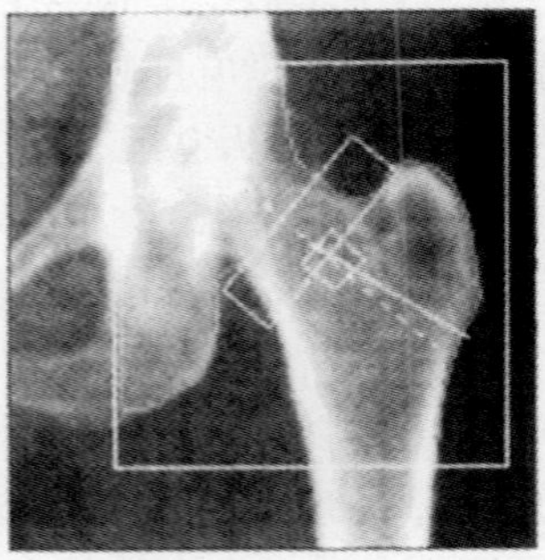

区域	Est.Area (cm²)	Est.BMC (grams)	BMD (gms/cm²)
股骨颈	4.88	2.66	0.546
转子	9.71	4.73	0.487
髁间	14.55	9.55	0.657
合计	29.14	16.95	0.582
	1.24	0.50	0.403

女性左髋

参考数据库

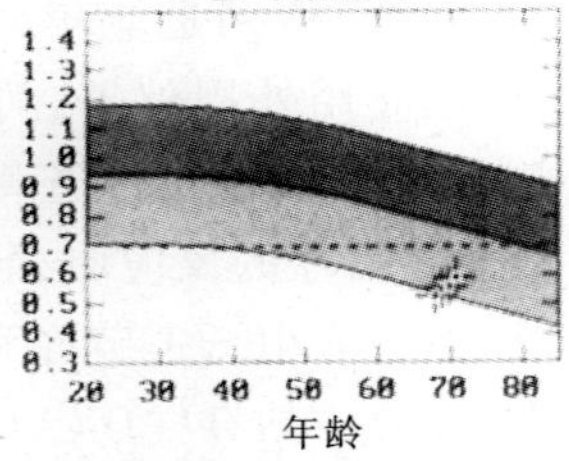

BMD[合计(L)] = 0.582 g/cm²

区域	BMD	T		Z	
股骨颈	0.546	-2.73 (25.0)	64%	-0.88	85%
转子	0.487	-2.13 (25.0)	69%	-0.77	86%
髁间	0.657	-2.86 (35.0)	60%	-1.55	73%
合计	0.582	-2.95 (25.0)	62%	-1.40	77%
	0.403	-2.83 (25.0)	55%	-0.23	94%

女性左髋

参考数据库

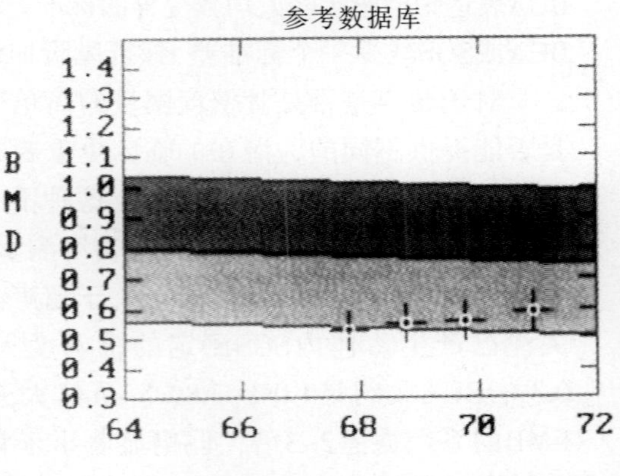

C

合计[L]

	09/25/96	09/17/97
09/17/97	4.1%	
09/23/98	5.3%*	1.2%
11/10/99	11.7%*	7.3%*

图 121.14 70 岁高加索妇女的 DXA 打印输出结果。(A)患者的腰椎 DXA 显示 L1–4 椎体的图象窗,中间显示了评估的椎体面积、BMC、BMD。BMD 绘图与腰椎参考数据库相反,右顶部显示了患者目前和以前的值(交叉表示)。顶部的黑条代表超过上限 2 个标准差,底部灰条代表低于本年龄段 2 个标准差。虚线代表低于峰值骨量 2 个 SD,T 评分(峰值骨量匹配的)代表低于 WHO 制定的每个椎体和腰椎整体骨质疏松标准(T 评分<–2.5)。Z 评分是年龄相匹配测定的。(B)根据 T 评分,显示了左髋骨的类似参数,股骨颈和总髋骨均存在骨质疏松。(C) 髋骨和腰椎均有 3 年发生改善, 左图和表显示左髋骨增加接近 12%,* 代表存在显著增加或降低。腰椎 BMD 增加 18.4%(数据未显示)。

表121.7　不同位点骨量每降低一个SD年龄调整的脊柱或髋骨骨折相对风险增加

位点	脊柱骨折RR	髋骨骨折RR
AP腰椎	2.2[b]	1.6[b]
总股骨		2.7[b]
股骨颈	2.0[b]	2.6[b], 2.8[b]
Ward		2.8[b]
大转子	1.7[b]	2.7[b], 2.4[b]
桡骨远端		1.6[b], 3.1[b]
桡骨中端	2.5[a]	1.5[b], 1.9[a]
跟骨		2.0[b]
指/趾骨	3.4[c]	1.8[c]
跖骨	1.9[c]	

SD，标准差；[a]骨矿含量每减少一个标准差；[b]骨矿密度每减少一个标准差；[c]X线每降低一个标准差；RR，相对风险

From Bonnick SL. Bone densitometry in clinical practice. Totawa, NJ: Humana, 1998: 117, with permission.

BMD从峰值减少30%[294]。

DXA测定的潜在缺陷　全身骨质疏松发生不均一，依赖于年龄和骨丢失的根本原因。不同位点间存在5%~15%或更高的不一致，特别是老年人。仅显像一个位点的方法，特别是应用外周仪器，可能造成误导[258,295-297]。多位点测定增加了成功探查骨质疏松的机会[298-299]。在决定整体对治疗的反应时，髋部或脊柱比前臂有用[300]。65岁以上老人由于关节面和背面脊柱骨关节炎的盛行，测量后-前位的脊柱DXA可能产生假阳性骨量升高[299,301-303]。测定老人髋部或脊柱侧位DXA显像可以防止该问题发生，并与脊柱的定量CT（QCT）测定有更好的相关性[299,304-308]。侧位扫描的精确度可能由于投射软组织较厚和不均一而略差[309-311]。侧位DXA的精确度也依赖于扫描时患者是否仰卧位而有所变异[304]。具有可旋转C臂的机器更易仰卧，具有更好的图像质量和精确度。

感兴趣区图像允许DXA阅读器筛查可能限制扫描精确度的人造物（如肠道的钙丸、衣服上的金属物、口袋里的东西等等），位置误差（错误的椎体显像、髋部误旋转等），解剖畸形或变化（严重的脊柱侧凸、动脉钙化[312]、锥体压缩性骨折等）。

为了避免系统和有效误差，由专业人员操作和解释DXA是很重要的。由于技术本身固有的不精确，必须将试验结果与临床仔细比对[313]。

（5）**定量CT**

与DXA类似，QCT提供了骨丢失测量和骨折风险的精确评估方法[308,314-315]。与DXA相反，QCT提供了真正的BMD三维图像，可精确地分辨出小梁骨与皮质骨（表121.6）。使用标准的CT显像仪器，QCT更经常用于脊柱。随着年龄的增加和糖皮质激素的应用，骨髓脂肪增加。因此，QCT可能过分估计骨丢失的程度[314,316,317]。客观骨矿参考影像用于校准CT测量的骨等价值（典型表示为mg羟磷灰石/cm^3）[259]。QCT软件自动设置椎体内感兴趣区[318]。除了射线暴露略增高以外（但显著少于常规CT检查）（表121.6），依赖于临床其他应用广泛的显像仪器以及花费较高限制了QCT的广泛应用。QCT的优点包括采用测定体积的CT来产生三维图像，以及定义骨形态测量学的高分辨率CT[259]。QCT评估骨形态测量学变化的能力可能与监控影响骨面积的抗骨质疏松治疗反应有很大的相关性，如PTH[319]。除了中央QCT仪器外有时也使用外周腕骨（桡骨末端）和跟骨的QCT[320-321]。

（6）**超声**

定量超声是测定骨量的一项补充技术。与DXA或QCT相比，该方法具有花费低、仪器不复杂、便携和无离子辐射等优点。大量术语用于描述骨的超声特性。测量包括声速（SOS）和宽波超声衰减（BUA）。一些仪器使用经验运算法则将2个参数结合到一个术语中，硬度或定量超声指数，但它们并没有反映出骨的生化特性。超声研究通常操作跟骨，因为它具有两个接近平行的水平面，仅被一薄层软组织所包裹，主要由小梁骨构成，是易于接近的负重骨。腔骨、膝盖骨、桡骨远端以及指/趾骨近端不常检查。

没有普遍采用的骨质疏松超声诊断原则。因为超声和X线对骨基本特性的测定均不同，故用DXA原则进行超声诊断可能不合适。大多数超声仪器将SOS和BUA表达为健康年轻人均数变异的标准差单位（T评分）。BUA或SOS减少一个标准差，骨折风险加倍。

对于超声是否是骨密度测量的简单代替品，超声是否能提供不同的、潜在的临床更重要的信息还存在争议。超声测量不可能预测BMD，这种不一致是由于两种技术测定骨的不同特性。与骨密度测量仪相比，超声可提供骨质量的额外信息[322]。关于超声测量精确度的关注已产生。体内SOS测定的精确度大约是0.19%~0.3%，BUA大约是1.0%~3.8%。虽然大于用DXA测定BMD的系统误差2~3倍，但仍显著小于骨质疏松个体与健康对照间的差异。

骨的超声特性随年龄而改变。绝经后跟骨BUA的下降与锥体BMD的降低相平行。特定年龄白人、希腊和西班牙妇女的BUA和SOS类似[323]。而非裔美国人两值均有所升高[324]。

超声能查出回顾性交叉研究中老年绝经妇女的骨

质疏松。存在骨质疏松或锥体、髋骨及Colles骨折的老年女性BUA值显著下降[261]。几个研究中超声的分辩能力与DXA BMD一样强[322,325]。甚至对BMD调整后,超声仍能将髋骨骨折患者与健康者对照分离[326]。作为老年妇女髋骨骨折的预测因子,超声与BMD一样甚或强于后者[327]。通常情况下,超声测定跟骨比脊柱更能区分髋骨骨折患者。应用超声测定跟骨比指/趾骨时,非锥体骨折与超声结果的联系更大[328]。定量超声能前瞻性预测锥体骨折、髋骨骨折和下肢的应力骨折[56,261],特别是老年女性[117-119]。年轻女性的结果更不一致。一些研究者发现超声不足以像DXA一样分辨绝经后妇女髋骨和脊柱的早期低BMD[329]。相反,跟骨的SOS和BUA可以预测美国军队年轻白人妇女基本训练中的应力骨折,但却不能预测非裔美国妇女[330]。

少数研究评估了长期骨质疏松治疗中骨骼超声测定的变化。因为与DXA相比,超声测定的精确度较低,故需要长期的观察间隔。除了关注相对较低的精密度以外,为了观察到显著差异,跟骨骨量变化率很慢也需要两次超声测定之间存在较大的时间间隔。在超声能常规评价骨骼对治疗的反应以前,需要进一步的研究。

(7)骨量测定适应证

国家骨质疏松基金会(NOF)[331-332],国际临床骨密度测定协会[268,333]以及加拿大骨质疏松协会联合制定了绝经后白人妇女骨量测定的指南[334]。只有结果会影响治疗选择时才进行骨量测定试验。如果知道骨量低于正常,女性更愿意开始雌激素和其他骨质疏松治疗[335-337]。美国预防医学会推荐60岁以上骨质疏松性骨折风险增加的女性开始筛查[332]。2003年,国际临床骨密度测定协会推荐以下人群进行骨密度测定:所有65岁以上女性;70岁以上男性;任何脆性骨折者;任何与骨质疏松相关的疾病、状况或药物者;任何考虑骨质疏松治疗者;延长HRT治疗的女性[333]。

表121.8　骨转换的生化标志物

形 成	吸 收
来自破骨细胞	**来自成骨细胞,血清**
骨碱磷酶	抗酒石酸磷酸酶
骨钙素	
来自骨基质,血清	
前胶原Ⅰ的羧基端前肽	胶原Ⅰ的氨基端端肽
前胶原Ⅰ的氨基端前肽	胶原Ⅰ的羧基端端肽
来自骨基质,尿	
	吡啶和脱氧吡啶交叉连接
	胶原退化的羟脯氨酸
	胶原Ⅰ的氨基端端肽

From Rosalki SB. Biochemical markers of bone turnover. *Int J Clin Pract* 1998;52:255–256, with permission.

(8)骨转换标志物

骨转换的生化标志物可以在体液中定量地反映骨转换的细胞分子[338]。虽然骨形成和吸收通常是偶联的,该化验可评估出净失衡。表121.8列出了能分类为骨形成和骨吸收指标的骨标志物[338,339]。骨平衡理论上是形成和吸收之间的净差。

骨形成标志物:骨形成标志物反映成骨细胞的合成或前胶原代谢的后释放[246,338](表121.8)。骨特异性碱性磷酸酶是成骨细胞产生的。骨钙素是成骨细胞合成的维生素K依赖的钙结合蛋白,其产生也受1,25$(OH)_2$维生素D控制。骨钙素的血清浓度反映了成骨细胞的相对活性。骨特异性碱性磷酸酶和骨钙素增高的骨疾病包括Paget病、原发性甲状旁腺功能亢进、佝偻病、转移肉瘤、骨软化症和肾性骨营养不良。骨质疏松时这些标志物也可能轻微增加。胶原形成过程中,释放胶原前体蛋白,血清Ⅰ型胶原的羧基端和氨基端肽键均可测定。Ⅰ型胶原的羧基端肽比骨特异性碱性磷酸酶或骨钙素的敏感差,肝功能不良的患者也可以升高[339]。

骨吸收标志物:吸收标志物表明破骨细胞和胶原降解的活性[246,338](表121.8)。破骨细胞产生的抗酒石酸磷酸酶(TRAP)主要反映骨吸收活性的增加。图121.15显示胶原分子、端肽区和吡啶交叉连接。吡啶交叉连接包括吡啶啉和脱氧吡啶啉。这些片段被释放到循环中,最终由尿中排出。两个交叉连接中,脱氧吡啶啉对胶原断裂更特异。胶原端肽区由短的非螺旋区和吡啶交叉连接构成,可以在血或尿中测定。尿羟脯氨酸也可以由其他组织和饮食产生,现很少用于衡量骨吸收。

与骨密度测定的静态评估相反,骨标志物提供骨骼代谢的动态评估[246,339,340]。骨标志物有助于将个体分为骨转换快或慢,骨折风险与骨转换较快相关[339]。在EPIDOS研究中,将BMD测定与骨吸收标志物结合起来预测髋骨骨折的风险[341]。在OFELY研究中,骨吸收标志物最高的妇女骨折风险最高[342]。应用抗吸收治疗骨转换的减少导致独立于BMD改变的骨折风险减少[341]。骨标志物也能预测治疗反应,有助于监管抗吸收治疗的依从性。

骨转换标志物可能有助于监管治疗效力和患者对抗吸收药物的依从性。阿屈膦酸盐治疗6个月后,尿胶原交叉连接的减少与治疗2.5年后髋骨和脊柱BMD的增加相关[343]。最小的尿N-端肽浓度表明剂量组依从性差或药物吸收不良。类似的结果在雌激素治疗中也会出现[344]。在短期雌激素替代治疗中，尿的骨吸收标志物下降，停止治疗后又有所增加[344,345]。Ⅰ型胶原的N-端肽下降与绝经后妇女近期接受激素替代和补钙1年以上者髋骨和脊柱BMD显著增加有关[345]。补钙女性吸收标志物持续升高与BMD下降相关。BMD与HRT治疗1年反应的最显著关联是Ⅰ型胶原的尿N-端肽[345]。总之，骨标志物是有助于监管治疗效力、评估骨折风险的生化试验。为了决定哪个患者会从使用形成或吸收标志物中受益，以及哪个特殊的标志物临床价值大有助于预测骨折风险。

（八）预防和治疗

可能是由于新的、有效的可以应用的药物治疗可选性地增加，骨质疏松的治疗出现了变革[56,346]。在评价预防和治疗研究时，虽然BMD的变化可以精确地预测骨折风险，但干预骨折发生率的效果仍是最关键的。很多药物可以减少脊柱骨折发生的风险，但对非脊椎部位的影响却很少能得到证实。这种不一致表明脊柱和非脊椎骨折病理发生的差异，以及不同抗骨质疏松药物潜在的不同机制[347]。

1.治疗指南

很多内科医学会和骨质疏松医学会公布了骨质疏松治疗指南[241,326,331,348-352]。2003年NOF与9个多学科医学杂志协作更新了指南。治疗推荐是基于患者年龄、其BMD T-评分以及伴随危险因素与否制定的。2003年NOF指南倡导用药物干预来减少如下情况的骨折风险：

· DXA T-评分低于-2，缺乏危险因素（见下面的危险因素）；

· DXA T-评分低于-1.5，存在其他危险因素；

· 锥体或髋骨骨折的妇女是骨质疏松治疗的候选者。

骨质疏松性骨折的危险因素定义为成人期骨折史，一级亲属脆弱骨折史，低体重（小于57.6kg），目前吸烟，使用3个月以上糖皮质激素，视力欠佳，45岁前雌激素缺陷，痴呆，健康状况不佳/虚弱，低钙摄入（终生），体力活动少，每天饮酒2次。

2.物理形态

尽管极少量的客观证据支持其效力，骨质疏松止痛的脊柱托仍很常用[353]。除了有限的效力依据，过分依赖脊柱托可相反地导致肌肉无力和丧失姿势支撑。患者只关注脊柱托的费用、美观和不适，脊柱托限制了

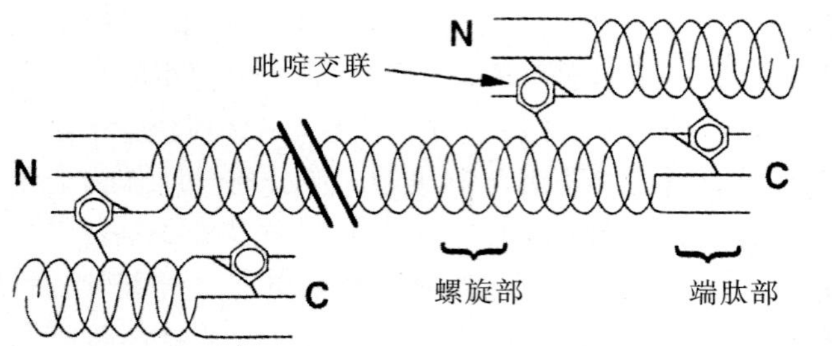

图 121.15 胶原纤维显示非螺旋羧基端和氨基端通过吡啶交叉连接结合在连接纤维的螺旋区。(From Christenson RH. Biochemical markers of bone metabolism: an overview. *Clin Biochem* 1997; 30: 573-593, with permission.)

短期坚持应用很多仪器[354]。一种类型脊柱托-训练姿势的支撑系统已发展为有助强化背部肌肉组织，具有好的无对照止痛效力（基于小的非对照试验）。

3.运动

功能和体格不良与脊柱压缩形骨折风险增高强相关[356]（见危险因素）。相应地，长期以来一直认为负重锻炼和普通的体格训练是骨质疏松治疗的重要方面。纵向证据和不断增多的随机对照试验证实，中等到强度负重锻炼可导致男性和绝经前女性骨量增加1%~3%[212,357-360]。竞技性女运动员或其他由于过度训练而月经少/闭经者可发生BMD减少[361-362]。有效改变BMD的锻炼必定拉紧骨骼[363]。诱导骨量增加的锻炼应特别注意负重位点，如跑步者的胫骨、拎重物者的脊柱[363-365]。大多数研究中锻炼对绝经后女性骨量的作用适度，特别是髋骨和桡骨远端[363,366-371]。一项对老年女性的研究证实9个月内每周负重3次，腰椎BMD可增加5%[373]。虽然观察发现，需要持续体力活动来获得BMD，预先中度锻炼的益处仍可持续[213,374]。脊柱延展锻炼强于屈曲锻炼（可导致脊柱压缩性畸形），可能与脊柱压缩性畸形减少弱相关[375]。至少一个前瞻性试验证实，背部强化锻炼可减少驼背[376]。由于评价人群的变化、不同的锻炼计划、测量不同的骨位点，关于锻炼对骨折预防的作用尚无定论。然而，通过其对肌肉强化、协调和平衡的额外益处，体力活动可能从多方面预防骨折，而不仅仅通过BMD的增加[212]。

4.控制疼痛、脊柱塑形和驼背塑形

导致相当痛的锥体压缩形骨折可能变成慢性[285,377]。一些患者进展成逐渐增强的锥体损伤综合症，导致慢性背痛[378]。托背者姿势的改变及罕见的神经损伤可进一步增加背部不适。脊柱托和腹带的使用是短暂缓解

不适的一种方法。当必须止痛时,非甾体类抗炎药、非麻醉类止痛药(如扑热息痛、盐酸曲吗多等)以及麻醉性止痛药的明智使用可能均是合理的。低剂量三环类抗抑郁药(如阿米替林10~25mg/d)和其他神经营养药(如痛痉宁)可提供对慢性疼痛的附加抵抗。局部神经阻断和其他麻醉剂注射是另一种难治情况的选择。跨皮电神经刺激(TENS单位)、冷热和治疗性超声的使用已得到证实,但大多数没有相应的随机对照试验来支持效力。降钙素和二磷酸盐可减少与急性压缩性畸形相关的疼痛(见后面的讨论)。

经皮脊柱塑形最常见的方法是将多甲基丙烯酸盐埋进脊柱体,用于疼痛性锥体骨折畸形的治疗[379]。大多数病例[380]和开放性标记试验描述了接受塑形者可缓解急性疼痛[381]。一项非随机试验比较了脊柱塑形与保守治疗发现,前者可缓解疼痛,利于复原[382]。短期并发症包括骨水泥溢出硬膜外导致神经损伤和水泥栓子,高度强调需要经验丰富的术者来操作。驼背塑形即将脊椎内的气囊充气注入骨水泥,需要麻醉更完全,但是可能改善水泥的溢出,并更完全恢复脊椎高度[383]。这些技术缓解疼痛的机制尚未完全阐明,其长期效力及安全性,特别是外植体的反应和增加相邻锥体骨折风险[384]值得进一步研究。在随机对照试验和长期数据得到之前,建议保守地开展这些技术[385–386]。

5.钙和维生素D

随着年龄增加,钙吸收能力减弱[196,387],美国人平均每天从食物中摄入的钙少于600mg。因此,推荐摄入足量的钙,特别是老年人。与抗吸收药物相反,钙仅能从某种程度上减少而不能完全防止骨丢失[388–389]。与未摄入足量钙者相比,绝经后女性饮食和外源中提供足量的钙可以有效降低四肢骨量丢失1%~3%[388,390–396]。研究还发现,症状性骨折发生率呈边界性减少。钙的短期效应可能与他们对重塑形效应短暂相关,骨间隔转换快速,对抗吸收药物反应最快[397]。钙可能对更年期妇女最有益[391,398]。然而即使对于年轻女性,补钙也能防止不同部位骨骼的骨量丢失[399,400]。钙和维生素D防止男性骨量丢失的可能性较小[401]。将雌激素替代治疗(ERT)和钙剂连用与单用ERT者对比的研究发现,联合用药者所有位点的BMD均有相当大的增高[402]。

虽然某些观察研究[403–405]呈阴性结果,但其他观察研究[406–407]和一些干预性研究[396,408–410]表明钙能降低锥体骨折率10%。这些研究的样本较小和人群差异限制了我们形成一个钙对骨折影响的意义深远的结论。对4个随机对照试验的再分析发现,髋骨骨折风险减少24%[412]。然而Chapuy的研究表明干预组中包括800IU维生素D_3,骨折风险减少30%。

不同食物和营养补充中元素钙的含量不同(见表121.9)。牛奶和碳酸钙中钙可以等量吸收25%~30%[413]。然而,在所有食物中,钙的生物利用度并不是相等的:由于草酸盐含量很高,某些绿叶蔬菜钙的生物利用度很低(如菠菜)。虽然研究表明柠檬酸钙比钙的其他制剂吸收率略高[414–415],但其他研究指出钙的不同制剂吸收率差不多[416]。

争论的一个焦点是有肾输尿管结石史者补钙的安全性。饮食中高钙的摄入似乎可降低结石的风险,而高剂量补钙可适当增加风险[417–418]。饮食中的钙可有益地结合草酸,而后者是大多数肾结石的主要成分。

虽然很多人对补钙的耐受性很好,但便秘(约10%)和消化不良限制了其持久性。不同制剂和服用时间的试验可最大化使患者得到满意。一致推荐无HRT

表121.9 生物可利用钙的食物来源

食物	需要量(g)	钙含量(mg)[a]	吸收比例(%)[b]	可吸收钙/食物(mg)	等于1杯牛奶的需要量
牛奶(或 1 杯酸奶或 42.5 克切达干酪)	240	300	32.1	96.3	1.0
干豆类	177	50	15.6	7.8	12.3
椰菜	71	35	61.3	21.5	4.5
卷心菜	85	79	52.7	41.6	2.3
羽衣甘蓝	65	47	58.8	27.6	3.5
菠菜	90	122	5.1	6.2	15.5
豆腐,钙凝	126	258	31.0	80.0	1.2

[a] 负荷调整;对于牛奶,这是负荷吸收比例(Fx abs)=0.889–0.0964;对于草酸盐蔬菜,调整吸收比例后,与牛奶相同负荷的羽衣甘蓝,公式变成 Fx abs=0.889–0.0964

[b] 钙含量(mg) ×Fx abs

From Weaver CM, Heaney RP. Shils ME, Olson JA, Shike S, et al., eds. *Moden nutrition in health and disease*, 9th ed. Baltimore: Williams & Wilkins, 1999:147, with permission.

的绝经后女性每天元素钙剂量为1 200~1 500mg；而绝经前女性、男性和HRT的绝经后女性每天元素钙剂量为1 000~1 200mg[31,419,420]。美国食物和饮料种类的增加使得达到每日需要量的强化钙不必过分依赖于外源性补钙。

维生素D是包括钙化醇(维生素D_2)和维生素D_3($VitD_3$)的一组脂溶性类固醇。大多数维生素D类似物是骨化三醇和α骨化三醇的活性代谢产物。骨化三醇是1,25(OH)$_2VitD_3$,维生素D合成的活性代谢产物；1-α-OH $VitD_3$(α骨化三醇),是合成的骨化三醇前体,美国没有出售。两种活性产物均能增加钙吸收,防止脊柱钙丢失,特别对老年女性[421-425]。虽然维生素D活性代谢产物可增加BMD,但几个研究均未发现其对骨折发生率的有益作用[426-428]。一个对622位妇女随访3年以上的研究显示服用0.5μg/d的骨化三醇可减少锥体骨折发生率69%[428]。值得注意的是，该研究也显示单用钙治疗组骨折风险难以解释的增加。此外,活性维生素D制剂潜在的高尿钙和高钙血症限制了其常规使用，并且需要进行仔细的血尿监控。如使用骨化三醇,则适当补钙是重要的。

也研究了非活性维生素D类似物对骨的作用。每年注射150 000~300 000IU 维生素D_3可减少非脊柱骨折的发生[429]。甚至每年注射4次10 0000IU可显著减少男女性周身骨折的发生[430]。对3 270位法国女性随机安慰剂对照研究表明每天补充800IU维生素D_3可显著降低PTH水平,增加股骨BMD值2.7%,减低老年女性髋骨和其他非脊柱骨折的风险[408,411]。另一个对389位65岁以上男女,补充500mg钙和700IU 维生素D3,证实对减少骨量丢失和非脊柱骨折的发生率具有前瞻性作用[431]。相反,荷兰一项2 500位以上老年女性的大型研究中,钙加400IU 维生素D并未证实对髋骨骨折具有保护作用[432]。另一随访4年的研究也值得注意,将361位老年男女随机分为钙(750mg/d)或25(OH)VitD(15μg/d)组,发现补钙比维生素D更能预防骨量丢失[433]。患者特点、剂量和维生素D制剂的不同混淆了各研究的结论。因为血清维生素D水平化验的变异性、老年成人相对维生素D缺乏的高发性以及维生素D对骨有益数据的堆积,故推荐老年成人每天补充维生素D_3 600~800IU；而大多数多种维生素中维生素D的量是400IU[331]。证实维生素D缺乏或钙吸收不良的患者,需用高水平的维生素D。

6.目前的药物治疗

大多数有助于预防和治疗骨质疏松的药物可通过抑制骨吸收或增强骨形成而影响骨重建。美国和其他国家目前获准应用的大多数药物均抑制骨吸收，然而重组PTH作为一个合成代谢药物近来获准应用。下面是观察性研究和临床试验检测骨质疏松初级预防(骨量降低以前)、二级预防(低骨量以后,骨折以前)和三级预防(骨折后或很低骨量的患者)的结果。值得注意的是尽管为骨质疏松处方治疗提供支持性依据的设计好的研究数目不断增加，但很多高风险的患者仍未得到治疗[434]，而且已开始治疗的患者长期坚持性普遍很差[435]。

(1)雌激素

由于绝经期骨丢失加速,绝经后妇女通常使用ERT防止骨质疏松。除了缓解更年期症状,如潮热和阴冷,ERT可通过破骨细胞和其他骨细胞受体对骨量产生直接影响,导致骨转换和骨吸收降低。如绝经后很快开始ERT并坚持使用,则对减少骨量丢失有很大益处[436-437]。前瞻性研究证实接受1年0.625mg/d的雌激素和3mg/d的钙联合治疗的女性,腰椎增加1%~4%[438-444]。甚至较晚期使用雌激素(60岁以后)也与绝经早期即应用雌激素一样具有有益的效果[90,437,445]。初级预防研究显示100名卵巢切除的妇女用炔雌醇甲醚治疗10年以上,腰椎BMD升高最多达29%。桡骨和掌骨区在治疗的头8年也有骨量恒定的骨头,其后开始缓慢的骨丢失[446]。绝经后雌激素/黄体酮干预试验(PEPI)表明随机到任一含结合雌激素0.625mg/d治疗1年的患者髋骨BMD增加约2%[443]。检查前后位的DXA发现,应用雌激素治疗的女性只有少于2%存在骨量丢失[447]。然而,另一观察侧位脊柱DXA(可更好评估小梁骨骨量)的研究发现16%女性无反应[448]。BMD改变与骨转换生化标志物显著下降相平行,如尿N-端肽[345]。

观察性研究表明使用ERT可使骨折风险减少25%~70%[407,436,449-457]。早期随机对照试验合并分析表明非锥体骨折减少27%[458]。研究16 000名绝经后妇女的女性健康倡议(WHI)结果令人信服地证实联合雌激素和安宫黄体酮治疗可显著减少髋骨骨折风险(RR=0.66,95% CI=0.45~0.98)[459]。

除了对骨骼的适当益处,ERT还能升高绝经期妇女的高密度脂蛋白(HDL)降低低密度脂蛋白(LDL)[460-463]。然而一些观察性研究,包括护士健康研究报道,与未使用者相比，冠心病患者心血管发病减少35%~80%,生存期延长[455,465-473],WHI和近来一些心血管疾病初级和二级预防研究反驳了该结论[459,471,474-475]。心脏和雌/孕激素替代研究(HERS),一项在先前有血管疾病的女性中进行心血管疾病二级预防的随机、双盲、安慰剂-对照研究,确定在治疗的头2年冠心病(CHD)事件增加[471]。尽管LDL平均下降11%，HDL升高10%，但CHD事件发生率仍有所增加。值得注意的事，试验的第4、5年CHD事件减少，后来的护士健康研究也能看到类似结果[476]。HERS研究中一些发生血管疾病的妇女存在高凝状态，表现促血栓形成基因突变[477]。关于初级预防研究的WHI数据表明，CHD风险增高近30%，中风风险增加40%多。这些结果并没有被血脂水平所混淆，所有研究亚组均表现风险增高[478-479]。近来几个其他试验发现，冠脉造影结果显示雌激素并未减弱冠心病的进展[480-481]，虽然并不反对雌激素对颈动脉粥样硬化有轻微益处[482]。

除了心脏病，ERT的三个其他关注点是血栓栓塞事件风险增加（上面已部分讨论）[483]、对子宫内膜的增生作用（潜在导致子宫内膜癌）和乳腺癌风险增加。应用雌激素比未用者静脉血栓栓塞风险高2.7~4倍（绝对风险大约4/1 000）[471,483-487]。吸烟可进一步增强该风险，并减弱雌激素对骨的作用[453]。雌激素可引起子宫内膜增厚，对具有完整子宫的妇女该作用可被伴随服用黄体酮所抵消。每天服用雌激素和持续低剂量的孕激素（如安宫黄体酮2.5mg/d）通常耐受性很好，伴罕见的破裂出血和未被证实的子宫内膜增厚。虽然孕激素可减弱雌激素引起的血清HDL升高，但并不能有效阻止对骨的益处[436,443]。虽然在很小程度上，但孕激素的确像雌激素一样可减少骨转换[488]。虽然早期研究并没有发现ERT增加乳癌风险[489-490]，但WHI[459]和其他研究[381-382]已经证明乳癌风险增加26%~35%。某些[491]但并非全部研究[492]表明，使用雌激素者发生的乳癌组织学预后更佳，乳腺小叶癌比乳腺管癌更常见[493]。雌孕激素联合（像WHI使用的）比单用雌激素增加乳癌风险[491,494,495]。并未证实乳癌后使用雌激素对复发有恶化的影响[496]。

除了对骨折有益外，尽管存在上述潜在伤害，雌激素仍可减低结肠直肠癌的风险24%[497]，早期研究发现可导致精神压力减低[498]。然而，WHI并没有发现雌激素对健康相关的生活质量具有益处[499]。早期研究表明雌激素可能防止痴呆[500-501]，但WHI结果显示雌孕激素可能增加痴呆[478]，联合用药者并未比对照者认知功能有所改善[502]。

使用雌激素生命威胁减少，但包括乳腺压痛、增重、头痛和高血压在内的相关症状更多了；只有一个研究发现雌激素可延缓血压增高[503]。对ERT的主要妨碍是长期坚持。高比例的雌激素处方还无法被取代，少于50%的女性5年后仍在使用[504-505]。经皮雌激素副作用少，持久性好更易耐受[506]。某些但并非全部研究[456,507-508]发现不持续使用者，不用雌激素可导致骨量加速丢失（捕获）。

开始ERT治疗应个体化，医生和患者应充分权衡利弊[509-510]。近来数据表明低剂量雌激素可以增加骨量，减少副作用，增加进一步研究的兴趣[511-512]。当前认为，已经证实的乳癌风险增加、高凝状态、初级和二级心血管疾病危险增加，抵消了雌激素对骨骼的益处，大大减低了很多医患长期大剂量使用雌激素的热情。虽然对不同类型雌激素相对风险和益处、应用方法（口服和经皮）以及联合应用协议（反对应用孕激素和不反对）存在质疑，但目前建议大多数围绝经期妇女限制使用雌激素[332,513]。此外，目前可供选择的骨和特异性心血管保护药物的增加限制了雌激素的应用地位[455,514-515]。使用基因组筛查最可能得到雌激素[516]或雌激素样分子最大益处最小伤害的亚组，未来可能实现。

（2）选择性雌激素受体调节剂

越来越多的组织特异性雌激素激动剂/拮抗剂已经或正在用于骨质输送的治疗。选择性雌激素受体调节剂（SERM）是非甾体类合成化和物，对骨和心血管系统具有雌激素样的特性，对乳腺和某些病例的子宫内膜而言是雌激素拮抗剂。第一代SERM三苯氧胺广泛用于乳癌的防治。它对脊柱BMD有弱的抗吸收效应，不过其子宫刺激作用和不能缓解更年期症状极大地限制了它作为抗骨质疏松药物的应用[517-519]。为预防乳癌和治疗骨质疏松而发展的第一代SERM雷拉昔芬（每天口服60mg）已获准在很多国家使用[520]。雷拉昔芬是苯并噻吩衍生物，具有抗雌激素对乳腺和子宫的作用，并具有雌激素对骨骼和血脂谱的影响效应。它可显著降低骨重建的生化标志物水平，与结合的雌激素作用相当[521]。绝经后女性每天口服60mg雷拉昔芬6个月后，腰椎骨量显著增加2.4%。LDL、总胆固醇、甘油三酯下降，HDL升高[522]。基于骨折试验数据的二级分析表明，与联合雌激素治疗相反，雷拉昔芬治疗4年似乎可减少高危女性的心血管事件[523]。MORE试验随访3年后，研究T评分≤-2.5至少一个锥体骨折或骨质疏松的7700多名多中心绝经后妇女，每天口服60mg雷拉昔芬可增加脊柱BMD2.6%、股骨颈BMD2.1%，减少锥体骨折风险30%[524]。脊柱骨折风险的减少类似于强力抗吸收药物如氨基二磷酸盐，除了影响BMD减少骨折风险，还强调了骨转换衰减的重要性[525-526]。到目前为止，尚未证实雷拉昔芬可防止非脊柱骨折。类似于雌激素，雷拉昔芬对BMD的益处在停用后也可消失[527]。类似于它莫西芬，MORE研究中侵犯性乳癌的风险减少72%[528-529]，特别在雌二醇水平较高的女性中[530]。雷拉昔芬可能使潮热和其他更年期症状复发。也与雌激素类似，雷拉昔芬可增加下肢水肿,深静脉血栓风险增加3成[524]。其他SERM,如阿唑昔芬[531]和巴多昔芬正在研制中。

(3)**降钙素**

降钙素是由甲状腺滤泡旁C细胞产生的肽类激素。降钙素与高亲和力的受体结合直接抑制破骨细胞,导致中度抗吸收效应。鲑鱼降钙素是合成制剂,比人类降钙素强40~50倍,是所有合成制剂半衰期最长的[532]。用于防治骨质疏松时,鲑鱼降钙素经皮(骨质疏松最高每天100IU)或经鼻应用(每天200IU)。鼻喷I降钙素导致持续血清水平,虽然其生物活性近为父代的25%~50%。降钙素应和足够的钙(至少1g)和维生素D(400IU/d)同时应用。长期应用鲑鱼降钙素的患者最多1/2产生降钙素特异抗体。虽然还不能完全肯定这些抗体与治疗相关的效力,中和性抗体可能延缓药物的长期作用[533]。对绝经后骨质疏松注射或鼻喷降钙素可使BMD水平保持稳定,或小量并非显著地增加脊椎BMD近1%~3%。还未报告髋骨BMD的有益作用。鼻喷降钙素适度增加锥体伴随着骨吸收的生化测定显著下降[542]。注射用降钙素可能对高转换的骨质疏松效果更好[543]。

两个过去的实验表明但未证实注射或鼻喷降钙素对锥体骨折具有保护作用[534,544]。对1255名绝经后女性的多中心研究显示,200IU组锥体骨折减少36%,,而100和400IU组未见。月50%的脱落率进一步限制了研究结果的解释[545-546]。

基于几个小的对照试验结果,降钙素对急性压缩性骨折疼痛也具有止痛作用[547-549]。止痛作用的确切机制尚未阐明,但可能与增加中枢神经系统对血清内啡肽的作用相关[550]。

鼻喷降钙素通常耐受性很好,每天变换鼻孔可减少偶尔的鼻炎影响。皮下注射比鼻喷更常见头疼、脸红、恶心和腹泻等症状。

(4)**二膦酸盐**

二膦酸盐是以磷酸-碳-磷酸键为特点的一类抗吸收药物。口服或静脉注射时,二膦酸盐是骨吸收和骨折的强抑制剂[551-552]。氨基端侧链结构的变化影响其药理活性(见图121.16)。所有口服二膦酸盐吸收较差,生物利用度小于1%。因此,必须空腹服用以便最大化吸收。二膦酸盐快速经肾排出,近20%~60%留在骨。在骨内,这些药物与骨吸收陷窝内的羟磷灰石结晶紧密结合,并长期贮留于此(阿仑膦酸盐贮留近10年)。只有存在骨表面的二膦酸盐才能表现出抗吸收作用。长期使用时,持续堆积和循环的二膦酸盐的区域性旁分泌效应可能部分解释药物间断时BMD并无快速丢失[553-554]。含氮的二膦酸盐(如阿仑膦酸盐、risedronateoledronate)具有不同的骨亲和力和通过损害破骨细胞胆固醇代谢而表现出的抗吸收功能,导致骨骼细胞变更,不成熟的破骨细胞凋亡[555-558]。二膦酸盐也具有较差的合成代谢作用,可能与治疗头一年后重塑空间填满,而BMD却持续增长相关。

二膦酸盐这类药可能引起胃肠不适,特别是在低pH时[559-560]。大多数报道的胃肠道症状可能是非溃疡性消化不良,多数临床试验应用二膦酸盐与否并不存在显著差异[561-562]。也有罕见的严重食道炎的报道[563]。减少胃肠道症状,增进吸收(二膦酸盐被二价阳离子结合)的建议措施包括:空腹状态用8盎司水吞药,吞药后保持直立至少30分钟,服药后至少30分钟不吃喝任何食物。食道失弛缓和狭窄是口服二膦酸盐的禁忌症。一些小研究表明risedronate胃肠道副作用可能小于阿仑膦酸盐[560,564-565]。

5种二膦酸盐依替膦酸盐、阿仑膦酸盐、risedronate、帕米膦酸盐和zoledronate,已在不同国家获准治疗骨质疏松、Paget病、渐进性骨化肌炎、异位骨化、多发性骨髓瘤和/或高钙血症。3种其他药clodronate, tiludronate , ibandronate,至少在一国可用,但与其他二膦酸盐比起来很少用于骨质疏松治疗。

依替膦酸盐:第一代二膦酸盐最初是作为软化硬水的清洁剂而发展起来的[566]。由于其效力较低,所需剂量较高,因此持续应用依替膦酸盐可损害成骨细胞功能,导致骨矿化异常如骨软化症。存在1~4处骨质疏松性压缩性骨折和骨质稀少症的影像学证据的绝经后妇女,周期性应用依替膦酸盐2年以上可增加BMD4%[567]。一些研究已注意到,高危组锥体骨折的轻度减少[567-569]。依替膦酸盐减少非锥体部位骨折没得到证实。对无骨折患者[570]和绝经早期女性[571]均存在有益作用。依替膦酸盐和雌激素联用比二者单用更能增高BMD(联合用药腰椎BMD增加11%)。

帕米膦酸盐:该药更常用于溶骨性骨转移和Paget's病的治疗[573-574]。不常用于骨质疏松治疗。绝经后或特发性骨质疏松患者,口服帕米膦酸盐(150mg/d结合其他抗骨质疏松治疗)1年以上可增加锥体骨矿含量3%[575]。每3个月静推帕米膦酸盐60mg达1年也可缓解与锥体骨折相关的慢性背痛[576]。临床实践中,很多以每3个月30mg开始,根据耐受情况增加到60~90mg。静脉推注的副作用包括不舒服、恶心、发热和骨痛。静脉推注帕米膦酸盐是不能耐受口服二膦酸盐的严重骨质疏松患者的可选择性治疗。帕米膦酸盐也成功用于前列腺癌剥夺雄激素治疗过程中,防止骨量丢失[577]。

阿仑膦酸盐：这种第二代二膦酸盐是美国FDA批准用于防治骨质疏松的第一个氨基二膦酸盐。对人类和灵长类动物研究表明，阿仑膦酸盐是强有力的骨吸收抑制剂,而对矿化无害[578-580]。绝经后女性接受阿仑膦酸盐10mg/d达2年以上,可增加腰椎BMD7%~9%[581-582]。股骨颈和转子可出现小的但显著性变化。早期绝经后女性接受阿仑膦酸盐5mg/d可防止脊柱、髋骨和总体BMD的丢失[583]。在一项分离性研究中,5mg/d的剂量可防止骨量丢失到接近雌/孕激素联合的程度(雌激素的效果多1%~2%)[584]。阿仑膦酸盐每天治疗可增加脊柱BMD持续到7年[585]。即使对于长期使用辅助设备的老年女性，每天服用阿仑膦酸盐也有类似的益处和足够的耐受性[586]。每周一次阿仑膦酸盐已绝大部分替换了每天一次的治疗，因为二者改善BMD的效力和耐受性类似[587-588],并且前者使用更方便。骨折干预试验(FIT)观察具有至少一处骨折史和低股骨颈BMD的2 027名老年女性，发现阿仑膦酸盐可导致形态计量学上锥体和髋骨骨折分别显著减少47%和51%[589]。FIT研究对象中无锥体骨折者,10mg阿仑膦酸盐可减少影像学的锥体骨折44%[590]。阿仑膦酸盐的多国家研究中也类似减低47%的非锥体骨折风险[591]。对发表的所有5个研究的数据进行后分析发现，非锥体骨折的相对风险是0.71[592]。除了直接骨益处外,阿仑膦酸盐也可减少卧床日期[593]和健康保健的应用[594]。

骨质疏松的综合治疗方法引起了人们持久的兴趣。对刚开始治疗的女性,阿仑膦酸盐优于ERT,综合治疗优于任一单独治疗[448,595]。ERT治疗者再加上阿仑膦酸盐[596],以及阿仑膦酸盐与雷拉昔芬联合治疗时[597],也能看到类似的追加益处。间断阿仑膦酸盐治疗后2年[553,598],仍可发现残留的骨转换降低[553,598]和BMD下降[599]。间断阿仑膦酸盐治疗后的骨丢失率少于间断ERT或间断ERT和阿仑膦酸盐联合治疗后[600]。此外,阿仑膦酸盐也能减弱停用HRT治疗后BMD的降低[601]。虽然激素和二膦酸盐联用对BMD通常是有益的，但其对骨转换的过分抑制也是存在的,这可导致“冰冻骨”[602]。

阿仑膦酸盐临床试验的安全性是可以接受的,与对照组相比，治疗组的严重副作用或胃肠道副反应没有显著增加[561,603]。在糖皮质激素诱导的骨质疏松研究中,10mg组非严重的上消化道副作用有小幅度增加，而5mg组和安慰剂组则没有增加[604]。伴随服用非甾体抗炎药可能对消化道风险具协同作用[605]。骨的组织形态测定表明，阿仑膦酸盐可以剂量依赖的方式降低骨转换,但并不削弱矿化作用[579-580]。

Risedronate：Risedronate是第三代吡啶二磷酸盐，可增加骨量、预防骨折[606]。在单独美国和多国家Risedronate治疗脊椎功效(VERT)研究中,1 226和2 458名存在至少一处脊椎骨折的绝经后妇女，用5mg Risedronate治疗。治疗3年以上,新发锥体(美国41%,多国49%)和非脊椎骨折(美国39%,多国33%)的妇女均显著减少[607]。在危险亚组中也可看到有益的作用[609]。在髋骨干预计划研究(HIP)中,5mg的Risedronate可显著减少有明确低骨量妇女的髋骨骨折，但对那些原发低BMD女性则无效 [610]。类似于阿仑膦酸盐，雌激素和Risedronate联合治疗可导致BMD的进一步改善和骨转换的进一步下降[611]。虽然与阿仑膦酸盐（尚未公开发表，仅允许比对）相比,Risedronate能更适度地增加BMD,,但二者对骨折的效力相对类似,部分是由于生化标志物显著下降所证实的骨吸收的减低所造成的[612]。Risedronate通常容易耐受，上消化道副作用的发生与安慰剂组没有显著差异[607,613-614]。

其他二膦酸盐：每天口服Tiludronate也可防止绝经

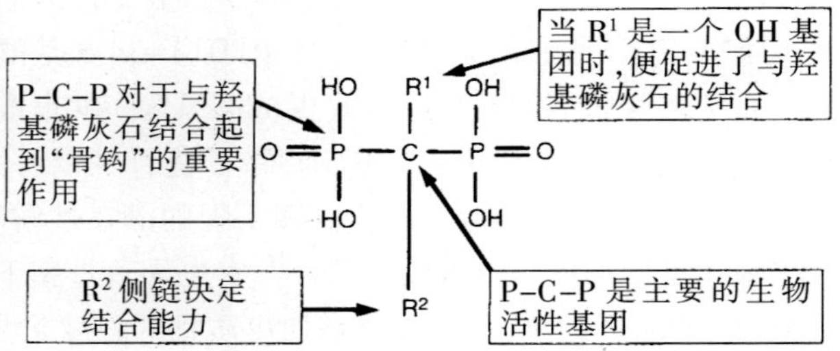

二膦酸盐	R1	R2
Etidronate*	OH	CH_3
Clodronte*	Cl	Cl
Pamidronate*	OH	$CH_2CH_2NH_2$
Alendronate*	OH	$(CH_2)_3$ NH_2
Risedronate*	OH	CH_2-3-pyridine
Tiludronate*	H	CH_2-S-phenyl-Cl
Ibandronate*	OH	CH_2-$CH_2N(CH_3)$(pentyl)
Zoledronate*	OH	CH_2-imidazole
YH529	OH	CH_2-2-imidazo-pyridinyl
Incadronate (YM175)	H	N-(cyclo-heptyl)
Olpadronate	OH	$CH_2CH_2N(CH_3)_2$
Neidronate	OH	$(CH_2)_5NH_2$
EB-1053	OH	CH_2-1-pyrrolidinyl

图 121.16　用于临床研究和正在研制中的二膦酸盐结构。(From Graham R, Russell G, Rogers MJ, et al. The pharmacology of bisphosphonates and new insights into their mechanisms of action. *J Bone Miner Res* 1999;14:53-65, with permission.)

后骨量丢失[613]，但间断口服则没有显效[615]，美国骨质疏松指南并未推荐应用。静脉推注zoledronate 4mg每年一次，可比安慰剂组多增加脊柱BMD4%~5%，股骨颈3%~3.5%[616]，副作用包括肌痛和恶心。Ibrandronate无论口服（每日一次或间断使用）或静推均可成功减少骨转换标志物，增加BMD[617-618]。

二磷酸盐概述：越来越多的研究证实几种二磷酸盐的效力，不仅对增加BMD，更重要的是与减少脊柱或非锥体骨折相关。从骨的前景来看，新的二磷酸盐是最具持久效力的抗吸收药物。尽管世界范围内应用二磷酸盐的持续时间在与日俱增，但除了需要更详细地了解确切的作用机制外，还存在一些悬而未决的问题，如治疗的疗程、潜在怀孕可能女性的长期安全性问题以及对儿童的安全性和效力[619]。

（5）甲状旁腺激素

持续升高的PTH对骨的作用与分解代谢作用相反，啮齿动物模型和人类研究均发现间断应用外源性PTH是有力的合成代谢药物，可刺激骨的重塑并增加BMD[620-623]。一些早期小型研究发现，PTH可使雌激素缺陷女性[624-626]、骨质疏松男性[627]以及绝经后雌激素治疗的妇女[628]的脊柱骨量呈稳态或有所改善。1637名绝经后妇女21个月中位数的研究中，PTH（1-34氨基酸残端）可显著降低锥体（20μg/d减少65%风险）和非锥体骨折并增加所有研究位点的BMD，除了桡骨轴以外[36]。作为腕骨等位点皮质骨骨密度早期下降的潜在性解释，PTH最初可增加皮质骨内的多孔性。它也导致骨膜下新骨形成，增加横截面积，潜在地增加皮质骨的强度[629-631]。PTH可增加男性脊柱BMD近6%[632]，应用抗吸收药前或后应用PTH的结果仍处于研究阶段。初步结论是阿仑膦酸盐[633]或雌激素[634]后接着应用PTH似乎对骨量起增强作用。将阿仑膦酸盐和PTH直接相比，则PTH组BMD增加更多[635]。虽然即使在强力抗吸收药如阿仑膦酸盐[636]存在时，应用PTH也可增加BMD，但似乎先前用的抗吸收药可以减弱PTH对骨量的改善[637-638]。每天皮下注射一次PTH与无症状的高钙血症、偶尔恶心和头痛相连。Fishs大鼠的PTH临床试验因发现骨肉瘤而早期中止[36]。选择性甲状旁腺受体激动剂和拮抗剂尚处于研究中，可能在未来的骨质疏松治疗中起作用[639]。推荐严重骨质疏松的成人每天使用PTH20μg/d持续24个月，其中很多患者服用其他抗吸收药时发生骨折，或者不能耐受口服二膦酸盐。

（6）氟化钠

氟化物是很多国家批准使用的治疗骨质疏松的合成代谢药物，它通过促成骨细胞有丝分裂作用而强烈刺激新骨形成，可导致轴向骨BMD快速增加[640]。它可增加锥体BMD最多达8%，但以四周骨BMD潜在丢失为代价（例如桡骨中段）。

除了其对BMD的作用外，对骨折没有保护性作用甚或增加锥体和非锥体骨折的风险[641-647]。负重骨的应激性骨折（导致下肢疼痛综合征）[648-649]、骨软化症[650]以及股骨颈骨折风险的增加[651]均能观察到。氟化物可能导致30%的使用者发生关节痛、关节炎和众多胃肠道副作用（消化不良、恶心、呕吐）。然而，缓慢释放制剂似乎很少出现胃肠道症状。

氟化物对骨的不同作用可能受不同剂量、剂型、治疗方法、治疗持续时间和治疗对象的影响。已存在骨质疏松的患者，可能通过服用适当剂量的氟化钠（20mg/d[646]或50mg/d[652]）、在轻度骨质疏松患者中应用[646]以及选择缓慢释放制剂与柠檬酸钙联用[653-655]来获得氟化物对BMD和锥体骨折终点的益处。间断使用缓慢释放制剂可能很少产生骨组织学异常[656]。因为美国没有缓慢释放的氟化钠，并且其他制剂治疗窗很窄，使用起来利弊参半，故不推荐常规使用氟化钠。

（7）雄激素

接下来讨论男性骨质疏松应用雄激素的问题。在女性中应用人工合成的雄激素葵酸诺龙和康力龙，可使BMD小幅增加[657-661]。男性化的副作用、降低HDL、肝毒性以及需要注射使用减少了人们使用的热情。经皮睾酮用于卵巢切除后的女性，可以改善性功能[662]。

（8）噻嗪类利尿药

观察性研究指出，在骨折风险存在时噻嗪类利尿药可以维持BMD防止骨折[172-176,663]。此外，对骨质疏松的男性，用低剂量噻嗪类利尿药纠正高尿钙，可导致BMD显著增加[664]。除了降压作用外，噻嗪类利尿药对血脂和电解质也有副作用，故通常血压正常者不能耐受。它们对非高尿钙患者骨的作用相对较弱，不是一线治疗用药。

7.潜在的未来治疗

（1）生长因子

对骨质疏松患者应用生长激素（GH）、胰岛素样生长因子（IGF-1）和转化生长因子（TGF-β）主要源于显著生长迟缓的患儿补充生长激素的益处[665]。已知IGF水平随着年龄和骨质疏松而下降[666]，TGF-β对骨的发育起主要作用。低IGF-1水平的男性，每周3次应用GH可导致6个月时腰椎BMD可显著增加1.6%[667]。绝经后女性周期性单用GH或与降钙素合用2年，可使腰椎和髋骨BMD显著增加2.7%[668]。在另一个绝经后女性的研究中，GH与雌激素、钙和VitD联用3年可增加骨矿含量14%[665,669-670]。IGF-1更能增强男性特发性骨质疏松者Ⅰ型胶原的形成[671]。IGF-1适度增加BMD与相对高的副作用发生率相关，如男性乳房发育和水肿。值得关注的是生长因子具有促有丝分裂的作用。高水平的IGF-1可增强前列腺癌和乳癌的发生率。

(2)替勃龙

替勃龙是一种具有雌激素、雄激素和孕激素特性的合成类固醇[672]。它不像雌激素，不能刺激子宫内膜，但可治疗更年期症状。一些小和中等规模的试验评估了它对骨的作用，并报道了腰椎BMD的增加[673-675]，特别对早期绝经后妇女[676]。一个研究发现与雌/孕激素联用相比，存在较少的围绝经期出血[677]。需要进行进一步研究来评价安全性和效力。

(3)类黄酮和其他植物性雌激素

类黄酮是一种合成黄酮，对一些研究[678-680]但不是全部[681]的桡骨和脊柱BMD有有益作用。一些国家已获准上市。除了可能的益处，淋巴细胞减少是潜在的关注点[681]。饮食或补充植物性雌激素已引起人们的兴趣。亚洲女性每天摄取越多的植物性雌激素，则BMD越高[682-683]。染料木黄酮，一种天然的异黄酮，可减少绝经后女性的骨吸收增加骨形成[684]。

锶ranelate

以前的动物研究资料表明，锶是一种能参与骨矿化，并且具有合成代谢和抗吸收作用的二价阳离子。绝经早晚期女性剂量范围研究表明与安慰剂相比，BMD增加，骨形成标志物显著增加，而骨吸收的测定下降[685]。

(4)他汀类

HMG-COA还原酶抑制剂（称为他汀）是强力降低胆固醇和减少心血管疾病的药物。在动物实验中，这类药物对骨具有合成代谢作用[686]，几个观察性试验已显示出其对骨有益[687-689]。然而，近来大型的观察性试验和随机对照临床试验并没有证实这一假定的发现，可能存在选择偏倚[609]。

三、特殊课题

(一)糖皮质激素诱导的骨质疏松

1.流行病学

几十年来，人们认识到骨质疏松是使用超生理水平糖皮质激素的并发症[691-693]。糖皮质激素诱导的骨质疏松（GIOP）是药物诱导的骨质疏松的最常见类型。社区调查发现，普通人群中有0.2%~0.5%服用糖皮质激素[620-621,664,694]。RA、风湿性多肌痛、颞动脉炎和其他慢性风湿性疾病患者是某些人群中一半以上的糖皮质激素使用者[694-696]。

糖皮质激素治疗的头6~12个月，3%~27%的BMD存在初始的快速丢失[317,697-700]。小梁骨最先受影响，随后是皮质骨[701]。然而，文献按照小梁骨是否从股骨大转子[702-706]或腰椎[178,707]快速丢失而分类。接受类固醇治疗的RA患者，手和前臂可能部分免除骨丢失[317,708]。骨量丢失可被降低或因间断糖皮质激素治疗而逆转 [317,701,704-705,709]。GIOP早期，小梁骨普遍变薄，这与特发性骨质疏松相反，并非直到晚期才出现小梁骨不连接[710]。糖皮质激素治疗接近2年后，很多患者骨丢失率减慢。然而，BMD持续丢失率高于同年龄组正常人。

男性[178,711-713]和绝经前女性[714]也可发生糖皮质激素诱导的骨质疏松。然而，原来骨量很低者（如没采用HRT治疗的绝经后妇女）可能更快到达骨折阈值（图121.17）。特定的疾病和治疗共存可加速骨量丢失。糖皮质激素治疗的RA患者比未治疗的对应者BMD更低[647,715]。RA可引起区域性和普遍性骨丢失[647,704,706,716-720]。独立于糖皮质激素，RA患者是骨质的高危人群[721-722]。风湿性多肌痛者也存在骨量丢失[723]。系统性红斑狼疮的年轻女性中，糖皮质激素也与显著的骨丢失和骨折相关[724-727]。

因为糖皮质激素可影响骨量和骨质量[728]，骨折是其最重要的测定结果。糖皮质激素治疗患者比未治疗者可能经历更高BMD阈值的骨折[729]。然而，近来3个研究驳斥了糖皮质激素治疗患者高BMD骨折阈值的假定[730-732]。类固醇剂量影响的研究被糖皮质激素服用的不同时间、疾病过程的变异、骨质疏松危险因素的变化（独立于糖皮质激素的使用）以及骨折风险最终由多种因素而不仅是BMD所决定的事实所混淆。对来自英国普通实践研究数据库（GPRD）的服药数据的二次分析，鉴别了年龄、性别以及临床实践与小样本的非系统性糖皮质激素使用者（局部的、眼科的、听觉的或鼻子的）相匹配的24 0000多名糖皮质激素使用者的数据。髋骨和脊柱骨折的相对风险以剂量依赖的方式增高，甚至2.5~7.5mg/d生理剂量的强的松也有风险增高的趋势。该研究提供了糖皮质激素对骨的安全剂量不可能真正存在的进一步证据（图121.18）。基于人口的队列研究和普通人群的病例对照研究，表明糖皮质激素可独立于年龄、性别和RA的存在而导致骨折风险增加2成[722,733-734]。

有关RA是否存在糖皮质激素安全剂量尚有争论[693]。一些代表性甚至纵向研究没能查明低剂量糖皮质激素对RA患者骨的副作用[702,716,718,735-737]。一些作者提出糖皮质激素对RA患者的骨没有副作用,甚至通过改善功能状态和减少循环中对骨有害的前炎症细胞因子来保护骨[716,735]。在构成慢性糖皮质激素使用者最大群体的RA患者中,代表性和纵向研究均可观察到骨折风险增加[698,738-741]。RA患者大的观察性研究指出女性口服8.6mg平均剂量的强的松,5年后随访可有33%的骨折风险[738]。其他观察性研究表明多于40%的长期使用者最终会发生骨折[701,742]。至少两个回顾性研究认为骨折是超生理剂量使用糖皮质激素的最常见并发症之一[739-741]。然而,这类观察性研究易于出现选择偏倚,被适应证所混淆,为何住院的类风湿患者更易有副作用。一项随机安慰剂对照试验证明患者服用中位数剂量≤10mg/d的糖皮质激素仅仅1年,就有15%发生形态测量学定义的锥体骨折[604,743]。虽然非系统性应用糖皮质激素(如吸入性类固醇)比口服或肠道更安全,但其对骨也有生理效应[744-749]。

关于是峰值还是累计剂量对骨的影响最大的讨论仍在持续。几个试验[701,704-705,709]认为累积的类固醇剂量似乎是骨丢失最重要的预测因素。每天剂量的改变并没有完全不伤害骨[750]。英国GPRD数据库的进一步分析发现糖皮质激素对骨的副作用快速出现,并且与每日剂量而不是累积剂量最强烈相关[751]。在GPRD研究中,临床骨折与高到20mg/d的糖皮质激素剂量呈单一相关;越过该点后,相关性以指数形式增加。应该注意的是,像接近30天的糖皮质激素使用持续时间中位数所证明的那样,该研究中很多糖皮质激素使用者并没有需要治疗的慢性炎性疾病[752]。

2.发病机理

GIOP的病因学是多因素的,很多病例中与正常年龄以及绝经相关的骨丢失相伴发。服用糖皮质激素的患者发生骨代谢异常主要通过两个途径:(a)骨形成减少和(b)骨吸收增加[753-757](图121.19)。虽然GIOP的发

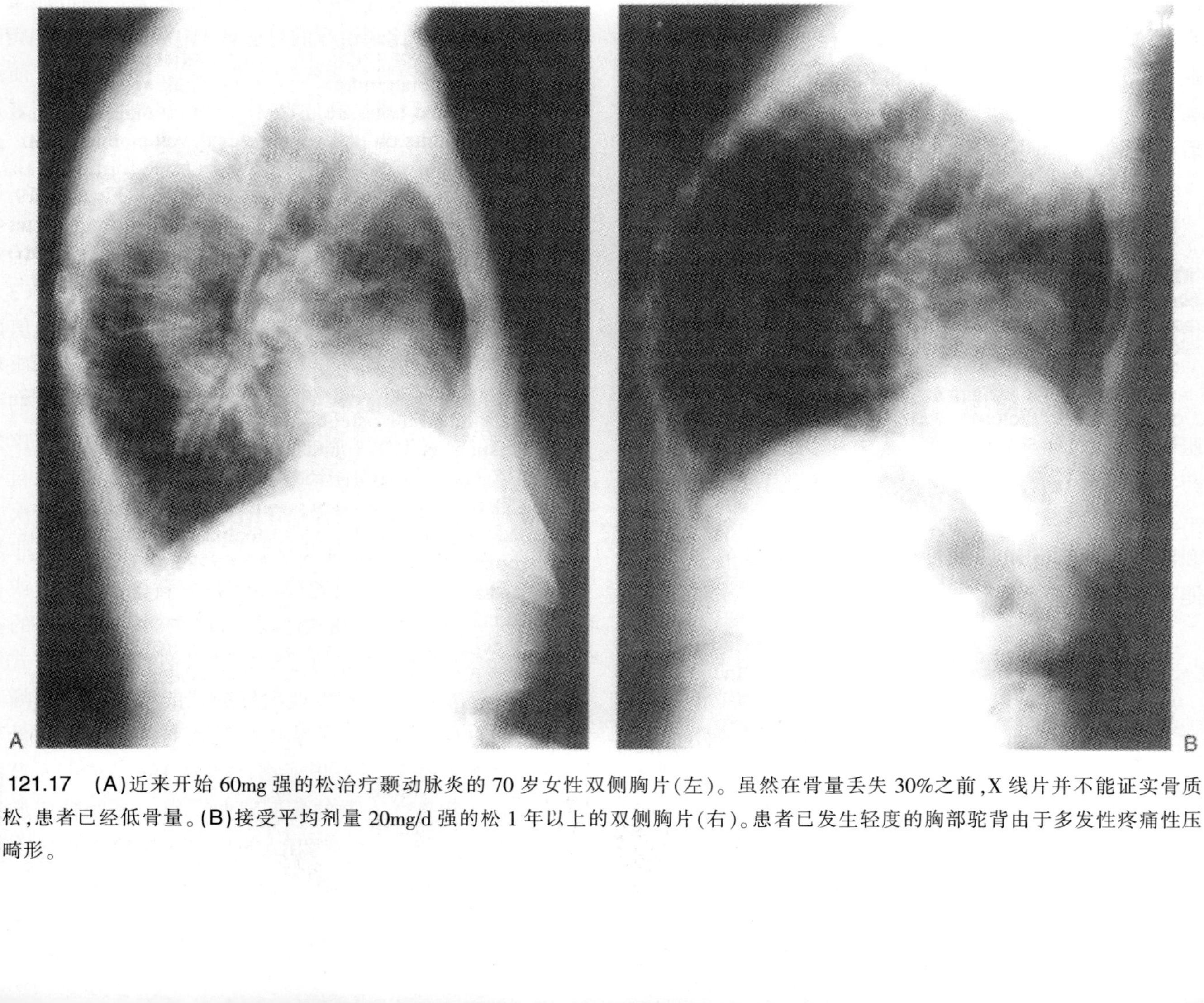

图 121.17 (A)近来开始 60mg 强的松治疗颞动脉炎的 70 岁女性双侧胸片(左)。虽然在骨量丢失 30%之前,X 线片并不能证实骨质疏松,患者已经低骨量。(B)接受平均剂量 20mg/d 强的松 1 年以上的双侧胸片(右)。患者已发生轻度的胸部驼背由于多发性疼痛性压缩畸形。

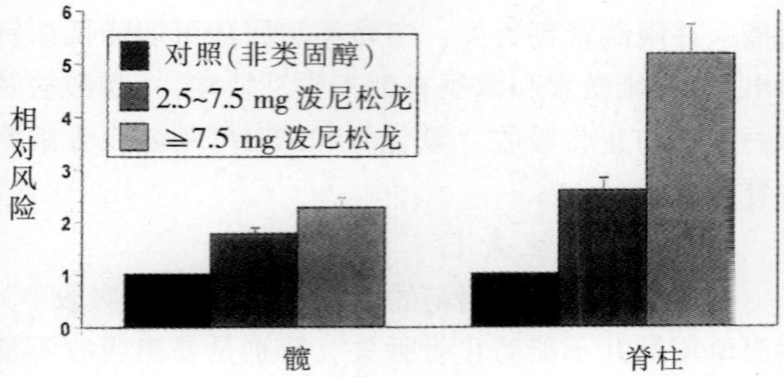

图 121.18 低剂量泼尼松龙对骨的作用。髋骨和脊柱骨折的风险以剂量依赖的方式增加，甚至在低于 2.5~7.5mg/d 泼尼松龙的生理替代范围时，风险仍呈增加趋势。(From Van Staa TP, Leufkens HGM, Abenhaim L, et al. Use of oral corticosteroids and risk of fractures. *J Bone Miner Res* 2000;15:993-1000, with permission.)

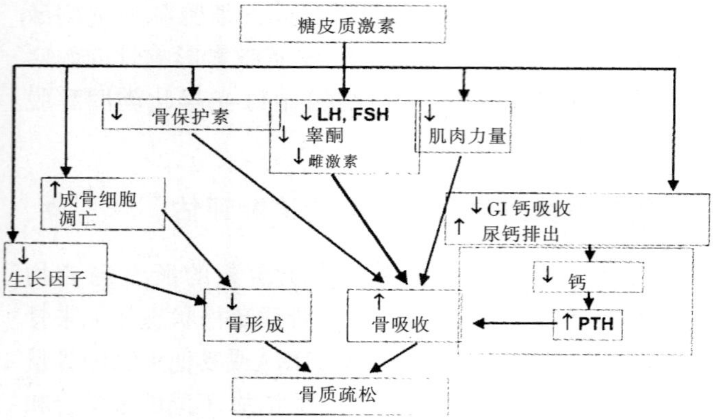

图 121.19 GIOP 的病理机制，浅线代表数据不完全支持的途径。(Adapted with permission from Rubin MR, Bilezekian JP. The role of parathyroid hormone in the pathogenesis of glucocorticoid-induced osteoporosis: a re-examination of the evidence. *J Clin Endocrinol Metab* 87: 4034, 2002.)

病机理仍未明确，但目前很多人认为糖皮质激素对成骨细胞活性的直接抑制是主要机制[758-759]。组织学上表现为小梁壁厚度的减小[760-761]。糖皮质激素引起成骨细胞绝对数目的下降和提前死亡-凋亡[762](图121.20)。糖皮质激素调节成骨细胞对骨骼生长因子(如IGF-1和IGF-2)和细胞因子(如TGF-β和血小板衍生的生长因子PDGF-B)的反应[755]。成骨细胞的抑制作用是很明显地降低血清骨钙素的水平[763-764]。成骨细胞功能不良导致骨重塑建陷窝的不完全修复[759]。骨细胞介导的骨吸收增强是GIOP的另一个机械途径。然而，仅有有限的数据显示糖皮质激素可通过胃肠道显著抑制钙吸收[765-766]，增加肾钙排出[767-768]或减少性激素产生[769-771]，所有这些均可导致骨吸收增加。糖皮质激素对钙的作用可能部分是通过其对维生素D和受体的直接效应所介导的[764]。

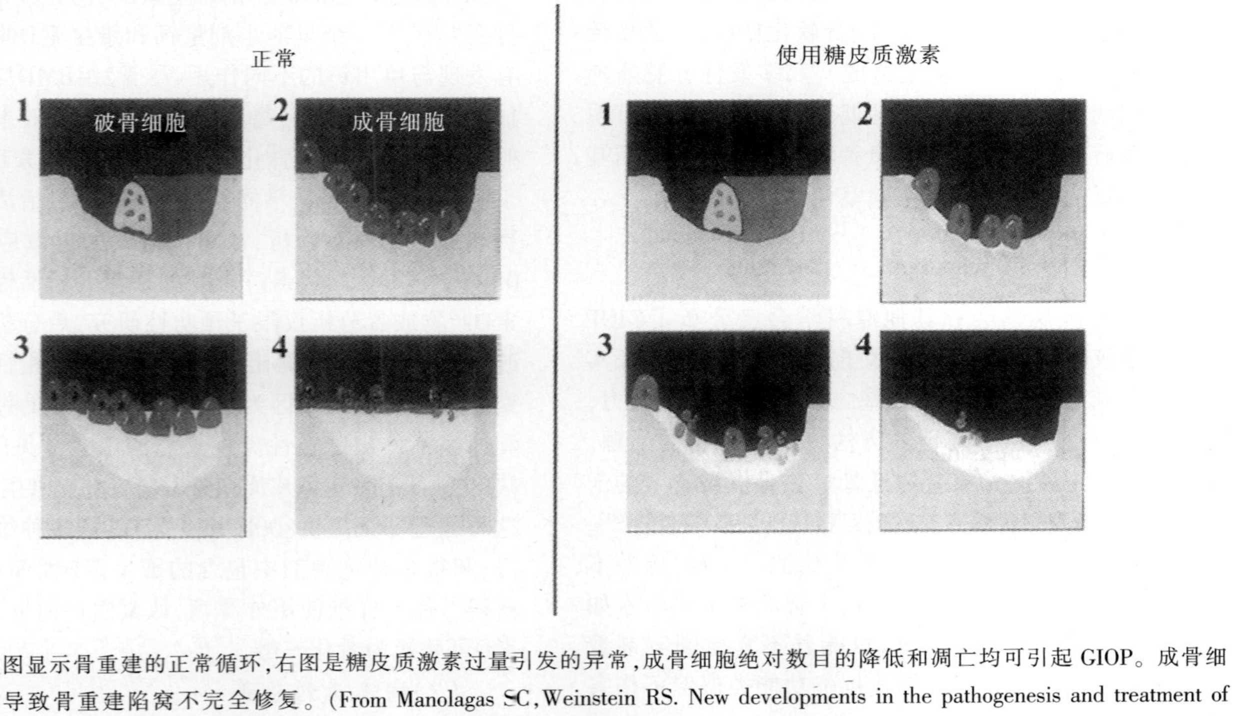

图 121.20 左图显示骨重建的正常循环，右图是糖皮质激素过量引发的异常，成骨细胞绝对数目的降低和凋亡均可引起 GIOP。成骨细胞功能障碍导致骨重建陷窝不完全修复。(From Manolagas SC, Weinstein RS. New developments in the pathogenesis and treatment of steroid-induced osteoporosis. *J Bone Miner Res* 1999;14:1061-1066, with permission.)

糖皮质激素也可抑制OP同时通过成骨细胞源细胞刺激OPG配体的产生[769-770,772-773]。糖皮质激素影响骨的效应因不同人而有所不同，可以被1型11-β羟化类固醇脱陷窝氢酶所调节[774]。

3.服用糖皮质激素患者的诊断评估

开始或长期慢性服用糖皮质激素的所有患者均高度怀疑骨质疏松。决定患者骨质疏松状态和未来骨量丢失风险的最精确方法是通过DXA或其他可选的骨量测定技术来评估BMD。美国骨量测定法、不同的医学会和政府机构已经提出了服用糖皮质激素患者骨量测定的建议[331,334,775-777]。大多数指南建议如果患者服用7.5mg以上的强的松或其等价物至少1~6个月，则应测定BMD。

考虑慢性糖皮质激素服用者的性腺状况也很重要。对围绝经期女性测定卵泡刺激素和雌二醇可进一步澄清。具有严重RA的绝经前女性也可以有雌激素缺乏，经常表现为月经稀发或闭经。因RA与男性性功能低下相关[778-779]，测定慢性服用糖皮质激素男性或有性功能不全症状者的游离睾酮是有据可依的。

很高的骨吸收标志物（如尿N端肽或脱氧吡啶交叉连接）值可识别骨转换特别快速的患者，或证实对抗吸收药物缺乏反应。刚刚开始应用糖皮质激素的患者24h尿钙/肌苷比大于4mg/d也预示着快速骨转换。

甚至在严重RA、慢性糖皮质激素服用者或绝经后状态基础上，假定有骨质疏松的患者仍然值得筛查骨丢失的其他原因。甲旁亢、甲亢、骨软化症（由于饮食摄取维生素D不足和日晒不足造成）和多发性骨髓瘤均可造成服用糖皮质激素患者的低骨量。虽然并没有明确指出所有服用糖皮质激素患者均有低BMD，然而基于临床怀疑的状况应进行实验室评估。

4.预防和治疗

美国风湿病学会和其他专科学会已公布了GIOP的防治建议[331,334,776-777,780-782]。基于越来越多的文献证实了抗骨质疏松药物特别是氨基二膦酸盐的良好效力，建议提倡逐渐增加侵略性的方法来解决严重的问题。预防服用糖皮质激素患者的低骨量和骨折最有效的干预方法是间断应用服用糖皮质激素和减小到最小剂量[783]。实践应用中，因为很多慢性炎性疾病的严重性，这并不总能实现。已经确定了假设不伤害骨的糖皮质激素如地夫可特[703,784]，但美国没有，可能并不真比同等剂量的常规糖皮质激素安全。寻找抗炎功能类似但不伤害骨的糖皮质激素类似物的研究正在进行中。

一些用于治疗绝经后骨质疏松的药物特别适合GIOP。随后将要讨论的维生素D和钙可能增加胃肠道钙摄入并限制肾钙丢失；噻嗪类利尿药可能降低尿钙排出；补充雌激素和睾酮有助于弥补缺陷；二膦酸盐和降钙素可防止骨吸收；氟化物和PTH可刺激成骨细胞性骨形成。

（1）钙和维生素D

像尿羟脯氨酸所测定的那样，钙可降低骨吸收[785]。然而单用钙并不能防止骨丢失，特别是易患吸收不良的患者[786]。与美国风湿病学会GIOP指南[787]相一致，作为大多数服用糖皮质激素患者的单一治疗，每天1 200~1 500mg元素钙是必要的，但通常并不够用。

维生素D能以GIOP防治已经研究过的各种形式应用[701,788-790]。在一个预防性研究中，钙、骨化三醇和降钙素不同组合用于患者1年；随后1年患者无治疗。随机接受包含骨化三醇的任一联合用药，其腰椎骨量丢失显著低于单用钙治疗者。第二年，接受降钙素者，腰椎BMD轻微增加。三个治疗组股骨颈均发生了骨丢失，没发现差异效应[789]。接受0.5~1.0μg骨化三醇（与钙连用）的患者需要仔细监控血尿钙，其中接近25%可有高钙血症。其他活性D代谢物，特别是αD_3的研究表明，几个[788,790]但非所有研究[701]有效。

非活性维生素D制剂对GIOP可能也有价值。对服用低剂量糖皮质激素的RA患者为期2年的研究中，1 000mg碳酸钙和500IU的维生素D可防止腰椎和大转子骨丢失[791]。一个早期小剂量钙和维生素D的研究并没有发现与单用钙的不同作用，尽管2组BMD均有小的增加[792]。至于钙化醇，每周给30 000IU，其效果在随机对照临床试验中接近骨化三醇，但2种维生素D制剂均次于阿仑膦酸盐[793]。不同维生素D制剂包括活性代谢产物和类似物的后分析，证实了适度的总效应样本腰椎0.6（95%CI=0.34~0.85）[794]。如果仅分析活性代谢维生素D产物或者分析仅限于预防性研究，后分析结论并不改变。一个综述已得出结论，维生素D对慢性糖皮质激素使用者有益[795]。因为糖皮质激素介导的钙吸收不良和居家不外出患慢性炎性疾病的患者常见的维生素D缺乏，故所有使用糖皮质激素者均应补充维生素D[795-796]。这可通过每天提供800IU维生素D_3；从多种维生素中获得；和很多补钙制剂中包含的维生素D而简单、高效的获得。倘若仔细使用外源钙，认真监控血尿钙，则维生素D可替换为骨化三醇。

（2）噻嗪类利尿药

只有一个研究专门检查了噻嗪类利尿药对糖皮质

激素治疗者的效力。与饮食中限制钠盐相结合，每天2次50mg的氢氯噻嗪可改善总体钙体系[797]。尽管只有极小量证据，也能搞清糖皮质激素应用早期噻嗪类药物的病理生理，因为存在高尿钙。相反，潜在的严重副作用限制了噻嗪类利尿药的应用。

(3)降钙素

当测定腰椎骨量时，降钙素对防治GIOP效力很弱。除了前面讨论的Sambrook预防试验[789]，Adachi和同事发现安慰剂组锥体骨密度下降(5%)，而降钙素治疗1年以上，则有1.3%的非显著性下降[798]。虽然接受降钙素作为GIOP预防的结节病患者的观察性研究中[799]，腰椎骨量丢失很少，但对风湿性多肌痛患者的随机、对照预防研究并未显示出注射降钙素可有较多的骨存留[800]。三个治疗研究之一的安慰剂组患者2年后经历了7.8%的骨丢失，而鼻喷降钙素组增加了2.8%[801]。经皮降钙素的哮喘治疗研究显示前臂BMD获得的水平类似[802]。然而，每天100IU的低剂量鼻喷降钙素治疗脊柱无效[803]。对于GIOP，降钙素是相对较弱的抗吸收药物。它可潜在维持骨量，但在很多研究中，降钙素并不能导致BMD的显著增加。其对GIOP骨折减少的益处尚未证实。

(4)雌激素和睾酮

在唯一一个随机对照GIOP的ERT研究中，患RA的绝经后女性接受ERT（经皮雌二醇50μg/d）或补钙(400IU/d)[804]。2年后，ERT的妇女脊柱骨密度高于单用钙者。股骨没有显著性差异。2个小的观察性研究证实，ERT能减少慢性糖皮质激素使用者脊柱的骨丢失[805-806]。

随机交叉睾酮治疗GIOP的试验检查了患哮喘的男性[807]。所有性功能低下者也补钙(1000mg/d)。研究结果表明睾酮可使腰椎BMD显著增加，而安慰剂组则降低。对血清睾酮水平低的男性，间断应用安宫黄体酮也有助于维持骨量[808]。尚无已完成的原发雌激素预防研究，也没有类似的骨折数据。激素缺陷的男女为了骨和其他潜在的健康益处，应进行替代治疗。HRT并不仅限于老年女性，而且也用于与慢性炎性疾病相关的月经稀发或闭经的绝经前女性，和性功能低下的男性(以原发疾病和/或糖皮质激素的作用为基础)。SERM还提供1个尚未公认的GIOP治疗选择。

(5)二膦酸盐

对于因慢性炎性疾病而服用糖皮质激素1或2年以上者，依替膦酸钠、阿仑膦酸钠、帕米膦酸钠和risedronate膦酸钠可有效防治髋骨和脊柱的骨量丢失。一些观察性或开放-标记性研究[809-816]和至少7个随机对照临床试验[815,817-822]检测了依替膦酸钠对GIOP的作用。大多数随机研究已经证实其增加或保存腰椎BMD，经常与钙联用[815,820]。对141位因各种疾病口服强的松的男女，在开始治疗的100天内，周期性应用依替膦酸钠[818]。安慰剂组腰椎BMD降低3.2%，而治疗组1年增加0.6%。股骨大转子也可见到类似结果。两组股骨颈的骨密度并无显著差异。本研究中绝经后女性存在骨折显著性减少的趋势。依替膦酸钠最大的治疗研究也证实了依替膦酸钠与钙和维生素D联用时，导致腰椎BMD显著性增加4.5%[819]。

阿仑膦酸钠对防治糖皮质激素应用相关的骨丢失和预防锥体骨折也有效[604,823-824]。两个多国研究，以477名新的长期糖皮质激素使用者为研究对象，包括绝经前后女性和男性。综合报告发现10mg阿仑膦酸钠可显著增加脊柱BMD2.9%，而安慰剂组轻度减少0.4%。股骨大转子作用类似，股骨颈BMD增加较小，但具有显著性[604]。将原研究中的208名(37%)研究对象延长观察到2年，继续服用7.5mg或更多的强的松(或等量的糖皮质激素)，发现脊柱、股骨大转子和股骨颈的BMD变化类似[825]。偶发锥体骨折也减少了90%。值得注意的是5mg阿仑膦酸钠统计学意义等同于10mg，除了没服用雌激素的绝经后妇女，10mg阿仑膦酸钠导致腰椎BMD显著增加。

2.5或5mg Risedronate可维持或增加开始糖皮质激素治疗患者的腰椎、股骨大转子和股骨颈的骨量[743]。5mg Risedronate治疗组腰椎骨量持续增加0.6%，而对照组减少2.8%。股骨大转子也可看到类似结果。5mg Risedronate治疗组股骨颈骨量增加0.8%，而对照组减少3.1%。已经开始长期糖皮质激素治疗的患者，2.5和5mgRisedronate分别维持或增加腰椎、股骨大转子和股骨颈的骨量[826]。两个Risedronate研究累积的数据证明锥体骨折率减少58%~70%[575,827-832]。

静脉帕米膦酸钠可给不能口服二膦酸盐的患者，提供一个可供选择的治疗方法[829]。据QCT评估(可能过分估计小梁骨量的工具)，一项随机对照研究中腰椎BMD增加19%[575,829-831]。

在所有二膦酸盐的大型随机对照试验中，二膦酸盐均可维持或增加骨量，而预防研究的对照组骨量通常减少。在治疗性研究中，二膦酸盐治疗总是比对照有效，虽然对照组骨量并不总是显著丢失。Cochrane综述和两个后分析进一步认为，二膦酸盐是目前研究最好的防治糖皮质激素相关腰椎和股骨颈的骨量丢失最有效的药物[780,835-838]。

(6)氟化物、甲状旁腺激素和其他合成代谢药物

因为糖皮质激素相关骨病的早期病理改变发生在成骨细胞,因此对使用合成类药物有很大兴趣。氟化物的不同制剂,单用[839]或与二膦酸盐[840]联用,对GIOP均有潜在的效力。然而,美国市场缺乏更有效的缓慢释放的氟化物制剂、目前可得到的氟化物制剂狭窄的治疗窗和耐受性差将其排出在标准的GIOP治疗方案之外。有限地研究了合成类固醇,一个研究发现其增加前臂BMD[841]。先前关于GH和其他生长因子的动物实验表明其是另一个可能的治疗方法[842]。循环应用重组的PTH的初始研究结果也令人鼓舞,1年增加腰椎BMD11%[841]。骨量和骨面积均有增加[515,655-658,843-845]。

5.治疗方案和建议

尽管数据显示抗骨质疏松治疗对GIOP有效,但美国和英国只有5%~35%的应用糖皮质激素患者接受GIOP防治[846]。虽然GIOP干预的使用率很低,实际应用起来GIOP方案也存在很大变异,但似乎有症状的糖皮质激素毒性如心情改变、增重、失眠、高血压和高血糖,可以受到患者和医生更多的重视。

图121.11提出了与专门学会建议相协调的诊治原则[777,848-850]。已知二膦酸盐防治GIOP效力的数据,一些专家建议对高危患者立即应用二膦酸盐。虽然这些算法还只是理论上的,但这是一个快速变化的领域,考虑到将有更多的文献和社会花费效率[55]的参与,GIOP的处理将更精确。

(二)男性骨质疏松

男性骨质疏松很常见,大约20%骨质疏松性骨折发生在男性。然而,该疾病仅受到很少的研究重视,治疗方法也没有达成共识。随着人口老龄化,男性骨质疏松将成为更大的公共健康问题。

1.流行病学

与研究骨折与骨量、摔倒倾向及女性其他危险因素的关系相反,男性骨质疏松的研究通常限制在骨折的频率和分布上。年轻男性骨折发生率高于女性,可能是由于外伤机会多的缘故。到50岁左右,这种倾向就反过来了。然而,像女性一样,老年男性与最小外伤相关的骨折率随着年龄而增加。北美50岁的男性就有13.1%的髋骨、脊柱或前臂的骨折风险[851]。美国65岁以上男性髋骨骨折的发生率是4/1 000~5/1 000[63],是女性类似年龄段的大约一半。几个国家均观察到了这种1:2的性别比例[852]。很多地区年龄调整的髋骨骨折发生率近年来有所增加,但男性更多[853]。不同种族的地区男性髋骨骨折发生率有所不同。非裔美国男性是白人的一半[854],住在日本或夏威夷的日裔男性比住在美国的白人发生率低[851,853,855]。

髋骨骨折引起男性显著的致残率,并承担相当大的致死风险。75岁以上男性,21%~30%的髋骨骨折者在6个月内死亡[856-857],高于女性2~3倍[858]。较高的风险可能反映出更严重的伴随疾病。不幸的是,1年幸存者中,少于一半人可恢复到骨折前的活动水平。

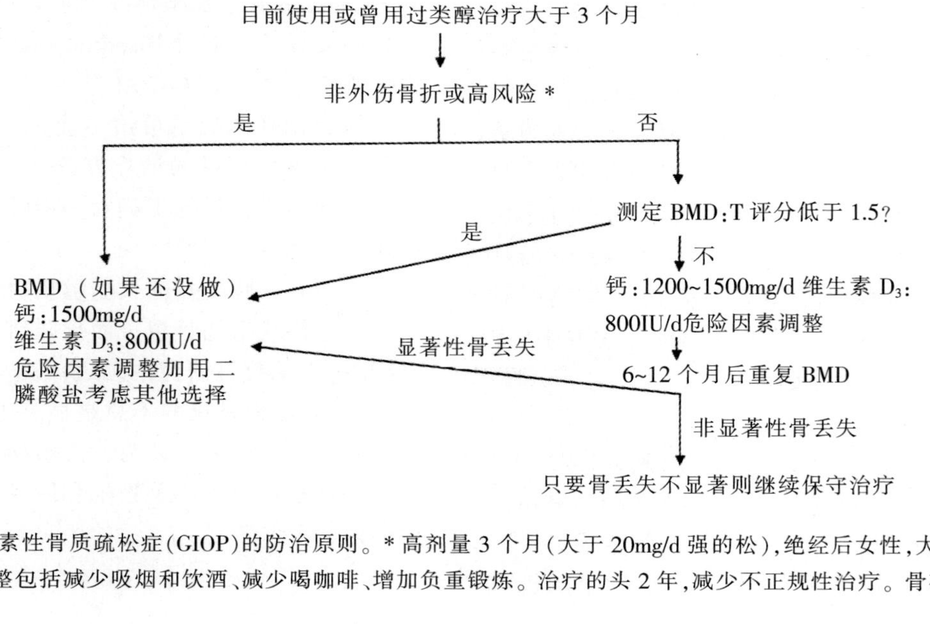

图 121.21 糖皮质激素性骨质疏松症(GIOP)的防治原则。* 高剂量 3 个月(大于 20mg/d 强的松),绝经后女性,大于 70 岁男性,均有高风险。危险因素调整包括减少吸烟和饮酒、减少喝咖啡、增加负重锻炼。治疗的头 2 年,减少不正规性治疗。骨矿密度测定(BMD)。

男性骨质疏松性锥体骨折并不像先前想象的那样少见，在美国大约为女性的一半[859]。相反，在澳大利亚新南威尔士，65岁以上男性10%~20%的发生率类似于年龄相匹配的女性[860]。代表性的欧洲锥体骨质疏松研究发现50~79岁男性锥体畸形率12%，类似于女性[859]。然而，女性锥体骨折随年龄增加而显著增多，超过了男性[858]。男性锥体骨折可发生在任何水平，但以下胸端最常见[861]。老年男性很少发生多于一个锥体的骨折[862]。大多数骨折是前压缩型；男性粉碎性骨折少于女性，这也解释了男性很少驼背的原因[863]。

随年龄增长，男性上肢骨折的发生率并无显著变化。该发现反映了跌倒类型和骨丢失位置的性别差异。男性皮质骨比女性丢失缓慢，而小梁骨两者类似。男性前臂远端骨折显著预示髋骨骨折的风险，因为它是骨量降低和跌倒风险加大的指标[861]。

2.发病机理

那些骨髋骨和椎骨骨质疏松而骨折的男性患者比没有骨折的个体的BMD更低[864]，骨量峰值的决定因素是多种多样的，包括激素效应、饮食、运动和遗传因素。男性骨量高于女性主要与体型有关，但是有少数位点如桡骨除外[865]。当达到骨量峰值后，直到中年，男性都保持稳定的BMD。步入老年后，骨量急速丢失[852,866,867]，骨量丢失的速度可以达到每十年骨量减少5%~10%，而且骨小梁比骨皮质丢失更快，骨丢失的基础不十分清楚，但是性腺机能减退和轻度肾功能不全相关的维生素D缺乏可能扮演了重要的角色[861]。与女性相比较，男性骨脆性更低，不仅表现在骨峰值更高和皮质骨的保护上，而且还表现在细化骨小梁的贯通性和减轻严重的皮质内多孔性上[861]。

对于原发性骨质疏松的男性，其骨丢失的细胞学机制和绝经后妇女有显著的区别。相对于女性，骨重吸收速率加速，男性正相反，显然是骨形成减少导致骨丢失[868]。测定骨形成的生物化学标志物，随年龄增长而下降，同时骨重吸收的标志物几乎或完全不升高[869]。骨形成的细胞学机制尚不明确，但是已有些研究显示，成骨细胞增殖活性下降，而测定维生素D反应性鲑鱼降钙素提示合成的能力是正常的[870]。研究者们已提出建议，减少GH和IGF-1的活性，也许通过雄性激素的相互作用可以改善男性骨质疏松[861]。

青春期以前雄激素缺乏导致骨小梁和皮质骨的BMD低[871]，而后半生由于性腺机能减退引起的骨丢失更多是发生在骨小梁的位置[872,873]。5%~20%椎骨骨折的年轻人以及近50%股骨颈骨折的老年人中发现存在雄激素抽空[871]。前列腺癌患者给予抗雄激素治疗[874]或实施睾丸切除术[875]后骨量丢失加快。男性性功能障碍者给予睾酮替代治疗可显著提高骨量[876]。由于睾丸间质细胞数量减少，下丘脑-脑垂体功能变化，及同时共存的疾病，如RA[778]和肺癌[861,877]血清睾酮水平随年龄下降，而这种变化受血清促进腺素升高的抑制[861,878]，故临床上并不表现为性腺机能减退。关于男性骨健康而定义性腺机能减退的血清睾酮循环水平是未知的，而且还不清楚是否存在某个特定水平值可能是生物学的临界点。一个重要的临床观察是输精管切除术后不存在骨量丢失了[879]。

雄激素并非唯一对男性骨健康起重要作用的性腺激素，事实上，雌激素的作用也是非常必要的[880,881]。成骨细胞表达的细胞色素-P450芳香酶（雌激素合成酶）的作用下，睾酮转化为雌二醇，这些细胞有雌激素受体[882]。健康男性血清雌二醇水平和绝经后妇女血清雌二醇水平相当，但是因为要与雄激素竞争结合性激素结合蛋白，血清游离雌二醇成分更高[882]。椎骨骨折的男性患者与对照人群比较，雌二醇水平显著低减[883]。病历报告一例芳香酶活性缺乏的男性患者[884]和另一例雌激素受体无功能的男性患者[885]，二者睾酮水平正常或者升高，雄激素受体正常，但是，BMD明显减少。

另一个具有未活化的芳香酶基因突变的年轻男性，一系列肌内注射睾酮治疗无效，而经皮雌二醇治疗促进骨骼成熟，椎骨BMD显著增加，骺端愈合[886]。无骨病史的健康老年男性的代表性研究中，腰椎和髋骨的BMD与血清雌二醇水平相关，而与睾酮水平无关[888]。不能芳香化可能解释为何有些雄激素如南诺龙不能维持BMD的早期增加[887]。一些研究者假定雌激素在维持正常男性骨骼时等同于或超过睾酮[40,881]。

骨质疏松性骨折的男性中20%~40%没有明确的病史或与骨质疏松相关的危险因素；与那些继发于各种情况导致骨量大量丢失的患者相区分，他们被定义为原发性骨质疏松（表121.3）[885]。最突出的是糖皮质激素治疗、酒精中毒、固体-器官移植、胃肠道和甲状腺/甲状旁腺疾病和恶性疾病。

3.诊断评估

70岁以上或临床表现提示代谢性骨病如放射线下的骨质减少症、抵损失性骨折、或与骨丢失相关的疾病的男性，均应考虑测定BMD。这些测定可用于证实低骨量，测定其严重性，作为标准去评估疾病进展或治疗反应。源于女性的骨折风险评估可能并不适用于男性。DXA获得的数据难于区分骨的尺寸，因为结果表达为面积密度(每单位面积的骨矿含量),而不是体积密度。与女性相比,观察数目相对有限,因此尚无统一的男性骨质疏松密度测定标准。然而,较低的骨密度仍与骨折风险增加相关,测定可用于监控骨量的系列变化。

最初的病史和体检应由具有骨质疏松相关知识的人员承担。应该特别重视遗传体征、营养和生活方式因素(烟酒),系统疾病和用药情况。实验室检测应个体化,类似于女性的检查,但应包括游离睾酮水平(一些学者更喜欢有生物活性的睾酮,可与白蛋白微弱结合)[889]。测定骨转换的生化标志物也无定论。各种标志物与骨代谢的组织学特征或男性的骨折风险研究还无结果[858]。然而，生化指标的增加可能提示与较大骨转换相关的一些疾病,如甲状腺毒症、甲状旁腺功能亢进、性功能低下或肥大细胞增生病。

4.预防和治疗

为了达到最大的成人骨量，青春期的男孩应饮食摄入1 200~1 500mg/d钙,参加规律的负重锻炼,维持理想的体重,避免吸烟和过度饮酒。扩展到成人期,则建议25~65岁男性摄入1 000mg/d钙,65岁以上男性摄入1500mg/d钙。

一些临床试验直接研究男性骨质疏松的治疗（见随后的讨论)。目前的方法也融合了女性骨质疏松的治疗,虽然不同性别潜在的病理机制不同。

睾酮可增加性功能低下的男性[890-892]或糖皮质激素治疗者[807]的BMD,并已经验性用于性功能正常男性,虽然只在短期试验中。最便宜的补充是肌内注射庚酸盐睾酮或环戊丙酸盐睾酮。通常剂量是每14天200mg，为适应不同患者，剂量范围可从100mg/周到300mg/3周。一些患者不喜欢康乐、性活动、情感稳定性的变化,它们与睾酮水平平行摆动。经皮贴片可用于非生殖腺或剃过毛的阴囊皮肤。睾酮胶迅速成为很多男性选择的制剂。1%的胶每天用一次,初始5g,根据睾酮水平和症状逐渐上调。治疗的目标是达到生理的睾酮模式[889]。副作用通常并不严重[861],性欲过强不常见。因为对肌肉的合成作用或水钠潴留,体重可能增加,特别是有心脏病、肝硬化和肾病综合征的男性。若无前列腺癌,则尿潴留不常见,通常对血清前列腺特异性抗原或前列腺体积没有显著影响。前列腺癌增加的可能性证据必须等待大型临床试验。一些男性由于红细胞生成增加可发生红细胞增多症。总胆固醇和HDL经常下降。由于睾酮芳香化成雌二醇,可发生男性乳房发育。因为增加肝酶增加、胆汁郁积和肝肿瘤的风险,故17-a烷化雄激素应避免应用。雄激素治疗的禁忌症包括前列腺癌、前列腺增生、睡眠呼吸暂停、不适当的性行为和乳癌。

二膦酸盐如阿仑膦酸钠,已证实可增加男性脊柱、髋骨和总体骨量,有助于防止锥体骨折和高度变矮[893]。在非选择性骨质疏松性锥体骨折男性群体中,依替膦酸钠间断周期治疗2年以上可增加腰椎BMD[894]。先前的单用帕米膦酸钠[575]或和氟化物[895]联用的试验数据也是令人鼓舞的。降钙素减少睾丸切除后的骨量丢失[861],在另一个小型试验中与补钙联用可防止骨丢失[896]。应用氢氯噻嗪25mg,每天2次纠正高尿钙,可显著增加骨量[664]。与安慰剂相比，老年男性应用维生素D和补钙治疗3年可增加股骨颈和腰椎BMD,降低非锥体骨折率。维生素D和补钙治疗相对便宜、安全并可强化其他治疗方法[402]。通常不用氟化物治疗，因为虽然BMD增加，但骨折率并不下降。一项前瞻、对照、随机的为期3年的试验显示,持续补钙与间断低剂量氟化物联用可增加脊柱、髋骨和桡骨的BMD并显著减少锥体骨折发生率[897]。PTH的疗效上面已概述。其他治疗的评估,包括GH、其他合成代谢药物,或雌激素与睾酮联用,必须等待临床试验结果。

(三)甲状旁腺功能亢进

1.原发性甲状旁腺功能亢进

原发性甲状旁腺功能亢进和恶性疾病是高钙血症的主要原因,囊括了90%多的高钙血症患者[898,899]。原发性甲状旁腺功能亢进的流行范围从1/400到1/1 000,过去25年来由于全自动多孔穴分析仪的普及而使得诊断更为常见。原发性甲状旁腺功能亢进可发生在任何年龄,但多数是40~60岁之间,女:男是3:1。80%患者的病因是甲状旁腺腺瘤，而15%~20%患者中可发现所有腺体增生,甲状旁腺肉瘤少于0.5%。如发生在儿童,则应该考虑家族性高甲状旁腺素综合征如多发性内分泌腺瘤[900]。

PTH分泌过多首先影响骨骼和肾。显著的骨质表现如中指和锁骨末端的骨膜下骨吸收（特别是桡骨),"盐和胡椒面样"颅骨和骨囊现在相对少见,仅影响少于5%的患者。更常见的表现是骨量丢失,优先表现在皮质骨丰富的位置,如前臂末端和股骨颈。然而一些研究发现女性原发性甲状旁腺功能亢进患者骨折更常见[901],而另外一些研究则没发现[902-903]。5%的患者可发生肾结石,30年前发生率更高一些。散在的磷酸钙复合物沉积可能引起肾钙质沉着症,它可导致肾间质纤维化,降

表121.10 原发性甲状旁腺功能亢进患者的管理指南

临床表现	观察原发性甲旁亢的进展	甲状旁腺切除
钙水平>正常上限≤0.4mg/dL	是[a]	否
钙水平≥0.4mg/dL,具明显症状	否	是
钙水平 0.4~0.9mg/dL 无症状患者前臂BMD的Z评分>-1.0,表现轻度骨丢失,≤300mg/24h高尿钙排出	是[b]	否
钙水平 0.4~0.9mg/dL 无症状患者前臂BMD的Z评分<-1.0,表现骨丢失,>300mg/24h高尿钙排出	否	是
钙水平>1mg/dL	否	是
进展性疾病表现为血钙增高，和/或肾功能降低，和/或BMD测定显示的骨量丢失加剧,和/或症状发展,和/或钙排出增加>300mg/24h	否	是

正常总血清钙范围是 8.7~10.2mg/dL,正常尿钙排出水平是 300mg/24h。

Z 评分是性别、年龄、种族相匹配的参考人群均数和 SD。

钙转换成 mmol/L 乘以 0.25,该指南基于我们的经验和以前未发表文献的综述

[a] 至少 1 年。

[b] 患者应每 6 个月查钙/Cr;每年查尿 Ca/24h;每 18 个月查 BMD

From Irvin G Ⅲ, Carneiro D. Management changes in primary hyperparathyroidism. *JAMA* 2000;284:934–936, with permission.

低肾清除率。大约25%~30%的患者有高尿钙。由于严重的高钙血症导致的并发症,如大腿近端肌无力、体重减轻、恶心、便秘、胰腺炎和角膜病,现在均罕见。大多数无症状患者常规实验室筛查显示血清钙浓度不高于正常上限1mg/dL。

高钙血症应重复测定血清钙和离子钙水平而证实。原发性甲状旁腺功能亢进的诊断通常由高钙血症的患者血清完整的PTH浓度增高而确立。少数患者血钙升高,而iPTH正常,不能确诊。偶然有一位患者具有家族性低尿钙性高血钙症,其血清PTH水平升高,但尿钙与肌苷比率很低,小于0.01,这就与原发性甲状旁腺功能亢进区分开来了。检查24h尿钙排泄分数的公式等于[24h尿钙][血清Cr]/[血清校正钙][24h尿Cr]。家族性高血钙性高尿钙比率≤0.01，而原发性甲状旁腺功能亢进患者比率≥0.013。原发性甲状旁腺功能亢进患者血清磷浓度低于正常或处于正常低限，一些患者表现为高氯性代谢性酸中毒。维生素D缺乏在原发性甲状旁腺功能亢进患者中很常见[904]。25-OH-维生素D水平最低的患者，原发性甲状旁腺功能亢进的实验室指标、骨密度骨组织学测定更明确[904]。25-OH-维生素D缺乏主要由于饮食摄入低/日晒少,或者25-OH-维生素 D过多转换成1,25,$(OH)_2$维生素D。报道了2例维生素D缺乏的继发性甲状旁腺功能亢进的病例,应用维生素D替代治疗可导致血钙水平升高,而iPTH水平无法正常化,随后发现功能自主性甲状旁腺功能亢进[905]。具有明显骨病的患者可能骨形成标志物（血清特异性碱性磷酸酶和骨钙素)和骨吸收标志物(尿钙和胶原交叉连接)水平均升高。恶性高钙血症患者血清PTH浓度较低,而增高的PTH相关肽(PTHrP)并不能与完整的PTH交叉反应。

表121.10列出了原发性甲状旁腺功能亢进的诊治指南[906]。对适当的患者甲状旁腺功能亢进主要的治疗方法是外科手术切除甲状旁腺腺瘤或肉瘤，或者大部分增生组织,随后几年骨量通常增加[907]。对无症状的原发性甲状旁腺功能亢进患者甲状旁腺切除术的价值正在讨论中[908]。有经验的甲状旁腺外科手术和术中PTH评估可产生更好的结果。最近使用医学研究成果健康筛查简易格式(SF-36)的评估分析发现甲状旁腺切除术患者健康相关的生活质量显著改善(普通健康问题、身体功能、体力局限、情感局限、社会功能、躯体疼痛、精神健康和能量/疲劳)[909]。通常外科手术指南包括钙水平≥正常上限0.4g/dl，且症状明显；无症状患者前臂DXA骨量Z评分低于-1.0或高尿钙排出≥300mg/24h;以及表现为钙水平增高、肾功能恶化、BMD减低、症状发展或尿钙排出增加的渐进性疾病。术后可能由于骨骼摄取增加,“饥饿骨”综合征而发生高钙血症。某些学者推荐超声引导下甲状旁腺腺瘤经皮注射雌二醇，但尚需进一步研究。

对不能经受外科手术或正在观察疾病进展的患者,内科治疗包括充分水化和适量摄入钙,避免应用可增加血钙浓度的噻嗪类利尿药,以及规律活动肢体[911]。具有正常1,25,$(OH)_2$维生素D水平的原发性甲状旁腺功能亢进患者钙的摄入可增加到1 000mg/d[912]。降钙素

对急性高钙血症有相当大的益处，但耐药性限制了长期应用。HRT[913]和雷拉昔芬均可逆转患原发性甲状旁腺功能亢进的绝经后妇女的骨量丢失。静脉和口服二膦酸盐均有助于轻度原发性甲状旁腺功能亢进的治疗[914-916]。未来的治疗包括作用在钙敏感受体上的钙类似物，以抑制PTH的合成。

2.继发性甲状旁腺功能亢进

继发性甲状旁腺功能亢进在老年人中相对常见，可引起足够的骨量丢失产生骨质疏松。调节PTH分泌的主要因素是细胞外液离子钙的浓度；维生素D缺乏和磷潴留也很重要，三者并不互斥。近来综述了继发性甲状旁腺功能亢进的机制[917]。糖皮质激素治疗、脂肪吸收不良、循环应用利尿剂、钙吸收比例低和肾功能不全可能也会引起继发性甲状旁腺功能亢进。实验室检查包括正常低限或轻微降低的血钙水平、血磷水平降低、轻度代谢性酸中毒、尿钙排出降低以及轻度增加的完整PTH水平。治疗通常包括补充钙和维生素D以增加小肠钙吸收，并通过定期测定血清PTH水平来监管。波士顿低收入老年性骨质疏松研究中，144名黑人中38%和111名白人中20%发现继发性甲状旁腺功能亢进。作者认为继发性甲状旁腺功能亢进主要在老年成人中流行，公共健康计划应关注这些老年人口的钙和维生素D的摄入问题[918]。

在肾功能不全时，当肌酐清除率降至50~60mL/min，继发性甲状旁腺功能亢进的组织学特征明显[912-920]。防止高磷血症和减缓磷酸钙产生，可延缓继发性甲状旁腺功能亢进和骨病的进展[921]。随着肾功能的恶化，甲状旁腺功能亢进骨病经常导致小梁旁组织（间质细胞构成）和破骨细胞介导的扇形和隧道样小梁骨，即纤维囊性骨炎（图121.5A）。严重肾功能不全的患者，甲状旁腺细胞不仅大小增加，而且增殖。一些细胞从调节因素的正常控制中部分逃逸，增大腺体的一部分可能成为结节状，表现出单克隆增长的模式[922]。这些患者可能对补钙、1，25，$(OH)_2$维生素D治疗以及血磷水平正常抵抗，通常需要甲状旁腺外科切除。外科术式的选择，甲状旁腺次全切除，或甲状旁腺全切并将一个腺体的一部分自体移植，主要依赖于外科医生。几个治疗继发性甲状旁腺功能亢进的新药，包括钙类似物和不升血钙的VitD衍生物，正在研究中[920,923-924]。

（四）骨软化症

骨软化症/维生素D缺乏是继发性甲状旁腺功能亢进患者的不同诊断之一。正常的骨生长、矿化需要足够的维生素D、钙和磷。其中任一物质长期缺乏，均可导致非矿化骨基质或类骨质的聚集，减慢骨形成。年轻患者矿化减少可引起佝偻病，因为生长板损伤（骺）和新形成的小梁骨和皮质骨。骨基质的强度降低，导致负重骨结构畸形，如弓形。在骺闭合的老年人，只有骨受影响，这种矿化缺陷称作骨软化症。类骨质正常5~10天矿化，骨软化症患者该间隔可长至3个月。骨形态测定显示非矿化基质与骨的比率增加，低骨形成率，无活性的成骨细胞，与骨转换减慢相一致四环素摄取明显降低（图121.5B）。维生素D缺乏称为低维生素D性骨病（HVO），分成几个阶段[925-927]。HVO1期，有钙吸收不良，iPTH水平升高，骨转换升高，引起骨量丢失。HVO2期，骨量仍低，钙吸收不良持续。骨重建回到正常水平。HVO3期，临床佝偻病或骨软化症的表现[245,926]。北美洲很难发现HVO3的证据[245]。

佝偻病/骨软化症的原因包括缺乏维生素D或补磷的母乳喂养，少于20mg/dL钙的婴儿配方奶，没有足够维生素D和钙的胃肠外营养液，可结合肠道钙的高植酸饮食。维生素D代谢的遗传异常可影响一些婴儿，如维生素D依赖性佝偻病Ⅰ型（肾25-OH-维生素D的1-α羟化酶活性缺乏）和Ⅱ型（1，25，$(OH)_2$维生素D的细胞内受体异常）和低磷抗维生素D佝偻病[928]。由于慢性营养缺乏；日晒少致合成不足；由于胆道、胰腺、小肠近段黏膜或回肠疾病、胃切除[927,929-930]或胆汁酸结合树脂使维生素D吸收减少；肾病综合征和正常肾清除功能[931]患者维生素D代谢物经尿排出增加以及激活肝脏代谢酶的药物（如苯妥英、巴比妥盐和利福平）[932]增加维生素D的异化作用，均可造成低维生素D血症进而形成骨的矿化不全。50%的因髋骨骨折入院的绝经后社区患者维生素D缺乏[205]。第三届国家健康和营养普查（1988~1994）证实与白人（4.2%±0.7%）相比，非裔美国人低维生素D血症发生率很高（42.4%±3.1%）[933]。维生素D缺乏和甲状旁腺功能亢进在骨转换率和骨丢失高、矿化缺陷和骨折的老年人中发生率很高[934]。

临床明显的慢性低磷血症是由于Fanconi综合征（继发于很多疾病，包括系统性红斑狼疮，干燥综合征或淀粉样变性），肾小管酸中毒（Ⅱ型比Ⅰ型更常见），单克隆丙种球蛋白病，phosphotonin（某些肿瘤分泌的体液物质，通常起源于间叶细胞），由于滥用抗酸药或慢性全胃肠外营养时没有补充足够的磷而造成小肠吸收减少等导致肾损耗过度造成的。由于用含铝的抗酸药（特别是慢性肾衰）治疗或含铝的全胃肠外营养液造成铝中

表121.11 不同年龄和性别足量的维生素D摄入

年龄范围	摄入的足量维生素D/d μg(IU)
儿童,年轻成人,怀孕和哺乳,0~50 岁	5μg(200IU)
51~70 岁男女	10μg(400IU)
大于 70 岁男女	15μg(600IU)

From Standing Committee on the Scientific Evaluation of Dietary Reference Intakes, Food and Nutrition Board, Institute of Medicine. Dietary reference intakes for calcium, phosphorus, magnesium, vitamin D, and fluoride. Washington, DC: National Academy Press, 1997: 250-267.

毒,第一代二膦酸盐(依替膦酸钠)、磷酸酯酶减少症、纤维发育不良性骨病,均可能引起类骨质矿化缺陷。

1.临床和诊断特征

佝偻病患者可能有肌张力减退、无力、严重病例还有手足抽搐[935]。肋软骨连接突出,这种畸形称作佝偻病串珠。“O型”腿、驼背和脊柱前弯症能引起蹒跚步态。可能发生骨折。颅骨可能显出额骨前突和顶骨变平。佝偻病患者的X线表现为长骨的皮质表面变薄去矿化;轴状骨末端磨损变宽,呈杯口状;临时软骨钙化带缺失。

软骨症的临床表现可能类似于风湿性疾病,具有普遍骨痛、易疲劳、近端无力和关节周围压痛[936]。纠正矿化缺陷的治疗可迅速改善这些症状。一些骨软化症的患者表现为皮质骨变薄,出现为与骨轴垂直的透光线(应力性骨折),经常是两侧对称的(叫Looser带);其他患者可能有愈合不良的陈旧肋骨骨折。

维生素D缺乏的软骨症的实验室特征是低或正常的血清钙水平,低磷血症、碱磷酶水平升高,降钙素正常、PTH升高(如果低钙血症存在)、血清25-OH-维生素D水平降低。继发性甲状旁腺功能亢进和低磷血症刺激肾脏合成1,25,$(OH)_2$维生素D_3来维持正常的血钙水平。尿钙排出减少。缺钙性软骨病的PTH升高,1,25,$(OH)_2$维生素D_3水平正常,血磷低或正常。由于高尿磷造成的软骨病,血钙、降钙素、PTH和25-OH-维生素D正常。血清碱磷酶水平通常升高;血磷和1,25,$(OH)_2$维生素D_3水平降低;尿磷很高。Ⅱ型肾小管酸中毒患者有双碳酸盐吸收缺陷,表现高氯低钾性酸中毒,由于尿磷增多,具有低磷血症。血清1,25,$(OH)_2$维生素D_3水平下降可能是近端肾小管代谢异常的结果。Fanconi综合征和肾小管酸中毒患者也排出过量的钙、镁、钾、尿酸、糖、氨基酸和柠檬酸盐。肾钙质沉着症可以减少肾小球滤过率。自从减少应用控制高磷血症的含铝的磷酸盐结合剂和制备透析液的方法改进,慢性肾衰的铝相关性软骨病患者明显减少。应用适量的维生素D或钙的高钙血症患者,PTH水平低,25-OH-维生素D则正常[920]。低磷酸酯酶症是罕见的血清骨碱性磷酸酶降低的自主性疾病;而血钙、磷、25-OH-维生素D和1,25,$(OH)_2$维生素D_3水平均不减低。目前无治疗办法。纤维发育不良性骨病很罕见,是获得性胶源疾病,无治疗办法。

2.预防和治疗

足量摄取(AIs)维生素D已经明确[420]。表121.11显示不同性别和年龄的AIs[420]。母乳喂养的婴儿需要400IU/d的维生素D预防佝偻病。1L标准配方的婴儿奶粉或1夸脱(0.946L)人乳中含400IU的维生素D[420]。然而,

表121.12 成骨不全的临床异质性和生化缺陷

OI亚型	临床特点	遗传	生化缺陷
Ⅰ	正常身材,很少或无畸形蓝巩膜,50%丧失听力,牙本质发育不全罕见	AD	Ⅰ型前胶原产生减少,残端替换而不是三螺旋的α_1Ⅰ氨基乙酸
Ⅱ	出生前致命,颅盖的矿化肋骨变宽,股骨压缩,明显的长骨畸形,椎骨扁平	AD,新突变 AR(罕见)	COL1A1和COL1A2基因重组。替换三螺旋的α_1Ⅰ/α_1Ⅱ的氨基乙酸残端,少数在无效等位基因基础上删除α_1Ⅰ
Ⅲ	进展性骨畸形,通常出生时即有轻度畸形,巩膜颜色改变经常岁年龄而减轻,牙本质发育不全和听力丧失常见,身材很矮	AR	防止前α_2Ⅰ与分子融合的移码突变。(非胶原缺陷)
Ⅳ	正常巩膜,轻中度骨畸形,身材变矮,本质发育不全常见,部分听力丧失	AD	α_2Ⅰ链点突变,α_1Ⅰ链点突变罕见,α_2Ⅰ链少部分删除。

AD,常染色体显性;AR,常染色体隐性。

From Byers PH. Disorders of collagen biosynthesis and structure. In: Scriver CR, Beauder AL, Sly WS, Valle D, eds. The metabolic and molecular bases of of inherited disease, 7th ed New York; McGraw Hill, 1995: 4029-4077, with permission.

近来认识到AIs可能不足以防治骨质疏松和继发性甲状旁腺功能亢进[243,245]，已公布的耐受上限太低[243-244]。25-OH-维生素D浓度小于140nmol/L并没有副作用，而这需要每天摄入维生素D10 000IU(250μg)[243]。确保骨健康的最佳25-OH-维生素D浓度是不少于80nmol/L [244-245]。近来认识到目前推荐的5μg/d(200IU)不足以预防骨质疏松和继发性甲状旁腺功能亢进[243,245]。

皮肤也能合成维生素D，然而，一些因素限制了皮肤维生素D的产生，如皮肤色素沉着和防晒霜中的遮光剂[420]。此外，随着年龄增长，皮肤产生维生素D的能力下降。对于老年人，手、钱币、脸每周3次接受5~30分钟的产生轻度红斑的日晒可以确保机体的维生素D需求[937]。

营养性佝偻病患者由于维生素D缺乏可肌内注射60 000IU的维生素D_2和补钙[938]，或者用2 000~5 000 IU的维生素D_2，用6~12周，随后给予维持量的维生素D[939]。血清钙、磷、碱磷酶和25-OH-维生素D水平在4~7天内改善可区分营养不良性佝偻病和遗传性代谢性骨病[940]。成人维生素D水平未达最佳标准的，可用50 000IU钙化醇(维生素D_2)治疗，每周一次，每隔2~3个月检测一次[937]。对增加25-OH-维生素D水平，维生素D_2比维生素D_3活性小[941]。肝病患者可能受益于25-OH-维生素D治疗，而肾衰患者需要用1,25,$(OH)_2$维生素D_3治疗。吸收不良的患者，应使用高剂量，并且逐渐增加到血清化学反应。必需用几个月的时间治疗，并应同时补钙。应仔细监控患者的维生素D治疗毒性，通常表现为高钙血症和高尿钙。

肾小管酸中毒患者，使用碳酸氢钠或Shohl溶液逆转骨吸收或高尿钙可以恢复血清重碳酸盐浓度至正常。软骨病患者由于Faconi综合征的高尿磷需要补磷，通常4~6g/d，很多也受益于0.5~1.5μg/d的1,25,$(OH)_2$维生素D_3治疗[942]。为了避免低血钙症状，补钙是必要的，但不应该伴随补磷。一旦骨病治愈，则应停用维生素D。

(五)甲状腺功能亢进

甲状腺功能亢进骨病是搞转换率骨质疏松的一种类型。血T3甲状腺激素水平与骨量逆相关[943]。除了甲状腺功能亢进的其他特点以外，患者可能有骨质疏松或骨折。女性甲状腺毒症患者的骨丢失重于男性[53]。虽然该病通常是内源性的，但外援性足以抑制TSH的甲状腺激素长期治疗，也会减少BMD。X线通常显示散在的骨质稀少症；经常观察到皮质骨的少量异常条纹。生化参数通常包括正常或轻度增加的血钙水平，和增高的碱磷酶水平。尿中钙和胶原碎片排出通常增加。

甲状腺激素增加骨转换。而成骨细胞具有甲状腺激素受体，这是甲状腺激素发挥骨骼作用所需要的，其对骨吸收的净刺激作用大于骨形成。骨吸收加速过程中释放钙可以降低PTH水平，转而减少肾磷排出，增加血磷水平。这些变化降低了肾1-α羟化酶的活性和血清1,25,$(OH)_2$维生素D水平。组织形态学测定通常显示骨转换增加，破骨细胞表面积和骨质形成的表面积，包括皮质骨和小梁骨。尽管血清1,25,$(OH)_2$维生素D水平降低，但矿化正常。

纠正甲状腺功能亢进状态，通常可恢复骨量[944-945]。如果骨丢失率加速或骨量下降，并且无禁忌症，可考虑应用雌激素(女性)或二膦酸盐。

(六)迟发成骨不全

成人多发性骨折，特别是长骨，X线表现为骨质稀少症，即为成骨不全。改组疾病的特点是遗传因素造成的不能形成正常质量或数量的胶原。已查明Ⅰ型前胶原基因存在几个突变，所有均导致形成不稳定前胶原螺旋[946-949]。表121.12详列了成骨不全的临床特征、遗传因素和生化缺陷 [947]。加拿大学者最近描述了Ⅴ和Ⅵ型，大多数患者在儿童期即发生骨折。出生以前发生则致命。一些患者有耳聋[950]或蓝巩膜，但其他患者则仅有骨的表现。如儿童期起病，则骨发育异常，四肢短，O型腿，胫骨呈刀样。出现胸骨陷凹或隆突，圆顶状前额以及颅骨两侧变宽。骨折通常青春期减少，而女性绝经前或类似年龄段的男性则骨折增多。

如果除了易骨折外，没有成骨不全的其他表现则很难诊断。可能的家族史和儿童期多发骨折史有提示价值。X线显示皮质骨和小梁骨变薄，特别是掌骨和跖骨。后颅凹陷症和头盖骨的骨岛表明成骨不全。骨活检显示类骨质减少，骨细胞数过多。

试用了很多方法来治疗成骨不全[949,951-953]。静脉用二膦酸盐帕米膦酸钠可显著减小小梁骨重建，增加皮质骨宽度和小梁骨数目[952]。儿童和青春期成骨不全的治疗可增加腰椎骨矿含量。对成骨不全和脊柱压缩性骨折的儿童和青春期患者进行长达2~9年的长期随访，显示疼痛减少、活动性增加而没有显著副作用[953]。

外科调整，包括截骨术和骨髓内芯均已使用[949]。近来经皮锥体塑形术用于有症状的锥体压缩性骨折，但可出现肺栓赛并发症[954-955]。

骨髓移植对已证实供体成骨细胞嫁接的三个患儿有效[949-956]。坚信随着对遗传缺陷理解的深入，药物和基因治疗也会取得进展。

(七)其他骨丢失的原因

表121.3显示许多其他疾病也可减少骨量到符合WHO规定的骨质疏松骨密度测定标准。大约20%骨质疏松的女性是绝经期骨质疏松,而50%~60%年轻女性和男性骨质疏松患者则有特定继发原因[931,957]。虽然并非所有疾病均与骨折率增加相关,但下列2种疾病值得讨论。

1.胃肠道疾病

如表121.3所示,胃肠道疾病患者可能发生很多骨病,从骨质疏松到软骨病[957]。其病理机制包括:①钙吸收不良,单发或与维生素D吸收不良并发,导致继发性甲状旁腺功能亢进;②维生素D吸收不良,改变维生素D代谢,或减少维生素D代谢物的肠肝循环[927];③炎症性肠病的糖皮质激素治疗。虽然早期报道原发性胆汁性肝硬化患者的骨病主要是软骨病,但后来的组织形态学研究表明骨质疏松更常见[958]。一些研究者提出胆红素通过影响成骨细胞功能而对骨代谢产生直接毒性[959]。胃切除后的骨病也是骨质疏松多于软骨病[929,9[illegible]]。钙吸收不良的原因以十二指肠吸收表面的减少多于胃酸缺乏症[960]。口炎性腹泻可引起儿童佝偻病,成人软骨病[961]。一些麸质敏感性肠病患者发生继发性甲状旁腺功能亢进,可能是由于钙吸收不良[962]。甚至没有脂肪泻火频繁的肠蠕动也可发生骨骼并发症[963]。研究发现骨质疏松患者口炎性腹泻发生率比对照组高10%[964]。炎症性肠病患者由于软骨病或骨质疏松而使得BMD下降,Crohn病比溃疡性结肠炎风险更大[965]。男性Crohn病患者骨质疏松风险大于女性,空肠受累或以往肠道切除术患者更常见[966]。Crohn病患者锥体骨折发生率高[967]。

2.恶性病

恶性疾病发生骨质疏松可能由于各种细胞因子对骨骼的作用,而不是转移性疾病的局部骨破坏。多发性骨髓瘤患者异常浆细胞分泌几种破骨细胞刺激因子,包括IL-1、IL-6、淋巴毒素和PTHrP[968]。骨吸收的生化标志物通常增加,而血清碱磷酶-骨形成的标志物可能并不增高[969]。一些晚期患者,骨形成的另一个标志物是骨钙素水平较低,与生存期较长相关[970]。成骨细胞功能降低可能是由于IL-1β[971]。其他新生物也能产生影响骨代谢的激素,产生高钙血症,最常见的是固体肿物的PTHrP[972]、淋巴瘤和良性肉芽肿的1,25,$(OH)_2$维生素D[664],和罕见的PTH[972]。然而,这些情况是否发生骨质疏松并不肯定。

(崔景秋　李世民　郑宝忠　译　李世民　校)

参考文献

1. Kanzler B, Kuschert SJ, Liu YH, Mallo M. Hoxa-2 restricts the chondrogenic domain and inhibits bone formation during development of the branchial area. *Development* 1998;125:2587–2597.
2. Iwasaki M, Le AX, Helms JA. Expression of Indian hedgehog, bone morphogenetic protein 6 and gli during skeletal morphogenesis. *Mech Dev* 1997;69:197–202.
3. Hoffmann A, Gross G. BMP signaling pathways in cartilage and bone formation. *Crit Rev Eukaryot Gene Expr* 2001;11(1–3):23–45.
4. de Crombrugghe B, Lefebvre V, Nakashima K. Regulatory mechanisms in the pathways of cartilage and bone formation. *Curr Opin Cell Biol* 2001;13(6):721–727.
5. Shum L, Nuckolls G. The life cycle of chondrocytes in the developing skeleton. *Arthritis Res* 2002;4(2):94–106.
6. Kronenberg HM, Lanske B, Kovacs CS, et al. Functional analysis of the PTH/PTHrP network of ligands and receptors. *Recent Progr Horm Res* 1998;53:283–301.
7. Wilkie AO. Craniosynostosis: genes and mechanisms. *Hum Mol Genet* 1997;6:1647–1656.
8. Suda N. Parathyroid hormone-related protein (PTHrP) as a regulating factor of endochondral bone formation. *Oral Dis* 1997;3:229–231.
9. Lefebvre V, de Crombrugghe B. Toward understanding SOX9 function in chondrocyte differentiation. *Matrix Biol* 1998;16:529–540.
10. Ferguson CM, Miclau T, Hu D, et al. Common molecular pathways in skeletal morphogenesis and repair. *Ann N Y Acad Sci* 1998;857:33–42.
11. Moses HL, Serra, R. Regulation of differentiation by TGF-beta. *Curr Opin Genet Dev* 1996;6:581–586.
12. Rickard DJ, Kassem M, Hefferan TE, et al. Isolation and characterization of osteoblast precursor cells from human bone marrow. *J Bone Miner Res* 1996;11:312–324.
13. Ducy P, Karsenty G. Genetic control of cell differentiation in the skeleton. *Curr Opin Cell Biol* 1998;10:614–619.
14. Ducy P, Starbuck M, Priemel M, et al. A cbfa1-dependent genetic pathway controls bone formation beyond embryonic development. *Genes Dev* 1999;13:1025–1036.
15. Partridge NC, Bloch SR, Pearman AT. Signal transduction pathways mediating parathyroid hormone regulation of osteoblastic gene expression. *J Cell Biochem* 1994;55:321–327.
16. Meszaros JG, Karin NJ, Akanbi K, Farach-Carson MC. Down-regulation of L-type Ca2+ channel transcript levels by 1,25-dihydroxyvitamin D3. Osteoblastic cells express L-type alpha1C Ca2+ channel isoforms. *J Biol Chem* 1996;271:32981–32985.
17. Kaplan FS, Shore EM. Bone morphogenetic proteins and c-fos: early signals in endochondral bone formation. *Bone* 1996;19:13S–21S.
18. Aubin JE, Liu F, Malaval L, Gupta AK. Osteoblast and chondroblast differentiation. *Bone* 1995;17:77S–83S.
19. Teitelbaum SL. Bone resorption by osteoclasts. *Science* 2000;289 (September 1):1504–1508.
20. Blair HC, Teitelbaum SL, Ghiselli R, Gluck S. Osteoclastic bone resorption by a polarized vacuolar proton pump. *Science* 1989;245:855–857.
21. Boyle WJ, Simonet WS, Lacey DL. Osteoclast differentiation and activation. *Nature* 2003;423(May 15):337–342.
22. Blair HC. How the osteoclast degrades bone. *Bioessays* 1998;20:837–846.
23. Tezuka K, Tezuka Y, Maejima A, et al. Molecular cloning of a possible cysteine proteinase predominantly expressed in osteoclasts. *J Biol Chem* 1994;269:1106–1109.
24. Bossard MJ, Tomaszek TA, Thompson SK, et al. Proteolytic activity of human osteoclast cathepsin K. Expression, purification, activation, and substrate identification. *J Biol Chem* 1996;271:12517–12524.
25. Gelb BD, Shi GP, Chapman HA, Desnick RJ. Pycnodysostosis, a lysosomal disease caused by cathepsin K deficiency. *Science* 1996;273:1236–1238.
26. Matayoshi A, Brown C, DiPersio JF, et al. Human blood-mobilized hematopoietic precursors differentiate into osteoclasts in the absence of stromal cells. *Proc Natl Acad Sci U S A* 1996;93:10785–10790.

27. Jones DH, Kong YY, Penninger JM. Role of RANKL and RANK in bone loss and arthritis. *Ann Rheum Dis* 2002;61(suppl 2):ii32–39.
28. Mizuno A, Amizuka N, Irie K, et al. Severe osteoporosis in mice lacking osteoclastogenesis inhibitory factor/osteoprotegerin. *Biochem Biophys Res Commun* 1998;247:610–615.
29. Fitz R, Alsberg CL, Henderson J. Concerning the exretion of phosphoric acid during experimental acidosis in rabbits. *Am J Physiol* 1997;18:113.
30. Sebastian A, Harris ST, Ottaway JH, et al. Improved mineral balance and skeletal metabolism in postmenopausal women treated with potassium bicarbonate. *N Engl J Med* 1994;330:1776–1781.
31. Heering P, Degenhardt S, Grabensee B. Tubular dysfunction following kidney transplantation. *Nephron* 1996;74:501–511.
32. Frost HM. Tetracycline labeling of bone and the zone of demarcation of osteoid seams. *Can J Biochem Pharmacol* 1962;40:485–490.
33. Carano A, Teitelbaum SL, Konsek JD, et al. Bisphosphonates directly inhibit bone resorption activity of isolated avian osteoclasts *in vitro*. *J Clin Invest* 1990;85:456–461.
34. Watrous DA, Andrews BS. The metabolism and immunology of bone. *Semin Arthritis Rheum* 1989;19:45–65.
35. Mierke DF, Pellegrini, M. Parathyroid hormone and parathyroid hormone-related protein: model systems for the development of an osteoporosis therapy. *Curr Pharmacol Design* 1999;5:21–36.
36. Neer R, Arnaud C, Zanchetta J, et al. Effect of parathyroid hormone (1–34) on fractures and bone mineral density in postmenopausal women with osteoporosis. *N Engl J Med* 2001;344(19):1434–1441.
37. Verheijen MH, Karperien M, Chung U, et al. Parathyroid hormone-related peptide (PTHrP) induces parietal endoderm formation exclusively via the type I PTH/PTHrP receptor. *Mech Dev* 1999;81:151–161.
38. Haussler MR, Haussler CA, Jurutka PW, et al. The vitamin D hormone and its nuclear receptor: molecular actions and disease states. *J Endocrinol* 1997;154S:S57–S73.
39. Picado C, Luengo, M. Corticosteroid-induced bone loss. Prevention and management. *Drug Saf* 1996;15:347–359.
40. Riggs BL, Khosla S, Melton LJ. A unitary model for involutional osteoporosis: estrogen deficiency causes both type I and type II osteoporosis in postmenopausal women and contributes to bone loss in aging men. *J Bone Miner Res* 1998;13:763–773.
41. Manolagas SC, Kousteni S, Jilka RL. Sex steroids and bone. *Recent Prog Horm Res* 2002;57:385–409.
42. Kousteni S, Bellido T, Plotkin LI, et al. Nongenotropic, sex-nonspecific signaling through the estrogen or androgen receptors: dissociation from transcriptional activity. *Cell* 2001;104(5):719–730.
43. Kousteni S, Chen JR, Bellido T, et al. Reversal of bone loss in mice by nongenotropic signaling of sex steroids. *Science* 2002;298(October 25):843–846.
44. Canalis E, Delany AM. Mechanisms of glucocorticoid action in bone. *Ann N Y Acad Sci* 2002;966(June):73–81.
45. Weinstein RS, Chen JR, Powers CC, et al. Promotion of osteoclast survival and antagonism of bisphosphonate-induced osteoclast apoptosis by glucocorticoids. *J Clin Invest* 2002;109(8):1041–1048.
46. Manolagas SC. Birth and death of bone cells: basic regulatory mechanisms and implications for the pathogenesis and treatment of osteoporosis. *Endocr Rev* 2000;21(2):115–137.
47. Duncan RL, Hruska KA, Misler S. Parathyroid hormone activation of stretch-activated cation channels in osteosarcoma cells (UMR-106.01). *FEBS Lett* 1992;307:219–223.
48. Anonymous. Consensus Development Conference: Diagnosis, prophylaxis and treatment of osteoporosis. *Am J Med* 1993;94:(6):646–650.
49. Panel NCD. Osteoporosis prevention, diagnosis, and therapy. *JAMA* 2001;285(6):785–795.
50. Ahlborg HG, Johnell O, Turner CH, et al. Bone loss and bone size after menopause. *N Engl J Med* 2003;349(4):327–334.
51. Kanis JA. Osteoporosis and osteopenia. *J Bone Miner Res* 1990; 5:209–211.
52. Kanis JA, Melton LJI, Christiansen C, et al. The diagnosis of osteoporosis. *J Bone Miner Res* 1994;9:1137–1141.
53. Cummings S, Nevitt MC, Browner WS, et al. Risk factors for hip fracture in white women. Study of Osteoporotic Fractures Research Group. *N Engl J Med* 1995;332:767–773.
54. Looker AC, Orwoll ES, Johnston CC, et al. Prevalence of low femoral bone density in older US adults from NHANES III. *J Bone Miner Res* 1997(12):1761–1768.
55. Melton LJI, Chrischilles EA, Cooper C, et al. Perspective: how many women have osteoporosis? *J Bone Miner Res* 1992;7:1005–1010.
56. Raisz LG. The osteoporosis revolution. *Ann Intern Med* 1997;5:458–462.
57. Ross PD. Osteoporosis: frequency, consequences, and risk factors. *Arch Intern Med* 1996;156:1399–1411.
58. Siris ES, Miller PD, Barrett-Connor E, et al. Identification and fracture outcomes of undiagnosed low bone mineral density in postmenopausal women. *JAMA* 2001;286(22):2815–2822.
59. Cummings SR, Kelsey JL, Nevitt MC, O'Dowd KJ. Epidemiology of osteoporosis and osteoporotic fractures. *Epidemiol Rev* 1985;7: 178–208.
60. Seeley DG, Browner WS, Nevitt MC, et al. Which fractures are associated with low appendicular bone mass in elderly women? *Ann Intern Med* 1991;115:837–842.
61. Riggs LB, Melton LJ III. Involutional osteoporosis. *N Engl J Med* 1986;341:1676–1886.
62. Lindsay R. The burden of osteoporosis: cost. *Am J Med* 1995;98: 9S–11S.
63. Cooper C, Campion G, Melton LJ III. Hip fractures in the elderly: a world-wide projection. 1992;2:285–289.
64. Barrett-Connor E. The economic and human costs of osteoporotic fracture. *Am J Med* 1995;98:2S–8S.
65. Stevens JA, Olson S. Reducing falls and resulting hip fractures among older women. *MMWR* 2000;49(RR-2):3–12.
66. Cummings SR, Melton LJ III. Epidemiology and outcomes of osteoporotic fractures. *Lancet* 2002;359:1761–1767.
67. Melton LJ, Thamer J, Ray NF, et al. Fractures attributable to osteoporosis: report from the National Osteoporosis Foundation. *J Bone Miner Res* 1997;12:16–23.
68. Farmer ME, White LR, Brody JA, Bailey KR. Race and sex differences in hip fracture incidence. *Am J Public Health* 1984;74:1374–1830.
69. Sugarman JR, Connell FA, Hansen A, et al. Hip fracture incidence in nursing home residents and community-dwelling older people, Washington State 1993–1995. *J Am Geriatr Soc* 2002;50:1638–1643.
70. Melton LJ, Cummings SR. Heterogeneity of age-related fractures: implications for epidemiology. *Bone* 1987;2:321–331.
71. Ross PD, Wasnich RD, Vogel JM. Detection of prefracture spinal osteoporosis using bone mineral absorptiometry. *J Bone Miner Res* 1988;3:1–11.
72. Ross PD, Fujiwara S, Huang C, et al. Vertebral fracture prevalence in women in Hiroshima compared to Caucasians or Japanese in the US. *Int J Epidemiol* 1995;24:1171–1177.
73. Cooper C, Atkinson EJ, O'Fallon WM, Melton LJ III. Incidence of clinically diagnosed vertebral fractures: a population-based study in Rochester, Minnesota. *J Bone Miner Res* 1992;7:221–227.
74. Van der Klift M, De Laet C, McCloskey EV, et al. The incidence of vertebral fractures in men and women: The Rotterdam Study. *J Bone Miner Res* 2002;17(6):1051–1056.
75. McCloskey EV, Spector TD, Eyres KS, et al. The assessment of vertebral deformity: A method for use in population studies and clinical trials. *Osteoporos Int* 1993;3:138–147.
76. Felsenberg D, Silman AJ, Lunt M, et al. Incidence of vertebral fracture in Europe: results from the European Prospective Osteoporosis Study (EPOS). *J Bone Min Res* 2002;17(4):716–724.
77. Vogt MT, Cauley JA, Tomaino MM, et al. Distal radius fractures in older women: A 10-year follow-up study of descriptive characteristics and risk factors. The study of osteoporotic fractures. *J Am Geriatr Soc* 2002;50(1):97–103.
78. Phillips S, Fox N, Jacobs J, Wright WE. The direct medical costs of osteoporosis for American women aged 45 and older. *Bone* 1986; 9:271–279.
79. Chrischilles EA, Butler CD, Davis CS, Wallace RB. A model of lifetime osteoporosis impact. *Arch Intern Med* 1991;151:2026–2032.
80. Chrischilles E, Shireman T, Wallace R. Costs and health effects of osteoporotic fractures. *Bone* 1994;15:377–386.
81. Ray NF, Chan JK, Thamer M, Melton LJ III. Medical expenditures for the treatment of osteoporotic fractures in the United States in 1995: report from the National Osteoporosis Foundation. *J Bone Miner Res* 1997;12:24–35.
82. Cummings SR, Rubin SM, Black D. The future of hip fractures in the United States. *Clin Orthop* 1990;252:163–166.

83. Johnell O. Clinical usefulness of bone mineral density and the health economy consequences of osteoporosis. *Horm Res* 2000;54(1):54–67.
84. Melton LJI. Hip fractures: a worldwide problem today and tomorrow. *Bone* 1993;13(suppl):1–8.
85. Johnell O. The socioeconomic burden of fractures: today and in the 21st century. *Am J Med* 1997;103:20S–25S.
86. Cooper C, Atkinson EJ, Jacobsen SJ, et al. Population-based survival after osteoporotic fractures. *Am J Epidemiol* 1993;137:1001–1005.
87. Browner WS, Pressman AR, Nevitt MC, Cummings SR. Mortality following fractures in older women: The Study of Osteoporotic Fractures. *Arch Intern Med* 1996;156:1521–1525.
88. Cauley J, Thompson D, Ensrud K, et al. Risk of mortality following clinical fractures. *Osteoporos Int* 2000;11:556–561.
89. Jalava T, Sarna S, Pylkkänen L, et al. Association between vertebral fracture and increased mortality in osteoporotic patients. *J Bone Miner Res* 2003;18(7):1254–1260.
90. Schneider DL, Barrett-Connor EL, Morton DJ. Timing of postmenopausal estrogen for optimal bone mineral density. The Rancho Bernardo Study. *JAMA* 1997;277:543–547.
91. Fink HA, Ensrud KE, Nelson DB, et al. Disability after clinical fracture in postmenopausal women with low bone density: the fracture intervention trial (FIT). *Osteoporos Int* 2003;14:69–76.
92. Matkovic V, Jelic T, Wardlaw GM, et al. Timing of peak bone mass in Caucasian females and its implication for the prevention of osteoporosis: inference from a cross-sectional model. *J Clin Invest* 1994; 93:799–808.
93. Jones G, Nguyen T, Sambrook P, et al. Progressive loss of bone in the femoral neck in elderly people: Longitudinal findings from the Dubbo osteoporosis epidemiology study. *Br J Med* 1994;309:691–695.
94. Krall EA, Dawson-Hughes B. Heritable and life-style determinants of bone mineral density. *J Bone Miner Res* 1993;8:1–8.
95. Seeman E, Hopper JL, Bach LA, et al. Reduced bone mass in daughters of women with osteoporosis. *N Engl J Med* 1989;320:554–558.
96. Tylavsky PA, Bortz AD, Hancock RL, Anderson JJB. Familial resemblance of radial bone mass between premenopausal mothers and their college-age daughters. *Calcif Tissue Int* 1989;45:265–272.
97. Ralston SH. Sciences, medicine, and the future: osteoporosis. *Br Med J* 1997;315:469–472.
98. Ralston SH. The genetics of osteoporosis. *Q Med J* 1997;90:247–251.
99. Eisman J. Genetics of osteoporosis. *Endocr Rev* 1999;20:788–804.
100. Dequeker J, Nijs J, Verstraeten A, et al. Genetics of bone mineral content at the spine and radius: a twin study. *Bone* 1987:207–209.
101. Gueguen R, Jouanny P, Guillemin F, et al. Segregation analysis and variance components analysis of bone mineral density in healthy families. *J Bone Miner Res* 1995;10:2017–2022.
102. Prié D, Huart V, Bakouh N, et al. Nephrolithiasis and osteoporosis associated with hypophosphatemia caused by mutations in the type 2a sodium-phosphate cotransporter. *N Engl J Med* 2002;347:983–991.
103. Hundscheid RDL, Smits APT, Thomas CMG, et al. Female carriers of fragile X premutations have no increased risk for additional diseases other than premature ovarian failure. *Am J Med Genet* 2003; 117A:6–9.
104. Boyden LM, Mao J, Belsky J, et al. High bone density due to a mutation in LDL-receptor-related protein 5. *N Engl J Med* 2002;346: 1513–1521.
105. Little RD, Carulli JP, Del Mastro RG, et al. A mutation in the LDL-receptor-related protein 5 gene results in the autosomal dominant high-bone-mass trait. *Am J Hum Genet* 2002;70:11–19.
106. Eisman JA. Vitamin D receptors, gene alleles and osteoporosis: an affirmative view. *J Bone Miner Res* 1995;10:1289–1293.
107. Peacock M. Vitamin D receptor gene alleles and osteoporosis: a contrasting view. *J Bone Miner Res* 1995;10:1294–1297.
108. Salamone LM, Glynn NW, Black DM, et al. Determinants of premenopausal bone mineral density. The interplay of genetic and lifetyle factors. *J Bone Miner Res* 1996;11:1557–1565.
109. Palomba S, Numis FG, Mossetti G, et al. Effectiveness of alendronate treatment in postmenopausal women with osteoporosis: Relationship with Bsm1 vitamin D receptor genotypes. *Clin Endocrinol* 2003;58:365–371.
110. Tokita A, Kelly PJ, Nguyen TV, et al. Genetic influence of type I collagen synthesis and degradation: further evidence for genetic regulation of bone turnover. *J Clin Endocrinol Metab* 1994;78:1461–1466
111. Lanyon P, Muir K, Doherty S, Doherty M. Age and sex differences in hip joint space among asymptomatic subjects without structural change: implications for epidemiologic studies. *Arthritis Rheum* 2003; 48(4):1041–1046.
112. Keen RW, Woodford-Richens KL, Grants SFA, et al. Association of polymorphism at the type I collagen (COL1A1) locus with reduced bone mineral density, increased fracture risk, and increased collagen turnover. *Arthritis Rheum* 1999;42:285–290.
113. Ribot C, Pouilles J, Bonneu M, Tremollieres F. Assessment of the risk of post-menopausal osteoporosis using clinical factors. *Clin Endocrinol* 1992;36:225–228.
114. Compston J. Risk factors for osteoporosis. *Clin Endocrinol* 1992;36: 223–224.
115. Watts NB, Ringe JD, Roux C, et al. Detection of "unexpected" osteoporosis in postmenopausal women: insights from the "Impact" trial. *Arthritis Rheum* 2001;44:S256.
116. Geusens P, Hochberg MC, Van der Voort D, et al. Performance of risk indices for identifying low bone density in postmenopausal women. *Mayo Clin Proc* 2002;77:629–637.
117. Cadarette SM, Jaglal SB, Murray TM, et al., for the Canadian Multicentre Osteoporosis Study (CaMos). Evaluation of decision rules for referring women for bone densitometry by dual-energy x-ray absorptiometry. *JAMA* 2001;286:57–63.
118. Koh LKH, Sedrine WB, Torralba TP, et al., on behalf of the Osteoporosis Self-Assessment Tool for Asians (OSTA) Research Group. A simple tool to identify Asian women at increased risk of osteoporosis. *Osteoporos Int* 2001;12:699–705.
119. Young Y, Myers AH, Provenzano G. Factors associated with time to first hip fracture. *J Aging Health* 2001;13(4):511–526.
120. Black DM, Steinbuch M, Palermo L, et al. An assessment tool for predicting fracture risk in postmenopausal women. *Osteoporos Int* 2001;12:519–528.
121. Faulkner KG. Bone matters: are density increases necessary to reduce fracture risk? *J Bone Miner Res* 2000;15:183–187.
122. Melton LJ III, Crowson CS, O'Fallon WM, et al. Relative contributions of bone density, bone turnover, and clinical risk factors to long-term fracture prediction. *J Bone Miner Res* 2003;18(2):312–318.
123. Cummings SR. Bone mass measurements and risk of fracture in Caucasian women: a review of findings from prospective studies. *Am J Med* 1995;98:24S–28S.
124. Black DM, Cummings SR, Genant HK, et al. Axial and appendicular bone density predict fractures in older women. *J Bone Miner Res* 1992;7:633–638.
125. Ross PD, Davis JW, Epstein RS, Wasnich RD. Preexisting fractures and bone mass predict vertebral fracture incidence in women. *Ann Intern Med* 1991;114:919–923.
126. Deal CL. Osteoporosis, diagnosis and management. *Am J Med* 1997; 102:35S–39S.
127. Wu F, Mason B, Horne A, et al. Fractures between the ages of 20 and 50 years increase women's risk of subsequent fractures. *Arch Intern Med* 2002;162:33–36.
128. Buist D, LaCroix A, Manfredonia D, Abbott T. Identifying postmenopausal women at high risk of fracture in populations: A comparison of three strategies. *J Am GeriatrSoc* 2002;50:1031–1038.
129. Lindsay R, Silverman SL, Cooper C, et al. Risk of new vertebral fracture in the year following a fracture. *JAMA* 2001;285:320–323.
130. Bauer DC, Browner WS, Cauley JA, et al. Factors associated with appendicular bone mass in older women. *Ann Intern Med* 1993;118: 657–665.
131. Cummings SR, Black DM, Nevitt MC, et al. Bone density at various sites for prediction of hip fractures. *Lancet* 1993;341:72–75.
132. Ensrud KE, Palmero L, Black DM, et al. Hip and calcaneal bone loss increases with advancing age. Longitudinal results form the Study of Osteoporotic Fractures. *J Bone Miner Res* 1995;10:1778–1787.
133. Liel Y, Edwards J, Shary J, et al. The effect of race and body habitus on bone mineral density of the radius, hip, and spine in premenopausal women. *J Clin Endocrinol Metab* 1988;66:1247–1250.
134. DeSimone DP, Steven J, Edwards J, et al. Influence of body habitus and race on bone mineral density of the midradius, hip, spine in aging women. *J Bone Miner Res* 1989;4:827–830.
135. Bhudhikanok GS, Wang M-C, Eckert K, et al. Difference in bone mineral in young Asian and Caucasian Americans may reflect difference in bone size. *J Bone Miner Res* 1996;11:1545–1556.
136. Glauber HS, Vollmer WM, Nevitt MC, et al. Body weight versus

body fat distribution, adiposity, and frame size as predictors of bone density. *J Clin Endocrinol Metab* 1995;80:1118–1123.
137. Thomas T, Burguera B. Is leptin the link between fat and bone mass? *J Bone Min Res* 2002;17:1563–1569.
138. Ruhl CE, Everhart JE. Relationship of serum leptin concentration with bone mineral density in the United States population. *J Bone Min Res* 2002;17(10):1896–1903.
139. Ensrud KE, Lipschutz RC, Cauley JA, et al. Body size and hip fracture risk in older women: a prospective study. *Am J Med* 1997;103: 274–280.
140. Farahmand BY, Michaelsson K, Baron JA, et al. Body size and hip fracture risk. Swedish Hip Fracture Study Group. *Epidemiology* 2000;11:214–219.
141. Ensrud KE, Cauley J, Lipschutz R, Cummings SR. Weight change and fractures in older women. *Arch Intern Med* 1997;157:857–863.
142. Salamone LM, Cauley JA, Black DM, et al. Effect of a lifestyle intervention on bone mineral density in premenopausal women: a randomized trial. *Am J Clin Nutr* 1999;70:97–103.
143. Kritz-Silverstein D, Barrett-Connor E. Bone mineral density in postmenopausal women as determined by prior oral contraceptive use. *Am J Public Health* 1993;83:100–102.
144. Michaelsson K, Baron JA, Farahmand BY, et al. Oral-contraceptive use and risk of hip fracture: a case-control study. *Lancet* 1999;353: 1481–1484.
145. Fox KM, Cummings SR. Gynecology: is tubal ligation a risk factor for low bone mineral density and increased risk of fracture? *Am J Obstet Gynecol* 1995;172:101–105.
146. Cundy T, Evans M, Roberts H, et al. Bone density in women receiving depot medroxyprogesterone acetate for contraception. *Br Med J* 1991;303:13–16.
147. Cundy T, Cornish J, Evans MC, et al. Recovery of bone density in women who stop using depot medroxyprogesterone acetate. *Br Med J* 1993;308:247–248.
148. Scholes D, LaCroix AZ, Ichikawa LE, et al. Injectable hormone contraception and bone density: results from a prospective study. *Epidemiology* 2002;13:581–587.
149. Biller BMK, Saxe V, Herzog DB, et al. Mechanisms of osteoporosis in adult and adolescent women with anorexia nervosa. *J Clin Endocrinol Metab* 1989;68:548–554.
150. Rigotti NA, Neer RM, Skates SU, et al. The clinical course of osteoporosis in anorexia nervosa. A longitudinal study of cortical bone mass. *JAMA* 1991;265:1133–1138.
151. Carmichael KA, Carmichael DA. Bone metabolism and osteopenia in eating disorders. *Medicine* 1995;74:254–267.
152. Rencken ML, Chestnut CH III, Drinkwater BL. Bone mineral density at multiple skeletal sites in amenorrheic athletes. *JAMA* 1996;276: 238–340.
153. Alzubaidi NH, Chapin HL, Vanderhoof VH, et al. Meeting the needs of young women with secondary amenorrhea and spontaneous premature ovarian failure. *Obstet Gynecol* 2002;99:720–725.
154. Khan KM, Green RM, Saul A, et al. Retired elite female ballet dancers and nonathletic controls have similar bone mineral density at weight-bearing sites. *J Bone Miner Res* 1996;11:1566–1574.
155. Kritz-Silverstein D, Barrett-Connor E, Hollenbach KA. Pregnancy and lactation as determinants of bone mineral density in postmenopausal women. *Am J Epidemiology* 1992;136:1052–1059.
156. Rizzoli R, Bonjour JP. Pregnancy-associated osteoporosis. *Lancet* 1996;347:1274–1276.
157. Cure-Cure C, Cure-Ramírez P, Terán E, López-Jaramillo P. Bone-mass peak in multiparity and reduced risk of bone-fractures in menopause. *Int J Gynecol Obstet* 2002;76:285–291.
158. Hillier TA, Rizzo JH, Pedula KL, et al. Nulliparity and fracture risk in older women: the study of osteoporotic fractures. *J Bone Miner Res* 2003;18:893–899.
159. Cummings SR, Browner WS, Bauer D, et al. Endogenous hormones and the risk of hip and vertebral fractures in older women. *N Engl J Med* 1998;339:733–738.
160. Ettinger B, Pressman A, Sklarin P, et al. Associations between low levels of serum estradiol, bone density, and fractures among elderly women: the study of osteoporotic fractures. *J Clin Endocrinol Metab* 1998;38:2239–2243.
161. Stone K, Bauer DC, Black DM, et al. Hormonal factors of bone loss in elderly women: A prospective study. *J Bone Miner Res* 1998;13: 1167–1174.
162. Melton LJ III, Khosla S, Malkasian GD, et al. Fracture risk after bilateral oophorectomy in elderly women. *J Bone Miner Res* 2003;18: 900–905.
163. Winnacker J, Yeager H, Saunders JA, et al. Rickets in children receiving anticonvulsant drugs: Biochemical and hormonal markers. *Am J Dis Child* 1977;131:286–290.
164. Sheth R, Wesolowski CA, Jacob JC, et al. Effect of carbamazepine and valproate on bone mineral density. *J Pediatr* 1995;127:256–262.
165. Dahlman TC. Osteoporotic fractures and the recurrence of thromboembolism during pregnancy and the puerperium in 184 women undergoing thromboprophylaxis with heparin. *Am J Obstet Gynecol* 1993;168:1265–1270.
166. Barbour LA, Kick SD, Steiner JF, et al. A prospective study of heparin-induced osteoporosis in pregnancy using bone densitometry. *Am J Obstet Gynecol* 1994;170:862–869.
167. Nelson-Piercy C. Heparin-induced osteoporosis. *Scand J Rheumatol* 1998;27:68–71.
168. Philip WJU, Martin JC, Richardson JM, et al. Decreased axial and peripheral bone density in patients taking long–term warfarin. *Q J Med* 1995;88:635–640.
169. Jamal SA, Browner WS, Bauer DC, Cummings SR. Warfarin use and risk for osteoporosis in elderly women. *Ann Intern Med* 1998;128: 829–832.
170. Shiomi S, Nishiguchi S, Kubo S, et al. Vitamin K_2 (menatetrenone) for bone loss in patients with cirrhosis of the liver. *Am J Gastroenterol* 2002;97:978–981.
171. Wasnich R, Davis J, Ross P, Vogel J. Effect of thiazides on rates of bone mineral loss: a longitudinal study. *Br Med J* 1990;301:1303–1305.
172. LaCroix AZ, Wienpahl J, White LR, et al. Thiazide diuretic agents and the incidence of hip fracture. *N Engl J Med* 1990;322:286.
173. Cauley JA, Cummings SR, Seeley DG, et al. Effects of thiazide diuretic therapy on bone mass, fractures, and falls. The Study of Osteoporotic Fractures Research Group. *Ann Intern Med* 1993;118: 666–673.
174. Jones G, Nguyen T, Sambrook PN, Eisman JA. Thiazide diuretics and fractures: can meta-analysis help? *J Bone Miner Res* 1995;10: 106–111.
175. Feskanich D, Willet WC, Stampfer MJ, Colditz GA. A prospective study of thiazide use and fractures in women. *Osteoporos Int* 1997;7: 79–84.
176. LaCroix AZ, Ott SM, Ichikawa L, et al. Low-dose hydrochlorothiazide and preservation of bone mineral density in older adults: a randomized, double-blind, placebo-controlled trial. *Ann Intern Med* 2000;133:516–526.
177. Laan RFJM, van Riel PLCM, van Erning TJTO, et al. Vertebral osteoporosis in rheumatoid arthritis patients: effect of low dose prednisone therapy. *Br J Rheumatol* 1992;31:91–96.
178. Garton MJ, Reid DM. Bone mineral density of the hip and of the anteroposterior and lateral dimensions of the spine in men with rheumatoid arthritis. Effects of low-dose corticosteroids. *Arthritis Rheum* 1993;36:222–228.
179. Laan RFJM, van Riel PLCM, van de Putte LBA, et al. Low dose prednisone induces rapid reversible axial bone loss in patients with rheumatoid arthritis. *Ann Intern Med* 1993;119:963–968.
180. Hopper JL, Seeman E. The bone density of female twins discordant for tobacco use. *N Engl J Med* 1994;330:387–392.
181. Szulc P, Garnero P, Claustrat B, et al. Increased bone resorption in moderate smokers with low body weight: the Minos Study. *J Clin Endocrinol Metab* 2002;87:666–674.
182. Michnovicz JJ, Hershcopf RJ, Naganuma H, et al. Increased 2-hydroxylation of estradiol as a possible mechanism for the anti-estrogenic effect of cigarette smoking. *N Engl J Med* 1986;315: 1305–1309.
183. Sirola J, Kröger H, Honkanen R, et al. Smoking may impair the bone protective effects of nutritional calcium: a population-based approach. *J Bone Miner Res* 2003;18:1036–1042.
184. Kiel DP, Baron JA, Anderson JJ, et al. Smoking eliminates the protective effect of oral estrogens on the risk for hip fracture among women. *Ann Intern Med* 1992;116:716–721.
185. Diamond T, Stiel D, Lunzer M, et al. Ethanol reduces bone formation and may cause osteoporosis. *Am J Med* 1989;86.
186. Diez A, Puig J, Serrano S, et al. Alcohol-induced bone disease in the absence of severe chronic liver damage. *J Bone Miner Res* 1994;9:

825–831.
187. van Thiel DH, Lester R, Sheerins RJ. Hypogonadism in alcoholic liver disease: evidence for a double defect. *Gastroenterology* 1974; 67:1188–1199.
188. Klein RF. Alcohol-induced bone disease: impact of ethanol on osteoblast proliferation. *Alcohol Clin Exp Res* 1997;21:392–399.
189. Peris P, Pares A, Guanabens N, et al. Bone mass improves in alcoholics after 2 years of abstinence. *J Bone Miner Res* 1994;9:1607–1612.
190. Barrett-Connor E, Chang JC, Edelstein SL. Coffee-associated osteoporosis offset by daily milk consumption. The Rancho Bernardo Study. *JAMA* 1994;271:280–283.
191. Wu C-H, Yang Y-C, Yao W-J, et al. Epidemiological evidence of increased bone mineral density in habitual tea drinkers. *Arch Intern Med* 2002;162:1001–1006.
192. Johnston CC, Miller JZ, Slemenda CW, et al. Calcium supplementation and increases in bone mineral density in children. *N Engl J Med* 1992;327:82–87.
193. Nieves JW, Golden AL, Siris E, et al. Teenage and current calcium intake are related to bone mineral density of the hip and forearm in women aged 30–39 years. *Am J Epidemiol* 1995;141:342–351.
194. Soroko SH, Holbrook TL, Edelstein S, Barrett-Connor E. Lifetime milk consumptions and bone mineral density in older women. *Am J Public Health* 1994;84:1319–1322.
195. Dawson-Hughes B, Harris SS. Calcium intake influences the association of protein intake with rates of bone loss in elderly men and women. *Am J Clin Nutr* 2002;75:773–779.
196. Ensrud KE, Duong T, Cauley JA, et al. Low fractional calcium absorption increases the risk for hip fracture in women with low calcium intake. *Ann Intern Med* 2000;132:345–353.
197. Segal E, Dvorkin L, Lavy A, et al. Bone density in axial and appendicular skeleton in patients with lactose intolerance: influence of calcium intake and vitamin D status. *J Am Coll Nutr* 2003;22:201–207.
198. Hillier S, Cooper C, Kellingray S, et al. Fluoride in drinking water and risk of hip fracture in the UK: a case-control study. *Lancet* 2000;355:265–269.
199. Li Y, Liang C, Slemenda CW, et al. Effect of long-term exposure to fluoride in drinking water on risks of bone fractures. *J Bone Miner Res* 2001;16(5):932–939.
200. Lamberg-Allardt CJE, Outila TA, Kärkkäinen MUM, et al. Vitamin D deficiency and bone health in healthy adults in Finland: could this be a concern in other parts of Europe? *J Bone Miner Res* 2001 16: 2066–2073.
201. Tangpricha V, Pearce EN, Chen TC, Holick MF. Vitamin D insufficiency among free-living healthy young adults. *Am J Med* 2002;112 (June 1):659–662.
202. Bell NH. Vitamin D metabolism, aging and bone loss. *J Clin Endocrinol Metab* 1995;80:1051.
203. Chapuy MC, Preziosi P, Maamer M, et al. Prevalence of vitamin D insufficiency in an adult normal population. *Osteoporos Int* 1997; 7(5):439–443.
204. Storm D, Eslin R, Porter ES, et al. Calcium supplementation prevents seasonal bone loss and changes in biochemical markers of bone turnover in elderly New England women: a randomized placebo-controlled trial. *J Clin Endocrinol Metab* 1998;83:3817–3825.
205. LeBoff MS, Kohlmeier L, Hurwitz S, et al. Occult vitamin D deficiency in postmenopausal US women with acute hip fracture. *JAMA* 1999;281:1505–1511.
206. Adams JS, Lee G. Gains in bone mineral density with resolution of vitamin D intoxication. *Ann Intern Med* 1997;127:203–206.
207. Marriott BM. Vitamin D supplementation: a word of caution. *Ann Intern Med* 1997;127:231–233.
208. Feskanich D, Singh V, Willett WC, Colditz GA. Vitamin A intake and hip fractures among postmenopausal women. *JAMA* 2002;287: 47–54.
209. Michaelsson K, Lithell H, Vessby B, Melhus H. Serum retinol levels and the risk of fracture. *N Engl J Med* 2003;348:287–294.
210. Jarvinen M, Kannus, P. Injury of an extremity as a risk factor for the development of osteoporosis. *J Bone Joint Surg* 1997;79:263–275.
211. Gregg EW, Cauley JA, Seeley DG, et al. Physical activity and osteoporotic fracture risk in older women. *Ann Intern Med* 1998;129: 81–88.
212. Heinonen A, P. K, Sievanen H, Oja P, et al. Randomised controlled trial of effect of high-impact exercise on selected risk factors for osteoporotic fractures. *Lancet* 1996;348:1343–1347.
213. Kontulainen S, Kannus P, Haapasalo H, et al. Good maintenance of exercise-induced bone gain with decreased training of female tennis and squash players: a prospective 5-year follow-up study of young and old starters and controls. *J Bone Miner Res* 2001;16(2):195–201.
214. Kontulainen S, Sievänen H, Kannus P, et al. Effect of long-term impact-loading on mass, size, and estimated strength of humerus and radius of female racquet-sports players: a peripheral quantitative computed tomography study between young and old starters and controls. *J Bone Miner Res* 2003;18(2):352–359.
215. Grisso JA, J.L. K, Strom BL, Chiu GY, et al. Risk factors for falls as a cause of hip fracture in women. The Northeast Hip Fractures Study Group. *N Engl J Med* 1991;324:1326–1331.
216. Greenspan SL, Myers ER, Maitland LA, et al. Fall severity and bone mineral density as risk factors for hip fracture in ambulatory elderly. *JAMA* 1994;271:128–133.
217. Kannus P, Parkkari J, Koskinen S, et al. Fall-induced injuries and deaths among older adults. *JAMA* 1999;281:1895–1899.
218. Masud T, Morris R. Epidemiology of falls. *Age Ageing* 2001;30:3–7.
219. Patrick L, Blodgett A. Selecting patients for falls-prevention protocols. *J Gerontol Nurs* 2001:19–25.
220. Harrison B, Booth D, Algase D. Studying fall risk factors among nursing home residents who fell. *J Gerontol Nurs* 2001:26–34.
221. Neutel C, Perry S, Maxwell C. Medication use and risk of falls. *Pharmacoepidemiol Drug Saf* 2002;11:97–104.
222. Cesari M, Landi F, Torre S, et al. Prevalence and risk factors for falls in an older community-dwelling population. *J Gerontol* 2002;57A (11):M722–26.
223. Nguyen T, Sambrook P, Kelly P, et al. Prediction of osteoporotic fractures by postural instability and bone density. *Br Med J* 1993;307: 1111–1115.
224. Dargent-Molina P, Favier F, Grandjean H, et al. Fall-related factors and risk of hip fracture: the EPIDOS prospective study. *Lancet* 1996; 348:145–149.
225. Geusens P, Autier P, Boonen S, et al. The relationship among history of falls, osteoporosis, and fractures in postmenopausal women. *Arch Phys Med Rehabil* 2002;83:903–906.
226. Nevitt MC, Cummings SR. Types of fall and risk of hip and wrist fractures: The Study of Osteoporotic Fractures. *J Am Geriatr Soc* 1993;41:1226–1234.
227. Lauritzen JB, Petersen MM, Lund B. Effect of external hip protectors on hip fractures. *Lancet* 1993;341:11–13.
228. Kannus P, Parkkari J, Niemi S, et al. Prevention of hip fracture in elderly people with use of a hip protector. *N Engl J Med* 2000;343 (21):1506–1513.
229. Gross G, Chen T, Flaherty C. Hip pads: Effective fracture prevention. *Adv Phys Therapists* 2000;11(22):45–46.
230. Cameron I, Venman J, Kurrle S, et al. Hip protectors in aged-care facilities: a randomized trial of use by individual higher-risk residents. *Age Ageing* 2001;30:477–481.
231. van Schoor N, Smit J, Twisk J, et al. Prevention of hip fractures by external hip protectors. *JAMA* 2003;289(15):1957.
232. Faulkner KG, Cummings SR, Black D, et al. Simple measurement of femoral geometry predicts hip fracture: The Study of Osteoporotic Fractures. *J Bone Miner Res* 1993;8:1211–1217.
233. Duboeuf F, Hans D, Schott AM, et al. Different morphometric and densitometric parameters predict cervical and trochanteric hip fracture: the EPIDOS study. *J Bone Miner Res* 1997;12:1895–1902.
234. Gluer C-C, Cummings SR, Pressman A, et al. Prediction of hip fractures from pelvic radiographs: The Study of Osteoporotic Fractures. *J Bone Miner Res* 1994;9:671–677.
235. Nicholson PHF, Haddaway MJ, Davie MWJ, Evans SF. Vertebral deformity, bone mineral density, back pain and height loss in unscreened women over 50 years. *Osteoporos Int* 1993;3:303–307.
236. Coles RJ, Clements DG, Evans WD. Measurement of height: practical considerations for the study of osteoporosis. *Osteoporos Int* 1994;4:353–356.
237. Hunt AH. The relationship between height change and bone mineral density. *Orthop Nurs* 1996;15:57–71.
238. Taguchi A, Tanimoto K, Suei Y, Wada T. Tooth loss and mandibular osteopenia. *Oral Surg Oral Med* 1995;79:127–132.
239. Wactawski-Wende J, Grossi SG, Trevisan M, et al. The role of osteo-

penia in oral bone loss and periodontal disease. *J Periodontol* 1996; 67:1076–1084.
240. Jeffcoat M. Osteoporosis: a possible modifying factor in oral bone loss. *Ann Periodonto* 1998;3:312–321.
241. Hodgson SF, Johnston CC. AACE clinical practice guidelines for the prevention and treatment of postmenopausal osteoporosis. *Endocr Pract* 1996;2:155–181.
242. Freitag A, Barzel US. Differential diagnosis of osteoporosis. *Gerontology* 2002;48:98–102.
243. Vieth R. Vitamin D supplementation, 25-hydroxyvitamin D concentrations, and safety. *Am J Clin Nutr* 1999;69:842–856.
244. Heaney RP, Davies KM, Chen TC, et al. Human serum 25-hydroxycholecalciferol response to extended oral dosing with cholecalciferol. *Am J Clin Nutr* 2003;77:204–210.
245. Heaney RP. Lessons for nutritional science from vitamin D. *Am J Clin Nutr* 1999;69:825–826.
246. Christenson RH. Biochemical markers of bone metabolism: an overview. *Clin Biochem* 1997;30:573–593.
247. Bonnick SL. *Bone densitometry in clinical practice.* Totowa, NJ: Humana Press; 1998.
248. Johnston CC, Epstein S. Clinical, biochemical, radiographic, epidemiologic, and economic features of osteoporosis. *Orthop Clin North Am* 1981;12:559–569.
249. Singh M, Nagrath AR, Maini PS. Changes in trabecular pattern of the upper end of the femur as an index of osteoporosis. *J Bone Joint Surg* 1970;52:457–467.
250. Hubsch P, Kocanda H, Youssefzadeh S, et al. Comparison of dual energy x-ray absorptiometry of the proximal femur with morphological data. *Acta Radiol* 1992;33:477–481.
251. Masud T, Jawed S, Doyle DV, Spector TD. A population study of the screening potential of assessment of trabecular pattern of the femoral neck (Singh index): the Chingford study. *Br J Radiol* 1995;68:389–393.
252. Koot KV, Kesselaer SM, Clevers GJ, et al. Evaluation of the Singh index for measuring osteoporosis. *J Bone Joint Surg* 1996;78:831–834.
253. Yang S-O, Hagiwara S, Engelke K, et al. Radiographic absorptiometry for bone mineral assessment of the phalanges: precision and accuracy study. *Radiology* 1994;192:857–859.
254. Yates AJ, Ross PD, Lydick E, Epstein RS. Radiographic absorptiometry in the diagnosis of osteoporosis. *Am J Med* 1995;98:2A-41S–2A-47S.
255. Kleerekoper M, Nelson DA, Flynn MJ, et al. Comparison of radiographic absorptiometry with dual-energy-x-ray absorptiometry and quantitative computer tomography in normal older white and black men. *J Bone Miner Res* 1994;9:1745–1749.
256. Mussolino ME, Looker AC, Madans JH, et al. Phalangeal bone density and hip fracture risk. *Arch Intern Med* 1997;157:433–438.
257. Huang C, Russ PD, Yates AJ, et al. Prediction of fracture risk by radiographic absorptiometry and quantitative ultrasound: a prospective study. *Calcif Tissue Int* 1998;1998:380–384.
258. Miller PD, Bonnick SL, Rosen CJ. Consensus of an international panel on the clinical utility of bone mass measurements in the detection of low bone mass in the adult population. *Calcif Tissue Int* 1996;58:207–214.
259. Genant H, Lang T, Engelke K, et al. Advances in the noninvasive assessment of bone density, quality, and structure. *Calcif Tissue Int* 1996;59(suppl 1):S10–S15.
260. Kleerekoper M, Nelson DA. Which bone density measurement? *J Bone Miner Res* 1997;12(5):712–714.
261. Baran DT, Faulkner KG, Genant HK, et al. Diagnosis and management of osteoporosis: guidelines for the utilization of bone densitometry. *Calcif Tissue Int* 1997;61:433–440.
262. Mazess R, Chesnut CH III, McClung M, Genant HK. Enhanced precision with dual-energy x-ray absorptiometry. *Calcif Tissue Int* 1992;51:14–17.
263. Greenspan SL, von Stetten E, Emond SK, et al. Instant vertebral assessment: a noninvasive dual x-ray absorptiometry technique to avoid misclassification and clinical mismanagement of osteoporosis. *J Clin Densitom* 2001;4(4):373–380.
264. Chen Z, Maricic M, Lund P, et al. How the new hologic hip normal reference values affect the densitometric diagnosis of osteoporosis. *Osteoporos Int* 1998;8:423–427.
265. Genant HK, Grampp S, Gluer CC et al. Universal standardization for dual x-ray absorptiometry: patient and phantom cross-calibration results. *J Bone Miner Res* 1994;9:1503–1514.
266. Shepherd JA, Cheng XG, Lu Y, et al. Universal standardization of forearm bone densitometry. *J Bone Min Res* 2001;17:734–745.
267. Faulkner KG, Roberts LA, McClung MR. Discrepancies in normative data between lunar and hologic DXA systems. *Osteoporos Int* 1996;6:432–436.
268. International Society for Clinical Densitometry (ISCD). Official positions of the ISCD. *J Clin Densitom* 2002;5(suppl).
269. Kanis JA, Johnell O, Oden A, et al. Ten year probabilities of osteoporotic fractures according to BMD and diagnostic thresholds. *Osteoporos Int* 2001;12:989–995.
270. Kanis JA, Johnell O, de Laet C, et al. International variations in hip fracture probabilities: implications for risk assessment. *J Bone Miner Res* 2002;17:1237–1244.
271. Melton LJ III, Orwoll ES, Wasnich RD. Does bone density predict fractures comparably in men and women? *Osteoporos Int* 2001;12: 707–709.
272. de Laet CEDH, Van der Klift M, Hofman A, Pols HAP. Osteoporosis in men and women: a story about bone mineral density thresholds and hip fracture risk. *J Bone Miner Res* 2002;17:2231–2236.
273. Gluer CC, Blake G, Lu Y, et al. Accurate assessment of precision errors: how to measure the reproducibility of bone densitometry techniques. *Osteoporos Int* 1995;5:262–270.
274. Gluer CC, Steiger P, Selvidge R, et al. Comparative assessment of dual-photon-absorptiometry and dual-energy-radiography. *Radiology* 1990;174:223–228.
275. Mazess RB, Collick B, Trempe J, et al. Performance evaluation of a dual energy x-ray bone densitometer. *Calcif Tissue Int* 1989;44: 228–232.
276. Christiansen C. Postmenopausal bone loss and the risk of osteoporosis. *Osteoporos Int* 1994;S1:S47–S51.
277. Bonnick SL. Monitoring osteoporosis therapy with bone densitometry: a vital tool or regression toward mediocrity? *J Clin Endocrinol Metab* 2000;85:3493–3495.
278. Cummings SR, Palermo L, Browner W, et al., for the Fracture Intervention Trial Research Group. Monitoring osteoporosis therapy with bone densitometry: misleading changes and regression to the mean. *JAMA* 2000;283:1318–1321.
279. Abrahamsen B, Nissen N, Hermann AP, et al. When should densitometry be repeated in healthy peri- and postmenopausal women: The Danish Osteoporosis Prevention Study. *J Bone Miner Res* 2002;17: 2061–2067.
280. Faulkner KG, McClung MR, Schmeer MS, et al. Densitometry of the radius using single and dual energy absorptiometry. *Calcif Tissue Int* 1994;54:208–211.
281. Greenspan S, Bouxsein M, Melton M, et al. Precision and discriminatory ability of calcaneal bone assessment technologies. *J Bone Miner Res* 1997;12(8):1303–1312.
282. Melton LJ III, Atkinson EJ, O'Fallon WM, et al. Long-term fracture prediction by bone mineral assessed at different skeletal sites. *J Bone Miner Res* 1993;8(10):1227–1233.
283. Hochberg MC, Greenspan S, Wasnich RD, et al. Changes in bone density and turnover explain the reductions in incidence of nonvertebral fractures that occur during treatment with antiresorptive agents. *J Clin Endocrinol Metab* 2002;87(4):1586–1592.
284. Melton LJ III, Atkinson EJ, O'Fallon WM, et al. Long-term fracture risk prediction with bone mineral measurements made at various skeletal sites. *J Bone Miner Res* 1991;6(S1):S136.
285. Ross PD, Ettinger B, Davis JW, et al. Evaluation of adverse health outcomes associated with vertebral fractures. *Osteoporos Int* 1991; 1:134–140.
286. Hui SL, Slemenda CW, Johnston CC. Age and bone mass as predictors of fracture in a prospective study. *J Clin Invest* 1988;81:1804–1809.
287. Ross PD, Genant HK, Davis JW, et al. Predicting vertebral fracture incidence from prevalent fractures and bone density among non-black, osteoporotic women. *Osteoporos Int* 1993;3:120–126.
288. Wasnich RD, Ross PD, Davis JW, Vogel JM. A comparison of single and multi-site BMC measurements for assessment of spine fracture probability. *J Nucl Med* 1989;30:1166–1171.
289. Cummings SR, Karpf DB, Harris F, et al. Improvement in spine bone density and reduction in risk of vertebral fractures during treatment with antiresorptive drugs. *Am J Med* 2002;112(4):281–289.
290. Cummings SR, Black DM, Nevitt MC, et al. Appendicular bone den-

sity and age predict hip fracture in women. *JAMA* 1990;263:665–668.
291. Miller PD, Siris ES, Barrett-Connor E, et al. Prediction of fracture risk in postmenopausal white women with peripheral bone densitometry: evidence from the National Osteoporosis Risk Assessment. *J Bone Miner Res* 2002;17:2222–2230.
292. Black DM, Cummings SR, Melton LJI. Appendicular bone mineral and a woman's lifetime risk of hip fractures. *J Bone Miner Res* 1992; 7:639–646.
293. Melton LJI, Wahner HW, Richelson LS, et al. Osteoporosis and risk of hip fracture. *Am J Epidemiol* 1986;124:254–261.
294. Libanati CR, Schulz EE, Shook JE, et al. Hip mineral density in females with a recent hip fracture. *J Clin Endocrinol Metab* 1992; 74:351–356.
295. Davis JW, Ross PD, Wasnich RD. Evidence for both generalized and regional low bone mass among elderly women. *J Bone Miner Res* 1994;9:305–309.
296. Miller PD, Bonnick SL, Johnston CC Jr, et al. The challenges of peripheral bone density testing: which patients need additional central density skeletal measurements? *J Clin Densitom* 1998;1(3):211–217.
297. Phillipov G, Phillips PJ. Skeletal site bone mineral density heterogeneity in women and men. *Osteoporos Int* 2001;12:362–365.
298. Pouilles JM, Tremollieres R, Ribot C. Spine and femur densitometry at the menopause: are both sites necessary in the assessment of the risk of osteoporosis? *Calcif Tissue Int* 1993;52:344–347.
299. Greenspan SL, Maitland-Ramsey L, Myers E. Classification of osteoporosis in the elderly is dependent on site specific analysis. *Calcif Tissue Int* 1996;58:409–414.
300. Abrahamsen B, Stilgren LS, Hermann AP, et al. Discordance between changes in bone mineral density measured at different skeletal sites in perimenopausal women—implications for assessment of bone loss and response to therapy: The Danish Osteoporosis Prevention Study. *J Bone Miner Res* 2001;16:1212–1219.
301. Reid IR, Evans MC, Ames R, Wattie DJ. The influence of osteophytes and aortic calcification on spinal mineral density in postmenopausal women. *J Clin Endocrinol Metab* 1991;72:1372–1374.
302. Rizzoli R, Slosman D, Bonjour JP. The role of dual energy x-ray absorptiometry of lumbar spine and proximal femur in the diagnosis and follow-up of osteporosis. *Am J Med* 1995;98(suppl 2A):33S–36S.
303. Lafferty FW, Rowland DY. Correlations of dual-energy x-ray absorptiometry, quantitative computed tomography, and single photon absorptiometry with spinal and non-spinal fractures. *Osteoporos Int* 1996;6:407–415.
304. Mazess RB, Gifford AA, Bisek JP, et al. DEXA measurement of spine density in the lateral projection. I: Methodology. *Calcif Tissue Int* 1991;49:235–239.
305. Reid IR, Evans MC, Stapleton J. Lateral spine densitometry is a more sensitive indicator of glucocorticoid-induced bone loss. *J Bone Miner Res* 1992;7:1221–1225.
306. Duboeuf F, Pommet R, Meunier PJ, Delmas PD. Dual-energy X-ray absorptiometry of the spine in anteroposterior and lateral projections. *Osteoporos Int* 1994;4:110–116.
307. Finkelstein J, Cleary RL, Butler J, et al. A comparison of lateral versus anterior-posterior spine dual energy x-ray absorptiometry for the diagnosis of osteopenia. *J Clin Endocrinol Metab* 1994;78:724–730.
308. Yu W, Gluer CC, Grampp S, et al. Spinal bone mineral assessment in postmenopausal women: a comparison between dual x-ray absorptiometry and quantitative computed tomography. *Osteoporos Int* 1995;5:433–439.
309. Hangartner TN, Johnston CC. Influence of fat on bone measurements with dual-energy absorptiometry. *Bone Miner* 1990;9:71–81.
310. Lanarch TA, Boyd SJ, Smart RC, et al. Reproducibility of lateral spine scans using dual energy x-ray absorptiometry. *Calcif Tissue Int* 1992;51:255–258.
311. Engelke K, Gluer CC, Genant HK. Factors influencing short-term precision of dual x-ray bone absorptiometry (DXA) of spine and femur. *Calcif Tissue Int* 1995;56:19–25.
312. Frye MA, Melton LJ III, Bryant SC, et al. Osteoporosis and calcification of the aorta. *Bone Miner* 1992;19:185–194.
313. Bolotin HH, Sievänen H. Inaccuracies inherent in dual-energy X-ray absorptiometry *in vivo* bone mineral density can seriously mislead diagnostic/prognostic interpretations of patient-specific bone fragility. *J Bone Miner Res* 2001;16:799–805.
314. Genant HK, Steiger P, Block JE, et al. Quantitative computed tomography: Update 1987. *Calcif Tissue Int* 1987;41:179–186.
315. Pacifici R, Rupich R, Griffin M, et al. Dual energy radiography versus quantitative computer tomography for the diagnosis of osteoporosis. *J Clin Endocrinol Metab* 1990;70:705–710.
316. Gluer CC, Genant HK. Impact of marrow fat on accuracy of quantitative CT. *J Comput Assist Tomogr* 1989;13:1023–1035.
317. Laan RFJM, Buijs WCAM, van Erning LJT, et al. Differential effects of glucocorticoids on cortical appendicular and cortical vertebral bone mineral content. *Calcif Tissue Int* 1993;52:5–9.
318. Kalendar WA, Brestowsky H, Felsenberg D. Bone mineral measurements: automated determination of the midvertebral CT section. *Radiology* 1988;168:219–221.
319. Rehman Q, Lang TF, Arnaud CD, et al. Daily treatment with parathyroid hormone is associated with an increase in vertebral cross-sectional area in postmenopausal women with glucocorticoid-induced osteoporosis. *Osteoporosis Int* 2003;14:77–81.
320. Schneider P, Borner W, Mazess RB, Barden H. The relationship of peripheral to axial bone density. *Bone Miner* 1988;4:279–287.
321. Takada M, Engelke K, Hagiwara S, et al. Accuracy and precision study in vitro for peripheral quantitative computed tomography. *Osteoporosis Int* 1996;6:207–212.
322. Prins SH, Jorgensen HL, Jorgensen LV, Hassager C. The role of quantitative ultrasound in the assessment of bone: a review. *Clin Physiol* 1998;18:3–17.
323. Agren M, Karellas A, Leahey D, et al. Ultrasound attenuation of the calcaneus: a sensitive and specific discriminator of osteopenia in postmenopausal women. *Calcif Tissue Int* 1991;48:240–244.
324. Sowers M, Jannausch M, Scholl T, Schall J. The reproducibility of ultrasound bone measures in a triethnic population of pregnant adolescents and adult women. *J Bone Miner Res* 1998;13:1768–1774.
325. Frost ML, Blake GM, Fogelman I. Quantitative ultrasound and bone mineral density are equally strongly associated with risk factors for osteoporosis. *J Bone Miner Res* 2001;16:406–416.
326. National Osteoporosis Foundation. *Osteoporosis pocket guide to prevention and treatment of osteoporosis.* Washington, DC: National Osteoporosis Foundation; 2003.
327. Gluer CC, Cummings SR, Bauer DC, et al. Associations between quantitative ultrasound and recent fractures. *J Bone Miner Res* 1994; 9:S153.
328. Krieg MA, Cornuz J, Ruffieux C, et al. Comparison of three bone ultrasounds for the discrimination of subjects with and without osteoporotic fractures among 7562 elderly women. *J Bone Miner Res* 2003;18:1261–1266.
329. Cheng S, Tylavsky F, Carbone L. Utility of ultrasound to assess risk of fracture. *J Am Geriatr Soc* 1997;45:1382–1394.
330. Laurin ML, Kimmel DB, Lappe JM, et al. Differences in stress fracture during basic training in black and white female soldiers. *J Bone Miner Res* 1996;suppl 1:S363 (abst).
331. National Osteoporosis Foundation. *National osteoporosis foundation physician's guide to prevention and treatment of osteoporosis.* Belle Mead, NJ: Excerpta Medica, 1998.
332. Nelson H, Helfand M, Woolf S, Allan J. Screening for postmenopausal osteoporosis: a review of the evidence for the U.S. preventive services task force. *Ann Intern Med* 2002;137(6):529–541.
333. International Society for Clinical Densitometry (ISCD). *ISCD informational bulletin.* February, 2003.
334. Sturtridge W, Lentle B, Hanley DA. The use of bone density measurement in the diagnosis and management of osteoporosis. *Can Med Assoc J* 1996;155(7):924–992.
335. Rubin SM, Cummings SR. Results of bone densitometry affect women's decisions about taking measures to prevent fractures. *Ann Intern Med* 1992;116:990–995.
336. Marci CD, Viechnicki MB, Greenspan SL. Bone mineral densitometry substantially influences health-related behaviors of postmenopausal women. *Calcif Tissue Int* 2000;66:113–118.
337. Pressman A, Forsyth B, Ettinger B, Tosteson ANA. Initiation of osteoporosis treatment after bone mineral density testing. *Osteoporos Int* 2001;12:337–342.
338. Woitge H, Seibel M. Biochemical markers to survey bone turnover. *Rheum Dis Clin North Am* 2001;27(1):49–80.
339. Rosalki SD. Biochemical markers of bone turnover. *Int J Clin Pract* 1998;42:255–256.
340. Garnero P, Delmas P. Biochemical markers of bone turnover. *Endocrinol Metab Clin North Am* 1998;27(2):303–19.

341. Garnero P, Hausherr E, Chapuy M, et al. Markers of bone resorption predict hip fracture in elderly women: The EPIDOS prospective study. *J Bone Miner Res* 1996;11(10):1531–1538.
342. Garnero P, Sornay-Rendu E, Claustrat B, Delmas P. Biochemical markers of bone turnover, endogenous hormones and the risk of fractures in postmenopausal women: The OFELY Study. *J Bone Miner Res* 2000;15(8):1526–1536.
343. Greenspan SL, Parker RA, Ferguson L, et al. Early changes in biochemical markers on bone turnover predict the long-term response to alendronate therapy in representative elderly women: a randomized clinical trial. *J Bone Miner Res* 1998;13:1431–1438.
344. Prestwood KM, Pilbeam CC, Burleson JA, et al. The short term effects of conjugated estrogen on bone turnover in older women. *J Clin Endocrinol Metab* 1994;79:366–371.
345. Chestnut CH, Bell NH, Clark GS, et al. Hormone replacement therapy in postmenopausal women: urinary N-telopeptide of type I collagen monitors therapeutic effect and predicts response of bone mineral density. *Am J Med* 1997;102:29–37.
346. Eastell R. Treatment of postmenopausal osteoporosis. *N Engl J Med* 1998;338:736–746.
347. Delmas PD. Different effects of antiresorptive therapies on vertebral and nonvertebral fractures in postmenopausal osteoporosis. *Bone* 2002;30(1):14–17.
348. Jones G, Hogan DB, Yendt E, Hanley DA. Vitamin D metabolites and analogs in the treatment of osteoporosis. *Can Med Assoc J* 1996; 155(7):955–961.
349. Siminoski K, Josse RG. Calcitonin in the treatment of osteoporosis. *Can Med Assoc J* 1996;155(7):962–965.
350. Murray TM. Calcium nutrition and osteoporosis. *Can Med Assoc J* 1996;155:935–939.
351. Prior JC, Barr SI, Chow R, Faulkner RA. Physical activity as therapy for osteoporosis. *Can Med Assoc J* 1996;155:940–944.
352. Amarshi N, Scoggin A, Ensworth S. Osteoporosis: review of guidelines and consensus statements. *Am J Managed Care* 1997;3(7): 1077–1084.
353. Perry J. The use of external support in the treatment of low-back pain. *J Bone Joint Surg* 1970;52A:1440–1442.
354. Ahlgren SA, Hansen T. The use of lumbosacral corsets prescribed for low back pain. *Prosthet Orthot Int* 1978;1978(2).
355. Kaplan RS, Sinaki M, Hameister MD. Effect of back supports on back strength in patients with osteoporosis: a pilot study. *Mayo Clin Proc* 1996;71:235–241.
356. Lyles KW, Gold DT, Shipp KM, et al. Association of osteoporotic vertebral compression fractures with impaired functional status. *Am J Med* 1993;94:595–601.
357. Snow-Harter C, Bouxsein ML, Lewis BT, et al. Effects of resistance and endurance exercise on bone mineral status of young women: a randomized exercise intervention trial. *J Bone Miner Res* 1992;7: 761–769.
358. Forwood MR, Burr DB. Physical activity and bone mass: exercises in futility? *Bone Miner* 1993;21:89–112.
359. Friedlander AL, Genant HK, Sadowsky S, et al. A two-year program of aerobics and weight training enhances bone mineral density of young women. *J Bone Miner Res* 1995;10:574–585.
360. Block JE. Interpreting studies of exercise and osteoporosis: a call for rigor. *Control Clin Trials* 1997;18:54–57.
361. Prior JC, Vigna YM, Schechter MT, Burgess AE. Spinal bone loss and ovulatory disturbances. *N Engl J Med* 1990;323:1221–1227.
362. Snow CM. Exercise and bone mass in young and premenopausal women. *Bone* 1996;18:51S–55S.
363. Grove KA, Londeree BR. Bone density in postmenopausal women: high impact vs low impact exercise. *Med Sci Sports Exerc* 1992;24: 1190–1194.
364. Karlsson MK, Johnell O, Obrant KJ. Bone mineral density in weight lifters. *Calcif Tissue Int* 1993;52:212–215.
365. Mussolino ME, Looker AC, Orwoll ES. Jogging and bone mineral density in men: results from NHANES III. *Am J Public Health* 2001; 91:1056–1059.
366. Aloia JF, Cohn SH, Ostuni JA, et al. Prevention of involutional bone loss by exercise. *Ann Intern Med* 1978;89:356–358.
367. Chow R, Harrison JE, Notarius C. Effect of two randomised exercise programmes on bone mass of healthy postmenopausal women. *Br Med J* 1987;295:1441–1444.
368. Pruitt LA, Jackson RD, Bartels RL, Lehnhard HJ. Weight-training effects on bone mineral density in early postmenopausal women. *J Bone Miner Res* 1992;7:179–185.
369. Hatori M, Hasegawa A, Adachi H, et al. The effects of walking at the anerobic threshold level on vertebral bone loss in postmenopausal women. *Calcif Tissue Int* 1993;52:411–414.
370. Nelson ME, Fiatarone MA, Morganti CM, et al. Effects of high-intensity strength training on multiple risk factors for osteoporotic fractures: a randomized controlled trial. *JAMA* 1994;272:1909–1914.
371. Lohman T, Going S, Pameter R, et al. Effects of resistance training on regional and total bone mineral density in pre-menopausal women: a randomized prospective study. *J Bone Miner Res* 1995;10: 1015–1024.
372. Dalsky GP, Stocke KS, Ehsani AA, et al. Weight-bearing exercise training and lumbar bone mineral content in postmenopausal women. *Ann Intern Med* 1988;108:824–828.
373. Karlsson MK, Johnell O, Obrant KJ. Is bone mineral density advantage maintained long-term in previous weight lifters? *Calcif Tiss Int* 1995;57:325–328.
374. Høidrup S, Sørensen TIA, Strøger U, et al. Leisure-time physical activity levels and changes in relation to risk of hip fracture in men and women. *Am J Epidemiol* 2001;154:60–68.
375. Sinaki M, Mikkelsen BA. Postmenopausal spinal osteoporosis: flexion versus extension exercises. *Arch Phys Med Rehabil* 1984;65: 593–596.
376. Itoi E, Sinaki M. Effect of back-strengthening exercise on posture in healthy women 49 to 65 years of age. *Mayo Clin Proc* 1994;69: 1054–1059.
377. Cook DH, Guyatt GH, Adachi JD, et al. Quality of life issues in women with vertebral fractures due to osteoporosis. *Arthritis Rheum* 1993;36:750–756.
378. Kaplan FS, Scherl JD, Wisneski R, et al. The cluster phenomenon in patients who have multiple vertebral compression fractures. *Clin Orthop Rel Res* 1993;297:161–167.
379. Lin JT, Lane JM. Nonmedical management of osteoporosis. *Curr Opin Rheumatol* 2002;14:441–446.
380. Mathis JM, Petri M, Naff N. Percutaneous vertebroplasty treatment of steroid-induced osteoporotic compression fractures. *Arthritis Rheum* 1998;41:171–175.
381. Jensen ME, Evans AJ, Mathis JM, et al. Percutaneous polymethylmethacrylate vertebroplasty in the treatment of osteoporotic vertebral body compression fractures: technical aspects. *Am J Neuroradiol* 1997;18:1897–1904.
382. Diamond TH, Champion B, Clark WA. Management of acute osteoporotic vertebral fractures: a nonrandomized trial comparing percutaneous vertebroplasty with conservative therapy. *Am J Med* 2003;114: 257–265.
383. Phillips FM, Wetzel T, Lieberman I, Campbell-Hupp M. An *in vivo* comparison of the potential for extravertebral cement leak after vertebroplasty and kyphoplasty. *Spine* 2002;27:2173–2179.
384. Polikeit A, Nolte LP, Ferguson SJ. The effect of cement augmentation on the load transfer in an osteoporotic functional spinal unit: finite-element analysis. *Spine* 2003;28(10):991–996.
385. Watts NB, Harris ST, Genant HK. Treatment of painful osteoporotic vertebral fractures with percutaneous vertebroplasty or kyphoplasty. *Osteoporosis Int* 2001;12:429–437.
386. Watts NB. Is percutaneous vertebral augmentation (vertebroplasty) effective treatment for painful vertebral fractures? *Am J Med* 2002; 114:326–328.
387. Bullamore JR, Gallagher JC, Wilkinson R, et al. Effect of age on calcium absorption. *Lancet* 1970;2:535.
388. Riis B, Thomsen K, Christiansen C. Does calcium supplementation prevent postmenopausal bone loss? A double-blind controlled clinical study. *N Engl J Med* 1987;316:173–177.
389. Davis JW, Ross PD, Johnson NE, Wasnich RD. Estrogen and calcium supplement use among Japanese-American women: effects upon bone loss when used singly and in combination. *Bone* 1995;17(4):369–373.
390. Smith EL, Gilligan C, Smith PE, Sempos CT. Calcium supplementation and bone loss in middle-aged women. *Am J Clin Nutr* 1989;50: 833–842.
391. Dawson-Hughes B, Dallal GE, Krall EA, et al. A controlled trial of the effect of calcium supplementation on bone density in postmenopausal women. *N Engl J Med* 1990;323:878–883.

392. Prince RL, Smith M, Dick IM, et al. Prevention of postmenopausal osteoporosis. A comparative study of exercise, calcium supplementation, and hormone-replacement therapy. *N Engl J Med* 1991;325: 1189–1195.
393. Elders PJM, Netelenbos JC, Lips P, et al. Calcium supplementation reduces vertebral bone loss in perimenopausal women: a controlled trial in 248 women between 46 and 55 years of age. *J Clin Endocrinol Metabol* 1991;73:533–540.
394. Reid IR, Ames RW, Evans MC, et al. Effect of calcium supplementation on bone loss in postmenopausal women. *N Engl J Med* 1993; 328:460–464.
395. Aloia JF, Vaswani A, Yeh JK, et al. Calcium supplementation with and without hormone replacement therapy to prevent postmenopausal bone loss. *Ann Intern Med* 1994;120:97–103.
396. Reid IR, Ames W, Evans MC, et al. Long-term effects of calcium supplementation on bone loss and fractures in postmenopausal women: a randomized controlled trial. *Am J Med* 1995;98:331–335.
397. Heaney RP. The bone remodeling transient: implications for the interpretation of clinical studies of bone mass change. *J Bone Miner Res* 1994;9:1515–1523.
398. Cumming RG. Calcium intake and bone mass: a quantitative review of the evidence. *Calcif Tiss Int* 1990;47:194–210.
399. Baran D, Sorensen A, Grimes J, et al. Dietary modification with diary products for preventing vertebral bone loss in premenopausal women: a three-year prospective study. *J Clin Endocrinol Metab* 1990;70:264–270.
400. Recker RR, Davies KM, Hinders SM, et al. Bone gain in young adult women. *JAMA* 1992;268:2403–2408.
401. Orwoll ES, Oviatt SK, McClung MR, et al. The rate of bone mineral loss in normal men and the effects of calcium and cholecalciferol supplementation. *Ann Intern Med* 1990;112:29–34.
402. Nieves JW, Komar L, Cosman F, Lindsay R. Calcium potentiates the effect of estrogen and calcitonin on bone mass: Review and analysis. *Am J Clin Nutr* 1998;67:18–24.
403. Cumming RG, Cummings SR, Nevitt MC, et al. Calcium intake and fracture risk: results from the Study of Osteoporotic Fractures. *Am J Clin Epidemiol* 1997;145:926–934.
404. Cooper C, Barker DJP, Wickham C. Physical activity, muscle strength, and calcium intake in fracture of the proximal femur in Britain. *Br Med J* 1988;297:1443–1446.
405. Wickham CAC, Walsh K, Cooper C, et al. Dietary calcium, physical activity and risk of hip fracture: a prospective study. *Br Med J* 1989; 299:889–892.
406. Holbrook TL, Barrett-Connor E, Wingard DL. Dietary calcium and risk of hip fracture: a prospective population study. *Lancet* 1988;2: 1046–1049.
407. Kanis JA, Johnell O, Gullberg B, et al. Evidence for efficacy of drugs affecting bone metabolism in preventing hip fracture. *Br Med J* 1992; 305:1124–1128.
408. Chapuy MC, Arlot ME, Delmas PD, Meunier PJ. Effect of calcium and cholecalciferol treatment for three years on hip fractures in elderly women. *Br Med J* 1994;308:1081–1082.
409. Chevalley T, Rizzoli R, Nydegger V, et al. Effects of calcium supplements on femoral bone mineral density and vertebral fracture rate in vitamin-D replete elderly patients. *Osteoporos Int* 1994;4:245–252.
410. Recker RR, Hinders S, Davies KM, et al. Correcting calcium nutrition deficiency prevents spine fractures in elderly women. *J Bone Miner Res* 1996;11:1961–1966.
411. Chapuy MC, Arlot ME, Duboeuf F, et al. Vitamin D3 and calcium to prevent hip fractures in elderly women. *N Engl J Med* 1992;327(23): 1637–1642.
412. Cumming RG, Nevitt MC. Calcium for prevention of osteoporotic fractures in postmenopausal women. *J Bone Miner Res* 1997;12: 1321–1329.
413. Recker RR, Bammi A, Barger-Lux MJ, Heaney RP. Calcium absorbability from milk products, an imitation milk, and calcium carbonate1–3. *Am J Clin Nutr* 1988;47:93–95.
414. Harvey JA, Zobitz MM, Pak CYC. Dose dependency of calcium absorption: A comparison of calcium carbonate and calcium citrate. *J Bone Miner Res* 1988;3:253–258.
415. Hansen C, Werner E, Erbes HJ, et al. Intestinal calcium absorption from different calcium preparations: influence of anion and solubility. *Osteoporos Int* 1996;6:386–393.
416. Heaney RP, Dowell MS, Barger-Lux MJ. Absorption of calcium as the carbonate and citrate salts, with some observations on method. *Osteoporos Int* 1999;9:19–23.
417. Curhan GC, Willett WC, Rimm EB, Stampfer MJ. A prospective study of dietary calcium and other nutrients and the risk of sympatomatic kidney stones. *N Engl J Med* 1993;328:833–838.
418. Curhan GC, Willett WC, Speizer FE, et al. Comparison of dietary calcium with supplemental calcium and other nutrients as factors affecting the risk for kidney stones in women. *Ann Intern Med* 1997; 126:497–504.
419. NIH Consensus Development Conference. Optimal calcium intake. *JAMA* 1994;272:1942–1948.
420. Standing Committee on the Scientific Evaluation of Dietary Reference Intakes. *Dietary reference intakes: calcium, phosphorus, magnesium, vitamin D, and fluoride.* Washington, DC: National Academy Press, 1997.
421. Orimo H, Shiraki M, Hayashi T, Nakamura T. Reduced occurrence of vertebral crush fractures in senile osteoporosis treated with 1 alpha(OH)D3. *Bone Miner* 1987;3:47–52.
422. Aloia JF, Vaswani A, Yeh JK, et al. Calcitriol in the treatment of postemenopausal osteoporosis. *Am J Med* 1988;84:401–408.
423. Gallagher JC, Goldgar D. Treatment of postmenopausal osteoporosis with high doses of synthetic calcitriol: a randomized controlled study. *Ann Intern Med* 1990;113:649–655.
424. Shiraki M, Itoh H, Orimo H. The ultra long-term treatment of senile osteoporosis with 1 alpha-hydroxyvitamin D3. *Bone Miner* 1993;20: 223–234.
425. Orimo H, Shiraki M, Hayashi Y, et al. Effects of 1 alpha-hydroxyvitamin D3 on lumbar bone mineral density and vertebral fractures in patients with postmenopausal osteoporosis. *Calcif Tiss Int* 1994;54: 370–376.
426. Gallagher JC, Riggs BL, Recker RR, Goldgar D. The effect of calcitriol on patients with postmenopausal osteoporosis with special reference to fracture frequency. *Proc Soc Exp Biol Med* 1989;191: 287–292.
427. Ott SM, Chesnut CH III. Calcitriol treatment is not effective in postmenopausal osteoporosis. *Ann Intern Med* 1989;110:267–274.
428. Tilyard MW, Spears GFS, Thomson J, Dovey S. Treatment of postemenopausal osteoporosis with calcitriol or calcium. *N Engl J Med* 1992;326:357–362.
429. Heikinheimo RJ, Knkovaara JA, Harju EJ, et al. Annual injection of vitamin D and fractures of aged bones. *Calcif Tissue Int* 1992;51: 105–110.
430. Trivedi DP, Doll R, Khaw KT. Effect of four monthly oral vitamin D_3 (cholecalciferol) supplementation on fractures and mortality in men and women living in the community: randomised double blind controlled trial. *Br J Med* 2003;326(March 1):469–474.
431. Dawson-Hughes B, Harris SS, Krall EA, Dallal GE. Effect of calcium and vitamin D supplementation on bone density in men and women 65 years of age and older. *N Engl J Med* 1997;337:670–676.
432. Lips P, Graafmans WC, Ooms ME, et al. Vitamin D supplementation and fracture incidence in elderly people. A randomized, placebo-controlled clinical trial. *Ann Intern Med* 1996;124:400–406.
433. Peacock M, Liu G, Carey M, et al. Effect of calcium or 25OH vitamin D_3 dietary supplementation on bone loss at the hip in men and women over the age of 60. *J Clin Endocrinol Metab* 2000;85:3011–3019.
434. Siris ES, Bilezikian JP, Rubin MR, et al. Pins and plaster aren't enough: A call for the evaluation and treatment of patients with osteoporotic fractures. *J Clin Endocrinol Metab* 2003;88:3482–3486.
435. Tosteson ANA, Grove MR, Hammond CS, et al. Early discontinuation of treatment for osteoporosis. *Am J Med* 2003;115:209–216.
436. Cauley JA, Seeley DG, Ensrud K, et al. Estrogen replacement therapy and fractures in older women. *Ann Intern Med* 1995;122:9–16.
437. Cauley JA, Zmuda JM, Ensrud KE, et al., for the Study of Osteoporotic Fractures Research Group. Timing of estrogen replacement therapy for optimal osteoporosis prevention. *J Clin Endocrinol Metab* 2001;86:5700–5705.
438. Lindsay R, Hart DM, Aitken JM, et al. Long-term prevention of postmenopausal osteoporosis by oestrogen. *Lancet* 1976;i:1038–1041.
439. Recker RR, Saville PD, Heaney RP. Effect of estrogens and calcium carbonate on bone loss in postmenopausal women. *Ann Intern Med* 1977;87:649–655.

440. Horsman A, Gallagher JC, Simpson M, Nordin BEC. Prospective trial of oestrogen and calcium in postmenopausal women. *Br Med J.* 1977;2:789–792.
441. Nachtigall LE, Nachtigall RH, Nachtigall RD, Beckman EM. Estrogen replacement therapy 1: a 10-year prospective study in the relationship to osteoporosis. *Obstet Gynecol* 1979;53(3):277–281.
442. Ettinger B, Genant HK, Cann EE. Postmenopausal bone loss is prevented by treatment with low-dosage estrogen with calcium. *Ann Intern Med* 1987;106:40–45.
443. The Writing Group for the PEPI Trial. Effects of hormone therapy on bone mineral density: results from the postmenopausal estrogen/progestin interventions (PEPI) trial. *JAMA* 1996;275:1380–1396.
444. Recker RR, Davies M, Dowd RM, Heaney RP. The effect of low-dose continuous estrogen and progesterone therapy with calcium and vitamin D on bone in elderly women. A randomized, controlled trial. *Ann Intern Med* 1999;130:897–904.
445. Villareal DT, Binder EF, Williams DB, et al. Bone mineral density response to estrogen replacement in frail elderly women: A randomized controlled trial. *JAMA* 2001;286:815–820.
446. Lindsay R, Hart DM, Forrest C, Baird C. Prevention of spinal osteoporosis in oophorectomized women. *Lancet* 1980;2:1151–1157.
447. Greendale GA, Espeland M, Slone S, et al., for the PEPI Safety Follow-up Study (PSFS) Investigators. Bone mass response to discontinuation of long-term hormone replacement therapy. Results from the Postmenopausal Estrogen/Progestin Interventions (PEPI) Safety Follow-up Study. *Arch Intern Med* 2002;162:665–672.
448. Greenspan SL, Resnick NM, Parker RA. Combination therapy with hormone replacement and alendronate for prevention of bone loss in elderly women. A randomized controlled trial. *JAMA* 2003;289:2525–2533.
449. Hutchinson TA, Polansky SM, Feinstein AR. Post-menopausal estrogens protect against fractures of hip and distal radius. A case-control study. *Lancet* 1979;Oct 6:705–709.
450. Weiss NS, Ure CL, Ballard JH, et al. Decreased risks of fractures of the hip and lower forearm with postmenopausal use of estrogen. *N Engl J Med* 1980;303:1195–1198.
451. Paganini-Hill A, Ross RK, Gerkins VR, et al. Menopausal estrogen therapy and hip fractures. *Ann Intern Med* 1981;95:28–31.
452. Ettinger B, Genant HK, Cann CE. Long-term estrogen replacement therapy prevents bone loss and fractures. *Ann Intern Med* 1985;102:319–324.
453. Kiel DP, Felson DT, Anderson JJ, et al. Hip fracture and the use of estrogens in postmenopausal women: The Framingham study. *N Engl J Med* 1987;317:1169–1174.
454. Naessen T, Persson I, Adami H-O, et al. Hormone replacement therapy and the risk for the first hip fracture. A prospective, population-based cohort study. *Ann Intern Med* 1990;113:95–103.
455. Grady D, Rubin SM, Petitti DB, et al. Hormone therapy to prevent disease and prolong life in postmenopausal women. *Ann Intern Med* 1992;117:1016–1037.
456. Felson DT, Zhang Y, Hannan MT, et al. The effect of postmenopausal estrogen therapy on bone density in elderly women. *N Engl J Med* 1993;329:1141–1146.
457. Maxim P, Ettinger B, Spitalny GM. Fracture protection provided by long-term estrogen treatment. *Osteoporos Int* 1995;5:23–29.
458. Torgerson DJ, Bell-Syer SEM. Hormone replacement therapy and prevention of nonvertebral fractures. A meta-analysis of randomized trials. *JAMA* 2001;285:2891–2897.
459. Rossouw JE, Anderson GL, Prentice RL, et al., the Writing Group for the Women's Health Initiative Investigators. Risks and benefits of estrogen plus progestin in healthy postmenopausal women: principal results from the Women's Health Initiative Randomized Controlled Trial. *JAMA* 2002;288:321–333.
460. Hazzard WR. Estrogen replacement and cardiovascular disease: serum lipids and blood pressure effects. *Am J Obstet Gynecol* 1989;161:1847–1853.
461. Walsh BW, Schiff I, Rosner B, et al. Effects of postmenopausal estrogen replacement on the concentrations and metabolism of plasma lipoproteins. *N Engl J Med* 1991;325:1196–1204.
462. Binder EF, Williams DB, Schechtman KB, et al. Effects of hormone replacement therapy on serum lipids in elderly women: a randomized, placebo-controlled trial. *Ann Intern Med* 2001;134:754–760.
463. Koh KK, Mincemoyer R, Bui MN, et al. Effects of hormone-replacement therapy on fibrinolysis in postmenopausal women. *N Engl J Med* 1997;336:683–690.
464. Grodstein F, Manson JE, Colditz GA, et al. A prospective, observational study of postmenopausal hormone therapy and primary prevention of cardiovascular disease. *Ann Intern Med* 2000;133:933–941.
465. Bush TL, Barrett-Connor E, Cowan LD, et al. Cardiovascular mortality and noncontraceptive use of estrogen in women: results from the Lipid Research Clinics Program Follow-up Study. *Circulation* 1987;75:1102–1109.
466. Sullivan JM, Vander Zwaag R, Hughes JP, et al. Estrogen replacement and coronary artery disease. *Arch Intern Med* 1990;150(12):2557–2562.
467. O'Brien JE, Peterson ED, Keeler GP, et al. Relation between estrogen replacement therapy and restenosis after percutaneous coronary interventions. *J Am Coll Cardiol* 1996;28(5):1111–1118.
468. Newton KM, LaCroix AZ, McKnight B, et al. Estrogen replacement therapy and prognosis after first myocardial infarction. *Am J Epidemiol* 1997;145:269–277.
469. Sullivan JM, El-Zeky F, Vander Zwaag R, Ramanathan KB. Effect on survival of estrogen replacement therapy after coronary artery bypass grafting. *Am J Cardiol* 1997;79:847–850.
470. O'Keefe JH, Kim SC, Hall RR, Cochran VC, Lawhorn SL, McCallister BD. Estrogen replacement therapy after coronary angioplasty in women. *J Am Coll Cardiol* 1997;29:1–5.
471. Hulley S, D. G, Busch T, Furbery C, et al. Randomized trial of estrogen plus progestin for secondary prevention of coronary heart disease in postmenopausal women. *JAMA* 1998;280:605–613.
472. Sellers TA, Mink PJ, Cerhan JR, et al. The role of hormone replacement therapy in the risk for breast cancer and total mortality in women with a family history of breast cancer. *Ann Intern Med* 1997;127:973–980.
473. Grodstein F, Stampfer MJ, Colditz GA, et al. Postmenopausal hormone therapy and mortality. *N Engl J Med* 1997;336(25):1769–1775.
474. Barrett-Connor E. Postmenopausal estrogen and prevention bias. *Ann Intern Med* 1991;115:455–456.
475. Grodstein F, Stampfer MJ, Manson JE, et al. Postmenopausal estrogen and progestin use and the risk of cardiovascular disease. *N Engl J Med* 1996;335:453–461.
476. Grodstein F, Manson JE, Stampfer MJ. Postmenopausal hormone use and secondary prevention of coronary events in the Nurses' Health Study: A prospective, observational study. *Ann Intern Med* 2001;135:1–8.
477. Psaty BM, N.L. S, Lemaitre RN, Vos HL, et al. Hormone replacement therapy, prothrombotic mutations, and the risk of incident nonfatal myocardial infarction in postmenopausal women. *JAMA* 2001;285:906–913.
478. Shumaker SA, Legault C, Rapp SR, et al., for the WHIMS Investigators. Estrogen plus progestin and the incidence of dementia and mild cognitive impairment in postmenopausal women. The Women's Health Initiative Memory Study: a randomized controlled trial. *JAMA* 2003;289:2651–2662.
479. Manson JE, Hsia J, Johnson KC, et al., for the Women's Health Initiative Investigators. Estrogen plus progestin and the risk of coronary heart disease. *N Engl J Med* 2003;349:523–534.
480. Herrington DM, Reboussin DM, Brosnihan KB, et al. Effects of estrogen replacement on the progression of coronary-artery atherosclerosis. *N Engl J Med* 2000;343:522–529.
481. Hodis HN, Mack WJ, Azen SP, et al., for the Women's Estrogen-Progestin Lipid-Lowering Hormone Atherosclerosis Regression Trial Research Group. Hormone therapy and the progression of coronary-artery atherosclerosis in postmenopausal women. *N Engl J Med* 2003;349:535–545.
482. Hodis HN, Mack WJ, Lobo RA, et al., for the Estrogen in the Prevention of Athersclerosis Trial Research Group. Estrogen in the prevention of atherosclerosis: a randomized, double-blind, placebo-controlled trial. *Ann Intern Med* 2001;135:939–953.
483. Grady D, Wenger NK, Herrington D, et al., for the Heart and Estrogen/Progestin Replacement Study Research Group. Postmenopausal hormone therapy increases risk for venous thromboembolic disease: The Heart and Estrogen/Progestin Replacement Study. *Ann Intern Med* 2000;132:689–696.

484. Jick H, Derby LE, Myers MW, et al. Risk of hospital admission for idiopathic venous thromboembolism among users of postmenopausal oestrogens. *Lancet* 1996;348:981–983.
485. Daly E, Vessey MP, Hawkins MM, et al. Risk of venous thromboembolism in users of hormone replacement therapy. *Lancet* 1996;348: 977–980.
486. Grodstein F, Stampfer MJ, Goldhaber SZ, et al. Prospective study of exogenous hormones and risk of pulmonary embolism in women. *Lancet* 1996;348:983–987.
487. Gutthann SP, Rodriguez LAG, Castellsague J, Oliart AD. Hormone replacement therapy and risk of venous thromboembolism: population based case-control study. *Br Med J* 1997;314:796–800.
488. Breslau NA. Calcium, estrogen, and progestin in the treatment of osteoporosis. *Rheum Dis Clin North Am* 1994;20:691–716.
489. Bergkvist L, Adami H-O, I. P, Hoover R, Schairer C. The risk of breast cancer after estrogen and estrogen-progestin replacement. *N Engl J Med* 1989;321:293–297.
490. Steinberg KK, Thacker SB, Smith J, et al. A meta-analysis of the effect of estrogen replacement therapy on the risk of breast cancer. *JAMA* 1991;265:1985–1990.
491. Gapstur SM, Morrow M, Sellers TA. Hormone replacement therapy and risk of breast cancer with a favorable histology: results of the Iowa Women's Health Study. *JAMA* 1999;281:2091–2097.
492. Stallard S, Litherland JC, Cordiner CM, et al. Effect of hormone replacement therapy on the pathological stage of breast cancer: population based, cross sectional study. *Br Med J* 2000;320:348–349.
493. Chen C-L, Weiss NS, Newcomb P, et al. Hormone replacement therapy in relation to breast cancer. *JAMA* 2002;287:734–741.
494. Schairer C, Lubin J, Troisi R, et al. Menopausal estrogen and estrogen-progestin replacement therapy and breast cancer risk. *JAMA* 2000;283: 485–491.
495. Ross RK, Paganini-Hill A, Wan PC, Pike MC. Effect of hormone replacement therapy on breast cancer risk: estrogen versus estrogen plus progestin. *J Natl Cancer Inst* 2000;92:328–332.
496. O'Meara ES, Rossing MA, Daling JR, et al. Hormone replacement therapy after a diagnosis of breast cancer in relation to recurrence and mortality. *J Natl Cancer Inst* 2001;93:754–762.
497. Grodstein F, Martinez E, Platz E, et al. Postmenopausal hormone use and risk for colorectal cancer and adenoma. *Ann Intern Med* 1998; 128:705–712.
498. Ceresini G, Freddi M, Morganti S, et al. The effects of transdermal estradiol on the response to mental stress in postmenopausal women: A randomized trial. *Am J Med* 2000;109:463–468.
499. Hayes J, Ockene JK, Brunner RL, et al., for the Women's Health Initiative Investigators. Effects of estrogen plus progestin on health-related quality of life. *N Engl J Med* 2003;348:1839–1854.
500. Tang MX, Jacobs D, Stern Y, et al. Effect of oestrogen during menopause on risk and age at onset of Alzheimer's disease. *Lancet* 1996; 348:429–432.
501. Yaffe K, Sawaya G, Lieberburg I, Grady D. Estrogen therapy in postmenopausal women: effects of cognitive function and dementia. *JAMA* 1998;279:688–695.
502. Rapp SR, Espeland MA, Shumaker SA, et al., for the WHIMS Investigators. Effect of estrogen plus progestin on global cognitive function in postmenopausal women. The Women's Health Initiative Memory Study: a randomized controlled trial. *JAMA* 2003;289:2663–2672.
503. Scuteri A, Bos AJG, Brant LJ, et al. Hormone replacement therapy and longitudinal changes in blood pressure in postmenopausal women. *Ann Intern Med* 2001;135:229–238.
504. Ravnikar VA. Compliance with hormone therapy. *Am J Obstet Gynecol* 1987;156:1332–4.
505. Hahn RG. Compliance considerations with estrogen replacement: withdrawal bleeding and other factors. *Am J Obstet Gynecol* 1989; 161(6 Pt 2):1854–1858.
506. Chetkowski RJ, Meldrum DR, Steingold KA, et al. Biologic effects of transdermal estradiol. *N Engl J Med* 1986;314:1615–1620.
507. Lindsay R, Hart DM, Fogelman I. Bone mass after withdrawal of oestrogen replacement. *Lancet* 1981;1:729.
508. Christiansen C, Christensen MS, Transbol IB. Bone mass in postmenopausal women after withdrawal of oestrogen/gestagen replacement therapy. *Lancet* 1981;1981(1).
509. Col NF, Eckman MH, Karas RH, et al. Patient-specific decisions about hormone replacement therapy in post-menopausal women. *JAMA* 1997;277:1140–1147.
510. Keating NL, Cleary PD, Rossi AS, et al. Use of hormone replacement therapy by postmenopausal women in the United States. *Ann Intern Med* 1999;130:545–553.
511. Lindsay R, Gallagher JC, Kleerekoper M, Pickar JH. Effect of lower doses of conjugated equine estrogens with and without medroxyprogesterone acetate on bone in early postmenopausal women. *JAMA* 2002;287:2668–2676.
512. Prestwood KM, Kenny AM, Kleppinger A, Kulldorff M. Ultralow-dose micronized 17b-estradiol and bone density and bone metabolism in older women: a randomized controlled trial. *JAMA* 2003; 290:1042–1048.
513. Manson JE, Martin KA. Postmenopausal hormone-replacement therapy. *N Engl J Med* 2001;345:34–40.
514. O'Connor AM, Tugwell P, Wells GA, et al. Randomized trial of a portable, self-administered decision aid for postmenopausal women considering long-term preventive hormone therapy. *Med Decis Making* 1998;18:295–303.
515. Daley J Medical uncertainty and practice variation get personal: what should I do about hormone replacement therapy? (Editorial). *Ann Intern Med* 1999;130(7):602–604.
516. Herrington DM, Howard TD, Hawkins GA, et al. Estrogen-receptor polymorphisms and effects of estrogen replacement on high-density lipoprotein cholesterol in women with coronary disease. *N Engl J Med* 2002;346:967–974.
517. Love RR, Mazess RB, Bardens HS, et al. Effects of tamoxifen on uterus and ovaries of postmenopausal women in a randomised breast cancer prevention trial. *N Engl J Med* 1995;311:977–980.
518. Wright CDP, Compston JE. Tamoxifen; oestrogen or anti-oestrogen in bone. *Q J Med* 1995;88:307–310.
519. Grey AB, Stapleton JP, Evans MC, et al. The effect of the antioestrogen tamoxifen on bone mineral density in normal late postmenopausal women. *Am J Med* 1995;99:636–641.
520. Khovidhunkit W, Shoback DM. Clinical effects of raloxifene hydrochloride in women. *Ann Intern Med* 1999;130:431–439.
521. Draper MW, Flowers DE, Huster WJ, et al. A controlled trial of raloxifene (LY139481) HCl: impact on bone turnover and serum lipid profile in healthy postmenopausal women. *J Bone Miner Res* 1996;11:835–842.
522. Delmas PD, Bjarnason NH, Mitlak BH, et al. Effects of raloxifene on bone mineral density, serum cholesterol concentrations, and uterine endometrium in postmenopausal women. *N Eng J Med* 1997;337 (23):1641–1647.
523. Barrett-Connor E, Grady D, Sashegyi A, et al., for the MORE Investigators. Raloxifene and cardiovascular events in osteoporotic postmenopausal women: four-year results from the MORE (Multiple Outcomes of Raloxifene Evaluation) randomized trial. *JAMA* 2002; 287:847–857.
524. Ettinger B, Black DM, Mitlak BH, et al. Reduction of vertebral fracture risk in postmenopausal women with osteoporosis treated with raloxifene: results from a 3-year randomized clinical trial. *JAMA* 1999;282(7):637–645.
525. Riggs BL, Melton LJ III. Bone turnover matters: the raloxifene treatment paradox of dramatic decreases in vertebral fractures without commensurate increases in bone density. *J Bone Min Res* 2002;17: 11–14.
526. Sarkar S, Mitlak BH, Wong M, et al. Relationships between bone mineral density and incident vertebral fracture risk with raloxifene therapy. *J Bone Miner Res* 2002;17:1–10.
527. Neele SJM, Evertz R, de Valk-de Roo G, et al. Effect of 1 year of discontinuation of raloxifene or estrogen therapy on bone mineral density after 5 years of treatment in healthy postmenopausal women. *Bone* 2002;30(4):599–603.
528. Cummings SR, Eckert S, Krueger KA, et al. The effect of raloxifene on risk of breast cancer in postmenopausal women: results from the MORE randomized trial. *JAMA* 1999;281(23):2189–2197.
529. Cauley JA, Norton L, Lippman ME, et al. Continued breast cancer risk reduction in postmenopausal women treated with raloxifene: 4-year results from the MORE trial. *Breast Cancer Res Treat* 2001; 65:125–134.
530. Cummings SR, Duong T, Kenyon E, et al., for the Multiple Outcomes of Raloxifene Evaluation (MORE) Trial. Serum estradiol level and risk of breast cancer during treatment with raloxifene. *JAMA* 2002; 287:216–220.

531. Marchisano-Karpman C, DeGregorio MW. Arzoxifene is a benzothiophene second-generation selective estrogen receptor modulator (SERM) under development by Eli Lilly & Co as a potential treatment for cancer. [Reference 50]. Arzoxifene Eli Lilly. *Idrugs* 2003;6(9):880–885.
532. Plosker GL, McTavish D. Intranasal salcatonin (salmon calcitonin): a review of its pharmacological properties and role in the management of postmenopausal osteoporosis. *Drugs Aging* 1996;8:378–399.
533. Muff R, Dambacher MA, Fischer JA. Formation of neutralizing antibodies during intranasal synthetic salmon calcitonin treatment of postmenopausal osteoporosis. *Osteoporos Int* 1991;1:72–75.
534. Gennari C, Chierichetti SM, Bigazzi S, et al. Comparative effects on bone mineral content of calcium and calcium plus salmon calcitonin given in two different regimens in postmenopausal osteoporosis. *Curr Ther Res* 1985;38:455–464.
535. Mazzuoli GF, Passeri M, Gennari C, et al. Effects of salmon calcitonin in postmenopausal osteoporosis: a controlled double-blind clinical study. *Calcif Tissue Int* 1986;38:3–8.
536. MacIntyre I, Stevenson JC, Whitehead BI, et al. Calcitonin for prevention of postmenopausal bone loss. *Lancet* 1988;1:1900–1902.
537. Ljunghall S, Gardsell P, Johnell O, et al. Synthetic human calcitonin and postmenopausal osteoporosis: a placebo-controlled, double-blind study. *Calcif Tissue Int* 1991;49:17–19.
538. Overgaard K, Riis BJ, Christiansen C, Hansen MA. Effect of salcotonin given intranasally on early postmenopausal bone loss. *Br Med J* 1989;299:477–479.
539. Thamsborg G, Storm TL, Sykulski R, et al. Effect of different doses of nasal salmon calcitonin on bone mass. *Calcif Tissue Int* 1991;48: 302–307.
540. Reginster JY, Deroisy R, Lecart MP, et al. A double-blind, placebo-controlled, dose-finding trial of intermittent nasal salmon calcitonin for prevention of postmenopausal lumbar spine bone loss. *Am J Med* 1995;98:452–458.
541. Ellerington MC, Hillard TC, Whitcroft SI, et al. Intranasal salmon calcitonin for the prevention and treatment of postmenopausal osteoporosis. *Calcif Tissue Int* 1996;59:6–11.
542. Nielsen NM, von der Recke P, Hansen MA, et al. Estimation of the effect of salmon calcitonin in established osteoporosis by biochemical bone markers. *Calcif Tissue Int* 1994;55:8–11.
543. Civitelli R, Gonnelli S, Zacchei F, et al. Bone turnover in postmenopausal osteoporosis. Effect of calcitonin treatment. *J Clin Invest* 1988;82:1268–1274.
544. Overgaard K, Hansen MA, Jensen SB, Christiansen C. Effect of salcatonin given intranasally on bone mass and fracture rates in established osteoporosis: a dose response study. *Br Med J* 1992;305:556–559.
545. Silverman SL, Chesnut C, Andriano K, et al. Salmon calcitonin nasal spray (NS-CT) reduces risk of vertebral fracture(s) (VF) in established osteoporosis and has continuous efficacy with prolonged treatment: accrued 5 year worldwide data of The PROOF Study. *J Bone Miner Res* 1998;23(suppl 5):S174.
546. Chesnut CH III, Silverman S, Andriano K, et al., for the PROOF Study Group. A randomized trial of nasal spray salmon calcitonin in postmenopausal women with established osteoporosis: the Prevent Recurrence of Osteoporotic Fractures Study. *Am J Med* 2000;109:267–276.
547. Pun KK, Chan LWL. Analgesic effect of intranasal salmon calcitonin in the treatment of osteoporotic vertebral fractures. *Clin Ther* 1989; 11(2).
548. Lyritis GP, Tsakalakos S, Magiasis B, et al. Analgesic effect of salmon calcitonin on osteoporotic vertebral fractures. Double-blind, placebo-controlled study. *Calcif Tissue Int* 1991;49:369–372.
549. Lyritis GP, Paspati I, Karachalios T, et al. Pain relief from nasal salmon calcitonin in osteoporositc vertebral crush fractures. A double blind, placebo controlled clinical study. *Acta Orthop Scand Suppl* 1997;275:112–114.
550. Laurin L, Overman Z, Graf E, et al. Calcitonin-induced increase in ACTH, b-endorphin and cortical secretion. *Horm Metab Res* 1986; 18:268–271.
551. Fleisch H. New bisphosphonates in osteoporosis. *Osteoporos Int* 1993;2(suppl):S15–22.
552. McClung MR. Current bone mineral density data on bisphosphonates in postmenopausal osteoporosis. *Bone* 1996;19:195S–198S.
553. Stock JL, Bell NH, Chesnut CH III, et al. Increments in bone mineral density of the lumbar spine and hip and suppression of bone turnover are maintained after discontinuation of alendronate on postmenopausal women. *Am J Med* 1997;103:291–297.
554. Masarachia P, Weinreb M, Balena R, Rodan GA. Comparison of the distribution of 3H-alendronate and 3H-etidronate in rat and mouse bones. *Bone* 1996;19:281–290.
555. Hughes DE, Wright KR, Uy HL, et al. Bisphosphonates promote apoptosis in murine osteoclasts in vitro and *in vivo*. *J Bone Miner Res* 1995;10:1478–1487.
556. Rodan GA. Mechanisms of action of bisphosphonates. *Annu Rev Pharmacol Toxicol* 1998;38:375–388.
557. Graham R, Russell G, Rogers MJ, et al. The pharmacology of bisphosphonates and new insights into their mechanisms of action. *J Bone Miner Res* 1999;14(suppl 2):53–65.
558. Coxon FP, Helfrich MH, van't Hof R, et al. Protein geranylgeranylation is required for osteoclast formation, function, and survival: inhibition by bisphosphonates and GGTI-298. *J Bone Miner Res* 2000; 15(8):1467–1476.
559. Peter CP, Handt LK, Smith SM. Esophageal irritation due to alendronate sodium tablets: possible mechanisms. *Dig Dis Sci* 1998;43 (9):1998–2002.
560. Graham DY. What the gastroenterologist should know about the gastrointestinal safety profiles of bisphosphonates. *Dig Dis Sci* 2002; 47(8):1665–1678.
561. Bauer DC, Black D, Ensrud K, et al., for the Fracture Intervention Trial Research Group. Upper gastrointestinal tract safety profile of alendronate: The Fracture Intervention Trial. *Arch Intern Med* 2000; 160:517–525.
562. Donahue JG, Chan A, Andrade SE, et al. Gastric and duodenal safety of daily alendronate. *Arch Intern Med* 2002;162:936–942.
563. De Groen PC, Lubbe DF, Hirsch LJ, et al. Esophagitis associated with the use of alendronate. *N Engl J Med* 1996;335:1016–1021.
564. van Staa T, Abenhaim L, Cooper C. Upper gastrointestinal adverse events and cyclical etidronate. *Am J Med* 1997;103:462–467.
565. Lanza FL, Hunt RH, Thomson ABR, et al., for the Risedronate Endoscopy Study Group. Endoscopic comparison of esophageal and gastroduodenal effects of risedronate and alendronate in postmenopausal women. *Gastroenterology* 2000;119:631–638.
566. Francis MD, Centner RL. The development of diphosphonates as significant health care product. *J Chem Educ* 1978;55:760–766.
567. Watts NB, Harris ST, Genant HK, et al. Intermittent cyclical etidronate treatment of postemenopausal osteoporosis. *N Engl J Med* 1990;323:73–79.
568. Storm T, Thamsborg G, Steiniche T, et al. Effect of intermittent cyclical etidronate therapy on bone mass and fracture in women with postmenopausal osteoporosis. *N Engl J Med* 1990;322:1265–1271.
569. Harris ST, Watts NB, Jackson RD, et al. Four year study of intermittent cyclic etidronate treatment of postmenopausal osteoporosis: three years of blinded therapy followed by one year of therapy. *Am J Med* 1993;95:557–567.
570. Fairney A, Kyd P, Thomas E, Wilson J. The use of cyclical etidronate in osteoporosis: changes after completion of 3 years treatment. *J Rheumatol* 1998;37:51–56.
571. Herd RJM, Balena R, Blake GM, et al. The prevention of early postmenopausal bone loss by cyclical etidronate therapy: A 2-year, double-blind, placebo-controlled study. *Am J Med* 1997;103:92–99.
572. Wimalawansa SJ. Combined therapy with estrogen and etidronate has an additive effect on bone mineral density in the hip and vertebrae: four-year randomized study. *Am J Med* 1995;99:36–42.
573. Fitton A, McTavish D. Pamidronate: a review of its pharmacological properties and therapeutic efficacy in resorptive bone disease. *Drugs* 1991;41:289–318.
574. Hortobagyi GN, Terhiault RL, Porter L, et al. Efficacy of pamidronate in reducing skeletal complications in patients with breast and lytic bone metastases. *N Engl J Med* 1996;335:1785–1791.
575. Valkema R, Vismans F-JE, Papapoulos SE, et al. Maintained improvement in calcium balance and bone mineral content in patients with osteoporosis treated with the bisphosphonate APD. *Bone Miner* 1989;5:183–192.
576. Gangji V, Appelboom T. Analgesic effect of intravenous pamidronate on chronic back pain due to osteoporotic vertebral fractuRes *Clin Rheumatol* 1999;18:266–267.
577. Smith MR, McGovern FJ, Zietman AL, et al. Pamidronate to prevent bone loss during androgen-deprivation therapy for prostate cancer. *N Engl J Med* 2001;345:948–955.

578. Schenk KR, Eggli P, Fleisch H, Rosini S. Quantitative morphometric evaluation of the inhibition activity of new aminobisphosphonates on bone resorption in the rat. *Calcif Tissue Int* 1986;38:342–349.
579. Balena R, Toolan BC, Shea M, et al. The effects of 2-year treatment with the aminobisphosphonate alendronate on bone metabolism, bone histomorphometry, and bone strength in ovariectomized non-human primates. *J Clin Invest* 1993;92:2577–2586.
580. Chavassieux PM, Arlot ME, Reda C, Wei L, Yates AJ, Meunier PJ Histomorphometric assessment of the long-term effects of alendronate on bone quality and remodeling in patients with osteoporosis. *J Clin Invest* 1997;100:1475–1480.
581. Liberman UA, Weiss SR, Bröll J, et al. Effect of oral alendronate on bone mineral density and the incidence of fractures in postmenopausal osteoporosis. *N Engl J Med* 1995;333:1437–1443.
582. Chesnut CH, McClung MR, Ensrud KE, et al. Alendronate treatment of the postmenopausal osteoporotic woman: effect of multiple dosages on bone mass and bone remodeling. *Am J Med* 1995;99:144–152.
583. McClung M, Clemmesen B, Daifotis A, et al. Alendronate prevents postmenopausal bone loss in women without osteoporosis: a double-blind, randomized, controlled trial. *Ann Intern Med* 1998;128:253–261.
584. Hosking D, Chilvers CED, Christiansen C, et al. Prevention of bone loss with alendronate in postmenopausal women under 60 years of age. *N Engl J Med* 1998;338:485–492.
585. Tonino RP, Meunier PJ, Emkey R, et al., for the Phase III Osteoporosis Treatment Study Group. Skeletal benefits of alendronate: 7-year treatment of postmenopausal osteoporotic women. *J Clin Endocrinol Metab* 2000;85:3109–3115.
586. Greenspan SL, Schneider DL, McClung MR, et al. Alendronate improves bone mineral density in elderly women with osteoporosis residing in long-term care facilities: A randomized, double-blind, placebo-controlled trial. *Ann Intern Med* 2002;136:742–746.
587. Schnitzer T, Bone HG, Crepaldi G, et al. Therapeutic equivalence of alendronate 70 mg once-weekly and alendronate 10 mg daily in the treatment of osteoporosis. *Aging Clin Exp Res* 2000;12:1–12.
588. Rizzoli R, Greenspan SL, Bone HG III, et al., for the Alendronate Once-Weekly Study Group. Two-year results of once-weekly administration of alendronate 70 mg for the treatment of postmenopausal osteoporosis. *J Bone Miner Res* 2002;17:1988–1996.
589. Black DM, Cummings SR, Karpf DB, et al. Randomised trial of effect of alendronate on risk of fracture in women with existing vertebral fractures. Fracture Intervention Trial Research Group. *Lancet* 1996;348:1535–1541.
590. Cummings SR, Black DM, Thompson DE, et al. Effect of alendronate on risk of fracture in women with low bone density but without vertebral fractures. *JAMA* 1998;280:2077–2082.
591. Pols HAP, Felsenberg D, Hanley DA, et al. Multinational, placebo-controlled, randomized trial of the effects of alendronate on bone density and fracture risk in postmenopausal women with low bone mass: results of the FOSIT study. *Osteoporos Int* 1999;9:461–468.
592. Karpf DB, Shapiro DR, Seeman E, et al. Prevention of nonvertebral fractures by alendronate: a meta-analysis. *JAMA* 1997;277:1159–1164.
593. Nevitt MC, Thompson DE, Black DM, et al., for the Fracture Intervention Trial Research Group. Effect of alendronate on limited-activity days and bed-disability days caused by back pain in postmenopausal women with existing vertebral fractuRes *Arch Intern Med* 2000;160:77–85.
594. Chrischilles EA, Dasbach EJ, Rubenstein LM, et al., for the Fracture Intervention Trial Research Group. The effect of alendronate on fracture-related healthcare utilization and costs: The Fracture Intervention Trial. *Osteoporos Int* 2001;12:654–660.
595. Bone HG, Greenspan SL, McKeever C, et al., for the Alendronate/ Estrogen Study Group. Alendronate and estrogen effects in postmenopausal women with low bone mineral density. *J Clin Endocrinol Metab* 2000;85(2):720–726.
596. Lindsay R, Cosman F, Lobo RA, et al. Addition of alendronate to ongoing hormone replacement therapy in the treatment of osteoporosis: a randomized, controlled clinical trial. *J Clin Endocrinol Metab* 1999;84:3076–3081.
597. Johnell O, Scheele WH, Lu Y, et al. Additive effects of raloxifene and alendronate on bone density and biochemical markers of bone remodeling in postmenopausal women with osteoporosis. *J Clin Endocrinol Metab* 2002;87(3):985–992.
598. Rossini M, Gatti D, Zamberlan N, et al. Long-term effects of a treatment course with oral alendronate of postemenopausal osteoporosis. *J Bone Miner Res* 1994;9:1833–1837.
599. Ravn P, Bidstrup M, Wasnick RD, et al., for the Early Postmenopausal Intervention Cohort Study Group. Alendronate and estrogen-progestin in the long-term prevention of bone loss: Four-year results from the Early Postmenopausal Intervention Cohort Study: a randomized, controlled trial. *Ann Intern Med* 1999;131:935–942.
600. Greenspan SL, Emkey RD, Bone HG III, et al. Significant differential effects of alendronate, estrogen, or combination therapy on the rate of bone loss after discontinuation of treatment of postmenopausal osteoporosis. A randomized, double-blind, placebo-controlled trial. *Ann Intern Med* 2002;137:875–883.
601. Ascott-Evans BH, Guänabens N, Kivinen S, et al. Alendronate prevents loss of bone density associated with discontinuation of hormone replacement therapy: A randomized controlled trial. *Arch Intern Med* 2003;163:789–794.
602. Ettinger B, Bilezikian JP. For osteoporosis, are two antiresorptive drugs better than one? *J Clin Endocrinol Metab* 2002;87(3):983–984.
603. Lowe CE, Depew WT, Vanner SJ, et al. Upper gastrointestinal toxicity of alendronate. *Am J Gastroenterol* 2000;95(3):634–640.
604. Saag KG, Emkey R, Schnitzer T, et al. Alendronate for the treatment and prevention of glucocorticoid-induced osteoporosis. *N Engl J Med* 1998;339:292–299.
605. Graham DY, Malaty HM. Alendronate and naproxen are synergistic for development of gastric ulcers. *Arch Intern Med* 2001;161(1):107–110.
606. Mortensen L, Charles P, Bekker PJ, DiGennaro J, Jr. JCC. Risedronate increases bone mass in an early postmenopausal population: two years of treatment plus one year of follow-up. *J Clin Endocrinol Metab* 1998;83:396–402.
607. Harris ST, Watts NB, Genant HK, et al. Effects of risedronate treatment on vertebral and nonvertebral fractures in women with postmenopausal osteoporosis: a randomized controlled trial. *JAMA* 1999;282:1344–1352.
608. Reginster J-Y, Minne HW, Sorensen OH, et al., on behalf of the Vertebral Efficacy with Risedronate Therapy (VERT) Study Group. Randomized trial of the effects of risedronate on vertebral fractures in women with established postmenopausal osteoporosis. *N Engl J Med* 2000;11:83–91.
609. Watts NB, Josse RG, Hamdy RC, et al. Risedronate prevents new vertebral fractures in postmenopausal women at high risk. *J Clin Endocrinol Metab* 2003;88(2):542–549.
610. McClung MR, Geusens P, Miller PD, et al., for the Hip Intervention Program Study Group. Effect of risedronate on the risk of hip fracture in elderly women. *N Engl J Med* 2001;344:333–340.
611. Harris ST, Eriksen EF, Davidson M, et al. Effect of combined risedronate and hormone replacement therapies on bone mineral density in postmenopausal women. *J Clin Endocrinol Metab* 2001;86:1890–1897.
612. Eastell R, Barton I, Hannon RA, et al. Relationship of early changes in bone resorption to the reduction in fracture risk with risedronate. *J Bone Miner Res* 2003;18:1051–1056.
613. Reginster JY, Deroisy R, Denis D, et al. Prevention of postmenopausal bone loss by tiludronate. *Lancet* 1989;2:1469.
614. Taggart H, Bolognese MA, Lindsay R, et al. Upper gastrointestinal tract safety of risedronate: A pooled analysis of 9 clinical trials. *Mayo Clin Proc* 2002;77:262–270.
615. Reginster JY, Christiansen C, Roux C, et al. Intermittent cyclic tiludronate in the treatment of osteoporosis. *Osteoporos Int* 2001;12:169–177.
616. Reid IR, Brown JP, Burckhardt P, et al. Intravenous zolendronic acid in postmenopausal women with low bone mineral density. *N Engl J Med* 2002;346:653–661.
617. Riis BJ, Ise J, von Stein T, et al. Ibandronate: A comparison of oral daily dosing versus intermittent dosing in postmenopausal osteoporosis. *J Bone Miner Res* 2001;16:1871–1878.
618. Schimmer RC, Bauss F. Effect of daily and intermittent use of ibandronate on bone mass and bone turnover in postmenopausal osteoporosis: A review of three phase II studies. *Clin Ther* 2003;25:19–34.
619. Whyte MP, Wenkert D, Clements KL, et al. Bisphosphonate-induced osteopetrosis. *N Engl J Med* 2003;349:457–463.
620. Reeve J, Meunier PJ, Parsons JA, et al. Anabolic effect of human parathyroid hormone fragment on trabecular bone in involutional osteoporosis: a multicentre trial. *Br Med J* 1980;280:1340–1344.

621. Dempster DW, Cosman F, Parisien M, et al. Anabolic actions of parathyroid hormone on bone. *Endocr Rev* 1993;14:690–709.
622. Reginster JY, Taquet AN, Fraikin G, et al. Parathyroid hormone in the treatment of involutional osteoporosis: back to the future. *Osteoporos Int* 1997;7(suppl 3):S163–S168.
623. Misof BM, Roschger P, Cosman F, et al. Effects of intermittent parathyroid hormone administration on bone mineralization density in iliac crest biopsies from patients with osteoporosis: a paired study before and after treatment. *J Clin Endocrinol Metab* 2003;88:1150–1156.
624. Finkelstein JS, Klibanski A, Schaefer EH, et al. Parathyroid hormone for the prevention of bone loss induced by estrogen deficiency. *N Engl J Med* 1994;331(24):1618–1623.
625. Finkelstein JS, Klibanski A, Arnold AL, et al. Prevention of estrogen deficiency-related bone loss with human parathyroid hormone-(1–34): a randomized controlled trial. *JAMA* 1998;280(12):1067–1073.
626. Hodsman AB, Fraher LJ, Watson PH, et al. A randomized controlled trial to compare the efficacy of cyclical parathyroid hormone versus cyclical parathyroid hormone and sequential calcitonin to improve bone mass in postmenopausal women with osteoporosis. *J Clin Endocrinol Metab* 1997;82(2):620–628.
627. Slovik DM, Rosenthal DI, Doppelt SH, et al. Restoration of spinal bone in osteoporotic men by treatment with human parathyroid hormone (1–34) and 1,25-dihydroxyvitamin D. *J Bone Miner Res* 1986;1(4):377–381.
628. Lindsay R, Nieves J, Formica C, et al. Randomized controlled study of effect of parathyroid hormone on vertebral bone mass and fracture incidence among postmenopausal women on oestrogen with osteoporosis. *Lancet* 1997;350:550–556.
629. Burr DB, Hirano T, Turner CH, et al. Intermittently administered human parathyroid hormone (1–34) treatment increases intracortical bone turnover and porosity without reducing bone strength in the humerus of ovariectomized cynomolgus monkeys. *J Bone Miner Res* 2001;16:157–165.
630. Parfitt AM. Parathyroid hormone and periosteal bone expansion. *J Bone Miner Res* 2002;17:1741–1743.
631. Zanchetta JR, Bogado CE, Ferretti JL, et al. Effects of teriparatide [recombinant human parathyroid hormone (1–34)] on cortical bone in postmenopausal women with osteoporosis. *J Bone Miner Res* 2003;18:539–543.
632. Orwoll ES, Scheele WH, Paul S, et al. The effect of teriparatide [human parathyroid hormone (1–34)] therapy on bone density in men with osteoporosis. *J Bone Miner Res* 2003;18:9–17.
633. Rittmaster RS, Bolognese M, Ettinger MP, et al. Enhancement of bone mass in osteoporotic women with parathyroid hormone followed by alendronate. *J Clin Endocrinol Metab* 2000;85:2129–2134.
634. Cosman F, Nieves J, Woelfert L, et al. Parathyroid hormone added to established hormone therapy: effects of vertebral fracture and maintenance of bone mass after parathyroid hormone withdrawal. *J Bone Miner Res* 2001;16(5):925–931.
635. Body J-J, Gaich GA, Scheele WH, et al. A randomized double-blind trial to compare the efficacy of teriparatide [recombinant human parathyroid hormone (1–34)] with alendronate in postmenopausal women with osteoporosis. *J Clin Endocrinol Metab* 2002;87:4528–4535.
636. Cosman F, Nieves J, Woelfert L, et al. Alendronate does not block the anabolic effect of PTH in postmenopausal osteoporotic women. *J Bone Miner Res* 1998;13(6):1051–1055.
637. Finkelstein JS, Hayes A, Hunzelman JL, et al. The effects of parathyroid hormone, alendronate, or both in men with osteoporosis. *N Engl J Med* 2003;349:1216–1226.
638. Black DM, Greenspan SL, Ensrud KE, et al., for the PaTH Study Investigators. The effects of parathyroid hormone and alendronate alone or in combination in postmenopausal osteoporosis. *N Engl J Med* 2003;349:1207–1215.
639. Stewart AF. PTHrP(1–36) as a skeletal anabolic agent for the treatment of osteoporosis. *Bone* 1996;19:303–306.
640. Heaney RP, Baylink DJ, Johnston CC Jr, et al. Fluoride therapy for the vertebral crush fracture syndrome. A status report. *Ann Intern Med* 1989;111:678–680.
641. Dambacher MA, Ittner J, Ruegsegger P. Long-term fluoride therapy of postmenopausal osteoporosis. *Bone* 1986;7:199–205.
642. Hodsman AB, Drost DJ The response of vertebral bone minreal density during the treatment of osteoporosis with sodium fluoride. *J Clin Endocrinol Metab* 1989;69:932–938.
643. Riggs BL, Hodgson SF, O'Fallon MW, et al. Effect of fluoride treatment on the fracture rate in postmenopausal women with osteoporosis. *N Engl J Med* 1990;322:802–809.
644. Kleerekoper M, Peterson EL, Nelson DA, et al. A randomized trial of sodium fluoride as a treatment for postmenopausal osteoporosis. *Osteoporos Int* 1991;1:155–161.
645. Meunier PJ, Sebert JL, Reginster JY, et al. Fluoride salts are no better prevention at preventing new vertebral fractures than calcium-vitamin D in postmenopausal osteoporosis: the FAVOS study. *Osteoporos Int* 1998;8:4–12.
646. Reginster JY, Meurmans L, Zegels B, et al. The effect of sodium monofluorophosphate plus calcium on vertebral fracture rate in postmenopausal women with moderate osteoporosis: a randomized, controlled trial. *Ann Intern Med* 1998;129:1–8.
647. Haugeberg G, Uhlig T, Falch JA, et al. Bone mineral density and frequency of osteoporosis in female patients with rheumatoid arthritis. *Arthritis Rheum* 2000;43(3):522–530.
648. Schnitzler CM, Solomon I. Trabecular stress fractures during fluoride therapy for osteoporosis. *Skeletal Radiol* 1985;14:276–279.
649. Orcel P, Vernejoul MCd, Prier A, et al. Stress fractures of the lower limbs in osteoporotic patients treated with fluoride. *J Bone Miner Res* 1990;5(suppl):S191–S194.
650. Briancon D, Meunier PJ. Treatment of osteoporosis with fluoride, calcium and vitamin D. *Orthop Clin North Am* 1981;12:629–648.
651. Gerster JC, Charhon SA, Jaeger F, et al. Bilateral fractures of femoral neck in patients with moderate renal failure receiving fluoride for spinal osteoporosis. *Br Med J* 1983;287:723–725.
652. Mamelle N, Meunier PJ, Dusan R, et al. Risk-benefit ratio of sodium fluoride treatment in primary vertebral osteoporosis. *Lancet* 1988: 361–365.
653. Pak CYC, Sakhaee K, Piziak V, et al. Slow-release sodium fluoride in the management of postmenopausal osteoporosis. A randomized controlled trial. *Ann Intern Med* 1994;120:625–632.
654. Pak CYC, Sakhaee K, Adams-Huet B, et al. Treatment of postmenopausal osteoporosis with slow-release sodium fluoride. Final report of a randomized controlled trial. *Ann Intern Med* 1995;123: 401–408.
655. Rubin CD, Pak CYC, Adams-Huet B, et al. Sustained-release sodium fluoride in the treatment of the elderly with established osteoporosis. *Arch Intern Med* 2001;161:2325–2333.
656. Schnitzler CM, Wing JR, Raal FJ, et al. Fewer bone histomorphometric abnormalities with intermittent than with continuous slow-release sodium fluoride therapy. *Osteoporos Int* 1997;7:376–389.
657. Chesnut CH III, Ivey JL, Gruber HE, et al. Stanazol in the postmenopausal osteoporosis: therapeutic efficacy and possible mechanisms of action. *Metabolism* 1983;32:571–580.
658. Need AG, Horowitz M, Bridges A, et al. Effects of nandrolene decanoate and antiresorptive therapy on vertebral density in osteoporotic postmenopausal women. *Arch Intern Med* 1989;149:57–60.
659. Johansen JS, Hassager C, Podenphant J. Treatment of postmenopausal osteoporosis: is the anabolic steroid nandrolone deconoate a candidate? *Bone Miner* 1989;6:77–86.
660. Hassager C, Riis BJ, Podenphat J, Christiansen C. Nadrolene decanoate treatment of postmenopausal osteoporosis for 2 years and effects of withdrawal. *Maturitas* 1989;11:305–317.
661. Riggs BL. Formation-stimulating regimens other than sodium fluoride. *Am J Med* 1993;95:62S–68S.
662. Shifren JL, Braunstein GD, Simon JA, et al. Transdermal testosterone treatment in women with impaired sexual function after oophorectomy. *N Engl J Med* 2000;343:682–688.
663. Wasnich RD, Benfante J, Yano K, et al. Thiazide effect on the mineral content of bone. *N Engl J Med* 1983;309:344–347.
664. Adams JS, Song CF, Kantorovich V. Rapid recovery of bone mass in hypercalciuric, osteoporotic men treated with hydrochlorothiazide. *Ann Intern Med* 1999;130:658–660.
665. Marcus R. Recombinant human growth hormone as potential therapy for osteoporosis. *Baillieres Clin Endocrinol Metab* 1998;12(2):251–260.
666. Ljunghall S, Johansson AG, Burman P, et al. Low plasma levels of insulin-like growth factor 1 (IGF-1) in male patients with idiopathic osteoporosis. *J Intern Med* 1992;232:59–64.

667. Rudman D, Feller AG, Nagraj HS, et al. Effects of human growth hormone in men over 60 years old. *N Engl J Med* 1990;323(1):1–6.
668. Holloway L, Kohlmeier L, Kent K, Marcus R. Skeletal effects of cyclic recombinant human growth hormone and salmon calcitonin in osteopenic postmenopausal women. *J Clin Endocrinol Metab* 1997;82(4):1111–1117.
669. Ebeling PR, Jones JD, O'Fallon WM, et al. Short-term effects of recombinant human insulin-like growth factor I on bone turnover in normal women. *J Clin Endocrinol Metab* 1993;77:1384–1387.
670. Landin-Wilhelmsen K, Nilsson A, Bosaeus I, Bengtsson B-A. Growth hormone increases bone mineral content in postmenopausal osteoporosis: a randomized placebo-controlled trial. *J Bone Miner Res* 2003;18:393–405.
671. Johansson AG, Lindh E, Blum WF, et al. Effects of growth hormone and insulin-like growth factor I in men with idiopathic osteoporosis. *J Clin Endocrinol Metab* 1996;81:44–48.
672. Moore RA. Livial: a review of clinical studies. *Br J Obstet Gynaecol* 1999;106(suppl 19):1–21.
673. Bjarnason NH, Bjarnason K, Haarbo J, et al. Tibolone: prevention of bone loss in late postmenopausal women. *J Clin Endocrinol Metab* 1996;81:2419–2422.
674. Studd J, Arnala I, Kicovic PM, et al. A randomized study of tibolone on bone mineral density in osteoporotic postmenopausal women with previous fractures. *Obstet Gynecol* 1998;92:574–579.
675. Beardsworth SA, Kearney CE, Purdie DW. Prevention of postmenopausal bone loss at lumbar spine and upper femur with tibolone: a two-year randomised controlled trial. *Br J Obstet Gynaecol* 1999; 106:678–683.
676. Berning B, Kuijk CV, Kuiper JW, et al. Effects of two doses of tibolone on trabecular and cortical bone loss in early postmenopausal women: a two-year randomized, placebo-controlled study. *Bone* 1996;19:395–399.
677. Hammar M, Christau S, Nathorst-Boos J, et al. A double-blind, randomised trial comparing the effects of tibolone and continuous combined hormone replacement therapy in postmenopausal women with menopausal symptoms. *Br J Obstet Gynaecol* 1998;105:904–911.
678. Brandi ML. Flavonoids: biochemical effects and therapeutic application. *Bone Miner* 1992;S3:S3–S14.
679. Reginster JY. Ipriflavone: pharmacological properties and usefulness in postmenopausal osteoporosis. *Bone Miner* 1993;23:223–232.
680. Kovacs AB. Efficacy of ipriflavone in the prevention and treatment of postmenopausal osteoporosis. *Agents Actions* 1994;41:86–87.
681. Alexandersen P, Toussaint A, Christiansen C, et al. Ipriflavone in the treatment of postmenopausal osteoporosis: a randomized controlled trial. *JAMA* 2001;285:1482–1488.
682. Ho SC, Chan SG, Yi Q, et al. Soy intake and the maintenance of peak bone mass in Hong Kong Chinese women. *J Bone Miner Res* 2001; 16:1363–1369.
683. Mei J, Yeung SSC, Kung AWC. High dietary phytoestrogen intake is associated with higher bone mineral density in postmenopausal but not premenopausal women. *J Clin Endocrinol Metab* 2001;86:5217–5221.
684. Morabito N, Crisafulli A, Vergara C, et al. Effects of genistein and hormone-replacement therapy on bone loss in early postmenopausal women: A randomized double-blind placebo-controlled study. *J Bone Miner Res* 2002;17:1904–1912.
685. Reginster J-Y, Meunier PJ. Strontium ranelate phase 2 dose-ranging studies: PREVOS and STRATOS studies. *Osteoporos Int* 2003;14 (suppl 3):S56–S65.
686. Mundy G, Garrett R, Harris S, et al. Stimulation of bone formation in vitro and in rodents by statins. *Science* 1999;286:1946–1949.
687. Cummings SR, Bauer DC. Do statins prevent both cardiovascular disease *and* fracture? *JAMA* 2000;283(24):3255–3257.
688. Hennessy S, Strom BL. Statins and fracture risk. *JAMA* 200_; 285(14):1888–1889.
689. Montagnani A, Gonnelli S, Cepollaro C, et al. Effect of simvastatin treatment on bone mineral density and bone turnover in hypercholesterolemic postmenopausal women: a 1-year longitudinal study. *Bone* 2003;32:427–433.
690. LaCroix AZ, Cauley JA, Pettinger M, et al. Statin use, clinical fracture, and bone density in postmenopausal women: results from the Women's Health Initiative Observational Study. *Ann Intern Med* 2003;139:97–104.
691. Sambrook PN, Jones G. Corticosteroid osteoporosis. *Br J Rheumatol* 1995;34:8–12.
692. Adachi J, Ioannidis G. *Primer on corticosteroid-induced osteoporosis,* 1st ed., vol. 1. Philadelphia: Lippincott Williams & Wilkins, 1999.
693. Saag KG. Osteoporosis in rheumatoid arthritis: the role of glucocorticoids. *Rheum Arthritis Ind Rev* 1999;II(2):3–5.
694. Mudano A, Allison J, Hill J, et al. Variations in glucocorticoid induced osteoporosis prevention in a managed care cohort. *J Rheumatol* 2001;28(6):1298–1305.
695. Walsh LJ, Wong CA, Pringle M, Tattersfield AE. Use of oral corticosteroids in the community and the prevention of secondary osteoporosis: a cross sectional study. *Br Med J* 1996;313:344–6.
696. Chantler IW, Davie MWJ, Evans SF, Rees JS. Oral corticosteroid prescribing in women over 50, use of fracture prevention therapy, and bone densitometry service. *Ann Rheum Dis* 2003;62:350–352.
697. LoCascio V, Bonucci E, Imbimbo B, et al. Bone loss in response to long-term glucocorticoid therapy. *Bone Miner* 1990;8:39–51.
698. Verstraeten A, Dequeker J. Vertebral and peripheral bone mineral content and fracture incidence in postmenopausal patients with rheumatoid arthritis: effect of low dose corticosteroids. *Ann Rheum Dis* 1986;45:852–857.
699. Reid IR, Evans MC, Wattie DJ, et al. Bone mineral density of the proximal femur and lumbar spine in glucocorticoid-treated asthmatic patients. *Osteoporos Int* 1992;2:103–105.
700. LoCascio V, Bonnucci E, Imbimbo B, et al. Bone loss in response to long-term glucocorticoid therapy. *Bone Miner* 1992;8:39–51.
701. Dykman TR, Gluck OS, Murphy WA, et al. Evaluation of factors associated with glucocorticoid-induced osteopenia in patients with rheumatic diseases. *Arthritis Rheum* 1985;28:361–368.
702. Sambrook PN, Eisman JA, Yeates MG, et al. Osteoporosis in rheumatoid arthritis: safety of low dose corticosteroids. *Ann Rheum Dis* 1986;45:950–953.
703. Messina OD, Barreira JC, Zanchetta JR, et al. Effect of low doses of deflazacort vs prednisone on bone mineral content in premenopausal rheumatoid arthritis. *J Rheumatol* 1992;19:1520–1526.
704. Hall GM, Spector TD, Griffin JA, et al. The effect of rheumatoid arthritis and steroid therapy on bone density in postmenopausal women. *Arthritis Rheum* 1993;36:1510–1516.
705. Kroger H, Honaken R, Saarikoski S, Alhava E. Decreased axial bone mineral density in perimenopausal women with rheumatoid arthritis—a population based study. *Ann Rheum Dis* 1994;53:18–23.
706. Lane NE, Pressman AR, Star VL, et al. Rheumatoid arthritis and bone mineral density in elderly women. *J Bone Miner Res* 1995;10: 257–263.
707. Buckley LM, Leib ES, Cartularo KS, et al. Effects of low dose glucocorticoids on the bone mineral density of patients with rheumatoid arthritis. *J Rheumatol* 1995;22:1055–1059.
708. Hansen M, Podenphant J, Florescu A, et al. A randomised trial of differentiated prednisolone treatment in active rheumatoid arthritis. Clinical benefits and skeletal side effects. *Ann Rheum Dis* 1999;58: 713–718.
709. Reid IR, Heap SW. Determinants of vertebral mineral density in patients receiving long-term glucocorticoid therapy. *Arch Intern Med* 1990;150:2545–2548.
710. Aaron JE, Francis RM, Peacock M, Makins NB. Contrasting microanatomy of idiopathic and corticosteroid-induced osteoporosis. *Clin Ortho Rel Res* 1989;243:294–305.
711. Saito JK, Davis JW, Wasnich RD, Ross PD. Users of low-dose glucocorticoids have increased bone loss rates: a longitudinal study. *Calcif Tissue Int* 1995;57:115–119.
712. Pearce G, Tabensky A, Delmas PD, et al. Corticosteroid-induced bone loss in men. *J Clin Endocrinol Metab* 1998;83:801–806.
713. McEvoy CE, Ensrud KE, Bender E, et al. Association between corticosteroid use and vertebral fractures in older men with chronic obstructive pulmonary disease. *Am J Respir Crit Care Med* 1998; 157:704–709.
714. Als OS, Gotfredsen A, Christiansen C. The effect of glucocorticoids on bone mass in rheumatoid arthritis patients. *Arthritis Rheum* 1985; 28:369–375.
715. de Nijs RNJ, Jacobs JWG, Gijlsma JWJ, et al., on behalf of the Osteoporosis Working Group of the Dutch Society for Rheumatology. Prevalence of vertebral deformities and symptomatic vertebral fractures in corticosteroid treated patients with rheumatoid arthritis. *Rheumatology* 2001;40:1375–1383.

716. Gough KS, Lilley J, Eyre S, et al. Generalized bone loss in patients with early rheumatoid arthritis. *Lancet* 1994;344:23–27.
717. Towheed TE, Brouillard D, Yendt E, Anastassiades T. Osteoporosis in rheumatoid arthritis: findings in the metacarpal, spine, and hip and a study of the determinants of both localized and generalized osteopenia. *J Rheumatol* 1995;22:440–443.
718. Hansen M, Florescu A, Stoltenberg M, et al. Bone loss in rheumatoid arthritis. Influence of disease activity, duration of the disease, functional capacity, and corticosteroid treatment. *Scand J Rheumatol* 1996;25:367–376.
719. Suzuki Y, Mizushima Y. Osteoporosis in rheumatoid arthritis. *Osteoporos Int* 1997;7(suppl):S217–S222.
720. Gough A, Sambrook P, Devlin J, et al. Osteoclastic activation is the principal mechanism leading to secondary osteoporosis in rheumatoid arthritis. *J Rheumatol* 1998;25:1282–1289.
721. Spector TD, Hall GM, McCloskey EV, Kanis JA. Risk of vertebral fracture in women with rheumatoid arthritis. *Br Med J* 1993;306:558.
722. Cooper C, Coupland C, Mitchell M. Rheumatoid arthritis, corticosteroid therapy and hip fracture. *Ann Rheum Dis* 1995;54:49–52.
723. Dolan AL, Moniz C, Dasgupta B, et al. Effects of inflammation and treatment on bone turnover and bone mass in polymyalgia rheumatica. *Arthritis Rheum* 1997;40:2022–2029.
724. Kipen Y, Buchbinder R, Forbes A, et al. Prevalence of reduced bone mineral density in systemic lupus erythematosus and the role of steroids. *J Rheumatol* 1997;24:1922–1929.
725. Ramsey-Goldman R, Dunn JE, Huang C-F, et al. Frequency of fractures in women with systemic lupus erythematosus: Comparison with United States population data. *Arthritis Rheum* 1999;42:882–890.
726. Zonana-Nacach A, Barr SG, Magder LS, Petri M. Damage in systemic lupus erythematosus and its association with corticosteroids. *Arthritis Rheum* 2000;43(8):1801–1808.
727. Gilboe I-M, Kvien TK, Haugeberg G, Husby G. Bone mineral density in systemic lupus erythematosus: comparison with rheumatoid arthritis and healthy controls. *Ann Rheum Dis* 2000;59:110–115.
728. Peel NFA, Moore DJ, Barrington NA, et al. Risk of vertebral fracture and relationship to bone mineral density in steroid treated rheumatoid arthritis. *Ann Rheum Dis* 1995;54:801–806.
729. Luengo M, Picado C, Del Rio L, et al. Vertebral fractures in steroid dependent asthma and involutional osteoporosis: a comparative study. *Thorax* 1991;46:803–806.
730. Evans SF, Davie MWJ. Vertebral fractures and bone mineral density in idiopathic, secondary and corticosteroid associated osteoporosis in men. *Ann Rheum Dis* 2000;59:269–275.
731. Naganathan V, Jones G, Nash P, et al. Vertebral fracture risk with long-term corticosteroid therapy. *Arch Intern Med* 2000;160:2917–2922.
732. Selby PL, Halsey JP, Adams KRH, et al. Corticosteroids do not alter the threshold for vertebral fracture. *J Bone Miner Res* 2000;15:952–956.
733. Baltzan MA, Suissa S, Bauer DC, Cummings SR. Hip fractures attributable to corticosteroid use. *Lancet* 1999;353:1327.
734. Haugeberg G, Ørstavik RE, Kvien TK. Effects of rheumatoid arthritis on bone. *Curr Opin Rheumatol* 2003;15:469–475.
735. Sambrook PN, Eisman J, Champion GD, et al. Determinants of axial bone loss in rheumatoid arthritis. *Arthritis Rheum* 1987;30:721–728.
736. Sambrook PN, Cohen ML, Eisman JA, et al. Effects of low dose corticosteroids on bone mass in rheumatoid arthritis: a longitudinal study. *Ann Rheum Dis* 1989;48:535–538.
737. LeBoff MS, Wade JP, Mackowiak S, et al. Low dose prednisone does not affect calcium homeostasis or bone density in postmenopausal women with rheumatoid arthritis. *J Rheumatol* 1991;18:339–344.
738. Michel BA, Bloch DA, Wolfe F, Fries J. Fractures in rheumatoid arthritis: an evaluation of associated risk factors. *J Rheumatol* 1993;20:1666–1669.
739. Saag KG, Koehnke R, Caldwell JR, et al. Low dose long-term corticosteroid therapy in rheumatoid arthritis: an analysis of serious adverse events. *Am J Med* 1994;96:115–123.
740. Lems WF, Jahangier ZN, Jacobs JWG, Bijlsma JWJ Vertebral fractures in patients with rheumatoid arthritis treated with corticosteroids. *Clin Exp Rheumatol* 1995;13:293–297.
741. McDougall R, Sibley J, Haga M, Russell A. Outcome in patients with rheumatoid arthritis receiving prednisone compared to matched controls. *J Rheumatol* 1994;21:1207–1213.
742. Adinoff AD, Hollister JR. Steroid-induced fractures and bone loss in patients with asthma. *N Engl J Med* 1983;309:265–268.
743. Cohen S, Levy RM, Keller M, et al. Risedronate therapy prevents corticosteroid-induced bone loss: a twelve-month, multicenter, randomized, double-blind, placebo-controlled, parallel-group study. *Arthritis Rheum* 1999;42(11):2309–2318.
744. Teelucksingh S, Padfield PL, Tibi L, et al. Inhaled corticosteroids, bone formation, and osteocalcin. *Lancet* 1991;338(8758):60–61.
745. Marystone JF, Barrett-Connor EL, Morton DJ. Inhaled and oral corticosteroids: their effects on bone mineral density in older adults. *Am J Public Health* 1995;85:1693–1695.
746. Toogood JH, Baskerville JC, Markov AE, et al. Bone mineral density and the risk of fracture in patients receiving long-term inhaled steroid therapy for asthma. *J Allergy Clin Immunol* 1995;96:157–166.
747. Emkey RD, Lindsay R, Lyssy J, et al. The systemic effect of intraarticular administration of corticosteroid on markers of bone formation and bone resorption in patients with rheumatoid arthritis. *Arthritis Rheum* 1996;39:277–282.
748. Wong CA, Walsh LJ, Smith CJP, et al. Inhaled corticosteroid use and bone-mineral density in patients with asthma. *Lancet* 2000;355:1399–403.
749. Israel E, Banerjee TR, Fitzmaurice GM, et al. Effects of inhaled glucocorticoids on bone density in premenopausal women. *N Engl J Med* 2001;345:941–947.
750. Gluck OS, Murphy WA, Hahn TJ, Hahn B. Bone loss in adults receiving alternate day glucocorticoid therapy. *Arthritis Rheum* 1981;24:892–898.
751. van Staa TP, Leukens HGM, Abenhaim L, et al. Oral corticosteroids and fracture risk: relationship to daily and cumulative doses. *Rheumatology (Oxford)*. 2000;39:1383–1389.
752. van Staa T, Leufkens H, Abenhaim L, et al. Use of oral corticosteroids and risk of fractures. *J Bone Miner Res* 2000;15(6):993–1000.
753. Adachi JD, Bensen WG, Hodsman AB. Corticosteroid-induced osteoporosis. *Semin Arthritis Rheum* 1993;22(6):375–384.
754. Lukert BP, Raisz LG. Glucocorticoid-induced osteoporosis. *Rheum Dis Clin North Am* 1994;20:629–650.
755. Canalis E. Mechanisms of glucocorticoid action in bone: implications to glucocorticoid-induced osteoporosis. *J Clin Endocrinol Metab* 1996;81:3441–3447.
756. Patschan D, Loddenkemper K, Buttgereit F. Molecular mechanisms of glucocorticoid-induced osteoporosis. *Bone* 2001;29(6):498–505.
757. Rubin MR, Bilezikian JP. The role of parathyroid hormone in the pathogenesis of glucocorticoid-induced osteoporosis: a re-examination of the evidence. *J Clin Endocrinol Metab* 2002;87(9):4033–4041.
758. Ishida Y, Heersche JNM. Glucocorticoid-induced osteoporosis: both *in vivo* and *in vitro* concentrations of glucocorticoids higher than physiological levels attenuate osteoblast differentiation. *J Bone Miner Res* 1998;13:1822–1826.
759. Manolagas SC, Weinstein RS. New developments in the pathogenesis and treatment of steroid-induced osteoporosis. *J Bone Miner Res* 1999;14:1061–1066.
760. Dempster DW, Arlot MA, Meunier PJ. Mean wall thickness and formation periods of trabecular bone packets in corticosteroid-induced osteoporosis. *Calcif Tissue Int* 1983;61:173.
761. Carbonare L, Arlot ME, Chavassieux PM, et al. Comparison of trabecular bone microarchitecture and remodeling in glucocorticoid-induced and postmenopausal osteoporosis. *J Bone Miner Res* 2001;16:97–103.
762. Weinstein RS, Jilka RL, Parfitt AM, Manolagas SC. Inhibition of osteoblastogenesis and promotion of apotosis of osteoblast and osteocytes by glucocorticoids. *J Clin Invest* 1998;102:274–282.
763. Kotowicz MA, Hall S, Hunder GG, et al. Relationship of glucocorticoid dosage to serum bone gla-protein concentration in patients with rheumatologic disorders. *Arthritis Rheum* 1990;33:1487.
764. Godschalk M, Levy J, Downs RW. Glucocorticoids decrease vitamin D receptor numbers and gene expression in human osteosarcoma cells. *J Bone Miner Res* 1992;7:21.
765. Hahn TJ, Halstead LR, Baran DT. Effects of short-term glucocorticoid adminstration on intestinal calcium absorption and circulating vitamin D metabolite concentrations in man. *J Clin Endocrinol Metab* 1981;52:111.
766. Morris HA, Need AG, O'Loughlin PD, et al. Malabsorption of calcium in corticosteroid-induced osteoporosis. *Calcif Tissue Int* 1990;46:305–308.

767. Suzuki Y, Ichikawa Y, Saito E, Homma M. Importance of increased urinary calcium excretion in the development of secondary hyperparathyroidism of patients under glucocorticoid therapy. *Metabolism* 1983;32:151–156.
768. Neilsen HK, Thomsen K, Eriksen EF, et al. The effects of high-dose glucocorticoid adminstration on serum bone gamma carboxyglutamic acid containing protein, serum alkaline phosphatase and vitamin D metabolites in normal subjects. *Bone Miner* 1988;4:105.
769. Sakakura M, Takebe K, Nakagawa S. Inhibition of luteinizing hormone secretion induced by synthetic LRH by long-term treatment with glucocorticoids in human subjects. *J Clin Endocrinol Metab* 1975;40:774.
770. Doerr P, Pirke KM. Cortisol-induced suppression of plasma testosterone in normal adult males. *J Clin Endocrinol Metab* 1976;43:622.
771. MacAdams MR, White RH, Chipps BE. Reduction of serum testosterone levels during chronic glucocorticoid therapy. *Ann Intern Med* 1986;104:648–654.
772. Hofbauer LC, Gori F, Riggs L, et al. Stimulation of osteoprotegerin ligand and inhibition of osteoprotegerin production by glucocorticoids in human osteoblastic lineage cells: potential paracrine mechanisms of glucocorticoid-induced osteoporosis. *Endocrinology* 1999; 140:4382–4389.
773. Sasaki N, Kusano E, Ando Y, et al. Glucocorticoid decreases circulating osteoprotegerin (OPG): possible mechanism for glucocorticoid induced osteoporosis. *Nephrol Dial Transplant* 2001;16:479–482.
774. Cooper MS, Rabbitt EH, Goddard PE, et al. Osteoblastic 11β-hydroxysteroid dehydrogenase Type 1 activity increases with age and glucocorticoid exposure. *J Bone Miner Res* 2002;17:979–986.
775. Health Care Financing Administration. 42 CFR Part 410, et al. Medicare program coverage of and payment for bone mass measurements. *Fed Regis* 1998;63(no. 121):34320–34328.
776. Eastell R, Reid DM, Compston J, et al. A UK consensus group on management of glucocorticoid-induced osteoporosis: an update. *J Intern Med* 1998;244:271–292.
777. Bone and Tooth Society of Great Britain, National Osteoporosis Society, Royal College of Physicians. *Glucocorticoid-induced osteoporosis: guidelines for prevention and treatment*. London: Lavenham Press, 2002 (December).
778. Spector TD, Perry LA, Tubb G, et al. Low free testosterone levels in rheumatoid arthritis. *Ann Rheum Dis* 1988;47:65–68.
779. Martens HF, Sheets PK, Tenover JS, et al. Decreased testosterone levels in men with rheumatoid arthritis: effect of low dose prednisone therapy. *J Rheumatol* 1994;21:1427–1431.
780. Adachi JD, Olszynski WP, Hanley DA, et al. Management of corticosteroid-induced osteoporosis. *Sem Arthritis Rheum* 2000;29(4): 228–251.
781. American College of Rheumatology Ad Hoc Committee on Glucocorticoid-Induced Osteoporosis. Recommendations for the prevention and treatment of glucocorticoid-induced osteoporosis. *Arthritis Rheum* 2001;44:1496–1503.
782. Sambrook PN, Diamond T, Ferris L, et al. Corticosteroid induced osteoporosis: guidelines for treatment. *Aust Fam Physician* 2001;30(8): 793–796.
783. Pocock NA, Eisman JA, Dunstan CR, et al. Recovery from steroid-induced osteoporosis. *Ann Intern Med* 1987;107:319–323.
784. Gray R, Doherty SM, Galloway J, et al. A double-blind study of deflazacort and prednisone in patients with chronic inflammatory disorders. *Arthritis Rheum* 1991;34:287–295.
785. Reid IR, Ibbertson HK. Calcium supplements in the prevention of steroid-induced osteoporosis. *Am J Clin Nutr* 1986;44:287–290.
786. Bernstein CN, Seeger LL, Anton PA, et al. A randomized, placebo-controlled trial of calcium supplementation for decreased bone density in corticosteroid-using patients with inflammatory bowel disease: a pilot study. *Aliment Pharmacol Ther* 1996;10:777–786.
787. ACR. ACR Task Force on Rheumatology Guidelines. Recommendations for the prevention and treatment of glucocorticoid-induced osteoporosis. *Arthritis Rheum* 1996;39:1791–1801.
788. Braun JJ, Birkenhager-Frenkel DH, Rietvoeld AH, et al. Influence of 1 alpha-(OH)D3 administration on bone and bone mineral metabolism in patients on chronic glucocorticoid treatment: A double blind controlled study. *Clin Endocrinol* 1983;18:265–273.
789. Sambrook P, Birmingham J, Kelly P, et al. Prevention of corticosteroid osteoporosis. A comparison of calcium, calcitriol, and calcitonin. *N Engl J Med* 1993;328:1747–1752.
790. Reginster JY, Kuntz D, Verdickt W, et al. Prophylactic use of alfacalcidol in corticosteroid-induced osteoporosis. *Osteoporos Int* 1999;9: 75–81.
791. Buckley LM, Leib ES, Cartularo KS, et al. Calcium and vitamin D3 supplementation prevents bone loss in the spine secondary to low-dose corticosteroids in patients with rheumatoid arthritis. *Ann Intern Med* 1996;125:961–968.
792. Bijlsma JWJ, Raymakers JA, Mosch C, et al. Effect of oral calcium and vitamin D on glucocorticoid-induced osteopenia. *Clin Exp Rheumatol* 1988;6:113–119.
793. Sambrook PN, Kotowicz M, Nash P, et al. Prevention and treatment of glucocorticoid-induced osteoporosis: a comparison of calcitriol, vitamin D plus calcium, and alendronate plus calcium. *J Bone Miner Res* 2003;18(5):919–924.
794. Amin S, LaValley MP, Simms RW, Felson DT. The role of vitamin D in corticosteroid-induced osteoporosis. *Arthritis Rheum* 1999;42(8): 1740–1751.
795. Homik J, Suarez-Almazor M, Shea B, et al. Calcium and vitamin D for corticosteroid-induced osteoporosis (Cochrane Review). *The Cochrane Library*. Vol. Issue 1. Oxford: Update Software, 2000;2.
796. American College of Rheumatology Task Force on Osteoporosis Guidelines. Recommendations for the prevention and treatment of glucocorticoid-induced osteoporosis. *Arthritis Rheum* 1986;39: 1791–1801.
797. Adams JS, Wahl TO, Lukert BP. Effects of hydrochlorothiazide and dietary sodium restriction on calcium metabolism in corticosteroid treated patients. *Metabolism* 1981;30:217–221.
798. Adachi JD, Bensen WG, Bell MJ, et al. Salmon calcitonin nasal spray in the prevention of corticosteroid-induced osteoporosis. *Br J Rheumatol* 1997;36(2):255–257.
799. Montemurro L, Schiraldi G, Fraioli P, et al. Prevention of corticosteroid-induced osteoporosis with salmon calcitonin in sarcoid patients. *Calcif Tissue Int* 1991;49:71–76.
800. Healey JH, Paget SA, Williams-Russo P, et al. A randomized controlled trial of salmon calcitonin to prevent bone loss in corticosteroid-treated temporal arteritis and polymyalgia rheumatica. *Calcif Tissue Int* 1996;58:73–80.
801. Luengo M, Pons F, Martinez de Osaba MJ, Picado C. Prevention of further bone mass loss by nasal calcitonin in patients on long term glucocorticoid therapy for asthma: a two year follow up study. *Thorax* 1994;49:1099.
802. Ringe J-D, Welzel D. Salmon calcitonin in the therapy of corticosteroid-induced osteoporosis. *Eur J Clin Pharmacol* 1987;33:35–39.
803. Kotaniemi A, Piirainen H, Paimela L, et al. Is continuous intranasal salmon calcitonin effective in treating axial bone loss in patients with active rheumatoid arthritis receiving low dose glucocorticoid therapy? *J Rheumatol* 1996;23:1875–1879.
804. Hall GM, Daniels M, Doyle DV, Spector TD. Effect of hormone replacement therapy on bone mass in rheumatoid arthritis patients treated with and without steroids. *Arthritis Rheum* 1994;37:1499–1505.
805. Lukert BP, Johnson BE, Robinson RG. Estrogen and progesterone replacement therapy reduces glucocorticoid-induced bone loss. *J Bone Miner Res* 1992;7:1063–1069.
806. Sambrook P, Birmingham J, Champion D, et al. Postmenopausal bone loss in rheumatoid arthritis: effect of estrogens and androgens. *J Rheumatol* 1992;19:357–361.
807. Reid IR, Wattie DJ, Evans MC, Stapleton JP. Testosterone therapy in glucocorticoid-treated men. *Arch Intern Med* 1996;156:1173–1177.
808. Grecu EO, Weinshelbaum A, Simmons R. Effective therapy of glucocorticoid-induced osteoporosis with medroxyprogesterone acetate. *Calcif Tissue Int* 1990;46:294–299.
809. Bird HA, Hill J, Sitton NG, et al. A clinical and biochemical assessment of etidronate disodium in patients with active rheumatoid arthritis. *Clin Rheumatol* 1988;7:91–94.
810. Mulder H, Struys A. Intermittent cyclical etidronate in the prevention of corticosteroid-induced bone loss. *Br J Rheumatol* 1994;33:348–350.
811. Adachi JD, Cranney A, Goldsmith CH, et al. Intermittent cyclic therapy with etidronate in the prevention of corticosteroid induced bone loss. *J Rheumatol* 1994;21:1922–1926.
812. Diamond T, McGuigan L, Barbagallo S, Bryant C. Cyclical etidronate plus ergocalciferol prevents glucocorticoid-induced bone loss in postmenopausal women. *Am J Med* 1995;98:459–463.

813. Struys A, Snelder AA, Mulder H. Cyclical etidronate reverses bone loss of the spine and proximal femur in patients with established corticosteroid-induced osteoporosis. *Am J Med* 1995;99:235–242.
814. Riemens SC, Oostdijk A, van Doormaal JJ, et al. Bone loss after liver transplantation is not prevented by cyclical etidronate, calcium and alphacalcidol. *Osteoporos Int* 1996;6:213–218.
815. Wolfhagen FH, vanBuuren HR, denOuden JW, et al.. Cyclic etidronate in the prevention of bone loss in corticosteroid-treated primary biliary cirrhosis. *J Hepatol* 1997;26:325–330.
816. Sebaldt RJ, Ioannidis G, Adachi JD, et al. 36 month intermittent cyclical etidronate treatment in patients with established corticosteroid induced osteoporosis. *J Rheumatol* 1999;26:1545–1549.
817. Skingle SJ, Crisp AJ. Increased bone density in patients on steroids with etidronate. *Lancet* 1994;344:543.
818. Adachi JD, Bensen WG, Brown J, et al. Intermittent etidronate therapy to prevent corticosteroid-induced osteoporosis. *N Engl J Med* 1997;337:382–387.
819. Pitt P, Todd P, Webber D, et al. A double blind placebo controlled study to determine the effects of intermittent cyclical etidronate on bone mineral density in patients on long term oral corticosteroid treatment. *Thorax* 1998;53:351–356.
820. Roux C, Oriente P, Laan R, et al. Randomized trial of effect of cyclical etidronate in the prevention of corticosteroid-induced bone loss. *J Clin Endocrinol Metab* 1998;83:1128–1133.
821. Geusens P, Dequeker J, Vanhoof J, et al. Cyclical etidronate increases bone density in the spine and hip of postmenopausal women receiving long term corticosteroid treatment. A double blind, randomised placebo controlled study. *Ann Rheum Dis* 1998; 57:724–727.
822. Jenkins EA, Walker-Bone KE, Wood A, et al. The prevention of corticosteroid-induced bone loss with intermittent cyclical etidronate. *Scand J Rheumatol* 1999;28:152–156.
823. Falcini F, Trapani S, Ermini M, Brandi ML. Intravenous administration of alendronate counteracts the *in vivo* effects of glucocorticoids on bone remodeling. *Calcif Tissue Int* 1996;58:166–169.
824. Gonnelli S, Rottoli P, Cepollaro C, et al. Prevention of corticosteroid-induced osteoporosis with alendronate in sarcoid patients. *Calcif Tissue Int* 1997;6:382–385.
825. Adachi R, Saag K, Emkey R, et al. Effects of alendronate for two years on BMD and fractures in patients receiving glucocorticoids. *Arthritis Rheum* 2001;44:202–211.
826. Devogelaer JP, Hughes R, Laan R, et al. Risedronate is effective and well-tolerated in patients on chronic corticosteroid therapy. *J Bone Miner Res* 1998;23(suppl 5):S480.
827. Reid D, Cohen C, Pack S, et al. Risedronate reduces the incidence of vertebral fractures in patients on chronic corticosteroid therapy. *Arthritis Rheum* 1998;41:S136.
828. Wallach S, Cohen S, Reid DM, et al. Effects of risedronate treatment on bone density and vertebral fracture in patients on corticosteroid therapy. *Calcif Tissue Int* 2000;67:277–285.
829. Reid IR, King AR, Alexander CJ, Ibbertson HK. Prevention of steroid-induced osteoporosis with (3-amino-1-hydroxypropylidene)-1, 1-bisphosphonate (APD). *Lancet* 1988;1:143–146.
830. Gallacher SJ, Fenner JAK, Anderson K, et al. Intravenous pamidronate in the treatment of osteoporosis associated with corticosteroid dependent lung disease: an open pilot study. *Thorax* 1992; 47:932–936.
831. Boutsen Y, Jamart J, Esselinckx W, et al. Primary prevention of glucocorticoid-induced osteoporosis with intermittent intravenous pamidronate: a randomized trial. *Calcif Tissue Int* 1997;61:266–271.
832. Boutsen Y, Jamart J, Esselnickx W, Devogelaer JP. Primary prevention of glucocorticoid-induced osteoporosis with intravenous pamidronate and calcium: a prospective controlled 1-year study comparing a single infusion, an infusion given once every 3 months, and calcium alone. *J Bone Miner Res* 2001;16(1):104–112.
833. Adachi JD, Roux C, Pitt PI, et al. A pooled data analysis on the use of intermittent cyclical etidronate therapy for the prevention and treatment of corticosteroid induced bone loss. *J Rheumatol* 2000;27(10): 2424–2431.
834. Amin S, Lavalley MP, Simms RW, Felson DT. The comparative efficacy of drug therapies used for the management of corticosteroid-induced osteoporosis: a meta-regression. *J Bone Miner Res* 2002;17: 1512–1526.
835. Greenwald M, Brandli D, Spector S, et al. Corticosteroid-induced osteoporosis: effects of a treatment with slow-release sodium fluoride. *Osteoporos Int* 1992;2:303–304.
836. Rizzoli R, Chevalley T, Slosman DO, Bonjour J-P. Sodium monofluorophosphate increases vertebral bone mineral density in patients wtih corticosteroid-induced osteoporosis. *Osteoporos Int* 1995;5: 39–46.
837. Guaydier-Souquires G, Kotzi PO, Sabatier JP, et al. In corticosteroid-treated respiratory diseases, monofluorophosphate increases lumbar bone density: a double-masked randomized study. *Osteoporos Int* 1996;6:171–177.
838. Lems WF, Jacobs WG, Bijlsma JWJ, et al. Effect of sodium fluoride on the prevention of corticosteroid-induced osteoporosis. *Osteoporos Int* 1997;7:575–582.
839. Lems WF, Jacobs JWG, Bijlsma JWJ, et al. Is addition of sodium fluoride to cyclical etidronate beneficial in the treatment of corticosteroid induced osteoporosis? *Ann Rheum Dis* 1997;56:357–363.
840. Adami S, Fossaluzza V, Rossini M. Prevention of corticosteroid-induced osteoporosis with nandrolone decanoate. *Bone Miner* 1991; 15:73.
841. Tanaka H, Seino Y. Does growth hormone treatment prevent corticosteroid-induced osteoporosis? *Bone* 1996;18:493–494.
842. Lane NE, Sanchez S, Modin GW, et al. Parathyroid hormone treatment can reverse corticosteroid-induced osteoporosis. Results of a randomized controlled clinical trial. *J Clin Invest* 1998;102(8):1627–1633.
843. Osiri M, Saag KG, Ford AM, Moreland LW. Practice pattern variation among internal medicine specialists in the prevention of glucocorticoid-induced osteoporosis. *J Clin Rheumatol* 2000;6:117–122.
844. Soucy E, Bellamy N, Adachi JD, et al. A Canadian survey on the management of corticosteroid induced osteoporosis by rheumatologists. *J Rheumatol* 2000;27:1506–1512.
845. Yood RA, Harrold LR, Fish L, et al. Prevention of glucocorticoid-induced osteoporosis: experience in a managed care setting. *Arch Intern Med* 2001;161:1322–1327.
846. Buckley LM, Marquez M, Feezor R, et al. Prevention of corticosteroid-induced osteoporosis. *Arthritis Rheum* 1999;42(8):1736–1739.
847. Rosen HN, Rosenblatt M. Prevention and treatment of glucocorticoid-induced osteoporosis. In: Rose B, ed. *UpToDate*, 1st ed., vol. 11. Wellsley, MA: UpToDate, 2003.
848. Solomon DH, Kuntz KK. Should postmenopausal women with rheumatoid arthritis who are starting corticosteroid treatment be screened for osteoporosis? *Arthritis Rheum* 2000;43:1967–1975.
849. Buckley LM, Hillner BE. A cost effectiveness analysis of calcium and vitamin D supplementation, etidronate, and alendronate in the prevention of vertebral fractures in women treated with glucocorticoids. *J Rheumatol* 2003;30:132–138.
850. Saag KG, Pisu M. Balancing bones and bucks among new glucocorticoid users. *J Rheumatol* 2003;30:1–3.
851. Bacon WE, Smith, GS, Baker, SP. Geographic variation in the occurrence of hip fractures among the elderly white US population. *Am J Public Health* 1989;79:1556–1558.
852. Anderson FH. Osteoporosis in men. *Int J Clin Pract* 1998;52:176–180.
853. Jacobsen SJ, Goldberg J, Miles TP, et al. Hip fracture incidence among the old and very old: a population-based study of 745,435 cases. *Am J Public Health* 1990;80:871–873.
854. Ross PD, Norimatsu H, Davis JW, et al. A comparison of hip fracture incidence among native Japanese, Japanese Americans, and American Caucasians. *Am J Epidemiol* 1991;133:801–809.
855. Poor G, Atkinson EJ, Lewallen DG, et al. Age-related hip fractures in men: clinical spectrum and short-term outcomes. *Osteoporos Int* 1995;5:419–426.
856. Melton LJI, Riggs BL. *Epidemiology of age-related fractures.* New York: Grune & Stratton, 1983. In: Avioli LV, ed. *The osteoporotic syndrome.*
857. Myers AH, Robinson EG, Van Natta ML, et al. Hip fractures among the elderly: factors associated with in-hospital mortality. *Am J Epidemiol* 1991;134:1128–1137.
858. Orwoll ES. Osteoporosis in men. *Endocrinol Metab Clin North Am* 1998;27:349–367.
859. Seeman E. Osteoporosis in men. *Am J Med* 1994;95:22–28.
860. O'Neill TW, Felsenberg D, Varlow J, et al., and The European Vertebral Osteoporosis Study Group. The prevalence of vertebral deformity

in European men and women: The European Vertebral Osteoporosis Study. *J Bone Miner Res* 1996;11:1010–1018.

861. Seeman E. Osteoporosis in men. *Baillieres Clin Rheumatol* 1997;11: 613–629.
862. Mann T, Oviatt SK, Wilson D, et al. Vertebral deformity in men. *J Bone Miner Res* 1992;7:1259–1265.
863. Mallmin H, Ljunghall S, Persson I, et al. Fracture of the distal forearm as a forecaster of subsequent hip fracture: A population-based cohort study with 24 years follow-up. *Calcif Tissue Int* 1993;52: 269–272.
864. Reeve J, Kroger H, Nijs J, et al. Radical cortical and trabecular bone densities of men and women standardized with the European forearm phantom. *Calcif Tissue Int* 1996;58:135–143.
865. Tobin J, Fox KM, Cejku ML, et al. Bone density changes in normal men: A 4–19 year longitudinal study. *J Bone Miner Res* 1993;8:S142.
866. Orwoll ES, Meier DE. Alterations in calcium, vitamin D, and parathyroid hormone physiology in men with aging: relationship to the development of senile osteopenia. *Clin Endocrinol Metab* 1986;63: 1262–1269.
867. Diamond T, Smerdely P, Kormas N, et al. Hip fracture in elderly men: the importance of subclinical vitamin D deficiency and hypogonadism. *Med J Aust* 1998;169:138–141.
868. Tsai K, Twu S, Chieng P, et al. Prevalence of vertebral fractures in men and women in urban Taiwanese communities. *Calcif Tissue Int* 1996;59:249–253.
869. Clarke BL, Ebeling PR, Jones JD, et al. Changes in quantitative bone histomorphometry in aging healthy men. *J Clin Endocrinol Metab* 1996;81:2264–2270.
870. Marie PJ, de Vernejoul MC, Connes D, Hott M. Decreased DNA synthesis by cultured osteoblastic cells in eugonadal osteoporotic men with defective bone formation. *J Clin Invest* 1991;88:1167–1172.
871. Anderson FH, Francis RM, Selby PL, Cooper C. Sex hormones and osteoporosis in men. *Calcif Tissue Int* 1998;62:185–188.
872. Kiel DP, Zhang Y, Hannan MT, et al. The effect of smoking at different life stages on bone mineral density in elderly men and women. *Osteoporos Int* 1996;6:240–248.
873. Silman AJ, O'Neill TW, Cooper C, et al. Influence of physical activity on vertebral deformity in men and women: results from the European Vertebral Osteoporosis Study. *J Bone Miner Res* 1997;12:813–819.
874. Daniell HW. Osteoporosis after orchiectomy for prostate cancer. *J Urol* 1997;157:439–444.
875. Collinson MP, Tyrrel CJ, Hutton C. Osteoporosis occurring in two patients receiving LHRH analogs for carcinoma of the prostate. *Calcif Tissue Int* 1994;54:327–328.
876. Guo C-Y, Jones H, Eastell R. Treatment of isolated hypogonadotropic hypogonadism: effect on bone mineral density and bone turnover. *J Clin Endocrinol Metab* 1997;82:658–665.
877. Aasebo U, Bremnes RM, de Jong FH, et al. Pituitary-gonadal dysfunction in male patients with lung cancer: Association with serum inhibin levels. *Acta Oncologica* 1994;33:177–180.
878. Morley JE, Kaiser FE, Sih R, et al. Testosterone and frailty. *Clin Geriatr Med* 1997;13:685–694.
879. Byrne PAC, Evans WD, Rajan KT. Does vasectomy predispose to osteoporosis? *Br J Urol* 1997;79:599–601.
880. Vanderschueren D, Boonen S, Bouillon R. Action of androgens versus estrogens in male skeletal homeostasis. *Bone* 1998;23:391–400.
881. Khosla S, Melton LJ III, Riggs BL. Clinical review 144: estrogen and the male skeleton. *J Clin Endocrinol Metab* 2002;87:1443–1450.
882. Roa-Pena L, Zreik T, Harada N, et al. Human osteoblast-like cells express aromatase immunoreactivity. *Menopause* 1994;1:73–77.
883. Bernecker PM, Willvonseder R, Resch H. Decreased estrogen levels in patients with primary osteoporosis. *J Bone Miner Res* 1995;10: 364.
884. Villareal MS, Klaustermeyer WB, Hahn TJ, Gordon EH. Osteoporosis in steroid-dependent asthma. *Ann Allergy Asthma Immunol* 1996; 76:369–372.
885. Eastell R, Boyle IT, Compston J, et al. Management of corticosteroid-induced osteoporosis. *J Intern Med* 1995;237:439–447.
886. Adachi JD, Bensen WG, Bianchi F, et al. Vitamin D and calcium in the prevention of corticosteroid-induced osteoporosis: a 3-year followup. *J Rheumatol* 1996;23:995–1000.
887. Anderson FH. Male osteoporosis. *Curr Opin Orthopediatr* 1997;8: 80–85.
888. van Slyck EJ, Kleerekoper M, Abraham JP, Deegan MJ. Case report: nonsecretory multiple myeloma with osteoporosis: immunocytologic and bone resorptive studies. *Am J Med Sci* 1986;291:347–351.
889. Bhasin S, Bagatell CJ, Bremner WJ, et al. Issues in testosterone replacement in older men. *J Clin Endocrinol Metab* 1998;83:3435–3448.
890. Anderson FH, Francis RM, Faulkner K. Androgen supplementation in eugonadal men with osteoporosis—effects of 6 months of treatment on bone mineral density and cardiovascular risk-factors. *Bone* 1996;18:171–177.
891. Leifke E, Korner H-C, Link TM, et al. Effects of testosterone replacement therapy on cortical and trabecular bone mineral density, vertebral body area and paraspinal muscle area in hypogonadal men. *Eur J Endocrinol* 1998;138:51–58.
892. Basaria S, Dobs AS. Hypogonadism and androgen replacement therapy in elderly men. *Am J Med* 2001;110:563–572.
893. Orwoll E, Ettinger M, Weiss S, et al. Alendronate for the treatment of osteoporosis in men. *N Engl J Med* 2000;343:604–610.
894. Anderson FH, Francis RM, Bishop JC, Rawlings DJ. Effect of intermittent cyclical disodium etidronate therapy on bone mineral density in men with vertebral fractures. *Age Ageing* 1997;26:359–365.
895. Devogelaer JP, Nagant de Deuxchaisnes C, Stein F. Bioavailability of enteric-coated sodium fluoride tablets as affected by the administration of calcium supplements at different time intervals. *J Bone Miner Res* 1990;5:S75–S79.
896. Erlacher L, Kettenbach J, Kiener H, et al. Salmon calcitonin and calcium in the treatment of male osteoporosis: the effects on bone mineral density. *Wien Klin Wochenschr* 1997;109:270–274.
897. Ringe JD, Dorst A, Kipshoven C, et al. Avoidance of vertebral fractures in men with idiopathic osteoporosis by a three year therapy with calcium and low-dose intermittent monofluorophosphate. *Osteoporos Int* 1998;8:47–52.
898. Bilezikian JP. Primary hyperparathyroidism. In: Favus MJ, ed. *Primer on the metabolic bone diseases and disorders of mineral metabolism,* 4th ed. Chicago: Lippincott Williams & Wilkins, 1999:187–192.
899. Marx S. Hyperparathyroid and hypoparathyroid disorders. *N Engl J Med* 2000;343(25):1863–1872.
900. Katai M, Sakurai A, Ikeo Y, Hashizume K. Primary hyperparathyroidism in patients with multiple endocrine neoplasia type 1: comparison with sporadic parathyroid adenomas. *Horm Metab Res* 2001;33:499–503.
901. Peacock M, Horsman A, Aaron JE, et al. *The role of parathyroid hormone in bone loss.* In: Christiansen C, Arnaud CD, Nordin BEC, Parfitt AM, Peck WA, Riggs BL, eds. *Osteoporosis.* Glostrup: Department of Clinical Chemistry, Glostrup Hospital, 1984;463–467.
902. Wilson RJ, Rao S, Ellis B, et al. Mild asymptomatic primary hyperparathyroidism is not a risk factor for vertebral fractures. *Ann Intern Med* 1988;109:959–962.
903. Parfitt AM, Rao DS, Kleerekoper M. Asymptomatic hyperparathyroidism discovered by multichannel biochemical screening: clinical course and considerations bearing on the need for surgical intervention. *J Bone Miner Res* 1991;6:S97–S101.
904. Silverberg S, Shane E, Dempster D, Bilezikian J The effects of vitamin D insufficiency in patients with primary hyperparathyroidism. *Am J Med* 1999;107(6):561–567.
905. Taylor A, Wise P. Treatment of vitamin D deficient osteomalacia may unmask autonomous hyperparathyroidism. *PGMJ* 1997:813–815.
906. Irvin G III, Carneiro D. Management changes in primary hyperparathyroidism. *JAMA* 2000;284(8):934–936.
907. Silverberg SJ, Gartenberg F, Jacobs TP, et al. Increased bone density after parathyroidectomy in primary hyperparathyroidism. *J Clin Endocrinol Metab* 1995;80:729–734.
908. Rao D. Parathyroidectomy for asymptomatic primary hyperparathyroidism (PHPT): Is it worth the risk? *J Endocrinol* 2001;24:131–134.
909. Sheldon D, Lee F, Neil N, Ryan J. Surgical treatment of hyperparathyroidism improves health-related quality of life. *Arch Surg* 2002; 137:1022–1028.
910. Karstrup S, Hegedus L, Holm HH. Acute change in parathyroid function in primary hyperparathyroidism following ultrasonically guided ethanol injection into solitary parathyroid adenomas. *Acta Endocrinol* 1993;129:377–380.
911. Kearns A, Thompson G. Medical and surgical management of hyperparathyroidism. *Mayo Clin Proc* 2002;77:87–91.

912. Locker F, Silverberg S, Bilezikian J. Optimal dietary calcium intake in primary hyperparathyroidism. *Am J Med* 1997;102:543–550.
913. Orr-Walker B, Evans M, Clearwater J, et al. Effects of hormone replacement therapy on bone mineral density in postmenopausal women with primary hyperparathyroidism. *Arch Intern Med* 2000; 160:2161–2166.
914. Rossini M, Gatti D, Isaia G, et al. Effects of oral alendronate in elderly patients with osteoporosis and mild primary hyperparathyroidism. *J Bone Miner Res* 2001;16(1):113–119.
915. Parker C, Blackwell P, Fairbairn K, Hosking DJ. Alendronate in the treatment of primary hyperparathyroid-related osteoporosis: a 2-year study. *J Clin Endocrinol Metab* 2002;10:4482–4489.
916. Chow C, Chan W, Li J, et al. Oral alendronate increases bone mineral density in postmenopausal women with primary hyperparathyroidism. *J Clin Endocrinol Metab* 2003;88(2):581–587.
917. Silver J, Kilav R, Naveh-Many T. Mechanisms of secondary hyperparathyroidism. *Am J Physiol Renal Physiol* 2002;283:F367–F376.
918. Harris S, Soteriades E, Dawson-Hughes B. Secondary hyperparathyroidism and bone turnover in elderly blacks and whites. *J Clin Endocrinol Metab* 2001;86(8):3801–3804.
919. Malluche HH, Ritz E, Lange HP, et al. Bone histology in incipient and advanced renal failure. *Kidney Int* 1976;9:355–362.
920. Elder G. Pathophysiology and recent advances in the management of renal osteodystrophy. *J Bone Miner Res* 2002;17:2094–2105.
921. Slatopolsky E, Brown A, Dusso A. Role of phosphorus in the pathogenesis of secondary hyperparathyroidism. *Am J Kidney Dis* 2001; 37(1):S54–S57.
922. Hory B, Drueke TB. The parathyroid-bone axis in uremia: new insights into old questions. *Curr Opin Nephrol Hypertens* 1997;6: 40–48.
923. Martin K, González E. A comparison of the therapeutic effects of vitamin D analogs for treatment of secondary hyperparathyroidism. vitamin D analogues for the management of secondary hyperparathyroidism. *Am J Kidney Dis* 2001;38(5):S57–S63.
924. Llach F, Forero F. A comparison of the therapeutic effects of vitamin D analogs for treatment of secondary hyperparathyroidism. Secondary hyperparathyroidism in chronic renal failure: pathogenic and clinical aspects. *Am J Kidney Dis* 2001;38(5):S20–S33.
925. Parfitt AM, Gallagher J, Heaney RP, et al. Vitamin D and bone health in the elderly. *Am J Clin Nutr* 1982;36:1014–1031.
926. Parfitt AM. Osteomalacia and related disorders. In: Avioli L, Krane S, eds. *Metabolic bone disease and clinically related disorders.* 2nd ed. Philadelphia: WB Saunders; 1990:329–396.
927. Basha B, Rao D, Han Z, Parfitt AM. Osteomalacia due to vitamin D depletion: a neglected consequence of intestinal malabsorption. *Am J Med* 2000;108:296–300.
928. Liberman UA, Marx S. Vitamin D-dependent rickets. In: Favus M, ed. *Primer on the metabolic bone diseases and disorders of mineral metabolism,* 4th ed. Chicago: Lippincott Williams & Wilkins, 1999: 323–328.
929. Davies M, Heys S, Selby PL, et al. Increased catabolism of 25-hydroxyvitamin D in patients with partial gastrectomy and elevated 1,25-dihydroxyvitamin D levels. Implications for metabolic bone disease. *J Clin Endocrinol Metab* 1997;82(1):209–212.
930. Efstathiadou Z, Bitsis S, Tsatsoulis A. Gastrectomy and osteomalacia: an association not to be forgotten. *Horm Res* 1999;52:295–297.
931. Mittal SK, Dash SC, Tiwari SC, et al. Bone histology in patients with nephrotic syndrome and normal renal function. *Kidney Int* 1999;55: 1912–1919.
932. Karaaslan Y, Haznedaroglu S, Öztürk M. Osteomalacia associated with carbamazepine/valproate. *Ann Pharmacother* 2000;34:264–265.
933. Nesby-O'Dell S, Scanlon K, Cogswell M, et al. Hypovitaminosis D prevalence and determinants among African American and white women of reproductive age: Third National Health and Nutrition Examination Survey, 1988–1994. *Am J Clin Nutr* 2002;76:187–192.
934. Lips P. Vitamin D deficiency and secondary hyperparathyroidism in the elderly: consequences for bone loss and fractures and therapeutic implications. *Endocr Rev.* 2001;22(4):477–501.
935. Klein GL. Metabolic bone disease of total parenteral nutrition. In: Favus MJ, ed. *Primer on the metabolic bone diseases and disorders of mineral metabolism,* 4th ed. Chicago: Lippincott Williams & Wilkins, 1999:319–323.
936. Reginato A, Falasca G, Pappu R, et al. Musculoskeletal manifestations of osteomalacia: report of 26 cases and literature review. *Arthritis Rheum* 1999;28(5):287–304.
937. Holick MF. Vitamin D. In: Shils M, Olson J, Shike M, Ross A, eds. *Modern nutrition in health and disease,* 9th ed. Baltimore: Williams & Wilkins, 1999:329–345.
938. Thacher T, Fischer P, Pettifor J, et al. A comparison of calcium, vitamin D, or both for nutritional rickets in Nigerian children. *N Engl J Med* 1999;341:563–568.
939. Ozuah P. Planning the treatment of a patient who has rickets. *Pediatr Rev* 2000;21(8):286.
940. Shah BR, Finberg L. Single-day therapy for nutritional vitamin D-deficiency rickets: a preferred method. *J Pediatr* 1994;125:487–492.
941. Trang H, Cole D, Rubin L, et al. Evidence that vitamin D3 increases serum 25-hydroxyvitamin D more efficiently than does vitamin D2. *Am J Clin Nutr* 1998;68:854–858.
942. Chesney RW. Fanconi syndrome and renal tubular acidosis. In: Favus M, ed. *Primer on the metabolic bone diseases and disorders of mineral metabolism,* 4th ed. Chicago: Lippincott Williams & Wilkins, 1999:340–343.
943. Schoutens A, Laurent E, Markowicz E, et al. Serum triiodothyronine, bone turnover, and bone mass changes in euthyroid pre- and postmenopausal women. *Calcif Tissue Int* 1991;49:95–100.
944. Rosen CJ, Adler RA. Longitudinal changes in lumbar bone density among thyrotoxic patients after attainment of euthyroidism. *J Clin Endocrinol Metab* 1992;75:1531–1534.
945. Diamond T, Vine J, Smart R, Butler P. Thyrotoxic bone disease in women: a potentially reversible disorder. *Ann Intern Med* 1994;120: 8–11.
946. Dalgeish R. The human type I collagen mutation database. *Nucleic Acids Res* 1997;25:181–187.
947. Whyte M. Osteogenesis imperfecta. In: Favus MJ, ed. *Primer on the metabolic bone diseases and disorders of mineral metabolism,* 4th ed. Chicago: Lippincott Williams & Wilkins, 1999:386–389.
948. Glorieux F. A disease of the osteoblast. *Lancet Suppl* 2001;358:s45.
949. Cole W. Advances in osteogenesis imperfecta. *Clin Orthop Rel Res* 2002;401:6–16.
950. Paterson C, Monk E, McAllion M. How common is hearing impairment in osteogenesis imperfecta? *J Laryngol Otol* 2001;115:280–282.
951. Smith R. Severe osteogenesis imperfecta: new therapeutic options? *Br Med J* 2001;322:63–64.
952. Rauch F, Travers R, Plotkin H, Glorieux F. The effects of intravenous pamidronate on the bone tissue of children and adolescents with osteogenesis imperfecta. *J Clin Invest* 2002;110(9):1293–1299.
953. Åström E, Söderhäll S. Beneficial effect of long term intravenous bisphosphonate treatment of osteogenesis imperfecta. *Arch Dis Child* 2002;86:356–364.
954. Rami P, McGraw J, Heatwole E, Boorstein J. Percutaneous vertebroplasty in the treatment of vertebral body compression fracture secondary to osteogenesis imperfecta. *Skeletal Radiol* 2002;31:162–165.
955. Tozzi P, Abdelmoumene Y, Corno A, et al. Management of pulmonary embolism during acrylic vertebroplasty. *Ann Thorac Surg* 2002; 74:1706–1708.
956. Horwitz E, Prockop D, Gordon P, et al. Clinical responses to bone marrow transplantation in children with severe osteogenesis imperfecta. *Blood* 2001;97(5):1227–1231.
957. Harper KD, Weber TJ. Secondary osteoporosis; diagnostic conditions. *Endocrinol Metab Clin North Am* 1998;27:325–348.
958. Stellon AJ, Webb A, Compston J, Williams R. Lack of osteomalacia in chronic cholestatic liver disease. *Bone* 1986;7:181–185.
959. Janes C, Dickson E, Bonde S, et al. Role of hyperbilirubinema in inhibition of osteoblast proliferation in patients with chronic cholestatic jaundice. *J Bone Miner Metab* 1992;7(suppl):S98 (abst).
960. Nilas L, Christiansen C. Influence of PTH and 1,25(OH)2D on calcium homeostatis and bone mineral content after gastric surgery. *Calcif Tissue Int* 1985;37:461–466.
961. Caraceni MP, Molteni N, Bardella MT, et al. Bone and mineral metabolism in adult celiac disease. *Am J Gastroenterol* 1988;83:274–277.
962. Selby PL, Davies M, Adams JE, Mawer EB. Bone loss in celiac disease is related to secondary hyperparathyroidism. *J Bone Miner Res* 1999;14:652–657.

963. Moss AJ, Waterhouse C, Terry R. Gluten-sensitive enteropathy with osteomalacia but without steatorrhea. *N Engl J Med* 1965;272:825–830.
964. Lindh E, Ljunghall S, Larsson K, Lavo B. Screening for antibodies against gliadin in patients with osteoporosis. *J Intern Med* 1992;231:403–406.
965. Andreassen H, Rungby J, Dahlerup JF, Mosekilde L. Inflammatory bowel disease and osteoporosis. *Scand J Gastroenterol* 1997;32:1247–1255.
966. Robinson RJ, Al Azzawi F, Iqbal SJ, et al. Osteoporosis and determinants of bone density in patients with Crohn's disease. *Dig Dis Sci* 1998;43:2500–2506.
967. Klaus J, Armbrecht G, Steinkamp M, et al. High prevalence of osteoporotic vertebral fractures in patients with Crohn's disease. *Gut* 2002;51:654–658.
968. Mundy GR, Yoneda T, Guise TA. Hypercalcemia in hematologic malignancies and in solid tumors associated with extensive localized bone destruction. In: Favus M, ed. *Primer on the metabolic bone diseases and disorders of mineral metabolism,* 4th ed. Chicago: Lippincott Williams & Wilkins, 1999:208–211.
969. Pecherstorfer M, Zimmer-Roth, Schilling T, et al. The diagnostic value of urinary pyridinium crosslinks of collagen, serum total alkaline phosphatase, and urinary calcium excretion in neoplastic bone disease. *J Clin Endocrinol Metab* 1995;80:97–103.
970. Carlson K, Ljunghall S, Simonsson B, Smedmyr B. Serum osteocalcin concentrations in patients with multiple myeloma—correlation with disease stage and survival. *J Intern Med* 1992;231:133–137.
971. Stashenko P, Dewhirst FE, Rooney ML, et al. Interleukin-1B is a potent inhibitor of bone formation in vitro. *J Bone Miner Res* 1987;2:559–565.
972. Roberts MM, Stewart AF. Humoral hypercalcemia of malignancy. In: Favus MJ, ed. *Primer on the metabolic bone diseases and disorders of mineral metabolism,* 4th ed. Chicago: Lippincott Williams & Wilkins, 1999:203–207.

第122章

变形性骨炎(骨Paget病)

Roy D. Altman

变形性骨炎(Paget 病)或畸形性骨炎,是一种以部分骨组织过度转换,导致骨局限性膨大、疏松、结构破坏为特征的慢性成人骨病。该病特征最早由 Paget 和 Butlin 发表在 1876 年的伦敦皇家医学外科医生协会[1],故又称 Paget 骨病。Paget 骨病不同于其他几种以他的名字命名的疾病,如:Paget 胸病、Paget 肛门病、Paget-Schrotter 综合征、Paget 脓肿、Paget 静性骨坏死。Paget 也被称为腕管综合征、毛线虫腋索、卵巢转移、隆突性皮肤纤维肉瘤及中毒性休克综合征。

Paget 骨病早期的古生物病理学证据来源于中世纪的尸骨、美国印第安人的骷髅和埃及木乃伊。

一、流行病学

变形性骨炎随年龄的增长患病率升高,男女比例为 3:2[2,3]。尽管发病率不详,但世界各地区报道均不一致。以除斯堪的纳维亚和瑞士以外,欧洲发病率最高[4],其次为由阿根廷、澳大利亚、新西兰来自高发地区的移民。非洲本地黑人、东方人及亚洲印度人仅有散发报道。

早期放射检查成年英格兰人患病率为 3.5%~4.5%,其中兰开夏地区患病率最高为 8.3%[5]。20 年后的重复研究显示,兰开夏地区的患病率为 2%[3]。美国最初的研究显示纽约的患病率高于乔治亚州、肯塔基州或罗得岛[6,7];美国健康与公共事业检测调查(国家健康与营养调查Ⅰ)报道骨盆变形性骨炎患病率为 1%[2]。由于老年人群的升高,世界范围内变形性骨炎的患病率下降,与过去的研究相比,新诊断病理的严重程度也有所下降[8]。

没有证据显示饲养宠物(尤其是狗)或进食腐肉可导致变形性骨炎的患病率升高,有证据显示在兰开夏地区含砷杀虫剂的使用可能导致本病的患病率升高[9]。

变形性骨炎患者中 13%有亲缘关系(同胞或有亲缘关系的几代人)[10],没有家族病史的较有家族病史的发病要晚。

对变形性骨炎患者问卷中显示,仅有 21%的患者对目前的生活质量感到满意或很满意[11],47%感到下降,42%感到差或很差。本病的生存率正常,恶性肿瘤是大多数患者死亡的原因。

二、病因学

变形性骨炎患者的一级亲属患病率高,由高发地区移居其他地区(如:从英格兰移居澳大利亚和新西兰;由意大利移居阿根廷)的人群持续发病,显示变形性骨炎具有遗传易感性。家族遗传性在少数变形性骨炎患者中表现为染色体显性遗传,家族性发病和散发病例的遗传表型可能不同[12]。与本病相关的人白细胞抗原(HLA)定位于第 6 号染色体(现标记为 PDB1)[13,14]。家族性扩张性骨溶解症与变形性骨炎相似,均为染色体显性遗传,其基因定位于染色体 18q21-22(现定位于 PDB2)[15],而家族性变形性骨炎并不总表现为 PDB2,可能还需要另一种基因协同表达或基因突变[16],甚至有 6 种基因有高的优势对数评分(在基因链分析中有 2log10 的优势)[17]。典型的变形性骨炎的发病机制与 3 种基因相关,所有报道显示突变包括 NF-κB 受体活化素配体(RANK)、骨保护素和死骨片Ⅰ,导致在骨破坏中 NF-κB 信号传导途径增加,这可能是遗传或环境因素中常见的信号传导途径。

电子显微镜发现了骨细胞核和细胞质的超微结构,由此提出了病毒学说[17],变形性骨炎病因学说的依据为电子显微镜、骨和培养的破骨细胞的免疫组化学,通过正常位置杂交和逆转录聚合酶链反应获得的副粘病毒,犬与变形性骨炎患者可能有潜在的关联,有证据显示在人体组织中犬瘟热病毒可以感染骨细胞影响组织复制。在变形性骨炎的组织中致癌基因 Bcl-2 抗凋亡的过度表达,血清中白介素 6(IL-6)(破骨细胞前体的补充)和原致癌基因 c-fos(破骨细胞活性增加)水平上升[20-22]。该假说认为副粘病毒(例如:呼吸道合胞病毒或犬瘟热病毒)进入易感宿主,定植于骨骼的不同区域,病毒刺激致癌基因导致破骨细胞修复及活性增加,同时伴表型破骨细胞死亡减少。另外,提出的病因机制认为麻疹病毒核蛋白壳组分序列导致变形性骨炎的破骨细胞形态及生理活性异常,主要是通过强制性诱导维生素 D 受体,使破骨细胞在细胞因子(如 IL-6)的调解下对维生素 D 前体的反应提高[23]。然而,有些学者对病毒学说持反对意见[24,25],认为该学说不能解释为什么变形性骨炎发生在骨骼的某些部位,是否有潜伏期?如果有潜伏期,为什么会存在潜伏期?

三、解剖学和病理生理学

(一)大体解剖学

扁骨变宽变厚,所有椎骨变大,可能存在畸形、骨折。颅骨通常不均衡变大,基底部变平。内外板变厚变宽。长骨因重力作用或不同位点的肌肉牵拉导致变弯畸形。长骨皮质向内外侧增厚,阻塞骨髓腔。骨质变硬变脆,易发生骨折。

(二)微观解剖学

变形性骨炎初期表现为破骨细胞活性增加,多种基本的骨单位细胞生成增加[26]、破骨细胞数量增加,表面再吸收加快,再吸收范围是正常的 7 倍。说明骨代谢活跃(见图 122.1)多种基本骨单位细胞使持久性骨再吸收较正常加快,导致骨更大的缺损。

骨髓中单核细胞及吞噬细胞前体转化为破骨细胞。变形性骨炎的破骨细胞核通常为正常的细胞核的 3~4 倍甚至更大(直径可能超过 200μm)。由此可以解释这些异常细胞导致白介素 6、NF-κB 受体活化素配体、巨噬细胞集落刺激因子、c-fos 和 Bcl-2 水平升高,肿瘤坏死因子、纤维原细胞生长因子、转化生成因子和类胰岛素样生长因子不增加。在电子显微镜下,破骨细胞有别于大部分正常的描述,细胞核异常,细胞质形态结构多样化,致使易受病毒感染[19,27]。个别细胞核微丝平均直径 15nm,排列呈六角形,紧密的排列呈类晶体结构。在细胞质中,其内容物成松散的串或随意地捆扎起来。

变形性骨炎中骨矩阵的重吸收及形成维持正常平衡[28],其修复特征为成骨细胞数目增加及表面骨样化沉积。骨样化沉积的数量通常不足以完全填充管腔,另一部分则有破骨细胞合成及分泌的胶原填充在管腔内明显不规则的表面。同时伴有交织骨较顶层骨更明显的沉淀,导致骨结构紊乱、骨小梁变宽,交织骨表面覆有变短的板层胶原纤维。骨小梁中通常为未矿化的骨质(图 122.1),变形性骨炎的破骨细胞生成过量的胶原矩阵,以杂乱无章的形式合成交织骨。在偏振光下明显显现为典型的镶嵌图形,交织骨与板层骨间为纤维结缔组织,残存故发生严重的钙化及硬化。

骨数量的组织形态测量显示骨小梁面积、形成的表面积及固化范围增加,矩阵形成的斜率变大,骨小梁变宽变多[26]。骨皮质与骨髓质分界不清,骨小梁的容积变大超过正常的 2 倍。骨内膜及骨髓受累,使骨变粗变长。哈氏管变粗,与骨髓腔间传递增强,细小动脉数量增加,动脉血流增多,骨髓腔变大,静脉淤积。到疾病后期再吸收下降,血管分布减少,骨钙化严重,血钙通常增高。然而长骨严重钙化及纤维化的部分相互交织,形成典型的影像学表现,即骨小梁形成增粗。

变形性骨炎患者未受累的骨组织可表现为骨重建增加,继发性甲状旁腺活性增加[26],牙齿受累形成类似于邻近变形性骨炎的镶嵌图形,牙齿松动,硬膜板变薄。变形性骨炎的下颌骨或上颌骨的组织学(和影像学)表现与骨纤维发育不良难以鉴别。相反,成人骨纤维发育不良通常不累及骨骼或仅单侧受累。

四、临床表现

大约 80%的变形性骨炎患者无症状或临床表现不明显,因出现并发症而被发现(表 122.1)[29]。

变形性骨炎常因年龄大于 50 岁偶然进行实验室检查或 X 线检查而被发现。本病进展缓慢,初期不影响生活质量,最后病变累及的骨发生大小及形状的改变,累及颅骨,导致颅骨增大,但很少出现精神改变。长

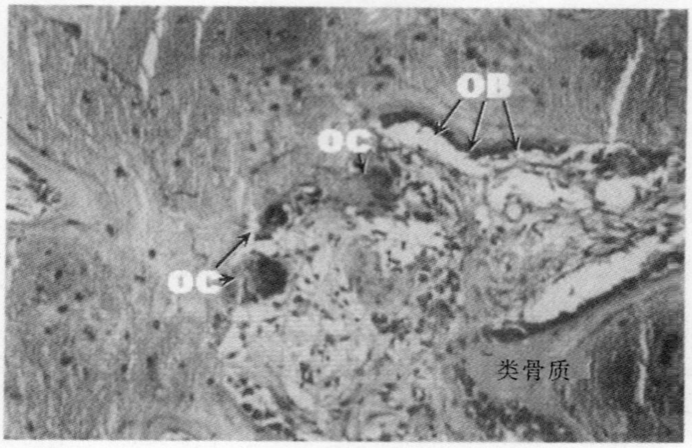

图122.1　光学显微镜检查来自于Paget骨病的髂骨活检,扇形边缘指示有活性的破骨细胞活性,多样的大破骨细胞(OC),多数成骨细胞(OB),不规则的骨质缝,部分未钙化,余下的髓质纤维化(组织放大倍数×400)。

骨变大弯曲,右侧易受累;脊骨受累变短,导致驼背,受累骨及关节炎产生疼痛。Paget 发现最为明显的表现是受累骨组织的压缩及扭曲[30]。变形性骨炎可侵犯单一骨组织或全身骨骼。近期发现侵犯骨组织变少。

全身症状包括头昏眼花、身体僵硬、乏力、易疲劳、梦游,关节活动受限,胸部扁平、驼背,躯干变短,骨盆突出(图 122.2)。

变形性骨炎的骨痛表现为典型疼痛,难以描述的

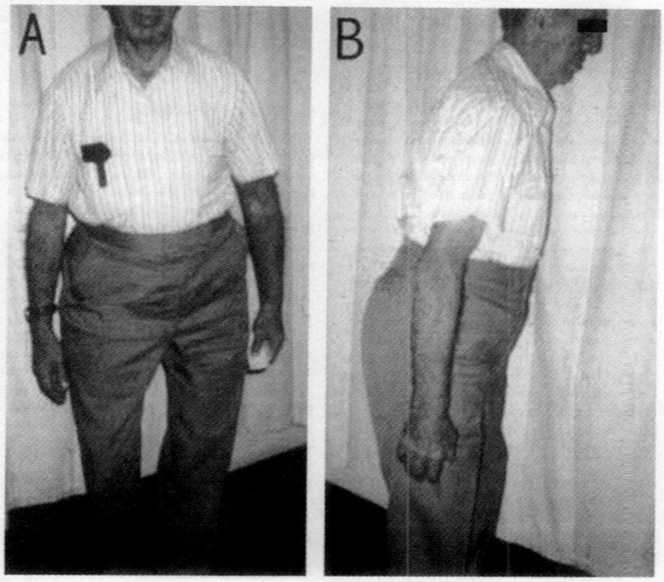

图122.2　(A)正面观和(B)侧面观。严重Paget骨病患者照片显示类人猿外貌和似猿体态。躯干变短、骨盆张开、前向体位、脊柱固定僵硬、提示强直性脊柱炎、髋关节功能性变曲挛缩伴肢体弯曲。

疼痛,有时在夜间持续性发作。大多数患者骨痛原因不明,但可能与骨质不能正常矿化(与相似骨软化症)(图 122.1)、静脉淤滞(类似骨缺血)或骨膜膨胀(即反复弯曲的长骨疼痛)有关。受压使受累骨膜疼痛,例如:足跟受累的变形性骨炎患者负重时出现足跟疼痛[31]。另外,骨关节炎也可导致变形性骨炎患者发生骨痛[32]。快速进展的骨痛预示受累骨可能发生恶变或骨折。

颅骨畸形包括局部疣状变形、前额隆起及弥漫性颅骨增大。可有头皮静脉扩张,这种血管扩张有别于颞动脉或颞动脉炎[33]。颧骨、下颌骨或上颌骨变大,使面容怪异。上颌骨受累多于下颌骨,大约为 2:1,很少同时受累。牙龈肿胀、感染,颅骨变厚、变软、变大,使面部呈现倒三角形。

脊柱畸形,通常为脊骨向两侧扩大、压缩骨折,可导致身高缩小,体态似猿,站立时前倾(图 122.2)。患者可有脊柱侧凸表现为典型驼脊,正常腰椎变直或前弯,患者呈现类人猿的外貌。

变形性骨炎患者骨盆由于承受自身重量导致髋部偏离中轴(中线)线(髋臼前突),引起髋部呈功能性屈曲挛缩,因此躯干向前屈曲。脊柱活动性的减低和髋部呈功能性屈曲挛缩导致特征性跛行, 似强直性脊柱炎步态和似猿体态。

软化的长骨由于自身重量的压作用和/或内部韧带的牵拉而弯曲,大腿或小腿发生前侧弯曲,导致膝关节呈功能性屈曲挛缩和内侧弯或膝呈弓形, 受累骨伸长,且膝关节伸长达 5°~10°。如果只是单侧下肢弯曲,同侧足跟不能触地,呈现“摇摆”步态。如果是严重的外翻,则踝外翻着地。这两种情况可以通过矫正术部分矫正。步态分析显示行走速度和节奏减慢,大步行走时间和双腿支撑时间增加[34]。弯曲的前臂或臂在肘部呈一功能性伸展挛缩,影响了自我进餐、梳头等功能。

有 8%的变形性骨炎患者是因为骨折而被诊断[35],据文献报导在 1 339 名变形性骨炎患者中有 18%存在骨折[36]。除椎骨和肋骨骨折外,这些骨折在与年龄相一致人群的比较中,没有明显增加[37]。骨折可以是不完全的、完全的或压缩性的骨折。由于变形性骨炎骨质变软同时伴有骨质疏松症故脊柱压缩性骨折增加。很轻或无明确的外伤时,变形性骨炎患者的肋骨可能骨折。长骨水平线(不完全疏松部位)的骨折仅是偶然症状,且罕见出现完全性骨折, 长骨完全性骨折常常是垂直或横向到外层骨皮质。相反, 非变形性骨炎的长骨骨折为螺旋形骨折,骨折处有碎骨分离,而非粉碎性骨折。骨折最常好发的部位依次为于股骨、胫骨、腰椎、肱骨

表122.1 骨的变形性骨炎患者的临床表现

表现	病理生理学
骨痛	骨膜、缺血的骨、未矿化的骨质
骨畸形	由于重力或肌肉牵拉,使变软的骨结构改变
骨折	结构上脆弱骨的横向骨折,骨质溶解,弯曲肢体的微小骨折,椎骨压缩性骨折
骨关节炎	继发于近关节的变形性骨炎,关节一致性改变,步态动力学的变化
对心脏的需求增加	骨代谢增强
恶变	变形性骨炎的骨肉瘤,有其他肿瘤转移至变形性骨炎的骨转移性病变
听觉敏感性下降	变形性骨炎的岩石骨侵犯耳蜗
精神状态改变	伴高度脑水肿的后颅凹陷症
下身轻瘫/下身麻痹	脊髓侧索缺血、受压
下背部痛	伴脊柱动力学改变的锥体膨大,椎体及椎间隙骨关节炎脊柱狭窄,活动的脊髓变形性骨炎,无关的骨关节炎
高钙血症	原发或继发性甲状旁腺机能亢进,活性变形性骨炎的制动,骨折的制动

和胸椎[36]。股骨骨折常发生于股骨干的粗隆下方,胫骨骨折好发于颈骨干的上 1/3 处。常常是变形性骨炎的骨折发生骨痂钙化。为了降低骨折不愈合的风险,早期固定是有益的。骨折预示可能存在骨肉瘤,应仔细观察X 线片。

通过以下机制阐述骨关节炎与变形性骨炎的关系[38]:

1. 均匀骨膨大。变形性骨炎的骨膨大,在关节面处改变其一致性,例如,膨大的股骨头越过受限的髋臼,导致软骨组织受压萎缩。同样骨膨大沿着髂耻线可损伤关节面,造成中轴线(或中间)上的关节腔狭窄。这明显不同于特发性髋关节炎,后者常导致严重的或较严重的关节面狭窄(图 122.3)。

2. 不均匀的骨膨大。变形性骨炎的软骨下骨板不均匀地膨大,造成关节内软骨组织基底部的凹凸不平。软骨组织凸的部分受压坏死,凹的部分废用性萎缩。

3. 骨关节生物动力学改变。弯曲的患肢改变了关节内软骨组织的接触面积,因此,影响了关节的协调性,导致软骨组织的生物动力学发生变化。

4. 骨盆软化。全部变形性骨炎的骨胳软化和中轴偏移(髋臼前突),引起髋部的功能性弯曲挛缩,导致站立和行走时前倾。这些动力学的改变导致髋部的骨关节炎和或腰骶部疼痛。

尽管临床上变形性骨炎患者 30%存在腰骶部疼痛,但只有 12%的疼痛可以用变形性骨炎解释,其余的为骨关节炎所致[39]。通过上述机制,变形性骨炎直接或间接引起脊柱的骨关节炎,腰椎管狭窄与临床症状和检查结果的程度相关[40,41]。

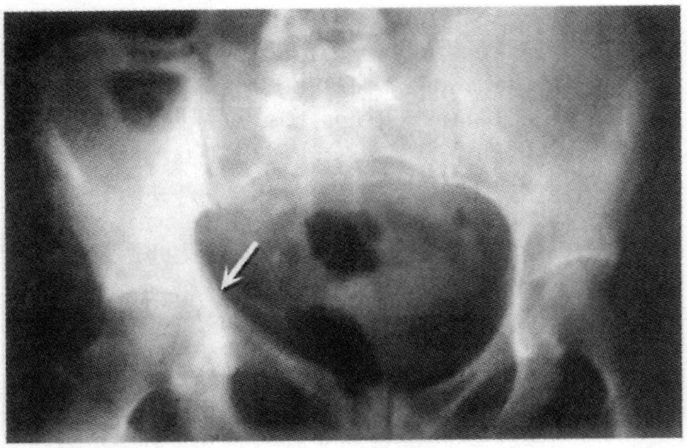

图122.3 骨盆X线显示右侧盆弥漫性Paget骨病表现,耻骨硬化,髂耻线严重钙化变宽(满溢征)(箭头所指)。右侧股骨近端受累。右侧近端股骨头较左侧增宽0.4cm。在中间平面,X线的关节腔变窄,髂关节轴向偏移(髋臼前突)。尽管在X线照片上没有明显表现,但Paget骨病已侵犯左侧骨盆。

变形性骨炎活动期受累骨血流量增加,造成心输出量增多。供给受累骨周围组织包括皮肤的血流量相应增加,通常受累肢体表面温暖。骨转换的程度(由化验指标来反映)较变形性骨炎受累骨的范围更好地反映对血流的要求[41]。然而,受累骨胳超过 15%会引起心脏扩大、心肌收缩力下降[42]。当血清碱性磷酸酶超过正常值上限 4 倍时,骨血流量从 300mL/min 到成倍上升,或从全身每分钟血流量的 6%达到 12%[41]。变形性骨炎的血流量的增加很少引起充血性心力衰竭。

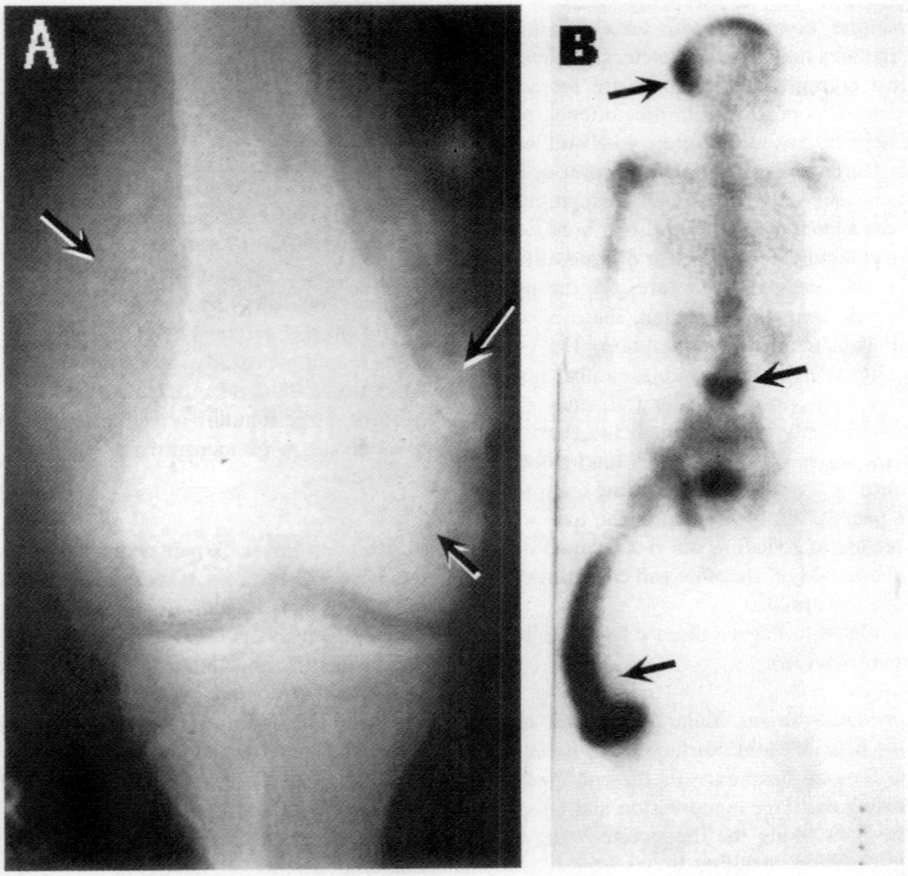

图122.4　(A)X线膝关节后前位像,软组织骨沉积、骨皮质破坏(箭头所示)。这种表现应高度怀疑Paget骨病骨肉产瘤改变。(B)对该患者应用锝-99标记的二磷酸盐进行骨扫描显示,骨肉瘤累及右侧股骨远端和右侧颧骨对核素呈现高摄取。锝-99标记的二磷酸盐也定位于Paget骨病的锥体骨(宽箭头所示),及受累的后神经弓上面形成似Y结构。Paget骨病也累及右侧骨盆、髂骨和右侧股骨近端。

变形性骨炎患者的骨肉瘤的发生常常是隐匿的,只有在进行性加重的骨痛、快速进展的神经病变或骨折时才被怀疑。X 线平片结合电子计算机体层摄影(CT)或 T1 加权的磁共振成像(MRI)可明确诊断[43]。变形性骨炎的骨肉瘤或转移到变形性骨炎的转移瘤的鉴别主要依靠骨活检,变形性骨炎骨肉瘤的发生率不足1%。随着人口总数的增加,骨肉瘤患者增加了 40 倍,在美国每年大约有 100 人死于骨肉瘤。由于该肿瘤治疗效果差,被发现以前常已有肺部转移,且常多病灶起源,故自诊断起,中位生存时间为 9 个月[44]。大多数骨肉瘤常发生在患有 oligo-ostotic 变形性骨炎的患者,骨肉瘤常好发于脊骨、颅骨、骨盆、股骨、胫骨及肱骨(图 122.4)。变形性骨炎骨肉瘤分为五种细胞类型:造骨细胞、成软骨细胞、骨细胞、未分化细胞(干细胞型)及成肌纤维细胞[45]。变形性骨炎的骨肉瘤常为非成骨细胞,在骨核素扫描中常出现局部的缺损。难以解释变形性骨炎的骨肉瘤的发生率下降,这可能与变形性骨炎的治疗相关。然而,这种恶性并发症应将持续存在[46]。

变形性骨炎的骨可发生巨细胞瘤,有时为家族遗传[47],还可发生多种肿瘤的转移,可能与变形性骨炎患者病变部位的高灌注和结构异常有关。

多种头部症状包括头痛、喧闹感、耳鸣、眩晕及头部冲击感。这与受累颞骨的听力水平和耳蜗骨矿化密度间有密切关系[48]。随着头尺寸的改变及有规律地测量颅周径的变化,可以发现颅骨膨大。颈部的上方可以出现变重变软的变形性骨炎的颅骨(图 122.5),导致后颅骨凹陷征。后颅骨凹陷征有时可引起难治性枕部疼痛或使脑脊液流向第四脑室受阻[49],后颅骨凹陷征引起的脑积水性痴呆合并交通性脑积水,常需行脑室分流术。

变形性骨炎患者的上颌骨或下颌骨受累可使硬脑膜破裂和牙齿松动,拔牙时更困难,而拔牙后较正常预期的会出现更多的并发症[50]。牙龈炎引起的疼痛较牙齿松动引起的疼痛更为严重。

变形性骨炎常出现听力丧失,为感音性耳聋,是由变形性骨炎的患者岩石样脊侵入耳蜗引起[51]。由于血管纹的破裂可导致突发性部分或完全视力丧失,在眼底镜检查中血管纹破裂是眼底膜表面小血管改变,在变形性骨炎中大约 15%的患者出现,大多数伴有颅骨的变形性骨炎[52]。视力丧失也可由变形性骨炎的骨侵犯视神经引起，变形性骨炎的眼眶扩大可影响眼肌功能，亦可出现面神经麻痹所致的“鳄鱼泪”[53]。

同样可出现一系列的神经并发症[54]。最严重的是下身轻瘫或下身麻痹，这与颈椎或胸腰椎变形性骨炎有关。这些并发症被认为是继发于“椎动脉窃血综合征”理论，而不是脊髓受压引起[55]。因为神经并发症患者常应用药物治疗，导致变形性骨炎的椎骨血流灌注下降，脊髓小血管血流灌注增加。

高钙血症可与变形性骨炎并发甲状旁腺功能亢进、活动性疾病静止期或骨折固定期相关[56]。其他并发症还包括炎性的关节周围炎、伴有体液或肩胛骨变形性骨炎的肩-手综合征，大约 31%患 Peyronie 病的男性有纤维综合征[57]，变形性骨炎引起的弥漫性原发性骨肥大的肌腱端病[35,58]。少数报导显示变形性骨炎可导致痛风的患病率增加。

五、实验室分析

变形性骨炎的骨转换率的活性可由实验室定量反映，血清碱性磷酸酶评价变形性骨炎的骨的合成代谢活性，常为显著升高。血清碱性磷酸酶水平是反映变形性骨炎是否活动的指标，当变形性骨炎治愈、进入硬化阶段或静止期时，血清碱性磷酸酶自行下降；当变形性骨炎出现肉瘤样恶变时，血清碱性磷酸酶快速上升，但骨肉瘤可伴有低水平的碱性磷酸酶。

骨特异性碱性磷酸酶同功酶对血清碱性磷酸酶正常的活动期变形性骨炎有诊断意义。这些特异性碱性磷酸酶同功酶由肝脏产生，在血清碱性磷酸酶正常的变形性骨炎患者中，60%的患者骨特异性碱性磷酸酶同功酶升高[59]。对于变形性骨炎，骨特异性碱性磷酸酶敏感性为 86%、特异性为 100%[60]，然而在诊断变形性骨炎时，骨特异性碱性磷酸酶同功酶不作为常规检查，也不应用其他标志骨合成代谢活性的标志物。

通过检测几乎均可由骨胶原产生的与血清碱性磷酸酶相关的几种尿肽来评价骨合成代谢的活性。与这些尿肽片段最相关的是交联的吡啶链[59,60]和Ⅰ型胶原氨基末端的端肽[61]。由于便于采集，这几种尿肽已经取代了尿羟脯氨酸的检测，在鉴别变形性骨炎中具有诊断价值。

变形性骨炎血清钙(结合钙或游离钙)和无机磷酸一般正常，钙在变形性骨炎的骨中聚集，总体钙水平升高。值得注意的是，高钙血症大多数同时伴发甲状旁腺功能亢进。

六、影像学检查

(一)X线检查与核磁共振成像

大约有 80%的变形性骨炎患者有骨盆受累，其次颅骨、脊骨和股骨的损伤也很常见。从长骨骨干末端开

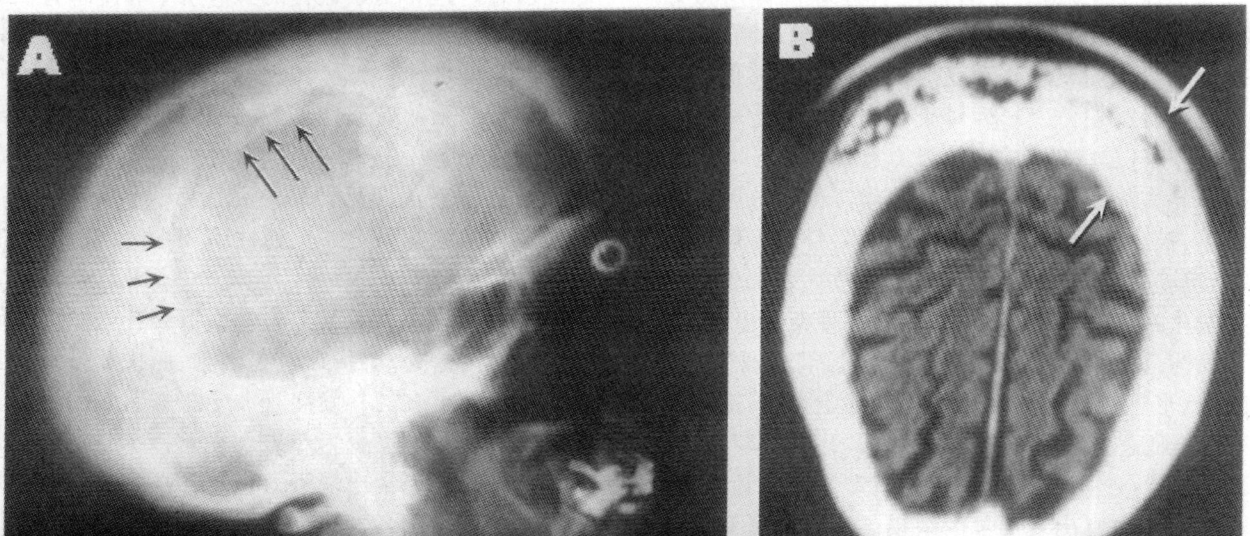

图122.5 (A)X线颅骨侧位像显示颅骨增厚和两侧颞骨骨质疏松的界限(短箭头表示右侧，长箭头表示左侧)。可出现后颅凹陷症。(B)计算机X线断层摄影(CT)行颅骨轴位像显示骨皮质萎缩增宽，增厚的颅骨主要有宽的板障组成(箭头)。

始连续性 X 线片显示,病变在胫骨以每年 9.4mm[64]和在颅骨以每年 8.5mm[65]的速度进展。

变形性骨炎的 X 线表现分为溶骨期、成骨期、纤维化期和硬化期,与病理解剖相关[66]。然而,病变部位及受累点的 X 线表现与临床症状无关。

颅骨受累表现为弥漫性骨皮质增厚,多发点状成骨细胞"棉花样"病变,局限性骨质疏松(图 122.5)和后颅凹陷症。早期表现为颅骨板密度减低和从内向外的板层骨变薄[67]。CT 或 MRI 常表现与年龄相关的大脑皮质萎缩,皮质内板或外板的破坏提示恶性病变。通过 CT 检查可以明确变形性骨炎是否累及耳蜗[68]。诊断伴有精神症状的后颅窝凹陷症的最佳方法是 MRI 和磁共振血管造影术(MRA)。与骨纤维发育不良不同,变形性骨炎几乎不同时侵及上颌骨和下颌骨。

脊骨受累,主要是所有平面的椎体增大,X 线片显示骨密度增加(象牙样锥体)、骨质疏松、与疏松骨小梁相近的骨皮质变厚(画框样锥体)(图 122.6)。锥体末端变宽致使正常的脊柱曲度消失,椎体膨大晚期可使脊柱受压。疏松的椎骨中央凹陷形成"鳄鱼样椎骨"结构,椎体多面膨大,引起继发性 OA。

骨盆受累,常表现为弥漫性和单侧病变,可累及骶骨(图 122.3),骶骨关节常被破坏或溶解,但几乎没有临床症状。髂骨骨质疏松,X 线透过度呈弥漫性减低,粗糙的骨小梁形成呈螺旋状,髂耻线变厚硬化(满溢型)(图 122.3),变软的骨盆轴向偏移,使骨盆边缘形成三角形或向三方向放射的畸形[69]。在变形性骨炎伴再生肿瘤(例如转移性前列腺癌)的患者中,块状骨硬化区域很难判定性质。

长骨受累,表现为均匀性硬化,骨小梁粗糙,骨皮质变厚和消散[70]。管状骨表现为骨膜下皮质变厚和骨髓腔变窄(图 122.7)。长骨轴呈现"火焰征"。长骨的近端或远端变粗,骨小梁形成粗糙。长骨发生弯曲,在凸面可发生压力性环状骨折。

当受累骨周围出现毛刺样钙化软组织团块和骨皮质破坏时,应注意变形性骨炎肉瘤(图 122.4)。骨肉瘤的主要 X 线表现为骨溶解大于骨钙化[71]。在老年面部多骨的变形性骨炎患者中,颅骨和面骨的巨细胞瘤是良性的。在 X 线表现上,巨细胞瘤是软组织团块可溶解的扩大病变,变形性骨炎骨髓腔脂肪填充可刺激肿瘤[72]。

股骨完全性骨折常发生于转子区域[73],相对于外伤引起长骨的螺旋性骨折而言,变形性骨炎的骨折大多数为横向骨折。

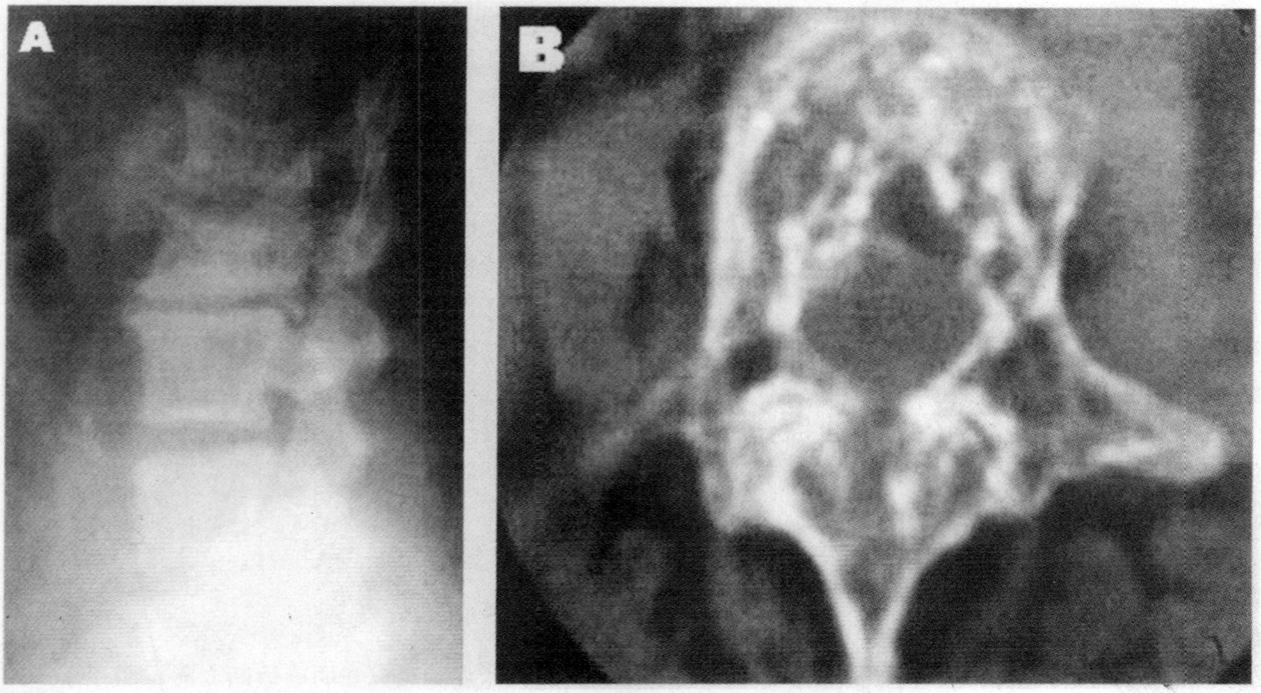

图122.6 (A)X线腰椎侧位像显示所有腰椎骨的Paget骨病。第二、三腰椎压缩性骨折。左前后位上下平面显示第四、五腰椎膨大。周围有椎骨体混和改变的第四腰椎骨皮质变厚,形成"图框样"。(B)CT行第四椎骨的轴位像显示明显的骨质疏松、粗糙的骨小梁形成和神经弓增大。

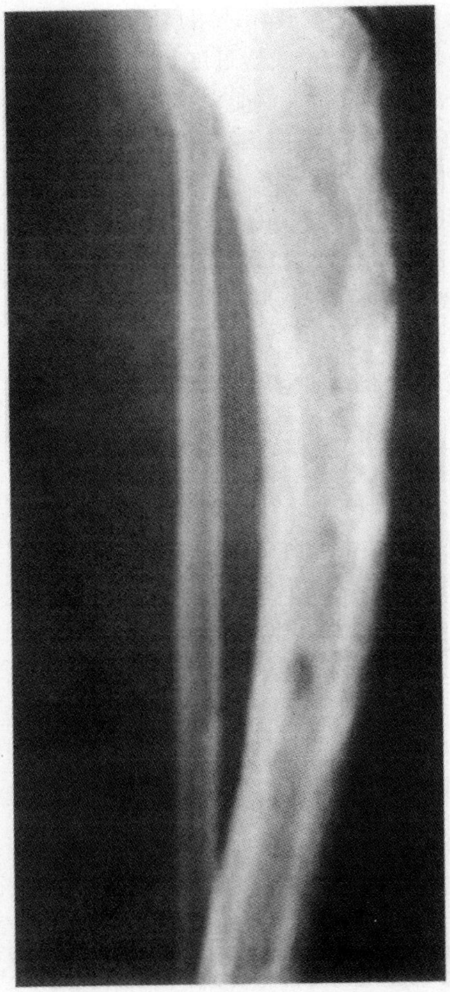

图122.7 X线胫腓骨的侧位像显示胫骨显著地向前弯曲，近端骨皮质变厚和纤维化区域。

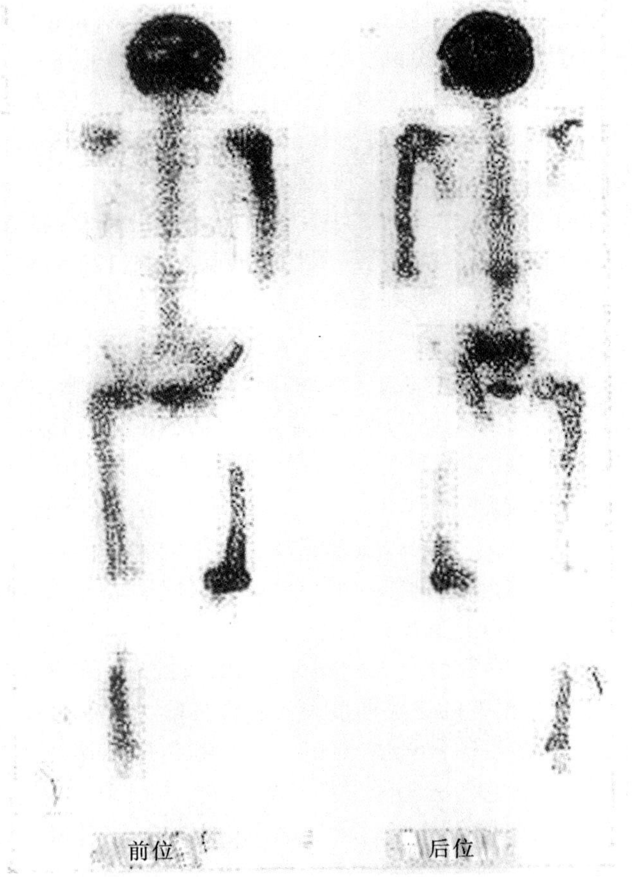

图122.8 锝-99标记的三磷酸盐定位于Paget骨病活动骨沉积部位。核素浓集的部位有颅骨、左侧肱骨、第八胸椎、第二腰椎、骶骨、左侧骨盆多于右侧骨盆、右侧股骨近端、左侧股骨远端和右侧胫骨远端，个别骨弥漫性摄取核素是Paget骨病的典型表现。

（二）骨扫描

骨扫描主要是利用二磷酸高锝(^{99m}TC)酸盐标记物对成骨活性、炎症或软组织损伤及血流量增加部位的局部摄取增加为原理。应用骨扫描独特的弥漫性皮质摄取来鉴别变形性骨炎于其他疾病(图122.8)。所有变形性骨炎不均匀地摄取放射性核素，在闪烁骨显像中，每个解剖部位表现不同。通过核扫瞄及碱性磷酸酶的升高，可以判定疾病的复发。

X线片对20%的变形性骨炎的发病部位不显示，而骨扫描可以发现这些部位[65]。对病程大于15年的患者可以通过骨扫描发现新病变缺乏的证据[75]。有证据表明二磷酸盐骨扫描对于抑制性治疗患者接受二磷酸盐类药物治疗有价值[76]。在已经接受变形性骨炎的抑制性治疗的患者中，变形性骨炎的病变部位很少均匀地摄取核素，并不是所有变形性骨炎的病变部位在骨扫描中均有改变或在治疗过程中均匀地改变，已经治疗的变形性骨炎在骨扫描中表现为假性的转移性恶性肿瘤的征象[77]。

活动的变形性骨炎更容易摄取镓。用放射性标记物镓比放射性标记物二磷酸盐能更好地反映变形性骨炎的骨活性的下降，同时可以反映细胞活性[78]。如果怀疑活动性变形性骨炎的病变部位在骨扫描中核素摄取缺乏，应注意肉瘤样改变。很多病例显示，应用TI-201扫描具有诊断价值[79]。光子缺陷可能出现在变形性骨炎的早期阶段甚至在未发肉瘤阶段。

六、诊断

（一）临床表现

临床症状可以在明确诊断之前长期存在，大多数患者并没有明显的临床异常。有时临床检查可明确诊断，例如，伴有前额隆起和扩张血管的大颅骨，类猿的矮小体态，单侧肢体的侧弯或前弯。

应用利多卡因对受累关节部位局部注射，如髋关节或膝关节，可以鉴别骨关节炎与变形性骨炎，如疼痛迅速缓解，则支持骨关节炎的诊断。

(二)血清碱性磷酸酶的测定

血清碱性磷酸酶的升高常支持变形性骨炎的诊断(见实验室分析)。

(三)X线检查

变形性骨炎的 X 线照射具有特征性表现，常可明确诊断。仅在变形性骨炎最初的溶骨阶段可能会有少许不同，只有当 P 变形性骨炎存在明显的骨受累时，才建议行 X 线检查，骨检查并不作常规推荐。

骨盆的变形性骨炎类似成骨细胞转移性病变。然而特征的骨小梁模式、受累骨的粗大、髂耻线的增粗、骨盆缘的三角形表现，变形性骨炎在骨盆弥漫性分布，均为特征性表现。

椎骨表现尾椎骨皮质浓缩、象牙样椎骨、骨小梁粗糙，有助与椎骨血管病、Rugger-Jersey 脊柱骨性营养不良及骨质疏松症相鉴别。象牙样锥体类似于骨盆成骨样转移和淋巴瘤。长骨骺受累，广泛硬化、骨膨大、骨皮质变厚弯曲，急性受累的骨溶解和进展的溶骨楔均为变形性骨炎的特征性改变。

骨密度增加可出现在成骨性骨转移(如：乳腺和前列腺肿瘤)、骨髓纤维变性、氟中毒、恶性肥大细胞增生病、肾性骨营养不良、骨纤维性发育不良、Weismann-Netter-Stuhl 综合征和结节性硬化，体检和实验室检查有助于鉴别这些疾病。然而，轴向骨软化、Osseum 成骨不全、家族性先天性学磷酸酯酶过多和额部骨肥厚，有时难于变形性骨炎鉴别。

(四)骨扫描

对变形性骨炎进行骨扫描有助于确定受累骨的范围，因为变形性骨炎一经发现基本上不侵犯新骨，所以不需要反复骨扫描。受累骨内部发展的存在，可通过 X 线检查和骨扫描加以确定。

(五)骨活检

对于变形性骨炎，具有特征性 X 线表现，大多数可明确诊断。但如果怀疑其他肿瘤骨转移或恶性变，有必要行骨活检。但没必要对溶骨楔进行活检，由于有增加骨折的危险性，故应尽量避免在此部位进行活检。

七、治疗

(一)大体治疗

变形性骨炎并非严重性疾病，尽管治疗非常有效，但不总是需长期治疗。大多数变形性骨炎的症状轻微，经过一个疗程的治疗很易缓解。对于有症状的患者，经过物理的、药物的及手术治疗是有效的，死于变形性骨炎的患者很少，可能仅限于发展成肉瘤的患者。

(二)整形外科治疗

弯曲的下肢或骨盆畸形常可应用机械装置来减轻症状。例如：矫正术(如腹部提升，鞋底和足底中间填充)。变形性骨炎的手术程序可能包括对胫骨或股骨的截骨术、切开或闭合性骨折复位、对继发性骨关节炎的关节造型术和对具有脊髓压迫症状和体征的患者行脊髓减压术。

变形性骨炎的骨可能因为坚硬而难以切除或因为柔软而导致出血不止。后者应用抑制性药物治疗优于手术。髋关节或膝关节置换术是有效的[81]。然而，减压术较非变形性骨炎的人更为常用，可能是由于变软的骨和弯曲的肢体与机械装置有关，未融合的关节治疗效果更佳。

(三)抗炎药物

抗炎药物可降低骨的再吸收，减少骨骼的血管在分布。然而，对变形性骨炎患者应用抗炎药物治疗，主要可减轻因继发性骨关节炎引发的疼痛。

(四)抑制性药物治疗指南

目前存在一些有效的安全的骨代谢抑制药物(表 122.2)。抑制性治疗目前多用于活动性变形性骨炎患者，包括无症状但血清碱性磷酸酶是正常上限的 2 倍的患者。虽然尚未证实，抑制性治疗似乎可以预防或延缓变形性骨炎并发症的进展，但抑制性治疗对已存在的 Paget 骨病并发症无纠正作用(如听力丧失、畸形或 OA)。变形性骨炎协会已制定治疗指导方针[83]。

尽管变形性骨炎患者常伴有后背疼痛，但不是症状的直接起因。变形性骨炎患者后背疼痛通常是关节炎的过程，该关节炎可以是或不是由变形性骨炎病引起。变形性骨炎的治疗应该是针对病因的治疗，而不是想当然的。

下身轻瘫或下身麻痹是颈椎或胸腰椎变形性骨炎不常见的并发症。因为有些患者由于贫穷不能行减压术治疗，所以部分应用药物治疗，使下身轻瘫或下身麻痹逆转。手术前药物治疗可以使变形性骨炎的骨血管分布减少,使术中出血量降低,更快愈合。大约10%的X线检查可以发现少见的长骨溶骨状态。可以应用除依替膦酸钠之外的所有二碳磷酸类药物治疗[80]。

对活动性Paget骨病患者随访3个月,非活动性患者随访6~12个月。随访内容包括病史、体格检查和血清碱性磷酸酶的测定。当发现溶骨病变时可复查X线检查,其他方面只是偶尔有必要复查,骨扫描很少复查。

(五)二磷酸盐类

变形性骨炎选择性药物是二磷酸盐类,即焦磷酸盐类似物,用碳取代了焦磷酸盐中的氧,从而抵抗了酶降解,在骨中延长了半衰期。二磷酸盐类是有效的破骨细胞抑制剂[84]。当中央碳延伸出的烃基侧链上含有一个氮分子时,二磷酸盐的作用更为有效,当侧链上含有一个三价氮时,其效果更好。二磷酸盐羟基附着在矿物质表面,与从中央碳延伸出的侧链上的破骨细胞分子靶点相互作用[85],二磷酸盐的磷石灰浓集点暴露在空间上位于破骨细胞之下[86],从骨中摄取钙,包含二磷酸盐诱导的破骨细胞凋亡[87]。二磷酸盐类也可通过其他机制影响破骨细胞,有些二磷酸盐结合三磷酸腺苷形成非水溶性化合物聚合体即细胞毒素(包含不含氮的二磷酸盐),另一些二磷酸盐可防止破骨细胞中蛋白质的异戊烯合成(包括含氮的二磷酸盐)组织学证据表明应用二磷酸盐治疗后的骨组织更加正常[88]。

口服二磷酸盐的吸收率仅为1%(范围,0.6%~3.0%)。吸收率为剂量依赖型,消化道内结合钙或食物使吸收率下降。几种二磷酸盐可导致腐蚀性食道炎,尤其是患有返流性食道炎的患者。吸收后,50%的二磷酸盐在20分钟内由肾脏排出,血浆半衰期大约为3小时,20%~50%已吸收的二磷酸盐在72小时内与骨结合。从近期形成晶体到二磷酸盐排出半衰期为90~300天。

二磷酸盐复治的效果下降。然而当一种二磷酸盐耐药时,大多数变形性骨炎的患者对其他二磷酸盐的治疗仍有效[89]。

通常,晨起空腹至少需230g水送顿服,服药后至少禁食30分钟(可以到1小时),保持直立体位。除了食道炎外,偶可出现皮疹、短暂的骨痛加剧及其他少见的不良反应。

依替膦酸二钠是首选用于治疗变形性骨炎的二磷酸盐[90],治疗变形性骨炎的依替膦酸钠的使用剂量为每日每千克体重5 mg或对于40 kg(88磅)~80kg(176磅)体重的患者每天400 mg,疗程为6个月。剂型为每片200mg和400mg。无食道炎患者可以在餐间或睡前空腹服用。依替膦酸钠有一种很少见的不良反应是高磷酸盐血症,高磷酸盐血症在体内是由依替膦酸二钠对肾脏的直接作用的结果,在其他动物体内并不出现。

其次选用氯屈膦酸盐治疗变形性骨炎。已在世界的许多国家和地区应用,认为其有效[91]。应用氯甲屈膦盐可出现高甲状旁腺素血症,可通过饮食或补充VitD来预防[92]。

帕米膦酸盐是有效的骨再吸收抑制剂。其对破骨细胞的有效作用是依替膦酸二钠的100倍,它的有效剂量对钙沉淀基本无影响[93,94]。帕米膦酸盐特殊的副作用包括短暂发热(通常低于39.2℃)、短暂性淋巴细胞减少、短暂且轻度恶心及眼葡萄膜炎[93]。帕米膦酸盐推荐剂量与方法为每次60~90 mg溶于普通盐水或葡萄糖溶液静脉点滴,输注时间大于2~3小时。治疗方案均有效,包括连续每天用药3~5天,每周一次用药3~5周或每月重新评估给药一次。

氨基二磷酸盐是一种有效的含氮二磷到酸盐。其有效性已在几个通过骨活检验证没有矿化的临床试验中证实[95-97]。其推荐剂量为每日40 mg顿服,疗程为6个月,如果碱性磷酸酶正常始终正常,疗程为3个月。

利塞磷酸盐是一种对Paget骨病有效的含三价氮的二磷酸盐的口服剂型[98-101]。推荐剂量为每天30 mg顿服,疗程2个月,该剂型的优点是疗程短。

替鲁磷酸是一种含氮的二磷酸盐。其在Paget骨病抑制性治疗中的有效性,可能生由于其具有抗炎特征[102-104]。

其他二磷酸盐包括伊班磷酸盐(2 mg静脉注射)、诺瑞磷酸盐(25~200 mg静脉注射,连续两天)[105]、阿尔法磷酸盐(二甲基磷酸盐;口服100~200 mg/d,连续3.5±2.4个月或静脉注射)、左莱磷酸盐(Novartis)(在单次静脉注射给药200~400 mg,其有效性可达7~10天;近来更多的研究显示单次静脉注射4 mg,给药时间大于15分钟)[107,108]。

(六)其他药物

长期以来降钙素被认为是对变形性骨炎最常见的治疗[109,110]。由于二磷酸盐的有效性和安全性而广泛应用,所以降钙素现在很少应用。应用降钙素治疗,在疗程的第一个月末症状减轻,有时在最初的几周内呈戏剧性变化。鲑鱼降钙素和降钙素基因相关肽具有同源性,它所起的止痛作用独立于它对骨转换率的影响。鼻喷剂型降钙素对一些患者有效，但当变形性骨炎患者应用其他治疗方案时,其有效性不一致[111]。肠胃外合成鲑鱼降钙素,允许给药剂量第一个月为每天100MRC(医学研究委员会)或国际单位(IU),0.5 mL 皮下注射或肌肉注射。药物剂量的调整应根据病情的严重程度和对药物的反应。鲑鱼降钙素应冷藏,使用鼻喷鲑鱼降钙素(药物)时,给药剂量为每个鼻孔每日 400 单位,每侧鼻孔交替喷用。

降钙素的副作用在治疗早期十分常见，包括胃肠道症状(恶心、呕吐、腹痛、腹绞痛、腹泻)、血管症状(面色潮红、手脚麻刺感)、局部注射症状(疼痛、红斑、瘙痒)和其他反应,如尿频、皮疹、不适的金属异味感、鼻漏和偶尔的血管性水肿。

普卡霉素是首先用于治疗变形性骨炎的有效药物,但因其潜在的副作用,在变形性骨炎的治疗中已被认为是后备药物[112]。

口服或静脉注射的镓硝酸盐对变形性骨炎有一定疗效[113],其主要副作用是复治时的轻度贫血。

八、结论

变形性骨炎是骨骼独立部位结构的改变。组织学

表122.2　变形性骨炎药物治疗

治疗目的
是血清碱性磷酸酶和/或骨转换的其他标记均正常化,从而控制症状,降低并发症的危险
治疗适应证
控制或减少并发症
变形性骨炎的骨痛
由脊髓变形性骨炎所致的下身轻瘫或下身麻痹
变形性骨炎的不连接骨折[a]
颅骨变形性骨炎,如头痛、头晕[b]
高输出量心衰
无症状的变形性骨炎
血清碱性磷酸酶或其它骨转换标记物是正常上限的两倍
变形性骨炎的高发部位如:颅骨、脊柱、长骨、关节旁部位
整形外科手术前准备,以降低手术出血,避免高钙血症[c]
溶骨的变形性骨炎[d]
治疗疗程
使血清碱性磷酸酶和/或其他骨转换标记物正常化
直道最大的推荐疗程
治疗药物(美国FDA推荐的药物一次选择)
1.含氮的二磷酸盐:如(按字母顺序)
阿伦磷酸盐
帕米二磷酸盐
利塞磷酸盐
替鲁磷酸
2.其他二磷酸盐
羟异磷酸钠
3.降钙素
胃肠外合成的鲑鱼降钙素
注意:不要治疗已存逆转的缺陷,如:听力丧失、骨关节炎、畸形
监测
每3个月和治疗后立即监测,直到稳定
每6~12个月检测是否恶化
复治指征与初治指征相同

a:羟异磷酸钠。
b:无症状的后颅凹陷症。
c:鲑鱼降钙素。
d:除羟异磷酸钠以外的药物。

上，变形性骨炎表现为快速的骨转换率伴有活性的、大的、扭曲的破骨细胞和过度活性的成骨细胞，导致错乱的、严重的钙化、纤维化，使骨膨大变软。然而并没有统一的意见说明变形性骨炎是由病毒感染触发或起源于病毒感染（尽管一些证据倾向于这种观点）。而本病遗传易感性的证据逐渐增多。变形性骨炎在美国的患病率大约占成年人口的1%，男性多于女性，随年龄增大患病率增加。

变形性骨炎多无症状，尽管有些损害，但通常无病态表现。当出现症状时，主要包括骨痛、骨关节炎、听力丧失、颅骨症状，少有的是高钙血症和变形性骨炎骨肉瘤。发现和随访变形性骨炎的最有效的实验室检查是测定血清碱性磷酸酶，骨转化率的检测也升高，X线表现有其特异性，很难与其他疾病相混淆，骨扫描可以确定受累骨的范围，并在X线检查前对活性骨部位定位。如怀疑恶变时可行骨活检。

治疗包括物理的（如足部提高）和整形外科治疗（如髋关节和膝关节修复术），新型和安全性药物降低疾病的活性并可以改变疾病的病程，几种有效的二磷酸盐可用于疾病的活动期。

（王瑜 郑宝忠 译 孙景城 李世民 校）

参考文献

1. Paget J. On a form of chronic inflammation of bones (osteitis deformans). *Med Chir Trans* 1877;60:37–63.
2. Altman RD, Bloch DA, Hochberg MC, et al. Prevalence of pelvic Paget's disease in the United States. *J Bone Miner Res* 2000;15:461–465.
3. Cooper C, Schafheutle K, Dennison E, et al. The epidemiology of Paget's disease in Britain: is the prevalence decreasing? *J Bone Miner Res* 1999;14:192–197.
4. Detheridge FM, Guyer PB, Barker DJP. European distribution of Paget's disease of bone. *Br Med J* 1982;285:1005–1008.
5. Barker DJP, Chamberlain AT, Guyer PB, et al. Paget's disease of bone: the Lancashire focus. *Br Med J* 1980;4:1105–1107.
6. Guyer PB, Chamberlain AT. Paget's disease of bone in two American cities. *Br Med J* 1980;281:985.
7. Rosenbaum HD, Hanson DJ. Geographic variation in the prevalence of Paget's disease of bone. *Radiology* 1969;92:959–963.
8. Doyle T, Gunn J, Anderson G, et al.. Paget's disease in New Zealand: evidence for declining prevalence. *Bone* 2002;31:616–619.
9. Lever JH. Paget's disease of bone in Lancashire and arsenic pesticide in cotton mill wastewater: a speculative hypothesis. *Bone* 2002;31:434–436.
10. Siris ES, Ottman R, Flaster E, et al. Familial aggregation of Paget's disease of bone. *J Bone Miner Res* 1991;6:495–500.
11. Gold DT, Boisture J, Shipp KM, et al. Paget's disease of bone and quality of life. *J Bone Miner Res* 1996;11:1897–1904.
12. Van Hul H. Paget's disease from a genetic perspective. *Bone* 1999;24(suppl):29S–30S.
13. Fotino M, Haymovits A, Falk CT. Evidence for linkage between HLA and Paget's disease. *Transplant Proc* 1977;9:1867–1868.
14. Tilyard MW, Gardner RJM, Milligan L, et al. A probable linkage between familial Paget's disease and the HLA loci. *Aust N Z J Med* 1982;12:498–500.
15. Cody JD, Singer FR, Roodman GD, et al. Genetic linkage of Paget's disease of the bone to chromosome 18q. *Am J Hum Genet* 1997;61:1117–1122.
16. Haslam SJ, Van Hul W, Morales-Piga A, et al. Paget's disease of bone: evidence for a susceptibility locus on chromosome 18 and for genetic heterogeneity. *J Bone Miner Res* 1998;13:911–917.
17. Hocking LJ, Ralston SH. Fine mapping of PDB5 &PDB6 loci in familial Paget's disease of bone. *Calcif Tissue Int* 2003;72:775.
18. Van Hul W. The genetics of Paget's disease. *Calcif Tissue Int* 2003;72:770.
19. Rebel A, Malkani K, Basle M, et al. Particularites ultrastructuales des osteoclastes de la maladie de Paget. *Rev Rhum* 1974;41:767–771.
20. Mee AP, Dixon JA, Hoyland JA, et al. Detection of canine distemper virus in 100% of Paget's disease samples by *in situ*-reverse transcriptase-polymerase chain reaction. *Bone* 1998;23:171–175.
21. Hoyland JA, Freemont AJ, Sharpe PT. Interleukin-6, IL-6 receptor and IL-6 nuclear factor gene expression in Paget's disease. *J Bone Miner Res* 1994;9:75–80.
22. Hoyland JA, Sharpe PT. Up-regulation of cFos proto-oncogene expression in pagetic osteoclasts. *J Bone Miner Res* 1994;9:1191–1194.
23. Roodman GD. Potential role of paramyxoviruses in Paget's disease. *Calcif Tissue Int* 2003;72:770.
24. Ralston SH, Helfrich MH. Are paramyxoviruses involved in Paget's disease? A negative view. *Bone* 1999;5(suppl):17S–18S.
25. Rima BK, Gassen U, Helfrich MH, Ralston SH. The pro and con of measles virus in Paget's disease: con. *J Bone Miner Res* 2002;17:2290–2292.
26. Meunier PJ, Coindre JM, Edouard CM, et al. Bone histomorphometry in Paget's disease. *Arthritis Rheum* 1980;23:1095–1103.
27. Mills BG, Singer FR. Nuclear inclusions in Paget's disease of bone. *Science* 1976;194:201–202.
28. Krane SM. Skeletal metabolism in Paget's disease of bone. *Arthritis Rheum* 1980;23:1087–1094.
29. Barry HC. *Paget's disease of bone.* London: E&S Livingstone, 1969:82.
30. Bhardwaj OP. Monostotic Paget's disease of bone. *J Indian Med Assoc* 1964;43:341.
31. Lichniak JE. The heel in systemic disease. *Clin Podiatr Med Surg* 1990;7:225–241.
32. Hamdy RC, Moore S, LeRoy J. Clinical presentation of Paget's disease of the bone in older patients. *South Med J* 1993;86:1097–1100.
33. Altman RD, Gray RG. Scalp vein sign in Paget's disease of bone. *J Rheumatol* 1982;9:624–626.
34. Gainey JC, Kadaba MP, Wootten ME, et al. Gait analysis of patients who have Paget disease. *J Bone Joint Surg* 1989;71A(4):568–579.
35. Altman RD, Collins B. Musculoskeletal manifestations of Paget's disease of bone. *Arthritis Rheum* 1980;23:1121–1127.
36. Altman RD, Ciliberti E. Orthopedic events in Paget's disease of bone. [Unpublished report].
37. Melton LJ III, Tiegs RD, Atkinson EJ, O'Fallon WM. Fracture risk among patients with Paget's disease: a population based cohort study. *J Bone Miner Res* 2000;15:2123–2138.
38. Helliwell PS. Osteoarthritis and Paget's disease. *Br J Rheumatol* 1995;34:1061–1063.
39. Altman RD, Brown M, Gargano F. Low back pain in Paget's disease of bone. *Clin Orthop* 1987;217:152–161.
40. Weisz GM. Lumbar spinal canal stenosis in Paget's disease. *Spine* 1983;8:192–198.
41. Wootton R, Reeve J, Veall N. The clinical measurement of skeletal blood flow. *Clin Sci Mol Med* 1976;50:261–268.
42. Arnalich F, Plaza I, Sobrino JA, et al. Cardiac size and function in Paget's disease of bone. *Int J Cardiol* 1984;5:491–505.
43. Sundaram M, Khanna G, El-Khoury GY. T1-weighted MR imaging for distinguishing large osteolysis of Paget's diesase from sarcomatous degeneration. *Skeletal Radiol* 2001;30:378–383.
44. Choquette D, Haraoui B, Altman RD, et al. Simultaneous multifocal sarcomatous degeneration in Paget's disease of bone. *Clin Orthop* 1983;179:308–311.
45. Reddick RL, Michelitch HJ, Levine AM, et al. Osteogenic sarcoma. *Cancer* 1980;45:64–71.
46. Jattiot F, Goupille P, Azias I, et al. Fourteen cases of sarcomatous degeneration in Paget's disease. *J Rheumatol* 1999;26:150–155.
47. Jacobs TP, Michelsen T, Polay JS, et al. Giant cell tumor in Paget's disease: familial and geographic clustering. *Cancer* 1979;44:742.
48. Monsell EM. Emerging concepts of hearing loss in Paget's disease of

bone. *Clin Rev Bone Miner Metab* 2002;1:145–147.
49. Goldhammer Y, Braham J, Kosary IZ. Hydrocephalic dementia in Paget's disease of the skull: treatment by ventriculoatrial shunt. *Neurology* 1979;29:513–516.
50. Sofaer JA. Dental extractions in Paget's disease of bone. *Int J Oral Surg* 1984;13:79–84.
51. Bone HG, Cody DD, Monsell EM. Application of quantitative CT to Paget's disease of bone. *Semin Arthritis Rheum* 1994;23:244–247.
52. Clarkson JG, Altman RD. Angioid streaks. *Surv Ophthalmol* 1982;25: 235–246.
53. Downey R, Siris ES, Antunes JL. "Crocodile tears" and Paget's disease: case report. *Neurosurgery* 1980;7(6):621–622.
54. McCloskey EV, Kanis JA. Neurological complications of Paget's disease. *Clin Rev Bone Miner Metab* 2002;1:135–143.
55. Herzberg L, Bayliss E. Spinal-cord syndrome due to noncompressive Paget's disease of bone: a spinal-artery steal phenomenon reversible with calcitonin. *Lancet* 1980;2:13–15.
56. Avramides A, Leonidas J-R, Chen C-K, et al. Coexistence of Paget's disease and hyperparathyroidism. *N Y State J Med* 1981;81:660–662.
57. Lyles KW, Gold DT, Newton RA, et al. Peyronie's disease is associated with Paget's disease of bone. *J Bone Miner Res* 1997;12:929–934.
58. Morales AA, Valdazo P, Corres J, et al. Coexistence of Paget's bone disease and diffuse idiopathic skeletal hyperostosis in males. *Clin Exp Rheumatol* 1993;11:361–365.
59. Delmas PD, Gineyts E, Bertholin A, et al. Immunoassay of pyridinoline crosslink excretion in normal adults and in Paget's disease. *J Bone Miner Res* 1993;8:643–648.
60. Alvarez L, Guanabens N, Peris P, et al. Discriminative value of biochemical markers of bone turnover in assessing the activity of Paget's disease. *J Bone Miner Res* 1995;10:458–465.
61. Alvarez L, Peris P, Pons F, et al. Relationship between biochemical markers of bone turnover and bone scintigraphic indices in assessment of Paget's disease activity. *Arthritis Rheum* 1997;40:461–468
62. Russell RGG, Beard DJ, Cameron EC, et al. Biochemical markers of bone turnover in Paget's disease. *Metab Bone Dis Rel Res* 1981;3: 255–262.
63. Alvarez L, Peris P, Guanabens N, et al. Serum osteoprotegerin and its ligand in Paget's disease of bone: relationship to disease activity and effect of treatment with bisphosphonates. *Arthritis Rheum* 2003;48: 824–828.
64. Renier J-C, Leroy E, Audran M. The initial site of bone lesions in Paget's disease: a review of two hundred cases. *Rev Rhum (English edition)* 1996;63:823–829.
65. Renier, J-C, Audrian M. Progression in length and width of pagetic lesions, and estimation of age at disease onset. *Rev Rhum (English edition)* 1997;64:35–42.
66. Buchoff HS, Altman RD. Paget's disease: correlation of pain, x-rays and bone scans. *Arthritis Rheum* 1981;24(suppl):572.
67. Olmstead WW. Some skeletogenic lesions with common calvarial manifestations. *Radiol Clin North Am* 1981;19:703–713.
68. Tjon-a-Tham RTO, Bloem JL, Falke THM, et al. Magnetic resonance imaging in Paget disease of the skull. *Am J Neuroradiol* 1985;6 879–881.
69. Chakravorty NK. Triradiate deformity of the pelvis in Paget's disease of bone. *Postgrad Med J* 1980;56:213–215.
70. Friedman AC, Orcutt J, Madewell JE. Paget's disease of the hand: radiographic spectrum. *AJR* 1982;138:691–693.
71. Price CHG, Goldie W. Paget's sarcoma of bone. *J Bone Joint Surg* 1967;51B:205.
72. Jaffe HL. Paget's disease of bone. *Arch Pathol* 1933;15:83.
73. Grundy M. Fractures of the femur in Paget's disease of bone, their etiology, and treatment. *J Bone Joint Surg* 1970;52B:252.
74. Vellenga CJLR, Pauwels EKJ, Bijvoet OLM, et al. Bone scintigraphy in Paget's disease treated with combined calcitonin and diphosphonate (EHDP). *Metab Bone Dis Rel Res* 1982;4:103–111.
75. Renier J-C, Audran M. Polyostotic Paget's disease. *Rev Rhum (English edition)* 1997;64:233–242.
76. Vellenga CJLR, Pauwels EKJ, Bijvoet OLM, et al. Untreated Paget disease of bone studied by scintigraphy. *Radiology* 1984;153:799–805.
77. Ryan WG, Fordham EW, Ali A. Treated Paget's disease of bone mimicking metastatic cancer. *Clin Nucl Med* 1995;20:69–85.
78. Waxman AD, McKee D, Siemsen JK, et al. Gallium scanning in Paget's disease of bone: effect of calcitonin. *AJR* 1980;134:303–306.
79. Colarinha P, Fonseca AT, Salfado L, et al. Diagnosis of malignant change in Paget's disease by TI-201. *Clin Nucl Med* 1996;21:299–301.
80. Eisman JA, Martin TJ. Osteolytic Paget's disease. *J Bone Joint Surg* 1986;68A(1):112–117.
81. Kaplan FS. Severe orthopaedic complications of Paget's disease. *Bone* 1999;24(suppl):43–46.
82. Parvizi J, Schall DM, Lewallen DG, Sim FH. Outcome of uncemented hip arthroplasty components in patients with Paget's disease. *Clin Orthop* 2002;403:127–134.
83. Lyles KW, Siris ES, Singer FR, Meunier PJ. A clinical approach to diagnosis and management of Paget's disease of bone. *J Bone Miner Res* 2001;16:1379–1387.
84. Basle MF, Rebel A, Renier JC, et al. Bone tissue in Paget's disease treated with ethane-1, hydroxy-1,1 diphosphonate (EHDP) (structure, ultrastructure and immunocytology). *Clin Orthop Rel Res* 1984;184: 281–288.
85. Van Beck E, Hoekstra M, van der Ruit M, et al. Structural requirements for bisphosphonate actions in vitro. *J Bone Miner Res* 1994;9: 1875–1882.
86. Sato M, Grasser W, Endo N, et al. Bisphosphonate action. Alendronate localisation in rat bone and effects on osteoclast ultrastructure. *J Clin Invest* 1991;88:2095–2105.
87. Rogers MJ, Frith JC, Luckman SP, et al. Molecular mechanisms of action of bisphosphonates. *Bone* 1998;5(suppl):73–79.
88. Meunier PJ. The pagetic lesion. *Clin Rev Bone Miner Metab* 2002;1: 103–107.
89. Joshua F, Epstein M, Major G. Bisphosphonate resistance in Paget's disease of bone. *Arthritis Rheum* 2003;48:2321–2323.
90. Altman RD. Long-term follow-up therapy with intermittent etidronate disodium in Paget's disease of bone. *Am J Med* 1985;79:583–590.
91. Arboleya LR, Sanchez J, Iglesias G, et al. Tratamiento de la enfermedad osea de Paget con clodronato en infusion intraveosa. *Rev Esp Reumatol* 1998;25:13–17.
92. Delmas PD, Chapuy MC, Vignon E, et al. Long term effects of dichloromethylene diphosphonates in Paget's disease of bone. *J Clin Endocrinol Metab* 1982;54:837–844.
93. Mazieres B, Ahmed I, Moulinier L, et al. Pamidronate infusions for the treatment of Paget's disease of bone. *Rev Rhum (English edition)* 1996;63:36–43.
94. Cundy T. Wattie D, King AR. High-dose pamidronate in the management of resistant Paget's disease. *Calcif Tissue Int* 1996;58:6–8.
95. Reid, Nicholson GC, Weinstein RS, et al. Biochemical and radiologic improvement in Paget's disease of bone treated with alendronate: a randomized placebo-controlled trial. *Am J Med* 1996;171: 341–348.
96. Khan SA, Vasikaran S, McCloskey EV, et al. Alendronate in the treatment of Paget's disease of bone. *Bone* 1997;20:263–271.
97. Siris E, Weinstein RS, Altman R, et al. Comparative study of alendronate versus etidronate for the treatment of Paget's disease of bone. *J Clin Endocrinol Metab* 1996;81:961–967.
98. Siris ES, Chines AA, Altman RD, et al. Risedronate in the treatment of Paget's disease of bone: an open label, multicenter trial. *J Bone Miner Res* 1998;13:1032–1038.
99. Hosking DJ, Eusebio RA, Chines AA. Paget's disease of bone: reduction of disease activity with oral risedronate. *Bone* 1998;22:51–55.
100. Miller PD, Brown JP, Siris ES, et al., for the Paget's Risedronate/Etidronate Study Group. A randomized, double-blind comparison of risedronate and etidronate in the treatment of Paget's disease of bone. *Am J Med* 1999;106:513–520.
101. Brown JP, Hosking DJ, Ste-Marie L, et al. Risedronate, a highly effective, short-term oral treatment for Paget's disease: a dose response study. *Calcif Tissue Int* 1999;64:93–99.
102. Monkkonen J, Simila J, Rogers MJ. Effects of tiludronate and ibandronate on the secretion of proinflammatory cytokines and nitric oxide from macrophages in vitro. *Life Sci* 1998;62:PL95–PL102.
103. Fraser WD, Stamp TC, Creek RA, et al. A double-blind, multicentre, placebo-controlled study of tiludronate in Paget's disease of bone. *Postgrad Med J* 1997;73:496–502.
104. Dovogelaer JP, Malghem J, Stasse P, et al. Biological and radiological responses to oral etidronate and tiludronate in Paget's disease of bone. *Bone* 1997;20:259–261.
105. Adami S, Bevilacqua M, Broggini M, et al. Short-term intravenous therapy with Neridronate in Paget's disease. *Clin Exp Rheumatol* 2002;20:55–58.

106. Gonzalez D, Mautalen C. Short term therapy with oral olpadronate in active Paget's disease of bone. *J Bone Miner Res* 1999;14:2042–2047.
107. Garnero P, Gineyts E, Schaffer AV, et al. Measurement of urinary excretion of nonisomerized and beta-isomerized forms of type I collagen breakdown products to monitor the effects of the bisphosphonate zoledronate in Paget's disease. *Arthritis Rheum* 1998;41:354–360.
108. Arden-Cordone M, Siris ES, Lyles KW, et al. Antiresorptive effect of a single infusion of microgram quantities of zoledronate in Paget's disease of bone. *Calcif Tissue Int* 1997;60:415–418.
109. MacIntyre I, Evans IMA, Hobitz HHG. Chemistry, physiology, and therapeutic applications of calcitonin. *Arthritis Rheum* 1980;23:1139–1147.
110. El Sammaa M, Linthicum F Jr, House HP, et al. Calcitonin as treatment for hearing loss in Paget's disease. *Am J Otol* 1986;7(4):241–243.
111. Reginster JY, Jeugmans-Huynen AM, Wouters M, et al. The effect of nasal hCT on bone turnover in Paget's disease of bone-implications for the treatment of other metabolic bone diseases. *Br J Rheumatol* 1992;31:35–39.
112. Ryan WG, Fordham EW. Mithramycin and Paget's disease revisited. *Ann Intern Med* 1984;100:771.
113. Bockman RS, Bosco B. Treatment of patients with advanced Paget's disease of bone with two cycles of gallium nitrate. *Semin Arthritis Rheum* 1994;23:268–269.

第123章

内分泌疾病的风湿性表现

Mary E. Cronin

激素过量和缺乏均可引起多种肌肉与骨骼的症状。这些特点的了解有助于对疾病做出恰当的诊断。因为这些疾病常常需要治疗，所以识别它们是非常重要的。激素平衡状态的改变，包括怀孕被认为是某些风湿性疾病的发病机制，对于其治疗提出了新的见解。它们之间的相关性将在本章进行阐述。

神经内分泌在免疫中的作用已经被充分认识，神经内分泌通过直接和间接两种方式对免疫系统产生影响，有关神经内分泌系统对风湿性疾病的临床关联性应与密切关注。这一领域的经典回顾已在第 34 章中描述。

一、肢端肥大症

垂体腺瘤可产生过量的生长激素，导致肢端肥大症。因为合成和骨代谢的作用在相关组织中引起显著改变，而对于年长患者，由于骨骺已经闭合，故将导致肢端肥大症。如果腺瘤出现在青春期前，将导致巨人症。肢端肥大症是一种少见疾病，其发病率为每百万人中 50~70 人，通常在激素过量分泌发生之后 10~15年才得以诊断[1]。尽管许多合成代谢受该激素的直接影响，但由生长激素所诱导的胰岛素样生长因子(IGF)可刺激关节软骨细胞合成硫酸软骨素和胶原[2-4]。IGF-Ⅰ(又称生长调节素 C)，和 IGF-Ⅱ(生长调节素 A)主要在肝脏合成，也可在软骨细胞、肾脏、肌肉、垂体和胃肠道合成。特别是 IGF-Ⅰ是一种有效的细胞增殖刺激因子，将在第 19 章系统阐述[2,3]。

生长激素和 IGF 协同作用刺激软组织增殖，包括黏液囊、关节囊、滑膜、软骨(图 123.1)和骨。软组织改变包括：指(趾)粗糙、变粗；由非炎症纤维化增生导致囊性增厚，特别是髌骨、鹰嘴及肩峰下囊；以及关节囊肥大、松弛，致使关节过度活动。脂肪和纤维组织的增生超过滑膜细胞的增生常引起非炎症性滑膜增厚、上覆绒毛。35%的肢端肥大症患者出现异常跟垫变厚。

多数软骨组织在成年期受生长激素的影响程度不如青春期前。有些软骨存在应答反应，如颏骨节导致下颌变大，肋软骨交界处导致纺锤样扩大形成串珠肋和肋骨变长。这一过程导致胸廓前后径变宽。喉部也可发生软骨的过度生长，影响发育，但很少影响呼吸。骨性

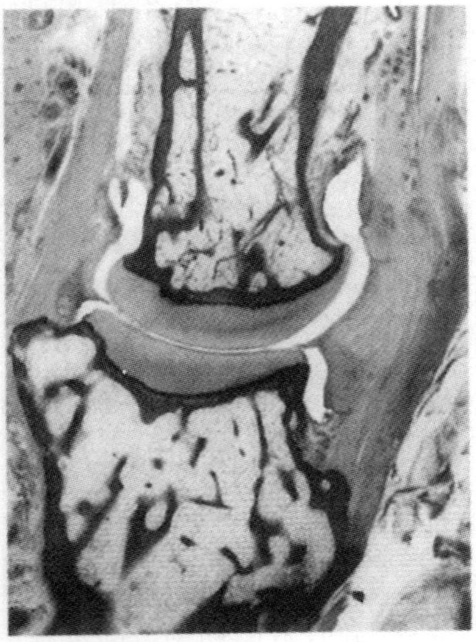

图123.1 图为50岁男性肢端肥大症患者远端足中位矢状面。软骨不规则过度肥大、增生和骨过度生长致关节间隙变窄，出现骨小梁增粗。(Courtesy of Dr. R. T McCluskey, Department of Pathology, Massachusetts General Hospital, Boston.)

表123.1 肢端肥大症的风湿性表现

组织过度生长	
	黏液囊增生
	囊样增厚
	滑膜增殖水肿
	软骨增生
	多骨样增殖
关节病	
	关节过度活动
	软骨变性
	伴骨膜反应和骨赘病的多骨重塑
	间歇性滑膜炎(晶体诱导的？)
肌肉异常	
	肌肉块增加
	肌肉近端无力、疲劳、肌痛、抽搐
神经疾病	
	感知的外周神经
	外周神经病
	腕管综合征
其他	
	背痛和过度活动
	驼背
	雷诺现象

增厚可导致颅骨增厚、下颌变大、内额肥厚。67%患者的另一特征性表现为手足末梢簇样增厚[3]。这使手形成“杵状指”改变，约半数患者籽骨变大，甚至影响耳部的镫骨板，引起听觉症状。

表 123.1 列出一些经详细病史、体格检查和实验室检查发现的常见肢端肥大症患者伴有的风湿性表现。这些是主要的致病致残因素。其主要受病程的影响，超过了受生长激素绝对水平的影响。然而，这些风湿性表现可能出现在疾病的早期并表现出临床症状。除了软组织增生、腕管综合征、感觉异常外，由长期生长激素增多引发的风湿性病变中的多数，已经不能通过去除垂体的治疗来缓解。但对这种内分泌疾病的早期认识和治疗，可以改变这一悲伤的观点[1,3-5]。有些报道显示，经长期治疗后重新评估患者，软骨的过度增生可部分逆转[6]。

(一)关节病

肢端肥大症关节病常见的表现类似于骨关节病(OA)的一些表现，软骨变厚和关节的过度活动是重要的鉴别诊断。75%的患者出现外周大小关节受累。关节病由关节和关节外结构的非炎性增殖组成，同时伴有骨赘病和关节软骨的退行性变。关节病的早期表现为过度活动、反复渗出和关节腔变宽，进展期表现为多骨肥大、活动丧失和畸形。这些改变的发病机制已由人体尸检研究和应用外源性生长激素造成多关节病变的动物实验证实[3,7]。软骨基质在肢端肥大症时大块地变厚，以随机的形式存在，在中间层和基底层出现退变，导致其变脆、裂隙和溃疡。关节肥大和冗余导致的关节过度活动会促进这一退变过程。有趣的是，生长激素不足的年长患者与其年龄和性别相匹配的对照组相比，骨关节炎的 X 线改变更少[8]。

因此类似骨关节炎的改变可以是单关节的或多关节的，可侵犯膝部、肩部、髋部或手关节，很少累及肘关节和踝关节。在一些患者中，间断性关节疼痛发作可持续数周或数月。引起这些发作的确切机制以及双水羧焦磷酸钙(CPPD)结晶可能的作用，尚有待于进一步证实[3]。通常很少有患者主诉关节痛和晨僵。某些患者伴有症状和血沉增快，可引起与风湿性关节炎(RA)相混淆。

体格检查通常能发现骨关节炎的一些特征性表现，但软骨变厚和关节过度活动所致的关节摩擦音的响度，有助于从原发性骨关节炎中区分开肢端肥大症骨关节病。到近段指间关节以远可触及的指背多皱纹也有助于诊断。滑膜和关节周围组织变厚可出现肿胀样外观，但渗出相对较少，而且为非炎性改变时，无晶体检出且白细胞计数降低，类似骨关节炎的表现。

肢端肥大症的 X 线表现包括：软骨间隙变宽，骨增大伴骨膜重塑和骨干密度增加，边缘骨赘形成，肌腱和囊样插入和点钙化[3]。在后前位 X 线片测量对第二掌指关节间隙即可测定出软骨间隙。正常宽度为男性少于3mm、女性少于 2mm。大约 1/3 的肢端肥大症患者伴有关节间隙增宽[4]。在韧带附着点的外生骨疣于骨

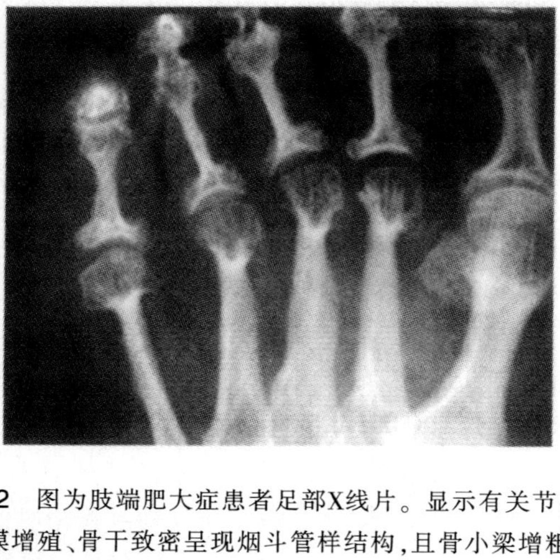

图123.2 图为肢端肥大症患者足部X线片。显示有关节间隙变宽、骨膜增殖、骨干致密呈现烟斗管样结构，且骨小梁增粗变宽，趾骨头呈现促骨痂形成样外观。

端形成方形外观。尽管骨骺处骨小梁增厚,但其同时会变宽,导致骨质疏松而骨干仍保持致密,这在掌骨和跖骨头尤为常见(图123.2)。肱骨头和股骨头可形成蘑菇样结构且关节间隙变宽。在膝关节 X 线片上可出现肥大性骨刺伴股骨髁和胫骨髁呈张开状。

和骨关节炎相似,可以用非类固醇类抗炎药和其他保守措施来治疗这些不适症状(详见第 112 章)。尽管有报道称关节内注射皮质类固醇无效,但尚无对照研究数据。严重的退行性病变可通过手术治疗，对此前治疗过垂体功能不全的肢端肥大症患者,术前需应用皮质类固醇。

McCune-Albright 综合征是一种少见的非遗传性疾病,由多骨纤维发育不良、咖啡乳色斑和内分泌疾病构成(包括肢端肥大症、甲状腺功能亢进和甲状旁腺功能亢进)。纤维发育不良出现在生命早期同时伴有内分泌疾病的不定期发作,故患者可患有巨人症和肢端肥大症[3]。

(二)肌病

高达 50%的肢端肥大症患者伴有长期存在的疾病,可发生近端肌病。动物实验显示,生长激素优先使近端肌肉增大,但肌肉功能不足。肢端肥大症患者的肌肉活检显示,肥厚和萎缩性病变可同时或单独发生。以Ⅰ型纤维性肥大和Ⅱa 型及Ⅱb 型肌肉纤维萎缩为主。萎缩并不是废用性的,其主要影响Ⅰ型纤维。病程长短而不是生长激素水平,与活检结果有关[9]。超微结构显示有糖原和脂褐质沉积、盘旋膜体(可能是磷脂)以及含有异常嵴和空泡形成的多晶线粒体，这与生长激素对骨骼肌摄取糖原的已知影响及其刺激核糖核酸(RNA)转换是一致的。线粒体破坏和临床上可见的肌肉力量下降之间是否存在因果关系尚未证实。

近端肌力弱和活动耐力下降是肌病的常见表现,随即可出现肌痛、痉挛和肌肉抽搐。肌肉有松弛感,且虚弱程度和肌肉量不成比例。尽管血清肌酸激酶(CK)和醛固酮水平通常正常，但也可因斑块状坏死而反应性增高。大多数伴有肌病且未治经疗的肢端肥大症患者会有肌电图(EMG)异常,包括那些没有表现为虚弱的患者,但低幅、短间期、多项电位下的表现是肌病非特异性表现[8]。尽管肌肉活检仍会发现肌病性改变[10],但经过治疗的患者其肌电图和肌酸激酶水平通常正常。经垂体摘除术后,正常力量的恢复是逐步的,甚至在术后两年仍不能完全恢复[8]。

(三)神经病变

如表 123.1 所示，肢端肥大症可伴有多种神经病变。这些神经病变和生长激素水平的升高无关,也与腕管综合征无关，而且在无伴发糖尿病的情况下也可发生。其发病机制多样,包括以下几种:①对直接或间接与生长激素相关的神经元的可能代谢影响；②继发于骨性(枕骨大孔、椎骨体)和椎旁结缔组织过度增生对脊髓的压迫；③继发于神经内组织和神经外周组织增殖的缺血性神经病变。累及多个外周神经的模糊性感觉异常可能是其最早的症状,治疗后均可缓解。11 例肢端肥大症患者中有 5 例患者存在有尺神经或腘神经可触及的增大，伴感觉异常、深部肌腱反射减弱或消失、末端消瘦甚至足下垂[11]。也可出现振动感和位置感的减弱。外周神经的显微镜研究显示,有髓鞘和无髓鞘纤维均有减少,伴有节段性脱髓鞘和髓鞘再生,偶尔出现轴突退变。神经的支持组织增加，伴有明显的增殖,特别是肥大型增殖[11]。

多达 64%的肢端肥大症患者会发生典型的腕管综合征,通常为双侧[3,12]。腕管综合征的发病机制部分是由于骨和软组织增大侵犯腕管，而引起症状的主要原因是正中神经的局部膨大和肥厚。在手术中曾在腕横韧带下方发现水肿。垂体手术治疗后,软组织膨大消失,症状会迅速改善,但要恢复到正常的神经传导速度需时较长。

(四)背痛

近一半的肢端肥大症患者会在疾病过程中主诉背痛。尽管大多数症状出现在腰骶部,但也可累及颈部和胸部。不管有无严重疼痛以及有时出现的严重 X 线改变,患者均表现有脊柱过度活动。这种明显的表现可作为鉴别本病和其他脊柱疾病的主要依据，可能是由于保持弹性和膨胀性的椎间盘膨大所致[3,7]。这种活动度会加速脊柱退变和骨赘形成。在 X 线片上相间盘间隙为正常或增大,偶尔表现为钙化。肥大性骨刺可出现在椎体前缘,类似于弥漫性特发性骨肥厚。在后部,脊柱旁组织的压力或重改造可导致椎体正常凹度的扩大。常可见脊柱后凸，可能是由于继发于肋骨延长的桶状胸畸形所致。

(五)雷诺现象

在一组 25 例肢端肥大症患者中，有 14 例患者存在雷诺现象。虽然其发病机制不明确,但它的发生可能是增厚的血管壁引起的。

(六)巨人症

青春期前伴有垂体腺瘤的患者出现加速的软骨内

骨化和管状骨增长被认为是巨人症。本病少见，风湿样表现的真实发生率不清。肢端肥大症所发生的关节病、肌病和肥大性神经疾病也可出现在巨人症中。腕管综合征的发生少见。因为骨和软组织是先后相继生成的，因此腕管可不受危害。

二、生长激素缺乏症

虽然大多数研究是针对儿童的，但生长激素缺乏的风湿样表现仅限于骨矿物质下降。有关生长激素相对缺乏的成人研究受到业内的关注。这些研究发现，在生长激素缺乏的成人中很少出现骨关节炎[13]。关于生长激素缺乏的影响以及这种激素替代治疗的研究将会为风湿病学家揭示出一些值得关注的新观点。

三、甲状腺功能减退症

原发性甲状腺功能减退症中，许多器官和组织会出现透明质酸和其他黏蛋白沉积。许多伴有甲状腺功能减退症的风湿性综合征均是继发于发生在结缔组织和基底膜的此种沉淀(表 123.2)。刺激透明质酸过度合成的可能是促甲状腺激素(TSH)[14]。如果这一假设成立，则可以解释在促甲状腺激素水平较低的继发甲状腺功能减退症中肌肉骨骼综合征较少发生的原因。继发性甲状腺功能减退中很少伴发风湿性疾病的其他可能原因还包括它很少见而且同时伴有其他内分泌缺乏，从而掩盖了肌肉骨骼症状。

(一)神经病变

尽管黏液性水肿常出现神经症状，但很容易被忽略。甲状腺功能减退患者几乎没有不适性主诉，而且由于患者不能合作因而很难实施神经系统检查。数位学者特别强调指出外周神经病变的全身性[15,16]。最初认为是黏蛋白沉积导致神经受压而致，现在认为由于继发甲状腺功能减退状态下神经代谢紊乱所致。曾发现神经纤维脱节段性髓鞘病变，伴有施万细胞增殖和神经内、外膜黏蛋白的渗透。神经病变原发于感觉；感觉传导速率的变慢可出现在尺骨神经、中间神经和下面的胫骨神经。虽然发生的频度不定，但仍出现运动纤维传导的异常。在一组有 25 例黏液腺瘤患者中均有感觉异常，60%为外周感觉降低。感觉丧失主要包括疼痛和轻微触痛；振动觉减低较少见。腕管综合征是甲状腺功能减退最容易识别的神经并发症之一。所有伴腕管综合征的患者中大约有 10%存在黏液水肿。相反，甲状腺功能减退患者中有 5%~80%存在中间神经受压。腕管综合征的症状可出现在临床甲状腺功能减退症状明显之前。这种相关性十分重要，因为甲状腺素替代治疗后可以完全缓解神经病变，因此可避免手术治疗。

甲状腺功能减退除影响外周神经外，也可累及大脑皮质、小脑和颅神经。甲状腺功能减退患者其脑脊液蛋白的浓度平均高于正常 15%；γ 球蛋白水平是正常的 3 倍多[16]。在非常少见的例外情况下，甲状腺功能减退患者的所有神经病变表现在治疗后可完全消失。

(二)关节病变

Bland 和 Frymoyer 最初的研究[14]以及 Dorwart 和 Schumacher[17]随后的临床病理研究明确定义了一种黏液性水肿特有的关节病变。表 123.2 列出了其特征性表现。关节受累通常和甲状腺功能减退同时发生，但偶尔也出现在临床黏液性水肿发生之前。大约 1/3 的甲状腺

表123.2 甲状腺疾病的风湿性表现

甲状腺功能减退
外周神经病变：腕管综合征
关节病变：非炎性黏液渗出，软骨钙化(焦磷酸钙结晶)，Charcot样关节破坏，高尿酸血症和痛风，屈肌腱鞘炎，骨骺发育不良，粘连性囊炎，缺血性坏死
肌病变：疼痛，痛苦，僵硬，痉挛，虚弱，肌水肿，肥大
甲状腺功能亢进
甲状腺肢端病：杵状变，鼓膜增殖，软组织肿胀，胫前黏液性水肿，眼球突出症，LATS(长效甲状腺刺激物)
关节外骨质疏松
肌病变：萎缩，突眼性眼肌麻痹，重症肌无力，周期性麻痹
粘连性囊炎
自身免疫性(桥本)甲状腺炎
纤维组织炎综合征
胸壁疼痛
与结缔组织疾病相关性

功能减退患者有症状性滑液渗出。其炎症既不常见也不严重，仅出现轻微的疼痛和敏感以及轻度的暖热和红斑。关节炎常为双侧，多累及膝关节；而踝关节、掌指关节和手足的小关节很少受累。尽管髋关节和股骨头骺常在儿童时受累，但成人也有相关报道[18]。关节外组织明显增厚，且关节液增多出现缓慢的“凸出”征。有超高黏度所致的这种表现继发于滑膜液体透明质酸浓度的增加[17]。滑膜液一般是非炎性的，其白细胞计数低于 1 000/mm³。

除渗出性表现外，X 线特征通常正常。甲状腺功能减退患者偶可出现对应用甲状腺素治疗有响应的侵蚀性指关节病[19]。

另外，虽然 Bland 和 Frymoyer[14]从其研究组中排除了伴有透明软骨钙化的患者，但他们发现 3 例病例的 X 线片均显示有胫骨平台破坏性病变，并表现为病理压缩性骨折。因为 Charcot 样破坏性关节炎和软骨钙化相关(见第 116 章)，因此这 3 例患者可能伴有双水焦磷酸钙结晶沉积。Dorwart 和 Schumache[17]发现 12 例黏液性水肿患者中有 7 例患者膝关节出现软骨钙化；9 例患者有膝关节渗液，6 例患者有双水焦磷酸钙结晶沉积。相反，对 105 例软骨钙化的患者研究却发现，甲状腺功能减退的发生率升高(10.5%)[20]。在白细胞内和细胞外均发现有焦磷酸钙和尿酸钠晶体，但无相关的炎性反应。尽管如此，仍未证实两者之间存在关联[21,22]。

值得注意的是，黏液性水肿患者通常不会由于存在尿酸钠或焦磷酸钙结晶而出现严重的炎性关节渗出。有两种表现可对此作出解释。首先，甲状腺功能减退患者的嗜中性粒细胞功能下降，而这种异常经甲状腺素治疗后可恢复[23]。其次，滑膜液中透明质酸的浓度升高和内在的高黏度，阻止了白细胞的趋化作用，从而降低了晶体的内吞速度[24]。经甲状腺素治疗后，几名患者出现了典型的晶体诱导的非炎性关节病变，与非晶体相关性关节疼痛和渗出的消退形成对照。

无症状的高尿酸血症通常发生于甲状腺功能减退的男性患者而非女性患者。痛风患者的临床黏液性水肿发病率的增加虽小但有重要意义[25]。有一项前瞻性研究对 54 名痛风结石患者以及与其年龄、性别、体重相匹配的对照组甲状腺功能减退的发生率进行了评价。女性痛风患者与对照组相比，其促甲状腺素水平升高约为后者的 2.5 倍，而男性痛风患者则升高约为对照组的 6 倍。对痛风患者的回顾性研究显示，甲状腺功能减退的发病率甚至更高[26]。

据报道，伴有甲状腺功能减退的腕屈腱鞘炎患者对甲状腺激素治疗无反应，但腱鞘内注射皮质类固醇可迅速缓解症状[17]。尽管未进行活检，但一般认为透明质酸盐的沉积可引起掌中鞘增厚、触痛和粘连。

大约 1/3 的黏液性水肿患者会出现韧带松弛。滑液渗出伴关节囊、韧带和肌腱的水肿样松弛类似于甲状腺功能减退动物模型中所见的改变，认为其是由于受累组织的透明质酸浓度升高所致。黏液水肿性关节疾病此前仅在原发性甲状腺功能减低中有描述，发现其促甲状腺素水平增高。这种激素可使滑液透明质酸的合成增加，出现所描述的改变。

儿童中先天性和获得性甲状腺功能减退均可导致骨骺闭合延迟以及成熟和骨化的延迟。这种现象多见于股骨头，可导致股骨头骨骺滑脱。对于这类儿童有助于诊断的特征表现包括髋关节疼痛、跛行和血清肌酸激酶的升高[27]。

(三)肌病变

肌病变的特点是常伴发于多种内分泌疾病，但在数量上发生于甲状腺功能减退中的肌病变可能最重要。除了运动缓慢，在甲状腺功能减退中还可出现典型的肌肉松弛和肌肉收缩延迟，超过 75%的患者主诉肌无力、肌肉痉挛、疼痛或僵硬。约 12%的患者出现肌肉肥厚。休息时可出现疼痛和僵硬，且遇冷加重，因此与原发性纤维肌痛相似。无明显临床症状的甲状腺功能减退的多数患者伴有这种肌肉症状。与神经病变和关节病变相似，肌病变也可在甲状腺功能减退诊断之前几个月出现。甲状腺功能减退的各种肌肉症状是一个连续的进程，首先是周身疼痛，进展为肌肉痉挛、近端无力，严重的长期的甲状腺功能减退的患者甚至可出现肌肉肥厚。肌病变甚至可出现在诊断甲状腺功能减退的实验室证据之前，因此对于未明原因的肌病患者重复进行甲状腺检查是有根据的[28,29]。甲状腺功能减退伴横纹肌溶解症曾有 1 例报道[30]。

在体格检查中，虚弱常不严重。主要累及近端肌群。由于肌肉疾病比神经传导改变或有缺陷的神经肌肉传递更为常见，故肌肉收缩和松弛是缓慢的。应用反射锤直接叩击肌肉可产生一种有意义的征象，称之为肌耸起现象或肌丘反应。这咱叩击或拧捏肌肉所产生的短暂性局部脊皱可持续数秒钟，而且也可出现于低白蛋白血症患者。肌肉的体积通常正常；甲状腺功能减退很少出现肌萎缩。婴儿和儿童期出现的全身性肌肉肥大，称之为 Kocher-Debré-Sémélaigne 综合征，而在成年期出现的，称之为 Hoffman 综合征。这种异常表现可产生运动员样或“大力士”外貌，但经治疗后可减退。

叩击肥厚肌肉产生的持续性肌肉收缩类似于肌僵直表现,不过肌电图显示这咱肌肉反应没有电活性。

甲状腺功能减低患者的血清中大多数“肌”酶的活性会有升高。对肌酸激酶已进行过详细研究,证实其浓度与甲状腺功能减退的严重性密切相关。甲状腺功能减退中心肌同工酶对肌酸激酶血清水平的确切作用尚有待明确。在甲状腺功能恢复正常后两个月内肌酸激酶水平可恢复正常。对垂体功能低下和继发性甲状腺功能减退患者的几项研究显示,肌病变不是其临床特征,而且肌酸激酶血清水平是正常的,提示促甲状腺激素在甲状腺功能减退的肌病变发病机制中起一定作用。

肌电图改变与肌肉体积无关。近一半的患者显示针插入点活性增加和应激性过高。同样数量的患者显示有多项运动单元活动电位。通常在反射活动后可见重复放电链。这些改变是肌病的非特异性指征,不是甲状腺功能减退肌病变的特殊病症。

尽管肌活检结果可能正常,但光学显微镜可发现大多数患者肌肉变性的证据,如局部坏死区、再生区以及伴有纤维空泡形成的嗜碱性粒细胞增多症。纤维大小不同,肌纤维膜细胞核增多、变大且定位于中央。黏蛋白广泛沉积于甲状腺功能减退患者的多个器官,1/3患者的肌肉中可发现黏蛋白沉积。组化染色显示Ⅱ型纤维的减少与甲状腺功能减退的严重程度成比例。Ⅱ型纤维的降低百分率与疾病的严重程度以及肌酸激酶水平的升高相关。Ⅰ型纤维中可见“核心样”结构和内部核数量的增多。经过治疗纤维类型的比例恢复正常[31]。甲状腺功能减退患者中肌病变的病理生理机制尚不明确。应用磷磁共振分光镜对人类和啮齿动物左旋甲状腺素对肌肉生物能影响的研究发现,这是一种激素依赖性线粒体疾病,可以治愈。患有甲状腺功能亢进的人或啮齿动物均未发生此类改变[32]。

虽然结缔组织病的大多数病例均发生于自体免疫性甲状腺炎患者,但曾报道过一例继发于伴有雷诺现象的垂体功能低下的甲状腺功能减退;在应用甲状腺激素替代治疗后所有症状均缓解[33]。

(四)与左旋甲状腺素治疗相关的骨质疏松

甲状腺激素可活化破骨细胞并促进骨重建。无论是内源性还是外源性,过量的激素均可使骨吸收快于骨形成,导致骨质疏松症[34]。大量研究测定了Grave病女性患者或接受替代治疗的甲状腺功能减退女性患者的骨矿密度。有些研究发现,与年龄相匹配的无甲状腺疾病的对照组相比,她们的骨矿密度明显丧失9%或更多,而其他研究并不支持这一观点[35,36]。一些研究显示,不管临床甲状腺功能是否正常过度替代治疗时促甲状腺素血清浓度低的患者均可能会过早发生骨质疏松;而其他研究并没有发现这种相关性。促甲状腺素水平与骨质疏松之间的相关性迄今远没有明确,而且对应用适当低剂量的左旋甲状腺素替代治疗来防止骨丢失速度加快这一观点仍存在争议。

四、甲状腺功能亢进症

(一)甲状杵状指

甲状腺功能亢进症的这种特殊的风湿性表现通常发生于甲状腺毒症的治疗之后[37]。在既往或现患甲状腺疾病患者中约有1%发生甲状杵状指或局增大,通常发生于甲状腺切除术或放射消融术之后一年左右。手指和脚趾变成杵状,患者发生指(趾)及末端肢体骨膜炎伴软组织肿胀。这些患者通常还伴有眼球突出和胫前黏液性水肿。这些特征再加上血清中存在长效甲状腺刺激物(LATS)有助于鉴别甲状杵状指和肥大性骨关节病的其他病因。当出现这种综合征时,患者在临床上常表现为甲状腺功能减退。尽管该综合征表现有疼痛,尤其是触摸新骨膜时,但炎症征象并不明显。一些患者经甲状腺激素或泼尼松治疗后可有部分改善,包括肢端和指(趾)疼痛的部分缓解和新骨膜增生的减退。

免疫因子显然参与了Grave病的发病机制,而且可能参与了其甲状腺外的表现,包括杵状指[38,39]。Grave病患者存在有甲状腺刺激免疫球蛋白,其被认为是甲状腺细胞膜上促甲状腺素受体的抗体。其他甲状腺自身抗体的存在,提示Grave病和桥本甲状腺炎之间密切相关。有证据表明,在抑制物T细胞功能上存在抗原特异性缺陷且有遗传因素。γ干扰素可诱导主要组织相容性复合物(MHC)Ⅱ类抗原在甲状腺细胞表面的表达。这样甲状腺细胞便可起到抗原呈递细胞的作用,因而促进对自身或改变后自身抗原的自体免疫反应[38,39]。另一些将Grave病和桥本甲状腺炎相联系的证据包括:两者均可发生杵状指,且发生在同一家族;以及它们的组织病理变化共存于同一甲状腺内。Grave病患者组织相容性抗原的白类细胞抗原(HLA)-B8和HLA-DR3明显过剩,这是遗传相关性的证据。在生成这些甲状腺疾病或杵状指中器官特异性自身抗体或致敏性白细胞的确切作用尚不清楚,但是关于细胞凋亡的最新研究支持细胞素调控的细胞凋亡途径在甲状腺抗体发病机制中起一定作用。应用干扰素治疗血液性疾病和丙型肝炎病毒感染的患者可能会发生甲状腺病和其他自身免疫性疾病。这些发现为甲状腺疾病的自身免疫性发病机制提供了活体内支持[40]。

另一种发病机制不确定的相关性风湿病是肩关节周炎,据报道可与甲状腺功能亢进症并存,而且对甲状腺功能状态恢复正常有反应[41]。明显的骨质疏松症伴随发生骨折也常见于甲状腺毒症，其病因是甲状腺激素也可能是破骨细胞激活因子或白介素(IL)-1β 加速了骨吸收,随之出现血清钙和磷的升高。甲状旁腺激素和 1,25 二羟维生素 D_3 的浓度均会降低[34]。治愈甲状腺疾病时骨质疏松症也可好转。

(二)甲状腺毒性肌病

几乎所有的甲状腺毒症患者均有虚弱无力的临床表现。甲状腺毒症的肌病可以是轻度的,以虚弱无力、易疲劳和轻度萎缩为特征;也可以是极度的,以极度消瘦和严重虚弱无力为特征,类似于多肌炎。与多肌炎不同的是无急性炎性改变，而且通常并不累及咽喉部肌群。可发生肌肉萎缩以及脂肪细胞和淋巴细胞浸润。尽管存在肌酸尿,但血清中肌肉各种酶通常并不升高。肌电图异常表现包括有短时的运动单元电位以及多相电位百分比增高。当患者甲状腺功能恢复正常后,肌力可全面恢复。与甲状腺功能减退患者相比,甲状腺功能亢进症患者全面恢复的预后更好。这表明肌肉功能异常是由于甲状腺激素过剩的所致，而不是由于肌肉细胞结构改变(如甲状腺功能减退中所见)所致[31]。关于 β 肾上腺素阻滞剂是否对甲状腺毒症的肌病有效尚存在争议[29,31,42]。

其他三种肌病较少见。突眼性眼肌麻痹常与眼球突出严重程度相一致。相关表现为眼睑和结膜肿胀,有时还出现视神经盘肿胀。第二种肌病为重症肌无力,约 5%的患者同时患有 Grave 病。伴发这些疾病女性占有明显优势。患者对新斯的明有反应,但由于存在甲状腺毒症因此仅为部分改善。甲状腺毒症中骨骼肌受累的第三种罕见型是甲状腺毒性周期性麻痹。它与原发性低钾血症的周期性麻痹相似。这种综合征具有肢体弛缓性麻痹的主要特征,反射消失且电兴奋性下降。目前认为,其诱因为运动、高碳水化合物摄入以及应用胰岛素和肾上腺素。本病在白种人中很少见,而在亚洲血统男性中多见。血钾浓度通常较低,因此应用钾盐可纠正或终止发作。甲状腺功能恢复正常可消除麻痹的发作。随着亚洲和拉丁美洲移民的增多,会出现更多的患者,这一观点已达到共识。

(三)自身免疫性(桥本)甲状腺炎

自身免疫性甲状腺炎的早期，甲状腺腺体会逐渐增大,大多数患者的甲状腺功能正常,但部分患者甲状腺功能亢进。随着甲状腺滤泡的淋巴细胞渐进性浸润、纤维化和消失,半数患者将进展为甲状腺功能减退。女性占多数的弥漫性甲状腺肿的这一主要病因，通常与肌肉骨骼症状有关。这种最常见的风湿病综合征类似于纤维性肌病;患者主诉关节和肌肉僵硬、遇冷湿加重以及晨起或静止一段时间后僵硬加重。这种综合征与甲状腺功能减退时所见相似，并可见于自身免疫性甲状腺炎,甚至在没有甲状腺缺陷时也可出现。另一风湿病症状是不常见的间断性胸壁疼痛。12%的桥本病患者有此症状，胸廓和肩胛带疼痛可持续几分钟到几小时,轻度活动或改变体位可缓解[44]。半数桥本病患者无论有无风湿病症状,均有血沉增快。

大多数桥本病患者血清都存在高滴度的甲状腺抗体,包括甲状腺球蛋白抗体和微粒体抗体。细胞免疫在本病的发病机制中也可能起重要作用[39]。梅毒、风湿因子和抗核抗体生物学试验常见假阳性。桥本病可以和其他自身免疫性疾病共存，尤其是恶性贫血和溶血性贫血,也可能同时存在风湿性关节炎、系统性红斑狼疮(SLE)和干燥综合征。自身免疫性甲状腺炎患者的亲属中多出现这些疾病并非巧合。

对风湿性疾病患者中甲状腺疾病的发病率也曾做过调查。尽管结缔组织病(特别是系统性红斑狼疮和风湿性关节炎)患者存在高的抗甲状腺抗原的抗体,但多数患者甲状腺功能正常,而且无明显的甲状腺肿。前瞻性研究显示,系统性红斑狼疮、风湿性关节炎和腹腔疾病的患者常有甲状腺功能检查异常，包括促甲状腺素升高。大多数常见异常与初发或真实性甲状腺功能减退相符。由于甲状腺功能减退的某些症状与风湿性疾病相似,因此轻中度甲状腺功能减退可能被漏诊。已知的与甲状腺疾病相关的另二种疾病是：①应抗甲状腺药物治疗后常出现类似于风湿性关节炎或系统性红斑狼疮的症状,尤其是女性患者[45];②在应用水杨酸或皮质类固醇激素治疗的患者中可出现血清甲状腺素的假性降低。

五、甲状旁腺疾病

(一)甲状旁腺功能亢进症

许多风湿病表现与甲状旁腺激素过量相关（表 123.3)。有关甲状旁腺激素水平升高所导致的骨性病

表123.3 甲状旁腺疾病的风湿病表现

甲状旁腺功能亢进症
无症状性高钙血症和骨质疏松
囊性纤维性骨炎
骨膜下重吸收
骨坏死
关节松弛
肌腱撕裂/断裂
背部异常
退变性关节炎
软骨钙化和假性痛风
Charcot样关节
高尿酸血症和痛风
异位钙化
神经肌肉病变
甲状旁腺功能减退症和假性甲状旁腺功能减退症
皮下钙化、肌病
脊柱旁韧带钙化(无骶髂关节炎的脊椎炎)

变的详细讨论,包括囊性纤维性骨炎,请参见第121章。

症状性甲状旁腺功能亢进症的发病率有所下降。由于自动生化筛查实验可发现高钙血症，故多数甲状旁腺功能亢进症患者可在出现囊性纤维性骨炎到前得到诊断[46]。在腺瘤切除术后,不同程度的骨质疏松可得到改善。然而,这些患者在手术治疗后仍不能恢复到正常的骨矿密度,可能需要进一步的药物治疗[46,47]。

甲状旁腺素对骨的重吸收作用可导致特征性骨膜下侵蚀的X线表现,特别是中间指骨的桡侧面,近端股骨或胫骨的内侧面和锁骨远端三分之一的下侧面。侵蚀也可发生在关节旁部位,尤其是指间关节、掌指关节、腕关节和肩锁关节。这些病变可见于无骨膜下重吸收的病例,可为对称性,并可伴有晨僵,因此类似于风湿性关节炎。区别于甲状旁腺疾病的几个特点是:①侵蚀呈粗糙样表现;②侵蚀通常发生于远端指间关节,而不累及近端指间关节；③因为甲状旁腺激素不直接导致炎性滑膜炎或软骨溶解，所以与侵蚀相关的关节腔变窄并不常见;④常同时并发关节钙化。

甲状旁腺激素可增加胶原酶的活性，因而可引起该病所见的关节囊和韧带结构的松弛。曾有报道出现肌腱的断裂和撕裂[48]。系统性红斑狼疮患者中出现的肌腱断裂也与甲状旁腺功能亢进症有关。这些患者几乎都伴有慢性肾功能衰竭和甲状旁腺激素水平升高[49]。可发生锥体半脱位,尤其是颈椎;可发生脊柱后凸伴胸骨的向前弯曲,而且腰椎会活动过度。其他病变还包括骶髂侵蚀和椎间盘钙化。这种松弛可导致关节外伤,在甲状旁腺功能亢进症患者中引发背痛，椎间盘突出和关节退行性病变。

甲状旁腺功能亢进症患者中18%~25%存在有软骨钙化[49,50](见第116章)。双水焦磷酸钙晶钙沉积可在识别出甲状旁腺激素过量之前引发假性痛风，因此可成为该病的早期表现。假痛风发作可在甲状旁腺切除术后2~3天或更晚突发,此时血清钙水平通常也处于术后最低点[51]。一旦发生软骨钙化,尽管进行了甲状旁腺切除通常也会持续存在，而且假痛风的发人频率不会减少甚至会增加。Bywaters及其助手[52]曾报道在19名甲状旁腺功能亢进症患者中有15名患者发生软骨下囊肿形成且此后出现破坏性关节改变。这些患者中半数以上曾出现软骨钙化。由于伴有严重破坏和形成Charcot样关节的类似关节改变，与本身的软骨钙化相关，因此双水焦磷酸钙晶体和甲状旁腺激素对这种关节病的相对致病作用尚有待阐明。存在严重的骨关节炎应提示查找双水基焦磷酸钙晶体，如果发现有双水焦磷酸钙晶体,则应查找与其相关的代谢性疾病,包括甲状旁腺功能亢进症。

原发性甲状旁腺功能亢进症时持续升高的血清钙水平可导致肾钙质沉着和以肾小管浓缩功能受损为特征的肾病。部分甲状旁腺功能亢进症患者可出现尿酸清除率下降,这可以解释高尿酸血症的表现。甲状旁腺功能亢进症患者痛风发作的实际发生率为3%~45%不等[25]。由于高尿酸血症和痛风在没有潜在肾脏病变的病例中一般不会发生，因此它们可持续至甲状旁腺切除术之后。以年龄和性别相匹配的膝关节骨关节炎患者为对照组,双水焦磷酸钙晶体沉积症患者中有70%左右的患者发现甲状旁腺激素水平升高[21]。这两组患者均发生了化学性甲状旁腺功能亢进症。血清甲状旁腺激素水平和血清钙水平直接相关，女性患者大多出现严重的骨关节炎且与骨密度相关。

继发性甲状旁腺功能亢进症以及其他发现有转移性钙化的疾病，在关节周或关节组织中会出现不定型和晶体状碱性磷酸钙盐沉积。它们的存在可诱发伴有疼痛和肿胀的局部炎性反应(见第117章)。治疗包括应用不可吸收的抗酸剂进行预防以及在急性期应用抗炎药物或关节内应用皮质类固醇。

原发性或继发性甲状旁腺功能亢进症患者中大多数会出现疲劳、全身性虚弱无力和其他神经肌肉症状。虚弱无力常出现在近端肌群而且通常仅在下肢，由于本疾病可早期发现,因此目前较少出现[53]。其他的神经表现包括颅神经异常、长束征和振动觉降低。肌酶水平不升高，而且尽管有其他肌电图表现，神经传导速度仍正常，提示为神经病变过程。肌肉活检显示两种纤维类型的神经性萎缩，以Ⅱ型萎缩为主。甲状旁腺切除通常可迅速缓解症状。引起甲状旁腺功能亢进症患者神经肌肉症状的其他原因是多发性肌炎样肌病和缺血性肌病，缺血性肌病是由尿毒症继发的甲状旁腺功能亢进症患者血管内钙化所致。也可出现继发于血管钙化的皮肤和指(趾)的血管病变[54]。

(二)甲状旁腺功能减退症

除甲状旁腺功能减退症、假性甲状旁腺功能减退症和假-假性甲状旁腺功能减退症的骨性特征外，也可出现皮下钙化和异位钙化。文献中曾有无骶髂关节炎的脊柱炎的报道，在甲状旁腺功能减退症和假性甲状旁腺功能减退症中出现广泛的脊柱旁钙化[55]。甲状旁腺功能减退症还出现过肌病，血清肌酸激酶水平升高而肌肉活检正常[56]。

六、糖尿病

在表 123.4 中列出了糖尿病的肌肉骨骼并发症，累及关节和关节炎。其中一些并发症，如破坏性关节病、反射交感神经性营养不良、腕管综合征、骨间肌消瘦和近端肌肉虚弱无力，主要可能是神经病变的结果。缺血性血管病也可促进它们的发生。与纤维组织增殖相关的并发症包括肩关节囊炎、Dupuytren 挛缩、屈肌腱鞘炎和弯曲性痉挛的发生率升高。取自年轻糖尿病患者的皮肤和肌腱标本的胶原是僵硬而稳定的，与年龄在 50~65 岁的老年正常对照组相似。强化血糖控制并不能逆转已经发生的改变，但可以减慢病变进程[57]。导致过度纤维化和胶原加速老化的原因在第 103 章中讨论。

糖尿病和高尿酸血症或痛风之间的相关性尚有争议。Joslin 和同事[58]报道了 1 500 例糖尿病患者中仅有 1 例伴有痛风，对高尿酸血症患者及其与年龄和体重相匹配的对照组研究显示，两组间糖耐量试验结果无差异。Ⅱ型糖尿病非肥胖患者其痛风的发生率与正常人群相比无升高。同样，调查显示痛风患者的糖尿病发生率也无升高[25]。与关节强硬性骨肥厚的相关性尚未明确。对照研究结果并不支持糖尿病与双水焦磷酸钙晶体沉积之间有相关性[59](见第 116 章)。

(一)神经病变

糖尿病性神经病变有以下几种：①外周对称性感觉或感觉运动丧失；②多发性单神经病伴颅神经受累发生率增加；③神经病变性近端肌肉无力，即糖尿病性肌萎缩；④神经根病变，导致的相应皮区刀割样疼痛；⑤自主神经病变；⑥腕管综合征。外周神经受累时，患者常表现为袜套-手套样皮肤感觉丧失，伴振动感和位置感降低以及深肌腱反射降低或消失。手和足骨间肌萎缩形成爪形手或锤状趾表现。

表123.4 糖尿病的风湿表现

神经病变
远端感觉和感觉运动障碍
多发性单神经病
糖尿病性肌萎缩
神经根病
自主性神经病变
神经关节病
骨质溶解
骨质疏松症
Charcot关节
反射交感性营养不良
共有的骨髓炎
肩关节周炎(粘连性囊炎)
其他疾病
高尿酸血症和痛风?
广泛性特发性骨质增生(DISH)
屈曲挛缩(Dupuytren挛缩、关节活动受限)
腱鞘炎
骨质疏松症?
糖尿病性肌肉梗死

单神经病变最常累及第 3 和第 6 颅神经，偶尔也累及第 4 和第 7 颅神经。常累及支配近端髋关节和腿部肌肉的运动神经而很少累及上肢的单神经病变，多发生于男性，通常是仅有轻度糖尿病的男性。这种所谓的糖尿病性肌萎缩常为双侧但不对称。肌肉活检显示主要为Ⅰ型纤维，伴Ⅱ型纤维萎缩，但无明显坏死或炎性表现。肌酶水平正常，肌电图显示一些纤维性颤动样电位。控制血糖可促进恢复，虚弱无力可自行缓解。糖尿病神经根病变可继发于神经根梗死，引起刀割样疼痛。这种疼痛有时会与椎间盘突出的症状相混淆。当本体感觉丧失和共济失调伴有这种刺痛时，称之为“糖尿病假性脊髓痨”。

自主神经系统受累可导致体位性低血压、阳痿、出汗障碍和腹泻。糖尿病患者自主神经功能紊乱与单侧或双侧反射交感性营养不良有关，且肩痛明显增加。尽管 5%~17%的腕管综合征患者患有糖尿病，但系统的对照研究并未发现二者之间有显著相关性[60]。

（二）肌肉病变

糖尿病肌肉梗死是一种痛性疾病，多见于股部肌肉。尽管疼痛剧烈，但仅有50%的患者有肌酶升高。MRI是最有价值的诊断检查，不需要行肌肉活检。经物理治疗和使用止疼药物可缓解症状。为控制疼痛，偶尔需要切除梗死的肌肉[61]。

（三）关节病变

由于出现感觉神经病变，约有0.1%的长期糖尿病患者会出现伴有Charcot样改变的严重关节病变[59,62]。常累及跗跖关节和跖趾关节，但也偶尔累及踝上各关节。外伤引起的微断裂、小血管疾病引起的缺血以及重叠感染的联合作用可导致神经性关节病的临床和X线改变。自主神经病变引起的血流加快和血管扩张可引起骨质疏松。这会导致骨脆性增加，无外伤或轻微外伤即可引发微骨折[63]。所有的糖尿病性神经性关节病患者均伴有外周神经病变。在疾病晚期，可出现足弓纵向塌陷，造成步态不稳和突起状足底。在感觉减退的受压部位会形成溃疡和足底胼胝。可发生骨溶解，伴有骨膜反应和重建、跖骨削弱、杯状畸形和趾骨短缩[59,62]。骨折可能为Charcot关节的最初病变或可直接导致更广泛的关节损伤。在所有受累的关节中，引人注意的是疼痛表现不一（可轻微或无疼痛）以及严重的破坏性X线表现。Carcot关节患者的共存骨髓炎往往难以确诊。对这种病例，联合行三相骨扫描和^{111}铟标记的WBC扫描可有助于诊断[64]。Charcot关节病的主要治疗方法是：让受累部位休息直至炎症期好转；加强足部护理，包括鞋要舒适；治疗共存的骨髓炎；以及必要时行手术切除（见第92章）。

Ⅱ型糖尿病患者与对照组相比常出现骨关节炎。同时早期表现也更严重。但糖尿病患者常伴有肥胖，因此引起骨关节炎的是糖尿病、胰岛素还是胰岛素样生长因子（IGF-Ⅰ）尚不明确。Horn及其同事[65]对Ⅱ型糖尿病患者和与其体重和年龄相匹配的对照组进行了比较研究，发现两组膝关节退变性疾病的严重程度无差异，但糖尿病患者较少出现骨赘。他们假设，是由于细胞水平的胰岛素缺乏或糖尿病性微血管病变导致了反应性骨形成的减弱。同样，有文献报道糖尿病患者常伴有广泛性特发性骨质增生（DISH），但最近的病例对照研究显示广泛性特发性骨质增生患者的糖代谢调节与其年龄、性别和体重身高指数相匹配的对照组之间无明显差异[66]。

肩关节周炎（粘连性囊炎），常为双侧，在大样本糖尿患者群中发生率达11%[67]。相反，另一项研究则显示大约25%的关节周炎患者患有糖尿病[68]。这种疾病多发于女性的非优势侧肢体，引起疼痛并使肩关节活动受限。可出现钙化性黏液囊炎和肌腱炎。该疾病的自然病程各异，但可发生自行缓解。物理治疗、应用抗炎药物和局部注射皮质类固醇均有效。

（四）其他肌肉骨骼并发症

一组发病机制不明的疾病的共同特征是伴有成纤维细胞组织的过度增殖。据报道，多达21%的糖尿病患者出现伴有Dupuytren挛缩的纤维性掌结节；而10%的Dupuytren挛缩患者存在糖尿病[69]（见第103章）。所有扳机指或屈肌腱鞘炎的成年病例中有10%~30%也发现患有糖尿病。关节活动受限综合征（手关节病）首次报道发生在青少年发病性胰岛素依赖型糖尿病患者的手部。现在发现该综合征除手以外还可发生于肩关节、腕关节、肘关节、髋关节、膝关节和足，而且不局限于胰岛素依赖型糖尿病或青少年发病性糖尿病患者[59]。关节僵硬和活动受限显然与皮肤增厚、紧绷和苍白有关。手部关节活动受限的简单筛查包括要求患者对合手掌（祈祷征）或将双手放至桌面，手掌向下，手指扇动。正常人手指的整个掌面可完全对合。最初认为，关节活动受限与存在视网膜病变、肾病或神经病变有关，而近期多项研究显示并不存在相关性[59]。这些临床体征和微血管病变的出现提示为硬皮病，但甲皱的毛细血管显微镜检查是正常的[70]。有人认为关节活动受限综合征和扳机指是腱鞘炎相互关联的表现。对25例伴有扳机指的糖尿病患者和14例关节活动受限的糖尿病患者进行腱鞘内皮质类固醇注射，结果显示一个月时的反应率达90%[71]。Ⅰ型糖尿病患者只要很好地控制血糖就可以延缓关节活动受限的进展[72]。

曾有报道称，继发于胰岛素受体抗体的胰岛素抵抗性糖尿病伴有多种风湿性疾病，如SLE、Sjŏgren综合征或进展性系统性硬化症。14名这类患者出现了自身免疫性疾病的特征，其中8名患者符合美国类风湿学会有关SLE的标准，4名患者发生肾小球肾炎，组织学上与狼疮性肾炎相符[73]。只要患者存在明显的胰岛素抵抗性糖尿病和系统性风湿疾病的特征，循环中就可能出现胰岛素受体的抗体。

（五）骨质疏松症

据报道，Ⅰ型或胰岛素依赖型糖尿病患者骨质疏松的发病率增加。在对疾病控制不良的患者中更为明显[74]。对非胰岛素依赖型糖尿病患者的骨质疏松症发病率尚存在争议。报道骨矿密度降低、升高以及正常的都有。对Ⅱ型糖尿病患者进行的一项大规模前瞻性对照研究得出的结论是，应用双能 X 线吸收测定法检测腰椎和近端股骨，男性和女性非胰岛素依赖型糖尿病患者的骨矿密度均有升高。此结果与女性患者较少发生骨折相关。这些发现并不可能用年龄、肥胖、吸烟、应用药物（如雌激素或噻嗪类利尿剂）或骨关节炎来解释。骨密度的增加可能是高胰岛素血症的结果[75]。

七、皮质类固醇的过多和不足

由肾上腺过度产生或继发于外源性用药导致的皮质类固醇过量可显著影响肌肉骨骼系统。骨骼可出现骨质疏松和病理性骨折。骨坏死可发生于外源性皮质类固醇应用过量中，但偶尔可出现在库兴病中。脊柱的改变可导致严重的疼痛、驼背和身高减低。儿童可出现生长延迟，如不及时纠正，可导致永久性身材矮小。曾报道一例伴有库兴病的多关节病[76]。曾报道 4 例患者在外科治疗库兴病后出现血清反应阳性的侵蚀性关节炎[77]。长期接受类固醇治疗可出现自发性肌腱断裂，而且在库兴病患者中曾有报道[78]。

非炎性近端肌病可以由骨盆发展至肩胛带，最后发展至末端肌群组织。皮质类固醇过量时，血清肌酶通常正常，但肌酸的尿液排出会升高[79]。当肾上腺功能亢进得到纠正后，肌酸尿下降。血清和尿液实验室检查结果的这种不相关有助于区分皮质类固醇相关性肌病和炎性肌病。皮质类固醇肌病的肌电图表现可以混淆的结果，无助于诊断。肌肉活检可发现无炎性改变的Ⅱ型萎缩。尽管在减少皮质类固醇剂量的数日内肌肉力量可部分恢复，但完全恢复通常需要 1~4 个月。生长激素或胰岛素样生长因子有助于预防类固醇肌病[79]。

终止用皮质类固醇之后出现的肾上腺激素缺乏，可伴发虚弱无力、疲劳、疲倦和关节痛的全身症状。艾迪生病常伴有虚弱，但可出现由骨盆带和股肌进行性僵硬引发的屈曲挛缩。垂体功能低下患者也可出现这种疼痛，应用皮质类固醇而不是盐皮质激素治疗有效[80]。许多文献报道艾迪生病和抗磷脂抗体之间有相关性，而且在原发性抗磷脂抗体综合征患者中继发于血栓形成和(或)出血可发生肾上腺功能减退。在急性肾上腺功能减退患者中出现与这些抗体相关的凝血障碍的可能性不容忽视[81]。

八、类癌性关节病

至少 10%的类癌患者可出现典型的风湿病学表现。腕和手关节痛、持续性僵硬和活动时疼痛以及持久握拳后明显的疼痛加重是其特征性表现。由于对氯酚丙氨酸可以阻断 5-羟色胺的合成，而应用对氯酚丙氨酸可快速缓解关节痛，因此认为这些症状是由于 5-羟色胺引起的。也可以应用缓激肽和组胺。可出现近关节去矿化以及掌指关节和近端与远端指间关节的侵蚀，伴软骨下囊性改变[82]。

九、异位激素综合征

肿瘤细胞可以合成多肽类激素，如促肾上腺皮质激素、生长激素、促甲状腺素和甲状旁腺素，其结构和功能特性与正常激素相似或相同[83]。由于内分泌疾病伴发的骨性、肌病性和神经病性改变需要长期应用激素，所以并不认为这类综合征与肿瘤组织产生的异位激素有关。在具有肢端肥大症体征及生长激素或类似物质升高的患者中曾报道过几例肥大性肺性骨关节病病例，而当肿瘤切除后生长激素或类似物质会减退，提示二者间可能存在相关性[84]。这种骨关节病出现的骨膜增殖，可能与肢端肥大症的骨膜重建相似，但尚需进一步阐明，以确定某种激素物质是否在这种综合症的发病中起间接作用。

十、妊娠

风湿性关节炎的症状常在妊娠期间缓解。1938 年 Hench 描述了妊娠对风湿性关节炎的有益作用，这种改善作用在其他许多风湿性疾病中也曾有报道(表123.5)。但这些报道中多数仅为几个病例甚至单发病例，而且几乎毫无例外，这些观察结果都是回顾性和无对照的。

现已收集到有关妊娠及产后期风湿性关节炎病程的几乎全部资料。在所有妊娠中均未发现病情改善。仅有 74%的患者在妊娠期间关节炎的活动性呈现某种程度的下降。50%的风湿性关节炎患者在妊娠的前三个月疾病活动性有某种程度的改善。另外的 24%的风湿性关节炎患者在妊娠中期和后期出现症状缓解，有些患者甚至到妊娠的最后一个月才有改善。在 23%已报道的病例中，患者人未注意到关节炎病情改善[85]。甚至有些患者在妊娠期出现了症状加重；还有一些患者

表123.5　妊娠可改善的疾病

风湿性关节炎
银屑病性关节炎(和银屑病)
纤维组织炎
间歇性关节积水
结节性红斑
结节病
雷诺现象
痛风(可能)
皮肤过敏反应
血管神经性水肿
多样硬化症
实验动物疾病
实验性血管炎(狗)
佐剂诱发性关节炎(大鼠)
角叉菜胶感染(大鼠)
过敏性甲状腺炎(豚鼠)
实验性自身免疫性脑脊髓炎
病程可变的疾病
系统性红斑狼疮
硬皮病
重症肌无力
炎性肠病
坏死性皮肤血管炎
强直性脊柱炎
结节性多动脉炎
多肌炎/皮肌炎
贝赫切特病
青少年类风湿性关节炎
韦格纳肉芽肿

在妊娠期出现了症状发作。没有任何因素能预测患者对妊娠的反应,包括风湿性因子的存在或缺乏、病程或功能等级，然而患者在第一次妊娠中的反应可作为随后妊娠的预测因素。最近在英国进行的一项全国性的前瞻性研究证实了以前的这些发现。报道显示约 2/3 的患者有改善。在 140 例女性患者中仅有 27 例获得临床缓解。其中有 4 例患者继续接受某种治疗。140 例中有 37 例在妊娠期间明显失能，不过只有 16%的患者肿胀加重,19%的患者疼痛加重[86]。

超过 90%的风湿性关节炎患者在产后症状复发,不过未提供完整资料。资料来源于 189 例产后患者[86]。在产后所有患者症状均有加重;64%的患者在产后第 8 周有再发症状。36%的患者直到产后 8 周以后才出现关节炎症。这些资料表明,孕期症状改善仅是暂时的,平均持续到产后 6 周。症状再发可为突发或隐袭,而且与月经恢复或终止哺乳无关。事实上,哺乳可能会促成产后复发[87]。对疾病活动性虽未进行仔细的测定,但通常认为风湿性关节炎在产后至少和孕前一样严重[86]。

有关风湿性关节炎对生育能力或胎儿影响的研究很少。一项回顾性研究显示,尽管风湿性关节炎患者的自发流产率略高,但其生育率正常。然而总体上看,风湿性关节炎患者完全可以成功孕育正常胎儿[88]。

相当多的孕期临床经验也来自于系统性红斑狼疮。多数学者发现孕期高的自发流产率发生于本病首发症状之前以及孕期临床症状发作之后。自发流产可能与抗磷脂抗体有关,特别是心肌磷脂抗体[89]。目前已明确,患系统性红斑狼疮的母亲其子女可发生心脏传导阻滞,这与抗 Ro 抗体(SSA)有关。因为在产前无法明确诊断，所以对所生婴儿患有完全心脏传导阻滞的产妇要监测其有无风湿性疾病的体征。有报道显示,一位生了 3 个患先天性心脏传导阻滞儿童的母亲在第一胎产后 16 年才诊断出风湿性疾病。再次孕产先天性心脏阻滞婴儿的危险性较低,但仍有可能。心脏传导阻滞是不可逆的。高达1/3 患有心脏传导阻滞的患儿将在新生儿期死亡,而且大多数存活患儿需要安装永久起搏器[90]。在伴有 U1RNP 抗体的女婴中曾发现新生儿狼疮[91]。

疾病活动性与妊娠间的关系尚不明确，包括肾脏或其他器官功能异常的进程。与风湿性关节炎一样,现已证实产后常发生系统性红斑狼疮的恶化。近期多项研究注意到其恶化率较低,通常后果也较轻。肾功能恶化少见且通常是可逆的[92],这些明显矛盾的结果可能是由于更强的治疗或者对狼疮突发的定义不同所致。很难区分这些改变是由真正疾病恶化还是单纯由妊娠引发的。由于血清溶血补体水平在正常妊娠时通常升的,所以其有助于诊断。CH_{50} 对补体分裂片段 Ba 的高比率特别有助于鉴别活动性系统性红斑狼疮和先兆子痫[93]。由于这些不确定因素,大多数调查者建议系统性红斑狼疮的患者应在病情稳定至少 6 个月以上再怀孕。据报道,混合性结缔组织病患者在孕期也有相同的危险性[94](见第 80 章)。

孕期改善风湿性关节炎的相关因素

孕期改善风湿性关节炎的因素尚不明确。妊娠女性对某些传染性疾病的易感性增加，与孕期对正常免疫反应的特异性抑制有关。有文献认为,女性在妊娠期间由于某些传染性因素(主要是病毒和真菌)会导致发病率和死亡率升高[95]。这些细胞内微生物的毒性可能与细胞介导的免疫受损有关。皮肤移植物排异反应会延迟,而且体内 T 淋巴细胞反应会得到抑制,有人认为这是由妊娠血清或血浆介导的。可能是改善物质引起了与孕期相关的所有这些临床改变[85,95]。

Hench 指出，孕期血液中皮质醇升高可以解释风湿性疾病活动性受到抑制。然而随后的研究发现，单纯皮质类因醇浓度升高并不能完全引起所观察到的症状改善。血清皮质醇的测量结果与孕期的疾病活动性并不相关。产后 48 小时血浆皮质醇水平会降至正常，而 50%的患者在产后 6 周以上风湿性关节炎仍会受到抑制。孕期的激素大多数是结合的皮质激素转运蛋白，因此无生物学活性。所以，尽管人们对皮质醇仍拥有最初的研究热情，但对孕期其他改善因素也进行了深入的探讨[95]。

妊娠的多种其他产物，包括胎盘提取物、脐带血和血尿成分，都曾用于治疗风湿性关节炎，但无可再现性改善。多数血浆蛋白的浓度在孕期会升高，包括：①载体蛋白，如皮质激素转运蛋白、甲状腺类结合球蛋白、睾丸激素结合球蛋白、雌激素结合球蛋白、转铁蛋白和血浆铜蓝蛋白；②凝集蛋白，包括纤维蛋白原及凝血因子Ⅶ、Ⅷ和Ⅸ；③血浆酶原；④α_2 巨球蛋白；⑤C 反应蛋白和其他所谓的急性期蛋白；⑥妊娠相关的血浆蛋白。

在这些蛋白中对妊娠相关的 α_2 糖蛋白的生物活性的研究最有前途。这种糖蛋白在未妊娠女性的血清中为低水平，而在多数女性妊娠期间均有水平升高[96]。产后，其水平下降速率慢于其他妊娠相关的血浆蛋白。与妊娠相关的 α_2 糖蛋白的血浆浓度的改变时序与风湿性关节炎的缓解和产后恶化相一致。此外，大约 25%的女性在妊娠期间该蛋白的血浆水平仅有轻微升高；这一发现可用于解释有一定比例的患者未见临床症状改善。妊娠相关的 α_2 糖蛋白可影响炎症的多种体外参数，并作用于独立细胞器、多形核白细胞及淋巴细胞的膜上[95]。与此前对皮质类固醇激素的观察结果不同，妊娠相关的 α_2 糖蛋白在体外生理浓度下也有效。

卵巢和胎盘激素会影响多种细胞素的表达。在正常妊娠中，T_H2（辅助 2）细胞素的生成增加，包括转化生长因子(TGF)-β、白介素-4 和白介素-10，而 T_H1 细胞素［干扰素-γ、肿瘤坏死因子(TNF)-α、白介素-1］的生成下降。T_H2 细胞素对于维持正常妊娠似乎是必需的。白介素-10 水平的下降与自然流产率的升高相关。白介素-10 可促进风湿性关节炎妊娠相关的缓解，但治疗性试验却令人失望[97,98]。

众所周知，妊娠期间性激素的代谢会发生急剧改变。雌激素可降低中性粒细胞的代谢活性，改变实验动物的延迟皮肤试验的反应性，并抑制大鼠佐剂诱发性关节炎的发生和严重性。黄体酮在体外可抑制白细胞功能并诱导 T_H2 细胞素。然而已发现，大多数这类影响同时伴有非生理大剂量的性激素[85]。尽管仍拥有最初的积极性，性激素对风湿性关节炎患者的有益作用却未被临床实验所证实，不过尚未进行严谨的对照研究。因为雌激素可诱导产生多种类似于孕期的血清蛋白改变，所以进行了雌激素对妊娠相关的 α_2 糖蛋白血清浓度影响的研究。联合应用雌激素和黄体酮或者单独应用雌激素期间曾观察到这种蛋白明显升高。应用外源性雌激素所诱导的妊娠相关的 α_2 糖蛋白的血清浓度仅为孕期通常水平的十分之一[95]，但这可以解释雌激素未能产生妊娠期所见的临床反应的原因。体外和某些动物模型试验已证实，性激素、皮质类固醇以及妊娠相关的 α_2 糖蛋白，这些在孕期升高的血糖成分具有抗炎活性。风湿性关节炎患者其他潜在的改善因素还包括：①免疫球蛋白 G 分子的糖类组分，其在风湿性关节炎时会发生改变，而在孕期状态会得到部分纠正；②T 淋巴细胞抑制基因缺陷；③抑制风湿性关节炎中细胞介导反应的 HLA-DR 分子的抗体；④母亲与胎儿的 HLA-DQA 差异存在于经历有孕期缓解的 78%的风湿性关节炎患者，而持续有活动性风湿性关节炎患者只有 25%存在[99]。至今未提出改善疾病的单一理论。可能涉及多系统间的相关作用。

十一、性激素在自身免疫性疾病中的作用

尽管不是全部，但许多自身免疫性疾病女性要比男性多发[100]。最典型的例子是系统性红斑狼疮，男女比例高达 1:15。这一比例随年龄不同会有变化。对于月经初潮前期和绝经后女性，这一比例降至 1:2，男女比例的这种变化提示受激素的影响。有人对狼疮患者的雌激素和雄激素代谢情况进行了调查研究。系统性红斑狼疮患者显示 16 羟基化代谢产物随雌激素活性的增加而增加。这些患者的直系亲属 16 羟基化代谢产物水平也较高，提示对雌激素代谢改变具有遗传易感性。Mok 及其同事的一项研究显示，发生环磷酰胺诱导性卵巢功能衰竭的患者，其疾病的突发率明显低于无卵巢功能衰竭的患者[101]。由于这些激素的影响，所以对系统性红斑狼疮患者是否可以口服避孕药尚存在争议。早期研究显示，口服避孕药物可使潜在的系统性红斑狼疮恶化，或者可诱发抗核抗原抗体的形成。认为是继发于使用口服避孕药物的抗核抗体的患者，都有关节疼痛、肌痛和晨僵的风湿病症状，而且有两例患者患有滑膜炎。应用低剂量的雌激素新制剂对系统性红斑

狼疮患者似乎是一种安全的替代疗法。研究显示，口服避孕药物的患者与对照组相比无明显差异。由于有血栓形成增多的危险性，抗磷脂综合征患者不得应用避孕药物，而且在有活动性肾病时应慎用口服避孕药物[102,103]。

绝经后女性使用雌激素会带来发生系统性红斑狼疮的危险。Sánchez-Guerrero 和同事调查了“护理人员健康研究”队列研究中系统性红斑狼疮的发病率。该队列研究包括 30~55 岁的 69 435 名女性问卷，在 1976 年对其进行了为期两年的关于诊断、暴露因素和健康状况的问卷调查。经年龄调整后的系统性红斑狼疮相对危险性近期应用避孕药者为 2.5，既往应用避孕药者为 1.8。使用持续时间与发病率水平相关[104]。然而，系统性红斑狼疮患者在绝经期后使用雌激素，并不能改变系统性红斑狼疮的病程[105]。

月经周期和风湿性关节炎症状间关系的研究结果尚存在争议，而且月经期复发炎性关节炎的病例也有报道[106]。除了雌激素的恶化作用以外，有人还提出雌激素在自身免疫性疾病中起预防性作用。在 Klinefelter 综合征患者中系统性红斑狼疮的发病率确实比较高。应用睾酮对这些患者进行治疗，对其自身免疫性疾病也有治疗性作用，但应用更强的雌激素所做的研究却得出了有争议的结果。最近，脱氢表雄酮(DHEA，一种较弱的雄性类固醇激素)已经用于治疗系统性红斑狼疮。尽管这种激素并没有显示对重度狼疮有改善作用，但在轻度疾病中的应用报道结果令人鼓舞，可以减少皮质类固醇的使用[107]。用雄激素治疗风湿性关节炎的效果存在争议。7 例男性患者的无对照研究显示用雄激素的治疗效果令人满意，正在进行的动物模型研究支持雄激素具有抑制炎症的作用，主要是通过调节细胞素(特别是白介素 10)的产生而发挥作用[108]。

用鼠狼疮模型对性腺类固醇激素对自身免疫性疾病的影响进行了研究。结果发现，雄激素可抑制鼠狼疮，而雌激素可加速这种疾病。有报道显示，雌激素拮抗剂塔莫昔芬对 SLE 鼠模型具有正性治疗作用。在鼠胸腺组织中曾发现有雌激素受体样结合物，而且雌激素可抑制免疫复合物的清除；这些发现表明性激素可能通过胸腺上皮和网状内皮系统对免疫系统产生影响。性腺激素也可影响胸腺激素。然而 T 细胞似乎是激素的原发靶点。激素调控对 T 细胞有深远的影响，而且通过 T 细胞可间接地协同影响 B 细胞。另外还曾发现，雄激素可使部分狼疮鼠的白介素 2 保持活性，证明白介素 2 的表达和性激素之间存在相关性。通过改变激素水平可以影响抗炎细胞素的水平。白介素 10 尤其会受到妊娠的影响。这一领域的研究有助于解释自身免疫性疾病在妊娠期间减轻(或)加重的原因[108]。

有人提出，MHC Ⅱ级抗原在非传统抗原呈递细胞(如甲状腺上皮细胞或胰岛细胞)上的表达是累及这些器官的自身免疫机制。由 T 淋巴细胞产生的干扰素 γ 可以在各种细胞类型中上调主要组织相容性抗原，从而在整体上促成自身免疫。也可涉及其他细胞素，如肿瘤坏死因子 α。性激素可以调节其中多种细胞素。T 细胞亚群存在雌激素受体，应用雌激素治疗鼠可导致白介素 1 水平升高。在月经周期的黄体期白介素 1 水平也会升高。应用雌激素刺激雌性鼠的 T 淋巴细胞可导致 IFN-γ 的生成增加。雌激素可以上调转基因鼠的 IFN-γ 基因的启动子，这可能是一种正常的调控机制。应用雌激素治疗可使淋巴细胞的白介素 2 生成下降。所有这些改变可能对自身免疫均有深远影响[109]。

这些研究和其他研究的结果提示，在自身免疫性疾病中，特别是系统性红斑狼疮，免疫系统的激素调控具有重要作用从而产生了各种新的治疗方法（见第 39、40 和 41 章）。

自身免疫和下丘脑-垂体-肾上腺轴

中枢神经系统（CNS）和下丘脑-垂体-肾上腺(HPA)轴对自身免疫的作用尚不明确，但有研究显示在发生脑血管意外或脊髓灰质炎后多年，受累侧并未发生风湿性关节炎。长期以来临床上一直认为应激可加重自身免疫性疾病并疑为其发病的一种病因，然而并没有客观资料支持这些结果。关于中枢神经系统、下丘脑-垂体-肾上腺轴和免疫系统之间相互作用的最新信息包括有如下观察结果：免疫细胞产生的细胞素对下丘脑-垂体-肾上腺轴有直接作用。白介素 1 可刺激下丘脑分泌促肾上腺皮质激素释放因子（CRF)，其可诱发下丘脑-垂体-肾上腺轴分泌肾上腺皮质类固醇。白介素 2 可刺激垂体释放促肾上腺皮质激素(ACTH)，从而也可刺激肾上腺。皮质类固醇有多种免疫调节作用，包括抑制 IL-1 和 IL-2 的分泌，从而对免疫系统和下丘脑-垂体-肾上腺轴进行反馈抑制。有文献发现 IL-6 也有相似的作用[109-111]。

免疫系统的细胞具有 ACTH、泌乳素和内啡呔的受体，可能作为与下丘脑-垂体-肾上腺轴的一种附加连接。它们可分泌许多神经肽，包括 ACTH、内啡呔、促甲状腺素、泌乳素和其他激素。这些物质是作为对病毒传染、有丝分裂和下丘脑释放因子的反应而分泌的[109-111]。

只有少数研究与自身免疫性疾病有直接的牵连。

Sternberg 及其助手[112]发现，对鼠来说"高应激"的应变并不会发生细胞壁诱导性链球菌关节炎，除非应用皮质类固醇受体拮抗剂治疗；而"低应激"时刘易斯鼠却会发生关节炎。刘易斯鼠的肾上腺较小，应用低剂量皮质类固醇治疗，即可降低关节炎的强度。对鼠的佐剂诱导性关节炎的研究发现，发炎关节内的 P 物质浓度偏高。通过免疫组化染色发现，类风湿滑膜性相对于正常滑膜而言其 P 物质水平下降。P 物质可能参与了疾病的发作，并在疾病后期耗尽。P 物质在体外有直接作用，包括滑膜细胞增殖增加以及前列腺素 E_2 和胶原酶释放增多，所有这些改变可能对关节翳的形成和软骨的破坏均有显著影响[113]。Leptin 是一种对体重和代谢具有十分明确作用的分子，它对 T_H1 自身免疫有明显的影响，类似于 CRF。Leptin 可上调免疫反应，而 CRF 的影响正好相反。女性的 Leptin 多于男性，这可能是在自身免疫性疾病中女性患者占大多数的原因之一。应激和饥饿可影响这两种神经肽。Leptin 和 CRF在应激状态时对自身免疫性疾病的发作起一定作用[114]。显然，免疫系统和神经内分泌系统之间的联系比以前所认为的更加紧密。

从这些研究和其他研究中可以看出，人们正在对免疫系统和中枢神经内分泌系统之间的相互作用进行着坚持不懈的探索。毫无疑问，将来的研究将对我们认识自身免疫状态的发病机制以及干扰或调节这一过程的治疗策略产生重要的影响。

(王瑜 郑宝忠 译 李世民 校)

参考文献

1. Acromegaly Therapy Consensus Development Panel. Consensus statement: benefits versus risks of medical therapy for acromegaly. *Am J Med* 1994;97:468–473.
2. Melmed S. Acromegaly. *N Engl J Med* 1990;322:966–977.
3. Lieberman SA, Björkengren AG, Hoffman AR. Rheumatologic and skeletal changes in acromegaly. *Endocrinol Metab Clin North Am* 1992;21:615–631.
4. Anton HC. Hand measurements in acromegaly. *Clin Radiol* 1972;23: 445–450.
5. Lacks S, Jacobs RP. Acromegalic arthropathy: a reversible rheumatic disease. *J Rheumatol* 1986;13:634–636.
6. Colao A, Marzullo P, Vallone G, et al. Reversibility of joint thickening in acromegalic patients: an ultrasonography study. *J Clin Endocrinol Metab* 1998;83:2121–2125.
7. Barkan A. Acromegalic arthropathy and sleep apnea. *J Endocrinol* 1997;155:S41–S44.
8. Pickett JBE III, Layzer RB, Levin SR, et al. Neuromuscular complications of acromegaly. *Neurology* 1975;25:638–645.
9. Nagulesparen M, Trickey R, Davies MJ, et al. Muscle changes in acromegaly. *Br Med J* 1976;2:914–915.
10. Khaleeli AA, Levy RD, Edwards RHT, et al. The neuromuscular features of acromegaly: a clinical and pathological study. *J Neurol Neurosurg Psychiatry* 1984;47:1009–1015.
11. Low PA, McLeod JR, Turtle JR, et al. Peripheral neuropathy in acromegaly. *Brain* 1974;97:139–152.
12. Jenkins PJ, Sohaib SA, Akker S, et al. The pathology of median neuropathy in acromegaly. *Ann Intern Med* 2000;133:197–201.
13. Bagge E, Eden S, Rosen T, et al. The prevalence of radiographic osteoarthritis is low in elderly patients with growth hormone deficiency. *Acta Endocrinol* 1993;129:296–300.
14. Bland JH, Frymoyer JW. Rheumatic syndromes of myxedema. *N Engl J Med* 1970;282:1171–1174.
15. Rao SN, Katiyar BC, Nair KR, et al. Neuromuscular status in hypothyroidism. *Acta Neurol Scand* 1980;61:167–177.
16. Swanson JW, Kelly JD, McConahey WM. Neurologic aspects of thyroid dysfunction. *Mayo Clin Proc* 1981;56:504–512.
17. Dorwart BB, Schumacher HR. Joint effusions, chondrocalcinosis and other rheumatic manifestations in hypothyroidism: a clinicopathologic study. *Am J Med* 1975;59:780–790.
18. McLean RM, Podell DN. Bone and joint manifestations of hypothyroidism. *Semin Arthritis Rheum* 1995;24:282–290.
19. Gerster JC, Valceschine P. Destructive arthropathy of fingers in primary hypothyroidism without chondrocalcinosis: report of 3 cases. *J Rheumatol* 1992;19:637–641.
20. Dieppe PA, Alexander GJ, Jones HE, et al. Pyrophosphate arthropathy: a clinical and radiological study of 105 cases. *Ann Rheum Dis* 1982;41:371–376.
21. McCarty DJ, Silcox DC, Coe F, et al. Diseases associated with calcium pyrophosphate dihydrate crystal deposition: a controlled study. *Am J Med* 1974;56:704–714.
22. Job-Deslandre C, Menkes CJ, Quinot M, et al. Does hypothyroidism increase the prevalence of chondrocalcinosis? *Br J Rheumatol* 1993; 32:197–198.
23. Farid NR, Woodford G, Au B, et al. Polymorphonuclear leukocyte function in hypothyroidism. *Horm Res* 1976;7:247–253.
24. Brandt KD. The effect of synovial hyaluronate on the ingestion of monosodium urate crystals by leukocytes. *Clin Chim Acta* 1974;55: 307–315.
25. Newcombe DS. Endocrinopathies and uric acid metabolism. *Semin Arthritis Rheum* 1973;2:281–300.
26. Erickson AR, Enzenauer RJ, Nordstrom DM, et al. The prevalence of hypothyroidism in gout. *Am J Med* 1994;97:231–234.
27. Hirano T, Stamelos S, Harris V, et al. Association of primary hypothyroidism and slipped capital femoral epiphysis. *J Pediatr* 1978;93:262–264.
28. Rodolico C, Toscano A, Benvenga S, et al. Skeletal muscle disturbances may precede clinical and laboratory evidence of autoimmune hypothyroidism. *J Neurol* 1998;245:555–556.
29. Duyff RF, Van den Bosch J, Laman DM, et al. Neuromuscular findings in thyroid dysfunction: a prospective clinical and electrodiagnostic study. *J Neurol Neurosurg Psychiatry* 2000:68:750–755.
30. Halverson PB, Kozin F, Ryan LM, et al. Rhabdomyolysis and renal failure in hypothyroidism. *Ann Intern Med* 1979;91:57–58.
31. Ono S, Inouye K, Mannen T. Myopathology of hypothyroid myopathy. Some new observations. *J Neurol Sci* 1987;77:237–248.
32. Argov Z, Rehshaw PF, Boden B, et al. Effects of thyroid hormones on skeletal muscle bioenergetics: *in vivo* phosphorus-31 magnetic resonance spectroscopy study of humans and rats. *J Clin Invest* 1988;81: 1695–1701.
33. Shagan BP, Friedman SA. Raynaud's phenomenon and thyroid deficiency. *Arch Intern Med* 1980;140:831–832.
34. Auwerx J, Bouillon R. Mineral and bone metabolism in thyroid disease: a review. *Q J Med* 1986;60:737–752.
35. Stall GM, Harris S, Sokoll LJ, et al. Accelerated bone loss in hypothyroid patients overtreated with L-thyroxine. *Ann Intern Med* 1990;113: 265–269.
36. Franklyn JA, Betteridge J, Daykin J, et al. Long-term thyroxine treatment and bone mineral density. *Lancet* 1992;340:9–13.
37. Gimlette TMD. Thyroid acropachy. *Lancet* 1960;1:22–24.
38. Stassi G, De Maria R. Autoimmune thyroid disease: new models of cell death in autoimmunity. *Nat Rev Immunol* 2002;2:195–204.
39. Volpé R. Autoimmunity causing thyroid dysfunction. *Endocrinol Metab Clin North Am* 1991;20:565–587.
40. Raanane P, Ben-Bassat I. Immune-mediated complications during interferon therapy in hematological patients. *Acta Haematol* 2002;107: 133–144.
41. Wohlgethan JR. Frozen shoulder in hyperthyroidism. *Arthritis Rheum* 1987;30:936–939.
42. Miller JL, Ismail F, Waligora JK, et al. Modulating influence of

d,l-propranolol on triiodothyronine-induced skeletal muscle protein degradation. *Endocrinology* 1985;117:869–871.
43. Manoukian MN, Foote JA, Crapo LM. Clinical and metabolic features of thyrotoxic periodic paralysis in 24 episodes. *Arch Intern Med* 1999; 159:601–606.
44. Becker KL, Ferguson RH, McConahey WM. The connective tissue diseases and symptoms associated with Hashimoto's thyroiditis. *N Engl J Med* 1963;268:277–280.
45. Bajaj S, Bell MJ, Shumak S, et al. Antithyroid arthritis syndrome. *J Rheumatol* 1998;25:1235–1239.
46. Bilizikian JP, Pott JT, Fulerhan GE, et al. Summary statement from a workshop on asymptomatic primary hyperparathyroidism: a perspective for the 21st century. *J Bone Miner Res* 2002;17(suppl 2):N2–N11.
47. Martin P, Bergmann P, Gillet C, et al. Long-term irreversibility of bone loss after surgery for primary hyperparathyroidism. *Arch Intern Med* 1990;150:1495–1497.
48. Preston ET. Avulsion of both quadriceps tendons in hyperparathyroidism. *JAMA* 1972;221:406–407.
49. Babini SM, Maldonado Cocco JA, de la Sota M, et al. Tendinous laxity and Jaccoud's syndrome in patients with systemic lupus erythematosus: possible role of secondary hyperparathyroidism. *J Rheumatol* 1989;16:494–498.
50. Hamilton EBD. Diseases associated with CPPD deposition disease. *Arthritis Rheum* 1976;19:353–357.
51. Bilezikian JP, Connor TB, Aptekar R, et al. Pseudogout after parathyroidectomy. *Lancet* 1973;1:445–446.
52. Bywaters EGL, Dixon A St J, Scott JT. Joint lesions of hyperparathyroidism. *Ann Rheum Dis* 1963;22:171–184.
53. Turken SA, Cafferty M, Silverberg SJ, et al. Neuromuscular involvement in mild asymptomatic primary hyperparathyroidism. *Am J Med* 1989;87:553–557.
54. Wilkinson H, Iveson JM. Digital vasculopathy associated with hyperparathyroidism. *Br J Rheumatol* 1993;32:86.
55. Chaykin LB, Frame B, Sigler JW. Spondylitis: a clue to hypoparathyroidism. *Ann Intern Med* 1969;70:995–1000.
56. Van Offel JF, De Gendt CM, De Clerck LS, et al. High bone mass and hypocalcaemic myopathy in a patient with idiopathic hypoparathyroidism. *Clin Rheumatol* 2000;19:64–66.
57. Lyons TJ, Bailie KE, Dyer DG, et al. Decrease in skin collagen glycation with improved glycemic control in patients with insulin-dependent diabetes mellitus. *J Clin Invest* 1991;87:1910–1915.
58. Joslin EP, Root HF, White P, et al., eds. *Treatment of diabetes mellitus,* 9th ed. Philadelphia: Lea & Febiger, 1952.
59. Rothschild BM. Diabetes and arthritis. *Compr Ther* 1994;20:347–350.
60. Pastan RS, Cohen AS. The rheumatologic manifestations of diabetes mellitus. *Med Clin North Am* 1978;62:829–839.
61. Aboulafia AJ, Monson DK, Kennon RE. Clinical and radiological aspects of idiopathic diabetic muscle infarction. Rational approach to diagnosis and treatment. *J Bone Joint Surg Br* 1999;81(B):323–326.
62. Sinha S, Munichoodappa CS, Kozak GP. Neuropathy (Charcot joints) in diabetes mellitus. *Medicine* 1972;51:191–210.
63. Shaw JE, Boulton AJM. The pathogenesis of diabetic foot problems: an overview. *Diabetes* 1997;46(suppl 2):S58–S61.
64. Lipman BT, Collier BD, Carrera GF, et al. Detection of osteomyelitis in the neuropathic foot: nuclear medicine, MRI, and conventional radiography. *Clin Nucl Med* 1998;23:77–82.
65. Horn CA, Bradley JD, Brandt KD, et al. Impairment of osteophyte formation in hyperglycemic patients with type II diabetes mellitus and knee osteoarthritis. *Arthritis Rheum* 1992;35:336–342.
66. Daragon A, Mejjad O, Czernichow P, et al. Vertebral hyperostosis and diabetes mellitus: a case-control study. *Ann Rheum Dis* 1995;54:375–378.
67. Bridgeman JE. Periarthritis of the shoulder and diabetes mellitus. *Ann Rheum Dis* 1972;31:69–71.
68. Lequesne M, Dang N, Bensasson M, et al. Increased association of diabetes mellitus with capsulitis of the shoulder and shoulder hand syndrome. *Scand J Rheumatol* 1977;6:53–56.
69. Viljanto JA. Dupuytren's contracture: a review. *Semin Arthritis Rheum* 1973;3:155–176.
70. Trapp RG, Soler NG, Spencer-Green G. Nailfold capillaroscopy in type I diabetes with vasculopathy and limited joint mobility. *J Rheumatol* 1986;13:917–920.
71. Sibbett WL, Eaton RP. Corticosteroid responsive tenosynovitis is a common pathway for limited joint mobility in the diabetic hand. *J Rheumatol* 1997;24:931–936.
72. Silverstein JH, Gordon G, Pollock BH, et al. Long-term glycemic control influences the onset of limited joint mobility in type I diabetes. *J Pediatr* 1998;132:944–947.
73. Tsokos GC, Gorden P, Antonovych T, et al. Lupus nephritis and other autoimmune features in patients with diabetes mellitus due to autoantibody to insulin receptors. *Ann Intern Med* 1985;102:176–181.
74. McNair P. Bone mineral metabolism in human type I (insulin dependent) diabetes mellitus. *Dan Med Bull* 1988;35:109–121.
75. van Daele PLA, Stolk RP, Burger H, et al. Bone density in non-insulin-dependent diabetes mellitus: the Rotterdam study. *Ann Intern Med* 1995;122:409–414.
76. Kingsley GH, Hickling P. Polyarthropathy associated with Cushing's disease. *Br Med J* 1986;292:1363.
77. Uthman I, Senecal JL. Onset of rheumatoid arthritis after surgical treatment of Cushing's disease. *J Rheumatol* 1995;22:1964–1966.
78. Mousa A, Jones S, Toft A, et al. Spontaneous rupture of Achilles tendon: missed presentation of Cushing's syndrome. *Br Med J* 1999;319: 560–561.
79. Kanda F, Okuda S, Matsushita T, et al. Steroid myopathy: pathogenesis and effects of growth hormone and insulin-like growth factor-I administration. *Horm Res* 2001;56(suppl 1):24–28.
80. Ebinger G, Six R, Bruyland M, Somers G. Flexion contractures: a forgotten symptom in Addison's disease and hypopituitarism. *Lancet* 1986;2:858.
81. Asherson RA, Hughes GRV. Hypoadrenalism, Addison's disease and antiphospholipid antibodies. *J Rheumatol* 1991;18:1–3.
82. Plonk JW, Feldman JM. Carcinoid arthropathy. *Arch Intern Med* 1974; 134:651–654.
83. Odell WD, Wolfsen AR. Humoral syndromes associated with cancer. *Annu Rev Med* 1978;29:379–406.
84. DuPont B, Hoyer I, Borgeskov S, et al. Plasma growth hormone and hypertrophic osteoarthropathy in carcinoma of the bronchus. *Acta Med Scand* 1970;188:25–30.
85. DaSilva JAP, Spector TD. The role of pregnancy in the course and aetiology of rheumatoid arthritis. *Clin Rheumatol* 1992;11:189–194.
86. Barrett JH, Brennan P, Fiddler M, et al. Does rheumatoid arthritis remit during pregnancy and relapse postpartum? Results from a nationwide study in the United Kingdom performed prospectively from late pregnancy. *Arthritis Rheum* 1999;42:1219–1227.
87. Barrett JH, Brennan P, Fiddler M, et al. Breast-feeding and postpartum relapse in women with rheumatoid arthritis and inflammatory arthritis. *Arthritis Rheum* 2000;43:1010–1015.
88. Kaplan D. Fetal wastage in patients with rheumatoid arthritis. *J Rheumatol* 1986;13:875–877.
89. Lockshin MD, Druzin ML, Goei S, et al. Antibody to cardiolipin as a predictor of fetal distress or death in pregnant patients with systemic lupus erythematosus. *N Engl J Med* 1985;313:152–156.
90. Martin V, Lee LA, Askanase AD, et al. Long-term follow-up of children with neonatal lupus and their unaffected siblings. *Arthritis Rheum* 2002;46:2377–2383.
91. Provost TT, Watson R, Gammon WR, et al. The neonatal lupus syndrome associated with U1 RNP (nRNP) antibodies. *N Engl J Med* 1987; 316:1135–1138.
92. Lockshin MD, Sammaritano LR. Lupus pregnancy. *Autoimmunity* 2003;36:33–40.
93. Abramson SB, Buyon JP. Activation of the complement pathway: comparison of normal pregnancy, preeclampsia, and systemic lupus erythematosus. *Am J Reprod Immunol* 1992;28:183–187.
94. Kaufman RL, Kitridou RC. Pregnancy in mixed connective tissue disease: comparison with systemic lupus erythematosus. *J Rheumatol* 1982;9:549–555.
95. Persellin RH. Inhibitors of inflammatory and immune responses in pregnancy serum. *Clin Rheum Dis* 1981;7:769–780.
96. Von Schoultz B. A quantitative study of the pregnancy zone protein in the sera of pregnant and puerperal women. *Am J Obstet Gynecol* 1974;119:792–797.
97. Ng SC, Gilman-Sachs A, Thaker P, et al. Expression of intracellular Th1 and Th2 cytokines in women with recurrent spontaneous abortion, implantation failures after IVF/ET or normal pregnancy. *Am J Reprod Immunol* 2002;48:77–86.
98. van Roon JA, Bylsma JW, Lafeber FP. Suppression of inflammation and joint destruction in rheumatoid arthritis may require a concerted action of Th2 cytokines. *Curr Opin Invest Drugs* 2002;3:

1011–1016.
99. Nelson JL, Ostensen M. Pregnancy and rheumatoid arthritis. *Rheum Dis Clin North Am* 1997;23:195–212.
100. Beeson PB. Age and sex associations of 40 autoimmune diseases. *Am J Med* 1994;96:457–462.
101. Mok CC, Wong RWS, Lau CS. Ovarian failure and flares of systemic lupus erythematosus. *Arthritis Rheum* 1999;42:1274–1280.
102. Julkunen HA, Kaaja R, Friman C. Contraceptive practice in women with systemic lupus erythematosus. *Br J Rheumatol* 1993;32:227–230.
103. Bruce IN, Laskin CA. Sex hormones in systemic lupus erythematosus: a controversy for modern times. *J Rheumatol* 1997;24:1451–1463.
104. Sánchez-Guerrero J, Liang MH, Karlson EW, et al. Postmenopausal estrogen therapy and the risk for developing systemic lupus erythematosus. *Ann Intern Med* 1995;122:430–433.
105. Arden NK, Lloyd ME, Spector TD, et al. Safety of hormone replacement therapy in systemic lupus erythematosus. *Lupus* 1994;3:11–13.
106. McDonagh JE, Singh MM, Griffiths ID. Menstrual arthritis. *Ann Rheum Dis* 1993;52:65–66.
107. Petrie MA, Lahita RG, van Vollenhoven RF, et al. Effects of prasterone on corticosteroid requirements of women with systemic lupus erythematosus. A double-blind, randomized, placebo-controlled trial. *Arthritis Rheum* 2002;46:1820–1829.
108. Cutolo M, Wilder RL. Different roles for androgens and estrogens in the susceptibility to autoimmune diseases. *Rheum Dis North Am* 2000;26:825–839.
109. Sarvetnick N, Fox HS. Interferon-gamma and the sexual dimorphism of autoimmunity. *Mol Biol Med* 1990;7:323–331.
110. Chrousos GP. The hypothalamic-pituitary-adrenal axis and immune-mediated inflammation. *N Engl J Med* 1995;332:1351–1362.
111. Walker S, Jara L, eds. Prolactin in SLE. *Lupus* 1998;7:371–427.
112. Sternberg EM, Hill JM, Chrousos GP, et al. Inflammatory mediator-induced hypothalamic-pituitary-adrenal axis activation is defective in streptococcal cell wall arthritis–susceptible Lewis rats. *Proc Natl Acad Sci U S A* 1989;86:2374–2378.
113. Mapp P, Kidd B. The role of substance P in rheumatic disease. *Semin Arthritis Rheum* 1994;23(suppl):3–9.
114. Steinman L, Conlon P, Maki R, et al. The intricate interplay among body weight, stress and the immune response to friend or foe. *J Clin Invest* 2003;111:183–185.

第 13 篇

感染性关节炎

第124章

细菌性关节炎

Laura B. Hughes

一、脓毒性关节炎

(一)流行病学

微生物入侵关节间隙可引起骨与关节最迅速的破坏。早期诊断并给予适当的药物和(或)手术介入对于避免关节毁损和长期功能障碍极为必要。脓毒性关节炎的大型流行病学研究曾应用以临床为基础的分类标准来确定脓毒性关节炎的病例,而不管滑液的细菌培养结果是否为阳性。最常用的是Newman分类法,其将患者分为三种类型:A级,从关节或关节组织中分离出微生物;B级,有脓毒性关节炎的典型特征并从其他来源(如血液)中分离出细菌;C级,未分离出微生物但从关节中抽吸出混浊液,或者存在感染的组织学或放射学证据[1]。因此,包含Newman B级和C级的研究也许高估了脓毒性关节炎的发病率(由于其中可能包括有非脓毒性关节炎和晶体诱导性关节炎)而在仅包括培养阳性的Newman A级病例的研究中情况则正好相反。

最近的一项前瞻性研究,对比了47名Newman A级脓毒性关节炎患者和35名临床疑似但培养阴性的关节炎患者,以调查两组间有无显著差异[2]。结果显示,在一年的随访期中,两组患者在人口统计学、临床与实验室表现或者发病率与死亡率方面没有显著差异[2]。该研究支持在今后的脓毒性关节炎流行病学研究中应包括Newman B级和C级病例。

总体人群中脓毒性关节炎的年发病率每10万人为2~10例。在荷兰的一项以社区为基础、为时3年的前瞻性研究中,使用Newman A级、B级和C级标准共诊断出188例细菌性关节炎,每10万人的年发病率为5.7例[3]。近期苏格兰的一项研究中,每10万人的年发病率为2例,但仅包括滑液培养为阳性的病例[4]。所报道的脓毒性关节炎发病率在高风险人群中有所升高,如类风湿性关节炎患者(RA)的每10万人年发病率为28~38例,带有关节假体的患者为40~68例[5]。与年龄相关的细菌性关节炎年发病率有两个峰值:低于5岁的儿童5例,高于64岁的成年人为每10万人8.4例[3]。75%以上的儿童期细菌性关节炎发生于以往健康的儿童中。相反,75%以上的成年发病型细菌性关节炎发生于至少有一项易感因素的患者中[3]。增加细菌性关节炎风险的最重要患者特征是:①有关节假体,②大于60岁,③患有潜在关节疾病[如RA,而骨关节炎(OA)中少得多],④有并发症(如恶性肿瘤,糖尿病),⑤使用免疫抑制药物,⑥皮肤感染[5]。

大部分脓毒性关节炎是单关节发病,多关节受累的发生率为其10%~15%[6]。膝关节为最常累及的关节,占病例的48%~56%,其次为髋关节(16%~21%)和踝关节(8%)[3,4,7-9]。在一些报道中,髋关节是儿童和带有关节假体成年人中最常累及的关节[3,9]。

尽管近20年来诊断方法和抗生素治疗都在不断进步,但细菌性关节炎的发病率和死亡率并无明显改善[10]。近期的一些回顾性和前瞻性研究结果相当一致,死亡率为11%~13%,永久性关节功能丧失率为30%~52%[4,8,11-13]。

(二)感染源

自体关节细菌性关节炎的大多数病例是一过性或

持续性菌血症发作期血源性滑膜种植所致[14]。滑膜是一种缺乏基底膜的富含血管结构，因而在菌血症发作期细菌可种植于滑膜上[15]。脓毒性关节炎的流行病学研究发现，血源性自体关节感染在成人病例中超过55%，占儿童病例的90%[3,9,16](表124.1)。虽然大多数人工关节化脓性关节炎是由直接接种所致，但血源性播散仍占病例的20%~40%[17]。菌血症来源包括：①皮肤、呼吸道、尿路或口腔的感染或侵袭性操作；②血管内导管，包括中心静脉管以及更近来的经皮股动脉导管插入；③非法静脉内药物注射(IVDA)[3,18]。

在自体关节感染中，细菌直接接种到关节间隙者占22%~37%，而在人工关节感染中高达62%[3,16]。人工关节感染中，细菌直接接种大多数由手术操作过程所致。自体关节的直接接种可发生于手术时，如关节切开术和关节镜手术[16,19,20]，或者继发于穿透性创伤、人或动物咬伤或者关节间隙内异物嵌入[21,22]。

接触感染源所致的脓毒性关节炎（最有名的是骨髓炎）最常发生于儿童[23]。在1岁以内的婴儿中，血管可穿过骺生长板，为从骨到关节间隙的感染提供了通路[24]。在较大的儿童中，骨感染可使外皮质破裂，如果该骨在关节间隙内可引起继长性脓毒性关节炎，如髋关节和肩关节[23]。在成人，皮肤感染和糖尿病性足部溃疡，是关节间隙触播散的最常见感染源。

(三)微生物学

据报道几乎每一种细菌均可引起脓毒性关节炎，近二十年来病原体的总体分布几无变化[10](表124.2及124.3)。在已发表的所有大型研究系列上最常报道的是葡萄球菌，

表124.1 按感染途径或临床分类的细菌性关节炎或人工假体感染病例

患者分类	总数(n=188)	自体关节血源性感染(n=101)	假体关节或带有成骨材料关节的血源性感染(n=25)	自体关节直接感染(n=29)	人工关节或成骨材料的关节(n=33)
儿童	38	36		2	
既往健康	31	29		2	
有合并症[a]	7	7			
成人，既往健康	23	16		7	
成人，免疫受损[b]	38	32[d]		6	
成人合并关节疾病	63	8	15	13	27
骨关节炎	28	5	8	4	11
类风湿性关节炎	13	2		1	5
强直性脊柱炎	1				1
牛皮癣性关节炎	1				1
青少年慢性关节炎	1				1
关节创伤史	18	1	2	7	8
结核性髋关节炎史	1			1	
成人合并关节疾病及免疫受损[c]	26	9	10	1	6
骨关节炎	4	2			2
类风湿性关节炎	19	6	6		3
关节创伤史	3	1		1	1

[a]镰状红细胞2例，支气管哮喘伴湿疹、Duchenne肌萎缩、心脏手术史、嗜中性粒细胞杀伤能力受损及嗜中性粒细胞化学毒性受损各一例；

[b]静脉药物滥用14例(6例感染HIV)，糖尿病11例，肾功能不全3例(2例需定期透析)，恶性血液疾病3例，AIDS病2例，慢性骨髓炎2例。各一例者：以强的松治疗的多肌痛性风湿病、间断使用强的松的慢性阻塞性肺病、麻风病及酗酒。

[c]糖尿病6例，乳腺癌4例，肾功能不全1例，免疫抑制治疗(强的松、氨甲蝶呤，或咪唑硫嘌呤)18例。

[d]其中2例患者均为静脉药物滥用者，均患有两次细菌性关节炎。

From Kaandorp CJ. Dinart HJ, van de Laar MA, et al. Incidence and sources of native and prosthetic joint infection: a community based prospective study. *Ann Rheum Dis* 1997;56:470, with permission.

但近十年来以葡萄球菌性脓毒性关节炎为主的状况有下降的倾向[3,25,26]。在法国的一项回顾性研究中，1989年到1998年的病例中有63%是葡萄球菌属感染，而在此前的10年(1979~1988)间则为67%[25]。在荷兰和英格兰的两个独立研究中，1990至1993年间葡萄球菌感染仅分别占脓毒性关节炎病例的55%和44%[3,26]。这种下降趋势的一个原因可能是细菌学方法的改进，使得其他少见的微生物也能被分离、培养和正确鉴别出来[25]。

在葡萄球菌中，金葡菌是欧洲自体关节脓毒性关节炎和美国非淋球菌病例中分离出的最常见细菌，占病例的40%~60%[3,4,9,26,27](表124.2)。RA患者和糖尿病患者中金葡菌更为常见(见“易感因素”)[15]。金葡菌目前也是儿童脓毒性关节炎最常见的病因[23]。在历史上，流感嗜血杆菌曾是大多数儿童期脓毒性关节炎的病因，但B型流感嗜血杆菌(Hib)疫苗的广泛使用已基本消灭了由其引起的脓毒性关节炎[3,4,9,27-29]。

表皮葡萄球菌(凝固酶阴性葡萄球菌)占葡萄球菌性关节感染的3%~32%[3,13,26]。表皮葡萄球菌是早期发病(术后3个月内)的人工关节感染或者自体关节内或关节周围术后感染病例中所发现的主要分离菌[5,20]。免疫抑制宿主对表皮葡萄球菌性脓毒性关节炎的易感性也有明显升高[10]。近十年来已观察到，表皮葡萄球菌性脓毒性关节炎的发生率有所上升(表124.3)。有人认为其原因是人工关节手术数量增加，及对免疫抑制宿主(如血透患者)行侵袭性操作[10]。

和其他许多细菌性病原体一样，葡萄球菌属的耐药性是个日益严重的问题。不论是医院获得性还是社区获得性葡萄球菌感染，其耐药率变化范围均很大。从20世纪80年代早期起，大多数金葡菌的分离菌就有青霉素耐药性。由耐甲氧苯青霉素金葡菌(MRSA)和耐甲氧苯青霉素表皮葡萄球菌(MRSE)菌株引起的脓毒性关节炎近二十年来明显增多。MRSA占金葡菌脓毒性关节炎的9%~40%，取决于其在社区、医学中心和患者群中的流行程度[30]。Dubost等对一个法国农村卫生区的近期研究发现、从滑液中分离出的金葡菌中仅有10%为甲氧苯青霉素耐药型[10]。相比之下，法国市中心的MRSA脓毒性关节炎发生率接近50%；其中许多病例是静脉内药物滥用者[31]。由于金葡菌的耐药性变化很大，因此了解当地医院和社区的细菌耐药模式至关重要。近来发现MRSA与脓毒性关节炎的复发有关，尽管早期治疗正确也如此[32]。根据这一研究结果，此前诊断为MRSA骨或关节感染的病例再次发生MRSA关节感染的概率为45%，大多数仍累及原发关节(图124.1)[32]。在大多数医院中，近90%的凝固酶阴性葡萄球菌分离株为甲氧苯青霉素耐药型(MRSE)[30,33]。MRSE感染几乎总是医源性的，多数发生于关节手术时或医院获得的血源性感染[10]。

链球菌属是成人和儿童脓毒性关节炎的第二位常见微生物，占9.5%~28%[3,10,13,25,26]。儿童患者中的特异性链球菌属因年龄而异；小于2个月的新生儿和婴儿中B组链球菌最常见，而3个月到5岁的儿童中A组链球菌和肺炎链球菌最常见[23]。在脓毒性关节炎成年患者中，A组β溶血性链球菌是以往最常报道的，但不同研究中β溶血性链球菌的分类变化很大。Schattner和Vosti近年

表124.2 从5个脓毒性关节炎研究系列中分离出的菌株(%)

细菌	澳大利亚(n=191) 1976~1994	荷兰(n=214) 1990~1993	英格兰/威尔士 (n=1 158) 1990~1993	法国(n=162) 1989~1998	苏格兰(n=75) 1997~1999
金黄色葡萄球菌	37	44	39	50	60
表皮葡萄球菌	1	5	1	13	8
链球菌(总数)	22	21	28	20	21
肺炎链球菌	1	3	10	2	未报道
A 组链球菌	16	5	7	2	未报道
其他	5	10	11	16	未报道
革兰阴性细菌(总数)	4	17	19	10	9
大肠埃希杆菌	1	4	6	5	未报道
假单胞菌	1	3	2	1	未报道
流感嗜血杆菌	1	4	7	1	0
厌氧菌	3	2	1.5	1	未报道

数据源自参考文献 3.9.10.26。

表124.3 十年间脓毒性关节炎的致病微生物对照：1979~1988和1989~1998

	1979~1988 n=141(21)[a]	1989~1998 n=162(27)[a]
葡萄球菌	95(16)	102(15)
金葡菌	85(12)	81(7)
耐甲氧苯青霉素金葡菌	11(2)	10(2)
凝固酶阴性菌	10(4)	21(6)
耐甲氧苯青霉素凝固酶阴性菌	1(0)	7(3)
耐甲氧苯青霉素(总数)	12(2)	17(5)
链球菌	22(4)	33(5)
肺炎链球菌	3	4
A组链球菌	4	3
B组链球菌	2(1)	10(3)
C组链球菌	2(1)	2(1)
D组肠链球菌	2	3
D组牛链球菌	0	2
F组链球菌	1	0
G组链球菌	1(1)	1
未分组	6	8
革兰阴性菌	10(1)	17(4)
大肠埃希杆菌	1	8(3)
沙门菌属	2	1
变形杆菌属	1(1)	1
沙雷菌属	0	2
假单胞菌属	1	1
不动杆菌属	0	1
肠杆菌属	0	2
嗜血杆菌属	0	1(1)
巴斯德菌属	1	0
弯曲杆菌属	1	0
布鲁杆菌属	3	0
厌氧菌	1	2(2)

[a]假体感染病例数见括号内。

Adapted from Dubost JJ. Soubrier M, De Champs C, et al. No changes in the distribution of organisms responsible for septic arthritis over a 20 year period. *Ann Rheum Dis* 2002;61:268, with permission.

的研究和文献回顾，专门检查了一段时期(1985~1996)内导致细菌性关节炎的β溶血性链球菌的血清组[34]。共鉴别出23例β溶血性链球菌性脓毒性关节炎，最常见的血清组是A组(39%)、B组(30%)和G组(30%)[34]。对200多例的血清分型β溶血性链球菌性脓毒性关节炎的文献回顾进一步支持了这一发现，其中A组占33%，B组占49%，G组占10%；C组和F组分别占6%和0%[34]。与此相反，法国的Dubost等研究发现，B组和无法分组的链球菌(血链球菌、温和链球菌等)是最常见的分离株，各占25%左右，而A组链球菌仅占12%[10]。与其他血清型关节炎相比，A组链球菌性脓毒性关节炎在重症患者中起病和进展更快[34]。幸运而且少有例外的是，所有血清型β溶血性链球菌对青霉素均保持敏感性，因而后者可作为这类感染的首选抗生素[15]。

以往曾认为肺炎链球菌是脓毒性关节炎的少见病原体。但在英格兰和威尔士进行的研究发现，肺炎链球菌是常见的致病因素，占5.5%~9.7%[13,26,35]。1985~1998年在英格兰的诺丁汉对389例脓毒性关节炎的研究发现，肺炎链球菌是脓毒性关节炎仅次于金葡菌的致病病原体[35]。相反，在类似时期来自美国、法国和荷兰的

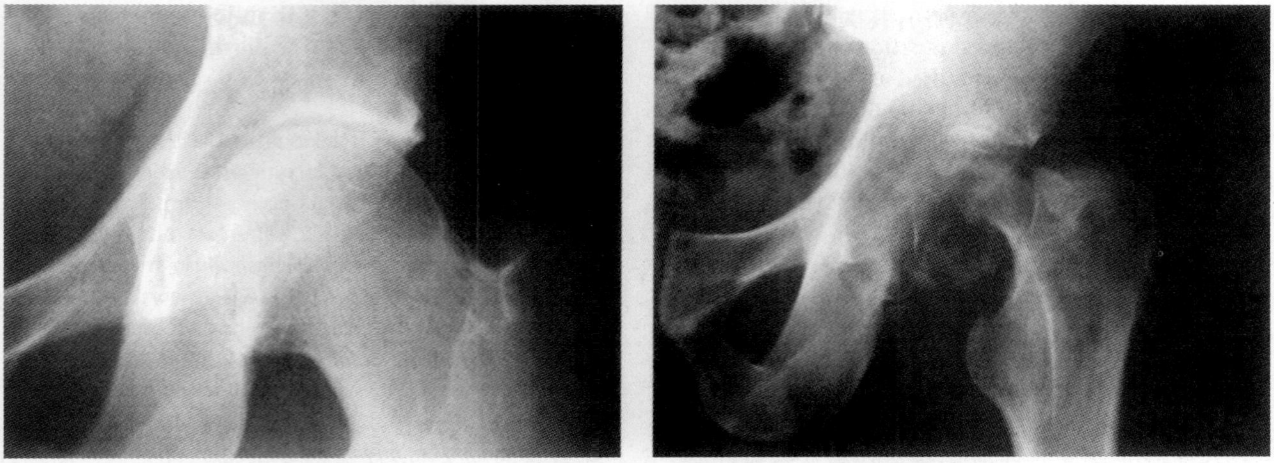

图 124.1 复发性耐甲氧苯青霉素金葡菌性(MRSA)脓毒性关节炎患者的 X 线片。(A)一名因腕关节 MRSA 脓毒性关节炎住院并继发轻度左髋疼痛的 55 岁患者的左髋前后位片。X 线片未见骨或关节间隙异常。(B)两个月后,患者至门诊就诊,因左髋严重疼痛导致无法行走。X 线片显示左髋完全破坏,累及髋臼及股骨侧。从髋关节培养出 MRSA。

报道却发现，肺炎链球菌作为致病微生物仅占2.5%~3%[3,10,36]。不过,文献中报道的总计2 400例脓毒性关节炎中,肺炎链球菌是第三位常见的病原体,占全部病例的6%[36]。儿童的肺炎链球菌性关节炎常见于患有血友病性关节病的小男孩和镰状细胞病患者[23]。在成年人中,多关节受累更常见于肺炎链球菌性关节炎(36%),而其他病原体约占10%[36]。菌血症在肺炎链球菌性关节炎成年患者中,也远比其他病原体引起的常见,据记载达71%,其他的仅30%[36]。

肺炎链球菌的青霉素耐药性是个日益严重的问题。目前已在很多肺炎链球菌性脓毒性关节炎病例中发现有中度和高度青霉素耐药菌株的报道[36]。大多数致病的肺炎链球菌分离株均体现在肺炎球菌疫苗中,提示疫苗可能是预防的重要来源[15]。

革兰阴性杆菌在化脓性关节炎中占9%~19%[3,10,26]。最常见的是铜绿色假单胞菌和大肠埃希杆菌。静脉内用药者、少儿、老人、免疫受损者和伴有关节外感染(尿路或褥疮感染)的患者为革兰阴性脓毒性关节炎的高危人群[3,5]。有荚膜的革兰阴性菌,包括沙门菌属、奈瑟菌属和变形杆菌,在合并有系统性红斑狼疮(SLE)的脓毒性关节炎患者中占大多数[37,38]。SLE的平均病程为4~6年,80%以上的患者需接受免疫抑制治疗[37]。SLE患者中所见的选择性功能性脾功能减退也可引起对有荚膜细菌的清除不完全,即使接受免疫抑制治疗也如此[39]。

如前所述,由于Hib疫苗的广泛应用,流感嗜血杆菌已经不再是儿童革兰阴性脓毒性关节炎的主要病因。金格杆菌是儿童正常口咽部菌群的一部分,现在已成为少儿革兰阴性脓毒性关节炎的主要病因[15,40]。临床资料提示，金格杆菌关节炎是上呼吸道感染或口炎后血源性播散引起的。在以色列的研究发现,两岁以下儿童中金格杆菌是脓毒性关节炎最常见的病因,占48%[40,41]。研究中将滑液直接接种到血培养皿里,以提高金格杆菌的检出率[40,42]。在其他地区(包括美国)的儿童中,金格杆菌关节炎则较少报道[23]。

细菌性关节炎中1.2%~6.0%可分离出厌氧菌[10,11,16,26]。一项对65例分离出厌氧菌的关节标本的分析显示,24例分离株中发现痤疮丙酸杆菌,17例中发现厌氧球菌(即消化链球菌属),10例中发现拟杆菌属,5例中发现梭菌属[43]。厌氧菌关节感染的易感因素是:①创伤,②手术史,③人工关节,④邻近的感染,如腹源性同侧髋关节种植[43]。厌氧菌感染中约50%为多细菌性,而所有脓毒性关节炎病例中10%为多细菌性[5,9,26,27]。

布鲁菌属(Brucella)引起的化脓性关节炎虽然在美国较少见,但在世界其他地区,包括地中海区域、墨西哥和部分中南美洲地区，却是一个重要病因[15,44,45]。布鲁菌属中一部分小型、革兰阴性的菌种可导致布鲁菌病。典型的人类感染是因为饮用了未经巴氏法消毒的患病动物的奶。与此相似,接触或食用感染的生肉也可以造成感染[15,44,45]。马尔他布鲁菌是导致人类布鲁菌病和布鲁菌关节炎的最常见病因，不过流产布鲁杆菌、猪布鲁杆菌和犬布鲁杆菌也可致病。急性或慢性布鲁菌感染在高达65%的患者中伴有脓毒性关节炎[46]。其关节炎多为单关节性或非对称性周围性少关节炎。土耳其的一项研究显示,195例布鲁菌关节炎病例中,最常感染的关节是骶髂关节(55%),其次是膝关节和髋关节(45%)以及脊椎炎(31%)[46]。布鲁菌属很难在体外生长,因而关节和血液培养仅能发现将近50%[47]。因此布鲁菌关节炎的诊断常通过布鲁菌属血清凝集试验做出[47,48]。

微生物与某些危险因素有一定相关性,即流行病学相关性(表124.4)。掌指关节的脓毒性关节炎可在人咬伤后由人口腔内的微生物造成,也可在狗和猫咬伤后由多杀巴斯德菌或嗜二氧化碳噬细胞菌造成[21,47]。念珠状链杆菌是脓毒性多关节炎和皮疹的罕见致病菌,发生于鼠咬伤后[49,50]。其他可导致脓毒性关节炎/皮疹综合征的非链球菌性致病菌包括流感嗜血杆菌、摩拉菌和脑膜炎奈瑟菌[47]。人支原体和尿素分解尿素支原体可导致产后妇女和免疫受损宿主的脓毒性关节炎,尤其是血丙种球蛋白过少的患者[51–57]。

(四)发病机制

脓毒性关节炎的发病机制是多因素的,取决于致病菌与人体免疫应答的相互作用。自体关节感染的过程分为三步:细菌种植,感染建立及宿主免疫应答的诱导[15,58]。化脓的关节中,在消除感染的有效免疫应答和可迅速毁损关节的过度应答之间存在着微妙的平衡[58]。

脓毒性关节炎中做过最广泛研究的微生物是金葡菌,对脓毒性关节炎发病机理中相关的特异性细菌基因、基因产物和细胞成分均做过相关分析[58]。

1.细菌移生

滑膜是一种富含血管而缺乏限制性基底膜的结构,因上血源性播散的细菌可轻易侵入[15]。关节间隙内的环境是广泛无血管的(由于大部分是透明软骨),液体剪切力也低,有利于细菌滞留和增殖[15]。

细菌种群的组织趋化性是关节化脓的重要作用因子。金葡萄具有多种受体(黏附素),可介导与各种关节组织的粘连[59–61]。已识别出多种黏附素,包括纤维蛋白原结合蛋白(fib,ClfA及fnpA)、纤维结合素结合蛋白(fnbA和fbB)、胶原受体(cna)、弹性蛋白结合蛋白(ebpS)、骨唾液蛋白黏附素以及与宿主免疫球蛋白G(IgG)发生相互作用的A蛋白[15,62–68]。这些黏附素处于多种基因因子的严密调控下,包括辅助基因调节物(agr)、葡萄球菌辅助调节物和分类酶A[58]。这些表面成分和基因调节元素的重要性已通过几种动物模型进行阐述[69,70]。大多数金葡菌的临床分离株在体外不显示胶原黏附素或胶原结合性;纤维结合素结合蛋白(FnbA,FnbB)可能是人类更为重要的毒性因子[71]。在近期的一项150例金葡菌临床分离菌株的研究中,95%的菌株显示有纤维结合素结合能力[72]。

2.细菌毒性因子

除了黏附素,还有其他一些调节金葡菌毒性的细菌细胞壁成分,包括多聚糖微荚囊和肽聚糖[58]。囊状多聚糖似乎能干扰调理素作用和噬菌作用。5型和8型囊(即微荚囊的制造者)构成了导致脓毒性关节炎的临床分离株的主要成分[73]。研究显示薄囊(微荚囊)可以使葡萄球菌粘附因子与宿主蛋白结合因而在关节间隙早期种植中具有重要作用[15]。一旦发生黏附,即可上调这

表124.4 感染性关节炎的流行病学相关性

微生物	流行病学相关性
金葡菌	类风湿性关节炎
荚膜革兰阴性菌,沙门菌属,变形菌属,奈瑟菌属	系统性红斑狼疮
B组链球菌	新生儿及2月之内的婴儿
金菌属	儿童化脓性关节炎
金葡菌,铜绿假单胞菌	静脉药物滥用
需氧革兰阴性菌	免疫受损
布鲁菌属	摄取未消毒的奶制品或感染的生肉
腐蚀埃肯菌(Eikenella corrodens),具核梭杆菌(Fusobacterium nucleatum)	人咬伤
多杀巴斯德杆菌(Pasteurella multocida),嗜二氧化碳噬细胞菌属(Capnocytophaga)	猫或狗咬伤
念珠状链杆菌(Streptobacillus moniliformis)	鼠咬伤
人型支原体(Mycoplasma hominis),尿素分解尿素原体(Ureaplasma urealyticum)	低丙种球蛋白血症,产后妇女

数据源自参考文献 21,47,49–57。

种囊的产生,从而生成对免疫清除更具抵抗力的厚囊[74]。5型微荚囊还有助于金葡菌在培养的成骨细胞内的生存[75]。因此,该微荚囊提供了两种重要的细菌入侵机制:①抵抗噬菌作用和调理素作用,②使细菌能在细胞内生存[58]。

葡萄球菌细胞壁肽聚糖,特别是N-甲酰蛋氨酸蛋白和胞壁酸,是能通过结合并激活钟状受体(TLR)引起关节炎症的有效介质[76,77]。关节内注射这类高度提纯的肽聚糖可引起小鼠严重而持续的关节炎[58,78]。葡萄球菌分泌的超级抗原分子包括肠毒素和中毒性休克综合征毒素-1(TSSF-1),可导致严重的关节破坏,并可因宿主细胞活素对这些分子的过度反应而增加死亡率[58]。细菌DNA由于富含非甲基化CpG基序(其与真核细胞的DNA有结构性差异),故本身即可引起宿主强烈的炎症反应[58,79]。

3.宿主免疫应答

先天性免疫应答对于入侵的细菌性致病原至关重要。一旦移生于关节间隙,细菌便能迅速增殖并激活急性炎症反应。最初,滑膜细胞释放出炎症前细胞活素,包括白介素1β(IL-1β)和IL-6[15]。这些细胞活素促使肝脏释放出急性期蛋白并激活补体系统[15]。此外,多形核粒细胞(PMN)也会急性流入关节间隙内[58]。在脓毒性关节炎的动物模型中,即使暂时清除PMN也会造成无法控制的脓毒症和更严重的脓毒性关节炎,从而证实功能性PMN起着重要作用[58]。肿瘤坏死因子α(TNF-α)和其他炎症性细胞活素对于激活PMN以便提供有效的吞噬作用和杀菌作用是必不可少的[58]。然而,关节间隙内过多的细胞活素(如TNF-α)、IL-1β、IL-6、IL-8和粒细胞-巨噬细胞集落刺激因子可导致骨与软骨迅速破坏[58]。单核吞噬细胞(单核细胞/巨噬细胞)会紧随PMN进入关节间隙[58],但其作用尚未明确。

对葡萄球菌脓毒性关节炎的先天性免疫应答至关重要的其他重要组成成分还有自然杀伤细胞(NK)和一氧化氮(NO)。实验性动物研究显示,清除NK细胞或NO会导致脓毒性关节炎的发生率和严重程度升高[58]。T和B淋巴细胞以及获得性免疫应答在脓毒性关节炎中的作用尚不明了。T细胞(主要是CD4表型)在感染后数天内即可进入关节间隙[15]。由这些激活的T细胞所产生的干扰素-γ(IFN-γ)在部分但不是全部脓毒性关节炎的鼠类模型中可导致关节破坏[15]。关于T_H2细胞活素、IL-4和IL-10在脓毒性关节炎中的作用出现了不一致的报道,依据小鼠的基因背景得出了不同结果[58]。因此,T细胞在脓毒性关节炎中的确切作用仍存在争论。B细胞在脓毒性关节炎中的作用已在鼠模型中进行了研究。在B细胞缺如的小鼠中,在金葡菌相关的关节炎或死亡率方面没有表现型差异[58]。这提示,B细胞在葡萄球菌脓毒性关节炎中的重要性较低。

4.关节破坏

在理想状态下,宿主的炎症反应可迅速抑制入侵的抗原并消除感染[58]。然而,如果感染未被迅速消除,将会有效激活免疫反应,并出现炎性细胞活素水平升高以及生成可导致关节迅速破坏的反应性氧化物[15]。关节间隙内的炎性细胞活素和细菌毒素可导致宿主基质从入侵PMN中释放出金属蛋白酶、溶酶体酶和蛋白分解酶[15,58]。这一系列过程的结果是关节内软骨迅速降解,随后出现软骨下骨破坏,这在短短三天内就可能发生[15]。由于这种炎性反应的强度高,关节破坏甚至可持续到细菌抗原被清除之后[15]。

急性细菌性关节炎时,会在封闭的关节间隙内迅速产生大量滑膜渗液。随着渗液量的增加,关节内压力将增高,从而机械性地阻止对关节的血液和营养供应。这个过程可导致迅速而严重的关节破坏,尤其是髋关节和肩关节[15,23,80]。在儿童中,邻近髋和肩关节间隙的骺软骨生长板将会让关节感染直接向关节构成骨蔓延,从而会阻止骨的生长[23]。

(五)易感因素

目前已明确,年龄较高、潜在的关节疾病以及带有人工关节者患脓毒性关节炎的风险升高[3,15]。年龄较高的患者,慢性疾病的发病率较高,而免疫能力相对年轻个体较低,故其风险升高[8]。潜在的关节疾病,尤其是RA,以及带有人工关节者均具有关节结构和关节面异常的特征,增加了细菌移生和关节感染的倾向[5]。脓毒性关节炎还与其他许多风险因素有关。总的来说,可将其分成患者相关性因素(系统性或局部性)和社会相关性因素两大类[5,81]。所有这些因素都是通过增加菌血症风险或者削弱机体防御入侵微生物的能力而起作用的(表124.5)。

在荷兰1990~1993年进行的一项大型前瞻性研究中,发生脓毒性关节炎最大的风险因素是:①年龄≥80岁,②糖尿病,③RA,④人工髋或膝关节,以及⑤皮肤感染[5]。风险最高的是人工关节或皮肤感染;同时具有这两个因素者风险率增加73倍[5](表124.6)。研究发现,尿路或呼吸道感染的个体患脓毒性关节炎的风险较低[5]。

表124.5 急性细菌性关节炎常见风险因素

患者相关因素
系统性
低龄或高龄
类风湿性关节炎
糖尿病
免疫抑制药物
肝病
酗酒
慢性肾功能衰竭
恶性肿瘤
静脉药物滥用
血液透析患者
血友病
器官移植
低丙种球蛋白血症
局部性
人工关节
皮肤感染
关节手术
关节创伤
骨关节炎
社会因素
社会经济状态低下
职业暴露

数据源自参考文献4,5,9,11,16,20–23, 39,52,81,118,162,261–263。

在一项早期的回顾性研究中发现,皮肤感染,尤其是下肢皮肤感染是脓毒性关节炎的重要风险因素[11]。瑞典的一项包括64例膝关节脓毒性关节炎的回顾性研究显示,48%的病例在感染前曾有手术或急性创伤史;其他明确的风险因素包括还OA、酗酒和RA[16]。有些研究认为,社会经济状态低下也是脓毒性关节炎的风险因素,不论是否为滥用静脉药物者(IVDA)[4,9]。

会增加革兰阴性脓毒性关节炎患病风险的重要合并症是癌症、糖尿病、镰状细胞性贫血、结缔组织疾病(如SLE)和肾移植[82]。

(六)诊断

脓毒性关节炎的诊断依赖于从关节液中分离出病原体。应注意识别与脓毒性关节炎相关的各种典型症状和体征,以免延误诊断。临床疑有脓毒性关节炎者应立即行关节液穿刺,继而进行抗菌治疗[2]。初步评估应包括有关脓毒性关节炎易感因素的详细病史。其中包括:①确认近期有无任何暂时性或持续性菌血症的来源(皮肤感染、肺炎、尿路感染、侵袭性操作及静脉药物滥用等);②获得有关系统性关节疾病病史或受累关节创伤病史。还应了解有关患者风险因素、相关症状或类似于急性脓毒性关节炎的有关病症的各种问题。

表124.6 脓毒性关节炎潜在风险因素多变量逻辑回归分析结果

风险因素	比数比	95%可信区间
年龄≥80岁	3.5	1.4~8.6
糖尿病	3.3	1.1~10.1
类风湿性关节炎	4.0	1.9~8.3
近期关节手术	5.1	2.2~11.9
髋关节或膝关节假体,无皮肤感染	15.0	4.1~54.3
无髋关节或膝关节假体,有皮肤感染	27.2	7.6~97.1
髋关节或膝关节假体,有皮肤感染	72.7	18.6~282.6

From Kaandorp CJ, Van Schaardenburg D, Krijnen P, et al. Risk factors for septic arthritis in patients with joint disease. *Arthritis Rheum* 1995;38:1823, with permission.

脓毒性关节炎的典型临床表现包括急性疼痛发作、局部发热及单一关节肿胀并伴有发热和不适。膝关节是成人和儿童中最常受累的关节,占病例的45%~56%,其次是髋关节(16%~38%)[3,4,8,9]。多关节脓毒性关节炎大多累及两三个关节,占10%~20%,而且常伴有RA或重度脓毒症[83]。当RA患者出现发热并突发滑膜炎时,应进一步检查是否存在脓毒性关节炎。

脓毒性关节炎的疼痛通常较为严重,而且发生于静息时以及关节主动活动或被动活动时。关节渗液常很明显,但髋关节或肩关节例外,可能因其关节囊相对紧密而难以察觉。60%~80%的病例有发热,但可能是轻度的,仅30%~40%的患者体温超过39℃[7]。除非存在菌血症,否则寒战并不常见。在老年患者中,可能仅有轻度发热及轻微的关节症状[2,8,15]。

1.实验室检查所见

以分叶核中性粒细胞为主的周围血白细胞升高多见于儿童,而最多达50%的成人可以是正常值[8,15,82]。绝大多数成人和儿童都显示有红细胞沉降率(ESR)和C反应蛋白(CRP)升高。这些试验并不是脓毒性关节炎的特异性检查,但常作为诊断的辅助手段,尤其是对疑髋关节脓毒症的儿童[23]。

非球菌性脓毒性关节炎的血培养阳性者,成人中占50%~70%,儿童中占29%~40%[23,82]。脓毒性关节炎患者中感染为关节外来源的多达50%,故应仔细检查皮肤、呼吸系统和泌尿生殖系统并进行相应的培养[82]。出于诊断目的,所有培养数据均应在抗生素使用之前获得。

若疑有脓毒性关节炎,应立即行关节液穿刺。如果初步尝试行闭合针穿刺未能成功,或者关节不易进入(如髋关节、肩关节、骶髂关节等),穿刺应在影像引导下进行[82]。最终,有的关节可能需要行关节镜手术或关节切开术才能获得关节液。脓毒性关节炎的滑液通常是混浊或脓性的。滑液白细胞计数常大于50 000/mm³,以多型核粒细胞为主,常高达75%~84%[84]。在多达50%的成人患者中,尤其是恶性肿瘤患者、使用皮质激素者及静脉药物滥用者,滑液白细胞计数常低于30 000/mm³,但PMN仍可占80%以上[47]。滑液白细胞计数大于50 000/mm³也可见于晶体诱导性关节炎或其他炎性关节炎,如RA[6,85]。因此建议,对所有疑似脓毒性关节炎的成人患者应通过补偿极化光学显微镜检查滑液,寻找有无尿酸一钠和双水焦磷酸钙,以排除晶体诱导性关节病。滑液中存在晶体并不能排除同时合并脓毒性关节炎的诊断[82]。其他滑液检查结果,如血糖水平低(<40mg/dL或低于血清葡萄糖浓度的一半)及乳酸脱氢酶升高,对于诊断均无足够的敏感性和特异性。

若脓毒性关节炎患者的滑液呈明显脓性,革兰染色应在离心球或非自旋液上进行[82]。培养证实为葡萄球菌性关节炎中,革兰染色阳性率可高达75%,但在革兰阴性菌相关的关节炎中仅占约50%[86]。当染色剂或黏蛋白碎屑(吸收染色剂)聚集被误以为革兰阳性菌时,革兰染色可出现假阳性结果。革兰染色后正确鉴别革兰阳性或阴性菌有助于在等待培养和药敏结果时开始初步的抗菌治疗。

关节穿刺后,滑液应立即送需氧菌和厌氧菌培养,若有指征,还要行分枝杆菌和真菌培养。非淋球菌性脓毒性关节炎的关节液培养约有90%为阳性[26]。某些研究显示,直接在血液培养管中接种5~10mL滑液可比标准的肉汤或固体介质获得更多的阳性结果[87]。但是,这种方法因皮肤和其他污染物会导致假阳性率升高。用于急性脓毒性关节炎的诊断和处理策略可参见图124.2。

过去的十年中,多聚酶链反应(PCR)技术已用于检测滑液和滑膜组织中的细菌DNA。PCR技术结合DNA序列使用了大范围细菌引物,以放大和分析大多数细菌的核糖体RNA(16S rDNA)基因代码[88]。细菌PCR可探测体液或组织中的微量核酸,其敏感度和特异度常可达到100%[89]。该技术已成功应用于多种培养阴性感染的微生物诊断,包括心内膜炎和脑膜炎[90,91]。

PCR诊断感染的优点包括:①可迅速检测微生物(24小时内),②可鉴别生长缓慢或难以培养的微生物,③可检测无法培养的感染物,④可检测已接受部分治疗的患者体内的微生物,⑤可检测新型微生物,⑥可鉴别抗生素抵抗性[89]。与细菌PCR检查相关的问题,如实验室处理过程中标本和试剂的细菌污染,可导致大量假阳性结果[92]。此外,该检查还依赖于对结果准确性有显著影响的专门技能。近来的一项回顾性研究评估了在疑似或确诊的细菌性关节炎中对滑液行细菌PCR检查的准确性和应用价值[88]。结果表明,被PCR技术检查出的细菌也能被标准的细菌培养鉴别出来。与其他报道一致的是,其假阳性率约为5%[88]。因此,目前在诊断急性细菌性(非淋球菌性)脓毒性关节炎方面,PCR并不作为常规检查,其对已接受部分治疗或培养阴性的感染可能最有价值。

2.放射学评估

放射影像在感染的最初几天常无任何发现,往往是正常表现,或者显示出潜在的关节疾病。应取得感染关节的X线片,以提供基准评估并排除其他病症,如骨髓炎、骨折或存在有异物。早期发现包括感染关节的关节囊和周围软组织肿胀、脂肪垫移位以及由局部水肿和渗出导致的关节间隙增宽[93]。脓毒性关节炎的第一周内可见关节周围明显的骨质疏松[82,93]。在7~14天时,由于软骨破坏会出现弥漫性关节间隙缩窄和侵蚀[82,93]。此后,治疗不充分的脓毒性关节炎会示现关节破坏、骨髓炎、关节强硬、关节周围组织钙化或继之以反应性硬化的软骨下骨丢失[93](图124.1)。脓毒性关节炎合并邻近骨髓炎(最常见于儿童)的放射学表现包括骨骺破坏或干骺端骨膜炎伴骨溶解[94]。人工关节脓毒性关节炎的放射学表现与非脓毒性机械性松弛相似,将在本章后面讨论。

超声波检查可显示X线片上显示不明显的关节内和关节外异常。其对于少量关节渗液(1~2mL)的探测极为敏感,包括深部关节如髋关节[95]。高回声滑液和增厚的关节囊是脓毒性关节炎最具特征性的表现[95]。超声可在早期用于引导关节穿刺及引流,或者用于随访对治疗的反应。超声检查无侵袭性,价格低廉,无放射性,因此在儿童和成人的脓毒性关节炎诊断方面极具潜力[94,95]。

诊断模棱两可的脓毒性关节炎病例、难以进行临床检查的关节或者确定骨与软组织的感染范围时,常使用计算机断层扫描(CT)、磁共振成像(MRI)和放射

疑似脓毒性关节炎(SA)

(急性起病的单关节或多关节疼痛及肿胀)

↓

病史与体检

(大多数 SA 是血源性播散到异常关节所致)

- 评估菌血症的风险因素，了解关节疾病或创伤病史(表 124.5)
- 考虑其他诊断(表 124.7)
- 寻找感染的系统性来源(皮肤、心脏、肺、消化道或泌尿生殖道感染)
- 仔细评估所有关节有无感染征象，最后检查受累关节

↓

诊断性试验

- 基线全血分类计数，肌肝和肝功能检查(以决定抗生素剂量)。尿液分析(排除感染)
- 血沉，C 反应蛋白
- 血培养，若有指征，行皮肤、尿液和唾液培养
- 受累关节摄片
- 抽吸滑液以检查：
  细胞分类计数
  革兰染色及培养
  晶体分析

↓

治疗

- 根据革兰染色(表 124.8)和(或)患者风险因素(如类风湿性关节炎、非法静脉药物滥用，免疫受损宿主)经验性经胃肠外应用抗生素

↓

住院治疗

- 通过每日一次或两次评估和针吸、关节镜引流或必要时行关节切开术，确保受累关节充分引流
- 针对受累关节临床改善和新的关节受累证据进行全面的肌肉骨骼检查
- 监测滑液白细胞计数和培养数据
- 根据培养和药敏结果调整抗生素
- 评估抗生素的毒副作用
- 急性期休息并将关节置于最佳位置，然后进行等张锻炼及早期活动

↓

门诊随访

- 评估受累关节的活动和功能
- 检查所有关节以寻找感染证据
- 确保抗生素治疗依从性
- 重新评估并改善(可能的话)SA 的其余风险因素

图 124.2 对疑似脓毒性关节炎的推荐治疗方案。

性核素扫描。CT可显示关节渗液、软组织肿胀和关节旁脓肿[93]。在检查关节间隙增宽、骨侵蚀、骨炎病灶和硬化方面，CT比X线片和超声更敏感[15,96]。CT可有效地引导对难以进入的关节进行穿刺，如髋关节、骶髂关节、肩关节和胸锁关节。随后的CT扫描有助于监测这些关节对治疗的反应[96]。

MRI对于发现脓毒性关节炎极为敏感，而且比传统的X线片和CT更具特异性[93]。MRI的明显优点包括：①能提供任何平面的影像，②对软组织异常的分辨力高于CT，③提供的解剖学细节优于放射性核素扫描[93,97]。和CT一样，MRI对诊断难以进入的关节（如髋关节和骶髂关节）的感染特别有用。据报道，钆-DPTA增强的脂肪抑制MRI对于脓毒性关节炎极为敏感，其敏感性为100%，特异性为77%[94,98]。在感染的早期阶段，T2加权影像通过非特异性高亮度液体可显示关节囊膨胀。在后期阶段，MRI可显示关节渗液、关节软骨破坏、周围的蜂窝组织炎或邻近的骨髓炎[93,98]。MRI的局限性包括：①费用高，②需暴露于电离辐射，③金属植入物会干扰成像，④与CT相比，对于钙化的骨结构和皮质骨分辨力较低[15,99]。

应用三相亚甲基二膦酸^{99m}锝（^{99m}Tc MDP）骨扫描的核苷酸成像有助于评估肌肉骨骼感染，尤其是中轴关节感染[93,100]。虽然脓毒性关节炎患者在^{99m}Tc MDP和柠檬酸镓^{67}骨扫描时呈阳性且摄取不对称，但它们不能区别关节炎症和感染[93]。由于其缺乏特异性以及费用高昂，核苷酸成像并不常规应用于自体关节脓毒性关节炎的诊断。

（七）鉴别诊断

急性脓毒性关节炎应与多种相关的关节疾病相鉴别（表124.7）。患有潜在关节疾病（包括RA、OA和其他结缔组织疾病）的患者，在其活动期可能会突然发病，从而与脓毒性关节炎相混淆。高风险患者（如长期RA患者）的脓毒性关节炎预后较差，主要源于诊断延误；临床医生往往将其症状和体征归咎于已经存在的关节疾病[39]。RA患者的脓毒性关节炎常累及多关节，据报道病例的死亡率为30%~50%[39,82]。

晶体诱导性关节炎（见第113和116章），包括痛风和双水焦磷酸钙沉积病（假性痛风），其发病时的许多临床及实验室表现和脓毒性关节炎相同[101]。累及单个关节的成年关节炎患者应检查其滑液，以寻找有无特征性的尿酸盐和双水焦磷酸钙晶体。不论有无这类晶体，均应作滑液培养以排除并发的感染。

持续性慢性单关节炎患者应考虑分支杆菌和真菌性关节炎的可能（见第126章）。据报道，分枝杆菌和真菌性关节炎均有发生在下肢负重关节和脊柱的倾向[82]。临床上常有大量关节渗出而没有急性关节炎症体征，且全身性症状少见[82]。相关的皮肤病灶对诊断真菌性关节炎是一个有用的线索。免疫受损患者、接受免疫抑

表124.7　成人及儿童急性细菌性脓毒性关节炎的鉴别诊断

成人
类风湿性关节炎
痛风
假性痛风
骨关节炎
磷灰石相关关节病
分枝杆菌或真菌性关节炎
Lyme 病
反应性关节炎
牛皮癣性关节炎
炎性肠病相关关节炎
病毒性关节炎
HIV 相关关节炎
系统性红斑狼疮
心内膜炎
镰状细胞病
转移癌
色素沉着绒毛结节性滑膜炎
关节血肿
结节病
神经病性关节病
创伤
透析相关淀粉样变
植物刺伤性滑膜炎
暂时性局部性骨质疏松
儿童
骨髓炎
青少年类风湿性关节炎
牛皮癣性关节炎
病毒相关性关节炎
Lyme 病
恶性肿瘤
镰状细胞病
分枝杆菌性关节炎
髋关节暂时性滑膜炎
关节血肿
炎性肠病相关关节炎
创伤
色素沉着绒毛结节性滑膜炎

制治疗的患者以及慢性单关节渗液患者的滑液应作耐酸染色和真菌培养。结核菌和真菌性关节炎病例的滑液培养结果80%~90%为阳性[82]。如果滑液培养结果为阴性,应作滑膜活检,对其标本进行真菌和耐酸微生物培养。必须告知做活检的医师,不得用福尔马林处理组织样本。

Lyme病(第127章)可表现为间歇性或慢性单关节炎,主要累及大关节,尤其是膝关节。在美国,未经治疗的Lyme病患者中,约60%出现关节炎,通常在原发病数月后发病[102,103]。可通过双试验血清诊断法(酶联免疫吸收检查和Western印迹)或关节液PCR检测做出诊断[102,103]。建议口服或胃肠外应用抗生素来治疗Lyme病。即使充分治疗,仍有近10%的患者症状会持续存在[103]。

在慢性侵蚀性脓毒性关节炎病例中曾鉴别出支原体属,尤其是低丙种球蛋白血症患者[104]。多关节受累且有符合病毒感染的全身性表现(包括发热和皮疹)的患者,应考虑为病毒性关节炎(见第128章)。其中最常见的是细小病毒、乙型和丙型肝炎病毒以及风疹病毒[82]。

HIV感染(见第129章),和其他许多病毒感染一样,可导致一系列肌肉骨骼表现。其中包括:①关节疼痛症状,②与HIV相关的关节炎,③与HIV相关的反应性关节炎,④牛皮癣性关节炎。在疼痛性关节综合征中疼痛往往比较严重,但滑液通常为非炎性,不过有时可见单核细胞浸润[105]。HIV感染患者并不会更常发生急性细菌性脓毒性关节炎[106-108]。大多数HIV患者的脓毒性关节炎均与IVDA或多次输血有关[108,109]。分离出的最常见致病菌原是金葡菌,其次是链球菌、淋病球菌和沙门菌属[108-110]。晚期HIV感染中,机会性病原菌可导致脓毒性关节炎。其中包括非典型性分枝杆菌(嗜血分枝杆菌,堪萨斯分枝杆菌)和真菌(白色念珠菌和schenckii孢子丝菌)[111-116]。结核分枝杆菌在HIV感染病程中任何时候都可出现[117,118]。因此,HIV患者的关节疼痛和肿胀需要进行细心和充分的诊断检查[108]。

其他方面正常的患者的反应性关节炎(见第64章)可类似于脓毒性关节炎,但按定义讲,其关节液应是无菌的,并表现为来自远处感染的关节内炎症反应。患者常有近期泌尿生殖道感染(如衣原体和支原体)或胃肠道感染(如耶尔森菌属、志贺杆菌属、沙门菌属或弯曲杆菌属)的病史。在此情况下必须对这些可能的病原菌进行微生物学和血清学试验。可能与脓毒性关节炎相混淆的其他血清阳性脊椎关节病还包括牛皮癣性关节炎、强直性脊柱炎和炎性肠病相关的关节炎。常出现起止点病、皮肤和黏膜病灶、葡萄膜炎或结膜炎,以及骶髂关节受累。继发于A组链球菌感染的链球菌后关节炎多被认为是反应性关节炎,因此在适当的临床状况下应加以考虑[82]。

感染性心内膜炎可有近25%的病例出现肌肉骨骼异常。特别的是其中许多患者有肌痛、关节痛以及同时累及上肢和下肢的多关节对称性关节炎。细菌性心内膜炎可导致近15%的病例发生血源性关节种植,特别是静脉药物滥用者[119]。这些感染常由金葡菌或链球菌属造成,并可累及一个以上关节[15]。

与脓毒性关节炎类似的其他疾病还包括创伤、关节血肿、短暂性局部骨质疏松、脓性肌炎、风湿性多肌病、结节病、血清病及恶性肿瘤[82]。在幼儿中,一过性髋关节滑膜炎有时特别难以与脓毒性关节炎相鉴别[120]。

(八)治疗

一旦疑有细菌性关节炎且已采集微生物研究用的合适标本,就应立即开始适当的抗生素治疗和充分的关节引流。初期抗生素治疗的选择依赖于许多因素,包括临床状况、宿主年龄、当地细菌耐药性模式以及对滑液革兰染色的仔细检查。

1.抗生素治疗

对于成年患者,若革兰染色显示的阳性菌丛为金葡菌,应静脉内使用耐青霉素酶青霉素进行治疗(如奈夫西林)。若可能存在二甲氧苯青霉素耐药性,应考虑使用万古霉素[47]。如果革兰阳性微生物呈链状,与链球菌一致,应使用G青霉素。若观察到革兰阴性细菌,应给予第三代头孢菌素(如头孢曲松)或喹诺酮类(如左旋氧氟沙星)(表124.8)。免疫受损患者的革兰阴性菌感染,治疗要确保覆盖铜绿假单胞菌,需使用具有抗假单胞菌活性的第三代头孢菌素(如头孢他啶),或喹诺酮类药物,或者用抗假单胞菌的广谱青霉素(如哌拉西林),加上一种氨基糖苷类抗生素。当革兰染色未鉴别出细菌时,应使用扩大菌谱或广谱头孢菌素或半合成青霉素[47]。

在滑液培养前就接受抗生素治疗的患者,会因抗生素抑制培养结果而造成困难。在此情况下,完全根据经验的治疗可能需持续数周。对于5岁以下的儿童患者,根据经验的初步抗生素治疗通常包括一种第二代(如头孢呋辛)或第三代(如头孢噻肟或头孢曲松),并根据革兰染色和培养结果适当调整[23]。

得到滑液培养和药敏试验结果后,应调整抗生素治疗方案(表124.9)。特别要注意的是,对β内酰胺治疗敏感的葡萄球菌或链球菌感染患者应停用万古霉素。做出抗生素治疗决定时，应密切随访患者的临床病程。体外药敏试验确定抗生素的敏感性和耐受性,但与其体内活性并无绝对相关性[47]。

关于急性细菌性关节炎抗生素治疗最佳持续时间、剂量和途径的对照研究很少[121]。一般建议经静脉给予抗生素至少2周，然后再口服抗生素1~4周。对于难治性致病原感染,如铜绿假单胞菌或肠杆菌属,可能有必要延长肠外抗生素疗程。对于确诊金葡菌菌血症和继发性金葡菌关节炎的患者，建议肠外抗生素治疗持续4周,以避免感染复发[32,47]。大多数肠外或口服给药的抗生素能在感染的滑液内达到高浓度，因此关节内抗生素注射并无必要,反而有导致化学性滑膜炎的可

表124.8　疑似脓毒性关节炎得到培养及药敏结果之前根据经验的抗生素治疗

滑液革兰染色	可能的病原菌	治疗方案
簇状革兰阳性球菌	金葡菌	萘夫西林 2g q6h i.v.；或万古霉素 1g q12h i.v. [a]
链状革兰阳性球菌	肺炎链球菌 化脓链球菌 无乳链球菌	青霉素 G 200 万单位 q4h i.v.；或头孢唑啉 1~2g q8h i.v.;或 [a] 万古霉素 1g q12h i.v.
革兰阴性球菌	淋球菌	头孢三嗪 1g q24h i.v.
革兰阴性杆菌	肠杆菌 铜绿假单胞菌	左旋氧氟沙星 500mg q24h i.v. 或口服 头孢吡肟 2g q12h i.v.;或替卡西林-克拉维酸 3.1g q4h i.v.
初步革兰染色无微生物	金葡菌 淋球菌 链球菌属 革兰阴性杆菌	头孢三嗪 1 q24h i.v.；替卡西林-克拉维酸 3.1g q4h i.v.

[a] 如果青霉素过敏或疑似 MRSA。

表124.9　自体关节脓毒性关节炎得到培养结果后的抗生素治疗方案

微生物	抗生素
甲氧苯青霉素敏感	
金葡菌	萘夫西林 2g q6h 或克林霉素 900mg q8h
凝固酶阴性葡萄球菌属	萘夫西林 2g q6h 或克林霉素 900mg q8h
耐甲氧苯青霉素	
金葡菌	万古霉素 1g q12h 或利奈唑酮 600mg q12h
凝固酶阴性葡萄球菌属	万古霉素 1g q12h 或利奈唑酮 600mg q12h
A 组或 B 组链球菌	青霉素 G200 万单位 q4h 或氨苄西林 2g q6h
肺炎链球菌	头孢噻肟 2g q6h 或头孢三嗪 2g qd
肠球菌属	氨苄西林 2g q6h[a] 或万古霉素 1g q12h
埃希大肠杆菌	氨苄西林/舒巴坦 3g q6h
奇异变形杆菌	氨苄西林 2g q6h 或左旋氧氟沙星 500mg qd
普通变形杆菌,雷极变形杆菌,摩氏摩根菌	头孢噻肟 2g q6h 或左旋氧氟沙星 500mg qd
粘质沙雷菌	头孢噻肟 2g q6h
铜绿假单胞菌	头孢吡肟 2g q12h 或哌拉西林 3g q6h 或伊米配能 500mg q6h
脆弱拟杆菌组	克林霉素 900mg q8h 或甲硝唑 500mg q8h

[a] 严重感染时与氨基糖苷类合用。

Modified from Shirtliff ME, Mader JT. Acute septic arthritis. *Clin Microbiol Rev* 2002;15:527-544, with permission.

能[122–124]。推行家中肠外抗生素治疗的努力已显示出降低费用和增加患者满意度的作用[125,126]。

在有些临床情况下，抗生素的使用应给予特殊的考虑。在老年患者中，由于器官功能衰退，药物动力学和药效学改变，多种药物间的相互作用及发生药物不良作用的风险会全面升高[15]。建议仔细监控抗生素剂量，包括测量血清负荷和维持水平，而且在使用氨基糖苷类药物前要特别谨慎（由于耳毒性和肾毒性风险升高）[127]。为确保对脓毒性关节炎患者和其他合并疾病患者抗生素的安全使用及选择正确剂量，建议咨询医院内治疗感染性疾病的内科医师或药剂师。

2.关节引流

有多种方法可以使脓毒性关节的脓液得到迅速而充分的引流。按侵袭性、费用和引流有效性的升序排列，有闭合针穿刺、潮流式灌洗、关节镜手术和关节切开术[15]。选择适当的引流方法并无通用标准，但有些总的指导原则还是应该遵循的。

目前尚无前瞻性研究，只有回顾性研究指出，对于易于进入的关节，如膝关节、腕关节、肘关节、踝关节及更小的关节，闭合针穿刺应作为初步引流操作[128–130]。闭合针穿刺应作为引流的首选方法，复发性关节渗液也应行穿刺引流，只要大部分脓液被清除患者即可获得临床缓解。如果在治疗的头7天内，滑液量、细胞计数及PMN百分比随着每次穿刺而下降，那么闭合针穿刺可能已经足够了[131]。但是，如果渗液持续7天以上，滑液指标没有充分改善，或脓液不能充分引流，应立即行关节镜或切开引流。脓毒性关节炎中提示预后不良的临床因素有许多，从而增加了早期行侵袭性手术介入的必要性。这些因素包括：从症状发作到治疗之间长期延误，高龄或年幼，合并有关节疾病，合并有其他疾病，使用免疫抑制药物，以及患有关节旁骨髓炎[15,130,132]。潮流式灌洗是一种非手术性闭合系统灌洗法，可在床边进行。对于手术风险太高或闭合针穿刺不能完全抽空关节的患者，这是一种有效的替代方法。此外，如果连续滑液样本显示出不同的特征，提示渗液是分隔室的，也可以考虑潮流式灌洗[15]。

自关节镜应用以来，更常应用于脓毒性关节炎的治疗。关节镜在膝关节脓毒性关节炎中的作用已得到确认。由于该关节的可进入性以及大多数骨科医师对该操作十分熟悉，所以关节镜是首选的手术治疗[133]。文献中许多报道指出，儿童和成人患者的关节镜引流效果都很好[134–136]。关节镜可使手术医师清楚地观察关节以作出诊断，并可在直视下对感染的滑膜进行活检。治疗上，关节镜能通过冲洗各个关节间隙（包括膝关节后侧间室）来更完全地清除坏死组织[133]。与关节切开术相比，关节镜的优点是减少了并发症。由于切口较小，术后的关节活动度更好，康复更快、更容易，并能缩短住院时间[134–136]。近来的研究指出，关节镜下清创对其他大关节可能也有效，包括肩关节和踝关节，关于髋关节也有一些新的资料[137–140]。关节镜术后的关节功能效果也依赖于关节的术前状态、患者年龄、起病与手术介入间隔的时间[141,142]。

关节切开术一般用于髋关节的引流，因为髋关节对关节内压升高较敏感，且完全减压有困难[15]。除了髋关节，开放性手术引流也常用于肩关节和腕关节的脓毒性关节炎，这些关节间隙众多、解剖复杂因而难以充分引流[133]。难以进入的关节，如骶髂关节和胸锁关节，应行手术清创。关节切开术也建议用于铜绿假单胞菌或其他需用氨基糖苷类药物治疗的革兰阴性菌引起的脓毒性关节炎，以纠正感染关节的低氧压和pH值[133]。

3.关节活动

康复对于保留关节功能并减少脓毒性关节炎导致的远期高发病率极为重要。化脓关节的康复应在有表象时就开始，以使功能丧失减至最小。在急性、化脓性阶段，患者常将关节保持于轻到中度屈曲位，这甚至可导致屈曲挛缩。可以用夹板使感染关节保持于最佳功能位，如将膝关节保持于伸直位，髋关节保持于平衡伸直位和旋转中立位，肘关节保持于90°屈曲位，腕关节保持于中立位或轻度背伸位[133]。即使在急性期，受累肢体也要进行等张锻炼以预防肌肉萎缩。急性症状缓解后24小时内就应开始早期活动度锻炼（主动或被动）。体外试验和动物试验提示，持续被动活动可通过产生周期性的关节内压变化，促进液体、营养和溶质在关节间隙内环绕流动，刺激软骨细胞代谢，从而有利于感染关节的愈合[143,144]。

（九）预后因素

尽管诊断和治疗技术有所进步，但近些年来脓毒性关节炎的预后并没有显著改善。25%~50%的病例发生不可逆的关节功能丧失，而且死亡率在5%~20%之间[15,145]。与自体关节脓毒性关节炎的不良预后有关的因素包括：年幼或老龄，此前有关节疾病（特别是RA），共发疾病，免疫抑制治疗，髋关节感染，多关节感染、关节旁骨髓炎、金葡菌或革兰阴性菌感染，治疗前症状持续时间长（>7天），血液培养阳性，治疗期间滑液培养持续阳性[131,146–150]（表124.10）。这些因素中许多已在少数患者的回顾性研究中得到确认。荷兰的一项前瞻性基于社区的调查评估了154例脓毒性关节炎患者的预后因素[145]。在该群体内，高龄、此前有关节疾病及人工关节感染均与良预后有关。在自体关节脓毒性关节炎子集（n=58）中，33%的关节结局不良（截肢、关节融合术、行假体修复术或严重的功能受限），10%的患者结局极差（因脓毒性关节炎而死亡或严重的功能衰退）[145]。自体关节脓毒性关节炎有统计学意义的不良预后因素包括免疫抑制、肾衰及治疗前延续时间较长[145]。

多关节脓毒性关节炎患者预后较差，相关的死亡率约为30%[146,147]。某些情况下该死亡率将进一步上升，如感染微生物为葡萄球菌属（死亡率56%），或是RA患者伴发多关节脓毒性关节炎（死亡率49%）[146]。

表124.10 急性脓毒性关节炎的预后不良因素

年龄>60
累及人工关节
治疗前症状持续 7 天以上
多关节受累
此前患有类风湿性关节炎
抗生素治疗 6 天后关节培养仍为阳性
免疫抑制药物
肾衰竭

数据源自参考文献 131，145–147。

二、人工关节感染

（一）流行病学

骨科假体植入术后的感染发生率较50年前报道的10%已有明显下降[151]。不断进步的措施，如手术室层流系统、人体排气服、围手术期预防性使用抗生素等，已经成功降低了人工关节围手术期感染的风险。近来，初次髋或膝关节成形术的人工关节感染率为1.5%~2.5%，翻修术的感染率为3.2%~5.6%[152]。与此相似，人工关节感染的手术预计死亡率在过去十年中也改善为1.0%~2.7%，相对于1970到1980年间报道的2.7%~18%的死亡率已有本质性的改善[153–159]。

人工关节感染风险最高峰期为术后2年内，达5.9例/1 000(关节·年)，术后2~10年为2.3例/1 000(关节·年)[160]。美国每年施行50万例全关节置换术，随着人口老龄化这一数字预计还要增长。关节成形术后感染的治疗费用估计每例为5万美元以上，与此相关的美国医保费用每年超过2.5亿美元[161]。尽管在预防和治疗上已有显著进步，但感染仍是人工关节最严重的并发症。

（二）人工关节感染分类

人工关节感染通常分为三类：术后早期感染，晚期慢性感染，急性血源性感染[162,163]。早期感染即术后一个月内发生的感染。这一类型通常因术中污染，手术伤口愈合障碍或血肿感染引起[164]。早期感染也可为血源性，来自于尿道、呼吸道或静脉内埋管相关的感染。第二组，即晚期慢性、感染发生于术后1个月到2年，典型发病期为术后16个月到2年。这种感染多数是初次手术时接种造成的，只不过是低毒性细菌的轻度接种。最常见的表现是假体装置的早期松动。第三组，即血源性感染发生于术后2年以后。可将其进一步分为：①急性发病，症状性、全身性菌血症，②发病迟缓，无痛、隐匿性菌血症[164]。每种类型的诊断、治疗和预后各有不同。

（三）微生物学

感染的人工关节最常见的分离菌株是葡萄球菌属，约占50%[165]。根据研究，金葡菌和表皮葡萄球菌是最常见的分离菌株。其他微生物还包括链球菌、革兰阴性菌（如假单孢菌属和大肠埃希杆菌）以及厌氧菌（表124.11）。

将人工关节感染分为早期感染、晚期慢性感染和血源性感染（急性全身性脓毒症型或无痛型）有助于进一步区分出最有可能的微生物。早期感染型的患者，金葡菌和表皮葡萄球菌是最常见的致病菌，通常来源于局部伤口污染。金葡菌感染也可来源于远处血源性播散，大肠埃希杆菌可来自于术后尿败血病。晚期慢性感染（起病于术后1个月到2年）主要由表皮葡萄球菌引起，其次为金葡菌、厌氧菌（如胨链球菌和丙酸杆菌属）和革兰阴性菌[164,173]。血源性感染（术后2年以后）由急性脓毒症起病者多由金葡菌、链球菌和革兰阴性菌引起[174]。更多的无痛型血源性感染常因远处皮肤感染（金葡菌、表皮葡萄球菌）、肺炎（肺炎链球菌）、严重的牙周炎或牙科治疗后（梭形杆菌属）、结肠炎、胃肠道手术或泌尿生殖系统手术或感染（沙门菌属，其他肠道革兰阴性菌、厌氧菌或多种微生物）引起[160,164,175]。

（四）发病机制

人工关节为细菌提供了一个导致脓毒性关节炎的

表124.11 人工关节感染分离出的微生物

微生物	百分比（%）
金葡菌	20~25
凝固酶阴性葡萄球菌	20~25
链球菌	6~11
革兰阴性杆菌	8~13
厌氧微生物	6~10
肠球菌	0~9
多种微生物	10~19
培养阴性	1~12
其他	2~10

数据源自参考文献153,155,156,166–170。

物理小环境。假体一旦植入，其表面几乎立即被宿主的蛋白质、纤维原和纤维素覆盖[176]。甚至纤维结合素成为主要覆盖物质，从而形成细菌的移生表面[15]。植入物也是血流低下、局部免疫受损的区域。体外研究显示，NK细胞、淋巴细胞和专职吞噬细胞的活性被假体植入物通过各种机制而减弱[177]。此外，部分正常的吞噬过程也被用于试图清除假体植入物材料（即金属、甲基丙烯酸甲酯和多羟基乙酸），从而消耗了本该用于对抗感染的免疫反应的能量[178–180]。

一旦移生，细菌就能在异物表面合成多糖–蛋白质复合物或生物胶。这层生物胶能阻止许多抗生素和宿主吞噬细胞向内渗透，使细菌得以逃脱抗生素治疗和宿主清除[181]。生物胶内的细菌处于缓慢生长或静止期，故很多抗生素的敏感度降低。生物胶中的细菌集落成熟后，外围的细菌脱落、弥散成为浮游细菌，导致明显的临床感染[174]。

（五）风险因素

许多因素可以使植入物感染的风险升高。膝关节成形术感染的风险（2%）高于髋关节（1.3%）[183]。靠近体表、软组织覆盖差的关节置换，如全肘成形术和关节翻修术，更易发生感染[184,185]。一定的患者因素也可使感染风险升高，包括糖尿病、RA、高龄、肥胖、营养不良、吸烟和糖皮质激素治疗[170,184,186–188]（表124.12）。这些因素大多数通过病例报道确认，而不是正式的流行病学研究。例外的是，Berberi等发表了一项病例对照研究以确定人工关节感染的风险因素，该研究包括26 000名接受髋关节或膝关节置换的患者[153]。他们通过多变量分析法报道了四个预示人工关节感染的独立风险因素：①未累及假体的术后手术部位感染（OR，35.9）；②国家医院感染监督指数（NNIS）等于或大于1.0（OR，1.7~3.9）；③存在恶性肿瘤（OR，3.1）；④曾有关节成形术病史（OR，2.0）[153]。NNIS评分计为0~3分，美国麻醉师团体术前评分大于3分，手术室时间超过3小时和伤口分类等于或高于3类，分别计1分[189]。以前确定的风险因素，如RA、糖皮质激素治疗和糖尿病仅在单变量分析中有显著意义，多因素分析中则没有[153]。

（六）诊断

与人工关节感染有关的最常见的症状及其发生率是：关节疼痛（95%），发热（43%），关节周围肿胀（38%），切口或皮肤窦道渗出（32%）[190]。临床表现因感染类型而异。在术后早期（4周内）感染的患者中，主要体征和症状是术后不见好转的发热、寒战和疼痛[174]。伤口可出现发红、水肿、可及波动感及压痛。在此情况下往往难以区分浅表感染和深部人工关节感染。因此，在开始抗生素治疗前要立即进行诊断检查，以评估早期人工关节感染[191]。在晚期（术后1个月~2年）慢性感染的患者中，临床表现的特征是因假体早期松动造成的功能逐渐减退和疼痛逐渐增加[175]。血源性感染（术后>2年）伴临床脓毒症的患者常为急性起病，表现为脓毒症发作期间或发作后即刻出现的疼痛、肿胀和发热[184]。由亚临床型菌血症引起的血源性感染常伴发于皮肤感染、尿路感染、肺炎或侵袭性手术操作（牙科、胃肠道、泌尿生

表124.12 人工关节感染风险因素

术后手术部位感染[a]
NNIS系统手术患者风险评分>0[a]
全身性恶性疾病[a]
关节成形术史[a]
类风湿性关节炎
糖尿病
营养状况低下
肥胖
吸烟
共复尿路感染
类固醇治疗
手术时间长
术前感染（牙齿，皮肤或尿路）

[a]Berberi等人工关节感染明显危险因素的多元性分析。From Berberi EF, Hanssen AD, Duffy MC, et al. Risk factors for prosthetic joint infection: case–control study. *Clin Infect Dis* 1998;27:1247–1254.数据源自参考文献153,170,184,186–188。

表124.13　人工关节感染评估试验的敏感性及特异性

分类，试验	敏感性 中值(范围)	特异性 中值(范围)	说明
临床和实验室			
血沉>30mm/h	0.83(0.61~0.96)	0.9(0.79~1.0)	可因潜在疾病而升高
C-反应蛋白>10mg/L	0.95(0.91~0.96)	0.9(0.88~0.92)	非感染患者术后可迅速下降
临床评估	0.7	0.87	手术医师术中评估
核素成像			
锝/镓扫描	0.44(0.38~0.5)	0.86(0.78~1.0)	昂贵，准确度低
锝/ 111 铟标记 WBC 扫描	0.94(0.38~1.0)	0.94(0.41~1.0)	联用锝/镓扫描效果最佳
111 铟标记 IgG 扫描	0.97(0.91~1.0)	0.82(0.5~1.0)	与 WBC 扫描结果类似，但无 WBC 准备或抽血必要
锝抗粒细胞抗体扫描	100	58	探测膝关节感染优于髋关节
组织病理学			
术中标本冰冻切片	0.82(0.18~1.0)	0.96(0.90~0.99)	需有经验的病理医师
微生物学			
术中标本革兰染色	0.17(0.0~0.23)	0.98(0.9~0.99)	只在阳性时有用
培养			
术前穿刺	0.86(0.5~0.93)	0.92(0.82~0.97)	多处取样大多足够。穿刺前应停用抗生素
术中培养	1.0(0.83~1.0)	0.86(0.87~0.9)	许多研究作为参考标准

Medified from Widmer AF. New developments in diagnosis and treatment of infection. 1: orthopedic implants. *Clin Infect Dis* 2001;33:S94–S106, with permission.

参考文献：193，196–200，202，204，209–211，213–216，264–278。

殖系统)，表现为类似于晚期慢性感染的无痛病程[2,164]。靠近人工关节近侧的皮肤瘘管可能是该型感染的首发临床表现[164]。

目前尚没有某项单一术前检查对于诊断人工关节感染有足够的敏感性和特异性。只有结合临床、实验室检查、微生物学检查和放射学检查才能确立诊断。用于评估人工关节感染的诊断性试验及其相关的敏感性和特异性总结于表124.13中。

早期感染或急性血源性感染的患者，常表现为白细胞增多伴杆状核粒细胞数量增多，以及ESR和CRP升高。相反，晚期慢性感染和亚临床型血源性感染仅有不足10%的病例出现白细胞增多。人工关节感染时常出现急性期反应物升高，但可能仅为轻微异常，而且在慢性风湿性疾病患者中难以给出明确的解释[192,193]。因此，反复检测CRP比单一结果更有用[194]。持续疼痛的患者，若CRP值持续高于正常或在关节置换手术后增加，可能是感染所致[194]。

能确诊人工关节感染的单一指标是通过关节穿刺术或手术清创获得病原菌分离株[195]。关节穿刺术的价值因不同研究而异。用于检测人工关节感染的标准细菌培养的据报道敏感性为70%~98%[196~199]。不足1/3的病例革兰染色呈阳性[200]。在一项140余例行透视导引下人工髋关节穿刺的研究中，其诊断感染的敏感性为85%，特异性为97%[198]。重要的是，研究者报道该操作没有并发症，包括与操作有关的感染。假阴性结果常见于延迟发病的感染。其影响因素包括：①致病微生物可能数量稀少，仅附着于假体表面或骨-骨水泥间隙，②已使用抗生素，③采集技术不当，④运输条件不理想，或⑤感染的微生物难以培养[201]。行髋关节穿刺术时建议用透视导引以确保准确穿针[198]。

术中行组织培养以确认可疑的人工关节感染结果。从不同部位(关节囊、滑膜内层、髓腔内刮出物、颗粒化组织及骨碎片)取3~6个标本进行培养,并将标本的微生物学分析与组织学研究相结合，培养价值的最高[202]。术中多处组织培养出相同细菌和(或)关节有明显的脓液,即可确诊感染[173,203]。冰冻样本组织学评估若每高倍镜下超过5~10个PMN可增加术中革兰染色和培养的敏感性和阴性预测价值[203]。

据报道，有多种操作方法能改善从感染假体上发现分离株。Tunney等获得了120个因各种原因行髋关节翻修术患者的假体[204]。取出的假体被立即(在厌氧环境下)送往实验室,用轻柔的超声波降解法使细菌从假体上分离下来。22%的样本行细菌培养并用免疫荧光显微镜鉴定。最常见的致病原是表皮葡萄球菌。值得注意的是，在60%以上培养阳性的病例中发现有低毒性厌氧菌丙酸痤疮菌，而且很多患者术前即诊断为非化脓性假体松动或脱位。所有6例疑有人工关节感染的患者假体培养均为阳性，其中4例术前关节穿刺为阴性[204]。这项研究强调了提高培养敏感性的各种检测方法的重要性，因而也增加了人工关节无痛性感染诊断的可疑指标。

影像学研究可用于评价植入物是感染还是松动。前者远比后者难以确定。X线平片可发现骨与骨水泥界面的异常透亮区、假体部件移动、骨膜反应和骨水泥折断[164,205]。非骨水泥型植入物松动时没有放射学征象。此外,关节造影术能提供关节腔异常通道(即脓腔或瘘管）的信息并能更准确地显示与松动一致的骨与骨水泥界面缺损[164,205]。最多达50%的人工关节感染病例中能发现这些影响学异常，但需要3~6个月才会表现出这些变化[205]。如果人工关节的远侧和近侧部件均显示影像学异常,感染比单纯机械性松动更有可能[205]。

因金属假体可造成伪影,故通常不采用MRI和CT。不过近来研究者对成像方案应用了一系列技术和改良方法可减少金属装置附近的MRI和CT人工伪影[206,207]。这些改良的成像技术可使CT和MRI质量获得持续的改善,尤其是股骨假体柄周围[206,207]。CT和MRI的常规使用尚需对这些技术诊断人工关节感染的准确性进行进一步的验证研究。

放射性核素成像有助于人工关节感染的诊断。^{99m}Tc MDP骨扫描显示,在成骨细胞活性改变和血供增加的区域摄入增加[93]。因此在植入假体后6个月到1年期间正常假体周围常规可见^{99m}Tc MDP摄入增加[164]。这一时期过后骨扫描阳性属于异常，但其可能表明非化脓性松动而不是人工关节感染。另一种放射性药剂,即枸橼酸镓^{67}或氯化铟^{111}与血清蛋白结合,可在PMN和巨噬细胞浓集的区域显示摄入增加[15,208]。^{99m}Tc MDP和枸橼酸镓^{67}联合骨扫描对于发现人工关节感染比单独使用要好，但其敏感性和特异性仅分别约为44%和86%[209-211]。锝或铟^{111}标记的白细胞扫描,即先分离出患者的白细胞，以放射性核素作标记后再注射回患者体内,对于发现感染很敏感,但仍缺乏特异性。与此类似,铟^{111}标记的IgG扫描以及更新的锝抗粒细胞抗体扫描显示的敏感性接近100%,但对于关节感染仍不具特异性[211-216]。锝或铟^{111}标记的白细胞或抗体扫描正常或阴性被认为最有价值，因为其可提供否定人工关节感染的有力证据。

正电子发射断层扫描(PET)诊断人工关节感染的作用是多项研究的焦点[217-219]。据报道,F-18 FDG PET扫描发现人工关节感染的敏感性和特异性分别为90%~100%和55%~89.3%[218]。随访研究也发现,感染已根治患者的假阳性率较高[220]。因而这些报道均未提供可使用PET来诊断人工关节感染的确切据情。

(七)鉴别诊断

很多常见的非化脓性和机械性问题也可能在人工关节周围引起疼痛和炎症,从而与感染相混淆。机械性非化脓性松动是最常见的情况之一，但人工关节疼痛也可由异位骨化、假体或假体周围骨折、脱位、金属碎屑诱导的滑膜炎或骨溶解以及较为罕见的关节血肿和晶体诱导的关节炎引起[181]。人工关节感染的治疗和其他引起人工关节疼痛的疾病的治疗有很大区别，并且常伴有较高的并发症发病率。所以,对人工关节疼痛的患者必须尽力明确特定的病因，如果是感染还必须明确定特定的微生物。治疗的成功依赖于谨慎的手术评估和有效的药物治疗。

(八)治疗

1.抗生素治疗

人工关节感染需要抗生素治疗，而且几乎无一例外地还需要手术治疗。抗生素治疗应根据菌株和易感性而定,并考虑细菌在生物胶内的生长特点。生物胶内的细菌并不按指数级生长，它们处于一种生长缓慢或饥饿状态[174]。常需要高浓度的,比最低抑菌浓度高10到100倍的抗生素来杀死生长缓慢的细菌[221-224]。人工关节感染所用抗生素的最重要特点是其穿透生物胶的能力,以及在生长静止期杀死细菌的有效性。

利福平具有针对生长缓慢的革兰阳性球菌（如表皮葡萄球菌和金葡菌）极佳的活性。因此，如果是敏感菌，建议所有葡萄球菌性假体感染的治疗计划都应包含利福平[223,225,226]。单用利福平将很快产生抗药性（几天内），所以必须与其他抗生素联用，尤其是喹诺酮类[174]。同时给予喹诺酮类可防止对利福平产生抗药性，但是如果对两种药都已产生抗药性，则必须中止治疗。关于人工关节感染的研究仅限于第一代喹诺酮类（环丙沙星和氧氟沙星）[223,225]。更新的喹诺酮类，如左旋氧氟沙星与第一代相比针对葡萄球菌属的活性有所改善，但还缺乏用于化脓性关节炎的临床资料。关于治疗链球菌、革兰阴性菌和其他人工关节感染的最近建议见表124.14。抗生素治疗的时间视感染类型和相关的手术而定。

2.手术治疗

通常，人工关节感染有四种不同的手术选择：①清创，保留假体，②取出植入物，同期更换假体，③取出植入物，后期置换（二期更换），以及④取出后不再植入（Girdlestoone髋关节或膝关节融合术）。选择最适当的手术依赖于几个因素，包括感染类型（早期还是晚期）、病原菌及其易感模式、假体的牢固程度、骨床质量以及骨科医师和其他参与治疗的内科医师的训练和经验[174]。大多数人工关节感染患者需要取出假体以清除感染。有些研究描述了一些患者，无需取出植入物就能成功治疗[173,191,226]。另有些患者因年龄大或其他合并症而无法耐受广泛手术，因而需行其他替代治疗。

如果诊断准确，早期术后感染的患者可通过抗生素治疗和清创而成功治疗，无需取出假体，特别是在联合使用利福平和另一种根据培养结果选择的药物时[226]。大多数资料表明，这一方法每年的复发率为30%，但如果仔细选择患者可达到80%的成功率[155,226]。这一方法的成功很大程度上与以下标准有关：①感染症状和体征持续时间≤14~28天；②起病时即迅速而谨慎地行手术清创；③植入物稳定；④致病原菌为单一、敏感、革兰阳性的细菌；⑤微生物对口服抗生素敏感[174]。如果患者不符合以上所有条件，就不太可能成功消除感染[174]。手术清创后，静脉应用抗生素至少需2周；有的作者建议最多用4~6周[164,173,191]。随后治疗可改为口服抗生素，髋关节假体需服用3个月抗生素，膝关

表124.14 人工关节感染的抗生素治疗

微生物	用药方案	每日剂量	
甲氧青霉素敏感型金葡菌或凝固酶阴性葡萄球菌	萘夫西林	8g/d	i.v.
	+利福平2周，	900mg/d	口服
	继以环丙沙星	1 500mg/d	口服[a]
	+利福平	900mg/d	口服[a]
耐甲氧青霉素金葡菌或凝固酶阴性葡萄球菌	万古霉素	2g/d	i.v.
	+利福平2周，	900mg/d	口服
	继以环丙沙星	1 500mg/d	口服[a]
链球菌属	青霉素G±4周，	2000万单位/d	i.v.
	±庆大霉素2周，	3mg/kg	i.v.
	继以阿莫西林	2 250mg/d	口服[a]
厌氧菌	克林霉素2~4周，	1 800mg/d	i.v.
	继以克林霉素	1 200mg/d	口服[a]
铜绿假单胞菌	头孢他啶或头孢吡肟4~6周+土布霉素2周，继以环丙沙星	6g/d	i.v.
		1 500mg/d	口服[a]
喹诺酮敏感革兰阴性杆菌（铜绿假单胞菌除外）	环丙沙星2周，	800mg/d	i.v.
	继以环丙沙星	1 500mg/d	口服[a]
混合感染	伊米配能2–4周，根据药敏试验继以个体方案	2 000mg/d	i.v.

经长期治疗之前需证实抗生素的敏感性。
[a]期间：至少 3 个月，或直至 CRP 等实验室检查和临床感染症状正常。喹诺酮不常用于耐甲氧青霉素金葡菌，因常易发生抗药性。
Adapted from Zimmerli W, Ochsner PE. Management of infection associated with permisson.

节假体需服用6个月[174,225,226]。

应密切监测治疗的临床反应，并要检测全血计数、ESR和CRP。这些参数的任何异常均应视为治疗失败，需取出假体，进一步用抗生素治疗。如果患者符合上述标准，急性发病的晚期血源性感染也可以尝试保留假体。Fisman等最近报道了应用临床和费用效益比和数学模式(Markov)研究老年患者人工髋关节感染后是否需取出假体的结果[227]。根据其分析，他们建议对这类患者应进行清创并保留假体。但这一模式有几个假设和限制，可能会妨碍其应用于典型的临床情况[228]。

治疗晚期慢性感染需要取出假体，随后常需要行分期翻修手术。一期关节成形术包括：取出感染的假体，清除植入物相关物质和任何受累骨和软组织，并在同期手术中换上另一假体。二期手术包括：在初次取出假体和清创术之间静脉内使用4~6周的抗生素治疗，随后植入新的假体。二期翻修的成功率最高(91%~100%)，是感染关节翻修最常选择的手术[168,229,230]。

以前一期更换失败率较高，但有研究曾报道其成功率达75%~100%，接近于二期手术[154,156,231]。99%的病例使用浸过抗生素的骨水泥[152]。下列情况下一期手术更有可能成功：感染累及髋关节假体而不是膝关节假体，感染是由低毒性、单一革兰阳性菌(如表皮葡萄球菌或链球菌属)引起，细菌对混合于骨水泥中的抗生素敏感，初次关节成形术后未发生伤口并发症，患者全身健康状况良好[151,154,156]。一期置换不要应用于难治性细菌(如大肠杆菌、MRSA、抗喹诺酮的铜绿假单胞菌或其他多种抗药性细菌)引起的感染[164]。围手术期静脉内抗生素治疗需应用2~6周，随后口服抗生素治疗5个月[156]。

二期手术仍然是人工关节感染翻修最成功和最为广泛采用的手术选择。每年的失败率在0.6%到8.3%之间[159,232,233]。二期翻修适用于：上述细菌引起的感染，有窦道或明显化脓性感染，广泛脓肿形成，免疫抑制的宿主，大量软组织、骨或皮肤缺损，或任何前面提到的治疗方案失败的患者[152,156]。初次手术包括：取出假体和骨水泥，清除所有感染组织，多处活检进行培养及组织学检查。此外，取出假体后通常放置浸过抗生素的骨水泥填充物以便于再次植入[230,234,235]。浸过抗生素的骨水泥植入物可做成固体填充物、小球状或者临时的关节形状以提供部分功能。骨水泥中的抗生素通常为土布霉素或庆大霉素，可从骨水泥的硬化表面滤出，产生不同的但较高的初始释放，继而在抗生素白周围组织内延伸弥散[234-236]。根据培养和药敏结果进行6周的静脉内抗生素治疗。抗生素在植入新假体之前中止应用，以保持术中培养的最佳状况[174]。第二次手术过程中，应在植入新假体前预防性使用抗生素，并应使用浸过抗生素的骨水泥[234]。如果术中培养结果为阴性，治疗就成功了，抗生素治疗可在6周后停止。如果培养为阳性，膝关节置换的抗生素治疗将持续6个月，髋关节置换为3个月[164]。个别情况下禁忌行关节置换术，只能采取补救手术如关节切除成形术，或者Girdlestone髋关节成形术或膝关节融合术。这些补救手术90%可达到疼痛缓解，但功能很差，尤其是关节切除成形术和关节融合术[237-241]。因此这些手术建议用于患严重脓毒症不能行走的患者或者感染伴有大量骨缺损的患者。偶尔甚至需行膝以上截肢[242]。

最后，在一小部分患者中，手术切除可能因药物或手术条件，或者患者拒绝而禁忌采用。在这些患者中，终身口服抗生素有可能抑制感染并保留人工关节的功能。这种保守治疗主要用于功能状态差的老年人。据报道，髋关节成形术感染后成功保留假体和功能的最多达63%，而膝关节的成功率很有限，假体保留率为26%[243]。保守治疗并非没有风险。患者面临抗生素治疗潜在的副作用风险，包括耐药菌的全身性感染[226]。还可能发生渐进性骨吸收，导致疼痛和假体松动[243]。

(九)人工关节患者的抗生素预防

经验性研究提示，关节植入物最易在术后早期发生感染[244-246]。作为对策，围手术期预防性应用抗生素是关节置换手术的标准治疗。

与手术操作有关的菌血症造成的晚期关节感染其发生率较低，每年每十万个人工关节患者中约为10~100例[160]。预防性抗生素对于可引起暂时性菌血症的手术的作用尚存在强烈争论[160,247-255]。很多争论集中于牙科手术的抗生素使用[248]。预防性应用抗生素费用高昂，还会带来过敏反应的风险，因此使用需根据风险-效益比决定。牙科手术使用抗生素很大程度上是因为病变的自体心瓣膜和人工心瓣膜周围的晚期感染。对伴有感染性心内膜炎的晚期人工关节感染的分析有一定缺陷，因为两者的解剖、微生物和感染机制并不相同[256]。此外，鲜有证据表明牙科手术操作和人工关节晚期感染有必然联系[256-258]。缺乏这一证据主要是因为晚期人工关节感染很少。因此，验证牙科手术预防性使用抗生素的前瞻性研究需要的样本数为数千例患者，

表124.15　高风险患者特点及建议预防性使用抗生素的人工关节患者的牙科手术

1.高风险患者特点：
免疫受损/免疫抑制
炎性关节病，包括类风湿性关节炎或系统性红斑狼疮
疾病、药物或辐射诱导的免疫抑制
胰岛素依赖型糖尿病，I 型
关节置换术后的头 2 年
人工关节感染病史
营养不良
血友病
2.有高菌血症风险的牙科手术：
拔牙
牙周手术
牙齿植入物手术
牙髓装置(根管)
牙髓带初次放置
韧带内局麻药物注射
已出血的牙齿预防性清洁
同时有 1 和 2 中的情况：建议预防性使用抗生素
3.抗生素预防推荐方案：
头孢氨苄或阿莫西林：术前 1 小时 2g 口服
青霉素过敏者：术前 1 小时口服 600mg 克林霉素

* 不推荐重复剂量。

Adapted from JADA special report advisory statement: Antibiotic prophylaxis for dental patients with total joint replacements. *J of AM Dental Assoc* 1997;128:1004–1008, with permission.

并应进行前瞻性随访数年[160,259]。

1997年，美国牙科协会(ADA)和美国骨科医师学会(AAOS)召集牙医、骨科医师和感染性疾病专家总结牙科患者预防性使用抗生素以防止人工关节感染的必要性。专家小组的结论作为建议性声明发表，内容是大多数做过关节置换的牙科患者不需要常规使用预防性抗生素。但是，应考虑根据经验对少数接受牙科手术的高菌血症可能的高危患者使用抗生素（表124.15）[260]。2002年，Curry和Phillips开展了一项类似的文献回顾并得出了相同的结论；没有明确的证据支持对接受牙科手术、带有人工关节而其他方面健康的患者预防性使用抗生素[259]。

对抗生素预防用于牙科手术以外的情况也进行了调查。荷兰对4900例患者进行了前瞻性研究，利用其数据加以费用效益分析，以确定哪种感染或手术最适宜预防性使用抗生素[250]。该分析选择的抗生素是阿莫西林/克拉维酸。皮肤感染对于导致细菌性关节炎的风险最高(0.13%；95%CI：0.05%~0.21%)，其次是尿道和呼吸道感染(0.02%；95%CI：0.0004%~0.04%)。没有已知的感染是侵袭性医学操作引起的，包括牙科手术或涉及尿道、胃肠道或呼吸道的手术操作[250,260]。增加细菌性关节炎患病风险的患者特点是：①髋关节或膝关节假体，②RA，③合并疾病，以及④年龄80岁以上[250]。分析结果指出，对于伴有皮肤感染或合并关节病的患者，抗生素预防有最佳的费用效益比。呼吸道或尿道低感染风险者预防性抗生素使用的费用效益比稍差，但对伴有上述四项风险因素的患者仍有指征。作者没有找到支持牙科或侵袭性医学操作前预防性使用抗生素的结论性证据，但重申对于带有人工关节和其他风险因素的患者这样做正确的[250]。

所有带有人工关节或合并关节疾病的患者应意识到，可引起暂时性菌血症的手术操作的确有造成感染的风险，不过风险较小。最后，医师应权衡风险、利益和患者喜好作出是否预防性使用抗生素的临床判断。医师和患者应明白高风险感染以及与人工关节或受损自体关节血源性种植有关的患者特点。此外，医师和患者还应对发生于远处感染或侵袭性操作后的任何异常关节体征和症状保持高度警惕。

(宣梁　译　侯筱魁　校)

参考文献

1. Newman JH. Review of septic arthritis throughout the antibiotic era. *Ann Rheum Dis* 1976;35(3):198–205.
2. Gupta MN, Sturrock RD, Field M. Prospective comparative study of patients with culture proven and high suspicion of adult onset septic arthritis. *Ann Rheum Dis* 2003;62(4):327–331.
3. Kaandorp CJ, Dinant HJ, van de Laar MA, et al. Incidence and sources of native and prosthetic joint infection: a community based prospective survey. *Ann Rheum Dis* 1997;56(8):470–475.
4. Gupta MN, Sturrock RD, Field M. A prospective 2-year study of 75 patients with adult-onset septic arthritis. *Rheumatology (Oxford)* 2001; 40(1):24–30.
5. Kaandorp CJ, van Schaardenburg D, Krijnen P, et al. Risk factors for septic arthritis in patients with joint disease. A prospective study. *Arthritis Rheum* 1995;38(12):1819–1825.
6. Pioro MH, Mandell BF. Septic arthritis. *Rheum Dis Clin North Am* 1997;23(2):239–258.
7. Cooper C, Cawley MI. Bacterial arthritis in an English health district: a 10 year review. *Ann Rheum Dis* 1986;45(6):458–463.
8. Cooper C, Cawley MI. Bacterial arthritis in the elderly. *Gerontology* 1986;32(4):222–227.
9. Morgan DS, Fisher D, Merianos A, Currie BJ. An 18 year clinical review of septic arthritis from tropical Australia. *Epidemiol Infect* 1996; 117(3):423–428.
10. Dubost JJ, Soubrier M, De Champs C, et al. No changes in the distribution of organisms responsible for septic arthritis over a 20 year period. *Ann Rheum Dis* 2002;61(3):267–269.
11. Peters RH, Rasker JJ, Jacobs JW, et al. Bacterial arthritis in a district hospital. *Clin Rheumatol* 1992;11(3):351–355.
12. Weitoft T, Makitalo S. Bacterial arthritis in a Swedish health district. *Scand J Infect Dis* 1999;31(6):559–561.

13. Weston VC, Jones AC, Bradbury N, et al. Clinical features and outcome of septic arthritis in a single UK Health District 1982–1991. *Ann Rheum Dis* 1999;58(4):214–219.
14. Klein RS. Joint infection, with consideration of underlying disease and sources of bacteremia in hematogenous infection. *Clin Geriatr Med* 1988;4(2):375–394.
15. Shirtliff ME, Mader JT. Acute septic arthritis. *Clin Microbiol Rev* 2002;15(4):527–544.
16. Studahl M, Bergman B, Kalebo P, Lindberg J. Septic arthritis of the knee: a 10-year review and long-term follow-up using a new scoring system. *Scand J Infect Dis* 1994;26(1):85–93.
17. Brause BD. Infections with prostheses in bones and joints. In: Mandell GL, Bennett JE, Dolin R, eds. *Principles and practice of infectious disease.* Philadelphia: Churchhill Livingstone, 2000:1196–1200.
18. Backstein D, Hutchison C, Gross A. Septic arthritis of the hip after percutaneous femoral artery catheterization. *J Arthroplasty* 2002;17(8):1074–1077.
19. Armstrong RW, Bolding F. Septic arthritis after arthroscopy: the contributing roles of intraarticular steroids and environmental factors. *Am J Infect Control* 1994;22(1):16–18.
20. Armstrong RW, Bolding F, Joseph R. Septic arthritis following arthroscopy: clinical syndromes and analysis of risk factors. *Arthroscopy* 1992;8(2):213–223.
21. Ewing R, Fainstein V, Musher DM, et al. Articular and skeletal infections caused by *Pasteurella multocida. South Med J* 1980;73(10):1349–1352.
22. Resnick D, Pineda CJ, Weisman MH, Kerr R. Osteomyelitis and septic arthritis of the hand following human bites. *Skeletal Radiol* 1985;14(4):263–266.
23. Shetty AK, Gedalia A. Septic arthritis in children. *Rheum Dis Clin North Am* 1998;24(2):287–304.
24. Jackson MA, Burry VF, Olson LC. Pyogenic arthritis associated with adjacent osteomyelitis: identification of the sequela-prone child. *Pediatr Infect Dis J* 1992;11(1):9–13.
25. Le Dantec L, Maury F, Flipo RM, et al. Peripheral pyogenic arthritis. A study of one hundred seventy-nine cases. *Rev Rhum (English Edition)* 1996;63(2):103–110.
26. Ryan MJ, Kavanagh R, Wall PG, Hazleman BL. Bacterial joint infections in England and Wales: analysis of bacterial isolates over a four year period. *Br J Rheumatol* 1997;36(3):370–373.
27. Kaandorp CJ, Krijnen P, Moens HJ, et al. The outcome of bacterial arthritis: a prospective community-based study. *Arthritis Rheum* 1997;40(5):884–892.
28. Adams WG, Deaver KA, Cochi SL, et al. Decline of childhood *Haemophilus influenzae* type b (Hib) disease in the Hib vaccine era. *JAMA* 1993;269(2):221–226.
29. Bowerman SG, Green NE, Mencio GA. Decline of bone and joint infections attributable to *Haemophilus influenzae* type b. *Clin Orthop* 1997;(341):128–133.
30. Diekema DJ, Pfaller MA, Schmitz FJ, et al. Survey of infections due to *Staphylococcus* species: frequency of occurrence and antimicrobial susceptibility of isolates collected in the United States, Canada, Latin America, Europe, and the Western Pacific region for the SENTRY Antimicrobial Surveillance Program, 1997–1999. *Clin Infect Dis* 2001;32(suppl 2):S114–S132.
31. Ang-Fonte GZ, Rozboril MB, Thompson GR. Changes in nongonococcal septic arthritis: drug abuse and methicillin-resistant *Staphylococcus aureus. Arthritis Rheum* 1985;28(2):210–213.
32. Huang SS, Platt R. Risk of methicillin-resistant *Staphylococcus aureus* infection after previous infection or colonization. *Clin Infect Dis* 2003;36(3):281–285.
33. Santos Sanches I, Mato R, de Lencastre H, Tomasz A. Patterns of multidrug resistance among methicillin-resistant hospital isolates of coagulase-positive and coagulase-negative staphylococci collected in the international multicenter study RESIST in 1997 and 1998. *Microb Drug Resist* 2000;6(3):199–211.
34. Schattner A, Vosti KL. Bacterial arthritis due to beta-hemolytic streptococci of serogroups A, B, C, F, and G. Analysis of 23 cases and a review of the literature. *Medicine (Baltimore)* 1998;77(2):122–139.
35. Ispahani P, Weston VC, Turner DP, Donald FE. Septic arthritis due to *Streptococcus pneumoniae* in Nottingham, United Kingdom, 1985–1998. *Clin Infect Dis* 1999;29(6):1450–1454.
36. Ross JJ, Saltzman CL, Carling P, Shapiro DS. Pneumococcal septic arthritis: review of 190 cases. *Clin Infect Dis* 2003;36(3):319–327.
37. Hunter T, Plummer FA. Infectious arthritis complicating systemic lupus erythematosus. *Can Med Assoc J* 1980;122(7):791–793.
38. Quismorio FP, Dubois EL. Septic arthritis in systemic lupus erythematosus. *J Rheumatol* 1975;2(1):73–82.
39. Goldenberg DL. Infectious arthritis complicating rheumatoid arthritis and other chronic rheumatic disorders. *Arthritis Rheum* 1989;32(4):496–502.
40. Yagupsky P, Bar-Ziv Y, Howard CB, Dagan R. Epidemiology, etiology, and clinical features of septic arthritis in children younger than 24 months. *Arch Pediatr Adolesc Med* 1995;149(5):537–540.
41. Yagupsky P, Dagan R, Howard CB, et al. Clinical features and epidemiology of invasive *Kingella kingae* infections in southern Israel. *Pediatrics* 1993;92(6):800–804.
42. Yagupsky P, Press J. Use of the isolator 1.5 microbial tube for culture of synovial fluid from patients with septic arthritis. *J Clin Microbiol* 1997;35(9):2410–2412.
43. Brook I, Frazier EH. Anaerobic osteomyelitis and arthritis in a military hospital: a 10-year experience. *Am J Med* 1993;94(1):21–28.
44. Robson JM, Harrison MW, Wood RN, et al. Brucellosis: re-emergence and changing epidemiology in Queensland. *Med J Aust* 1993;159(3):153–158.
45. Andonopoulos AP, Asimakopoulos G, Anastasiou E, Bassaris HP. Brucella arthritis. *Scand J Rheumatol* 1986;15(4):377–380.
46. Geyik MF, Gur A, Nas K, et al. Musculoskeletal involvement of brucellosis in different age groups: a study of 195 cases. *Swiss Med Wkly* 2002;132(7–8):98–105.
47. Smith J, Hasan M. Infectious arthritis. In: Mandell GL, Bennett JE, Dolin R, eds. *Principles and practice of infectious disease.* Philadelphia: Churchhill Livingstone, 2000:1175–1200.
48. Khateeb MI, Araj GF, Majeed SA, Lulu AR. Brucella arthritis: a study of 96 cases in Kuwait. *Ann Rheum Dis* 1990;49(12):994–998.
49. Holroyd KJ, Reiner AP, Dick JD. *Streptobacillus moniliformis* polyarthritis mimicking rheumatoid arthritis: an urban case of rat bite fever. *Am J Med* 1988;85(5):711–714.
50. Hockman DE, Pence CD, Whittler RR, Smith LE. Septic arthritis of the hip secondary to rat bite fever: a case report. *Clin Orthop* 2000;(380):173–176.
51. Burdge DR, Reid GD, Reeve CE, et al. Septic arthritis due to dual infection with *Mycoplasma hominis* and *Ureaplasma urealyticum. J Rheumatol* 1988;15(2):366–368.
52. Forgacs P, Kundsin RB, Margles SW, et al. A case of *Ureaplasma urealyticum* septic arthritis in a patient with hypogammaglobulinemia. *Clin Infect Dis* 1993;16(2):293–294.
53. Kraus VB, Baraniuk JN, Hill GB, Allen NB. *Ureaplasma urealyticum* septic arthritis in hypogammaglobulinemia. *J Rheumatol* 1988;15(2):369–371.
54. Lee AH, Ramanujam T, Ware P, et al. Molecular diagnosis of *Ureaplasma urealyticum* septic arthritis in a patient with hypogammaglobulinemia. *Arthritis Rheum* 1992;35(4):443–448.
55. Luttrell LM, Kanj SS, Corey GR, et al. *Mycoplasma hominis* septic arthritis: two case reports and review. *Clin Infect Dis* 1994;19(6):1067–1070.
56. Steuer A, Franz A, Furr PM, et al. Common variable immunodeficiency presenting as a *Mycoplasma hominis* septic arthritis. *J Infect* 1996;33(3):235–237.
57. Verinder DG. Septic arthritis due to *Mycoplasma hominis*. a case report and review of the literature. *J Bone Joint Surg Br* 1978;60-B(2):224.
58. Tarkowski A, Bokarewa M, Collins LV, et al. Current status of pathogenetic mechanisms in staphylococcal arthritis. *FEMS Microbiol Lett* 2002;217(2):125–132.
59. Hussain M, Heilmann C, Peters G, Herrmann M. Teichoic acid enhances adhesion of *Staphylococcus epidermidis* to immobilized fibronectin. *Microb Pathog* 2001;31(6):261–270.
60. Herrmann M, Suchard SJ, Boxer LA, et al. Thrombospondin binds to *Staphylococcus aureus* and promotes staphylococcal adherence to surfaces. *Infect Immun* 1991;59(1):279–288.
61. Herrmann M, Vaudaux PE, Pittet D, et al. Fibronectin, fibrinogen, and laminin act as mediators of adherence of clinical staphylococcal isolates to foreign material. *J Infect Dis* 1988;158(4):693–701.
62. Park PW, Rosenbloom J, Abrams WR, et al. Molecular cloning and expression of the gene for elastin-binding protein (ebpS) in *Staphylococcus aureus. J Biol Chem* 1996;271(26):15803–15809.
63. McDevitt D, Francois P, Vaudaux P, Foster TJ. Identification of the ligand-binding domain of the surface-located fibrinogen receptor

(clumping factor) of *Staphylococcus aureus*. *Mol Microbiol* 1995;16(5):895–907.

64. Cheung AI, Projan SJ, Edelstein RE, Fischetti VA. Cloning, expression, and nucleotide sequence of a *Staphylococcus aureus* gene (fbpA) encoding a fibrinogen-binding protein. *Infect Immun* 1995;63(5):1914–1920.
65. Boden MK, Flock JI. Cloning and characterization of a gene for a 19 kDa fibrinogen-binding protein from *Staphylococcus aureus*. *Mol Microbiol* 1994;12(4):599–606.
66. McDevitt D, Francois P, Vaudaux P, Foster TJ. Molecular characterization of the clumping factor (fibrinogen receptor) of *Staphylococcus aureus*. *Mol Microbiol* 1994;11(2):237–248.
67. Patti JM, Jonsson H, Guss B, et al. Molecular characterization and expression of a gene encoding a *Staphylococcus aureus* collagen adhesin. *J Biol Chem* 1992;267(7):4766–4772.
68. Jonsson K, Signas C, Muller HP, Lindberg M. Two different genes encode fibronectin binding proteins in *Staphylococcus aureus*. The complete nucleotide sequence and characterization of the second gene. *Eur J Biochem* 1991;202(3):1041–1048.
69. Tarkowski A, Collins LV, Gjertsson I, et al. Model systems: modeling human staphylococcal arthritis and sepsis in the mouse. *Trends Microbiol* 2001;9(7):321–326.
70. Bremell T, Lange S, Yacoub A, et al. Experimental *Staphylococcus aureus* arthritis in mice. *Infect Immun* 1991;59(8):2615–2623.
71. Thomas MG, Peacock S, Daenke S, Berendt AR. Adhesion of *Staphylococcus aureus* to collagen is not a major virulence determinant for septic arthritis, osteomyelitis, or endocarditis. *J Infect Dis* 1999;179(1):291–293.
72. Peacock SJ, Day NP, Thomas MG, et al. Clinical isolates of *Staphylococcus aureus* exhibit diversity in fnb genes and adhesion to human fibronectin. *J Infect* 2000;41(1):23–31.
73. Albus A, Arbeit RD, Lee JC. Virulence of *Staphylococcus aureus* mutants altered in type 5 capsule production. *Infect Immun* 1991;59(3):1008–1014.
74. Lee JC, Takeda S, Livolsi PJ, Paoletti LC. Effects of *in vitro* and *in vivo* growth conditions on expression of type 8 capsular polysaccharide by *Staphylococcus aureus*. *Infect Immun* 1993;61(5):1853–1858.
75. Thakker M, Park JS, Carey V, Lee JC. *Staphylococcus aureus* serotype 5 capsular polysaccharide is antiphagocytic and enhances bacterial virulence in a murine bacteremia model. *Infect Immun* 1998;66(11):5183–5189.
76. Kyburz D, Rethage J, Seibl R, et al. Bacterial peptidoglycans but not CpG oligodeoxynucleotides activate synovial fibroblasts by toll-like receptor signaling. *Arthritis Rheum* 2003;48(3):642–650.
77. Yoshimura A, Lien E, Ingalls RR, et al. Cutting edge: recognition of gram-positive bacterial cell wall components by the innate immune system occurs via toll-like receptor 2. *J Immunol* 1999;163(1):1–5.
78. Liu ZQ, Deng GM, Foster S, Tarkowski A. Staphylococcal peptidoglycans induce arthritis. *Arthritis Res* 2001;3(6):375–380.
79. Deng GM, Tarkowski A. The features of arthritis induced by CpG motifs in bacterial DNA. *Arthritis Rheum* 2000;43(2):356–364.
80. Choi IH, Pizzutillo PD, Bowen JR, et al. Sequelae and reconstruction after septic arthritis of the hip in infants. *J Bone Joint Surg Am* 1990;72(8):1150–1165.
81. Garcia-De La Torre I. Advances in the management of septic arthritis. *Rheum Dis Clin North Am* 2003;29(1):61–75.
82. Goldenberg DL. Septic arthritis. (Seminar). *Lancet* 1998;351(9097):197–202.
83. Dubost JJ, Soubrier M, Sauvezie B. Pyogenic arthritis in adults. *Joint Bone Spine* 2000;67(1):11–21.
84. Shmerling RH, Delbanco TL, Tosteson AN, Trentham DE. Synovial fluid tests. What should be ordered? *JAMA* 1990;264(8):1009–1014.
85. McCutchan HJ, Fisher RC. Synovial leukocytosis in infectious arthritis. *Clin Orthop* 1990;(257):226–230.
86. Goldenberg DL. Septic arthritis and other infections of rheumatologic significance. *Rheum Dis Clin North Am* 1991;17(1):149–156.
87. von Essen R. Culture of joint specimens in bacterial arthritis. Impact of blood culture bottle utilization. *Scand J Rheumatol* 1997;26(4):293–300.
88. Jalava J, Skurnik M, Toivanen A, et al. Bacterial PCR in the diagnosis of joint infection. *Ann Rheum Dis* 2001;60(3):287–289.
89. Cuchacovich R, Quinet S, Santos AM. Applications of polymerase chain reaction in rheumatology. *Rheum Dis Clin North Am* 2003;29(1):1–20.
90. Jalava J, Kotilainen P, Nikkari S, et al. Use of the polymerase chain reaction and DNA sequencing for detection of *Bartonella quintana* in the aortic valve of a patient with culture-negative infective endocarditis. *Clin Infect Dis* 1995;21(4):891–896.
91. Kotilainen P, Jalava J, Meurman O, et al. Diagnosis of meningococcal meningitis by broad-range bacterial PCR with cerebrospinal fluid. *J Clin Microbiol* 1998;36(8):2205–2209.
92. Lo TM, Ward CK, Inzana TJ. Detection and identification of *Actinobacillus pleuropneumoniae* serotype 5 by multiplex PCR. *J Clin Microbiol* 1998;36(6):1704–1710.
93. Greenspan A, Tehranzadeh J. Imaging of infectious arthritis. *Radiol Clin North Am* 2001;39(2):267–276.
94. Kothari NA, Pelchovitz DJ, Meyer JS. Imaging of musculoskeletal infections. *Radiol Clin North Am* 2001;39(4):653–671.
95. Bureau NJ, Chhem RK, Cardinal E. Musculoskeletal infections: US manifestations. *Radiographics* 1999;19(6):1585–1592.
96. Resnik CS, Ammann AM, Walsh JW. Chronic septic arthritis of the adult hip: computed tomographic features. *Skeletal Radiol* 1987;16(7):513–516.
97. Lee SK, Suh KJ, Kim YW, et al. Septic arthritis versus transient synovitis at MR imaging: preliminary assessment with signal intensity alterations in bone marrow. *Radiology* 1999;211(2):459–465.
98. Hopkins KL, Li KC, Bergman G. Gadolinium-DTPA-enhanced magnetic resonance imaging of musculoskeletal infectious processes. *Skeletal Radiol* 1995;24(5):325–330.
99. Erdman WA, Tamburro F, Jayson HT, et al. Osteomyelitis: characteristics and pitfalls of diagnosis with MR imaging. *Radiology* 1991;180(2):533–539.
100. Jacobson AF, Harley JD, Lipsky BA, Pecoraro RE. Diagnosis of osteomyelitis in the presence of soft-tissue infection and radiologic evidence of osseous abnormalities: value of leukocyte scintigraphy. *AJR* 1991;157(4):807–812.
101. Baker DG, Schumacher HR Jr. Acute monoarthritis. *N Engl J Med* 1993;329(14):1013–1020.
102. Steere AC. Lyme disease. *N Engl J Med* 1989;321(9):586–596.
103. Steere AC. Lyme disease. *N Engl J Med* 2001;345(2):115–125.
104. Furr PM, Taylor-Robinson D, Webster AD. Mycoplasmas and ureaplasmas in patients with hypogammaglobulinaemia and their role in arthritis: microbiological observations over twenty years. *Ann Rheum Dis* 1994;53(3):183–187.
105. Calabrese LH. Human immunodeficiency virus (HIV) infection and arthritis. *Rheum Dis Clin North Am* 1993;19(2):477–488.
106. Hughes RA, Rowe IF, Shanson D, Keat AC. Septic bone, joint and muscle lesions associated with human immunodeficiency virus infection. *Br J Rheumatol* 1992;31(6):381–388.
107. Munoz FS, Quiralte J, del Arco A, et al. Osteoarticular infection associated with the human immunodeficiency virus. *Clin Exp Rheumatol* 1991;9(5):489–493.
108. Vassilopoulos D, Chalasani P, Jurado RL, et al. Musculoskeletal infections in patients with human immunodeficiency virus infection. *Medicine (Baltimore)* 1997;76(4):284–294.
109. Ventura G, Gasparini G, Lucia MB, et al. Osteoarticular bacterial infections are rare in HIV-infected patients. 14 cases found among 4,023 HIV-infected patients. *Acta Orthop Scand* 1997;68(6):554–558.
110. Munoz-Fernandez S, Macia MA, Pantoja L, et al. Osteoarticular infection in intravenous drug abusers: influence of HIV infection and differences with non drug abusers. *Ann Rheum Dis* 1993;52(8):570–574.
111. Becherer P, Hopfer RL. Infection with *Mycobacterium haemophilum*. *Clin Infect Dis* 1992;14(3):793.
112. Edelstein H, McCabe R. *Candida albicans* septic arthritis and osteomyelitis of the sternoclavicular joint in a patient with human immunodeficiency virus infection. *J Rheumatol* 1991;18(1):110–111.
113. Friedman AW, Ike RW. *Mycobacterium kansasii* septic arthritis in a patient with acquired immune deficiency syndrome. *Arthritis Rheum* 1993;36(11):1631–1632.
114. Glickstein SL, Nashel DJ. *Mycobacterium kansasii* septic arthritis complicating rheumatic disease: case report and review of the literature. *Semin Arthritis Rheum* 1987;16(3):231–235.
115. Heller HM, Fuhrer J. Disseminated sporotrichosis in patients with AIDS: case report and review of the literature. *AIDS* 1991;5(10):1243–1246.

116. Males BM, West TE, Bartholomew WR. *Mycobacterium haemophilum* infection in a patient with acquired immune deficiency syndrome. *J Clin Microbiol* 1987;25(1):186–190.
117. Belzunegui J, Gonzalez C, Lopez L, et al. Osteoarticular and muscle infectious lesions in patients with the human immunodeficiency virus. *Clin Rheumatol* 1997;16(5):450–453.
118. Belzunegui J, Rodriguez-Arrondo F, Gonzalez C, et al. Musculoskeletal infections in intravenous drug addicts: report of 34 cases with analysis of microbiological aspects and pathogenic mechanisms. *Clin Exp Rheumatol* 2000;18(3):383–386.
119. Sapico FL, Liquete JA, Sarma RJ. Bone and joint infections in patients with infective endocarditis: review of a 4-year experience. *Clin Infect Dis* 1996;22(5):783–787.
120. Kocher MS, Zurakowski D, Kasser JR. Differentiating between septic arthritis and transient synovitis of the hip in children: an evidence-based clinical prediction algorithm. *J Bone Joint Surg Am* 1999;81(12):1662–1670.
121. Stengel D, Bauwens K, Sehouli J, et al. Systematic review and meta-analysis of antibiotic therapy for bone and joint infections. *Lancet Infect Dis* 2001;1(3):175–188.
122. Nelson JD, Howard JB, Shelton S. Oral antibiotic therapy for skeletal infections of children. I. Antibiotic concentrations in suppurative synovial fluid. *J Pediatr* 1978;92(1):131–134.
123. Sattar MA, Barrett SP, Cawley MI. Concentrations of some antibiotics in synovial fluid after oral administration, with special reference to antistaphylococcal activity. *Ann Rheum Dis* 1983;42(1):67–74.
124. Parker RH, Schmid FR. Antibacterial activity of synovial fluid during therapy of septic arthritis. *Arthritis Rheum* 1971;14(1):96–104.
125. Barriere SL. Cost-containment of antimicrobial therapy. *Drug Intell Clin Pharm* 1985;19(4):278–281.
126. Black J, Hunt TL, Godley PJ, Matthew E. Oral antimicrobial therapy for adults with osteomyelitis or septic arthritis. *J Infect Dis* 1987;155(5):968–972.
127. Chutka DS, Evans JM, Fleming KC, Mikkelson KG. Symposium on geriatrics—Part I: drug prescribing for elderly patients. *Mayo Clin Proc* 1995;70(7):685–693.
128. Goldenberg DL, Brandt KD, Cohen AS, Cathcart ES. Treatment of septic arthritis: comparison of needle aspiration and surgery as initial modes of joint drainage. *Arthritis Rheum* 1975;18(1):83–90.
129. Goldenberg DL, Reed JI. Bacterial arthritis. *N Engl J Med* 1985;312(12):764–771.
130. Rosenthal J, Bole GG, Robinson WD. Acute nongonococcal infectious arthritis. Evaluation of risk factors, therapy, and outcome. *Arthritis Rheum* 1980;23(8):889–897.
131. Ho G Jr, Su EY. Therapy for septic arthritis. *JAMA* 1982;247(6):797–800.
132. Goldenberg DL, Cohen AS. Acute infectious arthritis. a review of patients with nongonococcal joint infections (with emphasis on therapy and prognosis). *Am J Med* 1976;60(3):369–377.
133. Donatto KC. Orthopedic management of septic arthritis. *Rheum Dis Clin North Am* 1998;24(2):275–286.
134. Ivey M, Clark R. Arthroscopic debridement of the knee for septic arthritis. *Clin Orthop* 1985;(199):201–206.
135. Ohl MD, Kean JR, Steensen RN. Arthroscopic treatment of septic arthritic knees in children and adolescents. *Orthop Rev* 1991;20(10):894–896.
136. Thiery JA. Arthroscopic drainage in septic arthritides of the knee: a multicenter study. *Arthroscopy* 1989;5(1):65–69.
137. Blitzer CM. Arthroscopic management of septic arthritis of the hip. *Arthroscopy* 1993;9(4):414–416.
138. Chung WK, Slater GL, Bates EH. Treatment of septic arthritis of the hip by arthroscopic lavage. *J Pediatr Orthop* 1993;13(4):444–446.
139. Forward DP, Hunter JB. Arthroscopic washout of the shoulder for septic arthritis in infants. A new technique. *J Bone Joint Surg Br* 2002;84(8):1173–1175.
140. Kim SJ, Choi NH, Ko SH, et al. Arthroscopic treatment of septic arthritis of the hip. *Clin Orthop* 2003;(407):211–214.
141. Stutz G, Kuster MS, Kleinstuck F, Gachter A. Arthroscopic management of septic arthritis: stages of infection and results. *Knee Surg Sports Traumatol Arthrosc* 2000;8(5):270–274.
142. Vispo Seara JL, Barthel T, Schmitz H, Eulert J. Arthroscopic treatment of septic joints: prognostic factors. *Arch Orthop Trauma Surg* 2002;122(4):204–211.
143. Lee MS, Ikenoue T, Trindade MC, et al. Protective effects of intermittent hydrostatic pressure on osteoarthritic chondrocytes activated by bacterial endotoxin *in vitro*. *J Orthop Res* 2003;21(1):117–122.
144. Salter RB. The biologic concept of continuous passive motion of synovial joints. The first 18 years of basic research and its clinical application. *Clin Orthop* 1989;(242):12–25.
145. Kaandorp CJ, Krijnen P, Moens HJ, et al. The outcome of bacterial arthritis: a prospective community-based study. *Arthritis Rheum* 1997;40(5):884–892.
146. Dubost JJ, Fis I, Denis P, et al. Polyarticular septic arthritis. *Medicine (Baltimore)* 1993;72(5):296–310.
147. Yu LP, Bradley JD, Hugenberg ST, Brandt KD. Predictors of mortality in non-post-operative patients with septic arthritis. *Scand J Rheumatol* 1992;21(3):142–144.
148. Epstein JH, Zimmermann B III, Ho G Jr. Polyarticular septic arthritis. *J Rheumatol* 1986;13(6):1105–1107.
149. Manshady BM, Thompson GR, Weiss JJ. Septic arthritis in a general hospital 1966–1977. *J Rheumatol* 1980;7(4):523–530.
150. Newman JH. Review of septic arthritis throughout the antibiotic era. *Ann Rheum* Dis 1976;35(3):198–205.
151. Garvin KL, Hanssen AD. Infection after total hip arthroplasty. Past, present, and future. *J Bone Joint Surg Am* 1995;77(10):1576–1588.
152. Lentino JR. Prosthetic joint infections: bane of orthopedists, challenge for infectious disease specialists. *Clin Infect Dis* 2003;36(9):1157–1161.
153. Berberi EF, Hanssen AD, Duffy MC, et al. Risk factors for prosthetic joint infection: case-control study. *Clin Infect Dis* 1998;27(5):1247–1254.
154. Jackson WO, Schmalzried TP. Limited role of direct exchange arthroplasty in the treatment of infected total hip replacements. *Clin Orthop* 2000;(381):101–105.
155. Crockarell JR, Hanssen AD, Osmon DR, Morrey BF. Treatment of infection with debridement and retention of the components following hip arthroplasty. *J Bone Joint Surg Am* 1998;80(9):1306–1313.
156. Ure KJ, Amstutz HC, Nasser S, Schmalzried TP. Direct-exchange arthroplasty for the treatment of infection after total hip replacement. An average ten-year follow-up. *J Bone Joint Surg Am* 1998;80(7):961–968.
157. Brandt CM, Sistrunk WW, Duffy MC, et al. *Staphylococcus aureus* prosthetic joint infection treated with debridement and prosthesis retention. *Clin Infect Dis* 1997;24(5):914–919.
158. Powers KA, Terpenning MS, Voice RA, Kauffman CA. Prosthetic joint infections in the elderly. *Am J Med* 1990;88(5N):9N–13N.
159. McDonald DJ, Fitzgerald RH Jr, Ilstrup DM. Two-stage reconstruction of a total hip arthroplasty because of infection. *J Bone Joint Surg Am* 1989;71(6):828–834.
160. Deacon JM, Pagliaro AJ, Zelicof SB, Horowitz HW. Prophylactic use of antibiotics for procedures after total joint replacement. *J Bone Joint Surg Am* 1996;78(11):1755–1770.
161. Saleh K, Callaghan J, Gioe T, et al. Septic joint replacement: an orthopedic perspective. *Clin Infect Dis* 2002;34(6):868–870.
162. Coventry MB. Treatment of infections occurring in total hip surgery. *Orthop Clin North Am* 1975;6(4):991–1003.
163. Gillespie WJ. Prevention and management of infection after total joint replacement. *Clin Infect Dis* 1997;25(6):1310–1317.
164. Zimmerli W, Ochsner PE. Management of infection associated with prosthetic joints. *Infection* 2003;31(2):99–108.
165. Fitzgerald RH Jr. Infections of hip prostheses and artificial joints. *Infect Dis Clin North Am* 1989;3(2):329–338.
166. Bengtson S, Knutson K. The infected knee arthroplasty. A 6-year follow-up of 357 cases. *Acta Orthop Scand* 1991;62(4):301–311.
167. Goksan SB, Freeman MA. One-stage reimplantation for infected total knee arthroplasty. *J Bone Joint Surg Br* 1992;74(1):78–82.
168. Goldman RT, Scuderi GR, Insall JN. 2-stage reimplantation for infected total knee replacement. *Clin Orthop* 1996;(331):118–124.
169. Mont MA, Waldman BJ, Hungerford DS. Evaluation of preoperative cultures before second-stage reimplantation of a total knee prosthesis complicated by infection. A comparison-group study. *J Bone Joint Surg Am* 2000;82-A(11):1552–1557.
170. Peersman G, Laskin R, Davis J, Peterson M. Infection in total knee replacement: a retrospective review of 6489 total knee replacements. *Clin Orthop* 2001;(392):15–23.

171. Tattevin P, Cremieux AC, Pottier P, et al. Prosthetic joint infection: when can prosthesis salvage be considered? *Clin Infect Dis* 1999;29(2):292–295.
172. Murdoch DR, Roberts SA, Fowler JV Jr, et al. Infection of orthopedic prostheses after *Staphylococcus aureus* bacteremia. *Clin Infect Dis* 2001;32(4):647–649.
173. Tsukayama DT, Estrada R, Gustilo RB. Infection after total hip arthroplasty. A study of the treatment of one hundred and six infections. *J Bone Joint Surg Am* 1996;78(4):512–523.
174. Widmer AF. New developments in diagnosis and treatment of infection in orthopedic implants. *Clin Infect Dis* 2001;33(suppl 2):S94–S106.
175. Widmer AF, Colombo VE, Gachter A, et al. *Salmonella* infection in total hip replacement: tests to predict the outcome of antimicrobial therapy. *Scand J Infect Dis* 1990;22(5):611–618.
176. Francois P, Vaudaux P, Lew PD. Role of plasma and extracellular matrix proteins in the physiopathology of foreign body infections. *Ann Vasc Surg* 1998;12(1):34–40.
177. Wang JY, Tsukayama DT, Wicklund BH, Gustilo RB. Inhibition of T and B cell proliferation by titanium, cobalt, and chromium: role of IL-2 and IL-6. *J Biomed Mater Res* 1996;32(4):655–661.
178. Santavirta S, Konttinen YT, Saito T, et al. Immune response to polyglycolic acid implants. *J Bone Joint Surg Br* 1990;72(4):597–600.
179. Santavirta S, Konttinen YT, Bergroth V, Gronblad M. Lack of immune response to methyl methacrylate in lymphocyte cultures. *Acta Orthop Scand* 1991;62(1):29–32.
180. Wang JY, Wicklund BH, Gustilo RB, Tsukayama DT. Prosthetic metals impair murine immune response and cytokine release *in vivo* and *in vitro*. *J Orthop Res* 1997;15(5):688–699.
181. Brause BD. Infections associated with prosthetic joints. *Clin Rheum Dis* 1986;12(2):523–536.
182. Costerton JW, Stewart P, Greenberg E. Bacterial biofilms: a common cause of persistent infections. *Science* 1999;284:1318–1322.
183. Hanssen AD, Rand JA. Evaluation and treatment of infection at the site of a total hip or knee arthroplasty. *Instr Course Lect* 1999;48:111–122.
184. Poss R, Thornhill TS, Ewald FC, et al. Factors influencing the incidence and outcome of infection following total joint arthroplasty. *Clin Orthop* 1984;(182):117–126.
185. Sourmelis SG, Burke FD, Varian JP. A review of total elbow arthroplasty and an early assessment of the Liverpool elbow prosthesis. *J Hand Surg [Br]* 1986;11(3):407–413.
186. Petty W, Bryan RS, Coventry MB, Peterson LF. Infection after total knee arthroplasty. *Orthop Clin North Am* 1975;6(4):1005–1014.
187. Salvati EA, Robinson RP, Zeno SM, et al. Infection rates after 3175 total hip and total knee replacements performed with and without a horizontal unidirectional filtered air-flow system. *J Bone Joint Surg Am* 1982;64(4):525–535.
188. Wymenga AB, van Horn JR, Theeuwes A, et al. Perioperative factors associated with septic arthritis after arthroplasty. Prospective multicenter study of 362 knee and 2,551 hip operations. *Acta Orthop Scand* 1992;63(6):665–671.
189. Gaynes RP, Culver DH, Emori TG, et al. The National Nosocomial Infections Surveillance System: plans for the 1990s and beyond. *Am J Med* 1991;91(3B):116S–120S.
190. Inman RD, Gallegos KV, Brause BD, et al. Clinical and microbial features of prosthetic joint infection. *Am J Med* 1984;77(1):47–53.
191. Steckelberg JM, Osmon DR. Prosthetic joint infections. In: Bisno AL, Waldvogel FA, eds. *Infections associated with indwelling medical devices*. Washington, DC: American Society for Microbiology, 1994:59–90.
192. Sanzen L. The erythrocyte sedimentation rate following exchange of infected total hips. *Acta Orthop Scand* 1988;59(2):148–150
193. Sanzen L, Carlsson AS. The diagnostic value of C-reactive protein in infected total hip arthroplasties. *J Bone Joint Surg Br* 1989;71(4):638–641.
194. Shih LY, Wu JJ, Yang DJ. Erythrocyte sedimentation rate and C-reactive protein values in patients with total hip arthroplasty. *Clin Orthop* 1987;(225):238–246.
195. Hanssen A, Lewallen D, Osmon D. Criteria for treatment of prosthetic joint infection. *Clin Infect Dis* 2002;34(6):870–874.
196. Barrack RL, Harris WH. The value of aspiration of the hip joint before revision total hip arthroplasty. *J Bone Joint Surg Am* 1993;75(1):66–76.
197. Karchmer AW. Salvage of infected orthopedic devices. *Clin Infect Dis* 1998;27(4):714–716.
198. Lachiewicz PF, Rogers GD, Thomason HC. Aspiration of the hip joint before revision total hip arthroplasty. Clinical and laboratory factors influencing attainment of a positive culture. *J Bone Joint Surg Am* 1996;78(5):749–754.
199. Spangehl MJ, Masri BA, O'Connell JX, Duncan CP. Prospective analysis of preoperative and intraoperative investigations for the diagnosis of infection at the sites of two hundred and two revision total hip arthroplasties. *J Bone Joint Surg Am* 1999;81(5):672–683.
200. Chimento GF, Finger S, Barrack RL. Gram stain detection of infection during revision arthroplasty. *J Bone Joint Surg Br* 1996;78(5):838–839.
201. Tobin EH. Prosthetic joint infections: controversies and clues. *Lancet* 1999;353(9155):770–771.
202. Tigges S, Stiles RG, Meli RJ, Roberson JR. Hip aspiration: a cost-effective and accurate method of evaluating the potentially infected hip prosthesis. *Radiology* 1993;189(2):485–488.
203. Atkins BL, Athanasou N, Deeks JJ, et al. Prospective evaluation of criteria for microbiological diagnosis of prosthetic-joint infection at revision arthroplasty. The OSIRIS Collaborative Study Group. *J Clin Microbiol* 1998;36(10):2932–2939.
204. Tunney MM, Patrick S, Curran MD, et al. Detection of prosthetic hip infection at revision arthroplasty by immunofluorescence microscopy and PCR amplification of the bacterial 16S rRNA gene. *J Clin Microbiol* 1999;37(10):3281–3290.
205. Brause BD. Infected total knee replacement: diagnostic, therapeutic, and prophylactic considerations. *Orthop Clin North Am* 1982;13(1):245–249.
206. White LM, Kim JK, Mehta M, et al. Complications of total hip arthroplasty: MR imaging—initial experience. *Radiology* 2000;215(1):254–262.
207. White LM, Buckwalter KA. Technical considerations: CT and MR imaging in the postoperative orthopedic patient. *Semin Musculoskelet Radiol* 2002;6(1):5–17.
208. Bittini A, Dominguez PL, Martinez Pueyo ML, et al. Comparison of bone and gallium-67 imaging in heroin users' arthritis. *J Nucl Med* 1985;26(12):1377–1381.
209. Kraemer WJ, Saplys R, Waddell JP, Morton J. Bone scan, gallium scan, and hip aspiration in the diagnosis of infected total hip arthroplasty. *J Arthroplasty* 1993;8(6):611–616.
210. Levitsky KA, Hozack WJ, Balderston RA, et al. Evaluation of the painful prosthetic joint. Relative value of bone scan, sedimentation rate, and joint aspiration. *J Arthroplasty* 1991;6(3):237–244.
211. Merkel KD, Brown ML, Dewanjee MK, Fitzgerald RH Jr. Comparison of indium-labeled–leukocyte imaging with sequential technetium-gallium scanning in the diagnosis of low-grade musculoskeletal sepsis. A prospective study. *J Bone Joint Surg Am* 1985;67(3):465–476.
212. Ivancevic V, Perka C, Hasart O, et al. Imaging of low-grade bone infection with a technetium-99m labelled monoclonal anti-NCA-90 Fab′ fragment in patients with previous joint surgery. *Eur J Nucl Med Mol Imaging* 2002;29(4):547–551.
213. Lima Ramos PA, Martin-Comin J, Bajen MT, et al. Simultaneous administration of 99Tcm-HMPAO-labelled autologous leukocytes and 111In-labelled non-specific polyclonal human immunoglobulin G in bone and joint infections. *Nucl Med Commun* 1996;17(9):749–757.
214. Nijhof MW, Oyen WJ, van Kampen A, et al. Hip and knee arthroplasty infection. In-111-IgG scintigraphy in 102 cases. *Acta Orthop Scand* 1997;68(4):332–336.
215. Oyen WJ, van Horn JR, Claessens RA, et al. Diagnosis of bone, joint, and joint prosthesis infections with In-111-labeled nonspecific human immunoglobulin G scintigraphy. *Radiology* 1992;182(1):195–199.
216. Wegener WA, Velchik MG, Weiss D, et al. Infectious imaging with indium-111-labeled nonspecific polyclonal human immunoglobulin. *J Nucl Med* 1991;32(11):2079–2085.
217. Chacko TK, Zhuang H, Stevenson K, et al. The importance of the location of fluorodeoxyglucose uptake in periprosthetic infection in painful hip prostheses. *Nucl Med Commun* 2002;23(9):851–855.
218. Love C, Pugliese PV, Afriyie MO, et al. 5. Utility of F-18 FDG imaging for diagnosing the infected joint replacement. *Clin Positron Imaging* 2000;3(4):159.
219. Zhuang H, Duarte PS, Pourdehnad M, et al. The promising role of 18F-FDG PET in detecting infected lower limb prosthesis implants. *J Nucl Med* 2001;42(1):44–48.

220. Love C, Tomas MB, Marwin SE, et al. Role of nuclear medicine in diagnosis of the infected joint replacement. *Radiographics* 2001;21(5):1229–1238.
221. Domingue G, Ellis B, Dasgupta M, Costerton JW. Testing antimicrobial susceptibilities of adherent bacteria by a method that incorporates guidelines of the National Committee for Clinical Laboratory Standards. *J Clin Microbiol* 1994;32(10):2564–2568.
222. Widmer AF, Frei R, Rajacic Z, Zimmerli W. Correlation between *in vivo* and *in vitro* efficacy of antimicrobial agents against foreign body infections. *J Infect Dis* 1990;162(1):96–102.
223. Widmer AF, Gaechter A, Ochsner PE, Zimmerli W. Antimicrobial treatment of orthopedic implant–related infections with rifampin combinations. *Clin Infect Dis* 1992;14(6):1251–1253.
224. Zeiler HJ, Voigt WH. Efficacy of ciprofloxacin in stationary-phase bacteria *in vivo*. *Am J Med* 1987;82(4A):87–90.
225. Drancourt M, Stein A, Argenson JN, et al. Oral rifampin plus ofloxacin for treatment of *Staphylococcus*-infected orthopedic implants. *Antimicrob Agents Chemother* 1993;37(6):1214–1218.
226. Zimmerli W, Widmer AF, Blatter M, et al. Role of rifampin for treatment of orthopedic implant–related staphylococcal infections: a randomized controlled trial. Foreign-Body Infection (FBI) Study Group. *JAMA* 1998;279(19):1537–1541.
227. Fisman DN, Reilly DT, Karchmer AW, Goldie SJ. Clinical effectiveness and cost-effectiveness of 2 management strategies for infected total hip arthroplasty in the elderly. *Clin Infect Dis* 2001;32(3):419–430.
228. Callaghan JJ, Salvati EA, Brause BD, et al. Reimplantation for salvage of the infected hip: rationale for the use of gentamicin-impregnated cement and beads. *Hip* 1985;65–94.
229. Hanssen AD, Rand JA, Osmon DR. Treatment of the infected total knee arthroplasty with insertion of another prosthesis. The effect of antibiotic-impregnated bone cement. *Clin Orthop* 1994;(309):44–55.
230. Hofmann AA, Kane KR, Tkach TK, et al. Treatment of infected total knee arthroplasty using an articulating spacer. *Clin Orthop* 1995;(321):45–54.
231. Borden LS, Gearen PF. Infected total knee arthroplasty. A protocol for management. *J Arthroplasty* 1987;2(1):27–36.
232. Brandt CM, Duffy MC, Berbari EF, et al. *Staphylococcus aureus* prosthetic joint infection treated with prosthesis removal and delayed reimplantation arthroplasty. *Mayo Clin Proc* 1999;74(6):553–558.
233. Cherney DL, Amstutz HC. Total hip replacement in the previously septic hip. *J Bone Joint Surg Am* 1983;65(9):1256–1265.
234. Wininger DA, Fass RJ. Antibiotic-impregnated cement and beads for orthopedic infections. *Antimicrob Agents Chemother* 1996;40(12):2675–2679.
235. Tsukayama DT, Merkow RL, Gustilo RB. The use of tobramycin-impregnated polymethylmethacrylate beads in the therapy of deep bone and joint infections. *J Orthop Trauma* 1987;1(3):263–264.
236. Salvati EA, Callaghan JJ, Brause BD, et al. Reimplantation in infection. Elution of gentamicin from cement and beads. *Clin Orthop* 1986;(207):83–93.
237. Bourne RB, Hunter GA, Rorabeck CH, Macnab JJ. A six-year follow-up of infected total hip replacements managed by Girdlestone's arthroplasty. *J Bone Joint Surg Br* 1984;66(3):340–343.
238. Kantor GS, Osterkamp JA, Dorr LD, et al. Resection arthroplasty following infected total hip replacement arthroplasty. *J Arthroplasty* 1986;1(2):83–89.
239. McElwaine JP, Colville J. Excision arthroplasty for infected total hip replacements. *J Bone Joint Surg Br* 1984;66(2):168–171.
240. Damron TA, McBeath AA. Arthrodesis following failed total knee arthroplasty: comprehensive review and meta-analysis of recent literature. *Orthopedics* 1995;18(4):361–368.
241. Ellingsen DE, Rand JA. Intramedullary arthrodesis of the knee after failed total knee arthroplasty. *J Bone Joint Surg Am* 1994;76(6):870–877.
242. Rand JA, Bryan RS. The outcome of failed knee arthrodesis following total knee arthroplasty. *Clin Orthop* 1986;(205):86–92.
243. Goulet JA, Pellicci PM, Brause BD, Salvati EM. Prolonged suppression of infection in total hip arthroplasty. *J Arthroplasty* 1988;3(2):109–116.
244. Blomgren G, Hambraeus A, Malmborg AS. The influence of the total body exhaust suit on air and wound contamination in elective hip operations. *J Hosp Infect* 1983;4(3):257–268.
245. Blomgren G, Hambraeus A, Malmborg AS. Hygienic and clinical study of elective and acute hip operations. *J Hosp Infect* 1982;3(2):111–121.
246. Blomgren G, Lindgren U. The susceptibility of total joint replacement to hematogenous infection in the early postoperative period: an experimental study in the rabbit. *Clin Orthop* 1980;(151):308–312.
247. Hanssen AD, Osmon DR. The use of prophylactic antimicrobial agents during and after hip arthroplasty. *Clin Orthop* 1999;(369):124–138.
248. Jaspers MT, Little JW. Prophylactic antibiotic coverage in patients with total arthroplasty: current practice. *J Am Dent Assoc* 1985;111(6):943–948.
249. Kingston R, Kiely P, McElwain JP. Antibiotic prophylaxis for dental or urological procedures following hip or knee replacement. *J Infect* 2002;45(4):243–245.
250. Krijnen P, Kaandorp CJ, Steyerberg EW, et al. Antibiotic prophylaxis for haematogenous bacterial arthritis in patients with joint disease: a cost effectiveness analysis. *Ann Rheum Dis* 2001;60(4):359–366.
251. Little JW. Antibiotic prophylaxis for prevention of bacterial endocarditis and infections of major joint prostheses [corrected]. *Curr Opin Dent* 1992;2:93–101.
252. Little JW. Managing dental patients with joint prostheses. *J Am Dent Assoc* 1994;125(10):1374–1378.
253. Seymour RA, Whitworth JM. Antibiotic prophylaxis for endocarditis, prosthetic joints, and surgery. *Dent Clin North Am* 2002;46(4):635–651.
254. Simmons NA, Ball AP, Cawson RA, et al. Case against antibiotic prophylaxis for dental treatment of patients with joint prostheses. *Lancet* 1992;339(8788):301.
255. van Schaardenburg D, Kaandorp C, Krijnen P. Cost-effectiveness of antibiotic prophylaxis for bacterial arthritis. *Expert Opin Pharmacother* 2002;3(3):271–275.
256. Simmons NA, Ball AP, Cawson RA, et al. Antibiotic prophylaxis and infective endocarditis. *Lancet* 1992;339(8804):1292–1293.
257. McGowan DA, Hendrey ML. Is antibiotic prophylaxis required for dental patients with joint replacements? *Br Dent J* 1985;158(9):336–338.
258. Simmons NA, Ball AP, Cawson RA, et al. Case against antibiotic prophylaxis for dental treatment of patients with joint prostheses. *Lancet* 1992;339(8788):301.
259. Curry S, Phillips H. Joint arthroplasty, dental treatment, and antibiotics: a review. *J Arthroplasty* 2002;17(1):111–113.
260. Advisory statement. Antibiotic prophylaxis for dental patients with total joint replacements. American Dental Association; American Academy of Orthopedic Surgeons. *J Am Dent Assoc* 1997;128(7):1004–1008.
261. Ebong WW. Septic arthritis in patients with sickle-cell disease. *Br J Rheumatol* 1987;26(2):99–102.
262. Frederiksen B, Christiansen P, Knudsen FU. Acute osteomyelitis and septic arthritis in the neonate, risk factors and outcome. *Eur J Pediatr* 1993;152(7):577–580.
263. Lubani M, Sharda D, Helin I. Brucella arthritis in children. *Infection* 1986;14(5):233–236.
264. Athanasou NA, Pandey R, de Steiger R, et al. Diagnosis of infection by frozen section during revision arthroplasty. *J Bone Joint Surg Br* 1995;77(1):28–33.
265. Della Valle CJ, Bogner E, Desai P, et al. Analysis of frozen sections of intraoperative specimens obtained at the time of reoperation after hip or knee resection arthroplasty for the treatment of infection. *J Bone Joint Surg Am* 1999;81(5):684–689.
266. Fehring TK, McAlister JA Jr. Frozen histologic section as a guide to sepsis in revision joint arthroplasty. *Clin Orthop* 1994;(304):229–237.
267. Fehring TK, Cohen B. Aspiration as a guide to sepsis in revision total hip arthroplasty. *J Arthroplasty* 1996;11(5):543–547.
268. Feldman DS, Lonner JH, Desai P, Zuckerman JD. The role of intraoperative frozen sections in revision total joint arthroplasty. *J Bone Joint Surg Am* 1995;77(12):1807–1813.
269. Glithero PR, Grigoris P, Harding LK, et al. White cell scans and infected joint replacements. Failure to detect chronic infection. *J Bone Joint Surg Br* 1993;75(3):371–374.
270. Johnson JA, Christie MJ, Sandler MP, et al. Detection of occult infection following total joint arthroplasty using sequential technetium-99m HDP bone scintigraphy and indium-111 WBC imaging. *J Nucl Med* 1988;29(8):1347–1353.

271. Mountford PJ, Coakley AJ. Role of technetium-99m phosphonate bone and indium–111 leukocyte scanning for detecting the infected hip prosthesis. *J Nucl Med* 1989;30(4):562–563.

272. Mulcahy DM, Fenelon GC, McInerney DP. Aspiration arthrography of the hip joint. Its uses and limitations in revision hip surgery. *J Arthroplasty* 1996;11(1):64–68.

273. Palestro CJ, Swyer AJ, Kim CK, Goldsmith SJ. Infected knee prosthesis: diagnosis with In-111 leukocyte, Tc-99m sulfur colloid, and Tc-99m MDP imaging. *Radiology* 1991;179(3):645–648.

274. Pandey R, Drakoulakis E, Athanasou NA. An assessment of the histological criteria used to diagnose infection in hip revision arthroplasty tissues. *J Clin Pathol* 1999;52(2):118–123.

275. Phillips WC, Kattapuram SV. Efficacy of preoperative hip aspiration performed in the radiology department. *Clin Orthop* 1983;(179): 141–146.

276. Roberts P, Walters AJ, McMinn DJ. Diagnosing infection in hip replacements. The use of fine-needle aspiration and radiometric culture. *J Bone Joint Surg Br* 1992;74(2):265–269.

277. Spangehl MJ, Masterson E, Masri BA, et al. The role of intraoperative Gram stain in the diagnosis of infection during revision total hip arthroplasty. *J Arthroplasty* 1999;14(8):952–956.

278. Wukich DK, Abreu SH, Callaghan JJ, et al. Diagnosis of infection by preoperative scintigraphy with indium-labeled white blood cells. *J Bone Joint Surg Am* 1987;69(9):1353–1360.

第125章

淋球菌性关节炎和其他奈瑟菌感染

Don L. Goldenberg

淋球菌性感染仍是一个重要的健康问题，特别是在世界的某些特定地方。2000年美国报道了40万例淋病奈瑟菌引起的生殖器感染[1]。每年至少还有同样数目的未经治疗和报道的病例[2]。但是过去25年中淋球菌性关节炎和播散性淋球菌感染(DGI)的发病率已有所下降。1996~1998年，根据三个最大系列的细菌性关节炎研究的报道，淋球菌性关节炎的发病率为0.6%~12%[3-5]。法国一家大型医院发现，1979~1988年导致细菌性关节炎的微生物分布与1989~1998年相比没有什么差别[6]。但前十年的141个病例中有3例培养证实为淋球菌性关节炎，而后十年的162例中则1例也没有。

在美国，淋球菌生殖器感染最常见于18~35岁的成年人中，在非洲裔美国人中更常见[1,2]。滥交、避孕套使用不足、早期性行为和缺乏适当的性教育是导致淋病的风险因素。妇女早孕和产后导致感染的风险更大。淋球菌感染是人类免疫缺陷病毒(HIV)感染的一项风险因素。

女性播散性淋球菌感染更常见，约为男性的4倍[7-10,14]。这与淋病在妇女中往往无症状从而更少被治疗有关。使宿主易患淋病和DGI的不良因素包括曾接受抗生素治疗以及高风险性行为，如多个伴侣、卖淫、月经后和产后短期内性活动[8-10]。

一、播散性淋球菌感染的微生物学

淋病奈瑟菌是苛求需氧性或兼性厌氧性革兰阴性球菌，在选择性培养基上生长最佳[7]。以外膜抗原、营养要求、质粒和抗生素敏感性为依据，作为鉴别不同淋球菌株的特殊分型方法。播散性淋球菌感染具有重要决定性的微生物因素是可改良的细胞表面结构，包括外膜蛋白质和纤毛[9-11]。

淋球菌纤毛是毛发状长的蛋白质细丝[9-11]。纤毛有利于淋球菌依附到表皮细胞。一旦其依附到黏膜表面，细胞内吞作用可使淋球菌通过表皮细胞，随后进入表皮下组织。纤毛还能阻碍多形核白细胞的吞噬作用。呈现纤毛的菌株比不含有纤毛的菌株更具毒性。菌株能在P^+(存在纤毛)和P^-间转换。淋球菌株还能改变其表达的纤毛抗原类型。已对纤毛构建区之一的纤毛醣蛋白(PilE)的特征进行了描述，与DGI分离株相比，其在非复杂性淋病分离株中的表达有所变化[11]。主要的外膜蛋白质是蛋白质I，其在依附和细胞内吞作用方面都很重要[8-10]。其功能类似于多孔结构，通过淋球菌的疏水膜提供阴离子水通道[12-13]。这一类细胞外膜孔道蛋白有一个三聚β桶状结构，在免疫反应中起辅助物的作用，激活B细胞和其他抗原递呈细胞。其作用是通过共同刺激分子B7-2的上调介导的[13]。蛋白质I具有基因稳定性，故用于淋球菌的血清分型，也用于开发疫苗。蛋白质II包含一组8个遇热不稳定的蛋白质，其对于淋球菌的依附、淋球菌间黏附和正常人血清中细菌活动的易感性很重要。蛋白质II与菌落形态有关。包含蛋白质II的菌落是不透明的，而缺乏蛋白质II的则是透明的。蛋白质III存在于所有奈瑟淋病球菌中，与蛋白质I紧密相关，对于产生阻滞抗体很重要。表达低分子量蛋白质IA的淋球菌比表达高分子量蛋白质IB的更可能播散。一个涉及自然变形的染色体DNA区域在DGI分离株中可见表达[11,12]。该区域编码一个血清抗性位点和细胞毒性产生因子。

血清抵抗性还与淋球菌株抵抗正常人血清的补体杀菌能力密切相关[8–10]。DGI患者中分离出的淋球菌菌落生长所需的稳定的营养要求(称为营养型)与非复杂性淋病患者中分离出的菌落是不同的。生长需精氨酸、次黄嘌呤和尿嘧啶的菌株(AHU菌株)通常可从DGI患者中分离出来。AHU营养型对正常人血清的自然杀菌作用具有抗性,对抗生素有独特的敏感性。细菌的表型特点不仅可能决定播散的毒性和能力,也可能影响DGI的临床表现。有腱鞘炎和皮炎的患者中分离出的奈瑟淋病球菌75%对正常人血清的自然杀菌作用有抵抗性,而从化脓性关节炎患者中分离出的菌株仅47%表现出相似抗性[9]。69%的化脓性关节炎患者中血清杀菌抗体发生有明显的增加,而腱鞘炎和皮炎的患者中则仅有17%。

遗传性或获得性补体缺陷使患者易受奈瑟菌感染,因为其缺乏补体依赖性血清杀菌作用[8–10]。系统性红斑狼疮(SLE)患者患DGI的风险也更高[10,14]。在1985~1991年的41例DGI回顾中,常见合并有其他情况,包括8例胃肠外药物使用、3例SLE及1例HIV感染[14]。

淋球菌的抗生素抵抗性有两个机制:染色体变异和质粒获得[15–17]。这些机制或者降低淋球菌膜对抗生素的渗透性,或者降低青霉素结合蛋白对β内酰胺的亲和力,或者增加青霉素结合蛋白的浓度。耐抗生素淋球菌的患病率不同社区各不相同。对产青霉素酶的奈瑟淋病球菌菌株的检验简单、廉价且能广泛得到。但其他类型的耐药性,如染色体介导的抵抗性,只能通过昂贵的、技术难度大的方法来检测,且常常不标准。所有淋球菌分离株均应常规进行药敏试验。

二、播散性淋球菌感染的临床表现

仅25%的DGI患者报告近期有尿道炎或宫颈炎症状[8–10,14]。因此,DGI通常在未经治疗的黏膜感染后进展。最后一次性行为到DGI始发症状的时间从一天到数周不等。

DGI最常见的症状是游走性多关节痛、腱鞘炎、皮炎和发热[8–10,14](表125.1)。腱鞘炎对于DGI诊断是一个重要线索,因为其罕见于其他脓毒性关节炎。常有多个肌腱同时发炎,尤其是腕、手指、踝和足趾背侧。皮炎和腱鞘炎同时出现,即称为急性关节炎–皮炎综合征,则高度怀疑为DGI。

DGI患者中40%~70%发生皮炎(表125.1)。皮肤病灶通常为多个,最常发生于肢端或躯干,但脸部、手掌和脚底罕见(图125.1)。这些病灶往往是无痛的,患者可能并不意识到其存在,不过有些皮肤病灶有疼痛。最常见的皮肤病灶是出血性斑点或丘疹,但脓疱、小水疱、大水疱、红斑结节或多形红斑也有描述。在抗生素治疗最初的24~48小时可出现新的皮肤病灶。

表125.1 播散性淋病球菌感染的早期症状及体征

症状,体征	患者百分比(%)
游走性多关节痛	70
腱鞘炎	67
皮炎	55
发热	55
化脓性关节炎	55
单关节炎	20
多关节炎	35
泌尿生殖道症状	25

数据源自参考文献4,8–10。

40%~80%的患者发生明显的化脓性关节炎[8–10,14]。通常累及一个以上关节,膝关节、腕关节和踝关节最常受累。有时出现相对短暂的渗出,伴有不太引人注意的滑液白细胞增多,但最常见的临床和滑液特征与其他细菌性关节炎相似。淋球菌性关节炎的滑液白细胞计数平均约为50 000个/mm^3。慢性淋球菌性关节炎曾常见于抗生素应用以前,但现在已罕见,不过仍应包括在持续数周甚至数月的关节炎症的鉴别诊断中。

大多数患者发热,但平均体温通常仅中度升高[8–10,14]。多见轻度外周血白细胞增加,近期有报道称平均外周血白细胞计数为11 700个/mm^3[10]。一过性升高的肝功能指标已有描述,可能意味着菌血症期亚临床性肝炎。在应用抗生素时代,淋球菌性脑膜炎和心内膜炎罕有报道。

一些研究者提出,DGI在以寒战、腱鞘炎和皮肤病灶为特点的菌血症期之后,进展为以化脓性关节炎为表现的关节局限期[8–10,14]。但由于明显的临床交迭和关节表现的不一致的暂时性顺序,这一分类用于诊断尚存疑问。

三、诊断

任何年轻的、性活跃的患者出现急性关节炎和皮炎,均应疑有DGI[8–10,14]。虽然腱鞘炎可伴发于其他类型

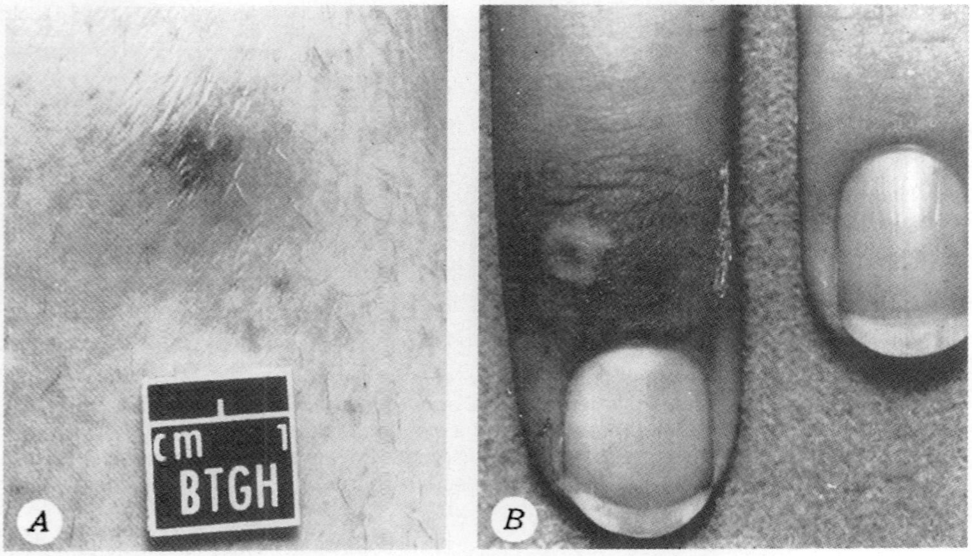

图 125.1　奈瑟淋病球菌性败血症的皮肤病灶特点。(A)上臂直径 5~6mm 的出血点；中心直径 1~2mm 的灰色区提示坏死。(B)同一患者手指上的脓水疱病灶；坏死中心是明显的灰色区。

的关节炎，但腱鞘炎或关节炎伴有皮疹足以作为假设DGI诊断的临床理由。大多数患者发热，表现出外周血白细胞增加，血沉及其他急性期反应物升高，但这些非特异性表现并不总是存在。

奈瑟菌感染的确诊需革兰染色以鉴别典型细胞内革兰阴性双球菌或培养发现奈瑟淋病球菌。但淋球菌性关节炎患者中滑液革兰染色阳性的不到25%，滑液培养阳性的仅为30%~60%[8-10,14]。如果能穿刺出滑液，其白细胞计数通常为30 000~100 000个/mm^3，其范围大于非淋球菌性细菌性关节炎的关节渗出液。有些滑液则相对无细胞。

有DGI临床表现的患者应在Thayer–Martin培养基上作尿道或宫颈培养和直肠分泌物培养。如果同时伴有尿道炎，应取得尿道分泌物的革兰染色并检查是否存在奈瑟淋病球菌感染的革兰阴性双球菌特征。但若没有排出物，应拭抹尿道以获得培养标本。对于妇女，标本应直接从宫颈获取。咽部培养也应获得，而咽部淋病更倾向于散在性感染。70%~86%的DGI患者泌尿生殖道培养阳性。所有疑似DGI患者应至少获取两次血培养。表现为腱鞘炎、皮炎和多关节痛的DGI患者比表现为化脓性关节炎者更易出现血培养阳性。要获得最佳培养效果需迅速运送标本至微生物实验室，并在5% CO_2、34℃~37℃的潮湿环境下孵育。理想情况下，取自正常无菌部位如滑液和血液的标本，应在床边接种于巧克力琼脂上。巧克力琼脂至少应预热至室温。而取自有正常菌丛部位(如宫颈、直肠和咽部)的标本，应接种于混合有抗生素的选择性培养基上，该抗生素能抑制正常菌丛而非奈瑟淋病球菌的生长。Thayer–Martin培养基将万古霉素、黏菌素和制霉菌素混合于巧克力琼脂中，但现在还有其他选择性培养基，包括改良Thayer–Martin培养基、Martin–Lewis培养基和纽约培养基。通过奈瑟淋病球菌利用葡萄糖而非麦芽糖、蔗糖或乳糖的能力，以及降解硝酸盐(氧化酶试验)的能力可将其与其他奈瑟菌相鉴别。

多聚酶链反应已用于探测特殊的核酸以鉴别临床标本中的细菌，包括奈瑟淋病球菌[18-20]。该技术涉及一些特殊DNA序列的应用，正如补偿到相应目标DNA碱基序列上的两个寡核苷酸引物所定义，可探测到极少量的特殊DNA。通过巢化(nested)多聚酶链反应，在14例临床上典型而培养阴性的淋球菌性关节炎患者中探测出11例奈瑟淋病球菌[18]。3例患者泌尿生殖道培养阳性，所有患者都对抗生素有快速反应。与此相反，Reiter综合征的11例患者无一例多聚酶链反应阳性，而其他关节炎的16例患者中仅有1例阳性，因此其特异性为96%，敏感性为79%。在一项类似研究中，8例DGI患者中5例的滑液多聚酶链反应为阳性[18]。所有培养阳性的标本多聚酶链反应均为阳性，但有2例培养阴性的标本多聚酶链反应也是阳性(图125.2)。在治疗前后都进行多聚酶链反应的样本中，在抗生素治疗后的奈瑟淋病球菌DNA中发现了相当于100倍的减少量的弱信号强度(图125.2)。检测局限性或播散性淋球菌感染的多聚酶链反应尚未在临床实践中广泛应用[20]。

因此，DGI的假设诊断仍常建立于泌尿生殖道培养阳性和特征性临床表现基础上[8-10,14]。大多数患者，尤其是没有大量脓性分泌物而仅有短期症状的患者，将在24~48小时内对抗生素产生反应。这一迅速的治疗反应有助于对疑似DGI而培养阴性患者的确诊。但这种治疗反应可能不会发生于抗青霉素菌株致病的病例中。耐药菌更难被消灭，从而导致慢性滑膜炎，还可能造成不可逆的关节破坏。在这些情况下，不寻常的临床表现和初始适当抗生素治疗失败已导致了治疗延误。

四、鉴别诊断

最重要的鉴别诊断是其他细菌性关节炎[3-6]。脑膜炎球菌关节炎最难与DGI鉴别。但其他大多数细菌性关节炎表现为单关节炎，发生于年轻患者、老年患者、宿主防御机制受损者或曾患关节炎者。腱鞘炎和皮炎在非奈瑟菌性细菌性关节炎中罕见。

由于相关风险因素相似，可能患有DGI的患者中应考虑HIV感染的风湿病表现[21,22]。此外，DGI患者可能是HIV阳性[22]。关节炎或非炎性关节渗出可发生于HIV疾病，而HIV感染者未见有脓性渗出的报道，除非合并细菌性关节炎。二期梅毒也可能与DGI混淆，虽然梅毒的皮疹通常为弥漫性的斑丘疹皮炎。疑似DGI患者进行衣原体、HIV和梅毒的诊断试验是适当的。

乙肝病毒感染患者可能出现发热、寒战、多关节炎、腱鞘炎和皮疹。但急性乙肝病毒感染的皮疹是典型的荨麻疹，滑液分析通常显示非炎性液。此外，乙肝病毒的关节炎更常为多关节炎且呈对称性。除了这些临床特点，还可通过肝细胞酶升高和乙肝病毒表面抗原的血清学鉴定来区别乙肝病毒感染患者和DGI患者。许多其他病毒和螺旋体感染疾病的临床表现可能与DGI的临床表现交迭，导致诊断混淆。病毒性疾病，包括囊尾蚴(measle)和风疹，与虫媒病毒一样，在美国并不常见，也可导致皮肤病灶和关节炎。风疹病毒感染偶尔伴有皮疹和关节痛。这些患者一般可以通过流行病学情况、皮疹的特点和演化以及相关表现(如淋巴结病或皮疹)来与DGI患者相鉴别。

在典型的Reiter综合征中，尿道炎并不由奈瑟淋病球菌引起，而由其他微生物引起，特别是沙眼衣原体。Reiter综合征其他鉴别性的临床特点包括结膜炎、特征性的皮肤黏膜病灶、漩涡状龟头炎和黏液漏角化症。Reiter综合征患者具有对奈瑟淋病球菌治疗无反应的特点，而DGI患者对相应治疗的反应迅速而明确。

急性风湿热(链球菌感染后关节炎)在年轻患者中可表现为多关节炎和皮疹。但急性风湿热的皮疹很少，即使有通常也是暂时性的，而且不会是脓疱或水疱脓疱。急性风湿热的诊断建立于以下发现的基础上，包括近期链球菌感染的微生物学或血清学证据，以及心肌炎或神经症状。大多数链球菌感染后关节炎患者对水杨酸盐或其他抗炎药有特征性的迅速反应。

特征性的慢性游走性红斑皮疹和临床症状的演化可以很容易把Lyme病和DGI区分开来。Lyme病通常导致单关节炎，流行病学和血清学证据也有助于确诊。

许多菌血症或其他全身性感染能导致肌肉骨骼和皮肤学表现而与DGI相混淆。区别细菌性心内膜炎和DGI特别重要。细菌性心内膜炎少见发生化脓性关节

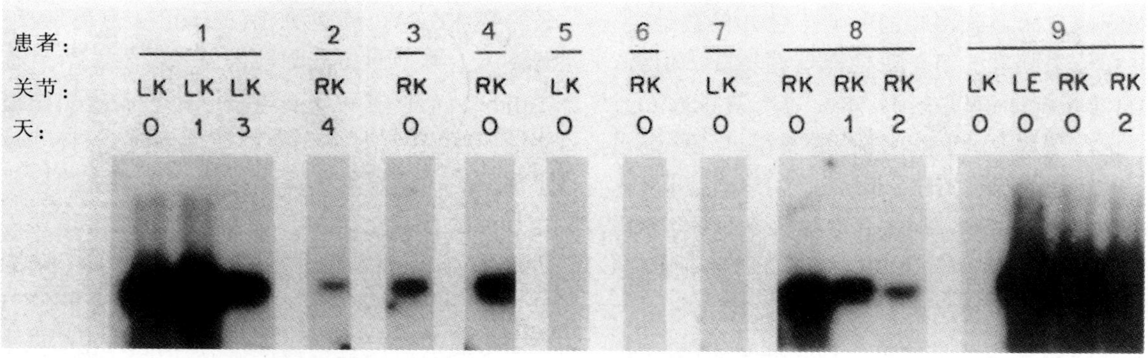

图 125.2 9 例淋病球菌性关节炎患者滑液多聚酶链反应结果。9 例滑液中有 6 例多聚酶链反应显示奈瑟淋病球菌DNA。在患者 1、8 和 9 中第 0 天(治疗前)和抗生素治疗后的系列样本多聚酶链反应呈阳性。(Reproduced from Muralidhar B, Rumore PM, Steinman CR. Use of the polymerase chain reaction to study arthritis due to Neisseria gonorrhoeae. *Arthritis Rheum* 1994;37:713, with permission.)

炎者，除非出现血源性滑膜播散，如偶尔在金葡菌性心内膜炎中见到的那样。肌痛、关节痛、腱鞘炎和背痛是与细菌性心内膜炎相关的常见临床表现，尤其是已存在数周的亚急性疾病。

如前所述，SLE患者对奈瑟菌有易感性。因此，在伴有急性发热症状的SLE患者中要考虑DGI或脑膜炎球菌感染，这可能与SLE加剧相混淆。

表125.2　播散性淋病球菌感染培养结果

部位	奈瑟淋病球菌分离株(%)
泌尿生殖道	83
滑液	35
直肠	27
咽部	8
血液	8
皮肤	0

数据源自参考文献4、8-10。

五、致病机制

由奈瑟淋病球菌导致的典型化脓性关节炎继发于菌血症期细菌播散至滑膜后，伴有局部细菌繁殖和随后的滑膜内层细胞及从血管溢出的多形核白细胞溶蛋白酶释放[9]。甚至软骨也被破坏，就像其他大多数细菌性关节炎一样。淋病球菌菌血症比肺炎球菌或其他常见的细菌感染更易导致关节炎或腱鞘炎。显微镜下，滑膜首先出现内层细胞增生和多形核白细胞浸润。滑膜革兰染色涂片有时初始为阳性。如果在治疗后5~7天二次获得滑膜标本，大多数急性渗透细胞会衰减，而以慢性炎症细胞为主。适当的抗生素治疗后很少有慢性滑膜炎持续存在[9,10]。无菌性滑膜炎可能是造成急性感染消除后持续性疼痛和关节渗出的原因，这一现象称为感染后关节炎[9]。

临床和实验室证据提示DGI的关节痛、腱鞘炎、皮炎和"无菌性"关节炎可能归因于免疫介导机制或过敏[9]。DGI初始表现常类似于血清病的表现，伴有的腱鞘炎和游走性多关节痛往往是暂时的，且常常未经抗生素治疗就会消失。相似的肌肉骨骼症状常见于免疫复合物相关感染如肝炎，但不出现于非奈瑟菌的细菌性关节炎。而且如前所述，与非淋球菌性细菌性关节炎相比，少于50%的脓性滑膜渗出发现有奈瑟淋病球菌。少于1/3的DGI患者血培养阳性，血和滑液培养阳性者罕见(表125.2)。皮肤病灶几乎总是无菌性的。血液、皮肤和滑液培养常不是阳性，这可能是由于奈瑟淋病球菌挑剔的生长需求造成的，但大多数DGI病例的泌尿生殖道或其他局部位置却很容易发现这种细菌。因此，一些研究者提出，DGI相关的滑膜炎和皮炎中有免疫介导现象或过敏的作用[8,9]。

非感染性皮炎如红斑结节、多形红斑和脉管炎可见于DGI病例报道。皮肤病灶中已显示有淋病球菌细胞壁成分、淋病球菌抗体和补体。DGI患者也被发现存在循环免疫复合物。在淋球菌性关节炎的动物模型中，关节内注射灭活的奈瑟淋病球菌或从细胞壁中分离出的淋病球菌脂多糖可引起初期的急性滑膜炎和随后的慢性持续性滑膜炎[9]。因此，临床和实验室证据提示，在某些环境下，DGI相关的滑膜炎、腱鞘炎和皮炎不一定需要活的奈瑟淋病球菌。淋病球菌关节炎是否需要关节内存在活体细菌仍不得而知。

六、治疗

正确的DGI初始治疗需要口服或胃肠外给予对该社区流行的奈瑟淋病球菌菌株有活性的药物[8-10]。抗青霉素的奈瑟淋病球菌菌株目前在东西半球都已广泛传播。因此，可选择的初始治疗是每24小时1g头孢三嗪经静脉或肌肉内给予，持续7~10天(图125.3)。其他三代头孢菌素或喹诺酮类，如环丙沙星(500mg口服，每日两次)也有效。但喹诺酮耐药菌株的出现使这些药物治疗DGI的可靠性降低[16,17]。无论何时使用口服喹诺酮来治疗DGI，均应监测患者的依从性并应对临床随访进行仔细评估均应。抗生素耐药菌株可导致慢性关节炎，需住院行适当的药敏试验、长期胃肠外使用抗生素及关节引流。因此，以前治疗DGI的建议，包括多种抗生素、适度剂量、门诊治疗、口服给药，可能已经过时了。

胃肠外治疗应持续至有明显的临床改善，此时患者可转为口服抗生素并出院。建议再给予一周的口服抗生素，环丙沙星500mg每日两次，或头孢克肟400mg每日两次。对青霉素过敏患者，应胃肠外给予壮观霉素2g/12小时。口服治疗也可用于拒绝住院的患者，或那些患病轻、仅门诊治疗和细心的临床随访即足够的患者。

有腱鞘炎、皮炎、关节痛或滑膜炎三联症、少或没有关节渗出的患者对治疗有典型性、显著的快速反应。通常治疗3天后就痊愈，极少出现感染后遗症。相比之下，有化脓性关节炎的患者可能需7~14天的治疗。疾病预防与控制中心指导手册的建议是：DGI至少治疗7天，确有改善后24~48小时转为口服治疗。住院天数与滑液白血病计数、血沉、滑液培养阳性和并发症有关[9,10]。

有化脓性关节炎的患者还需要关节引流。可通过反复穿刺抽吸或关节镜完成。切开手术或关节镜引流用于穿刺抽吸不成功或不充分的患者（如持续渗出、白细胞增多、发热或严重的关节痛）。

若患者为孕妇，应用红霉素取代强力霉素治疗。如果培养提示奈瑟淋病球菌菌株对青霉素敏感，也可代之以氨苄西林或阿莫西林和克拉维甲酸（图125.3）。

所有接受DGI治疗的患者应检测有无合并沙眼衣原体感染[23]。若存在衣原体，应给予7天疗程的强力霉素（100mg口服，每日两次）。只要有可能，DGI患者的性伴侣应予以确定并在评估症状性或无症状性奈瑟淋病球菌感染后给予治疗。

脑膜炎球菌和其他奈瑟菌关节炎

在微生物学上，奈瑟脑膜炎球菌能与奈瑟淋病球菌鉴别，因为前者可使葡萄糖和麦芽糖发酵，而后者仅使葡萄糖发酵。只有奈瑟脑膜炎球菌有一个具免疫性的多聚糖荚膜。但其他大多数细菌学特点都相同。此外，虽然传统上认为奈瑟脑膜炎球菌经呼吸道传染，而奈瑟淋病球菌经泌尿生殖道传染，但两种细菌均能通过性途径传播，并出现于关节液、血液、脑脊液、结膜或咽部。

播散性脑膜炎球菌感染的关节和皮肤学表现实际上与DGI的相同[24-26]。2%~10%的急性脑膜炎球菌感染可出现关节炎。有三种截然不同的类型：①急性多关节炎，通常伴有急性脑膜炎球菌血症和脑膜炎；②单关节炎或少关节炎，通常起病于败血症5~7天后；③原发性

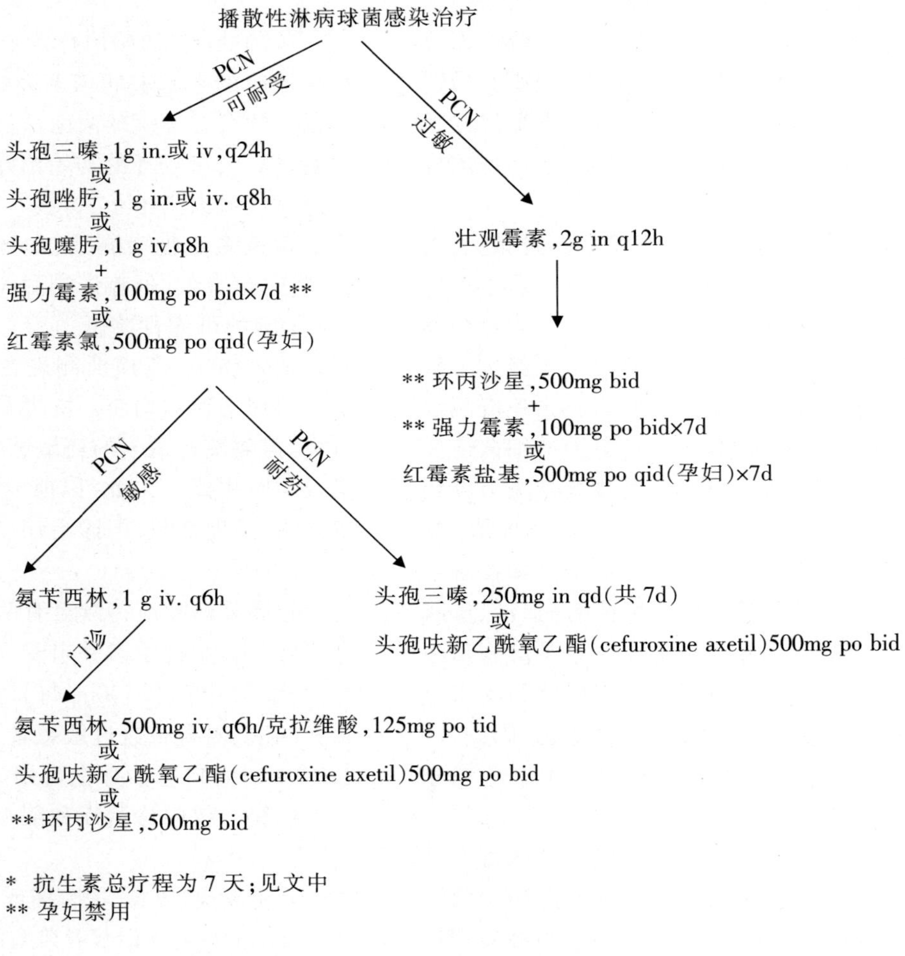

图 125.3　播散在性淋病球菌感染抗生素治疗计算方法。(Reproduced from Scopelitis E, Martinez-Osunap. Gonococcal arthritis. *Rheum Dis Clin North Am*1993;19:372.)

急性化脓性关节炎，无脑膜炎或脑膜炎球菌血症的典型征象。已提出脑膜炎球菌关节炎关节症状的发病机制与DGI相似。细菌直接侵入滑膜并在滑液中发现奈瑟脑膜炎球菌最常见于慢性原发性脑膜炎球菌关节炎。但在大多数伴有脑膜炎球菌血症的急性多关节炎病例中，滑液是无菌的。感染后关节炎或免疫介导的滑膜炎已推测为与此疾病有关。可能出现伴有严重脑膜炎球菌血症的典型脑膜炎球菌紫癜，但其皮炎与DGI相似。多聚酶链反应已用于鉴定滑膜中的奈瑟脑膜炎球菌[26]。

在美国一些地区脑膜炎球菌性急性关节炎-皮炎综合征可能与DGI一样常见[25,26]。这类资料强化了让所有关节炎-皮炎综合征患者住院治疗的主张。治疗包括使用抗脑膜炎球菌抗生素及在必要时行关节引流。

非淋病球菌、非脑膜炎球菌的奈瑟菌，如干燥奈瑟菌，可能很少造成关节疾病[27]。这些微生物通常是上呼吸道的腐生原住菌，一般不考虑有致病性。因此阳性培养结果可考虑为污染。这些细菌中很多都对青霉素耐药，应根据抗生素药敏试验结果指导抗生素选择。

（宣梁 译 侯筱魁 校）

参考文献

1. Fortenberry JD. Unveiling the hidden epidemic of sexually transmitted diseases. *JAMA* 2002;287:768–769.
2. Turner CF, Rogers SM, Miller HG, et al. Untreated gonococcal and chlamydial infection in a probability sample of adults. *JAMA* 2002;287:726–733.
3. Ryan MJ, Kavanaugh R, Wall PG, et al. Bacterial joint infections in England and Wales: analysis of bacterial isolates over a four year period. *Br J Rheumatol* 1997;36:370–373.
4. Morgan DS, Fisher D, Merianos A, et al. An 18 year clinical review of septic arthritis from tropical Australia. *Epidemiol Infect* 1996;117:423–428.
5. Shirtliff ME, Mader JT. Acute septic arthritis. *Clin Microbiol Rev* 2002;15:527–544,
6. Dubost JJ, Soubrier M, De Champs C, et al. No changes in the distribution of organisms responsible for septic arthritis over a 20 year period. *Ann Rheum Dis* 2002;61:267–269.
7. Naumann M. Host cell interactions and signalling with *Neisseria gonorrhoeae*. *Curr Opin Microbiol* 1999;2:62–70.
8. Scopelitis E, Martinez-Osuna P. Gonococcal arthritis. *Rheum Dis Clin North Am* 1993;19:372–385.
9. O'Brien JP, Goldenberg DL, Rice PA. Disseminated gonococcal infection: a prospective analysis of 49 patients and a review of pathophysiology and immune mechanisms. *Medicine* 1983;62:395–406.
10. Cucurull E, Espinoza LR. Gonococcal arthritis. *Rheum Dis Clin North Am* 1998;24:305–322.
11. Banerjee A, Wang R, Supernavage SL, et al. Implications of phase variation of a gene (pgtA) encoding a pilin galactosyl transferase in gonococcal pathogenesis. *J Exp Med* 2002;196:147–162.
12. Dillard JP, Seifert HS. A variable genetic island specific for *Neisseria gonorrhoeae* is involved in providing DNA for natural transformation and is found more often in disseminated infection isolates. *Mol Microbiol* 2001;41:263–277.
13. Massari P, Ram S, Macleod H, et al. The role of porins in neisserial pathogenesis and immunity. *Trends Microbiol* 2003;11:87–93.
14. Wise CM, Morris CR, Wasilauskas BL, et al. Gonococcal arthritis in an era of increasing penicillin resistance. *Arch Intern Med* 1994;1543:2690–2695.
15. Moran J. Gonorrhoea. *Clin Evidence* 2002;7:1437–1444
16. Ng LK, Swatzky P, Martin IE, et al. Characterization of ciprofloxacin resistance in *Neisseria gonorrhoeae* isolates in Canada. *Sex Transm Dis* 2002;29:780–788.
17. Ng LK, Martin I, Liu G, et al. Mutation in 23S rRNA associated with macrolide resistance in *Neisseria gonorrhoeae*. *Antimicrob Agents Chemother* 2002;46:3020–3025.
18. Liebling MR, Arkfeld DG, Michelini GA, et al. Identification of *Neisseria gonorrhoeae* in synovial fluid using the polymerase chain reaction. *Arthritis Rheum* 1994;37:702–709.
19. Muralidhar B, Rumore PM, Steinman CR. Use of the polymerase chain reaction to study arthritis due to *Neisseria gonorrhoeae*. *Arthritis Rheum* 1994;37:710–717.
20. Cuchacovich R. Quinet S. Santos AM. Applications of polymerase chain reaction in rheumatology. *Rheum Dis Clin North Am* 2003;29:1–20.
21. Saraux A, Taelman H, Blanche P, et al. HIV infections as a risk factor for septic arthritis. *Br J Rheumatol* 1997;36:333–337.
22. Vassilopoulos D, Chalasani P, Jurado RL, et al. Musculoskeletal infections in patients with human immunodeficiency virus infection. *Medicine* 1997;76:284–294.
23. Gift T, Walsh C, Haddix A, et al. A cost-effectiveness evaluation of testing and treatment of *Chlamydia trachomatis* infection among asymptomatic woman infected with *Neisseria gonorrhoeae*. *Sex Transm Dis* 2002;29:542–551.
24. Chin KR, Miller BS, Koris MJ. Serous flexor tenosynovitis as an associated finding in meningococcal septic polyarthritis. *Am J Orthop* 2002;31:88–89.
25. Giamarellos-Bourboulis EJ, Grecka P, Petrikkos GL, et al. Primary meningococcal arthritis: case report and review. *Clin Exp Rheumatol* 2002;20:553–554.
26. Edgeworth TJ. Diagnosis of primary meningococcal arthritis using the polymerase chain reaction. *J Infect* 1998;37:199.
27. Geisler WM, Markovitz DM. Septic arthritis caused by *Neisseria sicca*. *J Rheumatol* 1998;25:826–828.

第126章

真菌与分枝杆菌的骨关节感染

Mukesh Patel，Peter G. Pappas

一、骨关节的真菌感染

肌肉骨骼的真菌感染并不常见，但近年来由于疑似病例的增加，其发病率有所上升(表126.1)。以往，大多数的骨关节真菌感染是由地方性的霉菌病所引起：骨关节的芽生菌病、球孢子菌病、南美芽生菌病、网状内皮细胞真菌病以及主要累及有正常免疫能力的患者的孢子丝菌病。近来，免疫缺陷的患者患此病的数量呈上升趋势(尤其是患有恶性肿瘤、接受器官移植以及经静脉吸毒或获得性人类免疫缺陷病(HIV)的患者，同时使用广谱抗生素、静脉置管和接受其他有创操作的危重病人，均是导致骨关节机会性真菌感染的重要原因。白色念珠菌、曲霉菌、隐球菌、足放线病菌和接合菌亚纲已成为累及肌肉骨骼系统的重要院内和机会性致病原。临床上，从许多常见的慢性感染和恶性肿瘤中鉴别出骨关节的真菌感染非常困难，合理的临床检查规范、对真菌性关节炎或骨髓炎的重视可以达到疾病的快速诊断和早期治疗。

(一)芽生菌病

1.流行病学特征

在真菌病原中，芽生菌累及的骨关节病是很常见的，发病率为6%~48%[1]。芽生菌病是一种系统性脓性肉芽肿性疾病，由表皮芽生菌引起，它是在美国中西部、南部中央和大湖地区、加拿大中部部分地区以及非洲存在的一种地方性热二态菌类。潮湿的土地常混有腐败的植物或动物的粪便有利于表皮芽生菌的生长。虽然初期的感染可以经皮肤的创伤接种引起，但通过吸入空气中播散的孢子，常可导致初期的感染[2]。暴露于表皮芽生菌的危险因素包括户外活动，尤其是建筑、打猎、耕种。男性占病例的大多数。儿童中出现临床症状者通常要少得多，但疾病的表现很像成人。

2.临床表现

表皮芽生菌引起的大多数初期感染无临床症状，或者只有轻微的自限性肺部症状。在患有慢性芽生菌病的患者中，肺炎或实际上累及多脏器的播散性疾病均可发生。肺外病变包括皮肤和皮下组织骨、前列腺和中枢神经系统最常见。

芽生菌病尚未被作为一种常见的机会性致病原所认知。虽然患有获得性免疫缺陷综合症(艾滋病)的患者有的病得很重，伴有中枢系统的播散，且死亡率较高，但是也只有少数患者有芽生菌病的报道[3]。虽然一些患者，如血液系统恶性肿瘤、实体器官移植、长期接受糖皮质激素治疗和化疗或免疫抑制治疗的患者患有严重的并发症，但芽生菌病却不常见[4]。在这些免疫耐受的患者中，对此种疾病低发生率作出解释比较困难，一部分原因是由于对芽生菌感染的正常免疫应答的不完全理解。此外，细胞和体液免疫中的中性粒细胞在芽生菌病的发展中起重要作用[5,6]。

继芽生菌病对肺部和皮肤的影响之后，骨与关节的受累是第三个最常见的临床表现。所有的骨均可受累，但其中脊柱、肋骨、颅骨和长管骨是最常受累的骨。骨髓炎临床上通常无疼痛，在确诊前常已有数周或数

表126.1 真菌性的骨关节感染

真菌性疾病	骨关节病中的发病率	常见的受累部位	并存病	诊断性检查	治疗
芽生菌病	6%~48%	脊柱、肋骨、颅骨、长管骨	无	活检,培养	两性霉素B,依曲康唑
球孢子菌病	占全部的1%;10%~42%散发的疾病	脊柱、胫骨、颅骨跖骨股骨、肋骨膝、腕、手膝、踝 、腕、手	艾滋病,免疫抑制妊娠 Hodgkin 病、淋巴瘤艾滋病	活检,培养血清学检查酶联免疫吸附免疫测定	两性霉素B,依曲康唑
组织胞浆菌病	6%(免疫性关节炎)其他不常见			活检,培养组织胞浆检查抗原抗体检测、体液检测补体测定酶联免疫吸附沉淀素检测	两性霉素B,依曲康唑
类球孢子菌病	5%~27%	肩胛骨、锁骨肱骨桡骨、髋、膝、肘胸锁关节、肩锁关节	无	活检,培养	依曲康唑或氟康唑,
孢子丝菌病	不常见	手部关节膝、肘腕、踝	无	活检,培养	两性霉素B,依曲康唑
念珠菌病	不常见	脊柱、膝、髋肩关节胸骨	免疫抑制IVDU,早熟	活检,培养	两性霉素B,氟康唑,卡泊芬净
隐球菌病	骨髓炎,10%;关节炎不常见	颅骨、脊柱	艾滋病,免疫抑制	活检,培养隐球酵母菌抗原检测	两性霉素B±氟胞嘧啶氟康唑,
曲霉病	骨髓炎9%;关节炎罕见	脊柱、肋骨	血液系统肿瘤实体器官移植、艾滋病中性粒细胞减少症	活检,培养	两性霉素B,伏立康唑,卡泊芬净
足放线菌病	不常	膝、髋、踝足、脊柱	无	活检,培养	伏立康唑,依曲康唑

IVDU:静脉吸毒。

月的临床表现。患者可以伴有相邻周围软组织的感染、疼痛或受累部位的病理性骨折(图126.1和图126.2)。全身可有非特异性的表现,如发热、不适和体重下降。相应的肺部和皮肤的芽生菌病的表现较常见。对于患有脊柱芽生菌病的患者,最近有报道认为,该疾病临床上常处于静止状态,仅在X线检查中才可能被发现。胸腰段脊柱是最常受累的部位。许多患者存在有相邻的椎旁或腰大肌旁脓肿。长骨的干骺端也是经常受累部位。关节炎较骨髓炎少见,通常伴有相邻的骨髓炎。常是单关节受累,但仅累及关节的罕见[7]。滑液呈脓性,以中性粒细胞为主,用生理盐水或KOH处理过的滑液,可观察到芽生菌皮炎的宽基芽酵母[8]。

3.诊断

在放射学上,无芽生菌病骨破坏的典型表现,最常见局部溶蚀样改变,骨膜反应少见,可伴有死骨形成[9,10]。椎体的压缩性骨折类似结核引起的破坏,不能仅从影像学的表现来鉴别。采用白细胞核素扫描可提示成骨细胞

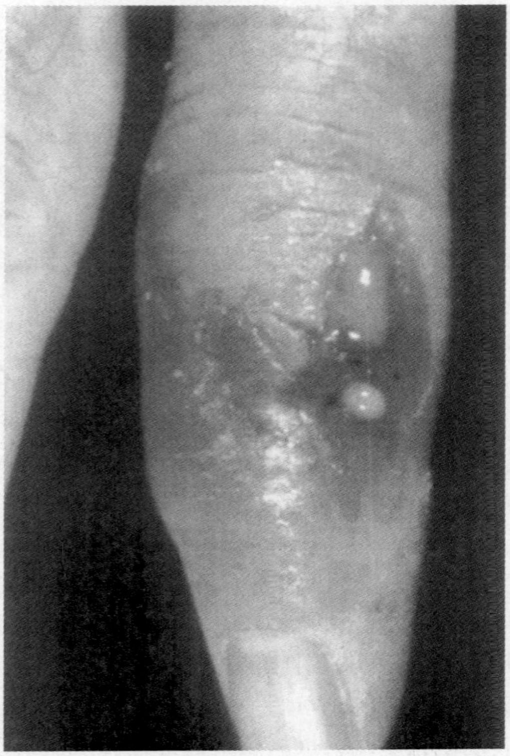

图 126.1　43 岁的男性，患有肺部、皮肤和骨的芽生菌病。食指及周围软组织感染。（见彩图）

在受累的骨与关节区域活跃。磁共振成像（MRI）对于确定骨的受累范围和周边软组织脓肿的的情况特别有用。

关节液和组织标本经KOH或过碘酸-希夫液（PAS）染色后的病理学检查，可双重显示会回缩的宽基芽酵母（图126.3）。骨关节芽生菌病的诊断由对骨、滑膜组织或关节液中的皮炎芽生菌培养阳性结果所定。培养需要无菌，组织学的结果可提供病原学的证据。目前的血清学检查缺乏敏感性和特异性，因此不能用于临床诊断。

4.治疗

对芽生菌病的抗真菌治疗药物，有两性霉素B和一些唑类。酮康唑是一种有效的治疗非中枢性芽生菌病的药物，但由于有一定毒性和相对较差的胃肠道吸收率，其使用受到一定限制。对58例非中枢性芽生菌病患者的临床试验显示，在每日使用酮康唑400mg和800mg，共治疗至少6个月的两组病例中，治愈率分别是79%和100%[11]。同样，据Bradsher等报道，使用酮康唑每日400mg，治疗1个月，对非中枢性芽生菌病的成功治愈率为81%[12]。依曲康唑也是治疗轻中度非中枢性芽生菌病的一种选择。一项前瞻性、开放的48例非

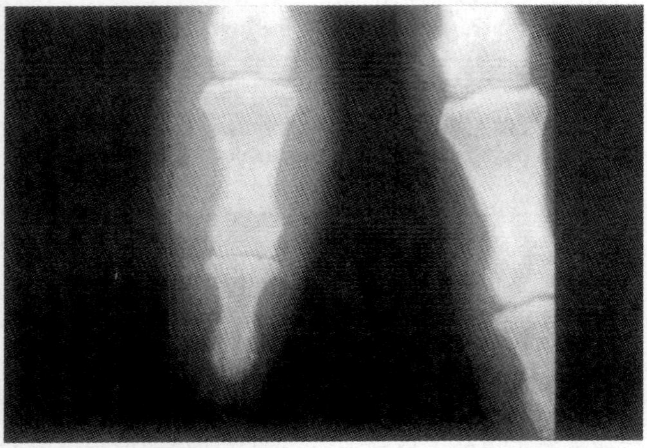

图 126.2　同一患者的 X 线片，中指芽生菌病的早期骨溶解改变。

中枢性芽生菌病的临床研究显示，使用依曲康唑200~400mg/d，至少治疗2个月，其成功治愈率为95%[13]。而对于不能耐受依曲康唑的患者，每天使用氟康唑400或800mg是一种较好的选择[14]。氟康唑具有良好的血脑屏障穿透性，所以对于使用两性霉素B有效的中枢性芽生菌病患者，使用氟康唑是一种选择。目前，对于非中枢性芽生菌病，情况尚可的患者，推荐治疗剂量是依曲康唑200mg/d，至少6个月[15]。数周治疗后，患者对此剂量无效时，可增至400mg/d。复发者常可能伴有骨骼受累，治疗至少要延续1年。在有生命威胁或有顽症的患者中，初始治疗以两性霉素B，然后使用依曲康唑。对于严重的骨骼受累、软组织脓肿待引流和单独使用抗真菌药无效的患者需行外科清创手术。对于脊髓受累或脊柱失稳的病例需行脊柱稳定手术。

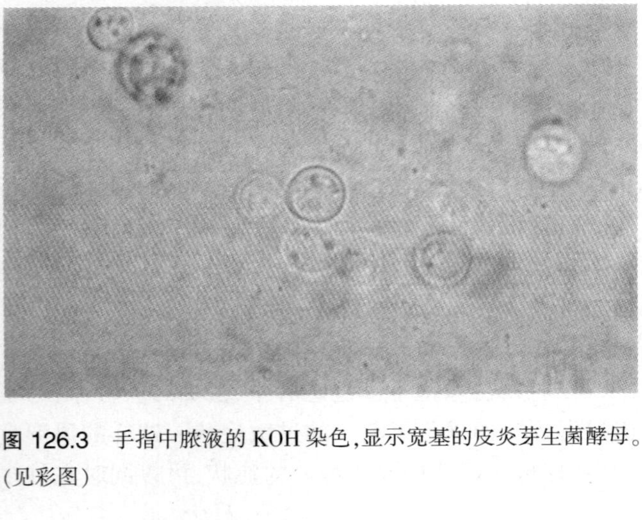

图 126.3　手指中脓液的 KOH 染色，显示宽基的皮炎芽生菌酵母。（见彩图）

(二)球孢子菌病

1.流行病学

在地方性真菌病中，球孢子菌病特别易累及骨与关节。初次感染中，中度的关节疼痛和关节炎常见。可以伴有散发的骨髓炎和化脓性关节炎。致病原是粗球孢子菌，是一种存在于美国西南部、墨西哥北部和美国中南部地区荒漠土壤中的双相型真菌。生活在流行地区的人群中，球孢子抗原的皮肤试验阳性率达到30%。每年有新发3%的血清学阳性率[16]。每年估计有超过100 000人出现感染症状。在沙尘暴、地震或其他破坏使大量干燥的土壤翻动后，常有球孢子菌病爆发的报道。

2.临床表现

吸入雾化的分节孢子后，可导致粗球孢子菌的初始感染。在肺内，分节孢子转变成许多含有独立内孢子的球状内孢囊。内孢囊的破裂则可释放出内孢子，侵入局部或肺外播散。感染的控制有赖于完整的Th-1淋巴细胞的免疫应答。所以有细胞免疫功能缺陷的患者遇到粗球孢子菌引起的严重感染时尤其危险。在疫区，球孢子菌病在患有艾滋病的人群中是一种机会致病菌引起的感染，通常在CD4淋巴细胞计数不足250/μL[17-20]时更常见。特别在患者接受免疫抑制治疗时，球孢子菌病的原发感染会加重或是复发。约60%的原发感染无症状。在出现临床症状的个体中，常见“山谷热”，其特点是发热、肌肉疼痛、咳嗽、胸部疼痛、咽喉痛、结节性红斑(EN)或多形性红斑(EM)、外周血的嗜酸性粒细胞增多症。症状在数天或数周后缓解。更严重的肺部感染可能发生，表现为肺门淋巴结病、胸腔积液、肺脓疡，而且症状在数月或数年后才会减轻。播散性球孢子菌病在患者中的发病率不到1%，在初次感染后可以持续数周至数年的时间。有免疫缺陷的患者，或是妊娠、进展性的艾滋病、Hodgkin淋巴瘤，或是使用免疫抑制剂的患者，尤其面临着播散性感染的威胁。非洲的美国侨民、亚洲人、B型血型的人和带有一定HLA表型的人似乎有更易获得播散性感染的危险[21-23]。最常见的感染播散部位是皮肤、骨与关节、中枢神经系统，其他器官也可受累。

在原发性球孢子菌病患者中，20%的患者存在“荒漠风湿症”(即球孢子菌) 的过敏症状。这样的风湿症状，在球孢子菌病中并非特异的症状，可以同时在许多其他感染中出现。关节疼痛、关节炎和结膜炎可伴有原发性感染的其他症状和体征出现。1/3的患者可以出现关节炎，通常累及多关节、伴游走性、无菌性的特点，而且没有渗出，鉴别关节炎和关节痛较为困难。受累关节较敏感，由于疼痛可以出现关节活动受限。虽然腕部和近节指间关节等小关节可受累及，但负重关节更常受到影响，50%~70%的患者膝关节受累[24]。而X线片可以表现为正常。2~4周后症状可以加重，但当症状完全缓解后一般无关节的破坏残留[25]。

粗球孢子菌的血行播散可造成骨髓炎、化脓性关节炎或腱鞘炎。10%~40%的播散性感染患者可出现骨的感染，这些人中的40%可以出现多灶性的骨破坏[26]。最常见的受累部位是胸腰部椎体、胫骨、颅骨、掌骨、跖骨、股骨和肋骨[27]。长骨的末端和骨性突出部位同样较易受累。脊柱多节段的破坏很常见，可以是连续的或是非连续的。椎旁脓肿和其他的软组织受损也经常发生，尤其是在疾病的进展期。有报道指出，23例脊柱球孢子菌病中有18例在影像学或手术中发现存在椎旁脓肿[28]。临床表现变化多端，根据感染的部位和疾病的慢性情况各有不同。疼痛、触痛、肿胀和多发性红斑可以在疾病临床表现的早期出现。在大多数无痛的感染患者中，触痛往往消失，代之而来的是窦道和脓肿引流的出现。脊柱球孢子菌病的常见临床症状是神经根痛、感觉异常、后凸畸形和下肢轻瘫。

球孢子菌关节炎的病因既可以是因为邻近骨髓炎病灶的直接蔓延，也可以是由于血源性播散造成。球孢子菌滑膜炎的临床类型与感染播散的类型有关。由于邻近骨髓炎的直接蔓延造成的继发性关节炎常表现为一个进展性的破坏性、渗出性滑膜炎。由血源性播散造成的滑膜感染更类似于慢性关节炎的症状和体征，初期为非侵蚀性的滑膜炎。典型的患有此类关节炎的病人是年龄在30~40岁之间非白种的男性患者[29]。确诊前的症状出现持续时间平均为4~5年。发热伴随典型的体征，并且可有滑膜炎症状。90%的患者无球孢子菌病的其他体征。膝关节是最常累及的关节；腕、手、踝、肘、髋、肩和足较少受累。经常是单关节受累，仅有极少的特例[30]。滑液分析提示有轻中度的以淋巴细胞为主的白细胞增多。术中，滑膜常表现为炎性，伴绒毛结节状的增生肥厚。在感染的明显进展期，可发现血管翳形成伴局部软骨关节面和骨的破坏。

3.诊断

影像学检查在球孢子菌病的骨感染中并无特殊

性,但对于明确骨受累的范围是很重要的。X线平片检查可提示虫蚀状的骨溶解灶和局部硬化，在慢性的骨髓炎中可常见到骨皮质增厚。滑膜的渗出、骨量减少和踝关节僵硬也可存在。CT检查对于确定受累骨的范围十分有价值[31],但目前有被MRI取代的趋势,原因是MRI有更多的影像模式可供选择(图126.4)。四肢的球孢子菌关节炎的MRI表现是滑膜异常、骨皮质缺失、关节软骨缺失以及钆静脉造影下显示滑膜和关节软骨下骨增生,异常的骨髓信号少见[32]。脊柱的球孢子菌病在平片上仅有隐约的表现。感染早期几乎没有任何骨髓炎的表现,椎间隙存在。感染后期可有骨溶解的病灶,但较难确诊。MRI+静脉造影(钆)可明确地显示椎间盘受累,伴有向骨髓的蔓延和软组织的感染[31]。对于无临床表现的脊柱感染,建议进行全脊柱的MRI检查。焦磷酸锝骨扫描对于明确疾病的全身蔓延情况有一定作用。

抗球孢子菌抗体的血清学检查在大多数患者中是一项有力的诊断工具。检测IgM或IgG抗体的特异性有许多不同的方法。疾病发生的早期或再次复发时,IgM抗体可用管状沉淀素(TP)或乳胶凝集反应法(LA)检测到,但LA法特异性不高。感染后期,IgG抗体可用补体结合法(CF)检测到。免疫扩散技术可检测TP和CF抗体，同时具有较好的敏感性和特异性，与酶免疫测定(EIA)类似,可检测IgM和IgG。有一小部分患者球孢子菌病的血清学检查总是阴性，尤其是严重的免疫耐受患者。对于临床样本的粗球孢子菌培养，或是组织病理，能在细胞样本中或组织中发现内孢囊是诊断球孢子菌病的重要证据。只有有处理粗球孢子菌经验的实验室才能进行真菌的培养，原因是培养时有可能存在

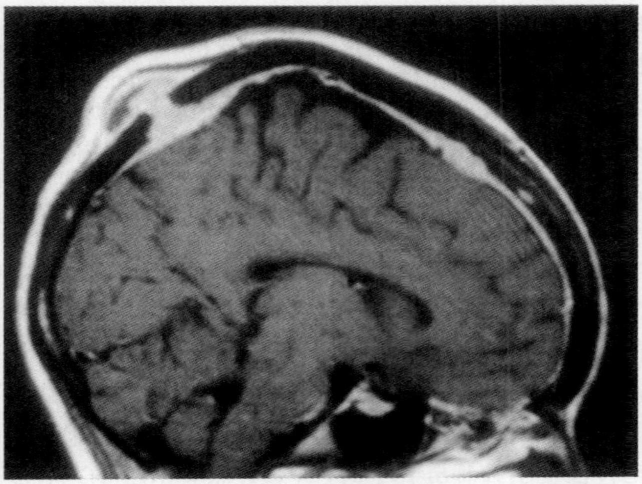

图 126.4　女性、29 岁,颅脑球孢子菌病的 MRI 表现。

雾化的作用而感染实验室工作人员[33]。

4.治疗

抗真菌治疗不适合用于原发性球孢子菌病的反应性关节炎，主要以镇痛药辅以非类固醇抗炎药物(NSAID)。对于骨髓炎和滑膜炎通常以吡咯类的抗真菌药治疗。一项比较氟康唑（400mg/d）或依曲康唑(200mg,一天两次)治疗非脑膜性球孢子菌病(包括骨髓炎)的研究显示,虽然依曲康唑组治疗骨髓炎似乎更趋有效，但统计学显示两种药物在各自使用8个月后,治疗效果无明显差异[34]。虽然一些临床试验显示大剂量的氟康唑疗效欠佳，但一些学者仍然推荐使用大剂量的氟康唑(>800mg),原因是氟康唑的耐受性较好[35]。根据目前的经验，氟康唑或依曲康唑可以作为大多数无生命危险的球孢子菌病患者治疗的有效药物。

两性霉素B应保留使用在那些吡咯类药物无效的严重真菌感染中，或是对于某些重要部位的感染，如脊柱。对于早期骨球孢子菌病的辅助治疗,建议使用外科清创的手段,它是有指征的,特别是感染已累及椎体[28,36]、颅骨和骨盆。治疗时间要根据临床症状、真菌学检查和影像学的改善情况而定,可能需要一年或更长的治疗。停药后疾病的复发并非少见。

(三)组织胞浆菌病

1.流行病学

导致组织胞浆菌病的荚膜组织胞浆菌是一种热双相性真菌,并且其在世界许多地方流行,包括美国的东南及中西部州、加拿大、中美洲、南美洲和非洲。在一些流行地区,根据阳性的皮肤试验证明,超过50%的人有荚膜组织胞浆菌的既往感染。感染性的分生孢子是通过分散破裂、含有大量荚膜组织胞浆菌的土壤的播撒而被吸入的。组织胞浆菌病的每一次爆发都有详细记载,通常是发生在建筑地点的附近[37-44]。组织胞浆菌病是一类很大范围的疾病,包括无症状的感染、急性的肺部症状、慢性(常为空洞性)肺部感染以及播散性组织胞浆菌病。较为少见的播散性组织胞浆菌病的临床表现包括脑膜炎、心包炎以及罕见情况下的骨与关节感染。某一个特定患者的症状及疾病的程度与吸入的感染性菌的数量以及患者的免疫状态有关。完整的CD4 T细胞免疫在避免播散性疾病方面很重要，因此患有进展性HIV疾病的个体,患重病的风险尤其高。

2. 临床表现

急性肺组织胞浆菌病同时伴有最常见的风湿性综合征，这意味着免疫性关节炎。暴露在高浓度的真菌后，3周内患者可出现具有发热、寒颤、干咳、肌痛以及胸膜炎等表现的流感样症状。这些症状通常会在以后的10天到几周内缓解。在组织胞浆菌病大爆发时可见到另一种类似于具有纵隔淋巴结肿大及关节痛表现的肉样瘤病的风湿症状[45]。在暴露以后，具有潜在性肺部疾病(如肺气肿或其他慢性阻塞性肺疾病)的患者可能发展成为慢性肺部感染；一些患者可能发展成为播散性组织胞浆菌病，在大多数情况下累及骨髓、肝、脾及肾上腺，但任何器官均可被累及。发生在印第安纳州的印第安纳波利斯的一次大型急性组织胞浆菌病的暴发，在有症状的组织胞浆菌病的381例患者中，有24例(6%)具有风湿学表现，通常在出现本病的其他症状的10周内表现出来[46]。女性出现风湿性症状的频率较男性高，患者的平均年龄为26岁。在这次暴发中，关节痛和关节炎很普遍，呈持续性的模式，除了最初累及部位外，以后可能会累及关节。关节受累可为单关节或多关节，且常为对称性。膝、踝、腕及手部关节最常累及。在二次暴发中观察到关节痛在早晨严重而日间缓解[39,41]。关节肿胀以及受累关节的红斑或发热不常见。在几次的暴发及孤立的病例中发现有结节性红斑或多形性红斑的表现[39-42,45]。在出现结节性红斑之前通常会出现关节痛。出现结节性红斑的患者，症状较无皮肤表现的患者症状轻微，这一现象与球孢子菌病的表现相似。

已报道的由荚膜组织胞浆菌造成的感染性关节炎、骨髓炎或腱鞘炎的病例很少[47-58]。感染的患者可以为婴幼儿、免疫正常的人以及免疫缺陷患者。在排除常见的病因以前，诊断前症状经常可持续数周至数月。这些患者可以表现相关的肺部或播散性组织胞浆菌病的症状。有一例行髋关节成形术后发生假体关节组织胞浆菌病的报道[49]。

在中非及西非，荚膜组织胞浆菌与杜波伊斯荚膜组织胞浆菌共存，后者为“非洲组织胞浆菌病”的病因。由杜波伊斯变异荚膜组织胞浆菌引起的组织胞浆菌病的临床特点与荚膜变异组织胞浆菌引起的临床特点相似，不同的是前者显著累及骨及皮肤。颅骨、肋骨、上肢及下肢长骨的孔状溶骨性缺损是一个普遍的特点。椎体可能受累并有可能由于神经根或脊髓压迫造成显著的神经症状。

3.诊断

检测荚膜组织胞浆菌抗体的血清学实验包括CF及免疫扩散沉淀素试验。1:8的CF滴度认为是阳性，滴度大于1:32提示活动性疾病。滴度增加4倍同样提示活动性感染。CF的假阳性结果常见，并可能是由于与皮炎芽生菌及粗球孢子菌的抗体发生交叉反应。免疫扩散分析检测H及M带，是由培养的荚膜组织胞浆菌产生的2个糖蛋白抗体。H抗原血清学检测阳性的患者少于10%，但提示活动性感染。M抗原血清学检测阳性率为80%，但不能区别活动性感染或既往感染。患有严重B细胞或T细胞缺陷(例如AIDS)的患者，CF及免疫扩散试验可能出现的假阴性结果。体液内组织胞浆菌多糖抗原的检测，可为急性感染提供快速诊断[59]。在播散性组织胞浆菌病患者尿液及血液样本中抗原的检测灵敏度分别为95%和85%。疾病的严重程度影响检测的灵敏度，播散性组织胞浆菌病的检测结果通常为阳性。局限性疾病例如肺炎、关节炎或骨髓炎的检测结果通常为阴性。皮炎芽生菌、副球孢子菌属以及马尼弗青霉菌的感染可以造成假阴性结果，这些细菌与荚膜组织胞浆菌有交叉反应性抗原[60]。血液培养对播散性疾病的诊断非常有用。怀疑有化脓性关节炎或骨髓炎的病例，需对滑液、组织或骨进行真菌培养。患有急性肺部组织胞浆菌病，同时存在关节疼痛、关节炎的患者，滑液培养常为阴性。

4.治疗

急性肺组织胞浆菌病的风湿病症的治疗，可应用消炎镇痛药(NSAID)[61]。临床症状的缓解及关节炎的体征对治疗期限有指导作用，但如果症状复发可以短期重复应用NSAID。有严重的关节痛或关节炎的患者推荐应用糖皮质激素。抗真菌药物对与急性肺组织胞浆菌病相关的关节痛或关节炎的治疗没有作用。骨髓炎、感染性关节炎或腱鞘炎应使用抗真菌药物治疗，但常规的临床指导方案不能提供理想的治疗。两性霉素B最常使用，应用依曲康唑和氟康唑也取得了不同程度的疗效[47,49,51]。以前报道的治疗骨关节组织胞浆菌病的治疗方案与播散性的组织胞浆菌病的治疗方案相似。没有AIDS或播散性组织胞浆菌病的患者，推荐最初每日使用0.7~1.0mg/kg的两性霉素B。随着患者病情的好转，可每日应用200mg~400mg的依曲康唑来代替两性霉素B，疗程6~18个月。大多数患有AIDS的患者应接受0.7~1.0mg/(kg·d)的两性霉素B的诱导治疗2周，然后每天2次应用至少200mg的依曲康唑大约12周，接着采用每日200mg依曲康唑的长期维持治疗[61]。治疗组织胞浆菌病时，氟康唑在通常情况下不如依曲康唑有效，它可作为不能耐受依曲康唑治疗的保留用药[61,62]。

(四)副球孢子菌病

1.流行病学

副球孢子菌病(Paracoccidioidomycosis，PCM)是中美洲及南美洲最常见的地方性真菌病，可以导致原发性肺炎，但它也是一种可以影响任何器官的播散性疾病。致病菌是巴西副球孢子菌(Paracoccidioides brasiliensis)，一种热双相性真菌。从流行地区向外移民的增加，以及到地方病流行地区旅游的人数增加，使副球孢子菌病成为一种在世界范围内发病率逐渐增加的疾病。由于临床上存在阴性病例，副球孢子菌病患者中骨关节受累的发病率很难估计，但根据疾病的严重性关节受累的发病率为5%~27%[63]。

2.临床表现

以前副球孢子菌病被称为南美洲芽生菌病，但真正的芽生菌病与副球孢子菌病之间几乎没有共同点。在吸入后，分生孢子形式的巴西副球孢子菌可以转换为具有组织侵袭性的真菌形式。大多数感染很可能无症状或症状轻微、自限性的呼吸系统疾病，很少会进展成为临床水平的疾病。通过皮肤反应试验估计在地方病流行地区内有超过10%的人群有巴西副球孢子菌的既往感染，这些流行地区包括为密林覆盖的中美洲及南美洲地区[64]。一旦疾病发展到临床水平，如不治疗疾病，则进行性发展可致命。小于14岁的儿童占所有副球孢子菌病的5%，并且感染进展迅速，感染的特点为具有播散性[64]。成人的病程较长，可达数月或数年。在成人大多数的临床疾病很可能是由于真菌的既往感染再次激活造成的，并且可以发生在初次感染的数十年后。在成人，男性的感染率比女性高，至少13:1，而儿童的疾病临床表现没有性别差异。性别差异可能是由于雌激素对分生孢子或菌丝向酵母形式转化有抑制作用而造成的[65]。副球孢子菌病不是HIV携带患者或AIDS患者常见的机会性感染[66]。

骨关节副球孢子菌病经常是在检查肺部副球孢子菌病时偶然发现的。几乎所有骨与关节感染的发生是在真菌的血行播散后出现的。关节的原发副球孢子菌病罕见[67,68]。当出现骨髓炎时，上肢累及率为38%，下肢为14%，肋骨为26%，颅骨16%，脊柱4%[63]。骨骼受累最常见的部位是肩胛骨、锁骨、肋骨、肱骨、桡骨以及指骨。几乎半数的骨髓炎患者的感染可向关节扩展。最常受累的关节包括肩锁关节、髋关节、膝关节、肘关节、椎间盘以及胸锁关节。长骨内的副球孢子菌病损在骨干或干骺端内产生溶骨性病变。如累及扁骨可产生骨膨胀。通过几乎没有硬化或骨膜反应这一特征可以很好地鉴定溶骨性副球孢子菌病损。

3.诊断

组织标本可显示疏松机化的或致密的并伴有不同数量的坏死组织的肉芽肿。与致密的肉芽肿相比疏松机化的肉芽肿内的有机组织数量较少。病理发现是非特异性的并且可以在其他真菌及分枝杆菌感染中见到；分离出真菌体可确定副球孢子菌病(PCM)的诊断。在组织标本内，巴西副球孢子菌是圆形或椭圆形细胞，并具有折光的双层细胞壁，大小为5~30μm。病理表征特点是存在一个具有多个出芽细胞的圆形细胞，构成典型的“船舵”征。

4.治疗

骨关节副球孢子菌病的治疗主要是药物治疗。以前磺胺类药物是治疗PCM的主要手段，但是其已不再是首选药物，因为磺胺类药物的疗程长并且停药后的复发率高[69]。两性霉素B通常在病情严重时应用，并常与磺胺类药物合用。采用联合治疗时有50%~70%的症状缓解率，但复发率可达30%[64]。吡咯类药物已在很大程度上替代了两性霉素B与磺胺类药物。每日应用200~400mg酮康唑6~12个月，有84%~90%的患者可获得成功的治疗，但3年内的复发率相对较高[69]。由于依曲康唑有效率高(85%~100%)，给药方便，副作用少，疗程短(3~6个月)并且与酮康唑相比复发率低(3%~8%)，其已成为治疗PCM的首选药物[69]。氟康唑也是一种治疗PCM的有效可选药物，但是对它的研究较少。在一项中位疗程为6个月，对28例患PCM的患者所进行的研究中，每日200~400mg的治疗方案，有27例(96%)获得成功。与其他疾病的治疗一样，播散性或更严重的疾病类型需要更长时间的治疗才能获得临床好转。有一例患者复发，但是仅有少数患者获得长期随访[70]。大多数专家同意在吡咯类药物中，依曲康唑可能优于酮康唑及氟康唑[63]。在足够的抗真菌治疗后，大多数骨关节感染部位的解剖结构可保持完整并且溶骨性病损可消退。只有对用抗真菌类药物无反应的顽固病例才行手术清创引流。

(五)孢子丝菌病

1.流行病学

孢子丝菌病是一种由申克孢子丝菌(Sporothrix schenckii)引起的感染,申克孢子丝菌是一种普遍程度上的热双相性真菌。申克孢子丝菌呈世界性分布并且通常可以从腐烂的蔬菜、泥炭藓、土壤以及干草中培养。孢子丝菌病是一种职业病,可以在园艺工人、苗圃工人、石匠、农民、林艺工作者等人群中见到。大多数病例呈零星发病。在罕见的情况下有孢子丝菌病流行暴发的报道,最大的流行是1941~1944年发生在南非,约有3 000金矿矿工发生淋巴炎性皮肤疾病[71]。这次流行的原因是由于矿井内的支撑隧道采用了真菌污染的木材而引起的皮肤接种造成的。可以是由来自患孢子丝菌病的动物引起的的申克孢子丝菌的动物性传播[72]。并且在猫和人之间的动物性传播也有很好的记载[72]。最后,感染可以发生在处理孢子丝菌的微生物学实验室技术员身上,这种感染是通过直接皮肤接种造成的。

2.临床表现

临床疾病通常发生在外伤性皮肤的真菌接种,并且在通常情况下发病时无痛。最常见的临床表现是结节性淋巴管炎或固定性皮肤溃疡。皮肤外的疾病,包括骨关节、脑膜以及肺的累及发病率较低。在皮肤接种后,数天到数周后在特定部位可出现丘疹,丘疹可增大并破溃。与原发病损的表现相似的结节可以出现在受累正常皮肤的附近。结节性淋巴管炎的症状是典型的,但并非特异,它可出现在其他真菌感染、不典型的分枝杆菌感染、土拉菌病及放线菌病存在的情况下。不耐热的孢子丝菌菌株在温度高于35°C的情况下生长较差,并且不易于引起关节感染等淋巴管炎或脏器疾病,但通常只会造成固定的皮肤溃疡。

骨关节孢子丝菌病罕见[73]。在穿透性创伤或血行性播散后可能发生。皮肤病损可以发生在受累关节的表层,关节可远离病损皮肤,或者关节受累时可以没有其他部位的受累。典型的患者是50岁的酗酒男性,临床表现是具有轻微红斑及压痛、肿胀的关节和滑膜炎的表现[73,74]。通常没有发热和全身症状。多关节受累不常见。最常受累的关节为膝关节、肘关节、腕关节、踝关节以及手部的关节。滑囊炎[75]和腱鞘炎也有报道。在确诊之前症状可存在数月至数年之久。

3.诊断

影像学检查可以显示在临床过程早期的软组织和关节的肿胀。晚期的改变包括骨质疏松、临近关节部位的侵蚀、关节间隙丧失以及骨髓炎[74]。三相骨扫描和镓67闪烁显像可显示受累关节的摄取增加并有充血[76]。滑膜组织活检显示肉芽肿性滑膜炎,其表现与肉样瘤病、结核、其他真菌感染、类风湿性关节炎以及许多其他情况不能区分[77]。由于总体微生物的量较低,在显微镜下酵母形式的申克孢子丝菌少见。组织活检时,申克孢子丝菌呈圆形、椭圆形或雪茄形酵母结构。孢子丝菌病有时可出现"星型小体",由位于中央的酵母结构及周围环绕的嗜酸性抗原-抗体复合物构成。滑液、软组织或骨活检标本的申克孢子丝菌的培养常为阳性,培养出申克孢子丝菌的时间通常为3~14天。

4.治疗

根据最佳的临床证据,最近已总结出骨关节申克孢子丝菌病的治疗方案[78]。没有随机、双盲、对照的临床试验来比较孢子丝菌病的不同治疗方案。对于无并发症的淋巴皮肤病变,依曲康唑是目前最好的治疗选择。而且,在一项用依曲康唑治疗非脑膜孢子丝菌病的研究中,15例有关节或骨孢子丝菌病的患者中11例对200~400mg/d的依曲康唑有良好的反应[79]。4例最初有疗效的患者在停药1~6个月内复发,这与仅有5或6个月的疗程有关。以后采用依曲康唑治疗6~12个月获得临床治愈。大多数患有骨关节孢子丝菌病的患者在开始治疗时应该以每日2次、一次200mg的剂量应用依曲康唑,并需维持12个月[78]。依曲康唑治疗失败可以转为服用两性霉素B。氟康唑在治疗骨关节或脏器孢子丝菌病时失败率较高,应该仅应用于那些不能耐受两性霉素B或依曲康唑的患者[80]。如果应用氟康唑,剂量应为每日800mg(12mg/kg)。不推荐用酮康唑和碘化钾饱和溶液来治疗骨关节孢子丝菌病。

(六)念珠菌病

1.流行病学

念珠菌种主要是单细胞酵母并且参与了口腔、胃肠道以及皮肤内正常菌群的构成。局部防御屏障的破坏或者免疫抑制可以导致念珠菌血症及播散性念珠菌病。在20世纪60年代,念珠菌血症不常见,并感染手术创伤和烧伤患者以及中性粒细胞减少的患者。念珠菌血症在第三级和社区医院的发病率显著增加，成为医院源性血流感染第四位最常见的病因[81]。血管内导管、肠外高营养、广谱抗生素的应用以及免疫缺陷患者人群的增加都是念珠菌血症的主要危险因子[82]。事实上任何器官系统均可成为侵袭性念珠菌感染的感染部位，例如食管炎、肝脾念珠菌病、眼念珠菌病、心内膜炎、脑膜炎、骨髓炎以及罕见情况下的肺炎。白色念珠菌仍然是最常见的单一侵袭性致病菌，但全体非白色念珠菌所致病例数大约占所有病例的一半。非白色念珠菌种的存在可以影响治疗方法及结果。

2.临床表现

由念珠菌种造成的骨与关节感染不常见，但对其认识逐渐增加。骨关节念珠菌感染被分为两种综合征[83]。第一种是念珠菌直接接种入关节内造成的单关节感染，途经是关节内注射或者是在手术及创伤过程中的污染造成的。第二种综合征是单关节或多关节受累发生在念珠菌血行性播散之后。念珠菌血症可由静脉注射药物(IVDU)造成或发生在具有已明确危险因素的住院患者。患有侵袭性念珠菌病的患者由于基础健康状态较差通常患有全身疾病。

3.术后及创伤后感染

由关节内注射造成的念珠菌关节炎非常罕见并且发生在关节反复穿刺及关节内注射皮质激素后。一般患者为中年，并有基础性的关节疾病，可以为骨关节炎或类风湿性关节炎。膝关节为最常受累的关节。通常起病时症状隐匿，无全身症状。滑液分析显示白细胞计数为9 500~42 000/mm^3，并以多性核细胞为主。造成这一疾病的非白色念珠菌种常见，包括近平滑念珠菌、季也蒙念珠菌、热带念珠菌[83]。

手术中念珠菌对关节的污染可以导致脓毒性关节炎和置换关节的失败。而在感染的关节置换术中念珠菌属仅仅代表了1%的致病因素[84]。其余的感染几乎全部是由细菌引起的。已经报道了大约有30例的关节成形术后的念珠菌感染[85–88]。患者一般为中年或老年，代表了接受关节成形术的人群。髋关节是最常见的受感染的部位，然后是膝关节，而发生在肩关节和掌指关节成形术中的感染却少见[89]。在进行关节成形术后几个月到几年中最初可出现关节疼痛、肿胀、关节的活动障碍等症状，发热和全身性的症状则很少发生。很多患者本身就患有潜在的关节疾病，有些患者还患有诸如糖尿病、器官移植、艾滋病等。放射学评估可以显示置换假体的松弛度和关节周围骨质溶解的部位。关节液白细胞计数为每平方毫米4 000~15 000个，并且多型核细胞占有绝对数量优势。如果假体关节炎存在并且发生了假体的力学问题，关节液分析中就会出现多量的淋巴细胞和巨噬细胞。尽管白色念珠菌是最常见的病原体，但是平滑念珠菌、热带念珠菌和光滑念珠菌占据了隔离群中的大约一半。有效的治疗措施通常要求药物和外科清创术的联合进行。为了治愈，进行假体的取出大概是必须的。然而，成功地进行假体的抗念珠菌感染治疗，而没有取出假体已有报道[85–87]。

念珠菌纵隔炎在近几年渐渐出现。有人认为纵隔炎的发生仅仅有5%是由念珠菌属引起的[90]。然而，院内的感染则是由手术污染发生的[91]。在对外科医生的调查发现[90]，胸外科手术是一个被认为导致念珠菌纵隔炎的危险因素。患者表现存在化脓性的胸水、高热、胸骨不稳定并且有胸壁红斑。直接或血液播散非常常见，血液培养阳性率有40%，而白色念珠菌是大部分感染中的主要致病菌。死亡率在43%到56%之间，大部分是由感染直接导致的死亡。治疗措施包括快速的识别发现，联合抗真菌药物治疗并进行外科的清创术。

4.血源性的念珠菌感染

在无静脉用药的念珠菌性关节炎的患者中85%是6月龄以内的婴儿[83]，新生儿有非常高的念珠菌血症的风险率，并且随后播散到关节。念珠菌血症可以是下面疾病的结果，包括：早产儿、营养不良、久泻不止、其他胃肠功能紊乱和其他的一些相关的院内危险因素，如：静脉内置管、广谱抗菌药的滥用、营养过剩、或者腹部外科手术。两例新生儿的念珠菌关节炎据认为是由暴露于阴道念珠菌而传染的 [93–94]。在婴儿的念珠菌关节炎病例中通常发现干骺端的骨髓炎。虽然有时可以发生经干骺端静脉而产生的关节和骨的同步感染，但其扩散通常是从关节到邻近的骨。膝关节是最常见的受累关节，临床显示发热儿童同时伴有关节的肿胀和触痛。早期治疗可以有很好的预后，并能保持关节的功能。

患有念珠菌性骨关节炎的成人要发展成念珠菌血症至少有一个危险因素，就像婴儿一样，虽然髋关节、肩关节、肘关节等事实上任何关节都可以被感染，但是膝关节是最容易受感染的关节。三分之一的病人存在多发性关节炎，潜在的关节疾病非常常见，但却不是发展成念珠菌性关节炎的先决条件。念珠菌性的鹰嘴囊炎和受感染的贝克囊肿已有报道[95]。临床特征包括：发热、疼痛、触痛和受累关节活动受限。三分之二的病人在发病初期有急性的症状表现，在一周内通过关节液可以诊断。三分之一的病人表现为慢性关节炎症状，只是轻微痛，缺少全身症状，直到发病几个月甚至数年才能够被诊断。普通平片可以显示骨髓炎的表现，但是没有骨量的减少。滑膜感染可以导致血管翳的形成，滑膜的活组织检查可以显示有多核细胞浸润的增厚滑膜组织，而无肉芽肿，这就是念珠菌性关节炎的典型特征。报道指出念珠菌属可以导致骨关节疾病，诸如：白色念珠菌、近平滑念珠菌、热带念珠菌、光滑念珠菌、季也蒙念珠菌、克柔念珠菌[96]、诞沫假丝酵母[97]，以及郎比可假丝酵母[98]。

成人的念珠菌骨髓炎通常是由关节直接扩散到骨的，不像球孢子菌病，关节炎通常发生在骨髓炎之前。尽管脊柱是播散性的念珠菌病最常见的部位，事实上任何骨头都可以被感染。典型的脊椎骨骨髓炎是低位胸椎和腰椎骨感染，并导致相邻椎体和椎间盘的感染。在一篇关于脊椎骨骨髓炎的报道中，非静脉注射药物相关的念珠菌脊椎骨髓炎的病人中，平均年龄是55岁[99]。出现一个月后背疼的病人占83%，三个月后占29%；仅仅32%的病人有发热，19%的病人有神经功能不全。血沉增快占87%，只有50%的病人当时被确诊为念珠菌血病。白色念珠菌是组织活检中分离出来的最常见的病原体（62%），热带念珠菌（19%）和光滑念珠菌（14%）占了剩余感染的大部。联合药物治疗和外科手术治疗可以使病人有85%的治愈率。其他部位的血行性念珠菌骨髓炎包括长骨（股骨、腓骨、肱骨及胫骨），胸骨（非手术后的感染），盆骨，肩胛骨以及足部的骨骼[100]。

5.经静脉吸毒者

经静脉吸毒者有很高的血液感染风险率，因为细菌、病毒、真菌可以污染注射器针头和注射的部位。骨关节并发念珠菌血症存在于经静脉吸毒者群体的1/3人中[101]，经静脉吸毒和脊椎骨髓炎间存在一很高的风险相关性。白色念珠菌性椎间盘炎同时伴有或无骨髓炎的病人也可能存在经静脉吸毒的情况[102,103]。全身念珠菌感染的一个特征性症状是表皮缺损、眼睛的受损、骨关节感染，这些也在经静脉吸毒者中被发现[101,104]。用被念珠菌污染的海洛因注射后，15分钟至24小时后，会出现发热。几天之后，出现念珠菌血症的表皮损伤，表现为疼痛的结节状或脓泡样病损。一些病人在原始的念珠菌血症出现3到20天之后，产生眼睛的病损，常伴随着表皮损伤而出现。几周或几个月后进展成为骨髓炎。椎骨，膝关节，骶髂关节，肋软骨被侵蚀。在两例爆发型的病例中，唯一被分离出来的是白色念珠菌。因为它可能污染了刚刚发明的一种叫做“褐色海洛因”的毒品。除此之外，用来溶解海洛因的柠檬汁也可能被念珠菌属所污染。

6.诊断

诊断念珠菌性骨和关节感染是困难的，滑膜液和骨的革兰染色显色率非常低，滑膜液可能是化脓的血清液，检测显示多型核白细胞的数量在3 900~151 000/mm³之间。在成人，带菌体部位的念珠菌属培养是其扩散的证明。最终的诊断依据滑膜液和骨活检标本中念珠菌的生长。

7.治疗

两性霉素B是应用最广泛的抗真菌药物，用来治疗骨关节念珠菌感染，可以作为单一的药物使用，也可以和其他的抗真菌药物联合使用[84,85,90,99,100]。两性霉素B与常规的两性霉素不同，两性霉素B形成的脂质降低肾毒性和全身毒性，但价格却贵得多。由于血源扩散造成的难治性念珠菌关节炎，关节内用药和全身用药可应用。然而，滑膜刺激和炎症限制了其应用。联合应用氟康唑和两性霉素B较为成功。两性霉素B的毒性和给药的难处，无论是脂质还是非脂质的，限制了它的用途，使得其他药物被选择，特别是氟康唑。氟康唑已成功地应用于治疗念珠菌属感染的骨关节炎中，良好的口服生物利用率，低蛋白结合，能到达滑液，从而有非常高的血浆药物浓度，这使得氟康唑成为继两性霉素B之后的有效的选择。无论是原始还是血源播散的念珠菌关节炎，临床单独应用氟康唑治疗都已取得了治愈的效果。氟立康唑和棘球白素[106]在体外试验中也证实能杀灭念珠菌属，这两种抗真菌药物或许也是治疗的重要选择。

现在的推荐是基于有限的经验，包括药物的治疗和外科手术的治疗[107]。骨髓炎在可能的情况下应该进行清创，在对疑似病例使用两性霉素B（0.5~1mg/(kg·d)，连用2~3周），随后用氟康唑［6mg/(kg·d)］连续应用6~12个月。念珠菌性关节炎的治疗，需对化脓的关节进行清理，然后进行与骨髓炎相似的治疗。假体关节感染通常要求取出假体，但是有几例没有取出假体得到治愈的报道。感染治愈较长时间后可以尝试置换假体[84]。纵隔感染应在进行外科清创术后继续用两性霉素B或者氟康唑。用两性霉素B进行纵隔冲洗会产生化学性的纵隔炎，所以不提倡应用。纵隔炎的治疗期限有赖于临床情况的改善，然而，几周甚至数月的治疗是必要的。

抗真菌药物的抗药性问题对特定的念珠菌属来说，必须引起注意。念珠菌的抗药性，特别是非白色念珠菌属，对三唑类药物是逐渐增加的。克鲁斯念珠菌天生抗氟康唑，光滑念珠菌可能完全或不完全抗氟康唑。相反，对氟康唑敏感的葡萄牙假丝酵母对两性霉素B却有耐药性。

(七)隐球菌病

1.流行病学

据报道10%的播散性隐球菌感染伴发隐球菌性骨髓炎[108]，但是关节感染的发病率却很低。隐球菌病通常发生在雾化器治疗时吸入隐球菌孢子，大量荚膜的类似酵母的真菌存在于土壤、鸟粪和水果之中。大部分感染是由于隐球菌属中的新型细球菌。该菌有三个亚群：新变异的新型隐球菌（C. neoformans var. neoformanfi）、格鲁菌素变异的新型隐球菌(C,neoformans var. grubii)和格地变异的新型隐球菌（C. neoformans var. gattii)。很少有报道隐球菌属的其他菌种焦仁地隐球菌（C. Jaurentii）和白色隐球菌(C. albidus)引发疾病。免疫正常的宿主，最初的感染可以无症状，或无咳嗽症状的轻微肺病。肺外疾病其实可影响各个器官和系统，但中枢神经系统是最常见的肺外疾病受累处。艾滋病患者是重症疾病发生的最主要危险人群，特别是CD4淋巴细胞计数少于100/mm³的患者。慢性免疫抑制治疗的患者同样面临播散性感染的高度危险。

2.临床表现

骨病损由以下两种机制之一造成：一是机体通过血源性播散将病菌种植于骨，二是受累的皮肤或神经组织通过邻近区域传播侵袭骨[109,110]。鲜有报道称隐球菌骨髓炎见于免疫正常患者[111-113]。在一篇隐球菌骨感染的综述中[114]，症状持续时间由2周到33个月不等，最主要的症状为局部的肿胀和压痛，39例患者中的7例(占18%)有全身症状，单个骨骼受累占74%。脊椎骨髓炎最为常见（颅骨骨髓炎合并隐球菌性脑膜炎患者除外)，其他受累部位包括长骨、骨盆、肋骨、锁骨和颅骨，典型的放射学发现为受累骨骼边界清晰的骨溶解。

隐球菌关节炎通常由于骨髓炎受累骨的邻近传播引起，有不到20个这样的病例的报道[111,114-130]。最常见的受累关节是膝关节，髋、肘、骶髂关节、肩锁关节亦有报道。骨髓炎多发于邻近骨，其中一例报道伴随隐球菌蜂窝组织炎[125]。诱因包括硬组织器官移植、糖尿病、慢性甾体类激素使用、营养不良合并结核。只有一例AIDS患者[127]，几例具有正常免疫的患者[114-116,118,125]。滑液外观呈脓性[126]，滑膜细胞计数从200到19 700/mm³不等[108,125,129]。

3.诊断

隐球菌骨髓炎或关节炎的诊断需通过骨、滑膜或滑液中有新型隐球菌的生长得以证实。病理标本可见有荚膜包绕、圆形的真菌，直径4~6μm，并有窄基底的出芽、黏蛋白胭脂红染色示淡粉红色的多糖荚膜，使其与其他酵母样真菌相区别。新型隐球菌可以通过滑液的印度墨汁染色加以鉴别。血清或脑脊液中隐球菌抗原的血清学试验可提供支持证据，但阴性隐球菌血清抗原也不能排除骨关节的隐球菌疾病。

4.治疗

骨关节隐球菌病的治疗以中枢神经系统疾病的治疗为模板，因为尚无研究调查本病最佳的治疗方法。因此，应用两性霉素B的诱导治疗［0.7~1.0mg/(kg·d)］至少14天，其间可加用或不用氟胞嘧啶［100mg/(kg·d)］；然后应用氟康唑每天400mg维持至少3个月作为推荐治疗方法[131]。单独使用氟康唑或加用氟胞嘧啶可成功用于治疗骨髓炎[132,133]。其他唑类药物(依曲康唑、伏立康唑)治疗隐球菌病尚无充分研究，其疗效仍不确定。酮康唑通常不用于治疗任何类型的隐球菌病。治疗时间最终依赖临床和影像学表现，6到12个月的疗程是合理的。应用氟康唑进行慢性抑制疗法是艾滋病患者和部分机能紊乱伴有显著进行性免疫抑制患者的治疗指征。外科手术的作用仍不明确，但应当限于难治性病例的清创术或刮除术[114,131,134]。

(八)曲霉病

1.流行病学

侵袭性曲霉病导致的骨髓炎少见，主要发生于严重免疫缺陷的患者。曲霉菌是腐物寄生性霉菌，在环境中广泛散播并在世界范围内分布，通常在腐败的蔬菜、土壤、水、通风管道系统内可以找到。大多数正常人吸入霉菌的分生孢子后，细菌定居于呼吸道内但不引起症状。侵袭性曲霉病发生的危险因素包括血液的恶性肿瘤、同种异体血液干细胞移植、硬组织器官移植、艾滋病、慢性肉芽肿病和慢性肺感染[135]。侵袭性曲霉病通常累及肺系(56%),骨关节受累大约占患者的9%[135]。

2.临床表现

除了使侵袭性曲霉病鼻窦炎复杂化的眶部曲霉病外,曲霉病骨感染少见。在苏丹,眶部曲霉病多有报道,因为患者表现渐进的单侧眼球突出[136]。影像学评价显示出从窦腔内原发病灶到邻近骨感染的范围,特别是鼻旁窦的中间板和侧壁、邻近的颧骨弓和眶底部。

术后的曲霉菌胸骨骨髓炎[137-141]和脊椎骨髓炎[142]发生于免疫正常患者其他非复杂手术后,此外,关节炎或骨髓炎也可由感染的血管移植物[143]、关节内注射[144]和外伤[145-147]直接发展而来。皮肤和外伤感染亦可传播到邻近的骨组织。临床上,病人症状可延迟数月到数年后发生,但一例患者手术后呈急性胸骨骨髓炎表现[141]。

曲霉菌是从远处到骨的血源性传播所引起的非颅骨骨髓炎的最常见症候群。患者常存在潜在的免疫抑制,大部分报道的病例发生在血液恶性肿瘤或移植术后长期接受免疫移植剂的患者。曲霉菌的血源性传播伴随静脉内药物使用或许是骨髓炎的原因[148,149]。慢性阻塞性肺病和慢性系统皮质激素依赖患者是霉菌性骨髓炎的危险因素[150]。脊柱和椎间盘特别是胸腰椎是最常见的受累部位[142]。临床上,曲霉菌性脊椎骨髓炎不易与细菌性脊椎骨髓炎相区分,后背痛是超过半数患者的常见主诉,神经缺失占29%,确诊前症状持续时间平均为12周[142]。椎间盘炎并发后背痛,不发热,局部神经缺失,特别是硬膜外脓肿形成[151]。

3.诊断

影像学上曲霉菌性骨髓炎没有特殊表现,诊断需要依靠从骨、滑液或滑膜中培养出曲霉菌而确定。从带菌部位如胸骨切开术后的切口或脊柱手术切口多次取样,反复培养,可证实深部骨感染。果莫里甲胺银(GMS)染色显示具有隔膜的细菌菌丝呈45°分支状,大部分疾病均由熏曲霉菌(A. fumigalus)、黄曲霉菌(A. flavus)、黑曲霉菌(A. niger)引起,而地曲霉菌(A. terreus)引起其余的疾病。

4.治疗

两性霉素B(脱氧胆酸或联脂)是侵袭性曲霉病患者的标准治疗方案。伏立康唑对初次治疗侵袭性曲霉病有效,并可作为两性霉素B的替代药物[152]。此外,卡泊芬净治疗难治性侵袭性曲霉病有效[153],依曲康唑也可用于部分病例[154]。外科治疗可治愈部分患者,但大多数骨关节曲霉病需要药物和外科联合治疗。

(九)足放线菌病

1.流行病学

足放线病菌属感染作为正常人和免疫缺陷宿主骨关节感染的重要病因逐渐引起人们重视。播散性疾病在免疫缺陷患者中更常见,而局部感染,特别是骨髓炎则常见于免疫功能正常患者。关于足放线菌属的命名近来出现一些变化:无性生殖阶段指假性阿利什利菌体,有性生殖阶段指尖端赛多孢子菌。前者的命名包括梨形单孢子菌、波氏彼得菌、波氏霉样真菌、剪式假性阿利什利菌病。人类感染由S. apiospermum 或 S. prolificans (以前称S. inflatum)引起。真菌在土壤和水中是普遍存在的,特别是在不流动的水中。感染通过吸入或创伤后直接接种引起。

2.临床表现

足菌肿(足分支菌病)是一种慢性的皮下和骨感染,以局部损害和深色斑块为特征(见图126.5)。在美国足放线病菌属是足菌病的常见病因,其他真菌和丝状、分支细菌也能产生临床上相同的感染[155]。典型的足菌病累及足部,而实际上所有的皮肤均可受累。足菌肿开始表现为接触部位的无痛性结节,并累及皮肤和皮下组织达数月到数年之久。原发损害扩大会累及临近软组织和骨,产生进行性疼痛和无力。皮肤瘘管会随着深部软组织和骨的引流进一步发展。足菌肿中的真菌和细菌可产生颗粒状物,并由此来区别真足菌肿(真菌性足菌肿、黑颗粒性足菌肿)和放线菌性足菌肿(丝

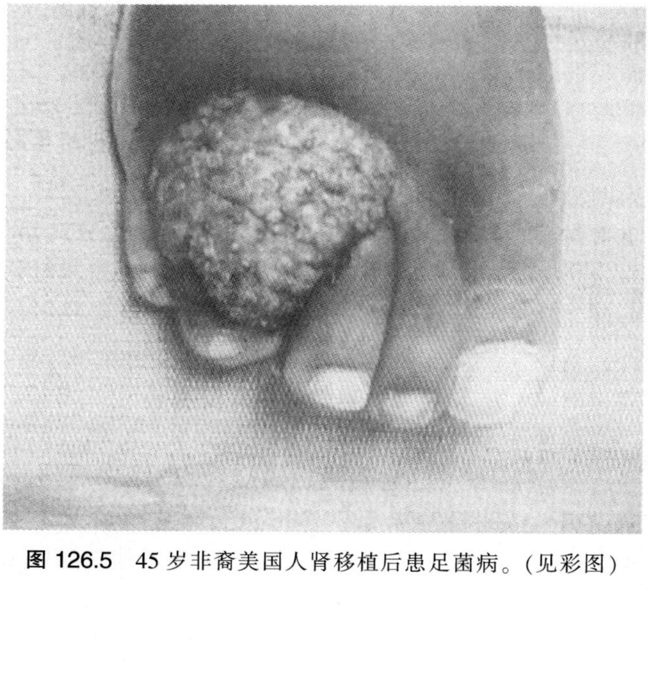

图 126.5 45岁非裔美国人肾移植后患足菌病。(见彩图)

状细菌性足菌肿、亮颗粒性足菌肿)。

具有免疫功能的病人因创伤使真菌进入关节腔或临近的软组织,也会发生骨髓炎或关节炎。然而,这种感染很少伴有播散性疾病[156,157]或感染性心内膜炎的发生[158]。这种感染通常是无痛的,并可在原发性损伤数年后发生[159]。膝关节最多见,髋关节、踝关节、足以及椎骨较少发生[157,158,160-164]。原发性损伤后数天到数年,病人经常出现局部疼痛和关节运动受限。通常不出现发热,而受累的骨关节因为局部渗出而出现皮温升高。

3.诊断

放射学表现与骨髓炎一致。骨组织活检或关节液检查可发现有包膜的、分枝状和丝状微生物,但是这些不能与其他致病性霉菌鉴别开来。

4.治疗

足放线病菌属的鉴别很重要,因为其治疗方法与其他真菌性感染不同。目前,还没有治疗足放线菌病的特异疗法。在已知的抗真菌药物中,伏立康唑在体外抗S.apiospermum的活性最高,并可能是选用药物。在体外增殖性足放线病菌对伏立康唑的敏感性较低[165,166],并且临床资料有限,反应性较差[167]。两性霉素B、酮康唑、伊曲康唑和咪康唑已成功地应用于治疗足放线菌病。尽管单纯的外科方法有时也可治愈,但是通常联合应用内、外科治疗方法[168]。治疗时间应根据临床反应而定,建议至少持续治疗6~12个月。

(十)混合性真菌

许多其他真菌也能导致骨关节感染。镰刀菌、暗色霉菌和接合菌偶尔也会被认为分离出来成为骨髓炎或关节炎的病因。腐皮镰刀菌是镰刀菌病的最常见致病原,尽管直接接种也可导致健康人患病,但是它通常感染缺乏免疫力的病人。在侵入性疾病中发现的暗色霉菌包括弯孢(霉)属、链格孢属和双极霉属spp。接合菌病通常伴有糖尿病酮症酸中毒。毛霉菌属、酒曲菌属和犁头霉属也属于此类。鼻-脑接合菌病可以由鼻窦扩散到邻近的颅骨。除了颅骨之外,胫骨也是最常受累的骨骼[169]。健康患者的骨髓炎可发生在外伤性接触后[170-172]。关节镜检查[173]及髋臼外固定术后发生的感染[169]已有报道。一旦这些罕见病原体中的任何一种被鉴定为骨关节疾病的病因,就需要进行侵袭性外科清创术及适当的抗真菌联合治疗。

二、结核及其他分枝杆菌感染

(一)分枝结核杆菌

1.流行病学

尽管结核被认为是一种可根除的感染性疾病,但结核仍然是全世界范围内导致死亡最重要的病因之一。尽管在许多工业国家结核的新发病例正在减少,但是全球性的流行没有减退。有20亿人感染了结核分枝杆菌,每年有200万人死于结核[174]。密集的城市化、HIV的流行及缺乏对结核的天然抵抗力,这些均有助于导致出现新的感染。历史上,结核分枝杆菌、牛型结核菌和非洲分枝杆菌感染引起的疾病,都被称为结核病。今天,几乎所有的结核病例都与结核分枝杆菌的感染有关。慢性的、进行性的肺部感染是结核病的最常见表现形式,但是向其他器官播散可与肺部结核同时发生,也可发生于没有活动性肺部结核的病例。人类是结核分枝杆菌的唯一宿主。

自从引入了有效的抗结核化疗方案以来,结核的感染率在美国和许多工业国家已稳定地下降。20世纪80年代中期出现了结核的复燃,结核感染率的稳定下降又引起了人们的重视。HIV感染患者和艾滋病患者的增多,越来越多的流浪者,静脉注射的增加以及结核病公共卫生控制的降低,所有这些都导致了结核感染的复燃。自从1992年以来,新的结核概念的应用使结核的年发生率和死亡率达到了有史以来的最低点[175]。随着美国本土患者的持续减少和来自其他国家患者的增多,结核感染的流行病学在过去的10几年中也发生了变化。这是自1953年以来,来自国外人口的新感染者数量第一次超过美国本土人口的新感染者数量(51%的感染者是来自国外的人口)。来自中美、南美、加勒比海、东南亚和非洲的移民,成为外来人口中结核患者的主要组成部分。过去的十几年中,在外来人口中多重耐药性结核病例由31%上升到73%[176]。2001年,肺外结核病例占到了结核感染患者的20%,并且在所有的肺外结核病例中骨关节受累者只有10%。HIV感染患者的进行性免疫缺陷增加了原发性结核和结核复发的危险性。对结核易感性的增加,是由于HIV感染导致了T淋巴细胞的特异性减少。CD4淋巴细胞能溶解感染了结核分枝杆菌的单核细胞。T1细胞的应答可以引起γ干扰素的产生,这是一种对抗分枝杆菌免疫屏障的必需细胞因子。来源于HIV感染患者的外周淋巴细胞产生的γ干扰素比来源于非HIV感染患者的外周淋巴细胞少，这有可能导致HIV感染患者对结核有更高的易感性[177]。同样，结核可以增强HIV的复制和HIV相关疾病的进展[178]。随着CD4淋巴细胞的减少，肺外结核的发生率也会增高。伴有HIV感染的结核病患者与不伴有HIV感染的结核病患者的表现不同，前者更多见的是疾病的非典型性临床表现。与不伴有HIV感染的患者相比，伴有HIV感染的骨关节结核病人其感染部位相似，治疗结果相似。然而，伴有HIV感染的患者，更有可能由于药物治疗和外科治疗而发生并发症[179]。

2.临床表现

在所有结核病例中，骨骼受累的结核病例占1%~3%(表126.2)。在结核多见的发展中国家，骨关节结核是一种青少年疾病，主要感染30岁以下人群。在结核较少见的国家，老年人发生骨关节结核的危险性较高。男性和女性的感染机会相同。大多数的感染者既发生骨髓炎也出现关节炎。承重关节好像更容易发生感染。脊柱是发生骨骼系统结核的最常见部位，占所有骨骼系统结核的50%以上。其它常见的部位有，髋关节、膝关节、足、肘关节、手以及囊鞘等。10%的感染病例累及多个部位。感染早期，临床症状可以是非特异性的：低热、体重减轻和盗汗最常见。病情严重者可表现为局部疼痛、患肢由于制动而萎缩、肌肉挛缩及局部淋巴结病。在骨骼系统结核的病人中，只有50%的患者同时有患肺结核的放射学证据[180]。

发生原发性肺部感染后，结核分枝杆菌可通过淋巴途径和血源播散或由骨骺(成人)或干骺端损伤(儿童)直接蔓延而累及关节间隙。在滑膜和骨组织间可发生蔓延扩散，并导致这些组织失活。在疾病的早期即发生关节周围软骨的破坏，在负重关节其功能还可保留数月；随着更广泛的破坏发生，关节功能逐渐丧失[181]。如果结核性滑膜炎是初次发生，随着慢性渗出的进展，疾病的发展较慢。坏死的软骨、骨和纤维组织可形成“米粒样小体”，是一种存在于关节间隙的淡白色小颗粒。坏死组织、液化组织及脓液可在临近的软组织中形成“寒性脓肿”。通向皮肤或深部结构的窦道并不少见，而且多存在化脓性二重感染。

在抗结核药物得到发展以前，骨关节结核的5年死亡率是30%[182,183]。现在的死亡率已大大降低了，尽管感染可以达到临床治愈，但是仍然发生很多死亡病例。在既往已接受治疗的病例中，有2%~5%的病例仍可发生感染的复发[181]。

(1)脊柱结核(Pott病)

Percivall Pott在1779年首次描述了脊柱疾病和结核之间的联系，为了记住他而用他的名字命名了脊柱结核。此外，Pott描述了引流椎旁脓肿的操作过程以及治疗感染。不幸的是，在Pott时期，尽管医生们尽了最大的努力，脊柱结核的死亡率仍然很高。今天，在工业化国家，脊柱结核不再是一种常见的感染，但是在所有骨关节结核中，脊柱结核的发病率仍超过了50%。大多数患者累及胸椎和腰椎，颈椎受累不常见但可导致较高的死亡率。抗结核药物治疗是脊柱结核治疗的基础。手术适应证和最佳的手术方式还没有明确的规定，还处于继续研究阶段。

在脊柱结核中，有1/3是来自脊柱外结核分枝杆菌的血源性播散[184]。成人中最常见的发病方式是由于椎间盘周围的损伤，感染首先发生于椎体骨骺部，然后通过终板侵入椎间隙导致椎间隙狭窄。在所有的成人脊

表126.2　分枝杆菌性骨关节感染

分枝杆菌原	骨关节病发生率	常见受累部位	合并症	治疗
结核分枝杆菌	1%~3%	脊柱、髋、膝、足、肘	HIV感染、免疫抑制	利福平、异烟肼、吡嗪酰胺、乙胺丁醇、链霉素
鸟复合分枝杆菌	不常见	任何骨或关节	艾滋病(AIDS)，慢性阻塞性肺炎、长期皮质激素的使用、已愈的或活动性的结核	大环内酯类、乙胺丁醇、利福霉素
海分枝杆菌	到达50%	手、腕部骨关节	无	大环内酯类、利福霉素、氯喹、四环素
堪萨斯分枝杆菌	不常见	脊柱、颅骨、尺骨、舟状骨	艾滋病(AIDS)的使用、已愈的或活动性的结核	利福平、乙胺丁醇、大剂量的异烟肼

HIV：人类免疫缺陷病毒。

柱结核中,经椎间盘周围的发病方式占了一半多。前路发病方式是病变沿前纵韧带向下发展，并蔓延累及临近椎体。骨质的全部破坏比椎间盘周围的发病方式少，并且畸形的发生率也低。整个椎体的受累会导致中枢神经系统损伤。典型表现为,患者会出现相邻的2个或3个椎体受累。椎弓、寰椎及枢椎很少受累。

感染由椎体向软组织扩散经常会形成脓肿，多位于椎体外侧、后侧或后外侧。感染向前方扩散并不常见。儿童颈部脓肿的发生比成人多,并且能引起食管或气管受压[185]。胸椎结核扩散可侵入肺部。腰椎结核向外扩散会导致腰大肌脓肿。腰大肌脓肿可向下沉注至腹股沟韧带后方,形成腹股沟冷脓肿。骶骨的病变同样可流注至会阴部或臀部,形成引流窦道。感染向后扩散可在任何水平压迫椎管内结构，并导致神经后遗症(Pott截瘫)。

脊椎后凸畸形(驼背畸形)是一种严重的长期并发症,在结核流行地区,脊柱结核病人中的发病率超过了80%[186]。不论脊椎结核的发病类型如何,脊柱前柱受累的病人超过了90%。感染发生于前方的病人,椎体持续塌陷直到前方健康椎体相互融合牢固。感染发生于椎间盘周围的患者，椎间盘两侧破坏的松质骨相互接触并达到骨性融合,这是愈合的标志。如果整个椎体被破坏,上位椎体会发生旋转,直到其前缘接触到下位健康的椎体,导致60°或更大角度的严重畸形[186]。

畸形发展的两期在纵向调查中已做了描述[187]。Ⅰ期(或活动期)发生在疾病活动期的前18个月内。Ⅱ期(或愈合期)发生在疾病活动期终止后。已经注意到成人畸形较小而且在Ⅰ期畸形进展很小，愈合后畸形不再进展。畸形的程度通常小于30°。儿童由于Ⅰ期椎体塌陷的危险性增加,其畸形程度较高,并且在Ⅱ期畸形会继续发展。然而,随着年龄的增长,44%的儿童其畸形程度会降低,17%的儿童畸形程度没有变化[188]。就像椎体塌陷的程度和儿童畸形随年龄增长的变化一样,脊椎受累的水平会影响畸形最初的程度。由于Ⅰ期和儿童生长过程中椎体塌陷严重，胸腰椎损伤预后最差[189]。最初椎体高度的丢失度也会影响到5年后畸形的程度。

绝大多数的脊柱结核感染的临床表现和平片所见相似:背痛、脊柱后凸、偶尔出现冷脓肿。平片上发现2个或更多的相邻椎体受累损伤、椎间隙消失、椎旁软组织阴影。没有这些临床或放射学特征的脊柱结核,称为非典型性脊柱结核[190]。在非典型性表现的患者,会延误诊断,并导致增高的死亡率[191]。非典型性脊柱结核分为临床非典型性和放射学非典型性两类。在临床上患者可表现为,椎间盘脱出,无骨损伤的冷脓肿或者硬膜外或硬膜下的结核肉芽肿。在放射学上可表现为,单个椎体病变伴有椎弓受累，椎体中心性塌陷或椎体骨质硬化。有25%的患者,多个椎体的病变是不连续的[192]。伴有镰状红细胞病的患者有典型的椎间盘周围损伤,并有临床畸形表现或多个相邻椎体损伤而没有畸形[193]。

(2)颈椎结核

尽管少见,但是颈椎结核应值得特别注意,特别是在结核高发地区。在脊柱结核中,颈椎受累者只占3%~5%[185],并且很少累及寰枢结合部[194,195]。与低位脊柱结核不同,由于有更明显的症状,颈椎病变在感染的早期即表现出来。常见的主诉有,颈部疼痛、斜颈、牙关紧闭或脊髓受压的症状。此外,椎旁脓肿可压迫气管产生喘鸣或累及口咽部形成咽后脓肿。寰枢椎结核使脊髓处于高度危险中,因为寰枢椎结核可引起寰枢椎半脱位、齿突向上脱位、冷脓肿压迫或结核直接侵害脊髓[195]。低位颈椎结核(C2~C7)有两种发病形式:在不满10岁的儿童中，疾病扩散形成大脓肿但很少出现截瘫或四肢瘫[185,196];在超过10岁的患者中,感染更趋于局限化,很少有脓肿形成,但是截瘫或四肢瘫却很常见[185]。在平片上可发现溶骨性侵蚀，寰枢椎结核在脊椎侧位片上表现为咽喉软组织间隙增宽[195]。

(3)脊柱外结核

在所有骨关节结核中，髋关节结核的发生率为15%,仅次于脊柱结核的发生率[197]。未治疗患者的死亡率很高。最初以滑膜炎为主要临床表现,与所有的关节疾病或骨髓炎相似。关节外的骨病变可能出现在髋臼或股骨,并侵入关节。髋臼病变的扩散比股骨病变的扩散要慢。患者表现为疼痛、跛行、流注脓肿或髋关节固定畸形。受累关节的主动运动和被动运动都会引起疼痛,并可伴有肌肉的挛缩。感染的发展被分为四期,有助于预测病变结果[197]。Ⅰ期是滑膜炎,关节内充满了渗出液,导致髋关节屈曲、外展、外旋畸形及同侧小腿明显变长。Ⅱ期,病变发展为早期关节炎,股骨头、股骨颈或股骨骨骺部的骨质损害变得明显。髋关节出现固定畸形,最常见的是屈曲、内收、内旋畸形,导致患肢明显缩短。Ⅲ期是关节炎期,表现为关节损伤引起的关节面破坏及关节间隙消失。患肢真正的发生了短缩,关节的任何活动均会引起剧烈的疼痛。Ⅳ期是关节炎进展期,伴有关节间隙的完全破坏,并引起纤维性强直,甚至髋关节半脱位或脱位。可以出现"髋关节内陷"或"浮臼"。放射学表现，Ⅰ期关节表现相对正常。以后各期表现为骨溶解、关节间隙狭窄并最终出现纤维性强直。在MRI中经常见到结核性滑囊炎，表现为扩张的滑囊或为多发性脓肿。儿童髋关节的放射学表现与预后相关[198]。

在骨骼系统的结核中，膝关节结核的发病率占第三位。典型的膝关节疼痛发生在炎症和放射学变化出现之前。症状持续时间为数周至数月。在一项关于儿童膝关节结核的调查中，在出现临床表现前，症状持续的时间是1周至3年，平均为4周[199]。随着感染的进展，膝关节皮温升高，并出现红肿胀。滑膜受累伴有或不伴有骨侵蚀。通常不出现软骨的破坏[199,200]。与髋关节相似的膝关节结核的放射学分期，有助于临床结果的预测[201]。Ⅰ期表现为骨质减少伴有软组织肿胀，同时伴有或不伴有骨骺增大。Ⅱ期，疾病进展出现骨骺或干骺端侵蚀，但关节间隙正常。Ⅲ期表现为明显的关节炎，伴有关节间隙狭窄。最后，Ⅳ期表现为关节炎进展期的改变，并出现关节结构破坏。

足和踝关节仍是结核发生较少的部位，占骨关节结核的8%~10%[202]。足部结核的表现多种多样[202]。关节附近的肉芽肿性感染是最常见的表现形式。第二种临床表现是中心性肉芽肿，特别是在趾骨和跖骨。除了手部或足部损害外，将近30%的患者有多发性跖骨受累[203]。最终，发生由结核分枝杆菌血源性播散引起的原发性滑膜炎或腱鞘炎。跟骨是最常受累的骨骼[202,204]，而跗跖关节、踝关节和跗骨间感染却不常见。放射学表现为严重的骨量减少，但很少有死骨形成，特别是在较大的跗骨。足中部的感染会很严重，如不治疗会导致足弓完全塌陷。

当两个或更多的非相邻骨骼部位被感染时，就会发生多病灶的结核性骨髓炎。在结核流行地区，多病灶感染可占到骨关节结核病例的10%[205]。受累部位的类型包括肋骨和胸骨、椎骨和肋骨、椎骨和胸骨，以及罕见的骨盆型、椎骨型和肋骨型[206,207]。在吸食海洛因的人群中，越来越多的累及肋骨的多病灶结核报道已引起人们的注意[208]。结核性骨髓炎多个非连续性病灶的表现，可被误诊为转移性骨肿瘤。

脊柱外骨关节结核的非典型性表现已受到关注[193]，包括闭合性囊状结核和闭合性结核性骨髓炎。在闭合性囊状结核和闭合性结核性骨髓炎中，均没有脓肿和窦道形成。闭合性囊状损害多见于儿童和青少年，而且多发生于长骨。病灶周围骨量减少，但没有发现骨质硬化或骨膜下新骨形成。还可见到多发性囊腔。长骨闭合性结核性骨髓炎非常少见，多发生于儿童，并且多伴有患肢的疼痛、肿胀，而且多为双侧。受累骨密度增高并发生硬化。原发性结核可能伴随有多关节的关节炎和结节性红斑，被命名为结核性风湿病或Poncet病[209]。抗结核治疗前，关节炎持续存在并具有破坏性。这种反应性关节炎综合征的存在还有争议，一些学者认为Poncet病代表一个被结核分枝杆菌激活的自身免疫过程，其他学者认为这种关节炎是未诊断的结核性化脓性关节炎。

由结核分枝杆菌引起的关节假体感染，多是由既往的结核性化脓性关节感染的重新激活引起，很少由血源性播散引起[210,211]。既往少有肺结核和骨结核病史。感染可以在最初的关节置换术十几年后发生。在关节假体植入时结核杆菌培养阴性的患者和假体植入前已没有活动性结核性关节炎超过10年的患者中，感染复发的危险性是较低的[212]。与髋关节成形术相比，膝关节成形术的患者感染复发的危险性可能要高一些[211]。诊断依靠来自关节液、滑膜组织或关节假体结核分枝杆菌的培养。尽管在适合化疗的患者中，单纯的化疗就可治愈感染，但还是建议将假体取出。保留假体的病人，化疗时间要延长。

3.诊断

尽管在鉴别结核与化脓性感染中没有特异病征性的发现，但是在评价脊柱结核时，影像学诊断仍然是非常重要的工具。脊柱平片在疾病早期可以是正常的，因为在平片上发现损害之前，已有超过50%的小梁骨丢失了[213]。平片的早期改变可能是不明显的椎间隙狭窄或非特异性的终板变化，在进行性感染中，还伴有明显的椎体高度丢失和骨侵蚀[191]。脊柱或腰大肌阴影膨出的不对称性可能代表了脓肿的存在。胸椎椎旁脓肿的诊断需要合适的透射平片。平片上很难鉴别后弓。在观察终板破坏、骨质破坏以及应用静脉内对比观察软组织时，CT是非常有用的。如果平片没有发现异常而又怀疑结核，可以选择MRI检查。在平片发现异常以前的疾病早期阶段，MRI就能够发现终板和骨髓的浸润性改变(图126.6)。感染椎体在T1加权像上表现为低强度信号，在T2加权像上表现为异常的增高信号。在慢性感染时，信号是可变的，在T1加权像上既有低信号又有高信号[191]。结核性椎间盘炎在影像学上不能与化脓性感染相鉴别。在诊断骨关节结核时，骨扫描也是不敏感的，特别是对患有颈椎疾病[194]和播散性结核病[191]的

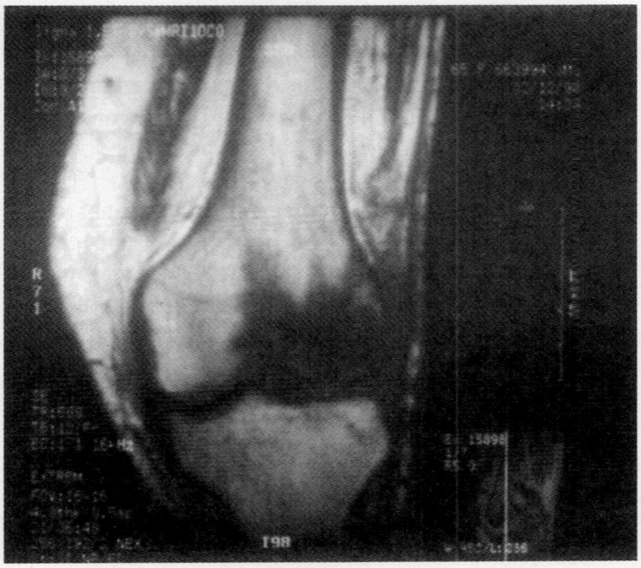

图 126.6　由结核分枝杆菌引起的股骨骨髓炎的 MRI 表现，患者为一名 69 岁的女性，有慢性的膝关节疼痛。

患者，而且骨扫描通常会使最初的诊断受到怀疑。

躯干骨以外的受累关节平片可以表现为关节间隙正常、增宽（因渗出导致）或狭窄（因疾病进展）。关节周围可以出现严重的骨质疏松。结核性骶髂关节炎时，可以出现轻度的骨质硬化[191]。尽管在怀疑腱鞘炎、滑囊炎或滑膜炎时，MRI检查特别有用，但是MRI在躯干骨以外结核病的诊断中所起的作用没有在脊柱结核病中重要。平片中对诊断结核性骨髓炎有意义的表现包括，骨量减少、关节周围的损害中没有出现骨硬化以及单一骨骼受累。其他特异性较低的表现有软组织肿胀、死骨以及前面提到的非典型的闭合性囊状损害。以指气臌（囊状骨膨大、骨膜炎及周围软组织肿胀）为表现形式的指炎多见于儿童手部，在成人罕见。

在一些地区，结核病是地方病，骨关节结核经常在临床上被诊断而缺少组织学诊断，特别是对于皮试阳性或同时伴有肺结核的患者。对于那些在结核病流行较低的地区工作的临床医生而言，结核病的诊断需有更多的临床资料。结核菌素纯化蛋白衍生物（PPD）在确定既往是否暴露于结核分枝杆菌中仍然是非常重要的。5个结核菌素单位的标准剂量进行皮内注射，72小时内出现硬结就是阳性反应。通过测量不同人群中硬结的大小来限定阳性反应。5mm的硬结被认为是阳性反应并在下列患者中出现，伴有HIV感染的患者、近期与结核病患者接触过的患者或者经放射线检查有陈旧性结核病灶的患者。10mm的硬结被认为是阳性反应并在下列人群中出现，最近由结核高发地区迁来的移民、长期管理医疗设备以及医学上治疗不当的人群。在其他患者中，15mm的硬结认为是阳性表现。在已经确定的活动性结核患者中，20%患者出现假阴性反应，特别是在那些患有免疫抑制、营养不良或病毒感染的患者中。应用控制抗原（流行性腮腺炎病毒、假丝酵母菌、发癣菌）进行的无反应性试验已经开始应用，但是不再建议继续应用，因为有消息称这可以导致PPD的阴性结果。在接种了卡介苗（BCG）的患者中也可出现假阳性，尽管假阳性率会随着时间的延长而降低。目前，还没有检测活动性结核病的可靠的血清学试验。QuantiFERON-TB试验是一种血清学试验，可以观察病人对结核菌素抗原的免疫反应，但是仅仅在检测近期感染结核而没有出现活动性疾病的患者中有作用。

尽管在感染的进展阶段检查结果可能变化很大，并且对结核病通常是非特异性的，但是如果出现了关节炎，就应该抽取关节液进行检查。在结核性关节炎的早期，关节液可以是清亮的或者是黄色的。随着骨关节的破坏，关节液可因坏死的碎屑而变得黏稠并且呈黄白色。白细胞计数变化很大，但通常在10 000~20 000/mm^{3}之间。不像身体其他部位一样，由于结核引起的渗出液中以淋巴细胞为主，而由于结核性关节炎导致的关节渗出液中以多形核白细胞为主[214]。关节液中蛋白含量不同程度地升高，葡萄糖含量多降低。只可惜，关节液的这种变化也可发生于其他引起慢性滑膜炎的疾病中。关节液抗酸染色缺乏敏感性，只有不到20%的阳性结果。

当用Ziehl-Neelsen或Kinyoun染色时，分枝杆菌科的所有成员都是抗酸杆菌（AFB），而且仅通过染色外观通常不能将他们区分开来。受累骨骼或滑膜的组织活检很有用处，特别是在组织中见到抗酸杆菌时。在94%的标本中，滑膜活检表现为干酪样坏死或非干酪样肉芽肿[214]。然而，这些病理检查结果是非特异性的，在真菌或非典型分枝杆菌感染的患者中也可以见到，与结节病中非感染性过程一样。

由骨或滑膜组织中培养出结核分枝杆菌可以确诊骨关节结核。培养的敏感性取决于获取组织的质量和样本的数量。外科手术获取的组织可以获得最高的培养阳性率，因为可以在直视下对受累组织取材。与化脓性感染相反，在受累组织或渗出液中含有较少的分枝杆菌，因此需要较大的组织块才能获得阳性培养结果。对于滑膜组织活检，阳性培养有分枝杆菌生长可达到94%[214]。分枝杆菌的培养需要8周。应用包括DNA探针在内的鉴别结核分枝杆菌与其他分枝杆菌的较新的诊断技术，已大大加快了鉴别速度。在获得培养结果之前,也可应用聚合酶链反应(PCR)对临床获得的组织进行检测。对于抗酸杆菌涂片阳性的病例,其敏感性和特异性均很高,但是与涂片阴性的病例一致性较差。最终,诊断要综合临床表现、病理所见以及培养结果。虽然皮试和PCR有助于诊断，但是它们只起辅助诊断作用,因为阴性结果决不能排除结核。所有结核分枝杆菌的阳性培养都应该进行药物敏感性试验。目前,还没有快速的技术来确定药物的敏感性，传统的固体培养基和液体培养基检测方法仍是标准的检测方法。

4.治疗

(1)内科治疗

1943年发现了链霉素，确定了结核病化疗的现代标准。在引入链霉素不久,人们注意到了治疗失败和结核复燃,同时耐药性的概念也得到了进一步的发展。随后,其他抗结核药物的发展以及联合用药的发展,为结核的治疗奠定了坚实的基础。化疗的目的是迅速杀灭结核杆菌,防止耐药性的出现,并且杀灭组织中持续存在的结核杆菌防止结核的复燃。为了达到这些目标,应根据结核病的特点进行治疗。结合病灶中存在几群具有不同生长特征的结核杆菌--细胞外快速生长的结核杆菌、慢速生长的结核杆菌及在生长和休眠状态之间变动的结核杆菌。抗结核疗法需要考虑到这几种不同的结核菌群。异烟肼(INF)是抗快速繁殖结核分枝杆菌的最有效药物,其次是乙胺丁醇(EMB)、利福平(RIF)和链霉素(SM)。在早期治疗中,吡嗪酰胺(PZA)是一种弱杀菌剂。处于慢速生长和休眠状态的结核杆菌可以被利福平和吡嗪酰胺最有效地杀灭。治疗的最初阶段要持续8周，应用对抗活动期结核杆菌的药物。接下来改用对抗休眠期结核杆菌的药物。

有较少(不到4%)的结核病例,存在多重耐药性,对这些病人最初阶段的治疗需要三种药物联合应用8周,即异烟肼、利福平和吡嗪酰胺。如果药物敏感试验显示为一种高敏感性的结核杆菌，异烟肼和利福平要在延长治疗阶段继续应用。骨关节结核的治疗时间应该至少为6至9个月,如果治疗方案中有利福平,最好持续治疗9个月[215]。对于来自多重耐药性结核病高发区的病人（特别是有明显地方性流行性结核病的地区),在最初治疗阶段应该使用四联疗法,即在异烟肼、利福平和吡嗪酰胺的基础上再加一种乙胺丁醇或链霉素。如果药敏试验或毒力效应不允许应用利福平，那治疗时间应延长到18个月[215]。二线药物(对氨基水杨酸、卡那霉素、乙硫异烟胺、丙硫异烟胺、氨硫脲、环丝氨酸)应作为患有多重耐药性结核病或对一线药物有明显毒副作用的病人的备用药。所有的利福霉素类都能加快蛋白酶抑制剂的代谢，而蛋白酶抑制剂多用于HIV的治疗,其中利福平的作用最大,利福布汀最小。对同时感染有HIV和结核的病人,如果应用了蛋白酶抑制剂,则应将利福平改为利福布汀，或者改换一种不含利福霉素类药物的抗结核治疗方案。氟喹诺酮类也有一定的抗分枝杆菌活性，也是一类治疗高耐药菌株的可供选择的药物。应用皮质激素治疗骨关节结核是没有益处的,并且也不建议应用。目前,关于伴有HIV感染的结核病患者治疗的最新资料，应从当地健康机构或疾病控制中心的网站获得,如cdc.gov/epo/mmwr/mmwr_rr.html。

对于骨关节结核治疗的反应很难评价。除了放射学上的改变以外,全身症状、局部疼痛或渗出的变化,在确定治疗时间上也是有帮助的。在疾病发展到进展期的病人,尽管可以治愈微生物的感染,但是关节功能可能不会完全恢复。如果怀疑感染复发,治疗应持续到临床医生认为复发的危险性已降到最低为止。

(2)外科治疗

在脊柱结核的治疗中，外科手术的作用一直存在争议。研究脊柱结核的医学研究委员会工作组已经表明,在脊柱结核的治疗方面,与单纯化疗相比联合应用外科手术和化疗并没有取得更好疗效[216]。然而,许多大规模研究将颈椎受累的病人排除在外。因此,还没有治疗颈椎结核的最佳手术方法。病灶清除术加单纯前路融合术（香港术式）或单纯后路融合术已经得到提倡，但还没有达成明确的共识。两种手术方式都可使疼痛等症状得到迅速缓解。已发现香港术式在治疗胸椎和腰椎结核中是最有效的手术方式[217],但是许多学者认为此术式在治疗颈椎结核时会出现很高的失败率。Lifeso提出了一种后路融合方法,并且他还提出了一种对治疗有指导意义的寰枢椎结核分类系统[194]。Ⅰ期,韧带完整,骨质破坏最小,C1、C2没有发生向前的移位,有可能出现齿突的移位。建议应用颈胸矫形器或Halo-Vest支架。Ⅱ期,齿突移位和骨质破坏程度仍很小,但是出现韧带断裂以及C1或C2的前方移位。治疗方法包括经口活检和减压,头圈牵引(halo traction)复位,C1、C2后路融合,术后戴支具颈部制动。Ⅲ期,出现显著的骨质和韧带破坏，并且伴有C1前弓的消失,最终齿状突也消失。头圈牵引能使移位复位,接下来进行由枕骨到C2或C3的后路融合术，术后颈部制动直到骨性融合。对后路融合持有不同看法的学者认为，前方稳定性的丧失不能防止进行性畸形的发生。更新的资料表明，先行前路融合再行后路融合的分期手术，在下颈椎、胸椎及腰椎结核的治疗中取得了成功[218]。不论采取哪种手术方法，最终都应该达到疼痛缓解、脊髓减压、防止畸形以及受累椎体的最终骨性融合。

髋关节结核的治疗应该以挽救髋关节的功能为指导原则。治疗初期应给予抗结核药物并施行髋关节牵引制动。随着髋关节疼痛的减轻，可开始进行功能锻炼。对于病情严重的患者（Ⅲ期和Ⅳ期），需要进行外科手术治疗。根据治疗的目的，关节切除成形术和关节融合术都是可以采用的手术方式。关节切除成形术可以保留一个无痛的可以活动的关节，但是存在关节不稳和结核复发的可能性。虽然关节被固定了，但是关节融合术使髋关节处于一种最佳的功能位。在急性患者中，由于存在关节假体感染的危险，关节置换术的结果并不令人满意，仅仅可用于经过适当的治疗后已多年没有发生活动性感染的病例。尽管已经尽了最大的努力防止关节置换术后感染复发，但是仍有30%的病例出现感染的复发[197]。对于Ⅰ期和Ⅱ期的膝关节结核，经过治疗都可达到较好的结果，表现为膝关节活动范围接近正常、放射学表现正常[199-201]。在儿童，Ⅰ期和Ⅱ期的膝关节结核制动不会影响治疗的结果。Ⅲ期和Ⅳ期的病例，用夹板将膝关节固定于伸直位可以防止屈曲畸形。

某些作者提出通过早期的滑膜切除术和关节周围损害的清创术结合化疗治疗Ⅰ期和Ⅱ期疾病，但作用尚不明确[219,220]。其他作者则认为单纯通过化疗即可达到“生物滑膜清除”的目的而且疗效更优[199-201]。但是疾病发展到更严重程度时仍需外科手术矫正关节屈曲畸形，或通过关节成形术解决疼痛和畸形问题。

延长化疗时间是治疗足或踝结核较好的方法。手术干预应在组织活检之后进行，对化疗无反应的患者需行清创术，持续的关节疼痛或畸形需要行切除术并同时依情况选择行关节成形术，死骨与空洞会随治疗消失。有效化疗后的最初几个月患者症状会有明显改善，大多数病例关节疼痛会完全消失。

（二）非结核分枝杆菌

非结核分枝杆菌（nontuberculous mycobacteria NTM）感染发生于健康人和免疫缺陷的个体。非结核分枝杆菌包括除结核分枝杆菌M.tuberculosis、牛分枝杆菌M.bovis、非洲结核杆菌M.africanum、麻风分枝杆菌M.leprae外的所有分枝杆菌。在人群之间NTM难以传播的特点使它与其他分枝杆菌相区分。在NTM的各型中，有的是人类病原体，有的是动物病原体，其他是不同环境态的克隆。基于临床、发育和生化特点的不同，认为NTM与结核分枝杆菌有很大区别。NTM的最初分类是依据克隆形态、生长速度和色素沉着（Runyon分类系统），而新出现的分子学方法使NTM的快速鉴定成为可能，因此Runyon分类系统在临床应用减少。生长速度仍是一个对鉴定很有帮助的特征，快速生长的分枝杆菌（<7天）包括偶然分枝杆菌复合体，以及龟分支杆菌/脓分枝杆菌和其他。生长速度慢的分枝杆菌（>10天）包括鸟复合分枝杆菌、堪萨斯分枝杆菌、非洲蟾蜍分枝杆菌和嗜血分枝杆菌。中等速度生长的分枝杆菌有海分枝杆菌和皋道分枝杆菌及其他。

骨关节感染是NTM所致临床疾病症状之一。肺部感染、淋巴结炎、软组织感染及播散疾病在NTM所致疾病中更为常见。NTM的骨关节感染可以表现为肌腱滑膜炎、滑膜炎、骨髓炎甚或败血病关节炎（图126.7）。具有正常免疫的宿主常常在外伤后、从事园艺工作后或接触鱼和污染的水源后引起感染。在这些情况中肌腱滑膜炎、滑膜炎和上行结节状淋巴结炎较常见。心脏手术后的NTM的胸骨创伤感染也有报道[221-223]。潜在免疫抑制患者特别是艾滋病病人，更易发生播散性疾病，包括骨和关节的转移（见表126.2）。

1.海分枝杆菌

当人暴露于海鱼或污染的水后，海分枝杆菌常常

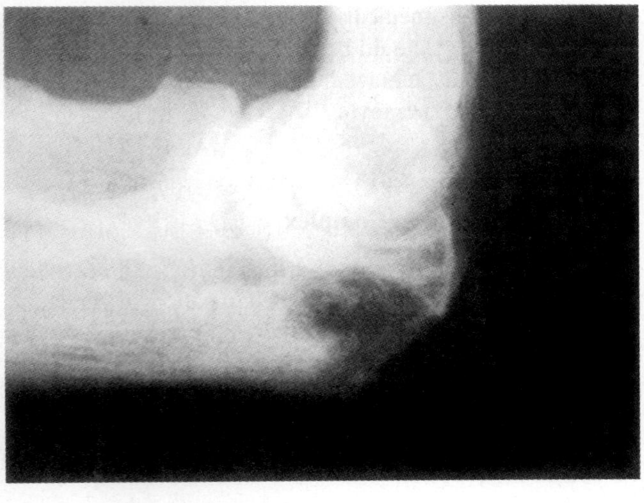

图 126.7　有慢性滑囊炎和关节内皮质激素注射病史，47 岁男性，高加索人。由皋道分枝杆菌 M.gordonae 引起的桡骨骨髓炎。

引起皮肤或皮下的感染。感染可以向深部组织发展，导致腱鞘炎、滑囊炎、关节炎及骨髓炎。海分枝杆菌在接近核心人体温度(37℃)的环境中生长受抑制，所以通常在皮肤和肢端这些相对温度较低的区域可以有限生长。播散转移少见，通常仅发生于严重的免疫抑制患者。海分枝杆菌感染的典型症状为疼痛、肿胀、线性排列的结节样红斑皮肤损害甚至溃疡。典型损伤持续数周到数月，自发愈合少见。腱鞘炎占到海分枝杆菌感染的50%[224]，不常见骨髓炎与关节炎[225]。关节炎典型表现为手部单个关节持续数月的痛性肿胀，关节活动可受限，关节渗出液，红斑结节样皮损覆盖病变关节，除播散感染外一般无全身症状。影像学显示受损关节区软组织肿胀，骨的近关节部分侵蚀及死骨形成。病变组织活检可发现肉芽肿性炎症。最佳的治疗方案仍不明确，但良好的治疗效果需要包括克拉霉素、RIF和/或四环素的联合使用[225]。手术清创治疗对单纯药物治疗无反应的患者有效[225]。药物治疗的疗程应以达到满意的临床疗效为准，通常需要持续数月甚至数年。

2.鸟复合分枝杆菌

艾滋病在世界范围内流行之前，鸟复合分枝杆菌(MAC)感染主要局限于潜在肺部感染并表现为慢性肺炎。现在播散性MAC感染见于很多临床感染病例，常见于艾滋病和CD4细胞计数少于50/mm^{3}的患者。MAC包括鸟分枝杆菌、胞内分枝杆菌和其他未分类的菌种，它在环境中是普遍存在的，并在土壤、自然和城市水源、灰尘以及各种动物相对独立存在。吸入与食入是MAC感染的途径，在人群间不存在传播。大多数呼吸道暴露导致呼吸系统内的菌群定居的人群，并不一定有疾病发生。除了HIV外，发生MAC感染的危险因素包括支气管扩张、慢性阻塞性肺病、治愈或活动肺结核、先期胃切除术、长期使用皮质激素、胸椎侧凸和漏斗胸，女性更易感染。无免疫缺陷MAC患者的骨关节感染并不常见，大部分感染见于艾滋病的患者。

骨关节感染继发于MAC的血源性播散，MAC骨髓炎偶尔发生在先前有侵入性外伤的部位，通常在外伤后数年发生[226,227]。骨髓炎也可发生于经抗逆转录病毒治疗引起的免疫重建，而没有持续MAC治疗的HIV阳性患者[228]。骨髓炎与关节炎在同一个病人可以共存，通常在骨突部位，跨关节发展。多病灶的骨髓炎报道见于无免疫缺陷的儿童[229,230]，它以易于形成脓肿和瘘管为特征。

MAC感染的治疗包括至少使用两种抗分枝杆菌的药物以防止抗生素耐药性发生。大环内酯类的克林霉素或阿奇霉素通常与乙胺丁醇联合使用。可以增加使用阿米卡星、利福霉素或环丙沙星用于更严重的情况。改善临床症状通常需要数月的治疗，HIV患者应当持续治疗直到CD4 T细胞计数保持在100/mm^{3}以上。

3.堪萨斯分枝杆菌

在HIV和艾滋病出现之前，堪萨斯分枝杆菌感染并不常见，通常表现为空洞性肺病，与诱因性肺病如慢性阻塞性肺病、支气管扩张、先前肺结核或支气管源性肿瘤所引发的肺结核不易区分。在免疫缺陷患者中播散性感染和肺外感染更常见。堪萨斯分枝杆菌在前HIV期的骨关节感染只有少数报道。近年来无论在HIV阳性还是HIV阴性人群中，堪萨斯分枝杆菌的感染几率均升高。HIV阳性患者中，堪萨斯分枝杆菌是非结核分枝杆菌中次要的致病菌种，影响CD4细胞计数少于100/mm^{3}的个体。非典型表现常见于HIV阳性的患者中，表现为一半的患者伴空洞性肺病，其余肺外感染也常见。

堪萨斯分枝杆菌的血源性播散与骨和滑膜的细菌种植使骨关节感染发生。先前不正常的关节易于发生感染。创伤和随之而来的关节内皮质激素注射会在正常免疫的个体中造成菌血症性关节炎[234]。菌血症性关节炎患者表现为慢性疼痛与受累关节的肿胀[234]。单关节受累较多关节受累更常见。血沉通常正常，平片显示受累关节通常正常。少部分患者同时有肺病症状。堪萨斯分枝杆菌在HIV阳性或阴性的患者中发生骨髓炎均有报道。受累骨骼包括颅骨[235,236]、尺骨[233,237]、脊柱[231]、籽骨[238]和下颌骨[239]。但是，并发肺结核与腱鞘炎鲜有报道[240]。

滑膜或骨组织的病理表现类似其他分枝杆菌感染[233,237]。在70%的活检标本中出现抗酸杆菌[234]。堪萨斯分枝杆菌是长而纤细的细菌，常呈弯曲或折叠外形及粗糙串珠状。堪萨斯分枝杆菌的特异敏感药物谱特点包括：对低剂量的异烟肼的相对耐药和吡嗪酰胺的耐药，大多数独立菌群对利福平、乙胺丁醇和高剂量的异烟肼敏感。在大多数报道病例中外科清创结合化疗使用，术式包括滑膜清除术与受累骨切除术，而临床和微生物学治愈必须通过化疗实现。

4.牛分枝杆菌卡介疫苗

预防肺结核的努力促进了含活体减毒牛分枝杆菌

的卡介疫苗(BCG)的发展。在结核病感染率高的国家，儿童接种疫苗可以显著降低临床结核的发病率。此外，静脉BCG治疗仍然是膀胱原位肿瘤治疗的首选。卡介苗或静脉HCG治疗的感染并发症在文献中均有详细纪录，卡介苗引起的骨髓炎的发生率据估计在百万分之一。一篇卡介苗相关性骨炎的综述描述，疼痛与肿胀症状最早发生在接种疫苗后4个月，最迟发生在接种后144个月[241]。此篇综述报道的并发症发生率远较先前报道为高，或许是与注射剂量、所选牛分枝杆菌的菌株及注射技术有关。大部分病例仅涉及一个部位，通常是长骨骨骺，而下肢骨骼(股骨、胫骨、足部骨)更常受累。部分患者发生软组织脓肿和关节炎。抗酸杆菌从骨组织、脓液和滑液复活。静脉注射BCG引发骨髓炎很常见，大部分感染在注射后2周到7年后引起椎体(特别是胸腰椎)的骨髓炎[242]。静脉BCG滴注超过1年后，尿与膀胱活检仍出现抗酸杆菌，成为全身播散的持续源泉。牛分枝杆菌BCG的快速鉴别技术已发展完善，可以区分不同菌系和天然存在的牛分枝杆菌[243]。牛分枝杆菌BCG骨髓炎的化疗类似结核治疗，然而，牛分枝杆菌常对吡嗪酰胺产生耐药。

5.偶发分枝杆菌群

偶发分枝杆菌群（偶发分枝杆菌、M.peregrinum和偶发分枝杆菌第三生物变异复合体)存在于土壤中，从健康人的唾液中、医院实验室和手术室洗涤池的水中均可培养出来。它是慢性肺病和外伤感染的少见病因。在一个完整的胸骨外伤感染病例记录中，感染的根源根本无法明确[221]。在这个病例中，在同一家医院两周内经历心脏手术的9名患者中的4名发生了胸骨切口感染，所有病例脓性引流物均收集记录，胸骨不稳定却少见。治疗要求所有的患者切除胸骨，一例同时行化疗。所有患者均存活。

6.龟分枝杆菌/脓肿分枝杆菌群

龟分枝杆菌先前被划分到偶发分枝杆菌群中，但现已形成了其自身的菌群，包括脓肿分枝杆菌(以前的龟分枝杆菌脓肿杆菌亚群)。此菌群引发的临床疾病包括播散感染、皮肤或软组织感染、术后感染、肺部感染、心内膜炎、角膜炎和骨关节感染[244]。很多感染和创伤有关，包括足部的刺伤时或许被污染的土壤或水感染[244,245]。大部分感染发生于免疫缺陷患者，类似偶发分枝杆菌。有报道19例心脏手术后龟分枝杆菌导致的胸骨感染[221]，大部分患者有疼痛和胸骨切开部位的水样引流。脓肿分枝杆菌脊椎骨髓炎发生于一例静脉内给药患者、一例系统性红斑狼疮患者和一名无免疫缺陷的儿童[246-248]。药物敏感性各异，机体对多种抗分枝杆菌药物耐药。阿米卡星和克林霉素一直是最有效的药物。治疗通常需要6~12个月的化疗，并且在临床疾病彻底痊愈后仍要维持至少4~6周。

7.蟾蜍分枝杆菌

关于蟾蜍分枝杆菌引起的肺和肺外感染的报道越来越多。首先从蟾蜍的表皮肉芽肿分离出蟾蜍分枝杆菌，后来又从唾液、腹膜、滑膜、骨和人类的淋巴组织中培养出来。水龙头的水是细菌常见的环境来源，蟾蜍分枝杆菌定居于饮用水源，故成为某些欧洲国家的地方病。发生蟾蜍分枝杆菌的危险因素包括使用免疫抑制药物、恶性肿瘤、艾滋病、糖尿病和老年。免疫功能正常的患者发生感染，骨髓炎、败血病性关节炎和腱鞘炎均有报道[249]。蟾蜍分枝杆菌与其他原因所致的关节炎或骨髓炎在临床上不易区分。腰椎、膝、腕、肩、跟骨、楔骨和颞下颌关节均报道有感染发生[249-252]。大部分分离孤立菌群对一线抗结核药物均敏感。标准治疗方法：加氟喹诺酮和克林霉素，这是推荐的用药方法，治疗需持续15~18个月直至达到培养阴性[253]。

(三)其他非结核分枝杆菌

不经常引发骨关节感染的其他非结核分枝杆菌包括溃疡分枝杆菌M.ulcerans(骨髓炎)、沃林斯基分枝杆菌M.wolinskyi(骨髓炎)、三联分枝杆菌M.triplex(白血病性关节炎)、慢黄分枝杆菌M.lent flavum（脊柱骨髓炎)、血友分枝杆菌M.haemphilum(败血病性骨髓炎，腱鞘炎)、马尔摩恩斯分枝杆菌M.malmoense(腱鞘炎)、胃分枝杆菌M.gastri（败血病性骨髓炎)、韧分枝杆菌M.phlei(败血病性骨髓炎)、水盖分枝杆菌M.szulgai(骨髓炎，滑囊炎，腱鞘炎)和泰瑞分枝杆菌M.terrae(败血病性关节炎和骨髓炎)。

麻风分枝杆菌

Hansen病(麻风病)在很多不发达国家仍然是致残性疾病的重要原因。麻风分枝杆菌的致病谱依赖于感染病人对T-1免疫反应的能力。结核结节样型麻风病(少菌型)发生于能够有效发生细胞介导的免疫反应的病人，表现为局部的皮损。不能有效进行细胞介导免疫反应的病人则导致麻风瘤型麻风病(多菌型)，表现为皮肤和神经组织广泛的浸润。在这两型之间是中间型或中间界线类麻风。神经组织的浸润导致最终受累区域的感觉和痛觉消失，神经病变区的创伤将无从感知或被二次感染。Hansen病的典型关节改变是麻风分枝杆菌直接侵入关节所致，或是神经病变和细菌二次感染(夏柯关节，败血病性关节炎)所致。然而，其他形式的关节炎，无论是急性或慢性，均应与Hensen病相联系来认识。

急性暂时性炎性关节炎长期伴随麻风结节性红斑(ENL)或麻风反应和相反作用过程。通常在初次对麻风瘤型患者的抗麻风治疗后，分枝杆菌抗原释放，导致包括滑膜的各组织中免疫复合物沉积。在中间界线型麻风患者体内，增强的细胞介导的免疫反应可以产生相反的作用，即对麻风分枝杆菌抗原的延迟性超敏反应从而产生结核型麻风。这两类反应均可产生严重的急性关节炎，最常见累及膝、近侧指间关节、腕、踝和肘关节[254]。典型地以系统性多关节关节炎为代表，不过亦发于单关节或寡关节。麻风结节性红斑患者的关节炎可以在此反应之前伴随，或在其之后发生。

多菌型Hensen病患者发生慢性关节炎并伴随麻风反应。除了存在麻风结节性红斑反应、近期诊断为初次麻风患者，以及那些接受过特异治疗的患者[254]以外，病人的症状通常比较轻微并可持续数年，可见晨僵和关节受限。膝关节是最常见的受累关节，踝、腕、肘也很常见。影像学表现包括邻近关节的骨质疏松、手部骨质疏松、关节间隙狭窄、跖骨或指骨骨溶解。临床不活动型骶髂关节炎也比较常见[254]。一项麻风致慢性关节炎的研究发现所有关节炎表现的患者均存在慢性滑膜炎[255]。有麻风结节性红斑反应的患者，滑膜组织检查发现血管炎及成片段的抗酸杆菌在淋巴内浸润。无麻风结节性红斑反应的关节炎患者有滑膜组织肉芽肿的浸润。除此之外，完好的抗酸杆菌出现在某些患者的肉芽肿内，表明菌血症的滑膜种植。

伴麻风结节性红斑反应的急性关节炎的治疗包括对症治疗以及治疗潜在病理反应。沙立度胺是治疗ENL反应的有效药物[256]。麻风治疗过程中发生关节炎恶化也要使用抗炎药物对症治疗，Hansen病的合理治疗可以减少慢性关节炎发生的概率。

（干耀恺 译　侯筱魁 校）

参考文献

1. Saccente M, Abernathy RS, Pappas PG, et al. Vertebral blastomycosis with paravertebral abscess: report of eight cases and review of the literature. *Clin Infect Dis* 1998;26:413–418.
2. Gnann JW Jr, Bressler GS, Bodet CA 3rd, et al. Human blastomycosis after a dog bite. *Ann Intern Med* 1983;98:48–49.
3. Pappas PG, Pottage JC, Powderly WG, et al. Blastomycosis in patients with the acquired immunodeficiency syndrome. *Ann Intern Med* 1992; 116:847–853.
4. Pappas PG, Threlkeld MG, Bedsole GD, et al. Blastomycosis in immunocompromised patients. *Medicine* 1993;72:311–325.
5. Pappas PG, Dismukes WE. Blastomycosis: Gilchrist's disease revisited. *Curr Clin Top Infect Dis* 2002;22:61–77.
6. Bradsher RW. Development of specific immunity in patients with pulmonary or extrapulmonary blastomycosis. *Am Rev Respir Dis* 1984; 129:430–434.
7. Abril A, Campbell MD, Cotton VR Jr, et al. Polyarticular blastomycotic arthritis. *J Rheumatol* 1998;25:1019–1021.
8. Bayer AS, Scott VJ, Guze LB. Fungal arthritis. IV. Blastomycotic arthritis. *Semin Arthritis Rheum* 1979;9:145–151.
9. Gehweiler JA, Capp MP Chick EW. Observations of the roentgen patterns in blastomycosis of bone. A review of cases from the blastomycosis cooperative study of the Veterans Administration and Duke University Medical Center. *Am J Roentgenol* 1970;108:497–510.
10. McDonald PB, Black GB, MacKenzie R. Orthopaedic manifestations of blastomycosis. *J Bone Joint Surg* 1990;72A:860–864.
11. National Institute of Allergy and Infectious Diseases Mycoses Study Group. Treatment of blastomycosis and histoplasmosis with ketoconazole: results of a prospective randomized clinical trial. *Ann Intern Med* 1985;103:861–872.
12. Bradsher RW, Rice DC, Abernathy RS. Ketoconazole therapy for endemic blastomycosis. *Ann Intern Med* 1985;103:872–879.
13. Dismukes WE, Bradsher RW, Cloud GC, et al. Itraconazole therapy for blastomycosis and histoplasmosis. *Am J Med* 1992;93:489–497.
14. Pappas PG, Bradsher RW, Kaufmann CA, et al. Treatment of blastomycosis with higher dose fluconazole. *Clin Infect Dis* 1997;25:200–205.
15. Chapman SW, Bradsher RW Jr, Campbell GD Jr, et al. Practice guidelines for the management of the patients with blastomycosis. *Clin Infect Dis* 2000;30:679–683.
16. Dodge RR, Lebowitz MD, Barbee RA, et al. Estimates of *C. immitis* infection by skin test reactivity in an endemic community. *Am J Public Health* 1985;75:863–865.
17. Antoniskis D, Larsen RA, Akil B, et al. Seronegative disseminated coccidioidomycosis in patients with HIV infection. *AIDS* 1990;4:691–693.
18. Fish DG, Ampel NM, Galgiani JN, et al. Coccidioidomycosis during human immunodeficiency virus infection: a review of 77 patients. *Medicine* 1990;69:384–391.
19. Ampel NM, Dols CL, Galgiani JN. Coccidioidomycosis during human immunodeficiency virus infection: results of a prospective study in a coccidioidal endemic area. *Am J Med* 1993;94:235–240.
20. Singh VR, Smith DK, Lawrence J, et al. Coccidioidomycosis in patients infected with human immunodeficiency virus infection: review of 91 cases at a single institution. *Clin Infect Dis* 1996;23:563–568.
21. Stevens DA. Coccidioidomycosis. *N Engl J Med* 1995;332:1077–1082.
22. Deresinski SC, Pappagianis D, Stevens DA. Association of ABO blood group and outcome of coccidioidal infections. *Sabouraudia* 1979;17:261–264.
23. Louie L, Ng S, Hajjeh R, et al. Influence of host genetics on the severity of coccidioidomycosis. *Emerg Infect Dis* 1999;5:672–680.
24. Cuellar ML, Silveira LH, Citera G, et al. Other fungal arthritides. *Rheum Dis Clin North Am* 1993;19: 439–455.
25. Cuellar ML, Silveira LH, Espinoza LR. Fungal arthritis. *Ann Rheum Dis* 1992;51:690–697.
26. Kemper CA, Deresinski SC. Fungal disease of bone and joint. In: Kibbler CC, Mackenzie DWR, Odds FC, eds. *Principles and practice of clinical mycology*. New York: John Wiley & Sons, 1996:49–68.
27. Deresinski SC. Coccidioidomycosis of the musculoskeletal system. In: Stevens DA, ed. *Coccidioidomycosis*. New York: Plenum Press, 1980:195–212.
28. Wrobel CJ, Chappell ET, Taylor W. Clinical presentation, radiological findings and treatment of results of coccidioidomycosis involving the spine: report on 23 cases. *J Neurosurg* (Spine 1) 2001;95:33–39.
29. Bayer AS, Guze LB. Fungal arthritis. II. Coccidioidal synovitis: clinical, diagnostic, therapeutic, and prognostic considerations. *Semin Arthritis Rheum* 1979;8:200–211.
30. Bayer AS, Yoshikawa TT, Galpin JE, et al. Unusual syndromes of coccidioidomycosis: diagnostic and therapeutic considerations. *Medicine* 1976;55:131–152.

31. Olson EM, Duberg AC, Herron LD, et al. Coccidioidal spondylitis: MR findings in 15 patients. *AJR* 1998;171:785–789.
32. Lund PJ, Chan DM, Unger EC, et al. Magnetic resonance imaging in coccidioidal arthritis. *Skeletal Radiol* 1996;25:661–665.
33. Pappagianis D. Coccidioidomycosis (San Joaquin or valley fever). In: DiSalvo A, ed. *Occupational mycoses*. Philadelphia: Lea & Febiger, 1983:13–28.
34. Galgiani JN. Catanzaro A. Cloud GA, et al. Comparison of oral fluconazole and itraconazole for progressive, nonmeningeal coccidioidomycosis. A randomized, double-blinded trial. Mycoses Study Group. *Ann Intern Med* 2000;133:676–686.
35. Galgiani JN, Ampel NM, Catanzaro A, et al. Practice guidelines for the treatment of coccidioidomycosis. *Clin Infect Dis* 2000;30:658–661.
36. Herron LD, Kissel P, Smilovitz D. Treatment of coccidioidal spinal infection: experience in 16 cases. *J Spinal Disord* 1997;10:215–222.
37. Wheat LJ. Histoplasmosis in Indianapolis. *Clin Infect Dis* 1992;14 [Suppl 1]:S91–S99.
38. Storch G, Burford JG, George RB, et al. Histoplasmosis: description of an outbreak in northern Louisiana. *Chest* 1980;7738–7742.
39. Dean AG, Bates JH, Sorrels C, et al. An outbreak of histoplasmosis at an Arkansas courthouse, with five cases of probable reinfection. *Am J Epidemiol* 1978;108:36–46.
40. Medeiros AA, Marty SD, Tosh FE, et al. Erythema nodosum and erythema multiforme as clinical manifestations of histoplasmosis in a community outbreak. *N Engl J Med* 1966;274:415–420.
41. Sellers TF Jr, Price WN Jr, Newberry WM Jr. An epidemic of erythema multiforme and erythema nodosum caused by histoplasmosis. *Ann Intern Med* 1965;62:1244–1262.
42. Leznoff A, Frank H, Telner P, et al. Histoplasmosis in Montreal during the fall of 1963, with observations on erythema multiforme. *Can Med Assoc J* 1964;91:154–160.
43. Smith RT. Histoplasmosis: a review with an epidemiological and clinical study of an outbreak occurring in Minnesota. *Lancet* 1955;75: 83–100.
44. Vivian DN, Weed LA, McDonald JR, et al. Histoplasmosis: clinical and pathologic study of 20 cases. *Surg Gynecol Obstet* 1954;99:53–62.
45. Thornberry DK, Wheat LJ, Brandt KD, et al. Histoplasmosis presenting with joint pain and hilar adenopathy. *Arthritis Rheum* 1982;25: 1396–1402.
46. Rosenthal J, Brandt KD, Wheat LJ, et al. Rheumatologic manifestations of histoplasmosis in the recent Indianapolis epidemic *Arthritis Rheum* 1983;26:1065–1070.
47. Verhaert K, Rodriguez M, Mendoza G, et al. Polyarthritis and humeral epiphysial separation in an infant with acute disseminated histoplasmosis. *Pediatr Infect Dis J* 2002;21:352–353.
48. Houtman PM, Marck KW, Hol C. Histoplasmosis of the wrist: a case report. *Rheumatology* 1999;38:906–907.
49. Fowler VG Jr, Nacinovich FM, Alspaugh JA, et al. Prosthetic joint infection due to *Histoplasma capsulatum*: case report and review. *Clin Infect Dis* 1998;26:1017.
50. Adkins T, Rees M, Simeone F, et al. Case records of the department of medicine university of Mississippi medical center. *J MSMA* 1994;35: 59–64.
51. Darouiche RO, Cadle RM, Zenon GJ, et al. Articular histoplasmosis. *J Rheumatol* 1992;19:1991–1993.
52. Van der Schee AC, Dinkla BA, Festen JJ. Gonarthritis as only manifestation of chronic disseminated histoplasmosis. *Clin Rheumatol* 1990;992–994.
53. Jones PG, Rolston K, Hopfer RL. Septic arthritis due to *Histoplasma capsulatum* in a leukaemic patient. *Ann Rheum Dis* 1985;44128–44129.
54. Strayer DS, Gutwein MB, Herbold D, et al. Histoplasmosis presenting as the carpal tunnel syndrome. *Am J Surg* 1981;141:286–268.
55. Perlman R, Jubelirer RA, Schwarz J. Histoplasmosis of the common palmar tendon sheath. *J Bone Joint Surg* 1972;54A:676–678.
56. Omer GE, Jr., Lockwook RS, Travis LO. Histoplasmosis involving the carpal joint: a case report. *J Bone Joint Surg* 1963;45A:1699–1703.
57. Gass M, Kobayashi GS. Histoplasmosis. An illustrative case with unusual vaginal and joint involvement. *Arch Dermatol* 1969;100:724–727.
58. Key JA, Large AM. Histoplasmosis of the knee. *J Bone Joint Surg Am* 1942;24:281–290.
59. Wheat LJ, Kohler RB, Tewari RP. Diagnosis of disseminated histoplasmosis by detection of *Histoplasma capsulatum* antigen in serum and urine specimens. *N Engl J Med* 1986;314:83–88.
60. Wheat J, Wheat H, Connolly P, et al. Cross-reactivity in *Histoplasma capsulatum* variety capsulatum antigen assays of urine samples from patients with endemic mycoses. *Clin Infect Dis* 1997;24:1169–1171.
61. Wheat J, Sarosi G, McKinsey D, et al. Practice guidelines for the management of patients with histoplasmosis. *Clin Infect Dis* 2000;30:688–695.
62. McKinsey DS, Kauffman CA, Pappas PG, et al. Fluconazole therapy for histoplasmosis. The National Institute of Allergy and Infectious Diseases Mycoses Study Group. *Clin Infect Dis* 1996;23:996–1001.
63. Amstalden EMI, Xavier R, Kattapuram SV, et al. Paracoccidioidomycosis of bones and joints. *Medicine* 1996;75:212–225.
64. Brummer E, Casteneda E, Restrepo A. Paracoccidioidomycosis: an update. *Clin Microbiol Rev* 1993;6:89–117.
65. Restrepo A, Salazar ME, Cano LE, et al. Estrogens inhibit mycelium-to-yeast transformation in the fungus *Paracoccidioides brasiliensis*: implications for resistance of females to paracoccidioidomycosis. *Infect Immun* 1984;46:346–353.
66. Goldani LZ, Sugar AM. Paracoccidioidomycosis and AIDS: an overview. *Clin Infect Dis* 1995;21:1275–1281.
67. Bertolo MB, Vilarinho ST, Amstalden EMI, et al. Blastomicose articular. *Rev Bras Reumatol* 1990;30:178–180.
68. Castaneda OJ, Alarcon GS, Garcia MT, et al. Paracoccidioides brasiliensis arthritis. Report of a case and review of the literature. *J Rheumatol* 1985;12:356–358.
69. Manns BJ, Baylis BW, Urbanski SJ, et al. Paracoccidioidomycosis: case report and review. *Clin Infect Dis* 1996;23:1026–1032.
70. Diaz M, Negroni R, Montero-Gei, et al. A pan-American 5-year study of fluconazole therapy for deep mycoses in the immunocompetent host. *Clin Infect Dis* 1992;14[Suppl 1]:S68–S76.
71. Sporotrichosis infection on mines of the Witwatersrand. In: *Proceedings of a Symposium of the Transvaal Mine Medical Officers Association.* Johannesburg: Transvaal Chamber of Mines, 1947:49.
72. Reed KD, Moore GM, Geiger GE, et al. Zoonotic transmission of sporotrichosis: case report and review. *Clin Infect Dis* 1993;16:384–387.
73. Bayer AS, Scott VJ, Guze LB. Fungal arthritis. III. Sporotrichal arthritis. *Semin Arthritis Rheum* 1979;8:66–74.
74. Howell SJ, Toohey JS. Sporotrichal arthritis in south central Kansas. *Clin Orthop* 1997;346:207–214.
75. Wang JP, Granlund KF, Bozzette SA, et al. Bursal sporotrichosis: case report and review. *Clin Infect Dis* 2000;31:615–616.
76. Patange V, Cesani F, Phillpott J, et al. Three-phase bone and Ga-67 scintigraphy in disseminated sporotrichosis. *Clin Nucl Med* 1995;20: 909–912.
77. Schwartz DA. Sporothrix tenosynovitis—differential diagnosis of granulomatous inflammatory disease of the joints. *J Rheumatol* 1989;16: 550–553.
78. Kauffman CA, Hajjeh R, Chapman SW. Practice guidelines for the management of patients with sporotrichosis. *Clin Infect Dis* 2000;30: 684–687.
79. Sharkey-Mathis PK, Kauffman CA, Graybill JR, et al. Treatment of sporotrichosis with itraconazole. *Am J Med* 1993;95:279–285.
80. Kauffman CA, Pappas PG, McKinsey DS, et al. Treatment of lymphocutaneous and visceral sporotrichosis with fluconazole. *Clin Infect Dis* 1996;22:46–50.
81. Kao AS, Brandt ME, Pruitt WR, et al. The epidemiology of candidemia in two United States cities: results of a population-based active surveillance. *Clin Infect Dis* 1999;29:1164–1170.
82. Fraser VJ, Jones Marilyn, Dunkel J, et al. Candidemia in a tertiary care hospital: epidemiology, risk factors and predictors of mortality. *Clin Infect Dis* 1992;15:414–421.
83. Silveira LH, Cuellar ML, Citera G, et al. *Candida* arthritis. *Rheum Dis Clin N Am* 1993;19:427–437.
84. Darouiche RO, Hamill RJ, Musher DM, et al. Periprosthetic candidal infections following arthroplasty. *Rev Infect Dis* 1989;11:89–96.
85. Tunkel AR, Thomas CY, Wispelwey B. *Candida* prosthetic arthritis: report of a case treated with fluconazole and review of the literature. *Am J Med* 1993;94:100–103.
86. Fukasawa N, Shirakura K. Candida arthritis after total knee arthroplasty—a case of successful treatment without prosthesis removal. *Acta Orthop Scand* 1997;68:306–307.
87. Merrer J, Dupont B, Nieszkowska A, et al. *Candida albicans* prosthetic arthritis treated with fluconazole alone. *J Infect* 2001;42:208–

209.
88. Acikgoz ZC, Sayli U, Avci S, et al. An extremely uncommon infection: *Candida glabrata* arthritis after total knee arthroplasty. *Scand J Infect Dis* 2002;34:394–396.
89. Dunkley AB, Lestic IJ. *Candida* infection of a silicone metacarpophalangeal arthroplasty. *J Hand Surg* [Br] 1997;22:423–424.
90. Clancy CJ, Nguyen MH, Morris AJ. Candidal mediastinitis: an emerging clinical entity. *Clin Infect Dis* 1997;25:608–613.
91. Isenberg HD, Tucci V, Cintron F, et al. Single-source outbreak of *Candida tropicalis* complicating coronary bypass surgery. *J Clin Microbiol* 1989;27:2426–2428.
92. Pertowski CA, Baron RC, Lasker BA, et al. Nosocomial outbreak of *Candida albicans* sternal wound infections following cardiac surgery traced to a scrub nurse. *J Infect Dis* 1995;172:817–822.
93. Adler S, Randall J, Plotkin SA. Candidal osteomyelitis and arthritis in a neonate. *Am J Dis Child* 1972;123:595–596.
94. Bayer AS, Guze LB. Fungal arthritis I. *Candida* arthritis: diagnostic and prognostic implications and therapeutic considerations. *Semin Arthritis Rheum* 1978;8:142–150.
95. Cuende E, Barbadillo C, Trujillo A, et al. Baker's cyst infected by *Candida albicans*. Clin Exp Rheumatol 1992;10:422–423.
96. Nguyen VQ, Penn RL. *Candida krusei* infectious arthritis. A rare complication of neutropenia. *Am J Med* 1987;83:963–965.
97. Bisbe J, Vilardell J, Valls M, et al. Transient fungemia and *Candida* arthritis due to *Candida zeylanoides*. *Eur J Clin Microbiol* 1987;6:668–669.
98. Trowbridge J, Ludmer LM, Riddle VD, et al. *Candida lambica* polyarthritis in a patient with chronic alcoholism. *J Rheum* 1999;26:1846–1848.
99. Miller DJ, Mejicano GC. Vertebral osteomyelitis due to *Candida* species: case report and literature review. *Clin Infect Dis* 2001;33:523–530.
100. Gathe JC, Harris RL, Garland B, et al. Candida osteomyelitis: report of five cases and review of the literature. *Am J Med* 1987;82:927–937.
101. Dupont B, Drouhet E. Cutaneous, ocular, and osteoarticular candidiasis in heroin addicts: new clinical and therapeutic aspects in 38 patients. *J Infect Dis* 1985;152:577–591.
102. Lafont A, Olive A, Gelman M, et al. *Candida albicans* spondylodiscitis and vertebral osteomyelitis in patients with intravenous heroin drug addiction. Report of 3 new cases. *J Rheumatol* 1994;21:953–956.
103. Hennequin C, Bouree P, Hiesse C, et al. Spondylodiskitis due to *Candida albicans*: report of two patients who were successfully treated with fluconazole and review of the literature. *Clin Infect Dis* 1996;23:176–178.
104. Collignon PJ, Sorrell TC. Disseminated candidiasis: evidence of a distinctive syndrome in heroin abusers. *Br Med J* 1983;287:861–862.
105. O'Meeghan T, Varcoe R, Thomas M, et al. Fluconazole concentrations in joint fluid during successful treatment of *Candida albicans* septic arthritis. [Letter] *J Antimicrobial Chemother* 1990;26:601–602.
106. Mora-Duarte J, Betts R, Rotstein C, et al. Comparison of caspofungin and amphotericin B for invasive candidiasis. *N Engl J Med* 2002;347:2020–2029.
107. Rex JH, Walsh TJ, Sobel JD, et al. Practice guidelines for the treatment of candidiasis. *Clin Infect Dis* 2000;30:662–678.
108. Bayer AS, Choi C, Tilman DB, et al. Fugal arthritis. V. Cryptococcal and histoplasmal arthritis. *Semin Arthritis Rheumatism* 1980;9:218–225.
109. Salyer WR, Salyer DC, Baker RD. Primary complex of *Cryptococcus* and pulmonary lymph nodes. *J Infect Dis* 1974;130:74–77.
110. Baker RD. The primary pulmonary lymph node complex of cryptococcosis. *Am J Clin Pathol* 1976;65:83–92.
111. Stead KJ, Klugman KP, Painter ML, et al. Septic arthritis due to *Cryptococcus neoformans*. *J Infect* 1988;17:139–145.
112. Baldwin S, Stagno S, Odrezin GT, et al. Isolated *Cryptococcus neoformans* osteomyelitis in an immunocompetent child. *Pediatr Infect Dis J* 1988;7:289–292.
113. Armonda RA, Fleckenstein RM, Brandvold B, et al. Cryptococcal skull infection: a case report with review of the literature. *Neurosurgery* 1993;32:1034–1036.
114. Behrman RE, Masci JR, Nicholas P. Cryptococcal skeletal infections: case report and review. *Rev Infect Dis* 1990;12:181–190.
115. Von Busse O. Uber parasitare zelleinschlusse und ihre zuchtung. *Zentralbl Bakteriol* (Orig A) 1894;16:175.
116. Kessel JF, Holtzwart F. Experimental studies of *Torula* from a knee infection in man. *Am J Trop Med Hyg* 1935;15:467
117. Mider GB, Smith FD, Bray WE. Systemic infection with *Cryptococcus neoformans* and *Histoplasma capsulatum* in the same patient. *Arch Pathol Lab Med* 1947;43:102.
118. Gosling HR, Gilmer WS. Selected cryptococcosis (torulosis)—report of a case and review of the literature. *J Am Bone Joint Surg* 1956;38:660.
119. Levinson DJ, Silcox DC, Rippon JW, et al. Septic arthritis due to nonencapsulated *Cryptococcus neoformans* with coexisting sarcoidosis. *Arthritis Rheum* 1974;17:1037.
120. Utz JP, Garriques IL, Sande MA, et al. Therapy of cryptococcosis with a combination of flucytosine and amphotericin B. *J Infect Dis* 1975;132:368.
121. Chand K, Lall KS. Cryptococcosis (torulosis, European blastomycosis) of the knee joint. *Acta Orthop Scand* 1976;47:432.
122. Leff RD, Smith EJ, Aldo-Benson MA, et al. Cryptococcal arthritis after renal transplantation. *South Med J* 1981;74:1290
123. Perfect JR, Durack DT, Gallis HA. Cryptococcaemia. *Medicine* (Baltimore) 1983;62:98–109.
124. Adams R, McDonald M. Cryptococcal arthritis of the acromioclavicular joint. *North Carolina Med J* 1984;45:23–24.
125. Bunning RD, Barth WF. Cryptococcal arthritis and cellulitis. *Ann Rheum Dis* 1985;43:508–510.
126. Brand C, Warren R, Luxton M, et al. Cryptococcal sacroiliitis. *Ann Rheum Dis* 1985;44:126–127.
127. Ricciardi DD, Sepkowitz DV, Berkowitz LB, et al. Cryptococcal arthritis in a patient with acquired immune deficiency syndrome. Case report and review of the literature. *J Rheumatol* 1986;13:455–458.
128. Leopold SS. Pulmonary moniliasis and cryptococcal osteomyelitis in the same patient. *M Clin North Am* 1953;37:1737–1746.
129. Sinnott JT 4th, Holt DA. Cryptococcal pyarthrosis complicating gouty arthritis. *South Med J* 1989;82:1555–1556.
130. Lee F, Kar PM, Aronoff GR. Treatment of cryptococcal arthritis with fluconazole monotherapy. *Kansas Med J* 1998;96:449–450.
131. Saag MS, Graybill RJ, Larsen RA, et al. Practice guidelines for the management of cryptococcal disease. *Clin Infect Dis* 2000;30:710–718.
132. Cook PP. Successful treatment of cryptococcal osteomyelitis and paraspinous abscess with fluconazole and flucytosine. *South Med J* 2001;94:936–938.
133. Kumlin U, Elmqvist L, Granlund M, et al. CD4 lymphopenia in a patient with cryptococcal osteomyelitis. *Scand J Infect Dis* 1997;29:205–206.
134. Liu PF. Cryptococcal osteomyelitis: case report and review. *Diagn Microbiol Infect Dis* 1998;30:33–35.
135. Patterson TF, Kirkpatrick WR, White M, et al for the I3 *Aspergillus* study group. Invasive aspergillosis: disease spectrum, treatment practices, and outcomes. *Medicine* 2000;79:250–260.
136. Rudwan MA, Sheikh HA. Aspergilloma of paranasal sinuses—a common cause of unilateral proptosis in Sudan. *Clin Radiol* 1976;27:497–502.
137. Attah CA, Cerruti MM. *Aspergillus* osteomyelitis of sternum after cardiac surgery. *NY State J Med* 1979;79:1420–1421.
138. Ahmad M, Weinstein AJ, Hughes JA, et al. Granulomatous mediastinitis due to *Aspergillus flavus* in a nonimmunosuppressed patient. *Am J Med* 1981;70:887–890.
139. Wellens F, Potvliege C, Deuvaert FE, et al. *Aspergillus* osteomyelitis after median sternotomy: combined operative treatment and drug therapy with amphotericin B. *Thorac Cardiovasc Surg* 1982;30:322–324.
140. Denning DW, Stevens DA. Antifungal and surgical treatment of invasive aspergillosis: review of 2,121 published cases. *Rev Infect Dis* 1990;12:1147–1201.
141. Barzaghi N, Emmi V, Mencherini S, et al. Sternal osteomyelitis due to *Aspergillus fumigatus* after cardiac surgery. *Chest* 1994;105:1275–1277.
142. Vinas FC, King PK, Diaz FG. Spinal *Aspergillus* osteomyelitis. *Clin Infect Dis* 1999;28:1223–1229.
143. Brandt SL, Thompson RL, Wenzel RP. Mycotic pseudoaneurysm of an aortic bypass graft and contiguous vertebral osteomyelitis due to *Aspergillus fumigatus*. Am J Med 1985;79:259–262.

144. Garcia-Porrua C, Blanco FJ, Atanes A, et al. Septic arthritis by *Aspergillus fumigatus*: a complication of corticosteroid infiltration. *Br J Rheum* 1997;36: 610–611.
145. Corrall CJ, Merz WG, Rekedal K, et al. *Aspergillus* osteomyelitis in an immunocompetent adolescent: a case report and review of the literature. *Pediatrics* 1982;70:455–461.
146. De Vuyst D, Surmont I, Verhaegen J, et al. Tibial osteomyelitis due to *Aspergillus flavus* in a heart transplant patient. *Infection* 1992;1: 48–49.
147. Taylor HG, Nichol FE, MacKay EH, et al. Transdermal fungal implantation causing an infectious arthritis. *Br J Rheum* 1992;31:715–720.
148. Brown DL, Musher DM, Taffet GE. Hematogenously acquired *Aspergillus* vertebral osteomyelitis in seemingly immunocompetent drug addicts. *West J Med* 1987;147:84–85.
149. Walker WA, Pate JW. Primary *Aspergillus* osteomyelitis of the sternum. *Ann Thorac Surg* 1991;52:868–870.
150. Martinez M, Augustine SL, Hellinger WC, et al. Vertebral *Aspergillus* osteomyelitis and acute diskitis in patients with chronic obstructive pulmonary disease. *Mayo Clin Proc* 1999;74:579–583.
151. Cortet B, Richard R, Deprez X, et al. *Aspergillus* spondylodiscitis: successful conservative treatment in 9 cases. *J Rheumatol* 1994;21: 1287–1291.
152. Herbrecht R, Denning DW, Patterson TF, et al. Voriconazole versus amphotericin B for primary therapy of invasive aspergillosis. *N Engl J Med* 2002;347:408–415.
153. Maertens J, Raad I, Petrikkos G, et al. Update of the multicenter noncomparative study of caspofungin (CAS) in adults with invasive aspergillosis refractory or intolerant to other antifungal agents: analysis of 90 patients. In: *42nd ICAAC Abstracts*. San Diego: American Society for Microbiology, 2002:38.
154. Stevens DA, et al. Practice guidelines for diseases caused by *Aspergillus*. *Clin Infect Dis* 2000;30:696–709.
155. Mahgoub ES. Agents of mycetoma. In: Mandel GL, Bennett JE, Dolin R, eds. *Principles and practice of infectious diseases*, 5th ed. New York: Churchill Livingston, 2000:2702–2706.
156. Ansari RA, Hindson DA, Stevens DL, et al. *Pseudallescheria boydii* arthritis and osteomyelitis in a patient with Cushing's disease. *South Med J* 1987;80:90–92.
157. Lonser RR, Brodke DS, Dailey AT. Vertebral osteomyelitis secondary to *Pseudallescheria boydii*. *J Spinal Disord* 2001;14:361–364.
158. Toy EC, Rinaldi MG, Savitch CB, et al. Endocarditis and hip arthritis associated with *Scedosporium inflatum*. *South Med J* 1990;83 957–960.
159. Hung LHY, Norwood LA. Osteomyelitis due to *Pseudallescheria boydii*. *South Med J* 1993;86: 231–234.
160. Mcall RE. Maduromycosis "Allescheria boydii" septic arthritis of the knee: a case report. *Orthopedics* 1981;4:1144–1146.
161. Dellestable F, Kures L, Mainard D, et al. Fungal arthritis due to *Pseudallescheria boydii* (*Scedosporium apiospermum*). *J Rheumatol* 1994;21:766–768.
162. Thordason DB, Patzakis MJ, Holtom P, et al. Salvage of the septic ankle and concomitant tibial osteomyelitis. *Foot Ankle Int* 1997;18: 151–156.
163. Foster MR, Friedenberg ZB, Passero F. Lumbar *Petriellidium boydii* osteomyelitis with a systemic presentation. *J Spinal Disord* 1994;7: 356–360.
164. Lang AG, Peterson HA. Osteomyelitis following puncture wounds of the foot in children. *J Trauma* 1976;16:993–999.
165. Espinel-Ingroff A, Boyle K, Sheehan DJ. *In vitro* antifungal activities of voriconazole and reference agents as determined by NCCLS methods: review of the literature. *Mycopathologia* 2001;150 101–115.
166. Espinel-Ingroff A. *In vitro* fungicidal activities of voriconazole, itraconazole, and amphotericin B against opportunistic moniliaceous and dematiaceous fungi. *J Clin Microbiol* 2001;39:954–958.
167. Perfect JR, Marr KA, Walsh TJ, et al. Voriconazole treatment for less-common emerging, or refractory fungal infections. *Clin Infect Dis* 2003;36:1122–1131.
168. Kemp HBS, Bedford AF, Fincham WJ. *Petriellidium boydii* infection of the knee: a case report. *Skeletal Radiol* 1982;9: 114–117.
169. Holtom PD, Obuch AB, Ahlmann ER, et al. Mucormycosis of the tibia: a case report and review of the literature. *Clin Orthop* 2000; 381:222–228.
170. Pierce PF, Wood MB, Roberts GD, et al. *Saksenaea vasiformis* osteomyelitis. *J Clin Microbiol* 1987;25:933–935.
171. Weinberg WG, Wade BH, Cierny G, et al. Invasive infection due to *Apophysomyces elegans* in immunocompetent hosts. *Clin Infect Dis* 1993;17:881–884.
172. Eaton ME, Padhye AA, Schwartz DA, et al. Osteomyelitis of the sternum caused by *Apophysomyces elegans*. *J Clin Microbiol* 1994;32: 2827–2828.
173. Burke WV, Zych GA. Fungal infection following replacement of the anterior cruciate ligament: a case report. *J Bone Joint Surg* 2002; 84A:449–453.
174. CDC. World TB day, March 24, 2003 (March 21). *MMWR* 2003; 52:217.
175. CDC. Trends in tuberculosis morbidity—United States, 1992–2002 (March 21). *MMWR* 2003;52:217–222.
176. CDC. Reported tuberculosis in the United States, 2001. Atlanta, Georgia: U.S. Department of Health and Human Services, CDC, September 2002. Available at: http://www.cdc.gov/nchstp/tb/surv/surv.lhtm.
177. Zhang M, Gong J, Iyer DV, et al. T cell cytokine responses in persons with tuberculosis and human immunodeficiency virus infection. *J Clin Invest* 1994;94:2435–2442.
178. Havlir DV, Barnes PF. Tuberculosis in patients with human immunodeficiency virus infection. *N Engl J Med* 1999;240:367–373.
179. Jellis JE. Human immunodeficiency virus and osteoarticular tuberculosis. *Clin Orthop* 2002;398:27–31.
180. Rieder HL, Snider DE Jr, Cauthen GM. Extrapulmonary tuberculosis in the United States. *Am Rev Respir Dis* 1990;141:347–351.
181. Tuli SM. General principles of osteoarticular tuberculosis. *Clin Orthop* 2002;398:11–19.
182. Fox W. The chemotherapy and epidemiology of tuberculosis. *Lancet* 1962;8:413–417.
183. Lafond EM. An analysis of adult skeletal tuberculosis. *J Bone Joint Surg* 1958;40A:346–364.
184. Boachie-Adjei O, Squillante RG. Tuberculosis of the spine. *Orthop Clin North Am* 1996;27:95–103.
185. Hsu LCS, Leong JCY. Tuberculosis of the lower cervical spine (C2 to C7). *J Bone Joint Surg* 1984;66B:1–5.
186. Rajasekaran S. The problem of deformity in spinal tuberculosis. *Clin Orthop* 2002;398:85–92.
187. Rajasekaran S, Soundarapandian S. Progression of kyphosis in tuberculosis of the spine treated by anterior arthrodesis. *J Bone Joint Surg* 1989;71A:1314–1323.
188. Rajasekaran S. The natural history of post-tubercular kyphosis in children: radiological signs which predict late increase in deformity. *J Bone Joint Surg* 2001;83B:954–962.
189. Rajasekaran S. *A longitudinal study on the progress of deformity in children with spinal tuberculosis* [PhD thesis]. Chennai, India, Tamilnadu Dr. MGR Medical University, 1999.
190. Pande KC, Babhulkar SS. Atypical spinal tuberculosis. *Clin Orthop* 2002;398: 67–74.
191. Moore SL, Rafii M. Imaging of musculoskeletal and spinal tuberculosis. *Radiol Clin North Am* 2001;39:329–342.
192. Pandit HG, Sonsale PD, Shikare SS, et al. Bone scintigraphy in tuberculous spondylodiscitis. *Eur Spine J* 1999;8:205–209.
193. Babhulkar SS, Pande SK. Unusual manifestations of osteoarticular tuberculosis. *Clin Orthop* 2002;398:114–120.
194. Lifeso R. Atlanto-axial tuberculosis in adults. *J Bone Joint Surg* 1987;69B:183–187.
195. Fang D, Leong JCY, Fang HSY. Tuberculosis of the upper cervical spine. *J Bone Joint Surg* 1983;65B:47–50.
196. Lukhele M. Tuberculosis of the cervical spine. *S Afr Med J* 1996;86: 553–556.
197. Babhulkar S, Pande S. Tuberculosis of the hip. *Clin Orthop* 2002; 398:93–99.
198. Campbell JAB, Hoffman EB. Tuberculosis of the hip in children. *J Bone Joint Surg* 1995;77B:319–325.
199. Hoffman EB, Allin J, Campbell JAB, et al. Tuberculosis of the knee. *Clin Orthop* 2002;398:100–106.
200. Lee AS, Campbell JAB, Hoffman EB. Tuberculosis of the knee in children. *J Bone Joint Surg* 1995;77B:313–318.
201. Kerri O, Martini M. Tuberculosis of the knee. *Int Orthop* 1985;9: 153–157.
202. Dhillon MS, Nagi ON. Tuberculosis of the foot and ankle. Clin

Orthop 2002;398:107–113.
203. Werd MB, Mason EJ, Landsman AS, et al. Peripheral skeletal tuberculosis of the foot: etiologic review and case study. *J Am Podiatr Med Assoc* 1994;390–398.
204. Mittal R, Gupta V, Rastogi S. Tuberculosis of the foot. *J Bone Joint Surg* 1999;81B: 997–1000.
205. Kumar K, Saxena MBL. Multifocal osteoarticular tuberculosis. *Int Orthop* 1988;12:135–138.
206. Muradali D, Gold WL, Vellend H, et al. Multifocal osteoarticular tuberculosis: report of four cases and review of management. *Clin Infect Dis* 1993;17:204–209.
207. Chang DS, Rafii M, McGuinness G, et al. Primary multifocal tuberculous osteomyelitis with involvement of the ribs. *Skeletal Radiol* 1998;27:641–645.
208. Firooznia H, Seliger G, Abrams RM, et al. Disseminated extrapulmonary tuberculosis in association with heroin addiction. *Radiology* 1973;109:291–296.
209. Dall L, Long L, Stanford J. Poncet's disease: tuberculous rheumatism. *Rev Infect Dis* 1989;11:105–107.
210. Tokumoto JIN, Follansbee SE, Jacobs RA. Prosthetic joint infection due to *Mycobacterium tuberculosis*: report of three cases. *Clin Infect Dis* 1995;21:134–136.
211. Berbari EF, Hanssen AD, Duffy MC, et al. Prosthetic joint infection due to *Mycobacterium tuberculosis*: a case series and review of the literature. *Am J Orthop* 1998;27:219–227.
212. Kim YH, Han DY, Park BM. Total hip arthroplasty for tuberculous coxarthrosis. *J Bone Joint Surg* 1987;69:718–727.
213. Desai S. Early diagnosis of spinal tuberculosis by MRI. *J Bone Joint Surg* 1994;76B:863–869.
214. Wallace R, Cohen AS. Tuberculous arthritis: a report of two cases with review of biopsy and synovial fluid findings. *Am J Med* 1976; 61:277–282.
215. American Thoracic Society, CDC, and IDSA. Treatment of tuberculosis. *Am J Respir Crit Care Med* 2003;167:603–662.
216. Medical Research Council Working Party on Tuberculosis of the Spine. Five-year assessment of controlled trials of short-course chemotherapy regimens of 6, 9, or 18 months' duration for spinal tuberculosis in patients ambulatory from the start or undergoing radical surgery. *Int Orthop* 1999;23:73–81.
217. Medical Research Council Working Party on Tuberculosis of the Spine: A 10 year assessment of a controlled trial comparing débridement and anterior spinal fusion in the management of tuberculosis of the spine in patients on standard chemotherapy in Hong Kong. *J Bone Joint Surg* 1982;64B:393–398.
218. Chen W, Wu C, Jung C, et al. Combined anterior and posterior surgeries in the treatment of spinal tuberculosis spondylitis. *Clin Orthop* 2002;398:50–59.
219. Wilkinson MC. Tuberculosis of the hip and knee treated by chemotherapy, synovectomy, and débridement: a follow-up study. *J Bone Joint Surg* 1969;51A: 1343–1359.
220. Katayama R, Itami Y, Marumo E. Treatment of the hip and knee-joint tuberculosis: an attempt to retain motion. *J Bone Joint Surg* 1962; 44A:897–917.
221. Hoffman, PC, Fraser DW, Robicsek F, et al. Two outbreaks of sternal wound infections due to organisms of the *Mycobacterium fortuitum* complex. *J Infect Dis* 1981;143:533–542.
222. Kuritsky JN, Bullen MG, Broome CV, et al. Sternal wound infections and endocarditis due to organisms of the *Mycobacterium fortuitum* complex. *Ann Intern Med* 1983;98:938–939.
223. Yew W, Wong P, Woo H, et al. Characterization of *Mycobacterium fortuitum* isolates from sternotomy wounds by antimicrobials susceptibilities, plasmid profiles, and ribosomal ribonucleic acid gene restriction patterns. *Diagn Microbiol Infect Dis* 1993;17: 111–117.
224. Iredell J, Whitby M, Blacklock Z. *Mycobacterium marinum* infection: epidemiology and presentation in Queensland 1971–1990. *Med J Aust* 1992;157:596–598.
225. Aubry A, Chosidow O, Caumes E, et al. Sixty-three cases of Mycobacterium marinum infection. Arch Intern Med 2002;162:1746–1752.
226. Disla E, Reddy A, Cuppari G, et al. Primary *Mycobacterium avium* complex septic arthritis in a patient with AIDS [Letter]. *Clin Infect Dis* 1995;20:1432–1434.
227. Jones AR, Bartlett J, McCormack JG. *Mycobacterium avium* complex (MAC) osteomyelitis and septic arthritis in an immunocompetent host. *J Infect* 1995;30:59–62.
228. Aberg JA, Chin-ong PV, McCutchan A, et al. Localized osteomyelitis due to *Mycobacterium avium* complex in patients with human immunodeficiency virus receiving highly active antiretroviral therapy. *Clin Infect Dis* 2002;35:e8–e13.
229. Mahan S, Jolles PR. MAI osteomyelitis. 18-year scintigraphic follow-up. *Clin Nucl Med* 1995;20:594–598.
230. Kourtis AP, Ibegu CC, Snitzer AJ, et al. Recurrent multifocal osteomyelitis due to *Mycobacterium avium* complex. *Clin Infect Dis* 1996; 23:1194–1195.
231. Watanakunakorn C, Trott A. Vertebral osteomyelitis due to *Mycobacterium kansasii. Am Rev Resp Dis* 1973;107:846–850.
232. Bloch KC, Zwerling L, Pletcher MJ, et al. Incidence and clinical implications of isolation of *Mycobacterium kansasii*: results of a 5-year, population-based study. *Ann Intern Med* 1998;129:698–704.
233. Smith MB, Molina CP, Schnadig VJ, et al. Pathologic features of *Mycobacterium kansasii* infection in patients with acquired immunodeficiency syndrome. *Arch Pathol Lab Med* 2003;127:554–560.
234. Bernard L, Vincent V, Lortholary O, et al. *Mycobacterium kansasii* septic arthritis: French retrospective study of 5 years and review. *Clin Infect Dis* 1999;29:1455–1460.
235. Weinroth SE, Pinceti P, Tuazon CU. Disseminated *Mycobacterium kansasii* infection presenting as pneumonia and osteomyelitis of the skull in a patient with AIDS. *Clin Infect Dis* 1994;18:261–262.
236. Capdevila O, Zurita A, Domingo E, et al. Multiple cranial osteolytic lesions due to *Mycobacterium kansasii* in a patient with AIDS. *Scand J Infect Dis* 1998;30:305–306.
237. Schnadig VJ, Quadri SF, Boyvat F, et al. *Mycobacterium kansasii* osteomyelitis presenting as a solitary lytic lesion of the ulna: fine-needle aspiration findings and morphologic comparison with other mycobacteria. *Diagn Cytopathol* 1998;19:94–97.
238. Minkin BI, Mills CL, Bullock DW, et al. *Mycobacterium kansasii* osteomyelitis of the scaphoid. J Hand Surg 1987;12A:1092–1094.
239. Courrier B, Mauprivez C, Coignard S, et al. Gingivomandibular infection due to *Mycobacterium kansasii* in a patient with AIDS. *Clin Infect Dis* 1998;26:993–994.
240. Blue ML, Payne WG, Mannari RI, et al. *Mycobacterium kansasii* causing carpal tunnel syndrome with concomitant pulmonary *Mycobacterium tuberculosis* infection. *South Med J* 2002;95:1095–1098.
241. Bottinger M, Romanus V, de Verdier C, et al. Osteitis and other complications caused by generalized BCG-ITIS. *Acta Paediatr Scand* 1982;71:471–478.
242. Abu-Nader R, Terrell CL. *Mycobacterium bovis* vertebral osteomyelitis as a complication of intravesical BCG. *Mayo Clin Proc* 2002;77:393–397.
243. Talbot EA, Williams DL, Frothingham R. PCR identification of *Mycobacterium bovis* BCG. J Clin Microbiol 1997;35:566–569.
244. Wallace RJ, Swenson JM, Silcox VA, et al. Spectrum of disease due to rapidly growing mycobacteria. *Rev Infect Dis* 1983;5:657–679.
245. Meredith FT, Sexton DJ. *Mycobacterium abscessus* osteomyelitis following a plantar puncture wound. *Clin Infect Dis* 1996;23:651–652.
246. Sarria JC, Chutkan NB, Figueroa JE, et al. Atypical mycobacterial vertebral osteomyelitis: case report and review. *Clin Infect Dis* 1998; 26:503–505.
247. Pruitt TC, Hughes LO, Blasier RD, et al. Atypical mycobacterial vertebral osteomyelitis in a steroid-dependent adolescent. *Spine* 1993; 18:2553–2555.
248. Chan ED, Kong P, Fennelly K, et al. Vertebral osteomyelitis due to infection with nontuberculous *Mycobacterium* species after blunt trauma to the back: 3 examples of the principle of locum minoris resistentiae. *Clin Infect Dis* 2001;32:1506–1510.
249. Yuen K, Fam AG, Simor A. *Mycobacterium xenopi* arthritis. *J Rheumatol* 1998;25:1016–1018.
250. Miller WC, Perkins MD, Richardson WJ, et al. Pott's disease caused by *Mycobacterium xenopi*: case report and review. *Clin Infect Dis* 1994;19:1024–1028.
251. Martinez-Roig A, Elizari M, Puente M, et al. Osteitis of the calcaneus caused by *Mycobacterium xenopi. Pediatr Infect Dis J* 1997;16:77–78.
252. Kelly M, Thibert L, Sinave C. Septic arthritis in the knee due to *Mycobacterium xenopi* in a patient undergoing hemodialysis. *Clin Infect*

Dis 1999;29:1342–1343.
253. Brown-Elliott BA, Griffith DE, Wallace RJ Jr. Newly described or emerging human species of nontuberculous mycobacteria. *Infect Dis Clin N Am* 2002;16:187–220.
254. Cossermelli-Messina W, Neto CF, Cossermelli W. Articular inflammatory manifestations in patients with different forms of leprosy. *J Rheumatol* 1998;25:111–119.
255. Holla VV, Kenetkar MV, Kolhatkar MK, et al. Leprous synovitis. A study of fifty cases. *Int J Leprosy* 1983;51:29–32.
256. Okafor MC. Thalidomide for erythema nodosum leprosum and other applications. *Pharmacotherapy* 2003;23:481–493.

第127章

莱姆(Lyme)病

Stephen E. Malawista

莱姆病是一种蜱媒传播伯氏疏螺旋菌引起的炎性疾病。其临床特征为早期出现游走性红斑并逐渐扩大，数周或数月后出现神经、心脏或关节异常。这四个系统的症状可单独或同时出现。其他器官罕见受累。虽然抗生素对莱姆病的各期均有效，但治疗早期病例最为成功。莱姆病地方性疫源地在美国和欧洲广泛分布。

一、历史回顾

1975年11月，美国康涅狄格州莱姆地区大量儿童患上炎性关节病，“莱姆关节炎”首次被提出[1]。耶鲁大学的Steere、Malawista及其同事首次对该病的自然史[1-6]、免疫病理学[7-11]、流行病学[12-15]、病理学[2,4,11]及治疗[16-19]进行了系统的阐述。不久人们认识到，该病是多系统疾病[2-6]，可见于任何年龄的男性或女性，发病时通常先出现特征性逐渐扩大的皮肤改变，即慢性游走性红斑，现在习惯上简称为EM[20]。在欧洲，EM见于羊蜱(篦子硬蜱)叮咬[21]，以及蜱媒传播脑膜多神经炎患者[22,23]，目前把这些综合征均归入莱姆病或莱姆疏螺旋体病范畴。在莱姆地区，流行病学显示一种与鹿虱密切相关的黑脚硬蜱(蓖麻属蜱的一种)是该病的主要传播载体[12-15]。

1982年，Burgdorfer等[24]在纽约雪尔特岛收集到一种黑脚硬蜱并从其身上分离到一种螺旋体，血清学研究显示该螺旋体与莱姆病相关，后来就将该螺旋体命名为伯氏疏螺旋体。数月内，从患者血液、皮肤和脑脊液中均培养出该病原体，并阐明了其特异性IgM和IgG抗体反应[25,26]。由于该病在本质上是传染病，但在表现上却是炎症反应，因此人们除了对这一新命名的疾病感兴趣之外，还发现莱姆病是风湿性疾病感染性病因的独具特征的人类模型[27]。经过近30年的研究，对莱姆病的病因学、发病机制、临床谱和治疗都有了深入的了解，但仍有很多问题不清楚，特别是螺旋菌为何有时能够逃避免疫识别，以及部分患者长期存在慢性症状的病理机制。

二、病原体：伯氏疏螺旋菌

人体的3种致病螺旋菌，即密螺旋体、钩螺旋体和疏螺旋体中，免疫化学及分子学研究证明疏螺旋体为莱姆病的病原体。伯氏疏螺旋菌(图127.1)长10~30 μm，宽0.2~0.25 μm，不同于密螺旋体，伯氏疏螺旋菌可在人工生长基中生长[28]，在体外的增殖时间为12~20小时。与其他疏螺旋体相似，因为伯氏疏螺旋菌的外膜由三层构成，包绕周质，周质内含有数量不等的内鞭毛和原生质柱体[28]。伯氏疏螺旋菌的染色体呈线形，质粒呈线形或环形。其完整的基因序列已经明确[29]。其免疫优势、种属特异性及表层脂蛋白由质粒编码，在免疫学上存在多种类型；其中人工重组的一型，即表层蛋白A(OspA)，已成功地应用为疫苗[30-32]。重要的非特殊抗原是鞭毛蛋白(41 kd)和一种热休克蛋白(60 kd)。

该菌有3种不同的基因型群：B. burgdorferi sensu stricto，B. garinii，和VS461[33]；其中VS461现在被称为B. afzelii。依据OspA的血清抗原决定基不同[34]，研究人员目前已发现至少7种血清型。北美隔离群的抗原型基本一致；欧洲隔离群则有较大变化，特别表现在

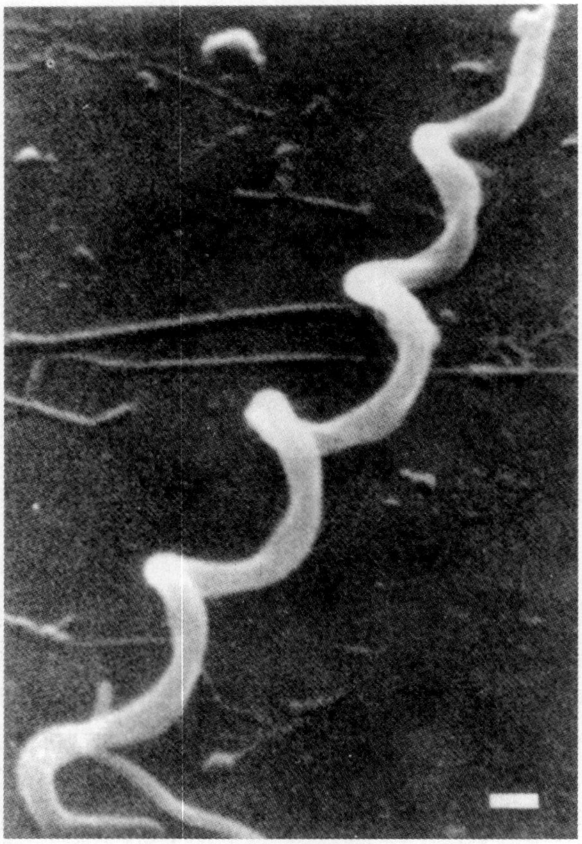

图127.1 从莱姆病脑膜脑炎患者脑脊液中分离的伯氏疏螺旋菌电镜扫描图像[25],患者早在2.5个月前出现慢性游走性红斑。比例尺:0.5 mm。(From Johnson RC, Hyde FW, Rumpel CM. Taxonomy of the Lyme disease spirochetes. *Yale J Biol Med*. 1984; 57; 527–529, with permission.)

OspA和表层蛋白B上(OspB)[35,36]。现在认为,欧洲和美洲莱姆病的临床表现差别反映了伯氏疏螺旋菌不同族群间器官亲和力和毒力的差别。值得一提的是,B. afzelii可能是引起慢性萎缩性肢端皮炎的主要基因型,而其他基因型和疾病传播的关系更密切[37,38]。

三、发病机制

因为伯氏疏螺旋菌通常侵袭力较弱,抗原性强且可周期性藏匿于组织中逃避免疫清除,故莱姆病的表现有些类似于类风湿疾病[27]。最初,感染伯氏疏螺旋菌的蜱通过叮咬将病菌注射入皮肤,皮肤出现损伤前兆即游走性红斑。除游走性红斑外,伯氏疏螺旋菌还可引起另一种早期皮肤损伤,良性淋巴细胞瘤[39],后期还可引起慢性萎缩性肢端皮炎[39-41],这二者主要见于欧洲。

蜱感染伯氏疏螺旋菌后恢复很快,而人感染后恢复困难,但游走性红斑是个例外[40,42,43],可能与病原体在人体内相对稀少有关,并且其临床诊断通常明确。然而,疾病整个过程中该菌培养均为阳性,特别是血培养(早期)[25,26,44-46],其次是环形损伤组织培养,而且其他组织培养也可阳性,如脑膜炎患者的脑脊液[25]、关节液[48]、虹膜[49]、肌腱[50]以及存在10多年的慢性萎缩性肢端皮炎[40]。在游走性红斑的组织切片中通过银染色或免疫荧光法可观察到螺旋菌[51],通常位于外周,偶尔见于继发环形损伤区[52],也见于滑膜[53]、脑[54]、眼[55,56]、心脏[57]、脾[58]、肝[59]、肾、骨髓[60]、骨骼肌[61]和肌腱组织[50]。通过这些资料,结合已知的莱姆病的临床和流行病学特点(详见后文),其发病机理可能为:伯氏疏螺旋菌通过硬蜱叮咬经皮肤进入宿主体内,但细菌入侵发生在至少红肿48小时以后[62,63]。在3~32天内[6],出现游走性红斑,未被免疫反应破坏的病原菌繁殖由皮肤扩散,侵入淋巴(局部腺体病),通过血行播散至皮下部位(继发性环状皮肤损害)和其他器官[如中枢神经系统(CNS)、肝脏、脾脏、眼、骨骼、肌肉和心脏]。此病罕见通过母婴传播[63,64,65]。

在临床实验中,可发现特征性免疫学异常指标。在发病初期(游走性红斑),几乎所有患者都存在循环免疫复合物[9,66]。此时,未治疗者若出现血清IgM和包含IgM的冷球蛋白值升高,则预示会发生继发神经系统、心脏或关节损害[7,8](即早期体液检查有预后价值)。这些异常在神经或心脏受累时持续存在。发病后期即关节炎出现时,血清IgM水平大多趋于正常。这时,免疫复合物常常在血清中缺失而在关节液中仍存在[66],他们的滴度和多核白细胞的局部富集呈正相关[10]。在感染后血液中的单核细胞出现一种特异性抗原增殖反应,但最强反应见于受累关节的细胞。活检时发现与关节液相近的滑膜增生,可见淋巴细胞和浆细胞富集,这些细胞可能产生局部的免疫球蛋白[2]。因此在一些患者中初始播散的免疫介导炎症反应开始局限化并在关节内播散。相似的,脑脊液中产生局部抗体提示中枢神经系统受累[67,68]。

虽然伯氏疏螺旋菌似乎并不直接破坏组织,但组织学检查可见膨大的、非特异性的免疫细胞——巨噬细胞、嗜中性粒细胞和自然杀伤细胞,侵入组织的特异性免疫细胞——B淋巴细胞和T淋巴细胞,并通常伴发血管病理学改变。

众所周知,脂溶性表面蛋白(Osps)可以刺激细胞因子的产生,导致体内局部炎症的发生[69-71]。这些细胞因子能够激活内皮细胞,诱导黏附分子的表达,如 E 选择蛋白、血管细胞黏附分子 1(VCAM-1)、细胞间黏附分子 1(ICAM-1),同时促进固有免疫细胞趋向炎症部位[72]。螺旋菌还能提高内皮[73-75]、神经胶质[76]和滑液内[77]细胞因子的数量。

通过固有免疫应答(在抗体产生前),螺旋菌表面脂溶性蛋白介导的炎症反应大部分是通过 Toll 样受体 2(TLR-2)来完成[78,79],此受体的活化能够刺激各种类型细胞产生细胞因子[80,81]。

虽然伯氏疏螺旋菌能够被一定数量的中性粒细胞杀死[82],但在有效的抗体产生前对病原菌的清除效率是相当低的[83]。此外,螺旋菌的存在能干扰人体补体调节[84,85],从而获得早期存活。与中性粒细胞不同,不管怎样巨噬细胞在体外可以通过 Fc 依赖机制和 Fc 非依赖机制消化伯氏疏螺旋菌[86-89]。

伯氏疏螺旋菌能够黏附在纤溶酶原[90]、细胞外基质蛋白[91-93]、上皮细胞和内皮细胞上。它们能够通过细胞内连接穿透内皮单分子层[94-96],并通过细胞因子介导进入血脑屏障。它们能够结合神经糖脂,黏附在中枢神经系统和周围神经系统髓鞘细胞表面的半乳糖脑苷脂和神经鞘脂中[97],从而引起炎症损害[95]。它们能够诱导交叉反应抗体、特异性 B 淋巴免疫细胞和 T 淋巴免疫细胞的产生,导致微血管闭合性组织学改变(如在神经组织、心脏、关节内),但是在活体螺旋菌不存在的情况下(或未分化的异体抗原)仍然存在这些现象的原因还不清楚[95,98,99]。由莱姆病患者培养出的关节滑膜细胞可自发分泌胶原酶和前列腺素 E_2,这些都可导致关节损伤[11]。

莱姆病的慢性表现大多局限于神经系统[3,67,68,100-102]、关节[4,103,104]和皮肤[40]。虽然在晚期活螺旋菌很难在人体内被发现,但这些致病菌或其致病抗原仍然存在,并且可以导致疾病的发生。这种解释的证据包括:大多数患者对抗生素有效,受累组织中罕见螺旋体,通过聚合酶链反应(PCR,下文讨论)在受累组织和滑液中可发现螺旋菌的 DNA,以及螺旋抗原反应的抗体数量随时间的推移而增加[105]。假设活体螺旋菌始终存在,那么在应用抗生素治疗、体内正常吞噬和免疫清除作用时,它们怎样保持在安全的地方还不清楚。伯氏疏螺旋菌在体内可表达不同的表面抗原[106-108],但在培养基中却不能。和 B. hermsii 导致回归热一样[109],在感染过程中,伯氏疏螺旋菌在免疫反应形成之前自主表达不同类型的 Osp 并下调其他类型 Osp[110,111]。除此之外,许多不同的抗原进入宿主体内,并在不同时段表达[96,112,113]。其他逃脱机制包括:改变自己外在抗原的表面形象或假扮成宿主抗原从而不被免疫系统识别(在一项研究中发现,IgM 非特异性地结合在伯氏疏螺旋菌上[114]),而且始终在细胞内。关于后一种假设,有证据表明伯氏疏螺旋菌能够与巨噬细胞、成纤维细胞、内皮细胞和滑膜细胞结合而获得生存[87,94,115-117],但其在体内的位置需要进一步研究。

针对与宿主组织产生交叉反应螺旋菌的抗体,可用于扩大免疫反应[118-120]。螺旋菌体内 41 kd 染色体上的鞭毛蛋白和热休克蛋白是形成此类反应的两种主要成分。神经性莱姆病患者的 IgM 抗体结合在人体的正常轴突上。单克隆抗体结合在周围神经系统和中枢神经系统的髓鞘纤维、滑液细胞和心肌上[118]。针对在莱姆病患者中发现的自身蛋白的其他抗体直接指向髓鞘、髓鞘基本蛋白、心肌脂蛋白和 IgG(如类风湿因子)。莱姆病神经髓鞘炎患者体内受髓鞘和髓鞘基本蛋白、心肌脂蛋白和半乳糖脑苷脂的刺激产生自身免疫 T 细胞[119],T 细胞对伯氏疏螺旋菌的热休克蛋白起反应而被识别[120]。持续性关节炎的发病与人体白细胞抗原(HLA)-DR4 或与 OspA 反应的抗体有关[121],在顽固性莱姆病性关节炎患者体内 OspA 优先被 T 细胞识别[122]。有学者认为(还没有被证实),莱姆病性关节炎是在螺旋菌感染后体内免疫被 OspA 触发而产生的自身免疫性疾病[123-125]。然而,即使是慢性莱姆病性关节炎在 4 年内也大多完全消退[126],那么在螺旋菌和其抗原被杀死后自身免疫现象是否存在仍然需要进一步研究[99]。

四、流行病学

莱姆病多发于北半球的美国和欧洲、亚洲温带气候地区[127-130]。虽然美国 50 个州中有 49 个州有相关病例报道,但它有 3 个特别高发区[14]:东北部从南缅因州到马里兰州,中西部偏北,和西部地区的北加利福尼亚。每年有超过 15 000 例新病例,90%以上的病例局限在 10 个州之内,8 个为东北部和大西洋中部沿岸州,2 个中北部州:纽约、康涅狄格州、宾夕法尼亚州、新泽西州、威斯康星州、罗得岛州、马里兰州、马塞诸塞州、明尼苏达州和特拉华州[130]。未报道病例和报道病例之比估计为 7~12:1。

莱姆病感染人数占美国因寄生虫感染疾患者数的 95%以上。最主要的传播媒介为黑脚硬蜱:疾病高发区为相应的肩突硬蜱分布区(美国东北和中西部)[14,127],

太平洋硬蜱分布区(西部)[14,129],篦子硬蜱分布区(欧洲和前苏联西部)[127,128],以及全沟硬蜱分布区(前苏联、中国和日本)[129]。(在美国东北部的肩突硬蜱曾被认为是单独的种群,称为达米尼硬蜱,现在认为其与肩突硬蜱属同一种群[131])。其他昆虫,包括孤星蜱和美洲钝眼蜱,在美国部分地区也是传播媒介[132,133]。叮咬硬蜱的昆虫可能为中间宿主,但没有实验证明它们有传播伯氏疏螺旋菌的能力[134,135]。

在美国的早期研究中,314例患者中只有31%在游走性红斑出现时能回想起数天或数周前有昆虫叮咬史;大多数患者没有意识到曾经被昆虫叮咬过[6]。在这项研究中,获得的6种蜱均为肩突硬蜱的幼虫,其繁殖高峰期在5~7月,正是现在公认的早期传播感染人体的时期。这种昆虫有其生长周期(蚴虫、幼虫和成虫),一般需要2年。在蚴虫和幼虫期,这些昆虫大多靠叮咬小型哺乳动物为生,尤其是一种白足老鼠(匹罗梅斯白鼠),这种老鼠是伯氏疏螺旋菌最重要的储存宿主[13,136,137]。被感染的幼虫通过把螺旋菌传播给老鼠,再传播给未感染的幼虫(图127.2)。成虫喜叮咬较大的哺乳动物,尤其是一种白尾巴鹿。在莱姆病成为一种地方病的地区,20%~60%以上的幼虫感染伯氏疏螺旋菌[138]。与之形成对比的是,太平洋硬蜱仅有1%~2%感染螺旋菌,因为其主要靠叮蜥蜴为生,后者为螺旋体的不完整宿主,因此是动物预防性的[139]。此外,在加州有另外两种地方性的昆虫可携带伯氏疏螺旋菌,从而使莱姆病成为该地区特有的地方病[140]。在北科罗拉多州则是另一种叫墨西哥林鼠的木鼠和刺须硬蜱的昆虫造成静止疫源地[141]。

已从许多大型或小型动物的血液和组织内分离出伯氏疏螺旋菌或找到其特异性抗体,比如家狗可造成其关节炎,鸟类是硬蜱分布到新的区域的载体[142-146]。那些被感染的硬蜱幼虫不加选择地叮咬各种动物可有利于疾病的传播。

美国最早的病例是1962年发生在马塞诸塞州的科德角和1965年发生在康涅狄格州的莱姆地区的[14]。然而,利用PCR研究发现,在博物馆里早在20世纪40年代的来自纽约长岛Montauk地区的硬蜱标本中[147],和在1894年来自科德角的老鼠耳标本中均检测出伯氏疏螺旋菌的DNA[148]。数十年间莱姆病的发病率增高可由多种因素构成,如硬蜱数量的剧增、居住区迁移至农村森林区(多为硬蜱和其宿主栖息地)、鹿群数量的增加以及认识能力的增强等等。

疾病可发生在任何年龄段的人群中,没有性别差异,但特别高发于15岁以下人群和中年人,可能与其活动容易接触感染硬蜱的宿主有关[15]。疾病通常发生在温带气候区域,5月1日~11月30日发病,高峰在6月和7月[6]。研究表明在高危险人群中相当一部分表现为无症状但血清学检查呈阳性[149]。

已经提出许多公众健康措施用以在莱姆病地区控制其传播[150]。它们包括每天检查有无硬蜱,一旦发现立即清除,对局部硬蜱进行区分的指导方针,个人或环境中使用杀虫剂以及环境设计以控制硬蜱,早期发现、早期治疗游走性红斑。清除硬蜱(即使已经植入)可使大多数暴露的人群避免被感染[151]。是否在硬蜱叮咬后预防性注射抗生素将在本章“硬蜱叮咬”中详细阐述。减少作为硬蜱成虫重要宿主的鹿的数量能够相应地降低硬蜱总量,但并不可行,除非在特殊封闭的环境比如岛屿中。在老鼠的巢穴周围使用浸泡过扑灭斯林的棉花球可以减少硬蜱感染鼠群的概率,从而减少人群感染率。这种措施受到明显的可行性制约,至少其费用高昂,只能在相当小的环境比如自家庭院中使用[152]。

五、临床特点

莱姆病可分为不同的临床阶段:早期局限性皮肤受累(游走性红斑);或为早期弥漫性病变,表现为多发性继发性皮肤损害、头痛、肌肉骨骼症状及流感样症状(第1期);数周至数月后出现心脏或急性神经系统症状(第2期);游走性红斑出现数周至1~2年后,间断出现关节炎症状并可能转为慢性(即持续1年以上),或出现中枢神经系统受累(第3期);也可在发病数年后出现慢性皮肤症状(慢性萎缩性肢端皮炎);此症状大多出现在欧洲病例。这种分期很方便,但有时各期会重叠交错,有时会出现整期略过;有时只出现血清转化而无任何症状[153]。将患者划分为早期游走性红斑、急性弥漫性病变伴或不伴神经损害、慢性疾病,有助于临床诊断。

(一)早期临床表现

游走性红斑(EM),是早期莱姆病的标志,开始为硬蜱叮咬处的红色斑疹或丘疹[2,6]。只有少数患者能意识到曾被硬蜱叮咬。在几天到一个月的潜伏期后,红肿扩大至平均直径15 cm或更大(3~68 cm),肿块中央区常部分透明(图127.3)。(在疾病控制和预防中心的监察研究中5 cm被定义为最小直径。)边缘为红色,通常平整,无鳞屑。中央有时可有硬化、水疱或坏死。可以有变异(例如有时可见多环状)。大腿、腹股沟和腋下是最为常见的部位。局部皮温升高,虽然极易皮肤过敏但触

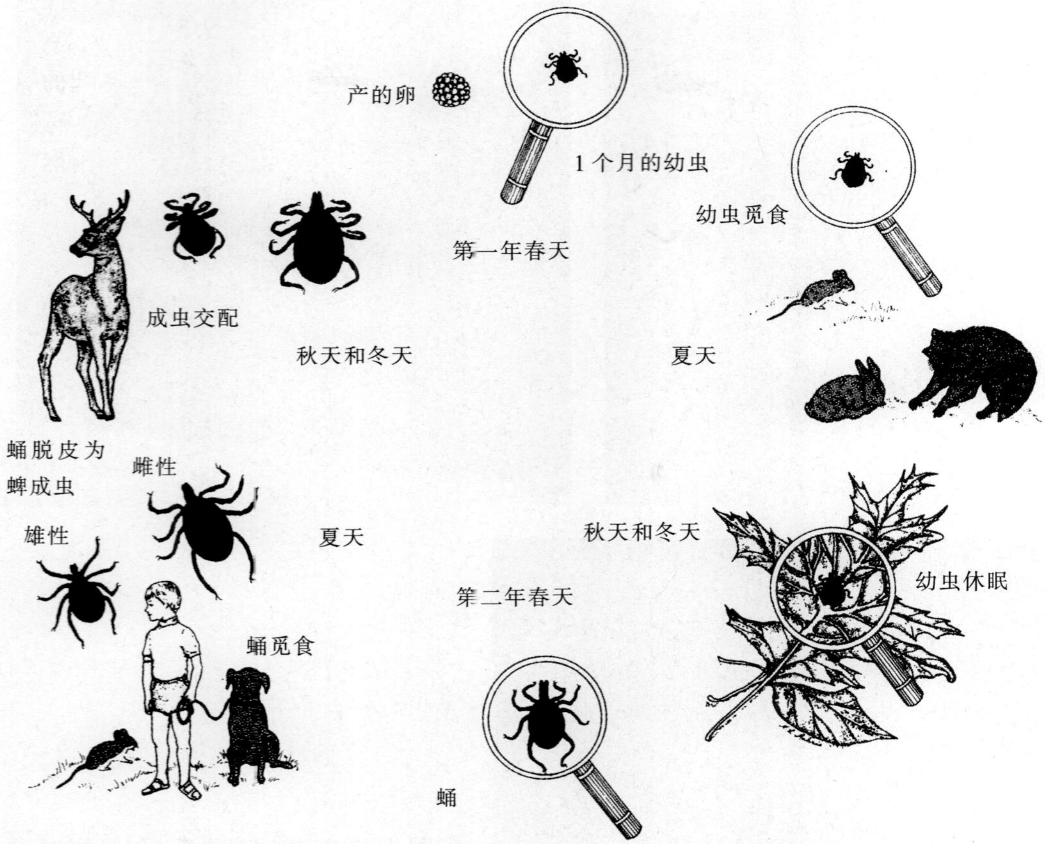

图127.2　硬蜱的生活周期一般为两年。第一年春天(上图),卵孵化出六足蚴虫。在夏天,蚴虫第一次觅食。从它们喜爱的宿主(白足老鼠)中感染伯氏疏螺旋菌,这种螺旋菌可致莱姆病。第二年春天(下图)蚴虫长成八足幼虫,再次觅食。老鼠再一次成为其喜爱的宿主;人类被硬蜱传染上莱姆病不是硬蜱生活周期中所必需的环节。幼虫发育成雄性和雌性成虫。当雌虫叮咬鹿时,雌雄开始交配;雄虫在与雌虫交配后仍留在鹿体上,雌虫从鹿体上掉落进而产卵。此图出自Andrew Spielman的研究。(From Rahn DW, Malawista SE. Clinical judgement in Lyme disease. *Hosp Pract* 1990;25:39-56,with permission.)

痛轻微。非视觉状态下皮损极易被漏诊,所以当临床上怀疑莱姆病时仔细的皮肤检查是必要的。研究表明患莱姆病的儿童有 EM 的概率为 90%[154],不过无 EM 表现者在诊断时不太容易做出。常规组织学检查不具有特异性:单核细胞侵入导致严重的皮肤炎症,但除了叮咬区外表皮无明显改变。EM 皮损区用 BSK 介质做细菌培养可检出伯氏疏螺旋菌[43]。

早期的前瞻性研究表明[6],在 EM 出现的几天之内,半数的美国患者开始出现多发性继发性环状皮损,这提示螺旋菌的早期播散(图 127.3 和表 127.1);从这些皮损处可培养出伯氏疏螺旋菌[40]。这类患者在近年内比例有所下降——在一大宗儿童病例研究中比例仅为 23%[154]——这可能与早期抗生素治疗有关。继发性皮损类似于初始皮损,但通常较小,扩展范围更小,无中央硬化区。个体皮损可瞬息即逝,其边缘有时可以融合。此外,在欧洲患者还可见良性皮肤淋巴细胞瘤[40]。虽然未经治疗的患者螺旋菌仍然在局部存在,但 EM 和继发性皮损无需治疗就能在 3~4 周内（范围为 1 天~14 月)自行消退[155]。EM 有复发的可能。

EM 常常伴有急性流感样症状：不适和疲劳、头痛、发热和寒战、肌肉痛和关节痛[2](表 127.2)。然而,呼吸系统症状一般不常见。一些患者有短暂性（数小时)的剧烈头痛和颈部疼痛或僵硬,提示有脑膜刺激,或精神难以集中,提示轻度脑病。虽然脑脊液在发病最初的几周内是正常的,但这些症状提示有早期神经传播[2,156,157]。除了经常伴发出现的疲劳和嗜睡以外,早期症状和体征都是间歇性和易变的。一个患者可以在数天内患有头痛和颈部僵硬,但这些症状可以被一个至多个关节(通常无肿胀)、肌腱、滑囊、肌肉、骨的游走性肌肉骨骼疼痛所替代。疼痛通常在一个固定的区域持

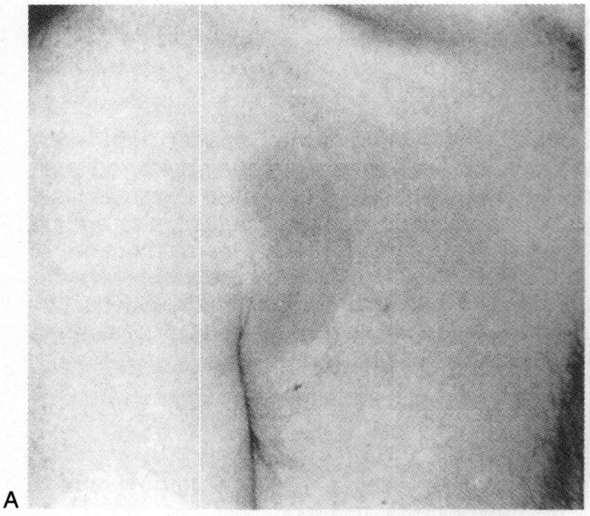

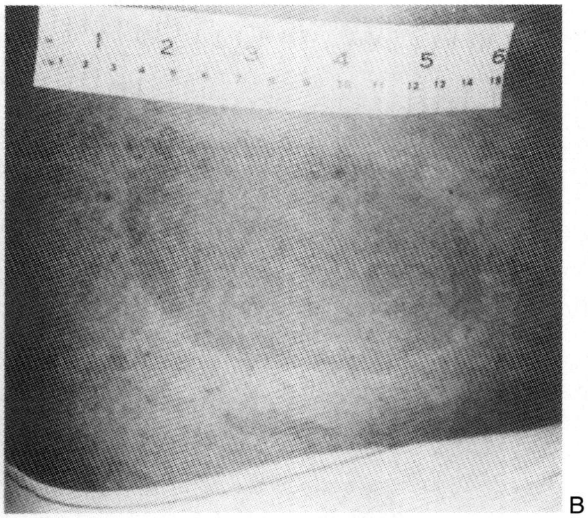

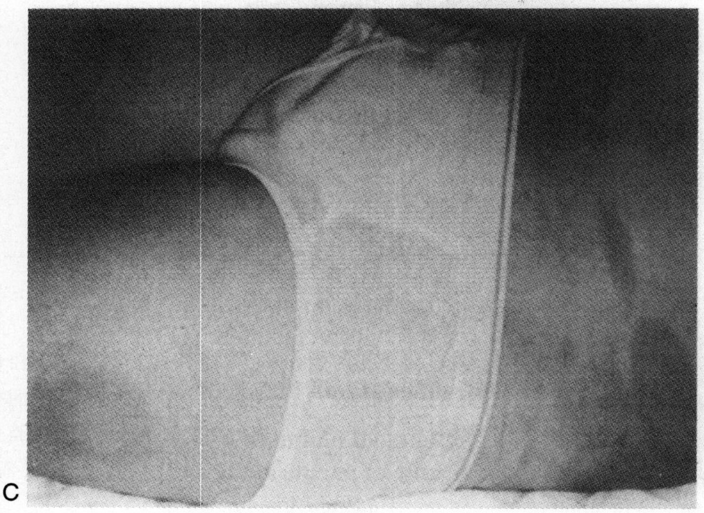

图127.3 莱姆病的皮肤表现。(**A**)游走性红斑(EM),发现4天后的早期皮损。(**B**)10天的EM皮损,红色边缘扩大,中央透明区开始出现。(**C**)EM起病8天后,相似的继发性皮损已经出现,部分皮损边缘已经融合。(From Steere AC, Barthenagen NH, Craft JE, et al. The early clinical manifestations of Lyme disease. *Ann Intern Med* 1983;99;76–82,with permisson。)

续数小时至几天。这些症状可以在 EM 之前或之后(或者没有 EM)出现,并在皮损消失后持续数月(特别是疲劳和嗜睡)。

在欧洲,未经治疗的 EM 通常有一个较长的、无痛的病程,而且不常伴有多发性继发皮损、系统症状、实验指标异常或者继发性关节炎[158]。

(二)中晚期临床表现

1.神经受累

在起病数周至数月内,少数未经治疗的患者(约15%[3])开始出现神经系统异常,可累及中枢神经系统[67,101]或周围神经系统[102]。最常见的急性异常症状为脑膜炎(可以伴随或不伴随脑病),颅脑神经炎最常累及面神经,可双侧同时受累[159],运动和感觉神经根性神经炎[3,100](图 127.4)。还有一些相对少见的症状多发于疾病晚期包括:舞蹈病、局部脱髓鞘性脑病或脊髓病、慢性脑病、周围性多发性神经病和横断性脊髓炎[3,67,68,102,160]。莱姆病可仅表现为其中一种疾患[100]。

莱姆病性脑膜炎可以导致脑脊液中淋巴细胞增多(大约每立方毫米数个至数百个细胞)和脑脊液中蛋白水平轻度升高,但葡萄糖含量正常。头痛可能表现得十分剧烈,通常在数天内或数小时内波动起伏。颈部僵硬不明显,Kernig 和 Brudzinski 征未引出。脑病通常轻微,可以出现轻度精神和记忆损害,脑电图表现为广泛性的慢波。这些相对急性的神经表现都会在持续数月后自行缓解[3]。在急性神经性莱姆病患者的脑脊液中很少能培养出伯氏疏螺旋菌。PCR 研究支持"急性神经系统异常是由于中枢神经系统直接感染引起的"这个假说[161]。

慢性神经症状一般在莱姆病发病数年后出现,通常轻微且很难明确诊断,而且不会自然消退[68,162]。莱姆病的晚期神经症状为认知力的缺损,特别是缺期记忆

表127.1　莱姆病的早期体征

体征	患者数	
	N=314	(%)
游走性红斑[a]	314	(100)
多发性环形皮损	150	(48)
淋巴结病		
局部	128	(41)
全身	63	(20)
颈部屈曲时疼痛	52	(17)
面颊疹	41	(13)
咽部红斑	38	(12)
结膜炎	35	(11)
右上1/4压痛	24	(8)
脾脏肿大	18	(6)
肝脏肿大	16	(5)
肌肉压痛	12	(4)
眶周水肿	10	(3)
逐渐消失的皮损	8	(3)
腹部压痛	6	(2)
睾丸肿胀	2	(1)

[a]游走性红斑为本研究的纳入标准。

(Reproduced from Steere AC, Bartenhagen NH, Craft JE, etal. The early clinical manifestations of Lyme disease. *Ann intern Med* 1983; 99:79, with permission.)

表127.2　莱姆病的早期症状

体征	患者数	
	N=314	(%)
不适、疲劳和嗜睡	251	(80)
头痛	200	(64)
发热和寒颤	185	(59)
颈部僵硬	151	(48)
关节痛	150	(48)
肌肉痛	135	(43)
背痛	81	(26)
厌食	73	(23)
咽喉痛	53	(17)
恶心	53	(17)
感觉迟钝	35	(11)
呕吐	32	(10)
腹痛	24	(8)
畏光	19	(6)
手部僵硬	16	(5)
眩晕	15	(5)
咳嗽	15	(5)
胸痛	12	(4)
耳痛	12	(4)
腹泻	6	(2)

(Reproduced from Steere AC, Bartenhagen NH, Craft JE, et al. The early clinical manifestations of Lyme disease. *Ann Intern Med* 1983;99:79, with permission.)

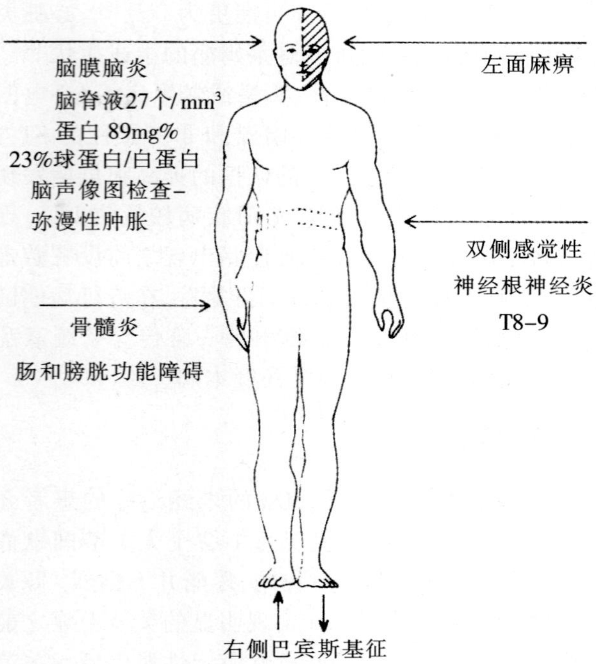

图127.4　58岁男性莱姆病神经症状。在游走性红斑出现后三周，患者出现脑膜脑炎症状，左侧面瘫，双侧感觉性神经根炎。虽然莱姆病罕见长束征，但此患者出现肠道和膀胱功能紊乱，右侧巴宾斯基征阳性提示脊髓炎。

损害，远端多神经元感觉麻痹，脑电图或神经传导试验异常[67,68]。欧洲"进展性疏螺旋体性脑脊髓炎"[163]比美国多发。

中枢神经系统莱姆病常伴发脑脊液中免疫球蛋白合成，进而导致特异性抗体发生寡克隆或高度聚集，反应局部存在抗原的发现，以及活动性感染能为诊断提供帮助[67,68]。PCR 在未经治疗的莱姆病患者脑脊液中发现阳性的概率要远远低于关节液(详见本章后文)。

2.心脏炎症

超过 8%的未经治疗的患者在起病数周至数月内可出现心脏炎症[5]。最常见的临床症状为间隔性房室传导阻滞（1 度、温克巴赫传导阻滞或完全性心脏阻滞)。有时心脏受累广泛，心电图提示急性心肌心包炎，放射性核素和心脏超声检查异常提示收缩期功能障碍，少数患者在胸片上可见心脏肥大[5]。活检可提示心肌内膜炎[164,165]，在 1 例罕见的致死病例中，活检显示螺旋体阳性的全心肌炎[57]。没有患者出现明显的心脏瓣膜病变(如急性风湿热，第 79 章)[5]。心脏炎症通常是短暂的和自限性的(3 天~6 周)。虽然临床表现多限于传导系统，但亚临床心肌受累可能更为广泛[54]。心脏炎症（如其他播散性症状）可以是莱姆病的主述症状[166]。

患者通常有典型的心悸、头晕或晕厥症状。心电图可显示不同程度的房室传导阻滞和非特异性的 ST-T 波改变。随着对游走性红斑的认识的提高和早期发现莱姆病立即应用抗生素治疗，心脏疾病较从前少见。现在大多数心脏炎症患者在心脏症状出现之前没有游走性红斑。心脏炎症一旦消退将不再复发。在流行病地区人群（包括成人和儿童），若新出现心脏传导系统紊乱而无其他原因解释时，应高度怀疑本病。

3.关节炎

在发病数周至两年后，60%的未经治疗的患者开始出现关节炎[2,4,11]，通常表现为 1~2 个大关节间歇性炎症。关节受累通常是不对称的，疼痛并不剧烈。膝关节是最常见的受累关节。在出现明显的关节炎症之前通常有持续数月或数年的间歇性游走性肌肉痛、关节痛和关节周围痛。典型病例突然起病、关节迅速渗出肿胀。关节液大量积聚，可形成贝克囊肿，此囊肿可进入腓肠肌并可发生破裂。虽然莱姆病最常表现为单个膝关节受累，大小关节均可受累，少数患者可出现对称性多关节炎。关节炎大多持续数周至数月，随后自行消退。关节炎在几年内可在相同部位或其他关节出现复发，但复发频率每年减少 10%~20%，大多数患者最后即使没有抗生素治疗也能最终停止不再复发[103]。疲劳是活动性关节炎最常见的伴随症状，发热和其他全身症状不常见。

关节液中白细胞计数变化范围非常大，从 500~110 000/mm^3，平均约为 25 000/mm^3，以多形核白细胞为主[2]。蛋白总数为 3~8 g/dL。C3、C4 常大于血清水平的 1/3，葡萄糖大于血糖水平的 2/3。类风湿因子和抗核抗体检测通常为阴性。关节液培养伯氏疏螺旋菌通常为阴性[45]。然而用 PCR 方法可从大多数未经治疗的关节炎患者的关节液中能检测出伯氏疏螺旋菌的 DNA，提示附近存在螺旋体；这种 DNA 在抗生素治疗后检测不出[167-169]。

约有 10%的关节炎患者，特别是那些有 II 型人类白细胞抗原 DRB1*0401 或其相关等位基因者，大关节受累时间会延长（>1 年），即使使用了抗生素有时仍有血管翳形成，损害软骨和骨，而其他患者可以通过抗生素治疗治愈[4,11,103,104]（图 127.5A）。在此类人群中，人体对 OspA 和 OspB 的免疫应答和慢性关节炎的发生在统计学上有相关性[170]。滑膜病变在组织学上类似于类风湿性关节炎（RA）：正如前文所述，出现纤维蛋白表面沉积、绒毛肥大、血管增生和严重的单核细胞浸润[2,4,11]（图 127.5B）。此外还可出现闭塞性动脉内膜炎，少数在单克隆或银染色检查中可检验出螺旋菌[53,95]。参照“发病机制”章节中炎症前物质增殖原理，我们可以对慢性莱姆病性关节炎患者进行关节液细胞计数、免疫试剂（除了类风湿因子）检查、滑液组织学检查、炎症介导因子释放量测定，以及监测到类风湿性关节炎样的骨和软骨的破坏。然而，将迁延的莱姆病性关节炎称之为“慢性”关节炎在一定程度上是一种误称，因为虽然它的病程超过 1 年，但即使没有进一步抗生素治疗，炎

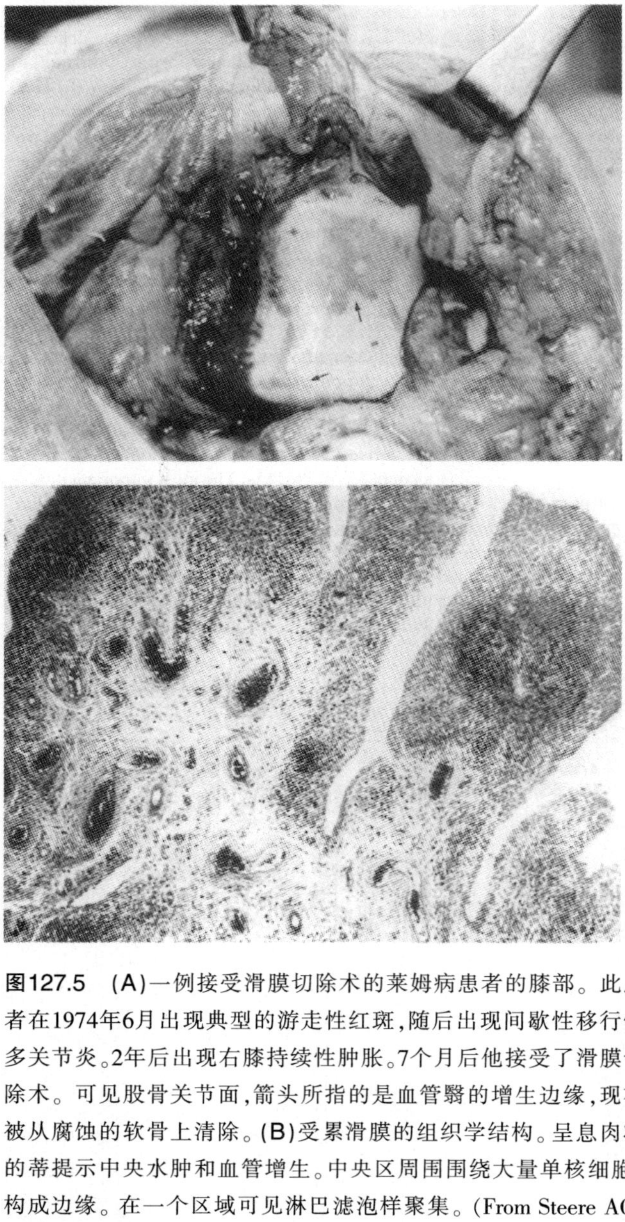

图127.5 （A）一例接受滑膜切除术的莱姆病患者的膝部。此患者在1974年6月出现典型的游走性红斑，随后出现间歇性移行性多关节炎。2年后出现右膝持续性肿胀。7个月后他接受了滑膜切除术。可见股骨关节面，箭头所指的是血管翳的增生边缘，现在被从腐蚀的软骨上清除。（B）受累滑膜的组织学结构。呈息肉状的蒂提示中央水肿和血管增生。中央区周围围绕大量单核细胞，构成边缘。在一个区域可见淋巴滤泡样聚集。（From Steere AC, Malawista SE, Hardin JH, et al. Erythema chronicum migrans and Lyme arthritis: the enlarging clinical spectrum. *Ann Intern Med* 1977; 86: 693, with permission.）

症一般也都会在 4 年内消退[99,126]。

4.慢性萎缩性肢端皮炎

作为伯氏疏螺旋菌感染引起的另一种晚期（发生于数年后）慢性皮肤病，慢性萎缩性肢端皮炎[39,40]多发于欧洲但在美国很少见[171]。初期皮损表现为紫色浸润性斑点或结节，尤其多见于四肢末端伸肌表面。最后表现为表皮和真皮的进行性萎缩。这种皮损是由于慢性持续性皮肤感染引起，特别与在欧洲流行的阿氏疏螺旋体有关[37,38,172]。感染皮肤的邻近关节常常存在潜在的病变。慢性萎缩性肢端皮炎好发于曾被根性神经病累及的肢体。

（三）实验室检查

莱姆病的诊断主要依靠临床表现。从患者身上培养出伯氏疏螺旋菌能明确诊断，但培养结果通常为阴性[25,44,45]，除诊断已经很确定的游走性红斑期以外。原发性和继发性游走性红斑皮损处活检结果一般呈阳性[25,40,42]，其恢复率分别可达到 80%[43]和 90%[47]；此期血液或血浆中恢复率为 50%[46]。对于非莱姆病流行地区的患者身上出现的病变提示游走性红斑时，皮损处培养变得非常重要[173,174]。螺旋菌通常不能在常规血液、血浆、血沉淀物或游走性红斑皮肤渗出样本检查中被检出[25]，特殊组织染色检查由于量小，因此不容易获得[51-53]。

在莱姆病的常规临床检验中，血清特异性抗体滴度检查是最具有帮助的辅助诊断。在免疫荧光检查或酶联免疫吸附测定(ELISA)法中，发病 2~5 周后拮抗伯氏疏螺旋菌的特异性 IgM 抗体滴度可达到高峰；特异性 IgG 抗体滴度升高较慢，通常在数月后即关节炎出现时达到高峰[25,175](图 127.6)。这些指标可用于鉴别莱姆病性关节炎和其他风湿性疾病，特别是对游走性红斑消退，被遗忘或未出现者。

市场上提供的许多 ELISA 检查方法的结果很不理想，其敏感性和特异性非常低，一致性差[176-178]。而且，患莱姆病概率低时，血清学方法结果预测率也很低。患病概率很低(小于 5%)，即使是高特异性检查对于莱姆病疑似患者的阳性预测价值也较低[179-181]。其临床价值在于患病最初几周后血清学检查阳性，提示患莱姆病的可能性增加，并不能靠检查本身来确定诊断，特别是在流行病学和临床情况可疑时。阳性结果需经过韦斯特印迹分析验证，除非高危人群，如有典型临床表现和曾经暴露于流行区域的可能性。需要注意，一些临床康复许多年的患者体内仍存在IgM 和 IgG 抗体[182]，因此要强调的是抗体检验结果必须结合临床背景解释的重要性。有综合文献对莱姆病实验检查的 ELISA 和免疫印迹分析进行了讨论[183]。

一些导致假阳性和假阴性结果的因素已经被发现。伯氏疏螺旋菌有和其他螺旋体交叉活性的抗原决定簇，如 T.苍白球，但莱姆病患者性病检查结果阴性，有其他螺旋体疾病的患者莱姆病韦斯特印迹分析为阴性[6,183]。血清学检查阴性的莱姆病病例也有报道[184]，但数量非常少。典型的血清学检查阴性的莱姆病为一些经一定治疗仍有持续性症状的患者，他们的抗原转录可能非常低，通常在优势部位特别是中枢神经系统有持续性感染。避免此种情况的最好的防治手段是保证患者在患病期间接受适当的抗生素治疗，不管血清学结果如何，治疗后应进行随访直至症状完全消失。

特异性的脑脊液抗体水平检测是诊断神经受累的莱姆病的有用的辅助检查[67,68]。当感染累及中枢神经系统时，B 细胞分泌特异性抗体，脑脊液中抗体数量与血清内相比明显增加（相对于免疫球蛋白总量而言）。这种高浓度的特异性抗体是中枢神经系统莱姆病最好的实验室依据[67,185]。据报道，IgG 和 IgA 抗体水平是中枢神经系统莱姆病的预测性指标[69,185]。虽然阳性脑脊液抗体试验可以确诊中枢神经系统莱姆病，但是无阳性结果不能排除中枢神经系统累及。

体液 PCR 检查是莱姆病的一项辅助检查，它可以作为确定活动性伯氏疏螺旋菌感染部位的一种方法[45,157,161,167-169,186]，文献中成功率各不相同。对莱姆病性关节炎的诊断最有帮助。虽然通常不能从滑液中培养莱姆病螺旋菌，但几乎所有未经治疗的患者关节液中都能检验出螺旋菌的 DNA（尤其是来自质粒靶点的 DNA[167]）[168]。在治疗后滑液检查大多转为阴性，提示治愈或者至少螺旋菌 DNA 的数量(螺旋菌数量)降低至不可测出水平。神经性莱姆病患者脑脊液 PCR 检查阳性率差异性很大，但阳性结果对诊断有意义[157,161,169,186]。与培养相似，对于传播至血浆中的螺旋菌 PCR 阳性检查结果差异性很大[187]。忠告：假阳性是一种持久的威胁；PCR 检查只能用于严格条件下采样和扩增的标本，并要适当的阳性和阴性对照[188]。

对伯氏疏螺旋菌抗原的 T 细胞母细胞化应答试验证实感染早期发生细胞介导的免疫应答，但这种试验在常规临床工作中意义不大，因为它技术复杂而且当血清学检查阴性时阳性率较低[184,189]。

最常见的非特异性实验室指标异常是血沉加快、血清总 IgM 水平增高、血清谷草转氨酶(SGOT)水平短暂性升高[2,7,190],特别是在发病早期(表127.3)。正如所料,这些指标异常大多出现在早期播散期,而非局部病变期。患者在患病早期可以出现轻度贫血和白细胞计数的升高、分类计数左移。一些患者可以出现镜下血尿和轻度蛋白尿(纤维素试纸);肌酸和血尿素氮正常。在病程中,血清C3和C4水平通常为正常或升高。类风湿因子和抗核抗体通常为阴性。一些患者可以出现抗磷脂抗体,但莱姆病患者不出现凝血功能障碍。莱姆病患者尿培养中没有阳性发现,没必要检测尿中特异性抗原和螺旋菌DNA[191]。

(四)鉴别诊断

游走性红斑(EM)是莱姆病的先驱表现(图127.3)。当流行区个体有接触史者出现典型EM时,基本可诊断。然而,一些患者可能没有意识到曾患过EM,或其他一些患者EM表现不典型。非莱姆病流行区患者出现类似EM损害时[173,174],应做疑似病例处理。继发性皮损可能类似多形性红斑病,但此病有皮肤水疱、黏膜病变及掌部和足底部的累及,这些莱姆病没有的症状。颊部红疹可能提示系统性红斑狼疮,荨麻疹性红疹可能提示乙型肝炎或血液病。逐渐消失的白斑和环形斑与边缘性红斑病相类似,但莱姆病的斑不会扩大。

早期肌肉骨骼酸痛等流感样症状容易被误诊,尤其是没有或忽略了EM或EM不是首发症状时。有严重躯体症状的患者可以考虑同时患有由同一种硬蜱传播的其他疾病:立克次体病和人类粒细胞埃里希体病(HGE,常出现白细胞减少、血小板减少、转氨酶升高,偶尔包含粒细胞)[192,193],疟疾样症状、巴贝西虫病(偶尔包含红细胞)[194]。

严重的头痛和颈部僵硬与无菌性或病毒性脑膜炎相似;腹部症状与肝炎相似;全身淋巴结肿大和脾大与感染性单核细胞增多症相似。在感染晚期,疲劳是主要和持续存在的主诉。然而,初诊为单纯性慢性疲劳症综合征或类纤维肌痛(广泛性疼痛、有触发点、影响睡眠)不是莱姆病的特有症状[179,195-198]。单纯性面部麻痹可能类似于其他原因引起的贝尔样面瘫,但是在莱姆病流行区,双侧面肌瘫痪更应考虑莱姆病而不是格林巴利综合征或肉芽肿类疾病。

在晚期,莱姆病可能与其他免疫介导的疾病相似。同风湿热一样,莱姆病可伴发咽喉痛,随后出现游走性多关节炎(多表现为多关节痛)和心脏炎症,但没有心脏瓣膜累及或先前出现链球菌感染。游走性肌腱和关节疼痛可提示弥散性淋病双球菌感染。晚期神经累及可提示多段硬化症(横断性神经炎)、格林巴利综合征(对称性周围神经病)、伴发睡眠紊乱和精力不足的情绪障碍可提示因认知力缺损或者脑部肿瘤而引起的痴呆。神经性莱姆病最典型的特点是可以累及所有水平的轴突;周围和颅脑神经、脑膜、神经根、脊髓以及大脑[100]。成人莱姆病性关节炎,膝关节肿胀症状与赖特综合征相似,偶发对称性多关节炎与类风湿性关节炎相似。在儿童患者,关节炎症状虽然时间短,但可与单关节型青少年类风湿性关节炎(JRA)完全相同,只是没有虹膜睫状体炎。

最容易与莱姆病诊断混淆的是纤维性肌痛。风湿性疾病门诊高达25%为纤维性肌痛。莱姆病是多种可诱发出现这种常见综合征的疾病中的一种,其表现并不提示持续性感染[195-198]。对纤维性肌痛认识不足会造成莱姆病的过度诊断,尤其在不恰当地依赖低水平、无诊断价值的血清学结果诊断时更是如此[179,180,196,198]。必须把纤维性肌痛特征性表现如触发点、疲劳和睡眠紊乱与莱姆病的关节和神经受累相鉴别,因为这两种疾病的治疗是不同的(详见后文)。

(五)治疗

所有阶段的莱姆病都对合适的抗生素治疗有效,不过早期治疗反应最好,症状晚期治疗可能反应不完全或不一致。无论如何,晚期治疗,即便起病数月后才开始,也好过更晚期治疗:在一项研究中发现[199],有长期后遗症的患者平均治疗延误时间为34.5个月,而没有后遗症的患者平均治疗延误时间为2.7个月。

现阶段推荐的抗生素方案是从目前的研究、实践和临床经验中获得的,将来必定会被修正。抗生素选择是根据疾病的程度和分期来决定的。抗生素治疗莱姆病失败主要由于不正确的诊断,没有仔细的进行临床评估。在所有阶段,症状缓解都很缓慢并且滞后于治疗。所以停止治疗的时间很难确定,这导致治疗周期被延长,但无正式研究结果。然而,在对于患EM患者的随机的、双盲的、安慰剂对照研究中,多西环素治疗从10天延长至20天或者多西环素治疗10天,并在开始时增加1剂头孢曲松并没有增加治疗效果[200]。在所有人群中,治疗失败的客观证据非常少。对84例患EM、面瘫或关节炎的莱姆病患者随访10~20年发现,这些经过治疗后的患者在现有症状或神经心理学结果中与30例正常对照者没有差别[201]。

治疗后患者必须继续进行观察以决定是否需要更多的治疗,直至症状完全缓解或消退。没有临床试验证明各期莱姆病的疗程有超过4周的必要,不过对于难

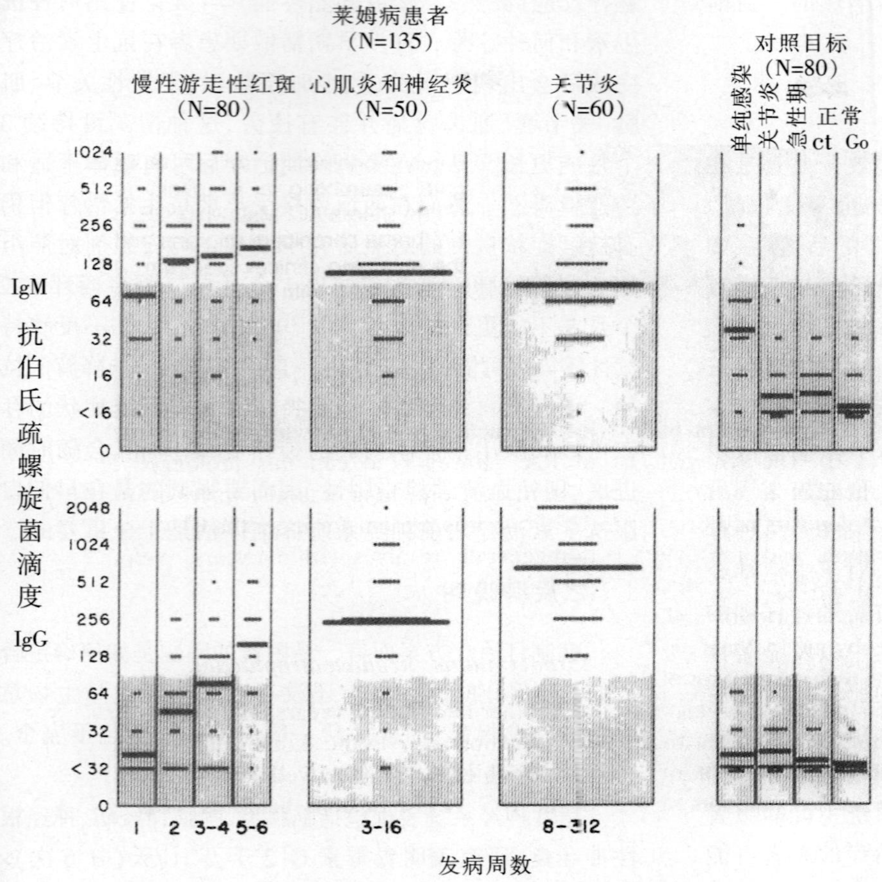

图127.6　135例不同临床表现的莱姆病患者的抗伯氏疏螺旋菌抗体滴度的血清样本，其中40例为感染性单核细胞增多症或炎症性关节炎患者，40例正常对照组，接受非直接性免疫荧光检查。粗线表示每组滴度的几何平均值；阴影区域为对照组的总体滴度范围。所有莱姆病患者IgG抗体滴度升高。(From Steere AC, Grodzicki RL, Kornblatt AN, et al. The spirochetal etiology of Lyme disease *N Engl J Med* 1983;308:733-740, with permission.)

表127.3　早期莱姆病的实验室检查结果[a]

实验室检查	出现异常结果患者人数		异常结果中位数(范围)
	N=314	(%)	
血液学检查			
红细胞压积	37	(12)	35(36~81)
白细胞>10^4 /mm^3	24	(8)	12(11~18)
血沉(ESR)>20 mm/h	166	(53)	35(21~58)
免疫球蛋白			
IgM>250 mg/dL	104	(33)	310(252~930)
IgG>1500 mg/dL	10	(3)	1 550(1 520~1 760)
IgA>400 mg/dL	12	(4)	440(410~580)
肝功能			
血清谷草转氨酶(SGOT)>35 U/mL	59	(18)	71(36~251)
血清谷丙转氨酶(SGPT)>32 U/mL[a]	47	(15)	125(42~491)
乳酸脱氢酶(LDH)>600 U/mL[a]	49	(16)	775(608~1 080)
肾功能			
镜下血尿(红细胞/hpf)	18	(6)	15(20~25)

[a]试验中只有55名患者SGOT异常；所有患者肌酸磷酸激酶(CPK)正常。(Reproduced from Steers AC, Barternhagen NH, Craft JE, et al. The early clinical manifestations of Lyme disease. *Ann Intern Med* 1983;99:80, with permissiom.)

治性病例常的附加其他治疗绝对是理所当然的。目前推荐的治疗方案详如表127.4所示。

1.发病早期

早期莱姆病口服抗生素治疗立即起效，尤其是在仅有局部单一的皮损而没有或仅轻微的全身症状时。EM能在数天内消退，一般都能避免主要的后遗症（如心肌炎、脑膜脑炎或复发性关节炎）[17,202-205]。早期播散的体征（如多发性继发皮损、肌痛、关节痛、发热、头痛、颈部僵硬或畏光）提示感染的侵袭性较强，单用口服抗生素治疗有较大的复发可能，尤其是有神经症状存在时[17,203]。然而，在排除脑膜炎后，大多数有早期播散表现的患者在口服多西环素3周或静滴头孢曲松2周后治疗效果均显著并且相似[206]，在数月后随访，两种疗法均可以有效地预防晚期莱姆病表现。对于中枢神经系统轻微受累的患者在选择抗生素之前需进行仔细的检查，包括对记忆力受损或精神难以集中以及显著性头痛或面瘫的患者进行神经认知能力的研究和腰穿检查、对感觉迟钝的患者进行脑电图检测。由于存在潜在的早期神经播散的危险，对于脑电图或脑脊液异常的患者，或者脑脊液正常但有明显神经系统主诉的患者应考虑静脉使用抗生素[156,157,207]。早期治疗的患者可能不产生全身免疫应答，容易再次被感染[208,209]。

对于成人，一般为口服多西环素（100 mg，2次/天）或阿莫西林（500 mg，3次/天），有时可联合使用丙磺舒（500 mg，3次/天）[203]［儿童计量为30 mg/(kg·d)×21天］。若怀疑伴有HGE，因其对青霉素不敏感，需要选择第一种抗生素。许多有局部症状的患者在短期内被成功治愈（10天）[200]。有明显的系统症状和继发性皮损的患者需要较长的疗程。对于青霉素过敏且多西环素禁用（孕妇或哺乳期妇女或9岁以下的儿童）的患者，可使用头孢呋辛酯（500 mg，2次/天）或口服阿奇霉素500 mg/天，（或其他大环内脂类抗生素）是目前的替代药物，儿童剂量需适当调整[210]。红霉素或阿奇霉素的效果不如其他抗生素[17,202,211]。

在未经治疗[62]或不完全治疗[65]的孕妇中，伯氏疏螺旋菌很少发生母婴传播。流行病学研究没有发现莱姆病母体可以致胎儿先天性畸形[212]，也没有证据表明胎儿有从无临床症状但血清阳性的母体内感染莱姆病的风险[213]。无论如何，目前的研究支持患早期局部莱姆病的孕妇应早期使用阿莫西林、头孢噻肟或红霉素，在感染进展期应考虑使用静脉疗法。

大约有10%的患者在治疗初的24 h内会出现雅-赫样反应（高热、红疹或剧烈疼痛）[17]。无论使用何种抗生素和何种疗程，许多早期播散期患者在抗生素治疗完成后会出现短暂的（数小时至数天）复发性关节、肌腱、关节囊、肌肉疼痛并伴有疲劳，这种情况可持续3个月或更长[17,203]。在疾病晚期治疗后可有躯体不适和功能障碍[214]。然而在两组曾接受早期抗生素治疗但仍有持续症状病例的对照研究中发现，与安慰剂对照组相比，用静脉输入头孢曲松1个月再口服多西环素2个月并不能更好的改善症状[215]。这些症状并不反映持续性感染（可能是由于体内一直存在残留的未降解的抗原），而且会自然消退。但是持续性神经系统症状的存在可以反映出治疗不彻底的神经受累，而且会随时间进展，即使血清学检查阴性。因而要强调的是在早期口服抗生素治疗之前神经系统详细评估是十分重要的。

2.疾病晚期

就制订治疗方案而言，最困难的问题是如何确定合适的治疗停止时间，因为还没有建立明确的微生物意义上的治愈标准，而且症状一般消退的较慢且不完全。

(1)神经性病变

急性神经系统表现包括脑膜炎、颅脑神经病、神经根性神经炎，研究表明青霉素G［2千万IU/天（分6次）×10天］静滴有效[18]，不过目前推荐的疗程较长（表127.4）。头孢曲松[216]和头孢噻肟[217]静滴14天比青霉素更有效[216]。脑膜炎症状从治疗的第2天开始消退，在7~10天症状消失。根性疼痛和运动损害常需7~8周恢复而且通常不能完全消退[18]。由于症状消退的缓慢和不完全，一些专家建议对于中枢神经系统性莱姆病常规治疗4周；超过4周的疗程还没有被系统地研究过。

多西环素（100 mg，2次/天×14天）在欧洲能有效地治疗神经根性神经病，但在美国还没有研究报道[218]。欧洲和北美伯氏疏螺旋菌不同的基因型以及播散方式的差异[33,34,172]使两个洲的临床治疗效果不具有直接可比性。

慢性神经系统症状包括脑病和周围神经病，对抗生素治疗效果并不十分敏感，但4周的头孢曲松静滴通常有效，尽管疗效比较缓慢[67,68,102,219]。可以预料，一些患者在抗生素治疗后仍有持续的非进展性的功能障碍存在。

许多患者主诉轻微的神经症状，如健忘、睡眠功能紊乱、精力不足、慢性头痛和注意力难以集中，这些都被怀疑是莱姆病的神经症状，但通常没有明确的流行病学病史、神经损害或血清学证明。这些都能增加误诊和不适当使用静脉抗生素治疗的风险[179,220]。在大多数

表127.4　治疗方案[a]

早期莱姆病[b]
多西环素100 mg，口服，2次/天，14~21天
阿莫西林500 mg，口服，3次/天，14~21天
醋氧乙基头孢呋辛酯500 mg，口服，2次/天，21天
如果以上所有药物都耐药，则：
阿齐霉素500 mg/天，口服，7~10天
有神经系统症状者
单纯贝尔样面瘫
多西环素或阿莫西林口服
伴其他神经症状
头孢曲松2 g/天，静滴，14~28天
头孢噻肟2 g，静滴，8小时/次，14~28天
青霉素G，2千万IU/天，静滴(分6次)，14~28天
如果以上药物都耐药，则：
多西环素100~200 mg，2次/天(口服或静滴)，30天[c]
关节炎[d]
多西环素100 mg，口服，2次/天，30~60天
阿莫西林500 mg，口服，3次/天，30~60天
头孢曲松2 g/天，静滴，14~28天
青霉素G，2千万IU/天，静滴，14–28天
心脏炎症[e]
头孢曲松2 g/天，静滴，14~21天
青霉素G，2千万IU/天，静滴，14~21天
阿莫西林500 mg，口服，3次/天，14~21天
多西环素100 mg，口服，2次/天，14~21天
孕妇
在各个阶段按常规治疗，但禁用多西环素
若无症状仅血清阳性则无需治疗
硬蜱叮咬
仅需单剂量多西环素，200 mg，口服(详见文章)

[a]依据这些指南治疗时需密切观察个体的临床变化，并根据新的发现及时修订方案。

[b]没有神经、心脏或关节累及。对于仅有游走性红斑的早期莱姆病，10天疗程是充足的。

[c]在美国没有报道；可能对治疗晚期神经性疏螺旋体病无效。

[d]没有神经系统累及时，仅口服药物治疗即可。

[e]轻度心脏炎症(I度传导阻滞，PR间期<0.30 s)和心室功能正常时仅口服药物即可。

(Adapted from recommendations of the Infectious Diseases Society of America：Wormser GP, Nadelman RB, Dattwyler RJ, et al. Practice guidelines for treatment or Lyme disease. *Clin Infect Dis* 2000;31[Suppl1]:S1–S14.)

情况下，最好在明确的诊断后再进行治疗；对这些不明确的症状进行试验性治疗常常导致诊断更加混乱而不是清晰。美国风湿病学学院公布的一项标准，建议不要对血清阳性的无特异性症状的患者使用静脉抗生素[180]。

(2)**心脏炎症**

心脏炎症对任何一种上述提及的静脉用抗生素都能很快地(在数天内)起效[166]，口服抗生素、水杨酸类药物或糖皮质激素也有较好的疗效[5]。在任何病例中，自然缓解是必然的规律，但是因为心脏炎症是由于螺旋菌直接感染心肌引起，未治疗的心脏炎症容易导致其他系统受累，所有患者必须用抗生素治疗至少 2 周。泼尼松(40~60 mg/天，分次服用)能快速缓解心脏阻滞，但可能会影响疾病的治愈，因此一般用于短期治疗(<7 天)或避免使用。对于青霉素和头孢菌素过敏的患者，多西环素(100 mg，2 次/天×30 天)是合适的，但还没有疗效评价。可以使用暂时性心脏起搏器，但需要永久性起搏器者罕见[5,166]。

(3)**关节炎**

对已确定的莱姆病性关节炎，即使是持续发作表现，大部分患者能够在口服多西环素(100 mg，2 次/天×4 周)或阿莫西林/丙磺舒(500 mg，4 次/天)时治愈[121]。静脉用头孢曲松至少 2 周同样有效，并且可用于合并有神经系统受累的患者，此类患者口服抗生素治疗不能完全治愈[121,216]。肠外注射的青霉素对部分患者有效但其效果不及口服多西环素或阿莫西林[4]。

所有抗生素治疗都有可能失败，尤其对于 HLA-DR4 表型引起的病程较长的患者[104]。在治疗过程中，受累关节必须制动并用穿刺针抽出积聚的关节滑液[4]。类似于晚期合并神经并发症的莱姆病，关节炎的最佳治疗方案至今还不清楚。对于疑难病例，可长期使用的最大耐受剂量的口服阿莫西林(丙磺舒)、四环素或长期静脉用头孢曲松或青霉素，但这些仍需要进一步正规地研究。PCR 检查能有效地确定感染是否在关节内被消灭[221](至少菌群数量降低至不能检测水平)。正如前文所述，即使是顽固性炎症大多能在 4 年内自然消退[126]。近年来，关节镜下滑膜切除术被有效地用于抗生素治疗失败的患者，尤其是累及膝关节的病例[222]；这种方法通常能起到治愈效果。

(4)**纤维肌痛**

莱姆病和纤维肌痛的关系详见本章“鉴别诊断”，莱姆病可以是纤维肌痛的众多诱因之一。对伴或不伴莱姆病的病史或莱姆病阳性血清的纤维肌痛的治疗是一样的(第 91 章)，一般不使用抗生素。

(5)**慢性萎缩性肢端皮炎**

慢性萎缩性肢端皮炎在美国很少见，浸润性慢性萎缩性肢皮炎通常能够在口服抗生素 4 周:1 天 3 次青霉素 V 150 万 IU,或 1 天 2 次多西环素 100 mg 治愈[158,223]。

(6)硬蜱叮咬

在硬蜱叮咬 72 h 内使用单剂 200 mg 的多西环素能预防莱姆病的发生[224]。然而,有关研究表明在高流行区未经治疗的被叮咬者感染的概率仅为 3.2%(也就是说 96.8%的未经治疗的被叮咬者没有患莱姆病)。因为伯氏疏螺旋菌通过硬蜱媒介进入人体皮肤需要至少 48 h[62,63],因此当传媒为鹿的硬蜱幼虫至少部分充满血液时预防措施应该是最有效的。此外,硬蜱叮咬后会出现游走性红斑,叮嘱患者注意观察是否出现莱姆病的早期症状。肉眼能见的硬蜱叮咬能促使部分人群在游走性红癍出现之前即开始治疗,而此阶段的治疗是最为有效的。

3.疫苗

市场上的抗莱姆病的疫苗基于伯氏疏螺旋菌的一种外表面蛋白(OspA),是安全和有效的,但由于市场需求有限而被制造商摒弃[31,32]。成千上万的接种者中并未发现因为体内抗 OspA 应答而产生的副作用[225]。

(岳冰 李世民 译 侯筱魁 李世民 校)

参考文献

1. Steere AC, Malawista SE, Snydman DR, et al. Lyme arthritis: an epidemic of oligoarticular arthritis in children and adults in three Connecticut communities. *Arthritis Rheum* 1977;20:7–17.
2. Steere AC, Malawista SE, Hardin JA, et al. Erythema chronicum migrans and Lyme arthritis. The enlarging clinical spectrum. *Ann Intern Med* 1977;86:685–698.
3. Reik L, Steere AC, Bartenhagen NH, Shope RE, Malawista SE. Neurologic abnormalities of Lyme disease. *Medicine* (Baltimore) 1979;58: 281–294.
4. Steere AC, Gibofsky A, Patarroyo ME, Winchester RJ, Hardin JA, Malawista SE. Chronic Lyme arthritis. Clinical and immunogenetic differentiation from rheumatoid arthritis. *Ann Intern Med* 1979;90: 896–901.
5. Steere AC, Batsford WP, Weinberg M, Alexander J, Berger HJ, Wolfson S, Malawista, SE. Lyme carditis: cardiac abnormalities of Lyme disease. *Ann Intern Med* 1980;93:8–16.
6. Steere AC, Bartenhagen NH, Craft JE, Hutchinson GJ, Newman JH, Rahn DW, Sigal LH, Spieler PN, Stenn KS, Malawista SE. The early clinical manifestations of Lyme disease. *Ann Intern Med* 1983;99: 76–82.
7. Steere AC, Hardin JA, Malawista SE. Erythema chronicum migrans and Lyme arthritis: cryoimmunoglobulins and clinical activity of skin and joints. *Science* 1977;196:1121–1122.
8. Steere AC, Hardin JA, Ruddy S, Mummaw JG, Malawista SE. Lyme arthritis: correlation of serum and cryoglobulin IgM with activity, and serum IgG with remission. *Arthritis Rheum* 1979;22:471–483.
9. Hardin JA, Walker LC, Steere AC, Trumble TC, Tung KS, Williams RC Jr, Ruddy S, Malawista SE. Circulating immune complexes in Lyme arthritis. Detection by the 125I–C1q binding, C1q solid phase, and Raji cell assays. *J Clin Invest* 1979;63:468–477.
10. Hardin JA, Steere AC, Malawista SE. The pathogenesis of arthritis in Lyme disease: humoral immune responses and the role of intra-articular immune complexes. *Yale J Biol Med* 1984;57:589–593.
11. Steere AC, Brinckerhoff CE, Miller DJ, Drinker H, Harris ED Jr, Malawista SE. Elevated levels of collagenase and prostaglandin E2 from synovium associated with erosion of cartilage and bone in a patient with chronic Lyme arthritis. *Arthritis Rheum* 1980;23:591–599.
12. Steere AC, Broderick TF, Malawista SE. Erythema chronicum migrans and Lyme arthritis: epidemiologic evidence for a tick vector. *Am J Epidemiol* 1978;108:312–321.
13. Wallis RC, Brown SE, Kloter KO, et al. Erythema chronicum migrans and Lyme arthritis: field study of ticks. *Am J Epidemiol* 1978;108: 322–327.
14. Steere AC, Malawista SE. Cases of Lyme disease in the United States: locations correlated with distribution of *Ixodes dammini*. *Ann Intern Med* 1979;91:730–733.
15. Steere AC, Malawista SE. 1983. The epidemiology of Lyme disease. In: Lawrence R, Shulman L, eds. *Proceedings of the Fourth International Conference on Lyme Borreliosis*. New York: Gower Medical Publishing:33–42.
16. Steere AC, Malawista SE, Newman JH, et al. Antibiotic therapy in Lyme disease. *Ann Intern Med* 1980;93:1–8.
17. Steere AC, Hutchinson GJ, Rahn DW, Sigal LH, Craft JE, DeSanna ET, Malawista SE. Treatment of the early manifestations of Lyme disease. *Ann Intern Med* 1983;99:22–26.
18. Steere AC, Pachner AR, Malawista SE. Neurologic abnormalities of Lyme disease: successful treatment with high-dose intravenous penicillin. *Ann Intern Med* 1983;99:767–772.
19. Steere AC, Green J, Schoen RT, Taylor E, Hutchinson GJ, Rahn DW, Malawista SE. Successful parenteral penicillin therapy of established Lyme arthritis. *N Engl J Med* 1985;312:869–874.
20. Afzelius A. Verhandlungen der Dermatologischen Gesellschaft zu Stockholm on October 29, 1909. *Arch Dermatol Syph* 1910;101:404.
21. Thone A. *Ixodes ricinus* and *Erythema chronicum migrans* (Afzelius). *Dermatologica* 1968;136:57–60.
22. Garin-Bujadoux C. Paralysie par les tiques. *J Med Lyon* 1922;71: 765–767.
23. Bannwarth A. Zur Klinik und Pathogenese der "chronischen lymphozytaren Meningitis." *Arch Psychiat Nervenkr* 1944;117:161–185.
24. Burgdorfer W, Barbour AG, Hayes SF, et al. Lyme disease—a tick-borne spirochetosis? *Science* 1982;216:1317–1319.
25. Steere AC, Grodzicki RL, Kornblatt AN, Craft JE, Barbour AG, Burgdorfer W, Schmid GP, Johnson E, Malawista SE. The spirochetal etiology of Lyme disease. *N Engl J Med* 1983;308:733–740.
26. Benach JL, Bosler EM, Hanrahan JP, et al. Spirochetes isolated from the blood of two patients with Lyme disease. *N Engl J Med* 1983; 308:740–742.
27. Malawista SE, Steere AC, Hardin JA. Lyme disease: a unique human model for an infectious etiology of rheumatic disease. *Yale J Biol Med* 1984;57:473–477.
28. Hayes S, Burgdorfer W. Characteristics of *Borrelia burgdorferi*. Section 3: ultrastructure of *Borrelia burgdorferi*. In: *Aspects of Lyme borreliosis*. Berlin: Springer-Verlag,1993:20–43.
29. Fraser CM, Casjens S, Huang WM, et al. Genomic sequence of a Lyme disease spirochaete, *Borrelia burgdorferi*. *Nature* 1997;390:580–586.
30. Sigal LH, Zahradnik JM, Lavin P, Patella SJ, Bryant G, Haselby R, Hilton E, Kunkel M, Adler-Klein D, Doherty T, Evans J, Molloy PJ, Seidner AL, Sabetta JR, Simon HJ, Klempner MS, Mays J, Marks D, Malawista SE. A vaccine consisting of recombinant *Borrelia burgdorferi* outer-surface protein A to prevent Lyme disease. Recombinant Outer-Surface Protein A Lyme Disease Vaccine Study Consortium [see comments] [published erratum appears in *N Engl J Med* 1998; 339:571]. *N Engl J Med* 1998;339:216–222.
31. Steere AC, Sikand VK, Meurice F, et al. Vaccination against Lyme disease with recombinant *Borrelia burgdorferi* outer-surface lipoprotein A with adjuvant. Lyme Disease Vaccine Study Group [see comments]. *N Engl J Med* 1998;339:209–215.
32. Sikand VK, Halsey N, Krause PJ, et al. Safety and immunogenicity of a recombinant *Borrelia burgdorferi* outer surface protein A vaccine against Lyme disease in healthy children and adolescents: a randomized controlled trial. *Pediatrics* 2001;108:123–128.
33. Baranton G, Postic D, Saint Girons I, et al. Delineation of *Borrelia burgdorferi* sensu stricto, *Borrelia garinii* sp. nov., and group VS461 associated with Lyme borreliosis. *Int J Syst Bacteriol* 1992;42:378–383.
34. Wilske B, Preac-Mursic V, Gobel UB, et al. An OspA serotyping system for *Borrelia burgdorferi* based on reactivity with monoclonal anti-

bodies and OspA sequence analysis. *J Clin Microbiol* 1993;31:340–350.
35. Barbour AG, Heiland RA, Howe TR. Heterogeneity of major proteins in Lyme disease borreliae: a molecular analysis of North American and European isolates. *J Infect Dis* 1985;152:478–484.
36. Barbour AG. Plasmid analysis of *Borrelia burgdorferi*, the Lyme disease agent. *J Clin Microbiol* 1988;26:475–478.
37. Wienecke R, Zochling N, Neubert U, et al. Molecular subtyping of *Borrelia burgdorferi* in erythema migrans and acrodermatitis chronica atrophicans. *J Invest Dermatol* 1994;103:19–22.
38. van Dam AP, Kuiper H, Vos K, et al. Different genospecies of *Borrelia burgdorferi* are associated with distinct clinical manifestations of Lyme borreliosis. *Clin Infect Dis* 1993;17:708–717.
39. Weber K, Schierz G, Wilske B, et al. European erythema migrans disease and related disorders. *Yale J Biol Med* 1984;57:463–471.
40. Asbrink E, Hovmark A. Successful cultivation of spirochetes from skin lesions of patients with erythema chronicum migrans Afzelius and acrodermatitis chronica atrophicans. *Acta Pathol Microbiol Immunol Scand [B]* 1985;93:161–163.
41. Asbrink E, Hovmark A, Hederstedt B. Serological studies of erythema chronicum migrans Afzelius and acrodermatitis chronica atrophicans with indirect immunofluorescence and enzyme-linked immunosorbent assays. *Acta Dermato Venereologica* (Stockh) 1985;65:509–514.
42. Berger BW, Kaplan MH, Rothenberg IR, et al. Isolation and characterization of the Lyme disease spirochete from the skin of patients with erythema chronicum migrans. *J Am Acad Dermatol* 1985;13:444–449.
43. Berger BW, Johnson RC, Kodner C, et al. Cultivation of *Borrelia burgdorferi* from erythema migrans lesions and perilesional skin. *J Clin Microbiol* 1992;30:359–361.
44. Nadelman RB, Pavia CS, Magnarelli LA, et al. Isolation of *Borrelia burgdorferi* from the blood of seven patients with Lyme disease. *Am J Med* 1990;88:21–26.
45. Goodman JL, Bradley JF, Ross AE, et al. Bloodstream invasion in early Lyme disease: results from a prospective, controlled, blinded study using the polymerase chain reaction [published erratum appears in *Am J Med* 1996;101:239]. *Am J Med* 1995;99:6–12.
46. Wormser GP, Bittker S, Cooper D, et al. Yield of large-volume blood cultures in patients with early Lyme disease. *J Infect Dis* 2001;184:1070–1072.
47. Melski JW, Reed KD, Mitchell PD, et al. Primary and secondary erythema migrans in central Wisconsin. *Arch Dermatol* 1993;129:709–716.
48. Snydman DR, Schenkein DP, Berardi VP, et al. *Borrelia burgdorferi* in joint fluid in chronic Lyme arthritis. *Ann Intern Med* 1986;104:798–800.
49. Preac-Mursic V, Pfister HW, Spiegel H, et al. First isolation of *Borrelia burgdorferi* from an iris biopsy. *J Clin Neuroophthalmol* 1993;13:155–161; discussion 162.
50. Haupl T, Hahn G, Rittig M, et al. Persistence of *Borrelia burgdorferi* in ligamentous tissue from a patient with chronic Lyme borreliosis. *Arthritis Rheum* 1993;36:1621–1626.
51. Berger BW, Clemmensen OJ, Ackerman AB. Lyme disease is a spirochetosis. A review of the disease and evidence for its cause. *Am J Dermatopathol* 1983;5:111–124.
52. Berger BW. Erythema chronicum migrans of Lyme disease. *Arch Dermatol* 1984;120:1017–1021.
53. Johnston YE, Duray PH, Steere AC, Kashgarian M, Buza J, Malawista SE, Askenase PW. Lyme arthritis. Spirochetes found in synovial microangiopathic lesions. *Am J Pathol* 1985;118:26–34.
54. MacDonald AB. *Borrelia* in the brains of patients dying with dementia. *JAMA* 1986;256:2195–2196.
55. Steere AC, Duray PH, Kauffmann DJ, et al. Unilateral blindness caused by infection with the Lyme disease spirochete, *Borrelia burgdorferi*. *Ann Intern Med* 1985;103:382–384.
56. Mikkila HO, Seppala IJ, Viljanen MK, et al. The expanding clinical spectrum of ocular Lyme borreliosis. *Ophthalmology* 2000;107:581–587.
57. Marcus LC, Steere AC, Duray PH, et al. Fatal pancarditis in a patient with coexistent Lyme disease and babesiosis. Demonstration of spirochetes in the myocardium. *Ann Intern Med* 1985;103:374–376
58. Rank EL, Dias SM, Hasson J, et al. Human necrotizing splenitis caused by *Borrelia burgdorferi*. *Am J Clin Pathol* 1989;91:493–498.
59. Goellner MH, Agger WA, Burgess JH, et al. Hepatitis due to recurrent Lyme disease. *Ann Intern Med* 1988;108:707–708.
60. Schlesinger PA, Duray PH, Burke BA, et al. Maternal–fetal transmission of the Lyme disease spirochete, *Borrelia burgdorferi*. *Ann Intern Med* 1985;103:67–68.
61. Atlas E, Novak SN, Duray PH, et al. Lyme myositis: muscle invasion by *Borrelia burgdorferi*. *Ann Intern Med* 1988;109:245–246.
62. Shih CM, Pollack RJ, Telford SR 3rd, et al. Delayed dissemination of Lyme disease spirochetes from the site of deposition in the skin of mice. *J Infect Dis* 1992;166:827–831.
63. Sood SK, Salzman MB, Johnson BJ, et al. Duration of tick attachment as a predictor of the risk of Lyme disease in an area in which Lyme disease is endemic. *J Infect Dis* 1997;175:996–999.
64. MacDonald AB. Human fetal borreliosis, toxemia of pregnancy, and fetal death. *Zentralbl Bakteriol Mikrobiol Hyg [A]* 1986;263:189–200.
65. Weber K, Bratzke HJ, Neubert U, et al. *Borrelia burgdorferi* in a newborn despite oral penicillin for Lyme borreliosis during pregnancy. *Pediatr Infect Dis J* 1988;7:286–289.
66. Hardin JA, Steere AC, Malawista SE. Immune complexes and the evolution of Lyme arthritis. Dissemination and localization of abnormal C1q binding activity. *N Engl J Med* 1979;301:1358–1363.
67. Halperin JJ, Luft BJ, Anand AK, et al. Lyme neuroborreliosis: central nervous system manifestations. *Neurology* 1989;39:753–759.
68. Logigian EL, Kaplan RF, Steere AC. Chronic neurologic manifestations of Lyme disease. *N Engl J Med* 1990;323:1438–1444.
69. Ma Y, Weis JJ. *Borrelia burgdorferi* outer surface lipoproteins OspA and OspB possess B-cell mitogenic and cytokine-stimulatory properties. *Infect Immun* 1993;61:3843–3853.
70. Radolf JD, Norgard MV, Brandt ME, et al. Lipoproteins of *Borrelia burgdorferi* and *Treponema pallidum* activate cachectin/tumor necrosis factor synthesis. Analysis using a CAT reporter construct. *J Immunol* 1991;147:1968–1974.
71. Norgard MV, Riley BS, Richardson JA, et al. Dermal inflammation elicited by synthetic analogs of *Treponema pallidum* and *Borrelia burgdorferi* lipoproteins. *Infect Immun* 1995;63:1507–1515.
72. Sellati TJ, Burns MJ, Ficazzola MA, et al. *Borrelia burgdorferi* upregulates expression of adhesion molecules on endothelial cells and promotes transendothelial migration of neutrophils *in vitro*. *Infect Immun* 1995;63:4439–4447.
73. Wooten RM, Modur VR, McIntyre TM, et al. *Borrelia burgdorferi* outer membrane protein A induces nuclear translocation of nuclear factor-kappa B and inflammatory activation in human endothelial cells. *J Immunol* 1996;157:4584–4590.
74. Ebnet K, Simon MM, Shaw S. Regulation of chemokine gene expression in human endothelial cells by proinflammatory cytokines and *Borrelia burgdorferi*. *Ann N Y Acad Sci* 1996;797:107–117.
75. Burns MJ, Sellati TJ, Teng EI, et al. Production of interleukin-8 (IL-8) by cultured endothelial cells in response to *Borrelia burgdorferi* occurs independently of secreted [corrected] IL-1 and tumor necrosis factor alpha and is required for subsequent transendothelial migration of neutrophils [published erratum appears in *Infect Immun* 1997;65:2508]. *Infect Immun* 1997;65:1217–1222.
76. Habicht GS, Katona LI, Benach JL. Cytokines and the pathogenesis of neuroborreliosis: *Borrelia burgdorferi* induces glioma cells to secrete interleukin-6. *J Infect Dis* 1991;164:568–574.
77. Straubinger RK, Straubinger AF, Summers BA, et al. *Borrelia burgdorferi* induces the production and release of proinflammatory cytokines in canine synovial explant cultures. *Infect Immun* 1998;66:247–258.
78. Hirschfeld M, Kirschning CJ, Schwandner R, et al. Cutting edge: inflammatory signaling by *Borrelia burgdorferi* lipoproteins is mediated by toll-like receptor 2. *J Immunol* 1999;163:2382–2386.
79. Wooten RM, Ma Y, Yoder RA, et al. Toll-like receptor 2 is required for innate, but not acquired, host defense to *Borrelia burgdorferi*. *J Immunol* 2002;168:348–355.
80. Habicht G. Cytokines in *Borrelia burgdorferi* infection. In: *Lyme disease: molecular and immunologic approaches*. Cold Spring Harbor Laboratory Press, Cold Spring Harbor, NY, 1992.
81. Yang L, Ma Y, Schoenfeld R, et al. Evidence for B-lymphocyte mitogen activity in *Borrelia burgdorferi*-infected mice. *Infect Immun* 1992;60:3033–3041.
82. Lusitani D, Malawista SE, Montgomery RR. *Borrelia burgdorferi* are susceptible to killing by a variety of human polymorphonuclear leukocyte components. *J Infect Dis* 2002;185:797–804.
83. Montgomery RR, Lusitani D, de Boisfleury Chevance A, Malawista SE. Human phagocytic cells in the early innate immune response to *Borrelia burgdorferi*. *J Infect Dis* 2002;185:1773–1779.

84. Kraiczy P, Skerka C, Kirschfink M, et al. Immune evasion of *Borrelia burgdorferi* by acquisition of human complement regulators FHL-1/reconectin and Factor H. *Eur J Immunol* 2001;31:1674–1684.
85. Hellwage J, Meri T, Heikkila T, et al. The complement regulator factor H binds to the surface protein OspE of Borrelia burgdorferi. *J Biol Chem* 2001;276:8427–8435.
86. Peterson PK, Clawson CC, Lee DA, et al. Human phagocyte interactions with the Lyme disease spirochete. *Infect Immun* 1984;46:608–611.
87. Montgomery RR, Nathanson MH, Malawista SE. The fate of *Borrelia burgdorferi*, the agent for Lyme disease, in mouse macrophages. Destruction, survival, recovery. *J Immunol* 1993;150:909–915.
88. Montgomery RR, Nathanson MH, Malawista SE. Fc- and non-Fc-mediated phagocytosis of *Borrelia burgdorferi* by macrophages. *J Infect Dis* 1994;170:890–893.
89. Montgomery RR, Malawista SE. Entry of *Borrelia burgdorferi* into macrophages is end-on and leads to degradation in lysosomes. *Infect Immun* 1996;64:2867–2872.
90. Hu LT, Perides G, Noring R, et al. Binding of human plasminogen to *Borrelia burgdorferi*. *Infect Immun* 1995;63:3491–3496.
91. Leong JM, Morrissey PE, Ortega-Barria E, et al. Hemagglutination and proteoglycan binding by the Lyme disease spirochete, *Borrelia burgdorferi*. *Infect Immun* 1995;63:874–883.
92. Guo BP, Norris SJ, Rosenberg LC, et al. Adherence of *Borrelia burgdorferi* to the proteoglycan decorin. *Infect Immun* 1995;63:3467–3472.
93. Grab DJ, Givens C, Kennedy R. Fibronectin-binding activity in *Borrelia burgdorferi*. *Biochim Biophys Acta* 1998;1407:135–145.
94. Comstock LE, Thomas DD. Penetration of endothelial cell monolayers by *Borrelia burgdorferi*. *Infect Immun* 1989;57:1626–1628.
95. Duray P. Target organs of *Borrelia burgdorferi* infection: functional responses and histology. In: *Lyme disease: molecular and immunologic approaches*. Cold Spring Harbor Laboratory Press, Cold Spring Harbor, NY, 1992.
96. Szczepanski A, Furie MB, Benach JL, et al. Interaction between *Borrelia burgdorferi* and endothelium *in vitro*. *J Clin Invest* 1990; 85:1637–1647.
97. Garcia Monco JC, Wheeler CM, Benach JL, et al. Reactivity of neuroborreliosis patients (Lyme disease) to cardiolipin and gangliosides. *J Neurol Sci* 1993;117:206–214.
98. Aberer E, Brunner C, Suchanek G, et al. Molecular mimicry and Lyme borreliosis: a shared antigenic determinant between *Borrelia burgdorferi* and human tissue. *Ann Neurol* 1989;26:732–737.
99. Malawista SE. Resolution of Lyme arthritis, acute or prolonged: a new look. *Inflammation* 2000;24:493–504.
100. Pachner AR, Steere AC. The triad of neurologic manifestations of Lyme disease: meningitis, cranial neuritis, and radiculoneuritis. *Neurology* 1985;35:47–53.
101. Pachner AR, Duray P, Steere AC. Central nervous system manifestations of Lyme disease. *Arch Neurol* 1989;46:790–795.
102. Halperin JJ, Little BW, Coyle PK, et al. Lyme disease: cause of a treatable peripheral neuropathy. *Neurology* 1987;37:1700–1706.
103. Steere AC, Schoen RT, Taylor E. The clinical evolution of Lyme arthritis. *Ann Intern Med* 1987;107:725–731.
104. Steere AC, Dwyer E, Winchester R. Association of chronic Lyme arthritis with HLA-DR4 and HLA-DR2 alleles [published erratum appears in *N Engl J Med* 1991;324:129]. *N Engl J Med* 1990;323:219–223.
105. Craft JE, Fischer DK, Shimamoto GT, et al. Antigens of *Borrelia burgdorferi* recognized during Lyme disease. Appearance of a new immunoglobulin M response and expansion of the immunoglobulin G response late in the illness. *J Clin Invest* 1986;78:934–939.
106. Montgomery RR, Malawista SE, Feen KJ, et al. Direct demonstration of antigenic substitution of *Borrelia burgdorferi ex vivo*: exploration of the paradox of the early immune response to outer surface proteins A and C in Lyme disease. *J Exp Med* 1996;183:261–269.
107. de Silva AM, Telford SR 3rd, Brunet LR, et al. *Borrelia burgdorferi* OspA is an arthropod-specific transmission-blocking Lyme disease vaccine. *J Exp Med* 1996;183:271–275.
108. de Silva AM, Fikrig E. Arthropod- and host-specific gene expression by *Borrelia burgdorferi*. *J Clin Invest* 1997;99:377–379.
109. Meier JT, Simon MI, Barbour AG. Antigenic variation is associated with DNA rearrangements in a relapsing fever *Borrelia*. *Cell* 1985; 41:403–409.
110. Bundoc VG, Barbour AG. Clonal polymorphisms of outer membrane protein OspB of *Borrelia burgdorferi*. *Infect Immun* 1989;57:2733–2741.
111. Zhang JR, Hardham JM, Barbour AG, et al. Antigenic variation in Lyme disease borreliae by promiscuous recombination of VMP-like sequence cassettes. *Cell* 1997;89:275–285.
112. Fikrig E, Liu B, Fu LL, Das S, Smallwood JI, Flavell RA, Persing DH, Schoen RT, Barthold SW, Malawista SE. An ospA frame shift, identified from DNA in Lyme arthritis synovial fluid, results in an outer surface protein A that does not bind protective antibodies. *J Immunol* 1995;155: 5700–5704.
113. Malawista SE, Montgomery RR, Wang XM, et al. Geographic clustering of an outer surface protein A mutant of *Borrelia burgdorferi*. Possible implications of multiple variants for Lyme disease persistence. *Rheumatology* (Oxford) 2000;39:537–541.
114. Dorward DW, Huguenel ED, Davis G, et al. Interactions between extracellular *Borrelia burgdorferi* proteins and non-*Borrelia*-directed immunoglobulin M antibodies. *Infect Immun* 1992;60:838–844.
115. Klempner MS, Noring R, Rogers RA. Invasion of human skin fibroblasts by the Lyme disease spirochete, *Borrelia burgdorferi*. *J Infect Dis* 1993;167:1074–1081.
116. Girschick HJ, Huppertz HI, Russmann H, et al. Intracellular persistence of *Borrelia burgdorferi* in human synovial cells. *Rheumatol Int* 1996;16:125–132.
117. Chary-Valckenaere I, Jaulhac B, Champigneulle J, et al. Ultrastructural demonstration of intracellular localization of *Borrelia burgdorferi* in Lyme arthritis. *Br J Rheumatol* 1998;37:468–470.
118. Sigal LH. Cross-reactivity between *Borrelia burgdorferi* flagellin and a human axonal 64,000 molecular weight protein. *J Infect Dis* 1993;167:1372–1378.
119. Martin R, Ortlauf J, Sticht-Groh V, et al. *Borrelia burgdorferi*–specific and autoreactive T-cell lines from cerebrospinal fluid in Lyme radiculomyelitis. *Ann Neurol* 1988;24:509–516.
120. Shanafelt MC, Hindersson P, Soderberg C, et al. T cell and antibody reactivity with the *Borrelia burgdorferi* 60-kDa heat shock protein in Lyme arthritis. *J Immunol* 1991;146:3985–3992.
121. Steere AC, Levin RE, Molloy PJ, et al. Treatment of Lyme arthritis. *Arthritis Rheum* 1994;37:878–888.
122. Lengl-Janssen B, Strauss AF, Steere AC, et al. The T helper cell response in Lyme arthritis: differential recognition of *Borrelia burgdorferi* outer surface protein A in patients with treatment-resistant or treatment-responsive Lyme arthritis. *J Exp Med* 1994;180:2069–2078.
123. Gross DM, Forsthuber T, Tary-Lehmann M, et al. Identification of LFA-1 as a candidate autoantigen in treatment-resistant Lyme arthritis. *Science* 1998;281:703–706.
124. Guerau-de-Arellano M, Huber BT. Development of autoimmunity in Lyme arthritis. *Curr Opin Rheumatol* 2002;14:388–393.
125. Benoist C, Mathis D. Autoimmunity provoked by infection: how good is the case for T cell epitope mimicry? *Nat Immunol* 2001;2: 797–801.
126. Steere AC. Musculoskeletal features of Lyme disease. In: Rahn D, Evans J, eds. *Lyme disease*. Philadelphia: American College of Physicians, 1998:107–122.
127. Schmid GP. The global distribution of Lyme disease. *Rev Infect Dis* 1985;7:41–50.
128. Dekonenko EJ, Steere AC, Berardi VP, et al. Lyme borreliosis in the Soviet Union: a cooperative US–USSR report. *J Infect Dis* 1988;158: 748–753.
129. Burgdorfer W. Vector/host relationships of the Lyme disease spirochete, *Borrelia burgdorferi*. *Rheum Dis Clin North Am* 1989;15:775–787.
130. Orloski KA, Hayes EB, Campbell GL, et al. Surveillance for Lyme disease—United States, 1992–1998. *MMWR CDC Surveill Summ* 2000;49:1–11.
131. Oliver JH Jr., Owsley MR, Hutcheson HJ, et al. Conspecificity of the ticks *Ixodes scapularis* and *I. dammini* (Acari: Ixodidae). *J Med Entomol* 1993;30:54–63.
132. Schulze TL, Bowen GS, Bosler EM, et al. Amblyomma americanum: a potential vector of Lyme disease in New Jersey. *Science* 1984;224: 601–603.
133. Magnarelli LA, Anderson JF, Apperson CS, et al. Spirochetes in ticks and antibodies to *Borrelia burgdorferi* in white-tailed deer from Connecticut, New York State, and North Carolina. *J Wildl Dis* 1986; 22:178–188.

134. Magnarelli LA, Anderson JF, Barbour AG. The etiologic agent of Lyme disease in deer flies, horse flies, and mosquitoes. *J Infect Dis* 1986;154:355–358.
135. Luger SW. Lyme disease transmitted by a biting fly. *N Engl J Med* 1990;322:1752.
136. Spielman A, Wilson ML, Levine JF, et al. Ecology of *Ixodes dammini*-borne human babesiosis and Lyme disease. *Annu Rev Entomol* 1985; 30:439–460.
137. Mather TN, Wilson ML, Moore SI, et al. Comparing the relative potential of rodents as reservoirs of the Lyme disease spirochete (*Borrelia burgdorferi*). *Am J Epidemiol* 1989;130:143–150.
138. Dennis DT. Epidemiology, ecology, and prevention of Lyme disease. In Rahn DW, Evans J, eds. *Lyme disease*. Philadelphia: American College of Physicians,1998:7–34.
139. Burgdorfer W, Lane RS, Barbour AG, et al. The western black-legged tick *Ixodes pacificus*: a vector of *Borrelia burgdorferi*. *Am J Trop Med Hyg* 1985;34:925–930.
140. Brown RN, Lane RS. Lyme disease in California: a novel enzootic transmission cycle of *Borrelia burgdorferi*. *Science* 1992;256:1439–1442.
141. Maupin GO, Gage KL, Piesman J, et al. Discovery of an enzootic cycle of *Borrelia burgdorferi* in *Neotoma mexicana* and *Ixodes spinipalpis* from northern Colorado, an area where Lyme disease is nonendemic. *J Infect Dis* 1994;170:636–643.
142. Bosler EM, Coleman JL, Benach JL, et al. Natural distribution of the *Ixodes dammini* spirochete. *Science* 1983;220:321–322.
143. Magnarelli LA, Anderson JF, Burgdorfer W, et al. Parasitism by *Ixodes dammini* (Acari: Ixodidae) and antibodies to spirochetes in mammals at Lyme disease foci in Connecticut, USA. *J Med Entomol* 1984;21:52–57.
144. Anderson JF, Johnson RC, Magnarelli LA, et al. Identification of endemic foci of Lyme disease: isolation of *Borrelia burgdorferi* from feral rodents and ticks (*Dermacentor variabilis*). *J Clin Microbiol* 1985;22:36–38.
145. Kornblatt AN, Urband PH, Steere AC. Arthritis caused by *Borrelia burgdorferi* in dogs. *J Am Vet Med Assoc* 1985;186:960–964.
146. Anderson JF, Johnson RC, Magnarelli LA, et al. Involvement of birds in the epidemiology of the Lyme disease agent *Borrelia burgdorferi*. *Infect Immun* 1986;51:394–396.
147. Persing DH, Telford SR 3rd, Rys PN, Dodge DE, White TJ, Malawista SE, Spielman A. Detection of *Borrelia burgdorferi* DNA in museum specimens of Ixodes dammini ticks. *Science* 1990;249:1420–1423.
148. Marshall WF 3rd, Telford SR 3rd, Rys PN, Rutledge BJ, Mathiesen D, Malawista SE, Spielman A, Persing DH. Detection of *Borrelia burgdorferi* DNA in museum specimens of *Peromyscus leucopus*. *J Infect Dis* 1994;170:1027–1032.
149. Steere AC, Taylor E, Wilson ML, et al. Longitudinal assessment of the clinical and epidemiological features of Lyme disease in a defined population. *J Infect Dis* 1986;154:295–300.
150. Hayes EB, Piesman J. How can we prevent Lyme disease? *N Engl J Med* 2003;348:2424–2430.
151. Shapiro ED, Gerber MA, Holabird NB, et al. A controlled trial of antimicrobial prophylaxis for Lyme disease after deer-tick bites [see comments]. *N Engl J Med* 1992;327:1769–1773.
152. Ginsberg H. *Ecology and environmental management of Lyme disease*. Newark, NJ: Rutgers University Press, 1993.
153. Hanrahan JP, Benach JL, Coleman JL, et al. Incidence and cumulative frequency of endemic Lyme disease in a community. *J Infect Dis* 1984;150:489–496.
154. Gerber MA, Shapiro ED, Burke GS, et al. Lyme disease in children in southeastern Connecticut. Pediatric Lyme Disease Study Group. *N Engl J Med* 1996;335:1270–1274.
155. Kuiper H, van Dam AP, Spanjaard L, et al. Isolation of *Borrelia burgdorferi* from biopsy specimens taken from healthy-looking skin of patients with Lyme borreliosis. *J Clin Microbiol* 1994;32:715–720.
156. Garcia-Monco JC, Villar BF, Alen JC, et al. *Borrelia burgdorferi* in the central nervous system: experimental and clinical evidence for early invasion. *J Infect Dis* 1990;161:1187–1193.
157. Luft BJ, Steinman CR, Neimark HC, et al. Invasion of the central nervous system by *Borrelia burgdorferi* in acute disseminated infection [published erratum appears in *JAMA* 1992;268:872]. *JAMA* 1992;267:1364–1367.
158. Asbrink E, Olsson I. Clinical manifestations of erythema chronicum migrans Afzelius in 161 patients. A comparison with Lyme disease. *Acta Derm Venereol* 1985;65:43–52.
159. Clark JR, Carlson RD, Sasaki CT, et al. Facial paralysis in Lyme disease. *Laryngoscope* 1985;95:1341–1345.
160. Ackermann R, Rehse-Kupper B, Gollmer E, et al. Chronic neurologic manifestations of erythema migrans borreliosis. *Ann N Y Acad Sci* 1988;539:16–23.
161. Keller TL, Halperin JJ, Whitman M. PCR detection of *Borrelia burgdorferi* DNA in cerebrospinal fluid of Lyme neuroborreliosis patients. *Neurology* 1992;42:32–42.
162. Reik L Jr., Smith L, Khan A, et al. Demyelinating encephalopathy in Lyme disease. *Neurology* 1985;35:267–269.
163. Ackermann R, Gollmer E, Rehse-Kupper B. [Progressive *Borrelia* encephalomyelitis. Chronic manifestation of erythema chronicum migrans disease of the nervous system.] *Dtsch Med Wochenschr* 1985;110:1039–1042.
164. de Koning J, Hoogkamp-Korstanje JA, van der Linde MR, et al. Demonstration of spirochetes in cardiac biopsies of patients with Lyme disease. *J Infect Dis* 1989;160:150–153.
165. Stanek G, Klein J, Bittner R, et al. Isolation of *Borrelia burgdorferi* from the myocardium of a patient with longstanding cardiomyopathy. *N Engl J Med* 1990;322:249–252.
166. McAlister HF, Klementowicz PT, Andrews C, et al. Lyme carditis: an important cause of reversible heart block. *Ann Intern Med* 1989;110: 339–345.
167. Persing DH, Rutledge BJ, Rys PN, Podzorski DS, Mitchell PD, Reed KD, Liu B, Fikrig E, Malawista SE. Target imbalance: disparity of *Borrelia burgdorferi* genetic material in synovial fluid from Lyme arthritis patients. *J Infect Dis* 1994;169:668–672.
168. Nocton JJ, Dressler F, Rutledge BJ, et al. Detection of *Borrelia burgdorferi* DNA by polymerase chain reaction in synovial fluid from patients with Lyme arthritis. *N Engl J Med* 1994;330:229–234.
169. Bradley JF, Johnson RC, Goodman JL. The persistence of spirochetal nucleic acids in active Lyme arthritis. *Ann Intern Med* 1994;120: 487–489.
170. Kalish RA, Leong JM, Steere AC. Association of treatment-resistant chronic Lyme arthritis with HLA-DR4 and antibody reactivity to OspA and OspB of *Borrelia burgdorferi*. *Infect Immun* 1993;61:2774–2779.
171. Kaufman LD, Gruber BL, Phillips ME, et al. Late cutaneous Lyme disease: acrodermatitis chronica atrophicans. *Am J Med* 1989;86: 828–830.
172. Canica MM, Nato F, du Merle L, et al. Monoclonal antibodies for identification of *Borrelia afzelii* sp. nov. associated with late cutaneous manifestations of Lyme borreliosis. *Scand J Infect Dis* 1993; 25:441–448.
173. Masters E, Granter S, Duray P, et al. Physician-diagnosed erythema migrans and erythema migrans-like rashes following Lone Star tick bites. *Arch Dermatol* 1998;134:955–960.
174. Barbour AG, Maupin GO, Teltow GJ, et al. Identification of an uncultivable *Borrelia* species in the hard tick *Amblyomma americanum*: possible agent of a Lyme disease-like illness. *J Infect Dis* 1996;173: 403–409.
175. Craft JE, Grodzicki RL, Steere AC. Antibody response in Lyme disease: evaluation of diagnostic tests. *J Infect Dis* 1984;149:789–795.
176. Schwartz BS, Goldstein MD, Ribeiro JM, et al. Antibody testing in Lyme disease. A comparison of results in four laboratories. *JAMA* 1989;262:3431–3434.
177. Luger SW, Krauss E. Serologic tests for Lyme disease. Interlaboratory variability. *Arch Intern Med* 1990;150:761–763.
178. Magnarelli LA, Miller JN, Anderson JF, et al. Cross-reactivity of nonspecific treponemal antibody in serologic tests for Lyme disease. *J Clin Microbiol* 1990;28:1276–1279.
179. Lightfoot RW Jr, Luft BJ, Rahn DW, et al. Empiric parenteral antibiotic treatment of patients with fibromyalgia and fatigue and a positive serologic result for Lyme disease. A cost-effectiveness analysis. *Ann Intern Med* 1993;119:503–509.
180. Britton MC, Gardner P, Kaufman RL. Appropriateness of parenteral antibiotic treatment for patients with presumed Lyme disease. A joint statement of the American College of Rheumatology and the Council of the Infectious Diseases Society of America [comment]. *Ann Intern Med* 1993;119:518.
181. Sigal LH. Pitfalls in the diagnosis and management of Lyme disease. *Arthritis Rheum* 1998;41:195–204.

182. Kalish RA, McHugh G, Granquist J, et al. Persistence of immunoglobulin M or immunoglobulin G antibody responses to *Borrelia burgdorferi* 10–20 years after active Lyme disease. *Clin Infect Dis* 2001;33:780–785.
183. Reed KD. Laboratory testing for Lyme disease: possibilities and practicalities. *J Clin Microbiol* 2002;40:319–324.
184. Dattwyler RJ, Volkman DJ, Luft BJ, et al. Seronegative Lyme disease. Dissociation of specific T- and B-lymphocyte responses to Borrelia burgdorferi. *N Engl J Med* 1988;319:1441–1446.
185. Halperin JJ, Krupp LB, Golightly MG, et al. Lyme borreliosis-associated encephalopathy. *Neurology* 1990;40:1340–1343.
186. Pachner AR, Delaney E. The polymerase chain reaction in the diagnosis of Lyme neuroborreliosis. *Ann Neurol* 1993;34:544–550.
187. Magid D, Schwartz B, Craft J, et al. Prevention of Lyme disease after tick bites. A cost-effectiveness analysis. *N Engl J Med* 1992;327: 534–541.
188. Molloy PJ, Persing DH, Berardi VP. False-positive results of PCR testing for Lyme disease. *Clin Infect Dis* 2001;33:412–413.
189. Zoschke DC, Skemp AA, Defosse DL. Lymphoproliferative responses to *Borrelia burgdorferi* in Lyme disease. *Ann Intern Med* 1991;114: 285–289.
190. Horowitz HW, Dworkin B, Forseter G, et al. Liver function in early Lyme disease. *Hepatology* 1996;23:1412–1417.
191. Klempner MS, Schmid CH, Hu L, et al. Intralaboratory reliability of serologic and urine testing for Lyme disease. *Am J Med* 2001;110: 217–219.
192. Goodman JL, Nelson C, Vitale B, et al. Direct cultivation of the causative agent of human granulocytic ehrlichiosis [see comments] [published erratum appears in *N Engl J Med* 1996 ;335:361]. *N Engl J Med* 1996;334:209–215.
193. Nadelman RB, Horowitz HW, Hsieh TC, et al. Simultaneous human granulocytic ehrlichiosis and Lyme borreliosis. *N Engl J Med* 1997; 337:27–30.
194. Krause PJ, Telford SR 3rd, Spielman A, et al. Concurrent Lyme disease and babesiosis. Evidence for increased severity and duration of illness. *JAMA* 1996;275:1657–1660.
195. Dinerman H, Steere A. Fibromyalgia following Lyme disease: association with neurologic involvement and lack of response to antibiotic therapy. *Arthritis Rheum* 1990;33:S136.
196. Hsu VM, Patella SJ, Sigal LH. "Chronic Lyme disease" as the incorrect diagnosis in patients with fibromyalgia. *Arthritis Rheum* 1993; 36:1493–1500.
197. Sigal LH. Summary of the first 100 patients seen at a Lyme disease referral center. *Am J Med* 1990;88:577–581.
198. Steere AC, Taylor E, McHugh GL, et al. The overdiagnosis of Lyme disease. *JAMA* 1993;269:1812–1816.
199. Shadick NA, Phillips CB, Logigian EL, et al. The long-term clinical outcomes of Lyme disease. A population-based retrospective cohort study. *Ann Intern Med* 1994;121:560–567.
200. Wormser GP, Ramanathan R, Nowakowski J, et al. Duration of antibiotic therapy for early Lyme disease. A randomized, double-blind, placebo-controlled trial. *Ann Intern Med* 2003;138:697–704.
201. Kalish RA, Kaplan RF, Taylor E, et al. Evaluation of study patients with Lyme disease, 10–20-year follow-up. *J Infect Dis* 2001;183:453–460.
202. Massarotti EM, Luger SW, Rahn DW, et al. Treatment of early Lyme disease. *Am J Med* 1992;92:396–403.
203. Dattwyler RJ, Volkman DJ, Conaty SM, et al. Amoxycillin plus probenecid versus doxycycline for treatment of erythema migrans borreliosis. *Lancet* 1990;336:1404–1406.
204. Smith RP, Schoen RT, Rahn DW, et al. Clinical characteristics and treatment outcome of early Lyme disease in patients with microbiologically confirmed erythema migrans. *Ann Intern Med* 2002;136:421–428.
205. Seltzer EG, Shapiro ED, Gerber MA. Long-term outcomes of Lyme disease. *JAMA* 2000;283:3068–3069.
206. Dattwyler RJ, Luft BJ, Kunkel MJ, et al. Ceftriaxone compared with doxycycline for the treatment of acute disseminated Lyme disease. *N Engl J Med* 1997;337:289–294.
207. Pfister HW, Preac-Mursic V, Wilske B, et al. Latent Lyme neuroborreliosis: presence of *Borrelia burgdorferi* in the cerebrospinal fluid without concurrent inflammatory signs. *Neurology* 1989;39:1118–1120.
208. Shrestha M, Grodzicki RL, Steere AC. Diagnosing early Lyme disease. *Am J Med* 1985;78:235–240.
209. Aguero-Rosenfeld ME, Nowakowski J, McKenna DF, et al. Serodiagnosis in early Lyme disease [published erratum appears in *J Clin Microbiol* 1994 ;32:860]. *J Clin Microbiol* 1993;31:3090–3095.
210. Nadelman RB, Luger SW, Frank E, et al. Comparison of cefuroxime axetil and doxycycline in the treatment of early Lyme disease. *Ann Intern Med* 1992;117:273–280.
211. Luft BJ, Dattwyler RJ, Johnson RC, et al. Azithromycin compared with amoxicillin in the treatment of erythema migrans. A double-blind, randomized, controlled trial. *Ann Intern Med* 1996;124:785–791.
212. Markowitz LE, Steere AC, Benach JL, et al. Lyme disease during pregnancy. *JAMA* 1986;255:3394–3396.
213. Strobino BA, Williams CL, Abid S, et al. Lyme disease and pregnancy outcome: a prospective study of two thousand prenatal patients. *Am J Obstet Gynecol* 1993;169:367–374.
214. Weinstein A, Britchkov M. Lyme arthritis and post-Lyme disease syndrome. *Curr Opin Rheumatol* 2002;14:383–387.
215. Klempner MS, Hu LT, Evans J, et al. Two controlled trials of antibiotic treatment in patients with persistent symptoms and a history of Lyme disease. *N Engl J Med* 2001;345:85–92.
216. Dattwyler RJ, Halperin JJ, Volkman DJ, et al. Treatment of late Lyme borreliosis—randomised comparison of ceftriaxone and penicillin. *Lancet* 1988;1:1191–1194.
217. Pfister HW, Preac-Mursic V, Wilske B, et al. Cefotaxime vs penicillin G for acute neurologic manifestations in Lyme borreliosis. A prospective randomized study. *Arch Neurol* 1989;46:1190–1194.
218. Dotevall L, Alestig K, Hanner P, et al. The use of doxycycline in nervous system *Borrelia burgdorferi* infection. *Scand J Infect Dis Suppl* 1988;53:74–79.
219. Logigian EL, Kaplan RF, Steere AC. Successful treatment of Lyme encephalopathy with intravenous ceftriaxone. *J Infect Dis* 1999;180: 377–383.
220. From the Centers for Disease Control and Prevention. Ceftriaxone-associated biliary complications of treatment of suspected disseminated Lyme disease—New Jersey, 1990–1992. *JAMA* 1993;269:979–980.
221. Malawista SE, Barthold SW, Persing DH. Fate of *Borrelia burgdorferi* DNA in tissues of infected mice after antibiotic treatment. *J Infect Dis* 1994;170:1312–1316.
222. Schoen RT, Aversa JM, Rahn DW, et al. Treatment of refractory chronic Lyme arthritis with arthroscopic synovectomy. *Arthritis Rheum* 1991;34:1056–1060.
223. Aberer E, Breier F, Stanek G, et al. Success and failure in the treatment of acrodermatitis chronica atrophicans. *Infection* 1996;24: 85–87.
224. Nadelman RB, Nowakowski J, Fish D, et al. Prophylaxis with single-dose doxycycline for the prevention of Lyme disease after an *Ixodes scapularis* tick bite. *N Engl J Med* 2001;345:79–84.
225. Poland GA, Jacobson RM. The prevention of Lyme disease with vaccine. *Vaccine* 2001;19:2303–2308.

第128章

病毒性关节炎

Stanley J. Naides

免疫反应保护宿主免于受到来自外界的感染因素的攻击，调节自我避免毁灭。无法辨别自身和外界抗原将会导致自身免疫反应。病毒能够扰乱宿主的自身免疫监视并长期潜伏在宿主体内，病毒基因可以与宿主细胞调节机制相互作用，这些作用使病毒成为各种不同先天性疾病的致病原。对于某些已知的自身免疫或自身免疫类反应的进一步思索表明，病毒可能是某些风湿性疾病的病因或触发点。关节疼痛和症状明显的关节炎是病毒感染的常见特征。例如，披膜病毒通常引起急性发热性关节炎的大量流行。在某些个体中，急性病程会迁延不愈或转为慢性。病毒性关节炎是由急性感染期调节免疫反应的一个简单初始的活动导致分子水平的紊乱所引发[1]，还是由慢性疾病必须具备的持续进行的病毒与宿主免疫系统的相互作用所引发，尚未确定。病毒潜伏期提示触发病毒在某些终生疾病中起到了一定的作用。假设宿主长期暴露于病毒和病毒抗原，免疫反应通过抗原决定簇的散布能扩展靶目标自身抗原[2]。免疫反应广泛攻击各种病菌，引发宿主组织非特定的免疫介导的破坏。或者，病毒与宿主细胞调控基因相互作用，改变其生长方式或通过细胞病理效应或诱导细胞凋亡来消除细胞数量。宿主细胞的选择性增多和减少可导致免疫失调。对于某些特定的病毒诱发关节炎的机制的描述可以使我们更深刻地认识先天性疾病的病理机制并证实特定病毒是特发性自身免疫疾病的病因。对于已知病毒和新发现病毒认识的思索表明某些未知病毒仍有可能是类风湿疾病的病因。

一、B19微小病毒

（一）病毒学

人类B19微小病毒发现于1975年，在一份标记为“19号，B盘”的用于乙肝表面抗原（HBsAG）测试控制的人类血清样本中[3,4]。在二维双向扩散凝胶中发现一种不同于HBsAG的抗原[5]。血清电子显微镜下观察显示为球形病毒颗粒、空外壳的典型的微小病毒科。PARVO一词起源于拉丁文“parvus”，意思是微小的。微小病毒科家族是由细小的无包膜的单链DNA病毒组成的，分为两大亚科：微小病毒和密度微小病毒。微小病毒有3种种属：微小病毒属、红细胞病毒属和依赖性病毒属[6]。红细胞病毒在哺乳动物的红细胞内复制，可引起红色皮疹。微小病毒包括阿留申群岛土人的貂皮衣病毒，可导致脉管炎。依赖性病毒需要其他病毒（如肝炎病毒、腺病毒）帮助才能复制，也包括作为基因治疗载体的腺体相关病毒（AAV）。

B19病毒颗粒在电子显微镜下显示为完整的或中空的球形颗粒。B19基因组是一条5.6kb长的单链DNA分子，它的特点是在3’和5’末端都有不完整的回文序列，构成发夹结构[8-10]。在病毒DNA复制阶段，3’端自行启动[11-13]。B19病毒拥有相同数目的正链和反链DNA，但是每个衣壳只包含单个基因组拷贝。B19整合入宿主基因至今未得到证实。B19有一个强启动子可转录一条左旋非结构性蛋白基因和一条右旋结构基因区[14]。非结构蛋白NS1大小接近74 000道尔顿（dalton）[15-17]。

B19遵循自主微小病毒修饰的蜷曲发夹模型复制，单基因和双基因复制形式分别生成2条和4条子链，部分子链由NS1装配成合适的基因组[18]。NS1在病毒DNA装配入细菌衣壳的过程中起着重要作用，它与完整病毒是共价结合的[19]。NS1可以上调细胞表达（如白介素6（IL-6）和肿瘤坏死因子α（TNF-α）[20,21]。核苷结合部位NS1的突变可以防止NS-1相关细胞中毒[22]。NS1可用于诱导红细胞前体和干细胞的凋亡[23,24]。

结构性蛋白VP1和VP2的大小分别为84 000和85 000道尔顿[16,17]。这两种结构蛋白都由相同的阅读框编码，而VP2还可以从一个交替的下游结合位点开始转录[25]。因此，除了VP1 N端227个氨基酸之外，VP1和VP2结构相同。独特的VP1区域融合蛋白抗体对包含VP1、VP2和全部感染性病毒粒子的基因重组B19细菌衣壳的沉淀作用提示这段VP1区暴露于细菌体外表面。抗体与VP1或特定N末端区域结合后能够抑制骨髓组织中B19的复制，提示VP1 N末端特定区域在细胞黏附和细胞入口方面起一定作用[26]。B19的受体由P血团抗原或红细胞糖苷酯组成（Gb4），且与中性糖鞘酯相关[27,28]。Gb4是红细胞浆膜的主要成分，也是许多组织细胞膜的组成成分[28,29]。和其他微小病毒一样，B19在细胞核内复制浓集。如果证实在骨髓和其他软组织检查中发现核内含物为核膜内染色质的浓集，则提示有可能感染了B19病毒[30-32]。

（二）流行病学

利用健康志愿者进行感染试验可以帮助我们详细了解B19病毒感染的自然病程[33]。B19病毒液可通过鼻部接种给血清学阴性的健康志愿者。之后第6天在血清中可检查出病毒，第8~9天达高峰。发生病毒血症时鼻腔和口咽部能测出B19 DNA。大小便检查为阴性。第11~12天，随着高浓度B19 IgM抗体的出现，病毒血症消失。B19 IgG抗体出现于接种后两周末或者稍后。除了那些在接种前只有微量B19 IgG抗体的个体外，体内具有B19 IgG抗体的个体通常不会发展成病毒血症或者出现B19 IgM抗体。这种个体通常出现一个短暂的IgM反应以及B19 IgG抗体水平的升高。病程分为两个阶段。有些个体不出现临床症状，而其他个体则会出现类似流感的症状，如不适、肌肉痛、一过性发热、头痛、瘙痒以及寒战。B19 IgM抗体与病毒血症的清除相关，而第二阶段病程的主要特征是皮疹、关节痛以及关节炎。这些个体的血色素轻度下降。有些个体出现嗜中性粒细胞减少症、淋巴细胞减少症以及血小板减少症。病毒血症在IgM抗体出现后数天达到高峰期，此时会出现网状细胞减少症，在这之后会出现反弹性的网状细胞过多症。

在自然感染病程中病毒的潜伏期为6~18天不等。感染者在病毒血症期的口鼻腔分泌物携带病毒可导致传染[34]。由于皮疹、关节痛以及关节炎的发作与机体B19 IgM抗体清除病毒血症相关，因此大多数出现皮疹、关节症状的患者不再具有传染性[34,35]。B19 IgM抗体水平于急性感染期后可以维持2~3个月，之后浓度下降，但仍可以作为B19感染的IgM血清学诊断的主要标准。而B19 IgG抗体反应是长期的，但是由于成人IgG血清阳性率为40%~80%不等，故而诊断价值不大。儿童在入学以后由于接触感染者的概率增多开始获得B19 IgG抗体[35,36]。

B19感染是普遍而广泛的。社区里一次大规模的B19感染暴发往往表现为无临床症状或者诊断不明的非特定的病毒感染[37-39]。暴发通常在冬末春初，也有报道发生于夏季与秋季的。在某个特定社区里每3~5年出现一次流行，间隔刚好与当地学校易感新生累积的时间相同。由于成人B19 IgG血清阳性率仅仅接近50%，因此在易感成人中也会暴发流行[40]。老师、日间托儿所的工作者、医务人员以及其他一些频繁接触儿童的人具有更高的感染风险[40,41]。暴发期间有零星感染。病毒主要是通过呼吸道传播的。

（三）临床特点

B19感染的常见、不常见表现见表128.1。一过性细胞发育不全危象是首发临床症状[42]。这种症状首次报道于1950年，当时被描述为慢性溶血性贫血患者的网织红细胞发育停止导致的急性贫血。B19感染病毒血症患者出现网状细胞减少症可以防止伴有慢性溶血性贫血的患者在慢性外周红细胞破坏的情况下维持基础血色素和血球容积水平[43-69]。这些患者的红细胞发育停留在巨型原红细胞时期。细胞内可见偏心的细胞核内容物[30,69-71]。在一些免疫能力不全的B19感染者中，感染呈现持续性，并可导致慢性或复发性贫血、白细胞减少症和（或）血小板减少症[72-81]。B19介导的白细胞减少症和血小板减少症可能是这两个造血系统祖系前体的感染[82]。B19感染是造成获得性免疫缺陷综合征患者纯红细胞贫血的主要原因[75]。

健康儿童可以呈现传染性红斑，或者依据19世纪末儿童皮疹数目统计称之为“第五种疾病”。Anderson等首先把伦敦北部学校儿童B19感染暴发与传染性红斑联系起来[83]。将近85%的儿童有红亮的类似“拍过的颊”，是面部最典型的传染性皮疹（图128.1）。躯干和四

表128.1　B19感染的临床表现[a]

常见表现	
无症状的感染	
一过性细胞发育不全危象	
感染性红斑	
新生儿水肿	
急慢性关节病	
免疫能力不全患者表现为慢性或复发性骨髓抑制	
少见表现	
皮肤	
	水疱脓疱疹
	Henoch-Schönlein紫癜
	血栓性血小板减少性紫癜
	“手套和袜子样”综合征
血液	
	贫血
	血小板减少症
	白细胞减少症
	良性急性淋巴结病
	噬血细胞细胞综合征
脉管系统	
	多动脉炎结节
	韦格纳肉芽肿病
肝脏	
	肝细胞酶升高
	非A、B、C型暴发性肝功能衰竭
神经系统	
	感觉异常
	脑膜炎
	感觉神经性听力丧失

[a]其他B19相关临床表现将在文章中讨论。

肢都可以发生皮疹，表现为红斑，或是花边样、网状和斑点样的斑丘疹[83,84]。脉管性及出血性疹较罕见[85]。近一半患者发生瘙痒症。大部分感染儿童在数周或数月后在日光暴晒、洗热水澡或进行体育活动后再次出现皮疹。全身症状都是轻微的，包括发热、头痛、咽喉痛、咳嗽、厌食、呕吐、腹泻以及关节痛。复发性皮疹与复发性病毒血症或病毒分泌无关，在复发皮疹期间或者两次皮疹间隔之间这些儿童是没有传染性的[34,38,85-96]。

易感成人的皮疹比儿童更加轻微甚至没有。但全身和关节症状要更加严重，常常表现为严重的关节疼痛和肿胀。成人还可以表现为无皮疹或流感先驱症状的多关节疼痛以及多关节炎的暴发。

Ager等详细描述了发生于1961-1962年华盛顿区天使港的传染性红斑流行[97]。诊断是基于典型红斑做出的。10岁以下儿童关节痛发生率为5.1%，关节肿胀发生率为2.8%；青少年的发生率分别为11.5%和5.3%；成人（20岁以上）的发生率分别为77.2%和59.6%[97]。Whiter等认为B19可造成一种慢性类风湿样关节病[98]。对153例早期滑膜炎患者的回顾性检查发现其中有19例在急性期B19 IgM抗体呈阳性。尽管将近1/3的被调查者为男性，但这19例均为女性，说明其主要累及女性。患者表现为急性、中重度对称性的多关节炎。起初只累及少数关节，24~48小时后其他关节开始受累，包括手指近侧指间关节、掌指关节、腕关节、肘关节、肩关节、足部关节、踝关节、膝关节以及髋关节。颈椎偶尔受累，腰骶椎极少受累。患者主诉关节疼痛、僵硬和肿胀。关节症状可持续几天到几周，通常可在2周内缓解。在Whiter等的早期报告中，19例患者中只有2例症状完全缓解。其他17例的症状持续超过2个月，有3例症状持续超过4年。2/3的患者间隔出现晨僵和关节疼痛的加重，而且在发作间隔期症状保留。1/3的患者症状间隔出

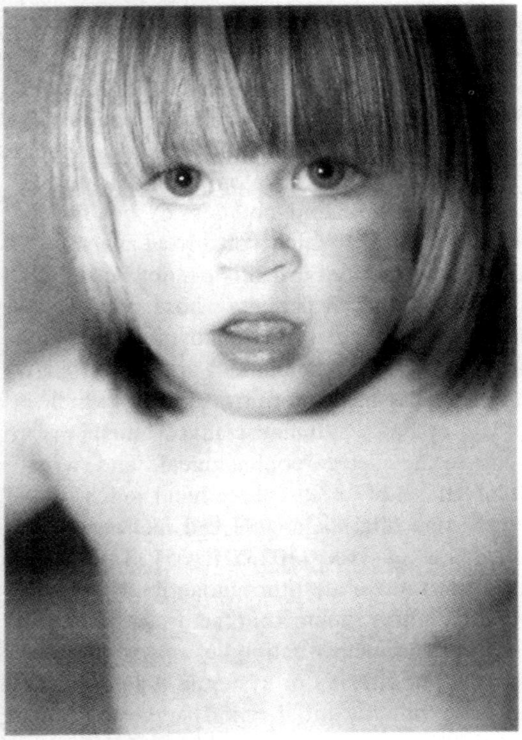

图128.1　微小病毒B19感染导致儿童典型的“拍过的颊”，这是传染性红斑或第五类疾病的典型表现。躯干部亦可见不很明显的花边样斑点状斑丘疹破损。(From Feder H. M. Jr. Fifth disease. *N Engl J Med* 1994;331:1062, with permission.)

现,但在发作间隔期无症状[98]。之后的病例报道和描述证实了成人患者表现为相同的关节受累形式[99-104]。

尽管就关节受累范围、对称性以及晨僵发生率来说,B19感染者与类风湿性关节炎相似,但那些B19 IgM阳性的关节病患者却不出现边缘侵蚀、关节破坏或是类风湿结节,偶尔某些无法排除共存典型的血清阳性侵蚀性类风湿性关节炎的患者除外[98,101,102]。接近一半的患者可转为慢性,其症状符合美国风湿协会类风湿性关节炎的诊断标准[102,104,105]。常见临床表现为持续一个多小时的晨僵,近侧指间关节、掌指关节以及腕关节的对称性受累及至少三处手部关节受累。通常整个近侧指间关节以及掌指关节均受累[102,104,105]。急性感染期可呈现一过性低到中度滴度的自身抗体表达,包括类风湿因子、DNA抗体、淋巴细胞抗体和抗核抗体。这些抗体提示血清学阳性的类风湿性关节炎或者系统性红斑狼疮[106-108]。初步研究显示慢性B19关节病与侵蚀性类风湿性关节炎中的HLA-DR4呈阳性相关,进一步随访研究发现与DR4的相关程度并没有增加[109,110]。两者的区别在于B19关节病不出现关节破坏及类风湿结节[104]。

对类风湿性关节炎患者进行B19 IgG抗体检测发现,B19病毒对类风湿性关节炎的形成不起作用[111-117]。慢性B19关节病患者不出现关节滑膜增厚[102]。虽然膝关节镜检查时可在滑膜中找到B19病毒的DNA,但是滑膜并没有出现形态学或组织学上的改变[118]。对那些出现慢性滑膜炎或滑膜增生的早先感染过B19的患者应考虑滑膜炎为继发性共存疾病所导致。B19关节病早期临床表现类似于早期类风湿性关节炎,类风湿因子可为阳性或阴性。早期未做B19病毒血清学检测者,将无法进行病毒IgM诊断,因此无法做出诊断,随后其关节出现持续性症状。急性B19感染可出现一过性血清肝酶升高,过去常被误认为是非类固醇类抗炎药的作用而停用这类药物[119]。

在患有慢性B19关节病的免疫力正常的患者中,B19病毒DNA可存在于骨髓组织及滑膜组织中[104,118,120]。随着在新兵创伤后关节检查中应用PCR技术,发现B19DNA普遍呈阳性,显示B19病毒在正常个体中有潜伏期,因此B19DNA检测失去了临床价值[121]。处于病毒感染疾病状态还是无症状的潜伏状态取决于细菌负荷以及细菌和宿主间的相互作用。在成年第五类疾病和慢性B19关节病患者中,VP1衣壳蛋白的N末端的IgG抗体(包含中和表位)缺失[122]。B19中和抗体的缺失意味着机体可负荷更多量的B19病毒。某些慢性B19关节病患者体内可发现非结构性蛋白NS1抗体[123-127]。然而,抗NS1抗体在慢性B19关节病中的存在并没有完全得到证实,即使存在,其对B19感染的形成也并不起主要作用[23,127-130]。有可能是B19病毒表面的NS1或细胞解体后释放的NS1的免疫应答作用,而不是抗体自身起致病作用。有证据显示,B19NS1的过度表达具有细胞毒性作用[20,21]。NS1蛋白与细胞基因相互作用是永久性慢性B19关节病的病因。NS1在一定条件下可以上调IL-6启动子以及HIV LTR基因的转录水平[131,132]。一项对类风湿性滑膜炎中B19病毒DNA和蛋白质出现率的调查报告显示B19可以上调IL-6以及TNF-α的水平[21]。这些结论还未得到肯定。NS1可介导红系细胞的凋亡[133]。B19病毒在肝细胞内无法复制,这些细胞可生成NS1,介导细胞凋亡[24,134]。关节滑膜细胞具有相似的凋亡机制,即通过干扰正常细胞相互作用以及细胞间的调节作用形式来介导自身免疫反应。

(四)B19病毒感染的少见临床表现

成人皮疹可表现为具有麻疹样特征的水疱脓疱疹和水疱脓疱样皮肤损害。红细胞外渗至真皮层,使其类似于出血表现[85]。在某些患者中,血小板减少症会导致紫癜和淤点,但即使没有血小板减少症,也会出现紫癜或淤点[135-139]。Henoch-Schönlein紫癜已有描述[140,141]。"手套和袜子样"综合征表现为肢端(腕关节、踝关节)分界清楚的红斑,同时伴有水肿及瘙痒。这些症状随后消退并出现蜕皮[142-145]。这类表现不是B19病毒感染所特有的,其他病毒感染亦可引起手套和袜子样综合征[146-149]。

手指和脚趾可出现感觉异常,臂丛神经传导速度的轻度降低以及感觉程度和传导动力的缩小可导致渐进性的手臂无力[150-153]。脑病和无菌性脑膜炎也有报道[72,154-156]。腕部肿胀可引起腕管综合征[157]。B19感染可触发纤维痛,但这是非特异性的触发[158]。B19病毒不会导致慢性疲劳综合征[159]。B19感染可导致中性粒细胞减少症、血小板减少症、贫血或先天性血小板减少性紫癜[135,136,160,161]。自限型良性急性淋巴结病亦有报道[162]。噬血细胞细胞综合征亦与B19感染相关[163-167]。噬血细胞细胞综合征与淋巴结病相关,且类似于坏死性淋巴结炎(Kikuchi病)[167]。患有急性B19感染性关节病的健康成人可出现一过性肝酶升高、新生儿贫血及继发于B19病毒宫内感染的非免疫性水肿[119,168]。B19病毒感染与急性肝炎以及一些非甲、乙、丙型急性暴发型肝炎相关,伴或不伴有细胞发育不全型贫血[134,168-171]。小样本观察发现,皮肤脉管炎、多动脉炎性结节或韦格纳肉芽肿病患者中可见B19病毒感染[172-176]。而在大样本的多动脉炎性结节或韦格纳肉芽肿病患者中,B19病毒阳性率不高[177,178]。B19病毒感染易被误诊为新发的系统性红斑狼疮[179,180]。抗磷脂抗体在B19感染中的特异性以及共同依赖作用与其在系统性红斑狼疮中相似[181]。有人指出,B19感染会造成青少年型类风湿性关节炎,但其单关节或少数关节炎的临床表现与成人不同,提示可能该疾病的临床表现不同,或者B19感染儿童同时并发类风湿性关节炎时年龄是干扰因素[182]。

(五)诊断

大多数伴有关节症状的B19感染关节病患者可发现B19 IgM阳性[183,184]。运用放射免疫测定法(RIA)以及酶联免疫吸附试验(ELISA)可检测B19抗原和B19包膜的特定抗体[35,102,184,185]。野生型病毒、重组病毒包膜、降解蛋白以及肽片段都可作为抗原试剂[35,92,102,185-201]。抗体俘获试验是具有高度敏感性及特异性的[35,102,185]。运用免疫电泳法可见B19抗体和风疹抗体之间有交叉反应,而RIA及ELISA法则无法观察到[202-204]。运用抗体俘获ELISA法(以病毒整体或重组病毒包膜作为抗原)进行血清B19病毒的筛查,结果无法消除系统性红斑狼疮患者血清类风湿因子及自身抗体的干扰作用。DNA杂交是一个热点技术,蛋白印迹、PCR及免疫吸附PCR技术亦可用来检测血清及组织中B19DNA[70,170,187,205-212]。直接或PCR原位杂交技术能描述受累组织的特征并对病毒DNA进行定位[213,214]。一些技术方法的结合(如杂交、抗体俘获、过氧化物酶或磷标记)可放大检测信号,已广泛应用于科研以及实验室诊断[214-216]。电子显微镜可通过特定抗血清的免疫聚集对B19病毒进行形态学观察及分类,但因操作复杂而不实用[71,217,218]。

(六)治疗

慢性B19感染关节病患者B19病毒持续存在提示需要静脉注射免疫球蛋白进行治疗,类似于免疫能力不全患者B19感染的治疗[75]。初步研究表明,慢性B19关节病患者注射免疫球蛋白对于消除症状和病毒的远期效果不佳[219]。B19为一无包被病毒,因而不能通过标准血液洗脱净化的方法来清除[220-228]。充足的B19中和抗体也不能治愈B19关节病。慢性水貂感染来源于另一种微小病毒(阿留申群岛之土人病毒),其特点在于循环免疫复合物中包含病毒抗原。给受感染的水貂注射抗体只会加重疾病[229,230]。非类固醇类抗炎药可以控制慢性B19关节病中的关节症状。对乙酰氨基酚和低剂量三环类抗抑郁药可有效控制疼痛。

二、风疹病毒

披膜病毒家族中还包括球形包膜单链正义RNA病毒。披膜病毒科分两种:风疹病毒属以及α病毒属[231]。风疹病毒是风疹病毒属的唯一成员。该病毒直径一般为50~70nm,核心直径约30nm[232]。黏附于血管及细胞表面,形成封套。封套表面出现红细胞凝集素反应,类似于钉状突起,大小约5~6nm。红细胞凝集素可导致许多种类动物红细胞凝集[233]。

(一)流行病学

风疹病毒只感染人类,通过鼻咽分泌物传播,好发于冬春交替时节。有一半风疹感染为亚临床表现[234-236]。由于风疹疫苗的广泛接种,通常在6~9岁儿童中暴发流行。年轻人在接种疫苗前感染风险为20%,接种后下降到10%[237,238]。

皮疹的潜伏期为14~21天[239]。病毒血症出现于皮肤损害前的6~7天,在即将破损前达到高峰,出疹48小时后消退[240]。出疹前7天至出疹后14天,鼻咽分泌物可携带病毒,出疹后5~6天达到顶峰[241,242]。

(二)临床表现

儿童与成人的常见临床表现可以是无症状的,也可以表现出典型的综合征,包括低热、皮疹、感冒、不适以及暴发性的颈后、耳后和枕部淋巴结病[231,241,242]。全身症状出现后五天出疹。皮疹的最初表现为脸部麻疹,2~3天后逐步向躯干和四肢扩散。面部皮疹往往于四肢皮疹出现之前已经消退。某些患者仅仅表现为一过性的脸红[231]。

关节症状在成人中也相当普遍,尤其是女性,通常发生于出疹前一周或出疹后一周。关节受累呈对称性,可游走,一般持续数天至两周。关节疼痛较关节炎常见,关节僵硬明显。近侧指间关节、掌指关节、膝关节、腕关节、踝关节以及肘关节常常受累[243-247]。可出现关节周围炎、腱鞘炎以及腕管综合征。某些患者症状可持续数月至数年[245-248]。

使用稀释的活疫苗进行接种后,经常出现关节疼痛、肌肉疼痛、关节炎以及神经疾病[249-255]。关节受累的形式类似于自然感染过程。关节炎通常于接种后2周出现,持续时间不超过1周。然而,有些患者的症状可持续超过1年。接种HPV77和Cendehill疫苗后可出现明显的关节疼痛及关节炎[249-256]。RA27/3疫苗接种后关节症状较轻，但随后的研究结果显示出现关节症状者可达15%或更多[250,256-258]。

儿童在疫苗接种后好发两种神经疾病综合征。一种为"臂综合征"，系放射性臂丛神经病变，表现为手臂和手部的疼痛以及感觉减退，症状在夜间加重白天缓解。另一种是放射性腰丛神经病变，表现为清晨腘窝区疼痛。可引起患者下蹲时呈接球手的姿势，因此也被称为"接球手下蹲综合征"，疼痛在白天可逐步减轻。这两种疾病均可在疫苗注射后1~2个月内发生。首次发作可持续2个月，1年左右可再次发作，但持续时间缩短。这类神经损害是可逆的[259]。

（三）诊断

风疹病毒可从组织、体液（包括咽拭）中采集[240]。伴有关节症状者其抗风疹IgG、IgM往往呈阳性[260-263]。IgM在临床症状出现后8~21天达到顶峰，在随后的4~5周内逐步消退，IgM对于近期感染（特别是近1~2个月内）有诊断价值[263]。IgG在症状出现后7~21天升高。血清内出现IgG说明宿主有免疫力[264]。借助IgM的检测或急性期与康复期血清IgG滴度的改变可以做出诊断。

（四）发病机制

若机体无法对风疹病毒进行足够免疫，则病毒会在体内持续存在并导致风疹性关节炎[265-272]。关节炎发作期的滑液及缓解期的淋巴细胞中可检测到病毒[273,274]。皮疹、关节炎的发生与抗体的出现是一致的（包括中和病毒抗体），提示在滑膜炎中存在抗体或免疫复合物沉积[231]。

（五）治疗

非类固醇类抗炎药可有效控制症状。有部分学者仅使用低至中度剂量的类固醇来控制症状和病毒血症[257]。

三、乙肝病毒

乙肝病毒（HBV）是肝DNA病毒科家族的一员，属正肝DNA病毒亚科。HBV是一种二十面体的包膜病毒，直径为42nm，基因组为双链环状DNA[275,276]。

（一）流行病学

HBV通过母婴及性接触传播[277-279]。HBV感染可发生于全球范围，但HBsAG的流行（史称"澳洲人抗原"）却高发于亚洲、中东以及撒哈拉南部非洲地区。中国的流行率可高达10%，而在美国仅为0.01%[280]。大部分地区性急性感染者早期无临床症状，很多是在围产期被母亲传染。这些地区儿童每年的感染率为5%，并且随着年龄的增长，病毒携带率和特定抗体逐步减少。相对而言，发达国家中大部分感染来源于性接触及针管注射。成人感染常伴发急性肝炎。有5%~10%的感染者在急性肝炎后感染持续存在。HBV是导致慢性肝病的常见原因，也是诱发肝细胞癌的主要原因[275,280]。

（二）临床表现

肝炎的潜伏期为45~120天[281-283]。黄疸出现前数天至一个月，患者可出现发热、肌肉疼痛、不适、食欲减退、恶心及呕吐等症状。感染早期可出现严重的病毒血症，并可产生作为HBsAG抗体的伴有循环HBsAG的可溶性免疫复合物。包含HBV的免疫复合物常可导致突发的重度关节炎，通常为多个关节对称性同时受累，呈游走性或附加性。手部小关节可呈梭形肿胀。膝关节常常受累。腕关节、踝关节、肘关节、肩关节及其他一些大关节亦可受累。常出现晨僵。关节炎及荨麻疹可先于黄疸数天至数周发生，并于黄疸发生后立刻扩散。但是，某些患者的关节炎和皮疹可在黄疸出现后持续数周之久[284-287]。发展成慢性活动性肝炎或慢性乙肝病毒血症的患者可再次发生关节疼痛或关节炎症状[288]。结节性多动脉炎（PAN）亦与慢性乙肝病毒血症相关[289]。

（三）诊断

多关节炎情况下出现荨麻疹增加了乙肝病毒感染的可能性。急性肝炎可以是无症状的，但出现关节炎症状时，胆红素及转氨酶常升高。关节炎发作时血清HBsAG抗原水平可达到峰值。血清中可检测到病毒颗粒、病毒DNA、聚合酶及乙肝e抗原。乙肝核心抗体阳性表明处于急性感染期而非恢复期或慢性感染[290-294]。关节液检查缺乏诊断价值。

（四）治疗

关节炎的治疗方法主要是支持治疗，包括使用非类固醇类抗炎药。

四、丙肝病毒

丙肝病毒（HCV）是黄病毒家族的成员。HCV是一种包膜球形病毒，直径38~50nm，基因组为一条单链正义RNA[295]。

（一）流行病学

HCV发生于全球范围内。亚洲和非洲发病率最高，直接导致1/4的急慢性肝炎。日本的统计数字高达50%[296]。据估计美国HCV携带者为270~400万[297,298]。HCV通过母婴方式传播。它也可以通过性接触传播，但不是主要方式[299-304]。在一些按照严格规范筛选献血者HBV的国家，HCV感染可导致95%的输血后肝炎。有超过一半的非甲、乙型肝炎来自于HCV感染[304]。多种HCV基因型变异体和准变异体组合成六种主要的基因型。各种基因型决定了其在地理分布及致病性方面的差异（包括致病严重程度及对干扰素-α的反应）[305-307]。

（二）临床表现

急性HCV感染通常是良性的，约80%的输血后感染者无症状。肝细胞酶轻度升高[308-310]。出现黄疸的患者伴随着较多的临床症状，肝细胞酶升高也较明显。暴发型丙肝十分罕见[311]。丙肝与乙肝病毒阴性肝细胞癌关系密切，尤其在日本和非洲[311-315]。急性发作的多关节炎呈现类风湿样分布，多侵害手部小关节、腕关节、肩关节、膝关节以及髋关节[316,317]。

慢性HCV感染与Ⅱ型冷凝球蛋白及类风湿因子相关。患者可出现显著的混合型冷凝球蛋白血症或者关节炎、紫癜和冷凝球蛋白血症的三联症。大部分出现混合型冷凝球蛋白血症的患者为HCV感染者[318,319]。HCV感染亦可出现不明显的继发性冷凝球蛋白血症，不过较少发生。混合型冷凝球蛋白血症患者中出现HCV抗体与更严重的皮肤损害有关(如雷诺现象、紫癜、青斑、肢端溃疡以及坏死)。在这种出现HCV抗体的混合型冷凝球蛋白血症患者的冷沉淀反应中有75%可发现HCV RNA[320]。冷凝球蛋白血症在第88章中有详细讨论。

（三）诊断

血清学检测利用酶相关免疫分析来寻找抗原。重组带状免疫印迹分析法(RIBA)是一种可靠的方法[321]。基于PCR技术的分子学诊断方法可以确定有无HCV病毒血症，基因型及病毒负荷[307,322]。在缺乏血清阳性结论的前提下，少数患者可通过PCR放大技术来寻找HCV RNA[323-326]。肝酶并不能真实地反映肝脏的组织学状况，在那些HCV抗体或HCV RNA阳性的患者中，即使肝酶正常也应该通过肝组织活检来对肝病进行分期。

（四）发病机制

慢性丙肝可致肝硬化、晚期肝功能衰竭以及肝细胞癌，但这些后遗症的发生机制不详[315,327]。尽管抗体与病毒持续反应，但丙肝病毒持续存在。包膜蛋白具有高突变率，可使其逃避免疫应答[328]。HCV可引发冷凝球蛋白通过表位传递产生抗HCV免疫答，同时指向与细胞表面或病毒包膜结合的IgG[329]。

（五）治疗

α干扰素对慢性丙肝以及丙肝相关冷凝球蛋白血症的治疗有效。将近一半的患者通过使用α2b干扰素(剂量为三百万单位，每周三次，持续六个月)降低了病毒滴度，改善了临床症状[330]。α2a干扰素和α2b干扰素的联合应用可延长药物半衰期，减少清除时间，改善疗效。首次疗程结束后常可复发。高剂量的α干扰素或α干扰素与病毒唑的联合作用可减少复发率[331]。干扰素治疗无效的冷凝球蛋白血症患者需要进行免疫抑制治疗。有争议的是干扰素治疗是否会诱发自身免疫性疾病如自身免疫性甲状腺炎[332-338]。

五、反转录病毒

反转录病毒将在第129章中讨论。

六、阿尔法病毒

阿尔法病毒属于节肢动物传播的披膜病毒家族，是一种球形、有包膜的单链正义RNA病毒[339]。某些阿尔法病毒可导致急性关节病，而另一些则可引起脑病。这一章主要介绍前者。

（一）基孔肯雅病毒

基孔肯雅病毒最早是从1952-1953年坦桑尼亚一次发热性关节炎流行中分离出来的。人们以当地部落语“基孔肯雅”(意为扭曲或弯曲)来命名这种病毒以及这种疾病。在印度尼西亚、非洲、印度、亚洲以及在1779~1828年的美国南部都有类似的疾病流行过[340,341]。埃及伊蚊和白纹伊蚊被引入西半球后，该疾病呈现出新的地理分布[342,343]。

1.流行病学

在非洲南部及中西部、泰国,越南以及印度,基孔肯雅病毒通过埃及蚊子从宿主(狒狒、猴子以及塞内加尔嗜黑老鼠)传播给人类。人类也可以作为其宿主。非洲曼蚊以及其他蚊子均可作为媒介[344]。近期没有暴露的社区极易受到攻击。1964年泰国曼谷地区发生的一次大流行中,整个城区200万人中有将近4万人感染,基孔肯雅病毒抗体阳性率达31%[345]。

2.临床表现

通常潜伏期为2~3天,也可以从1~12天不等。基孔肯雅病毒热表现为突发高热,达39°C~40°C,伴有严重的关节强直和疼痛[346]。急性病程可持续1~7天,之后高热消退1~2天,然后再次复发。出现游走性多发性关节疼痛(累及手部小关节、腕关节、足部关节及踝关节),大关节受累不明显。有外伤的关节将出现更加严重的症状。可出现关节晨僵和肿胀,大面积破坏不常见。面部和颈部发红是典型体征。斑疹或斑丘疹可于病程进展1~10天时出现于躯干和四肢,偶尔也出现于脸部、手掌以及足底。皮疹与退热期相关。皮疹可持续1~5天,再次复发时伴有发热以及瘙痒,并出现散发淤点及黏膜出血。某些患者可发生脱皮[347]。肌肉痛及后背、肩部疼痛常见。结膜重度充血。亦可出现咽痛、咽炎、头痛、畏光、眼后疼痛、食欲减退、恶心呕吐及腹部疼痛等症状。淋巴结病不严重。这些严重的症状往往持续数月才缓解。10%的患者在首次感染后1年出现关节痛或关节炎。

儿童患者的症状相对较轻[345]。恶心呕吐、咽炎及面部发红为常见症状,而皮疹、关节痛、关节炎症状少见。儿童可表现为轻度登革样出血热、头痛、咽部感染呕吐、腹泻、便秘、腹痛、咳嗽或淋巴结病。关节痛和关节炎症状轻,病程短。成人慢性关节病偶尔出现破坏性改变[348]。有长期症状的患者可出现低度的类风湿因子阳性[349]。

3.诊断

曾在流行地居住过或去过流行地的发热患者需考虑基孔肯雅病。应仔细研究疾病流行史。关节液显示黏度下降,白细胞计数为2 000~5 000/mm^3。2~4天后病毒分离。在一些急性重度病毒血症的患者中,血清红细胞凝集试验可检测到病毒。病毒血症消失后可出现红细胞凝集抑制抗体。补足抗体到第3周时仍为阳性,直到第2年抗体才逐渐消退。中和抗体与红细胞凝集抑制活动同步。基孔肯雅病毒IgM抗体可持续存在6个月以上[350]。PCR技术最近已得到广泛应用[351,352]。

4.发病机制

被蚊子叮咬后48小时内出现病毒血症,3天后逐渐消退。在抑制红细胞凝集的中和抗体作用下可清除病毒。受累皮肤出现红斑从毛细血管向周边血管扩散。皮肤出血是由于病毒红细胞凝集素黏附于血小板上产生血小板聚集[349]。滑膜病毒感染可引起滑膜炎[349]。

5.治疗

以支持治疗为主。在急性期应加强关节功能训练以改善僵硬。非类固醇类抗炎药是有效的,当其无效时,可改用磷酸氯喹(250mg/d)[353]。

(二)翁尼翁-尼翁病毒

1959年2月,翁尼翁-尼翁病毒在乌干达北部地区首次被发现。之后两年在乌干达及周边地区迅速传播,感染率达50%~60%,个体感染率达9%~78%,最终感染了近两百万人,疾病以每天2~3千米的速度播散[354,355]。流行过后,仍无法检测出病毒,直至1978年才从肯尼亚不吉按蚊中分离出病毒[356]。1996年,乌干达西北部地区再次暴发流行[357,358]。冈比亚按蚊也是一种虫媒。尽管证据不足,但是血清学检查仍提示该病毒为内生型[359]。该病毒除人类以外的脊椎动物宿主暂且未知。

1.临床特点

翁尼翁-尼翁发热病的临床表现类似于基孔肯雅病[360]。在乌干达当地语中,翁尼翁-尼翁意思是"关节断裂"。8天的潜伏期后,可出现突发的多关节炎或多关节痛。关节症状持续4天后改善,之后出现相同的皮疹,持续4~7天后逐渐消退。发热不严重,但颈后淋巴结病可十分典型。关节可有残留疼痛但无远期后遗症。

2.诊断

通过红细胞凝集抑制或补足抗体固定试验可确诊[355]。哺乳期幼鼠脑内注射含病毒体也可致侏儒、皮疹以及秃头症[361]。翁尼翁-尼翁发热病的血清学表现与基孔肯雅病相关。抗翁尼翁-尼翁病毒或抗基孔肯雅病毒的血清可中和翁尼翁-尼翁病毒;而抗翁尼翁-尼翁病毒血清对基孔肯雅病毒不起作用[362]。翁尼翁-尼翁病毒致病机理不详。

3.治疗

该病的唯一治疗方法是对症治疗。

(三)伊-翁病毒

伊波拉病毒与翁尼翁-尼翁发热病毒、基孔肯雅病毒相关[363]。1984年,象牙海岸的四个村庄流行一种以发热、肌肉痛、皮疹以及关节炎为症状的疾病[364]。伊波拉意为“打断翅膀的疾病”,该病毒可从不吉按蚊、冈比亚按蚊以及感染个体中分离得到。

(四)罗斯河病毒(流行性多关节炎)

从1928年开始,澳洲流行一种以皮疹和关节炎为特征的热病[365]。流行人群为二战期间驻守澳洲的非澳洲士兵。罗斯河病毒最初是从蚊子体内分离得到的,它与流行性多关节炎相关,也可以从澳洲的流行性多关节炎患者体内获取[366]。韦伯线是地理上亚洲和澳洲的分界线。韦伯线西侧未发现该病毒抗体,而在其东侧的新南威尔士、巴布亚新几内亚、贝斯麦群岛、罗赛岛和所罗门群岛均发现了罗斯河病毒感染[367]。1979–1980年,斐济群岛发生流行性发热性多关节炎,感染者逾4万[368]。血清学研究显示1979年以前斐济群岛居民存在低水平的罗斯河病毒感染。暴发流行后,某些地区的流行率高达90%。1980年早期在科克岛上也暴发过类似的流行。

每年澳洲该病毒的流行总是发生于热带或温带[369]。最严重的病例发生于昆士兰和新南威尔士,当地气候及地形十分适宜蚊子繁衍。然而,其他地方亦暴发流行。每年的感染率为0.2%~3.5%不等。墨累河平原地区的流行率为27%~39%,温暖的海岸地区则为6%~15%[370]。大雨过后蚊子大量繁殖时期暴发流行。单个病例发病时间可从春天至秋天。盐沼泽地警觉伊蚊为东部海岸的主要虫媒,盐沼泽Camptorhynchus伊蚊为南澳洲的主要虫媒。环喙家蚊为内河流域的虫媒。其他种类的伊蚊与曼蚊都可以作为虫媒。驯养动物、啮齿类动物以及有袋动物为中间宿主。在太平洋群岛流行中,波利尼西亚伊蚊、埃及伊蚊、警觉伊蚊以及环喙家蚊为虫媒。在斐济和新南威尔士的流行中,大部分患者症状明显[371]。男性和女性的感染率相似,但以女性为主。儿童感染率低于成人。

1.临床表现

潜伏期为7~11天,随后突发关节疼痛[372]。通常在关节症状出现后的1~2天会出现明显的瘙痒、斑疹、丘疹或斑丘疹,有些患者的关节症状可持续11天甚至可达15天。可出现小水疱、丘疹以及淤点。典型的皮疹侵害躯干以及四肢,但手掌、足底以及面部也可受累。皮疹消退时呈棕色污点或者蜕皮。一般患者不发热,发热者往往仅为低热且仅持续1~3天。头痛、恶心、肌肉痛为常见症状。有时可以出现轻度畏光、呼吸障碍以及淋巴结病。

大部分患者出现严重的不对称性游走性关节病。常累及指间关节、掌指关节、腕关节、膝关节以及踝关节。肩、肘、大脚趾亦可受累,少数情况下也可累及躯干、髋关节以及颞下颌关节。关节痛在清晨以及长时间制动时最明显。适当的训练可以减轻关节疼痛症状。1/3的患者可出现滑膜炎。多关节肿胀以及腱鞘炎常见。高达1/3的患者可出现感觉异常或手掌及足底疼痛。可出现典型的腕管综合征。残留的多关节疼痛症状可持续1个月,一半患者可恢复日常工作生活。关节症状可能复发,但会在3~6个月后逐步消退[373]。少数患者关节症状可持续3年以上[372]。

2.诊断

罗斯河病毒感染应与每个疫区来源地的发热性关节炎进行鉴别诊断[374]。关节滑液细胞计数为1 500~13 800/mm³,主要为单核细胞和空泡样巨噬细胞,伴有少量中性粒细胞。病毒只能从阳性血清中分离出来。在1979年的澳洲流行之前,患者体内抗体已呈阳性。在1979–1980年的太平洋群岛大流行中,患者病毒血症和血清抗体阴性在患病后持续一周[375]。0°C~10°C的血清可保存病毒长达1个月。可利用荧光抗体染色法在急性期患者血清中培育细胞来检测该病毒抗原[376]。

3.发病机制

罗斯河病毒基因最初是通过对单核细胞和组织巨噬细胞应用免疫荧光法发现的,但完整的病毒颗粒无法通过电子显微镜或细胞培养来获得[377]。真皮层出现红斑或紫癜显示血管周围轻度的单核细胞浸润,主要是T淋巴细胞。红斑的扩散方式为紫癜。在红斑区上皮细胞内或血管周围可找到病毒抗原。而在紫癜区,病毒抗原仅存在于上皮细胞内[378]。滑膜增生、血管增生以及单核细胞浸润为其主要的组织学特点。对少数关节症状出现5周后的患者进行滑膜活检组织的反向PCR扩增可找到病毒RNA。

4.治疗

治疗方法为对症治疗。阿司匹林或非类固醇类消炎药可缓解关节疼痛,后者还常用于治疗紫癜。绝大部分患者关节功能恢复良好，恢复期一般为6个月，偶尔有个别患者病程迁延[379-381]。

（五）巴马森林病毒

巴马森林病毒是澳洲的一种a病毒，临床表现类似于流行性发热性多关节炎，表现为嗜睡、关节疼痛以及皮疹[367,382-385]。

（六）辛德毕斯病毒

辛德毕斯病毒最早是于1952年在埃及一个同名的村庄的库蚊中分离出来的。它是我们研究a病毒分子学的病毒原型。

1.流行病学

辛德毕斯病毒感染好发于斯堪的纳维亚、瑞典、芬兰以及俄罗斯卡累利亚峡谷边缘的森林地区。当地人分别将其称为Ockelbo病、Pogosta病以及卡累利亚热[346]。伊蚊、库蚊以及脉毛蚊属可传播病毒。鸟类是中间宿主[386,387]。室外活动的个体以及森林相关工作者是高危人群，不过在非流行区以及边远地区也可以发生感染，儿童和成人都可受感染[388]。在乌干达、津巴布韦、中非、南非以及澳大利亚都曾经报道过辛德毕斯病毒零星的病例和小的暴发流行[339]。中年妇女的发病率最高，儿童最低[389]。

2.临床表现

患者常出现皮疹和关节疼痛，有时一种症状可先于另一种症状几天出现。全身症状包括发热、无力、不适、头痛、恶心、呕吐以及咽炎，感觉障碍有时可出现但通常不严重。典型的斑丘疹最初出现在躯干部，并向手臂、小腿、手掌和脚底扩散，偶尔也向脸部扩散。斑疹逐渐扩大成丘疹，并出现疱疹。在手掌足底等受压部位可出现小水泡，有时是出血性的。皮疹褪色后成棕色污点。皮疹可于康复期再次出现[346]。

关节痛和关节炎可累及手部小关节、足部关节、腕关节、肘关节、踝关节以及膝关节。偶尔中轴骨也可以受累。手部伸肌腱炎以及跟腱炎常见。一半患者在2.5年后可出现慢性非侵蚀性的关节病[390]。小部分患者在首次感染后5~6年仍有症状[386]。

3.诊断

疾病第一周即可出现抗体，抗体可通过红细胞凝集抑制试验和补体固定试验来检测[391]。

4.发病机制

真皮层破坏包括周边血管水肿、淋巴细胞浸润、出血以及坏死。辛德毕斯病毒可从无病毒血症患者的皮肤水泡中分离出。辛德毕斯病毒感染后数年IgM抗体仍持续存在更加表明：关节炎与病毒血症相关，病毒可直接作用于滑膜组织[386]。

5.治疗

治疗方法是对症治疗。

（七）玛雅罗病毒

玛雅罗病毒于1954年在特立尼达首次被发现。它广泛流行于秘鲁、玻利维亚以及巴西的森林地区，是导致巴西和玻利维亚发热性关节炎的主要原因。热带雨林的趋血蚊属将玛雅罗病毒从宿主（猴子）传播给人类。1988年巴西贝尔特拉地区暴发大流行，4 000名橡胶工人中有800人感染，临床发病率高达80%。该疾病的特征为突发的发热，头痛，头晕眼花，寒战以及手指、腕、踝和大脚趾的关节疼痛。1/5的感染者出现关节肿胀。有些患者出现显著的单侧腹股沟淋巴结病。白细胞减少症常见。发病最初2天内可出现病毒血症。在病程的第2~5天发热消退，躯干和四肢可出现斑丘疹，持续3天。尽管某些患者在2个月的随访中仍有持续关节疼痛，但患者可完全康复[392-394]。

玛雅罗病毒是从路易斯安那州的一种鸟体内分离得到的[395]。美国志愿工人从秘鲁回国后被送到当地医院，经诊断为急性玛雅罗病[396]。玛雅罗病毒可以通过空气传播给劳动工人[397]。尽管病毒感染在北美洲以外地区也时有发生，但加拿大和美国的医护工作者还是非常有必要了解这类疾病。西尼罗河病毒的致命性暴发和1999年纽约地区流行的另一种由蚊子传播的黄病毒及其流行强调了警惕该病毒向新的地域范围扩散的重要性[398]。

七、其他病毒

除了上述以关节疼痛和关节炎为主要特征的病毒感染外，关节症状还可出现在各种病毒感染中。水痘儿童很少出现单关节或少关节的病毒性关节炎[399,400]。腮腺炎患者可出现关节炎，感染者可出现小关节、大关节的滑膜炎，持续数周。关节炎可在腮腺炎前后4周发生[401]。腺病毒以及柯萨奇病毒A9、B2、B3、B4和B6与复发性的多关节炎、胸膜炎、肌肉痛、皮疹、咽炎、心肌炎以及白细胞增多症相关[402,403]。艾可病毒9感染可引起多关节炎、发热，某些患者可出现肌肉疼痛[404]。EB病毒可出现单核细胞增多症并伴有多关节炎。膝关节单关节炎[405,406]。细胞巨化病毒感染很少出现关节炎。然而，一例骨髓移植者细胞巨化病毒感染导致的严重的多关节炎已有报道。电子显微镜观察感染关节的滑液可见大量细胞巨化病毒[407]。人类疱疹病毒偶尔可致膝关节炎，由于常见于格斗者，因此又名为“格斗者疱疹病”[408]。有两例病例在牛痘接种后出现膝关节炎，显示牛痘病毒与之相关[409]。

（杨建伟 译 侯筱魁 校）

参考文献

1. Albert LJ, Inman RD. Molecular mimicry and autoimmunity. *N Engl J Med* 1999;341:2068–2074.
2. Vanderlugt CL, Begolka WS, Neville KL, et al. The functional significance of epitope spreading and its regulation by co-stimulatory molecules. *Immunol Rev* 1998;164:63–72.
3. Pattison JR. The discovery of human parvovirus. In: Pattison JR, ed. *Parvoviruses and human disease*. Boca Raton, FL: CRC Press, 1988: 1–4.
4. Vandervelde EM, Goffin C, Megson B, et al. User's guide to some new tests for hepatitis-B antigen. *Lancet* 1974;2:1066.
5. Cossart YE, Field AM, Cant B, et al. Parvovirus-like particles in human sera. *Lancet* 1975;1:72–73.
6. van Regenmortel MHV, Fauquet CM, Bishop DHL, et al. *Virus taxonomy: the classification and nomenclature of viruses. The Seventh Report of the International Committee on Taxonomy of Viruses*. San Diego: Academic Press, 2000.
7. Ingram DG, Cho HJ. Aleutian disease in mink: virology, immunology and pathogenesis. *J Rheumatol* 1984;11:576–577.
8. Astell CR, Blundell MC. Sequence of the right hand terminal palindrome of the human B19 parvovirus genome has the potential to form a 'stem plus arms' structure. *Nucleic Acids Res* 1989;17:5857
9. Cotmore SF, Tattersall P. Characterization and molecular cloning of a human parvovirus genome. *Science* 1984;226:1161–1165.
10. Summers J, Jones SE, Anderson MJ. Characterization of the genome of the agent of erythrocyte aplasia permits its classification as a human parvovirus. *J Gen Virol* 1983;64:2527–2532.
11. Astell CR. Terminal hairpins of parvovirus genomes and their role in DNA replication. In: Tijssen P, ed. *Handbook of Parvoviruses*. Vol I. Boca Raton, FL: CRC Press, 1990: 59–79.
12. Tattersall P, Ward DC. Rolling hairpin model for replication of parvovirus and linear chromosomal DNA. *Nature* 1976;263:106–109.
13. Deiss V, Tratschin JD, Weitz M, et al. Cloning of the human parvovirus B19 genome and structural analysis of its palindromic termini. *Virology* 1990;175:247–254.
14. Blundell MC, Beard C, Astell CR. *In vitro* identification of a B19 parvovirus promoter. *Virology* 1987;157:534–538.
15. Beard C, St. Amand J, Astell CR. Transient expression of B19 parvovirus gene products in COS-7 cells transfected with B19-SV40 hybrid vectors. *Virology* 1989;172:659–664.
16. Cotmore SF, McKie VC, Anderson LJ, et al. Identification of the major structural and nonstructural proteins encoded by human parvovirus B19 and mapping of their genes by procaryotic expression of isolated genomic fragments. *J Virol* 1986;60:548–557.
17. Ozawa K, Young N. Characterization of capsid and noncapsid proteins of B19 parvovirus propagated in human erythroid bone marrow cell cultures. *J Virol* 1987;61:2627–2630.
18. Astell CR, Luo WX, Brunstein J, et al. B19 parvovirus: biochemical and molecular features. *Monogr Virol* 1997;20:16–41.
19. Cotmore SF, Tattersall P. A genome-linked copy of the NS-1 polypeptide is located on the outside of infectious parvovirus particles. *J Virol* 1989;63:3902–3911.
20. Ozawa K, Ayub J, Kajigaya S, et al. The gene encoding the nonstructural protein of B19 (human) parvovirus may be lethal in transfected cells. *J Virol* 1988;62:2884–2889.
21. Takahashi Y, Murai C, Shibata S, et al. Human parvovirus B19 as a causative agent for rheumatoid arthritis. *Proc Nat Acad Sci USA* 1998; 95:8227–8232.
22. Momoeda M, Wong S, Kawase M, et al. A putative nucleoside triphosphate-binding domain in the nonstructural protein of B19 parvovirus is required for cytotoxicity. *J Virol* 1994;68:8443–8446.
23. Sol N, Le Junter J, Vassias I, et al. Possible interactions between the NS-1 protein and tumor necrosis factor alpha pathways in erythroid cell apoptosis induced by human parvovirus B19. *J Virol* 1999;73: 8762–8770.
24. Poole BD, Naides SJ. The nonstructural protein of B19 induces apoptosis in nonpermissive cells through a caspase 3 and 9 dependent pathway. *Arthritis Rheum* 2003;48:S522.
25. Ozawa K, Ayub J, Hao YS, et al. Novel transcription map for the B19 (human) pathogenic parvovirus. *J Virol* 1987;61:2395–2406.
26. Rosenfeld SJ, Yoshimoto K, Kajigaya S, et al. Unique region of the minor capsid protein of human parvovirus B19 is exposed on the virion surface. *J Clin Invest* 1992;89:2023–2029.
27. Brown KE, Anderson SM, Young NS. Erythrocyte P antigen: Cellular receptor for B19 parvovirus. *Science* 1993;262:114–117.
28. Cooling LLW, Koerner TAW, Naides SJ. Multiple glycosphingolipids determine the tissue tropism of parvovirus B19. *J Infect Dis* 1995;172: 1198–1205.
29. Issitt PD. The P blood group system, In: Issitt PD, ed. *Applied blood group serology*, 3rd ed. Miami: Montgomery Scientific Publications, 1985:203–218.
30. Knisely AS, O'Shea PA, McMillan P, et al. Electron microscopic identification of parvovirus virions in erythroid-line cells in fatal hydrops fetalis. *Pediatr Pathol* 1988;8:163–170.
31. Krause JR, Penchansky L, Knisely AS. Morphological diagnosis of parvovirus B19 infection: a cytopathic effect easily recognized in air-dried, formalin-fixed bone marrow smears stained with hematoxylin-eosin or Wright-Giemsa. *Arch Pathol Lab Med* 1992;116:178–180.
32. Palmer EL, Martin ML. Parvoviridae. In: Palmer EL, Martin ML, eds. *Electron microscopy in viral diagnosis*. Boca Raton, FL: CRC Press, 1988:149–152.
33. Anderson MJ, Higgins PG, Davis LR, et al. Experimental parvoviral infection in humans. *J Infect Dis* 1985;152:257–265.
34. Naides SJ. Infection control measures for human parvovirus B19 in the hospital setting. *Infect Control Hosp Epidemiol* 1989;10:326–329.
35. Anderson LJ, Tsou RA, Chorba TL, et al. Detection of antibodies and antigens of human parvovirus B19 by enzyme-linked immunosorbent assay. *J Clin Microbiol* 1986;24:522–526.
36. Abarca K, Cohen BJ, Vial P. Seroprevalence of parvovirus B19 in urban Chilean children and young adults, 1990 and 1996. *Epidemiol Infect* 2002;128:59–62.
37. Plummer FA, Hammond GW, Forward K, et al. An erythema infectiosum-like illness caused by human parvovirus infection. *N Engl J Med* 1985;313:74–79.
38. Chorba T, Coccia P, Holman RC, et al. The role of parvovirus B19 in aplastic crisis and erythema infectiosum (fifth disease). *J Infect Dis* 1986;154:383–393.
39. Goldfarb J. Parvovirus infection in children. *Adv Pediatr Infect Dis* 1989;4:211–222.
40. Gillespie SM, Cartter ML, Asch S, et al. Occupational risk of human parvovirus B19 infection for school and day-care personnel during an outbreak of erythema infectiosum. *JAMA* 1990;263:2061–2065.
41. Bell LM, Naides SJ, Stoffman P, et al. Human parvovirus B19 infection among hospital staff members after contact with infected patients. *N Engl J Med* 1989;321:485–491.
42. Pattison JR, Jones SE, Hodgson J, et al. Parvovirus infections and hypoplastic crisis in sickle-cell anaemia. *Lancet* 1981;1:664–665.
43. Bertrand Y, Lefrere JJ, Leverger G, et al. Autoimmune haemolytic anaemia revealed by human parvovirus linked erythroblastopenia. *Lancet* 1985;2:382–383.
44. Davidson RJ, Brown T, Wiseman D. Human parvovirus infection and aplastic crisis in hereditary spherocytosis. *J Infect* 1984;9:298–300.
45. Duncan JR, Potter CB, Cappellini MD, et al. Aplastic crisis due to parvovirus infection in pyruvate kinase deficiency. *Lancet* 1983;2: 14–16.

46. Evans JP, Rossiter MA, Kumaran TO, et al. Human parvovirus aplasia: case due to cross infection in a ward. *Br Med J* 1984;288:681.
47. Goldman F, Rotbart H, Gutierrez K, et al. Parvovirus-associated aplastic crisis in a patient with red blood cell glucose-6-phosphate dehydrogenase deficiency. *Pediatr Infect Dis J* 1990;9:593–594.
48. Green DH, Bellingham AJ, Anderson MJ. Parvovirus infection in a family associated with aplastic crisis in an affected sibling pair with hereditary spherocytosis. *J Clin Pathol* 1984;37:1144–1146.
49. Hanada T, Koike K, Takeya T, et al. Human parvovirus B19-induced transient pancytopenia in a child with hereditary spherocytosis. *Br J Haematol* 1988;70:113–115.
50. Kelleher JF Jr, Luban NL, Cohen BJ, et al. Human serum parvovirus as the cause of aplastic crisis in sickle cell disease. *Am J Dis Child* 1984;138:401–403.
51. Lefrere JJ, Bourgeois H. Human parvovirus associated with erythroblastopenia in iron deficiency anaemia. *J Clin Pathol* 1986;39:1277–1278.
52. Lefrere JJ, Courouce AM, Bertrand Y, et al. Human parvovirus and aplastic crisis in chronic hemolytic anemias: a study of 24 observations. *Am J Hematol* 1986;23:271–275.
53. Lefrere JJ, Courouce AM, Girot R, et al. Six cases of hereditary spherocytosis revealed by human parvovirus infection. *Br J Haematol* 1986;62:653–658.
54. Lefrere JJ, Courouce AM, Girot R, et al. Human parvovirus and thalassaemia. *J Infect* 1986;13:45–49.
55. Lefrere JJ, Girot R, Courouce AM, et al. Familial human parvovirus infection associated with anemia in siblings with heterozygous beta-thalassemia. *J Infect Dis* 1986;153:977–979.
56. Mabin DC, Chowdhury V. Aplastic crisis caused by human parvovirus in two patients with hereditary stomatocytosis. *Br J Haematol* 1990;76:153–154.
57. Mehta J, Singhal S, Mehta BC. Aplastic crisis and leg ulceration: two rare complications of hereditary sideroblastic anaemia. *J Assoc Phys India* 1992;40:466–467.
58. Negami T, Ohta M, Okuda K, et al. Parvovirus B19-induced aplastic crisis in a patient with iron deficiency anemia. *Rinsho Ketsueki-Japanese J Clin Hematol* 1994;35:670–675.
59. Rao KR, Patel AR, Anderson MJ, et al. Infection with parvovirus-like virus and aplastic crisis in chronic hemolytic anemia. *Ann Intern Med* 1983;98:930–932.
60. Rappaport ES, Quick G, Ransom D, et al. Aplastic crisis in occult hereditary spherocytosis caused by human parvovirus (HPV B19). *South Med J* 1989;82:247–251.
61. Rechavi G, Vonsover A, Manor Y, et al. Aplastic crisis due to human B19 parvovirus infection in red cell pyrimidine-5′-nucleotidase deficiency. *Acta Haematol* 1989;82:46–49.
62. Saarinen UM, Chorba TL, Tattersall P, et al. Human parvovirus B19-induced epidemic acute red cell aplasia in patients with hereditary hemolytic anemia. *Blood* 1986;67:1411–1417.
63. Summerfield GP, Wyatt GP. Human parvovirus infection revealing hereditary spherocytosis. *Lancet* 1985;2:1070.
64. Takahashi M, Koike T, Moriyama Y, et al. Inhibition of erythropoiesis by human parvovirus-containing serum from a patient with hereditary spherocytosis in aplastic crisis. *Scand J Haematol* 1986;37:118–124.
65. Tsukada T, Koike T, Koike R, et al. Epidemic of aplastic crisis in patients with hereditary spherocytosis in Japan. *Lancet* 1:14011985
66. West NC, Meigh RE, Mackie M, et al. Parvovirus infection associated with aplastic crisis in a patient with HEMPAS. *J Clin Pathol* 1986;39:1019–1020.
67. Rao SP, Miller ST, Cohen BJ. Transient aplastic crisis in patients with sickle cell disease: B19 parvovirus studies during a 7-year period. *Am J Dis Child* 1992;146:1328–1330.
68. Serjeant GR, Topley JM, Mason K, et al. Outbreak of aplastic crises in sickle cell anaemia associated with parvovirus-like agent. *Lancet* 1981;2:595–597.
69. Burton PA. Intranuclear inclusions in marrow of hydropic fetus due to parvovirus infection. *Lancet* 1986;2:1155.
70. Caul EO, Usher MJ, Burton PA. Intrauterine infection with human parvovirus B19: a light and electron microscopy study. *J Med Virol* 1988;24:55–66.
71. Naides SJ, Weiner CP. Antenatal diagnosis and palliative treatment of non-immune hydrops fetalis secondary to fetal parvovirus B19 infection. *Prenat Diagn* 1989;9:105–114.
72. Cassinotti P, Schultze D, Schlageter P, et al. Persistent human parvovirus B19 infection following an acute infection with meningitis in an immunocompetent patient. *Eur J Clin Microbiol Infect Dis* 1993;12:701–704.
73. Chrystie IL, Almeida JD, Welch J. Electron microscopic detection of human parvovirus (B19) in a patient with HIV infection. *J Med Virol* 1990;30:249–252.
74. de Mayolo JA, Temple JD. Pure red cell aplasia due to parvovirus B19 infection in a man with HIV infection. *South Med J* 1990;83:1480–1481.
75. Frickhofen N, Abkowitz JL, Safford M, et al. Persistent B19 parvovirus infection in patients infected with human immunodeficiency virus type 1 (HIV-1): a treatable cause of anemia in AIDS. *Ann Intern Med* 1990;113:926–933.
76. Frickhofen N, Young NS. Persistent parvovirus B19 infections in humans. *Microb Pathog* 1989;7:319–327.
77. Frickhofen N, Young NS. Polymerase chain reaction for detection of parvovirus B19 in immunodeficient patients with anemia. *Behring Inst Mitt* 1990;85:46–54.
78. Kurtzman G, Frickhofen N, Kimball J, et al. Pure red-cell aplasia of 10 years' duration due to persistent parvovirus B19 infection and its cure with immunoglobulin therapy. *N Engl J Med* 1989;321:519–523.
79. Kurtzman GJ, Cohen B, Meyers P, et al. Persistent B19 parvovirus infection as a cause of severe chronic anaemia in children with acute lymphocytic leukaemia. *Lancet* 1988;2:1159–1162.
80. Rao SP, Miller ST, Cohen BJ. Severe anemia due to B19 parvovirus infection in children with acute leukemia in remission. *Am J Pediatr Hematol Oncol* 1990;12:194–197.
81. Kurtzman GJ, Ozawa K, Cohen B, et al. Chronic bone marrow failure due to persistent B19 parvovirus infection. *N Engl J Med* 1987;317:287–294;
82. Potter CG, Potter AC, Hatton CS, et al. Variation of erythroid and myeloid precursors in the marrow and peripheral blood of volunteer subjects infected with human parvovirus (B19). *J Clin Invest* 1987;79:1486–1492.
83. Anderson MJ, Lewis E, Kidd IM, et al. An outbreak of erythema infectiosum associated with human parvovirus infection. *J Hyg* 1984;93:85–93.
84. Anderson MJ, Jones SE, Fisher Hoch SP, et al. Human parvovirus, the cause of erythema infectiosum (fifth disease)? *Lancet* 1983;1:1378.
85. Naides SJ, Piette W, Veach LA, et al. Human parvovirus B19-induced vesiculopustular skin eruption. *Am J Med* 1988;84:968–972.
86. Andrews M, Martin RWY, Duff AR, et al. Fifth disease: report of an outbreak. *J R Coll Gen Pract* 1984;34:573–574.
87. Brandrup F, Larsen PO. Erythema infectiosum (fifth disease). *Br Med J* 1976;1:47–48.
88. Clarke HC. Erythema infectiosum: an epidemic with a probable posterythema phase. *Can Med Assoc J* 1984;130:603–604.
89. Cramp HE, Armstrong BDJ. Erythema infectiosum: an outbreak of "slapped cheek" disease in north Devon. *Br Med J* 1976;1:885–886.
90. Lauer BA, MacCormack JN, Wilfert C. Erythema infectiosum: an elementary school outbreak. *Am J Dis Child* 1976;130:252–254.
91. Mansfield F. Erythema infectiosum. Slapped face disease. *Aust Fam Physician* 1988;17:737–738.
92. Mikic D, Marinkovic P, Kuljic-Kapulica N, et al. Clinical manifestations of infectious erythema in adults. *Vojnosanit Pregl* 1995;52:146–150.
93. Mynott MJ. An epidemic of erythema infectiosum in a school. *Practitioner* 1985;229:767–768.
94. Nunoue T, Okochi K, Mortimer PP, et al. Human parvovirus (B19) and erythema infectiosum. *J Pediatr* 1985;107:38–40.
95. Okabe N, Koboyashi S, Tatsuzawa O, et al. Detection of antibodies to human parvovirus in erythema infectiosum (fifth disease). *Arch Dis Child* 1984;59:1016–1019.
96. Shneerson JM, Mortimer PP, Vandervelde EM. Febrile illness due to a parvovirus. *Br Med J* 1980;280:1580.
97. Ager EA, Chin TDY, Poland JD. Epidemic erythema infectiosum. *N Engl J Med* 1966;275:1326–1331.
98. White DG, Woolf AD, Mortimer PP, et al. Human parvovirus arthropathy. *Lancet* 1985;1:419–421.
99. Smith CA, Woolf AD, Lenci M. Parvoviruses: infections and arthropathies. *Rheum Dis Clin N Am* 1987;13:249–263.
100. Stoll T, Brühlmann P, Brunner U, et al. Parvovirus-B19-induced

arthritis/arthropathy and its importance in differential diagnosis of rheumatoid arthritis. *Schweiz Med Wochenschr* 1995;125:347–354.
101. Woolf AD, Campion GV, Chishick A, et al. Clinical manifestations of human parvovirus B19 in adults. *Arch Intern Med* 1989;149:1153–1156.
102. Naides SJ, Scharosch LL, Foto F, et al. Rheumatologic manifestations of human parvovirus B19 infection in adults. Initial two-year clinical experience. *Arthritis Rheum* 1990;33:1297–1309.
103. Reid DM, Reid TM, Brown T, et al. Human parvovirus-associated arthritis: a clinical and laboratory description. *Lancet* 1985;1:422–425.
104. Naides SJ. Rheumatic manifestations of parvovirus B19 infection. *Rheum Dis Clin N Am* 1998;24:375–401.
105. Silman AJ. The 1987 revised American Rheumatism Association criteria for rheumatoid arthritis [Editorial]. *Br J Rheumatol* 1988;27:341–343.
106. Naides SJ, Field EH. Transient rheumatoid factor positivity in acute human parvovirus B19 infection. *Arch Intern Med* 1988;148:2587–2589.
107. Sasaki T, Takahashi Y, Yoshinaga K, et al. An association between human parvovirus B-19 infection and autoantibody production. *J Rheumatol* 1989;16:708–709.
108. Semble EL, Agudelo CA, Pegram PS. Human parvovirus B19 arthropathy in two adults after contact with childhood erythema infectiosum. *Am J Med* 1987;83:560–562.
109. Klouda PT, Corbin SA, Bradley BA, et al. HLA and acute arthritis following human parvovirus infection. *Tissue Antigens* 1986;28:318–319.
110. Woolf AD, Campion GV, Klouda PT, et al. HLA and the manifestations of human parvovirus B19 infection. *Arthritis Rheum* 1987;30:S52.
111. Hajeer AH, MacGregor AJ, Rigby AS, et al. Influence of previous exposure to human parvovirus B19 infection in explaining susceptibility to rheumatoid arthritis: an analysis of disease discordant twin pairs. *Ann Rheum Dis* 1994;53:137–139.
112. Nikkari S, Luukkainen R, Mottonen T, et al. Does parvovirus B19 have a role in rheumatoid arthritis? *Ann Rheum Dis* 1994;53:106–111.
113. Nikkari S, Toivanen P. Parvovirus B19 in rheumatoid arthritis: comment on the article by Kerr et al [Letter; comment]. *Br J Rheumatol* 1996;35:494.
114. Nikkari S, Roivainen A, Hannonen P, et al. Persistence of parvovirus B19 in synovial fluid and bone marrow. *Ann Rheum Dis* 1995;54:597–600.
115. Harrison B, Silman A, Barrett E, et al. Low frequency of recent parvovirus infection in a population-based cohort of patients with early inflammatory polyarthritis. *Ann Rheum Dis* 1998;57:375–377.
116. Saal JG, Steidle M, Einsele H, et al. Persistence of B19 parvovirus in synovial membranes of patients with rheumatoid arthritis. *Rheumatol Int* 1992;12:147–151.
117. Altschuler EL. Parvovirus B19 and the pathogenesis of rheumatoid arthritis: a case for historical reasoning. *Lancet* 1999;354:1026–1027.
118. Naides SJ, Foto F, Marsh JL, et al. Synovial tissue analysis in patients with chronic parvovirus B19 arthropathy. *Clin Res* 1991;39:733A.
119. Naides SJ. Transient liver enzyme abnormalities in acute human parvovirus (HPV) infection. *Clin Res* 1987;35:859A.
120. Foto F, Saag KG, Scharosch LL, et al. Parvovirus B19-specific DNA in bone marrow from B19 arthropathy patients. Evidence for B19 viral persistence. *J Infect Dis* 1993;167:744–748.
121. Soderlund M, von Essen R, Haapasaari J, et al. Persistence of parvovirus B19 DNA in synovial membranes of young patients with and without chronic arthropathy. *Lancet* 1997;349:1063–1065.
122. Naides SJ, Scharosch LL, Hays-Goldsmith S, et al. Defective parvovirus B19 capsid protein epitope recognition in B19 arthropathy. *Arthritis Rheum* 1992;35:S36.
123. Von Poblotzki A, Gigler A, Lang B, et al. Antibodies to parvovirus B19 NS-1 protein in infected individuals. *J Gen Virol* 1995;76:519–527.
125. Gareus R, Gigler A, Hemauer A, et al. Characterization of cis-acting and NS1 protein-responsive elements in the p6 promoter of parvovirus B19. *J Virol* 1998;72:609–616.
126. Kerr JR, Cunniffe VS. Antibodies to parvovirus B19 non-structural protein are associated with chronic but not acute arthritis following B19 infection. *Rheumatology* (Oxford) 2000;39:903–908.
127. Hemauer A, Gigler A, Searle K, et al. Seroprevalence of parvovirus B19 NS1-specific IgG in B19-infected and uninfected individuals and in infected pregnant women. *J Med Virol* 2000;60:48–55.
128. Searle K, Schalasta G, Enders G. Development of antibodies to the nonstructural protein NS1 of parvovirus B19 during acute symptomatic and subclinical infection in pregnancy: implications for pathogenesis doubtful. *J Med Virol* 1998;56:192–198.
129. Peterlana D, Puccetti A, Beri R, et al. The presence of parvovirus B19 VP and NS1 genes in the synovium is not correlated with rheumatoid arthritis. *J Rheumatol* 2003;30:1907–1910.
130. Modrow S, Dorsch S. Antibody responses in parvovirus B19 infected patients. *Pathol Biol* (Paris) 2002;50:326–331.
131. Moffatt S, Tanaka N, Tada K, et al. A cytotoxic nonstructural protein, NS1, of human parvovirus B19 induces activation of interleukin-6 gene expression. *J Virol* 1996;70:8485–8491.
132. Sol N, Morinet F, Alizon M, et al. Trans-activation of the long terminal repeat of human immunodeficiency virus type 1 by the parvovirus B19 NS1 gene product. *J Gen Virol* 1993;74:2011–2014.
133. Moffatt S, Yaegashi N, Tada K, et al. Human parvovirus B19 nonstructural (NS1) protein induces apoptosis in erythroid lineage cells. *J Virol* 1998;72:3018–3028.
134. Karetnyi YV, Beck PR, Markin RS, et al. Human parvovirus B19 infection in acute fulminant liver failure. *Arch Virol* 1999;144:1713–1724.
135. Heegaard ED, Rosthoj S, Petersen B, et al. Role of parvovirus B19 infection in childhood idiopathic thrombocytopenic purpura. *Acta Paediatr* 1999;88:614–617.
136. Lefrere JJ, Courouce AM, Kaplan C. Parvovirus and idiopathic thrombocytopenic purpura. *Lancet* 1989;1:279.
137. Lefrere JJ, Courouce AM, Muller JY, et al. Human parvovirus and purpura. *Lancet* 1985;1:730.
138. Mortimer PP, Cohen BJ, Rossiter MA, et al. Human parvovirus and purpura. *Lancet* 1985;1:730–731,
139. Shiraishi H, Umetsu K, Yamamoto H, et al. Human parvovirus (HPV/B19) infection with purpura. *Microbiol Immunol* 1989;33:369–372.
140. Lefrere JJ, Courouce AM, Soulier JP, et al. Henoch-Schönlein purpura and human parvovirus infection. *Pediatrics* 1986;78:183–184.
141. Challine-Lehmann D, Mauberquez S, Pawlotsky J, et al. Parvovirus B19 and Schönlein-Henoch purpura in adults [Letter]. *Nephron* 1999;83:172.
142. Etienne A, Harms M. Cutaneous manifestations of parvovirus B19 infection. *Presse Medicale* 1996;25:1162–1165.
143. Garcia-Bermejo, Auffray P, Jimenez-Reyes J, et al. ["Gloves and socks" purpura syndrome caused by human parvovirus B19 (Letter)]. [Spanish]. *Enfermedades Infecciosas y Microbiologia Clinica* 1996;14:398–399.
144. Sotto A, Bessis D, Jourdan J. [Gloves and socks edema disclosing parvovirus B19 infection (Letter)]. [French]. *Presse Medicale* 1997;26:421.
145. Stone MS, Murph JR. Papular-purpuric gloves and socks syndrome: a characteristic viral exanthem. *Pediatrics* 1993;92:864–865.
146. Carrascosa JM, Bielsa I, Ribera M, et al. Papular-purpuric gloves-and-socks syndrome related to cytomegalovirus infection. *Dermatology* 1995;191:269–270.
147. Drago F, Parodi A, Rebora A. Gloves-and-socks syndrome in a patient with Epstein-Barr virus infection. *Dermatology* 1997;194:374.
148. Guibal F, Buffet P, Mouly F, et al. Papular-purpuric gloves and socks syndrome with hepatitis B infection [Letter]. *Lancet* 1996;347:473.
149. Perez-Ferriols A, Martinez-Aparicio A, Aliaga-Boniche A. Papular-purpuric "gloves and socks" syndrome caused by measles virus [Letter]. *J Am Acad Dermatol* 1994;30:291–292.
150. Denning DW, Amos A, Rudge P, et al. Neuralgic amyotrophy due to parvovirus infection. *J Neurol Neurosurg Psychiatry* 1987;50:641–642.
151. Faden H, Gary GW, Jr., Anderson LJ. Chronic parvovirus infection in a presumably immunologically healthy woman. *Clin Infect Dis* 1992;15:595–597.
152. Faden H, Gary GW Jr, Korman M. Numbness and tingling of fingers associated with parvovirus B19 infection. *J Infect Dis* 1990;161:354–355.
153. Walsh KJ, Armstrong RD, Turner AM. Brachial plexus neuropathy associated with human parvovirus infection. *Br Med J* 1988;296:896.
154. Tabak F, Mert A, Ozturk R, et al. Prolonged fever caused by parvovirus B19-induced meningitis: case report and review. *Clin Infect Dis* 1999;29:446–447.

155. Suzuki N, Terada S, Inoue M. Neonatal meningitis with human parvovirus B19 infection. *Arch Dis Child Fetal Neonatal* 1995;73: F196–F197.
156. Umene K, Nunoue T. A new genome type of human parvovirus B19 present in sera of patients with encephalopathy. *J Gen Virol* 1995; 76:2645–2651.
157. Samli K, Cassinotti P, de Freudenreich J, et al. Acute bilateral carpal tunnel syndrome associated with human parvovirus B19 infection. *Clin Infect Dis* 1996;22:162–164.
158. Berg AM, Naides SJ, Simms RW. Established fibromyalgia syndrome and parvovirus B19 infection. *J Rheumatol* 1993;20:1941–1943.
159. Ilaria RL Jr, Komaroff AL, Fagioli LR, et al. Absence of parvovirus B19 infection in chronic fatigue syndrome. *Arthritis Rheum* 1995; 38:638–641.
160. Anonymous. Human parvovirus B19 infections in United Kingdom 1984–86. *Lancet* 1987;1:738–739.
161. Van Elsacker-Niele AMW, Weiland HT, Kroes ACM, et al. Parvovirus B19 infection and idiopathic thrombocytopenic purpura. *Ann Hematol* 1996;72:141–144.
162. Tsuda H, Maeda Y, Nakagawa K. Parvovirus B19-related lymphadenopathy. *Br J Haematol* 1993;85:631–632.
163. Boruchoff SE, Woda BA, Pihan GA, et al. Parvovirus B19-associated hemophagocytic syndrome. *Arch Intern Med* 1990;150:897–899.
164. Muir K, Todd WTA, Watson WH, et al. Viral-associated haemophagocytosis with parvovirus-B19-related pancytopenia. *Lancet* 1992; 339:1139–1140.
165. Shirono K, Tsuda H. Parvovirus B19-associated haemophagocytic syndrome in healthy adults. *Br J Haematol* 1995;89:923–926.
166. Watanabe M, Shimamoto Y, Yamaguchi M, et al. Viral-associated haemophagocytosis and elevated serum TNF-a with parvovirus-B19-related pancytopenia in patients with hereditary spherocytosis. *Clin Lab Haematol* 1994;16:179–182.
167. Yufu Y, Matsumoto M, Miyamura T, et al. Parvovirus B19-associated haemophagocytic syndrome with lymphadenopathy resembling histiocytic necrotizing lymphadenitis (Kikuchi's disease). *Br J Haematol* 1997;96:868–871.
168. Tsuda H. Liver dysfunction caused by parvovirus B19. *Am J Gastroenterol* 1993;88:1463.
169. Yoto Y, Kudoh T, Haseyama K, et al. Human parvovirus B19 infection associated with acute hepatitis. *Lancet* 1996;347:868–869.
170. Langnas AN, Markin RS, Cattral MS, et al. Parvovirus B19 as a possible causative agent of fulminant liver failure and associated aplastic anemia. *Hepatology* 1995;22:1661–1665.
171. Longo G, Luppi M, Bertesi M, et al. Still's disease, severe thrombocytopenia, and acute hepatitis associated with acute parvovirus B19 infection. *Clin Infect Dis* 1998; 26:994–995.
172. Andres E, Grunenberger F, Schlienger JL, et al. Cutaneous vasculitis disclosing parvovirus B19 infection [Letter]. *Ann Med Interne* 1997; 148:107–108.
173. Corman LC, Dolson DJ. Polyarteritis nodosa and parvovirus B19 infection. *Lancet* 1992;339:491.
174. Corman LC, Staud R. Association of Wegener's granulomatosis with parvovirus B19 infection: comment on the concise communication by Nikkari et al. [Letter; comment]. *Arthritis Rheum* 1995;38:1174–1175.
175. Finkel TH, Torok TJ, Ferguson PJ, et al. Chronic parvovirus B19 infection and systemic necrotizing vasculitis: opportunistic infection or aetiological agent? *Lancet* 1994;343:1255–1258.
176. Nikkari S, Mertsola J, Korvenranta H, et al. Wegener's granulomatosis and parvovirus B19 infection. *Arthritis Rheum* 1994;37:1707–1708.
177. Leruez-Ville M, Lauge A, Morinet F, et al. Polyarteritis nodosa and parvovirus B19 [Letter; comment]. *Lancet* 1994;344:263–264.
178. Nikkari S, Vainionpaa R, Toivanen P, et al. Association of Wegener's granulomatosis with parvovirus B19 infection: comment on the concise communication by Nikkari et al. [Reply]. *Arthritis Rheum* 1997; 38:1175.
179. Fawaz-Estrup F. Human parvovirus infection: rheumatic manifestations, angioedema, C1 esterase inhibitor deficiency, ANA positivity, and possible onset of systemic lupus erythematosus. *J Rheumatol* 1996;3:1180–1185.
180. Vigeant P, Ménard H–A, Boire G. Chronic modulation of the autoimmune response following parvovirus B19 infection. *J Rheumatol* 1994;1:1165–1167.
181. Loizou S, Cazabon JK, Walport MJ, et al. Similarities of specificity and cofactor dependence in serum antiphospholipid antibodies from patients with human parvovirus B19 infection and from those with systemic lupus erythematosus. *Arthritis Rheum* 1997;40:103–108.
182. Nocton JJ, Miller LC, Tucker LB, et al. Human parvovirus B19-associated arthritis in children. *J Pediatr* 1993;122:186–190.
183. Bruu A-L, Nordbo SA. Evaluation of five commercial tests for detection of immunoglobulin M antibodies to human parvovirus B19. *J Clin Microbiol* 1995;33:1363–1365.
184. Patou G, Ayliffe U. Evaluation of commercial enzyme linked immunosorbent assay for detection of B19 parvovirus IgM and IgG. *J Clin Pathol* 1991;44:831–834.
185. Bell LM, Naides SJ, Stoffman P, et al. Human parvovirus B19 infection among hospital staff members after contact with infected patients. *N Engl J Med* 1989;321:485–491.
186. Cohen BJ, Mortimer PP, Pereira MS. Diagnostic assays with monoclonal antibodies for the human serum parvovirus-like virus (SPLV). *J Hyg* 1983;91:113–130.
187. Anderson MJ, Jones SE, Minson AC. Diagnosis of human parvovirus infection by dot-blot hybridization using cloned viral DNA. *J Med Virol* 1985;15:163–172.
188. Anderson MJ, Pattison JR. The human parvovirus. Brief review. *Arch Virol* 1984;82:137–148.
189. Brown KE, Buckley MM, Cohen BJ, et al. An amplified ELISA for the detection of parvovirus B19 IgM using monoclonal antibody to FITC. *J Virol Methods* 1989;26:189–198.
190. Brown CS, Van Lent JWM, Vlak JM, et al. Assembly of empty capsids by using baculovirus recombinants expressing human parvovirus B19 structural proteins. *J Virol* 1991;65:2702–2706.
191. Cubie HA, Leslie EE, Smith S, et al. Use of recombinant human parvovirus B19 antigens in serological assays. *J Clin Pathol* 1993;46: 840–845.
192. Fridell E, Trojnar J, Mehlin H, et al. A cyclized peptide for studies of human parvovirus B19 infection. *J Immunol Methods* 1991;138:125–128.
193. Koch WC. A synthetic parvovirus B19 capsid protein can replace viral antigen in antibody-capture enzyme immunoassays. *J Virol Methods* 1995;55:67–82.
194. Morinet F, D'Auriol L, Tratschin JD, et al. Expression of the human parvovirus B19 protein fused to protein A in *Escherichia coli:* recognition by IgM and IgG antibodies in human sera. *J Gen Virol* 1989; 70:3091–3097.
195. Salimans MMM, van Bussel MJAWM, Brown CS, et al. Recombinant parvovirus B19 capsids as a new substrate for detection of B19-specific IgG and IgM antibodies by an enzyme-linked immunosorbent assay. *J Virol Methods* 1992;39:247–258.
196. Soderlund M, Brown CS, Spaan WJ, et al. Epitope type-specific IgG responses to capsid proteins VP1 and VP2 of human parvovirus B19. *J Infect Dis* 1995;172:1431–1436.
197. Tsao EI, Mason MR, Cacciuttolo MA, et al. Production of parvovirus B19 vaccine in insect cells co-infected with double baculoviruses. *Biotechnol Bioeng* 1996;49:130–138.
198. Wang Q-Y, Erdman DD. Development and evaluation of capture immunoglobulin G and M hemadherence assays by using human type O erythrocytes and recombinant parvovirus B19 antigen. *J Clin Microbiol* 1995;33:2466–2467.
199. Fridell E, Trojnar J, Wahren B. A new peptide for human parvovirus B19 antibody detection. *Scand J Infect Dis* 1989;21:597–603.
200. Sato H, Hirata J, Furukawa M, et al. Identification of the region including the epitope for a monoclonal antibody which can neutralize human parvovirus B19. *J Virol* 1991;65:1667–1672.
201. Sato H, Hirata J, Kuroda N, et al. Identification and mapping of neutralizing epitopes of human parvovirus B19 by using human antibodies. *J Virol* 1991;65:5485–5490.
202. Cohen BJ, Shirley JA. Dual infection with rubella and human parvovirus. *Lancet* 1985;2:662–663.
203. Cohen BJ, Supran EM. IgM serology for rubella and human parvovirus B19. *Lancet* 1987;1:393.
204. Kurtz JB, Anderson MJ. Cross-reactions in rubella and parvovirus specific IgM tests. *Lancet* 1985;2:1356.
205. Clewley JP, Cohen BJ. Investigation of human parvovirus B19 infection using PCR. In: Clewley JP, ed, *The polymerase chain reaction*

(PCR) for human viral diagnosis. Boca Raton, FL: CRC Press, 1995: 205–215.
206. Koch WC, Adler SP. Detection of human parvovirus B19 DNA by using the polymerase chain reaction. *J Clin Microbiol* 1990;28:65–150.
207. Naides SJ, Howard EJ, Swack NS, et al. Parvovirus B19 as a cause of anemia in human immunodeficiency virus-infected patients. *J Infect Dis* 1994;169:939–940.
208. Clewley JP. Detection of human parvovirus using a molecularly cloned probe. *J Med Virol* 1985;15:173–181.
209. Clewley JP. Polymerase chain reaction assay of parvovirus B19 DNA in clinical specimens. *J Clin Microbiol* 1989;27:2647–2651.
210. Hassam S, Briner J, Tratschin JD, et al. *In situ* hybridization for the detection of human parvovirus B19 nucleic acid sequences in paraffin-embedded specimens. *Virchows Arch [B]* 1990;59:257–261.
211. Mori J, Field AM, Clewley JP, et al. Dot blot hybridization assay of B19 virus DNA in clinical specimens. *J Clin Microbiol* 1989;27:459–464.
212. Gibellini D, Zerbini M, Musiani M, et al. Microplate capture hybridization of amplified parvovirus B19 DNA fragment labeled with digoxigenin. *Mol Cell Probes* 1993;7:453–458.
213. Schwarz TF, Nerlich A, Hottenträger B, et al. Parvovirus B19 infection of the fetus: Histology and *in situ* hybridization. *Am J Clin Pathol* 1991;96:121–126.
214. Hicks KE, Beard S, Cohen BJ, et al. A simple and sensitive DNA hybridization assay used for the routine diagnosis of human parvovirus B19 infection. *J Clin Microbiol* 1995;33:2473–2475.
215. Zerbini M, Gibellini D, Musiani M, et al. Automated detection of digoxigenin-labelled B19 parvovirus amplicons by a capture hybridization assay. *J Virol Methods* 1995;55:1–9.
216. Zerbini M, Musiani M, Gibellini D, et al. Evaluation of strand-specific RNA probes visualized by colorimetric and chemiluminescent reactions for the detection of B19 parvovirus DNA. *J Virol Methods* 1993;45:169–178.
217. Field AM, Cohen BJ, Brown KE, et al. Detection of B19 parvovirus in human fetal tissues by electron microscopy. *J Med Virol* 1991;35:85–95.
218. Fritz B, Moore K, Naides SJ. A combined pseudoreplica-immunochemical technique for research and diagnostic virology. *J Microsc Res Tech* 1992;21:59–64.
219. Saag KG, True CA, Naides SJ. Intravenous immunoglobulin treatment of chronic parvovirus B19 arthropathy. *Arthritis Rheum* 1993;36[Suppl].
220. McOmish F, Yap PL, Jordan A, et al. Detection of parvovirus B19 in donated blood: a model system for screening by polymerase chain reaction. *J Clin Microbiol* 1993;31:323–328.
221. Mosley JW. Should measures be taken to reduce the risk of human parvovirus (B19) infection by transfusion of blood components and clotting factor concentrates. *Transfusion* 1994;34:744–746.
222. Moor AC, Dubbelman TM, Van Steveninck J, et al. Transfusion-transmitted diseases: risks, prevention and perspectives. *Eur J Haematol* 1999;62:1–18.
223. Prowse C, Ludlam CA, Yap PL. Human parvovirus B19 and blood products. *Vox Sang* 1997;72:1–10.
224. Wakamatsu C, Takakura F, Kojima E, et al. Screening of blood for human parvovirus B19 and characterization of the results. *Vox Sang* 1999;76:14–21.
225. Sayers MH. Transfusion-transmitted viral infections other than hepatitis and human immunodeficiency virus infection: cytomegalovirus, Epstein-Barr virus, human herpesvirus 6, and human parvovirus B19. *Arch Pathol Lab Med* 1994;118:346–349.
226. Azzi A, Morfini M, Mannucci PM. The transfusion-associated transmission of parvovirus B19. *Transfus Med Rev* 1999;13:194–204.
227. Yee TT, Cohen BJ, Pasi KJ, et al. Transmission of symptomatic parvovirus B19 infection by clotting factor concentrate. *Br J Haematol* 1996;93:457–459.
228. Solheim BG, Rollag H, Svennevig JL, et al. Viral safety of solvent/detergent-treated plasma. *Transfusion* 2000;40:84–90.
229. Porter DD, Larsen AE, Porter HG. The pathogenesis of Aleutian disease of mink. II. Enhancement of tissue lesions following the administration of a killed virus vaccine or passive antibody. *J Immunol* 1972;109:1–7.
230. Porter DD, Larsen AE, Porter HG. The pathogenesis of Aleutian disease of mink. 3. Immune complex arteritis. *Am J Pathol* 1973;71:331–344.
231. Chantler J, Wolinsky JS, Tingle A. Rubella virus. In: Knipe DM, Howley PM, Griffin DE, et al., eds. *Fields virology*. Philadelphia: Lippincott Williams & Wilkins, 2001:963–990.
232. Oshiro LS, Schmidt NJ, Lennette EH. Electron microscopic studies of rubella virus. *J Gen Virol* 1969;5:205–210.
233. Frey TK. Molecular biology of rubella virus. *Adv Virus Res* 1994;44, 69–160.
234. Horstmann DM. The rubella story, 1881–1985. *S Afr Med J* 1986;11 [Suppl]:60–63.
235. Horstmann DM, Pajot TG, Liebhaber H. Epidemiology of rubella. Subclinical infection and occurrence of reinfection. *Am J Dis Child* 1969;118:133–136.
236. Fogel A, Handsher R, Barnea B. Subclinical rubella in pregnancy—occurrence and outcome. *Isr J Med Sci* 1985;21:133–138.
237. Centers for Disease Control and Prevention. Reported vaccine-preventable diseases—United States, 1993, and the childhood immunization initiative. *JAMA* 1994;271:651–652.
238. Anonymous. Rubella and congenital rubella syndrome—United States, January 1, 1991– May 7, 1994. *MMWR* 1994;43: 397–401.
239. Heggie AD, Robbins FC. Natural rubella acquired after birth. Clinical features and complications. *Am J Dis Child* 1969;118:12–17.
240. Davis WJ, Larson HE, Simsarian JP, et al. A study of rubella immunity and resistance to infection. *JAMA* 1971;215:600–608.
241. Green RH, Balsamo MR Giles JP, et al. Studies of the natural history and prevention of rubella. *Am J Dis Child* 1965;110:348–365.
242. Sever JL, Hardy JB, Nelson KB, et al. Rubella in the collaborative perinatal research study. II. Clinical and laboratory findings in children through 3 years of age. *Am J Dis Child* 1969;118:123.
243. Ford DK. The microbiological causes of rheumatoid arthritis [Editorial]. *J Rheumatol* 1991;18:1441–1442.
244. Grahame R, Armstrong R, Simmons N, et al. Chronic arthritis associated with the presence of intrasynovial rubella virus. *Ann Rheum Dis* 1983;42:2–13.
245. Smith CA, Petty RE, Tingle AJ. Rubella virus and arthritis. *Rheum Dis Clin North Am* 1987;13:265–74.
246. Polk BF, Modlin JF, White JA, et al. A controlled comparison of joint reactions among women receiving one of two rubella vaccines. *Am J Epidemiol* 1982;115:19–25.
247. Tingle AJ, Chantler JK, Pot KH, et al. Postpartum rubella immunization: association with development of prolonged arthritis, neurological sequelae, and chronic rubella viremia. *J Infect Dis* 1985;152: 606–12.
248. Ueno Y. Rubella arthritis. An outbreak in Kyoto. *J Rheumatol* 1994; 21:874–876.
249. Austin SM, Altman R, Barnes EK, et al. Joint reactions in children vaccinated against rubella. I. Comparison of two vaccines. *Am J Epidemiol* 1972;95:53–58.
250. Benjamin CM, Chew GC, Silman AJ. Joint and limb symptoms in children after immunisation with measles, mumps, and rubella vaccine. *BMJ* 1992;304(6834):1075–1078.
251. Chantler JK, Tingle AJ, Petty RE. Persistent rubella virus infection associated with chronic arthritis in children. *N Engl J Med* 1985;313: 1117–1123.
252. Miki NP, Chantler JK. Differential ability of wild-type and vaccine strains of rubella virus to replicate and persist in human joint tissue. *Clin Exp Rheumatol* 1992;10:3–12.
253. Preblud SR. Some current issues relating to rubella vaccine. *JAMA* 1985;254:253–256.
254. Tingle AJ, Ford DK, Price GE, et al. Prolonged arthritis in identical twins after rubella immunization. *Ann Intern Med* 1979;90:203–204.
255. Tingle AJ, Allen M, Petty RE, et al. Rubella-associated arthritis. I. Comparative study of joint manifestations associated with natural rubella infection and RA 27/3 rubella immunisation. *Ann Rheum Dis* 1986;45(2):110–114.
256. Howson CP, Fineberg HV. Adverse events following pertussis and rubella vaccines. Summary of a report to the Institute of Medicine. *JAMA* 1992;267:392–396.
257. Mitchell LA, Tingle AJ, Shukin R, et al. Chronic rubella vaccine-associated arthropathy. *Arch Intern Med* 1993;153:2268–2274.
258. Balfour HH Jr, Balfour CL, Edelman CK, et al. Evaluation of Wistar RA27/3 rubella virus vaccine in children. *Am J Dis Child* 1976;130: 1089–1091.
259. Schaffner W, Fleet WF, Kilroy AW, et al. Polyneuropathy following

rubella immunization: a follow-up study and review of the problem. *Am J Dis Child* 1974;127:684–688.
260. Tingle AJ, Yang T, Allen M, et al. Prospective immunological assessment of arthritis induced by rubella vaccine. *Infect Immun* 1983;40: 22–28.
261. Wittenburg RA, Roberts MA, Elliott LB, et al. Comparative evaluation of commercial rubella virus antibody kits. *J Clin Microbiol* 1985;21:161–163.
262. Stewart GL, Parkman PD, Hopps HE, et al. Rubella-virus hemagglutination-inhibition test. *N Engl J Med* 1967;276:554–557.
263. Chernesky MA, Wyman L, Mahony JB, et al. Clinical evaluation of the sensitivity and specificity of a commercially available enzyme immunoassay for detection of rubella virus-specific immunoglobulin M. *J Clin Microbiol* 1984;20:400–404.
264. Meurman OH. Persistence of immunoglobulin G and immunoglobulin M antibodies after postnatal rubella infection determined by solid-phase radioimmunoassay. *J Clin Microbiol* 1978;7: 1–34.
265. Chaye H, Ou D, Chong P, et al. Human T- and B-cell epitopes of E1 glycoprotein of rubella virus. *J Clin Immunol* 1993;13:93–100.
266. Chaye H, Chong P, Tripet B, et al. Localization of the virus neutralizing and hemagglutinin epitopes of E1 glycoprotein of rubella virus. *Virology* 1992;189:482–492.
267. Marttila J, Ilonen J, Lehtinen M, et al. Definition of three minimal T helper cell epitopes of rubella virus E1 glycoprotein. *Clin Exp Immunol* 1996;104:394–397.
268. Mauracher CA, Mitchell LA, Tingle AJ. Selective tolerance to the E1 protein of rubella virus in congenital rubella syndrome. *J Immunol* 1993:151:2041–2049.
269. Ou D, Chong P, Tripet B, et al. Analysis of T- and B-cell epitopes of capsid protein of rubella virus by using synthetic peptides. *J Virol* 1992;66:1674–1681.
270. Ou D, Chong P, Choi Y, et al. Identification of T-cell epitopes on E2 protein of rubella virus, as recognized by human T-cell lines and clones. *J Virol* 1992;66:6788–6793.
271. Ou D, Chong P, Tingle AJ, et al. Mapping T-cell epitopes of rubella virus structural proteins E1, E2, and C recognized by T-cell lines and clones derived from infected and immunized populations. *J Med Virol* 1993;40:175–183.
272. Wolinsky JS, Sukholutsky E, Moore WT, et al. An antibody- and synthetic peptide-defined rubella virus E1 glycoprotein neutralization domain. *J Virol* 1993;67:961–968.
273. Cunningham AL, Fraser JR. Persistent rubella virus infection of human synovial cells cultured *in vitro*. *J Infect Dis* 1985;151:638–645.
274. Rawls WE, Melnick JL. Rubella virus carrier cultures derived from congenitally infected infants. *J Exp Med* 1966;123:795–816
275. Hollinger FB, Liang TJ. Hepatitis B virus. In: Knipe DM, Howley PM, Griffin DE, et al, eds. *Fields virology*. Philadelphia: Lippincott Williams & Wilkins, 2001:2971–3036.
276. Bendinelli M, Pistello M, Maggi F, et al. Blood-borne hepatitis viruses: Hepatitis B, C, D, and G viruses and TT virus. In: Specter S, Hodinka RL, Young SA, eds. *Clinical virology manual*. Washington, DC: ASM Press, 2000:306–337.
277. Alter HJ, Purcell RH, Gerin JL, et al. Transmission of hepatitis B virus to chimpanzees by hepatitis B surface antigen-positive saliva and semen. *Hepatology* 1997;16:928–933.
278. Scott RM, Snitbhan R, Bancroft WH, et al. Experimental transmission of hepatitis B virus by semen and saliva. *J Infect Dis* 1980;142: 67–71.
279. Bancroft WH, Snitbhan R, Scott RM, et al. Transmission of hepatitis B virus to gibbons by exposure to human saliva containing hepatitis B surface antigen. *J Infect Dis* 1977;135:79–85.
280. Mast EE, Alter MJ. Epidemiology of viral hepatitis: an overview. *Semin Virol* 1993;4:273–283.
281. Allen JG, Sayman WA. Serum hepatitis from transfusions of blood. *JAMA* 1962;180:1079–1085.
282. Barker LF, Murray R. Relationship of virus dose to incubation time of clinical hepatitis and time of appearance of hepatitis-associated antigen. *Am J Med Sci* 1972;263:27–33.
283. Havens WP Jr, Ward R, Drill VA, et al. Experimental production of hepatitis by feeding icterogenic materials. *Proc Soc Exp Biol Med* 1944; 57:206–208.
284. Alpert E, Jackson D. Besides the liver, what does the virus of hepatitis attack? *Heart Lung* 1982;11:177–180.
285. Caroli J. Serum-sickness-like prodromata in viral hepatitis: Caroli's triad. *Lancet* 1972;1:964–965.
286. Gocke DJ. Extrahepatic manifestations of viral hepatitis. *Am J Med Sci* 1975; 270:49–52.
287. Veyre B, Brette R. Hepatitis B at the premonitory stage. Incidence of articular and cutaneous manifestations, apropos of 100 cases. *Nouv Press Med* 1975;4:1349–1352.
288. Csepregi A, Rojkovich B, Nemesanszky E, et al. Chronic seropositive polyarthritis associated with hepatitis B virus-induced chronic liver disease: a sequel of virus persistence. *Arthritis Rheum* 2000; 43:232–323.
289. Guillevin L, Lhote F, Cohen P, et al. Polyarteritis nodosa related to hepatitis B virus—a prospective study with long-term observation of 41 patients. *Medicine* 1995;74:238–253.
290. Brzosko WJ, Mikulska B, Cianciara J, et al. Immunoglobulin classes of antibody to hepatitis B core antigen. *J Infect Dis* 1975;132:1–5.
291. Cohen BJ. The IgM antibody responses to the core antigen of hepatitis B virus. *J Med Virol* 1978;3:141–149.
292. Kryger P, Mathiesen LR, Moller AM, et al. Enzyme-linked immunosorbent assay for detection of immunoglobulin M antibody to hepatitis B core antigen. *J Clin Microbiol* 1981;13:405–409.
293. Rimland D, Parkin WE, Miller GB Jr, et al. Hepatitis B outbreak traced to an oral surgeon. *N Engl J Med* 1977;296:953–958.
294. Hoofnagle JH. Serologic markers of hepatitis B virus infection. *Annu Rev Med* 1981;32:1–11.
295. Lindebach BD, Rice CM. Flaviviridae: the viruses and their replication. In: Knipe DM, Howley PM, Griffin DE, et al., eds. *Fields virology*. Philadelphia: Lippincott Williams & Wilkins, 2001:991–1041.
296. Kuboki M, Shinzawa H, Shao L, et al. A cohort study of hepatitis C virus (HCV) infection in an HCV epidemic area of Japan: age and sex-related seroprevalence of anti-HCV antibody, frequency of viremia, biochemical abnormality and histological changes. *Liver* 1999;19:88–96.
297. Williams I. Epidemiology of hepatitis C in the United States. *Am J Med* 1999;107:2S–9S.
298. Alter MJ. Hepatitis C virus infection in the United States. *J Hepatol* 1999;31[Suppl 1]:88–91.
299. Pereira B J, Wright TL, Schmid CH, et al. A controlled study of hepatitis C transmission by organ transplantation. The New England Organ Bank Hepatitis C Study Group [published errata appear in *Lancet* 1995;345:662]. *Lancet* 1995;345:484–487.
300. Chiaramonte M, StroffoliniT, Lorenzoni U, et al. Risk factors in community-acquired chronic hepatitis C virus infection: a case-control study in Italy. *J Hepatol* 1996; 24:129–134.
301. Salleras L, Bruguera M, Vidal J, et al. Importance of sexual transmission of hepatitis C virus in seropositive pregnant women: a case-control study. *J Med Virol* 1997;52:164–167.
302. Neumayr G, Propst A, Schwaighofer H, et al. Lack of evidence for the heterosexual transmission of hepatitis C. *QJM* 1999;92:505–508.
303. Capelli C, Prati D, Bosoni P, et al. Sexual transmission of hepatitis C virus to a repeat blood donor. *Transfusion* 1997;37:436–440.
304. Utsumi T, Hashimoto E, Okumura Y, et al. Heterosexual activity as a risk factor for the transmission of hepatitis C virus. *J Med Virol* 1995;46:122–125.
305. Bhandari BN, Wright TL. Hepatitis C. An overview. *Ann Rev Med* 1995;46:309–317.
306. Davis GL. Hepatitis C virus genotypes and quasispecies. *Am J Med* 1999;107:21S–26S
307. Pawlotsky JM. Hepatitis C virus genetic variability: pathogenic and clinical implications. *Clin Liver Dis* 2003;7:45–66.
308. Seeff LB. Natural history of hepatitis C. *Am J Med* 1999;107:10S–15S.
309. Alberti A, Chemello L, Benvegnu L. Natural history of hepatitis C. *J Hepatol* 1999;31[Suppl 1]:17–24.
310. Marcellin P. Hepatitis C: the clinical spectrum of the disease. *J Hepatol* 1999;31[Suppl 1]:9–16.
311. Liddle C. Hepatitis C. *Anaesth Intensive Care* 1996;24:180–183.
312. Hoshiyama A, Kimura A, Fujisawa T, et al. Clinical and histologic features of chronic hepatitis C virus infection after blood transfusion in Japanese children. *Pediatrics* 2000;105:62–65.
313. Kato Y, Nakata K, Omagari K, et al. Risk of hepatocellular carcinoma in patients with cirrhosis in Japan. Analysis of infectious hepatitis viruses. *Cancer* 1994;74:2234–2238.
314. Omagari K, Komatsu K, Kato Y, et al. Clinical manifestations of

HBsAg and anti-HCV negative chronic liver disease in Nagasaki Prefecture, Japan. *Int Med* 1996;35:600–604.
315. Seeff LB, Miller RN, Rabkin CS, et al. 45-year follow-up of hepatitis C virus infection in healthy young adults. *Ann Intern Med* 2000;132:105–111.
316. Siegel LB, Cohn L, Nashel D. Rheumatic manifestations of hepatitis C infection. *Semin Arthritis Rheum* 1993;3:49–154.
317. Ueno Y, Kinoshita R Kishimoto I, et al. Arthritis associated with hepatitis C virus infection. *Br J Rheumatol* 1994;33:289–291.
318. Bichard P, Ounanian A, Girard M, et al. High prevalence of hepatitis C virus RNA in the supernatant and the cryoprecipitate of patients with essential and secondary type II mixed cryoglobulinemia. *J Hepatol* 1994;21:58–63.
319. Misiani R, Bellavita P, Fenili D, et al. Hepatitis C virus infection in patients with essential mixed cryoglobulinemia. *Ann Intern Med* 1992;117:573–577.
320. Zapico R, Quevedo E, Arribas JR, et al. Evidence of hepatitis C virus antibodies in the cryoprecipitate of patients with mixed cryoglobulinemia. *J Rheumatol* 1994;21: 229–233.
321. Van der Poel CL. Hepatitis C virus: into the fourth generation. *Vox Sang* 1994;67[Suppl] 3:95–98.
322. Pawlotsky JM. Use and interpretation of hepatitis C virus diagnostic assays. *Clin Liver Dis* 2003;7:127–137.
323. Schmidt WN, Wu P, Cederna J, et al. Surreptitious hepatitis C virus (HCV) infection detected in the majority of patients with cryptogenic chronic hepatitis and negative HCV antibody tests. *J Infect Dis* 1997;176:27–33.
324. Stapleton JT, Klinzman D, Schmidt WN, et al. Prospective comparison of whole-blood- and plasma-based hepatitis C virus RNA detection systems: improved detection using whole blood as the source of viral RNA. *J Clin Microbiol* 1999;37:484–489.
325. Schmidt W, Stapleton JT. Whole-blood hepatitis C virus RNA extraction methods. *J Clin Microbiol* 2001:39:3812–3813.
326. George SL, Gebhardt J, Klinzman D, et al. Hepatitis C virus viremia in HIV-infected individuals with negative HCV antibody tests. *J Acquir Immune Defic Syndr* 2002;31:154–162.
327. Bird SM, Goldberg DJ, Hutchinson SJ. Projecting severe sequelae of injection-related hepatitis C virus epidemic in the UK. Part 1: critical hepatitis C and injector data. *J Epidemiol Biostat* 2001;6:243–265.
328. Shimizu Y K, Hijikata M, Iwamoto A, et al. Neutralizing antibodies against hepatitis C virus and the emergence of neutralization escape mutant viruses. *J Virol* 1994;68:1494–1500.
329. Wunschmann S, Medh JD, Klinzmann D, et al. Characterization of hepatitis C virus (HCV) and HCV E2 interactions with CD81 and the low-density lipoprotein receptor. *J Virol* 2000;74:10055–10062.
330. Jenkins PJ, Cromie SL, Bowden DS, et al. Chronic hepatitis C and interferon alfa therapy: predictors of long term response. *Med J Aust* 1996;164:150–152.
331. Baker DE. Pegylated interferon plus ribavirin for the treatment of chronic hepatitis C. *Rev Gastroenterol Disord* 2003;3:93–109.
332. Fernandez-Soto L, Gonzalez A, Escobar-Jimenez F, et al. Increased risk of autoimmune thyroid disease in hepatitis C vs hepatitis B before, during, and after discontinuing interferon therapy. *Arch Intern Med* 1998;158:1445–1448.
333. Bell TM, Bansal AS, Shorthouse C, et al. Low-titre auto-antibodies predict autoimmune disease during interferon-alpha treatment of chronic hepatitis C. *J Gastroenterol Hepatol* 1999;14:419–422.
334. Betterle C, Fabris P, Zanchetta R, et al. Autoimmunity against pancreatic islets and other tissues before and after interferon-alpha therapy in patients with hepatitis C virus chronic infection. *Diabetes Care* 2000;23:1177–1181.
335. Rocco A, Gargano S, Provenzano A, et al. Incidence of autoimmune thyroiditis in interferon-alpha treated and untreated patients with chronic hepatitis C virus infection. *Neuroendocrinol Lett* 2001;22:39–44.
336. Morisco F, Mazziotti G, Rotondi M, et al. Interferon-related thyroid autoimmunity and long-term clinical outcome of chronic hepatitis C. *Dig Liver Dis* 2001;33:247–253.
337. Mazziotti G, Sorvillo F, Stornaiuolo G, et al. Temporal relationship between the appearance of thyroid autoantibodies and development of destructive thyroiditis in patients undergoing treatment with two different type-1 interferons for HCV-related chronic hepatitis: a prospective study. *J Endocrinol Invest* 2002;25:624–630.
338. Carella C, Mazziotti G, Morisco F, et al. The addition of ribavirin to interferon-alpha therapy in patients with hepatitis C virus-related chronic hepatitis does not modify the thyroid autoantibody pattern but increases the risk of developing hypothyroidism. *Eur J Endocrinol* 2002;146:743–749.
339. Griffin DE. Alphaviruses. In: Knipe DM, Howley PM, Griffin DE, et al, eds. *Fields virology*. Philadelphia: Lippincott Williams & Wilkins, 2001:917–963.
340. Ross RW. The Newala epidemic. III. The virus: isolation, pathogenic properties and relationship to the epidemic. *J Hyg* 1956;54:177–191.
341. Moore CG. *Aedes albopictus* in the United States: current status and prospects for further spread. *J Am Mosq Control Assoc* 1999;15:221–227.
342. Fink TM, Hau B, Baird BL, et al. *Aedes aegypti* in Tucson, Arizona. *Emerg Infect Dis* 1998;4:703–704.
343. Engelthaler DM, Fink TM, Levy CE, et al. The reemergence of *Aedes aegypti* in Arizona *Emerg Infect Dis* 1997;3:241–242.
344. Jupp PG, McIntosh BM. *Aedes furcifer* and other mosquitoes as vectors of Chikungunya virus at Mica, northeastern Transvaal, South Africa. *J Am Mosquito Control Assoc* 1990;6:415–420.
345. Halstead SB, Nimmannitya S, Margiotta MR. Dengue and Chikungunya virus infection in man in Thailand, 1962–1964. II. Observations on disease in outpatients. *Am J Trop Med Hyg* 1969;18:972–983.
346. Tesh RB. Arthritides caused by mosquito-borne viruses. *Ann Rev Med* 1998;233:31–40.
347. Halstead SB, Udomsakdi S, Singharaj P, et al. Dengue and chikungunya virus infection in man in Thailand, 1962–1964. III. Clinical, epidemiologic, and virologic observations on disease in non-indigenous white persons. *Am J Trop Med Hyg* 1969;18:984–996.
348. Brighton SW, Simson IW. A destructive arthropathy following Chikungunya virus arthritis—a possible association. *Clin Rheumatol* 1984;3:253–258.
349. Fourie ED, Morrison JG. Rheumatoid arthritic syndrome after Chikungunya fever. *S Afr Med J* 1979;56:130–132.
350. Nakitare GW, Bundo K, Igarashi A. Enzyme-linked immunosorbent assay (ELISA) for antibody titers against Chikungunya virus of human serum from Kenya. *Trop Med* 1983;25:119–128.
351. Hasebe F, Parquet MC, Pandey BD, et al. Combined detection and genotyping of Chikungunya virus by a specific reverse transcription-polymerase chain reaction. *J Med Virol* 2002;67:370–374.
352. Pfeffer M, Linssen B, Parke MD, Kinney RM. Specific detection of Chikungunya virus using a RT-PCR/nested PCR combination. *J Vet Med B Infect Dis Vet Public Health* 2002;49:49–54.
353. Brighton SW. Chloroquine phosphate treatment of chronic Chikungunya arthritis. An open pilot study. *S Afr Med J* 1984;66:217–218.
354. Williams MC, Woodall JP, Porterfield JS. O'nyong-nyong fever: an epidemic virus disease in east Africa. V. Human antibody studies by plaque inhibition and other serological tests. *Trans R Soc Trop Med Hyg* 1962;56:166–172.
355. Williams MC, Woodall JP, Gillett JD. O'nyong-nyong fever: an epidemic in East Africa. VII. Virus isolations from man and serological studies up to July 1961. *Trans R Soc Trop Med Hyg* 1965;59:186–197.
356. Johnson BK, Gichogo A, Gitau G, et al. Recovery of O'nyong-nyong virus from *Anopheles funestus* in Western Kenya. *Trans R Soc Trop Med Hyg* 1981;75:239–241.
357. Kiwanuka N, Sanders EJ, Rwaguma EB, et al. O'nyong-nyong fever in south-central Uganda, 1996–1997: clinical features and validation of a clinical case definition for surveillance purposes. *Clin Infect Dis* 1999;29:1243–1250.
358. Sanders EJ, Rwaguma EB, Kawamata J, et al. O'nyong-nyong fever in south-central Uganda, 1996–1997: description of the epidemic and results of a household-based seroprevalence survey. *J Infect Dis* 1999;180:1436–1443.
359. Marshall TF, Keenlyside RA, Johnson BK, et al. The epidemiology of O'nyong-nyong in the Kano Plain, Kenya. *Ann Trop Med Parasitol* 1982;76:153–158.
360. Shore H. O'Nyong-nyong fever: an epidemic virus disease in east Africa. III. Some clinical and epidemiological observations in the northern province. *Trans R Soc Trop Med Hyg* 1961;55:361–373.
361. Williams MC, Woodall JP, Porterfield JS. O'nyong-nyong fever: an epidemic virus disease in East Africa. *Trans R Soc Trop Med Hyg* 1962;56:166–172.
362. Blackburn NK, Besselaar TG, Gibson G. Antigenic relationship be-

tween Chikungunya virus strains and O'nyong-nyong virus using monoclonal antibodies. *Res Virol* 1995;146:69–73.
363. Moore DL, Causey OR, Carey DE, et al. Arthropod-borne viral infections of man in Nigeria, 1964–1970. *Ann Trop Med Parasitol* 1975;69:49–64.
364. Lhuillier M, Cunin P, Mazzariol MJ, et al. [A rural epidemic of Igbo Ora virus (with interhuman transmission) in the Ivory Coast 1984–1985]. *Bull Soc Pathol Exot Filiales* 1988;81:386–395.
365. Harley D, Sleigh A, Ritchie S. Ross River virus transmission, infection, and disease: a cross-disciplinary review. *Clin Microbiol Rev* 2001;14:909–9.32.
366. Aaskov JG, Ross PV, Harper JJ, et al. Isolation of Ross River virus from epidemic polyarthritis patients in Australia. *Aust J Exp Biol Med Sci* 1985;63:587–597.
367. Scrimgeour, EM, Matz LR, Aaskov JG. A study of arthritis in Papua New Guinea. *Aust N Z J Med* 1987:17:51–54.
368. Bennett NM, Cunningham AL, Fraser JR, et al. Epidemic polyarthritis acquired in Fiji. *Med J Aust* 1980;1:316–317.
369. Blumer C, Roche P, Spencer J, et al. Australia's notifiable diseases status, 2001: annual report of the National Notifiable Diseases Surveillance System. *Commun Dis Intell* 2003;27:1–78.
370. Boughton CR, Hawkes RA, Naim HM, et al. Arbovirus infections in humans in New South Wales. Seroepidemiology of the alphavirus group of togaviruses. *Med J Aust* 1984;141;700–704.
371. Hawkes RA, Boughton CR, Naim HM, et al. A major outbreak of epidemic polyarthritis in New South Wales during the summer of 1983/1984. *Med J Aust* 1985;143:330–333.
372. Fraser JRE. Epidemic polyarthritis and Ross River virus disease. *Clin Rheum Dis* 1986;12:369–388.
373. Mylonas AD, Brown AM, Carthew TL, et al. Natural history of Ross River virus-induced epidemic polyarthritis. *Med J Aust* 2002;177:356–360.
374. Birrell F, Leckie A. Ross River virus. *Aust Fam Physician* 2001;30:832–833.
375. Aaskov JG, Mataika JU, Lawrence GW, et al. An epidemic of Ross River virus infection in Fiji, 1979. *Am J Trop Med Hyg* 1981;30:1053–1059.
376. Tesh RB, McLean RG, Shroyer DA, et al. Ross River virus (Togaviridae: alphavirus) infection (epidemic polyarthritis) in American Samoa. *Trans R Soc Trop Med Hyg* 1981;75:426–431.
377. Fraser JR, Cunningham AL, Clarris BJ, et al. Cytology of synovial effusions in epidemic polyarthritis. *Aust N Z J Med* 1981;11:168–173.
378. Fraser JR, Ratnamohan VM, Dowling JP, et al. The exanthem of Ross River virus infection: histology, location of virus antigen and nature of inflammatory infiltrate. *J Clin Pathol* 1983;36:1256–1263.
379. Soden M, Vasudevan H, Roberts B, et al. Detection of viral ribonucleic acid and histologic analysis of inflamed synovium in Ross River virus infection. *Arthritis Rheum* 2000;43:365–369.
380. Stocks N, Selden S, Cameron S. Ross River virus infection. Diagnosis and treatment by general practitioners in South Australia. *Aust Fam Physician* 1997;26:710–717.
381. Watson DA, Ross SA Corticosteroids for the complications of Ross River virus infection [Letter; retracted in *Med J Aust* 1998;169:64]. *Med J Aust* 1998;168:92.
382. Lindsay MDA, Johansen CA, Broom AK, et al. Emergence of Barmah Forest virus in Western Australia. *Emerging Infect Dis* (http://www.cdc.gov/ncidod/eid/vol1no1/lindsay.htm) 1995;1:1–6.
383. Flexman JP, Smith DW, Mackenzie JS, et al. A comparison of the diseases caused by Ross River virus and Barmah Forest virus. *Med J Aust* 1998;169:159–163.
384. Passmore J, O'Grady KA, Moran R, et al. An outbreak of Barmah Forest virus disease in Victoria. *Commun Dis Intell* 2002;26:600–604.
385. Kelly-Hope LA, Kay BH, Purdie DM, et al. The risk of Ross River and Barmah Forest virus disease in Queensland: implications for New Zealand. *Aust N Z J Public Health* 2002;26:69–77.
386. Niklasson B, Espmark A, Lundstrom J. Occurrence of arthralgia and specific IgM antibodies three to four years after Ockelbo disease. *J Infect Dis* 1988;157:832–835.
387. Lundstrom JO, Lindstrom KM, Olsen B, et al. Prevalence of sindbis virus neutralizing antibodies among Swedish passerines indicates that thrushes are the main amplifying hosts. *J Med Entomol* 2001; 38:289–297.
388. Laine M, Vainionpaa R, Uksila J, et al. Prevalence of Sindbis-related (Pogosta) virus infections in patients with arthritis. *Clin Exp Rheumatol* 2003;21:213–216.
389. Brummer-Korvenkontio M, Vapalahti O, Kuusisto P. Epidemiology of Sindbis virus infections in Finland 1981–96: possible factors explaining a peculiar disease pattern. *Epidemiol Infect* 2002;129:335–345.
390. Laine M, Luukkainen R, Jalava J. Prolonged arthritis associated with Sindbis-related (Pogosta) virus infection. *Rheumatology* (Oxford) 2002;41:829–830.
391. Carter IW, Smythe LD, Fraser JR, et al. Detection of Ross River virus immunoglobulin M antibodies by enzyme-linked immunosorbent assay using antibody class capture and comparison with other methods. *Pathology* 1985;17:503–508.
392. Pinheiro FP, Freitas RB, Travassos da Rosa JF, et al. An outbreak of Mayaro virus disease in Belterra, Brazil. I. Clinical and virological findings. *Am J Trop Med Hyg* 1981;30:674–681.
393. LeDuc JW, Pinheiro FP, Travassos da Rosa AP. An outbreak of Mayaro virus disease in Belterra, Brazil. II. Epidemiology. *Am J Trop Med Hyg* 1981;30:682–688.
394. Hoch AL, Peterson NE, LeDuc JW, et al. An outbreak of Mayaro virus disease in Belterra, Brazil. III. Entomological and ecological studies. *Am J Trop Med Hyg* 1981;30:689–698.
395. Calisher CH, Gutierrez E, Maness KS, et al. Isolation of Mayaro virus from a migrating bird captured in Louisiana in 1967. *Bull Pan Am Health Org* 1974;8:243–248.
396. Tesh RB, Watts DM, Russell K, et al. Mayaro virus disease: an emerging mosquito-borne zoonosis in tropical South America. *Clin Infect Dis* 1999;28:67–73.
397. Junt T, Heraud JM, Lelarge J, et al. Determination of natural versus laboratory human infection with Mayaro virus by molecular analysis. *Epidemiol Infect* 1999;123:511–513.
398. Anderson JF, Andreadis TG, Vossbrinck CR, et al. Isolation of West Nile virus from mosquitoes, crows, and a Cooper's hawk in Connecticut. *Science* 1999;286:2331–2333.
399. Chen MK, Wang CC, Lu JJ, et al. Varicella arthritis diagnosed by polymerase chain reaction. *J Formos Med Assoc* 1999;98:519–521.
400. Quintero-Del-Rio AI, Fink CW. Varicella arthritis in childhood. *Pediatr Infect Dis J* 1997;16:241–243.
401. Harel L, Amir J, Reish O, et al. Mumps arthritis in children. *Pediatr Infect Dis J* 1990;9:928–929.
402. Bayer AS. Arthritis associated with common viral infections: mumps, coxsackievirus, and adenovirus. *Postgrad Med* 1980;68:55–58, 60, 63–4.
403. Rahal JJ, Millian SJ, Noriega ER. Coxsackievirus and adenovirus infection. Association with acute febrile and juvenile rheumatoid arthritis. *JAMA* 1976;235:2496–2501.
404. Blotzer JW, Myers AR. Echovirus-associated polyarthritis. Report of a case with synovial fluid and synovial histologic characterization. *Arthritis Rheum* 1978;21:978–981.
405. Berger RG, Raab-Traub N. Acute monoarthritis from infectious mononucleosis. *Am J Med* 1999;107:177–178.
406. Bonneville M, Scotet E, Peyrat MA, et al. Epstein-Barr virus and rheumatoid arthritis [Editorial]. *Rev Rheum* [Engl Ed] 1998;65:365–368.
407. Burns LJ, Gingrich RD. Cytomegalovirus infection presenting as polyarticular arthritis following autologous BMT. *Bone Marrow Transplant* 1993;11:77–79.
408. Shelley WB. Herpetic arthritis associated with disseminate herpes simplex in a wrestler. *Br J Dermatol* 1980;103:209–212.
409. Nitzkin JL, Anderson L, Skaggs JW, et al. Complications of smallpox vaccination in Kentucky in 1968. Results of a statewide survey. *J Ky Med Assoc* 1971;69:184–189.

第129章

反转录病毒相关风湿性和炎症性疾病

Martin Rodriguez , J. Michael Kilby

一、人免疫缺陷病毒

人免疫缺陷病毒(HIV)是引起获得性免疫缺陷综合征(AIDS)的反转录病毒，是全世界范围内导致青壮年死亡的主要原因之一。尽管对其发病机制已有了新的了解，并有了新的抗病毒治疗方法，但在美洲和世界各地，HIV感染的发生率仍然不断上升。据估计已有超过4 000万人感染1型HIV(HIV-1)，1型HIV是该病在世界范围内广为流行的主要原因。2型HIV是较少见的一类人反转录病毒，流行于西非，呈地方性流行，它也可导致获得性免疫缺陷综合征(AIDS)，但人们对它的了解远不如1型HIV。

单从最近治疗方面的进展看，过去十来年1型HIV感染的治疗效果已有明显的改善。抗病毒药物的联合治疗，通常指的是那些高活性抗病毒药物(HAART)，可明显降低血浆病毒标志物(血浆HIV RNA或“病毒负荷”)，恢复部分免疫功能，明显降低感染机会、住院率和AIDS相关死亡率。因此，在回顾HIV感染的风湿性并发症时，我们试图将这些与并发症的流行病学和治疗相关的讨论归类到HAART治疗前和治疗后的章节。HAART治疗并非没有问题，抗病毒治疗策略很复杂且不易耐受。因此，与HAART相关的一些炎症和免疫介导的副反应也在此讨论。与药物相关的临床表现可包括炎性和风湿性的主诉，而这些表现很难与HIV并发症或AIDS相关的机会性疾病相鉴别。

(一)免疫病理和治疗概述

HIV-1为单链RNA反转录病毒，直径接近7 nm。病毒由脂膜包被，脂膜镶嵌着源自宿主细胞的蛋白以及包含病毒信息的蛋白多糖。这些蛋白多糖组装成含表面组分(gp120)和经膜成分(gp41)的寡聚物，主要是三聚物。蛋白多糖的表面部分序列结合两种不同的宿主受体，CD4(存在于T辅助细胞以及某些单核细胞、树突细胞和脑微神经节中)和最近新认识的化学因子“共同受体”(CXCR4或CKR5，分别在一系列淋巴细胞和其他免疫细胞中表达)。这两种结合反应推动了经膜蛋白多糖介导的宿主细胞和病毒膜的融合步骤，从而使病毒侵入细胞并释放病毒RNA染色体进入细胞。新出现的干扰病毒结合和融合反应的病毒侵入抑制剂最近得到了FDA的批准[1]。

单链病毒RNA反转录成双链遗传物质（通过病毒酶反转录酶或RT，这些酶也是一线抗逆病毒治疗的目标，如核苷相似物齐多夫定和去羟肌苷，以及非竞争性的RT抑制剂奈伟拉平和依法韦仑），并通过病毒整合酶得以整合进入宿主细胞DNA（对这类酶抑制剂的研究正在进行当中）。一旦胞质DNA合成蛋白质产物，新的病毒蛋白多糖即同时被翻译。这些蛋白多糖组装成新的病毒颗粒，通过芽生方式突破细胞膜，进入循环并播散到其他细胞和组织。不过，在这些病毒颗粒完全成熟并具有感染力之前，蛋白多糖必须通过病毒蛋白酶的作用分解成复杂的碎片，才具有侵袭和复制能力。因此，HIV-1蛋白酶抑制剂成为又一类治疗方法，如奈非那韦和洛匹那韦/利托那韦，已成为HIV治疗策略中的重要部分[2]。

虽然人们已对病毒的生命周期有了大体了解，但目前对AIDS免疫病理机制和决定HIV自然发展的关键点仍未完全掌握。在HIV急性感染期，患者常有发热症状，这与高水平病毒血症和CD4+T细胞绝对数的暂时下降相一致。血清转化后，许多患者可有数年的临床静息期，此时血浆病毒水平较低、CD4数量相对稳定。病毒和免疫的设置点建立水平在患者间差异很大，一端是罕见的“快速进展型”(对大量入侵的病毒免疫力不足，在数年内死亡)，另一端是罕见的“长期无进展型”(感染超过15~20年而无明显的免疫抑制)。然而，更常见的典型表现是，即使在缺乏治疗干预的情况下，病毒负荷和CD4数量也能在5~10年内保持一相对稳定水平(如10 000 HIV RNA拷贝/mL和400个细胞/cm³)，随后加重的免疫抑制和增高的机会感染风险会逐渐突出。决定疾病进展差异的病毒和宿主因素很复杂，但是宿主的细胞免疫系统对感染病毒的反应效率［特别是与人白细胞抗原(HLA)基因的特殊成分部分相关的HIV特异性细胞毒性T细胞反应］明显影响病毒血症的程度以及宿主对入侵病毒的免疫控制能力。由于治疗反应的持久性受到副作用、高费用和耐药病毒的药物选择等影响，因此对于有较好预后征象的感染患者应当推迟开始HAART治疗。对于这个问题目前意见尚未统一，许多专家推荐在患者出现中度免疫抑制时(CD4绝对数少于350~500/cm³)时即应给予HAART治疗，特别是伴有明显的病毒血症时(>30 000~50 000 HIV RNA拷贝/mL)。然而，延迟治疗到出现明显免疫抑制时(CD4数量<100~200/cm³)可带来严重且不可逆的后果，因为病情可能迅速进展并出现机会感染[2,3]。

HAART通常由3种或3种以上的药物联合组成，如两种核苷RT抑制剂和一种非核苷抑制剂或两种核苷抑制剂和一种蛋白酶抑制剂。虽然由于耐药、不耐受、副反应和剂量不足最终必须改变治疗方案，但这种治疗方法常带来CD4绝对数的急剧升高和血浆病毒负荷迅速下降到很低水平(经常下降到常规方法无法检测的水平，如每mL血浆小于50拷贝)，并可持续相当长的时间[2,3]。

(二)HIV自然病史、免疫学和炎症表现

HIV的自然发展过程表现为T细胞数量和功能的逐渐丧失，从而导致对一些机会感染(如真菌、分枝杆菌、疱疹病毒和胞内细菌等)和肿瘤病变(如Kaposi肉瘤、淋巴瘤等)的易感风险增加。然而，HIV感染也可表现为其他方面的免疫活性升高。除了T细胞数量的绝对减少，AIDS患者的部分细胞免疫功能丧失可能是由炎症局部T细胞聚集不足引起的。比如，随着有效抗病毒治疗的启动，肿大的淋巴结出现缩小，原先因高HIV抗原浓度而被黏附分子束缚于局部的激活T细胞重新被释放进入循环。在出现结核性胸膜炎或细胞巨化病毒性结肠炎等病变时情况相似，在迁延期淋巴细胞可被重新定向于炎症部位。在这些慢性感染获得治疗前，这些细胞的其他免疫监视和反应功能被有效的屏蔽。

虽然个体间差异很大，但淋巴结病常见于HIV感染的整个过程，即使患者处于无症状或临床静息期。常见弥漫性无痛性淋巴肿大，尤其是颈旁和腹股沟区的淋巴结。过去，淋巴结病变的程度常被作为HIV感染不良预后的指标，不过这种假设现在已不再被接受。实际上，在疾病的晚期，当淋巴结被“烧干”和解体时，淋巴结肿大可消退。在健康的HIV感染患者中，其他淋巴组织如扁桃腺和小肠Peyer斑的表现常较明显。

腮腺区的囊性肿胀是一潜在的相关现象，其成因可能是唾液腺导管被腺体周围和内部增生的淋巴样组织阻塞。所形成的坚硬肿块常被误认为是实性淋巴结肿块或肿瘤。这种囊性潴留可随时间消长，有时可因HAART治疗的开始或类固醇的应用而缩小，有时可持续数年不变。为了美观或诊断需要可行经皮引流，但有时液体又会迅速聚集[5,6]。

与弥漫性外周淋巴结肿大不同，胸腔和腹腔中的团块状淋巴结肿大的原因不单是HIV感染，在发热或有其他病变的患者中，这种肿大通常是一些全身并发症的信号，如分枝杆菌结核病、鸟胞内分枝杆菌复合体病、网状内皮细胞真菌病或淋巴瘤。如果某一部位的淋巴结病发展迅速，则必须进一步评估HIV感染并发机会性感染或肿瘤的可能。痛性淋巴结病如伴波动感或脓性引流物则提示真菌或分枝杆菌感染的可能。颌下区或颈部出现坚硬、固定或橡皮样肿块则需警惕淋巴瘤或其他恶性肿瘤的可能。

虽然晚期AIDS也有体液免疫的功能性障碍，但从定量学观点来看，由于T细胞的免疫抑制B细胞也会出现过度代偿。人们已注意到，HIV感染的患者常出现严重过敏反应，比如接受抗菌药治疗时的皮疹、严重的接触性皮炎和虫咬性局部过度反应。随着HIV的进展，感染患者常有播散性炎症表现，如血沉率(ESR)升高、高蛋白血症和高γ球蛋白血症。据报道，近13%的HIV感染患者抗核抗体(ANA)滴度低，其他研究者则报道无明显相关性。有些研究则发现HIV感染患者具有增高的抗磷脂抗体出现率[9,10]。而据估计50%~86%的HIV感

染患者可有抗心磷脂抗体[11,12]。抗磷脂抗体的存在和HIV感染患者的血栓形成无明显相关性[10,13]。也有报道与风湿性疾病有关的其他一些实验室异常可见于HIV感染患者，包括低滴度类风湿因子(RF)、胞质和核周抗中性粒胞质抗体(ANCA)[14]。HIV感染患者的各种自身抗体的重要性尚不明确，可能只反映多克隆B细胞的活性。总之，在多数HIV感染患者中，这些慢性炎症和免疫失调的表现无需进一步评估和治疗。

这些实验室结果和AIDS常见的一些表现如体重减轻或全血细胞减少症给临床诊断带来困难，医为必须鉴别慢性HIV病毒血症的非特异性反应和其他一些治疗带来的特异性感染或风湿综合征。在这点上，通过ELISA检测发现，近10%的系统性红斑性狼疮(SLE)患者有HIV抗体[15]。这些患者的HIV Western Blot检测通常为阴性。仔细评估变得很重要，因为HIV和SLE在某些患者中的临床表现很相似。极少数病例可有HIV和SLE并发。在个别病例中，有感染HIV后SLE活动性下降的报道[16-18]。反之，也有抗病毒治疗开始后原先的SLE出现恶化的报道[18]。与SLE相似，类风湿性关节炎(RA)也很少见于HIV感染患者，可能是因为HIV的免疫抑制降低了T细胞介导的关节损害风险[19,20]。虽然也有两种疾病共存的病例报道，但文献提示随着HIV的进展，多数患者RA症状消退。

(三)急性HIV-1感染的风湿主诉

在HIV感染初期的2~4周内，可检测到极高的病毒血症水平(通常>1 000 000个HIV RNA拷贝/mL血浆)，但抗感染抗体并未达到阳性血清中的相应量[21,22]。因此，在临床上存在数周到数月的重要“窗”期，此期内如果只采用传统的HIV检测 (ELISA和Western Blot)，新的HIV感染可能漏诊。HIV常在初始病变后数年才获得确诊(如果HIV血清测试可靠的话)，这可能是因为患者和医务工作者均把急性感染症状误认为是良性的病毒疾病。急性HIV感染的临床表现被描述为“单点阴性”单核细胞样综合征。临床上出现持续发热、一过性斑点样或麻疹样皮疹、淋巴结肿大、严重的头痛(伴或不伴假性脑膜炎)、咽炎或吞咽疼痛和体重减轻，则需进行急性HIV感染检查，除了标准血清学检测外还需进行病毒负荷检测(HIV RNA或替代标志物p24抗原)[22]。前瞻性和回顾性研究均表明，50%~60%的患者在血清转化期有关节痛或肌痛症状[21,23,24]。虽然有时不适症状可严重到需住院评估治疗，但这些肌肉骨骼症状常具有非特异性和自限性。因此，当对病毒性关节病和风疹、红疹或乙肝感染等进行鉴别诊断时，需包括急性HIV感染。血浆HIV病毒高负荷可能与弥漫性关节和肌肉疼痛相关，在抗病毒治疗中止后，这些症状可复发[25]。在初始的血清转化期，有时在实验室可检测到淋巴细胞减少和非特异性淋巴细胞增多、血小板减少、贫血、低钠血症和轻度转氨酶升高。有时，在疾病急性期内暂时的CD4⁺T淋巴细胞减少时可出现机会性感染，如口腔念珠菌病，但通常情况下急性感染后CD4细胞绝对数部分上升，机会性感染并发症只有到慢性感染的很晚期才可见到。

(四)慢性HIV-1感染的风湿性和炎症性表现

已有报道慢性HIV感染会伴随各种各样的风湿性和炎症性症状(表129.1)。其中有些与HIV明显有关，另一些的联系则可解释为人口统计相似性。例如，静脉药物使用和性传播疾病的并发症均可与HIV感染相符合，仅仅因为二者具有共同的传播途径。

1.关节痛和非特异性关节综合征

关节痛是伴随慢性HIV感染的最常见风湿性表现[26]。在不同病人群中，无法解释的关节痛发生率为1.5%~45%不等。关节痛通常为轻度或中度，可见于HIV感染的任一阶段。症状可累及单关节、少关节或多关节，可以呈一过性、间断性或持续性。最常受累的是

表129.1　HIV相关肌肉骨骼和风湿性病变

关节痛和痛性关节综合征
HIV 相关关节炎
脊柱关节病
Reiter 综合征和反应性关节炎
银屑病性关节炎
未分化的脊柱关节病
结缔组织疾病
多肌炎-皮肌炎
弥漫性浸润性淋巴细胞增生综合征
血管炎
骨坏死和骨质疏松
肌肉骨骼感染
感染性关节炎
骨髓炎(尤其是分枝杆菌结核病)
化脓性肌炎(尤其是金黄色葡萄球菌)

大关节，包括膝关节、肩关节和肘关节。关节痛的原因不详，但与病毒血症的程度有关，而且在有效抗病毒治疗后症状改善。其他治疗则是对症治疗。

HIV患者接受HAART治疗前，有较多疼痛性关节综合征的报道，症状持续不到24小时[8,26,27]。这些患者并无滑膜炎或其他炎症征象。最常受累的关节是膝关节、肩关节和肘关节。这些表现在AIDS晚期更为常见，但在发达国家由于HAART治疗的引入因此报道较少。

HIV感染患者的血清阴性关节病较普通成年人群更为多见。美国早期报道的关节综合征的发生率可高达12%[8,26]。最近研究显示，关节症状也常见于非洲HIV感染患者[28,29]。有证据表明，血清阴性关节病在免疫缺陷晚期更为常见。受累关节通常为寡关节和非对称性的，单关节和对称性多关节则少见[30,31]。病变可严重到丧失劳动力。HIV相关关节炎主要累及膝关节和踝关节。具有急性发作和自限性倾向，关节炎平均持续2周，不过也有报道HIV相关关节炎可持续6个月。如前所述，关节炎很少复发，随着抗病毒治疗技术的进步这些症状的发生率将逐渐减少。

文献描述的HIV相关血清阴性关节病的症状与RA相似，但与RA或HIV相关Reiter综合征相比，总体上炎症反应较轻，滑液白细胞计数较低。与脊柱关节病不同的是，患者的HLA-B27常为阴性，而且缺乏起止点病的特征。HIV相关关节炎的病因不明，不过一项研究报道从关节液中分离出HIV，表明病毒直接参与发病过程[32]。放射学可表现为关节积液。骨质减少可由失用或滑膜炎而引发。骨侵蚀很少见。HIV相关关节炎的治疗通常采用非类固醇类抗炎药（NSAID），在HAART治疗前，低剂量糖皮质激素或关节内激素的使用或DMARD药物的应用有时可获得成效[33,34]。

2.脊柱关节病

HIV感染患者脊柱关节病的表现并不少见。其中包括Reiter综合征或反应性关节炎、银屑病性关节炎、未分化的脊柱关节病、SAPHO综合征（滑膜炎、痤疮、脓疱病、骨肥厚和骨髓炎）、起止点炎和葡萄膜炎。突发的银屑病、银屑病性关节炎或Reiter综合征常提醒临床医生考虑HIV感染的可能。

（1）HIV相关Reiter综合征和反应性关节炎

在这类风湿性疾病中，Reiter综合征和反应性关节炎是最先被发现存在于HIV感染患者中的[35]。起初的研究提示HIV感染患者的反应性关节炎发生率高于普通人群。但随后的人口学研究表明这种增加的发生率可能归结于其他风险因素（特别是一些性传播疾病）而非HIV感染[36,37]。在HIV感染伴随这些病变的患者中，只有少数（约20%~30%）发现有导致Reiter综合征和反应性关节炎的微生物（如耶尔森菌、志贺菌、沙门菌、弯曲菌和脲原体属）。剩下的患者多有经历前期的细菌培养阴性腹泻，表明感染为病毒或细菌触发[8,26,35]。

Reiter综合征和反应性关节炎常见于HIV感染的晚期阶段。多数HIV患者的表现并不完全，但可见关节炎、尿道炎和结膜炎三联症。常为不对称的寡关节受累，主要累及下肢。AIDS常见的表现为跖筋膜和足部肌腱疼痛。1/3的患者可出现严重的起止点病和侵蚀性多关节炎。关节外表现如指甲受累、漩涡状龟头炎、溢脓性皮肤角化病、口腔溃疡和尿道炎相当常见[26,35,38]。银屑病样皮疹常见且范围较广。发热、体重减轻、疲劳和淋巴结肿大有时明显。多数的白种患者HLA-B27呈阳性。一项来自非洲的研究显示，HIV相关的Reiter综合征更具侵袭性，常为多关节伴严重起止点炎和侵蚀性关节炎。与美国患者相反，非洲患者常在HIV感染早期即有表现，而且HLA-B27均为阴性[39]。与性传播获得HIV感染相反，在静脉药物滥用和血友病患者中，Reiter综合征和反应性关节炎很少见。

HIV相关Reiter综合征和反应性关节炎的治疗与普通人群一样。NSAID是主要的治疗药物，但效果常不完全。有病例报道显示使用DMARD治疗获得成功，如柳氮磺胺吡啶[40]、甲氨蝶呤和糖皮质激素[41]、阿维A[42]、依曲替酯[43]、英夫利昔单抗[44]。

（2）银屑病和银屑病性关节炎

HIV感染患者的银屑病发生率是否高于总体人群已成为一个争论话题。早期报道其在HIV感染患者中的发生率约为2%~5%[38,45]。近期的一项研究支持上述观点：美国2 000例HIV感染患者中银屑病发病率为2.5%，接近正常人群的2倍[46]。轻度的银屑病皮肤表现（如肘部和臀部皮肤的干性斑片）在HIV感染患者中十分常见，尤其是很晚期的患者，但通常仅需很少的局部治疗或无需治疗。不过，有一部分患者可有很严重或非典型的银屑病。因此，对于HIV高危人群出现快速进展或非典型银屑病时必须考虑进行HIV咨询或检测。晚期HIV感染患者需进行皮肤活检以鉴别非典型银屑病和其他AIDS皮肤并发症，如细菌性血管瘤病、Kaposi肉瘤、挪威疥疮。对于皮色较黑的患者，不通过活检做出非典型性银屑病的诊断具有较大难度。

HIV感染患者的银屑病关节炎（图129.1）发生率也较高，一项小型研究显示，近1/3银屑病患者有关节炎表现。在该项研究中，关节炎的发生与HLA-B27阳性相关，而与其他HLA抗原无关，提示HIV感染情况下发生的银屑病关节炎与Reiter综合征之间的关系比它与无HIV感染时发生的银屑病关节炎关系更密切[47]。银屑病和Reiter综合征的共存也已被报道[35,43]。银屑病关节炎也见于非洲撒哈拉沙漠以南的HIV感染患者，尽管这些人群缺乏HLA-B27[48]。

皮肤受累的最常见形式为寻常型银屑病（图129.1），但也可见脓疱型银屑病和弥漫性红皮病。HIV相关银屑病关节炎常为多关节和不对称性，可影响大小关节[8,26,49]，不过也有寡关节和远侧指间关节受累的报道。单侧骶髂关节炎和银屑病脊柱炎可见于慢性患者。发热和不适少见，只见于暴发型病变的报道。指甲受累很常见，指(趾)炎和起止点炎也较常见。临床发展过程各不相同，可以较轻，也可以表现为快速进展的侵蚀性和致畸形变化。虽然HIV感染不常伴有全身性细菌性蜂窝织炎，但在HIV感染患者中，有时随着银屑病的恶化，可出现一过性的葡萄球菌和链球菌感染[38]。

银屑病皮疹对光治疗敏感。虽然在早期人们猜测紫外线可促进病毒复制并恶化HIV，但随着有效抗病毒治疗的出现这已不在是个问题。抗病毒药物如齐多夫定已显示对HIV相关银屑病和银屑病关节炎有效，因此可以推断在HAART治疗时代，严重的银屑病不会常见。NSAID对有些患者有效，但多数是无效的。个案报道和小样本研究显示，其他药物，如口服金制剂[51]、甲氨蝶呤[52]、环孢素[53]、依曲替酯[43]和依那西普[54]，对一些严重病例有效。

（3）未分化的脊柱关节病

HIV相关的未分化的脊柱关节病可有Reiter综合征或银屑病关节炎的一些特征，但不符合任何一种疾病的诊断标准。其在HIV感染患者中的发病率为2.3%~11.1%。非白人人群中的发生率更高，非洲的一项研究显示其发病率可高达30%，尽管他们的HLA- B27单体型出现率很低[39]。常见症状是下腰痛、起止点炎、结膜炎、寡关节炎、跖筋膜炎、腹泻和骶髂关节的放射学表现，但并非脊柱炎。治疗方法主要是对症治疗，常用NSAID或局部使用糖皮质激素，但也有报道柳氮磺胺吡啶治疗有效[55]。这类关节病在HAART治疗后也可获得改善[56]。

3.肌肉受累

已有报道HIV感染患者可有多种形式的肌病（表129.2），这常导致诊断混淆和不明确（也可见肌病相关治疗，在本章的后面将进一步讨论）。如前所述，肌痛在急性HIV血清转化期和其他高病毒血症期（停药或由于耐药病毒导致的暴发）很常见。肌痛是慢性HIV感染患者的最常见的肌肉不适主诉，在HIV门诊患者中占11%~29%[15]。通常表现为全身性肌痛，临床上与纤维肌痛无法鉴别。肌痛通常为一过性，对止痛药敏感。而有时虽然通过HAART治疗病毒控制良好，但患者常抱怨疼痛持续存在。

在HAART治疗出现前，HIV肌肉消耗综合征常见于AIDS患者。肌肉消耗综合征的定义为非意向性的丧失体重超过10%，加上慢性腹泻或慢性无力和发热中的一种，且无伴发疾病或机会感染。HIV肌肉消耗综合征患者常有严重的疲劳和肢体远近端肌肉的萎缩[15]。尤其突出的是臀部和大腿近端肌肉的萎缩。肌肉活检表现为无炎症的Ⅱ型肌萎缩。肌肉检查无明显压痛，肌酸激酶水平正常。临床评估需排除机会性感染、肿瘤和内分泌疾病，如肾上腺皮质缺乏。目前缺乏其他可治疗

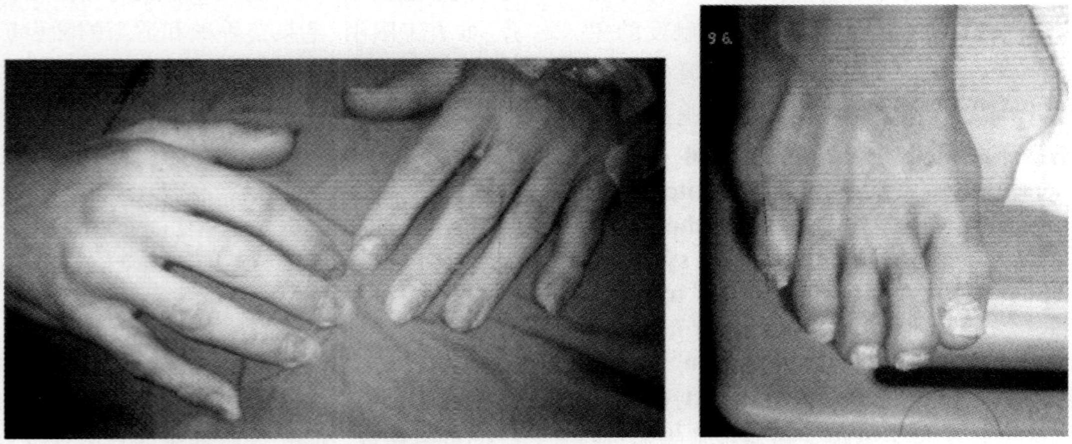

A B

图 129.1 HIV 患者的银屑病关节炎表现。

表129.2 HIV相关肌肉受累

肌痛
HIV 肌肉消耗综合征
多肌炎
皮肌炎
包涵体肌炎
齐多夫定(AZT)毒性肌病
坏死性非炎症性肌病
机会感染性肌病
化脓性肌炎
骨化性肌炎
线粒体肌病
淋巴瘤、肉瘤

疾病的情况下，特发性肌肉消耗可通过营养补充和HAART治疗。这种非特异性肌肉消耗在现代治疗环境下发生较少，不过可能出现与抗病毒治疗相关的体形改变，这将在下面进行讨论。

多肌炎

据报道，HIV相关多肌炎可发生在HIV感染的任一时期，但更常见于早期[57]。HIV相关多肌炎患者常表现为典型的近端肌无力亚急性发作、肌痛和肌肉消耗[8,26]。与特发性多肌炎相反，没有吞咽困难和气促的报道[15]。也有报道皮肌炎可见于HIV感染患者[58]。多数患者肌酸激酶水平高，肌电图显示为肌病表现。肌肉活检表现与多肌炎相符，包括巨噬细胞炎症浸润和纤维坏死。很少伴有血管炎。其他病理学特征包括胞质体、纤维大小不一、多核巨细胞和中心棒体。伴有肌酸激酶升高的无症状患者是否为HIV相关多肌炎的高危人群尚不明了，部分这种患者经数年随访并未发生多肌炎。

HIV相关多肌炎的发病机制仍然未知。一种可能是HIV直接感染肌肉细胞。第二种推测是HIV触发的免疫介导机制引起淋巴细胞侵入肌纤维。这种理论与经常发现的受累肌肉$CD4^-$和$CD8^-$阳性淋巴细胞浸润相符合。而原位杂交既未发现肌纤维内病毒复制，也未见HIV-RNA转录。多肌炎也有可能源于机会性感染产生的炎症免疫反应[15]。

HIV相关多肌炎的治疗与其他炎症性肌病一样。绝大多数患者在接受中等剂量的糖皮质激素后反应良好[57]。对HIV感染患者，常采用短期剂量逐渐减少的类固醇治疗，实际上这也可改善病毒负荷和CD4计数[59]。不过，长期类固醇治疗可带来麻烦。病例报道表明，应用糖皮质激素可增加HIV相关机会性感染的风险。特别是一些原先存在的疾病可能出现复发，如结核病、念珠菌食道炎、细胞巨化病毒感染或疱疹病毒感染。难治性多肌炎可能需要免疫抑制剂的治疗，如甲氨蝶呤或硫唑嘌呤。也可试用环胞素和静脉注射免疫球蛋白。但在晚期HIV患者中，所有这些治疗均需慎用，因为机会感染和肿瘤发生概率的增加。对有风湿性症状的患者需连续观测CD4计数和血浆病毒负荷，以持续评估免疫抑制持续升高的风险/效益比。

4.弥漫性浸润性淋巴细胞增多综合征

众多研究均描述了HIV感染患者伴有干燥综合征样病变，表现为眼球干燥症、口腔干燥症、耳旁腺体增大和淋巴结病[60,61]。与特发性干燥综合征相反，HIV感染患者的干燥综合征常伴有腺体外表现，如淋巴细胞性间质性肺炎及胃肠、神经、肾脏和网织内皮系统的淋巴细胞浸润。耳旁腺体扩张可以非常大，淋巴结病范围超过干燥综合征。弥漫性浸润性淋巴细胞增多综合征(DILS)已用于描述这种病。

DILS的发病率约为3%~8%。非裔美国人更易受累[62]。这种综合征更常见于HIV感染儿童，且常见于疾病进展较慢的患者。不过，DILS可发生于HIV的任一阶段(平均CD4数量342/mm^3)[62]。DILS浸润性淋巴细胞增多症的表型为$CD8^+$。干燥综合征常有自身抗体，如RF、ANA、抗Ro/SS-A和抗La/SS-B。而DILS则不常见。有报道发现非裔美国人HLA-DR5出现率高而白人HLA-DR7出现率高[15]。其他临床表现与唾腺浸润和功能障碍有关，如面部疼痛、干燥综合征和反复口腔和窦腔感染。肺部病变表现为进展性浸润和气促。肾脏病变表现包括间质性肾炎，伴进展性肾功能不全和Ⅳ型肾小管酸中毒[60,61,62]。诊断时必须排除感染和肿瘤。HAART治疗可缩小DILS患者的唾腺大小。治疗方法主要是对症治疗，如人工眼泪、毛果芸香碱和适当的牙齿护理。对于进展性肺或肾病变，糖皮质激素可能有效。

5.血管炎

虽然很少见，但仍有报道HIV感染患者可出现各种血管炎综合征[63-65]。在HIV患者中，几乎所有的大、中、小血管均可受累(表129.3)。从流行病学上很难确定HIV感染和血管炎是偶然相关还是协同相关[65]。已报道在结节性多动脉炎样血管炎患者的血管周围组织内发现HIV病毒颗粒。但是，HIV感染患者的血管炎综合征可由病毒、细菌、分枝杆菌或真菌等机会性感染引发[65]。乙肝病毒感染常见于HIV感染患者，并与PAN的发病机制有关。近来也有HIV感染患者发生混合性冷凝球蛋白血症的报道[66]。通过亲代传染的HIV感染患者常合并丙肝感染，这与PAN样疾病或混合性冷凝球蛋白血症的发生有关[67,68]。糖皮质激素仍然是许多血管炎治疗的主要方法。对于顽固性病例，细胞毒药物治疗可获得成功[64]。HAART的作用尚未得到研究。对乙肝相关PAN患者联合应用抗病毒、糖皮质激素和血浆净化治疗可获得成功[69]。

6.骨病

(1)骨坏死

第一例与HIV感染相关的骨坏死报道于20世纪90年代[79]。从那以后，已有众多类似的病例被报道。其真正的发病率很难确定，但近期三个报道提出其年发生率为0.08%~1.33%，普通人群的发生率为0.01%~0.135%[71]。最近有项研究采用MRI对339例无症状的HIV感染患者进行骨坏死筛选[72]。无症状性骨坏死的发生率为4%，多数病例是髋关节骨缺血性坏死。近几年HIV感染患者的骨坏死发生率明显上升，不过这可能只是因高度警惕而增加检查的结果。在HAART治疗时代，临床报道的骨坏死也更多。几个研究组指出，抗病毒治疗尤其是蛋白酶抑制剂的使用可能是骨坏死的危险因素。近期的一项回顾总结发现很少有证据表明HAART治疗是骨坏死的独立风险因素[71]。HIV感染患者骨坏死发生率的升高可能是其他导致骨病的协同风险因素所致，如类固醇、睾酮、健美/举重、甲地孕酮和酒精等[71,72]。患者常抱怨髋部深部持续跳痛，最终影响步态和丧失活动能力。双侧髋关节受累十分常见。其次是肱骨头坏死(图129.2)、膝关节或腕和踝小骨坏死。骨坏死药物治疗通常无效，因此常需手术治疗。无症状的患者无需处理，直到症状出现为止。改用非蛋白酶抑制剂的抗病毒治疗并无帮助[73]。

表129.3　HIV相关血管病

白细胞分裂性脉管炎
坏死性血管炎
结节性多动脉炎
嗜酸性细胞性血管炎
Henoch-Schönlein 紫癜
中枢神经系统的孤立性脉管炎
白塞病
混合性冷凝球蛋白血症
Takayasu 动脉炎
川崎样综合征
持久性隆起性红斑
结节性红斑
细胞巨化病毒诱导血管炎
弓形体诱导性血管炎
卡氏肺囊虫诱导性血管炎

(2)骨质疏松

人们认识到HIV感染患者才存在骨质减少和骨质疏松已有十余年历史。HIV感染患者发生代谢性骨病的机制尚未完全明了。与骨坏死一样，近来有研究报道HAART和骨质减少有相关性，尤其是使用蛋白酶抑制剂[74]和核苷反转录酶抑制剂[75]时，但这种相关性仍存在争议。由于HIV感染患者还常有其他一些骨病的风险因素，如营养不良、体能耐力差、吸烟和类固醇使用等，因此需仔细了解病史并进行体检以确保排除其他继发性骨质疏松[73]。目前并不推荐对HIV感染患者进行常规骨密度检测。HIV感染患者的骨质减少或骨质疏松治疗与HIV血清阴性患者一样，可进行营养补充(钙剂和维生素D)和锻炼。也可进行抗骨吸收治疗[73]。

(3)骨关节病

与其他严重的亚急性或慢性呼吸系统疾病一样，卡氏肺囊虫肺炎有时可伴有骨关节肥大。这类全身性综合征可有许多骨和软组织表现，包括手指畸形和下肢骨膜反应。治疗感染可缓解症状[76]。

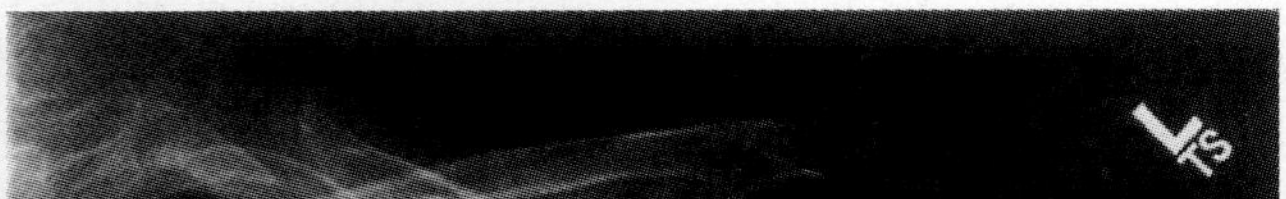

图 129.2　40 岁男性晚期 AIDS 患者，抗反转录病毒治疗后明显改善。数年后出现严重的肩部疼痛，被误诊为偶发性脱位。随后的 X 线片显示由于肱骨头病理性骨折导致的严重骨坏死。患者无任何高危因素如长期皮质类固醇使用、酗酒或镰状细胞病史。

7.肌肉骨骼感染

与其他脏器的机会性感染相比，在细胞免疫缺陷状态下出现肌肉骨骼感染十分罕见。HIV感染患者如果确实发生结缔组织和骨感染，通常多见于有明确病因的患者群（静脉通路的并发症，特别是静脉药物滥用和血友病患者，或伴有外伤者），或是已有弥散性机会感染的很晚期患者[77]。据估计，HIV感染患者发生肌肉骨骼感染的概率为0.3%~3.6%[78]。已有报道涉及多种微生物，包括病毒、细菌、分枝杆菌、真菌和原虫类微生物。

（1）感染性关节炎

感染性关节炎偶尔可见于HIV感染患者。其人口学和临床特征与非HIV感染患者一样。大部分患者为年轻男性，有静脉药物滥用或血友病史[78]。最常分离出来的病原体是金黄色葡萄球菌、肺炎链球菌和C型链球菌。其他少见细菌包括沙门菌、嗜血流感杆菌、化脓性链球菌、星状诺卡菌、嗜麦芽窄食单胞菌、绿脓杆菌、淫乱螺菌、淋球菌和梅毒螺旋体[15,77–81]。关节炎为典型单关节受累。最常受累的是膝关节和髋关节，不过也有报道腕关节、肩关节、胸锁关节、踝关节、掌指关节、胸肋关节、骶髂关节和椎间关节发生化脓性关节炎。这类非典型关节部位受累常见于静脉药物滥用患者。多数患者表现为体质症状和体征，如发热、寒战和夜间盗汗。只有一半的患者出现白细胞增多症。

在有些病例中，关节受累反映感染播散，尤其是CD4数量很低并伴有分枝杆菌或真菌感染的患者。结核分枝杆菌可在HIV的任一阶段引起感染性关节炎（尤其是膝关节）。其他分枝杆菌主要见于AIDS的晚期阶段，如鸟型分枝杆菌复合物、堪萨斯分枝杆菌和偶发分枝杆菌。血液和关节液等其他体液培养也可分离出这些细菌[15,77]。在极个别感染性关节炎的病例中也可发现真菌和原虫性微生物，包括白色念珠菌、新型隐球菌、申克孢子丝菌和利什曼原虫[77,78,82–84]。有时必须通过滑膜活检或培养分离出真菌或分枝杆菌。抗生素的使用必须基于微生物培养和敏感性检测。针对关节内分离出的微生物进行治疗通常可获得良好效果，病死率<3%[78]。除HAART治疗之外，通过其他适当的治疗方法，多数播散性感染也可得到有效控制，但其预后随感染类型而变。

（2）骨髓炎

骨髓炎排在感染性关节炎之后，是HIV感染患者第二常见的肌肉骨骼感染病变[77,78]。它最常见于静脉药物滥用的年轻男性，不过有一半患者没有可确定的风险因素。除了有明确手术或创伤史外，绝大多数发生骨髓炎的HIV感染患者CD4数量非常低，常低于50/mm^3[78]。最常分离出的微生物是金黄色葡萄球菌，表明其可能是经血源性传播，多数与埋管或药物注射相关，而与HIV感染无特殊相关性。如同感染性关节炎，晚期AIDS患者的亚急性和慢性骨髓炎多见于播散性分枝杆菌或真菌感染。结核病的肺外表现，尤其是椎体骨髓炎（Pott病，图129.3）更常见于CD4数量极低的患者。结核病好发于胸椎或腰椎，典型表现为起于椎体，扩散进入相邻椎间隙。如不经治疗可扩散到周围软组织，在腰大肌或大腿肌肉内形成典型脓肿。即使是AIDS患者的播散性或罕见型结核病，也会对治疗反应良好，并且结核病治疗应当与HAART并行。尽量避免手术治疗，除非出现神经损害或机械性不稳定需紧急手术介入。也有报道在这类骨髓炎患者中发现非典型性分枝杆菌，如嗜血分枝杆菌、堪萨斯分枝杆菌和鸟型分枝杆菌复合物。如受可引起猫抓病和杆菌性血管瘤病的汉赛氏巴通体或五日热巴通体的播散感染，则常见骨性损害。在出现特征性的血管皮肤损害前，杆菌性血管瘤病可表现出骨损害和软组织肿块[85,86]。其他从AIDS患者身上分离出的微生物包括链球菌、星状诺卡菌、白色念珠菌、光滑球拟酵母菌、荚膜组织孢浆菌、申克孢子丝菌和新型隐球菌[77,78,87–89]。

重要的是应记得恶性病变和感染性骨髓炎相似。非霍奇金淋巴瘤的结节外表现在AIDS患者中特别常见，据报道晚期患者中有骨受累和病理性骨折的可达30%。罕见情况下，一些AIDS相关的恶性病变如Kaposi肉瘤也可侵犯骨骼[91]。

（3）其他感染性肌肉骨骼并发症

化脓性肌炎流行于热带地区。在AIDS流行前，这种感染在美国并不常见。近15年来，这种感染常伴随HIV感染出现[78,92]。其临床表现与非HIV患者无异。局部肌肉疼痛和发热是最常见症状。诊断依赖于针吸活检或手术引流对病原体进行确认[78]。可从大部分病例中分离出金黄色葡萄球菌。其他病原微生物包括：B、C和G链球菌群、沙门菌属、汉赛巴和通体，五日热巴和通体。在罕见病例中，肌纤维可感染机会性微生物，如刚地弓形虫、微孢子虫属、摩氏摩根氏菌、弗氏柠檬酸杆菌、鸟型分枝杆菌复合物、新型隐球菌和细胞巨化病毒[15,78,92–95]。

HIV感染患者发生感染性滑囊炎和腱鞘炎也有报道，其最常分离获得的病原体是金黄色葡萄球菌[78,96]。虽然AIDS患者总体能耐受手术，创口也可愈合良好，但有报道血友病伴晚期HIV感染的患者骨科手术后感染更常见[97]。

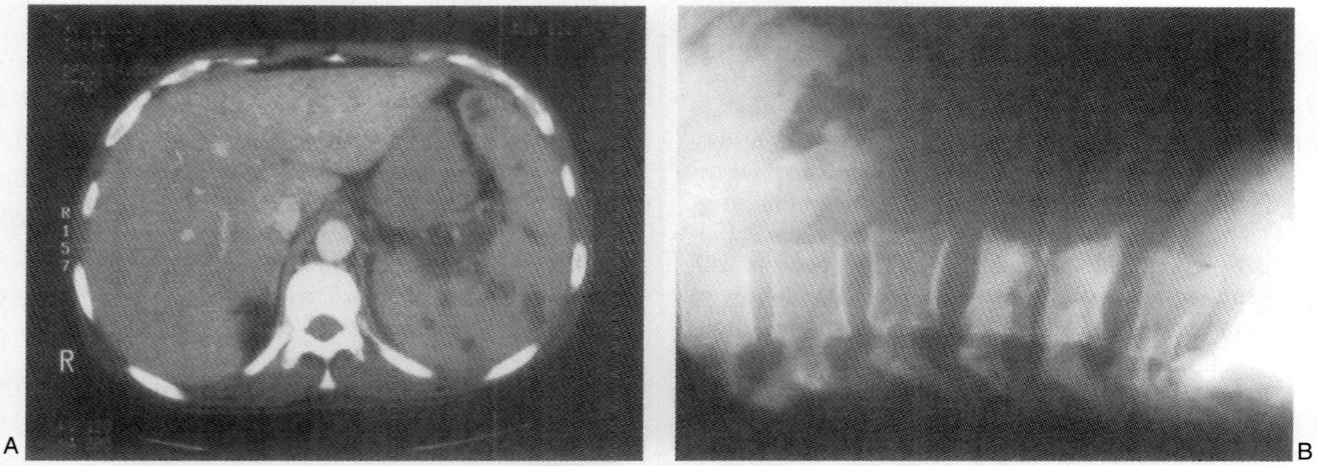

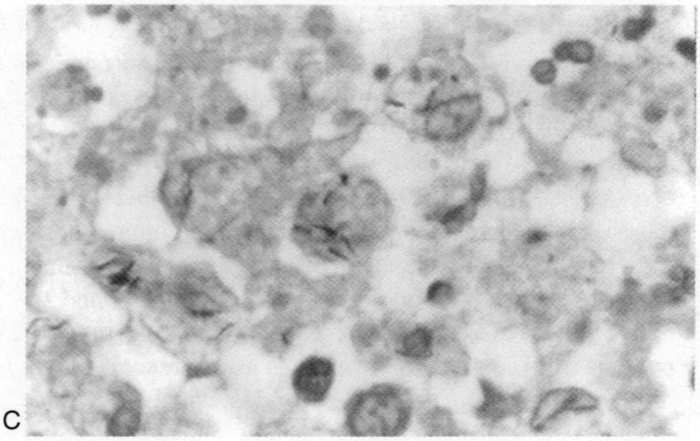

图 129.3　一例拒绝治疗的 AIDS 晚期患者的播散性分枝杆菌结核病的表现。除了肺结核外，还出现肝脾肿大(A)伴多发性脓肿、腹股沟巨大脓肿和椎体骨髓炎(B)。他因急腹症就诊并接受紧急脾切除，脾组织切片显示抗酸杆菌弥漫性浸润(C)。(C 图见彩图)

(五)与抗反转录病毒治疗相关的症状

1.与治疗相关的肌病

抗反转录药物齐多夫定可诱发多肌炎样综合征[98]。通常在齐多夫定开始使用后3~21个月时出现。从病理学上很难鉴别齐多夫定诱发的肌病和HIV相关多肌炎。不过在齐多夫定诱发的多肌炎可见到典型的“破碎红纤维”，表明线粒体中毒。电镜下可发现含类晶体包涵物的异常线粒体。齐多夫定撤药后症状迅速缓解，8周内肌无力改善，4周内肌酸激酶水平恢复正常。在高剂量和短间期使用齐多夫定时，这种综合征更为常见。先前的经验和病例报道表明HAART治疗中的其他药物很少与包涵体性肌炎相关[99]。

2.包括乳酸中毒的“线粒体毒性”

伴随肌病症状，有些接受反转录酶抑制剂的患者会出现与线粒体损害相符的症状和体征。据推测，针对病毒酶的核苷模拟RT抑制剂也可影响线粒体γ-DNA合成。这个假设可解释为什么有些治疗药物的副作用与先天性线粒体病的表现重叠，如胰腺炎、肌病、神经病、肝炎和乳酸性酸中毒。

尤其重要的是虽少见但可有生命危险的乳酸性酸中毒。这种综合征的临床表现十分多变且各不相同。腹痛、呕吐和体重下降是最主要的主诉，但也可出现全身乏力和弥漫性疼痛，包括肢体疼痛[100,101]。其他神经肌肉表现包括类似Guillain-Barré综合征的上升性下肢肌无力、灼痛、伴或不伴肌酸激酶升高的肌病症状和体征。在认识到其与RT抑制剂可能相关前，在持续接受HAART的患者中可见因进展性酸中毒和肝脂肪变性导致的暴发性肝功能衰竭而致死。对这种副作用的尽早认识有助于改善预后，因为相应的RT药物停药后症状和体征可以反转。司坦夫定是与这些副作用关系最为密切的药物。合用去羟肌苷和司坦夫定问题特别大，因此目前已不推荐使用这类药物。类似的是，使用羟基脲将活性代谢物转入胞内聚集以激活去羟肌苷活性的治疗方法已不常用，因为这些药物合用可增加神经病、胰腺炎和肝病的发生率。

比酸中毒更常见的是不伴代谢性酸中毒的无症状或轻微症状“高乳酸血症”。由于人们对乳酸性酸中毒的关注增加，使得在某些类型HIV患者中乳酸水平测试广泛应用。其次，对于有些以肌肉关节痛等非特异症状为主诉的患者，也推荐进行乳酸水平测试。对这种少见的严重临床病变进行检测和治疗存在争议，因为单纯的实验室检测结果并不能提示脏器损害或不良预后。由于这种分析方法的不确定性和可重复性差且准确取样难(例如取样时止血带压力不能太高，须保存在冰中等)，因此目前不推荐常规监测乳酸水平。但是，一些医生推荐一旦确定乳酸水平明显升高（如>5~10mm)，即应撤换最常导致病变的药物。

3.脂肪再分布和其他“代谢综合征”

在HAART时代，一类所谓"代谢综合征"的症候群正逐渐得到认识。虽然这些症状的病理机制不清，但人们已普遍接受的观点是，HAART治疗的患者发生下列病变的概率增加：①高脂血症；②葡萄糖不耐受或糖尿病；③称做“脂肪再分布综合征”或脂肪营养不良的体形松弛改变。这些病变可独立或混合出现，有些患者可同时具有所有表现[102]。

体脂再分布的患者在下文中将有详细描述，治疗HIV的医生可指导患者就诊于其他专家(如风湿病学家或内分泌学家)。其病理改变通常可分成两类，浅表脂肪萎缩和深部脂肪沉积，二者即可单独发生也可同时存在。浅表脂肪萎缩主要表现为面部脂肪消失，形成特征性的鼻唇沟深凹、颞部消瘦及由于缺乏结缔组织层造成的肢体皮肤变薄、静脉和肌肉突出。这与RT抑制剂尤其是司坦夫定有关联，而且采用其他替代药物后症状可反转[103]。相反，脂肪沉积好发于颈部和躯干的深部脂肪层。结果是腹部膨大，可被误诊为腹水或巨型器官，但CT扫描可证实明显的腹部深部脂肪层(明显不同于一般的肥胖患者)。妇女(男性较少)也可出现与这种现象相关的乳房增大和触痛。一种类似于Cushing综合征表现的后颈部“隆起的”脂肪现象也已被描述。尽管这类患者必须考虑合并内分泌病变，但发生于HAART治疗的脂肪再分布综合征与检测到的肾上腺皮质激素增多无关。脂肪沉积最常见于某些蛋白酶抑制剂使用时，尤其是采用蛋白酶抑制剂进行双联或冲击治疗时。但很难将其归因于某一具体药物，因为事实上在出现症状前所有患者均接受了联合药物治疗。

4.阿巴卡韦超敏综合征

阿巴卡韦超敏综合征是另一种具有重要临床意义的药物副反应。阿巴卡韦是一新型RT抑制剂，可单用或联合使用。少数(<5%)接受阿巴卡韦治疗的患者可出现多系统超敏反应现象，通常在首次用药1~6周内发生[104]。其他几种HIV常用药，特别是三甲氧苄二氨嘧啶/磺胺甲噁唑和奈韦拉平实际上比阿巴卡韦更易引起皮疹和其他超敏反应，而且反应十分严重。但其重要意义在于因反应停用阿巴卡韦后，一些患者在重新尝试阿巴卡韦时(不管是患者自己要求还是医生建议)可出现类过敏样反应、低血压和死亡。有趣的是，这是唯一一种与HLA类型有确定相关性的超敏药物反应。一项回顾性研究显示，这类患者有46%存在HLA-B57，而对照组只有4%[105]。普通人群的HLA类型分布也可说明为何非裔美国人很少发生这种反应。因此，这种反应的病理机制是遗传易感性和HIV感染引起的免疫失调协同作用的结果。虽然将来具有较好的应用前景，但对怀疑出现这种反应的患者，用HLA分型作为诊断性检测的方法并未得到正式评估，目前也不推荐采用。

发热是阿巴卡韦超敏综合征的最固定症状。轻度的斑点样或丘疹样皮疹可见于70%的患者，但其对诊断并不重要。在有些患者中，发热、皮疹、关节痛和肌痛联合出现时应考虑风湿性疾病急性发作。各种其他患者主诉的症状包括腹痛、恶心、咳嗽和咽痛，可与社区获得性病毒综合征相混淆。一个有用的特征是其症状可随阿巴卡韦用药时间呈消长关系，在两次用药间，患者可感觉改善和不发热，但随着下次药物的使用，疾病总体向持续恶化发展[104]。

二、伴随其他反转录病毒感染的风湿性表现

人T细胞白血病I型病毒感染

人T细胞白血病I型病毒(HTLV-1)是一类与多种疾病相关的人类反转录病毒，包括成人T细胞白血病、皮肤T细胞淋巴瘤、骨髓病、淋巴细胞性肺泡炎、葡萄膜炎、感染性皮炎、多肌炎、干燥综合征和多关节炎[106-108]。HTLV-1相关多肌炎的临床表现与特发性和HIV相关多肌炎一样。

HTLV-1感染相关的干燥综合征的临床表现与HTLV-1阴性的患者一样。其发病机制不详。转HTLV-1tax基因的老鼠可出现干燥综合征和关节炎。在流行区，干燥综合征患者的HTLV-1发病率很高，日本一项

报道为23%[109]。而且HTLV-1相关骨髓病患者的干燥综合征发生率高[110]。美国的HTLV-1感染率低。

HTLV-1相关的关节病首先在日本报道。受累关节的关节滑液中可检测到HTLV-1抗体，通过在关节滑膜组织和滑液淋巴细胞内的聚合酶链反应证实有HTLV-1前病毒DNA[107]。这类关节炎的特征是大关节寡关节受累，好发于膝关节、肩关节和腕关节[111]。在临床上难以与RA相鉴别。半数患者可有血沉升高和RF阳性[111,112]。滑膜增生和放射学改变较RA轻，可伴有关节间隙狭窄、小的骨侵蚀和轻微骨质疏松。血清和关节液内均可检测到抗HTLV-1抗体。分叶核的非典型淋巴细胞和"花细胞"约占滑液淋巴细胞的12%，也可在外周血液中见到这些细胞[111,112]。有报道在HTLV-1相关热带痉挛性截瘫患者中32%有抗心脂抗体，但其重要性尚未明确[113]。

HTLV-1相关关节病的发病机制不清。转HTLV-1 tax基因的老鼠可出现类似RA的慢性关节炎，而转HTLV-1 env-pX基因的老鼠也可出现自身免疫疾病和产生抗心脂等自身抗体，从而表明HTLV-1可能是病原体[114-116]。

（严孟宁 译　侯筱魁 校）

参考文献

1. Kilby JM, Eron J. Novel therapeutic strategies based on mechanisms of HIV-1 cell entry. *N Engl J Med* 2003;348:2228–2238.
2. Yeni PG, Hammer SM, Carptener CC, et al. Antiretroviral treatment for adult HIV infection in 2002: updated recommendations of the International AIDS Society-USA Panel. *JAMA* 2002;288:222–235.
3. Dybul M, Facuci AS, Bartlett JG, et al. Panel on clinical practices for treatment of HIV. *Ann Intern Med* 2002;137:381–433.
4. Kilby JM. HIV pathogenesis: insights from studies of lymphoid cells and tissues. *Clin Infect Dis* 2001;33:873–884.
5. Uccini S, D'Offizi G, Angelic A, et al. Cystic lymphoepithelial lesions of the parotid gland in HIV-1 infection. *AIDS Patient Care STDS* 2000;14:143–147.
6. Rojas R, Di Leo J, Palacios E, et al. Parotid gland lymphoepithelial cysts in HIV infection. *Ear Nose Throat J* 2003;82:20–22.
7. Kopelman RH, Zolla-Pazner S. Association of human immunodeficiency virus infection and autoimmune phenomenon. *Am J Med* 1988;84:82–88.
8. Kaye BR. Rheumatologic manifestations of infection with human immunodeficiency virus. *Ann Intern Med* 1989;11:158–167.
9. Panzer S, Stain C, Hartl H, et al. Anticardiolipin antibodies are elevated in HIV-1 infected hemophiliacs but do not predict for disease progression. *Thromb Haemost* 1989;61:31–85.
10. Toulon P, Gris JC, Samon D, et al. Antiphospholipid antibodies in HIV-infected patients are not associated with a prothrombotic state. *Nouv Rev Fr Hematol* 1995;37:S97–S101.
11. Hassell KL, Kressin DC, Neumann A, et al. Correlation of antiphospholipid antibodies and protein S deficiency with thrombosis in HIV-infected men. *Blood Coag Fibrinolysis* 1994;5:455–462.
12. Sorice M, Griggi T, Arcieri P, et al. Protein S and HIV infection: the role of anticardiolipin and anti-protein S antibodies. *Thromb Res* 1994;73:165–175.
13. de Larranaga GF, Forastiero RR, Carreras LO, et al. Different types of antiphospholipid antibodies in AIDS: a comparison with syphilis and the antiphospholipid syndrome. *Thromb Res* 1999;96:19–25.
14. Habbeger de Sorrentino A, Motta P, Iliovich E, et al. [Anti-neutrophil cytoplasmic antibodies (ANCA) in patients with symptomatic and asymptomatic HIV infection]. *Medicina* 1997;57:294–298.
15. Kaye BR. Rheumatologic manifestations of HIV infections. In: Lane NE, ed. *AIDS allergy and rheumatology*. Totowa, NJ: Humana Press, 1997:29–60.
16. Daikh BE, Holyst MM. Lupus-specific autoantibodies in concomitant human immunodeficiency virus and systemic lupus erythematosus: case report and literature review. *Semin Arthritis Rheum* 2001;30:418–425.
17. Byrd VM, Sergent JS. Suppression of systemic lupus erythematosus by the human immunodeficiency virus. *J Rheumatol* 1996;23:1295–1296.
18. Molina JF, Citera G, Rosler D, et al. Coexistence of human immunodeficiency virus infection and systemic lupus erythematosus. *J Rheumatol* 1995;22:347–349.
19. Lapadula G, Iannone F, Zuccaro C, et al. Recovery of erosive rheumatoid arthritis after human immunodeficiency virus-1 infection and hemiplegia. *J Rheumatol* 1997;24:747–750.
20. Ornstein MH, Kerr LD, Spiera H. A reexamination of the relationship between active rheumatoid arthritis and the acquired immunodeficiency syndrome. *Arthritis Rheum* 1995;38:1701–1706.
21. Clark SJ, Saag MS, Wecker WD, et al. High titers of cytopathic virus in plasma of patients with symptomatic primary HIV-1 infection. *N Engl J Med* 1991;324:954–960.
22. Kahn JO, Balker BD. Acute human immunodeficiency virus type 1 infection. *N Engl J Med* 1998;339:33–39.
23. Schacker T, Collier AC, Hughes J, et al. Clinical and epidemiologic features of primary HIV infection. *Ann Intern Med* 1996;125:257–264.
24. Vanhems P, Allard R, Cooper DA, et al. Acute HIV-1 disease as a mononucleosis-like illness: is the diagnosis too restrictive? *Clin Infect Dis* 1997;24:965–970.
25. Kilby JM, Goepfert PA, Miller AP, et al. Recurrence of acute HIV syndrome in a chronically HIV-infected subject. *Ann Intern Med* 2000;133:435–438.
26. Berman A, Espinoza LR, Diaz J, et al. Rheumatic manifestations of human immunodeficiency virus infection. *Am J Med* 1988;85:59–64.
27. Pouchot J, Simonpoli AM, Bortolotti V, et al. Painful articular syndrome and human immunodeficiency virus infection. *Arch Intern Med* 1992;152:646–647.
28. Stein CM, Davis P. Arthritis associated with HIV infection in Zimbabwe. *J Rheumatol* 1996;23:506–511.
29. Blanche P, Taelman H, Saraux A, et al. Acute arthritis and human immunodeficiency virus infection in Rwanda. *J Rheumatol* 1993;20:2123–2127.
30. Berman A, Cahn P, Perez H, et al. Human immunodeficiency virus associated arthritis: clinical characteristics. *J Rheumatol* 1999;26:1158–1162.
31. Rynes RI, Goldenberg DL, DiGiacomo R, et al. Acquired immunodeficiency syndrome-associated arthritis. *Am J Med* 1988;84:810–816.
32. Withrington RH, Cornes P, Willie Harris JL, et al. Isolation of human immunodeficiency virus from synovial fluid of a patient with reactive arthritis. *BMJ* 1987;294:484.
33. Espinoza LR, Aguilar JL, Berman A. Drug selection for rheumatic manifestations of acquired immunodeficiency syndrome. *Am J Med* 1988;85:895–896.
34. Ornstein MH, Sperber K. The antiinflammatory and antiviral effects of hydroxychloroquine in two patients with acquired immunodeficiency syndrome and active inflammatory arthritis. *Arthritis Rheum* 1996;39:157–161.
35. Winchester R, Bernstein DH, Fischer HD, et al. The co-occurrence of Reiter's syndrome and acquired immunodeficiency. *Ann Intern Med* 1987;106:19–26.
36. Clark MR, Solinger AM, Hochberg MC. Human immunodeficiency virus infection is not associated with Reiter's syndrome. Data from three large cohort studies. *Rheum Dis Clin North Am* 1992;18:267–276.
37. Hochberg MC, Fox R, Nelson KE, et al. HIV infection is not associated with Reiter's syndrome: data from the Johns Hopkins Multicenter AIDS cohort study. *AIDS* 1990;4:1149–1151.
38. Duvic M, Johnson TM, Rapini RP, et al. Acquired immunodeficiency syndrome-associated psoriasis and Reiter's syndrome. *Arch Dermatol* 1987;123:1622–1632.
39. Njobvu P, McGill P, Kerr H, et al. Spondyloarthropathy and human immunodeficiency virus infection in Zambia. *J Rheumatol* 1998;25:1553–1559.

40. Youssef PP, Bertouch JV, Jones PD. Successful treatment of human immunodeficiency virus-associated Reiter's syndrome with sulfasalazine. *Arthritis Rheum* 1992;35:723.
41. Berenbaum F, Duvivier C, Prier A, et al. Successful treatment of Reiter's syndrome in a patient with AIDS with methotrexate and corticosteroids. *Br J Rheumatol* 1996;35:295.
42. Blanche P. Acitretin and AIDS-related Reiter's disease. *Clin Exp Rheumatol* 1999;17:105–106.
43. Louthrenoo W. Successful treatment of severe Reiter's syndrome associated with human immunodeficiency virus infection with etretinate. Report of 2 cases. *J Rheumatol* 1993;20:124–1246.
44. Gaylis N. Infliximab in the treatment of an HIV positive patient with Reiter's syndrome. *J Rheumatol* 2003;30:407–411.
45. Kaplan MH, Sadich N, McNutt NS, et al. Dermatologic findings and manifestations of acquired immunodeficiency syndrome (AIDS) or AIDS-related complex. *J Am Acad Dermatol* 1987;16:485–506.
46. Obuch ML, Maurer TA, Becker B, et al. Psoriasis and human immunodeficiency virus infection. *J Am Acad Dermatol* 1992;27:667–673.
47. Reveille JD, Conant MA, Duvic M. Human immunodeficiency virus-associated psoriasis, psoriatic arthritis, and Reiter's syndrome: a disease continuum? *Arthritis Rheum* 1990;33:1574–1579.
48. Njobvu P, McGill P, Kerr H, et al. Spondyloarthropathy and HIV infection in Zambia. *J Rheumatol* 1998;25:1553–1559.
49. Espinoza LR, Berman A, Vasey F, et al. Psoriatic arthritis and acquired immunodeficiency syndrome. *Arthritis Rheum* 1988;31:1034–1039.
50. Duvic M, Crane MM, Conant MA, et al. Zidovudine improves psoriasis in human immunodeficiency-positive males. *Arch Dermatol* 1994; 130:447–451.
51. Shapiro DL, Maci JR. Treatment of HIV associated psoriatic arthritis with oral gold. *J Rheumatol* 1996;23:1818–1820.
52. Masson C, Chennebault JM, Leclech C. Is HIV infection a contraindication to the use of methotrexate in psoriatic arthritis? *J Rheumatol* 1995;22:2191.
53. Tourne L, Durez P, Van Vooren JP, et al. Alleviation of HIV-associated psoriasis and psoriatic arthritis with cyclosporine. *J Am Acad Dermatol* 1997;37:501–502.
54. Aboulafia DM, Bundow D, Wilske K, et al. Etanercept for the treatment of human immunodeficiency virus-associated psoriatic arthritis. *Mayo Clin Proc* 2000;75:1093–1098.
55. Njobvu PD, McGill PE. Sulphasalazine in the treatment of HIV-related spondyloarthropathy. *Br J Rheumatol* 1996; 36:403–404.
56. McGonagle D, Reade S, Marzo-Ortega H, et al. Human immunodeficiency virus associated spondyloarthropathy: pathogenic insights based on imaging findings and response to highly active antiretroviral treatment. *Ann Rheum Dis* 2001;60:696–698.
57. Johnson RW, Williams FM, Kazi S, et al. Human immunodeficiency virus-associated polymyositis: a longitudinal study of outcome. *Arthritis Care Res* 2003;49:172–178.
58. Gresh JP, Aguilar JL, Espinoza LR. Human immunodeficiency virus infection-associated dermatomyositis. *J Rheumatol* 1989;16:1397–1398.
59. Kilby JM, Tabereaux PB, Mulanovich V, et al. Effects of tapering doses of oral prednisone on viral load among HIV-infected patients with unexplained weight loss. *AIDS Res & Human Retro* 1997;13: 1533–1537.
60. DeClerk LS, Couthenye MM, DeBroe ME, et al. Acquired immunodeficiency syndrome mimicking Sjögren's syndrome and systemic lupus erythematosus. *Arthritis Rheum* 1988;31:272–275.
61. Itescu S, Brancato LJ, Buxbaum J, et al. A diffuse infiltrative CD8 lymphocytosis syndrome in human immunodeficiency (HIV) infection: a host immune response associated with HLA-DR5. *Ann Intern Med* 1990;112:3–10.
62. Salahudin K, Cohen PR, Williams F, et al. The diffuse infiltrative lymphocytosis syndrome: clinical and immunogenetics features in 35 patients. *AIDS* 1996;10:385–391.
63. Calabrese LH, Estes M, Yen-Lieberman B, et al. Systemic vasculitis in association with human immunodeficiency virus infection. *Arthritis Rheum* 1989;32:569–576.
64. Gherardi R, Belec L, Mhiri C, et al. The spectrum of vasculitis in human immunodeficiency virus-infected patients. A clinico-pathologic evaluation. *Arthritis Rheum* 1993;36:1164–1174.
65. Chetty R. Vasculitides associated with HIV infection. *J Clin Pathol* 2001;54:275–278.
66. Dimitrakopoulos AN, Kordossis T, Hatzakis A, et al. Mixed cryoglobulinemia in HIV-1 infection: the role of HIV-1. *Ann Intern Med* 1999; 130:226–230.
67. Misiani R, Bellavita P, Fenili D, et al. Hepatitis C infection in patients with mixed essential cryoglobulinemia. *Ann Intern Med* 1992;117: 573–577.
68. Cacoub P, Maisonobe T, Thibault V, et al. Systemic vasculitis in patients with hepatitis C. *J Rheumatol* 2001;28:109–118.
69. Guillevin L, Cohen P. Management of virus-induced systemic vasculitis. *Curr Rheumatol Rep* 2002;4:60–66.
70. Goorney BP, Lacey H, Thurairajasingam S, et al. Avascular necrosis of the hip in a man with HIV infection. *Genitour Med* 1990;66:451–452.
71. Allison G, Bostrom M, Glesby MJ. Osteonecrosis in HIV disease: epidemiology, etiologies, and clinical management. *AIDS* 2003;17:1–9.
72. Miller KD, Masur H, Jones EC, et al. High prevalence of osteonecrosis of the femoral head in HIV-infected individuals. *Ann Intern Med* 2002;137:17–25.
73. Mandy K, Tebas P. Emerging bone problems in patients infected with human immunodeficiency virus. *Clin Infect Dis* 2003;36:S101–S105.
74. Tebas P, Powderly WG, Claxton S, et al. Accelerated bone mineral loss in HIV-infected patients receiving potent anti-retroviral therapy. *AIDS* 2000;14:F63–F67.
75. Carr A, Miller J, Eisman JA, et al. Osteopenia in HIV-infected men: association with asymptomatic lactic acidemia and lower weight pre-antiretroviral therapy. *AIDS* 2001;15:703–709.
76. Plate AM, Boyle BA. Musculoskeletal manifestations of HIV infection. *AIDS Read* 2003;13:62–72.
77. Vassilopoulos D, Chalasani P, Jurado RL, et al. Musculoskeletal infections in patients with human immunodeficiency virus infection. *Medicine* 1997;76:284–294.
78. Espinoza LR, Berman A. Soft tissues and osteo-articular infections in HIV-infected patients and other immunodeficient states. *Bailliere's Best Pract Res Clin Rheumatol* 1999;13:115–128.
79. Saraux A, Taelman H, Blanche P, et al. HIV infection as a risk factor for septic arthritis. *Br J Rheumatol* 1997;36:333–337.
80. Barzilai A, Varon D, Martinowitz U, et al. Characteristics of septic arthritis in human immunodeficiency virus-infected hemophiliacs versus other risk groups. *Rheumatology* 1999;38:139–142.
81. Rivera J, Monteagudo I, Lopez-Longo J, et al. Septic arthritis in patients with acquired immunodeficiency syndrome with human immunodeficiency virus infection. *J Rheumatol* 1992;19:1960–1962.
82. Lipstein-Kresch E, Isenberg HD, Singer C, et al. Disseminated *Sporothrix schenckii* infection with arthritis in a patient with acquired immunodeficiency syndrome. *J Rheumatol* 1985;12:805–808.
83. Belzunegui J, Gonzales C, Lopez L, et al. Osteoarticular and muscle infections lesions in patients with the human immunodeficiency virus. *Clin Rheumatol* 1997;16:450–453.
84. Perello-Roso A, Lopez-Aldeguer J, Garcia-Gasco P, et al. Polyarthritis caused by *Leishmania* in a patient with AIDS. *Clin Infect Dis* 1996;22:1113–1114.
85. Koehler JE, Sanchez MA, Garrido CS, et al. Molecular epidemiology of *Bartonella* infections in patients with bacillary angiomatosis-peliosis. *N Engl J Med* 1997;337:1876–1883.
86. Bivjii AA, Paiement GD, Steinbach LS. Musculoskeletal manifestations of HIV infection. *J Am Acad Orthop Surg* 2002;10:312–320.
87. Weingardt JP, Kilcoyn RF, Russ PD, et al. Disseminated *Mycobacterium avium* complex presenting with osteomyelitis of the distal femur and proximal tibia. *Skeletal Radiol* 1996;25:193–196.
88. Mayer KH, Hornicek FJ. Case records of the Massachusetts General Hospital. *N Engl J Med* 2000;343:281–286.
89. Talpada M, Rauf SJ, Walling DM. Primary nocardia osteomyelitis as a presentation of AIDS. *AIDS Read* 2002;12:75–78.
90. Ziegler JL, Drew WL, Miner RC, et al. Outbreak of Burkitt's-like lymphoma in homosexual men. *Lancet* 1982;2:631–633.
91. Isenbarger DW, Aronson NE. Lytic vertebral lesions: an unusual manifestation of AIDS-associated Kaposi's sarcoma. *Clin Infect Dis* 1994;19:751–755.
92. Blumberg HM, Stephens DS. Pyomyositis and human immunodeficiency virus infection. *South Med J* 1990;83:1092–1095.
93. O'Neill KM, Ormsby AH, Prayson RA. Cryptococcal myositis: a case report and review of the literature. *Pathology* 1998;30:316–317.
94. Blanche P, Bachmeyer C, Salmon-Ceron D, et al. Muscular bacillary angiomatosis in AIDS. *J Infect* 1998;37:193.
95. Arranz-Caso JA, Cuadrado-Gomez LM, Romanik-Cabrera J, et al. Pyomyositis caused by *Morganella morganii* in a patient with AIDS.

Clin Infect Dis 1996;22:372–373.
96. Buskila D, Tenenbaum J. Septic bursitis in human immunodeficiency virus infection. *J Rheumatol* 1989;16:1374–1375.
97. Ragni MV, Crossett LS, Herndon JH. Postoperative infection following orthopedic surgery in human immunodeficiency virus-infected hemophiliacs with CD4 counts of less than 200 cells/mm^3. *J Arthroplasty* 1995:10:716–721.
98. Bessen LJ, Greene JB, Louie E, et al. Severe polymyositis-like syndrome associated with zidovudine therapy of AIDS and ARC. *N Engl J Med* 1988;318:708.
99. Loutfy MR, Sheehan NL, Goodhew JE, et al. Inclusion body myositis: another possible manifestation of antiretroviral-associated mitochondrial toxicity. *AIDS* 2003;17:1266–1267.
100. Coghlan ME, Sommadossi J-P, Nirag C, et al. Symptomatic lactic acidosis in hospitalized antiretroviral-treated patients with HIV infection. *Clin Infect Dis* 2001; 33:1914–1921.
101. Falco V, Rodriguez D, Ribera E, et al. Severe nucleoside-associated lactic acidosis in HIV-infected patients: report of 12 cases and review of the literature. *Clin Infect Dis* 2002;34:838–846.
102. Moyle G,Carr A. HIV-associated lipodystrophy, metabolic complications, and antiretroviral toxicities. *HIV Clin Trials* 2003;2:89–98.
103. Carr A, Workman C, Smith DE, et al. Abacavir substitution for nucleoside analogs in patients with HIV lipoatrophy: a randomized trial. *JAMA* 2002;288:207–215.
104. Hewitt RG. Abacavir hypersensitivity reaction. *Clin Infect Dis* 2002; 34:1137–1142.
105. Hetherington S, Hughes AR, Mosteller M, et al. Genetic variations in HLA-B region and hypersensitivity reactions to abacavir. *Lancet* 2002;359:1121–1122.
106. Caldwell CJ, Barrett WY, Breuer J, et al. HTLV-associated polymyositis. *Neuromuscul Disord* 1996;6:151–154.
107. Uchiyama T. Human T cell leukemia virus type 1 and human diseases. *Ann Rev Immunol* 1997;15:15–37.
108. Sherman MO, Amin RM, Rodgers-Johnson PEB, et al. Identification of human T cell leukemia/lymphoma virus type 1 antibodies, DNA, and protein in patients with polymyositis. *Arthritis Rheum* 1995;38: 690–698.
109. Terada K, Katamine S, Eguchi K, et al. Prevalence of serum and salivary antibodies to HTLV-1 in Sjögren's syndrome. *Lancet* 1994;344: 1116–1120.
110. Nakamura H, Eguchi K, Nakamura T, et al. High prevalence of Sjögren's syndrome in patients with HTLV-1 associated myelopathy. *J Rheum Dis* 1997;56:167–172.
111. Nishioka K. HTLV-1 in arthropathy and Sjögren's syndrome. In: Hollsberg P, Hafler DA, eds. *Human t-cell lymphotrophic virus type 1.* Chichester, England: John Wiley and Sons, 1996:247–261.
112. Nishioka K, Nakajima T, Hasunuma T, et al. Rheumatic manifestations of human leukemia virus infection. *Rheum Dis Clin North Am* 1993;19:489–503.
113. Faghiri Z, Wilson WA, Taheri F, et al. Antibodies to cardiolipin and β2-glycoprotein-1 in HTLV-1 associated myelopathy/tropical spastic paraparesis. *Lupus* 1999;8:210–214.
114. Iwakura Y, Tosu M, Yoshida E, et al. Induction of inflammatory arthropathy resembling rheumatoid arthritis in mice transgenic for HTLV-1. *Science* 1991;253:1026–1028.
115. Habu K, Nakayama-Yamada J, Asano M, et al. The human T cell leukemia virus type I-tax gene is responsible for the development of both inflammatory polyarthropathy resembling rheumatoid arthritis and noninflammatory ankylotic arthropathy in transgenic mice. *J Immunol* 1999;162:2956–2963.
116. Yamazaki H. [Development of collagen vascular diseases and production of autoantibodies in HTLV-1 env-pX transgenic rats]. *Hokkaido Igaku Zasshi* 1996;71:325–343.

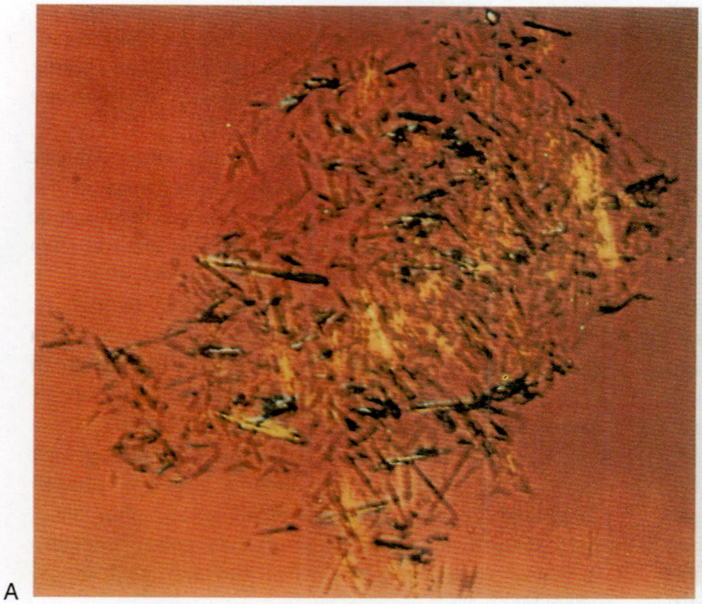

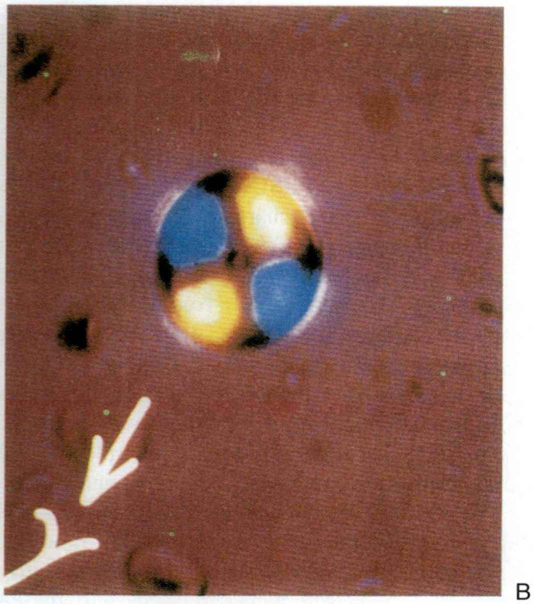

图4.6

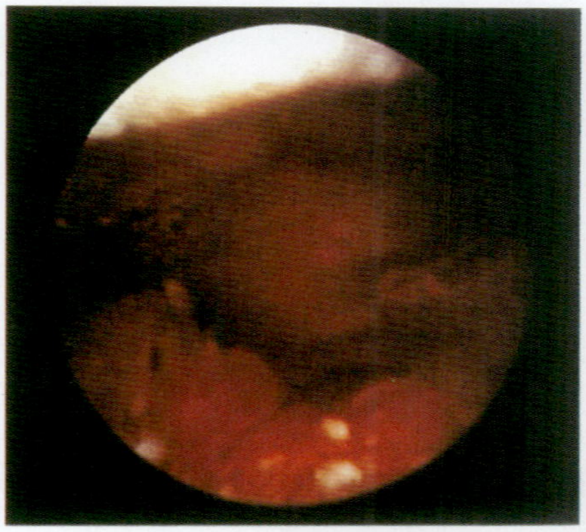

图5.1

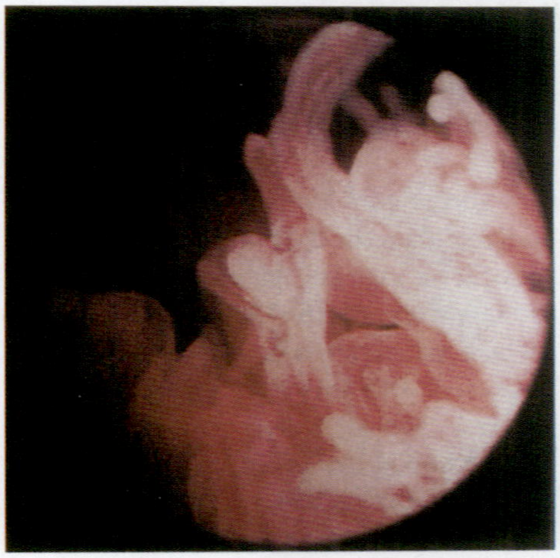

图5.2

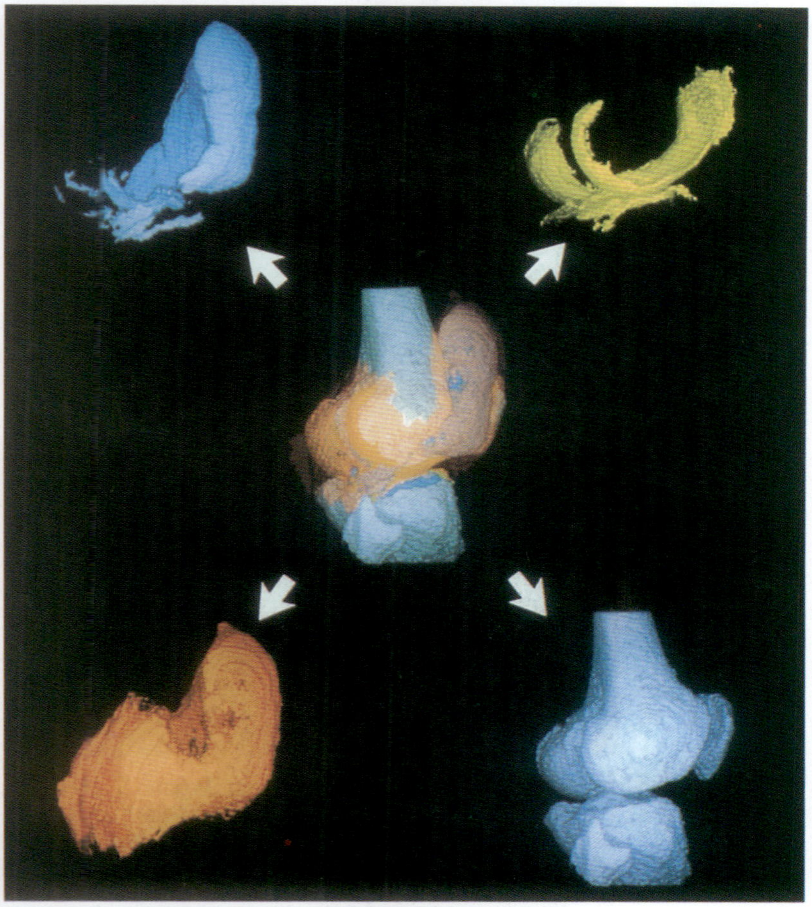

图6.28

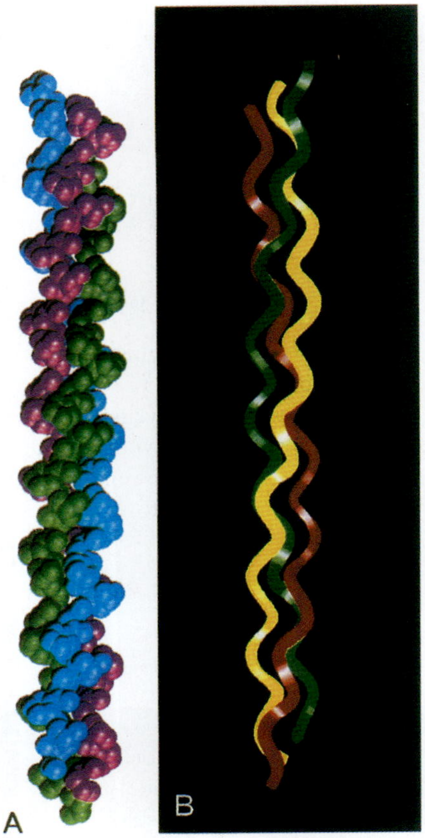

图9.2

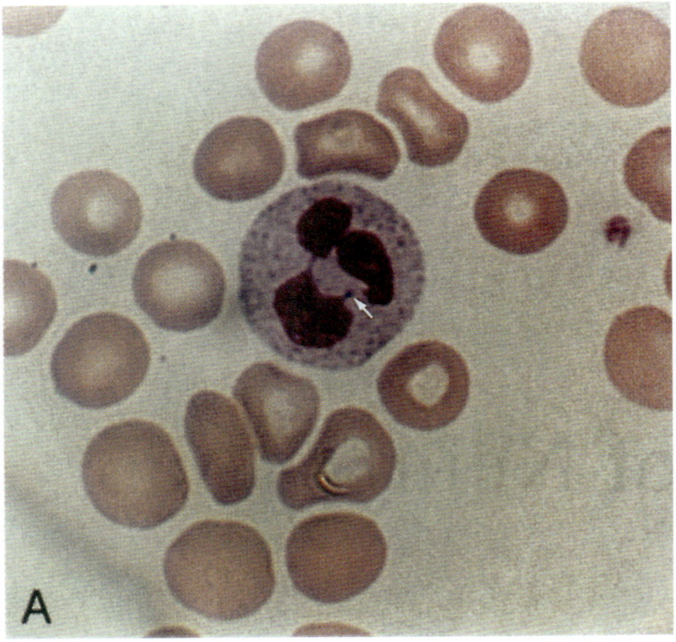

图16.1

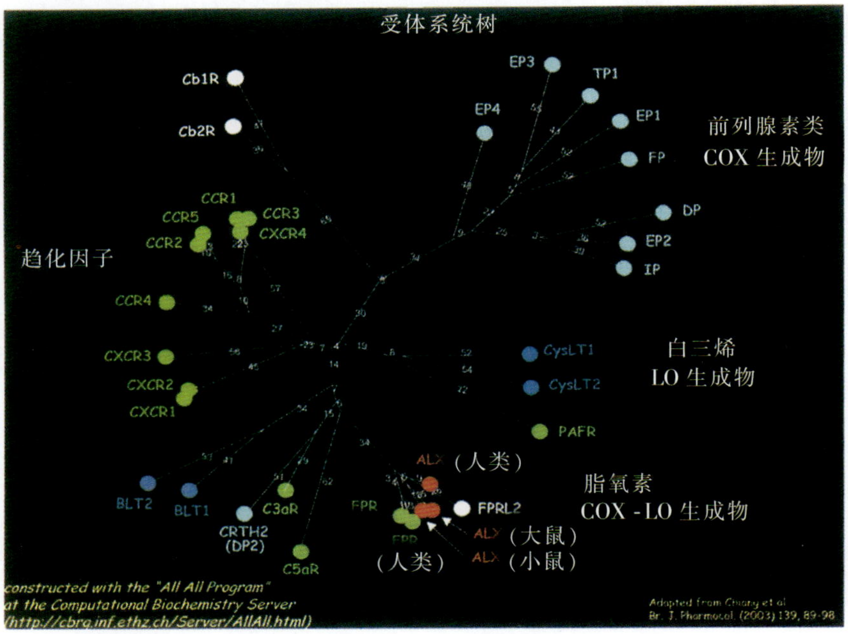

图23.8

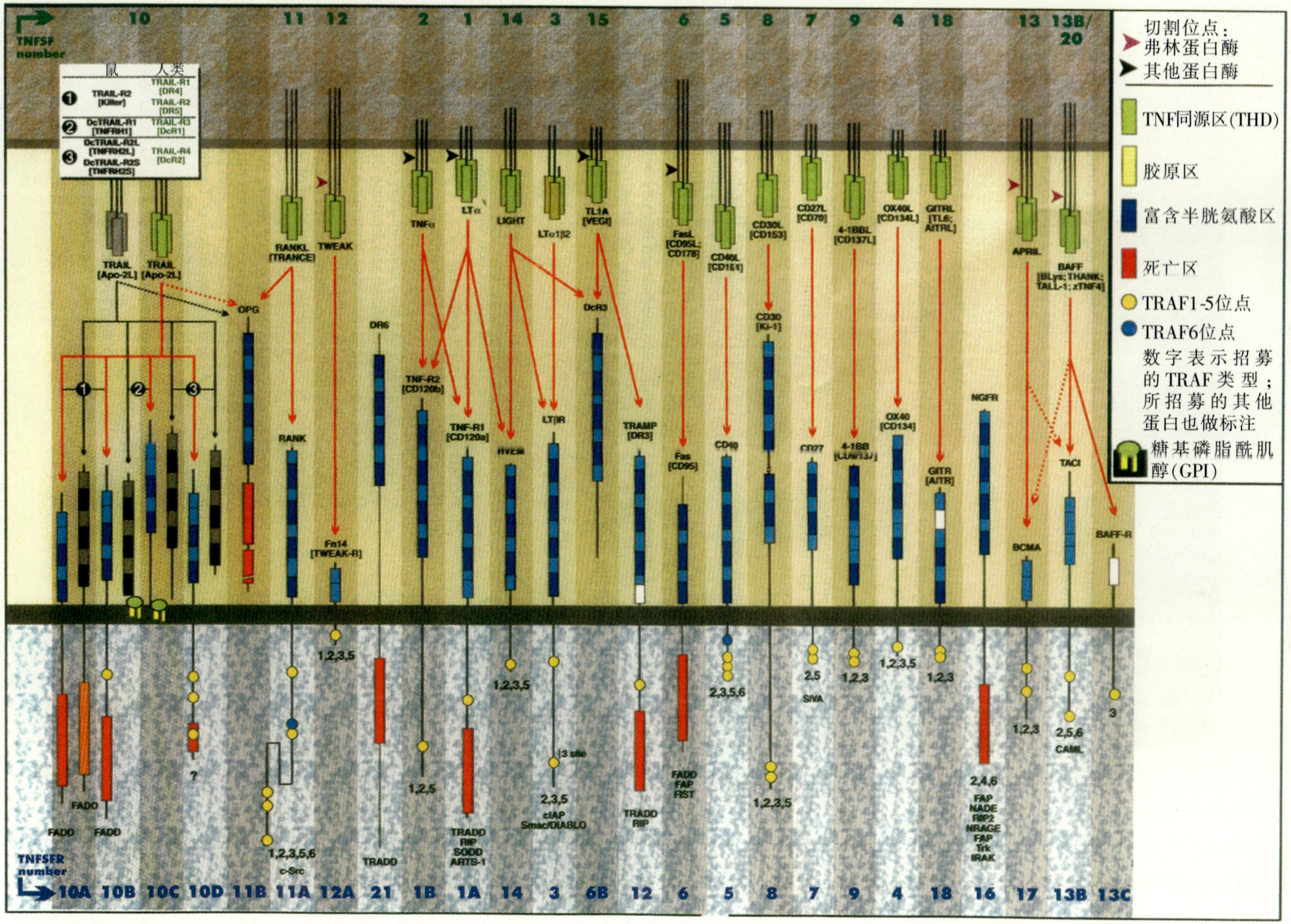
TNFSF number
10
11
12
2
1
14
3
15
6
5
8
7
9
4
18
13
13B/20
鼠
人类
TRAIL-R2 [Killer]
TRAIL-R1 [DR4]
TRAIL-R2 [DR5]
DcTRAIL-R1 [TNFRH1]
TRAIL-R3 [DcR1]
DcTRAIL-R2L [TNFRH2L]
DcTRAIL-R2S [TNFRH2S]
TRAIL-R4 [DcR2]
TRAIL [Apo-2L]
TRAIL [Apo-2L]
RANKL [TRANCE]
TWEAK
TNFα
LTα
LIGHT
LTα1β2
TL1A [VEGI]
FasL [CD95L; CD178]
CD40L [CD154]
CD30L [CD153]
CD27L [CD70]
4-1BBL [CD137L]
OX40L [CD134L]
GITRL [TL6; AITRL]
APRIL
BAFF [BLys; THANK; TALL-1; zTNF4]
OPG
RANK
Fn14 [TWEAK-R]
DR6
TNF-R2 [CD120b]
TNF-R1 [CD120a]
HVEM
LTβR
DcR3
TRAMP [DR3]
Fas [CD95]
CD40
CD30 [Ki-1]
CD27
4-1BB
OX40 [CD134]
GITR [AITR]
NGFR
BCMA
TACI
BAFF-R
FADD
FADD
FADD
?
1,2,3,5,6
c-Src
1,2,3,5
TRADD
1,2,5
TRADD
RIP
SODD
ARTS-1
1,2,3,5
3 site
2,3,5
cIAP
Smac/DIABLO
TRADD
RIP
FADD
FAP
FIST
2,3,5,6
1,2,3,5
2,5
SIVA
1,2,3
1,2,3,5
1,2,3
2,4,6
FAP
NADE
RIP2
NRAGE
FAP
Trk
IRAK
1,2,3
2,5,6
CAML
3
TNFSFR number
10A
10B
10C
10D
11B
11A
12A
21
1B
1A
14
3
6B
12
6
5
8
7
9
4
18
16
17
13B
13C
切割位点：
弗林蛋白酶
其他蛋白酶
TNF同源区(THD)
胶原区
富含半胱氨酸区
死亡区
TRAF1-5位点
TRAF6位点
数字表示招募的TRAF类型；所招募的其他蛋白也做标注
糖基磷脂酰肌醇(GPI)

图26.3

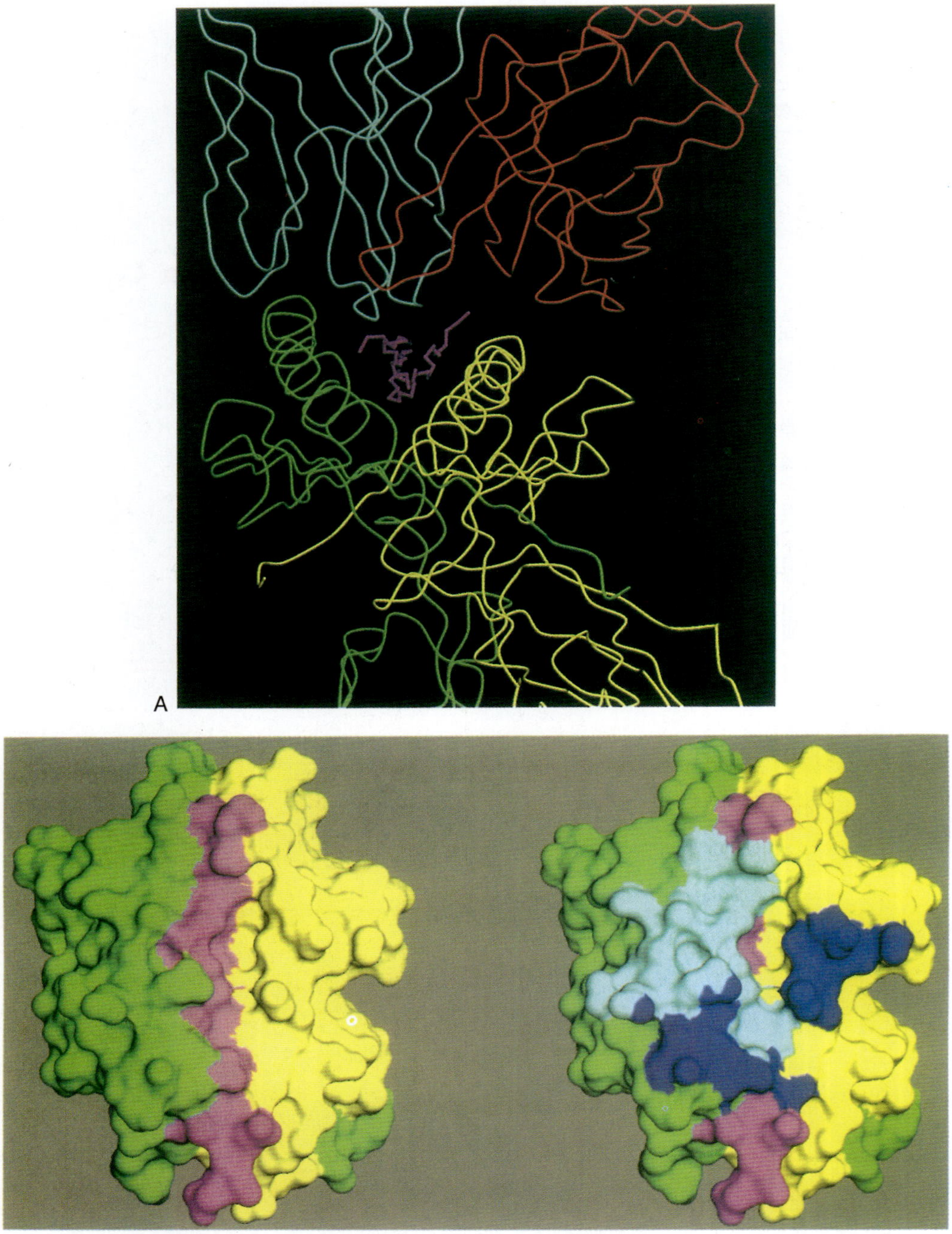

A

B

图27.2

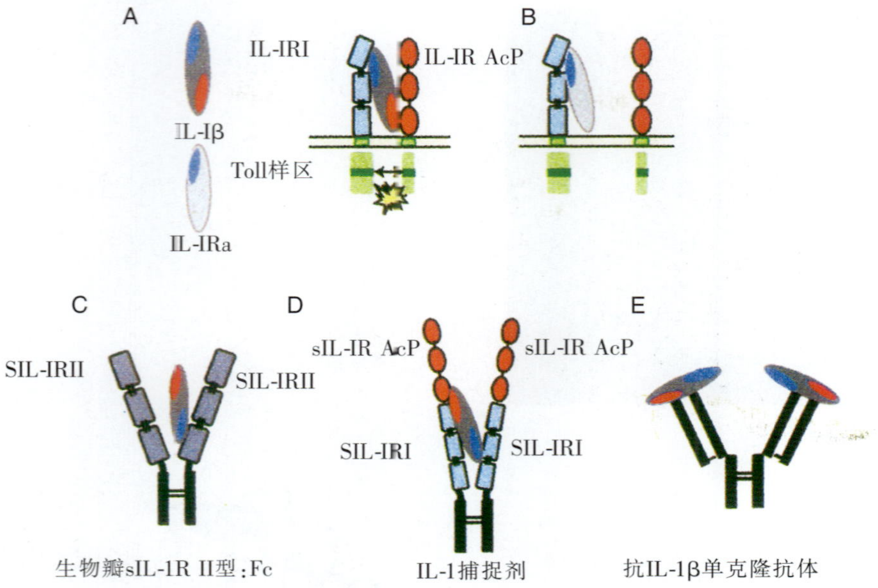

图39.2

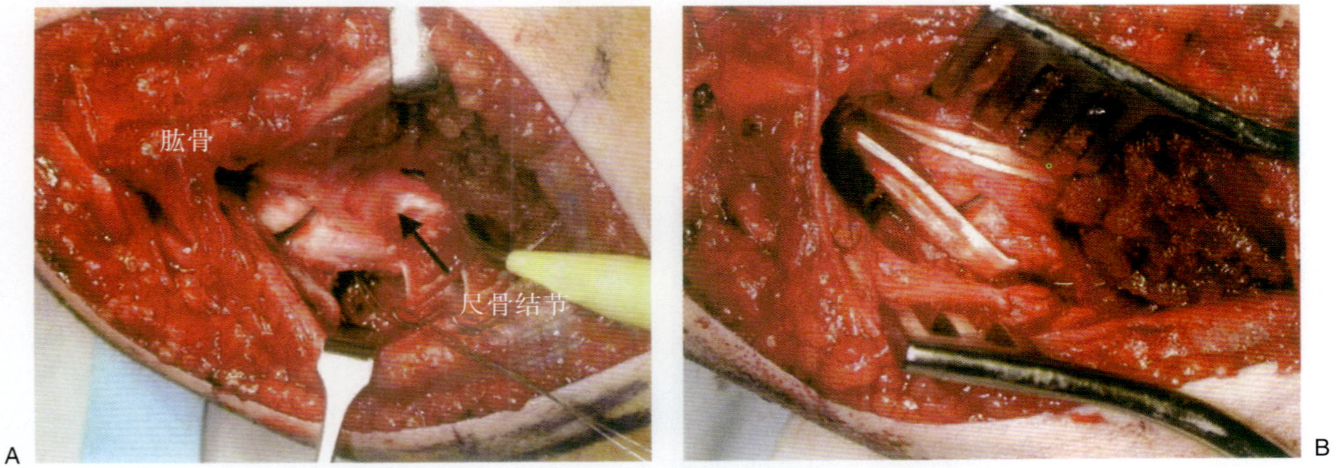

图47.2

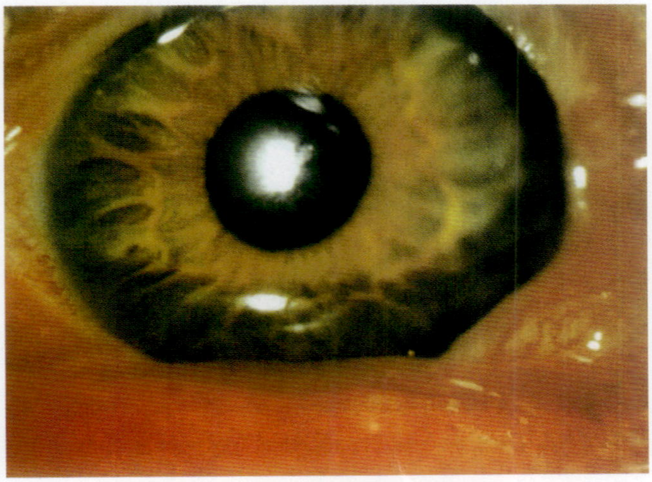

图64.5

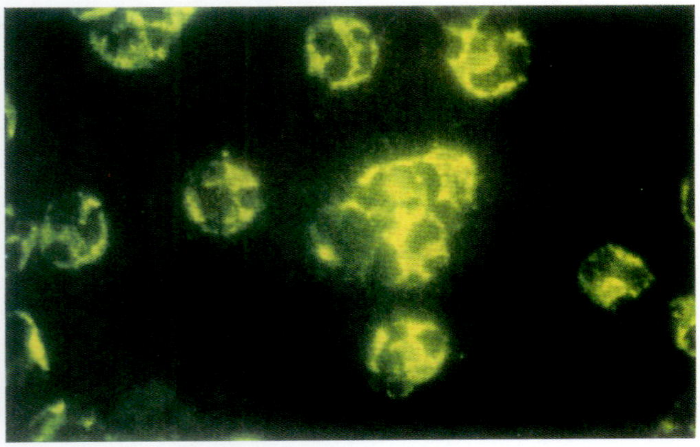

图64.6

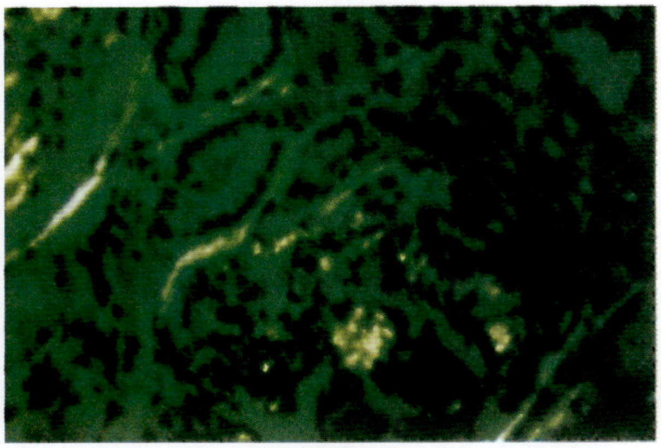
D

图68.3

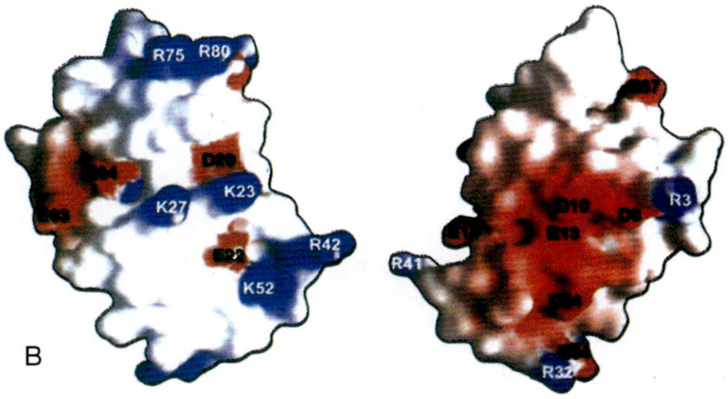

B

图68.6

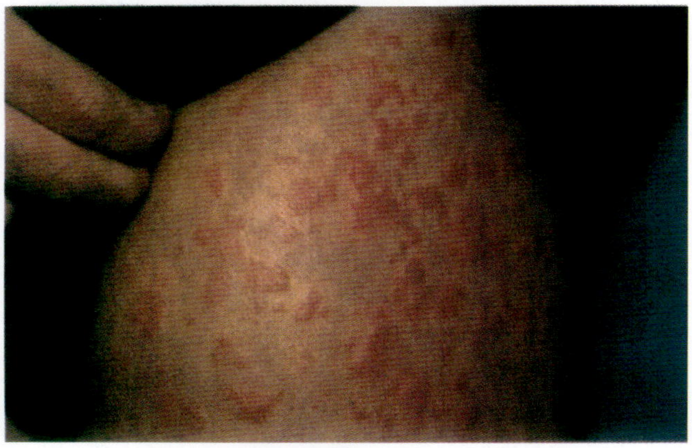
A

图68.8

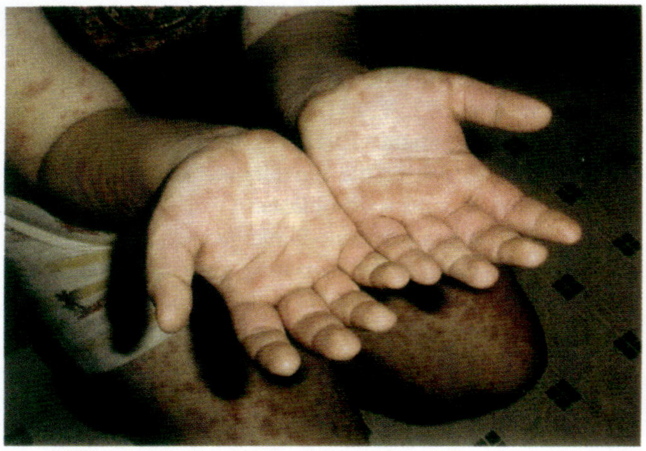

图68.14

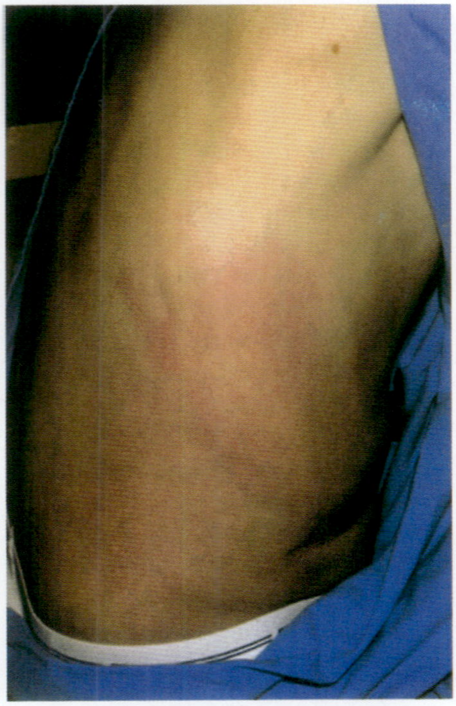
A

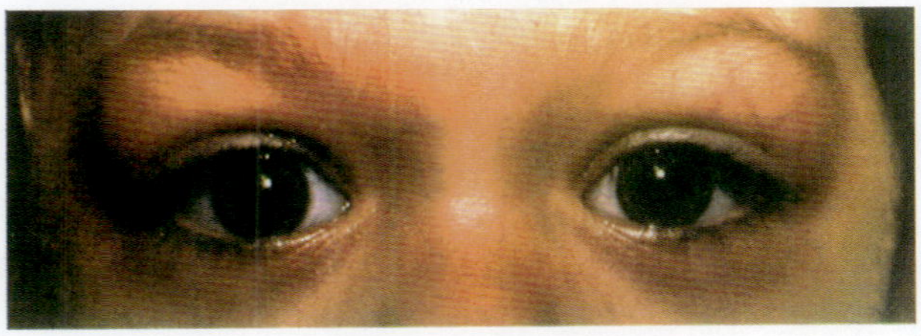
C

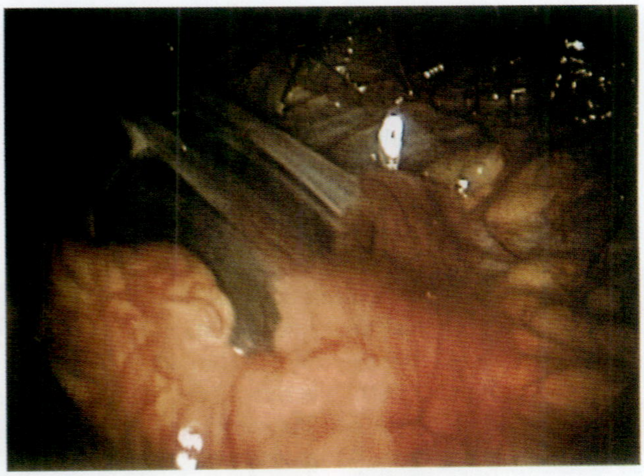
E

图68.11

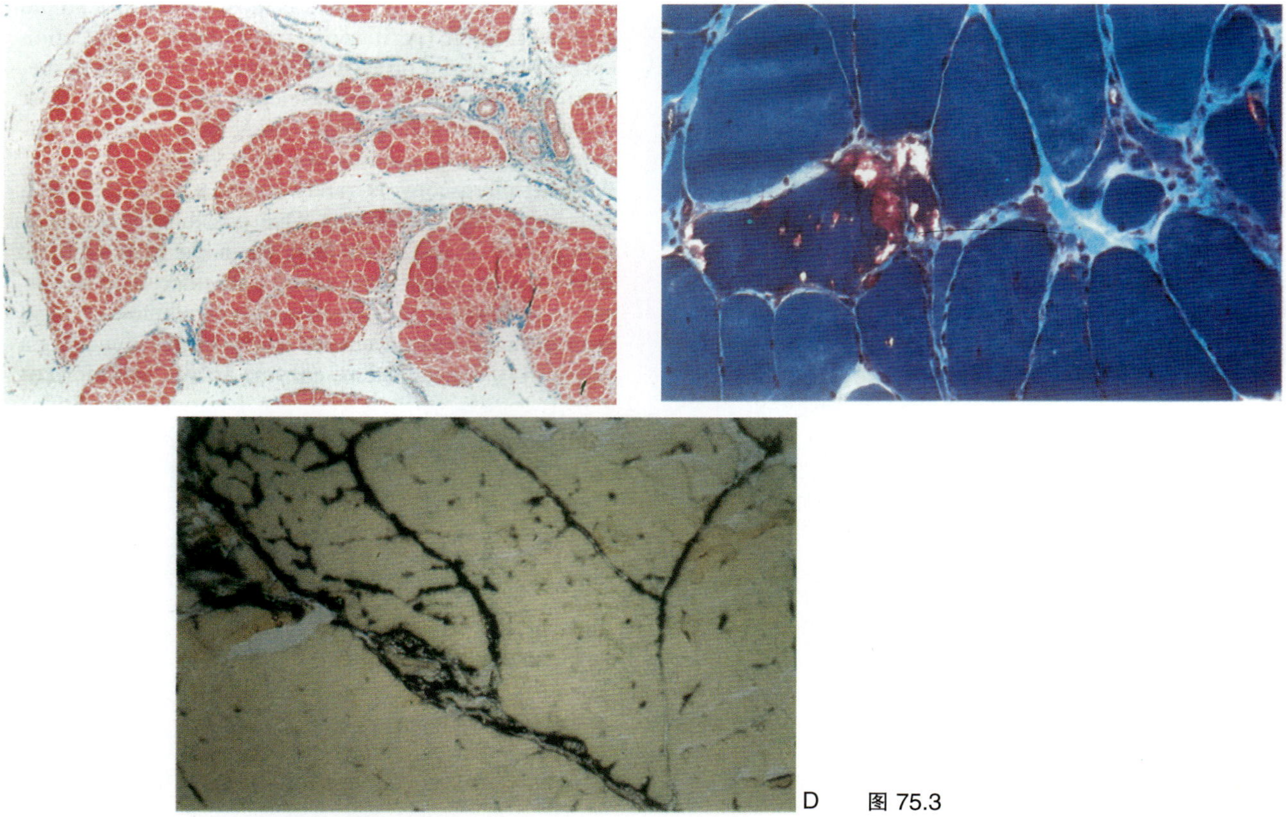
B C D 图 75.3

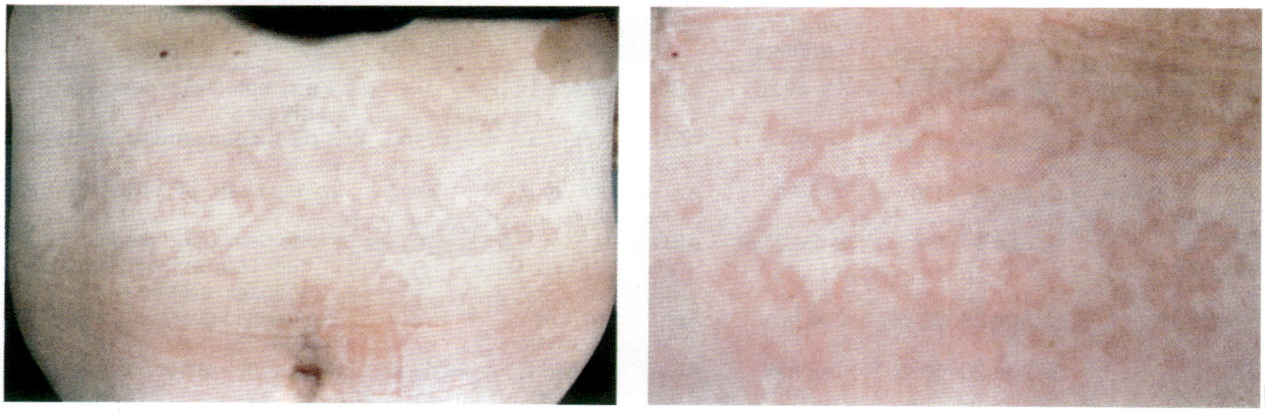
A B 图79.2

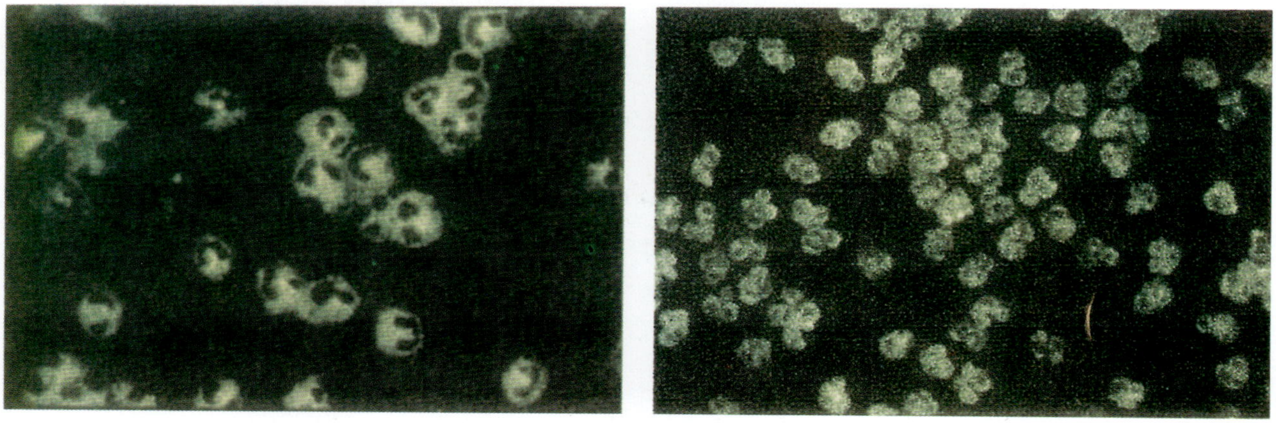
A B 图83.2

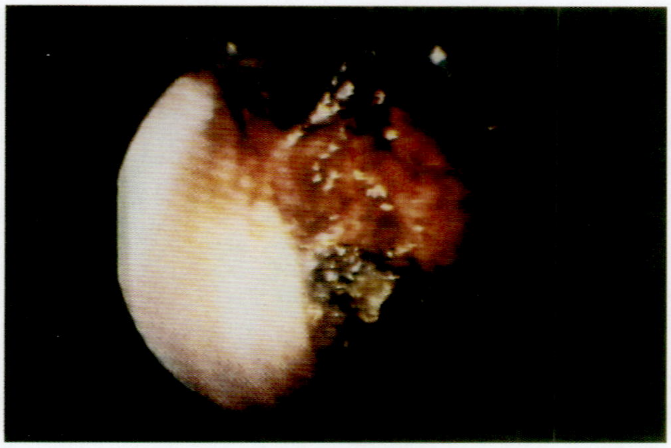

图83.5

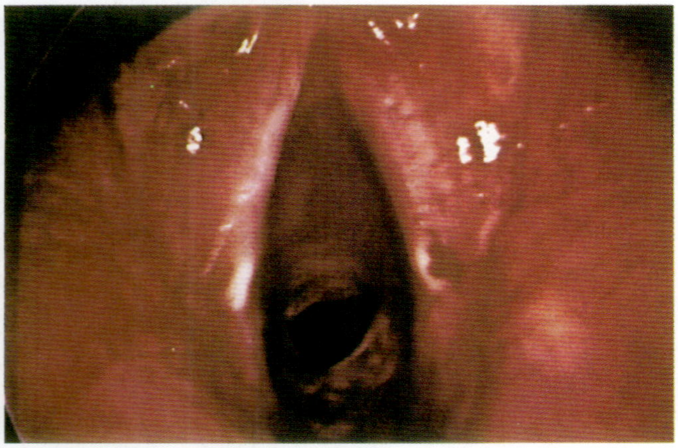

图83.6

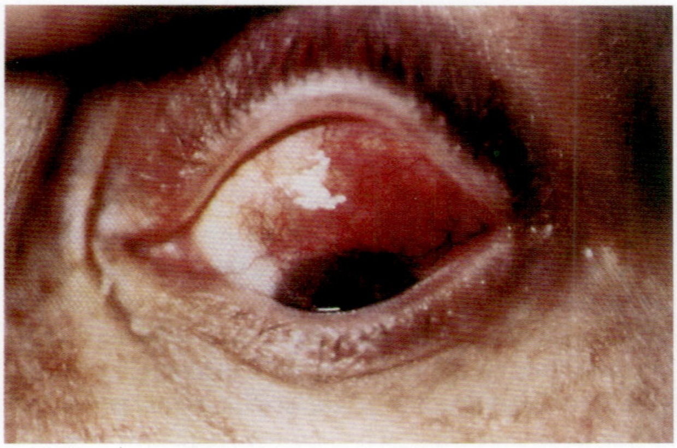

B

图83.7

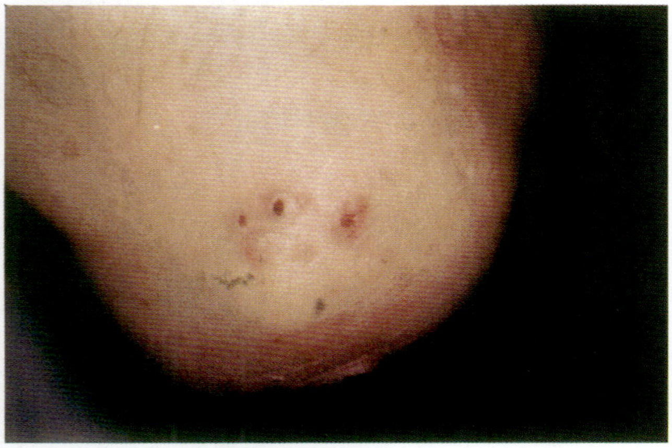

图83.10

A

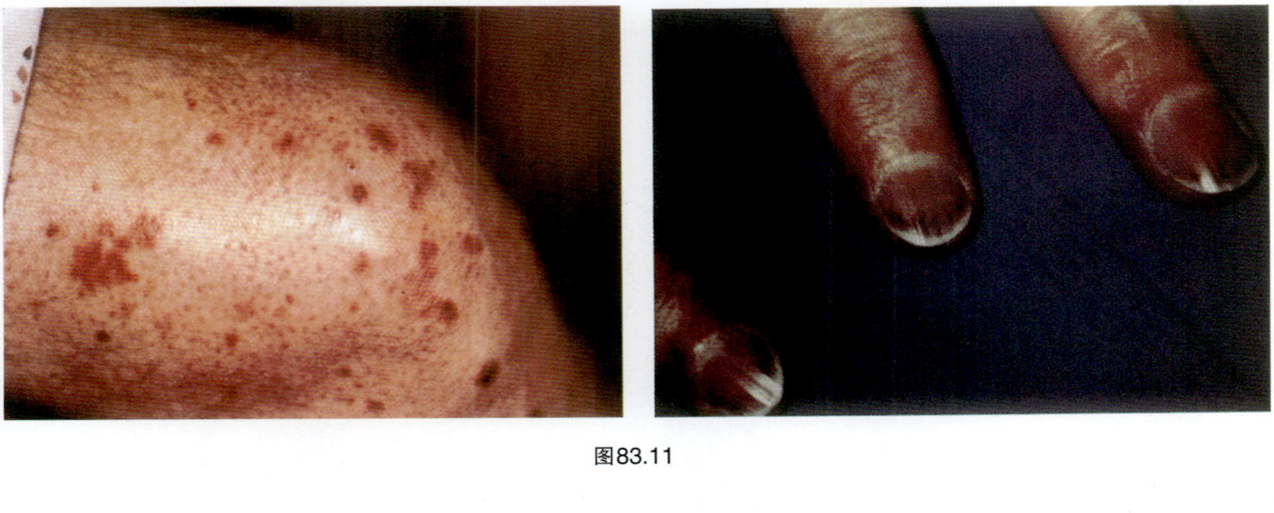

B

图83.11

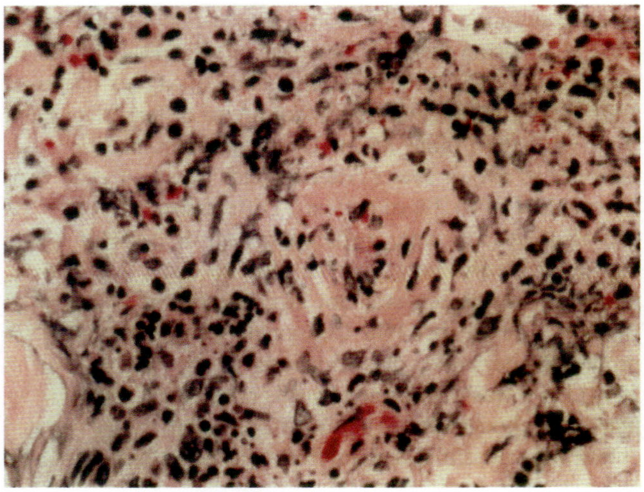

图86.2

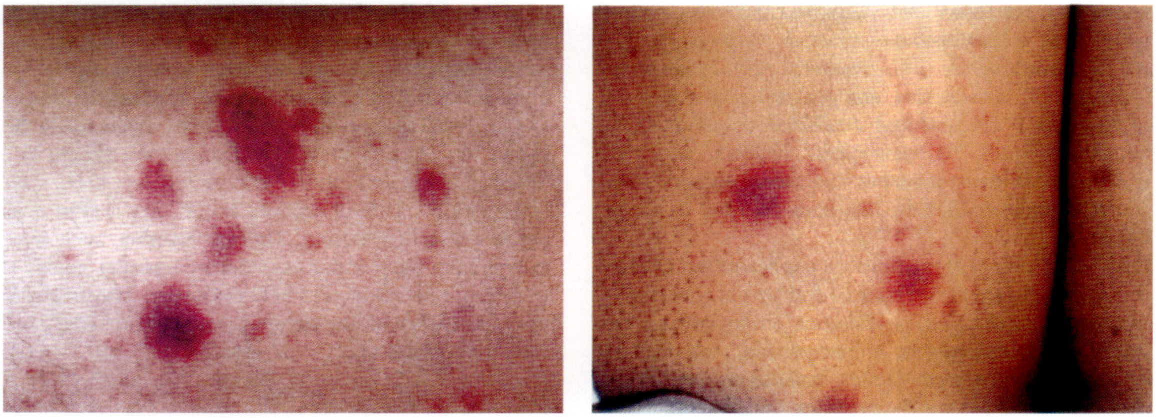

A B

图86.3

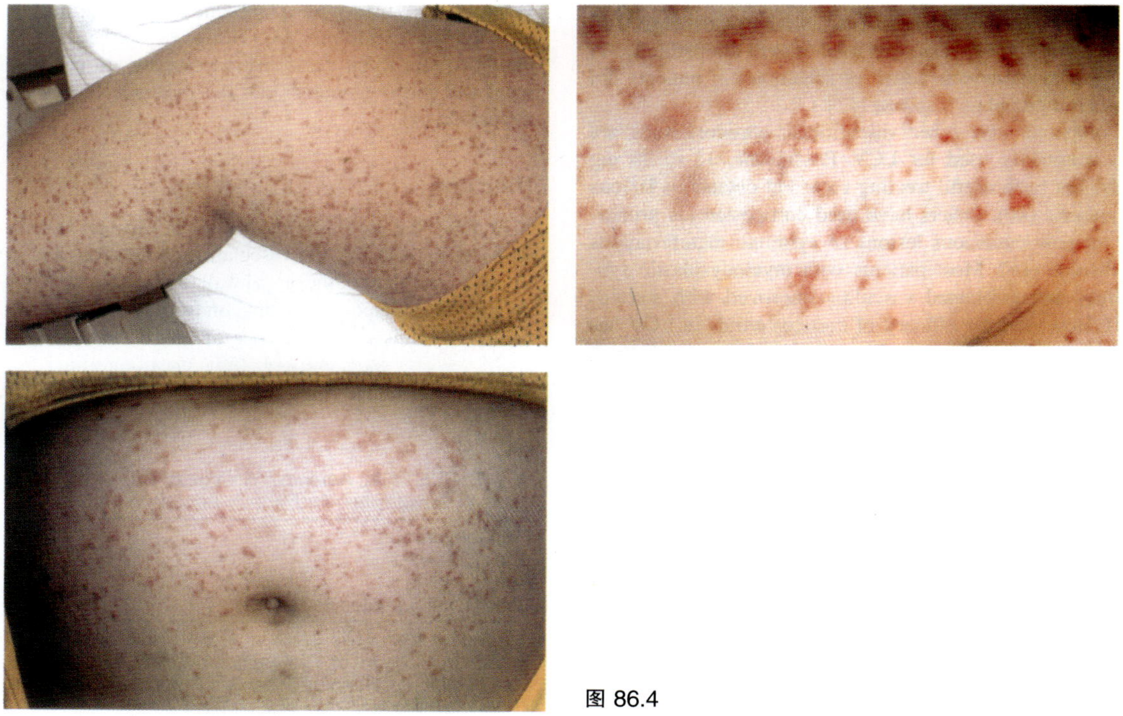

A B C

图 86.4

A

B

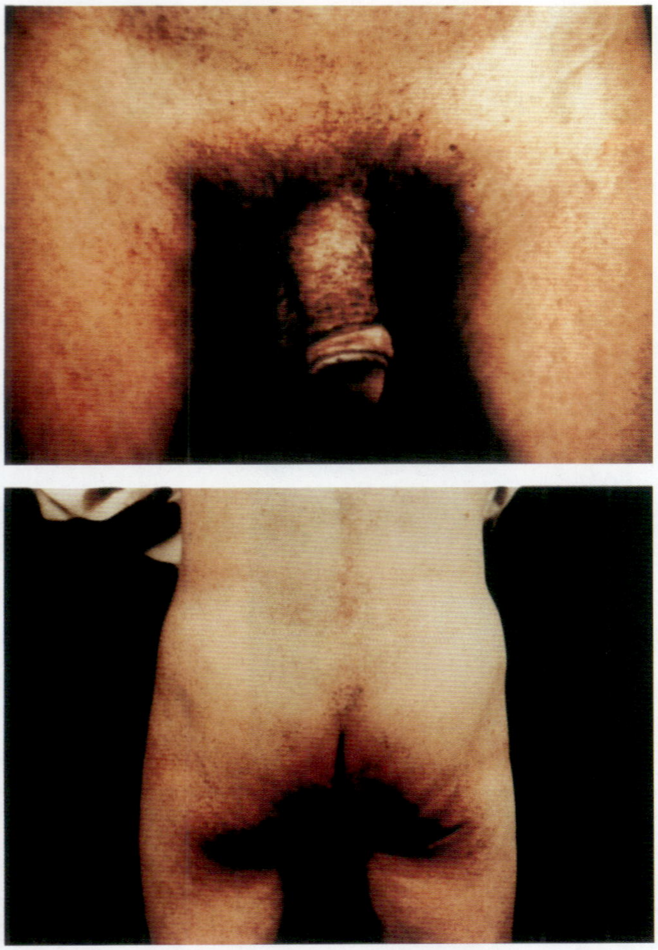

图 90.7

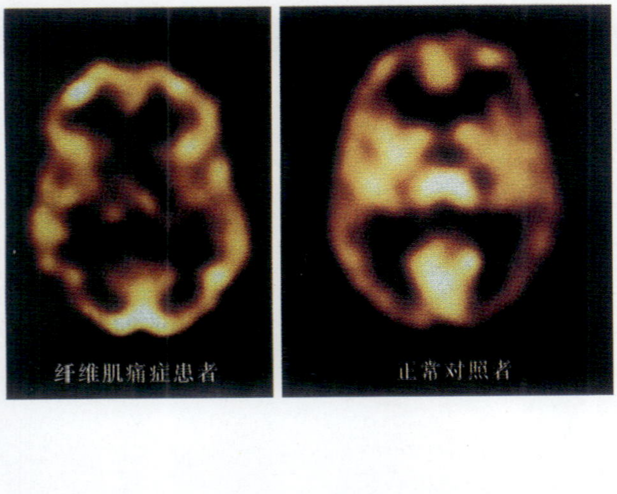

图 91.3

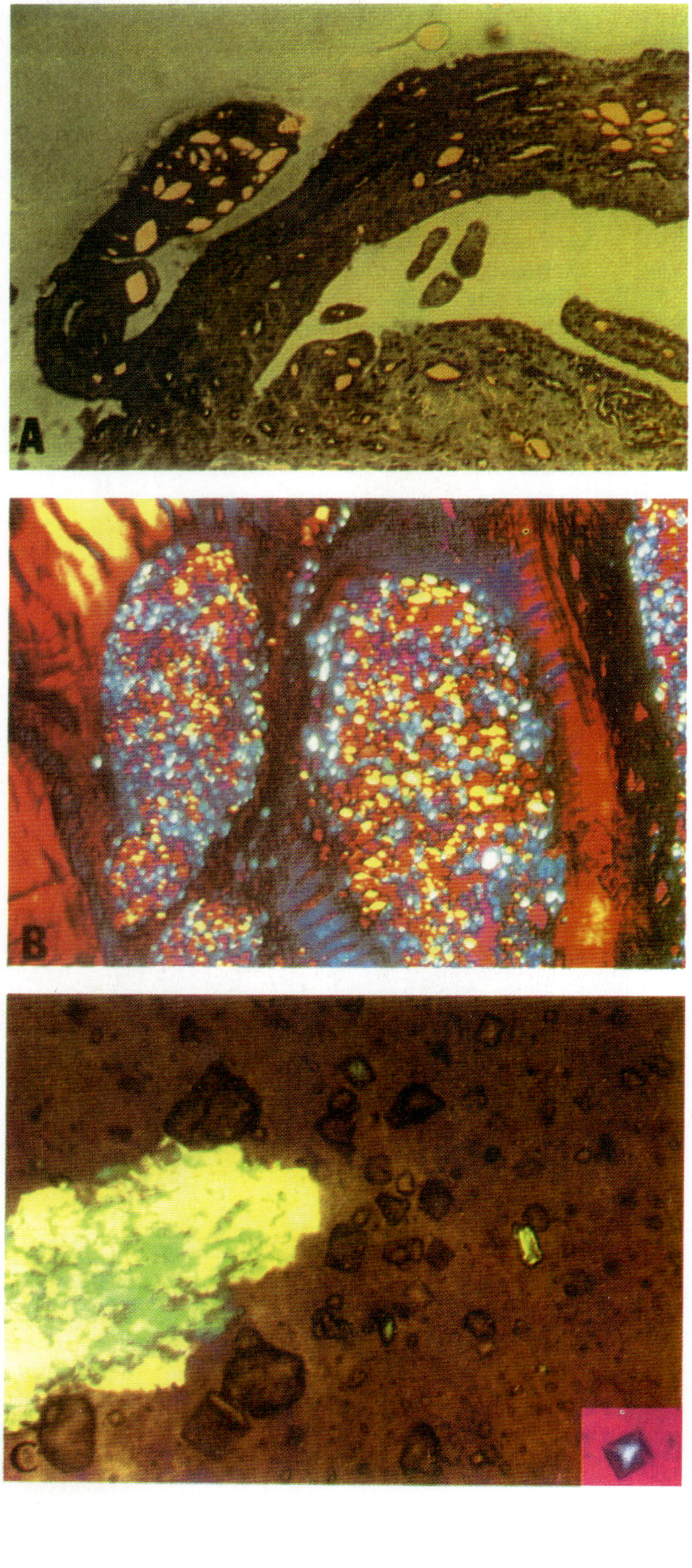

图118.8

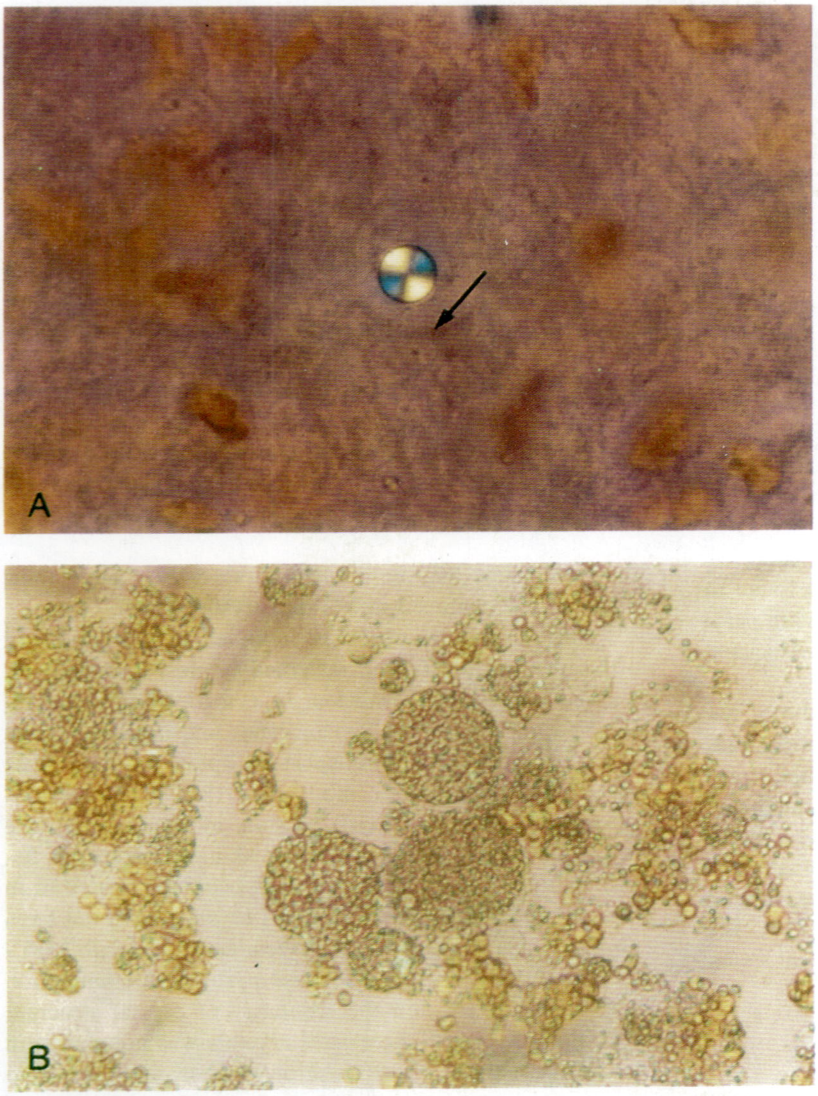

图118.9

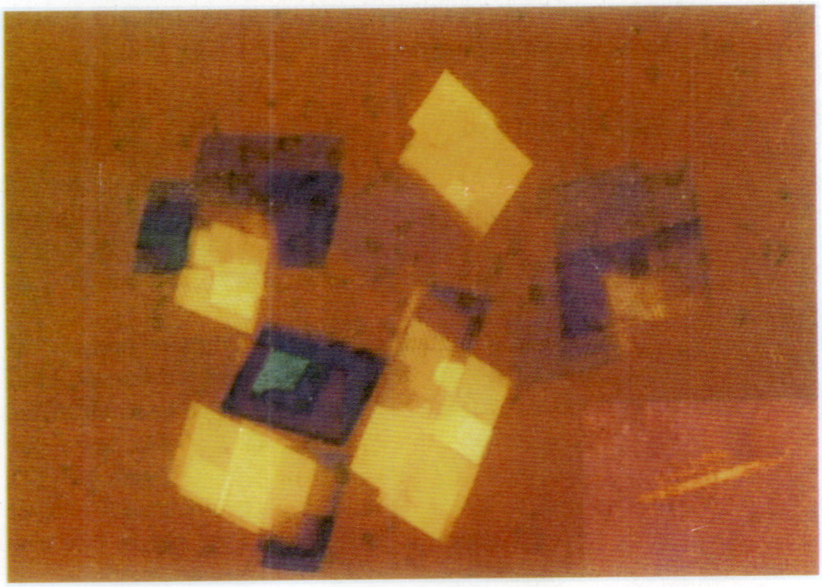
图118.10

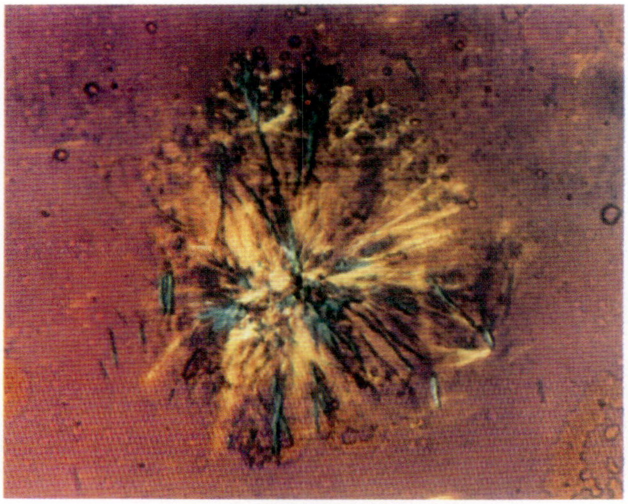

图118.11

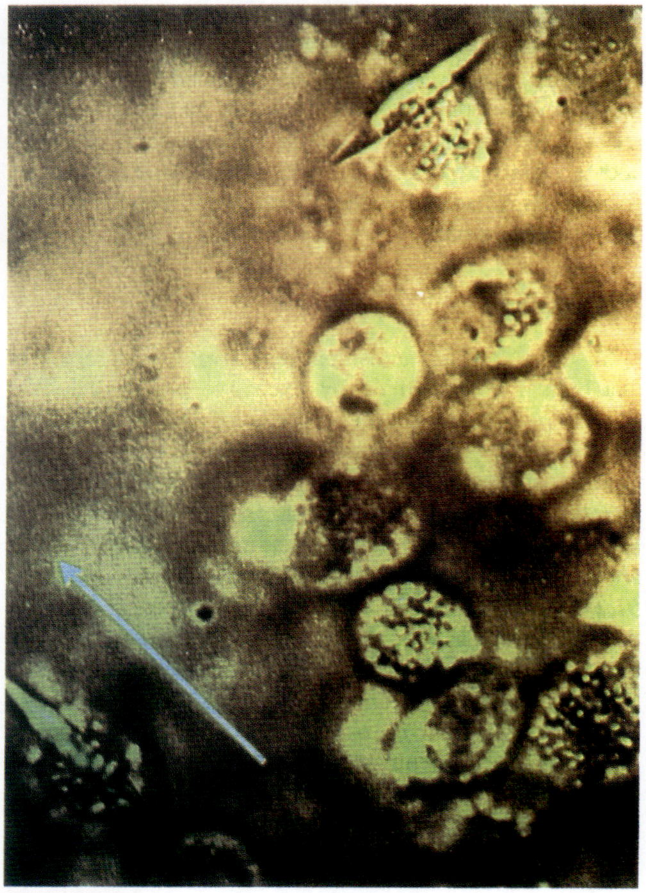

图118.13

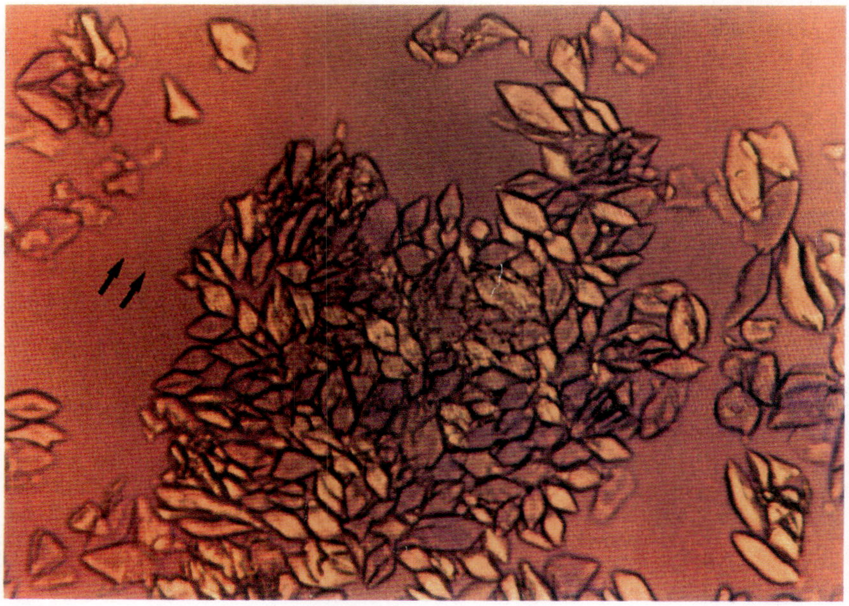

图118.12

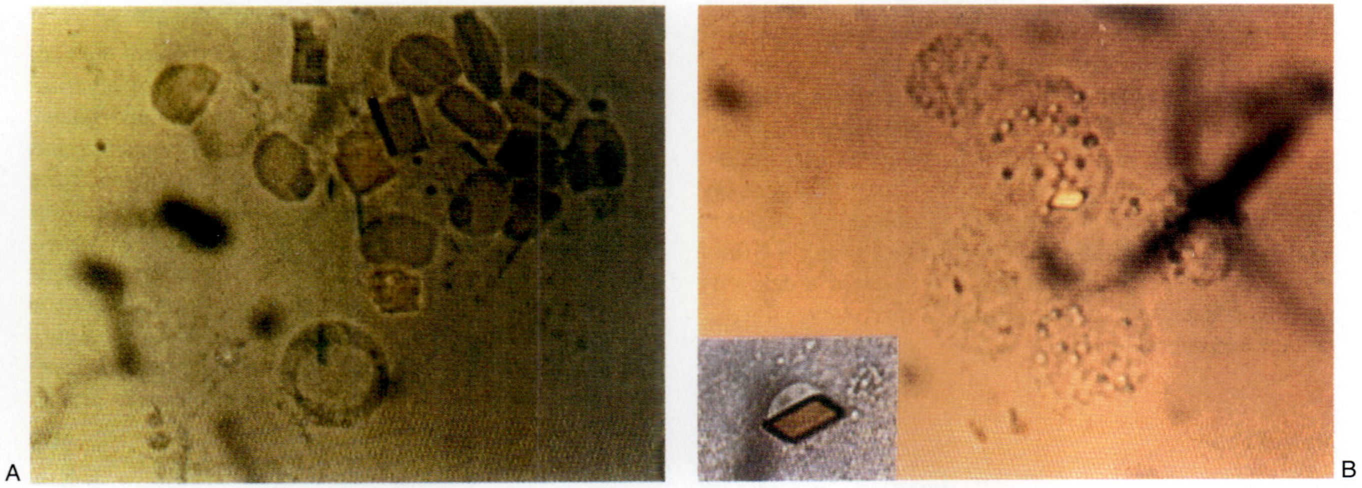

图118.14

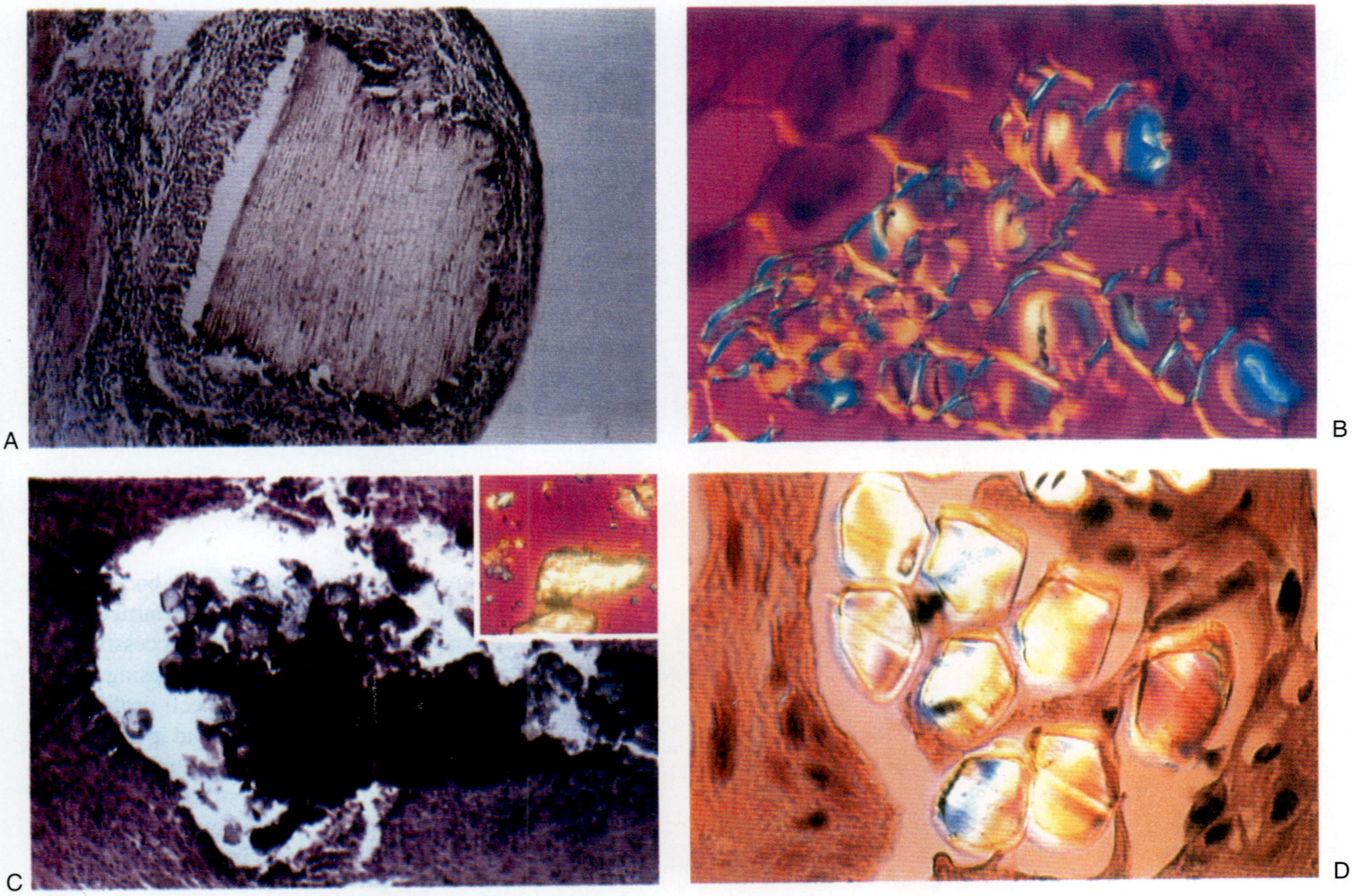

图118.16

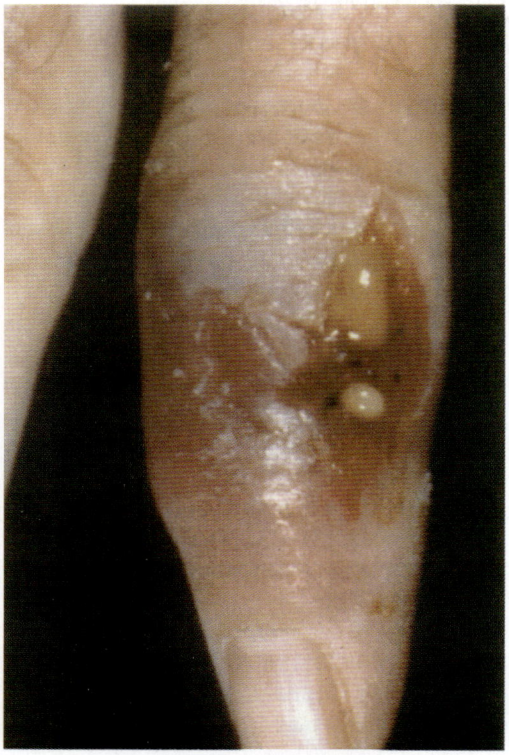

图 126.1

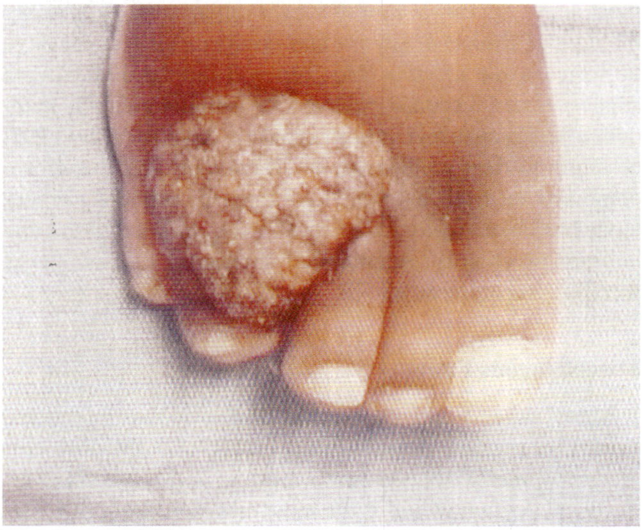

图 126.5

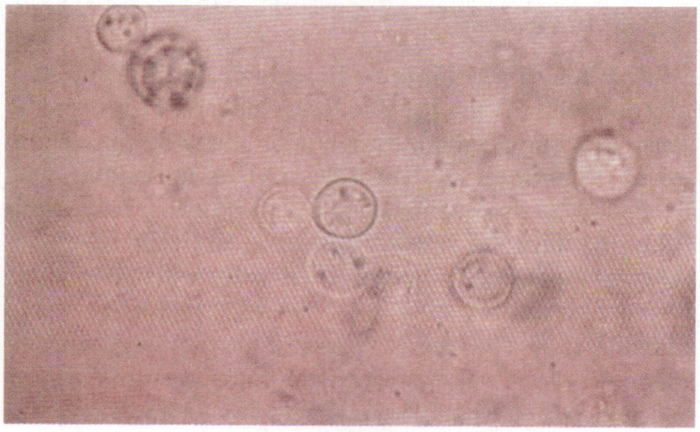

图 126.3

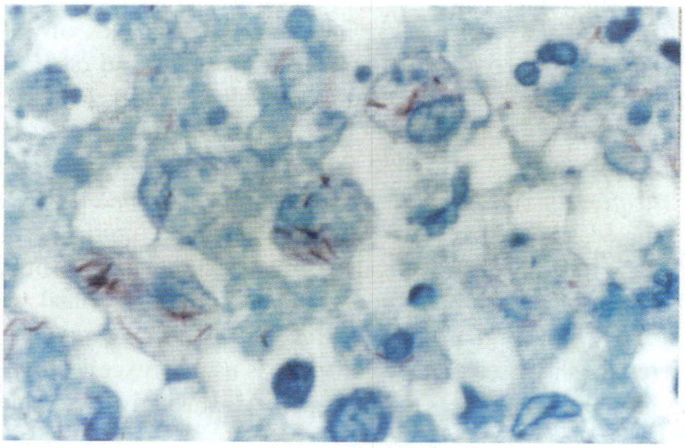

C

图 129.3